**Classen/Diehl/Kochsiek
Innere Medizin**

Classen/Diehl/Kochsiek

Innere Medizin

Herausgegeben von W. E. Berdel, M. Böhm, M. Classen,
V. Diehl, K. Kochsiek und W. Schmiegel

Mit 1034 Abbildungen, 1246 Tabellen, 216 Kasuistiken,
450 Zusammenfassungen und 183 Praxisfragen

5., völlig überarbeitete Auflage

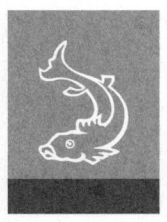 URBAN & FISCHER   München · Jena

Zuschriften und Kritik an:
Urban & Fischer, Lektorat Medizinstudium, z. Hd. Nathalie Blanck, Karlstraße 45, 80333 München

Wichtiger Hinweis für den Benutzer
Die Erkenntnisse in der Medizin unterliegen laufendem Wandel durch Forschung und klinische Erfahrungen. Herausgeber und Autoren dieses Werkes haben große Sorgfalt darauf verwendet, dass die in diesem Werk gemachten therapeutischen Angaben (insbesondere hinsichtlich Indikation, Dosierung und unerwünschten Wirkungen) dem derzeitigen Wissensstand entsprechen. Das entbindet den Nutzer dieses Werkes aber nicht von der Verpflichtung, anhand der Beipackzettel zu verschreibender Präparate zu überprüfen, ob die dort gemachten Angaben von denen in diesem Buch abweichen und seine Verordnung in eigener Verantwortung zu treffen.

Ein Titeldatensatz für diese Publikation ist bei Der Deutschen Bibliothek erhältlich.

Alle Rechte vorbehalten
5., vollständig überarbeitete Auflage, 2004
© 2004 Urban & Fischer Verlag München • Jena
Alle Rechte vorbehalten

04 05 06 07 08 09   5 4 3 2 1 0
ISBN 3-437-42830-6

Das Werk einschließlich aller seiner Teile ist urheberrechtlich geschützt. Jede Verwertung außerhalb der engen Grenzen des Urheberrechtsgesetzes ist ohne Zustimmung des Verlages unzulässig und strafbar. Das gilt insbesondere für Vervielfältigungen, Übersetzungen, Mikroverfilmungen und die Einspeicherung und Verarbeitung in elektronischen Systemen.

Die abgebildeten Personen auf der Umschlagrückseite sind Modelle, die nur zu Illustrationszwecken verwendet wurden.

Titelbild und Büchrücken: Paul Klee, Drei Fenster, 1920,
120 (Detail), 20 x 38,5 cm, Ölfarbe und Feder auf Karton;
Privatbesitz, Schweiz, © VG Bild-Kunst, Bonn 2003
Foto: © Hans Hinz-Artothek

Programmleitung: Dr. med. Dorothea Hennessen
Teamleitung Klinik: Nathalie Blanck
Redaktion: Nathalie Blanck, Andrea Rauneker, Dr. Daniela Kandels, Dr. Annette Preussger, Marlies Onken, Dr. Annette Henze, Dr. Regina v. Maydell, Ulrike Kriegel
Herstellung: Renate Hausdorf
Satz: Typodata
Druck und Bindung: Appl, Wemding
Umschlaggestaltung: prepress ulm GmbH, Ulm

Aktuelle Informationen finden Sie im Internet unter der Adresse:
Urban & Fischer: http://www.urbanfischer.de

Vorwort zur 5. Auflage

Die „alten" und „neuen" Herausgeber freuen sich, die 5. Auflage des bewährten Lehrbuchs für Innere Medizin, das auch als „CDK"-Lehrbuch bekannt wurde, vorzustellen. Die Grundkonzeption des Lehrbuchs wurde im Wesentlichen auch in der 5. Auflage beibehalten, doch wurden einige didaktische und strukturelle Neuerungen eingefügt, die das schwierige und für den Studenten anfänglich häufig sehr komplexe Stoffgebiet der Inneren Medizin leichter zugänglich machen und den Lernprozess erleichtern sollen. Viele dieser Neuerungen gehen auf den intensiven Erfahrungsaustausch mit den Studenten zurück, die die bisherigen Auflagen kritisch gelesen hatten und ihre Vorschläge für die Neuauflage fruchtbar eingebracht haben.

So wurde in dieser Auflage eine neue Gliederung gewählt, die die großen Organkapitel voranstellt, es wurde ein umfassendes Kapitel Onkologie eingefügt und die Hinweise zur Differentialdiagnose mit Tabellen und Verweisen zur Ausschlussdiagnostik ergänzt.

Hinweise auf Komplikationen wurden mit Häufigkeitsangaben versehen und dem Lernenden soll eine zusammenfassende Darstellung am Schluss jeden Krankheitskapitels den mnemotechnischen Prozess erleichtern.

Technische Neuerungen umfassen zusätzliche einheitliche Farbmarkierungen der einzelnen Rubriken wie Diagnostik, Symptomatik und Therapie; ausführliche Informationen zu Literatur, Internetadressen und Schlüsselwörtern sollen den umfassenden und vertiefenden Lernprozess zu einem „Positiverlebnis" machen.
Die Herausgeber und Autoren danken dem Team im Verlag für die gute Zusammenarbeit und den vielen Studenten für ihre kritischen und zielweisenden Vorschläge und Korrekturen.

Münster, Homburg/Saar, München, Köln, Würzburg und Bochum im Sommer 2003

Wolfgang E. Berdel, Michael Böhm, Meinhard Classen, Volker Diehl, Kurt Kochsiek, Wolff Schmiegel

Vorwort zur 1. Auflage

Die Innere Medizin ist das große und zentrale Gebiet der Medizin. Über die engen Wechselbeziehungen mit den anderen Disziplinen hinaus ist sie mit der Epidemiologie, Soziologie und den Grundlagenwissenschaften vernetzt. Dem Wissen von Details und dem Verständnis großer Zusammenhänge kommt daher gleichermaßen Bedeutung zu. Nur in einer synthetischen Betrachtungsweise kann Innere Medizin erlernt und verstanden werden. Dieser Gedanke leitete uns bei der Planung des neuen Lehrbuchs. Es sollte einer modernen Konzeption folgen und auch aktuelle Forschungsergebnisse der „jungen" Wissenschaften, wie Molekularbiologie und Computertechnik, einschließen. In den Vordergrund stellten wir jedoch die pragmatische Darstellung des Krankheitsbildes und die zu dessen Verständnis und Behandlung notwendigen Erkenntnisse.

Das vorliegende Buch ist das Resultat gründlicher Planung und Bearbeitung durch Autoren und Herausgeber. Wir wissen, dass der Medizinstudent sich während des klinischen Studiums einem verlässlichen Werk anvertrauen will. Didaktisch hilfreiche Strukturen und Signale werden das Finden und Wiederfinden erleichtern, ohne die Lesefreude zu beeinträchtigen.

Dem Verleger, Herrn Dr. med. h.c. Michael Urban, danken wir für wertvolle Ratschläge und Hilfe während der gemeinsamen Arbeit. Das Lektorat, insbesondere Frau Dr. med. Dorothea Schneiderbanger, erwarb durch qualifizierte Arbeit, stetiges Monitoring und Liebenswürdigkeit den Respekt der Herausgeber.

München, Köln und Würzburg im Juli 1991

Meinhard Classen, Volker Diehl, Kurt Kochsiek

Die Autoren

Prof. Dr. Guido **Adler,** Med. Universitätsklinik, Abt. Innere Medizin I, Robert-Koch-Str. 8, 89081 Ulm

Prof. Dr. med. Hans-Dieter **Allescher,** Klinikum Garmisch-Partenkirchen Zentrum f. Innere Medizin Gastroenterologie, Auenstr. 6 82467 Garmisch-Partenkirchen

Prof. Dr. med. Bruno **Allolio,** Julius-Maximilians-Universität, Med. Universitätsklinik, Abt. Endokrinologie/ Diabetologie, Josef-Schneider-Str. 2, 97080 Würzburg

Dr. med. Peter **Angerer,** Ludwig-Maximilians-Universität, Inst. u. Poliklinik f. Arbeits- u. Umweltmedizin, Ziemssenstr. 1, 80336 München

Prof. Dr. med. C. E. **Angermann,** Universität Würzburg, Med. Poliklinik, Schwerpunkt Kardiologie, Klinikstr. 6–8, 97070 Würzburg

PD Dr. med. T. Arendt, Parkstraße 62, 18057 Rostock

Prof. Dr. med. Carlo **Aul,** St. Johannes-Hospital, Med. Klinik II, An der Abtei 7–11, 47166 Duisburg

Matthias J. **Bahr,** Med. Hochschule Hannover, Abt. Gastroenterologie, Hepatologie u. Endokrinologie, Carl-Neuberg-Straße 1, 30623 Hannover

Prof. Dr. med. F. Ulrich **Beil,** Univ. Klinikum Hamburg Eppendorf, Med. Klinik I, Zentrum f. Innere Medizin, Martinistraße 52, 20246 Hamburg

Prof. Dr. med. Wolfgang E. **Berdel,** Westf. Wilhelms-Universität Münster, Med. Klinik A, Albert-Schweitzer-Str. 33, 48149 Münster

Prof. Dr. med. D. **Beuckelmann,** Interne Klinik Dr. Argirow, Münchener Straße 23–29, 82335 Berg

PD Dr. med. Stefan **Bielack,** Universitätsklinikum Münster, Klinik u. Poliklinik f. Kinderheilk. u.Hämatologie/ Onkologie, Albert-Schweitzer-Str. 33, 48149 Münster

Dr. med. Martin **Biermann,** Westf. Wilhelms-Universität Münster,Klinik f. Nuklearmed., Zentralklinikum Ebene 03 Ost, Albert-Schweitzer-Str. 33, 48129 Münster

Dr. med. Gabriele **Birkenfeld,** Klinikum rechts der Isar, II. Med. Klinik u. Poliklinik, Ismaninger Str. 22, 81675 München

PD Dr. med. Eberhard **Blind,** Julius-Maximilians-Universität, Med. Universitätsklinik, Abt. Endokrinologie/ Diabetologie, Josef-Schneider-Str. 2, 97080 Würzburg

Prof. Dr. med. Ch. **Bode,** Universitätsklinikum Freiburg, Abt. Kardiologie u. Angiologie, Hugstetter Straße 55, 79106 Freiburg

Prof. Dr. med. Michael **Böhm,** Universitätskliniken des Saarlandes, Med. Klinik u. Poliklinik, Innere Medizin III, Kirrberger Str. 40, 66424 Homburg, Saar

PD Dr. med. Carsten **Bokemeyer,** Universität Tübingen, Med. Klinik u. Poliklinik, Abt. II f. Hämatologie, Onkologie, Immunologie u. Rheumatologie, Otfried-Müller-Straße 10, 72076 Tübingen

PD Dr. med. Klaus H. W. **Böker,** Vahrenwaldstraße 269 a, 30179 Hannover

PD Dr. med. Peter **Born,** Klinikum rechts der Isar, II. Med. Klinik u. Poliklinik, Ismaninger Str. 22, 81675 München

Prof. Dr. med. Peter **Bottermann,** August-Macke-Weg 8, 81477 München

Prof. Dr. med. Gerd-Rüdiger **Burmester,** Humboldt-Universität Berlin, Universitätsklinikum Charité, Med. Klinik mit Schwerpunkt Rheumatologie u. klinische Immunologie, Schumannstraße 20-21, 10117 Berlin

Prof. Dr. med. Wolfgang F. **Caspary,** Klinikum der Johann-Wolfgang-Goethe-Universität, Med. Klinik II, Theodor-Stern-Kai 7, 60590 Frankfurt am Main

Prof. Dr. Dr. h.c. Meinhard **Classen,** Klinikum rechts der Isar, em. Direktor der II. Med. Klinik u. Poliklinik, Ismaninger Str. 22, 81675 München

Dr. med. Bodo **Cremers,** Universität des Saarlandes, Med. Klinik u. Poliklinik, Innere Medizin III, 66421 Homburg, Saar

Prof. Dr. med. Andreas **Creutzig,** Thea-Bähnisch-Weg 12, 30657 Hannover

PD Dr. Dr. Gerhard **Danzer,** Humboldt-Universität zu Berlin, Universitätsklinikum Charitè, Med. Klinik mit Schwerpunkt Psychosomatik, Luisenstr. 13a, 10117 Berlin

Prof. Dr. med. Volker **Diehl,** Klinikum der Universität zu Köln, Klinik I f. Innere Medizin, Joseph-Stelzmann-Str. 9, 50931 Köln

Dr. med. Annette **Dieing,** Humboldt-Universität Berlin, Universitätsklinikum Charité, Med. Klinik u. Poliklinik II, Schwerpunkt Onkologie u. Hämatologie, Schumannstr. 20-21, 10117 Berlin

PD Dr. med. Markus **Dietlein,** Universität zu Köln, Klinik u. Poliklinik f. Nuklearmedizin, Joseph-Stelzmann-Str. 9, 50931 Köln

Prof. Dr. med. Dr. h. c. Wolfram **Domschke,** Westf. Wilhelms-Universität Münster, Med. Klinik u. Poliklinik B, Direktor der Klinik, Albert-Schweitzer-Straße 33, 48149 Münster

Prof. Dr. med. Manfred O. **Doss,** Klinikum der Philipps-Universität Marburg, em. Direktor des Insts. f. Klinische Biochemie, 35002 Marburg

Dr. med. Andreas **Draube,** Klinikum der Universität zu Köln, Klinik I f. Innere Medizin, Joseph-Stelzmann-Str. 9, 50931 Köln

Prof. Dr. med. Andreas **Engert,** Klinikum der Universität zu Köln, Klinik I f. Innere Medizin, Joseph-Stelzmann-Str. 9, 50931 Köln

Prof. Dr. med. Georg **Ertl,** Med. Universitäts-Klinik, Luitpoldkrankenhaus, Josef-Schneider-Str. 2, 97080 Würzburg

PD Dr. med. Gerd **Fätkenheuer,** Klinikum der Universität zu Köln, Klinik I f. Innere Medizin, Joseph-Stelzmann-Str. 9, 50931 Köln

Prof. Dr. med. Wolfgang E. **Fleig,** Martin-Luther-Universität Halle, Med. Fakultät, Klinik u. Poliklinik f. Innere Medizin I, Ernst-Grube-Staße 40, 06097 Halle/Saale

PD Dr. med. Andreas **Franke,** Universitätsklinikum der RWTH Aachen, Med. Klinik I, Pauwelsstr. 30, 52074 Aachen

PD Dr. med. Caspar **Franzen,** Klinikum der Universität Regensburg, Klinik u. Poliklinik f. Innere Medizin I, Franz-Josef-Strauß-Allee 11, 93053 Regensburg

Prof. Dr. med. N. **Frickhofen,** Dr. Horst-Schmidt-Kliniken GmbH, Klinik Innere Medizin III, Hämatologie u. Onkologie, Ludwig-Erhardt-Straße 100, 65199 Wiesbaden

Prof. Dr. med. Th. **Gain,** Krankenhaus der Barmherzigen Brüder, I. Med. Klinik, Prüfeninger Straße 86, 93049 Regensburg

Prof. Dr. med. Jan **Galle,** Julius-Maximilians-Universität, Med. Universitätsklinik, Abt. Nephrologie, Josef-Schneider-Str. 2, 97080 Würzburg

Prof. Dr. med. Peter R. **Galle,** Johannes-Gutenberg-Universität, I. Med. Klinik u. Poliklinik, Langenbeckstr. 1, 55131 Mainz am Rhein

Dr. med. Angela **Gause,** Uni.-Klinikum Schleswig Holstein, Campus Lübeck, Poliklinik f. Rheumatologie, Ratzeburger Allee 160, 23538 Lübeck

Prof. Dr. med. Helmut **Geiger,** Klinikum der Johann-Wolfgang-Goethe-Universität, Med. Klinik IV, Nephrologie, Theodor-Stern-Kai 7, 60590 Frankfurt

Prof. Dr. med. Guido **Gerken,** Universitätsklinikum Essen, Zentrum f. Innere Medizin, Abt. Gastroenterologie u. Hepatologie, Hufelandstr. 55, 45122 Essen

PD Dr. med. Ulrich **Germing,** Universitätsklinikum Düsseldorf, Klinik f. Hämatologie, Onkologie u. klinische Immunologie, Moorenstr. 5, 40225 Düsseldorf

Dr. med. A. **Giagounidis,** St. Johannes-Hospital, Med. Klinik II, An der Abtei 7–11, 47166 Duisburg

Prof. Dr. med. Burkhard **Göke,** Klinikum Großhadern, Med. Klinik II, Ludwig-Maximilian-Universität, Marchioninistraße 15, 81377 München

Prof. Dr. med. Rüdiger **Göke,** Universitätsklinik Marburg, Zentrum f. Innere Medizin, Klinische Forschergruppe f. Gastrointestinale Endokrinologie, Baldingerstraße, 35033 Marburg

Prof. Dr. med. S. **Grabbe,** Westfälische Wilhelms-Universität, Klinik u. Poliklinik f. Hautkrankheiten, Von-Esmarch-Str. 58, 48149 Münster

PD Dr. med. Ullrich **Graeven,** Leitender Oberarzt, Ruhr-Universität Bochum, Med. Universitätsklinik, Knappschaftskrankenhaus Bochum, In der Schornau 23–25, 44892 Bochum

Dr. med. Christoph **Greiner,** Westfäl. Wilhelms-Universität, Klinik u. Poliklinik f. Neurochirurgie, Albert-Schweitzer-Str. 33, 48149 Münster

Prof. Dr. med. Heiner **Greten,** Univ. Klinikum Hamburg Eppendorf, Direktor der Med. Klinik I, Zentrum f. Innere Medizin, Martinistraße 52, 20246 Hamburg

Prof. Dr. med. Dr. rer. nat. Friedrich **Grimminger,** Universitätsklinikum Gießen, Med. Klinik II, Zentrum f. Innere Medizin, Klinikstraße 36, 35385 Gießen

Prof. Dr. med. Wolfgang L. **Gross,** Rheumaklinik Bad Bramstedt GmbH, Med. Krankenhaus-Abt. Universitätsklinikum Schleswig-Holstein, Campus Lübeck, Oskar-Alexander-Str. 26, 24576 Bad Bramstedt

Prof. Dr. med. Peter **Hanrath,** RWTH Aachen, Med. Klinik I, Innere Medizin u. Kardiologie, Pauwelsstr. 30, 52074 Aachen

Prof. Dr. med. Werner E. **Hansen,** Klinikum rechts der Isar, II. Med. Klinik u. Poliklinik, Ismaninger Str. 22, 81675 München

Prof. Dr. med. Frank **Hartmann,** Universitätskliniken des Saarlandes, Med. Universitätsklinik, Innere Medizin I, Kirrberger Str., 66424 Homburg, Saar

Dr. med. Pia **Hartmann,** Klinikum der Universität Regensburg, Klinik u. Poliklinik f. Innere Medizin I, Franz-Josef-Strauß-Allee 11, 93053 Regensburg

Prof. Dr. Dieter **Häussinger,** Heinrich-Heine-Universität, Klinik f. Gastroenterologie, Hepatologie u. Infektiologie, Moorenstr. 5, 40225 Düsseldorf

Prof. Dr. med. Ekkehart **Heidbreder,** Julius-Maximilians-Universität, Med. Universitätsklinik, Abt. Nephrologie, Josef-Schneider-Str. 2, 97080 Würzburg

Prof. Dr. med. Robert **Heinrich,** Städt. Krankenhaus, München-Neuperlach, Zentrum f. Akutgeriatrie u. Frührehabilitation, Oskar-Maria-Graf-Ring 51, 81737 München

Dr. med. Ricarda **Heller,** Universität Bonn, Inst. f. Med. Parasitologie, Postfach 1825, 53008 Bonn

Prof. Dr. med. Lothar **Hertle,** Universitätsklinikum Münster, Klinik u. Poliklinik f. Urologie, Albert-Schweitzer-Str. 33, 48149 Münster

Prof. Dr. Dr. Walter H. **Hörl,** Universität Wien, Med. Universitäts-Klinik III, Abt. Klinische Nephrologie u. Dialyse, Währinger Gürtel 18–20, A-1090 WIEN

PD Dr. med. Stephan **Hollerbach,** Allgemeines Krankenhaus Celle, Klinik f. Gastroenterologie, Siemensplatz 4, 29223 Celle

PD Dr. med. Uta C. **Hoppe,** Universität Köln, Klinik III Innere Medizin, Joseph-Stelzmann-Str. 9, 50931 Köln

Prof. Dr. med. Dieter **Horstkotte,** Ruhr-Universität Bochum, Direktor der Kardiologischen Universitätsklinik, Herz- u. Diabeteszentrum, Nordrhein-Westfalen, Georgstr. 11, 32545 Bad Oeynhausen

Dr. Kai **Hübel,** Klinikum der Universität zu Köln, Klinik I f. Innere Medizin, Joseph-Stelzmann-Str. 9, 50931 Köln

PD Dr. med. Michael **Huber**, Klinikum der Universität zu Köln, Klinik u. Poliklinik f. Psychosomatik u. Psychologie, Joseph-Stelzmann-Straße 9, 50924 Köln

Dr. med. Frank **Isken**, Universitätsklinikum Benjamin Franklin, Abt. f. Endokrinologie, Diabetes u. Ernährungsmedizin, Hindenburgdamm 30, 12200 Berlin

Prof. Dr. med. Franz **Jakob**, Universität Würzburg, Orthopädische Klinik, Funktionsbereich Experimentelle u. Klinische Osteologie, Brettreichstr. 11, 97074 Würzburg

Dr. med. Christoph **Jochum**, Fred Hutchinson Cancer Research Center, 1100 Fairview Avenue North, D1-100 PO Box 19024 SEATTLE WA 98 109-1024 00000 U.S.A.

Prof. Dr. Dr. Dr. h. c. Ulrich **Joos**, Westf. Wilhelms-Universität Münster, Zentrum f. Zahn-, Mund- u. Kieferheilkunde, Poliklinik f. MKG-Chirurgie, Waldeyerstraße 30, 48149 Münster

Prof. Dr. med. Herbert **Jürgens**, Westf. Wilhelms-Universität Münster, Klinik u. Poliklinik f. Kinderheilkunde, Pädiatr. Hämatologie u. Onkologie, Albert-Schweitzer-Straße 33, 48149 Münster

Prof. Dr. med. Joachim-Peter **Kaltwasser**, Johann-Wolfgang-Goethe-Universität, Med. Klinik III, Zentrum der Inneren Medizin, Theodor-Stern-Kai 7, 60596 Frankfurt am Main

PD Dr. med. Stephan **Kanzler**, Johannes-Gutenberg-Universität, I. Med. Klinik u. Poliklinik, Langenbeckstr. 1, 55131 Mainz am Rhein

Prof. Dr. med. Günter W. **Kauffmann**, Ruprecht-Karls-Universität, Ärztlicher Direktor, Radiologische Universitätsklinik, Abt. f. Radiodiagnostik, Im Neuenheimer Feld 110, 69120 Heidelberg

Prof. Dr. med. Ulrich **Keil**, Westf. Wilhelms-Universität Münster, Inst. f. Epidemiologie u. Sozialmedizin, Domagkstr. 3, 48149 Münster

Prof. Dr. med. Joachim **Kienast**, Universitätsklinikum Münster, Med. Klinik u. Poliklinik A, Albert-Schweitzer-Straße 33, 48149 Münster

Dr. med. Michael **Kindermann**, Universitätskliniken des Saarlandes, Med. Klinik u. Poliklinik, Innere Medizin III, Kirrberger Str. 40, 66424 Homburg, Saar

Prof. Dr. med. Burghard F. **Klapp**, Humboldt-Universität zu Berlin, Universitätsklinikum Charitè, Med. Klinik mit Schwerpunkt Psychosomatik, Luisenstr. 13a, 10117 Berlin

Prof. Dr. Günther **Klotz**, Universität Ulm, Inst. f. Mikrobiologie u. Immunologie, Abt. Virologie, Albert-Einstein-Allee 11, 89081 Ulm

C. **Knippig**, Otto-von-Guericke Universität, Klinikum der Universität, Klinik f. Gastroenterologie, Hepatologie u. Infektiologie, Leipziger Str. 44, 39120 Magdeburg

Dr. med. Peter **Koch**, Universitätsklinikum Münster, Med. Klinik u. Poliklinik A, Albert-Schweitzer-Straße 33, 48149 Münster

Prof. Dr. Dr. h.c. mult. Kurt **Kochsiek**, Med. Universitäts-Klinik Luitpoldkrankenhaus, Josef-Schneider-Str. 2, 97080 Würzburg

Prof. Dr. med. Hans-Jochem **Kolb**, Klinikum Großhadern, Med. Klinik III, Häm. Transplantation, Ludwig-Maximilians-Universität München, Marchioninistr. 15, 81377 München

Christian **Kollmannsberger**, Universität Tübingen, Med. Klinik u. Poliklinik, Abt. II f. Hämatologie u. Onkologie, Immunologie u. Rheumatologie, Otfried-Müller-Straße 10, 72076 Tübingen

Dr. med. A.K. **Krempien**, Klinik f. Rheumatologie, Aukammallee 39, 65191 Wiesbaden

Dr. med. M. **Kröger**, Universitätsklinikum Münster, Med. Klinik u. Poliklinik A, Albert-Schweitzer-Straße 33, 48149 Münster

Prof. Dr. med. Wolfgang **Kruis**, Chefarzt der Inneren Abt., Evangelisches Krankenhaus Kalk GmbH, Abt. f. Innere Medizin, Buchforststr. 2, 51103 Köln

Dr. med. Anja **Kwetkat**, Städt. Krankenhaus, München-Neuperlach, Zentrum f. Akutgeriatrie u. Frührehabilitation, Oskar-Maria-Graf-Ring 51, 81737 München

PD Dr. med. F. **Lammert**, RWTH Aachen, Med. Klinik III, Molekulare u. klinische Hepatologie, Pauwelsstr. 30, 52074 Aachen

Prof. Dr. med. Rüdiger **Landgraf**, Klinikum der Universität München, Med. Klinik Innenstadt, Diabeteszentrum, Ziemssenstraße 1, 80336 München

Dr. med. Ulrich **Laufs**, Universität des Saarlandes, Med. Klinik u. Poliklinik, Innere Medizin III, 66421 Homburg, Saar

Dr. med. Christian **Lerchenmüller**, Facharzt f. Innere Medizin, Hämatologie u.Internistische Onkologie, Sentmaringer Weg 55, 48151 Münster

Prof. Dr. Stefan **Liebe**, Universität Rostock, Klinik u. Poliklinik f. Innere Medizin, Abt. Gastroenterologie, Ernst-Heydemann-Straße 6, 18057 Rostock

PD Dr. med. habil. Tom **Lindner**, Med. Universitäts-Klinik, Luitpoldkrankenhaus, Josef-Schneider-Str. 2, 97080 Würzburg

PD Dr. med. Andreas **van de Loo**, Universitätsklinikum Freiburg, Abt. Kardiologie u. Angiologie, Hugstetter Straße 55, 79106 Freiburg

Dr. med. Christoph **Maack**, Universität des Saarlandes, Med. Klinik u. Poliklinik, Innere Medizin III, 66421 Homburg, Saar

Prof. Dr. med. Bernhard **Maisch**, Klinikum der Philipps-Universität, Klinik f. Innere Medizin-Kardiologie, Baldingerstr. 1, 35043 Marburg

Prof. Dr. med. Peter **Malfertheiner**, Otto-von-Guericke Universität, Klinikum der Universität, Klinik f. Gastroenterologie, Hepatologie u. Infektiologie, Leipziger Str. 44, 39120 Magdeburg

Prof. Dr. med. Michael Peter **Manns**, Med. Hochschule Hannover, Abt. Gastroenterologie, Hepatologie u. Endokrinologie, Carl-Neuberg-Straße 1, 30623 Hannover

Prof. Dr. Dr. Siegfried **Matern**, Med. Klinik III der RWTH Aachen, Pauwelsstraße 30, 52074 Aachen

PD Dr. med. Malte **Meesmann**, Juliusspital Würzburg, Med. Klinik Fachbereich Kardiologie, Juliuspromenade 19, 97070 Würzburg

Prof. Dr. med. Thomas **Mertens**, Universität Ulm, Inst. f. Mikrobiologie u. Immunologie, Abt. Virologie, Albert-Einstein-Allee 11, 89081 Ulm

Prof. Dr. med. R. M. **Mesters**, Universitätsklinikum Münster, Med. Klinik u. Poliklinik A, Albert-Schweitzer-Straße 33, 48149 Münster

Dr. Susanne **Milhorst**, Euskirchener Str. 37, 40547 Düsseldorf

Prof. Dr. med. Harald **Morr**, Chefarzt der Pneumologischen Klinik, Waldhof Elgershausen, 35753 Greifenstein

Prof. Dr. med. Joachim **Mössner**, Universität Leipzig, Med. Klinik u. Poliklinik, Zentrum f. Innere Medizin, Philipp-Rosenthal-Str. 27, 04103 Leipzig

PD Dr. Martina **Müller-Schilling**, Universität Heidelberg, Med. Universitätsklinik, Innere Medizin IV, Gastroenterologie – Hepatologie, Bergheimer Str. 58, 69115 Heidelberg

Prof. Dr. med. Dirk **Müller-Wieland**, Deutsches Diabetes Forschungsinst. der Heinrich-Heine-Universität, Direktor der Abt. Biochemie u. Pathobiochemie, Auf'm Hennekamp 65, 40225 Düsseldorf

Dr. med. Holger **Naujoks**, Julius-Maximilians-Universität, Med. Universitätsklinik, Josef-Schneider-Str. 2, 97080 Würzburg

Prof. Dr. med. Horst **Neuhaus**, Ev. Krankenhaus Düsseldorf, Chefarzt Med. Klinik, Kirchfeldstr. 40, 40217 Düsseldorf

PD Dr. med. Georg **Nickenig**, Med. Universitätsklinik u. Poliklinik, Innere Medizin III, 66421 Homburg/Saar

Prof. Dr. med. Eberhard **Nieschlag**, Westfälische Wilhelms-Universität, Inst. f. Reproduktionsmedizin, Domagkstr. 11, 48129 Münster

PD Dr. med. Wilhelm **Nolte**, Universität Göttingen, Med. Klinik, Abt. Gastroenterologie u. Endokrinologie, Robert-Koch-Str. 40, 37075 Göttingen

Prof. Dr. med. Dennis **Nowak**, Ludwig-Maximilians-Universität, Inst. u. Poliklinik f. Arbeits- u. Umweltmedizin, Ziemssenstr. 1, 80336 München

PD Dr. med. Horst **Olschewski**, Universitätsklinikum Gießen, Med. Klinik II, Zentrum f. Innere Medizin, Klinikstraße 36, 35385 Gießen

PD Dr. med. Klaus G. **Parhofer**, Klinikum Großhadern, II. Med. Klinik, Marchioninistraße 15, 81377 München

Prof. Dr. med. R. **Paschke**, Universitätsklinikum Leipzig, Zentrum f. Innere Medizin, Med. Klinik u. Poliklinik III, Komissarischer Direktor, Philipp-Rosenthal-Str. 27, 04103 Leipzig

PD Dr. med. Michael **Paulussen**, Westf. Wilhelms-Universität Münster, Klinik u. Poliklinik f. Kinderheilkunde, Pädiatrische Hämatologie, Onkologie, Albert-Schweitzer-Straße 33, 48149 Münster

Prof. Dr. med. Georg **Peters**, Westfälische Wilhelms-Universität, Inst. f. Med. Mikrobiologie, Domagkstr. 10, 48149 Münster

Prof. Dr. med. Andreas F. H. **Pfeiffer**, Universitätsklinikum Benjamin Franklin, Abt. f. Endokrinologie, Diabetes u. Ernährungsmedizin, Hindenburgdamm 30, 12200 Berlin

Prof. Dr. med. Michael **Pfreundschuh**, Universitätskliniken des Saarlandes, Med. Universitätsklinik, Innere Medizin, Kirrberger Str., 66424 Homburg, Saar

Dr. med. Gerd **Pommer**, Unter den Eichen 26, 26122 Oldenburg

Prof. Dr. med. Dieter **Pongratz**, Ludwig-Maximilians-Universität, Leitender Arzt, Neurologische Klinik Friedrich-Baur-Inst., Ziemssenstr. 1a, 80336 München

Irene **Portig**, General-Horn-Str. 2, 78050 Villingen

Prof. Dr. med. Kurt **Possinger**, Humboldt-Universität Berlin, Universitätsklinikum Charité, Direktor Med. Klinik u. Poliklinik II, Schwerpunkt Onkologie u. Hämatologie, Schumannstr. 20–21, 10117 Berlin

Prof. Dr. med. Dr. h. c. Gerhard **Pulverer**, Klinikum der Universität zu Köln, Inst. f. Med. Mikrobiologie, Immunologie u. Hygiene, Goldenfelsstr. 19–21, 50935 Köln

Prof. Dr. Lukas **Radbruch**, Universitätsklinikum Aachen, Klinik f. Palliativmedizin, Pauwelsstr. 30, 52074 Aachen

PD Dr. med. Aruna **Raghavachar**, Ärztlicher Direktor, HELIOS Klinikum Wuppertal, Med. Klinik I, Heusner Str. 40, 42283 Wuppertal

Prof. Dr. med. G. **Ramadori**, Universität Göttingen, Med. Klinik, Zentrum f. Innere Medizin, Robert-Koch-Str. 80, 37075 Göttingen

Prof. Dr. med. Michael **Rambausek**, Dialysezentrum Heilbronn, Mörikestr. 5, 74076 Heilbronn

Dr. med. Daniel **Re**, Klinikum der Universität zu Köln, Klinik I f. Innere Medizin, Joseph-Stelzmann-Str. 9, 50931 Köln

PD Dr. med. Christoph **Reichel**, Leitender Arzt, Hartwald Rehabilitationsklinik der BfA, Schlüchtener Str. 4, 97769 Bad Brückenau

Dr. med. Peter **Reilich**, Ludwig-Maximilians-Universität, Klinikum Innenstadt, Friedrich-Baur-Inst., Ziemssenstr. 1a, 80336 München

Prof. Dr. med. Martin **Reincke**, Universität Freiburg, Med. Universitätsklinik II, Hugstetter Str. 55, 79106 Freiburg

Dr. med. Barbara **Reinhardt,** Universität Ulm, Inst. f. Mikrobiologie u. Immunologie, Abt. Virologie, Albert-Einstein-Allee 11, 89081 Ulm

PD Dr. med. Max **Reinshagen,** Med. Universitätsklinik, Abt. Innere Medizin I, Robert-Koch-Str. 8, 89081 Ulm

Dr. med. Marcel **Reiser,** Klinikum der Universität zu Köln, Klinik I f. Innere Medizin, Joseph-Stelzmann-Str. 9, 50931 Köln

Prof. Dr. Markus **Reiser,** Ruhr-Universität Bochum, Med. Klinik I, Abt. Gastroenterologie u. Hepatologie, Berufsgenossen. Kliniken Bergmannsheil, Bürkle de la Camp-Platz 1, 44789 Bochum

Dr. med. S. **Retzlaff,** Universitätsklinikum Münster, Med. Klinik u. Poliklinik A, Albert-Schweitzer-Straße 33, 48149 Münster

Prof. Dr. H. **Riedmiller,** Universität Würzburg, Luitpoldkrankenhaus, Urologische Klinik u. Poliklinik, Josef-Schneider-Str. 2, 97080 Würzburg

Prof. Dr. med. h.c. Eberhard **Ritz,** Klinikum der Universität Heidelberg, Med. Universitätsklinik, Bergheimer Straße 58, 69115 Heidelberg

Dr. med. Andrea **Rubbert,** Klinikum der Universität zu Köln, Klinik I f. Innere Medizin, Joseph-Stelzmann-Str. 9, 50931 Köln

Prof. Dr. med. Bernd **Salzberger,** Klinikum der Universität Regensburg, Klinik u. Poliklinik f. Innere Medizin I, Franz-Josef-Strauß-Allee 11, 93053 Regensburg

Prof. Dr. med. Tilman **Sauerbruch,** Direktor der Med. Univ.-Klinik u. Poliklinik I, Allgemeine Innere Medizin, Sigmund-Freud-Str. 25, 53105 Bonn

Prof. Dr. med. L. **Schaaf,** Städtisches Krankenhaus, München-Schwabing, Kölner Platz 1, 80804 München

PD Dr. V. **Schächinger,** Klinikum der Johann-Wolfgang-Goethe-Universität, Med. Klinik IV, Theodor-Stern-Kai 7, 60590 Frankfurt

Prof. Dr. med. Peter **Schanzenbächer,** Med. Universitätsklinik, Josef-Schneider-Str. 2, 97080 Würzburg

Prof. Dr. med. Wolfgang **von Scheidt,** Klinikum Augsburg, Direktor der I. Med. Klinik, Stenglinstr. 2, 86156 Augsburg

Prof. Dr. med. H. **Schicha,** Universität zu Köln, Klinik u. Poliklinik f. Nuklearmedizin, Joseph-Stelzmann-Str. 9, 50931 Köln

Prof. Dr. med. Wolff **Schmiegel,** Ruhr-Universität Bochum, Med. Universitätsklinik, Knappschaftskrankenhaus Bochum, In der Schornau 23–25, 44892 Bochum

Prof. Dr. Dr. med. Otmar **Schober,** Westf. Wilhelms-Universität Münster, Klinik f. Nuklearmedizin, Zentralklinikum Ebene 03 Ost, Albert-Schweitzer-Str. 33, 48129 Münster

Prof. Dr. med. Jürgen **Schölmerich,** Klinikum der Universität Regensburg, Klinik u. Poliklinik f. Innere Medizin I, Franz-Josef-Strauß-Allee 11, 93053 Regensburg

Prof. Dr. H.-J. **Schulz,** Krankenhaus Lichtenberg, Oskar-Ziethen-Krankenhaus, Klinik f. Innere Medizin, Fanningerstr. 32, 10365 Berlin

Dr. med. Richard **Schulz,** Zentrum f. Innere Medizin, Med. Klinik II, Klinikstr. 36, 35392 Gießen

Prof. Dr. med. Heribert **Schunkert,** Universitätsklinikum Schleswig-Holstein, Med. Klinik, Ratzeburger Alle 160, 23538 Lübeck

Prof. Dr. med. Hans-Peter **Schuster,** Städtisches Krankenhaus, Hildesheim GmbH, Weinberg 1, 31134 Hildesheim

Dr. med. Dr. rer. nat. Heidi **Schütt-Gerowitt,** Klinikum der Universität zu Köln, Inst. f. Med. Mikrobiologie, Immunologie u. Hygiene, Goldenfelsstr. 19–21, 50935 Köln

Prof. Dr. med. Ulrich **Schwabe,** Universität Heidelberg, Pharmakologisches Inst., Im Neuenheimer Feld 366, 69120 Heidelberg

Dr. med. Andreas **Schwarting,** Johannes-Gutenberg-Universität, I. Med. Klinik u. Poliklinik, Langenbeckstr. 1, 55131 Mainz

Prof. Dr. med. Werner **Seeger,** Universitätsklinikum Gießen, Med. Klinik II, Zentrum f. Innere Medizin, Klinikstraße 36, 35385 Gießen

Prof. Dr. med. Harald **Seifert,** Klinikum der Universität zu Köln, Inst. f. Med. Mikrobiologie Immunologie u. Hygiene, Goldenfelsstr. 19–21, 50935 Köln

Prof. Dr. med. Hanns Martin **Seitz,** Universität Bonn, Inst. f. Med. Parasitologie, Postfach 1825, 53008 Bonn

Prof. Dr. med. **Serve,** Universitätsklinikum Münster, Med. Klinik u. Poliklinik A, Albert-Schweitzer-Straße 33, 48149 Münster

Dr. med. Markus **Sieber,** Kreiskrankenhaus Gummersbach, Wilhelm-Brechow-Allee 20, 51643 Gummersbach

Dr. med. G. **Silling,** Universitätsklinikum Münster, Med. Klinik u. Poliklinik A, Albert-Schweitzer-Straße 33, 48149 Münster

Dr. med. Christine **Spitzweg,** Klinikum Großhadern, Med. Klinik II, Ludwig-Maximilian-Universität, Marchioninistraße 15, 81377 München

Dr. med. Peter **Staib,** Klinikum der Universität zu Köln, Klinik I f. Innere Medizin, Joseph-Stelzmann-Str. 9, 50931 Köln

Prof. Dr. med. Günter **Stein,** Friedrich-Schiller-Universität Jena, Klinik f. Innere Medizin IV, Erlanger Allee 101, 07747 Jena

PD Dr. med. Christian P. **Strassburg,** Med. Hochschule Hannover, Abt. Gastroenterologie, Hepatologie u. Endokrinologie, Carl-Neuberg-Straße 1, 30623 Hannover

Prof. Dr. med. Wolfgang **Stremmel,** Universität Heidelberg, Med. Universitätsklinik, Innere Medizin IV, Gastroenterologie – Hepatologie, Bergheimer Str. 58, 69115 Heidelberg

PD Dr. med. Th. **Südhoff,** Ruhr-Universität Bochum, Med. Universitätsklinik, Knappschaftskrankenhaus Bochum, In der Schornau 23-25, 44892 Bochum

Prof. Dr. Norbert **Suttorp,** Humboldt-Universität Berlin, Charité / Campus Virchow-Klinikum, Med. Klinik mit Schwerpunkt Infektiologie, Augustenburger Platz 1, 13353 Berlin

Dr. rer. nat. Joelle **Tchinda,** Universitätsklinikum Münster, Inst. f. Humangenetik, Vesaliusweg 12-14, 48149 Münster

Prof. Dr. med. Hans **Tesch,** Onkologische-Hämatologische Gemeinschaftspraxis, Im Prüfling 17-19, 60389 Frankfurt am Main

PD Dr. med. M. **Thomas,** Universitätsklinikum Münster, Med. Klinik u. Poliklinik A, Albert-Schweitzer-Straße 33, 48149 Münster

Dr. med. Christian **v. Tirpitz,** Med. Universitätsklinik, Abt. Innere Medizin I, Robert-Koch-Str. 8, 89081 Ulm

Prof. Dr. med. Klaus-Henning **Usadel,** Direktor der Med. Klinik I, Universitätsklinikum Frankfurt, Zentrum f. Innere Medizin, Theodor-Stern-Kai 7, 60590 Frankfurt am Main

Prof. Dr. Hans-Georg **Velcovsky,** Universitätsklinikum Gießen, Med. Klinik II, Zentrum f. Innere Medizin, Klinikstraße 36, 35385 Gießen

Dr. med. Dimitrios **Voliotis,** BAYER AG, Pharma Forschungszentrum, 42096 Wuppertal

Prof. Dr. med. A. **Wagner,** Ltd. Oberarzt, Klinikum Großhadern, Med. Klinik II, Ludwig-Maximilian-Universität, Machioninistraße 15, 81377 München

PD Dr. med. Hans-Dieter **Walmrath,** Universitätsklinikum Gießen, Med. Klinik II, Zentrum f. Innere Medizin, Klinikstraße 36, 35385 Gießen

Dr. med. Ronald **Walshe,** Klinikum der Universität zu Köln, Klinik I f. Innere Medizin, Joseph-Stelzmann-Str. 9, 50931 Köln

Prof. Dr. Christoph **Wanner,** Julius-Maximilians-Universität, Med. Universitätsklinik, Abt. Nephrologie, Josef-Schneider-Str. 2, 97080 Würzburg

Prof. Dr. med. Hansdetlef **Wassmann,** Westfäl. Wilhelms-Universität, Klinik u. Poliklinik f. Neurochirurgie, Albert-Schweitzer-Str. 33, 48149 Münster

PD Dr. med. Karl **Weingärtner,** Universität Würzburg, Luitpoldkrankenhaus, Urologische Klinik u. Poliklinik, Josef-Schneider-Str. 2, 97080 Würzburg

PD Dr. Dr. med. Richard **Werkmeister,** Bundeswehrzentralkrankenhaus Koblenz, Mund-, Kiefer- u. Gesichtschirurgie, Plastische Operationen, Rübenacher Str. 170, 56072 Koblenz

Dr. med. Jörg **Willert,** Ruhr-Universität Bochum, Med. Universitätsklinik, Knappschaftskrankenhaus Bochum, In der Schornau 23-25, 44892 Bochum

Prof. Dr. med. Eberhard **Windler,** Universitätsklinikum, Hamburg-Eppendorf, Martinistr. 52, 20251 Hamburg

Prof. Dr. med. Jürgen **Wolf,** Klinikum der Universität zu Köln, Klinik I f. Innere Medizin, Joseph-Stelzmann-Str. 9, 50931 Köln

Dr. med. Johannes **Wölfer,** Westfäl. Wilhelms-Universität, Klinik u. Poliklinik f. Neurochirurgie, Albert-Schweitzer-Str. 33, 48149 Münster

Prof. Dr. med. Andreas **Zeiher,** Johann-Wolfgang-Goethe-Universität, Med. Universitätsklinik, Theodor-Stern-Kai 7, 60596 Frankfurt am Main

Prof. Dr. med. Walter **Zidek,** Freie Universität Berlin, Universitätsklinikum Benjamin Franklin, Med. Klinik IV, Endokrinologie u. Nephrologie, Hindenburgdamm 30, 12200 Berlin

Prof. Dr. med. Thomas **Zilker,** Technische Universität München, Klinikum Rechts der Isar, II. Med. Klinik u. Poliklinik, Toxikologische Abt., Ismaninger Str. 22, 81675 München

Dr. med. Michael **Zitzmann,** Westfälische Wilhelms-Universität, Inst. f. Reproduktionsmedizin, Domagkstr. 11, 48129 Münster

Abkürzungsverzeichnis

ADB	Anti-DNAse B	IFT	Immunfluoreszenztest
AFP	Alpha-Fetoprotein	IGV	intrathorakales Gasvolumen
Ak	Antikörper	INR	International Normalized Ratio
ALP	alkalische Leukozytenphosphatase	IPV	Polio-Totimpfstoff
ANA	antinukleäre Autoantikörper	IUG	Infusionsurographie
ANCA	antineutrophile Zytoplasma-Autoantikörper	K-Angio	Katheterangiographie
APZ	antigenpräsentierende Zellen	KBR	Komplementbindungsreaktion
A.R.A.	American Rheumatism Association	KE	Kolonkontrasteinlauf
ARC	AIDS-Related Complex	KM	Kontrastmittel
ARDS	Acute Respiratory Distress Syndrome	LAP	Leucinaminopeptidase
ASL = ASO	Antistreptolysin O-Titer	LCM	Lymphozytäre Choriomeningitis
ASP	ankylosierende Spondylitis	LDH	Lactatdehydrogenase
(p)aVK	(periphere) arterielle Verschlusskrankheit	LWS	Lendenwirbelsäule
BAL	bronchoalveoläre Lavage	MALT	Mucous Membrane Associated Lymphoid Tissue
BCG	Tuberkulose-Lebendimpfstoff	MCH	Main Histocompatibility Complex
BSE	Bovine Spongiforme Enzephalopathie	MCHC	Mean Corpuscular Hemoglobin Concentration, mittlere korpuskuläre Hämoglobinkonzentration
BSG	Blutsenkungsgeschwindigkeit		
BWS	Brustwirbelsäule	MCP	Metakarpophalangealgelenk
CD(-8)	Cluster of Differentiation	MCTD	Mixed Connective Tissue Disease, Mischkollagenose
CEA	karzinoembryonales Antigen	MCV	Mean Corpuscular Volume, mittleres Zellvolumen des Einzelerythrozyten
CJD	Creutzfeldt-Jakob Disease		
CK	Creatinkinase	MDCT	Multidetektor-CT
CMV	Cytomegalie-Virus	MDP	Magendarmpassage
COPD	Chronic Obstructive Pulmonary Disease	MHC	Majorhistokompatibilitätskomplex
COX	Cyclooxygenase	MR-Angio	Magnetresonanzangiographie
CRP	C-reaktives Protein	(f) MRI	(Functional) Magnetic Resonance Imaging
CT	Computertomographie	MRCP	Magnetresonanzcholangiopankreatikographie
CT-A(ngio)	CT-Angiographie	MRT	Magnetresonanztomographie
CYFRA	monoklonale Antikörper gegen Cytokeratin	MTP	Metatarsophalangealgelenk
DCM	dilatative Kardiomyopathie	NK-Zellen	natürliche Killerzellen
DFS	diabetisches Fußsyndrom	NSAR	nicht-steroidale Antirheumatika
DIC	disseminierte intravasale Gerinnung	NSE	neuronspezifische Enolase
DIP	distales Interphalangealgelenk	OPV	orale Poliovakzinierung
DISH	diffuse osteopathische Skeletthyperostose	PAF	Platelet Activating Factor
DLR	digitale Lumineszenz-Radiographie	PCR	Polymerase-Kettenreaktion
EAEC	enteroaggressive Escherichia coli	PEEP	Positive End-Expiratory Pressure, positiv-endexspiratorische Druckbeatmung
EBM	Evidence Based Medicine		
EBV	Epstein-Barr-Virus	PET	Positronenemissionstomographie
EEG	Elektroenzephalogramm	PIP	proximales Interphalangeallgelenk
EHEC	enterohemorrhagic Escherichia coli	PML	progressive multifokale Leukenzephalopathie
EIA	Enzym-Immunoassay	PNET	periphere neuroektodermale Tumoren
ELISA	Enzyme-linked Immunosorbent Assay	PR	Projektionsradiographie
EMG	Elektromyogramm	PSOA	Psoariasisarthritis
ENA	extrahierbare Kernantigene	PTA/PTCA	perkutane transkatheterale Angioplastie
EOG	Elektrookulographie	PTC	perkutane transhepatische Cholangiographie
ERC	endoskopische retrograde Cholangiographie	PTZ	partielle Thromboplastinzeit
ERCP	endoskopische retrograde Cholangio-Pankreatikographie	RA	rheumatoide Arthritis
		RAST	Radioallergosorbent-Test
ERP	endoskopische retrograde Pankreatikographie	RCM	restriktive Kardiomyopathie
ESWL	extrakorporale Stoßwellenlithotripsie	REA	reaktive Arthritis
FDG	18F-Fluorodeoxyglukose	RPF	renaler Plasmafluss
FEV	Einsekundenkapazität	RSV	Respiratory Syncytial Virus
FSH	follikelstimulierendes Hormon	SI-Gelenk	Sakroiliakalgelenk
FSME	Frühsommermeningoenzephalitis	SLE	systemischer Lupus erythematodes
G-CSF	Granulozyten colony stimulating factor	SPA	Spondarthritis
Gd(-DTPA)	Gadolinium (als Chelat)	SPECT	Single-photon-Emission-Computed-tomography
GFR	glomeruläre Filtrationsrate	SSSS	Staphylococcal Scalded Skin Syndrome
(S)GOT	Aspartataminotransferase, ASAT	TGFb	Transforming Growth Factor β
(S)GPT	Alaninaminotransferase, ALAT	TNF	Tumor-Nekrose-Faktor
β-HCG	Form des humanen Choriongonadotropins	TPA	Tissue Polypeptide Antigen, Gewebe-Polypeptid-Antigen
GvHD	Graft versus Host Disease		
HDL	High-Density-Lipoproteine	TPEG	Transluminally Placed Endograft
HHT	Hämagglutinationshemmtest	TRH	Thyreotropin-Releasing-Hormone
HIG	Hyperimmunglobulin	TSE	Transmissible Spongiforme Encephalopathie
HLA	Histokompatibilitätsantigen	TSH	Thyroid Stimulating Hormone (Thyreotropin)
HOCM	hypertrophe obstruktive Kardiomyopathie	TSS	Toxic Shock Syndrome
HR-CT	hochauflösende Computertomographie	VZV	Varizellen-Zoster-Virus
IFN	Interferon		

1	Die internistische Untersuchung und der Umgang mit dem Kranken	1
2	Prinzipien der internistischen Diagnostik	21
3	Prinzipien der internistischen Therapie	87
4	Prävention	201
5	Krankheiten des Herzens und des Kreislaufs	205
6	Krankheiten der Gefäße	383
7	Hypertonie und Hypotonie	433
8	Lungen- und Atemwegserkrankungen	447
9	Onkologie	575
10	Hämatologie	665
11	Infektionskrankheiten	815
12	Klinische Immunologie	1007
13	Erkrankungen des rheumatischen Formenkreises	1049
14	Erkrankungen des Gastrointestinalsystems	1111
15	Ernährung	1415
16	Endokrine Erkrankungen	1431
17	Stoffwechsel	1531
18	Nierenerkrankungen	1615
19	Elektrolyt- und Wasserhaushalt	1729
20	Knochenerkrankungen	1765
21	Störungen des Nervensystems	1785
22	Intensivmedizin	1817
23	Geriatrie	1837
24	Sucht	1863
25	Vergiftungen	1877
26	Klinische Arbeitsmedizin	1901

Inhalt

1 Die internistische Untersuchung und der Umgang mit dem Kranken ... 1

1.1 Das ärztliche Gespräch und die Anamnese ... 2
- 1.1.1 Zusammenarbeit von Allgemeininternist und Spezialist ... 2
- 1.1.2 Krankheitsverlauf nicht „wie im Lehrbuch" ... 2
- 1.1.3 Inspektion und ärztliches Gespräch ... 2
- 1.1.4 Der Aufbau der Anamnese ... 2

1.2 Das Informations- und Aufklärungsgespräch ... 3
- 1.2.1 Umfassende und verständliche Information ... 3
- 1.2.2 Risikoaufklärung ... 3
- 1.2.3 Die „Wahrheit" im ärztlichen Gespräch ... 4

1.3 Die körperliche Untersuchung ... 4
- 1.3.1 Beschwerden und Symptome ... 4
- 1.3.2 Untersuchungsbefunde ... 5

1.4 Die Bewertung von diagnostischen Untersuchungen ... 7

1.5 Psychosomatische Grundlagen in der Inneren Medizin ... 8
- 1.5.1 Grundgedanken ... 8
- 1.5.2 Aufgabengebiete der integrativen Psychosomatik ... 10

1.6 Klinische Epidemiologie ... 15
- 1.6.1 Definition und Entwicklung ... 15
- 1.6.2 Fragestellungen ... 15
- 1.6.3 Studienformen ... 16
- 1.6.4 Ausblick ... 19

2 Prinzipien der internistischen Diagnostik ... 21

2.1 Klinisch-chemische Verfahren ... 22
- 2.1.1 Enzymdiagnostik ... 22
- 2.1.2 Plasmaproteine ... 23
- 2.1.3 Stoffwechseluntersuchungen ... 24
- 2.1.4 Niere und Harnwege ... 25
- 2.1.5 Wasser- und Elektrolythaushalt ... 25
- 2.1.6 Hämatologische Untersuchungen ... 26
- 2.1.7 Blutstillung und Fibrinolyse ... 26

2.2 Immunologische Verfahren ... 27
- 2.2.1 Prinzipien immunchemischer Nachweistechniken ... 27
- 2.2.2 Nachweismethoden ... 28

2.3 Molekulargenetische und zytogenetische Methoden in der Inneren Medizin ... 32
- 2.3.1 Grundlagen ... 32
- 2.3.2 Zytogenetische Methoden ... 33
- 2.3.3 Molekulargenetische Analysen ... 36

2.4 Diagnostische Methoden in der Bakteriologie, Mykologie, Virologie und Parasitologie ... 40
- 2.4.1 Allgemeine Voraussetzungen ... 40
- 2.4.2 Bakteriologie und Mykologie ... 41
- 2.4.3 Virologie ... 44
- 2.4.4 Parasitologie ... 46

2.5 Bildgebende Verfahren ... 47
- 2.5.1 Prinzipien des Methodeneinsatzes ... 47
- 2.5.2 Prinzipien der Bildgebung ... 49
- 2.5.3 Minimal invasive bildgesteuerte Eingriffe (interventionelle Radiologie) ... 60
- 2.5.4 Anwendung bildgebender Verfahren ... 64

2.6 Das Elektrokardiogramm ... 75
- 2.6.1 EKG-Ableitungen ... 75
- 2.6.2 Normales EKG ... 76
- 2.6.3 Pathologisches EKG ... 78

2.7 Invasive Diagnostik ... 81
- 2.7.1 Kardiovaskuläre Untersuchungen ... 81
- 2.7.2 Diagnostische Endoskopie ... 85

3 Prinzipien der internistischen Therapie ... 87

3.1 Allgemeine Maßnahmen ... 89
- 3.1.1 Aufbau der Arzt-Patient-Beziehung ... 89
- 3.1.2 Therapieunterstützende Maßnahmen ... 89
- 3.1.3 Grundlegende juristische Aspekte der Therapie ... 90
- 3.1.4 Grundlegende wirtschaftliche Aspekte der Therapie ... 90

3.2 Evidenzbasierte Medizin ... 91
- 3.2.1 Prinzipien klinischer Studien ... 91
- 3.2.2 EBM in Diagnostik und Therapie ... 94
- 3.2.3 Die Cochrane Collaboration ... 96

3.3 Prinzipien der internistischen Arzneitherapie ... 97
- 3.3.1 Die Diagnose als Grundlage der Therapie ... 97
- 3.3.2 Auswahl der Therapie ... 97
- 3.3.3 Auswahl von Arzneimitteln ... 99
- 3.3.4 Information des Patienten über die Therapie ... 112
- 3.3.5 Verlaufskontrolle und Erfolgsbeurteilung der Arzneitherapie ... 113

3.4 Internistische Chemotherapie ... 116
- 3.4.1 Antimikrobielle Therapie: antibakterielle Chemotherapie ... 116
- 3.4.2 Antimikrobielle Therapie: antivirale Chemotherapie ... 122
- 3.4.3 Antimikrobielle Therapie: antimykotische Therapie ... 133
- 3.4.4 Internistische Tumortherapie ... 133

3.5 Schmerztherapie und Palliativmedizin ... 142
- 3.5.1 Schmerztherapie ... 142
- 3.5.2 Palliativmedizin ... 154

3.6	**Immunsuppressive und antirheumatische Therapie**	157
3.6.1	Antiphlogistische Therapie	157
3.6.2	Glukokortikoide	158
3.6.3	Immunsuppressiva	159
3.6.4	Immunsuppressive Therapie mit monoklonalen Antikörpern/Fusionsproteinen	160
3.7	**Endokrine Therapie**	160
3.8	**Interventionelle Therapie**	162
3.8.1	Angiologische und kardiologische Therapie	162
3.8.2	Therapeutische Endoskopie	167
3.8.3	Pulmologische Endoskopie	171
3.9	**Transplantation**	172
3.9.1	Transplantation hämatopoetischer Stammzellen (Zellen)	172
3.9.2	Herztransplantation	178
3.9.3	Lebertransplantation	184
3.9.4	Nierentransplantation	189
3.9.5	Immunsuppressive Therapie nach Transplantation	191
3.10	**Psychosomatische Therapie**	194
3.10.1	Der Zugang zum psychosomatischen Patienten	194
3.10.2	Elemente psychosomatischer Behandlung	195
3.10.3	Aspekte der Behandlung somatoformer Störungen	197
4	**Prävention**	201
4.1	**Primärprävention**	201
4.2	**Sekundärprävention**	203
5	**Krankheiten des Herzens und des Kreislaufs**	205
5.1	**Grundlagen der Herz-Kreislauf-Regulation**	207
5.1.1	Mechanische Grundlagen der Kontraktion des Herzens	207
5.1.2	Integration von Herz und Kreislauf	208
5.1.3	Neuronale und humorale Einflüsse auf Herz und Kreislauf	209
5.1.4	Anpassung von Herz und Kreislauf an Belastung	209
5.2	**Herzinsuffizienz**	210
5.3	**Atherosklerose**	221
5.4	**Koronare Herzerkrankung**	227
5.5	**Akute koronare Syndrome**	242
5.6	**Kardiogener Schock**	252
5.7	**Herzrhythmusstörungen**	257
5.7.1	Allgemeines	257
5.7.2	Tachykardien	268
5.7.3	Extrasystolen	278
5.7.4	Spezielle Formen der Bradykardie	279
5.8	**Erworbene Herzklappenfehler**	285
5.8.1	Mitralstenose	285
5.8.2	Chronische Mitralinsuffizienz	290
5.8.3	Akute Mitralinsuffizienz	293
5.8.4	Mitralklappenprolaps	294
5.8.5	Aortenstenose	296
5.8.6	Chronische Aorteninsuffizienz	300
5.8.7	Akute Aorteninsuffizienz	303
5.8.8	Trikuspidalstenose	304
5.8.9	Trikuspidalinsuffizienz	305
5.9	**Angeborene Herzfehler im Erwachsenenalter**	306
5.9.1	Kongenitale Vitien ohne Shunt	306
5.9.2	Kongenitale Vitien mit Links-rechts-Shunt	312
5.9.3	Kongenitale Vitien mit Rechts-links-Shunt und komplexe zyanotische Vitien	319
5.10	**Entzündliche Herzerkrankungen**	324
5.10.1	Infektiöse Endokarditis nativer und prothetischer Klappen	324
5.10.2	Rheumatisches Fieber	333
5.10.3	Herzbeteiligung bei Kollagenerkrankungen	335
5.10.4	Kardiomyopathien	337
5.10.5	Perikarderkrankungen	353
5.10.6	Autoaggressionssyndrome	360
5.11	**Pulmonale Hypertonie und Cor pulmonale**	363
5.12	**Herztumoren/Herzverletzungen**	363
5.12.1	Herztumoren	363
5.12.2	Herzverletzungen	364
5.13	**Herz- und Kreislauferkrankungen in der Schwangerschaft**	365
5.13.1	Hypertensive Erkrankungen in der Schwangerschaft	366
5.13.2	Herzvitien	369
5.13.3	Kardiomyopathien in der Schwangerschaft	370
5.13.4	Arrhythmien	370
5.13.5	Koronare Herzkrankheit	370
5.14	**Perioperative kardiale Risikobeurteilung**	371
5.14.1	Präoperative Risikoevaluierung	371
5.14.2	Perioperative Risiken kardialer Erkrankungen	372
5.14.3	Präoperative Diagnostik	375
5.14.4	Präoperative Therapieoptionen	375
5.14.5	Perioperative Entscheidungsfindung	378
6	**Krankheiten der Gefäße**	383
6.1	**Krankheiten der Arterien**	384
6.1.1	Chronische arterielle Verschlusskrankheit der Extremitäten (AVK)	384
6.1.2	Erkrankungen der extrakraniellen hirnzuführenden Arterien	397
6.1.3	Raynaud-Syndrom	401
6.1.4	Thrombangitis obliterans	404
6.1.5	Akuter Arterienverschluss	406
6.1.6	Aneurysma und Dissektion	412
6.2	**Krankheiten der Venen**	415
6.2.1	Primäre Varikose	415
6.2.2	Phlebothrombose	418
6.2.3	Chronische venöse Insuffizienz (CVI)	424
6.3	**Krankheiten der Lymphgefäße**	426

7 Hypertonie und Hypotonie 433

7.1 Primäre arterielle Hypertonie 433
7.2 Synkope und orthostatische Hypotonie ... 440
7.2.1 Synkope 440
7.2.2 Orthostatische Hypotonie 443

8 Lungen- und Atemwegserkrankungen 447

8.1 Grundlagen der Atmung und des Gasaustausches 449
8.1.1 Alveoläre Ventilation und Totraumventilation 449
8.1.2 Atempumpe 449
8.1.3 Atemmechanik 450
8.1.4 Störungen des Gasaustausches 450
8.1.5 Symptomatologie von Lungenerkrankungen .. 453
8.1.6 Atemregulation 456

8.2 Diagnostische Techniken in der Pneumologie 458
8.2.1 Lungenfunktionsuntersuchungen 458
8.2.2 Messung der Gasaustauschfunktion 460
8.2.3 Spiroergometrie 460
8.2.4 Testung der atemmuskulären Funktion 461
8.2.5 Bildgebende Verfahren 461
8.2.6 Untersuchung des Lungenkreislaufs 463
8.2.7 Punktionstechniken 463
8.2.8 Endoskopische Techniken 463
8.2.9 Allergologische Diagnostik 464

8.3 Krankheiten der oberen und unteren Atemwege 466
8.3.1 Krankheiten der oberen Atemwege 466
8.3.2 Erkrankungen der unteren Atemwege 469

8.4 Infektiöse Erkrankungen des Lungenparenchyms 487
8.4.1 Pneumonien 487
8.4.2 Lungenabszess 493

8.5 Tuberkulose 495

8.6 Interstitielle Lungenerkrankungen (ILD) .. 504
8.6.1 ILD durch inhalative Noxen 507
8.6.2 ILD durch nichtinhalative Noxen 511
8.6.3 ILD in Verbindung mit Systemerkrankungen .. 512
8.6.4 Idiopathische interstitielle Pneumonien 517

8.7 Erkrankungen des Lungenkreislaufs 518
8.7.1 Thromboembolie der Lunge 519
8.7.2 Lungenödem 526
8.7.3 Chronische pulmonale Hypertonie und Cor pulmonale 528

8.8 Akute und chronische respiratorische Insuffizienz 535
8.8.1 Akute respiratorische Insuffizienz 536
8.8.2 Chronische respiratorische Insuffizienz 540

8.9 Tumoren der Bronchien und der Lunge ... 542
8.9.1 Überwiegend benigne Tumoren 543
8.9.2 Tumoren mit fraglicher oder fakultativer Malignität 544
8.9.3 Maligne Tumoren 546

8.10 Erkrankungen der Pleura 552
8.10.1 Pneumothorax 552
8.10.2 Pleuritis und Pleuraerguss 554
8.10.3 Pleuratumoren 557

8.11 Erkrankungen des Mediastinums 559
8.11.1 Mediastinale Raumforderungen 559
8.11.2 Mediastinalemphysem 560
8.11.3 Akute Mediastinitis 561
8.11.4 Chronische Mediastinitis 562

8.12 Erkrankungen des Zwerchfells und der Thoraxwand 562
8.12.1 Zwerchfellhernien 563
8.12.2 Zwerchfellverwachsungen 563
8.12.3 Zwerchfellparesen und -hochstand 564
8.12.4 Zwerchfellspasmen 565
8.12.5 Erkrankungen der Thoraxwand 565

8.13 Atemregulationsstörungen 567
8.13.1 Schlafbezogene Atemstörungen 567
8.13.2 Nicht schlafbezogene Atemregulationsstörungen 570

9 Onkologie 575

9.1 Allgemeine internistische Onkologie 575
9.1.1 Epidemiologie 575
9.1.2 Ätiologie und Prävention 575
9.1.3 Molekulare Mechanismen der Karzinogenese .. 577
9.1.4 Präkanzerosen 581
9.1.5 Phänotypische Charakteristika maligner Zellen 581
9.1.6 Diagnosesicherung und Stadieneinteilung 582
9.1.7 Infektionen bei Tumorpatienten 584
9.1.8 Paraneoplastische Syndrome 592
9.1.9 Maligne Ergüsse 592
9.1.10 Onkologische Notfälle 599

9.2 Spezielle internistische Onkologie 607
9.2.1 Knochen- und Weichteilsarkome 607
9.2.2 Malignes Melanom und andere Hauttumoren .. 613
9.2.3 CUP-Syndrom 621
9.2.4 Gynäkologische Tumoren 623
9.2.5 Urologische Tumoren 640
9.2.6 Tumoren von Kopf und Hals 651
9.2.7 Primäre ZNS-Tumoren 660

10 Hämatologie 665

10.1 Grundlagen der Hämatopoese 666

10.2 Stammzellerkrankungen 670
10.2.1 Chronische myeloproliferative Erkrankungen 670
10.2.2 Myelodysplastische Syndrome 687
10.2.3 Aplastische Anämie 695
10.2.4 Paroxysmale nächtliche Hämoglobinurie 699

10.3 Anämien und Störungen des Eisenstoffwechsels 699
10.3.1 Renale Anämie 702
10.3.2 Anämien bei Knochenmarkaplasie 703

10.3.3	Anämien durch Knochenmarkinfiltration	704
10.3.4	Mangelanämien	704
10.3.5	Thalassämien	715
10.3.6	Hämolytische Anämien	718
10.3.7	Akute Blutungsanämie	724
10.3.8	Anämie der chronischen Erkrankung	725
10.3.9	Sonstige Anämien	726
10.3.10	Eisenstoffwechselstörungen bei chronisch refraktären Anämien	727
10.3.11	Hämochromatose	729
10.4	**Erkrankungen des granulozytären und monozytären Systems**	**733**
10.4.1	Akute myeloische Leukämie	734
10.4.2	Störungen der Granulozytenfunktion	741
10.4.3	Agranulozytose	748
10.4.4	Langerhans-Zell-Histiozytose	750
10.4.5	Systemische Mastozytose	753
10.5	**Maligne Lymphome**	**756**
10.5.1	Hodgkin-Lymphome	756
10.5.2	Non-Hodgkin-Lymphome	762
10.5.3	Akute lymphatische Leukämie	780
10.6	**Hämostasestörungen**	**784**
10.6.1	Hämorrhagische Diathesen	786
10.6.2	Thrombophile Diathesen	806

11	**Infektionskrankheiten**	**815**
11.1	**Allgemeine klinische Infektiologie**	**817**
11.1.1	Einführung	817
11.1.2	Diagnostisches Vorgehen bei Infektionskrankheiten	818
11.1.3	Wirts- und Pathogenitätsfaktoren	819
11.2	**Syndrome und spezifische Probleme**	**824**
11.2.1	Infektiöse Syndrome	824
11.2.2	Sexuell übertragbare Infektionen	828
11.2.3	Nosokomiale Infektionen	831
11.2.4	Infektionen bei immunsupprimierten Patienten	832
11.2.5	Prävention von Infektionen	835
11.3	**HIV-Infektion und AIDS**	**836**
11.3.1	HIV-Infektion und AIDS	836
11.3.2	Opportunistische Erkrankungen	843
11.4	**Infektionskrankheiten durch Viren**	**851**
11.4.1	Herpesviren	860
11.4.2	Caliciviren und Astroviren	874
11.4.3	Reoviren (Rotaviren)	875
11.4.4	Coronaviren	877
11.4.5	Picornaviren	878
11.4.6	Adenoviren	881
11.4.7	Orthomyxoviren	883
11.4.8	Paramyxoviren	886
11.4.9	Togaviren	890
11.4.10	Parvoviren	893
11.4.11	Hepatitis-B-Virus	894
11.4.12	Hepatitis-D-Virus	895
11.4.13	Hepatitis-E-Virus	895
11.4.14	Flaviviren	896
11.4.15	Bunyaviren (Hantaviren)	898
11.4.16	Filoviren (Marburg-Virus, Ebola-Virus)	900
11.4.17	Arenaviren (Lassavirus)	901
11.4.18	Poxviren	902
11.4.19	Papillomviren und Polyomaviren	904
11.4.20	Rhabdoviren (Tollwutvirus)	906
11.4.21	Retroviren	907
11.5	**Durch Prionen verursachte Erkrankungen**	**909**
11.6	**Infektionskrankheiten durch Pilze**	**914**
11.6.1	Erkrankungen durch Sprosspilze	916
11.6.2	Erkrankungen durch Schimmelpilze	919
11.6.3	Erkrankungen durch dimorphe Pilze	921
11.7	**Durch Protozoen und Helminthen verursachte Krankheiten, Tropenkrankheiten**	**922**
11.7.1	Erkrankungen durch Protozoen	922
11.7.2	Erkrankungen durch Helminthen	933
11.8	**Erkrankungen durch Ektoparasiten**	**946**
11.9	**Erkrankungen durch Bakterien**	**948**
11.9.1	Erkrankungen durch Staphylokokken	948
11.9.2	Erkrankungen durch Streptokokken und Enterokokken	951
11.9.3	Erkrankungen durch gramnegative Kokken	955
11.9.4	Erkrankungen durch sporenlose grampositive Anaerobier	957
11.9.5	Erkrankungen durch grampositive Stäbchen	957
11.9.6	Erkrankungen durch Aktinomyzeten	960
11.9.7	Erkrankungen durch Mykobakterien	961
11.9.8	Erkrankungen durch Sporenbildner	962
11.9.9	Erkrankungen durch Salmonellen	965
11.9.10	Erkrankungen durch Shigellen	967
11.9.11	Yersiniosen	969
11.9.12	Erkrankungen durch fakultativ pathogene Enterobacteriaceae	970
11.9.13	Erkrankungen durch Vibrionaceae	972
11.9.14	Campylobakteriosen	973
11.9.15	Erkrankungen durch nicht fermentierende gramnegative Stäbchen	974
11.9.16	Erkrankungen durch sporenlose gramnegative Anaerobier	975
11.9.17	Erkrankungen durch hämophile gramnegative Bakterien	976
11.9.18	Erkrankungen durch Bordetella	977
11.9.19	Brucellose	978
11.9.20	Legionellose	979
11.9.21	Erkrankungen durch Spirochäten	981
11.9.22	Lyme-Borreliose	983
11.9.23	Leptospirose	986
11.9.24	Erkrankungen durch Mykoplasmen	987
11.9.25	Erkrankungen durch Chlamydien	989
11.9.26	Erkrankungen durch Rickettsien	992
11.9.27	Erkrankungen durch Bartonellen	993
11.10	**Impfungen**	**994**
11.10.1	Impfstoffe	994
11.10.2	Impfstrategien	995
11.10.3	Impfpolitik	995
11.10.4	Allgemeine Indikationen und Kontraindikationen	996
11.10.5	Besondere Indikationen	997
11.10.6	Einzelne Impfungen	998
11.10.7	Impfpläne für Auslandsreisende	1003

12 Klinische Immunologie 1003

- 12.1 Zelluläre und molekulare Grundlagen des Immunsystems 1008
  - 12.1.1 Erkennungsstrukturen des angeborenen Immunsystems 1008
  - 12.1.2 Muster-Erkennungsrezeptoren (Pattern-Recognition Receptors) 1009
- 12.2 Lymphatische Organe und immunkompetente Zellen 1009
  - 12.2.1 Primäre und sekundäre lymphatische Organe 1010
  - 12.2.2 Die immunkompetenten Zellen der Immunantwort 1010
- 12.3 Das Komplementsystem 1016
- 12.4 Immungenetik 1018
  - 12.4.1 Histokompatibilitätsantigene und Immunantwortgene 1018
  - 12.4.2 Diversifizierung der Immunantwort 1019
- 12.5 Regulationsmechanismen des Immunsystems 1020
  - 12.5.1 Antigenprozessierung 1024
  - 12.5.2 Aktivierung und Deaktivierung immunkompetenter Zellen 1025
  - 12.5.3 Zytokine 1025
  - 12.5.4 Regulation des Immunsystems über Apoptose 1028
- 12.6 Wertung und Differentialdiagnose pathologischer immunologischer Parameter 1028
  - 12.6.1 Nachweis von Autoantikörpern 1028
  - 12.6.2 Hypergammaglobulinämie und Antikörpermangel 1029
  - 12.6.3 Erhöhte Zytokinspiegel 1030
  - 12.6.4 Veränderungen der Komplementkonzentrationen 1030
  - 12.6.5 Nachweis von zirkulierenden Immunkomplexen 1030
  - 12.6.6 Lymphozytose und Lymphopenie 1031
  - 12.6.7 Verschiebungen der Lymphozytensubpopulationen 1031
  - 12.6.8 Eosinophilie 1032
- 12.7 Immundefekte 1032
  - 12.7.1 Diagnostik bei Verdacht auf Immundefekt 1032
  - 12.7.2 Angeborene Immundefekte 1033
  - 12.7.3 Erworbene Immundefekte 1038
- 12.8 Autoimmunerkrankungen 1039
  - 12.8.1 Einteilung der Autoimmunerkrankungen 1039
  - 12.8.2 Multifaktorielle Genese der Autoimmunerkrankungen 1039
- 12.9 Allergische Erkrankungen 1043
- 12.10 Therapieprinzipien in der Immunologie, Immunsuppression 1046
  - 12.10.1 Kortikosteroide 1046
  - 12.10.2 Immunsuppressiva und Zytostatika 1046

13 Erkrankungen des rheumatischen Formenkreises 1049

- 13.1 „Rheumatismus" 1050
- 13.2 Rheumatoide Arthritis (RA) 1052
- 13.3 Spondarthritiden (SPA) 1061
  - 13.3.1 Ankylosierende Spondylitis (ASP) 1061
  - 13.3.2 Reaktive Arthritis (REA) 1066
  - 13.3.3 Differentialdiagnosen 1071
- 13.4 Rheumatisches Fieber (RF) 1072
- 13.5 Kollagenosen 1073
  - 13.5.1 Systemischer Lupus erythematodes (SLE) 1074
  - 13.5.2 Sjögren-Syndrom (SS) 1078
  - 13.5.3 Sklerodermie 1081
  - 13.5.4 Polymyositis (PM) und Dermatomyositis (DM) 1086
  - 13.5.5 Differentialdiagnosen der Kollagenosen 1089
- 13.6 Primäre Vaskulitiden (PV) 1089
  - 13.6.1 Riesenzell- bzw. Temporalarteriitis (TA) und Polymyalgia rheumatica (PMR) 1093
  - 13.6.2 Pan- bzw. Polyarteriitis nodosa (PAN) 1096
  - 13.6.3 ANCA-assoziierte Kleingefäßvaskulitiden (AAV) 1097
  - 13.6.4 Nicht-ANCA-assoziierte Kleingefäßvaskulitiden 1101
  - 13.6.5 Differentialdiagnosen der Vaskulitiden 1104
- 13.7 (Poly-)Arthrose 1104
- 13.8 Spondylarthrose und Osteochondrose 1107
- 13.9 Weichteilrheumatismus 1108

14 Erkrankungen des Gastrointestinalsystems 1111

- 14.1 Krankheiten des Mundes, des Rachens und der Speicheldrüsen 1112
  - 14.1.1 Foetor ex ore, Halitosis 1112
  - 14.1.2 Cheilitis 1113
  - 14.1.3 Veränderungen der Zunge 1113
  - 14.1.4 Aphthen 1114
  - 14.1.5 Störungen des Speichelflusses 1115
  - 14.1.6 Pharyngitis 1115
  - 14.1.7 Tonsillitis 1115
  - 14.1.8 Tumoren der Mundhöhle 1116
- 14.2 Erkrankungen der Speiseröhre 1117
  - 14.2.1 Funktionelle Störungen der Speiseröhre 1117
  - 14.2.2 Hiatushernien 1122
  - 14.2.3 Divertikel 1124
  - 14.2.4 Ringe und Webs 1128
  - 14.2.5 Refluxkrankheit, Ösophagitis 1129
  - 14.2.6 Infektiöse Ösophagitis 1136
  - 14.2.7 Chemische Ösophagusschäden 1137
  - 14.2.8 Tumoren des Ösophagus 1139
- 14.3 Erkrankungen des Magens 1143
  - 14.3.1 Erkrankungen der Magenschleimhaut 1143
  - 14.3.2 Peptisches Ulkus 1151
  - 14.3.3 Funktionelle Dyspepsie 1164
  - 14.3.4 Magentumoren 1166
  - 14.3.5 Folgezustände nach Magenoperationen 1173

14.4	**Krankheiten des Dünn- und Dickdarms**	**1175**
14.4.1	Pathophysiologie von Krankheiten des Dünn- und Dickdarms	1175
14.4.2	Primäre und sekundäre Malassimilationssyndrome	1181
14.4.3	Nahrungsmittelunverträglichkeiten	1198
14.4.4	Infektiöse Enteritis und Kolitis	1200
14.4.5	Chronisch-entzündliche Darmerkrankungen	1214
14.4.6	Akute Appendizitis	1223
14.4.7	Irritabler Darm – Reizdarmsyndrom	1226
14.4.8	Divertikel des Dünn- und Dickdarms	1227
14.4.9	Tumoren des Dünn- und Dickdarms	1233
14.4.10	Anorektale Erkrankungen	1241
14.4.11	Kurzdarmsyndrom	1249
14.4.12	Ischämische Darmkrankungen	1257
14.5	**Erkrankungen der Leber**	**1259**
14.5.1	Reaktionsformen und Symptome der Leber	1259
14.5.2	Virushepatitis	1272
14.5.3	Autoimmunhepatitis	1288
14.5.4	Akutes Leberversagen	1293
14.5.5	Leberzirrhose	1296
14.5.6	Primäre biliäre Zirrhose und primäre sklerosierende Cholangitis	1302
14.5.7	Fettleber	1311
14.5.8	Leberschäden durch Alkohol	1316
14.5.9	Leberschäden durch Fremdstoffe einschließlich Medikamenten	1321
14.5.10	Hepatopathien in der Schwangerschaft	1329
14.5.11	Nichtneoplastische fokale Leberläsionen	1333
14.5.12	Lebertumoren	1340
14.6	**Erkrankungen der extrahepatischen Gallenwege**	**1350**
14.6.1	Cholelithiasis	1350
14.6.2	Entzündungen der Gallenwege	1358
14.6.3	Tumoren der Gallenwege	1363
14.6.4	Anomalien und Motilitätsstörungen	1367
14.7	**Erkrankungen der Bauchspeicheldrüse**	**1369**
14.7.1	Akute und chronische Pankreatitis	1369
14.7.2	Pankreastumoren	1384
14.8	**Notfälle**	**1399**
14.8.1	Gastrointestinale Blutung	1399
14.8.2	Akutes Abdomen	1405

15 Ernährung

15.1	**Grundlagen der Ernährung**	**1415**
15.1.1	Ernährungsstatus	1415
15.1.2	Energiebedarf	1415
15.1.3	Nährstoffe	1416
15.2	**Ernährungsbedingte Erkrankungen**	**1417**
15.2.1	Adipositas	1417
15.2.2	Essstörungen	1420
15.2.3	Mangel und Überdosierung von Vitaminen und Spurenelementen	1422
15.2.4	Malnutrition im Krankenhaus	1424
15.3	**Künstliche Ernährung**	**1426**
15.3.1	Parenterale Ernährung	1426
15.3.2	Enterale Ernährung	1428
15.4	**Gesunde Ernährung**	**1429**

16 Endokrine Erkrankungen 1431

16.1	**Grundlagen**	**1432**
16.1.1	Physiologie	1432
16.1.2	Pathophysiologie	1432
16.1.3	Diagnoseprinzipien	1434
16.1.4	Therapieprinzipien	1435
16.2	**Hypophysenerkrankungen**	**1435**
16.2.1	Hypophysenadenome	1435
16.2.2	Neurogener Diabetes insipidus	1444
16.2.3	Hypophysenvorderlappeninsuffizienz	1446
16.3	**Schilddrüsenerkrankungen**	**1450**
16.3.1	Physiologische Grundlagen	1451
16.3.2	Diagnostik	1452
16.3.3	Hypothyreose	1459
16.3.4	Hyperthyreose	1463
16.3.5	Struma	1469
16.3.6	Schilddrüsenentzündungen	1472
16.3.7	Schilddrüsentumoren	1473
16.4	**Erkrankungen der Nebenschilddrüsen (Über- und Unterfunktionszustände)**	**1477**
16.4.1	Primärer (autonomer) Hyperparathyroidismus	1477
16.4.2	Sekundärer Hyperparathyroidismus	1482
16.4.3	Hypoparathyroidismus	1484
16.4.4	Pseudohypoparathyroidismus und verwandte Syndrome	1486
16.5	**Nebennierenerkrankungen**	**1486**
16.5.1	Erkrankungen der Nebennierenrinde	1486
16.5.2	Krankheiten des Nebennierenmarks	1500
16.6	**Gonadenerkrankungen des Mannes**	**1503**
16.6.1	Andrologische Diagnostik	1503
16.6.2	Leitsymptome der Erkrankungen der Testes	1507
16.6.3	Erkrankungen bei gestörter Funktion des Hypothalamus	1511
16.6.4	Erkrankungen der Hypophyse	1513
16.6.5	Erkrankungen im Bereich der Testes	1516
16.6.6	Erkrankungen der ableitenden Samenwege und der akzessorischen Geschlechtsdrüsen	1520
16.6.7	Störungen im Bereich der Androgenzielorgane und Pseudohermaphroditismus masculinus	1520
16.6.8	Hermaphroditismus verus	1521
16.7	**Pluriglanduläre Autoimmunerkrankungen**	**1522**
16.8	**Multiple endokrine Neoplasien**	**1524**

17 Stoffwechsel 1531

17.1	**Diabetes mellitus**	**1531**
17.2	**Fettstoffwechselerkrankungen**	**1562**
17.2.1	Physiologie des Fettstoffwechsels	1562
17.2.2	Polygene Hypercholesterinämie	1564
17.2.3	Monogene Hypercholesterinämien	1568
17.2.4	Hypoalphalipoproteinämie	1571
17.2.5	Primäre Hypertriglyzeridämien	1572
17.2.6	Sekundäre Hyper- und Hypolipidämien	1574
17.3	**Störungen des Pyrimidin- und Purinstoffwechsels**	**1576**
17.3.1	Gicht	1576

17.3.2	Störungen des Pyrimidinstoffwechsels	1579
17.3.3	Seltene Stoffwechselerkrankungen	1580
17.4	**Porphyrien und Porphyrinstoffwechselstörungen**	**1580**
17.4.1	Molekulargenetik der Porphyrien	1581
17.4.2	Akute hepatische Porphyrien	1582
17.4.3	Porphyria cutanea tarda	1587
17.4.4	Protoporphyrie	1590
17.4.5	Kongenitale erythropoetische Porphyrie	1591
17.4.6	Duale Porphyrien	1591
17.4.7	Sekundäre Porphyrinurien und Porphyrinämien	1592
17.5	**Angeborene Stoffwechselerkrankungen**	**1593**
17.5.1	Hämochromatose	1593
17.5.2	Morbus Wilson	1597
17.5.3	α1-Antitrypsin-Mangel	1600
17.5.4	Fruktoseintoleranz	1603
17.5.5	Glykogenosen	1605
17.5.6	Lipidosen	1609

18 Nierenerkrankungen ... 1615

18.1	**Funktion der Niere**	**1617**
18.1.1	Grundlagen der Nierenfunktion	1617
18.1.2	Flüssigkeitsausscheidung	1618
18.1.3	Elektrolyttransport	1618
18.1.4	Säure-Basen-Haushalt	1619
18.1.5	Ausscheidung von harnpflichtigen Substanzen	1619
18.1.6	Abbau niedermolekularer Plasmaproteine und Peptidhormone	1619
18.1.7	Erythropoetin	1620
18.1.8	Vitamin-D-Stoffwechsel	1620
18.1.9	Renin-Angiotensin-System	1620
18.1.10	Kallikrein-Kinin-System	1620
18.1.11	Prostaglandine	1620
18.1.12	Katecholamine	1620
18.1.13	Aldosteron	1620
18.1.14	Parathormon	1621
18.1.15	Calcitonin	1621
18.1.16	Adiuretin (ADH)	1621
18.1.17	Atriales natriuretisches Peptid (ANP)	1621
18.1.18	Natriuretisches Hormon	1621
18.1.19	NO (Stickstoffmonoxid)	1621
18.1.20	Endothelin	1621
18.2	**Diagnostische Verfahren**	**1622**
18.2.1	Basisuntersuchungen	1622
18.2.2	Praktisches Vorgehen für die Harndiagnostik	1623
18.2.3	Bakteriologie	1628
18.2.4	Nierenfunktionstests	1629
18.2.5	Immunologische Methoden	1629
18.2.6	Bildgebende Verfahren	1631
18.2.7	Isotopenuntersuchung der Niere	1632
18.2.8	Perkutane Nierenbiopsie	1632
18.3	**Akutes Nierenversagen**	**1633**
18.4	**Nephrotisches Syndrom**	**1638**
18.5	**Glomeruläre Erkrankungen**	**1641**
18.5.1	Akute Glomerulonephritiden	1642
18.5.2	Primäre Glomerulonephritiden mit nephrotischem Syndrom	1645
18.5.3	Glomeruläre Beteiligung bei Stoffwechselerkrankungen	1650
18.5.4	Degenerative glomeruläre Erkrankungen (Sklerose, Fibrose)	1651
18.6	**Tubulointerstitielle Nierenerkrankungen und Infektionen der Harnwege**	**1651**
18.6.1	Akute interstitielle Nephritis	1651
18.6.2	Infektionen der Niere und Harnwege	1652
18.6.3	Harnwegsobstruktion und obstruktive Nephropathie	1660
18.6.4	Refluxnephropathie	1662
18.6.5	Sonderformen der chronisch interstitiellen Nephritis	1664
18.7	**Nierenbeteiligung bei Systemerkrankungen**	**1665**
18.7.1	Systemische Vaskulitis	1665
18.7.2	Purpura Schoenlein-Henoch	1668
18.7.3	Lupusnephritis	1669
18.7.4	Sarkoidose	1670
18.7.5	Thrombotische Mikroangiopathie der Niere: hämolytisch-urämisches Syndrom und thrombotisch-thrombozytopenische Purpura	1671
18.7.6	Amyloidose	1673
18.7.7	Nierenbeteiligung bei multiplem Myelom	1675
18.7.8	Harnsäurenephropathie	1676
18.8	**Diabetische Nephropathie**	**1677**
18.9	**Toxische Nephropathien**	**1682**
18.10	**Chronische Niereninsuffizienz**	**1685**
18.11	**Niere und Hypertonie**	**1693**
18.11.1	Renoparenchymatöse Hypertonie	1693
18.11.2	Renovaskuläre Hypertonie	1696
18.11.3	Hypertensiver Notfall	1700
18.11.4	Maligne Hypertonie und maligne Nephrosklerose	1702
18.11.5	Hypertensive Nephropathie	1703
18.11.6	Bluthochdruck und Nierenfunktion in der Schwangerschaft	1704
18.11.7	Nierenerkrankungen und Schwangerschaft	1708
18.12	**Nephrolithiasis und Nephrokalzinose**	**1709**
18.12.1	Nephrolithiasis	1709
18.12.2	Nephrokalzinose	1714
18.13	**Hereditäre und kongenitale Nierenerkrankungen**	**1715**
18.13.1	Polyzystische Nierenerkrankung	1716
18.13.2	Nephronophthise-Komplex	1718
18.13.3	Hereditäre glomeruläre Erkrankungen	1719
18.13.4	Primäre und hereditäre Tubulopathien	1720
18.13.5	Angeborene Stoffwechselerkrankungen mit Nierenfunktionsstörungen	1722
18.14	**Parenchymatöse Nierentumoren**	**1723**
18.15	**Erkrankungen der Prostata**	**1723**
18.15.1	Prostatitis	1723
18.15.2	Prostatahyperplasie	1724
18.15.3	Prostatakarzinom	1726

19 Elektrolyt- und Wasserhaushalt . . 1729

19.1 Störungen des Natrium- und Wasserhaushalts 1729
- 19.1.1 Physiologische Grundlagen 1729
- 19.1.2 Hyponatriämie 1730
- 19.1.3 Hypernatriämie 1733

19.2 Störungen des Kaliumhaushalts 1734
- 19.2.1 Physiologische Grundlagen 1734
- 19.2.2 Hypokaliämie 1735
- 19.2.3 Hyperkaliämie 1737

19.3 Störungen des Kalziumhaushalts 1739
- 19.3.1 Physiologische Grundlagen 1739
- 19.3.2 Hypokalzämie 1741
- 19.3.3 Hyperkalzämie 1743

19.4 Störungen des Phosphathaushalts 1747
- 19.4.1 Physiologische Grundlagen 1747
- 19.4.2 Hypophosphatämie 1748
- 19.4.3 Hyperphosphatämie 1750

19.5 Störungen des Magnesiumhaushalts 1752
- 19.5.1 Physiologische Grundlagen 1752
- 19.5.2 Hypomagnesiämie 1752
- 19.5.3 Hypermagnesiämie 1754

19.6 Störungen des Säure-Basen-Haushalts 1755
- 19.6.1 Physiologische Grundlagen 1755
- 19.6.2 Respiratorische Störungen des Säure-Basen-Haushalts 1757
- 19.6.3 Metabolische Störungen des Säure-Basen-Haushalts 1759

20 Knochenerkrankungen 1765

20.1 Osteoporose 1765
20.2 Osteomalazie 1775
20.3 Weitere Osteopathien 1780
- 20.3.1 Morbus Paget 1780
- 20.3.2 Osteogenesis imperfecta 1781
- 20.3.3 Renale Osteopathie 1782

20.4 Tumorinduzierte Knochenerkrankungen . . . 1782

21 Störungen des Nervensystems 1785

21.1 Kopfschmerzen 1785
- 21.1.1 Migräne 1785

21.2 Gesichtsschmerzen und Gesichtsneuralgien 1788
- 21.2.1 Trigeminusneuralgie 1788

21.3 Polyneuropathien 1791
- 21.3.1 Akute postinfektiöse Polyradikuloneuritis Typ Guillain-Barré 1793
- 21.3.2 Chronische Polyneuropathie bei chronischem Alkoholabusus 1795

21.4 Schlaganfall 1796

21.5 Synkopen 1801
- 21.5.1 Vagovasale Synkopen 1801
- 21.5.2 Kardiale Synkopen 1803
- 21.5.3 Reflexsynkopen 1803

21.6 Schlafstörungen 1803

21.7 Myopathien 1804
- 21.7.1 Progressive Muskeldystrophie vom Typ Duchenne 1805
- 21.7.2 Polymyositis/Dermatomyositis 1807

21.8 Meningitis 1809
- 21.8.1 Akute eitrige Meningitis 1809
- 21.8.2 Nichteitrige lymphozytäre Meningitis . 1813
- 21.8.3 Chronische Meningitis 1814

22 Intensivmedizin 1817

22.1 Einsatz der Intensivmedizin 1817
- 22.1.1 Organisation der Intensivstation . . . 1817
- 22.1.2 Indikation zur Intensivmedizin 1818
- 22.1.3 Intensivpflichtige Erkrankungen . . . 1818
- 22.1.4 Multiorganversagen 1819

22.2 Monitoring 1819
- 22.2.1 Aufgaben des Monitorings 1819
- 22.2.2 Basis-Monitoring 1819
- 22.2.3 Elektronisches Monitoring 1820
- 22.2.4 Hämodynamisches Monitoring 1820
- 22.2.5 Respiratorisches Monitoring 1824
- 22.2.6 Überwachung der Hirnfunktion 1824
- 22.2.7 Klinisch-chemisches Monitoring . . . 1824
- 22.2.8 Mikrobiologisches Monitoring 1824

22.3 Infusionstherapie 1824
22.4 Künstliche Ernährung 1825
22.5 Pharmakotherapie 1826
22.6 Beatmung 1827
- 22.6.1 Indikation 1828
- 22.6.2 Methode 1828
- 22.6.3 Monitoring 1829
- 22.6.4 Durchführung 1829
- 22.6.5 Komplikationen 1830
- 22.6.6 ARDS 1830
- 22.6.7 Experimentelle Therapieansätze . . . 1831

22.7 Extrakorporale Eliminationsverfahren 1832
22.8 Infektionen auf Intensivstationen 1832
22.9 Grenzen der Intensivmedizin 1834
22.10 Prognose intensivpflichtiger Patienten 1835

23 Geriatrie 1837

23.1 Grundbegriffe 1837
- 23.1.1 Definitionen 1837
- 23.1.2 Aufgaben und Ziele 1840

23.2 Klinische Geriatrie 1840
- 23.2.1 Physiologische Altersveränderungen . . 1840
- 23.2.2 Besonderheiten häufiger Erkrankungen . 1842
- 23.2.3 Häufige Syndrome in der Geriatrie . . 1848
- 23.2.4 Grundsätze der medikamentösen Therapie 1858

23.2.5	Operabilität – internistische Aspekte	1859
23.2.6	Geriatrische Rehabilitation	1860
23.2.7	Betreuung und Pflege	1861

24 Sucht ... 1863

24.1	Alkoholkrankheit (Alkoholismus, Alkoholmissbrauch und -abhängigkeit)	1863
24.2	Abhängigkeit von Opiaten (Morphin-Typ)	1869
24.3	Abhängigkeit von Barbituraten	1871
24.4	Abhängigkeit von Benzodiazepinen	1871
24.5	Abhängigkeit von Cocain	1872
24.6	Abhängigkeit von Cannabis	1872
24.7	Abhängigkeit vom Amphetamin-Typ	1873
24.8	Abhängigkeit vom Khat-Typ	1874
24.9	Halluzinogene	1874
24.10	Schnüffelstoffe	1874
24.11	Nikotin	1875

25 Vergiftungen ... 1877

25.1	Vergiftungen durch Medikamente	1880
25.1.1	Antiasthmatika	1880
25.1.2	Antidepressiva	1881
25.1.3	Antidiabetika	1882
25.1.4	Antihypertensiva	1882
25.1.5	Antikoagulanzien	1883
25.1.6	Antikonvulsiva	1883
25.1.7	Antipyretika	1883
25.1.8	Kardiotoxische Medikamente	1884
25.1.9	Neuroleptika	1885
25.1.10	Schlafmittel und Sedativa	1885
25.2	Vergiftungen durch Opiate	1886
25.3	Vergiftungen durch Ethanol	1887
25.4	Vergiftungen durch Chemikalien	1887
25.4.1	Toxische Alkohole	1888
25.4.2	Herbizide	1889
25.4.3	Insektizide	1889
25.4.4	Halogenierte Kohlenwasserstoffe	1889
25.4.5	Metallverbindungen	1890
25.4.6	Laugen und Säuren	1891
25.4.7	Gase	1892
25.5	Vergiftungen durch Pilze	1893
25.6	Vergiftungen durch Nahrungsmittel	1895
25.7	Vergiftungen durch Schlangenbisse	1896
25.8	Vergiftungen durch chemische Kampfstoffe	1897

26 Klinische Arbeitsmedizin

26.1	Prinzipien der Arbeits- und Umweltmedizin	1901
26.1.1	Gesetzliche Grundlagen	1901
26.1.2	Spezielle diagnostische Methoden der klinischen Arbeits- und Umweltmedizin	1907
26.1.3	Grundbegriffe der Begutachtungskunde	1909
26.2	Spezielle Erkrankungen – arbeits- und umweltmedizinische Ursachen	1910
26.2.1	Pulmonale Erkrankungen	1910
26.2.2	Infektionskrankheiten	1916
26.2.3	Berufsbedingte Krebskrankheiten	1920
26.2.4	Erkrankungen des Herzens und der Gefäße	1922
26.2.5	Erkrankungen der Verdauungsorgane	1924
26.2.6	Erkrankungen der Niere und der ableitenden Harnwege	1925
26.2.7	Knochenerkrankungen	1927
26.2.8	Erkrankungen der Blut bildenden Organe	1928

Antworten ... 1931

Sachverzeichnis ... 1953

1 Die internistische Untersuchung und der Umgang mit dem Kranken

1.1 Das ärztliche Gespräch und die Anamnese 2
1.1.1 Zusammenarbeit von Allgemeininternist und Spezialist 2
1.1.2 Krankheitsverlauf nicht „wie im Lehrbuch" 2
1.1.3 Inspektion und ärztliches Gespräch ... 2
1.1.4 Der Aufbau der Anamnese 2

1.2 Das Informations- und Aufklärungsgespräch 3
1.2.1 Umfassende und verständliche Information 3
1.2.2 Risikoaufklärung 3
1.2.3 Die „Wahrheit" im ärztlichen Gespräch .. 4

1.3 Die körperliche Untersuchung 4
1.3.1 Beschwerden und Symptome 4
1.3.2 Untersuchungsbefunde 5
Allgemein 5
Speziell 5

1.4 Die Bewertung von diagnostischen Untersuchungen 7

1.5 Psychosomatische Grundlagen in der Inneren Medizin 8
1.5.1 Grundgedanken 8
Psychosomatik als Fachdisziplin oder ärztliche Grundorientierung 8
Die Ebenen-(System-)Gebundenheit von Diagnosen 10
1.5.2 Aufgabengebiete der integrativen Psychosomatik 10
Traditionell als „Psychosomatosen" bezeichnete internistische Erkrankungen .. 11
Funktionelle Störungen bzw. Organneurosen 12
Chronische Erkrankungen 13
Psychosoziale Komplikationen nach medizinischen Interventionen 14
Erkrankungen mit existentieller Gefährdung 14

1.6 Klinische Epidemiologie 15
1.6.1 Definition und Entwicklung 15
1.6.2 Fragestellungen 15
1.6.3 Studienformen 16
Fall-Kontroll-Studie 16
Kohortenstudie 16
Risikomaße in Fall-Kontroll-Studien und in Kohortenstudien 18
Experimentelle Studien 19
1.6.4 Ausblick 19

Zur Orientierung

„Die Kunst zu fragen ist nicht so leicht, wie man denkt. Sie ist die Kunst des Meisters und nicht die des Schülers. Man muss schon viel wissen, bevor man angemessen fragen kann" (Rousseau).

Die Innere Medizin ist das zentrale diagnostische und konservativ-therapeutische Fach des Gesamtgebietes der Medizin. Aus dieser Tradition heißt die Klinik für Innere Medizin fast überall auf der Welt „Medizinische Klinik".

Die Innere Medizin beschäftigt sich mit den Erkrankungen der inneren Organe und ihren Auswirkungen auf den Gesamtorganismus einschließlich der Persönlichkeit des Kranken. Sie ist deshalb mehr als die Summe der Lehre von den Krankheiten der einzelnen Organsysteme, so wie der Mensch mehr ist als die Summe seiner Organe. Ein Internist ist darum immer der Ganzheitsidee der Medizin verpflichtet. Bei diesem hohen Anspruch darf aber nicht übersehen werden, dass der Internist für Diagnostik und Therapie vieler Patienten der Hilfe erfahrener Spezialisten bedarf.

Die internistische Untersuchung und der Umgang mit dem Kranken

1.1 Das ärztliche Gespräch und die Anamnese

M. Classen, V. Diehl, K. Kochsiek

1.1.1 Zusammenarbeit von Allgemeininternist und Spezialist

Kein Arzt ist heute auch nur annähernd in der Lage, das gesamte Gebiet der Inneren Medizin zu übersehen, geschweige denn zu beherrschen. Diagnostik und Therapie vieler Patienten mit inneren Erkrankungen erfordern heute eine vertrauensvolle Arbeitsteilung zwischen Allgemeininternisten und Organspezialisten. Dabei sollte zwischen dem Allgemeininternisten und dem Spezialisten keine Rivalität, sondern eine sich ergänzende Kompetenz bei der Behandlung ihrer gemeinsamen Patienten bestehen. Für den Allgemeininternisten bedeutet diese Arbeitsteilung, dass er durch seine umfassende Kenntnis der Biographie, des familiären und sozialen Umfeldes sowie des Gesamtzustandes des Patienten in die Lage versetzt wird, die individuelle Diagnostik und Therapie in der für den Kranken angemessenen Weise zu dirigieren und zu koordinieren, denn die Indikation für einen diagnostischen Eingriff oder eine therapeutische Medikation beruht nicht nur auf der zweckmäßigen Entscheidung des Arztes, sondern erfordert zwingend auch eine Güterabwägung im Sinne des Patienten.

1.1.2 Krankheitsverlauf nicht „wie im Lehrbuch"

Trotz dieses individuellen Anspruchs, den der einzelne Arzt zu erfüllen hat, muss die Lehre in der Inneren Medizin die Krankheit auf ihre häufigsten Erscheinungen, ihre pathophysiologischen oder pathobiochemischen Grundlagen, auf ihre auslösenden Ursachen oder auf ihre häufigsten Verlaufsformen reduzieren. Diese Reduktion, die für Systematik und Didaktik notwendig ist, darf nicht darüber hinwegtäuschen, dass Krankheiten nahezu niemals „wie im Lehrbuch" verlaufen. Jede Krankheit und ihr Verlauf werden durch die einmalige Personalität des Kranken geprägt. Die Qualität eines Arztes wird ganz wesentlich daran gemessen, inwieweit er die individuelle Persönlichkeit des Kranken in das Krankheitsgeschehen integrieren kann. Solche Fähigkeiten erfordern neben großer Erfahrung ein tiefes Verständnis für die sozialen und kulturellen Bezüge der Menschen, für deren Ängste und Hoffnungen, für Wünsche und Erwartungen, für Humanität und Liebe.

1.1.3 Inspektion und ärztliches Gespräch

Die Untersuchung eines Patienten beginnt mit **der ersten Betrachtung**, der Inspektion. Sie kann nicht nur wichtige Krankheitserscheinungen, z.B. Zyanose, Fehlbildungen, Konstitution usw., vermitteln, sondern sie liefert den ersten Eindruck vom Zustand des Kranken, von der Schwere seiner Krankheit und seiner körperlichen Verfassung. Sie erbringt damit schon wichtige Hinweise für die Akuität der Erkrankung und die daraus folgende Dringlichkeit aller weiteren Maßnahmen.

Danach folgt **das ärztliche Gespräch**. Es nimmt eine zentrale Stellung in Diagnostik und Therapie ein. Mit dem Gespräch wird die Vertrauensbasis gelegt, die Grundlage jeder ärztlichen Behandlung ist. Das ärztliche Gespräch muss mehr sein als die alleinige Erhebung einer sorgfältigen und richtig verstandenen Vorgeschichte, obwohl diese selbstverständlich von überragender Bedeutung ist. Mit dem Gespräch sollte der Arzt die Lebensgeschichte und Persönlichkeit des Kranken erfassen. Dazu sind neben Wissen und Erfahrung Takt, menschliche Zuwendung und aufrichtige Teilnahme erforderlich. Es muss immer den besonderen Verhältnissen des Kranken, seiner Persönlichkeit und seiner Erkrankung angepasst sein: Der verschlossene Kranke muss durch gezielte Fragen zum Sprechen gebracht werden, bei redseligen Patienten muss der Arzt durch gezielte Fragen die Führung des Gesprächs behalten und darf sich nicht auf Abwege ziehen lassen. Die Fragen müssen verständlich formuliert sein, was immer eine Anpassung an die Bildung des Patienten erfordert. Sie sollten mit einer gewissen Zielstrebigkeit aufeinander folgen und in einem überlegten Zusammenhang stehen. Dabei sollte nur erörtert werden, was nötig und sachlich wichtig ist. Fragen, die nicht zur Sache gehören, sind überflüssig und wirken störend. Wenn spezielle, sehr persönliche Dinge berührt werden müssen, lässt Sachlichkeit keine Peinlichkeit aufkommen. Dagegen wirken unsachliche Fragen in diesem Zusammenhang oftmals indiskret.

Wichtig ist, dass der Patient weiß, dass der Arzt zuhören kann und während des Gesprächs und der anschließenden Untersuchung nur für ihn da ist. In einer solchen Atmosphäre wird es dem Patienten nicht schwer fallen, sich offen und ehrlich auszusprechen. Der Arzt muss eingehend fragen, aber er darf damit nicht schaden. Der Kranke besitzt eine personale Würde, und er ist in seinem Ausnahmezustand physisch wie psychisch leicht verletzbar. Immer ist für den Arzt die Versuchung groß, mit Suggestivfragen erwartete Antworten zu provozieren. Große Zurückhaltung ist bei der Mitteilung von fertigen Diagnosen geboten, die der Patient selbst vermutet – „ich habe ein Magengeschwür" – oder die er von einem vorbehandelnden Arzt erfahren hat. Sie weisen häufig in eine falsche Richtung und müssen oftmals nach zeitraubenden und kostspieligen Umwegen revidiert werden. Der verantwortliche Arzt wird den Patienten anhalten, seine Beschwerden und seine Symptome zu schildern; sie sind die alleinige Grundlage für die Diagnose.

1.1.4 Der Aufbau der Anamnese

Eine generelle Systematik, wie ein solches Gespräch geführt werden soll, gibt es nicht. Grundsätzlich gilt, dass man den Patienten zuerst nach seinen **jetzigen Beschwerden** und Symptomen befragt. Sie sind es, die ihn belästigen, beunruhigen und zum Arzt führen, und für sie sollte sich der Arzt zuallererst interessieren. Dann kann in der Anamnese rückwärts gegangen werden. Alle früheren Erkrankungen, Gesundheitsstörungen und Operationen sollten chronologisch geordnet aufgezeichnet werden. Die **Familienanamnese** darf nicht vergessen werden. Sie spielt bei der Erkennung genetischer Erkrankungen eine entscheidende und richtungsweisende Rolle. Bei manchen Patienten sind ergänzende oder auch korrigierende Angaben von Familienangehörigen oder aus der Umgebung einzuholen (**Fremdanamnese**). Von großer Bedeutung ist eine gezielte Sozialanamnese. Zudem gehören zu einer Anamnese auch die früheren Erkrankungen, die Berufs-, die Medikamenten- und die Genussmittelanamnese (Alkohol, Rauchen, weitere Suchtmittel).

Das ärztliche Gespräch darf nicht einseitig aus der Sicht des Arztes betrachtet werden. Der Patient sucht in diesem Gespräch in erster Linie die Kompetenz des Arztes, von dem er Klarheit und nicht zuletzt Hoffnung erwartet.

1.2 Das Informations- und Aufklärungsgespräch

M. Classen, V. Diehl, K. Kochsiek

Jeder Patient hat Anspruch auf eine umfassende Information über sämtliche diagnostischen und therapeutischen Maßnahmen sowie über die Diagnose und die Prognose seiner Erkrankung. Alle Eingriffe bedürfen grundsätzlich der **Einwilligung des Patienten.** Hinzu kommt, dass Aufklärungspflicht und ärztliche Haftung einander bedingen. Der Patient kann jedoch auf Informationen über Gefahren, Nebenwirkungen und Risiken ausdrücklich verzichten.

1.2.1 Umfassende und verständliche Information

Der Patient vertraut dem Arzt nur dann, wenn er sich von ihm in verständlicher Form und umfassend informiert fühlt. Oft steht er unter einem mehr oder weniger starken Leidensdruck, durch den seine Urteilsfähigkeit beeinträchtigt wird. Er erwartet vom Arzt Rat und Hilfe, er sucht in ihm die Vertrauensperson und nicht den potenziellen Prozessgegner. Eine für den Laien verständliche und einfühlsame Sprache ist daher von größter Bedeutung. Die Verwendung medizinischer Fachausdrücke ist in erster Linie dafür verantwortlich, dass das Informationsgespräch vom Patienten häufig nur teilweise verstanden wird. Nach dem Informationsgespräch befragte Patienten äußern gelegentlich die Meinung, das Gespräch habe in erster Linie der juristischen Absicherung des Arztes gedient.

Heute kann sich kein Arzt mehr dem Einfluss des Rechts (und der Juristen) auf seine Berufsausübung entziehen. Bei vielen ärztlichen Handlungen sind Haftungsrisiken nicht völlig auszuschließen. Eine unzureichende Aufklärung zählt zu den typischen Haftungsrisiken. In einer juristischen Auseinandersetzung muss der Arzt die ordnungsgemäß durchgeführte Patientenaufklärung beweisen.

1.2.2 Risikoaufklärung

Die wichtigsten Grundsätze ärztlicher Information seien daher kurz skizziert. Sie gründen sich auf Menschenwürde, freie Entfaltung der Person und Selbstbestimmung. Erste Voraussetzung ist, dass der Patient das Wesen seiner Krankheit erfährt und erkennt. Die Aufklärung über den Verlauf umfasst auch Art, Umfang und Durchführung der notwendigen ärztlichen Maßnahmen. Der Patient soll in Einzelheiten erfahren, was mit ihm geschehen soll, wie seine Krankheit voraussichtlich verlaufen wird und was ihn erwartet, wenn er einem bestimmten Eingriff nicht zustimmt. Bei diagnostischen Prozeduren ist auch das Nichtsehen oder Übersehen von Befunden ein Risiko, auf das hingewiesen werden sollte. Die **Risikoaufklärung** vermittelt dem Patienten die entsprechende Information über die Gefahr eines ärztlichen Eingriffs und über mögliche dauernde oder vorübergehende Nebenwirkungen, die sich auch bei Anwendung der allergrößten ärztlichen Sorgfalt und bei fehlerfreier Durchführung nicht ausschließen lassen. Diese Risikoaufklärung muss die durch die ärztliche Maßnahme nicht sicher vermeidbaren, bekannten typischen Folgeschäden umfassen. Die sog. „nachwirkende Aufklärung" betrifft die möglichen Gefahren für den Patienten nach dem diagnostischen oder therapeutischen Eingriff, wie z. B. eine vorübergehende Fahruntüchtigkeit nach Kurznarkose oder eine Beeinträchtigung der Konzentrations- oder der Reaktionsfähigkeit durch akute oder chronische Medikamenteneinnahme.

Als wichtige Regeln der Patienteninformation gelten:

- **Schriftliche Form:** Die Aufklärung ist zwar nicht an eine bestimmte Form gebunden, vom Patienten unterzeichnete schriftliche Informationen sind jedoch wertvoll. Vorgedruckte Materialien dienen als Basisinformation, ersetzen aber nicht das Informationsgespräch. Das Gleiche gilt für technische Hilfsmittel wie interaktive Videofilme.
- **Verständlichkeit:** Die Information muss für den Patienten verständlich sein. Der Patient sollte Gelegenheit haben, sich Notizen zu machen und später nachzufragen. Häufig ist es hilfreich, Angehörige, andere vertraute Personen oder Dolmetscher mit einzubeziehen. Der Patient muss wissen, was mit ihm geschehen soll.
- **Angemessener Zeitraum zwischen Aufklärung und Eingriff:** Dem Patienten muss genügend Zeit verbleiben, seine Entscheidung abzuwägen. Bei akuter Lebensgefahr müssen dafür wenige Sekunden genügen. Ist der Eingriff nicht dringlich, muss dem Patienten dagegen mindestens ein ganzer Tag (= 24 h) eingeräumt werden. Auf keinen Fall darf er unmittelbar vor dem Eingriff, womöglich erst auf dem Untersuchungstisch, gar wenn er bereits sediert ist, aufgeklärt werden. Interventionen durch Spezialisten in ambulanten Zentren bereiten Informationsprobleme. Der Spezialist (z.B. Endoskopiker) sieht den Patienten zumeist erst unmittelbar vor dem Eingriff. Der einweisende Arzt muss in diesen Fällen die qualifizierte Aufklärung übernehmen. Stets sollte der Spezialist dem Patienten vor dem Eingriff in einem persönlichen Gespräch für die Beantwortung von Fragen zur Verfügung stehen.
- **Wahrung der Entscheidungsfreiheit:** Die auf dem Selbstbestimmungsrecht fußende Entscheidungsfreiheit des Patienten muss immer gewahrt bleiben.
- Der **diagnostische Eingriff erfordert** besonders umfassende Aufklärung, weil er der Erkennung der Krankheit und damit nur indirekt der Heilung dient.
- **Umfang nach Dringlichkeit:** Grundsätzlich gilt: Je dringlicher der Eingriff selbst ist, desto mehr tritt der Umfang der Aufklärung zurück. Bei Lebensgefahr muss nicht auf seltene Folgen hingewiesen werden, gelegentlich muss dann sogar auch ohne Aufklärung gehandelt werden. Ist der Eingriff dagegen nicht dringlich oder bestehen alternative Verfahren, muss eine besonders eingehende Aufklärung mit Risikoabschätzung erfolgen.
- **Komplikationshäufigkeit und Verhältnismäßigkeit:** Je gravierender die Folgen sein können (z. B. Tod, Erblinden, Lähmung oder Organverlust), umso mehr muss

darauf hingewiesen werden, auch wenn diese Komplikationen nur äußerst selten auftreten.
- **Risikoabwägung:** Der Arzt soll bei der Darstellung von Risiken abwägen, wie hoch das entsprechende Risiko in seinem eigenen Verantwortungsbereich ist.
- **Schutz vor psychischer Überlastung:** Es wird auch von der Rechtsprechung anerkannt, dass der Arzt die Wahrheit über die Erkrankung und deren infauste Prognose zurückhalten darf, wenn deren Eröffnung zu schweren, nicht wieder behebbaren Gesundheitsschädigungen führt. Dies gilt jedoch nicht für diagnostische oder therapeutische Eingriffe. In dieser Situation wird immer ein Informations- und Aufklärungsgespräch gefordert, auch wenn mit nachteiligen psychischen Folgen für den Patienten zu rechnen ist.

Jedem Arzt kann nicht eindringlich genug empfohlen werden, die Aufklärung des Patienten durch gewissenhafte **Dokumentation in schriftlicher Form,** ggf. unter Hinzuziehung von Zeugen, zu sichern. In aller Regel sollte der behandelnde oder den Eingriff durchführende Arzt den Patienten über die geplanten Maßnahmen informieren und das Aufklärungsgespräch selbst führen oder einem mit der Methode/Eingriff vertrauten Kollegen überlassen. Die Rechtsprechung stellt hohe Anforderungen an die moderne Medizin, sowohl hinsichtlich der Therapie als auch vor allem bezüglich der diagnostischen Verfahren. Je risikoreicher eine Methode ist, desto mehr Vorkehrungen muss der Arzt zur Sicherung von Gesundheit und Leben des Patienten treffen und umso intensiver muss er den Patienten über mögliche Risiken informieren.

Wenn es zu einer Komplikation gekommen ist, sollte in einer lückenlosen schriftlichen Dokumentation niedergelegt werden, wann, wie und unter welchen Umständen der Patient aufgeklärt wurde, vor allem welche Zeugen evtl. zugegen waren. Sehr wichtig ist, genau zu fixieren, wie und wann die Komplikation erkannt und welche diagnostischen und therapeutischen Maßnahmen in zeitlicher Reihenfolge ergriffen wurden:
- Welche Personen waren am Eingriff beteiligt bzw. zugegen?
- Wer wurde wann zur weiteren Diagnostik oder Therapie hinzugezogen?

Es kann zweckmäßig sein, diese Dokumentation durch Zeugen bestätigen zu lassen. Nur eine solche schriftliche Fixierung kann Widersprüche und Gedächtnislücken vermeiden, die bei sehr viel späteren gerichtlichen oder außergerichtlichen Auseinandersetzungen immer wieder auftreten.

1.2.3 Die „Wahrheit" im ärztlichen Gespräch

Zu den schwersten Aufgaben des Arztes gehört es, dem Patienten sagen zu müssen, dass er an einer schweren Krankheit oder an einer Krankheit mit ungewissem oder tödlichem Ausgang leidet. In einer derartigen Situation kommt es nicht selten zu einem Gewissenskonflikt des Arztes zwischen der sittlichen Forderung, die Wahrheit zu sagen, und der Pflicht zur Schonung des Kranken, der Hilfe und neue Hoffnung erwartet. Grundsätzlich gilt, dass der Arzt dem Patienten gegenüber wahrhaftig zu bleiben hat. Was der Arzt dem Patienten sagt, muss wahr sein, aber der Kranke braucht nicht – und will dies auch häufig gar nicht – die ganze Wahrheit zu wissen. Hufeland hat gesagt: „Den Tod verkünden heißt den Tod geben." Auch für die Wahrheit im Gespräch mit dem Patienten gilt das Wohl des Kranken als höchstes Gesetz. Die psychologisch richtige Vermittlung der Wahrheit ist und bleibt ein wichtiger Teil eines vernünftigen Behandlungsplans. Gerade bei vitaler Bedrohung wird das Vertrauen des Patienten zu seinem Arzt bestärkt, wenn er sich von ihm gut informiert, beraten und betreut fühlt. Offenheit und Ehrlichkeit tragen zur Festigung der Arzt-Patient-Beziehung bei. Auf gar keinen Fall sollte der Patient eine Nachricht von derartiger Tragweite von einem anderen als dem Arzt erfahren. Mit Recht würde er sich von seinem Arzt hintergangen fühlen. Gespräche mit dem Kranken müssen aber nicht nur durch Aufrichtigkeit, sondern auch durch Wärme, Anteilnahme und Hilfsbereitschaft gekennzeichnet sein. Den Patienten zu betreuen heißt eben nicht nur, ihm die modernen Methoden der Medizin zur Heilung, zur Besserung seines Zustandes und zur Beseitigung von Schmerzen zu bieten, sondern ihm auch bei der Bewältigung von Leid und Todesangst zu helfen.

1.3 Die körperliche Untersuchung

M. Classen, V. Diehl, K. Kochsiek

Der Erhebung der allgemeinen Anamnese schließt sich die hier nur stichwortartig und exemplarisch geschilderte organbezogene Anamnese an.

1.3.1 Beschwerden und Symptome

Beschwerden und Befunde lassen sich nicht immer klar voneinander trennen, z.B. bei Hauteffloreszenzen oder einem vom Patienten selbst getasteten Knoten. Die Anamnese zielt auf die Ergründung der möglichen Ursache solcher „Beschwerden" ab.

Allgemein
- Leistungsfähigkeit, Gewichtsveränderungen, Appetit, Durst, Stuhlgang, Miktion, Nachtschweiß, Fieber

Haut
- allgemein: Veränderung von Farbe, Oberflächenbeschaffenheit (trocken, nässend, fettig, schuppend)
- speziell: Hautjucken, Knoten, Blutungszeichen, Hautausschlag (Ekzem, Exanthem)

Kopf
- allgemein: Kopfschmerzen (Lokalisation, Zeitpunkt und Umstände des Auftretens), Schwindel, Sehstörungen, Bewusstseinsstörungen
- Augen: Sehkraftveränderung, Gesichtsfeldeinschränkung, Doppelbilder, Schmerzen, Rötung, verstärkter oder verminderter Tränenfluss, bekannte Katarakt oder Glaukom
- Ohren: plötzlicher Hörverlust, einseitiges Hören, Schmerzen, Ausfluss, häufige Infektionen
- Nase: Nasenbluten, Heuschnupfen, häufige Erkältungen
- Mund und Rachen: Zahnfleischbluten, Zungenbeläge, Halsschmerzen, länger bestehende Heiserkeit, Schluckstörungen

1.3 Die körperliche Untersuchung

Hals
- Bewegungseinschränkung, Schwellungen, Schmerzen

Brust
- selbst getastete Knoten, Verziehung der Mamille, Sekretabsonderung, Schmerzen, letzte Vorsorgeuntersuchung

Herz und Kreislauf
- thorakale Schmerzen, Atemnot (in Ruhe/unter Belastung), Palpitationen, Schwindel, Kollapsneigung, Schwellung von Fußknöcheln und Unterschenkeln (besonders abends), Nykturie, belastungsabhängige Beinschmerzen (Claudicatio), Raynaud-Symptomatik

Lunge
- Atemnot, Bronchitiden, Husten (trocken, Auswurf), Farbe des Sputums, Schmerzen beim Atmen, Schadstoffexposition, Rauchen

Magen-Darm-Trakt
- allgemein: Appetit, Abneigung gegen Speisen, Sodbrennen, Stuhl nach Frequenz, Farbe (Teerstuhl, Blutauflagerung etc.)
- speziell: Schmerzen mit Lokalisation, Ausstrahlung, Zeitpunkt des Auftretens (nachts, prä-, postprandial), Kolik, Diarrhö, Obstipation, Gelbsucht, Blutungen, Erbrechen, Neigung zu übermäßigem Aufstoßen, Blähungen

Urogenitaltrakt
- Miktionsfrequenz, Harndrang, Pollakisurie, Urinfarbe (z. B. Hämaturie), Dysurie, Schmerz in Lendenregion (z. B. Nierensteine), Nykturie, Inkontinenz, Harnwegsinfektionen
- bei der Frau: Menstruation, Zyklusdauer und Regelmäßigkeit, Amenorrhö, Zwischenblutungen, Blutungen nach der Menopause
- beim Mann: Ausfluss aus der Harnröhre, Miktionsbeschwerden, Schmerzen oder Anschwellen des Hodens, Potenzstörungen

Bewegungsapparat
- Gelenke: Schmerzen, Schwellung, Bewegungseinschränkung (Zeitpunkt des Auftretens, bei mehreren Gelenken Ausbreitung, Fluktuation und Primärmanifestationen)
- Muskeln: Schmerzen, Krämpfe, Muskelschwund (Atrophie)
- Knochen: Schmerzen (Zeitpunkt des Auftretens und Ausbreitung)

Neurologie
- Muskelschwäche, Lähmungen, häufiges Einschlafen der Füße oder Hände, Missempfindungen, Taubheitsgefühl, Denkstörungen

1.3.2 Untersuchungsbefunde

Die gründliche körperliche Untersuchung erfolgt grundsätzlich am entkleideten Patienten von Kopf bis Fuß. Die physikalischen Untersuchungen sollten möglichst systematisch angewandt werden, z. B. nach dem „IPAP"-Schema:

- **I** Inspektion (Auge)
- **P** Palpation (Finger)
- **A** Auskultation (Ohr)
- **P** Perkussion (Finger und Ohr)

Der Geruchssinn kommt komplementierend zu Hilfe, um Gerüche und Ausdünstungen des Patienten „atmosphärisch" zusätzlich zu erfassen.

Allgemein

Vor der eigentlichen körperlichen Untersuchung sollte die Beurteilung des **Allgemeinzustandes** des Patienten stehen:
- Gesundheits- und Ernährungszustand, Größe, Gewicht, äußeres Erscheinungsbild (Habitus), **Vitalzeichen** wie Puls, Atemfrequenz, Temperatur und Blutdruck. Der Mensch ist symmetrisch gebaut, jede Abweichung von der Symmetrie ist pathologisch, wie z. B. Thoraxform, Rundung des Abdomens usw.

Bei den erhobenen Befunden sollte man sich möglichst auf eine objektive Beschreibung beschränken. Die klinische Untersuchung beginnt mit einer genauen **Inspektion** der Haut sowie der Hautanhangsgebilde (Nägel, Haare):
- Blässe, Zyanose, Ikterus, Pigmentstörungen, Nävi, Xanthelasmen, Xanthome, Ödeme, Effloreszenzen

Speziell

Kopf
- allgemein: Schädelform, Meningismus
- Kopfhaut: Schuppen, Knoten, Verletzungen
- Haare: spröde, atrophisch, Alopezie

Augen
- allgemein: Exophthalmus, Schließfähigkeit der Augenlider (Fazialisparese), Beweglichkeit der Bulbi, Augenmuskellähmung, Nystagmus, Strabismus, Testung des Augendruckes
- Skleren: Ikterus, Blutungen
- Kornea: Kornealringe
- Pupillen: Reaktion auf Licht und Konvergenz, Anisokorie
- Augenhintergrund: Beurteilung des Glaskörpers, Beurteilung der Papille, der Makula (Exsudate, Blutungen, Zysten)

Ohren
- Ohrmuschel: Knoten, Tophi, Schmerzen (retroaurikulär bei Otitis media), Rötung, Schwellung, Inspektion des äußeren Gehörganges
- Hörtest: Zahlenflüstern, bei Hörminderung Feststellung der Luft- und Knochenleitung (Rinne); Lateralisation (Weber)

Nase
- Naseneingang, Nasenscheidewand, Sekret: blutig, eitrig, Druckschmerzhaftigkeit der Nasennebenhöhlen

Mund
- Lippen: Ulzerationen, Fissuren, Rhagaden, Pigmentstörungen
- Zahnfleisch: Gingivitis, Gingivahyperplasie, Infiltrationen, Epulis
- Zahnstatus

Die internistische Untersuchung und der Umgang mit dem Kranken

- Zunge: Farbe, Konsistenz, Beweglichkeit, Auflagerungen (Haarzunge, Landkartenzunge, Faltenzunge, Lackzunge)
- Pharynx: Entzündungszeichen (Rötung, Beläge), Tonsillen, Seitenstränge

Hals
- allgemein: Symmetrie, Schwellungen, Beweglichkeit
- Lymphknotenstationen: submental, submandibulär, zervikal, nuchal, supraklavikulär
- Schilddrüse: Symmetrie, Knotenbildung, Struma (Struma nodosa, Struma diffusa)
- Gefäße: bei Arterien Pulsationen, auskultatorische Geräusche; bei Venen Füllungszustand, paradoxe Pulsationen

Thorax
- Inspektion: Thoraxform, Deformitäten, Symmetrie der Atembewegung, Einziehung der Interkostalräume bei Inspiration
- Auskultation: Atemgeräusch, pathologische Geräusche (Rasselgeräusche, Pleurareiben etc.), Brummen, Giemen, Pfeifen etc.
- Perkussion: Lungengrenzen, Dämpfungen

Herz
- Palpation: Herzspitzenstoß
- Auskultation: Herztöne, pathologische Geräusche über den verschiedenen Ostien, Rhythmus, Arrhythmien (Abb. 1.1)
- Perkussion: Bestimmung der Herzgrenzen

Mammae
- Inspektion: Symmetrie, Einziehungen, Vorwölbungen, Beurteilung der Brustwarze, Sekretion, Apfelsinenhaut
- Palpation: Verhärtung, Knotenbildung

Achselhöhlen
- Palpation der axillären Lymphknoten

Abdomen
- Inspektion: Symmetrie, ausladende Flanken, Beurteilung des Nabels, Behaarung, Hautzeichen wie Striae, Nävi, Venenzeichnung (Caput medusae), Hernien, Vorwölbungen bzw. Auftreibung
- Palpation: Bestimmung der Lebergröße, der Milzgröße, Resistenzen, Abwehrspannung, Aszites, Palpation des Darmes: Resistenzen, Schmerzen
- Auskultation: Beurteilung der Darmgeräusche, der Gefäßgeräusche
- Perkussion: Bestimmung von Leber- und Milzgröße, Aszites

Nieren
- Klopfempfindlichkeit der Nierenlager, pathologische Resistenzen im Bereich der Niere

Äußeres Genitale
- beim Mann: Inspektion des Penis, des Hodensackes, Phimose, Ausfluss, Balanitis
- Skrotum: Inspektion, Palpation des Hodensackes und der Hoden sowie der Nebenhoden; inguinal: Inspektion und Palpation: direkte oder indirekte Hernien, vergrößerte Lymphknoten
- bei der Frau: Diese Untersuchung sollte durch den Gynäkologen durchgeführt werden.

Rektale Untersuchung
- Inspektion des Anus auf Hämorrhoiden, Fistelöffnungen, Fissuren, Mariskes; rektal-digitale Untersuchung: Sphinktertonus, Ulzera, Resistenzen, Fäzes, Blut, Schleim; Prostata: Konsistenz, Form, Größe, Resistenzen, Oberfläche

Gefäßstatus
- allgemein: Beurteilung des Pulses (Abb. 1.2), Gefäßgeräusche: Karotiden, Aa. femorales, Abdominalgefäße
- Venen: Varikosis der Ober- und Unterschenkel, Besenreiservarizen
- pathologische Gefäßzeichnung: Teleangiektasien, Spider-Nävi

Muskel- und Skelettsystem
- Gelenke: Beweglichkeit, Schwellungen, Druckschmerzhaftigkeit
- Knochen: Deformitäten, Klopf-, Stauch-, Druckschmerz
- Wirbelsäule: Skoliose, Kyphose und Lordose, Druck- und Klopfschmerz
- Muskulatur: normaler Muskelstatus, Atrophie, Lähmungen, Tonus

Neurologie
- Prüfung von Hirnnerven, Motorik, Sensibilität, Reflexstatus, Bewegungs- und Koordinationsstörungen

Psychischer Befund
- Bewusstseinslage (Orientierung zu Ort, Zeit und Person; wach, somnolent, stuporös, komatös), Konzentrations-

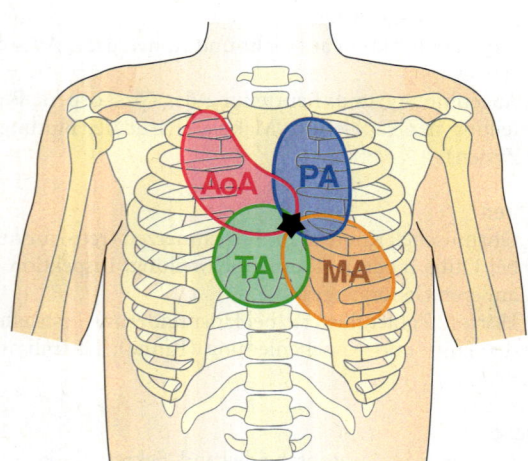

AoA = Aortenareal
PA = Pulmonalisareal
MA = Mitralisareal
TA = Trikuspidalareal
★ = **Erbscher Punkt**

Abb. 1.1 Auskultationspunkte des Herzens.

1.4 Die Bewertung von diagnostischen Untersuchungen

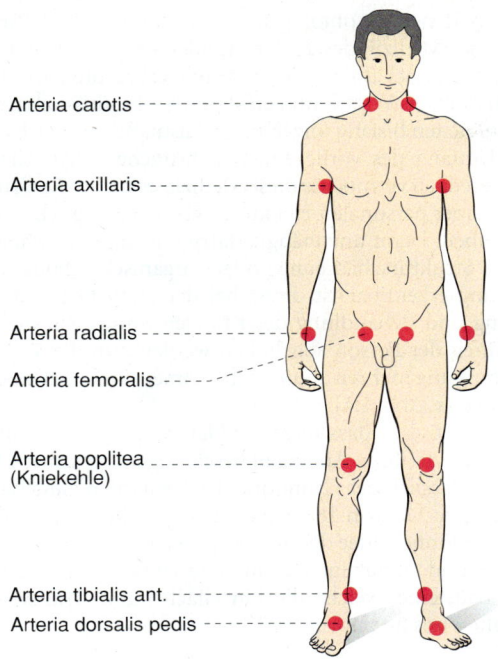

Abb. 1.2 Punkte der Pulspalpation.

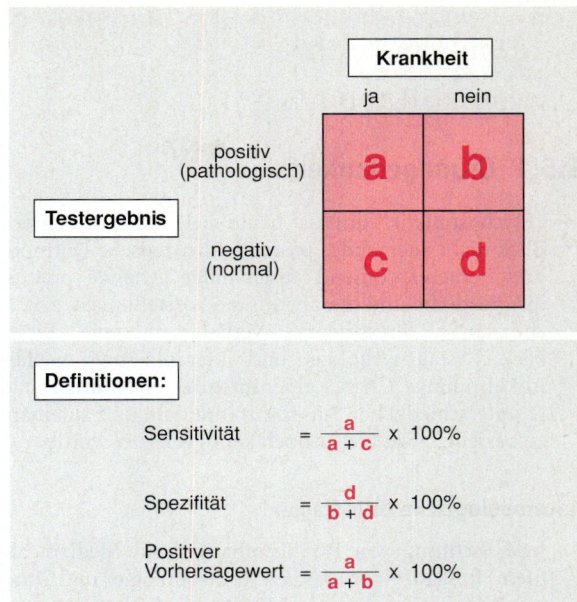

Abb. 1.3 Mögliche Beziehungen zwischen Krankheit und Testergebnis.
a = Anzahl der Kranken mit positivem Testergebnis;
b = Anzahl der Gesunden mit positivem Testergebnis;
c = Anzahl der Kranken mit negativem Testergebnis;
d = Anzahl der Gesunden mit negativem Testergebnis.

fähigkeit, Zeichen für depressive oder manische Stimmungslage

1.4 Die Bewertung von diagnostischen Untersuchungen

W. E. Hansen

Diagnostische Untersuchungen dienen in der Medizin vielfältigen Aufgaben:
- Bei asymptomatischen Personen werden sie zur Suche nach Risikofaktoren und zum Ausschluss von Krankheiten verwendet.
- Bei Patienten werden sie zum Beweis oder zum Ausschluss von bestimmten Krankheitsbildern eingesetzt.
- Bei Personen mit nachgewiesener Krankheit helfen sie, den jeweiligen Schweregrad und die Prognose festzulegen sowie den Krankheitsverlauf einschließlich Wirkungen und Nebenwirkungen therapeutischer Maßnahmen zu überwachen.

Der Wert dieser Verfahren ist jedoch mehr oder minder eingeschränkt, weil sie **ohne Ausnahme** unzuverlässig sind: Beispielsweise kann ein Elektrokardiogramm einen Herzinfarkt nachweisen; ein unauffälliger Verlauf der Herzstromkurve schließt aber eine solche Erkrankung nicht aus.

Die möglichen Beziehungen zwischen einer Erkrankung und dem Ergebnis einer diagnostischen Untersuchung sind am Vierfeldermodell in Abbildung 1.3 dargestellt; hier stehen auch die zugehörigen mathematischen Ableitungen.

Zur Beschreibung der „Güte" eines Verfahrens dienen die Begriffe Sensitivität und Spezifität. **Sensitivität** dient als Maß, wenn ein Nachweisverfahren bei einem Krankheitsbild positiv bewertet werden soll; **Spezifität** bezeichnet die Wahrscheinlichkeit, dass das Resultat bei fehlender Erkrankung negativ ausfällt. Man spricht in diesem Zusammenhang auch von „falsch positiven" (d.h. 1–Spezifität) oder von „falsch negativen" Ergebnissen (d.h. 1–Sensitivität). Der **negative Vorhersagewert** eines Untersuchungsverfahrens bemisst die Wahrscheinlichkeit, mit der bei einem Betroffenen durch ein negatives Testergebnis die Krankheit ausgeschlossen ist; umgekehrt bezeichnet die **positive Vorhersagewert** die Wahrscheinlichkeit, mit der die Erkrankung bei positivem Testergebnis vorliegt.

Die Aussagen über die Sensitivität und die Spezifität eines Untersuchungsverfahrens beziehen sich auf Kollektive mit einheitlicher, gesicherter Diagnose. Beim negativen und positiven Vorhersagewert sind dagegen auch Personen ohne die entsprechende Krankheit einbezogen. Auf diese Weise wird die Eigenschaft eines Tests bei einer gemischten Population beschrieben. Beispielsweise kann sich eine Untersuchungsmethode bei einem Kollektiv von schwer Erkrankten als vorteilhaft erweisen; werden leichtere Fälle oder asymptomatische Personen einbezogen, so ist das Urteil evtl. weniger günstig.

Verschiedene Faktoren können die Ergebnisse von Labortests beeinflussen; dies muss man bei der Bewertung mit in Rechnung stellen. Eine Rolle können u.a. spielen: Alter und Geschlecht des Probanden, nüchterner oder postprandialer Zustand, tageszeitliche Konzentrationsschwankungen, medikamentöse Behandlung, Körperlage und venöse Stauung bei der Probengewinnung, Transport und Lagerung der Proben, Fehler bei der Messung.

1.5 Psychosomatische Grundlagen in der Inneren Medizin

B. F. Klapp, G. Danzer

1.5.1 Grundgedanken

„Psychosomatik" umfasst heute viele, z.T. auf den ersten Blick nicht zueinander passende theoretische Leitmodelle und dementsprechend auseinander gehende praktisch-diagnostische und therapeutische Vorstellungen, z. B. Psychoanalyse, Stresstheorie, Verhaltenstherapie, Biofeedback, Gestaltpsychologie und -therapie sowie vielfältige Abkömmlinge. Chance einer **integrierten Medizin** ist, diese unterschiedlichen Ansätze zu bündeln und aufeinander zu beziehen, was bisher noch kaum geleistet wurde.

Anthropologische Grundlagen

Jede Richtung von Psychosomatik (und Medizin allgemein) fußt auf einer „basalen Anthropologie" und Ontologie. Hieraus ergeben sich Fragen nach dem Wesen des Menschen (Ontologie), nach den Bedingungen seiner Gesundheit bzw. Krankheit, deren Wechselbeziehungen zueinander und damit Fragen nach ärztlichen Möglichkeiten, Krankheit zu mindern und Gesundheit zu fördern.

Ein Mensch erkrankt niemals nur in der biologischen Dimension. Vielmehr kann der menschliche Körper korrekt nur als innigst verwoben mit den seelischen, sozialen und geistigen Aspekten der gesamten Person beschrieben werden. In der Sprache der Systemtheorie ist der Körper ein komplexes Subsystem des Systems „Person". Die Person interagiert mit vielfältigen Systemen. Eine erste Orientierung über einige Systemebenen, deren Interaktionen und die mit ihnen befassten Disziplinen gibt Abbildung 1.4.

Bio-psycho-soziale Einheit Mensch

Nach Meinung vieler Philosophen und Anthropologen handelt es sich beim Menschen also um eine Leib-Seele-Geist-Einheit, um ein bio-psycho-soziales Ganzes. Der Körper repräsentiert den „natürlichen", materiellen Seinsbereich, und mit dem Geist reicht der Mensch oftmals weit hinein in den ideellen Seinsbereich der Kultur (als mit der Person interagierendem System).

Die Medizin sieht sich in Forschung, Diagnostik und Therapie vorrangig mit Patienten konfrontiert, deren Symptome, Beschwerden und Erkrankungen üblicherweise der biologischen (somatischen) Dimension (Systemebene) zugeordnet werden. Aufgrund dieser ontologischen Zuordnung erscheint es zunächst konsequent, auf eine naturwissenschaftliche Methodologie zurückzugreifen, um medizinische Fragestellungen wissenschaftlich und schließlich im diagnostischen oder therapeutischen Zusammenhang anzugehen.

Methodologische Ausrichtung der Medizin

Spätestens mit der umstrittenen Einengung von Naunyns programmatischem Satz: „Die Medizin wird Wissenschaft sein, oder sie wird nicht sein", auf „Naturwissenschaft" zeichnete sich die ontologische und methodische Ausrichtung der Medizin des 20. Jahrhunderts prägnant ab. Diese naturwissenschaftliche Orientierung erbrachte Fortschritte an exaktem Wissen und erfolgreicher Einflussnahme auf Krankheiten bislang ungeahnten Ausmaßes, was sich auch im Umfang des vorliegenden Lehrbuches zeigt. Gleichzeitig jedoch vermochte diese Medizin es nicht, die Grundzüge einer personalen Heilkunde ebenso energisch voranzutreiben. Denn unabhängig davon, ob eine morphologische Strukturschädigung oder organische Funktionsstörung erkennbar ist, muss bei der ärztlichen Untersuchung und Behandlung des Kranken immer auf die Gesamtheit der Person abgehoben werden, um die jeweilige Erkrankung in ihren „humanen" Dimensionen erfassen zu können (s. Abb. 1.4).

Es zeigt sich, dass diese Problemstellungen die Innere Medizin seit ihren Anfängen beschäftigen. So schrieb Frerichs anlässlich der Gründung der Deutschen Gesellschaft für Innere Medizin 1882: „Die innere Heilkunde ist berufen, die Einheitsidee des menschlichen Organismus festzuhalten und auszubauen; ... auch durch willige Verwertung der Bausteine, welche die Einzelfächer und Hilfswissenschaften uns heranbringen."

Psychosomatik als Fachdisziplin oder ärztliche Grundorientierung

Der Internist und Neurologe V. v. Weizsäcker (1952) setzte sich mit Gestaltpsychologie und Psychoanalyse auseinander und forderte die Einführung des Subjektes in die somatische Medizin. Dabei betrachtete er die psychosomatische Medizin als einen unvermeidlichen Übergang zu dem, was er selbst als **anthropologische Medizin** bezeichnete, „um anzudeuten, dass Menschliches menschlich, d.h. in der menschlichen Begegnung, zu verstehen wäre". Diese Konzeption, die sowohl die Psychogenese physischer wie die Somatogenese psychischer Veränderungen in Frage stellt und darauf abhebt, dass Körper und Seele dasselbe ausdrücken, scheint für viele Problembewältigungen im ärztlichen Alltag hilfreich zu sein.

Zum Begriff „Psycho-Somatik"

Der zusammengesetzte Terminus **„Psycho-Somatik"** hat die Kluft nicht überbrücken können, die zwischen den verschiedenen Wissenschaften und klinischen Disziplinen seit Aufwerfen des Leib-Seele-Problems besteht. Außerdem bezieht er soziale Prozesse höchstens indirekt über die Psyche ein. Im Gegenteil: Der Begriff scheint die Gegensätzlichkeit der Betrachtungsweisen eher festgeschrieben zu haben, weil mit „Psychosomatik" eben doch in erster Linie Psychogenese verbunden wird.

Benötigen wir überhaupt eine eigene Fachrichtung Psychosomatik, oder sollte nicht vielmehr jede Medizin genuin psychosomatisch sein, d.h. eine Heilkunde, die den ganzen Menschen in seinen biologischen, psychologischen, sozialen und geistigen Dimensionen erkennt und respektiert? Psychosomatik ergäbe in einer derart „integrierten Medizin" nur insofern einen Sinn, als sie im Zuge fortschreitender Wissensakkumulierung, Spezialisierung und Arbeitsteilung bedeutsame psychologische, soziale und geistige Faktoren für Krankheitsentwicklung und -verlauf

1.5 Psychosomatische Grundlagen in der Inneren Medizin

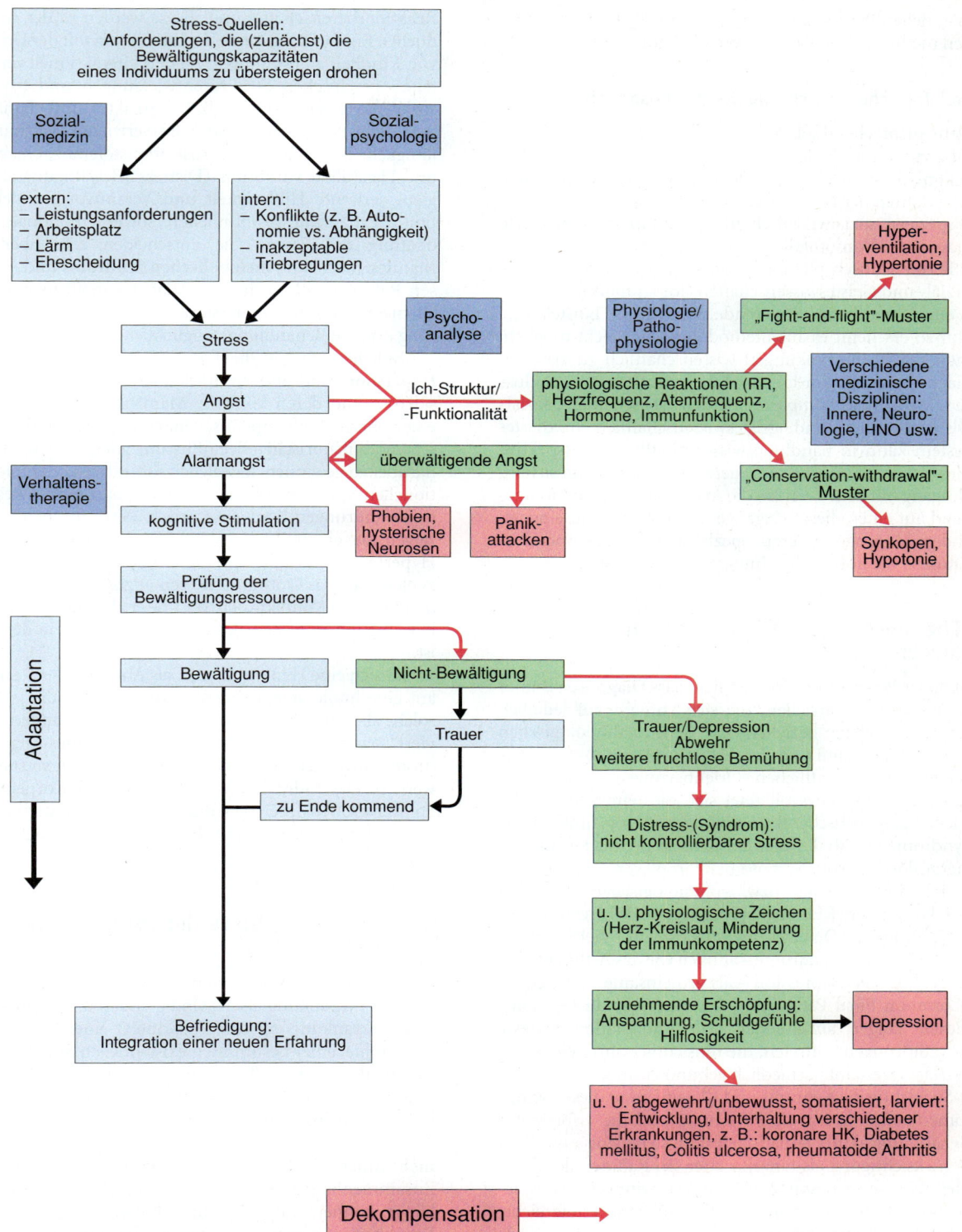

Abb. 1.4 Beziehungen zwischen Gesundheit und Krankheit unter Integration verschiedener Modelle und Disziplinen. Dargestellt sind die Reaktionsmöglichkeiten auf (anhaltenden) Stress. Möglich sind die gelungene Adaptation (vertikale Richtung) und die Maladaptation bzw. Dekompensation (horizontale Richtung), die sich in verschiedenen Symptomen (Blockade) äußern kann. Blau hervorgehoben sind die Disziplinen, die sich mit Einzelaspekten dieser Reaktion befassen.

bzw. Behandlungsansätze erforscht und sie den verschiedenen medizinischen Fächern zur Verfügung stellt.

Methodologische Ausrichtung der Psychosomatik

Dementsprechend sollten sich in der Medizin folgende Ansätze zusammenfinden:
- klinisch beschreibende, bildgebende, zählend-messende Verfahren der Naturwissenschaften,
- spezielle sozialwissenschaftliche, statistisch orientierte Ansätze (Nomothetik),
- hermeneutisch-phänomenologische Methoden der Sozial- und Geisteswissenschaften (Idiographik),
- eine künstlerisch-intuierende Haltung und Einstellung.

Nur so erscheint es aus methodologischer Sicht möglich, menschliche Erkrankungen wissenschaftlich zu erfassen, diagnostisch einzuordnen und therapeutisch zu beeinflussen. Medizin als komplexes, naturwissenschaftlich, sozialwissenschaftlich und geisteswissenschaftlich fundiertes System kann in handlungswissenschaftlicher Perspektive diesen Anforderungen nicht gerecht werden, wenn sich im Umgang mit dem Kranken die Ärztin oder der Arzt weitgehend auf einen dieser Zugänge konzentriert und einengt, andere Zugänge anderen Spezialisten zuweist und dem Kranken die notwendige Integration überlässt.

Die Ebenen-(System-)Gebundenheit von Diagnosen

In dieser Perspektive wird deutlich, dass **Diagnosen** immer **Konventionen** darstellen, die sich zumeist auf lediglich eine Systemebene beziehen bzw. dem methodologischen Entwicklungsstand und den Erklärungsmodellen der einzelnen wissenschaftlichen Orientierungen entsprechen. Besonders eindrucksvoll zeigt sich dies einerseits an der Vielfalt diagnostischer Bezeichnungen für sog. funktionelle Syndrome (s. Tab. 1.4), andererseits an der diagnostischen Herauslösung von Symptomenkomplexen oder pathologisch-anatomischen bzw. -physiologischen Prozessen aus komplexen Krankheitsprozessen: z. B. „Herzinfarkt", „Hypertonie", „Diabetes mellitus" u.v.m. Vieles spricht dafür, dass diese Syndrome – ähnlich wie das Asthma bronchiale oder die Depression – als gemeinsame Endstrecken (Common Final Pathways) ganz unterschiedlicher komplexer, länger anhaltender „Mal"-Adaptationsprozesse bzw. Störungen auftreten, die hinsichtlich ihrer einzelnen Wirkfaktoren unterschiedlich gebündelt sind.

So wichtig die Kenntnis und Klassifikation dieser Symptomenkomplexe für die Forschung und die erfolgreiche Behandlung akuter Situationen sind, so bedeutsam ist ihre Berücksichtigung als Einzelfacetten im Rahmen der komplexen Prozesse. Besondere Relevanz gewinnt eine komplexe Betrachtungsweise in Hinblick auf eine erfolgreiche, langfristige therapeutische Einflussnahme, was ja gerade auch eine Aufgabenstellung von Hausärzten und Internisten ist. Dabei hilft z. B. die Orientierung an Risikofaktormodellen, allerdings reicht sie nicht aus.

Die Beziehung von Biologie und Biographie

Offensichtlich bringen Menschen, in unterschiedlicher Weise ausgeprägt, phylo- und ontogenetisch präformierte Reaktionsbereitschaften mit. Diese werden in der individuellen Entwicklung durch die Interaktion mit der Umwelt von Kindheit an beeinflusst. Zu den interaktionell vermittelten psychischen Strukturentwicklungen und psychosozialen Mustern zählen z. B. Ich-Struktur und -Funktionen, stabiles Selbstbild und Selbstvertrauen, Vertrauensfähigkeit, Triebregulation, Frustrationstoleranz, Quantität und Flexibilität von Stress-(Distress-)Bewältigungsstrategien, „erlernte Hilflosigkeit und Verantwortungsdelegation", Ernährungsgewohnheiten sowie emotionale Bedeutung des Essens. Sie entscheiden z. B. über die Manifestation eines **metabolischen Syndroms** und in dessen Rahmen evtl. auch eines **Diabetes mellitus** mit. Vor allem aber beeinflussen sie stark die individuelle Ausgestaltung und die Behandlungsmöglichkeiten.

Ähnliches gilt für die Entwicklung der (essentiellen) **Hypertonie** und anderer Risikofaktoren für die Atherosklerose und deren klinische Manifestationsformen: Vor einer pharmakotherapeutischen, diätetischen und verhaltensmodifikatorischen Beeinflussung gilt es, Vorstellungen darüber zu gewinnen, in welchen subjektiven oder interaktionellen Zusammenhängen die beobachteten (Regulations-)Störungen kompensatorisch „Sinn machen". Zwar zeigen sie einerseits Krankheit an (allerdings stellt die Hypertonie für sich noch keine Krankheit dar), sind aber zugleich als das Optimum dessen anzusehen, was das Individuum an Konflikt-, Distress- oder allgemeiner Lebensbewältigung zu leisten aktuell oder langfristig in der Lage ist.

Hat sich eine Hypertonie z. B. als Abwehr oder Reaktion auf eine intolerable, depressive Verfassung – die jetzt als solche aber nicht leicht erkennbar sein muss, sondern „larviert" sein kann – oder auch im Rahmen eines Angstsyndroms entwickelt, so kann sie folgendermaßen verstanden werden: Das Individuum verändert in der Körperebene Sollwertgrößen (hier den Blutdruck), um weiterhin Herausforderungen meistern bzw. die Umgebung beeinflussen zu können.

1.5.2 Aufgabengebiete der integrativen Psychosomatik

Eine sich integrativ definierende Psychosomatik kann sich für jede Erkrankung als zuständig erklären. Jede menschliche Erkrankung entsteht im Kontext einer bestimmten Biographie, einer bestimmten existentiellen Situation und nimmt ihrerseits Einfluss auf den Lebenslauf, ohne dass deswegen zwischen Krankheit und Biographie immer kausale und finale Zusammenhänge festzustellen sind. Wesentliches Ziel psychosomatischer Bemühungen ist es, **mehrdimensional** zu **untersuchen** und dann personale Zusammenhänge zu rekonstruieren. Diese Zusammenhänge können aufgrund ihrer Entwicklung und dann Krankheit in „somatische", „psychische" und „soziale" Anteile zerfallen sein, wozu nicht selten medizinische Interventionen und Institutionen infolge ihrer Vereinseitigungen beigetragen haben (Tab. 1.1–1.3).

Obwohl also der gesamte Bereich der Inneren Medizin von einer psychosomatischen oder besser bio-psycho-sozialen Konzeption und den daraus hergeleiteten Handlungsorientierungen profitieren könnte, haben sich einige Gebiete und Krankheitsbilder herauskristallisiert, die be-

1.5 Psychosomatische Grundlagen in der Inneren Medizin

Tab. 1.1 Mehrdimensionale Krankenuntersuchung im Rahmen bio-psycho-sozialer Konzepte.

- Anamnese: Beschwerdeanalyse, -entwicklung, Vorerkrankungen Familienanamnese …
- körperliche Untersuchung
- Untersuchung persönlicher psychologischer und sozialer Charakteristika:
  - persönliche psychische Merkmale, Auffälligkeiten, Symptome, Vorerkrankungen
  - Symptomcharakterisierung
  - persönliche Entwicklung
  - psychosoziale Bedingungen in lebensgeschichtlicher Entwicklung
  - aktuelle und frühere auslösende Konfliktkonstellationen
- Erhellung der physischen Umgebung: Arbeitsplatz, Wohnverhältnisse, klimatische Verhältnisse

Leitlinien:
- **Simultandiagnostik:** Berücksichtigung der Verschränkung der verschiedenen Dimensionen
- Suche und Formulierung **positiver Kriterien** psychodynamischer und psychosozialer Faktoren im Krankheits- und Behandlungsprozess

Tab. 1.2 Mehrdimensionale Krankenuntersuchung: Grundzüge der Gesprächsführung.

- allgemeine, offene Gesprächseinleitung, z.B. „Was führt Sie zu mir?"
- Angabe des zeitlichen Rahmens
- **Zuhören** vor Fragen
- eher **offene** als geschlossene Fragen
- Eingehen auf **Demonstrationsbedürfnis** von Körpergeschehen: unmittelbares Schauen bzw. „das sehe ich mir gleich genauer an" kein erzwungenes Abgrenzen von Gespräch und Untersuchung
- Beobachtung der eigenen Gegenübertragung (eigene Gefühle, Fantasien und körperliche Regungen)
- Vermeidung von Fachausdrücken, Schlagwörtern, Wertungen und Monologen
- Sorgen für **ruhige Atmosphäre** und eigene Ungestörtheit
- Aufsuchen und vorsichtige Stärkung der **Gesundheitsmotivation**
- Formulierung der **gemeinsamen Verantwortung**
- Vergewisserung, ob der Patient Fragen oder Erklärungen verstanden hat
- (vorläufige) **Zusammenfassung** von Gesprächs- und Untersuchungsergebnissen
- **Ausblick** auf weiteres Vorgehen

sondere Beachtung durch die Psychosomatik erfahren haben.

Traditionell als „Psychosomatosen" bezeichnete internistische Erkrankungen

Alexander (1951) definierte Erkrankungen mit pathophysiologischen oder pathologisch-anatomischen Substraten, bei denen in Ätiologie, Pathophysiologie und Therapie psychodynamische und psychosoziale Faktoren in nennenswertem Umfang zu vermuten sind, als sog. Psychosomatosen und zählte hierzu:
- Asthma bronchiale
- essentielle Hypertonie
- Migräne und andere Zephalgien
- rheumatoide Arthritis
- Hyperthyreose
- Colitis ulcerosa
- Ulcera ventriculi et duodeni
- Diabetes mellitus
- Neurodermitis u.a.

Psychosomatische Krankheitsmodelle

Für diese Erkrankungen wurden mehr oder minder spezifische psychische oder interpersonale Konflikte bzw. Persönlichkeitstypen angenommen. Auch sollen sie durch eine spezifische Unfähigkeit, eigene Gefühle zu erkennen, zu benennen und ihnen gemäß zu handeln, die sog. **primäre Alexithymie,** charakterisiert sein. Wenn diese Konzepte auch eine Vielzahl von Anregungen für die Forschung gegeben haben, so lässt sich heute an diesen Spezifitätsmodellen, die stark an das psychoanalytische Neurosenkonzept insbesondere der Konversionsneurose angelehnt waren, nicht mehr festhalten. Dies verwundert auch deshalb nicht, weil bei diesen Erkrankungen heute in der somatischen Perspektive jeweils ganz verschiedene Typen be-

schreibbar sind. Darüber hinaus handelte es sich bei den Patienten von Psychotherapeuten bereits um eine Superselektion infolge der Zuweisungspraxis, und sie wurden je nach psychologisch-medizinischer Schule aus recht unterschiedlichen Perspektiven diagnostiziert und behandelt. Insbesondere neuere familientherapeutische Ansätze haben die Spezifitätsmodelle und das für diese Patienten be-

Tab. 1.3 Zeitliche Begrenzung der Patientenuntersuchung auch als beziehungsdiagnostisches Element.

Hinter dem häufigen Einwand, „solche Untersuchungen kosten so viel Zeit", steht häufig die Fehlkonzeption der Notwendigkeit „stundenlanger Gespräche". Hier ist klar zu sagen: Lange Gespräche (> 20–30 min) sind bei schwerkranken und körperlich stärker beeinträchtigten Patienten **kontraindiziert** und überfordern.

- im Unterricht (Praktika der Inneren Medizin, Psychosomatik): **max. 50 min** + evtl. einbezogene klinische Untersuchung; wenn dies nicht eingehalten wird: Reflexion über die diagnostische Bedeutung von Interaktionsmustern (s.u.).
- in der ärztlichen Praxis/Klinik: **max. 20–30 min,** bei Bedarf wiederholt; dies ist besser als einzelne, evtl. eine Stunde oder länger dauernde Gespräche
- generell gilt: **Kürzer und häufiger ist fruchtbarer als lang und selten**

Probleme, wie die Dosierung von Nähe und Distanz oder der Umgang mit Begrenzungen, sind bei Patient und Untersucher als **beziehungsdiagnostische Elemente** zu beobachten, z.B. als
- Überschüttung mit Daten oder Gefühlen/Emotionen
- Angst vor Offenbarung
- Nicht-genug-bekommen-Können – Sichanklammern
- Angezogen- versus Abgestoßensein vom Patienten
- kein Ende finden
- kein Ende setzen können u.a.

Die internistische Untersuchung und der Umgang mit dem Kranken

unruhigende Konzept von der Familie als pathogenem Feld revidiert und setzen wieder mehr auf die adaptiven und gesundheitsförderlichen Potenzen der Familie.

Therapieansätze in der Psychosomatik

Zunehmend zeigt sich, wie unterschiedlich die Patienten innerhalb der diagnostischen Gruppe der sog. Psychosomatosen sind und dass sie je nach Persönlichkeitsstruktur sehr wohl von psychosomatischen Begleitbehandlungen profitieren, wobei insbesondere körperzentrierten Therapieansätzen eine wachsende Bedeutung zukommt. Zu solchen Verfahren gehören: funktionelle Entspannung, autogenes Training, progressive Muskelrelaxation, konzentrative Bewegungstherapie oder sog. kreativ-therapeutische Verfahren, die ebenfalls stark das Körpererleben zum Ausgang nehmen, wie Musik-, Kunst- und Tanztherapie. Diese Ansätze lassen sich z.B. psychoanalytisch, verhaltenstherapeutisch, stresstheoretisch oder gestaltpsychologisch fundieren und in komplexere Therapiestrategien einordnen, was derzeit jedoch noch weitgehend dem stationären Rahmen von Kliniken vorbehalten ist.

Funktionelle Störungen bzw. Organneurosen

Von den sog. Psychosomatosen mit somatisch-strukturellen Befunden grenzt man eine Vielzahl sog. funktioneller Symptome ab, die je nach den Beschreibern aus internistischer, psychiatrischer oder tiefenpsychologischer Perspektive unterschiedliche Bezeichnungen fanden (Tab. 1.4).

Es fällt auf, dass sich die aus dem internistischen Bereich stammenden Bezeichnungen vor allem an den beeinträchtigten Organfunktionen orientieren und so die körperliche Funktionsstörung betonen, während aus dem psychiatrischen Bereich stammende organspezifizierte psychiatrisch-diagnostische Begriffe eine „Psychogenie" implizieren.

Diese diagnostische Vielfalt erschwert die wissenschaftliche Bearbeitung von ätiologischen, epidemiologischen, prognostischen und therapeutischen Fragen. Auch ist nicht befriedigend geklärt, in welchem Umfang diese „Syndrome" nach oder in Kombination mit (chronischen) Erkrankungen auftreten, bei denen somatisch-strukturelle Läsionen nachweisbar sind. Im Klinikjargon wird hier oft von **„psychischer Überlagerung"** gesprochen.

Vom Symptom zum Syndrom

Kennzeichnend für die **Symptompräsentation** bei funktionellen Syndromen ist, dass die Beschwerden von den Kranken stark in den Vordergrund gestellt werden, vielfach lärmend oder sogar theatralisch imponieren, rasch Hilfe mobilisieren, dann jedoch wegen ihres Wiederholungscharakters und der Erschöpfung diagnostischer und therapeutischer Möglichkeiten zu ärztlicher Ermüdung und Resignation führen. Hierin liegen wertvolle beziehungsdiagnostische Schlüssel für das Verständnis der Patienten, sofern wir unsere eigenen Reaktionen kritisch reflektieren und durch den Patienten induziert verstehen (s.a. Tab. 1.3). Weil die Symptome organbezogen sind, der Patient auf Diagnostik und therapeutische Hilfestellung drängt und der Arzt unsicher ist, ob nicht doch eine strukturelle Läsion vorliegt, wird häufig Wiederholungsdiagnostik durchgeführt. Zudem wird oft ein polypragmatischer therapeutischer Zugang gewählt, der nicht selten in Dauerverschreibungen von Benzodiazepinen mündet. Bislang haben sich übrigens keine Anhaltspunkte dafür ergeben, dass funktionelle Syndrome Vorläufer entsprechender struktureller Organerkrankungen sind bzw. besonders für diese prädisponieren.

Tab. 1.4 Diagnostische Bezeichnungen „funktioneller Störungen".

- vegetative Stigmatisierung
- vegetative Dystonie, Sympathikotonie, Vagotonie
- vegetative Neurose
- Angstneurose
- Angstreaktion
- neurozirkulatorische Asthenie
- Effort-Syndrom
- vegetativ-endokrines Syndrom
- funktionelle Erkrankung
- psychogene Syndrome
- Organneurosen
- larvierte Depression
- allgemeines psychosomatisches Syndrom

Je nach den im **Vordergrund** stehenden Beschwerden finden sich organbezogenere Bezeichnungen, z.B.

Herz-Kreislauf
- Herzneurose
- Herzphobie
- soldier's heart
- funktionelle kardiovaskuläre Erkrankung
- Herzhypochondrie
- funktionelle Angina pectoris
- nervöses Herzklopfen
- Hyperkinesis cordis
- irritables Herz, Reizherz
- funktionelle Herzbeschwerden

Darm
- funktionelle Diarrhö
- Reizkolon
- funktionelle Obstipation
- spastisches Kolon
- instabiles Kolon
- spastische Obstipation
- nervöse Kolitis
- Colica mucosa
- habituelle Diarrhö

Oft werden diese Störungen auch bezeichnet mit:
- chronische Gastritis
- chronische Enteritis

worunter wieder je nach Autor eine Reihe verschiedener Beschwerden zusammengefasst werden.

Zahlreich sind die **Begleiterscheinungen,** wie
- Schlafstörungen
- Kraftlosigkeit
- Schmerzen
- Erschöpfungsgefühle
- Kopfschmerzen

1.5 Psychosomatische Grundlagen in der Inneren Medizin

Tab. 1.5 Patienten-Evaluation-Grid (PEG).

Dimensionen Systemebenen	Zeitlicher Kontext		
	gegenwärtig	kürzlich	Hintergrund
biologisch	■ Symptome ■ körperl. Untersuchungsbefund	■ körperliche Veränderungen ■ Erkrankungen	■ Vererbung ■ frühe Erkrankungen
persönlich	■ Hauptbeschwerde ■ Erwartungen bzgl. Krankheit u. Behandlung	■ Persönlichkeitsveränderungen ■ Anpassung, Abwehrvorgänge	■ Entwicklungsfaktoren ■ Einstellung zu Krankheit
Umgebung physikalisch kulturell familiär	■ Bezugspersonen ■ hilfesuchendes Verhalten	■ Veränderungen in Familie, Arbeit ■ Kontakte mit Kranken, Ärzten	■ frühe Beziehungen ■ Erwartungen an Krankenrolle

Psychosomatische Simultandiagnostik

Bei den sog. funktionellen Syndromen erweist sich der frühzeitige mehrdimensionale Zugang zum Patienten als besonders fruchtbar. Somatisch-strukturelle Läsionen und entsprechende weitere Risiken müssen erkannt oder ausgeschlossen, psychische und psychosoziale Konflikte bzw. Belastungskonstellationen frühzeitig berücksichtigt werden. Zur Simultandiagnostik werden geeignete Dokumentationsschemata wie z.B. der Patienten-Evaluation-Grid (PEG, Tab. 1.5) herangezogen.

Sind organische Schäden ausgeschlossen, liegt also „nichts Ernsthaftes" vor, verhindert die **Simultandiagnostik** eine spezifische Enttäuschung: Ärztlicherseits sind wir beruhigt, dass keine Gefahr für den Patienten besteht, und wir nehmen zu Recht an, dass dies auch die Patienten beruhige. Diese Beruhigung ist jedoch ausgesprochen flüchtig, die Beschwerden halten an bzw. kehren rasch wieder und verlangen nach Erklärung. Eine jetzt einsetzende Psychologisierung, möglicherweise mit Verweis auf einen Psychotherapeuten, wird von den Patienten zumeist als Diskriminierung und Kränkung erlebt.

Die Rolle des Arztes im Diagnoseprozess

Mit dem Verweis auf eventuelle psychische Ursachen werden sehr schnell Eigenverantwortlichkeit (Schuld), Einbildung und Mangel an Normalität verknüpft, wogegen die Patienten sich wehren. Noch gewichtiger ist, dass es psychoökonomisch und in sozialen Bezügen günstiger ist, körperlich als psychisch zu leiden. Meist werden vor Aufsuchen eines Psychotherapeuten nach einer dergestalt verlaufenen Patient-Arzt-Begegnung andere Ärzte, vielfach Spezialisten bzw. oft auch Heilpraktiker, konsultiert.

Im Zusammenhang mit den funktionellen Syndromen ist daran zu denken, dass Menschen in schwierigen Lebenssituationen, mit allgemeinen Lebensproblemen bzw. anhaltenden Konflikt- und Belastungskonstellationen unter einer Vielzahl körperlicher Missempfindungen und Körperstörungen leiden können. Diese präsentieren sie der Ärztin oder dem Arzt, nicht hingegen die Lebensprobleme, für deren Bewältigung sie Hilfestellungen suchen. Dies frühzeitig mit ins Kalkül zu ziehen – z. B. im Zusammenhang mit der Gesprächseröffnung nicht primär auf die Beschwerden abzuheben, sondern allgemeiner zu formulieren, „was führt Sie zu mir" – erleichtert den Patienten, mögliche Zusammenhänge zu thematisieren (s. Tab. 1.2).

Chronische Erkrankungen

Chronische Erkrankungen machen einen zunehmenden Anteil in der gesamten Medizin, naturgemäß am stärksten im Bereich der Inneren Medizin, aus. Hier ergeben sich vielfältige Probleme der Adaptation an die chronische Erkrankung: Der Patient muss verarbeiten, nicht mehr „unversehrt" zu sein, was eine Verletzung des Selbstwertgefühls (narzisstische Kränkung) bedeutet. Außerdem ist es für viele Menschen keineswegs selbstverständlich, bereitgestellte Hilfen anzunehmen. Situationsgerechte Reaktionen wären Trauer oder auch Depression und aus diesen heraus die Suche nach Orientierung sowie Hilfestellungen, um eine weitestgehende Autonomie („gesunde Kranke") wiederherzustellen. Vielfach bleiben Patienten aber im Verarbeitungsprozess stecken:
- Die einen verleugnen ihre Krankheit und die damit verbundene narzisstische Kränkung.
- Andere entwickeln sich depressiv, z. B. im Sinne erlernter Hilflosigkeit. Sie klagen immer weitere Unterstützung ein, ohne dass sie sie auch jeweils nutzen, weil sie die Verletzung ihres Selbstwertgefühls nicht verwinden können. Nicht wenige dieser Patienten nehmen eine „rentenneurotische" Entwicklung.

Compliance als Resultat der Arzt-Patient-Beziehung

Die Problematik chronischer Erkrankungen verschärft sich in einer Umwelt, die besonderes Gewicht auf Jugendlichkeit, Fitness und (unbegrenzte) Belastbarkeit sowie Entwicklungsmöglichkeiten legt. Die regelmäßigen therapeutischen Maßnahmen stellen immer auch eine Erinnerung an die relative Insuffizienz dar, weswegen psychische Prozesse der Verleugnung bzw. Verdrängung die **Compliance** beeinträchtigen (Abb. 1.5). Kommen hierzu noch Nebenwirkungen, die gravierender imponieren als die Beein-

Die internistische Untersuchung und der Umgang mit dem Kranken

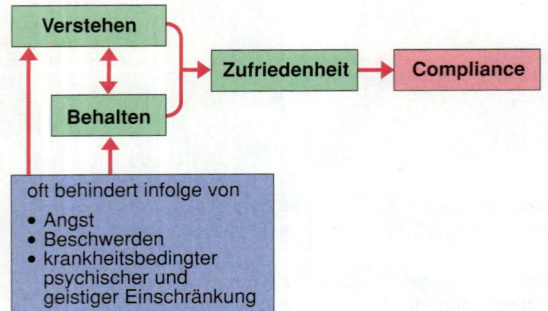

Abb. 1.5 Die Compliance wird durch Probleme in der Arzt-Patienten-Kommunikation (Verleugnung/Verdrängung) stark beeinflusst.

trächtigungen durch die diagnostizierte Störung oder Krankheit selbst, so ist dies der Compliance weiter abträglich. Dies betrifft insbesondere die für verschiedene Krankheiten bekannten Risikofaktoren und deren Beeinflussung, wie Rauchen, Hypercholesterinämie und Hypertonie im Vorfeld, aber auch – bei manifester Atherosklerose mit kardialen, zerebralen oder peripheren Symptomenkomplexen – im Gefolge.

Mit einer deutlichen Besserung der Compliance ist erst dann zu rechnen, wenn die **ärztliche Reaktion** angemessen ist, d.h., wenn die diagnostizierte Störung im **Lebenszusammenhang** der Patienten gesehen wird, die angestrebten Maßnahmen an die **konkreten Lebensumstände** angepasst werden, die Nebenwirkungen frühzeitig thematisiert und in Beziehung zu der vorliegenden Symptomatik gewichtet werden.

Praxis

So kann beispielsweise bei einem Mann um die 40 mit einer Hypertonie und Zeichen der koronaren Herzkrankheit eine beginnende involutive Problematik mit Potenzstörungen, Angst vor Unzulänglichkeit und Versagen in Beruf und Familie vorliegen, die durch einen Betablocker noch forciert werden kann. Bekommt der Patient erst über den Beipackzettel Kenntnis hiervon, so ist die Wahrscheinlichkeit von Noncompliance, Vorwurfshaltung, Unsicherheit und Misstrauen gegenüber der behandelnden Ärztin oder dem Arzt sehr groß.

Compliance und Lebensqualität

Ähnlich verhält es sich mit **Diäten.** Diese werden in ihrer Wertschätzung zwar von Patienten vielfach über Medikamente gestellt, zugleich ist die Therapieadhärenz mit Medikamenten besser als mit einer Diät, weil Letztere einen wesentlich tiefer greifenden Einschnitt in die **Lebensführung,** liebgewonnene Gewohnheiten u.a. darstellt. Stellt man sich vor, dass die Fette im Wesentlichen die Geschmacksträger darstellen, so wird deutlich, dass eine fettreduzierte cholesterinarme Kost für viele Patienten eine erhebliche Minderung ihrer **Lebensqualität** darstellen kann. Ein noch so gut ausgearbeiteter Diätplan nach ernährungsphysiologischen Gesichtspunkten wird deshalb oft frühzeitig unterlaufen, der Kranke leidet unter Schuldgefühlen, kommt unter Spannung und damit unter Stress. Konzessionen an die individuellen, aber auch familiären und

beruflichen Zusammenhänge des Patienten und auf diese abgestimmte Empfehlungen haben wesentlich bessere Chancen, befolgt zu werden.

Psychosoziale Komplikationen nach medizinischen Interventionen

Ein nicht geringer Teil von Patienten, die nach mehr oder minder umfangreichen Interventionen in der somatischen Dimension gesund oder wesentlich gebessert entlassen werden, hat in der Folge psychosoziale Probleme, die im Zusammenhang mit diesen Interventionen stehen. Besonders auffällig wird dies im Zusammenhang mit Dialyse, Bestrahlung, Zytostase, Bypassoperationen, Schrittmacherimplantationen, Transplantationen u.Ä. So haben die Patienten vielfach recht bizarre Vorstellungen davon, was mit ihnen geschieht ist, sie haben Schwierigkeiten, die „Prothese" oder das neue Organ in ihr Körperschema zu integrieren, und werfen so bisweilen psychosoziale Probleme auf.

Die Rolle als Patient

Ist der Patient wieder bei seinem primärversorgenden Internisten oder Allgemeinarzt, dann zeigt sich, dass die angestrebte psychosoziale und berufliche Rehabilitation trotz hervorragender pathologisch-anatomischer und physiologischer Rehabilitation vielfach nicht gelingt. Vielmehr leiden die Patienten, z.T. auch die Ehepartner, jetzt unter einer Vielzahl psychovegetativer Beschwerden, nicht selten kombiniert mit dysphorisch-depressiven Verstimmungen. Das Kardiologenehepaar Halhuber bringt dies für die koronare Herzkrankheit auf die Formel „eine Krankheit – zwei Patienten".

Oft verändern sich infolge der (chronischen) Erkrankung die Rollen innerhalb der Familien. Nachdem der Patient in der biomedizinischen Dimension wieder weitgehend hergestellt ist, verlieren diese Rollen ihre bisherige Berechtigung. Eine Rückkehr zu den alten Rollenmustern stößt aus unterschiedlichen Motiven sowohl beim Patienten wie auch bei den Angehörigen auf Widerstände und führt zu Konflikten, auf die mit „Flucht bzw. Verharren in Krankheit" reagiert wird. Zum Verständnis dieses Prozesses ist das verhaltenspsychologische Modell der erlernten Hilflosigkeit für depressive Entwicklungen nützlich.

Erkrankungen mit existentieller Gefährdung

Die heutigen intensivmedizinischen Maßnahmen, aufwendige operative Eingriffe mit komplexen Nachsorgenotwendigkeiten (Transplantationen) sowie die modernen Möglichkeiten der Malignomtherapie erlauben es, viele der früher mehr oder minder schnell zum Tode führenden Erkrankungen gut zu behandeln. Dies ist oftmals mit einer erheblichen Lebensverlängerung bei verbesserter Lebensqualität des Kranken verknüpft. Daraus erklären sich zum einen die hohen Erwartungen und die Aufopferungsbereitschaft, andererseits können tiefe Enttäuschungen resultieren. So kann bei vielen medizinischen Maßnahmen nicht vorhergesagt werden, welche Patienten davon profitieren und welche sterben werden, möglicherweise sogar noch früher als ohne diese Maßnahme. Dies bringt den Kranken, seine familiäre Umwelt, aber auch die behandelnden

Schwestern, Pfleger oder Ärzte in Situationen der (sie häufig überfordernden!) existenziellen Enge und Not, der hohen Erwartungen und evtl. Enttäuschungen und macht es notwendig, sich mit Sterben und Tod auseinander zu setzen. Vielfach ist es die Aufgabe gerade des Arztes, Sterbebegleitung zu leisten, den Tod zu akzeptieren und dem Patienten, häufiger noch dessen familiärer Umgebung zu helfen, den Tod anzunehmen.

Haltung zu Sterben und Tod

Aus diesen Situationen erwachsen seelische Anspannungen, soziale Belastungen und geistige Herausforderungen. Sie münden oft in wechselseitige Vorwürfe, in Ablehnung von Patienten, in Verleugnung und Verdrängung, depressive Verstimmungen, Suchtverhalten u. a., was mit Begriffen wie „Burn Out" bzw. „Burned Out Syndromes" belegt wird. Angesichts des Anspruches der Medizin, Leben zu verlängern, Lebensqualität zu erhöhen bzw. verlorene Freiheitsgrade wiederherzustellen, wird leicht aus dem Blick verloren, dass keine medizinische Maßnahme den Tod verhindern kann, der Tod kein „unvermeidlicher Betriebsunfall", sondern untrennbar mit dem Leben verbunden ist. Deshalb gehört es zu den vornehmen ärztlichen Aufgaben, ein würdiges Sterben zu ermöglichen. Einer integrierten Psychosomatik – als Haltung! – kommt dabei die Aufgabe zu, Patienten stützend über einen häufig viele Wochen oder Monate dauernden Diagnostik- und Therapieprozess zu begleiten, ohne dabei auf „Lohn" durch Besserung oder gar Heilung des Patienten bauen zu können, wissend, dass der Patient sicher etwas von uns mitnimmt, nicht wissend, ob er unser „Unvermögen, ihn zu retten", verzeiht.

Behandlung der Behandler

Psychosomatik als „Fachdisziplin" hat die Aufgabe, diese Aspekte bei Bedarf den behandelnden Ärzten und dem Pflegepersonal transparent und plausibel zu machen und sie so in der Wahrnehmung dieser heiklen Aufgaben zu unterstützen. „Psychosoziale Instrumente" wie Balint-Gruppen, Supervisions- und Gesprächsgruppen können dabei helfen, den Beteiligten die Mechanismen bzw. Bewältigungsstrategien wie Verdrängung, Verleugnung, Prozesse der Akzeptanz u. a. zu verdeutlichen, auf die angesichts existenzieller Extremsituationen zurückgegriffen wird.

1.6 Klinische Epidemiologie

U. Keil

1.6.1 Definition und Entwicklung

Epidemiologie bedeutet wörtlich übersetzt „die Lehre von dem, was über das Volk gekommen ist". Eine prägnante Definition stammt von MacMahon: Danach ist Epidemiologie „die Untersuchung der Verteilung und der Determinanten der Krankheitshäufigkeit in menschlichen Bevölkerungsgruppen". Mit dieser Definition sind die wichtigsten Stichworte gegeben: Verteilung, Häufigkeit, Determinanten. Offensichtlich sind Kenntnisse der Verteilung und der Häufigkeit einer Krankheit Voraussetzung dafür, ihren Ursachen auf die Spur zu kommen. Aus der Definition von MacMahon geht auch hervor, dass die Epidemiologie eine Basiswissenschaft von Public Health ist.

Seit der wissenschaftlichen Begründung der Epidemiologie Mitte des 19. Jahrhunderts durch Ignaz Philipp Semmelweis (Untersuchung des Kindbettfiebers in Wien) und John Snow (Untersuchung der Choleraepidemien in London) ist die Krankheitsursachenforschung das wichtigste Ziel der Epidemiologie geblieben. In den Industrieländern gilt das Interesse der Epidemiologen seit dem Ende des Zweiten Weltkrieges allen Faktoren, welche die Häufigkeit und Verteilung von Krankheiten bestimmen – seien sie akut oder chronisch, somatisch oder psychisch, übertragbar oder nicht übertragbar.

In der klinischen Medizin hat die Epidemiologie in den letzten zwei Jahrzehnten stark an Bedeutung gewonnen. Es wurde immer deutlicher, dass viele Fragen der klinischen Medizin von den Disziplinen der Grundlagenforschung und von klinischen Fallstudien allein nicht beantwortet werden können. Beispielsweise kann die Frage, ab welchem Blutdruckwert ein Patient medikamentös behandelt werden soll, nur mit epidemiologischen Daten beantwortet werden. A. L. Cochrane hat in diesem Zusammenhang vor mehr als 25 Jahren den Satz geprägt: „Wir müssen den Punkt auf der Verteilungskurve (z. B. des Blutdrucks) finden, ab dem die Therapie mehr Nutzen als Schaden bringt." Damit hat er den Anstoß für die Durchführung methodisch einwandfreier randomisierter, kontrollierter Studien gegeben.

1.6.2 Fragestellungen

Unter klinischer Epidemiologie verstehen wir die Anwendung epidemiologischer Verfahren und Methoden auf Fragestellungen der klinischen Medizin. Die wichtigsten Fragen, die von der klinischen Medizin an die klinische Epidemiologie gestellt werden, lauten:

- Ist eine Person krank oder gesund, oder handelt es sich um einen Grenzfall? Beispiel: Patient mit persistierendem diastolischen Blutdruck von 90 mmHg.
- Wie valide sind Verfahren und Tests zur Diagnosefindung bei einer bestimmten Erkrankung? Beispiel: Früherkennung und Diagnose des Kolonkarzinoms.
- Wie häufig und in welchen Bevölkerungsgruppen tritt eine Erkrankung auf? Beispiel: Acquired Immunodeficiency Syndrome (AIDS) oder Creutzfeldt-Jakob-Erkrankung.
- Welche Faktoren stehen in Beziehung zu einem erhöhten Risiko für eine bestimmte Erkrankung? Beispiel: Risikofaktoren der koronaren Herzkrankheit (KHK).
- Wie sieht die Prognose bei einer bestimmten Krankheit aus? Beispiel: Überlebenswahrscheinlichkeit für Patienten mit Bronchialkarzinom.
- Welchen Einfluss hat die Therapie auf den Verlauf einer Erkrankung? Beispiel: Tragen Kalziumantagonisten bei KHK-Patienten zur Verminderung oder Erhöhung des Reinfarktrisikos bei?
- Haben Krankheitsfrüherkennungsmaßnahmen (Screening-Tests) mit anschließender Behandlung Einfluss auf den Verlauf einer bestimmten Krankheit? Beispiel: Tragen frühzeitige (ab dem 40. Lebensjahr) und häufige (jährliche) Mammographien mit anschließender Be-

handlung (bei positiven Befunden) zur Heilung bzw. zu erhöhten Überlebensraten bei Patientinnen mit Mammakarzinom bei?
- Welche Faktoren sind als Ursachen einer bestimmten Erkrankung anzusehen? Diese Frage ist zweifellos die Königsfrage der Epidemiologie; denn wenn man die Ursachen einer Erkrankung kennt, kann man durch Vermeidung oder Verminderung der ursächlichen Faktoren das Auftreten dieser Erkrankung verhindern. Beispiel: Durch Nichtrauchen können über 90 % aller Bronchialkarzinomfälle und etwa 30 % aller Herzinfarktfälle verhindert werden. Laut Statistischem Bundesamt starben 1997 in Deutschland 37248 Menschen an einem Bronchialkarzinom und 178650 an einer koronaren Herzkrankheit (ICD-9 410–414).

Ziel der klinischen Epidemiologie ist es, zur „Good Clinical Practice" beizutragen, indem sie für den Kliniker Methoden und Verfahren entwickelt, die es ihm/ihr ermöglichen, valide klinische Entscheidungen zum Wohle des Patienten zu treffen. Dies bedeutet, dass klinisch tätige Mediziner, auch wenn sie nicht aktiv Forschung betreiben, epidemiologische Methoden und Denkweisen kennen müssen, um aus der wissenschaftlichen Literatur die für ihre Patienten richtigen Schlüsse ziehen zu können. Deshalb sind Kenntnisse der klinischen Epidemiologie für einen Kliniker ebenso wichtig wie solche der Pathologie, Biochemie, Pharmakologie und Molekularbiologie. In den angelsächsischen Ländern wird die klinische Epidemiologie als eine der „Basic Sciences" angesehen, ohne die eine moderne Medizin nicht denkbar ist. Das für die Weiterentwicklung der Medizin so wichtige Gebiet der evidenzbasierten Medizin (und Cochrane Collaboration) geht auf den britischen Epidemiologen A. L. Cochrane und den kanadischen Epidemiologen D. L. Sackett zurück. Unter evidenzbasierter Medizin (EBM) verstehen wir den bewussten, expliziten und angemessenen Einsatz der gegenwärtig besten Evidenz bei Entscheidungen über die medizinische Versorgung einzelner Patienten (s. Kap. 3.2).

1.6.3 Studienformen

Um den vielfältigen Aufgaben, die sich der klinischen Epidemiologie stellen, gerecht zu werden, bedient man sich verschiedener Studienpläne. Als übergeordnetes Schema kann man die Einteilung in deskriptive, analytische und experimentelle Studien ansehen.
- In **deskriptiven Studien** werden Häufigkeit und Verteilung einer oder mehrerer Krankheiten oder Risikofaktoren in einer definierten Population beschrieben: Querschnittsstudien fallen in diesen Bereich. Aus ihnen können Prävalenzen, nicht Inzidenzen berechnet werden.
- **Analytische Studien** haben zum Ziel herauszufinden, welche Faktoren dafür verantwortlich sind, dass eine Gruppe von Personen erkrankt und eine andere nicht. Die Fragestellungen, die in analytischen Studien untersucht werden, ergeben sich aus Beobachtungen am Krankenbett, in der ärztlichen Praxis, am Arbeitsplatz oder aus deskriptiven Untersuchungen. Fall-Kontroll-Studien und Kohortenstudien sind die wichtigsten Studientypen in dieser Kategorie.
- Mit **experimentellen bzw. Interventionsstudien** (Randomized Controlled Trials = RCT) werden Hypothesen geprüft, indem man untersucht, ob sich die Häufigkeit einer Krankheit in einer Population oder Patientengruppe verändert, wenn sich die Exposition gegenüber dem als ursächlich angesehenen Faktor ändert.

Abbildung 1.6 zeigt die zeitliche Dimension der verschiedenen epidemiologischen Beobachtungsstudien. Abbildung 1.7 zeigt die zeitliche Dimension einer Interventionsstudie bzw. eines RCT.

Fall-Kontroll-Studie

Engl. Begriff: Case-Control Study

Fall-Kontroll-Studien gehen vom eingetretenen Effekt, d.h. von Patienten mit einer bestimmten Krankheit aus und versuchen, rückblickend die Ursachen dieser Krankheit zu finden. Dazu benötigen wir einerseits Personen, welche die in Frage stehende Krankheit haben (Fälle, Patienten), und andererseits solche, welche die Krankheit nicht haben (Kontrollen, Vergleichspersonen). Die beiden Gruppen werden im Hinblick auf bestimmte Expositionsvariablen (z.B. Asbest oder Lösungsmittel) miteinander verglichen. Findet man z.B. in einer solchen Studie, dass Patienten mit Kehlkopfkrebs häufiger asbestexponiert waren als (methodisch richtig) ausgewählte Kontrollpersonen, dann liegt der Schluss nahe, dass es sich bei der Asbestexposition um einen Risikofaktor für Kehlkopfkrebs handelt. Voraussetzung für eine solche Schlussfolgerung ist aber auch, dass im Datensatz keine Verzerrung (Bias) vorlag und dass bei der Datenanalyse potentielle Störvariablen (Confounder) adjustiert wurden. Als Störvariable ist hier besonders an das Rauchverhalten zu denken. Unter einer Störvariable (Confounder) verstehen wir eine Variable, die in Beziehung zur Exposition und zur Krankheit stehen muss und die zu untersuchende Beziehung beeinflussen bzw. stören kann. Fall-Kontroll-Studien sind für die klinische Epidemiologie von besonderer Bedeutung, weil sie im klinischen Umfeld relativ zügig durchgeführt werden können.

Kohortenstudie

Engl. Begriff: Cohort Study

Bei einer Kohortenstudie geht man von bestimmten Expositionen bzw. vermuteten ursächlichen Faktoren aus und sucht nach möglichen Effekten, z.B. nach einer Krankheit. Dabei kann man Personen mit bestimmten Charakteristika (Exponierte) und Personen ohne solche (Nicht-Exponierte) unterscheiden. Bei dieser Untersuchungsform geht man also von Gesunden aus und vergleicht exponierte mit weniger exponierten oder nicht exponierten Personen. Kohortenstudien haben den großen Vorteil, dass man die Beziehungen zwischen Exposition und Krankheit im zeitlichen Verlauf analysieren kann; sie ermöglichen auch die direkte Berechnung von relativen Risiken.

Eine besondere Variante der Kohortenstudie ist die historische Kohortenstudie, auch prospektive Studie mit zurückverlegtem Ausgangspunkt genannt. Mit diesem Ansatz ist es möglich, viele Jahre an Verlaufsbeobachtungen „einzusparen". Dieser Studientyp spielt in der betrieblichen Epidemiologie (Occupational Epidemiology) eine wichtige Rolle (s. Abb. 1.6).

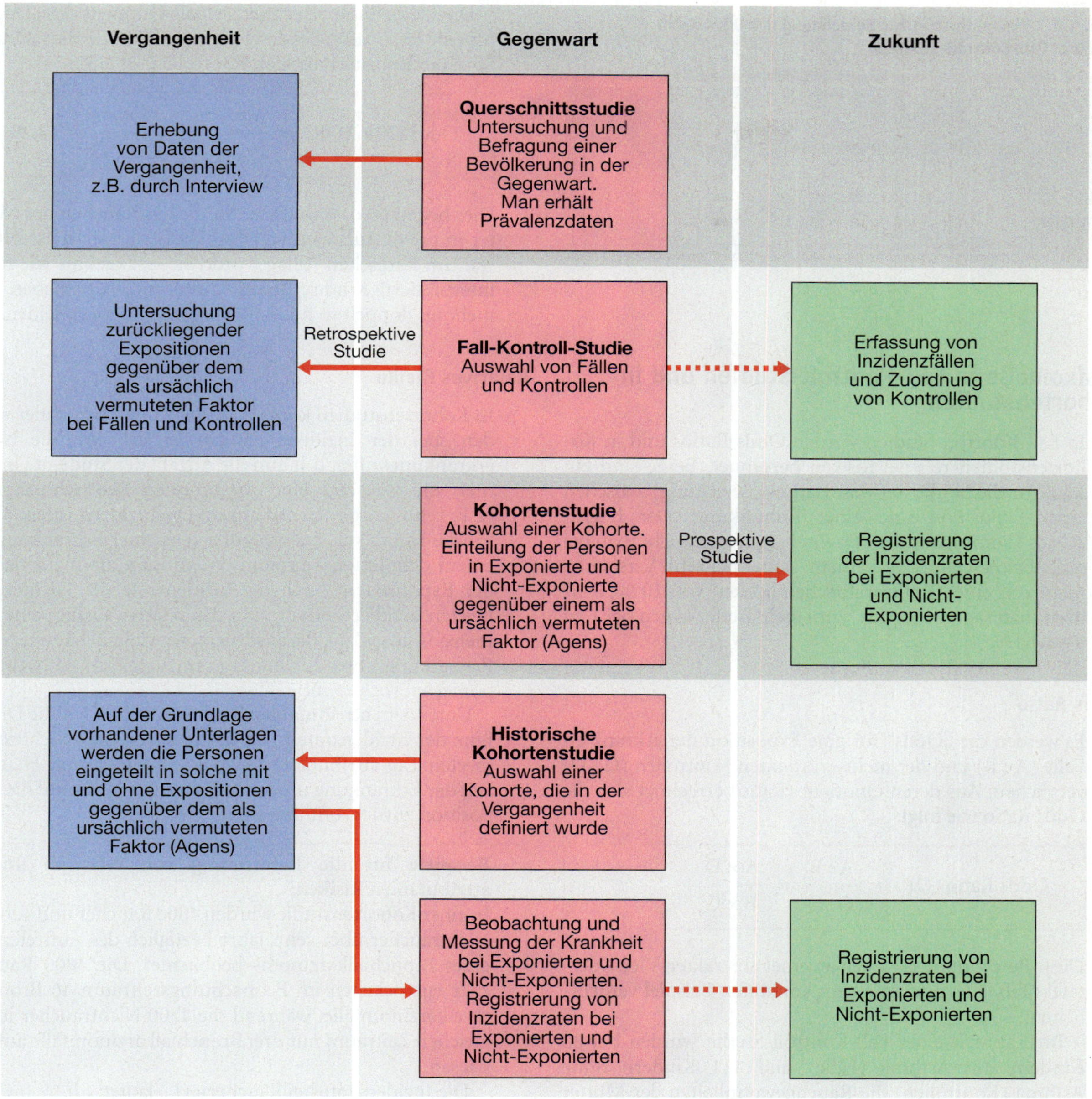

1.6 Klinische Epidemiologie

Abb. 1.6 Pläne epidemiologischer Beobachtungsstudien und ihre zeitliche Dimension (in Anlehnung an Mausner und Kramer).

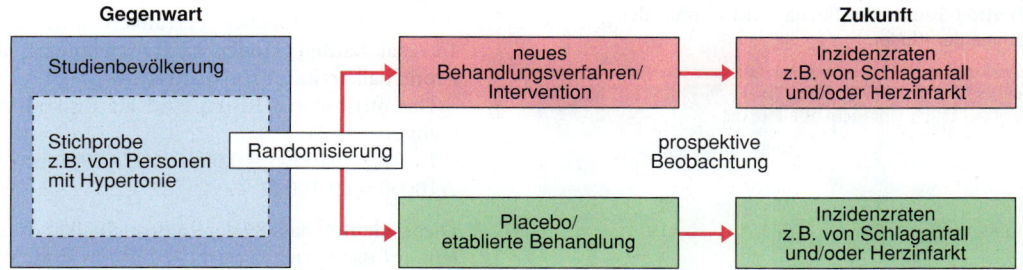

Abb. 1.7 Plan und zeitliche Dimension einer Interventionsstudie (randomisierte kontrollierte Studie = RCT).

Die internistische Untersuchung und der Umgang mit dem Kranken

Tab. 1.6 Vierfeldertafel zur Berechnung der Odds Ratio in einer Fall-Kontroll-Studie.

	Exposition ja	nein	
Fälle	A	B	$OR = \dfrac{A \cdot D}{B \cdot C}$
Kontrollen	C	D	

Risikomaße in Fall-Kontroll-Studien und in Kohortenstudien

In Fall-Kontroll-Studien werden Odds Ratios und in Kohortenstudien relative Risiken berechnet. Beide sind ein Maß für die Stärke der Assoziation (Beziehung) zwischen einer Exposition und einer Erkrankung. Der Begriff „Odds" kommt aus dem Englischen. Dort spricht man bei einer Erfolgschance von einem Treffer bei zehn Versuchen nicht von einer Trefferwahrscheinlichkeit von 10 %, sondern man sagt die „Odds" für einen Treffer liegen bei 1 zu 9 oder 1/9.

Odds Ratio

Es werden die „Odds" für eine Exposition der erkrankten Fälle (A : B) und der nicht-erkrankten Kontrollen (C : D) verglichen. Aus deren Quotient (Ratio) errechnet sich die Odds Ratio wie folgt:

$$\text{Odds Ratio (OR)} = \dfrac{A:B}{C:D} = \dfrac{A \times D}{B \times C}$$

Diese Berechnung lässt sich an einer abstrakten Vierfeldertafel (Tab. 1.6) und an einem konkreten Beispiel verdeutlichen:

Im Rahmen einer Fall-Kontroll-Studie wurden bei 88 Kindern mit Asthma (Fälle) und 411 Kindern ohne Asthma (Kontrollen) die Rauchgewohnheiten der Mütter untersucht. Die erhobenen Zahlen konnten in eine Vierfeldertafel eingesetzt werden (Tab. 1.7).

Tab. 1.7 Vierfeldertafel zur Berechnung der Odds Ratio in einer Fall-Kontroll-Studie zum Thema Raucherstatus der Mütter und Asthma der Kinder.

	Rauchende Mutter ja	nein	
Fälle (Asthma)	13	75	88
Kontrollen (kein Asthma)	29	382	411
	42	457	499

Die Odds Ratio errechnet sich als Quotient der „Odds" für eine Exposition bei den Fällen (13/75) und den „Odds" für eine Exposition bei den Kontrollen (29/382).

$$\text{Odds Ratio (OR)} = \dfrac{13:75}{29:382} = \dfrac{13 \times 382}{29 \times 75} = 2{,}28$$

Dies bedeutet, dass in dieser Studie das Rauchen der Mutter mit dem Auftreten von Asthma bei Kindern assoziiert war. Im klinischen Alltag würde dieses Ergebnis wie folgt interpretiert: Kinder, deren Mütter rauchen, haben ein mehr als doppelt so hohes Risiko, an Asthma zu leiden.

Relatives Risiko

In Kohortenstudien können Inzidenzraten berechnet werden. Bei der Inzidenz handelt es sich um die Neuerkrankungsziffer, d.h. um die Anzahl der Studienteilnehmer, die während einer bestimmten Beobachtungszeit (z.B. zehn Jahre) neu erkranken. Die Inzidenz ist ein Maß für die Häufigkeit des Neuauftretens einer Erkrankung in einem definierten Zeitraum. Wenn man die Inzidenzrate der Exponierten durch die Inzidenzrate der Nichtexponierten dividiert, erhält man das **relative Risiko**, eine dimensionslose Zahl, die ausdrückt, wievielmal häufiger eine Erkrankung unter Exponierten im Vergleich zu Nichtexponierten vorkommt.

Unter dem **attributablen Risiko** verstehen wir die Differenz der Inzidenzraten von Exponierten und Nichtexponierten. Das attributable Risiko ist ein Maß für die Häufigkeit der Erkrankung unter den Exponierten, die auf die Exposition zurückzuführen ist.

Beispiele für die Berechnung von relativen und attributablen Risiken:

In einer Kohortenstudie wurden 4800 Raucher und 4200 Nichtraucher über zehn Jahre bezüglich des Auftretens eines Bronchialkarzinoms beobachtet. Die 4800 Raucher entwickelten im Beobachtungszeitraum 46 Bronchialkarzinomfälle, während die 4200 Nichtraucher im gleichen Zeitraum nur drei Bronchialkarzinomfälle aufwiesen.

Die Inzidenzrate bei Rauchern (I_R) lautet:

$I_R = 46/4800 = 0{,}0096$ oder 96 pro 10000 Raucher in zehn Jahren.

Die Inzidenzrate bei Nichtrauchern (I_{NR}) lautet:

$I_{NR} = 3/4200 = 0{,}0007$ oder 7 pro 10000 Nichtraucher in zehn Jahren.

Die Berechnung des relativen Risikos sieht wie folgt aus:

$I_R/I_{NR} = 0{,}0096/0{,}0007 = 13{,}7$

Das heißt, Raucher erkranken über zehn Jahre 13,7mal häufiger (oder 1370 % häufiger) an einem Bronchialkarzinom als Nichtraucher.

Das attributable Risiko wird als Risikodifferenz berechnet:

$I_R - I_{NR} = 0{,}0096 - 0{,}0007 = 0{,}0089$ oder 96/10000 − 7/10000 = 89/10000

Dies bedeutet, dass 89 der 96 Bronchialkarzinomfälle allein auf das Rauchen zurückzuführen sind. Wenn man das attributable Risiko als Prozentsatz darstellt, dann ergibt sich folgende Berechnung:

$$\frac{I_R - I_{NR}}{I_R} \times 100 = \frac{0{,}0096 - 0{,}0007}{0{,}0096} \times 100 = 93$$

Das heißt, 93 % aller Bronchialkarzinomfälle sind auf das Rauchen zurückzuführen.

Experimentelle Studien

Synonym: Randomisierte kontrollierte Studien = Interventionsstudien
Engl. Begriff: Randomized Controlled Trials

Experimentelle Studien, d.h. Randomized Controlled Trials, haben seit den Arbeiten von A. L. Cochrane in der Medizin eine enorme Bedeutung gewonnen. Bei der Bewertung und Beurteilung neuer Therapieverfahren sind sie heute unentbehrlich geworden. Der Vorteil dieser Studienform liegt darin, dass durch das Randomisierungsverfahren erreicht wird, dass Therapie und Kontroll-(Plazebo-)Gruppe strukturgleich sind. So kann, wie in einem Experiment, der Effekt einer Intervention auf das Risiko für eine bestimmte Erkrankung (z.B. Herzinfarkt oder Schlaganfall) gemessen und quantifiziert werden. Bei der blutdruck- und lipidsenkenden Therapie z. B. wissen wir aufgrund von vielen randomisierten kontrollierten Studien und entsprechenden Metaanalysen, dass eine Senkung des diastolischen Blutdrucks um 1 mmHg zu einer durchschnittlichen Senkung des Schlaganfallrisikos von 6–7 % und des KHK-Risikos von 2–3 % und eine 1%ige Senkung des Gesamtcholesterins zu einer 2- bis 3%igen Senkung der Morbidität und Mortalität an KHK führen. Randomisierte kontrollierte Studien werden ähnlich wie prospektive Kohortenstudien analysiert, indem man relative Risiken und Überlebenszeiten berechnet.

1.6.4 Ausblick

Ein wichtiger Indikator für den zunehmenden Stellenwert der Epidemiologie im Bereich der klinischen Medizin ist die Tatsache, dass der Anteil epidemiologischer und klinisch-epidemiologischer Artikel in der medizinischen Literatur wächst und zurzeit schon bei über 30 % liegt.

Die klinische Epidemiologie spielt bei der Überwachung der Sicherheit von Arzneimitteln eine wichtige Rolle. Hier sollen nur die Untersuchungen zu Thalidomid, oralen Antidiabetika, oralen Kontrazeptiva und Asthmasprays genannt werden. Auch bei der Beurteilung von Nebenwirkungen und Komplikationen verschiedener Operationsverfahren sind wir auf epidemiologische Untersuchungen angewiesen.

Der Beitrag der Epidemiologie zur Krankheitsursachenforschung, Gesundheitsförderung, Krankheitsfrüherkennung sowie Bewertung und Beurteilung (Evaluation) der Qualität der medizinischen Versorgung ist für eine moderne Medizin unverzichtbar. Die aus der angelsächsischen Medizin stammende Entwicklung einer „Evidence Based Medicine" zielt letztendlich darauf ab, möglichst viele Entscheidungen im klinischen Alltag „Evidence Based" zu treffen, d.h. auf der Basis klinisch-epidemiologischer Daten.

Zur weiteren Information

Literatur

Das ärztliche Gespräch und die Anamnese

Schusdziarra, V.: Leitsymptome in der Inneren Medizin. Eine praxisorientierte Anleitung für Studenten. Urban & Schwarzenberg, München–Wien–Baltimore 1997.

Scriba, P., A. Pforte (Hrsg.): Taschenbuch der medizinisch-klinischen Diagnostik. Springer, Berlin–Heidelberg–New York 2000.

Das Informations- und Aufklärungsgespräch

Schlund, G. H.: Aufklärung im Rahmen ärztlicher Tätigkeiten. Internist 3, 1998, 328–31.

Die körperliche Untersuchung

Schusdziarra, V.: Leitsymptome in der Inneren Medizin. Eine praxisorientierte Anleitung für Studenten. Urban & Schwarzenberg, München–Wien–Baltimore 1997.

Psychosomatische Grundlagen in der Inneren Medizin

Alexander, F.: Psychosomatische Medizin. de Gruyter, Berlin 1951/1985.

Frerichs, T. v.: Eröffnungsrede des I. Kongresses für Innere Medizin. In: Lasch, H. G., B. Schlegel (Hrsg.) ebd., 1982, S. 13–17.

Uexküll, Th. v.: Psychosomatische Medizin, 2. Aufl. Urban & Schwarzenberg, München 1996.

Weizsäcker, V. v.: Ärztliche Fragen. Gesammelte Schriften, Bd. 5, Suhrkamp, Frankfurt/Main 1986, S. 259–342.

Klinische Epidemiologie

Cochrane, A. L.: Effectiveness and Efficiency. Random Reflections on Health Services, 2nd edition. The Nuffield Provincial Hospitals Trust, Cambridge University Press 1989.

Fletcher, R. H., S. W. Fletcher, E. H. Wagner: Clinical Epidemiology – the Essentials, 3rd edition. William & Wilkins, Baltimore 1996.

Friedman, L. M., C. D. Furberg, D. L. DeMets: Fundamentals of Clinical Trials, 2nd printing. Wright, Boston–Bristol–London 1982.

Hennekens C. H., J. E. Buring: Epidemiology in Medicine. Little, Brown 6 Co. Boston–Toronto–London 1987.

Keil, U.: Epidemiologie der Hypertonie. In Klaus D. (Hrsg.): Manuale hypertonologicum. Dustri Deisenhofen 1997, S. 1–22.

Last, J. M. (ed.): A dictionary of Epidemiology, 3rd edition. Oxford University Press 1995.

MacMahon, B., Th. F. Pugh: Epidemiology – Principles and Methods. Little, Brown & Co. Boston–Toronto–London 1970.

Mausner, J. S., S. Kramer: Epidemiology – an Introductory Text. Saunders Philadelphia 1985.

Sackett, D. L., R. B. Hayes, G. H. Guyatt, P. Tugwell: Clinical Epidemiology – a Basic Science for Clinical Medicine, 2nd edition. Little, Brown & Co. Boston–Toronto–London 1991.

Statistisches Bundesamt (Hrsg.): Statistisches Jahrbuch für die Bundesrepublik Deutschland 1999. Metzler-Poeschel, Stuttgart 1999.

Aktuelle Seiten im Internet

Psychosomatische Grundlagen in der Inneren Medizin

http://www.rz.charite.de/psychosomatik/
http://www.uni-essen.de/psychosomatik/
http://www.med.uni-heidelberg.de/med/allgemeine.html

Keywords

Das ärztliche Gespräch und die Anamnese

Inspektion ◆ ärztliches Gespräch ◆ Anamnese

Die körperliche Untersuchung

Beschwerden ◆ Symptome ◆ Untersuchungsbefunde

Psychosomatische Grundlagen in der Inneren Medizin

Integrierte Psychosomatik ◆ medizinische Anthropologie ◆ Arzt-Patient-Beziehung ◆ funktionelle Syndrome ◆ Compliance ◆ Lebensqualität

2 Prinzipien der internistischen Diagnostik

2.1	**Klinisch-chemische Verfahren**	22
2.1.1	Enzymdiagnostik	22
2.1.2	Plasmaproteine	23
	C-reaktives Protein (CRP)	23
	Myokardiales Troponin I und Troponin T (cTnT und cTnI)	24
2.1.3	Stoffwechseluntersuchungen	24
	Kohlenhydratstoffwechsel	24
	Fettstoffwechsel	24
2.1.4	Niere und Harnwege	25
2.1.5	Wasser- und Elektrolythaushalt	25
2.1.6	Hämatologische Untersuchungen	26
2.1.7	Blutstillung und Fibrinolyse	26
2.2	**Immunologische Verfahren**	27
2.2.1	Prinzipien immunchemischer Nachweistechniken	27
2.2.2	Nachweismethoden	28
	Direkter Nachweis von Antigenen oder Antikörpern	28
	Indirekter Nachweis von Antigenen oder Antikörpern	30
	Nachweis von Antigenen oder Antikörpern durch Markierung eines Reaktionspartners	30
2.3	**Molekulargenetische und zytogenetische Methoden in der Inneren Medizin**	32
2.3.1	Grundlagen	32
	Methodische Grundlagen der genetischen Diagnostik	32
	Das humane Genomprojekt	32
2.3.2	Zytogenetische Methoden	33
	Tumorzytogenetik	33
	Hybridisierungsverfahren	33
2.3.3	Molekulargenetische Analysen	36
	Rekombinante DNA-Techniken	36
	Klonierung von Genen	36
	Polymerase-Kettenreaktion (PCR)	37
	DNA-Sequenzanalyse	38
	Identifizierung von Genen oder Genfragmenten	38
	Transfektion	40
2.4	**Diagnostische Methoden in der Bakteriologie, Mykologie, Virologie und Parasitologie**	40
2.4.1	Allgemeine Voraussetzungen	40
	Mikroskopische Verfahren	41
	Kultureller Erregernachweis	41
	Antikörpernachweis	41
	Tierversuche	41
	Moderne Verfahren zum Erregernachweis	41
2.4.2	Bakteriologie und Mykologie	41
	Entnahme und Transport von Untersuchungsmaterial	41
	Erregernachweis	42
	Antikörpernachweis	43
	Befundinterpretation	43
2.4.3	Virologie	44
	Virusnachweis	44
	Antikörpernachweis	45
	Resistenztestung	45
	Befundinterpretation	46
2.4.4	Parasitologie	46
	Mikroskopische Untersuchungen	46
	Antikörpernachweis	47
	Molekularbiologische Methoden	47
	Befundinterpretation	47
2.5	**Bildgebende Verfahren**	47
2.5.1	Prinzipien des Methodeneinsatzes	47
2.5.2	Prinzipien der Bildgebung	49
	Methodik: Projektionsradiographische (PR) Verfahren	49
	Methodik: Schnittbildverfahren	52
	Methodik: Nuklearmedizinische Bildgebung bzw. Funktionsanalyse	54
	Kontrastmittel (KM)	57
	Patientenaufklärung	60
2.5.3	Minimal invasive bildgesteuerte Eingriffe (interventionelle Radiologie)	60
	Bildgesteuerte Punktion	60
	Drainage	61
	Perkutane Gefäßrekanalisation (Angioplastie, Lyse)	61
	Devaskularisation (Embolisation, Chemoperfusion)	62
	Varia	63
2.5.4	Anwendung bildgebender Verfahren	64
	Zentrales Nervensystem (Zerebrum, Rückenmark)	64
	Atmungsorgane (Pleura, Lunge, Mediastinum, Trachea)	65
	Kardiovaskuläres System (Herz, Gefäße)	67
	Abdomen (Peritonealhöhle, Leber, Gallesystem, Intestinum, Pankreas)	68
	Immun-(Zelluläres-)System (Milz, Knochenmark, Lymphome)	70
	Endokrinium (Hypophyse, Dienzephalon, Schilddrüse, Nebenschilddrüsen, Nebennieren)	71
	Uropoetisches System (Niere, Harnleiter, Harnblase)	72

Prinzipien der internistischen Diagnostik

Muskuloskelettales System (Skelett und Weichteile)		72
Reproduktives System (Mamma, Genitalorgane)		74
2.6 Das Elektrokardiogramm		**75**
2.6.1 EKG-Ableitungen		75
Ableitungsmethoden		75
Langzeit-EKG		75
Belastungs-EKG		76
Intrakardiales EKG		76
2.6.2 Normales EKG		76
Lagetypen		77
EKG-Interpretation		78
2.6.3 Pathologisches EKG		78
Erregungsleitungsstörungen		78
Arrhythmien		79
Myokardinfarkt		79
Akute Rechtsherzbelastung		80
Chronisches Cor pulmonale		80
Perikarditis		80
Elektrolytveränderungen		80
2.7 Invasive Diagnostik		**81**
2.7.1 Kardiovaskuläre Untersuchungen		81
Herzkatheteruntersuchung		81
Intravaskulärer Ultraschall (IVUS)		83
Endomyokardbiopsie		84
Elektrophysiologische Untersuchung		84
Angiographie peripherer Arterien		84
2.7.2 Diagnostische Endoskopie		85
Ösophagogastroduodenoskopie		85
Enteroskopie		85
Koloskopie		85
Endoskopische retrograde Cholangio-Pankreatikographie (ERCP)		85
Cholangioskopie		85
Bronchoskopie		85
Laparoskopie		86

Zur Orientierung

Grundlagen der internistischen Diagnostik sind nach wie vor die Anamnese und der klinische Befund. Der klinische Befund wird jedoch durch klinisch-chemische Methoden im weitesten Sinne, durch die zahlreichen bildgebenden Verfahren, durch mikrobiologische Untersuchungen mit ihren vielfältigen Möglichkeiten und – wenn erforderlich – durch invasive Verfahren abgesichert und dokumentiert. Diese Verfahren ersetzen nicht die gründliche klinische Untersuchung, die immer wegweisend sein sollte, sie sind aber fester Bestandteil jeder Diagnostik, Therapiekontrolle und Verlaufsbeobachtung.

2.1 Klinisch-chemische Verfahren

A. K. Krempien

Klinisch-chemische Untersuchungen sind ein unverzichtbarer Bestandteil der Diagnostik, Therapie und Verlaufsbeobachtung von Erkrankungen. Sie müssen immer aus dem klinischen Zusammenhang durchgeführt und beurteilt werden, da ungezielte Untersuchungen eine geringe Aussagekraft besitzen und mit einer unangemessenen Anzahl von Folgeuntersuchungen unwirtschaftlich werden. Im Weiteren sollen die in der Routine wichtigsten biochemischen Analyseverfahren und ihre praktische Anwendung kurz dargestellt werden.

2.1.1 Enzymdiagnostik

Synonym: analytische Bestimmung von Enzymaktivitäten in biologischem Material
Engl. Begriff: Diagnostics of Enzymatic Activities

Enzyme sind biologische Katalysatoren, die schon in geringen Mengen die Gleichgewichtseinstellung einer chemischen Reaktion herbeiführen können. Prinzipiell ist eine Unterteilung in zelluläre Enzyme (z. B. AP, CK, GPT), Sekretenzyme (z. B. Amylase, Lipase) und plasmatische Enzyme (z. B. CHE, Enzyme des Gerinnungs-, Fibrinolyse- und Komplementsystems) möglich.

- Zelluläre Enzyme als strukturelle oder zytoplasmatische Enzyme sind bei Gesunden nur in geringer Aktivität im Serum nachweisbar. Eine erhöhte Freisetzung dieser Enzyme ist daher Ausdruck der Zell- und Organschädigung des Herkunftsgewebes. Diese Enzyme sind nicht organspezifisch. Eine Differenzierung der Isoenzyme ermöglicht jedoch unter Umständen eine Zuordnung zum Herkunftsgewebe (z. B. Pankreasamylase oder CK-MB beim Myokardinfarkt).
- Sekretenzyme wie z. B. Esterasen werden physiologischerweise freigesetzt und sind häufig organspezifisch. Eine Konzentrationserhöhung oder -verminderung dieser Enzyme im Serum tritt bei Veränderung oder Störung der Organfunktion bzw. Elimination auf.
- Plasmatische Enzyme werden überwiegend in der Leber synthetisiert und in das Plasma abgegeben. Ihre Konzentration im Serum ist erniedrigt bei verminderter Syntheseleistung (z. B. Gerinnungsfaktoren, CHE bei Lebererkrankungen) oder erhöhtem Verbrauch (z. B. Gerinnungsfaktoren bei Verbrauchskoagulopathie).

Diagnostische Informationen werden gewonnen durch (Abb. 2.1):
- Bestimmung von **Enzymmustern** (Bewertung von Enzymaktivitäten in Relation zueinander)
- Verlaufsbeurteilung von **Enzymaktivitäten**
- Bestimmung von **Isoenzymen**

Enzymquotienten aus den Transaminasen als Basisenzyme können ebenfalls differentialdiagnostische Hinweise geben. Eine Abgrenzung von Leber, Herzmuskel, Skelettmuskel und Erythrozyten, die 90 % aller Enzymaktivitätsanstiege verursachen, ist durch die Quotienten CK/GOT und LDH/GOT möglich.

Eine Serum-Enzymdiagnostik soll Folgendes ermitteln:
1. **Nachweis einer Zellschädigung:** Abfall oder Anstieg bestimmter Enzymaktivitäten.
2. **Lokalisation der Schädigung** (Herkunftsorgan der Enzymaktivität): Beispiele für Leitenzyme bestimmter Gewebe: AP – Leber, Knochen; CK – quergestreifte Muskulatur, Herz; GPT, γ-GT, GLDH, LAP – Leber; Lipase – Pankreas; SP – Prostata, Knochen.
3. **Art, Ausprägung und Schwere der Schädigung:** Die Enzymaktivitätshöhe kann mit dem Ausmaß der Gewebeschädigung korrelieren.
4. **Stadium des pathologischen Prozesses:** Die Mechanismen, die eine Enzymfreisetzung und -elimination bewirken, zeigen jeweils typische Zeitverläufe; daraus resultieren charakteristische Aktivitäts-Zeit-Kurven, aus denen das Stadium der Erkrankung oft gut abgeschätzt werden kann.
5. **Differentialdiagnose der Krankheit eines Organs:** Durch Differenzierung von **Isoenzymen** kann eine erhöhte Enzymaktivität einem bestimmten Gewebe besser zugeordnet werden (z.B. CK-MB-Anteil größer 6 % bei erhöhter Gesamt-CK spricht für Herzinfarkt).

```
CK/GOT   < 10 → Herzmuskel
CK/GOT   > 10 → Skelettmuskel
LDH/GOT  > 12 → Erythrozyten
```

6. **Genetische Defekte:** z.B. Bestimmung atypischer Cholinesterasen nach verlängerter Apnoe durch verzögerten Abbau bestimmter Muskelrelaxanzien.

Bestimmungsmethoden

Die Enzymaktivitäten werden im **kinetischen, optischen Test** bestimmt. Dabei dient die photometrisch gemessene Absorptionsänderung eines Indikators pro Zeiteinheit als Maß für die Reaktionsgeschwindigkeit bei optimaler Substrat- und Hilfsenzymkonzentration. Meistens werden die Koenzyme NAD und $NADH_2$ als Indikatoren benutzt (optischer Test), seltener die Absorption des umgesetzten Substrats oder des entstehenden Produkts (kolorimetrischer Test).

Um Ergebnisse vergleichbar zu machen, wurde die **internationale Einheit (IU)** als diejenige Enzymmenge definiert, die unter optimierten und standardisierten Bedingungen die Umwandlung von 1 μmol Substrat pro Minute katalysiert.

Anwendung

Die Basisenzyme sind fett gedruckt, die übrigen Enzyme sollten nur gezielt zur Beantwortung spezifischer Fragestellungen einbezogen werden.
- Leber: **GPT, γ-GT, CHE,** GOT, GLDH, AP
- Gallenwege: **AP, γ-GT,** GLDH, GOT, GPT
- Pankreas: **Amylase (im Urin, im Serum),** Lipase
- Herzmuskel: **CK, CK-MB, GOT,** LDH, HBDH, Troponin I und T (s.u.)
- Skelettmuskel: **CK, CK-MB, GOT,** LDH
- Knochen: **AP,** LAP erniedrigt, γ-GT erniedrigt
- Blutzellen: **LDH,** α-HBDH

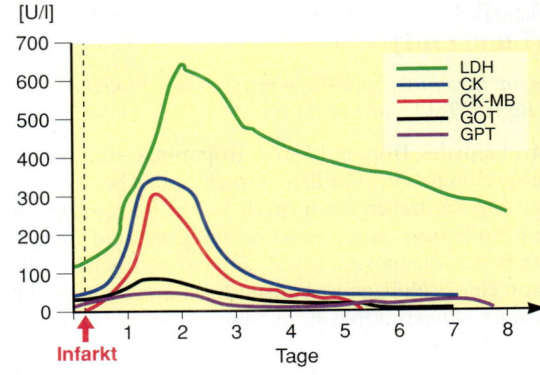

Abb. 2.1 Darstellung des typischen zeitlichen Verlaufs von Anstieg, Maximum und Abfall der für die Diagnostik des Herzinfarkts wichtigsten Enzymaktivitäten.

2.1.2 Plasmaproteine

Synonym: Proteine des Blutplasmas und der interstitiellen Flüssigkeit
Engl. Begriff: Plasmatic Proteins

Plasmaproteine werden in der Leber oder dem RES synthetisiert und erfüllen ihre primäre Funktion im Plasma, weniger in einem Zielorgan. Plasmaproteine sind z.B. Akute-Phase-Proteine, $α_1$-Antitrypsin, Transferrin, Immunglobuline und kardiales Troponin T.

C-reaktives Protein (CRP)

Synonym: entzündungsspezifisches Akute-Phase-Protein
Engl. Begriff: C-Reactive Protein

CRP ist im Gegensatz zur Blutsenkungsgeschwindigkeit ein entzündungsspezifisches Akute-Phase-Protein. Der Konzentrationsanstieg im Plasma weist auf ein akut-entzündliches Geschehen hin. Auch wenn keine klinische Symptomatik vorliegt, muss ein erhöhter CRP-Wert immer abgeklärt werden. Bei akut-entzündlichen Erkrankungen korreliert der CRP-Wert gut mit der Entzündungsaktivität und der in den Entzündungsprozess einbezogenen Gewebemenge. Bei chronischen Infektionen und bestimmten Autoimmunerkrankungen (z.B. Sjögren-Syndrom, systemischer Lupus erythematodes) treten entweder keine oder nur leichte Erhöhungen des C-reaktiven Proteins auf. Da eine Stimulation durch bestimmte Zytokine (z.B. IL-6) den CRP-Anstieg hervorruft, können auch zytokinbildende Tumoren (z.B. Morbus Hodgkin, Nierenzellkarzinom) eine erhöhte CRP-Konzentration im Plasma verursachen.

Indikation:
- Screening und Überwachung akuter infektiöser Zustände oder Bestätigung einer akuten organischen Erkrankung (Herzinfarkt, tiefe Beinvenenthrombose)
- chronische Erkrankungen (rheumatologische Erkrankungen, z.B. rheumatoide Arthritis; Morbus Bechterew) oder maligne Tumoren
- Überwachung einer antibakteriellen oder antiinflammatorischen Therapie

Myokardiales Troponin I und Troponin T (cTnT und cTnI)

Synonym: herzmuskelspezifische myofibrilläre Proteine
Engl. Begriff: Troponin T and I

Myokardiales Troponin I und Troponin T sind herzmuskelspezifische myofibrilläre Proteine, die bei Untergang von Myokardzellen rasch (nach 1–2 h) freigesetzt werden und im Serum oder Plasma nachweisbar sind. Aufgrund der hohen diagnostischen Sensitivität von nahezu 100 % kann eine Frühdiagnose von akuten koronaren Durchblutungsstörungen erfolgen. Es können grundsätzlich beide Troponine in der Infarktdiagnostik eingesetzt werden. Allerdings steht eine Standardisierung der verschiedenen cTnI-Assays noch aus. Die Bestimmung erfolgt bei Aufnahme, nach 6–9 und ggf. nach 12–24 h.

Indikation: V. a. Myokardinfarkt (Bestätigung der Diagnose, Abschätzung des Reperfusionserfolges, Infarktmonitoring).

CTnT und cTnI ermöglichen außerdem eine Risikostratifizierung sowohl für das akute Koronarsyndrom als auch für die Langzeitprognose. Troponinerhöhungen können als Surrogatmarker für die Thromboslast und die Instabilität der Läsion betrachtet werden.

Wenn eine Troponinfreisetzung ohne Hinweise auf eine akute Myokardischämie nachgewiesen wird, muss nach anderen Ursachen einer Herzmuskelschädigung wie z. B. Myokarditis oder akute Drucküberlastung, z. B. Lungenembolie oder hypertone Krise, gesucht werden.

2.1.3 Stoffwechseluntersuchungen

Kohlenhydratstoffwechsel

Zur Diagnose einer diabetischen Stoffwechselstörung stehen folgende Untersuchungen zur Verfügung: Glukose im Urin, Blutglukose nüchtern und/oder postprandial, oraler Glukosetoleranztest (OGTT), C-Peptid im Serum und ; als Langzeitparameter HbA1c (zwei bis drei Monate) und Fructosamin (ein bis drei Wochen).

Die Untersuchung von Serum-Insulin wird bei speziellen klinischen Fragestellungen eingesetzt.

Bestimmungsmethoden

Die **Blutglukose** wird **enzymatisch** meist mit der Hexokinase-, Glukoseoxidase- oder Glukosedehydrogenase-Methode bestimmt.

Bei den Teststreifensystemen zur quantitativen Glukosebestimmung sind die Reaktionskomponenten der Glukoseoxidase-Methode in der reaktiven Zone eines Streifens gelegen. Nach Aufbringen von Serum oder Vollblut läuft die Reaktion unter Farbstoffbildung ab, dessen Intensität reflektrometrisch bestimmt oder visuell beurteilt werden kann.

Die **Glukosebestimmung im Urin** kann qualitativ oder quantitativ erfolgen. Die **qualitative Bestimmung** beruht ebenfalls auf der Glukoseoxidase-Methode. Die Farbänderungen der enzymatisch reduzierten Reagenzien ermöglichen eine semiquantitative Beurteilung des Glukosegehalts im Urin. **Quantitative Bestimmungen** erfolgen enzymatisch.

Die **glykosylierten Hämoglobine** stellen eine Gruppe von Hämoglobinvarianten dar, die durch nichtenzymatische Ankopplung von Glukose entstanden sind. Der Nachweis erfolgt durch Säulenchromatographie oder Hochdruckflüssigkeitschromatographie (HPLC, Referenzmethode).

Anwendung

- **Blutglukose:** Verdacht auf Hyper- oder Hypoglykämie, Therapiekontrolle durch Arzt und Diabetiker,
- **Uringlukose:** Screening auf Diabetes mellitus, grobe Diabetiker-Therapiekontrolle,
- **HbA1c:** retrospektive Langzeitkontrolle des Kohlenhydratstoffwechsels bei Diabetes mellitus.

Fettstoffwechsel

Die Basisdiagnostik umfasst die Untersuchung auf
- **Gesamt-Cholesterin** und **Triglyzeride**
- **Chylomikronen** (Kühlschranktest; s. u.)

Sind erhöhte Blutfette nachgewiesen, folgen
- **HDL-** und **LDL-Cholesterin**-Bestimmung
- Ausschluss sekundärer Fettstoffwechselstörungen
- Bestimmung der **Apolipoproteine**

Die im Plasma bzw. Serum nachweisbaren wasserunlöslichen Lipide Glyzeride, Cholesterin, Cholesterinester und Phospholipide sind in Verbindung mit den Apolipoproteinen als **partikuläre Lipoproteine** nachweisbar und in folgende **Dichteklassen** eingeteilt:
- Chylomikronen
- VLDL („very low density lipoproteins")
- LDL („low density lipoproteins") und
- HDL („high density lipoproteins")

Die **Chylomikronen** und **VLDL** dienen im Wesentlichen dem gerichteten Transport der energiereichen exogenen und endogenen Lipide. **LDL,** Endprodukt der VLDL, sind Transportvehikel für Cholesterin zu extrahepatischen Zellen und mit HDL als Regulator an der zellulären Cholesterinbilanz beteiligt. LDL sollen wesentlich zur Bildung atherosklerotischer Plaques beitragen. **HDL,** welchen eine antiatherogene Funktion zugeschrieben wird, sind Transportvehikel für Cholesterin zur Leber.

Da in den heterogenen Lipoproteingemischen meistens mehrere **Apolipoproteine** enthalten sind, können diese für eine genaue biochemische Analyse des Fettstoffwechsels mitbestimmt werden. Zur atherogenen Risikoabschätzung stehen die **Apolipoproteine B** und **A-I** als Hauptproteine der LDL- bzw. HDL-Fraktion im Vordergrund.

Bestimmungsmethoden

Im Plasma liegt **Cholesterin** zu 25–40 % als „freies" (unverestertes) Cholesterin, zu 60–75 % mit ungesättigten Fettsäuren verestert vor. Beide Formen werden als Gesamt-Cholesterin in vollenzymatischer Analyse bestimmt. Das entstehende H_2O_2 wird durch einen chromogenen Peroxidasenachweis dargestellt.

Triglyzeride werden durch Bestimmung des Glyzerins nach enzymatischer Spaltung durch Lipase und Esterase erfasst.

Das **Vorhandensein von Chylomikronen** wird über Nacht im Kühlschrank getestet. Rahmt trübes Serum in dieser Zeit auf, sind Chylomikronen vorhanden; andernfalls ist die Trübung durch VLDL bedingt.

Die Lipide und Apolipoproteine, Bestandteile der **Lipoproteine,** lassen sich aufgrund ihrer unterschiedlichen **Dichte** in der Ultrazentrifuge in Subklassen auftrennen (Abb. 2.2).

Sie können auch **elektrophoretisch** aufgetrennt werden in:
- Chylomikronen = keine Wanderung
- VLDL = Prä-β-Lipoproteine
- LDL = β-Lipoproteine
- HDL = α-Lipoproteine

Anwendung

Früherkennung eines Arterioskleroserisikos, Klassifikation einer Hyperlipoproteinämie, Kontrolle diätetischer und medikamentöser lipidsenkender Therapie. Therapeutisch wirksam und damit von diagnostischer Relevanz sind insbesondere die Reduktion des LDL-Cholesterins sowie eine Erhöhung des HDL-Cholesterins.

2.1.4 Niere und Harnwege

Die labortechnische Erfassung von Erkrankungen der Nieren und ableitenden Harnwege umfasst folgende Basisuntersuchungen:
- Serum: Kreatinin, Harnstoff
- Harn: Eiweiß, Zellausscheidung (Erythrozyten, Leukozyten), Zylinder, Keimzahlbestimmung
- Kombination: Kreatinin-Clearance

Bestimmungsmethoden

Die **Bestimmung des Kreatinins** wird kinetisch oder enzymatisch durchgeführt. Als präventivmedizinische **Suchmethode der Harndiagnostik** sind aus nephrologischer Sicht Streifentests mit dem Profil pH-Wert, Protein, Leukozyten und Erythrozyten empfehlenswert. Allerdings sollte bei Erkrankungsverdacht die Sediment-Gesichtsfeld-Methode (mikroskopische Urinsedimentuntersuchung) angeschlossen werden.

Anwendung

- **Kreatinin und Kreatinin-Clearance:** Erfassung einer eingeschränkten Nierenfunktion, Verlaufs- und Nachkontrolle von Nierenerkrankungen sowie der Medikation nierengängiger, potentiell nephrotoxischer Pharmaka.
- **Harnuntersuchung auf Zellen, Zylinder und Eiweiß:** Screening bei der internistischen Erstuntersuchung, Verdacht auf Erkrankung der Nieren und ableitenden Harnwege, Diagnose parenchymatös entzündlicher Nierenerkrankungen.

2.1.5 Wasser- und Elektrolythaushalt

Durch die Bestimmung von **Natrium, Chlorid, Kalium** und **Osmolalität** im Serum und Harn können Störungen im Wasserhaushalt erkannt werden, die eng verknüpft sind mit Veränderungen der Elektrolytverteilung und des Säure-Basen-Haushalts.

Bestimmungsmethoden

- **Flammenphotometrie:** Eine verdünnte Probe wird vernebelt und in einen Brenner überführt, dessen Flamme von Gas und Pressluft gespeist wird. In der heißen, nicht leuchtenden Flamme emittieren Natrium und Kalium ein charakteristisches Spektrum.
- **Enzymatisch-spektrometrische Bestimmung:** Na^+- oder K^+-abhängige enzymatische Reaktion mit anschließender kinetischer Bestimmung.
- **Ionenselektive** (Na^+-, K^+-, Cl^--selektive) **Elektroden:** Messprinzip ist die Potentiometrie.
- **Gefrierpunktserniedrigung:** Die Osmolalität wird durch die Gefrierpunktserniedrigung mit dem Osmometer bestimmt.

Die Bestimmung der drei wichtigsten Kenngrößen des Säure-Basen-Gleichgewichts, pH, pCO_2 und pO_2, erfolgt aus anaerob entnommenem heparinisiertem Vollblut mit folgenden Methoden:

- **pH-Elektrodenkette:** Die Außenseite der für H^+-Ionen sensitiven Elektroden-Glasmembran kommt mit dem Blut in Kontakt, an der Innenseite befindet sich eine Lösung mit konstanter H^+-Ionen-Konzentration. Der pH wird indirekt gemessen über die Potentialdifferenz bei 37 °C.
- **pCO2-Elektrode.**
- **Platinelektrode:** zur polarographischen Messung des pO_2.

Anwendung

Störungen der Flüssigkeits- und Elektrolytbilanz oder des Säure-Basen-Haushalts, Niereninsuffizienz und einige Nierenerkrankungen (z. B. renale tubuläre Azidose), Hypertonie, verschiedene endokrine Erkrankungen, Ventilationsstörungen oder Lungenparenchymerkrankungen.

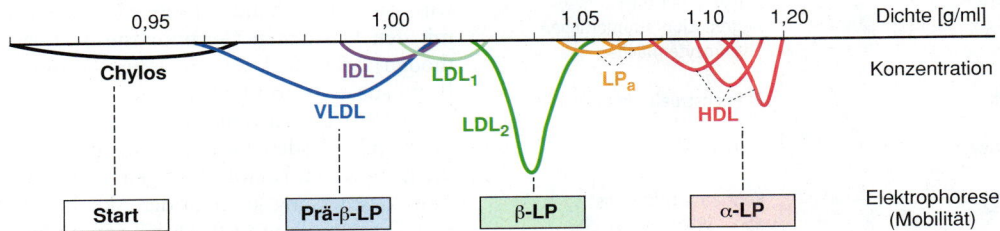

Abb. 2.2 Vergleichende Darstellung der Plasma-Lipoprotein-Auftrennung mittels Ultrazentrifuge und Elektrophorese.

2.1.6 Hämatologische Untersuchungen

Die kombinierte Bestimmung von Hämoglobin, Erythrozytenzahl, Leukozytenzahl, Hämatokrit, Thrombozytenzahl und Erythrozytenindizes mit mechanisierten Analysesystemen wird im klinischen Sprachgebrauch als **„kleines Blutbild"** bezeichnet. Der vollständige Blutstatus, auch **„großes Blutbild"** genannt, umfasst zusätzlich ein Differentialblutbild.

Verschiedene Faktoren beeinflussen die Sedimentationsgeschwindigkeit der Erythrozyten. Die normale **Blutkörperchensenkungsgeschwindigkeit** (BSG) ist niedrig, da die Erythrozyten sich durch ihr negatives Oberflächenpotential voneinander abstoßen und dadurch in der Schwebe halten. Bei Verminderung des Potentials erfolgt die Zellsedimentation schneller (Tab. 2.1).

Bestimmungsmethoden

- Die **Bestimmung der Zellzahlen** erfolgt durch elektronische Zählung. Das Prinzip beruht auf der geringeren elektrischen Leitfähigkeit der Zellen im Vergleich zur Salzlösung. Die Zellen erzeugen beim Durchtritt durch einen Zählkanal eine Widerstandserhöhung. Zunächst werden die Erythrozyten und Thrombozyten im EDTA-Vollblut bestimmt, parallel – nach Zusatz eines Hämolysereagens – die Leukozyten.
  MCH (HbE) und MCV sind errechnete Kenngrößen. Wegen der hohen Anzahl der ausgewerteten Zellen ist die Präzision gut.
- Das **Differentialblutbild** kann konventionell durch Anfertigung luftgetrockneter Ausstriche mit nachfolgender Färbung, z.B. nach Pappenheim, und mikroskopischer Differenzierung von in der Regel 100 Leukozyten erfolgen. In größeren Laboratorien steht die Vorselektionierung durch maschinelle Differenzierung im Vordergrund. Angewendet werden entweder Durchflusssysteme, bei denen Zellgröße und Enzymaktivität ausgewertet werden, oder es erfolgt die Auswertung nach dem Pattern-Recognition-System. Das zweite Verfahren ermöglicht eine nachträgliche visuelle Überprüfung und Einordnung morphologisch unklarer Zellen.
- Bei der **BSG-Bestimmung nach Westergren** wird eine mit Zitrat gemischte Blutprobe in einem Glas- oder Kunststoffröhrchen mit einer Millimetergraduierung bis zur Höhe von 200 mm aufgezogen. Die Erythrozytensedimentation wird in senkrechter Position des Röhrchens in mm/h abgelesen.

Anwendung

- **Kleines Blutbild:** bei Verdacht auf Störungen des Blut bildenden Systems und präventivmedizinisch, bei unklaren Blutungen, Ausschluss einer Blutungsneigung,
- **Differentialblutbild:** bei Leukozytose, Leukopenie, Infektionen, Intoxikationen, Malignomen, Systemerkrankungen, Verdacht auf Knochenmarkerkrankung, Destruktion, Verbrauch oder reaktive Vermehrung,
- BSG: Suchverfahren bei V.a. entzündliche Reaktion oder Malignome und zu deren Verlaufsbeurteilung (breiteres Spektrum als CRP, besser für chronisch-entzündliche Erkrankungen wie z.B. SLE, Polymyalgia rheumatica, Arteriitis temporalis).

2.1.7 Blutstillung und Fibrinolyse

Gefäße, Thrombozyten und die plasmatischen Gerinnungssysteme bilden ein Netzwerk mit der Funktion, Läsionen im Gefäßsystem zu erkennen, abzudichten und zu reparieren. Als Minimalprogramm der Hämostasediagnostik sind einzusetzen:

- **Thrombozytenzählung** und **Blutungszeit** zur groben Erfassung der Plättchenfunktion,
- **Thromboplastinzeit** (Synonyme: Prothrombinzeit oder „Quick-Wert"), **partielle Thromboplastinzeit** (PTT) und **Plasmathrombinzeit** (TZ) zur Erfassung des Fibrin bildenden Systems, allerdings ohne Faktor XIII und ohne die Inhibitoren AT III, Protein C, α_2-Antiplasmin und α_2-Makroglobulin.

Bestimmungsmethoden

Aktivität und Konzentration eines Gerinnungsfaktors sind messbar. Die Aktivität kann in Gruppentests (Quick, PTT), für Einzelfaktoren (Faktor II, V, VI, VIII:C, IX, X, XI, XII, XIII, von Willebrand-Faktor) und für Enzyme und Inhibitoren (AT III, Plasminogen) bestimmt werden. Sie wird meistens anhand der Fibrinbildungsgeschwindigkeit mit den klassischen Gerinnungstests (Koagulometermethoden) oder durch enzymatische Messung chromogener Peptidsubstrate ermittelt.

Die Messung der **Konzentration** erfolgt mit immunchemischen Methoden, die nichts über die Funktionsfähigkeit des gemessenen Faktors aussagen. In Verbindung mit der Aktivitätsmessung kann so der Aktivitätsverbrauch oder eine Defektbildung (z.B. Dysfibrinogenämie) aufgedeckt werden.

Tab. 2.1 Einflussgrößen auf die BSG.

Einflussgröße	BSG	Hinweis
Neugeborene	↓	Hämatokrit ↑ und Fibrinogen ↓
Hyperlipoproteinämie	↑	Durch Chylomikronen
Polyglobulie	↓	Sedimentation ↓
Makrozytose	↑	Sedimentation ↑
Anämie	↑	Erythrozytenzahl ↓
Sichelzellanämie u.Ä.	↓	Senkung der für Aggregation erforderlichen Erythrozytenfläche
Menstruationszyklus	–	Prämenstruell am höchsten
Hormonelle Kontrazeptiva	↑	Fibrinogen ↑
Schwangerschaft	–	Kontinuierlicher Anstieg ab 4. SSW

Immunchemische Verfahren zur Konzentrationsbestimmung sind die **Lasernephelometrie, radiale Immundiffusion** (z. B. AT-IV-Messung), **Elektroimmundiffusion** nach Laurell (Gerinnungsfaktoren und Inhibitoren), **ELISA**- und **RIA**-Technik (z. B. Plättchenfaktor IV, Protein C).

Anwendung

- **Blutungszeit:** Verdacht auf hämorrhagische Diathese, insbesondere Thrombopathie, Beurteilung der Thrombozytenfunktion,
- **Quick:** Suchtest bei Verdacht auf plasmatische Gerinnungsstörungen, Therapieüberwachung mit Vitamin-K-Antagonisten, Verlaufskontrolle bei Vitamin-K-Mangelzuständen und Lebererkrankungen,
- **PTT:** Suchtest bei Verdacht auf angeborene oder erworbene hämorrhagische Diathese, Heparin-Therapieüberwachung,
- **INR:** Unter INR (International Normalized Ratio) wird die Thromboplastinratio verstanden, die erhalten wird, wenn das verwendete Thromboplastin auf die Thromboplastin-Referenzpräparation der WHO abgeglichen wurde. Indikation wie Quick, aber aufgrund der Referenzpräparation im Gegensatz zum Quick laborunabhängige Ergebnisse,.
- **TZ:** Überwachung der fibrinolytischen oder Heparintherapie, Diagnose einer Hyperfibrinolyse,
- **AT III:** rezidivierende Thrombosen, nephrotisches Syndrom,
- **Protein C und S, Faktor V-Leiden, Prothrombin (PT)-Mutation:** Rezidivierende Thrombembolien und tiefe Venenthrombosen insbesondere bei jüngeren Patienten und positiver Familienanamnese (Verminderung von Protein C oder S, die Inaktivierbarkeit der Akzeleratoren (Faktor-V-Leiden) sowie die PT-Mutation sind mit einem erhöhten Thromboserisiko verbunden).

Tab. 2.2 Klassische Gerinnungsanalysen zur Beurteilung von Gefäßfunktion, Thrombozyten und plasmatischen Faktoren.

Testverfahren	Anwendungsbeispiele
Gefäße	
■ Rumpel-Leede-Test	V. a. erhöhte Kapillarfragilität
Thrombozyten	
■ Thrombozytenzählung	Thrombopenie
■ Blutungszeit	Thrombozytenfunktionsstörung
Plasmatisches Gerinnungssystem	
a) Phasentests	
■ Quick/INR („Extrinsic" System)	Cumarintherapie, Leberfunktionsstörung
■ PTT („Intrinsic" System)	Heparintherapie
■ PTZ	Heparintherapie, Fibrinolysetherapie
b) Faktorentests	
■ Fibrinogen	DIC, Fibrinolysetherapie
■ Fibrinogenspaltprodukte	DIC, Fibrinolysetherapie, Lebererkrankungen
■ AT III	DIC, Lebererkrankungen, rezidivierende Thrombosen

Zur weiteren Information

Literatur

Greiling, H., A. M. Gressner: Lehrbuch der klinischen Chemie und Pathobiochemie. Schattauer, Stuttgart – New York 1995.

Hamm, C. W., a.o.: Emergency room triage of patients with acute chest pain by means of rapid testing for cardiac troponin T or troponin I. NEJM 1997; 337 1648–53.

Thomas, L.: Labor und Diagnose. TH-Books Verlagsgesellschaft, Frankfurt 2000.

Aktuelle Internet-Seiten

http://www.dgkc.de
http://www.wadsworth.org/chemheme
http://dir.yahoo.com/Science/Chemistry/Clinical_Chemistry

Keywords

Enzymdiagnostik ◆ Plasmaproteine ◆ Stoffwechseluntersuchungen ◆ Säure-Basen-Haushalt ◆ hämatologische Untersuchungen

---

2.2 Immunologische Verfahren

A. K. Krempien

Das Prinzip immunologischer Analysen ist die **Antigen-Antikörper-Reaktion**, die wegen der außerordentlichen **Spezifität** der Immunantwort **in vitro** für diagnostische Zwecke, d.h. zum Nachweis von Antigenen (AG) oder Antikörpern (AK), verwendet wird. Die Komponenten gehen dabei eine spezifische, reversible Bindung zum AG-AK-Komplex ein:

AG plus AK ↔ AG-AK-Komplex

Für die Testmethoden wird ausgenutzt, dass die primäre Wechselwirkung zwischen einer AG-Determinante und der Bindungsstelle eines Antikörpers, gesteuert durch die Affinität, eine Reihe sekundärer Phänomene wie Präzipitation, Agglutination, Phagozytose, Zytolyse, Neutralisierung und Komplementaktivierung bedingt. Hieraus resultieren unterschiedliche Nachweisverfahren.

2.2.1 Prinzipien immunchemischer Nachweistechniken

Der In-vitro-Nachweis von Antigenen oder Antikörpern ist nur möglich, wenn die AG-AK-Reaktion **sichtbar** gemacht wird. Die Auswahl der Nachweistechniken ist abhängig von den Eigenschaften des AG und des korrespondierenden AK sowie der Konzentration des jeweils zu bestimmenden Reaktionspartners. Nach folgenden prinzipiellen Techniken werden AG oder AK bestimmt:

- direkter Nachweis
- indirekter Nachweis

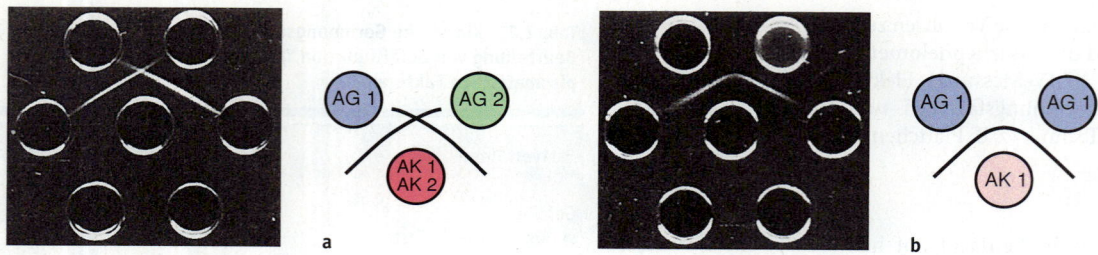

Abb. 2.3 Doppelimmundiffusion mit zwei Grundmustern:
a) Nichtidentität (zwei unabhängige Präzipitatbogen bei nicht verwandten AG).
b) Identität (Zusammenfluss der Präzipitatbogen bei zwei AG, die durch das verwendete Antiserum nicht unterschieden werden können).

- Nachweis aufgrund der Markierung eines Reaktionspartners

2.2.2 Nachweismethoden

Direkter Nachweis von Antigenen oder Antikörpern

Da die AG häufig mehrere Determinanten und AK mindestens zwei Bindungsstellen haben, können sich entsprechend den Mengenverhältnissen beider Reaktionspartner Immunkomplexe unterschiedlicher Größe ausbilden. Untersuchungsmethoden mit direktem AG- oder AK-Nachweis sind **Präzipitationstechniken,** in flüssiger Phase messende Techniken wie die **Nephelometrie** und die **Agglutination** korpuskulärer AG durch AK.

Immunpräzipitation in Gel und Folie

Präzipitationen (stabile Immunkomplexe) treten auf, wenn AG und AK in annähernd gleichem Verhältnis vorliegen.

Immundiffusion Das Prinzip aller **Immundiffusionstechniken** ist **die Darstellung der AG-AK-Reaktion durch die Präzipitationsreaktion.** Unterschieden wird die einfache Immundiffusion, bei der entweder das AG oder der AK fixiert ist, von der doppelten, bei der beide Reaktionspartner frei aufeinander zuwandern und präzipitieren.

Bei der **Doppeldiffusionsmethode von Ouchterlony** diffundieren AG und AK, die man in in Agargel gestanzte Löcher hineingibt, gegeneinander (Abb. 2.3a, b). Ist das gesuchte AG in der Lösung vorhanden, bildet sich eine sichtbare opake Linie in der Region, wo AG und AK in optimalem Verhältnis aufeinander treffen.

Sind in der zu untersuchenden Lösung Antigene verschiedenen Molekulargewichts enthalten, bilden sich bei Verwendung polyklonaler Antiseren verschiedene Linien.

Anwendung: Antikörper gegen extrahierbare nukleäre Antigene bei Verdacht auf Mischkollagenosen, SLE, Sklerodermie u. a.

Eine Variation der Diffusionsmethode stellt die **radiale Immundiffusion** dar, mit der eine **quantitative Bestimmung** verschiedener AG möglich ist. Hierbei enthalten Vertiefungen im Agar unterschiedliche Mengen von AG, während der AK einheitlich im Agar verteilt ist. Die Fläche des Präzipitatringes rund um das AG enthaltende Loch ist direkt proportional zur Konzentration des AG.

Anwendung: quantitative Bestimmung von Immunglobulinen, Komplement und Transferrin.

Immunelektrophorese Manche Antigenmischungen sind jedoch zu komplex, um durch einfache Diffusion und Präzipitation aufgetrennt zu werden. Die Analyse der Heterogenität individueller Proteine geschieht am einfachsten durch die Elektrophorese. Diese wurde zur **Immunelektrophorese** weiterentwickelt (Abb. 2.4a, b).

Zuerst erfolgt eine elektrophoretische Auftrennung des Proteingemisches: die Agar-Gel-Elektrophorese. Durch Doppeldiffusion der elektrophoretisch getrennten Bestandteile mit einem polyvalenten Antiserum in 90°-Richtung zur Elektrophorese bilden sich unlösliche AG-AK-Komplexe. Nach 24 h stellen sich im Agar verschiedene Präzipitationsbogen dar, wobei neben der elektrophoretischen Beweglichkeit die Diffusionsgeschwindigkeit und die Konzentration der korrespondierenden Proteine für Position und Form der Banden maßgeblich sind.

Anwendung: Verdacht auf Vorhandensein monoklonaler Immunglobuline.

Immunfixations-Elektrophorese (IF) Die noch sensitivere IF vereinigt die Prinzipien der Proteinelektrophorese und der Immunpräzipitation (Abb. 2.5). Dabei werden **mehrere Spuren** einer Probe (Serum, Plasma oder andere Körperflüssigkeiten) auf Agarosegel elektrophoretisch aufgetrennt. Anschließend überschichtet man **jede Spur mit monospezifischem Antiserum** gegen IgG, IgA, IgM sowie Leichtketten kappa und lambda. Aus der Porenstruktur des Gels werden die Präzipitate nicht ausgewaschen. Das immunfixierte Protein zeigt die drei variablen Eigenschaften eines Proteins: Antigenspezifität, elektrophoretische Mobilität und den zu untersuchenden Anteil an den Immunglobulinen.

Anwendung: Identifizierung mono- und oligoklonaler Gammopathien, Untersuchung von Proteinpolymorphismen, genetische Untersuchungen.

Präzipitationsreaktion in Lösungen

Präzipitate in Lösung lassen sich bei AK-Überschuss durch Streulichtmessung quantitativ bestimmen (Lasernephelometrie = Trübungsmessung).

Anwendung: automatisierte quantitative Bestimmung von Immunglobulinen, Komplement und anderen Plasma-

2.2 Immunologische Verfahren

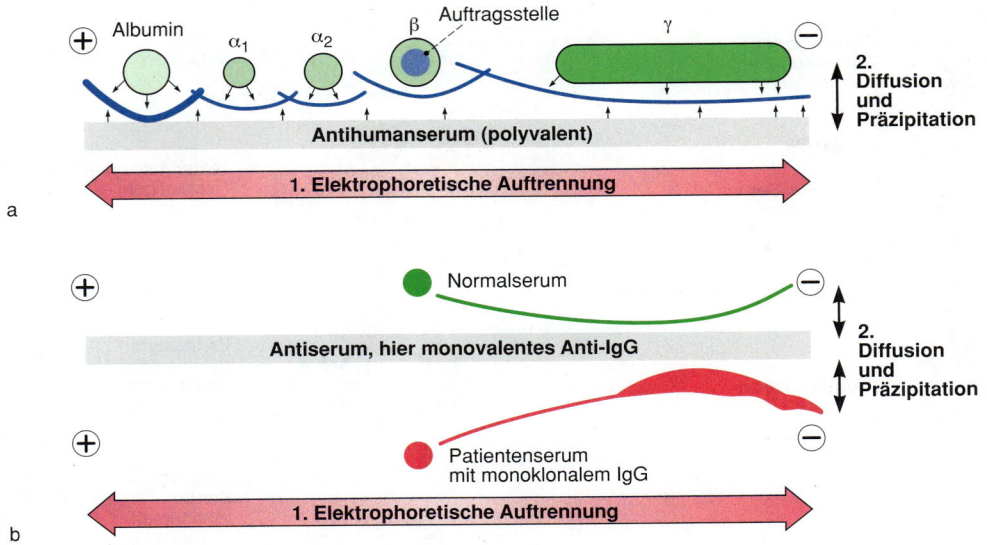

Abb. 2.4 Prinzip der Immunelektrophorese:
a) 1. Zunächst werden die Serumproteine elektrophoretisch in die Fraktionen Albumin, α_1-, α_2-, β- und γ-Globuline aufgetrennt.
2. In einem zweiten Schritt diffundieren die aufgetrennten Proteine (AG) gegen ein polyvalentes Antiserum (AK) unter Ausbildung charakteristischer Präzipitatbogen.
b) Zur isolierten Darstellung von IgG wird monovalentes Anti-IgG eingesetzt. Im Vergleich zum Normalserum (gleichmäßige Krümmung → homogene Ig-Verteilung) verursacht monoklonales IgG im Patientenserum eine Verformung der Präzipitationslinie.

proteinen. Ersetzt heute vielfach die radiale Immundiffusion.

Direkte Agglutinationstechniken

Blutgruppenbestimmung Anwendung: Bestimmung der Blutgruppenmerkmale auf der Erythrozytenoberfläche (Erythrozyteneigenschaften) sowie der AK gegen Blutgruppenmerkmale im Serum (Serumeigenschaften).

Bakterienagglutination (Widal-Raktion) Anwendung: Nachweis von AK gegen Bakterien-AG.

Coombs-Test Der Coombs-Test, der eine Modifikation der Hämagglutination zum Nachweis inkompletter Antikörper darstellt, wird je nach Indikation als direktes oder indirektes Nachweisverfahren durchgeführt.
Der **direkte Coombs-Test** (Abb. 2.6) wird eingesetzt zum Nachweis von bereits in vivo mit Immunglobulin oder Komplementkomponenten beladenen Erythrozyten. Den mit AK beladenen Erythrozyten wird ein zweiter, immunglobulinbindender AK (Antihumanglobulin-Serum, Coombs-Serum) zugesetzt, der die an der Erythrozytenoberfläche fixierten Immunproteine bindet und so zu einer sichtbaren Agglutination führt.
Anwendung: autoimmune hämolytische Anämie, Morbus haemolyticus neonatorum, Transfusionszwischenfälle.
Der **indirekte Coombs-Test** (Abb. 2.7) dient der Identifizierung inkompletter Allo-AK, freier Auto-AK und von Erythrozyten-AG mit inkompletten AK.
Überprüft wird, ob im zu untersuchenden Serum vorhandene inkomplette AK an Testerythrozyten binden.

Nach Vorinkubation des zu untersuchenden Serums mit Testerythrozyten kann durch Hinzufügen von Antihumanglobulin wie im direkten Coombs-Test das Vorhandensein solcher AK durch die sichtbare Agglutination nachgewiesen werden.
Anwendung: Suche nach Anti-Rh-IgG-AK im Blut Rhesus-Faktor-negativer Frauen.

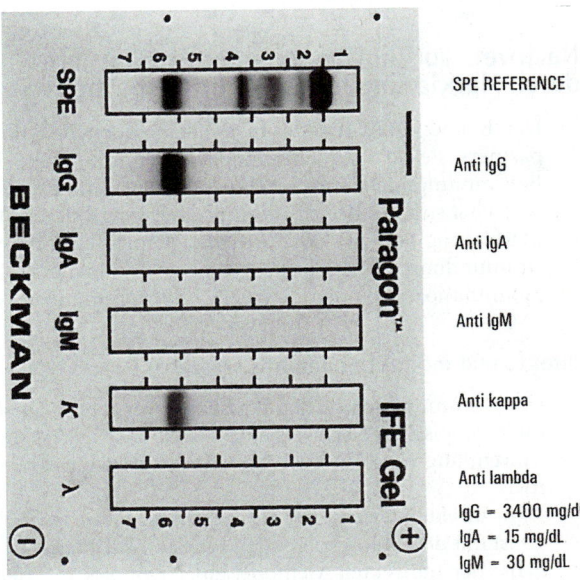

Abb. 2.5 Immunfixations-Elektrophorese: Beispiel eines IgG$_\kappa$-monoklonalen Proteins.

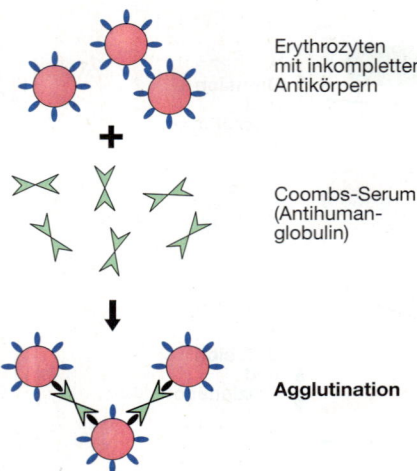

Abb. 2.6   Direkter Coombs-Test.

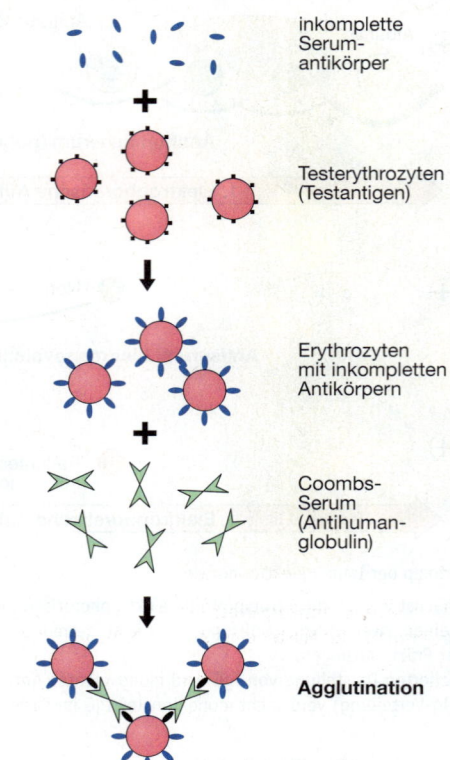

Abb. 2.7   Indirekter Coombs-Test.

Indirekter Nachweis von Antigenen oder Antikörpern

Die Grenzen des direkten Nachweises sind durch die Sichtbarmachung des Immunpräzipitats gesetzt. **Durch Kopplung der AG oder AK an einen Träger** (Latexpartikel, Erythrozyten) kann die Reaktion als Agglutination sichtbar gemacht werden (Abb. 2.8).

Immunkomplexe mit komplementbindenden AK führen zur Komplementaktivierung. Bei der **Komplementbindungsreaktion (KBR)** ist der entstehende Komplementverbrauch der Nachweis der Reaktion, aus dem über eine Titrationsreihe auf die Menge der anwesenden AG oder AK geschlossen werden kann.

Anwendung: Bakterien- und Erythrozytentypisierung, Rheumafaktornachweis (Latex), HbS-AG-Screening (indirekte Hämagglutination), Röteln-AK-Nachweis (Hämagglutinationshemmtest), Nachweis von Antikörpern gegen Bakterien (KBR).

Nachweis von Antigenen oder Antikörpern durch Markierung eines Reaktionspartners

Der Einsatz eines markierungsverstärkenden Reaktionspartners steigert die Empfindlichkeit immunologischer Bestimmungsmethoden erheblich. Für quantitative Techniken hat sich der Begriff **Immunoassay** eingebürgert. Die Markierung von AG oder AK erfolgt mit Fluorophoren (Immunfluoreszenztechnik), radioaktiven Nukliden (Radioimmunoassay) oder Enzymen (Enzymimmunoassay).

Direkte und indirekte Immunfluoreszenz

Unter Immunfluoreszenzmikroskopie versteht man den mikroskopischen Nachweis eines Reaktionspartners unter Anwendung von Gewebe-AG und fluoreszenzmarkiertem AK.

Im **direkten** Test ist der AK gegen das Gewebesubstrat selbst mit dem fluoreszierenden Farbstoff konjugiert.

Bei der **indirekten** Methode, einer Doppelschichttechnik, wird gewebespezifischer AK eines Patienten, der auf einem histologischen Schnitt spezifisch gebunden hat, durch Bindung eines zweiten, fluoresceinmarkierten Anti-AK nachgewiesen (Abb. 2.9).

Anwendung: Nachweis von Auto-AK, Gewebe-AK und zellulären Antigenen.

Fluoreszierende AK ermöglichen auch die immunologische Differenzierung lebender Zellen. Ein fluoreszenzaktivierter Cell-Sorter (FACS®) zählt und isoliert Zellpopulationen mit unterschiedlichen Oberflächen-AG.

Anwendung: T4/T8-Quotient, Retikulozytenzählung, Tumorzellforschung.

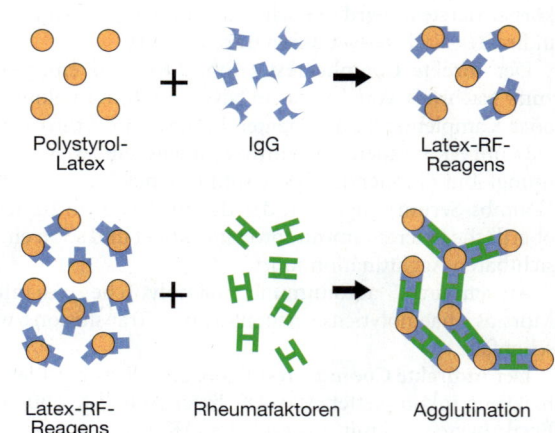

Abb. 2.8   Prinzip des Latexagglutinationstests am Beispiel des Rheumafaktorennachweises.

2.2 Immunologische Verfahren

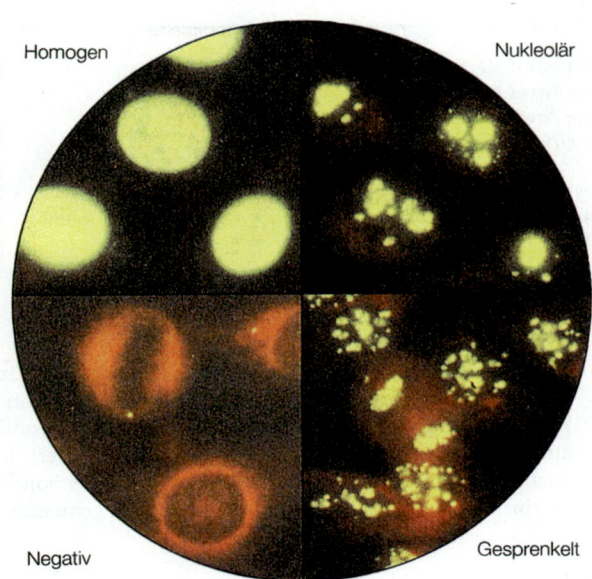

Abb. 2.9 Antinukleärer Antikörpertest durch indirekte Immunfluoreszenz mit Beispielen für Muster einer nukleären Fluoreszenz.

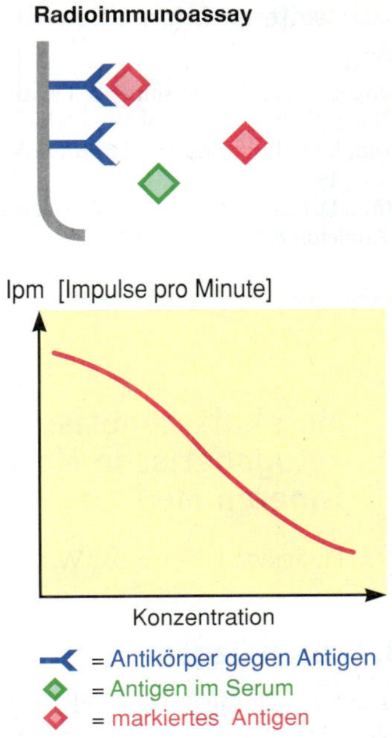

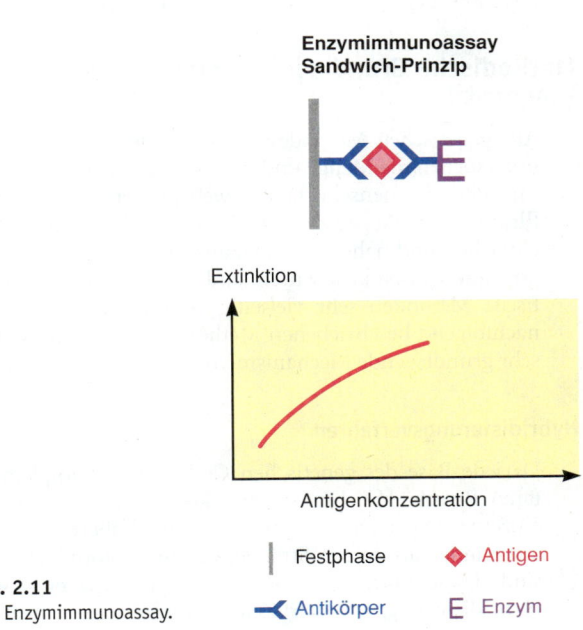

Abb. 2.10 Radioimmunoassay.

Radioimmunologische und enzymimmunologische Testverfahren

Beim **RIA** (Radioimmunoassay), einem sog. kompetitiven Assay, konkurriert die zu messende Substanz mit einer konstanten Menge radioaktiv markierter Substanz (Tracer) um eine im Unterschuss vorliegende Menge spezifischer AK, die an eine Festphase gebunden sind. Je höher die Konzentration des zu bestimmenden AG ist, desto niedriger wird die gebundene Radioaktivität sein (Abb. 2.10).

RAST (Radioallergosorbent-Test): Eine hohe Testsensitivität erfordert die geringe AK-Konzentration zur Bestimmung von antigenspezifischem IgE. Im Gegensatz zum RIA erfolgt hier eine kovalente Bindung von Antigen (Allergen) an eine Zelluloseplatte mit hoher Antigenkapazität.

Beim **RIST** (Radioimmunosorbent-Test), einem kompetitiven RIA zur Gesamt-IgE-Bestimmung im Serum, konkurrieren markiertes Test-IgE und Serum-IgE um an einen Träger gebundenes Anti-IgE.

Der **ELISA** („enzyme-linked immunosorbent assay") verwendet Enzyme als Indikator bei einer AG-AK-Reaktion. Zum Beispiel bindet das zu messende AG an eine mit AK beladene Festphase. Die Antigenbindung wird dann durch einen zweiten, enzymmarkierten AK nachgewiesen. Das zuletzt hinzugefügte Substrat wird entsprechend der Menge des gebundenen, enzymmarkierten AK umgesetzt (Abb. 2.11).

RIA und ELISA sind die häufigsten immunologischen Nachweismethoden für Antigen und Antikörper, da eine große Anzahl von Tests automatisiert und mit extrem hoher Empfindlichkeit in einer kurzen Zeit durchgeführt werden kann.

Anwendung: Bestimmung von Hormonen, Pharmaka, Tumormarkern, Viren (HIV, Hepatitis), virusspezifischen AK.

Abb. 2.11 Enzymimmunoassay.

Zur weiteren Information

Literatur

Benjamini, E., G. Sunshine, S. Leskowitz: Immunology. Wiley & Sons, 2000.
Roitt, I. M.: Roitt's Essential Immunology. 9th ed. Blackwell Science UK, 1997.
Stites, D. P., J. D. Stobo, J. V. Wells: Basic and Clinical Immunology. Appleton & Lange, Norwalk, Conn. 1997.

Aktuelle Internet-Seiten

http://www.immunologie.de
http://www.immunologylink.com
http://www.clinimmsoc.org

Keywords

Immunchemische Nachweismethoden ◆ Agglutination ◆ Coombs-Test ◆ RIA ◆ RAST ◆ ELISA

2.3 Molekulargenetische und zytogenetische Methoden in der Inneren Medizin

H. Serve, J. Tchinda, W. E. Berdel

2.3.1 Grundlagen

Die Entdeckung der DNA als Träger der Erbinformation in den 40er Jahren des letzten Jahrhunderts und die Aufklärung der Doppelhelixstruktur der DNA (Watson und Crick, 1953) bilden die Grundlage der modernen Genetik. Etwa 10–20 % der DNA des Menschen kodieren für **Gene**, die durch den Vorgang der **Transkription** in RNA umgeschrieben werden können. Diese sog. **Boten-RNA** oder **mRNA** dient als Matrize zur Herstellung von Proteinen, die durch Übersetzung der Nukleotidsequenz in eine Aminosäuresequenz (= **Translation**) entstehen. Die Zusammensetzung des Proteingehalts variiert von Zelle zu Zelle, je nachdem welche Gene translatiert werden, und sie bestimmt den Phänotyp der einzelnen Zellen.

Methodische Grundlagen der genetischen Diagnostik

Alle genetischen Methoden in der modernen Diagnostik untersuchen die Menge und Zusammensetzung von DNA und RNA in menschlichen Gewebeproben oder Körperflüssigkeiten. Wegen der im Vergleich zu Proteinen sehr einfachen und nahezu sequenzunabhängigen chemischen Struktur von Nukleinsäuren sind einmal etablierte genetische Methoden sehr vielseitig einsetzbar. Die meisten nachfolgend beschriebenen Methoden greifen auf wenige sehr grundlegende Mechanismen zurück.

Hybridisierungsverfahren

Da jede Base des genetischen Codes ihren komplementären Partner hat, binden zwei komplementäre Stränge einzelsträngiger Nukleinsäuren mit viel höherer Affinität aneinander als solche Stränge, die nicht komplementär sind. Diese Eigenschaft nennt man **sequenzspezifische Hybridisierung,** mit der Zellen Nukleinsäuresequenzen „erkennen". Dabei können RNA mit RNA, RNA mit DNA und DNA mit DNA hybridisieren. Dieses Prinzip machen sich auch viele diagnostische Tests zunutze. So kann man beispielsweise in einem Gemisch von Nukleinsäureabschnitten die Menge einer bestimmten Sequenz messen. Hierzu muss man eine einzelsträngige Nukleinsäure, eine sog. DNA- oder RNA-Sonde herstellen, die komplementär zum gesuchten Sequenzabschnitt ist. Diese Sonde wird mit Farbstoffen oder mit radioaktiven Isotopen markiert und auf die zu untersuchende RNA oder DNA hybridisiert. Je nach Verfahren wird das Ausmaß der Bindung einer Sonde an eine Nukleinsäuremischung unterschiedlich gemessen.

Enzyme

Viele Verfahren der genetischen Diagnostik sind nur denkbar, da in der Natur Enzyme vorkommen, die DNA an spezifischen Stellen schneiden, zusammenkleben, replizieren und transkribieren können. Diese DNA-modifizierenden Enzyme werden meist aus Prokaryonten oder Bakteriophagen gewonnen und sind in ihrer Aktivität nicht speziesspezifisch. Sie weisen oft ganz erstaunliche physikochemische Eigenschaften auf, wie beispielsweise eine Hitzestabilität bestimmter Enzme bis über 95 °C. Die bekanntesten und am weitesten verbreiteten Enzyme sind die **Restriktions-Endonukleasen,** die meist vier oder sechs Basenpaare auf Doppelstrang-DNA erkennen und die DNA dort schneiden. Genauso sind die verschiedenen Formen der hitzestabilen **DNA-Polymerasen** wichtig für die Diagnostik. Sie haben ihre höchste Aktivität bei Temperaturen um 70 °C und überstehen selbst längeres Kochen. Sie bilden die Grundlage der Polymerase-Kettenreaktion (PCR, s. Kap. 2.3.3).

Das humane Genomprojekt

Mit der zunehmenden Vervollständigung des humanen Genomprojekts wird in wenigen Jahren die gesamte in der zellulären DNA festgelegte genetische Information des Menschen verfügbar sein. Außerdem unternimmt das humane Genomprojekt große Anstrengungen, die räumliche und funktionelle Organisation der Gene zu entschlüsseln, die in ihrer Gesamtheit als **Genom** bezeichnet werden.

Genomkarten

Im Rahmen des humanen Genomprojekts werden detaillierte Karten des Genoms erstellt, die je nach der Methode, mit der sie erhoben werden, als physikalische, zytogenetische oder Kopplungskarte bezeichnet werden. Die endgültige **physikalische Karte** des Genoms wird aus der kompletten DNA-Sequenz aller Chromosomen bestehen. Die **zytogenetische Karte** beruht auf der Organisation des Genoms in Chromosomen und wird in ihrer endgültigen Form die Position der DNA-Sequenz auf den einzelnen Chromosomen angeben. Die **Kopplungskarte** misst ihre

2.3 Molekulargenetische und zytogenetische Methoden in der Inneren Medizin

Entfernungen im Gegensatz zu den beiden anderen Karten nicht in Basenpaaren, sondern in der Wahrscheinlichkeit, dass zwei Punkte auf dem Genom miteinander (= gekoppelt) oder voneinander unabhängig vererbt werden. Je näher die beiden Gene zusammenliegen, desto wahrscheinlicher ist ihre Kopplung. Die Kopplungskarten sind besonders interessant, um familiär gehäufte Eigenschaften auf ihren genetischen Ursprung hin zurückzuverfolgen. So können die Gene von klassischen Erbkrankheiten oder von Stoffwechselvorgängen identifiziert werden, die die Wirkung von Medikamenten beeinflussen.

Praktischer Nutzen für die Innere Medizin

Der Nutzen des Genomprojekts für die Medizin beruht auf der Erkenntnis, dass genetische Faktoren eine wichtige Rolle bei fast allen Erkrankungen spielen, nicht nur bei den **monogenen,** meist erblichen Erkrankungen. Je genauer das humane Genom bekannt ist, desto eher können solche Faktoren identifiziert werden. Obwohl die Analysen von Krankheiten mit molekularbiologischen Methoden erst an ihrem Anfang stehen, hat schon das heutige Wissen die Vorstellungen auch über **polygene** Krankheiten immens verändert.

Darüber hinaus vereinfachen die Genomkarten die Etablierung moderner zytogenetischer und molekularbiologischer Methoden in der Diagnostik. Auch in der Produktion von Arzneimitteln wie Hormonen und Impfstoffen profitieren molekulargenetische Techniken von Informationen, die das humane Genomprojekt in weltweit zugängliche Datenbanken einschleust.

2.3.2 Zytogenetische Methoden

Die klassische zytogenetische Methode ist die bildliche Darstellung der Metaphasechromosomen im sog. **Karyogramm.** Durch Farbstoffe, die Chromosomenabschnitte verschieden intensiv anfärben, entstehen **G-, Q- oder R-Banden.** Die Bänderung ist wichtig, um Chromosomen lichtmikroskopisch zu untersuchen. Sie liefert einen groben und vorläufigen Eindruck von der Organisation des Genoms. Man unterscheidet zwischen strukturellen (Abb. 2.12) und numerischen Veränderungen.

Zu den **strukturellen Aberrationen** zählen beispielsweise Duplikationen, Deletionen (Verlust von Chromosomenmaterial), Inversionen (Umkehrung eines Chromosomenabschnitts), Isochromosomen oder Translokationen (Austausch von Material zwischen zwei oder mehr Chromosomen). Da einige der wichtigen Erbkrankheiten mit charakteristischen, meist **numerischen Aberrationen** (Änderung der Chromosomenzahl) in der Keimbahn einhergehen, wird die klassische Zytogenetik heute vor allem in der Humangenetik zur **prä- und postnatalen Diagnostik** eingesetzt. Bekannte Chromosomenaberrationen bei Erbkrankheiten sind z. B. die Trisomie 21 (Down-Syndrom) oder die Monosomie (Ullrich-Turner-Syndrom) oder Trisomie X.

Tumorzytogenetik

Während die zytogenetischen Aberrationen bei Erbkrankheiten in der Keimbahn zu finden sind, sind Aberrationen in Tumoren bis auf wenige Ausnahmen **somatische Mutationen** in den betroffenen Geweben, die nicht auf die Nachkommenschaft übertragen werden. Die Untersuchung der Chromosomenstruktur in Tumorzellen bezeichnet man als **Tumorzytogenetik.** Sie war sehr erfolgreich in der Definition einer Reihe von kausal wichtigen und diagnostisch richtungweisenden Veränderungen, vor allem bei Leukämien, Lymphomen und Sarkomen. So wurde 1960 das Philadelphia-Chromosom beschrieben, das in Knochenmarkszellen von Patienten mit chronischer myeloischer Leukämie vorkommt (Abb. 2.13a, b). Später zeigte sich, dass dieses Chromosom das Ergebnis der reziproken Translokation t(9;22)(q34;q11) ist, durch welche zwei Gene aneinander gelagert werden, die normalerweise an der Kontrolle des Wachstums von Knochenmarkszellen beteiligt sind. In über zehn Jahren Entwicklungsarbeit wurde aus dieser Erkenntnis ein Medikament entwickelt, das ein neues Behandlungskonzept für die CML ermöglicht und sich derzeit in klinischer Erprobung befindet.

Hybridisierungsverfahren

In den meisten soliden Tumoren sind die Veränderungen des Karyotyps sehr komplex und daher nicht vollständig mit klassischen Bänderungstechniken zu erfassen. Die ein-

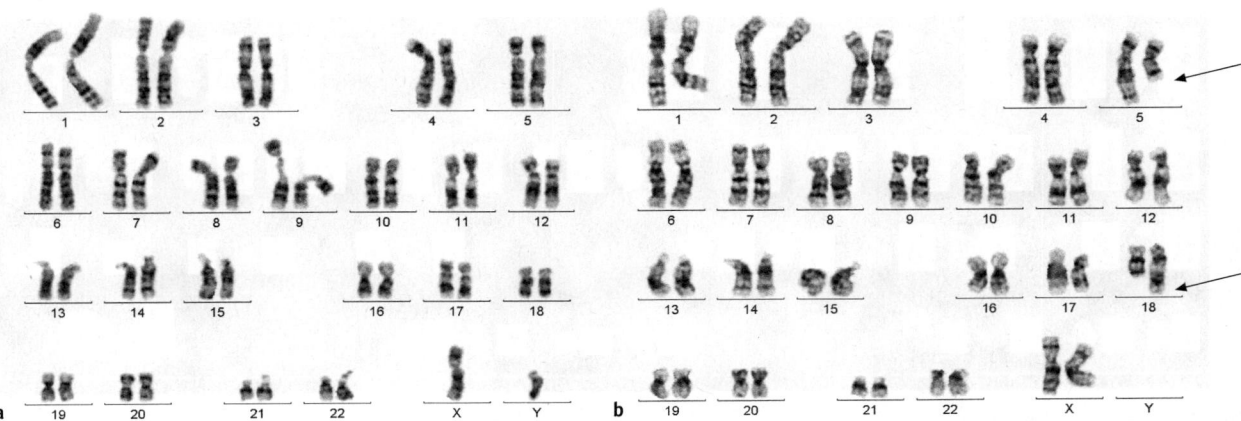

Abb. 2.12 G-Banden-Karyogramm. a zeigt einen normalen Karyotyp, b den veränderten Karyotyp einer Patientin mit einem myelodysplastischen Syndrom. Deutlich zu erkennen sind die Veränderungen an Chromosom 5 (Deletion im langen Arm) und Chromosom 18 (Verlängerung des langen Arms).

Prinzipien der internistischen Diagnostik

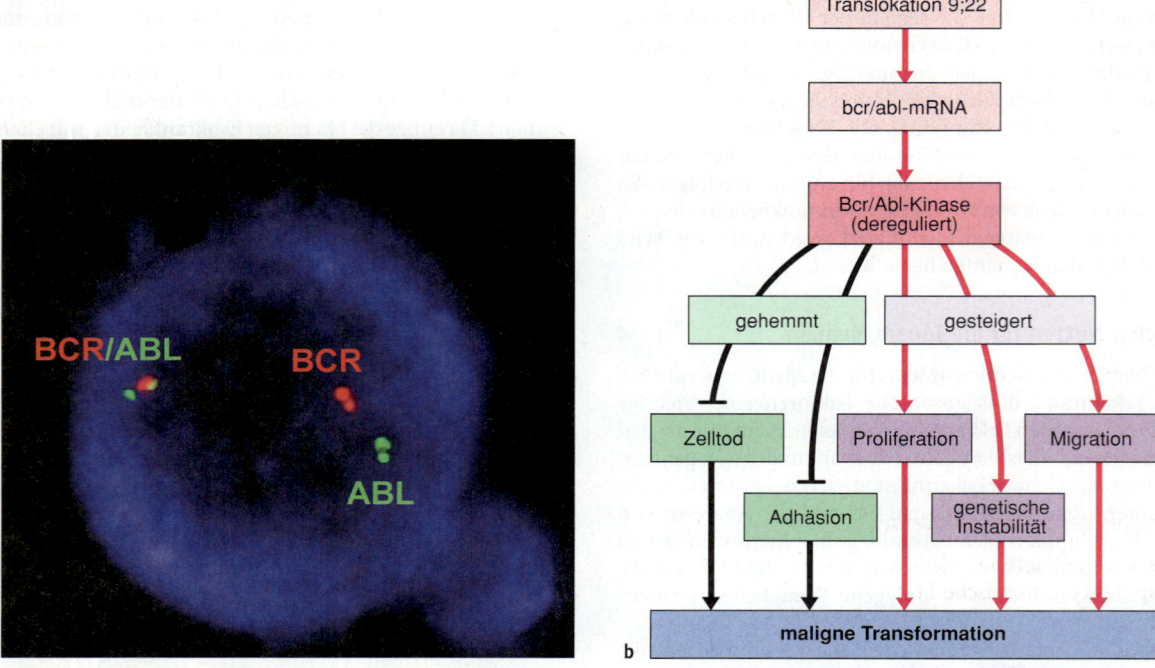

Abb. 2.13 Translokation 9;22. a) zeigt eine Interphase-FISH (Fluoreszenz-in-situ-Hybridisierung) mit lokusspezifischen DNA-Sonden für die bcr-Region auf Chromosom 22 (rot gefärbt) und für die abl-Region auf Chromosom 9 (grün gefärbt). Neben den Signalen auf den Chromosomen 9 und 22 erkennt man das Philadelphia-Chromosom durch die sehr enge Anlagerung bzw. Überlagerung roter und grüner Signale. Die Translokation 9;22 führt zur Expression einer abnorm regulierten Proteinkinase in hämatopoetischen Vorläuferzellen, die zur malignen Transformation dieser Zellen beiträgt (b). Eine kausale Therapie der chronischen myeloischen Leukämie, für die diese Translokation typisch ist, mit Inhibitoren dieser Kinase wird derzeit in klinischen Studien geprüft.

deutige Zuordnung von Chromosomenbruchstücken bei Translokationen, an denen mehr als zwei Chromosomen beteiligt sein können, ist mit diesen Techniken nicht immer möglich. Zudem sind in Tumoren häufig Amplifikationen und Deletionen kleinerer Genabschnitte zu finden, die unter der Nachweisgrenze der klassischen Zytogenetik liegen. Daher wurden in den letzten 15 Jahren Untersuchungsmethoden entwickelt, die auf dem Verfahren der DNA-Hybridisierung basieren. Insbesondere sind in diesem Zusammenhang die **Fluoreszenz-in-situ-Hybridisierung,** die **komparative genomische Hybridisierung** und die **spektrale Karyotypisierung** zu nennen.

Fluoreszenz-in-situ-Hybridisierung (FISH)

Bei der FISH wird eine fluoreszenzmarkierte Sonde auf Metaphasechromosomen oder Interphasezellkernen hybridisiert, die auf einem Objektträger fixiert sind. Die Methode dient dem Nachweis von chromosomalen Aberrationen. Für die Präparation von Metaphasen müssen sich

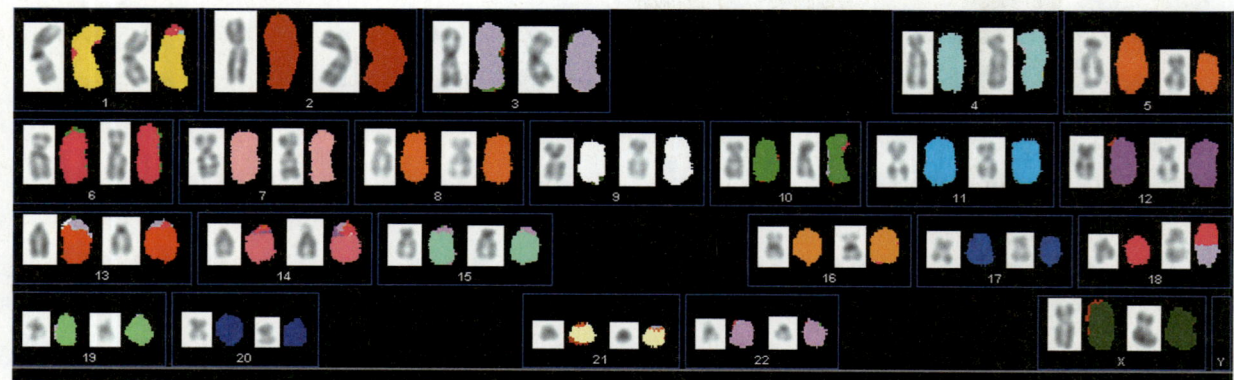

Abb. 2.14 Spektrale Karyotypanalyse desselben Falles wie in Abbildung 2.12b.: Die Zuordnung einer Farbe zum Chromosom durch Hybridisierung der Metaphase mit einer Kombination aus unterschiedlich markierten chromosomenspezifischen Sonden erlaubt eine genauere Analyse des Karyotyps. Neben den auch in der G-Bänderung leicht sichtbaren Veränderungen an Chromosom 5 und 18 ist hier auch die Translokation 1;21 zu sehen.

2.3 Molekulargenetische und zytogenetische Methoden in der Inneren Medizin

die untersuchten Zellen in vitro teilen. Aufgrund der oftmals niedrigen Teilungsaktivität von Tumorzellen in vitro bietet der Einsatz von Interphase-FISH daher einen erheblichen Vorteil. Die für die FISH üblicherweise verwendeten Sonden stellen entweder das komplette Chromosom dar (Painting Probes) oder Teile davon, wobei zentromer- und telomerspezifische Sonden zur Verfügung stehen. Um genspezifische Sonden gezielt einsetzen zu können, muss die gesuchte DNA-Sequenz bekannt sein (Abb. 2.13a, b).

Die neueste Weiterentwicklung im Bereich der Molekularzytogenetik ist eine Technik, die die simultane Darstellung aller menschlichen Chromosomen in verschiedenen Farben erlaubt. Diese Methode, die auf der Kombination von unterschiedlich markierten DNA-Sonden in einer FISH beruht, wird als spektrale Karyotypisierung oder als Vielfarben-FISH bezeichnet. Zur Erfassung der 24 Chromosomen des Menschen sind fünf Fluoreszenzfarbstoffe notwendig. (Abb. 2.14).

Komparative genomische Hybridisierung (CGH)

Eine weitere Methode der Molekularzytogenetik ist die komparative genomische Hybridisierung, die zum Nachweis unbalancierter Aberrationen eingesetzt wird. Das Prinzip der CGH besteht im quantitativen Vergleich der zu untersuchenden DNA mit einer normalen Referenz-DNA eines Probanden ohne Chromosomenanomalien. Die zu untersuchende (Test-DNA) und die normale DNA (Kontroll-DNA) werden mit unterschiedlichen Fluoreszenzfarbstoffen, z.B. Rhodamin (rot) und Fluorescein (grün) markiert und zu gleichen Teilen auf normale Metaphasen auf einem Objektträger hybridisiert. Fehlen in der Test-DNA Sequenzen eines Chromosomenabschnittes, so wird die Fluoreszenz der Kontroll-DNA auf diesen Abschnitten überwiegen. Differenzen in der Fluoreszenzfarbe entsprechen somit einer quantitativen Über- oder Unterrepräsentation von Chromosomensequenzen des Tumorgenoms. Mit dieser Methode lassen sich amplifizierte oder deletierte Bereiche im Genom bestimmen, ohne dass ihre DNA-Sequenzen bekannt sein müssen (Abb. 2.15).

Zusammenfassung

Durch zytogenetische Untersuchungen werden heute numerische und strukturelle Chromosomenaberrationen diagnostiziert. Durch die Tumorzytogenetik gelang die Identifizierung von chromosomalen Translokationen, die spezifisch in bestimmten Leukämien (z.B. CML) und Lymphomen (z.B. Burkitt-Lymphom) vorkommen und entscheidend die Pathophysiologie dieser Erkrankungen beeinflussen.

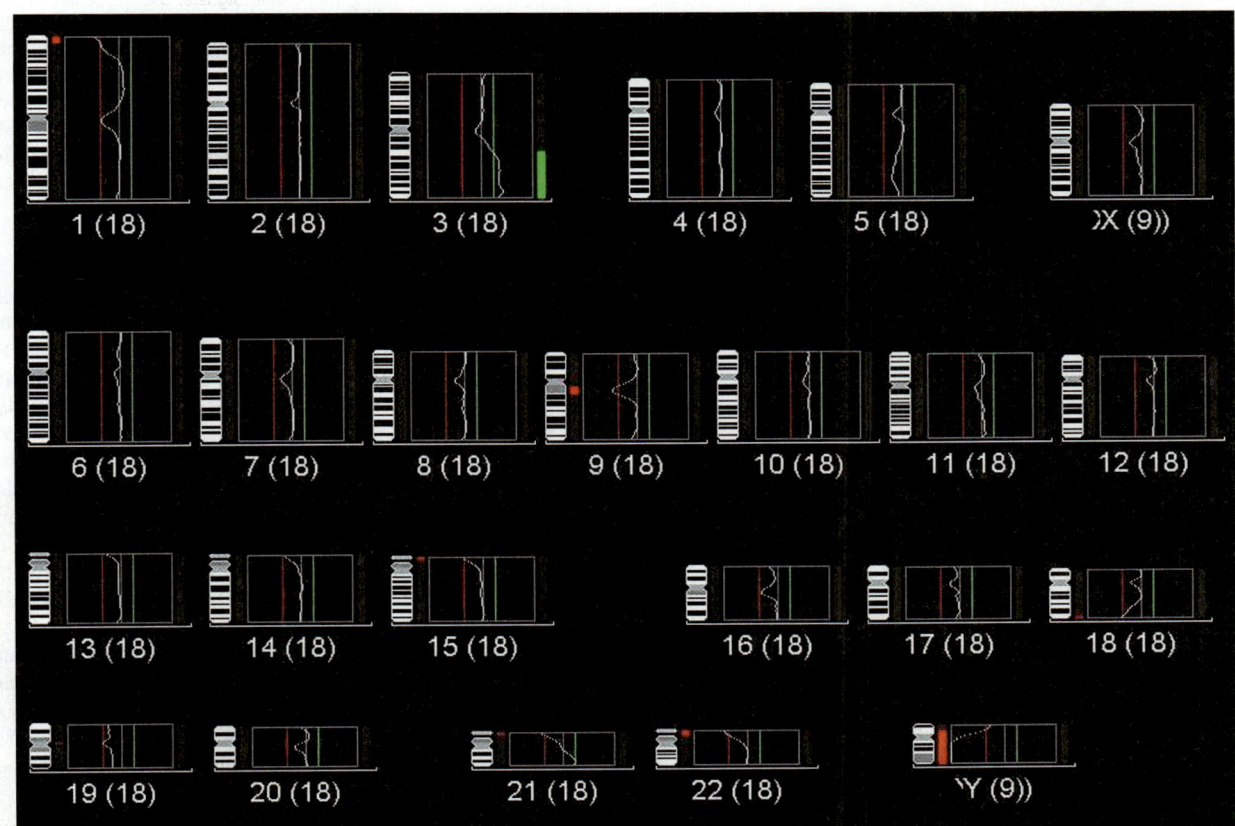

Abb. 2.15 Komparative genomische Hybridisierung von dem in Abbildung 2.12b beschriebenen Fall. Dargestellt ist hier für jedes Chromosom einzeln der Zugewinn (grün) oder Verlust (rot) von genetischem Material in Tumorzellen. Es ist gut erkennbar, dass die Translokation 3;18, die in Abbildung 2.14 zu erkennen ist, nicht balanciert ist, sondern mit einem Verlust von genetischem Material auf Chromosom 18 und einem Zugewinn auf Chromosom 3 einhergeht.

2.3.3 Molekulargenetische Analysen

Rekombinante DNA-Techniken

Die Entwicklung dieser Techniken hat das Studium genetischer Erkrankungen revolutioniert. Mit ihrer Hilfe lassen sich DNA-Stücke nahezu beliebig auseinander schneiden, zusammensetzen und mit Hilfe von Enzymen oder geeigneten Wirtsorganismen vermehren oder in RNA und Proteine umschreiben. Beliebte Techniken, die diese Prinzipien nutzen, sind die **Polymerase-Kettenreaktion (PCR)** und **DNA-Klonierung**. Rekombinante DNA-Techniken waren die Ursache für die in den letzten 20 Jahren zu beobachtende Verschmelzung von Biochemie und Genetik, die für die Analyse von Krankheitsursachen so außerordentlich fruchtbar war. Obwohl ihre Anwendung in der klinischen Medizin erst am Anfang steht, sind sie aus der modernen Diagnostik und Therapie nicht mehr wegzudenken. So dienen sie der Herstellung von rekombinanten Proteinen wie Hormonen und anderen bioaktiven Substanzen. In zunehmendem Maße werden sie in der Diagnostik beispielsweise von Infektionskrankheiten zum Erregernachweis, von malignen Erkrankungen als Hilfe bei der Einordnung der Art der Erkrankung, ihres Risikoprofils und in der Beurteilung des Therapieerfolges sowie in der Bestimmung der genetischen Prädisposition beispielsweise für Tumorleiden oder Störungen der Hämostase eingesetzt.

In der Zukunft werden neue Methoden der molekulargenetischen Diagnostik, die die Analyse globaler Expressionsmuster in verschiedenen Geweben erlauben, unser Verständnis wichtiger Erkrankungen beeinflussen und die Art der Diagnostik dieser Erkrankungen grundsätzlich verändern. Neue Therapieformen, die entweder direkt oder indirekt von der Anwendung rekombinanter DNA-Techniken profitieren, stehen erst am Anfang ihrer Entwicklung. Nicht nur gentherapeutische Ansätze, sondern auch die Erfindung neuer, sehr spezifisch den Stoffwechsel von Zellen beeinflussender Medikamente und die Entwicklung von Antikörpertherapien wären ohne diese Techniken nicht möglich.

Klonierung von Genen

Molekularbiologen können nur in den seltensten Fällen mit der gesamten DNA oder RNA einer Gewebeprobe arbeiten, wenn sie krankheitsrelevante Informationen zu einem bestimmten Gen erhalten oder ein Gen zur Herstellung von Proteinen nutzen wollen. Die Lösung dieses Problems besteht im Klonieren von Genen. Dieser Vorgang dient dazu, bestimmte DNA-Abschnitte so zu vermehren, dass man mit ihnen arbeiten kann. Dazu wird die DNA geschnitten, mit Vektoren verbunden, und in Wirtsorganismen vermehrt. Da man RNA wegen ihrer geringen Stabilität nicht klonieren kann, muss sie vor dem Klonieren revers transkribiert, d. h. in DNA umgeschrieben werden. Eine solche DNA bezeichnet man als **cDNA (copy-DNA)**. Grundsätzlich kann also sowohl genomische DNA als auch RNA einer Gewebeprobe kloniert werden, wobei die RNA vorher in cDNA umgeschrieben wird (Abb. 2.16).

Vektorsysteme

Vor dem Klonieren muss die DNA zunächst geschnitten werden, was mit Hilfe der Restriktionsendonukleasen gelingt. So erhält man eine Sammlung von verschiedenen DNA-Stücken, die alle identische Enden aufweisen. Ein solches DNA-Fragment, in der englischsprachigen Literatur als **Insert** bezeichnet, wird dann im Reagenzglas mit einem anderen Stück DNA, dem **Vektor**, verbunden. Man nennt diesen Vorgang **Rekombination**. Vektoren sind DNA-Abschnitte, die alle Informationen tragen, um in einem geeigneten Wirtsorganismus repliziert, also vermehrt zu werden. Die verschiedenen Vektorsysteme können alle möglichen Fragmentgrößen aufnehmen, von wenigen hundert bis zu Millionen von Basenpaaren. Die gebräuchlichsten Vektoren sind **Plasmidvektoren** und **Bakteriophagen**, Letztere mit einem Fassungsvermögen von bis zu 20 000 Basenpaaren. Größere DNA-Fragmente können in sog. **Cosmidvektoren** oder in **künstlichen Chromosomen** (**YACs, BACs, PACs**) untergebracht werden.

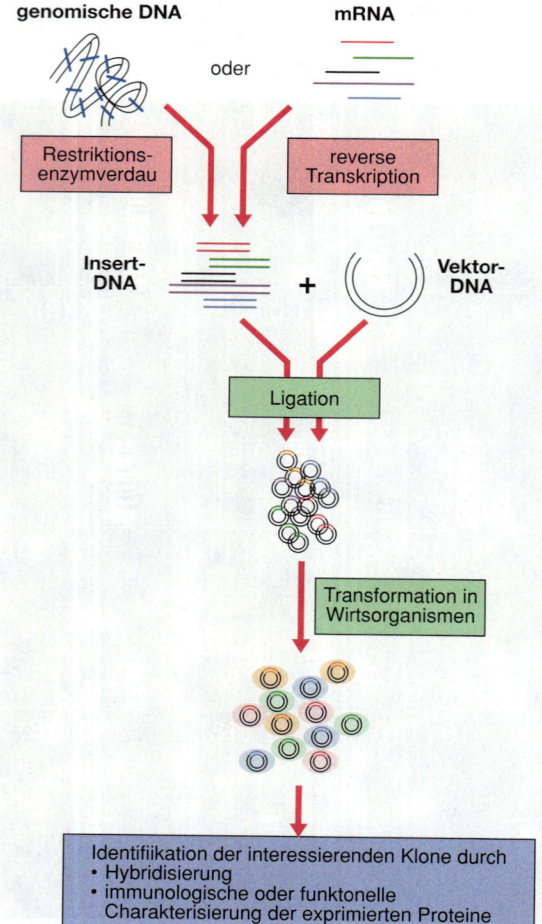

Abb. 2.16 Schematische Darstellung des Vorgangs der DNA-Klonierung nach Restriktionsenzymverdau von genomischer DNA oder nach reverser Transkription von mRNA.

Wirtssysteme

Geeignete Wirte für Vektoren sind wegen ihrer unproblematischen Wachstumsbedingungen Bakterien und Hefen, es werden jedoch auch Zellkulturen verwendet. Ein **Klon** ist in diesem Zusammenhang eine Anzahl von Wirtsorganismen, die Vektoren mit identischen DNA-Fragmenten enthalten.

DNA-Bibliotheken

Als Ausgangsmaterial der Klonierung dient in der Regel genomische DNA oder cDNA, die entweder ungezielt aus einem Gewebe isoliert oder durch PCR (s. u.) bereits gezielt amplifiziert wurde. Falls die gesamte genomische DNA eines Organismus in einen Vektor ligiert und in einem geeigneten Wirtsorganismus repliziert wurde, so spricht man von einer **genomischen DNA-Bibliothek** dieses Organismus. Analog kann von jeder Zellart durch die Rekombination von revers transkribierter mRNA eine **cDNA-Bibliothek** hergestellt werden. Da die Zusammensetzung der RNA von der Art und dem Funktionszustand der Gewebe in einem Organismus abhängt, variiert die Zusammensetzung von cDNA-Bibliotheken natürlich erheblich mehr als die von genomischen DNA-Bibliotheken.

Identifikation rekombinanter Klone

Der beschriebene Vorgang der Herstellung einer DNA-Bibliothek eröffnet unzählige Möglichkeiten der rekombinanten DNA-Techniken. Zellen und Bakterien können vereinzelt werden, und die so entstehenden Klone, in denen die Bakterien oder Zellen ja jeweils alle die gleichen klonierten Genabschnitte enthalten, können mit verschiedenen Verfahren analysiert werden. Die klassische Methode der Analyse ist die **Klonhybridisierung**. Die Bakterien, die eine DNA-Bibliothek enthalten, werden hierfür ausplattiert und mit einer kurzen, markierten Oligonukleotidsonde hybridisiert. Damit lassen sich Klone identifizieren, die den der Sonde komplementären Genabschnitt enthalten. Wenn man beispielsweise wissen möchte, welche Sequenzen vor oder hinter der bekannten Sequenz liegen, so kann man alle Klone mit der bekannten Sequenz durch Hybridisierung mit einer geeigneten Sonde aufspüren, die Klone wachsen lassen, die klonierte DNA isolieren und die Sequenz vor und hinter der bekannten Sequenz identifizieren. Sehr viele Gene wurden so gefunden, wobei die Herstellung der Hybridisierungssonden meist auf einer experimentell identifizierten teilweisen Peptidsequenz des interessierenden Proteins beruht. Auf ähnliche Weise können homologe Gene aus verschiedenen Spezies oder die Gene verwandter Proteine aufgrund ihrer Hybridisierungseigenschaften isoliert werden.

Expressionsklonierung

Bakterien oder Säugerzellen können auch mit sog. **Expressionsbibliotheken** transfiziert werden, also cDNA-Bibliotheken, bei denen auf den Vektoren neben der Information zur Replikation auch Informationen zur Transkription des Gens enthalten sind (= **Expressionsvektoren**). Die Zellen stellen daraufhin die entsprechenden Proteine her und können mit Hilfe von Methoden der Biochemie, der Zellbiologie oder der Immunologie analysiert werden, z. B. mit Antikörpern. Mit solchen Strategien des **Expressionsklonierens** ist es auch möglich, unbekannte Gene zu identifizieren, die eine gewisse biologische Eigenschaft vermitteln, falls ein guter Bioassay für diese Eigenschaft vorliegt. Diese Methode des **funktionellen Klonierens** hat beispielsweise zur Identifikation einer Vielzahl von Onkogenen geführt, die die Eigenschaft besitzen, in bestimmten Fibroblastenkulturen, die normalerweise nicht in Kolonien wachsen, klonales Wachstum zu induzieren. Ihre Identifikation gelang durch Expression von cDNA-Bibliotheken aus Tumoren in solchen Kulturen und die Isolierung der cDNA aus einzelnen „maligne" wachsenden Zellkolonien.

Herstellung rekombinanter Proteine

Expressionsvektoren stellen auch die Grundlage rekombinant hergestellter Proteine dar. Der Vorteil dieser Methode im Vergleich zur Isolierung großer Mengen von natürlichem Protein aus tierischen oder menschlichen Geweben liegt zunächst einmal in der erheblichen Vereinfachung der Produktion. Daneben eröffnet jedoch die rekombinante Herstellung von Proteinen die Möglichkeit, die Sequenz der Proteine zu modifizieren und so die Präparate wirksamer oder weniger immunogen zu machen als die natürlichen Produkte. Außerdem sind rekombinante Proteine zur Anwendung beim Menschen angesichts viraler Infekte oder Anthropozoonosen erheblich sicherer als die natürlichen Proteine, die aus verschiedenen Individuen zusammengetragen werden müssen. Daher wird heute eine Vielzahl verschiedener Proteine als Medikamente oder Diagnostika rekombinant hergestellt, wie beispielsweise Insulin, Wachstumshormon, Erythropoetin und G-CSF oder einige Impfstoffe.

Zusammenfassung

Unter der **Klonierung** versteht man die Isolierung eines Gens aus einem Gewebe. Die Klonierung bildet die Voraussetzung für die gentechnische Herstellung rekombinanter Proteine. Solche Proteine ersetzen die zeit-, material- und kostenintensive Reinigung des Proteins aus tierischen oder menschlichen Zellen und verringern das Risiko unerwünschter allergischer Reaktionen und Viruskontaminationen. Außerdem ist die Klonierung für die Entdeckung und Funktionsbeschreibung krankheitsrelevanter Gene und deren Nutzung in der Diagnostik unumgänglich.

Polymerase-Kettenreaktion (PCR)

Definition

Eine wichtige, auch in der klinischen Diagnostik mehr und mehr gebrauchte Methode ist die PCR. Sie bezeichnet einen exponentiellen Vermehrungsvorgang, die **Amplifikation,** eines Stücks DNA von bis zu etwa 2 000–3 000 Basenpaaren, von dem nur etwa 20 Basenpaare an beiden Enden bekannt sein müssen.

Beschreibung der Methode

Die Amplifikation wird durch eine **DNA-abhängige DANN-Polymerase** durchgeführt, die die Fähigkeit besitzt, den komplementären Strang einer Einzelstrang-DNA herzustellen (Abb. 2.17).

Dieses Enzym benötigt für seine Aktivität einen sog. **Primer,** ein nur wenige Basenpaare langes Oligonukleotid, das den Anfang des zu synthetisierenden DNA-Strangs darstellt, sowie die einzelnen Desoxynukleotide, die in diesen Strang eingebaut werden. Der Komplex aus dem zu amplifizierenden DNA-Stück, dem **„Template",** den Primern und dem aktiven Enzym kann im Reagenzglas sehr einfach hergestellt werden. Durch zyklische Denaturierung und Renaturierung dieses Komplexes und durch Amplifikation der DNA von beiden Seiten entsteht eine exponentielle Kettenreaktion, die über etwa 25 Zyklen eine Vermehrung des zwischen den beiden Primern liegenden DNA-Stücks um das mindestens 100 000fache ermöglicht.

Anwendungen

Die PCR ermöglicht die Amplifikation extrem kleiner Mengen von genomischer oder cDNA und erlaubt somit mit hoher Empfindlichkeit und Spezifität den Nachweis von Genen in biologischen Proben. In der klinischen Diagnostik wird diese Methode daher beispielsweise für den Nachweis von Erregern in verschiedenen Körperflüssigkeiten oder in Geweben eingesetzt. Darüber hinaus eignet sie sich für den Nachweis spezifischer genetischer Veränderungen bei malignen Erkrankungen.

Real-time-PCR

Ein großer Nachteil war in der Vergangenheit die fehlende Quantifizierbarkeit der PCR, da kleine Änderungen in der Effizienz der Amplifikation durch Modifikation der Reaktionsbedingungen starke Schwankungen in der Menge des Endprodukts verursachen. Daher wurden in den vergangenen Jahren mehrere Methoden entwickelt, die durch Modifikation der Methode und durch verbesserte Messmethoden eine zuverlässige Quantifizierung der PCR-Reaktion zulassen. Man bezeichnet diese Methoden als **Real-Time-PCR**, da hierbei in Echtzeit beobachtet wird, wie das Amplifikat entsteht. Sie erlauben den Einsatz der PCR-Methode auch für die zuverlässige Beurteilung des Verlaufs einer Erkrankung, beispielsweise für die Bestimmung der Resterkrankung einer akuten Leukämie nach Chemotherapie oder den Verlauf einer Infektionskrankheit unter Therapie mit Antibiotika.

Zusammenfassung

Die **Polymerase-Kettenreaktion** erlaubt die beliebige Vermehrung einer DNA-Sequenz und hat eine besonders hohe Sensitivität zum Nachweis von Infektionen mit bekannten oder vermuteten Erregern. Die Real-Time-PCR erlaubt die zuverlässige Quantifizierung der PCR und kann daher auch zur Verlaufsbeurteilung eingesetzt werden.

DNA-Sequenzanalyse

Die Sequenzanalyse von DNA dient der Aufklärung der Basensequenz eines einzelnen Gens.

Die heute gebräuchlichste Methode des Didesoxy-Sequenzierens beruht auf einer 1977 erstmals beschriebenen radioaktiven Methode, die heute durch die Entwicklung von Fluoreszenzfarbstoffen und Geräten weitgehend automatisiert werden konnte. Dies war eine wichtige Voraussetzung zur Durchführung des humanen Genomprojekts.

> ! Die DNA-Sequenzanalyse erlaubt die Aufklärung genetischer Defekte bei Erbkrankheiten sowie bei bestimmten malignen Tumoren.

Identifizierung von Genen oder Genfragmenten

Southern-Blotting

Klassische Verfahren der Hybridisierung sind die Filtermethoden, die erstmals an genomischer DNA angewandt wurden. Der Erstbeschreiber E. M. Southern beschrieb eine Methode, die als **„Southern-Blot"**-Verfahren noch immer angewandt wird. Sie ermöglicht es, die Menge und eingeschränkt auch die Position von Genabschnitten im Genom zu identifizieren, also Deletionen, Amplifikationen (d.h. das Vorhandensein mehrerer Kopien eines Gens) oder „Rearrangements" (wie sie bei Translokationen vorkommen) von Genen zu finden. Dazu isoliert man die genomische DNA aus dem Gewebe, schneidet sie mit Restriktionsenzymen, trennt sie elektrophoretisch der Größe nach auf und transferiert sie auf Filter. Diese Filter können mit markierten Sonden hybridisiert werden. Aus der Stärke des Signals kann man auf die Menge des Fragments schließen, auf dem die gesuchte Gensequenz liegt,

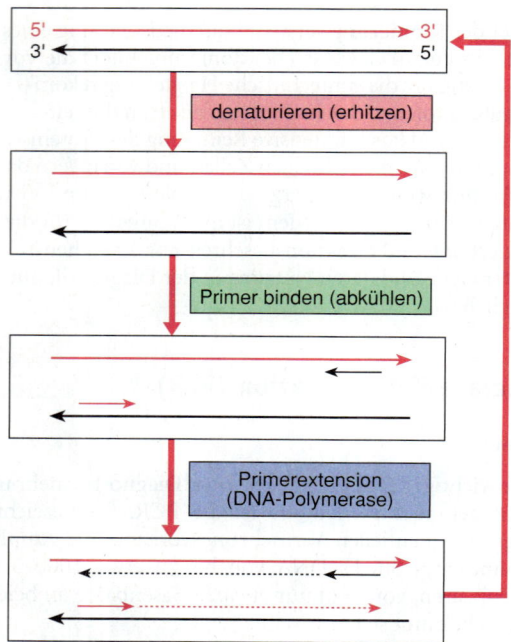

Abb. 2.17 Schematische Darstellung eines Zyklus der Polymerase-Kettenreaktion. Jede Wiederholung des dargestellten Zyklus verdoppelt die Menge der zwischen den Primern liegenden Sequenz. Eine typische PCR-Reaktion von 25 Zyklen amplifiziert daher die Sequenz auf das 10^5fache der Ausgangsmenge.

also auf Amplifikationen oder Deletionen. Wenn man die Position des Fragments mit der Position bei einer normalen Kontrolle oder der des anderen Allels vergleicht, kann man auch ein Rearrangement des Gens erkennen.

Northern-Blotting

Wird statt der DNA die zelluläre RNA aufgetrennt und mit der Gensonde hybridisiert, dann nennt man das Verfahren (der Geographie wegen im Gegensatz zu Southern) „Northern"-Blotting. Es war bis vor kurzem die einzige zuverlässige Methode der Quantifizierung einer bestimmten mRNA in einer gegebenen Probe. Klassische Northern-Blots werden in der Zukunft mehr und mehr von der Real-Time-RT-PCR abgelöst werden, die die gleichen Informationen bei höherer Empfindlichkeit und niedrigerem Arbeitsaufwand erbringt.

DNA-Chips

Durch die Fortschritte der DNA-Sequenzierungsverfahren und die Möglichkeiten zur industriellen Herstellung von PCR-amplifizierten oder synthetisch hergestellten DNA-Sonden wurden die modernen „Microarray"- oder „DNA-Chip"-Verfahren möglich (Abb. 2.18).

Bei ihnen wird das Hybridisierungsverfahren umgekehrt, indem auf eine Glas- oder Silikat-Chip-Oberfläche eine Vielzahl verschiedener Sonden an bekannten Positionen immobilisiert wird. Die Sonden werden entweder mit einer Art Tintenstrahltechnik auf Glasoberflächen aufgebracht (DNA bindet natürlicherweise sehr gut an Glas), oder sie werden direkt auf Silikatträgern synthetisiert. Das Verfahren hierzu ähnelt dem der Herstellungsmethoden für Computerchips. Die zu messende RNA oder DNA wird mit Fluoreszenzfarbstoffen markiert und auf die beschichtete Oberfläche hybridisiert. Aus der Fluoreszenz an bestimmten Punkten des DNA-Chips, die in einem Lesegerät bestimmt wird, kann man auf die Menge spezifischer DNA- oder RNA-Moleküle im Ausgangsgewebe zurückschließen. Diese Methode erlaubt heute schon die parallele Quantifizierung von mehreren tausend verschiedenen Genen in einem Gewebe, und es ist nur noch eine Frage der Zeit, bis alle Gene des Genoms auf DNA-Chips erhältlich sind. So können ganze Gruppen von Genen auf ihre Relevanz bei bestimmten Krankheiten untersucht werden.

Anwendungen

Mit den geschilderten Methoden der Filterhybridisierung kann man in bekannten Genen Veränderungen wie Deletionen, Translokationen oder Amplifikationen rasch erkennen. In der **Gerichtsmedizin** wurden Southern-Blot-Verfahren klassischerweise eingesetzt, um über Restriktionslängenpolymorphismen (**RFLP**) Vaterschaftsgutachten bzw. Personenidentifikationen durchzuführen. Die Erstellung eines solchen **„genetischen Fingerabdrucks"** geschieht jedoch heute meist über die PCR-basierte Methode der **Mikrosatellitenanalyse,** bei der repetitive DNA-Sequenzen analysiert werden, die in ihrer Länge interindividuell stark schwanken. Die Bestimmung der Länge einer Kombination solcher Mikrosatelliten erlaubt die zweifelsfreie Identifikation eines Individuums mit nur sehr geringen Mengen genomischer DNA.

DNA-Chip-Analysen finden ihre Anwendung in der Klassifizierung von malignen Tumoren, die durch die Transkription von ganzen Gruppen von Genen, sog. „Gen-

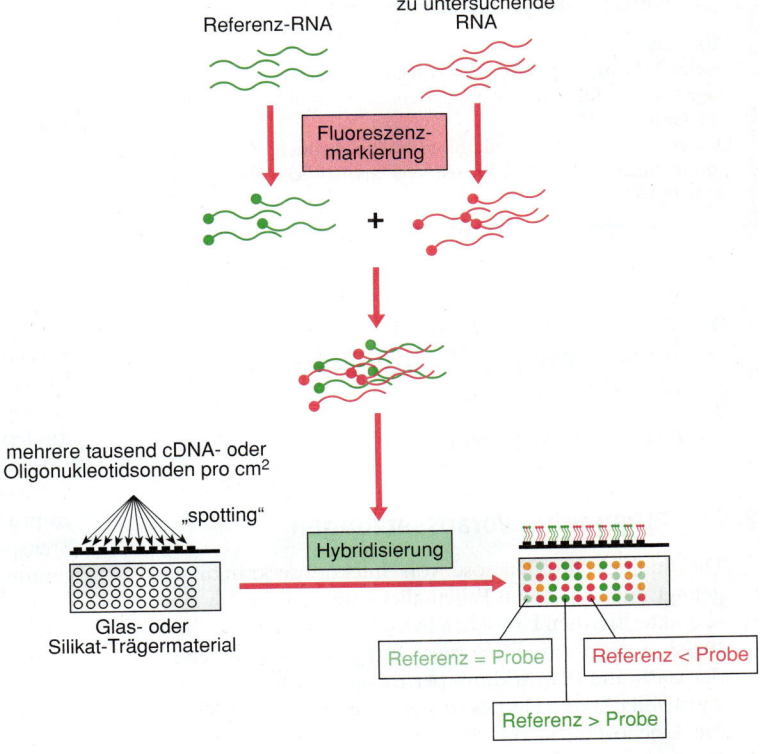

Abb. 2.18 Microarray-Analysen zur parallelen Messung vieler verschiedener mRNA-Spezies in einer Probe. Der Vergleich mit einer Referenzprobe erfolgt entweder, wie hier dargestellt, durch die vergleichende Hybridisierung verschieden markierter mRNA-Proben und anschließende Analyse der Fluoreszenzfarbe oder durch Vergleich zweier identischer Hybridisierungsexperimente mit verschiedenen Proben im Computer.

clustern", charakterisiert werden können, oder in der Identifikation von Faktoren, die bestimmte Arzneimittelnebenwirkungen vorhersagen können.

Zusammenfassung

Durch Southern-Blotting kann die Organisation eines bekannten Gens im Gewebe, durch Northern-Blotting die Ausprägung seiner mRNA analysiert werden. DNA-Chip-Methoden sind moderne Hybridisierungsverfahren, bei denen die klassischen Verfahren umgekehrt werden. Hybridisierungsverfahren werden in der Onkologie zur Klassifikation von Tumoren, in der Pharmakologie zur Vorhersage von Arzneimittelwirkungen und -nebenwirkungen sowie in der Gerichtsmedizin für Identitätsbestimmungen eingesetzt.

Transfektion

Unter der Transfektion versteht man das Einführen von Genen in bestimmte Zellen. Während Transfektionen in der Forschung heute Routineverfahren sind, sind therapeutische Transfektionen, also Verfahren der Gentherapie, noch immer mit erheblichen technischen Problemen behaftet.

Gentechnische Eingriffe in die Keimbahn

Gentechnische Manipulationen, also auch Transfektionen, an Zellen der menschlichen Keimbahn unterliegen einem weltweiten Moratorium und sind in Deutschland auch gesetzlich untersagt, obwohl sie technisch machbar sind und an Tieren schon vielfach durchgeführt wurden.

Somatische Gentherapie

Im Gegensatz dazu wird intensiv an der Entwicklung der somatischen Gentherapie gearbeitet, also der therapeutischen Transfektion somatischer Gewebe. Ein wichtiges Problem ist die Wahl der geeigneten Vektoren, die noch immer eine sehr geringe Transfektionseffizienz aufweisen. Auch ist bei gelungener Transfektion regelmäßig zu beobachten, dass die transfizierten Zellen im Patienten nicht lange überleben oder dass die transfizierten Gene nicht mehr transkribiert werden. Dennoch werden klinische Studien zur Gentherapie durchgeführt, und erste Erfolge bei der Therapie von Enzymdefekten und zur Stimulation des Immunsystems bei Tumorerkrankungen sind zu verzeichnen. Der Stellenwert, den die Gentherapie in der Medizin einnehmen wird, kann vor Überwindung der noch immer großen technischen Schwierigkeiten nicht abschließend beurteilt werden.

Zusammenfassung

Durch die Transfektion werden Gene in Zellen eingeführt. Die somatische Gentherapie wird weltweit intensiv beforscht, und man verspricht sich neue Therapiemodalitäten für Enzymdefekte und maligne Erkrankungen. Gentechnische Eingriffe in die Keimbahn des Menschen sind in Deutschland gesetzlich verboten und weltweit mit einem Moratorium der Wissenschaft versehen.

Zur weiteren Information

Literatur
Lewin, B.: Genes VII, 7th edn. Oxford University Press, Oxford 1999.
Vogelstein, B., Kinzler, K. W.: The Genetic, Basis of Human Cancer, McGrawHill. 1998.
Dingermann, T.: Gentechnik. Biotechnik. Lehrbuch und Kompendium für Studium und Praxis, Wissenschaftliche Verlagsgesellschaft, 1999.

Aktuelle Internet-Seiten
http://www.ornl.gov/hgmis/
http://www.ncbi.nlm.nih.gov/entrez/query.fcgi
http://www.beri.co.jp/Pedro/research_tools.html

Keywords
Cytogenetics ◆ Molecular Diagnostics

2.4 Diagnostische Methoden in der Bakteriologie, Mykologie, Virologie und Parasitologie

C. Franzen, H. Seifert

2.4.1 Allgemeine Voraussetzungen

Die ätiologische Diagnose von Infektionserkrankungen gelingt nur in seltenen Fällen allein auf dem Boden einer charakteristischen klinischen Symptomatik. Beispiele hierfür sind das Erysipel (Erreger: Streptococcus pyogenes), der Gasbrand (Clostridium perfringens, aber auch andere Clostridien), der Herpes zoster (Varicella-zoster-Virus), die Onchozerkose (Onchocerca volvulus) oder Skabies (Sarcoptes scabiei). Bei den weitaus meisten Infektionskrankheiten beruht dagegen die **Erregerdiagnose** auf der Verwendung geeigneter bakteriologischer, mykologischer, virologischer oder parasitologischer diagnostischer Methoden.

Leider werden die Möglichkeiten der mikrobiologischen Erregerdiagnostik oft nicht ausreichend genutzt oder sie kommen zu spät zum Einsatz. Der ungezielte Einsatz von Breitspektrumantibiotika ohne vorherige Erregerdiagnose garantiert heute längst nicht mehr einen therapeutischen Erfolg, wie dies vielfach noch in den 80er und 90er Jahren der Fall war. Angesichts der weltweit zunehmenden Antibiotikaresistenz bakterieller Infektionserreger ist eine genaue Erregerdiagnose mit Resistenzbestimmung die Voraussetzung für eine gezielte und rationale Antibiotikatherapie. Der Verzicht auf eine virologische Diagnostik mit dem Hinweis auf mangelnde Konsequenz lässt Fragen der Epidemiologie, Infektiosität, Prävention, Immunisierung, Immunität sowie die heute verfügbaren Möglichkeiten antiviraler Chemotherapie außer Acht.

Für eine optimale mikrobiologische Diagnostik – dies bedeutet: geeigneter Patient, richtiger Zeitpunkt, geeignetes Material, rascher Transport, geeignetes Testverfahren, sachgerechte Befundinterpretation – ist insbesondere in den Zeiten knapper Ressourcen ein enger Kontakt zwischen den am Krankenbett und den im Labor tätigen Ärzten erforderlich.

Mikroskopische Verfahren

Bei einer Vielzahl infektiöser Erkrankungen spielt der **lichtmikroskopische Erregernachweis** nach wie vor eine bedeutende Rolle. Dies gilt beispielsweise für den mikroskopischen Direktnachweis von Neisseria meningitidis und anderen Erregern der bakteriellen Meningitis aus dem frisch gewonnenen Liquorsediment, den Nachweis von Pneumokokken aus Atemwegssekreten bei ambulant erworbener Pneumonie oder den Nachweis von Treponema pallidum im Dunkelfeld bei frischer Lues sowie für die Diagnose einer Vielzahl parasitologischer Erkrankungen wie Malaria, Amöbiasis und Leishmaniose. Der Vorteil der lichtmikroskopischen Verfahren besteht in ihrer Schnelligkeit sowie ihrer allgemeinen Verfügbarkeit. In der Parasitologie ist neben dem Erregernachweis auch der Nachweis von Larven und Eiern bei bestimmten Wurmerkrankungen diagnostisch hilfreich. **Die Elektronenmikroskopie** leistet bei einigen virologisch-diagnostischen Problemen auch heute gelegentlich noch gute Dienste.

Kultureller Erregernachweis

Von herausragender Bedeutung in der **Bakteriologie** und **Mykologie** ist der **kulturelle Erregernachweis** auf oder in künstlichen Nährmedien, da hierdurch neben der Artdiagnose des für die Erkrankung ursächlichen Erregers meist gleichzeitig eine In-vitro-Prüfung der Empfindlichkeit des Erregers gegenüber antimikrobiellen Substanzen möglich wird. In der **Virologie** dagegen ist die Bedeutung der **kulturellen Virusanzucht** in der Zellkultur gegenüber indirekten diagnostischen Verfahren in den Hintergrund getreten. Der gravierende Nachteil jedes kulturellen Erregernachweises ist der z.T. beträchtliche Zeitaufwand, der üblicherweise ein bis zwei Tage, bei der Tuberkulosediagnostik zwei bis drei Wochen und länger betragen kann.

Antikörpernachweis

Ein wichtiges Instrument bei der Diagnostik von **viralen Infektionskrankheiten** ist der Nachweis **spezifischer Antikörper**. Bei Einsatz geeigneter Methoden und Untersuchung von Serumpaaren (Serokonversion, Titeranstiege) sowie durch Bestimmung spezifischer IgM-Antikörper lassen sich Aussagen zum Infektionszeitpunkt machen. Auch in der Parasitologie spielt der Antikörpernachweis eine wichtige Rolle, beispielsweise beim Nachweis einer Toxoplasmose, Echinokokkose und beim Amöbenleberabszess. In der Diagnostik von Infektionskrankheiten, die durch Bakterien oder Pilze hervorgerufen werden, sind Antikörpernachweise dagegen nur selten von entscheidender Bedeutung.

Während viele klassische Antikörperbestimmungsverfahren wie die Komplementbindungsreaktion (KBR) z.T. einen beträchtlichen Zeitaufwand erfordern, lassen sich einige neue Untersuchungsverfahren wie der ELISA („**e**nzyme-**l**inked **i**mmuno**s**orbent **a**ssay") in wenigen Stunden durchführen.

Tierversuche

Nur in seltenen Fällen können heutzutage noch **Tierversuche** notwendig sein, so bei der Diagnostik von Tetanus und Botulismus.

Moderne Verfahren zum Erregernachweis

Durch die Einführung von **Antigennachweistests** und molekularbiologischer Verfahren zum direkten DNA-Nachweis mit **Gensonden** und mittels der **Polymerase-Kettenreaktion (PCR)** hat die mikrobiologische Erregerdiagnostik eine erhebliche Beschleunigung erfahren. Während direkte Antigennachweismethoden z.B. mittels Latexagglutination vor allem in der Liquordiagnostik der bakteriellen Meningitis, bei der Kryptokokkenmeningitis und beim Erregerschnellnachweis aus positiven Blutkulturen einen festen Stellenwert haben, sind PCR-basierte Nachweismethoden in der Bakteriologie vielfach noch unzureichend standardisiert. Eine Ausnahme bildet hier der Nachweis von Mycobacterium tuberculosis sowie Chlamydia trachomatis. Demgegenüber haben PCR-basierte Nachweisverfahren in der Virologie die klassischen Nachweisverfahren bereits teilweise ersetzt und die diagnostischen Möglichkeiten in vielen Bereichen wie beispielsweise in der Hepatitis- und HIV-Diagnostik erheblich verbessert.

2.4.2 Bakteriologie und Mykologie

Entnahme und Transport von Untersuchungsmaterial

Eine **fachgerechte Materialentnahme** und vor allem ein **rascher Transport** sind für die mikrobiologische Diagnostik von enormer Bedeutung. Dies gilt insbesondere, wenn ein **kultureller Erregernachweis** angestrebt wird.

Entnahme des Untersuchungsmaterials

Die Entnahme des Untersuchungsmaterials sollte möglichst direkt **aus dem Infektionsherd** erfolgen und dabei eine sekundäre Kontamination mit Haut- und Schleimhautflora vermeiden. Diese ideale Probenentnahme erfordert in vielen Fällen invasive Maßnahmen. So ist z.B. die Untersuchung eines durch Blasenpunktion gewonnenen Urins wesentlich aussagekräftiger als ein möglicherweise mit Urethral-(Fäkal-)Flora kontaminierter Mittelstrahlurin, wenn es um die bakteriologische Diagnostik einer Pyelonephritis geht. Von besonderer Bedeutung sind daher durch **Punktion** oder intraoperativ entnommene Proben, wobei sich flüssiges Punktionsmaterial besser für die Erregerdiagnostik eignet als mittels Abstrichtupfer entnommenes Material. Bei unklarem Fieber sowie Verdacht auf eine septische Streuung aus einem Organinfektionsherd bzw. bei einem nicht lokalisierbaren Infektionsprozess ist die (zusätzliche) Entnahme von **Blutkulturen** (mindestens zwei Blutkulturpaare, jeweils aerob und anaerob) zur Erregerdiagnostik erforderlich. Diese sollte aus einer peripheren Vene und – wenn möglich – im Fieberanstieg erfolgen. Grundsätzlich sollte die Entnahme von Untersuchungsmaterial zur mikrobiologischen **Diagnostik vor Beginn einer antibiotischen Therapie** erfolgen.

Transport von Untersuchungsmaterial

Die **mikrobiologische Aufarbeitung** des gewonnenen Untersuchungsmaterials sollte unmittelbar nach der Entnahme erfolgen. Daher muss der Transport möglichst erfolgen. Entscheidend ist, dass Erreger, die auf Umwelteinflüsse sehr empfindlich reagieren (z. B. Meningokokken, Pneumokokken, Shigellen) oder obligat anaerobe Erreger (z. B. Bacteroides) lebensfähig bleiben. Außerdem muss gewährleistet sein, dass mögliche Kontaminanten die eigentlichen Erreger nicht überwuchern. Untersuchungsmaterial wie Sputum oder Urin, welches nicht unmittelbar in das Labor transportiert werden kann, muss daher bis zum Transport im Kühlschrank gelagert werden. Natives Untersuchungsmaterial sollte nur bei einer Transportzeit von unter einer Stunde versandt werden. Ansonsten sollten feste oder flüssige **Transportmedien** verwandt werden, wie z. B. Anaerobier-Transportsysteme. Flüssige Materialien (Liquor, Punktate) können in Blutkulturflaschen verimpft werden. Da eine mikroskopische Diagnostik nur am nativem Material möglich ist, sollte bei einigen Materialien, wie z. B. Liquor, neben dem in Kulturflaschen verimpften Material auch natives Material eingesandt werden. In Zweifelsfällen ist es ratsam, sich vor Materialentnahme und Versand von Untersuchungsmaterial mit dem diagnostischen Institut in Verbindung zu setzen. Dies gilt z. B. für die Diagnostik von obligat intrazellulären Mikroorganismen wie Chlamydien und Mykoplasmen, für die besondere Transportgefäße und -medien erforderlich sind.

Erregernachweis

Mikroskopische Nachweisverfahren

Mikroskopische Nachweisverfahren haben in der Bakteriologie und Mykologie eine lange Tradition. Sie lassen zwar, anders als in der Parasitologie, meistens keine eindeutige Artdiagnose des Erregers zu, sind dafür aber ohne großen Aufwand und schnell durchführbar. Ein mikroskopischer Befund kann unter Berücksichtigung der klinischen Symptomatik vielfach zu einer Verdachtsdiagnose führen und damit richtungsweisend für die primäre Antibiotikatherapie sein. Zur Anwendung kommen Verfahren mit nativem Material, einfach gefärbten Präparaten (z. B. **Methylenblau**) oder differential-gefärbten Präparaten (z. B. **Gram-Färbung, Ziehl-Neelsen-Färbung**). Bei speziellen Fragestellungen spielen die Phasenkontrast- und Dunkelfeldmikroskopie sowie die Fluoreszenzmikroskopie eine Rolle. Raster- und transmissionselektronenmikroskopische Untersuchungen haben für die Routinediagnostik dagegen keine Bedeutung.

Kultureller Erregernachweis

Das **klassische Erregernachweisverfahren** in der mikrobiologischen Diagnostik ist die **kulturelle Anzüchtung** und anschließende Identifikation des Erregers. Die Anzüchtung der meisten Bakterien und Pilze erfolgt auf künstlichen Nährböden, die unterschiedlich zusammengesetzt sind, je nachdem welche Erregergruppe speziell angezüchtet werden soll. Für die mykologische Diagnostik finden antibiotikahaltige Selektivnährböden Verwendung. Wenn eine Reinkultur vorliegt, kann die weitere Identifizierung mit Hilfe verschiedener Verfahren erfolgen (morphologische, chemotaxonomische, biochemische und immunologische Merkmale, in zunehmendem Maße werden auch DNA-Nachweismethoden eingesetzt). In der Regel sollte die Identifizierung relevanter Infektionserreger bis zur **Speziesebene** erfolgen, in Einzelfällen (bei Mehrfachisolaten vom gleichen Patienten) oder bei epidemiologischen Fragestellungen sogar bis zum Nachweis der klonalen Identität des jeweiligen Bakterienstammes. Neue radiometrische und nichtradiometrische Nachweisverfahren haben die kulturelle Diagnostik langsam wachsender Mykobakterien beschleunigt. Inzwischen ist der Nachweis von Mykobakterien, der früher bis zu sechs Wochen benötigte, oft schon innerhalb von acht bis 16 Tagen möglich.

Resistenztestung

Von jedem in Reinkultur angezüchteten Infektionserreger sollte eine **Prüfung der Antibiotikaempfindlichkeit** (Resistenztestung) durchgeführt werden. Anzüchtung, Identifizierung und Resistenzprüfung erfordern für schnell wachsende Bakterien ein bis drei Tage.

Direkter Antigennachweis

In einigen Fällen ermöglicht der direkte Antigennachweis aus Patientenmaterial – meist mittels Latexagglutination – ohne vorherige Anzüchtung des Erregers eine Erregerdiagnose. Hierzu gehören der Nachweis von Zellwandantigenen von Pneumokokken, Meningokokken, Haemophilus influenzae, hämolysierenden Streptokokken der serologischen Gruppe B sowie Cryptococcus neoformans in Serum und Liquor, der Nachweis von Pneumokokken- und Legionellen-Antigen im Urin, der Nachweis von Candida- und Aspergillus-Antigen im Serum sowie der noch nicht ausgereifte Nachweis von Streptococcus pyogenes im Rachenabstrich.

Molekularbiologische Methoden zum Erregernachweis

Der spezifische, hoch empfindliche Nachweis bakterieller Nukleinsäuren mit Hilfe der **PCR** hat die diagnostischen Möglichkeiten der Mikrobiologie erweitert und ermöglicht den schnellen Nachweis von Erregern, die sich nur sehr schwer oder gar nicht anzüchten lassen, direkt aus Patientenmaterial. Für einige Erreger und Untersuchungsmaterialien (Mycobacterium tuberculosis – Bronchialsekret, Neisseria gonorrhoeae und Chlamydia trachomatis – Urethralabstriche) sind PCR-basierte Verfahren für die Diagnostik bereits evaluiert und standardisiert worden und kommerziell erhältlich. Andere PCR-basierte Nachweismethoden sind dagegen bisher nur in Speziallabora-

2.4 Diagnostische Methoden in der Bakteriologie, Mykologie, Virologie und Parasitologie

torien verfügbar. Die Anwendung molekularbiologischer Methodik hat auch zur Identifikation bisher unbekannter und kulturell nicht anzüchtbarer Bakterienspezies geführt wie beispielsweise von Tropheryma whippelii, dem Erreger des Morbus Whipple.

Außerdem lässt sich mit Hilfe molekularbiologischer Methoden – **Amplifikation und anschließende Sequenzierung der Gensequenz der kleinen Untereinheit des Ribosoms (16S-rRNA)** – die Identifikation kulturell angezüchteter, aber biochemisch wenig aktiver und daher mit konventionellen Methoden nur schwierig zu identifizierender Mikroorganismen beschleunigen.

Zunehmend gewinnt auch der Einsatz spezifischer **Gensonden** an Bedeutung. Dies betrifft zum einen die weitgehend standardisierte Identifikation kulturell angezüchteter Bakterien und Pilze, z. B. von Neisseria gonorrhoeae, Streptococcus pyogenes, Streptococcus pneumoniae, Staphylococcus aureus, Listeria monocytogenes, Campylobacter spp., Mycobacterium-tuberculosis-Complex, Mycobacterium-avium-Complex und anderer Mykobakterien, Histoplasma capsulatum, Coccidioides immitis u. a. Zum anderen ermöglicht diese Methode auch den Nachweis von Bakterien-DNA direkt aus Originalmaterial (Chlamydia trachomatis, Mycobacterium tuberculosis, Neisseria gonorrhoeae, Streptococcus pyogenes) oder in Gewebeproben (In-situ-Hybridisierung).

Ein zunehmend wichtiger Anwendungsbereich moderner molekularbiologischer Diagnostik liegt im Nachweis bakterieller **Virulenzfaktoren** (z. B. Nachweis des Shigalike-Toxins bei enterohämorrhagischen Escherichia coli (EHEC), Toxingene bei Staphylococcus aureus und Streptococcus pyogenes) oder spezifischer **Resistenzgene** (z. B. der Nachweis von Methicillinresistenz bei S. aureus oder der Nachweis der Rifampicin- und Streptomycinresistenz bei Verdacht auf multiresistente Mycobacterium-tuberculosis-Stämme).

Die genannten modernen Verfahren können aber den kulturellen Erregernachweis derzeit nicht ersetzen. Unter anderem erlaubt ein alleiniger DNA-Nachweis nicht die Unterscheidung zwischen lebenden, krankheitsauslösenden und bereits abgetöteten Mikroorganismen. Außerdem lässt bisher lediglich der kulturelle Erregernachweis eine anschließende umfassende Resistenzprüfung zu und ist die Voraussetzung für Aussagen zur Resistenzentwicklung gegenüber Antibiotika.

Antikörpernachweis

Für die bakteriologische und mykologische Diagnostik spielen Antikörpernachweise eine eher **untergeordnete Rolle**. Dies gilt insbesondere für die große Mehrzahl nosokomial erworbener Infektionen. Antikörpernachweise haben vor allem dort eine diagnostische Bedeutung, wo der Erregernachweis selbst noch nicht, nicht mehr oder nur sehr schwer möglich ist (z. B. bei Lues oder Leptospirose). Der Wert des positiven Antikörpernachweises besteht insbesondere in der **Bestätigung bzw. im Ausschluss** einer klinischen Diagnose. Klassische Beispiele hierfür sind die **Brucellose** und die **Leptospirose**, wo ein möglichst frühzeitiger Therapiebeginn entscheidend ist und deshalb die antibiotische Therapie schon bei hinreichend großem klinischen Verdacht begonnen werden muss. Weitere Beispiele von Infektionen, bei denen die Antikörperdiagnostik hilfreich ist, sind die **Legionellen-Pneumonie**, die **Borreliose** sowie verschiedene **Rickettsien-Infektionen.** Nur selten wird wie bei der **Lues** die Indikationsstellung für eine spezifische antimikrobielle Therapie vom Ausfall der serologischen Diagnostik allein abhängig gemacht.

Die gebräuchlichsten **Methoden für den Antikörpernachweis** sind Bakterienagglutination (Gruber-Widal-Reaktion), Komplementbindungsreaktion, indirekte Hämagglutination, indirekte Immunfluoreszenz, Immundiffusion, Mikropräzipitation und ELISA-Tests. Die zunehmend eingesetzten Immunoblot-Verfahren dienen insbesondere der Bestätigung positiver Suchtests. In der **serologischen Diagnostik** von Post-Streptokokkenerkrankungen, die im Anschluss an akute Infektionen durch hämolysierende Streptokokken der serologischen Gruppe A auftreten, wie z. B. dem rheumatischen Fieber oder der akuten Glomerulonephritis, werden spezielle Neutralisationstests eingesetzt, wie der Antistreptolysin-Test und der Anti-DNase-B-Test (Streptodornase-Test). Generell haben Antikörpernachweise auch eine Bedeutung bei der Diagnostik anderer Postinfektionssyndrome (z. B. der postinfektiösen Arthritis nach einer akuten Enteritis durch Yersinien, Shigellen oder Campylobacter sp.).

Für die **Diagnose einer akuten Infektion** ist der Titeranstieg (Serokonversion) in mindestens zwei Serumproben entscheidend, die Antikörperbestimmung in nur einem Serum ist nur in wenigen Fällen, wie z. B. bei der Leptospirose, von praktischer Bedeutung, da hier normalerweise keine Antikörper zu erwarten sind. Meist erfolgt die Serokonversion erst in der zweiten oder dritten Krankheitswoche, also zu einem Zeitpunkt, zu dem das akute Krankheitsbild (Beispiel: Legionellen-Pneumonie) infolge der antibiotischen Therapie bereits abgeklungen oder der Patient wieder entlassen ist.

Während es nach Abklingen der akuten Krankheitssymptomatik bei den meisten Infektionserkrankungen zu einem langsamen Abfall der Antikörpertiter kommt, ohne dass allerdings die Geschwindigkeit des Titerabfalls mit dem Therapieerfolg assoziiert ist, kann es bei manchen bakteriellen Infektionen zur Persistenz von Antikörpern kommen, so bei der Lues, wo Antikörper, die durch den Treponema-pallidum-Hämagglutinationstest (TPHA) nachgewiesen werden, meist lebenslang persistieren (Seronarbe). Hier geben dann Antikörper, die durch Mikroflockungstests (z. B. VDRL-Test) nachgewiesen werden, Auskunft darüber, ob eine ausgeheilte Altinfektion oder eine Neuinfektion vorliegt.

Die Differenzierung der Antikörperklasse (IgG- und IgM-Antikörper) spielt in der serologischen Diagnostik von bakteriellen Infektionen und Pilzinfektionen nur in seltenen Fällen eine Rolle (z. B. konnatale Lues, Borreliose).

Befundinterpretation

Die Interpretation mikrobiologischer Befunde erfordert genaue Angaben zur klinischen Verdachtsdiagnose, zu Risikofaktoren, wie sie eine immunkompromittierende Grunderkrankung wie HIV oder eine hämatoonkologische Erkrankung darstellen, zur Herkunft des Untersuchungsmaterials sowie zum Zeitpunkt der Probenentnahme. Die Beurteilung der klinischen Relevanz eines nachgewiesenen

Prinzipien der internistischen Diagnostik

Tab. 2.3 Diagnostische Methoden in der Bakteriologie und Mykologie und ihre häufigsten Anwendungsgebiete.

Erreger	Nachweismethode
Borrelia ssp.	Antikörpernachweis, PCR
Brucella ssp.	Antikörpernachweis, Kultur
Chlamydia trachomatis	Antikörpernachweis, PCR
Legionella ssp.	Antigennachweis im Urin, Antikörpernachweis, Kultur, PCR
Mycobacterium tuberculosis	Kultur, Mikroskopie, PCR
Treponema pallium	Antikörpernachweis (Mikroskopie)
Aspergillus ssp.	Kultur, PCR, Mikroskopie
Candida ssp.	Kultur, Mikroskopie
Cryptococcus neoformans	Kultur, Antigennachweis, Mikroskopie

Erregers muss insbesondere berücksichtigen, ob es sich um ein primär steriles Untersuchungsmaterial wie eine Blutkultur, Liquor oder einen intraoperativ entnommenen Abstrich handelt oder vielmehr um einen oberflächlich entnommenen Abstrich. Dort können, abhängig von der Materialentnahme, auch Bakterien der Normalflora bzw. Kontaminanten, die sekundär bei Entnahme, Transport oder Verarbeitung in das Material gelangt sind, nachgewiesen werden und müssen von potentiell pathogenen Infektionserregern abgegrenzt werden. Hinzu kommt, dass bestimmte Bakterien in einem Bereich des Organismus zur Normalflora gehören, an anderer Stelle aber sehr wohl Infektionen hervorrufen können. Typische Beispiele hierfür sind Staphylococcus aureus, der einerseits zur normalen Hautflora gehört, andererseits einer der bedeutendsten Erreger von Wundinfektionen und katheterassoziierten Infektionen ist, sowie Escherichia coli, die den Leitkeim der aeroben Dickdarmflora darstellt, gleichzeitig aber auch der häufigste Erreger ambulant erworbener Harnwegsinfektionen ist. Die umfassende klinische und differentialdiagnostische Bedeutung eines positiven Erregernachweises z. B. in der Blutkultur lässt sich oft nur im gemeinsamen Gespräch zwischen Mikrobiologen und Kliniker erörtern.

Insbesondere die **Interpretation von serologischen Befunden und von PCR-Befunden** muss kritisch im Kontext aller Befunde und der klinischen Symptomatik erfolgen, da hier sowohl falsch positive als auch falsch negative Befunde vorkommen können.

Die In-vitro-**Antibiotikaempfindlichkeitsprüfung** gibt nur Auskunft darüber, welche Substanzen schon in vitro nicht wirksam und daher in den meisten Fällen auch therapeutisch nicht einsetzbar sind. Umgekehrt eignet sich allerdings nicht jedes Antibiotikum, welches in vitro wirksam ist, in der jeweiligen klinischen Situation zur antibiotischen Therapie.

2.4.3 Virologie

Grundsätzlich gibt es zwei unterschiedliche Methoden zum Nachweis einer Virusinfektion: den Nachweis von virusspezifischen Antikörpern und den Nachweis der Viren selbst bzw. ihrer Nukleinsäuren oder einzelner Antigene.

Virusnachweis

Virusisolierung und Züchtung

Für den Erfolg einer Virusisolierung sind die **frühzeitige Probenentnahme** und der **rasche Transport** oft entscheidend. Zur Isolierung und Anzucht eignet sich je nach klinischer Symptomatik Rachenspülwasser, Urin, Stuhl, Bronchiallavage, Liquor, Blut oder auch Gewebe. Für eine **Anzucht von Viren in Zellkulturen** werden **lebende,** im Pathogenitätsspektrum des zu isolierenden Virus liegende **Zellen** benötigt. Nach der gelungenen Infektion zeigt die Zellkultur oft charakteristische Veränderungen, die entweder direkt mikroskopisch (**zytopathischer Effekt** und Plaquebildung, Einschlusskörperchen) oder erst durch Nachweis von **virusspezifischen Antigenen** mit Hilfe von spezifischen Antikörpern sichtbar gemacht werden können. Bei vielen Viren gelingt eine **Virusisolierung** ohne besonderen Aufwand (z. B. Herpes-simplex-Virus). Bei anderen Viren ist die Isolierung schwieriger und zeitaufwändig (z. B. Zytomegalievirus), oder die Viren sind sehr empfindlich, so dass das Untersuchungsmaterial rasch und möglichst bereits in Zellkulturmedium bei 0–4 °C transportiert werden sollte (z. B. Influenza).

Einige Viren lassen sich gar nicht in Zellkulturen vermehren, sondern können nur in **Versuchstieren** verlässlich isoliert werden (z. B. Hepatitis-B-Virus in Schimpansen, Coxsackie-Viren vom Typ A und einige Toga-Viren in neugeborenen Mäusen).

Die Isolierung von Viren in Zellkulturen ist ein sehr **arbeitsaufwändiges** und nicht besonders schnelles **Verfahren.** Zudem gibt es keine für alle Viren anwendbare Methode, so dass es ohne eine klinische Verdachtsdiagnose nicht möglich ist, geeignete Verfahren anzuwenden. In einigen Fällen, in denen das Virus nur sehr langsam wächst (z. B. Zytomegalievirus), kann die Isolierung mehrere Wochen in Anspruch nehmen, so dass sich die Virusanzucht in der Regel nicht zur Akutdiagnostik eignet, sondern eher eine Bestätigung eines Befundes aus einem anderen Testsystem liefert. Die exakte Identifizierung einzelner Viren bzw. bestimmter Serotypen ist jedoch unerlässlich für die Epidemiologie des betreffenden Erregers (z. B. Influenza), und hier sind die Virusisolierung und -züchtung durch keine anderen Verfahren zu ersetzen.

Die **Elektronenmikroskopie** als direkte Methode kann auch heute noch hilfreich sein (z. B. bei Tollwutverdacht, Herpesviren). Sie ist schnell durchzuführen, doch ist der technische Aufwand erheblich, und sie wird in zunehmendem Maße von **Antigennachweisen** verdrängt.

Nachweis viraler Antigene

Diese Verfahren beruhen darauf, dass virale Proteine im Tier eine Antikörperantwort hervorrufen und so gewonnene, **hoch spezifische Antikörper** für den Nachweis von viralen Antigenen in klinischen Proben verwandt werden können. Hierbei finden vor allem der **Capture-Enzyme-Immunoassay (EIA)**, **indirekte Immunfluoreszenztests (IIFT)** oder auch der **Antigen-ELISA** Verwendung. Die Testsysteme sind einfach und schnell anzuwenden, doch stehen sie zurzeit nur für einige wenige Viren zur Verfügung (z. B. Zytomegalievirus, HIV, Hepatitis B). Bei einigen Erkrankungen spielt der Nachweis von viralen Antigenen für die Diagnostik eine wichtige Rolle (Hepatitis B, Zytomegalievirus), wohingegen diese Tests bei anderen Erkrankungen eine eher untergeordnete Rolle spielen (z. B. HIV).

Nachweis viraler Genome

Als Alternative zum Antigennachweis hat sich in den letzten Jahren der **Nachweis von viraler DNA oder RNA** etabliert. Dieser kann entweder als **Hybridisierung mit spezifischen Gensonden** erfolgen oder durch die **Amplifikation mit zwei spezifischen Primern** und Enzymen (**Polymerase-Kettenreaktion [PCR]** und andere Verfahren). Die PCR ist durch die **millionenfache Amplifikation der gesuchten Nukleinsäure** in ihrer Empfindlichkeit weitgehend unabhängig von der Anzahl der in einer Probe vorhandenen Genkopien, was eine wesentliche Einschränkung bei den Hybridisierungen mit Gensonden darstellt. Die **Nachweisgrenze der PCR** in der diagnostischen Routine liegt heute bei etwa **50–200 Kopien des Genoms je ml**. In den letzten Jahren hat sich die PCR in der Routinediagnostik viraler Infektionen durchgesetzt und andere ältere Methoden z. T. ersetzt. Vor allem der nicht nur qualitative, sondern auch **quantitative Nachweis von HIV-RNA, HCV-RNA und HBV-DNA** ist heute ein unverzichtbarer Teil im klinischen Management und zur Therapiesteuerung von Patienten mit HIV-, Hepatitis-B- oder Hepatitis-C- Infektion.

Antikörpernachweis

Eine virale Infektion ruft im betroffenen Organismus eine Antikörperantwort hervor, die mit geeigneten Testverfahren nachgewiesen werden kann. Diese **virusspezifischen Antikörper** lassen sich durch eine ganze Reihe von serologischen Methoden nachweisen: **Neutralisationstest, Komplementbindungsreaktion (KBR), Hämagglutinationshemmtest, ELISA, Immunoblotting (Western-Blot), Immunfluoreszenztest (IFT)**. Zunächst treten **Antikörper vom IgM-Typ** auf, später dann **IgG-** und **IgA-Typen**. Grundsätzlich sollte eine quantitative **Bestimmung der Antikörper in zwei Blutproben** erfolgen, wobei die erste Blutprobe unmittelbar nach dem Auftreten der klinischen Symptome und die zweite Blutprobe zehn bis 14 Tage später entnommen werden sollten. Ziel ist es, einen Anstieg der Antikörper um mehrere Titerstufen zu dokumentieren.

Neutralisations- und Hämagglutinationshemmtest

Diese beiden Tests beruhen darauf, dass durch die Antikörper in der zu untersuchenden Patientenprobe entweder eine bestimmte Menge an infektiösen Viren in ihrer Infektiosität gegenüber Zellkulturen gehemmt wird (Neutralisationstest) oder die Fähigkeit der Viren, Erythrozyten zu agglutinieren, herabgesetzt bzw. verhindert wird (Hämagglutinationshemmtest).

Komplementbindungsreaktion

Bei diesem Verfahren werden komplementbindende, virusspezifische Antikörper im Patientenserum mit einem Virusantigen als Reagens in einer Wassermann-Reaktion erfasst. Der Test ist nicht für alle Infektionen geeignet, da er bei einigen Viren trotz manifester Erkrankung nur niedrige Titer ergibt (z. B. bei Coxsackie- und Poliovirus) oder wenige Monate bis Jahre nach einer Infektion mit z. B. Mumps-, Masern- oder Varicella-Zoster-Virus die Reaktion wieder negativ ausfällt und eine durchgemachte Infektion und damit das Vorhandensein einer Immunität nicht festgestellt werden können.

ELISA

Mit diesem Nachweisverfahren werden in der Regel multiple Antikörper in einer Serumprobe gegen bestimmte Antigene (z. B. Viren) entdeckt. Meist wird der Test mit am Boden einer Mikrotiterplatte anhaftenden Viren als Antigen, an das die Antikörper aus der zu untersuchenden Probe binden sollen, durchgeführt. Gebundene Antikörper werden dann anschließend durch eine Farbreaktion sichtbar gemacht und photometrisch bestimmt. Der ELISA wird z. B. als Suchtest bei Verdacht auf eine HIV-Infektion durchgeführt, wobei positive Testergebnisse wegen falsch positiver Reaktionen immer durch einen Bestätigungstest (z. B. Western-Blot) abgesichert werden müssen. Aber auch Antikörper gegen zahlreiche andere Viren lassen sich mit Hilfe des ELISA nachweisen (z. B. Hepatitis A, B, C, D).

Immunfluoreszenztest

Der Immunfluoreszenztest beruht ebenfalls auf der Reaktion von Antikörpern in einer Probe mit gebundenen viralen Antigenen, in diesem Fall auf einem Objektträger. Die an die viralen Antigene gebundenen Antikörper werden durch einen mit einem Fluoreszenzfarbstoff markierten zweiten Antikörper sichtbar gemacht.

Immunoblotting

Dieser Test beruht auf der Auftrennung eines proteinhaltigen Antigens (z. B. eines Virus) in seine Untereinheiten und der anschließenden Reaktion der eventuell in der Patientenprobe vorhandenen spezifischen Antikörper mit einer oder mehreren dieser Proteine. Western Blots werden heute vor allem als Bestätigungstest für einen positiven Befund in einem anderen Verfahren herangezogen. Dies gilt insbesondere für die Diagnose einer Infektion mit HIV (s. o.).

Resistenztestung

Die **Bestimmung der Sensitivität von einzelnen Virusisolaten gegenüber antiviralen Substanzen** kann bei Infektionen mit Herpes-simplex-Virus, Zytomegalievirus, Hepatitis-B-Virus und HIV eine Rolle spielen. Vor allem

Prinzipien der internistischen Diagnostik

Tab. 2.4 Virologische Diagnostik.

Diagnostisches Ziel	Methode
Virusisolierung	Anzucht in Zellkulturen, Hühnereiern oder Versuchstieren
Antigennachweis in Zellen (in situ)	Färbung durch spezifische Antikörper (Immunhistologie bzw. -zytologie)
Antigennachweis in Blut/Sekreten	Enzymimmunoassay, Radioimmunoassay
Nachweis viraler Genome in Zellen (in situ)	In-Situ-Hybridisierung
Nachweis viraler Genome in Blut/Sekreten	PCR
Nachweis virusspezifischer Antikörper	Neutralisationstests, Hämagglutinationshemmtest, Komplementbindungsreaktion, ELISA, Western-Blot, Immunfluoreszenztest

die Resistenztestung von HIV-Isolaten, die entweder genotypisch d.h. über die Identifikation bekannter Resistenzmutationen im Genom, oder phänotypisch. d.h. über die Testung der Wachstumseigenschaften der Viren in Gegenwart der einzelnen antiretroviralen Medikamente bestimmt werden kann, spielt bei HIV-infizierten Patienten, die nicht mehr auf eine antiretrovirale Therapie ansprechen, eine zunehmend wichtigere Rolle.

Befundinterpretation

Die Interpretation der virologischen Befunde sollte immer in enger **Kooperation zwischen Virologen und Klinikern** erfolgen. Wichtig ist vor allem die **Wahl des richtigen Testverfahrens** bezogen auf die klinische Verdachtsdiagnose bzw. die entsprechenden Viren. Grundsätzlich müssen zur korrekten Interpretation zwei Fragen beantwortet werden: **Beweist ein vorliegendes Testergebnis eine Infektion, und ist eine bewiesene Infektion verantwortlich für die Symptomatik?**

Der **Nachweis von virusspezifischen Antikörpern** in einer Probe ist nur ein **indirekter Hinweis** auf eine virale Infektion. Virusspezifische Antikörper können oftmals ein Leben lang persistieren, so dass ihr Nachweis in einer einzelnen Probe keinen Beweis für eine akute Infektion darstellt. Erst der **Nachweis des Antikörperisotyps** (IgG oder IgM) sowie der **Anstieg des Antikörpertiters** in zwei aufeinander folgenden Proben geben Auskunft über den Status der zu diagnostizierenden Virusinfektion. Der Nachweis eines hohen, virusspezifischen IgM-Titers in einer Probe wird als Hinweis für eine akute Infektion angesehen. Bei vielen Virusinfektionen setzt eine relevante Antikörperbildung erst acht bis zwölf Tage nach der Infektion ein, so dass bei Infektionen mit kurzen Inkubationszeiten (wie z.B. bei Influenza) der Antikörpernachweis oft erst nach Abklingen der klinischen Symptomatik gelingt.

Weitere Probleme, die bei der Interpretation von Antikörperbestimmungen mit bedacht werden müssen, sind immunsuppressive Behandlungen von Patienten, vorangegangene Impfungen oder die Gabe von Immunglobulinpräparaten. Nur mit Kenntnis dieser Daten ist eine korrekte Interpretation der Testergebnisse vorzunehmen. Die Befunde müssen mit dem klinischen Bild des Patienten kompatibel sein, und die Plausibilität eines virologischen Befundes muss immer in enger Abstimmung zwischen behandelndem Arzt und Virologen erfolgen.

2.4.4 Parasitologie

Die meisten beim Menschen vorkommenden Parasiten oder ihre Produkte (Eier, Larven) lassen sich unter geeigneten Voraussetzungen mit Hilfe der Lichtmikroskopie in Blut oder Gewebe bzw. in Körperausscheidungen (Stuhl, Urin) nachweisen. Der Untersucher muss jedoch nicht nur mit der Form der Parasiten, sondern auch mit der nichtparasitärer Strukturen (z.B. Pollenkörner) ausreichend vertraut sein, um hier vor einer Verwechselung mit Parasiten sicher zu sein. Nur für wenige Fragestellungen sind immunbiologische Methoden bzw. serologische Verfahren notwendig (z.B. Toxoplasmen, Trichinen).

Mikroskopische Untersuchungen

Die parasitologischen Untersuchungstechniken sind vorwiegend **direkte,** d.h. meist **mikroskopische Nachweismethoden.** Hierfür eignen sich unterschiedliche Untersuchungsmaterialien (Blut, Stuhl, Urin, Sputum, Biopsien u.a.).

Blutuntersuchungen

Lebende Mikrofilarien lassen sich auch am ungefärbten Nativpräparat an ihrer charakteristischen Bewegung erkennen. Routinemäßig werden zum Nachweis von Parasiten im Blut ein nach **Giemsa gefärbter Blutausstrich** und auch der **Dicke Tropfen** untersucht, wodurch die Sensitivität der Untersuchung gesteigert werden kann. Vor allem bei Verdacht auf Malaria, bei der eine korrekte Speziesdifferenzierung der Plasmodien einen direkten Einfluss auf die zu wählende Therapie hat, sollte die Untersuchung von einem in der Malariadiagnostik erfahrenen Untersucher durchgeführt werden. Neben Plasmodien als Erreger der Malaria lassen sich im Blut bzw. Knochenmark Trypanosomen (Erreger der Schlafkrankheit bzw. der Chagas-Krankheit), Mikrofilarien, Babesien und Leishmanien nachweisen.

Stuhluntersuchungen

Bei Verdacht auf Parasitenbefall des Darms sollten **wenigsten drei Stuhlproben** (möglichst von verschiedenen Tagen) untersucht werden. Im Nativpräparat lassen sich charakteristische Bewegungen einiger Protozoen (Amöben, Lamblien) erkennen. Für den Nachweis von Protozoenzysten oder Wurmeiern eignen sich unterschiedliche **Konzentrations- und Färbeverfahren** (z.B. Methiolat-Jod-Formaldehyd-Konzentration).

Sputum- und Urinuntersuchungen

Sowohl im **Urinsediment** als auch im **Sputum** können unterschiedliche Parasiten gefunden werden (im Urin z. B. Trichomonas, Eier von Schistosoma haematobium; im Sputum z. B. Zysten von Pneumocystis carinii).

Sonstige Untersuchungsmaterialien

Parasiten lassen sich auch in Lebergewebe (z. B. Leishmanien, Echinokokken), Muskelbiopsien (Trichinella), Liquor (Mikrosporidien) und anderen Untersuchungsmaterialien nachweisen. Die Entscheidung, welches Material gewonnen und untersucht werden soll muss immer anhand des konkreten Falls und der vorliegenden Symptomatik getroffen werden.

Antikörpernachweis

Für die Diagnose von parasitären Erkrankungen spielen serologische Verfahren in der Regel nur eine untergeordnete Rolle. Der Nachweis von **Antikörpern gegen bestimmte Parasiten** kann jedoch in einigen Fällen eine wertvolle Ergänzung sein (z. B. bei der Frage, ob eine invasive Amöbiasis vorliegt) oder auch entscheidende Hinweise in der Diagnostik geben (z. B. Schistosomiasis, Toxoplasmose, Echinokokkose). Hier finden vor allem die indirekte Immunfluoreszenz und der ELISA Anwendung, seltener noch die Komplementbindungsreaktion. Für viele parasitologische Erkrankungen ist der Nachweis von Antikörpern für die klinische Diagnose jedoch völlig irrelevant (z. B. Malaria). Ein Makel, der vielen zurzeit verwendeten serologischen Methoden anhaftet, liegt in ihrer fehlenden Standardisierung und der damit fehlenden Vergleichbarkeit, was vor allem bei der Befundinterpretation Schwierigkeiten bereiten kann.

Molekularbiologische Methoden

Zunehmend finden auch molekularbiologische Methoden (vor allem die **PCR**) Anwendung in der Diagnostik parasitärer Erkrankungen. Bislang sind diese Verfahren jedoch noch nicht ausreichend genug etabliert, um als Routinemethode angesehen werden zu können.

Befundinterpretation

Vor allem die richtige Interpretation serologischer Befunde bereitet in der Praxis immer wieder Schwierigkeiten. Antikörper gegen Antigene bestimmter Parasiten können z.T. noch nach vielen Jahren auch nach erfolgreicher Behandlung nachgewiesen werden, und die ätiologische Zuordnung eines serologischen Nachweises von Antikörpern gegen Parasiten erlaubt in der Regel nicht, zwischen verschiedenen Parasitenspezies zu unterscheiden. Trotz aller Fortschritte in der serologischen und molekularbiologischen Diagnostik bleiben die direkten, d.h. mikroskopischen Nachweismethoden der Goldstandard in der parasitologischen Diagnostik.

Zur weiteren Information

Literatur

Garcia, L. S., D. A. Bruckner: Diagnostic Medical Parasitology, ASM Press, Washington DC 1997.
Fields, B. N.: Virology. Raven Press, New York 1996.
Hahn, H., D. Falke, S. H. E. Kaufmann, U. Ullmann,: Medizinische Mikrobiologie und Infektiologie, 3.Aufl., Springer, Berlin–Heidelberg 1999.
Hoog de, G. S., J. Guarro: Atlas of Clinical Fungi. Centralbureau voor Schimmelcultures, Universitat Rovira i Virgili 1995.
Isenberg, H. D.: Essential Procedures for Clinical Microbiology. ASM Press, Washington DC 1998.

Köhler, W., H. J. Eggers, B. Fleischer, R. Marre, H. Pfister, G. Pulverer: Medizinische Mikrobiologie. 8.Aufl., Urban & Fischer, München–Jena 2001.
Murray, P. R.: Manual of Clinical Microbiology. 7th edn., ASM Press, Washington DC 1999.

Keywords

Antikörpernachweis ◆ Antigennachweis ◆ Mikroskopie ◆ PCR ◆ Kultur

---

2.5 Bildgebende Verfahren

G. W. Kauffmann, M. Dietlein, H. Schicha

2.5.1 Prinzipien des Methodeneinsatzes

Im Abschnitt „Prinzipien der Bildgebung" werden radiologische und nuklearmedizinische Methoden dargestellt, die vorwiegend der Diagnosefindung dienen. Im Abschnitt „Minimal invasive bildgesteuerte Eingriffe" sind Verfahren erläutert, die neben der Diagnostik vor allem die Therapie unterstützen und sich im Vergleich zu operativen Optionen durch ihre geringere Invasivität unterscheiden. Im Abschnitt „Anwendung bildgebender Verfahren" werden, nach Organgebieten geordnet und ausgehend vom klinischen Leitsymptom, die an die Erkrankung angepasste Methode oder Methodenabfolge dargestellt.

Ein verantwortungsvoller Einsatz bildgebender Verfahren setzt voraus:
- exakte Anamnese und klinische Untersuchung zur Ermittlung des Leitsymptoms,
- Erarbeitung der Schritte vom klinischen Gesamtbild, Spezialuntersuchungen und radiologischen Voraufnahmen zur radiologischen Indikation,
- Kenntnis der Methoden, synoptische Wertung komplementärer Untersuchungen und deren Grenzen (Abb. 2.19a, b),
- konkrete Vorstellungen über Verfügbarkeit und Kosten-Nutzen-Relation,

Prinzipien der internistischen Diagnostik

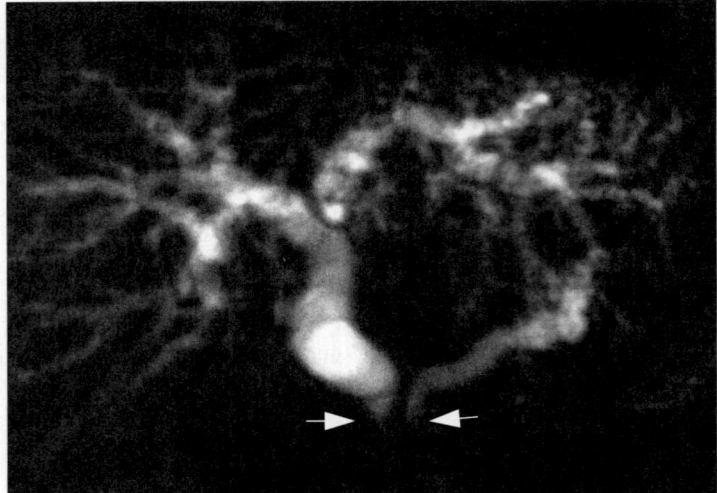
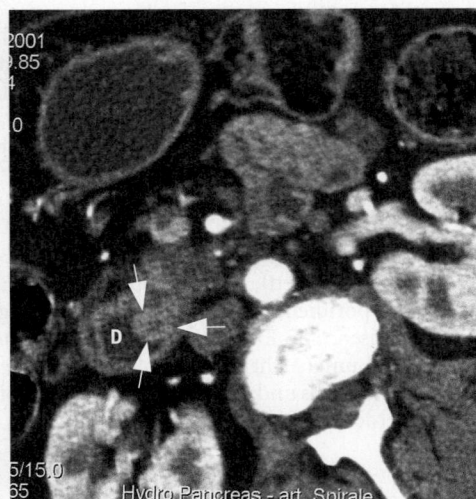

Abb. 2.19 Synoptische Bildgebung zweier Modalitäten: MRT und CT.
a) MRCP: Dilatation von Gallen- und Pankreasgang. Papille mit Pfeilen markiert.
b) Duodenum: Tumor der Papille in das Duodenum vorragend (drei Pfeile).

- Kenntnis der Strahlenschutzvorschriften (z. B. Zahl der Voraufnahmen, Alter, Gravidität, Nutzen-Risiko-Abschätzung).

Vor jeder Untersuchung sind folgende Fragen zu beantworten:

- Ist das zu erwartende Ergebnis unter Berücksichtigung von Gesamtzustand und Alter des Patienten therapierelevant?

- Steht der Aufwand in Relation zum erwarteten Ergebnis?
  - Zumutbarkeit des Eingriffs
  - kürzester diagnostischer Weg („one stop shopping"; Abb. 2.20a, b)

Vor dem Einsatz invasiver Eingriffe und/oder Methoden mit ionisierender Strahlung:

- Nichtinvasives Verfahren mit vergleichbarem Informationsgehalt und Verlässlichkeit verfügbar?

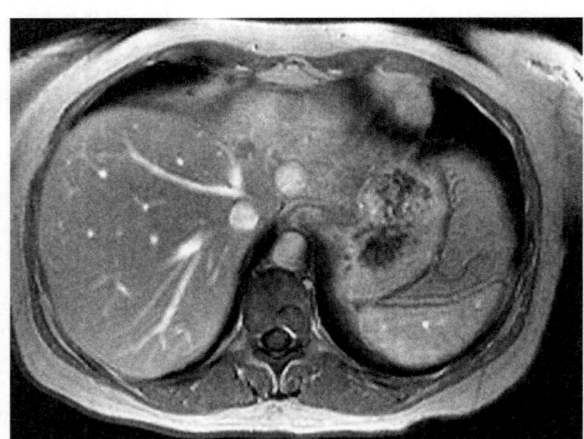
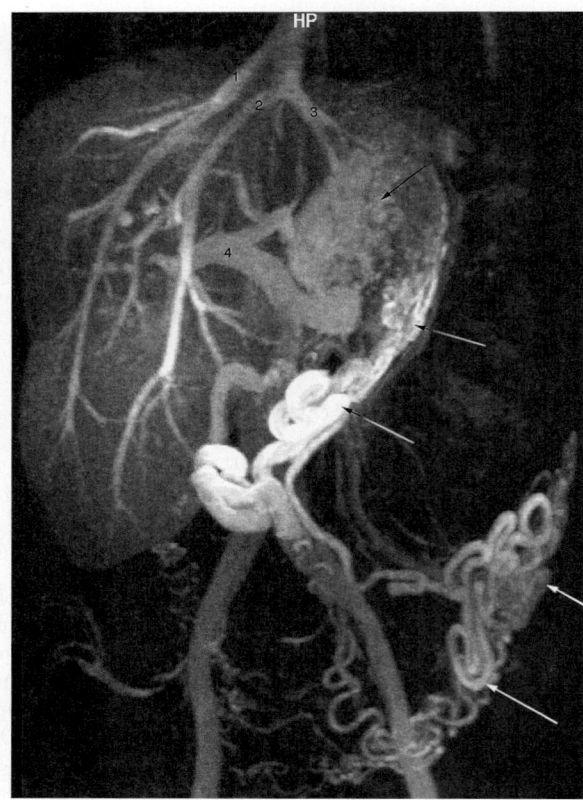

Abb. 2.20 „One stop shopping". Mehrere Fragestellungen (Tumorausschluss, Darstellung von Lebervenen und Pfortader) mit einer Modalität beantwortet.

a) MRT der Leber als Querschnittsbild in Höhe der Leberveneneinmündung.

b) MR-Angiographie mit Darstellung der Lebervenen (1, 2, 3), der verschlossenen Pfortader (4) und eines Kollateralkreislaufes in Form fundaler und intestinaler Varizen (Pfeile).

2.5 Bildgebende Verfahren

- Methode ohne ionisierende Strahlung (Sonographie, MRT) anwendbar?

Da die Empfänglichkeit für schädigende Wirkung ionisierender Strahlung mit dem Alter abnimmt, sind beim jüngeren Erwachsenen die Indikationen zu Sonographie und/oder MRT besonders zu berücksichtigen. All diese Fragen stellen sich auch aus ethischen und forensischen Gründen.

> **!** So viel Diagnostik wie nötig, so wenig Invasivität wie möglich!
> Alternativen überprüfen, die ohne ionisierende Strahlung auskommen!
> Keine radiologische Diagnostik ohne therapeutische Konsequenz!

2.5.2 Prinzipien der Bildgebung

Methodik: Projektionsradiographische (PR) Verfahren

Übersichtsaufnahmen

Prinzip Projektion von Organabschnitten, die in unterschiedlichen anatomischen Regionen und Ebenen liegen, in **einer** Bildebene ohne Röntgenkontrastmittel (nativ) bzw. nach Kontrastmittel-(KM-)Applikation (Anwendung: Thorax, Skelett).

Technik
- Belichtung von Film-Folien-Kombinationen. Röntgenstrahl erzeugt Lichtemissionen auf einer Folie, die den Film schwärzen (= analoge Bildentstehung).
- Digitale Lumineszenzradiographie (DLR): Belichtung auf einer lumineszierenden Spezialfolie mit anschließender Laserabtastung. Das eigentliche Bild wird primär digital gespeichert und kann digital am Bildschirm und/oder sekundär analog auf Film verfügbar sein.
- Festkörperdetektor-(FD-)Technik: „Belichtung" auf einem Megachip (z. B. 43 × 43 cm). Dort werden Bildinformationen digital erzeugt, elektronisch abgegriffen und auf Speicher weitergeleitet. Das Bild kann ebenfalls digital am Bildschirm oder sekundär analog auf Film verfügbar sein.
- Standard- und Spezialprojektionen, je nach Fragestellung (z. B. Seitenlage mit horizontalem Strahlengang bei Suche nach pathologischer abdomineller Luftverteilung beim akuten Abdomen).

Wertung Weiterentwicklungen der DLR- und FD-Technologien für alle PR-Verfahren (z. B. Nativdiagnostik von Thorax und Skelett, Durchleuchtung, Katheterangiographie) möglich; eine der Voraussetzungen für filmlose Bilddokumentation und Archivierung.

Durchleuchtung

Prinzip Radiologische Steuerung des Untersuchungsablaufs einschließlich Kontrastmittelgabe z. B. am Magen-Darm-Trakt, an Blutgefäßen oder bei minimal invasiven radiologischen Eingriffen.

Strahlenexposition Sie ist durch technische Verbesserungen z. B. der „gepulsten" Durchleuchtung und/oder Abgreifen von Zielaufnahmen direkt aus dem Durchleuchtungsbild nur noch ein Bruchteil der Dosis von vor einem Jahrzehnt.

Magen-Darm-Passage (MDP)

Prinzip Orale Kontrastmittelgabe (z. B. Mikropaque®), sowie Gabe von Brausepulver (z. B. Gastrovison®) zur Doppelkontrastdarstellung, meist Ruhig- und Weitstellung des Magens mit Buscopan®.

Doppelkontrast Verwendung zweier Kontrastmittel (z. B. Bariumsulfat und Luft).

Einfachkontrast Verwendung nur eines Kontrastmittels (z. B. Gastrografin®).

Kontrastmittel Bei elektiver Untersuchung: Bariumsulfat; bei Perforationsverdacht oder perioperativ: wasserlösliches Kontrastmittel (z. B. Gastrolux®).

Voraussetzung Nüchterner Patient.

Indikationen Beurteilung von Ulkus, Tumor, Hernie, funktioneller Ablauf und postoperative Kontrolle (z. B. Dichtigkeit, Stenose).

Kontraindikationen
- Bariumsulfathaltiges Kontrastmittel: akutes Abdomen, Verdacht auf Perforation, Peritonitis, Ileus, perioperative Indikationen
- Buscopan®: Glaukom, Prostatahypertrophie, tachykarde Herzrhythmusstörungen
- Wasserlösliches Kontrastmittel: Hyperthyreose

Komplikationen Perforation mit Bariumperitonitis, Eindickung des Bariumsulfats bei Obstruktion bzw. Ileus mit Verschlimmerung der klinischen Symptomatik.

Enteroklysma (antegrader Kontrastmitteleinlauf) nach Antes bzw. Sellink

Prinzip Doppelkontrastierung des gesamten Dünndarms über eine nasojejunale Sonde.

Voraussetzung Nüchternheit.

Technische Durchführung Platzierung der Sonde distal des Treitz'schen Bandes. Instillation eines Gemisches von 300 ml einer gebrauchsfertigen Zubereitung von Bariumsulfat mit 900 ml Methylzellulosegemisch verdünnt.

Indikationen Diarrhöen unklarer Genese, entzündliche Darmwandveränderungen, Motilitäts- und Tonusstörungen, Briden, Fisteln, Divertikel, Tumorsuche, Dünndarmbeteiligung bei extraintestinalen Prozessen (Entzündung, Tumoren).

Kontraindikation Manifester Ileus.

Komplikationen Katheterperforation, bronchiale Intubation (selten).

Nachteil Kaum Nachweis von Blutungsquellen möglich.

Wertung Hoher Stellenwert, da Dünndarm endoskopisch kaum erreichbar; Konkurrenz bei Morbus Crohn: Hydro-MR-Untersuchung (s. u.).

Kolonkontrasteinlauf (KE)

Prinzip Retrograde Darstellung des gesamten Dickdarms vom Rektum bis zum Zäkalpol und, wenn möglich, des terminalen Ileums im Einfach- oder Doppelkontrast.

Voraussetzung Patientenvorbereitung mit Laxans und flüssiger Ernährung über zwei Tage (wie vor Koloskopie).

Technische Durchführung Einbringung eines Katheters in das Rektum mit konsekutiver Gabe von Bariumsulfat (und Luft für die Doppelkontrasttechnik).

Indikationen Entzündung, Polypen, Divertikel, Tumoren.

Kontraindikationen Verdacht auf toxisches Megakolon und auf Perforation.

Komplikation Perforation mit Bariumperitonitis.

Wertung Gegenüber Endoskopie im internistischen Krankengut in den Hintergrund getreten (trotz – bei adäquater Technik – guter Aussagekraft), Spezialindikationen perioperativ oder bei Unmöglichkeit der Endoskopie.

ERCP (endoskopische retrograde Cholangio-Pankreatikographie: ERC + ERP = ERCP)

Prinzip Durchleuchtungsgesteuerte Injektion von wasserlöslichem Kontrastmittel über eine endoskopisch in die Papille eingebrachte Sonde. Anfertigung von Zielaufnahmen.

Voraussetzung Nüchternheit.

Indikationen
- Verdacht auf Pankreas- und Gallengangsläsion
- Konkremente
- Entzündungen
- Raumforderungen: zur Abklärung von Tumoren zusammen mit einem Schnittbildverfahren (Sonographie, MRT oder CT) und Synopse von ERCP und CT (Abb. 2.19)
- Interventionsmöglichkeit: Über das Endoskop eingebrachte Instrumente lassen z.B. den Ultraschall vom benachbarten Pankreas, die Biopsie und Papillotomie zu. Behandlungsmöglichkeit von benignen Strikturen mit Katheterdilatation von Tumorstenosen mit röhrenförmigen Plastik- oder Metallimplantaten.

Absolute Kontraindikation Zustand nach Magenresektion.

Relative Kontraindikation Pankreatitis.

Komplikationen Perforation, Blutung, Pankreatitis (6,2–9,3 %).

Wertung Als komplementäre bildgebende Diagnostik mit Schnittbildverfahren für Pankreas besonders wichtig; als Komplettierung der Diagnostik des Gallesystems (Papille und Gallengänge) zusammen mit Sonographie (Gallenblase) bedeutungsvoll.

Perkutane transhepatische Cholangiographie (PTC)

Prinzip Perkutane Punktion, Sondierung und Darstellung der Gallenwege mit nierengängigem KM, z.B. über eine Chiba-Nadel bei Cholestase (z.B. zentrales Gallengangskarzinom).

Voraussetzungen Gerinnungsstatus, Kreatinin, TSH basal.

Technische Durchführung Die durchleuchtungsgesteuerte Punktion erfordert eine optimale DL-Einheit mit Untertischröhre und C-Bogen; Punktionsort: mittlere Axillarlinie etwa in Höhe des zehnten Interkostalraumes; Feinplanung mit orientierender Sonographie zur Darstellung der Gangstrukturen und Vermeidung der Punktion von Pleura und Läsionen der Leber.

Indikationen
- Falls ERCP bzw. MRCP nicht zum Ziel führen
- Interventionsmöglichkeit: Behandlung vor allem von zentralen Läsionen, z.B. von Strikturen mit Katheterdilatation

Kontraindikationen Gerinnungsstörungen, Cholangitis, Aszites, Leberzirrhose sind relative Kontraindikationen, da meist vorbereitend behandelbar.

Komplikationen Blutung, galliger Aszites, biliovenöse Fisteln und Pneumothorax. Insbesondere nach vorausgegangener, frustraner (d.h. das Gangsystem nicht entlastender) minimal invasiver Manipulation an den Gallengängen sind septische Komplikationen (Cholangitis, Septikämie, Schock) typisch und gefährlich.

Wertung Invasive Ausnahmeindikation, meist als Vorbereitung für interventionellen Eingriff, falls dieser auf endoskopischem Weg misslingt.

Urogramm (Infusionsurogramm: IUG)

Prinzip Darstellung der Nieren nach i.v. Gabe von nierengängigem jodhaltigem Kontrastmittel, Kontrastierung des uropoetischen Systems (Nierenparenchym, -hohlraumsystem wie Nierenbecken und -kelche, der Ureteren und Harnblase).

Voraussetzungen Laxation am Vortag, am Untersuchungstag nüchtern, ohne Flüssigkeitszufuhr. Keine vorherige Bariumsulfatgabe (zwei bis drei Tage vorher); Kreatinin, TSH basal.

Kontraindikationen Kontrastmittelüberempfindlichkeit, (auch latente) Hyperthyreose, Dehydratation, Niereninsuffizienz (Kreatinin > 3 mg %), (Paraproteinämie).

Wertung Erstdiagnose: IUG mit Sonographie; Verlaufskontrollen sonographisch. Tumoren des Nierenparenchyms nach Sonographie: CT.

Myelographie

Prinzip Intrathekale KM-Applikation eines niedrig konzentrierten, wasserlöslichen, nichtionischen Kontrastmittels (Lumbalpunktion in Höhe L3/4, Subokzipitalpunktion zur zervikalen Myelographie mit KM-Injektion zwischen Atlas und Axis in Richtung auf den retromedullären Ausläufer der Cisterna magna).

Voraussetzung Ausreichende Hydratation.

Indikation Fast nur noch in Kombination mit der CT gegeben (s. Schnittbildverfahren).

Komplikationen Kopfschmerzen, Meningismus, KM-Unverträglichkeit, Einklemmung des Hirnstamms nach Entlastung bei erhöhtem Liquordruck, Lähmungserscheinungen.

Wertung Das Verfahren ist der MRT deutlich unterlegen; wichtig jedoch u.U. in Kombination mit CT, falls Beurteilung einer Skelettbeteiligung erforderlich.

Katheterarteriographie (K-Angio)

Prinzip Gefäßdarstellung mittels wasserlöslichen, nichtionischen Kontrastmittels über einen perkutan eingeführten Katheter.

Technische Durchführung Durchleuchtungsgesteuerte Manipulationen mit optimaler DL-Einheit mit C-Bogen. Die Bildakquisition erfolgt mit hochauflösender digitaler Subtraktion, hoher Aufnahmefrequenz und niedrigstmöglicher Strahlendosis (z.B. durch gepulste Durchleuchtung, frei schwenkbare Schutzblenden).

Voraussetzungen Gerinnung: Quick-Wert (PT) > 60 %; INR 1–1,5; Thrombozyten > 80 000 und PTT < 30 s, Kreatinin, TSH basal müssen normal sein wegen KM-Gabe.

Indikationen
- Arteriosklerose: Aneurysma, Dissektion, AVK (arterielle Verschlusskrankheit: Lokalisation von Gefäßstenosen, Verschlüssen und Kollateralkreislauf)
- Gefäßfehlbildung (Angiom, Aneurysma, Fistel)

Kontraindikationen Kontrastmittelallergie, Dehydratation, Niereninsuffizienz, latente oder manifeste Hyperthyreose, kardiorespiratorische Insuffizienz.

Komplikationen Blutung, Thrombose, Embolie, Dissektion, Perforation, Lähmung, AV-Fistel. Die Gesamtzahl der Komplikationen liegt zwischen 0,8 und 1,2 %.

Wertung Katheterdarstellung wird zurzeit durch die MR-Angiographie, CT-Angiographie und Farbduplexsonographie ersetzt. Auswahl und Durchführung abhängig von lokalen Gegebenheiten.

Phlebographie

Prinzip Darstellung der Venen, vor allem der Extremitäten nach direkter intravasaler Injektion von wasserlöslichem Kontrastmittel.

Technische Durchführung Durchleuchtungsgesteuerte Kontrastmittelinjektion über eine Kanüle und Anfertigung von Zielaufnahmen.

Voraussetzungen Kreatinin und TSH basal müssen normal sein.

Indikationen An der oberen Extremität Verdacht auf Thrombose der V. axillaris (Paget-von-Schroetter-Syndrom) sowie der V. cava superior, V. brachiocephalica und V. subclavia. Untere Extremität: bei nicht schlüssiger Doppler-Sonographie.

Kontraindikationen Chronisches Lymphödem, Phlegmasia caerulea dolens, manifestes Erysipel. Kontrastmittelallergie, Dehydratation, Niereninsuffizienz, latente oder manifeste Hyperthyreose.

Komplikation Lokale Thrombophlebitis (unter 1 %).

Wertung An der unteren Extremität bei Verdacht auf tiefe Beinvenenthrombose wird heute zuerst die Doppler-Sonographie durchgeführt. Bei komplexen Fragestellungen bzw. bei ungenügenden Schallbedingungen sollte auch hier die Phlebographie erfolgen (z.B. bei Rethrombose oder Beckenvenenkomplikationen).

Lymphographie

Prinzip Direkte Injektion eines öligen Kontrastmittels in Lymphbahnen am Fußrücken nach operativer Freilegung, DL-gezielte Aufnahme und räumlich exakter Darstellung im CT.

Indikation Bei iatrogener Lymphfistel und Lymphozele mit dem Ziel von Diagnose und sekundärer Verklebung durch das ölige KM.

Bronchographie

Prinzip Endoluminäre Kontrastierung des Bronchialbaums über einen in Lokal- oder Allgemeinanästhesie (bronchoskopisch) eingebrachten Katheter; meist segmentär. Verwendung einer hochviskösen, wasserlöslichen, jodhaltigen Kontrastmittelsuspension.

Indikationen Verdacht auf Bronchiektasen und Fehlbildungen des Tracheobronchialsystems; Bronchuslavage: Zytologiegewinnung zur Tumordiagnostik.

Wertung Überlegene bronchoskopische Diagnostik und CT haben das Verfahren nur noch auf einzelne Spezialindikationen zurückgedrängt, z.B. bronchoskopisch nicht einsehbare periphere Läsionen (Stenosen oder Fisteln).

Methodik: Schnittbildverfahren

Sonographie

Prinzip Multiplanare Schnittbilddarstellung infolge Reflexion und Schwächung bzw. Absorption von Schallwellen, perkutane bzw. endokavitäre Darstellung (Endosonographie). Flussmessungen (Doppler, kombiniert mit Gefäßdarstellung: Duplexsonographie bzw. farbkodierter Doppler).

Apparative Ausstattung Real-Time-Scanner, Doppler- bzw. Duplexscanner, Schallsonden (z.B. intrakavitäre Sonde).

Voraussetzungen (Abdomen) Patient nüchtern, deflatorische Vorbereitung, ggf. Laxation.

Einschränkungen (Abdomen) Darmgas, Stuhl, Adipositas permagna, mangelhafte Kooperation. Die Sonographie in der Hand des erfahrenen Untersuchers muss trotz kontinuierlicher Verbesserung der Bildqualität und hervorragender Ergebnisse einzelner Untersucher mit dem Manko der ungenügenden Bilddokumentation und Reproduzierbarkeit leben.

Vorteil Bei Verlaufskontrollen durch denselben Untersucher unbegrenzt reproduzierbare Ergebnisse.

Technische Durchführung Ankopplung des Schallkopfes mittels eines Kontaktgels. Spezielle Schallköpfe (hohe Eindringtiefe: 3,5 MHz; geringe Eindringtiefe für sog. „small parts": 5 MHz; Duplexsonde).

Computertomographie (CT)

Prinzip Anfertigung von transversalen Querschnittsbildern anhand einer computergesteuerten quantitativen Messung der Schwächung des Röntgenstrahls durch den abgebildeten Körperquerschnitt. Eine grauwertäquivalente Quantifizierung der Dichte des durchstrahlten Gewebes erfolgt in Hounsfield-Einheiten (HE; Luft = −1 000 HE, Wasser = 0 HE, Knochen = 300–1 000 HE).

Technische Durchführung

Spiral-CT Lückenlose Volumenaufnahmetechnik mit kontinuierlich rotierender Röhre und kontinuierlichem Tischvorschub in einer Atemanhaltephase. Vorteil: am Thorax von der Atemtechnik des Patienten unabhängige lückenlose Parenchymdarstellung. Allgemein schnellere Bildfolge, dadurch mit einer KM-Injektion Zweiphasendarstellung (z.B. arteriell, parenchymatös). Wichtig, da verschiedene Tumoren unterschiedliche KM-Anflutungsphasen haben.

Multidetektor-Computertomographie oder Multislice-CT (MD-CT/MS-CT; wie Spiral-CT) Verwendet mehrere Detektoren gleichzeitig, um eine vielfach schnellere Bildfolge oder höhere Auflösung bei reduzierter oder gleicher Strahlendosis (je nach Protokoll) zu ermöglichen. Damit Möglichkeit für funktionelle Studien von Organen und Angiographie auch kleinkalibriger Gefäße, Mehrphasen-CT (Trennung der arteriellen, parenchymatösen und venösen Phase z.B. zur Detektion der spezifischen Hämodynamik einzelner Tumortypen).

Untersuchungsablauf

- **Wechselwirkung der Vordiagnostik** auf Bilderzeugung: Die Bildqualität hängt vom optimalen Informationsfluss zwischen zuweisendem Arzt und Radiologen ab, da die Wahl der Untersuchungsparameter vorwiegend von Vorinformationen über den individuellen Patienten und nicht nur von starren Protokollen abhängt.
- **Laufende Beeinflussung des Untersuchungsganges:** Die Aufnahmeparameter für eine CT-Untersuchung müssen an den Verlauf der Untersuchung angepasst werden. Dies erfordert eine individuelle Betreuung des Untersuchungsganges, um Vorinformationen sowie während der Untersuchung gewonnene Erkenntnisse in eine Optimierung der Untersuchungstechnik einfließen zu lassen (Ziel: niedrigste Dosis bei bester Qualität).
- **KM-Gabe während CT:** nach der orientierenden Nativserie (z.B. Erfassung hyperdenser Blutungen!), vom i.v. KM-Bolus getriggerte Aufnahmeserie, wahlweise die früharterielle, spätarterielle, parenchymatöse oder venöse (oder portale) Phase.
- **KM-Gabe vor CT:** Nur beim Abdominal-CT werden Dünndarm und Rektum mit hoch verdünntem Bariumsulfat markiert.

Spezialuntersuchungen

Angio-CT Invasives Verfahren mit perkutan eingeführtem Katheter, bei dem Kontrastmittel z.B. in eine Viszeralarterie injiziert wird und ein CT der Leber (Angio-Porto-CT) zur Metastasensuche (dem CT nach ausschließlich venöser KM-Injektion überlegen) durchgeführt wird.

CT-Angiographie Primäre CT-Untersuchung nach intravenöser Kontrastmittelgabe mit sekundärer mehrdimensionaler Rekonstruktion für die großen Gefäße, z.B. Aorta bei Dissektion oder Aneurysma.

CT-Myelographie CT eine Stunde nach Myelographie. Durchführung bei Kontraindikationen zur MRT (z.B. Metallsplitter, Klaustrophobie): intraspinale Raumforderungen, z.B. Diskusprolaps oder Tumoren. Auch falls in der MRT knöcherne Strukturen der Wirbelsäule oder des Spinalkanals nicht eindeutig beurteilt werden können.

Hydro-CT Wasserfüllung des Darmes (z.B. Magen, Dünn-, Dickdarm, medikamentöse Verhinderung der Peristaltik und Weitstellung [Buscopan®]) sowie zeitlich genau definierter KM-Bolus (z.B. spätarterielle Phase) zum Staging von Morbus Crohn und Tumoren (bei jüngeren Patienten Hydro-MRT, s.u.).

Virtuelle Koloskopie Unter den Bedingungen der Hydro-CT (KM-Bolus, Buscopan®) erstellte Querschnittsbilder des Kolon, die mit 3-D-Rekonstruktions- und Navigationsprogrammen so geordnet werden, dass eine virtuelle Betrachtung des Darmes von „innen" her möglich wird.

Voraussetzungen für CT Bereitstellung von gesamter, auch bildgebender, Vordiagnostik für die Radiologie. Wegen der meist erforderlichen KM-Gabe sind im Vorfeld die bei intravenöser Gabe jodhaltiger Kontrastmittel erforderlichen Parameter, wie anamnestische Abklärung von Kontrastmittelallergie, sowie Kreatinin- und TSH-basal-Werte erforderlich.

Indikationen
- ZNS: Ischämie, intrakranielle Blutung (subdural, epidural, subarachnoidal, intrazerebral); intrakranielle Tumoren (primäre und sekundäre)
- Thorax: Lungenemboliediagnostik, Staging von Pneumokoniosen und Bronchialkarzinomen; allgemeines Staging zum Ausschluss von Lungenmetastasen (ersetzt Thoraxübersichtsaufnahme), Nachweis und Ausdehnung von Aneurysma und Dissektion der Aorta
- Abdomen, Staging der akuten Pankreatitis; Leber-, Milz-, Pankreas-, Nieren-Nebennierenerkrankungen (meist Tumoren, entzündliche Prozesse und Anomalien)
- Skelett: Abklärung nach szintigraphischer Metastasensuche und positivem Befund (z. B. Tumor, alte Fraktur, Entzündung), Stabilitätsbeurteilung eines Tumors

Einschränkungen Artefakte werden im CT durch große Dichtesprünge verursacht: Sie können durch unverdünnte Bariumsulfatreste bzw. wasserlösliches Kontrastmittel entstehen und im Intestinum größere Regionen, bei Metallprothesen und Clips je nach ihrer Größe und ihrem Alter das unmittelbar umgebende Gewebe betreffen. Mangelnde Kooperation, Adipositas permagna (Körperquerschnitt > Geräteöffnung). Bei Kontrastmittelallergie, Niereninsuffizienz und manifester oder latenter Hyperthyreose muss bei zwingender Kontrastmittelgabe auf die MRT ausgewichen werden.

Wertung Die hohe Treffsicherheit der CT mit MD-CT-Technik bei gleichzeitiger Reduktion der Strahlendosis hat diesem Verfahren einen starken Zulauf beschert, obwohl seitens der Radiologie alle Anstrengungen unternommen werden, auf die MRT überzugehen (Auflösung der CT jedoch höher als der MRT).

Magnetresonanztomographie
(Abk.: MRT, MR- z. B. bei MR-Angio oder MRA), Laienbezeichnung: Kernspintomographie

Prinzip Erzeugung von beliebigen Schnittebenen (koronal, transversal, sagittal, frontal, schräg) anhand der Emission elektromagnetischer Energie im statischen Magnetfeld nach Anregung durch ein Hochfrequenzsignal. Die Signalintensität der abgebildeten Messvolumina (Voxel) wird bestimmt durch die Dichte der Wasserstoffatomkerne (Protonen), die nach Anregung wieder in einen Gleichgewichtszustand zurückkehren (Relaxation, Messparameter: T1 und T2). Das untersuchte Gewebe zeigt in Abhängigkeit von den Messparametern eine unterschiedliche Signalgebung (z. B. Liquor T1: dunkel, T2: hell).

Spezialuntersuchungen durch MRT

MRA Die MR-Angiographie wird ohne oder mit Gabe von Kontrastmittel (paramagnetische Substanzen) durchgeführt. Bedeutung am Neurokranium und an den großen Gefäßen (Aortendissektion, simultane Darstellung von Arterien und Venen sowie Pfortader möglich). Bei Geräten mit Spezialausstattung (Software, Schrittverschiebung, Spezialspulen) zeichnet sich auch Ersatz der Katheter- (z. B. Becken-Bein-)Angiographie ab.

MRCP Darstellung der Gallenwege und des Pankreasganges.

MR-Urographie Darstellung des Nierenhohlsystems als kontrastmittelfreie und/oder kontrastmittelgestützte (z. B. mit Gadolinium-DTPA) Untersuchung bei Kombination von T2-gewichteten Aufnahmen mit speziellen Subtraktionsverfahren.

f-MRI („functional magnetic resonance imaging") Erlaubt Rückschlüsse auf die Funktion verschiedener Organe, vor allem des Gehirns, durch Wahl unterschiedlicher Aufnahmeparameter und Beobachtung funktioneller Abläufe (z. B. Wahrnehmen optischer Reize, Sprechen).

Hydro-MR Wasserfüllung des Darmes, medikamentöse Darmatonie (Buscopan®) sowie KM-Bolus zum Staging von Morbus Crohn (v. a. bei jüngeren Patienten, s. Hydro-CT); gleichzeitig Bewertung von Darmwand (regionäre KM-Aufnahme: Skip Lesions) und Peritonealhöhle (entzündlicher Konglomerattumor, Fistel, Abszess).

Voraussetzungen Anamnese, Kenntnis über vorangegangene Bildgebung.

Kontraindikationen Herzschrittmacher, intrakorporales Metall (abhängig von Qualität und Lage des Metalls). Vorsicht bei intrakraniellen Metallsplittern und okkulten Metallsplittern im Auge (Letzteres vor allem Patienten aus dem Metall verarbeitenden Gewerbe). Genaue Anamnese, Röntgenaufnahme der fraglichen Region, bzw. augenärztliches Konsil bei einschlägiger Anamnese anfordern. Clips, Stents, intrauterine Spiralen und Endoprothesen neueren Herstellungsdatums enthalten in der Regel keine magnetisierbaren Metalle mehr. Ein exaktes Datum, nach dem keine magnetisierbaren Materialien implantiert wurden, gibt es jedoch nicht, so dass sich der die Untersuchung anordnende sowie untersuchende Arzt bei der einschlägigen Anamnese des Patienten jeweils individuell über die Materialbeschaffenheit des Implantats informieren muss.

Indikationen Besondere Indikationen sind:
- Gehirn: entzündliche metastatische oder tumoröse Prozesses im Gehirn, Hirninfarkte, Prozesse des Hirnstamms

- große Gelenke, Wirbelsäule (Beurteilung der Weichteile wie Rückenmark) und Beurteilung des Knochenmarks (Ödem, Verdrängung des Fettes durch Tumor)
- Abdomen: Leber- und Pankreasdiagnostik (gestützt durch organspezifische Kontrastmittel)
- Becken: Urogenitaldiagnostik
- Endoleckage nach TPEG („transluminally placed endovascular graft") falls MR-taugliche Endoprothesen verwendet wurden

Beschränkungen Herzschrittmacherträger und intrakorporale Metallträger an kritischer Stelle sind für die Untersuchung ungeeignet. Trotz Verbesserungen der Gerätetechnik ist die Untersuchungsdauer immer noch um 30–40 % länger als im CT, die Enge des Gerätes kann Klaustrophobie erzeugen, daher Anforderung an die Mitarbeit des Patienten höher als bei CT. Die Bildauflösung ist in der MRT in der Regel etwas geringer als in der CT (Ausnahme: Weichteilkontrast).

Wertung Der Weichteilkontrast der MRT ist gegenüber der Computertomographie höher, so dass die Abklärung von Weichteiltumoren durch die MRT erfolgt. Vor allem bei jüngeren Patienten ist, falls eine geringere Auflösung akzeptabel ist, grundsätzlich die MRT vorzuziehen (Ausnahme: vorwiegend knöcherne Prozesse). Die technische Entwicklung ist so rasch, dass sich eine weite Verbreitung aus ökonomischen Gründen nicht rechnet und im Verhältnis zur CT wenige Geräte mit besonders hoher Auslastung gefahren werden. So bleibt die Anpassung an den neuesten technischen Standard finanzierbar.

> ! Vorsicht bei intrakraniellen Metallsplittern bzw. -clips; im Zweifelsfall vorher Röntgenaufnahme (z. B. Schädel seitlich) oder augenärztliches Konsil anfordern!

Methodik: Nuklearmedizinische Bildgebung bzw. Funktionsanalyse

Schilddrüse (in vivo)

Prinzip „Funktionsszintigraphie" mit ^{99m}Tc-Pertechnetat, Suppressionsszintigramm nach T_3- oder T_4-Gabe (V.a. autonomes Adenom), ^{123}J- bzw. ^{131}J-Zweiphasentest (Dosisberechnung zur Radiojodtherapie, Jodfehlverwertung).

Indikationen V.a. Schilddrüsenfunktionsstörung, Klärung sonographischer Herdbefunde.

Nebenschilddrüse

Prinzip Selektive Darstellung hormonaktiver Nebenschilddrüsenadenome durch planare Szintigraphie und 3-D-SPECT mit ^{99m}Tc-Sestamibi.

Indikationen Beim primären Hyperparathyreoidismus Lokalisationsdiagnostik der ersten Wahl, falls unilaterale Exploration, minimal invasive Chirurgie oder Rezidivoperation geplant.

Speicheldrüsen

Prinzip Sequenzszintigraphie mit ^{99m}Tc-Pertechnetat.

Indikationen Chronische Entzündung, Sjögren-Syndrom, Obstruktion.

Skelett

Prinzip Darstellung von „Mehr- oder Minderbelegungen" (d.h. Zonen vermehrter bzw. reduzierter Aktivitätsverteilung) mittels i.v. verabreichter ^{99m}Tc-markierten Zinndiphosphonate. Skelettdarstellung etwa 2–4 h p.i. (Ganzkörperszintigraphie).

Mehrphasenszintigraphie Erfassung der Durchblutung mittels Frühaufnahmen bis 10 min p.i., auch in Ganzkörpertechnik möglich, Skelettdarstellung 2–4 h p.i., **S**ingle-**P**hoton-**E**missions-**C**omputer-**T**omographie (SPECT) abhängig von der klinischen Fragestellung oder bei szintigraphisch fraglichen Befunden.

> ! Keine Beeinträchtigung von Röntgenuntersuchungen (nativ oder mit KM); diese sind somit in der Wartezeit während einer Szintigraphie durchführbar.

Indikationen Metastasensuche, Entzündungsdiagnostik, Prothesenlockerung, Stoffwechselerkrankungen mit möglicher Knochenbeteiligung, Frakturen.

Knochenmark

Prinzip Beurteilung von Ausdehnung, Verteilung und Funktion des erythropoetischen und retikuloendothelialen Anteils des Knochenmarks mittels ^{99m}Tc-Nanokolloid.

Indikationen Hodgkin- und Non-Hodgkin-Lymphome, Knochenmarkmetastasen.

Lunge

Prinzip Perfusionsszintigraphie mit ^{99m}Tc-markierten Mikrosphären; Inhalationsszintigraphie mit ^{133}Xe-Gas oder ^{99m}Tc-markierten Aerosolen.

Indikationen V.a. Embolie, regionale Belüftungsstörung, Quantifizierung der Perfusionsanteile von Lungenflügel und Lungenlappen vor Lungenteilresektion (z.B. Bronchialkarzinom), vor Korrektur komplexer Vitien, Quantifizierung eines Rechts-links-Shunts.

Herz

Prinzip
- Myokardszintigraphie: Differenzierung von vitalem und avitalem Myokard bzw. ischämischen Bezirken mittels ^{201}Tl-Chlorid oder ^{99m}Tc-Sestamibi (Perfusionsmarker). Dem Ausmaß ischämischer Myokardareale in der Myokardszintigraphie kommt prognostische Bedeutung zu.
- Ventrikelfunktionsszintigraphie: quantitative Ermittlung der Leistungsreserven von linkem und rechtem Ventrikel mit ^{99m}Tc-Pertechnetat bzw. als Bloodpool-

Szintigraphie mit ^{99m}Tc-markierten autologen Erythrozyten.
- Positronen-Emissions-Tomographie (PET): Differenzierung von vitalem und avitalem Myokard mittels ^{18}F-Fluorodesoxyglukose (FDG). Vorteil: „Hibernating Myocardium" zeigt Stoffwechsel, aber keine Anreicherung eines Perfusionsmarkers. Ischämiediagnostik mittels PET durch Einsatz der kurzlebigen Radionuklide $H_2^{15}O$ und $^{13}NH_3$.

Indikationen Koronare Herzerkrankung (KHK), Myokardinfarkt, Aufdeckung von „Hibernating Myocardium" vor Entscheidung über eine Revaskularisation, Bypasskontrolle.

Als „Hibernating Myocardium" wird „winterschlafendes" Myokard bezeichnet mit erhaltenem Stoffwechsel und potentieller Erholungsfähigkeit.

Leber

Prinzip I Sequenzszintigraphie mit ^{99m}Tc-HIDA: Ausscheidung und Anreicherung der Aktivität in den Gallenwegen.

Indikationen Darstellung der Gallenwege, FNH = fokal-noduläre Hyperplasie (Anreicherung, da die FNH vermehrt Gallenwegsproliferate enthält), Überprüfung der Suffizienz hepatojejunaler Anastomosen (postoperativ).

Prinzip II Bloodpool-Szintigraphie mit ^{99m}Tc-markierten Eigenerythrozyten (Sequenzszintigraphie).

Indikation Hämangiom.

Milz

Prinzip Applikation ^{99m}Tc-markierter wärmealterierter Eigenerythrozyten.

Indikationen Nachweis von dystopem Milzgewebe, Nebenmilzen.

Ösophagus, Magen

Prinzip I Ösophagus- und Magenfunktionsszintigraphie: perorale Applikation von ^{99m}Tc-AlbuRes bzw. ^{99m}Tc-DTPA in Haferbrei oder in einer anderen Testmahlzeit.

Indikationen Motilitätsstörung des Ösophagus bei Kollagenosen, systemischer Sklerodermie, Quantifizierung einer Magenentleerungsstörung.

Prinzip II Meckel-Divertikel-Szintigraphie: Perfusionsszintigraphie mit ^{99m}Tc-Pertechnetat, Anreicherung in versprengten sezernierenden Magenschleimhautzellen zeitgleich zur physiologischen Anreicherung in der Magenschleimhaut.

Indikation Frage nach Meckel-Divertikel, z.B. bei intestinaler Blutung.

Resorptionstests

Prinzip Nach oraler oder intravenöser Applikation der radioaktiv markierten Testsubstanz Messung der resorbierten Aktivität im Patienten oder Messung der Aktivität einer Blut-, Urin- oder Stuhlprobe mittels Ganzkörperzähler (Messkammer) oder Bohrlochmessplatz.
- Eisenresorption: i.v. Applikation von ^{59}Fe-II-Citrat oder $^{57/58}$Co-Cl$_2$-Ausscheidungstest
- Vitamin-B$_{12}$-Resorption: perorale Gabe von ^{58}Co-Vitamin-B$_{12}$ zusammen mit an Intrinsic-Faktor gebundenem ^{57}Co-Vitamin-B$_{12}$ oder nach peroraler Gabe von ^{58}Co-Vitamin-B$_{12}$ wird 2 h später eine Ausschwemmdosis von nichtaktivem Vitamin B$_{12}$ verabreicht (Schilling-Test)
- Malabsorption von Gallensäuren: perorale Gabe von ^{75}Se-Homotaurocholsäure
- Kupfermetabolismus: $^{64/67}$Cu-Chlorid
- Kalziumkinetik: $^{45/47}$Ca-Chlorid
- Exsudative Enteropathie: ^{51}Cr-Chlorid oder ^{51}Cr-Humanserumalbumin

Nieren

Prinzip I Serien- bzw. Sequenzszintigraphie nach Gabe von ^{99m}Tc-MAG$_3$ (tubulär sezerniert), ^{123}Jod-Orthojodhippursäure (zu 80 % tubulär sezerniert, zu 20 % glomerulär filtriert) oder ^{99m}Tc-DTPA (glomerulär filtriert).

Indikationen Seitengetrennte Nierenperfusion bzw. -funktion, Nieren-Clearance.

Prinzip II Ergänzung der Szintigraphie durch eine forcierte Diurese mittels i.v. Gabe von 20–40 mg Furosemid, bei Kindern 0,5 mg/kg Körpergewicht, indiziert im Fall eines verzögerten oder fehlenden Abflusses in der Exkretionsphase der Nierensequenzszintigraphie.

Indikationen Differenzierung einer organisch fixierten relevanten Obstruktion gegenüber einem verzögerten Abfluss („funktionelle Obstruktion"), Nierenbeckenabgangsstenose.

Prinzip III ACE-Hemmer-Szintigraphie nach peroraler Gabe von 25 mg Captopril oder i.v. Gabe von 40 µg/kg Körpergewicht Enalaprilat 1 h bzw. 15 min vor Injektion des Radiopharmakons. Sequenzszintigraphie auch unter einer ACE-Hemmer-Dauermedikation möglich. Bei pathologischem Befund der ACE-Hemmer-Szintigraphie erhöht eine Basisszintigraphie ohne ACE-Hemmer (Halbwertszeit der ACE-Hemmer von zwei bis sieben Tagen beachten) die Spezifität der Untersuchungsverfahren. Die Funktionsdiagnostik dient dem Nachweis/Ausschluss einer Aktivierung des Renin-Angiotensin-Mechanismus. Zudem prognostische Aussage, ob ein Hypertonus im Fall der technisch erfolgreichen Beseitigung einer Nierenarterienstenose rückbildungsfähig ist.

Indikationen Hypertonie mit erhöhter Prävalenz für eine renovaskuläre Genese, Nierenarterienstenose.

Prinzip IV Statische Nierenszintigraphie nach Gabe von ^{99m}Tc-DMSA (tubulär gespeichert).

Indikationen Existenz der Nieren bei Lageanomalien, seitengetrennte Nierenfunktion bei höhergradigen Funktionseinschränkungen, wenn ^{99m}Tc-MAG$_3$ oder ^{123}Jod-Orthojodhippursäure nur noch eingeschränkt einsetzbar sind.

Entzündung, Abszess

Prinzip I Applikation von ^{99m}Tc-markierten Antigranulozyten-Antikörpern.

Indikationen Fieber unklarer Genese, akute periphere Osteomyelitis, Endokarditis, Gefäßprotheseninfektion, abdominelle Entzündung.

Prinzip II Applikation von ^{99m}Tc-HMPAO-markierten autologen Leukozyten.

Indikationen Fieber unklarer Genese, akute periphere Osteomyelitis, Endokarditis, Gefäßprotheseninfektion, abdominelle Entzündung.

Prinzip III Applikation von ^{111}In-Oxin-markierten Eigenleukozyten.

Indikationen Chronische periphere Osteomyelitis, Nieren-/Nierentransplantatinfektion, chronisch entzündliche Darmerkrankung.

Prinzip IV Applikation von ^{99m}Tc-Nanokolloid.

Indikation Periphere chronische Osteomyelitis.

Prinzip V Applikation von ^{67}Ga-Zitrat (Galliumszintigraphie).

Indikationen Fieber unklarer Genese, chronische Osteomyelitis, Osteomyelitis der Wirbelsäule, Lungenentzündung.

Prinzip VI Applikation von ^{99m}Tc-humanem Immunglobulin (HIG).

Indikationen Osteomyelitis der Wirbelsäule, rheumatoide Arthritis.

Prinzip VII Positronen-Emissions-Tomographie mit ^{18}F-Fluorodesoxyglukose (FDG).

Indikationen In Einzelfällen bei Fieber unklarer Genese und bei Osteomyelitis.

Einschränkung Physiologische Speicherung markierter Leukozyten in Milz, Leber und Knochenmark erschwert Beurteilung dieser Organe. Die physiologische Speicherung markierter antigranulozytärer Antikörper im Blut bildenden Knochenmark begrenzt den Einsatz bei Frage nach Osteomyelitis auf die peripheren Skelettabschnitte. Falsch positive Befunde durch gastrointestinale Migration sequestrierter markierter Leukozyten. Mittels Galliumszintigramm und der FDG-PET ist eine Differenzierung zwischen entzündlichen und malignen Herden nicht möglich. Differenzierter Einsatz der Radiopharmaka geboten.

Blutungsquelle

Prinzip Nachweis und Lokalisation gastrointestinaler Blutungsquellen mit ^{99m}Tc in vitro markierten Eigenerythrozyten („Bloodpool-Scan"). Gute Markierungsausbeute wichtig. Nicht an Erythrozyten gebundenes ^{99m}Tc-Technetium darf nicht vorliegen, da freies Pertechnetat auch über den Magen-Darm-Kanal ausgeschieden wird und so eine Blutungsquelle vortäuschen könnte. Aufnahmen bis über 24 h möglich.

Vorteile Angiographie und Endoskopie sind nur positiv, wenn zum Untersuchungszeitpunkt eine akute Blutung vorliegt; die lange Verweildauer der Aktivität erlaubt eine deutlich höhere Treffsicherheit, auch gering (0,05–0,1 ml/min) und intermittierend blutende Herde aufzudecken.

Indikationen Lokalisationsdiagnostik bei subakuten, chronischen oder intermittierenden gastrointestinalen Blutungen, sofern endoskopisch die Genese der Blutung nicht festzustellen ist. Szintigraphisch keine Unterscheidung der Differentialdiagnosen blutendes Meckel-Divertikel, Angiodysplasien, blutende Polypen bzw. Tumoren.

Thrombose

Prinzip I Darstellung großer Venen mittels ^{99m}Tc-markierter Eigenerythrozyten.

Indikation V.a. Thrombose, sofern die Doppler-Sonographie keine sichere Aussage zulässt und die Röntgenphlebographie kontraindiziert ist.

Prinzip II Thrombendarstellung mittels ^{123}J-markierten Fibrinogens.

Wertung Da diese Untersuchung über mehrere Tage durchgeführt werden muss, ist sie zeit- und arbeitsaufwändig und wird heute kaum noch eingesetzt.

Thrombozytäres System

Prinzip ^{111}In-Oxinat-markierte Eigenthrombozyten, bei geringen Thrombozytenzahlen (< 20 000 mm^3) Markierung von Spenderthrombozyten zu erwägen oder Vorbehandlung mit Kortikoiden bei einer immunologischen Ursache der Thrombozytopenie.

Indikationen Lokalisation der Plättchensequestration bei Thrombozytopenie, vor einer Indikationsstellung zur Splenektomie.

Erythropoetisches System

Prinzip I Blut-, Erythrozyten- und Plasmavolumenbestimmung: ^{99m}Tc-markierte Eigenerythrozyten.

Indikation Differenzierung Polycythaemia vera/sekundäre Polyglobulie.

Prinzip II Erythrozytenkinetik: ^{51}Cr-markierte Erythrozyten.

Indikation Spezialuntersuchung zur Differentialdiagnose der Anämien.

Prinzip III Eisenkinetik: ^{59}Fe-Zitrat.

Indikation Spezialuntersuchung zur Differentialdiagnose der Anämien.

Nebennierenmark

Prinzip Applikation von ^{131}J- oder ^{123}J-Meta-Jodobenzyl-Guanidin (MIBG).

Indikationen Tumorsuche bei erhöhten Werten für Katecholamine und Vanillinmandelsäure im Serum/Urin, Tumordifferenzierung bei pathologischem Sonogramm/CT/MR, Staging bei histologisch gesicherter Diagnose eines Phäochromozytoms oder Neuroblastoms.

Differentialdiagnosen Metastasen, Nebennierenmark-Hyperplasie.

Nebennierenrinden

Prinzip Applikation von ^{131}J-Norcholesterol (strenge Indikationsstellung). Abhängig von der Fragestellung (primärer Hyperaldosteronismus, adrenaler Hyperandrogenismus) ist die Szintigraphie unter Suppression mit Dexamethason durchzuführen.

Indikationen Differenzierung von Adenom gegen Malignom bei endokrin inaktivem Nebennierentumor; Differenzierung von Adenom gegen bilaterale Hyperplasie bei Cushing-Syndrom durch Nebennierentumor, bei primärem Hyperaldosteronismus und bei adrenalem Hyperandrogenismus.

Onkologie

Prinzip I Positronen-Emissions-Tomographie in Ganzkörpertechnik mittels ^{18}F-Fluorodesoxyglukose (FDG).

Indikationen Nichtkleinzelliges Bronchialkarzinom (präoperatives Staging), solitärer Lungenrundherd (Risikopatient, Prävalenz), kolorektales Karzinom (Restaging bei CEA-Anstieg, bei V. a. Lokalrezidiv oder bei V. a. eine solitäre Metastase vor geplanter Metastasenchirurgie), Hodgkin-Lymphom (Staging, Therapiekontrolle), hochmalignes Non-Hodgkin-Lymphom (Staging, Therapiekontrolle), malignes Melanom (Fernmetastasen bei Hochrisikopatienten), Kopf-Hals-Tumoren (Staging, Rezidivverdacht, unbekannter Primärtumor), differenziertes Schilddrüsenkarzinom (erhöhter Thyreoglobulinspiegel in der Tumornachsorge ohne Korrelat in der ^{131}J-Ganzkörperszintigraphie), Pankreaskarzinom (Differentialdiagnose zur chronischen Pankreatitis).

Prinzip II ^{111}In-markierte Somatostatinrezeptor-Liganden (Octreotid).

Indikationen Somatostatinrezeptorpositive Tumoren, insbesondere Karzinoide und neuroendokrine Tumoren des APUD-Systems (**A**mine **P**recursor **U**ptake and **D**ecarboxylation) wie Gastrinom, Insulinom, Glukagonom und Vipom. Hypophysenvorderlappenadenom (GH, TSH), Merkel-Zell-Tumor, Glomus-jugulare-Tumor, medulläres Schilddrüsenkarzinom, Meningeom, kleinzelliges Bronchialkarzinom.

Lymphknoten

Prinzip Lymphszintigraphie mit ^{99m}Tc-Nanokolloid zur Lokalisation des Sentinel Lymph Node (Wächterlymphknoten).

Indikationen Selektive Lymphknotenexstirpation bei Malignom, insbesondere bei Melanom, Mammakarzinom, Kopf-Hals-Tumoren.

Diagnostik bei Tumormarkernachweis

- **CEA-Antikörper:** Radioimmunszintigraphie mit ^{99m}Tc- bzw. ^{111}In-markierten monoklonalen Antikörpern, besser Positronen-Emissions-Tomographie mittels ^{18}F-Fluorodesoxyglukose (FDG).
- **Erhöhter Calcitoninspiegel** bei Verdacht auf oder bei gesicherter Histologie eines medullären Schilddrüsenkarzinoms: Szintigraphie mit ^{99m}Tc-Penta-DMSA, ^{111}In-Octreotid (Somatostatinrezeptor-Ligand) oder ^{99m}Tc-Sestamibi bzw. Positronen-Emissions-Tomographie mit ^{18}F-Fluorodeoxyglukose (FDG).
- **Erhöhter Thyreoglobulinspiegel** in der Nachsorge des differenzierten Schilddrüsenkarzinoms nach Thyreoidektomie und Radiojodablation: ^{131}I- oder ^{123}I-Ganzkörperszintigraphie, bei negativem Resultat Szintigraphie mit ^{99m}Tc-Sestamibi bzw. Positronen-Emissions-Tomographie mit ^{18}F-Fluorodesoxyglukose (FDG).
- **Erhöhte Katecholamine** im Serum/Urin: Szintigraphie mit ^{131}I- oder ^{123}I-Meta-Jodobenzyl-Guanidin (MIBG).

Kontrastmittel (KM)

Allgemeines

Prinzip

- Bei Röntgenuntersuchungen werden enteral meist Bariumsulfat oder enteral und parenteral (z. B. intravenös) wasserlösliche jodhaltige KM eingesetzt, die über eine – im Vergleich zum umgebenden Gewebe – erhöhte Strahlenabsorption Kontraste erzeugen. In Deutschland werden intravasal nur noch nichtionische Röntgenkontrastmittel verwendet. Verwendbar sind auch Gase, die durch eine lokale Herabsetzung der Absorption zur Kontrastierung führen.
- Für die Magnetresonanztomographie werden paramagnetische Substanzen (z. B. Gadolinium-DTPA, Magnetite) eingesetzt, die nach enteraler, parenteraler bzw. intravasaler Applikation den Kontrast im Gefäß, Hohlraum oder Gewebe erzeugen. Gadolinium-DTPA (Gd-DTPA) verkürzt die T1-Zeit des aufnehmenden Mediums konzentrationsabhängig, da dessen ungepaarte Elektronen in der Elektronenhülle ein starkes magne-

tisches Moment besitzen. Gadolinium – als Ion selbst toxisch – ist als KM fest an ein Chelatmolekül gebunden, wird über die Nieren ausgeschieden und ist dialysierbar. Es absorbiert – wie jodhaltige Kontrastmittel – Röntgenstrahlen. Magnetite (Fe_3O_4) – auch als SPIO (Small Particle Iron Oxides) bezeichnet – werden vom RES aufgenommen.

Anwendungsbereiche
- Bariumsulfathaltige KM: Magen-Darm-Trakt (elektiv)
- Wasserlösliche orale KM: Magen-Darm-Trakt (Notfall, perioperativ)
- Nierengängige KM: CT, K-Angio, IUG, Myelographie
- Ölige KM: Lymphographie
- Paramagnetische KM (Gd-DTPA): Magnetresonanztomographie; in Ausnahmefällen zur K-Angio

Voraussetzungen   Gezielte Allergieanamnese bei intravasaler Applikation. Bei jodhaltigen KM kommt die Frage nach Niereninsuffizienz und manifester, aber auch latenter Hyperthyreose hinzu. Applikation nur über gut fixierte Verweilkanüle. Patient muss nach KM-Gabe 45 min lang beobachtet werden!

Kontraindikationen
- Relativ: Allergie, Niereninsuffizienz, Dehydratation
- Absolut: Hyperthyreose, Schilddrüsenautonomie

Kritisches Organ   Niere (KM-Ausscheidung), Gesamt-KM-Menge sollte 3–4 ml/kg Körpergewicht nicht überschreiten!

Beeinflussung von Labortests   Alle Schilddrüsentests werden durch das Jodid des KM gestört. Eine Aufnahme von Radioisotopen in die Schilddrüse wird bis zu zwei Monate nach KM-Gabe vermindert. Elektrolytmessungen (Eisen, Kupfer etc.), Eiweißbestimmungen, Kreatinin und Harnstoff werden z.T. deutlich gestört.

> **!** Im Zweifelsfall sollten Proben für Serum- und Harnanalysen entweder vor KM-Gabe oder frühestens 24 h danach entnommen werden. Bei Niereninsuffizienz sollte wegen der verzögerten Ausscheidung die Wartefrist deutlich länger sein (bis zu fünf Tage).

Kontrastmittelwirkungen auf Niere und Schilddrüse

Niereninsuffizienz   Das durch Kontrastmittel induzierte Nierenversagen resultiert aus einer Kombination von direkter Tubulusepitheltoxizität und Nierenmarkischämie (Störung der glomerulären Mikrozirkulation, Änderung der renalen Hämodynamik mit initialer Vasodilatation und konsekutiver Vasokonstriktion, Veränderung der medullären Perfusion).

Risikofaktoren für kontrastmittelinduzierte Nierenfunktionsstörungen:
- präexistente Niereninsuffizienz,
- Zustände, die mit einer Reduzierung des effektiven arteriellen Volumens einhergehen, wie
  - Herzinsuffizienz,
  - Leberzirrhose (hepatorenales Syndrom),
  - nephrotisches Syndrom,
  - Dehydratation,
- Diabetes mellitus mit eingeschränkter Nierenfunktion,
- Diuretikaeinnahme (Schleifendiuretika, v.a. Furosemid),
- gleichzeitige Verabreichung einer potentiell nephrotoxischen Begleitmedikation (nichtsteroidale Antirheumatika, ACE-Hemmer, Zytostatika, Aminoglykoside, Amphotericin B) mit KM,
- Das Plasmozytom als eigenständiger Risikofaktor wurde in den letzten Jahren nach systematischen Auswertungen relativiert. Wichtig sind jedoch Kombinationen wie Plasmozytom **und** Dehydratation, Hyperkalzämie, Infektion, Bence-Jones-Proteinurie. Bei allen Patienten mit Proteinurie erfolgt eine Bestimmung der 24-h-Eiweißausscheidung im Urin: je stärker die Proteinurie, desto größer das Risiko einer kontrastmittelinduzierten Nierenfunktionsstörung.

Prophylaxe   Eine Kreatininkonzentration im Serum >1,5 mg % entspricht eingeschränkter Nierenfunktion, allerdings ist die Kreatininkonzentration abhängig von der Muskelmasse des Patienten. Genauerer Indikator: endogene Kreatinin-Clearance. Vor Gabe jodhaltiger Kontrastmittel sollten bei Verdacht auf Nierenfunktionseinschränkung folgende Medikamente abgesetzt werden: Furosemid, ACE-Hemmer, Metformin und nichtsteroidale Antirheumatika.

Präventive Maßnahmen bei elektiver KM-Gabe und Nierenfunktionsstörung:
- Flüssigkeitsgabe: 0,45- oder 0,9%ige Kochsalzlösung wird 6 h vor der Kontrastmittelgabe gestartet und 12–24 h weitergeführt. Patienten mit reduzierter Pumpfunktion des Herzens dürfen nur nach sorgfältiger Evaluation und wesentlich vorsichtiger hydriert werden.
- Gabe von Acetylcystein (ACC): als antioxidante Substanz angebliche Schutzwirkung in einer Dosis von 2 x 600 mg am Vortag und am Tag der Untersuchung oral unter gleichzeitiger Hydratation.

Risiko bei Gd-DTPA: Obgleich eine Kreatininobergrenze nicht angegeben werden kann, wird ab der vierfachen Erhöhung die Hämodialyse nach der Untersuchung mit KM diskutiert.

Schilddrüsenerkrankungen   Durch die Abspaltung von Jodid in vivo führen jodhaltige Röntgenkontrastmittel zur Jodbelastung der Schilddrüse. Eine noch kompensierte Schilddrüse (z.B. Struma oder autonomes Adenom mit latenter Hyperthyreose) kann nach exogener Jodzufuhr eine exzessive Hyperthyreose bis hin zur thyreotoxischen Krise entwickeln. Da de facto die gesamte Bundesrepublik als potentielles Endemiegebiet gilt, wird zur Erfassung einer latenten Hyperthyreose die Bestimmung des basalen TSH gefordert.

Prophylaxe
- Anamnese!
- Palpatorischer, evtl. sonographischer Ausschluss einer Knotenstruma
- Dann Bestimmung des basalen TSH (maximal vier Wochen zurückliegend)
- Keine Jodkontamination vor elektiver Schilddrüsenszintigraphie und Radiojodtherapie

2.5 Bildgebende Verfahren

Therapie
- Erniedrigtes TSH, Bestimmung von T_3 und T_4. Falls endokrinologisch (Konsil!) vertretbar, Hormonsynthese hemmen: Blockierung der Schilddrüse durch Perchlorat (Irenat®), 3x täglich 400 mg ein bis zwei Tage vor sowie bis 14 Tage nach Kontrastmittelapplikation.
- Bei hohem Verdacht auf Hyperthyreose (nach Klinik und/oder Medikamenteneinnahme: z.B. Amiodaron) und zwingender Indikation zur KM-Gabe müssen Perchloratbehandlung und Carbimazol (20 mg/d über 4 Wochen [cave: Agranulozytose] unter endokrinologischer Überwachung kombiniert werden.

Kontrastmittel bei Nieren-/Schilddrüsenerkrankungen:

Risikofaktoren für kontrastmittelinduzierte Nierenfunktionsstörung beachten:
- Niereninsuffizienz
- Herzinsuffizienz
- Diabetes mellitus

Statt Hämodialyse **nach** Kontrastmittelgabe nephrologische Planung **vor** der Untersuchung!
Falls Hämodialyse unumgänglich, von vornherein sofort (!) nach KM-Gabe planen.
Vorbeugende Maßnahmen beachten:
- Hydrierung des Patienten und evtl. Acetylcystein (ACC)
- Pausieren potentiell nephrotoxischer Medikamente bei KM-Gabe
- An TSH basal- und Serum-Kreatinin-Bestimmung denken!

Wiederholte KM-Gabe: Pausen einhalten (> 5 Tage).
Schilddrüsenwerte auch nach KM-Gabe beachten, evtl. Verlauf!
MR-Kontrastmittel: Auf der Basis von über 10 Mio. Anwendungsbeobachtungen gilt für Gd-DTPA, dass eine bestehende Niereninsuffizienz oder Hyperthyreose nicht beeinflusst wird.

Anaphylaktoide Reaktionen bei jodhaltigen Kontrastmitteln

! KM-Reaktionen müssen immer protokolliert werden! Patient sollte vor i.v. KM-Applikation mindestens 6 h nüchtern sein (Erbrechen bei evtl. Komplikationen!) und für 45 min überwacht werden. Das Aufklärungsgespräch muss dokumentiert werden.

Einteilung in Schweregrade:
- Grad 1: Hautreaktion und leichtere Allgemeinsymptome
- Grad 2: hämodynamische und gastrointestinale Symptome
- Grad 3: anaphylaktischer Schock
- Grad 4: Herz-Atem-Stillstand

Vorbehandlung bei Risikopatienten
- Glukokortikoide: 50 mg Prednisolon oral (z.B. Urbason®-Tabletten) oder i.v. 13 h, 7 h und 1 h vor Untersuchungsbeginn,
- H_1- und H_2-Rezeptor-Antagonisten i.v. 45 min vor der Kontrastmittelgabe, z.B. Tavegil® 0,03 mg/kg Körpergewicht und Tagamet® 5 mg/kg Körpergewicht. Das sind beim 70 kg schweren Patienten 2 Ampullen Clemastin (Tavegil®) und 2 Ampullen Cimetidin (Tagamet®) in einer Kurzinfusion (auf 50 ml NaCl 0,9 %), die über 15 min einlaufen.

Behandlung einer KM-Reaktion nach Schweregraden
- Grad 1: Abbrechen der KM-Injektion, Sicherung des venösen Zugangs, klinische Überwachung für 2 h, evtl. H_1- und H_2-Rezeptor-Antagonisten (s.o.)
- Grad 2: zusätzlich zu Maßnahmen wie unter Grad 1: Kortikoide wie z.B. 2–3 mg Prednisolon/kg KG; Volumensubstitution; Sauerstoff. Kein Valium (potentiell atemdepressiv), sondern Neuroleptikum wie Atosil®. Weitere symptomatische Therapie: z.B. Schüttelfrost (500 mg Aspisol® i.v., Blutkultur), Bronchospasmus (5 mg/kg KG Theophyllin i.v.),
- Grad 3: über venösen Zugang **Adrenalin** (1 : 1 000, Suprarenin®, davon 1 ml auf 10 ml Kochsalz verdünnen und 1 ml, entspricht 0,1 mg) injizieren, ggf. wiederholen. Kortikoide: 200 mg Volon® A oder 100 mg Dexamethason (Fortecortin®) i.v. Atmung: Atemwege freihalten, Sauerstoffgabe, Guedel-Tubus einlegen oder notfalls Intubation und kontrollierte Beatmung, stabile Seitenlage. H_1- und H_2-Rezeptor-Antagonisten (cave: Blutdruckdepression), Bronchospasmolytika, Volumensubstitution,
- Grad 4: kardiopulmonale Reanimation.

Häufigkeit nach klinischem Ausgang: leichte (ca. 6 %), mittelschwere (ca. 1,4 %), schwere (0,05 %), tödliche (0,001 %) Zwischenfälle.

Risikofaktoren
- Spezifisch: allergische Diathese (Atopiker), insbesondere falls kürzlich immunogener Kontakt zu spezifischen Reizallergenen bestand; Erkrankungen mit erhöhtem Histaminspiegel (z.B. extrinsisches Asthma, idiopathische Urtikaria, Mastozytose).
- Unspezifisch: Alter > 70 Jahre (Zwischenfall wird schlechter kompensiert), nicht adäquat ausgeschlichene Cortisontherapie, lang dauernde Betablockertherapie, Angst (?).
- Vorerkrankungen mit ungünstigem Einfluss: dekompensierte renale, kardiale, respiratorische oder hepatische Grunderkrankung, Störung der Blut-Liquor-Schranke.

Aufklärungsgespräch Risikoabwägung: unterlassene Untersuchung gegen Kontrastmittelreaktion; Formulare mit individuellem Gespräch ergänzen; Gespräch schriftlich bestätigen lassen.

Nebenwirkungen bei gadoliniumhaltigen KM

Häufigkeit Anaphylaktoide Reaktionen auf gadoliniumhaltige KM (Gd-DTPA, Gd-DTPA-BMA, Gd-DOTA, Gd-HPDO3A) sind wesentlich seltener (gesamt 0,5–1 %) als auf jodhaltige KM. Schwere Reaktionen sind äußerst selten.

Risikofaktoren Asthma-, Allergieanamnese.

Vorsichtsmaßnahmen Für Gd-DTPA gelten prinzipiell die gleichen Maßnahmen wie bei der i.v. Verabreichung jodierter Röntgenkontrastmittel. Therapie: symptomatisch, wie bei Reaktionen durch jodhaltige KM.

Patientenaufklärung

Vor medizinischen Untersuchungen ist aus ethischen und rechtlichen Gründen das Einverständnis des Patienten einzuholen. Das radiologische Aufklärungsgespräch bezieht sich auf die Strahlendosis, Kontrastmittelreaktionen und sonstige Komplikationen. Zum Aufklärungsgespräch gehört die **Schilderung der Grundzüge des Eingriffs und typischer Risiken**; bei atypischen Risiken ist die Aufklärung abhängig von der Komplikationsrate. Das Aufklärungsgespräch sollte den Patienten in die Lage versetzen, eine Güterabwägung zwischen der Schwere der Erkrankung, deren Behandlungsmöglichkeiten sowie Notwendigkeit und Risiko der anstehenden Untersuchung zu treffen. Der Untersucher trägt die Verantwortung für das Gespräch. Eine vorbereitende Aufklärung durch Dritte (z.B. den Stationsarzt) ist wünschenswert, kann jedoch nicht als Ersatz für das persönliche ärztliche Gespräch durch den untersuchenden Radiologen dienen. Die **Bedenkzeit von mindestens 24 h vor elektiven Eingriffen** muss je nach Tragweite der Entscheidung u.U. auch Raum für Beratung mit Angehörigen lassen.

Die Aufklärung erfolgt in einfachen, kurzen, für den Laien verständliche Sätzen, d.h., Termini technici müssen übersetzt bzw. erklärt werden (gilt in unserer hoch spezialisierten Medizin auch unter Kollegen). **Anfertigung eines Aufklärungsprotokolls** (in der Regel ein Vordruck mit Raum für individuelle Ergänzungen) mit Unterschrift von Arzt, Patient und Zeuge.

Bei diagnostischen i.v. KM-Applikationen (IUG, CT) mit nur geringem Risiko kann die Aufklärung unmittelbar vor der Untersuchung erfolgen. Die Aufklärung des Patienten im Untersuchungsraum oder gar auf dem Untersuchungstisch gilt juristisch als Nötigung. Ähnliches gilt für den prämedizierten Patienten, Aufklärung und Eingriff müssen verschoben werden. Je akuter die Notfallindikation, desto knapper muss die Aufklärung erfolgen.

2.5.3 Minimal invasive bildgesteuerte Eingriffe (interventionelle Radiologie)

Bildgesteuerte Punktion

Als diagnostische Maßnahme

Indikationen Diagnostik unklarer Herdbefunde bzw. Flüssigkeiten meist mit Materialgewinnung für mikrobiologische und/oder histologische Untersuchung, Steuerung bei nicht palpablen Herden.

Durchführung
- Wahl der Nadel hängt ab von:
  - dem Risiko des Zugangswegs,
  - der Herdgröße und
  - der für eine aussagekräftige pathologische Begutachtung erforderlichen Materialmenge.
- Bildsteuerung durch Sonographie, exakter und sicherer durch CT.
- Um einen unklaren Herd optimal darzustellen, wird bei der CT-gesteuerten Punktion intravenös Kontrastmittel appliziert (Abb. 2.21a, b). So lassen sich stark KM aufnehmende aktive Randbezirke (für Histologie) oder zentrale Nekrosezonen (für Bakteriologie) je nach Sachlage gezielt ansteuern und kritische Strukturen (z.B. große Gefäße) im geplanten Zugangsweg besser umgehen. Da die CT-Steuerung einen sicheren Zugang ermöglicht, ist die Histologie statt einer Zytologie anzustreben.

Als therapeutische Maßnahme

Prinzip Ausschaltung von Gewebe wie z.B. Regionen der Leber oder Ganglien des vegetativen Nervensystems (Abb. 2.22) durch gezielte Injektion zytotoxischer Substanzen.

Indikationen Lebermetastasen unter 3 cm (maximal 5 cm) Durchmesser, die sonographisch nicht zugänglich sind. Zur Neurolyse thorakaler (Durchblutungsstörungen der oberen Extremität), viszeraler (medikamentös nicht beherrschbare Schmerzzustände des Pankreas) und lum-

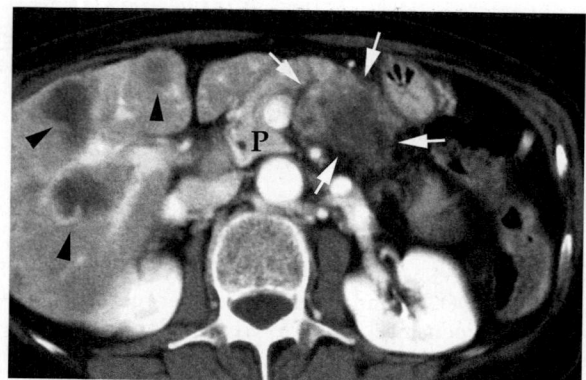
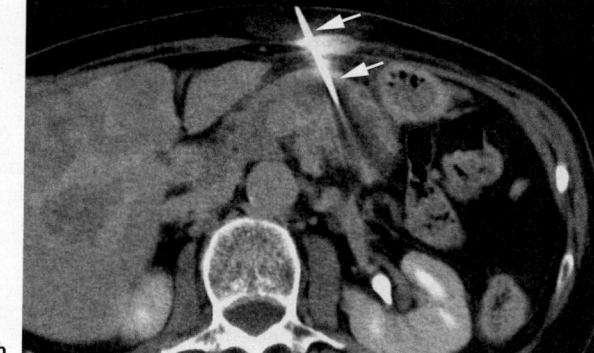

Abb. 2.21 Bildgesteuerte diagnostische Punktion des Pankreas.
a) Das mit vier weißen Pfeilen markierte Pankreaskorpus mit hypodenser Raumforderung. Die schwarzen Pfeilspitzen markieren Raumforderungen der Leber.
b) Unter CT-Kontrolle vorgeführte Biopsienadel zur Sicherung der Diagnose vor Chemotherapie.

2.5 Bildgebende Verfahren

baler (Durchblutungsstörungen der unteren Extremität) sympathischer Ganglien, die einer anderen Therapieform nicht zugänglich sind.

Voraussetzungen Nüchterheit (> 6 h), Hydrierung, Planung der jodhaltigen KM-Gabe (z. B. Kreatinin, TSH basal), danach 24-stündige Bettruhe zur Kreislaufkontrolle. Gerinnungsstatus.

Kontraindikationen
- **Allgemein:** Störung der Blutgerinnung (z. B. Quick-Wert < 50 %, PTT > doppelter Normwert)
- **Speziell** (bei Lungenpunktionen): erhebliche Einschränkung der Atemfunktion, O_2-Partialdruck < 60 mmHg, schwere pulmonale Hypertonie (Blutung!), bullöses Emphysem mit eingeschränkter Atemfunktion

Komplikationen Blutung (evtl. mit Notwendigkeit einer notfallmäßigen OP), Infektion, Lähmung, Pneumothorax.

Wertung Punktionen werden häufig ohne Bildsteuerung (als Blindpunktion) durchgeführt. Es ist individuell zu prüfen, welches Steuerungsverfahren, falls überhaupt, nötig ist. Für schwierige Situationen bietet die CT-gestützte Punktion ein hohes Maß an Präzision und Sicherheit, so dass auch Punktionen in der Nähe kritischer Organe durchführbar sind. Die Ausschaltung von Gewebe ist als Spezialindikation ausgewählten Patienten vorbehalten.

Drainage

Perkutane Gallengangsdrainage

Prinzip Gallengangsentlastung durch einen perkutan eingebrachten Katheter bei posthepatischem bzw. in der Leberpforte sitzendem Abflusshindernis. Primär perkutan mit sekundärer Umwandlung in eine sog. innere Drainage, auch dann, wenn endoskopische Ableitung technisch nicht möglich ist (z. B. B-II-Magen).

Indikation Bei Läsionen der Ductus choledochus und hepaticus:
- benigne Strikturen mit Katheterdilatation (Grundsatz: mehrfacher Eingriff mit Schienung über ein Jahr)
- Tumorstenosen mit Implantaten zur Palliation (Stents, Plastikendoprothesen)

Voraussetzungen Dilatierte intrahepatische Gallenwege (Sonogramm!), intakter Gerinnungsstatus.

Einschränkungen Bei deutlich pathologischem Gerinnungsstatus, Quick-Wert < 50 %, PTT mehr als zweifach erhöht, übliche Vorsichtsmaßnahmen für KM. Bei zentralen Läsionen, die die Verzweigung in das rechte und linke Gallengangssystem einbeziehen, ungünstige kontroll- und pflegeintensive palliative Situation.

Wertung Ableitung wenig Erfolg versprechend bei fehlender Gallenwegserweiterung, diffus infiltrierenden Veränderungen oder vorwiegend in der Gangaufzweigung gelegenen hochgradigen Engen. Das Verfahren ist jedoch ideal für umschriebene maligne und benigne Gallengangs-

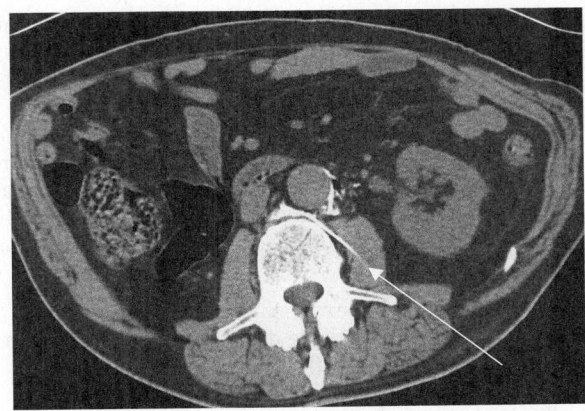

Abb. 2.22 Bildgesteuerte therapeutische Punktion. Die Nadel ist zwischen Wirbelkörpervorderkante und Aorta zur Ganglienblockade eingeführt (Pfeil).

stenosen und Verschlüsse, bei denen endoskopische und chirurgische Therapieversuche gescheitert sind.

Abszessdrainage

Prinzip Einbringen eines großlumigen doppelläufigen Katheters in eine Abszesshöhle (je nach Komplexität des Zuganges Seldinger- oder Trokar-Technik): Abszessentlastung, Keimgewinnung (Antibiogramm) und regelmäßige Spülung (z. B. Saug-Spül-Drainage). Vorgehen unter sonographischer bzw. computertomographischer Kontrolle.

Voraussetzungen Gerinnungsstatus, keine Kammerung durch Septen (jedoch: dann wenigstens passagere Drainage oder Keimbestimmung), bei CT-Steuerung KM-Vorsichtsmaßnahmen einhalten.

Einschränkungen Pathologischer Gerinnungsstatus, mangelnde Patientenkooperation.

Komplikationen Blutung, Pneumothorax, Ausbreitung der Entzündung (Peritonitis), Lähmung bei spinalen Prozessen.

Wertung Aus der Abszessbehandlung nicht mehr wegzudenkendes Verfahren. Selbst bei ausbleibender Sanierung Druckentlastung und Keimbestimmung. Dadurch gezielte Antibiotikatherapie mit Minderung der Sepsisgefahr.

Perkutane Nephrostomie

Prinzip Sonographisch gesteuerte Punktion des Nierenhohlsystems, Einführen eines Drainagekatheters (Durchleuchtungskontrolle).

Perkutane Gefäßrekanalisation (Angioplastie, Lyse)

Angioplastie

Prinzip Gefäßdilatation mittels Ballonkatheter (Abb. 2.23a, b), evtl. endoluminale Schienung mittels „Stent"

Prinzipien der internistischen Diagnostik

(expandierbares Drahtgeflecht zur Sicherung des Dilatationsergebnisses).

Indikationen

- Der minimal invasive Eingriff erfolgt alternativ zu chirurgischer Gefäßrekonstruktion und symptomatischer internistischer Behandlung. Entscheidungsbasis ist die klinische Symptomatik, z. B. bei peripheren Gefäßen Stadieneinteilung nach Fontaine oder Rutherford.

> ! Dabei wird unterschieden, ob die Intervention zur Beschwerdefreiheit (Methode der Wahl), zur signifikanten Beschwerdeminderung (Methode geeignet), selten zum Langzeiterfolg bei hohem Operationsrisiko (Läsion für Methode zugänglich) oder bislang zu keinen gesicherten Erkentnissen (Ausnahmeindikation: wegen ausgedehnter AVK, Risikopatient) geführt hat.

- **Stentimplantation:** nicht dilatierbare Reststenose, „elastic recoiling", exzentrische Reststenose, Intimadissektion, kalzifizierende Stenose, unvollständiges Behandlungsergebnis nach Dilatation und/oder Thrombolyse.

Voraussetzungen Normaler Gerinnungsstatus, Indikationsabstimmung mit dem Angiologen und/oder Gefäßchirurgen. Kreatinin, TSH basal.

Einschränkungen Pathologischer Gerinnungsstatus, fehlende Patientenkooperation, fragliches funktionelles Ergebnis.

Komplikationen Thrombose, Embolie, Katheterperforation, Blutung, a.v. Fistel, Notoperation.

Katheterlyse

Prinzip Thrombolyse (z. B. mit rtPA, Urokinase) über einen in den Anfangsteil eines Thrombus eingebrachten Katheter. Radiologische Befundkontrolle.

Indikationen

- **Allgemein:** frische thrombotische (embolische) arterielle Verschlüsse, iatrogene Verschlüsse
- **Speziell:**
  – vertebrobasiläres Territorium (z. B. Basilaristhrombose)
  – Karotisterritorium
  – Extremitätenbedrohende Ischämie durch Okklusion einer Arterie oder eines Bypass (z. B. bei frischem thrombotischem arteriellem Verschluss)
  – venöse Thrombose der oberen Extremität (z. B. PAGET-von-SCHROETTER-Syndrom)
  – venöse Thrombosen in Dialyseshunts

Voraussetzungen

- **Allgemein:** angiologisch/gefäßchirurgisch/radiologischer Konsens, normaler Gerinnungsstatus, Kreatinin, TSH basal.
- **Speziell:**
  – supraaortal: frühzeitige Diagnose (progredienter Schlaganfall mit inkompletten Defizit)
  – Extremitäten: gefährdete Extremität, akute bis subakute (zwei Wochen bis Monate) alte Verschlüsse

Kontraindikationen (Lyse) Nicht therapierbare hämorrhagische Diathese, Gravidität im ersten Trimenon, Sepsis, Vorhofthrombus, floride Endokarditis, Z. n. frischem zerebralen Infarkt und nach Operation (relativ), maligne Tumoren.

Komplikationen Unbeherrschbare Blutung, Apoplexie.

Wertung Im Rahmen von Gefäßzentren wichtiges therapeutisches Komplementärverfahren, mit dem Ziel der Servicemaßnahme, Palliation oder alleinigen kurativen Therapie.

Devaskularisation (Embolisation, Chemoperfusion)

Prinzip Über (meist koaxial eingeführte) Angiographiekatheter Injektion von Medikamenten mit dem Ziel, über

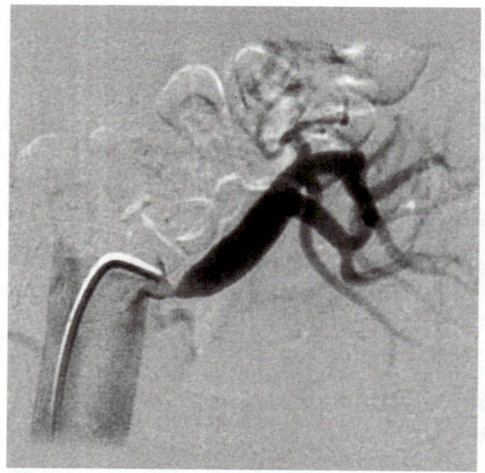
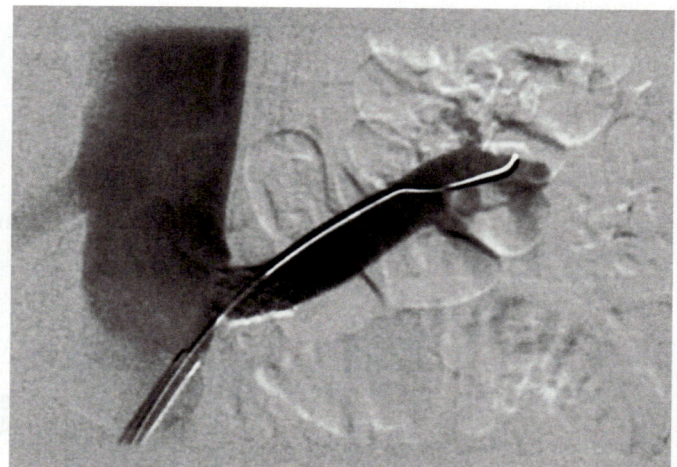

Abb. 2.23 PTA der Niere.
a) Abgangsnahe Nierenarterienstenose (ca. 90 %).
b) Behandlung der Stenose durch Dilatation und Stent.

2.5 Bildgebende Verfahren

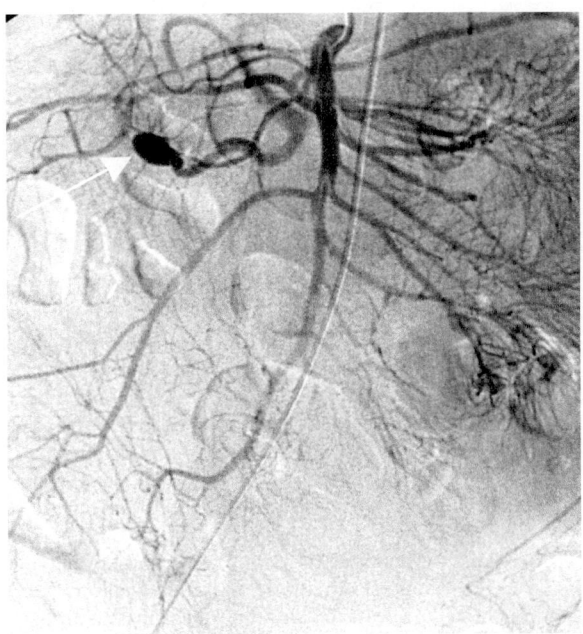

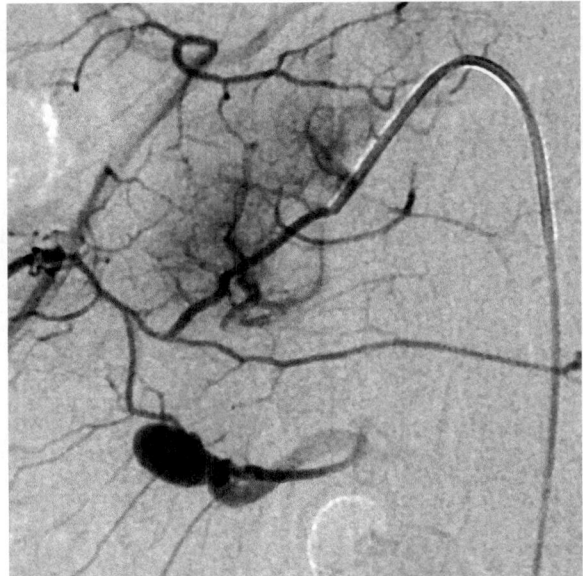

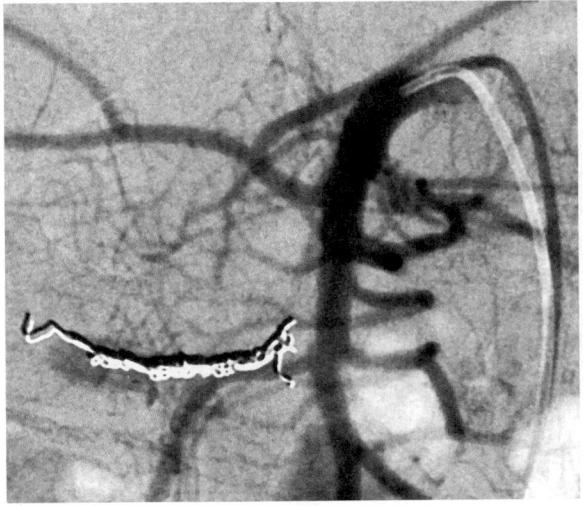

Abb. 2.24 Devaskularisation (Embolisation) einer endoskopisch nicht stillbaren Duodenalblutung.
a) Duodenale Blutung. Blutungsquelle: pseudoaneurysmatische Erweiterung eines Astes der A. gastroduodenalis (Pfeil).
b) Nach selektiver Darstellung koaxiales Aufsuchen des betroffenen Gefäßes.
c) Verlegung des Gefäßlumens durch mehrere Spiralen mit Blutungsstillstand.

das Gefäßsystem Krankheitsabläufe z. B. durch regionäre Drosselung der Blutzirkulation (z. B. Applikation von Mikropartikeln oder Zytostatika mit Lipiodol) eine sekundäre Thrombosierung oder Tumorbeeinflussung zu erreichen.

Indikation
- Blutung (z. B. Hämoptysen durch chronische Entzündung [Abb. 2.24, a–c], Hämobilie)
- Malformation (z. B. Hämangiome mit schwerer funktioneller Beeinträchtigung oder Blutung)
- Tumorembolisation (z. B. präoperativ, um Blutverluste zu minimieren: Niere, Skelett)
- Chemoperfusion z. B. mit Zytostatika und Lipiodol (palliativ v. a. Lebertumoren)
- Teilorganvergrößerung (vor Hemihepatektomie selektive Pfortaderteilthrombose)

Voraussetzungen Indikationsklärung z. B. mit Onkologen (Ausschöpfung medikamentöser, endoskopischer und/oder chirurgischer Standardverfahren); Gerinnungsstatus, Kreatinin, TSH basal.

Kontraindikationen
- Standardverfahren nicht ausgeschöpft (z. B. Operabilität)
- Nicht beeinflussbare Gerinnungsstörung
- Bei geplanter Leberembolisation bzw. Chemoperfusion schwere funktionelle Beeinträchtigung (z. B. Pfortaderverschluss bei Unmöglichkeit des segmental begrenzten transarteriellen Vorgehens)
- Bei Blutungen Unmöglichkeit die regionäre Verminderung der Blutzufuhr ohne funktionelle Beeinträchtigung (z. B. Darmnekrose) des Zielorgans zu erreichen

Komplikationen Unkontrolliertes Verschleppen von Okklusionsmaterial (z. B. in Mesenterialgefäße).

Wertung Die Mehrzahl der Blutungen wird medikamentös, endoskopisch oder chirurgisch behandelt. Erst wenn diese Therapieoptionen ausgeschöpft sind, ist die Katheterverschlussbehandlung indiziert. Vergleichbares gilt auch für die Therapie von Gefäßmalformationen und Tumoren.

Varia

Kavafilterimplantation

Perkutane transjuguläre oder transfemorale Applikation eines Kavaschirmes in die Hohlvene v. a. unterhalb der

Prinzipien der internistischen Diagnostik

Nierenveneneinmündung, um gefährliche Embolien aus der unteren Körperhälfte am Weitertransport in die Lungenstrombahn zu hindern.

Osteoplastie (Vertebroplastie)

Perkutanes durchleuchtungs- und/oder CT-gesteuertes Einbringen von Knochenzement (z.B. Palakos) zur palliativen Stabilisierung von Osteoporose oder malignen Osteolysen.

Perkutane Fremdkörperextraktion

Perkutane Entfernung von Fremdmaterial (meist abgerissene Venenkatheter, aber auch Elektroden, Spiralen, Stents etc.) unter Durchleuchtungs- und/oder sonographischer Kontrolle mittels spezieller Schleifenkathetersysteme.

Perkutane Portimplantation

Perkutane Punktion z.B. der V. subclavia unter DSA oder sonographischer Kontrolle, Einführen eines Katheters unter Durchleuchtung, mit subkutaner Tasche an der vorderen Thoraxwand für Portkammer und Tunnelierung zwischen Punktionsort und Tasche.

TIPSS (Transjugular Intrahepatic Portosystemic Stent Shunt)

Intrahepatischer Shunt zwischen Pfortader und Lebervenen nach transjugulärem Vorgehen und Metallarmierung des Shunts durch Stent.

TPEG (Transluminally Placed Endograft)

Einbringen von Endoprothesen z.B. in die Bauchaorta mit Verankerung eines Kunststoffschlauchs durch Metall (z.B. Stents).

Tumorablation

Nach perkutaner CT-gesteuerter Punktion Platzierung von Lichtleitern (Laser-Induced Thermotherapy: LIT) oder Radiofrequenzsonden (Radiofrequenzablation: RFA) z.B. in maligne Läsionen der Leber und CT- oder MRT-Kontrolle unter Applikation (Abb. 2.25a–c).

2.5.4 Anwendung bildgebender Verfahren

Die Indikationsstellung zu radiologischen Untersuchungen ergibt sich aus Anamnese, klinischer Leitsymptomatik, physikalischem Untersuchungsbefund und Ergebnissen verschiedenster Untersuchungen (z.B. Labor, EKG). Dabei werden im Folgenden aus praktischen Gründen Begriffe wie Basisverfahren, weiterführende Verfahren und Spezialverfahren verwendet: Das Basisverfahren sollte ohne Umwege zur Diagnose führen. Diese „ideale" Organisation der radiologischen Diagnostik wird auch als „one stop shopping" bezeichnet, ist jedoch in vielen Situationen noch nicht realisierbar bzw. durchaus nicht immer angebracht. In vielen Fällen ist eine weiterführende Diagnostik erforderlich, so dass, je nach klinischer Ausgangssituation, mehr als ein Untersuchungsverfahren erforderlich wird. Einzelfällen sind Spezialindikationen vorbehalten, die nicht regelhaft zur Anwendung kommen. Dabei sind gelegentlich die Indikationen zur CT angeführt und die zur MRT nur alternativ zugeordnet. Die begrenzte Verfügbarkeit der MRT spielt hierbei eine ebenso wichtige Rolle wie die gelegentlich fehlende Möglichkeit der adäquaten anästhesiologisch-intensivmedizinischen Überwachung (z.B. durch Beatmungsgeräte, kardiozirkulatorische Monitore mit MR-kompatiblen Materialien) von klinisch kritischen Patienten.

Zentrales Nervensystem (Zerebrum, Rückenmark)

Indikationen zu Basisverfahren

- Bei ZNS-Notfall, z.B. intrakraniellem Prozess oder Diskusprolaps, oder wenn Beteiligung knöcherner Struktu-

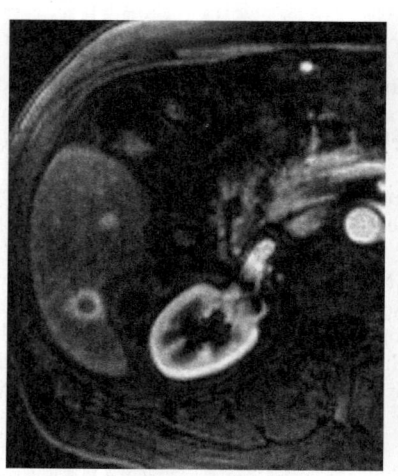
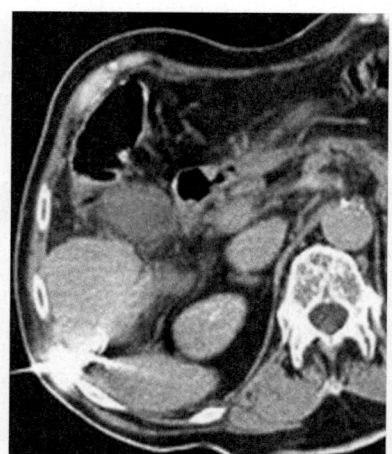
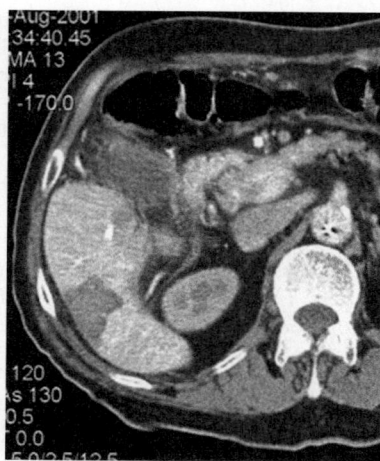

Abb. 2.25 Tumorablation (Radiofrequenz) einer Metastase im Segment 6 der Leber.
a) Läsion im MRT mit typischem hyperdensen Randwall.
b) Sonde in situ.
c) Kontrolle sechs Tage nach Ablation.

2.5 Bildgebende Verfahren

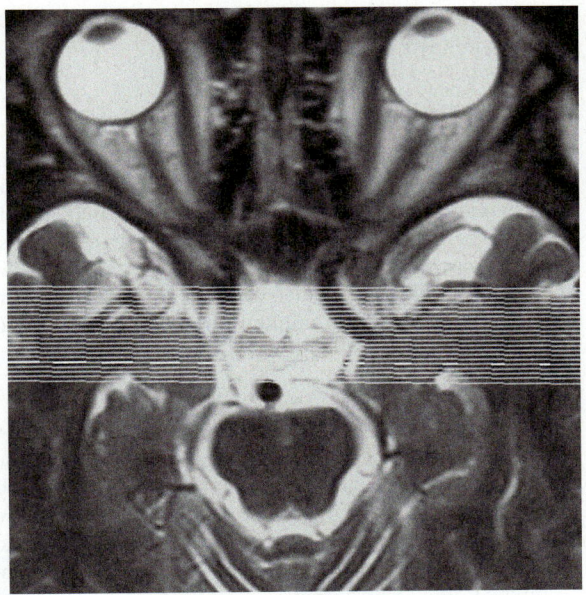
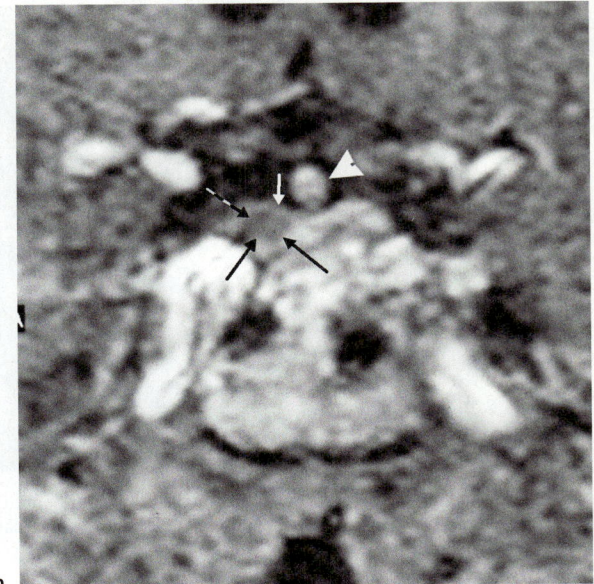

Abb. 2.26 Hypophysenadenom in der kontrastverstärkten MRT.
a) Topogramm zur Orientierung mit eingezeichneten Schnitten (Linien).
b) Kontrastverstärkte Darstellung der Hypophyse, die auf ihrer linken Seite normal Kontrastmittel aufnimmt. Dreieck: Hypophysenstiel. Die vier dünnen Pfeile markieren das Adenom, das deutlich weniger Kontrastmittel aufnimmt als das gesunde Gewebe (Aufnahmen: Prof. Sartor; Abteilung Neuroradiologie, Universitätsklinikum Heidelberg).

ren im Vordergrund steht: da **bessere Ortsauflösung** und **Verfügbarkeit: CT,**
- zerebraler bzw. intraspinaler Prozess, Diskusprolaps, demyelinisierende bzw. entzündliche Erkrankungen, da **sensitiver als** CT: **MRT,**
- Akustikusneurinom, Encephalitis disseminata, Glioblastom, Herpesenzephalitis, Hirnabszess, Hypophysenadenom (Abb. 2.26a, b), Medulloblastom, Rückenmarkkompression, spinales Ependymom **erfordern** die MRT,
- Epiduralhämatom, Hirnatrophie, intrazerebrale Blutung, Meningeom, Metastase, Subarachnoidalblutung, Subduralhämatom, vaskuläre Enzephalopathie **erfordern** die CT.

Atmungsorgane (Pleura, Lunge, Mediastinum, Trachea)

Indikationen zu Basisverfahren

- Pleuraerguss: **Sonographie,**
- Lunge: z.B. Trauma, Entzündung, Aspiration, Tumor, Lungenstauung. Herz: Vergrößerung, Vitien. Gefäße: Entdeckung von Aneurysmen, A. lusoria: **Thorax-Röntgen.** V. a. Pneumothorax: **Thorax in Exspiration,**
- Zwerchfell-, Mediastinalbewegungen (Parese, Aspiration), Klärung der intra-, extrapulmonalen Lage eines Herdes, Prüfung der Schluckverschieblichkeit einer obe-

Tab. 2.5 Indikationsreihenfolge in der radiologischen Diagnostik des Nervensystems.

Klinische Verdachtsdiagnose	Basisverfahren	Weiterführende radiologische Verfahren
Hydrozephalus	CT	MRT
Karotisstenose	Doppler-Sonographie	MR-Angio, K-Angio
Sinusvenenthrombose	CT-Angio	MR-Angio
Territorialinfarkt	CT*	K-Angio**

*zur Frühdiagnose, **mit Lyse

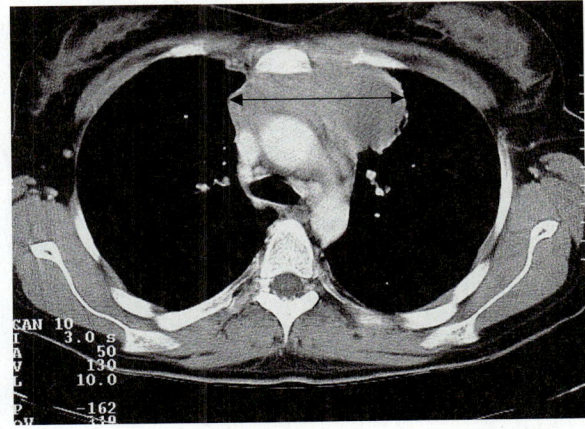

Abb. 2.27 Thorakales Lymphom, Doppelpfeil markiert Ausdehnung im Mediastinum.

Prinzipien der internistischen Diagnostik

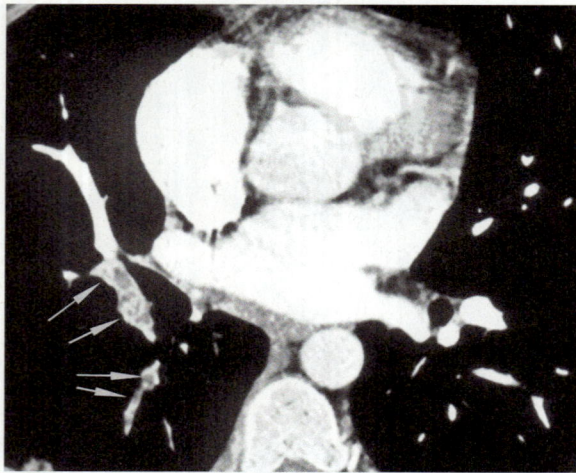

Abb. 2.28 Diagnostik der Lungenembolie mit Multidetektor-Spiral-CT. Die Pfeile markieren die in den peripheren Pulmonalarterien vorhandenen Embolien.

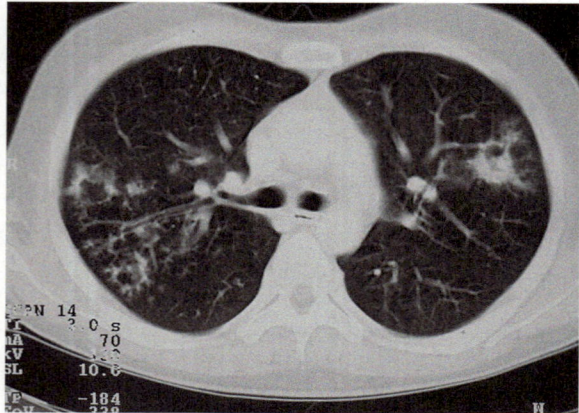

Abb. 2.29 Aspergillose beim immunkompromittierten Patienten (diskrete Verschattung bei vorangegangener Thoraxübersichtsaufnahme). Die CT-Untersuchung deckt das Ausmaß multipler Läsionen über beiden Lungen auf.

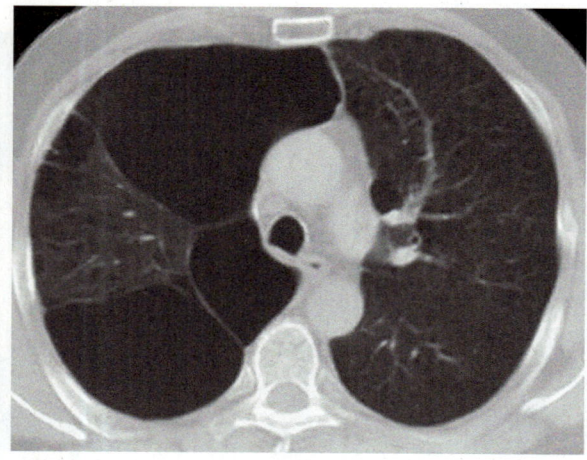

Abb. 2.30 Emphysem. Übersichtliche Darstellung (auch für Volumetrie geeignet) der mittelgroßen Emphysemblasen.

ren Mediastinalverbreiterung, pleurale Herde, Gefäßpulsationen: Durchleuchtung.

Indikationen zu weiterführenden Verfahren

V.a. mediastinale Raumforderung (z.B. Lymphome; Abb. 2.27), Klärung pleuraler Prozesse, Aufdeckung und Lokalisation von Metastasen, Pneumokoniosen, Emphysem, Staging, z.B. Bronchialkarzinom, Ad-hoc-Diagnostik der Lungenembolie (Abb. 2.28), Tumornachsorge (z.B. nach Chemotherapie oder postoperativ), Klärung einer Verschattung beim Immunkompromittierten (Abb. 2.29): **hochauflösendes CT**.

Indikationen zu Spezialuntersuchungen

V.a. chronisch-rezidivierende Lungenembolie, Perfusionsstörung, Gasaustauschstörung, Quantifizierung der Perfusionsanteile von Lungenflügel und Lungenlappen vor Lungenteilresektion (z.B. Bronchialkarzinom), vor Korrektur komplexer Vitien, Quantifizierung eines Rechts-links-Shunts: **Szintigraphie** (Lungenperfusion, -inhalation).

Tab. 2.6 Indikationsreihenfolge in der radiologischen Diagnostik der Atmungsorgane.

Klinische Verdachtsdiagnose	Basisverfahren	Weiterführende radiologische Diagnostik
Bronchialkarzinom	Thorax	CT, Szintigraphie
Emphysem (Abb. 2.30)	Thorax	CT oder HR-CT
Interstitielle Pneumonie	Thorax	CT
Fibrose	Thorax	CT oder HR-CT
Lungenabszess	Thorax	CT
Lungenembolie	CT, Thorax	Szintigraphie, MR-Angio
Lymphom	Thorax	CT
Metastasen	CT, Thorax	CT*
Pleuraempyem	Thorax	CT
Pleuramesotheliom	Thorax	CT
Sarkoidose	Thorax	CT oder HR-CT
Silikose	Thorax	CT oder HR-CT
Tuberkulose	Thorax	CT

*falls nur Thorax vorliegt

Kardiovaskuläres System (Herz, Gefäße)

Herz

Indikationen zu Basisverfahren
- Unklarer klinischer Herz- bzw. Thoraxbefund: **Thoraxübersichtsaufnahmen** (p.a. und seitlich),
- Vorhofbeurteilung, Herzanatomie, Klappenfunktion, Thromben, Aneurysma, Perikarderguss: **transösophageale oder transthorakale Echokardiographie.**

Indikationen zu weiterführenden Verfahren Ergänzung bzw. Erweiterung der Sonographie bei Vitien, Vorhofthromben, Aneurysma, Tumoren, Perikarderguss: **CT oder MRT.**

Indikationen zu Spezialuntersuchungen Vitien, Erhebung des Koronarstatus, ggf. Angioplastie: **Kardangiographie, Koronarographie.**

> ! Zur präoperativen Klärung eines Vitiums gehört die angiographische Darstellung der Koronarien.
> - Topographie vitalen Herzmuskelgewebes, Muskelperfusion ohne und mit Belastung, funktionelle Analyse (Ejektionsfraktion). Relevanz einer bekannten Koronarstenose: **Szintigraphie.** Dem Ausmaß ischämischer Myokardareale in der Myokardszintigraphie kommt nicht nur diagnostische, sondern auch prognostische Bedeutung zu. Daher wird die Myokardszintigraphie auch bei bekannten mittelgradigen Befunden einer Koronarstenose zur Therapiestratifizierung (konservativ, Revaskularisation) eingesetzt.
> - Funktionelle Analyse der Ejektionsfraktion, insbesondere bei hochgradiger Einschränkung der linksventrikulären Funktion (z. B. dilatative Kardiomyopathie): **Radionuklidventrikulographie.**
> - Nachweis von vitalem Myokard einschließlich „Hibernating Myocardium" vor geplanter Revaskularisation: **PET mit FDG.**

Gefäße

Indikationen zu Basisverfahren
- V. a. Stenose, Okklusion, Perfusionsminderung: **Doppler-Sonographie,**
- direkte Gefäßdarstellung (Plaques, Stenosen): Flussmessung mit **Duplexsonographie,**
- Aneurysmadarstellung: Sonographie.

Indikationen zu weiterführenden Verfahren
- Periphere Gefäße, Therapieplanung, primärer Einsatz zur Klärung der supraaortalen bzw. intrakraniellen Gefäße, Gefäßscreening bei arterieller Verschlusskrankheit: **MRA,**
- Aneurysmadarstellung (Vermessung vor TPEG), Sonderindikationen vor Kombinationseingriffen mit interventioneller Radiologie und Gefäßchirurgie: gradierter Katheter (mit Zentimeter-Messungen): **K-Angio,**
- V. a. Thrombose, Gefäßfehlbildung: **Phlebographie** falls Doppler unschlüssig,
- Bauchaortenaneurysma, Erkrankungen der Hirnbasisgefäße: **CT.**

Indikationen zu Spezialuntersuchungen Darstellung großer Venen mittels ^{99m}Tc-markierter Eigenerythrozyten bei V. a. Thrombose, sofern die Doppler-Sonographie keine sichere Aussage zulässt und die Phlebographie kontraindiziert ist: **Szintigraphie.**

Invasive Gefäßdiagnostik sollte nur bei entsprechender therapeutischer Konsequenz und Patientencompliance erfolgen.

Tab. 2.7 Indikationsreihenfolge in der radiologischen Diagnostik des kardiovaskulären Systems.

Klinische Verdachtsdiagnose	Basisverfahren	Weiterführende radiologische Verfahren
Aortenaneurysma	Sonographie, CT, (MRT)	Thorax, K-Angio
Aortendissektion	CT, transösophageale Echokardiographie (MRT)	Thorax
Aortenvitium	transösophageale Echokardiographie	Thorax, CT
Koronare Herzerkrankungen	K-Angio, Myokardszintigraphie	Thorax, PET*
Mitralvitium	Echokardiographie, Thorax	Linksherzkatheter

*Experimentell: CT-Angio

Tab. 2.8 Indikationsreihenfolge in der radiologischen Diagnostik des kardiovaskulären Systems.

Klinische Verdachtsdiagnose	Basisverfahren	Weiterführende radiologische Verfahren
Aneurysma	Sonographie, CT	K-Angio*
AVK IIb	Doppler, K-Angio oder MR-Angio	K-Angio
AVK III–IV	MR-Angio	Nadel-Angio
Dissektion (akut) (Abb. 2.31)	CT-Angio	K-Angio
Dissektion (chronisch)	MR-Angio	K-Angio

*Falls verfügbar: MR-Angio

Prinzipien der internistischen Diagnostik

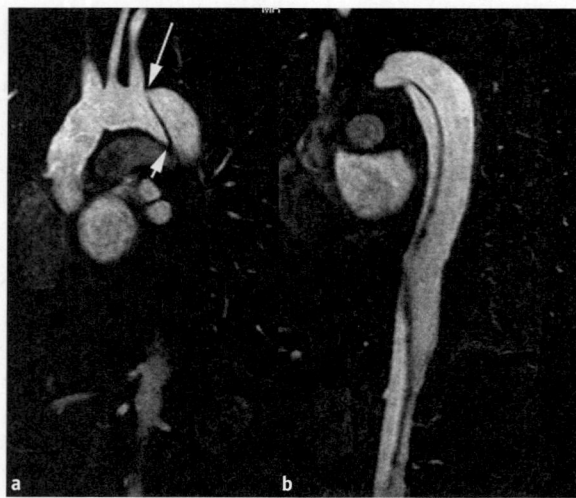

Abb. 2.31 Dissektion der thorakalen Aorta in der MRA.
a) Entry (Pfeile) jenseits des Abgangs der A. subclavia sinistra.
b) Weiterer Verlauf der Dissektion bis in das Abdomen (Beurteilung der kritischen Durchblutung der Viszeralorgane).

Abdomen (Peritonealhöhle, Leber, Gallesystem, Intestinum, Pankreas)

Notfallsituation

Indikationen zu Basisverfahren Jedes dringliche bzw. „unklare" Abdomen: **Sonographie und Abdomenübersicht** in Rücken- und Linksseitenlage.

Indikationen zu weiterführenden Verfahren
- V.a. Passagehindernis, Perforation: **Gastrografin®-Passage**,
- abdominelle Blutung, Organischämie, viszeraler Gefäßverschluss, Bauchaortenaneurysma (BAA), intra-/retroperitoneale Raumforderung: **CT**.

Indikationen zu Spezialuntersuchungen
- Durch Medikamente oder Gifte verursachte intestinale Mangeldurchblutung („nonocclusive disease") oder intestinale Blutung: **K-Angio**,
- Lokalisation einer Dünndarmblutung vor K-Angio (auch bei geringer Blutungsintensität): **Szintigraphie**.

Ösophagus – Magen – Darm

Indikationen zu Basisverfahren Entzündliche, tumoröse Wandinfiltration, Polypen, Divertikel, Passagehindernis, z.B. Achalasie, Hernie (Abb. 2.32a, b). Je nach Darmgebiet: **Ösophagusbreischluck, MDP, Enteroklysma, Kolonkontrasteinlauf**.

Indikationen zu weiterführenden Verfahren
- Wandverdickung, Aszites, peritoneale Absiedlungen, Beurteilung der Peristaltik, Divertikulitis, Fisteln: **(Endo-)Sonographie**,
- Ergänzung der Sonographie bei Abszesssuche, Aufdeckung mesenterialer bzw. omentaler Veränderungen, Tumornachweis, Tumorstaging, postoperative Tumornachsorge: **CT**,
- kolorektales Karzinom: Restaging bei CEA-Anstieg, bei V.a. Lokalrezidiv oder bei V.a. solitäre Metastase vor geplanter Metastasenchirurgie: **PET mit FDG**.

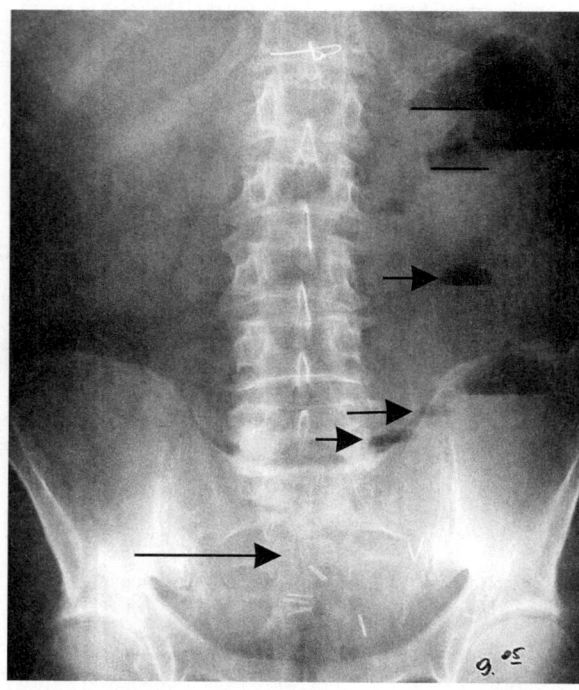
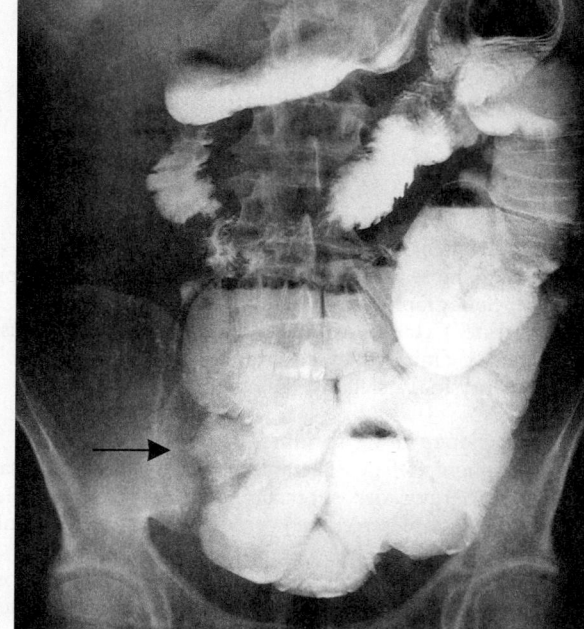

Abb. 2.32 Dünndarmobstruktion.
a) Nativaufnahme zum Zeitpunkt der Maximalbeschwerden: Die Pfeile markieren Spiegel in unterschiedlicher Höhe.
b) Enteroklysma (nach Antes): Der Pfeil markiert den Dünndarmverschluss durch Briden.

2.5 Bildgebende Verfahren

Tab. 2.9 Indikationsreihenfolge in der radiologischen Diagnostik des Magen-Darm-Trakts.

Klinische Verdachtsdiagnose	Basisverfahren	Weiterführende radiologische Verfahren
Angiodysplasie, chronische oder intermittierende gastrointestinale Blutung	Szintigraphie*	K-Angio**, MR-Angio***
Divertikulitis des Kolons	Sonographie	CT, Kontrasteinlauf (KE)****
Intestinales Lymphom	CT	MRT, CT-gesteuerte Punktion
Kolonkarzinom	CT	KE
Lymphombefall	CT	MRT
Magenkarzinom (Abb. 2.33)	CT	MDP
Meckel-Divertikel	Szintigraphie mit ^{99m}Tc-Pertechnetat	Enteroklysma, K-Angio
Mesenterialarterienembolie	CT	K-Angio
Morbus Crohn	Enteroklysma	Hydro-MRT
Ösophaguskarzinom	CT	Ösophaguspassage
Fistel	Fistelfüllung	MRT (Becken)

* mit ^{99m}Tc-markierte Eigenerythrozyten, ** je nach Dringlichkeit K-Angio auch zuerst, *** bei Verdacht auf portale Hypertonie; **** nach Abklingen der Entzündungszeichen

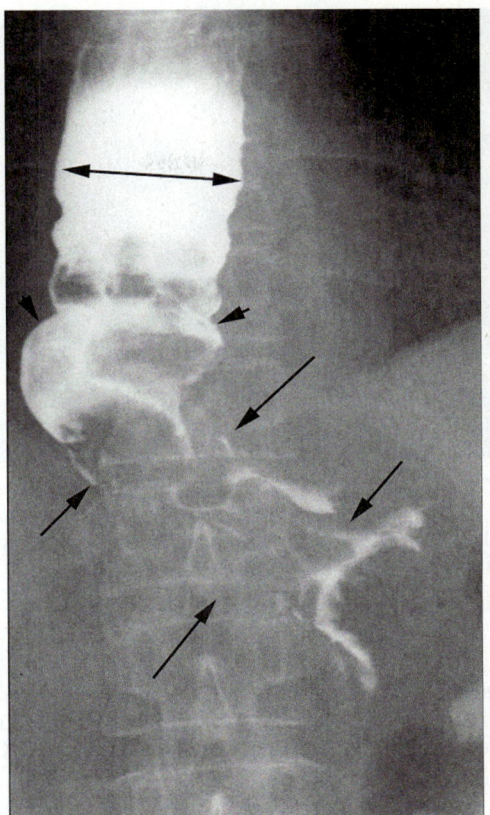

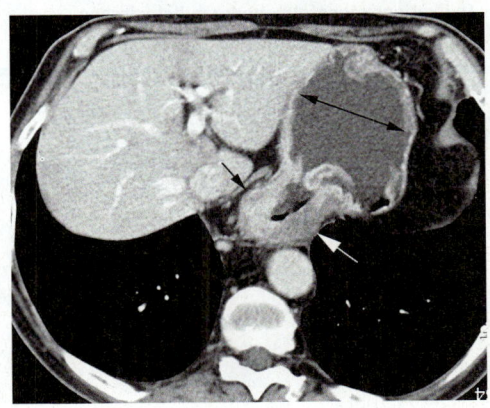

Abb. 2.33 Kardiakarzinom mit Übergreifen auf den Ösophagus. Synopse von Ösophaguspassage und Hydro-CT.
a) Übersichtliche Darstellung von Ösophagus und Magen (Doppelpfeil: dilatierter Ösophagus, Pfeilspitzen: Kardia, lange Pfeile: ausgedehnter Tumor).
b) Hydro-CT des Magens (Doppelpfeil: normaler Magen, weißer Pfeil: Wandverdickung durch Karzinom).

Leber

Indikationen zu Basisverfahren Organvergrößerung, diffuse und fokale Parenchymerkrankungen, (z. B. Metastasen, Abszess), Gefäßprozesse (z. B. Pfortaderverschluss, Budd-Chiari-Syndrom): **Sonographie.**

Indikationen zu weiterführenden Verfahren Verfettung, Siderose, Metastasensuche, Hämangiom, fokale Verfettung, Leberzellkarzinom (Abb. 2.34): **CT oder MRT.**

Indikationen zu Spezialuntersuchungen Operationsplanung (Gefäßstatus), Planung einer Chemoembolisation oder Gefäßverschlussbehandlung bei Aneurysma, arteriovenöse Fistel, Morbus Osler: **MRA oder K-Angio.**

Gallenwege

Indikationen zu Basisverfahren Differenzierung von intra- und extrahepatischer Cholestase, Konkrementnachweis, Tumoren: **Sonographie.**

Indikationen zu weiterführenden Verfahren
- Steine, Entzündungen und Tumoren: **MRC,**
- bei Versagen der MRC: **ERC,**
- Tumor, Caroli-Syndrom, Choledochuszyste: **CT, MRC.**

Indikationen zu Spezialuntersuchungen Intra- bzw. posthepatische Cholestase, V. a. Cholangitis: **PTC/PTD.**

Prinzipien der internistischen Diagnostik

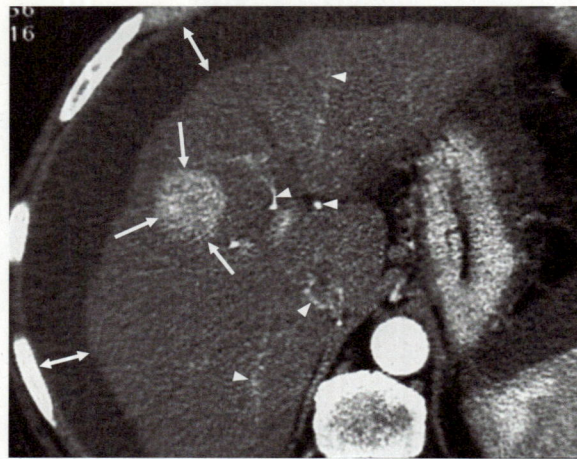

Abb. 2.34 Hepatozelluläres Karzinom in einer Leberzirrhose. Zu beachten ist der perihepatische Aszites (Doppelpfeil). Früharterielle Darstellung: Pfeilspitzen markieren die Arterien, die Pfeile das hypervaskuläre, nur früharteriell erkennbare Karzinom.

Pankreas

Indikationen zu Basisverfahren Ausdehnung der Pankreatitis (ödematös, serös, exsudativ, hämorrhagisch, nekrotisierend, suppurativ abszedierend); Tumordiagnostik: **CT**.

Indikation zu weiterführenden Verfahren Unschlüssige Sonographie und/oder Computertomographie; diskrepante Befunde zwischen Klinik, Labordiagnostik (Amylase, Lipase, Tumormarker CA 19-9), V. a. chronische Pankreatitis, Papillenprozess oder duktales Karzinom: **ERCP**. Da die Diagnostik des Pankreas sich in der Regel auf komplementäre Informationen stützen muss, ist meist wie in Tabelle 2.11 dargestellt zu verfahren.

Immun-(Zelluläres-)System (Milz, Knochenmark, Lymphome)

Milz

Indikationen zu Basisverfahren V. a. Splenomegalie, Milzbefall bei hämatoonkologischen Erkrankungen, Abszess, Metastasen: **Sonographie**.

Indikationen zu weiterführenden Verfahren
- V. a. Blutung, Zysten, Abszess: **CT**,
- Aufdeckung fokaler Herde, Hämosiderose: **MRT**.

Indikationen zu Spezialuntersuchungen Lokalisation des Abbauortes der Thrombozyten bei Thrombozytopenie, vor Indikationsstellung zur Splenektomie: **Szintigraphie** mit ^{111}In-markierten Thrombozyten.

Lymphknoten/Knochenmark

Im Abdomen und Retroperitoneum ist die CT am ehesten als Basisverfahren zu werten. Dies gilt für den Thorax als sicher.

Indikationen zu Basisverfahren Lymphknotenstatus, Lymphomsuche: **Sonographie**.

Indikation zum weiterführenden Verfahren Negatives oder fragliches Sonogramm: **CT**.

Tab. 2.10 Indikationsreihenfolge in der radiologischen Diagnostik von Leber und Gallenwegen.

Klinische Verdachtsdiagnose	Basisverfahren	Weiterführende radiologische Verfahren
Echinococcus cysticus	Sonographie	CT, MRT
FNH (fokal noduläre Hyperplasie); Adenom	Sonographie	CT oder MRT, Sequenzszintigraphie (^{99m}Tc-HIDA)
Gallengangstumor	MRCP, CT	ERCP
Gallensteine	Sonographie	ERC, MRC
Hämangiom	Sonographie, CT	MRT, Szintigraphie (^{99m}Tc-HIDA)
Leberabszess	Sonographie, CT	MRT
Lebermetastasen	Sonographie	CT
Leberzellkarzinom (Abb. 2.34)	CT oder MRT	K-Angio
Leberzirrhose	Sonographie	CT oder MRT
Leberzysten	Sonographie	CT oder MRT
Subphrenischer Abszess	CT	MRT

Tab. 2.11 Indikationsreihenfolge in der radiologischen Diagnostik des Pankreas.

Klinische Verdachtsdiagnose	Basisverfahren	Weiterführende radiologische Verfahren
Pankreatitis	Sonographie	CT, ERP
Pankreaskarzinom	CT	ERCP, MR (MRCP), MR-Angio
Endokrine Tumoren des Pankreas und Umgebung (APUDOME: Amin Precursor Uptake and Decarboxylation)	CT	PET mit ^{111}In-markierten Somatostatin-rezeptor-Liganden*

* präoperativ: Lebervenenblutentnahme nach Katheterstimulationstest, intraoperativ Ultraschall

2.5 Bildgebende Verfahren

Indikationen zu Spezialverfahren
- Selektive Exstirpation von Wächterlymphknoten (Melanom, Mammakarzinom), Kopf-Hals-Tumor: **Lymphszintigraphie,**
- Lymphknotenmetastasen bei unbekanntem Primärtumor: **PET mit FDG.**

> ! Mit Sonographie und CT sind nur vergrößerte, infiltrierte Lymphknoten nachweisbar. Eine Artdiagnose (entzündlich/tumorös) ist nicht möglich, ebenso wenig der Nachweis eines metastatischen Befalls nicht vergrößerter Lymphknoten. Die MR-Lymphographie mit lymphknotenspezifischen KM-Partikeln ist zurzeit noch nicht allgemein verfügbar.

Endokrinium (Hypophyse, Dienzephalon, Schilddrüse, Nebenschilddrüsen, Nebennieren)

Hypophyse, Dienzephalon

Indikationen zu Basisverfahren
- V. a. hypophysären bzw. dienzephalen Prozess: **MRT** (s. Abb. 2.26),
- V. a. hypophysären Prozess, knöcherne Destruktionen, Kalknachweis bzw. -zuordnung: **CT.**

Schilddrüse

Indikationen zu Basisverfahren
- Pathologischer Tastbefund, Struma (Größe, Knotendifferenzierung: zystisch, solide), Dysfunktion (Korrelat: Adenomknoten): **Sonographie, Szintigraphie,**
- Schilddrüsenknoten oder Struma diffusa mit euthyreoter Stoffwechsellage und normalem oder grenzwertig erniedrigtem TSH: **Suppressionsszintigraphie.**

Tab. 2.12 Indikationsreihenfolge in der radiologischen Diagnostik von Milz, Knochenmark und Lymphomen.

Klinische Verdachtsdiagnose	Basisverfahren	Weiterführende radiologische Verfahren
Malignes Lymphom (oberflächlich)	Sonographie	CT
Malignes Lymphom (tief)	CT	
Plasmozytom (Abb. 2.35a, b)	MRT	CT
Myeloproliferation	MRT	
Metastasen	Szintigraphie	CT/PET, MRT

Indikationen zu weiterführenden Verfahren
- Klinisch oder sonographisch malignomverdächtige Knoten > 1 cm, szintigraphisch kalte Knoten, schnell wachsende umschriebene Veränderungen der Schilddrüse, V. a. intrathyreoidale Metastasen, umschriebener Herd bei unbekanntem Primärtumor, diagnostisch unklare Fälle zur Sicherung der Diagnose einer Thyreoiditis, große Schilddrüsenzysten im Sinne einer Entlastungspunktion: **Feinnadelpunktion,**
- Beurteilung des Grades einer Trachealeinengung, der Verlagerung und der Stabilität bei einer Struma (zur Therapieplanung wichtig: operative Therapie bei Tracheomalazie vorzuziehen, bei stabiler Trachea fakultativ Radiojodtherapie oder Operation): **Tracheazielaufnahme,**

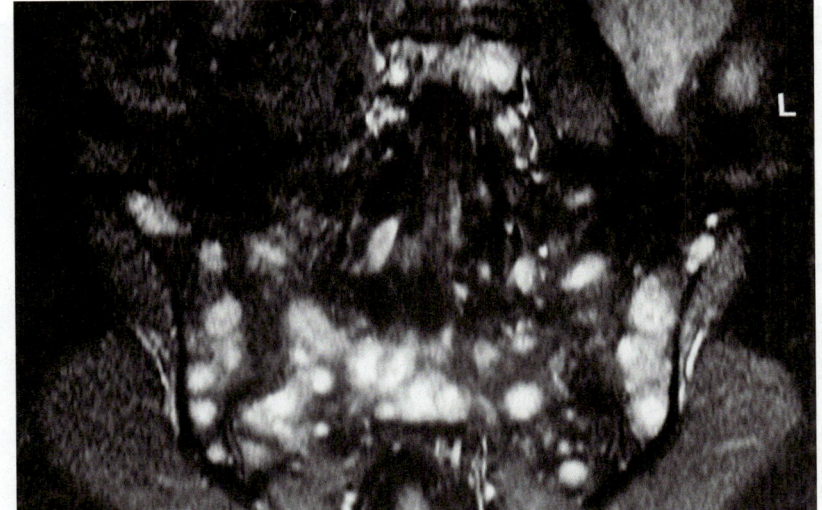
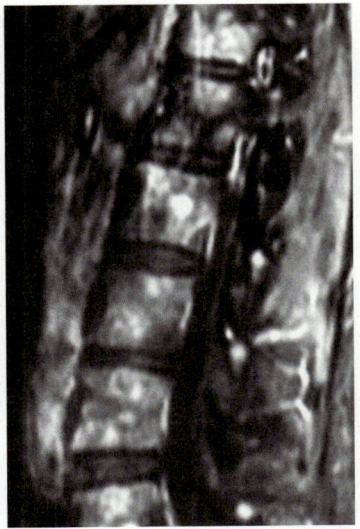

Abb. 2.35 Plasmozytombefall des Beckens und der Wirbelsäule: MRT (T2-gewichtet, fettgesättigt).
a) Schräg koronare Darstellung des Beckens in Höhe der Iliosakralfugen. Die weißen Flecken markieren den Knochenmarksbefall.
b) Sagittale Darstellung der Wirbelsäule. Auch hier multiple weiße Areale in den Wirbelkörpern, die einen diffusen Befall anzeigen.

Prinzipien der internistischen Diagnostik

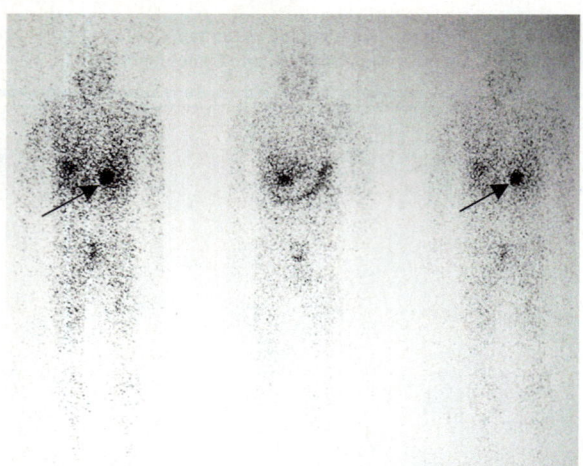

Abb. 2.36 Szintigraphie der Nebennieren: ausgedehnter einseitiger Tumorbefall mit vermehrter Tracer-Aufnahme (Pfeil) (Aufnahmen: Prof. Haberkorn; Abteilung Nuklearmedizin, Universitätsklinikum Heidelberg).

- Beurteilung der Verlagerung und Einengung, Dokumentation retroösophagealer Strumaanteile (wichtig für operative Therapie): **Ösophagusbreischluck.**

Indikationen zu Spezialuntersuchungen Bestimmung der mediastinalen Strumaausdehnung bzw. Tumorausdehnung: **MRT.**

Nebenschilddrüse(n)

Indikationen zu Basisverfahren Adenomverdacht: **Sonographie.**

Indikationen zu weiterführenden Verfahren Negative bzw. unschlüssige Sonographie bei laborchemischem Adenomverdacht: **CT oder MRT.**

Indikationen zu Spezialuntersuchungen Laborchemisch gesicherter primärer Hyperparathyreoidismus vor Planung einer unilateralen Exploration oder eines minimal invasiven chirurgischen Eingriffs: mit ^{99m}Tc-Sestamibi: **Szintigraphie und SPECT.**

Tab. 2.13 Indikationsreihenfolge in der radiologischen Diagnostik des Endokriniums.

Klinische Verdachtsdiagnose	Basisverfahren	Weiterführende radiologische Verfahren
Schilddrüsenknoten	Sonographie, Szintigraphie	Feinnadelpunktion
Nebenschilddrüsenadenom	Sonographie	Szintigraphie (Sestamibi), CT, MRT
Nebennierentumor	CT, MRT	Szintigraphie (MIBG)

Nebennieren (NN)

Indikationen zu Basisverfahren V.a. Vergrößerung bzw. Tumor der Nebenniere klinisch oder in Sonographie: **MRT/CT.**

Indikationen zu Spezialverfahren
- V.a. Phäochromozytom (Abb. 2.36), Neuroblastom: **Szintigraphie mit MIBG** (Meta-Jodobenzyl-Guanidin),
- Diagnose von Adenom, bilateraler Hyperplasie/Malignom bei endokrin inaktivem Nebennierentumor, Cushing-Syndrom durch Nebennierentumor, primärem Hyperaldosteronismus und bei adrenalem Hyperandrogenismus: **Szintigraphie mit ^{131}J-Norcholesterol.**

Uropoetisches System (Niere, Harnleiter, Harnblase)

Nieren

Indikationen zu Basisverfahren
- Organgröße, Parenchymverhältnisse, Organtopographie (z.B. Beckenniere), Fehlbildungen (z.B. Hufeisenniere), jeder unklare Nierenprozess: **Sonographie,**
- Beurteilung des Hohlraumsystems (z.B. entzündliche Veränderungen), Harnabflussverhältnisse: **IUG.**

Muskuloskelettales System (Skelett und Weichteile)

Indikationen zu Basisverfahren
- Jeder unklare lokale Knochenprozess z.B. bei Schmerzen (DD Trauma, Entzündung, Degeneration, Tumor, aseptische Nekrose): **PR,**
- Metastasen, chronisch-rezidivierendes Trauma, systemischer Befall bei entzündlichen Knochen- und Gelenker-

Tab. 2.14 Indikationsreihenfolge in der radiologischen Diagnostik des uropoetischen Systems.

Klinische Verdachtsdiagnose	Basisverfahren	Weiterführende radiologische Verfahren
Angiomyolipom	CT	MRT
Harnleiterstein	IUG	Sonographie, CT
Hydronephrose	Sonographie, IUG	MRU
Nierenarterienstenose (NAST/Hypertonie)	Doppler, Duplex, MR-Angio	Szintigraphie unter ACE-Hemmer*
Niereninfarkt	CT	MR-Angio, K-Angio
Nierenzellkarzinom (Abb. 2.37)	Sonographie, CT	MRT/MR-Angio
Nierenzyste	Sonographie	CT, MRT

* vor OP: K-Angio

2.5 Bildgebende Verfahren

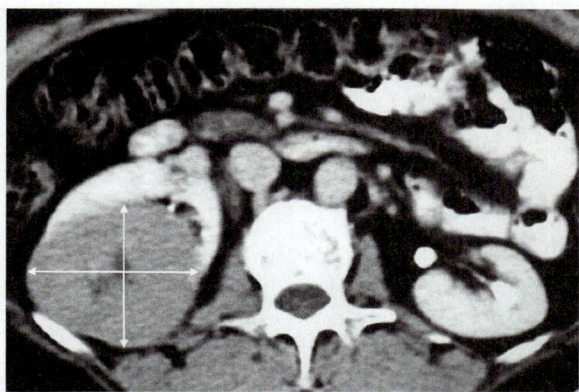

Abb. 2.37 Nierenzellkarzinom: Die beiden Doppelpfeile markieren den deutlich weniger Kontrastmittel aufnehmenden Tumor in der rechten Niere.

krankungen (z. B. rheumatoide Arthritis, Gicht): **Szintigraphie,**
- jede unklare Weichteilschwellung bzw. Gelenkveränderung; Suche nach peripheren Lymphomen: **Sonographie.**

Indikationen zu weiterführenden Verfahren
- Ausdehnung (inkl. Organinfiltration), Perfusion und Weichteilkomponente knöcherner Veränderungen, primäre Weichteiltumoren (z. B. Liposarkom), Spondylodiszitis: **CT,**
- intramedulläre Ausbreitung (sog. „skip lesions"), multiples Myelom, arteriovenöse Dysplasie (**vor** K-Angio), Vaskularisation einer Läsion, Liposarkom: **MRT,**
- Dokumentation der Befundausdehnung mit hohem Weichteilkontrast, Beziehung zum Knochenmarkraum: **MRT.**

Tab. 2.15 Indikationsreihenfolge in der radiologischen Diagnostik des muskuloskelettalen Systems.

Klinische Verdachtsdiagnose	Basisverfahren	Weiterführende radiologische Verfahren
Ewing-Sarkom	Skelett als PR	MRT (CT Lunge)*
Hüftkopfnekrose (Abb. 2.38a, b)	MRT	Skelett als PR
Morbus Bechterew	Skelett als PR	CT
Morbus Paget	Skelett als PR	CT
Metastasen	Szintigraphie	Skelett als PR, CT
Ostitis	Skelett als PR	CT
Osteomalazie	Skelett als PR	CT
Osteoporose	Skelett als PR	CT
Plasmozytom	MRT, Skelett als PR	CT
WS, Prolaps	MRT	CT-Myelographie

*befallenes Skelett

Indikationen zu Spezialverfahren
- Florididät einer Entzündung, Differenzierung Lockerung/Entzündung bei Endoprothesen: **Leukozytenszintigraphie** mit speziellem Radionuklid,

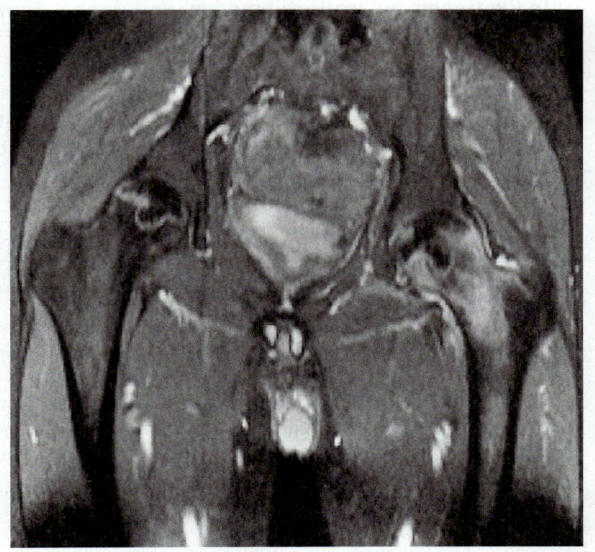
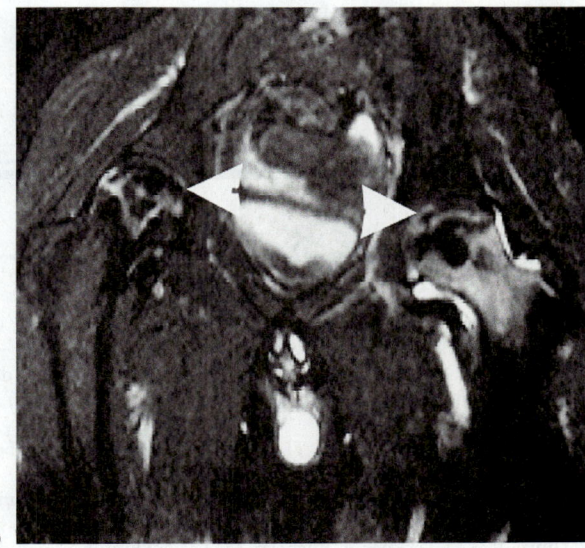

Abb. 2.38 Hüftkopfnekrose beidseits: T1-gewichtete fettgesättigte Aufnahme. Patient mit NHL, Chemotherapie und Steroidmedikation.
a) Nach Kontrastmittelgabe: Im linken Femurhals vermehrte Kontrastmittelaufnahme, im Bereich der Osteonekrosen keine Kontrastmittelaufnahme.
b) Vor Kontrastmittelgabe: Die Pfeilspitzen markieren die haubenförmige, durch Flüssigkeitseinlagerung bedingte Anhebung des Kontrastes am proximalen Hüftkopf.

Prinzipien der internistischen Diagnostik

- Sicca-Syndrom, Sjögren-Syndrom: **Speicheldrüsenszintigraphie**.

Reproduktives System (Mamma, Genitalorgane)

Mamma

- Tumorverdacht, Vorsorge: **Mammographie mit Sonographie**,
- Tumorverdacht bei dichter Mamma (Jugend, Status nach Radiatio oder Prothese): **MR-Mammographie**,
- Nachweis entzündlicher Veränderungen (Abszess, Sjögren-Syndrom): **Galaktographie**.

> ! Sonographie und Mammographie (Differentialdiagnose: zystische, solide Herde) sind streng komplementär, ihre Interpretation hat synoptisch zu erfolgen!

Gonaden

Indikationen zu Basisverfahren

- Erkrankungen von Hoden, kleinem Becken, Leistenregion: **Sonographie**,

Tab. 2.16 Indikationsreihenfolge in der radiologischen Diagnostik des reproduktiven Systems.

Klinische Verdachtsdiagnose	Basisverfahren	Weiterführende radiologische Verfahren
Benigne noduläre Prostatahyperplasie	Endosonographie	MRT
Mammakarzinom	Sonographie, Mammographie	MRT, dreidimensional gesteuerte Punktion
Prostatakarzinom	Endosonographie	CT, MRT
Uterusmyom	Sonographie	MRT
Zervixkarzinom	Sonographie	MRT

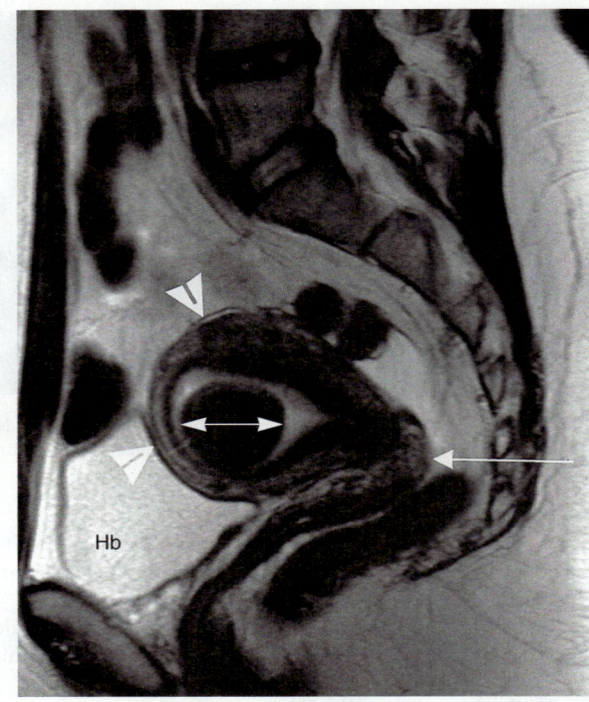

Abb. 2.39 Uterusmyom mit anteflektiertem Uterus (weiße Pfeilspitzen), der die Harnblase (Hb) von dorsal imprimiert. Die Portio ist mit einem dünnen Pfeil, das Myom mit einem ◄──► markiert.

- Erkrankungen von innerem weiblichen Genital, Prostata, unklarer hormoneller Befund, Tumorverdacht, entzündliche Veränderungen: **Endosonographie**.

Indikationen zu weiterführenden Verfahren Tumor des inneren weiblichen Genitales (Abb. 2.39): **MRT**.

Indikationen zu Spezialuntersuchungen V. a. Tumor des kleinen (weiblichen/männlichen) Beckens, Tumorstadieneinteilung, Erfassung von Umgebungsinfiltrationen, Hodenlokalisation bei Kryptorchismus: **MRT**.

Zur weiteren Information

Literatur

Büll, U., H. Schicha, H.-J. Biersack, W. H. Knapp, C. Reiners, O. Schober: Nuklearmedizin, 3. Aufl., Thieme, Stuttgart 1999.
Kauffmann, G. W., E. Moser, R. Sauer: Radiologie. Grundlagen der Radiodiagnostik, Radiotherapie und Nuklearmedizin. Urban & Fischer, München 2001.
Kauffmann G. W., W. S. Rau, Th. Roeren, K. Sartor: Röntgenfibel. Springer, Berlin–Heidelberg–New York 2001.
Schicha, H., O. Schober: Nuklearmedizin – Basiswissen und klinische Anwendung, 4. Aufl., Schattauer, Stuttgart 2000.
Thurn, P., K.-J. Lackner, E. Bücheler, M. Thelen: Einführung in die radiologische Diagnostik, 10 Aufl., Thieme, Stuttgart 1998.

Aktuelle Internet-Seiten

www.drg.de: Leitlinien der Deutschen Röntgengesellschaft: Leitlinien Diagnostische Radiologie und Minimal Invasive Bildgesteuerte Eingriffe (Interventionelle Radiologie).
www.nuklearmedizin.de. Unter dieser Internet-Adresse finden sich die aktuellen Leitlinien der Deutschen Gesellschaft für Nuklearmedizin (DGN) zur nuklearmedizinischen Diagnostik und Therapie.

Keywords

Diagnostische Radiologie ◆ Nuklearmedizin ◆ interventionelle Radiologie

2.6 Das Elektrokardiogramm

M. Böhm, D. Beuckelmann

Das **EKG** ist das wichtigste diagnostische Hilfsmittel zur Beurteilung von Herzrhythmusstörungen und unklaren Schmerzen im Bereich des Thorax. Jeder Arzt sollte Grundkenntnisse der Elektrokardiographie besitzen.

Neben der **Ruhe-EKG-Registrierung** ermöglicht die Ergometrie (**Belastungs-EKG**) durch die Registrierung der Herzstromkurve unter definierter Belastung die Diagnostik einer belastungsinduzierten Myokardischämie. Das **Langzeit-EKG** vermag demgegenüber das Auftreten von Rhythmusstörungen und Repolarisierungsstörungen im Verlauf eines Tages zu quantifizieren.

2.6.1 EKG-Ableitungen

Ableitungsmethoden

Während der Herzaktion wird eine elektrische Potentialveränderung ausgelöst, die sich an der Körperoberfläche mit Hilfe von Elektroden ableiten lässt. Hierbei bilden sich die beiden Vorhöfe (P-Welle) und die beiden Ventrikel (QRS-Komplex) jeweils gemeinsam als Potentialschwankung ab.

Die Darstellung der Herzstromkurve an der Körperoberfläche wird üblicherweise in zwölf Ableitungen erstellt: **drei bipolaren Extremitätenableitungen** nach Einthoven (I, II, III), **drei unipolaren Extremitätenableitungen** nach Goldberger (aVl, aVR, aVF) und **sechs bipolaren Brustwandableitungen** nach Wilson (V_1–V_6). Die Standard- und Goldberger-Ableitungen erlauben eine Betrachtung des Herzens in der Frontalebene, die Brustwandableitungen in der Horizontalebene von vorn und von der linken Seite.

Die Ableitung der elektrischen Aktivität in der Frontalachse lässt sich mit Hilfe des Cabrera-Kreises übersichtlich darstellen (Abb. 2.40).

Die korrekte Positionierung der Brustwandableitungen ist die Voraussetzung für eine standardisierte Interpretationsmöglichkeit. Abbildung 2.41 zeigt schematisch die Platzierung der Wilsonableitungen V_1–V_6.

Für spezielle Fragestellungen werden zusätzliche Ableitungen notwendig. So erlauben die rechtsthorakalen Ableitungen (Nomenklatur spiegelbildlich zu den Wilson-Ableitungen) Vr_3 und Vr_4 die Diagnose einer rechtsventrikulären Beteiligung beim Hinterwandinfarkt.

Für die **bipolaren Ableitungen nach Nehb** werden die Extremitätenelektroden in folgender Weise platziert: rote Elektrode über der zweiten Rippe rechts parasternal, grüne Elektrode über dem Herzspitzenstoß und gelbe Elektrode in Höhe der grünen Elektrode in der hinteren Axillarlinie links. Entsprechend Ableitung I wird eine dorsale (Nehb D), entsprechend Ableitung II eine anteriore (Nehb A) und entsprechend Ableitung III eine inferiore (Nehb J) Ableitung registriert (Abb. 2.42). Die Nehb'schen Ableitungen erlauben eine sensitivere Beurteilung von Potentialveränderungen im Bereich der Hinterwand.

Langzeit-EKG

Beim Langzeit-EKG erfolgt die Aufzeichnung der Herzstromkurve über 24 h mittels einer Magnetbandkassette

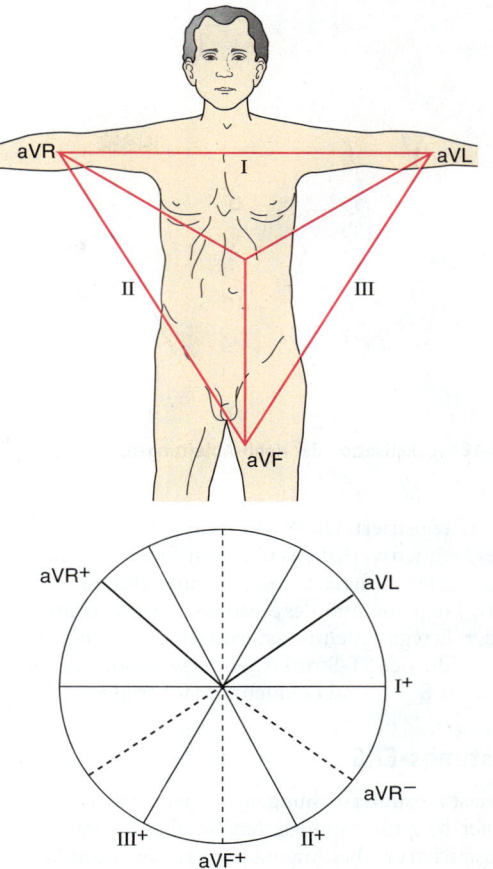

Abb. 2.40 Lokalisation der Extremitätenableitungen (Standardableitungen und Goldberger-Ableitungen) sowie Richtung des elektrischen Hauptvektors (elektrische Herzachse) im Cabrera-Kreis.
Die elektrische Herzachse entspricht der Extremitätenableitung, in der die größte R-Zacke registriert wird. Die Richtung der Ableitung I entspricht hierbei 0°.

oder eines digitalen Speicherrekorders. In der Regel werden zwei Kanäle, die einer modifizierten linkspräkordialen Ableitung sowie einer modifizierten Ableitung II entspre-

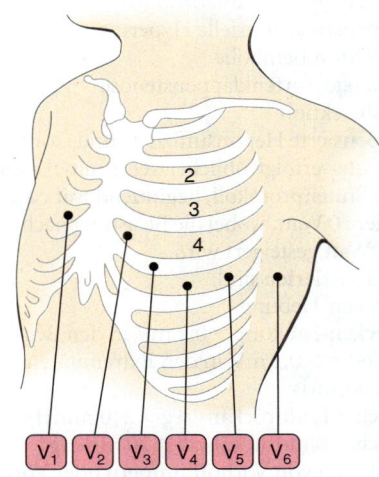

Abb. 2.41 Lokalisation der Brustwandableitungen.

Prinzipien der internistischen Diagnostik

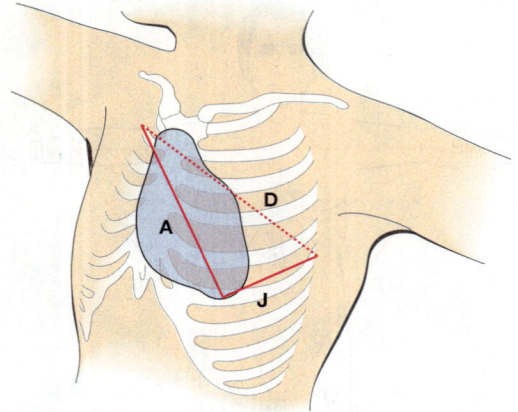

Abb. 2.42 Lokalisation der Nehb-Ableitungen.

chen, registriert. Die Auswertung erlaubt eine Beurteilung des Frequenzverhaltens über den Tag, des Grundrhythmus oder intermittierend abweichender Rhythmen sowie der Art, Frequenz und des Ausmaßes von Erregungsbildung- oder Erregungsleitungsstörungen. Zusätzlich lassen sich mit Hilfe der ST-Strecken-Analyse Repolarisationsstörungen im Tages- und Frequenzverlauf erfassen.

Belastungs-EKG

Belastungsuntersuchungen dienen neben der Klärung einer belastungsinduzierten Myokardischämie zur Diagnosesicherung bei Angina pectoris sowie zur Verlaufskontrolle nach Myokardinfarkt oder belastungsinduzierten Rhythmusstörungen auch arbeitsmedizinischen Beurteilungen, sportmedizinischen Leistungstests sowie der Graduierung anderer Erkrankungen (z. B. Blutdruckverhalten bei arterieller Hypertonie). Während der Belastung wird üblicherweise ein Zwölf-Kanal-EKG registriert. Vor Durchführung einer Ergometrie sind Kontraindikationen zu beachten:
- akute Myokardischämie in Ruhe
- akuter Myokardinfarkt
- Angina pectoris in Ruhe
- akute Myo-/Perikarditis
- bedrohliche Rhythmusstörungen
- dekompensierte arterielle Hypertonie
- frische Thrombembolie
- hochgradige Aortenklappenstenose
- Aortendissektion
- dekompensierte Herzinsuffizienz und Cor pulmonale

Die Belastung erfolgt üblicherweise mittels Fahrradergometrie im Stufenprotokoll, beginnend mit einer Belastung von 25 oder 50 Watt, wobei die Belastung nach 2–3 min um jeweils 25 Watt gesteigert wird.

Abbruchkritierien sind:
- ST-Strecken-Hebung
- ST-Strecken-Senkung > 0,2 mV in den Brustwandableitungen oder > 0,1 mV in den Extremitätenableitungen
- Angina pectoris
- systolischer Blutdruckanstieg > 240 mmHg
- systolischer Blutdruckabfall > 20 mmHg
- Neuauftreten von Vorhofflimmern oder Vorhofflattern
- höhergradige AV-Blockierung
- Auftreten komplexer ventrikulärer Rhythmusstörungen
- Neu aufgetretener Schenkelblock

Bei Beachtung von Indikation und Kontraindikation liegen die Letalität der Untersuchung unter 0,01 % und die Morbidität unter 0,05 %.

Abbildung 2.43a, b zeigt ein typisches Beispiel einer belastungsinduzierten Myokardischämie.

Intrakardiales EKG

Die Aufzeichnung eines His-Potentials, des elektrischen Signals aus dem His-Bündel, ist für viele elektrophysiologische Fragen von großer Bedeutung. Im Rahmen einer elektrophysiologischen Untersuchung werden üblicherweise intrakardiale Elektrokardiogramme aus dem hohen rechten Vorhof, der His-Bündel-Region und dem rechten Ventrikel aufgezeichnet. Bei allen Rhythmusstörungen unklarer Klassifikation sowie bei supraventrikulären Tachykardien sollte zusätzlich eine Registrierung aus dem Koronarsinus abgeleitet werden, um die atrioventrikuläre Erregungssequenz aus dem Bereich des Mitralklappenrings zu erfassen. Hierdurch ist es möglich, die ante- und retrograde Aktivierung zu analysieren. Besondere Bedeutung hat dies zur Lokalisationsdiagnostik einer akzessorischen Leitungsbahn beim Präexitationssyndrom. Die kurze atrioventrikuläre Erregungssequenz gibt Hinweise auf die Insertion des Kent'schen Bündels.

2.6.2 Normales EKG

Das **PQ**-Intervall (Beginn der P-Welle bis zum Beginn des QRS-Komplexes) umfasst die Erregung vom Sinusknoten über die Vorhofmuskulatur durch den AV-Knoten, das His'sche Bündel und seine Schenkel bis zur Arbeitsmuskulatur. Den größten Anteil hat die Verzögerung der Überleitung im Bereich des AV-Knotens. Die Dauer des **QRS**-Komplexes zeigt die Erregungsausbreitung im Bereich der Ventrikelmuskulatur an. Während der **ST**-Strecke sind die Ventrikel vollkommen depolarisiert, und die Repolarisation hat noch nicht begonnen. Die ST-Strecke verläuft in der Regel isoelektrisch (wie die PQ-Strecke), rechtspräkordial ist eine aszendierende Anhebung bis 0,2 mV noch normal.

Horizontale oder aus der R-Zacke hervorgehende ST-Strecken-Hebungen sowie horizontale oder deszendierende ST-Strecken-Senkungen sind als pathologisch zu werten.

Die **T**-Welle repräsentiert die Repolarisation der Ventrikel. Sie ist außer in Ableitung III in der Regel konkordant zum Vektor des QRS-Komplexes und unter physiologischen Bedingungen praktisch immer kleiner als die vorangegangene R-Zacke. Die QT-Dauer beschreibt die Zeit vom Beginn des QRS-Komplexes bis zum Ende der Kammererregung (T-Welle). Sie ist frequenzabhängig, so dass zur Beurteilung einer relativen Verlängerung die korrigierte QT-Zeit nach Bazett (1920) herangezogen wird:

$$QT_{korrigiert} = \frac{QT}{\sqrt{RR\text{-Intervall}}}$$

Als QT-Dispersion wird die Differenz zwischen kürzestem und längstem QT-Intervall im Zwölf-Kanal-EKG bezeich-

2.6 Das Elektrokardiogramm

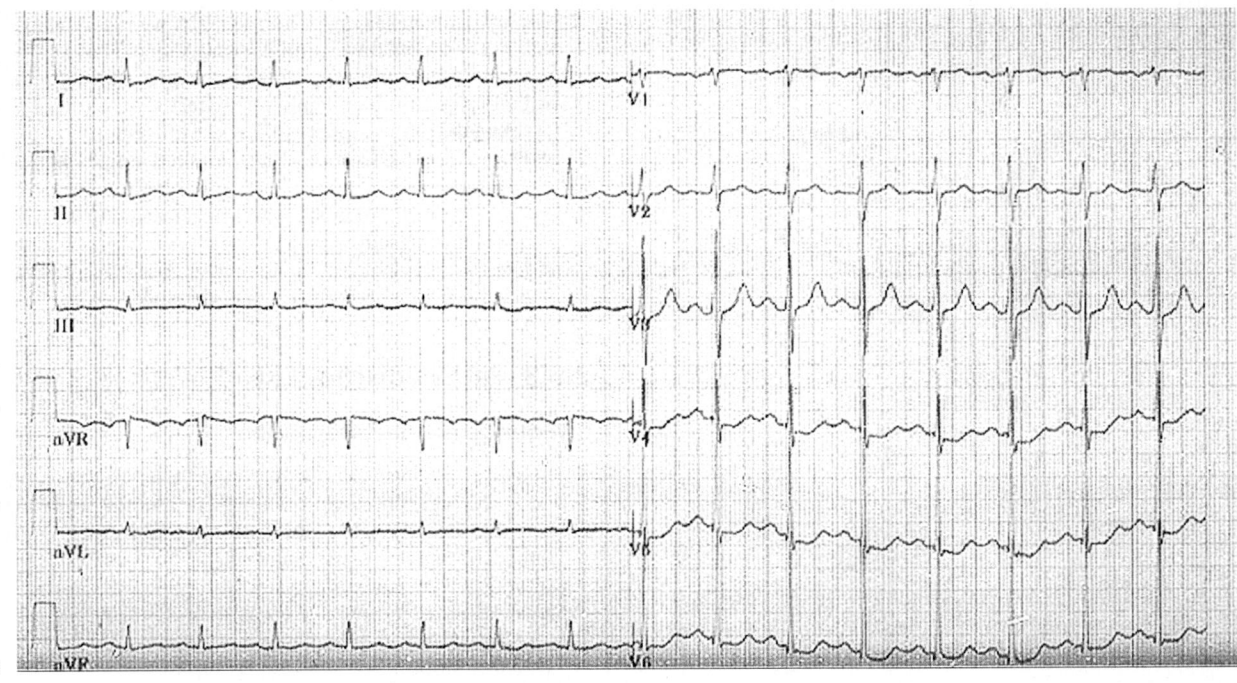

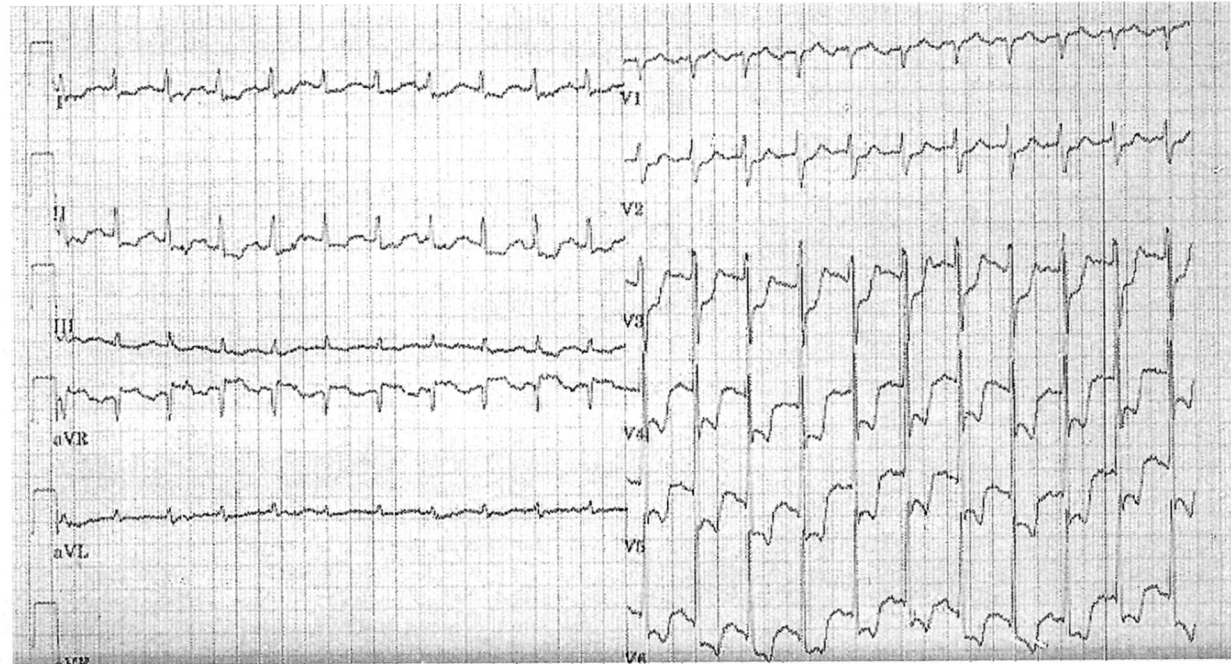

Abb. 2.43
a) In Ruhe geringgradige Erregungsrückbildungsstörungen.
b) Deutliche ST-Strecken-Senkung bei 125 Watt als Ausdruck der Myokardischämie.

net. Ihre Wertigkeit als Indikator für das Risiko eines plötzlichen Herztodes bei Patienten mit struktureller Herzerkrankung ist abhängig von der zugrunde liegenden Erkrankung.

Lagetypen

Die Hauptrichtung der Erregungsausbreitung wird als Herzachse bezeichnet. Sie kann aus den QRS-Komplexen der Ableitungen I, II und III hergeleitet werden (s. Abb. 2.40).

Der Lagetyp ist altersabhängig und wandert mit zunehmendem Lebensalter von rechts nach links. So besteht im Neugeborenenalter ein Rechtstyp, der sich über einen Steiltyp im Kindesalter zum Indifferenz- bis Linkstyp im Erwachsenenalter verändert.

Prinzipien der internistischen Diagnostik

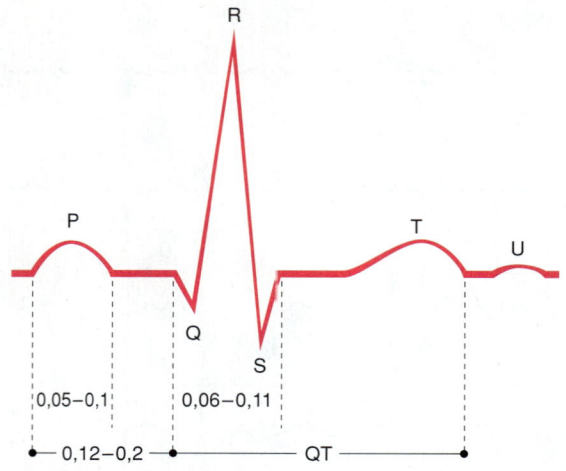

Abb. 2.44 Normales Ruhe-EKG.

Tabelle 2.17 zeigt die Beziehung zwischen Amplitude des QRS-Komplexes in den Extremitätenableitungen und der Herzachse.

EKG-Interpretation

Bei der Interpretation eines EKG sollte am besten immer in gleicher Reihenfolge vorgegangen werden (s. Abb. 2.44):
1. Welcher Rhythmus liegt vor?
2. Liegen Veränderungen der P-Welle vor?
3. Wie ist der Lagetyp?
4. Ist die Dauer des QRS-Komplexes normal?
5. Gibt es pathologische Abnormalitäten des QRS-Komplexes, z. B. Hypertrophiezeichen oder pathologische Q-Zacken?
6. Liegt eine Anhebung oder Absenkung der ST-Strecke vor?
7. Ist die T-Welle verändert?
8. Gibt es sonstige Besonderheiten (z. B. Extrasystolen)?

Tab. 2.17 Amplitude des QRS-Komplexes.

Lagetyp	I	II	III
Überdrehter Linkstyp	+	–	–
Linkstyp	+	+	–
Indifferenztyp	+	+	+
Steiltyp	+	+	+
Rechtstyp	–	+	+
Überdrehter Rechtstyp	–	–	–

Indifferenztyp: R-Ausschlag in I > III; Steiltyp: R-Ausschlag in I > III;
+: positiver Ausschlag des QRS-Komplexes in der entsprechenden Ableitung;
–: negativer Ausschlag des QRS-Komplexes in der entsprechenden Ableitung

Veränderungen lassen sich somit auf wenige, leicht verständliche Normabweichungen zusammenfassen:
- Die P-Welle kann normal, zu hoch oder zu breit sein.
- Der QRS-Komplex kann verbreitert sein, zu hoch sein oder eine pathologische Q-Zacke aufweisen.
- Die ST-Strecke kann normal verlaufen, angehoben oder abgesenkt sein.
- Die T-Welle kann positiv oder negativ sein und zu hoch oder zu flach sein.
- Die PQ-Strecke kann zu kurz oder zu lang sein, ebenso kann das QT-Intervall zu kurz oder zu lang sein.

2.6.3 Pathologisches EKG

Erregungsleitungsstörungen

Von einer atrioventrikulären (AV-)Überleitungsstörung ist dann auszugehen, wenn die PQ-Zeit über 200 ms verlängert ist. Die AV-Überleitungsstörungen werden in verschiedene Schweregrade eingeteilt:
- AV-Block I. Grades
- AV-Block II. Grades
  - Typ Wenckebach
  - Typ Mobitz
- AV-Block III. Grades

Beim **AV-Block I. Grades** ist noch jede P-Welle von einem QRS-Komplex gefolgt.

Beim **AV-Block II. Grades** ist nicht jede P-Welle von einem QRS-Komplex gefolgt. Beim Typ Wenckebach kommt es zu einer zunehmenden Verlängerung des PQ-Intervalls bis zur vollständigen Blockierung der Vorhofüberleitung. Das folgende PQ-Intervall ist dann wieder deutlich kürzer, und die Überleitungsstörung beginnt von vorn. Beim AV-Block II. Grades Typ Mobitz kommt es zu einer plötzlichen Blockierung der Überleitung, die PQ-Intervalle der vorangehenden Schläge sind jedoch unverändert.

Die vollständige Dissoziation von Vorhöfen und Kammern wird als **AV-Block III. Grades** bezeichnet. Dessen plötzliches Auftreten ohne Ersatzrhythmus führt zur Synkope (Adams-Stokes-Anfall). Häufig kommt es jedoch zum Auftreten eines ventrikulären Ersatzrhythmus.

Verbreiterungen des QRS-Komplexes zeigen eine Erregungsausbreitungsstörung im Bereich der Ventrikel an (**Links-/oder Rechtsschenkelblock**).

Ein Rechtsschenkelblock durch Blockierung des rechten Tawara-Schenkels führt zu einer Verbreiterung des QRS-Komplexes auf ≥ 0,12 s, wobei in der Ableitung V_1 zwei R-Zacken (rR') nachweisbar sind als Ausdruck der Verspätung des endgültigen Übergangs von der R-Zacke in die ST-Strecke (endgültige Negativitätsbildung). Beim Linksschenkelblock infolge einer Blockierung des linken Tawara-Schenkels ist der QRS-Komplex auf über 0,12 s verbreitert, wobei die endgültige Negativitätsbewegung in den Ableitungen V_5 und V_6 verspätet ist. Ein inkompletter Schenkelblock liegt dann vor, wenn eine Verspätung der endgültigen Negativitätsbewegung mit einer normalen Breite des QRS-Komplexes assoziiert ist. Abbildung 2.45a, b zeigt das Beispiel eines Links- und eines Rechtsschenkelblocks.

Ist das PQ-Intervall sehr kurz, liegt entweder eine extreme Sinustachykardie vor, oder die Erregung geht vom

2.6 Das Elektrokardiogramm

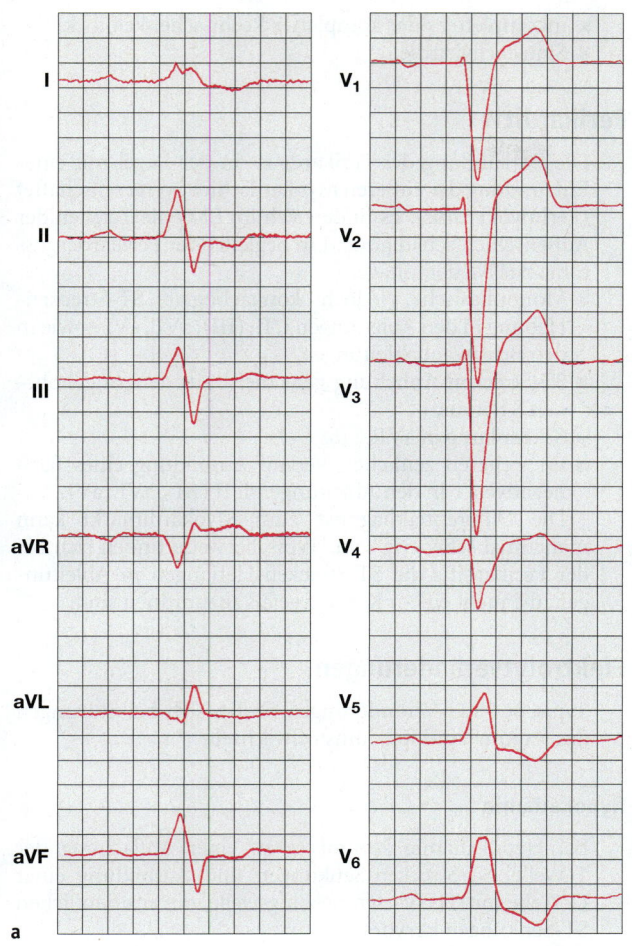

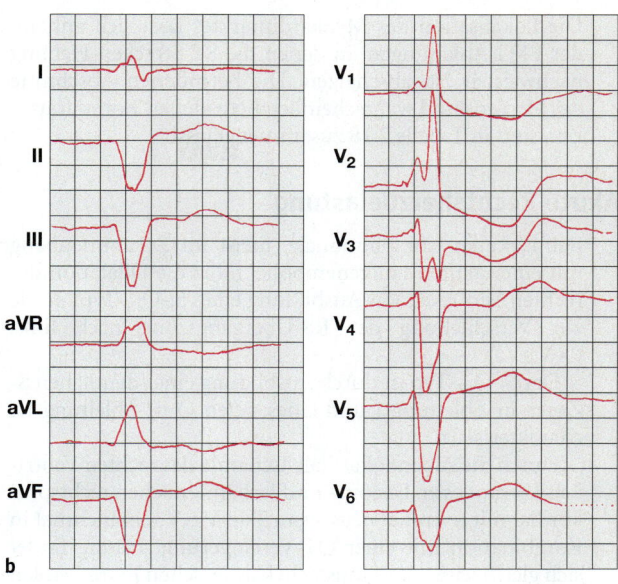

Abb. 2.45

a) Linksschenkelblock mit Verbreiterung des QRS-Komplexes auf 160 ms und Verspätung des Abfalls des QRS-Komplexes von der R-Zacke in die ST-Strecken (endgültige Negativitätsbewegung) in den Ableitungen V2 und V6. Nebenbefundlich besteht ein AV-Block I. Grades (PQ-Intervall 300 ms).

b) Rechtsschenkelblock mit Verbreiterung des QRS-Komplexes auf 170 ms. Verspätung der endgültigen Negativitätsbewegung in den Ableitungen V1 und V2. Nebenbefundlich besteht eine absolute Arrhythmie bei Vorhofflimmern.

AV-Knoten aus mit konsekutiv retrograder Erregung der Vorhöfe. Ein weiterer Grund kann eine Kurzschlussverbindung zwischen Vorhöfen und Ventrikeln sein (**Präexzitation** bei WPW-Syndrom).

Arrhythmien

Supraventrikuläre Extrasystolen sind durch unveränderte oder nahezu unveränderte QRS-Komplexe charakterisiert. Ventrikuläre Extrasystolen haben in der Regel einen verbreiterten (über 120 ms) und formveränderten QRS-Komplex mit konsekutiver Veränderung der T-Welle (meist T-Negativierung).

Myokardinfarkt

QRS-Komplex, ST-Strecke und T-Welle weisen im Verlauf eines akuten Myokardinfarktes typische Veränderungen auf. Diese hängen vom Ausmaß der Nekrose ab. Kleine Infarkte können möglicherweise gar nicht nachweisbar sein. Die Diagnose des Myokardinfarktes erfordert neben dem EKG und der Labordiagnostik jedoch die Einschätzung der klinischen Symptomatik.

In den ersten Minuten kann es als Ausdruck der subendokardialen Ischämie zu einer **Überhöhung der T-Welle** kommen (Erstickungs-T). Die ST-Strecke ist in diesem Stadium meist etwas angehoben oder gesenkt.

Durch die anhaltende Ischämie kommt es zu einem Verletzungsstrom, der sich als **ST-Strecken-Hebung** abbildet. Die ST-Hebung maskiert oft die ischämiebedingte Veränderung der T-Welle und bildet sich nach etwa einer Woche zurück. Eine Persistenz der ST-Strecken-Hebung weist auf das Vorliegen eines Ventrikelaneurysmas hin.

Mit der **Rückbildung der ST-Hebung** wird die T-Welle gleichschenklig spitz negativ (terminales negatives T). Diese T-Inversion ist in der Regel nach zwei bis drei Wochen vollständig ausgeprägt und bildet sich manchmal innerhalb von Monaten zurück.

Durch Ausbildung der Herzmuskelnekrose entsteht elektrisch inaktives Gewebe, so dass über der Nekrosezone Q-Zacken oder QS-Komplexe abzuleiten sind. Der Nekrosevektor bleibt als Hinweis auf einen früheren Infarkt bestehen.

Kriterien für ein **infarkttypisches Q** sind:
- Breite mindestens 30 ms in den Brustwandableitungen und 40 ms in den Extremitätenableitungen,
- Tiefe mindestens ein Viertel der nachfolgenden R-Zacke in den inferioren Extremitätenableitungen oder den Brustwandableitungen V_2–V_6.

Die Lokalisation des Myokardinfarktes lässt sich anhand der EKG-Ableitungen, in denen die ST-Strecken-Hebung nachweisbar ist, abschätzen. Die betroffenen Abschnitte des Herzens und wahrscheinlich betroffen Koronararterien sind in Tabelle 2.18 zusammengefasst.

Akute Rechtsherzbelastung

Beim akuten Cor pulmonale, meist im Zusammenhang mit einer akuten Lungenembolie, führt die Dilatation des rechten Ventrikels zur Ausbildung eines S_I-Q_{III}-Typs sowie zur Verschiebung der RS-Übergangszone nach links ($> V_4/V_5$).

Der S_I-Q_{III}-Typ ist durch Ausbildung einer deutlichen S-Zacke in Ableitung I und eines tiefen Q in Ableitung III charakterisiert.

Durch die subendokardiale Ischämie des rechten Ventrikels kommt es zu Läsions- und Ischämiezeichen rechtspräkordial mit terminal negativem T in V1-V3, manchmal in Kombination mit einer QT-Verlängerung. Häufig findet sich gleichzeitig eine Sinustachykardie, selten Extrasystolen oder Vorhofflimmern. Beweisend für ein akutes Cor pulmonale sind die Veränderungen dann, wenn sich im Verlauf die oben genannten Veränderungen neu ausbilden und im weiteren Verlauf wieder zurückbilden.

Chronisches Cor pulmonale

Eine lang andauernde Druckerhöhung im kleinen Kreislauf auf über 40 mmHg führen zur Hypertrophie des rechten Ventrikels und rechten Vorhofs sowie zur Verschiebung der Herzachse nach rechts. Charakteristischerweise finden sich:
- eine Vektorverschiebung nach rechts vorn mit diskordantem Steil- bis Rechtstyp
- Ausbildung eines spitz positiven P ($> 0,25$ mV) in den Ableitungen II, III, aVF (P dextroatriale)
- kleine Amplituden in den Extremitätenableitungen (S_I-S_{II}-S_{III}-Typ), rS-Typ in den Brustwandableitungen V_1–V_6

- inkompletter oder kompletter Rechtsschenkelblock
- Sinustachykardie

Perikarditis

Die Entzündung des Perikards ist in der Regel mit einer Entzündung der äußeren Myokardschicht vergesellschaftet (Perimyokarditis). Es finden sich im EKG die Zeichen der Außenschichtschädigung. Ein begleitender Perikarderguss führt zur Niedervoltage.
- Monophasische, jedoch konkavbogige ST-Strecken-Hebung in den Ableitungen I, II, (III), aVL, aVF sowie in den Brustwandableitungen,
- ST-Strecken-Anhebung geht meist aus dem angehobenen S hervor,
- ST-Senkung in aVR,
- im weiteren zeitlichen Verlauf Ausbildung eines flach negativen T in den Ableitungen I, II (III), aVL, aVF.

Die Differentialdiagnose zum Myokardinfarkt kann manchmal schwierig sein. Typischerweise finden sich bei der Perikarditis die ST-Strecken-Hebungen in Ableitungen, die nicht einem Koronargefäß zuzuordnen sind.

Elektrolytveränderungen

Typische EKG-Veränderungen finden sich bei Störungen des Kalium- und Kalziumstoffwechsels.

Hypokaliämie

Bei Hypokaliämie kommt es zu einer Abflachung der T-Welle, ST-Strecken-Senkungen und Ausbildung einer **U-Welle** mit TU-Verschmelzungswelle, die aus deutlichen ST-Senkungen hervorgeht.

Eine U-Welle ist eine mit der vorangegangenen T-Welle in der Regel konkordante Zusatzwelle, die typisch für die Hypokaliämie ist.

Darüber hinaus finden sich bei ausgeprägter Hypokaliämie supraventrikuläre und ventrikuläre Extrasystolen.

Tab. 2.18 Infarktlokalisation anhand der Lokalisation der ST-Streckenhebung.

Infarktlokalisation	EKG-Ableitungen mit ST-Strecken-Hebung	Wahrscheinlich betroffene Koronararterie
Großer Vorderwandinfarkt	AVL, I, (V1), V2-V4, (V6)	Proximaler Verschluss des Ramus interventricularis anterior
Anteroseptalinfarkt	(V1), V2, V3, (V4)	Septale Äste des Ramus interventricularis anterior
Anterolateralwandinfarkt	I, aVL, V4-V6	Ramus diagonalis des Ramus interventricularis anterior
Vorderwandspitzeninfarkt	(aVL, I), V2, V3, V4, (V5)	Mittlerer oder distaler Anteil des Ramus interventricularis anterior
Hinterwandinfarkt	II, aVF, III, Nehb D	Distaler Anteil der RCA oder des Ramus circumflexus
Posterolateralwandinfarkt	(II, aVF, III), V5, V6, Nehb D	Ramus marginalis sinister
Basaler Infarkt	(III), (aVF), Nehb D	Distale Anteile des Ramus circumflexus

Hyperkaliämie

Typischerweise zeigt sich bei kompensierter Hyperkaliämie eine spitz hohe, schmalbasige T-Welle. Mit zunehmenden Serum-Kaliumspiegel kommt es zu PQ-Zeit-Verlängerungen und QRS-Komplex-Verbreiterungen. Schließlich bilden sich junktionale oder ventrikuläre Ersatzrhythmen mit stark verbreiterten QRS-Komplexen aus. Diese bilden häufig die unmittelbare Vorstufe zum diastolischen und praktisch nicht reanimierbaren Herzstillstand.

Hyperkalzämie

Die Hyperkalzämie äußert sich durch eine verkürzte QT-Dauer.

Hypokalzämie

Die wesentliche EKG-Veränderung bei Hypokalzämie ist eine Verlängerung des QT-Intervalls.

Zur weiteren Information

Literatur
AHA/ACC: Guidelines for electrocardiography. J Am Coll Cardiol 1992; 19: 473-81.
So, C. S.: Praktische Elektrokardiographie. Thieme, Stuttgart–New York 1996.

Aktuelle Internet-Seiten
http://www.dgkardio.de/Leitlinien/Leitlinie-Diagnostik, Rhythmusstörungen. PDF
http://www.acc.org/clinical/statements.htm.

Keywords
EKG ♦ Ergometrie ♦ Langzeit-EKG

2.7 Invasive Diagnostik

2.7.1 Kardiovaskuläre Untersuchungen

M. Kindermann, M. Böhm

Herzkatheteruntersuchung

Engl. Begriff: Cardiac Catheterization

Je nachdem, welche Herzhöhlen katheterisiert werden, unterscheidet man die **Rechts-** und die **Linksherzkatheteruntersuchung.** Der Zugang zum Gefäßsystem erfolgt durch eine perkutane Punktion unter Lokalanästhesie. Die Platzierung der Katheter im Gefäßsystem und im Herzen wird unter Röntgendurchleuchtung kontrolliert. Als Gefäßzugänge für den Rechtsherzkatheter kommen die Vv. cubitales, jugulares, subclaviae oder die V. femoralis in Frage. Die Linksherzkatheterisierung erfolgt nach Punktion der A. femoralis oder der A. brachialis, auch über die A. radialis ist die Einführung eines Linksherzkatheters möglich.

Rechtsherzkatheteruntersuchung

Mit Hilfe des Rechtsherzkatheters werden die **Druckwerte** in allen Abschnitten des kleinen Kreislaufs bestimmt: im rechten Vorhof (normal: 1–5 mmHg), im rechten Ventrikel (systolisch 20–30 mmHg, enddiastolisch 2–7 mmHg) und in der Pulmonalarterie (systolisch 16–30 mmHg, diastolisch 4–13 mmHg, Mitteldruck 9–18 mmHg).

Der **rechtsatriale Mitteldruck** (normal: 1–5 mmHg) ist beim liegenden Patienten weitgehend mit dem zentralen Venendruck identisch und spiegelt bei normaler rechtsventrikulärer Funktion die Volumenfüllung des Herz-Kreislauf-Systems wider. Bei Vorliegen einer Rechtsherzinsuffizienz (z.B. infolge von Lungenembolie) kann der zur Füllung des rechten Ventrikels erforderliche Druck ansteigen, so dass der rechtsatriale Mitteldruck in diesem Fall unabhängig vom intravasalen Volumen pathologisch erhöhte Werte erreichen kann.

Erhöhte Druckwerte im rechten Ventrikel und in der Pulmonalarterie sind am häufigsten Folge eines „Rückwärtsversagens" bei Linksherzinsuffizienz. Weitere Ursachen sind höhergradige Mitralklappenfehler, Shuntvitien oder eine pulmonale Erkrankung, die vom Lungenparenchym (z.B. COPD) oder vom Lungengefäßsystem (z.B. primäre pulmonale Hypertonie oder thrombembolische pulmonale Hypertonie) ausgeht.

Mit Hilfe eines Swan-Ganz-Katheters, der an der Spitze einen aufblasbaren Ballon trägt, ist eine Messung des **pulmonalkapillären Verschlussdruckes** („Wedge-Druck", normal: 6–12 mmHg) möglich (Abb. 2.46).

Hierzu wird der Katheter mit dem aufgeblasenen Ballon so weit in die Peripherie einer Pulmonalarterie vorgeschoben (PC-Position), bis das Gefäß durch den Ballon okkludiert ist und statt der Pulmonalarterien- die typische PC-Druckkurve erscheint. In Abwesenheit eines Mitralvitiums oder einer Pulmonalvenenstenose (Rarität) kann der PC-Mitteldruck mit dem linksventrikulären enddiastolischen Druck gleichgesetzt werden und gibt dann wichtige Informationen über die **linksventrikuläre Funktion.** Insbesondere die diastolische Füllung des linken Ventrikels, die für eine optimale Nutzung des Frank-Starling-Mechanismus entscheidend ist, kann exakt nur durch Messung des PC-Druckes ermittelt werden. Der zentrale Venendruck ist hierfür ein wenig geeignetes Maß, da er nur bei regelrechter Funktion beider Ventrikel und in Abwesenheit von Klappenvitien und pulmonalen Erkrankungen mit dem pulmonalkapillären Verschlussdruck korreliert. Wenn der PC-Druck nicht gemessen werden kann, darf der diastolische Pulmonalarteriendruck als Näherung für den PC-Druck verwendet werden, sofern eine pulmonale Erkrankung ausgeschlossen ist. Umgekehrt kann auf eine pulmonalvaskuläre Widerstandserhöhung geschlossen werden, wenn der diastolische Pulmonalarteriendruck den PC-Mitteldruck um mehr als 5 mmHg übersteigt.

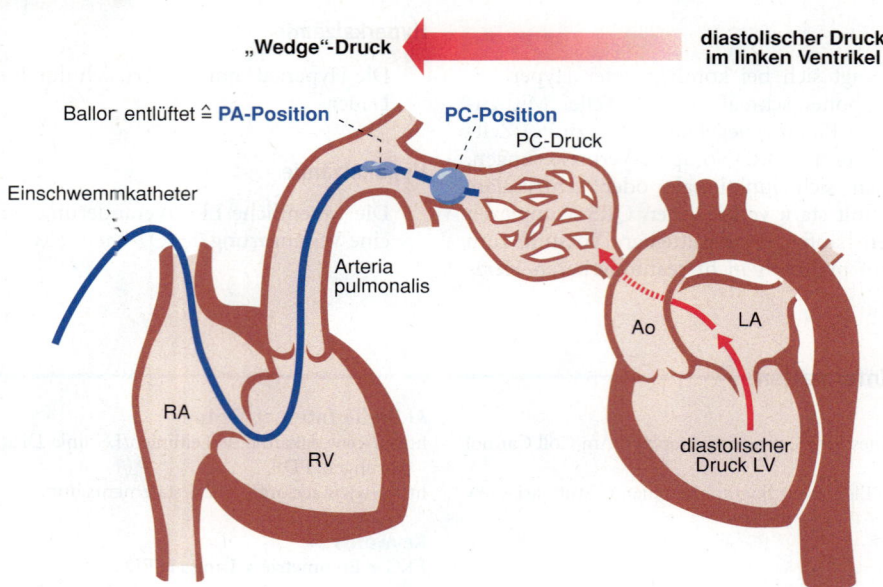

Abb. 2.46 Schematische Darstellung der Messung des linksventrikulären Füllungsdrucks mit einem über eine periphere Vene eingeführten Swan-Ganz-Ballonkatheter. Bei aufgeblasenem Ballon ist eine Messung des Pulmonalkapillardrucks möglich (PC-Druck), da bei Ausschluss einer Mitralstenose während der Diastole der Druck im linken Ventrikel dem im linken Vorhof, in der Lungenvene und in den Pulmonalkapillaren entspricht. RA = rechter Vorhof, RV = rechter Ventrikel, LA = linker Vorhof, LV = linker Ventrikel, Ao = Aorta, PA = Pulmonalarterie.

Wird kalte Kochsalzlösung von bekannter Temperatur über das proximale Lumen eines Thermodilutionskatheters in den rechten Vorhof injiziert, kann durch Registrierung des Temperaturverlaufes an der in der Pulmonalarterie befindlichen Katheterspitze das **Herzminutenvolumen** (HMV) bestimmt werden.

Alternativ ist eine Messung des HMV mit Hilfe des Fick'schen Prinzips möglich. Danach ergibt sich das HMV als Quotient aus der Sauerstoffaufnahme des Patienten und der **arteriovenösen Sauerstoffdifferenz** ($AVDO_2$). Letztere wird aus den Sauerstoffsättigungen in der Aorta und in der A. pulmonalis in Kenntnis der Hämoglobinkonzentration berechnet. Die Sauerstoffaufnahme wird entweder direkt mittels Spirometrie und Atemgasanalyse gemessen (direkte Fick-Methode) oder aus Tabellenwerten abgeschätzt (indirekte Fick-Methode). Das direkte Verfahren liefert vor allem bei Patienten mit niedrigem Herzzeitvolumen exaktere Werte als die Thermodilutionsmessung. In der klinischen Routine wird häufig das weniger aufwändige indirekte Verfahren bevorzugt. Für klinisch-praktische Belange erlaubt auch die alleinige Bestimmung der gemischtvenösen Sauerstoffsättigung (gemessen in der A. pulmonalis) eine brauchbare Einschätzung des HMV. Ein normales HMV kann angenommen werden, wenn bei normaler Hämoglobinkonzentration und normaler arterieller Oxygenierung (arterielle Sauerstoffsättigung ≥ 98 %) die gemischtvenöse Sauerstoffsättigung ≥ 70 % beträgt.

Die Bestimmung des Herzminutenvolumens und der Druckwerte im kleinen Kreislauf ist Voraussetzung zur Berechnung des **pulmonalvaskulären Widerstandes** ([Pulmonalarterienmitteldruck – PC-Mitteldruck]/HMV). Nach Messung des systemarteriellen Blutdrucks kann zusätzlich der **systemarterielle Widerstand** ([aortaler Mitteldruck – rechtsatrialer Mitteldruck]/HMV) berechnet werden.

- Die Ermittlung des pulmonalvaskulären Widerstandes ist erforderlich zur Differentialdiagnose der pulmonalen Hypertonie. Bei Erkrankungen des Lungenparenchyms und der Lungengefäße ist er erhöht. Eine Linksherzinsuffizienz mit erhöhten Füllungsdrücken geht zumindest im Anfangsstadium noch mit einem normalen pulmonalen Gefäßwiderstand einher, kann aber durch ein sekundäres Remodeling der Lungengefäße im Verlauf ebenfalls zu einer pulmonalvaskulären Hypertonie führen.
- Die Berechnung des systemarteriellen Widerstandes ist wichtig zur Differentialdiagnose und Therapie des Schocks auf der Intensivstation: So sind beispielsweise beim septischen Schock das Herzminutenvolumen erhöht und der systemische Widerstand erniedrigt, während beim kardiogenen Schock das Gegenteil gilt.

Durch die **Messung der Sauerstoffsättigung** in verschiedenen Abschnitten des kleinen Kreislaufs (**Stufenoxymetrie**) kann ein Links-rechts-Shunt diagnostiziert und quantitativ bestimmt werden. So findet sich beispielsweise beim Ventrikelseptumdefekt ein Anstieg der Sauerstoffsättigung beim Übergang vom rechten Vorhof zum rechten Ventrikel. Zur Berechnung von Rechts-links-Shunts und von gekreuzten Shunts muss die Stufenoxymetrie im kleinen Kreislauf durch eine Oxymetrie in den Lungenvenen und in der Aorta ergänzt werden.

Eine **Kontrastmitteldarstellung der rechten Herzhöhlen** (**Rechtsherzangiographie**) ist nur bei besonderen Fragestellungen erforderlich. **Vitien** mit Rechts-links-Shunt lassen sich durch eine vorzeitige Kontrastierung linkskardialer Strukturen (z. B. des linken Vorhofs beim Vorhofseptumdefekt) lokalisieren. Auch findet man beispielsweise bei der arrhythmogenen rechtsventrikulären Dysplasie, einer **Kardiomyopathie,** die auf den rechten Ventrikel beschränkt ist, gelegentlich umschriebene Kontraktionsstörungen des rechten Ventrikels. Bei der seltenen **Ebstein-Anomalie** zeigt die Rechsherzangiographie die charakteristische Atrialisierung des rechten Ventrikels infolge einer nach apikal versetzten Trikuspidalklappe.

Linksherzkatheteruntersuchung

Üblicherweise beginnt die Linksherzkatheteruntersuchung mit der retrograden Sondierung des linken Ventrikels über die Aortenklappe und der Druckmessung im linken Ventrikel. Ein erhöhter enddiastolischer Druck zeigt bereits eine linksventrikuläre Pumpfunktionsstörung an. Eine Aortenstenose lässt sich durch den Vergleich der systolischen Druckwerte im linken Ventrikel und in der Aorta quantifizieren.

Mit Hilfe der **Ventrikulographie,** einer dynamischen Kontrastmitteldarstellung des linksventrikulären Kavums, wird die systolische Funktion des linken Ventrikels ermittelt. Aus dem Ventrikulogramm können graphisch das enddiastolische und das endsystolische Volumen abgeschätzt werden, woraus sich die Auswurffraktion ([enddiastolisches Volumen – endsystolisches Volumen]/enddiastolisches Volumen) als gebräuchliches Pumpfunktionsmaß errechnet (normal 60 %). Abgelaufene Myokardinfarkte zeigen sich im Ventrikulogramm in Form von Akinesien oder Aneurysmabildungen. Segmentale Wandbewegungsstörungen (Hypokinesien) können Hinweis auf eine hochgradige Stenosierung der den betreffenden Wandbezirk versorgenden Koronararterie sein. Eine Regurgitation von Kontrastmittel aus dem linken Ventrikel in den linken Vorhof zeigt eine Mitralinsuffizienz an, deren Schweregrad angiographisch dokumentiert wird. Ventrikelseptumdefekte lassen sich ventrikulographisch durch den Übertritt von Kontrastmittel in den rechten Ventrikel nachweisen und lokalisieren.

Kernstück der Linksherzkatheteruntersuchung ist die **selektive Koronarangiographie** (Abb. 2.47), die den Goldstandard in der Diagnostik der koronaren Herzkrankheit darstellt und in erfahrenen Händen ein Risiko für schwere Komplikationen (Tod, Myokardinfarkt, Schlaganfall) von weniger als 0,3 % in sich birgt.

Durch Kontrastmittelinjektion in das rechte und linke Koronarostium können Ausmaß, Schweregrad und die Lokalisation von Koronarstenosen exakt dokumentiert werden.

Zur Quantifizierung einer Aorteninsuffizienz, bei Aortenektasie oder Verdacht auf eine Aortendissektion wird Kontrastmittel in die Aorta ascendens oberhalb der Aortenklappe injiziert (**Aortographie**). Neben dem angiographischen Grad der Aorteninsuffizienz lässt sich so die Weite der aszendierenden Aorta, des Aortenbulbus und des Klappenringes bestimmen.

Intravaskulärer Ultraschall (IVUS)

Engl. Begriff: Intravascular Ultrasound

In Ergänzung zur Koronarangiographie, die ein exaktes Bild der Lumensilhouette vermittelt, kann mit Hilfe des intravaskulären Ultraschalls (IVUS) ein **hochauflösendes Querschnittsbild des Gefäßlumens und der Gefäßwand** gewonnen werden (Abb. 2.48).

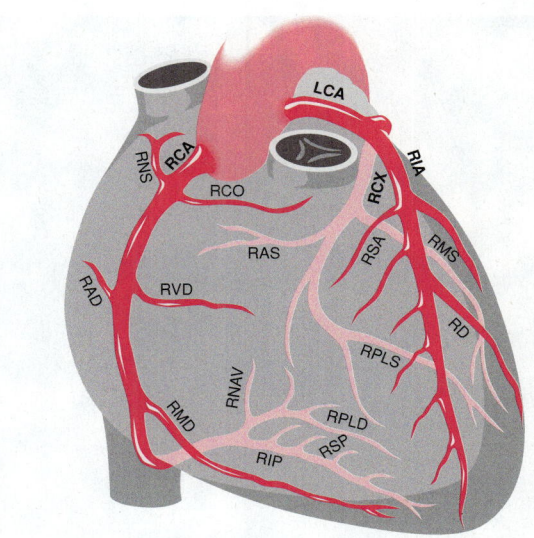

Abb. 2.47 Schematische Darstellung der Herzkranzgefäße und der wichtigsten Seitenäste. LCA = linke Kranzarterie, RIA = Ramus interventricularis anterior, RD = Ramus diagonalis, RSA = vom RIA in das interventrikuläre Septum ziehende Äste, RCX = Ramus circumflexus, RMS = Ramus marginalis sinister, RPLS = Ramus posterolateralis sinister, RAS = vom Ramus circumflexus zum linken Vorhof abgehender Gefäßast, RCA = rechte Kranzarterie, RCO = Konusast, RNS = Sinusknotenarterie, RAD = von der rechten Kranzarterie zum rechten Vorhof ziehendes Gefäß, RVD = Ramus ventricularis dexter, RMD = Ramus marginalis dexter, RNAV = AV-Knoten-Arterie, RPLD = Ramus posterolateralis dexter, RIP = Ramus interventricularis posterior, RSP = vom Ramus interventricularis posterior in das interventrikuläre Septum ziehende Äste.

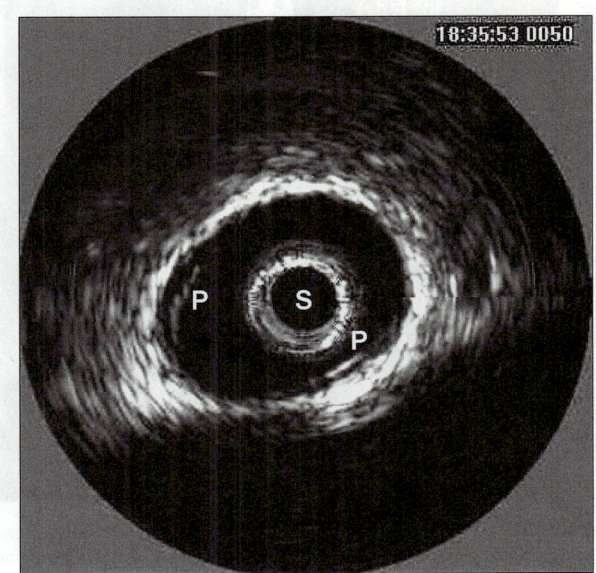

Abb. 2.48 Intravaskulärer Ultraschall (IVUS) aus dem Hauptstamm der linken Kranzarterie. Zentral stellt sich die IVUS-Sonde (S) als kreisrunder Anschnitt dar. Von 4–6 Uhr und von 8–10 Uhr zeigen sich nicht stenosierende Plaques (P) (Mit freundlicher Genehmigung von B. Scheller, Homburg).

Prinzipien der internistischen Diagnostik

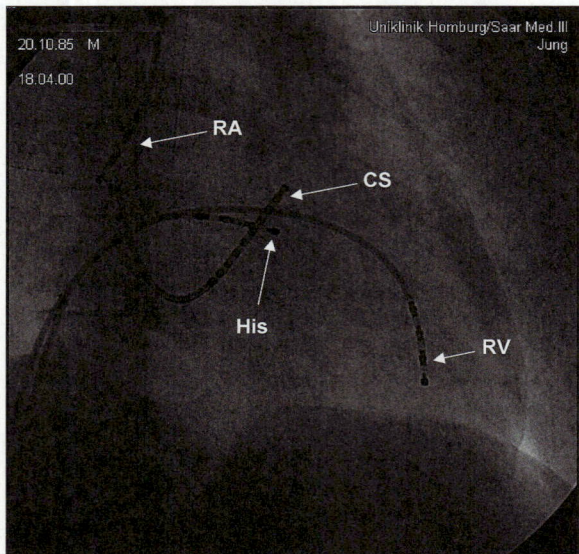

Abb. 2.49 Durchleuchtungsbild während einer elektrophysiologischen Untersuchung. Katheterpositionen: RA = rechter Vorhof; RV = rechter Ventrikel; CS = Koronarvenensinus; His = His-Bündel (Mit freundlicher Genehmigung von J. Jung, Homburg).

Zu den möglichen Indikationen für die Anwendung des IVUS gehören die Differentialdiagnose angiographisch unklarer intraluminaler Strukturen (z. B. Dissektion, Thrombus, Flussphänomen) oder die Beurteilung der Transplantat-Vaskulopathie nach Herztransplantation, die vor allem bei der diffusen Verlaufsform der Routine-Angiographie oft entgeht. Bei der Kontrolle des Interventionsergebnis nach Atherektomie, einem interventionellen Verfahren, bei dem Plaques-Material direkt abgetragen wird, ist der IVUS ein wichtiges Hilfsmittel, um das Ausmaß der Plaques-Abtragung zu beurteilen. Auch nach Implantation intrakoronarer Stents kann mittels IVUS das Interventionsergebnis gut beurteilt werden. Wegen der hohen Kosten und des fraglichen klinischen Nutzens kommt ein routinemäßiger Gebrauch des IVUS nicht in Betracht.

Endomyokardbiopsie

Engl. Begriff: Endomyocardial Biopsy

Mittels spezieller Biopsiezangen, die über einen Katheter in den rechten oder linken Ventrikel eingeführt werden, ist bei entsprechender Erfahrung des biopsierenden Zentrums die Entnahme von Myokardgewebe mit nur geringem Risiko möglich.

Routinemäßig müssen sich Patienten nach einer **Herztransplantation** regelmäßigen Myokardbiopsien unterziehen, um eine Abstoßungsreaktion frühzeitig erkennen und behandeln zu können. Eine **Myokarditis** lässt sich zuverlässig nur mittels Myokardbiopsie diagnostizieren. Um bei Verdacht auf Myokarditis die diagnostische Ausbeute zu erhöhen, kann vor der Entnahme der Biopsie mit Hilfe der Kernspintomographie versucht werden, die befallenen Myokardbezirke genauer zu lokalisieren. Immer ist neben der konventionellen histologischen Beurteilung des Biopsates auch die Durchführung immunhistochemischer und molekularbiologischer Verfahren erforderlich, um das entzündliche Infiltrat und die in Frage kommenden Erreger (meist Viren) sensitiv und spezifisch zu erfassen. Weitere seltenere Indikationen für die Durchführung einer Endomyokardbiopsie sind z. B. der Verdacht auf eine kardiale Sarkoidose, eine Amyloidose, eine Hämochromatose oder eine Löffler'sche Endomyokardfibrose.

Elektrophysiologische Untersuchung

Über mehrere venöse Zugänge (V. femoralis und V. cubitalis oder jugularis) werden bei dieser Untersuchung Elektrodenkatheter im rechten Vorhof, rechten Ventrikel, entlang dem His-Bündel sowie im Koronarsinus platziert (Abb. 2.49).

Durch standardisierte Stimulationsprotokolle lassen sich bei Patienten mit **Arrhythmien** supraventrikuläre und ventrikuläre Tachykardien provozieren und deren Entstehungsmechanismus (z. B. arrhythmogener Fokus, kreisende Erregung bei akzessorischen Leitungbahnen) klären. Mit Hilfe moderner Ableitungsverfahren (Abb. 2.50) ist auch eine räumliche Darstellung der elektrischen Aktivierungsfronten möglich, was die Analyse von Arrhythmien weiter verbessert.

Die elektrophysiologische Untersuchung tachykarder Rhythmusstörungen ist Voraussetzung für eine erfolgreiche Katheterablation dieser Arrhythmien.

Angiographie peripherer Arterien

Bei Patienten mit peripherer arterieller Verschlusskrankheit ist häufig eine Darstellung der Bein- und Beckenarterien (Bein-Becken-Angiographie) erforderlich. Auf diese

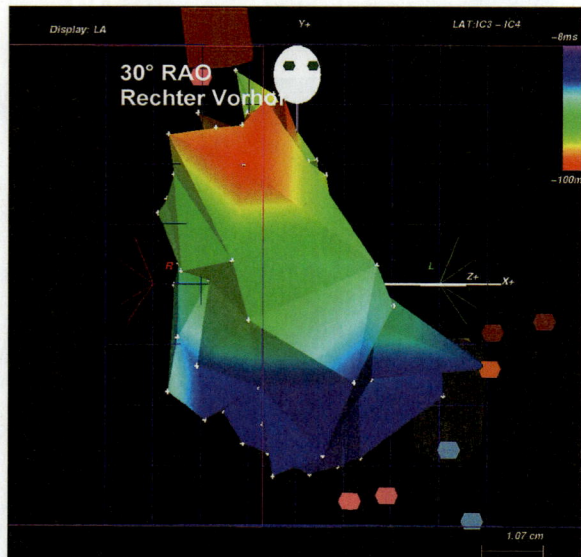

Abb. 2.50 Elektrophysiologische Untersuchung der Erregungsausbreitung im rechten Vorhof mit Hilfe des elektroanatomischen Mappings (CARTO™-System). Durch Abtasten mit einem Mapping-Katheter wird eine dreidimensionale Rekonstruktion des rechten Vorhofes erstellt. Während Sinusrhythmus zeigt sich eine physiologische Erregungsausbreitung vom kranialen Vorhof in der Region des Sinusknotens (rot kodiert) bis zum kaudalen Vorhof (blau kodiert) (Mit freundlicher Genehmigung von J. Jung, Homburg).

Weise lassen sich Ausdehnung und Etage (Aorta abdominalis, Iliakalarterien, A. femoralis superficialis bzw. profunda, A. poplitea, Unterschenkelarterien) stenotischer Prozesse exakt festlegen und ein mögliches interventionelles Vorgehen (Angioplastie, Stent) planen. Die Angiographie erfolgt in der Regel nach Punktion der A. femoralis, von der ein Katheter bis in die Aorta abdominalis vorgeschoben wird. Zur Bilddarstellung wird meist die Technik der **digitalen Subtraktionsangiographie (DSA)** verwendet. Indikationen für eine selektive Angiographie der abdominalen Äste der Aorta sind Stenosen der Nieren- oder Eingeweidearterien (Truncus coeliacus, Aa. mesentericae superior und inferior), intestinale Blutungsquellen mit einem Blutverlust von mehr als 2 ml/min oder pathologische Gefäßstrukturen (Malignome, Angiodysplasien).

2.7.2 Diagnostische Endoskopie

M. CLASSEN

Endoskopie (griech.: Innenschau) bedeutet direkte Betrachtung innerer Oberflächen, ggf. ergänzt durch die Gewebegewinnung (Biopsie) mit Zange oder Nadel. Das Endoskop kann ein starres oder ein flexibles Gerät sein, welches Licht durch ein Fiberglasbündel in das Organ spiegelt und das Bild durch ein anderes Fiberglasbündel oder mittels eines CCD-Chips (Charge Coupling Device = innere TV-Kamera) dem Auge des Untersuchers zuführt. Zur Diagnostik von Erkrankungen des Verdauungstrakts und der Bronchien spielen Endoskopie und Biopsie eine überragende Rolle in der Inneren Medizin. Die endoskopische Untersuchung „enger Röhren", z. B. der Blutgefäße, befindet sich im Stadium des Experiments, aber noch nicht in der klinischen Routine.

Ösophagogastroduodenoskopie

Engl. Begriff: Oesophagogastroduodenoscopy

Kombinierte Untersuchung von Speiseröhre, Magen und oberem Zwölffingerdarm bei Blutung, Obstruktion und stärkeren, unklaren Beschwerden, auch zur Therapiekontrolle, z. B. von Magengeschwüren, und für therapeutische Eingriffe. Die histologische Untersuchung von Zangenbiopsien ist besonders wichtig für die Abgrenzung benigner und maligner Veränderungen in Speiseröhre und Magen. Durch eine histologische Untersuchung des gesamten Polypen nach Schlingenabtragung werden die Dignität von Magenpolypen und selten eine Operationsindikation festgestellt.

Enteroskopie

Engl. Begriff: Enteroscopy

Eine vollständige endoskopische Untersuchung des Dünndarms ist mit den herkömmlichen Endoskopen (noch) nicht möglich. Dünne Sondenendoskope oder von außen steuerbare Geräte nach Art von Duodenoskopen gestatten die Spiegelung der oberen Jejunalschlingen. Ein neuartiges Kapselendoskop wandert selbständig von der Peristaltik transportiert durch den Darm und sendet alle zehn Sekunden ein Bild aus dem Darm. Ursachen chronischer Blutungen können so identifiziert werden. Polypöse Vorstadien (Adenome) oder Frühformen können durch endoskopische Polypektomie entfernt werden.

Koloskopie

Engl. Begriff: Colonoscopy

Die vollständige Koloskopie, die Spiegelung von Dickdarm und terminalem Ileum (Koloileoskopie), ist die Methode der Wahl mit Erkennung oder Ausschluss von Karzinomen in nahezu 100 % der Fälle.

Die hierfür verwendeten Endoskope besitzen die gleichen Charakteristika wie diejenigen zur Spiegelung des oberen Verdauungstrakts. In der Praxis spielen die Endoskopie von Anus und Rektumampulle (Proktoskopie), insbesondere zur Behandlung von Hämorrhoiden, sowie die Rektosigmoidoskopie (bis etwa 50 cm ab ano) eine große Rolle.

Indikationen: unklare Blutungen, Tumorverdacht, Entzündungen und therapeutische Eingriffe. Bei Patienten, die eine Koloskopie ablehnen, kann die Sigmoidoskopie in Kombination mit dem fäkalen Okkultbluttest, allerdings mit eingeschränkter Aussagefähigkeit, eingesetzt werden.

Endoskopische retrograde Cholangio-Pankreatikographie (ERCP)

Engl. Begriff: Endoscopic Retrograde Cholangio-Pancreaticography

Endoskopische Untersuchung von Duodenum und Papilla Vateri, selektive Sondierung der Mündungen von Gallen- und Pankreasgängen zur Kontrastmittelinstillation und röntgenologischen Untersuchung.

Indikationen: Steine, Entzündungen und Tumoren.

Cholangioskopie

Engl. Begriff: Cholangioscopy

Endoskopie der Gallenwege mit dünnem Endoskop entweder nach perkutaner transhepatischer Cholangiographie (PTC) oder durch die Papilla Vateri nach Spaltung, d. h. endoskopischer Papillotomie (EPT). Indikationen zur Cholangioskopie sind die Diagnostik unklarer Befunde bei Tumorverdacht oder therapeutische Maßnahmen, z. B. die Zertrümmerung von Steinen unter Sicht oder die Dehnung und Überbrückung von Stenosen durch Endoprothesen (engl. Stents), bei Patienten mit erhöhtem Operationsrisiko, z. B. älteren Schwerkranken.

Bronchoskopie

Engl. Begriff: Bronchoscopy

Spiegelung der oberen Luftwege mit einem dünnen Fiberendoskop von der Trachea bis in Segment- und Subsegmentostien.

Indikationen: Tumorverdacht oder unklare Entzündungen, z. B. Verdacht auf Pneumocystis-carinii-Pneumonie bei AIDS. Biopsie unter endoskopischer Sicht und unter Röntgendurchleuchtung, Vorschieben der Zange bis in die Peripherie. Ferner sind transbronchiale Lungenbiopsien

Prinzipien der internistischen Diagnostik

möglich. Bronchialsekret wird ggf. zytologisch und mikrobiologisch untersucht.

Laparoskopie

Engl. Begriff: Laparascopy

Spiegelung der Leibeshöhle zur Erkennung von Erkrankungen der Leber, Gallenblase, Milz und des Peritoneums. Zangen- und Nadelbiopsien können entnommen werden und insbesondere bei der Differenzierung unklarer Leber erkrankungen die entscheidenden diagnostischen Bausteine liefern. In der Chirurgie ersetzt die Laparoskopie zunehmend die Laparotomie für klassische Eingriffe wie z.B. Appendektomie, Cholezystektomie und Kolonresektionen.

Zur weiteren Information

Literatur

Kardiovaskuläre Untersuchungen

Baim, D. S., W. Grossman: Grossman's cardiac catheterization, angiography, and intervention. Williams & Wilkins, 2000.

Erbel, R., J. R. T. C. Roelandt, J. Ge, G. Görge: Intravascular Ultrasound. Dunitz, 1997.

Fogoros, R. N.: Electrophysiologic Testing. Practical Cardiac Diagnosis. Blackwell Science, 1999.

Hess, O. M., R. W. R. Simon: Herzkatheter – Einsatz in Diagnostik und Therapie. Springer, Berlin 2000.

Hoffmann, E., G. Steinbeck: Interventionelle kardiale Elektrophysiologie. Springer, Berlin 1999.

Krakau, I.: Das Herzkatheterbuch. Diagnostische und interventionelle Kathetertechniken. Thieme, Stuttgart 1999.

Diagnostische Endoskopie

Classen, M., G. Tytgat, C. Lightdale: Gastroenterological Endoscopy. Thieme, Stuttgart–New York 2002.

Frühmorgen, P. (Hrsg.): Gastroenterologische Endoskopie. Springer, Berlin 1999.

Internet-Links

ACC/AHA-Guidelines – Herzkatheter allgemein:
http://www.acc.org/clinical/consensus/angiography/dirIndex.htm

ACC/AHA-Guidelines – Koronarangiographie:
http://circ.ahajournals.org/cgi/content/full/99/17/2345

ACC-Expertenkonsens – Intravaskulärer Ultraschall:
http://www.acc.org/clinical/consensus/standards/dirIndex.htm

ACC/AHA-Guidelines – Elektrophysiologische Untersuchung:
http://www.americanheart.org/presenter.jhtml?identifier=1434

Keywords

Cardiac Catheterization ◆ Coronary Angiography ◆ Intravascular Ultrasound ◆ Endomyocardial Biopsy ◆ Electrophysiologic Study ◆ Endoskopische Diagnostik ◆ endoskopische Therapie

3 Prinzipien der internistischen Therapie

3.1	**Allgemeine Maßnahmen**	89
3.1.1	Aufbau der Arzt-Patient-Beziehung	89
3.1.2	Therapieunterstützende Maßnahmen	89
	Ernährung	89
	Physiotherapie	89
	Psychosoziale Betreuung	89
	Medikamentöse Begleittherapie	90
3.1.3	Grundlegende juristische Aspekte der Therapie	90
3.1.4	Grundlegende wirtschaftliche Aspekte der Therapie	90
3.2	**Evidenzbasierte Medizin**	91
3.2.1	Prinzipien klinischer Studien	91
	Arten klinischer Studien	92
	Methodik klinischer Studien	92
	Statistische Analyse	93
3.2.2	EBM in Diagnostik und Therapie	94
	Computergestützte Literatursuche	94
	Evidenzbasierte Diagnostik	94
	Evidenzbasierte Therapie	95
	Bewertung und Hierarchisierung von Evidenz	95
3.2.3	Die Cochrane Collaboration	96
3.3	**Prinzipien der internistischen Arzneitherapie**	97
3.3.1	Die Diagnose als Grundlage der Therapie	97
3.3.2	Auswahl der Therapie	97
	Nutzen-Risiko-Abwägung	97
	Definition von Therapiezielen und Differentialtherapie	98
	Evidenzbasierte Therapie	98
3.3.3	Auswahl von Arzneimitteln	99
	Indikation	99
	Therapieprinzip	100
	Pharmakologische Wirkstoffklassen	100
	Wirkstoff	101
	Arzneimittel	103
	Dosierung	104
	Genetische Faktoren der Arzneimittelwirkung	106
	Unerwünschte Arzneimittelwirkungen	107
	Kombinationstherapie und Multimedikation	108
	Arzneimittelwechselwirkungen	110
	Das Plazebo-Problem	111
	Phytotherapeutika	111
3.3.4	Information des Patienten über die Therapie	112
3.3.5	Verlaufskontrolle und Erfolgsbeurteilung der Arzneitherapie	113
	Kontrollparameter des Therapieerfolgs	113
	Bewertung des Therapieerfolgs	114
	Compliance	114
3.4	**Internistische Chemotherapie**	116
3.4.1	Antimikrobielle Therapie: antibakterielle Chemotherapie	116
	Grundprinzipien der antibakteriellen Chemotherapie	116
	Antibakterielle Chemotherapeutika	118
3.4.2	Antimikrobielle Therapie: antivirale Chemotherapie	122
	Therapeutische aktive und passive Immunisierung	122
	Probleme der antiviralen Chemotherapie	122
	Ansatzpunkte für antivirale Substanzen	122
	Antivirale Interferone	124
	Klinisch eingesetzte Medikamente	126
	Therapie einzelner Virusinfektionen	126
3.4.3	Antimikrobielle Therapie: antimykotische Therapie	133
3.4.4	Internistische Tumortherapie	133
	Grundlagen	134
	Durchführung	136
	Hormontherapie	137
	Differenzierungsinduktion	137
	Immuntherapie	138
	Gentherapie	138
	Neue Substanzen	138
	Supportive Therapie	138
	Beurteilung des Therapieerfolges und der Nebenwirkungen	140
3.5	**Schmerztherapie und Palliativmedizin**	142
3.5.1	Schmerztherapie	142
	Tumorschmerzen	142
	Grundlagen der Tumorschmerztherapie	143
	Nicht tumorbedingte Schmerzen	148
	Grundlagen der Therapie nicht tumorbedingter chronischer Schmerzen	150
3.5.2	Palliativmedizin	154
	Definitionen	154
	Hintergrund und Entwicklung	154
	Palliativmedizinische Therapie	155
3.6	**Immunsuppressive und antirheumatische Therapie**	157
3.6.1	Antiphlogistische Therapie	157
3.6.2	Glukokortikoide	158
3.6.3	Immunsuppressiva	159
3.6.4	Immunsuppressive Therapie mit monoklonalen Antikörpern/Fusionsproteinen	160

Prinzipien der internistischen Therapie

3.7	**Endokrine Therapie**	160
	Therapieprinzipien	160
3.8	**Interventionelle Therapie**	162
3.8.1	Angiologische und kardiologische Therapie	162
3.8.2	Therapeutische Endoskopie	167
3.8.3	Pulmologische Endoskopie	171
3.9	**Transplantation**	172
3.9.1	Transplantation hämatopoetischer Stammzellen (Zellen)	172
	Spenderauswahl	172
	Indikation	174
	Durchführung der Transplantation	174
	Adoptive Immuntherapie mit Spenderzellen – Graft-versus-Leukämie-Reaktion?	178
	Neue Ansätze – Ausblick	178
3.9.2	Herztransplantation	178
	Entwicklung und heutiger Stellenwert	178
	Indikation und Empfängerauswahl	179
	Kontraindikationen bei Herzempfängern	180
	Spenderauswahl und Organverteilung	180
	Durchführung der Transplantation	181
	Transplantatfunktion und Rehabilitation	181
	Immunsuppression	182
	Komplikationen	182
3.9.3	Lebertransplantation	184
	Indikation	184
	Kontraindikationen	186
	Durchführung der Transplantation	186
	Komplikationen im Langzeitverlauf	187
	Immunsuppression	188
	Prognose	189
3.9.4	Nierentransplantation	189
	Ergebnisse	189
	Xenotransplantation	189
	Empfänger-Spender-Auswahl	190
	Immunsuppressive Therapie	190
	Komplikationen (ATN, Abstoßung, Infektion)	190
3.9.5	Immunsuppressive Therapie nach Transplantation	191
3.10	**Psychosomatische Therapie**	194
3.10.1	Der Zugang zum psychosomatischen Patienten	194
	Der „schwierige Patient"	194
3.10.2	Elemente psychosomatischer Behandlung	195
	Die psychosomatische Grundversorgung	195
	Entspannungsverfahren	195
	Ambulante Psychotherapie	196
	Stationäre Psychotherapie	197
3.10.3	Aspekte der Behandlung somatoformer Störungen	197
	Psychodynamisch orientierte Psychotherapie	198
	Kognitive (Verhaltens-)Therapie	198
	Dynamisch-interaktionelle Gruppentherapieverfahren	199
	Psychopharmakatherapie	199
	Weitere Verfahren	199

Zur Orientierung

Internistische Erkrankungen und ihre Behandlung können aufgrund der Wechselwirkungen zwischen unterschiedlichen Organsystemen sowie ihrer psychologischen Auswirkungen zu gravierenden Störungen des körperlichen und seelischen Gleichgewichtes (Homöostase) führen. Eine patientenorientierte Sichtweise verbietet es daher, die internistische Therapie mit der spezifischen, auf die Haupterkrankung gerichteten Behandlung gleichzusetzen. Zentrale Voraussetzung einer in diesem Sinne „ganzheitlichen" Therapie ist eine vertrauensvolle **Arzt-Patient-Beziehung**. Auch ergibt sich eine wichtige Rolle **unterstützender Behandlungsmaßnahmen,** welche unabhängig von der Grunderkrankung Anwendung finden können. Hierzu zählen u. a. die Ernährungs- und Physiotherapie, medikamentöse Begleittherapie und psychosoziale Betreuung.

Der in den letzten 20 Jahren stark gewachsene Einfluss juristischer und wirtschaftlicher Aspekte auf die Medizin hat dazu geführt, dass Maßnahmen wie eine **sorgfältige Aufklärung und Dokumentation** sowie Kostenmanagement und die **Verschlüsselung von Diagnosen und Behandlungsmaßnahmen** zu allgemeinen ärztlichen Tätigkeiten geworden sind, so dass auch hierauf einführend eingegangen wird.

3.1 Allgemeine Maßnahmen

R. WALSHE, V. DIEHL

3.1.1 Aufbau der Arzt-Patient-Beziehung

Der Behandlungserfolg wird durch die Qualität der Arzt-Patient-Beziehung maßgeblich beeinflusst. Grundlage dieser Beziehung ist die professionelle ärztliche Gesprächsführung, welche als erlernbare Kompetenz drei Kernelemente aufweist:

- **Patientenzentrierung:** Eine patientenzentrierte Gesprächsführung erfordert vom Arzt ein konzentriertes Zuhören und Ernstnehmen des Patienten. Hierdurch werden sowohl die Zufriedenheit als auch die Compliance des Patienten gefördert.
- **Wertschätzung** und **Empathie** (einfühlendes Verstehen)**:** Nur wenn der Patient sich als Person angenommen fühlt und emotionale Zuwendung durch den Arzt erfährt, kann er sich ihm offen und vertrauensvoll mitteilen, was zu einem für den Therapieerfolg entscheidenden Informationsgewinn führen kann.
- **Verständlichkeit:** Gerade die Therapie, welche vom Patienten meist wichtiger als die Diagnostik empfunden wird, soll möglichst verständlich, ggf. auch bildhaft erklärt und begründet werden. Hierdurch werden positive Erwartungen des Patienten gefördert, deren Bedeutung eindrucksvoll durch die Wirkung von Plazebos belegt wird. Die Verwendung medizinischer Fachausdrücke ist auf ein Mindestmaß zu beschränken.

Auf der Basis einer vertrauensvollen persönlichen Beziehung kann der Arzt seiner **Führungsrolle** bei der Behandlung gerecht werden. Diese darf nicht so verstanden werden, dass dem Patienten etwa eine bestimmte Therapie vorgeschrieben oder aufgedrängt wird. Vielmehr ist es Aufgabe des Arztes, den Patienten so zu beraten, dass dieser die für ihn richtigen Entscheidungen aus freiem Ermessen und als Partner im **„therapeutischen Arbeitsbündnis"** (Mutual Participation) treffen kann. Diese Zielsetzung entbindet den Arzt nicht davon, eindeutige medizinische Erfordernisse, etwa die Aufgabe des Rauchens bei koronarer Herzkrankheit, engagiert zu vertreten.

3.1.2 Therapieunterstützende Maßnahmen

Die subjektive Bedeutung von „Therapie" ist für den Patienten häufig eine andere als für den Arzt, der in ihr primär eine Problemlösung sieht. Für den durch Krankheit geschwächten Patienten stellt sie dagegen oft eine zusätzliche Belastung dar, die sowohl mit Hoffnungen als auch mit Risiken und neuen Beschwerden verbunden sein kann. Unterstützende Maßnahmen, die das körperliche und seelische Gleichgewicht des Patienten fördern, erhalten somit eine wichtige Bedeutung. Hierzu zählen die Ernährungstherapie, Physiotherapie und psychosoziale Betreuung, die kurz skizziert werden. Im Anschluss wird kurz auf einige medikamentöse Begleittherapien eingegangen, die bei verschiedensten Krankheits- und Behandlungssituationen Anwendung finden.

Ernährung

Eine abwechslungsreiche und den Bedürfnissen des Patienten entsprechende Ernährung fördert das Wohlbefinden und kann so zum Behandlungserfolg beitragen. Wenngleich eine ausreichende und ausgewogene Zufuhr von Energieträgern und essentiellen Nährstoffen (Vitamine und Mineralstoffe) sicherzustellen ist, sollte bei stationären Aufenthalten auf rigide Diätverordnungen möglichst verzichtet werden. Zu bedenken ist auch, dass **krankheitsbedingte Stoffwechselveränderungen** mit einem deutlich erhöhten Bedarf an Energieträgern (Steigerung um ca. 15 % bei Erhöhung der Körpertemperatur um 1 °C) und essentiellen Nährstoffen einhergehen können.

Andererseits muss eine konsequente diättherapeutische Einstellung angestrebt werden, wenn **ernährungsbedingte Erkrankungen** wie Adipositas, Diabetes mellitus, Hyperlipoproteinämie oder Gicht vorliegen. Dies gilt auch bei **krankheitsbedingter Mangelernährung,** welche bei gastrointestinalen Resorptionsstörungen, onkologischen Erkrankungen und chronischen Infektionen (z. B. HIV) auftritt. Verschiedene internistische Krankheitsbilder wie die Leber-, Pankreas- und Niereninsuffizienz erfordern zudem eine **spezielle Diät,** auf die in den betreffenden Kapiteln eingegangen wird.

Physiotherapie

Zahlreiche internistische Erkrankungen können aufgrund von Leistungsminderung oder Schmerzen zu einer verminderten körperlichen Betätigung und im Extremfall zur Bettlägerigkeit führen. Eine **eingeschränkte Mobilität** kann wiederum durch zusätzliche Schwächung des Patienten sowie neue Symptome und Krankheitsbilder wie depressive Störungen, Obstipation, Muskelatrophie, Gelenkkontrakturen, Dekubitus, Pneumonie und Thrombosen den Therapieerfolg beeinträchtigen. Die Prävention und Rehabilitation immobilisationsbedinger Folgeerscheinungen sind daher wichtige **allgemeine Begleitmaßnahmen.** Hierzu bietet die moderne Physiotherapie ein breites Spektrum an Maßnahmen, welche u. a. Krankengymnastik (Bewegungstherapie), Ergo- (Beschäftigungs-)Therapie, Massagen und Extensionsbehandlungen umfassen. Eine Pneumonieprophylaxe wird durch „Abklopfen" des Thorax sowie (Überdruck-)Inhalationen durchgeführt. Darüber hinaus ist bei verschiedenen Grunderkrankungen eine **spezifische Physiotherapie** indiziert. So sind bei akuten rheumatischen Gelenkbeschwerden Kälteanwendungen zu verordnen, während chronische Gelenkbeschwerden gut auf Wärmetherapie ansprechen.

Psychosoziale Betreuung

Die Diagnose einer ernsten Erkrankung kann beim Patienten zu schwerwiegenden emotionalen Reaktionen führen. Hierzu zählen Ängste, (Selbst-)Schuldzuweisungen und depressive Störungen bis zur Suizidalität. Der Umgang mit lebensbedrohlich Erkrankten und Sterbenden stellt für den Arzt eine besonders anspruchsvolle Aufgabe dar. Aufgrund seiner primär somatisch ausgerichteten Ausbildung und zeitlichen Beanspruchung ist er in diesen Fällen meist nicht in der Lage, allein eine optimale Betreuung des Patienten zu gewährleisten. Allerdings hat er die Verantwortung, die Betreuung durch Angehörige anderer Berufsgruppen einzuleiten und zu koordinieren. Hierzu zählt neben der persönlichen Zuwendung durch **Pflegekräfte** auch die **psy-**

chologische Betreuung, welche den Patienten beim Erleben und Verarbeiten seiner Erkrankung unterstützt. Entsprechende Angebote, ebenso wie die Möglichkeit geistlichen Beistandes, sollten dem Patienten durch den Arzt aktiv unterbreitet werden, da Schwerkranke häufig nicht aus eigenem Antrieb um psychosoziale Hilfe bitten. Schließlich kann der Patient auf die Möglichkeit der Mitgliedschaft in einer **Selbsthilfegruppe** hingewiesen werden, welche bei der Bewältigung schwerer und chronischer Erkrankungen vorteilhaft sein kann.

Eng verbunden mit den psychischen Reaktionen auf schwere Erkrankungen sind deren soziale Auswirkungen. Wichtig ist in diesem Zusammenhang das ärztliche Gespräch mit den Angehörigen des Patienten, da schwere Erkrankungen die **Familie** des Patienten häufig vor große Herausforderungen stellen. Auch die frühzeitige Einschaltung eines **Sozialdienstes** kann für den Patienten bedeutsam sein, etwa bei der Planung ambulanter oder stationärer Pflege, der Genehmigung rehabilitativer Maßnahmen durch die Krankenkasse oder der Einleitung von Feststellungsverfahren zur Schwerbehinderung und Berentung.

Medikamentöse Begleittherapie

Die medikamentöse Begleittherapie ist nicht auf eine Behandlung der Grunderkrankung gerichtet, sondern zielt auf die allgemeine Prävention sekundärer, krankheits- und therapieassoziierter Symptome und Erkrankungen. Hierzu werden folgende Maßnahmen gezählt:

- **Antikoagulation.** Es muss geprüft werden, ob eine prophylaktische (Low Dose) Heparinisierung indiziert ist. Ein erhöhtes Thrombemboliersiko ist z.B. bei bettlägerigen Patienten, Thrombophilie oder Adipositas gegeben.
- **Ulkusprophylaxe.** Bei schweren Krankheitsverläufen oder Gabe ulkogener Medikamente (Kortikosteroide, nichtsteroidale Antirheumatika) ist ein Magenschutz mit Sucralfat, einem H_2-Blocker oder Protonenpumpenhemmer zu verordnen.
- **Schmerztherapie.** Akute oder chronische Schmerzen erfordern eine abgestufte medikamentöse Therapie, welche sowohl Antipyretika als auch niedrig- und hochpotente Opioide einschließen kann.
- **Schlafmittel und Psychopharmaka.** Bei stationären Aufenthalten kann die Gabe von Sedativa notwendig sein, um das Einschlafen in der ungewohnten Umgebung zu erleichtern. Psychopharmaka wie Benzodiazepine, Neuroleptika und zyklische Antidepressiva können ebenfalls indiziert sein. Häufig führen jedoch allgemeine Maßnahmen wie eine psychologische Begleitung oder Bewegungstherapie zu besseren Erfolgen.

3.1.3 Grundlegende juristische Aspekte der Therapie

Medizinische Behandlungen fallen grundsätzlich unter den Begriff der **Körperverletzung** und sind nur dann nicht rechtswidrig, wenn der Patient in sie eingewilligt hat. Von diesem Grundsatz wird nur selten abgewichen, etwa bei der erzwungenen Behandlung von Geschlechtskrankheiten oder bei Seuchengefahr. Eine rechtswirksame **Einwilligung** setzt eine **Aufklärung** durch den Arzt voraus, welche die Diagnose, die medizinische Notwendigkeit, die zu erwartenden Folgen und typischen Risiken (auch wenn diese selten sind) der Therapie einschließt. Bei erheblichen therapeutischen Risiken sind die Aufklärung aus Gründen der Beweissicherung schriftlich zu dokumentieren und die Einwilligung durch Unterschrift des Patienten bzw. Sorgeberechtigten zu bestätigen. Die Anforderungen an die Ausführlichkeit der Aufklärung sind von der medizinischen Dringlichkeit der Indikation abhängig: Je schwächer diese ist (z.B. Lifestylepräparate), desto eingehender ist die Aufklärung vorzunehmen, während sie bei vitaler Indikation kurz sein und in Einzelfällen (z.B. bewusstloser Patient nach Herzinfarkt) ganz entfallen kann.

Beim Behandlungsvertrag zwischen Arzt und Patient handelt es sich juristisch um einen Dienstvertrag, welcher den Arzt zur Behandlung entsprechend den Regeln der ärztlichen Kunst, nicht aber zur Erzielung des Behandlungserfolges verpflichtet. **Haftungsansprüche** gegen den Arzt können deshalb nicht allein durch ein mangelndes Therapieansprechen, wohl aber durch unzureichende Aufklärung oder Kunstfehler entstehen.

> ! Unter einem Kunstfehler wird ein Verstoß gegen die in Wissenschaft und Praxis anerkannten und zum Zeitpunkt der Behandlung gültigen Regeln und Erkenntnisse der ärztlichen Kunst verstanden.

Grundsätzlich trägt der Patient bei der Geltendmachung von Haftungsansprüchen gegen den Arzt die Beweislast. Handelt es sich bei dem entstandenen Schaden jedoch um die typische Folge eines groben Behandlungsfehlers, so tritt eine **Beweislastumkehr** auf. Hier muss der Arzt beweisen, dass der Schaden nicht auf sein Handeln zurückzuführen ist. Hierdurch wird die Bedeutung **ärztlicher Behandlungsdokumentation** deutlich, denn eine entsprechende Beweisführung wird dem Arzt in der Regel nur auf der Grundlage einer detaillierten und lückenlosen schriftlichen Dokumentation von Aufklärung, Einwilligung und Therapieverlauf möglich sein.

3.1.4 Grundlegende wirtschaftliche Aspekte der Therapie

Ein zunehmendes Durchschnittsalter der Bevölkerung, verbunden mit gestiegenen Erwartungen von Patienten an das „medizinisch Machbare", und teure innovative Therapiemodalitäten haben in den letzten Jahren zu einem hohen **Kostendruck** im deutschen Gesundheitswesen geführt. Angesichts der sozialgesetzlich verankerten Beitragssatzstabilität der gesetzlichen Krankenversicherung ergibt sich hieraus die Notwendigkeit, wirtschaftliche Aspekte in das ärztlichen Handeln einzubeziehen. Ziel ist hierbei, Einsparpotentiale durch Rationalisierung auszuschöpfen, um Rationierung medizinischer Leistungen zu vermeiden.

Rationalisierung: Senkung des Ressourcenverbrauchs bei gleich bleibender Behandlungsqualität, etwa durch Einsatz kostengünstigerer Verfahren gleicher Effektivität.

Rationierung: Vorenthaltung medizinisch indizierter Maßnahmen aus wirtschaftlichen Gründen.

Wichtigster Ansatzpunkt der Rationalisierung im Bereich der internistischen Therapie ist die Kontrolle der **Arzneimittelkosten.** Vor einer teuren Pharmakotherapie ist kritisch zu prüfen, ob eine kostengünstigere Alternative existiert. Häufig bestehen selbst bei Präparaten der gleichen Substanzgruppe mit ähnlichem Wirkspektrum erhebliche Preisunterschiede. Da **Antibiotika** einen der Hauptkostenfaktoren darstellen, sind die Indikation (keine Antibiotikatherapie von Virusinfekten!) und Auswahl des Präparates gründlich zu durchdenken und möglichst gezielt anhand eines Resistogramms zu treffen. Bei unkomplizierten Infekten zeigen Aminopenicilline und Cephalosporine der ersten und zweiten Generation oft eine gleich gute Wirkung wie wesentlich teurere Makrolide oder Cephalosporine der dritten und vierten Generation. Die intravenöse Applikation ist meist nicht nur teurer als die **orale Gabe,** sondern auch belastender für den Patienten und sollte nur gewählt werden, wenn dies medizinisch notwendig ist. Weitere allgemeine Rationalisierungsmaßnahmen bestehen in einer gezielten Diagnostik (keine diagnostischen Maßnahmen ohne therapeutische Relevanz!), einer **raschen Mobilisierung** des Patienten (Verkürzung stationärer Aufenthalte) und der verstärkten Nutzung ambulanter bzw. teilstationärer Versorgungsformen.

Schließlich muss darauf hingewiesen werden, dass wirtschaftlich motivierte Dokumentationsaufgaben wie die Verschlüsselung von Diagnosen und therapeutischen Prozeduren mittels Softwareprogrammen (ICD-10 und ICPM) mittlerweile zu allgemeinen ärztlichen Aufgaben geworden sind, ohne dass es sich hierbei um medizinische Maßnahmen im eigentlichen Sinn handelt. Angesichts der geplanten neuen Vergütungsstrukturen im Krankenhaussektor (Pauschalvergütungen auf der Grundlage von Diagnosis Related Groups, DRG) ist zu erwarten, dass sich dieser Trend in Zukunft verstärken wird.

3.2 Evidenzbasierte Medizin

R. Walshe, V. Diehl

Engl. Begriff: Evidence Based Medicine

Das Konzept der „evidenzbasierten Medizin" (Evidence-Based Medicine, EBM) hat in den letzten Jahren weltweit eine rasante Verbreitung gefunden und hohe Relevanz für Medizinstudenten, Ärzte und Wissenschaftler erlangt. EBM ist definiert als die „gewissenhafte, ausdrückliche und wohl überlegte Anwendung der aktuell besten Evidenz für Entscheidungen in der (medizinischen) individuellen Versorgung der Patienten. Die Praxis der EBM bedeutet die Integration individueller klinischer Expertise mit der bestmöglichen externen Evidenz aus systematischer Forschung". Die zentrale Forderung der EBM ist die **rationale Begründung des ärztlichen Handelns.** Diese soll auf der Grundlage objektiver wissenschaftlicher Erkenntnisse erfolgen, was durch den englischen Begriff „Evidence" (Belegbarkeit, Beweiskraft) verdeutlicht wird.

Die Kernelemente der EBM lassen sich in einen fünfstufigen Prozess gliedern:

> **Fünf-Stufen-Prozess der evidenzbasierten Medizin**
> I Formulierung beantwortbarer klinischer Fragen
> II Suche nach der besten externen Evidenz
> III Kritische Bewertung dieser Evidenz bezüglich Wertigkeit und klinischer Relevanz
> IV Umsetzung der Bewertungen in der klinischen Arbeit
> V Bewertung der eigenen Leistung

Die Anwendungsbereiche der EBM liegen in der systematischen Einschätzung des prädiktiven Wertes von diagnostischen Maßnahmen und in der wissenschaftlichen Absicherung von Therapieentscheidungen. Da dies auf der Grundlage klinischer Forschung zu bewerten ist, erfolgt in diesem Kapitel zunächst eine kurze Darstellung zentraler Prinzipien klinischer Studien (s. Kap. 3.2.1). Anschließend wird die Anwendung der EBM in Diagnostik und Therapie behandelt (s. Kap. 3.2.2), wobei die praktische Suche nach Evidenz und ihre kritische Bewertung im Vordergrund stehen. In diesem Zusammenhang werden Verfahren der Literaturrecherche besprochen und Evidenzquellen in Schrifttum und Internet vorgestellt. Abschließend wird die Arbeit des weltweit tätigen Netzwerks der Cochrane Collaboration, einer Institutionalisierung der EBM, kurz geschildert (s. Kap. 3.2.3).

3.2.1 Prinzipien klinischer Studien

Die bahnbrechenden Erkenntnisse aus den naturwissenschaftlichen und medizinischen Grundlagenwissenschaften wie der Molekularbiologie und der Immunologie ermöglichen heute eine Vielzahl neuer Chancen in der Pharmakotherapie innerer Krankheiten, die immer häufiger **gezielt** in identifizierte pathogenetische Wirkmechanismen eingreifen kann. Dennoch kann kein noch so ausgefeiltes und tierexperimentell untermauertes therapeutisches Konzept eine Garantie bieten, dass eine geplante Therapie den Patienten tatsächlich nutzen wird.

> **Beispiel**
> Ventrikuläre Arrhythmien sind ein bekannter Risikofaktor für Patienten, die einen Herzinfarkt erlitten haben. Natriumkanalblocker wie Flecainid reduzieren bei diesen Patienten das Auftreten ventrikulärer Extrasystolen. Trotzdem konnte in der CAST-Studie gezeigt werden, dass die Gabe dieser Substanzen nach Herzinfarkt die Letalität erhöht.

Als Bindeglieder zwischen Grundlagenforschung und Krankenversorgung sind daher klinische Studien zur Erprobung neuer Medikamente, aber auch neuer Behandlungstechniken und Therapieschemata unerlässlich. Jedoch müssen an die klinische Forschung hohe **Anforderungen** gestellt werden. Der zu erwartende Erkenntnisgewinn muss beträchtlich sein, um die Erprobung neuer Verfahren mit unbekannten Risiken vertretbar erscheinen zu lassen. Auch ist es nur dann sinnvoll, Verfahren zu testen oder miteinander zu vergleichen, wenn der relative Nutzen für den Patienten nicht schon mit Sicherheit nachgewiesen wurde. Die Erfüllung ethischer Anforderungen muss deshalb für jede Studie vor Beginn der Patientenrekrutierung von einer unabhängigen **Ethikkommission** geprüft werden.

Arten klinischer Studien

Klassifizierungen klinischer Studien sind auf der Grundlage verschiedener Kriterien möglich:

- Beobachtungszeitraum. Werden Patienten nur zu einem einzelnen Zeitpunkt untersucht, spricht man von einer **Querschnittsstudie**. Bei **Längsschnittstudien** wird wiederholt (zu verschiedenen Zeitpunkten) untersucht.
- Zeitpunkt der Formulierung der Studienfrage. Wird die interessierende Fragestellung vor Durchführung der Studie formuliert, so handelt es sich um eine **prospektive Studie.** Werden bereits vorhandene Daten nachträglich auf eine neue Studienfrage hin untersucht, spricht man von einer **retrospektiven Studie.**
- Vorhandensein einer Kontrollgruppe. Hierunter versteht man eine Gruppe von Patienten, die im Gegensatz zu der Prüfgruppe nicht dem zu prüfenden Verfahren unterzogen werden. Man spricht folglich von **kontrollierten und nicht kontrollierten Studien.** Bei kontrollierten Studien spricht man in diesem Zusammenhang auch von Prüfarm und Kontrollarm der Studie. Ein Sonderfall ist das Cross-over-Design, bei dem jeder Patient nacheinander sowohl der Prüf- als auch der Kontrollgruppe zugeführt wird, also als sein eigener Vergleich dient.
- Information des Patienten, ob er zur Prüf- oder Kontrollgruppe gehört. Hat der Patient diese Information nicht, spricht man von einem **Blindversuch.** Hat zudem der behandelnde Arzt keine Kenntnis darüber, zu welcher Gruppe der Patient gehört, so handelt es sich um einen **doppelten Blindversuch.**
- Randomisierung. Dies ist die zufällige Verteilung von Patienten in Prüf- und Kontrollgruppe. **Randomisierte Studien** sind definitionsgemäß immer auch kontrolliert, während **nicht randomisierte Studien** kontrolliert oder nicht kontrolliert sein können. Beispiele: Eine typische nicht kontrollierte Studie ist die Kasuistik (systematischer Fallbericht). In nicht randomisierten Studien wird häufig auf historische Vergleichsgruppen zurückgegriffen, um eine gewisse Kontrolle zu erzielen, wobei dieses Verfahren der Randomisierung deutlich unterlegen ist.
- Entwicklungsphase des geprüften Verfahrens. Es werden vier aufeinander folgende **Phasen** unterschieden, die in Tabelle 3.1 wiedergegeben sind.

Methodik klinischer Studien

Das Ziel jeder klinischen Studie liegt in der Identifizierung einer kausalen **Ursache-Wirkungs-Beziehung** zwischen einer Einflussgröße, d. h. dem zu prüfenden Verfahren und einer Zielgröße wie etwa Krankheitsdauer oder Überlebenszeit. Hierzu ist eine Reihe von Anforderungen zu beachten.

Geeignete Auswahl von Studienfrage und Erfolgskriterium

Die Frage, welche für die Beurteilung des Verfahrens am wichtigsten ist (Studienfrage erster Ordnung, **Primary Endpoint**), soll in Form einer möglichst einfachen Hypothese formuliert werden. Die Hypothese wird typischerweise lauten, dass das zu prüfende Verfahren zu einem besseren Ergebnis führt als ein anderes Verfahren. Bei diesem anderen Verfahren kann es sich um eine Standardtherapie, u. U. aber auch um die Gabe eines Plazebos handeln.

Neben der Studienfrage erster Ordnung können auch weitere Fragestellungen (**Secondary Endpoints**) auf der Grundlage des erhobenen Datenmaterials untersucht werden. Betrifft etwa der Primary Endpoint die Wirkung eines neuen Chemotherapieschemas für Patienten mit Morbus Hodgkin gegenüber einer bisherigen Standardtherapie auf das Überleben, so können Secondary Endpoints sein, ob sich die Verfahren hinsichtlich Toxizitäten, Lebensqualität oder Kosten unterscheiden.

Ein zentraler Punkt ist, anhand welchen klinischen Kriteriums die Wertigkeit des zu prüfenden Verfahrens getestet wird. Bei vielen Erkrankungen wie koronarer Herzkrankheit, malignen Tumoren oder AIDS erscheinen **Morbidität und Mortalität** als optimale Erfolgskriterien (Hard Endpoints). Allerdings würden solche Studien oft eine sehr lange Zeit erfordern, bis aussagekräftige Ergebnisse vorliegen. Dies wäre bei schweren oder lebensbedrohlichen Erkrankungen ethisch nicht vertretbar. Um Hypothesen schneller zu belegen und den Patienten bessere Therapien schneller zugänglich zu machen, werden daher häufig sog. **Surrogatparameter** (Ersatzkriterien) genutzt. Diese können Laborwerte wie Gesamt-, HDL- und LDL-Cholesterin oder T4-Helferzellen, klinische Parameter wie Blutdruck oder Symptome wie Schmerz sein. Die wichtigste Anforderung an einen Surrogatparameter ist die Korrelation mit dem Hard Endpoint, die physiologisch und epidemiologisch belegt sein sollte.

Ein- und Ausschlusskriterien

Um die Studienfrage untersuchen zu können, müssen bestimmte Patientencharakteristika vorliegen. Diese **Einschlusskriterien** (Inclusion Criteria) werden von der Studienfrage determiniert. Sie legen z. B. fest, welches Stadium einer Erkrankung untersucht wird und auf welches Alters-

Tab. 3.1 Entwicklungsphasen geprüfter Verfahren.

Studientyp	Phase	Studienziele
Humane Pharmakologie	I	Pharmakokinetik und -dynamik Verträglichkeit
Therapeutisch explorativ	II	Abschätzung von Wirksamkeit und optimaler Dosis
Therapeutisch konfirmativ	III	Wirksamkeitsnachweis Dosisfestlegung Randomisierter Vergleich zum Standard
Anwendungsbeobachtung	IV	Seltene Nebenwirkungen

spektrum sich die Analyse beziehen soll. Jedoch gibt es auch Patientencharakteristika, welche die Teilnahme an der Studie nicht zweckmäßig erscheinen lassen, sog. **Ausschlusskriterien** (Exclusion Criteria). Liegt etwa ein sehr schlechter Allgemeinzustand oder eine schwere Begleiterkrankung vor, so ist zweifelhaft, ob das zu prüfende Verfahren dem Patienten zuzumuten ist. Zu bedenken ist jedoch, dass eine enge Selektion der Patienten immer auch die Übertragbarkeit der Studienergebnisse auf die Gesamtpopulation mindert.

Vermeidung von Störgrößen

Im Gegensatz zu Experimenten in den Grundlagenfächern wie der Physik und Chemie spielen in der klinischen Forschung zahlreiche **Verzerrungsquellen** eine große Rolle. Beispiele hierfür sind:

- unterschiedliche Zusammensetzung von Prüf- und Kontrollgruppe
- unterschiedliche Behandlung in Prüf- und Kontrollgruppe
- unterschiedliche Erfolgsbeurteilung in Prüf- und Kontrollgruppe

Eine der Hauptaufgaben bei der Planung und Durchführung klinischer Studien besteht darin, diese Störgrößen so weit wie möglich auszuschalten. Die zwei wichtigsten hierfür verwendeten Prinzipien werden im Folgenden kurz dargestellt.

Strukturgleichheit von Prüf- und Kontrollgruppe Eine wissenschaftliche Beurteilung des zu prüfenden Verfahrens ist nur dann möglich, wenn die Teilnehmer des Prüf- und Kontrollarms sich nicht hinsichtlich der Kriterien unterscheiden, die für das Erfolgskriterium relevant sind. Dies ist dann möglich, wenn der behandelnde Arzt die Zuteilung seiner Patienten zu Prüf- und Kontrollgruppe willkürlich festlegen kann. Er könnte geneigt sein, schwerer erkrankten Patienten dem experimentellen Arm zuzuführen, da er sich von der Behandlung im Kontrollarm wenig Erfolg verspricht. Eine nachträgliche Beurteilung des Prüfverfahrens ist dann aufgrund dieser **Fehlselektion** schlecht möglich, und die Studie ist nur eingeschränkt verwertbar. Das beste Verfahren zur Herstellung von Strukturgleichheit ist die **Randomisation,** bei der die Zuteilung unabhängig vom Behandler nach dem Zufallsprinzip erfolgt. Die Randomisation erfolgt durch einen Dritten z. B. einen Biometriker, der keine Kenntnis von den Charakteristika des Patienten hat.

Behandlungs- und Beobachtungsgleichheit Für einen wissenschaftlich aussagekräftigen Vergleich ist erforderlich, dass Patienten in Prüf- und Kontrollarm bis auf das zu prüfende Verfahren die gleiche Behandlung und Erfolgsbeurteilung erfahren. Sowohl Arzt als auch Patient stellen hier Störquellen dar. So ist z.B. denkbar, dass ein Arzt, der eine erhöhte Toxizität des Prüfverfahrens vermutet, Patienten im Prüfarm, i. d. R. unbewusst, eingehender nach Beschwerden befragt als Patienten im Kontrollarm. Andererseits könnten Patienten sich von der Prüfsubstanz eine hohe Wirksamkeit versprechen, subjektiv empfinden und angeben. Das beste Verfahren zur Vermeidung dieser Effekte ist die **doppelblinde Studiendurchführung.** Bei einer Reihe von Verfahren ist doppelte Verblindung jedoch nicht durchführbar, etwa bei der Verabreichung von Zytostatika. Hier ist eine objektive Standardisierung der Therapie durch Vorgabe und Dokumentation aller Behandlungsmaßnahmen in einem Studienprotokoll und Messung des Behandlungserfolgs, etwa durch bildgebende Verfahren, erforderlich. Ein besonderes Problem stellen die sog. **„Drop-outs"** dar. Hierbei handelt es sich um Patienten, die wegen Nebenwirkungen oder aus anderen Gründen die Teilnahme an der Studie vor der Auswertung abbrechen. Hier ist folgender Fall denkbar: Das Prüfverfahren (etwa ein neues Medikament) ist zwar wirksamer als die Therapie im Kontrollarm, hat aber starke Nebenwirkungen. Im Prüfarm sind daher mehr Drop-outs zu beobachten. Eine Bewertung des Verfahrens nur auf der Grundlage der Patienten, die die Studie protokollgemäß beenden, würde das Prüfverfahren einseitig bevorzugen und ein Ergebnis vortäuschen, das für die allgemeine Anwendung außerhalb von Studien nicht repräsentativ wäre. Aus diesem Grund sind alle Patienten auszuwerten, die die Studie begonnen haben, unabhängig davon, ob die Behandlung studiengerecht verlaufen ist oder nicht. Dieses Prinzip wird als **„Intention-to-Treat"-Verfahren** bezeichnet.

Statistische Analyse

α-Fehler, Signifikanz, p-Wert und Konfidenzintervall

Sind die Behandlungserfolge in Prüf- und Kontrollgruppe unterschiedlich, so ist mittels einer statistischen Auswertung zu beurteilen, ob dieser Unterschied auf den verschiedenen Behandlungsverfahren beruht oder zufällig ist. Das Vorgehen ist einfach: Der Untersucher bedient sich der **Nullhypothese (H0),** die besagt, dass kein Unterschied des Erfolgskriteriums zwischen den Gruppen besteht. Die **Alternativhypothese (H1)** lautet, dass doch ein Unterschied besteht. Wird nun in einer klinischen Studie ein Erfolgsunterschied festgestellt, so könnte dieser auch rein zufällig zustande gekommen sein. Die Irrtumswahrscheinlichkeit α für diesen sog. „Fehler der ersten Art" (α-**Fehler**) muss durch den Untersucher prospektiv festgelegt werden. Wird $\alpha = 0{,}05$ gesetzt, so bedeutet dies, dass in 5 % ($\alpha \times 100\,\%$) aller gleichartigen Studien ein Unterschied fälschlicherweise festgestellt wird. Die Wahrscheinlichkeit dieses Fehlers der ersten Art wird auch als **Signifikanzniveau** bezeichnet. Mittels statistischer Testverfahren kann nun anhand des Studienergebnisses geprüft werden, ob H_1 angenommen werden darf oder zu Gunsten der Nullhypothese verworfen werden muss. Die Wahrscheinlichkeit, dass der beobachtete Erfolgsunterschied zwischen den beobachteten Gruppen oder ein noch größerer Unterschied durch Zufall zustande kommt, obwohl die Nullhypothese korrekt ist, wird als **p-Wert** (p von Probability) bezeichnet und wiederum anhand der Studienergebnisse statistisch ermittelt. Ist $p \leq \alpha$, so wird die Nullhypothese verworfen. Ist $p < 0{,}05$, so spricht man von einem signifikanten, bei $p < 0{,}01$ von einem sehr signifikanten und bei $p < 0{,}001$ von einem hochsignifikanten Ergebnis, d.h., je niedriger p ist, desto aussagekräftiger ist der in der Studie ermittelte Erfolgsunterschied. Aus dem p-Wert einer Studie geht nun aber nicht hervor, wie groß der Unterschied des Erfolgsparameters zwischen Prüf- und Kontrollgruppe ist und mit welcher

Streubreite des Erfolgsparameters in der gesamten Population zu rechnen ist, die an der Studie teilgenommen hat. Hierzu wird ein Konfidenzintervall errechnet, in dem der Erfolgsparameter mit 95%iger Sicherheit zu erwarten ist.

β-Fehler, Fallzahl und Power

Ein nichtsignifikanter Unterschied bedeutet allerdings auch nicht zwangsläufig, dass kein relevanter Unterschied zwischen Prüf- und Kontrollgruppe besteht. Wird H_1 zugunsten von H_0 verworfen, obwohl H_1 zutrifft, so spricht man von einem „Fehler zweiter Art" (β-Fehler) bzw. von falsch negativen nichtsignifikanten Studien. Durch eine höhere Fallzahl hätte sich die Wahrscheinlichkeit eines zufälligen Unterschiedes ggf. unter das Signifikanzniveau senken lassen. Auch wird das Konfidenzintervall mit zunehmender Fallzahl enger, d.h. exakter. Lässt eine klinische Studie aufgrund einer zu niedrigen Fallzahl keine eindeutigen Rückschlüsse auf die Studienfragen zu, so spricht man von einer **unterdimensionierten** Studie. Ein Maß für die fallzahlabhängige Trennschärfe eines statistischen Tests ist die sog. „**Power**" $(1-β)$. Sie gibt die Wahrscheinlichkeit wieder, dass sich ein tatsächlich vorhandener Unterschied bei gegebener Fallzahl statistisch signifikant nachweisen lässt. Bei einer Power von 90 % wird ein Unterschied mit 90%iger Wahrscheinlichkeit ermittelt.

3.2.2 EBM in Diagnostik und Therapie

Es wird geschätzt, dass heute über 250 000 abgeschlossene klinische Studien vorliegen, jährlich kommen ca. 9000 hinzu. Die Halbwertszeit des medizinischen Wissens hat sich auf fünf Jahre verkürzt. Die durchschnittliche ärztliche Lesezeit wird dagegen auf unter 40 min pro Woche geschätzt. Aus dem Anspruch an den Arzt, die beste verfügbare Information für seine Patienten zu nutzen, und der Unmöglichkeit, diese angesichts der Explosion wissenschaftlicher Erkenntnis zu überblicken, wird die Notwendigkeit der evidenzbasierten Medizin (EBM) abgeleitet. Sie soll eine Brücke schlagen zwischen persönlich-intuitiver ärztlicher Entscheidungsfindung und extern-objektivierter Entscheidungsgrundlage. Wichtige Instrumente der EBM sind konzise systematische Übersichtsarbeiten (**Systematic Reviews**) zu diagnostischen und therapeutischen Fragestellungen sowie Metaanalysen auf der Grundlage aller verfügbaren wissenschaftlichen Studien. Hierdurch sollen ein adäquater Datenzugriff und eine rasche Umsetzung moderner Erkenntnisse in die klinische Praxis ermöglicht werden.

Computergestützte Literatursuche

An die Formulierung einer beantwortbaren Frage schließt sich die Aufgabe an, wie und wo nach der besten Evidenz zu suchen ist. Klassische Informationsbeschaffung wie das Gespräch mit Kollegen (z.B. in Qualitätszirkeln), das Einholen von Expertenmeinungen oder die Befragung von Lehrbüchern bietet eine erste Übersicht. Diese Maßnahmen sind aus Sicht der EBM jedoch nicht ausreichend, da sie zu einseitigen oder veralteten Informationen führen können. Gefordert wird daher eine systematische Recherche, die eine umfassende und unverzerrte Ermittlung der neuesten wissenschaftlichen Erkenntnisse zum Ziel hat.

Medizinische Fachzeitschriften stellen die Grundlage jeder Recherche nach wissenschaftlichen **Original- und Übersichtsarbeiten** dar. Angesichts der über 25 000 derzeit publizierten Journale kann eine Erfolg versprechende Suche nur **computergestützt** durchgeführt werden. Hierzu bietet sich die von der US-amerikanischen National Library of Medicine (NLM; www.nlm.nih.gov) bereitgestellte Literaturdatenbank **Medline** an, in der mehrere Tausend biomedizinische Zeitschriften gelistet sind.

Die NLM bietet für die Medline-Recherche zwei Suchmasken an:
- PubMed (www.ncbi.nlm.nih.gov/PubMed/) und
- Grateful Med (www.igm.nlm.nih.gov).

Neben bibliographischen Angaben werden auch die Abstracts (Zusammenfassungen) online übermittelt.

Für die Suche nach europäischen und nicht englischsprachigen Arbeiten sollte eine zweite Recherche in der europäischen Datenbank **EMBASE** (Excerpta Medica Database) durchgeführt werden. Das Deutsche Institut für Medizinische Dokumentation und Information (DIMDI) in Köln (www.dimdi.de) bietet zudem einen simultanen und kostenminimierten Zugang zu mehreren Datenbanken an. Daneben sollten auch die in der **Cochrane Library** (s. Kap. 3.2.3) enthaltenen Datenbanken in eine Literaturrecherche einbezogen werden. Der Zugang zu diesen Dienstleistern wird heute von den meisten wissenschaftlichen Bibliotheken angeboten. Die Recherche kann durch die Auswertung der wissenschaftlichen **Sekundärliteratur** (Auswertungen und Zusammenfassungen publizierter Forschungsergebnisse) unterstützt werden. Diese enthält verdichtete Darstellungen der Ergebnisse aus ausgewählten Originalarbeiten zu klinischen Studien. Beispiele sind die Zeitschriften „ACP Journal Club" (www.acponline.org/journals/acpjc/jcmenu/htm) des American College of Physicians und „Evidence-Based Medicine" (http://ebm.bmjjournals.com/), die auch in deutscher Übersetzung erscheint.

Evidenzbasierte Diagnostik

Diagnostische Tests stellen die Grundlage für Therapieentscheidungen und prognostische Einschätzungen dar. Die evidenzbasierte Beurteilung und Anwendung eines diagnostischen Tests bei einem Patienten erfordern die Auswertung der Literatur über **diagnostische klinische Studien,** die zu dem Test durchgeführt und veröffentlicht wurden. Wichtig ist, dass die Studie eine ausreichend große Anzahl von Patienten umfasste und der Test mit einem diagnostischen Standardtest verglichen wurde, der ein Höchstmaß an Zuverlässigkeit bietet. Dies kann z.B. durch Langzeituntersuchungen, Biopsien oder klinische Sektionen gegeben sein. Dieser Vergleich sollte **unabhängig** geführt worden sein, d.h., die Untersucher, die Ergebnisse des Tests ablesen, müssen gegenüber den Ergebnissen des Referenztests verblindet sein. Die Ein- und Ausschlusskriterien müssen zudem gewährleisten, dass die Studie auf das Patientenkollektiv **übertragbar** ist, an dem sie angewendet werden soll.

Die Qualität eines Tests wird in diagnostischen Studien üblicherweise durch die Angabe der Sensitivität und Spezifität wiedergegeben (s. Tab. 3.2).

Hierbei handelt es sich um Maßzahlen für die Fähigkeit des Tests, Kranke als krank und Gesunde als gesund zu identifizieren. Aus diesen Zahlen lassen sich die Wahrscheinlichkeitsverhältnisse (Likelihood Ratios, LR) für einen positiven (LR+) bzw. negativen (LR–) Test ermitteln. Die LR+ gibt die Wahrscheinlichkeit eines positiven Testergebnisses bei einem Kranken im Verhältnis zur Wahrscheinlichkeit eines positiven Testergebnisses bei einem Gesunden an.

> **Beispiel**
>
> Hat ein diagnostisches Verfahren eine LR+ von 10 für eine gesuchte Erkrankung, so ist ein pathologisches (positives) Ergebnis bei Patienten mit der Erkrankung 10-mal so wahrscheinlich wie bei Patienten, welche die Erkrankung nicht haben.

In der klinischen Praxis interessiert vor allem die Wahrscheinlichkeit für das Vorliegen einer Erkrankung nach Vorliegen des Testergebnisses, d.h. die **Nachtest-Wahrscheinlichkeit** (Post-Test Probability). Diese gibt an, wie wahrscheinlich das Vorliegen der Erkrankung ist, falls das diagnostische Verfahren ein pathologisches Ergebnis zeigt. Die Nachtest-Wahrscheinlichkeit hängt neben dem Testergebnis noch von der Prävalenz bzw. Vortest-Wahrscheinlichkeit (Pre-Test Probability), also dem Anteil der erkrankten Patienten in der Gesamtpopulation, ab. Die Nachtest-Wahrscheinlichkeit lässt sich unter Verwendung der sog. Vor- und Nachtest-Odds (Chancen) anhand der Formeln in Tabelle 3.2 leicht aus der LR des Tests und der Prävalenz errechnen.

Evidenzbasierte Therapie

Die EBM stellt an die Durchführung von therapeutischen klinischen Studien, welche als Grundlage von Behandlungsentscheidungen dienen sollen, hohe methodische Anforderungen, die im CONSORT-Statement (www.cochrane.de/deutsch/cccons1.htm) zusammengestellt sind. Wesentliche **Qualitätskriterien** sind hier die Randomisierung, Verblindung und Beachtung des Intention-to-Treat-Prinzips. Daneben ist die kritische Beurteilung des Behandlungserfolgs in Prüf- und Kontrollgruppe ausschlaggebend.

Als Beispiel soll die Prüfung einer neue Kombination von Antibiotika zur Behandlung der neutropenischen Sepsis dienen. Diese werde in einer randomisierten Studie gegen ein etabliertes Schema geprüft. Als Ergebniskriterium (Event Rate) diene die Letalität. Die Letalität in der Prüfgruppe (Experimental Event Rate, EER) liege bei 20 %, die in der Kontrollgruppe (Control Event Rate, CER) betrage 25 %. Der Behandlungserfolg wird nun in der absoluten und relativen Risikoreduktion (Absolute Risk Reduction, ARR und Relative Risk Reduction, RRR) gemessen (s. Tab. 3.3). Eine praktische Maßzahl für den Effekt des Prüfverfahrens ist die Anzahl der Patienten, die dem Prüfverfahren unterzogen werden müssen, um ein zusätzliches unerwünschtes Ereignis zu vermeiden, die **Number Needed to Treat (NNT)**. In unserem Beispiel beträgt sie 20. Analog werden die Nebenwirkungen von Prüf- und Kontrollverfahren einander gegenübergestellt.

Treten in der Prüfgruppe mehr Komplikationen wie z.B. Medikamentenallergien auf, so bestehen ein absoluter und relativer Risikoanstieg (Absolute Risk Increase, ARI und Relative Risk Increase, RRI). Die Anzahl der Behandlungsfälle, die zu einem zusätzlichen unerwünschten Komplikationsereignis führen, wird als **Number Needed to Treat to Produce One Episode of Harm (NNH)** bezeichnet und analog zur NNT berechnet.

Bewertung und Hierarchisierung von Evidenz

Ein gebräuchlicher, aber methodisch unbefriedigender Versuch der Hierarchisierung von Evidenz besteht in der

Tab. 3.2 Ergebnisgrößen diagnostischer klinischer Studien.

	Krankheit vorhanden	Krankheit nicht vorhanden
Test positiv	A	B
Test negativ	C	D
	A + C	B + D
Sensitivität	A/(A + C)	
Spezifität	D/(B + D)	
LR+	Sensitivität/(1–Spezifität)	
LR–	(1–Sensitivität)/Spezifität	
Prävalenz	A + C/(A + B + C + D)	
Vortest-Odds	Prävalenz/(1–Prävalenz)	
Nachtest-Odds	Vortest-Odds × LR+ (bei positivem Test) Vortest-Odds × LR– (bei negativem Test)	
Nachtest-Wahrscheinlichkeit	Nachtest-Odds/(Nachtest-Odds + 1)	

Tab. 3.3 Effekt- und Risikogrößen bei therapeutischen klinischen Studien.

Effektgröße	Risikogröße
Ereignisrate in der Kontrollgruppe (Control Event Rate, **CER**)	Ereignisrate in der Kontrollgruppe (Control Event Rate, **CER**)
Ereignisrate in der Prüfgruppe (Experimental Event Rate, **EER**)	Ereignisrate in der Prüfgruppe (Experimental Event Rate, **EER**)
Relative Risikoreduktion (Relative Risk Reduction, **RRR = (CER−EER)/CER**)	Relativer Risikoanstieg (Relative Risk Increase, **RRI = (EER−CER)/CER**)
Absolute Risikoreduktion (Absolute Risk Reduction, **ARR = CER−EER**)	Absoluter Risikoanstieg (Absolute Risk Increase, **ARI = EER−CER**)
Number Needed to Treat: **NNT = 1/ARR**	Number Needed to Treat to Cause One Episode of Harm: **NNH = 1/ARI**

Prinzipien der internistischen Therapie

Tab. 3.4 Evidenzstufen der EBM.

I	Systematischer Review auf der Basis methodisch hochwertiger randomisierter Studien
II	Wenigstens eine große randomisierte klinische Studie
III	Methodisch hochwertige nicht randomisierte Studien
IV	Mehr als eine methodisch hochwertige nicht experimentelle Studie
V	Expertenmeinungen, beschreibende Studien

Tab. 3.5 Produkte der Cochrane Collaboration.

Produkt	Inhalt
Cochrane Database of Systematic Reviews (CDSR)	Systematische Übersichtsarbeiten der CC zu therapeutischen Fragestellungen
Database of Abstracts of Reviews of Effectiveness (DARE)	Abstracts von systematischen Übersichtsarbeiten, die nicht von der CC erstellt wurden
Cochrane Controlled Trials Register (CCTR)	Bibliographische Angaben zu kontrollierten klinischen Studien
Cochrane Review Methodology Database (CRMD)	Methodik systematischer Reviews
About the Cochrane Collaboration	Informationen zu CRGs, Kontaktadressen
Other Sources of Information	Links zu EBM-relevanten Themen

Beurteilung der Qualität der Zeitschrift, in der eine Arbeit publiziert wurde. Hierzu sind vom US-amerikanischen Institute for Scientific Information zwei Indexlisten entwickelt worden: der **Impact Factor (IF)** und der **Citation Index (CI)**. Beide nutzen als Qualitätskriterium, wie häufig Arbeiten der Zeitschrift (IF) bzw. der Autoren (CI) in anderen publizierten Arbeiten zitiert werden. Arbeiten in englischsprachigen Journalen führen aufgrund ihrer weltweit größeren Verbreitung i. d. R. zu höheren Indexwerten.

Um dem Anspruch an eine systematische Recherche gerecht zu werden, wird die verfügbare Evidenz hierarchisiert (s. Tab. 3.4).

Als verlässlichste Informationsquellen gelten systematische Reviews auf der Grundlage methodisch hochwertiger randomisierter, kontrollierter klinischer Studien. Dies sind kurz gefasste, leicht lesbare Übersichtsarbeiten, die nach einem strukturierten Protokoll anhand des QUOROM-Statements (www.cochrane.de/deutsch/ccquorom.htm) erstellt werden. Die Reviews enthalten i. d. R. Metaanalysen, d. h. quantitative Zusammenfassungen der Daten aus Einzelstudien, die mittels statistischer Methoden aggregiert werden. In systematischen Reviews wird versucht, eine Informationsverzerrung (Bias) so weit wie möglich zu vermeiden. Zwei wichtige Verzerrungsquellen sind:

- **Publikationsbias.** Dieser gibt den Tatbestand wieder, dass Studien mit signifikanten Ergebnissen (sog. „positive Studien") mit höherer Wahrscheinlichkeit und in Zeitschriften mit höherem IF veröffentlicht werden als solche mit nichtsignifikanten Ergebnissen, sog. negative Studien. Für systematische Reviews wird daher der Versuch unternommen, durch Kontaktaufnahme mit Wissenschaftlern auch nicht publizierte Daten ausfindig zu machen und auszuwerten.
- **Sprachbias.** Negative Studien werden erfahrungsgemäß häufiger in nicht englischsprachigen Zeitschriften sowie solchen mit niedrigerem IF publiziert als positive Studien.

3.2.3 Die Cochrane Collaboration

Das Grundanliegen der EBM, die Bereitstellung überschaubarer und wissenschaftlich verlässlicher Informationen für die klinische Arbeit, wurde bereits Anfang der 70er-Jahre des 20. Jahrhunderts durch den britischen Epidemiologen Archie Cochrane formuliert. Bis zu seinem Tod im Jahr 1988 betrieb er die Durchführung systematischer Reviews gemeinsam mit Wissenschaftlern, Ärzten, Angehörigen anderer Gesundheitsberufe und Patienten. Hieraus ist die 1993 gegründete Cochrane Collaboration (CC) entstanden, die weltweit mehr als 4000 Mitarbeiter umfasst. Ein zentrales Anliegen der CC besteht in der Reduzierung der oben genannten Biasquellen. Die Hauptverantwortung für die Erstellung systematischer Reviews liegt bei über 50 international besetzten **Collaborative Review Groups (CRGs)**, welche thematisch nach Organsystemen oder Gruppen von Erkrankungen organisiert sind. Die Arbeit der CRGs wird durch weltweit 15 Cochrane Centres koordiniert und unterstützt. Die Zuständigkeit für den deutschsprachigen Bereich obliegt dem Deutschen Cochrane Zentrum in Freiburg. Die Publikationen der CC werden in der **Cochrane Library** angeboten, deren Inhalte vierteljährlich als CD-ROM oder über das Internet erhältlich sind. Die in der Cochrane Library enthaltenen Datenbanken sind in Tabelle 3.5 wiedergegeben.

Zur weiteren Information

Literatur

Begg, C., M. Cho, S. Eastwood et al.: Improving the quality of reporting of controlled clinical trials: the CONSORT Statement. JAMA 1996; 276: 637–9.

Bucher, H. C.: Kritische Bewertung von Screening und Diagnostik. In: Kunz R, G. Ollenschläger, H. Raspe et al.: Lehrbuch Evidenzbasierte Medizin in Klinik und Praxis. Deutscher Ärzte-Verlag, Köln 2000: 108–19.

Echt, D. S. et al.: Mortality and morbidity in patients receiving encainide, flecainide or placebo. The Cardiac Arrhythmia Suppression Trial. N Engl J Med 1991; 324: 781–8.

Galandi, D, G. Antes: Die Cochrane Collaboration. In: Kunz, R., G. Ollenschläger, H. Raspe et al.: Lehrbuch Evidenzbasierte Medizin in Klinik und Praxis. Deutscher Ärzte-Verlag. Köln 2000: 98–106.

International Conference on Harmonisation of Technical Requirements for Registration of Pharmaceuticals for Human Use: ICH Harmonised Tripartite Guideline: General Considerations for Clinical Trials. Recommended for adoption at step 4 of the ICH process on 17 July 1997 by the ICH Steering Committee 1997.

Moher, D., D. J. Cook, S. Eastwood et al.: Improving the quality of reports of meta-analyses of randomised controlled trials: The QUOROM Statement. Quality of Reporting of Meta-Analyses. Lancet 1999; 354: 1896–900.

Sackett, D. L, W. S. Richardson, W. Rosenberg, R. B. Haynes: Evidence Based Medicine. How to Practice and Teach EBM. Churchill Livingstone, New York u.a. 1997.

Internet-Links zu EBM und Cochrane

www.cochrane.de
www.cochrane.de/deutsch
www.ebm-netzwerk.de
www.cochrane.de/cc/cochrane
www.cochrane.de/cochrane/cdsr.htm

Keywords

Klinische Studie ◆ EBM ◆ Cochrane

3.3 Prinzipien der internistischen Arzneitherapie

U. SCHWABE, K. KOCHSIEK

Die Arzneitherapie ist eines der wichtigsten Instrumente des Internisten neben der Beratung der Patienten über zweckmäßige Lebensführung zur Verhütung von Krankheiten. Ihr kommt genauso viel Bedeutung zu wie der Diagnose und Prognose. Bemühungen um Prognose und Diagnose sind nur als Grundlage für die nachfolgende Therapieentscheidung gerechtfertigt, mittels deren der Arzt seinen Heilauftrag erfüllt.

Für den Kliniker und praktizierenden Arzt sind gründliche Kenntnisse auf allen diesen Gebieten Voraussetzung für eine rationale, d.h. wissenschaftlich begründete Therapie. Nur auf einer solchen Grundlage kann der Arzt neue Erkenntnisse und vor allem „Neuheiten" des Arzneimittelmarkts kompetent beurteilen und im Rahmen seiner individuellen Behandlungen sinnvoll verwenden.

3.3.1 Die Diagnose als Grundlage der Therapie

Die Diagnose ist die Voraussetzung für die Indikationsstellung. Der Begriff der Indikation ist für eine wissenschaftlich begründete, d.h. kritisch überprüfbare Therapie unerlässlich. Erst wenn definiert ist, welcher krankhafte Zustand vorliegt, und daraus ein oder mehrere Behandlungsziele abgeleitet wurden, ist eine Wahl der Therapie möglich. Nur so kann auch der Erfolg einer Behandlung im Einzelfall und generell, z.B. bei der Einführung eines neuen Wirkstoffs, beurteilt werden.

Die **kausale Therapie** ist das ideale Modell einer Behandlung. Bei Infektionskrankheiten und in der operativen Medizin ist sie oft verwirklicht. Auf vielen Gebieten der Inneren Medizin sind wir noch auf eine **symptomatische Therapie** angewiesen oder müssen zu Maßnahmen greifen, die zwar in die Pathogenese von Krankheiten oder Symptomen eingreifen, aber die Ursachen unbeeinflusst lassen. Als Beispiel seien die Schmerzbehandlung und die Anwendung von Glukokortikoiden in pharmakologischen Dosen genannt. Die **Substitution** von körpereigenen Substanzen, z.B. von Hormonen, stellt eine weitere Form der Behandlung dar. Schließlich sei noch die Therapie **„ex juvantibus"** erwähnt. Dabei handelt es sich um die probeweise Einleitung einer Behandlung, die so spezifisch wirkt, dass in Umkehrung der Regel Diagnose–Indikation–Therapie aus dem Erfolg der Behandlung und damit der Bestätigung der richtigen Indikation auf die Diagnose geschlossen werden kann. Als Beispiele seien der Effekt von Colchicin, der beim Gichtanfall weitgehend spezifisch ist, und die schnelle Beseitigung einer schweren Hypoglykämie durch i.v. Gabe von Glukose genannt.

3.3.2 Auswahl der Therapie

Nutzen-Risiko-Abwägung

Vor jeder Therapieentscheidung ist eine Abwägung von Nutzen und Risiko erforderlich. Die Kenntnis des natürlichen Verlaufs der Krankheit ist die Voraussetzung für eine allgemeine Abwägung, bei der die therapeutisch erreichbare Heilungsquote mit der Spontanheilungsrate verglichen werden muss. Darüber hinaus sind Häufigkeit und Schwere von unerwünschten Arzneimittelwirkungen zu berücksichtigen (s. Abb. 3.1).

Neben den erwähnten Ursachen für nicht obligate **unerwünschte Arzneimittelwirkungen,** die beim Patienten liegen, sind Organerkrankungen und ein dadurch veränderter Arzneimittelstoffwechsel zu berücksichtigen. Bei **sehr jungen** oder **sehr alten** Menschen sowie bei **Schwangeren** gibt es besondere Risiken bei der Arzneitherapie. Auch aus diagnostischen Überlegungen kann die Anwendung eines Arzneimittels abzulehnen sein. Als Beispiel sei die Erschwerung des Erregernachweises bei einer bakteriellen Infektion durch Gabe eines Antibiotikums vor Durchführung der diagnostischen Maßnahmen genannt.

Mangelnde **Compliance** kann zur Wirkungsminderung bei unverändertem Risiko durch dosisunabhängige uner-

Prinzipien der internistischen Therapie

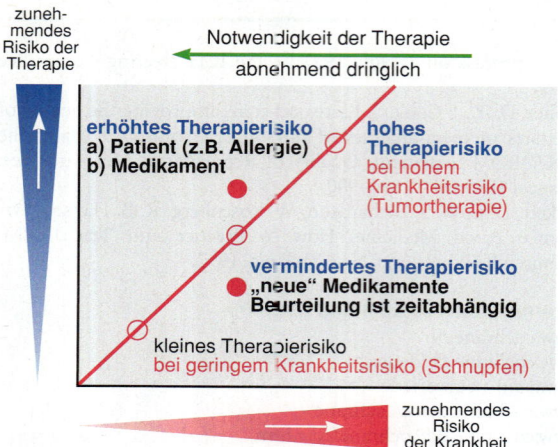

Abb. 3.1 Illustration allgemeiner Überlegungen zur Nutzen/Risiko-Analyse. Mit zunehmendem Risiko der Krankheit ist die Notwendigkeit einer Therapie zunehmend dringlich (Abszisse). Je dringlicher die Therapie ist, um so höher wird das Therapierisiko sein, das man in Kauf nehmen kann (Ordinate).

wünschte Arzneimittelwirkungen führen und damit eine veränderte Bewertung des Nutzens gegenüber dem Risiko bedingen.

Wenn **nichtmedikamentöse Behandlungsmöglichkeiten** ohne wesentliche unerwünschte Wirkungen zur Verfügung stehen, sollten diese Verfahren in die Nutzen-Risiko-Analyse einbezogen werden. Oft ist eine Therapie ohne Einsatz von Medikamenten genauso gut oder besser. Fragwürdig ist z. B. die Behandlung übergewichtiger Diabetiker mit insulinotropen Antidiabetika oder die Gabe von Appetitzüglern bei behandlungsbedürftigem Übergewicht.

Beim Therapieziel „primäre Prävention" müsste der Arzt statistische Aussagen auf einen einzelnen Patienten übertragen. Hier können individuelle Faktoren die Einschätzung des Verhältnisses von Nutzen und Risiko erheblich beeinflussen. Es schließt sich die Frage an, ob man berechtigt ist, ein Risiko für gesunde Personen zu erzeugen, von denen viele die zu vermeidende Erkrankung ohnehin nicht bekommen. Anders liegt das Problem bei der „sekundären Prävention", um Rückfällen oder erneuten Schüben einer durchgemachten oder weiterbestehenden Krankheit vorzubeugen.

Definition von Therapiezielen und Differentialtherapie

Der Auswahl einer Therapie geht ein differentialtherapeutischer Prozess voraus. Dabei spielen folgende Kriterien eine Rolle:
- Aufstellung einer Rangfolge der therapeutischen Probleme
- Definition des Therapieziels
- Überlegungen zu nichtmedikamentösen Therapieverfahren
- allgemeine Nutzen-Risiko-Abwägung
- Beachtung individueller Patientenvariablen: Verträglichkeit, gestörte Organfunktion, Alter, Compliance
- Arzneimittelwechselwirkungen

- pharmakologische und pharmazeutische Eigenschaften bestimmter Arzneimittel
- Kostenüberlegung unter Berücksichtigung der Qualität der Arzneimittel

Praxis

Ein 69-jähriger Mann hat folgende Diagnosen: Herzinsuffizienz, schwere Arthrose, arterielle Hypertonie und Diabetes mellitus. Die Auflistung der therapeutischen Probleme ergibt:
1. Schmerzen (Arthrose)
2. Schlafstörungen (durch Schmerzen infolge Arthrose)
3. nächtliche Dyspnoe (durch Linksherzinsuffizienz)
4. Ödeme (Rechtsherzinsuffizienz)
5. hypertone Blutdruckwerte
6. erhöhte Blutzuckerwerte und Harnzuckerausscheidung

Die Rangfolge der therapeutischen Probleme ergibt sich primär immer aus dem **Schweregrad der Krankheitssymptome,** aber auch aus den Beschwerden des Patienten. Schmerzen und Schlafstörungen sollten schnell symptomatisch gebessert werden. Die Schlafstörung ist möglicherweise beseitigt, wenn es gelingt, die Schmerzen und die Atemnot zu lindern. Die therapeutischen Probleme „nächtliche Dyspnoe", „Ödeme" und „hypertone Blutdruckwerte" können durch ein einziges Arzneimittel bzw. den gleichen pharmakologischen Ansatz (Diuretikum) behandelt werden. Die erhöhten Blutzuckerwerte und die Harnzuckerausscheidung erfordern meist neben der diätetischen Basisbehandlung eine medikamentöse Therapie.

Diese Reihenfolge der therapeutischen Probleme bedeutet also eine Rangfolge nach Dringlichkeit, wobei Schmerzen und Dyspnoe etwa gleich dringlich sind. Bei Anfällen von nächtlichem Asthma cardiale kann eine Dyspnoe an die erste Stelle rücken. Die Behandlung der Hypertonie und der Hyperglykämie kann zunächst zurückgestellt werden, vorausgesetzt, es handelt sich nicht um extrem hohe Blutdruckwerte mit der Gefahr einer hypertonen Enzephalopathie oder um einen schwer dekompensierten Diabetes mellitus mit Ketoazidose.

Evidenzbasierte Therapie

Von ausschlaggebender Bedeutung für die Auswahl eines Therapieverfahrens sind die Kriterien der **evidenzbasierten Medizin,** d. h. die gewissenhafte, klare und wohl überlegte Anwendung der gegenwärtig besten Belege für die Entscheidung über die Betreuung eines individuellen Patienten (Definition nach Sackett). Bei der Anwendung der evidenzbasierten Medizin wird die verfügbare klinische Evidenz aus systematischen Studien in die eigene klinische Expertise integriert. Prospektive, randomisierte, doppelblinde Studien sind der Goldstandard evidenzbasierter therapeutischer Entscheidungen. Ihre Aussagekraft wird durch Metaanalysen oder systematische Übersichten mehrerer gleichartiger Studien erheblich verstärkt.

Klinisches Fachwissen

Gute Ärzte stützen sich auf das eigene klinische Fachwissen und die verfügbare externe Evidenz, da beide allein keine ausreichende Entscheidungsgrundlage bieten. Ohne klinisches Fachwissen besteht die Gefahr, dass die Praxis durch

Evidenz dominiert wird, weil auch die beste externe Evidenz für den individuellen Patienten nicht anwendbar sein kann. Ohne aktuelle Evidenz besteht die Gefahr, dass die praktische Therapie zum Nachteil des Patienten schnell veraltet. Die Praxis evidenzbasierter Medizin ist ein lebenslanger Prozess, bei dem die Betreuung von Patienten klinisch bedeutsame Informationen über Diagnosen, Prognosen und Therapie erfordert. Die praktische Anwendung der evidenzbasierten Medizin erfolgt in den folgenden fünf Stufen:

- **Problemdefinition** durch Formulierung gezielter klinischer Fragen zum Patientenproblem, zu den erforderlichen Behandlungsoptionen oder therapeutischen Alternativen und dem angestrebten Therapieziel.
- **Suche nach der besten Evidenz** zur Beantwortung der gestellten Fragen durch klinische Untersuchung, Laborparameter, Literatur oder andere Quellen.
- **Kritische Bewertung der Evidenz** nach Validität und klinischer Anwendbarkeit.
- **Integration** der bewerteten Evidenz für die Behandlung des individuellen Patienten, gestützt auf die eigene klinische Erfahrung und die genaue Kenntnis von Situation und Erwartungen der Patienten.
- **Evaluation:** Am Schluss sollte der Arzt sein eigenes Handeln in den einzelnen Stufen kritisch würdigen und ggf. verbessern.

Ein guter Arzt ergänzt seine klinischen Fähigkeiten in nachvollziehbarer Weise durch die Erkenntnisse der wissenschaftlichen Medizin und entwickelt damit sein fachliches Können zur **ärztlichen Kunst.**

Therapieleitlinien

Im Rahmen der evidenzbasierten Medizin spielen Therapieleitlinien eine zunehmende Rolle. Ärztliche Organisationen (z. B. die Arzneimittelkommission der Deutschen Ärzteschaft) und Fachgesellschaften haben zahlreiche klinisch-praktische Leitlinien erstellt, um die therapeutische Entscheidungsfindung zu erleichtern. Wenn solche Leitlinien auf aktuellem Stand sind und richtig angewendet werden, bieten sie sinnvolle Rahmenbedingungen für die Betreuung von Patienten. Auf diese Weise können Patienten vor einer unzureichenden Versorgung geschützt werden. Ärzte können durch eine leitliniengestützte Therapie Kunstfehlervorwürfe vermeiden. Die Gesamtbevölkerung kann vor einer Überversorgung und den damit verbundenen Kostensteigerungen geschützt werden. Leider gibt es auch viele interessengeleitete Leitlinien mit divergierenden Empfehlungen bei ganz grundlegenden Fragen, wie z. B. einer regelmäßigen Sigmoidoskopie bei Personen im mittleren Lebensalter. Häufig lassen sich generelle Leitlinien auch nicht auf die Krankheit eines einzelnen Patienten anwenden. Der Arzt sollte daher versuchen, die von Sachverständigen erstellten Leitlinien in seine eigene klinische Praxis zu integrieren, dabei aber seinen eigenen Handlungsspielraum wahren und nicht in den Fehler einer „Kochbuchmedizin" verfallen.

3.3.3 Auswahl von Arzneimitteln

Das Ziel jeder Arzneitherapie besteht darin, bei einer definierten Krankheit einen Behandlungserfolg zu erreichen und aufrechtzuerhalten. Generell wird das angestrebte Therapieziel durch objektive Parameter kontrolliert, wie z. B. bei arterieller Hypertonie durch Blutdruckmessung oder bei Magen- und Zwölffingerdarmgeschwüren durch endoskopische Kontrolle. Unter optimalen Bedingungen ist ein therapeutischer Eingriff zusätzlich durch Langzeitstudien zur Senkung der Morbidität und Mortalität abgesichert. Patienten suchen ärztliche Hilfe jedoch oft wegen subjektiver Beschwerden wie Schmerzen, Atemnot oder Leistungsschwäche. Daher sollte durch gezielte Fragen oder spezielle Fragebögen immer ermittelt werden, wie der Patient selbst den Behandlungserfolg einschätzt. So ist beispielsweise das beste Antihypertonikum wirkungslos, wenn es wegen zentral dämpfender Nebenwirkungen oder Sexualfunktionsstörungen nicht eingenommen wird. Bei der praktischen Arzneitherapie müssen objektive und subjektive Ergebnisse immer zusammen bewertet werden.

Eine erfolgreiche Therapie kann bei den heute verfügbaren Möglichkeiten meist auf mehreren Wegen erreicht werden. Dabei durchläuft die therapeutische Entscheidungsfindung zunächst verschiedene Stufen der pharmakologischen Systematik:

- Erster Schritt für die Auswahl eines Arzneimittels ist die Festlegung der **Indikation** auf der Basis einer akkuraten Diagnose.
- Danach folgt die Entscheidung über das **Therapieprinzip,** wobei verschiedene Möglichkeiten differentialtherapeutisch gegeneinander abgewogen werden.
- Als Nächstes stehen mehrere **Wirkstoffklassen** zur Auswahl, die sich oft in pharmakodynamisch oder pharmakokinetisch unterschiedliche Untergruppen aufgliedern.
- Ein weiteres Auswahlkriterium ist der chemisch definierte **Wirkstoff** innerhalb einer pharmakologischen Wirkstoffklasse.
- Für viele Wirkstoffe gibt es meist mehrere **Arzneimittel** verschiedener Hersteller, wobei Originalpräparate und Generika zu vergleichen sind.
- Als Letztes kann der Arzt unter verschiedenen Arzneiformen und Applikationswegen sowie unterschiedlichen Dosierungsstärken die individuelle **Dosierung** auswählen.

Eine Übersicht über die Auswahl und Dosierung eines Arzneimittels ist in Tabelle 3.6 für die Behandlung der arteriellen Hypertonie gegeben. Eine zusätzliche Rolle können Begleitkrankheiten, unerwünschte Arzneimittelwirkungen, Interaktionen und Plazeboeffekte spielen.

Indikation

Bei der Einleitung einer Arzneitherapie steht die Festlegung der Indikation naturgemäß an erster Stelle. Mit der Indikation wandelt sich die Diagnose einer Krankheit in einen therapiebezogenen Begriff. Die Indikation ist das **Anwendungsgebiet eines Arzneimittels.** Als Indikationsbegriffe werden Krankheiten, Symptome und Krankheitssyndrome gelegentlich unter Nennung des Therapieprinzips verwendet. Des Weiteren dient die Indikation zur krankheitsbezogenen Klassifikation von Arzneimitteln (z. B. Antidiabetika, Antihypertonika) und ermöglicht damit neben der pharmakologischen Systematik eine erste therapiebezogene Orientierung.

Prinzipien der internistischen Therapie

Tab. 3.6 Auswahl und Dosierung eines Arzneimittels am Beispiel der arteriellen Hypertonie.

Auswahlkriterium	Prinzip/Arzneimittel	Alternativen
Therapieprinzip	Sympathikusblockade ↓	Blockade des Renin-Angiotensin-Systems, Diurese, Vasodilatation
Wirkstoffklasse	β-Rezeptoren-Blocker ↓	α-Rezeptoren-Blocker, α$_2$-Agonisten
Untergruppe	β$_1$-selektive β-Rezeptoren-Blocker ↓	nichtselektive β-Rezeptoren-Blocker, β-Rezeptoren-Blocker mit intrinsischer sympathomimetischer Aktivität (ISA)
Wirkstoff	Atenolol ↓	Betaxolol, Bisoprolol, Metoprolol, Nebivolol, Talinolol
Präparat	Atebeta® ↓	Atenolol-ratiopharm®, Atehexal®, Tenormin®
Arzneiform	Tabletten ↓	
Dosisstärke	Atebeta® 50 Tbl. / 50 mg Atenolol	Atebeta® 100 Tbl. / 100 mg Atenolol
Initialdosis	Atebeta® 50 Tbl. einmal tgl. morgens	
Dosiskontrolle	Nach 1 Monat: Bei ausreichender Blutdrucksenkung (< 140/90 mmHg) Dosis beibehalten, bei ungenügender Blutdrucksenkung (> 140/90 mmHg) Dosis auf 100 mg Atenolol einmal tgl. verdoppeln	

Die Indikation eines Arzneimittels ist zudem Basis für die **Beurteilung von Wirksamkeit** und **Unbedenklichkeit.** Arzneimittel sind nicht generell wirksam, sondern nur in Bezug auf eine Indikation, für die eine therapeutische Wirksamkeit in kontrollierten Studien bei Patienten mit definierten Krankheitszuständen nachgewiesen wurde. Daher ermöglicht der Nachweis einer pharmakologischen Wirkung an gesunden Probanden noch keine Aussage über die therapeutische Anwendung einer Substanz bei einer Krankheit. Die Indikation ist daher integraler Bestandteil der Zulassung eines Arzneimittels.

Im Rahmen der **Therapiefreiheit** kann der Arzt Arzneimittel auch abweichend von der zugelassenen Indikation anwenden. Wird allerdings ein Arzneimittel abweichend von der Zulassung eingesetzt (sog. **„Off-Label Use"**), geht die Gefährdungshaftung vom pharmazeutischen Hersteller auf den behandelnden Arzt über. Darüber hinaus ist die gesetzliche Krankenversicherung bis auf seltene Ausnahmefälle nicht verpflichtet, die Kosten einer von der Zulassung abweichenden Therapie zu übernehmen.

Therapieprinzip

Maßgebend für die Auswahl des Therapieprinzips ist die mehr oder weniger gute Kenntnis der pathophysiologischen Grundlagen und der körpereigenen Kompensationsmechanismen einer Krankheit. Ein typisches Beispiel ist die Arzneitherapie der arteriellen Hypertonie. Das Hauptziel der Therapie besteht hier in einer Senkung des arteriellen Blutdrucks mit möglichst geringen Nebenwirkungen (s. Tab. 3.6). Optimal wäre hier ein therapeutisches Programm, das die Ursache eines erhöhten Blutdrucks korrigiert, z. B. bei Patienten mit primärem Hyperaldosteronismus die Behandlung mit dem Aldosteronantagonisten Spironolacton.

Meistens ist der zugrunde liegende pathogenetische Defekt einer Hypertonie jedoch bisher unbekannt, so dass die Therapie auf empirischer Basis begonnen wird und im Wesentlichen durch die verfügbaren Arzneimittelgruppen geprägt ist. Neben der antiadrenergen Therapie auf verschiedenen Ebenen des sympathischen Nervensystems können alternativ oder auch gleichzeitig der Natriumhaushalt, das Renin-Angiotensin-System und die glatte Gefäßmuskulatur beeinflusst werden. Die Eigenständigkeit dieser verschiedenen Therapieprinzipien bei der Hypertonie wird dadurch hervorgehoben, dass sie an unterschiedlichen Organfunktionen angreifen und bei kombinierter Anwendung zusätzliche therapeutische Möglichkeiten eröffnen.

Pharmakologische Wirkstoffklassen

Nach dem Therapieprinzip folgt als nächstes Auswahlkriterium die pharmakologische Wirkstoffklasse. Unter diesem Begriff verstehen wir eine Gruppe von Wirkstoffen, die als gemeinsames Kennzeichen den **gleichen pharmakologischen Wirkungsmechanismus** haben. Der Wirkungsmechanismus beschreibt die primären Reaktionen zwischen dem Wirkstoff und seinem Wirkort im Organismus. In den meisten Fällen wirken Arzneimittel auf zelluläre

Makromoleküle und induzieren eine für die jeweilige Wirkstoffklasse typische Reihenfolge von Funktionsänderungen. Solche makromolekularen Wirkorte von Arzneimitteln sind:

- zellmembranständige Rezeptoren, z. B. adrenerge Rezeptoren für β-Rezeptoren-Blocker
- intrazelluläre Rezeptoren, z. B. Steroidrezeptoren für Glukokortikoide
- Ligandengesteuerte oder spannungsabhängige Ionenkanäle, z. B. nikotinische Acetylcholinrezeptoren für Muskelrelaxanzien oder spannungsabhängige Kalziumkanäle für Kalziumantagonisten
- zellmembranständige Transporter, z. B. Serotonintransporter für selektive Antidepressiva
- Enzyme, z. B. Cyclooxygenasen für nichtsteroidale Antiphlogistika
- Desoxyribonukleinsäure, z. B. für alkylierende Zytostatika

Daneben gibt es Wirkstoffe, die auf mikrobielle Enzymsysteme oder Ionen wirken und daher als rezeptorunabhängig wirkende Arzneimittel klassifiziert werden.

Untergruppen pharmakologischer Wirkstoffklassen

Durch selektive Wirkungen von Arzneimitteln gelingt es häufig, besondere **Rezeptorsubtypen** innerhalb einer einheitlichen Rezeptorklasse zu definieren. Der wichtigste Weg besteht darin, körpereigene Wirkstoffe durch chemische Strukturabwandlungen zu modifizieren und dadurch neue Verbindungen mit einer höheren pharmakologischen Selektivität zu erhalten.

Auf vielen Gebieten der Rezeptorpharmakologie sind weitgehend selektive Agonisten und Antagonisten entwickelt worden. Erfolgreiche Beispiele subtypselektiver Wirkstoffklassen sind:

- $β_1$-selektive β-Rezeptoren-Blocker für die Behandlung der Hypertonie und der koronaren Herzkrankheit
- $β_2$-Rezeptor-Agonisten für die Behandlung des Asthma bronchiale
- H_2-Rezeptor-Antagonisten zur Hemmung der Magensäuresekretion
- $α_2$-Rezeptor-Agonisten zur zentralen Blutdrucksenkung
- $5-HT_3$-Rezeptor-Antagonisten zur Behandlung des zytostatikainduzierten Erbrechens

Bei einigen pharmakologischen Wirkstoffklassen hat es sich als praktisch erwiesen, eine weitere Klassifikation nach **pharmakokinetischen Eigenschaften** vorzunehmen. So unterscheidet man z. B. Benzodiazepine mit kurzer, mittlerer und langer Wirkungsdauer und verbindet damit auch eine indikative Zuordnung der einzelnen Wirkstoffe. Die kurz wirkenden Benzodiazepine werden vorwiegend als Schlafmittel und die lang wirkenden Benzodiazepine vorwiegend als Tranquillanzien eingesetzt.

Wirkstoff

Der Wirkstoff ist die Grundlage für die Beurteilung eines Arzneimittels und dessen Einordnung in die pharmakologische Wirkstoffklasse. Jeder Wirkstoff hat einen von der WHO vergebenen internationalen Freinamen (International Nonproprietary Name, INN, oder Generic Name). Innerhalb einer Stoffklasse gibt es häufig mehrere Vertreter, da in therapeutisch erfolgreichen Wirkstoffgruppen nach der ersten **innovativen Leitsubstanz** oft weitere Verbindungen mit neuer chemischer Struktur, aber pharmakologisch ähnlichen oder gleichartigen Wirkungen eingeführt werden. So gibt es z. B. bei den lang wirkenden ACE-Hemmern zwölf verschiedene Wirkstoffe, die jedoch gegenüber der Leitsubstanz Enalapril keinen therapeutischen Zusatznutzen haben (s. neu eingeführte Arzneimittel).

Pharmakodynamische Unterschiede

Die **dosisbezogene Wirkungsstärke (Potency)** eines Arzneimittels ist eine wichtige Kenngröße, um die Dosis für die klinische Anwendung festzulegen. Sie ist üblicherweise durch die Dosierungsangaben des Herstellers oder Daten aus der Literatur vorgegeben. Die Dosis kann wiederum benutzt werden, um verschiedene Wirkstoffe der gleichen pharmakologischen Stoffklasse auf der Basis äquieffektiver Dosierungen zu vergleichen.

Die **maximale Wirkungsstärke (Efficacy)** eines Wirkstoffs ist dadurch definiert, dass die Wirkung durch eine Dosiserhöhung nicht weiter gesteigert werden kann. Meist liegen unterschiedliche Maximaleffekte von Arzneimitteln vor, wenn sie an verschiedenen Rezeptoren oder Wirkorten angreifen. Daneben gibt es Wirkstoffe, die im gleichen pharmakologischen System nicht die Gesamtwirkung eines vollen Agonisten erreichen und daher als **partielle Agonisten** bezeichnet werden, wie z. B. das Opioidanalgetikum Tramadol.

Pharmakokinetische Unterschiede

Arzneimittel werden am häufigsten oral appliziert und gelangen daher über den Gastrointestinaltrakt in den Körper. Als **Resorption** wird die Abnahme der Wirkstoffmenge am Resorptionsort definiert. Um resorbiert werden zu können, muss der Wirkstoff in gelöster Form vorliegen und eine ausreichende Fettlöslichkeit (Lipophilie) für die Diffusion durch die Lipidmembran der Darmepithelien aufweisen. Ein Beispiel aus dem Bereich der Benzodiazepine zeigt, dass das besser wasserlösliche Oxazepam deutlich langsamer als das besser fettlösliche Diazepam resorbiert wird. Wegen der langsameren Anflutung ist Oxazepam daher nicht als Einschlafmittel geeignet.

In der praktischen Arzneitherapie interessiert weniger die Resorption als die tatsächlich biologisch verfügbare Menge eines Arzneimittels, also seine **Bioverfügbarkeit.** Man versteht darunter das Ausmaß und die Geschwindigkeit, mit denen ein Wirkstoff in der systemischen Zirkulation verfügbar ist. Als Maß für die Bioverfügbarkeit wird daher üblicherweise die Serumkonzentrations-Zeit-Kurve nach einmaliger Applikation eines Arzneimittels bestimmt (s. Abb. 3.2). Wichtigster Parameter ist die Fläche unter der Kurve (Area Under the Curve, AUC); diese steht in enger Korrelation zur Wirkstoffmenge, die in den systemischen Kreislauf eintritt. Als weitere Messgrößen werden die maximale Serumkonzentration (C_{max}) und der Zeitpunkt der maximalen Serumkonzentration (t_{max}) aus der Serumkonzentrations-Zeit-Kurve berechnet.

Die Bioverfügbarkeit wird auf dem Weg des Arzneimittels aus dem Gastrointestinaltrakt in den großen Kreislauf durch mehrere Faktoren beeinflusst: Bis zur Auflösung des

Prinzipien der internistischen Therapie

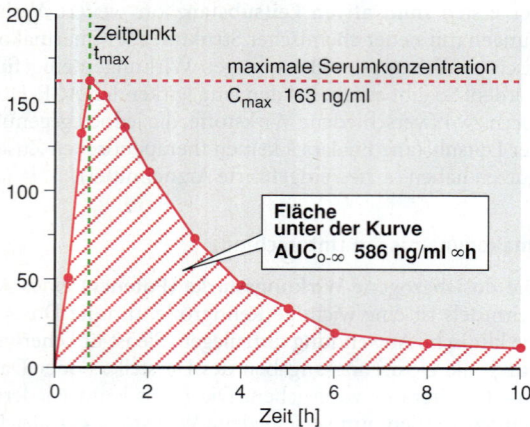

Abb. 3.2 Serumkonzentrations-Zeitkurve nach oraler Gabe einer Einzeldosis von Glibenclamid (3,5 mg). Mittelwerte von 10 Probanden (Daten nach Blume et al.: Pharmazeut. Ztg. 132 [1987], 2352–2362).

Wirkstoffs sind zunächst **pharmazeutische Faktoren** maßgebend wie Herstellungsmethode, Partikelgröße, Kristallform, Hilfsstoffe und Löslichkeit des Wirkstoffs. Danach wirken sich **physiologische Faktoren** des Patienten aus wie Alter, Nahrungsmittel, Magenentleerung, Darmmotilität. Von besonderer Bedeutung ist die **präsystemische Elimination** durch den Metabolismus des Arzneimittels in der Darmschleimhaut und der Leber, der vor dem Eintreten des Arzneimittels in den systemischen Kreislauf stattfindet. Dieser Metabolismus wird auch als **First-pass-Effekt** bezeichnet. Allein durch die präsystemische Elimination ist die Bioverfügbarkeit vieler Arzneimittel trotz guter Resorption deutlich eingeschränkt. Propranolol ist trotz vollständiger Resorption nur zu 25–45 % verfügbar. Bei Leberkrankheiten kann die Bioverfügbarkeit solcher Wirkstoffe zunehmen und Überdosierungserscheinungen auslösen. Wirkstoffe mit einem hohen First-Pass-Effekt sind daher Stoffe mit **problematischer Bioverfügbarkeit**. Des Weiteren rechnet man alle Arzneimittel mit geringer therapeutischer Breite und vitaler Indikation dazu. Auch bei geringer Bioverfügbarkeit (< 50 %), kurzer Halbwertszeit, Instabilität des Wirkstoffs im Magen-Darm-Trakt und dosisabhängiger Pharmakokinetik sind Bioverfügbarkeitsprobleme zu erwarten.

Wesentliche Faktoren für die **Verteilung** eines Arzneimittels sind die Membranpenetration, die Plasmaproteinbindung und das Verteilungsvolumen:

- Die **Penetration** durch Zellmembranen und besonders strukturierte Organschranken wie die Blut-Hirn-Schranke und die Plazentarschranke hängen von der Lipophilie eines Wirkstoffs ab: Lipophile und nicht dissoziierte Substanzen können Membranen leicht passieren. So ist beispielsweise das Kurznarkotikum **Thiopental** stark lipophil und als schwache Säure mit einem pK_a-Wert von 7,6 bei physiologischem pH von 7,4 im Plasma überwiegend nicht dissoziiert und damit zusätzlich gut fettlöslich. Daher diffundiert Thiopental schnell in das Gehirn und andere Gewebe. **Penicillin** ist dagegen ein Beispiel für einen gut wasserlöslichen Stoff, der Membranen nur langsam durchdringen kann und daher unter normalen Bedingungen kaum in das Gehirn gelangt. Nur bei der Meningitis ist die Penetration etwas erhöht, da hier die Membraneigenschaften verändert sind.
- Die **Plasmaproteinbindung** kann die Verteilung eines Wirkstoffs ebenfalls beeinflussen. Die Bindung ist reversibel und erreicht die Einstellung des Gleichgewichts innerhalb von wenigen Millisekunden. Daher sind Wechselwirkungen durch andere proteinbindende Pharmaka nur bei einer Plasmaproteinbindung von über 90 % klinisch bedeutsam.
- Das **Verteilungsvolumen** eines Wirkstoffs ist eine weitere pharmakokinetische Kenngröße, bei der die Arzneimittelmenge im Körper (Dosis) auf die Arzneimittelkonzentration (C) im Plasma nach Erreichen des Verteilungsgleichgewichtes bezogen wird (Verteilungsvolumen = Dosis/C). Das so errechnete Volumen muss kein physiologisches Korrelat haben, sondern stellt lediglich ein virtuelles Flüssigkeitsvolumen dar, das die im Körper vorhandene Arzneimittelmenge mit der gleichen Konzentration wie im Plasma enthält. So hat z. B. das stark lipophile Digoxin ein besonders hohes Verteilungsvolumen von ca. 700 l/70 kg Körpergewicht, das sich nach i.v. Gabe von 0,5 mg Digoxin aus einem Plasmaspiegel von 0,7 mg/ml errechnet. Andererseits hat Heparin als Makromolekül mit hoher Proteinbindung nur ein Verteilungsvolumen von 4 l, das annähernd dem normalen Plasmavolumen (3 l/70 kg) entspricht. Koffein verteilt sich gleichmäßig im Gesamtkörperwasser (42 l/70 kg) und hat dementsprechend ein mittleres Verteilungsvolumen von 43 l. Das Verteilungsvolumen entspricht damit dem Ausmaß, mit dem ein Arzneimittel außerhalb des Plasmakompartiments verteilt wird.

Die **Elimination** beschreibt alle Vorgänge, die zur Abnahme der Wirkstoffmenge im Körper führen. Sie hängt wesentlich von den physikochemischen Eigenschaften eines Wirkstoffs ab. Wasserlösliche Substanzen werden besser als fettlösliche Substanzen ausgeschieden. Daher werden lipophile Wirkstoffe erst nach Biotransformation in der Leber zu wasserlöslichen Metaboliten ausreichend schnell ausgeschieden. Das wichtigste Ausscheidungsorgan für Arzneimittel und deren Metaboliten ist die Niere, danach folgt die Leber, aus der viele der gebildeten Metaboliten über die Galle in den Darm gelangen. Dort werden sie oft wieder rückresorbiert und endgültig renal ausgeschieden. Daneben sind **Arzneimitteltransporter** wie P-Glykoprotein aus der Gruppe der ABC-Transporter für den zellulären Auswärtstransport von Arzneimitteln und Fremdstoffen (z. B. viele Zytostatika, HIV-Proteaseinhibitoren, Digoxin, Erythromycin, Verapamil) in Leber, Darm und Niere bedeutsam.

Das Maß für die Eliminationsgeschwindigkeit ist die **Halbwertszeit**. Sie ist als die Zeit definiert, in der die Plasmakonzentration oder die im Körper vorhandene Menge eines Wirkstoffs auf die Hälfte abgefallen ist. Sie muss über einen ausreichend langen Zeitraum gemessen werden, da sich ein Arzneimittel in mehrere Kompartimente verteilen kann, aus denen es unterschiedlich schnell eliminiert wird. Üblicherweise wird die Halbwertszeit der „terminalen Eliminationsphase" angegeben, die nicht mehr durch gleichzeitig ablaufende Verteilungsphasen beeinflusst wird und den klinisch relevanten Eliminationsvorgang beschreibt.

Eine ausreichend lange Halbwertszeit von etwa 12 h ist vorteilhaft für die Dauertherapie, weil damit eine **einmalige Gabe** pro Tag ermöglicht wird. Liegt die Halbwertszeit wesentlich niedriger, so ist in der Regel eine **mehrmalige tägliche Gabe** erforderlich. Eine Alternative ist die Gabe des Wirkstoffs in **Retard-** oder **Depot-Arzneiformen.** Dadurch wird eine konstante Plasmakonzentration über einen längeren Zeitraum erreicht. Die Bioverfügbarkeit von Retard-Präparaten ist allerdings meist niedriger als die nicht retardierter Arzneiformen. Halbwertszeiten von mehr als 24 h bedingen bei täglicher Applikation eine Kumulation des Wirkstoffs, die bei der Dauertherapie einen konstanteren Wirkstoffspiegel ermöglicht, aber die **Steuerbarkeit** der Therapie beim Auftreten von Nebenwirkungen erschwert.

Ein anderes Maß für die Eliminationsleistung des Körpers ist die **Clearance.** Sie gibt an, wie viel Milliliter Blut pro Minute von dem Arzneimittel befreit werden. Durch die zusätzliche Messung der im Urin ausgeschiedenen Menge können neben der **totalen** Körper-Clearance die **renale** Clearance und aus der Differenz die **hepatische** Clearance berechnet werden. Nach dem Haupteliminationsweg kann dann ein geeigneter Wirkstoff bei Patienten mit eingeschränkter Nieren- oder Leberfunktion ausgewählt werden.

Bei der Auswahl eines Wirkstoffs sollte bekannt sein, ob er selbst der Träger der Wirkung ist oder ob im Organismus ein weiterer pharmakodynamisch **wirksamer Metabolit** durch Biotransformation gebildet wird. Die Therapie ist übersichtlicher, wenn nur der gegebene Wirkstoff eine Wirkung auslöst und keine weiteren aktiven Metaboliten entstehen. Oft werden aber aus einem Wirkstoff ein oder mehrere pharmakologisch aktive Stoffwechselprodukte gebildet. So entstehen z. B. aus Diazepam mit Desmethyldiazepam und Oxazepam weitere wirksame Benzodiazepinderivate. Eine andere Situation liegt vor, wenn ein Wirkstoff primär in einer unwirksamen Form als sog. „**Pro-Drug**" verabreicht wird und erst im Körper zum pharmakologisch aktiven Wirkstoff umgewandelt wird. Ein Beispiel dafür ist der HMG-CoA-Reduktase-Hemmer Lovastatin, der in der Leber durch Öffnung des Laktonrings in die aktive Form überführt wird.

Arzneimittel

Arzneimittel sind „Mittel des Arztes", die den pharmakologischen Wirkstoff in einer beim Patienten gut applizierbaren Form enthalten. Diese Form wird als Darreichungsform oder Arzneiform bezeichnet und steht meist in mehreren Variationen als Tablette, Tropfen, Spray, Zäpfchen, Ampulle oder Salbe für den jeweiligen Applikationsweg zur Verfügung. Heute werden fast ausschließlich Fertigarzneimittel verwendet, die im Voraus hergestellt sind und als fertige Packung abgegeben werden. Sie werden vom Hersteller in der Regel unter einem warenzeichengeschützten Handelsnamen in Verkehr gebracht. Nach **Ablauf des Patentschutzes** wird der gleiche Wirkstoff in zunehmendem Maß von mehreren Herstellern als **Generikum** oder sog. „Markengenerikum" in Verkehr gebracht. Das hat dazu geführt, dass es z. B. von dem nichtsteroidalen Antiphlogistikum Diclofenac 35 verschiedene Handelsnamen mit 129 verschiedenen Darreichungsformen und 590 verschiedenen Fertigarzneimitteln gibt. Um unter einem so vielfältigen Angebot die richtige Auswahl treffen zu können, müssen in erster Linie die Qualität und die therapeutische Äquivalenz der Produkte verschiedener Hersteller sichergestellt sein.

Qualität

Arzneimittel müssen eine nach den anerkannten pharmazeutischen Regeln angemessene Qualität aufweisen. Des Weiteren muss durch entsprechende Qualitätskontrollen gewährleistet sein, dass alle Produktionsserien eines Arzneimittels von gleicher Qualität sind. Neben Identität, Reinheit, Wirkstoffgehalt und Haltbarkeit eines Fertigarzneimittels ist die **Freisetzung** eines Wirkstoffs aus festen oralen Arzneiformen ein besonders wichtiges Qualitätsmerkmal.

Bei **oraler Applikation** eines Arzneimittels muss der Wirkstoff im Magen-Darm-Kanal zunächst in Lösung gehen, bevor er resorbiert werden kann. Dieser Vorgang vollzieht sich in zwei Schritten: Zuerst zerfällt die Arzneiform in kleine Partikel, und danach erst kann sich der in den Partikeln enthaltene Wirkstoff auflösen. Für feste Arzneiformen wie Tabletten, Dragees und Kapseln sind daher eine angemessene **Zerfallszeit** und eine ausreichend hohe **Lösungsgeschwindigkeit** vorgeschrieben. Wirkstoffe mit geringer Löslichkeit in wässrigen Lösungsmitteln (weniger als 0,1 %) gehören zu den Stoffen mit problematischer Bioverfügbarkeit.

Therapeutische Äquivalenz und Bioäquivalenz

Die entscheidende Voraussetzung für die Vergleichbarkeit von wirkstoffgleichen Arzneimitteln verschiedener Hersteller ist die **therapeutische Äquivalenz.** Sie besteht darin, dass zwei Arzneimittel die gleiche klinische Wirkung auslösen. Eine solche Gleichwertigkeit ist üblicherweise sichergestellt, wenn die beiden Arzneimittel die gleiche Bioverfügbarkeit aufweisen und damit bioäquivalent sind. Trotz chemischer Identität können Arzneimittel verschiedener Hersteller Unterschiede in den Rezepturhilfsstoffen und im Herstellungsverfahren aufweisen, wodurch die Freisetzung des Wirkstoffs und dessen Resorption im Körper beeinflusst werden können.

Die **Bioäquivalenz** zweier Arzneimittel ist dadurch definiert, dass die Bioverfügbarkeit von zwei wirkstoffgleichen Arzneimitteln anhand der gemessenen Serumkonzentrations-Zeit-Kurven nach Ausmaß und Geschwindigkeit gleich ist. Als Referenzpräparat für den Vergleich von mehreren wirkstoffgleichen Arzneimitteln wird üblicherweise das zuerst am Markt befindliche Originalpräparat (Erstanmelderpräparat) ausgewählt. Eine Bioäquivalenz gilt als nachgewiesen, wenn die Bioverfügbarkeit des Prüfpräparates mit den 95 %-Konfidenzintervallen zwischen 80 und 120 % des Referenzpräparates liegt. Die pharmazeutischen Hersteller sind zur Angabe entsprechender Messdaten in der Fachinformation verpflichtet. Eine nachgewiesene Bioäquivalenz ist Voraussetzung für den **Austausch** wirkstoffgleicher Arzneimittel. Die bisherigen Ergebnisse von Bioäquivalenzuntersuchungen haben gezeigt, dass Generika die heutigen Anforderungen an die pharmazeutische Qualität und Bioäquivalenz bis auf wenige Ausnahmen erfüllen.

Prinzipien der internistischen Therapie

Generika

Generika sind Arzneimittel mit patentfreien Wirkstoffen, die mit der Bezeichnung des internationalen Freinamens (**Generic Name**) auf den Markt gebracht werden. Ihnen gleichzusetzen sind sog. Markengenerika („**Branded Generics**"), die ebenfalls patentfreie Wirkstoffe enthalten, aber unter einem neuen Handelsnamen angeboten werden. Beide werden in Deutschland auch als **Zweitanmelderpräparate** bezeichnet. Dem stehen die Originalpräparate forschender Arzneimittelhersteller gegenüber, die einen neu entwickelten Wirkstoff patentiert haben und unter einem warenzeichengeschützten Handelsnamen erstmals in Umlauf gebracht haben. Sie werden daher auch als **Erstanmelderpräparate** bezeichnet.

Aus ökonomischen Gründen wird in vielen Ländern die Verordnung von Generika propagiert. Sie sind erheblich billiger als Originalpräparate und ermöglichen Einsparungen bei den Arzneimittelkosten. So erhöhte sich in Deutschland der Anteil der Generikaverordnungen seit 1981 von 11 % auf 49 % im Jahr 2000. Eine zusätzliche Kostensenkung wurde mit Festbeträgen für Arzneimittel angestrebt, die ab 1989 für zahlreiche Wirkstoffe festgelegt wurden. Der Arzt ist verpflichtet, den Patienten über die Zuzahlung zu informieren, wenn er ein Arzneimittel verordnet, dessen Preis über dem Festbetrag für die jeweilige Packungsgröße liegt.

Neu eingeführte Arzneimittel

Von ausschlaggebender Bedeutung für den Wert eines neuen Arzneimittels ist die **therapeutische Evidenz**, mit der dessen Wirksamkeit durch klinische Studien belegt ist. Bei der Neueinführung eines Arzneimittels liegen zumeist nur die Ergebnisse von Zulassungsstudien vor, die im Rahmen der klinischen Prüfung (Phasen I–III) durchgeführt wurden. Ziel der **klinischen Arzneimittelprüfung** ist der Nachweis der therapeutischen Wirksamkeit und Sicherheit für die als Indikation angegebene Krankheit. Dennoch stützen sich die Studien der klinischen Prüfung meistens auf sog. **Surrogatparameter** für den Krankheitsverlauf, die schnell messbar sind (z. B. Blutdruck, Serum-Cholesterin). Bei chronischen Krankheiten sind jedoch in zunehmendem Maß Studienbelege für die **Langzeitwirkungen** von Bedeutung, die eine Wirkung auf harte **klinische Endpunkte einer Krankheit** (Mortalität, Komplikationen, Lebensqualität) zeigen. Bekanntes Beispiel für die Langzeitevidenz eines neuen Arzneimittels ist die 4S-Studie mit dem Cholesterinsynthesehemmer Simvastatin, mit dem erstmals eine Senkung der Gesamtmortalität von Koronarpatienten durch eine Cholesterinsenkung über einen Zeitraum von fünf Jahren nachgewiesen wurde.

In Deutschland werden jährlich 30–40 neue Wirkstoffe in die Therapie eingeführt. Nur ein kleiner Teil der neuen Arzneimittel hat durch ein neuartiges Wirkprinzip oder eine verbesserte Pharmakokinetik einen therapeutischen Zusatznutzen. Viele neu eingeführte Wirkstoffe enthalten zwar neue Moleküle, wirken aber ähnlich oder gleichartig wie bekannte Arzneimittel. Diese chemischen Innovationen ohne therapeutische Vorteile werden wegen ihrer analogen pharmakologischen Wirkungen als **Analogpräparate** („Me-too"-Präparate) bezeichnet. Das Überwiegen solcher Analogpräparate hat aggressive Werbekampagnen der Herstellerfirmen zur Folge, um die Produkte durch Betonung minimaler Unterschiede zu profilieren, selbst wenn diese Produkte in Wirklichkeit gleich wirken. Das geschieht in vielen Wirkstoffklassen, z. B. bei Protonenpumpenhemmern, ACE-Hemmern, Kalziumantagonisten, selektiven Serotonin-Rückaufnahmeinhibitoren und nichtsteroidalen Antiphlogistika.

Bei neu eingeführten Arzneimitteln wird mitunter eine **niedrige Dosis** als Vorteil propagiert, weil dadurch Nebenwirkungen reduziert würden. Eine geringere Dosis allein beweist jedoch keine therapeutische Überlegenheit. So zeigt das Beispiel Cerivastatin (0,1–0,4 mg/d), dass trotz einer im Vergleich zu Simvastatin (10–40 mg/d) 100fach geringeren Dosis häufiger Nebenwirkungen auf die Skelettmuskulatur (Kreatinkinaseanstiege, Rhabdomyolysen) auftraten. Cerivastatin musste aufgrund von 100 weltweit aufgetretenen Todesfällen vom Markt genommen werden. Eine geringere „Substanzbelastung" ist ohne zusätzliche Daten über geringere Nebenwirkungen oder eine größere therapeutische Breite kein Auswahlkriterium.

Dosierung

Nach der Auswahl des Wirkstoffs und eines geeigneten Arzneimittels besteht der letzte Schritt in der Wahl einer adäquaten Dosis. Ziel einer optimalen Dosierung ist es, einen **therapeutischen Effekt ohne wesentliche toxische Nebenwirkungen** zu erreichen. Bei den meisten Krankheiten wird daher mit einer niedrigen Dosis begonnen und diese stufenweise erhöht, bis ein zufrieden stellender therapeutischer Effekt eingetreten ist.

Arzneimittelbedingte Einflüsse

Nach einer Grundregel der Pharmakologie hängt die Wirkung eines Arzneimittels von der **Höhe der Dosis** ab. Dosis und Wirkung können in einer abgestuften, meist nichtlinearen Beziehung zueinander stehen, so dass mit einer Dosis immer ein bestimmtes Ausmaß eines erwünschten Effekts ausgelöst wird. In der praktischen Arzneitherapie werden quantitative Aussagen am besten bei der Therapiekontrolle anhand der Messung der Arzneimittelkonzentration im Blut vorgenommen. In solchen Fällen kann eine Dosis-Wirkungs-Beziehung nur an einem größeren Kollektiv von Patienten erhoben werden, so dass auf diese Weise eine kollektive Dosis-Wirkungs-Kurve erzielt wird.

Ein Beispiel ist die **Serumspiegelbestimmung von Herzglykosiden** bei dauerdigitalisierten Patienten (s. Abb. 3.3). Wird die Serumkonzentration im logarithmischen Maßstab gegen die Prozentzahl der behandelten Patienten aufgetragen, ergibt sich die typische sigmoidale Konzentrations-Wirkungs-Kurve, aus der die **mittlere therapeutische Serumkonzentration** (EC_{50} 1,1 ng, S. Abb. 3.3) abgelesen werden kann. Bei dieser Konzentration zeigten 50 % der Patienten den angestrebten therapeutischen Effekt der Digitalistherapie ohne Intoxikationszeichen. In gleicher Weise kann eine **mittlere toxische Serumkonzentration** ermittelt werden (EC_{50} = 2,9 ng/ml), die bei Patienten mit Glykosidintoxikationszeichen gemessen wurde und zur Abschätzung der therapeutischen Breite verwendet werden kann (s. u.).

3.3 Prinzipien der internistischen Arzneitherapie

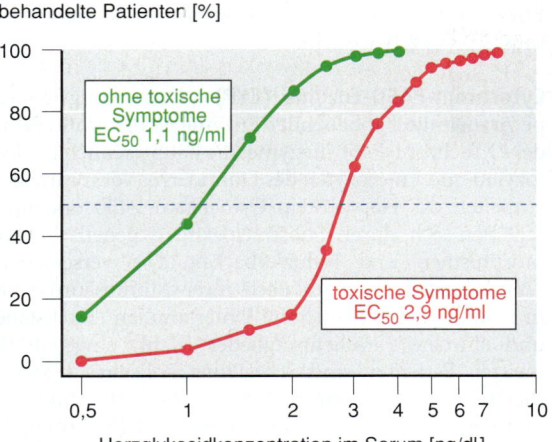

Abb. 3.3 Kumulative Konzentrations-Wirkungskurve der Herzglykosidkonzentrationen im Serum von dauerdigitalisierten Patienten. Bei Patienten ohne toxische Symptome (n = 1674) betrug die mittlere Serumkonzentration (EC_{50}) 1,1 ng/ml und bei Patienten mit Intoxikationszeichen (n = 344) 2,9 ng/ml. Die therapeutische Breite errechnet sich als Quotient aus therapeutischer EC_{50}/toxischer EC_{50} und beträgt bei diesen Kollektiven 2,6 (Daten nach Kochsiek, K. et al.: Klinik und Therapie der Digitalisintoxikation. Verh. Dtsch. Ges. inn. Med. 83 [1977], 99–115).

Dauertherapie eingesetzt, wobei die Initialdosis höher liegt als die später erforderliche Erhaltungsdosis. Ein Beispiel für einen solchen Dosierungswechsel ist die Therapie mit Digitoxin, das bei mittelschneller Aufsättigung initial in einer höheren Sättigungsdosis und anschließend in einer niedrigeren Erhaltungsdosis gegeben wird.

Eine exakte Dosierung ist bei allen Substanzen mit geringer therapeutischer Breite erforderlich. Unter der **therapeutischen Breite** versteht man den Abstand der therapeutischen Dosis von der toxischen Dosis, bei der die ersten schwerwiegenden, unerwünschten Wirkungen beobachtet werden. Zur Vermeidung solcher Nebenwirkungen ist es ggf. notwendig, die Dosis auf das Körpergewicht zu beziehen. Noch genauer ist die Dosierung nach der Wirkstoffkonzentration im Blut. Bei Arzneimitteln mit geringer therapeutischer Breite bewähren sich daher Plasmaspiegelbestimmungen des Wirkstoffs (**therapeutisches Drug-Monitoring**) bei der Kontrolle des Therapieerfolges. Therapeutischer Normbereich für Digoxin sind Konzentrationen von 0,7–2,0 ng/ml. Oberhalb dieses Bereiches nimmt die Häufigkeit von unerwünschten Glykosidwirkungen stark zu. Aus den mittleren Serumkonzentrationen für die therapeutischen und toxischen Digitaliswirkungen kann die therapeutische Breite als Quotient berechnet werden (s. Abb. 3.3).

Krankheitsbedingte Einflüsse

Nierenkrankheiten Eine Anpassung der Dosis ist bei Patienten mit Nierenkrankheiten erforderlich, wenn das Arzneimittel vorwiegend renal eliminiert wird und bei erhöhter Plasmakonzentration vermehrt unerwünschte Wirkungen auslöst. Das ist vor allem bei Arzneimitteln mit geringer therapeutischer Breite und langen Halbwertszeiten der Fall, wie z. B. Digoxin. Ziel einer Dosisanpassung ist ein Dosierungsschema für das Arzneimittel mit einem Plasmakonzentrationsprofil, das dem eines nierengesunden Patienten entspricht. Eine solche Dosisanpassung ist generell nur erforderlich, wenn mehr als 60–70 % des Arzneimittels renal eliminiert werden und die Nierenfunktion auf 30–50 % des Normalwertes eingeschränkt ist. Sie kann entweder durch eine Dosisreduktion, eine Verlängerung des Dosierungsintervalls oder beides erreicht werden. Die renale Clearance eines Arzneimittels ist proportional zur Kreatinin-Clearance und kann für Männer aus dem Serum-Kreatinin nach folgender Formel (Cockroft und Gould) ermittelt werden:

Arzneimittel mit **kurzer Halbwertszeit** werden üblicherweise in mehreren **Einzeldosen** pro Tag verabreicht, um einen möglichst gleichmäßigen therapeutischen Effekt zu erzielen. So wird das β-Lactam-Antibiotikum Amoxicillin mit einer Halbwertszeit von 60 min meist in drei Einzeldosen von z. B. 1 g im Abstand von 8 h gegeben. Der Zeitabstand der Einzeldosen wird als **Dosierungsintervall** bezeichnet. Aus der Zahl der pro Tag verabfolgten Einzeldosen errechnet sich die **Tagesdosis** eines Arzneimittels, d. h. in dem genannten Beispiel 3 g Amoxicillin pro Tag. In der Regel werden Einzeldosen gleichmäßig über den Tag verteilt. Ausnahmen sind Arzneimittel, bei denen ein ausreichendes Dosierungsintervall bedeutsam ist, damit sich keine Toleranz gegen das Arzneimittel entwickeln kann. Als **Toleranz** wird die Wirkungsabnahme eines Arzneimittels bei wiederholter Zufuhr bezeichnet. Die Toleranz ist nach einem einnahmefreien Intervall reversibel. Ein solches Vorgehen wird bei der Dauertherapie mit organischen Nitraten gewählt, z. B. Isosorbiddinitrat mit einer „Nitratpause" von ca. 16 h.

Arzneimittel mit **längerer Halbwertszeit** werden in der Regel in einer Dosis pro Tag gegeben, so dass hier die Einzeldosis zugleich die Tagesdosis ist, z. B. das Herzglykosid Digoxin mit einer Halbwertszeit von 35–50 h in einer Dosis von 0,25 mg/d. Bei der Dauertherapie hat sich aus Gründen der Patientencompliance (s. u.) die einmal tägliche Gabe eines Arzneimittels als vorteilhaft erwiesen.

Bei **Dosisänderungen** muss berücksichtigt werden, dass sich ein Gleichgewicht der Arzneimittelkonzentration im Körper erst nach vier bis fünf Halbwertszeiten einstellt. Bei täglicher Gabe von Wirkstoffen mit Halbwertszeiten über zwei Tagen, wie z. B. Herzglykoside, dauert es daher mindestens eine Woche, bis der Wirkstoff das Gleichgewicht erreicht hat. Bei Mitteln mit langer Halbwertszeit werden deshalb unterschiedliche Dosierungen für Initial- und

Formel nach Cockroft und Gould

$$\text{Kreatinin-Clearance} = \frac{(140 - \text{Lebensalter}) \times \text{Körpergewicht (kg)}}{72 \times \text{Serumkreatinin (mg/dl)}} \; (\text{ml/min})$$

Für Frauen wird das Ergebnis wegen der kleineren Muskelmasse mit einem Korrekturfaktor von 0,85 multipliziert. Nach dieser Formel beträgt die Kreatinin-Clearance eines 80-jährigen Patienten (72 kg, Serum-Kreatinin 1 mg/dl) nur noch 60 ml/min, so dass die Dosis für das zu 90 % renal eliminierte Digoxin allein wegen des Alters um 40 % reduziert muss.

Leberkrankheiten Im Gegensatz zur Niereninsuffizienz gibt es kein verbindliches Dosierungsschema bei Leberkrankheiten. Auch Leberfunktionstests lassen keinen sicheren Rückschluss auf die Elimination anderer Arzneimittel zu. Deshalb sollte die Indikation einer Arzneitherapie bei Leberkrankheiten streng gestellt werden. Vorsichtshalber sollten nur solche Stoffe ausgewählt werden, die überwiegend renal ausgeschieden werden. Besonders groß ist das Risiko einer Überdosierung bei Substanzen mit hohem First-Pass-Effekt. Bei Patienten mit Leberzirrhose ist die orale Bioverfügbarkeit solcher Arzneimittel nahezu verdoppelt, wie z. B. bei Metoprolol, Morphin, Nifedipin und Propranolol. Außerdem können Leberkrankheiten die Pharmakodynamik eines Arzneimittels ändern, wenn z. B. eine verminderte Synthese hepatischer Gerinnungsfaktoren die Wirkung oraler Antikoagulanzien verstärkt.

Kreislaufversagen und Schock Im Schock wird die Durchblutung peripherer Organe wie Leber und Niere zu Gunsten von Herz und Gehirn eingeschränkt. Infolge des reduzierten Verteilungsvolumens steigt die Plasmakonzentration eines Arzneimittels. Außerdem sinkt wegen der verminderten hepatischen und renalen Perfusion die Arzneimittel-Clearance durch diese Organe. Daher ist die Lidocain-Clearance im kardiogenen Schock etwa 50 % geringer als normalerweise, weshalb die Initialdosis von vornherein niedriger gewählt werden muss.

Genetische Faktoren der Arzneimittelwirkung

Genetische Faktoren sind neben Krankheit und Alter eine wesentliche Ursache für die große Variationsbreite der individuellen Reaktionen von Patienten auf Arzneimittel. In vielen Fällen werden die Wirksamkeit und Verträglichkeit von Arzneimitteln durch genetische Polymorphismen von Arzneimittel metabolisierenden Enzymen und Arzneimittelrezeptoren bestimmt. Ein phänotypisches Merkmal oder das zugehörige Gen zeigt einen Polymorphismus, wenn mehr als eine Form des Merkmals oder Gens in der Bevölkerung vorkommt. Die klinischen Auswirkungen dieser genetischen Defekte hängen von der therapeutischen Breite des Arzneimittels und der Aktivität seiner Metaboliten ab.

Arzneimittel metabolisierende Enzyme

Eine besondere Bedeutung für die Optimierung der Arzneitherapie haben Polymorphismen von Enzymen des Arzneimittelstoffwechsels (s. Tab. 3.7). Die erste klinische Beobachtung war eine enorm verlängerte Muskelrelaxation nach Gabe von Suxamethonium, das infolge eines hereditären Mangels der Plasma-Cholinesterase nicht abgebaut werden konnte. Auch in vielen anderen Fällen geht ein genetischer Polymorphismus mit einer verminderten Aktivität des kodierten Proteins einher. Daraus resultiert bei Arzneimitteln mit einer geringen therapeutischen Breite, die durch das defiziente Enzym inaktiviert werden, eine gefährliche Zunahme der Toxizität, wie z. B. nach Standarddosen von 5-Fluorouracil bei Dihydropyrimidindehydrogenase-defizienten Patienten. Umgekehrt bleibt ein therapeutischer Effekt aus, wenn Arzneimittel durch ein Enzym mit genetischem Polymorphismus aktiviert werden müssen, wie z. B. Codein.

Cytochrom-P450-Enzyme (CYP) Die wichtigste Gruppe Arzneimittel abbauender Enzyme ist die große Familie der Cytochrom-P450-Enzyme, die hauptsächlich in Hepatozyten und Enterozyten des Dünndarms vorkommen. Sie enthalten das Hämprotein Cytochrom P450 und unterscheiden sich durch Substratspezifität, genetische Polymorphismen und Induzierbarkeit. Die verschiedenen CYP-Isoenzyme werden nach ihrer Aminosäuresequenz in Familien (Zahl), mehrere Unterfamilien (Buchstaben) und einzelne Familienmitglieder (Zahl) eingeteilt. Die meisten Patienten sind Schnellmetabolisierer (Extensive Metabolizer, EM-Phänotyp), ein kleinerer Teil sind Langsammetabolisierer (Poor Metabolizer, PM-Phänotyp). Klinisch wichtige Vertreter der Cytochrom-P450-Enzyme sind:

- **CYP2D6** mit einem genetischen Defekt bei 5–10 % der Europäer mit über 70 Allelvarianten, Hauptenzym für den Abbau von Antiarrhythmika (Propafenon, Flecainid), β-Rezeptoren-Blockern (Metoprolol, Timolol), trizyklischen Antidepressiva (Imipramin, Nortriptylin), selektiven Serotonin-Rückaufnahmeinhibitoren (SSRI, Fluoxetin, Paroxetin), Neuroleptika (Perphenazin, Thioridazin) sowie für die Aktivierung von Opioiden (Codein, Dextromethorphan, Abschwächung des Effekts bei Langsammetabolisierern).
- **CYP2C19** kommt bei 3–6 % der Europäer und 8–23 % der Asiaten als Defektmutante vor, Hauptenzym für den Abbau von Omeprazol, Diazepam, und Citalopram.
- **CYP2C9** genetisch defekt bei 14–28 % der Europäer, Hauptenzym für den Abbau von Warfarin, Phenytoin, Tolbutamid sowie für die Aktivierung von Losartan.

N-Acetyltransferase-2 (NAT-2) Das Antituberkulotikum Isoniazid wird in der Leber unterschiedlich schnell acetyliert. Ursache ist ein Polymorphismus des Gens der zytosolischen N-Acetyltransferase-2, so dass in der europäischen Bevölkerung etwa je zur Hälfte Schnellacetylierer und Langsamacetylierer vorkommen. Langsame Acetylierer bilden vermehrt Hydrazin und entwickeln dadurch mehr hepatotoxische und neurologische Nebenwirkungen.

Thiopurinmethyltransferase (TPMT) Mercaptopurin, aktiver Metabolit von Azathioprin, wird hauptsächlich durch die Thiopurinmethyltransferase inaktiviert. Bei homozygotem TPMT-Defekt (Häufigkeit 0,3 %) treten bei üblichen Azathioprindosen schwere Panzytopenien und bei heterozygotem Defekt auch noch starke Knochenmarkschäden auf.

Arzneimittelrezeptoren

Ähnlich wie die Enzyme des Arzneimittelstoffwechsels können auch Polymorphismen von Arzneimittelrezeptoren und anderen Zielorten die Wirkungsstärke von Arzneimitteln beeinflussen. Beispiele sind die Polymorphismen adrenerger β-Rezeptoren mit verminderter Empfindlichkeit für β-Rezeptor-Agonisten bei Asthmapatienten, des Angiotensin-Konversions-Enzyms (ACE) und seiner Re-

3.3 Prinzipien der internistischen Arzneitherapie

Tab. 3.7 Klinisch bedeutsame Polymorphismen des Arzneimittelstoffwechsels.

Enzym (Häufigkeit)	Arzneimittelgruppe	Arzneimittel	Auswirkungen
CYP2C9 (0,2–1 % homozygot) (14–28 % heterozygote Europäer)	Antikoagulanzien Antidiabetika Antiepileptika AT_1-Blocker	Warfarin Tolbutamid Phenytoin Losartan	Blutungen Hypoglykämie Phenytointoxizität Wirkungsverlust
CYP2D6 (5–10 % Langsammetabolisierer in Europa) (1–10 % Ultrakurzmetabolisierer)	Antiarrhythmika Trizyklische Antidepressiva Neuroleptika Selektive Antidepressiva Opioide β-Rezeptoren-Blocker Antidepressiva	Propafenon, Flecainid Nortriptylin, Imipramin Perphenazin, Thioridazin Paroxetin, Fluoxetin Codein, Dihydrocodein Dextromethorphan Metoprolol, Timolol Z.B. Nortriptylin	Proarrhythmische Effekte Erhöhte Toxizität CYP2D6-Hemmer Wirkungsverlust Wirkungsverlängerung Wirkungsverlust
CYP2C19 (3–6 % Europäer, 8–23 % Asiaten)	Protonenpumpenhemmer Benzodiazepine	Omeprazol Citalopram Diazepam	Ulkusheilungsraten erhöht Sedation verlängert
Dihydropyrimidin-dehydrogenase (0,1 %)	Antimetabolit	5-Fluorouracil	Neurotoxizität
Plasmacholinesterase (1,5 %)	Muskelrelaxans	Suxamethonium	Atemstillstand verlängert
N-Acetyltransferase-2 (NAT-2) (40–70 % Europäer) (10–20 % Asiaten)	Antituberkulotikum Vasodilatator Sulfonamide	Isoniazid Hydralazin Sulfasalazin	Hepatotoxizität Lupus erythematodes Überempfindlichkeit
Thiopurinmethyltransferase (TPMT) (0,3 %)	Antimetaboliten	Azathioprin, Mercaptopurin, Thioguanin	Panzytopenie Myelotoxizität
UDP-Glukuronyltransferase (10–15 %)	Topoisomerase-2-Hemmer	Irinotecan	Diarrhö, Myelotoxizität

aktion auf ACE-Hemmer sowie des Serotoninrezeptors und der Wirkung von Neuroleptika wie Clozapin. Des Weiteren gibt es mehrere genetische Rezeptorveränderungen, die zu unerwünschten Arzneimittelwirkungen führen. Dazu gehören Polymorphismen des Dopamin-D_3-Rezeptors mit einem erhöhten Risiko für Spätdyskinesien, Kaliumkanalmutationen mit arzneimittelinduzierten Rhythmusstörungen und Polymorphismen des Ryanodinrezeptors bei anästhesiebedingter maligner Hyperthermie.

Unerwünschte Arzneimittelwirkungen

Ein Arzneimittel erzeugt neben den therapeutisch indizierten Hauptwirkungen weitere Wirkungen, die als **Nebenwirkungen** oder als unerwünschte Wirkungen bezeichnet werden. Ein Arzneimittel ohne Nebenwirkungen steht immer im Verdacht, keine Hauptwirkungen zu zeigen. Die Daten über unerwünschte Wirkungen stammen überwiegend aus den spontan abgegebenen Berichten von verordnenden Ärzten (Spontanerfassung), in kleinerem Umfang auch aus epidemiologischen Untersuchungen. In der Mehrzahl der Fälle ist ein ursächlicher Zusammenhang zwischen der gemeldeten Nebenwirkung und dem Arzneimittel nicht ohne weiteres zu sichern. Bei der Einleitung einer Arzneitherapie muss daher das Nebenwirkungsrisiko eines Arzneimittels immer gegen das Risiko der zu behandelnden Krankheit abgewogen werden. Unerwünschte Arzneimittelwirkungen werden in **toxische** und **allergische Reaktionen** sowie **karzinogene Wirkungen** eingeteilt.

Toxische Reaktionen

Toxische Reaktionen beruhen auf einer absoluten oder relativen **Überdosierung** von Arzneimitteln und sind damit grundsätzlich dosisabhängig und voraussehbar. Häufig sind solche schädlichen Effekte die Folge einer übermäßigen Hauptwirkung, wie z.B. die Hypoglykämie nach Insulin oder eine orthostatische Hypotonie nach Antihypertonika. Andere toxische Reaktionen liegen außerhalb der Hauptindikation eines Arzneimittels, beruhen aber auf dem gleichen pharmakologischen Mechanismus wie ein Bronchospasmus nach β-Rezeptoren-Blockern. Eine **relative Überdosierung** liegt immer dann vor, wenn schon bei regulärer Dosierung unerwartet starke Reaktionen auftreten. Eine häufige Ursache ist die verzögerte Elimination von Pharmaka durch Störungen der Leber- und Nierenfunktion. Eine besondere Rolle spielt in diesem Zusammenhang die Abnahme der Clearance bei älteren Patienten, die bei über 80-Jährigen auf 60 ml/min im Vergleich zu 120 ml/min bei 20- bis 50-Jährigen reduziert ist. Im Alter ist daher die Halbwertszeit renal eliminierter Pharmaka verlängert und allein deshalb die Häufigkeit unerwünschter Wirkungen erhöht. Seltener ist dagegen eine **genetisch bedingte Intoleranz** für Arzneimittel wie ein lang dauernder Atemstillstand nach Gabe des Muskelrelaxans Suxamethonium, wenn ein Cholinesterasemangel vorliegt.

Allergische Reaktionen

Allergische Reaktionen resultieren aus einer vorangehenden **Sensibilisierung** gegen ein Arzneimittel oder strukturell verwandte Verbindungen. Da Arzneimittel überwiegend aus niedermolekularen Stoffen bestehen, kann eine Antikörperbildung erst nach irreversibler Bindung des Wirkstoffs oder eines reaktiven Metaboliten als Hapten an ein körpereigenes Protein stattfinden. Nach einer Latenzzeit von mindestens ein bis zwei Wochen kommt es bei der Reexposition zu einer Immunreaktion, die mit den typischen Symptomen einer Allergie einhergeht. Nach den beteiligten Immunmechanismen werden die folgenden **Manifestationsformen** unterschieden:

- anaphylaktischer Schock (meist Typ I): häufigste Ursachen Penicilline, artfremde Seren, Allergenextrakte, Lokalanästhetika
- Urtikaria und Angioödem (oft Typ I): ACE-Hemmer, nichtsteroidale Antiphlogistika, Dextrane
- Serumkrankheit (vor allem Typ III): häufigste Ursachen Penicilline, Sulfonamide, Thyreostatika (Thiouracile), Hydantoine, Thiazide, Streptomycin
- hämatologische Manifestationen durch Immunkomplexreaktionen (Typ III), passive Hämagglutination (Typ II) oder Autoantikörper: Thrombozytopenien nach Heparin, Rifampicin, Pyrazolderivaten, Chinidin, Thiaziden. Leukopenie und Agranulozytose nach Thyreostatika (Thiouracile), Goldsalzen, Clozapin, Mianserin, Pyrazolderivaten. Immunhämolytische Anämien nach Methyldopa, Penicillin, Chinidin

Außerdem gibt es **pseudoallergische** Reaktionen, die nicht immunologisch bedingt sind, sondern ein entsprechendes Reaktionsmuster nur nachahmen. Hier wird die Freisetzung von Mediatoren allergischer Reaktionen aus Mastzellen direkt durch Pharmaka stimuliert, woraus nahezu das gleiche klinische Symptombild wie bei der echten anaphylaktischen Reaktion resultiert. Häufige Ursache sind **Röntgenkontrastmittel** und **Plasmaersatzmittel** vom **Dextran-Typ**. Die pseudoallergische Reaktion bedarf keiner Sensibilisierungsphase. Sie ist partiell dosisabhängig, entsteht oft beim ersten Kontakt und ist unspezifisch. Eine Übertragbarkeit, z. B. durch antikörperhaltiges Serum oder spezifisch aktivierte Lymphozyten, ist nicht möglich.

Karzinogene Wirkungen

Karzinogene Wirkungen unterscheiden sich von anderen unerwünschten Arzneimittelwirkungen vor allem durch eine sehr **lange Latenzzeit** von 15–45 Jahren.

Lange Zeit galten karzinogene Wirkungen von Arzneimitteln als seltene Ereignisse. Die Zahl der Stoffe mit Krebs auslösenden Wirkungen steigt jedoch an. Dazu gehören alkylierende Zytostatika, Phenylbutazon, Chloramphenicol, Phenacetin, Diethylstilbestrol, andere Östrogene und Kaliumcanrenoat. Auch in der Gruppe der mikrobiellen und pflanzlichen Naturstoffe sind zahlreiche Karzinogene gefunden worden (Aflatoxine, Pyrrolizidinalkaloide, Aristolochiasäure). Viele dieser Verbindungen sind inzwischen aus dem Handel genommen worden, für andere gelten strenge Anwendungsbeschränkungen. Alle neuen Wirkstoffe werden auf ihr karzinogenes Potential geprüft.

Kombinationstherapie und Multimedikation

Kombinationstherapie bedeutet die gleichzeitige Gabe von mehr als einem Arzneimittel für eine bestimmte Indikation. Dabei kann die Gabe getrennt oder in Form fixer Kombinationen erfolgen. Unter Multimedikation versteht man die gleichzeitige Anwendung von Arzneimitteln für mehrere Indikationen bei einem Patienten.

Die Bewohner eines deutschen Altenzentrums nahmen nach eigenen Angaben im Durchschnitt 5,8 Arzneimittel regelmäßig ein. Besonders häufig wird eine Kombinationstherapie mit fixen Kombinationspräparaten betrieben. In Europa werden von 50 % der Ärzte häufig, von 30 % gelegentlich und von 12 % selten Kombinationspräparate verordnet. Für viele Indikationsgebiete sind mehr Kombinations- als Monopräparate verfügbar. In Deutschland ist der Anteil der Kombinationspräparate immer noch relativ hoch.

Pharmakologische Grundlagen der Kombinationstherapie

Als **pharmakokinetischer Mechanismus** für die kombinierte Anwendung von Arzneimitteln wird eine Hemmung der Biotransformation eingesetzt, wie bei der Kombination von Levodopa und einem Decarboxylasehemmstoff für die Behandlung des Morbus Parkinson. Des Weiteren kann eine Verlängerung der Wirkungsdauer durch eine Kombination des freien Wirkstoffs mit seiner Depotform erreicht werden, ein Verfahren, das beispielsweise in der Diabetestherapie mit Insulin verwendet wird.

Die **pharmakodynamischen Mechanismen** bei der kombinierten Anwendung von Arzneimitteln zielen auf eine Verstärkung von therapeutischen Wirkungen oder auf die Abschwächung von unerwünschten Arzneimittelwirkungen. Tabelle 3.8 gibt Beispiele für die kombinierte Anwendung von Arzneimitteln aufgrund pharmakodynamischer Mechanismen.

Bei **funktionellem Synergismus** werden Arzneimittel kombiniert, die auf verschiedene biologische Systeme im Organismus wirken und so die Gesamtwirkung verstärken. Jedes dieser Arzneimittel stellt in der Regel ein eigenständiges Therapieprinzip dar, das wahlweise allein oder in Verbindung mit anderen Arzneimitteln angewandt werden kann.

3.3 Prinzipien der internistischen Arzneitherapie

Tab. 3.8 Pharmakodynamische Mechanismen bei der kombinierten Anwendung von Arzneimitteln.

Kombination	Indikation
Funktioneller Synergismus	
ACE-Hemmer + Diuretika + Herzglykoside	Schwere Herzmuskelinsuffizienz
Levodopa + Anticholinergika	Morbus Parkinson
Östrogene + Gestagene	Hormonale Kontrazeption
Rifampicin + Ethambutol + Isoniazid	Tuberkulose
Cyclophosphamid + Vincristin + Procarbazin + Prednison	Lymphogranulomatose
β-Rezeptoren-Blocker + Diuretika + Vasodilatatoren	Schwere Hypertonie
Sequentieller Synergismus	
Sulfamethoxazol + Trimethoprim	Harnwegsinfektionen und andere Infektionen
Funktioneller Antagonismus	
Thiaziddiuretika + Kalium sparende Diuretika	Hypokaliämie bei Diuretikatherapie
Tilidin + Naloxon (Valoron® N)	Senkung des Missbrauchspotenzials eines Opioids

Eine Kombination von Arzneimitteln, die zu einer echten Verstärkung der pharmakodynamischen Wirkung am gleichen Wirkort führt, wird als **sequentieller Synergismus** bezeichnet. Schließlich wird beim **funktionellen Antagonismus** die Möglichkeit genutzt, durch langfristige Zugabe eines weiteren Arzneimittels unerwünschte Arzneimittelwirkungen zu verhindern oder abzuschwächen.

Vor- und Nachteile fixer Kombinationen

Fixe Kombinationspräparate haben im Vergleich zu frei kombinierter Arzneimitteltherapie eine Reihe von Vor- und Nachteilen.
Als **Vorteile** sind zu nennen:
- Erleichterung der Arzneitherapie durch erhöhte Einnahmezuverlässigkeit
- geringere Kosten sinnvoller Kombinationen
- evtl. klinisch geprüfte Wirksamkeit und Sicherheit im Vergleich zu frei kombinierter Arzneimitteltherapie

Zu den **Nachteilen** werden gerechnet:
- starres Dosierungsverhältnis
- zusätzliche unerwünschte Wirkungen
- Trend zu ungenauer Diagnosestellung
- erschwerte Zuordnung von unerwünschten Wirkungen
- ungleiche Wirkungsdauer der Einzelkomponenten
- Unterdosierung eines Inhaltsstoffs
- Verstärkung unerwünschter Wirkungen

Die grundsätzlichen Nachteile von fixen Kombinationen spielen nur dann keine Rolle, wenn sie durch therapeutische Vorteile aufgewogen werden, die zunächst in einer frei kombinierten Therapie festgestellt worden sind. Durch Multimedikation können bedeutsame Probleme entstehen, vor allem werden die Möglichkeit von Arzneimittelinteraktionen und das Risiko von Nebenwirkungen nachweislich gesteigert, während die Compliance negativ beeinflusst wird.

Den Gründen für eine sinnvolle Kombinationstherapie oder Multimedikation können drei praktisch-therapeutische Situationen zugerechnet werden:
1. Es gelingt nur durch gleichzeitige Anwendung mehrerer Arzneimittel mit verschiedenen Wirkungsmechanismen, das Therapieziel innerhalb einer Indikation zu erreichen. Beispiele sind die Chemotherapie der Tuberkulose, die Hochdruckbehandlung sowie die onkologische Chemotherapie.
2. Zur Reduzierung unerwünschter Arzneimittelwirkungen kann eine Kombinationstherapie notwendig sein, wenn z. B. ein Thiaziddiuretikum mit einem Kalium sparenden Diuretikum kombiniert wird, um die unerwünschte Hypokaliämie zu verhindern.
3. Wenn mehrere Therapieziele aus zwingender Indikation angestrebt werden müssen, kann eine Multimedikation notwendig sein.

Probleme beim Übergang von stationärer zu ambulanter Behandlung

Immer wieder klagen niedergelassene Ärzte darüber, dass Patienten aus der stationären Behandlung mit einer eindrucksvollen **Multimedikation** entlassen werden, ohne dass der Versuch gemacht wurde, die stationäre Medikation vor der Entlassung den Verhältnissen in der ambulanten Behandlung und der **Alltagsrealität** der Patienten anzupassen. In jedem Fall von Multimedikation, ganz besonders aber bei chronisch Kranken, sollte der behandelnde Arzt von Zeit zu Zeit Bilanz ziehen, die Zahl der dem Patienten verordneten Arzneimittel sowie die zusätzliche Selbstmedikation feststellen und folgende **Fragen** beantworten:
1. Was ist die Indikation für jedes Arzneimittel bei diesem Patienten?
2. Ist die Indikation noch gegeben?
3. Handelt es sich u.U. nur um eine relative Indikation, so dass auf die Behandlung auch verzichtet werden könnte?
4. Ist mit Interaktionen zwischen den gleichzeitig verordneten Arzneimitteln zu rechnen?
5. Wird die unerwünschte Wirkung eines Arzneimittels mit einem weiteren Arzneimittel behandelt, so dass bei Absetzen des nebenwirkungsauslösenden Mittels auch das zweite Medikament entbehrlich ist?
6. Ist angesichts einer Multimedikation noch mit einer ausreichenden Compliance des Patienten zu rechnen?

7. Sind durch Arzneimittel- oder Dosisverwechslung mehr Schäden möglich als durch Reduzierung der Multimedikation?

Hier ist eine sorgfältige **Nutzen-Risiko-Analyse** notwendig. Mitunter werden von chronisch Kranken auch Arzneimittel eingenommen, die der behandelnde Arzt selber nicht verordnet hat und die vom Patienten spontan nicht angegeben werden. Wird nicht gezielt gefragt, bleiben wesentliche Bestandteile einer existierenden Multimedikation unbekannt.

Arzneimittelwechselwirkungen

Nach gleichzeitiger Gabe mehrerer Arzneimittel können klinisch relevante **Wechselwirkungen** auftreten. **Gezielt** werden sie bei der Kombinationstherapie eingesetzt, um erwünschte Effekte zu verstärken oder unerwünschte abzuschwächen. Nicht selten gehen Wechselwirkungen aber genau in die umgekehrte Richtung und sind dann Ursache unerwünschter Reaktionen. Solche **unbeabsichtigten Wechselwirkungen** treten vor allem bei Patienten auf, die wegen mehrerer gleichzeitig bestehender Krankheiten eine Multimedikation benötigen. Die Häufigkeit solcher Interaktionen steigt mit zunehmender Zahl der verabreichten Arzneimittel. Bei einer Zweifachmedikation wurden bei 5 % der Patienten unerwünschte Wechselwirkungen beobachtet, bei sieben und mehr gleichzeitig gegebenen Wirkstoffen bis zu 100 %. Ältere Patienten, die durchschnittlich mit drei Arzneimitteln pro Tag behandelt werden, sind daher häufiger betroffen. Noch ausgeprägter sind die Möglichkeiten von Interaktionen bei stationären Patienten, die durchschnittlich fünf bis sechs Arzneimittel erhalten.

Pharmakokinetische Interaktionen

Pharmakokinetische Interaktionen sind auf dem gesamten Weg eines Arzneimittels durch den Organismus möglich. Es können also Resorption, Verteilung, Biotransformation und Elimination beschleunigt oder gehemmt sein. Davon ist meist die Wirkungsstärke, oft aber auch der Wirkungseintritt oder die Wirkdauer eines Arzneimittels betroffen.

- **Hemmung der gastrointestinalen Resorption:** Bindung von Herzglykosiden oder Levothyroxin an den Ionenaustauscher Colestyramin. Anticholinergika und Opioide verzögern die Magenentleerung und hemmen dadurch die enterale Resorption von Paracetamol.
- **Hemmung der Plasmaproteinbindung:** Verdrängung von Phenprocoumon durch nichtsteroidale Antiphlogistika, Sulfonylharnstoffe oder Fibrate.
- **Induktion von Cytochrom-P450-Enzymen (CYP):** Enzyminduktion z.B. durch Phenobarbital (CYP2C9, CYP2C19) mit nachfolgender Senkung des Plasmaspiegels von Phenprocoumon, Digitoxin, Chinidin, Verapamil, kontrazeptiven Steroiden und Ciclosporin. Ebenso werden körpereigene Substanzen (Steroidhormone, Vitamin D, Bilirubin) schneller eliminiert. Auch Rifampicin ist ein starker Induktor mehrerer CYP-Isoenzyme.
- **Hemmung des Arzneimittelmetabolismus:** Cimetidin und Ketoconazol sind unspezifische Hemmstoffe von CYP-Enzymen und erhöhen dadurch die Plasmaspiegel vieler Arzneimittel, z.B. Phenprocoumon, Chinidin, Nifedipin, Lidocain, Theophyllin und Phenytoin. Über 50 % aller Arzneimittel werden über CYP3A4 metabolisiert, klinisch wichtige Hemmstoffe sind Clotrimazol, Ketoconazol, Ritonavir. Auch Grapefruitsaft ist ein CYP3A4-Inhibitor (s. u.).
- **Hemmung der renalen Elimination:** Thiaziddiuretika und Furosemid erhöhen die Rückresorption von Lithium und damit die Lithium-Plasmaspiegel. Nichtsteroidale Antiphlogistika hemmen die renale Clearance von Methotrexat und verstärken dadurch dessen Toxizität.
- **Hemmung von Transportproteinen:** Hemmung von P-Glykoprotein durch Chinidin, wodurch der Auswärtstransport von Arzneimitteln wie Digoxin in Leber, Darm, Niere und Gehirn vermindert wird und die Digoxin-Plasmaspiegel ansteigen.

In jedem Fall ändert sich die Wirkstoffkonzentration am Wirkort oder im Plasma. Daher ist die **Plasmakonzentration** der ausschlaggebende Messparameter, um eine pharmakokinetische Interaktion festzustellen.

Pharmakodynamische Interaktionen

Pharmakodynamische Interaktionen spielen sich auf mehreren Reaktionsstufen der Arzneimittelwirkung ab. Im Einzelnen können folgende Mechanismen beteiligt sein:

- **endogener Rezeptorligand** (Hormon, Neurotransmitter): krisenhafte Blutdruckerhöhung bei Therapie mit einem MAO-Inhibitor und gleichzeitiger Gabe eines indirekten Sympathomimetikums (Verzehr tyraminhaltiger Nahrungsmittel),
- **Rezeptor:** Aufhebung der blutdrucksenkenden Clonidinwirkung durch trizyklische Antidepressiva am zentralen α_2-Rezeptor,
- **Rezeptorempfindlichkeit:** erhöhte Arrhythmiegefahr durch Herzglykoside nach diuretikabedingter Hypokaliämie, weil Kaliummangel die Glykosidempfindlichkeit der Na^+-K^+-ATPase erhöht,
- **intrazelluläre Effektoren:** Verstärkung negativ dromotroper und inotroper Effekte von Verapamil durch β-Rezeptoren-Blocker über eine Senkung der intrazellulären Kalziumkonzentration,
- **Organfunktionen:** Verstärkung der sulfonylharnstoffbedingten Hypoglykämie durch β-Rezeptoren-Blocker infolge einer Hemmung der adrenergen Gegenregulation.

Besonders bedeutsam sind Arzneimittelinteraktionen für Stoffe mit geringer therapeutischer Breite oder vitaler Indikation. Gefährliche oder sogar lebensbedrohliche Wechselwirkungen sind daher vor allem bei oralen Antikoagulanzien, Herzglykosiden, Antiarrhythmika, Antikonvulsiva, oralen Antidiabetika und Zytostatika beobachtet worden.

Wechselwirkungen mit Nahrungsmitteln

Viele Arzneimittel werden bei gleichzeitiger Nahrungsaufnahme verzögert resorbiert. Milch und andere kalziumhaltige Nahrungsmittel vermindern die Resorption von Tetrazyklinen und Gyrasehemmern durch Chelatbildung sogar erheblich. Einige Arzneimittel (Spironolacton, Griseofulvin, Phenytoin, Ketoconazol) werden zusammen mit fettreicher Nahrung vollständiger resorbiert. Grapefruitsaft hemmt die Aktivität Arzneimittel metabolisierender Enzyme (CYP3A4) und steigert dadurch die Bioverfügbarkeit vieler Arzneimittel (z.B. Ciclosporin, Verapamil). Nichtselektive MAO-Inhibitoren erhöhen die Konzentration biogener Amine und können nach Genuss tyraminhaltiger Nahrungsmittel (z. B. Käse, Fleischextrakte, Fischkonserven, Geflügelleber) durch eine verstärkte indirekte sympathomimetische Wirkung lebensbedrohliche Blutdruckkrisen auslösen.

Das Plazebo-Problem

Unter Plazebowirkung versteht man eine arzneitherapeutische Maßnahme, die absichtlich oder ohne Wissen des Arztes einen Effekt auf den Patienten oder ein Symptom ausübt, aber objektiv ohne spezifische Wirkung auf die betreffende Krankheit oder Symptomatik ist. Bei der Plazeboempfindlichkeit stehen daher subjektive Symptome an erster Stelle. Es folgen dann objektive Zeichen, die direkt oder indirekt mit dem autonomen Nervensystem zusammenhängen, z. B. Herzfrequenz oder Salzsäureproduktion des Magens. Am Zustandekommen von Plazeboreaktionen ist wahrscheinlich eine psychisch bedingte Freisetzung von Endorphinen beteiligt. So wurde bei Patienten mit Schmerzen nach Zahnextraktionen beobachtet, dass Plazeboeffekte auf die Schmerzen durch den Opioidantagonisten Naloxon aufgehoben werden konnten. Auch unerwünschte Arzneimittelwirkungen können durch Plazebo erzeugt werden. Manchmal finden sie sich unter Plazebo häufiger als unter Verum. Für die Plazebobehandlung bei verschiedenen Krankheiten und Symptomen wurde eine durchschnittliche Plazeboreagibilität von 35–42 % festgestellt.

Einflüsse auf die Plazebowirkung

Äußere Faktoren sind der Applikationsmodus, die Instruktion des Patienten, die Person des Arztes und das therapeutische Milieu. Injektionen dürften die effektivste Verabreichungsart für Scheinpräparate sein. Die Dosis, das Aussehen und der Geschmack von Dragees, Kapseln oder Tabletten können die Wirksamkeit wesentlich beeinflussen. In einer Studie wirkten z. B. rote Dragees besser schmerzlindernd als gelbe. Ein unangenehmer Geschmack soll bei Plazebos vorzuziehen sein, die gekaut werden.

- Die **Instruktion** des Arztes über Wirkungen hat einen suggestiven Effekt. So gaben gesunde Versuchspersonen nach der Verabreichung eines bitteren Plazebos häufiger Koffeinwirkungen an als nach der Einnahme von tatsächlichem Koffein, das ihnen als Plazebopräparat vorgestellt worden war.
- Die **Person des Arztes** ist von wesentlicher Bedeutung für das Ausmaß von Plazeboreaktionen. Ein Vertrauen erweckender Arzt, der gründlich untersucht, nicht ängstlich ist und keine Schuldgefühle zeigt, erzielt eine stärkere Arzneimittelwirkung als ein kritischer, schweigsamer, pessimistischer Arzt. Optimismus und Enthusiasmus des Arztes wirken sich positiv auf den Effekt einer Behandlung aus.
- Schließlich sind die **therapeutischen Rahmenbedingungen** zu berücksichtigen. Therapieergebnisse können z. B. schon durch das Wissen des Patienten beeinflusst werden, dass er an einer Therapiestudie teilnimmt, ebenso wie durch die für Studien typischen Anforderungen wie etwa das wiederholte Ausfüllen von Fragebogen. Kontakte zu anderen Patienten oder die Bekanntheit des Therapeuten sind weitere wichtige Faktoren.

Patientenmerkmale Vorerfahrungen mit einer Verumbehandlung steigern die Plazeboeffekte. Eine positive Erwartung an eine geriatrische Behandlung hatte bei älteren Patienten eine Zunahme der Gedächtnisleistung zur Folge. Patienten, die auf Plazebo reagieren, weisen eine höhere habituelle Angst und verstärkte depressive Symptomatik auf. Wenige Hinweise gibt es auf eine besondere Suggestibilität dieser Patienten.

Anwendung von Plazebos

Über die Anwendung von Plazebos in der ärztlichen Praxis gibt es nur wenige Daten aus anonymen Umfragen. In den meisten Fällen werden Plazebos zur Beseitigung von Schmerzen (vor allem Kopfschmerzen), Schlafstörungen, Angstzuständen und psychosomatischen Krankheiten verordnet. Im Allgemeinen wird die tatsächlich mögliche Linderung von Schmerzen durch Plazebogabe von Ärzten wie Pflegepersonal erheblich unterschätzt, was zu der falschen Schlussfolgerung führt, die Beschwerden seien vom Patienten „eingebildet".

Wenn die Verordnung eines Plazebos zur Linderung einer Krankheit beiträgt, ist sie nach den Vorschriften der Krankenversicherung zulässig. Die bewusste Plazebomedikation wird allerdings in der Praxis viel seltener vorkommen als die unreflektierte Gabe unterdosierter Arzneimittel oder die Verordnung von Medikamenten mit zweifelhafter Wirksamkeit. Im Übrigen setzt sich auch jede Verumwirkung aus dem wahren **pharmakologischen Effekt** und dem dazugehörigen **Plazeboeffekt** zusammen, dessen Größe man im Einzelfall nie kennt, dessen Vorhandensein man aber nicht vergessen sollte.

Phytotherapeutika

In der Arzneitherapie ist der Arzt nicht selten mit pflanzlichen Arzneimitteln konfrontiert. Sie sind bei vielen Patienten beliebt, weil sie im Gegensatz zu chemisch hergestellten Arzneistoffen als „natürlich" und damit ungefährlich gelten. Wesentliche Probleme der Phytotherapeutika bestehen in einer einheitlichen Definition dieser Arzneimittelgruppe sowie im Nachweis von Wirksamkeit und Unbedenklichkeit.

Definition von Phytotherapeutika

Ursprünglich galten **alle aus Pflanzen gewonnenen Arzneimittel** als Phytopharmaka. Nach dieser Definition wären zahlreiche Naturstoffe zur Gruppe der pflanzlichen Mittel zu rechnen, wie z. B. Digitoxin aus dem roten Fingerhut, Morphin aus Schlafmohn, Atropin aus der Tollkirsche und Colchicin aus der Herbstzeitlose. Diese Wirkstoffe wurden zunächst als Pflanzenextrakte verwendet, bis es gelang, die wirksamen **Reinsubstanzen** zu isolieren. In dieser Form werden sie seit langem therapeutisch eingesetzt, weil sie so mengenmäßig definiert sind und damit genauer dosiert werden können als Pflanzenextrakte. Die **biosynthetisch** gewonnenen Arzneistoffe haben starke pharmakologische und toxische Wirkungen und unterscheiden sich damit nicht von chemisch synthetisierten Wirkstoffen. Bis in die jüngste Zeit werden hochwirksame innovative Arzneistoffe aus Pflanzen oder Pilzen gewonnen. Erinnert sei nur an das Immunsuppressivum Ciclosporin und den Lipidsenker Lovastatin.

Daneben gibt es zahlreiche pflanzliche Arzneimittel, die ausschließlich komplexe Zubereitungen aus Pflanzen enthalten. Sie werden von Vertretern der Phytotherapie als **Phytopharmaka** im Sinne der besonderen Therapierichtungen definiert. Isolierte Naturstoffe wie Herzglykoside werden aus dieser Definition ausgeschlossen. Eine Drogengesamtwirkung sei nur selten auf einen Wirkstoff zurückzuführen, sondern ergebe sich aus einem komplexen Zusammenwirken von Wirk- und Begleitstoffen. Danach reduziert sich die Bezeichnung Phytopharmaka auf eine Restliste von Produkten mit einer Mischung aus vielen Bestandteilen, über deren Zusammensetzung und Wirksamkeit vielfach Unklarheit herrscht. Gerade diese Mittel sind es aber, die in der alternativen Medizin als naturgemäße Heilmittel propagiert werden.

Wirksamkeit und Unbedenklichkeit

Die **Indikationen** für Phytotherapeutika sind ebenso komplex und variabel wie die Zusammensetzung dieser Mittel. So dominiert die Anwendung bei **funktionellen Störungen** und **leichten chronischen Krankheiten**. Derartige Beschwerden entziehen sich häufig einer exakten diagnostischen Erfassung. Dadurch kommt ein weiteres Element der Unsicherheit in die wissenschaftliche Untersuchung dieser Mittel. Die Bedeutung des Plazeboeffekts wird umso größer, je emotionaler die Einstellung des Patienten und des Arztes zu pflanzlichen Mitteln ist. Daher gefällt die Phytotherapie mehr, als sie nützt.

Auch die bisher festgelegten Kriterien für den **Wirksamkeitsnachweis** von Phytotherapeutika weichen erheblich von den üblichen Zulassungsbestimmungen ab. Als ausreichend gelten die Aufnahme in Lehrbücher sowie Erfahrungswissen in Verbindung mit entsprechenden experimentellen Daten. Häufig ist noch nicht einmal das Problem geeigneter Analyseverfahren zur Standardisierung des Wirkstoffgehalts gelöst. Phytotherapeutika haben daher wahrscheinlich selten mehr als Plazebocharakter. Ihre Anwendung beschränkt sich auf begründete Einzelfälle, in denen eine Plazebogabe zu rechtfertigen ist.

Angesichts des umstrittenen Nutzens der Phytotherapeutika müssen **mögliche Risiken** besonders streng geprüft werden. Bei vielen traditionellen Heilpflanzen wurden kanzerogene und mutagene Effekte bekannt. Erstes Beispiel waren die Pyrrolizidinalkaloide in pflanzlichen Teezubereitungen (z. B. Kreuzkraut, Huflattich, Beinwell, Sonnenkraut). Die in der Osterluzei enthaltene Aristolochiasäure ist als aromatische Nitroverbindung sogar stärker kanzerogen als die besonders gefährlichen Aflatoxine. Johanniskrautextrakte lösten bei der Behandlung leichter Depressionen lebensbedrohliche Arzneimittelinteraktionen mit Indinavir, Ciclosporin, Phenprocoumon und Digoxin durch Induktion von Cytochrom-P450-Isoenzymen, P-Glykoprotein oder des Pregnan-X-Rezeptors aus. Pflanzliche Arzneimittel müssen daher genauso sorgfältig wie synthetische Arzneistoffe auf ihre Verträglichkeit geprüft werden. Jede Therapierichtung hat die gleiche Beweislast für den Nachweis von Wirksamkeit und Unbedenklichkeit.

3.3.4 Information des Patienten über die Therapie

Vor Beginn der Therapie ist es wichtig, dass sich der Arzt über das **Krankheitskonzept des Patienten** und die damit verbundenen Erwartungen ein Bild macht. Auf dieser Grundlage wird der Arzt den Patienten über die Diagnose und das daraus abgeleitete **Therapiekonzept** sowie dessen Ziele aufklären. Dazu gehört die Erörterung der Frage, ob bei banalen Symptomen oder funktionellen Störungen überhaupt eine Therapie notwendig ist. Oft ist der Patient nur beunruhigt über Symptome als Ausdruck einer möglicherweise ernsthaften Erkrankung und kann mit solchen Befindensstörungen leben, sobald er sicher ist, dass es sich nicht um eine bedrohliche Krankheit handelt. Hier besteht die Therapie in dem **ausführlichen Gespräch** mit dem Patienten über die funktionelle Natur seiner Symptome. Eine Rezeptur ist dann nicht oder nur zum Abfangen von Symptomspitzen erforderlich, die einen Patienten in seinem beruflichen oder gesellschaftlichen Leben beeinträchtigen können, wie z. B. eine emotionelle Diarrhö. Schon die Verfügbarkeit eines symptomatisch wirkenden Arzneimittels für den Bedarfsfall hilft solchen Patienten, ohne dass in jeder Situation mit Erwartungsangst das Arzneimittel wirklich eingenommen werden muss.

Auf die **Nutzen-Risiko-Analyse** und die Begründung der Auswahl der vorgeschlagenen Therapie nach dem jeweiligen Stand der medizinischen Wissenschaft muss im Gespräch eingegangen werden. In diesem Rahmen hat der Arzt die Sorgfaltspflicht, den Patienten unaufgefordert über die **Gefahren einer medikamentösen Therapie** aufzuklären. Dazu gehört die Information über mögliche Nebenwirkungen, zu beachtende Kontraindikationen, mögliche Wechselwirkungen mit anderen Arzneimitteln und praktische Anweisungen darüber, wie sich der Patient bei Auftreten von Neben- oder Wechselwirkungen zu verhalten hat. Auf sehr seltene Behandlungsrisiken, die den Patientenentschluss im konkreten Fall nicht beeinflussen, braucht der Arzt nicht einzugehen. Die gesamte Information muss dem Verständnisvermögen und den Wünschen des Patienten nach Umfang und Einzelheiten angepasst werden. Das Informationsbedürfnis des Kranken kann vom ängstlichen „Nichts-wissen-Wollen" über volles Vertrauen in Wissen und Können seines Arztes bis zum offenen Misstrauen und zum Begehren, den Arzt zu kontrollieren, reichen. Im Fall von aggressiven Therapieverfahren, z. B. bei der Chemotherapie von Tumoren, empfiehlt es sich, das Aufklärungsgespräch und das dabei gegebene Einverständnis des Patienten zur Durchführung der Therapie schriftlich zu dokumentieren.

Das deutsche Arzneimittelgesetz schreibt vor, dass jeder Arzneimittelpackung eine **Gebrauchsinformation** beigelegt wird. Mit ihr soll sichergestellt werden, dass der Kranke zusätzlich zur mündlichen Arztinformation einen gedruckten Text über die richtige Anwendung des Arzneimittels erhält. Arzneimittelnebenwirkungen sind in den Gebrauchsinformationen oft mit Fachausdrücken beschrieben, die der Patient nicht versteht, und werden nach Häufigkeit und Schwere wenig oder nicht differenziert. Das ärztliche Gespräch mit dem Patienten über die Gebrauchsinformation sollte daher auch konkret auf solche für den Patienten schwer verständliche Angaben eingehen. Nur so sind nachteilige Folgen bezüglich der Compliance und mögliche Schadensersatzansprüche des Patienten zu vermeiden.

Besondere Sorgfalt ist bei der Einleitung einer **Langzeittherapie** geboten. Die Notwendigkeit einer Langzeittherapie ist zu begründen, die negativen Folgen bei Unterlassen oder Abbruch der Behandlung zu erörtern. Die Einbeziehung des Patienten in die Überwachung der Therapieziele, z.B. durch Blutdruckmessung oder Blut- und Harnzuckerbestimmungen, kann die Compliance bei Langzeittherapie deutlich verbessern und bedarf der Information des Patienten durch den Arzt.

3.3.5 Verlaufskontrolle und Erfolgsbeurteilung der Arzneitherapie

Jede Arzneimitteltherapie beginnt mit der Festlegung eines oder mehrerer Therapieziele. Für die Verlaufskontrolle empfiehlt es sich, die Parameter des Therapieerfolgs, die Kontrollzeitpunkte und die Personen für die Verlaufskontrolle festzulegen.

Kontrollparameter des Therapieerfolgs

Für die Kontrolle des Therapieerfolgs werden mehrere Methoden eingesetzt. Ein einfacher, aber ausschlaggebender Parameter sind die **subjektiven Symptome** eines Patienten und dessen Befindlichkeit. Sie geben mitunter schnell Aufschluss über den Therapieerfolg und werden oft zu Unrecht vernachlässigt. So ist bei der Behandlung eines Ulcus duodeni das erste Therapieziel die Schmerzbeseitigung. Darüber wird der Patient innerhalb weniger Stunden nach der Gabe eines Protonenpumpenhemmers berichten können.

Manchmal genügt die **körperliche Untersuchung,** um den Erfolg einer Behandlung zu beurteilen. Wenn bei einem Patienten mit Bronchopneumonie unter einer Antibiotikatherapie das Verschwinden der Lungeninfiltration durch Auskultation und Perkussion festgestellt wird und auch das Sputum nicht mehr purulent ist, kann die Behandlung beendet werden, da das Therapieziel „Beseitigung der Pneumonie" erreicht ist.

Bei anderen Krankheiten werden **apparative Verfahren** herangezogen, um den Therapieerfolg zu kontrollieren. Dazu gehört etwa die endoskopische Kontrolle der Abheilung eines Ulcus duodeni, die nur auf diese Weise objektiviert werden kann. Des Weiteren werden **klinisch-chemische Methoden** eingesetzt, um Arzneimittelwirkungen zu messen und die Therapie zu überwachen. Beispiele sind die Messung der Prothrombinzeit bei der Antikoagulanzientherapie oder die Blutzuckerbestimmung bei der Diabetestherapie mit Insulin.

Bei einigen Arzneimitteln wird die Messung der Arzneimittelkonzentration im Plasma für die Optimierung und Verlaufskontrolle der Therapie herangezogen („**Therapeutisches Drug-Monitoring**"). Die Arzneimittelmessung ist vor allem dann nützlich, wenn der Abstand zwischen den Plasmaspiegeln, die therapeutische und unerwünschte Wirkungen auslösen, gering ist (s. Tab. 3.9). Weitere Indikationen für eine Plasmaspiegelbestimmung sind der Verdacht auf Überdosierung oder Ausbleiben des Therapieerfolgs infolge ungenügender Compliance.

Kontrollzeitpunkte der Therapie

Der zeitliche Ablauf der Verlaufskontrollen wird durch das zugrunde liegende Leiden und die Art der Therapie bestimmt. So lässt sich der Therapieerfolg bei einem Ulcus duodeni hinsichtlich der Therapieziele „Schmerzbeseitigung" und „Verhinderung von Ulkuskomplikationen" unmittelbar nach Einleitung der Therapie fortlaufend kontrollieren. Die Ulkusabheilung wird als weiteres Therapieziel vier Wochen nach Einleitung der Therapie endoskopisch kontrolliert und bei fehlender Abheilung in weiteren zwei- bis dreiwöchigen Abständen. Als allgemeine Regel muss die Frequenz der Überwachung immer dann erhöht werden, wenn bei einem Patienten ein bislang gut funktionierendes Therapieschema verändert wird.

Aufgabenverteilung bei der Verlaufskontrolle

In der Regel kontrolliert der Arzt die von ihm verordnete medikamentöse Therapie. Er hat auch festzulegen, unter welchen Umständen bestimmte Maßnahmen zu ergreifen sind oder wann er von weiteren, mit der Therapieüberwachung betrauten Personen zu benachrichtigen ist, z.B. wenn der Blutdruck oder die Pulsfrequenz einen bestimmten Grenzwert unterschreitet. Neben den Pflegekräften im Krankenhaus, Gemeindeschwestern oder Angehörigen kann auch der Patient selbst eingeschaltet werden, sodass er nach entsprechender Einweisung z.B. Blutdruck oder Harnzucker selbständig kontrolliert.

Tab. 3.9 Plasmakonzentrationen wichtiger Arzneimittel.

Arzneimittel	Therapeutischer Bereich	Toxischer Bereich
Amikacin	20 µg/ml	> 40 µg/ml
Carbamazepin	6 µg/ml	> 10 µg/ml
Chinidin	2,5 µg/ml	> 60 µg/ml
Ciclosporin (Prädosis)	100–400 ng/ml	> 400 ng/ml
Digitoxin	12 ng/ml	> 25–30 ng/ml
Digoxin	0,8 ng/ml	> 2,0 ng/ml
Ethosuximid	40 µg/ml	> 100 µg/ml
Gentamicin (Prädosis)	–	2,5 µg/ml
Gentamicin (Maximum)	5 µg/ml	> 10 µg/ml
Lidocain	1,5 µg/ml	> 5 µg/ml
Lithium	0,5 mmol/l	> 1,3 mmol/l
Phenobarbital	15–40 µg/ml	> 40 µg/ml
Phenytoin	10 µg/ml	> 20 µg/ml
Primidon	5–12 µg/ml	> 20 µg/ml
Theophyllin	8 µg/ml	> 20 µg/ml
Tobramycin	0–2 µg/ml	> 5–10 µg/ml
Valproinsäure	50–100 µg/ml	> 120 µg/ml
Vancomycin	5–10 µg/ml	> 30–40 µg/ml

Prinzipien der internistischen Therapie

Kontrolle unerwünschter Arzneimittelwirkungen

Die Verlaufskontrolle einer Arzneitherapie dient auch zur Erfassung und Verhütung unerwünschter Wirkungen. Dies gilt in besonderem Maß bei jeder Langzeittherapie. So müssen z. B. bei der zytostatischen Therapie des kolorektalen Karzinoms mit 5-Fluorouracil und Folinsäure vor jedem weiteren Therapiezyklus Blutbildkontrollen (Leukozyten, Thrombozyten) durchgeführt werden. Nur wenn keine pathologischen Befunde erhoben werden, kann die nächste Infusion erfolgen.

Es gibt vorhersehbare toxische Reaktionen, die immer dosisabhängig sind, und unvorhersehbare allergische Reaktionen, die meist nicht bei der Verlaufskontrolle erfasst werden. Überempfindlichkeitsreaktionen können jederzeit, auch nach jahrelanger Verträglichkeit, auftreten. Hohe Arzneimitteldosen, niedriges Körpergewicht oder gestörte Ausscheidungsfunktionen erfordern besondere Sorgfalt bei der Fahndung nach unbekannten Nebenwirkungen. Die Übergänge zu Kontraindikationen sind hier fließend.

Bewertung des Therapieerfolgs

Die Beobachtung eines Therapieverlaufs lässt in der Regel vier Feststellungen zu:
- Heilung
- Besserung
- keine Änderung
- Verschlechterung

Häufig müssen sich Arzt und Patient mit einer Besserung begnügen. Auch kann z. B. das Therapieziel Linderung oder Beseitigung von Schmerzen erreicht werden, während das den Schmerzen zugrunde liegende Leiden und eine dadurch bedingte Verkürzung der Lebenserwartung durch die Therapie nicht beeinflusst werden.

- Bei **erfolgreicher Therapie** oder Heilung wird in manchen Fällen eine Sekundärprophylaxe begonnen, um Rezidive zu verhüten, wie z. B. eine mehrjährige Penicillinprophylaxe nach einer rheumatischen Karditis. Während der Beobachtung eines Therapieverlaufes ist zu erwägen, die Dosis oder die Zahl der eingesetzten Wirkstoffe zu reduzieren. Dies ist besonders bei multimorbiden alten Patienten bedeutsam.
- Wird bei einem chronisch Kranken eine **Langzeittherapie** mit Erfolg durchgeführt, besteht die Gefahr, dass neu auftretende krankhafte Befunde übersehen werden. Die Verlaufskontrollen sollten deshalb in angemessenen Abständen auch eine erneute Generaluntersuchung des Patienten vorsehen.
- Ist das Krankheitsbild **unverändert,** können mehrere Gründe in Betracht kommen: Die Krankheit ist durch keine therapeutische Maßnahme beeinflussbar. Zum Zeitpunkt der Beurteilung ist eine Besserung noch nicht erkennbar, kann aber in Zukunft noch erwartet werden. Die eingeschlagene Therapie ist ungeeignet oder unzureichend. Im letzteren Fall müssen erneut Überlegungen angestellt werden, wie sie vor Einleitung der Therapie erforderlich sind.

Ist das Therapieergebnis **unbefriedigend,** stellt sich die Frage nach Fortführung der Therapie. Hier ist zunächst zu klären, ob eine Optimierung der Behandlung versucht werden kann. In diesem Fall müssen alle Überlegungen erneut angestellt werden wie vor Einleitung der Arzneitherapie, allerdings unter Berücksichtigung des Krankheitsverlaufs und der bisher nicht befriedigenden Wirkung der angewandten Behandlung.

Compliance

Definition

Die Compliance beschreibt die Bereitschaft des Patienten, ärztliche Therapieempfehlungen zu befolgen. Sie kann definiert werden als das Verhältnis zwischen tatsächlicher Therapiedurchführung und Therapiestandard. Eine mangelnde Compliance hat negative Auswirkungen auf den Therapieerfolg. Sie kann ferner zu unerwünschten Arzneimittelwirkungen führen, diagnostische Maßnahmen erschweren und bei Therapiestudien die Bewertung von Untersuchungsergebnissen verfälschen. Die Bedeutung der Compliance für den Therapieerfolg zeigt Tabelle 3.10 am Beispiel der Epilepsiebehandlung.

Messung der Compliance

- In der Praxis hat die **Selbstbeobachtung** des Patienten die größte Bedeutung. Dies kann z. B. mittels Diätplänen, Tagebüchern oder inzwischen vielfach verfügbaren Kalenderpackungen geschehen. Viele Patienten wollen zwar einer Therapievorschrift nachkommen, sind aber aus verschiedenen Gründen nicht dazu in der Lage. Im Gespräch mit Patienten über solche Probleme kommt noch hinzu, dass die Erinnerung über das, was tatsächlich eingenommen oder getan wurde, sehr ungenau ist. So konnten sogar zehn hoch motivierte Mitarbeiter einer klinisch-pharmakologischen Abteilung nur unter Schwierigkeiten eine Substanz in vier über den Tag verteilten Dosen für zwei Wochen korrekt einnehmen.
- Bei der **direkten Fremdbeobachtung** können außer Arzt und Pflegepersonal auch Angehörige, Erzieher oder andere Personen tätig werden. Besonders bei älteren Patienten sind fremdanamnestische Angaben häufig sehr wertvoll.
- Methoden der **mittelbaren Beobachtung** sind Hochrechnungen von Verschreibungen, Tablettenzählung, eine verhaltensorientierte Befragung.
- Besonders effektiv ist die Bestimmung von Arzneimitteln, Metaboliten oder pharmakologisch inaktiven Mar-

Tab. 3.10 Compliance und Rückfallhäufigkeit bei Patienten mit Epilepsie.

Tabletteneinnahme	n	Rückfälle (%)
Sehr regelmäßig	25	61
Regelmäßig	143	54
Gelegentlich unregelmäßig	44	77
Unregelmäßig	14	86
Auslass	8	100

kern in Körperflüssigkeiten (**therapeutisches Drug-Monitoring**).

Die **schlussfolgernde Beobachtung** schließlich beruht darauf, dass sich bei konsequenter Durchführung einer Arzneitherapie eine bestimmte Wirkung einstellen muss. Wenn z. B. ein β-Rrezeptoren-Blocker regelmäßig eingenommen wird, tritt mit hoher Wahrscheinlichkeit eine Senkung der Herzfrequenz ein. Alle diese Methoden haben Fehlermöglichkeiten. Deshalb sind in der Klinik stets mehrere Verfahren, die einander ergänzen, einzusetzen.

Ursache einer unzureichenden Compliance

Der **Patient** wird am häufigsten als Ursache einer unzureichenden Compliance angesehen. Bei ganz jungen und bei ganz alten Menschen finden sich vermehrt schlechte Compliancequotienten. Persönlichkeitsvariablen spielen offenbar keine wesentliche Rolle. Eine größere Bedeutung haben situationsspezifische Patientenmerkmale. Dazu gehören die **Zufriedenheit des Patienten** mit der Behandlung, mit der Behandlungssituation und mit dem Arzt sowie Krankheitskonzepte und Behandlungserwartungen der Patienten. Hinsichtlich des Krankheitskonzeptes kann es zwischen Arzt und Patient beträchtliche Unterschiede geben. Entgegen entsprechenden Erwartungen konnte in den meisten Studien nicht bestätigt werden, dass schwere Erkrankungen mit einer hohen Compliance einhergehen. Eher bedingt der Leidensdruck eine bessere Compliance.

Der **Arzt** hat einen prägenden Einfluss auf die Einstellung des Patienten zur Therapie. Zufriedenheit und Krankheitskonzept des Patienten stehen in einer Wechselbeziehung zum Verhalten des Arztes. Zufrieden sind Patienten, deren Erwartungen erfüllt worden sind. Emotionale Aspekte sind wichtig. Das Eingehen des Arztes auf Sorgen des Patienten und das Anbieten von Hilfe für Probleme, die dem Patienten bedrohlich erscheinen, bedingen eine bessere Compliance.

Die **Art der Information** der Patienten durch den Arzt kann sich ebenfalls auf die Compliance auswirken. Vor allem muss der Arzt vermeiden, den Patienten zu überfordern. Alle Informationen müssen auf die Perspektive und das Vorwissen des Patienten abgestellt werden. Je kompetenter der Arzt als Ratgeber dem Patienten erscheint, umso eher wird dieser den ärztlichen Vorschriften folgen.

Schließlich ist auch die **Behandlungssituation** von Bedeutung. Je komplizierter das Verordnungsmuster, desto mehr Fehler macht der Patient, desto eher bricht er die Behandlung ab. Langzeitbehandlungen sind schwerer durchzuhalten als kurzfristige Therapieschemata. Erstaunlicherweise korreliert die Häufigkeit von unerwünschten Arzneimittelwirkungen nicht mit der Compliance.

Maßnahmen zur Verbesserung der Compliance

Kurze Terminfestlegungen und Wartezeiten in der Praxis, briefliche oder telefonische Erinnerung und vor allem eine hinreichende Patienteninformation sind von großer Bedeutung für eine gute Compliance der Patienten. Die Compliance im Bereich der Arzneimitteltherapie kann durch ein einfaches Verordnungsmuster, genaue Signatur auf dem Rezept mit Angabe von Einzel- oder Tagesdosis, schriftliche Dokumentation eines vorgedrucken Verordnungsplanes, Anwendung von Kalenderpackungen und gelegentlich auch durch Serumspiegelkontrollen verbessert werden.

Eine **unzureichende Compliance** ist kein moralisches Problem. Das Problem betrifft ebenso den Arzt wie den Patienten. Eine kritische Selbstüberprüfung des Arztes sollte sich daher auf folgende Fragen erstrecken:
- Entspricht die Bestellpraxis den Bedürfnissen des Patienten?
- Ist die Therapie so einfach wie möglich gestaltet?
- War die Aufklärung des Patienten klar und verständlich?
- Hat sich der Arzt ausreichend um ein Verständnis der Anliegen des Patienten bemüht, um eine möglichst große Zufriedenheit mit der Behandlung zu erreichen?

Der Arzt muss sich stets des Complianceproblems bewusst sein. Das Recht des Patienten auf Selbstbestimmung, die Anerkennung seiner Individualität und die Achtung vor seiner Weltanschauung sind beim Umgang mit Patienten für eine gute Compliance von Bedeutung.

Zur weiteren Information

Literatur
Dölle, W., B. Müller-Oerlinghausen, U. Schwabe (Hrsg.): Grundlagen der Arzneimitteltherapie. B. I.-Wissenschaftsverlag, Mannheim–Wien–Zürich 1986.

Meyer, U. A.: Pharmacogenetics and adverse drug reactions. Lancet 2000; 356:1667–71.

Müller-Oerlinghausen, B., R. Lasek, H. Düppenbecker, K. H. Munter (Hrsg.): Handbuch der unerwünschten Arzneimittelwirkungen. Urban & Fischer, München–Jena 1999.

Straus, S. E., D. L. Sackett: Using research findings in clinical practice. Br Med J 1998; 317: 339–42.

Internet-Links
Therapieempfehlungen: http://www.leitlinien.de
Neue Arzneimittel: http://www.emea.eu.int/
Arzneimittelwechselwirkungen: http://www.medicine.iupui.edu.flochart/

3.4 Internistische Chemotherapie

3.4.1 Antimikrobielle Therapie: antibakterielle Chemotherapie

G. PETERS

Antibakterielle Chemotherapeutika sind Substanzen, die im menschlichen Organismus vorhandene bakterielle Krankheitserreger abtöten oder zumindest in ihrem Wachstum hemmen sollen. Dies soll nach dem Ehrlich-Prinzip der selektiven Toxizität geschehen, d.h., der Makroorganismus darf nicht nennenswert geschädigt werden. Es kommt dabei zu einer komplexen Interaktion zwischen Makroorganismus, Mikroorganismus und Chemotherapeutikum mit wechselseitig möglicher Beeinflussung. Eine medizinisch und auch ökonomisch sinnvolle antibakterielle Chemotherapie wird heute zunehmend durch drei Faktoren erschwert:

- Das **Patientengut** ändert sich mit einem ständig steigenden Anteil an Intensivpflegepatienten und abwehrgeschwächten Patienten.
- Das Repertoire an zur Verfügung stehenden **Chemotherapeutika** wird immer größer.
- Die **Resistenz von Bakterien** gegen antibakterielle Chemotherapeutika nimmt sowohl quantitativ als auch qualitativ zu.

Jeder Arzt, der eine antibakterielle Chemotherapie durchführen will, muss wichtige Grundprinzipien beherrschen wie auch in wesentlichen Zügen das Spektrum der antibakteriellen Substanzen kennen.

Grundprinzipien der antibakteriellen Chemotherapie

Indikationsstellung

Antibakterielle Chemotherapeutika sind ursächlich wirksame Medikamente und nicht primär gegen Symptome, wie z.B. Fieber, gerichtet. Die Gabe solcher Substanzen setzt also eine exakte Indikationsstellung voraus, es muss mit sehr hoher Wahrscheinlichkeit eine durch Bakterien verursachte Infektionskrankheit vorliegen. Die Indikation wird naturgemäß zunächst klinisch gestellt. Hierfür genügen in aller Regel Anamnese, Befunde der klinischen Untersuchung sowie einige klinisch-chemische und radiologische Zusatzbefunde. Gleichzeitig erfolgt die Materialentnahme zur mikrobiologischen **Erregerdiagnose**, um dadurch die Indikation abzusichern. Die Therapie wird meist vor Erhalt der endgültigen Erregerdiagnose und des Antibiogramms begonnen. Man spricht dann von einer **kalkulierten Chemotherapie**, d.h., es wird eine empirische Therapie nur auf der Basis der klinischen Befunde eingeleitet. Hieraus sollte es in vielen Fällen schon möglich sein, die zu erwartenden Erreger einzugrenzen, aber auch die zu erwartende Resistenzsituation sowohl generell als auch lokal zu kalkulieren. Wenn dann mikrobiologische Befunde – Erregerdiagnose und Antibiogramm – vorliegen, die mit der Klinik korrelierbar sind, kann eine **gezielte Chemotherapie** durchgeführt werden. Das heißt, die kalkulierte Chemotherapie muss überprüft und evtl. geändert werden.

Auswahl der Chemotherapeutika

Für die Auswahl der Chemotherapeutika für die kalkulierte und die gezielte Chemotherapie müssen klinische, mikrobiologische und pharmakokinetische Kriterien herangezogen werden.

Von Seiten der **Klinik** sind eventuelle Grundkrankheiten zu berücksichtigen, ferner die Infektionslokalisation und die Tatsache, ob es sich um eine außerhalb (ambulant) oder innerhalb des Krankenhauses (nosokomial) erworbene Infektionskrankheit handelt.

> **Fallbeispiele**
>
> - Bei immunsupprimierten Patienten mit Aplasie, die durch die Knochenmarkdepression infolge z.B. einer zytostatischen Therapie nur noch wenige funktionsfähige Granulozyten (Leukopenie!) besitzen, ist die Gabe von nur bakteriostatisch wirksamen Chemotherapeutika wie z.B. Tetrazyklinen oder Makroliden sinnlos, da diese nur zu einer Proliferationshemmung und nicht zur Abtötung der Bakterien führen. Die endgültige Keimeliminierung muss durch ein funktionsfähiges Phagozytosesystem (Opsonine, Granulozyten, Makrophagen) erfolgen.
> - Bei einer Infektion im Liquorraum, z.B. Meningitis, ist die parenterale, intravenöse Gabe von Aminoglykosiden nicht indiziert, da diese auch bei entzündeten Meningen die Blut-Liquor-Schranke nicht penetrieren.
> - Die kalkulierte Chemotherapie von innerhalb des Krankenhauses (nosokomial) erworbenen Pneumonien erfordert ein anderes Antibiotikaregime als die der ambulant erworbenen, da hier andere und überwiegend resistentere Bakterien als Erreger zu erwarten sind.
>
> Zu beachten ist auch, dass andere Erkrankungen die Penetration, Metabolisierung und Elimination von Chemotherapeutika entscheidend beeinflussen können.
>
> **Fallbeispiele**
>
> - Bei Patienten mit schwerer Funktionsstörung der Leber sind solche Antibiotika kontraindiziert, die überwiegend hepatobiliär metabolisiert bzw. ausgeschieden werden.
> - Erkrankungen bestimmter Organe schließen die Verwendung einzelner Antibiotika von vornherein aus, wenn diese aufgrund einer speziellen toxischen Affinität zu diesem Organsystem eine weitere Schädigung erwarten lassen, z.B. die Gabe von Chloramphenicol bei einer zuvor bestehenden Knochenmarkschädigung.
> - Aber auch physiologische Gründe, z.B. Schwangerschaft, Still- und Neonatalperiode, können die Gabe verschiedener Antibiotika ausschließen. So können in der Schwangerschaft nur β-Lactam-Antibiotika und Makrolide gegeben werden (Ausnahme: vitale Gefährdung der Mutter!).

Die zu beachtenden **bakteriologischen Kriterien** betreffen das Wirkspektrum der jeweiligen Antibiotika und deren Aktivität innerhalb dieses Spektrums. Entscheidend ist auch, ob der Wirkeffekt bakterizid (keimabtötend) oder nur bakteriostatisch (proliferationshemmend) ist. Eine ganze Reihe von **pharmakokinetischen Eigenschaften** der jeweiligen antibakteriellen Chemotherapeutika wie Säurestabilität, enterale Resorption, Art der Metabolisierung bzw. Elimination, Penetration in Körperkompartimente und -gewebe beeinflusst ebenfalls in der individuellen klinischen Situation die Festlegung des Chemotherapeutikaregimes. Nicht zuletzt spielen toxikologische Gesichtspunkte (s. u.) eine wichtige Rolle.

Durchführung der Chemotherapie

Die Durchführung der Chemotherapie folgt im Prinzip den allgemeinen Grundsätzen der internistischen Pharmakotherapie (s. Kap. 3.3).

Dosierung Hier muss der ideale therapeutische Bereich gefunden werden, d.h., die Dosis des Chemotherapeutikums muss ausreichend hoch sein, um den gewünschten Wirkeffekt zu erreichen, aber unter der Schwelle liegen, ab der toxische Nebenwirkungen möglich sind. Diese Grundregel muss dann relativiert werden, wenn in einer vital bedrohlichen Situation keine Alternativmöglichkeiten bestehen.

Dauer Es lassen sich keine allgemein gültigen Regeln aufstellen. So können unkomplizierte Harnwegsinfektionen mit empfindlichen Erregern durchaus mit einer Einmalgabe eines potenten Antibiotikums behandelt werden, während für die Therapie einer Osteomyelitis eine mehrmonatige Therapiedauer erforderlich sein kann. Grundsätzlich ist aber eine antibakterielle Chemotherapie mehrere Tage über die deutliche klinische Besserung hinaus durchzuführen.

Applikationsart Grundlegende Kriterien für die zu wählende Applikationsart sind der zu erreichende Wirkort und die Compliance des Patienten. Die **parenterale** Applikation stellt grundsätzlich den sichersten Applikationsweg dar. Bei schweren und schwersten Infektionsverläufen ist daher dieser Weg zumindest bei Beginn der Therapie immer zu wählen.

Bei einer Umstellung von einer parenteralen auf eine orale Therapie (= **Sequentialtherapie**) ist darauf zu achten, ob dies mit der parenteral begonnenen Substanz überhaupt möglich ist, d. h., ob sie enteral resorbierbar ist. Eine orale Folgetherapie mit einem anderen Antibiotikum kann nur dann erfolgen, wenn es das gleiche Spektrum wie das zuvor verwandte parenterale Antibiotikum hat.

Für die **orale** Chemotherapie ist die Compliance des Patienten entscheidend.

Der Entscheidung, ob eine **Mono-** oder eine **Kombinationstherapie** durchgeführt wird, müssen folgende Überlegungen zugrunde gelegt werden:

Die **Kombinationstherapie** mit zwei oder mehreren Substanzen hat in der kalkulierten Chemotherapie zum Ziel, ein breiteres Spektrum möglicher Erreger abzudecken. In der gezielten Chemotherapie kann eine synergistische Wirkung angestrebt werden, erwiesenermaßen sinnvoll nur für die Gabe von β-Lactam-Antibiotika bzw. Glykopeptidantibiotika mit Aminoglykosiden bei grampositiven Kokken, als häufigste angewandte Kombination. Weitere Gründe für die Gabe einer Kombination liegen vor, wenn die Dosiserhöhung einer Substanz aus toxikologischen Gründen nicht mehr möglich ist oder bei einer Mischinfektion mehrere Erreger therapiert werden müssen. Für die Kombinierbarkeit verschiedener Antibiotika gibt es keine verbindlichen Regeln.

Von erheblicher Bedeutung ist das „**Drug-Monitoring**". Hierunter versteht man die Serumspiegelkontrolle bestimmter Antibiotika, die überwiegend renal eliminiert werden und daher bei Nierenfunktionsstörungen kumulieren können. Dies gilt für Aminoglykoside und für Glykopeptide (z. B. Vancomycin). Bei diesen Substanzen erfolgt die Dosisanpassung gemäß der Spiegelkontrolle, schematisierte Dosisanpassungen, z. B. nach Kreatininwert oder -Clearance, reichen heute nicht mehr aus. Auch Chloramphenicol muss bis zum Schulkindalter nach Serumspiegelkontrolle dosiert werden.

Nebenwirkungen

Chemotherapie ist mit potentiellen Nebenwirkungen verbunden. Keiner verfügbaren Substanz kann das Attribut „nebenwirkungsfrei" zugebilligt werden. Man unterscheidet allergische von toxischen Nebenwirkungen:

- **Allergische Nebenwirkungen** sind dosisunabhängig, setzen aber eine vorherige Sensibilisierung voraus.
- **Toxische Nebenwirkungen** sind abhängig von der Dosis, aber auch von der Dauer der Therapie und damit der erreichten Gesamtdosis.

Je nach Spektrum der potentiellen Nebenwirkungen, das für die einzelnen Chemotherapeutika sehr unterschiedlich sein kann, müssen entsprechende klinische bzw. laborchemische oder auch funktionelle Kontrollen erfolgen. Die Beachtung potentieller toxischer Nebenwirkungen schließt jedoch nicht aus, dass bei vital bedrohlichen Infektionsverläufen toxische Nebenwirkungen in Kauf genommen werden müssen. Bezüglich dieser Nebenwirkungen unterscheiden sich Antibiotika generell nicht von anderen Substanzen.

Die Besonderheiten einer antibakteriellen Chemotherapie liegen jedoch darin, dass sog. **biologische Nebenwirkungen** auftreten können. Jede Chemotherapie greift auch z. T. sehr massiv in die Normalflora ein. Dies kann dazu führen, dass z. B. durch Elimination der normalen Mundflora andere potentiell pathogene Mikroorganismen, wie z. B. Viren oder Pilze, eindringen und ihrerseits Infektionskrankheiten auslösen können. Ein weiteres Beispiel für eine biologische Nebenwirkung ist die antibiotikaassoziierte Diarrhö, hervorgerufen durch massive Beeinträchtigung der Darmflora, die in die schwerere Form der antibiotikaassoziierten pseudomembranösen Kolitis einmünden kann. Die Darmflora wird selektiv geschädigt und von Clostridium difficile überwuchert, dessen Toxine dann die eigentliche Erkrankung an der Mukosa verursachen. Eine weitere wichtige biologische Nebenwirkung einer Antibiotikatherapie besteht darin, dass es sowohl bei den Infektionserregern als auch in der Normalflora zur Selektion von primär oder sekundär resistenten Bakterien kommen kann (= **Selektionsdruck**). Dadurch kann im individuellen Fall die Therapie versagen. Von weitaus größerer Tragweite ist jedoch der Einfluss auf eine generelle Resistenzentwicklung und die im Krankenhausbereich dadurch mögliche Ausbreitung von Resistenzen.

Prinzipien der internistischen Therapie

Versagen der Chemotherapie

Das Versagen einer antibakteriellen Chemotherapie kann mehrere Gründe haben. Die häufigste Ursache ist die primäre oder sekundäre Resistenz der verursachenden Bakterien.

Primäre Resistenz bedeutet, dass alle Bakterien z.B. einer Spezies oder Gattung gegenüber einem bestimmten Antibiotikum von Natur aus resistent sind.

Sekundäre Resistenz beinhaltet, dass ein Klon einer primär empfindlichen Spezies durch Mutation oder Akquirierung eines Resistenzgens (z.B. auf einem Plasmid) resistent wird.

Neben der Resistenz sind jedoch auch andere Phänomene für das Versagen einer Chemotherapie verantwortlich zu machen, wie die Persistenz oder die Toleranz eines Erregers.

Unter der **Persistenz** eines Erregers versteht man das Überleben des Erregers am Infektionsort während einer Antibiotikatherapie. Hierzu kommt es, wenn der Erreger vorübergehend von der Wachstumsphase in eine Ruhephase übertritt, z.B. bedingt durch verschiedene physikalisch-chemische Ursachen am Infektionsort. Da die meisten gebräuchlichen Chemotherapeutika nur auf proliferierende Keime wirken, werden sie nicht eliminiert und können daher nach Absetzen der Antibiotikatherapie zu einem Rezidiv führen.

Von **Toleranz** eines Erregers gegenüber einem bestimmten Antibiotikum spricht man, wenn eine größere Diskrepanz zwischen der **minimalen Hemmkonzentration** (= kleinste Antibiotikakonzentration, die noch zu einer vollständigen Proliferationshemmung führt) und der **minimalen bakteriziden Konzentration** (= kleinste Antibiotikakonzentration, die zu einer 99,9%igen Abtötung der Bakterien führt, bezogen auf die bei der Messung eingesetzte Keimeinsaat) vorliegt. In diesen Fällen wird aufgrund der In-vitro-Testung eine Antibiotikaempfindlichkeit suggeriert, die aber unter In-vivo-Bedingungen nicht zutrifft, da wegen fehlender Bakterizide keine Keimelimination erfolgt. Dies spielt klinisch vor allem in der Therapie der bakteriellen Endokarditis eine Rolle.

Die Ineffektivität einer Antibiotikatherapie kann natürlich auch durch einen Wechsel des ätiologisch bedeutsamen Erregers während der Therapie bedingt sein, aber ebenso durch Fehler in der Durchführung der Chemotherapie (s.o.).

Prophylaxe

Die prophylaktische Gabe von antibakteriellen Chemotherapeutika hat wenige, eingeschränkte Indikationsgebiete. Hierzu gehört einmal die **perioperative Antibiotikagabe** zur Verhinderung von postoperativen Wundinfektionen und Septikämien, deren Sinn bei bestimmten operativen Eingriffen erwiesen ist. Eine weitere gesicherte Indikation für eine prophylaktische Antibiotikagabe ist die **Endokarditisprophylaxe** bei Risikopatienten, an denen invasiv-diagnostische oder operative Eingriffe durchgeführt werden, die das Risiko einer Keimstreuung in sich bergen. Hierfür gibt es laufend überarbeitete Empfehlungen der zuständigen Fachgesellschaften.

In seltenen Fällen kann eine **Expositionsprophylaxe** mit Antibiotika durchgeführt werden, akzeptiert sind hier die Pertussis- und die Meningokokkenmeningitis-Prophylaxe bei besonders gefährdeten Personen, wenn in deren Umgebung ein Erkrankungsfall aufgetreten ist. Andere Indikationsgebiete gibt es nicht. Es sei nochmals eindringlich darauf hingewiesen, dass eine sog. „antibiotische Abdeckung", wie sie noch in vielen Therapieschemata aufgeführt wird, jeder Grundlage entbehrt.

Antibakterielle Chemotherapeutika

Heute steht eine große Anzahl von antibakteriellen Chemotherapeutika aus verschiedensten Substanzgruppen zur klinisch-praktischen Anwendung zur Verfügung. Tabelle 3.11 gibt einen orientierenden Überblick über die unterschiedlichen Substanzgruppen mit Beispielen von Einzelsubstanzen. Hieraus lassen sich in geraffter Form das antibakterielle Wirkspektrum, wichtige pharmakologische Eigenschaften und bedeutende potentielle Nebenwirkungen ablesen. Diese Klassifizierung folgt klinischen Anwendungsgesichtspunkten und nur z.T. der exakten chemischen Einteilung. Wegen der großen Anzahl der zur Verfügung stehenden Chemotherapeutika musste dabei eine Auswahl erfolgen, die sich an der Bedeutung der Substanzgruppen orientiert.

Wegen der speziellen Besonderheiten der antibakteriellen Chemotherapie und der Vielzahl der heute zur Verfügung stehenden Einzelsubstanzen ist es unerlässlich, dass der infektiologisch nicht spezialisierte Arzt sich auf ein Standardrepertoire von wenigen Substanzen beschränkt, bei deren therapeutischem Einsatz er dann eigene Erfahrungen gewinnt. Das Gleiche gilt für die Beschränkung der zur Verfügung stehenden Substanzen innerhalb einer Klinik oder eines Krankenhauses. Erst wenn dieses Grundinstrumentarium nicht mehr ausreicht, sollte der Einsatz von darüber hinausgehenden Substanzen erwogen werden, möglichst nach Rücksprache mit in der antibakteriellen Chemotherapie speziell ausgebildeten Ärzten.

Zur weiteren Information

Literatur

Armstrong, D., J. Cohen (eds.): Infectious Diseases, Section 7: Antiinfective Therapy, Mosby, St. Louis 1999.

Mandell G. L., J. E. Bennett, R. Dolin (eds.): Principles and Practise of Infectious Diseases, 5th edn., Section E: Antiinfective Therapy, pp. 223–602, Churchill-Livingstone 2000.

Simon, C., W. Stille: Antibiotika-Therapie in Klinik und Praxis, 10. Aufl., Schattauer, Stuttgart 2000.

3.4 Internistische Chemotherapie

Tab. 3.11 Orientierende Antibiotikaklassifizierung.

Substanzgruppe	Hauptsächliches Wirkspektrum/Indikation	Wichtige pharmakologische Parameter	Wichtige Nebenwirkungen
1. β-Lactame **a) Penicilline** (bc) Benzylpenicilline/ Oralpenicilline (z. B. Benzylpenicillin, Clemizolpenicillin, Penicillin V, Propicillin)	Streptokokken (inkl. Pneumokokken, exkl. Enterokokken), Staphylokokken (nicht Penicillinase bildende), Meningokokken, Gonokokken, Corynebakterien, Peptococcaceae, Propionibakterien, Clostridien, Bacillus sp. (nicht B. cereus), Treponemen (z. B. Lues), Leptospiren	Renale Elimination (evtl. Dosisanpassung bei Niereninsuffizienz); sichere Liquorspiegel nur bei entzündeten Meningen (Schrankenstörung); Gabe in SS und SP möglich	Allergische Reaktionen; Neurotoxizität (Überdosierung); interstitielle Nephritis; gastrointestinale Beschwerden bei oraler Gabe
Isoxazolylpenicilline (z. B. Oxacillin, Flucloxacillin)	Penicillinasebildende Staphylokokken	Wie Benzylpenicilline; nicht ausreichende Bioverfügbarkeit von **Oxacillin** bei **oraler** Gabe	Allergische Reaktionen; gastrointestinale Beschwerden bei oraler Gabe; Cholestasesymptomatik; Leukopenie
Aminopenicilline (z. B. Ampicillin, Amoxicillin)	Wie Benzylpenicilline; zusätzlich H. influenzae, Enterokokken, Listerien, Enterobacteriaceae (z. B. E. coli, P. mirabilis, Klebsiella sp., aber z.T. hohe Resistenzquoten)	Wie Benzylpenicilline; bei **oraler** Gabe von **Ampicillin:** nicht ausreichende Bioverfügbarkeit und erhöhtes Risiko für antibiotikaassoziierte Kolitis (= biologische Nebenwirkung)	Allergische Reaktionen (insbesondere Exantheme); gastrointestinale Beschwerden bei oraler Gabe
In Kombination mit β-Lactamase-Inhibitoren (z. B. mit Clavulansäure oder Sulbactam	Wie Aminopenicilline; zusätzlich wirksam gegen β-Lactamase-positive Stämme von: H. influenzae, Gonokokken, Staphylokokken, Klebsiella sp., Bacteroides sp., Nokardien	Bisher noch unzureichende Daten für die β-Lactamase-Inhibitoren bezüglich Liquorgängigkeit und Anwendung in SS und SP	Wie Aminopenicilline
Breitspektrumpenicilline (z. B. Mezlocillin, Piperacillin), Piperacillin auch in fixer Kombination mit dem β-Lactamase-Inhibitor Tazobactam → entsprechende Spektrumserweiterung (s. o.)	Wie Aminopenicilline; breiteres Spektrum gegen Enterobacteriaceae, teilweise zusätzlich wirksam gegen Pseudomonas	Wie Benzylpenicilline, aber durchweg längere Halbwertszeiten	Allergische Reaktionen; Granulozyto- und Thrombozytopenie; Hemmung der Thrombozytenaggregation
b) Cephalosporine (bc) orale Cephalosporine (z. B. Cefaclor, Cefuroxim-Axetil)	Staphylokokken, Streptokokken, teilweise H. influenzae, Enterobacteriaceae (unterschiedlich hoher Anteil resistenter Stämme)	Renale Elimination; unterschiedlich lange Halbwertszeiten; Gabe in SS und SP möglich	Allergische Reaktionen (seltener als bei Penicillinen); Granulozytopenie/Thrombopenie (selten); reversibler Anstieg von Transaminasen und alkalischer Phosphatase; potentielle Nephrotoxizität; gastrointestinale Beschwerden
„Basis"-Cephalosporine (z. B. Cefazolin, Cefuroxim, Cefamandol, Cefotiam)	Staphylokokken, Streptokokken, H. influenzae, Enterobacteriaceae (unterschiedlich hoher Anteil resistenter Stämme)	Renale Elimination (evtl. Dosis-/Applikationsintervall-Anpassung bei Niereninsuffizienz); Gabe in SS und SP möglich	Wie orale Cephalosporine; teilweise Antabus®-Effekt (= Verstärkung einer Alkoholwirkung bei gleichzeitiger Einnahme)
„Reserve"-Cephalosporine (z. B. Cefotaxim, Ceftizoxim, Cefmenoxim, Ceftriaxon, Ceftazidim [auch Pseudomonaswirkung])	Neisserien, Streptokokken, Staphylokokken (Wirksamkeit aber schwächer als Cefazolin), H. influenzae, Enterobacteriaceae (resistente Stämme selten)	Wie „Basis"-Cephalosporine; generell höhere Liquorspiegel als „Basis"-Cephalosporine; z.T. deutlich längere Halbwertszeiten (Ceftriaxon!)	Wie „Basis"-Cephalosporine

Prinzipien der internistischen Therapie

Tab. 3.11 *(Fortsetzung).*

Substanzgruppe	Hauptsächliches Wirkspektrum/Indikation	Wichtige pharmakologische Parameter	Wichtige Nebenwirkungen
c) **Monobactame** (Aztreonam) (bc)	Enterobacteriaceae, Pseudomonas aeruginosa (resistente Stämme möglich), H. influenzae	Renale Elimination; keine Kreuzallergie mit anderen β-Lactamen; Gabe in SS und SP möglich	Exantheme; gastrointestinale Störungen; Hypotonie
d) **Carbapeneme** (bc) (Imipenem, Meropenem)	Staphylokokken, Streptokokken, H. influenzae, Enterobacteriaceae, Pseudomonas aeruginosa, Nonfermenter, Neisserien, Anaerobier, Bacillus sp., Nocardia sp.	Keine Kreuzallergie mit anderen β-Lactamen; Gabe in SS und SP möglich; gute Liquorgängigkeit (vor allem bei entzündeten Meningen); renale Elimination	Gastrointestinale Störungen; Thrombophlebitis; Exantheme; Eosinophilie; Krämpfe; Myoklonus; Verwirrtheitszustände; z.T. massiver Eingriff in die Normalflora (Gefahr sekundärer Mykosen)
2. **Aminoglykoside** (bc) (z.B. Gentamicin, Tobramycin, Amikacin)	Staphylokokken, Enterobacteriaceae, Pseudomonas, Nonfermenter	Renale Elimination (Gefahr der Kumulation schon bei gering eingeschränkter Nierenfunktion; Serumspiegelbestimmung!); Höhe der kumulativen Gesamtdosis entscheidend für Ototoxizität (nicht Serumspitzenspiegel!); nicht liquorgängig; grundsätzlich in der SS kontraindiziert	Otovestibulotoxizität; Nephrotoxizität
3. **Makrolide** (bs) (z.B. Erythromycin, Roxithromycin, Clarithromycin, Azithromycin)	Staphylokokken, Streptokokken (inkl. Pneumokokken), H. influenzae, Legionellen, Mykoplasmen, Chlamydien	Hepatobiliäre Elimination (keine Kumulation bei Niereninsuffizienz); unterschiedliche Bioverfügbarkeit nach oraler Gabe, z.T. in Abhängigkeit von Nahrungsaufnahme; Gabe in SS und SP grundsätzlich möglich; intrazelluläre Anreicherung in Eukaryontenzellen, Azithromycin hat sehr lange terminale Halbwertszeit (68 h)	Potentielle Hepatotoxizität; gastrointestinale Beschwerden bei oraler Gabe; cave: bei Q-T-Verlängerung Gefahr ventrikulärer Arrythmien (Torsade de pointes)!
4. **Lincosamine** (bs) (Clindamycin)	Staphylokokken, Streptokokken (exkl. Enterokokken), Anaerobier	Hepatobiliäre Elimination; hohe Spiegel in Bindegewebe, Knochen und Abszessen	Selten Leukopenie; Allergie und Diarrhö; Kreislaufsensationen (zu rasche i.v. Gabe)
5. **Chloramphenicol** (bs)	Staphylokokken, Streptokokken, H. influenzae, Neisserien, Anaerobier, Salmonellen, Shigellen, Bruzellen	Hepatobiliäre Elimination; wegen der potentiellen toxischen Knochenmarkdepression sind gewichtsbezogene Tages- und Gesamtdosen zu beachten; sehr gute Liquorgängigkeit, auch bei intakter Blut-Liquor-Schranke	Aplastische Anämie (dosisunabhängig, nach Abschluss der Therapie); Knochenmarkdepression (unter Therapie, Leukopenie/Thrombopenie); Grey-Syndrom (bei Neugeborenen); Allergie; zentrale und periphere Neuritiden; Cholestasesyndrom; Geschmackssensationen
6. **Tetrazykline** (bs) (z.B. Tetracyclin, Doxycyclin, Minocyclin)	Mykoplasmen, Rickettsien, Chlamydien, Bruzellen (Staphylokokken, Streptokokken, Enterobacteriaceae z.T. schon hohe Anteile resistenter Stämme!)	Hepatobiliäre Elimination; bei Schwangeren und Kleinkindern kontraindiziert; möglichst nicht vor dem 8. Lj. (s. Nebenwirkungen); Gebrauchslösungen teilweise sulfithaltig; bei zu schneller i.v. Gabe Mg^{2+}-haltiger Lösungen Gefahr von Herzrhythmusstörungen	Gastrointestinale Beschwerden; allergische Reaktionen (selten); Photodermatosen (selten), Leberschädigungen; Serum-Harnstoff-Erhöhung; Anreicherung im Knochen mit Ossifikationsstörungen am wachsenden Knochen;

3.4 Internistische Chemotherapie

Tab. 3.11 *(Fortsetzung)*.

Substanzgruppe	Hauptsächliches Wirkspektrum/Indikation	Wichtige pharmakologische Parameter	Wichtige Nebenwirkungen
6. **Tetrazykline** (bs)			Anreicherung im Zahnschmelz (Gelbfärbung, Hypoplasie); Erhöhung des intrakraniellen Drucks (selten, dosisunabhängig); vestibuläre Störungen (ca. 1–2 Tage nach Therapiebeginn)
7. **Glykopeptide** (bc) (Vancomycin, Teicoplanin)	Staphylokokken (methicillinresistente Stämme!), Enterokokken, weitere grampositive Bakterien	Renale Elimination (bei Vancomycin schnelle Kumulationsgefahr! Serumspiegelkontrolle!), keine sichere Liquorgängigkeit (daher evtl. zusätzlich intrathekale Gabe), Untersuchungen zur Dosisfindung bei Teicoplanin noch nicht abgeschlossen	Nephrotoxizität und Neurotoxizität nur bei Überdosierung; Red-Neck-Syndrom (bei zu schneller i.v. Gabe, nur Vancomycin!); Leukopenie (bei längerer Gabe, v.a. bei Teicoplanin)
8. **Nitroimidazole** (bs) (z.B. Metronidazol, Tinidazol)	Anaerobier	Überwiegend renale Elimination, rotbraune Harnverfärbung (Metronidazol), kontraindiziert in der SS, längerdauernde Gaben vermeiden (Kanzerogenität im Tierversuch)	Periphere Nervenstörungen (selten); Leukopenie (selten); gastrointestinale Beschwerden
9. **Chinolone** (bs) (z.B. Ciprofloxacin, Ofloxacin, Sparfloxacin, Fleroxacin, Levofloxacin, Moxifloxacin)	Staphylokokken (schon z.T. höhere Resistenzquoten), Streptokokken (nicht Pneumokokken und Enterokokken), Clostridien, Mycobacterium avium/intracellulare, Neisserien, H. influenzae, Enterobacteriaceae, Pseudomonas (hoher Anteil resistenter Stämme), Nonfermenter, Bruzellen, Yersinien, Legionellen, Chlamydien, Mykoplasmen	Renale, hepatobiliäre und z.T. mukosale (Dickdarm) Elimination, z.T. unterschiedliche Interaktionen mit anderen Substanzen (z.B. Fenbufen: Krampfanfälle; Koffein/Theophyllin: Wirkungsverstärkung), kontraindiziert in SS und SP, im Kindesalter nur in Ausnahmefällen (z.B. Pseudomonasinfektionen bei Mukoviszidose, Salmonellenosteomyelitis); Levofloxacin wirkt auch gegen Pneumokokken und teilweise gegen Anaerobier	Leukopenie; Vaskulitis; Photodermatose; Psychosyndrome; neurologische Ausfälle; Transaminasenerhöhung; Kristallurie; Verstärkung der Koffein-/Theophyllinwirkung (treten bei den einzelnen Chinolonen mit unterschiedlicher Häufigkeit auf!)
10. **Streptogramine** (bs) (Quinupristin/Dalfopristin)	Staphylokokken (methicillinresistente Stämme), Enterococcus faecium (nicht E. faecalis!), penicillinresistente Pneumokokken	Vorwiegend hepatobiliäre Elimination; teilweise Metabolisierung durch CYP3A4 (cave: entsprechende Wechselwirkungen!); kontraindiziert in SS und SP	Venenwandreizung (daher nur Infusion durch ZVK!); cave: gleichzeitig Gabe von Substanzen, die Q-T-Zeit verlängern!
11. **Oxazolidinone** (bs) (Linezolid)	Staphylokokken (inkl. methicillinresistente Stämme), Enterokokken (inkl. glykopeptidresistente Stämme), weitere grampositive Bakterien	Z.T. Metabolisierung (nicht enzymatisch!), z.T. unverändert renale Elimination; reversible, nichtselektive MAO-Hemmung; keine Interaktion mit Cytochrom P450	Hypertonie (bei gleichzeitiger Zufuhr anderer MAO-Hemmer); selten: Thrombopenie, Leukopenie

bc Diese Substanzen sind bei ausreichender Konzentration (Dosierung!) gegen die meisten Bakterien ihres Spektrums bakterizid wirksam
bs Diese Substanzen sind dosisunabhängig gegen die meisten Bakterien ihres Spektrums nur bakteriostatisch wirksam
SS Schwangerschaft
SP Stillperiode

3.4.2 Antimikrobielle Therapie: antivirale Chemotherapie

Th. Mertens

Therapeutische aktive und passive Immunisierung

Impfungen dienen der Prophylaxe, jedoch ist der Übergang zu einer **Frühtherapie** bei manchen postexpositionellen passiven und/oder aktiven Immunisierungen fließend. Die Tatsache, dass man in bestimmten Fällen (z. B. bei Masernvirusinfektion) auch durch **aktive Impfung nach** Exposition noch einen Schutz erreichen kann, ist möglicherweise in einer Interferoninduktion durch den Impfstoff begründet, die der Bildung spezifischer Antikörper vorausgeht.

Probleme der antiviralen Chemotherapie

Die heutigen Probleme der antiviralen Chemotherapie betreffen sowohl die Charakterisierung möglicher neuer Ansatzpunkte für antivirale Interventionen und die Entwicklung antiviral wirksamer Substanzen als auch die Regeln bei der Anwendung vorhandener Therapeutika.

Der obligat intrazelluläre Parasitismus der Viren

Viren unterscheiden sich hinsichtlich Struktur und Vermehrungsweise grundsätzlich von allen anderen Infektionserregern. Sie sind für ihre Vermehrung vollständig auf die Energiegewinnung und Syntheseleistung ihrer Wirtszelle angewiesen. Voraussetzung für eine antivirale Chemotherapie ist somit, dass Moleküle und biochemische Prozesse als Ziele (engl. Targets) identifizierbar sind, die nur in virusinfizierten Zellen vorkommen. Der Begriff **Virusselektivität** beschreibt die Fähigkeit einer Substanz, die Virusvermehrung zu hemmen, ohne die Wirtszelle zu schädigen.

Infektionszustände ohne Virusvermehrung

Viele Viren haben Strategien entwickelt, um im einmal infizierten Organismus zu persistieren. In diesen Fällen kann es zu Infektionszuständen ohne Virusvermehrung kommen (z.B. Latenz der Herpesviren). Da alle bislang verfügbaren antiviralen Substanzen im Vermehrungszyklus angreifen, entziehen sich persistierende Infektionen ohne Vermehrung derzeit einer antiviralen Therapie.

Begrenztes Wirkspektrum, Therapiebeginn und Therapiedauer

Die verfügbaren Therapeutika haben ein begrenztes Wirkspektrum, und es gibt keine „Breitbandmedikamente". Der Beginn einer Therapie setzt in diesen Fällen eine Virustypdiagnose voraus. Bei akuten Viruserkrankungen entscheidet darüber hinaus ein frühzeitiger Therapiebeginn häufig über den Erfolg, was auch noch eine rasche Diagnosestellung erfordert (s. Kap. 2.4). Andererseits kann bei einigen Virusinfektionen die Indikation zur Therapie aufgrund noch mangelnder Daten derzeit anhand eindeutiger Kriterien nicht gestellt werden. Letzteres gilt insbesondere auch für die Bestimmung des optimalen Zeitpunktes des Beginns und der Dauer einer Therapie.

Virusinfektionen bei Immunsupprimierten

Bei Patienten mit schwerster angeborener (SCID), erworbener (AIDS) oder iatrogener (Transplantation) Immunsuppression ist es häufig trotz adäquater antiviraler Therapie nicht möglich, die Virusvermehrung definitiv zu beenden, solange es nicht zu einer Verbesserung der Immunsituation kommt. Daher sind diese von schweren Virusinfektionen besonders häufig betroffenen Patienten bei Infektion auch besonders gefährdet.

Resistenzentwicklung

Resistenz vermittelnde Mutationen in den Genen, die für die Zielmoleküle der antiviralen Medikamente kodieren, treten bei jeder Virusvermehrung spontan auf. Bei längerfristiger Anwendung antiviraler Chemotherapeutika und damit vor allem bei den erheblich immunsupprimierten Patienten kann es dann relativ rasch zur Selektion resistenter Viruspopulationen kommen. Aufgabe der Kliniker ist es, Therapieversagen anhand klarer Kriterien zu definieren, und den Virologen obliegt es, standardisierte Tests zur raschen phänotypischen oder genotypischen Resistenztestung von Viren bereitzustellen.

Folgeerkrankungen nach Virusinfektionen

Manche zunächst wenig gravierende oder asymptomatische Virusinfektionen können möglicherweise Folgeerkrankungen auslösen (z.B. Immunpathogenese), bei denen die Viren dann keine entscheidende Rolle mehr spielen und somit eine antivirale Therapie zu spät kommt.

Ansatzpunkte für antivirale Substanzen

Tabelle 3.12 zeigt, dass die Hemmung der Virusvermehrung doch an vielen Stellen möglich ist.

Adsorption, Fusion und Penetration

Diese frühesten Vorgänge bei jeder Virusinfektion, die Bindung der Viren an ihre Wirtszelle und bei umhüllten Viren die **Fusion** mit der äußeren Wirtszellmembran, lassen sich experimentell durch Blockade der verantwortlichen **Rezeptorstrukturen** auf Seiten der Viren oder der Zellen hemmen. Auch die Wirkung spezifischer Antikörper tritt auf dieser Stufe der Infektion ein. Die **Penetration** mancher Viren in die Zelle kann in Zellkultur bereits durch Polyanionen gestört werden.

Uncoating

Der nächste Schnitt bei der Vermehrung ist das sog. „Uncoating", also die Freisetzung der viralen Nukleinsäure in der infizierten Zelle. Dieser Prozess lässt sich bei einigen Viren hemmen.

Kapsidbindende Inhibitoren (sog. Canyon-Blocker)
Der Wirkmechanismus dieser Gruppe von **Uncoating-Hemmern** beruht darauf, dass sie sich passgenau in eine Höhle am Grund eines durch die Strukturproteine gebildeten tiefen Oberflächeneinschnittes (Canyon) einlagern. Dadurch werden die Bindung an den Zellrezeptor behin-

3.4 Internistische Chemotherapie

Tab. 3.12 Ansatzpunkte für antivirale Therapie im Vermehrungszyklus von Viren.

Virusvermehrungsschritt	Substanz (Beispiel)	Viren	Einsatz
Adsorption/Fusion Penetration	Oligopeptide	Myxo-, Paramyxoviren	(E)
	Lösliches CD4, (rsCD4)	HIV	(E/M)
(?)	Polyanionen (Heparin)	HSV, HIV	(E)
Adsorption/Uncoating	Pleconaril, „Win-Substanzen"[1]	ECHO-, Polio-, Rhinoviren	(T/M)
	Amantadin	Influenza-A-Viren	(M)
Transkription/Replikation			
mRNA	NA Ribavirin, Interferon	Lassa-Virus, RSV, HCV	(M)
RNA – RNA	2-(α-Hydroxybenzyl)-benzimidazol	Picornaviren	(T)
	Enviroxime	Rhinoviren	(M)
DNA – DNA	NA Aciclovir (ACV)	HSV, VZV, CMV (?), EBV (?)	(M)
	Pyrophosphat-Analogon Phosphonoameisensäure (PFA)	HSV, VZV, CMV, HIV (?)	(M)
RNA – DNA (RT)	Nukleosidanaloge RT-Hemmer	HIV	(M)
	NNRTI Nevirapin	HIV	(M)
Integration (Provirus)	Integrasehemmer (?)	HIV	(E)
Translation (?)	Antisense-Oligodesoxynukleotide (?)	CMV	(E)
(?)	Compound Q (Trichosanthin) (?)	HIV	(E)
mRNA-Degradation/ Initiationshemmung	Interferone	HPV, HBV, HCV	(M)
			(E)
falsche Proteine	Idoxuridin	HSV (topisch)	(M)
Virusreifung			
Vorläuferproteinbildung	Rifampicin	Vaccinia-Virus	(E/M)
Spaltung	Proteaseinhibitoren	HIV	(M)
Glykosylierung	2'-Desoxy-D-Glukose	Influenza-Viren	(E)
	Castanospermin (?)	HIV	(E/M)
Ausschleusung (?)	α-Interferone	HIV	(E/M)
	Neuraminidasehemer	Influenza-Viren	(E)
Immunmodulation (?)	Interferon	HBV, HCV	(M)

Die angegebenen Substanzen haben bislang nur zum Teil (fett) praktische Bedeutung für die Therapie, stellen aber Beispiele dar oder waren Gegenstand allgemeiner Diskussion
[1] „Win-Substanzen" sind chemisch uneinheitliche Substanzen mit ähnlichem Wirkmechanismus
(?) Es bestehen Unklarheiten hinsichtlich des gehemmten Virusvermehrungsschrittes, der prinzipiellen Wirksamkeit einer Substanz oder der Wirksamkeit bei einem Virus
(E) nur experimentell „in vitro"; (T) im Tiermodell erprobt; (M) am Menschen erprobt; (NA) Nukleosidanalogon; (RT) reverse Transkriptase
(NNRTI) nichtnukleosidische Inhibitoren der reversen Transkriptase

dert und die zur Freigabe der Nukleinsäure notwendige, bei einigen Virustypen pH-abhängige endosomale, intrazelluläre Desintegration der viralen Proteinhülle verhindert. Bei einigen Picornaviren wird die Rezeptorbindung wenig behindert, aber das Viruskapsid doch so stabilisiert, dass kein Uncoating stattfinden kann. Es gibt Resistenz gegen diese Substanzen, aber erstaunlicherweise sogar Virusmutanten, die nur noch in Anwesenheit dieser Substanzen vermehrungsfähig sind. Die Faszination dieser Entdeckung bestand auch darin, dass es plötzlich möglich wurde, aufgrund der Kenntnis der molekularen **Struktur-Wirkungs-Beziehung** antiviral wirksame Moleküle sozusagen am Reißbrett zu entwerfen (s. Tab. 3.12).

Therapeutisch einsetzbare Substanzen Erstes und bislang einziges für die systemische Therapie zugelassenes Medikament, das nach diesem Mechanismus die Picornavirus-Replikation hemmt, ist **Pleconaril**.

Hemmer des intrazellulären Uncoating Einer der beiden Wirkmechanismen von Adamantanderivaten gegen Influenza-A-Viren beruht ebenfalls auf einer Hemmung des Uncoating durch Blockade eines M2-Protein-abhängigen Ionenkanals.

Therapeutisch einsetzbare Substanzen Amantadin und Rimantadin stehen seit vielen Jahren für die systemische Therapie von Influenza-A-Virus-Infektionen zur Verfügung.

Reverse Transkription und Genomintegration bei Retroviren

Die biologische Besonderheit der Retroviren besteht darin, dass, beginnend mit dem Eindringen des Viruscore (Nukleokapsid) in die Zelle und weiter nach der Freisetzung des diploiden einzelsträngigen viralen RNA-Genoms, zuerst eine doppelsträngige DNA hergestellt werden muss. Dies geschieht in einem komplexen Syntheseprozess über den Zwischenzustand eines RNA-DNA-Hybridmoleküls. Zwei Moleküle der hierfür notwendigen **reversen Transkriptase (RT)** werden bei HIV im Viruspartikel mitgebracht. Neben der **Polymerasefunktion** besitzt die RT in einer zweiten Domäne noch eine enzymatische **RNAse-H-Aktivität,** die für die Entfernung des RNA-Stranges vom RNA-DNA-Hybridmolekül erforderlich ist. Diese doppelsträngige DNA-Kopie der viralen RNA wird danach als sog. provirales Genom kovalent in das Wirtszellgenom integriert. Hierfür ist ebenfalls ein virusassoziiertes Enzym, die Integrase, erforderlich. Substanzen zur Hemmung der Integration der proviralen DNA eines Retrovirus in das Wirtszellgenom (HIV) befinden sich in der klinischen Prüfung (Integrasehemmer) und werden künftig möglicherweise ein viertes Standbein der antiretroviralen Therapie bilden.

Therapeutisch einsetzbare Substanzen Die reverse Transkriptase (RT) von HIV ist das Zielmolekül für die meisten antiretroviralen Medikamente. Diese werden nach ihrer chemischen Struktur unterteilt in **nukleosidanaloge RT-Hemmer** und **nicht nukleosidanaloge RT-Hemmer.**

Transkription

Eingriffsmöglichkeiten in virusspezifische Funktionen ergeben sich während der **Transkription** der viralen genetischen Information. Vorwiegend Typ-I-Interferone (IFN) hemmen die Replikation verschiedener Viren in unterschiedlichem Ausmaß, wobei einer der vielfältigen Mechanismen (s. u.) in der Degradation viraler mRNA besteht.

Einer der verschiedenen antiviralen Wirkmechanismen von Ribavirin beruht auf der Hemmung der mRNA einiger Viren.

Therapeutisch einsetzbare Substanzen Verschiedene **humane α- und β-Interferone** stehen für die systemische Therapie (chronische Hepatitis-B-Virus- und Hepatitis-C-Virus-Infektion) und auch topische Therapie (Papillomviren) zur Verfügung. Das relativ breit wirksame **Nukleosidanalogon** Ribavirin wird als Kombinationstherapeutikum bei chronischer HCV-Infektion, bei RSV- und Parainfluenza-Virus-Infektionen schwer kranker Kinder und bei Lassa-Virus-Infektionen eingesetzt.

Genomreplikation

Abhängig von der Art des vom Virus in die Wirtszelle eingeschleusten Genoms (Einzelstrang-RNA/DNA, Doppelstrang-RNA/DNA) und des zur Virusvermehrung erforderlichen genetischen Informationsflusses bedarf es besonderer Enzyme, die entweder vom Virus – im Partikel verpackt – mitgebracht (**virusassoziiert, s. o. bei HIV**) oder in der infizierten Zelle synthetisiert werden (**viruskodiert**). Beispiel für ein viruskodiertes Enzym, welches in uninfizierten Zellen nicht vorkommt, ist die RNA-abhängige RNA-Polymerase der Picornaviren, deren Hemmung die Wirkung mancher Substanzen erklärt (2-[α-Hydroxybenzyl]-benzimidazol, Enviroxime). Viele andere viruskodierte Polymerasen von DNA-Viren unterscheiden sich von zellulären Isoenzymen hinsichtlich der Bindung von Nukleosidanaloga so weit, dass virusselektive Nukleosidanaloga möglich sind.

Therapeutisch einsetzbare Substanzen Die vier derzeit gegen Herpesviren einsetzbaren **Nukleosidanaloga,** das **NA-Phosphonat Cidofovir** und auch das **Pyrophosphatanalogon Foscarnet** hemmen letztlich alle die viruskodierten Polymerasen.

Translation (Synthese viraler Proteine)

Die Blockierung viraler mRNA durch kurze synthetische „Antisense"-Oligonukleotide ist eine vom Konzept her sehr elegante und naturgemäß spezifische Möglichkeit der Hemmung der viruskodierten Proteinsynthese. Probleme bereiten die Auswahl der geeigneten Sequenzen und die chemische Modifikation der Oligonukleotide, die die Aufnahme in die Zelle ermöglichen müssen und die Stabilisierung in der Zelle bei erhaltener Wirksamkeit sicherstellen müssen. Nochmals erwähnt sei auch die Degradation bereits gebildeter viraler mRNA durch Interferone.

Therapeutisch einsetzbare Substanzen Eingang in die intraokuläre Therapie der Zytomegalievirusretinitis hat ein **Antisense-Phosphothioat** gefunden.

Zur topischen Therapie von Herpes-simplex-Virus-Infektionen stehen ältere **Nukleosidanaloga** zur Verfügung.

Posttranslationale Modifikation viraler Proteine

Bekanntestes Beispiel sind die Proteasehemmer zur Kombinationstherapie der HIV-Infektion. Der Wirkmechanismus dieser Substanzen beruht auf der Hemmung der posttranslationalen Spaltung der retroviralen gag- (gruppenspezifisches Antigen) und gag-pol-Polyproteine durch Hemmung der homodimeren „Aspartatprotease" des Virus. Es werden nur unreife, nichtinfektiöse Viruspartikel gebildet. Auch andere posttranslational nötige Modifikationen viraler Proteine, z. B. Glykosylierung, könnten ein Ziel antiviraler Substanzen sein.

Ausschleusung neu gebildeter Viruspartikel

An dieser Stelle im Replikationszyklus greifen die neuen Neuraminidasehemmer ein, die in der Lage sind, die korrekte Ausschleusung von Influenza-Viren zu inhibieren. Auch das seit langem bekannte Amantadin wirkt zusätzlich zur Uncoating-Hemmung auf dieser Ebene.

Antivirale Interferone

Die Entdeckung

Während ihrer Untersuchungen zur bereits bekannten Interferenz von Virusinfektionen entdeckten Alick Issacs und Jean Lindenmann 1957 einen übertragbaren virushemmenden Faktor, den sie Interferon nannten. In einem Schlüsselexperiment stellten sie fest, dass Zellen, die mit UV-inaktivierten Influenza-Viren behandelt worden waren, etwas in das Gewebekulturmedium abgaben, das die Infektion weiterer Zellen verhinderte. In den folgenden 45

Jahren der Erforschung dieses Phänomens wurde ein gewaltiges Netzwerk von Interaktoren und Interaktionen aufgedeckt. Trotz vieler Erkenntnisse besteht auch heute noch längst kein vollständiges Bild aller Zusammenhänge und Wirkungen. Die antivirale Wirkung ist dabei nur eine von vielen, und sie ist indirekt eine Folge regulatorischer Funktionen der Interferone in der Zelle.

Einteilung der Interferone (IFN)

Als Folge des schrittweisen Erkenntniszuwachses ist auch die Nomenklatur schwierig und teilweise redundant. IFN gehören nach heutiger Nomenklatur zu den **Zytokinen**. Zur Unterscheidung der Interferone gibt Tabelle 3.13 eine Übersicht.

Alle IFN sind relativ kleine Moleküle, die in ihrer reifen Form aus zwischen 143 und 172 Aminosäuren bestehen. Für die antivirale Therapie spielt derzeit nur die Typ-I-IFN, und hier die α-IFN, eine wesentliche Rolle.

Induktion und Funktionen der IFN

Induktion der IFN Die Induktion kann auf verschiedenen Wegen erfolgen. Virusinfektionen, vor allem durch RNA-Viren, führen zur Induktion der IFN über eine Hemmung der zellulären Proteinsynthese, damit zu einer Verminderung der Repressorproteine und einer gesteigerten IFN-Genexpression.

Die IFN werden von den Zellen, in denen sie gebildet wurden, freigesetzt. Natürliche α-IFN werden von Lymphozyten, Monozyten, Makrophagen und einigen Zelllinien gebildet. Quelle für β-IFN sind Fibroblasten und einige epitheliale Zellen. Mittlerweile werden die zur antiviralen Therapie eingesetzten IFN meist als rekombinante IFN gentechnisch hergestellt.

Rezeptorbindung Die IFN binden über spezifische Zellrezeptoren an die Zellen, in denen sie ihre antivirale und andere Wirkungen entfalten. Diese IFN-Rezeptoren sind bekannt, und ihre Expression unterliegt wiederum regulatorischen Prozessen.

Antivirale Mechanismen der IFN Viele (> 100) Proteine werden durch IFN in den Zellen reguliert, von denen etliche auch in die antivirale Wirkung eingebunden sind. Wenngleich längst nicht alle Mechanismen genau verstanden sind, kann man doch folgende abgrenzen.

Degradation von mRNA durch RNAse L IFN induzieren die Expression einer zellulären 2′,5′-oligo-A-Synthetase. Die synthetisierten Oligoadenylate aktivieren eine latente RNAse L, welche virale und zelluläre mRNA zerstört.

Translationshemmung durch Proteinkinase R (PKR) IFN induziert PKR, welche in Gegenwart von dsRNA oder eines bestimmten zellulären Proteins aktiviert wird. Aktivierte PKR phosphoryliert einen Initiationsfaktor der Proteinsynthese (eIf-2α), wodurch die Translation inhibiert wird. Aktivierte PKR führt außerdem zur Apoptose der Zelle und greift in transkriptionelle Signalkaskaden ein. Drei weitere Wege führen ebenfalls vom IFN bis zur Translationshemmung bzw. Apoptose der Zelle.

Mx-Proteine Vorwiegend Typ I Interferone (IFN) induzieren die Expression sog. MX-Proteine. Dies sind GTPasen, die zunächst bei Influenza-Virus-Infektionen gefunden wurden, welche die Replikation von RNA-Viren hemmen. So behindern diese den Kerntransport des viralen Nukleokapsids und die primäre Transkription.

Expression von MHC-Molekülen Typ I-IFN führen zu einer gesteigerten Expression von MHC-I-Molekülen. Dies führt zu einer verbesserten Antigenpräsentation und einer gesteigerten antiviralen CD8-T-Zell-Antwort.

Hemmung der Virusreifung IFN aktivieren eine Gykosyltransferase, wodurch einerseits die notwendige posttranslationale Modifikation mancher viraler Proteine gehemmt wird und andererseits der normale Ausschleusungsprozess (Budding) behindert wird.

Nebenwirkungen Bei systemischer Anwendung gibt es z. T. erhebliche Nebenwirkungen:
- Müdigkeit
- Muskelschmerzen
- Kopfschmerzen
- Fieber z. T. mit Schüttelfrost
- Erbrechen
- Blutdruckabfall
- Blutbildveränderungen
- Transaminasenanstieg
- Blutungsneigung.

Weitere Ansatzpunkte

Neben den erwähnten Zielen antiviraler Therapeutika sind viele weitere denkbar. Hinzuweisen ist in diesem Zusammenhang auf die Möglichkeit der Hemmung regulatorischer Proteine (z. B. tat oder rev bei HIV) oder auf die Hemmung der Genomreifung bei Herpesviren und die

Tab. 3.13 Einteilung der Interferone.

	Gruppe	Synonyme
Typ-I-IFN (säurestabile IFN)	■ Humanes α-IFN (mindestens 15 Proteine) ■ Humanes β-IFN (glykolysiert, ω-IFN, τ-IFN)	■ Leukozyten-, B-Zell-, Lymphoblasten-, Buffy-Coat-IFN ■ Fibroblasten-IFN, IFN-$β_1$
Typ-II-IFN	γ-IFN (glykolisiert)	Immun-IFN, T-Zell-IFN

Genomverpackung bei im Kern replizierenden umhüllten Viren.

Resistenzentwicklung

Resistenzen gegen antivirale Substanzen sind möglich durch Selektion von spontan auftretenden Virusvarianten aus der gesamten Viruspopulation. Diese Varianten besitzen resistenzvermittelte Mutationen in der viralen Polymerase (RT bei HIV), der viralen Kinase (Herpesviren) oder anderen viralen Genen, welche für Zielstrukturen der Substanzen kodieren. Voraussetzung für die **Selektion** der spontan auftretenden resistenten Virusvarianten ist somit Virusvermehrung unter dem **Selektionsdruck einer antiviralen Substanz.**

Klinisch relevante Virusresistenzen gegen Nukleosidanaloga treten nach allen bisherigen Erfahrungen bei kurzzeitiger Therapie bzw. Therapie immungesunder Patienten nicht auf. Vielmehr ist **Resistenz meist ein Problem der Langzeittherapie** (> 2–3 Monate) bei erheblich immunkompromittierten Patienten, bei denen es nicht gelingt, die produktive Virusinfektion durch die Therapie zu stoppen (HSV, CMV, HIV). Resistenz vermittelnde Mutationen bedingen manchmal einen Vermehrungsnachteil für das mutierte Virus gegenüber dem Wildtyp, wenn der Selektionsdruck entfällt. Manche resistente Virusvarianten (Herpesviren, HIV) sind weniger pathogen als die Wildvirustypen.

Klinisch eingesetzte Medikamente

Die verfügbaren Chemotherapeutika lassen sich einteilen in:
- Nukleosidanaloga
- nicht nukleosidanaloge Reverse-Transkriptase-Hemmer (NNRTI)
- Pyrophosphatanaloga
- Proteinaseinhibitoren
- Integraseinhibitoren
- Neuraminidaseinhibitoren
- Adamantanderivate

Die größte Entwicklung in der antiviralen Chemotherapie fand bislang auf dem Gebiet der Nukleosidanaloga statt. Es handelt sich um **Purin- oder Pyrimidin-Nukleosidanaloga (NA)** mit mehr oder minder ausgeprägter Virusselektivität. Ihre Wirkung beruht auf einer Störung der viralen **Transkription (Ribavirin), reversen Transkription (Zidovudin), Genomreplikation (Aciclovir)** und/oder **Proteinsynthese (Idoxuridin).** Um wirksam werden zu können, müssen NA („falsche Genombausteine") wie Nukleoside zunächst intrazellulär zum Mono-, Di- und Triphosphat phosphoryliert werden. Ein wesentliches Unterscheidungsmerkmal der Nukleosidanaloga stellt daher der **Mechanismus ihrer Phosphorylierung** dar. Eine Einteilung zeigt Tabelle 3.14.

Therapie einzelner Virusinfektionen

Herpesvirusinfektionen

Zielmolekül aller derzeit gegen Herpesviren einsetzbaren Substanzen ist die vom Virusgenom kodierte virale Polymerase, das für die Neusynthese viraler Nukleinsäure erforderliche Enzym.

Bei den Substanzen lassen sich drei Stufen der Virusselektivität unterscheiden:
1. Substanzen mit geringer Virusselektivität, die sich allein aus der Tatsache ergibt, dass die DNA-Syntheserate in Zellen, in denen sich ein Herpesvirus vermehrt, erheblich gesteigert ist, wodurch es bevorzugt zur Hemmung der viralen DNA-Polymerase kommt.
2. Substanzen mit gesteigerter Virusselektivität, bei denen eine deutlich höhere Affinität zu viruskodierten Polymerasen als zu den zellulären Isoenzymen besteht.
3. Substanzen mit hoher Virusselektivität, bei denen eine inaktive Vorstufe durch ein viruskodiertes Enzym (Kinase) phosphoryliert und damit aktiviert werden muss.

Herpes-simplex-Virus und Varicella-Zoster-Virus

Ältere Nukleosidanaloga Die beiden Nukleosidanaloga **Idoxuridin (IDU)** und **Trifluridin (TFT;** s. Abb. 3.4) besitzen eine geringe Virusselektivität und sind daher nur topisch einsetzbar. IDU ist die erste Substanz, die erfolgreich beim Menschen mit Herpeskeratitis eingesetzt worden ist. Die Wirksamkeit bei der Behandlung von Hautmanifestationen ist auch abhängig von Zusatzstoffen wie z. B. Dimethylsulfoxid (DMSO) als Lösungsmittel bei IDU. Beide Substanzen sind zur topischen Behandlung von HSV-Infektionen geeignet, IDU mit DMSO vor allem bei kutanem Herpes simplex. Für die Anwendung am Auge ist TFT wegen besserer Löslichkeit und Stromagängigkeit günstiger, ggf. in Kombination mit Interferon-α_2. Beide Substanzen können erfolgreich bei aciclovirresistenten HSV eingesetzt werden, und auch die Kreuzresistenz zwischen IDU, TFT und Ara-A (s. u.) ist nicht vollständig.

Die Virusselektivität des Purinanalogons **Ara-A (Adeninarabinosid;** s. Abb. 3.4) ist höher als bei IDU und TFT aufgrund der höheren Affinität von Ara-A-Triphosphat zur viralen Polymerase im Vergleich zu zellulären Polymerasen. Bedeutung für die systemische Therapie besitzt Ara-A heute eigentlich nicht mehr. Für eine systemische Anwendung käme Ara-A nur bei HSV-Mutanten in Frage, die mehrfach resistent gegen andere Mittel der ersten Wahl sind. Ara-A kann topisch gegen HSV eingesetzt werden.

Aciclovir (ACV) ACV wird klinisch breit eingesetzt gegen HSV-1-, HSV-2- und VZV-Infektionen (Abb. 3.5). Die sehr gute Virusselektivität und geringe Toxizität beruhen auf mehreren Faktoren. ACV wird nach passiver und aktiver Aufnahme in die Zelle bevorzugt (ca. 100fach) in infizierten Zellen durch die von HSV, VZV und anderen Herpesviren kodierten Thymidinkinasen zu ACV-Monophosphat umgesetzt. Das dann nach Phosphorylierung durch zelluläre Kinasen entstehende Triphosphat kann die Zelle nicht mehr verlassen und hat eine wesentlich höhere Affinität zur viruskodierten DNA-Polymerase als zu zellulären Isoenzymen (ca. 30fach). ACV-Triphosphat als Analogon von dGTP wird in die neu gebildete virale DNA eingebaut. Dies führt zum Stopp der weiteren Elongation des DNA-Stranges, da dem Molekül die 3'-Hydroxylgruppe fehlt (Kettenabbruch). Der Fehler kann durch die virale Polymerase nicht repariert werden, vielmehr bleibt diese am neu gebildeten DNA-Strang gebunden und wird dadurch blockiert. (s. Abb. 3.4).

3.4 Internistische Chemotherapie

Tab. 3.14 Zur Therapie von Virusinfektionen verwendete Nukleosidanaloga (NA).

Substanzbezeichnung (INN)	Substanztyp	Phosph.	Indikation, Anwendung Hauptnebenwirkung
Klinisch einsetzbar gegen humane Herpesviren			
Idoxuridin (IDU)	Pyrimidin-NA	Z+V-K	HSV, VZV nur top.!
Trifluridin (TFT)	Pyrimidin-NA	Z+V-K	HSV, VZV nur top.!
Brivudin (BVDU)	Pyrimidin-NA	V-TK	VZV, HSV-1 sys. (p.o.) Übelkeit
Vidarabin (Ara-A)	Purin-NA	Zelle	HSV, VZV top.
Aciclovir (ACV)	Azyklisches Purin-NA	V-TK	HSV, VZV, (CMV) top./sys. (i.v./p.o.) nephrotoxisch, Übelkeit
Valaciclovir (ValACV)	Valinester von ACV	V-TK	VZV, HSV, (CMV) sys. (p.o.) nephrotoxisch
Famciclovir (FCV) Wirksubstanz **Penciclovir (PCV)**	Azyklisches Purin-NA	V-TK	VZV sys. (p.o.), Übelkeit, Kopfschmerzen
Ganciclovir (GCV)	Azyklisches Purin-NA	V-K	CMV sys. (i.v./p.o.) hämatotoxisch
Cidofovir (CDV, HPMPC)	NA Monophosphat	Zelle	CMV sys. (i.v./p.o.) stark nephrotoxisch
Klinisch einsetzbar gegen humane Immundefizienzviren/HBV (Lamirudin)			
Abacavir	Karbozyklisches Purinanalogon	Zelle	Kopfschmerz, Fieber, Exanthem, GI-Beschwerden
Didanosin (DDI)	Purin-Didesoxy-NA	Zelle	Sys. (p.o.) Pankreatitis, periph. Neuropathie, Diarrhö, allgem. Nebenwirkungen
Lamivudin (3TC)	Pyrimidin-Didesoxy-NA	Zelle	**HBV** sys. (p.o.) allgem. Nebenwirkungen
Stavudin (D4T)	Pyrimidin-Didesoxy-NA	Zelle	Sys. (p.o.) periph. Neuropathie, allgem. Nebenwirkungen
Tenofovir	Azyklisches Nukleosid-Phosphonat	–	GI-Beschwerden
Zalcitabin (DDC)	Pyrimidin-Didesoxy-NA	Zelle	Sys. (p.o.) periph. Neuropathie, Stomatitis, allgem. Nebenwirkungen
Zidovudin (AZT)	Pyrimidin-Didesoxy-NA	Zelle	Sys. (i.v./p.o.) hämatotoxisch, Exanthem, allgem. Nebenwirkungen
Klinisch einsetzbar gegen verschiedene Viren			
Ribavirin	Purinanalog mit azyklischem Purinkörper	Zelle	Lassa-Virus sys. (i.v./p.o.) Anämie Respiratory Syncytial Virus (Aerosol/i.v.) HCV

NA Nukleosidanalog; **top.** topisch; **sys.** systemisch; **i.v.** intravenös; **p.o.** per os; **Phosph.** Phosphorylierung; **V-TK** Virus-Thymidinkinase; **V-K** viruskodierte Kinase; **Z+V-K** zelluläre und virale Kinasen

Die Substanz wird parenteral und oral eingesetzt, auch prophylaktisch bei Immunsuppression. Die orale Bioverfügbarkeit von ACV ist allerdings nicht gut und unsicher, so dass bei schweren Erkrankungen immer eine i.v. Therapie angezeigt ist. Die therapeutisch wirksame Dosierung liegt bei dem wesentlich langsamer replizierenden VZV deutlich höher als bei HSV, was möglicherweise an der kurzen intrazellulären Halbwertszeit von ACV-Triphosphat liegt.

Valaciclovir (ValACV) ist ein Valinester des ACV. **Die Substanz wird oral wesentlich besser resorbiert,** sodass eine orale Bioverfügbarkeit von ca. 60 % erreicht wird. ValACV wird bei der Resorption und bei der ersten Leberpassage praktisch vollständig in die wirksame Substanz ACV umgewandelt. Mit Einführung des ValACV ist es mög-lich geworden, ACV-Serumkonzentrationen durch orale ValACV-Gabe zu erhalten, die ansonsten nur durch i.v. Applikation von ACV erreicht werden können.

Resistenzentwicklung ACV-resistente HSV-Mutanten mit Mutationen/Deletionen im Thymidinkinase-(TK-) Gen und/oder Polymerase-Gen können isoliert werden und sind bei Immunsupprimierten u.U. klinisch relevant.

In der Regel führen TK-Mutationen zu Kreuzresistenz gegenüber anderen Nukleosidanaloga, die durch die TK aktiviert werden müssen (s. u. und Ganciclovir).

Resistenz aufgrund von Polymerasemutationen ist seltener, führt aber meist zu breiter Kreuzresistenz gegenüber Nukleosidanaloga (s. u.).

Brivudin (BVDU) BVDU wird ebenfalls selektiv durch die viralen Thymidinkinasen von HSV-1 und VZV zu **Monophosphat und Diphosphat** phosphoryliert. Die Phosphorylierung zu Diphosphat kann von der HSV-2-TK nicht geleistet werden, da deren Thymidylatkinase-Aktivität wesentlich geringer ist, was die geringe Wirksamkeit von BVDU gegenüber HSV-2 erklärt. Die Wirksamkeit von BVDU bei VZV-Infektionen (Varizellen und Zoster) immunkompromitierter Patienten ist durchaus sehr gut und vergleichbar der von i.v. verabreichtem Aciclovir, jedoch fällt die Nutzen/Risiko-Betrachtung insgesamt auch bei VZV-Therapie zu Gunsten von Aciclovir aus, da BVDU

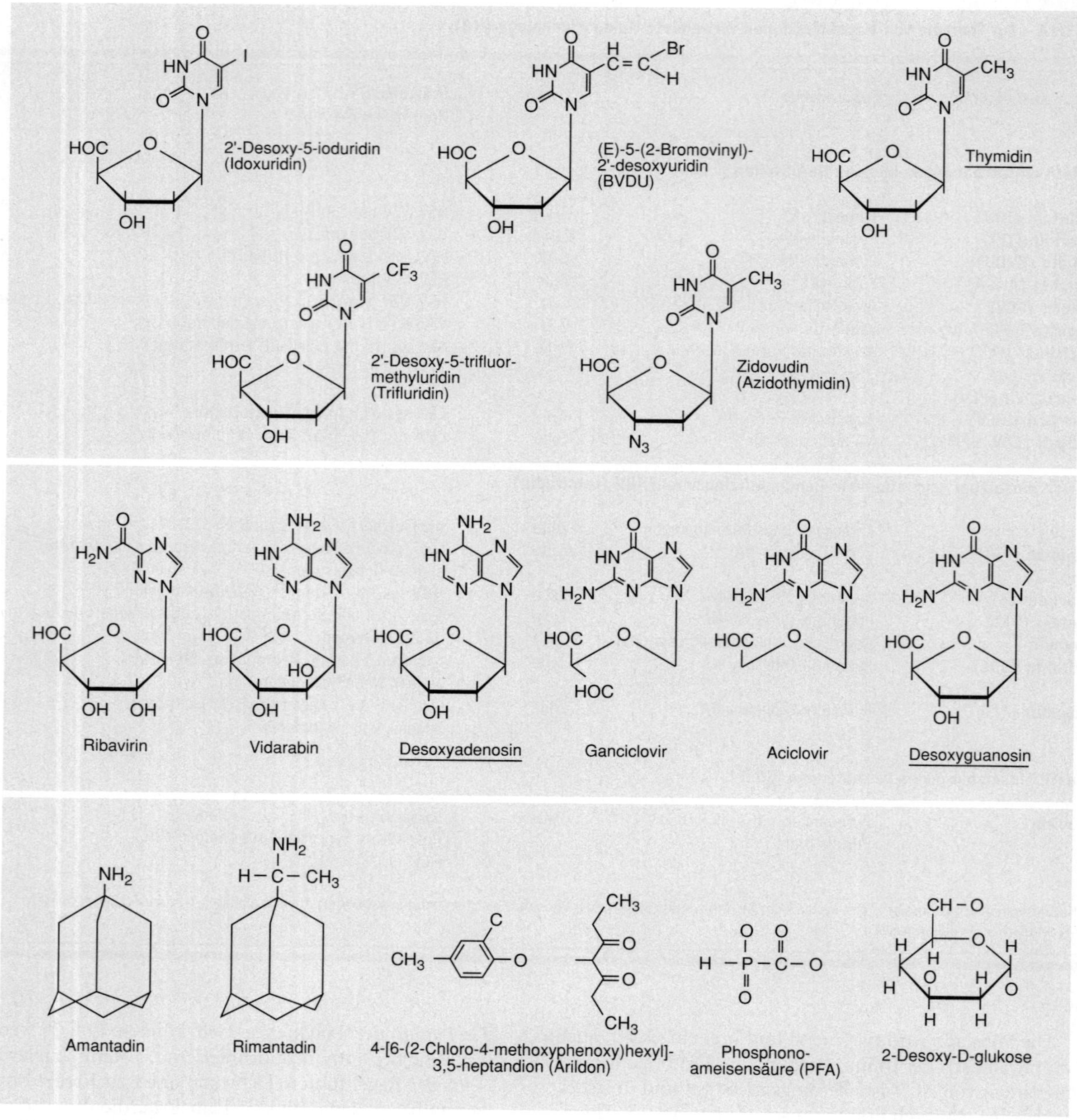

Prinzipien der internistischen Therapie

Abb. 3.4 Chemische Struktur antiviraler Substanzen (Beispiele).

eher mutagen zu sein scheint und nicht zusammen mit 5-Fluorouracil (Zytostatikum) gegeben werden darf.

Penciclovir (PCV) PCV ist strukturell dem Ganciclovir sehr ähnlich und ebenfalls oral sehr schlecht resorbierbar im Gegensatz zu **Famciclovir (FCV),** einer oral sehr gut resorbierbaren Substanz (Bioverfügbarkeit bis > 70 %). Nach Resorption wird FCV rasch und vollständig in PCV, die wirksame Pro-Drug, umgewandelt. PCV wird ähnlich wie ACV durch die Thymidinkinasen von HSV und VZV phosphoryliert.

Wesentliche Indikationen Genitale HSV-Primärinfektionen sollten möglichst frühzeitig systemisch behandelt werden, auch mit dem Ziel, möglicherweise die spätere Rezidivhäufigkeit zu verringern. Ähnliches gilt auch für die primäre Gingivostomatitis herpetica.

Rekurrierende mukokutane HSV-Infektionen können je nach Beschwerden und Beeinträchtigung lokal oder, vor allem bei genitalen Manifestationen (u.U. patientengesteuert), systemisch behandelt werden. In besonderen Fällen mit häufigen genitalen Rekurrenzen (6–10 pro Jahr) oder mit schwerer psychischer Beeinträchtigung kann eine Suppressionsbehandlung durchgeführt werden. Nach Absetzen der Therapie treten erneut Rekurrenzen auf. Topisch kann mit verschiedenen Nukleosidanaloga (s. o.) behandelt werden. Bei Hautmanifestationen ist zwischenzeitliches Betupfen der Läsionen mit Äther oder Alkohol sinnvoll.

Bei **schweren systemischen Infektionen** (Enzephalitis, Neugeborenensepsis) mit HSV oder VZV oder bei Infektionen erheblich Immunsupprimierter mit diesen Viren muss mit einer sofortigen i.v. ACV-Therapie begonnen werden. Das Behandlungsergebnis hängt entscheidend von einem frühzeitigen Behandlungsbeginn ab.

Liegt zum Zeitpunkt der Geburt eine **HSV-Infektion im Geburtskanal der Mutter** vor, so besteht die Gefahr einer konnatalen Infektion des Neugeborenen mit der Folge einer unbehandelt oft tödlich verlaufenden HSV-Sepsis (s. Kap. 11.4.1). In diesen Fällen kann nach heutiger Kenntnis eine Therapie der Schwangeren zur Vermeidung einer Schnittentbindung durchaus erwogen werden. Ebenso muss die Möglichkeit der antiviralen Therapie in das optimale Management der perinatalen VZV-Infektion einbezogen werden.

Bei VZV-Exposition eines seronegativen immunsupprimierten Patienten (meist Kinder) ist die sofortige Gabe eines Varizellen-Hyperimmunglobulins (0,2 ml/kg Körpergewicht) indiziert, ggf. in Kombination mit antiviraler Therapie. Bei VZV-Manifestationen bei immunsupprimierten Patienten (auch Zoster) ist eine antivirale Therapie indiziert.

Es gibt durchaus gute Argumente für eine generelle antivirale Therapie bei Varizellen, jedoch wird sie in der Praxis wenig durchgeführt.

Zytomegalievirus In den letzten Jahren hat sich gezeigt, dass ACV bei CMV-Erkrankungen therapeutisch nicht einsetzbar ist, dass jedoch bei prophylaktischer Gabe an erheblich iatrogen immunsupprimierte Transplantatempfänger auch eine gewisse prophylaktische Wirkung gegen CMV-Erkrankungen nach endogener Reaktivierung vorhanden ist.

Ganciclovir (GCV; 9-[1,3-dihydroxy-2-propoxy]-methylguanin [DHPG] GCV (s. Abb. 3.4) ist ebenfalls gut wirksam gegen HSV, aber vor allem **therapeutisch wirksam gegen Zytomegalievirus (CMV)**. Die selektive CMV-Wirksamkeit wird erklärt durch die Tatsache, dass CMV ebenfalls für ein enzymatisch aktives Protein kodiert (pUL97), welches in der Lage ist, GCV deutlich effizienter als ACV und PCV zu Monophosphat umzusetzen. Dieses UL97-Protein ist allerdings keine Thymidinkinase, sondern eigentlich eine Proteinkinase, deren natürliche Funktion noch unbekannt ist. GCV wird oral kaum (ca. 3 %) resorbiert und muss daher i.v. gegeben werden. Die Substanz hat eine Halbwertszeit von ca. 4 h, ist nur mäßig liquorgängig und eignet sich neben **Phosphonoameisensäure** und **Cidofovir** zur Therapie von CMV-Erkrankungen (s. Kapitel 11.4).

Ähnlich wie bei ACV ist mittlerweile ein Valinester von Ganciclovir zugelassen worden, dessen orale Bioverfügbarkeit wesentlich besser ist.

Cidofovir (CDV) CDV ist ein gegen das Zytomegalievirus hochwirksames Analogon, das bereits als Monophosphat gegeben wird und somit nicht durch ein virales Enzym phosphoryliert werden muss. Cidofovir ist damit auch wirksam gegen Zytomegaliviren, die aufgrund von Mutationen im UL97-Gen (Phosphotransferase) Ganciclovir (GCV) nicht mehr zu Monophosphat phosphorylie-

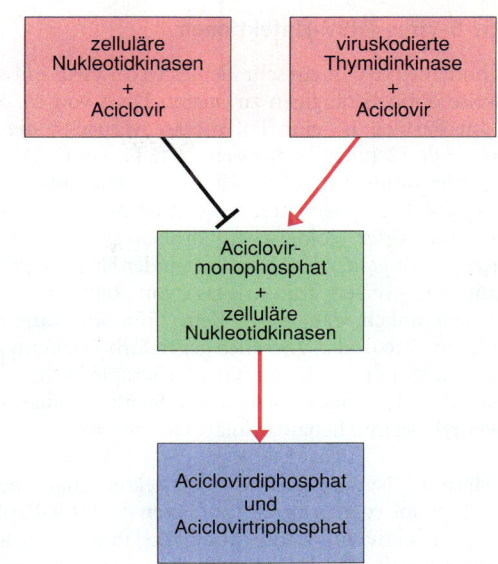

Abb. 3.5 Schematische Darstellung der selektiven Phosphorylierung von Aciclovir zu Monophosphat durch die HSV-kodierte Thymidinkinase.

ren können und deshalb resistent sind. Es konnte auch eine Wirksamkeit gegen andere humanpathogene Herpesviren und einige Adenovirus-Serotypen sowie Papillomviren gefunden werden. Die therapielimitierende Nebenwirkung ist eine eindeutig dosisabhängige Nephrotoxizität mit Proteinurie (bis ca. 50 %), Glukosurie und Serumkreatininanstieg (15 %). Durch gleichzeitige Gabe von Probenecid und vermehrte Flüssigkeitszufuhr lässt sich die Rate renaler Nebenwirkungen (Proteinurie, Glukosurie, Kreatininanstieg) senken.

Phosphonoameisensäure (PFA) Die antivirale Wirkung von **Phosphonoameisensäure (PFA;** s. Abb. 3.4) ist seit mehr als 20 Jahren bekannt. Die experimentelle Wirksamkeit erstreckt sich neben den **humanen Herpesviren** auch auf **Hepatitis-B-Virus und Retroviren (auch HIV-1)**. Als Pyrophosphatanalogon bindet PFA präferentiell an die Pyrophosphatbindungsstelle der viralen Polymerasen bzw. die reversen Transkriptasen und hemmt die viralen Enzyme in Konzentrationen, welche die zellulären Polymerasen unbeeinträchtigt lassen.

Die Substanz kann nur i.v. und topisch angewendet werden.

PFA wird systemisch bei CMV-Erkrankungen Immunsupprimierter eingesetzt, wenn eine GCV-Resistenz vorliegt, und stellt dann eine Alternative zu Cidofovir dar. PFA kann topisch erfolgreich bei Herpes labialis und genitalis eingesetzt werden.

Andere humane Herpesviren Bei den anderen humanen Herpesviren sind z. T. gute Effekte der oben genannten Substanzen in vitro beschrieben worden. In klinischen Studien konnte durch Anwendung von ACV bei EBV-Infektionen auch die Virusausscheidung deutlich vermindert werden, ein wesentlicher Einfluss auf den Krankheitsverlauf ließ sich nicht erreichen. Dies gilt ebenfalls für die übrigen humanen Herpesviren und hängt wohl auch mit der Pathogenese der jeweiligen Erkrankungen zusammen.

Prinzipien der internistischen Therapie

Hepatitis-B-Virus-(HBV-)Infektionen

Das humane HBV ist ein sehr kleines DNA-Virus mit einer teilweise doppelsträngigen zirkulären DNA von ca. 3 200 bp. Im Partikel ist eine Polymerase verpackt, die den während der Replikation notwendigen, für ein DNA-Virus sehr ungewöhnlichen, Schritt einer reversen Transkription ermöglicht. Dies geschieht an einer prägenomischen RNA. Angesichts dieser biologischen Ähnlichkeiten mit einem Retrovirus und auch der Homologien der HBV-Polymerase mit der reversen Transkriptase von Retroviren ist es nicht erstaunlich, dass gegen Retroviren wirksame Substanzen in vitro und in vivo auch gegen HBV wirksam sind. Hauptindikation für die antivirale Therapie ist heute die chronische Hepatitis B, wegen der Spätkomplikationen: Leberzirrhose und hepatozelluläres Karzinom.

Interferone Natürliche und auch rekombinant hergestellte humane α-Interferone inhibieren die HBV-Replikation sehr effektiv und waren für etliche Jahre einzige Standardtherapeutika bei der Behandlung der chronischen Hepatitis B. Dies war auch die erste Indikation, bei der Interferone in großem Umfang zur antiviralen Therapie eingesetzt wurden. Virologisch und histopathologisch findet sich bei etwa einem Drittel der Patienten, die sechs Monate lang dreimal wöchentlich 3 Mio. IE α-Interferone erhielten, eine deutliche Besserung der chronischen HBV-Infektion. Die HBV-DNA-Konzentrationen im Blut nehmen signifikant ab oder fallen – auch in Abhängigkeit von der Empfindlichkeit der eingesetzten Nachweismethodik – unter die Nachweisgrenze ab. Bei etwa 40 % der Patienten kam es zur Normalisierung der Transaminasen und zum therapiebedingten Verlust von HBeAG. Leider persistiert dieser positive Effekt nach Beendigung der Interferontherapie nur bei einem Teil der ursprünglich erfolgreich behandelten Patienten. Andererseits machen die bekannten Nebeneffekte der Therapie (s.o.) eine wirkliche Dauertherapie unmöglich.

Lamivudin (3TC) Das Nukleosidanalogon 3TC, welches zunächst in der HIV-Therapie eingesetzt wurde, hat sich auch bei der HBV-Therapie bewährt. Nach einjähriger Therapie mit täglich 100 mg zeigten in einer Studie 60 % der Patienten eine histologisch nachweisbare Verbesserung der Hepatitis und sogar 70 % eine anhaltende Normalisierung der Transaminasen (ALT). Nach fortgesetzter zweijähriger Therapie fanden sich bei einem Drittel der Behandelten Antikörper gegen HBeAG. 3TC führt nach Lebertransplantation aufgrund einer HBV-induzierten Zirrhose zu einer Reduktion der Neuinfektionen des Transplantates, wobei die Standardprophylaxe die fortgesetzte Gabe von Anti-HBs-haltigen Hyperimmunglobulinpräparaten ist.

Verschiedene Resistenz vermittelnde Mutationen treten in der HBV-Polymerase in sehr ähnlichen, konservierten Bereichen wie bei HIV in Abhängigkeit von der Therapiedauer auf. Die Auswirkungen auf den Grad der Resistenz einerseits und die verbleibende Vermehrungsfähigkeit der Mutanten andererseits sind wie bei HIV unterschiedlich.

Es liegt nahe, dass alle in der Erprobung befindlichen antiretroviralen Nukleosidanaloga auch hinsichtlich ihrer HBV-Wirksamkeit und Kreuzresistenzen geprüft werden.

Bislang konnte bei HBV keine Standardkombinationstherapie wie bei HIV und bei Hepatitis-C-Virus etabliert werden.

Hepatitis-C-Virus (HCV)

Therapiebestimmende Faktoren HCV-Infektionen stellen eine besondere therapeutische Herausforderung dar, weil ein sehr hoher Anteil (75–85 %) der Infizierten eine chronische Infektion entwickelt, die dann nach Jahren eines relativ symptomarmen Verlaufs plötzlich in eine Leberzirrhose und auch ein Karzinom übergehen kann. Der zunächst klinisch eher milde Verlauf führt dazu, dass die Therapiebereitschaft der Patienten in den asymptomatischen Phasen häufig nicht allzu groß ist.

Bei HCV handelt es sich um ein völlig anderes Virus als bei HBV, um ein einzelsträngiges RNA-Virus mit Plusstrang-Polarität. Das Genom dieses Flavivirus umfasst ca. 9 000 Nukleotide. Ähnlich wie bei Picornaviren ist das primäre Translationsprodukt ein Polyprotein, das bei HCV posttranslational in zehn Struktur- und Nicht-Struktur-Proteine gespalten wird. Eines der Nicht-Struktur-Proteine, das NS5A, ist offenbar für die Interferonempfindlichkeit des Virus verantwortlich.

Bei HCV unterscheidet man sechs Genotypen mit verschiedenen Subtypen. Diese Genotypen sind geographisch unterschiedlich verteilt. Die Erfolgsrate einer α-Interferon-Therapie ist vom Genotyp abhängig. In Deutschland ist mit ca. 60 % der Genotyp 1 (Subtypen a und b) am häufigsten vertreten, welcher leider die geringste Ansprechrate bei α-Interferon-Therapie aufweist. Ähnlich wie bei HIV ist die Viruspopulation in einem Patienten genetisch nicht einheitlich, sondern stellt ebenfalls eine Quasi-Spezies dar. Das Ausmaß der Heterogenität der Viruspopulation vor Therapie und die Veränderung unter Therapie scheinen prognostische Bedeutung zu besitzen.

α-Interferone Die zunächst angewendete sechsmonatige Monotherapie mit dreimal 3 Mio. IE α-Interferon pro Woche erbrachte je nach Studie und bei Einschluss aller Genotypen nur bei etwas über 10 % der Patienten einen anhaltenden Erfolg. Dieser war definiert als mindestens sechs Monate nach Therapieende anhaltende Normalisierung der Transaminasen und Verschwinden der HCV-RNA aus dem Blut. In den folgenden Jahren konnte durch Steigerung der α-Interferon-Dosis, durch tägliche Gaben und Verdoppelung der Therapiedauer der Erfolg verbessert werden.

PEG-gekoppelte Interferone und Kombinationstherapie mit Ribavirin Zwei weitere therapeutische Neuerungen, einerseits die Anwendung von polyethylengekoppeltem α-Interferon 2a (sog. PEGyliertem Interferon) und andererseits die Kombinationstherapie mit dem Nukleosidanalogon Ribavirin konnten die Ergebnisse unabhängig voneinander nochmals deutlich verbessern. Durch Anwendung von PEG-α-IFN 2a wird bei nur einmal wöchentlicher Gabe (180 mg) ein wesentlich gleichmäßigerer IFN-Spiegel erreicht. Der Therapieerfolg liegt bei Anwendung von PEG-α-IFN 2a bei etwa 30 % (Genotyp 1) und 40 % (alle Genotypen) mit vergleichbaren Nebenwirkungen wie nach α-IFN-Therapie. Die Ergebnisse mit der

Kombinationstherapie α-IFN + Ribavirin liegen in der gleichen Größenordnung. Auch hier lassen sich durch Dosissteigerungen und verlängerte Therapie Verbesserungen erreichen. Interessant ist die Tatsache, dass frühere Studien mit einer Ribavirin-Monotherapie zwar eine Verbesserung der Leberhistologie und der Transaminasen gezeigt haben, aber keine Verminderung der Viruslast im Blut. Die nahe liegenden Studien mit Kombinationen von PEG-IFN und Ribavirin laufen zur Zeit. Eine Reihe weiterer Kombinationen befindet sich in der Erprobung.

Die Langzeitprognose der erfolgreich behandelten Patienten ist gut und mittlerweile scheint sogar klar zu sein, dass auch chronisch HCV-infizierte Patienten mit Leberzirrhose, abhängig vom HCV-Genotyp, gemessen an virologischen, klinischen und auch histologischen Parametern von der antiviralen Therapie profitieren.

Retroviren (HIV)

Therapiebestimmende Faktoren Derzeit sind drei Retroviren bekannt, die für die Pathogenese von Erkrankungen des Menschen bedeutsam sind:
- beide Erreger von AIDS, HIV-1 und HIV-2
- HTLV-1 als Erreger der adulten T-Zell-Leukämie und der tropischen spastischen Paraparese.

Zielmoleküle aller verfügbaren antiretroviralen Therapeutika sind zwei partikelgebundene viruskodierte Enzyme, die reverse Transkriptase (RT) und die Protease. Die Substanzen lassen sich einteilen in nukleosidanaloge Reverse-Transkriptase-Hemmer, nicht nukleosidanaloge Reverse-Transkriptase-Hemmer (NNRTI) und Proteasehemmer. Seit der Erstzulassung des ersten RT-Hemmers AZT in den USA im Jahr 1987 ist mehr als ein Dutzend Medikamente in Deutschland zugelassen worden.

Die antiretrovirale Therapie hat den Verlauf von AIDS erheblich verändert, die Lebenszeit der Patienten verlängert, stationäre Behandlungsbedürftigkeit vermindert und auch zu einer Teilrekonstitution der Immunfunktionen geführt. Die stetige, rasche Entwicklung und Einführung neuer Medikamente sind von entscheidender Bedeutung, um auch bei der immer auftretenden Resistenzentwicklung Therapieoptionen zu erhalten.

Nukleosidanaloge Reverse-Transkriptase-Hemmer Die zur HIV-Therapie eingesetzten Nukleosidanaloga **Abacavir, Didanosin, Lamivudin, Stavudin, Tenofovir, Zalcitabin und Zidovudin** müssen durch zelluläre Enzyme bis zum jeweiligen Triphosphat phosphoryliert werden, da HIV anders als Herpesviren nicht für eine Kinase kodiert. Der virustatische Effekt beruht auf der kompetitiven Hemmung der RT. Zidovudin, das erste antiretrovirale Nukleosidanalogon, besitzt eine 100fach höhere Affinität zur RT als zu den zellulären Polymerasen α und β. Da die Phosphorylierung zum Diphosphat durch die Thymidylatkinase langsamer erfolgt, kommt es zur Anreicherung von Monophosphat, was auch zu einer Hemmung der RNAse-H-Funktion der RT führt. Ähnlich wie bei Aciclovir kommt es außerdem zu einem Kettenabbruch bei der Umschreibung des RNA-Genoms in DNA.

Die Evaluation von Nebenwirkungen ist wegen der Schwere der zugrunde liegenden Krankheit bei neuen Substanzen kompliziert. Bedeutsame Nebenwirkungen von DDC, DDI und D4T (Stavudin) sind periphere Neuropathien. Bei 5 % der Patienten trat bei einer DDI-Behandlung eine Pankreatitis auf, die bei 0,35 % fatal verlief.

Resistenzentwicklung Während der Therapie können nach Punktmutationen in der RT resistente Viren selektiert werden. Diese Mutationen sind weitgehend bekannt, und auch die dreidimensionale Struktur der RT ist durch Röntgenstrukturanalysen genau bekannt. Nach Einführung von phänotypischen und genotypischen Verfahren zur Bestimmung der HIV-Resistenz im Labor konnte der Zusammenhang zwischen virologisch bestimmter Resistenz und Therapieversagen sehr gut gesichert werden. Während die Wirkmechanismen der verschiedenen antiretroviralen Nukleosidanaloga ähnlich sind, bestehen bei den Resistenzmechanismen z. T. erhebliche Unterschiede.

Mutationen haben unterschiedliche Auswirkungen auf die qualitative und quantitative Aktivität der RT und wirken teils additiv, teils synergistisch, gelegentlich sogar antagonistisch. Problematisch ist die Entstehung von Kreuz- und Multiresistenzen. Die Vielzahl möglicher Kombinationen von Mutationen erschwert die Interpretation von Mutationsanalysen (genotypische Resistenzbestimmung). Erleichtert wird die Interpretation durch Datenbanken, in welche weltweit die Laboratorien Ergebnisse phänotypischer und genotypischer Resistenzbestimmungen von HIV eingeben.

Nicht nukleosidanaloge Reverse-Transkriptase-Hemmer (NNRTI) Derzeit werden in Deutschland drei NNRTI zur Kombinationstherapie der HIV-Infektion eingesetzt (Delaviridin, Efavirenz, Nevirapin). Der Wirkmechanismus dieser chemisch heterogenen Substanzen beruht auf einer sehr spezifischen Bindung an eine außerhalb der aktiven Domäne gelegene hydrophobe Tasche in der p66-Untereinheit des RT-Moleküls. Durch diese Bindung wird das Enzym direkt inaktiviert ohne Kompetition mit den natürlichen dNTPs. Die prototypische Substanz ist Nevirapin, das reversibel an die Aminosäuren 181 und 188 der RT von HIV-1 bindet. Die verfügbaren NNRTI hemmen HIV-2 und andere Retroviren nicht. Als Monotherapeutika können diese Substanzen nicht eingesetzt werden, weil durch einzelne Punktmutationen der RT sehr rasch resistente HIV entstehen und selektiert werden. Allerdings besteht keine generelle Kreuzresistenz zwischen den NNRTI. Durch die synergistische Kombination von Nukleosidanaloga mit NNRTI gelingt es sogar, HIV-infizierte Zellkulturen in vitro virusfrei zu bekommen.

Einzelne NNRTI können einen Selektionsdruck gegen Mutationen ausüben, die zu Resistenz gegen Nukleosidanaloga oder andere NNRTI führen. Insgesamt gehören die NNRTI zu den gut verträglichen antiretroviralen Substanzen, da sie einen guten therapeutischen Index besitzen und nicht in den Nukleotidstoffwechsel eingreifen. Die Metabolisierung erfolgt jedoch über Isoenzyme von Cytochrom P450, weshalb es teils erhebliche pharmakologische Interaktionen mit anderen in der HIV-Therapie verwendeten Medikamenten geben kann.

Proteaseinhibitoren Außer den viralen Polymerasen sind Proteasen bei vielen Viren weitere für die Vermehrung entscheidende viruskodierte Enzyme. Virusproteine werden häufig zunächst als größere Polyproteine an der viralen mRNA synthetisiert und erst danach (posttranslational) durch viruskodierte Proteinasen in die endgültigen (reifen) Virusproteine gespalten.

Die HIV-Protease gehört zur Familie der Aspartat-Proteasen, von denen einige auch Bedeutung im Stoffwechsel besitzen (ACE). Die genaue Röntgenstrukturanalyse des homodimeren Moleküls konnte ebenfalls erfolgreich durchgeführt werden. Dies hat ein genaues Verständnis des Wirkmechanismus der Inhibitoren und auch der Resistenzentstehung auf atomarer Ebene ermöglicht. Zurzeit sind in Deutschland sechs Proteasehemmer zur HIV-Therapie zugelassen (**Amprenavir, Indinavir, Lopinavir, Nelfinavir, Ritonavir, Saquinavir**).

Proteinaseinhibitoren hemmen die Virusreplikation im Gegensatz zu RT-Inhibitoren zu einem späten Zeitpunkt der Virusvermehrung, nach Integration der proviralen DNA in das zelluläre Genom. Diese Substanzen binden stark an Serumproteine und sind schlecht liquorgängig. Insgesamt sind Proteaseinhibitoren in vitro die effektivsten Substanzen gegen HIV, und sie haben einen erheblichen Fortschritt in der Therapie gebracht.

Die Metabolisierung erfolgt in der Leber durch das P450-System, insbesondere durch das Cytochrom P450 3A4 (CYP3A4). Daher sind Arzneimittelwechselwirkungen besonders mit Medikamenten zu beobachten, die ebenfalls über diesen Weg metabolisiert werden oder ihn aktivieren können (z.B. Rifampicin, Rifabutin, Ketoconazol, Terfenadin, Astemizol, Cisaprid u.v.m.). Proteinaseinhibitoren werden zur Vermeidung frühzeitiger Resistenzen ebenfalls nur in Kombinationen eingesetzt.

Verschiedene bekannte Mutationen in der Protease führen zur Resistenz und vielfach Kreuzresistenz. Ritonavir selektiert sehr effektiv HIV-Mutanten mit ausgeprägter Kreuzresistenz gegen alle Proteaseinhibitoren.

Weitere Entwicklungen Als nächste Ziele für antivirale Intervention bei HIV gelten die frühen Infektionsprozesse, welche über Rezeptoren und Korezeptoren vermittelt werden, und die Integration des proviralen Genoms durch Integrasehemmer. Hier gibt es sehr vielversprechende Ansätze.

Influenza-Viren A und B

Influenza-A- und -B-Viren sind weltweit ungeheuer bedeutsame Krankheitserreger des Menschen. Dies betrifft sowohl die Erkrankungszahlen als auch die influenzaassoziierten Todesfälle. Die Influenza-Virus-Infektionen verursachen naturgemäß erhebliche Kosten, nicht nur in Form von Krankheitskosten, sondern auch durch den Arbeitsausfall. Wenngleich die Impfprophylaxe eine unverzichtbare Maßnahme zur Bekämpfung der Grippeerkrankungen darstellt, sind gute therapeutische Möglichkeiten weiterhin äußerst wichtig.

Amantadin und Rimantadin Bei epidemischem Auftreten von Influenza A sind eine Chemoprophylaxe und Frühtherapie (innerhalb von 48 h nach Symptombeginn) mit **Amantadin** und dem Analogon **Rimantadin** (s. Abb. 3.4) möglich, ohne dass die Antikörperproduktion beim therapeutischen Einsatz beeinträchtigt wird (zum Mechanismus s.o.). Die Erfolge der prophylaktischen Gabe sind besser belegt als die Therapieerfolge. Für Risikopatienten, bei denen eine aktive Influenza-Impfung versäumt wurde, oder bei neu aufgetretenen Virusvarianten sollte von dieser Möglichkeit Gebrauch gemacht werden (ggf. in Kombination mit einer nachgeholten Influenza-Impfung). Die Dosierung (100–200 mg/d) muss genau eingehalten und bei Niereninsuffizienz angepasst werden, da anderenfalls mit neuropsychiatrischen Nebenwirkungen zu rechnen ist.

Resistenzentwicklung Entsprechend dem Wirkmechanismus können Resistenzen durch Punktmutationen in der Transmembranregion des viralen M2-Proteins relativ leicht auftreten. Diese betreffen sowohl Amantadin als auch Rimantadin. Wenngleich resistente Virusstämme in vitro und im Patienten relativ leicht selektiert werden können (30 % nach fünftägiger Therapie), spielen sie für den Therapieerfolg beim Immungesunden nur eine untergeordnete Rolle, da die Therapiedauer in aller Regel kurz ist. Problematisch könnte die Übertragung bereits resistenter Viren sein, worüber auch in einigen Fällen berichtet wurde.

Zanamivir and Oseltamivir (Neuraminidasehemmer) Das zweite virale Oberflächenprotein neben dem Hämagglutinin (HA) ist die Neuraminidase. Das Enzym spaltet Sialinsäurereste ab und zerstört zelluläre Rezeptoren, welche vom HA erkannt werden. Dies ermöglicht die Ausschleusung und Freisetzung neu gebildeter Viren, ohne dass Aggregate entstehen, und damit auch die Ausbreitung im Respirationstrakt. Da dieser Prozess sowohl für Influenza-A-Viren als auch für Influenza-B-Viren bedeutsam ist, sind die Neuraminidasehemmer auch gegen beide Viren wirksam. Beide Substanzen sind sehr effektive kompetitive Inhibitoren der viralen Neuraminidase. Bei prophylaktischer Anwendung ergaben sich mit beiden Substanzen Schutzwirkungen vor Erkrankung von 70–90 %. Der therapeutische Effekt wurde gemessen an verminderter Virusausscheidung und Besserung der Symptome. Auch hier ist der Therapieerfolg am besten, wenn innerhalb von zwei Tagen früh nach Symptombeginn mit der Behandlung begonnen wird.

Zanamivir muss i.v. oder als Aerosol verabreicht werden, wohingegen die analoge „Pro-Drug" Oseltamivir oral verabreicht werden kann. Da die beiden Substanzen an unterschiedlichen Stellen der funktionellen Domäne der Neuraminidase binden, besteht keine absolute Kreuzresistenz zwischen beiden Pharmaka. Resistente Influenza-Virus-Mutanten sind offenbar weniger pathogen im Tierversuch, wobei Resistenz bei Patienten bislang keine Rolle gespielt hat.

Andere Viren

Neben den etablierten antiviralen Therapeutika und Therapieindikationen gibt es andere Viren, bei denen die Therapie am Menschen erprobt wurde, aber noch eher experimentellen Charakter hat.

Picornaviren Die Therapie von Enterovirus- und Rhinovirus-Infektionen ist seit mehreren Jahrzehnten Gegen-

3.4 Internistische Chemotherapie

stand wissenschaftlicher Forschung und auch von Therapieversuchen mit chemischen Substanzen, Antikörpern und Interferonen. Eine Gruppe von sog. Win-Substanzen hemmt durch spezifische Bindung an das Viruskapsid die Adsorption des Virus an die Zielzelle und das intrazelluläre Uncoating. In den USA ist ein Vertreter dieser Substanzen, das Pleconaril, mittlerweile zugelassen worden. Es ist gegen viele Picornaviren (95 %) wirksam und hat sich bei der Behandlung der aseptischen Meningitis und respiratorischer Infektionen in kontrollierten Studien bewährt. Ob Pleconaril bei der Enterovirusmyokarditis eingesetzt werden kann, ist noch nicht klar. Derzeit laufen bei dieser Indikation Versuche mit Interferontherapie.

Adenoviren Adenoviren sind weltweit verbreitet und besitzen ein erhebliches pathogenes Potential. Insbesondere bei systemischen Infektionen Immunsupprimierter stellen sie ein schwieriges therapeutisches Problem dar. Zwei in vitro gegen verschiedene Adenovirustypen wirksame Substanzen, die für andere Indikationen zugelassen sind, werden zur experimentellen Therapie eingesetzt: Cidofovir und Ribavirin. Für beide Substanzen gibt es positive kasuistische Mitteilungen, aber der therapeutische Wert beider Substanzen ist derzeit noch nicht klar.

Paramyxoviren und Lassa-Virus Wie bereits erwähnt, zeichnet sich das Nukleosidanalogon Ribavirin durch ein relativ breites Wirkungsspektrum aus. Bereits vor knapp 20 Jahren wurde es zur Behandlung von RSV-Infektionen der Lunge bei schwer kranken intensivpflichtigen Kindern zugelassen. In Studien konnte bei Aerosolanwendung eine Senkung der Letalität nachgewiesen werden. Auch die intravenöse Anwendung ist mit Erfolg möglich, und derzeit wird die Kombination von Ribavirin mit einer etwa gleich wirksamen Antikörpergabe evaluiert. Auch beim Masernvirus, einem weiteren Paramyxovirus, ist über einzelne Erfolge bei der Behandlung von Pneumonien Immunsupprimierter mit Ribavirin berichtet worden.

Interessanterweise ist Ribavirin auch mit gutem Erfolg bei schweren hämorrhagischen Lassa-Virus-Infektionen eingesetzt worden und gilt als Therapie der Wahl. Auch bei dem verwandten, in Südamerika vorkommenden Junin-Virus konnte die Letalität von ca. 20 % auf 2 % gesenkt werden. Leider ist die Substanz nicht ausreichend liquorgängig, um einen therapeutischen Effekt bei ZNS-Manifestationen zu erreichen.

Papova-Viren Bei der durch JC-Virus hervorgerufenen progressiven multifokalen Leukoenzephalopathie (PML) wurden bei Gabe von Cidofovir, aber auch α-Interferon klinische Besserungen beobachtet. Eine Reihe mehr oder weniger spezifisch wirksamer Substanzen (auch Interferone) ist für die topische Therapie von Papillomen erprobt worden. In jüngster Zeit konnte in einer ersten Studie gezeigt werden, dass auch hier eine topische Applikation von Cidofovir wirksam ist. Die zunächst mit großen Erwartungen durchgeführten Studien zur Behandlung der juvenilen Larynxpapillomatose mit Interferonen haben nicht zufrieden gestellt.

Immunstimulation Das Konzept einer Immunstimulation zur Bekämpfung von Virusinfektionen ist alt und einleuchtend. Es fehlt leider an guten Daten, die den Erfolg des Konzeptes in der Praxis überzeugend belegen könnten. Auch erste Therapieversuche mit Diethyldithiocarbamat (Imuthiol) bei symptomatisch HIV-infizierten Patienten waren nicht überzeugend.

Zusammenfassung

- Es steht außer Zweifel, dass eine antivirale Chemotherapie möglich und die Gabe mancher Substanzen in bestimmten klinischen Situationen bereits absolut indiziert ist.
- Eine Vielzahl von Substanzen wird schon seit Jahrzehnten regelmäßig in vielen Laboratorien auf antivirale Wirkung geprüft. AIDS hat zur verstärkten Suche und für erheblich mehr Publizität gesorgt. Die in Tabelle 3.12 angegebenen Wirkprinzipien werden im Labor und z. T. bereits in klinischen Studien anhand vieler Substanzen unterschiedlicher chemischer Natur untersucht. In der Tat stößt z. B. die Planung ausreichend kontrollierter Studien zur antiviralen Therapie bei AIDS selbst in den USA bereits auf das Problem des Mangels an studienfähigen Patienten.

Zur weiteren Information

Literatur
Came, P. E., L. A. Caliguiri (eds.): Chemotherapy of Viral Infections. Springer, Heidelberg–New York 1990.
Fields, Virology. Lippincott Williams & Wilkins, 2001.
Galasso, G., T. C. Merigan, R. A. Buchanan (eds.): Antiviral Agents and Viral Diseases of Man. Raven Press, New York 1990.
Jeffries, D.J., E. De Clercq (eds.): Antiviral Chemotherapy. Wiley, Chichester 1995.

Internet-Links
Robert-Koch-Institut, Berlin: www.rki.de
Gesellschaft für Virologie, Hamburg: www.g-f-v.de
Deutsche Vereinigung zur bekämpfung der Viruskrankheiten e.V., Jena: www.dvv-ev.de

---

3.4.3 Antimikrobielle Therapie: antimykotische Therapie

Siehe Kapitel 11.6

3.4.4 Internistische Tumortherapie

A. Draube, J. Wolf

Neben der klassischen Chemotherapie mit Zytostatika gehören zur internistischen Tumortherapie die Hormonthe-

Prinzipien der internistischen Therapie

rapie, die Immuntherapie und neuere antitumoröse Substanzen wie Angiogeneseinhibitoren, Differenzierungsinduktoren, Tyrosinkinaseinhibitoren und andere. Neben diesen auf die Rückbildung von Tumoren ausgerichteten Therapien sind die Supportivtherapie, die Analgesie und die Palliativmedizin im weiteren Sinne unverzichtbare Bestandteile der internistischen Onkologie.

Grundlagen

Mit den zunehmenden Erkenntnissen bezüglich der molekularbiologischen Mechanismen, die zur malignen Entartung von Zellen führen und eine effektive Elimination durch körpereigene Abwehrmechanismen verhindern, ergeben sich neue therapeutische Ansätze zur Entwicklung tumorspezifischer Substanzen oder immunologischer Therapien. Die klassische Zytostatikatherapie stellt jedoch weiterhin den wichtigsten Therapieansatz dar. Sie macht sich die unterschiedliche Wachstumskinetik zwischen Normalgewebe und Tumorzellen zunutze.

Wachstumskinetik

Der Zellzyklus von Tumorzellen unterscheidet sich nicht von dem normaler Zellen. Er wird in vier bzw. fünf Phasen eingeteilt (s. Abb. 3.6).

G_1-Phase: RNA und Proteine werden zur Aufrechterhaltung der Zellfunktionen produziert.

S-Phase: DNA wird synthetisiert und das gesamte Genom verdoppelt.

G_2-Phase: Zeit vom Abschluss der DNA-Synthese bis zum Beginn der Mitose (**M-Phase**).

G_0-Phase: Aus der G_1-Phase können Zellen in eine verlängerte Ruhephase eintreten, um auszudifferenzieren oder zu einem späteren Zeitpunkt nach entsprechendem Stimulus (z. B. durch Östrogene bei hormonrezeptorpositiven Mammakarzinomzellen) wieder in den Zellzyklus einzutreten.

Die **Zellzykluszeit,** also die Zeit, die eine Zelle zum Durchlaufen eines vollständigen Zellzyklus benötigt, ist bei Tumoren nur selten kürzer als bei normalen Zellen des Ursprungsgewebes. Sie unterscheiden sich jedoch in dem Anteil der Wachstumsfraktion, also jenen Zellen, die sich in Teilung befinden. Zytostatika greifen entweder phasenspezifisch oder zyklusspezifisch, also in allen außer der G_0-Phase, in den Zellzyklus ein. Wenige Zytostatika sind zyklusunspezifisch und schädigen Tumorzellen auch in der G_0-Phase.

Die **Tumorverdoppelungszeit** ist die Zeit, die ein Tumor bis zur Verdoppelung seines Volumens benötigt. Das Tumorwachstum ist hierbei nicht dauerhaft exponentiell, sondern folgt bei den meisten menschlichen Tumoren einer Gompertz-Kurve, d.h., die Verdoppelungszeit wird mit zunehmender Tumorgröße immer länger. Nach einer anfänglich nahezu exponentiellen Phase verzögert sich die Zunahme der Tumormasse und geht nach Erreichen von etwa 70 % der maximalen Tumormasse in eine Gleichgewichtsphase über. Dieses Wachstumsverhalten ist u. a. auf die mit der Größe eines Tumors abnehmende Wachstumsfraktion und den erhöhten Anteil an absterbenden Zellen zurückzuführen.

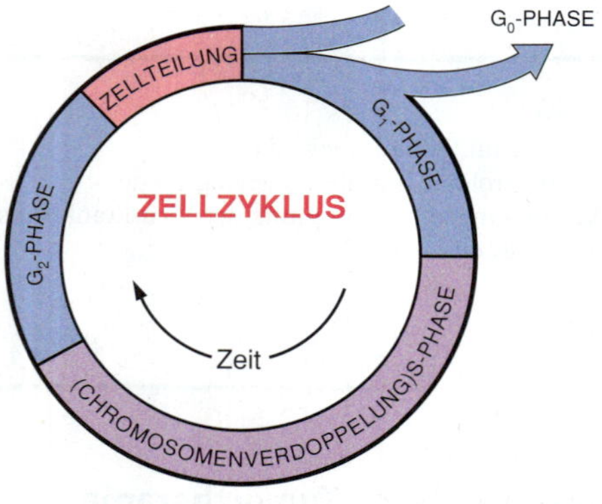

Zytostatikaresistenz

Die Wachstumskinetik eines Tumors unter einer Therapie wird auch durch die Empfindlichkeit bzw. die Resistenz der Tumorzellen gegenüber einem Zytostatikum beeinflusst. Es werden eine **primäre, sekundäre** und **temporäre** Zytostatikaresistenz unterschieden. **Temporär resistent** gegen die meisten Zytostatika sind diejenigen Zellen, die sich vorübergehend nicht im Zyklus befinden (G_0-Zellen). Bei der **primären** Zytostatikaresistenz geht man von einer vorwiegend genetischen Determination aus, wobei bei zunehmender genetischer Instabilität durch eine erhöhte Mutationsrate die Zahl primär – also vor einer Zytostatikaexposition – resistenter Zellen steigt. Für die nach Zytostatikaexposition entstehende **sekundäre Resistenz** können unterschiedliche Mechanismen verantwortlich sein (erhöhter Zytostatikaefflux aus der Zelle, raschere Inaktivierung von Zytostatika, quantitative Veränderungen der Zielstruktur eines Zytostatikums, Induktion von DNA-Reparaturmechanismen). Häufig bedeutet eine Resistenz gegen ein Zytostatikum eine gleichzeitige Resistenzentwicklung gegen mehrere andere Zytostatika („**Multi-Drug Resistance**" oder pleiotrope Zytostatikaresistenz).

Einteilung von Zytostatika

Zytostatika können nach ihrem Wirkmechanismus, ihrer pharmakologischen Herkunft oder ihrem primären kritischen Zielmolekül eingeteilt werden. Die folgende, klinisch übliche Gruppierung stellt im Prinzip eine Mischung verschiedener Klassifikationen dar. Wie aus Abbildung 3.7 hervorgeht, besitzen viele Zytostatika mehrere Wirkmechanismen und kritische Zielmoleküle.

Antimetaboliten Sie behindern vor allem die Pyrimidin- und Purinsynthese und somit letztlich die DNA-Biosynthese. Sie wirken daher primär S-Phasen-spezifisch. **Methotrexat** ist ein Folsäureantagonist. **Thioguanin** und **Mercaptopurin** hemmen den Einbau von Purinbasen oder werden selbst als falsche Purine eingebaut. **Gemcitabin** und **Cytarabin** wirken als falsche Pyrimidinbasen und inhibieren die Ribonukleotid-Reduktase. **Fluorouracil**

Abb. 3.6 Der Zellzyklus. Die G_1-Phase geht der S-Phase, der Phase der aktiven DNA-Synthese, voraus. Zellen können (reversibel) aus dem Zellzyklus in eine verlängerte Ruhephase übergehen (G_0-Phase). Zellen in G_0 reagieren nicht auf Stimuli, die normalerweise zur DNA-Synthese führen.

3.4 Internistische Chemotherapie

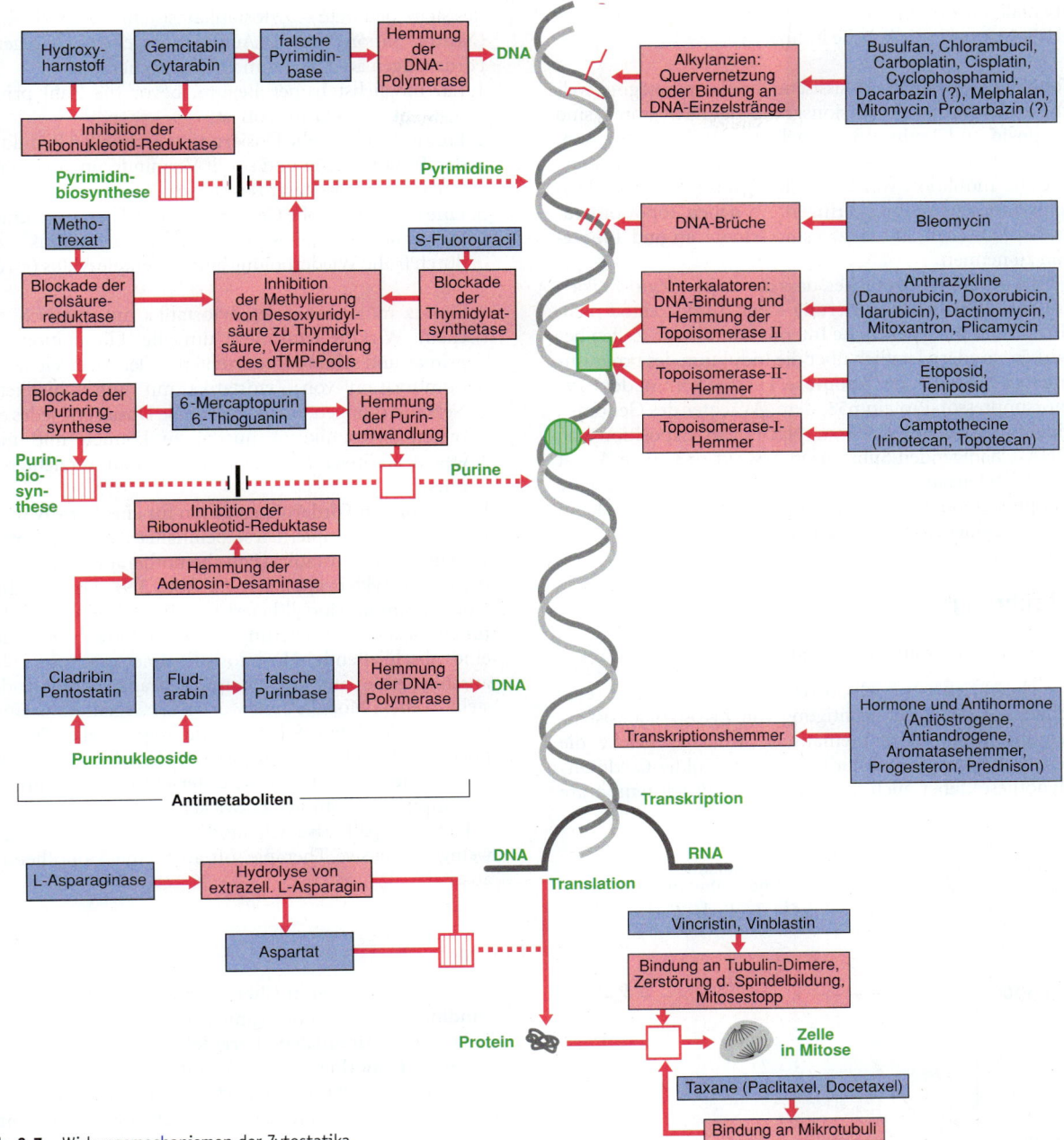

Abb. 3.7 Wirkungsmechanismen der Zytostatika.

hemmt die Thymidylatsynthase, wird daneben aber auch als falsche Base in die RNA eingebaut.

Alkylanzien Sie übertragen Alkylreste sowohl auf DNA-Abschnitte als auch auf Proteine. Dies resultiert in DNA-Zwischenstrang- und Proteinvernetzungen. Typische Vertreter sind: **Cyclophosphamid, Ifosfamid, Chlorambucil** und **Melphalan**.

Platinderivate Platinderivate, wie **Cisplatin** und **Carboplatin**, bewirken Intra- und Interstrangvernetzungen der DNA. Daneben finden auch Reaktionen mit der RNA sowie eine Hemmung der DNA-Reparatur und der Telomeraseaktivität statt.

Mitosehemmer Vinca-Alkaloide (**Vincristin, Vinblastin** und **Vindesin**) wirken als Mitosehemmer durch Beeinträchtigung der intrazellulären Tubulinsynthese phasenspezifisch. Daneben stören sie jedoch auch die DNA- und RNA-Synthese. Taxane (**Paclitaxel** und **Docetaxel**) stören die strukturelle Reorganisation der Mikrotubuli. Hierdurch kann sich der Spindelapparat nicht ausbilden und keine regelrechte Mitose stattfinden.

Zytostatisch wirksame Antibiotika Anthrazykline (**Doxorubicin, Daunorubicin, Idarubicin, Mitoxantron**) führen zu einer Interkalation der DNA und hemmen die Topoisomerase II. Daneben blockieren sie ebenfalls durch Interkalation die mRNA-Synthese. **Dactinomycin** bewirkt ebenfalls eine Interkalation, während **Bleomycin** vor allem DNA-Doppelstrangbrüche induziert.

Topoisomerasegifte Klassische Topoisomerasegifte, welche die Erhaltung des Torsionsgrades der DNA stören, sind **Etoposid** und **Teniposid**, die neben einer Topoisomerase-II-Hemmung jedoch auch über andere Wirkmechanismen wie die Induktion von DNA-Strangabbrüchen und Proteinsynthesehemmung verfügen. An neuen Topoisomerase-I-spezifischen Substanzen sind **Irinotecan** und **Topotecan** zu nennen.

Es wird immer deutlicher, dass die meisten Zytostatika – außer in sehr hoher Dosierung – den Tumorzelltod nicht direkt über ihre spezifische Interaktion mit den Zellen bewirken, sondern letztlich über die Induktion des programmierten Zelltodes, der **Apoptose**. Hierbei kommt dem Tumorsuppressor-Protein **p53**, dem „Wächter des Genoms", eine entscheidende Rolle zu. Nach einer Exposition von DNA-schädigenden Substanzen bewirkt p53 einen Arrest des Zellzyklus am G_1- und G_2-Checkpoint und kann eine Apoptose induzieren. Eine Mutation des p53-Gens kann daher zu einer Zytostatikaresistenz führen.

Durchführung

Anforderungen an eine Chemotherapie

Die beschriebenen zellkinetischen Überlegungen einschließlich der Berücksichtigung von Zytostatikaresistenzen mündeten in mathematische Modelle, welche die genetisch bedingte Zytostatikaresistenz (Goldie-Coldman-Hypothese), aber auch die kinetische – durch temporäre Resistenz bedingte – Zytostatikaresistenz berücksichtigen (Norton-Simon-Modell). Aus ihnen ergeben sich folgende Forderungen an eine optimale Chemotherapie:

1. Ein möglichst früher Beginn, bevor die Zahl primär resistenter Zellen zu groß ist.
2. Eine möglichst hohe Dosierung zur schnellen Reduktion der Tumorzellzahl und somit Verminderung der Wahrscheinlichkeit weiterer Resistenzen.
3. Eine möglichst hohe Gesamtdosis pro Therapiezeitraum (Hypothese der „Dosisintensität" nach Hryniuk), z.B. durch frühe Wiederholung eines Therapiezyklus (s. Abb. 3.8).
4. Einsatz möglichst vieler Zytostatika mit unterschiedlichem Wirkmechanismus, um die Elimination von primär und sekundär resistenten Zellen zu erreichen.
5. Kombination von Zytostatika mit unterschiedlichen Nebenwirkungen, um die optimale Dosierung jedes einzelnen Zytostatikums nutzen zu können und nicht wegen additiver Nebenwirkung hierauf verzichten zu müssen.

Die genannten Forderungen gelten für eine **kurativ** orientierte Chemotherapie. Diese beinhaltet daher fast immer verschiedene Zytostatika (Polychemotherapie) und wird in mehreren Zyklen appliziert (s. Abb. 3.9). Das erwähnte Norton-Simon-Modell liefert jedoch auch eine Rationale für eine späte Intensivierung, die in ihrer Maximalvariante eine abschließende Hochdosistherapie mit oder ohne anschließende autologe Stammzelltransplantation darstellt. Weitere Modelle befürworten im Gegensatz zu einem fest alternierenden Schema eine sequentielle Therapie hoch dosierter effektiver Substanzen. Letztlich wurden und werden die Schemata für die unterschiedlichen Tumorarten empirisch in Studien entwickelt.

Für eine **palliative** Chemotherapie reicht meist eine weniger intensive Therapie, oft auch eine Monotherapie, aus.

Formen

Neben einer **primären Chemotherapie** als definitive Behandlung eines Tumors kann eine Chemotherapie auch Teil einer **multimodalen Therapie** sein. Dies kann eine **adjuvante Chemotherapie** zur Verhinderung eines Rezidivs oder einer Metastasierung nach einer potentiell kurativen lokalen Tumortherapie sein (z.B. nach einer Mastektomie beim Mammakarzinom) oder in Form einer **neoadjuvanten Chemotherapie** (z.B. beim Osteosarkom) vor einer potentiell kurativen lokalen Therapiemaßnahme (Operation, Strahlentherapie) zur Reduktion der Tumormasse und Verhinderung einer frühzeitigen Metastasierung des Primärtumors stattfinden. Multimodale Therapieansätze – mit oder ohne Strahlentherapie – gewinnen bei der Behandlung solider Tumoren zunehmende Bedeutung. Mit **Salvage-Therapie** bezeichnet man Therapieschemata bei Tumoren, die auf die Standardchemotherapie nicht (mehr) ansprechen. Bei der Behandlung von Leukämien sind folgende Begriffe wichtig: Unter **Induktionstherapie** versteht man die meist intensive Therapie bis zum Erreichen einer kompletten Remission. Diese soll durch eine **Konsolidierungstherapie** und/oder eine sich über einen längeren Zeitraum erstreckende **Erhaltungstherapie** gesichert werden.

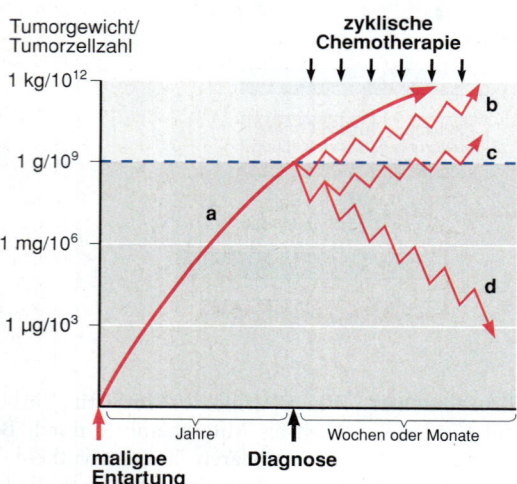

Abb. 3.8 Auswirkungen einer zyklischen Chemotherapie auf das Tumorwachstum. a) zeigt die Wachstumskurve eines Tumors, in dem die Zellen völlig resistent gegen die Chemotherapie sind. Im Fall von b) spricht der Tumor teilweise auf die Therapie an, übertrifft aber in den Therapiepausen wieder seine Ausgangsgröße **(Progression)**. Bei c) kommt es nach den ersten Zyklen zu einem Rückgang des Tumors unter die klinische Nachweisgrenze von ca. 10^9 Zellen **(komplette Remission)**. Im Verlauf der weiteren Zyklen nimmt die Zahl der Tumorzellen wieder zu, bis der Tumor erneut klinisch manifest wird **(Rezidiv)**. Fall d) entspricht dem theoretischen Modell einer Remissionserhaltung und Heilung.

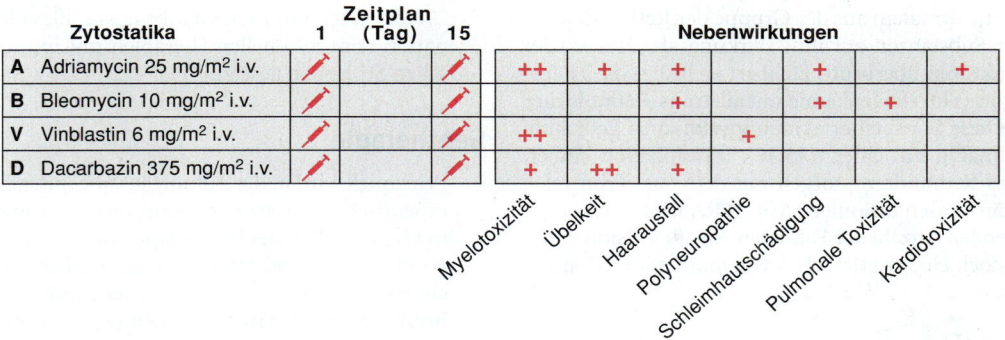

Abb. 3.9 Wirkungen und Nebenwirkungen einer Polychemotherapie. Das ABVD-Schema wird zur Behandlung des Morbus Hodgkin eingesetzt. Während sich die Wirkungen der einzelnen Substanzen an den Tumorzellen addieren, verteilen sich die Nebenwirkungen auf verschiedene Organe, sodass eine optimale Dosierung der einzelnen Medikamente ermöglicht wird.

Nebenwirkungen

Jede systemische Tumortherapie ist nur zu einem gewissen Grad tumorspezifisch und beeinträchtigt daher auch gesundes Gewebe. Dies gilt in besonderem Maß für konventionelle Zytostatika. Idealerweise ist eine Polychemotherapie so konzipiert, dass sich die Wirkungen der Zytostatika am Tumor addieren, nach Möglichkeit sollen diese sogar synergistisch wirken. Die Nebenwirkungen der einzelnen Zytostatika hingegen sollten unterschiedliche Organe betreffen und somit keinen kumulativen Effekt ergeben (s. Abb. 3.9). Die meist zyklische Gabe einer Chemotherapie hat neben den beschriebenen zellkinetischen Rationalen auch den Effekt, dass sich der Organismus in der Therapiepause von den Nebenwirkungen erholen kann.

Häufige Nebenwirkungen Die Nebenwirkungen der Chemotherapie können grundsätzlich alle Organsysteme betreffen, manifestieren sich aber vor allem an Organen mit hohem Zellumsatz: Durch Nebenwirkungen auf das Knochenmark kommt es zur **Myelosuppression,** auf die Haare zur **Alopezie** und auf die Schleimhäute zur **Mukositis.** Fallen die Granulozytenwerte unter 1 000/µl, besteht eine erhöhte **Infektionsgefahr;** diese Phase im Anschluss an eine Chemotherapie wird **Aplasie** genannt. Weitere Nebenwirkungen sind **Übelkeit und Erbrechen,** die vor der Entwicklung potenter Antiemetika (s. u.) eine große Beeinträchtigung für die Patienten darstellten. Nebenwirkungen auf die Gonaden treten insbesondere nach der Gabe von Alkylanzien auf. Sie können reversibel oder irreversibel sein und führen zur **Azoospermie** bei männlichen und zur **sekundären Amenorrhö** bei weiblichen Patienten. Patientinnen, bei denen sich die Regelblutung nicht mehr einstellt, müssen eine substitutive Hormontherapie erhalten, um den Symptomen und Folgen (insbesondere einer Osteoporose) des vorzeitigen Klimakteriums vorzubeugen. Männliche Patienten mit nicht abgeschlossener Familienplanung sollten auf die Möglichkeit einer Spermakryokonservierung hingewiesen werden.

Spezifische Nebenwirkungen Neben den genannten Nebenwirkungen sind bei vielen Zytostatika spezifische Nebenwirkungen zu beachten. Beispielsweise können Mitosehemmer wie Vinca-Alkaloide und Taxane eine **periphere Polyneuropathie** bewirken, die meist mit Hyp- oder Parästhesien an Finger- und Zehenspitzen beginnt, jedoch bei fortgesetzter Gabe bis zu Lähmungen führen kann. Anthrazykline besitzen eine **kumulative Kardiotoxizität,** derentwegen eine obere Gesamtdosis nicht überschritten werden darf. Cyclophosphamid und Ifosfamid können eine **hämorrhagische Zystitis** verursachen. Bleomycin und Busulfan bergen in kumulativer Dosierung die Gefahr einer **Lungenfibrose.** Cisplatin und Carboplatin sind **ototoxisch,** Cisplatin zudem **nephrotoxisch.**

Die bedrohlichste Langzeitnebenwirkung einer Chemotherapie ist die Induktion einer **Zweitneoplasie.** Vor allem alkylierende Substanzen können nach einer Latenz von drei bis sieben Jahren eine akute myeloische Leukämie mit extrem ungünstiger Prognose induzieren.

Hormontherapie

Hormontherapien greifen in die Wachstumskontrolle von Tumoren ein, die sich aus hormonsensiblem Normalgewebe entwickelt haben. Voraussetzung ist also ein zumindest partieller Erhalt einer hormonellen Wachstumskontrolle. Die Bindung von Steroidhormonen an ihren Rezeptor bewirkt eine Konformationsänderung des Rezeptors. Die entstandenen Hormon-Rezeptor-Komplexe fungieren als Transkriptionsfaktoren und regulieren so die Expression von Genen, die für Wachstum und Differenzierung verantwortlich sind. Beispiele für **ablative Hormontherapien** (Hemmung der Wirkung endogen gebildeter Hormone) sind Therapien mit Antiöstrogenen, GnRH-Analoga oder Steroidsynthesehemmern beim Mammakarzinom und die antiandrogene Therapie beim Prostatakarzinom. Beispiele für **additive Hormontherapien** (zusätzlich zur Wirkung endogen gebildeter Hormone) sind die Therapien mit Gestagenen oder Androgenen beim Mamma- und Korpuskarzinom und Östrogenen beim Prostatakarzinom. Ein weiteres Beispiel ist die Behandlung mit Glukokortikoiden bei Lymphomen und lymphatischen Leukämien. Hormontherapien sind meist Bestandteil eines multimodalen Gesamttherapiekonzeptes, stellen aber in der Palliativsituation oft auch als Monotherapie eine effektive Behandlungsmöglichkeit dar.

Differenzierungsinduktion

Die Entdifferenzierung von Tumorzellen im Vergleich zu ihrem korrespondierenden Normalgewebe muss nicht irreversibel sein. Vor allem aus der Gruppe der **Retinoide** werden daher Substanzen auf ihre Wirkung als **Differenzierungsinduktoren** überprüft. Etabliert ist bisher die Therapie der Promyelozytenleukämie mit **all-trans-Retinolsäure = ATRA**. Diese Form einer akuten myeloischen Leukämie geht regelmäßig mit einer t(15;17)-Translokation einher, bei der das Retinoidrezeptorgen mit dem sog. Promyelozytenleukämie-Gen fusioniert. Mit ATRA lässt sich bei der überwiegenden Anzahl der Patienten eine Remission erzielen, die jedoch einer zusätzlichen Chemotherapie bedarf.

Immuntherapie

Wie die Effektormechanismen des Immunsystems selbst können auch immuntherapeutische Strategien in **humorale** und **zelluläre** sowie in **spezifische** und **unspezifische** unterteilt werden. Dabei müssen zudem **aktive Immuntherapien** (Stimulierung des Immunsystems) von **passiven Immuntherapien** (Gabe von Antikörpern oder Effektorzellen) unterschieden werden.

Aktive Immuntherapien

Fest integriert in der Tumortherapie ist bereits der Einsatz von Zytokinen. Hierbei ist jedoch zu beachten, dass diese auch einen direkten zytostatischen/antiproliferativen Effekt bewirken. Interferon-α wird beispielsweise bei myeloproliferativen Erkrankungen, innerhalb von Studien in der Erhaltungstherapie von niedrigmalignen Non-Hodgkin-Lymphomen und zur Behandlung von Haarzellleukämien eingesetzt. Interleukin-2 führt zu einer Aktivierung von T-Zellen und ist bisher zur Behandlung von metastasierten Nierenzellkarzinomen zugelassen. Bisher experimentell sind **Tumorvakzinierungsstrategien,** bei denen mittels professioneller **antigenpräsentierender Zellen** durch die Präsentation von tumorassoziierten Antigenen zytotoxische T-Zellen aktiviert werden; sie werden aber bereits in klinischen Studien geprüft.

Passive Immuntherapien

Experimentell ist die Gabe von aus Tumoren gewonnenen und dann mittels Interleukin-2 aktivierten und expandierten Lymphozyten (**tumorinfiltrierende Lymphozyten, TIL**). Klinisch geprüft werden **native** oder **an Toxine gekoppelte monoklonale Antikörper** sowie **bispezifische Antikörper,** welche immunologische Effektorzellen aktivieren und an den Tumor binden. Durch die Ermöglichung einer (Teil-)Humanisierung der monoklonalen Antikörper haben sich hier große Fortschritte ergeben. Im Bereich der Tumortherapie sind inzwischen monoklonale Antikörper gegen das CD52-Antigen (Alemtuzumab, Behandlung chronisch-lymphatischer Leukämien), das Her2/neu-Antigen (Trastuzumab, Behandlung Her2/neu-positiver Mammakarzinome) und das CD20-Antigen (Rituximab, Behandlung follikulärer Non-Hodgkin-Lymphome) zugelassen. Bei rezidivierten oder refraktären follikulären Lymphomen lässt sich bei über der Hälfte der Patienten durch Rituximab eine Remission erzielen. Daher wird zurzeit der Stellenwert bei anderen CD20-positiven Lymphomen – auch in Kombination mit einer Chemotherapie – überprüft.

Hoffnungen werden zukünftig vor allem in die Kombination konventioneller Therapien mit immuntherapeutischen Strategien gesetzt.

Gentherapie

Prinzipiell wird in der Tumortherapie unter einem gentherapeutischen Ansatz der Gentransfer in Tumorzellen oder in Effektorzellen des Immunsystems verstanden, also keine genetische Veränderung von Keimzellen. Im Folgenden einige Beispiele gentherapeutischer Ansätze: **Insertion von immunmodulatorischen Genen** (z. B. von Zytokinen oder kostimulatorischen Molekülen) in Tumorzellen oder in immunologische Effektorzellen zur Induktion einer Immunantwort gegen Tumorzellen, **Insertion von Suizidgenen oder Tumorsuppressorgenen** zur Chemosensibilisierung von Tumorzellen (z. B. der Thymidinkinase zur Therapie mit dem Anti-Herpesvirus-Medikament Ganciclovir oder dem p53-Protein zur zytostatischen Chemotherapie).

Sämtliche Ansätze befinden sich noch in einem sehr frühen Stadium der klinischen Erprobung.

Neue Substanzen

Das zunehmende Verständnis molekularbiologischer Mechanismen, die zur malignen Transformation von Zellen führen und das Wachstum von Tumorzellen kontrollieren, ermöglicht zum einen die gezielte Weiterentwicklung konventioneller Zytostatika. Zum anderen ergeben sich auch neue, z. T. tumorspezifische Angriffspunkte für antiproliferativ wirkende Substanzen. Hierzu gehören beispielsweise **Hemmstoffe der Matrix-Metalloproteinasen,** welche eine Rolle bei der Gewebsinfiltration und Metastasierung spielen, **Angiogenesehemmstoffe** und **Antisense-Oligonukleotide** zur Hybridisierung von mRNA-Transkripten spezifischer Onkogene (z. B. des bcl-2-Gens bei follikulären Lymphomen), um die Expression der zugehörigen Proteine zu verhindern. Die Inhibition zellulärer Signalübertragungswege stellt einen weiteren Angriffspunkt dar. Das bisher erfolgreichste Beispiel hierfür sind **Tyrosinproteinkinase-Inhibitoren.** Proteinkinasen spielen eine wichtige Rolle in der Signaltransduktion von Zellwachstum, Differenzierung und Apoptose. Dem bei über 95 % der CML-Patienten nachweisbaren Philadelphia-Chromosom liegt die Translokation t(9;22) zugrunde. Diese führt zur Expression des Bcr-Abl-Proteins, welches eine erhöhte Tyrosinproteinkinase-Aktivität zeigt. Der Tyrosinkinase-Inhibitor Imatinib bewirkt eine hämatologische Remission in einem hohen Prozentsatz bei Ph^+-CML-Patienten und stellt – trotz bisher fehlender Langzeitergebnisse – einen ersten Durchbruch bei den neuen, spezifisch ansetzenden Substanzen dar.

Supportive Therapie

Antiemese

Nausea (Übelkeit) und **Emesis (Erbrechen)** stellen für Patienten eine gefürchtete Nebenwirkung der Polychemotherapie dar. Anhaltendes Erbrechen kann zudem zu Dehydratation und Elektrolytverschiebungen führen. Hat eine Chemotherapie zu ausgeprägter Emesis geführt, kann ein

3.4 Internistische Chemotherapie

durch klassische Konditionierung vermitteltes antizipatorisches Erbrechen ein Problem bei den nachfolgenden Chemotherapien darstellen und ist zudem schwer behandelbar. Ziel muss also eine prophylaktische, effektive Antiemese sein. Es stehen verschiedene Substanzgruppen zur Verfügung. Die wirksamsten Antiemetika sind die **Serotonin-(5-HT3-)Rezeptor-Antagonisten,** gefolgt von substituierten Benzamiden wie **Metoclopramid,** die als Dopaminrezeptorantagonisten wirken. Daneben besitzen auch Kortikosteroide, Benzodiazepine, Antihistaminika und Neuroleptika eine antiemetogene Wirksamkeit. Abhängig von der emetogenen Potenz der Zytostatika – z. B. Cisplatin hoch emetogen, Vincristin schwach emetogen – wird eine abgestufte Therapie empfohlen, bei der auch synergistische Wirkungen von Antiemetika genutzt werden und die jeweiligen Kosten berücksichtigt werden sollten (s. Tab. 3.15).

Prophylaxe und Therapie von Infektionen

Das hämatopoetische System reagiert mit am empfindlichsten auf eine zytostatische Therapie. Abhängig von der Art und der Intensität der angewandten Polychemotherapie bildet sich eine **Granulozytopenie** aus, mit deren Ausmaß und Dauer das Infektionsrisiko steigt. Eine eventuelle Schleimhautschädigung im Oropharynx oder Gastrointestinaltrakt durch die Chemotherapie kann ein zusätzliches Infektionsrisiko bedingen. Außerdem besteht bei manchen Tumorkrankheiten ohnehin eine erhöhte Infektionsgefahr, z. B. bei der chronisch-lymphatischen Leukämie aufgrund eines Antikörpermangels. Zu den prophylaktischen Maßnahmen gehört in der **Aplasiephase** (Leukozyten < 1 000/µl) eine **Expositionsprophylaxe** z. B. durch Händedesinfektion und das Meiden möglicher kontaminierter Speisen (z. B. ungeschältes Obst, rohes Gemüse). Bei einer länger anhaltenden Granulozytopenie unter 500/µl wird eine Unterbringung in einem Einzelzimmer empfohlen. Die intensivste Maßnahme stellt die **Umkehrisolierung** in einem keimfreien Raum in Verbindung mit einer Haut- und Darmdekontamination des Patienten dar. Bei bestimmten Polychemotherapien wird eine selektive Darmdekontamination mittels oraler Antibiotika und/oder Antimykotika empfohlen. Bei lang anhaltender Immunsuppression sollte außerdem eine Pneumocystis-carinii-Prophylaxe mit Co-trimoxazol oder Pentamidin-Inhalation durchgeführt werden. Bei neutropenischem Fieber muss unverzüglich nach Abnahme von **Blutkulturen** mit einer **empirischen antibiotischen Therapie** begonnen werden.

Hämatopoetische Wachstumsfaktoren

An hämatopoetischen Wachstumsfaktoren stehen bisher **G-CSF und GM-CSF,** die eine Proliferation und Differenzierung von Granulozyten bzw. Granulozyten und Monozyten bewirken, sowie **Erythropoetin** zur Stimulierung der Erythropoese zur Verfügung. Weitere hämatopoetische Wachstumsfaktoren werden klinisch geprüft. Erythropoetin wird bisher vor allem zur Behandlung der renalen und tumorbedingten Anämie eingesetzt. G-CSF und GM-CSF können zur gezielten Verkürzung einer Neutropenie genutzt werden. Bei manchen Therapien wie nach einer Hochdosis-Chemotherapie ist ihr Einsatz fester Bestandteil der Behandlung. Sie werden darüber hinaus – bisher überwiegend in Studien – zur Intensivierung zyklischer Therapien durch eine mögliche Verkürzung der Behandlungsintervalle genutzt. Da G-CSF und GM-CSF außerdem die Mobilisierung hämatopoetischer Progenitorzellen in das periphere Blut fördern, werden sie auch zur Gewinnung **autologer oder allogener Stammzellen** mittels Leukapherese benutzt.

Schmerztherapie

Bei tumorbedingten Schmerzen kann es sich um eine direkte Reizung von **Nozizeptoren** (periphere Schmerzrezeptoren) oder um eine Schädigung von Nervenbahnen (**neuropathischer Schmerz**) handeln. Der **viszerale Schmerz** wird über Nozizeptoren aus inneren Organen vermittelt und hat häufig einen kolikartigen – manchmal von vegetativen Symptomen (Übelkeit, Schwitzen) begleiteten – Charakter. Neben einer adäquaten medikamentösen Schmerztherapie sollte versucht werden, die **Schmerzursache** zu klären, um mögliche kausale Therapieansätze (chirurgisch, strahlentherapeutisch oder zytostatisch) zu nutzen. Eventuell müssen neben einer systemischen Schmerztherapie

Tab. 3.15 Antiemetische Therapie.

Emesisrisiko	Antiemetische Prophylaxe	Bei Emesis nach Therapie
Niedrig	Benzamid; z.B. Metoclopramid i.v./p.o.	Erneut Benzamid, evtl. plus Kortikosteroid
Mäßig	Hoch dosiertes Benzamid i.v. oder 5-HT$_3$-Antagonist; z.B. Odansetron p.o.	Benzamid plus Kortikosteroid oder 5-HT$_3$-Antagonist
Hoch	5-HT$_3$-Antagonist; z.B. Odansetron i.v.	5-HT$_3$-Antagonist plus Kortikosteroid
Sehr hoch	5-HT$_3$-Antagonist; z.B. Odansetron plus Kortikosteroid; z.B. Dexamethason	5-HT$_3$-Antagonist plus Kortikosteroid

Bei antizipatorischem Erbrechen: Sedativum am Vorabend und am Therapietag, z.B. Lorazepam; bei oraler Medikation (Stufe 1): Antiemetikagabe rechtzeitig vor Therapiebeginn

Prinzipien der internistischen Therapie

auch lokale analgetische Maßnahmen (Infiltrationsanästhesie, Periduralanästhesie) oder weiterführende anästhesiologische/neurochirurgische Maßnahmen (z.B. Ganglionneurolyse) erwogen werden. In vielen Zentren steht eine anästhesiologische Schmerzambulanz konsiliarisch zur Verfügung.

Systemische Schmerztherapie Die Medikation sollte die Schmerzstärke, -art und -dauer berücksichtigen. Eine enterale Medikation ist zu bevorzugen und die spezifischen Nebenwirkungen der Medikamente müssen beachtet werden, um ihnen bereits prophylaktisch zu begegnen. Analgetika lassen sich zunächst in zwei Gruppen einteilen: **peripher wirkende Analgetika** (z.B. Acetylsalicylsäure, Paracetamol, Metamizol, Diclofenac) und **zentral wirkende Analgetika** (niederpotent: z.B. Tilidin, Codein, Tramadol; hochpotent: z.B. Morphin, Pethidin, Fentanyl, Buprenorphin). Daneben werden **Kotherapeutika** eingesetzt, die keine eigene analgetische Wirkung besitzen, jedoch die Schmerztherapie unterstützen. So werden Antidepressiva (Amitriptylin, Imipramin) und Neuroleptika (Triflupromazin, Chlorpromazin) insbesondere bei neuropathischen und neuralgiformen Schmerzen eingesetzt. Die generelle Dämpfung der neuronalen Erregbarkeit von Antikonvulsiva (Carbamazepin, Clonazepam) ist besonders bei einschießenden Schmerzen wie bei Neuralgien im Gesichtsbereich wertvoll. Kortikosteroide (Dexamethason) werden vor allem bei tumorbedingten Ödemen, die z.B. zu intrakranieller Druckerhöhung oder Nervenkompressionssyndromen führen, eingesetzt. Sie besitzen zudem über die Hemmung der Prostaglandinsynthese auch einen eigenen analgetischen Effekt. Spasmolytika (Butylscopolamin) unterstützen eine Analgesie bei kolikartigen Schmerzen, die bei der Metastasierung in viszeralen Hohlorganen auftreten können. Zur Begleittherapie gehört auch die Prophylaxe von Nebenwirkungen, wie z.B. eine antiemetische und antiobstipative Therapie bei Opiaten.

Es hat sich ein von der WHO empfohlener Stufenplan bewährt (s. Kap. 3.5). Hierbei ist zu beachten, dass nozizeptive Schmerzen gut auf peripher wirkende und neuropathische Schmerzen bevorzugt auf zentral wirkende Analgetika ansprechen. Bei Tumorschmerzen sind häufig beide Mechanismen beteiligt. Dies gilt besonders bei Knochenmetastasen, so dass in diesen Fällen mit der zweiten Stufe begonnen werden sollte.

Weitere supportive Maßnahmen

Weitere medikamentöse Maßnahmen Zu den weiteren supportiven Maßnahmen gehören die **Prophylaxe von Organtoxizitäten**, wie der Uratnephropathie bei Tumoren mit hohem Zellumsatz (ausreichende Hydratation, Harnalkalisierung, Gabe von Allopurinol) und die **obligaten Begleitmedikationen** bei bestimmten Zytostatika (z.B. Mesna, Uromitexan®, zur Prophylaxe einer hämorrhagischen Zystitis bei Cyclophosphamid und Ifosfamid). Weitere **Zytoprotektiva** befinden sich in der klinischen Erprobung oder sind bereits zugelassen wie Amifostin, das zur Prophylaxe einer Nephrotoxizität durch Cisplatin eingesetzt werden kann. **Bisphosphonate** sind ein fester Bestandteil in der Behandlung von Skelettmetastasen oder Osteolysen aufgrund eines multiplen Myeloms. Über ihre Wirkung auf Osteoklasten wird Komplikationen wie einer Hyperkalzämie, pathologischen Frakturen und Knochenschmerzen begegnet. Für das Mammakarzinom wurde auch eine antineoplastische Wirkung nachgewiesen.

Ernährung Eine **gezielte Ernährungstherapie** kann bei drohender Mangelernährung und Tumorkachexie notwendig sein und nicht zuletzt auch zur Verbesserung der Lebensqualität beitragen. Sie reicht von einer Ernährungsberatung oder adaptierten Kost über eine Sondenernährung bis zur Notwendigkeit einer parenteralen Ernährung. Eine glutaminangereicherte Diät kann Schleimhautschäden, die durch Zytostatika induziert werden, vermindern.

Psychoonkologie Die Psychoonkologie umfasst die Beratung, Begleitung und ggf. auch die psychotherapeutische Behandlung von onkologischen Patienten. Die Konfrontation mit der Diagnose „Krebs" löst eine Vielzahl an existentiellen Ängsten aus und wird oft als Zäsur im bisherigen Leben empfunden. Hinzu tritt häufig eine Unsicherheit des sozialen Umfeldes, so dass ein Gefühl der Isolation des Betroffenen verstärkt werden kann. Aufgabe der psychoonkologischen Betreuung ist es, den Patienten aufzufangen und einer dauerhaften Regression zu begegnen. Begleitende Angebote wie z.B. nonverbale Therapien (Kunst-, Bewegungstherapie) können hierbei hilfreich sein. Zur Beratung gehört auch die Unterstützung bei ganz konkreten Fragen wie zu sozialrechtlichen Aspekten, nach Adressen oder zu Ernährungsproblemen. Große Bedeutung haben Selbsthilfegruppen. Auch das familiäre Umfeld sollte nach Möglichkeit einbezogen werden. Wichtig – aber nicht immer selbstverständlich – ist eine Zusammenarbeit zwischen den primär somatisch behandelnden Onkologen und den haupt- sowie ehrenamtlich Tätigen in der psychosozialen Betreuung. Aus dem Vertrauensverhältnis zwischen Patient und behandelndem Arzt ergibt sich für letzteren eine große Verantwortung und bereits das erste Aufklärungsgespräch kann für die weitere psychische Krankheitsbewältigung weichenstellend sein.

Beurteilung des Therapieerfolges und der Nebenwirkungen

Nach Abschluss der Therapie erfolgt die Beurteilung des Therapieansprechens. Hierbei werden die ursprünglichen Tumormanifestationen mit den adäquaten Untersuchungsmethoden kontrolliert. Eine **komplette Remission (CR)** bedeutet das Verschwinden aller Tumorparameter. Eine **partielle Remission (PR)** liegt vor, wenn die Tumorausdehnung um mindestens 50 % über eine Dauer von mindestens vier Wochen zurückgegangen ist. Nichtsignifikante Änderungen der Tumorausbreitung (Abnahme < 50 %, Zunahme < 25 %) werden als „**No Change**" (NC) bezeichnet. Das Erscheinen neuer Tumormanifestationen oder die Zunahme bestehender Manifestationen bedeutet eine **Progression (PD = „Progressive Disease")**. Die Dauer einer Remission ist die Zeitspanne vom Zeitpunkt der Feststellung einer kompletten Remission bis zum Nachweis eines **Rezidivs**.

Auch die **Dokumentation von Nebenwirkungen** ist wichtig für die Beurteilung einer Tumortherapie, insbe-

3.4 Internistische Chemotherapie

Tab. 3.16 WHO-Tabelle zur Beurteilung der Nebenwirkungen einer internistischen Tumortherapie.

	Grad 0	Grad 1	Grad 2	Grad 3	Grad 4
Hämoglobin (g/100 ml)	≥ 11,0	9,5–10,9	8,0–9,4	6,5–7,9	< 6,5
Leukozyten (1 000/mm^3)	≥ 4,0	3,0–3,9	2,0–2,9	1,0–1,9	< 1,0
Granulozyten (1 000/mm^3)	≥ 2,0	1,5–1,9	1,0–1,4	0,5–0,9	< 0,5
Thrombozyten (1 000/mm^3)	≥ 100	75–99	50–74	25–49	< 25
Hämorrhagie	Keine	Petechien	Wenig Blutverlust	Hoher Blutverlust	Blutverlust führt zu Körperschwäche
Bilirubin	≤ 1,25 × N[1]	1,26–2,5 × N	2,6–5 × N	5,1–10 × N	> 10 × N
SGOT/SGPT	≤ 1,25 × N	1,26–2,5 × N	2,6–5 × N	5,1–10 × N	> 10 × N
Alkalische Phosphatase	≤ 1,25 × N	1,26–2,5 × N	2,6–5 × N	5,1–10 × N	> 10 × N
Mundschleimhaut	Normal	Wundsein/Erytheme	Erytheme, Ulzerationen, feste Ernährung noch möglich	Ulzerationen, erfordert flüssige Ernährung	Nahrungsaufnahme ist nicht möglich
Übelkeit/Erbrechen	Keine	Übelkeit	Vorübergehendes Erbrechen	Erbrechen erfordert Therapie	Nicht beherrschbares Erbrechen
Diarrhö	Keine	Vorübergehend, < 2 Tage	Tolerabel, aber > 2 Tage	Intolerabel, Therapie erforderlich	Hämorrhagische Dehydratation
Blutharnstoff	1,25 × N	1,26–2,5 × N	2,6–5 × N	5–10 × N	> 10 × N
Kreatinin	1,25 × N	1,26–2,5 × N	2,6–5 × N	5–10 × N	> 10 × N
Proteinurie	Keine	1+, < 0,3 g/100 ml	2–3+, 0,3–1,0 g/100 ml	4+, > 1,0 g/100 ml	Nephrotisches Syndrom
Hämaturie	Keine	Mikroskopisch	Makroskopisch	Makroskopisch + Blutgerinnsel	Obstruktive Uropathie
Lungenfunktion	Normal	Milde Symptome	Belastungsdyspnoe	Ruhedyspnoe	Vollständige Bettruhe erforderlich
Fieber	Kein	< 38°C	38–40°C	> 40°C	Fieber mit Hypotonie
Allergie	Keine	Ödeme	Bronchospasmen, keine parenterale Therapie erforderlich	Bronchospasmen, parenterale Therapie erforderlich	Anaphylaktische Reaktion
Haut	Normal	Erytheme	Trockene Abschuppung, Bläschenbildung, Pruritus	Feuchte Abschuppung, Ulzeration	Exfoliative Dermatitis, Nekrosen, die chirurgischen Eingriff erfordern
Haarverlust	Kein	Minimal	Mäßige, ungleichmäßige Alopezie	Komplette Alopezie, aber reversibel	Komplette, irreversible Alopezie
Infektion	Keine	Leichte	Mäßige	Schwere	Schwere mit Blutdruckabfall
Kardiale Arrhythmien	Keine	Sinustachykardie, > 110 in Ruhe	Monotope VES, atriale Arrhythmien	Polytope VES	Ventrikuläre Tachykardie
Herzfunktion	Normal	Asymptomatisch, aber pathologischer Befund	Vorübergehende symptomatische Dysfunktion, keine Therapie erforderlich	Symptomatische Dysfunktion, spricht auf Therapie an	Symptomatische Dysfunktion, spricht auf Therapie nicht an
Perikarditis	Keine	Asymptomatischer Perikarderguss	Symptomatisch, Punktion nicht erforderlich	Tamponade, Punktion erforderlich	Tamponade, chirurgischer Eingriff erforderlich
Bewusstsein	Wach	Vorübergehende Lethargie	Somnolenz < 50 % der Wachzeit	Somnolenz > 50% der Wachzeit	Koma
Periphere Neurotoxizität	Keine	Parästhesie und/oder verringerte Sehnenreflexe	Schwere Parästhesie und/oder Muskelschwäche	Intolerable Parästhesie und/oder motorische Paresen	Paralyse
Obstipation[2]	Keine	Wenig	Mäßig	Blähbauch	Blähbauch und Erbrechen
Schmerzen[3]	Keine	Wenig	Mäßig	Stark	Unerträglich

[1] N = obere Grenze des Normalwertes   [2] = ohne Obstipation durch Narkotika   [3] = nur behandlungsbedingter Schmerz, nicht krankheitsbedingter Schmerz

sondere in Studien, in denen eine neue Therapie überprüft wird. Zur Graduierung sind die Kriterien der WHO etabliert (s. Tab. 3.16).

Eine zunehmende Bedeutung erlangt die **Erfassung der Lebensqualität** vor, während und in der Rehabilitationsphase nach einer Therapie. Hierzu werden meist Fragebögen oder Interviews eingesetzt. Ein internationaler Standard über die Art und den Inhalt der Erfassung besteht noch nicht. Doch folgende Parameter werden meist berücksichtigt: körperliches und psychisches Befinden, soziale Beziehungen und Funktionsfähigkeit im Alltag des Patienten.

Zur weiteren Information

Literatur

DeVita, V., S. Hellman, S. A. Rosenberg: Cancer. Principles and Practice of Oncology, 6th edn. Lippincott, Philadelphia 2001.

Pfreundschuh, M.: Onkologische Therapie. Leitlinien und Schemata zur Diagnostik, Therapie und Nachsorge. Thieme, Stuttgart 1997.

Schmoll, H.-J., K. Höffken, K. Possinger: Kompendium internistische Onkologie, 3. Aufl. Springer, Heidelberg 1999.

Internet-Links

http://www.dgho.de Deutsche Gesellschaft für Hämatologie und Onkologie
http://www.nci.nih.gov National Cancer Institut, USA
http://www.eortc.be/ European Organization for Research and Treatment of Cancer (EORTC)

Keywords

Chemotherapie ◆ Immuntherapie ◆ Hormontherapie ◆ Supportive Therapie

---

3.5 Schmerztherapie und Palliativmedizin

L. RADBRUCH

3.5.1 Schmerztherapie

Tumorschmerzen

Epidemiologie

Der Schmerz ist eines der häufigsten Tumorsyndrome. Bei der Mehrzahl der Tumorpatienten treten starke, behandlungsbedürftige Schmerzen im Verlauf ihrer Erkrankung auf. In einer Übersicht aus verschiedenen epidemiologischen Studien gaben zwischen 75 % und 90 % der Patienten in fortgeschrittenen Krankheitsstadien Schmerzen an. Bereits zum Zeitpunkt der Diagnosestellung litten 20–50 % der Patienten unter Schmerzen. Bei einigen Patienten sind Schmerzen das erste Symptom, das sie zum Arzt führt, der u. a. eine Tumorsuche einleitet und die Diagnose stellt. Die Häufigkeit von behandlungsbedürftigen Schmerzen hängt von der Pathophysiologie des Tumors ab. So verursachen Tumoren mit häufiger Metastasierung in das Skelettsystem bei bis zu 85 % der Patienten Schmerzen, während Lymphome und Leukämien nur bei 25–45 % zu Schmerzen führen.

Ätiologie und Pathogenese

Das **progressive Wachstum** eines Tumors und das begleitende **peritumoröse Ödem** lösen durch mechanischen Druck oder freigesetzte Entzündungsmediatoren Schmerzen aus. Je nach Art der Reizung und der betroffenen Strukturen können diese Schmerzsyndrome sehr unterschiedlich empfunden werden und auf verschiedene Therapieschemata unterschiedlich ansprechen. Vor der Planung der Therapie ist deshalb eine detaillierte Schmerzdiagnose erforderlich.

In den meisten Fällen wird die Schmerzsymptomatik durch den **Primärtumor** oder die **Metastasen** ausgelöst. Behandlungsbedürftige Schmerzen können aber auch durch begleitende Symptome des Tumors verursacht werden, z. B. durch ein Lymphödem oder durch eine paraneoplastische Herpes-zoster-Infektion.

Die antineoplastische Therapie der malignen Erkrankung wird oft mit der Tumorverkleinerung auch eine Schmerzreduktion bewirken. Andererseits kann aber auch die Therapie mit anhaltenden Schmerzen verbunden sein. **Narbenschmerzen** oder andere Schmerzsyndrome nach Operationen, **Polyneuropathien** nach Chemotherapie oder schmerzhafte **Mukositiden** nach Strahlentherapie können die Patienten mehr beeinträchtigen als die Tumorschmerzen selbst. Neuropathische Schmerzsyndrome infolge einer Strahlenfibrose treten u.U. noch mehrere Monate oder Jahre nach der Strahlentherapie auf.

Außer diesen tumor- und therapiebedingten Schmerzen können die Tumorpatienten aber auch unter chronischen Schmerzen leiden, die mit der Tumorerkrankung nicht im Zusammenhang stehen. Chronische Rückenschmerzen oder eine schon lange bestehende Migräne können unerträglich werden, wenn sich die Patienten mit nachlassendem Allgemeinzustand weniger bewegen und schließlich das Bett kaum noch verlassen können.

Schmerzdiagnose

Die Schmerzdiagnose sollte als Minimalanforderung neben der Schmerzursache auch noch **Schmerztyp, -intensität und -lokalisation** enthalten.

Auch die Unterscheidung zwischen tumor- und therapiebedingten sowie tumor- und therapieunabhängigen Schmerzen ist für die Planung des therapeutischen Vorgehens von Bedeutung und muss deshalb in die Schmerzdiagnose aufgenommen werden.

Schmerztyp Nach der Phänomenologie wird zwischen **Nozizeptorschmerzen** (somatisch/viszeral) und **neuropathischen Schmerzen** unterschieden.

Bei den Nozizeptorschmerzen wird die Auslösung der Schmerzen am Nozizeptor vermutet. **Somatische Schmer-**

zen (Knochen-, Periost-, Weichteilschmerzen) können vom Patienten genau lokalisiert werden, sie werden oft als spitz, hell oder bohrend beschrieben, bei Bewegung wird oft eine Schmerzzunahme angegeben. **Viszerale Schmerzen** (Brust-, Baucheingeweide) werden dagegen als diffus und dumpf in der Tiefe angegeben und können nicht genau lokalisiert werden.

Bei **neuropathischen Schmerzen** wird die Ursache nicht am Nozizeptor vermutet, sondern in der Infiltration oder Kompression von peripheren Nerven, Nervenplexus oder Zentralnervensystem durch den Tumor oder das Tumorödem. Diese Schmerzen werden weniger am Ort der Schädigung, sondern im Versorgungsbereich der betroffenen Nervenstrukturen empfunden. Sie werden oft als brennend oder als einschießend und elektrisierend beschrieben, häufig werden bei der Untersuchung im schmerzhaften Areal andere neurologische Störungen festgestellt. Besonders unangenehm werden von den Patienten schmerzhafte Missempfindungen (Dysästhesien) oder Schmerzen bei normalerweise nicht schmerzhaften Reizen wie z. B. leichten Berührungen oder Luftzug (Allodynie) wahrgenommen.

Schmerzintensität Die Messung der Schmerzintensität muss als **Selbsteinschätzung** durch den Patienten erfolgen. Die Fremdeinschätzungen von Pflegepersonal und Ärzten liegen in der Regel deutlich zu niedrig, die Angaben der Angehörigen dagegen zu hoch im Vergleich zu den Selbsteinschätzungen.

Die Schmerzintensität kann mit einfachen Skalen gemessen werden. Angaben auf einer **numerischen Rangskala** von 0 = kein Schmerz bis 10 = nicht stärker vorstellbarer Schmerz, sind in Fragebögen oder im ärztlichen Interview leicht zu erfassen. Ähnlich können **visuelle Analogskalen** eingesetzt werden, in denen der Patient auf einer 10 cm langen Linie mit den Endpunkten „kein Schmerz" und „nicht stärker vorstellbarer Schmerz" seine Schmerzstärke markiert.

Mit zunehmender Verschlechterung des Allgemeinzustandes können Patienten diese Skalen aber oft nicht mehr ausfüllen, so dass nur noch einfache **kategorische Skalen** (keine, leichte, mittlere, starke Schmerzen) eingesetzt werden können.

Gegenüber diesen eindimensionalen Instrumenten, mit denen nur die Schmerzintensität erfasst wird, können in **mehrdimensionalen Schmerzfragebögen** auch andere Aspekte des Schmerzempfindens dokumentiert werden. Für Tumorpatienten sind kurze Instrumente wie die deutsche Version des **Brief Pain Inventory** sinnvoll. Hier werden vier Fragen zur Schmerzintensität und sieben Fragen zur schmerzbedingten Beeinträchtigung gestellt, zusätzlich werden Schmerzlinderung durch die Therapie und Schmerzlokalisation erfragt.

Schmerzlokalisation Die Lokalisation und Ausstrahlung der Schmerzen können die Patienten auf einem Körperschema einzeichnen (s. Abb. 3.10 und 3.11).

Grundlagen der Tumorschmerztherapie

Grundlage der Tumorschmerztherapie ist die Empfehlung, die ein Expertenkomitee 1986 im Auftrag der Weltgesundheitsorganisation (WHO) formulierte. Diese WHO-Emp-

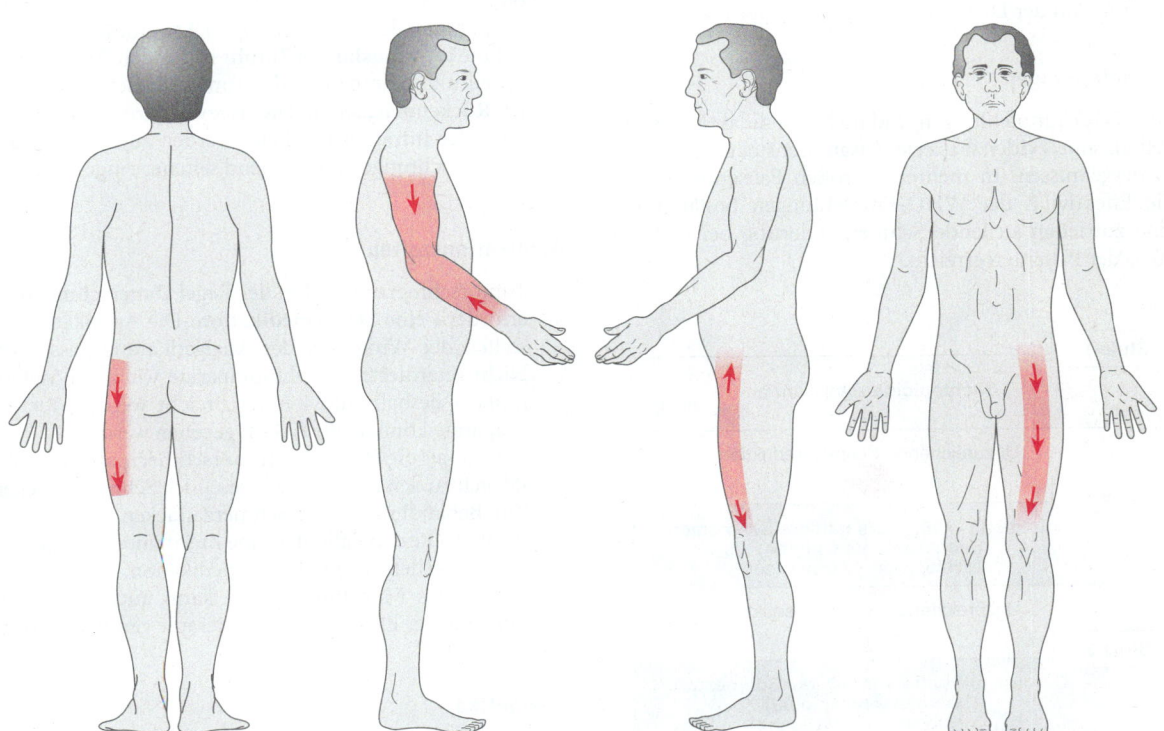

Abb. 3.10 Angaben zur Schmerzlokalisation im Körperschema bei einem Patienten mit Rezidiv eines Nierenzellkarzinoms: Schmerzen in der linken Flanke mit Ausstrahlung in den Oberschenkel bei Infiltration des Plexus lumbosacralis, zusätzlich Schmerzen im Shunt am rechten Arm.

Prinzipien der internistischen Therapie

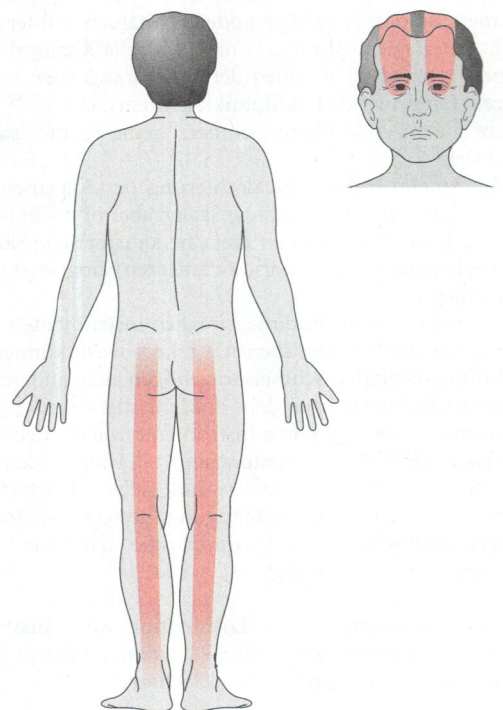

Abb. 3.11 Angaben zur Schmerzlokalisation im Körperschema bei einem Patienten mit Morbus Bechterew: Schmerzen im unteren LWS-Bereich mit Ausstrahlung an der Rückseite der Beine bis in die Fersen, als Nebenbefund Schmerzen in der Stirn beidseits bei Migräne.

fehlung liegt auch den Empfehlungen der Arzneimittelkommission der Deutschen Ärzteschaft zugrunde.

WHO-Empfehlungen

Die WHO-Empfehlungen sind mehr ein didaktisches Modell als eine evidenzbasierte Zusammenstellung von Studienergebnissen. In mehreren großen Fallserien wurden die Effektivität der WHO-Empfehlungen bestätigt und eine zufrieden stellende Schmerzlinderung bei mehr als 80 % der Patienten erreicht.

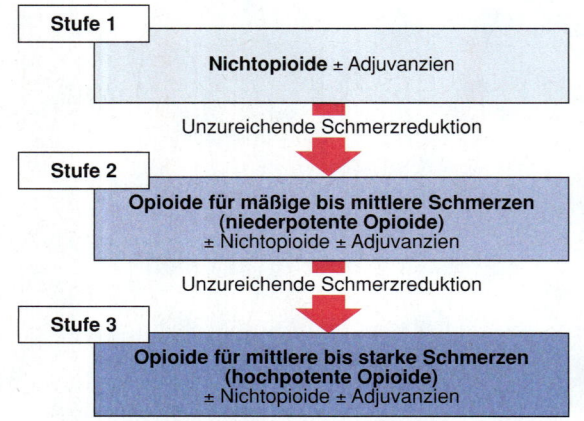

Abb. 3.12 Stufenplan der Weltgesundheitsorganisation zur Tumorschmerztherapie.

Nach den Empfehlungen der WHO zur Tumorschmerztherapie sollen:
- Patienten mit Tumorschmerzen eine symptomatische Schmerztherapie erhalten,
- die Tumorschmerztherapie in erster Linie mit Schmerzmedikamenten erfolgen,
- die Schmerzmittel vor allem **oral** appliziert werden,
- die Schmerzmedikation als **Dauermedikation** mit festen Einnahmezeiten und nicht nur nach Bedarf verabreicht werden,
- die Schmerzmittel entsprechend der Schmerzstärke und der Vorbehandlung nach einem **analgetischen Stufenplan** ausgewählt werden,
- zusätzlich zu den Analgetika auch Koanalgetika oder adjuvante Medikamente bei entsprechender Indikation verabreicht werden,
- der Therapieerfolg kontrolliert und bei nicht ausreichender Wirkung der Therapieplan angepasst werden,
- die Schmerztherapie an die individuellen Bedürfnisse des Patienten angepasst werden.

Applikationswege

Der **orale** Applikationsweg ist einfach und unkompliziert und belastet den Patienten am wenigsten. Mit der Vielzahl der verfügbaren Präparate und Applikationsformen ist eine orale Zufuhr oder eine Applikation über eine Ernährungssonde auch bei Patienten mit Schluckstörungen und Passagebehinderungen möglich.

Die **subkutane** oder **parenterale** Zufuhr führt zu einem schnelleren Anstieg der Plasmakonzentration, bietet bei einer Dauertherapie aber keinen Vorteil. Die Effektivität oder die Nebenwirkungsrate wird durch den Wechsel auf die parenterale Verabreichung nicht verbessert.

Eine **intramuskuläre** Zufuhr ist für den Patienten unangenehm und deshalb in der Tumorschmerztherapie obsolet. **Rückenmarksnahe Therapieverfahren** z. B. mit Epidural- oder Intrathekalkatheter werden auch in spezialisierten Einrichtungen zunehmend seltener eingesetzt.

Applikationszeiten

Tumorschmerzen sind in der Regel **Dauerschmerzen** und erfordern eine **Dauermedikation**. Die Applikationszeiten sollten der Wirkdauer der Analgetika angepasst werden. Nicht retardierte Morphinpräparate wie auch Metamizol müssen deshalb alle 4 h verabreicht werden, retardierte Präparate können alle 8–12 h gegeben werden.

Mehr als die Hälfte der Tumorschmerzpatienten gibt zusätzlich zu den Dauerschmerzen noch Schmerzattacken an. Zur Behandlung dieser Schmerzattacken („Breakthrough Pain") sollte den Patienten eine **Zusatzmedikation** zur Verfügung stehen. Diese Zusatzmedikation, i. d. R. ein nicht retardiertes Morphinpräparat, kann auch zur Dosisfindung bei der Einstellung der Therapie genutzt werden.

Analgetika

Die Auswahl der Analgetika erfolgt nach dem analgetischen Stufenplan der WHO (s. Abb. 3.12). Die Bezeichnung „**hochpotente" und „niederpotente" Opioide** für die

3.5 Schmerztherapie und Palliativmedizin

Tab. 3.17 Nichtopioidanalgetika.

Indikation	Medikament	Maximale Tagesdosis	Nebenwirkungen
Knochenschmerzen, Weichteilschmerzen	Diclofenac Ibuprofen Naproxen Rofecoxib Celecoxib	3 × 50 mg 3 × 50 mg 2 × 500 mg 2 × 25 mg 2 × 200 mg	Nierenschäden, Schädigung der Magen- und Darmschleimhaut
Viszerale Schmerzen	Metamizol	6 × 1 000 mg	Allergie (selten)
Schmerz bei Kindern	Ibuprofen (evtl. Paracetamol)	Nach Körpergewicht	Leberschäden

WHO-Stufen 2 und 3 ist weit verbreitet, obwohl diese Bezeichnungen aus pharmakologischer Sicht nicht sinnvoll sind. Eine Monotherapie mit Opioiden ist bei vielen Schmerzsyndromen nicht ausreichend effektiv. Die Kombination von Nichtopioiden mit Opioiden der Stufen 2 und 3 führt zu einer deutlichen Verbesserung der Effektivität.

Nichtopioidanalgetika (Antipyretika, Antiphlogistika)
Nach dem analgetischen Stufenplan der WHO werden bei leichten Schmerzen Nichtopioidanalgetika eingesetzt (s.Tab. 3.17). Hierzu gehören **Metamizol**, **Paracetamol** und die **nichtsteroidalen Antiphlogistika**. Während bei Knochen- oder Weichteilschmerzen die nichtsteroidalen Antiphlogistika wirksamer sind, kann bei viszeralen Schmerzen Metamizol vorteilhaft sein. Der Einsatz von Paracetamol ist auf Kinder mit Tumorschmerzen beschränkt, bei Erwachsenen reicht die analgetische Wirksamkeit nicht aus.

Opioide der WHO-Stufe 2 Bei leichten bis mittleren Schmerzen oder unzureichender Effektivität der Analgetika der Stufe 1, sollten Nichtopioide mit einem Opioid der Stufe 2 kombiniert werden. In Deutschland werden in erster Linie **Dihydrocodein**, **Tramadol** und **Tilidin/Naloxon** eingesetzt (s. Tab. 3.18). Tramadol wirkt nicht nur am Opioidrezeptor, sondern hemmt ähnlich wie die Antidepressiva die Wiederaufnahme von Noradrenalin und Serotonin. Über diesen Mechanismus können hemmende Bahnen in der Schmerzleitung aktiviert werden. Ob diese Wirkung einen Vorteil bei Patienten mit neuropathischen Schmerzen darstellt, ist nicht sicher. Tilidin ist als feste Kombination mit Naloxon nur für die orale Applikation geeignet. Bei parenteralem Missbrauch der Lösung antagonisiert Naloxon die Opioidwirkung. Bei enteraler Aufnahme wird Naloxon im First-Pass-Effekt in der Leber metabolisiert, sodass keine Antagonisierung erfolgt. Naloxon wirkt jedoch noch antagonistisch an den Opioidrezeptoren der Darmwand, was die geringe Obstipationsneigung der Kombination erklärt. Bei der nicht retardierten Applikationsform scheint die Neigung zur Euphorie ausgeprägter als bei den anderen Opioiden der WHO-Stufe 2, was bei prädisponierten Patienten zu einer psychischen Abhängigkeit führen kann.

Opioide der WHO-Stufe 3 Bei mittleren bis starken Tumorschmerzen sind Opioide der Stufe 3 allein oder in Kombination mit Nichtopioiden indiziert. Neben **Morphin** können auf dieser Stufe **Oxycodon, Hydromorphon, Levomethadon** oder transdermal appliziertes **Fentanyl** eingesetzt werden (s. Tab. 3.19).

Morphin ist in vielen verschiedenen Applikationsformen und für viele Applikationswege verfügbar. Es ist das am längsten eingesetzte Opioid, für das die meisten klini-

Tab. 3.18 Opioide der Stufe 2.

Medikament	Rezeptoren	Maximale Tagesdosis	Besonderheiten
Dihydrocodein	µ-Agonist	360 mg	Obstipation ausgeprägt
Dextropropoxyphen	µ-Agonist	450 mg	Häufig Überdosierungen beschrieben
Tramadol	µ-Agonist, monoaminerge Transmitter	600 mg	Häufig Übelkeit, viele Applikationsformen, besonders geeignet für neuropathische Schmerzen?
Tilidin (+Naloxon)	µ-Agonist	600 mg	Wenig Obstipation, Häufig Euphorie (vor allem bei nicht retardierter Applikation)

Prinzipien der internistischen Therapie

Tab. 3.19 Opioide der Stufe 3.

Medikament	Rezeptor	Equianalgetische Tagesdosis	Besonderheiten
Buprenorphin	Partieller µ-Agonist	1,2 mg	Sublinguale Applikation, transdermales Therapiesystem, hohe Plasma-Eiweißbindung, Ceiling-Effekt bei 5 mg (fraglich)
Fentanyl	µ-Agonist	25 µg/h	Transdermales Therapiesystem
Hydromorphon	µ-Agonist	8 mg	Geringe Plasma-Eiweißbindung, keine aktiven Metaboliten
Levomethadon	µ-, δ-Agonist, NMDA-Antagonist	Ca. 15 mg	Ausweichmedikament für den Opioidwechsel, Eliminationshalbwertszeit 13–100 h
Morphin	µ-Agonist	60 mg	Orale Bioverfügbarkeit sehr variabel, aktive Metaboliten, Kumulation der Metaboliten bei Nierenfunktionsstörung
Oxycodon	µ-Agonist	30 mg	Schlechte Metabolisierer, biphasische Freisetzung der retardierten Applikation, weniger zentralnervöse Nebenwirkungen (fraglich)

schen Erfahrungen vorliegen. Morphin kann deshalb als Goldstandard in der Tumorschmerztherapie angesehen werden. **Oxycodon** und **Hydromorphon** wurden erst vor wenigen Jahren als retardierte Applikationsformen eingeführt. Die Unterschiede zum Morphin sind in der klinischen Praxis eher gering, wenn auch für einzelne Patienten Vorteile von einer der Substanzen zu erwarten sind. So kann die geringe Plasma-Eiweißbindung von Hydromorphon z. B. bei Patienten mit einer Chemotherapie das Risiko von Arzneimittelinteraktionen verringern. Der Hinweis auf die geringere Inzidenz zentralnervöser Nebenwirkungen unter Oxycodon im Vergleich zu anderen Opioiden kann unserer klinischen Erfahrung nach nicht bestätigt werden.

Für Patienten mit Schluckstörungen, z. B. aufgrund eines Passagehindernisses bei gastrointestinalen Tumoren oder aufgrund von therapieresistentem Erbrechen, stellt die **sublinguale Therapie** mit Buprenorphin oder die **transdermale Therapie** mit **Fentanyl** oder **Buprenorphin** eine nichtinvasive parenterale Alternative dar. Das Opioid diffundiert aus dem Pflastersystem in die oberste Hautschicht und bildet dort ein Depot. Aus diesem Depot erfolgt die langsame systemische Resorption. Das intrakutane Depot führt zu gleichmäßigen Wirkstoffspiegeln über die Applikationszeit von zwei bis drei Tagen, bedingt aber auch eine eingeschränkte Steuerbarkeit des Systems, da sich Dosisänderungen erst nach 12–24 h auswirken.

Levomethadon wirkt an den Opioidrezeptoren, aber auch über andere Rezeptoren wie den NMDA-Rezeptor. Diese Mechanismen bieten eine Erklärung für die Wirksamkeit von Levomethadon bei Patienten, die mit anderen Opioiden keine ausreichende Wirkung oder intolerable Nebenwirkungen erfuhren. Da Levomethadon eine lange und variable Elimination besitzt, die bei vielen Patienten nach einiger Zeit zu einer Kumulation führt, und sichere Umrechnungsfaktoren fehlen, erscheint Levomethadon eher geeignet für die Therapie bei einem Spezialisten. Für die Umstellung von einem anderen Opioid auf Levomethadon sind oft eine erneute Dosistitration und eine engmaschige Kontrolle in den ersten Tagen nach Umstellung erforderlich.

Nebenwirkungen der Opioide
- Übelkeit, Erbrechen
- Müdigkeit, Konzentrationsstörungen
- Verwirrtheit
- Obstipation
- Neurotoxisch: Alpträume, Halluzinationen, Myoklonien oder Hyperalgesien

Bei den **Therapiekontrollen** sollten diese Nebenwirkungen kontrolliert und nötigenfalls mit adjuvanten Medikamenten behandelt werden. Während Übelkeit und Müdigkeit meist nur in der Einstellungsphase und nach Dosiserhöhungen behandelt werden müssen, sollte die prophylaktische Therapie der Obstipation mit Laxantien für die gesamte Dauer der Opioidtherapie fortgesetzt werden.

Praxis

Ein 56-jähriger Patient litt unter Weichteilschmerzen in der linken Axilla aufgrund von Lymphknotenmetastasen eines malignen Melanoms. Nach Einstellung auf Tramadol und Paracetamol gab er eine Reduktion der Schmerzen von NRS 8 auf 2–4 an (numerische Rangskala, 0 = kein Schmerz, 10 = nicht stärker vorstellbarer Schmerz). Nach Umstellung auf oral appliziertes Morphin konnte eine weitere Reduktion auf NRS 1 erreicht werden. Im Rahmen der Tumorprogression entwickelte sich ein Lymphödem des linken Armes mit brennenden neuropathischen Schmerzen und Dysästhesien, später auch mit Exulzerationen des Tumors in der Axilla. Die Morphindosis wurde in den nächsten sechs Wochen schrittweise bis auf 780 mg gesteigert, zusätzlich wurden Amitriptylin und Dexamethason als Koanalgetika und Antibiotika zur Behandlung der infizierten Exulzerationen verabreicht. Die Restschmerzintensität lag zwischen NRS 1 und 3, Nebenwirkungen der Schmerztherapie wurden nicht berichtet. Eine Woche später starb der Patient. Am letzten Tag war die orale Gabe des Morphins nicht mehr möglich, so dass der Patient 90 mg Morphin subkutan erhielt.

Opioidrotation

Bei den meisten Patienten mit fortschreitendem Tumorwachstum sind Steigerungen der Opioiddosierung erforderlich. Unter Umständen sind jedoch weitere Dosissteigerungen vor allem mit einer Zunahme der Nebenwirkungen verbunden. Durch den **Wechsel** auf ein anderes Opioid können die Nebenwirkungen reduziert und die Schmerzlinderung verbessert werden, wobei die Dosierungen des neuen Opioids oft wesentlich unter den mit Hilfe der Umrechnungsfaktoren berechneten Dosierungen bleiben können.

Praxis

Eine 69-jährige Patientin litt unter brennenden perianalen Schmerzen nach Exstirpation und Strahlentherapie eines Rektumkarzinoms und Rückverlagerung des Anus praeter. Die Schmerzen waren unter der Vorbehandlung mit Tramadol und Metamizol nur unzureichend gelindert auf NRS 7. Ein Therapieversuch mit transdermalem Fentanyl 25 µg/h führte nach 24 h zu einer guten Schmerzlinderung auf NRS 3, allerdings traten gleichzeitig Übelkeit, Erbrechen und Juckreiz auf, so dass die Patientin das Pflaster selbst wieder entfernte. Nach Umstellung auf orales retardiertes Morphin 60 mg/d gab sie bei wiederum guter Schmerzlinderung erneut Juckreiz und Erbrechen als Nebenwirkung an. Nach sechs Tagen wurde deshalb ein weiterer Opioidwechsel auf orales retardiertes Hydromorphon, 8 mg/d, vorgenommen. Nach Dosiserhöhung auf 12 mg/d gab sie eine zufrieden stellende Schmerzlinderung auf NRS 3 an, ohne dass Nebenwirkungen auftraten.

Koanalgetika

Bei bestimmten Indikationen können zusätzlich zu den Analgetika des WHO-Stufenplans andere Medikamente eingesetzt werden. Zu diesen **Koanalgetika** gehören **Antidepressiva, Antikonvulsiva, Bisphosponate und Steroide.** Antidepressiva aktivieren deszendierende Nervenbahnen, die die Schmerzleitung auf Rückenmarksebene hemmen, Antikonvulsiva stabilisieren die Zellmembranen der Nervenzellen. Beide Medikamentengruppen können deshalb bei neuropathischen Schmerzen sinnvoll sein. Antidepressiva werden bei brennenden Dauerschmerzen und schmerzhaften Parästhesien bevorzugt, während Antikonvulsiva vor allem bei einschießenden, elektrisierenden Schmerzen eingesetzt werden.

Bisphosphonate hemmen die Aktivität der Osteoklasten. Bei Patienten mit osteolytischen Metastasen wird das Wachstum dieser Metastasen gehemmt und dadurch eine Schmerzreduktion erreicht.

Steroide wirken antiphlogistisch, sie werden als Koanalgetika eingesetzt, wenn ein Zusammenhang der Schmerzsymptomatik mit einem peritumorösen Ödem vermutet wird, z. B. bei Infiltration des Plexus lumbosacralis oder des Plexus brachialis, bei Tumorwachstum in den Spinalkanal oder bei Leberkapselspannungsschmerz. Andere Wirkungen der Steroide wie Appetitsteigerung, Gewichtszunahme oder Euphorie werden von den Tumorpatienten oftmals als positiv empfunden.

Adjuvanzien

Zur Behandlung von Nebenwirkungen der Schmerzmittel und von Begleitsymptomen der Therapie ist bei den meisten Patienten der Einsatz weiterer Medikamente erforderlich. Eine Obstipationsprophylaxe sollte bei allen Patienten mit Opioiden der WHO-Stufe 3 verordnet werden. Viele Patienten benötigen zumindest während der Einstellung auf eine Opioidmedikation **Antiemetika**.

Invasive Verfahren

Spinale Applikation Durch die spinale Applikation werden die Opioide in die Nähe der Rezeptoren im Rückenmark gebracht. Dies kann über die **epidurale** oder die **intrathekale Applikation** erfolgen. Bei einer voraussichtlich längeren Therapiedauer können die intrathekale Applikation gewählt und ein Therapiesystem mit Katheter und Medikamentenpumpe subkutan implantiert und mit dem Spinalkatheter verbunden werden. Die epidurale Applikation ist vor allem als zeitüberbrückende Maßnahme z. B. bis zum Ansprechen einer Strahlentherapie oder bei Patienten mit einer stark begrenzten Lebenserwartung sinnvoll. Die benötigten Infusionsvolumina sind höher als bei der intrathekalen Applikation, so dass implantierte Medikamentenpumpen nicht eingesetzt werden können. Der Epiduralkatheter wird mit einer externen Medikamentenpumpe verbunden. Neben Opioiden können andere analgetisch wirksame Substanzen wie Clonidin oder niedrig dosierte Lokalanästhetika eingesetzt werden.

Die Fortschritte der letzten Jahre in der oralen Schmerztherapie führten zu einem Rückgang der spinalen Therapieverfahren. Mittlerweile wird der Wechsel zur spinalen Applikation auf wenige Patienten mit ausgewählten Indikationen beschränkt, z. B. Patienten mit therapieresistenten Nebenwirkungen unter der oralen Therapie trotz Opioidwechsels und adäquater adjuvanter Medikation. Auch in spezialisierten schmerztherapeutischen und palliativmedizinischen Zentren ist die spinale Applikation bei weniger als 5 % der Patienten erforderlich.

Neurolysen Die Zerstörung der schmerzleitenden Nervenstrukturen durch **chemische** oder **thermische Läsionen** bietet die Möglichkeit, eine anhaltende Schmerzlinderung durch eine einmalige Maßnahme zu erreichen. Mögliche Indikationen sind viszerale Oberbauchschmerzen, z. B. bei Pankreaskarzinom, für die Neurolyse des Plexus coeliacus, perianale Schmerzen bei Rektumkarzinom für die intrathekale Neurolyse der Sakralnerven oder Schmerzen im Versorgungsbereich der Interkostalnerven oder anderer peripherer Nerven für die Kryo- oder Thermoläsion. Allerdings sind nur wenige Patienten nach solchen Eingriffen längerfristig schmerzfrei. Oft wird nur eine Reduktion des Analgetikabedarfs erreicht. Der analgetische Effekt ist mit fortschreitendem Tumorwachstum bei vielen Patienten nach wenigen Tagen oder Wochen bereits verschwunden. Die Komplikationsmöglichkeiten dieser Verfahren sind z. T. erheblich; so wurden nach intrathekaler Neurolyse der Sakralnerven irreversible Blasenfunktionsstörungen oder Paresen der Beine beschrieben. Aus diesen Gründen werden neurodestruktive Verfahren nur noch in ausgewählten Fällen durchgeführt.

Auch in spezialisierten neurochirurgischen Zentren werden andere invasive Verfahren wie die **Chordotomie**, die operative Durchtrennung der Schmerzbahn (Tractus anterolateralis) im zervikalen Rückenmark, mittlerweile kaum noch angewandt.

Problematische Tumorschmerzsyndrome

Auch bei Ausschöpfung aller Mittel der WHO-Empfehlungen bleibt eine kleine Gruppe von Patienten übrig, bei denen eine ausreichende Schmerzlinderung nicht erreicht werden kann.

Neuropathische Schmerzen Bei neuropathischen Schmerzsyndromen, vor allem bei Tumorinfiltration und Kompression des Plexus lumbosacralis oder des Plexus brachialis, führt die Opioidmedikation nicht immer zu einer ausreichenden Schmerzlinderung. Diese opioidresistenten Schmerzen lassen sich auch durch den Einsatz von Koanalgetika oft nicht ausreichend lindern. Der Wechsel auf eine **rückenmarksnahe Applikation** stellt eine Therapieoption dar.

Knochenschmerzen Patienten mit Knochenschmerzen können trotz ausreichender Schmerzlinderung in Ruhe schon bei geringfügigen Bewegungen unter unerträglichen Schmerzen leiden. Steigerungen der Opioiddosis führen zu einer Zunahme der Nebenwirkungen, in erster Linie der Sedierung, so dass keine Zunahme der Aktivität erreicht wird. Die **Kombination** eines nichtsteroidalen Antiphlogistikums mit einem Opioid ist bei diesen Patienten deutlich effektiver als eine Opioidmonotherapie. Weitere Therapieoptionen sind neben der rückenmarksnahen Applikation der Wechsel des Opioids, die Kombination mit einem **Amphetaminderivat** zur Linderung der Sedierung oder der Einsatz von Koanalgetika.

Schmerzattacken Während Schmerzspitzen bei den meisten Patienten mit einer oralen Zusatzmedikation gut durchbrochen werden können, treten bei einigen Patienten Schmerzattacken so schnell und kurz auf, dass die Wirkung der oralen Zusatzmedikation erst einsetzt, wenn die Schmerzattacke schon wieder vorbei ist. Unter Umständen kann hier die **subkutane** Applikation oder sogar die **intravenöse Gabe** über eine patientenkontrollierte Pumpe mit Bolusfunktion sinnvoll sein, um ein schnelleres Anfluten des Analgetikums zu ermöglichen.

Therapieplanung

Die geplante Schmerztherapie muss mit dem Patienten und seinen Angehörigen abgesprochen werden. Ängste und Barrieren gegen Morphin und andere Schmerzmittel sind weit verbreitet und sollten vor Therapiebeginn angesprochen werden.

Therapieziel Nur bei einem kleinen Teil der Patienten kann eine vollständige Schmerzfreiheit erreicht werden. Es ist sinnvoll, mit dem Patienten ein realistisches Therapieziel zu vereinbaren. Dies kann zunächst in der Wiederherstellung der Nachtruhe oder einer ausreichenden Schmerzlinderung bei Bettruhe bestehen. Unter Umständen hat der Patient schon ein klar definiertes Ziel, z. B. einen bestimmten Urlaubswunsch.

Therapiekontrolle Der Erfolg der Schmerztherapie sollte bei den regelmäßigen Kontrollterminen überprüft und dokumentiert werden. Eine standardisierte Erfassung durch die Selbsteinschätzung des Patienten bietet das **Minimale Dokumentationssystem MIDOS,** mit dem Schmerzintensität, Übelkeit, Luftnot, Verstopfung, Müdigkeit, Angst und Schlafstörungen sowie das allgemeine Befinden auf einer kurzen Checkliste dokumentiert werden können (s. Abb. 3.13).

Nicht tumorbedingte Schmerzen

Epidemiologie

Schmerzen sind einer der häufigsten Gründe, die Patienten zum niedergelassenen Arzt führen. Analgetika und Antirheumatika stellten mit 96 Mio. Verordnungen im Jahr 1997 die am häufigsten verordnete Medikamentengruppe in Deutschland dar. In epidemiologischen Studien gaben am Untersuchungstag 51% der befragten Personen Schmerzen an, 8% litten unter schweren persistierenden Schmerzsyndromen, die zu deutlichen Funktionseinschränkungen führten. Zu den am häufigsten genannten Syndromen gehörten **chronische Rückenschmerzen** und **Kopfschmerzen.**

In epidemiologischen Untersuchungen berichteten mehr als 70 % der befragten Personen, zumindest zeitweise an Kopfschmerzen zu leiden. **Migräne** oder **Spannungskopfschmerz** sind mit 38 % bzw. 54 % vorherrschend, weniger als 8 % der Patienten sind einem der über 160 anderen Kopfschmerzsyndrome zuzuordnen. Migräneattacken an mehr als 15 Tagen im Monat betreffen 2 % der Patienten, 3 % leiden unter chronischen Spannungskopfschmerzen mit mehr als 15 Kopfschmerztagen pro Monat.

Bis zu 70 % der befragten Personen in Deutschland gaben an, schon einmal Rückenschmerzen gehabt zu haben. Bei den meisten Patienten bestehen die Schmerzen nur wenige Tage oder Wochen, und nur bei 5 % der Betroffenen bleiben die Schmerzen länger als sechs Monate bestehen. Diese kleine Patientengruppe mit chronischen Rückenschmerzen verursacht aber mehr als zwei Drittel der Kosten für die Behandlung und den Ausfall von Arbeitsleistungen.

Ätiologie und Pathogenese

Chronische Schmerzen können (außerhalb der Onkologie) bei einer Vielzahl von Erkrankungen auftreten. **Internistische** Erkrankungen wie rheumatoide Arthritis, Osteoporose oder Diabetes mellitus, **orthopädische** Erkrankungen wie Osteochondrosen oder Arthrosen, **neurologische** Erkrankungen wie postzosterische Neuralgie wie auch Verletzungs- oder Operationsfolgen können mit starken

3.5 Schmerztherapie und Palliativmedizin

©Schmerzambulanz, Klinik für Anästhesiologie und Operative Intensivmedizin, Universität zu Köln, 50924 Köln

Name:	Haben Sie heute Schmerzen?	Datum:
	Nein ☐ Ja ☐	

Bitte kreuzen Sie ihre durchschnittliche Schmerzstärke an.

[0]   [1]   [2]   [3]   [4]   [5]   [6]   [7]   [8]   [9]   [10]
kein Schmerz   stärkster vorstellbarer Schmerz

Bitte kreuzen Sie an, wie stark gestern und heute ihre stärksten Schmerzen waren.

[0]   [1]   [2]   [3]   [4]   [5]   [6]   [7]   [8]   [9]   [10]
kein Schmerz   stärkster vorstellbarer Schmerz

Haben Sie gestern und heute die Medikamente **wie verordnet** eingenommen?	Ja ☐	Nein ☐
Haben Sie gestern oder heute zusätzlich Medikamente eingenommen?	Ja ☐	Nein ☐

Bestehen gestern und heute **andere Beschwerden oder Belastungen** (außer Schmerzen)?

Wurden Ihre Schmerzen gestern oder heute beeinflusst durch **andere Maßnahmen** (z.B. Krankengymnastik, Massage, Entspannung, Nervenstimulation etc.)?

Bitte kreuzen Sie an, wie stark gestern und heute Ihre Beschwerden sind.

	keine	leichte	mittlere	starke
Müdigkeit	☐	☐	☐	starke Müdigkeit ☐
Übelkeit	☐	☐	☐	starke Übelkeit ☐
Verstopfung	☐	☐	☐	starke Verstopfung ☐
Luftnot	☐	☐	☐	starke Luftnot ☐
Schwäche	☐	☐	☐	starke Schwäche ☐
Angst	☐	☐	☐	starke Angst ☐
	☐	☐	☐	☐
	☐	☐	☐	☐

Bitte kreuzen Sie an, wie Sie sich heute fühlen:

	sehr schlecht	schlecht	mittel	gut	sehr gut
Befinden	☐	☐	☐	☐	☐

Hilfe benötigt zum Ausfüllen: ☐
Fremdeinschätzung: ☐

Bitte geben Sie den Bogen Ihrem behandelnden Arzt!

Abb. 3.13 Verlaufsbogen für das Minimale Dokumentationsprogramm (MIDOS) für Palliativpatienten.

Schmerzen verbunden sein, die eine langjährige Behandlung erfordern. Bei unzureichender Schmerztherapie kann es zu einer Chronifizierung der Schmerzen und zur Entwicklung einer **eigenständigen Schmerzkrankheit** kommen. Lang anhaltende Schmerzen führen zu physiologischen Veränderungen in der Schmerzwahrnehmung. Re-

Prinzipien der internistischen Therapie

gulationen im intrazellulären Stoffwechsel der Nervenzellen, die Rekrutierung zusätzlicher Nervenfasern (Wide Dynamic Range Neurons) für die Schmerzleitung und Veränderungen der rezeptiven Felder im Zentralnervensystem bewirken, dass gleich bleibende Schmerzreize zunehmend stärker wahrgenommen werden. Die ständig vorhandenen Schmerzen schränken die Arbeitsfähigkeit und später auch die Ausübung von Alltagstätigkeiten ein und beeinflussen zunehmend Handeln und Denken des Patienten und evtl. auch der Angehörigen.

Das Spektrum im Zusammenspiel **somatischer** und **psychischer Faktoren** ist bei chronischen Schmerzen vielfältig. Am einen Ende stehen Patienten mit einem klar definierten Schmerzsyndrom, das einer pathologischen Störung eines Organs eindeutig zuzuordnen ist, z. B. ein Patient mit degenerativer Koxarthrose, bei dem die Schmerzen unter einer analgetischen Medikation adäquat gelindert werden. Am anderen Ende des Spektrums stehen Patienten mit einer **somatoformen Schmerzstörung**, bei denen kein ausreichendes organisches Korrelat vorliegt. Bei diesen Patienten sind medikamentöse Therapieversuche nicht indiziert, eine ausreichende Schmerzlinderung wird durch langfristige **psychotherapeutische Behandlung** erreicht.

Bei jahrelang bestehenden Schmerzsyndromen sind psychische und somatische Anteile kaum noch zu trennen. Soziale Faktoren wie finanzielle Probleme infolge lang anhaltender Arbeitsunfähigkeit oder ein laufendes Berentungsverfahren können hinzukommen. Ein monodisziplinärer Therapieansatz wird bei solchen Schmerzsyndromen erfolglos bleiben. Die gute Kenntnis des Patienten, seiner Vorgeschichte und der Befunde ist erforderlich, um die verschiedenen somatischen, psychischen und sozialen Faktoren bei der Aufrechterhaltung des Schmerzsyndroms unterscheiden zu können. In spezialisierten Einrichtungen wie einer Schmerzambulanz hat es sich bewährt, den Patienten bei der Erstvorstellung nicht nur von einem Arzt, sondern auch von einem Psychologen untersuchen zu lassen.

Schmerzdiagnose

Siehe Schmerzdiagnose bei Tumorschmerzen.

Grundlagen der Therapie nicht tumorbedingter chronischer Schmerzen

Das Nebeneinander von somatischen und psychischen Faktoren bestimmt auch die Therapie von chronischen Schmerzen. Eine Dauertherapie mit **Analgetika** oder **Koanalgetika**, Serien von **Nervenblockaden**, **Krankengymnastik** oder andere **physikalische Therapieformen**, Gegenirritationsverfahren wie **transkutane Nervenstimulation** oder **Akupunktur** und **psychotherapeutische Verfahren** wie progressive Muskelrelaxation können im Rahmen von multimodalen Therapiekonzepten sinnvoll eingesetzt werden. Im Gegensatz zur Therapie tumorbedingter Schmerzen, bei denen die Empfehlungen der WHO allgemein anerkannt sind und mittlerweile auch zunehmend in der klinischen Praxis eingehalten werden, hat sich in der Therapie chronischer nicht tumorbedingter Schmerzen jedoch kein Standard durchgesetzt. So ist z. B. der Einsatz von Opioiden bei nicht tumorbedingten Schmerzen umstritten.

Analgetika

Die Analgetikatherapie hat bei Patienten mit nicht tumorbedingten Schmerzen nicht den gleich hohen Stellenwert wie bei Patienten mit Tumorschmerzen. Im Gegensatz zu Tumorschmerzen werden allerdings Nichtopioidanalgetika nur zeitlich befristet eingesetzt, um Komplikationen zu vermeiden. Selbst bei den neueren nichtsteroidalen Antiphlogistika wie **Rofecoxib** und **Celecoxib**, die selektiv die Cyclooxygenase-2 hemmen, sind bei einer Dauertherapie Spätschäden an der Niere zu erwarten. Für Exazerbationen des Schmerzsyndroms können diese Substanzen allerdings über mehrere Wochen oder sogar Monate als Dauertherapie verabreicht werden. Beim Einsatz von **Opioiden** sind hingegen auch bei einer Dauertherapie über Jahre oder Jahrzehnte keine Organschäden zu befürchten. Eine psychische Abhängigkeit oder Suchtentwicklung tritt bei sachgemäßem Einsatz und sorgfältiger Überwachung der Therapie nicht auf, während die Entwicklung einer **physischen Toleranz** zu einer langsam nachlassenden Effektivität führen kann, so dass nach und nach Dosissteigerungen erforderlich sind. Die klinische Erfahrung bestätigt, dass bei einzelnen Patienten eine effektive Opioidtherapie über Jahre oder Jahrzehnte durchgeführt werden kann.

Praxis

Eine 29-jährige Patientin litt seit Jahren unter Schmerzen in beiden Beinen bei Polyneuropathie aufgrund eines insulinpflichtigen Diabetes mellitus. Die Schmerzen wurden durch eine Dauertherapie mit 60 mg retardiertem Morphin oral gut auf NRS 4–5 gelindert. Nach zwei Jahren musste die Dosis auf 90 mg/d erhöht werden. Mit dieser Dosierung ist die Patientin nach weiteren sechs Jahren immer noch gut eingestellt mit einer Restschmerzintensität von NRS 2–3.

Opioide sind jedoch nicht bei allen Patienten mit nicht tumorbedingten Schmerzen effektiv. Ein Teil der Patienten gibt auch unter hohen Opioiddosen keine Schmerzlinderung an. Andere Patienten berichten zwar eine Schmerzreduktion, eine Dauertherapie wird jedoch durch die Nebenwirkungen verhindert. Auch geringe Einschränkungen durch Nebenwirkungen der Medikamente werden bei einer langfristigen und evtl. jahrelangen Therapie vom Patienten als sehr unangenehm empfunden und führen nicht selten zum Abbruch der Therapie.

Praxis

Ein 62-jähriger Patient stellte sich wegen Schmerzen im Bereich des Brustbeins vor. Ein Jahr zuvor war eine Sternotomie für eine arteriokoronare Bypassoperation durchgeführt worden. Eine Dauertherapie mit oralem retardiertem Morphin 60 mg/d führte zu einer guten Schmerzlinderung von NRS 6–7 auf NRS 1–2. Eine operative Revision mit Entfernung von Drähten der Sternotomie änderte den Restschmerz nicht. Obstipation und Schlafstörungen wurden als Nebenwirkungen während der gesamten Opioidtherapie angegeben. Nach mehr als einem Jahr beendete der Patient die Morphinmedikation während eines viralen Infekts, da zu diesem Zeitpunkt Unruhe und Angst deutlich zugenommen hatten. Wie der Patient berichtete, nahmen daraufhin die Nebenwirkungen schnell und deutlich ab, der geringe Restschmerz blieb unverändert.

3.5 Schmerztherapie und Palliativmedizin

Die Wahrscheinlichkeit, mit der eine Opioidtherapie auch langfristig erfolgreich durchgeführt werden kann, ist abhängig von der Grunderkrankung. So scheint bei Patienten mit Osteochondrose, Arthose, rheumatoider Arthritis oder Kollagenosen eine hohe Effektivität der Opioidtherapie eher wahrscheinlich und damit die Therapie auch eher indiziert zu sein als bei Patienten mit chronischen unspezifischen Rückenschmerzen. Wird die Indikation zur Opioidtherapie gestellt, sollte sie nach festen Grundsätzen erfolgen (s. Tab. 3.20).

Wenn auch Patienten nicht generell unter der Opioidtherapie als fahruntüchtig anzusehen sind und in Einzelfällen sogar nach effektiver Schmerztherapie bessere Leistungen in psychomotorischen Tests erzielen, ist doch zumindest in der Einstellungsphase und nach Dosiserhöhungen von der aktiven Teilnahme am Verkehr abzuraten. Von ärztlicher Seite aus muss der Patient über die möglichen **Einschränkungen der Fahrtüchtigkeit** unter der Opioidtherapie aufgeklärt sein; diese Aufklärung sollte möglichst schriftlich dokumentiert werden. Ein Fahrverbot kann nicht der Arzt, sondern nur die zuständige Behörde (z. B. das Straßenverkehrsamt) verhängen.

Berücksichtigt werden sollte, dass bei anderen Diagnosen wie z. B. der Fibromyalgie, vor allem aber bei Patienten mit somatoformen Schmerzstörungen Therapieversuche mit Opioiden auch nachteilig für den Patienten sein können. Der Wunsch dieser Patienten nach medikamentösen oder invasiven Therapieformen und die Ablehnung eines möglichen psychosomatischen Erklärungsansatzes sind zwar Charakteristika dieser Patienten, die Anwendung einer Opioidtherapie wie auch andere medikamentöse oder invasive Therapien bestärkt den Patienten jedoch in seiner Vorstellung, dass eine Schmerzlinderung nur mit solchen körperbezogenen Verfahren möglich ist.

Koanalgetika

Koanalgetika haben in der Therapie chronischer Schmerzen einen hohen Stellenwert. **Antidepressiva** sind vor allem bei brennenden neuropathischen Schmerzen indiziert. Auch bei Erkrankungen wie der Fibromyalgie, bei der eine Störung der zentralen Schmerzwahrnehmung unterstellt wird, und bei Erkrankungen, die mit einer Tonusänderung der Muskulatur einhergehen, wie z. B. chronische Rückenschmerzen, ist ein Therapieversuch mit Antidepressiva sinnvoll. Die Dosierungen liegen deutlich unter den in der Psychiatrie eingesetzten Dosierungen (s. Tab. 3.21). Die Effektivität der antidepressiven Medikation kann erst nach fünf bis sieben Tagen beurteilt werden. Die cholinergen Nebenwirkungen führen oft zum Abbruch der Therapie. Neuere serotoninselektive Reuptake-Inhibitoren wie **Sertralin** oder **Fluoxetin** sind mit weniger Nebenwirkungen verbunden, zur Eignung in der Schmerztherapie liegen jedoch nur wenige Erfahrungen vor.

Antikonvulsiva kommen bei neuropathischen Schmerzen zum Einsatz. **Carbamazepin**, **Oxacarbamazepin** sowie **Gabapentin** können in der oralen Dauertherapie eingesetzt werden. Die Dosierung richtet sich nicht nach den Serumspiegeln, sondern nach Effektivität und Nebenwirkungen. So können je nach Alter, Allgemeinzustand und Beschwerden des Patienten Dosierungen zwischen 300 und 2700 mg/d Gabapentin erforderlich sein.

Antiarrhythmika werden für den gleichen Indikationsbereich wie Antikonvulsiva eingesetzt. Für die orale Therapie wird vor allem **Mexiletin**, seltener Flecainid eingesetzt. Im Gegensatz zur vorliegenden Literatur scheitern Thera-

Tab. 3.20 Empfehlungen für die Opioidtherapie bei nicht tumorbedingten chronischen Schmerzen*.

Indikation	Vor Langzeittherapie Vorstellung des Patienten in einer interdisziplinären Schmerzkonferenz
Psychische Komorbidität	Bei Vorliegen von Angststörungen, Depression, Persönlichkeitsstörungen, somatoformen Störungen, Abhängigkeits- oder Missbrauchsproblemen Opioidtherapie nur in schmerztherapeutisch spezialisierten Einrichtungen
Kinder, Jugendliche und Schwangere	Opioidtherapie nur in schmerztherapeutisch spezialisierten Einrichtungen
Patienteninformation	Ausreichende schriftliche Information über Therapieziele, Verhaltensgrundsätze und Abbruchkriterien, Warnhinweise zu kognitiven Einschränkungen, Verminderung der Fahrtüchtigkeit, körperlicher Abhängigkeit, Gefahren bei plötzlichem Absetzen
Dauermedikation	Orale oder transdermale Dauertherapie mit retardierten Opioiden, Verordnung der Opioide durch einen Arzt
Zusatzmedikation	Zusätzlich zur Dauertherapie orale Bedarfsmedikation zur Behandlung von Schmerzattacken bis zu einer festgelegten Höchstdosis
Nebenwirkungen	Behandlung von Übelkeit und Erbrechen während der ersten Wochen, Dauerprophylaxe der Obstipation
Erfolgskontrolle	Messung und Dokumentation der Schmerzlinderung, z. B. in einem Schmerztagebuch, evtl. auch (angekündigte) Urin- oder Serumproben zur Kontrolle der Compliance
Reduktionsversuch	Reduktion, evtl. auch Auslassversuch nach drei bis sechs Monaten
Abbruch	Bei ausbleibender Effektivität der Opioidtherapie, bei Hinweisen auf Missbrauch (Verlangen nach schnell wirksamen Opioiden, Abweichungen vom Therapieplan, unplausible Terminversäumnisse, zunehmende soziale Isolierung)
Therapiekonzept	Einbindung der Opioidtherapie in ein multimodales Therapiekonzept, begleitende Psychotherapie, physikalische Therapie, andere Verfahren, die Aktivität und Verantwortlichkeit des Patienten fördern

* adaptiert nach dem Konsens zur Langzeitanwendung von Opioiden bei Nicht-Tumor-Schmerzen der Deutschen Gesellschaft zum Studium des Schmerzes

Prinzipien der internistischen Therapie

Tab. 3.21 Koanalgetika bei chronischen Schmerzen.

Substanzgruppe	Medikament	Dosierung	Indikation	Nebenwirkungen
Antidepressiva	Amitriptylin Sertralin Fluoxetin	(10–)25–75 mg 10–20 mg 25–50 mg	Neuropathische Brennschmerzen, Fibromyalgie	Cholinerge Nebenwirkungen, Herz-, Leberschäden
Antikonvulsiva	Carbamazepin Oxacarbamazepin Gabapentin	300–1 200 mg 300–1 200 mg 300–2 700 mg	Neuropathische Schmerzen	Müdigkeit, Allergie, Blutbildveränderungen
Antiarrythmika	Lidocain Mexiletin	1 mg/kg/h 300–900 mg	Neuropathische Schmerzen	Kardiale Nebenwirkungen
Bisphosphonate	Pamidronat Ibandronat	60–90 mg/3 Monate 2 mg/3 Monate	Osteoporose	Nebenwirkungen an Haut und Niere

pieversuche mit Antiarrhythmika unserer Erfahrung nach häufig wegen intolerabler Nebenwirkungen bis hin zu Synkopen.

Mit einer Vielzahl anderer Substanzen wurde mittlerweile von Therapieerfolgen bei einzelnen Patienten berichtet. Dabei wurden so unterschiedliche Medikamente wie **Amantadin** als unspezifischer NMDA-Antagonist, **Tetrahydrocannabinol** als Cannabisderivat oder **Benzodiazepine** als GABA-Antagonisten eingesetzt.

Invasive Verfahren

Der Einsatz invasiver Verfahren wird in der Therapie chronischer Schmerzen sehr kontrovers diskutiert. Die Möglichkeit einer raschen Schmerzlinderung durch Ausschaltung des nozizeptiven Einstroms in das Zentralnervensystem ist für Arzt und Patient verführerisch. Die Wirkung einer **Blockade mit Lokalanästhetika** ist auf wenige Stunden beschränkt. Durch die Blockade soll jedoch eine Durchbrechung von Fehlregulationsmechanismen, die die Chronifizierung aufrechterhalten, bewirkt werden. So soll durch eine zeitlich begrenzte Serie von Blockaden eine langfristige Schmerzlinderung erreicht werden. Möglich ist dies allerdings nur bei Schmerzen, die auf den Versorgungsbereich eines Nervs oder einer Nervenwurzel beschränkt sind, z.B. Postzoster-Neuralgie, Ilioinguinalis-Neuropathie nach Herniotomie oder Postthorakotomiesyndrom. Mit **Injektionen** oder **Katheteranlagen** im Bereich des Plexus lumbosacralis, des Plexus brachialis oder in Rückenmarksnähe können ebenfalls zeitlich begrenzte Blockaden mit Lokalanästhetika erreicht werden. Ebenso sind Blockaden am sympathischen Grenzstrang, am Ganglion stellatum, am Ganglion cervicale superior oder im lumbalen Bereich durch eine CT-gesteuerte Punktion am Grenzstrang möglich. Diese **Sympathikusblockaden** können mit Lokalanästhetika, aber auch mit Opioiden durchgeführt werden.

Die langfristige Wirksamkeit von Blockadeserien ist allerdings enttäuschend. Nur in wenigen Studien wurden Langzeitergebnisse untersucht, eine gute Schmerzlinderung über mehr als einen Monat wurde nur bei einem kleinen Anteil der Patienten berichtet. Beim überwiegenden Teil kommt es schnell zu einem Rezidiv des Schmerzsyndroms oder zu einem Neuauftreten der Schmerzen an einer anderen Stelle. Werden Patienten immer wieder mit Blockaden oder Kathetern behandelt, steigt mit der Anzahl der Injektionen und der Dauer der Behandlung das Risiko für Komplikationen. Von langfristigen Blockadeserien oder Dauerkathetern ist deshalb abzuraten. Die Häufigkeit von Nervenblockaden geht in der Schmerztherapie ständig zurück. Lediglich die Sympathikusblockade im zervikalen Bereich scheint eine höhere Langzeiteffektivität zu bewirken.

Blockaden können jedoch auch als diagnostische Blockade eingesetzt werden, indem durch die Ausschaltung einzelner Nerven oder Nervenstrukturen überprüft wird, ob sich dadurch die Schmerzen wesentlich verringern lassen.

Speziellere Verfahren in der invasiven Schmerztherapie sind **implantierte spinale Kathetersysteme** oder **implantierte Elektroden** zur Stimulation am Rückenmark (SCS, Spinal Cord Stimulation). Gute Langzeiterfolge mit mehrmonatiger Schmerzlinderung werden auch bei der **Infiltration muskulärer Schmerzpunkte mit Botulinumtoxin** berichtet.

Problematische Schmerzen

Das Zusammenspiel psychischer und somatischer Faktoren führt bei einem Teil der Patienten mit **chronischen Schmerzsyndromen** zu erheblichen Problemen in der Arzt-Patient-Beziehung. Der Leidensdruck der Patienten ist hoch und belastet die Arzt-Patient-Beziehung. Der Einfluss **psychischer** und **sozialer Faktoren** bei der Aufrechterhaltung des Schmerzsyndroms ist den Patienten oft nicht bewusst und wird z.T. regelrecht verdrängt. Die Patienten bestehen auf somatisch orientierten Therapien, da sie nur eine somatische Ursache der Schmerzen akzeptieren können. Wenn diese Sichtweise von den behandelnden Ärzten akzeptiert und übernommen wird und alle verfügbaren somatisch orientierten Therapieverfahren angeboten und eingesetzt werden, kann es zu einem Circulus vitiosus kommen. Der Erfolg der Therapieversuche ist stets nur kurzfristig, da die psychischen Faktoren das Schmerz-

3.5 Schmerztherapie und Palliativmedizin

syndrom immer wieder ankurbeln. Mit der Zahl der vergeblichen Therapieversuche steigt die Frustration auf Seiten von Arzt und Patient. Wird in dieser Situation vom behandelnden Arzt der Verdacht auf eine Psychogenese der Schmerzen geäußert, wird dies vom Patienten nicht selten als Vertrauensbruch in der Behandlung und als Zeichen der Inkompetenz des Therapeuten gewertet. Nach Wechsel des Therapeuten und späterem Aufsuchen von immer neuen Spezialisten beginnt der Kreislauf von neuem („**Doktor Shopping and Hopping**"). Die zahlreichen überflüssigen diagnostischen Maßnahmen und die zum Scheitern verurteilten Therapieversuche bei diesen Patienten belasten die Ressourcen im Gesundheitswesen erheblich. Darüber hinaus werden die Patienten finanziell belastet, wenn sie ihre Hoffnung auf immer neue unkonventionelle Therapieverfahren setzen, deren Kosten von der gesetzlichen Krankenversorgung nicht übernommen werden. Eine Durchbrechung dieses Teufelskreises ist nur möglich, wenn psychische und somatische Faktoren von Anfang an selbstverständlich und gleichberechtigt in Diagnostik und Therapieplanung berücksichtigt werden.

Bei Patienten im **Berentungsverfahren** ist eine effektive Schmerzbehandlung oft erst nach dessen Abschluss möglich. Solange der Behandlungserfolg die Berentung und damit evtl. auch die finanzielle Absicherung des Patienten und seiner Familie gefährden würde, ist es für den Patienten nicht möglich, diesen Erfolg zu verspüren. Diese Vorgänge sind allerdings dem Bewusstsein des Patienten nicht zugänglich. Eine bewusste Simulation einer chronischen Schmerzkrankheit ist selten und in der Regel leicht zu erkennen. Die schlechten Erfolgsaussichten bei Patienten im Berentungsverfahren führen dazu, dass schmerztherapeutische Einrichtungen im Ausland die Behandlung solcher Patienten ablehnen. Bei den langen Zeiten, die ein Berentungsverfahren in Deutschland benötigt, ist ein solches Vorgehen nicht sinnvoll. Die genannten Gesichtspunkte sollten allerdings bei der Einstellung und Überwachung der Therapie berücksichtigt werden.

Einige Patienten lehnen eine Psychotherapie oder auch nur ein Gespräch mit dem Psychologen oder Psychosomatiker vehement ab, da sie auf einem rein somatisch ausgerichteten Schmerzbild bestehen. Gerade diese Patienten können jedoch den behandelnden Arzt übermäßig belasten, wenn sie ihn immer wieder mit neuen Beschwerden und Klagen aufsuchen. Oft ist die Compliance der Patienten extrem schlecht, Therapiepläne und Behandlungstermine werden nicht eingehalten, und immer wieder wird notfallmäßig mit stärksten Beschwerden auf sofortige Behandlung mit bestimmten Therapieverfahren gedrängt. Klare Vereinbarungen mit dem Patienten und feste Regeln z.B. zur Terminvergabe ermöglichen eine längerfristige Behandlung und damit eine Stabilisierung der Beschwerden sowie eine Verringerung des Leidensdrucks (s. Tab. 3.22).

Von einer Therapie mit **Plazebo** muss bei solchen Patienten jedoch dringend abgeraten werden. Eine Schmerzlinderung durch eine Plazebomedikation ist nicht beweisend für eine psychische Schmerzursache. Aus randomisierten, verblindeten Studien ist bekannt, dass auch Patienten mit eindeutig somatischen Schmerzsyndromen teilweise eine vollständige oder fast vollständige Schmerzreduktion auf Plazebo angeben. Das Ausmaß der Schmerzlinderung nach Plazebo hängt nicht mit der Persönlichkeit des Patienten oder der Ursache der Schmerzen zusammen. Die Gabe von Plazebo ist damit nicht aussagekräftig und schadet darüber hinaus dem Arzt-Patienten-Verhältnis. Die meisten Patienten bemerken früher oder später, dass sie eine Plazebomedikation erhalten haben, und empfinden dies als Vertrauensbruch. Selbst wenn der Patient dies nicht bemerkt, wird sich das Verhalten des Arztes ihm gegenüber ändern, da der Arzt weiß, dass ein Plazebo eingesetzt wurde. Außerhalb von klinischen Studien ist deshalb der Einsatz von Plazebos in der Schmerztherapie abzulehnen.

Tab. 3.22 Empfehlungen zur Behandlung von „problematischen Schmerzpatienten" mit überwiegend psychischen Faktoren in der Aufrechterhaltung des Schmerzsyndroms.

Voraussetzungen	Eine sorgfältige Schmerzdiagnose ist erhoben worden Therapieversuche mit Medikamenten und evtl. Nervenblockaden sind erfolglos geblieben Hinweise auf Somatisierungsstörung oder erhebliche psychosoziale Probleme im Zusammenhang mit dem Schmerzsyndrom Psychotherapie wird vom Patienten abgelehnt
Regelmäßigkeit	Kurze ambulante Termine mit festgelegter zeitlicher Dauer Zeitabstand der Termine richtet sich nach der individuellen Inanspruchnahme im vergangenen Jahr Keine zusätzlichen Termine außerhalb der regulären Termine
Diagnostik	Bei jedem Termin kurze körperliche Untersuchung des Körperteils, an dem Beschwerden angegeben werden Ernsthafte Wertung der Symptome Invasive Diagnostik (einschließlich Blutabnahme), Überweisung oder stationäre Einweisung vermeiden, wenn sie nicht dringend indiziert sind. Als Begründung genügt der Hinweis auf die ärztliche Sachkunde
Haltung	Den Anschein vermeiden, dass es sich nur um ein seelisches, psychisches oder simuliertes Problem handelt (bei ärztlichem und nichtärztlichem Personal) Es handelt sich um einen unbewussten, dem Patienten aufgrund seiner Erkrankung nicht zugänglichen Prozess
Medikamentöse Therapie	Vor allem Medikamente mit geringem Nebenwirkungsspektrum und Risiken, z.B. Metamizol, Tramadol Wünsche und Ablehnungen des Patienten berücksichtigen Häufige Änderungen der Medikation vermeiden
Nichtmedikamentöse Therapie	Invasive Blockaden vermeiden Physikalische Therapie bevorzugen Eventuell körperorientierte Verfahren wie funktionelle Entspannung, progressive Muskelrelaxation, Feldenkrais-Therapie

Prinzipien der internistischen Therapie

Therapieziel

Bei Patienten mit nicht tumorbedingten chronischen Schmerzen muss sich der Erfolg der Schmerztherapie nicht unbedingt in einer Reduktion der Angaben zur Schmerzintensität äußern. Die Schmerzstärke wird von vielen Patienten unverändert stark eingeschätzt, auch wenn die Schmerztherapie von Arzt und Patient als erfolgreich bewertet wird. Die Verbesserung der **Funktionsfähigkeit** im Alltag und im Beruf oder Verbesserungen der **Lebensqualität** sind bei diesen Patienten sinnvollere Zielkriterien der Therapie. Bei einem Teil der Patienten wird sich der Therapieerfolg nur in einer Änderung der Zielsetzung widerspiegeln, so dass bei Patienten und Therapeuten eine deutliche Reduktion der Erwartungen stattfindet. So wird sich bei Patienten mit chronischen Schmerzen und einer hohen psychischen Belastung in Familie oder Beruf eine zufrieden stellende Schmerzlinderung oft nur mit einer Verringerung dieser Belastung erreichen lassen.

Therapiekontrolle Bei Patienten mit nicht tumorbedingten chronischen Schmerzen sind die Überprüfung und Dokumentation des Verlaufs und des Therapieerfolges ebenso erforderlich. Nicht nur der Verlauf der Grunderkrankung, sondern auch Veränderungen in den Lebensumständen des Patienten können die Schmerzsymptomatik verstärken oder abschwächen und Änderungen der Schmerztherapie erfordern. Neben kurzen **Checklisten** und **Schmerztagebüchern** sind ausführlichere Kontrollen in größeren Zeitabständen erforderlich, z. B. mit dem **Schmerzfragebogen** der Deutschen Gesellschaft zum Studium des Schmerzes.

Zur weiteren Information

Literatur

Bonica, J. J.: The Management of Pain, 2nd edn. Lea & Febiger, Philadelphia 1990.
Egle, U. T., S. O. Hoffmann: Der Schmerzkranke. Schattauer, Stuttgart 1993.
Göbel, H.: Die Kopfschmerzen. Springer, Berlin 1997.
Maier, C, H. C. Diener: Das Schmerztherapiebuch. Urban & Schwarzenberg, München 1997.
World Health Organization: Therapie tumorbedingter Schmerzen, 2. Aufl. Kilian, Marburg 1996.
Zenz, M., I. Jurna: Lehrbuch der Schmerztherapie, 2. Aufl. Wissenschaftliche Verlagsgesellschaft, Stuttgart 2001.

Internet-Links

www.dgss.org (Deutsche Gesellschaft zum Studium des Schmerzes)
www.halicyon.com/iasp/ (International Association for the Study of Pain)
www.schmerz-online.de (Internet-Forum und Beratungsdienst)
www.schmerzselbsthilfe.de (Deutsche Schmerzselbsthilfe [u.a. Informationen für Patienten, Newsletter, Adressen von Selbsthilfegruppen in Deutschland])
www.weber.u.washington.edu/~crc (Homepage von R. Chapman [ausführliche Linksammlung zu Schmerztherapie und verwandten Themen])

3.5.2 Palliativmedizin

Definitionen

Nach einer Definition der Weltgesundheitsorganisation ist Palliativmedizin „die aktive, ganzheitliche Behandlung von Patienten mit einer progredienten, weit fortgeschrittenen Erkrankung und einer begrenzten Lebenserwartung zu der Zeit, in der die Erkrankung nicht mehr auf eine kurative Behandlung anspricht und die Beherrschung von Schmerzen, anderen Krankheitsbeschwerden, psychologischen, sozialen und spirituellen Problemen höchste Priorität besitzt". Nach dieser Definition ist Palliativmedizin nicht auf das letzte Lebensstadium und auf die sterbenden Patienten beschränkt, sondern kann auch schon zu einem früheren Zeitpunkt eingesetzt werden, wenn noch palliative antineoplastische Therapien geplant werden.

Palliativmedizin ist nicht auf Patienten mit einer Tumorerkrankung beschränkt, sondern kann auch auf Patienten mit **unheilbaren neurologischen, kardiologischen oder pulmologischen Erkrankungen** angewandt werden. Bei diesen Patienten stehen andere Probleme im Vordergrund, wie z. B. die Diskussion um Einleitung und Fortsetzung einer maschinellen Beatmung wegen fortschreitender Lähmung der Atemmuskulatur bei Patienten mit amyotropher Lateralsklerose.

Hintergrund und Entwicklung

Palliativmedizin ist keine Erfindung der Neuzeit. Die Betreuung von sterbenden Patienten gehörte schon früher zu den wichtigsten ärztlichen Aufgaben. Mit der Zunahme der medizinischen Erfolge und der Änderung der Einstellungen zu Tod und Sterben im letzten Jahrhundert wurden Patienten mit weit fortgeschrittenen und unheilbaren Krankheiten aber zunehmend isoliert und von der medizinischen Versorgung vernachlässigt. Erst in den letzten Jahren hat sich mit der von England ausgehenden Entwicklung der **Palliativmedizin** und der **Hospizidee** diese Entwicklung wieder umgekehrt.

Entwicklung in Deutschland

In Deutschland wurde mit einer Förderung durch die Deutsche Krebshilfe die erste Palliativstation 1983 in Köln eingerichtet. 14 neue Palliativstationen wurden 1991–1995 mit Förderung des Bundesgesundheitsministeriums eingerichtet; in einer weiteren Maßnahme wurden später Modellprojekte zur Verbesserung der ambulanten Versorgung von Patienten mit chronischen Tumorschmerzen gefördert. Vom Land Nordrhein-Westfalen wurden Ansprechstellen zur Pflege Sterbender, Hospizarbeit und Angehörigenbetreuung (Alpha) finanziert.

Nicht zuletzt diese Förderungen, aber auch eine langsam zunehmende Akzeptanz der Aufgaben und Ziele der Palliativmedizin in der Öffentlichkeit und unter den onkologisch tätigen Ärzten führten dazu, dass nach der anfänglich langsamen Entwicklung in den letzten Jahren eine zunehmende Zahl von stationären und ambulanten Einrichtungen entstanden ist. Bis zum Jahr 2000 standen in Deutschland 62 **Palliativstationen,** 75 **stationäre Hospize** und mehr als 500 **ambulante Dienste** und Initiativen für Palliativpatienten zur Verfügung. Weitere wesentliche Schritte in der deutschen Entwicklung der Palliativmedizin stellen die Gründung der Deutschen Gesellschaft für Palliativmedizin 1996 und die Einrichtung einer ersten Professur für Palliativmedizin 1999 in Bonn dar.

Bedarf

Palliativmedizin ist nicht auf die Palliativstation und die letzten Lebenstage beschränkt. Die Grundlagen der Palliativmedizin sollten von jedem Arzt, der Tumorpatienten behandelt, beherrscht werden. In das Medizinstudium sind aber noch keine palliativmedizinischen Inhalte aufgenommen worden, und nur fünf deutsche Universitäten verfügen über Palliativstationen, so dass die Studenten sich höchstens sporadisch und zufällig mit Palliativmedizin befassen.

Palliativmedizin wird deshalb in Deutschland im Wesentlichen von spezialisierten Einrichtungen betrieben. Die Zahl der verfügbaren Betten in den 140 deutschen Palliativstationen und Hospizen liegt mit 15 Betten pro Million Einwohner aber deutlich unter dem Bedarf, der auf 50 Betten pro Million Einwohner geschätzt wird. Die ambulanten Einrichtungen, Hospiz- und Palliativdienste und Hospizinitiativen haben zwar in den letzten Jahren eine große Zahl von Patienten betreut, die Möglichkeiten dieser Dienste zur pflegerischen oder medizinischen Versorgung der Patienten sind aber begrenzt, und das Angebot beschränkt sich oft auf eine psychosoziale Betreuung. Die Kostenübernahme durch die gesetzliche Regelversorgung ist unzureichend, viele der ambulanten Angebote können nur durch ehrenamtliche Mitarbeiter aufrechterhalten werden.

Neben der Forderung nach weiteren ambulanten und stationären Einrichtungen muss auch nach der Qualität der vorhandenen Einrichtungen gefragt werden. Die Diskussion um Qualitätsstandards in der Palliativmedizin hat jedoch gerade erst begonnen.

Palliativmedizinische Therapie

Einen wesentlichen Teil der Palliativmedizin stellt die Behandlung von belastenden Symptomen dar. Mit Fortschreiten der Tumorerkrankung leiden die meisten Patienten unter **Symptomen** des Tumors und **Nebenwirkungen** der Therapie. Der nachlassende Allgemeinzustand ist für viele Patienten mit Müdigkeit und Schwäche verbunden, zusätzlich treten häufig Übelkeit und Erbrechen, Obstipation, Luftnot und Schluckstörungen auf. Die **psychosoziale Belastung** durch das Wissen um die Erkrankung und die Prognose führt zu Angst, Unruhe und Depressionen. Diese Symptome können behandelt und so die Lebensqualität des Patienten wieder deutlich erhöht werden. Neben der Symptomkontrolle dürfen die spirituellen und sozialen Bedürfnisse der Patienten nicht vernachlässigt werden.

Kommunikation mit dem Patienten und den Angehörigen

Eine wesentliche Voraussetzung für eine erfolgreiche palliativmedizinische Versorgung ist die **Kommunikation** zwischen den Therapeuten und dem Patienten sowie dessen Angehörigen. Immer noch werden Tumorpatienten gar nicht oder erst spät über ihre Tumordiagnose und -prognose aufgeklärt. Begründet wird dies mit dem Vorwand, dem Patienten die Belastung durch das Wissen um die Erkrankung zu ersparen. Im Wesentlichen steht dahinter aber die Angst von Ärzten und Angehörigen, die die Auseinandersetzung mit Tod und Sterben vermeiden wollen. Eine vertrauensvolle Arzt-Patient-Beziehung mit einer offenen Kommunikation über alle Aspekte der Tumorerkrankung ist als erster Schritt in der Therapieplanung notwendig, vor der Definition eines Therapieziels gemeinsam mit dem Patienten. Der Arzt stellt auf der Palliativstation nur einen Teil des Behandlungsteams dar und ist oft nicht der primäre Ansprechpartner für den Patienten. Die übrigen Mitglieder des Behandlungsteams müssen deshalb ebenfalls in Kommunikationstechniken ausgebildet werden und die Gespräche mit dem Patienten über spirituelle und soziale Probleme in enger Absprache und Kooperation im Team durchführen.

Symptomkontrolle

Zur Behandlung von **Übelkeit** werden Antiemetika und niedrig dosierte Neuroleptika eingesetzt. Ergänzend können Steroide oder Cannabisderivate indiziert sein. Akupunktur oder Akupressur am Punkt Perikard 6 ist bei vielen Patienten wirksam und hat den Vorteil fehlender Nebenwirkungen.

Eine prophylaktische Behandlung mit **Laxanzien** sollte bei allen Patienten mit einer **Opioiddauertherapie** verordnet werden. Natriumpicosulfat oder Macrogol ist meist ausreichend wirksam.

Bei Patienten mit **Luftnot** bewirken **Morphin** oder andere Opioide in niedriger Dosierung eine schnelle Linderung. Die opioidbedingte Atemdepression senkt den Atemantrieb und vermindert die Atemarbeit, Anxiolyse und Sedierung durch das Opioid verringern die Dyspnoe zusätzlich. Bei einer Behinderung der Atmung durch einen Pleuraerguss ist die mechanische Entlastung durch **Pleurapunktion** oder **Pleurodese** sinnvoll. Eine Hypoxie infolge unzureichender Transportkapazität des Blutes bei ausgeprägter Anämie kann durch Transfusionen gelindert werden.

Müdigkeit und **Schwäche** können durch die Reduktion des Allgemeinzustandes oder durch die Medikation ausgelöst werden. Eine Überprüfung des Medikamentenplans und **Dosisreduktion** oder **Absetzen** von nicht länger benötigten Medikamenten können die Müdigkeit deutlich verbessern. Bluttransfusionen können bei Patienten mit ausgeprägter Tumoranämie ebenfalls eine Linderung von Müdigkeit und Schwäche bewirken, dem gegenüber sind die Nachteile der Transfusion abzuwägen. Bei einzelnen Patienten können Amphetaminderivate sinnvoll sein.

Vor allem nachts können **Angstzustände** bei manchen Palliativpatienten unerträglich werden. Benzodiazepine und andere Sedativa sorgen für einen ruhigen Schlaf und verhindern quälerisches Grübeln. Lorazepam wird wegen seiner guten anxiolytischen Eigenschaften bevorzugt.

Nicht nur Angst, auch **depressive Zustände** treten bei Palliativpatienten häufig auf und können eine Behandlung mit Johanniskrautpräparaten, trizyklischen Antidepressiva oder den neueren SSRI-Antidepressiva erfordern.

Psychische Belastungen, soziale und spirituelle Bedürfnisse

Die einschneidenden Veränderungen, die die Tumordiagnose und der Verlauf der malignen Erkrankung auslösen, belasten die Patienten auf einer psychischen, sozialen und spirituellen Ebene. Die Patienten verlieren ihre **Rollenfunktion** im Beruf und innerhalb ihrer Familie. Sie haben Angst vor dem weiteren Verlauf, dem Sterben und dem Tod. Sie fürchten sich davor, ihre Angehörigen zurückzulassen. Dazu kommt oft eine materielle Unsicherheit, wenn die finanziellen Belastungen durch die Behandlungsversuche die Finanzreserven aufzehren.

Eine Behandlung dieser psychosozialen und spirituellen Probleme ist erst dann möglich, wenn existentiell bedrohliche Symptome wie Schmerzen, Luftnot oder Angstzustände ausreichend gelindert worden sind. Andererseits können **psychosoziale** oder **spirituelle Probleme** die körperlichen Symptome verstärken, und eine ausreichende Symptomkontrolle ist nur möglich, wenn diese Probleme identifiziert und behandelt werden.

Die sozialen und spirituellen Bedürfnisse der Patienten können sehr unterschiedlich sein. Nicht immer besteht zwischen Patienten und Angehörigen ein Konsens. Aufgabe des Arztes kann es nur sein, dem Patienten bei der Suche nach den für ihn wichtigen Zielen behilflich zu sein und ihn bei der Verwirklichung dieser Ziele zu unterstützen. Die verschiedenen christlichen und nichtchristlichen Religionsgemeinschaften unterscheiden sich z. T. deutlich in ihren Vorschriften für Kranke und Sterbende. Diese Vorschriften müssen dem Palliativteam bekannt sein und in der täglichen Arbeit befolgt werden.

Ethische Probleme

Ethische Probleme können die palliativmedizinische Behandlung nicht nur in der Terminalphase erschweren. Ist der Patient über die Diagnose und Prognose seiner Erkrankung nicht aufgeklärt, lässt sich ein realistisches Therapieziels kaum formulieren. Die fehlende Aufklärung kann aber auf dem Wunsch der Angehörigen beruhen, die den Patienten einerseits nicht mit dem Wissen um die Tumorerkrankung belasten wollen, andererseits aber auch die Auseinandersetzung mit Tod und Sterben vermeiden wollen. Dieser Konflikt kann vom Arzt nur gelöst werden, wenn er einen Meinungswechsel bei den Angehörigen herbeiführen und deren Zustimmung zur Aufklärung des Patienten erreichen kann.

Auch bei optimaler Ausnutzung aller palliativmedizinischen Möglichkeiten kann nicht verhindert werden, dass Patienten den Wunsch nach **Sterbehilfe** äußern. In den meisten Fällen, in denen Patienten oder Angehörige Sterbehilfe wegen intolerabler Schmerzen oder anderer Symptome einfordern, sind aber die Möglichkeiten der Symptomkontrolle noch nicht ausgeschöpft, und eine adäquate palliativmedizinische Behandlung lässt auch die Frage nach Sterbehilfe verstummen. Die Erfahrungen aus den Niederlanden weisen darauf hin, dass eine gesetzliche Regelung der Sterbehilfe dazu führen kann, dass palliativmedizinische Alternativen nicht mehr ausreichend verfolgt werden. In den Niederlanden und in Belgien ist die aktive Sterbehilfe seit kurzem zulässig, wenn die entsprechenden Voraussetzungen erfüllt sind. Die Warnungen vor einem Missbrauch dieser Regelung nehmen zu. Eine **aktive Sterbehilfe** ist in Deutschland juristisch eindeutig untersagt und auch aus ethischer Sicht klar abzulehnen. Die **passive Sterbehilfe**, also die Unterlassung von Maßnahmen wie z. B. der Intubation und Beatmung mit dem Ziel, eine Verlängerung des Leidens zu verhindern, ist dagegen möglich, wenn eine sorgfältige Abwägung der Vor- und Nachteile erfolgt und der (mutmaßliche) Wille des Patienten berücksichtigt wird. Während die aktive Sterbehilfe bei Palliativpatienten eindeutig abgelehnt werden muss, kann eine potentielle Lebensverkürzung als Folge einer angemessenen medikamentösen Symptomkontrolle (indirekte Sterbehilfe) u. U. in Kauf genommen werden. So darf die Angst vor einer opioidbedingten Atemdepression nicht dazu führen, dass die benötigte Opioiddosis nicht gegeben wird. Ziel der Therapie ist dabei aber immer die Symptomlinderung, nicht aber der Tod des Patienten.

Bei einigen wenigen Patienten kann keine ausreichende Linderung der Beschwerden erreicht werden. Einen letzten Ausweg für diese Patienten stellt die **Dauersedierung** dar. Mit Opioiden, Benzodiazepinen oder anderen sedierenden Medikamenten können die Patienten so weit sediert werden, dass sie zwischen den Applikationen nur kurz oder gar nicht wach werden. Die Diskussion über Indikation und optimale Techniken zur Sedierung ist noch nicht abgeschlossen.

Finalphase

In der Finalphase erhält die Symptomkontrolle ein besonderes Gewicht. Mit nachlassenden Organfunktionen müssen die Dosierungen der symptomatischen Medikation verringert werden, bei anderen Patienten führen Exazerbationen von Schmerzen oder anderen Symptomen dazu, dass die Dosierungen erhöht werden müssen. Wiederholte kurzfristige Überprüfungen der Medikation und die schnelle **Anpassung der Dosierungen** sind in dieser Phase bei der Mehrzahl der Patienten notwendig.

Zur Behandlung häufiger und quälender Symptome in der Finalphase hat sich die Verordnung einer **Bedarfsmedikation** mit Morphin und Scopolamin subkutan sowie Lorazepam sublingual bewährt. Einzeln oder in Kombination können diese Medikamente gegen Schmerzen, Luftnot, Angst oder Atemwegssekretionen eingesetzt werden.

Neben der Symptomkontrolle dürfen auch in der Finalphase die spirituellen und psychosozialen Bedürfnisse des Patienten und seiner Angehörigen nicht vernachlässigt werden.

Trauer

Die palliativmedizinische Betreuung endet nicht mit dem Tod des Patienten. Im Gegensatz zu anderen Bereichen der Medizin umfasst Palliativmedizin ausdrücklich auch die **Betreuung der Angehörigen.** Dies muss auch auf die Unterstützung der Angehörigen bei der Trauerarbeit ausgedehnt werden.

Zur weiteren Information

Literatur

Aulbert, E., D. Zech: Lehrbuch der Palliativmedizin. Schattauer, Stuttgart 1997.

Bausewein, C., S. Roller, R. Voltz: Leitfaden Palliativmedizin. Urban & Fischer, München 2000.

Doyle, D., G. W. Hanks, N. MacDonald (eds.): Oxford Textbook of Palliative Medicine, 2nd edn. Oxford Medical, Oxford 1998.

Husebo, S., E. Klaschik: Palliativmedizin, 2. Auflage. Springer, Berlin 2000.

Kaye, P.: Symptom Control in Hospice and Palliative Care. Hospice Education Center, Essex 1996.

World Health Organization: Symptomatische Therapie bei unheilbaren Krankheiten. Kilian, Marburg 1998.

Internet-Links

www.akdae.de Arzneimittelkommission der Ärztekammer (Therapieempfehlungen zu Tumor-, Kopf- und Gesichts- und Kreuzschmerzen)

www.dgpalliativmedizin.de Deutsche Gesellschaft für Palliativmedizin

www.hospicecare.com International Association for Hospice and Palliative Care (u.a. Internet-Manual und monatlicher Newsletter)

www.krebshilfe.de Deutsche Krebshilfe (u.a. Informationen zu verschiedenen Tumoren, Links zu Tumorschmerztherapie und Palliativmedizin)

www.palliativedrugs.com British Core Palliative Care Drug Formulary (Internet-Manual, Gesprächsforum zur Palliativmedizin

Keywords

Chronische Schmerzen ◆ Tumorschmerzen ◆ Symptomkontrolle ◆ Finalphase ◆ Sterbehilfe

3.6 Immunsuppressive und antirheumatische Therapie

A. RUBBERT

Die zentrale Aufgabe des Immunsystems ist es, eingedrungene Schadstoffe sowie Mikroorganismen zu beseitigen, um somit die Integrität des Organismus zu erhalten. Dabei lassen sich **unspezifische Mechanismen** der Immunabwehr von einem **antigenspezifischen** Teil des Immunsystems unterscheiden. T-Zellen, welche insbesondere die zelluläre Immunantwort vermitteln, und B-Zellen, die antigenspezifische Antikörper produzieren, sind die Grundlage dieses hoch spezialisierten Immunsystems. Grundsätzlich kann es jedoch auch zur Ausbildung von Immunreaktionen gegen körpereigene Bestandteile kommen; derartige **Autoimmunreaktionen** sind häufig durch den Nachweis von Autoantikörpern charakterisiert. Eine **Immunsuppression** kann daher einerseits zur Unterdrückung einer Autoimmunreaktion bei entzündlich-rheumatischen Erkrankungen wie z. B. der rheumatoiden Arthritis oder dem systemischen Lupus erythematodes angezeigt sein oder soll andererseits nach allogenen Organtransplantationen die **Abstoßung** des Spenderorgans verhindern. Das Ziel einer immunsuppressiven Therapie ist somit die Unterdrückung einer pathologisch gesteigerten Immunreaktion bzw. die Induktion einer **Immuntoleranz**. In diesem Kapitel sollen Grundlagen der antiphlogistischen und immunsuppressiven Therapie besprochen werden.

3.6.1 Antiphlogistische Therapie

Nichtsteroidale Antirheumatika (NSAR) vermitteln ihre antiphlogistische, antipyretische und analgetische Wirkung durch **Hemmung der Prostaglandinsynthese**. Seit 1985 ist bekannt, dass das Schlüsselenzym der Prostaglandinsynthese, die Cyclooxygenase (COX), in zwei Isoformen vorkommt. Die COX-1 wird dabei konstitutiv exprimiert und ist wichtig für die Protektion der Magenschleimhaut, die Aufrechterhaltung der renalen Perfusion und die Plättchenaggregation. COX-2 findet sich überwiegend in einer induzierbaren Form am Ort eines lokalen Entzündungsgeschehen. Die Hoffnung, durch die Entwicklung selektiver COX-2-Inhibitoren die Wirksamkeit eines NSAR bei gleichzeitiger Vermeidung von typischen Nebenwirkungen zu erhalten, hat in den letzten Jahren zur Entwicklung **COX-2-selektiver NSAR** geführt. Allerdings zeigen Untersuchungen, dass COX-2 in der Niere, während der Embryogenese oder bei der Nidation ebenfalls konstitutiv exprimiert wird.

Unselektive nichtsteroidale Antirheumatika

So genannte **unselektive NSAR** hemmen sowohl die COX-1 als auch die COX-2, allerdings substanzspezifisch in unterschiedlichem Maß. Die verfügbaren NSAR gehören zu verschiedenen chemischen Substanzklassen, was ihre unterschiedliche Pharmakokinetik und Proteinbindung sowie Unterschiede hinsichtlich Wirkungen und Nebenwirkungen erklärt. Man unterscheidet insbesondere **kurz wirksame NSAR** wie Acetylsalicylsäure, Diclofenac oder Ibuprofen mit entsprechend erforderlicher mehrmals täglicher Einnahme von **lang wirksamen NSAR** wie Meloxicam, Naproxen oder Piroxicam. Einige NSAR wie Sulindac, Nabumeton oder Fenbufen müssen erst zu aktiven Metaboliten konvertiert werden. Der Abbau der NSAR erfolgt vorwiegend hepatisch. Im Nebenwirkungsspektrum der NSAR sind insbesondere **gastrointestinale Nebenwirkungen** zu nennen. Bis zu 10 % aller Patienten entwickeln unter NSAR eine Gastritis, Erosionen oder sogar Ulzera mit Perforationen. Diese verlaufen häufig, wegen der gleichzeitigen analgetischen Effekts der NSAR, unbemerkt. Das Risiko für gastrointestinale Nebenwirkungen ist insbesondere bei Patienten über 65 Jahren, bei früheren peptischen Ulzera oder bei gleichzeitiger Gabe von Steroiden erhöht. Da Prostaglandine den renalen Blutfluss modulieren, kann es unter NSAR zum Kreatininanstieg kommen. Oft kommt es außerdem zu Ödemen, einer Natriumretention und zur Ausbildung oder Verstärkung einer arteriellen Hypertonie. Seltenere Nebenwirkungen der NSAR sind

Prinzipien der internistischen Therapie

Hautreaktionen, Urtikaria, Schwindel, Kopfschmerzen, die Entwicklung einer aseptischen Meningitis, eines Bronchospasmus, von Transaminasenanstiegen, einer interstitiellen Nephritis und Papillennekrosen oder Blutbildveränderungen. Zu beachten sind des Weiteren mögliche **Medikamenteninteraktionen** hinsichtlich Metabolismus (Colestyramin, Probenecid, Methotrexat) oder gesteigerter Toxizität (Aminoglykoside, Diuretika, Antikoagulanzien). Auch die traditionell als unspezifisch angesehenen NSAR unterscheiden sich jedoch bereits deutlich in ihrer COX-1/COX-2-Selektivität. Die COX-2-Selektivität errechnet sich aus dem Verhältnis der Substanzkonzentrationen, die zur Hemmung von COX-1 und COX-2 in COX-1- bzw. COX-2-spezifischen Testsystemen benötigt werden. So haben Ibuprofen, Naproxen, Indometacin oder Acetylsalicylsäure mit 0,5–1,9 eine nur geringe COX-2-Selektivität, während Diclofenac, Meloxicam oder Nimesulid bereits eine deutlich höhere COX-2-Selektivität von 11–18,9 zeigen.

Selektive COX-2-Inhibitoren

Zur Schmerzbehandlung bei der **Arthrose** und der **rheumatoiden Arthritis** sind derzeit zwei selektive COX-2-Hemmer, **Celecoxib** und **Rofecoxib**, mit einer COX-2-Selektivität von 375 bzw. von mehr als 800, zugelassen. Beide zeigten in großen Studien eine vergleichbare analgetische Wirkung wie z. B. Ibuprofen oder Naproxen, die Patienten entwickelten jedoch signifikant weniger gastrointestinale Beschwerden. Auch die endoskopisch nachweisbaren Erosionen waren nicht häufiger als in der Plazebogruppe feststellbar. Rofecoxib wird in einer Tagesdosis von 12,5–25 mg und Celecoxib in einer Tagesdosis von 200–400 mg appliziert. Die Halbwertszeit beträgt 17 bzw. 11 h, so dass, zumindest bei Rofecoxib, eine einmal tägliche Gabe ausreicht. Beim Vorliegen einer Sulfonamidallergie sollte Celecoxib wegen möglicher Kreuzallergien vermieden werden. Da eine Hemmung der Thrombozytenaggregation unter selektiven COX-2-Hemmern ausbleibt, dürfen Patienten mit koronarer Herzerkrankung auf die tägliche Einnahme von Thrombozytenaggregationshemmern nicht verzichten. Da COX-2 konstitutiv auch in der Niere exprimiert wird, kann es insbesondere bei salzarmer Kost zu renalen Nebenwirkungen (Kreatininanstieg) kommen. Da eine Expression von COX-2 auch während der Nidation und der Embryogenese sowie bei der Wundheilung und bei entzündlichen Darmerkrankungen nachgewiesen werden kann, sollten COX-2-Hemmer während einer Schwangerschaft sicherheitshalber nicht eingesetzt werden.

3.6.2 Glukokortikoide

Wirkungsweise

Glukokortikoide sind als **Immunsuppressiva** und **Antiphlogistika** weit verbreitet. Glukokortikoide werden zumeist in der Leber zu inaktiven Metaboliten konjugiert und renal eliminiert. Charakteristisch ist insbesondere ein rascher Wirkungseintritt, der in kritischen Situationen wie z. B. bei einem allergischen Schock oder einer akuten Abstoßungsreaktion erforderlich ist. Glukokortikoide agieren mittels spezifischer zytoplasmatischer Rezeptoren und kontrollieren die Transkription verschiedener Gene. Über die Stimulation der Synthese von Lipocortin hemmen Glukokortikoide die Produktion zahlreicher proinflammatorischer Zytokine wie TNFα, IL-1β, IL-2 oder IFN-α. Glukokortikoide hemmen außerdem die Lymphozytenproliferation, vermindern die Produktion von Kollagenase und Elastase und hemmen die Expression von Fc-Rezeptoren, was den häufig eindrucksvollen Effekt von Steroiden bei der Therapie der Immunthrombozytopenie oder der autoimmunhämolytischen Anämie erklärt. Die verfügbaren Steroidpräparate unterscheiden sich je nach ihrer Struktur hinsichtlich ihrer **Potenz** und ihrer **mineralokortikoiden** (Natrium retinierenden) Aktivität (s. Tab. 3.23). Ihre relative Potenz wird als **Prednison-Äquivalenzdosis** angegeben. Fluorierte Steroide wie Fluocortolon oder Triamcinolon haben eine relativ lange Halbwertszeit und werden daher bevorzugt bei der intraartikulären Therapie eingesetzt. Topische Steroide kommen in der Augenheilkunde, bei obstruktiven Lungenerkrankungen, in der Dermatologie und bei entzündlichen Darmerkrankungen zum Einsatz.

Indikationen

Bei **Abstoßungsreaktionen** und bei schweren **Autoimmunerkrankungen** (Arteriitis temporalis mit Erblindungsgefahr, akute Glomerulonephritis beim SLE) werden kurzfristig Dosierungen von bis zu 1 g Methylprednisolon/d für ein bis drei Tage appliziert. Ansonsten ist die übliche Anfangsdosierung einer Steroidtherapie 1–2 mg Prednison-Äquivalent/kg Körpergewicht/d, eine schrittweise Dosisreduktion erfolgt je nach Aktivität der Erkrankung. In der Langzeittherapie sollte wegen der steroidbedingten Nebenwirkungen eine Dosierung von unter 5–7,5 mg Prednison-Äquivalent/d angestrebt werden. Steroide sollten möglichst angepasst an den **zirkadianen Rhythmus** (d. h. morgens) gegeben werden. Falls möglich, kann auch die alternierende Gabe von Steroiden (z. B. jeden zweiten Tag) zur Reduktion langfristiger Nebenwirkungen beitragen. Wegen der Gefahr einer Nebennierenrindeninsuffizienz darf eine Steroidtherapie, insbesondere wenn sie bereits seit längerer Zeit erfolgte, nie abrupt abgesetzt werden. Im Zweifel muss

Tab. 3.23 Glukokortikoidpräparate.

Wirkdauer	Wirksamkeit der Glukokortikoide	Wirksamkeit der Mineralokortikoide
Kurz (HWZ < 12 h)		
Cortisol/Hydrocortison	1	1
Cortison	0,8	0,8
Mittel (HWZ 12–36 h)		
Prednison	4	0,25
Prednisolon	4	0,25
Methylprednisolon	5	< 0,01
Triamcinolon	5	< 0,01
Lang (HWZ > 48 h)		
Betamethason	25	< 0,01
Dexamethason	30–40	< 0,01

mittels eines ACTH-Tests der Funktionszustand der Nebennierenrinden abgeklärt werden.

Nebenwirkungen

- Entwicklung/Verschlechterung einer arteriellen Hypertonie und einer diabetischen Stoffwechsellage
- Entwicklung einer akuten Steroidpsychose
- Vermehrte Infektanfälligkeit
- Infekte ohne Fieber bis hin zur Sepsis
- Pilzinfektionen oder Reaktivierung einer vorbestehenden Tuberkulose
- Entwicklung einer Osteoporose, Muskelatrophien, Osteonekrosen, Katarakt
- Umverteilung des Körperfettes mit Stammfettsucht und Mondgesicht

Letztere sind jedoch unter **Dosisreduktion** bzw. nach **Absetzen** der Steroide reversibel. Patienten, bei denen eine mittel- bis längerfristige Steroidtherapie abzusehen ist, sollten bereits zu Beginn der Cortisontherapie begleitend eine **Osteoporoseprophylaxe** mit z.B. Kalzium und Vitamin D erhalten. Steroide beschleunigen die Atherogenese durch Induktion/Verschlechterung einer Hypertonie, Glukosetoleranz und ungünstiges Lipidprofil wie Hypertriglyzeridämie und Erhöhung des LDL-Cholesterins.

Schwangerschaft und Stillzeit

In der Schwangerschaft werden Prednison, Prednisolon und Methylprednisolon von der plazentaren 11β-Hydroxylase inaktiviert und finden sich daher, ebenso wie Hydrocortison, in maximal 10 % der Konzentrationen des mütterlichen Blutes im Fetus. Die fluorierten Steroide wie Dexamethason und Betamethason sind hingegen plazentagängig und beeinflussen daher den fetalen Stoffwechsel in pharmakologischen Dosierungen. **Dexamethason** kann deshalb bei der Behandlung der **fetalen Myokarditis** (nach transplazentarer Passage von anti-Ro-Ak z.B. beim SLE) oder zur Induktion der **fetalen Lungenreife** verwendet werden.

Große Studien zeigen, dass Steroide weder in topischer noch in systemischer Form teratogen sind, unabhängig von der Dosis, Art der Administration oder dem Zeitpunkt während der Schwangerschaft. Allerdings wurde beim Menschen nach einer Steroidbehandlung während der Schwangerschaft in Einzelfällen beim Neugeborenen ein Wolfsrachen oder selten eine kongenitale Katarakt beobachtet. Sowohl klinische als auch tierexperimentelle Daten sprechen jedoch für eine Häufung **intrauteriner Wachstumsretardierungen** sowie niedrigerer Geburtsgewichte.

Steroide in niedriger Dosis (5–7,5 mg/d) finden sich in Spuren auch in der Muttermilch wieder. Selbst bei einer Tagesdosis von mehr als 80 mg Prednison erhält ein gestillter Säugling über die Muttermilch jedoch weniger als 10 % seiner endogenen Tagesproduktion an Cortisol. Das Stillen wird daher bei einer Tagesdosis unter 20 mg Prednison als bedenkenlos angesehen.

Ist eine immunsuppressive Therapie während der Schwangerschaft z.B. bei SLE oder anderen Kollagenosen erforderlich, so ist der Einsatz von Steroiden gegenüber der Anwendung anderer Immunsuppressiva sicher vorzuziehen.

3.6.3 Immunsuppressiva

Der langfristige Einsatz von Steroiden, insbesondere in höherer Dosierung, ist fast stets mit der Entwicklung von Nebenwirkungen assoziiert. Der Einsatz von **Immunsuppressiva** ist daher alternativ oder zusätzlich zu **Steroiden** stets dann zu erwägen, wenn eine längerfristige Steroidtherapie in höherer Dosierung erforderlich ist oder eine alleinige Steroidtherapie keine ausreichende Immunsuppression gewährleistet.

Die Wirkungsweise der Substanzen Ciclosporin A, Tacrolimus, Mycophenolatmofetil (MMF), Methotrexat (MTX) und Azathioprin ist in Kapitel 3.9.5 ausgeführt.

Leflunomid

Leflunomid ist ein neues Basistherapeutikum zur Behandlung der **rheumatoiden Arthritis,** das möglicherweise auch bei anderen Autoimmunerkrankungen oder bei Organtransplantationen eingesetzt werden kann.

Leflunomid hemmt die Proliferation von B- wie auch von T-Lymphozyten, indem es die Dihydroorotatdehydrogenase reversibel inhibiert und mit der Pyrimidinsynthese interferiert. Leflunomid wird nach oraler Gabe in seinen aktiven Metaboliten umgewandelt. Seine Ausscheidung erfolgt langsam mit einer **Halbwertszeit** von etwa zwei **Wochen.** Im Fall lebensbedrohlicher Nebenwirkungen oder einer Schwangerschaft muss Leflunomid durch Gabe von **Colestyramin** oder Aktivkohle eliminiert werden. Bei Umstellung auf ein anderes Basistherapeutikum sind wegen der langen Verweildauer ggf. Interaktionen und Toxizitäten zu beachten. An möglichen Nebenwirkungen sind Leberwerterhöhungen, Hautreaktionen, gastrointestinale Unverträglichkeiten, Blutbildveränderungen, Gewichtsverlust und eine arterielle Hypertonie zu nennen.

Cyclophosphamid

Cyclophosphamid (CTX) wird als Alkylans zur Behandlung schwerer Organkomplikationen bei **Autoimmunerkrankungen** und **Vaskulitiden** verwendet. Es ist zytotoxisch sowohl für ruhende wie auch für aktivierte Lymphozyten. CTX wird in der Leber in seine aktiven Metaboliten umgewandelt und renal eliminiert. **Acrolein** ist dabei der Urinmetabolit, der für die Entwicklung einer hämorrhagischen Zystitis verantwortlich ist. CTX kann als **Pulstherapie** ($0,7\ g/m^2$) alle drei bis vier Wochen oder oral in einer Dosis von 1–2 mg/kg/d gegeben werden. In Abhängigkeit von der kumulativen Gesamtdosis steigt nicht nur das Risiko einer irreversiblen Azoospermie bzw. einer Amenorrhö als Ausdruck einer Ovarialinsuffizienz, sondern auch das Risiko einer Sekundärneoplasie oder Leukämie. Daher wird zumeist die Pulstherapie, wenn möglich auf sechs bis zwölf Monate limitiert, bei der Behandlung von Autoimmunerkrankungen bevorzugt. Im Nebenwirkungsspektrum sind außerdem Blutbildveränderungen sowie gastrointestinale Probleme zu nennen.

Unter einer Therapie mit **Methotrexat, Leflunomid oder Cyclophosphamid** sollte wegen der nicht unerheblichen **teratogenen Potenz** bei Patienten im gebärfähigen/zeugungsfähigen Alter eine sichere Methode der Empfängnisverhütung angewendet werden. Die Erfahrung mit Azathioprin und Ciclosporin bei nierentransplantierten Frauen und Patientinnen mit SLE spricht gegen das gehäufte Auftreten fetaler Fehlbildungen, in jedem Fall muss aber mit einem erhöhten Infektionsrisiko bei Mutter und Kind gerechnet werden.

Infolge der **Immunsuppression** sind die Patienten in erhöhtem Maß **infektgefährdet**, wobei auch **opportunistische Infektionen** wie z. B. eine Pneumocystis-carinii-Pneumonie unter Methotrexat oder eine CMV-Kolitis unter Mycophenolat beobachtet werden kann. Ein anfänglich befürchtetes erhöhtes Lymphomrisiko unter MTX-Therapie konnte in einer retrospektiven Analyse von über 15 000 Patienten nicht bestätigt werden. Ein möglicher Zusammenhang zwischen einer langjährigen Therapie mit Azathioprin und dem Auftreten maligner Erkrankungen wird noch kontrovers diskutiert.

3.6.4 Immunsuppressive Therapie mit monoklonalen Antikörpern/Fusionsproteinen

Siehe Kapitel 3.9.5.

3.7 Endokrine Therapie

D. MÜLLER-WIELAND

Therapieprinzipien

Vor Beginn einer Therapie sollte unbedingt eine möglichst **präzise Diagnose** gestellt werden, da sich hieraus grundsätzlich unterschiedliche Therapieprinzipien bei endokrinen Erkrankungen ableiten (s. Abb. 3.14). Den ersten Schritt eines klinisch orientierten pathogenetischen Therapieansatzes stellt demnach die Zuordnung der Beschwerden und Symptome eines Patienten zu einem endokrinen Funktionszustand dar, d.h. meist einer erhöhten oder reduzierten Hormonwirkung.

Eine **erhöhte Hormonwirkung** ist fast immer durch eine erhöhte Hormonmenge bedingt. Der erhöhten Hormonmenge kann eine exogene Einnahme oder endogene Überproduktion zugrunde liegen.

Beispiele für **exogen** bedingte Überdosierungen sind die vermehrte Einnahme von Schilddrüsenhormonen oder Glukokortikoiden, Letztere meist iatrogen im Rahmen einer immunsuppressiven Therapie anderer Grunderkrankungen.

Häufige Ursache für einen **endogen** bedingten Überschuss eines Hormons ist die ektope Produktion oder Überfunktion eines endokrinen Organs (z. B. Schilddrüse, Nebenniere, Gonaden).

Das klinische Bild einer **erniedrigten Hormonwirkung** kann durch einen **endogenen** Mangel des Hormons (z.B. Autoimmunerkrankungen, postoperativ, genetisch) oder durch eine **Hormonresistenz** (z.B. Insulinresistenz) bedingt sein.

Therapie bei exogener Überdosierung

Therapieprinzip bei **iatrogener Ursache** der Überfunktion ist eine **Dosisreduktion** unter Berücksichtigung und klinischer Abwägung der therapeutischen Notwendigkeit für die entsprechende Grunderkrankung. Dies kann z. B. der Fall sein bei einer Schilddrüsenhormonsubstitution nach Strumaresektion oder im Rahmen einer immunsuppressiven Therapie bei anderer Grunderkrankung.

Therapie bei endogener Überproduktion

Ektop werden Hormone meist paraneoplastisch produziert, z. B. Cushing-Syndrom als klinische Erstmanifestation bei einem ACTH produzierenden kleinzelligen Bronchialkarzinom. Bei einer **ektopen Hormonproduktion** ist

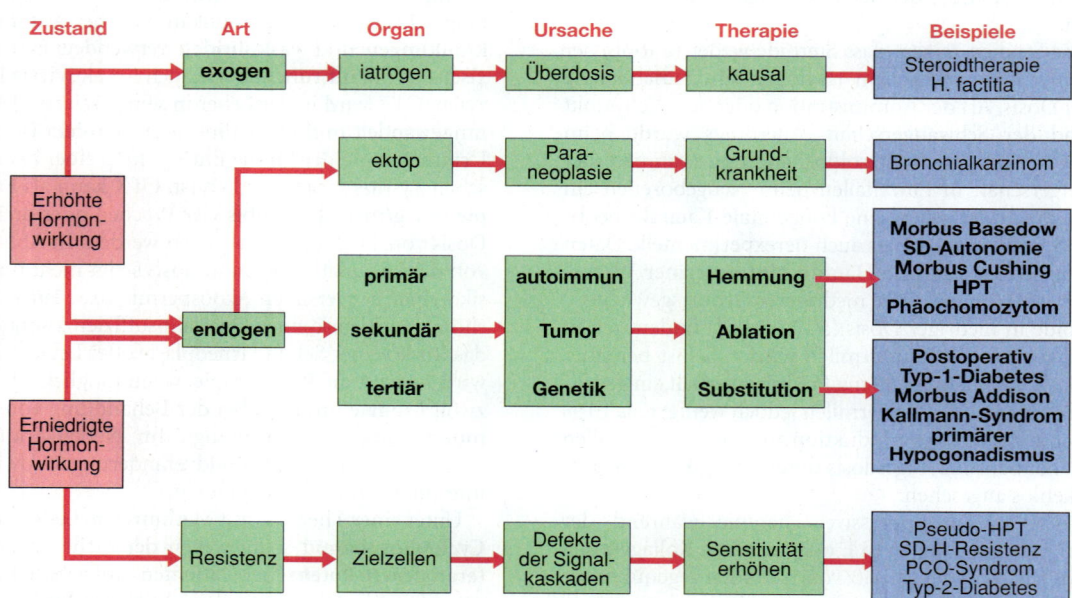

Abb. 3.14 Therapieprinzipien endokriner Erkrankungen.

die Behandlung der entsprechenden Paraneoplasie vordringliches Therapieprinzip. In seltenen Fällen, falls der zugrunde liegende Tumor nicht diagnostiziert werden kann, wird eine symptomatische Therapie durchgeführt, z. B. eine medikamentöse Hemmung der Cortisolproduktion in der Nebenniere oder deren operative Entfernung bei okkulter ektoper ACTH-Produktion.

Bei **Überfunktion** eines endokrinen Organs ist festzustellen, ob die entsprechende endokrine Funktionsstörung durch eine **Dysregulation** des **primären** bzw. hormonproduzierenden Organs oder durch Störungen auf der **sekundären** (hypophysären) oder **tertiären** (hypothalamischen) **Ebene** bedingt ist. Die Ursachen für endokrine Störungen auf primärer oder sekundärer Ebene sind in den allermeisten Fällen gutartige Tumoren bzw. Adenome oder eine autoimmune Stimulierung des Organs, z. B. beim Morbus Basedow.

Bei endokrinen Überfunktionsstörungen werden **medikamentöse oder ablative Verfahren**, z. B. Operation und/oder nuklearmedizinische (z. B. Hyperthyreose) bzw. strahlentherapeutische (z. B. Hypophysenadenom) Verfahren angewendet.

Bei der Hyperthyreose wird auf medikamentöser Basis versucht, die Hormonsynthese zu hemmen. Wenn dies nicht ausreicht, wird eine definitive und damit ablative Therapie durch nuklearmedizinische und/oder operationstechnische Verfahren durchgeführt. Bei den meisten hormonproduzierenden Tumoren wird eine kurative Therapie durch Operation angestrebt.

Klassische Ausnahmen hiervon sind das Prolaktinom, das durch eine Therapie mit Dopaminagonisten effektiv behandelt werden kann. Ein anderes Beispiel ist die Therapie mit Somatostatinanaloga bei der Vor- und Nachbehandlung einer Akromegalie aufgrund eines Hypophysenadenoms.

Therapie bei endogenem Hormonmangel

Ein Hormonmangel entsteht häufig ebenfalls auf primärer, sekundärer oder tertiärer Ebene. Ursache hierfür ist eine Zerstörung des entsprechenden Organs im Rahmen autoimmuner Prozesse (z. B. Diabetes mellitus Typ 1, Hashimoto-Thyreoiditis, polyglanduläre Insuffizienz), von Tumoren, einer Operation bzw. ablativen Entfernung eines Großteils des endokrinen Organs oder primär genetischer Störungen (z. B. Kallmann-Syndrom).

Die Hormone müssen im Rahmen einer **Substitutionsbehandlung** dauerhaft direkt oder indirekt ersetzt werden (z. B. Levothyroxin bei der Hypothyreose, Cortisonacetat oder Hydrocortison bei der Nebennierenrindeninsuffizienz, Vitamin-D-Analoga beim Hypoparathyroidismus, Insulin und seine verschiedenen Derivate beim Diabetes mellitus Typ 1).

Prinzipien der Substitutionsbehandlung

Bei einer Substitutionsbehandlung stehen drei klinisch relevante Fragen im Vordergrund: Welche Hormone müssen in welcher Menge und mit welchem Rhythmus ersetzt werden?

Hormonauswahl Es ist zu bedenken, dass häufig nach Operation von Adenomen z. B. der Hypophyse nicht nur eine Achse gestört ist, z. B. die kortikotrope Achse nach Operation eines Morbus Cushing, sondern auch **andere Funktionsausfälle** auftreten, wie z. B. eine thyreotrope, gonadotrope oder auch somatotrope Insuffizienz.

Ein weiteres Beispiel ist ein postoperativer Hypoparathyreoidismus nach Thyreoidektomie.

Ferner muss daran gedacht werden, dass bei autoimmun bedingten endokrinen Erkrankungen auch andere Zellen bzw. endokrine Organe in ihrer Funktion gestört sind, wie z. B. beim polyglandulären Syndrom.

So kann es bei einer **primären Nebennierenrindeninsuffizienz** nicht nur zu einem Mangel an **Cortisol**, sondern auch an **Mineralokortikoiden** und **Androgenen** kommen. Dementsprechend wird sich eine Substitutionsbehandlung in diesem Fall nicht nur auf Cortisonacetat bzw. Hydrocortison beschränken, sondern ggf. Mineralokortikoide, wie z. B. Fludrocortison oder Dihydroepiandrostendion mit einschließen.

Hormondosierung und Verabreichungsrhythmus Neben der Hormonmenge muss insbesondere die **zirkadiane Rhythmik** der Hormonausschüttung und/oder -sensitivität berücksichtigt werden. Die zirkadiane Rhythmik der ACTH-Produktion bzw. Aktivität der kortikotropen Achse ist z. B. die Grundlage dafür, dass Hydrocortison morgens im Vergleich zur Einnahme nachmittags oder ggf. abends meist in der doppelten Dosierung gegeben werden muss. Dementsprechend sollte in diesem Fall auch von lang wirkenden Präparaten bei der reinen Substitutionsbehandlung Abstand genommen werden, da sie durch die unphysiologische Rhythmik meist schleichend zu einer Überdosierung und damit unerwünschten Nebenwirkungen führen.

Ferner ist bei einer Substitutionsbehandlung auch die **physiologische Regulation** bzw. **Reaktion** zu berücksichtigen. Das heißt, die Cortisondosis muss bei Stress bzw. Fieber, Infekten und/oder perioperativ erhöht werden. Eine vital notwendige Substitutionstherapie sollte für eventuelle Notfälle, bei denen der Patient z. B. durch Bewusstlosigkeit auf Fremdhilfe angewiesen ist, Helfern kenntlich gemacht werden, z. B. durch einen **Cortison-** oder **Diabetikerausweis**. Bei der Insulintherapie, z. B. des Diabetes mellitus Typ 1, sind insbesondere die zirkadiane Rhythmik der Insulinsensitivität und damit des Insulinbedarfs sowie die physiologischerweise gesteigerte Insulinausschüttung nach Kohlenhydratzufuhr zu berücksichtigen. Dementsprechend hat sich auch bei fast allen Typ-1-Diabetikern und jüngeren Typ-2-Diabetikern eine **intensivierte Insulintherapie** (Basis-Bolus-Therapie) durchgesetzt. Hierbei handelt es sich in der Regel um eine Therapie mit mehr als zwei Insulininjektionen pro Tag. Bevorzugt dafür werden Normalinsuline ohne feste Insulindosis. Patienten injizieren sich präprandial vor den drei Hauptmahlzeiten ein kurz wirkendes Insulin und ein-, zwei- oder selten auch dreimal täglich ein intermediär wirksames Verzögerungsinsulin. Bei der intensivierten Insulintherapie kann der Diabetiker selbst entscheiden, wann und wie viel er isst. Dadurch ist sein Tagesablauf flexibel. Ein alternatives Verfahren ist die **Insulinpumpe**, bei der eine ständige subkutane Abgabe von Normalinsulin über einen subkutanen Katheter erfolgt. Zusätzlich zu dieser Basalrate wird eine Zusatzrate diskontinuierlich zum Essen bzw. als Korrektur abgerufen. Der Vorteil ist, dass die physiologische Insulinsekretionsrate am besten nachgeahmt werden kann, da die Basalraten am Tag unterschiedlich programmiert werden können.

Eine klassische Indikation ist z. B. das **Dawn-Phänomen.** Das Dawn-Phänomen ist durch eine vermehrte Ausschüttung von Wachstumshormon in den frühen Morgenstunden und damit gesteigerte Insulinresistenz charakterisiert. Hierdurch kommt es zu einem drastischen Anstieg der Blutzuckerspiegel in den frühen Morgenstunden. Häufig kann dies durch konventionelle Insulingaben nicht adäquat eingestellt werden, da die Insulinsensitivität in der Nacht, d.h. zwischen 2 und 3 Uhr sehr hoch ist, und bei Dosissteigerung der nächtlichen Insulingabe evtl. Hypoglykämien hervorgerufen werden könnten.

Therapie bei Hormonresistenz

Resistenzen gegenüber Hormonen sind meist sehr selten und genetisch bedingt, z.B. die verschiedenen Formen des **Pseudohypoparathyroidismus** und/oder die **Schilddrüsenhormonresistenzsyndrome.** Die allerdings mit weitem Abstand häufigste endokrin-metabolische Störung ist das Syndrom der Insulinresistenz bzw. **metabolische Syndrom.** Zahlreiche Studien haben gezeigt, dass der Typ-2-Diabetes, die arterielle Hypertonie, Fettstoffwechselstörungen sowie die viszerale betonte Adipositas koronare Risikofaktoren sind, die möglicherweise Teil eines Syndroms sind, das durch eine verminderte Insulinsensitivität mit kompensatorischer Hyperinsulinämie charakterisiert ist. Therapeutisches Ziel bei diesen Erkrankungen ist es, die meist genetischen Defekte zu identifizieren, die molekularen Wirkmechanismen der entsprechenden Hormone besser zu verstehen, um damit neue Medikamente, sog. Sensitizer, zu entwickeln. Sensitizer sollen gezielt auf Rezeptor- und/oder Postrezeptorebene die Signalwirkung des entsprechenden Hormons simulieren.

Perspektiven endokriner Therapien

- Entwicklung neuer **medikamentöser Therapieverfahren,** die den verschiedenen, meist adenombedingten Überfunktionen endokriner Zellen und auch deren Wachstum effektiv kontrollieren können.
- Entwicklung **gentherapeutischer Verfahren** zur Heilung autoimmunbedingter Endokrinopathien. Diese Verfahren haben zum Ziel, die autoimmune Zerstörung von Zellen zu reduzieren, die Regeneration von autoimmun geschädigten endokrin aktiven Zellen zu stimulieren und/oder die Produktion des fehlenden Hormons von anderen Zellen übernehmen zu lassen.
- Therapieziel bei Hormonresistenzsyndromen ist es, entsprechende **Simulatoren** bzw. **Sensitizer** zu entwickeln.

Zukünftig wird die Therapie der endokrinen Erkrankungen noch außerordentlich differenzierter und vielfältiger sein. Da die Kunst der endokrinen Therapie in den allermeisten Fällen darin besteht, das fehlende Hormon so physiologisch wie möglich zu substituieren, ist eine **Basismaßnahme** bei der Therapie endokriner Erkrankungen die adäquate und strukturierte **Schulung der Patienten** sowie das Vorhandensein einer entsprechenden Anzahl von gut ausgebildetem medizinischem Fachpersonal inkl. Ärzten.

3.8 Interventionelle Therapie

3.8.1 Angiologische und kardiologische Therapie

P. Schanzenbächer

Nichtoperative Erweiterung von Herzkranzgefäßverengungen

Die **perkutane transluminale koronare Angioplastie (PTCA)** wurde 1977 als nichtoperative Behandlungsmethode der symptomatischen koronaren Herzerkrankung eingeführt. Ein Führungskatheter wird an das stenosierte Herzkranzgefäß herangeführt, durch den ein Führungsdraht mit flexibler Spitze unter Durchleuchtung durch die Stenose in die Gefäßperipherie manipuliert wird. Dann erfolgt die Platzierung des Ballonkatheters im stenosierten Gefäßabschnitt. Der Ballondurchmesser ist dem Innendurchmesser des zu dilatierenden Koronargefäßes angeglichen. Die Ballonkatheter behalten auch bei hohen Druckwerten (bis zu 28 bar) ihren definierten Durchmesser (z. B. 3 mm). Deshalb können auch harte Engstellen aufgedehnt werden (s. Abb. 3.15a–d). Der Wirkungsmechanismus der Ballondilatation besteht in einer Aufsplitterung der atheromatösen Plaques mit Einriss der Intima und Media. Das Atherom kann in die Media gedrückt werden.

Koronare Stentimplantation

Definition Die primäre Erfolgsrate der PTCA liegt heute bei über 90 %. In etwa 3 % der Fälle kann eine Dissektion mit subintimaler Einblutung und Thrombusbildung zu einem Gefäßverschluss führen. Durch Implantation einer **koronaren Gefäßstütze** (**Stent**) lässt sich in den meisten Fällen das **Gefäßlumen** wiederherstellen und bleibend offen halten. Hierbei wird ein auf einem Ballonkatheter aufgebrachtes Metallgitter in die durch die vorausgehende Ballondilatation traumatisierte Gefäßwand gedrückt.

Statistik Durch primäre Implantation eines Koronarstents (s. Abb. 3.16a, b und 3.17a–c) lassen sich auch komplexe Koronarstenosen erfolgreich therapieren. Die chronische Rezidivrate, die bei konventioneller Ballondilatation zwischen 30 und 40 % liegt, wird durch die primäre Stentimplantation auf 20–30 % gesenkt. Etwa 70 % aller Ballonerweiterungen werden heute mit einer Stentimplantation kombiniert.

Methode Der dem Innendurchmesser des Gefäßlumens angepasste Stent wird mit hohem Ballondruck (14–18 bar) in die Gefäßwand eingedrückt. Hierdurch wird eine vollständige Entfaltung des Stents gewährleistet. Durch die **antiaggregatorische Kombinationsbehandlung** mit 100 mg Acetylsalicylsäure und 75 mg Clopidogrel für vier Wochen lassen sich subakute Stentthrombosen vermeiden.

Dank der Vielzahl der heute zur Verfügung stehenden Stentmodelle lassen sich nahezu alle Engstellen von unterschiedlicher Länge und Morphologie in allen Abschnitten des nativen Herzkranzgefäßsystems sowie von aortokoronaren Venenbypässen behandeln. Die Stentimplantation kann unmittelbar im Anschluss an die diagnostische **Angiographie** durchgeführt werden.

3.8 Interventionelle Therapie

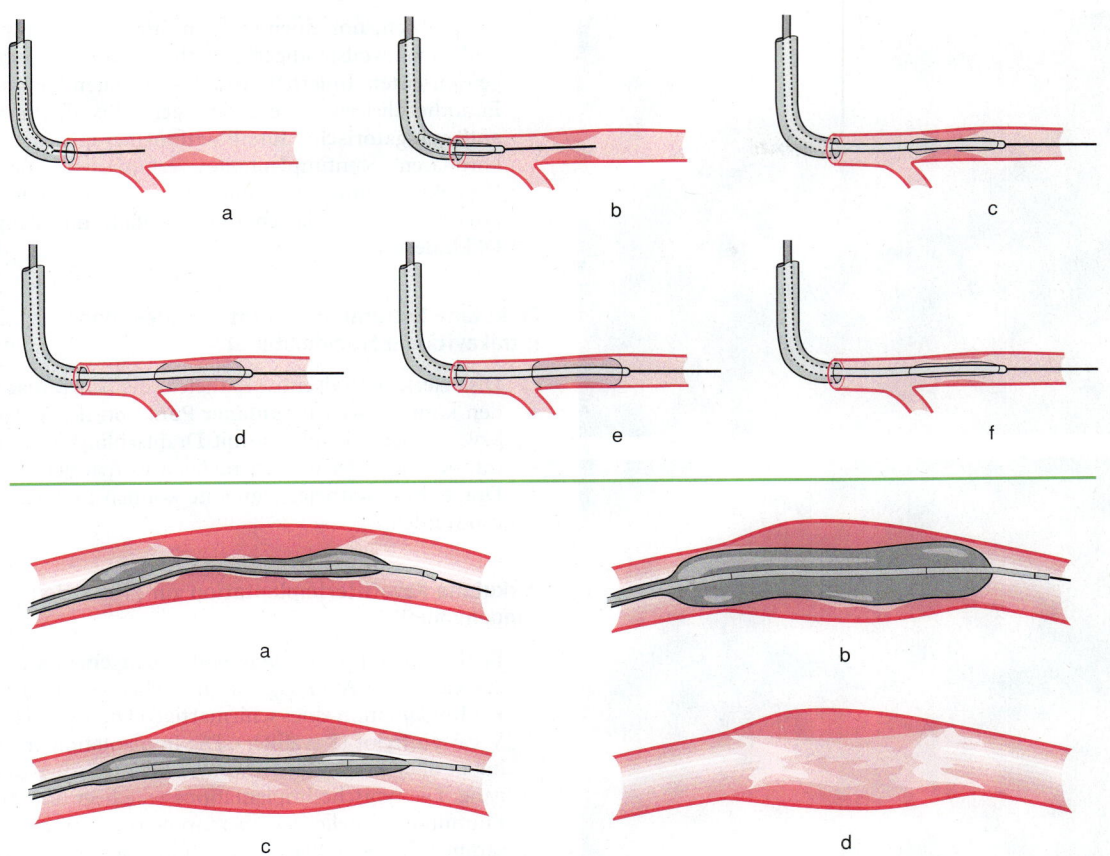

Abb. 3.15 Wirkungsmechanismus der Ballondilatation; Beschreibung im Text.

Andere interventionelle Behandlungsverfahren wie die Abtragung atheromatösen Materials mit dem Atherektomiekatheter, die Laserablation in unterschiedlichen Modifikationen sowie mechanische Verfahren zur Verdrängung und Zertrümmerung von Plaquematerial mit schnell rotierenden mechanischen Sonden (Rotablation) haben sich nicht bewährt.

Perkutane Ballonvalvulotomie stenosierter Herzklappen

Bei **Kindern** und **Jugendlichen** ist die perkutane Ballondilatation der angeborenen kritischen Pulmonal-, Aortenklappen- und der kurzstreckigen Aortenisthmusstenose heute die Therapie der Wahl. Bei älteren Patienten mit kalzifizierter Aortenklappenstenose lässt sich zwar der Druckgradient mittels Ballondilatation akut um etwa 50 % reduzieren (s. Abb. 3.18). Allerdings kommt es in der überwiegenden Zahl der Fälle zu einer raschen Restenosierung. Auch bei der verkalkten Mitralstenose sind die Ergebnisse eher enttäuschend.

Verschluss intrakardialer Kurzschlussverbindungen

Vorhofseptumdefekte vom Sekundumtyp können heute sicher durch Implantation von **Doppelschirmprothesen** perkutan verschlossen werden. Hierbei handelt es sich um Nitinoldrahtgeflechte mit einem tellerartig geformten links- und rechtsatrialen Schirmanteil und einem Verbindungszylinder mit eingewebten Polyesterpatches (Amplatzer-Okkluder, s. Abb. 3.19a–f bis 3-21a, b). Der Durchmesser des Verbindungszylinders muss der Defektgröße genau

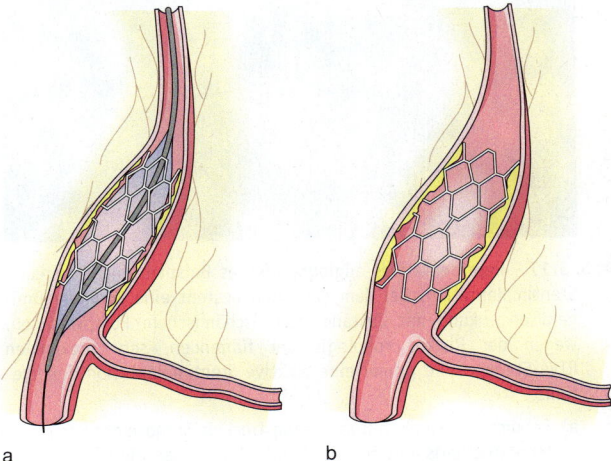

Abb. 3.16 Schematische Darstellung einer koronaren Stentimplantation.
a) Der auf einen Ballonkatheter aufgebrachte Stent wird an die vorgedehnte Engstelle im Herzkranzgefäßsystem gebracht.
b) Der Ballon wird mit hohem Druck entfaltet und der Stent so fest in die Gefäßwand eingedrückt. Durch die hohen Druckwerte wird eine optimale und vollständige Entfaltung des Stents gewährleistet, so daß die Gefahr einer Stentthrombose minimiert wird.

Prinzipien der internistischen Therapie

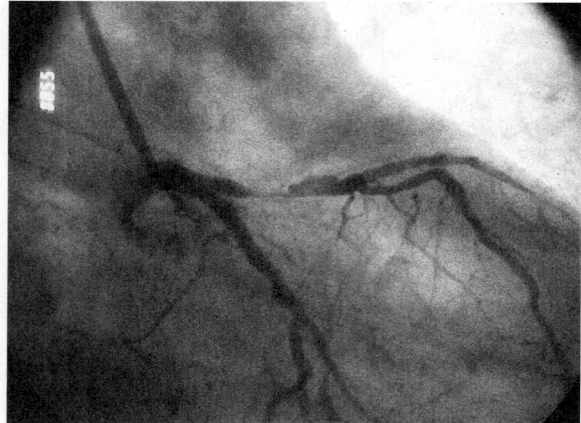

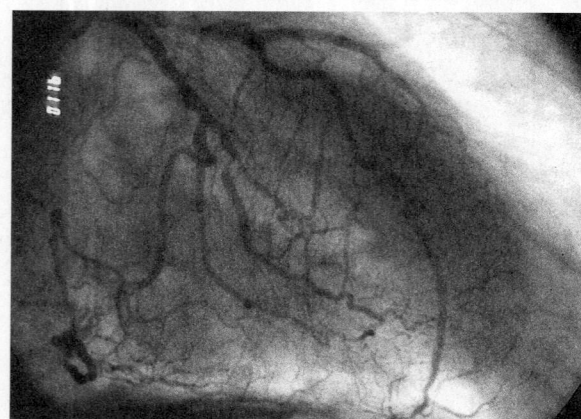

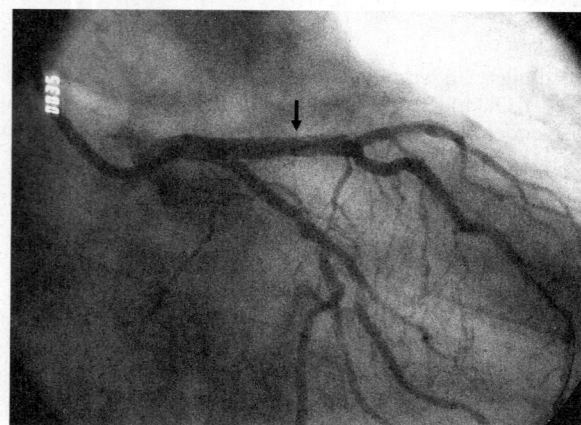

Abb. 3.17 Repräsentatives angiographisches Beispiel einer koronaren Stentimplantation. Bei dem Patienten besteht eine koronare Dreigefäßerkrankung mit Zustand nach ischämischem Pumpversagen. Wegen der Risikomorphologie der führenden, sehr proximalen RIVA-Stenose wird primär eine elektive Stentimplantation durchgeführt.

a) Proximal gelegene, filiforme, langstreckige Stenose des Ramus interventricularis anterior (RIVA) mit Thrombusanteilen.
b) Gleiche Szene wie a) mit Darstellung der Gefäßperipherie. Der marginale Ast der Arteria circumflexa ist subtotal stenosiert. Die rechte Kranzarterie füllt sich retrograd über Vorhofkollateralen.
c) Ergebnis nach Implantation eines 18 mm langen und 3,5 mm Ø AVE Micro Stent im proximalen RIVA. Das Gefäß ist weitlumig offen (Pfeil). Kräftiger peripherer Kontrastmittelabstrom.

entsprechen, um einen stabilen Sitz der Schirmprothese und einen vollständigen Verschluss ohne Restshunt zu gewährleisten. Innerhalb von drei Monaten kommt es zur Endothelialisierung des Okkluders. Bis dahin ist eine **antiaggregatorische Kombinationstherapie** analog der koronaren Stentimplantation erforderlich. Bestimmte Ventrikelseptumdefekte und ein persistierender Ductus arteriosus Botalli lassen sich ebenfalls mit **Amplatzer-Okkludern** verschließen.

Perkutane Entfernung von intravasalem und intrakavitärem Fremdmaterial

Dislozierte zentralvenöse Katheter oder Schrittmachersonden können nach **perkutaner Punktion** der V. femoralis bzw. V. jugularis interna mit Drahtschlingen gefasst und transkutan entfernt werden. Auch in Arterien dislozierte Draht- bzw. Katheterfragmente können perkutan geborgen werden.

Perkutane Kavafilterimplantation zur Prävention von Lungenembolien

Bei Patienten mit **rezidivierenden Lungenembolien** unter ausreichender Antikoagulation ergibt sich die Indikation zur Implantation eines schirmartigen Drahtgeflechts in die V. cava inferior (Kavafilter). Die Implantation erfolgt perkutan über einen transfemoralen oder transjugulären Zugang. Die typische Implantationsstelle liegt unterhalb der Einmündungsstelle der Nierenvenen und über dem Zusammenfluss der Iliakalvenen. Eine langsame Thrombosierung des Implantats führt zur Ausbildung von Kollateralen, sodass der venöse Abstrom aus den unteren Extremitäten gewährleistet bleibt.

Behandlung peripherer Gefäßstenosen und Gefäßverschlüsse

1964 wurde erstmals die perkutane Aufdehnung eines arteriellen Gefäßverschlusses vorgenommen. Heute kommen überwiegend druckstabile Ballonkatheter zur Anwendung. Dilatiert werden können Verengungen im Bereich der Beckengefäße, der A. femoralis superficialis bzw. profunda sowie Veränderungen im Bereich der Aa. poplitea und tibialis. Auch **Nierenarterienstenosen** (s. Abb. 3.22a, b) sowie Stenosen im Bereich von **Cimino-Shunts** (s. Abb. 18.35) bei Patienten mit terminaler Niereninsuffizienz können erfolgreich aufgedehnt werden. Chronische Verschlüsse lassen sich erfolgreich rekanalisieren. Die Aspiration frischer Thromben durch großlumige Katheter ist möglich. Günstige Ergebnisse lassen sich mit der Implantation expandierbarer Drahtgeflechte (Stents) im Bereich der Beckenetage erzielen.

Intravasale Embolisierungstechniken

Angeborene oder erworbene arteriovenöse Fehlbildungen können durch selektive Injektion unterschiedlicher Fremdmaterialien in die zuführende arterielle Strombahn verschlossen werden. Auch **arterielle Blutungen** lassen sich nach angiographischer Lokalisation der Blutungsquelle zum Stillstand bringen (z.B. durch selektive Fibrinkleber-

3.8 Interventionelle Therapie

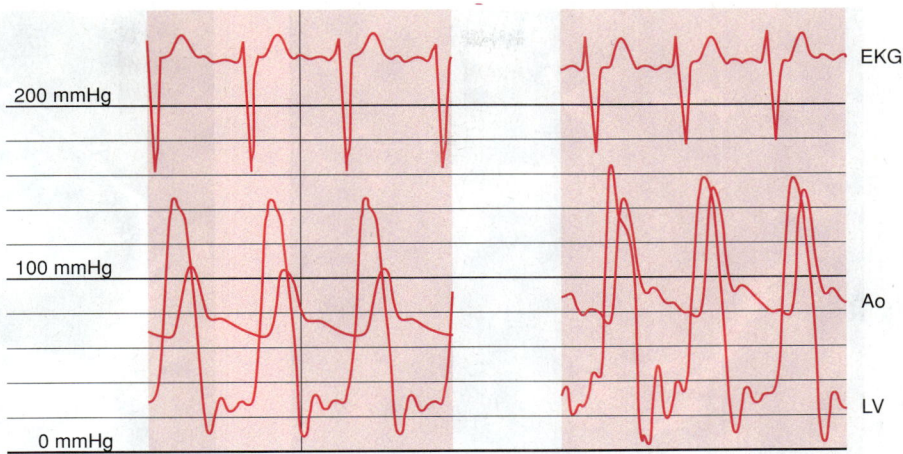

Abb. 3.18 Druckgradient vor und nach erfolgreicher Ballonvalvulotomie einer stenosierten Aortenklappe. Der mittlere transstenotische Gradient konnte von 60 auf ca. 10 mmHg reduziert werden. **EKG** Elektrokardiogramm; **Ao** Druckkurve in der Aorta ascendens; **LV** Druckkurve im linken Ventrikel.

injektion). **Maligne Tumoren** (z. B. Lebermetastasen, Hypernephrom) können embolisiert werden. Die konsekutive ischämische Nekrose führt zum Tumorzerfall.

Katheterablation mit Hochfrequenzstrom

Die Katheterablation mit Hochfrequenzstrom hat in den letzten Jahren eine stürmische Fortentwicklung erfahren. Sie stellt eine neue kurative Therapieform insbesondere bei Patienten mit anhaltenden **supraventrikulären Tachykardien** dar.

Positive Berichte liegen über die Hochfrequenzablation von ektopen atrialen Tachykardien, ventrikulären Tachykardien bei arrhythmogener rechtsventrikulärer Dysplasie bzw. bei Patienten mit **altem Myokardinfarkt** vor. Die Ablationstherapie hat einen hohen Stellenwert bei der meist medikamenteninduzierten, unaufhörlichen („incessant") ventrikulären Tachykardie.

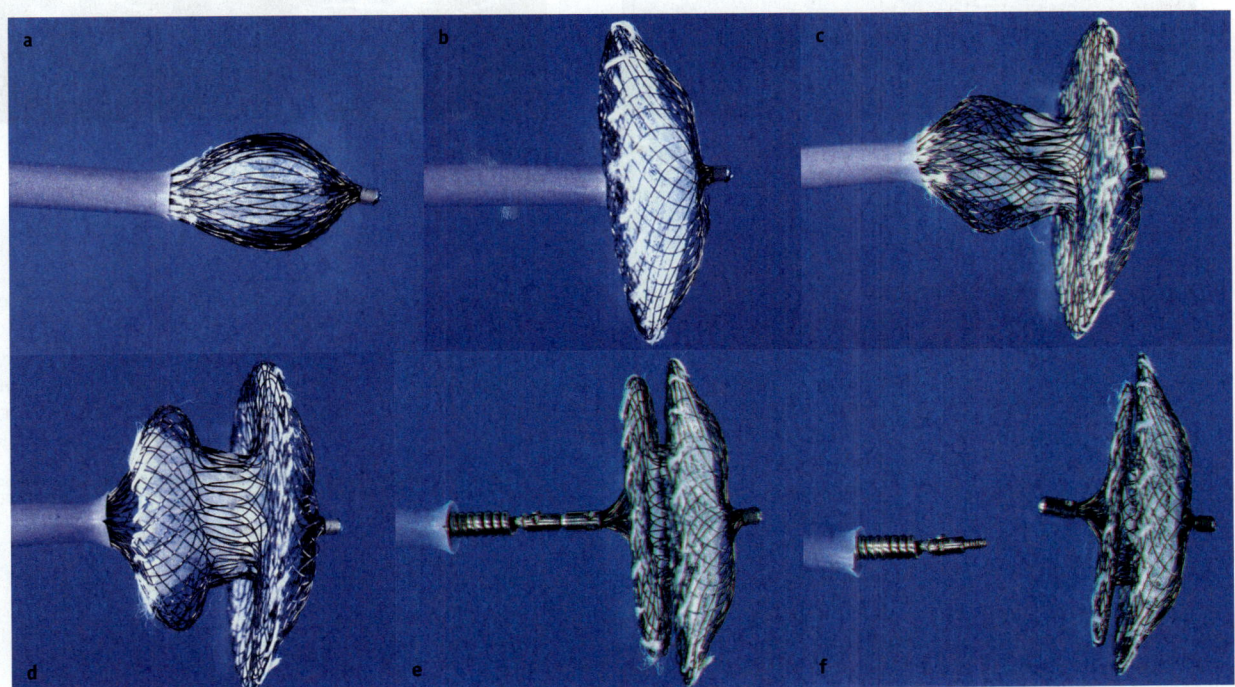

Abb. 3.19 Implantationssequenz eines Amplatzer-Okkluders.
a) Durch die über den Defekt transvenös in den linken Vorhof eingeführte Schleuse wird der Okkluder im gestreckten Zustand vorgeschoben.
b) Der linksatriale Schirmanteil ist entfaltet.
c) Entwicklung des Verbindungszylinders. So wird gewährleistet, dass sich der Okkluder beim Zurückziehen im Defekt zentriert.
d) Nach Zurückziehen der Einführungsschleuse entfaltet sich der rechtsatriale Schirmanteil.
e) Der Okkluder ist voll entfaltet.
f) Durch Lösen des Schraubkanals wird der Okkluder freigesetzt.

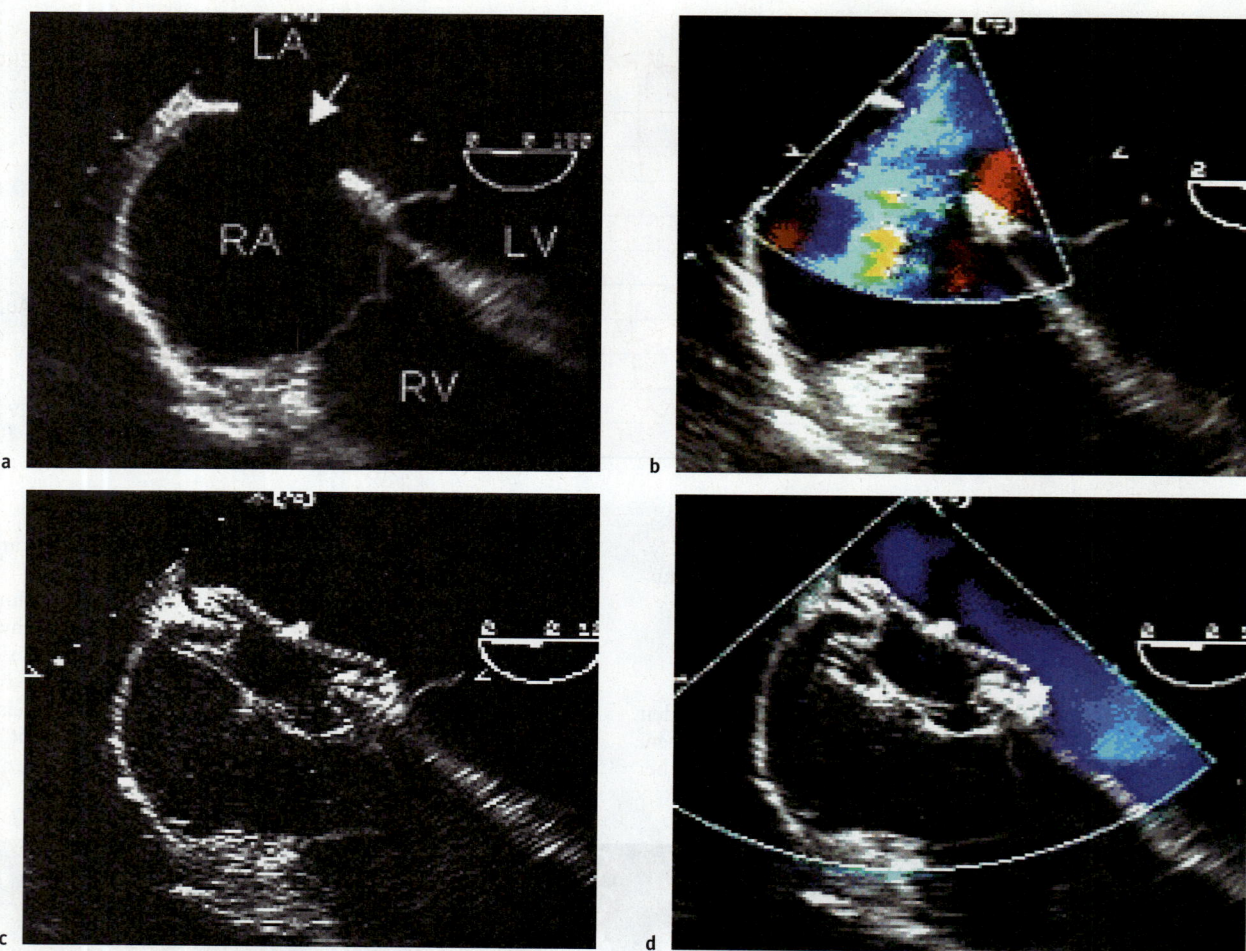

Abb. 3.20 Transösophageale echokardiographische Darstellung eines großen Vorhofseptumdefekts im Vierkammerblick.
a) Defekt (25 mm groß) durch Pfeil gekennzeichnet.
c) Amplatzer-Okkluder unmittelbar nach Implantation.
b) Im Farb-Doppler Nachweis eines großen Links-rechts-Shunts.
d) Im Farb-Doppler ist kein Shunt mehr nachweisbar.

AV-Knoten-Reentry-Tachykardie Dies ist die häufigste Form der paroxysmalen supraventrikulären Tachykardie. Ihr liegt ein Reentry unter Einbeziehung einer langsam und einer schnell leitenden Bahn im Bereich des AV-Knotens zugrunde. Eine Ablation in diesem Bereich vermag die Tachykardien zu beseitigen, ohne die schnelle Bahn und damit die anterograden Leitungseigenschaften des AV-Knotens zu beeinflussen. Es besteht allerdings die Gefahr, dass ein kompletter AV-Block auftritt (1–4 %), was insbesondere bei jüngeren Patienten im Hinblick auf eine permanente Schrittmacherpflichtigkeit berücksichtigt werden sollte.

WPW-Syndrom Bei anterograder Leitung über eine akzessorische Bahn ist die Latenz zwischen dem lokalen Potential des Atriums (A) und dem lokalen Potential des Ventrikels (V) im Bereich der akzessorischen Bahn kurz. Diese Stelle kann mit einem Katheter aufgesucht („**Mapping**") und im EKG abgeleitet werden. Befindet sich die Katheterspitze in unmittelbarer Nähe zur akzessorischen Bahn, ist das Intervall von A zu V typischerweise kürzer als 30 ms. Oft kann auch zwischen A und V ein Potential von der Bahn selbst abgeleitet werden. Diese Stelle ist in der Regel optimal für eine **Ablation**, so dass innerhalb weniger Sekunden nach Beginn der Stromabgabe die akzessorische Bahn nicht mehr leitet.

Komplikationen In 1–4 % der Fälle kommt es zu Komplikationen, wobei auch tödliche Zwischenfälle beschrieben wurden.

Komplikation
Perikardtamponade (akut/subakut)
Thrombusbildung an der Ablationsstelle mit Gefahr der Lungen-/Hirnembolie
AV-Block (akut/verzögert)
Strahlenexposition (Patient/Personal)
Lokale Gefäßkomplikationen

Diese Therapieform stellt hohe Anforderungen an die Untersucher und ist personalintensiv. Die mittlere Untersuchungs-

3.8 Interventionelle Therapie

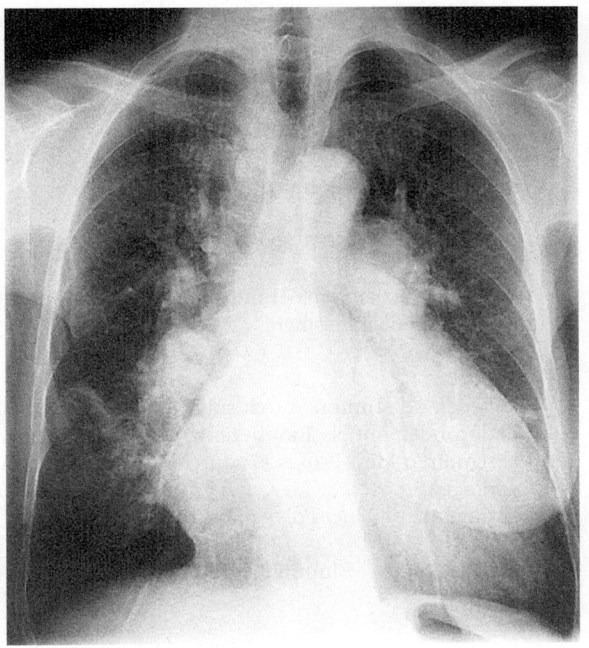
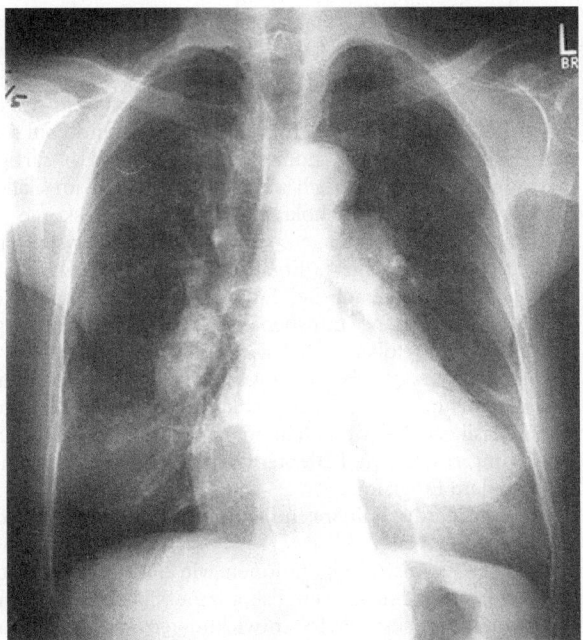

Abb. 3.21 Röntgenaufnahme des Thorax einer 75-jährigen Patientin mit Vorhofseptumdefekt vom Sekundumtyp und Links-rechts-Shunt von 70 % vor (**a**) und sechs Wochen nach dem Verschluss mit Amplatzer-Okkluder (**b**). Bereits nach sechs Wochen hat die Herzgröße um 4 cm abgenommen.

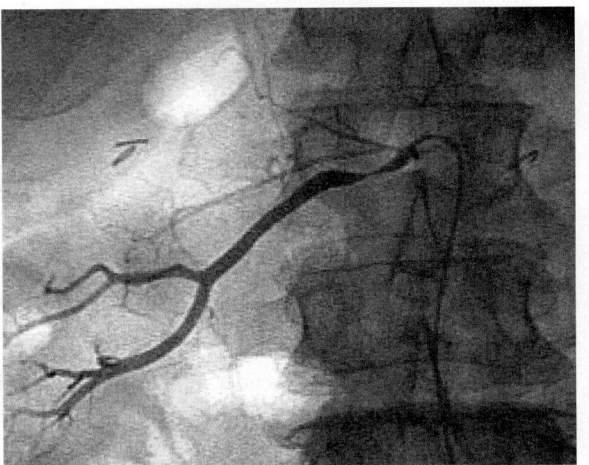
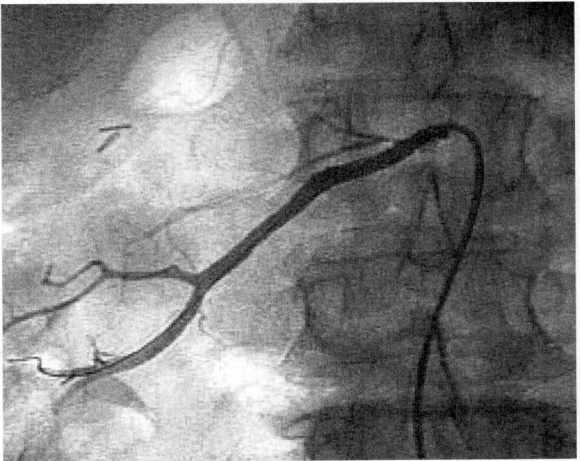

Abb. 3.22 Nierenarterienstentimplantation bei hochgradiger Nierenarterienstenose.
a) Filiforme, abgangsnahe Stenose der rechten Nierenarterie.
b) Nach primärer Stentimplantation ist keine Reststenose nachweisbar.

dauer liegt bei 4 h (Bereich 45 min bis 10 h). Während der Untersuchung werden die Patienten lediglich sediert (Diazepam/Fentanyl). Zur Vermeidung einer Thrombusbildung im Bereich der Ablationsstelle erhalten die Patienten Acetylsalicylsäure (300 mg/d) für drei Monate.

3.8.2 Therapeutische Endoskopie

P. BORN, H.-J. SCHULZ, M. CLASSEN

Die therapeutische Endoskopie nutzt die Verbindung von endoskopischen Untersuchungsverfahren mit speziellen Techniken zur risikoarmen und wenig belastenden nichtoperativen Behandlung.

Aus dem Verdauungskanal ist die **Entfernung von Fremdkörpern und Polypen** möglich. Zur **Blutstillung** und **Prophylaxe von Blutungen** aus Ösophagusvarizen, Ulzera und anderen Blutungsquellen werden unter endoskopischer Sicht Injektionen, Clips, Gummiringe oder Wärme (Laser, Argonplasmakoagulation, Elektrokoagulation) appliziert. Die **Beseitigung von Obstruktionen** des Verdauungskanals, die die Nahrungs- und Stuhlpassage behindern, kann durch Dilatation, Einlage von Sonden und Prothesen sowie durch die Rekanalisation von Tumoren (Laser, Argonplasmakoagulation) erfolgen. Relativ neu ist der Versuch, die gastroösophageale Refluxkrankheit endoskopisch anzugehen.

Eingriffe an den Gallenwegen und am Pankreas wie endoskopische Papillenspaltung, Gallenstein- und Pankreassteinentfernung, Behandlung von gut- und bösartigen Gangobstruktionen auch unter direkter Sicht im Gallen- oder Pankreasgang (Cholangioskopie, Pankreoskopie) sowie die innere Drainage von Pankreaspseudozysten sind weitere Einsatzgebiete. Ergänzend zum endoskopischen Zugang spielt gerade bei Eingriffen am Gallengang die PTCD (perkutane transhepatische Gallenwegsdrainage) eine wichtige Rolle.

Therapeutische Endoskopien erfordern vorbereitende Untersuchungen (Gerinnung, kardiopulmonaler Status), eine risikoadaptierte Patientenaufklärung, i. d. R. eine Sedierung sowie eine Patientenüberwachung während und nach dem Eingriff.

Eine interdisziplinäre Indikationsstellung ist im Einzelfall anzustreben.

Laparoskopische Operationen wie die laparoskopische Cholezystektomie und endoskopische Magen- und Darmoperationen sind Weiterentwicklungen der therapeutischen Endoskopie.

Endoskopische Eingriffe (oft laparoskopisch) unter chirurgischer Überwachung (z. B. intraoperative Suche eine Blutungsquelle), sowie chirurgische Interventionen mit endoskopischer Kontrolle (laparoskopische Entfernung von größeren Kolonpolypen unter endoskopisch-visueller Kontrolle) sind Beispiele für die engen endoskopisch-chirurgischen Kooperationsmöglichkeiten.

Im Folgenden werden typische endoskopische Behandlungstechniken dargestellt.

Fremdkörperentfernung

Prinzip Entfernung verschluckter oder eingeführter Fremdkörper aus dem Gastrointestinaltrakt.

Methodik
- Endoskopisches oder radiologisches Auffinden der Fremdkörper.
- Extraktion mit Schlingen, Körbchen oder Fasszangen unter endoskopischer Sicht.

Komplikationen Wandverletzungen. Die Verwendung von Schutzkappen oder Overtubes bei Bergung scharfer oder spitzer Gegenstände kann das Verletzungsrisiko senken.

Polypektomie

Prinzip Abtragung von endoskopisch erreichbaren Polypen im oberen und unteren Gastrointestinaltrakt zur Diagnostik, Krebsprophylaxe und Therapie früher Tumorstadien.

Methodik
- Nüchterner Patient und ggf. sorgfältig gereinigter Dickdarm,
- endoskopische Darstellung des Polypen (Gastroskopie, Koloskopie),
- Fassen des Polypenstiels bzw. der -basis mit einer Diathermieschlinge,
- Gewebedurchtrennung (Zuziehen der Schlinge unter gleichzeitiger Stromzufuhr und endoskopischer Sicht), „Bergen" des Polypen (s. Kap. 14.3.4).

Komplikationen Blutung, Perforation.

Mukosektomie

Prinzip Endoskopische Entfernung von Ösophagus- und Magenfrühkarzinomen.

Methodik
- Anheben des Tumors durch submuköse Flüssigkeitsinjektion oder mittels Biopsiezange bzw. Ansaugen und Abschnüren des Prozesses durch Gummiringe oder Schlingen,
- Abtragung mit einer Polypektomieschlinge (s. o.).

Komplikationen Blutung, Perforation, inkomplette Abtragung.

Injektionstherapie

Prinzip Injektion von Flüssigkeit/Gewebeklebern zur
- Blutstillung bei Ösophagus-(Fundus-)Varizen, Ulkusblutung, Angiodysplasien,
- Blutungsprophylaxe bei kleinen Angiodysplasien, Ösophagusvarizen, Polypektomie,
- Gewebedestruktion bei der Tumortherapie.

Methodik
- Blutstillung durch Injektion von Flüssigkeitsdepots um oder in ein blutendes Gefäß (Adrenalinlösung 1 : 10 000, Fibrinkleber oder 1 % Polidocanol, bei Fundusvarizen Butyl-Cyanoacrylat),
- (Rezidiv-)Blutungsprophylaxe durch Verödung von Ösophagusvarizen oder kleinen Angiodysplasien mit wiederholten para- bzw. intravasalen Injektionen von 1 % Polidocanol,
- Injektion von Polidocanol oder Alkohol zur Destruktion von Frühkarzinomen oder zur Tumormassenreduktion.

Komplikationen Blutungen, Ulzera, Ösophagusstrikturen, Perforation.

Gummibandligatur

Prinzip Ligatur von Teilen einer Ösophagus-(Fundus-)Varize zur akuten Blutstillung oder Verödung. Häufigste Anwendung: Ösophagusvarizenbehandlung und Hämorrhoidenligatur.

Methodik Ösophagoskopie:
- Ansaugen der Varize in einen an der Endoskopspitze befestigten Tubus und Abschnüren mit einem übergeworfenen Gummiring,
- zur Verödung multiple und wiederholte Ligaturen. Hämorrhoidenligatur:
- direktes Ansaugen und Abbinden der Hämorrhoiden unter proktoskopischer Sichtkontrolle.

Komplikationen Seltener als bei Injektionstherapie (Perforation, Blutung). Bei der Hämorrhoidenligatur Schmerzen, vor allem bei Fehlplatzierungen.

Dilatationsbehandlung

Prinzip Aufweitung von gut- und bösartigen Stenosen oder funktionellen Engen im Verdauungskanal, in Gallenwegen oder im Pankreasgangsystem zur Verbesserung der Nahrungs-, Sekret- oder Stuhlpassage; vor einer Lasertherapie oder Endoprotheseneinlage.

Methodik
- Sedierung, selten Narkose,
- häufig Ballondilatation oder Bougierung (z. B. Savary-Gillard) immer mit Führungsdraht unter endoskopischer bzw. radiologischer Kontrolle (Abb. 3.23).

Komplikationen Perforation, Blutung.

Endoskopische Papillotomie (EPT)

Prinzip Endoskopische Papillenspaltung mit dem Ziel der Beseitigung einer benignen Papillenstenose sowie des diagnostischen (Cholangioskopie, Pankreoskopie, gezielte Probeexzision und Zytologie) und therapeutischen Zugangs zu den Gallenwegen und zum Pankreasgang (Steinentfernung, Dilatation von Stenosen, Platzierung von Drainagekathetern und Endoprothesen).

Methodik
- Erreichbarkeit (und Intubation) der Papille ist Voraussetzung,
- Prämedikation, Duodenoskopie mit Seitblickinstrumenten,
- Papillensondierung und Kontrastmittelfüllung von Gallenwegen und Pankreasgangsystem,
- Einführung eines Papillotoms, elektrochirurgische Spaltung des Papillendaches unter endoskopischer Sicht.

Komplikationen Blutung, Pankreatitis, Cholangitis, retroduodenale Perforation. Alternative (z. B. bei Blutungsneigung): Ballondilatation der Papille.

Steinextraktion

Prinzip Entfernung von Gallengangkonkrementen (Pankreasgangsteinen), in der Regel nach Papillenspaltung, selten nach Papillendilatation oder bei ungespaltener Papille oder perkutan-transhepatisch.

Methodik
- Endoskopisch-retrograde Cholangioskopie (ERC), EPT (s. o.),
- Fassen des Steines mit einem Dormiakorb bzw. Ballonkatheter und Herausziehen aus dem Gallen-(Pankreas-)Gang (Abb. 3.24).

Einschränkung Zu große, impaktierte und über Stenosen liegende Steine erfordern zusätzliche Techniken.

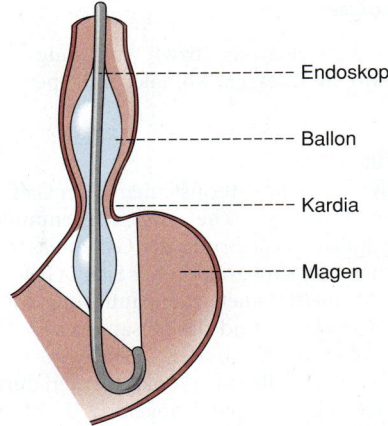

Abb. 3.23 Ballondilatation bei Achalasie. Der Ballon ist auf ein dünnkalibriges Endoskop montiert und in der Kardia positioniert. Dort wird er aufgepumpt und für 2–3 min belassen. Die Positionskontrolle ist mit dem invertierten Endoskop über die ganze Zeit möglich.

Lithotripsie

Prinzip Steinzerkleinerung zum Zweck der besseren endoskopischen Entfernbarkeit (Gallensteine, Pankreassteine)

Methodik
- Mechanische Lithotripsie: Einfangen z. B. eines Gallengangsteines mit einem endoskopisch-retrograd oder perkutan-transhepatisch eingeführten stabilen Dormia-Korb, Abstützen des Zugseils mit einer flexiblen Stahlspirale, mechanisches Zuziehen des Korbs. Elektrohydraulische und Laserlithotripsie erfordern zusätzliche Behandlungsgeräte und den endoskopisch oder radiologisch gesteuerten direkten Kontakt zwischen Stein und energieübertragender Sonde. Neuere Lasersysteme mit einem Steinerkennungssystem bedürfen nicht mehr unbedingt der direkten visuellen Kontrolle.
- Extrakorporale Stoßwellenlithotripsie (ESWL): perkutane Steinzertrümmerung mit elektrohydraulisch, elektromagnetisch oder piezoelektrisch erzeugten Stoßwellen unter sonographischer oder radiologischer (Kontrastierung über T-Drain oder nasobiliäre Sonde) Sicht.

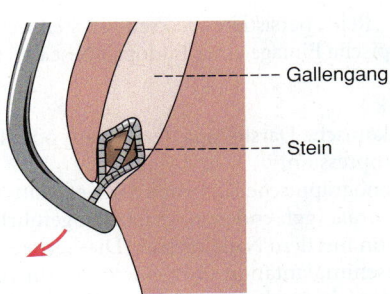

Abb. 3.24 Extraktion eines Gallengangsteins mit dem Dormia-Korb.

Lokale Litholyse

Prinzip Verkleinerung bzw. Auflösung von Gallensteinen durch direkten Kontakt mit speziellen Lösungen.

Methodik
- Litholyse von Cholesterinsteinen in der Gallenblase: perkutane transhepatische Gallenblasenpunktion oder transpapilläre Sondierung der Gallenblase unter radiologischer oder sonographischer Sicht, Gallenblasendrainage mit einem Katheter, Steinauflösung durch kontinuierliche Injektion und das Absaugen von Methyl-Tert-Butyl-Äther in bzw. aus der Gallenblase.
- Litholyse von Gallengangkonkrementen durch Einbringen wechselnder Spüllösungen (z. B. Monooctanoin, EDTA-Lösungen) über T-Drain, perkutane transhepatische Cholangiodrainage (PTCD) oder nasobiliäre Sonde.

Perkutane transhepatische Gallenwegsdrainage (PTCD)

Indikation Gallenwegsdrainage, wenn die Papille nicht erreicht oder nicht intubiert werden kann (z. B. nach manchen Operationen).

Methodik Radiologische oder sonographische Darstellung der intrahepatischen Gallenwege. Punktion eines peripher gelegenen Astes, Bougierung über einen Führungsdraht und abschließende Einlage einer Prothese mit der Spitze möglichst im Dünndarm.

Komplikationen Cholangitis und Blutung stehen im Vordergrund. Etwa zwei- bis dreimal höheres Risiko als bei der endoskopischen retrograden Drainage.

Voraussetzung für sog. Rendezvous-Eingriffe Wenn die Papille nicht intubierbar, die Papillenregion aber erreichbar ist, kann ein von außen eingeführter Draht mit dem Endoskop gefasst werden. Über diesen Draht, der nun an beiden Enden fixierbar ist, können Instrumente (z. B. Papillotom) oder Prothesen eingeführt werden.

Drainagen

Siehe Kapitel 2.5.3

Drainage von Pankreaspseudozysten

Prinzip Reife, persistierende Pseudozysten werden durch endoskopische Einlage einer Endoprothese entlastet.

Methodik
- Endoskopische Darstellung der Magen- oder Duodenalwandimpression,
- endosonographische Kontrolle der Gefäßsituation,
- transmurale (ggf. endosonographisch geführte) Zystenpunktion mit dem Nadelmesser (Diathermie),
- Prothesenimplantation über einen Führungsdraht bzw. -katheter (ein Prothesenende in der Zyste, das andere im Magen oder Duodenum).

Endoskopische Pertubation/Einlage von Endoprothesen

Prinzip Dauerhafte palliative Beseitigung von tumorbedingten Stenosen der Speiseröhre und Kardia durch endoskopisch kontrollierte Endoprotheseneinlage.

Methodik Ösophagoskopie und Überprüfung der Passierbarkeit der Stenose, evtl. Dilatation; auf ein Schubsystem geladene Metallgitterendoprothesen werden unter endoskopischer und/oder radiologischer Kontrolle durch die Stenose geschoben (Prothesenlänge abhängig von der Ausdehnung der Stenose). Nach Freisetzung entfalten sie sich selbständig auf einen Durchmesser von < 1 cm (s. Abb. 3.25a–c). Silikonbeschichtete Prothesen verschließen Fisteln und Verhindern ein Einwachsen des Tumors. Vorgefertigte Kunststoffendoprothesen finden immer seltener Anwendung (Bougierung vor der Platzierung erforderlich).

Einschränkung Nicht passierbare Stenosen, hoch sitzende Ösophagusstenosen.

Komplikationen Perforation, Blutung, Dislokation, Verschluss durch einwachsenden Tumor oder Nahrungsstücke. Reflux von Mageninhalt wenn die Kardia mit überbrückt wird.

Lasertherapie

Prinzip Nutzung der thermischen Wirkung z. B. eines Neodym-YAG-Lasers zur Blutstillung oder Gewebedestruktion.

Methodik Die Laserstrahlung wird in der Regel mit einer über den Instrumentierkanal von Endoskopen geführten und CO_2- oder wassergekühlten Glasfaser berührungsfrei oder im Kontaktverfahren an den Behandlungsort gebracht. Der Behandlungseffekt wird durch Expositionsdauer und Flächenverteilung einer vorgebbaren Laserleistung bestimmt: Blutstillung mit niedrigen Leistungen, Rekanalisierung tumorbedingter ösophagokardialer bzw. rektosigmoidaler Stenosen durch Gewebezerstörung mit hoher Leistung (60–100 W). Die Gewebedestruktion im Kontaktverfahren (nackte Faser oder Saphirspitze) erfordert niedrigere Laserleistungen.

Bei der **photodynamischen Therapie** wird nach i.v. Injektion oder oraler Gabe eine strahlensensibilisierende Substanz innerhalb von zwei bis drei Tagen im Tumorge-

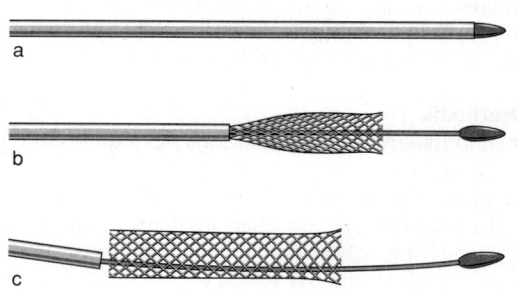

Abb. 3.25 Eine Metallendoprothese (Wallstent) wird durch eine Silikonmembran gefaltet (a), unter Sicht in die Striktur geführt und entfaltet (b und c).

webe angereichert. Mit spezifischen Laserwellenlängen kann eine selektive Tumordestruktion erreicht werden.

Komplikationen Fisteln, Perforation.

Argonplasmakoagulation

Prinzip Kontaktlose Elektrokoagulation zur Blutstillung und Gewebedestruktion.

Methodik Unter endoskopischer Sicht wird mit einer Sonde hochfrequente Energie über ionisiertes Gas (Argonplasma) auf das Gewebe übertragen (billiger als Lasertherapie).

Komplikationen Perforation.

Perkutane endoskopische Gastrostomie (PEG)

Prinzip Perkutane Einführung einer Ernährungssonde in den Magen (durch Bauch- und Magenwand) unter endoskopischer (PEG), sonographischer oder radiologischer Kontrolle bei Schluckstörungen oder Behinderung der Speisepassage im Ösophagus.

Methodik Luftfüllung des Magens, Hautdesinfektion, Lokalanästhesie, Punktion der distalen Magenvorderwand. Dann gibt es zwei Möglichkeiten:
- Vorschieben eines Fadens in den Magen unter endoskopischer Sicht, Fassen mit Biopsiezange oder Schlinge, Herausziehen aus dem Mund, Anknüpfen der Sonde, Rückzug des äußeren Sondenendes durch Magen- und Bauchwand nach außen (s. Abb. 3.26a–e),
- Vorschieben eines Führungsdrahts unter endoskopischer, sonographischer oder radiologischer Kontrolle, Dilatation und perkutane Sondenplatzierung.

Komplikationen Lokale Infektionen, Peritonitis, Blutung.

Endoskopische Therapiemaßnahmen der gastro-ösophagealen Refluxkrankheit (GERD)

Prinzip Verkleinerung des Kardialumens.

Methodik
- Mittels endoskopisch durchgeführter Nahtfixierung von Schleimhautfalten,
- Radiofrequenz-Energieapplikation, die eine lokale thermische Läsion setzt,
- durch endoskopische intramurale Platzierung kleiner Schwämme, die mechanisch das Lumen verkleinern.

Resultate Bezüglich der Langzeitergebnisse und möglicher Komplikationen sind größere Studienergebnisse abzuwarten.

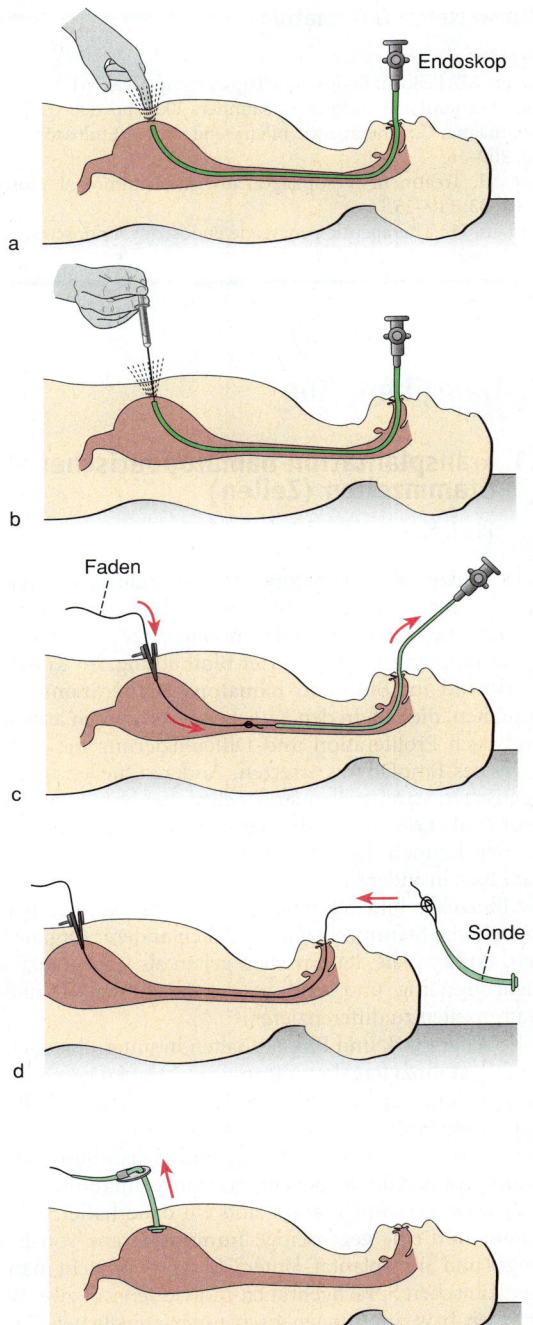

Abb. 3.26 Perkutane endoskopische Gastrostomie (PEG). Überprüfung (a) und Lokalanästhesie (b) der Punktionsstelle. Perkutanes Vorschieben des Fadens, Erfassen mit der Biopsiezange und orale Extraktion zusammen mit dem Endoskop (c). Externe Befestigung der Ernährungssonde am Führungsfaden (d) und gastrokutane Extraktion durch Zug am Führungsfaden nach außen (e).

3.8.3 Pulmologische Endoskopie

Die in der Pneumologie bedeutsamen endoskopischen Verfahren finden sich in Kapitel 8.2.

Zur weiteren Information

Literatur

Classen, M., P. Born: Endoscopic Papillotomy. Sivak, M. V. Jr. (ed.): Gastroenterologic Endoscopy. Saunders 2000, pp. 890–915.
Costamagna, G.: Therapeutic biliary endoscopy. Endoscopy 2000; 32: 209–16.
Inoue, H.: Treatment of esophageal and gastric tumors. Endoscopy 2001; 33: 119–25.
Neuhaus, H.: Therapeutic pancreatic endoscopy. Endoscopy 2000; 32: 217–25.
Seifert, H., C. Dietrich, T. Schmitt, W. Caspary, T. Wehrmann: Endoscopic ultrasound-guided one-step transmural drainage of cystic abdominal lesions with a large-channel echo endoscope. Endoscopy 2000; 32: 255–59.
Soehendra, N., K. F. Binmoeller, H. Seifert, H. W. Schreiber.: Praxis der therapeutischen Endoskopie. Thieme, Stuttgart–New York 1977.
Wolfsen, H. C.: Photodynamic Therapy in gastroenterology: current status in the year 2000. Endoscopy 2000; 32: 715–9.

3.9 Transplantation

3.9.1 Transplantation hämatopoetischer Stammzellen (Zellen)

H.-J. Kolb

Das Prinzip der hämatopoetischen Zelltransplantation (HZT) besteht in der Transfusion einer Suspension gesunder Knochenmarkzellen oder mobilisierter Blutstammzellen in Empfänger mit gestörter Blutbildung. Im Knochenmark und im Blut sind **hämatopoetische Stammzellen** enthalten, die sich in den Knochenmarkräumen ansiedeln und nach Proliferation und Differenzierung die Blutbildung des Empfängers ersetzen. Andere Quellen hämatopoetischer Stammzellen sind Zellen aus Nabelschnurblut oder fetale Leberzellen, die zur Transplantation verwendet werden können. In jüngster Zeit mehren sich Hinweise, dass auch in anderen Organen Stammzellen zu finden sind, die Blutzellen bilden können. Andererseits können hämatopoetische Stammzellen auch Zellen anderer Organe bilden. Embryonale Stammzellen gelten als unbegrenzt vermehrungsfähig und sind in der Lage, sich in andere Stammzellen zu differenzieren.

Knochenmark und Blut enthalten in unterschiedlichem Maß **Lymphozyten,** die zu Immunreaktionen gegen Organe des immungenetisch fremden Empfängers befähigt sind. Diese Reaktion wird Graft-versus-Host-(GvH)Reaktion genannt; ihre Vermeidung und Behandlung ist ein Hauptproblem der Knochenmarktransplantation.

Ziele der Transplantation sind ein dauerhafter **Chimärismus** und eine gegenseitige **Immuntoleranz** von Empfänger und Transplantat. Unter Chimären versteht man im medizinischen Sprachgebrauch Individuen mit zwei Blutgruppen bzw. immungenetisch unterschiedlichen hämatopoetischen Systemen. Angeborener Chimärismus mit Immuntoleranz kann bei dizygoten Zwillingen durch intrauterinen Austausch hämatopoetischer Stammzellen über Verbindungen ihrer Plazentarkreisläufe entstehen. Durch Stammzelltransplantation wird ein vollständiger Chimärismus angestrebt. Überleben hämatopoetische Stammzellen des Empfängers, entsteht ein gemischter Chimärismus. Bei Anwachsen nur einer Zellreihe, z. B. T-Lymphozyten, spricht man von gespaltenem Chimärismus („Split Chimerism").

Im Gegensatz zur Organtransplantation kann nach Stammzelltransplantation die immunsuppressive Therapie in der Regel nach einigen Monaten abgesetzt werden. Es entsteht eine Immuntoleranz, die zunächst durch Suppression von Graft-versus-Host- und Host-versus-Graft-Reaktion in allen Organen (periphere Toleranz), später durch Neogenese von Spender-T-Lymphozyten im Thymus des Patienten (zentrale Toleranz) mit der Übernahme der immunologischen Funktionen durch T-Lymphozyten des Transplantats verbunden ist. Nach der Thymuspassage erkennen diese den Empfänger als „selbst" und wehren Infektionen, vor allem Virusinfektionen und Infektionen mit anderen intrazellulären Erregern, als fremd ab. Da Chimärismus mit der Übertragung des Immunsystems des Spenders einhergeht, werden auch andere Organe des Knochenmarkspenders ohne weitere Immunsuppression toleriert. Von dieser Möglichkeit wird bislang noch wenig Gebrauch gemacht, da das Risiko der Graft-versus-Host-Reaktion noch zu groß ist.

Spenderauswahl

Unter allogener Transplantation versteht man die Transplantation von einem immungenetisch fremden Spender, unter syngener Transplantation die von einem immungenetisch identischen Zwillingsgeschwister und unter autologer Transplantation die Reinfusion von eigenen, während einer Remission entnommenen Blutstammzellen oder Knochenmark (s. Tab. 3.24).

Mit Ausnahme von eineiigen Zwillingsgeschwistern sind HLA-identische Geschwister als Spender am besten geeignet. Die genetische Identität der HLA-Region, die auf dem kurzen Arm des Chromosoms 6 lokalisiert ist, ergibt sich aus der HLA-Typisierung der Familie. Die HLA-D-Region wird heute in der Regel auf der DNA-Ebene mit Oligonukleotiden typisiert, während die Antigene der HLA-A-, -B- und -C-Region noch überwiegend serologisch bestimmt werden. In der Familie kann ein Spender mit Hilfe der Vererbung der Merkmale eindeutig als HLA-identisch definiert werden. Bei unverwandten Spendern ergeben hochauflösende DNA-Typisierungen oft Differenzen. Für den Transplantationserfolg dürften aber nicht alle Differenzen von Bedeutung sein.

Außer den HLA-Antigenen gibt es Histokompatibilitätsantigene, die nicht von der HLA-Region, sondern von anderen Genregionen kodiert werden. Minor-Histokompatibilitätsantigene sind immunogene Peptide intrazellulärer Proteine, die von HLA-Antigenen präsentiert werden (HLA-Restriktion). Sie lassen sich nicht serologisch, sondern nur mit Hilfe immunisierter T-Zellen (T-Zell-Klone) bestimmen. Daher ist die Testung von Minor-Antigenen aufwendig und bisher nicht routinemäßig möglich. Eineiige Zwillingsgeschwister sind auch für Minor-Histokompatibilitätsantigene identisch. Unterschiede in Minor-Antigenen sind vermutlich für GvH-Reaktionen nach Transplantation von HLA-identischen Geschwistern verantwortlich.

Findet sich bei den Geschwistern kein HLA-identischer Spender, sollte im weiteren Kreis der Familie und in Spenderkarteien nach einem Spender gesucht werden. Die Wahrscheinlichkeit, im erweiterten Familienkreis oder unter nicht verwandten Personen einen passenden Spender zu finden, hängt von der Häufigkeit des HLA-Typs des Patienten ab. Bei Patienten mit einem häufigen und einem seltenen Haplotyp lohnt sich die erweiterte Familiensuche. Unter Familienmitgliedern mit dem gleichen seltenen Haplotyp findet sich nicht selten ein Spender, der zufällig den häufigen Haplotyp mit dem Patienten gemeinsam hat. Insgesamt sind heute weltweit mehr als 7,5 Mio. freiwillige Spender registriert.

> **!** Die Wahrscheinlichkeit, einen HLA-kompatiblen Spender in dieser Kartei zu finden, liegt heute bei etwa 70 %.

Falls unter diesen kein passender Spender vorhanden ist, kann auch durch neue Aktionen kaum ein passender Spender mehr gefunden werden, es sei denn, der Patient gehört einer ethnischen Minorität an.

Die Überlebenschancen von Leukämiepatienten sind nach Transplantaten von Spendern, die nicht HLA-identische Geschwister sind, nicht unbedingt schlechter, solange Spender und Patient phänotypisch HLA-identisch sind oder sich nur in einem HLA-Antigen unterscheiden. Mit heftigeren GvH-Reaktionen und verzögertem Angehen des Transplantats muss jedoch gerechnet werden. Bei Unterschieden in zwei oder drei Antigenen sind die immunologischen Komplikationen der Transplantation oft nicht mehr beherrschbar, neuere Methoden der Transplantation lassen bei bestimmten Krankheiten die HLA-haploiden-

Tab. 3.24 Spenderauswahl bei hämatopoetischer Stammzelltransplantation.

Syngene Transplantation	Allogene Transplantation (immungenetisch fremd)	Autologe Transplantation
Eineiiges Zwillingsgeschwister als Spender	HLA-identische Geschwister HLA-haploidentisches Familienmitglied: ■ Phänotypisch HLA-identisch ■ Mit Unterschieden in einem HLA-Haplotyp in Richtung der Abstoßung oder der GvH-Reaktion (in einem HLA-Antigen, A, B oder D; in zwei oder drei HLA-Antigenen Unverwandter, HLA-identischer Spender	Entnahme eigenen Knochenmarks oder eigener Blutstammzellen während der Remission und Reinfusion nach myelosuppressiver Vorbehandlung

Tab. 3.25 Indikationen zur hämatopoetischen Stammzelltransplantation.

Transplantationsart	Angeborene Krankheiten	Erworbene Krankheiten
Allogen	■ Schwerer kombinierter Immundefekt (SCID) ■ Wiskott-Aldrich Syndrom ■ Thalassaemia major ■ Fanconi-Anämie, Chediak-Higashi-Syndrom, Diamond-Blackfan-Syndrom ■ Osteopetrosis ■ Speicherkrankheiten: Morbus Gaucher, Mukopolysaccharidose, metachromatische Leukodystrophie, Lesch-Nyhan-Syndrom u.a.	■ Schwere aplastische Anämie (Neutrophile < 0,5 G/l, Thrombozyten < 20 G/l, Retikulozyten < 20 G/l, Knochenmark hypo- oder aplastisch) ■ Akute lymphatische oder undifferenzierte Leukämie: beim Erwachsenen in erster Remission nur bei besonderen Risikofaktoren für Rezidiv, sonst in zweiter oder späterer Remission oder im Rezidiv; bei Kindern nur in zweiter oder späterer Remission oder im Rezidiv ■ Chronische myeloische Leukämie: in chronischer Phase, in akzelerierter Phase, zweiter chronischer Phase und in transformierter Phase
Allogen und autolog (Allogen)		■ Akute myeloische Leukämie: in erster Remission und in späteren Stadien ■ Lymphome hoher Malignität: in erster Remission nur bei besonderen Risikofaktoren wie verzögertem Ansprechen auf Chemotherapie oder „Bulky Disease" in partieller Remission; in zweiter oder späterer Remission ■ Solide, nichthämatologische Tumoren: Neuroblastom, Ewing-Sarkom, kleinzelliges Bronchialkarzinom, malignes Teratom, Melanom, Glioblastom, Mammakarzinom u.a.
Autolog		■ Hodgkin-Lymphom: nur nach Frührezidiven oder bei partieller Remission

tische Transplantation jedoch sinnvoll erscheinen. Bei Patienten mit aplastischer Anämie sind die Ergebnisse der HLA-inkompatiblen im Vergleich zur HLA-identischen Knochenmarktransplantation deutlich schlechter.

Indikation

Eine Indikation zur Stammzelltransplantation besteht grundsätzlich bei **Krankheiten,** bei denen hämatopoetische Stammzellen erkrankt sind oder im Verlauf einer zytostatischen Chemotherapie oder Bestrahlung geschädigt werden. Eine Stammzelltransplantation kann auch als Vorbereitung zur Immuntherapie von anderen Erkrankungen, wie maligne Tumoren und Autoimmunkrankheiten, eingesetzt werden. Das relativ hohe Risiko einer Transplantation muss gegen das Risiko der Krankheit abgewogen werden. Jüngere Patienten haben ein geringeres Transplantationsrisiko als ältere. Im Allgemeinen scheinen die Risiken einer Transplantation von HLA-identischen Geschwistern bei Patienten im **Alter** bis zu 65 Jahren, von anderen Familienmitgliedern oder nicht verwandten Spendern bei Patienten im Alter bis zu 55 Jahren vertretbar. Autologe Transplantationen und Transplantationen von eineiigen Zwillingsgeschwistern werden allgemein bis zum Alter von 70 Jahren durchgeführt.

Zu den bewährten Indikationen **allogener Transplantation** zählen der schwere angeborene Immundefekt (SCID = Severe Combined Immunodeficiency), die schwere aplastische Anämie, die chronische myeloische Leukämie, **rezidivierte Lymphome,** besonders die **chronische lymphatische Leukämie** und Lymphome mit Knochenmarkbefall, das **multiple Myelom** und akute Leukämien (dies sind Standardindikationen). Bei akuter Leukämie und chronischer myeloischer Leukämie sollte die Transplantation möglichst früh, in erster Remission bzw. in chronischer Phase, durchgeführt werden. Ausnahmen sind besonders günstige Formen akuter Leukämien wie die akute lymphatische Leukämie des Kindesalters und des Erwachsenen ohne besonderes Rezidivrisiko sowie die Promyelozytenleukämie mit der typischen Translokation t(15;17). Deren Behandlungsergebnisse sind auch ohne Transplantation so gut, dass das Risiko einer Transplantation in erster Remission nicht vertretbar erscheint (s. Tab. 3.25). Weitere angeborene Krankheiten mit gesicherter Indikation sind Wiskott-Aldrich-Syndrom, Fanconi-Anämie, schwere Formen der Thalassämie und Osteopetrosis, deutliche Besserungen wurden bei Speicherkrankheiten beobachtet.

Die autologe Transplantation ist bei Früh- oder Mehrfachrezidiv des Morbus Hodgkin, Lymphomen ohne Knochenmarkbefall und akuter Leukämie in erster bzw. zweiter Remission indiziert. Sie befindet sich bei zahlreichen anderen Erkrankungen in Erprobung.

Die Erfolge der Transplantation hängen auch vom richtigen Zeitpunkt und vom Stadium der Erkrankung ab. Bei schwerer aplastischer Anämie kann mit dem Überleben von etwa 80 % der Patienten gerechnet werden, wenn die Transplantation früh durchgeführt wird. Zahlreiche Bluttransfusionen vor der Transplantation verschlechtern die Ergebnisse.

Bei Leukämie liegt die rezidivfreie Überlebensrate zwischen 40 und 70 % nach Transplantation in einem frühen Stadium (erste Remission oder chronische Phase), zwischen 20 und 40 % in einem mittleren Stadium (zweite Remission oder akzelerierte Phase) und zwischen 5 und 30 % in fortgeschritteneren Stadien (s. Abb. 3.27). Bei chronischer myeloischer Leukämie (CML) ist die Transplantation bei chronischer Phase im ersten Jahr deutlich günstiger (s. Abb. 3.29).

Bei Leukämien und Lymphomen, die auf Chemotherapie nicht mehr ansprechen, sind schwere Komplikationen häufig und Remissionen oft nicht dauerhaft. Dennoch kann bei einem nicht geringen Anteil der Patienten eine anhaltende Remission erreicht werden. Die transplantationsbedingte Morbidität und Mortalität steigen mit jedem weiteren Versuch, durch Chemotherapie eine Remission zu erzwingen. Myelodysplastische Syndrome können mit Transplantation gut behandelt werden, solange sie nicht in ein rasch progredientes leukämisches Stadium übergehen.

Durchführung der Transplantation

Vorbehandlung des Patienten – „Mini-Transplantation"

Eine Vorbehandlung (Konditionierung) des Patienten hatte ursprünglich zum Ziel, gleichzeitig die Leukämie oder eine andere Krankheit auszuschalten, die Immunabwehr des Patienten zu unterdrücken und Raum für die übertragenen Stammzellen zu schaffen. Bei der aplastischen Anämie wird eine intensive Immunsuppression zur Vorbehandlung benötigt, da Autoimmunprozesse als Ursache vermutet werden und die Patienten durch Bluttransfusionen gegen das Transplantat immunisiert sein können. Die Gefahr der Abstoßung ist besonders groß bei Transplantaten von nicht verwandten Spendern. Zur Vorbehandlung wird meist eine Kombination von Cyclosphosphamid und Antithymozytenglobulin verwendet. Die Bestrahlung der Lymphknoten vermindert die Abstoßungsrate, erhöht aber gleichzeitig die Gefahr chronischer GvH-Reaktionen.

Selbst bei Säuglingen mit schwerem kombiniertem Immundefekt hat sich gezeigt, dass eine Vorbehandlung günstig sein kann. Eine Abstoßung des Transplantates ist aufgrund des Immundefektes nicht möglich, es kommt aber meist nur zu einem Anwachsen der T-Zellen, die nach Jahren wieder verschwinden können. Nach einer Busulfan-

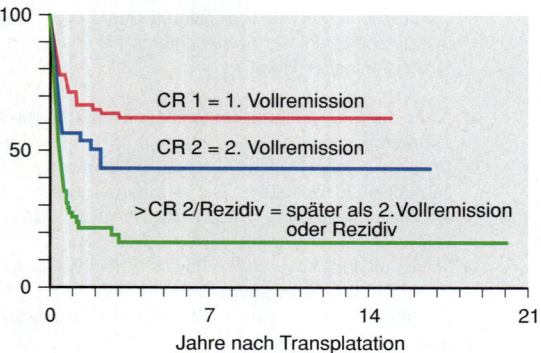

Abb. 3.27 Leukämiefreies Überleben nach HLA-identischer Transplantation bei akuter myeloischer Leukämie (AML) in unterschiedlichen Krankheitsstadien. 1) 1. Vollremission; 2) 2. Vollremission; 3) später als 2. Vollremission oder Rezidiv.

Vorbehandlung sind auch B-Zellen vom Spender nachweisbar, und der Chimärismus bleibt bestehen.

Bei Leukämie, Lymphom oder Myelom wird Cyclophosphamid mit Ganzkörperbestrahlung, Busulfan oder Melphalan in hoher Dosierung kombiniert. Diese Behandlung ist stammzelltoxisch und verhindert die Erholung der Hämatopoese auf längere Zeit. In vergleichenden Studien war keine Vorbehandlung der anderen überlegen. Insbesondere die Rückfallrate war bei vertretbarer Toxizität der Vorbehandlung nicht unterschiedlich. Keine der Vorbehandlungsformen kann die Leukämie bei der Mehrzahl der Patienten ausschalten. Hingegen konnte gezeigt werden, dass die Transfusion von Spenderlymphozyten nach der Transplantation anhaltende Remissionen herbeiführen kann.

Die Möglichkeit einer späteren **Immuntherapie mit Spenderlymphozyten** hat Studien zur dosisreduzierten Vorbehandlung angeregt. Zum Angehen HLA-identischer Transplantate genügt die Vorbehandlung mit nur 2 Gy Ganzkörperbestrahlung und Fludarabin, einem stark immunsuppressiven purinanalogen Chemotherapeutikum. Die mildere Vorbehandlung gestattet die Transplantation älterer Patienten und Patienten mit Begleiterkrankungen, die die normale Vorbehandlung nicht gut toleriert hätten, machbarer. Der Begriff „Mini-Transplantation" ist dennoch irreführend, da alle transplantationsspezifischen Komplikationen auftauchen. Über Langzeitergebnisse kann bisher nichts berichtet werden.

Stammzellen

Stammzelltransplantation Nach Abschluss der Vorbehandlung erfolgt die eigentliche Transplantation. In den meisten Transplantationszentren hat die Verwendung von Blutstammzellen die von Knochenmark verdrängt. Die Blutstammzelltransplantation besteht in der Transfusion von Blutleukozytenpräparaten nach einer Stimulation des Spenders mit Granulocyte-Colony Stimulating Factor (G-CSF) für vier bis fünf Tage. Unter dieser Behandlung werden Stammzellen aus dem Knochenmark in das Blut mobilisiert. Stammzellen sind in einer Population von CD34-positiven Zellen enthalten, die nach vier bis sechs Tagen im Blut ansteigen. Für den Spender ist es von Vorteil, keine Narkose zu benötigen. Nebenwirkungen von G-CSF können Gelenkschmerzen und Milzschwellung sein.

Knochenmarktransplantation Bei der klassischen Knochenmarktransplantation werden etwa 1 000 ml Knochenmark in Vollnarkose vom Beckenkamm aspiriert, gefiltert und dem Patienten intravenös transfundiert. Für den Spender ist das Risiko der Knochenmarkspende gering. Es besteht in der Vollnarkose und dem Blutverlust, der aber durch zuvor angelegte Eigenblutkonserven ausgeglichen werden kann. Bei Blutgruppenunverträglichkeit werden Erythrozyten und Plasma mit Hilfe eines Zellseparators oder der Dichtegradientensedimentation abgetrennt. Bei dem Patienten muss auf eine gute Diurese und die Alkalisierung des Urins geachtet werden, um eine Schädigung der Niere durch freies Hämoglobin zu vermeiden.

Bei der **autologen Transplantation** besteht der größte Vorteil der Verwendung peripherer Blutstammzellen in der Möglichkeit zur wiederholten Gewinnung. Der Gehalt hämatopoetischer Stammzellen im peripheren Blut kann in der Erholungsphase nach Chemotherapie, vor allem nach Cyclophosphamidtherapie, beträchtlich erhöht sein. Vermutlich werden in der Erholungsphase hämatopoetische Vorläuferzellen mobilisiert, d.h. in das Blut ausgeschwemmt. Die Mobilisierung kann durch die Behandlung mit hämatopoetischen Wachstumsfaktoren, GM-CSF, G-CSF, IL-3, noch verstärkt werden, so dass gute Ausbeuten peripherer Blutstammzellen gewonnen werden können. Der wiederholte Einsatz von Blutstammzellen und Wachstumsfaktoren ermöglicht eine erheblich intensivierte Chemotherapie.

Bei der **allogenen Transplantation** liegt der Vorteil der Blutstammzelltransplantation gegenüber der Knochenmarktransplantation für den Patienten vor allem in der rascheren Erholung des Blutbildes. Bei Patienten in fortgeschrittenen Krankheitsstadien war in einer Studie mit Blutstammzelltransplantationen ein klarer Überlebensvorteil gegenüber Knochenmarktransplantationen nachweisbar. Überraschenderweise ist die Transplantation von Blutstammzellen gesunder Spender trotz des hohen Anteils an T-Lymphozyten ohne erhöhtes Risiko einer schweren akuten GvH-Reaktion möglich. Ein erhöhtes Risiko chronischer GvH-Reaktionen wird jedoch diskutiert.

Das **Nabelschnurblut** ist reich an hämatopoetischen Stammzellen, die sich zur Transplantation eignen. Nach der Trennung des plazentaren Kreislaufs vom neugeborenen Kind können etwa 100 ml Restblut aus der Plazenta gewonnen werden. Diese Menge reicht in der Regel zur Transplantation eines Patienten mit einem Gewicht bis zu 50 kg aus. Nabelschnurzellen Neugeborener sind immunologisch weniger aggressiv, GvH-Reaktionen sind schwächer, Unterschiede in einem oder zwei Antigenen erscheinen akzeptabel. Banken mit Nabelschnurzellen werden vielerorts bereits angelegt, so dass bald eine Versorgung einer größeren Anzahl von Patienten mit Nabelschnurzellen möglich scheint.

Die Gefrierung (**Kryokonservierung**) von Knochenmark zur autologen Transplantation geschieht unter Zusatz von 10%igem DMSO (Dimethylsulfoxid) als Gefrierschutzmittel und einer kontrollierten Gefrierrate von 1 °C/min. Es kann ohne Vitalitätsverlust in Flüssigstickstoff bei −196 °C aufbewahrt werden. Zur Transplantation wird das Knochenmark im Wasserbad rasch aufgetaut und ohne weitere Separationsschritte infundiert.

Zum Blutbildverlauf nach allogener Knochenmarktransplantation siehe Abbildung 3.28.

Graft-versus-Host-Krankheit

Die GvH-Krankheit wird durch eine Immunreaktion des Transplantats gegen fremde Histokompatibilitätsantigene des Empfängers verursacht (GvH-Reaktion). Meist sind Haut, Leber und Darm betroffen (s. Tab. 3.26). Zur **Vorbeugung** der GvH-Reaktion wird nach Transplantation immunsuppressiv z.B. mit Ciclosporin A, Methotrexat, Tacrolimus, Mycophenolatmofetil behandelt. Dennoch tritt bei etwa 30–50 % der HLA-identisch transplantierten Patienten eine behandlungsbedürftige GvH-Krankheit auf, die bei 10–20 % lebensbedrohlich werden kann. Bei Patienten, die als Spender nicht HLA-identische Geschwister haben, tritt die GvH-Krankheit häufiger und früher auf. Die beste Möglichkeit zur Vermeidung der GvH-Reaktion

Prinzipien der internistischen Therapie

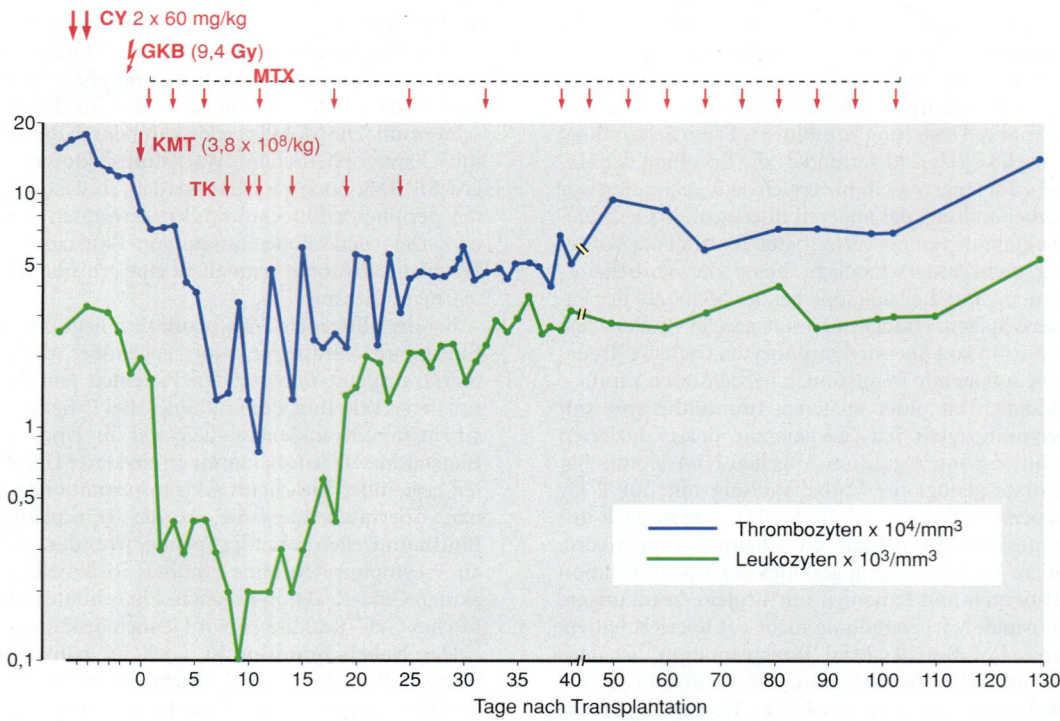

Abb. 3.28 Blutbildverlauf nach allogener Knochenmarktransplantation wegen akuter lymphoblastischer Leukämie in erster Remission. **CY** Cyclophosphamid; **GKB** Ganzkörperbestrahlung; **MTX** Methotrexat; **KMT** Knochenmarktransplantation; **TK** Thrombozytenkonzentrat.

besteht in der Entfernung von T-Lymphozyten aus dem Knochenmark vor der Transplantation. Zahlreiche Methoden zur Abtrennung oder Inaktivierung von T-Lymphozyten wurden entwickelt, die deren besondere Dichte, deren Agglutination durch Lektine oder monoklonale Antikörper gegen spezifische Antigene der T-Lymphozyten verwenden. Allerdings stieg mit der Entfernung der T-Zellen aus dem Transplantat die Häufigkeit von Transplantatabstoßungen und Leukämierezidiven. Offensichtlich sind T-Lymphozyten für die Ausschaltung restlicher Empfängerlymphozyten und Leukämiezellen von Bedeutung (sog. Graft-versus-Leukämie-Effekt).

Eine andere Möglichkeit zur **GvH-Prophylaxe** besteht in der Verhinderung einer vermehrten Aktivierung von T-Lymphozyten des Transplantats durch den Empfänger. Während der Vorbehandlung mit Bestrahlung und Cyclophosphamid werden proinflammatorische Zytokine aus aktivierten Makrophagen freigesetzt, vor allem Tumor-Nekrose-Faktor α (TNFα), der T-Zellen stark stimuliert. Patienten, die TNFα unter der Vorbehandlung in erhöhtem Maß freisetzen, entwickeln häufig eine GvH-Krankheit und andere Komplikationen. Die Aktivierung von Makrophagen kann z. B. durch die Aufnahme von Endotoxin aus der Darmflora unter der Vorbehandlung erfolgen. Bei keimfreien Tieren tritt eine GvH-Krankheit seltener auf und verläuft milder. Beim Patienten kann zwar ein keimfreier Zustand kaum erreicht werden, die mikrobielle Dekontamination des Darms beeinflusst jedoch die GvH-Krankheit und das Überleben günstig.

Zur **Behandlung der akuten GvH-Krankheit** wird meist Prednisolon verwendet, bei Versagen kommen Antithymozytenglobulin oder monoklonale Antikörper (Anti-IL-2-Rezeptor) gegen T-Zellen oder TNFα (löslicher Rezeptor, TNF-Antikörper) zum Einsatz.

Die **chronische GvH-Krankheit**, die häufig aus einer akuten hervorgeht, zeigt sich in Haut- und Schleimhautveränderungen wie Lichen ruber planus, der zu einer Sklerodermie fortschreitet, und einem Sicca-Syndrom, lupoider Hepatitis, rezidivierenden Durchfällen und chronischen Lungengerüsterkrankungen. Sie tritt bei etwa einem Drittel der Patienten auf und ist in der Regel gut mit Prednisolon und Ciclosporin A behandelbar. Sie kann völlig ausheilen oder in ihrer Aktivität wechseln. Patienten mit chronischer GvH-Krankheit haben einen persistierenden Immundefekt und ein hohes Risiko für opportunistische Infektionen. Besonders häufig entwickeln sie eine Zoster-Infektion und Infektionen mit grampositiven Bakterien. Pneumokokkenpneumonien können schnell lebensbedrohlich werden. Sie benötigen eine prophylaktische Behandlung mit Penicillin.

Erholung des Immunsystems und Infektionen

In den ersten zwei bis drei Wochen nach Transplantation besteht eine **schwere Neutropenie,** während der der Patient durch Infektionen mit Bakterien und Pilzen gefährdet ist. Der Patient sollte durch Isolation im Einzelzimmer oder in einer speziellen Einheit vor der Übertragung von Infektionen von außen geschützt sein. Haut- und Schleimhautpflege, vor allem an Kathetereintrittsstellen, und eine sorgfältige antimikrobielle Dekontamination schützen ihn vor Infektionen mit Erregern, die er mit sich bringt. In den ersten vier bis fünf Monaten ist die immunologische Reaktionsfähigkeit transplantierter Patienten stark eingeschränkt, unabhängig davon, ob sie allogen, syngen oder autolog transplantiert wurden. Bei schwerer **akuter GvH-Krankheit** und intensiver immunsuppressiver Therapie besteht ein hohes Risiko für systemische Pilzinfektionen. Im Anschluss an die akute GvH-Krankheit entwickeln sich nicht selten interstitielle Pneumonien mit Zytomegalieviren oder Pneumocystis carinii. Pneumocystis-Pneumonien können durch die prophylaktische Gabe von Co-trimoxazol verhindert werden, Möglichkeiten zur Prophylaxe von Zytomegalie-Pneumonien bietet die Behandlung mit Ganciclovir bei Nachweis einer Virämie. Entscheidend ist die frühzeitige Diagnosestellung. Die Gefahr einer Übertragung von Zytomegalieviren durch Blut oder Blutprodukte kann durch Auswahl seronegativer Spender verringert werden.

Die **Erholung der T-Lymphozyten** kann mit der Bestimmung des TREC (T-Cell Receptor Excision Cycle) und der immunphänotypisch unreifen T-Zellen (CD45RA) gemessen werden. Beide Merkmale weisen auf T-Zellen hin, die den Thymus erst kürzlich verlassen haben. Die Spiegel naiver T-Zellen zeigen erst nach Jahren eine Normalisierung, die altersabhängig ist. Es kann zu einer vollständigen Erholung des Immunsystems kommen, solange keine chronische GvH-Krankheit besteht.

Bei **chronischer GvH-Krankheit** bieten u.U. rezidivierende sinubronchiale Infektionen Probleme. Es kann ein „Aspleniesyndrom" mit Defekten in Immunglobulinsubklassen und Abwehrschwäche gegen grampositive Erreger, besonders Pneumokokken, bestehen.

Autologe Knochenmarktransplantation (KMT)

Die Möglichkeit, das eigene Knochenmark zur Transplantation nach einer intensiven Chemotherapie und Ganzkörperbestrahlung zu verwenden, bietet sich bei akuten Leukämien und Lymphomen. Voraussetzung für die autologe Transplantation bei akuter Leukämie ist eine Vollremission, bei Lymphomen ein Ansprechen auf die Chemotherapie und die Abwesenheit eines Knochenmarkbefalls. Auch bei soliden nichthämatologischen Tumoren kann eine intensive Chemotherapie unter dem Schutz einer nachfolgenden autologen Knochenmarkinfusion gegeben werden, wenn das Knochenmark nicht befallen ist.

Bei akuter Leukämie in zweiter Remission ist die Überlegenheit autologer KMT gegenüber Chemotherapie eindeutig, die Ergebnisse sind z.T. nicht schlechter als nach allogener KMT. Bei malignen Lymphomen sind die Erfahrungen mit der autologen KMT bereits größer als mit der allogenen KMT. Bei Patienten mit Non-Hodgkin-Lymphom, das nach einem Rezidiv auf Chemotherapie noch anspricht, kann in etwa 40 % der Fälle mit einer anhaltenden Remission gerechnet werden (s. Abb. 3.29). Ein zentrales Problem der autologen KMT ist die Kontamination des Knochenmarks mit restlichen Leukämie- oder Lymphomzellen, die einer mikroskopischen Beurteilung entgehen. Verschiedene Methoden zum Nachweis residueller Leukämiezellen werden derzeit erprobt. Viele Transplantationsgruppen versuchen daher, das Knochenmark nach der Entnahme zu behandeln, um restliche maligne Zellen zu entfernen (sog. Purging). Die gebräuchlichsten Methoden sind die Behandlung mit den Cyclophosphamidderivaten Mafosfamid oder 4-Hydroxy-Cyclophosphamid und die Behandlung mit monoklonalen Antikörpern. Bislang konnte aber kein Nachweis für den Vorteil einer Knochenmarkbehandlung erbracht werden.

Tab. 3.26 Symptome der Graft-versus-Host-Krankheit (GvHK).

Lokalisation	Akute GvHK	Chronische GvHK
Haut	Erythem, trockene Desquamation, feuchte Desquamation, exfoliative Dermatitis, bullöse Dermatitis (Lyell-Syndrom)	Lichen ruber planus, Sklerodermie, Ulzerationen
Schleimhaut	Erythem	Sicca-Syndrom, Lichenifizierung, Fibrosierung, Bildung von Septen
Leber	Entzündliche Veränderungen und Zerstörung der Gallengänge Cholestase mit Erhöhung von Bilirubin, alkalischer Phosphatase, γ-GT Hepatitis mit Erhöhung der Transaminasen	Chronische Triaditis, Abnahme der Gallengänge, Fibrose, biliäre Zirrhose (selten)
Darm	Durchfälle schleimig, wässrig, blutig	Rezidivierende Durchfälle, Fibrosierung
Hämatopoese	Thrombopenie Leukopenie Anämie	Lymphopenie Eosinophilie Hypo- oder Hypergammaglobulinämie
Allgemeinsymptome	Fieber, Gewichtsverlust	Rezidivierendes Fieber, Gewichtsverlust

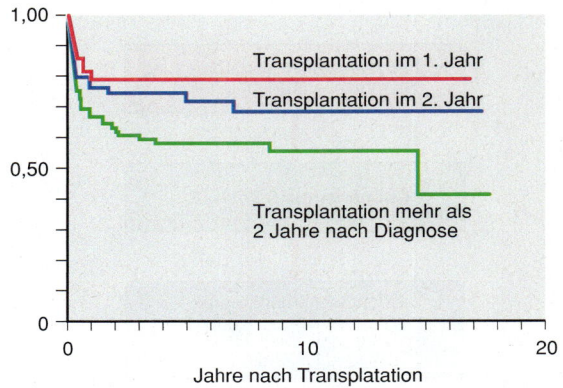

Abb. 3.29 Bedeutung der frühzeitigen Transplantation bei CML.

Prinzipien der internistischen Therapie

Adoptive Immuntherapie mit Spenderzellen – Graft-versus-Leukämie-Reaktion?

Die geringere Rezidivrate nach allogener Transplantation im Vergleich zu autologer Transplantation kann auf einen Graft-versus-Leukämie-Effekt zurückgeführt werden. Dabei muss es nicht immer zu einer GvH-Krankheit kommen. Die Wirkungsweise ist bisher nicht völlig geklärt.

Den überzeugenden Beweis für eine Graft-versus-Leukämie-Reaktion erbrachte die Transfusion von Spenderlymphozyten bei Patienten mit Rezidiv einer chronischen myeloischen Leukämie nach Transplantation. Bis zu 80 % der Patienten sprachen auf die Spenderlymphozyten mit einer Vollremission an, solange sie noch Chimären waren. Auch Patienten mit multiplem Myelom und akuter myeloischer Leukämie sprachen auf die Therapie mit Lymphozyten an, wobei die gleichzeitige Behandlung mit GM-CSF (Granulocyte-Macrophage Colony Stimulating Factor) den Effekt verstärkte. Selbst bei Nierenzellkarzinomen wurden Erfolge mit der allogenen Transplantation berichtet; Metastasen verschwanden mit dem Entstehen eines vollständigen T-Zell-Chimärismus.

Neue Ansätze – Ausblick

Der Erfolg der adoptiven Immuntherapie bei Chimären mit Spenderlymphozyten hat eine umfassende Prüfung angeregt, welche Krankheiten auf allogene Lymphozyten ansprechen. Neben der chronischen myeloischen Leukämie sind vor allem andere langsam wachsende Malignome der Hämatopoese für diese Form der **adoptiven Immuntherapie** empfindlich: multiple Myelome, niedrigmaligne Lymphome, chronische lymphatische Leukämie, aber auch akute myeloische Leukämie und myelodysplastische Syndrome. Selbst bei nichthämatologischen Tumoren sind Erfolge berichtet worden: Nierenzell-, Mamma- und Kolonkarzinom.

Bei rasch wachsenden Malignomen empfiehlt sich eine Immunisierung, um ein frühes Wachstum zu verhindern. Bei immunisierten T-Zellen lassen sich **Suizidgene** transduzieren, die die T-Zellen selektiv ausschalten können, sobald sie gesunde Gewebe angreifen. Die Spezifität der T-Zellen kann erhöht werden, wenn sie gegen leukämiespezifische Antigene oder Minor-Histokompatibilitätsantigene auf hämatopoetischen Zellen immunisiert werden.

Neue Ansätze, die bereits gute Resultate erbracht haben, sind die sog. **Tandem-Transplantationen** bei niedrigmalignem Lymphom und multiplem Myelom mit einer autologen Transplantation zur Reduktion der Tumormasse, gefolgt von einer allogenen Transplantation nach dosisreduzierter Vorbehandlung zur Elimination des Resttumors. In ähnlicher Weise war ein Tandem-Schema bei der fortgeschrittenen akuten Leukämie wirksam mit einer intensiven Chemotherapie, gefolgt innerhalb einiger Tage von einer dosisreduzierten Vorbehandlung und allogenen Stammzelltransplantation. In allen Fällen ist ein dauerhafter Chimärismus Voraussetzung für eine nachhaltige Wirkung der Spenderlymphozyten (Abb. 3.30).

Die hämatopoetische Transplantation ist in einer stürmischen Entwicklung begriffen, sowohl hinsichtlich der Wahl der Stammzellen – Knochenmark, Blut, Nabelschnurblut, embryonale Stammzellen – als auch bezüglich der Ausarbeitung der Immuntherapie mit Spenderzellen.

3.9.2 Herztransplantation

C. E. ANGERMANN

Entwicklung und heutiger Stellenwert

Etablierung der Herztransplantation als medizinisches Standardverfahren

In den vergangenen drei Jahrzehnten wurde die **orthotope Herztransplantation** als Behandlungsmethode der Wahl bei geeigneten Patienten mit terminaler Herzinsuffizienz etabliert. Weltweit waren bis Ende des Jahres 2000 im Register der Internationalen Gesellschaft für Herz- und Herz-Lungentransplantation fast 58 000 Herztransplantationen erfasst. Die Einführung effektiver **Immunsuppressiva**, vor allem von Ciclosporin A Anfang der 80er Jahre, bedeutete den vielleicht wichtigsten Einzelfortschritt. Aber auch die Festlegung von Kontraindikationen und differenzierten Empfänger- und Spenderkriterien sowie Optimierung der chirurgischen Technik, Einführung der Myokardbiopsie und anderer Methoden zur Abstoßungserkennung sowie eine wirksame Abstoßungs- und Infektionstherapie bzw. -prophylaxe trugen zur Prognoseverbesserung bei.

Limitationen der Herztransplantation, Spendermangel

Die **Überlebensraten** nach einem, fünf und zehn Jahren liegen heute bei ca. 80, 70 und 50 % (Abb. 3.31). Dagegen betragen die 1-Jahres-Überlebensraten von terminal herzinsuffizienten Patienten mit einer Auswurffraktion < 20 % und Ruhebeschwerden trotz, nach heutigem Wissensstand, optimaler medikamentöser Therapie nur etwa 50 %. Obwohl weltweit die Anzahl potentieller Herzempfänger kontinuierlich zunimmt, stagniert die Zahl der Neutransplantationen bei ca. 3 000–3 500 pro Jahr. Seit 1998 war weltweit wie auch speziell in Deutschland sogar eine **Abnahme** der jährlich registrierten Herztransplantationen zu verzeichnen (Abb. 3.32). Dies hängt vor allem mit dem **Mangel an Spenderorganen** zusammen, der auch durch die heute übliche, weniger restriktive Handhabung der Spenderkriterien nicht ausreichend zu kompensieren ist. Mit der derzeit gültigen gesetzlichen Regelung der Organspende kam es tendenziell zu einem weiteren Rückgang der Spendebereitschaft. Immer noch sterben 20–30 % der Pa-

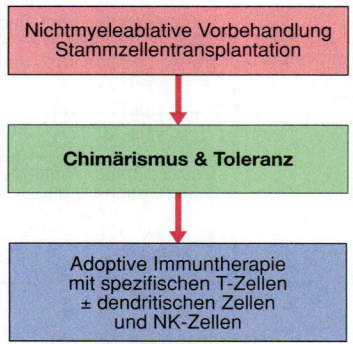

Abb. 3.30 Chimärismus als Basis für adoptive Immuntherapie.

3.9 Transplantation

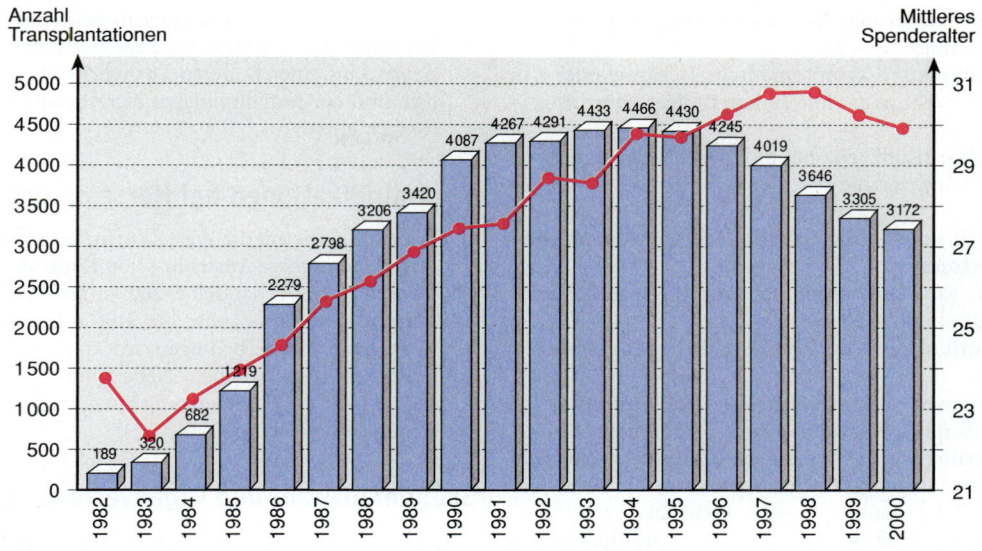

Abb. 3.31 Jährliche Anzahl und Spenderalter der von 1982–2000 von der Internationalen Gesellschaft für Herz- und Herz-Lungentransplantation registrierten weltweit durchgeführten Herztransplantationen (18. Offizieller Report der ISHLT; nach Hosenpud, J. D., et al.: J Heart Lung Transplant 2001; 20: 905–15).

tienten auf der Warteliste. Für längere Zeit **implantierbare Systeme** zur mechanischen Linksherzunterstützung sind heute technisch ausgereift und werden zunehmend mit Erfolg eingesetzt; andere alternative Verfahren zur nichtmedikamentösen Therapie der terminalen Herzinsuffizienz, wie die Kardiomyoplastik oder die Xenotransplantation, sind experimentell und stellen derzeit noch keine echte therapeutische Option dar.

Indikation und Empfängerauswahl

Prognosebeurteilung bei Herzinsuffizienz

Die **Indikation** zur Herztransplantation ist grundsätzlich gegeben bei einer **irreversiblen Herzerkrankung im Endstadium**, wenn medikamentöse oder „konventionell-chirurgische" Möglichkeiten (Koronar- und Klappenchirurgie) ausgeschöpft sind und die voraussichtliche Lebenserwartung bei sechs bis zwölf Monaten liegt. Die Prognosebeurteilung bei Herzinsuffizienz basiert auf der Zusammenschau multipler klinischer, funktioneller, hämodynamischer und laborchemischer Kriterien. Durch Vergleich der danach zu erwartenden **Überlebenswahrscheinlichkeit** mit derjenigen nach Herztransplantation lässt sich mit einer gewissen Sicherheit abschätzen, ob der Eingriff indiziert ist.

Prognostisch ungünstige klinische Faktoren
- Therapierefraktäres Stadium IV der Herzinsuffizienz nach NYHA

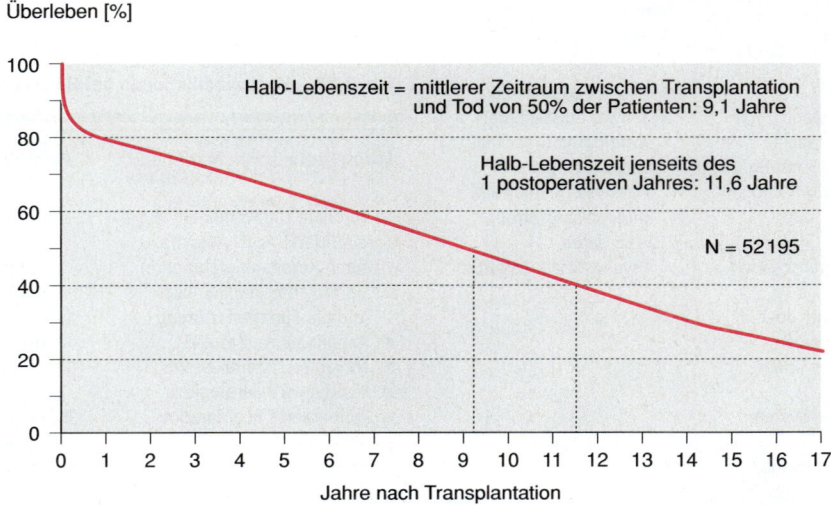

Abb. 3.32 Aktuarisches Überleben nach Herztransplantation (bei 52 195 Patienten erhobene Daten der Internationalen Gesellschaft für Herz- und Herz-Lungentransplantation).

Prinzipien der internistischen Therapie

- Kurzfristig wiederholte kardiale Dekompensationen bei NYHA-Stadium III
- Therapierefraktäre, symptomatische Ischämie oder Arrhythmie, verbunden mit höhergradiger Herzinsuffizienz
- Schwere Herinsuffizienz bei restriktiver oder hypertropher Kardiomyopathie

Prognostisch ungünstige funktionelle und hämodynamische Faktoren
- Maximale Sauerstoffaufnahme von < 10–14 ml/kg/min
- Ejektionsfraktion < 20 %
- Linksventrikulärer enddistolischer Durchmesser > 80 mm
- Schlagvolumen < 40 ml, Herzindex < 2,0 l/min/m^2
- Pulmonalkapillar-Verschlussdruck > 16 mmHg
- Vergrößerung und Pumpversagen des rechten Ventrikels

Bei erhöhtem Lungengefäßwiderstand muss die Reversibilität durch Gabe vasodilatierender Pharmaka (z.B. Prostaglandin E$_1$) geprüft werden. Alle Parameter dürfen erst nach bestmöglicher Stabilisierung des Patienten gemessen und gewertet werden.

Prognostisch ungünstige Laborwerte
- Serum-Natrium < 133 mval/l
- Plasma-Noradrenalin > 500–800 pg/ml
- Plasma-Reninaktivität > 15 ng/ml/h
- Atriales natriuretisches Peptid > 125 pg/ml
- Stark erhöhter Wert des B-Typ natriuretischen Peptids

Verschiedene auf diesen und noch weiteren Parametern basierende **Prognosescores** befinden sich derzeit in klinischer Erprobung. Wichtig ist während der gesamten Wartezeit eine regelmäßige Überprüfung dieser Kriterien. Bei Besserung kann die oft allerdings nur vorübergehende Zurückstellung von der Warteliste erfolgen, während bei rascher Verschlechterung rechtzeitig die Möglichkeit der mechanischen Überbrückung mittels eines implantierbaren Unterstützungssystems bzw. der Platzierung des Patienten auf einer höheren Dringlichkeitsstufe der Warteliste und der notfallmäßigen Herztransplantation geprüft werden muss.

Kontraindikationen bei Herzempfängern

Vor Aufnahme auf die Warteliste für eine Herztransplantation ist der sichere Ausschluss von **Kontraindikationen** erforderlich. Dabei handelt es sich um nichtkardiale Erkrankungen oder Umstände, die eine erhöhte perioperative Komplikationsrate bedingen, mit der Immunsuppression oder deren spezifischen Nebenwirkungen interferieren oder die die Lebenserwartung kurz- oder mittelfristig einschränken würden (s. Tab. 3.27).

Spenderauswahl und Organverteilung

Als Organspender kommen Patienten mit **gesichertem Hirntod** in Frage, deren Kreislauf- und Organfunktionen bis zur Organentnahme stabil gehalten werden können (**dissoziierter Hirntod**).

Kriterien des Hirntodes

Der Hirntod wird nach etablierten Kriterien festgestellt:
- Nachweis des Erlöschens der Hirnstammtätigkeit
  - fehlende Spontanatmung
  - fehlende Pupillen- und Kornealreflexe
  - fehlende okulozephale Reflexe
  - fehlende vestibulookuläre Reflexe
- Nachweis des Erlöschens kortikaler Funktionen
  - fehlende Spontanbewegungen
  - fehlende Reaktion auf externe Stimuli
  - fehlende Reaktion auf Schmerzreize
- Dokumentation fehlender Aktivität im EEG über mindestens 30 min, Einflüsse von Pharmaka (z.B. Barbituraten) müssen dabei sicher ausgeschlossen sein.

Die gesetzliche Regelung der Organspende variiert (in der BRD z.B. Zustimmungslösung, in Österreich Widerspruchslösung).

Tab. 3.27 Kontraindikationen der Herztransplantation.

Absolute Kontraindikationen	Temporäre bzw. relative Kontraindikationen
- Pulmonale Hypertonie - Pulmonaler Gefäßwiderstand > 240 dyn s cm^{-5} bzw. transpulmonaler Gradient > 15 mmHg - Floride oder chronische Infektionen - Florides Ulcus ventriculi oder duodeni - Irreversible schwere Organschäden an Leber, Niere oder Lunge - Fortgeschrittene zerebrale oder periphere Gefäßerkrankungen - Nicht kurativ behandelte Tumorerkrankungen - Prognostisch ungünstige Systemerkrankungen - Aktive Sucht (Nikotin, Alkohol, sonstige Drogen) - Fehlende Patientencompliance	- Akute Lungenembolie - Schwer einstellbarer insulinpflichtiger Diabetes mellitus - Massives Übergewicht - Biologisches Alter > 65 Jahre - Psychosoziale Labilität

Tab. 3.28 Kontraindikationen bei Herzspendern.

Absolute Kontraindikationen	Relative Kontraindikationen
- Koronare Herzkrankheit/Myokardinfarkt (ggf. Ausschluss durch Koronarangiographie) - Signifikante globale myokardiale Funktionsstörung - Malignome (außer ZNS) - Therapieresistente Sepsis - Positive HIV-Serologie - Prolongierte Reanimation	- Umschriebene regionale Kontraktionsstörung bei normaler Koronarangiographie - Signifikante linksventrikuläre Hypertrophie - Z.n. Thoraxtrauma oder Reanimation - Hoch dosierte Katecholamintherapie > 24 h - Positive Hepatitis-B- oder -C-Serologie - Spenderalter > 55 Jahre

3.9 Transplantation

Eignungskriterien bei Herzspendern

Als Transplantat geeignet sind Herzen von Spendern, bei denen nach Klinik und technischen Untersuchungen keine signifikante kardiale Erkrankung besteht (s. Tab. 3.28).

In Mitteleuropa werden Spenderorgane über **Eurotransplant** (Leiden, Niederlande) zentral vermittelt. Dort sind die Kenndaten aller Transplantationskandidaten gespeichert. Neben der Wartezeit spielt für die Organzuteilung die Dringlichkeit der Indikation zur Transplantation eine Rolle. Wegen des Spendermangels kommen heute gelegentlich auch die sog. **„erweiterten Spenderkriterien"** zur Anwendung; dabei werden in ausgewählten Fällen auch Spender mit relativen Kontraindikationen akzeptiert.

Durchführung der Transplantation

Transplantationsvorbereitung und immunologische Diagnostik

Zu Details der vor Listung erforderlichen Untersuchungen wird auf die Spezialliteratur verwiesen. Die immunologische Diagnostik umfasst neben der Blutgruppenbestimmung vor allem die Suche nach präformierten zytotoxischen HLA-Antikörpern. Bei positivem Zytotoxizitätstest ist präoperativ ein direktes Crossmatch zwischen Empfängerserum und Spenderlymphozyten obligatorisch. Für die Spenderauswahl spielt neben der AB0-Kompatibilität und der Körpergröße (± 15–20 %) aus logistischen Gründen (kleiner Empfängerpool, kürzestmögliche kalte Ischämiezeit) die HLA-Typisierung des Empfängers derzeit keine Rolle, obwohl aus retrospektiven Analysen die prognostische Bedeutung von HLA-Mismatches bekannt ist.

Operationstechnik

Details der Organentnahme und Organkonservierung sind in der Spezialliteratur nachzulesen. Bei der Implantation wird nach der klassischen **Technik** von **Lower** und **Shumway** das Empfängerherz durch mediane Sternotomie freigelegt und nach Anschließen der Herz-Lungen-Maschine so exzidiert, dass die dorsalen Vorhofanteile mit den Ostien der großen Gefäße in situ bleiben. Aorta und Truncus pulmonalis werden herznah abgesetzt. Die korrespondierenden Spenderanteile werden anastomosiert (Abb. 3.33). Sinusknoten, Sinusknotenarterie und sinuatriale Leitungsbahnen werden geschont, so dass postoperativ in der Regel ein Sinusrhythmus besteht.

Perioperatives Management

Früh postoperativ besteht neben einer gesteigerten linksventrikulären Nachlast durch periphere Vasokonstriktion oft noch ein erhöhter pulmonaler Gefäßwiderstand, an den der normale rechte Ventrikel des Spenderherzens nicht adaptiert ist. Daher kann die Gabe von **Katecholaminen** zusammen mit **Vasodilatanzien** (Nitrate, Nitroprussid, evtl. Prostaglandin E_1) erforderlich sein. In manchen Zentren werden Patienten während der ersten postoperativen Tage zur **Infektionsprophylaxe** isoliert, eine Verbesserung der Prognose ist dadurch aber nicht belegt.

Transplantatfunktion und Rehabilitation

Hämodynamik

Der klinische Zustand der meisten **Herztransplantierten** entspricht dem **Stadium I** der **NYHA-Klassifizierung**. Bereits wenige Tage postoperativ ist, ebenso wie im Langzeitverlauf, die Pumpfunktion des linken Ventrikels normal, sofern keine Komplikationen auftreten. Eine diskrete diastolische Funktionsstörung bei hypertoniebedingter Myokardhypertrophie ist häufig. Besonders spät postoperativ wird zudem manchmal ein restriktives Füllungsverhalten beobachtet. Es beruht möglicherweise auf einer zunehmenden Myokardfibrose bei koronarer Mikroangiopathie und ist prognostisch ungünstig.

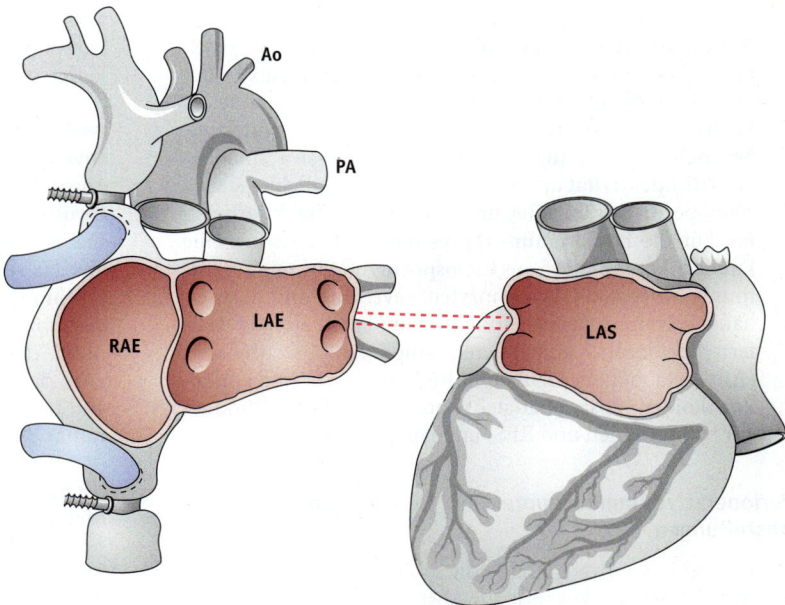

Abb. 3.33 Technik der orthotopen Herztransplantation nach Lower und Shumway. Die Anastomose korrespondierender Vorhofanteile von Herzempfänger und Spenderherz beginnt an der freien Wand des linken Vorhofs (Pfeil). Nach den Vorhöfen werden die Stümpfe der Aorta (Ao) und des Truncus pulmonalis (PA) vereinigt. **RAE, LAE** rechter, linker Empfängervorhof; **LAS** linker Spendervorhof.

Körperliche Belastbarkeit

Infolge vagaler Denervierung besteht nach Herztransplantation eine **Ruhetachykardie** von 90–110 Schlägen/min. Unter Belastung steigt die Frequenz wegen der fehlenden Sympathikuswirkung zunächst kaum an. Das Herzzeitvolumen nimmt nur via **Frank-Starling-Mechanismus** zu, wenn auch geringer als bei intakter Innervation und regelrechter atrialer Funktion. Erst bei stärkerer körperlicher Belastung führt der positiv chronotrope Effekt zirkulierender Katecholamine zu einer Herzfrequenzsteigerung. Trotz dieser abnormen **Belastungshämodynamik** können Herztransplantierte ein aktives Leben führen. Limitationen ergeben sich eher durch eine komplex bedingte Skelettmuskeldysfunktion variablen Ausmaßes als aufgrund kardiopulmonaler Erschöpfung.

Lebensqualität

Bereits wenige Monate postoperativ ist die Lebensqualität Herztransplantierter der von altersgematchten gesunden Personen vergleichbar. **Beruflich reintegrierte** Patienten gaben eine höhere **Lebenszufriedenheit** an als nicht Berufstätige. Umso mehr ist zu bedauern, dass in der BRD für präoperativ dauerberentete Patienten die an sich mögliche Wiederaufnahme der Berufstätigkeit nach Herztransplantation schwierig ist.

Immunsuppression

Behandlungsprinzipien

Die mit der Implantation des Herzens einhergehende Alloantigenpräsentation aktiviert das Empfängerimmunsystem. **Abstoßungsreaktionen** sind als natürliche alloreaktive Immunantwort auf die Spenderantigene anzusehen. Die Notwendigkeit, die normale Immunantwort zu unterdrücken, beginnt sofort nach der Transplantation und besteht lebenslang. Die meisten Behandlungsprotokolle beinhalten eine Kombination mehrerer Substanzen. Auswahl und Dosierung bzw. angestrebte Wirkspiegel können von Zentrum zu Zentrum variieren. Immunreaktivität und Abstoßungsinzidenz sind unmittelbar postoperativ am größten und nehmen jenseits des ersten halben Jahres ab. Daher beinhalten die meisten Immunsuppressionsprotokolle die höchsten Dosierungen in der postoperativen Frühphase. **Nachteile** aller verfügbaren Immunsuppressiva sind **begrenzte Effektivität** und **Spezifität**, eine teils erhebliche substanzspezifische **Toxizität** und ein erhöhtes **Infektionsrisiko**. Für die **Basisimmunsuppression** wird weiterhin eine **Dreifachkombination** aus **Ciclosporin A** (Wirkung auf immunkompetente T-Lymphozyten, reversible und dosisabhängige Hemmung der Produktion und Sekretion des Helferzellfaktors IL-2 und anderer Lymphokine), **Azathioprin** (Antimetabolit der DNA- und RNA-Synthese) und **Glukokortikoiden** (dosisabhängige relativ unspezifische Wirkung auf Lymphozyten und RES) am häufigsten verwendet.

Perioperative Immunsuppression, Behandlung akuter Abstoßungen

Der perioperative Einsatz von mono- oder polyklonalen Anti-T-Zell-Antikörpern zur Abstoßungsprophylaxe wurde in den letzten Jahren in vielen Zentren verlassen wegen der Gefahr häufigerer Infektionen und spät postoperativer Malignomerkrankungen bei gleichzeitigem Fehlen überzeugender Studien zur prophylaktischen Effektivität. In der **Abstoßungstherapie** werden **hoch dosierte Glukokortikoide**, teilweise auch **Antilymphozyten**- bzw. **Antithymozytenglobulin** (ALG, ATG) und **monoklonale CD3-Antikörper** (OKT3, Wirkung auf CD3-positive T-Zellen) eingesetzt. Methotrexat (Antimetabolit der Folsäure) kann bei humoralen Immunreaktionen indiziert sein. Zu Details der peri- und postoperativen Medikamentendosierung, des Blutspiegelmonitorings von Ciclosporin A und der Nebenwirkungsprofile bzw. pharmakologischen Interaktionen einzelner Substanzen vergleiche Kapitel 3.6.3 und einschlägige Kapitel der Spezialliteratur.

Neuere Immunsuppressiva

Mehrere neue Immunsuppressiva werden derzeit klinisch erprobt bzw. befinden sich bereits in beschränktem Maß in klinischem Einsatz. Dazu zählen **Tacrolimus** (Wirkung ähnlich wie Ciclosporin A), **Rapamycin** (Hemmung der IL-2-Wirkung), **Mycophenolatmofetil** und **Mizoribin** (Hemmung der Purinbiosynthese), **Brequinar** (Hemmung der Pyrimidinbiosynthese) sowie spezifische monoklonale Antikörper gegen Lymphozytenoberflächenstrukturen (IL-2-Rezeptor, Lymphokine, Adhäsionsmoleküle).

Komplikationen

Akute Abstoßungsreaktion

Inzidenz Trotz der Basisimmunsuppression können Abstoßungsreaktionen auftreten, so dass ein regelmäßiges **Abstoßungsscreening** erforderlich ist. Etwa 70 % der Abstoßungen sind zellulär, 30 % durch Antikörper vermittelt (humoral) oder gemischt. Abstoßungen sind in den ersten zwei postoperativen Jahren für ca. 15–25 % der Todesfälle verantwortlich. 40 % der Transplantierten erleben mindestens eine, 20 % mehr als eine behandlungsbedürftige Abstoßung im ersten Jahr. Selbst schwerere Abstoßungen verlaufen oft klinisch asymptomatisch.

Invasive Diagnostik Goldstandard der Abstoßungsdiagnostik und -graduierung ist die **transvenöse Endomyokardbiopsie**. Sie ist ambulant durchführbar und mäßig belastend. Mit einer speziellen Biopsiezange werden vier bis sechs Biopsiepartikel aus dem distalen Ventrikelseptum entnommen. Diese relativ hohe Anzahl ist wegen des sonst erhöhten Risikos falsch negativer Befunde nötig. Die histologische Schweregradeinteilung erfolgt nach der Nomenklatur der International Society for Heart and Lung Transplantation (ISHLT-Grad 0–4, s. Spezialliteratur).

Nichtinvasive Diagnostik Unter den nichtinvasiven Methoden zur Abstoßungserkennung haben sich besonders **Echokardiographie** und **zytoimmunologisches Monitoring** (ZIM) praktisch bewährt. Der Stellenwert weiterer Verfahren (Antimyosin-Antikörper-Szintigraphie,

Fast-Fourier-transformiertes Oberflächen-EKG, intramyokardiales EKG) wird von Zentrum zu Zentrum unterschiedlich beurteilt.

Therapie Das therapeutische Vorgehen richtet sich nach dem histologischen Schweregrad der Abstoßung und den funktionellen Auswirkungen. Auch das Zeitintervall seit der Transplantation spielt für die Therapieentscheidung eine Rolle. Abstoßungen Grad 1A werden grundsätzlich nicht behandelt, Abstoßungen Grad 1B nur innerhalb der ersten sechs Monate nach Herztransplantation. Zu den eingesetzten Immunsuppressiva siehe oben und einschlägige Kapitel der Spezialliteratur.

Infektionen

Trotz Abnahme der infektbedingten Letalität seit Einführung von Ciclosporin A bleiben Infekte im ersten postoperativen Jahr häufigste Todesursache. Neben üblichen pathogenen Keimen spielen auch **opportunistische Erreger** eine Rolle. Am häufigsten sind Zytomegalievirus, Herpes-simplex-Virus, Herpes-zoster-Virus, Legionella pneumophila, Toxoplasma gondii, Pneumocystis carinii und Aspergillus fumigatus. Befallen ist am häufigsten der **Respirationstrakt** (85 %), gefolgt von **Urogenitaltrakt** und **ZNS**. In Anbetracht der hohen infektbedingten Letalität sind eine aggressive, auf den Erregernachweis gerichtete Diagnostik und frühzeitige Therapie gerechtfertigt. In den ersten sechs Monaten werden von vielen Zentren neben allgemeinen hygienischen Prophylaxemaßnahmen fakultativ eine **antivirale Prophylaxe** mit Ganciclovir gegen CMV-Neuinfektionen bzw. Reaktivierung zurückliegender Infektionen des Empfängers oder des Spenderherzens, eine **inhalative und orale lokale Pilzprophylaxe** und eine **Pneumocystis-carinii-Prophylaxe** mit Sulfonamiden durchgeführt.

Transplantatvaskulopathie

Inzidenz und Klinik Die Transplantatvaskulopathie ist die dritthäufigste Ursache eines Transplantatversagens nach opportunistischen Infektionen und akuten Abstoßungsreaktionen und belastet insbesondere die Langzeitprognose. Die Inzidenz beträgt jährlich mindestens 10 %. Nach fünf Jahren ist also bereits die Hälfte aller Herztransplantierten betroffen. Da das Herz in der Regel funktionell **denerviert** bleibt, fehlt die Angina pectoris als Leitsymptom koronarer Ischämie. Auch hinsichtlich klinischer und histologischer Befunde sowie der begünstigenden Risikofaktoren unterscheidet sich die Erkrankung von der klassischen koronaren Herzkrankheit.

Pathogenese Ursächlich wird ein immunologisch vermittelter **Gefäßwandprozess** angenommen. Dieser kann mit einer veränderten Expression von Zelloberflächenproteinen und einer erhöhten Produktion von auto-/parakrinen Zytokinen/Wachstumsfaktoren einhergehen und besonders in einem atherogenen Milieu zu **Lipidablagerungen** führen. Als die Entwicklung einer Transplantatvaskulopathie begünstigende Faktoren wurden bisher hohes Spenderalter, Hyperlipidämie, zytotoxische B-Zell-Antikörper, humorale/vaskuläre Abstoßung, lymphozytotoxische HLA-Antikörper, Ischämie/Reperfusionsschäden und CMV-Infektionen identifiziert. Die pathogenetische Bedeutung häufiger akuter zellulärer Abstoßungsreaktionen wird kontrovers diskutiert.

Früherkennung und Therapie In den meisten Zentren werden **jährliche Herzkatheteruntersuchungen** durchgeführt. Wegen des typischen diffusen Befalls aller Gefäßabschnitte hat die Angiographie dabei im Vergleich zur intrakoronaren Ultraschallbildgebung eine unbefriedigende diagnostische Sensitivität. Vielversprechend für die frühzeitige nichtinvasive Erkennung einer hämodynamisch relevanten Transplantatvaskulopathie ist die **Belastungsechokardiographie** mit Dobutamin, die sich langfristig als kostengünstige Screeningmethode etablieren dürfte. Besonderer Vorteil dabei ist die fehlende Belastung durch jodhaltige Kontrastmittel und Strahlen. Die therapeutischen Optionen sind derzeit begrenzt. Der Kalziumantagonist **Diltiazem** und **HMG-CoA-Reduktase-Inhibitoren** scheinen die Progression zu verlangsamen. Selten kommen perkutane transluminale Koronarangioplastie und Implantation von Gefäßstützen in Frage. Bei diffuser schwerer Transplantatvaskulopathie gilt die **Retransplantation** als derzeit einzige Therapieoption.

Komplikationen der Immunsuppression

70–90 % aller Herztransplantierten entwickeln innerhalb von drei Monaten eine behandlungsbedürftige **arterielle Hypertonie**. Hauptursächlich dürften die durch Ciclosporin bedingte Volumen- und Kochsalzretention und ein direkt vasokonstringierender Effekt der Substanz auf die glatte Gefäßmuskulatur sein. Als weitere Teilursache kommt ein Verlust der barorezeptorvermittelten Modulation des Gefäßtonus infolge der kardialen Denervierung in Frage. Therapeutika der Wahl sind **Kalziumantagonisten** und Angiotensin-Konversionsenzym-(ACE-)Hemmer. Klinisch ebenso bedeutend sind **nephrotoxische** Akut- und Langzeiteffekte von **Ciclosporin.** Sie beruhen auf einer ausgeprägten Vasokonstriktion der Nierenarteriolen und einer direkten toxischen Wirkung auf die Nierentubuli und können in seltenen Fällen eine **Hämodialyse** und eine **Nierentransplantation** erfordern. Erhöhte Cholesterin- und Triglyzeridwerte und Cholelithiasis werden ebenfalls der Ciclosporin- bzw. auch einer Glukokortikoidwirkung zugeschrieben. Ferner kommt es gehäuft zu **Neoplasien** (jährliche Inzidenz ca. 1–2 %, vor allem Malignome der Haut und Non-Hodgkin-Lymphome vom B-Zell-Typ), die manchmal dramatisch auf Reduktion der Immunsuppression ansprechen. Zur Therapie bzw. Prophylaxe der häufigen, u.a. durch Steroide und Ciclosporin begünstigten **Osteoporose** ist die Gabe von **Kalzium** und **Vitamin D** sinnvoll, bei manifester Osteopenie zusätzlich die Gabe von **Bisphosphonaten**.

Prinzipien der internistischen Therapie

Zur weiteren Information

Literatur

Angermann, C. E., M. Bullinger, C. H. Spes et al.: Quality of life in long-term survivors of orthotopic heart transplantation. Z Kardiol 1992; 81: 411–417.

Angermann C. E., C. H. Spes: Echokardiographie nach Herztransplantation. In: Flachskampf, F. A. (Hrsg.): Praxis der Echokardiographie. Thieme, Stuttgart 2002, 499–520.

Angermann, C. E., C. H. Spes, S. D. Schnaack: Kardiale Funktion nach orthotoper Herztransplantation. Transplantationsmedizin 1994; 6: 291–9.

Hosenpud, J. D., L. E. Bennett, B. M. Keck et al.: The Registry of the International Society for Heart and Lung Transplantation: 18th Official Report – 2001. J Heart Lung Transplant 2001; 20: 805–15.

Scheld, H. H., M. C. Deng, D. Hammel, C. Schmid: Leitfaden Herztransplantation, 2. Aufl. Steinkopff, Darmstadt 2001.

AG Thorakale Organtransplantation der Deutschen Gesellschaft für Kardiologie – Herz- und Kreislaufforschung: Indikationen, Kontraindikationen und differentialtherapeutische Alternativen der Herztransplantation. Z Kardiol 1996; 85: 519–27.

Internet-Links

http://www-eurotransplant.nl/deutsch
http://ishlt.org/about.htm
http://www.dso.de/
http://www.d-t-g.org/

Keywords

International Society for Heart and Heart Lung Transplantation ◆ Eurotranplant ◆ Hirntod ◆ Herzinsuffizienz ◆ Organspende ◆ Organtransplantation ◆ Immunsuppression ◆ Abstoßungsreaktion ◆ Infektion

3.9.3 Lebertransplantation

M. J. Bahr, K. H. W. Böker, M. P. Manns

Die Einführung der modernen immunsuppressiven Therapie Ende der 70er-Jahre hat zusammen mit der Verbesserung der chirurgischen Technik dazu geführt, dass sich die Lebertransplantation seit Anfang der 80er Jahre zu einem Standardverfahren in der Versorgung von Patienten mit Lebererkrankungen entwickelt hat. Sie kommt sowohl bei Patienten mit akuten als auch mit chronischen Lebererkrankungen zum Einsatz, sofern die anderen medikamentösen und operativen Möglichkeiten ausgeschöpft sind. In Deutschland liegt die Zahl der Lebertransplantationen relativ konstant um 700 pro Jahr.

Indikation

Da das Organangebot den damit verbundenen erhöhten Bedarf an Organen nicht abdeckt, wurden nach Maßgabe des Transplantationsgesetzes von der Bundesärztekammer Richtlinien zur Indikationsstellung erarbeitet. Zu den akzeptierten Indikationen gehören:
- Endstadien chronischer Lebererkrankungen
- akutes Leberversagen
- metabolische Erkrankungen auf dem Boden eines hepatisch exprimierten Gens auch ohne direkte Schädigung der Leber
- vaskuläre Erkrankungen und Fehlbildungen der Leber
- Frühstadien hepatischer Malignome (s. Tab. 3.29)

Zeitpunkt der Indikationsstellung

Chronische Lebererkrankungen Als einfaches und geeignetes Kriterium zur Prognoseeinschätzung bei Leberzirrhose hat sich die Child-Pugh-Klassifikation bewährt (s. Tab. 3.30). Es besteht Konsens, dass Patienten der Child-Pugh-Stadien B und C Kandidaten zur Lebertransplantation sind.

Zusätzlich zu der generellen Einschätzung des Zirrhosestadiums muss aber auch die spezifische Ätiologie in Betracht gezogen werden, wobei sich hier die hepatozellulären und die biliären Lebererkrankungen gegenüberstehen. Während bei den hepatozellulären Erkrankungen die Verschlechterung der Leberfunktion vor allem durch eine gestörte Proteinsynthese (z. B. Albumin, Cholinesterase, Gerinnungsfaktoren) und eine metabolische Dysregulation bei eingeschränkter Entgiftungsleistung (z. B. Ammoniak, aromatische Aminosäuren) zum Ausdruck kommt, sind die biliären Lebererkrankungen durch das Cholestasesyndrom gekennzeichnet. Der wichtigste Prognoseparameter des Cholestasesyndroms ist das Bilirubin, aber auch andere Faktoren wie ein ausgeprägter Pruritus können in Einzelfällen eine Lebertransplantation begründen.

Neben der Leberfunktion sind auch die Komplikationen der portalen Hypertonie zur Indikationsstellung heranzuziehen. Zwei Komplikationen sind dabei von herausragender Bedeutung: Erstens die obere gastrointestinale Blutung auf dem Boden von Ösophagus- oder Fundusvarizen und zweitens die Entwicklung eines therapierefraktären Aszites. Die Varizenblutung ist mit einer hohen Mortalität verbunden. Bei rezidivierenden Varizenblutungen, die weder endoskopisch noch mit portaldrucksenkenden Maßnahmen suffizient behandelt werden können, ist eine Lebertransplantation indiziert. Bei der Entwicklung eines therapierefraktären Aszites kann es in der Folge zu weiteren Komplikationen mit hoher Mortalität kommen (z. B. spontan bakterielle Peritonitis, hepatorenales Syndrom). Auch hier ist nach Ausschöpfung konservativer Maßnahmen eine Lebertransplantation indiziert.

Akutes Leberversagen Nach einem akuten Leberversagen ist prinzipiell die Restitutio ad integrum möglich. Andererseits verläuft jedoch das akute Leberversagen bei vielen Patienten letal. Aus diesem Konflikt ergibt sich das Problem der Indikationsstellung zur Lebertransplantation. Zur Prognoseeinschätzung beim akuten Leberversagen werden verschiedene Scores verwendet. Der am meisten verwendete ist der Score des Kings College in London, der zwischen paracetamolinduziertem und anderen Leberversagen unterscheidet (s. Tab. 3.31). Die Einschätzung muss täglich oder ggf. auch mehrfach täglich erfolgen.

Metabolische Lebererkrankungen Bei einer Leberschädigung im Rahmen von metabolischen Störungen wird nach den obigen Maßgaben verfahren (z. B. bei Hämo-

3.9 Transplantation

Tab. 3.29 Indikationen zur Lebertransplantation.

Chronische Lebererkrankungen mit Leberzirrhose	Metabolisch-hereditäre Lebererkrankungen	Akutes Leberversagen	Raumfordernde Prozesse
Hepatozellulär ■ Chronische Hepatitis B oder C ■ Autoimmunhepatitis ■ Toxische Zirrhose **Biliär** ■ Primär biliäre Zirrhose ■ Primär sklerosierende Cholangitis ■ Sekundär sklerosierende Cholangitis ■ Gallengangsatresie ■ Familiäre Cholestasesyndrome **Vaskulär** ■ Budd-Chiari-Syndrom ■ Morbus Osler	**Mit Leberschädigung** ■ α-1-Antitrypsin-Mangel ■ Morbus Wilson ■ Hämochromatose ■ Crigler-Najjar-Syndrom Typ I ■ Erythrohepatische Protoporphyrie ■ Glykogenspeichererkrankungen ■ Tyrosinämie **Ohne Leberschädigung** ■ Familiäre Hypercholesterinämie (LDL-Rezeptor-Mangel) ■ Familiäre Amyloidose ■ Primäre Hyperoxalurie ■ Harnstoffzyklusdefekte ■ Hämophilie	■ Fulminante Virushepatitis ■ Toxisches Leberversagen ■ Idiosynkratisches Leberversagen ■ Autoimmunhepatitis ■ Morbus Wilson ■ Reye-Syndrom ■ Budd-Chiari-Syndrom ■ Traumatisches Leberversagen	**Maligne** ■ Hepatozelluläres Karzinom (Frühstadien) ■ Fibrolamelläres Karzinom ■ Hepatoblastom ■ Klatskin-Tumoren ■ Neuroendokrine Tumoren **Benigne** ■ Zystenleber ■ Adenomatose

chromatose oder Morbus Wilson). In seltenen Fällen (ca. 1 % der Lebertransplantationen) besteht eine metabolische Erkrankung, bei der das betroffene Gen in der Leber exprimiert wird; der Schaden entsteht aber nicht direkt in der Leber, sondern im übrigen Körper (z. B. hereditäre Amyloidoseformen, Hämophilie). Bei absehbar schlechter Prognose sollte die Transplantation erfolgen, bevor irreversible Folgeschäden aufgetreten sind.

Problematische Indikationen

Maligne Tumoren Ursprünglich war eine hohe Erwartung in die Lebertransplantation maligner Tumoren gesetzt worden, da man hoffte, dadurch zu einer möglichst radikalen Tumorentfernung zu kommen. Die Erfahrung hat allerdings gezeigt, dass sowohl die primären hepatischen Tumoren (z. B. hepatozelluläres Karzinom = HCC, cholangiozelluläres Karzinom = CCC) als auch die Metastasen extrahepatischer Malignome zu Rezidiven neigen. Dies hat dazu geführt, dass von den hepatischen Malignomen nur noch die hepatozellulären Karzinome in frühen Stadien (ein Herd < 5 cm oder bis zu drei Herde > 3 cm) als Indikation gelten. Metastasen werden, abgesehen von den seltenen neuroendokrinen Tumoren, generell nicht mehr als Indikation zur Lebertransplantation angesehen.

Virale Hepatitis Sowohl das Hepatitis-B- als auch das Hepatitis-C-Virus können nach einer Lebertransplantation zu einer erneuten Infektion des Transplantats führen (Reinfektion). Unter der Immunsuppression nach Transplantation kann es zu schweren Verläufen dieser Infektionen kommen.

Tab. 3.30 Child-Pugh-Klassifikation der Leberzirrhose.

Parameter	Scoring-Punkte		
	1	2	3
Enzephalopathie*	Keine	I–II°	III–IV°
Aszites	Nicht	Leicht	Mittelgradig
Bilirubin (μmol/l) bei PBC, PSC	< 35 < 69	35–51 69–170	> 51 > 170
Albumin (g/l)	> 35	28–35	< 28
Quick (%)	> 70	40–70	< 40

* Einteilung des Enzephalopathie-Grades nach Trey et al., N Engl J Med 1966, Pugh et al., Br J Surg 1973
Die Punkte der einzelnen Parameter werden summiert.
Stadium A = 5–6 Punkte, B = 7–9 Punkte, C = 10–15 Punkte

Tab. 3.31 Kings-College-Kriterien zur Transplantation beim akuten Leberversagen (O'Grady et al., Gastroenterology 1989).

Paracetamolvergiftung	Andere Ursachen
■ Arterieller pH < 7,30 oder alle folgenden Kriterien: ■ Quick-Wert < 10 % ■ Enzephalopathie III–IV° ■ Kreatinin > 300 μmol/l	■ Quick-Wert < 10 % (INR > 6,5) oder drei der folgenden Kriterien: ■ Ungünstige Ätiologie (Non-A-non-B-Hepatitis, Halothan-Hepatitis, Medikamententoxizität) ■ > 7 Tage Ikterus vor Eintritt der Enzephalopathie ■ Alter < 10 Jahre oder > 40 Jahre ■ Quick-Wert < 17 % ■ Bilirubin > 300 μmol/l

Prinzipien der internistischen Therapie

Diese Beobachtungen wurden zunächst bei der **Hepatitis-B-Reinfektion** gemacht. Es kam zu schnell progredienten Krankheitsbildern, die durch eine starke Cholestase und zügige Fibrosierung des Organs gekennzeichnet waren (**fibrosierend cholestatische Hepatitis**). Zur Senkung der Reinfektionsrate wurde Hepatitis-B-Immunglobulin (HBIg) eingesetzt. Als neue Entwicklung wurde in den letzten Jahren die Gabe von virustatischen Nukleosidanaloga (z. B. Lamivudin) evaluiert. Hier hat sich gezeigt, dass die Kombination von Lamivudin und HBV-Hyperimmunglobulin einen wirksamen Reinfektionsschutz darstellt.

Im Gegensatz zum Hepatitis-B-Virus gibt es für die **Hepatitis C** zurzeit keine nachgewiesen wirksame Reinfektionsprophylaxe. Die Reinfektionsrate liegt bei über 90 %, und fast alle Patienten entwickeln zunächst eine biochemisch und klinisch nachweisbare Rezidivhepatitis. Lange Zeit war unklar, welchen Langzeitverlauf die Hepatitis C nach Lebertransplantation nimmt. Nach den vorliegenden Untersuchungen muss aber davon ausgegangen werden, dass es zu einem beschleunigten Verlauf bis hin zur Leberzirrhose kommt (bis zu 30 % nach fünf Jahren). Fibrosierend cholestatische Verlaufsformen sind selten (ca. 5 % der Patienten).

Alkoholtoxische Leberzirrhose und Transplantation bei Suchtpatienten Da durch einen erneuten Alkoholkonsum das Transplantat gefährdet ist, wird eine mindestens sechsmonatige Abstinenzzeit vor einer Lebertransplantation bei alkoholinduzierter Leberzirrhose gefordert. Danach sind die Überlebensraten nicht schlechter als bei anderen nichtmalignen Indikationen. Bei ungefähr einem Drittel der Patienten ist ein erneuter Alkoholmissbrauch zu erwarten.

Bei Patienten, die unter einer Suchtproblematik leiden, insbesondere Alkoholabhängige und Konsumenten intravenöser Drogen, finden sich gehäuft Erkrankungen anderer Organsysteme, wie z. B. Endokarditis, Pankreatitis, Tuberkulose oder eine HIV-Infektion. Daher sind bei diesem Patientenkollektiv besonders gründliche Voruntersuchungen für die Indikationsstellung zur Lebertransplantation notwendig. Nach langjähriger Abhängigkeit ist das soziale Umfeld der Patienten häufig instabil und kann die Belastungen nach einer Transplantation nur begrenzt auffangen. Aus diesem Grund führen die meisten Transplantationszentren eine psychologische Evaluation bei Suchtpatienten durch.

Primär sklerosierende Cholangitis Im Verlauf der primär sklerosierenden Cholangitis (PSC) kann es zur Entwicklung cholangiozellulärer Karzinome (CCC) kommen. Davon sind zwischen 10 und 25 % der Patienten betroffen. Eine Lebertransplantation ist in diesem Fall bei einer zu erwartenden 2-Jahres-Überlebensrate unter 10 % nicht mehr sinnvoll. Die Prognose der Tumorentwicklung ist sehr schwierig und im Einzelfall nicht sicher möglich. Daher wird bei Patienten mit PSC die Indikation zur Lebertransplantation generell früher gestellt als bei anderen Indikationen.

Kontraindikationen

Umstände, die den Erfolg einer Transplantation ernsthaft gefährden können, werden als Kontraindikation betrachtet (s. Tab. 3.32).

Bei Beeinträchtigungen der Lungen-, Herz oder Nierenfunktion muss geprüft werden, ob der Patient durch eine Mehrorgantransplantation profitieren könnte. Die Thrombose der zuführenden Gefäße (Pfortader, A. hepatica) kann zu zusätzlichen chirurgisch-technischen Problemen führen und im Einzelfall eine Kontraindikation darstellen.

Durchführung der Transplantation

Präoperative Untersuchungen

Bevor eine Lebertransplantation durchgeführt werden kann, müssen die Diagnose gesichert und eventuelle Begleitdiagnosen festgestellt werden. Kontraindikationen sollen ausgeschlossen und die Operabilität muss beurteilt werden. Dazu führen die Transplantationszentren Voruntersuchungsprogramme durch, von denen eines beispielhaft in Tabelle 3.33 dargestellt ist.

Bestehende Infektfoci müssen vor einer Transplantation saniert werden. Die Voruntersuchungen müssen in Abhängigkeit von Grunderkrankung und Nebenbefunden individuell angepasst werden. Da unter der Immunsuppression nach Transplantation eine erhöhte Infektanfälligkeit besteht, sollte vor der Transplantation eine konsequente Impfung der Patienten erfolgen. Dazu gehört die Auffrischung der empfohlenen Impfungen nach dem Impfkalender (z. B. Tetanus, Diphtherie). Zusätzlich sind folgende Impfungen indiziert: Pneumokokken sowie bei Seronegativität Hepatitis A und B. Nach der Transplantation ist das Ansprechen auf Impfungen vermindert, und Lebendimpfstoffe sind kontraindiziert.

Technik der Transplantation

Die Standardtechnik der Lebertransplantation ist die **orthotope Transplantation des gesamten Organs**. Die eigene erkrankte Leber wird dazu entfernt, und die Spenderleber wird an dieselbe Stelle implantiert. A. hepatica, Pfortader und Gallenwege werden anastomosiert. Die eigene Gallenblase wird mit der Leber entfernt, die Gallenblase des Spenders wird nicht implantiert. Vor allem die Anastomose der Gallenwege kann im postoperativen Verlauf zu Problemen führen, da es zu arteriellen Perfusionsproblemen kommen kann. Diese können zu Gallenwegs-

Tab. 3.32 Kontraindikationen der Lebertransplantation.

Absolute Kontraindikationen	Relative Kontraindikationen
■ Schwere kardiopulmonale Begleiterkrankungen ■ Sepsis ■ Fortgeschrittenes Multiorganversagen ■ Extrahepatische Malignome oder Metastasen ■ HIV-Infektion	■ Schwer reduzierter Allgemeinzustand ■ Eingeschränkte pulmonale oder kardiale Funktion ■ Chronisches Nierenversagen ■ Alter > 65 Jahre ■ Aktiver Alkohol-/Drogenkonsum ■ Instabiles soziales Umfeld

Tab. 3.33 Voruntersuchungen vor Lebertransplantation.

Hämatologie und klinische Chemie	Serologische Tests	Apparative Diagnostik
■ Blutgruppe, Gerinnung, Blutbild, Differentialblutbild ■ GOT, GPT, GLDH, GGT, AP, CHE, Bilirubin ■ Elektrolyte, Kreatinin, Harnstoff, Protein, Albumin, CRP, BKS, Serumprotein-Elektrophorese ■ Eisen, Transferrin, Ferritin ■ AFP ■ Kreatinin-Clearance	■ Hepatitis A, B, C, D ■ CMV, EBV, HIV ■ Autoantikörper (ANA, AMA, LKM, SLA)	■ EKG, Ergometrie, Echokardiographie ■ Sonographie mit Farb-Doppler des Abdomens ■ Gastroskopie ■ Rö.-Thorax, Rö.-NNH ■ Spirometrie mit Bodyplethysmographie, DLCO

nekrosen oder zur Ausbildung von Stenosen führen. Bei besonderen Indikationen, wie der primär sklerosierenden Cholangitis, wird primär eine biliodigestive Anastomose angelegt.

Die bestehende Organknappheit insgesamt und besonders die Probleme der Organversorgung bei pädiatrischen Lebererkrankungen haben dazu geführt, dass versucht wurde, ein Organ für mehrere Empfänger zu nutzen. Begonnen wurde mit der Verkleinerung der vorhandenen Organe für den Einsatz bei Kindern („**Reduced Size Liver**").

Dann wurde die Teilung des Organs in einen kleinen linken Leberlappen für eine Kindertransplantation und einen größeren rechten Leberlappen für eine Erwachsenentransplantation entwickelt („**Split Liver**"). Die operative Technik ist mittlerweile so weit entwickelt, dass ausgewählte Organe in zwei Hälften geteilt und auf zwei erwachsene Empfänger transplantiert werden können.

Die Technik der geteilten Leber kann auch bei lebenden Spendern zum Einsatz kommen, bei denen ein Teil der Leber im Körper verbleibt und der andere Teil auf einen Empfänger transplantiert wird (**Leberlebendspende**). Dieses Vorgehen unterliegt besonderen gesetzlichen Vorschriften und ist nur bei verwandten Empfänger-Spender-Paaren erlaubt.

Eine besondere Form der Teillebertransplantation kann in ausgewählten Fällen mit akutem Leberversagen zum Einsatz kommen. Dabei wird der linke Lappen der eigenen, erkrankten Leber entfernt. An diese Stelle (orthotop) wird ein Teiltransplantat zusätzlich zur eigenen Restleber (auxiliär) implantiert. Diese Technik wird als **auxiliäre partielle orthotope Lebertransplantation** (APOLT) bezeichnet. Der Vorteil dieses Vorgehens besteht darin, dass nach Regeneration der eigenen Leber auf eine weitere immunsuppressive Therapie verzichtet werden kann. Das Transplantat atrophiert dann.

Angesichts der Organknappheit werden in einzelnen Fällen explantierte Lebern als Transplantate benutzt (**Domino-Transplantation**). Dies ist z. B. bei bestimmten hereditären Formen der Amyloidose der Fall. Den betroffenen Patienten wird die Leber entfernt, um den Progress der Amyloidose zu stoppen. Diese ansonsten gesunden Lebern werden auf Patienten übertragen, denen aufgrund einer schlechten Prognose sonst kein Transplantat angeboten würde.

Komplikationen im Langzeitverlauf

Die Leberwerte sollen im Verlauf nach der Transplantation in den Normbereich zurückkehren. Bei pathologischen Parametern ist unverzüglich eine Klärung der zugrunde liegenden Ursache anzustreben (s. Abb. 3.34). Zunächst sollten die Leberwerte komplett erhoben werden, zusätzlich müssen Immunsuppressionsspiegel und Infektparameter bestimmt werden. Als primäre bildgebende Diagnostik wird eine Sonographie veranlasst. Bei klinischer Notwendigkeit schließt sich eine weitergehende Diagnostik an.

Der therapeutische Bereich der Immunsuppressiva ist eng. Bei zu niedriger Immunsuppression kann es zu Abstoßungen kommen. Zu hohe Spiegel führen zu toxischen Reaktionen. Weitere typische Komplikationen sind Infektionen, Perfusionsstörungen der Leber, Störungen des regulären Galleabflusses. Auch die Rezidive der Grunderkrankung stellen ein signifikantes Problem dar (z. B. Hepatitis C, Hepatitis B, Autoimmunhepatitis, primär biliäre Zirrhose, Alkoholabusus).

Abstoßung

Bei den Abstoßungen werden drei Hauptformen unterschieden. Die **hyperakute Abstoßung** ist durch präformierte Antikörper vermittelt und tritt unmittelbar nach der Transplantation auf. Durch Crossmatch-Tests tritt diese Form der Abstoßung praktisch nicht mehr auf. Die **akute Abstoßung** ist histologisch durch mononukleäre Infiltrate, ähnlich einer Hepatitis, gekennzeichnet. Sie ist zellulär vermittelt, tritt vermehrt in den ersten Monaten nach der Transplantation auf und ist durch eine Hochdosis-Steroidtherapie meist gut behandelbar. **Chronische Abstoßungen** sind durch eine Rarefizierung der kleinen Gallenwege mit oder ohne Schaumzellarteriitis gekennzeichnet. Die Behandlung durch eine Erhöhung der Basisimmunsuppression ist nicht in allen Fällen erfolgreich, so dass eine Retransplantation notwendig werden kann.

Toxizität

Toxische Nebeneffekte der Immunsuppressiva sind häufig, weswegen ein enges Monitoring der eingenommenen Dosis und, sofern verfügbar, der zirkulierenden Spiegel notwendig ist. Ziel ist es, eine individuell möglichst niedri-

Prinzipien der internistischen Therapie

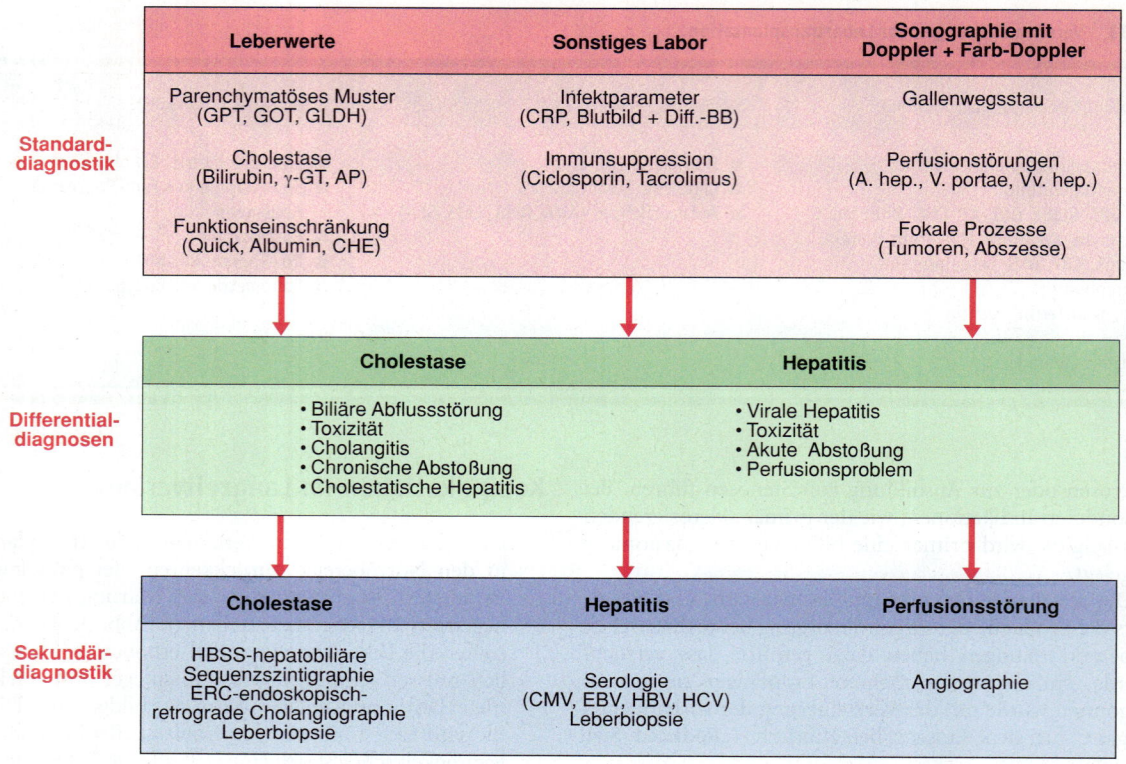

Abb. 3.34 Diagnostik bei Leberfunktionsstörungen nach Lebertransplantation.

ge Dosis zu erreichen, ohne dass es zu einer Abstoßung kommt.

Im Einzelfall wird bei toxischen Effekten eines Präparats versucht, eine Kombination mit anderen Immunsuppressiva einzusetzen, um die individuellen Toxizitäten zu minimieren.

Infektionen

Bei mehr als der Hälfte der Patienten kommt es nach der Transplantation zu Infektionen, die durch die Immunsuppression begünstigt werden.

Bedrohliche **bakterielle Infektionen** sind vor allem ein Problem der Frühphase nach der Transplantation, da die Patienten noch durch den operativen Eingriff geschwächt sind und unter intensiver Immunsuppression stehen. Beobachtet werden u. a. Infekte durch Keime der Darmflora mit einer primären Lokalisation im Abdomen. Im Langzeitverlauf kommt es bei einem Teil der Patienten zu einer bakteriellen Besiedelung des Gallenwegsystems und zu rezidivierenden Cholangitiden.

Virale Infektionen treten einerseits als Rezidivhepatitis bei vorbestehender **Hepatitis B** und **Hepatitis C** auf. Sie äußern sich häufig als Transaminasenschub innerhalb der ersten zwei bis drei Monate. Andererseits werden virale Infekte vor allem bei hoch dosierter Immunsuppression begünstigt.

Problematisch sind u. a. Infektionen mit dem **Zytomegalie-(CMV)** und dem **Epstein-Barr-Virus (EBV)**. Klinisch kann der Verlauf von asymptomatischen Virämien über Fieber und Hepatitiden bis hin zu schweren Pneumonien, ulzerierenden Enteritiden und mononukleoseartigen Bildern reichen. Bei klinischem Verdacht ist der serologische Nachweis, wenn möglich über die viralen Antigene (z. B. CMV pp65), zügig anzustreben.

Infektionen mit **Papillomviren** können unter Immunsuppression exazerbieren und zu erheblichen subjektiven Beeinträchtigungen führen. Die entstehenden Kondylome sind häufig therapieresistent. Im Langzeitverlauf besteht ein erhebliches Risiko der malignen Entartung.

Immunsuppression

Nach Lebertransplantation ist eine lebenslange Immunsuppression obligat. Initial wird mit einer hoch dosierten Immunsuppression begonnen (**Induktionstherapie**), die im Verlauf nach der Transplantation sukzessive reduziert und schließlich mit einer permanenten Dauerdosierung fortgeführt wird (**Dauerimmunsuppression**).

Die Basis der Immunsuppression stellen die Calcineurin-Antagonisten (Ciclosporin, Tacrolimus) dar. Initial werden sie häufig mit Steroiden (Prednisolon) kombiniert. Im Langzeitverlauf kann bei vielen Patienten eine Monotherapie durchgeführt werden. Einzelne Patienten benötigen auch auf Dauer eine erhöhte Immunsuppression. Hier haben sich die Proliferationshemmer bewährt (Azathioprin, Mycophenolatmofetil). Die Rolle neuerer Immunsuppressiva wie Rapamycin ist in der Langzeittherapie noch nicht genau definiert. In der initialen Phase nach der Transplantation kommen auch Antikörperpräparate zum Einsatz (z. B. gegen Interleukin-2-Rezeptor oder T-Lymphozyten).

Prognose

Im Verlauf der Entwicklung der Lebertransplantation hat sich eine stetige Verbesserung der Überlebensraten gezeigt. Dies ist einerseits auf die Verbesserungen der medikamentösen Möglichkeiten, vor allem in der Immunsuppression, und auf die Optimierung der chirurgischen Technik zurückzuführen. Andererseits ist mit der besseren Definition der Indikationen auch die Auswahl der geeigneten Kandidaten verbessert worden.

Die Zusammenfassung aller maßgeblichen europäischen Zentren zeigt aktuell 1-Jahres-Überlebensraten nach Lebertransplantation von über 80 %, nach fünf Jahren leben noch mehr als 70 % der Patienten. Je besser der Zustand des Patienten vor der Transplantation desto höher ist die Chance auf einen positiven Verlauf. Notfalltransplantationen im Rahmen eines akuten Leberversagens haben kurzfristig eine schlechtere Prognose als Transplantationen bei Patienten mit Leberzirrhose. Allerdings gleichen sich die Überlebensraten im Langzeitverlauf wieder an. Am schlechtesten sind die Überlebensraten bei Malignompatienten, weswegen diese Gruppe im Laufe der Jahre immer kritischeren Kriterien zur Indikation unterworfen wurde.

Die Mehrheit der Patienten nach Lebertransplantation erfreut sich nach dem Eingriff eines guten Allgemeinbefindens. Eine Wiederaufnahme der normalen beruflichen Tätigkeit ist häufig möglich (ca. $^2/_3$ der Patienten). Auch im privaten Bereich unterliegen die Patienten nur wenigen Beschränkungen. Schwangerschaften sind möglich und nicht mit einem erkennbar erhöhten Risiko für Mutter und Kind assoziiert.

Zur weiteren Information

Literatur

Adam, R., V. Cailliez, P. Majno, V. Karam, P. McMaster, R. Y. Calne, J. O'Grady, R. Pichlmayr, P. Neuhaus, J. B. Otte, K. Hoeckerstedt, H. Bismuth: Normalised intrinsic mortality risk in liver transplantation: European Liver Transplant Registry Study. Lancet 2000; 356: 621–7.

Bundesärztekammer. Empfehlungen zur Lebendorganspende. D Ärztebl 2000; 97: A3287–8.

Bundesärztekammer: Richtlinien zur Organtransplantation gemäß §16 TPG. D Ärztebl 2000; 97: A396–411.

Denton, M. D., C. C. Magee, M. H. Sayegh: Immunosuppressive strategies in transplantation. Lancet 1999; 353: 1083–91.

Glück, T., J. Schölmerich: Infektionen bei nicht neutropenischen, immunkompromittierten Patienten. Internist 2000; 41: 1195–204.

Keeffe, E. B.: Liver transplantation: Current status and novel approaches to liver replacement. Gastroenterology 2001; 120: 749–62.

Kohlhaw, K., R. Schwarz, P. Lübke, T. Hartwig, F. Berr, J. Hauss: Klinische Studien in der Lebertransplantation. Chirurg 2000; 71: 667–75.

O'Grady, J. G., G. J. Alexander, K. M. Hayllar, R. Williams: Early indicators of prognosis in fulminant hepatic failure. Gastroenterology 1989; 97: 439–45.

Internet-Links

European Liver Transplant Registry: http://www.eltr.org/
Eurotransplant: http://www.eurotransplant.nl/
United Network for Organ Sharing (UNOS): http://www.unos.org/

Keywords

Lebertransplantation ♦ Leberzirrhose ♦ akutes Leberversagen ♦ Immunsuppression ♦ opportunistische Infektionen

---

3.9.4 Nierentransplantation

M. Rambausek, E. Ritz

Im Jahr 2000 wurden in der Bundesrepublik Deutschland 2219 Nierentransplantationen, davon 346 Lebendnierenspenden durchgeführt. 11 973 der rund 60 000 dialysepflichtigen Patienten in der Bundesrepublik Deutschland befanden sich auf der Transplantationswarteliste. Daraus resultierte eine durchschnittliche Wartezeit bis zur Nierentransplantation von drei bis sechs Jahren. Weltweit wurden bis 1996 über 250 000 Nieren transplantiert. Neben der Verstorbenennierentransplantation stellt die Lebendnierentransplantation von Verwandten ersten Grades nach Ausschluss von immunologischen Unverträglichkeiten ein allgemein akzeptiertes Vorgehen dar. In den letzten Jahren werden in manchen Ländern auch Nicht-Verwandten-Lebendnierentransplantationen von emotional verbundenen Spendern/Empfängern zugelassen.

Ergebnisse

Die 1-Jahres- und 5-Jahres-Transplantationsfunktionsraten liegen derzeit bei etwa 85 % bzw. 65 %, die 1-Jahres-Überlebensrate beträgt 95 %. Fünf Jahre nach Nierentransplantation waren noch 82 % der Patienten am Leben. Die Patienten- und Transplantatüberlebenszeiten verbesserten sich während des letzten Jahrzehnts durch verbesserte Patientenauswahl, optimierte Nierenentnahmetechnik, erweiterte immunologische Kriterien der Spender-Empfänger-Zuordnung und vor allem durch wirksamere immunsuppressive Behandlungsmethoden.

Xenotransplantation

Die Xenotransplantation (Transplantation von Organen tierischen Ursprungs, z. B. Schwein) ist noch im Experimentierstadium. Geprüft wird, inwieweit sich durch genetische Spendermanipulation die rasch auftretenden schweren Abstoßungskrisen und das konsekutive Transplantatversagen des artfremden Organs vermeiden lassen. Zusätzlich besteht die Befürchtung, ursprünglich apathogene Tierviren (z. B. Retroviren) könnten bei Übertragung auf den Menschen bislang unbekannte Krankheitsbilder beim Transplantatempfänger auslösen und es bestünde die Gefahr, dass bei weiterer Ausbreitung auf die Allgemeinbevölkerung neuartige Krankheitsepidemien – analog der AIDS-Erkrankung – auftreten könnten.

Empfänger-Spender-Auswahl

Absolute Kontraindikationen für eine Nierentransplantation stellen neben einer potentiell reversiblen Grunderkrankung akute Infektionen (zunehmend bedeutsam: positiver HIV-Antikörper-Nachweis) und maligne Grunderkrankungen ohne sicheren Anhalt für Ausheilung dar. **Relative Kontraindikationen** sind sehr hohes Alter, schwerwiegende psychiatrische Grunderkrankungen und einige wenige, meist angeborene Erkrankungen der ableitenden Harnwege, bei denen erst nach entsprechender Sanierung eine Transplantation durchgeführt wird. Alle Transplantationskandidaten werden erst nach Ausschluss von potentiellen Foci (HNO, Gynäkologie, Haut, Urologie, Gastrointestinaltrakt) in die Transplantationswarteliste aufgenommen.

Spenderauswahl

Folgende Kriterien bestimmen die Spenderauswahl:
- sicher nachgewiesener Hirntod (Bestätigung durch zwei vom Transplantationsteam unabhängige Ärzte, s. Kap. 3.9.2)
- keine maligne Grunderkrankung (mit Ausnahme von Hirntumoren)
- keine Allgemeininfektionen (Sepsis, Hepatitis, HIV etc.)
- keine irreversiblen Nierenerkrankungen
- Lebensalter möglichst unter 65 Jahren

Entnahmetechnik und Spender-Empfänger-Zuordnung

Aufgrund der Entwicklung und Verbesserung der Nierenentnahmetechnik (fehlende „warme" Ischämiezeit, verbesserte Perfusions- und Konservierungslösungen) können Verstorbenennieren heute auch international ausgetauscht werden, wobei die „kalte" Ischämiezeit 24–32 h nicht überschreiten sollte. Erst dadurch konnte eine nach immunologischen Kriterien optimierte Spender-Empfänger-Zuordnung nach bestmöglicher HLA-Kompatibilität erreicht werden, wobei die 5-Jahres-Überlebensrate des Transplantats mit Zunahme der HLA-Abweichungen (Mismatch) abnimmt. Insbesondere dem HLA-DR-Locus und – bei Vorimmunisierten – auch dem HLA-B-Locus scheint hier eine vorrangige Bedeutung zuzukommen.

Immunsuppressive Therapie

Zur immunsuppressiven Therapie siehe Kapitel 3.6.

Komplikationen (ATN, Abstoßung, Infektion)

Etwa 80 % der transplantierten Nieren funktionieren primär. Das Transplantatversagen durch sog. hyperakute Rejektionen (oft schon intraoperativ), die beim Organempfänger durch bereits vor Transplantation entstandene Antikörper ausgelöst werden, ist dank einer verfeinerten immunologischen Diagnostik vor einer Transplantation (Crossmatch) extrem selten geworden. Häufigste Ursache für eine verzögerte Nierenfunktionsaufnahme ist ein **akutes Nierenversagen** des Transplantats, d.h. akute tubuläre Nekrose durch extrakorporale Ischämie. Die meisten Abstoßungskrisen ereignen sich während der ersten drei Monate nach einer Transplantation. Therapie der Wahl stellen neben Kortikosteroiden monospezifische oder monoklonale, gegen aktivierte T-Lymphozyten gerichtete Antikörper dar.

Insbesondere im ersten Jahr nach einer Transplantation ist der Patient durch bakterielle und vor allem virale **Infektionen** gefährdet, so durch Zytomegalievirus mit bevorzugt pulmonalem, hepatischem und gastrointestinalem Befall, Herpes-simplex- und Herpes-zoster-Virus. Hartnäckig, aber meist harmlos sind Papillomvirusinfektionen (Warzen). Neben Wundinfektionen mit den üblichen Erregern bedeuten opportunistische Erreger (Pneumocystis carinii, Legionella, Cryptococcus und Aspergillus) für den immunsupprimierten Patienten eine Gefahr.

Spätkomplikationen

Bösartige Neubildungen (bis zu 5–6 % der Transplantierten) sind etwa 100-mal häufiger als in der Allgemeinbevölkerung. Es dominieren epitheliale Tumoren und Tumoren des lymphatischen Apparates.

Über 50 % der nierentransplantierten Patienten müssen **antihypertensiv therapiert** werden. Neben einer essentiellen Hypertonie bestehen dafür folgende Ursachen:
- renale Grunderkrankung
- Nierentransplantatarterienstenose (etwa 20 % aller Nierentransplantierten weisen eine zumeist asymptomatische Nierentransplantatarterienstenose auf)
- ciclosporininduzierte Hypertonie (etwa 70 % aller ciclosporintherapierten Patienten)
- chronische Abstoßung (histologisch gekennzeichnet als chronisch-vaskuläre Abstoßung, interstitielle Fibrose und/oder Transplantatglomerulopathie)
- Rezidiv der Grundkrankheit im Nierentransplantat

Die **Rezidivhäufigkeit der Grundkrankheit** im Transplantat variiert zwischen 1 % (Lupusnephritis) und 90 % (membranoproliferative Glomerulonephritis Typ II). Zahlreiche Patienten zeigen auch nach Nierentransplantation eine Störung des Knochenmineralhaushaltes mit nur verzögerter Ausheilung der urämischen Osteopathie, manifestem Hyperparathyroidismus sowie duch Kortikosteroide induzierte Osteoporose und Osteonekrose mit bevorzugtem Befall des Hüftkopfes.

Weitere Langzeitkomplikationen sind steroidinduzierter Diabetes mellitus, die weitgehend ungeklärte Erythrozytose des Transplantierten und die azathioprininduzierte Knochenmarkaplasie.

Haupttodesursache bei langzeittransplantierten Patienten ist heute neben Sepsis und kardiovaskulären Zwischenfällen das **Leberversagen.** Dieses kann entweder im frühen postoperativen Verlauf – bedingt durch die hohe Immunsuppression und daraus resultierende Infektanfälligkeit – oder durch die hepatotoxische Wirkung der Immunsuppressiva (Azathioprin oder Ciclosporin) im Spätverlauf, auch nach jahrelang erfolgreicher Nierentransplantation auftreten.

> **Zur weiteren Information**
>
> **Literatur**
> Briggs, J. D., B. J. R. Junor: Long-Term Results and Complications. Oxford Textbook of Clinical Nephrology. Davison, Cameron, Grünfeld, Kerr, Ritz, Winearls (eds.): Oxford Medical 1998, pp. 2178–204.
> Hariharan, S., M. B. Adams, D. C. Brennan, C. L. Davic, M. R. First, C. P. Johnson., R. Ouseph, V. R. Peddi, C. J. Pelz, A. M. Roza, F. Vincenti, V. George: Recurrent and de-novo glomerular disease after renal transplantation. Transplantation 1999; 68: 635–41.
> Jindal, R. M., S. Hariharan: Chronic rejection in kidney transplants. Nephron 1999; 83: 13–24.
> Ojo, A. O., J. A. Hanson, R. A. Wolfe, A. B. Leichtman, L. Y. Ayoda, F. K. Port: Long-term survival in renal transplant recipients with graft function. Kidney Int 2000; 57: 307–13.
> Danovitch, G. M.: Principal Discussant. Nephrology Forum. Immunosuppressive medications for renal transplantation: a multiple choice question. Kidney Int 2001; 59: 388–402.
> Strom, T. B., M. Suthanthiran: Therapeutic Approach to Renal Transplantation. Oxford Textbook of Clinical Nephrology. Davison, Cameron, Grünfeld, Kerr, Ritz, Winearls (eds.): Oxford Medical 1998; pp. 2147–151.
>
> **Internet-Links**
> www.dtg.de
> www.dso.de
> www.eurotransplant.nl
>
> **Keywords**
> Nierentransplantation ◆ Immunsuppression ◆ Spätkomplikationen

3.9.5 Immunsuppressive Therapie nach Transplantation

M. Kröger, J. Kienast

Engl. Begriff: Immunosuppressive Therapy in Transplantation

Die Erfolge der modernen Transplantationsmedizin sind ohne die grundlegenden Erkenntnisse der Transplantationsimmunologie und die Entwicklung zunehmend selektiv und komplementär wirkender Immunsuppressiva nicht denkbar. Das folgende Kapitel behandelt Grundzüge der Transplantationsimmunologie und geht auf die immunsuppressiven Therapiestrategien nach allogener Transplantation von soliden Organen und Knochenmark ein.

Transplantationsimmunität

Das Immunsystem ist darauf ausgelegt, körperfremde Strukturen zu erkennen und abzuwehren. Bei der Transplantation von vitalen Zellen, Geweben oder Organen hängen Art und Ausmaß der Immunreaktionen vom Grad der genetischen Übereinstimmung oder Disparität von Gewebemerkmalen zwischen Spender und Empfänger ab (**Histokompatibilität**). Transplantate desselben oder eines genetisch identischen Organismus (autologe oder syngene Transplantation) werden vom Immunsystem des Empfängers toleriert. Die Transplantation von Gewebe eines genetisch differenten Spenders (allogene Transplantation) ruft eine immunologische Abwehrreaktion im Empfängerorganismus hervor, die zur Abstoßung des Transplantats führt. Man spricht von der „Wirt-gegen-Transplantat"- bzw. **„Host-versus-Graft"-Reaktion** (HvG-Reaktion). Werden umgekehrt mit dem Transplantat funktionsfähige Immunzellen des Spenders übertragen, so können diese in einem abwehrgeschwächten Empfängerorganismus gegen Gewebe und Organe des Wirts reagieren als **„Graft-versus-Host"-Reaktion** (GvH-Reaktion). Die Folge ist eine „Transplantat-gegen-Wirt-Erkrankung" („Graft-versus-host-disease", GvHD), i.d.R. mit Haut-, Darm- und/oder Leberbeteiligung.

Histokompatibilitätsantigene

Im Mittelpunkt der Alloimmunreaktionen in HvG- und GvH-Richtung steht die Erkennung transplantationsrelevanter Antigene (Histokompatibilitätsantigene) durch CD4- und zytotoxische CD8-positive T-Lymphozyten. Die Histokompatibilitätsantigene (**H**umane **L**eukozyten-**A**ntigene, **HLA**-System) werden durch hochpolymorphe Gene im Haupthistokompatibilitätskomplex („**M**ajor **H**istocompatibility **C**omplex", **MHC**) auf dem kurzen Arm von Chromosom 6 kodiert. Die Bedeutung sog. Minor-Histokompatibilitätsantigene wird erst in jüngerer Zeit erforscht.

Alloantigenerkennung durch T-Lymphozyten

Bei der HvG-Reaktion werden Fremd-MHC-Moleküle auf der Oberfläche **a**ntigen**p**räsentierender **Z**ellen des Spenders (**APC**: dendritische Zellen, Monozyten/Makrophagen) von Lymphozyten des Transplantatempfängers erkannt und gebunden. Folge dieser direkten Alloantigenerkennung ist eine transplantatspezifische immunzelluläre Abwehrreaktion (z.B. akute Transplantatrejektion). Abgespaltene und zellulär prozessierte Peptide fremder MHC-Moleküle können auch von APC des Empfängers präsentiert werden und über den Weg der indirekten Alloantigenerkennung eine T-Zell-Antwort des Transplantatempfängers induzieren (z.B. chronische Transplantatrejektion). Die Prinzipien der Alloimmunstimulation gelten sowohl für HvG- als auch für GvH-Reaktionen.

Die Beteiligung von T-Zell-aktivierten B-Zellen und Makrophagen variiert und verstärkt die Alloimmunantwort durch Alloantikörperproduktion und makrophagenvermittelte Hypersensitivitätsreaktionen vom verzögerten Typ. Empfänger mit (präformierten) Antikörpern gegen HLA-Antigene des Spenders (Alloantikörper) tragen ein hohes Risiko der akuten/perakuten Transplantatabstoßung, charakterisiert durch Komplementaktivierung, intravaskuläre Gerinnung, Transplantatischämie und -nekrose.

Blutgruppenkompatibilität

Blutgruppenantigene werden nicht nur auf Blutzellen, sondern in hohem Maß auch auf Gefäßendothelien und z.B. Nierenzellen exprimiert. Bei AB0-inkompatiblen Transplantationen solider Organe (z.B. Nieren, Leber, Herz) besteht daher ein hohes Abstoßungsrisiko. Bei der Transplantation von Knochenmark oder peripheren Blutstammzellen treten AB0-Inkompatibilitäten hinsichtlich des

Transplantationsergebnisses in den Hintergrund, sofern gebotene Maßnahmen eingehalten werden (z. B. Erythrozyten- oder Plasmadepletion des Transplantats, Reduktion der Isohämagglutinintiter des Empfängers durch Plasmapheresen).

Spender-Empfänger-Auswahl

Die AB0-Kompatibilität ist unabdingbare Voraussetzung für eine erfolgreiche Transplantation solider Organe. Je nach verfügbarer Zeit, die durch die Ischämietoleranz des Transplantats vor allem bei Herztransplantationen limitiert ist, wird auch eine Organzuordnung nach HLA-Kompatibilität angestrebt. Ein negatives HLA-„Crossmatch" (Ausschluss alloreaktiver Antikörper, Lymphozytentoxizitätsassay) wird in der Regel gefordert. Bei der allogenen Knochenmark- oder peripheren Blutstammzelltransplantation wird dagegen in erster Linie die HLA-Kompatibilität, nachrangig die AB0-Blutgruppenkompatibilität berücksichtigt.

Transplantattoleranz durch immunsuppressive Therapie

Die Identifizierung der Transplantationsantigene hat es ermöglicht, die Spender-Empfänger-Auswahl auf der Basis einer Gewebetypisierung (Histokompatibilitätstestung: HLA- und AB0-Antigene) zu treffen und damit die immunogene Wirkung starker T-Zell-Antigene einzugrenzen. Da in der Realität jedoch kaum eine volle Übereinstimmung bekannter (und bislang unbekannter) Transplantationsantigene erreicht wird, muss eine Transplantatabstoßung bzw. GvHD durch immunsuppressive Therapie unterdrückt werden. Die immunsuppressive Therapie induziert eine scheinbare Transplantattoleranz (exogene Toleranz), die auf die Dauer der Behandlung begrenzt ist. Organtransplantierte Patienten bedürfen daher einer lebenslangen immunsuppressiven Therapie. Ein Absetzen der Medikation oder Unregelmäßigkeiten bei der Einnahme gefährden die Transplantatfunktion.

Echte Transplantattoleranz

Die bisher nicht erreichte Zielvorstellung bei der Organtransplantation ist die Induktion einer echten Transplantattoleranz (endogene Toleranz). Diese setzt die Deletion oder Anergisierung alloreaktiver T-Zell-Klone durch zentrale (thymusabhängige) oder periphere Mechanismen voraus. Nur bei der allogenen Transplantation von Knochenmark oder peripheren Blutstammzellen wird auf Dauer eine echte HvG- und GvH-Toleranz erreicht (Immunchimären), sodass die immunsuppressive Therapie nach Monaten bis Jahren abgesetzt werden kann.

Immunsuppressive Therapeutika

Kortikosteroide Kortikosteroide wirken **antiphlogistisch** und **immunsuppressiv**. Sie hemmen die Zytokinproduktion von T-Zellen und Makrophagen und damit T-Zell-Aktivierung und -Proliferation ebenso wie makrophagenvermittelte Gewebeschädigung. Dieser Effekt wird auf die Hemmung des nukleären Transkriptionsfaktors NFκB und die Bindung an „Glucocorticoid Response Elements" in der Promotorregion von Zytokingenen zurückgeführt. Es resultiert eine verminderte Transkription proinflammatorischer Zytokine wie Interleukin-1 und -2 (IL-1, IL-2), Tumor-Nekrose-Faktor α (TNFα) und Interferon-γ (IFN-γ).

Das Nebenwirkungsprofil einer Kortikosteroidtherapie ist erheblich: u. a. Glukoseintoleranz, Dyslipidämie, Osteoporose, Muskelatrophie, Hypertonie, Psychosen, Katarakt und cushingoides Erscheinungsbild. In der immunsuppressiven Langzeitbehandlung nach Transplantation haben sich daher steroidsparende Kombinationstherapien durchgesetzt. Bei Abstoßungskrisen oder schwerer akuter GvHD ist auch heute noch eine hoch dosierte, i. d. R. kurzzeitige Verabreichung von Kortikosteroiden üblich (bis zu 1,0–1,5 g/d). Wegen der Gefahr einer Nebennierenrindeninsuffizienz darf die Dosis nach längerer Therapie nur schrittweise reduziert werden.

Calcineurin-Inhibitoren Die Einführung von **Ciclosporin A (CsA)** Anfang der 80er-Jahre war ein wichtiger Meilenstein für den Fortschritt der Transplantationsmedizin. CsA und das ebenfalls zu dieser Substanzgruppe zählende **Tacrolimus** (FK 506) sind heute Bestandteil nahezu jeder immunsuppressiven Kombinationstherapie nach Transplantation. Sie bilden mit zytoplasmatischen Rezeptorproteinen (Ciclophilin bzw. FK-Bindungsprotein) heterodimere Komplexe, die ihrerseits Calcineurin inaktivieren, ein Schlüsselenzym in der Signalkaskade des aktivierten T-Zell-Rezeptors. Die Calcineurin-Blockade hemmt die für T-Zell-Aktivierung und -Proliferation essentielle IL-2-Produktion.

Beide Substanzen sind intravenös und mit unterschiedlicher Bioverfügbarkeit auch oral applizierbar. Die Dosierung muss individuell anhand von Serum- bzw. Blutspiegeln gesteuert werden (Talspiegelmessungen). Wechselwirkungen mit anderen Medikamenten sind zu beachten. CsA ist nephro-, hepato- und neurotoxisch, beeinflusst Glukose- und Fettstoffwechsel und kann zu einer arteriellen Hypertonie beitragen. Gingivahyperplasie und Hirsutismus sind weitere typische Nebenwirkungen. Das Toxizitätsprofil von Tacrolimus ist ähnlich. Im Vordergrund stehen Nephro- und Neurotoxizität sowie die diabetogene Wirkung.

Azathioprin Azathioprin, ein synthetisches Imidazolderivat des 6-Mercaptopurins, gehört zu den klassischen Immunsuppressiva. Es hemmt die Lymphozytenproliferation nach Antigenstimulation durch Inhibition der Purinsynthese. Alkylierende Eigenschaften der Substanz und die Interferenz mit der Synthese verschiedener Zytokine tragen zur immunsuppressiven Wirkung bei. Azathioprin wird in der immunsuppressiven Erhaltungstherapie nach Organtransplantation in der Regel in Kombination mit einem Calcineurin-Inhibitor und Steroiden eingesetzt. Üblich sind Dosierungen von 1–3 mg/kg/d. Nota bene: erhebliche Wirkungsverstärkung bei Kombination mit Allopurinol. Wegen der nichtselektiven Zytotoxizität von Azathioprin zählt die Knochenmarkdepression zu den Hauptnebenwirkungen.

Mycophenolatmofetil Mycophenolatmofetil (MMF) hemmt durch reversible Blockade der Inosin-Monophosphat-Dehydrogenase die De-novo-Synthese von Guaninnukleotiden. Da Lymphozyten im Gegensatz zu anderen Zellen nicht über einen alternativen Weg der Guanosinsynthese verfügen, wird die Proliferation von B- und T-Lymphozyten bevorzugt gehemmt.

MMF ist in Kombination mit CsA und Kortikosteroiden zur Prophylaxe der akuten Transplantatabstoßung nach allogener Nieren- oder Herztransplantation zugelassen. Bei nierentransplantierten Patienten beträgt die Tagesdosis 2 × 1,0 g p.o., nach Herztransplantation 2 × 1,5 g p.o.; eine intravenöse Applikationsform steht zur Verfügung. Weitere Indikationen, u.a. die GvHD-Prophylaxe nach allogener hämatopoetischer Stammzelltransplantation, werden klinisch geprüft. Häufigste Nebenwirkungen sind Übelkeit, Diarrhö, Leukozytopenie und Anämie.

Methotrexat Methotrexat (MTX) gehört zu den immunsuppressiv wirksamen Zytostatika. Es wird in Kombination mit CsA zur Prophylaxe von GvH-Reaktionen nach allogener Knochenmarktransplantation eingesetzt (z.B. 10–15 mg/m² i.v. an den Tagen 1, 3, 6 ± 11).

Sirolimus (Rapamycin) Während CsA und Tacrolimus die IL-2-Produktion von T-Lymphozyten hemmen, greift Sirolimus in die intrazelluläre Signalkaskade distal vom IL-2-Rezeptor ein. Es blockiert die IL-2-vermittelte Zellzyklusprogression der T-Zellen in die S-Phase und damit die klonale Proliferation von T-Lymphozyten nach Antigenstimulation. Aufgrund des komplementären Wirkmechanismus eignet sich Sirolimus zur immunsuppressiven Kombinationstherapie mit CsA. Die Kombination mit Tacrolimus ist weniger aussichtsreich, da beide Substanzen an dasselbe intrazelluläre Rezeptorprotein binden (FK-Bindungsprotein). Sirolimus wird gegenwärtig in klinischen Phase-III-Studien geprüft.

Antithymozyten-, Antilymphozytenglobulin (ATG, ALG) Es handelt sich um polyklonale Antikörper, die aus Antiseren von Kaninchen oder Pferd gegen humane Thymozyten, Ductus-thoracicus-Lymphozyten oder Lymphoblasten-Zelllinien gewonnen werden. Durch Komplementaktivierung oder Bindung via Fc-Teil an zytotoxische Zellen („Antibody Dependent Cellular Cytotoxicity", ADCC) induzieren sie die Zytolyse und Depletion von Lymphozyten. ATG und ALG enthalten eine Mischung von Antikörpern gegen eine Vielzahl von Lymphozytenantigenen, die z.T. auch von nichtlymphoiden Zellen (Erythrozyten, Neutrophile, Endothel) exprimiert werden. Die verschiedenen Präparate und selbst unterschiedliche Produktionschargen sind hinsichtlich ihrer klinischen Wirksamkeit schwer vergleichbar, da die In-vitro-Testung keine zuverlässige Voraussage ihrer Aktivität in vivo zulässt.

ATG und ALG werden zur Behandlung von steroidrefraktären Abstoßungs- oder GvH-Reaktionen, z.T. auch in der konditionierenden Vorbehandlung vor allogener Knochenmarktransplantation eingesetzt. Die Dosierungsempfehlungen sind präparate- und indikationsspezifisch. Unter den Nebenwirkungen dominieren Unverträglichkeitsreaktionen mit Fieber, Schüttelfrost, gelegentlich Blutdruckabfall und Verläufe unter dem Bild der „Serumkrankheit" sowie Granulo- und Thrombozytopenie.

Monoklonale Antikörper Vorteile der monoklonalen Antikörper liegen in ihrer Spezifität und reproduzierbaren Dosis-Wirkungs-Beziehung. Der Vorreiter monoklonaler Antikörper zur immunsuppressiven Therapie ist **OKT3**, ein Mausantikörper gegen den T-Zell-Rezeptor/CD3-Komplex. Innerhalb von Minuten nach Gabe der ersten Dosis kommt es durch Komplementaktivierung und ADCC zu einer weitgehenden Depletion der T-Lymphozyten, die je nach Subpopulation Tage bis wenige Wochen anhält. Häufige Nebenwirkungen sind Fieber, Schüttelfrost, Kopfschmerzen und Blutdruckschwankungen, u.a. ausgelöst durch die Freisetzung von Zytokinen durch aktivierte Lymphozyten („Cytokine Release Syndrome"). OKT3 ist zur Behandlung der akuten Abstoßung von allogenen Nieren-, Herz- und Lebertransplantaten zugelassen.

Wesentlich besser verträglich sind humanisierte bzw. chimäre monoklonale Antikörper, die gegen die α-Untereinheit des IL-2-Rezeptors gerichtet sind und die IL-2-vermittelte klonale Expansion antigenaktivierter T-Lymphozyten hemmen. Zwei solcher Antikörper sind unter den Generikabezeichnungen **Daclizumab** (fünf Einzelgaben im Abstand von jeweils 14 Tagen) bzw. **Basiliximab** (zwei Einzelgaben im Abstand von vier Tagen) in Kombination mit CsA und Kortikosteroiden zur Prophylaxe akuter Abstoßungsreaktionen nach allogener De-novo-Nierentransplantation zugelassen. Die erste Dosis wird jeweils kurz vor der Transplantation verabreicht. Die Ergänzung der initialen immunsuppressiven Therapie (CsA + Kortikosteroide ± Azathioprin) durch Daclizumab oder Basiliximab senkt die Rate akuter Abstoßungsreaktionen um 35 %.

Ionisierende Strahlen Der immunsuppressive bzw. immunablative Effekt ionisierender Strahlen wird in Form der Ganzkörperbestrahlung („Total Body Irradiation", TBI) zur konditionierenden Behandlung vor allogener Knochenmark- oder peripherer Blutstammzelltransplantation genutzt. Darüber hinaus werden Blutprodukte zur Transfusion bei immunsupprimierten Patienten bestrahlt, um GvH-Reaktionen zu vermeiden.

UV-Licht Die Bestrahlung mit UV-Licht hat eine immunsuppressive Wirkung, die z.T. auf der funktionellen Ausschaltung von APC beruht. Die UV-A-Bestrahlung in Kombination mit einem Photosensitizer wie 8-Methoxypsoralen (PUVA) wird in der Therapie der Haut-GvHD nach Knochenmarktransplantation eingesetzt. Zur Behandlung viszeraler Manifestationen einer chronischen GvHD wird auch die extrakorporale UV-A-Bestrahlung des Bluts mit Hilfe eines Apheresegerätes durchgeführt (Photopherese).

Immunsuppressive Therapiestrategien

Nach **Organtransplantation** werden verschiedene Phasen der immunsuppressiven Therapie unterschieden: Induktionsphase, Erhaltungsphase und Abstoßungsbehandlung.

Klassische Therapiestrategien sehen in der Induktionsphase beispielsweise hoch dosierte Kortikosteroidgaben (z.B. 1 g Methylprednisolon i.v. unmittelbar vor Transplantation), gefolgt von einer Kombination aus CsA oder Tacrolimus + Azathioprin oder MMF + Kortikosteroiden vor. Neuere Therapiestrategien setzen Daclizumab oder

Basiliximab kombiniert mit CsA oder MMF + Kortikosteroiden ± Azathioprin ein.

Eine Abstoßungsreaktion wird mit Kortikosteroiden, ggf. mit ATG oder OKT3 behandelt.

Bei der **allogenen Knochenmark- oder peripheren Blutstammzelltransplantation** besteht die klassische Vorbehandlung (Konditionierung) aus einer hoch dosierten zytostatisch und immunsuppressiv wirkenden Chemotherapie ± TBI ± ATG. Zur GvHD-Prophylaxe werden CsA + MTX ± Kortikosteroide eingesetzt, alternativ eine T-Zell-Depletion des Transplantats. Nach dosisreduzierten Konditionierungsregimen wird die GvHD-Prophylaxe häufig mit CsA + MMF durchgeführt.

Komplikationen Unabhängig von den substanzeigenen Nebenwirkungen sind die noch wenig selektiven immunsuppressiven Kombinationstherapien nach Transplantation mit einem erhöhten Risiko infektiöser Komplikationen und einer erhöhten Malignominzidenz (30–40 % über 30 Jahre) verbunden. Typisch sind lymphoproliferative Erkrankungen und Kaposi-Sarkome.

Neue Immunsuppressiva Neuentwicklungen von monoklonalen Antikörpern, Fusionsproteinen und immunsuppressiven Peptiden haben zum Ziel, eine spezifische Immuntoleranz gegenüber Spenderantigenen bei ansonsten intaktem Immunsystem zu induzieren. CTLA4Ig, ein Fusionsprotein der Bindungsregion von CTLA4 und humanem IgG1, oder Antikörper gegen CD154, den Liganden des CD40-Rezeptors, blockieren kostimulatorische Signale, die für die antigenspezifische Aktivierung von T-Lymphozyten essentiell sind. Dabei wird der Effekt genutzt, dass eine inkomplette Aktivierung der T-Zellen beim Kontakt mit Spenderantigenen eine Toleranz hervorrufen kann. Andere Substanzen, die ebenfalls in der präklinischen oder klinischen Entwicklung stehen, inhibieren die T-Zell-Adhäsion an Spenderzellen oder akzessorische Signalmoleküle der T-Zell-Aktivierung.

Zur weiteren Information

Literatur
Abbas, A. K., C. A. Janeway: Immunology: improving on nature in the 21th century. Cell 2000; 100: 129–38.
Denton, M. D., C. C. Magee, M. H. Sayegh: Immunosuppressive strategies in transplantation. Lancet 1999; 353: 1083–91.
Abendroth, D.: Immunsuppressiva: medikamentöse Prophylaxe akuter Abstoßungsreaktionen nach Transplantation. Klinikarzt 2000; 7: 192–98.

Internet-Links
www.ncbi.nlm.nih.gov
www.unos.org
www.transplantation.medscape.com
www.surgery.usc.edu
www.bmtnet.org

Keywords
Immunosuppressive Therapy ♦ Organ Transplantation ♦ Bone Marrow Transplantation

---

3.10 Psychosomatische Therapie

M. Huber

Psychosomatische Therapie umfasst diejenigen Aspekte der allgemeinen Krankenbehandlung, bei denen **psychische** und **psychosoziale Faktoren** im Vordergrund stehen, sowie die spezielle Behandlung der psychosomatischen Erkrankungen. Aus einem erweiterten Blickwinkel betrachtet, ist der zeitliche Verlauf der Beschwerdesymptomatik bei zahlreichen chronischen Krankheiten, darunter auch den somatoformen Störungen, durch ein Wechselspiel von Einflussfaktoren verschiedener Art gekennzeichnet (s. Abb. 3.35). Während der Arzt in der Regel auf die soziale Situation des Patienten (Familie, Beruf) keinen Einfluss nehmen kann, wird er in der Psychosomatik jedoch die Vorerfahrungen des Patienten hinsichtlich persönlicher Beziehungen, die **subjektive Krankheitstheorie** und die **individuellen Bewältigungsmuster** des Patienten zu verstehen versuchen und ihm helfen, ein differenzierteres Empfinden für seine psychophysiologischen Reaktionsweisen sowie angemessenere Strategien für seine aktuelle Lebenssituation zu entwickeln.

3.10.1 Der Zugang zum psychosomatischen Patienten

Der „schwierige Patient"

Viele psychosomatische Patienten gelten als „schwierige Patienten". Ein Kontakt, der auf ein gemeinsames Verstehen der Situation des Patienten ausgerichtet ist, ist erschwert, weil keine „Psychological Mindedness" besteht (Fähigkeit, die Bedeutsamkeit der seelischen Realität neben der materiellen Realität zu erkennen). Zahlreiche Patienten mit somatoformen Störungen beanspruchen den Arzt in besonderer Weise. Hoher **Neurotizismus**, oft nicht bewusst erlebte **Angst**, das chronische Erleben unangenehmer **innerer Anspannung**, meist zahlreiche **frustrane Therapieversuche** und oft **traumatische Vorerfahrungen** haben den Patienten in eine innere Situation gebracht, die durch Misstrauen, Pessimismus, Befürchtungen verschiedenster Art und oft ausgeprägten Ärger gekennzeichnet ist. Aus Gründen, die in der theoretischen Psychosomatik eine große Rolle spielen (s. Kap. 1.5), haben viele psychosomatische Patienten kaum Zugang zu ihrer eigenen seelischen Realität, kein Bild davon, wie die von ihnen erlebten vegetativen Symptome ihre innere Situation mit Gefühlen, Konflikten und anhaltenden Spannungszuständen widerspiegeln. Oft erleben diese Patienten ihren Körper als autonomes, fremdartiges, nicht beeinflussbares Objekt,

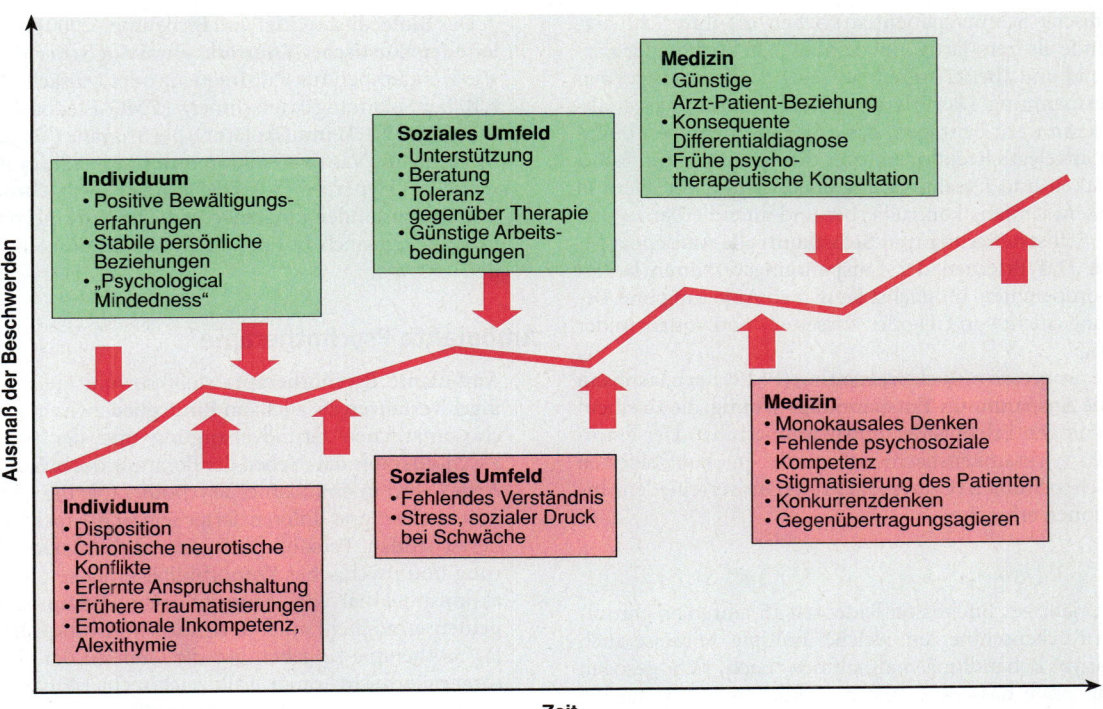

Abb. 3.35 Chronifizierungsfaktoren bei somatoformen Störungen (geändert nach Huber, 2000).

manchmal geradezu als feindlich, bedrohlich, jedenfalls nicht verstehbar, nicht vertraut. Dass die oft zahlreichen und invasiven organmedizinischen Versuche, ihre Symptome und Beschwerden zuzuordnen, fehlgeschlagen sind, erleben sie einerseits als Bestätigung dieser „subjektiven Anatomie" (Uexküll, 1997), andererseits als entmutigend und oft auch als entwertend. Müssen die Patienten glauben, man nehme an, ihre Beschwerden seien eingebildet, so sind die Voraussetzungen für den ersten Kontakt mit dem psychosomatisch arbeitenden Arzt ungünstig. Die Patienten erleben sich als „geschickt", kommen ohne Hoffnung auf Besserung und bringen ihre Skepsis entweder deutlich zum Ausdruck („Ich bin doch nicht verrückt!") oder sind **schwer erreichbar und verschlossen.** Manche Patienten haben nach der organmedizinischen Diagnostik, welche ihnen im Ergebnis den für sie inakzeptablen Eindruck vermittelt hat, nicht wirklich, d. h. körperlich krank zu sein, auch noch die unglückliche Erfahrung einer fälschlichen, aber gemeinsamen organischen Ursachenüberzeugung mit einem Vertreter paramedizinischer Berufe (Heilpraktiker) machen müssen (z.B. „Amalgamausleitung" aus den Zähnen), bevor sie den Weg in die Psychosomatik fanden. Erste und wichtigste Aufgabe des psychosomatischen Gesprächs ist es dann, herauszufinden, wie der Patient seine Situation erlebt und welches seine Vorstellungen von seiner Krankheit sind. Simplifizierende Deutungen in Richtung auf eine Psychogenese, die ohnehin außer bei der reinen Konversion bei psychosomatischem Geschehen so nicht anzunehmen ist, sind ebenso kontraindiziert wie das unmittelbare Angebot psychosomatischer Therapieprogramme, da der Patient ja mit dem impliziten psychologischen Zugang zu seinen Beschwerden oft noch gar nicht einverstanden ist. Am Anfang muss das für den Patienten nachvollziehbare Bemühen des Arztes stehen, die innere und äußere Situation des Patienten und die subjektive Bedeutung seiner Symptome zu verstehen. Dabei kann es hilfreich sein, auf vorhandene frühere Erfahrungen des Patienten mit seinen eigenen körperlichen Reaktionsweisen Bezug zu nehmen.

3.10.2 Elemente psychosomatischer Behandlung

Die psychosomatische Grundversorgung

Angesichts hoher Prävalenzzahlen psychischer Erkrankungen von 25–30 % in der Allgemeinpraxis (Maier et al., 1996; Dilling et al., 1984) wurde die sog. **psychosomatische Grundversorgung** eingeführt. In der psychosomatischen Grundversorgung geht es vor allem um die Herstellung einer tragfähigen **Arzt-Patient-Beziehung** mit voraussetzungsloser Akzeptanz der Beschwerden durch den Arzt, die Vermittlung von Krankheits- und Therapiewissen (Patient als „informierter Experte" seiner Erkrankung), die Anleitung zu Selbstbeobachtung und Bewältigungsstrategien sowie ggf. die Motivation zur fachpsychotherapeutischen Weiterbehandlung.

Entspannungsverfahren

Der breit gefächerte Einsatz von **Entspannungstechniken** als basaler Therapiebaustein in der Psychosomatik rührt von der spezifischen Schwierigkeit zahlreicher psychosomatischer Patienten her, ihre vegetativ-körperlichen Reaktionen als im Zusammenhang mit Wahrnehmungs- und Gefühlsprozessen stehend zu erleben. Insbesondere

Prinzipien der internistischen Therapie

chronische Schmerzpatienten erleben oft ihre Schmerzzustände als fremdartig, unbeeinflussbar, hochgradig alarmierend und „Besitz ergreifend", sie befinden sich in einer Dauerspannung. Das Erlernen eines Entspannungsverfahrens kann dazu beitragen, das in jedem Menschen biologisch angelegte Reaktionsmuster der Entspannung, Ruhe, Gelöstheit und Desaktivierung erlebbar und vor allem in gewissem Umfang kontrollierbar und intendierbar zu machen, **Selbststeuerung** und **Selbstkontrolle** werden so gestärkt. Das Erlernen der Entspannungsverfahren bedarf der kompetenten, möglichst ärztlichen Anleitung und Begleitung (nicht von CD oder Kassette!) und vor allem der Übung.

Die progressive Muskelrelaxation (PMR) nach Jacobson ist eine **Anspannungs-Entspannungs-Übung,** die zu einem nachhaltigen Erlebnis der Entspannung führt. Der empirische Wirksamkeitsnachweis wurde in kontrollierten klinischen Studien (Grawe et al., 1994) für verschiedene Indikationen erbracht.

Praxis

Ein 42-jähriger Buchhalter leidet seit 15 Jahren an chronischen Rückenschmerzen, welche multiple, teilweise auch operative Behandlungsmaßnahmen nach sich gezogen haben, ohne dass es zu einer wirklichen Besserung gekommen ist. Die Überweisung an die Psychosomatik trifft auf das Unverständnis des Patienten. Er wirkt im Kontakt hölzern, auf scheinbar „technische" Details seiner Schmerzsymptomatik fixiert, die er monologisch langatmig vorträgt. Aus seiner Vorgeschichte wird deutlich, dass er als fünftes Kind einer Gastwirtsfamilie wenig Kontakt zu seine Eltern, kaum emotionale Atmosphäre, aber sehr früh sehr viel Arbeit kennen gelernt hatte. Seine seltenen emotionalen Ausbrüche als Kind und Jugendlicher beantwortet der überarbeitete Vater mit Schlägen, so dass Schmerzen früh eine besondere Beziehungsbedeutung für den Patienten bekamen. Auch beide Eltern litten an chronisch-schmerzhaften Erkrankungen. Über Schmerz wurde viel, über Gefühle kaum je gesprochen. Es entsteht der Eindruck, dass der Patient Veränderungen seiner inneren Situation eher als mehr oder weniger Schmerz und Anspannung erlebt denn als differenzierte Gefühle. In stationärer psychosomatischer Therapie lernt er erstmals Entspannungsverfahren kennen, die ihm die Erfahrung ermöglichen, dass unangenehme Spannung willentlich reduziert und durch einen angenehmeren Zustand ersetzt werden kann. In der begleitenden Gruppentherapie werden auch psychoedukative Elemente eingesetzt (Was ist Schmerz? Wann tritt er bei mir auf? Wann habe ich keine Schmerzen? Gibt es Zusammenhänge?). Nach drei Monaten stationärer Therapie ist der Zustand des Patienten deutlich gebessert, er ist jedoch nicht völlig schmerzfrei. Er äußert in der letzten Gruppensitzung: „Ich habe vorher nicht gewusst, dass sowas auch psychisch bedingt sein kann!"

Das autogene Training (AT) nach Schultz bedient sich der **psychischen Konzentration** auf die **Wahrnehmung bestimmter Körperempfindungen** (anfangs: Ruhe, Schwere, Wärme, später: Atem, Pulsschlag) und ist kontraindiziert bei Patienten, die aufgrund hoher Angstpegel in Entspannungszuständen zur Dissoziation neigen oder aufgrund organischer oder psychotischer Instabilität eine eingeschränkte Selbstverfügbarkeit mitbringen.

Das **Biofeedback** (Rief und Birbaumer, 2000) mit **visueller oder akustischer Kontrolle physiologischer Parameter** wie Hauttemperatur, Pulsfrequenz oder Muskeltonus wird z.B. bei Spannungskopfschmerz (EMG-Feedback aus der Stirn- und Nackenmuskulatur), bei Migräne (Temperatur-Biofeedback, Vasokonstriktorentraining), adjuvant bei essentieller Hypertonie, Tachykardien sowie chronischen Schmerzzuständen u.Ä. eingesetzt. Der Wirkmechanismus ist wahrscheinlich in operantem Konditionieren begründet.

Ambulante Psychotherapie

Ambulante Psychotherapie stellt sowohl ein **eigenständiges Verfahren** als auch ein **Bindeglied** zwischen der psychosomatischen Grundversorgung und der stationären Psychotherapie dar. Neben der Beratung des behandelnden Arztes wird in ambulanter Psychotherapie die Diagnostik weitergefasst und differenzierter sein und Aspekte des vorherrschenden Persönlichkeitsstils, der Affektdifferenzierung und psychischer Komorbidität umfassen. Das Interaktionspotential des ausgebildeten **Fachpsychotherapeuten** ermöglicht auch dort noch Motivationshilfen zur Psychotherapie zu geben, wo die Grenzen der Grundversorgung erreicht waren. Falls nach sechs Monaten symptombezogener ambulanter Psychotherapie keine Besserung erreicht ist oder weitere Verfahren hinzugenommen werden müssen, bei längeren Arbeitsunfähigkeitszeiten oder zu ausgeprägter psychischer oder körperlicher Symptomatik wird die Überweisung in stationäre Psychotherapie erwogen.

Praxis

Eine 58-jährige Hausfrau wird aus der dermatologischen Klinik wegen eines unklaren Ekzems im Gesicht überwiesen. Sie berichtet, wegen der entstellenden Veränderung das Haus seit Monaten nicht mehr verlassen zu können, von allen sozialen Aktivitäten abgeschnitten zu sein. Im Gespräch schildert sie ihre unglückliche Lebenssituation: Der schwerst kranke bettlägerige Schwiegervater mit tyrannischem Naturell wird von ihr zu Hause gepflegt. Sie befürchtet, wenn sie ihn einmal allein ließe, würde er vielleicht sterben. Erst in einem weiteren Gespräch ergibt sich ein bedeutsames biographisches Detail: Vor 30 Jahren wollte die Patientin mit ihrer damals vierjährigen Tochter eine Straße überqueren, als diese sich gänzlich unerwartet von ihrer Hand losriss und vor ihren Augen tödlich verunglückte. Die Schuldvorwürfe aus ihrer damaligen familiären Umgebung waren für die Patientin über Jahre kaum erträglich. In einer ambulanten Psychotherapie wird mit der Patientin ein möglicher Zusammenhang bearbeitet: Sie hat eine tiefe, kaum bewusste Angst, ihr könne erneut und vielleicht zu Recht vorgeworfen werden, jemand, der sich in ihrer Obhut befunden habe (Schwiegervater) würde duch ihre Nachlässigkeit (Verlassen des Hauses) etwas zustoßen. Das Ekzem bekommt für die Patientin die Bedeutung eines Entlastungsfaktors: „Ich kann das Haus ja nicht verlassen, weil ich so schrecklich aussehe." Während so ätiologisch über das Ekzem naturgemäß keine Aussage getroffen werden kann, wird doch die individuelle Bedeutung des Symptoms verständlich. Nach nur wenigen Stunden Psychotherapie, die auch mit einer Schuldentlastung hinsichtlich des tragischen Unfalls vor 30 Jahren befasst ist, kann die Patientin ihr Verhalten normalisieren und sich freier bewegen.

Stationäre Psychotherapie

Stationäre Psychotherapie findet sowohl in entsprechenden Abteilungen von **Akutkrankenhäusern** zu Lasten der gesetzlichen Krankenversicherung als auch in **psychosomatischen Rehabilitationskliniken** auf Kosten der Rentenversicherungsträger statt. In stationärer Psychotherapie befinden sich vor allem psychosomatische Patienten, deren Problembewusstsein hinsichtlich psychosozialer Zusammenhänge ihrer Krankheitssituation gering ist. Der therapeutische Ansatz ist notwendig multidimensional und pragmatisch. Indikationen zur stationären Psychotherapie fasst Tabelle 3.34 zusammen.

Die durchschnittliche **Behandlungsdauer** in psychosomatischen Kliniken variiert nach Behandlungsangebot und Diagnosen zwischen **sechs bis acht und 24 Wochen.** Diagnostische oder kriseninterventionelle Aufenthalte dauern nur wenige Wochen. Das Behandlungangebot umfasst verschiedene, aufeinander abgestimmte Elemente (s. Tab. 3.35).

Zentral für die Wirksamkeit psychosomatischer stationärer Therapieverfahren ist die Bündelung der einzelnen therapeutischen Bemühungen in einem funktionierenden Team. Dies schließt insbesondere bei allen Mitarbeitern die Perspektive ein, dass psychosomatische Patienten ihre früheren, oft pathogenen Beziehungserfahrungen in den Beziehungen zu einzelnen Teammitgliedern (Arzt, Psychologe, Schwester, Kunsttherapeut usw.) aktualisieren, sodass es zu **intensiven Bindungen, Konflikten, Übertragungsphänomenen, Frustrationen** und **Identifizierungen** wechselseitiger Art kommt, die meist nur durch intensive **Intervision, Supervision und Balint-Arbeit** des gesamten therapeutischen Teams verstanden und so für den Patienten nutzbar gemacht werden können. Dieser Aspekt unterscheidet die Arbeit in stationärer Psychotherapie von allen anderen Therapiebereichen in der Medizin. Wirksamkeitsnachweise durch kontrollierte Studien (Rudolf, 2000; Roth et al., 1998; Janssen et al., 1999; Tress et al., 2000) zeigen übereinstimmend, dass etwa zwei Drittel bis drei Viertel der Patienten nach der Behandlung selbst den Erfolg der Behandlungsmaßnahme positiv einschätzen. Ein anhaltender Behandlungserfolg wird in der Fremdbeurteilung durch Therapeuten bei 60–70 % der Patienten gesehen, dabei bestehen hinsichtlich der diagnostischen Zugehörigkeit und verschiedener Variablen (z.B. Ausmaß der Persönlichkeitsstörung, Dauer der Symptomatik, Komorbidität) erhebliche prognostische Unterschiede.

3.10.3 Aspekte der Behandlung somatoformer Störungen

Im Rahmen dieses Kapitels können nur grundlegende Behandlungsprinzipien dargestellt werden. Für Details wird auf die Fachliteratur verwiesen (Rudolf, 2000). Nach verschiedenen Studien leiden etwa 20–40 % der Patienten in allgemeinmedizinischer Behandlung und in den verschiedenen Krankenhausabteilungen an psychosomatischen Beschwerden; davon sind mehr als zwei Drittel mit Schmerzen verschiedener Art verbunden. Ein einheitliches theoretisches Modell, das die Verschiedenartigkeit der „Organwahl" bei den verschiedenen somatoformen Störungen erklären könnte, liegt nicht vor, d.h., aus einer bestimmten Somatisierung kann nicht auf einen bestimmten psychischen Grundkonflikt o.Ä. geschlossen werden. Umso wichtiger erscheint es, in jedem Einzelfall die verschiedenen Facetten und Bedingungen der **Somatisierungsneigung** genau zu untersuchen (s. Tab. 3.36).

Hierbei ist nicht die gelegentliche Somatisierung von Konflikten als gewissermaßen ubiquitäres menschliches Phänomen gemeint, sondern es geht nur um die Patienten, deren somatische Kausalattributionen und Krankheitsgefühl so ausgeprägt sind, dass sie multiple ärztliche Behandlungen aufsuchen („Doctor Shopping"). Das Beschwerdebild dieser Patienten ist in den meisten Fällen geprägt von den verschiedensten Schmerzzuständen, Vegetativbeschwerden, Müdigkeit, Erschöpfung und Depressivität sowie organbezogenen Symptomen unterschiedlicher Art.

Tab. 3.34 Indikationen zur stationären Psychotherapie (in Anlehnung an Rudolf, 2000).

Diagnosen	Störungsmerkmale
Somatoforme Störungen Somatische Störungen mit erheblicher psychischer Komorbidität (z.B. Angst, Depressivität) Chronifizierte Essstörungen Dysthymie, Angststörungen, Zwänge Persönlichkeitsstörungen Posttraumatische Belastungsstörungen, Anpassungsstörungen	Krisenhafte Zuspitzung körperlicher oder seelischer Symptome Ausgeprägte krankheitsbezogene Lebensprobleme, Probleme der Alltagsbewältigung Chronifiziertes Krankheitsverhalten, dysfunktionales oder selbstschädigendes Verhalten Partnerschafts- und familiäre Probleme

Tab. 3.35 Behandlungsmöglichkeiten der stationären Psychotherapie (in Anlehnung an Rudolf, 2000).

Verfahren	Aufwand (h/Woche)
Einzelpsychotherapie	2–3
Gruppenpsychotherapie	3–4
Therapeutische Visite (Patient, Arzt, Schwester, ggf. Kotherapeut)	0,5
Kunst-, Musik-, Gestaltungstherapie, Bewegungstherapie	1–2–3
Weitere Elemente je nach Indikation: Schwesterngespräche, Patientenversammlungen, Sozialtherapie, Familientherapie, Essbegleitung, Angstbewältigung	Verschieden

Prinzipien der internistischen Therapie

Tab. 3.36 Wichtige Faktoren, die die individuellen Ausprägungen einer Somatisierung mitbestimmen können.

- Frühe Störungen der Identitäts- und Autonomieentwicklung, mangelnde elterliche Sorge
- Erfahrung körperlicher Misshandlung oder sexuellen Missbrauchs, Trauma
- Unsicher vermeidendes Bindungsverhalten
- Mangel an emotionaler Propriozeption und Expressivität, Überwiegen handlungsnaher Vorstellungsinhalte (Alexithymie)
- Behinderungen, Unfälle, körperliche Stigmata
- Chronische Beziehungskonflikte während der kindlichen Entwicklung mit anhaltender emotionaler Spannung (Angstspannung, eingefrorene Handlungsbereitschaft, Haltung, Flucht-, Schutzreaktionen)
- Überanpassung, Selbstverleugnung und Selbstüberforderung in Reaktion auf leistungsorientierte, rigide, überdisziplinierte und unemotionale Umgebung
- Frühere Erfahrungen mit eigenen körperlichen Krankheiten und medizinischen Behandlungen, insbesondere in der Kindheit
- Erfahrungen in der sozialen Bedeutung körperlicher Symptome von Mitgliedern der Herkunftsfamilie, Identifizierung mit einem kranken Familienmitglied
- Tradierte Krankheitsüberzeugungen, Krankheitsmodelle in der Herkunftsfamilie
- Genetische Faktoren

Diagnostische Bemühungen gehen dahin, ein Profil der individuellen Somatisierung zu erstellen, das die zahlreichen möglichen Kausalfaktoren, krankheitsfördernden Haltungen und Einstellungen, Denkschemata, die affektive Situation sowie Aspekte des Persönlichkeitsstils mit einbezieht. In Hinsicht auf das aktuelle therapeutische Interventionspotential stehen im Vordergrund vor allem das Ausmaß der Beeinträchtigung der Affektwahrnehmung und der Differenzierungsfähigkeit zwischen Affekt und körperlicher Missempfindung (z.B. Schmerz), kognitive Fehlbewertungen, verschiedene Chronifizierungsfaktoren, traumatische biographische Beziehungserfahrungen, verbunden mit einem unsicher vermeidenden Bindungsstil, sowie im Laufe der Krankengeschichte erlebtes Scheitern bzw. die Eröffnung von Lösungsmöglichkeiten. Bereits in der psychosomatischen Grundversorgung der somatoformen Störungen können wichtige allgemeine Fehler vermieden oder korrigiert werden, welche in der medizinischen Versorgung dieser Patienten immer wieder auftreten (s. Tab. 3.37).

Im Rahmen ambulanter und stationärer psychotherapeutischer Behandlung kommen neben den Entspannungsverfahren im Wesentlichen zwei therapeutische Spezialverfahren sowie verschiedene Kombinationen daraus zur Anwendung, sowohl als Einzel- als auch als Gruppentherapie.

Psychodynamisch orientierte Psychotherapie

Diese wird sich den verstehbaren Zusammenhängen der Symptomatik und wichtigen lebensgeschichtlichen Themen des Patienten widmen. Dazu gehören:
- frühe Traumata
- Trennungs- und Verlusterlebnisse
- Krankheitsvorerfahrungen in der eigenen Biographie oder bei nahen Bezugspersonen
- die subjektive Qualität der Beschwerden im Zusammenhang mit signifikanten problematischen Beziehungen (z.B. Schmerz als Strafe, Leiden als Wiedergutmachung, Identifizierungen, Nachfolge, Heilung narzisstischer Wunden usw.)
- die Arzt-Patient-Beziehung und ggf. ihre pathologischen Besonderheiten

Im Gegensatz zur klassischen Psychoanalyse wird der Therapeut gewisse **konkrete Ziele** im Auge haben, einen **engeren Zeitrahmen** nutzen müssen und z.B. stärker auch gesundheitsfördernde Ressourcen (Ich-Stärke) des Patienten aktiv unterstützen, dessen Selbstexploration fördern, jede emotionale Expressivität begrüßen und so den Patienten darin ermutigen, vitalere Beziehungsaspekte in der Therapie auszuprobieren, wobei ihm die Aufgabe zufällt, hierfür einen emotional sanktionsfreien Raum anzubieten. Dabei muss sich der Therapeut im Klaren darüber sein, dass es nicht um Wiedergutmachung, auch selten nur um dauerhafte Heilung, nicht um moralischen Beistand oder nachträgliche biographische Umdeutung geht, sondern um eine **Anleitung des Patienten** zu einer realistischeren Sicht seiner Situation und eine Ermutigung zur Erprobung neuer, gesundheitsförderlicher Wahrnehmungsweisen der Außen- und der Innenwelt.

Tab. 3.37 Häufige Fehler in der Behandlung somatoformer Störungen (verändert nach Henningsen, 1998).

- Verwechslung mit Simulation oder Aggravation
- Übersehen von Komorbidität (Depression, Angst, Sucht)
- „Hit and Run"-Diagnosen (Mitteilung der vermuteten Psychogenese en passant)
- Fortsetzung organmedizinischer Behandlungsmaßnahmen trotz Einsicht in psychosomatische Zusammenhänge zur Beruhigung des Patienten
- Vorschnelle und ausschließliche Psychopharmakatherapie
- Maßnahmen, die einer Disziplinierung oder Bestrafung gleichkommen
- In der Psychotherapie: Vernachlässigung der körperlichen Symptomatik

Kognitive (Verhaltens-)Therapie

Die Verfahren dieser Richtung sind vor allem auf die Veränderbarkeit bestehender Denkschemata, Schlüsselkognitionen und pathologischen Überzeugungen gerichtet. Der Therapeut arbeitet gezielt an der **Veränderung von Kontrollüberzeugungen** und Ursachenattributionen. Er versucht, pathogene Copingstrategien (Vermeidung, Resignation) zu explorieren und zu verändern, **alternative Verhaltensweisen** zu üben und so dem Patienten durch sein Tun zu vermitteln, dass es Mittel und Wege gibt, den unglücklichen Zustand zu verbessern und befriedigende Strategien zu entwickeln. Das Vorgehen ist somit aktiver und strategischer. Übergänge zu einfühlenden und verstehenden, beziehungsorientierten Zugängen (s.o.) sind jedoch notwendig und zwangsläufig.

Dynamisch-interaktionelle Gruppentherapieverfahren

Besonders bei **somatoformen Schmerzstörungen** sind dynamisch-interaktionelle Gruppentherapieverfahren (Nickel und Egle, 2001) sinnvoll, die sich der Vorteile sowohl der **psychodynamischen** als auch der **kognitiv-behavioralen Verfahren** bedienen und darüber hinaus **edukative Elemente** enthalten (z. B. über Zusammenhänge zwischen Physiologie und Wahrnehmung, Schmerzentstehung und -aufrechterhaltung, Trauma). Innerhalb eines halben Jahres ambulanter Therapie wird nach einigen Einzelsitzungen und ggf. Paargesprächen mit Festlegung der Therapieziele und Formulierung eines beziehungsorientierten Behandlungsfokus in wöchentlichen Gruppensitzungen versucht, die affektive Introspektion und den Austausch zwischen den Patienten zu fördern und gemeinsam neue Lösungsmöglichkeiten zu erarbeiten, wobei sich der Therapeut durch sein emotional offenes Verhalten und seine anhaltenden Versuche, innere Situationen verständlich zu beschreiben, als Identifikationsfigur und Modell anbietet. Kontinuierliche gemeinsame Erfolgskontrolle hinsichtlich der außerhalb der Gruppensitzungen erprobten Verhaltensweisen und Einsichten ist ein weiterer wichtiger Faktor der Gruppendynamik und der fortschreitenden Veränderung.

Psychopharmakatherapie

Diese gehört nicht zum Standard psychosomatischer Behandlung, was sich schon daraus ergibt, dass die externalen Wirksamkeitszuschreibungen der psychosomatischen Patienten, also die Überzeugung, alles Gute könne nur von außen kommen, oft ein wesentliches therapeutisches Hindernis sind, so dass der Aufbau der Überzeugung, die betreffende Medikation werde die gewünschte Hilfe bringen, mit einem Nachlassen psychischer Veränderungsmotivation und einem Rückfall in regressive Versorgungswünsche gepaart sein kann (aber nicht muss!). Hierauf muss der Therapeut individuell sehr achten, um nicht kontratherapeutische Wirkungen zu induzieren. In bestimmten Fällen kann jedoch eine **gezielte Anxiolyse** oder **antidepressive Therapie** den „Einstieg" in die sprechenden Therapieverfahren erleichtern oder sogar erst ermöglichen.

Weitere Verfahren

Im Rahmen stationärer Psychotherapie stehen weitere, flankierende Behandlungsmaßnahmen wie **Kunst- und Gestaltungstherapie, Bewegungs- und Körpertherapie** usw. zur Verfügung. Sie alle können für den Patienten wesentlich zu einem „Klima der Veränderung" beitragen, von dem er profitiert.

Eine Reihe von weiteren psychosomatischen Handlungsfeldern, die hier nicht näher beschrieben werden können, gewinnt zunehmend an klinischer Bedeutung, z. B. Psychoonkologie, Psychoneuroimmunologie oder Psychoneuroendokrinologie.

Zur weiteren Information

Literatur

Dilling, H, S. Weyerer, R. Castell: Psychische Erkrankungen in der Bevölkerung. Enke, Stuttgart 1984.
Grawe, E, R. Donati, F. Bernauer: Psychotherapie im Wandel. Von der Konfession zur Profession. Hogrefe, Göttingen 1994.
Henningsen, P.: Leitlinien somatoformer Störungen. http://www.awmf-leitlinien.de/
Huber, M.: Aspekte der Berufsunfähigkeit bei psychosomatischen Erkrankungen. Versicherungsmedizin 2000; 52: 66–75.
Janssen, P. L., M. Franz, Th. Herzog, G. Heuft, G. Paar, W. Schneider: Psychotherapeutische Medizin. Standortbestimmung zur Differenzierung der Versorgung psychisch und psychosomatisch Kranker. Schattauer, Stuttgart–New York 1999.
Maier, W., M. Linden, N. Sartorius: Psychische Erkrankungen in der Allgemeinpraxis, Ergebnisse und Schlussfolgerungen einer WHO-Studie. Dtsch Ärztebl 1996; 18: A1202–06.
Nickel, R., U. T. Egle: Manualisierte dynamisch-interaktionelle Gruppentherapie. Psychotherapeut 2001; 46: 11–9.
Rief, W., N. Birbaumer: Biofeedback-Therapie. Thieme Verlag, Stuttgart–New York 2000.
Roth, A., P. Fonagy, G. Parry, R. Woods: What Works for Whom: a Critical Review of Psychotherapy Research. Guilford, 1998.
Rudolf: Psychotherapeutische Medizin und Psychosomatik, Thieme, Stuttgart 2000.
Tress, W., W. Wöller, E. Horn: Psychotherapeutische Medizin im Krankenhaus, State of the Art. VAS, Fr. 2000.
Uexküll, Th., M. Fuchs, H. Müller-Braunschweig: Subjektive Anatomie. Theorie und Praxis körperbezogener Psychotherapie. Schattauer, Stuttgart–New York 1997, S. 2.

Internet-Links

Leitlinien der Psychosomatik:
http://www.uni-duesseldorf.de/ /awmf/11/11_psytm.htm
Diskussionsforum Psychosomatik:
http://www.rwth-aachen.de/psychosomatik-forum/
Fachgesellschaft:
http//www.dkpm.de/

Keywords

Somatoforme Störungen ◆ Entspannungsverfahren ◆ autogenes Training ◆ Psychotherapie

W. Schmiegel

4 Prävention

4.1 Primärprävention 201   4.2 Sekundärprävention 203

Zur Orientierung

Das Ziel der Medizin besteht in einer Verbesserung der Lebensqualität und Lebensverlängerung durch die Behandlung bzw. Verhinderung von Krankheiten. Krankheiten entstehen zu einem hohen Prozentsatz durch eine Kombination aus vermeidbaren und nicht-vermeidbaren Faktoren. So ist das Rauchen für die Entstehung der koronaren Herzkrankheit (KHK), die häufigste Todesursache in der westlichen Welt, ein vermeidbarer Risikofaktor, während das Alter (d.h. das mit dem Alter ansteigende Risiko) einen nicht zu vermeidenden und daher auch nicht zu beeinflussenden Risikofaktor darstellt. Gerade in Zeiten zunehmender Kosten im Gesundheitssektor kommt der Prävention eine wichtige Rolle zu, da durch sie im Idealfall Krankheiten und die hierdurch anfallenden Behandlungskosten vermieden werden können.

Definition Es werden verschiedene Formen der Prävention unterschieden:
- **Primärprävention:** Verhindern einer Erkrankung durch Minimierung von Risikofaktoren
- **Sekundärprävention:** Erkennen einer Erkrankung in einem möglichst frühen Stadium, in dem eine kurative Therapie noch möglich ist
- **Tertiärprävention:** Verhindern des Wiederauftretens einer Erkrankung nach deren Behandlung

Vorbedingungen für präventive Maßnahmen Ärzte und ihre Organisationen entwickeln anhand vorhandener Daten und Erfahrungen Empfehlungen zur Prävention von Krankheiten. Wie auch in anderen Bereichen der Medizin kommt hierbei der Entwicklung Evidenz-basierter Leitlinien eine entscheidende Rolle zu. Die Umsetzung der bestehenden Empfehlungen in die Praxis obliegt zu einem Großteil dem behandelnden Arzt, der den einzelnen Patienten über die Möglichkeiten der Prävention berät.

Bevor eine Präventionsmaßnahme empfohlen werden kann, müssen eine Reihe von Fragen geklärt sein. Als Erstes muss der Zusammenhang zwischen Erkrankung und Risikofaktor gesichert sein. Weitere Kriterien beinhalten Bedeutung der Erkrankung sowie Durchführbarkeit, Effektivität und Kosten der Präventionsmaßnahme.

Es gibt bei der optimalen Umsetzung von Präventionsmaßnahmen eine Reihe von Schwierigkeiten:
- **Komplexität:** Der Zusammenhang zwischen Krankheit und Verursacher wird selten durch einen einzelnen Faktor bestimmt, vielmehr handelt es sich um ein komplexes Wechselspiel von nicht beeinflussbarer genetischer Prädisposition und theoretisch beeinflussbaren Umweltfaktoren. Der Effekt durch die Beeinflussung eines dieser Risikofaktoren auf die Erkrankung ist dann nicht immer messbar. So fand sich zum Beispiel in epidemiologischen Studien ein Zusammenhang zwischen der Ernährung der westlichen Welt und der Inzidenz kolorektaler Karzinome. Dem Gehalt an Ballaststoffen wurde eine wesentliche Rolle zugesprochen. Interventionsstudien konnten jedoch bisher keinen signifikanten positiven Effekt einer zusätlichen Ballaststoffzufuhr auf die kolorektale Neoplasie-Rate zeigen. Ebenso ist der Zusammenhang von Übergewicht und arterieller Hypertonie ausreichend gesichert, dennoch leidet nicht jeder Übergewichtiger an arterieller Hypertonie.
- **Compliance:** Obwohl zum Beispiel der Zusammenhang zwischen Zigarettenrauchen und Entstehung von Bronchialkarzinomen und der Koronaren Herzkrankheit gesichert und der breiten Bevölkerung bekannt ist, wird weiterhin auch in Gesundheitsberufen wider besseres Wissen geraucht.
- **Aufklärung:** Zeitmangel oder unzureichende Überzeugung des Arztes über die Notwendigkeit einer präventiven Maßnahme führen häufig dazu, dass er seinen Patienten nicht immer ausreichend darüber aufgeklärt respektive ihm nicht nachdrücklich genug dazu rät.

4.1 Primärprävention

Es wird geschätzt, dass bis zur Hälfte der jährlichen Todesfälle in der westlichen Welt zu vermeiden wären.

Wesentliche Risikofaktoren für Morbidität und Mortalität stellen Lebensstil und Verhalten des Einzelnen dar. Folgende Zusammenhänge zwischen vermeidbaren Risikofaktoren bzw. vorbeugenden Maßnahmen und Erkrankungen sind bekannt:

Ernährung

Das bei Bewohnern von westlichen Ländern häufige Übergewicht ist auf eine Überernährung vor allem mit Fetten zurückzuführen. Der Zusammenhang zwischen Hypercholesterinämie und zuviel gesättigten Fettsäuren und der **koronaren Herzkrankheit** ist gesichert. Bestrebungen, die Kalorienzufuhr und vor allem die Zufuhr von gesättigten Fettsäuren und Cholesterin zu senken, sind daher erstrebenswert.

Durch Diät ließ sich bei Personen mit eingeschränkter Glukosetoleranz im weiteren Verlauf die **Diabetesrate** im Vergleich zu Personen ohne diätetische Einschränkung signifikant senken.

Auch wenn in zahlreichen epidemiologischen Studien ein Zusammenhang zwischen Ernährung und Erkrankungen wie z.B. KHK und Tumorerkrankungen gezeigt werden konnte, fand sich in Studien, in denen einzelne Stoffe wie Vitamine ergänzt wurden, entweder kein Effekt oder sogar nachteilige Entwicklungen. Dies demonstriert wieder einmal die Komplexität der Zusammenhänge, die sich selten auf einen einzelnen Faktor reduzieren lassen.

Rauchen

Das vielleicht für die Vermeidung von Krankheiten wichtigste vermeidbare Verhalten ist das Rauchen. Zigarettenrauch mit seinen über 1000 Bestandteilen ist der wichtigste Risikofaktor für die Entstehung von Bronchialkarzinomen, besitzt aber auch eine wesentliche Bedeutung als Risikofaktor für die Entwicklung der Arteriosklerose mit ihren Folgeerkrankungen KHK, Hirn-Ischämien und arterieller Verschlusskrankheit. Zusätzlich ist das Rauchen ein Risikofaktor für die Entstehung anderer Karzinome wie Blasen- oder Pankreaskarzinom. Präventionsmaßnahmen sollten berücksichtigen, dass die meisten Raucher bereits im jugendlichen Alter damit beginnen.

Alkohol

Es wird geschätzt, dass etwa ein bis drei Prozent der Bevölkerung alkoholabhängig sind. Neben den bekannten organischen Schäden von Hepatopathie bis zur Leberzirrhose und den hiermit eingehenden Komplikationen wie Pankreatitis und Neuropathie kommt es zusätzlich zu weit reichenden psychischen und sozialen Folgen.

Körperliche Betätigung

Zwar besteht auf der einen Seite ein Zusammenhang zwischen mangelnder körperlicher Betätigung und der Entstehung von KHK, Diabetes mellitus und arterieller Hypertonie. Es darf jedoch andererseits nicht vergessen werden, dass durch Extremsportarten das Verletzungsrisiko signifikant ansteigt.

Umwelteinflüsse

Schädigende Einflüsse durch Gifte in der Umwelt und am Arbeitsplatz besitzen ein nicht zu unterschätzendes Krankheitsrisiko und sind bei entsprechender Fragestellung notwendiger Bestandteil der Anamnese. So ist der Zusammenhang zwischen einer Luftbelastung mit Asbestfasern und Bronchialkarzinomen bzw. Pleuramesotheliomen hinreichend gesichert.

Impfungen

Impfungen sind ein Beispiel erfolgreicher Primärprävention, da durch sie Krankheiten meist komplett vermieden werden können, zumindest aber einen abgeschwächten Verlauf zeigen. Das Ausrotten der Pocken ist auf eine konsequente weltweite Impf-Kampagne zurückzuführen. Für die Poliomyelitis ist in den nächsten Jahren die weltweite Eradikation zu erwarten. Durch die Einführung der Hepatitis-B-Impfung konnte in Taiwan ein Rückgang der hepatozellulären Karzinome erreicht werden.

Während Impfreaktionen wie Fieber sowie Rötung, Schwellung und Schmerzen im Bereich der Injektionsstelle innerhalb der ersten 72 Stunden häufiger auftreten, werden bleibende Impfschäden nur in äußerst seltenen Fällen beobachtet. Die Zahl der bleibenden Impfschäden steht in keinem Verhältnis zu der sehr viel höheren Komplikationsrate der jeweiligen Infektionen. So tritt eine Enzephalopathie nach Masernimpfung in ungefähr 1 von 1–2 Mio. Fällen auf, eine Maserninfektion führt jedoch bei 1 von 10 000–20 000 Erkrankungen zum Tode.

Zusätzlich zur hohen klinischen Effektivität konnte für die meisten Impfungen ein ausgesprochen günstiges Kosten-Nutzen-Verhältnis gezeigt werden. In Deutschland ist die Durchimpfungsrate in vielen Fällen deutlich niedriger als in anderen Industrieländern, hier besteht Nachholbedarf.

Medikamentöse Prophylaxe

Beim Einsatz von Medikamenten in der Primärprävention müssen dem möglichen Benefit für den Einzelnen potenzielle **Risiken durch Nebenwirkungen** gegenübergestellt werden. So konnte in Kohortenstudien ein positiver Effekt von Acetylsalicylsäure auf die Entstehung kardiovaskulärer Erkrankungen und die Inzidenz kolorektaler Karzinome gezeigt werden. Bei der Beurteilung dieses potenziellen Nutzens müssen jedoch die bekannten Nebenwirkungen von Unverträglichkeit bis hin zur gastrointestinalen Blutung berücksichtigt werden.

Auch die **Kosten** sollten bei der Beurteilung des möglichen Nutzens einer medikamentösen Primärprävention beachtet werden. So fand sich in randomisierten Studien eine Senkung der Inzidenz der koronaren Herzkrankheit durch Einsatz der relativ teuren HMG-CoA-Reduktasehemmer in der Primärprävention. Dieser Vorteil ist jedoch deutlich geringer als bei der Sekundärprävention, für die der Nutzen gesichert ist, und wird insbesondere durch das Vorhandensein weiterer Risikofaktoren beeinflusst.

Dementsprechend wird bei isolierter Hypercholesterinämie ohne Vorliegen weiterer Risikofaktoren empfohlen, eine medikamentöse Therapie erst bei höheren Werten einzuleiten, als wenn zusätzliche Risikofaktoren vorhanden sind.

Nachgewiesen werden konnte ein Nutzen einer medikamentösen Intervention in der Primärprophylaxe opportunistischer Infektionen bei HIV-Patienten. So ist bei CD4-Zahlen unter 200/µl der Einsatz von Cotrimoxazol zur Primärprophylaxe einer Pneumocystis-carinii-Pneumonie, bei CD4-Zahlen unter 50/µl der Einsatz von Makroliden zur Primärprophylaxe einer Infektion mit Mycobacterium avium zu empfehlen.

4.2 Sekundärprävention

Für eine erfolgreiche Sekundärprävention muss u.a. eine **Screening-Methode** verfügbar sein, die zum einen ausreichend **sensitiv** ist, um die Erkrankung in einem behandelbaren Stadium zu entdecken. Zum anderen braucht sie eine hohe **Spezifität**, um möglichst wenige falsch-positive Befunde zu erbringen. Zusätzlich sollte die **Effektivität** der Screening-Methode nachgewiesen worden sein, idealerweise in Form einer Senkung der Mortalität. Diese Voraussetzungen sind beispielsweise für die Stuhltestung auf okkultes Blut gegeben. Die Sensitivität dieser Testmethode für kolorektale Karzinome (KRK) beträgt im Schnitt 65 Prozent, die Spezifität zwischen 93 und 97 Prozent. Die Effektivität konnte durch eine durchschnittliche Senkung der KRK-bedingten Mortalität um 23 Prozent für die mittels Hämoccult gescreenten Teilnehmer nachgewiesen werden.

Dagegen sind Screening-Maßnahmen für andere Krebsformen, wie beispielsweise das Prostata-spezifische Antigen (PSA) für Prostatakarzinome oder die Mammographie für Mammakarzinome in ihrer Wirksamkeit nicht unumstritten.

Die Wirksamkeit jeder Screening-Maßnahme hängt wesentlich von ihrer **Akzeptanz** in der Bevölkerung ab. So beteiligen sich in der Bundesrepublik zurzeit nur 14 Prozent der anspruchsberechtigten Männer und 34 Prozent der Frauen an der Krebsfrüherkennung (gesetzliche Krebsfrüherkennungs-Richtlinien s. Tab. 4.1). Neben einer Optimierung der bestehenden Krebsfrüherkennungsmaßnahmen sollten daher vor allem Anstrengungen unternommen werden, die Compliance der Bevölkerung zu verbessern.

Tab. 4.1 Gesetzliche Krebsfrüherkennungs-Richtlinien.

Frauen	■ ab 20. Lebensjahr jährlich gynäkologische Untersuchung mit Zytologie ■ ab 30. Lebensjahr zusätzlich Palpation der Brust ■ ab 50. Lebensjahr Test auf okkultes Blut im Stuhl ■ ab 56. Lebensjahr Koloskopie zur Früherkennung kolorektaler Karzinome. 1. Koloskopie ab dem 56. Lebensjahr, die 2. Koloskopie frühestens 10 Jahre nach Durchführung der 1. Koloskopie
Männer	■ ab 50. Lebensjahr Test auf okkultes Blut im Stuhl ■ ab 56. Lebensjahr Koloskopie zur Früherkennung kolorektaler Karzinome. 1. Koloskopie ab dem 56. Lebensjahr, die 2. Koloskopie frühestens 10 Jahre nach Durchführung der 1. Koloskopie

---

Zur weiteren Information

Literatur
Connelly, M. T., T. S. Inui: Principles of Disease Prevention, in: Fauci et al. (ed.): Harrisons's Principles of Internal Medicine, McGraw-Hill, New York 2001.

Internet-Adressen
www.rki.de (Robert-Koch-Institut)
www.who.int (World Health Organisation)
www.cdc.gov/health/default.htm (Centers for Disease Control and Prevention)

5 Krankheiten des Herzens und des Kreislaufs

5.1	**Grundlagen der Herz-Kreislauf-Regulation**	207
5.1.1	Mechanische Grundlagen der Kontraktion des Herzens	207
5.1.2	Integration von Herz und Kreislauf	208
5.1.3	Neuronale und humorale Einflüsse auf Herz und Kreislauf	209
5.1.4	Anpassung von Herz und Kreislauf an Belastung	209
5.2	**Herzinsuffizienz**	210
	Definition	211
	Epidemiologie	211
	Ätiologie und Pathogenese	211
	Symptome	213
	Diagnostik	214
	Differentialdiagnose	217
	Therapie	217
	Prognose und Verlauf	220
5.3	**Atherosklerose**	221
	Definition	221
	Epidemiologie	221
	Ätiologie und Pathogenese	221
	Symptome	222
	Diagnostik	223
	Therapie	223
	Verlauf und Prognose	226
5.4	**Koronare Herzerkrankung**	227
	Definition	227
	Epidemiologie	228
	Ätiologie und Pathogenese	229
	Symptome	231
	Diagnostik	232
	Therapie	237
	Verlauf und Prognose	241
5.5	**Akute koronare Syndrome**	242
	Definition	242
	Epidemiologie	243
	Ätiologie und Pathogenese	243
	Symptome	243
	Diagnostik	244
	Differentialdiagnose	245
	Therapie	247
	Komplikationen	250
	Verlauf und Prognose	251
5.6	**Kardiogener Schock**	252
	Definition	252
	Epidemiologie	252
	Ätiologie und Pathogenese	252
	Symptome	253
	Diagnostik	254
	Differentialdiagnose	255
	Therapie	255
	Verlauf und Prognose	256
5.7	**Herzrhythmusstörungen**	257
5.7.1	Allgemeines	257
	Definition	258
	Ätiologie und Pathogenese	258
	Symptome	260
	Diagnostik	260
	Therapie	264
	Verlauf und Prognose	267
5.7.2	Tachykardien	268
	Sinustachykardie	268
	Vorhofflattern	268
	Vorhofflimmern	270
	Ektope atriale Tachykardie	271
	AV-Knoten-Reentry-Tachykardie	272
	Präexzitationssyndrome	273
	Ventrikuläre Tachykardie	274
	Torsade de pointes	275
	Polymorphe Kammertachykardie	276
	Kammerflattern	276
	Kammerflimmern	276
5.7.3	Extrasystolen	278
	Atriale Extrasystolen	278
	Ventrikuläre Extrasystolen	278
5.7.4	Spezielle Formen der Bradykardie	279
	Sinusbradykardie	279
	Sinuatriale Blockierungen	279
	Sinusknotensyndrom	280
	Hypersensitiver Karotissinus	280
	AV-Block	280
	Schenkelblock	283
	Bradyarrhythmie	283
	Schrittmachertherapie	283
5.8	**Erworbene Herzklappenfehler**	285
5.8.1	Mitralstenose	285
5.8.2	Chronische Mitralinsuffizienz	290
5.8.3	Akute Mitralinsuffizienz	293
5.8.4	Mitralklappenprolaps	294
5.8.5	Aortenstenose	296
5.8.6	Chronische Aorteninsuffizienz	300
5.8.7	Akute Aorteninsuffizienz	303
5.8.8	Trikuspidalstenose	304
5.8.9	Trikuspidalinsuffizienz	305
5.9	**Angeborene Herzfehler im Erwachsenenalter**	306
5.9.1	Kongenitale Vitien ohne Shunt	306

Krankheiten des Herzens und des Kreislaufs

	Pulmonalklappenstenose	306
	Bikuspide Aortenklappe und valvuläre Aortenklappenstenose	308
	Membranöse Subaortenstenose	309
	Aortenisthmusstenose	310
	Anomalien der Koronararterien	312
5.9.2	Kongenitale Vitien mit Links-rechts-Shunt	312
	Vorhofseptumdefekt	312
	Ventrikelseptumdefekt	316
	Persistierender Ductus arteriosus	317
5.9.3	Kongenitale Vitien mit Rechts-links-Shunt und komplexe zyanotische Vitien	319
	Fallot'sche Tetralogie	319
	Seltene zyanotische Vitien	321
	Eisenmenger-Reaktion	321
5.10	**Entzündliche Herzerkrankungen**	**324**
5.10.1	Infektiöse Endokarditis nativer und prothetischer Klappen	324
5.10.2	Rheumatisches Fieber	333
5.10.3	Herzbeteiligung bei Kollagenerkrankungen	335
	Rheumatoide Arthritis	336
	Morbus Still	336
	Systemischer Lupus erythematodes	336
	Spondylitis ankylosans	336
	Progressive systemische Sklerose und CREST-Syndrom	337
5.10.4	Kardiomyopathien	337
	Dilatative Kardiomyopathie	338
	Ischämische Kardiomyopathie	343
	Valvuläre Kardiomyopathie	343
	Hypertensive Kardiomypathie	343
	Inflammatorische Kardiomyopathie	343
	Andere sekundäre Herzmuskelerkrankungen	348
	Hypertrophische Kardiomyopathie	348
	Restriktive Kardiomyopathie	351
	Arrhythmogene rechtsventrikuläre Kardiomyopathie	352
5.10.5	Perikarderkrankungen	353
	Akute Perikarditis	354
	Chronische und chronisch-rezidivierende Perikarditis	358
	Chronisch-konstriktive Perikarditis	358
5.10.6	Autoaggressionssyndrome	360
	Postperikardiotomie-Syndrom	360
	Postinfarktsyndrom (Dressler-Syndrom)	361
	Postaggressionssyndrom nach Bestrahlung	362
5.11	**Pulmonale Hypertonie und Cor pulmonale**	**363**
5.12	**Herztumoren/Herzverletzungen**	**363**
5.12.1	Herztumoren	363
5.12.2	Herzverletzungen	364
5.13	**Herz- und Kreislauferkrankungen in der Schwangerschaft**	**365**
5.13.1	Hypertensive Erkrankungen in der Schwangerschaft	366
5.13.2	Herzvitien	369
5.13.3	Kardiomyopathien in der Schwangerschaft	370
5.13.4	Arrhythmien	370
5.13.5	Koronare Herzkrankheit	370
5.14	**Perioperative kardiale Risikobeurteilung**	**371**
5.14.1	Präoperative Risikoevaluierung	371
	Klinische Prädiktoren	371
	Funktionelle Kapazität	372
	Operationsspezifische Risikofaktoren	372
5.14.2	Perioperative Risiken kardialer Erkrankungen	372
	Koronare Herzerkrankung	372
	Arterielle Hypertonie	373
	Chronische Herzinsuffizienz	373
	Herzklappenerkrankungen	373
	Herzrhythmusstörungen	374
	Antikoagulation	374
5.14.3	Präoperative Diagnostik	375
5.14.4	Präoperative Therapieoptionen	375
5.14.5	Perioperative Entscheidungsfindung	378

Zur Orientierung

Herz- und Gefäßsystem bilden eine anatomische und physiologische Einheit und beeinflussen sich kontinuierlich gegenseitig. Füllungszustand und Tonus des Gefäßsystems können die Lastverhältnisse des Herzens ändern, die Auswurfleistung des Herzens wiederum kann den Füllungszustand und Druck im Gefäßsystem beeinflussen. Darüber hinaus besteht eine Kopplung von Herz- und Gefäßsystem über neurale und humorale Mechanismen, die zusätzlich die Kreislaufregulation in Ruhe und unter Belastung gewährleisten oder als Notfallmechanismen unter pathophysiologischen Bedingungen zum Einsatz kommen. Störungen der Funktion von Herz und Kreislauf oder deren Regulationssysteme führen daher unmittelbar zu Reaktionen der zunächst unbeeinträchtigten anderen Teile des Kreislaufs, die letztlich sogar den Verlauf des Krankheitsbildes bestimmen können. Die Kenntnis dieser Zusammenhänge ist Voraussetzung für das Verständnis von Krankheiten, die durch das Versagen des Herzens, des Gefäßsystems oder der Kreislaufregulation bedingt sind.

5.1 Grundlagen der Herz-Kreislauf-Regulation

G. Ertl

5.1.1 Mechanische Grundlagen der Kontraktion des Herzens

Der Herzmuskel wird als eine Pumpe aufgefasst, die durch Kontraktion der Herzmuskelfasern einen Druck aufbauen kann. Die Funktion der Herzklappen gewährleistet hierbei eine gerichtete Förderung des Blutvolumens. **Druck** und gefördertes **Blutvolumen** sind entscheidende Größen zur Beschreibung der Herzfunktion. Die zyklischen Änderungen des Drucks in der Aorta, im linken Ventrikel und im linken Vorhof sowie des linksventrikulären Volumens in Relation zum Elektrokardiogramm sind in Abbildung 5.1 dargestellt.

Funktionsstörungen können in jeder Phase des Herzzyklus auftreten, also in Störungen der Kontraktion, Relaxation oder Klappenfunktion bestehen. Für eine ökonomische Herzarbeit ist exaktes Öffnen und Schließen der Klappen Voraussetzung; Störungen der Klappenfunktion führen zur Überlastung des Herzmuskels. Die **Ventrikelleistung**, im Allgemeinen anhand des aufgebauten Drucks und geförderten Volumens gemessen, wird wesentlich bestimmt durch vier Größen:

- Vorlast
- Nachlast
- Kontraktilität
- Herzfrequenz.

Vorlast

Unter Vorlast (**Preload**) des Ventrikels versteht man die diastolische Dehnung der Herzmuskelfasern durch das einströmende Blut. Ein Maß für die diastolische Vordehnung oder Vorlast des Ventrikels stellt der enddiastolische Druck im Ventrikel dar. Am intakten Herzen steigt mit zunehmender Vordehnung die Kontraktionskraft und damit das Schlagvolumen bzw. die Schlagarbeit (**Frank-Straub-Starling-Beziehung**).

Nachlast

Unter Nachlast (**Afterload**) versteht man vereinfacht die Belastung, gegen die der Ventrikel in der Systole arbeitet. Eine isolierte Zunahme der ventrikulären Nachlast verringert die Auswurfleistung. Dies kann ein sehr sinnvoller Regelmechanismus sein: Nimmt beispielsweise der systemische Gefäßwiderstand durch Vasokonstriktion zu, so führt dies zur Zunahme der ventrikulären Nachlast und zur Abnahme des Schlagvolumens. Eine Änderung des Blutdrucks wird so vermieden. Unter pathophysiologischen Bedingungen kann die Zunahme der Nachlast aufgrund eines gesteigerten systemischen Gefäßwiderstandes bei re-

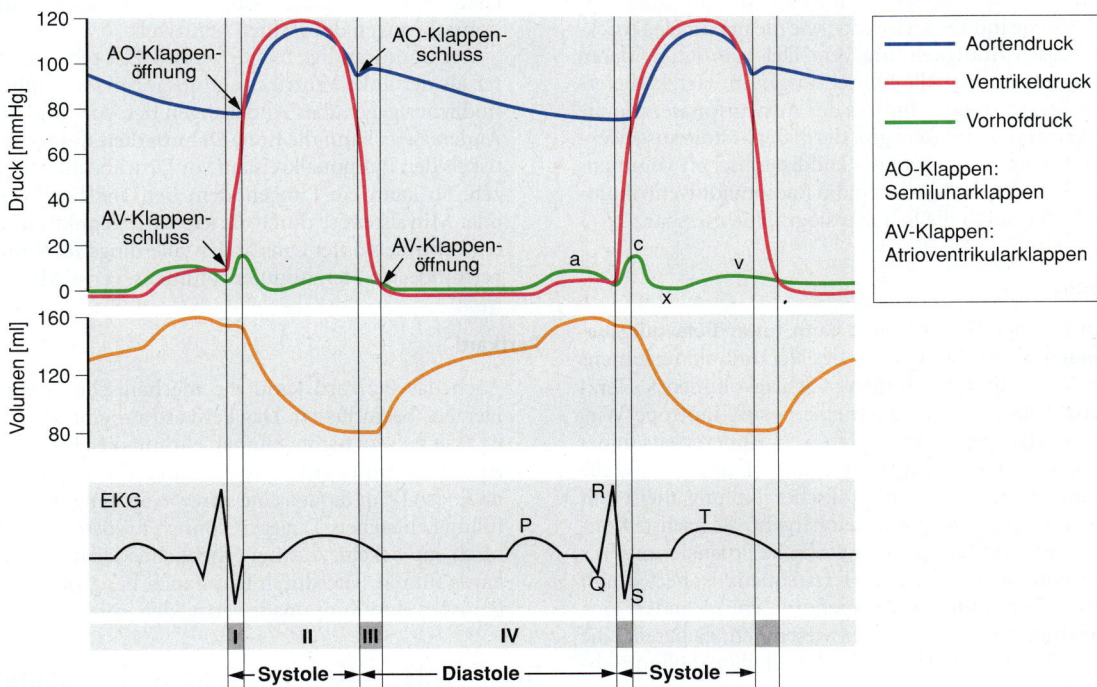

Abb. 5.1 Die Aktionsphasen des Herzens. Die **Kammersystole** beginnt mit der Erregungsausbreitung in der Kammer. Steigt der Druck in den Kammern über den Druck in den Vorhöfen, kommt es zum Schluss der Atrioventrikularklappen.
Während der **isovolumetrischen Phase** (I) der Kontraktion sind alle Klappen geschlossen. Steigt der Druck in den Ventrikeln über den Druck in der Pulmonalarterie beziehungsweise der Aorta, so öffnen sich die Semilunarklappen, und die **Austreibungsphase** (II) beginnt. Die Austreibungsphase endet mit Beginn der **Diastole** und Schluss der Semilunarklappen.
Die Diastole beginnt mit einer **isovolumetrischen Erschlaffung** (III) der Ventrikel (alle Klappen geschlossen), gefolgt von einer zunächst raschen, dann langsameren **Füllung** (IV) der Ventrikel. Am Ende der Diastole erfolgt die Vorhofsystole, die zur Kammerfüllung beiträgt. Danach beginnt eine erneute Kammersystole.

duziertem Herzminutenvolumen (Herzinsuffizienz) allerdings sehr ungünstig sein. In diesem Fall hat eine Senkung der Nachlast therapeutischen Effekt.

Inotropie

Unter Inotropie versteht man die Fähigkeit des Herzmuskels, seine Kontraktionskraft unabhängig von der Last zu ändern. Eine zentrale Rolle für die Regulation der Inotropie spielen die **Ca2+-Ionen**. Sowohl eine Steigerung der intrazellulären Ca^{2+}-Konzentration, die z. B. durch externe Zufuhr von Ca^{2+}, Anstieg der Herzfrequenz oder Applikation von Herzglykosiden hervorgerufen wird, als auch eine Sensibilisierung der kontraktilen Proteine für Ca^{2+}, z. B. durch Katecholamine oder Koffein, sind Mechanismen, die eine Kontraktilitätssteigerung vermitteln (s.a. Kap. 5.1.3).

Kalziumantagonisten andererseits führen zu einer Hemmung des Ca^{2+}-Einstroms in die Zelle und verringern die Kontraktilität. Die globale Kontraktilität des Ventrikels verringert sich jedoch auch durch den Verlust von kontraktilem Myokard wie bei einem Myokardinfarkt oder bei Myokarditis.

Kontraktilitätsparameter Es ist außerordentlich schwierig, **Kontraktilität** exakt zu definieren, und noch schwieriger, sie zu messen. Für die Klinik bleibt nur übrig, anhand der Messungen mehrerer Variablen die Kontraktilität abzuschätzen. Ein positiv inotroper Effekt führt zu einer Zunahme des Schlagvolumens bei konstanter Vorlast, Nachlast und Herzfrequenz. Zur Abschätzung werden isovolumetrische Indizes verwendet, wie die **maximale Druckanstiegsgeschwindigkeit** im Ventrikel (dP/dt_{max}), deren Messung jedoch spezielle Einrichtungen im Herzkatheterlabor voraussetzt, oder Indizes der Auswurfphase, wie die **Auswurffraktion**. Letztere gibt die in der Systole ausgeworfene Blutmenge in Prozent des enddiastolischen Volumens an und ist nicht-invasiv durch die Radionuklidventrikulographie oder durch die Echokardiographie messbar.

Herzfrequenz

Ein Anstieg der Herzfrequenz kann **unter Belastungsbedingungen** zu einer Steigerung des Herzminutenvolumens führen (Herzminutenvolumen = Schlagvolumen × Herzfrequenz), übt aber zusätzlich eine positiv inotrope Wirkung aus („Treppeneffekt", s. Kap. 5.2). Andererseits findet sich nach einer vorzeitigen Erregung (Extrasystole), die aufgrund ungenügender diastolischer Füllung meist mit verminderter Auswurfleistung einhergeht, die nächste Kontraktion verstärkt („postextrasystolische Potenzierung").

Wird eine Steigerung der Herzfrequenz isoliert **durch Schrittmacherstimulation** vorgenommen, so ändert sich das Herzminutenvolumen nicht wesentlich, da parallel die Diastolendauer und damit die ventrikuläre Füllung abnimmt.

Diastolische Funktion

Für eine einwandfreie Funktion des Herzens ist neben dem Kontraktionsverhalten die Fähigkeit zur ausreichend raschen diastolischen Füllung Voraussetzung. Hierzu muss der Herzmuskel zunächst regelrecht erschlaffen (**Relaxationsphase**); sodann darf die Füllung selbst nicht behindert sein. Diastolische Funktionsparameter können mit der Echokardiographie oder mit der Radionuklidventrikulographie bestimmt werden.

Eine Reihe von Erkrankungen manifestiert sich zunächst in diastolischen Störungen. So kommt es bei Durchblutungsstörungen des Herzmuskels (Ischämie) frühzeitig zu Relaxationsstörungen. Auch Medikamente können die Relaxation beeinflussen. Daneben kann die Relaxation auch durch eine Verminderung der Elastizität des Myokards (z. B. bei Amyloidose) oder das Fehlen einer wirklichen isometrischen Phase (regionale Wandbewegungsstörungen, Aorteninsuffizienz) gestört sein.

Die diastolischen Eigenschaften des Ventrikels nach Beendigung der raschen Füllungsphase sind überwiegend von passiven Eigenschaften des Ventrikels, von der Vorhofkontraktion und anderen Faktoren abhängig.

Besonderheiten des rechten Ventrikels

Die bisherigen Erörterungen der mechanischen Grundlagen der Herzfunktion bezogen sich im Wesentlichen auf den linken Ventrikel und sind nicht ohne weiteres auf den rechten Ventrikel zu übertragen. Der rechte Ventrikel hat eine **komplizierte Geometrie,** ist hochgradig trabekularisiert und überlagert sich in allen Positionen mit dem linken Ventrikel, so dass Messungen des rechtsventrikulären Volumens äußerst schwierig sind. Echokardiographisch lässt sich die Bewegung des **interventrikulären Septums** zuverlässig beurteilen und ermöglicht Rückschlüsse auf Funktionsstörungen des rechten Ventrikels.

Der dünnwandige rechte Ventrikel ist sehr viel dehnbarer als der linke Ventrikel und insgesamt wesentlich empfindlicher gegenüber Änderungen der Vor- und Nachlast. Anderseits kann die **hohe Dehnbarkeit** des rechten Ventrikels den Pulmonalkreislauf vor Druckbelastungen schützen. So kann ein Lungenödem bei Linksherzinsuffizienz oder Mitralstenose durch die kapazitive Funktion des rechten Ventrikels unter Umständen, allerdings auf Kosten eines verminderten Herzminutenvolumens, vermieden werden.

Perikard

Auch das Perikard kann die mechanische Funktion des Herzens beeinflussen. Das Perikard umgibt das Herz und ist akut nahezu nicht dehnbar. Nimmt die Herzgröße rasch zu oder kommt es rasch zu einem Perikarderguss (**Tamponade**), so kann daraus eine schwere Störung der Ventrikelfüllung entstehen. Dagegen können Ergüsse, die sich chronisch entwickeln, zu einer erheblichen Dilatation des Perikards führen. Hierdurch kann auch bei großen Perikardergüssen eine Tamponade vermieden werden.

5.1.2 Integration von Herz und Kreislauf

Mechanik

Herz und Kreislauf stellen zwar zwei individuelle mechanische Systeme dar, sind jedoch miteinander verbunden und beeinflussen sich kontinuierlich gegenseitig. Der arterielle Kreislauf wirkt als **Strömungswiderstand,** und der arterielle Blutdruck wird durch die Förderleistung des Herzens

(Herzminutenvolumen) und den systemischen Gefäßwiderstand determiniert (Ohmsches Gesetz). Anatomisch ist der systemische Gefäßwiderstand überwiegend durch den **Gefäßdurchmesser** bestimmt (Hagen-Poiseuille-Gesetz).

In der Klinik wird, um die Belastung des linken Ventrikels abzuschätzen, meist nur der systemische Gefäßwiderstand oder der arterielle Blutdruck verwendet. Für das pathophysiologische Verständnis ist zu berücksichtigen, dass die **Elastizität** des arteriellen Gefäßsystems sich dämpfend auf – durch die diskontinuierliche Arbeitsform des Herzens verursachte – Blutdruckschwankungen auswirkt (**Windkesselfunktion**). So führt eine Abnahme der Elastizität des Gefäßsystems zur Abnahme der Windkesselfunktion und beispielsweise mit zunehmendem Alter und arteriosklerotischer Versteifung der Arterien zu charakteristischen Veränderungen des arteriellen Blutdrucks (große Blutdruckamplitude).

Herzlastabhängige Regulation

Zwischen linkem Ventrikel und Gefäßsystem stellt sich kontinuierlich ein **Gleichgewicht** ein, für das Herzminutenvolumen, Blutdruck, Nachlast und Vorlast des Herzens entscheidende Stellgrößen sind. Das normale Herz arbeitet überwiegend **vorlastabhängig**, und eine allgemeine Vasodilatation, die zu einer Abnahme von Vor- und Nachlast führt, kann zu einem Abfall des Herzminutenvolumens führen. Im Gegensatz dazu arbeitet das versagende Herz stark **nachlastabhängig** und nur in geringem Maße vorlastabhängig, da es sich im flachen Abschnitt der Frank-Straub-Starling-Kurve befindet. Hier kann also ein Vasodilatator zu einer Steigerung des Herzminutenvolumens führen.

5.1.3 Neuronale und humorale Einflüsse auf Herz und Kreislauf

Die Kontraktion des normalen Herzens und seine Kopplung an den Kreislauf als integriertes mechanisches System kann in der beschriebenen Weise funktionieren, zusätzlich wird es jedoch **neuronal** und **humoral** gesteuert. Dadurch wird einerseits die Leistungsanpassung des Gesamtorganismus, andererseits die separate Regelung der Durchblutung einzelner Organe gewährleistet. Das Herz wird sowohl **direkt** über Änderungen der Kontraktilität und Herzfrequenz als auch **indirekt** durch Veränderungen des glatten Muskeltonus in der Gefäßperipherie – und damit der Vor- und Nachlast – beeinflusst.

Autonomes Nervensystem

Eine entscheidende Rolle für die Leistungsanpassung spielt das **sympathische Nervensystem,** das die Kontraktilität und Schlagfrequenz des Herzens steigern oder den glatten Gefäßmuskeltonus ändern kann. Die überwiegende Bedeutung des **parasympathischen Nervensystems** am Herzen besteht in der Regulation der Schlagfrequenz.

Im Herz- und Kreislaufsystem sind sensorische Strukturen verteilt, die über das zentrale und sympathische bzw. parasympathische Nervensystem zu Regelkreisen verbunden sind. Neben dem Karotissinus finden sich solche Dehnungsrezeptoren in der Aorta, im linken Ventrikel, in den Vorhöfen und im pulmonalen Gefäßbett. Die peripheren Effekte der Übertragerstoffe des sympathischen Nervensystems, Noradrenalin und Adrenalin, werden durch α- bzw. **β-Rezeptoren** vermittelt. In Tabelle 5.1 sind die Rezeptoren mit den zugehörigen, von ihnen vermittelten Wirkungen und den natürlichen und synthetischen Agonisten aufgelistet.

Neurohumorale Systeme

Auch humorale Regulationssysteme, wie das Renin-Angiotensin-Aldosteron-System, Vasopressin, die Eikosanoide (Abkömmlinge der Arachidonsäure wie Prostaglandine, Thromboxane und Leukotriene), können in die Kreislaufregulation eingreifen. Das Herz selbst bzw. die Vorhöfe können hormonaktiv sein und einen natriuretischen Faktor (atrialer natriuretischer Faktor, ANF) ausschütten, der zur Diurese bei supraventrikulärer Tachykardie (Urina spastica) führt. Dem Adenosin dürfte für die lokale metabolische Regulation der Organdurchblutung eine wesentliche Rolle zukommen.

Auch das Gefäßsystem, genauer das Gefäßendothel, ist hormonaktiv und kann sowohl glatte Muskulatur relaxierende (Endothelium Derived Relaxing Factor, Endothelium Derived Hyperpolarization Factor) als auch tonisierende Peptide (Endothelin) produzieren. Störungen der parakrinen Endothelfunktion sind frühe Indikatoren der Atherosklerose und gehen mit kardiovaskulären Risikofaktoren wie Diabetes mellitus, Hypercholesterinämie und Nikotinabusus einher.

5.1.4 Anpassung von Herz und Kreislauf an Belastung

Orthostase

In Ruhe ist der Sympathikotonus an der Gefäßmuskulatur niedrig. Der Wechsel in die aufrechte Körperlage (**Or-**

Tab. 5.1 Adrenerge Rezeptoren im Herz-Kreislauf-System; Angriffspunkt, Wirkung und Agonisten.

Rezeptor	Wirkort	Wirkung	Agonist
α	Periphere Arteriolen	Vasokonstriktion	Noradrenalin Adrenalin Etilefrin Dopamin*
β$_1$	Herz	Positiv inotrop/lusitrop Positiv chronotrop Positiv dromotrop Positiv bathmotrop	Noradrenalin Adrenalin Dopamin* Isoproterenol Dobutamin
β$_2$	Periphere Arteriolen	Vasodilatation	Adrenalin Dopamin* Isoproterenol Dobutamin

* Führt zur renalen und intestinalen Vasodilatation über dopaminerge Rezeptoren.

thostase) führt zu einem Versacken von etwa 700 ml Blut in den abhängigen Körperpartien. Von Dehnungsrezeptoren gesteuerte Reflexe vermitteln jedoch eine venöse und arterielle **Vasokonstriktion**, die den arteriellen Blutdruck aufrechterhält. Der gesteigerte Sympathikotonus erhöht auch die **Herzfrequenz,** so dass bei Gesunden der systolische arterielle Blutdruck um nicht mehr als 15 mmHg abfällt. Störungen der Blutregulation unter orthostatischen Bedingungen können im Bereich des zentralen oder peripheren Nervensystems mit seinen Rezeptoren liegen (s. Kap. 5.1.3). Darüber hinaus wird jedoch der venöse Rückstrom unter Orthostase durch die **Pumpwirkung** der Skelettmuskulatur auf die Venen des Beins aufrechterhalten.

Akute Belastung

Unter Belastung steigt der globale **Sauerstoffbedarf** des Menschen proportional zum Grad der geleisteten Arbeit an, und die Skelettmuskeldurchblutung muss an den vermehrten metabolischen Bedarf angepasst werden. Im Wesentlichen geschieht dies durch zwei Mechanismen: den Anstieg und die **Umverteilung des Herzminutenvolumens** zugunsten der arbeitenden Muskulatur. Der **Anstieg des Herzminutenvolumens** wird durch Anstieg der Herzfrequenz und des Schlagvolumens gewährleistet. Die **Herzfrequenz** beschleunigt sich zu Beginn der Belastung – oder sogar schon vorher – durch Verminderung des vagalen Tonus, im weiteren Verlauf durch verstärkte sympathische Stimulation und zirkulierende Katecholamine an. Das **Schlagvolumen** nimmt unter Ausnutzung aller das Schlagvolumen bestimmenden Mechanismen zu:

- Zunahme der Vorlast
- Abnahme der Nachlast
- Steigerung der Kontraktilität.

Eine Belastungsanpassung kann auch erfolgen, wenn einer dieser Mechanismen nicht funktioniert, z.B. starre Herzfrequenz bei Patienten mit Herzschrittmacher; jedoch werden maximale Leistungen nur durch das Zusammenwirken aller Mechanismen erreicht.

Chronische Belastung

Chronische Belastung des Herzens führt zu Hypertrophie und Dilatation der Ventrikelmuskulatur, wobei

- eine **Druckbelastung** zunächst überwiegend zu einer **konzentrischen Hypertrophie,**
- eine **Volumenbelastung** zu einer Dilatation (**exzentrische Hypertrophie**) führt.

Das Herz ist also nicht nur eine Muskelpumpe, sondern zugleich eine höchst effiziente Maschine zur Proteinsynthese, vergleichbar mit sehr aktiven Zelltypen wie den Hämoglobin produzierenden Retikulozyten. Die molekularen Mechanismen, die die mechanischen Faktoren mit der Umprogrammierung der genetischen Information der Herzmuskelzelle koppeln, sind nicht bekannt.

Wie es schließlich zur exzentrischen Hypertrophie – also zur Dilatation – kommt, ist ebenfalls nicht geklärt. Auch die Dilatation stellt zunächst einen kompensatorischen Mechanismus dar, da sie aus geometrischen Gründen zu einer Zunahme des Schlagvolumens führt. Allerdings bewirkt sie auch eine Zunahme der Belastung der Herzmuskelfasern und eine ökonomisch ungünstigere Situation. Wenn diese kompensatorischen Mechanismen des Herzmuskels versagen und das Herzminutenvolumen abfällt, kommt es schließlich zur Aktivierung von peripheren kompensatorischen Mechanismen mit Vasokonstriktion und Natriumretention. Dies stellt den Versuch dar, den arteriellen Blutdruck aufrechtzuerhalten, ist aber letztlich das Syndrom der Herzinsuffizienz (s. Kap. 5.2).

Zur weiteren Information

Literatur

Hess, O. M., R. W. Simon (Hrsg.): Herzkatheter, Einsatz in Diagnostik und Therapie. Springer, Berlin – Heidelberg 1999.

Fozzard, H. R., R. B. Jennings, A. M. Katz, H. E. Morgan: The Heart and Cardiovascular System, Scientific Foundations, 2nd edn. Raven, New York 1991.

Grossman, W., B. H. Lorell: Diastolic Relaxation of the Heart, Basic Research and Current Applications for Clinical Cardiology. Martinus Nijhoff Publishing, Boston – Dordrecht – Lancaster 1988.

Konstam, M. A., J. M. Isner: The Right Ventricle. Kluwer Academic Publishers, Boston – Dordrecht – Lancaster 1988.

5.2 Herzinsuffizienz

H. SCHUNKERT

In Deutschland leben etwa 1,2 Mio. Menschen mit einer Herzmuskelschwäche. Für die vielen Betroffenen sind die Auswirkungen hinsichtlich Lebensqualität und Prognose erheblich. So liegt die mittlere Überlebenszeit eines herzinsuffizienten Patienten unter fünf Jahren. Allerdings verspricht die Umsetzung der aktuellen diagnostischen und therapeutischen Möglichkeiten für herzinsuffiziente Patienten einen drastischen Zugewinn an Lebensqualität und Überlebenschancen.

Praxis

Bei einem 56-jährigen Patienten kommt es in den letzten vier Monaten zu einer zunehmenden Einschränkung seiner körperlichen Leistungsfähigkeit, wobei zunächst bei stärkeren körperlichen Anstrengungen, später dann bei relativ geringer körperlicher Betätigung Luftnot auftritt. Zum Teil kommt es zu einem belastungsabhängigen präkordialen Beklemmungsgefühl. Seit drei Wochen treten in größeren Abständen, dann täglich, nächtliche Anfälle von Atemnot auf, die sich nach Aufsetzen oder Umhergehen bessern. In den letzten zwei Wochen zunehmende Unruhe, Schlaflosigkeit und Schweißausbrüche. Drei Tage vor Einlieferung ins Krankenhaus rasch zunehmende Atemnot, jetzt auch in Ruhe auftretend, Orthopnoe, schweres Krankheitsgefühl.

Bei Aufnahme ergeben sich folgende **Befunde:** Nach links unten verlagerter, verbreiterter Herzspitzenstoß, Tachyarrhythmia absoluta, Frequenz 144/min, Pulsdefizit, 3. Herzton und leises hochfrequentes Systolikum über der Herzspitze mit Fortleitung in die Axilla. Über beiden Lungen, betont basal, mittelblasige Rasselgeräusche als Zeichen der Lungenstauung. **EKG:** Tachyarrhythmia absoluta bei Vorhofflimmern mit einer Kammerfrequenz von 148/min. Kompletter Linksschenkelblock, **Röntgen-Thorax:** links dilatiertes Herz mit deutlichen Zeichen der Lungenstauung, kleiner Pleuraerguss rechts. **Echokardiogramm:** erheblich vergrößerter linker Ventrikel mit deutlich reduzierter Funktion, vergrößerter linker Vorhof.

Diagnose: Akute Linksherzinsuffizienz.

Verlauf: Nach diuretischer Therapie und Digitalisierung in Kombination mit Vasodilatanzien rasche klinische Besserung. Nach Kompensation Wiederaufnahme des Sinusrhythmus. Die Herzkatheteruntersuchung offenbart einen erheblich vergrößerten linken Ventrikel mit deutlich reduzierter systolischer Funktion, eine leichtgradige Mitralinsuffizienz und freie Koronarien. Dies entspricht dem Bild einer idiopathischen dilatativen Kardiomyopathie.

Definition

Die Diagnose **Herzinsuffizienz** kann gestellt werden, wenn:
1. typische Symptome der Herzinsuffizienz vorliegen (entweder in Ruhe oder unter Belastung) **und**
2. der objektive Nachweis einer kardialen Dysfunktion vorliegt.

Im Zweifelsfall kann **3.** ein Ansprechen auf entsprechende therapeutische Maßnahmen Zweifel beseitigen (s. Abb. 20.4).

Von einer **asymptomatischen linksventrikulären Dysfunktion** wird gesprochen, wenn eine kardiale Fehlfunktion objektivierbar ist, ohne dass Symptome feststellbar sind.

Die Herzinsuffizienz bezeichnet ein klinisches Syndrom, dessen ursächliche Faktoren (Ätiologie) und funktionelle Auswirkungen spezifiziert werden sollten. So kann die Funktionseinschränkung des Herzens die Systole oder die Diastole isoliert betreffen oder beide Phasen des Herzzyklus gemeinsam. Entsprechend unterscheidet man:

- **systolische Herzinsuffizienz:** regionale oder globale Kontraktilitätsstörung, welche meist zu einem Abfall der Ejektionsfraktion führt
- **diastolische Herzinsuffizienz:** Füllungsstörung des linken Ventrikels.

Die Herzinsuffizienz kann zudem klinisch als indäquater Rückstau des Blutes vor dem Herzen (**Rückwärtsversagen**) oder als inadäquat niedriges Herzminutenvolumen (**Vorwärtsversagen**) oder als **Kombination** der beiden Phänomene manifest werden. Die wesentliche physiologische Konsequenz des Vorwärtsversagens liegt in einer unzureichenden Blut- bzw. Sauerstoffversorgung der Peripherie, wohingegen das Rückwärtsversagen als Ursache für Dyspnoe und Ödeme angesehen werden kann.

In Abhängigkeit von dem betroffenen Ventrikel kann zudem ein **rechts- und linksseitiges Herzversagen** differenziert werden. Sind beide Ventrikel erkrankt, spricht man von einer **globalen Herzinsuffizienz.**

Bei der Herzinsuffizienz ist das Herzminutenvolumen in der Regel erniedrigt, kann jedoch in Ruhe auch normal sein. Eine Sonderform ist das **High-output-Heart-Failure,** welches z. B. bei Anämie oder großem Shuntvolumen eintreten kann.

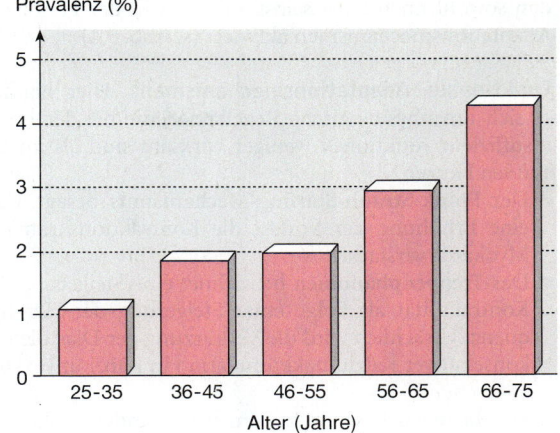

Abb. 5.2 Prävalenz der Herzinsuffizienz in den verschiedenen Altersgruppen (nach H. Schunkert et al., Lancet 1998; 351: 372); die echokardiographisch gemessene Ejektionsfraktion lag unter 48 %.

Epidemiologie

Inzidenz und Prävalenz der Herzinsuffizienz steigen mit dem Alter an (s. Abb. 5.2). Vergleichsuntersuchungen haben gezeigt, dass die Prävalenz der Herzinsuffizienz in den letzten 20 Jahren drastisch zugenommen hat, wobei als Ursachen die veränderte Altersstruktur der Gesellschaft sowie die therapeutischen Erfolge in der Akutbehandlung von kardiovaskulären Erkrankungen angenommen werden. So ist die Herzinsuffizienz derzeit die häufigste Klinikdiagnose von Patienten über 75 Jahren. Hervorzuheben ist, dass Männer im Vergleich zu Frauen ein 50–75 % höheres Erkrankungsrisiko tragen.

Ätiologie und Pathogenese

Schon vor der Manifestation einer Herzinsuffizienz weisen viele Patienten kardiovaskuläre Risikofaktoren auf. Aus klinischer Sicht dominieren die koronare Herzerkrankung und die arterielle Hypertonie als Ursachen der Herzinsuffizienz (s. Abb. 5.3). Es können jedoch noch eine Vielzahl weiterer Erkrankungen an der Entstehung einer Herzinsuffizienz beteiligt sein (s. Tab. 5.2).

Übermäßige Flüssigkeitszufuhr, zu hoher Kochsalzkonsum oder Unterbrechung der Medikation können zu einer akuten Dekompensation des Herzens führen. Tabelle 5.3 fasst die wesentlichen Trigger einer akuten Herzinsuffizienz zusammen.

Adaptationsmechanismen

Ist der Herzmuskel geschädigt oder dauerhaft mit einer erhöhten hämodynamischen Belastung konfrontiert, werden sowohl im Herzen selbst wie auch in der Peripherie Adaptationsmechanismen aktiviert (s. Abb. 5.4)

Funktionale Adaptationsmechanismen Hier handelt es sich um physiologische Regelkreise, die bei der Herzinsuffizienz funktionell weniger wirksam sind als im gesunden Herzen.

- Der **Frank-Straub-Starling-Mechanismus** besagt, dass eine Erhöhung der Vorlast die Kontraktionskraft des Myokards verstärkt.
- Das **Treppenphänomen** bezeichnet eine Steigerung der Kontraktilität als Folge einer Steigerung der Herzfrequenz. Ursächlich wird die Verkürzung der Diastole mit konsekutiver Kalziumakkumulation in Kardiomyozyten angesehen.
- Die **Tachykardie** kann zudem bei fallenden Ejektionsvolumina einen Ausgleich des Herzminutenvolumens bewirken.

Neurohumorale Adaptationsmechanismen Diese führen beim herzinsuffizienten Patienten zur erheblichen Erhöhung der Vorlast (durch Flüssigkeitsretention) und der Nachlast (durch Erhöhung des peripheren Widerstandes).

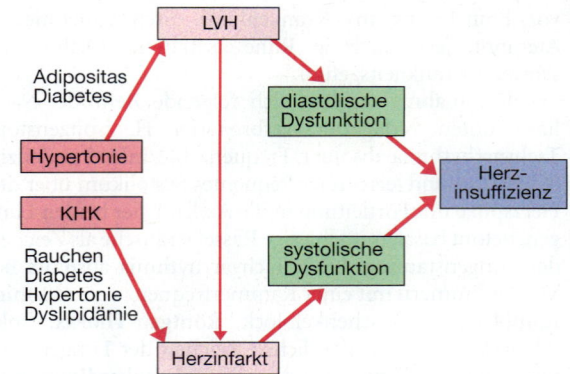

Abb. 5.3 Ätiologie der Herzinsuffizienz. Risikofaktoren begünstigen die Entstehung von arterieller Hypertonie und koronarer Herzkrankheit (KHK). Über die daraus resultierende linsventrikuläre Hypertrophie (LVH) oder den Herzinfarkt kommt es zur diastolischen respektive systolischen Dysfunktion. Die Folge ist schließlich die Manifestation einer symptomatischen Herzinsuffizienz.

- Das **sympathische Nervensystem** bewirkt durch die positiv inotrope (kontraktilitätssteigernde), chronotrope (frequenzsteigernde) und lusitrope (relaxationssteigernde) Wirkung der Katecholamine eine Verbesserung der Kontraktilität.
- Das **Renin-Angiotensin-Aldosteron-System** führt über renale, gefäßständige und kardiale Mechanismen zur Flüssigkeitsresorption, Steigerung des peripheren Widerstands sowie zur Myokardhypertrophie.
- Weiterhin resultiert eine Erhöhung von **Vasopressin** (Synonym antidiuretisches Hormon, ADH) und Endothelin, welche beide zu einer weiteren Flüssigkeitsretention bzw. Nachlasterhöhung führen.
- Es kommt auch zur **Aktivierung gegenregulatorischer Systeme** wie den natriuretischen Peptiden (Atrial bzw. Brain Natriuretic Peptide; ANP, BNP), den Prostaglandinen sowie Bradykinin, Dopamin und Stickstoffmonoxid (NO), die Volumen eliminierend und vasodilatierend wirken. Quantitativ betrachtet fällt die Gegenregulation jedoch nicht ins Gewicht.

Tab. 5.2 Ursachen der Herzinsuffizienz.

Kardial	- Koronare Herzerkrankung (Myokardinfarkt oder Ischämie) - Dilatative Kardiomyopathie (primär kardial oder bei Muskeldystrophie) - Hypertrophe (obstruktive) Kardiomyopathie - Restriktive Kardiomyopathie - Myokarditis
Strukturell/ Funktionell	- Stenosevitien (z.B. Aortenstenose, Mitralstenose etc.) - Insuffizienzvitien (z.B. Aorteninsuffizienz, Mitralinsuffizienz etc.) - Shuntvitien (z.B. großer Vorhofseptumdefekt) - Myxom - Pericarditis constrictiva - Kongenitale Anomalien - Tachykardiebedingt (z.B. tachykardes Vorhofflimmern) - Bradykardiebedingt (z.B. AV-Block III. Grades)
Extrakardial	- Arterielle Hypertonie (hypertensive Herzkrankheit) - Metabolisch-toxische Kardiomyopathie (Diabetes mellitus, Niereninsuffizienz, Alkohol, Kokain, Anthrazykline, L-Carnithin-Mangel, Thiaminmangel, Chagas-Krankheit etc.) - Endokrine Kardiomyopathie (z.B. Hyper- und Hypothyreose, Phäochromozytom etc.) - Peripartale Kardiomyopathie - Immunologische Kardiomyopathie (z.B. postmyokarditisch, rheumatisch, Kollagenosen etc.) - Anämie - Speicherkrankheiten (z.B. Amyloidose, Hämochromatose, Morbus Fabry) - Medikamente - Andere (z.B. Sarkoidose)

Tab. 5.3 Auslöser einer akuten Dekompensation (nach Michalsen et al. 1998).

Ursache	Häufigkeit (%)
Non-Compliance	41,9
Myokardischämie	13,4
Inadäquate Therapie	12,3
Arrhythmien	6,1
Hypertonie	5,6
Andere/unklar	20,6

5.2 Herzinsuffizienz

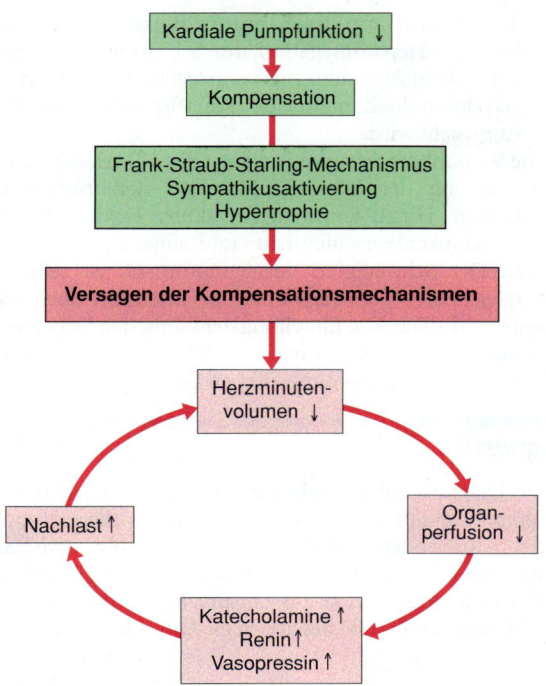

Abb. 5.4 Bei Reduktion der kardialen Pumpfunktion vermögen Kompensationsmechanismen über einen bestimmten Zeitraum hinweg das Herzminutenvolumen aufrechtzuerhalten. Bei Versagen der Kompensationsmechanismen und Abfall des Herzminutenvolumens kommt es zur Aktivierung vasokonstriktorischer, Natrium und Wasser retinierender Mechanismen, die eine weitere Nachlasterhöhung bedingen und damit einen Circulus vitiosus in Gang bringen, der eine weitere Reduktion der Pumpleistung des Herzens verursacht.

Tab. 5.4 Klinische Symptome bei Herzinsuffizienz.

Herz	Angina pectoris Palpitationen Herzrhythmusstörungen **Müdigkeit, Schwäche** Orthostase Hypotonie
Lunge	**Dyspnoe** **Orthopnoe** Asthma cardiale Husten Hämoptysen
Magen-Darm-Trakt	Appetitlosigkeit Abdominelle Schmerzen Völlegefühl Übelkeit, Brechreiz Diarrhö
Nervensystem	Depression Angstgefühle Müdigkeit Verwirrtheit
Niere	Oligurie/Anurie Nykturie Niereninsuffizienz
Haut/Bindegewebe	**Ödeme/Anasarka** Venenstauung Ekchymosen

Morphologische Adaptation

- Die **Hypertrophie des Myokards** bedeutet eine Zunahme der kontraktilen Muskelmasse, wodurch ein regionaler Funktionsausfall nach Herzinfarkt oder eine chronische Mehrbelastung durch arterielle Hypertonie vorübergehend kompensiert werden kann. Dieses sog. **Remodeling** des Herzmuskels wird durch eine chronische Vorlast- oder Nachlasterhöhung bewirkt, wobei die Aktivierung von Sympathikus und Renin-Angiotensin-System eine amplifizierende Rolle haben.
- Die Hypertrophie des Myokards bringt allerdings auch einen **fibrotischen Umbau** des Herzens sowie einen progredienten Zellverlust (**Apoptose**) mit sich.
- Darüber hinaus kommt es zur **Desensitivierung der β-adrenergen Rezeptoren,** so dass trotz Sympathikusstimulation die funktionale Verbesserung der Kontraktilität ausbleibt.

Zusammengefasst haben die genannten Adaptationsmechanismen gemeinsam, dass sie meist nur vorübergehend die Herzleistung stabilisieren können und bei chronischer Aktivierung nachteilig wirken. Schließlich wird auch das Blutgefäßsystem beeinträchtigt. So bildet sich durch die chronische Aktivierung des Renin-Angiotensin-Systems bei Patienten mit Herzinsuffizienz eine **Endotheldysfunktion** aus.

Neben der Kontraktilität kann auch die **elektrophysiologische Stabilität** des Herzens bei Patienten mit Herzinsuffizienz gestört sein. Hieraus ergeben sich eine Häufung von Herzrhythmusstörungen sowie eine drastische Erhöhung des Risikos, einen plötzlichen Herztod zu erleiden.

Symptome

Die Herzinsuffizienz bringt einen Funktionsverlust verschiedener Organsysteme mit sich. Entsprechend sollte bei herzinsuffizienten Patienten nicht nur nach kardialen, sondern auch nach peripheren Symptomen gefahndet werden (s. Tab. 5.4). Dabei tragen Kongestion und Hypoperfusion der Gewebe gleichermaßen zur Symptomatik bei.

Das **Leitsymptom** der Linksherzinsuffizienz ist die **Atemnot**. Initial tritt diese nur bei körperlicher Anstrengung, später auch in Ruhe oder bei Flachlagerung (Orthopnoe) auf. Ursachen für die Dyspnoe herzinsuffizienter Patienten sind:

- vermehrte Atemarbeit durch Zunahme der Totraumventilation
- Abnahme der Dehnbarkeit der Lunge
- Diffusionsstörungen infolge von reaktiver Bindegewebsvermehrung und Verdickung des alveolokapillären Interstitiums
- zunehmender Atemwegswiderstand durch Transsudation von Flüssigkeit, die das Lumen von Bronchiolen und Bronchien einengt.

Die Verengung der Bronchien durch Transsudation kann zur **Bronchokonstriktion** führen, deren klinischen Befunde dem Asthma bronchiale ähneln können. Bei schwersten

Krankheiten des Herzens und des Kreislaufs

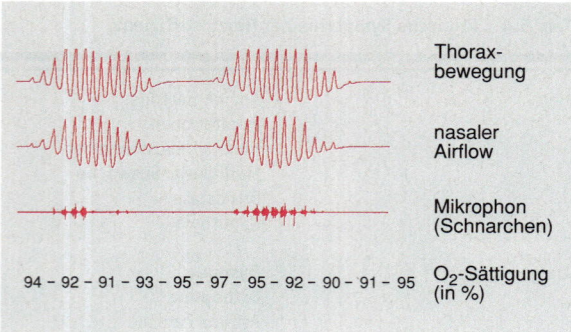

Abb. 5.5 Cheyne-Stokes-Atmung bei Herzinsuffizienz.

Fällen der Linksherzinsuffizienz kommt es zum **Lungenödem,** d. h. zur Anfüllung der Alveolen mit Ödemflüssigkeit und konsekutiver Behinderung des Gasaustauschs.

Weitere pulmonale Symptome der Herzinsuffizienz sind ein **trockener Husten** (sog. Stauungsbronchitis) sowie das **Asthma cardiale,** d. h. eine paroxysmale Dyspnoe, welche meist in Form nächtlicher Anfälle auftritt.

- Das erste **renale Zeichen** der Herzinsuffizienz ist die **Nykturie.** Ursachen für die nächtlich intensivierte Diurese des herzinsuffizienten Patienten sind die bessere Organperfusion der Niere im Liegen sowie die nächtlich verringerte Aktivität des Sympathikus und des Renin-Angiotensin-Systems. Indem das tagsüber retinierte Volumen nachts ausgeschieden wird, bleibt die Flüssigkeitsbilanz zunächst ausgeglichen. In einem späteren Stadium der Herzinsuffizienz kommt es zur **Oligurie, Hyponatriämie** und **Flüssigkeitseinlagerung** im Gewebe, von der initial meist die Beine (Ödeme) bzw. die abhängigen Körperpartien (sog. Anasarka) betroffen sind.
- Die Hypoperfusion des Gehirns führt zu **zerebralen Symptomen** wie Verwirrtheit, Angstzuständen, Schlaflosigkeit, Desorientiertheit bis zu deliranten Zuständen und Halluzinationen. Auffallend ist auch die **Cheyne-Stokes-Atmung,** d. h. das zyklische An- und Abschwellen von Atemfrequenz bzw. Atemtiefe (s. Abb. 5.5).
- **Gastrointestinale Symptome** wie Appetitlosigkeit, Obstipation und Völlegefühl sind meist auf Blutrückstau in den Magen-Darm-Trakt zurückzuführen. Die stauungsbedingte **Hepatomegalie** kann Schmerzen im Bereich des rechten Rippenbogens verursachen, die wahrscheinlich durch die Zunahme der Kapselspannung der Leber verursacht wird.

Die Vielzahl der Symptome erklärt die z. T. erhebliche Einschränkung der Lebensqualität von herzinsuffizienten Patienten. Hinzu kommen bei akuter Dekompensation noch Krankenhausaufenthalte und eingeschränkte Mobilität. Der Schweregrad der Symptomatik ist selbst bei vergleichbarer Ventrikelfunktion interindividuell sehr unterschiedlich. Die Einteilung der klinischen Schweregrade der Herzinsuffizienz nach der NYHA-Klassifikation (s. Tab. 5.5) dient der prognostischen Einschätzung.

Diagnostik

Die Diagnose **Herzinsuffizienz** kann gestellt werden, wenn typische Symptome der Herzinsuffizienz vorliegen (entweder in Ruhe oder unter Belastung) **und** der objektive Nachweis einer kardialen Dysfunktion vorliegt. Im Zweifelsfall kann ein Ansprechen auf entsprechende therapeutische Maßnahmen Zweifel beseitigen (s. Abb. 5.6).

Klinik

Je nach Schweregrad der Erkrankung können bereits bei der **Inspektion** Tachypnoe, Zyanose, Venenstauung, Ödeme, Ikterus und (im Endstadium) allgemeine Kachexie auffallen. Die Haut ist kühl und blass, manchmal livide verfärbt.

Wichtig ist die Erfassung der **Vitalparameter,** wobei Herzfrequenz und Blutdruck im Sitzen und im Stehen gemessen werden sollten.

- Eine **Tachykardie** kann auf eine akute Dekompensation hinweisen, ebenso können Vorhofflimmern oder Vorhofflattern die aktuelle Symptomatik ausgelöst haben.

Tab. 5.5 Klassifikation der Herzinsuffizienz nach der New York Heart Association (NYHA).

NYHA I	Körperliche Leistungsfähigkeit nicht eingeschränkt, aber pathologische hämodynamische Indizes bei Belastung (z. B. erhöhter Füllungsdruck)
NYHA II	Körperliche Leistungsfähigkeit leicht eingeschränkt; Beschwerden bei alltäglicher körperlicher Belastung
NYHA III	Körperliche Leistungsfähigkeit stark eingeschränkt; Beschwerden bereits bei geringer körperlicher Belastung; keine Beschwerden in Ruhe
NYHA IV	Beschwerden bei allen körperlichen Aktivitäten und in Ruhe, Bettlägerigkeit

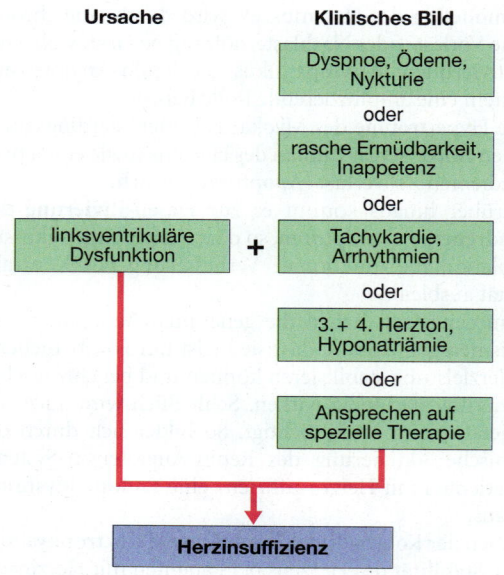

Abb. 5.6 Diagnose der Herzinsuffizienz.

- Eine **Bradykardie** kann medikamentös induziert oder Ausdruck einer Beteiligung des Reizbildungs- oder Reizleitungssystems sein.
- Ein **Pulsus alternans,** d.h. ein regulärer Wechsel zwischen höheren und niedrigeren Blutdruckamplituden bei Patienten im Sinusrhythmus, findet sich bei der höhergradigen Herzinsuffizienz.

Charakteristisches Zeichen einer Links- bzw. Rechtsherzinsuffizienz ist der auskultatorische Nachweis eines **dritten Herztons.** Verursacht wird er durch die erhöhte Vorlast: Das Blut strömt rasch in den linken Ventrikel ein und wird dort abgebremst; die Anspannung der Herzwand erzeugt den Ton. Ein **vierter Herzton** kann präsystolisch hinzutreten. Dieser entsteht während der Vorhofkontraktion und ist Ausdruck der verminderten Dehnbarkeit des linken Ventrikels. Bei einer Tachykardie können dritter und vierter Herzton verschmelzen; man spricht dann vom **Summationsgalopp.** Außerdem können systolische Herzgeräusche als Folge einer relativen Mitral- oder Trikuspidalinsuffizienz zu hören sein.

Manchmal ist ein **Pleuraerguss** perkutierbar. Auskultatorisch fallen vorwiegend über den den basalen Abschnitten der Lunge feuchte Rasselgeräusche auf, die sich bei einem Lungenödem über alle Lungenabschnitte ausbreiten. Zudem kann es zum Abhusten von schaumigem Sekret kommen. Giemen oder Brummen kann Ausdruck der Stauung der Bronchialmukosa sein.

Bei der Palpation des Abdomens findet sich bei einer Rechtsherzinsuffizienz oft eine **Vergrößerung der Leber.** Bei sanftem Druck auf den rechten Oberbauch führt die Blutverschiebung vom Abdominalraum zur Füllung der Halsvenen, man spricht vom **hepatojugulären Reflux.** Außerdem fällt bei manchen Patienten mit Trikuspidalinsuffizienz ein **Jugular- oder Leberpuls** auf. Bestehen die Stauungszeichen über lange Zeit fort, kann es zum zirrhotischen Umbau der Leber kommen (**Cirrhose cardiaque**).

Labor

Die Tabelle 5.6 gibt einen Überblick über die wichtigsten Laboruntersuchungen, die bei Patienten mit Herzinsuffizienz durchgeführt werden sollen.

Die empfindlichste Laboruntersuchung bei Herzinsuffizienz ist der Nachweis von erhöhten Spiegeln von ANP (Atrial Natriuretic Peptide) oder BNP (Brain Natriuretic Peptide) im Plasma. Allerdings hat sich dieser Test in der Klinik noch nicht durchsetzen können. Einen unspezifischen Hinweis auf eine Herzinsuffizienz stellt die Hyponatriämie dar.

Apparative Untersuchungen

Echokardiographie Dem Ultraschall kommt für die Diagnose einer Herzinsuffizienz sowie deren ätiologische Abklärung größte Bedeutung zu. Sie erlaubt die Einschätzung der **systolischen und diastolischen Funktion.** Man beobachtet die Wandbewegung der Ventrikel und kann die Verkürzungs- oder die Ejektionsfraktion mittels M-Mode oder Planimetrie im Vierkammerblick ausmessen (s. Tab. 5.7). Die diastolische Funktion kann durch Beurteilung des Mitraleinstromprofils sowie der isovolumischen Relaxationszeit (Zeit zwischen Schluss der Aortenklappe und Öffnung der Mitralklappe) abgeschätzt werden. **Regionale Wandbewegungsstörungen** sprechen in den meisten Fällen für eine koronare Herzerkrankung, insbesondere wenn nach Myokardinfarkt der Herzmuskel verdünnt ist. Von Bedeutung ist auch die **Beurteilung der Herzklappen,** wobei sowohl morphologische wie funktionelle Aussagen mittels zweidimensionaler bzw. Doppler-Echokardiographie möglich sind. Abbildung 5.7a, b zeigt einen dilatierten Ventrikel mit Vorderwandaneurysma und Ventrikelthrombus.

Elektrokardiogramm Bei Patienten mit Herzinsuffizienz zeigt das EKG häufig **unspezifische Veränderungen** und ist daher zur Diagnostik weniger gut geeignet. Indirekte Hinweise sind Zeichen der Links- oder Rechtsherzbelastung, der Links- oder Rechtsherzhypertrophie, Schenkelblock, Herzrhythmusstörungen oder Hinweise auf eine koronare Herzerkrankung bzw. einen abgelaufenen Herzinfarkt.

Röntgenuntersuchungen des Thorax Die Thoraxaufnahme in zwei Ebenen (s. Abb.5.8a und b) ermöglicht die **Beurteilung der Herzgröße** und kann bei Vitien Hinweise

Tab. 5.6 Empfohlene Laboruntersuchungen bei Herzinsuffizienz.

Parameter	Fragestellung
Blutbild	Anämie
Serumelektrolyte	Hyponatriämie, Hyperkaliämie usw.
Harnstoff/Kreatinin	Nierenfunktionsstörung
Transaminasen, Laktatdehydrogenase, alkalische Phosphatase, Bilirubin, Albumin, Quick-Wert	Leberstauung oder Leberfunktionsstörung
Urinstatus	Proteinurie
Ggf. Blutgasanalyse	Hypoxie
Ggf. Medikamentenspiegel	Intoxikation, Unterdosierung

Tab. 5.7 Norm- und Grenzwerte zur Beurteilung der linksventrikulären Funktion in der Echokardiographie.

Linksventrikuläre Funktion	Ejektionsfraktion
Normal	> 50 %
Leicht eingeschränkt	35–50 %
Moderat eingeschränkt	25–34 %
Hochgradig eingeschränkt	< 25 %

Krankheiten des Herzens und des Kreislaufs

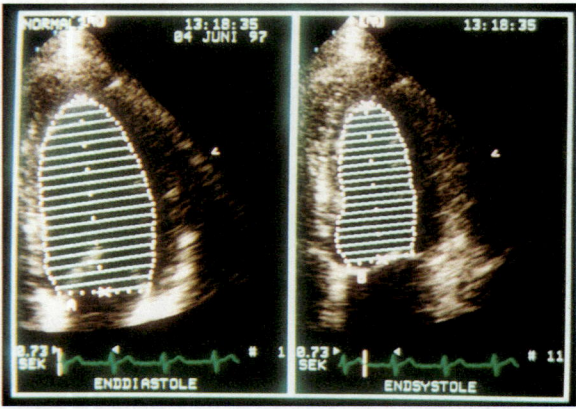

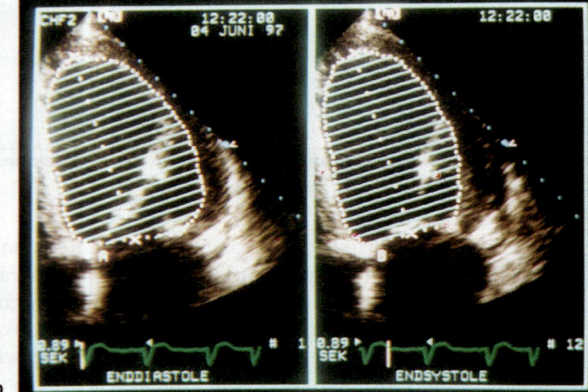

Abb. 5.7

a) Zweidimensionale Darstellung der linken Herzkammer eines Herzgesunden in Enddiastole und Endsystole mit einer Auswurffraktion von 54%.

b) Zweidimensionale Darstellung der linken Herzkammer eines Patienten mit linksventrikulärer Dysfunktion mit deutlich erhöhtem Volumen in der Enddiastole und Endsystole und deutlich eingeschränkter linksventrikulärer systolischer Funktion mit einer Auswurffraktion von 18%.

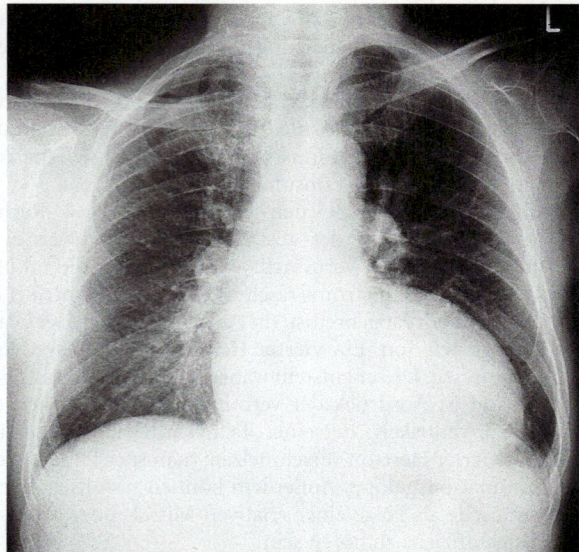

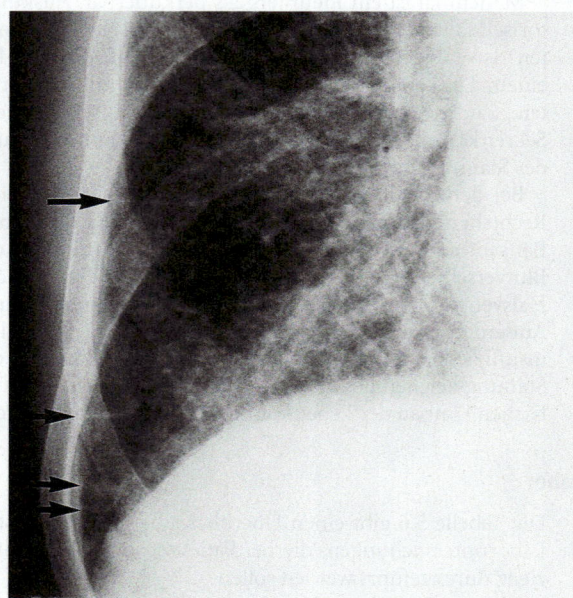

Abb. 5.8a, b Röntgenbild eines Patienten mit schwerer Herzinsuffizienz aufgrund einer idiopathischen dilatativen Kardiomyopathie.

a) Es zeigen sich eine massive Erweiterung des Herzens (vorwiegend der linken Herzkammer) sowie Zeichen der pulmonalen Hypertonie mit deutlich erweiterten zentralen Pulmonalgefäßen.
b) Darstellung von Kerley-B-Linien (Pfeile) im unteren Quadranten der rechten Lunge.

auf die zugrunde liegende Ursache einer Herzinsuffizienz geben. Ist der maximale Querdurchmesser des Herzens größer als die Hälfte des Thoraxdurchmessers, liegt eine **Kardiomegalie** vor. Als Folge der linksatrialen bzw. pulmonalvenösen Druckerhöhung findet sich eine **interstitielle oder perivaskuläre Zeichnungsvermehrung,** die initial die basalen Lungenabschnitte betrifft. Die charakteristischen horizontal verlaufenden und lateral gelegenen Verdichtungen entsprechen am ehesten gestauten Lymphgefäßen und werden **Kerley-B-Linien** genannt (s. Abb. 5.8b).

Steigt der Druck im Lungenkreislauf weiter an, kommt es zur **Vermehrung der Hilusgefäßzeichnung.** Schließlich tritt Flüssigkeit in den Alveolarraum aus, was vom Hilus ausgehende schmetterlingsförmig konfluierende **Verschattungen** verursacht. Schließlich kann die Erhöhung des zentralen Venendrucks zur sichtbaren Erweiterung der V. cava superior sowie der V. azygos führen.

Belastungsuntersuchungen Sie dienen der Beurteilung der Belastbarkeit und des Schweregrades der Erkrankung. Am gebräuchlichsten ist eine stufenweise ansteigende Belastung entweder auf dem **Laufband** oder dem **Fahrradergometer.** Bei Patienten mit schwerer Herzinsuffizienz ist zudem die Bestimmung der **maximalen Sauerstoffaufnahmekapazität** sinnvoll. Fällt diese unter 14 ml/min/kg Körpergewicht ab, ist von einer prognostisch ungünstigen Situation auszugehen. Weniger aufwändig ist die Ermittlung einer **Gehstrecke,** welche bei zügigem ebenerdigem Gehen in 6 min erreicht werden kann. Schließlich kann das **Belastungs-EKG** Hinweise auf eine Ischämie bei koronarer Herzerkrankung liefern.

Nuklearmedizin Die **Myokardszintigraphie** gibt wertvolle Hinweise auf das Vorliegen einer koronaren Herzerkrankung oder lässt die Quantifizierung des myokardialen Substanzverlustes nach abgelaufenem Infarkt zu. Zur Bestimmung der Ejektionsfraktion eignet sich die **Radionuklidventrikulographie** als nicht-invasive Methode, wobei enddiastolische und endsystolische Volumina beider Ventrikel getrennt berechnet werden können.

Invasive Diagnostik Die **Rechtsherzkatheteruntersuchung** erlaubt die Messung des Herzminutenvolumens sowie der Druckwerte im Lungenkreislauf einschließlich des pulmonalkapillären Verschlussdruckes, welcher den enddiastolischen Druck im linken Ventrikel reflektiert. Wird die Rechtsherzkatheteruntersuchung mit der **Linksherzkatheteruntersuchung** kombiniert, können zusätzlich Aussagen über die Ventrikelvolumina und Ejektionsfraktion, die systolische wie diastolische Funktion sowie die Funktion und Morphologie der Herzklappen gemacht werden. Schließlich zeigt die **Koronarangiographie** mögliche Stenosen oder Verschlüsse im System der Herzkranzarterien auf und kann damit wichtige ätiologische Aufschlüsse bei einer Herzinsuffizienz geben.

Differentialdiagnose

Die Dyspnoe kann sowohl kardialer wie auch pulmonaler Ursache sein. Entsprechend sollten die chronisch obstruktive Lungenerkrankung, das Asthma bronchiale sowie restriktive Lungenerkrankungen mit Diffusionsstörung ausgeschlossen werden. So ist die Durchführung eines Lungenfunktionstests als ergänzende Maßnahme nach Rekompensation sinnvoll. Finden sich auch nach kardialer Rekompensation ein pathologischer Lungenfunktionstest sowie ein pathologisches Echokardiogramm, kann ein kombiniertes Vorliegen von Lungen- und Herzfunktionsstörung angenommen werden, wie es häufig bei fortgesetztem Nikotinabusus mit konsekutiver Lungen- und Koronarschädigung festzustellen ist. Auch eine Anämie kann mit Tachykardie und Dyspnoe einhergehen, wobei die körperliche Untersuchung sowie das Blutbild leicht die Differentialdiagnose erlauben. Schwierig ist mitunter die Einschätzung von adipösen Patienten, da diese aus verschiedenen Ursachen ebenfalls häufig eine Belastungsdyspnoe haben und zudem auf Grund technischer Limitationen schwerer mittels physikalischer Untersuchungsmethoden oder der Echokardiographie zu evaluieren sind. Die wesentlichen Differentialdiagnosen bei Herzinsuffizienz sowie die richtungsweisenden diagnostischen Tests sind in den Tabellen 5.8 bzw. 5.9 aufgeführt.

Therapie

Die Therapie der Herzinsuffizienz zielt auf Verbesserung der Lebensqualität sowie die Reduktion der Mortalität ab. So gilt es, die Symptomatik der Herzinsuffizienz zu lindern, die Belastbarkeit zu verbessern und die Krankenhausaufenthalte zu reduzieren. Auch sollte die Lebenserwartung des Patienten in Anbetracht der insgesamt ernsten Prognose verbessert werden. Hierzu stehen allgemeine, diätetische und medikamentöse Maßnahmen zur Verfügung.

Tab. 5.8 Ursachen und Differentialdiagnosen der Herzinsuffizienz.

Myokardial	Koronare Herzkrankung (Z.n. Myokardinfarkt oder Ischämie mit hybernierendem Myokard) Dilatative Kardiomyopathie (primär kardial oder bei Muskeldystrophie) Hypertrophe obstruktive Kardiomyopathie Restriktive Kardiomyopathie Myokarditis
Strukturell/ funktionell	Stenosevitien (z.B. Aortenstenose, Mitralstenose etc.) Insuffizienzvitien (z.B. Aorteninsuffizienz, Mitralinsuffizienz etc.) Shuntvitien (z.B. großer Vorhofseptumdefekt) Myxom Pericarditis constrictiva Kongenitale Anomalie Tachykardiebedingt (z.B. tachykardes Vorhofflimmern)
Extrakardial	Arterielle Hypertonie (hypertensive Herzkrankheit) Metabolisch-toxische Kardiomyopathie (Diabetes mellitus, Niereninsuffizienz, Alkohol, Kokain, Anthrazykline, L-Carnithin-Mangel, Thiaminmangel, Chagas-Krankheit etc.) Endokrine Kardiomyopathie (z.B. Hyper- und Hypothyreose, Phäochromozytom etc.) Peripartale Kardiomyopathie Immunologische Kardiomyopathie (z.B. rheumatisch, Kollagenosen etc.) Anämie Speicherkrankheiten (z.B. Amyloidose, Hämochromatose, Morbus Fabry) Medikamente Andere (z.B. Sarkoidose)

Allgemeine und diätetische Maßnahmen

Mit Ausnahme von Patienten mit schwerster Herzinsuffizienz ist im Allgemeinen keine strenge Bettruhe indiziert. Vielmehr erscheint eine **angepasste körperliche Aktivität** in Abhängigkeit vom Schweregrad der Herzinsuffizienz und in Absprache mit dem behandelnden Arzt sehr sinnvoll. Die Endothelfunktion kann bei leichter bis mäßiggradiger Herzinsuffizienz durch regelmäßige körperliche Belastung, wie z.B. zügiges Gehen, gebessert werden. Sinnvoll erscheint es auch, dass Patienten regelmäßige Ruhe-

Tab. 5.9 Wichtige Untersuchungsmethoden bei Herzinsuffizienz (nach: Working Group on Heart Failure, ESC Guidelines: Eur Heart J 1997; 18: 736–53).

reversible Ischämie	→ Stresstests (nach Rekompensation)
Lungenerkrankungen	→ Röntgen-Thorax/Lungenfunktion
Nieren- oder Lebererkrankungen	→ Labor inkl. U-Status/Nieren-, Leberfunktion
Bluterkrankungen	→ Blutbild

Krankheiten des Herzens und des Kreislaufs

pausen einlegen, um einer fortgesetzten neurohumoralen Aktivierung und damit Überforderung des Herzens vorzubeugen.

Übergewicht oder Adipositas sollten möglichst reduziert werden; außerdem sollte der Patient sowohl **Nikotin** als auch übermäßigen **Alkoholkonsum** meiden. Besteht der Verdacht auf eine alkoholbedingte Kardiomyopathie, muss auf strikte Abstinenz geachtet werden.

Die **Ernährung** sollte abwechslungsreich und kochsalzarm gestaltet werden. Zu empfehlen ist mehrmals täglich frisches Obst und Gemüse, das dann aber bei der Flüssigkeitsbilanz berücksichtigt werden muss. Neben der Kochsalzzufuhr sollte auch die Flüssigkeitsaufnahme reduziert werden (auf einen bis anderthalb Liter täglich), um der Ödembildung vorzubeugen.

Medikamentöse Therapie

ACE-Hemmer Sie blockieren das Angiotensin-Konversionsenzym und vermindern dadurch die Bildung von Angiotensin II aus Angiotensin I. Außerdem wird der Bradykininabbau gehemmt. Durch Abschwächung der Angiotensin-II-Wirkung (Vasokonstriktion, myokardiale Wachstumsstimulation und Natrium- bzw. Wasserretention) sowie Zunahme der Bradykininwirkung (Vasodilatation) resultiert eine deutliche **Abnahme von Vor- und Nachlast** des Herzens. Zudem wird über präsynaptische Mechanismen eine **verringerte Freisetzung von Noradrenalin** im synaptischen Spalt erzielt. Durch die Blockade des Renin-Angiotensin-Systems wird außerdem die Sekretion von **Aldosteron vermindert,** wodurch die Wirkung dieses Natrium retinierenden Hormons abgeschwächt wird. **Antiproliferative Wirkungen** der ACE-Hemmer sind für die Verringerung der Hypertrophie von kardialen und vaskulären Muskelzellen von Bedeutung. Schließlich kann durch ACE-Hemmung die Ausbildung der interstitiellen und perivaskulären Fibrose im Herzen entgegengewirkt werden.

Nebenwirkungen: Weil ACE-Hemmer den **Blutdruck senken** können, muss die Therapie einschleichend begonnen werden. Selten können **Synkopen** auftreten oder kann eine **Verschlechterung der Nierenfunktion** (häufig mit Hyperkaliämie) oder ein **Angioödem** beobachtet werden. Die häufigste Nebenwirkung von ACE-Inhibitoren ist ein **trockener Husten,** der bei etwa fünf bis zehn Prozent zum Absetzen des Medikamentes führt. Diese Nebenwirkung wird kaum bei Angiotensin-II-Rezeptor-Antagonisten beobachtet, die ähnlich auf das Renin-Angiotensin-System wirken und somit eine Alternative zum ACE-Inhibitor darstellen. Tabelle 5.10 zeigt die Dosis-Titrierungsschemata für ACE-Hemmer bei Patienten mit Herzinsuffizienz.

Die meisten ACE-Hemmer werden renal eliminiert, deshalb muss bei der Dosierung besonders auf eine begleitende **Niereninsuffizienz** geachtet werden.

Beta-Rezeptorenblocker Sie haben in einer Vielzahl von Studien einen enormen prognostischen Nutzen gezeigt. Dabei wurde in der Regel der Betablocker zusätzlich zum ACE-Inhibitor verabreicht. Auch in der Gruppe der Betablocker kommen zwei Wirkprinzipien alternativ zum Einsatz. So konnten sowohl selektive β_1-wirksame Blocker (Metoprolol, Bisoprolol) wie auch **unselektiv wirkende** β_1-, β_2- **und Alphablocker** (Carvedilol) bei Patienten mit Herzinsuffizienz nutzbringend eingesetzt werden. Vergleichsuntersuchungen der beiden Wirkstoffklassen werden zeigen, welche Form der Betablockade den größten therapeutischen Nutzen bringt. Unter der Betablockade kommt es meistens zu einer **Reduktion der Herzfrequenz.** Ob darin der wesentliche Nutzen der Betablocker liegt, ist derzeit umstritten. Bedeutsam ist auch die **Suppression des Renins,** wodurch in Kombination mit dem ACE-Hemmer eine vollständigere Inhibition des Renin-Angiotensin-Systems möglich sein sollte. Schließlich wird eine **Heraufregulation der** β_1-**Rezeptoren** im Myokard beobachtet, wodurch die Herzleistung im Bedarfsfall besser moduliert werden kann.

Nebenwirkungen: Die Initiierung der Betablockade kann vorübergehend eine **Verschlechterung der Ventrikelfunktion** und Zunahme der **Flüssigkeitsretention** bewirken. Dies erfordert eine engmaschige Überwachung und besondere Kenntnisse in der Therapie. Trotzdem gelingt in der Regel eine Titration auf relativ hohe Dosierungen (s. Tab. 5.11), wobei regelmäßige klinische Kontrollen erforderlich sind.

Kontraindikationen: Geachtet werden muss auf höhergradige AV-Blockierungen, Asthma bronchiale, Phäochromozytom sowie hochgradige periphere Durchblutungsstörungen.

Diuretika Sie bewirken rasch eine symptomatische Besserung bei Patienten mit allen Schweregraden der Herzinsuffizienz. So bilden sich Dyspnoe und Ödeme zurück, insbesondere wenn die o. g. Allgemeinmaßnahmen Beachtung finden. Bei leichter bis mittelschwerer Herzinsuffizienz und normaler Nierenfunktion ist ein **Thiaziddiuretikum** das Mittel der ersten Wahl. Bei schwerer Sympto-

Tab. 5.10 Dosierung der wichtigsten ACE-Hemmer.

Substanz	Erstdosis (mg/Tag)	Zieldosis (mg/Tag)
Captopril	3 × 6,25	3 × 50
Enalapril	2 × 2,5	2 × 10
Ramipril	2 × 1,25	2 × 5

Tab. 5.11 Dosierung der wichtigsten Betablocker.

Betablocker	Startdosis (mg)	Zieldosis (mg)
Metoprolol	2 × 10	3 × 50
Bisoprolol	1 × 1,25	1 × 10
Carvedilol	1 × 6,25	2 × 25

matik und Einschränkung der Nierenfunktion müssen **Schleifendiuretika** gegeben werden. Bei der Mobilisation von Ödemen sollte eine adäquate **Thromboseprophylaxe** durchgeführt werden. Bei schwerer Herzinsuffizienz lässt sich durch Kombination von Thiaziden und Schleifendiuretika (**komplette Nephroblockade**) eine Wirkungsverstärkung erzielen. Allerdings sind dabei häufige Kontrollen der Nierenfunktion und insbesondere der Elektrolyte erforderlich.

Nebenwirkungen: Ungünstig ist die häufig beobachtete Steigerung des **Durstgefühls**. Deshalb müssen die Patienten regelmäßig motiviert werden, ihre Trinkmenge zu kontrollieren. Gelingt dies nicht, kann eine **Verdünnungshyponatriämie** mit z. T. deletären Folgen auftreten. Neben dem Natrium sollten auch die Serumspiegel von Kalium und Magnesium kontrolliert werden, insbesondere wenn Herzrhythmusstörungen die Herzinsuffizienz komplizieren. Ohne gleichzeitige Gabe von ACE-Hemmern führen Diuretika zu einer erheblichen **Aktivierung des Renin-Angiotensin-Systems**, wodurch langfristig ein Wirkverlust auftreten kann. Ursache hierfür ist z. T. ein **sekundärer Hyperaldosteronismus**. Aus diesem Grund wirkt die Kombination mit ACE-Hemmern additiv. Auch lässt sich eine unter Diuretikamonotherapie oft beobachtete **Hyponatriämie** oder **Hypokaliämie** durch die ACE-Hemmer-Gabe vermeiden.

Aldosteron-Antagonisten wie Spironolacton können bei Patienten mit Herzinsuffizienz im klinischen Schweregrad III–IV der NYHA-Klassifikation und höhergradig eingeschränkter Ventrikelfunktion eine erhebliche Verbesserung der Prognose bewirken. Der Mechanismus für diesen Effekt ist unklar, wobei der Einfluss auf die Natrium- bzw. Kaliumausscheidung sowie direkte myokardiale Effekte einschließlich einer Abschwächung der Myokardfibrose diskutiert werden.

Nebenwirkungen: Bei der Therapie mit Spironolacton sollte das Serumkalium besondere Beachtung finden, wobei insbesondere bei Gabe von mehr als 25 mg/d relativ häufig eine **Hyperkaliämie** beobachtet werden kann.

Digitalis Die Effektivität von **Digitalis** wird bei Patienten mit Herzinsuffizienz im Sinusrhythmus unterschiedlich bewertet. Allerdings zeigen neuere Studien, dass Patienten mit ausgeprägter systolischer Funktionsstörung eine deutliche symptomatische Verbesserung erfahren, wodurch sich Krankenhausaufenthalte vermeiden lassen. Die Prognose hingegen kann nicht allgemein durch Gabe von Digitalis verbessert werden. Bei Frauen wurde sogar eine Verschlechterung der Prognose beobachtet. So sollte Digitalis bei symptomatischen Patienten im Sinusrhythmus erst nach Therapie mit ACE-Hemmern, Betablockern und Diuretika eingesetzt werden.

Eine **spezifische Indikation** für Herzglykoside bei der Herzinsuffizienz stellt die **Tachyarrhythmie** dar. In diesen Fällen kommt es mithilfe der Herzglykoside durch Verlängerung der Refraktärzeit im AV-Knoten zur Kontrolle der ventrikulären Herzfrequenz. Die Digitalisdosis sollte individuell angepasst werden. Dies gilt insbesondere für Digoxin, welches renal eliminiert wird. Digitoxin wird über die Leber metabolisiert, so dass die Plasmaspiegel von der Nierenfunktion weitestgehend unabhängig sind. Allerdings ist die wesentlich längere Halbwertszeit zu beachten.

Zu vermeiden sind Intoxikationen, wobei neben klinischen und elektrokardiographischen Kontrollen die Messung der Plasmaspiegel sinnvoll ist.

Kontraindikation für Digitalisglykoside sind Bradykardien, AV-Block II. und III. Grades, Sick-Sinus-Syndrom, Karotissinussyndrom, Wolf-Parkinson-White-Syndrom und die hypertrophe obstruktive Kardiomyopathie, ferner Hypokaliämie und Hyperkalzämie.

Vasodilatatoren Die Kombination von Hydralazin und Isosorbiddinitrat bewirkt eine Senkung von Vor- und Nachlast und wurde erfolgreich bei Patienten mit höhergradiger Herzinsuffizienz eingesetzt. Diese Kombination stellt eine Alternative bei Unverträglichkeit von ACE-Hemmern und Angiotensin-II-Rezeptorblockern dar.

Kalziumantagonisten Sie sollten in der Behandlung der Herzinsuffizienz vermieden werden. Lediglich zur Therapie einer ausgeprägten arteriellen Hypertonie, welche nicht ausreichend durch Gabe von Diuretika, ACE-Hemmern und Betablockern kontrolliert werden kann, sind lang wirksame Kalziumantagonisten als Kombinationstherapeutikum zu empfehlen.

Antiarrhythmische Therapie Der **plötzliche Herztod** stellt eine ständige Bedrohung von Patienten mit Herzinsuffizienz dar. Insbesondere bei Patienten mit Zustand nach Myokardinfarkt bedeutet der Nachweis von höhergradigen ventrikulären Arrhythmien einen unabhängigen prognostischen Faktor. Eine Verbesserung der Prognose mittels medikamentöser antiarrhythmischer Therapie konnte bei Patienten mit Herzinsuffizienz bislang nicht sicher nachgewiesen werden. Allerdings können Antiarrhythmika der Klasse III (Amiodaron, Sotalol) einen erheblichen symptomatischen Nutzen bringen. Falls keine Kontraindikationen gegen die Implantation eines implantablen Kardioverterdefibrillators sprechen, sollte bei Vorliegen einer hochgradig eingeschränkten Ventrikelfunktion nach Myokardinfarkt und salvenartigen Herzrhythmusstörungen eine elektrophysiologische Untersuchung zur weiteren Therapieplanung erwogen werden.

Therapie der terminalen Herzinsuffizienz

Bei Vorliegen einer höchstgradig eingeschränkten Ventrikelfunktion kann es zu einer **therapierefraktären Herzinsuffizienz** kommen. So wird der Einsatz von ACE-Hemmern und Betablockern bei **schwerer Hypotonie** limitiert. In dieser Situation sollte insbesondere die diuretische Therapie überprüft werden, da eine übermäßige Reduktion der Vorlast auch zur Erniedrigung des Herzminutenvolumens führt und so konsekutiv zu Hypotonie, Müdigkeit, Anorexie und Lethargie beitragen kann. Auch sollten die **Compliance** bezüglich der Tabletteneinnahme sowie die **aktuelle Dosierung** der Pharmaka geprüft werden.

Bei Verschlechterung des Zustandes muss auch an das Vorliegen von **Begleiterkrankungen** wie Lungenembolie, Pneumonie, Endokarditis oder metabolische bzw. endokrine Störungen (z. B. Hyperthyreose) gedacht werden; ferner müssen evtl. interferierende Behandlungen (z. B. mit Antiphlogistika, die die Wirkung von Diuretika vermindern) berücksichtigt werden. Unter stationärer Therapie kann die **Salz- und Flüssigkeitszufuhr** optimiert werden. Wichtig ist die absolute **Alkoholkarenz**.

Lässt sich die Situation des Patienten nicht stabilisieren, sollte eine Behandlung mit **positiv inotropen Substanzen**, ggf. in Kombination mit intravenös wirksamen Vasodilatatoren, durchgeführt werden. Ziel dieser Maßnahmen ist es, die hämodynamische Situation so weit zu verbessern, dass die Basistherapie der Herzinsuffizienz wieder eingeleitet werden kann. Die bevorzugten positiv inotropen Substanzen sind Levosimendan und Dobutamin, die durch Sensibilisierung des kontraktilen Myokards für Kalzium oder selektive β_1-Stimulation kontraktilitätssteigernd wirken.

Weitere Therapieoptionen

Vasopeptidase-Inhibition, Endothelin-Antagonismus und Vasopressin-Inhibition Beflügelt durch die enormen klinischen Erfolge von ACE-Hemmern, Betablockern und Aldosteron-Antagonisten werden derzeit weitere Einflussmöglichkeiten zur neurohumoralen Modulation gesucht. Klinische Studien werden in den nächsten Jahren Auskunft darüber geben, inwieweit diese Therapieverfahren von prognostischem oder symptomatischem Nutzen sind.

Antiinflammatorische Therapie Die Beobachtung, dass insbesondere bei Patienten mit schwerer Herzinsuffizienz Zytokine und Endotoxine aktiviert sein können, haben konzeptionell auf die Möglichkeit hingewiesen, die inflammatorische Aktivität therapeutisch zu reduzieren. Entsprechende Studien mit TNFα-blockierenden Antikörpern lassen in wenigen Jahren eine Klärung zu dieser Frage erwarten. **Nicht-steroidale Antiphlogistika** können allerdings zu einem erheblichen Wirkungsverlust der Diuretika führen und sollten daher vermieden werden.

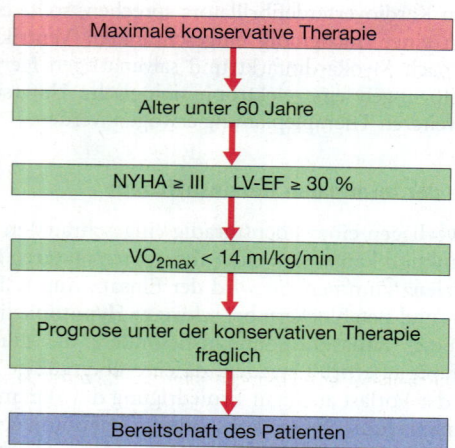

Abb. 5.9 Algorithmus vor Indikationsstellung zur Herztransplantation (nach der American Heart Association, 1995); Abkürzungen: LV-EF = linksventrikuläre Ejektionsfraktion; VO$_{2max}$ = maximaler Sauerstoffverbrauch.

Chirurgische Maßnahmen

Chirurgische Maßnahmen zur Therapie der Herzinsuffizienz sollten ebenso geprüft werden. Neben Revaskularisierungsmaßnahmen bei koronarer Herzerkrankung und der Klappenchirurgie bei Vitien kommt als Ultima Ratio die Herztransplantation in Betracht. Abbildung 5.9 zeigt den Algorithmus zur Evaluation vor Herztransplantation. Die Ergebnisse der letzten zehn Jahre zeigen eine 1-Jahres-Überlebensrate von etwa 85 %, und eine 5-Jahres-Überlebensrate von etwa 70 %. Die Herztransplantation macht eine intensive postoperative Diagnostik und immunsuppressive Therapie notwendig. Ebenso sollten regelmäßig Untersuchungen zur möglichst frühzeitigen Erfassung von Abstoßungsreaktionen durchgeführt werden.

Prävention

Die Wurzeln der progredienten Myokard- oder Koronarschädigung liegen meist bei den klassischen Risikofaktoren. Hier bietet sich ein Ansatz zur Prävention der Herzinsuffizienz. So sollte durch konsequente Behandlung der arteriellen Hypertonie bzw. Hypercholesterinämie die Entwicklung einer linksventrikulären Hypertrophie bzw. einer koronaren Atherosklerose verhindert werden. Liegen bereits erste strukturelle und funktionelle Adaptationen des Herzens im Sinne des Remodeling vor oder besteht eine asymptomatische linksventrikuläre Dysfunktion, sollten eine ätiologische Abklärung, eine intensivierte Therapie der Risikofaktoren und ggf. eine ACE-Inhibition erfolgen.

Prognose und Verlauf

Die jährliche Mortalität von Patienten mit asymptomatischer linksventrikulärer Dysfunktion liegt bei 5–10 %. Bei Patienten, die darüber hinaus typische Symptome der Herzinsuffizienz entwickeln, steigt die jährliche Mortalität auf 15–30 % an. Bei schwerer Herzinsuffizienz, d.h. beim Vorliegen von klinischen Symptomen in Ruhe, ist mit einer Mortalität von 50 % im ersten Jahr zu rechnen. In Abhängigkeit vom Schweregrad stellen das progressive Pumpversagen sowie der plötzliche Herztod die relativ vorrangigen Ursachen für die hohe Mortalität.

Zusammenfassung

- Häufigste Ursachen: koronare Herzerkrankung und arterielle Hypertonie
- Wichtigste Symptome: Atemnot (linkes Herz); Ödeme (rechtes Herz)
- Wichtigste diagnostische Maßnahme: Echokardiographie
- Wichtigste therapeutische Maßnahmen: ACE-Hemmer, Betablocker

> **Zur weiteren Information**
>
> **Literatur**
> Braunwald, E.: Heart Disease. A Textbook of Cardiovascular Medicine. 6th edn. Saunders, Philadelphia 2000.
> Erdmann, E.: Klinische Kardiologie. 5. Aufl., Springer, Heidelberg 2001.
>
> **Internet-Links**
> http://www.dgkardio.de/Leitlinien/index.html

5.3 Atherosklerose

G. Nickenig, M. Böhm

Engl. Begriff: Atherosclerosis

Definition

Die Atherosklerose ist eine inflammatorische, systemisch vorkommende Erkrankung, die insbesondere große und mittelgroße elastische sowie muskuläre Arterien betrifft.

Zu Beginn der atherosklerotischen Läsion steht die **endotheliale Dysfunktion,** die sich über Einlagerungen von Lipiden, Einwanderung von Makrophagen und T-Lymphozyten sowie Migration und Proliferation glatter Muskelzellen in die Gefäßwand zur **atherosklerotischen Plaque** entwickelt. Die verminderte Vasorelaxation und die Raumforderung in der Gefäßwand behindern den Blutstrom. Hinzu treten prokoagulatorische Prozesse. **Thrombosen** durch Lumeneinengung oder Ruptur der Plaques treten auf; unter lokaler Aktivierung der Blutgerinnung führen sie zum kompletten Gefäßverschluss. Das Endstadium der Atherosklerose ist daher die **Infarzierung** des abhängigen Gewebes.

Prinzipiell kann die Atherosklerose jede Arterie im Organismus betreffen. Am häufigsten sind jedoch die Gefäße der folgenden Organe betroffen:
- **Herz:** Angina pectoris, Herzinfarkt
- **Gehirn:** transitorische ischämische Attacke, Schlaganfall
- **Extremitäten:** periphere arterielle Verschlusskrankheit mit Claudicatio intermittens, Gangrän.

Epidemiologie

Die Atherosklerose ist, bedingt durch die Schädigung des Herzens und des Gehirns, der häufigste Grund für Tod und Behinderung in den westlichen Industrienationen. Die ischämische Herzerkrankung und der Myokardinfarkt stellen hierbei die bedeutsamsten Endorganschädigungen dar. In den alten Bundesländern sind hieran 1997 ca. 200 000 Menschen verstorben.

Ätiologie und Pathogenese

Die Atherosklerose entwickelt sich beim Menschen über viele Jahre. Die Erkrankung beginnt asymptomatisch im Kindesalter und führt im mittleren und hohen Alter zu den typischen Organschädigungen. Die Atherosklerose ist eine multifaktoriell bedingte Erkrankung, der exogene Risikofaktoren und genetische Disposition zugrunde liegen.

Risikofaktoren

Atherosklerotische Gefäßerkrankungen treten insbesondere bei Individuen auf, die sog. Risikofaktoren aufweisen. Neben den klassischen Faktoren wie Hypercholesterinämie, arterieller Hypertonie, Diabetes mellitus und Nikotinabusus gibt es noch eine Reihe weiterer Faktoren, die zur Entstehung der Atherosklerose prädisponieren. Tabelle 5.12 gibt einen Überblick.

Genetik

Trotz der intensiven Forschung der letzten Jahrzehnte sind jedoch weder die exakten DNA-Veränderungen noch deren Einflüsse auf die Entstehung der Atherosklerose genau bekannt. Die genetischen Hintergründe führen in aller Regel nicht zum unvermeidbaren Entstehen einer Atherosklerose, sondern bedingen eine **erhöhte Atherosklerose-Empfindlichkeit.** Daraus erklärt sich, dass nicht alle Patienten mit ausgeprägtem Risikoprofil (z. B. Nikotinabusus und Hypercholesterinämie) an einer atherosklerotischen Endorganschädigung erkranken, während umgekehrt Patienten trotz niedrigen Risikoprofils eine Atherosklerose entwickeln und in der Folge versterben.

Tab. 5.12 Risikofaktoren der Atherosklerose.

Hypercholesterinämie ■ LDL ↑ ■ HDL ↓ ■ Lipoprotein (a) ↑
Hypertonie
Männliches Geschlecht
Diabetes mellitus
Familiäre Anamnese der frühzeitigen koronaren Herzerkrankung
Nikotinabusus
Postmenopause
Hyperfibrinogenämie
Hyperhomocysteinämie
Bewegungsmangel
Adipositas

In den meisten Fällen scheint für die erhöhte Atherosklerose-Empfindlichkeit ein genetischer Polymorphismus verantwortlich zu sein, d.h., mehrere Allele an unterschiedlichen Genloci führen zu unterscheidbaren Phänotypen. Im Gegensatz zu den häufigen Genpolymorphismen sind monogenetische Erkrankungen, die eine Atherosklerose auslösen, selten. Hierzu gehört z.B. der LDL-Rezeptor-Defekt mit familiärer Hypercholesterinämie.

Infektionen

Mehrere Untersuchungen haben eine Korrelation zwischen der Atherosklerose-Inzidenz und infektiösen Erkrankungen gezeigt. Eine besondere Rolle scheinen in diesem Zusammenhang Herpesviren und Chlamydia pneumoniae zu spielen. Diese Mikroorganismen wurden in Plaques nachgewiesen, außerdem konnte die Immunantwort auf diese Erreger mit der Entstehung der Atherosklerose assoziiert werden. Bislang steht jedoch der Nachweis noch aus, dass diese Mikroorganismen tatsächlich das Entstehen einer atherosklerotischen Läsion verursachen. Ebenso konnte bisher nicht überzeugend gezeigt werden, dass die Elimination dieser Mikroorganismen durch antimikrobielle Behandlung zu einem günstigeren Verlauf der Atherosklerose führt.

Atherogenese

Die Atherogenese ist ein Prozess, der in mehreren Stufen abläuft:

1. Endotheliale Dysfunktion Die oben beschriebenen Risikofaktoren führen zu Beginn des atherosklerotischen Krankheitsprozesses zur Schädigung der Endothelzelle. Dadurch kann die Endothelzelle ihre eigentlichen Aufgaben – Aufrechterhaltung des Gefäßtonus, Regulation von Blutplättchen- und Leukozytenadhäsion, Hemmung der Migration und Proliferation glatter Muskelzellen und das Eindringen von LDL (Low-density-Lipoprotein) und die Degradation von VLDL (Very-low-density-Lipoprotein) – nicht mehr erfüllen. Es kommt zu:
- Vasokonstriktion
- Adhäsion von Blutplättchen und Leukozyten
- Migration und Wachstum glatter Gefäßmuskelzellen
- Deposition von Lipidpartikeln in der Gefäßwand (s. Abb. 5.10a).

Auf molekularer Ebene sind hier insbesondere die verminderte Bioverfügbarkeit von Stickstoffmonoxid (NO) und die vermehrte Freisetzung von freien Sauerstoffradikalen zu erwähnen. Der daraus resultierende **oxidative Stress** ist für jedes Stadium der Atherosklerose pathophysiologisch von großer Bedeutung.

2. „Fatty-Streak"-Läsionen Sie sind durch Einlagerung von Fettpartikeln und Einwanderung von Makrophagen und glatten Gefäßmuskelzellen charakterisiert. Oxidiertes LDL wandert durch das Endothel in die Gefäßwand ein und führt zu abnormen Lipiddepositionen innerhalb der Gefäßwand. Unter bestimmten Aktivitätszuständen sind die glatten Gefäßmuskelzellen, Endothelzellen, Makrophagen und T-Zellen in der Lage, eine Vielzahl von Wachstumsfaktoren, Hormonen und Zytokinen zu produzieren. Unter Vermittlung dieser Chemo- und Zytokine sowie unter Einfluss von Angiotensin II kommt es zu Chemotaxis und Akkumulation von Makrophagen in der Gefäßwand. Ebenfalls sezernierte Wachstumsfaktoren wie der Platelet-derived Growth Factor (PDGF) lassen die glatten Gefäßmuskelzellen in der so entstandenen **Neointima** proliferieren. Zu diesem Zeitpunkt der Atherosklerose besteht allenfalls eine geringe Raumforderung in der Gefäßwand und nur selten eine Lumeneinengung. Ein weiteres Charakteristikum sind die sog. **Schaumzellen.** Diese Zellen entstehen dadurch, dass Makrophagen und glatte Gefäßmuskelzellen das im Überschuss vorhandene Fett phagozytieren und dadurch zu Adipozyten-ähnlichen Zellen degenerieren (s. Abb. 5.10b).

3. Plaqueformation In diesem Stadium kommt es zur weiteren Einwanderung von Makrophagen und T-Zellen und insbesondere zur Proliferation glatter Gefäßmuskelzellen. Dies geht einher mit der gesteigerten Produktion extrazellulärer Matrixmoleküle. Hierfür sind vor allem die glatten Gefäßmuskelzellen verantwortlich. Die eingelagerten Lipide, der Zellreichtum und die gesteigerte Produktion der extrazellulären Matrix verursachen eine Raumforderung im Bereich der Gefäßwand, schränken das Gefäßlumen ein und beeinträchtigen den Blutfluss. Die Plaque wird in den meisten Fällen durch eine **fibröse Kappe** und die darüber liegende Endothelzellschicht vom Gefäßlumen abgeschirmt. In diesem Stadium kann es zusätzlich zu Kalzifizierungsprozessen kommen, die der kalzifizierenden Atherosklerose („Gefäßverkalkung") ihren Namen gegeben haben (s. Abb. 5.10c).

4. Plaqueruptur Zu jedem Zeitpunkt der atherosklerotischen Erkrankung kann es zur Ruptur einer Gefäßläsion kommen. Zuvor wird die Plaque meist zunehmend instabil: **Entzündungsprozesse** innerhalb der Plaque überwiegen die Reparaturprozesse, erkennbar an aktivierten Makrophagen, T-Zellen und glatten Muskelzellen, dem starken Lipidgehalt und der verminderten Deposition extrazellulärer Matrix, verbunden mit der Apoptose glatter Muskelzellen. Dadurch **verdünnt** sich die **fibröse Kappe** und reißt schließlich ein. Die **Ruptur** führt zur Exposition der Gefäßwand und des Plaqueinhalts mit dem zirkulierenden Blut (s. Abb. 5.10d). Dieser direkte Kontakt bedingt eine rasche **Aktivierung der Thrombozyten** und eine nachfolgende **Thrombose.** In aller Regel führt dies zur kompletten Verlegung des betroffenen Gefäßes und damit zur **Infarzierung** des abhängigen Gewebes. Dies bedeutet, dass nicht die Größe der atherosklerotischen Gefäßläsion, sondern die Vulnerabilität der Gefäßveränderung für das Auftreten eines kompletten Gefäßverschlusses von besonderer Bedeutung ist. Für ca. 60 % aller Myokardinfarkte ist eine solche Plaqueruptur verantwortlich.

Symptome

Die Symptome der Atherosklerose sind durch die Schäden am jeweils betroffenen Organ bedingt und entsprechen den jeweiligen Erkrankungen (siehe dort):
- koronare Herzerkrankung
- periphere arterielle Verschlusskrankheit
- Niereninsuffizienz
- zerebrovaskuläre Insuffizienz.

5.3 Atherosklerose

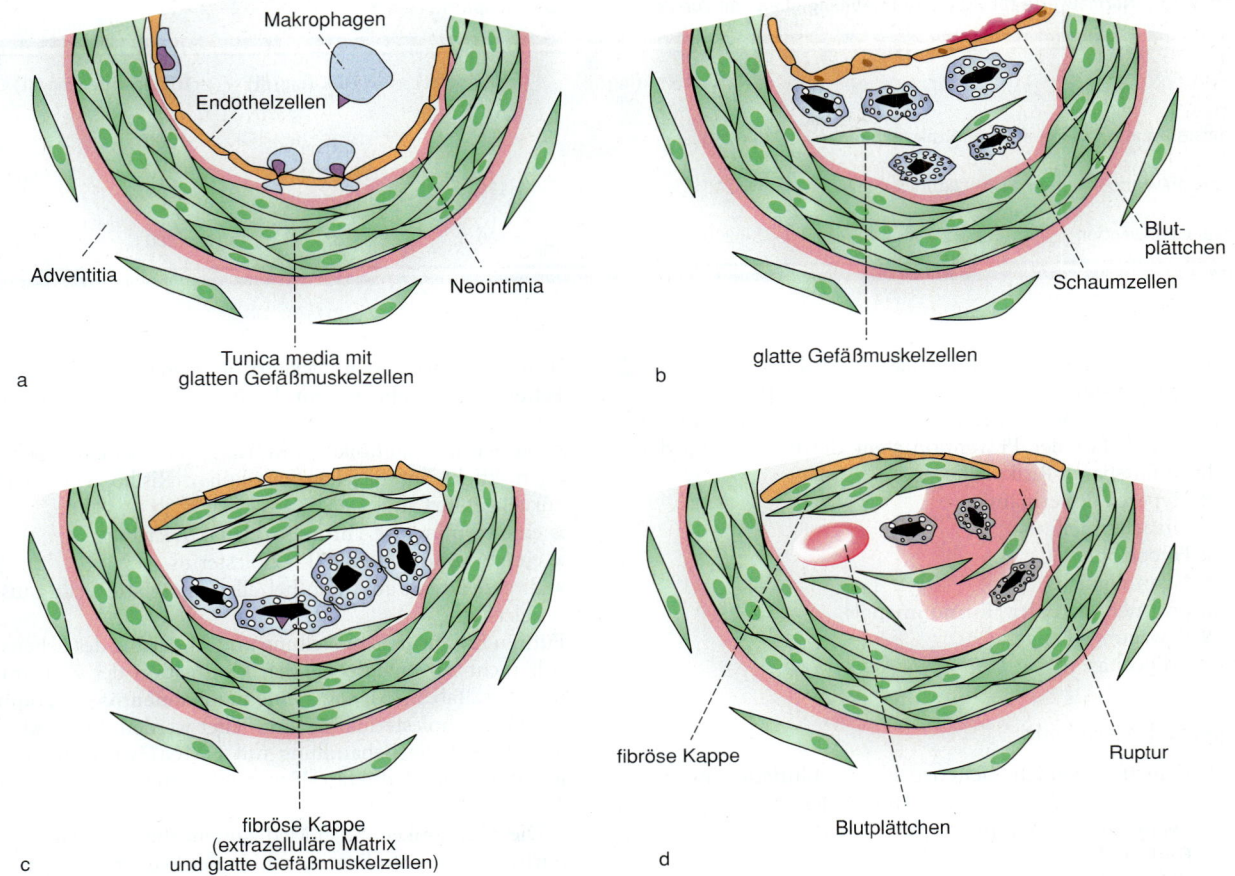

Abb. 5.10 Schematische Darstellung des Schichtenaufbaus der Gefäßwand:
- Die **Adventitia** verankert das Gefäß im umgebenden Gewebe und sichert die Ernährung des Gefäßes
- Die **Tunica media** besteht im Wesentlichen aus glatten Muskelzellen und regelt den Vasotonus
- Die **Endothelzellschicht** bildet die innere Auskleidung des Gefäßes.

a) **Stadium der endothelialen Dysfunktion:** Es kommt zur Annäherung von **Makrophagen** an die geschädigten Endothelzellen. Mit Fortschreiten der Erkrankung wandern sie durch die Endothelzellschicht in die Gefäßwand ein. Gleichzeitig kommt es zu Ablagerungen von Lipidpartikeln. Hierdurch entsteht zwischen Endothelzellen und Tunica media die sog. **Neointima**.

b) **„Fatty-Streak"-Läsionen:** Vermehrte Deposition von Lipiden und verstärktes Einwandern von Makrophagen und glatten Gefäßmuskelzellen verursachen in der Neointima eine Raumforderung. Glatte Muskelzellen und Makrophagen phagozytieren die benachbarten Lipidpartikel und entwickeln sich hierdurch zu **Schaumzellen**. An die über der Läsion liegende dysfunktionelle Endothelzellschicht können sich **Blutplättchen** anlagern, da die antikoagulatorischen Eigenschaften des Endothels gestört sind.

c) **Plaquebildung:** Die atherosklerotische Plaque wächst, bedingt durch verstärkte Deposition von Fetten, Einwanderung von Makrophagen und glatten Muskelzellen. Außerdem proliferieren die eingewanderten glatten Gefäßmuskelzellen. Zusammen mit der von ihnen synthetisierten extrazellulären Matrix bilden sie eine **fibröse Kappe**, die die atherosklerotische Plaque vom Gefäßlumen abgrenzt. Über dieser fibrösen Kappe befindet sich die Endothelzellschicht.

d) **Plaqueruptur:** Entzündungsprozesse und programmierter Zelltod der glatten Muskelzellen verdünnen die fibröse Kappe, bis sie einreißt. Durch den Kontakt der Blutzellen mit dem Inneren der Gefäßwand wird die **Gerinnungskaskade** in Gang gesetzt – ein Prozess, der zur **Thrombose** des Gefäßes führen kann.

Diagnostik

Sie richtet sich nach den vermuteten Organschäden (siehe entsprechende Kapitel). Zusätzlich sind die der Atherosklerose zugrunde liegenden Risikofaktoren abzuklären (s. Tab. 5.12). Jeder der modifizierbaren Faktoren sollte diagnostisch erfasst werden, um anschließend einer entsprechenden Therapie zugeführt zu werden.

Therapie

Prävention

Die Tatsache, dass die Atherosklerose bzw. ihre Folgeerkrankungen die häufigste Todesursache der westlichen Industrienationen darstellen, vermittelt der Prävention dieser Erkrankung einen herausragenden gesundheitspolitischen Stellenwert. Die **Primärprävention,** die sich an Individuen wendet, die noch keine atherosklerotische

Krankheiten des Herzens und des Kreislaufs

Tab. 5.13 Normalwerte für Blutfette in Abhängigkeit von Vorerkrankung und Risikoprofil.

	Cholesterin (mg/dl)	LDL (mg/dl)	HDL (mg/dl)	Triglyceride (mg/dl)
Primärprävention, keine weiteren Risikofaktoren	< 240	< 160	> 35	< 200
Primärprävention, weitere Risikofaktoren vorhanden	< 200	< 130	> 35	< 200
Sekundärprävention	< 200	< 100	> 35	< 200

Endorganschädigung erlitten haben, wird von der **Sekundärprävention** unterschieden, die bei den Patienten zur Anwendung kommt, deren Atherosklerose bereits manifest ist. Im Fokus der Prävention steht die Behandlung der beeinflussbaren Risikofaktoren:
- Hypercholesterinämie
- Diabetes mellitus
- Hypertonie
- Nikotinabusus
- postmenopausaler Hormonmangel
- Bewegungsmangel
- Adipositas.

Hypercholesterinämie

Die anzustrebenden Zielwerte für die Blutfette sind abhängig davon, ob bereits eine Atherosklerose vorliegt und ob weitere Risikofaktoren vorliegen (s. Tab. 5.13).

Fehlernährung als Ursache einer Hypercholesterinämie ist ein wichtiger Risikofaktor in der Entstehung einer Atherosklerose (Primärprävention). Aber auch nach Organmanifestation bestimmt die Ernährung die weitere Progression der Erkrankung (Sekundärprävention). Die Empfehlungen der American Heart Association zur Zusammensetzung der Ernährung zeigt Tabelle 5.14.

Die sog. mediterrane Kost mit bevorzugtem Verzehr von Brot, Früchten, grünen Gemüsen, auf Rapssamen basierender Margarine statt Butter, weitgehendem Verzicht auf Sahne und Fleisch führte in einer Studie zur Reduktion kardiovaskulärer Todesfälle und nichttödlicher Infarkte um mehr als 50 % im Vergleich zur Kontrollgruppe. Dies wurde vor allem auf die **Omega-3-Fettsäuren** zurückgeführt, die durch diese Ernährung vermehrt im Körper gebildet werden können. Während die ungesättigten Omega-3-Fettsäuren zur Reduktion des plötzlichen Herztodes beitragen, korreliert umgekehrt der Gehalt an gesättigten Fetten in der Nahrung mit der Progression der Koronarsklerose.

Moderater Alkoholkonsum (ca. 15 g/d) hat einen günstigen Effekt auf das kardiovaskuläre Risiko. Dies wird zurückgeführt auf:
- eine verminderte Thrombozytenaktivierung
- eine Erhöhung des HDL-Cholesterins
- direkte Effekte auf Endothelzellen und glatte Gefäßmuskelzellen.

Führen Ernährungsumstellung und Änderung des Lebensstils nicht zur entsprechenden Modulation der Zielparameter (s. Tab. 5.13), sollte eine **medikamentöse Therapie** der Hypercholesterinämie eingeleitet werden. Im Vordergrund steht die Behandlung mit HMG(Hydroxymethylglutaryl)-CoA-Reduktase-Hemmern, den sog. **Statinen** (s. Tab. 5.15).

Die Wirksamkeit dieser Medikamente bei wurde in zahlreichen großen Studien, sowohl in der Primär- als auch in der Sekundärprävention, unter Beweis gestellt (s. Tab. 5.16).

Neben den Statinen gibt es noch weitere cholesterinsenkende Medikamente, für die jedoch in aller Regel keine verminderte Sterblichkeitsrate der Patienten mit Atherosklerose nachgewiesen werden konnte. Zu diesen gehören Colestyramin, Nikotinsäure, Probucol, Clofibrinsäurederivate und β-Sitosterin.

Die apparative Elimination des überschüssigen LDL (**LDL-Apherese**) ist für Patienten mit homozygoter, familiärer Hypercholesterinämie oder für Patienten mit invasiv diagnostizierter, progredient verlaufender koronarer Herzerkrankung und LDL-Plasmawerten > 190 mg/dl, trotz

Tab. 5.14 Empfohlener Fettanteil in der Nahrung (nach Diätempfehlungen der American Heart Association).

Primärprävention	Sekundärprävention
< 30 % Fett < 10 % gesättigte Fettsäuren < 300 mg/d Cholesterin	< 30 % Fett < 7 % gesättigte Fettsäuren < 200 mg/d Cholesterin

Tab. 5.15 Verschiedene HMG-CoA-Reduktase-Hemmer (Statine) und ihre empfohlene Tagesdosierung.

Statin	Dosierung (mg)
Atorvastatin	20–80
Fluvastatin	20–80
Lovastatin	20–80
Pravastatin	10–40
Simvastatin	10–40

5.3 Atherosklerose

Tab. 5.16 Interventionsstudien mit HMG-CoA-Reduktase-Inhibitoren bei Hypercholesterinämie und/oder koronarer Herzerkrankung.

Studie	4S	CARE	WOSCOP	LIPID
Patientenzahl	4444	4159	6595	9014
Patienten	Hypercholesterinämie; KHK	Hypercholesterinämie; KHK	Hypercholesterinämie; **keine** KHK	Cholesterin 155–271 mg/dl; KHK
Medikament	Simvastatin	Pravastatin	Pravastatin	Pravastatin
Beobachtungszeitraum	5,4 Jahre	5 Jahre	4,9 Jahre	6,1 Jahre
Reduktion der Gesamtletalität	30 %	9 %	22 %	22 %
Reduktion der kardiovaskulären Mortalität	42 %	24 %	32 %	24 %

Abkürzungen: 4S = Scandinavian Simvastatin Survival Study, CARE = Cholesterol and Recurrent Events Trial, WOSCOPS = West of Scotland Coronary Prevention Study Group, LIPID = Long-Term Intervention with Pravastatin in Ischemic Disease

maximaler diätetischer und medikamentöser Therapie, vorbehalten.

Diabetes mellitus

Die Hauptform des Diabetes mellitus ist durch eine nicht bedarfsgerechte Insulinsekretion bedingt. Der Diabetes mellitus vom Typ 1 ist durch einen absoluten Insulinmangel, der Typ-2-Diabetes mellitus durch einen relativen Insulinmangel bei Insulinresistenz bedingt. Der häufigere Typ-2-Diabetes betrifft 5–10 % der Bevölkerung der westlichen Industrienation. Der Diabetes mellitus ist ein wesentlicher Risikofaktor für die Entstehung der Atherosklerose. Daher ist eine exakte Stoffwechseleinstellung zur Prävention der Atherosklerose unabdingbar. Therapeutisch stehen die körperliche Aktivität, die diätetische Behandlung und die medikamentöse Therapie im Vordergrund. Letztere beinhaltet verschiedene Insulinpräparate sowie die oralen Antidiabetika (s. Kap. 17.1).

Die molekularen und zellulären Grundlagen, die der verstärkten Atheroskleroseentwicklung bei Diabetes mellitus zugrunde liegen, sind nur unzureichend geklärt. Insbesondere beim Typ-2-Diabetes kommt es zu einer Akkumulation verschiedener Risikofaktoren. Diese Patienten weisen neben der diabetischen Stoffwechsellage häufig eine arterielle Hypertonie, eine Hyperlipidämie, Übergewicht und körperliche Inaktivität auf („metabolisches Syndrom"). Die Summe dieser Risikofaktoren führt zu einer frühen und beschleunigten Entwicklung der beschriebenen atherosklerotischen Gefäßveränderungen.

Arterielle Hypertonie

Eine arterielle Hypertonie liegt definitionsgemäß vor, wenn der Blutdruck dauerhaft 140/90 mmHg überschreitet. Von dieser Erkrankung sind 20–25 % der Bevölkerung der westlichen Industrienationen betroffen. Die arterielle Hypertonie ist ein klassischer Risikofaktor für die Entstehung der Atherosklerose und bedarf daher der effektiven und kontinuierlichen Therapie.

Die Therapie hat Blutdruckwerte unter 135/85 mmHg zum Ziel. Therapeutisch stehen die Modulation der körperlichen Aktivität, diätetische Maßnahmen sowie medikamentöse Strategien zur Verfügung. Einzelheiten zur Therapie siehe Kapitel 6.

Nikotinabusus

Das Rauchen ist ein weiterer Risikofaktor für die Entstehung der Atherosklerose. Konsequente Nikotinkarenz senkt das Risiko der betroffenen Patienten jedoch wieder. Daher sollte unbedingt darauf hingewirkt werden, das Rauchen aufzugeben. Hierzu ist neben entsprechender intensiver Aufklärung die Zusammenarbeit mit Selbsthilfegruppen und psychosomatischen Arbeitsgruppen empfehlenswert.

Östrogenmangel

In der Postmenopause kommt es verstärkt zu atherosklerotischen Erkrankungen. Der zugrunde liegende Östrogenmangel führt zur Entwicklung von arterieller Hypertonie und Hypercholesterinämie.

Retrospektive Studien haben zwar gezeigt, dass die Östrogenersatztherapie in der Menopause sowohl in der Primär- als auch in der Sekundärprävention wirksam die Entstehung und das Fortschreiten der Atherosklerose verhindern kann. Da aber insbesondere Frauen mit höherem Ausbildungsstand, aus höheren sozialen Schichten, mit ausgeprägterem Gesundheitsbewusstsein und geringerem koronarem Risikoprofil zur Einnahme einer Östrogenersatzmedikation neigen, sind die Ergebnisse dieser retrospektiven Studien nur bedingt zu verwerten. Erste prospektive Studien haben solche positiven Effekte der Hormonersatztherapie in der Sekundärprävention nicht nachweisen können. Allerdings wurden in diesen Studien vorwiegend ältere Patienten mit einem Durchschnittsalter von über 60 Jahren untersucht. Aus diesem Grund kann zur Zeit eine Östrogenersatztherapie zur Prävention von kardiovaskulären Erkrankungen nicht generell empfohlen werden.

Krankheiten des Herzens und des Kreislaufs

Bewegungsmangel

Körperliche Inaktivität ist ein etablierter Risikofaktor für die Entstehung von Atherosklerose. In einer Vielzahl von Studien wurde nachgewiesen, dass eine gesteigerte physische Aktivität zu einer Verminderung des Atheroskleroserisikos führt. Dies gilt für die Primär- und Sekundärprävention (s. Tab. 5.17). Außerdem sind insbesondere bei älteren Patienten Spazierengehen, Garten- oder Hausarbeit von Vorteil.

Adipositas

Angesichts der Tatsache, dass 25 % der KHK-Patienten in Europa einen BMI > 30 kg/m² haben und Adipositas eng mit Hypertonie, Fettstoffwechselstörungen, Diabetes mellitus und mangelnder körperlicher Aktivität assoziiert ist, ist die Bedeutung der Regulation des Körpergewichts offenbar.

Angestrebt werden sollte ein BMI von 21–25 kg/m². Dazu ist im Allgemeinen eine konsequente Umstellung der Ernährungsgewohnheiten nötig. Im Vordergrund steht nicht nur der Abbau von Übergewicht, sondern auch die Verminderung von gesättigten Fettsäuren, Cholesterin und des Gesamtfettes in der Nahrung (s.o.). Eine zusätzliche Behandlung der Patienten in Selbsthilfegruppen oder psychosomatischen Abteilungen ist empfehlenswert.

Reicht dies nicht aus, können **Medikamente** die Gewichtsregulation unterstützen:

- **Orlistat** hemmt die gastrointestinalen Lipasen und führt daher zu einer Reduktion der Fettabsorption um 35 %. Daher kommt es beim Patienten gehäuft zur Steatorrhö. In einigen Studien konnte unter dieser Therapie eine deutliche Gewichtsabnahme dokumentiert werden. Langzeiterfahrungen liegen noch nicht vor.
- **Sibutramin** hemmt die Wiederaufnahme von Serotonin und Noradrenalin. Auch unter diesem Medikament kam es in Kurzzeitstudien an kleinen Patientenkollektiven zur deutlichen Gewichtsabnahme. Langzeitergebnisse liegen auch hier noch nicht vor.

Die medikamentöse Therapie mit o.g. Medikamenten sollte nur ergänzend eingesetzt werden zu diätetischen Maßnahmen. Eine alleinige medikamentöse Therapie der Adipositas ist nicht indiziert.

Ultima Ratio zur langfristigen Gewichtsreduktion ist die **Chirurgie:** Jejuno-ileale Shuntoperationen oder Magenreduktionsplastiken sind einschneidende Therapiemaßnahmen mit deutlicher perioperativer Letalität und ungeklärter Langzeitwirkung. Sie sollten daher nur in Ausnahmefällen Anwendung finden.

Weitere Risikofaktoren

Hyperfibrinogenämie Sie ist mit einem erhöhten Risiko für Herzinfarkt und Schlaganfall verbunden. Eine medikamentöse Therapie ist nicht möglich. Bei bestehender Hyperfibrinogenämie steht die konsequente Behandlung anderer Risikofaktoren im Vordergrund.

Hyperkoagulabilität Die Rolle der Faktoren VII, VIII und von-Willebrand-Faktor, Plasminogen-Aktivator-Inhibitor-1 und Gewebe-Plasminogen-Aktivator ist bislang nicht ganz klar. Es existieren widersprüchliche Untersuchungen, ob es sich hierbei um unabhängige Risikofaktoren für die Entstehung der Atherosklerose handelt.

Lipoprotein (a) Als unabhängiger koronarer Risikofaktor wird Lipoprotein (a) (Lp [a]) derzeit nicht allgemein akzeptiert. Eine effektive Behandlung eines gesteigerten Lp-(a)-Spiegels ist nur durch die Lipidapharese erreichbar. Langzeitstudien liegen nicht vor. Daher sollte bei Patienten mit erhöhter Lp-(a)-Plasmakonzentration vor allem auf konsequente Senkung des möglicherweise gleichzeitig erhöhten LDL-Cholesterin-Spiegels geachtet werden.

Homocystein Die Hyperhomocysteinämie ist ein Risikofaktor für die Entstehung der Atherosklerose. Eine Substitutionstherapie mit Vitamin B_6, B_{12} oder Folsäure kann den Homocysteinspiegel senken. Allerdings steht der Beweis, dass die Senkung des Homocysteinspiegels die Sterblichkeit aufgrund atherosklerotischer Erkrankungen reduziert, noch aus.

Verlauf und Prognose

Verlauf und Prognose der Atherosklerose sind von der resultierenden Organschädigung abhängig. Die häufigste Todesursache stellt die koronare Herzerkrankung dar. Hierbei handelt es sich um eine Erkrankung mit sehr schlechter Prognose. In ca. 50 % der Fälle stellt ein akuter Herzinfarkt die Erstmanifestation der Erkrankung fest. Nur die Hälfte der Patienten mit einem akuten Herzinfarkt erreicht lebend die Klinik. Von diesen Patienten versterben während des Krankenhausaufenthalts weitere 10–15 %. Der weitere Verlauf der Erkrankung ist charakterisiert durch die herzinfarktbedingte Pumpfunktionsschwäche (Herzinsuffizienz). Auch diese ist bei starker Ausprägung mit einer sehr schlechten Prognose (5-Jahres-Mortalität ≥ 50%) vergesellschaftet.

Tab. 5.17 Empfohlene Sportarten zur Prophylaxe einer Atherosklerose (American Heart Association).

Primärprävention	Sekundärprävention
Drei- bis viermal pro Woche 30 min starke körperliche Aktivität; empfohlene Sportarten: - zügiges Spazierengehen - Wandern - Treppensteigen - aerobes Training - Joggen - Fahrradfahren - Rudern - Schwimmen - Ballsportarten, die kontinuierliches Laufen erfordern	Drei- bis viermal pro Woche 30–60 min körperliche Aktivität; empfohlene Sportarten: - Spazierengehen - Jogging - Fahrradfahren

Zusammenfassung

- Häufigste Ursachen: genetische Prädispositionen und Risikofaktoren wie z.B. Hypercholesterinämie und Nikotinabusus
- Wichtigste Symptome: je nach Organmanifestation: Angina pectoris und plötzlicher Herztod (koronare Herzerkrankung); Claudicatio intermittens (arterielle Verschlusskrankheit); neurologisches Defizit (zerebrovaskuläre Insuffizienz)
- Wichtigste diagnostische Maßnahmen: Anamnese, EKG, Belastungstests, Ultraschalluntersuchungen, Herzkatheteruntersuchung
- Wichtigste therapeutische Maßnahmen: Modifikation der jeweiligen Risikofaktoren, Akuttherapie der Komplikationen inkl. Katheterintervention und Lysetherapie, medikamentöse Sekundärprophylaxe

---

Zur weiteren Information

Literatur

Blankenhorn, D. H., R. L. Johnson, W. J. Mack, H. A. El Zein, L. I. Vailas: The influence of diet on the appearance of new lesions in human coronary arteries. JAMA 1990; 263: 1646–52.

Bühler, F. R., K. Vesanen, J. T. Watters, P. Bolli: Impact of smoking on heart attacks, strokes, blood pressure control, drug dose, and quality of life aspects in the international prospective primary prevention study in hypertension. Am Heart J 1988; 115: 282–8.

European IDDM/NIDDM Policy Group 1998: Richtlinien zur Behandlung des Diabetes mellitus. http://www.uni-giessen.de/diabetes

Fletcher, G. F., G. Balady, S. N. Blair, J. Blumenthal, C. Caspersen, B. Chaitman, S. Epstein, E. S. Siravajan Froelicher, V. F. Froelicher, I. L. Pina, M. L. Pollock: Statement on exercise, benefits and recommendations for physical activity programs for all Americans – a statement for health professionals by the Committee on Exercise and Cardiac Rehabilitation of the Council on Clinical Cardiology, American Heart Association. Circulation 1996; 94: 857–62.

Griendling, K. K., T. J. Murphy, R. W. Alexander: Molecular biology of the renin-angiotensin system. Circulation 1993; 87: 1816–28.

National Cholesterol Education Program: Second report of the expert panel on detection, evaluation, and treatment of high blood cholesterol in adults (Adult Treatment Panel II). Circulation 1994; 89: 1333–445.

Ross, R.: Atherosclerosis – an inflammatory disease. N Engl J Med 1999; 340: 115–26.

Keywords

Atherosclerosis ◆ Endothelial Dysfunction ◆ Risk Factors ◆ Coronary Heart Disease ◆ Myocardial Infarction ◆ Oxidative Stress

---

5.4 Koronare Herzerkrankung

V. Schächinger, A. M. Zeiher

Synonym: KHK, ischämische Herzkrankheit, Koronarsklerose
Engl. Begriff: Coronary Artery Disease (CAD)

Praxisfall

Ein 45-jähriger Patient stellt sich in der kardiologischen Sprechstunde vor, da er seit ca. drei Wochen unter höherer Belastung ein retrosternales Druckgefühl mit Ausstrahlung in den linken Arm verspürt. Die Beschwerden verschwinden nach Ende der Belastung und treten in Ruhe nicht auf. Allerdings klagt der Patient auch über rezidivierendes linksthorakales Stechen, das über Stunden anhält und sich unabhängig von körperlicher Belastung, gelegentlich auch in Ruhe bemerkbar macht.

Anamnestisch ist eine Erkrankung der Halswirbelsäule bekannt. Der Patient raucht 20 Zigaretten pro Tag. Sein Vater hatte Diabetes mellitus und ist im Alter von 50 Jahren am Myokardinfarkt verstorben. Weder Hypertonie noch Hypercholesterinämie sind bislang bekannt. **Untersuchungsbefund:** Körpergröße 1,80 m, Gewicht 94 kg, Blutdruck 150/100 mmHg. **Labor:** Gesamt-Cholesterin 210 mg/dl, LDL 131 mg/dl, HDL 29 mg/dl, Triglyzeride 249 mg/dl; Kreatinin und Troponin unauffällig. Im **Ruhe-EKG** zeigt sich ein Sinusrhythmus mit Linkslagetyp ohne pathologische Q-Zacken. In den inferioren Ableitungen (II, III, aVF) finden sich diskrete Erregungsrückbildungsstörungen (T-Wellen-Abflachung). Im **Belastungs-EKG** ist der Patient bis 2 min mit 100 Watt belastbar, dabei steigt die Frequenz auf 150/min. Zwar zeigen sich keine signifikanten ST-Strecken-Senkungen > 0,2 mV, aber der Patient verspürt ein retrosternales Druckgefühl mit Ausstrahlung in den linken Arm. Die **selektive Koronarangiographie** offenbart eine hochgradige Stenose der rechten Koronararterie, welche in der gleichen Sitzung mittels primärer Stentimplantation mit gutem angiographischem Ergebnis dilatiert wird.

Im Belastungs-EKG in den folgenden Tagen ist der Patient bis 3 min mit 150 Watt beschwerdefrei belastbar — ohne EKG-Veränderungen. Er kehrt wieder an seinen Arbeitsplatz zurück. Zur **Prophylaxe** einer Stentthrombose erhält er vier Wochen lang Clopidogrel. Sekundärpräventiv wird eine Dauertherapie mit ASS, Betablocker, einem Statin sowie einem ACE-Hemmer eingeleitet. Unter dieser Behandlung sinkt der LDL-Spiegel unter 100 mg/dl. Eine ambulante 24-h-Blutdruckmessung ergibt jedoch noch hypertensive Blutdruckwerte, so dass zusätzlich ein Diuretikum verabreicht wird. Darunter sinkt der Blutdruck im Mittel unter 135/85 mmHg.

Definition

Unter einer koronaren Herzerkrankung versteht man die atherosklerotisch bedingte Verengung der Koronararterien. Sie bleibt über Jahrzehnte zunächst klinisch asymptomatisch und wird erst klinisch manifest, wenn eine Myokardischämie auftritt.

Krankheiten des Herzens und des Kreislaufs

Die **Myokardischämie** ist als Ungleichgewicht zwischen Sauerstoffangebot und Sauerstoffbedarf des Herzens definiert. Sie kann symptomatisch vom Patienten als **Angina pectoris** wahrgenommen werden oder auch asymptomatisch bleiben (stumme Myokardischämie). Führt die reduzierte Sauerstoffversorgung des Myokards zum Zelltod von Kardiomyozyten, kommt es zur **Myokardnekrose**. Dies ist der Fall beim **akuten Koronarsyndrom** bzw. **Myokardinfarkt** (s. Kap. 5.5).

Epidemiologie

In der Bundesrepublik Deutschland ist die koronare Herzerkrankung die **häufigste Todesursache**. Frauen sind weniger häufig betroffen.

Eine Reihe von epidemiologischen Untersuchungen – vor allem die amerikanische Framingham- und die deutsche PROCAM-Studie – lieferten Hinweis auf epidemiologische **Risikofaktoren** der KHK. Die vier wichtigsten sind
- Hypercholesterinämie
- arterielle Hypertonie
- Diabetes mellitus
- Zigarettenkonsum.

Hinzu kommen unbeeinflussbare Faktoren wie Lebensalter, Geschlecht und familiäre Belastung. Häufig besteht eine Interaktion zwischen erblicher Veranlagung und dem Einfluss von Umwelteinflüssen.

Dabei wird die **Relevanz** eines bestimmten Risikofaktors durch das gleichzeitige Vorliegen anderer Risikofaktoren moduliert, das heißt, das kardiovaskuläre Risiko steigt überproportional an (s. Abb. 5.11). Besteht bereits eine koronare Herzkrankheit, ist das Risiko unabhängig von weiteren Risikofaktoren stark erhöht, deshalb gelten für solche Patienten engere Grenzwerte für die beeinflussbaren Faktoren wie Hypercholesterinämie oder Hypertonie.

Hypercholesterinämie

Lediglich in der **Primärprävention** (keine Atherosklerose nachgewiesen) werden höhere LDL-Cholesterin-Werte akzeptiert – abhängig vom Gesamtrisiko, welches durch die begleitenden Faktoren determiniert wird (LDL < 130 bei zwei weiteren Risikofaktoren, LDL < 160–190 ohne Risikofaktoren). Bei Patienten mit manifester koronarer Herzkrankheit sind im Rahmen der **Sekundärprävention** (KHK oder Diabetes) jedoch bereits gering erhöhte LDL-Cholesterin-Konzentrationen (> 100 mg/dl) behandlungsbedürftig, unabhängig vom Vorhandensein anderer Risikofaktoren.

Arterielle Hypertonie

Als Grenzwert für den arteriellen Blutdruck wird von der WHO 140/90 mmHg angegeben. Die Framingham-Studie zeigte jedoch, dass auch unterhalb dieser Grenze eine Dosis-Wirkungs-Beziehung zwischen der Höhe des Blutdrucks und der Wahrscheinlichkeit, ein kardiovaskuläres Ereignis zu erleiden, besteht. Patienten mit einem mittleren Blutdruck von 120/80 mmHg sind im Langzeitverlauf signifikant weniger kardiovaskulär gefährdet als Patienten mit einem Blutdruck von 130/85 mmHg.

Diabetes mellitus

Patienten mit Diabetes mellitus sind in besonderem Maße herzinfarktgefährdet. So haben diese Patienten selbst ohne klinischen Hinweis auf Koronarsklerose dasselbe Herzinfarktrisiko wie Patienten, die bereits einen Infarkt erlitten haben (Diabetes = KHK-Äquivalent). Bereits die pathologische Glukosetoleranz ist als Risikofaktor zu betrachten.

Zigarettenkonsum

Personen, die mehr als 20 Zigaretten pro Tag rauchen, haben ein dreimal höheres Risiko, einen Herzinfarkt zu erleiden, als Nichtraucher. Nach Nikotinabstinenz sinkt das Risiko für eine koronare Herzerkrankung zwar, nähert sich aber nie dem von Nichtrauchern. Bei über 30-jährigen Raucherinnen, die Kontrazeptiva einnehmen, ist das Herzinfarktrisiko deutlich erhöht.

Weitere Risikofaktoren

Psychischer Stress Psychischer Stress und eine Typ-A-Persönlichkeit tragen zur Manifestation der koronaren Herzkrankheit bei. Sie sind vor allem Auslöser für das akute Ereignis, jedoch weniger Ursache der Koronarsklerose an sich. So ist z. B. bei Umweltkatastrophen (psychischer Stress) die Myokardinfarktrate erhöht.

Lebensalter Beginnende atherosklerotische Plaques werden bei Obduktionen bereits im dritten Lebensjahrzehnt nachgewiesen. Mit zunehmendem Alter nehmen die Anzahl und der Verkalkungsgrad von Plaques und damit die Manifestationswahrscheinlichkeit einer KHK zu.

Geschlecht Die koronare Herzkrankheit ist bei prämenopausalen Frauen seltener als bei gleichaltrigen Männern. Da bei Frauen häufiger atypische Beschwerden bestehen, kann dies dazu führen, dass die koronare Herzkrankheit möglicherweise nicht richtig erkannt wird. Mit Eintreten der Menopause ist die KHK bei Frauen jedoch rascher progredient.

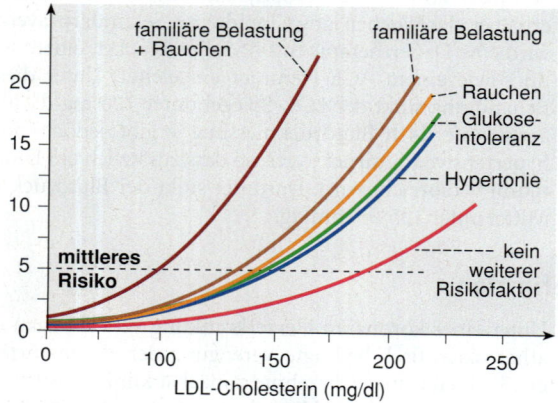

Abb. 5.11 Risikofaktoren und kardiovaskuläres Risiko.

Niereninsuffizienz Eine Niereninsuffizienz ist ebenfalls ein starker Risikofaktor für das Auftreten einer KHK. Insbesondere bei Dialysepflichtigkeit kommt es zur starken Verkalkung der Herzkranzgefäße.

Ätiologie und Pathogenese

Wesentlich für die Entstehung der koronaren Herzkrankheit ist die Bildung atherosklerotischer Plaques in den Herzkranzgefäßen, deren Ruptur mit anschließender Thrombenbildung. Diese Prozesse sind ausführlich im Kapitel 5.3 geschildert.

Häufig führen Plaqueruptur und nachfolgende Thrombenbildung nicht zur kritischen Einengung des Gefäßlumens und bleiben daher klinisch inapparent. Der aufgelagerte Thrombus wird organisiert, was zu einem **episodischen Wachstum** der Plaque führt. Im Frühstadium der Plaqueentstehung wächst das Gefäß dabei nach außen; das Gefäßlumen bleibt zunächst konstant. Dieses Phänomen nennt man **positives Remodeling (Glagov-Effekt)**. Erst im fortgeschrittenen Stadium engt sich das Gefäßlumen ein und kann dann den Blutfluss einschränken.

Können die antithrombotischen Eigenschaften des Blutes und der Gefäßwand die Thrombenbildung infolge einer Plaqueruptur/Erosion nicht kontrollieren, kann es zum partiellen oder kompletten Verschluss des Gefäßes kommen, was sich klinisch als instabile Angina pectoris oder Myokardinfarkt (**akutes Koronarsyndrom**) manifestiert.

Myokarddurchblutung

Die Durchblutung des Herzens erfolgt durch die drei großen Koronararterien sowie ihre Seitenäste (s. Abb. 5.12):

- Das **rechte Herzkranzgefäß (RCA)** versorgt den rechten Ventrikel und Teile der linksventrikulären Hinter- und Seitenwand. Seine Endäste sind **der Ramus interventricularis posterior (RIVP)** und der **Ramus posterolateralis dexter (RPLD)**.
- Aus dem gemeinsamen **linken Hauptstamm** entspringen:
  - der **Ramus interventricularis anterior (RIVA),** welcher die Vorderwand, Seitenwand (Diagonaläste) und das Septum (Septaläste) versorgt, sowie
  - der **Ramus circumflexus (RCX),** welcher mit seinen Seiten- oder Marginalästen die posteriore Hinterwand versorgt. Sein Endast ist der **linke Posterolateralast (RPLS)**.

Die anaerobe Kapazität der Herzmuskulatur ist begrenzt. Schon unter Ruhebedingungen liegt bereits eine submaximale Extraktion des Sauerstoffs aus dem arteriellen Blut durch das Herzmuskelgewebe vor. Änderungen des myokardialen Sauerstoffbedarfs können deshalb fast nur durch Verbesserung des Sauerstoffangebots (Koronardurchblutung) ausgeglichen werden.

Der **Sauerstoffverbrauch** des Herzmuskelgewebes wird im Wesentlichen bestimmt durch

- die Herzfrequenz
- die Nachlast (arterieller Blutdruck)
- die Wandspannung des linken Ventrikels
- die Kontraktilität (systolische Druckanstiegsgeschwindigkeit).

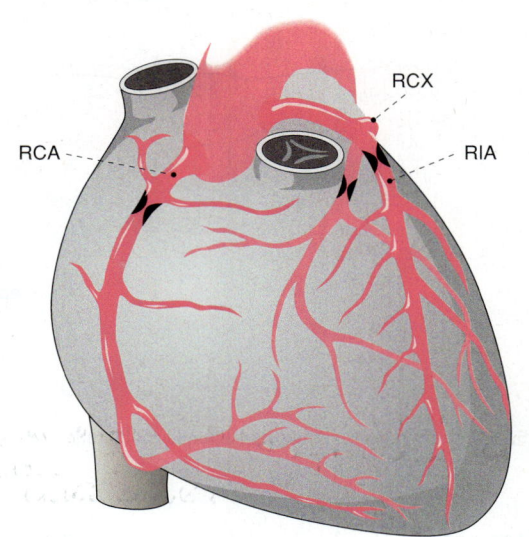

Abb. 5.12 Schematische Darstellung der Koronaranatomie. Der Ramus interventricularis anterior (RIA), der Ramus circumflexus (RCX) und die rechte Kranzarterie (RCA) sind in ihrem proximalen Abschnitt zu 90% stenosiert. Somit liegt eine koronare 3-Gefäß-Erkrankung vor.

Die Durchblutung der Herzmuskulatur erfolgt **transmural**. Die epikardial verlaufenden großen Leitungsgefäße geben sich verzweigende Seitenäste ab, die von der epikardialen Oberfläche der Herzmuskulatur zum Subendokard ziehen.

Die **Koronardurchblutung** wird bestimmt durch den koronaren Perfusionsdruck (mittlerer diastolischer Aortendruck) auf der einen und den Koronarwiderstand auf der anderen Seite. Der Koronarwiderstand setzt sich aus drei Komponenten zusammen (s. Abb. 5.13):

1. Die **proximale Komponente (R1)** entsteht in den **epikardialen Leitungsgefäßen** und ist in Abwesenheit einer signifikanten Lumeneinengung vernachlässigbar.
2. Die **distale Komponente (R2)** auf dem Niveau der **intramyokardialen Widerstandsgefäße** wird überwiegend lokal metabolisch reguliert. Durch Dilatation der intramyokardialen Widerstandsgefäße kann die Koronardurchblutung um das Vier- bis Fünffache ansteigen (**Koronarreserve**).
3. Die **extravasale Komponente (R3)**, die durch die **Wandspannung** determiniert wird. Ein erhöhter extravasaler Widerstand besteht bei linksventrikulärer Hypertrophie und erhöhtem linksventrikulärem enddiastolischem Druck (LVEDP). Es besteht ein transmuraler Widerstandsgradient vom Subendokard zum Subepikard: Als Folge hiervon ist die Koronarreserve im Subendokard früher erschöpft als im Subepikard. Dies erklärt, warum eine Myokardischämie stets zuerst im Subendokard auftritt.

Hämodynamische Relevanz einer Koronarstenose

Steigt unter Belastung der Sauerstoffbedarf über die koronare Flussreserve hinaus an, empfindet der Patient dies als Angina pectoris; man spricht von **hämodynamischer Relevanz** einer Stenose. Folgende Faktoren nehmen Einfluss auf das Ausmaß der hämodynamischen Relevanz einer Stenose (s. Abb. 5.14).

Krankheiten des Herzens und des Kreislaufs

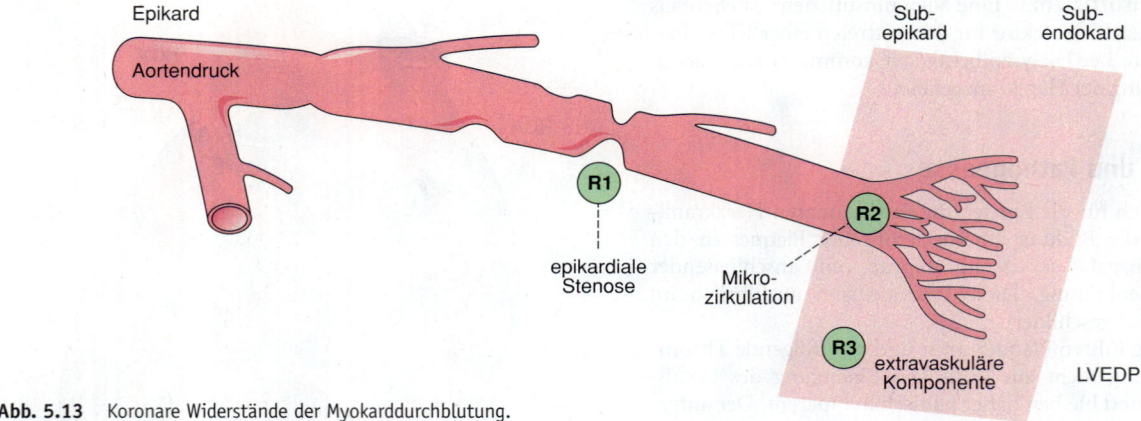

Abb. 5.13   Koronare Widerstände der Myokarddurchblutung.

Stenosegrad   In der Regel ist die Koronarreserve erschöpft, wenn die Querschnittsfläche eines Koronargefäßes um mehr als 75 % eingeengt ist (entspricht einer Reduktion um 50 % des Lumendurchmessers in der Angiographie).

Fixierte Koronarstenose   Liegt eine fixierte Koronarstenose vor, können die Beschwerden vom Patienten oft sicher vorhergesagt werden, z. B. immer bei einer bestimmten Anzahl Stockwerke Treppensteigen (fixierte Belastungsstufe). Häufiger jedoch treten die Beschwerden auf variabler Belastungsstufe auf, was sich durch die dynamischen Faktoren der Koronardurchblutung erklären lässt.

Dynamische Koronarstenose   Die Mehrzahl der Stenosen ist exzentrisch angelegt. Das heißt, dass sich gegenüber der atherosklerotischen Plaque ein nicht oder nur gering erkranktes Gefäßsegment befindet. Tonusschwankungen der glatten Gefäßmuskulatur können dort zu Veränderungen des Stenosedurchmessers führen. Ursächlich hierfür ist u. a. die Endothelfunktion, welche den Koronartonus steuert. Intaktes Endothel bildet Stickoxid, welches die glatten Muskelzellen dilatiert. Bei Dysfunktion des Endothels kann jedoch eine direkte konstringierende Wirkung verschiedener physiologischer Stimuli (Katecholamine, die z. B. infolge von psychischem Stress freigesetzt werden) auf die glatten Muskelzellen überwiegen und zur Vasokonstriktion führen. In den frühen Morgenstunden ist die Vasokonstriktionsneigung aufgrund der zirkadianen Rhythmik erhöht. Diese Befunde erklären, warum Angina pectoris zu verschiedenen Tageszeiten bzw. an verschiedenen Tagen auf unterschiedlichem Belastungsniveau auftreten kann.

Geometrische Magnifizierung   Auch die **Koronarmorphologie** bestimmt das Ausmaß der Vasokonstriktion: Je ausgeprägter die Stenose, desto mehr nimmt bei Vasokonstriktion (Verkleinerung des Gefäßaußendurchmessers) auch das Gefäßlumen ab. Diese Potenzierung der Lumenreduktion hängt mathematisch von der Dicke der Gefäßwand ab, daher spricht man von „geometrischer Magnifizierung"). Remodeling-Prozesse (s. o.) bei der Plaqueentstehung sind dafür verantwortlich, dass die Wanddicke häufig zunächst nur nach außen zunimmt, während das Lumen unverändert bleibt.

Mikrozirkulation   Auch der Widerstand in den Gefäßen der Mikrozirkulation unterliegt der Kontrolle des Endothels. In Abwesenheit epikardialer Stenosen wird der koronare Widerstand fast ausschließlich in den Widerstandsgefäßen der Mikrozirkulation geregelt. Bei erhöhtem metabolischem Bedarf, z. B. unter körperlicher Belastung, erweitern sich die kapillären Gefäße, der Fluss in den präkapillären Widerstandsgefäßen nimmt zu. Diese Flusserhöhung erzeugt auch in den präkapillären Widerstandsgefäßen eine Vasodilatation, die durch das Endothel vermittelt wird. Auf diese Weise sinken der Widerstand und der Blutfluss. Eine endotheliale Dysfunktion dieser Widerstandsgefäße kann somit diese physiologische Blutflussregulation – unabhängig von Veränderungen an den Epikardarterien – beeinträchtigen.

Thrombenbildung   Bei Erosion oder Ruptur einer atherosklerotischen Plaque kann es zur Auflagerung von Thromben auf eine Koronarstenose kommen. Je nach Ausmaß der Thrombenbildung erhöht sich der Stenosegrad, wodurch der maximal mögliche Blutflussanstieg oder gar der Ruheblutfluss limitiert wird (s. Kap. 5.5).

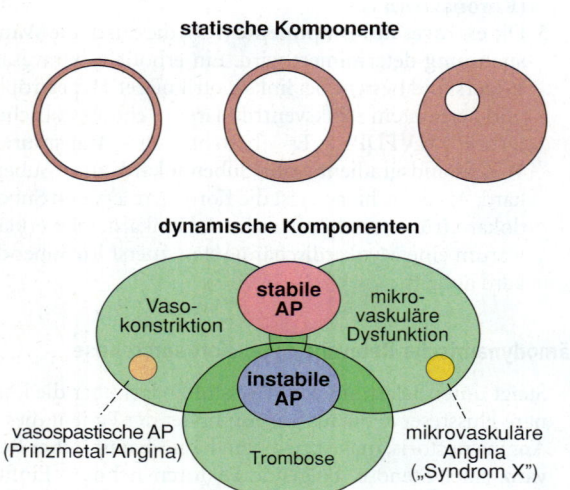

Abb. 5.14   Komponenten der Angina-pectoris-Syndrome.

5.4 Koronare Herzerkrankung

Symptome

Die Angina pectoris ist eine thorakale Missempfindung, die durch Myokardischämie ausgelöst wird und zu myokardialer Dysfunktion, nicht aber notwendigerweise zur Nekrose führt.

Bei der **typischen Angina pectoris** werden vom Patienten retrosternales **Enge- und Druckgefühl** oder **Brennen** angegeben. Meistens klagen die Patienten über ein dumpfes retrosternales Druckgefühl, das typischerweise durch Belastung ausgelöst wird. Manchmal findet sich eine **Dyspnoe** als Angina-pectoris-Äquivalent. Der Mechanismus der kardialen Nozizeption ist bisher unbekannt.

Die Lokalisation der Schmerzempfindung ist oft substernal oder linksthorakal. Die Schmerzen können in den linken und/oder (seltener) rechten Arm, die Schultern oder den Hals, die Wangen und Zähne oder ins Epigastrium ausstrahlen und halten nur kurz, meist 5–10 min, an.

Andere, nicht dieser Charakterisierung entsprechende thorakale Schmerzen werden als **atypische thorakale Schmerzen** bezeichnet. Hierzu gehört ein gelegentliches Stechen in der Brust.

Typische **Auslöser** der Angina pectoris sind körperliche Anstrengung, Kälte, ausgiebige Mahlzeiten, psychische Belastungen und Aufregungen. Allen auslösenden Mechanismen ist gemeinsam, dass sie den myokardialen Sauerstoffbedarf steigern. Dies geschieht über Zunahme der Herzfrequenz und/oder Blutdrucksteigerung.

Es werden unterschiedliche Manifestationen der symptomatischen Myokardischämie unterschieden:

Chronisch stabile Angina pectoris

Die Patienten kennen oft genau den Grad der körperlichen Belastung, bei dem die Angina pectoris auftritt (z. B. Treppensteigen). Man spricht dann von einer fixierten Angina-pectoris-Schwelle. Daneben gibt es Patienten mit variabler Angina-pectoris-Schwelle (s. „fixierte" und „dynamische Koronarstenose"). Bei manchen Patienten wird der belastungsabhängige Angina-pectoris-Schmerz durch Fortsetzen der körperlichen Tätigkeit aufgehoben (sog. **Walk-through-Phänomen**).

In Analogie zur NYHA-Klassifikation der Herzinsuffizienz wird auch die Angina pectoris nach einem Vorschlag der kanadischen Herz-Kreislauf-Gesellschaft in unterschiedliche Stadien eingeteilt (s. Tab. 5.18).

Tab. 5.18 Stadieneinteilung nach der Canadian Class Classification (CCS) von 1972.

CCS 0	Keine pektanginösen Beschwerden auch bei starken körperlichen Belastungen
CCS I	Pektanginöse Beschwerden nur bei schwerer körperlicher Anstrengung (Dauerlauf, anstrengende, länger dauernde Arbeiten)
CCS II	Geringgradige Beeinträchtigung bei normalen körperlichen Aktivitäten (rasches Treppensteigen, Treppensteigen nach Wartezeiten in der Kälte oder nach psychischen Belastungen, Bergaufsteigen)
CCS III	Erhebliche Beeinträchtigung bei normalen täglichen Aktivitäten, pektanginöse Beschwerden bereits nach dem Steigen von einem Stockwerk
CCS IV	Angina pectoris bei geringster körperlicher Belastung, Ruheschmerzen

Instabile Angina pectoris

Von instabiler Angina pectoris spricht man in folgenden Situationen:
- plötzliches Auftreten von Angina pectoris bei einem zuvor asymptomatischen Patienten, wobei die Anfallsfrequenz rasch zunimmt und zu einer erheblichen Einschränkung der körperlichen Belastbarkeit führt („De-novo"-Angina oder „Recent-onset"-Angina)
- rasche Zunahme von Anfallsfrequenz und Anfallsdauer („Crescendo"-Angina)
- Angina pectoris in Ruhe oder nächtliche Angina pectoris (**„Angina decubitus"**), die insbesondere in den frühen Morgenstunden auftritt. Charakteristisch ist ein verzögertes Ansprechen auf Nitrate. Die Anfallsdauer kann schließlich über 30 min betragen, wobei differentialdiagnostisch stets ein Myokardinfarkt ausgeschlossen werden muss.
- erneute Angina pectoris innerhalb von sechs Wochen nach einem Myokardinfarkt (**Postinfarktangina**).

Die instabile Angina pectoris wurde von Braunwald nach Schweregrad (Klassen I–III) und Ursache (Klassen A–C) unterteilt (s. Tab. 5.19). Seit Einführung der Myokardne-

Tab. 5.19 Einteilung der instabilen Angina pectoris (nach Braunwald).

Schweregrad		Ursache		Weitere Unterteilung	
I	De-novo- oder Crescendo-AP (innerhalb 2 Monate)	A	Sekundär (z.B. Hyperthyreose, Anämie, Tachykardie, respiratorische Insuffizienz)	1.	Ohne Behandlung
II	Ruhe-AP vor über 48 h	B	Primär (Koronarstenose)	2.	Mit Standardtherapie
III	Ruhe-AP innerhalb der letzten 48 h	C	Postinfarkt-AP	3.	Mit maximaler i.v. Therapie

AP = Angina pectoris

krose-Marker (Troponintest) in die klinische Routinediagnostik der instabilen Angina pectoris hat die Braunwald-Klassifikation allerdings an Bedeutung verloren.

Akutes Koronarsyndrom/Myokardinfarkt

Pathophysiologisch liegt der instabilen Angina pectoris die Ruptur oder oberflächliche Erosion einer atherosklerotischen Plaque mit Thrombenbildung zugrunde, was zu einer akuten dynamischen Stenosierung des Koronargefäßes mit kritischer Reduktion des Ruheblutflusses führt. Die verschiedenen klinischen Ausprägungen dieser Pathophysiologie werden heutzutage als „akutes Koronarsyndrom" zusammengefasst: Es kann von der instabilen Angina pectoris (Ruheischämie) bis zum Myokardinfarkt (Untergang von Kardiomyozyten = Myokardnekrose) variieren. Näheres zum akuten Koronarsyndrom siehe Kapitel 5.5.

Sonderformen

Vasospastische Angina pectoris Die vasospastische Angina pectoris (Prinzmetal-Angina) ist die seltenste Form der Angina pectoris. Hier kommt es ausschließlich zu Ruheschmerzen, die länger als 15 min anhalten. Während der Schmerzattacken sind ST-Elevationen im Oberflächen-EKG nachweisbar. Die Prinzmetal-Angina wird durch Koronarspasmen ausgelöst. Das Belastungs-EKG ist typischerweise meistens unauffällig. Pathogenetisch liegt insbesondere eine Hyperreaktivität der glatten Muskelzellen der Koronargefäße zugrunde.

Mikrozirkulationsstörung Eine Mikrozirkulationsstörung im Sinne einer Störung der Tonusregulation im Bereich der koronaren Widerstandsgefäße kann für sich alleine genommen zur Angina pectoris führen. Die endotheliale Dysfunktion spielt dabei eine Rolle. Von einer Mikrozirkulationsstörung spricht man, wenn bei Angina-pectoris-Beschwerden und positivem Ischämienachweis die Herzkranzgefäße in der Koronarangiographie unauffällig sind. Diese Definition der Mikrozirkulationsstörung ist allerdings unpräzise und international nicht einheitlich, da der Nachweis einer Ischämie mit verschiedenen Tests erbracht werden kann, deren Ergebnis nicht unbedingt miteinander korreliert (z. B. ST-Strecken-Senkung im Belastungs-EKG oder Langzeit-EKG, Stress-Echokardiogramm, Laktatmessung im Koronarsinus bei Schrittmacherstimulation etc.).

Syndrom X Häufig wird zudem der Begriff Syndrom X synonym für die Mikrozirkulationsstörung verwendet, was jedoch nicht korrekt ist. Das Syndrom X (= pektanginöse Beschwerden bei angiographisch normalen Koronararterien) umfasst eine Vielzahl von Entitäten, beispielsweise gesteigerte kardiale Schmerzempfindung oder nichtkardiale Differentialdiagnosen der Angina pectoris (Tietze-/Da Costa-Syndrom [s. u.], Magenbeschwerden, Wirbelsäulenleiden, psychosomatische Beschwerden).

Stumme Myokardischämie Nicht alle Episoden von Angina pectoris sind symptomatisch. Bei einigen Patienten treten trotz Myokardischämie überhaupt keine Angina-pectoris-Beschwerden in Erscheinung. Lässt sich dennoch in technischen Untersuchungsverfahren (ST-Strecken-Senkung im Langzeit- oder Belastungs-EKG, Myokardszintigramm o. Ä.) eine Ischämie nachweisen, spricht man von einer stummen Myokardischämie. Sie ist als Folge der Polyneuropathie gehäuft bei Patienten mit Diabetes mellitus anzutreffen und prognostisch ungünstig.

Diagnostik

Anamnese

Wichtig für die Anamnese sind die Symptomatik und das Risikoprofil. Die familiäre Belastung kann bislang nur durch Erhebung der Familienanamnese (kardiovaskuläres Ereignis bei Verwandten ersten Grades < 60 Jahre) abgeschätzt werden. Die zunehmende Kenntnis des menschlichen Genoms und die technischen Möglichkeiten, zahlreiche Gene schnell zu bestimmen, lassen hoffen, dass damit zukünftig gezielt Risikopopulationen identifiziert werden können. Perspektivisch könnte dann auch die Effektivität einer Therapie anhand der genetischen Eigenschaften des Patienten vorhergesagt und könnten damit Medikamente gezielter eingesetzt werden.

Körperlicher Untersuchungsbefund

Bei der körperlichen Untersuchung ist insbesondere auf **Gefäßgeräusche** zu achten (Karotiden, Femoralis), die bei generalisierter Atherosklerose entstehen. Häufig geht die koronare Herzerkrankung mit einer peripheren arteriellen Verschlusskrankheit oder/und Karotisstenosen einher.

Arterielle Hypertonie stellt einen wesentlichen Risikofaktor für eine KHK dar, kann jedoch auch ohne KHK selbst pektanginöse Beschwerden auslösen, ebenso wie auch eine **Tachykardie** (z. B. tachykardes Vorhofflimmern) eine Angina pectoris verschlechtern kann.

Zeichen der Herzinsuffizienz (Halsvenenstauung, positiver hepatojugulärer Reflux, dritter oder vierter Herzton, feuchte Rasselgeräusche über der Lunge) geben einen Hinweis auf eine eingeschränkte linksventrikuläre Funktion.

Die folgenden technischen Untersuchungsverfahren stellen stets eine Ergänzung der Anamnese und des körperlichen Untersuchungsbefundes dar. Sie sollten nicht unkritisch ohne Erhebung dieser Basisbefunde durchgeführt oder angeordnet werden.

Labor

Eine Anämie kann bei bestehender KHK zu Angina-pectoris-Beschwerden führen und sollte per Blutbild ausgeschlossen werden. Ferner dient die Labordiagnostik der Beurteilung von Risikofaktoren; entsprechend sollten in jedem Fall auch die Blutfette und der Glukosespiegel bestimmt werden.

Die Atherosklerose wird zunehmend als **inflammatorische Erkrankung** erkannt. Entsprechend sind inflammatorische Parameter prädiktiv für das Auftreten von kardiovaskulären Ereignissen bei gesunden Probanden wie auch bei Patienten mit bereits bekannter koronarer Herzkrankheit. Bisher am besten untersucht ist das **C-reaktive Protein (CRP)**. Da die Atherosklerose jedoch keine akute, sondern eine chronische, über Jahrzehnte verlaufende Entzündung darstellt, sind die CRP-Spiegel bei der KHK wesentlich niedriger als beispielsweise bei einer Pneumonie. Sie müssen mit speziellen hoch sensitiven Tests gemessen werden, da die Diskriminierung bezüglich der Prognose unterhalb des Bereichs liegt, ab dem konventionelle CRP-Tests die Spiegel messen können. Die pathophysiologische Erkenntnis, dass CRP ein Marker für die Progression der KHK ist, wurde bislang jedoch noch nicht für die klinische Praxis genutzt, da die Abnahmemodalitäten von CRP, die exakten Grenzwerte und die therapeutischen Konsequenzen in prospektiven Untersuchungen zuerst noch genau definiert werden müssen. Ähnliches gilt auch für andere inflammatorische Marker wie Fibrinogen, Adhäsionsmoleküle (VCAM, ICAM), Phospholipase A_2 oder Hitzeschockproteine.

Eine Reihe weiterer Marker der Atherosklerose sind zwar bekannt, im Gegensatz zu den klassischen Risikofaktoren sind sie entweder selten oder nur von geringer Bedeutung. Sie sollten nur bestimmt werden bei jungen Patienten (< 40 Jahre), die an KHK leiden, insbesondere wenn die klassischen Risikofaktoren fehlen:

- **Lipoprotein (a)** (Lp [a])-Werte > 30 mg/dl sind mit vermehrten kardiovaskulären Ereignissen assoziiert. Nach aktuellem Kenntnisstand scheint die Bedeutung von Lp (a) jedoch eher gering.
- Hohe **Homocysteinspiegel** wurden ebenfalls mit einer erhöhten KHK-Inzidenz und kardiovaskulären Erkenntnissen in Verbindung gebracht. Die Bedeutung dieses Risikofaktors wird derzeit in prospektiven Studien untersucht, insbesondere, ob eine Senkung des Homocysteinspiegels mittels Folsäure sowie Vitamin B_6 und B_{12} einen therapeutischen Nutzen hat.
- Eine erhöhte Myokardinfarktrate bei Patienten mit **Antiphospholipid-Antikörpern** ist bekannt.

Ruhe-EKG

Die Aussagekraft des Ruhe-EKG bei Patienten mit koronarer Herzerkrankung ist eingeschränkt. **Q-Zacken** sind Hinweise auf einen abgelaufenen Myokardinfarkt. Horizontale oder deszendierende **ST-Strecken-Senkungen** im Sinne einer nichttransmuralen Myokardischämie lassen sich gelegentlich während eines Angina-pectoris-Anfalls dokumentieren. **T-Negativierungen** sind unspezifisch und können nicht sicher als Ischämienachweis gewertet werden. Differentialdiagnostisch sind ST-Strecken-Veränderungen bei Linksherzhypertrophie (ST-Senkung oder T-Negativierung) und unter Medikamenteneinfluss (muldenförmig; z. B. Digitalis) abzugrenzen. Identifiziert werden zudem tachykarde oder bradykarde Rhythmusstörungen, die eine Angina pectoris aggravieren können.

Langzeit-EKG

Das Langzeit-EKG ist hilfreich zur Dokumentation stummer Ischämien, wenn gewisse technische Voraussetzungen beachtet werden und eine vorsichtige Interpretation erfolgt.

Der Nachweis ventrikulärer Salven bei bekannter ischämischer Kardiomyopathie bedarf der weiteren elektrophysiologischen Abklärung.

Belastungs-EKG

Am gebräuchlichsten ist in Europa die Belastung mittels Fahrradergometer im Sitzen oder Halbliegen. Alternativ kann eine Laufbandbelastung durchgeführt werden (häufig in den USA).

Beurteilt wird nicht nur die ST-Strecke im Belastungs-EKG, sondern ebenso:
- allgemeine (altersgemäße) Leistungsfähigkeit
- Blutdruckregulation (Hypertonie? Blutdruckabfall?)
- Frequenzregulation (Ausbelastung? Tachykardie?)
- Beschwerdesymptomatik unter Belastung
- ST-Strecken-Veränderung unter Belastung.

Wichtige **Indikationen** für ein Belastungs-EKG sind der Verdacht auf koronare Herzkrankheit sowie die Therapiekontrolle bei bekannter KHK.

Kontraindikationen für eine Belastungsuntersuchung sind:
- frischer Myokardinfarkt
- persistierende Ruheangina, bereits in Ruhe vorhandene Ischämiezeichen im EKG oder positiver Troponintest
- manifeste Linksherzinsuffizienz
- symptomatische Aortenstenose (bei bisher asymptomatischer Aortenstenose kann unter Aufsicht ein Belastungs-EKG zur Entscheidungshilfe über das weitere Procedere durchgeführt werden)
- Ausgangsblutdruck systolisch > 200 mmHg oder diastolisch > 120 mmHg
- (Verdacht auf) Aortendissektion
- thromboembolische Erkrankungen/Cor pulmonale
- schlechter Allgemeinzustand.

Abbruchkriterien sind:
- ST-Strecken-Hebung oder -Senkung von > 0,2 mV
- komplexe ventrikuläre Rhythmusstörung oder Bradykardie
- heftige Angina pectoris
- Anstieg des systolischen Blutdrucks > 240 mmHg
- systolischer Blutdruckabfall um > 20 mmHg
- periphere muskuläre Erschöpfung (Ausbelastung).

Bewertungskriterien beim Belastungs-EKG Die pathologischen Veränderungen im Belastungs-EKG werden überwiegend durch **Innenschichtischämie** hervorgerufen. Kriterium für ein positives Belastungs-EKG ist die horizontale oder deszendierende ST-Strecken-Senkung von > 0,1 mV (80 ms nach dem J-Punkt, dem Ende der S-Zacke, s. Abb. 5.15a–c). Treten die ST-Veränderungen erst nach Ende der Belastung auf, spricht dies für eine Mehrgefäß- oder Hauptstammerkrankung.

Die Aussagekraft des Belastungs-EKG hängt von der **Vortestwahrscheinlichkeit** ab (**Bayes'sche Theorie**). Bei niedriger Wahrscheinlichkeit (z. B. junge Frau, keine Risikofaktoren) ist mit falsch positiven Befunden zu rechnen. Umgekehrt schließt bei sehr hoher Wahrscheinlichkeit (60-jähriger Mann mit typischen Beschwerden und multiplen Risikofaktoren) ein negatives Belastungs-EKG die koronare Herzkrankheit nicht sicher aus. Die beste Aussagekraft liegt bei mittlerer Vortestwahrscheinlichkeit.

Die **Sensitivität** (d. h. der Prozentsatz echt positiver Fälle) des Belastungs-EKG liegt somit für die koronare Eingefäßerkrankung bei etwa 50 %, für die Zweigefäßerkrankung zwischen 60 und 70 % und für die Dreigefäß-

Krankheiten des Herzens und des Kreislaufs

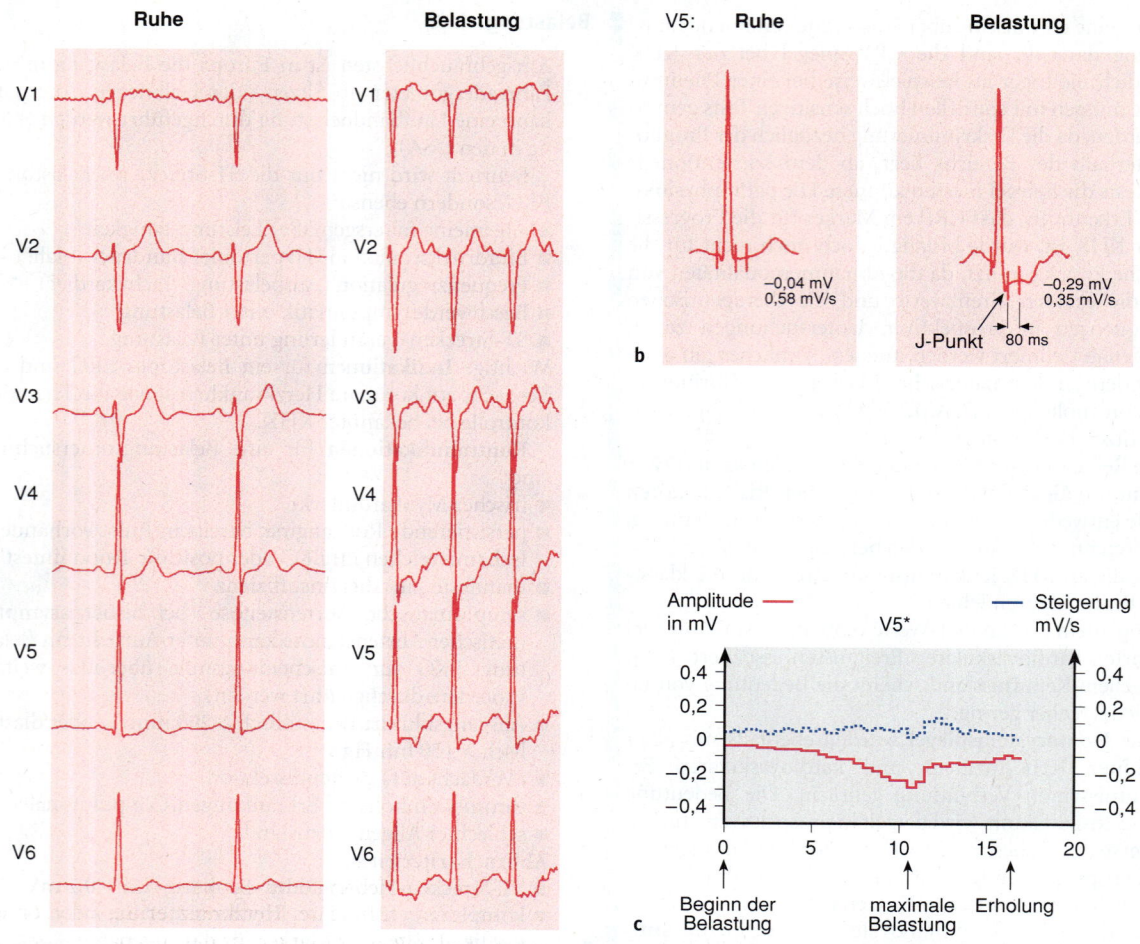

Abb. 5.15a–c a) EKG in Ruhe (links) und unter Belastung (rechts). Deutliche ST-Senkung in den lateralen Ableitungen (V4–V6). b) Messung der ST-Senkung und Steigung der ST-Strecke 80 ms nach dem J-Punkt in V5. c) Verlauf der ST-Senkung (durchgezogene Linie) und der Steigung der ST-Strecke 80 ms nach dem J-Punkt während der gesamten Untersuchung in V5.

krankung bei etwa 80 %. Wichtig ist, dass der Patient mindestens submaximal belastet wird.

> **Faustregel für Belastung im Sitzen:**
> zu erreichende Herzfrequenz = 200 minus Lebensalter in Jahren
> **Faustregel für Belastung im Liegen:**
> zu erreichende Frequenz = 180 minus Lebensalter in Jahren

- Die **Spezifität** (Prozentsatz echt negativer Fälle) liegt bei 75–90 %. Insbesondere bei Frauen ist die Spezifität herabgesetzt (ca. 60 %).

Das Belastungs-EKG lässt zudem keine sichere Aussage über die Lokalisation der Ischämie zu. Zu diesem Zweck sind Stress-Echokardiogramm oder Myokardszintigramm aussagekräftiger.

> **!** Die ST-Strecke im Belastungs-EKG ist unter Digitalismedikation nicht verwertbar. Ein Digoxinpräparat muss mindestens eine Woche, ein Digitoxinpräparat drei Wochen vor Durchführung des Belastungs-EKG abgesetzt werden.

Trotz seiner limitierten Aussagekraft kommt dem Belastungs-EKG – als einfache, kostengünstige und überall verfügbare Methode – eine wichtige Rolle in der **primären Diagnostik** der koronaren Herzkrankheit zu. Die Interpretation des Belastungs-EKG muss jedoch immer in Zusammenschau aller vorhandenen Informationen (Anamnese, körperlicher Untersuchungsbefund und andere technische Untersuchungsergebnisse) erfolgen.

Das Belastungs-EKG weist weder direkt eine koronare Herzkrankheit nach noch kann sie eine solche ausschließen. Ein positiver Befund weist lediglich indirekt eine hämodynamische Relevanz eventueller Koronarstenosen (Myokardischämie) nach. Aus diesem Grunde ist es leicht ersichtlich, dass das Belastungs-EKG bei asymptomatischen Probanden (z. B. Check-up-Untersuchung) keine Aussage über das Herzinfarktrisiko (= Ruptur/Erosion von nicht unbedingt stenosierenden Plaques) machen kann. Prognostische Bedeutung hat das Belastungs-EKG jedoch, ebenso wie die anderen Belastungsuntersuchungen bei einer Mehrgefäßerkrankung.

Die **Letalität** des Belastungs-EKG liegt bei 0,1 ‰. Die Belastung muss immer unter Aufsicht eines Arztes durchgeführt werden. Möglichkeiten zur Reanimation und elektrischen Defibrillation müssen gegeben sein.

Echokardiographie

Die Echokardiographie ist eine weitere Basisdiagnostik der koronaren Herzerkrankung. Vorteile sind die weite Verbreitung und einfache Anwendung, auch am Patientenbett. Es ermöglicht mehrere Aussagen:
- Beurteilung der globalen linksventrikulären Funktion sowie evtl. einer Vergrößerung der linken Herzkammer
- Hinweise auf abgelaufenen Myokardinfarkt (regionale Wandbewegungsstörungen) und dessen Folgezustände (z. B. Mitralinsuffizienz infolge Papillarmuskeldysfunktion nach Hinterwandinfarkt, pulmonale Hypertonie mit Rechtsherzvergrößerung)
- kardiale Begleiterkrankungen (z. B. linksventrikuläre Hypertrophie bei Risikofaktor Hypertonie).

In der Regel reicht für diese Fragestellungen eine transthorakale Echokardiographie (TTE) aus. Eine transösophageale Echokardiographie (TEE) wird bei speziellen Fragestellungen (Beurteilung von Linksherz-Klappenvitien, Nachweis von Thromben im linken Vorhof vor Kardioversion von Vorhofflimmern, Verdacht auf Aortendissektion) durchgeführt.

Stress-Echokardiographie

Die Echokardiographie ist im Vergleich zur Myokardszintigraphie mit geringerem technischem Aufwand überall verfügbar. Limitierend ist, dass aufgrund der individuellen Schallbarkeit (Lungenüberlagerung) des Patienten diese Untersuchung nicht immer durchgeführt werden kann. Ihre Ergebnisse hängen zudem von der Erfahrung des Untersuchers ab. Es gelten die gleichen Kontraindikationen wie für das Belastungs-EKG.

Das Stress-Echokardiogramm kann unter körperlicher Belastung oder pharmakologisch mittels Dobutamin in aufsteigender Dosierung durchgeführt werden. Einige Untersucher setzen auch Vasodilatatoren (Adenosin, Dipyridamol) ein.

Mit dem Stress-Echokardiogramm kann man sowohl eine lokale Belastungsischämie (neue Hypokinesie unter Belastung mit Dobutamin) als auch die Vitalität von in Ruhe nicht kontrahierendem Myokard (Zunahme der Kontraktilität unter niedrig dosiertem Dobutamin) nachweisen.

Ein nach echokardiographischen Kriterien **avitales Myokardgewebe** liegt vor, wenn es unter keiner Dobutamindosis zur Zunahme der Kontraktilität des akinetischen Areals kommt.

Myokardszintigraphie

Bei der Myokardszintigraphie wird die Tatsache genutzt, dass ^{201}Thallium proportional zur Durchblutung in das stoffwechselaktive Myokardgewebe aufgenommen wird. Während ergometrischer Belastung wird ^{201}Thallium i.v. injiziert. Bei Patienten mit koronarer Herzerkrankung lässt sich auf diese Weise ein belastungsinduzierter Perfusionsdefekt nachweisen. Nach etwa vierstündiger Ruhepause wird ohne erneute Applikation des Isotops nochmals eine Aufnahme durchgeführt. Typischerweise erfolgt während dieser Zeit – entsprechend der nun für den Stoffwechsel ausreichenden Durchblutung – eine Rückverteilung des Isotops in den Belastungsdefekt, der dadurch als belastungsinduzierte Ischämie identifiziert werden kann. Wenn der Perfusionsdefekt auch in der Ruhepause nachweisbar bleibt, handelt es sich um eine irreversible Myokardischämie (d. h. eine Infarktnarbe).

Insbesondere bei der koronaren Eingefäßerkrankung ist die Sensitivität der Myokardszintigraphie mit ^{201}Thallium der des Belastungs-EKG überlegen. Die Myokardszintigraphie ist jedoch **keine Methode zum Ausschluss** einer behandlungsbedürftigen koronaren Herzerkrankung.

Herzbinnenraumszintigraphie Die szintigraphische Messung der linksventrikulären Funktion mittels Herzbinnenraumszintigraphie (Radionuklidventrikulographie, RNV) ist nach Etablierung der Echokardiographie praktisch bedeutungslos geworden.

PET

Die Positronenemissionstomographie (PET) ist der Goldstandard zur Beurteilung der **Myokardvitalität**. Fluorodesoxiglucose (FDG) reichert sich in vitalem Myokard an. So kann vitales (hibernating = Winterschlaf haltendes) von nicht perfundiertem, avitalem (Narben-) Gewebe unterschieden werden, was Konsequenzen für eine eventuelle revaskularisierende Therapie mittels Katheterintervention oder Bypass haben kann. Nachteile sind, dass die Methode nur an bestimmten Zentren zur Verfügung steht und dass sie aufwändig und teuer ist.

CT-Herz

Mit der Elektronenstrahltomographie (EBT) konnte erstmals eine Darstellung der Herzkranzgefäße, insbesondere der Verkalkungen als Marker für das Ausmaß der Atherosklerose (Plaquelast), dargestellt werden. Die prognostische und therapeutische Bedeutung der Befunde ist derzeit noch nicht abschließend geklärt, wenngleich das Fehlen von Verkalkungen im Herzkranzgefäß eine KHK extrem unwahrscheinlich macht.

Inzwischen wird aufgrund der universellen Einsetzbarkeit und der besseren räumlichen Auflösung dem **Mehrzeilen-Spiral-CT (MSCT)** größere Chancen in der Herzdiagnostik eingeräumt. Neben der Kalkdetektion können insbesondere in der neusten Gerätegeneration (z. B. 16-Zeiler) auch die Koronarmorphologie sowie Stenosierungen bis in die distalen Gefäße dargestellt werden. Derzeit sollten diese Verfahren jedoch noch nicht in der klinischen Routine eingesetzt werden, da entsprechende Validierungen in klinischen Studien – insbesondere zur Abschätzung ihrer prognostischen Bedeutung – noch ausstehen.

Kernspintomographie

Die Kernspintomographie ist eine sehr vielversprechende Methode, welche alle Aspekte der koronaren Herzkrankheit potentiell erfassen kann, wie die Myokardfunktion (Kontraktilität in Ruhe und unter Belastung), Myokardvitalität (Anreicherung von Gadolinium-Kontrastmittel 10 min nach Applikation in die Myokardnarbe = „late enhancement") und Myokardperfusion. Derzeit ist die Kernspintomographie noch nicht in der Lage, die Koronargefäße selbst ausreichend genau darzustellen. Weiterentwicklungen auf diesem Gebiet dürfen jedoch erwartet werden.

Mit zunehmender Verbreitung der Technologie wird die derzeit noch kostenintensive Kernspintomographie jedoch Einzug in die klinische Routine halten. Zunächst betrifft dies die Beurteilung der **Myokardkontraktilität** und der **Klappenfunktion**. Bezüglich der Koronargefäße sind noch entsprechende technische Weiterentwicklungen notwendig.

Koronarangiographie

Durch selektive Kontrastmittelinjektion in die Herzkranzgefäße lassen sich Ausdehnung und Schweregrad der koronaren Herzerkrankung objektivieren. Der Katheter wird in der Regel nach perkutaner Punktion über die A. femoralis (Judkins-Technik) oder (seltener) über die A. brachialis (Sones-Technik) eingeführt. Die Dokumentation erfolgt heute durch Systeme, die auf digitaler Bildverarbeitung basieren. Die Untersuchung kann inzwischen mit sehr dünnen Kathetern durchgeführt werden (4 oder 5 F; 1 F = $\frac{1}{3}$ mm), so dass die Patienten nach wenigen Stunden Druckverband auf die arterielle Punktionsstelle im Anschluss an eine diagnostische Herzkatheteruntersuchung wieder entlassen werden können (ambulante Koronarangiographie). Das Untersuchungsrisiko besteht in Komplikationen des vaskulären Zugangs (Hämatom, Aneurysma spurium, AV-Fistel) in weniger als 1–5 % der Fälle. In erfahrenen Händen sind schwerwiegende Komplikationen ausgesprochen selten (Apoplex, Letalität unter 1 ‰). Das Risiko ist höher bei der Hauptstammstenose der linken Kranzarterie und bei fortgeschrittener linksventrikulärer Funktionsstörung (Auswurffraktion unter 30 %) sowie schweren Begleiterkrankungen (pAVK, Niereninsuffizienz).

Indikationen

- Abklärung von Angina pectoris oder positives Belastungs-EKG
- Akutes Koronarsyndrom oder Zustand nach Myokardinfarkt
- Komplexe Rhythmusstörung
- Klärung der Koronaranatomie vor Klappenoperation
- Unklare Verschlechterung der linksventrikulären Funktion.

Eine dilatative Kardiomyopathie kann erst nach Ausschluss einer koronaren Herzerkrankung diagnostiziert werden.

Mit Hilfe der selektiven Kontrastmittelinjektion lässt sich die individuelle Anatomie der Koronarien darstellen. Allerdings reicht die alleinige angiographische Beurteilung einer Koronarstenose häufig nicht aus, um die hämodynamische Relevanz vorherzusagen (s. o.). Dies trifft insbesondere für mittelgradige Stenosen im Bereich 50–75 % zu. Zudem wird der Stenosegrad in der täglichen Praxis vom Untersucher nur geschätzt, so dass der dokumentierte Wert nur einen sehr groben Anhalt gibt. Bei diffuser Koronarsklerose wird die Stenosierung außerdem aufgrund der gleichzeitig vorhandenen Atherosklerose im vermeintlichen „Referenz"-Segment unterschätzt. Für die klinische Routine reicht diese Klassifizierung dennoch aus, denn auch eine exakte computerbasierte Quantifizierung der Koronarstenose, wie sie in klinischen Studien üblich ist, ergibt immer noch keine sichere Auskunft über die hämodynamische Relevanz. Diese muss daher in Zusammenschau mit den Ergebnissen der Belastungsuntersuchungen beurteilt werden.

Über die Notwendigkeit von Revaskularisationsmaßnahmen (Bypassoperation oder Ballondilatation) kann erst nach genauer Kenntnis der Koronaranatomie (Lokalisation und Ausmaß der Stenosen) entschieden werden. Vereinfachend wird zur Beschreibung des Ausmaßes der koronaren Herzkrankheit eine Kategorisierung in Ein-, Zwei-, oder Dreigefäß-Erkrankung vorgenommen, je nachdem, wie viele der drei Hauptäste (RIVA, RCX, RCA) jeweils eine hochgradige Stenose aufweisen.

Im Rahmen der selektiven Koronarangiographie sollte auch eine Kontrastmitteldarstellung der linken Herzkammer (**Ventrikulographie**) erfolgen. Diese gibt Auskunft über die Auswurffraktion (prozentualer Anteil des enddiastolischen Volumens, das während der Systole ausgeworfen wird: Normalwert über 60 %); ferner lassen sich regionale Kontraktionsstörungen (Hypokinesie, Akinesie, Dyskinesie) als Hinweise auf Narbenareale bzw. Aneurysmabildungen erkennen. Ein erhöhter linksventrikulärer enddiastolischer Druck (LVEDP > 12 mmHg) ist ein Maß für die Herzinsuffizienz und findet sich auch bei diastolischer Funktionsstörung, z. B. bei linksventrikulärer Hypertrophie.

Differentialdiagnose	Ausschlussmaßnahmen
Relative Koronarinsuffizienz bei - hypertensiver Entgleisung oder Linksherzhypertrophie (Hypertonie, Aortenstenose, Aorteninsuffizienz) - ausgeprägter Anämie - erhöhtem Sauerstoffverbrauch (Hyperthyreose) - Hypoxämie (Aufenthalt in großer Höhe, respiratorische Ventilationsstörung)	- RR hoch (z.B. 200/110 mmHg), Besserung nach RR-Senkung - Nekrosemarker und Belastungs-EKG negativ - Echo (LV-Hypertrophie, Aortenstenose) - Blutbild - Schilddrüsenwerte - Lungenfunktion
Lungenembolie	Typische Anamnese (z.B. Flugreise), atemabhängige Schmerzen (Begleitpleuritis)/Pleurareiben, Zeichen der Rechtsherzbelastung im Untersuchungsbefund, EKG (SI/QIII, RSB) und Echo (dilatierter rechter Ventrikel, pulm. Hypertonie), Thorax-Spiral-CT, Lungen-Ventilations- und Perfusionsszintigramm
Aortendissektion	Schmerzen zwischen den Schulterblättern, neurol. Ausfälle, Rö-Thorax (verbreitertes Mediastinum), TEE, CT-Thorax
Mitralklappenprolaps	Echo, kein Zusammenhang mit Myokardischämie

5.4 Koronare Herzerkrankung

Differentialdiagnose	Ausschlussmaßnahmen
Perikarditis	Vorausgegangener respiratorischer Infekt, atemabhängige Schmerzen, Perikardreiben, EKG (konvexförmige ST-Hebungen, PQ-Absenkung), Echo (Perikarderguss), Labor (Entzündungsparameter)
Gastrointestinale Erkrankungen (Refluxösophagitis, Ösophagusspasmus, Hiatushernie, Ulcus ventriculi oder duodeni, Roemheld-Syndrom)	Anamnese (cave: schließt Myokardischämie nicht aus!), Ausstrahlung ins Epigastrium (cave: auch bei Hinterwandinfarkt), Klinik (druckschmerzhaftes Abdomen), Rö-Thorax (Roemheld-Syndrom), Gastroskopie
Orthopädische Ursachen (HWS-Syndrom, Schulter-Arm-Syndrom)	Anamnese, orthopäd. Untersuchung, Änderung der Symptomatik bei Lagewechsel, Klopf- oder Druckschmerz auf HWS, Röntgen/CT-HWS,
Pneumothorax	Anamnese (z.B. Verletzung), Dyspnoe, Auskultation (aufgehobenes Atemgeräusch – meist apikal!), Rö-Thorax
Kostochondrose (Tietze-Syndrom)	Druckschmerz am Sternum/Rippenansatz
Da-Costa-Syndrom (Syn. „soldier's heart")	Funktionelle Herzbeschwerden (Ausschlussdiagnose)

Therapie

Akuttherapie des Angina-pectoris-Anfalls

Nitro-Vasodilatatoren Das Mittel der Wahl sind schnell wirksame Nitrate wie das Nitroglycerin (Glyzeroltrinitrat), das als Zerbeißkapsel oder Spray sublingual appliziert wird. Die antianginöse Wirkung besteht in einer peripheren und koronaren Dilatation:

- Durch **Dilatation der venösen Kapazitätsgefäße** kommt es zur Abnahme des Rückstroms zum Herzen (Vorlastsenkung). Hierdurch wird der linksventrikuläre Füllungsdruck gesenkt, was zur Abnahme des Sauerstoffbedarfs führt.
- Die **Dilatation der peripheren Widerstandsgefäße** führt über eine geringgradige Abnahme des Aortendrucks (Nachlastsenkung) ebenfalls zur Abnahme des myokardialen Sauerstoffverbrauchs.
- Im Bereich exzentrischer Koronarstenosen führt Glyzeroltrinitrat infolge **Dilatation der epikardialen Leitungsgefäße** zu einer Reduktion des Stenosegrades mit Abnahme des Koronarwiderstands und Verbesserung der poststenotischen Perfusion. Die Kollateraldurchblutung kann durch Glyzeroltrinitrat gesteigert werden.

Die Wirkung setzt rasch ein (nach 1–2 min). **Nebenwirkungen** sind Kopfschmerzen, Tachykardie, Hitzegefühl und Schwindelerscheinungen. Die **Dosierung** beträgt 0,4–0,8 mg.

Kontraindiziert sind Nitrate bei
- hypertrophischer Kardiomyopathie
- arterieller Hypotonie (RR < 90 mmHg), Tachykardie
- Hinterwandinfarkt mit rechtsventrikulärer Beteiligung
- bei Patienten, die innerhalb der letzten 24 h Sildenafil oder vergleichbare Präparate eingenommen haben, da es zu bedrohlichen Blutdruckabfällen kommen kann.

Glyzeroltrinitrat kann **prophylaktisch** vor körperlichen Belastungen eingenommen werden, von denen der Patient weiß, dass sie Angina pectoris auslösen (Treppensteigen, Bergaufgehen, Geschlechtsverkehr), sofern Beschwerdefreiheit durch revaskularisierende Maßnahmen (PTCA, Bypass-OP) nicht erreicht werden konnte.

! Nitrate wirken symptomatisch, bieten jedoch keinen prognostischen Vorteil.

Kalziumantagonisten Sie wirken ebenfalls antianginös. Bei den kurz wirksamen Kalziumantagonisten wie Nifedipin wird jedoch befürchtet, dass sie aufgrund der Reflextachykardie prognostisch ungünstig sind. Deshalb werden sie heutzutage nicht mehr verabreicht.

Intervalltherapie der koronaren Herzerkrankung

Die therapeutischen Maßnahmen können in zwei Zielsetzungen zusammengefasst werden:

1. Linderung der Symptomatik durch Anfallsprophylaxe (Vermeiden der Anfälle oder Senken ihrer Frequenz). Revaskularisierende Maßnahmen wie die PTCA oder Bypass-OP, kombiniert mit einer optimalen Begleittherapie, ermöglichen den Patienten in den meisten Fällen einen weitestgehend beschwerdefreien Alltag.
2. Verbesserung der Prognose: Zu beachten ist, dass eine Verbesserung der Symptomatik nicht automatisch eine Verbesserung der Prognose bedingt. Deshalb sollten solche Medikamente bevorzugt werden, die beide Ziele gleichermaßen erfüllen können. Unter diesem Aspekt lassen sich verschiedene Therapien unterscheiden:
   - Behandlungsoptionen, die die Symptomatik und die Prognose verbessern (β-Rezeptoren-Blocker, ACE-Hemmer, Statine, Modifizierung der Risikofaktoren)
   - Medikamente, die die Prognose verbessern, aber nicht antiischämisch wirken (Gerinnungshemmer [ASS, Clopidogrel, Kumarine])
   - Medikamente, die die Symptomatik bessern, die Prognose aber unbeeinflusst lassen (Langzeitnitrate, Kalziumantagonisten).

β-Rezeptoren-Blocker Sie haben ausgezeichnete antiischämische Wirkungen: Sie mindern den myokardialen Sauerstoffverbrauch überwiegend durch Senkung der Herzfrequenz in Ruhe und Abschwächung des belastungsinduzierten Frequenzanstiegs. Gleichzeitig kommt es zur Kontraktilitätsminderung und zur Abnahme des arteriellen Blutdrucks. Am gebräuchlichsten sind heute kardioselektive β-Rezeptoren-Blocker wie z.B. Metoprolol oder das lang wirksame Atenolol.

Betablocker sind besonders nach Myokardinfarkt prognostisch günstig. So reduzieren sie z.B. arrhythmogene Ereignisse (plötzlicher Herztod durch ventrikuläre Rhyth-

musstörungen) signifikant. Folgende **Kontraindikationen** sind zu beachten:
- Bradyarrhythmien
- AV-Blockierungen
- Hypotension
- Asthma bronchiale mit Bronchokonstriktion.

In der Vergangenheit wurden Betablocker Patienten mit „vermeintlichen" Kontraindikationen vorenthalten, obwohl auch hier ein prognostisch günstiger Effekt zu erwarten wäre. Früher als Kontraindikation bezeichnet, ist die Herzinsuffizienz heute eine Standardindikation für Betablocker. Wichtig ist allerdings, dass bei diesen Patienten mit der Therapie langsam in sehr niedriger Dosis begonnen und unter Kontrolle über mehrere Wochen höher titriert wird. Auch bei Patienten mit chronisch obstruktiver Lungenerkrankung, pAVK, Diabetes mellitus und älteren Patienten sollte ein Therapieversuch mit Betablockern durchgeführt werden, da gerade sie von der Therapie profitieren können.

ACE-Hemmer Kardiovaskuläre Ereignisse bei Patienten mit manifester koronarer Herzkrankheit oder mit erhöhtem Erkrankungsrisiko können mit ACE-Hemmern um 20–30 % vermindert werden. Dies gilt auch für Patienten ohne die klassische Indikation für einen ACE-Hemmer (Hypertonie, Herzinsuffizienz), wie die HOPE-Studie gezeigt hat, bei der die Patienten 10 mg/d Ramipril erhalten hatten.

Senkung der Nachlast und Verbesserung der Endothelfunktion sind Mechanismen, über die der ACE-Hemmer auch die Myokardperfusion verbessert und somit antiischämisch wirkt. Somit hat die ACE-Hemmer-Therapie neben der prognostischen Indikation auch eine günstige symptomatische Wirkung.

Angiotensin-II-Rezeptor-Antagonisten stellen derzeit lediglich einen Ersatz dar bei ACE-Hemmer-Unverträglichkeit (z. B. Husten). Studien, die einen primären Einsatz von Angiotensin-Rezeptor-Blockern bei KHK untersuchen, stehen derzeit noch aus.

Statine Mehrere große Studien zur Primär- wie zur Sekundärprävention nach Myokardinfarkt haben zweifelsfrei bewiesen, dass Statine die kardiovaskuläre Prognose von Risikopatienten deutlich verbessern. Die Effektivität ist umso höher, je größer das Gesamtrisiko (sämtliche Risikofaktoren) ist. Die derzeitigen Richtlinien streben bei Patienten mit bekannter koronarer Herzkrankheit ein LDL-Cholesterin von < 100 mg/dl an. Neben der Lipidsenkung weisen Statine auch direkte – von der Lipidsenkung unabhängige - antiatherosklerotische Effekte (pleiotrope Effekte) auf. Hierzu gehören die antiinflammatorischen Wirkungen (z. B. CRP-Senkung) sowie die Verbesserung der Endothelfunktion der epikardialen Leitungsgefäße und der Mikrozirkulation. Hierüber lassen sich die antiischämischen Effekte von Statinen erklären. Mit einer Statintherapie können nämlich ischämische ST-Strecken-Senkungen im Langzeit-EKG deutlich reduziert werden. Somit hat die Statintherapie neben der vorrangig prognostischen Indikation auch eine günstige symptomatische Wirkung.

Da Statine auch bei relativ niedrigem LDL-Cholesterin (z. B. < 125 mg/dl) prognostisch günstig sind, sind sie bei diesen Patienten vorrangig gegenüber Fibraten einzusetzen.

Modifizierung der Risikofaktoren

Diät, Gewichtsreduktion, Blutdruck- und Blutzuckereinstellung sowie Nikotinabstinenz wirken sich sowohl symptomatisch als auch prognostisch günstig aus und sind daher ein wichtiger Bestandteil des therapeutischen Gesamtkonzeptes, welches nicht ausschließlich auf Medikamenten und technischen Verfahren (z. B. PTCA) beruhen sollte.

Insbesondere **körperlicher Belastung und Sport** kommt große Bedeutung zu, da Bewegung selbst bei Patienten mit Herzinsuffizienz die Leistungsfähigkeit und die Prognose erwiesenermaßen verbessert (nur bei stabilem Patienten, ggf. Training in Herzsportgruppe).

Gerinnungshemmung Gerinnungshemmende Therapie wirkt selbst nicht antianginös, durch die Hemmung einer Thrombenbildung reduzieren sie die Häufigkeit von akuten Koronarsyndromen und verbessern die Prognose. Sie gehören damit zum Standard der Behandlung der koronaren Herzkrankheit:
- Der Thrombozytenaggregationshemmer **Acetylsalicylsäure** (ASS) sollte in einer Dosis von 80–325 mg/d (in Deutschland meist 100 mg/d) verabreicht werden. Unter dieser Dosierung treten kaum gastrointestinale Nebenwirkungen auf, wenn das Medikament mittags nach dem Essen eingenommen wird.
- Studien weisen darauf hin, dass der Thrombozytenaggregationshemmer **Clopidogrel** (ADP-Antagonist) bei Hochrisikopatienten vorteilhafter sein könnte. Ob die zusätzliche Gabe von Clopidogrel in der Dauertherapie einen Vorteil erbringt, muss jedoch erst noch geklärt werden. Somit stellt Clopidogrel zunächst ein Ausweichpräparat bei ASS-Unverträglichkeit dar (aber: zusätzliche Gabe nach Stentimplantation und akutem Koronarsyndrom).
- Eine vergleichbare Wirksamkeit wie ASS weisen **Kumarinpräparate** (z. B. Marcumar®) auf. Sie werden verabreicht, wenn beispielsweise zusätzlich Vorhofflimmern vorliegt. Eine Kombination aus Kumarinpräparaten und ASS geht mit einem hohen Blutungsrisiko einer ohne gesicherten prognostischen Vorteil in der Langzeittherapie der KHK.

Nitrate Langzeitnitrate wie Isosorbiddinitrat oder Isosorbid-5-mononitrat können oral gegeben werden, dann tritt ihre Wirkung verzögert ein. Der Wirkmechanismus entspricht dem des Glyzeroltrinitrats. Um Toleranzentwicklungen zu vermeiden, wird empfohlen, zwei Einzeldosen von nichtretardiertem Isosorbiddinitrat oder -mononitrat im 8-h-Intervall zu geben und über Nacht ein nitratfreies Intervall von mindestens 12 h einzuhalten. Alternativ kann auch eine hohe Dosis eines retardierten Nitrats einmal am Morgen eingenommen werden. Nitrate sind zwar symptomatisch wirksam, eine Verbesserung der Prognose konnte jedoch bisher nicht belegt werden.

Kalziumantagonisten Sie wirken vorwiegend über arterielle Blutdrucksenkung und mindern so den myokardialen Sauerstoffverbrauch. Ferner können sie in bestimmten Fällen zur Relaxation exzentrischer Koronarstenosen beitragen. Es empfiehlt sich, Kalziumantagonisten mit einem β-Rezeptoren-Blocker zu kombinieren, da hierdurch der reaktive Frequenzanstieg vermieden wird.

5.4 Koronare Herzerkrankung

> **!** Bei Kombination von Verapamil oder Diltiazem mit β-Rezeptoren-Blockern besteht die Gefahr von höhergradigen AV-Blockierungen!

Kurz wirksame Kalziumantagonisten stehen im Verdacht, prognostisch ungünstig zu sein, so dass heutzutage lediglich mit lang wirksamen Kalziumantagonisten behandelt werden sollte (z. B. Amlodipin, Felodipin). Ein eindeutiger prognostischer Nutzen bezüglich der KHK konnte auch für diese Kalziumantagonisten nicht nachgewiesen werden, so dass sie Medikamente der zweiten Wahl sind, z. B. für die Blutdruckeinstellung bei Patienten mit KHK, nach Gabe von Betablockern, ACE-Hemmern und ggf. Diuretikum.

Ungeeignete Substanzen Ohne symptomatische oder prognostische Wirkung sind **Hormone und Vitamine,** die daher nicht zur Behandlung der koronaren Herzkrankheit eingesetzt werden sollten. Große prospektive Untersuchungen haben keinen Nutzen von Vitamin E oder Vitamin C bei der KHK nachweisen können. Auch eine postmenopausale Hormontherapie muss heute kritisch gesehen werden, da jüngste Untersuchungen darauf hinweisen, dass die kardiovaskuläre Ereignisrate eher gesteigert ist.

Zusammenfassend besteht die Standardtherapie der koronaren Herzkrankheit aus den prognostisch günstigen Medikamenten Betablocker, ACE-Hemmer, Statine und ASS. Aus symptomatischen Gründen können ggf. Nitrate und lang wirksame Kalziumantagonisten hinzugefügt werden (nicht obligat).

Therapie des akuten Koronarsyndroms

Die Therapie des akuten Koronarsyndroms ist ausführlich dargestellt in Kapitel 5.5.

Interventionelle Therapie

Perkutane transluminale koronare Angioplastie Die perkutane transluminale koronare Angioplastie (**PTCA**) hat sich seit der Einführung 1977 durch Andreas Grüntzig als nichtoperative Behandlungsmethode der symptomatischen koronaren Herzerkrankung etabliert. Inzwischen werden in Deutschland ca. 600 000 Eingriffe pro Jahr durchgeführt. Die Ballondilatation kann unmittelbar im Anschluss an die diagnostische Koronarangiographie in der gleichen Sitzung durchgeführt werden (Prima-vista- oder Ad-hoc-PTCA).

Ballondilatation Koronarstenosen werden mit einem Ballonkatheter aufgedehnt, der über einen Draht intrakoronar eingeführt wird. Mechanismus der Ballondilatation ist die Kompression der atherosklerotischen Plaque und Expansion des Gefäßes durch Einrisse in der Intima (Dissektion).

Stent Einen wesentlichen Fortschritt stellte die Einführung von koronaren Stents Anfang der 90er Jahre dar, mit denen Komplikationen der Ballondilatation wie z. B. zu große, flusslimitierende Dissektionen oder akute intermittierende Gefäßverschlüsse beherrscht werden konnten. Insofern verbessern Stents das Akutergebnis ebenso wie den Langzeitverlauf, weil sie mit einer niedrigeren Restenoserate (s. u.) einhergehen. Deshalb werden sie heutzutage großzügig eingesetzt (ca. 50–90 % aller PTCA). Das Risiko einer subakuten Stentthrombose ist heutzutage sehr gering (< 0,5 %).

- **Gerinnungshemmung:** Durch die gleichzeitige Gabe von Acetylsalicylsäure, Heparin und bei Risikopatienten auch von Glykoproteinrezeptorblockern kann die Bildung intrakoronarer Thromben effektiv verhindert werden. Zur Vermeidung einer Stentthrombose wird Clopidogrel (75 mg/d) über mindestens vier Wochen verabreicht (Startdosis: 300 mg), zusätzlich zur ASS-Dauerbehandlung.
- **Komplikationen:** Dank der technischen Fortschritte und der gerinnungshemmenden Begleitmedikation konnte die peri- und postinterventionelle Infarktrate auf unter 1 % gesenkt werden. Nur noch in Ausnahmefällen wird heute eine akute chirurgische Intervention notwendig, da selbst schwerwiegende Komplikationen, wie die selten auftretenden Perforationen eines Koronargefäßes, oft noch mit interventionellen Mitteln beherrscht werden können.
- **Gefäßzugang:** Mithilfe von arteriellen Verschlusssystemen, bei denen von außen mit einem speziellen Gerät eine Gefäßnaht gesetzt oder ein Kollagenpfropf auf der Gefäßpunktionsstelle verankert wird, können die Patienten häufig nach 4–6 h wieder mobilisiert werden. Ohne Verschlusssystem ist ein Druckverband von 12–24 h notwendig. Am Tag nach der PTCA können die Patienten in der Regel aus dem Krankenhaus entlassen werden (bei stabiler Angina).
- **Restenose:** Eine wesentliche Limitation der Ballondilatation ist die Restenose (> 50%ige Diameterstenose). Diese ist bedingt durch eine elastische Wiedereinengung („recoil") des Gefäßes und Proliferation der Neointima als Antwort auf die Gefäßverletzung durch das Barotrauma. Bei etwa einem Drittel der nur mit einem Ballon dilatierten Stenosen (ca. 20–50 % der behandelten Stenosen) findet sich innerhalb von ca. drei bis sechs Monaten eine signifikante Restenose, die in der Regel erneut dilatiert werden kann. Eine Restenose nach koronarer Stentimplantation (Instent-Restenose) tritt in ca. 10–35 % der Fälle auf, ist im Gegensatz zur Ballondilatation jedoch hauptsächlich durch Proliferation der Neointima bedingt. Zahlreiche medikamentöse Strategien der letzten Jahre, diese zu verhindern, schlugen fehl. Neuere technische Verfahren wie die Atherektomie (intrakoronare Biopsie) oder Rotablation haben sich nicht etabliert und werden heutzutage nur noch selten angewendet. Eine erneute Ballondilatation der Instent-Restenose ist zwar in der Regel möglich, geht aber mit einem hohen Restenoserisiko einher.
Wenngleich sich eine Restenose nicht sicher vorhersagen lässt, gibt es **Prädiktoren:**
  – kleine Gefäße
  – schlechtes Akutergebnis (Reststenose)
  – Diabetes mellitus
  – akutes Koronarsyndrom
  – Stenose in Venenbypass.
- Zur Therapie der Instent-Restenose hat sich die intrakoronare **Brachytherapie** erwiesen: Nach Aufweitung

per Ballonkatheter wird ein spezieller, in sich abgeschlossener Katheter an die dilatierte Stelle vorgeschoben, mit dem das Gefäß kurzfristig mit Betastrahlen bestrahlt wird. Dadurch wird das Risiko einer Restenose von 52 % auf 26 % halbiert (INHIBIT-Studie mit β-Strahler).

- **Medikamentenbeschichtete Stents** („Drug Eluting Stents") scheinen die bisher effektivste Methode zu sein, eine Restenose zu verhindern. Auf einen Metallstent wird ein abbaubares Trägerpolymer aufgebracht, in dem ein Medikament eingebracht ist, welches nach Implantation des Stents langsam freigesetzt wird. Die Beschichtung erfolgt mit antiproliferativ wirksamen Medikamenten wie z. B. dem Immunsuppressivum Sirolimus (Syn. Rapamycin) oder Paclitaxel. Erste Untersuchungen zeigen eine Restenoserate zwischen 0 und maximal 18 % bei Patienten mit Diabetes mellitus, dem höchsten Restenoserisiko. Nach den bisherigen Erkenntnissen werden die medikamentenbeschichteten Stents somit der entscheidende Durchbruch zur Vermeidung einer Restenose sein. Zum gegenwärtigen Zeitpunkt liegen jedoch noch wenige Untersuchungen zum Langzeitverlauf über mehrere Jahre vor.

Chirurgische Therapie

Bei der koronaren Bypassoperation (Coronary Artery Bypass Grafting, CABG) werden die Koronarstenosen mit Bypassgefäßen überbrückt, die distal anastomosiert werden. Es gibt verschiedene Formen von Bypassgefäßen.

Aortokoronarer Venenbypass (ACVB) Die Vena saphena magna wird aus dem Bein entnommen und proximal an der Aorta ascendens und distal am Koronargefäß anastomosiert. Die Bypassverschlussrate während des ersten Jahres liegt zwischen 10 und 20 %. Anschließend besteht ein Verschlussrisiko von etwa 2 % pro Jahr. Ein Bypass (graft) kann seriell an mehrere Gefäße angeschlossen werden (Sequenzgraft) oder eine Abzweigung enthalten (Y-Graft).

Arteria-mammaria-Bypass Die linke A. mammaria (LIMA, A. thoracica int.) wird freipräpariert und distal am Koronargefäß anastomosiert. Der proximale Abgang aus der A. subclavia wird belassen. Der Vorteil der A. mammaria interna liegt in den geringeren Verschlussraten. Nach zehn Jahren sind über 90 % der A.-mammaria-Anastomosen noch offen, während die Vena-saphena-magna-Anastomosen zu über 50 % verschlossen sind. Dementsprechend besser ist die Prognose, wenn eine LIMA verwendet wird. Die LIMA wird in der Regel auf den wichtigen R. interventricularis anterior anastomosiert, wenn dieser stenosiert ist.

Andere Bypässe A.-mammaria-Bypässe können auch mit dem rechten Gefäß durchgeführt werden (RIMA). Aufgrund der geringeren Langzeitverschlussraten scheinen die technisch etwas aufwändigeren mehrfachen arteriellen Bypassversorgungen (mehrere arterielle Bypässe bei gleicher Operation) besonders günstig zu sein. Zuweilen wird auch die A. radialis oder A. gastroepiploica als Bypassgefäß benutzt.

Für die Operation ist eine Sternotomie als Zugang zum Herzen notwendig. Die Operation wird unter Einsatz der Herz-Lungen-Maschine in Hypothermie (28–32 °C) durchgeführt. Die Operationsletalität liegt heute bei 1–2 % und somit wesentlich höher als bei der PTCA. Eingeschränkte linksventrikuläre Funktion und fortgeschrittenes Alter erhöhen das Risiko des operativen Eingriffs. Eine Entlassung ist bei komplikationslosem Verlauf und ebensolchen Wundverhältnissen (Sternum und Venenentnahmestellen) nach einer Woche möglich, meist gefolgt von einer mehrwöchigen Rehabilitation.

Probleme der Bypassoperation sind das Trauma der Thoraxeröffnung (Sternotomie) mit entsprechenden postoperativen Schmerzen und die Anwendung der Herz-Lungen-Maschine. Dabei kann es insbesondere bei verkalkter Aorta zu embolischen zerebralen Komplikationen kommen (Apoplex). Erhöhte inflammatorische Parameter nach Zirkulation des Blutes durch die Herz-Lungen-Maschine werden mit verantwortlich gemacht für zahlreiche kognitive Störungen, die – neben akuten Durchgangssyndromen – auch mehrere Jahre nach der Bypassoperation nachweisbar sind und ca. jeden vierten Patienten (22 %) betreffen.

Neuere Entwicklungen versuchen diese Nachteile abzumildern:

- **Off-pump-Bypassoperation (OPCABG):** Durch mechanische Stabilisatoren des schlagenden Herzens kann die Operation ohne Herzstillstand (Kardioplegie) und externe Oxygenierung (Herz-Lungen-Maschine) durchgeführt werden.
- **Minimal-invasive Bypassoperation:**
  - **Port Access:** Inzision 4. ICR links, femoraler Zugang der Herz-Lungen-Maschine: Anlegen mehrerer Bypässe möglich. Kein Vorteil bezüglich neurologischer Komplikationen.
  - **MIDCAB** (Minimal Invasive Direct Coronary Artery Bypass): Minithorakotomie 4. ICR links oder weiter distal und lateral (abhängig vom Zielgefäß). MIDCAB ist als Off-pump-Operation möglich. Nachteil ist allerdings, dass in der Regel nur ein Hauptgefäß erreichbar ist. Die häufigste MIDCAB-Operation ist die Anlage eines LIMA-Bypasses auf den RIVA (LAST). Eine Entlassung ist häufig nach drei Tagen möglich.
  - **Roboterassistierte Bypasschirurgie** und vereinfachtes, nahtloses Anlegen der **Anastomosen** mithilfe spezieller Vorrichtungen wird zukünftig die minimal-invasive Operation am schlagenden Herzen weiter erleichtern.

Indikation zur Revaskularisation

Chronische stabile Angina pectoris PTCA und Bypassoperation sind eine palliative Behandlungsmethode und können die Progression der koronaren Herzerkrankung nicht verhindern. Sie sind somit komplementär und nicht alternativ zu der medikamentösen Behandlung der Grunderkrankung zu sehen. Eine Lebensverlängerung durch die PTCA ist bei chronisch stabiler Koronarsklerose bisher nicht nachgewiesen worden. Insofern ist die Indikation zur PTCA bei diesen Patienten primär symptomatisch und ein positiver Ischämienachweis (typische Symptomatik, positiver Belastungstest) vor der PTCA obligat.

Gegenüber einer rein medikamentösen Therapie wirkt eine Bypassoperation bei der koronaren Dreigefäßerkran-

5.4 Koronare Herzerkrankung

kung lebensverlängernd, insbesondere wenn bereits in Ruhe eine linksventrikuläre Funktionsstörung vorliegt (Auswurffraktion unter 30 %). Auch bei der koronaren Zweigefäßerkrankung ist die Prognose deutlich besser im Vergleich zur medikamentösen Therapie, wenn gleichzeitig der Ramus interventricularis anterior stenosiert ist. Patienten mit koronarer Eingefäßerkrankung haben auch unter alleiniger medikamentöser Therapie eine gute Prognose.

Ein- und Zweigefäßerkrankung Ursprünglich überwiegend bei koronarer Eingefäßerkrankung angewendet, hat sich die Indikation zur PTCA aufgrund der stetigen technischen Verbesserungen (z. B. Stent und Glykoproteinrezeptorblocker) auf Patienten mit Mehrgefäßerkrankungen ausgeweitet. Bei Ein- und den meisten Zweigefäßerkrankungen ist daher inzwischen die PTCA das Mittel der ersten Wahl. Falls die PTCA nicht erfolgversprechend erscheint (z. B. Z.n. mehrfachen Restenosen), ist heute die minimal-invasive Bypassoperation – idealerweise, wenn es den RIVA betrifft (LIMA-Bypass) – eine Alternative.

Dreigefäßerkrankung In vergleichenden Studien bei koronarer Dreigefäßerkrankung sind schwer wiegende Ereignisse wie Tod oder Myokardinfarkt nach PTCA/Stent genauso häufig wie nach Bypassoperation (ARTS-Studie). Allerdings werden innerhalb der nächsten Jahre nach PTCA häufiger erneute restenosebedingte Revaskularisierungsmaßnahmen nötig als bei der Bypassoperation, bei der auf Jahre hin mit einer guten Funktion gerechnet werden darf. Es muss bei koronarer Dreigefäßerkrankung individuell für jeden Patienten abgewogen werden zwischen der für den Patienten in der Regel wenig traumatisierenden, jedoch eventuell häufiger zu wiederholenden PTCA und der Bypassoperation, von welcher sich der Patient gegebenenfalls erst nach Monaten komplett erholt. Gegen die Bypassoperation sprechen zudem die neurokognitiven Defizite im Gefolge des Einsatzes der Herz-Lungen-Maschine. Eine Bypassoperation erscheint günstiger, wenn durch Katheterintervention keine komplette Revaskularisierung erzielt werden kann. Einige Untersuchungen deuten darauf hin, dass besonders Patienten mit Diabetes mellitus von der Bypassoperation profitieren. Sollten sich die Medikamente freisetzenden Stents in den nächsten Jahren weiter bewähren, darf jedoch mit einer weiteren Ausweitung der Indikation der PTCA zu Ungunsten der Bypassoperation gerechnet werden.

Hauptstammstenose Eine Hauptstammstenose gilt derzeit noch als eine klassische Indikation für die Bypassoperation (s. u.), bei der sie lebensverlängernd wirkt. Eine PTCA sollte in der Regel nur bei „geschütztem" Hauptstamm (ein offenes Bypassgefäß auf RIVA oder RCX) durchgeführt werden.

Chronische Verschlüsse Hier liegen die Erfolgsraten bei der PTCA bei > 70 %, insbesondere wenn der Verschluss nicht älter als drei Monate ist.
- **Stenosen in degenerierten venösen Bypassgefäßen:** Eine erfolgreiche Dilatation mittels Stent und ggf. einem Protektionskatheter (z. B. Filter für atherosklerotisches Debris) führt meist zu einem guten Akutergebnis. Eine erneute Bypassoperation ist mit hohem Risiko verbunden (Verwachsungen im Operationsgebiet, ggf. Verletzung eines noch offenen anderen Bypasses).
- **Akutes Koronarsyndrom/Myokardinfarkt:** Eine rasche Herzkatheteruntersuchung mit gleichzeitiger PTCA verbessert die Prognose von Patienten mit akutem Koronarsyndrom (s. Kap. 5.5).

Erweiterte Therapie bei ischämischer Kardiomyopathie

Patienten mit koronarer Herzkrankheit sind vom **plötzlichen Herztod** bedroht. Bei Risikogruppen besteht die Möglichkeit, mit einem automatischen, implantierbaren Kardioverter-Defibrillator (**AICD**) maligne Rhythmusstörungen zu behandeln. Die Indikation für einen AICD bei Patienten mit koronarer Herzkrankheit hat sich in den letzten Jahren ständig erweitert.

Bei Patienten mit Herzinsuffizienz aufgrund der ischämischen Kardiomyopathie und breitem Linksschenkelblock kann auch eine Therapie mit einem **biventrikulären Schrittmacher** erwogen werden.

Im Endstadium der ischämischen Kardiomyopathie, wenn keine Revaskularisation mehr durchgeführt werden kann, kommt bei Patienten < 60 Jahren eine **Herztransplantation** in Frage. Als Überbrückungsmaßnahme kann ein mechanisches Linksherzunterstützungssystem (**Assist-Device**) implantiert werden (s. Kap. 3.9.2).

Zukunftsperspektiven

In präklinischen und klinischen Studien wird derzeit untersucht, inwiefern zukünftig durch Gen- oder adulte Stammzelltherapie der Verlauf der koronaren Herzkrankheit und der ischämischen Kardiomyopathie günstig beeinflusst werden kann.

Verlauf und Prognose

Die jährliche Sterblichkeitsrate der koronaren Herzerkrankung liegt bei 5–8 %. Die Letalität ist abhängig vom Schweregrad der koronaren Herzerkrankung.

Eine besonders ungünstige Prognose besteht bei der unbehandelten Stenose des Hauptstamms der linken Kranzarterie.

Weitere wichtige Faktoren, welche die Prognose verschlechtern, sind Begleiterkrankungen wie
- Diabetes mellitus
- andere Manifestationen der Atherosklerose (pAVK, zerebrale Atherosklerose)
- reduzierte linksventrikuläre Funktion.

Patienten mit koronarer Herzkrankheit sind in erster Linie gefährdet durch einen (**erneuten**) **Myokardinfarkt** (s. Kap. 5.5).

Dank der inzwischen vorhandenen Therapiemöglichkeiten überleben heute mehr Patienten einen Myokardinfarkt als früher. Insofern nimmt aber der Anteil der KHK-Patienten mit Herzinsuffizienz zu. Im Endstadium einer **ischämischen Kardiomyopathie** steht dann neben dem Risiko von ventrikulären (tödlichen) Rhythmusstörungen oftmals die **Herzinsuffizienz** im Vordergrund, die zum Tod durch **Pumpversagen** führen kann.

5 Krankheiten des Herzens und des Kreislaufs

Zusammenfassung

- Häufigste Ursachen: atherosklerotische Verengung der Herzkranzgefäße, Plaqueruptur
- Wichtigste Symptome: belastungsabhängige Angina pectoris oder akutes Koronarsyndrom
- Wichtigste diagnostische Maßnahmen: Belastungs-EKG (stabil); EKG, Troponin, CK (instabil)
- Wichtigste therapeutische Maßnahmen: perkutane Katheterintervention oder koronare Bypassoperation, anschließend medikamentöse Sekundärprävention mit ASS, Betablocker, Statin und ACE-Hemmer

5.5 Akute koronare Syndrome

A. van de Loo, Ch. Bode

Synonyme: Akuter Myokardinfarkt, instabile Angina pectoris, nicht-transmuraler Myokardinfarkt
Engl. Begriff: Unstable Coronary Syndrome

Praxisfall

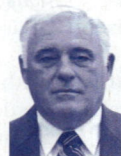

Herr Bauer, 60 Jahre alt, verspürt in den Morgenstunden zu Hause plötzlich heftigste retrosternale Schmerzen, ausstrahlend in die Innenseite des linken Arms. Seine Ehefrau ruft den Notarzt, der die Verdachtsdiagnose „akutes koronares Syndrom" stellt. Nach der Erstversorgung (Sauerstoff, stabiler Venenzugang, ASS, Metoprolol, Nitroglycerin, Thromboseprophylaxe mit Heparin und Diazepam zur Anxiolyse) begleitet er Herrn Bauer unter Monitorüberwachung in die Klinik. Bei der Klinikaufnahme wird der Blutdruck bei 90/60 mmHg gemessen, die Herzfrequenz beträgt 85/min. Herrn Bauer ist blass, kaltschweißig und unruhig. Die Schmerzen sind etwas rückläufig. Im nun abgeleiteten 12-Kanal-EKG erkennt man deszendierende ST-Strecken mit präterminaler T-Negativierung in den Ableitungen II, III und aVF (s. Abb. 5.16). Neben einer analgetischen Therapie mit Morphin wird ein Betablocker intravenös verabreicht. Ein Bedside-Test weist eine diagnostische Erhöhung des Ischämiemarkers Troponin T nach. Unter intravenöser Heparin- und Nitrattherapie kommt es zu rezidivierenden retrosternalen Schmerzen. Herr Bauer wird nun zusätzlich mit einem intravenös verabreichten Glykoprotein-IIb/IIIa-Antagonisten behandelt. Wegen der instabilen klinischen Situation verlegen die Kollegen ihn in eine Klinik mit apparativer Möglichkeit zur Koronarangiographie. Die diagnostische Koronarangiographie ergibt eine **kurzstreckige, hochgradige Stenose der proximalen rechten Koronararterie** (s. Abb. 5.17a). Das linke Koronarsystem ist unauffällig. Man entschließt sich zur sofortigen Ballondilatation (PTCA). Die erste Dilatation führt zu einem guten Ergebnis, jedoch weist eine Doppelkontur auf eine Dissektion der Gefäßwand hin. Daher wird sofort ein intrakoronarer Stent platziert. Der Fluss im Koronargefäß ist nun komplett wiederhergestellt (s. Abb. 5.17b). Innerhalb weniger Minuten ist Herr Bauer vollkommen beschwerdefrei, die Hautfarbe normalisiert sich, und der Blutdruck steigt an. Er wird auf die Intensivstation übernommen und kann nach einigen Tagen das Krankenhaus verlassen.

Definition

Der Begriff akute koronare Syndrome (ACS) umfasst nach heutiger Definition ein Spektrum zwischen der klassischen instabilen Angina über den nicht-transmuralen („Non-Q"-)Myokardinfarkt bis hin zum transmuralen Myokardinfarkt. Ursache ist der vorübergehende oder komplette, meist thrombotische Verschluss einer Koronararterie mit nachfolgender Minderversorgung des abhängigen Herzmuskelgewebes.

- Die **instabile Angina pectoris** ist gekennzeichnet durch die typische Angina-pectoris-Symptomatik, welche an Intensität und Frequenz zunimmt (s. Kap. 5.4). Elektrokardiographisch findet man typischerweise deszendierende ST-Segmente mit präterminaler T-Negativierung. Nekrosemarker wie Troponin I oder T können erhöht

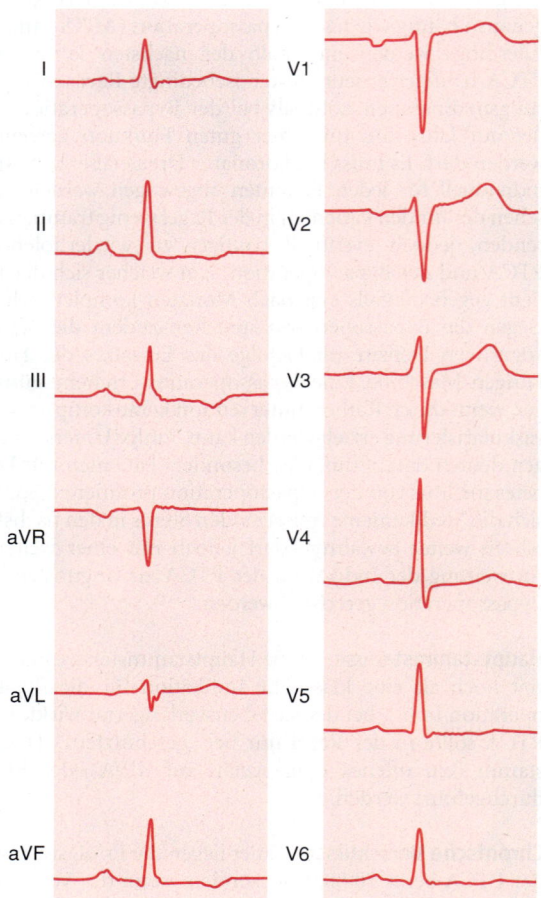

Abb. 5.16 EKG bei Hinterwandischämie: 12-Kanal-Ruhe-EKG bei einem Patienten mit instabiler Angina pectoris. Sinusrhythmus, Indifferenztyp, deszendierende ST-Strecken mit präterminal negativer T-Welle in den Ableitungen II, III und aVF.

sein und charakterisieren dann eine besondere Risikogruppe.
- Der **nicht-transmurale Myokardinfarkt** zeigt bei ähnlicher Symptomatik einen Anstieg der weniger sensitiven Nekroseparameter Creatinkinase, Myoglobin und/oder LDH. Im Oberflächen-EKG entwickelt sich keine Q-Zacke.
- Der typische EKG-Befund beim **akuten transmuralen Myokardinfarkt** ist die monophasische ST-Strecken-Hebung. Bei unbehandeltem Verlauf wird man nach einigen Stunden eine Q-Zacke als Zeichen einer kompletten transmuralen Infarzierung nachweisen können.

Epidemiologie

In Deutschland erleiden etwa 400 000 Patienten pro Jahr einen Myokardinfarkt. Etwa ein Drittel der Infarkte verlaufen tödlich, von diesen Patienten versterben ca. 50 % zu Hause. Mit Einführung der Intensivstationen (ca. 1960) konnte die Infarktsterblichkeit während des Klinikaufenthalts von 30 auf etwa 10 % gesenkt werden. Die Thrombolysetherapie hat die Sterblichkeit weiter reduziert. Haupttodesursachen sind heute nicht beherrschbare maligne Rhythmusstörungen und die Ausbildung einer progredienten Herzinsuffizienz.

Ätiologie und Pathogenese

Die häufigste Ursache akuter koronarer Syndrome ist die Thrombozytenadhäsion und -aggregation mit Thrombusbildung in der Koronararterie auf dem Boden einer Plaqueruptur. Diese entsteht als Folge eines haarfeinen Risses der Deckplatte einer lipidreichen, entzündlich aktiven artherosklerotischen Gefäßwandveränderung (s. Kap. 5.3). Das Blut ist damit einer extrem gerinnungsaktiven kollagenen Oberfläche ausgesetzt. Bei der instabilen Angina führt eine solche lokale Aktivierung der Thrombozytenaktivität zu wiederholten subtotalen thrombotischen Verschlüssen des Koronargefäßes. Angiographische und pathoanatomische Studien haben gezeigt, dass bei instabiler Angina pectoris meist eine hochgradige **Stenose** der Herzkranzader mit Plaqueruptur vorliegt. Dagegen findet sich beim akuten transmuralen Myokardinfarkt häufig ein totaler thrombotischer **Gefäßverschluss** als Folge der Ruptur einer instabilen Plaque oder einer spontanen Dissektion der Gefäßwand.

Entscheidend ist in der Folge die Diskrepanz zwischen myokardialem Sauerstoffbedarf und unzureichendem Sauerstoffangebot. Das Muskelgewebe des Herzens toleriert eine solche komplette **Ischämie** maximal 30 min. Anschließend ist eine signifikante **Nekrose** nachweisbar.

Infarktlokalisation

Die Größe eines transmyokardialen Infarkts ist für die Prognose des betroffenen Patienten von ganz besonderer Bedeutung. Sie hängt insbesondere von der Lokalisation des Verschlusses im Koronarsystem ab. Je proximaler ein Verschluss entsteht, desto größer ist das abhängige Myokardareal und desto ausgedehnter ist entsprechend auch der Infarkt. Von Bedeutung sind weiterhin die Koronar-

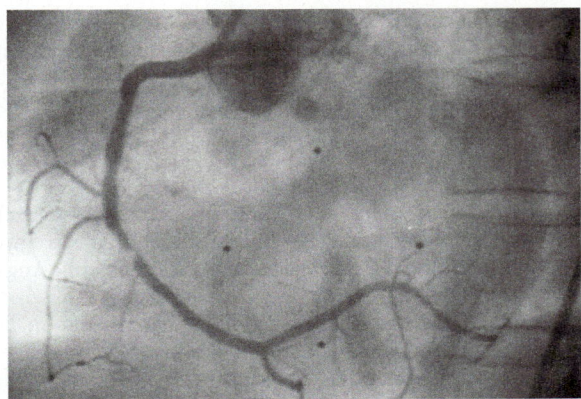

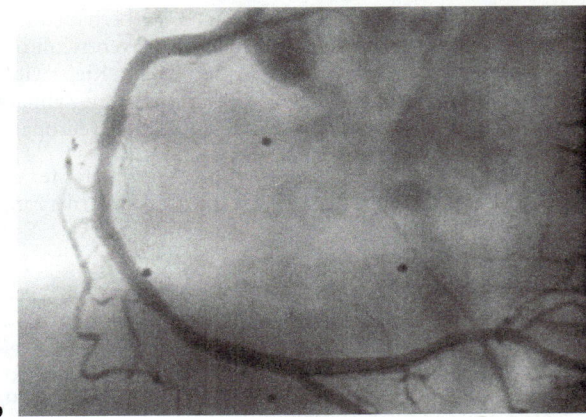

Abb. 5.17a, b Koronarangiographie der rechten Herzkranzader **a)** vor und **b)** nach PTCA und Stent: Man sieht die Plaqueruptur mit Thrombus. Nach Drahtpassage erfolgte die Dilatation mit einem Ballonkatheter, anschließend Stentimplantation.

anatomie (Versorgungstyp) und das Vorhandensein von kollateraler Blutversorgung.

Die Ischämie führt zum **Verlust der Pumpleistung** des Myokards. Wenn große Anteile des Herzens von der Ischämie betroffen sind oder eine ungünstige Koronaranatomie (z. B. Hinterwandinfarkt bei Rechtsversorgungstyp) vorliegt, kann es zum akuten **Linksherzversagen** kommen. Der Mangel an Sauerstoff führt außerdem zu erheblichen Störungen der lokalen Elektrolytbalance. Insbesondere der Anstieg der zellulären Kalziumkonzentration führt zu einer gesteigerten elektrischen Instabilität. Dies erklärt das häufige Auftreten maligner **Herzrhythmusstörungen** bei akuten koronaren Syndromen.

Symptome

Die typische Angina pectoris macht sich in Form heftiger retrosternaler Schmerzen bemerkbar. Der Patient weist mit der ganzen Hand oder der Faust, nicht jedoch mit einem Finger auf den schmerzhaften Bereich hin. Die Symptomatik ist meist intensiv und anhaltend, nicht kolikartig, und eher von „dumpfem" oder „brennendem" Charakter.

Der Schmerz kann in die Innenseite des linken Oberarms, aber auch in das Epigastrium (z. B. Hinterwandinfarkt) oder die Kieferwinkel ausstrahlen. Die Patienten haben eine intensive Vernichtungsangst. Vegetative Symptome wie Unruhe und starkes Schwitzen werden ebenfalls häufig beobachtet.

Aus der Anamnese ist nicht immer sicher zu entnehmen, ob eine instabile Angina oder ein akuter Myokardinfarkt vorliegt:
- Wiederkehrender, eher kurz anhaltender Schmerz bei niedriger Belastung oder in Ruhe, der durch Nitroglycerin beeinflussbar ist, weist eher auf eine **instabile Angina pectoris** hin.
- Hält die Symptomatik länger als 30 min in Ruhe an, liegt wahrscheinlich ein **akuter Myokardinfarkt** vor. Hier ist der Schmerz auf die sublinguale Gabe von Nitropräparaten nicht rückläufig.

Die Ausstrahlung der Schmerzen in den Oberbauch führt gelegentlich zur Fehldiagnose eines Ulcus ventriculi oder einer Cholezystitis. Schmerzen, die in den Kieferwinkel ausstrahlen, führen manche Patienten eher zum Zahnarzt. Langjährige Diabetiker mit fortgeschrittener Neuropathie empfinden oft keine Angina pectoris.

Diagnostik

Anamnese

Die Anamnese ist von besonderer Bedeutung für die schnelle Diagnostik akuter koronarer Syndrome. Hinweise aus der Vorgeschichte (vormals abgelaufener Infarkt?) können ein Infarktereignis wahrscheinlicher machen. Besteht eine progrediente, belastungsabhängige Symptomatik in den letzten Tagen? Wichtige Differentialdiagnosen wie Lungenembolie („Ist der Schmerz durch Einatmung verstärkt?") oder Aortendissektion („Ist hoher Blutdruck bekannt?") lassen sich so etwas eingrenzen.

Klinik

Bei der anschließenden klinischen Untersuchung findet man typischerweise einen blassen, kaltschweißigen, ängstlichen Patienten. Er sucht meist eine sitzende Position, um die Atmung zu erleichtern. Die Halsvenen können als Zeichen der kardialen Insuffizienz gestaut sein. Die pulmonale Auskultation kann Hinweise geben auf Lungenstauung, Pneumonie oder pleuritische Reizung. Über dem Herzen kann man Zeichen der Herzinsuffizienz (3. Herzton) oder einer Mitralinsuffizienz bei Papillarmuskeldysfunktion hören.

Labor

Die Labordiagnostik ist von entscheidender Bedeutung für die Sicherung der Diagnose eines akuten koronaren Syndroms. Des Weiteren können verschiedene Parameter auch zur Risikostratifikation eingesetzt werden. Da die kardiale Ischämie die Zellmembran schädigt, werden aus den Myozten aktive Enzyme in die Blutbahn freigesetzt, die als Indikatoren für die Schädigung dienen (s. Tab. 5.20).

Etwa 2 h nach Beginn der Ischämie werden im Serum die **Troponine I** und **T** nachweisbar. Es sind Strukturproteine des kontraktilen Apparates, die eine entscheidende Rolle in der elektromechanischen Koppelung spielen. Der Labortest ist hoch spezifisch, weil kardiale Troponine durch eine andere Gensequenz kodiert werden als diejenigen der Skelettmuskulatur. Ihr Nachweis im Serum weist daher fast immer auf eine Ischämie des Herzmuskels hin. Nach einem Anstieg sind die Troponine noch etwa zehn Tage erhöht nachweisbar.

Bei **instabiler Angina** identifiziert eine Troponinerhöhung die Patienten, welche ein erhöhtes Risiko haben, in den kommenden Stunden einen Infarkt zu entwickeln. Diese sollten daher sehr schnell einer Koronarangiographie zugeführt werden. Umgekehrt macht man sich diesen sensitiven Parameter zunutze, um bei Patienten, die mit thorakalen Schmerzen zur Aufnahme kommen, ein akutes koronares Syndrom auszuschließen. Wenn bei zwei Blutentnahmen im Abstand von 4–6 h kein Anstieg der Troponine nachgewiesen wird, ist eine kardialischämische Ursache sehr unwahrscheinlich.

Nach den aktuellen Empfehlungen der Fachgesellschaften wird ein sog. **kleiner Infarkt** definiert, welcher durch das Vorliegen der typischen Beschwerden ohne entsprechende EKG-Veränderungen, aber mit Anstieg des Troponins charakterisiert ist (NSTEMI = Non ST Elevation Myocardial Infarction).

Die **Creatinkinase (CK)** wird etwa 4 h nach Ischämiebeginn nachweisbar. Da hier ein Anstieg auch durch Schädigungen extrakardialer Muskulatur oder des Dünndarms verursacht werden kann, muss das spezifische kardiale Isoenzym CKMB bestimmt werden. Macht deren Aktivität > 6 % der Gesamt-CK-Aktivität aus, so gilt die Erhöhung als kardial verursacht. Zusätzlich zur Aktivität des Enzyms

Tab. 5.20 Labordiagnostik bei kardialer Ischämie.

Marker	Nachweisbarkeit nach Symptombeginn	Spitzenspiegel	Normalisierung
Myoglobin	1–4 h	6–7 h	24 h
Creatinkinase (CK)	3–12 h	12 h	48–72 h
Herzmuskelspezifische Creatinkinase (CKMB)	3–12 h	18 h	48–72 h
Troponin T	3–12 h	12–48 h	5–14 d
LDH	10 h	24–48 h	10–14 d

(gemessen in U/l) wird auch seine absolute Menge, die CKMB-Masse, zur Diagnostik eingesetzt. Wiederholte Messungen im zeitlichen Verlauf dienen auch als Hinweise zum Erfolg der Reperfusion nach Thrombolysetherapie.

Ebenfalls ein Strukturprotein des kontraktilen Apparats ist das **Myoglobin.** Sein Bestimmung ist sehr spezifisch. Es ist erstmals 2–4 h nach Ischämiebeginn nachweisbar (s. Tab. 5.20).

Die **Lactat-Dehydrogenase (LDH)** steigt erst ca. 12 h nach der Ischämie an. Ihre Kinetik im Serum hilft bei der zeitlichen Einordnung eines nicht ganz frischen Myokardinfarkts.

Unspezifische Laborhinweise sind eine **Leukozytose,** welche meist über mehrere Tage nach einem Infarkt anhält, und eine Erhöhung des **C-reaktiven Proteins (CRP),** das auch bei Patienten mit erhöhtem Risiko für die Ausbildung eines Infarktes und weiterer Komplikationen auftritt.

Elektrokardiographie

Das 12-Kanal-Oberflächen-EKG ist neben der Anamnese das entscheidende Werkzeug zur Diagnostik akuter koronarer Syndrome. Bei **instabiler Angina** pectoris findet man
- Abflachungen oder Inversionen der T-Wellen
- deszendierende ST-Segmente
- präterminale T-Negativierung.

Sind diese Veränderungen im Zeitverlauf unterschiedlich ausgeprägt, spricht man von **floriden Ischämiezeichen.** Ihr Vorliegen charakterisiert eine Patientengruppe mit deutlich erhöhtem Risiko.

Beim **nicht-transmuralen** Infarkt (Non-Q-Myokardinfarkts) bilden sich keine pathologischen Q-Zacken aus. Hier zeigen sich in der Elektrokardiographie temporäre ST-Strecken-Senkungen oder anhaltende gleichschenklig negative T-Wellen (s. Abb. 5.18).

Die charakteristische EKG-Veränderung beim **akuten transmuralen Myokardinfarkt** ist die monophasische ST-Strecken-Hebung.

Ist die Ischämie in der **Vorderwand** lokalisiert, findet man die beschriebenen Veränderungen in den Ableitungen V_2–V_6 (s. Abb. 5.19). **Hinterwandischämien** zeigen sich als ST-Alterationen in den Ableitungen II, III, aVF, während die **Seitenwand** am ehesten durch die Ableitungen I, aVL sowie V_5 und V_6 abgebildet wird (s. Tab. 5.21).

Bei akutem Hinterwandinfarkt ist es wichtig, auch die rechtsventrikulären Ableitungen zu untersuchen. Eine ST-Strecken-Hebung in Ableitung V_{r4} weist auf das Vorliegen eines großen Hinterwandinfarkts mit rechtsventrikulärer Beteiligung hin. Dieser ist mit einer deutlich höheren Sterblichkeit assoziiert und erfordert besondere intensivmedizinische Bemühungen.

> ! Die meisten Fehldiagnosen bei akuten koronaren Syndromen entstehen durch oberflächliche Anamneseerhebung und Fehlbefundung des EKG.

Differentialdiagnose

Dissezierendes Aortenaneurysma

Beim plötzlichen Einriss von Intima und Media der thorakalen Aorta setzt akut ein sehr starker Schmerz ein. Er strahlt in den Rücken sowie häufig in Abdomen und Beine aus und reagiert nicht auf die Gabe von sublingualem

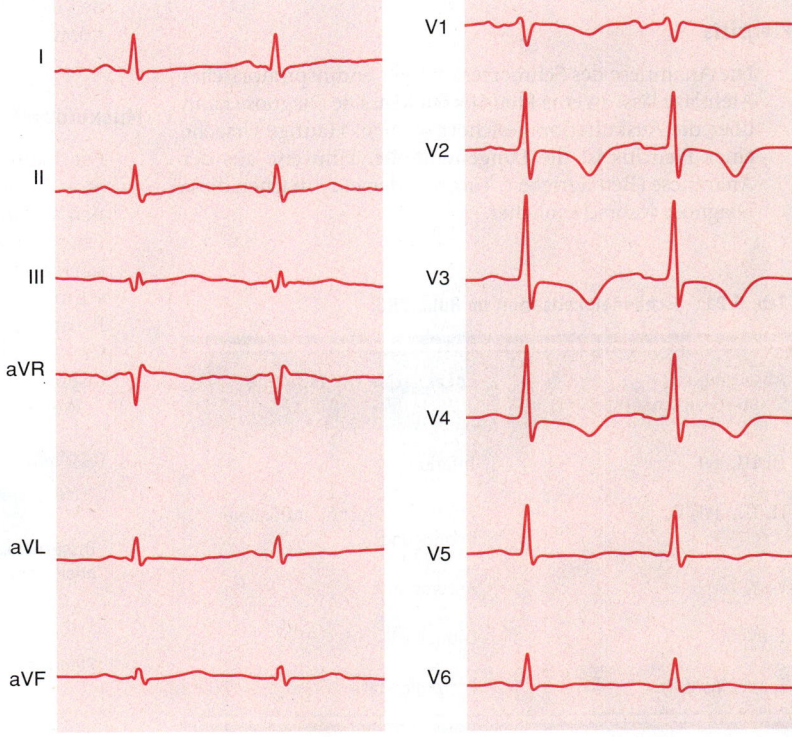

Abb. 5.18 EKG bei nicht-transmuralem Vorderwandinfarkt: 12-Kanal-Ruhe-EKG bei einem Patienten mit leichter Angina pectoris zwei Tage vor der stationären Aufnahme. Sinusrhythmus, Linkstyp, gleichschenklige T-Wellen-Inversion mit erhaltenem R-Potential in den anteroseptalen Ableitungen V_2–V_4. In der Koronarangiographie fand sich eine hochgradige, proximale Bifurkationsstenose des Ramus interventricularis anterior.

Krankheiten des Herzens und des Kreislaufs

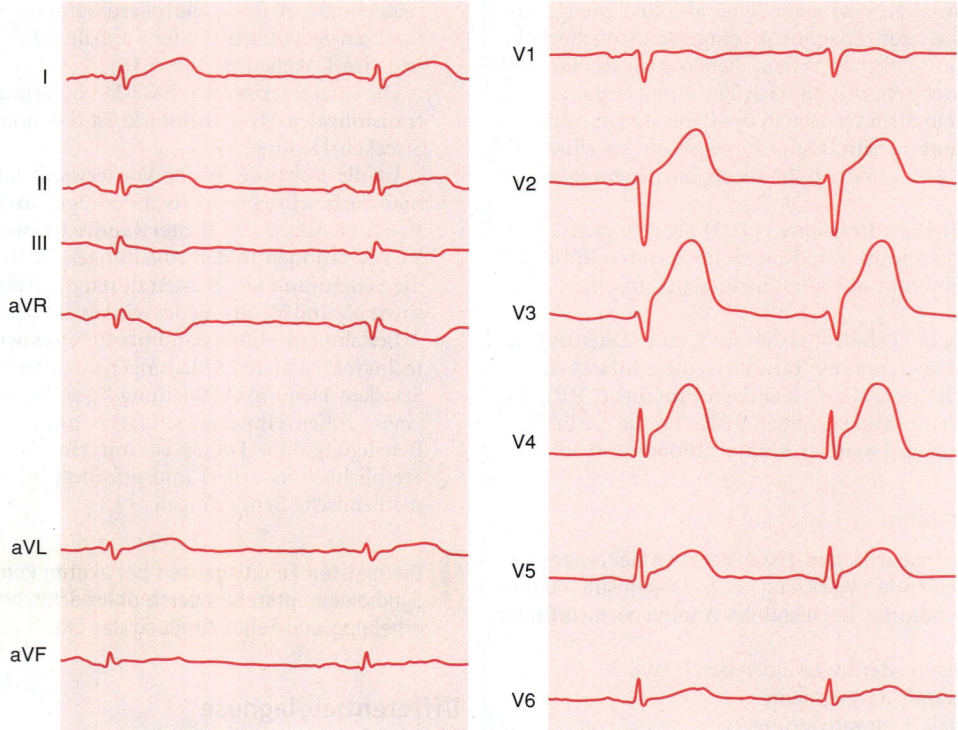

Abb. 5.19 EKG bei akutem Vorderwandinfarkt: 12-Kanal-Ruhe-EKG bei einem Patienten mit schwerer Angina pectoris anhaltend über 40 min. Sinusrhythmus, Linkstyp, ausgeprägte monophasische Hebungen der ST-Strecke in den anteroseptalen Ableitungen.

Nitrat. In der Anamnese findet man oft eine arterielle Hypertonie; manche Patienten zeigen den typischen Habitus des Morbus Marfan.

Pleuritis

Die Anamnese des Schmerzes in tiefer endinspiratorischer Atemlage lässt an eine Pleuritis denken. Die Diagnose kann über die Auskultation gesichert werden. Häufige Ursache einer Pleuritis ist die **Lungenembolie.** Hinweise aus der Anamnese (Bettlägrigkeit, Tumorleiden etc.) machen diese Diagnose wahrscheinlicher.

Tab. 5.21 Ischämielokalisation im Ruhe-EKG.

Ableitung mit ST-Strecken-Änderung	Lokalisation der Ischämie
II, III, aVF	Inferior
II, III, aVF, V_{r4}	Inferior mit rechtsventrikulärer Beteiligung
V_2–V_4	Anteroseptal
I, aVL	Lateral
I, aVL, V_5, V_6	Posterolateral

Perimyokarditis

Der charakeristische Schmerz verstärkt sich meist durch Vorbeugen des Oberkörpers. Anamnestisch sind vergangene virale Infekte von Bedeutung. Perikardreiben ist nur zu hören, wenn kein Perikarderguss vorliegt.

Muskuloskelettale Thoraxschmerzen

Die häufigste Ursache thorakaler Schmerzen ist in einer Störung der fein abgestimmten Interaktion der verschiedenen anatomischen Anteile der Thoraxwand zu sehen. Die Abgrenzung gegenüber der Angina pectoris ist oft sehr schwierig. Hinweisend ist manchmal, dass der Patient das schmerzhafte Areal mit einem Finger, nicht mit der ganzen Faust, zeigen kann. Durch leichten Druck auf den ventralen sternokostalen Übergang lässt sich dieser Schmerz auslösen.

Weitere wichtige Differentialdiagnosen s.u.

Differentialdiagnose	Ausschlussmaßnahmen
Disseziierendes Aortenaneurysma	Nitrat-resistenter Schmerz; fehlende Femoralispulse; transösophageale Echokardiographie
Pleuritis	Anamnese; Auskultation

5.5 Akute koronare Symptome

Differentialdiagnose	Ausschlussmaßnahmen
Perimyokarditis	EKG (ST-Strecken-Hebungen in zahlreichen Ableitungen, lassen sich keiner Lokalisation zuordnen)
Muskuloskelettale Thoraxschmerzen	Anamnese der Schmerzlokalisation
Akute Lungenembolie	Anamnese; EKG (Tachykardie, S_I/Q_{III}-Typ, Rechtsschenkelblock); Echokardiographie
Ulcus ventriculi et duodeni	Gastroduodenoskopie

Therapie

Patienten mit akutem koronarem Syndrom sind durch **Rhythmusstörungen** hochgradig gefährdet. Umso wichtiger ist es, dass eine optimale Therapie so früh wie möglich einsetzt. Aus diesem Grund ist der akute Thoraxschmerz mit der Verdachtsdiagnose „akutes koronares Syndrom" immer eine Indikation für die notärztliche Versorgung. Die Therapie wird bereits am Notfallort aufgrund der Anamnese und des klinischen Eindrucks eingeleitet. Eine Differenzierung zwischen Infarkt und instabiler Angina ist akut nicht erforderlich. Auf dem Transport sind lückenloses EKG-Monitoring und ärztliche Begleitung unabdingbar.

Präklinische Sofortmaßnahmen

Der Patient wird bequem gelagert, beengende Kleidungsstücke werden geöffnet. **Sauerstoff** wird über die Nasensonde appliziert. Ein stabiler **Venenzugang** sollte so bald wie möglich gelegt werden (s. Tab. 5.22). Alle Medikamente außer oralem ASS werden ausschließlich intravenös verabreicht. Subkutane oder intramuskuläre Injektionen sind bei dem klinischen Verdacht auf ein akutes koronares Syndrom grundsätzlich kontraindiziert.

Die Prognose wird entscheidend durch die frühzeitige Gabe von **Acetylsalicylsäure** (ASS) verbessert. Empfohlen werden 250–500 mg Aspisol® i.v. oder 250–500 mg Aspirin direct® p.o. Zur Thromboseprophylaxe werden 5000 IE **Heparin** i.v. gegeben. Weiterhin ist die schnelle Gabe eines **Betablockers** bedeutsam, z.B. 2–5 mg Metoprolol i.v. Bei instabiler Angina kann dies den Infarkt verhindern, bei manifestem Infarkt die Größe reduzieren sowie Kammerflimmern vermeiden. **Nitrate** (Glyzeroltrinitrat 2–10 mg/h i.v.) machen viele Patienten beschwerdefrei, eine Verbesserung der Prognose ist jedoch nicht gezeigt. Hat der Patienten weiterhin Schmerzen, sollten **Opiate** zur aktiven Analgesie eingesetzt werden. Geeignete Präparate zeigen einen schnellen Wirkungseintritt und starke analgetische Potenz bei guter Verträglichkeit (z.B. Piritramid 11–22 mg i.v.). Ein weiterer Vorteil dieser Substanzgruppe liegt in der peripheren Vasodilatation. Ferner können zur Anxiolyse **Benzodiazepinderivate** gegeben werden (z.B. Diazepam 2–5 mg i.v.). Eine prophylaktische antiarrhythmische Therapie ist nicht indiziert.

> **!** Sobald die Verdachtsdiagnose eines akuten koronaren Syndroms gestellt ist, dürfen keine **Medikamente intramuskulär** gegeben werden, da sonst die Creatinkinase im Serum ansteigt und so die Diagnostik erschwert wird. Zudem steigt die Rate gefährlicher Blutungen unter der notwendigen Therapie mit Thrombolytika und Hemmern der Thrombozytenfunktion.

Therapie in der Akutphase

Im Krankenhaus werden die Patienten während der ersten 24 h auf einer **Intensivstation** kontinuierlich überwacht. Die Behandlung erfolgt zunächst allgemein nach den unten beschriebenen Prinzipien. Sobald die Diagnose gesichert ist, kann eine spezifische Behandlung eingeleitet werden.

- Falls notwendig, wird die **Schmerzbekämpfung** mit Opiaten und Sedierung (Diazepam) konsequent fortgesetzt. Ziel der Behandlung ist die vollkommene Schmerzfreiheit.
- Zur Optimierung der kardialen Oxygenierung wird **Sauerstoff** per Nasensonde (2–4 l/min) appliziert.
- Wegen der Gefahr thromboembolischer Komplikationen werden alle Patienten, bei denen keine Kontraindikation besteht, mit **Heparin** antikoaguliert (20 000–30 000 I.E. i.v./24 h). Beim akuten Myokardinfarkt verhindert eine konsequente Therapie mit hochmolekularem Heparin den Wiederverschluss des eröffneten Koronargefäßes. Die Intensität dieser Antikoagulation wird durch regelmäßige Kontrollen der partiellen Thromboplastinzeit (aPTT; Zielbereich: 50–60 s) überwacht.
- **Nitrate** (z.B. Glyzeroltrinitrat 3–6 mg/h i.v.) mindern die retrosternalen Schmerzen, bringen sie aber nicht vollständig zum Verschwinden. Sie reduzieren den myokardialen Sauerstoffverbrauch und verbessern die Kollateraldurchblutung.
- **Betarezeptorenblocker** sind dringlich indiziert. Die Herzfrequenz sollt möglichst unter 70 Schlägen pro Minute eingestellt werden. Hypertone Blutdruckwerte erhöhen den myokardialen Sauerstoffverbrauch und müssen daher vermieden werden. Bolusgaben von z.B. 2–5 mg Metoprolol in Abhängigkeit von Herzfrequenz und Blutdruck sind meist ausreichend. Kontraindiziert sind Betablocker in der Akutphase bei Asthma bronchiale und höhergradiger kardialer Leitungsblockierung.

Tab. 5.22 Notfalltherapie bei akutem koronarem Syndrom.

- Beruhigendes Zugehen auf den Patienten
- Bequeme Lagerung
- O_2 über Nasensonde
- Auskultation von Herz und Lunge
- Großlumiger venöser Zugang
- Monitorüberwachung
- ASS 250–500 mg i.v.
- Unfraktioniertes Heparin 4000 IE i.v.
- Metoprolol 2–5 mg i.v.
- Ggf. Morphin 2–5 mg i.v.
- Ggf. Nitroglycerin 0,4 mg sublingual

Krankheiten des Herzens und des Kreislaufs

Tab. 5.23 Indikationen und Kontraindikationen der Thrombolysetherapie.

Indikation	■ Länger als 30 min anhaltende Angina pectoris ■ ST-Hebungen > 0,1 mV in zwei benachbarten Ableitungen ■ Neu aufgetretener Linksschenkelblock
Kontraindikation (absolut)	■ Floride Blutung (außer Menses) ■ V. a. Aortendissektion ■ Schädel-Hirn-Trauma ■ Zerebraler Tumor ■ Punktion nicht komprimierbarer Gefäße
Kontraindikation (relativ)	■ Ulcus ventriculi ■ Blutdruck anhaltend > 180/110 mmHg ■ Prolongierte Reanimation ■ Diabetische Retinopathie ■ Schwangerschaft ■ Z. n. intramuskulärer Injektion

- Die frühzeitige Gabe von **ACE-Hemmern** senkt ebenfalls die Sterblichkeit der Infarktpatienten. Innerhalb der ersten 24 h sollte mit der Therapie begonnen werden. Geeignet sind kurz wirksame Präparate als Testdosis, z. B. Captopril 6,25 mg p.o., um die Wirkung des ACE-Hemmers auf den Blutdruck beurteilen zu können. Anschließend wird zur Dauertherapie z. B. das länger wirkende Ramipril mit 2,5–5 mg als Tagesdosis eingesetzt.
- Patienten mit instabiler Angina pectoris, die verstärkt gefährdet sind, einen akuten Infarkt zu erleiden, profitieren besonders von der Gabe moderner **Glykoprotein-IIb/IIIa-Inhibitoren** (z. B. abciximab/ReoPro®; Tirofiban/Aggrastat®).
Sie werden nach Körpergewicht dosiert und über 12–48 h infundiert. Diese Substanzen hemmen die Thrombozytenaggregation und haben sich auch als Infusion während kathetertechnischer Interventionen als günstig erwiesen.

Das Therapieziel bei Vorliegen eines akuten **transmuralen Myokardinfarkts** muss neben der allgemeinen Therapie (s. o.) in der möglichst schnellen, kompletten und anhaltenden Wiedereröffnung des verschlossenen Infarktgefäßes liegen (s. u.).

Thrombolysetherapie

Die systemische intravenöse Thrombolysetherapie ist in allen Krankenhäusern und auch im Notarztwagen einsetzbar. Ihr verbreiteter Einsatz hat zu einer erheblichen Reduktion der Krankenhaussterblichkeit geführt. Die Wirksamkeit der Thrombolyse ist in hohem Maße vom Zeitintervall zwischen Schmerz- und Therapiebeginn abhängig. Eine zügige Entscheidung nach Prüfung von Indikationen und Kontraindikationen (s. Tab. 5.23) bei akutem Myokardinfarkt ist daher unerlässlich.

Für die systemische intravenöse Thrombolysetherapie stehen verschiedene Substanzen zur Verfügung; die gängigsten sind in Tabelle 5.24 aufgeführt. Entscheidender für das Ergebnis als die Wahl des Thrombolytikums ist jedoch die sog. **„Door-to-Needle"-Zeit** – das Intervall vom Eintreffen im Krankenhaus bis zur Applikation der Therapie. Nach Beginn der Therapie muss unter Streptokinase mit gelegentlichen allergischen Reaktionen gerechnet werden. Diese können durch hoch dosierte Steroidgaben behandelt werden.

Reperfusion

Ist die Behandlung erfolgreich, so wird der Patient sehr schnell beschwerdefrei, seine normale Hautfarbe kehrt zurück und der Blutdruck steigt an. Das Auftreten von sog. **Reperfusionsarrhythmien** (höhergradige AV-Blockierungen bei Hinterwandinfarkt oder idioventrikuläre Rhythmen) ist ein weiterer wichtiger Hinweis auf eine erfolgreiche Thrombolyse. Elektrokardiographisch sollte in der Stunde nach Lysebeginn die Absenkung der erhobenen ST-Strecken (**ST-Resolution**) dokumentiert werden. Ein drohender Wiederverschluss (Reokklusion) wird durch konsequente begleitende **Heparinisierung** verhindert. Für mindestens 48 h wird hochmolekulares Heparin infundiert. Die PTT sollte dazu in einem Zielkorridor von 40–60 s eingestellt sein.

Bleiben die oben erwähnten klinischen Zeichen einer Reperfusion aus, sollte eine notfallmäßige Koronarangiographie erwogen werden, um kathetertechnisch das Koronargefäß zu eröffnen (**Rescue-PTCA**).

Tab. 5.24 Verschiedene Substanzen zur Thrombolysetherapie im Vergleich.

Substanz	Handelsname	Dosierung	Nebenwirkung	Öffnungsrate	Besonderheiten
Streptokinase	Streptase	1,5 Mio. IE/60 min	Allergische Reaktion, Blutung	55 %	Kostengünstigstes Thrombolytikum
Alteplase (rT-PA)	Actilyse	Neuhaus-Schema: ■ 15-mg-Bolus ■ 35 mg/30 min ■ 50 mg/60 min	Blutung	60 %	–
Reteplase	Rapilysin	2 × 10 U als Bolus	Blutung	Ca. 60 %	–

5.5 Akute koronare Symptome

Direkte Infarkt-PTCA

Mittels perkutaner transluminaler Koronarangioplastie (PTCA) können verschlossene oder hochgradig verengte Koronargefäße ohne vorangehende Lysebehandlung in hohem Prozentsatz wiedereröffnet werden. Mehrere Studien haben nach direkter Infarkt-PTCA eine gegenüber der medikamentösen Thrombolysetherapie verbesserte linksventrikuläre Funktion und eine geringere Reinfarktrate gezeigt. Das Ergebnis kann weiter günstig durch die Gabe von Glykoprotein-IIb/IIIa-Antagonisten beeinflusst werden. Implantiert der Untersucher einen intrakoronaren Stent in das wiedereröffnete Koronargefäß, sinkt die Wiederverschlussrate deutlich (s. Abb. 5.17). Gastrointestinale und zerebrale Blutungen treten bei mechanischer Rekanalisation seltener auf als unter Thrombolysetherapie.

Allerdings ist die kathetertechnische Rekanalisation des verschlossenen Koronargefäßes technisch schwierig und setzt ein erfahrenes Interventionsteam und ein großes Bereitschaftsteam voraus. Nur bei sofortiger Einsatzbereitschaft eines erfahrenen Herzkatheterteams wird die direkte Infarkt-PTCA durchgeführt. In einem Krankenhaus ohne interventionelle Ausstattung wird daher die Thrombolysetherapie immer das Verfahren erster Wahl sein. Im Einzelfall muss abgewogen werden, ob durch den Transport in eine entsprechend ausgestattete Klinik zu viel Zeit verloren geht. Einen Vergleich der beiden Maßnahmen zeigt Tabelle 5.25.

Therapie in der subakuten Phase

Patienten nach **instabiler Angina** können, sobald sie beschwerdefrei sind, innerhalb von 24 h mobilisiert werden. Ist die koronare Morphologie bekannt und eine eventuell diagnostizierte Stenose behandelt, wird der Patient in die hausärztliche Weiterbetreuung entlassen. Regelmäßige ärztliche Kontrollen mit Anamneseerhebung bezüglich erneuter Angina pectoris und ergometrischer Untersuchung sollen ein Rezidiv frühzeitig erkennbar machen. Die medikamentöse Therapie muss eine Hemmung der Thrombozytenaggregation durch **Acetylsalicylsäure** einschließen. Zur Plaquestabilisierung gibt man in der Regel einen **Lipidsenker** hinzu.

Patienten mit **nicht-transmuralem Myokardinfarkt** verbleiben ein bis zwei Tage auf der Intensivstation und werden anschließend nach Normalisierung der Nekrosemarker im Serum mobilisiert.

Die weitere Therapie kann auf der Basis eines **Ischämienachweises** geplant werden. Bei pathologischer Ergometrie sollte eine Koronarangiographie erfolgen.

Der **akute transmurale Herzinfarkt** ist ein Krankheitsbild mit hoher Sterblichkeit in der Akutphase. Im Vordergrund stehen ventrikuläre Arrhythmien und die akute Linksherzinsuffizienz. Patienten werden daher für 48–72 h intensiv überwacht und sollten 48 h strenge Bettruhe einhalten. Neben der klinischen Untersuchung gilt die Aufmerksamkeit der frühen Erkennung eines Reinfarkts. Tabelle 5.26 gibt einen Überblick über die Faktoren, die als **Prädiktoren eines komplizierten klinischen Verlaufs** identifiziert worden sind.

Reinfarktprophylaxe

Neben den oben erwähnten Substanzen (s. Tab. 5.22) konnte für die Gruppe der **ACE-Hemmer,** hier besonders überzeugend für Ramipril, gezeigt werden, dass damit Sterblichkeit und Reinfarktrate signifikant gesenkt werden können. Sobald die hämodynamische Situation stabil eingeschätzt wird (möglichst innerhalb der ersten 24 h), sollte daher ein ACE-Hemmer in die Therapie eingeführt werden. Seine günstige Wirkung wird am ehesten auf die Senkung des peripheren Widerstands und die Reduktion der linksventrikulären Hypertrophie des Restmyokards zurückgeführt.

Mehrere Studien an großen Patientenkollektiven haben gezeigt, dass **Betarezeptorenblocker,** in der Postinfarktphase gegeben, zur Senkung der Sterblichkeit und der Reinfarktrate sowie des plötzlichen Herztodes führen. Liegen keine Kontraindikationen vor, so sollte der Infarktpatient auf einen oralen Betablocker eingestellt werden.

Alle Patienten mit akuten koronaren Syndromen erhalten eine lebenslange Dauertherapie mit niedrig dosiertem ASS. Hierdurch wird die Rate weiterer ischämischer Ereignisse signifikant gesenkt. Der Effekt kann mit der einmal täglichen Gabe von 100 mg **Acetylsalicylsäure** erreicht werden. Eine Antikoagulation mit Hemmern der plasma-

Tab. 5.25 Vergleich der rekanalisierenden Verfahren bei akutem Myokardinfarkt.

	Thrombolyse	Direkte Infarkt-PTCA
Gesicherter Nutzen	+	+
Erfolgsrate	50–65 %	96 %
Verfügbarkeit	Krankenhaus, präklinisch	spezialisierte Zentren
Kosten	+	++
Blutungsrisiko	+	–

Tab. 5.26 Prädiktoren eines erhöhten Risikos nach akutem Myokardinfarkt.

1. Fehlende Reperfusion
2. Erhöhung von CRP und Leukozyten
3. Zeichen der Lungenstauung
4. Reduzierte linksventrikuläre Funktion
5. Auftreten von Vorhofflimmern
6. Diabetes mellitus
7. Systolischer Blutdruck < 100 mmHg
8. Herzfrequenz > 100/min
9. Ausgeprägte ST-Strecken-Hebung
10. Linksschenkelblock im Ruhe-EKG
11. Fortgeschrittenes Alter
12. Weibliches Geschlecht

Krankheiten des Herzens und des Kreislaufs

tischen Gerinnung (Kumarine) ist möglich, einer reinen Hemmung der Thrombozytenaggregation jedoch nicht überlegen. Lediglich bei Patienten mit großen Herzwandaneurysmen oder hochgradig reduzierter Kammerfunktion nach Infarkt („ischämische Kardiomyopathie") besteht eine sichere Indikation zur Antikoagulation mit Kumarinen.

Wenn eine Darstellung der Herzkranzgefäße (Koronarangiographie) nicht in der Akutphase durchgeführt wurde, sollte sie fünf bis acht Tage nach dem Ereignis, klinische Stabilität vorausgesetzt, vorgenommen werden. Die genaue Kenntnis der koronaren Morphologie erlaubt die optimale Planung des weiteren Vorgehens. Nur so lassen sich eine gezielte medikamentöse Therapie sowie Zeitpunkt und Art notwendiger revaskularisierender Maßnahmen festlegen.

Komplikationen

Die wesentliche Komplikation bei der instabilen Angina pectoris ist der komplette Verschluss des betroffenen Koronargefäßes mit der Entwicklung eines Infarkts. Das Auftreten relevanter Herzrhythmusstörungen ist seltener als beim akuten Infarkt. Ähnliches gilt für den nicht-transmuralen Infarkt. Die therapeutische Herausforderung bei Patienten mit akutem Myokardinfarkt liegt dagegen in der frühzeitigen Erkennung und Behandlung maligner Störungen des Herzrhythmus und der Linksherzinsuffizienz (s. Tab. 5.27).

Herzrhythmusstörungen

Bei über 90 % der auf einer Intensivstation überwachten Infarktpatienten sind in der akuten Phase Rhythmusstörungen nachweisbar. Die wenigsten erfordern jedoch eine therapeutische Intervention. Unter den bradykarden Rhythmusstörungen ist die **Sinusbradykardie** relativ häufig. Insbesondere beim Hinterwandinfarkt kann es zur AV-Blockierung II. und III. Grades kommen. Diese Patienten müssen mit einem passageren Schrittmacher versorgt werden. Der AV-Block bildet sich fast stets im Laufe einer Woche zurück.

Bei etwa einem Drittel der Patienten findet sich eine **Sinustachykardie**. Ursachen sind Angstzustände, persistierender Schmerz, Linksherzinsuffizienz oder Hypovolämie. Die wahrscheinliche Ursache sollte durch sorgfältige klinische Untersuchung identifiziert und entsprechend behandelt werden. **Vorhofflimmern** tritt bei 10–15 % der Patienten auf.

Ventrikuläre Extrasystolen lassen sich bei nahezu allen Patienten im akuten Infarktstadium nachweisen. Im zeitlichen Zusammenhang mit einer Reperfusion werden **akzelerierte idioventrikuläre Rhythmen** beobachtet. Ihr Auftreten nach Thrombolysetherapie weist auf eine erfolgreiche Rekanalisation des Infarktgefäßes hin.

Gehäufte **polymorphe Extrasystolen, Extrasystolen mit vorzeitigem Kopplungsintervall (R-auf-T-Phänomen) sowie Couplets** werden gelegentlich als Warnarrhythmien für das Auftreten von Kammerflimmern angesehen. Die früher übliche prophylaktische Gabe von Antiarrhythmika bei akutem Myokardinfarkt ist verlassen worden.

Oft tritt **Kammerflimmern** primär bei stabiler Kreislaufsituation auf, am häufigsten innerhalb der ersten 4 h nach Infarkt. Kammerflimmern während der akuten Ischämiephase beeinträchtigt die Prognose nicht. Von **sekundärem Kammerflimmern** spricht man, wenn diese Rhythmusstörung in der Postinfarktphase auftritt. Es ist prognostisch ungünstig, da es fast stets Ausdruck einer progredienten Verschlechterung des linksventrikulären Funktionszustandes ist.

Linksherzinsuffizienz

Die Linksherzinsuffizienz bei akutem koronarem Syndrom ist nach wie vor ein Krankheitsbild mit sehr hoher Sterblichkeit. Sie kann sich sehr akut und klinisch kaum vorhersehbar entwickeln. Sie ist immer Ausdruck eines großen Infarkts oder einer komplexen koronaren Morphologie mit Hauptstammstenose oder einer Mehrgefäßerkrankung. Spätestens zu diesem Zeitpunkt ist die Kenntnis der koronaren Morphologie durch Koronarangiographie unverzichtbar. Eine kathetertechnische Intervention sollte den koronaren Blutfluss optimieren. Die Sterblichkeit kann so signifikant reduziert werden. Wegen der langen Intervalle bis zur definitiven Versorgung ist die Bypass-Chirurgie in dieser Situation weniger geeignet. Durch die Implantation einer intraaortalen Ballonpumpe kann in manchen Fällen die Hämodynamik günstig beeinflusst werden. Neben der symptomatischen Therapie der Herzinsuffizienz (s. Kap. 5.2) müssen sofort mögliche Ursachen abgeklärt werden:
- Eine schwere **Mitralinsuffizienz** (Grad III–IV) ist oft Folge einer Dysfunktion oder Ruptur eines Papillarmuskels. Sie wird auskultatorisch diagnostiziert und echokardiographisch gesichert. Bessert sie sich nicht nach Beseitigung einer koronaren Minderperfusion, muss die Indikation zum operativen Mitralklappenersatz gestellt werden.
- Der Einriss der freien Wand des linken Ventrikels (**Herzwandruptur**) führt zur sofortigen Tamponade

Tab. 5.27 Komplikationen nach Myokardinfarkt.

Akut	Chronisch
Rhythmusstörungen ■ Leitungsblockierungen ■ Vorhofflimmern ■ Ventrikuläre Extrasystolie ■ Kammertachykardien ■ Kammerflimmern	Herzinsuffizienz ■ Ischämische Kardiomyopathie ■ Ventrikelaneurysma mit Gefahr der arteriellen Embolie
Herzinsuffizienz ■ Myokardiales Versagen ■ Papillarmuskelabriss ■ Ventrikelseptumruptur ■ Ruptur der freien Ventrikelwand ■ Mitralinsuffizienz	Rhythmusstörungen ■ Vorhofflimmern ■ Atriale Arrhythmien ■ Extrasystolie ■ Kammertachykardien ■ Kammerflimmern ■ Plötzlicher Herztod
Pericarditis epistenocardica	Depressive Verstimmung

(Hämoperikard) und rapiden Entwicklung einer therapierefraktären Herzinsuffizienz. Versuche einer sofortigen operativen Revision sind selten erfolgreich.
- Wenn bei einer Ischämie der interventrikulären Äste des Koronarsystems größere Nekrosen entstehen, kann sich ein **Ventrikelseptumdefekt** ausbilden. Auskultatorisch findet man typischerweise ein neu aufgetretenes, meist lautes holosystolisches Geräusch. Die Diagnose wird in der Farbdoppler-Echokardiographie oder invasiv (linksventrikuläre Angiographie, Rechtsherzkatheter) bestätigt.

Eine weitere Komplikation in der hospitalen Postinfarktphase ist die sog. **Pericarditis epistenocardica,** eine entzündliche Reizung des Perikards nach transmuralem Infarkt. Sie wird symptomatisch, z. B. mit Diclofenac, behandelt.

Komplikationen im Langzeitverlauf

Ein akutes koronares Syndrom, insbesondere ein akuter Myokardinfarkt, verändert das Leben der betroffenen Patienten erheblich. Viele entwickeln klinisch bedeutsame **depressive Symptome** als Folge des psychischen Erlebens der eigenen lebensbedrohlichen Verletzlichkeit. Diese können noch Monate nach dem Ereignis nachweisbar sein.

Im transmural infarzierten Myokard entwickelt sich als Folge der Vernarbung eine umschriebene **Hypo- bis Akinesie.** In manchen Fällen bildet sich ein unterschiedlich groß ausgeprägtes **Herzwandaneurysma** (s. Abb. 5.20a, b). Die kompensatorische Hypertrophie des gesunden Restmyokards kann zunächst oft den Ausfall kontraktilen Gewebes ausgleichen. Nimmt diese Hypertrophie zu, kommt es zu einer vermehrten Einlagerung von Bindegewebe. Das Restmyokard wird nun auch insuffizient. Es entwickelt sich eine **ischämische Kardiomyopathie** mit chronischer Herzinsuffizienz. Die akinetische Wand des Aneurysmas kann die Quelle **arterieller Embolien** sein. Daher wird bei solchen Patienten die Indikation zur dauerhaften oralen Antikoagulation mit **Phenprocoumon** gestellt.

Die strukurellen Veränderungen des Herzmuskels nach Infarkt begünstigen eine erhöhte elektrische Instabilität des Herzens. **Ventrikuläre Arrhythmien,** aber auch das Auftreten von **Vorhofflimmern** gehören deshalb zu den typischen Komplikationen im Langzeitverlauf nach Infarkt. Der rhythmusbedingte **plötzliche Herztod** ist eine sehr häufige Todesursache bei Patienten nach akutem transmuralem Herzinfarkt. Pharmakologische Therapieansätze (z. B. Betablocker, Amiodaron) reduzieren die Inzidenz deutlich. Maximale Sicherheit kann bei Patienten mit ausgeprägtem Risikoprofil nur die Implantation eines **automatischen Defibrillators** gewährleisten.

Die weitere Betreuung eines Patienten nach akutem koronarem Syndrom muss diesen Komplikationen Rechnung tragen: Neben der medikamentösen Therapie (s. Tab. 5.22) sollte versucht werden, den Patienten zu einer Änderung des Lebensstils zu motivieren. In den meisten Fällen ist eine regelmäßige körperliche Aktivität (Herzsportgruppe) indiziert. Gewichtsreduktion und Nikotinkarenz sind weitere Faktoren, mit denen einer ungünstigen Entwicklung vorgebeugt werden kann. Ambulante Kontrollen der Serumlipide und entsprechende Therapieanpassung sowie

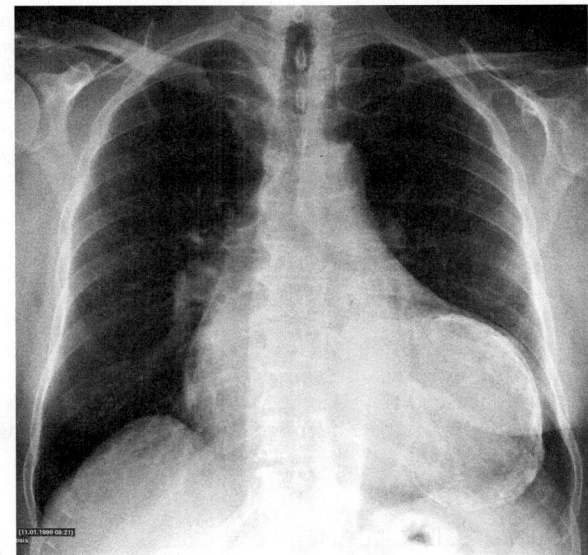
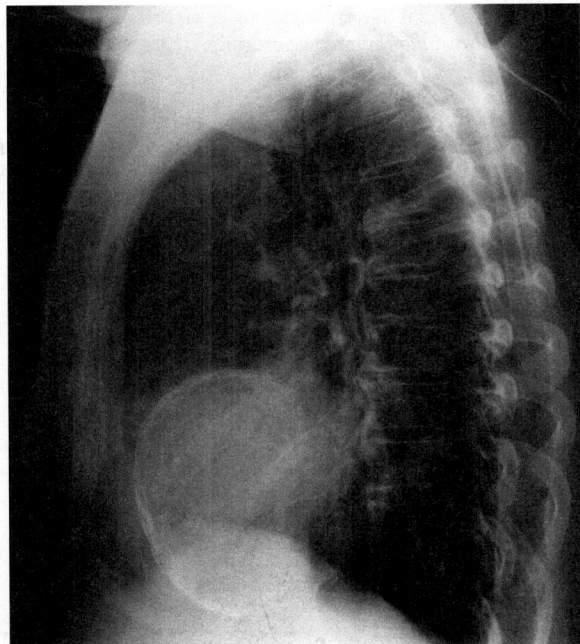

Abb. 5.20a, b Chronisches, verkalktes Vorderwandaneurysma. **a)** Posterior-anteriore und **b)** seitliche Röntgenaufnahme eines Patienten mit schwerer Herzinsuffizienz. Nach Vorderwandinfarkt vor drei Jahren hat sich ein Aneurysma mit Verkalkung ausgebildet.

echokardiographische und ergometrische Verlaufskontrollen sind weitere Eckpfeiler der ärztlichen Langzeitbetreuung.

Verlauf und Prognose

Kann die Ischämie vollständig beseitigt werden, ist die Lebenserwartung eines Patienten mit **instabiler Angina oder nicht-transmuralem Infarkt** im Vergleich zur Normalbevölkerung nicht wesentlich reduziert.

Krankheiten des Herzens und des Kreislaufs

Die Prognose hinsichtlich des Überlebens nach **transmuralem Myokardinfarkt** hängt in besonderem Maße von der Zeit ab, welche zwischen Symptombeginn und Rekanalisation vergeht. Außerdem wird die Lebenserwartung dieser Patienten von Koronarstatus und Ausdehnung der Infarzierung bestimmt; insgesamt ist sie signifikant kürzer als in der Normalbevölkerung.

Zusammenfassung

- Häufigste Ursache: intrakoronare Thrombosierung nach Plaqueruptur
- Wichtigstes Symptom: heftiger retrosternaler Schmerz
- Wichtigste diagnostische Maßnahme: Ruhe-EKG
- Wichtigste therapeutische Maßnahme: frühzeitige Thrombolyse oder interventionelle Revaskularisierung durch Katheter

5.6 Kardiogener Schock

G. Ertl

Synonym: Kardiales Vorwärtsversagen
Engl. Begriff: Cardiogenic Shock

Eine symptomatische arterielle Hypotension in Verbindung mit einer kardialen Anamnese muss an das Vorliegen eines kardiogenen Schocks denken lassen. Die Diagnostik muss unmittelbar erfolgen und zu therapeutischen Bemühungen führen, da sich sonst ein irreversibler Circulus vitiosus aus Hypotension und ischämischem Herzversagen entwickelt.

Praxisfall

Eine 55-jährige Patientin mit anamnestisch bekannter arterieller Hypertonie und Hyperlipidämie kommt wegen seit Stunden anhaltendem thorakalem Druckgefühl, Schweißausbrüchen und Übelkeit zur stationären Aufnahme. Die Patientin ist blass, kaltschweißig, tachypnoisch, ängstlich und unruhig. Periphere Pulse sind nicht zu tasten, bei **Auskultation** ist die Herzaktion unregelmäßig mit einer mittleren Frequenz von 130/min. Über der Lunge finden sich fein- bis mittelblasige Rasselgeräusche in den Unter- und Mittelfeldern beidseits. Der **Blutdruck** ist mit Manschette nicht messbar, im **EKG** finden sich ST-Strecken-Elevationen in den Ableitungen V_2 bis V_6 als Zeichen des akuten Vorderwandinfarkts. Die arterielle **Blutgasanalyse** ergibt ein PO_2 von 55 mmHg, ein CO_2 von 38 mmHg, pH von 7,28.

Es erfolgt die orotracheale Intubation und maschinelle **Überdruckbeatmung** mit positivem endexspiratorischem Druck und zunächst 100 % Sauerstoff. Der Blutdruck, direkt in der A. radialis gemessen, liegt bei 60/40 mmHg. Es wird ein dreilumiger zentraler Venenkatheter platziert und mittels **Noradrenalininfusion** der Blutdruck auf 100/80 mmHg titriert, die Patientin erhält 10 000 IE Heparin, 100 mg Acetylsalicylsäure, und die Infusion wird mit einem Glykoprotein-IIb/IIIa-Antagonisten begonnen.

Die sofort durchgeführte **Koronarangiographie** zeigt einen proximalen Verschluss des Ramus interventricularis anterior, der akut mechanisch rekanalisiert und mit einem intrakoronaren Stent versorgt wird. Die Infusion mit dem Glykoprotein-IIb/IIIa-Antagonisten wird weitergeführt. Eine ventrikuläre Tachykardie degeneriert zu Kammerflattern und muss defibrilliert werden. Der unmittelbar positionierte Rechtsherzkatheter ergibt einen mäßig gesteigerten PC-Druck (linksventrikulärer Füllungsdruck) von 15 mmHg, einen erniedrigten Herzindex von 1,6 l/min/m^2 und eine entsprechend niedrige Sauerstoffsättigung des aus der Pulmonalarterie gewonnenen Blutes (55 %). Die Patientin ist bis zu diesem Zeitpunkt anurisch. Nach deutlicher Verbesserung der arteriellen Oxygenierung (PO_2 80 mmHg) erfolgt vorsichtig die Gabe von 4%iger Plasmaproteinlösung, Noradrenalin kann schrittweise abgesetzt werden, die Herzfrequenz sinkt auf 100/min. Der PC-Druck steigt auf 20 mmHg, jedoch auch der Herzindex auf 1,92 l/min/m^2, die pulmonalarterielle Sauerstoffsättigung auf 64 %. Die abschließende **Diagnose** lautet kardiogener Schock bei Vorderwandinfarkt, **Therapie** durch interventionelle Rekanalisation. Der weitere Verlauf ist komplikationslos.

Definition

Unter einem Schock versteht man ein akutes Kreislaufversagen, das durch eine kritische Minderperfusion von Organen gekennzeichnet ist (s. Kap. 22). Beim kardiogenen Schock ist die Ursache des Kreislaufversagens primär ein Herzversagen.

Epidemiologie

Der kardiogene Schock ist bei der überwiegenden Mehrzahl der Patienten Folge eines akuten Myokardinfarkts. Etwa 5–10 % der Patienten, die mit einem akuten Myokardinfarkt in der Klinik aufgenommen werden, entwickeln im weiteren Verlauf das Syndrom des kardiogenen Schocks.

Ätiologie und Pathogenese

Mehrere Ursachen des kardiogenen Schocks kommen infrage (s. Tab. 5.28); am häufigsten liegt ein Myokardinfarkt zugrunde.

Tab. 5.28 Mögliche Ursachen eines kardiogenen Schocks.

Myokardinfarkt
- Verlust von 35–40 % des kontraktilen Gewebes
- Herzrhythmusstörungen
- Ventrikelseptumruptur
- Herzwandruptur
- Akute Mitralinsuffizienz

Herzrhythmusstörungen

Perikardtamponade (Perikarditis, Perikardkarzinose, Aortendissektion)

Akute Aorten- oder Mitralklappeninsuffizienz (Endokarditis, Trauma, Aortendissektion)

Akute Obstruktion (Lungenembolie, Kugelthrombus, Myxom)

Operationen im kardiopulmonalen Bypass (nach langen kardialen Ischämiezeiten)

5.6 Kardiogener Schock

Herzinfarkt Führt ein **Myokardinfarkt** primär zu einem Verlust von mehr als 35–40 % des kontraktilen linksventrikulären Gewebes oder trifft er auf vorgeschädigtes Myokard, so muss ein kardiogener Schock befürchtet werden. Aber auch bei weniger ausgedehnten Myokardinfarkten kann ein kardiogener Schock entstehen, wenn Komplikationen auftreten (s. Kap. 5.5). Dazu gehören insbesondere **Herzrhythmusstörungen,** wie die absolute Tachyarrhythmie, die intermittierend bei bis zu 20 % aller Patienten mit akutem Myokardinfarkt zu beobachten ist, sowie ventrikuläre Herzrhythmusstörungen, insbesondere Kammertachykardien oder Kammerflattern. Bezieht der Infarkt das Ventrikelseptum mit ein, so kann es zur **Ruptur** und zum akuten Ventrikelseptumdefekt mit Links-rechts-Shunt kommen. Auch die freie Herzwand kann rupturieren mit Einblutung in den Herzbeutel und akuter **Herzbeuteltamponade.** Ist ein Papillarmuskel mit infarziert, so kann eine Insuffizienz oder ein Abriss des Papillarmuskels zur akuten Mitralinsuffizienz mit Lungenödem und Kreislaufversagen führen.

Herzrhythmusstörungen Herzrhythmusstörungen können auch unabhängig von einem Myokardinfarkt Ursache eines kardiogenen Schocks sein. Bei den **supraventrikulären** Rhythmusstörungen sind dies insbesondere Vorhofflattern und Vorhofflimmern mit rascher Überleitung, also hoher Kammerfrequenz, wenn sie länger anhalten oder auf ein vorgeschädigtes Herz treffen. Kurze Diastolendauer und fehlende Vorhofkontraktion führen zur mangelhaften Füllung der Ventrikel und damit zum Abfall des Herzminutenvolumens. Bei den **ventrikulären** Tachykardien kommt zur fehlenden Synchronisation der Vorhofkontraktion und verkürzten Diastolendauer noch eine Störung der Erregungsausbreitung in den Kammern als hämodynamisch ungünstiger Faktor hinzu.

Entzündliche, tumoröse, thromboembolische Erkrankungen Auch die **Perikardtamponade** kann unabhängig vom Myokardinfarkt bei einer Perikarditis oder Perikardkarzinose auftreten. Ein dissezierendes Aortenaneurysma kann Anschluss an das Perikard finden und zur Einblutung und damit zur Tamponade führen. **Akute Aorten-** oder **Mitralklappeninsuffizienzen** können auch im Rahmen der akuten bakteriellen Endokarditis oder als traumatischer Herzklappenabriss auftreten. Eine akute Obstruktion des Kreislaufs kann durch eine **Lungenembolie** mit Verlegung der Lungenstrombahn, durch einen Kugelthrombus oder ein Myxom in den Vorhöfen mit Verlegung einer der Atrioventrikularklappen hervorgerufen werden.

Operation Schließlich kann ein kardiogener Schock nach Herzoperation mit kardiopulmonalem Bypass (Herz-Lungen-Maschine) insbesondere bei vorgeschädigtem Herzen und langen Operationszeiten auftreten.

Pathogenese

Da es sich beim kardiogenen Schock um ein Syndrom unterschiedlicher Ätiologie handelt, ist auch die **Pathogenese** nicht einheitlich. Initiales Ereignis ist jedoch der **Abfall des Herzminutenvolumens,** wobei die Ursache primär kardial ist (s. Abb. 5.21).

Der arterielle **Blutdruck fällt** und die Füllungsdrücke des Herzens steigen an. Kompensatorische Mechanismen im Bereich des Herzens selbst bestehen in einer **Zunahme der Herzfrequenz** und Mehrarbeit des noch funktionsfähigen Myokards, teils bedingt durch Aktivierung des sympathischen Nervensystems und Katecholaminfreisetzung aus der Nebenniere, teils bedingt durch die akute Dilatation (Ventrikelvolumen) des Herzens.

Kreislaufzentralisation

Periphere Mechanismen zur Erhaltung des arteriellen Blutdrucks bestehen in einer systemischen **Vasokonstriktion,** vermittelt durch Aktivierung des sympathoadrenalen und Renin-Angiotensin-Systems. Der Abfall des renalen Perfusionsdrucks führt zum akuten prärenalen Nierenversagen und zur **Wasserretention.** Diese zunächst kompensatorischen Mechanismen führen jedoch zu einer erhöhten Vor- und Nachlast des Herzens, zur Ventrikeldilatation und, zusammen mit der Steigerung der Herzfrequenz, zu einem Anstieg des myokardialen Sauerstoffverbrauchs (MVO_2). Andererseits ist die Koronarperfusion aufgrund der arteriellen Hypotension reduziert.

Symptome

Die Schocksituation ist gekennzeichnet durch Symptome der zerebralen und peripheren Minderperfusion und der Aktivierung des sympathischen Nervensystems. Dazu gehören Blässe und Tachypnoe, Kaltschweißigkeit und Tachykardie, Unruhe und Angst sowie Schläfrigkeit bis hin zu Bewusstseinsstörungen oder Bewusstseinsverlust. Meist liegt eine Olig- oder Anurie vor. Es können jedoch auch die Symptome des zugrunde liegenden Krankheitsbildes im Vordergrund stehen, wie z. B. Angina pectoris bei Myokardinfarkt oder Dyspnoe bei akuter Mitralinsuffizienz.

Als Schock definiert wird ein **anhaltender Blutdruckabfall** systolisch unter 80 mmHg oder als Mitteldruck unter 60 mmHg. Begleitend tritt eine **Tachykardie** mit Herzfrequenzen von über 100 pro Minute auf, wenn nicht eine bradykarde Herzrhythmusstörung Ursache des kardiogenen Schocks ist. Entscheidend für die Diagnose ist jedoch zusätzlich die klinische Symptomatik. Es finden sich die

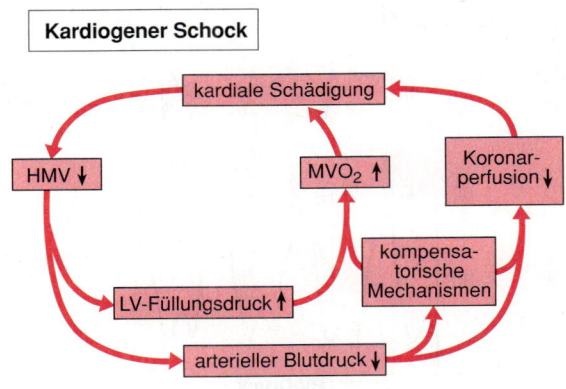

Abb. 5.21 Pathogenese des kardiogenen Schocks. HMV = Herzminutenvolumen; MVO_2 = myokardialer Sauerstoffverbrauch.

5 Krankheiten des Herzens und des Kreislaufs

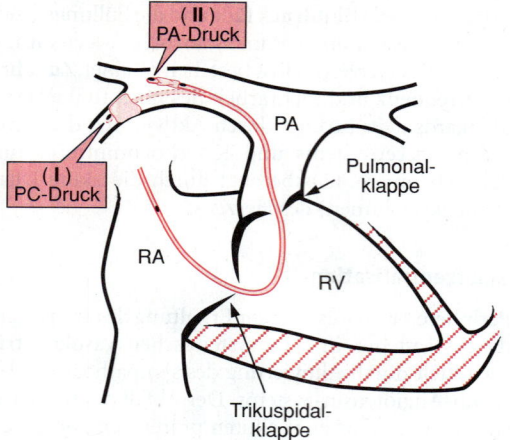

Abb. 5.22 Mögliche Positionen eines Pulmonalarterienkatheters zur hämodynamischen Überwachung bei kardiogenem Schock. Der gefüllte Ballon schwimmt mit dem Blutstrom in die Peripherie der Pulmonalarterie (Pos. I), führt zum Verschluss eines Pulmonalarterienastes und erlaubt die Messung des PC-Druckes (pulmonal-kapillärer Verschlussdruck) an der Katheterspitze, repräsentativ für den linksventrikulären Füllungsdruck. Ist der Ballon entbläht (Pos. II), so wird an der Katheterspitze der Pulmonalarteriendruck (PA) gemessen. Injektion eines Kältebolus in den rechten Vorhof (RA) und Temperaturmessung an der Katheterspitze ermöglichen die Messung des Herzminutenvolumens nach der Thermodilutionsmethode. Die Abkühlung des an der Spitze gelegenen Thermoelements ist umgekehrt proportional zum HMV. RV: rechter Ventrikel.

Zeichen der **Kreislaufzentralisation** (s. Kap. 22). Die Patienten sind blass und wirken schwer krank. Ist der kardiogene Schock von einer Lungenstauung oder einem Lungenödem begleitet, so finden sich feuchte Rasselgeräusche über den abhängigen Lungenpartien. Am Herzen kann ein 3. Herzton hörbar sein; eventuell lassen sich Befunde der zugrunde liegenden Herzerkrankung erheben, wie ein neu aufgetretenes Systolikum bei Papillarmuskelinsuffizienz oder Ventrikelseptumdefekt oder Pulsunregelmäßigkeiten bei einer Herzrhythmusstörung.

Diagnostik

Es sollte einerseits möglichst rasch die Diagnostik der Grunderkrankung vorangetrieben, andererseits die Schocksituation hämodynamisch möglichst quantitativ beurteilt werden. Ein **Elektrokardiogramm** und ein **Echokardiogramm** müssen unverzüglich angefertigt werden. Im Allgemeinen wird es notwendig sein, den arteriellen Blutdruck invasiv („blutig") über eine Kanüle oder einen Katheter in der A. radialis oder femoralis zu messen und zu monitorisieren. Allerdings kann auch die **invasive Blutdruckmessung** peripher erheblich von proximalen Kreislaufabschnitten abweichen.

Labor

Die arterielle Kanüle erleichtert die Überwachung von Sauerstoff- und Kohlendioxiddruck („**Blutgase**") sowie des **pH-Wertes.** Darüber hinaus ist ein zentraler Venenkatheter indiziert, um Venendruck und Sauerstoffsättigung zu messen und zur erleichterten Blutentnahme. Ein prognostisch wichtiger Parameter ist der **Laktatspiegel,** der, wenn er erhöht ist, auch als Indikator für eine mangelhafte allgemeine Sauerstoffversorgung dient. Weiter ist die Bestimmung von Laborwerten zur Diagnostik der Grunderkrankung notwendig.

Swan-Ganz-Katheter

In der Mehrzahl der Fälle ist es notwendig, einen **Ballonkatheter** (Swan-Ganz) transvenös in der Pulmonalarterie zu positionieren, der die Messung des Blutdrucks in der Pulmonalarterie auch in Verschlussposition (sog. pulmonaler kapillärer Verschlussdruck, PC- oder „**Wedge**"-**Druck**) erlaubt. Die kontinuierliche Messung der Drücke in der Pulmonalarterie (PA) kann einerseits zur Diagnostik der Grunderkrankung beitragen (Differentialdiagnose: Lungenembolie/Myokardinfarkt, akute Mitralinsuffizienz, Perikardtamponade), andererseits lässt sich die Therapie mit Volumensubstitution, Vasodilatanzien oder positiv inotropen Substanzen auf diese Weise steuern. Abbildung 5.22 zeigt schematisch die beiden möglichen Messpositio-

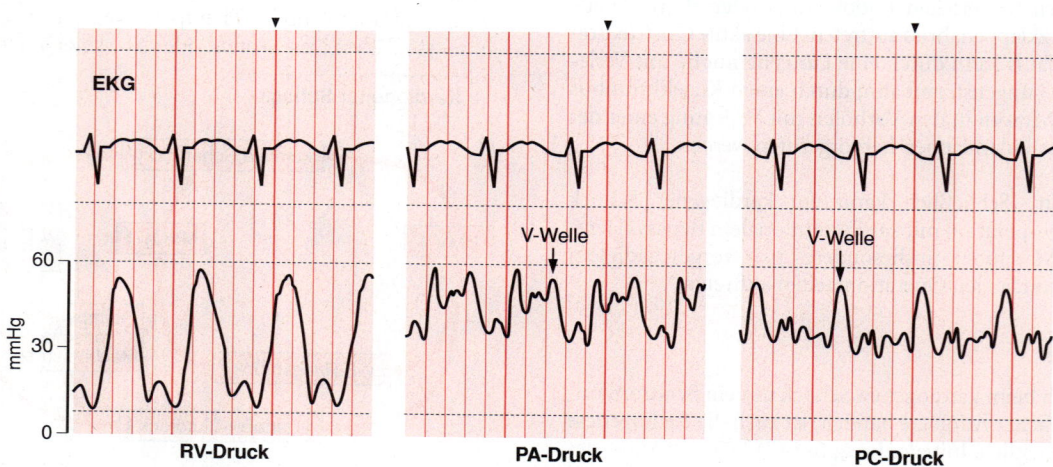

Abb. 5.23 Druckmessungen in der rechten Herzkammer, der Pulmonalarterie und in PC-Position bei einem Patienten mit Papillarmuskelabriss. Beachte die hohen Drücke in der Pulmonalarterie und die sog. V-Welle.

nen für einen Pulmonalarterienkatheter in PA- bzw. PC-Position.

In Abbildung 5.23 ist eine solche Druckregistrierung dargestellt: Der Patient befand sich wegen einer akuten Mitralinsuffizienz bei traumatischem Papillarmuskelabriss im kardiogenen Schock. Der notfallmäßig eingeführte Rechtsherzkatheter zeigte einen abnorm hohen Druck in PA- und PC-Position, darüber hinaus eine hohe sog. V-Welle (Ventrikelwelle), weil der linke Ventrikel über die schlussunfähige Mitralklappe seinen Druck dem pulmonalen Gefäßbett mitteilt. Abbildung 5.24 zeigt anhand hämodynamischer Größen, die mittels Pulmonaliskatheter und arterieller Druckmessung gewonnen werden, Situationen (I–IV), die unterschiedliche therapeutische Maßnahmen erfordern.

Differentialdiagnose

Zunächst muss rasch geklärt werden, ob es sich um eine harmlose Form der Hypotonie (s. Kap. 7.2) oder um einen Kreislaufschock – gleich welcher Genese – handelt. Sodann sind die unterschiedlichen Schockformen voneinander abzugrenzen, wobei hämodynamische Messungen äußerst hilfreich sein können. Insbesondere zur Differentialdiagnose Hypovolämie und Herzversagen ist die Messung des Pulmonalarterien- und PC-Druckes entscheidend und der alleinigen Messung des zentralvenösen Drucks eindeutig überlegen. Häufig haben Patienten im kardiogenen Schock normale zentralvenöse Drücke, fast immer jedoch erhöhte PC-Drücke. Im Allgemeinen geht der jeweiligen Schockform eine charakteristische Anamnese voraus. Ist der Patient im Rahmen seines Kreislaufversagens bewusstlos, so müssen metabolische Komata und neurologische Grunderkrankungen mit in Betracht gezogen werden.

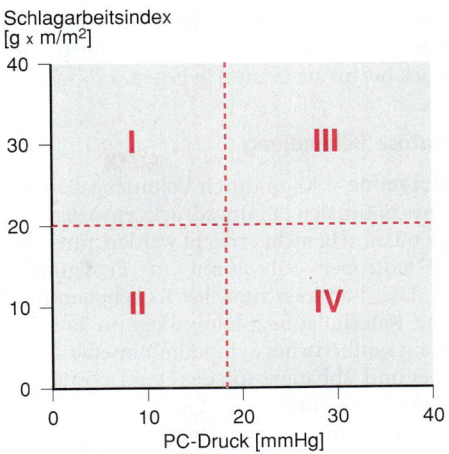

Abb. 5.24 Hämodynamische Abschätzung der Kreislaufsituation anhand **PC-Druck** und **Schlagarbeitsindex**. (Schlagarbeitsindex: [mittlerer arterieller Druck – mittlerer zentralvenöser Druck] × Schlagvolumenindex). Unter **Schlagvolumenindex** versteht man das auf die Körperoberfläche (m²) des Patienten bezogene Schlagvolumen. Dieses errechnet sich aus dem Herzminutenvolumen, dividiert durch die Herzfrequenz. Das Herzminutenvolumen kann mittels Swan-Ganz-Katheter nach der Thermodilutionsmethode bestimmt werden.
Bis zu einem PC-Druck von 18 mmHg (I + II) kann bei Volumenzufuhr mit einer Zunahme des Schlagarbeitsindex als Maß für die Herzleistung gerechnet werden. Bei einem höheren PC-Druck und ausreichendem Schlagarbeitsindex (III) kann durch eine Verminderung des intravasalen Volumens der PC-Druck gesenkt und so eine Lungenentstauung behandelt werden. Bei hohem PC-Druck und niedrigem Schlagarbeitsindex (IV) müssen aggressivere Maßnahmen getroffen werden.

Differentialdiagnose	Kriterien zur Differenzierung
Kardiogener Schock	Kardiale Anamnese, Venen-, Lungenstauung, Angina pectoris, Herzrhythmusstörungen, EKG-, Echobefunde, PC-Druck ↑
Hypovolämischer Schock	Nach Trauma oder Exsikkose, Venenkollaps, PC-Druck ↓
Anaphylaktischer Schock	Hauterscheinungen (Erythem, Urtikaria, Quincke-Ödem),
Septischer Schock	Initial Hyperzirkulation (warme Haut und Akren)
Neurogener Schock	Neurologische, chirurgische Anamnese, fehlende Tachykardie

Therapie

Wann immer möglich, sollte die **Ursache** des kardiogenen Schocks beseitigt werden. So kann eine frühzeitige thrombolytische Therapie oder Katheterintervention mit Ballondilatation und Stentimplantation die Ausbildung eines ausgedehnten Infarkts unter Umständen verhindern. Eine Perikardtamponade kann durch Perikardpunktion drainiert werden, und eine akute Klappeninsuffizienz muss, wenn sie hämodynamisch so schwerwiegende Konsequenzen hat, zum notfallmäßigen operativen Klappenersatz führen.

Allgemeinmaßnahmen

Schmerzbekämpfung bei akutem Myokardinfarkt, Sedierung und anxiolytische Therapie sowie Applikation von Sauerstoff über Nasensonde oder Maske gehören zu den Allgemeinmaßnahmen. Besteht eine unzureichende arterielle Oxygenierung, sollte frühzeitig die Entscheidung zur maschinellen Beatmung über einen Trachealtubus getroffen werden. Die **hämodynamisch orientierte Behandlung** des Schocksyndroms hat das Ziel, den Circulus vitiosus von kardialer Schädigung, koronarer Minderperfusion und Verschlechterung der energetischen Situation des Herzens zu unterbrechen. Zunächst wird geprüft, ob der linksventrikuläre Füllungsdruck (abgeschätzt anhand des PC-Druckes) sich in einem günstigen Bereich befindet. Dies bedeutet bei Patienten im kardiogenen Schock nicht unbedingt Normalbereich. Findet sich ein PC-Druck im Normalbereich (bis 12 mmHg) und liegt weder Lungenstauung noch Lungenödem vor, so kann **Volumenzufuhr** erfolgen, solange das Herzminutenvolumen unter der Volumengabe ansteigt. Es ist jedoch essentiell, hierbei sowohl das Herzminutenvolumen als auch die Oxygenie-

Krankheiten des Herzens und des Kreislaufs

rung des Patienten sehr sorgfältig zu kontrollieren. Bei Patienten mit kardiogenem Schock kann der günstigste PC-Druck bei bis zu 18 mmHg liegen.

Medikamentöse Behandlung

Katecholamine Kann durch Volumengabe und Einstellung eines optimalen Füllungsdrucks ein arterieller Mitteldruck > 60 mmHg nicht erreicht werden, muss der Einsatz positiv inotroper Substanzen in Erwägung gezogen werden. Hier kommen zunächst Katecholamine und synthetische Katecholaminabkömmlinge in Frage. **Dobutamin** ist ein synthetisches Sympathomimetikum mit positiv inotroper und, abhängig von der Dosis, positiv chronotroper Wirkung (s. Kap. 5.1). Günstig ist zunächst, dass Dobutamin keine wesentlichen vasokonstriktorischen Effekte hat. Andererseits wirkt es im Allgemeinen nur wenig auf den arteriellen Blutdruck; fällt der Mitteldruck unter 60 mmHg, muss zusätzlich ein vasokonstriktorisches Katecholamin verwendet werden. Hier kommt insbesondere **Noradrenalin** in Frage, das sowohl positiv inotrop als auch systemisch vasokonstriktorisch wirkt. Es sollte in niedrigen Dosierungen gegeben werden (z. B. 1 mg/h beim Erwachsenen). Wesentlich höhere Dosierungen steigern auf Dauer die Belastung des Herzens und sind daher beim kardiogenen Schock nicht sinnvoll. Dopamin ruft in Dosierungen über 6 µg/kg/min ebenfalls eine systemische Vasokonstriktion hervor (s. Tab. 5.29).

Andere Medikamente Als positiv inotrope Substanzen kommen noch **Phosphodiesterasehemmer** (PDE-Hemmer) in Frage. Bei allen positiv inotropen Substanzen muss berücksichtigt werden, dass sie den myokardialen Sauerstoffverbrauch steigern können. Der Einsatz von **Digitalis** bei Patienten im kardiogenen Schock ist umstritten. Seine geringe positiv inotrope Wirkung, mögliche systemisch vasokonstriktorische und arrhythmogene Effekte sowie die schlechte Steuerbarkeit haben dazu geführt, dass Digitalis beim kardiogenen Schock im Allgemeinen nicht mehr eingesetzt wird. Indiziert ist es jedoch, wenn eine absolute Tachyarrhythmie vorliegt, wie sie nicht selten bei Patienten mit akutem Myokardinfarkt und häufig bei Mitralvitien auftritt.

Interventionelle und operative Therapie

Bei akutem Myokardinfarkt und kardiogenem Schock stehen Maßnahmen zur Wiedereröffnung (**Reperfusion**) des thrombotisch verschlossenen Koronargefäßes im Vordergrund. Wenn die Möglichkeit besteht, kann eine akute perkutane transluminale Angioplastie (PTCA) mittels Ballonkatheter, meist mit Stentimplantation und kombiniert mit der Gabe eines Glykoprotein-IIb/IIIa-Rezeptorantagonisten (s. Kap. 5.4), erfolgen. Ansonsten sollte ohne Zeitverlust eine thrombolytische Therapie durchgeführt werden (s. Kap. 5.4), die zu einer Reduktion der Inzidenz des kardiogenen Schocks führt.

Es sollte innerhalb der ersten Stunde nach Auftreten des kardiogenen Schocks auch entschieden werden, ob eine **aortale Gegenpulsation** oder Implantation eines anderen passageren mechanischen Kreislaufunterstützungssystems, eine Koronarintervention (s. o.) oder ein operativer Eingriff, z. B. Klappenersatz bei akuter Klappeninsuffizienz, indiziert ist. Bei der aortalen Gegenpulsation wird – gesteuert über die Herzaktion des Patienten – in der Aorta descendens während der Diastole ein über einen Katheter eingeführter Ballon aufgeblasen und in der Systole wieder entblät. Hierdurch wird in der Diastole die Koronarperfusion verbessert, in der Systole die Nachlast gesenkt. Ein erfolgreicher Einsatz setzt voraus, dass die kardiale Schädigung zumindest teilweise reversibel ist.

Verlauf und Prognose

Der Verlauf der Erkrankung wird einerseits durch den Verlauf der Grunderkrankung bestimmt, andererseits kommt es jedoch rasch zu einer Verselbständigung. Die Letalität bei voll ausgeprägtem kardiogenem Schocksyndrom ist sehr hoch, bei folgender Konstellation erreicht sie nahezu 100 %:

- Serumlaktatspiegel < 4 mmol/l
- Herzindex < 2,2 l/min/m²
- linksventrikulärer Füllungsdruck > 18 mmHg
- mittlerer arterieller Druck < 60 mmHg
- keine rasche Verbesserung der Situation nach Volumensubstitution.

Neuere Behandlungsschemata haben in den vergangenen Jahren anscheinend zu einer Verbesserung der Prognose geführt (s. Abb. 5.25).

Tab. 5.29 Therapie des kardiogenen Schocks: erwartete Wirkung der verschiedenen Maßnahmen.

Maßnahme	arterieller Blutdruck	Herzminutenvolumen	Füllungsdruck
Volumen	↑	↑	↑
Positiv inotrope Substanzen (Dobutamin, PDE-Hemmer)	↑↔	↑	↓
Vasokonstriktoren (z. B. Noradrenalin oder Dopamin)	↑	↓	↑
Aortale Gegenpulsation	↑↔	↑	↓

Komplikation (s. Abb. 5.26)	Häufigkeit
Hypoxischer Hirnschaden bis hin zum Hirntod	Nicht selten
Akutes Nierenversagen (Schockniere)	Häufig
ARDS = Adult Respiratory Distress Syndrome (Schocklunge)	Häufig

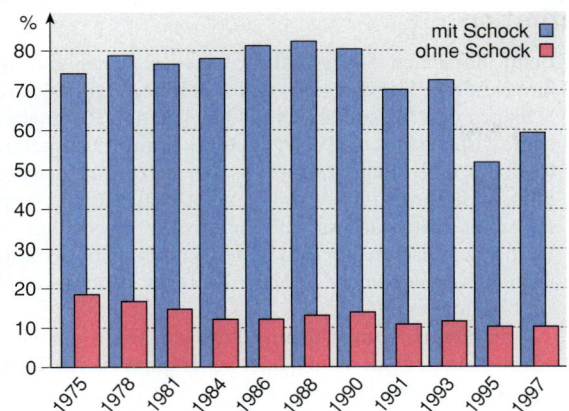

Abb. 5.25 Mortalität bei Patienten mit akutem Myokardinfarkt mit oder ohne kardiogenen Schock.

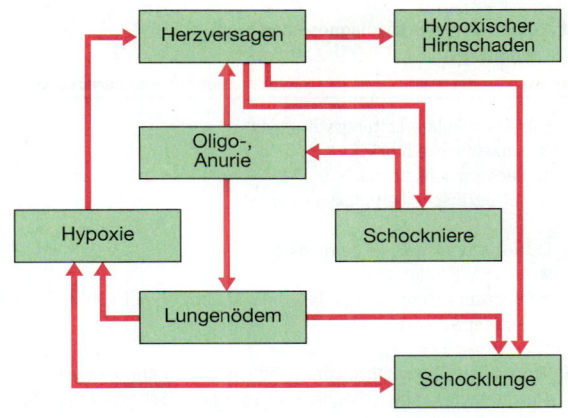

Abb. 5.26 Komplikationen des kardiogenen Schocks.

Zusammenfassung

- Häufigste Ursache: akuter Myokardinfarkt
- Wichtigste Symptome: Hypotonie, Tachykardie, Kaltschweißigkeit, Bewusstseinstrübung
- Wichtigste diagnostische Maßnahmen: Blutdruck- und Pulsmessung, EKG, Echokardiogramm, ggf. intraarterielle Blutdruckmessung, Swan-Ganz-Katheter
- Wichtigste therapeutische Maßnahmen: Revaskularisierung, positiv inotrope Substanzen, Volumenkorrektur, ggf. intraaortale Gegenpulsation oder andere mechanische Kreislaufunterstützungsverfahren

Zur weiteren Information

Literatur

Baim, D. S., W. Grossman: Cardiac Catheterization, Angiography and Intervention, 5th edn. Williams & Wilkins, Baltimore 1995.

Berger P. B., D. R. Holmes jr., A. L. Stebbins, E. R. Bates, R. M. Califf, E. J. Topol: Impact of an aggressive invasive catheterization and revascularization strategy on mortality in patients with cardiogenic shock in the Global Utilization of Streptokinase and Tissue plasminogen activator for Occluded coronary arteries (GUSTO-I) trial; an observational study. Circulation 1997; 96: 122–7.

Goldberg, R. J., N. A. Samad, J. Yarzebski, J. Gurwitz, C. Bigelow, J. M. Gore: Temporal trends in cardiogenic shock complicating acute myocardial infarction. N Engl J Med 1999; 340: 1162–8.

Grella, R. D., R. C. Becker: Cardiogenic shock complicating coronary artery disease: diagnosis, treatment and management. Curr Probl Cardiol 1994; 19: 693–742.

5.7 Herzrhythmusstörungen

M. MEESMANN

Engl. Begriff: Arrhythmias

Bei Herzrhythmusstörungen liegt eine Störung der Frequenz bzw. der Regelmäßigkeit des Herzschlags vor. Das Spektrum der Herzrhythmusstörungen reicht von einzelnen harmlosen Extrasystolen bis zu lebensbedrohlichen, anhaltenden Tachy- bzw. Bradykardien. Wird durch die **Tachykardie** die Perfusion von Gehirn und Herz vermindert, so ist die sofortige Behandlung, im Notfall mit Kardioversion bzw. Defibrillation, notwendig. Bei symptomatischen **Bradykardien** kommt die Gabe von Katecholaminen bzw. die temporäre Schrittmachertherapie in Betracht. Nach Beherrschung der Akutsituation und Eingrenzung des Typs der Herzrhythmusstörung sind die auslösenden Ursachen (z. B. Elektrolytstörungen, myokardiale Ischämie, Hyperthyreose) so weit als möglich zu beheben. Bei Patienten mit deutlich reduzierter linksventrikulärer Funktion und lebensbedrohlichen **ventrikulären Tachykardien** bietet der implantierbare Kardioverter-Defibrillator den besten Schutz. Wegen der Gefahr proarrhythmischer Effekte werden für die Behandlung mit Antiarrhythmika eine strenge Indikationsstellung sowie konsequente Beachtung der Kontraindikationen gefordert.

Bei rezidivierenden **paroxysmalen supraventrikulären Tachykardien** mit hohem Leidensdruck bietet sich die Katheterablation mit Hochfrequenzstrom an. Bei der Behandlung des **Vorhofflimmerns** stehen die Kontrolle der Kammerfrequenz sowie die Vermeidung embolischer Komplikationen an erster Stelle.

5.7.1 Allgemeines

Praxisfall

Ein 57-jähriger Patient wird wegen Schwäche und Atemnot, die seit einer Stunde bestehen, in die Praxis gebracht. Der Patient hatte vor sieben Jahren einen Hinterwandinfarkt durchgemacht und war seitdem beschwerdefrei. Der Blutdruck beträgt systolisch 85 mmHg bei sehr schnellem

Krankheiten des Herzens und des Kreislaufs

Tab. 5.30 Differentialdiagnose des breiten QRS-Komplexes.

I. Intraventrikuläre Leitungsstörungen
- Linksschenkelblock
- Rechtsschenkelblock
- Unspezifische Leitungsstörung

II. Extrinsisch ausgelöste Leitungsstörungen
- Hyperkaliämie
- Medikamenteninduziert (Klasse-I-Antiarrhythmika, trizyklische Antidepressiva)

III. Ventrikulärer Erregungsursprung bei ventrikulären Extrasystolen, Kammertachykardie, stimulierten Komplexen (Schrittmacher) bzw. ventrikulären Ersatzschlägen

IV. Präexzitation (WPW-Syndrom, Mahaim-Bündel)

Puls. Im EKG findet sich eine Tachykardie von 180 Schlägen pro Minute mit einem breiten Kammerkomplex. Nach langsamer Gabe (4 min) von 50 mg Ajmalin sinkt zwar die Herzfrequenz auf 160 Schläge pro Minute, der Patient entwickelt aber Angina-pectoris-Symptome. Nach Sedierung des Patienten wird eine **Notfallkardioversion** mit 50 J erfolgreich durchgeführt.

Tab. 5.31 Ursachen für Herzrhythmusstörungen.

Supraventrikuläre Rhythmusstörungen	Ventrikuläre Rhythmusstörungen
Akzessorische Bahn (angeboren): WPW-Syndrom mit verschiedenen Tachykardieformen Funktionelle Besonderheiten des AV-Knotens (angeboren): AV-Knoten-Reentry Hyperthyreose: z. B. Vorhofflimmern Genussgifte: z. B. atriale Extrasystolen Herzinsuffizienz: z. B. Vorhofflimmern Arterielle Hypertonie: z. B. Vorhofflimmern Perikarditis: z. B. Vorhofflimmern	Hypokaliämie (Diuretika!) Hypomagnesiämie (Diuretika!) Hypoxie Direkte Schädigung des Myokards: • Myokardischämie, Myokardinfarkt (akut, chronisch) • linksventrikuläre Hypertrophie/interstitielle Fibrose • Myokarditis • dilatative Kardiomyopathie • hypertrophische Kardiomyopathie • rechtsventrikuläre Dysplasie Drogen (z. B. Ecstasy) Triggerung durch Bradykardie: • genetisch bedingte Störung des Na^+-Kanals (Long-QT-Syndrom 3, Brugada-Syndrom) • genetisch bedingte Störung des K^+-Kanals (Long-QT-Syndrom 1) Proarrhythmische Wirkungen: • Antiarrhythmika (v. a. in Verbindung mit Elektrolytstörungen) • Antidepressiva Pharmakologische Interaktionen (z. B. Cisaprid, Erythromycin)

Definition

Beim **normalen Sinusrhythmus** des Herzens gibt der Sinusknoten Impulse mit einer Frequenz von 60–100 Schlägen pro Minute ab. Die PQ-Zeit (engl. PR-interval) liegt zwischen 0,12 und 0,2 s, der QRS-Komplex dauert unter 0,12 s, in der Regel 0,08–0,10 s. Bei der **respiratorischen Sinusarrhythmie** nimmt die Frequenz während der Inspiration zu. Es handelt sich hierbei um ein physiologisches Phänomen, das im Alter und bei Erkrankungen der autonomen Herznerven (z. B. beim Diabetes mellitus) reduziert ist oder fehlt.

Eine **Herzrhythmusstörung** liegt vor, wenn der Herzschlag krankhaft zu schnell oder zu langsam ist. Als **Tachykardie** wird formal ein Herzschlag von mehr als 100 Schlägen pro Minute und als **Bradykardie** ein Herzschlag von weniger als 60 Schlägen pro Minute bezeichnet. Unabhängig von der Herzfrequenz kann eine Herzrhythmusstörung auch in einer Störung der Regelmäßigkeit des Herzschlags (**Arrhythmie** im eigentlichen Sinne) bestehen. Zu schnelle und unregelmäßige Herzschläge werden als **Tachyarrhythmie** bezeichnet; sind sie verlangsamt, spricht man sinngemäß von einer **Bradyarrhythmie**.

Ätiologie und Pathogenese

Prinzipiell muss zwischen supraventrikulären und ventrikulären Herzrhythmusstörungen unterschieden werden:
- Bei den **supraventrikulären** Herzrhythmusstörungen erfolgt die Aktivierung der Ventrikel antegrad über das His-Purkinje-System, so dass primär ein normal breiter Kammerkomplex vorliegt.
- Bei **ventrikulären** Herzrhythmusstörungen werden die Kammern unter (weitgehender) Umgehung des His-Purkinje-Systems von einem ventrikulären Fokus erregt, so dass sich ein verbreiteter QRS-Komplex (≥ 0,12 s) ergibt. Die Erregung der Vorhöfe kann retrograd erfolgen. Eine Besonderheit ergibt sich bei dem sog. **Wolff-Parkinson-White(WPW)-Syndrom.** Über eine zusätzliche Bahn zwischen Vorhof und Kammer (Kent-Bündel) können hier die Kammern vorzeitig erregt werden (**Präexzitation**), so dass der QRS-Komplex verbreitert ist. Mechanismen, die einer QRS-Verbreiterung zugrunde liegen können, sind in Tabelle 5.30 zusammengefasst.

Arrhythmien können sehr unterschiedliche Ursachen haben. Nur bei den wenigsten ist der Mechanismus vollständig geklärt. Prinzipielle Ursachen sind in Tabelle 5.31 dargestellt, wobei zu berücksichtigen ist, dass mehrere Ursachen zusammenwirken können. Auf epidemiologische Aspekte wird bei den einzelnen Herzrhythmusstörungen eingegangen.

Formal werden Herzrhythmusstörungen eingeteilt in
- Störungen der Erregungsbildung
- Störungen der Erregungsleitung
- Kombination beider Formen

Störungen der Erregungsbildung Eine normale Automatie (z. B. des Sinusknotens) kann durch das autonome Nervensystem pathologisch verändert sein (s. Abb. 5.27a). In Randzonen von Infarkten kann das Arbeitsmyokard, das normalerweise keine Schrittmacheraktivität zeigt, spontan Impulse bilden und so eine **abnorme Autonomie** entwickeln.

5.7 Herzrhythmusstörungen

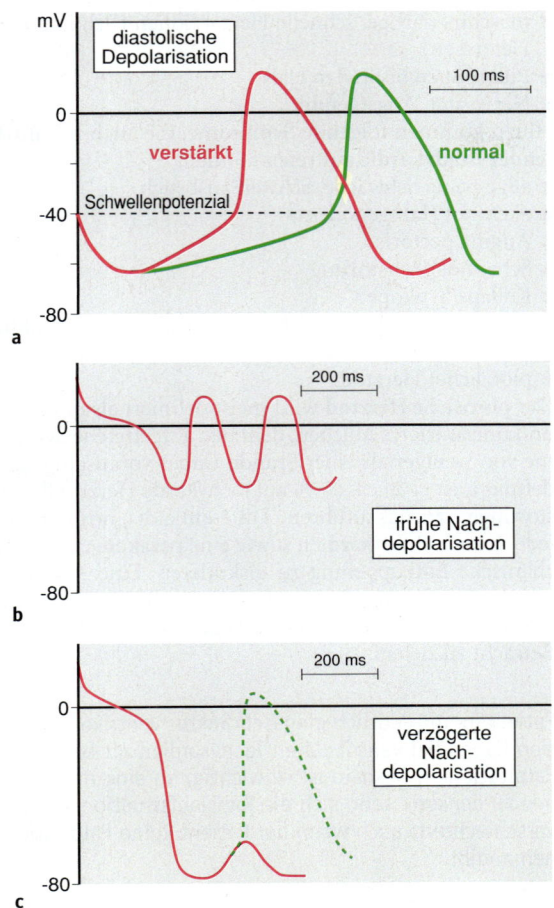

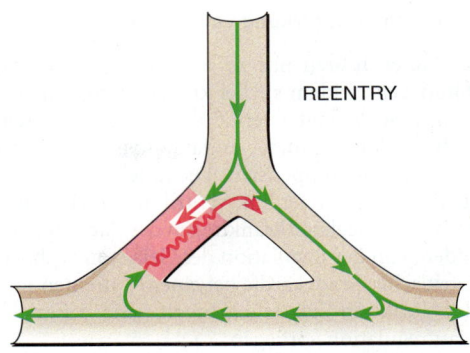

Abb. 5.28 Reentry-Mechanismus. Im linken Schenkel wird der von oben kommende Impuls blockiert, während dieses Gebiet retrograd verzögert leiten kann (geschlängelte Linie). Dieser Impuls kann so den rechten Schenkel vorzeitig erregen.

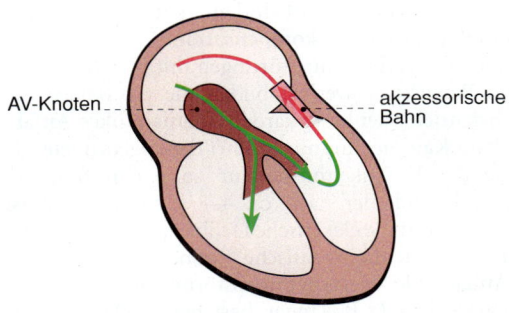

Abb. 5.29 Atrioventrikuläre Reentry-Tachykardie bei WPW-Syndrom (orthodrom). Im Gegensatz zum Sinusrhythmus wird die akzessorische Bahn retrograd aktiviert. Hierdurch kommt es zu einer vorzeitigen Erregung der Vorhöfe (roter Pfeil), die wiederum frühzeitig auf die Kammern übergeleitet wird (grüner Pfeil).

Abb. 5.27 Störungen der Erregungsbildung.
a) Veränderung der normalen Automatie des Sinusknotens: Durch Katecholamine wird die normale diastolische Depolarisation verstärkt.
b) Frühe Nachpolarisation.
c) Verzögerte Nachpolarisation.

Bei der sog. **getriggerten Aktivität** ist die Repolarisation des Aktionspotentials gestört:
- Bei der **frühen Nachdepolarisation** kommt es zu einer erneuten Depolarisation noch vor Erreichen des Ruhemembranpotentials (s. Abb. 5.27b).
- Demgegenüber tritt bei der **verzögerten Nachdepolarisation** eine spontane Depolarisation nach Erreichen des Ruhemembranpotentials (s. Abb. 5.27c) auf. Diese Nachdepolarisationen können ihrerseits wiederum ein Aktionspotential auslösen und so anhaltende Tachykardien erzeugen.

Frühe Nachdepolarisationen werden als Tachykardiemechanismus beim QT-Syndrom (Untertypen 1 und 2) diskutiert. Verspätete Nachdepolarisationen werden als Ursache für digitalisbedingte Rhythmusstörungen angesehen.

Störungen der Erregungsleitung Störungen der Erregungsleitung sind häufig durch Bradykardien charakterisiert (z. B. sinuatriale Blockierung, AV-Block), können aber auch wie beim Schenkelblock lediglich zu einer Alteration der Erregungsausbreitung führen. Störungen der Erregungsleitung sind aber auch Voraussetzung für tachykarde Rhythmusstörungen auf dem Boden eines sog. Reentrys, d.h. eines Wiedereintritts der Erregung. Hierbei wird infolge eines unidirektionalen Blocks eine primär nicht erregte Struktur verspätet retrograd aktiviert. Die Erregungswelle trifft bei langsamer Leitung in diesem Bereich dann auf wiedererregbares Myokard, womit sich kreisende Erregungen ausbilden können (s. Abb. 5.28). Klassisches Beispiel für einen Reentry mit anatomisch präformiertem Leitungsweg ist die paroxysmale regelmäßige Tachykardie beim Wolff-Parkinson-White-Syndrom (WPW-Syndrom, s. Abb. 5.29). Ein Reentry-Mechanismus liegt der AV-Knoten-Tachykardie, dem Vorhofflattern und der monomorphen ventrikulären Tachykardie nach Myokardinfarkt zugrunde (s. u.).

Kombinierte Störungen Verschiedene Arrhythmiemechanismen können zusammenwirken. Als Beispiel hierfür sei das spontane Auftreten einer Kammertachykardie bei einem Patienten mit länger zurückliegendem Herzinfarkt genannt. Eine durch abnorme Automatie ausgelöste Extrasystole kann eine anhaltende Kammertachykardie auf dem Boden eines Reentrys in der Infarktnarbe auslösen.

Hämodynamische Auswirkung von Herzrhythmusstörungen

Extrasystolen führen nur zu einer kurzfristigen Störung des Blutdrucks, indem sie bei kurzer Ankopplung an den vorherigen Schlag mit einem Pulsdefizit einhergehen.

Bradykardien werden initial durch Zunahme des Schlagvolumens kompensiert. Die unterste noch tolerierte Frequenz hängt von der linksventrikulären Funktion, vom Alter und von Begleiterkrankungen des Patienten und insbesondere von der Regulation des Gefäßtonus ab. So kann trotz kritischer Bradykardie bei einem Patienten mit vasovagaler Reaktion zusätzlich noch eine vasodepressive Kreislaufregulation vorliegen.

Bei **Tachykardien** ist die Füllung der Ventrikel wegen der verkürzten Diastole eingeschränkt. Auch hier hängt es von der Dauer der Tachykardie, der linksventrikulären Funktion, dem Alter und den Begleiterkrankungen ab, welche Frequenzen toleriert werden.

Atemnot, Angina pectoris oder Bewusstseinstrübung bzw. Bewusstseinsverlust sind eindeutige Zeichen für eine **hämodynamische Dekompensation.** Intermittierend auftretende Herzrhythmusstörungen mit plötzlich einsetzendem Bewusstseinsverlust bilden die Grundlage für den tachykarden oder bradykarden **Adams-Stokes-Anfall.**

Beim **Kammerflimmern** führt die ungeordnete Aktivierung der Ventrikelmuskulatur zu einem funktionellen Herzstillstand, der nach ca. 4–8 s zur Bewusstlosigkeit führt. Hier ist die elektrische Defibrillation – soweit verfügbar – die erste therapeutische Maßnahme.

Anhaltende Herzrhythmusstörungen – insbesondere Tachykardien (z. B. länger bestehendes Vorhofflimmern mit rascher Überleitung) – können auch Ursache für eine **rhythmogene Herzinsuffizienz** sein. Die Symptome der Herzinsuffizienz sowie die Störung der Ventrikelfunktion bilden sich nach Behebung der Rhythmusstörung respektive Normalisierung der Kammerfrequenz rasch zurück.

Symptome

Das Spektrum der Beschwerden bei Herzrhythmusstörungen geht nicht immer mit der Bedrohlichkeit der Störung konform. Es erstreckt sich von sehr unangenehmen kardialen Sensationen (Herzstolpern, Aussetzen des Pulses) bei einzelnen harmlosen ventrikulären Extrasystolen bis zur anfänglichen Beschwerdefreiheit bei an sich bedrohlichen anhaltenden ventrikulären Tachykardien. Ca. 80 % aller Episoden von Vorhofflimmern sind asymptomatisch.

Bei **Extrasystolen** können kardiale Missempfindungen entstehen. Aufgrund der Vorzeitigkeit der Extrasystole kommt es zur verringerten Füllung der Ventrikel mit konsekutiver Reduktion des Schlagvolumens. Der Patient kann dadurch das Gefühl haben, der Herzschlag setze aus. Umgekehrt weist der Schlag nach der Extrasystole wegen der langen Füllungszeit im Rahmen der postextrasystolischen Pause oft ein besonders hohes Schlagvolumen auf, was als **Palpitation** empfunden werden kann. Die Kontraktion der Vorhöfe gegen die geschlossenen Atrioventrikularklappen kann ebenfalls Palpitationen und sogar eine vagale Reaktion auslösen.

Nach **supraventrikulären Tachykardien** findet sich häufig eine Harnflut (Urina spastica).

Symptome bei **anhaltenden Tachykardien** können sein:

- maschinenartige, schnelle Herzaktionen (Palpitationen, Herzrasen)
- Pulsationen bis in den Hals
- Nervosität, Angstgefühl.

Hinzu kommen folgende Symptome, die auch bei **anhaltender Bradykardie** auftreten können:

- allgemeine Schwäche, Schweißausbruch
- Atemnot (Lungenödem)
- Angina pectoris
- Schwindel/Sehstörung
- Kollaps/Synkope
- Schnappatmung und Krampfäquivalente bei funktionellem Kreislaufstillstand
- plötzlicher Herztod.

Der **plötzliche Herztod** wird meist definiert als plötzliches und unerwartetes Ableben, dem neu aufgetretene Symptome von weniger als einer Stunde Dauer vorausgingen. So definiert, ist er in ca. 80 % auf tachykarde Herzrhythmusstörungen zurückzuführen. Differentialdiagnostisch sind jedoch auch Bradykardien sowie eine perakute elektromechanische Entkoppelung zu diskutieren. Eine Aortendissektion bzw. -ruptur, eine massive Lungenembolie sowie ein großer zerebraler Insult sind ebenfalls als Erklärung in Betracht zu ziehen.

! Patienten mit deutlich eingeschränkter Ventrikelfunktion haben bei ventrikulären Tachykardien oft keine Palpitationen. Deshalb ist es wichtig, an eine Arrhythmie zu denken, wenn sich die Kreislaufsituation schnell verschlechtert, auch wenn der Patient keine Palpitationen angibt.

Diagnostik

Während des Anfalls

Durch alleiniges **Tasten** des Pulses kann eine Tachykardie respektive Bradykardie erkannt werden. Besteht ein Pulsdefizit (z. B. absolute Arrhythmie, Bigeminus, aber auch bei ventrikulärer Tachykardie), muss die Kammerfrequenz durch Auskultation des Herzens bzw. im EKG bestimmt werden. Das prinzipielle Vorgehen bei der EKG-Analyse ist in Abbildung 5.30 dargestellt.

! Die Dokumentation einer Herzrhythmusstörung im EKG ist für die sichere Diagnose von entscheidender Bedeutung.

Das prinzipielle Vorgehen bei der Differentialdiagnose von Tachykardien ist in Tabelle 5.36 dargestellt. Es setzt die Dokumentation der Rhythmusstörung im 12-Kanal-EKG bzw. eine Monitorregistrierung mit einer gut erkennbaren P-Welle voraus.

Vagale Manöver erhöhen den Vagotonus und können damit ähnlich wie Adenosin die AV-Knotenleitung bremsen bzw. blockieren. Eine schonende Erhöhung des Vagotonus kann durch den Valsalva-Pressversuch – also eine anhaltende, verstärkte Bauchpresse – oder durch Trinken von kaltem Wasser erreicht werden. Beim **Karotisdruckversuch** wird durch einseitige Kompression der

5.7 Herzrhythmusstörungen

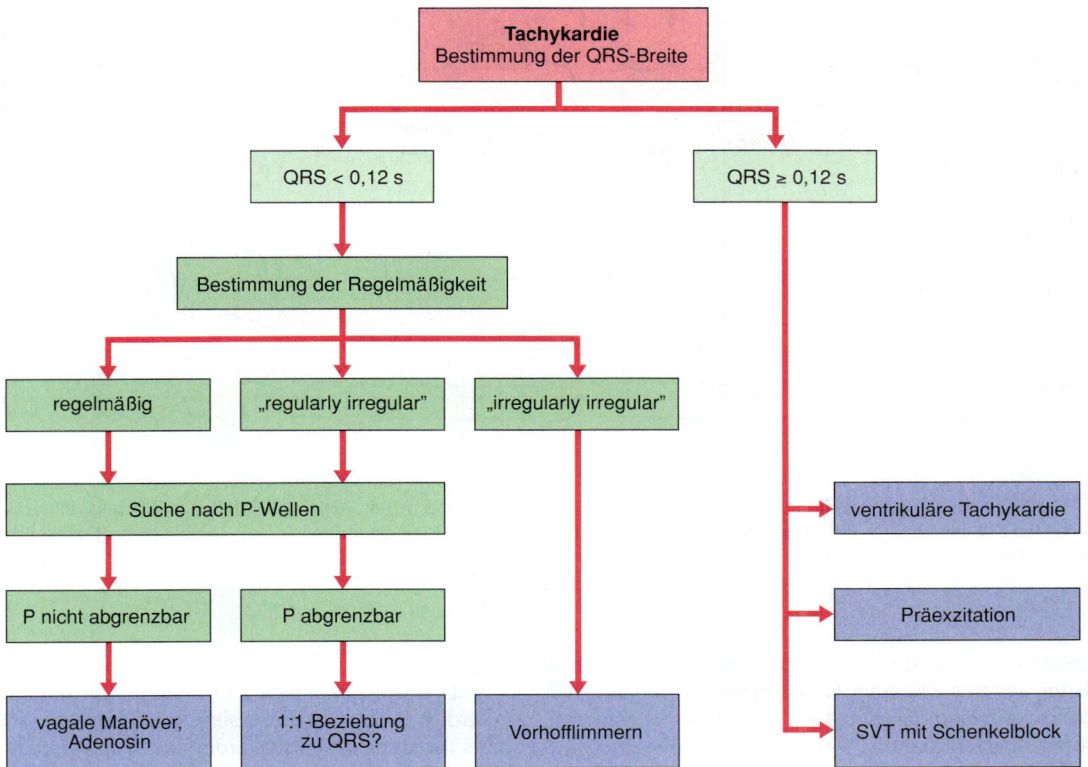

Abb. 5.30 Schematisches Vorgehen bei der EKG-Analyse von Tachykardien.

Im ersten Schritt soll die QRS-Breite bestimmt werden. Ist der QRS-Komplex ≥ 0,12 s, ist primär von einer ventrikulären Tachykardie auszugehen. Differentialdiagnostisch könnte auch eine supraventrikuläre Tachykardie mit Schenkelblock oder aber eine Präexzitation (z. B. Vorhofflimmern bei WPW-Syndrom) vorliegen, die aber im Notfall wie eine ventrikuläre Tachykardie behandelt werden können (siehe auch Tab. 5.31). Ist der QRS-Komplex schmaler als 0,12 s, liegt eine supraventrikuläre Tachykardie vor, deren weitere Differenzierung anhand der P-Wellen vorzunehmen ist. Es ist allerdings zu berücksichtigen, dass bei Therapie mit Antiarrhythmika auch supraventrikuläre Tachykardien einen verbreiterten QRS-Komplex haben können.
„Irregularly irregular" meint die ungeordnete Unregelmäßigkeit der QRS-Kopplungsintervalle, die für Vorhofflimmern typisch ist. Oft ist hierbei eine Vorhofaktivität nicht erkennbar. „Regularly irregular" meint eine geordnete Unregelmäßigkeit wie z. B. die Wenckebach-Periodik (s. u.), bei der die Überleitung eines schnellen regelmäßigen Vorhofrhythmus unregelmäßig ist, aber ein spezifisches Muster ausgemacht werden kann. Weitere Erläuterungen im Text.

Arteria carotis in Höhe des Kieferwinkels über eine Reizung der Rezeptoren des Karotissinus ein vagaler Reflex ausgelöst.

! **Besonders bei älteren Patienten besteht beim Karotisdruckversuch die Gefahr zerebraler Durchblutungsstörungen.**

Hierdurch kann eine zugrunde liegende atriale Tachykardie demaskiert werden (s. Abb. 5.31). Kommt es durch diese Manöver zur Termination der Tachykardie, kann von einem AV-Knoten-Reentry bzw. einer Reentry-Tachykardie bei WPW-Syndrom ausgegangen werden.

Ventrikuläre Tachykardien lassen sich in der Regel nicht durch diese Manöver terminieren.

Sind hingegen die P-Wellen abgrenzbar und von höherer Frequenz als die der QRS-Komplexe, kann im weitesten Sinne von einer atrialen Tachykardie gesprochen werden. Bei einer 1:1-Beziehung kommen primär Reentry-Tachykardien (WPW-Syndrom bzw. AV-Knoten-Reentry) in Frage. Die jeweilige Behandlung ist bei der Besprechung der spezifischen Rhythmusstörungen und in der Tabelle 5.31 dargestellt.

Im chronischen Stadium

Nach der Akutbehandlung müssen die Häufigkeit des Auftretens und die evtl. dabei auftretende hämodynamische Beeinträchtigung festgestellt werden. Ist es im Rahmen einer Herzrhythmusstörung zu einer zerebralen Minderperfusion gekommen, gelten strenge Richtlinien über das Führen von Kraftfahrzeugen. Darüber hinaus sollte erfragt werden, welche **Medikamente** der Patient einnimmt. Nicht selten haben Antiarrhythmika selbst einen proarrhythmischen Effekt (s. Tab. 5.34), oder eine Hypokaliämie und/oder Hypomagnesiämie (Diuretika!) sind Ursache der Herzrhythmusstörungen. Bei Vorhofflimmern ist nach einer arteriellen Hypertonie bzw. nach einer Hyperthyreose zu suchen. Bei einer ventrikulären Tachykardie muss unbedingt nach einer organischen Herzerkrankung gesucht werden.

Krankheiten des Herzens und des Kreislaufs

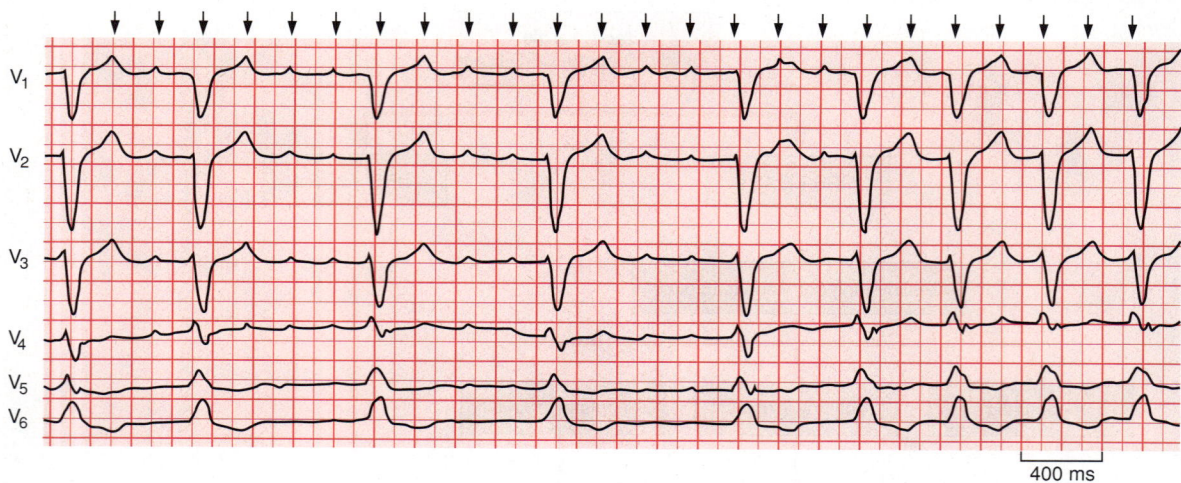

Abb. 5.31 Vorhofflattern mit wechselnder Überleitung. Im mittleren Teil der Abbildung besteht ein 4:1-Überleitungsverhältnis, im rechten Teil der Abbildung eine 2:1-Überleitung. Die Pfeile markieren die Vorhofaktivität (270/min), die im rechten Teil der Abbildung nicht direkt erkennbar ist. Zusätzlich Linksschenkelblock.

Insbesondere folgende Herzerkrankungen sind bei der Abklärung von ventrikulären Herzrhythmusstörungen zu berücksichtigen (spez. Diagnostik s. dort):
- koronare Herzerkrankung
- Myokardinfarkt (frisch oder alt)
- arterielle Hypertonie
- dilatative Kardiomyopathie
- Herzinsuffizienz (unabhängig von der Ätiologie)
- hypertrophische Kardiomyopathie
- Cor pulmonale
- rechtsventrikuläre Dysplasie
- Myokarditis.

EKG Ein **Langzeit-EKG** ermöglicht es, intermittierend auftretende Arrhythmien zu erfassen. Dabei sollte geprüft werden, ob die registrierten Arrhythmien mit den Symptomen des Patienten korrelieren. Auch wird eine **quantitative Analyse der ventrikulären Extrasystolen** innerhalb eines Zeitraums von 24 h möglich. Bei Registrierung innerhalb der ersten zwei Wochen nach Myokardinfarkt ist bereits bei zehn Extrasystolen pro Stunde die Sterblichkeit deutlich erhöht. Bei ansonsten herzgesunden Patienten und zahlreichen ventrikulären Extrasystolen (mehr als 3 000 pro 24 h) findet sich oft ein heterotoper Reizbildungsfokus in der Ausflussbahn des rechten Ventrikels. Diese Extrasystolen sind im EKG durch Linksschenkelblock-Morphologie sowie eine inferiore Achse charakterisiert (s. Abb. 5.32).

Außerdem kann aus den Daten des Langzeit-EKG die **Herzfrequenzvariabilität** durch quantitative Messungen der Schwankungen der Intervalle zwischen normalen Sinusschlägen bestimmt werden. Generell ist die Prognose eines Patienten umso besser, je höher die Variabilität dieser Intervalle ist. Durch Spektralanalysen, also Zuordnung der Varianz des Signals zu bestimmten Frequenzbereichen, können Aufschlüsse über die autonome Steuerung des Herzens (z.B. sympatho-vagale Balance) gewonnen werden.

Anhaltende ventrikuläre Tachykardien werden wegen ihres relativ seltenen Auftretens in der Regel nicht im Langzeit-EKG erfasst. Anhand der Häufigkeit von Extrasystolen und Couplets bzw. nichtanhaltenden ventrikulären Tachykardien kann aber eine Risikostratifizierung, insbesondere bei Patienten nach Myokardinfarkt, durchgeführt werden.

Diesem Ziel dient auch die Messung der **Barorezeptor-Sensitivität,** die als eigenständiger Parameter zur Risikostratifizierung von Postinfarktpatienten eingesetzt wird. Hierbei wird die Zunahme der Zykluslänge (entspricht einem Abfall der Herzfrequenz) in Beziehung zu einem pharmakologisch induzierten Blutdruckanstieg gesetzt.

Bei der Bestimmung der **Heart-Rate-Turbulence** wird die Reaktion der Herzfrequenz nach ventrikulären Extrasystolen charakterisiert. Normalerweise kommt es nach einer ventrikulären Extrasystole zu einer initialen Beschleunigung des Herzschlags mit konsekutiver Dezeleration. Bei Hochrisikopatienten hingegen finden sich keine Veränderungen der Intervalle der Sinusschläge nach einer Extrasystole.

Zur Abklärung von selten auftretenden Palpitationen kann ein sog. **Event-Rekorder** eingesetzt werden. Geräte dieses Typs ermöglichen die routinemäßige oder ereignisgetriggerte Aufzeichnung des EKG für einige Minuten. Einige Geräte erlauben auch die Übertragung des so gewonnenen EKG mittels Telefon an ein Auswertezentrum (s. Abb. 5.33). Dadurch kann geklärt werden, ob Empfindungen wie Palpitationen tatsächlich auf einer Herzrhythmusstörung beruhen.

Kipptisch-Untersuchung Zur Abklärung von Synkopen unklarer Genese kann insbesondere bei ansonsten herzgesunden Personen die Kipptisch-Untersuchung eingesetzt werden. Hierbei wird der Patient unter Registrierung von EKG und Blutdruck aus der horizontalen Position passiv (durch Schwenken des Kipptisches) in eine auf 60–80° aufgerichtete Position gebracht. Bei entsprechend disponierten Patienten wird dadurch eine vasovagale Reaktion provoziert, die in unklaren Fällen die Diagnose ermöglicht. Die ausgeprägte Reaktion einer jungen Patientin mit rezidivierenden Synkopen ist in Abbildung 5.34 dargestellt.

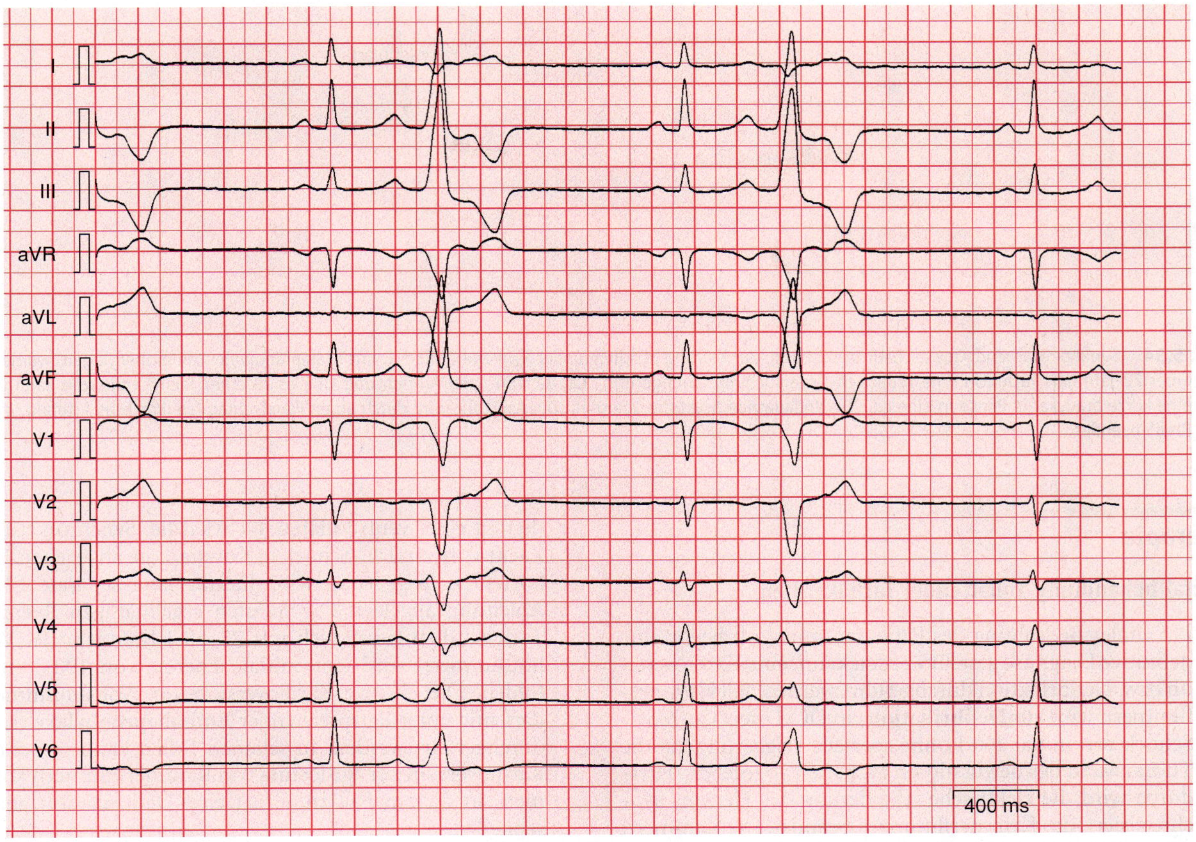

5.7 Herzrhythmusstörungen

Abb. 5.32 Ventrikuläre Extrasystolie: Die überwiegend negativen Ausschläge in V_1 offenbaren die Linksschenkelblock-Morphologie. Zusammen mit dem inferioren Vektor (hohe Ausschläge in den inferioren Ableitungen II, aVF und III) lässt sich hier ein Fokus in der Ausflussbahn des rechten Ventrikels lokalisieren.

Elektrophysiologische Untersuchung Bei der elektrophysiologischen Untersuchung werden zwei oder mehrere Elektrodenkatheter über die Femoralvenen im rechten Vorhof, in His-Bündel-Position (unmittelbar oberhalb des Trikuspidalklappenrings am interatrialen Septum), in den Koronarsinus, der Spitze und der Ausflussbahn des rechten Ventrikels platziert. Durch **programmierte Stimulation**, d.h. gezielte Auslösung von Extrasystolen über einen dieser Katheter, können viele, insbesondere auch selten auftretende Tachykardien ausgelöst werden. Die Charakterisierung der Aktivierungssequenz des Herzens während spontaner respektive induzierter Arrhythmien offenbart den Arrhythmiemechanismus. Bei den meisten supraventrikulären Tachykardien (abgesehen vom Vorhofflimmern) kann diese primär diagnostische Untersuchung zur **Katheterablation mittels Hochfrequenzstrom** erweitert werden. Einzelheiten sind bei den einzelnen Typen der Rhythmusstörungen sowie in Kapitel 3.8.1 aufgeführt.

Zusammenfassend sollten bei dokumentierten ventrikulären Tachykardien bzw. Reanimation nach Kammerflimmern folgende diagnostische Schritte zur Abklärung der myokardialen Erkrankung erwogen werden:
- Ruhe- und Belastungs-EKG
- Echokardiographie
- Koronarangiographie
- linksventrikuläre/rechtsventrikuläre Angiographie
- Kernspintomographie
- evtl. Myokardbiopsie

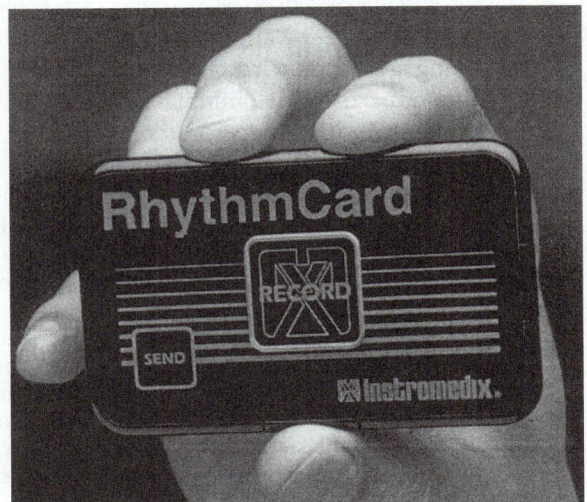

Abb. 5.33 Event-Rekorder in der Größe einer Scheckkarte: Zur EKG-Registrierung wird die Karte an die Brustwand gedrückt. Über eine akustische Kopplung ist die Übertragung des registrierten EKG durchs Telefon möglich.

Krankheiten des Herzens und des Kreislaufs

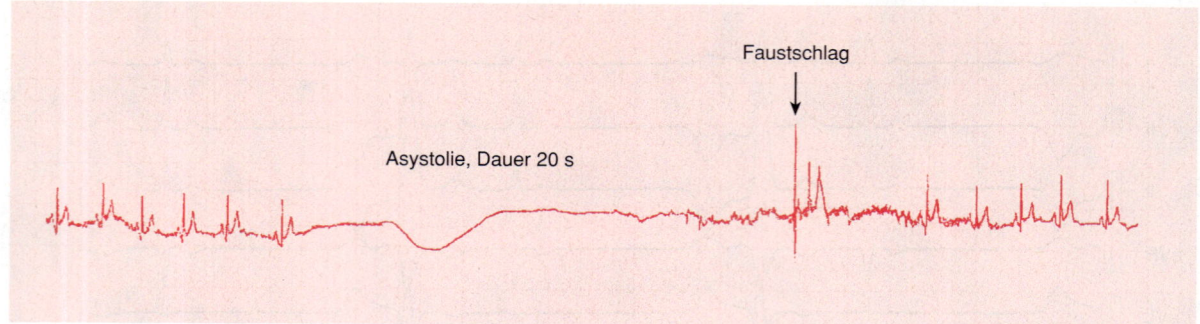

Abb. 5.34 Synkope während Kipptisch-Untersuchung: Zur Klärung rezidivierender Synkopen, die z.T. mit Krampfäquivalenten einhergingen, wurde bei einer 22-jährigen Patientin eine Kipptisch-Untersuchung durchgeführt. Ca. 12 min nach Aufrichtung kam es zu einer Tachykardie, die dann über eine kurze bradykarde Phase in eine ca. 20 s andauernde Asystolie überging. Die Asystolie wird durch einen Faustschlag (senkrechtes Artefakt, siehe Pfeil) beendet.

Therapie

Notfallbehandlung anhaltender Tachykardien

Bei vitaler Bedrohung des Patienten muss, oft bevor eine definitive Diagnose gestellt werden kann, eine Kardioversion bzw. Defibrillation durchgeführt werden. Bei Kammerflimmern wird zur **Defibrillation** ein DC(Direct Current)-Schock von initial 200 J ohne spezielle Triggerung auf die Thoraxwand des bewusstlosen Patienten abgegeben. Hierdurch wird die elektrische Aktivierung des Herzens synchronisiert, das Kammerflimmern beendet. Die Kammern können wieder geordnet über das His-Purkinje-System aktiviert werden.

Die **Kardioversion** hingegen setzt eine geordnete Aktivierung der Kammern voraus. Sie wird eingesetzt zur Beseitigung einer Vorhofrhythmusstörung bzw. zur Beendigung einer ventrikulären Tachykardie. Synchron zur R-Zacke wird ein DC-Schock in Kurznarkose abgegeben. Zur korrekten Triggerung wird hierfür eine separate EKG-Ableitung angelegt. Die meisten regelmäßigen Reentry-Tachykardien lassen sich mit 25–50 J beenden. Bei Vorhofflimmern wird eine initiale Energie von 100 J empfohlen. Die elektive Kardioversion von Vorhofflimmern darf nur unter entsprechender **Emboliprophylaxe** (s.u.) durchgeführt werden. In seltenen Fällen kann es bei der Kardioversion zur Auslösung von Kammerflimmern kommen, in diesem Fall ist sofort eine Defibrillation anzuschließen.

Bei hämodynamisch noch stabilen Patienten sollte zunächst ein EKG registriert und die **Breite des QRS-Komplexes** bestimmt werden. Ein Algorithmus zum prinzipiellen Vorgehen bei der Beurteilung einer Tachykardie ist in Abbildung 5.30 dargestellt.

- Beträgt die QRS-Breite weniger als 0,12 s, liegt (abgesehen von sehr seltenen faszikulären Tachykardien) eine **supraventrikuläre Tachykardie** vor. Die Ventrikel werden dann wie beim Sinusrhythmus über AV-Knoten und das His-Purkinje-System erregt. Therapeutisch können hier nach Ausschöpfung vagaler Manöver Adenosin (Adrekar®), Betablocker, Verapamil, Digitalis und in therapierefraktären Fällen Amiodaron eingesetzt werden.
- Ist der QRS-Komplex jedoch breit, ist primär von einer **ventrikulären Tachykardie** auszugehen.

In seltenen Fällen kann auch eine supraventrikuläre Tachykardie mit breitem Kammerkomplex einhergehen (s. Abb. 5.31), im Zweifelsfall ist aber immer das Vorliegen einer ventrikulären Tachykardie anzunehmen und eine Behandlung mit Ajmalin einzuleiten. Wird nämlich unter der falschen Annahme einer supraventrikulären Tachykardie ein Kalziumantagonist gegeben, kann dies katastrophale Folgen haben: So führt Verapamil bei den meisten Kammertachykardien nicht zur Frequenzverlangsamung, kann aber über die negativ inotrope und vasodilatierende Wirkung zu Hypotonie mit konsekutivem Kammerflimmern führen.

Die grundlegenden Eigenschaften der Antiarrhythmika nach der Vaughan-Williams-Klassifikation sind in Tabelle 5.32 dargestellt. Amiodaron nimmt insofern eine Sonderrolle ein, als es Effekte der Klassen I, II und III aufweist.

Tab. 5.32 Klassifikation der Antiarrhythmika nach Vaughan Williams.

Wirkung	Substanzen
I. Blockade des Natriumkanals	
■ Leitung verlangsamt (2+) Repolarisation verlängert	Ajmalin, Chinidin Disopyramid, Prajmalin, Procainamid
■ Leitung verlangsamt (0/1) Repolarisation verkürzt	Lidocain, Mexiletin Tocainid
■ Leitung verlangsamt (4+) Repolarisation unverändert	Flecainid, Propafenon, Encainid
II. β-adrenerge Blockade	Propranolol, Metoprolol
III. Verlängerung der Repolarisation	Amiodaron, Sotalol, D-Sotalol
IV. Kalziumkanalblockade	Verapamil, Diltiazem, Gallopamil

Die Zahlen 0 bis 4+ geben das Ausmaß der Leitungsverzögerung und damit der QRS-Verbreitung an.

5.7 Herzrhythmusstörungen

Tab. 5.33 Akut- und Differentialtherapie von Tachykardien.

	Adenosin	Verapamil/β-Blocker	Ajmalin	Amiodaron
Sinustachykardie	D	(T)	?	?
Atriale Tachykardie	D	D	?	(T)
Vorhofflimmern: Frequenzkontrolle	D	T	Nein	T
Vorhofflimmern: Konversion	Nein	Nein/?	T	T
Vorhofflattern	D	(T)	Nein	D
AV-Knoten-Reentry	T	T	T	(T)
WPW-Syndrom: AV-Reentry	T	T	T	(T)
WPW-Syndrom: Vorhofflimmern	Nein	Nein	T	T
Ventrikuläre Tachykardie (VT) (idiopathisch, Patient bekannt)	T	T	T	T
VT-Verdacht	D	Nein	T	T
VT: linksventrikuläre EF > 40 %	D	Nein	T	T
VT: linksventrikuläre EF < 40 %	D	Nein	Nein	T
VT: akuter Myokardinfarkt	Nein	β-Blocker	Nein	T

Bei hämodynamischer Instabilität Kardioversion bzw. Defibrillation! Beachte die im Text ausgeführten Vorsichtsmaßnahmen.
D: diagnostisch, d.h. Demaskierung von atrialen Tachykardien bzw. kein Effekt bei ventrikulären Tachykardien. T: therapeutisch. Nein: kontraindiziert. ?: fraglicher Nutzen. EF: Ejektionsfraktion. Die Behandlung der Torsade de pointes ist weiter unten erwähnt.

Bei der **Akuttherapie einer Tachykardie** gilt generell, dass bei hämodynamischer Instabilität (Angina pectoris, Lungenödem, Beeinträchtigung des Bewusstseins) eine Kardioversion bzw. Defibrillation durchgeführt werden sollte. Welche Antiarrhythmika für welche Tachykardieformen geeignet sind, ist in Tabelle 5.33 dargestellt. Falls es nicht gelingt, den Tachykardietyp zu identifizieren, kann die Tabelle auch in Spalten gelesen werden. Hierdurch können mögliche Kontraindikationen sofort erkannt werden. Ein diagnostischer Gewinn ergibt sich z. B. durch die Demaskierung atrialer Tachykardien durch Adenosin, ohne dass hierdurch die Tachykardie beendet wird. Es wird deutlich, dass bei einer unklaren Situation (unbekannter Patient, unklare Tachykardie) Amiodaron immer gegeben werden kann.

Folgende Sicherheitsmaßnahmen sollten im Rahmen der Akuttherapie bei den einzelnen Substanzen berücksichtigt werden:
- **Adenosin:**
  - bei Vorhofflimmern nur, wenn eine Pseudoregularisierung bei hohen übergeleiteten Kammerfrequenzen auftritt; Adenosin kann das Auftreten von Vorhofflimmern begünstigen und ist damit potentiell beim Präexitationssyndrom gefährlich.
  - kontraindiziert bei Asthma; Intensivmaßnahmen müssen jederzeit durchgeführt werden können.
- **Verapamil:** Vorsicht bei Sick-Sinus-Syndrom, kann bei ventrikulärer Tachykardie und eingeschränkter EF zu schwerer Hypotonie führen.
- **Digitalis:** Insbesondere bei älteren Patienten mit einer Herzinsuffizienz kann auch Digitalis (statt Verapamil/β-Blocker) zur initialen Frequenzkontrolle bei Vorhofflimmern gegeben werden.
- **Betablocker:** Vorsicht bei Asthma, schwerer Herzinsuffizienz, Sick-Sinus-Syndrom.
- **Ajmalin:** Vorsicht bei eingeschränkter linksventrikulärer Funktion bzw. hypertrophischer Kardiomyopathie. Eine 50-mg-Ampulle sollte über mindestens 4 min gegeben werden.
- **Amiodaron:** kann zur Hyperthyreose führen bzw. diese verschlimmern.

Chronische Behandlung tachykarder Herzrhythmusstörungen

Bei der chronischen Behandlung von Herzrhythmusstörungen geht es zum einen darum, Patienten, die unter Rhythmusstörungen leiden, z. B. unangenehme Palpitationen verspüren, beschwerdefrei zu machen. Andererseits soll ein Rezidiv einer malignen Rhythmusstörung und damit ein plötzlicher Herztod verhindert werden. Primär konzentriert sich die Behandlung auf die auslösenden Ursachen.

Grundsätzlich bedürfen weder supraventrikuläre noch ventrikuläre **Extrasystolen** einer antiarrhythmischen Therapie. Besteht trotz entsprechender Aufklärung des Patienten ein hoher Leidensdruck, können zunächst Betablocker eingesetzt werden; nur in Ausnahmefällen sind andere Antiarrhythmika indiziert. Bei den **paroxysmalen supraventrikulären Tachykardien** sollte primär die Hochfrequenzablation in Betracht gezogen werden, während bei **Vorhofflimmern** überlegt werden muss, ob der Versuch einer Konversion in den Sinusrhythmus überhaupt sinnvoll ist.

Antiarrhythmika

Antiarrhythmisch wirksame Substanzen werden aufgrund ihrer verschiedenen Wirkungen auf das Aktionspotential klassifiziert (Klassifikation nach Vaughan Williams; s. Tab. 5.32). Der gezielte Einsatz einer Substanz bei einer gegebenen Rhythmusstörung ist oft nicht möglich, da eine genaue Charakterisierung des Substrats der Rhythmusstörung klinisch in der Regel nicht gelingt. Darüber hinaus bezieht sich diese Klassifikation auf gesundes Myokard, in der Regel ist aber pathologisch verändertes Myokard für die Rhythmusstörungen verantwortlich. So erfolgt der Einsatz der Antiarrhythmika auch heute noch weitgehend empirisch. Im Gegensatz zur Akuttherapie (s.o.) müssen bei der chronischen Therapie die möglichen proarrhythmischen Effekte besonders beobachtet werden, da der Patient meist nur zu Anfang der Behandlung unter unmittelbarer ärztlicher Kontrolle ist. Einige der allgemeinen und speziellen Nebenwirkungen der Antiarrhythmika sind in Tabelle 5.34 dargestellt.

Der Nutzen einer **Betablocker-Therapie** ist insbesondere bei Patienten mit koronarer Herzerkrankung bzw. dilatativer Kardiomyopathie in mehreren Studien bewiesen worden. Betablocker sind neben Amiodaron bislang die einzigen Antiarrhythmika, die die Gesamtprognose verbessern und die Gefahr des plötzlichen Herztods senken.

Unter der Vorstellung, dass eine Suppression von Extrasystolen das Auftreten lebensbedrohlicher Herzrhythmusstörungen verhindert, wurden Patienten nach Myokardinfarkt prophylaktisch mit Antiarrhythmika behandelt. Diese Hypothese wurde durch die Ergebnisse der **CAST-I-Studie** (Cardiac Arrhythmia Suppression Trial) nachhaltig erschüttert. So führten die Klasse-Ic-Substanzen Flecainid und Encainid trotz Suppression der Extrasystolen zu einer Erhöhung der Sterblichkeit von 3,0 auf 7,7 % im Vergleich zu Plazebo. Ähnlich führte in anschließenden **CAST-II-Studien** das Klasse-I-Medikament Moricizin zu einer (nicht signifikanten) Erhöhung der Gesamtsterblichkeit von 5,4 auf 7,2 %. Dies hat zu weitgehenden Zulassungsbeschränkungen für Klasse-I-Antiarrhythmika bei Postinfarktpatienten geführt. Ähnliche Ergebnisse gab es für die Therapie mit d-Sotalol (Klasse-III-Wirkung; **SWORD-Studie**). Amiodaron konnte zwar die Häufigkeit des plötzlichen Herztods reduzieren, die Gesamtsterblichkeit wurde dadurch jedoch wegen einer selektiven Zunahme des nicht plötzlichen Herztods nicht signifikant verringert (**EMIAT-Studie).** Da lebensbedrohliche Komplikationen auch bei der vermeintlich harmlosen medikamentösen Konversion von Vorhofflimmern beobachtet wurden, wird heute für den Einsatz von Antiarrhythmika eine **sehr strenge Indikation** gefordert.

Es bleiben folgende Einsatzgebiete:
- Konversion von Vorhofflimmern: Klasse-I-Antiarrhythmika nur bei Ausschluss einer organischen Herzerkrankung, Therapieeinleitung mit Sotalol nur unter Monitorüberwachung
- Behandlung von paroxysmalen supraventrikulären Tachykardien, wenn eine Hochfrequenzablation nicht möglich oder gewünscht ist
- Einsatz von Amiodaron zur Behandlung lebensbedrohlicher ventrikulärer Tachykardien, wenn ein implantierbarer Kardioverter-Defibrillator (ICD, s.u.) nicht indiziert bzw. kontraindiziert ist
- begleitende Therapie bei Patienten mit ICD (z.B. bei Vorhofflimmern mit schneller Überleitung, bei häufigen Tachykardien bzw. zur Verlangsamung ventrikulärer Tachykardien, damit diese leichter überstimuliert werden können).

Alternative Therapieformen

Antitachykardes Pacing Gelegentlich gelingt es durch Anheben der Herzfrequenz, z.B. bei rezidivierender Torsade de pointes (s.u.), das erneute Auftreten von Tachykardien zu verhindern. Darüber hinaus kann die temporäre Stimulation zur Beseitigung von Vorhofflattern, AV-Knoten-Reentry-Tachykardien, verborgenem WPW-Syndrom und WPW-Syndrom (cave: Auslösung von Vorhofflimmern) herangezogen werden (s.a. Überstimulation bei Kammertachykardien).

Katheterablation Bei supraventrikulären Tachykardien ist die Modulation des AV-Knotens (AV-Knoten-Reentry-Tachykardie), die Ausschaltung der akzessorischen Bahn (AV-Knoten-Reentry-Tachykardie bzw. Vorhofflimmern bei WPW-Syndrom) bzw. die Isthmusblockade bei typischem Vorhofflattern mittels Hochfrequenzstrom Therapie der ersten Wahl (s. Kap. 3.8.1). Bei Vorhofflimmern mit therapierefraktärer hoher Kammerfrequenz kann die Überleitung durch eine partielle Ablation des AV-Knotens gebremst werden. Die Katheterablation von Vorhofflimmern bzw. ventrikulären Tachykardien befindet sich noch im Entwicklungsstadium, kann aber im Einzelfall, wenn

---

Tab. 5.34 Nebenwirkungen von Antiarrhythmika.

- **Kardial:**
  - Negative Inotropie (Disopyramid, Flecainid, β-Blocker)
  - Sinusbradykardie (Digitalis, β-Blocker, Ca-Antagonisten, Klasse-I-Antiarrhythmika, Klasse-III-Antiarrhythmika)
  - AV-Block
  - Schenkelblock
  - Proarrhythmische Wirkungen (idiosynkratisch, QT-Verlängerung)
  - Erregungsrückbildungsstörungen
- **Extrakardial:**
  - Zentralnervös
    Schwindel, Sehstörungen (Klasse I)
    vagolytische Wirkungen (Disopyramid, Chinidin)
  - Gastrointestinal (Übelkeit, Erbrechen, Durchfall)
  - Hepatisch (Cholestase, Hepatitis)
  - Knochenmark (Agranulozytose, Thrombozytopenie)
  - Neuropathie (Amiodaron)
  - Pneumonitis (Amiodaron)
  - Schilddrüsenüber-/-unterfunktion (Amiodaron)

eine genaue Lokalisation des Fokus gelingt, dem Patienten vollkommene Heilung bringen.

Antitachykarde Operation Therapierefraktäre Kammertachykardien können bei Patienten nach Myokardinfarkt gezielt chirurgisch behandelt werden. Hierbei wird das arrhythmogene Areal im Bereich der Infarktnarbe entfernt. Eine erfolgreiche Operation setzt jedoch eine genaue Lokalisation dieser Region voraus, da aus hämodynamischen Gründen nicht beliebig große Areale des linksventrikulären Endokards abgetragen werden können. Die perioperative Mortalität beträgt bei diesem Eingriff 7–15 %, so dass in der Regel nur Patienten mit insgesamt noch relativ guter Ventrikelfunktion für diesen Eingriff infrage kommen.

Implantierbarer Kardioverter-Defibrillator (ICD) Dieses implantierbare System wird wegen des bahnbrechenden Erfolgs bei der Erkennung und Therapie von ventrikulären Tachykardien und Kammerflimmern immer häufiger eingesetzt. Der Generator (Gewicht: 80 g, Volumen: 40 cm^3), der wie ein Schrittmacher subpektoral implantiert werden kann, ist über eine Elektrode mit dem Herzen verbunden (s. Abb. 5.35a, b). Bei transvenöser Implantationstechnik ist mit einer perioperativen Letalität von unter 1 % zu rechnen.

Die verschiedenen Therapieformen (antibradykarde und antitachykarde Stimulation, Kardioversion sowie Defibrillation) können individuell vorgegeben und auch nachträglich angepasst werden. Die **automatische Überstimulation** einer langsamen ventrikulären Tachykardie (s. Abb. 5.36) wird vom Patienten oft nicht bemerkt. Umso wichtiger ist die Speicherfunktion dieser Geräte, die eine nachträgliche Dokumentation des intrakardialen EKG in der Phase der Schockabgabe erlaubt. Die automatische Kardioversion bzw. Defibrillation empfindet der Patient als kräftigen, oft erschreckenden Faustschlag vor die Brust, sofern er nicht bereits bewusstlos ist.

Eine **Indikation** zur Implantation des Systems besteht bei malignen Kammertachyarrhythmien, falls kein kurativ-chirurgischer Eingriff möglich ist. Darüber hinaus gilt eine durchgemachte Reanimation bei Kardiomyopathie als Indikation, da bei diesen Patienten eine sichere pharmakologische Kontrolle der Rhythmusstörungen nicht zu realisieren ist. Natürlich muss eine temporäre bzw. reversible Ursache (Ischämie, Elektrolytentgleisung) der Rhythmusstörungen ausgeschlossen werden. Bei Hochrisikopatienten nach Myokardinfarkt führt die prophylaktische ICD-Implantation zu besseren Ergebnissen als eine medikamentöse Therapie (MADIT-Studien).

Kontraindikationen für die Implantation eines ICD stellen trotz medikamentöser Therapie häufig auftretende maligne Arrhythmien dar, da häufige Kardioversionen (z.B. zweimal pro Woche) dem Patienten nicht zuzumuten sind und zudem die Batterien des Gerätes rasch erschöpfen würden. Wegen des hohen Preises (Systempreis ca. 12 000–15 000 €) sowie der perioperativen Belastung muss die Indikation streng gestellt werden. Probleme bei dieser Therapieform bestehen in der Gefahr einer perioperativen Infektion mit Entwicklung einer Sepsis sowie in der Abgabe von inadäquaten Schocks bei schnell übergeleiteten Vorhofrhythmusstörungen. Die Komplexität der Systeme

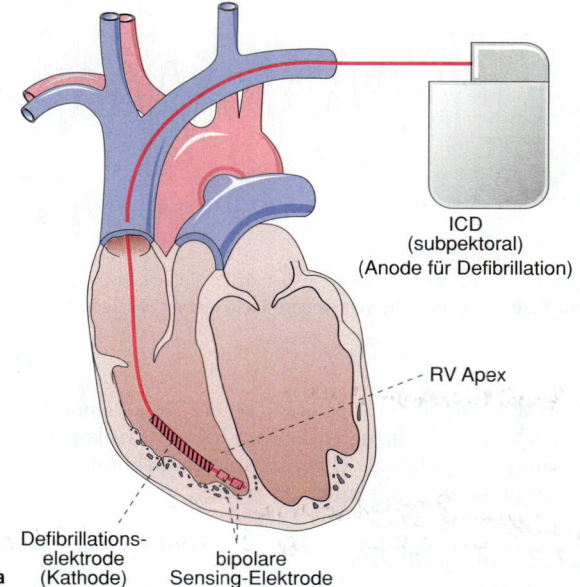

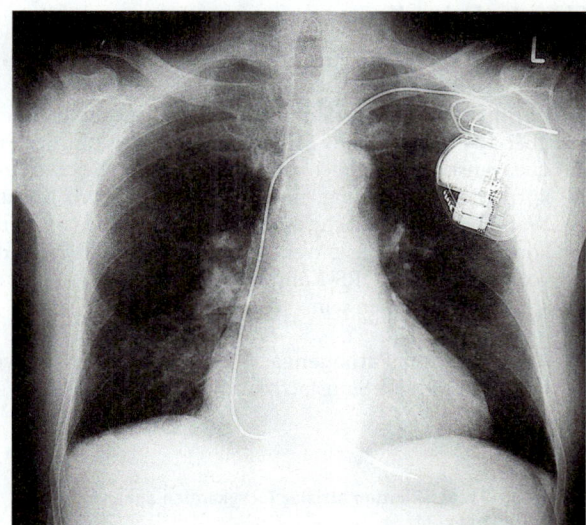

Abb. 5.35a, b Implantierbarer Kardioverter-Defibrillator (ICD):

a) Schematische Darstellung: Der Kammerrhythmus wird über eine bipolare Sensing-Elektrode abgeleitet. Über diese Elektrode kann auch eine antibradykarde oder antitachykarde Stimulation erfolgen. Die Energie zur Kardioversion bzw. Defibrillation wird zwischen der Defibrillationselektrode (Kathode) und dem aktiven Gehäuse („Active Can", Anode) abgegeben.

b) P.a.-Röntgenaufnahme.

sowie die vielfältigen Therapieformen, die z.T. proarrhythmische Wirkungen haben können (Akzeleration einer Kammertachykardie durch antitachykarde Stimulation), erfordert die Betreuung dieser Patienten durch speziell geschulte Kardiologen.

Verlauf und Prognose

Besonders gefährdet durch Kammertachykardien sind Patienten nach Myokardinfarkt. Durch verschiedene nicht-

Krankheiten des Herzens und des Kreislaufs

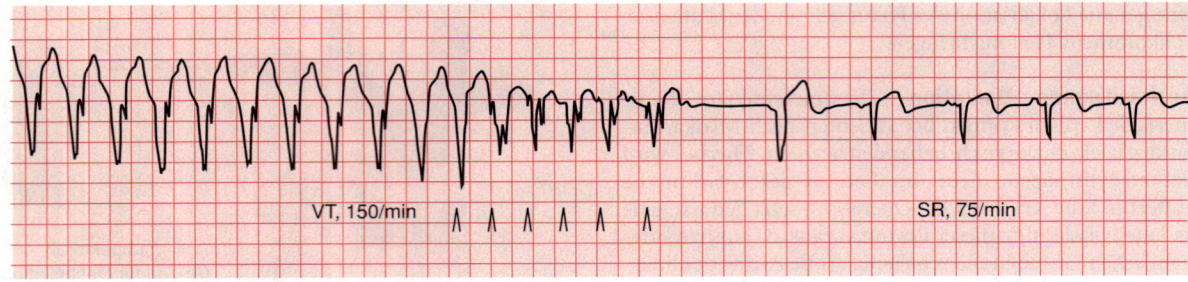

Abb. 5.36 Monomorphe ventrikuläre Tachykardie (VT): Termination durch (ventrikuläre) Überstimulation (Pfeile), es resultiert Sinusrhythmus (SR).

invasive Verfahren wird versucht, das Risiko eines Patienten zusätzlich einzugrenzen, um bei Hochrisikopatienten eine prophylaktische Therapie einleiten zu können. Dies ist Gegenstand zurzeit laufender Studien.

5.7.2 Tachykardien

Sinustachykardie

Engl. Begriff: Sinus Tachycardia

Definition Bei der Sinustachykardie liegt die Frequenz über 100 Schlägen pro Minute, üblicherweise ist der Frequenzanstieg allmählich und bleibt, außer bei extremer körperlicher Belastung, unter 180 Schlägen pro Minute. Während der Sinustachykardie sind die P-Wellen oft steiler konfiguriert als sonst. Wenn sie sich mit der T-Welle des vorhergehenden QRS-Komplexes überlagern, können sie schwer zu erkennen sein.

Ätiologie und Pathogenese Es gibt eine Vielzahl von Ursachen für eine Sinustachykardie:

- **physiologisch**
  – Kleinkind
  – körperliche Belastung
  – Stress, Angst
- **pharmakologisch**
  – Atropin
  – Katecholamine
  – Schilddrüsenhormone
  – Vasodilatanzien (außer ACE-Hemmern)
  – Nikotin, Alkohol, Koffein
- **pathologisch**
  – Fieber
  – Blutung, Anämie
  – Hyperthyreose
  – Hypoxie
  – Hypotension, Schock
  – Herzinsuffizienz
  – Lungenembolie
  – Herzbeuteltamponade
  – Guillain-Barré-Syndrom.

Das Ausmaß der Sinustachykardie ist oft ein Zeichen für die Schwere der zugrunde liegenden Erkrankung, eine Normalisierung erfolgt in der Regel erst mit erfolgreicher Behandlung derselben.

Therapie Bei den hyperdynamen Formen der Sinustachykardie (inadäquat gesteigerte sympathische Aktivierung) ohne fassbares morphologisches Substrat bietet sich eine Behandlung mit einem β-Rezeptoren-Blocker an.

Vorhofflattern

Engl. Begriff: Atrial Flutter

Definition Von Vorhofflattern spricht man bei einer Vorhoffrequenz zwischen 280 und 320 Schlägen pro Minute. Normalerweise führt es zu einer physiologischen 2:1-Blockierung der AV-Überleitung, sodass die Kammern mit der halben Vorhoffrequenz schlagen. Tabelle 5.35 gibt eine Übersicht über die verschiedenen Formen atrialer Tachykardien.

Ätiologie und Pathogenese Anhaltendes Vorhofflattern tritt praktisch nur bei Patienten mit **organischer Herzerkrankung** auf. Dabei kann zwischen typischem und atypischem Flattern unterschieden werden:

Tab. 5.35 Klassifikation atrialer Tachykardien anhand ihres Substrats.

I. Fokale atriale Tachykardie ■ Tachykardie aus der Crista terminalis ■ Tachykardie aus der Mündungsstelle der Pulmonalvenen ■ septale atriale Tachykardie ■ andere fokale atriale Tachykardien

II Atriale Tachykardie bei Makro-Reentry
■ typisches Vorhofflattern
  a) gegen den Uhrzeiger („counterclockwise typical atrial flutter")
  b) mit dem Uhrzeiger („clockwise typical atrial flutter")
■ atypisches Vorhofflattern („true atypical flutter")
■ atriale Tachykardie nach Vorhofinzision

III Vorhofflimmern ■ fokales Vorhofflimmern ■ rechtsatriales Vorhofflimmern ■ linksatriales Vorhofflimmern
IV Syndrom der inadäquaten Sinustachykardie

- Beim **typischen Vorhofflattern** liegt ein Makro-Reentry im rechten Vorhof parallel zum Trikuspidalklappenring vor. Bei der häufigen Form erfolgt die Aktivierung gegen den Uhrzeigersinn („counterclockwise", Blickrichtung von der Herzspitze auf die Herzbasis), wobei die kaudokraniale Aktivierung des atrialen Septums für die negativen sägezahnartigen Ausschläge in den Ableitungen II, III und aVF verantwortlich ist. Dies ist in Abbildung 5.37 dargestellt. Beim selteneren „clockwise typical flutter" hingegen sind die Flatterwellen in den inferioren Ableitungen nach oben gerichtet und haben einen positiven Ausschlag in V_6. Beide Formen des typischen Vorhofflatterns können relativ leicht durch eine elektrische Blockierung des Isthmus geheilt werden.
- Beim **atypischen Vorhofflattern** läuft der Reentry nicht durch den Isthmus zwischen Vena cava inferior und Trikuspidalklappe, weswegen eine Hochfrequenzablation schwieriger als beim typischen Flattern ist. Eine zuverlässige Klassifikation anhand des Oberflächen-EKG gibt es nicht, die Frequenz des Flatterns ist allerdings höher als beim typischen Flattern.

Bei Vorhofflattern kann es zu einer plötzlichen Akzeleration der Kammerantwort kommen. Diese besteht in der Regel in einem Übergang von einer 2:1- zu einer 1:1-Überleitung von den Vorhöfen auf die Kammern. Dies kann nach Verlangsamung der Flatterfrequenz durch ein Antiarrhythmikum (Chinidin, Disopyramid) passieren, wenn vorher die AV-Überleitung nicht medikamentös gebremst wurde. Diese Substanzen dürfen daher beim Vorhofflattern erst nach Digitalisierung bzw. anderweitiger Bremsung der AV-Knoten-Überleitung eingesetzt werden.

Diagnostik Wird das Vorhofflattern 2:1 übergeleitet, ist diese Rhythmusstörung oft schwer zu erkennen, da eine Flatterwelle im QRS-Komplex verschwindet und die nachfolgende Flatterwelle sich mit der T-Welle überlagert (s. Abb. 5.31). Diagnostische Klärung bringen hier oft vagale Manöver oder der Einsatz von Adenosin (s. Abb. 5.36). Tritt dabei ein sprunghafter Wechsel der AV-Blockierungen von 2:1 nach 4:1 auf, werden die sägezahnartig konfigurierten Flatterwellen deutlich (s. Abb. 5.31).

Die Diagnose kann auch durch eine **direkte Ableitung der Vorhofaktivität** gesichert werden. Dies kann behelfsmäßig über einen zentralen Venenkatheter erfolgen, der, mit hochprozentiger Kochsalzlösung gefüllt, an eine Brustwandelektrode angeschlossen wird. Eine zuverlässige Ableitung der Vorhofaktivität ist über eine Ösophaguselektrode bzw. über eine transvenös eingeführte Schrittmachersonde möglich.

! Vorhofflattern kann leicht übersehen werden, wenn die typischen Flatterwellen im EKG nicht zu erkennen sind. Deshalb ist bei Kammerfrequenzen um 150 pro Minute stets Vorhofflattern auszuschließen (s.o.).

Therapie Bei allen Formen des Vorhofflatterns besteht die primäre Therapie in der Bremsung der AV-Knoten-Leitung durch Digitalis oder Verapamil oder β-Blocker auf Kammerfrequenzen um 100/min. Meist kommt es wenige Stunden nach Frequenzkontrolle zu einem Umspringen in Sinusrhythmus oder Vorhofflimmern. Im Notfall kann eine Kardioversion (10–50 J) durchgeführt werden. Die Differentialdiagnose der verschiedenen Formen des Vorhofflatterns ist in Tabelle 5.35 unter I und II aufgeführt. Liegen typische sägezahnartige Flatterwellen mit einer Frequenz von 300/min vor, kann von einem typischen Vorhofflattern ausgegangen werden. Bei rezidivierendem

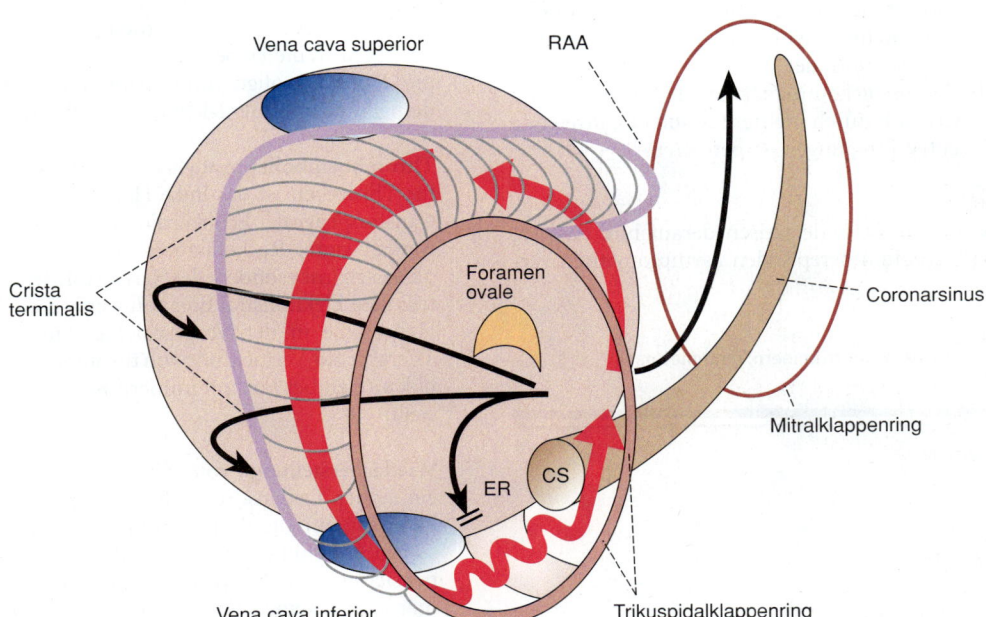

Abb. 5.37 Schematische Darstellung des Makro-Reentry bei typischem Vorhofflattern. Der Blick ist von der Herzspitze auf den Trikuspidalklappenring gerichtet. Die geschlängelte Linie zeigt den Aktivierungsverlauf des rechten Vorhofs bei typischem Flattern („typical counterclockwise") mit der septalen Aktivierung von kaudal nach kranial. Beachte, dass der Reentry durch die Crista terminalis anatomisch geschützt ist.

bzw. persistierendem typischem Vorhofflattern ist die Isthmusblockade durch eine Hochfrequenzablation Therapie der Wahl (s. Abb. 5.37). Ist die EKG-Morphologie atypisch, bedarf es meist einer invasiven elektrophysiologischen Untersuchung, um den Typ des Vorhofflatterns zu identifizieren.

Zusammenfassung

- Häufigste Ursachen: organische Herzerkrankung, Hypertonie
- Wichtigste Symptome: Palpitationen, Belastungsdyspnoe
- Wichtigste diagnostische Maßnahme: EKG-Ableitung mit Valsalva-Manöver
- Wichtigste therapeutische Maßnahme: zunächst Bremsung der AV-Knoten-Leitung durch Digitalis/Verapamil/β-Blocker

Vorhofflimmern

Engl. Begriff: Atrial Fibrillation

Epidemiologie Beim Vorhofflimmern handelt es sich um die häufigste anhaltende Herzrhythmusstörung überhaupt.

Ätiologie und Pathogenese Spezifische Ursachen des Vorhofflimmerns sind in Tabelle 5.36 zusammengefasst.

Pathophysiologisch ist neuerdings eine Form abgegrenzt worden, bei der bei normalen Vorhöfen Foci in den Pulmonalvenen bzw. der Hinterwand des linken Vorhofs Episoden von Vorhofflimmern triggern (s. Abb. 5.38). Diese Foci machen sich oft durch besonders früh einfallende atriale Extrasystolen bemerkbar. Das so ausgelöste Vorhofflimmern sistiert meist nach wenigen Stunden spontan. Ist es allerdings im Rahmen einer Hypertonie oder Herzinsuffizienz zur Dilatation der Vorhöfe mit begleitender interstitieller Fibrose gekommen, kann einmal ausgelöstes Vorhofflimmern sich durch mehrere simultan auftretende kreisende Reentry-Erregungen perpetuieren.

Symptome Neue Befunde weisen darauf hin, dass ca. 80 % aller Vorhofflimmerepisoden asymptomatisch ver-

Tab. 5.36 Ursachen für Vorhofflimmern, geordnet nach ihrer Häufigkeit.

- Arterielle Hypertonie
- Herzinsuffizienz
- Hohes Alter
- Koronare Herzkrankung
- Sinusknotensyndrom
- Lungenembolie
- Mitralvitium
- Alkohol („holiday heart")
- Hyperthyreose

laufen. Auf diese Weise kann Vorhofflimmern zu einer unerwarteten Embolie führen. Insbesondere bei hoher und unregelmäßiger Kammerfrequenz kann Vorhofflimmern zu Palpitationen und (Ruhe-)Dyspnoe führen.

Diagnostik Beim Vorhofflimmern liegt eine völlig ungeordnete Aktivität der Vorhöfe vor. Diese kann gelegentlich an unregelmäßigen Schwankungen der Grundlinie des EKG erkannt werden (Frequenz 400–600/min). Im Oberflächen-EKG ist jedoch vielfach überhaupt keine Vorhofaktivität festzustellen. Die definitive Diagnose wird aus der vollkommen unregelmäßigen Schlagfolge der Ventrikel gestellt, die im anglo-amerikanischen Raum treffend als „irregularly irregular" beschrieben wird. Die Kammerfrequenz liegt bei nicht vorbehandelten Patienten oft zwischen 160 und 180 Schlägen pro Minute und kann über eine Verkürzung der diastolischen Füllungszeit sowie einen Verlust der atrialen Kontraktion („atrial kick") zur Reduktion des Herzminutenvolumens führen.

Therapie Die Therapie verfolgt zwei primäre Ziele:
- die Verlangsamung der Kammerfrequenz
- die Vermeidung embolischer Komplikationen.

Senkung der Kammerfrequenz Beim älteren Patienten kann die Frequenz oft mit Digitalis, beim jüngeren Patienten mit einem Kalziumantagonisten bzw. Betablocker erfolgreich gesenkt werden. In therapierefraktären Fällen kann zusätzlich Amiodaron gegeben werden. Zur Therapiekontrolle eignet sich das Verschwinden eines Pulsdefizits, ferner Belastungs- bzw. Langzeit-EKG. Kommt es bei akut aufgetretenem Vorhofflimmern zur kardialen Dekompensation, kann eine Kardioversion durchgeführt werden.

Nach Beherrschung der Akutsituation muss nach auslösenden Ursachen gesucht werden (s. o.). Zu denken ist hier vor allem an die Hyperthyreose, weil sie gerade beim älteren Patienten oligosymptomatisch verlaufen kann und deshalb nicht immer leicht zu identifizieren ist.

Thromboembolieprophylaxe Häufigste Bildungsstelle für Thromben ist das linke Herzohr, das nur durch eine transösophageale Echokardiographie richtig eingesehen werden kann. Risikofaktoren für eine Thromboembolie umfassen insbesondere die Herzinsuffizienz, eine linksventrikuläre Ejektionsfraktion von weniger als 35 % und eine Hypertonie in der Vorgeschichte. Eine risikoadaptierte Therapie zur Vermeidung von thromboembolischen Komplikationen bei Vorhofflimmern ist in Tabelle 5.37 dargestellt.

Wiederherstellung von Sinusrhythmus Insbesondere ein hoher Leidensdruck durch Palpitationen bzw. eine hämodynamische Beeinträchtigung können eine Konversionsbehandlung begründen. Ältere Patienten mit kompensiertem, rezidivierendem Vorhofflimmern haben primär jedoch keinen Vorteil von einer Konversionsbehandlung mit dem Ziel, einen Sinusrhythmus zu erreichen. So wurde in der AFFIRM-Studie gezeigt, dass bei älteren Patienten die alleinige Frequenzkontrolle und Embolieprö-

5.7 Herzrhythmusstörungen

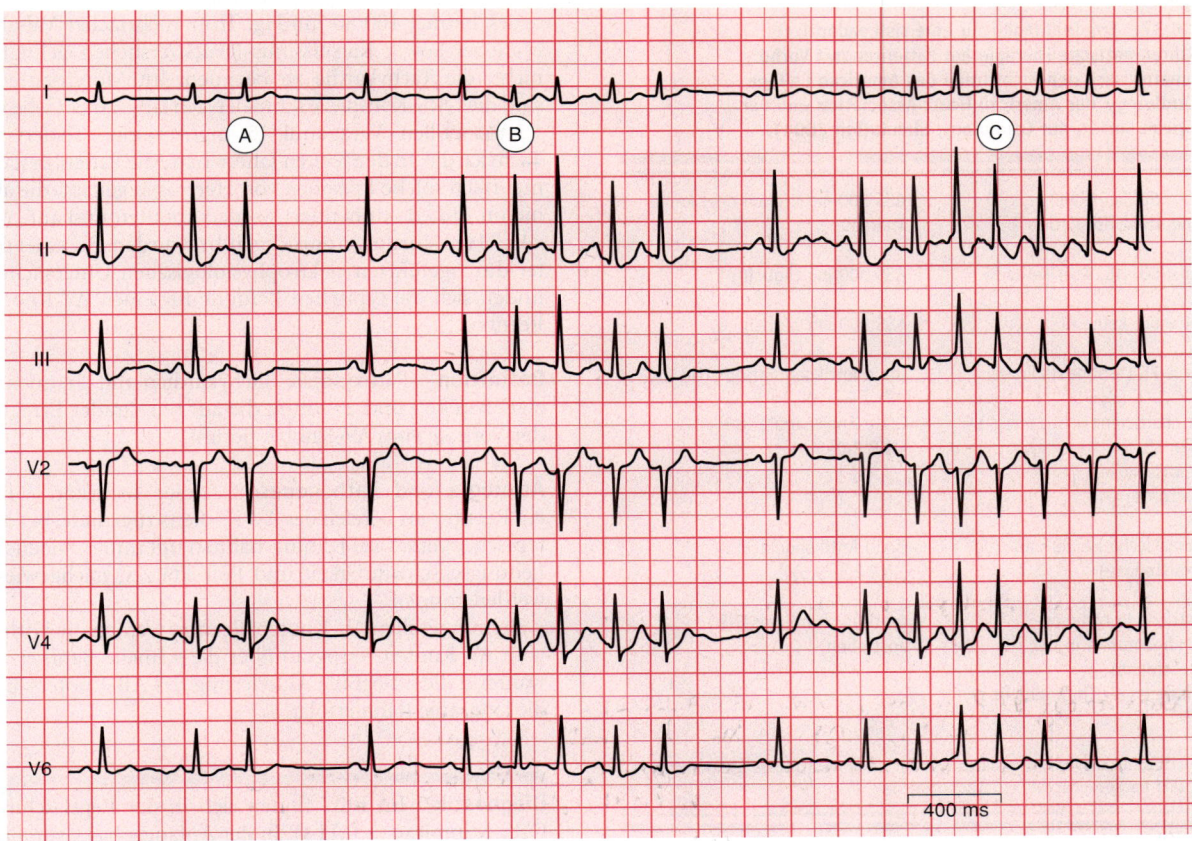

Abb. 5.38 Supraventrikuläre Extrasystolen.
Entstehung von Vorhofflimmern durch atriale Extrasystolen in der frühen Erholungsphase nach einem Belastungs-EKG. Es besteht zunächst Sinusrhythmus, beim A kommt es zu einer früh einfallenden atrialen Extrasystole mit kompensatorischer Pause. Mit dem P-auf-T-Phänomen wird bezeichnet, dass die Extrasystole sich der T-Welle des vorherigen Schlags überlagert. Bei B kommt es zu einer Salve von atrialen Extrasystolen, die wiederum von Sinusrhythmus gefolgt wird. Bei C kommt es zum Auftreten von Vorhofflimmern, wobei keine atriale Aktivität mehr abgrenzbar ist und die Kammern absolut unregelmäßig schlagen („irregularly irregular").

phylaxe unter Belassung des Vorhofflimmerns dem Versuch, Sinusrhythmus zu erzielen, durchaus ebenbürtig ist. Überraschenderweise hat sich auch gezeigt, dass die Emboliegefahr bei Patienten mit angestrebtem Sinusrhythmus nicht geringer ist als bei alleiniger Frequenzkontrolle. Inwieweit auch bei diesen Patienten eine dauerhafte Antikoagulation durchgeführt werden sollte, ist noch nicht geklärt.

Besondere Vorkehrungen sollten getroffen werden, wenn eine medikamentöse oder elektrische **Kardioversion** des Vorhofflimmerns angestrebt wird. Besteht das Vorhofflimmern weniger als einen Tag, kann die Kardioversion unmittelbar durchgeführt werden. Dauert es jedoch schon länger an, sollte zuerst drei Wochen lang antikoaguliert werden, damit es nicht im Rahmen der Konversion zur Embolie kommt. Alternativ kann eine transösophageale Echokardiographie zum Ausschluss eines linksatrialen Thrombus durchgeführt werden. Da die Vorhöfe erst nach einigen Wochen wieder ihre volle mechanische Funktion erlangen, sollte die Antikoagulation nach Kardioversion mindestens einen Monat lang weitergeführt werden. Zum Vorhofflimmern beim WPW-Syndrom siehe unten.

Zusammenfassung

- Häufigste Ursachen: arterielle Hypertonie, Herzinsuffizienz, hohes Alter
- Wichtigstes Symptom: häufig symptomlos, Palpitationen
- Wichtigste diagnostische Maßnahme: EKG bzw. Langzeit-EKG
- Wichtigste therapeutische Maßnahmen: Frequenzkontrolle und Emboliprophylaxe

Ektope atriale Tachykardie

Engl. Begriff: Ectopic Atrial Tachycardia

Definition Bei der ektopen atrialen Tachykardie bestimmt ein ektoper, d.h. außerhalb des Sinusknotens gelegener, Fokus den Vorhofrhythmus.

Diagnostik Im EKG finden sich regelmäßige P-Wellen mit einer Frequenz zwischen 130 und 200 pro Minute mit atypischer Morphologie. Ähnlich wie beim Vorhofflattern gelingt die Diagnose durch Erreichen einer höhergradigen

Tab. 5.37 Empfehlungen für eine risikoadaptierte antithrombotische Therapie bei Patienten mit Vorhofflimmern (nach den Richtlinien des American College of Cardiology, der American Heart Association und der European Society for Cardiology, Circulation 2001).

Alter < 60, keine HE („lone atrial fibrillation")	ASS 300 mg täglich oder keine Therapie
Alter < 60, HE, aber keine RF	ASS 300 mg täglich
Alter ≥ 60, keine RF	ASS 300 mg täglich
Alter ≥ 75 (besonders Frauen)	Orale Antikoagulation (INR 2,0)
Herzinsuffizienz LVEF < 35 % Thyreotoxikose Hypertonie	Orale Antikoagulation (INR 2,0–3,0)
Rheumatische Herzerkrankung (Mitralstenose)	Orale Antikoagulation (INR 2,5–3,5)
Künstliche Herzklappe Thromboembolie in der Vorgeschichte Persistierender Thrombus in der TEE	(evtl. auch höhere INR anstreben)

HE: Herzerkrankung, RF: Herzinsuffizienz, LVEF: linksventrikuläre Ejektionsfraktion, TEE: transösophageale Echokardiographie

Blockierung des AV-Knotens (s. Tab. 5.33). Anhand des Vektors der P-Welle kann der Ursprung eingegrenzt werden. Typische Lokalisationen sind die Crista terminalis des rechten Vorhofs, die Mündungsstellen der Pulmonalvenen im linken Vorhof sowie posteriore Anteile des linken Vorhofs (s. Tab. 5.35).

Differentialdiagnose	Ausschlussmaßnahme
Digitalisintoxikation	EKG zeigt meist eine 2 : 1-Blockierung bei atrialer Tachykardie

Therapie Da der atriale Fokus in der Regel nicht auf Antiarrhythmika anspricht, sollte eine Hochfrequenzablation diskutiert werden.

AV-Knoten-Reentry-Tachykardie

Engl. Begriff: AV Nodal (Reentrant) Tachycardia

Praxisfall

Eine 37-jährige Frau ruft in der Nacht ihren Hausarzt, weil starkes Herzklopfen sie ängstigt. Dieser misst bei der sehr beunruhigten Patientin einen Puls von 220/min, der Blutdruck beträgt 100/80 mmHg. Trotz mehrfacher Valsalva-Manöver sowie Karotissinus-Druckversuchen gelingt es nicht, die Tachykardie zu beenden. Im Monitorstreifen sind die QRS-Komplexe schmal. Nach langsamer Gabe von 1,5 Ampullen Verapamil (5 mg/Ampulle) sistiert die Tachykardie. In den letzten Jahren hatte die Patientin schon mehrfach solche Episoden von Herzrasen gehabt, die aber nie im EKG dokumentiert werden konnten und auf „nervöse" Herzstörungen zurückgeführt wurden. Bei einer später durchgeführten elektrophysiologischen Untersuchung finden sich die typischen Befunde für einen AV-Knoten-Reentry.

Definition Paroxysmale Tachykardien mit Frequenzen zwischen 160 und 220/min, die auf retrograder Erregung der Vorhöfe vom AV-Knoten beruhen.

Ätiologie und Pathogenese Dieser Tachykardie liegt ein Reentry im Bereich des AV-Knotens zugrunde, bei dem typischerweise zwei Leitungsbahnen mit unterschiedlicher Leitungsgeschwindigkeit und Refraktärzeit nachgewiesen werden können.

Beim typischen AV-Knoten-Reentry werden die Vorhöfe vom AV-Knoten retrograd über die schnelle Bahn erregt, während die antegrade Aktivierung des AB-Knotens über die langsame Bahn erfolgt.

Diagnostik Im EKG finden sich in der Regel schmale QRS-Komplexe (≤ 0,11 s). In der Anfangsphase, vor allem bei sehr schnellen Tachykardien, kann auch ein funktioneller Rechtsschenkelblock bestehen. Da die Vorhöfe simultan zu den Kammern erregt werden, sind im EKG normalerweise keine P-Wellen erkennbar.

Therapie Nur gelegentlich auftretende Anfälle, die zudem noch gut auf vagale Manöver ansprechen, bedürfen keiner weiteren Therapie. Die medikamentöse Akuttherapie ist in Tabelle 5.33 dargestellt. Zur chronischen Therapie bieten sich primär Betablocker an. Bei häufigen oder als sehr störend empfundenen Anfällen kann die langsame Bahn des AV-Knotens moduliert oder ausgeschaltet werden. Hierbei wird darauf geachtet, die schnelle Bahn des AV-Knotens und damit seine antegraden Leitungseigenschaften nicht zu schädigen. Es kann allerdings bei der Hochfrequenzmodulation des AV-Knotens in bis zu 1 % zu einem AV-Block mit Schrittmacherpflichtigkeit kommen (s. Kap. 3.8.1).

Zusammenfassung

- Häufigste Ursache: zwei Leitungsbahnen im AV-Knoten mit unterschiedlicher Leitungsgeschwindigkeit
- Wichtigstes Symptom: rezidivierendes, plötzlich einsetzendes „Herzrasen"
- Wichtigste diagnostische Maßnahme: EKG
- Wichtigste therapeutische Maßnahmen: akut vagale Manöver, chronisch Betablocker, evtl. AV-Knoten-Modulation

Präexzitationssyndrome

Engl. Begriff: Preexcitation Syndromes

Definition Eine Präexzitation liegt vor, wenn ein Teil der Ventrikelmuskulatur früher erregt wird, als dies über AV-Knoten und His-Purkinje-System der Fall sein kann. Anatomisch liegt dem eine akzessorische Bahn zugrunde, d.h., es besteht eine zusätzliche Verbindung zwischen Vorhöfen und Kammern.

Man unterscheidet in erster Linie drei Formen des Präexzitationssyndroms:
- **Wolff-Parkinson-White-(WPW-)Syndrom:** Akzessorische Leitung erfolgt über das sog. Kent-Bündel unter Umgehung des AV-Knotens.
- **Lown-Ganong-Levine-(LGL-)Syndrom:** Ursächlich liegt hier wahrscheinlich keine akzessorische Bahn, sondern lediglich ein besonders schnell leitender AV-Knoten mit Neigung zu AV-Knoten-Reentry-Tachykardien zugrunde; Charakteristika im EKG sind eine PQ-Zeit unter 0,12 s, keine Deltawelle.
- Präexzitation über das **Mahaim-Bündel** (selten): Über den rechten Tawara-Schenkel besteht eine Verbindung des rechten Vorhofs zum rechten Ventrikel; entsprechend weisen Tachykardien Linksschenkelblockmorphologie mit breitem QRS-Komplex auf.

Epidemiologie Präexzitationssyndrome kommen in der allgemeinen Bevölkerung bei ca. 1,5 pro 1000 Einwohner vor. Mit Abstand am häufigsten ist das WPW-Syndrom (s.u.).

WPW-Syndrom

Engl. Begriff: WPW Syndrome

> **Praxisfall**
>
> Ein bisher körperlich gut belastbarer 27-jähriger Mann bricht plötzlich beim Fußballspielen bewusstlos zusammen und muss bei Kammerflimmern reanimiert werden. Im Sinusrhythmus fällt eine typische Deltawelle auf. Anamnestisch sind rezidivierende, hämodynamisch gut tolerierte Tachykardien bekannt. Bei der **elektrophysiologischen Untersuchung** lässt sich eine AV-Reentry-Tachykardie auslösen, die den anamnestisch bekannten Tachykardien entspricht. Bei evoziertem Vorhofflimmern zeigt die Kammerantwort wechselnd breite QRS-Komplexe und eine Frequenz von bis zu 250 Schlägen pro Minute, die hämodynamisch nicht toleriert wird. Sehr wahrscheinlich war diese Rhythmusstörung Ursache für das Kammerflimmern des Patienten auf dem Fußballplatz. Nach **Hochfrequenzablation** der akzessorischen Bahn ist keine Deltawelle mehr nachweisbar, und der Patient ist ohne Tabletten vollkommen beschwerdefrei.

Ätiologie und Pathogenese Beim WPW-Syndrom – benannt nach den Erstbeschreibern **W**olff, **P**arkinson und **W**hite – kommt es wie oben beschrieben durch akzessorische Fasern, das sog. **Kent-Bündel,** zur vorzeitigen Erregung der Kammern, ferner treten **paroxysmale Tachykardien** auf.

Charakteristisch für das WPW-Syndrom sind **Deltawellen,** die sich im Sinusrhythmus im EKG zeigen. Sie entstehen durch vorzeitige Erregung der Ventrikelmuskulatur über eine antegrade (d.h. von den Vorhöfen auf die Ventrikel gerichtete) Aktivierung der akzessorischen Bahn (s. Abb. 5.39a). Diese Erregungswelle fusioniert mit der normal erzeugten Erregungswelle aus dem His-Purkinje-System. Die Deltawelle kann allerdings bei linkslateral gelegenen akzessorischen Bahnen und/oder einer relativ schnellen AV-Knoten-Überleitung nur gering ausgeprägt sein.

Diagnostik Im **EKG** finden sich bei Sinusrhythmus folgende Befunde:
- PQ-Zeit < 0,12 s,
- träger Anstieg des QRS-Komplexes (Deltawelle),
- Verbreiterung des QRS-Komplexes,
- sekundäre Erregungsrückbildungsstörungen.

Besteht Unsicherheit, ob überhaupt eine Präexzitation vorliegt, kann man mit Hilfe eines Karotissinus-Druckversuchs oder durch die Gabe von Adenosin (Adrekar®) die AV-Knoten-Überleitung verzögern und so eine verborgene Deltawelle deutlich machen. Während der typischen AV-Reentry-Tachykardie im Rahmen des WPW-Syndroms ist keine Deltawelle nachweisbar, da die Aktivierung der Bahn nur in retrograder Richtung erfolgt, während der AV-Knoten antegrad durchlaufen wird (**orthodrome Tachykardie**, s. Abb. 5.29).

Gelegentlich tritt ein Makro-Reentry auf, bei dem die Kreisbahn genau in umgekehrter Richtung durchlaufen wird (**antidrome Tachykardie**). Hierbei kommt es zu einer maximalen Präexzitation der Ventrikel, die aufgrund der QRS-Morphologie von einer ventrikulären Tachykardie nicht zu unterscheiden ist.

Gefahr droht den Patienten aber vor allem durch eine **schnelle Überleitung** von Vorhofflattern und Vorhofflimmern, das beim WPW-Syndrom gehäuft auftritt. Unter diesen Umständen hängt es von der Refraktärzeit der akzessorischen Bahn ab, wie schnell die Vorhofimpulse auf die Kammern übergeleitet werden. Die antegrade Refraktärzeit der akzessorischen Bahn und damit die Gefährdung des Patienten während des Vorhofflimmerns kann durch den **Ajmalin-Test** abgeschätzt werden: Kommt es nach langsamer Gabe von Ajmalin (1 mg/kg Körpergewicht über 5 min) zum Verschwinden der Präexzitation, liegt eine relativ lange Refraktärzeit und damit eine geringe Gefährdung des Patienten vor.

> **!** An Vorhofflimmern bei WPW-Syndrom sollte gedacht werden, wenn Tachykardien (Frequenzen über 200 pro Minute) mit wechselnder QRS-Breite und großer Unregelmäßigkeit gesehen werden (s. Abb. 5.39b).

Therapie Patienten, die lediglich eine Präexzitation, aber keine Tachykardien zeigen, bedürfen im Allgemeinen keiner weiteren Therapie. Bei Patienten mit Tachykardien sollte eine **Hochfrequenzablation** der akzessorischen Bahn durchgeführt werden (s. Kap. 5.7.1, „Chronische Behandlung tachykarder Herzrhythmusstörungen"). Dies gilt auch für asymptomatische Patienten mit Präexzitation, die beruflich (z.B. Piloten) oder privat (z.B. Tiefseetauchen) besonders exponiert sind.

Krankheiten des Herzens und des Kreislaufs

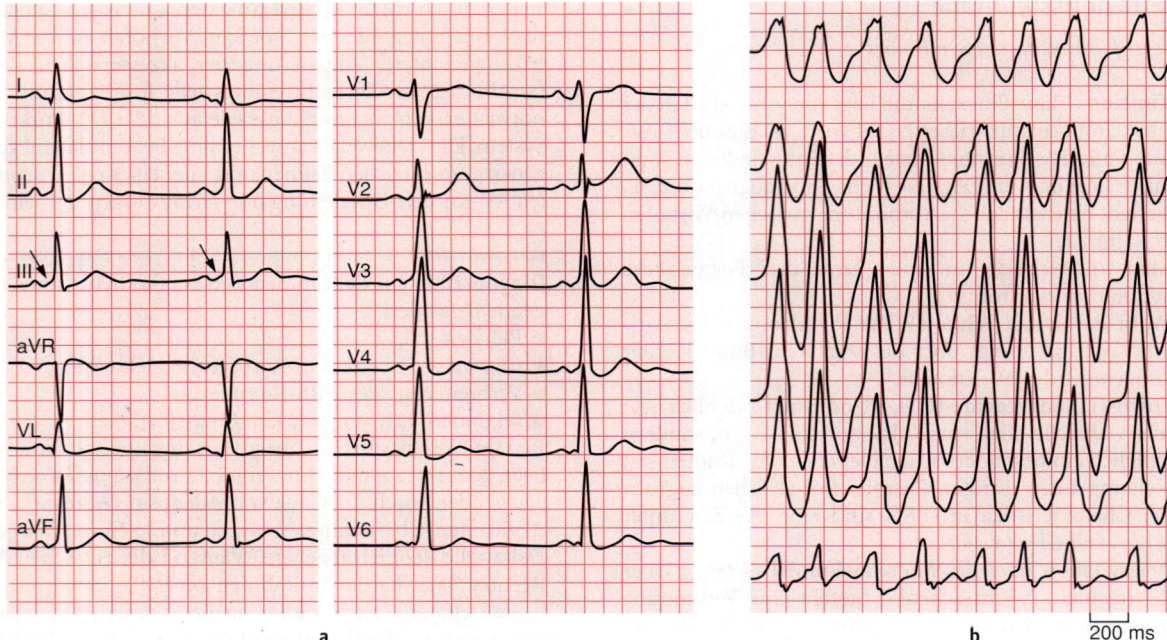

Abb. 5.39a, b WPW-Syndrom.
a) Sinusrhythmus. Der Pfeil weist auf die Deltawelle hin, die in in Ableitung III besonders gut zu erkennen ist.
b) Paroxysmale Tachykardie bei Vorhofflimmern.

Bei der **Akuttherapie** der AV-Reentry-Tachykardie können neben vagalen Manövern Verapamil (cave: Vorhofflimmern, s. u.) oder Ajmalin eingesetzt werden. Liegt Vorhofflimmern vor und ist der Patient hämodynamisch instabil, ist die Kardioversion Therapie der Wahl. Ansonsten können Ajmalin (Gilurytmal®), Propafenon (Rytmonorm®), Flecainid (Tambocor®) oder Amiodaron (Cordarex®) intravenös gegeben werden. Kontraindiziert sind Kalziumantagonisten (Verapamil, Diltiazem), Digitalis und Betablocker sowie Adenosin (Adrekar®), da nach intravenöser Gabe vereinzelt eine Akzeleration der Ventrikelfrequenz mit konsekutivem Kammerflimmern auftritt (s. Tab. 5.33).

Zusammenfassung

- Häufigste Ursache: akzessorische Leitungsbahnen zwischen Vorhof und Kammer
- Wichtigstes Symptom: paroxysmales Herzrasen
- Wichtigste diagnostische Maßnahme: EKG
- Wichtigste therapeutische Maßnahme: Hochfrequenzablation

Ventrikuläre Tachykardie

Engl. Begriff: Ventricular Tachycardia

Definition Bei der ventrikulären Tachykardie (VT) liegen eine Frequenz über 100 pro Minute und ein breiter QRS-Komplex vor (s. Abb. 5.36).

- Eine **anhaltende Kammertachykardie** („sustained VT") dauert länger als 30 s, es sei denn, sie muss wegen Hypotonie bzw. Schock vorher beendet werden.
- Eine **nicht-anhaltende VT** („nonsustained VT") dagegen dauert mindestens drei Schläge, aber weniger als 30 s.

Die Frequenz der ventrikulären Tachykardie ist normalerweise regelmäßig, die QRS-Morphologie kann konstant (monomorph) oder wechselnd (polymorph) sein.

Diagnostik Die **Diagnose** kann durch Ableitung der atrialen Aktivität bzw. durch His-Bündel-Ableitung gesichert werden. Die Beschreibung einer Kammertachykardie hat neben der **Frequenz** auch deren **EKG-Morphologie** (Lagetyp in der Frontalebene sowie Rechts- oder Linksschenkelblockform) zu berücksichtigen. Dies ist insofern wichtig, als Patienten mit größeren Infarkten durchaus verschiedene Kammertachykardien entwickeln können. Charakteristisch ist bei der ventrikulären Tachykardie der **breite QRS-Komplex,** der aber auch bei anderen Rhythmusstörungen auftreten kann. Zur Differentialdiagnose siehe Tabelle 5.38.

Therapie Der ventrikulären Tachykardie liegt meist eine schwere Erkrankung der linken Ventrikels zugrunde (Z.n. Myokardinfarkt, dilatative oder seltener hypertrophische Kardiomoypathie). Auch bei initialer hämodynamischer Stabilität ist die ventrikuläre Tachykardie ein sehr bedrohliches Krankheitsbild, da zu jeder Zeit eine hämodynamische Dekompensation oder eine Akzeleration in Kammerflimmern droht. Bei hämodynamischer Instabilität sollte primär eine Kardioversion in Betracht gezogen werden. Es besteht eine Kontraindikationen für die meisten Antiarrhythmika (siehe Tab. 5.31)!

5.7 Herzrhythmusstörungen

Rezidivierende, therapierefraktäre Tachykardien können durch **ventrikuläre Überstimulation** behandelt werden (s. Abb. 5.36). Dies gilt insbesondere für relativ langsame Tachykardien (Frequenz unter 200/min).

War die Tachykardie mit einer Schocksymptomatik verbunden bzw. musste der Patient wiederbelebt werden, ist er vom plötzlichen Herztod bedroht. Es hat sich gezeigt, dass der **implantierbare Kardioverter-Defibrillator** (ICD) die Prognose dieser Patienten günstiger beeinflussen kann als eine Therapie mit Amiodaron, dem zur Zeit potentesten Antiarrhythmikum. Bei Kontraindikationen gegen die Implantation eines ICD sollte Amiodaron gegeben werden.

Zusammenfassung

- Häufigste Ursachen: Z.n. Myokardinfarkt, dilatative Kardiomyopathie
- Wichtigste Symptome: Atemnot, Hypotonie
- Wichtigste diagnostische Maßnahme: EKG
- Wichtigste therapeutische Maßnahmen: Kardioversion, Antiarrhythmika nur bei hämodynamischer Stabilität

Tab. 5.38 Differentialdiagnose der Tachykardie mit breitem Kammerkomplex.

Ventrikuläre Tachykardie (s. Abb. 5.36)	Fusionsschlag bzw. „Capture"-Schlag als Zeichen der AV-Dissoziation. Andere Morphologie als bei vorbestehendem SB
Torsade de pointes (s.u., s. Abb. 5.40)	Amplitude der QRS-Komplexe nimmt regelmäßig ab und zu
SVT mit Schenkelblock (s. Abb. 5.31)	Typische (Rechts- bzw. Links-) Schenkelblockmorphologie*
Präexzitation (s. Abb. 5.39)	Bei regelmäßigem Rhythmus sehr schwer von VT abgrenzbar. Bei Vorhofflimmern unregelmäßige RR-Abstände und wechselnde QRS-Breite

VT: ventrikuläre Tachykardie; SVT: supraventrikuläre Tachykardie; SB: Schenkelblock
* Insbesondere bei der langsamen ventrikulären Tachykardie kann es vorkommen, dass zwischen zwei Kammertachykardieschlägen die Kammern über das His-Purkinje-System erregt werden und ein schmaler QRS-Komplex auftritt, der dann „Capture"-Schlag genannt wird. Fusioniert diese Erregung mit der von dem ventrikulären Fokus liegt ein Fusionsschlag vor.

Torsade de pointes

Synonym: Spitzenumkehr-Tachykardie, QT-Syndrom
Engl. Begriff: Torsades de Pointes Tachycardia, Long QT Syndrome

Definition Der Begriff „Torsade de pointes" bezieht sich auf die Morphologie einer ventrikulären Tachykardie, die dadurch gekennzeichnet ist, dass die QRS-Komplexe sich periodisch in Größe und Richtung ändern, sich also um die Grundlinie zu drehen scheinen (s. Abb. 5.40). Im engeren Sinne wird damit ein Syndrom beschrieben, bei dem diese Tachykardien auf dem Boden einer **QT-Verlängerung** entstehen.

Ätiologie und Pathogenese Bei diesem Syndrom unterscheidet man angeborene und erworbene Formen:

Bei den **angeborenen Formen** sind das **Romano-Ward-Syndrom** sowie das **Jervell-Lange-Nielsen-Syndrom,** das mit Innenohrschwerhörigkeit einhergeht, zu erwähnen. Tachykarde Anfälle werden oft durch sympathische Stimulation (Erregung, körperliche Belastung) ausgelöst. Diagnostische Kriterien sind in Tabelle 5.39 aufgelistet.

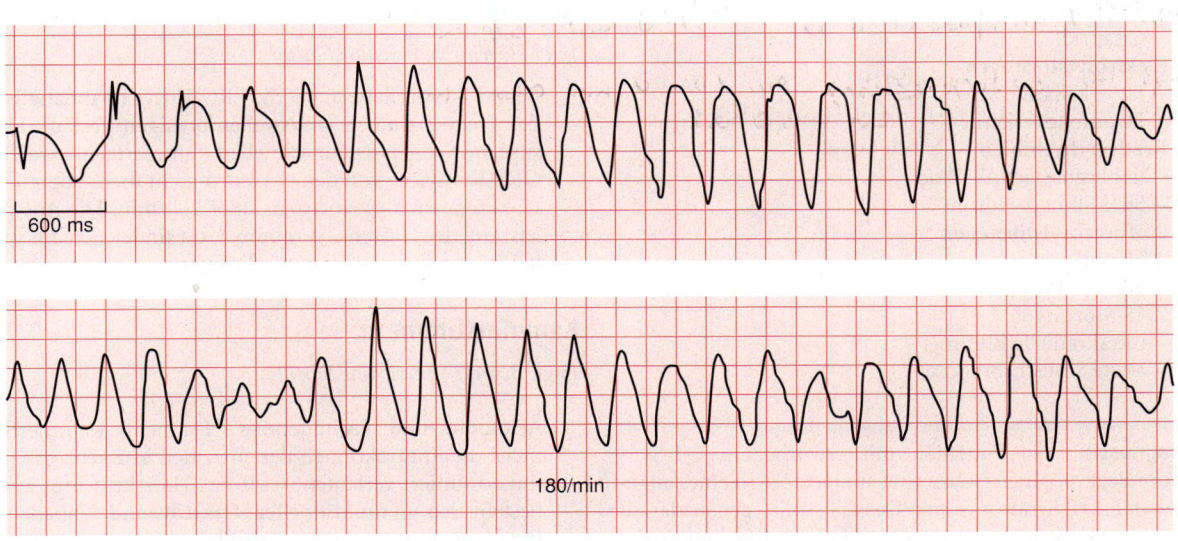

Abb. 5.40 Torsade de pointes bei erworbener Verlängerung der QT-Zeit durch Hypokaliämie und Hypomagnesiämie unter Diuretikaeinnahme.

Krankheiten des Herzens und des Kreislaufs

Tab. 5.39 Kriterien zur Diagnose eine QT-Syndroms (nach Schwartz, 1993).

EKG		Punkte
A	QTc > 480 ms	3
	460–470 ms	2
	450 ms bei Männern	1
B	Torsade de pointes	2
C	T-Wellen-Alternans	1
D	Eingekerbte T-Welle in drei Ableitungen	1
E	Altersbezogen zu niedrige Herzfrequenz in Ruhe	0,5
Klinik		
A	Synkope stressbedingt (psychisch/physisch)	2
B	Synkope ohne Stress	1
C	Angeborene Taubheit	0,5
Familienanamnese		
A	Familienmitglieder mit QT-Syndrom	1
B	Plötzlicher Tod bei Familienmitgliedern (< 30 J.)	0,5

Wertung: Punktsumme 1: QT-Syndrom unwahrscheinlich; Punktsumme 2–3: mittlere Wahrscheinlichkeit; Punktsumme ≥ 4: hohe Wahrscheinlichkeit für das Vorliegen eines QT-Syndroms. QTc-Wert: frequenzkorrigierte QT-Zeit

Differentialdiagnose	Ausschlussmaßnahme
Polymorphe Kammertachykardie mit normaler QT-Dauer (s. Abb. 5.47)	EKG

Ursachen für **erworbene Formen** des QT-Syndroms sind:
- **Medikamente**
  - Antiarrhythmika (Chinidin)
  - trizyklische Psychopharmaka
  - Erythromycin
  - Terfenadin
  - Cisaprid
- **Elektrolytstörungen**
  - Hypokaliämie
  - Hypomagnesiämie
- **Bradyarrhythmien**
  - höhergradiger AV-Block
  - Sick-Sinus-Syndrom
- **Stoffwechselstörungen**
  - Hypothyreose
  - „Liquid Protein"-Diät
- **ZNS-Störungen**
  - intrakranielle Blutung
  - akute Sinusthrombose.

Diagnostik Bei Patienten mit erworbenem QT-Syndrom liegt möglicherweise eine abortive Form eines angeborenen QT-Syndroms vor. Deshalb sollte genau darauf geachtet werden, ob sich die QT-Zeit nach Beseitigung der auslösenden Ursache normalisiert.

Therapie Bei Patienten mit **angeborenem QT-Syndrom** und rezidivierenden Synkopen wird eine Therapie mit Betablockern in maximal tolerierten Dosen empfohlen. In therapierefraktären Fällen kann die linksthorakale Sympathektomie bzw. die Implantation eines automatischen Defibrillators erwogen werden.

Bei den **erworbenen Formen des QT-Syndroms** ist die intravenöse Gabe von Magnesium Therapie der Wahl. Bei hämodynamischer Instabilität im Rahmen anhaltender Torsade de pointes kann primär eine Kardioversion/Defibrillation durchgeführt werden. Zur Vermeidung von Rezidiven kann die Herzfrequenz auf 110–120/min angehoben werden. Dies geschieht am schonendsten durch atriale Stimulation. Darüber hinaus müssen Elektrolytstörungen korrigiert (Ausgleich von Hypokaliämie und Hypomagnesiämie) sowie alle **Antiarrhythmika abgesetzt** werden, insbesondere Substanzen der Klassen IA, IC und III. Besteht nach kritischer Prüfung weiterhin eine Indikation zur antiarrhythmischen Therapie, können Klasse-IB-Substanzen eingesetzt werden.

Polymorphe Kammertachykardie

Engl. Begriff: polymorphic ventricular tachycardia

Sie ist gekennzeichnet durch Schwankungen in der Morphologie der QRS-Komplexe und QRS-Abstände, die einer Torsade de pointes ähneln können (s. Abb. 5.41). Dieser Arrhythmie liegt oft eine **myokardiale Ischämie** zugrunde, die direkt behandelt werden sollte (s. Kap. 5.4 und 5.5).

Kammerflattern

Engl. Begriff: Ventricular Flutter

Beim Kammerflattern hat die EKG-Kurve unabhängig von der Frequenz einen **sinuswellenförmigen Verlauf.** Dabei sind, im Gegensatz zur schnellen Kammertachykardie, die QRS-Komplexe von den T-Wellen nicht mehr abgrenzbar. Die Frequenz liegt meistens über 200/min. Die Auswurfleistung des Herzens ist minimal, oft findet sich ein spontaner Übergang ins Kammerflimmern.

Kammerflimmern

Engl. Begriff: Ventricular Fibrillation

Ätiologie und Pathogenese Da beim Kammerflimmern die Kontraktionen der einzelnen Muskelfasern ganz unkoordiniert verlaufen, wirft das Herz kein Blut aus, es besteht also ein **funktioneller Herzstillstand.** Unbehandelt treten nach 3–5 min irreversible Schäden an Herz und Gehirn auf.

5.7 Herzrhythmusstörungen

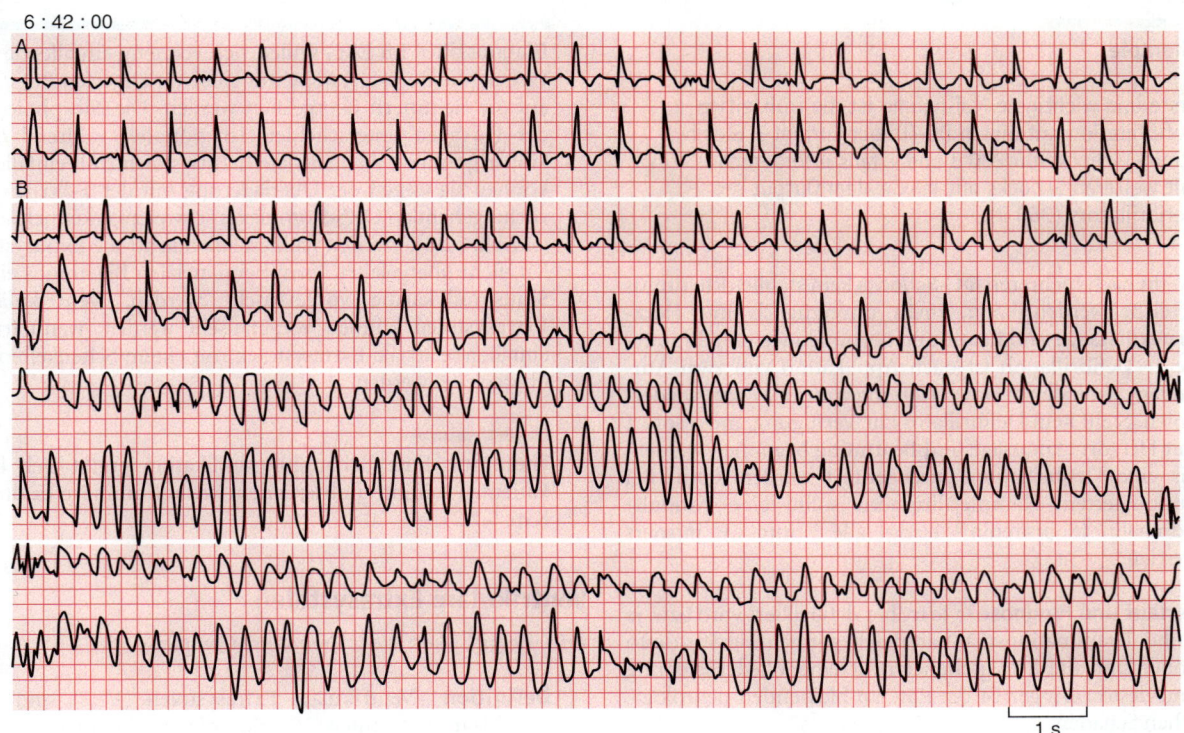

Abb. 5.41 Polymorphe Kammertachykardie auf dem Boden einer myokardialen Ischämie. Der Patient war während der Tachykardie synkopal. Langzeit-EKG-Registrierung.

Kammerflimmern kann auftreten bei:
- akutem Herzinfarkt
- Ischämie (z. B. Prinzmetal-Angina, koronare Herzerkrankung ohne Infarkt)
- dilatativer Kardiomyopathie
- hypertrophischer Kardiomyopathie
- Elektrolytstörungen (Hypokaliämie, Hypomagnesiämie)
- WPW-Syndrom
- Elektrounfall
- nichtinhibierten ventrikulären Schrittmachern (Stimulation in der vulnerablen Phase)
- als Folge einer ventrikulären Tachykardie
- sekundär:
  - bei kardiogenem Schock
  - als Folge proarrhythmischer Wirkung von Antiarrhythmika
  - bei Digitalisintoxikation
  - als Komplikation einer Kardioversion.

Symptome Das klinische Bild entspricht einem funktionellen Herzstillstand mit Bewusstseinsverlust nach etwa 4–10 s, Pulslosigkeit, Weitwerden der Pupillen und Schnappatmung.

Diagnostik Kammerflimmern ist an den kleinen, unregelmäßigen Ausschlägen mit wechselnder Kontur im EKG unschwer zu erkennen (s. Abb. 5.42); dabei genügt die Ableitung durch die Defibrillationselektroden. Es sollte keine wertvolle Zeit durch Anlegen von regulären EKG-Elektroden, Legen eines venösen Zugangs oder Intubation verlorengehen.

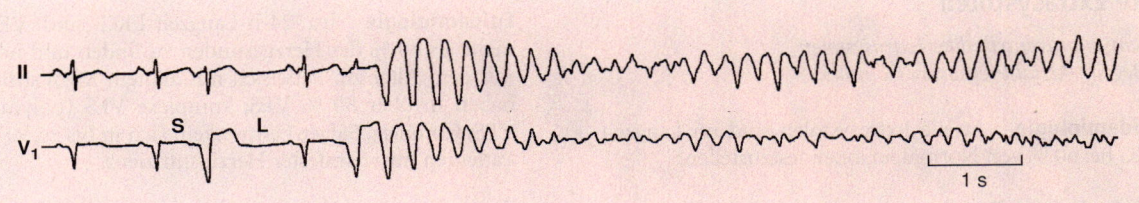

Abb. 5.42 Auftreten von Kammernflimmern nach einer „Short"(S)-„long"(L)-Sequenz. Hiermit wird die Sequenz eines kurzes Kopplungsintervalls der Extrasystole („short") und eines langen Kopplungsintervalls (meist postextrasystolische Pause, „long") bezeichnet.

Krankheiten des Herzens und des Kreislaufs

Therapie

! Erste und wichtigste Maßnahme ist die frühzeitige Defibrillation mit einem DC-(Direct Current = Gleichstrom-)Schock von 200 J und – falls erforderlich – mit weiteren Schocks mit maximalem Output des Defibrillators (360 J).

Wenn nach mehreren **DC-Schocks** kein stabiler Rhythmus erreicht werden kann, muss unverzüglich mit **Herzdruckmassage und Beatmung** begonnen werden. Eine erneute Defibrillation ist nach Applikation von zwei Ampullen Amiodaron i.v. (150 mg/Ampulle) zu wiederholen. Steht kein Defibrillator zur Verfügung, muss sofort mit Herzdruckmassage und Beatmung begonnen werden, bis eine Defibrillation durchgeführt werden kann. Bei prolongiertem Kammerflimmern sollte eine Ampulle Adrenalin (Suprarenin® 1 mg) alle 5 min i.v. injiziert werden.

Verlauf und Prognose Je früher defibrilliert wird bzw. je früher Reanimationsmaßnahmen begonnen werden, desto höher sind die Erfolgschancen für eine Wiederbelebung und desto geringer ist die Rate an bleibenden neurologischen Schäden.

Zusammenfassung

- Häufigste Ursache: akuter Herzinfarkt
- Wichtigstes Symptom: Bewusstseinsverlust mit Pulslosigkeit
- Wichtigste diagnostische Maßnahme: EKG-Ableitung durch die Defibrillationselektroden
- Wichtigste therapeutische Maßnahme: Defibrillation

5.7.3 Extrasystolen

Engl. Begriff: Premature Complex

Extrasystolen (ES) sind die häufigste Ursache für einen unregelmäßigen Puls. Sie können an jeder Stelle des Herzens entstehen, daher unterscheidet man
- ventrikuläre Extrasystolen, die in den Kammern entstehen (häufigste Form), und
- supraventrikuläre oder atriale Extrasystolen, die in den Vorhöfen ihren Ursprung haben.

Nur selten entstehen Extrasystolen im AV-Knoten selbst.

Atriale Extrasystolen

Synonym: supraventrikuläre Extrasystolen
Engl. Begriff: Atrial Premature Complex

Epidemiologie Atriale Extrasystolen sind im Langzeit-EKG bei 60 % von Normalpersonen festzustellen.

Ätiologie und Pathogenese Genussmittel wie Tabak, Koffein und Alkohol sind als mögliche Auslöser für atriale Extrasystolen bekannt.

Diagnostik Im EKG finden sich vorzeitig einfallende P-Wellen, die normalerweise mit einer verlängerten PQ-Zeit auf die Kammern übergeleitet werden. Die Morphologie der P-Wellen unterscheidet sich von der während des Sinusrhythmus. Wenn atriale Extrasystolen früh einfallen, können sie wegen der Überlagerung mit der T-Welle des vorhergehenden QRS-Komplexes schwer zu erkennen sein (s. Abb. 5.38). Werden früh einfallende atriale Extrasystolen nicht übergeleitet, kann beim atrialen Bigeminus eine **Sinusbradykardie** vorgetäuscht werden. **Ventrikuläre Extrasystolen** können vorgetäuscht werden, wenn früh einfallende atriale Extrasystolen mit einem Schenkelblock übergeleitet werden.

Therapie Eine Behandlungsindikation ergibt sich bei Patienten mit intermittierendem Vorhofflimmern (s. dort, Kap. 5.7.2).

Ventrikuläre Extrasystolen

Engl. Begriff: Ventricular Premature Complex

Definition Ventrikuläre Extrasystolen (VES) sind an dem bizarr verformten QRS-Komplex zu erkennen, der oft breiter als 0,14 s ist (s. Abb. 5.32). Sie können vereinzelt auftreten und dabei identische (monomorphe) oder verschiedene (polymorphe) QRS-Morphologien aufweisen.
Zwei konsekutive Extrasystolen werden als ein **Couplet** bezeichnet, drei Extrasystolen hintereinander stellen ein **Triplet** dar und genügen formal der Definition einer ventrikulären Tachykardie, wenn die Frequenz über 100/min liegt.
Folgt auf einen Normalschlag jeweils eine Extrasystole, so wird vom **ventrikulären Bigeminus** gesprochen. Diese 1:1-Extrasystole kann bei früh einfallenden Extrasystolen ein Pulsdefizit verursachen und so eine Bradykardie vortäuschen. Beim **Trigeminus** folgen einem Normalschlag jeweils zwei Extrasystolen. Gehen umgekehrt einer Extrasystole zwei Normalschläge voran, spricht man von einer **2:1-Extrasystolie**.
Mit **dem R-auf-T-Phänomen** werden VES charakterisiert, die schon während der T-Welle des vorherigen QRS-Komplexes einfallen. Da dies häufig mit malignen ventrikulären Rhythmusstörungen kombiniert aufgetreten ist, sind diese VES als „Warnarrhythmien" bezeichnet worden. Ein solcher Zusammenhang besteht vor allem bei akuter Ischämie und beim QT-Syndrom. In der chronischen Infarktphase sind jedoch Kammertachykardien und Kammerflimmern oft durch spät einfallende VES ausgelöst.

Epidemiologie Im 24-h-Langzeit-EKG sind VES bei mehr als 60 % der Herzgesunden zu finden und nehmen mit dem Alter zu. Patienten mit akutem Myokardinfarkt haben in über 80 % VES; komplexe VES (polymorphe VES, Couplets, Salven) entwickeln sich in bis zu 90 % bei Patienten mit manifester Herzinsuffizienz.

Ätiologie und Pathogenese VES werden in der Regel nicht retrograd auf die Vorhöfe übergeleitet, der Abstand zwischen den QRS-Komplexen vor und nach der VES ist dann durch die kompensatorische Pause doppelt so groß wie bei normalem Sinusrhythmus.

Therapie Um die Gefährdung eines Patienten durch letale Arrhythmien abzuschätzen, dient die **Lown-Klassifikation,** die sich an der Häufigkeit von einfachen und komplexen ventrikulären Extrasystolen orientiert (s. Tab. 5.40). Insbesondere Arrhythmien der Klasse IVA/IVB gelten als behandlungsbedürftig.

Es sollte jedoch unbedingt beachtet werden, dass die Gefährdung des Patienten entscheidend durch die Art und das Ausmaß der zugrunde liegenden Herzerkrankung beeinflusst wird. So sind Patienten mit normaler linksventrikulärer Funktion und Arrhythmien der Klasse Lown IVA/IVB primär nicht behandlungsbedürftig. Treten aber zwei bis vier Wochen nach durchgemachtem Myokardinfarkt mehr als zehn VES pro Stunde auf, dann besteht bereits ein erhöhtes Risiko bezüglich des plötzlichen Herztods.

Tab. 5.40 Lown-Klassifizierung von VES.

Klasse	Definition
0	Keine VES
1	< 30 VES/h
2	> 30 VES/h
3	Polymorphe VES
4A	Couplets
4B	Salven (≥ 3 VES)
5	R-auf-T-Phänomen

5.7.4 Spezielle Formen der Bradykardie

Engl. Begriff: Bradycardia

Definition Von Bradykardie spricht man, wenn die Herzfrequenz unter 60 Schläge pro Minute sinkt. Für die Verlangsamung des Herzschlags können verschiedene Störungen verantwortlich sein:
- Sinusbradykardie
- sinuatriale Blockierungen
- Sinusknotensyndrom
- hypersensitiver Karotissinus
- AV-Blockierungen
- Schenkelblock
- Bradyarrhythmie bei übergeleitetem Vorhofflimmern.

Da viele Bradykardien die Implantation eines Schrittmachers notwendig machen, wird diese Therapie in einem eigenen Kapitel im Anschluss an die Darstellung der verschiedenen Krankheitsbilder behandelt.

Sinusbradykardie

Engl. Begriff: Sinus Bradycardia

Ätiologie und Pathogenese Die Sinusbradykardie beruht auf einem gestörten autonomen Tonus (erhöhter Vagotonus, erniedrigter Sympathikotonus) und/oder einer Erkrankung des Sinusknotens selbst. Die wichtigsten Ursachen für eine Sinusbradykardie sind:
- physiologisch: Schlaf, körperliches Training
- pharmakologisch: Digitalis, Morphin, Antiarrhythmika (insbesondere Betablocker, Kalziumantagonisten, Amiodaron; cave: vorgeschädigter Sinusknoten)
- pathologisch
  - Erbrechen (vagale Reaktion)
  - vasovagale Reaktion (s. Abb. 5.34)
  - Rekonvaleszenz (Typhus, Grippe)
  - akuter Herzinfarkt (v. a. Hinterwandbereich)
  - Sick-Sinus-Syndrom
  - Hypothyreose
  - Verschlussikterus
  - intrakranielle Druckerhöhung
  - Guillain-Barré-Syndrom (postinfektiöse Neuropathie)
  - Anorexie.

Diagnostik Insbesondere bei älteren Menschen ist unbedingt eine genaue **Tablettenanamnese** zu erheben, denn eine Vielzahl von Medikamenten (insbesondere deren Kombination!) kann eine Suppression der Sinusknotenfunktion zur Folge haben.

Therapie Bei stabiler Hämodynamik ist eine Therapie nicht erforderlich. Ist das Herzzeitvolumen zu niedrig oder kommt es zu bradykardiebedingten ventrikulären Tachykardien (Torsade des pointes), kann die Frequenz mit Atropin angehoben werden. Im Notfall kann Orciprenalin (Alupent®) verabreicht werden, wenn keine Ischämie vorliegt. Die Therapie der Wahl bei symptomatischer Sinusbradykardie ist die temporäre oder permanente atriale bzw. ventrikuläre Stimulation (s. u. „Schrittmachertherapie").

Zusammenfassung

- Häufigste Ursachen: Sick-Sinus-Syndrom, Medikamentennebenwirkung
- Wichtigste Symptome: Schwindel, Belastungsdyspnoe
- Wichtigste diagnostische Maßnahmen: EKG, Langzeit-EKG
- Wichtigste therapeutische Maßnahme: asymptomatisch keine, sonst Schrittmacher

Sinuatriale Blockierungen

Engl. Begriff: Sinu-Atrial Block

Ätiologie und Pathogenese
- Beim sinuatrialen Block ist die Überleitung des Sinusknotenimpulses auf den rechten Vorhof verlangsamt oder völlig unterbrochen. Analog zum AV-Block unterscheidet man drei Grade (s. u.).

Krankheiten des Herzens und des Kreislaufs

Diagnostik Anhand des EKG können drei Grade der sinuatrialen Blockierung unterschieden werden:
- **I. Grad:** konstante Überleitungsverzögerung, die im Oberflächen-EKG nicht erkennbar ist, da die Aktivität des Sinusknotens selbst nicht sichtbar ist.
- **II. Grad Typ Wenckebach:** die P-Wellen folgen immer dichter aufeinander, bis es zum Aussetzen einer P-Welle kommt.
- **II. Grad Typ Mobitz:** intermittierendes Versagen der sinuatrialen Leitung, bei der die Distanz der P-Wellen vor und nach der Pause ein Mehrfaches des normalen P-P-Abstandes beträgt.
- **III. Grad:** vollständiges Versagen der sinuatrialen Überleitung.

Therapie Wie bei Sinusbradykardie.

Sinusknotensyndrom

Synonym: Sick-Sinus-Syndrom
Engl. Begriff: Sick Sinus Syndrome

Definition Dieser Begriff bezeichnet eine Reihe von Störungen der Sinusknotenfunktion:
- persistierende Sinusbradykardie
- intermittierende Sinuspausen bzw. Sinusknotenstillstand (insbesondere nach Termination von atrialen Tachykardien)
- Kombination von sinuatrialen und atrioventrikulären Überleitungsstörungen
- wechselnde tachykarde und bradykarde Vorhofrhythmen
- intermittierendes oder chronisches Vorhofflimmern
- inadäquate Sinustätigkeit nach Kardioversion von Vorhofflimmern
- mangelnder Frequenzanstieg unter Belastung.

Symptome Hauptsymptom sind rezidivierende Schwindelanfälle. Die Patienten klagen aber häufig auch über Belastungsdyspnoe.

Therapie Bevor eine Indikation zur Schrittmacherimplantation gestellt wird, sollten die Symptome des Patienten mit den oben aufgeführten EKG-Veränderungen korreliert werden.
Da sich eine anhaltende und nebenwirkungsfreie Anhebung der Frequenz in der Regel medikamentös nicht erzielen lässt, ist bei symptomatischen Patienten eine Schrittmachertherapie angezeigt. Bei der medikamentösen Behandlung der tachykarden Episoden des Bradykardie-Tachykardie-Syndroms ist eine Schrittmachertherapie ebenfalls zu erwägen, da die Funktion des vorgeschädigten Sinusknotens oft durch Antiarrhythmika bzw. Digitalis supprimiert wird.

Verlauf und Prognose Unbehandelt ist Vorhofflimmern das Endstadium der Erkrankung.

Zusammenfassung
- Häufigste Ursache: Degeneration des Sinusknotens
- Wichtigstes Symptom: rezidivierende Schwindelanfälle
- Wichtigste diagnostische Maßnahme: EKG
- Wichtigste therapeutische Maßnahmen: Absetzen von bradykardisierenden Medikamenten, Schrittmacherimplantation

Hypersensitiver Karotissinus

Synonym: Karotissinussyndrom
Engl. Begriff: Carotis Sinus Hypersensitivity

Ätiologie und Pathogenese Dieses Syndrom ist durch eine Asystolie von mindestens 3 s bzw. einen Blutdruckabfall von mehr als 50 mmHg nach einem einseitigen Karotisdruck (ca. 5 s) gekennzeichnet. Normalerweise kommt es durch einen Karotisdruck nur zu einer vorübergehenden Verlangsamung des Sinusrhythmus. Adäquate junktionale bzw. ventrikuläre Ersatzrhythmen setzen bei symptomatischen Patienten nicht ein. Dem Syndrom liegt eine intermittierende, überschießende vagale Reaktion infolge aktivierter Rezeptoren im Karotissinus zugrunde, welche die Schrittmacherfunktion des primär normalen Sinusknotens sistieren lässt.

Symptome Es lassen sich formal ein **kardioinhibitorischer Typ** (Frequenzabfall) sowie ein **vasodepressorischer Typ** (Abfall des systolischen Blutdrucks um mehr als 50 mmHg ohne Verlangsamung der Herzfrequenz) unterscheiden. Zum Frequenz- oder Blutdruckabfall kommt es, wenn der Karotissinus gereizt wird, z.B. infolge Kopfdrehung beim Rückwärtsfahren mit dem Auto oder beim Rasieren. Auffallend ist, dass ein Großteil dieser Patienten eine koronare Herzkrankheit hat.

Therapie Asymptomatische Patienten bedürfen keiner spezifischen Therapie. Patienten, die spontan symptomatisch werden, sollten mit einem Schrittmacher versorgt werden. Steht bei einem Patienten die vasodepressive Komponente im Vordergrund, bringt die alleinige Schrittmachertherapie in der Regel nicht den gewünschten Erfolg.

AV-Block

Synonym: Wenckebach- bzw. Mobitz-Block (Grad II)
Engl. Begriff: First-, Second-Degree AV Block, Heart Block

Definition Beim AV-Block ist die Überleitung vom Vorhof auf die Kammern verzögert oder komplett unterbrochen. Man unterscheidet drei Grade:
- **AV-Block I. Grades:** konstante Überleitungsverzögerung im AV-Knoten proximal des His-Bündels
- **AV-Block II. Grades:** (Second-Degree AV Block):
  - **Typ Wenckebach** (Mobitz I): von Schlag zu Schlag zunehmende PQ-Zeit, bis ein Schlag aussetzt (s. Abb. 5.50)

– **Typ Mobitz** (Mobitz II): intermittierendes Aussetzen der AV-Überleitung, ohne vorhergehende Verlängerung der PQ-Zeit (s. Abb. 5.51)
- **AV-Block III. Grades:** keinerlei Überleitung von P-Wellen auf die Kammer; meist langsamer Ventrikelersatzrhythmus (< 40/min).

Symptome Die Symptomatik hängt von der Dauer und dem Ausmaß der Verlangsamung der Kammerfrequenz ab und reicht von einer Belastungsdyspnoe bis zur Synkope (bradykarde Form des Adams-Stokes-Anfalls).

Diagnostik Beim **AV-Block I. Grades** beträgt die im EKG gemessene PQ-Zeit mehr als 0,2 s. Wichtig ist die Lokalisation der Verzögerung: Der fast immer normal breite QRS-Komplex zeigt, dass die Verzögerung meist im AV-Knoten, also proximal des His-Bündels, lokalisiert ist. In diesem Falle findet die Leitungsverzögerung am proximalen AV-Knoten statt und hat wegen des möglichen Einsetzens von sekundären Schrittmacherzentren eine gute Prognose. Liegt jedoch gleichzeitig ein Schenkelblock vor, befindet sich die Blockierung meist distal des AV-Knotens, was durch eine **His-Bündel-Ableitung** festgestellt werden kann (s. Abb. 5.43).

Beim **AV-Block II. Grades Typ Wenckebach** (Mobitz I) verlängert sich die PQ-Zeit von Schlag zu Schlag zunehmend, bis ein Schlag aussetzt. Dieses Muster wiederholt sich, so dass die QRS-Komplexe in Gruppen auftreten. Im klassischen Fall ist die Zunahme der AV-Überleitung beim zweiten Schlag einer Gruppe am stärksten, so dass die QRS-Komplexe innerhalb einer Gruppe immer dichter – und nicht, wie erwartet, immer später – aufeinander folgen (s. Abb. 5.44). Diese Form der Blockierung wurde von Wenckebach noch vor der Einführung des EKG aufgrund einer Analyse des Jugularvenenpulses in Relation zum arteriellen Puls beschrieben. Später erfolgte die Klassifizierung von Mobitz anhand des EKG.

Beim **AV-Block II. Grades Typ Mobitz** (Mobitz II) setzt die AV-Überleitung intermittierend aus, ohne dass es vorher zu einer Verlängerung der PQ-Zeit kommt. Wenn der QRS-Komplex normal ist, liegt der AV-Block II. Grades Typ Wenckebach praktisch immer im AV-Knoten und hat eine gute Prognose. Demgegenüber zeigt der AV-Block II. Grades Typ Mobitz meist eine Störung der Leitung des His-Purkinje-Systems an und ist, insbesondere wenn ein Schenkelblock vorliegt, durch eine Verlängerung der HV-Zeit gekennzeichnet (s. Abb. 5.45). Hier besteht eine große Gefahr für das Auftreten eines kompletten AV-Blocks.

Ein **kompletter AV-Block** liegt vor, wenn keine P-Wellen mehr auf die Ventrikel übergeleitet werden; die Vorhöfe und die Kammern schlagen völlig unabhängig voneinander. Handelt es sich um einen Block innerhalb oder distal des His-Bündels, ist der Ersatzrhythmus normalerweise langsam (< 40/min) und die QRS-Komplexe sind breit. Liegt kein ventrikulärer Ersatzrhythmus vor, besteht ein reanimationspflichtiger Zustand. Findet sich jedoch ein Ersatzrhythmus mit schmalem QRS-Komplex (Frequenz > 60/min) und tritt ein Frequenzanstieg unter Belastung auf, wie z. B. beim kongenitalen AV-Block, liegt die Blo-

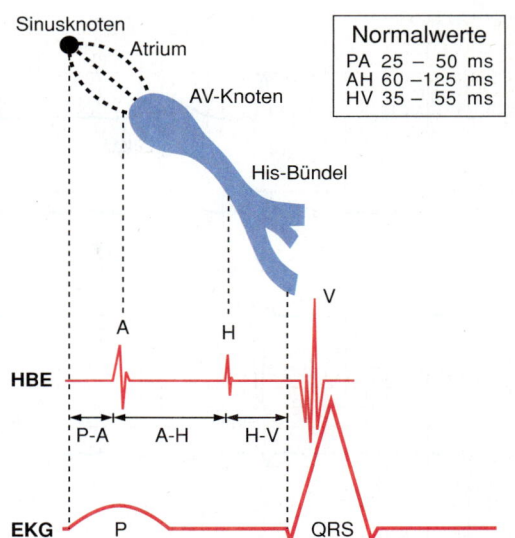

Abb. 5.43 Schema zur His-Bündel-Ableitung. HBE: intrakardiale Ableitung des His-Bündels. A: Aktivierung des Vorhofs in der Nähe des AV-Knotens, H: Ableitung der Aktivierung des His-Bündels, V: früheste Aktivierung der Ventrikel, P: Beginn der P-Welle.

ckade proximal des His-Bündels und hat eine deutlich bessere Prognose.

Therapie Beim **AV-Block I. Grades** ist die Verlängerung der AV-Überleitung häufig durch eine Digitalis- bzw. Betablockertherapie bedingt und nicht behandlungsbedürftig. Dagegen ist beim **AV-Block II. Grades** wegen der großen Gefahr der Entwicklung eines kompletten AV-Blocks die Indikation zur **Schrittmacherimplantation** gegeben. Ebenso sollte beim kompletten AV-Block ein Schrittmacher implantiert werden, da der Kammerersatzrhythmus mit einer Frequenz um 40/min unzuverlässig ist. Nur bei schmalen QRS-Komplexen und einer Frequenz über 60/min kann man sich auf eine engmaschige Kontrolle beschränken.

Bradykardisierende Medikamente sind bei den AV-Blöcken kontraindiziert. Eine temporäre Korrektur der Bradykardie kann im Notfall durch Applikation von Katecholaminen (z. B. Alupent®, initial eine ½ Amp i.v.) versucht werden. Eine sichere Stabilisierung der Frequenz ist nur durch eine Schrittmachertherapie zu erreichen.

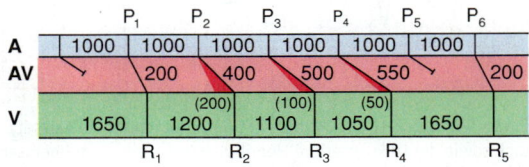

Abb. 5.44 AV-Block II. Grades Typ Wenckebach: Die rote Fläche und die Zahlen in Klammern zeigen die jeweilige Verlängerung der AV-Überleitung im Vergleich zum vorausgehenden Schlag. Alle Angaben in Millisekunden. A = Vorhof, AV = AV-Knoten, V = Ventrikel. Beachte, dass die QRS-Komplexe (R₁–R₄) immer dichter aufeinander folgen.

Krankheiten des Herzens und des Kreislaufs

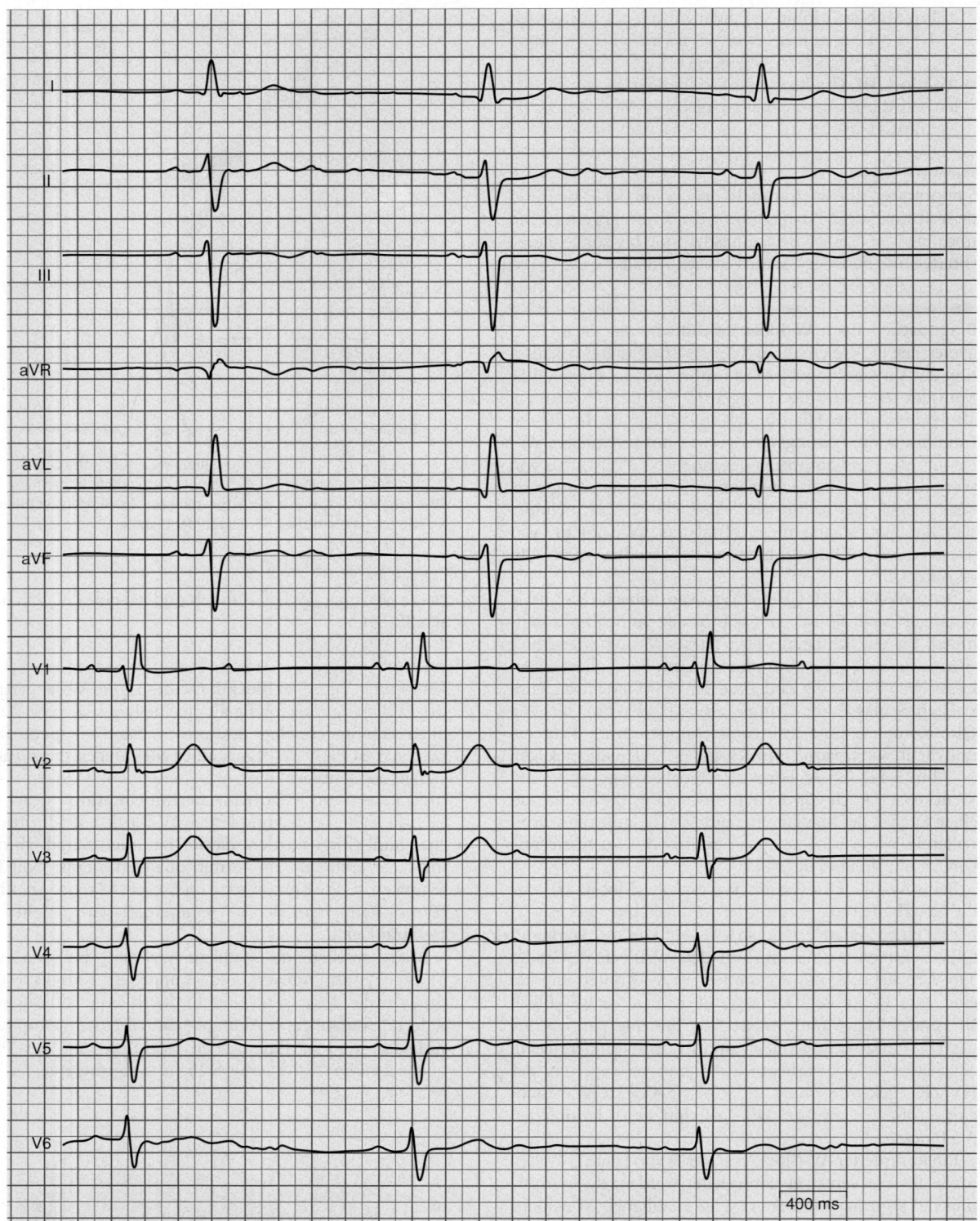

Abb. 5.45 AV-Block II Typ Mobitz mit intermittierendem Aussetzen der AV-Überleitung, ohne vorherige Leitungsverzögerung. Der Rechtsschenkelblock sowie der linksanteriore Hemiblock (erkennbar am überdrehten Linkstyp) lassen auf eine Erkrankung des His-Purkinje-Systems mit drohendem Verlust der AV-Überleitung schließen. Deswegen ist eine Schrittmacherbehandlung indiziert.

Schenkelblock

Engl. Begriff: Bundle Branch Block

Definition Beim Schenkelblock handelt es sich um eine Überleitungsverzögerung in einem der beiden His-Schenkel (Rechts- bzw. Linksschenkelblock).

Ätiologie und Pathogenese Der **Rechtsschenkelblock** kommt häufig bei Patienten ohne Herzerkrankung vor, kann aber z. B. beim Vorhofseptumdefekt eine chronische Volumenbelastung und bei der akuten Lungenembolie eine akute Druckbelastung des rechten Ventrikels anzeigen (s. Abb. 5.46). Der **Linksschenkelblock** (s. Abb. 5.46 und Abb. 5.31) ist oft ein Indikator für folgende Erkrankungen: koronare Herzerkrankung, langjährige arterielle Hypertonie, hochgradige Aortenstenose oder dilatative Kardiomyopathie.

Diagnostik Beim **Schenkelblock** ist der QRS-Komplex auf 120 ms oder mehr verbreitert, beim inkompletten Schenkelblock liegt der QRS-Komplex zwischen 110 und 120 ms. Der **Rechtsschenkelblock** führt zu einem rsR'-Muster in V_1, während beim **Linksschenkelblock** ein QS-Komplex in V_1 bis V_3 vorliegt (s. Abb. 5.46 und 5.31).

Bei den **Hemiblöcken** ist der QRS-Komplex nur gering verbreitert (100–110 ms). Beim **linksanterioren** Hemiblock liegt ein überdrehter Linkstyp (s. Abb. 5.46 und 5.45), beim **linksposterioren** Hemiblock ein überdrehter Rechtstyp vor (s. Abb. 5.46). Bei letzterem muss allerdings ein großer Lateralinfarkt bzw. eine ausgeprägte Rechtsherzhypertrophie ausgeschlossen werden. Beim **häufigen bifaszikulären** Block liegt ein Rechtsschenkelblock mit linksanteriorem Hemiblock vor.

Die Gefahr einer Progression zum kompletten AV-Block ist gering. Treten bei diesen Patienten Synkopen auf, muss neben der Möglichkeit eines intermittierenden AV-Blocks unbedingt auch an das Auftreten von ventrikulären Tachykardien gedacht werden.

Therapie Beim **seltenen bifaszikulären** Block (Rechtsschenkelblock und linksposteriorer Hemiblock) sowie beim alternierenden Schenkelblock (also Wechsel zwischen Rechts- und Linksschenkelblock) liegt eine fortgeschrittene Erkrankung des His-Purkinje-Systems vor, so dass diese Patienten meist mit einem Schrittmacher versorgt werden sollten.

Bradyarrhythmie

Engl. Begriff: Bradyarrhythmia

Hierbei handelt es sich um ein langsam auf die Kammern übergeleitetes Vorhofflimmern. Da viele dieser Patienten herzinsuffizient sind, wird oft eine Schrittmacherimplantation durchgeführt, um die Patienten ausreichend digitalisieren zu können.

Schrittmachertherapie

Passagerer Schrittmacher

Ist zu erwarten, dass eine symptomatische Bradykardie nur vorübergehender Natur ist (z. B. Medikamentennebenwirkung), reicht eine passagere Stimulation aus. Dabei wird über eine Vene der oberen Körperhälfte eine Schrittmachersonde in die Spitze des rechten Ventrikels vorgeführt und das externe Aggregat außerhalb des Körpers angeschlossen.

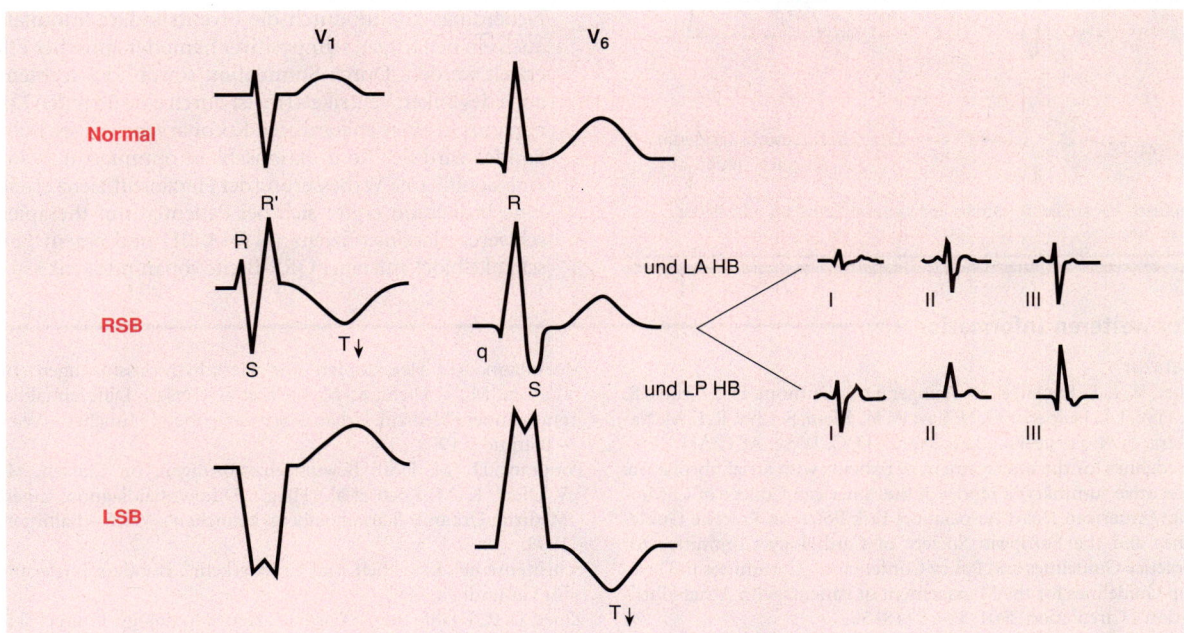

Abb. 5.46 Schematische Darstellung der EKG-Veränderungen bei Rechtsschenkelblock (RSB), Linksschenkelblock (LSB) und linksanteriorem (LA HB) bzw. linksposteriorem Hemiblock (LP HB).

Krankheiten des Herzens und des Kreislaufs

Komplikation	Häufigkeit
Infektion an der Einstichstelle (Sepsisgefahr)	Bei längerer Liegedauer der Schrittmachersonde
Perforation des rechten Ventrikels (führt jedoch fast nie zur Herzbeuteltamponade)	1–4 %
Dislokation der Sonde (z. B. in den rechten Vorhof)	Häufig

Permanenter Schrittmacher

Besteht eine Indikation zur permanenten Stimulation, muss festgelegt werden, ob nur die Kammer oder auch der Vorhof stimuliert werden soll. Dazu dient der jetzt international übliche dreistelligen Schrittmacher-Code (s. Tab. 5.41).

Darüber hinaus gibt es jetzt auch **frequenzadaptive Schrittmacher,** die aufgrund verschiedener, z. T. physiologischer Parameter (Atemfrequenz, QT-Zeit, Temperatur, mechanische Vibrationen) die Stimulationsfrequenz anheben können, um so eine physiologische Anpassung der Frequenzstimulation zu erzielen.

Beim **VVI-Modus** erfolgen Sensing sowie – falls erforderlich – Stimulation des Ventrikels. Dieser einfache Stimulationsmodus ist vor allem bei Patienten geeignet, die nur intermittierend schrittmacherpflichtig sind, so dass unter normalen Bedingungen die Herzfrequenz durch den Sinusknoten gesteuert wird.

Beim **DDD-System** erfolgen Sensing wie Stimulation in Vorhof und Ventrikel, wodurch die physiologische Abfolge von Vorhof- und Ventrikelkontraktion gewährleistet ist. Fällt der Vorhofschlag aus, z. B. bei einer Sinusknotenerkrankung, wird der Vorhof stimuliert. Kommt danach keine Überleitung auf die Ventrikel zustande, wird auch noch der Ventrikel, mit einem programmierbaren Intervall nach dem atrialen Impuls, erregt.

Komplikationen Eine Komplikation beim VVI-Pacing-Modus ist das sog. **Schrittmachersyndrom:** Es beruht auf einer atrioventrikulären Dissoziation, wobei die Vorhöfe nicht regelmäßig zur Füllung der Ventrikel beitragen („atrial kick") oder sogar gegen die geschlossenen AV-Klappen anschlagen. Dies kann beim Patienten zum einen Schwäche durch das reduzierte Herzminutenvolumen hervorrufen, zum andern zu Missempfindungen im Halsbereich durch die Vorhofpfropfung (Cannon-Welle) führen.

Folgende Probleme können auch DDD-Schrittmacher betreffen:

- Beim **Exitblock** werden die regelrecht einfallenden Impulse des Schrittmachers nicht beantwortet. Sind Bruch bzw. Dislokation der Schrittmachersonde ausgeschlossen, kann durch Umprogrammierung der Stimulationsspannung das Problem behoben werden.
- Beim **Wahrnehmungsdefekt** („Sensing Defect") kann der Schrittmacher die Eigenaktionen des Herzens nicht wahrnehmen; werden Impulse in der vulnerablen Phase abgegeben, kann es zum Kammerflimmern kommen.
- Beim sog. **„Oversensing"** nimmt der Schrittmacher Potentiale der Extremitätenmuskulatur wahr und wird durch diese inhibiert. Durch eine Anhebung der Empfindlichkeitsschwelle kann in der Regel eine normale Wahrnehmungsfunktion wieder erreicht werden.

Neuerdings konnte durch die **biventrikuläre Stimulation** auch ein neuartiger, sehr positiver hämodynamischer Effekt erzielt werden. Durch Stimulation sowohl des rechten als auch des linken Ventrikels (meist durch eine über den Koronarsinus in einer epikardialen Koronarvene vorgeschobene Sonde) wird der Kontraktionsablauf optimiert und so oft eine signifikante Verbesserung der Herzinsuffizienz erreicht. Eine Indikation ergibt sich bei Patienten mit therapierter schwerer Herzinsuffizienz (NYHA III) und einem Linksschenkelblock mit einer QRS-Breite von mindestens 150 ms.

Tab. 5.41 Bedeutung des dreistelligen Schrittmacher-Codes.

1. Buchstabe Ort der Stimulation („Pacing")	2. Buchstabe Ort der Wahrnehmung („Sensing")	3. Buchstabe Hervorgerufene Wirkung
A	A	T
V	V	I
D	D	D (sowohl Triggerung als auch Inhibition)

V = Ventrikel; A = Atrium; D = Atrium und Ventrikel („dual"); I = Inhibition; T = Triggerung

Zur weiteren Information

Literatur

Fuster, V., L. E. Rydén, R. W. Asinger, D. S. Cannom, H. J. Crijns, R. L. Frye, J. L. Halperin, G. N. Kay, W. W. Klein, S. Lévy, R. L. McNamara, E. N. Prystowski, L. S. Wann, D. G. Wyse: ACC/AHA/ESC guidelines for the management of patients with atrial fibrillation: executive summary: a report of the American College of Cardiology/American Heart Association Task Force on Practice Guidelines and the European Society of Cardiology Committee for Practice Guidelines and Policy Conferences (Committee to Develop Guidelines for the Management of Patients with Atrial Fibrillation). Circulation 2001; 104: 2118–50.

Braunwald E., D. P. Zipes, P. Libby (eds.): Heart Disease. A Textbook of Cardiovascular Medicine, 6th edn. Saunders, Philadelphia 2001.

Meesmann, M.: Herzklopfen und Herzrhythmusstörungen. In: Classen, M., V. Diehl, K.-M. Koch et al. (Hrsg.): Differentialdiagnose Innere Medizin. Urban & Schwarzenberg, München – Wien – Baltimore 1998.

Pongratz, D., M. Hoff: Bewußtseinsstörungen. In: Classen, M., V. Diehl, K.-M. Koch et al. (Hrsg.): Differentialdiagnose Innere Medizin. Urban & Schwarzenberg, München – Wien – Baltimore 1998.

Schriftenreihe „Krankheit und Kraftverkehr". Bundesministerium für Gesundheit, 1997.

Zipes, D. P., J. Jalife (eds.): Cardiac Electrophysiology. From Cell to Bedside, 3rd edn. Saunders, Philadelphia 2000.

5.8 Erworbene Herzklappenfehler

D. HORSTKOTTE

Klappenstenosen und -insuffizienzen sind überwiegend Folge primärer Strukturveränderungen des Klappengewebes. Schlussunfähige AV-Klappen können jedoch auch sekundär nach Dilatation der Ventrikel und der Klappenanuli entstehen (**relative Insuffizienzen**), ohne dass das Klappengewebe selbst strukturelle Veränderungen aufweist.

Beim Nachweis transvalvulärer Druckverluste an Klappen mit normaler Öffnungsfläche spricht man von **relativen Stenosen**. Sie sind Folge eines hohen transvalvulären Durchströmungsvolumens bei angeborenen (z. B. Ventrikelseptumdefekt) oder erworbenen (z. B. Aorteninsuffizienz) Vitien.

Wegen der großen pathophysiologischen Unterschiede und therapeutischen Konsequenzen unterscheidet man **akute** von **chronischen Klappenfehlern.** Letztere sind dadurch gekennzeichnet, dass dem druck- und/oder volumenbelasteten Myokard ausreichend Zeit zur Adaptation an die veränderten Lastbedingungen zur Verfügung stand. Schließlich sind die akuten Klappenfehler von den akut dekompensierten chronischen Klappenfehlern (**erschöpfte Adaptation**) abzugrenzen.

5.8.1 Mitralstenose

Synonym: Mitralklappenstenose
Engl. Begriff: Mitral (Valve) Stenosis

> **Praxis**
>
> Eine 22-jährige Patientin berichtet, dass bei ihr seit dem 13. Lebensjahr ein Herzfehler bekannt sei. In den letzten Wochen habe sie gelegentlich das Gefühl gehabt, bei raschem Treppensteigen schneller außer Atem zu kommen. Pulsunregelmäßigkeiten wurden nicht angegeben. **Auskultatorisch** bestehen vorwiegend in Linksseitenlage ein paukender 1. Herzton und ein protodiastolischer Extraton mit unmittelbar daran anschließendem tieffrequenten Decrescendo-Diastolikum und präsystolischer Crescendo. Das **EKG** zeigt Sinusrhythmus mit verbreiterter und überhöhter P-Welle. Es besteht ein Steillagetyp. Bei der **Echokardiographie** sieht man eine verdickte, öffnungsbehinderte Mitralklappe mit dikonkordanter Bewegung des hinteren Mitralsegels. Der linke Vorhof ist nicht wesentlich vergrößert. Dopplerechokardiographisch wird ein mittlerer Gradient während der Diastole über der Mitralklappe von 15 mmHg gemessen. Die berechnete Klappenöffnungsfläche liegt bei 0,7 cm². Eine Mitralinsuffizienz ist nicht nachweisbar. Anomalien der Herzkranzgefäße werden mittels selektiver Koronarangiographie ausgeschlossen. Nachdem so eine Mitralstenose klar diagnostiziert wurde, erfolgt die Indikationsstellung zur Ballonvalvotomie.

Definition Die Einengung der Mitralklappenöffnungsfläche auf ≤ 2,5 cm² (normal: 4 cm²) führt ab einem Herzindex von 3,0 l/min/m², d. h. zunächst nur unter Belastung, zur Blutstrombehinderung an der Einmündung des Lungenkreislaufs in den Großkreislauf (erschwerte pulmonalvenöse Drainage, s. Abb. 5.47).

Epidemiologie Angeborene Mitralstenosen sind extem selten. Ca. 80 % lassen sich auf eine durch Streptokokken hervorgerufene Immunreaktion zurückführen (rheumatische Karditis, Scharlach, rheumatische Äquivalente); die restlichen 20 % sind degenerativ bedingt. Wo Penicillin zur Therapie und Prophylaxe von Streptokokkeninfekten breit angewendet wird, sind Mitralstenosen und andere, überwiegend rheumatisch bedingte Klappenfehler selten geworden. Nach rheumatischem Fieber entwickeln etwa 40 % der Patienten eine Mitralstenose, die in Mitteleuropa durchschnittlich nach 16 Jahren symptomatisch und nach 25 Jahren interventionsbedürftig wird. Frauen erkranken dreimal häufiger als Männer.

Ätiologie und Pathogenese Die hämodynamischen Beziehungen zwischen transmitralem Mitralklappenfluss und Druckgradienten erlauben die Einteilung der Mitralstenose in leicht, mittelgradig, höhergradig und hochgradig (s. Abb. 5.47).

Die Pathogenese der Erkrankung ist zusätzlich wesentlich von strukturellen Veränderungen der Lungengefäße, des Lungengerüstes und ggf. dem myokardialen Prozess im Rahmen der rheumatischen Grunderkrankung bestimmt. Bei länger bestehender Lungenstauung kommt es zur Verdickung der Alveolarsepten, die die Sauerstoffdiffusion deutlich erschwert. Die chronische pulmonale Hypertonie führt zur Mediahypertrophie, später zur Gefäßfibrose, -sklerose und Ektasie der zentralen Pulmonalarterien.

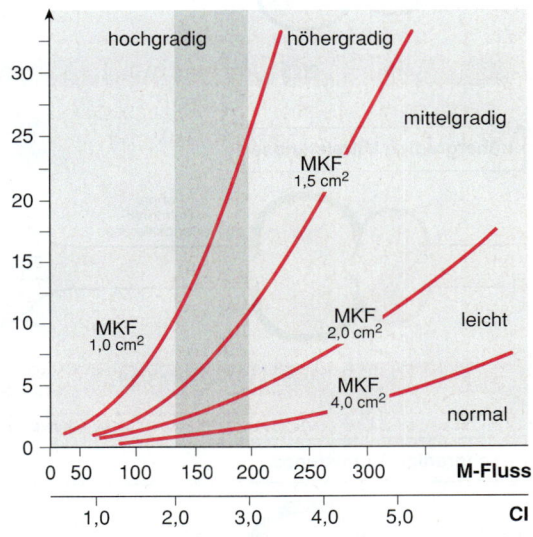

Abb. 5.47 Druck-Fluss-Beziehungen nach der von Gorlin vorgeschlagenen Formel für normale und stenotische Mitralklappen. Bei subklinischen Mitralstenosen (entspricht dem klinischen Schweregrad NYHA I) ist die Mitralöffnungsfläche (MKF) gewöhnlich größer als 2,5 cm². Bei mittelgradigen Mitralstenosen findet man Klappenöffnungsflächen von 1,5–2,5 cm² und die Beschwerdesymptomatik entspricht bei der Mehrzahl der Patienten NYHA II. Wenn Symptome des klinischen Schweregrades NYHA III auftreten, ist die MKF in der Regel auf 1,5–1 cm² eingeengt; eine MKF von weniger als ein 1 cm² entspricht einer hochgradigen Mitralstenose, die Patienten befinden sich meist im klinischen Schweregrad NYHA IV. Der dunkle Bereich entspricht dem bei der Mehrzahl der Patienten mit Mitralstenose vorliegendem Herzindex (CI) von 2,0–3,0 l/min/m².

Krankheiten des Herzens und des Kreislaufs

Der transmitrale Druckverlust muss vom rechten Ventrikel aufgebracht werden, so dass im kleinen Kreislauf die Drücke ansteigen. Der **transvalvuläre Druckgradient** ist neben der Mitralöffnungsfläche abhängig vom Herzminutenvolumen und von der Diastolendauer. Letztere ist frequenzabhängig und nimmt mit steigender Herzfrequenz relativ ab. Folglich führen jede Zunahme des Herzminutenvolumens (Belastung, Fieber etc.) und jede Tachykardie (z. B. Auftreten einer Tachyarrhythmie) zum Anstieg der Drücke im kleinen Kreislauf.

Bei unveränderter Pulmonalstrombahn führt ein Anstieg der Pulmonalkapillardrücke über 25 mmHg zum Auftreten eines Lungenödems, weil der kolloidosmotische Druck überschritten wird. Veränderungen der pulmonalen Strombahn im Gefolge von Mitralstenosen erlauben eine Adaptation an die erhöhten Druckbedingungen.

Wichtigster Schutzfaktor ist eine reaktive Konstriktion der präkapillaren Lungenarteriolen mit einem konsekutiven Anstieg des pulmonalarteriellen Widerstandes (präkapilläre, pulmonale Hypertonie, s. Abb. 5.48). Das parallel der Schwere der Mitralstenose abnehmende Herzminutenvolumen resultiert einerseits in einer vermehrten peripheren Sauerstoffausschöpfung, ist andererseits aber ein weiterer Schutz vor einem Lungenödem, weil der pulmonalvenöse Druck niedrig gehalten wird.

Bei chronischen Verläufen hochgradiger Mitralstenosen kann sich eine irreversible Wandverdickung der Lungenarteriolen entwickeln (Pulmonalarteriensklerose), die auch nach Beseitigung der primären Ursache in einer intraktablen präkapillären pulmonalen Hypertonie resultiert.

Symptome Patienten mit leichtgradiger Mitralstenose (s. Abb. 5.47) sind meist asymptomatisch. Gelegentlich berichten sie über uncharakteristische Beschwerden (Palpitationen). Patienten mit mittelgradiger Mitralstenose klagen in der Regel über **Dyspnoe** und **Palpitationen** unter höhergradiger Belastung, seltener über uncharakteristische Beschwerden wie Attacken von Dyspnoe, Ermüdung oder Abgeschlagenheit, die häufig Folgen eines intermittierenden Vorhofflimmerns sind. Bei höhergradiger Mitralstenose wird in der Regel über Dyspnoe bei mäßiger oder geringer Belastung und **belastungsinduzierbaren Husten** geklagt.

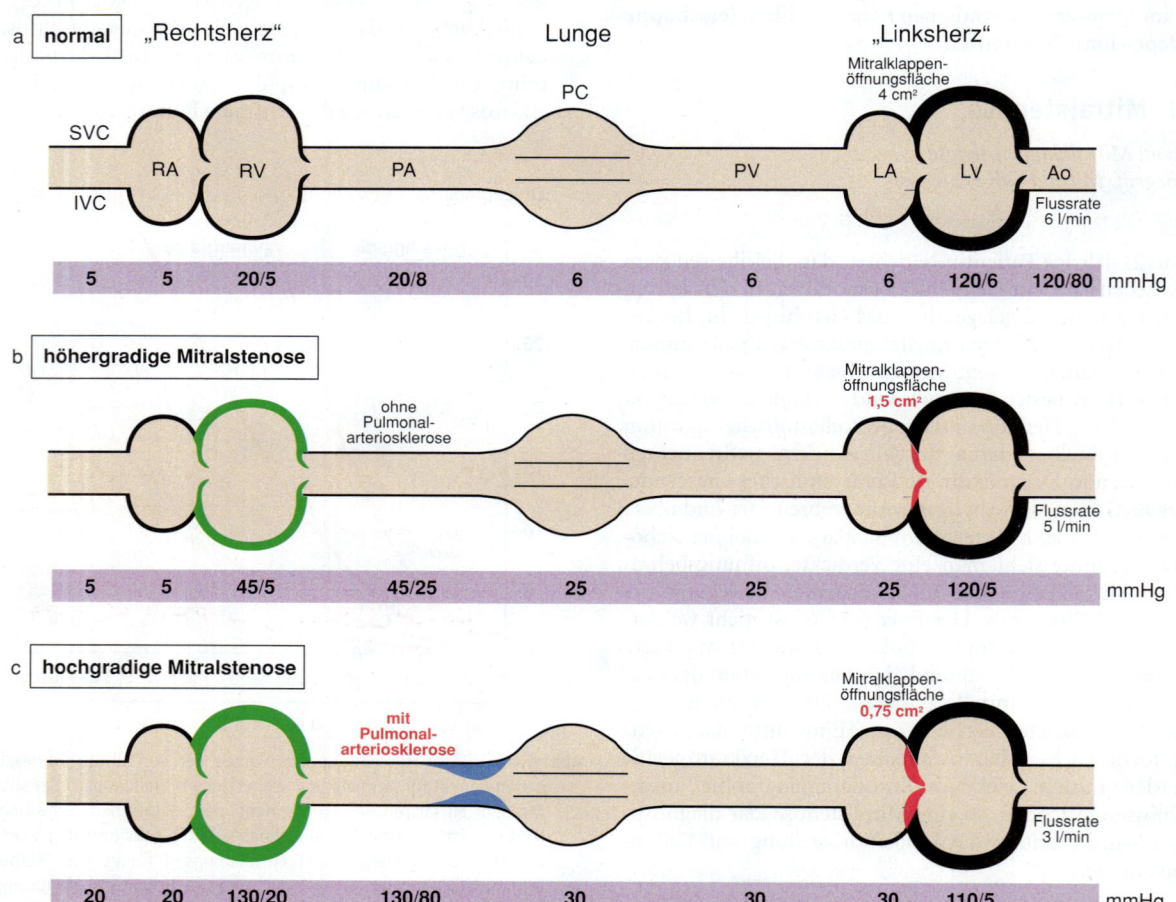

Abb. 5.48 Schematische Darstellung der Hämodynamik und Druckwerte im linken Vorhof und Lungenkreislauf unter Normalbedingungen (a) bei höhergradiger Mitralstenose (b) und hochgradiger Mitralstenose (c) mit fortgeschrittener pulmonaler Hypertonie. Die nähere Beschreibung erfolgt im Text. Bei ausgeprägter präkapillärer pulmonaler Hypertonie („zweite Stenosekomponente") entwickelt sich regelhaft eine Rechtsherzinsuffizienz (unterer Bildabschnitt). Die Abnahme des Herzminutenvolumens stellt einen Schutzmechanismus vor dem Auftreten eines Lungenödems dar. SVC: Vena cava superior, IVC: Vena cava inferior, RA: rechter Vorhof, RV: rechter Ventrikel, PA: Pulmonalarterie, PC: Pulmonalkapillare, PV: Pulmonalvenen, LA: linker Vorhof, LV: linker Ventrikel, AO: Aorta.

Bei hochgradiger Mitralstenose besteht in aller Regel schon bei geringster Belastung erhebliche Dyspnoe oder sogar Orthopnoe. Die Patienten müssen häufig im Sitzen schlafen, präsentieren sich mit Hüsteln bei geringster Belastung und oft in einem deutlich reduzierten Allgemeinzustand. **Hämoptysen** und **Zeichen der manifesten Rechtsherzinsuffizienz** (Ödeme, Hepatosplenomegalie, Aszites) runden das Bild der Beschwerdesymptomatik ab.

Diagnostik

Inspektion Mit zunehmender Schwere der Mitralstenose sinkt das Zirkulationsvolumen und erhöht sich die periphere Sauerstoffausschöpfung. Dies ist Ursache für die bläulich-rötliche Verfärbung der Wangen, die Ausbildung von Teleangiektasien, wie sie typisch für die **Facies mitralis** sind. Tritt bei fortgeschrittenem Krankheitsverlauf eine sekundäre Trikuspidalinsuffizienz hinzu, imponieren Halsvenenstauungen mit verstärkten Venenpulsationen, in noch weiter fortgeschrittenen Zuständen alle Zeichen der Rechtsherzdekompensation.

Auskultation Die leichtgradige Mitralstenose weist in der Regel außer einem **betonten 1. Herzton** meist keine charakteristischen Auskultationsphänomene auf. Bei der mittelschweren Mitralstenose imponiert der betonte, nur wenig verspätet einfallende erste Herzton. Der Mitralöffnungston folgt dem Aortensegment des 2. Herztons meist in einem Abstand von > 0,09 s. Dieses Intervall entspricht einem pulmonalkapillaren Mitteldruck von < 15 mmHg. Besteht bei Sinusrhythmus noch eine hämodynamisch wirksame Vorhofkontraktion, kommt es zu dem charakteristischen **präsystolischen Crescendo-Geräusch.**

Der frühdiastolische Bluteinstrom in den linken Ventrikel erzeugt durch den turbulenten Blutfluss an der verengten Klappe ein **tieffrequentes diastolisches Geräusch.** Es beginnt mit dem Mitralöffnungston und hat **Decrescendo-Charakter.** Gelegentlich ist auch **diastolisches Schwirren** zu tasten. Die Geräuschphänomene werden mit dem Trichter besser als mit dem Membranstethoskop, in Linksseitenlage besser als in Rückenlage auskultiert.

Bei weitgehend immobilisierten Mitralsegeln kann der paukende 1. Herzton verschwinden. Meist besteht ein relativ lang gezogenes diastolisches Decrescendo, das den während der gesamten Diastole vorhandenen transmitralen Gradienten anzeigt.

Bei lang bestehender rechtsventrikulärer Druckbelastung ist praktisch immer auch ein **Trikuspidalinsuffizienz-Geräusch** zu auskultieren.

Elektrokardiogramm Bei der leicht- und mittelgradigen Mitralstenose besteht in der Regel Sinusrhythmus, seltener (intermittierendes) Vorhofflimmern. Elektrokardiographische Zeichen der Rechtsherzbelastung fehlen meist. Ein **P sinistroatriale** als Ausdruck der Muskelhypertrophie und Dilatation des linken Vorhofs ist aber bereits bei etwa 30 % der Patienten nachweisbar. Die P-Welle ist häufig verbreitert (> 0,11 s) und in den Ableitungen I, II und V_1 meist doppelgipflig.

Charakteristisches elektrokardiographisches Zeichen der höhergradigen Mitralstenose ist das **Vorhofflimmern**, außerdem besteht bei mehr als 50 % der Patienten als Ausdruck der Rechtsherzbelastung ein Rechtstyp oder überdrehter Rechtstyp, in mehr als 30 % ein Steiltyp. In Abhängigkeit vom Ausmaß der pulmonalen Hypertonie treten Zeichen der Rechtsherzhypertrophie auf (s. Abb. 5.49).

Echokardiographie Typische Befunde bei der Mitralstenose betreffen einerseits den Klappenapparat selbst, andererseits sind sie Ausdruck der chronischen kardialen und pulmonalen Adaptationsprozesse. Auf begleitende Veränderungen der Aorten- und Trikuspidalklappe ist routinemäßig zu achten.

Mittels zweidimensionaler Echokardiographie kann man die zugrunde liegenden anatomischen Läsionen erkennen: Typisch für die rheumatische Mitralstenose ist die Fusion der Kommissuren, was zur symmetrischen Verkleinerung des Restostiums führt. Dabei bleibt die rundliche oder quer-ovale Form erhalten, man spricht von der sog. „Domstellung" (s. Abb. 5.50a). Beruht die Mitralstenose weniger auf einer Kommissurenfusion, sondern auf einer Fibrosierung der Klappensegel, resultiert ein mehr oder weniger **schlitzförmiges Ostium.** Die exakte morphologische Beurteilung der Klappe und des Klappenapparates ist von großer differentialtherapeutischer Bedeutung (chirurgische oder perkutane Valvotomie, Klappenrekonstruktion, Klappenersatz).

Im M-Mode sind neben Mehrfachechos im Bereich der Mitralklappensegel folgende Befunde typisch:
- konkordante statt diskordanter Bewegungen des vorderen (AML) und hinteren Mitralsegels (PML)
- monophasische statt biphasische (M-förmige) diastolische Bewegung der Mitralsegel
- Abnahme der frühdiastolischen Rückstellgeschwindigkeit (E-F-Slope des AML, s. Abb. 5.50b).

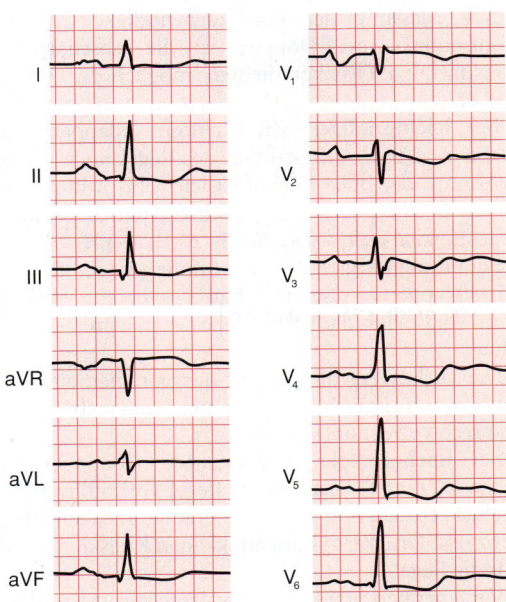

Abb. 5.49 EKG bei Mitralstenose und erhaltenem Sinusrhythmus. Verbreiterung der P-Welle mit Doppelgipfeligkeit im Sinne eines P sinistro-atriale. Charakteristischer Steillagetyp. Die ST-Streckenveränderungen sind Folge der Behandlung mit Digitalisglykosiden.

Krankheiten des Herzens und des Kreislaufs

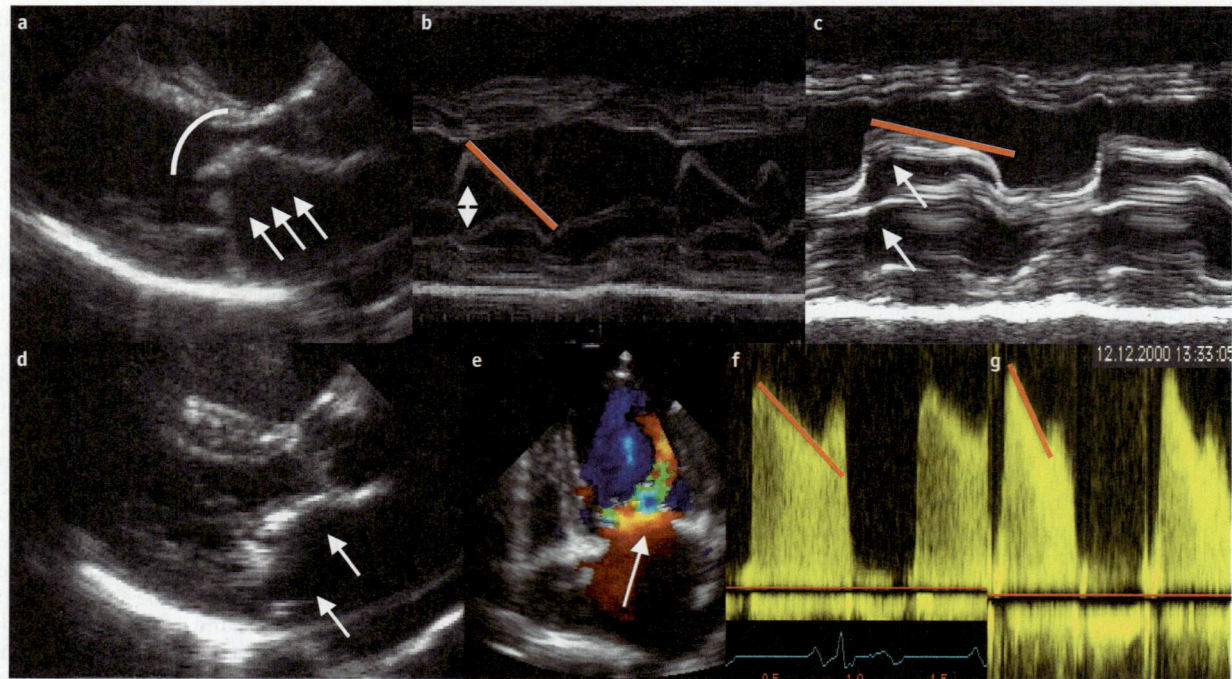

Abb. 5.50a–g

a) Zweidimensionales Echokardiogramm einer Mitralklappenstenose mit sog. domförmiger Öffnung (Pfeile). Im M-Mode-Echokardiogramm (c) findet sich eine konkordante Anteriorbewegung von AML und PML (Pfeile) und ein flacher „E-F-Slope" (Geschwindigkeit der frühdiastolischen Rückstellbewegung, orange Linie) im Gegensatz zum diskordanten Muster und steileren „E-F-Slope" einer normal öffnenden Mitralklappe (b, Doppelpfeil bzw. orange Linie).

d) Stark verkalkte, starre (fehlende Domstellung) und nicht mittels perkutaner Valvotomie behandelbare Mitralklappe

e) Jetförmiger, beschleunigter transmitraler Fluss im farbkodierten Doppler-Echokardiogramm.

f) und g) zeigen das mittels cw-Doppler abgeleitete Flussprofil einer Mitralstenose vor (f) und nach (g) perkutaner Mitralvalvotomie. Der steilere Geschwindigkeitsabfall (orange Linie) repräsentiert den verringerten transmitralen Druckgradienten.

Durch Messung der Flussgeschwindigkeit mittels cw (continuous wave)-Doppler ist die Abschätzung des transmitralen Druckgradienten möglich (s. Abb. 5.50a und c).

Bei **leichtgradiger** Mitralstenose (Klappenöffnungsfläche ca. 2,0 cm^2) besteht in der Regel noch ein Sinusrhythmus, der linke Vorhof ist leicht bis mittelgradig dilatiert. Rechter Vorhof und rechter Ventrikel sind in der Regel normal weit.

Bei **mittelgradiger** (Klappenöffnungsfläche ca. 1,5 cm^2) Mitralklappenstenose liegt häufiger bereits Vorhofflimmern vor, so dass die Vorhofwelle des transmitralen Flusses fehlt.

Die Vorhofvergrößerung ist ausgeprägter, eine pulmonale Hypertonie ist häufig, und meist sind rechter Ventrikel und rechter Vorhof etwas dilatiert.

Bei **hochgradiger** Mitralstenose (Klappenöffnungsfläche < 1,0 cm^2) liegen in der Regel Vorhofflimmern und Rechtsherzdilatation vor. Mittelgradige Trikuspidalinsuffizienz und Druckerhöhung im kleinen Kreislauf sind ebenfalls die Regel.

Vor einer perkutanen Ballonvalvotomie ist eine dezidierte echokardiographische Beurteilung notwendig. Dazu bietet sich die transösophageale Echokardiographie (TEE) an, mit der sich die Morphologie der stenosierten Klappe am besten darstellen lässt.

Thorax-Röntgenbild Bei **leicht- und mittelgradiger Mitralstenose** zeigt die Herzfernaufnahme meist nur geringe Veränderungen. Als Ausdruck der nicht allzu ausgeprägten Vergrößerung des linken Vorhofs ist die Herztaille verstrichen und die Trachealbifurkation mäßig aufgespreizt, ohne in der Regel einen Winkel von 90° zu überschreiten. Der Bifurkationswinkel korreliert mit der Größe des linken Vorhofs, nicht mit der Schwere der Mitralstenose. Im seitlichen Strahlengang besteht eine meist nur diskrete Einengung des Retrosternalraums, der zuverlässig nur nach Ösophagusmarkierung durch Kontrastmittelbreischluck erkennbar ist. Die früheste Veränderung der Lungengefäßzeichnung besteht in einer diskreten retikulären Zeichnungsvermehrung als Ausdruck der venösen Stauung.

Bei **höhergradiger Mitralstenose** treten Zeichen der Lungenstauung mit unscharf begrenzten Hili und streifiger Zunahme der parahilären Lungengefäßzeichnung hinzu, die sich mit abnehmendem Kaliber zur Peripherie hin fortsetzen. Ein frühes röntgenologisches Zeichen der venösen Lungendrucksteigerung mit Stauung der Lymphbahnen in den interlobären Septen ist die Ausbildung feiner, meist 1–3 cm langer strichförmiger Schatten (**Kerley-B-Linien**), die häufiger im rechten als im linken Zwerchfellrippenwinkel nachweisbar sind.

Bei der **hochgradigen Mitralstenose** schließlich findet man wegen der rechtsventrikulären Dilatation bei ausgeprägter Hypertonie eine Vergrößerung des Herzens nach rechts und nach hinten, so dass der Retrokardialraum durch den verlagerten, aber nicht vergrößerten linken Ventrikel eingeengt werden kann (s. Abb. 5.51a, b).

Die lange bestehende pulmonale Drucksteigerung führt in diesem Stadium der Erkrankung zur Dilatation des Pulmonalarterienstamms, so dass eine mäßige bis deutliche Vorwölbung des Pulmonalbogens vorliegt. Durch die hypertrophierte und dilatierte rechtsventrikuläre Ausflussbahn und die Ektasie des Pulmonalarterienstamms wird der Herzvorderraum zusätzlich eingeengt.

Herzkatheterdiagnostik Durch simultane Messung des diastolischen Drucks im linken Ventrikel, des Pulmonalkapillarverschlussdrucks oder des Drucks im linken Vorhof (transseptal) lässt sich der transvalvuläre Gradient über der Mitralklappe messen. Die Rechtsherzkatheteruntersuchung gibt Aufschluss über das Ausmaß der pulmonalen Hypertonie, den Lungenarteriolenwiderstand (präkapilläre Komponente, s. Abb. 5.48) und das Vorliegen einer relativen Trikuspidalinsuffizienz. Ist der linksventrikuläre enddiastolische Druck (LVEDP) normal, so ist bei isolierter Mitralstenose die Höhe des linksatrialen Drucks ein direktes Maß für die Mitralklappenobstruktion. Bei schwerer Mitralstenose sind das Herzminutenvolumen sowie die Sauerstoffsättigung in der Arteria pulmonalis erniedrigt.

Therapie

Symptomatische Behandlung Bei symptomatischen Patienten kann durch **Kochsalzrestriktion** und Behandlung mit **Diuretika** das Zirkulationsvolumen und damit die Symptomatik gemindert werden. Die medikamentöse Therapie hat darüber hinaus das Ziel, bei Sinusrhythmus durch Langzeitbehandlung mit **Sympatholytika** die Herzfrequenz zu begrenzen, durch **Digitalisierung** bei intermittierendem Vorhofflimmern schnelle Überleitungen zu vermeiden und bei chronischem Vorhofflimmern die Herzfrequenz ggf. in Kombination mit **Kalziumantagonisten** (Verapamil) oder Betasympatholytika dauerhaft so zu regulieren, dass eine größtmögliche Leistungsfähigkeit resultiert.

Die hämodynamischen Auswirkungen der Mitralstenose sind außer von der Mitralklappenöffnungsfläche vom transmitralen Flussvolumen (Herzzeitvolumen, HZV) und von der Durchströmungszeit (Diastolendauer) abhängig. Die Prävention kritischer Anstiege des HZV erfordert deshalb zunächst eine Beratung über zumutbare körperliche Belastungen. Da die Dyspnoe Leitsymptom der Mitralstenose ist und mit dem Ausmaß der pulmonalen Drucksteigerung eng korreliert, sind die Patienten nachdrücklich darauf hinzuweisen, dass beim Auftreten von Luftnot oder Hustenreiz die Belastung abzubrechen ist.

Mitralstenosepatienten mit Vorhofflimmern oder instabilem Sinusrhythmus, Nachweis von spontanem Echokontrast (Echokardiographie) oder bereits erlittener Thromboembolie müssen mit **oralen Antikoagulanzien** dauerhaft auf einen INR-Wert von 2,5 eingestellt werden. Gleiches gilt für Patienten mit Mitralstenose und Sinusrhythmus, die einen linksatrialen Durchmesser von > 55 mm aufweisen.

Unabhängig vom Schweregrad der Obstruktion oder von den morphologischen Veränderungen ist eine **Endo-**

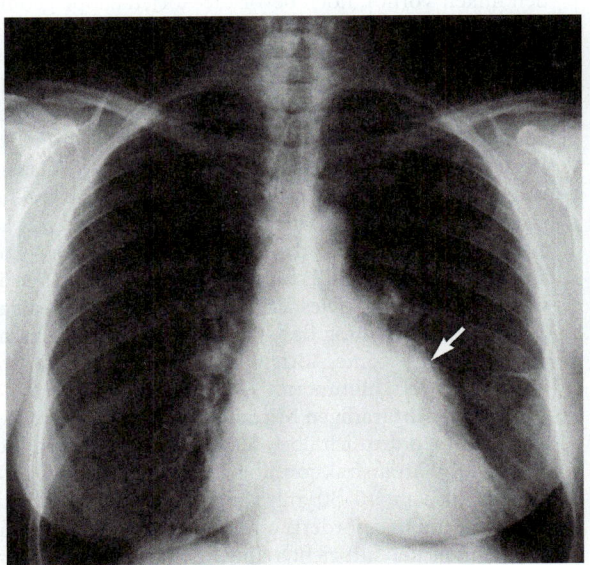
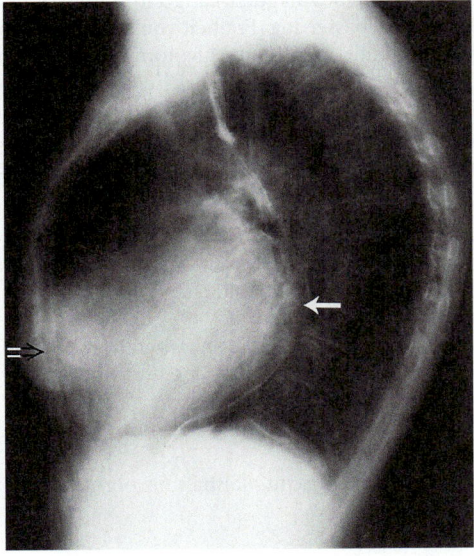

Abb. 5.51

a) in p.a. Projektion. Noch im Normbereich befindliche Herzgröße, da der linken Ventrikel nicht vergrößert ist. Deutliche Vorwölbung des linken Vorhofs links lateral (Pfeil), der konturbildend wird. An der rechten Herzkontur sieht man als Kernschatten den linken Vorhof randbildend, der sich hinter den rechten Vorhof projiziert. Die Trachealbifurkation ist als Ausdruck der linksatrialen Vergrößerung gespreizt. Prominente Pulmonalgefäße, interlobäre Verdichtungen links.

b) Röntgenaufnahme des Thorax bei Mitralstenose seitlich mit Ösophagusbreischluck. Der linke Vorhof ist deutlich dilatiert (Pfeil) und führt zur Impression des Ösophagus mit Dorsalverlagerung. Der Ausflusstrakt des rechten Ventrikels ist nach vorn oben vorgewölbt und führt zur Einengung des Retrosternalraums (Doppelpfeil). Als Nebenbefund Rundrückenbildung.

karditisprophylaxe entsprechend den aktuellen Richtlinien durchzuführen.

Interventive Therapie Zur Behandlung stehen mehrere Optionen zur Verfügung:
- Ballonvalvotomie
- offene chirurgische Mitralkommissurotomie
- Mitralklappenersatz

Chirurgische Verfahren sind heute für Patienten reserviert, die für eine Ballonvalvotomie ungeeignet sind.

Für die **Interventionsindikation** entscheidend ist die Langzeitprognose des Patienten. Sie ist abhängig von Dauer und Ausmaß der rechtsventrikulären Druckbelastung. Bei rezidivierenden Rechtsherzdekompensationen verschlechtert sich die postoperative Prognose erheblich. Dilatationen des rechten Ventrikels über 15 mm/m² Körperoberfläche sind prognostisch ebenfalls ungünstig. Die Höhe des pulmonalvaskulären Widerstands ist dagegen prognostisch nicht prädiktiv, da das Ausmaß einer postinterventiven Rückbildung im Einzelfall nicht vorhersagbar ist.

Wegen der raschen Progredienz der Obstruktion ab einer Mitralklappenöffnungsfläche < 0,8 cm²/m² Körperoberfläche ist, unabhängig von sonstigen Parametern, dies eine eigenständige Interventionsindikation. Eine Intervention ist auch bei rezidivierenden thromboembolischen Komplikationen trotz intensiver oraler Antikoagulation (INR 3,0–4,0) indiziert.

Die Indikationen für eine Mitralklappenvalvotomie werden großzügiger als für die Operation gestellt und auch auf Patienten mit drohendem Verlust des Sinusrhythmus und Frauen mit höhergradiger Mitralstenose (MÖF < 1,5 m²) und beabsichtigter Schwangerschaft ausgedehnt.

Die perkutane Ballonvalvotomie wird in darauf spezialisierten Zentren heute mit guter Langzeitprognose (anhaltende Beschwerdebesserung, Freiheit von Rezidivinterventionen) durchgeführt. Schlechte Valvotomieergebnisse sind nahezu ausschließlich durch unzureichende Selektion der Kandidaten bedingt. Bei morphologisch nicht geeignetem Mitralklappenapparat oder rascher Rezidivstenose nach primärer Mitralvalvotomie ist ein Klappenersatz indiziert.

Zusammenfassung

- Häufigste Ursache: Streptokokkeninfekte (z.B. rheumatisches Fieber)
- Wichtigste Symptome: Dyspnoe, Palpitationen (Vorhofflimmern), Husten, Zeichen der Rechtsherzinsuffizienz
- Wichtigste diagnostische Maßnahme: Echokardiographie
- Wichtigste therapeutische Maßnahme: perkutane Ballonvalvotomie

5.8.2 Chronische Mitralinsuffizienz

Synonym: Chronische Mitralklappeninsuffizienz
Engl. Begriff: Chronic Mitral (Valve) Regurgitation, Chronic Mitral (Valve) Insufficiency

Definition Meist holo-, gelegentlich nur spätsystolische Schlussunfähigkeit der Mitralklappe mit konsekutiver Blutregurgitation gegen geringen Widerstand in den linken Vorhof („low impedance leak") und Volumenbelastung von linkem Vorhof und linker Herzkammer.

Ätiologie und Pathogenese Im Gegensatz zu den passiv bewegten Semilunarklappen ist der Aufbau der Atrioventrikularklappen komplex und ihre Funktion u.a. von der Integrität von Ventrikelwand, Papillarmuskeln, Sehnenfäden, Klappenanulus und Klappensegel abhängig. Diese komplexe Morphologie und Funktion macht die Mitralklappe besonders für Störungen der Schlussfunktion anfällig. Dabei wird unterschieden zwischen organischer und relativer Mitralinsuffizienz.

- Bei der **organischen Mitralinsuffizienz** liegen Veränderungen des Klappenapparates zugrunde, die rheumatisch, infektiös, degenerativ, myxomatös oder traumatisch bedingt sein können.
- Dagegen ist die **relative Mitralinsuffizienz** verursacht durch
  - geänderte linksventrikuläre Geometrie mit veränderter Zugrichtung der Papillarmuskeln an den Klappensegeln
  - linksventrikuläre Dilatation, die zur Überdehnung des Klappenanulus geführt hat
  - Interferenzen der Sehnenfäden, z.B. mit einem asymmetrisch verdickten Septum (z.B. bei HOCM).

Da die Koaptationsfläche von vorderem und hinterem Mitralsegel individuell erheblich schwankt, kann der Grad der Anulusdilatation, der eine konsekutive Mitralinsuffizienz verursacht, individuell stark differieren.

Bei holosystolischer Mitralinsuffizienz ist eine isovolumetrische Kontraktion des linken Ventrikels nicht möglich. Stattdessen entleert sich ein großer Teil des erhöhten enddiastolischen Volumens gegen geringen Widerstand in den linken Vorhof, noch bevor die Aortenklappe geöffnet ist. Dies ist als Sofortsystolikum hörbar.

Das **Ausmaß der Regurgitation** wird weitgehend von den Widerständen bestimmt, gegen die das linksventrikuläre Myokard antegrad und retrograd Volumen fördert. Sinkt der periphere arterielle Widerstand, nimmt die Regurgitationsfraktion ab und das antegrade Auswurfvolumen zu. Umgekehrt nimmt die Regurgitationsfraktion mit steigenden systemarteriellen Widerständen zu. Dadurch sinkt das antegrade Auswurfvolumen, was seinerseits reflektorisch zur Erhöhung des peripheren Gefäßwiderstands führt. Dies erklärt, warum Begleiterkrankungen mit Erhöhung des systemarteriellen Widerstands (arterielle Hypertonie, Aortenklappenstenose) eine Mitralinsuffizienz verschlimmern.

Bei der **leichtgradigen Mitralinsuffizienz** liegt das Vorwärtsvolumen deutlich über dem Regurgitationsvolumen. Die Regurgitationsfraktion überschreitet 30 % nicht. Das Pendelblut von 10–30 ml kann durch Erhöhung des Schlagvolumens gefördert werden, so dass das Herzminutenvolumen bei suffizienter linksventrikulärer Myokardleistung normal ist. Durch die bei chronisch progredienter Volumenbelastung einsetzende kompensatorische Myokardhypertrophie ist der linke Ventrikel über längere Zeit in der Lage, diese Volumenbelastung ohne Anstieg des linksventrikulären enddiastolischen Drucks zu tolerieren. Demzufolge sind die Drücke in der venösen Lungenstrombahn nur um den Betrag der Rückflusswelle erhöht.

5.8 Erworbene Herzklappenfehler

Mit weiterer Zunahme des Regurgitationsvolumens sinkt das Herzminutenvolumen ab. Die enddiastolischen und später auch die endsystolischen Volumina steigen an, wobei es zu einem allmählichen Anstieg auch des linksventrikulären enddiastolischen Drucks mit konsekutiver Erhöhung der Drücke im linken Vorhof und in den Pulmonalarterien kommt. Bei **mittelgradiger Mitralinsuffizienz** liegt die Regurgitationsfraktion bei 30–50 %.

Bei **hochgradigen Mitralinsuffizienzen** schließlich ist das Regurgitationsvolumen dem Vorwärtsvolumen annähernd gleich oder übersteigt es. Die Adaptationsmechanismen sind auch bei langsamer Progredienz im Allgemeinen bei einem enddiastolischen Volumenindex von mehr als 200 ml/m² Körperoberfläche erschöpft.

Nach eingetretener **Linksherzdekompensation** finden sich die typischen Folgeerscheinungen im kleinen Kreislauf (z.B. Lungenstauung). Das Herzminutenvolumen ist in diesem Stadium der Erkrankung vermindert, der linksventrikuläre enddiastolische Druck ist ebenso wie der linksatriale und der Pulmonalarteriendruck deutlich erhöht. Anders als bei der Mitralstenose ist der rechte Ventrikel an diese vermehrte Druckarbeit jedoch meist nicht adaptiert, so dass der Dekompensation des linken Ventrikels frühzeitig die Rechtsherzdekompensation folgt. Eine wesentliche Widerstandserhöhung in der Lungenstrombahn besteht in aller Regel nicht.

Symptome

Patienten mit leichter Mitralinsuffizienz sind klinisch meist unauffällig. Das Leistungsvermögen ist normal und eine leichte Dyspnoe tritt allenfalls bei schwerer körperlicher Belastung auf. Vereinzelt können sich im Krankheitsverlauf früh wegweisende **Palpitationen** einstellen.

Die vorherrschenden klinischen Symptome bei mittelgradiger Mitralinsuffizienz sind **Müdigkeit, Abgeschlagenheit** und **Dyspnoe**.

Bei hochgradiger Mitralinsuffizienz ist das Leistungsvermögen der betroffenen Patienten meist erheblich eingeschränkt. Nicht selten werden paroxysmal auftretende nächtliche Dyspnoeanfälle (**Asthma cardiale**) berichtet. Nach Manifestation einer myokardialen Insuffizienz sind die Patienten erheblich leistungslimitiert; meist besteht Orthopnoe.

Diagnostik

Inspektion Erst mit fortgeschrittener Mitralinsuffizienz werden die Patienten bei der Inspektion auffällig. Sie können dann alle Zeichen der Links-, später auch der Rechtsherzinsuffizienz aufweisen. Neben einer **peripheren Zyanose** kann sich eine typische **Facies mitralis** manifestieren. Der **Herzspitzenstoß** ist hebend und verbreitert, häufig in den 6. Interkostalraum und zur vorderen Axillarlinie hin verlagert. Nach eingetretener pulmonaler Druckerhöhung findet man verstärkte **präkordiale Pulsationen**. Systolisches Schwirren wird bei der chronischen Mitralinsuffizienz selten beobachtet.

Auskultation Bei hämodynamisch sehr **leichter Mitralinsuffizienz** mit nur geringem Regurgitationsvolumen können die ansonsten für eine Mitralinsuffizienz typischen **Crescendo-Decrescendo-** oder **bandförmigen Geräusche** durch ein Crescendo-Geräusch ersetzt werden. Der 1. Herzton kann abgeschwächt sein. Die **Spaltung des 2. Herztons** ist in aller Regel noch nicht auffällig. In keinem Fall sollte man versäumen, die **Auskultation in Linksseitenlage** vorzunehmen.

Der Geräuschbefund bei **mittelgradiger Mitralinsuffizienz** ist typisch: Das Regurgitationsgeräusch beginnt mit dem nicht verspäteten 1. Herzton, da es bei insuffizienter Mitralklappe bereits mit Beginn der Systole zu einem Überschreiten des linksatrialen Drucks durch den Ventrikeldruck kommt (Sofortsystolikum, s. Abb. 5.55).

Das Geräusch dauert so lange an, wie der Ventrikeldruck über dem Vorhofdruck liegt, also über das Aortensegment des 2. Herztons hinaus, nicht aber bis zum Pulmonalklappenschlusston (holosystolisches Geräusch).

Das Hauptsegment des 1. Herztons, der Mitralklappenschlusston, ist abgeschwächt oder fehlt, da die Mitralklappe nicht richtig schließt. Da frühdiastolisch das vermehrte linksatriale Blutvolumen unter erhöhtem Füllungsdruck in den linken Ventrikel einströmt, kommt es zu einer erheblichen Dehnung und Anspannung der Segel, Sehnenfäden und Papillarmuskeln des Mitralklappenapparats. Dadurch kann im Abstand von 0,12–0,14 s nach Beginn des 2. Herztons ein **3. Herzton** auftreten. Das Geräusch ist über der Herzspitze am lautesten zu auskultieren und gut in die Axillarlinie fortgeleitet.

Der Aortenklappenschlusston tritt um die Zeitspanne vorzeitig auf, um die die linksventrikuläre Systole verkürzt ist. Daraus resultiert ein mit zunehmender Schwere des Klappenfehlers größer werdendes Spaltungsintervall des 2. Herztons. Bei großen Pendelvolumina können ein Mitralöffnungston und ein diastolisches Einstromgeräusch als Ausdruck der funktionellen (relativen) Mitralstenose entstehen, die häufig nur in Linksseitenlage zu erfassen sind.

Elektokardiogramm Bei **leichtgradiger Mitralinsuffizienz** fehlen Veränderungen im EKG oder sind allenfalls diskret ausgeprägt. Der erste auffällige elektrokardiographische Befund ist häufig ein **P sinistrocardiale**. Dabei ist die P-Welle mehr als 0,11 s breit, in I, II, V_5–V_6 häufig doppelgipflig und in V_1 biphasisch. Besteht bei Patienten mit leichter Mitralinsuffizienz Vorhofflimmern, sollte nach anderen kausalen Ursachen geforscht werden.

Bei Patienten mit **mittelgradiger Mitralinsuffizienz** findet sich im EKG als Ausdruck der linksatrialen Dilatation regelhaft ein P sinistrocardiale. Die Zeichen der Linksherzhypertrophie sind diskret, der Sokolow-Lyon-Index liegt in der Regel unter 4,5 mV. Die Lage des QRS-Hauptvektors kann normo- oder linkstypisch sein. Bei der großen Mehrzahl der Patienten mit mittelgradiger Mitralinsuffizienz besteht Sinusrhythmus.

Bei **hochgradiger Mitralinsuffizienz** findet man dagegen in mehr als 75 % **Vorhofflimmern**. Ventrikuläre **Extrasystolen** oder komplexe ventrikuläre **Arrhythmien** werden bei mehr als einem Drittel der Patienten dokumentiert. Die elektrokardiographischen Zeichen der Linksherzhypertrophie sind ausgeprägt. Der Sokolow-Lyon-Index übersteigt 4,5 mV meist deutlich. Ein **Linkstyp** besteht in etwa der Hälfte der Fälle. Etwa 15 % der Patienten weisen Zeichen der **Rechtsherzhypertrophie** auf. Zeichen der **Innenschichtschädigung** in den linkspräkordialen Brust-

Krankheiten des Herzens und des Kreislaufs

wandableitungen sind bei hochgradiger chronischer Mitralinsuffizienz nahezu immer vorhanden.

Echokardiographie Die **zweidimensionale Echokardiographie** dient der morphologischen Erfassung aller Anteile des Mitralklappenapparats. Dabei ist insbesondere im Hinblick auf eine operative Intervention eine systematische Beurteilung aller Mitralklappenanteile unerlässlich (s. Abb. 5.52).

Die **Doppler-Echokardiographie** ist das wichtigste nicht-invasive Verfahren zur semiquantitativen Abschätzung des Schweregrads einer Mitralinsuffizienz. Bei der cw-Doppler-Technik wird er durch Graustufen der Hüllkurve dargestellt, während die Farbdoppler-Echokardiographie (FD) die Geschwindigkeitsänderungen der Blutsäule farblich kodiert. Die sich ergebende Regurgitationsfläche wird planimetrisch ausgewertet. Eine Regurgitationsfläche > 8 cm² gilt dabei als Hinweis auf eine hämodynamisch bedeutsame Mitralinsuffizienz, eine Regurgitationsfläche < 4 cm² lässt auf eine leichtgradige schließen. Zu beachten ist, dass bei exzentrisch gelegenem Regurgitationsjet die Mitralinsuffizienz regelhaft unterschätzt wird und die Regurgitationsfläche nachhaltig von den transmitralen Druckunterschieden und damit von der Volumenkapazität des linken Vorhofs beeinflusst ist (Abb. 5.52a–c).

Als weiterer echokardiographischer Parameter kann die sog. „**Vena contracta**" herangezogen werden. Hierbei wird unmittelbar vorhofseitig der Mitralklappenebene die Breite der farbkodierten Regurgitationsfläche an ihrer engsten Stelle ausgemessen. Eine Vena contracta ≥ 0,5 cm gilt als Hinweis auf eine hämodynamisch bedeutsame Mitralinsuffizienz.

Zu einer weiterführenden Darstellung der Morphologie der Mitralklappe ist die Durchführung der **transösophagealen Echokardiographie** (TEE) unerlässlich. Nur mittels TEE kann das operative Vorgehen bei einer Mitralinsuffizienz geplant (Rekonstruktion, Raffung, Klappenersatz) und das Rekonstruktionsergebnis vorausgesagt werden.

Thorax-Röntgenbild Röntgenologisch sind bei **leichten** Mitralinsuffizienzen Form und Größe des Herzens und die Lungengefäßzeichnung nicht verändert.

Bei der **mittelgradigen** Mitralinsuffizienz ist in der Regel eine Vorhofvergrößerung nachweisbar, die als Vorwölbung an der linken Herzkontur imponiert und dazu führt, dass die Herztaille verstrichen erscheint. Der linke Vorhof kann zudem eine Doppelkontur am rechten Herzrand oder den rechten Herzrand selbst bilden. Der Retrokardialraum ist auf Vorhofebene nur mäßig eingeengt. Bei Zunahme der Größe des linken Ventrikels erscheint das Herz linksbetont, später links verbreitert. Die Lungengefäßzeichnung weicht vom normalen Verhältnis nicht ab.

Bei der **hochgradigen** chronischen Mitralinsuffizienz bestehen immer deutliche Vergrößerungen von linkem Vorhof und linkem Ventrikel. Gelegentlich schreitet die Erweiterung des Vorhofs schneller als die des Ventrikels fort. Die röntgenologischen Zeichen der Vorhofvergrößerung (Aufspreizung der Trachealbifurkation, Einengung des Herzhinterraums etc.) sind unterschiedlich ausgeprägt.

Nach Eintritt einer **Linksherzdekompensation** tritt eine zusätzliche Dilatation der linken Herzkammer mit Verbreiterung des Herzschattens nach links, später auch nach rechts auf. Der Retrokardialraum ist in diesem Stadium auf Vorhof- und Ventrikelebene deutlich eingeengt. Die Lungengefäßzeichnung ist immer vermehrt. Bei ausgeprägter Kardiomegalie imponiert das Herz im Röntgenbild schließlich als **Cor bovinum**.

Entsprechend der heterogenen Genese der Mitralinsuffizienz sind Verkalkungen des Mitralklappenapparats nicht häufig. Ein Kalknachweis sollte deshalb immer an ein kombiniertes Mitralvitium rheumatischer Ätiologie denken lassen.

Herzkatheterdiagnostik Der angiographische Reflux in den linken Vorhof wird üblicherweise semiquantitativ erfasst, erlaubt jedoch in Kombination mit den linksatrialen bzw. pulmonalkapillaren Drücken und der Analyse der Druckkurven (Ventrikularisierung) eine recht zuverlässige Beurteilung der Klappeninsuffizienz. Bei quantitativer

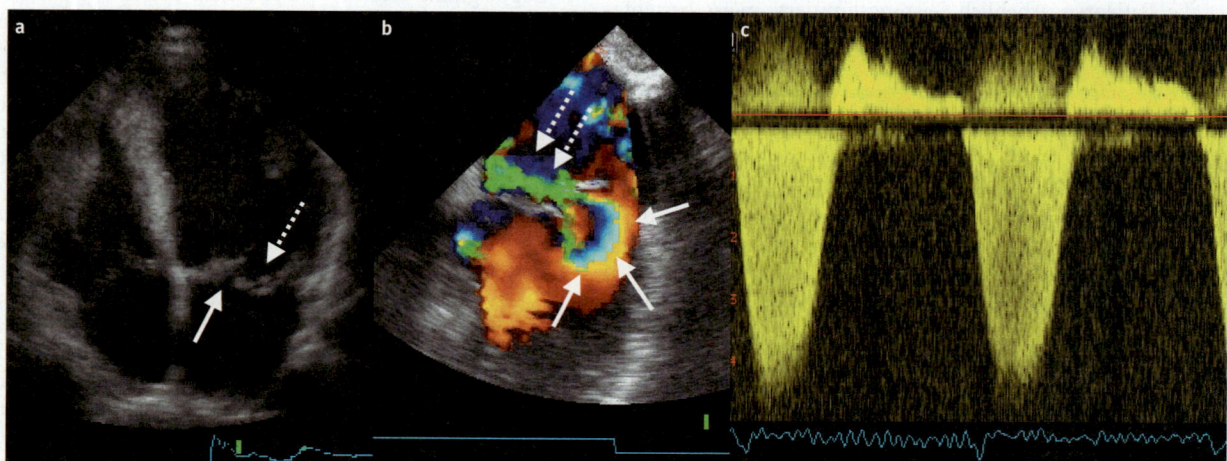

Abb. 5.52 2D-echokardiographische Darstellung **(a)** eines in den linken Vorhof durchschlagenden posterioren Mitralsegels („flail leaflet", gestrichelter Pfeil, durchgezogener Pfeil: Regurgitationsöffnung) mit assoziierter, hochgradiger Mitralinsuffizienz; **b)** farbkodierte Darstellung im TEE mit Markierung von proximaler Flusskonvergenz (Pfeile) und Regurgitationsjet (gestrichelte Pfeile); **c)** cw-Doppler-Flussprofil.

Beurteilung wird das Regurgitationsvolumen (RSV) in Prozent des totalen linksventrikulären Schlagvolumens (SV) als Regurgitationsfraktion (RF) angegeben. Das SV wird dabei aus den enddiastolischen (EDV) und endsystolischen Volumina (ESV) des linksventrikulären Angiogramms (SV = EDV – ESV) berechnet. Das effektive (antegrade) Auswurfvolumen des linken Ventrikels (ASV) wird mittels Thermodilutionsmethode bestimmt:

$$RF = RSV/SV = (SV - ASV)/SV = (EDV - ESV - ASV)/(EDV - ESV)$$

In Zentren mit ausreichender Erfahrung kann die Schwere der Mitralinsuffizienz auch mittels Magnetresonanztomographie oder Volumen-CT bestimmt werden.

Kontraktilitätsreserve Für die Bestimmung des Interventionszeitpunktes ist die Bestimmung der linksventrikulären Kontraktilitätsreserve besonders wichtig. Da der linke Ventrikel bei der Mitralinsuffizienz die Möglichkeit hat, gegen geringen Widerstand einen großen Teil seines enddiastolischen Volumens auszuwerfen, wird mit den üblichen bildgebenden Verfahren (Echokardiographie, Angiokardiographie etc.) sehr lange eine normale linksventrikuläre Pumpfunktion dokumentiert, während tatsächlich bereits eine Maladaptation an die chronische Volumenbelastung eingetreten sein kann. Dies kann man durch Bestimmen der Kontraktilitätsreserve demaskieren, wozu sich die **Radionuklidventrikulographie,** bei Verfügbarkeit geeigneter Ultraschallsysteme auch die **Stressechokardiographie** anbieten. Physiologischerweise steigt unter ergometrischer Belastung die linksventrikuläre Auswurfleistung um mehr als 5 % an. Wird dieser Wert nicht erreicht, ist die Interventionsnotwendigkeit dringend (erschöpfte Kontraktilitätsreserve). Kommt es unter ergometrischer Belastung zu einem Abfall der Ejektionsfraktion, ist der optimale Interventionszeitpunkt verpasst.

Therapie Zunächst muss medikamentös versucht werden, die peripheren arteriellen Widerstände zu senken und so die Regurgitationsfraktion zu vermindern. Der frühzeitige Beginn einer Langzeittherapie mit Vasodilatatoren (vorzugsweise lang wirkende ACE-Inhibitoren) ist deshalb ein akzeptiertes Behandlungskonzept. Besonderes Augenmerk vedienen in dieser Hinsicht auch Begleiterkrankungen, die den linksventrikulären Widerstand erhöhen können, wie arterielle Hypertonie oder Aortenklappenstenose.

Die Impedanzverhältnisse bei der Mitralinsuffizienz erschweren die Bestimmung des optimalen Operationszeitpunktes.

Verlässlichster Indikator einer beginnenden Erschöpfung der myokardialen Adaptation an die chronische Volumenbelastung ist der ausbleibende Anstieg der linksventrikulären Ejektionsfraktion unter ergometrischer Leistung (Radionuklidventrikulographie). Stressechokardiographie, Magnetresonanztomographie und Volumen-Computertomographie sind ebenfalls geeignet, eine erschöpfte Kontraktilitätsreserve nachzuweisen.

Eine großzügigere Indikationsstellung zur Operation ist vertretbar, wenn aufgrund der echokardiographisch dokumentierten Morphologie der Mitralklappe eine Rekonstruktion wahrscheinlich möglich ist.

Zusammenfassung

- Häufigste Ursachen: degenerativ (z.B. Mitralklappenprolaps), entzündlich
- Wichtigste Symptome: rasche Ermüdbarkeit, Dyspnoe, evtl. Palpitationen
- Wichtigste diagnostische Maßnahmen: Echokardiographie, Bestimmung der Kontraktilitätsreserve zur Beurteilung der myokardialen Adaptation
- Wichtigste therapeutische Maßnahmen: medikamentöse Nachlastsenkung durch ACE-Hemmer, im fortgeschritteneren Stadium operative Klappenrekonstruktion

5.8.3 Akute Mitralinsuffizienz

Synonym: Akute Mitralklappeninsuffizienz
Engl. Begriff: Acute Mitral Regurgitation

Definition Akute Schlussunfähigkeit der Mitralklappe unterschiedlicher Genese. Wegen ihres plötzlichen Auftretens ist die Myokardfunktion nicht an die vermehrte Volumenbelastung adaptiert.

Ätiologie und Pathogenese Wesentliche Ursachen einer akuten Mitralinsuffizienz sind infektiöse Endokarditiden, ischämische Herzerkrankungen (akute Verschlüsse des Ramus circumflexus bzw. der rechten Koronararterie mit konsekutiver Dysfunktion des posterioren Papillarmuskels), Sehnenfadenrupturen bei Mitralklappenprolaps bzw. Marfan-Syndrom, traumatische Abrisse des subvalvulären Klappenapparats, nichtinfektiöse Endokarditiden und Prothesendysfunktionen.

Symptome Leitsymptom ist die akut einsetzende **Dyspnoe** bzw. **Orthopnoe.** Hinzu treten typische Befunde der Grunderkrankung (insbesondere akutes Koronarsyndrom oder Endokarditis).

Diagnostik Das Leitsymptom akute oder rasch progrediente Dyspnoe/Orthopnoe erfordert eine unverzügliche pulmonale und kardiale Auskultation. Dabei sind die typischen Befunde eines Lungen(prä)ödems unmittelbar auffällig und mittels Thorax-Röntgenbild quantifizierbar.

Der typische **röntgenologische Befund** zeigt eine Lungenüberflutung bei normal großer Herzsilhouette. Aufgrund der Steifigkeit des Perikards ist eine akute Dilatation des Herzens nicht möglich, so dass Herzgröße und Herzkonfiguration anfänglich unverändert erscheinen. Die röntgenologische Diskrepanz zwischen normal großem Herz und massiver Lungenstauung bis hin zum Lungenödem ist daher ein charakteristischer Befund der hochgradigen akuten Mitralinsuffizienz.

Die kardiale Auskultation ist dagegen häufig nicht wegweisend, da die Mitralinsuffizienzgeräusche leise sein können und oft durch die pulmonalen Rasselgeräusche überlagert sind.

Die (ggf. bettseitig) durchzuführende **Echokardiographie** dient der Beurteilung der Mitralklappenmorphologie (Sehnenfadenabrisse, Segelabrisse, Vegetationen) und der Ventrikelfunktion, die **Farbdoppler-Echokardiographie** der semiquantitativen Graduierung der Schwere der Mitralinsuffizienz. Parallel erfolgt die Diagnostik bezüglich einer myokardialen Ischämie.

Für die bettseitige Diagnostik ist neben der Anamneseerhebung (Infarktereignis in der jüngeren Anamnese?), der Auskultation und der Echokardiographie die **Analyse der Pulmonalkapillardruckkurve** (Einschwemmkatheter) wichtig, da die Compliance des linken Vorhofs gering und damit die v-Welle (Regurgitationswelle) meist besonders ausgeprägt ist.

Therapie Die Therapie besteht in einer Optimierung der Oxygenation unter Einsatz der **kontrollierten maschinellen Ventilation (CMV)** zu einem frühen Zeitpunkt. Bei Entwicklung eines progredienten Lungenödems ist die CMV mit **kontinuierlicher positiver Druckbeatmung (CPPV-Modus)** obligat. Die hämodynamische Modulation erfolgt unter Einsatz von **Vasodilatatoren**, z. B. Nitroprussid-Natrium und ggf. Dopexamin, mit dem Ziel, den systemischen peripheren Widerstand auf wenigstens die Hälfte der Norm zu senken.

Ist unter medikamentösen Maßnahmen allein die hämodynamische Situation nicht zu stabilisieren und eine dringliche Operation nicht möglich, können der linksventrikuläre Widerstand und die Koronarperfusion durch Einsatz der **intraaortalen Gegenpulsation (IABP)** günstig beeinflusst werden.

Eine **akute Operationsnotwendigkeit** (meist Klappenersatz) besteht
- bei ätiologisch ursächlicher Endokarditis zusätzlich zu den akzeptierten Indikationen aufgrund infektionsseitiger Komplikationen (vgl. Kap. 5.10.1)
- wenn nach ausreichender Nachlastsenkung der Herzindex nicht über 1,8 l/min/m² ansteigt
- bei persistierender Pulmonalkapillardruckerhöhung > 30 mmHg.

Bei komplettem, echokardiographisch rasch nachweisbarem **Papillarmuskelabriss** ist die Mitralinsuffizienz immer schwer und die Operation dringlich. Auch **Prothesendysfunktionen** stellen stets eine dringliche Operationsindikation dar. Die Indikation zur chirurgischen Intervention besteht zudem bei allen mittel- und hochgradigen ischämischen Mitralinsuffizienzen und einer Latenz von weniger als fünf Tagen sowie bei längerer Latenz dann, wenn der Herzindex noch > 1,8 l/min/m² und die Ejektionsfraktion > 35 % sind.

Zusammenfassung

- Häufigste Ursachen: akute Endokarditis, ischämische oder degenerative Sehnenfaden-/Papillarmuskelruptur
- Wichtigste Symptome: Dyspnoe bis Orthopnoe, plötzlicher Beginn
- Wichtigste diagnostische Maßnahmen: Auskultation, Röntgen-Thorax, Echokardiographie
- Wichtigste therapeutische Maßnahmen: kontrollierte maschinelle Beatmung, medikamentöse Nachlastsenkung, Notfalloperation frühzeitig bedenken

5.8.4 Mitralklappenprolaps

Synonym: Schlotternde Mitralklappe, Mitralklappenprolapssyndrom
Engl. Begriff: Mitral Valve Prolapse, Floppy Valve, Barlow Syndrome

Praxisfall

Eine 33-jährige Büroangestellte klagt über zunehmende Schwindelgefühle und linksseitige Thoraxschmerzen in Projektion auf die Herzspitze, die nur während der Arbeit am Schreibtisch auftreten und für Stunden anhalten. Gelegentlich verspürt sie bei Belastungen einen raschen, unregelmäßigen und als sehr unangenehm empfundenen Herzschlag. Im Übrigen ist sie beschwerdefrei, körperlich gut belastbar und treibt aktiv Sport (Jogging dreimal pro Woche). Es bestehen keine koronaren Risikofaktoren. Im **Ruhe-EKG** sieht man einen Sinusrhythmus und T-Negativierungen in den Ableitungen II, III und aVF. **Auskultatorisch** hört man ein schabendes spätsystolisches Geräusch über der Herzspitze. Im **Belastungs-EKG** ist die Patientin bis 175 Watt beschwerdefrei. Es zeigen sich keine ST-Strecken-Veränderungen während der einzelnen Belastungsstufen. In der Initialphase der Belastung treten monotope ventrikuläre Extrasystolen auf, die während der maximalen Belastungsstufe und der Erholungsphase nicht mehr nachweisbar sind. Im **Echokardiogramm** zeigt sich eine spätsystolische Posteriorbewegung der Mitralklappe. Der linke Vorhof ist nicht vergrößert und die linksventrikuläre Funktion normal.

Diese Befundkombination führte zur **Diagnose** eines Mitralklappenprolapssyndroms. Ein ausführliches beratendes Gespräch und die Behandlung mit einem β-Rezeptorenblocker führten zur Beschwerdefreiheit.

Definition Der Mitralklappenprolaps ist eine echokardiographische Diagnose und bezeichnet die pathologische früh-, spät- oder holosystolische Vorwölbung von Anteilen der Mitralklappensegel über die Ebene des Mitralklappenanulus hinaus in den linken Vorhof. Derartige Protrusionen sind bis zu einem gewissen Ausmaß Normvarianten und sollten bei ansonsten unauffälliger Mitralklappenmorphologie erst eine eigenständige Diagnose begründen, wenn der Prolaps ≥ 5 mm beträgt oder von einer Mitralinsuffizienz begleitet wird. Dabei unterscheidet man zwischen primärem (Segelstruktur auffällig) und sekundärem Mitralklappenprolaps mit unauffälliger Segelstruktur.

Ist der echokardiographische Befund eines primären Mitralklappenprolapses mit typischen Symptomen vergesellschaftet, spricht man von einem **Mitralklappenprolapssyndrom.**

Kommt es zum Abriss von Sehnenfäden mit systolisch prolabierenden Anteilen der Mitralklappe in den linken Vorhof („Durchschlagen"), verbunden mit schwerer Klappeninsuffizienz, spricht man von „flail".

Ätiologie und Pathophysiologie Beim primären Mitralklappenprolaps finden sich pathologisch-anatomisch überdimensionierte und malformierte Mitralsegel und Chordae tendineae, die durch Einlagerung saurer Glykosaminoglykane in die Segel und Chordae der Mitralklappen mit sekundärer Zerstörung der Kollagenfaserstruktur bedingt sind. Davon abzugrenzen sind Sehnenfadenelongationen oder -rupturen im Gefolge abnormer Belastungen mit oder ohne primäre Schädigung des Kollagengerüstes, wie sie z. B. bei Marfan-Syndrom, Ehlers-Danlos-Syndrom, Pseudoxanthoma elasticum und Osteogenesis imperfecta vorkommen (s. Abb. 5.53 a–c).

Symptome Außer beim primären Mitralklappenprolaps entsprechen die Symptome denen der Mitralinsuffizienz oder der zugrunde liegenden Bindegewebserkrankung. Patienten mit primärem Mitralklappenprolaps klagen häufig über **retrosternale Schmerzen,** die anders als bei der typischen Angina pectoris nur selten belastungsabhängig sind, Minuten bis Stunden anhalten können und durch Nitroglycerin oft unzureichend beeinflusst werden. Ursache ist wahrscheinlich eine assoziierte Endotheldysfunktion. Das Mitralklappenprolapssyndrom ist gehäuft mit **transitorisch-ischämischen Attacken,** selten mit schweren neurologischen Komplikationen vergesellschaftet. Supraventrikuläre und ventrikuläre Extrasystolien, paroxysmale supraventrikuläre und auch ventrikuläre Tachykardien werden gehäuft beobachtet.

Diagnostik Solange sich keine holosystolische Mitralinsuffizienz manifestiert, sind die typischen Auskultationsphänomene ein **mesosystolischer Klick** mit oder ohne anschließendes (spätsystolisches) Mitralinsuffizienzgeräusch.

Der Mitralklappenprolaps lässt sich mittels TEE am besten darstellen.

Differentialdiagnose Bei oft typisch geschilderten pektanginösen Beschwerden kann die Abgrenzung zur koronaren Herzerkrankung schwierig sein. Beim Belastungs-EKG treten auch bei Patienten mit unauffälligem Koronarangiogramm häufig typische ST-T-Strecken-Veränderungen sowie thorakale Schmerzen auf. Anders als bei Patienten mit ischämischer Herzerkrankung sind diese EKG-Veränderungen jedoch nach Belastungsende oft nicht reversibel, sondern sogar progredient und dauern weit über das Belastungsende an.

Wird zum differentialdiagnostischen Ausschluss einer koronaren Herzerkrankung eine Koronarangiographie mit unauffälligem Befund im Bereich der großen epikardialen Kranzgefäße durchgeführt, können Provokationstests zur Demaskierung einer Endothelfunktionsstörung hilfreich sein: Nach intrakoronarer Gabe, z. B. von 0,02 µg Ergometrin, nimmt der intrakoronare Fluss pathologischerweise und oft bereits visuell sichtbar (verzögerter Kontrastmittelabstrom) ab. Werden die Koronarflussänderungen quantifiziert, findet sich in aller Regel eine Flussabnahme um ≥ 40%. Typisch ist auch die Reversibilität dieser Befunde nach intrakoronarer Gabe von Papaverin.

5.8 Erworbene Herzklappenfehler

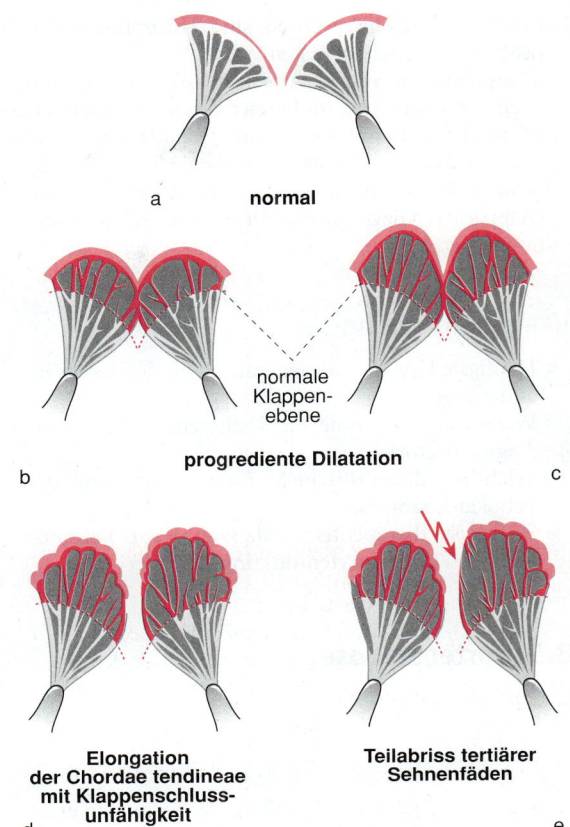

Abb. 5.53 Pathologische Veränderungen des Klappenapparats bei Mitralklappenprolaps. **a)** normal; **b)** und **c)** progrediente Dilatation; **d)** Elongation der Chordae tendineae; **e)** Teilabriss.

Therapie Die häufigste Komplikation des symptomatischen Mitralklappenprolapses sind supraventrikuläre Tachykardien, Vorhofflimmern sowie unter Belastung meist zunehmende ventrikuläre Arrhythmien. Mittel der Wahl sind β-**Rezeptorenblocker** (z. B. Sotalol), auch pektanginöse Beschwerden werden dadurch günstig beeinflusst.

Bei anhaltenden Kammertachykardien ist eine **antiarrhythmische Therapie** indiziert. In Fällen mit unzureichender medikamentöser Suppression der Arrhythmien sind **antitachykarde Schrittmachersysteme** und chirurgische Interventionen (zunehmend häufig **Klappenrekonstruktionen**) erfolgreich. Die Langzeitresultate sind von der Erfahrung des Chirurgen abhängig.

Der Mitralklappenprolaps scheint für die Entstehung fokaler, transienter zerebraler Ischämien (TIA) bei jungen Patienten ohne Hinweis auf sonstige Emboliequellen eine bedeutende Rolle zu spielen. Bei Patienten unter 45 Jahren mit rezidivierenden transitorisch-ischämischen Attacken oder sonstigen thromboembolischen Komplikationen ist der Mitralklappenprolaps sechsfach überrepräsentiert.

Eine **Thromboembolieprophylaxe** ist bei Patienten mit Mitralklappenprolaps nach abgelaufenen zerebralen Ischämien oder peripheren Embolien oder erkennbarer sonstiger Ursache gerechtfertigt. Da Plättchenaggregate im Gefolge erhöhter Thrombozytenaggregationsneigung als

Krankheiten des Herzens und des Kreislaufs

ursächlich angesehen werden, sind Thrombozytenfunktionshemmer Mittel der ersten Wahl.

Bei primärem Mitralklappenprolaps sind die endokardialen Veränderungen im Bereich des Mitralklappenapparats erheblich. Somit besteht ein besonders hohes Endokarditisrisiko. Für den MKP ohne begleitende Mitralinsuffizienz und ohne myxomatöse Veränderungen des Klappenapparats ist dagegen keine erhöhte Endokarditisgefährdung belegt.

> **Zusammenfassung**
> - Häufigste Ursache: „degenerative" Bindegewebsveränderungen
> - Wichtigste Symptome: Palpitationen, Arrhythmien, Angina pectoris
> - Wichtigste diagnostische Maßnahmen: Auskultation, Echokardiographie
> - Wichtigste therapeutische Maßnahmen: β-Rezeptorenblocker, Thrombozytenfunktionshemmer

5.8.5 Aortenstenose

Synonym: Aortenklappenstenose
Engl. Begriff: Aortic Valve Stenosis

Praxisfall **Praxisfall**

Bei einem 52-jährigen Patienten, der zuvor nie ernsthaft krank war, traten vier Monate vor der stationären Aufnahme erstmals retrosternale Spannungsgefühle sowie Dyspnoe bei körperlicher Belastung auf. Bei einer Körpergröße von 170 cm besteht mit 78 kg eine leichte Adipositas. Über dem Herzen hört man ein holosystolisches raues Geräusch mit Punctum maximum im 2. Interkostalraum rechts parasternal. Der 1. Herzton fehlt. Das Geräusch wird in die Karotiden beidseits fortgeleitet. Der Blutdruck liegt bei 150/90 mmHg. Im EKG findet sich ein normofrequenter Sinusrhythmus, Indifferenzlagetyp sowie ein positiver Links-Sokolow-Index. Die ST-Strecke zeigt keine Veränderung. In der Röntgenaufnahme des Thorax erscheint das Herz grenzwertig groß. Die Aorta ascendens ist dilatiert und elongiert, die Lungengefäßzeichnung unauffällig. Bei rotierender Durchleuchtung erkennt man Kalk in Aortenposition.

Definition Unter Aortenstenose versteht man eine valvuläre Obstruktion der linksventrikulären Ausflussbahn, die im hämodynamisch fortgeschrittenen Stadium nicht selten von einer muskulären subvalvulären Obstruktion begleitet ist.

Ätiologie und Pathophysiologie Drei wesentliche ätiologische Faktoren können in einer erworbenen Aortenklappenstenose resultieren:
- progrediente, sklerotisch-degenerative Veränderungen
- inflammatorische Schädigung des Klappenapparats
- angeborene bikuspide Klappen (1–2 % der Gesamtbevölkerung).

Die nach langer mechanischer Belastung im höheren Alter auftretende **Sklerose** trikuspidal angelegter Aortenklappen (Mönckeberg'sche Aortenklappensklerose) ist häufig mit Kalzifizierungen auch anderer Herzanteile (Koronarien, Mitralklappenanulus) vergesellschaftet (s. Abb. 5.54).

Typisch für die **rheumatische** Aortenstenose ist die Adhäsion der Kommissuren.

Die Anatomie **angeborener biskupider Klappen** prädisponiert zu einer progredienten Gewebeschädigung, so dass es früher als bei den trikuspiden Klappen zum Auftreten von Degeneration, Kalkeinlagerung und schließlich signifikanter Stenosierung kommt.

Die Aortenstenose führt zur **linksventrikulären Nachlasterhöhung** mit adaptiver Hypertrophie. Die konsekutive Zunahme der linksventrikulären Muskelmasse zu Lasten des Kavums resultiert in einer **konzentrischen Hypertrophie** (normale Herzgröße im Thorax-Röntgenbild!), so dass bei unveränderter Form des Ventrikelkavums der enddiastolische Ventrikelradius abnimmt. Aufgrund der Hypertrophie stellt sich zunächst eine diastolische Ventrikelfunktionsstörung ein, während die Wandspannung weitgehend normal bleibt (adäquate Hypertrophie). Die dadurch bedingte Abnahme des linksventrikulären Schlagvolumens, der Koronarreserve und der frühdiastolischen Koronarperfusion manifestiert sich zunächst in einer **myokardialen Ischämie** der subendokardialen Wandabschnitte, während die systolische linksventrikuläre Pumpfunktion noch nicht messbar gestört ist.

Besteht die Aortenstenose fort, resultiert jetzt eine **linksventrikuläre Dilatation,** bei der sich die Myokardmasse auf einen größeren Radius verteilt und die systolische linksventrikuläre Wandspannung abrupt ansteigt, so dass die über Jahre oder Jahrzehnte weitgehend asymptomatischen Patienten in diesem Stadium plötzlich symptomatisch werden oder myokardial dekompensieren.

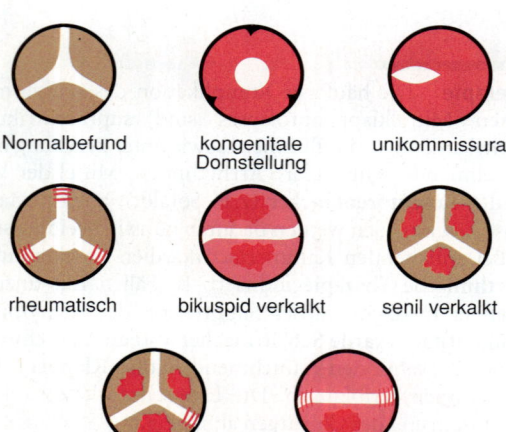

Abb. 5.54 Schematische Darstellungen verschiedener Formen der valvulären Aortenklappenstenose. Bei der **kongenitalen Form** sind die Kommissuren fusioniert, woraus eine Domstellung der Klappe resultiert, oder es liegt nur eine Kommissur mit exzentrischem Restlumen vor. Bei der **rheumatischen Aortenstenose** kommt es überwiegend zur Verschmelzung der Kommissuren mit Öffnungsbehinderung und sekundärer Verkalkung. Bei der **bikuspid angelegten Aortenklappe** und bei der **degenerativen Aortenklappenstenose** liegen die Kalkablagerungen überwiegend in den Klappentaschen bei noch erhaltenen Kommissuren. Im unteren Bildabschnitt sind Mischformen dargestellt.

Die isolierte kalzifizierende Aortenstenose ist ein progredienter Prozess. Der natürliche Verlauf der Aortenstenose ist somit gekennzeichnet durch eine lange, oft viele Jahrzehnte andauernde Phase hämodynamisch durchaus bedeutsamer, aber gut kompensierter und damit asymptomatischer Klappenstenosierung, der dann eine kurze symptomatische Phase folgt.

Die durch die erhöhte Muskelmasse bestehende linksventrikuläre Dehnbarkeitsstörung erfordert erhöhte Füllungsdrücke. Der **mittlere Vorhofdruck** steigt aber nur geringfügig an, solange der linke Ventrikel suffizient ist. Erhöhte Drücke in der Lungenstrombahn werden in diesen Stadien (hochgradige, myokardial adaptierte Aortenstenose) in aller Regel nicht beobachtet. Hierdurch erklärt sich das relativ späte Auftreten von Dyspnoe.

Wenn mit Verlust des Sinusrhythmus die Pumpfunktion des linken Vorhofs verloren geht, ist mit einer raschen klinischen Verschlechterung zu rechnen. Eine deutliche Druckerhöhung im Lungenkreislauf mit Anstieg der Mitteldrücke im linken Vorhof und in der Pulmonalarterie zeigen somit eine linksventrikuläre Dekompensation an.

Symptome Patienten mit leichter Aortenstenose sind normal belastbar. Starkes, als unangenehm empfundenes Herzklopfen (**Palpitation**) ist jedoch ein häufiges und oft das einzige Frühsymptom.

Während bei einem Teil der Patienten mit mittelgradiger Aortenstenose jede Symptomatik fehlt, ist ein anderer Teil unter Belastung symptomatisch. Meist besteht unter Belastung eine schnelle **Ermüdbarkeit.** Ein Teil der Patienten klagt über **Schwindel; Synkopen** werden selten angegeben. Einen kleinen Teil der Patienten führt Angina pectoris als erstes Symptom der Aortenstenose zum Arzt.

Bei der hochgradigen Aortenstenose treten **Dyspnoe** oder paroxysmale nächtliche Anfälle von Luftnot (**Asthma cardiale**) auf. Die Leistungsfähigkeit ist stark eingeschränkt mit schneller Ermüdung, Mattigkeit und peripherer Zyanose. Nach Auftreten kausaler Symptome einer Aortenstenose ist die Prognose ernst.

Leitsymptome der hochgradigen und kritischen Aortenstenose sind Angina pectoris und Synkopen, Dyspnoe und sonstige Symptome einer Linksherzinsuffizienz und Arrhythmien.

Diagnostik

Inspektion Bei leichter Aortenstenose sind Höhe und Amplitude des Blutdrucks unverändert. Arterielle Hypertonie schließt eine Aortenstenose nicht aus! Bei mittelgradiger Aortenstenose kann die Pulsqualität im Sinne eines **Pulsus parvus et tardus** verändert sein. Gelegentlich tastet man **systolisches Schwirren** im 1.–4. Interkostalraum, rechts oder links parasternal, im Jugulum und/oder über den Karotiden.

Der Pulsus parvus et tardus ist bei hochgradiger Aortenstenose typischerweise vorhanden. Nach Abnahme des Schlagvolumens sind **systolischer arterieller Druck** und **Blutdruckamplitude vermindert.** Nach linksventrikulärer Dekompensation findet sich der **Herzspitzenstoß** in der Regel außerhalb der Medioklavikularlinie.

Auskultation Charakteristisches Auskultationsphänomen der leichtgradigen Aortenstenose ist das **mesosystolische Austreibungsgeräusch,** das nicht mit Beginn der Systole, sondern erst mit Öffnen der Semilunarklappen nach Beendigung der isovolumetrischen Kontraktion einsetzt und meist über dem 1.–3. Interkostalraum medial oder rechts parasternal am lautesten gehört wird. 1. und 2. Herzton sind in ihrer Intensität und ihrem zeitlichen Auftreten unauffällig. Das Geräusch wird in die Karotiden und über das linksventrikuläre Feld bis hin zur Herzspitze fortgeleitet, wo es gelegentlich am lautesten gehört werden kann. Das Geräusch endet kurz vor dem 2. Herzton. Es ist meist rau und mittel- bis hochfrequent (s. Abb. 5.55a).

Mit zunehmender Stenosierung der Aortenklappe wird der Geräuschgipfel in die späte Systole verlagert (s. Abb. 5.55b).

Häufig findet man bei höhergradigen Aortenstenosen einen **Vorhofton (4. Herzton)** als Ausdruck der vermehrten linksatrialen Kontraktion.

Elektrokardiogramm Im EKG findet man einen Linkstyp unabhängig vom Stenosegrad nur bei einem Viertel der Patienten. In der Regel besteht ein Normal- bis Steiltyp (s. Abb. 5.56).

Bei der Mehrzahl der Patienten mit mittelgradiger Aortenstenose bestehen im EKG Zeichen der **Linksherzhypertrophie.** Das Fehlen solcher Zeichen schließt das Vorliegen einer mittel- oder sogar höhergradigen Aortenstenose aber nicht aus. Die Sensitivität elektrokardiographischer

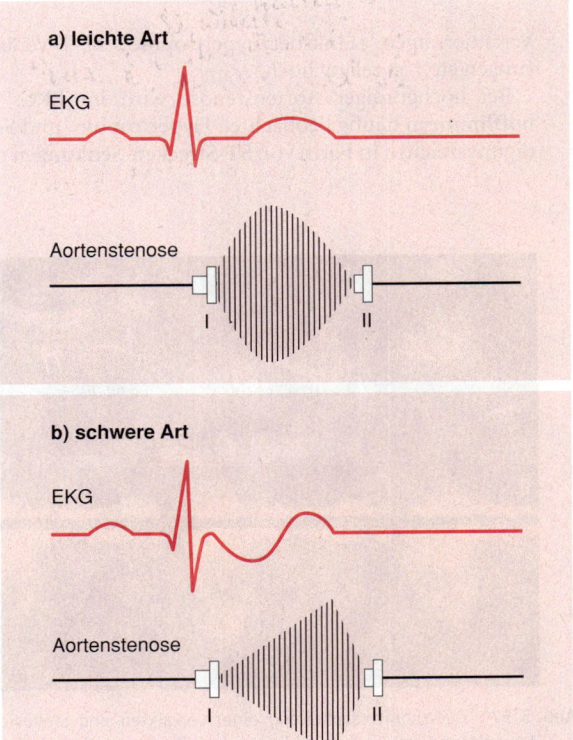

Abb. 5.55a, b Aortenstenose. I = 1. Herzton, II = 2. Herzton. Spindelförmiges systolisches Crescendo-Decrescendo-Geräusch, das vom 1. und 2. Herzton abgesetzt ist und in die Karotiden fortgeleitet wird.

Krankheiten des Herzens und des Kreislaufs

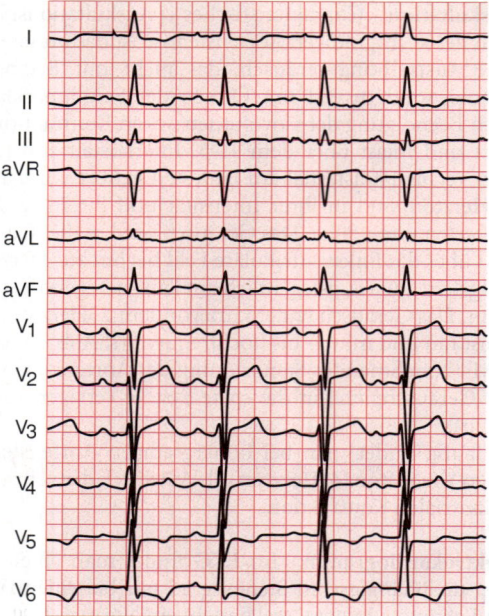

Abb. 5.56 Typisches Elektrokardiogramm bei Aortenklappenstenose. Es besteht Sinusrhythmus. Zu beachten ist der Indifferenz- bis Steillagetyp bei konzentrischer Linksherzhypertrophie. In den präkordialen Ableitungen positiver Links-Sokolow-Index mit deszendierenden ST-Strecken-Senkungen und präterminal negativer T-Welle (strain pattern).

Veränderungen (Linksherzhypertrophie, ST-T-Veränderungen etc.) ist relativ hoch.

Bei hochgradiger Aortenstenose wird im EKG **Vorhofflimmern** häufig beobachtet. Hypertrophie- und Schädigungszeichen in Form von **ST-Strecken-Senkungen** oder **negativen T-Wellen** als Ausdruck der myokardialen Ischämie subendothelialer Wandabschnitte sind regelmäßig vorhanden.

Echokardiographie Echokardiographisch können die morphologischen Veränderungen der Klappen, deren funktionelle Folgen und sekundäre Veränderungen sichtbar gemacht werden. Da es sich überwiegend um indirekte Zeichen der Klappenobstruktion handelt, erfordert die Schweregradbestimmung den Einsatz der Doppler-Echokardiographie.

Eine größere Spezifität für den Nachweis bikuspider Aortenklappen hat die zweidimensionale Ultraschalluntersuchung. Typische und mit zunehmender Schwere der Aortenstenose sich verändernde echokardiographische Befunde sind die Fibrosierung und Verkalkung der Klappen, die hier als Mehrfachechos der sonst zarten Taschenklappen imponieren und parallel zur Aortenwand verlaufen (s. Abb. 5.57a–d). Mehrfachechos oder verdickte Klappen sind jedoch besonders bei älteren Patienten nicht gleichbedeutend mit einer Aortenklappenstenose.

Sekundäre, echokardiographisch erfassbare Parameter betreffen im Wesentlichen die Hypertrophie der linksventrikulären Wände, so dass das Kavum des Ventrikels kleiner erscheint. Die Hypertrophie betrifft Septum und linksventrikuläre Hinterwand gleichermaßen (symmetrische Verdickung), wenn auch die Septumverdickung meist ausgeprägter als die der Hinterwand ist. Daneben können Funktionsstörungen der linken Kammer, Vorhofvergrößerungen und eine zusätzliche Verdickung des subaortalen Septums (asymmetrische Septumhypertrophie) auftreten, die sämtlich aber erst im fortgeschrittenen bzw. im Endstadium der Erkrankung gefunden werden.

Thorax-Röntgen Das Röntgenbild zeigt auch bei mittelgradiger Aortenstenose keine charakteristischen Normabweichungen. Häufig sieht man allerdings eine **abgerundete Herzspitze**. Auch bei Aortenstenosen geringerer Schwere kann im Gefolge der turbulenten Strömung eine gelegentlich bereits erhebliche **Dilatation der aszendierenden Aorta** mit suprabulbärer Akzentuierung vorhanden sein (s. Abb. 5.58).

Bei hochgradiger Aortenstenose verbreitert sich die Herzsilhouette nach links; im Seitbild fällt die **Einengung des Retrokardialraums** auf Ventrikelebene auf. Charakteristische Befunde nach Linksherzdekompensation sind Zeichen der Lungenstauung und der zusätzliche Nachweis einer linksatrialen Vergrößerung, die eine relative Mitralinsuffizienz anzeigt.

Herzkatheterdiagnostik Der Druckgradient an der Aortenklappe korreliert aufgrund hämodynamischer Gesetze streng mit dem transaortalen Durchstromvolumen (Aortenfluss oder Schlagvolumen [ml], s. Abb. 5.59). Der kathetertechnisch oder mittels cw-Doppler-Echokardiographie bestimmte Druckgradient beschreibt die Schwere einer Aortenstenose folglich nur dann hinreichend, wenn der Aortenfluss oder das Schlagvolumen mit angegeben werden. Der dann erhältliche Wert ist der Druckverlust. Im Klinikalltag wird statt des Druckverlustes häufig die mittels Gorlin-Formel berechnete Klappenöffnungsfläche angegeben.

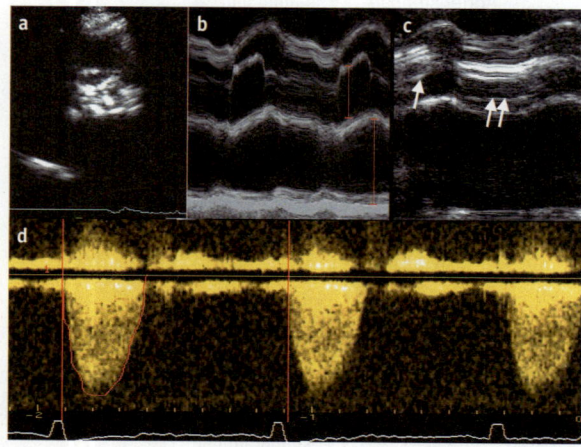

Abb. 5.57 Querschnittsdarstellung einer verkalkten und stenosierten Aortenklappe im 2D-Echokardiogramm (**a**). Das M-Mode zeigt bei Aortenklappenstenose mehrfache Echos und eine verringerte Separationsbewegung (Pfeile in **c**, zum Vergleich: normales Aortenklappen-M-Mode in **b**). **d**) cw-Doppler-Ableitung des Flussprofils einer reinen Aortenklappenstenose.

5.8 Erworbene Herzklappenfehler

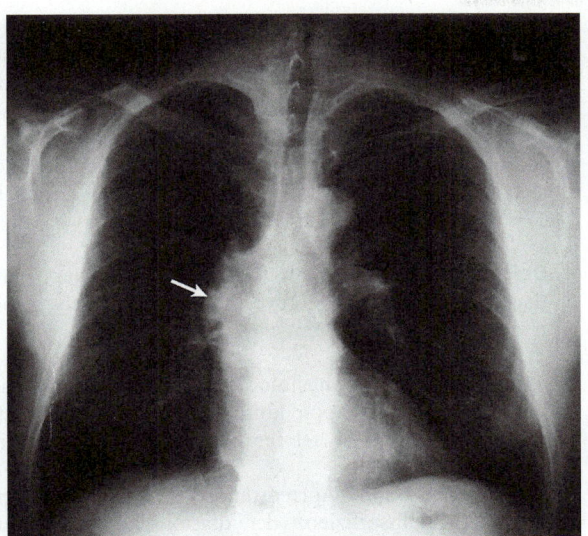

Abb. 5.58 Röntgenaufnahme des Thorax in p. a. Projektion bei reiner valvulärer Aortenstenose. Der transstenotische Gradient liegt bei 100 mmHg. Der linke Ventrikel ist infolge der konzentrischen Hypertrophie nicht dilatiert, und die Herzgröße liegt im Normbereich. Deutliche poststenotische Dilatation der Aorta ascendens (Pfeil) mit gleichzeitiger Elongation.

Druckverlust = Druckgradient in mmHg/ml Schlagvolumen

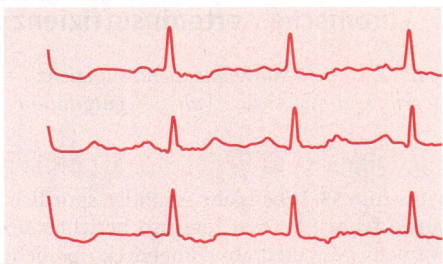
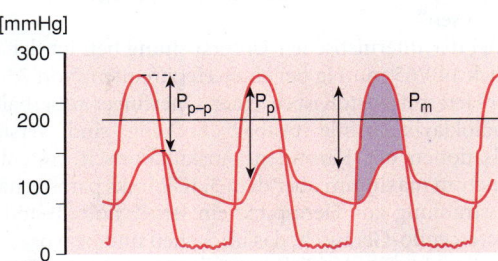

Abb. 5.59 Hochgradige valvuläre Aortenstenose bei einer 71-jährigen Patientin. Simultane Registrierung von linksventrikulärem und Aortendruck nach transseptaler und retrograder Katheterisierung. Unterschiedliche Bestimmungen des transaortalen Druckgradienten: Mit dem sog. Peak-to-Peak-Gradienten (P_{p-p}) wird der hämodynamische Schweregrad einer fortgeschrittenen Aortenstenose in der Regel unterschätzt (im vorliegenden Fall 115 mmHg), mit dem systolischen Spitzengradienten (P_p) meist überschätzt (im vorliegenden Fall 165 mmHg). Der mittlere Druckgradient (P_m) charakterisiert den transaortalen Druckverlust am verlässlichsten (im vorliegenden Fall 120 mmHg).

Therapie Solange die systolische Wandspannung durch Zunahme der Muskelmasse und Abnahme des linksventrikulären Radius (konzentrische Hypertrophie) konstant bleibt (adäquate Adaptation) und keine Myokardischämien nachzuweisen sind (ST-Veränderungen im EKG, stumme Myokardischämien im Holter-EKG), besteht kein Therapie-, wohl aber Beobachtungsbedarf.

Die Therapie mit **Digitalisglykosiden** ist bei linksventrikulärer Dilatation und Abfall der Ejektionsfraktion angezeigt. In diesen Fällen besteht aber prinzipiell die Indikation zum **Klappenersatz**.

Indikation zum Klappenersatz Bereitet die Aortenstenose Symptome (Angina pectoris bei ausgeschlossener KHK, Dyspnoe, Synkopen, ventrikuläre Arrhythmien), ist stets eine baldige chirurgische Intervention notwendig. Das kalendarische Lebensalter allein ist nicht entscheidend.

Auch bei asymptomatischen Patienten mit inadäquater myokardialer Adaptation (z. B. Vergrößerung der linksventrikulären Diameter, Zunahme des Quotienten aus enddiastolischem Radius und Wanddicke, Anstieg der systolischen Wandspannung) ist die Indikation zur chirurgischen Intervention gegeben.

Aufgrund der schlechten Prognose der hochgradigen Aortenstenose sind u. U. engmaschige Belastungsuntersuchungen notwendig, um frühzeitig zu erkennen, wann sich eine beginnende Erschöpfung der Adaptation abzeichnet. Nur so kann der optimale Zeitpunkt für eine operative Intervention abgepasst werden.

Steigt die Ejektionsfraktion unter Belastung um weniger als 5 % an, ist dies erfahrungsgemäß ein recht sicheres Zeichen, dass die Adaptationsfähigkeit des Myokards erschöpft ist.

Eine präoperativ konstante oder abfallende Ejektionsfraktion unter Belastung ist auch nach erfolgreichem Klappenersatz mit erhöhter Morbidität und Mortalität vergesellschaftet.

Verlauf und Prognose Asymptomatische Patienten mit hochgradiger Aortenstenose sind sehr gefährdet, innerhalb von zwei Jahren bedeutsame kardiale Komplikationen zu erleiden oder zu versterben. In der Mehrzahl dieser Fälle ist die Progredienz der Erkrankung rasch und das symptomfreie Intervall kurz.

Zusammenfassung

- Häufigste Ursachen: degenerativ-kalzifizierende, angeborene bikuspide Klappe
- Wichtigste Symptome: Palpitationen, Dyspnoe, Angina pectoris und Synkopen
- Wichtigste diagnostische Maßnahmen: Auskultation, Echokardiographie
- Wichtigste therapeutische Maßnahme: zeitgerechter Aortenklappenersatz

5.8.6 Chronische Aorteninsuffizienz

Synonym: Chronische Aortenklappeninsuffizienz
Engl. Begriff: Chronic Aortic (Valve) Regurgitation

Praxisfall

Ein bis zum 58. Lebensjahr gesunder, sportlich sehr aktiver Mann (Tennis, Surfen, Jogging) berichtet über eine seit etwa neun Monaten abnehmende körperliche Leistungsfähigkeit, vermehrte Müdigkeit und gelegentliches „Ohrensausen".

Bei der internistischen **Untersuchung** beträgt der Blutdruck 140/65 mmHg bei einer Herzfrequenz von 73/min. Der Herzspitzenstoß ist ca. einen Querfinger außerhalb der Medioklavikularlinie tastbar. Auffällig sind verstärkte Pulsationen der Karotiden. Auskultatorisch besteht mit Punctum maximum über dem 3. ICR links parasternal mit Ausstrahlung zur Herzspitze ein leises, holodiastolisches Decrescendo-Geräusch, das im Stehen und bei vorgebeugtem Oberkörper deutlich lauter zu hören ist. Im **EKG** findet sich ein Sinusrhythmus bei Linkstyp. In den linkspräkordialen Brustwandableitungen sind die T-Wellen diskret abgeflacht. Es wird eine **leichte Aorteninsuffizienz** diagnostiziert, von höhergradigen körperlichen Aktivitäten abgeraten und eine Kontrolle nach zwölf Monaten vereinbart.

Neun Monate später stellt sich der Patient in der kardiologischen Klinikambulanz vor, da seine körperliche Leistungsfähigkeit weiter abgenommen hat und Schweißbrüche, Palpitationen sowie ein schneller Puls unangenehm empfunden werden. Die sportlichen Aktivitäten hat der Patient in der Zwischenzeit vollständig eingestellt. Die **Ruheherzfrequenz** beträgt 96/min bei einem Blutdruck von 155/50 mmHg. Der 1. Herzton ist abgeschwächt, ein spindeliges Mesosystolikum ist mit Punctum maximum über dem 2. ICR links parasternal und ein holodiastolisches Decrescendo über dem 3. ICR links parasternal mit Ausstrahlung zur Herzspitze zu auskultieren. Außerdem wird ein 4. Herzton gehört. Bei weiterhin vorhandenem Sinusrhythmus bestehen im **EKG** ein Linkstyp, Linkshypertrophie und Linksschädigungszeichen. Die **Echokardiographie** des linken Ventrikels dokumentiert einen enddiastolischen Durchmesser von 68 mm bei einem endsystolischen Durchmesser von 42 mm. Die linksventrikuläre Durchmesserverkürzung wird mit 38 % berechnet. Zusätzlich fallen Flatterbewegungen des vorderen Mitralsegels sowie reduzierte Öffnungsamplituden beider Mitralsegel auf. Der Durchmesser der Aorta beträgt 57 mm. Die daraufhin durchgeführte **Herzkatheteruntersuchung** dokumentiert eine **Aorteninsuffizienz vom angiokardiographischen Schweregrad III** bei anuloaortaler Ektasie (Aortenwurzeldurchmesser 59 x 56 mm). Die Koronarien sind unauffällig. Eine **Radionuklidventrikulographie** zeigt mit 72 % eine normale Ejektionsfraktion in Ruhe, die allerdings bei 175 Watt Belastung auf 61 % abfällt. Daraufhin wird die Indikation zum Ersatz der Aorta ascendens mit einem klappentragenden Conduit (mechanische Prothese) gestellt.

Ein Jahr postoperativ ist der Patient wieder nahezu normal belastbar. Er hat sein regelmäßiges Jogging wieder aufgenommen, spielt nur noch gelegentlich Tennis und hat das Windsurfen aufgegeben, dafür mit dem Golfspielen begonnen. Die Ruheherzfrequenz beträgt 64/min, der Blutdruck 125/70 mmHg. Eine echokardiographische Kontrolluntersuchung zeigt den linksventrikulären enddiastolischen Durchmesser bei 62 mm und den endsystolischen Durchmesser bei 44 mm, so dass sich eine Durchmesserverkürzung von 29 % errechnet. Die Prothesenfunktion ist regelrecht. Bei der Radionuklidventrikulographie findet sich jetzt eine Ejektionsfraktion in Ruhe von 64 %, die bei 175 Watt Belastung auf 66 % mäßig ansteigt.

Definition Schlussunfähigkeit der Aortenklappe mit diastolischer Regurgitation von Blut in den dadurch volumenbelasteten linken Ventrikel.

Ätiologie und Pathophysiologie Ursachen einer schlussunfähigen Aortenklappe können valvulär (degenerativ, entzündlich) oder aortal (anuloaortale Ektasie) bedingt sein.

Im Gegensatz zur Aortenstenose ist bei der höhergradigen Aorteninsuffizienz der diastolische Aortendruck vermindert, wodurch die Koronarperfusion absinkt. Bei vermindertem diastolischem Perfusionsdruck geht der physiologische transmurale Durchblutungsgradient zugunsten der inneren Myokardschichten verloren. Insbesondere bei kurzer Diastolendauer kann deshalb schon eine mittelgradige Aorteninsuffizienz eine Innenschichtischämie nach sich ziehen. Die Kompensation der erhöhten linksventrikulären Wandspannung erfolgt über eine Zunahme der linksventrikulären Muskelmasse.

Symptome Patienten mit hämodynamisch leichter Aorteninsuffizienz sind meist beschwerdefrei.

Bei mittelgradiger Aorteninsuffizienz steht **Dyspnoe** im Vordergrund. **Pektanginöse Beschwerden** werden von 15–25 % der Patienten angegeben.

Bei hochgradiger Aorteninsuffizienz werden neben Dyspnoe unter leichter körperlicher Belastung (nach Dekompensation auch in Ruhe) Neigung zu Schweißausbrüchen, thorakale und abdominelle Beschwerden und unangenehm empfundenes Klopfen in Kopf und Hals als Folge der verstärkten Karotispulsation angegeben. Selbst in diesem Stadium der Erkrankung kann jedoch auch **jedes Symptom fehlen**.

Diagnostik

Inspektion Der für die Aorteninsuffizienz charakteristische **Pulsus celer et altus** (Corrigan-Puls) und verstärkte Pulsationen der Halsgefäße finden sich bei der Mehrzahl der Patienten mit mittelgradiger Aorteninsuffizienz. Bei der Hälfte der Patienten wird der **Herzspitzenstoß** als hebend beurteilt.
Bei hochgradiger Aorteninsuffizienz ist die Ruheherzfrequenz meist kompensatorisch erhöht und damit die Diastolendauer meist relativ verkürzt, wodurch die Regurgitationsfraktion begrenzt wird. Die **Blutdruckamplitude** ist deutlich – im Mittel auf 110 mmHg – vergrößert, wobei der Abfall des diastolischen Blutdrucks (meist auf 50–60 mmHg) zur Amplitudenvergrößerung stärker als die systolische Blutdrucküberhöhung beiträgt. Ein Pulsus celer et altus, der oft mit verstärkten Pulsationen der Halsgefäße und einem positiven Kapillarpuls einhergeht,

besteht immer. Er ist Ursache zahlreicher charakteristischer Untersuchungsbefunde (s. Tab. 5.42). Der Herzspitzenstoß ist hebend, verbreitert und außerhalb der Medioklavikularlinie tastbar.

Auskultation Der 1. Herzton ist unauffällig. Ein **Ejektionsklick** ist häufig zu hören. Das Hauptsegment des 2. Herztons (Aortenklappenschlusston) ist abgeschwächt. Das charakteristische, im 2.–4. Interkostalraum links parasternal am lautesten zu hörende, hochfrequente diastolische Geräusch ist bei den sehr leichten Formen oft leise (hauchend). Dieses Geräusch ist pandiastolisch, allerdings in der späten Diastole so leise, dass es oft überhört wird (Membranstethoskop!). Deshalb empfiehlt sich die Auskultation bei vorgebeugtem Oberkörper in Exspiration.

Bei hämodynamisch bedeutsamem Reflux beginnt das Geräusch mit der Diastole, also unmittelbar nach dem 2. Herzton, und wird entsprechend dem abnehmenden Druckgradienten zwischen Aortenwurzel und linkem Ventrikel im weiteren Diastolenverlauf leiser (Descrescendo-Diastolikum, s. Abb. 5.60a–c). Endet das Geräusch deutlich vor dem 1. Herzton, ist dies Ausdruck eines Druckausgleichs zwischen Aorta und Ventrikel und damit eine hochgradige Aorteninsuffizienz.

Bei mittel- und hochgradiger Aorteninsuffizienz ist ein spindelförmiges, **systolisches Begleitgeräusch** (relative Aortenstenose) als Folge des vergrößerten Schlagvolumens nahezu immer vorhanden. Der Aortenklappenschlusston ist abgeschwächt, nicht selten fehlt er.

Neben dem **4. Herzton** als Ausdruck der Vorhofmehrbelastung besteht häufig ein präsystolisches Crescendo-Geräusch. Das meist im Bereich der Herzspitze am lautesten zu auskultierende Geräusch wird nach seinen Erstbeschreibern als **Austin-Flint-Geräusch** bezeichnet und ist Ausdruck einer relativen Mitralstenose (Behinderung der Mitralsegelöffnung durch den Regurgitationsjet der Aorteninsuffizienz).

Elektrokardiogramm Abhängig vom Schweregrad findet man EKG-Veränderungen durch Hypertrophie und Schädigung der linken Kammer. Dies zeigt sich am erhöhten Sokolow-Lyon-Index, Verbreiterung des Kammerkomplexes und Erregungsrückbildungsstörungen. Der QRS-Hauptvektor ist überdurchschnittlich häufig linkstypisch (s. Abb. 5.61).

Echokardiographie Abgesehen von der **Doppler-Echokardiographie** bestehen keine direkten echokardiographischen Nachweismöglichkeiten einer Aorteninsuffizienz. **Indirekte Zeichen** sind Folge der Volumenbelastung des linken Ventrikels, des diastolischen Regurgitationsstrahls oder der gestörten linksventrikulären Funktion im fortgeschrittenen Stadium des Klappenfehlers. Bei leichter Aorteninsuffizienz sind hiervon lediglich die Folgeerscheinungen der diastolischen Regurgitation nachweisbar. Der Regurgitationsstrahl trifft auf das vordere Mitralsegel und in Abhängigkeit von seinem Ausmaß und seiner Richtung auch auf andere linksventrikuläre Strukturen, so dass Oszillationen (**Flatterbewegungen**) resultieren (s. Abb. 5.62a–c). Diese Flatterbewegungen betreffen meist das vordere Mitralsegel (ca. 90 %), bei einem Drittel der

Tab. 5.42 Klinische Zeichen einer hämodynamisch bedeutsamen Aorteninsuffizienz.

- Diastolischer Blutdruck < 60 mmHg bei normalem systolischem Druck (> 120 mmHg)
- Deutlich abgeschwächter 2. Herzton
- Doppelgipfliger Karotispuls*
- Systolische Blutdruckdifferenz zwischen A. poplitea und A. brachialis > 60 mmHg (Hill-Zeichen)*
- Verbreiterter, hebender, nach lateral der Medioklavikularlinie verlagerter Herzspitzenstoß*
- Diastolisches Geräusch über mindestens die halbe Diastolendauer

- Austin-Flint-Geräusch*
- Deutlich verstärkte arterielle Pulsationen (Pulsus celer et altus)*
- De-Musset-Zeichen: pulssynchrones Kopfnicken, Wasserhammerpuls
- Landolfi-Zeichen: pulssynchrone Veränderungen der Pupillengröße
- Müller-Zeichen: positiver Kapillarpuls im Rachen sichtbar (Uvula)
- Rosenbach-Zeichen: Leberpulsationen
- Gebhardt-Zeichen: Pulsationen bei vergrößerter Milz
- Quincke-Zeichen: positiver Kapillarpuls sichtbar am Nagelbett, an den Lippen und der Mundschleimhaut unter Glasspateldruck
- Traube-Zeichen: Doppelton über den Femoralarterien
- Duroziez-Zeichen: unter Kompression Übergang des Traube-Doppeltons in ein an- und abschwellendes Geräusch
- Pistolenschussphänomen: scharfes, systolensynchrones Geräusch über der Femoralarterie

* Wenn mindestens zwei dieser Zeichen nachweisbar sind, ist eine hochgradige Aorteninsuffizienz wahrscheinlich.

Patienten zusätzlich das hintere Mitralsegel, das interventrikuläre Septum und/oder den Mitralklappensehnenfadenapparat.

Bei höhergradigen Regurgitationen schließlich kommt es zu einer überproportionalen Zunahme des enddiasto-

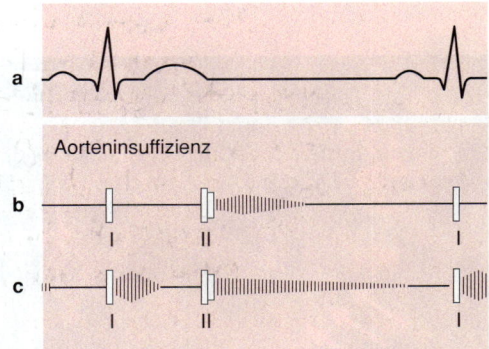

Abb. 5.60 Aorteninsuffizienz.
a) Elektrokardiogramm.
b) Geringgradige Aorteninsuffizienz. Nach dem 2. Herzton diastolisches Decrescendogeräusch.
c) Hochgradige Aorteninsuffizienz. Neben dem diastolischen Decrescendogeräusch nach dem 2. Herzton erkennt man ein spindelförmiges systolisches Geräusch nach dem 1. Herzton als Ausdruck einer relativen Aortenstenose bei Volumenbelastung des linken Ventrikels.

Krankheiten des Herzens und des Kreislaufs

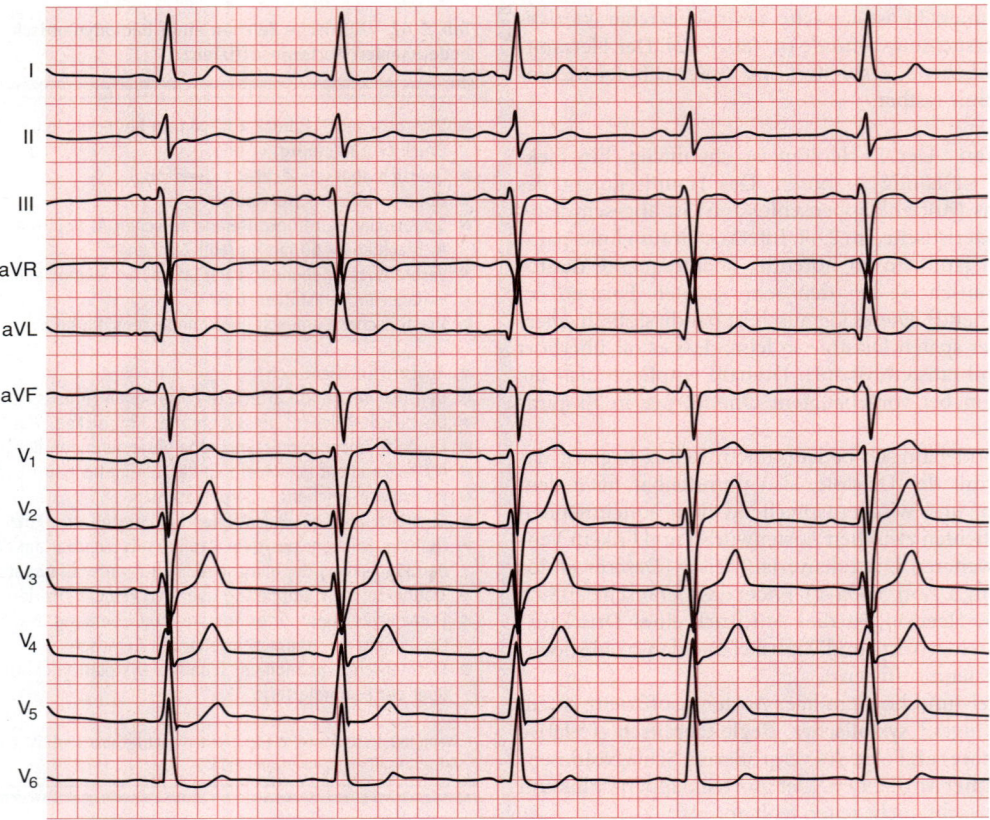

Abb. 5.61 EKG-Befund bei chronischer Aorteninsuffizienz: Sinusrhythmus, Linkslagetyp, positiver Links-Sokolow-Index mit 4,6 mV (S in V_2 + R in V_6). Angedeutete deszendierende ST-Strecken-Senkung in V_6.

lischen linksventrikulären Durchmessers. Die Abnahme der linksventrikulären Auswurffraktion unter Belastung ist ein früher und empfindlicher Indikator einer linksventrikulären Dysfunktion (erschöpfte Kontraktilitätsreserve).

Thorax-Röntgen Auffällige Befunde sind die Größenveränderung des linken Ventrikels, der Aorta und im späten Stadium der Erkrankung auch des linken Vorhofs.

Bei **leichter Aorteninsuffizienz** ist die Herzkonfiguration meist diskret verändert. Das Herz ist häufig links

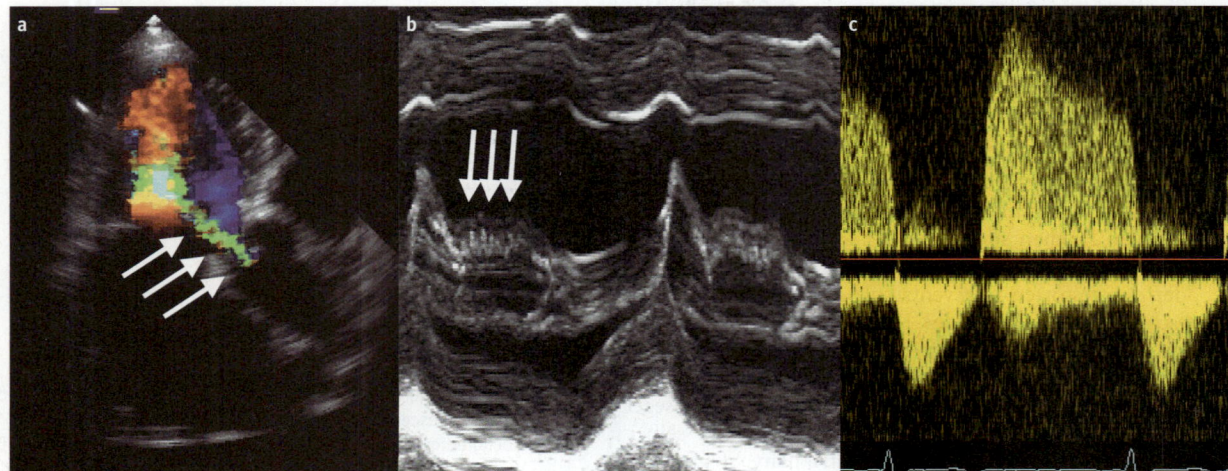

Abb. 5.62a–c Darstellung des Regurgitationsjets einer Aortenklappeninsuffizienz im farbkodierten Doppler-Echokardiogramm (**a**, Pfeile) bzw. als cw-Doppler-Flussprofil (**c**). Das M-Mode-Echokardiogramm (**b**) zeigt häufig hochfrequente Oszillationen der vom Regurgitationsjet getroffenen Strukturen, hier (Pfeile) des anterioren Mitralsegels.

betont, aber nur in etwa 10 % der Fälle links verbreitert (Herz-Thorax-Quotient über 50 %). Bei drei Viertel der Patienten ist die aufsteigenden Aorta erweitert.

Bei **mittelgradiger Aorteninsuffizienz** ist das Herz nahezu immer mäßig links verbreitert. Der Retrokardialraum kann auf Ventrikelebene eingeengt sein. Eine Aortenektasie besteht regelhaft.

Bei **hochgradiger Aorteninsuffizienz** ist das Herz stets links verbreitert. Rund zwei Drittel der Patienten zeigen die typische Aortenkonfiguration (s. Abb. 5.63):
- deutliche Linksverbreiterung
- betonte Herztaille
- unauffälliger Pulmonalbogen
- abgerundete Herzspitze
- mehr oder weniger ausgeprägte Aortenektasie.

Herzkatheterdiagnostik Die Darstellung der Aorta ascendens und des linken Ventrikels erlaubt neben der Abschätzung des Regurgitationsvolumens eine Beurteilung der Klappenbeweglichkeit und in gewissem Umfang auch der Beschaffenheit der aszendierenden Aorta. Ausmaß und Typ der Aortendilatation bzw. eines Aneurysmas der Aorta ascendens sind unerlässliche präoperative Informationen.

Therapie Die konservativen Therapiemöglichkeiten bei symptomatischen Patienten mit Aorteninsuffizienz und vergrößertem linksventrikulärem Diameter sind eine Domäne der **Nachlastsenkung,** vorzugsweise mit ACE-Hemmern. Dauerhafte Nachlastsenkung vermindert die linksventrikulären Volumina und die Regurgitationsfraktion und verlangsamt so die Progredienz der Aorteninsuffizienz.

Die **Indikation zum Klappenersatz** wird bei chronischer Aorteninsuffizienz nach wie vor häufig zu spät gestellt, so dass postoperativ oft eine linksventrikuläre Funktionsstörung persistiert. Für asymptomatische Patienten mit chronischer höhergradiger Aorteninsuffizienz besteht nur, solange keine Operationsindikation – wie in Ruhe und unter Belastung eine normale linksventrikuläre Pumpfunktion – nachweisbar ist. Steigt die linksventrikuläre Ejektionsfraktion unter **ergometrischer Belastung** nicht an, ist dies ein frühes Warnzeichen für die Erschöpfung der myokardialen Adaptation. Belastungsuntersuchungen sind deshalb in allen Zweifelsfällen obligat.

Zusammenfassung

- Häufigste Ursachen: entzündliche Aortenklappenerkrankungen, degenerative Erkrankungen der Aortenwurzel
- Wichtigste Symptome: Blutdruckverhalte, Palpitationen, Leistungslimitierung, Dyspnoe
- Wichtigste diagnostische Maßnahmen: Auskultation, Echokardiographie
- Wichtigste therapeutische Maßnahmen: ACE-Hemmer, operativer Klappenersatz

5.8.7 Akute Aorteninsuffizienz

Synonym: Akute Aortenklappeninsuffizienz
Engl. Begriff: Acute Aortic (Valve) Regurgitation, Acute Aortic (Valve) Insufficiency

Definition Akut auftretende Schlussunfähigkeit der Aortenklappe mit konsekutiver Volumenbelastung der linken Herzkammer, die an den abrupten Anstieg der linksventrikulären Wandspannung nicht adaptiert ist.

Ätiologie und Pathophysiologie Häufigste Ursachen sind die infektiöse Endokarditis (Inzidenz ca. fünf pro 100 000 pro Jahr) und die akute Aortendissektion unter Einbeziehung des Klappenapparats (ca. vier pro 100 000 pro Jahr). Daneben können nichtinfektiöse Endokarditiden, Traumata und Prothesendysfunktion ursächlich sein.

Versagt plötzlich der Schlussmechanismus der Aortenklappe, sinkt das effektive Zirkulationsvolumen abrupt ab. Reflektorisch steigt die Herzfrequenz an, wodurch sich die Relativdauer der Diastole verkürzt. Trotz erhöhter Herzfrequenz kann das Herzminutenvolumen nicht aufrechterhalten werden, so dass zur Sicherung der Blutversorgung lebenswichtiger Organe der periphere Gefäßwiderstand ansteigt. Es kommt häufig zu einem diastolischen Angleich von Aortendruck und linksventrikulärem Druck, so dass ein sehr kurzes diastolisches Geräusch resultieren kann, das leicht der Auskultation entgeht.

Symptome Leitsymptome der hämodynamisch bedeutsamen akut aufgetretenen Aorteninsuffizienz sind neben der **Tachykardie** die abrupt einsetzende **Dyspnoe** bzw. **Orthopnoe.** Weitere Symptome sind von der Genese der Aorteninsuffizienz abhängig, bei Aortendissektionen ist ein plötzlich einsetzender heftiger thorakaler Schmerz typisch.

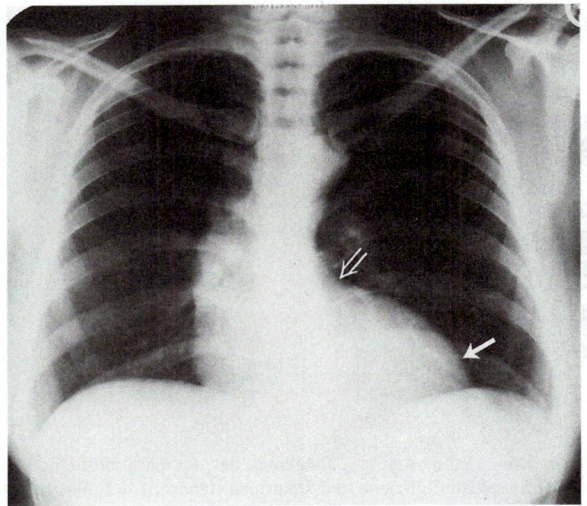

Abb. 5.63 Röntgenaufnahme des Thorax bei chronischer Aorteninsuffizienz: Der linke Ventrikel ist verbreitert (Pfeil), und es besteht eine geringgradige Kardiomegalie mit einer Herz-Thorax-Relation von 0,58. Da der linke Vorhof nicht vergrößert ist, besteht eine typische Einbuchtung im Bereich der Herztaille (Doppelpfeil). Die Aorta ascendens ist geringgradig dilatiert. Keine pulmonalvenöse Stauung.

Auch ohne äußere Gewalteinwirkung oder entzündliche Prozesse kann eine Aortenklappenruptur beim Marfan-Syndrom, selten auch bei bikuspiden Aortenklappen oder erworbenen Aortenklappendegenerationen auftreten.

Diagnostik Die bettseitige Diagnostik kann durch **Auskultation** und apparativ durch die **zweidimensionale Echokardiographie** (Beurteilung der Klappenmorphologie und der Morphologie der Aorta ascendens) und die **Farbdoppler-Echokardiographie** zur semiquantitativen Graduierung des Ausmaßes der Aortenregurgitation erfolgen. Für die orientierende bettseitige Diagnostik ist in jedem Fall eine TEE sinnvoll.

Therapie Die **Akuttherapie** besteht in der Behandlung der Lungenstauung und der frühzeitigen maschinellen PEEP-Ventilation. Die medikamentöse Therapie erfolgt mit β_1-Sympathomimetika (z.B. Dobutamin) und Diuretika. Bradykardisierende Medikamente sind kontraindiziert.

Eine **akute Operationsindikation** besteht bei Endokarditiden unabhängig von etwaigen infektionsseitigen Komplikationen in allen Fällen, in denen sich eine Lungenstauung ausbildet. Bei Aortendissektion unter Einbeziehung des Aortenklappenapparats ist die Indikation zum dringlichen chirurgischen Eingriff immer gegeben. Gleiches gilt für Dysfunktionen mechanischer oder biologischer Herzklappenprothesen.

Zusammenfassung

- Häufigste Ursachen: infektiöse Endokarditis, akute Aortendissektion
- Wichtigste Symptome: akut einsetzende Dyspnoe/Orthopnoe, Tachykardie
- Wichtigste diagnostische Maßnahme: Echokardiographie
- Wichtigste therapeutische Maßnahmen: β-Sympathomimetika und Diuretika, frühzeitige maschinelle Beatmung, akute Operationsindikation sehr frühzeitig erwägen

5.8.8 Trikuspidalstenose

Synonym: Trikuspidalklappenstenose
Engl. Begriff: Tricuspid (Valve) Stenosis

Definition Einengung der Trikuspidalklappenöffnungsfläche, wobei bereits geringe Gradienten eine erhebliche venöse Stauungssymptomatik verursachen können.

Ätiologie und Pathophysiologie Die Trikuspidalstenose ist selten. Sie kann im Gefolge einer rheumatischen Karditis, eines systemischen Lupus erythematodes und einer Löffler'schen Endokarditis auftreten. Häufiger werden Trikuspidalstenosen nach kardiochirurgischen Eingriffen (Klappenrekonstruktion, Klappenersatz) beobachtet.

Beträgt die effektive Klappenöffnungsfläche weniger als 2,5 cm², wird sie hämodynamisch wirksam. Dennoch ist selbst dann das Herzminutenvolumen in aller Regel in Ruhe wie unter Belastung normal, bei hochgradigen Stenosen dagegen deutlich erniedrigt.

Symptome Die vorherrschenden Symptome sind die Folgen der Stauung im Großkreislauf:
- Druck und Schmerz im rechten Oberbauch (Leberkapselschmerz)
- Dyspnoe aufgrund von Zwerchfellhochstand bei Aszites
- subjektiv empfundene Pulsationen der Halsgefäße
- Symptome von Seiten des Gastrointestinaltraktes.

Diagnostik

Inspektion Bei der körperlichen Untersuchung stehen Symptome der **oberen** und **unteren Einflussstauung** im Vordergrund. Eine druckschmerzhafte Leber mit tastbarem Leberpuls, periphere Ödeme und ein sich rasch entwickelnder bzw. nach Punktion wieder auftretender Aszites sind häufig.

Eine **Hepatosplenomegalie** besteht praktisch immer. In etwa der Hälfte der Fälle tritt eine **periphere Zyanose** auf. Pleuraergüsse sind nicht selten.

Im chronischen Stadium kommt es zum zirrhotischen Leberumbau.

Auskultation Man auskultiert ein Präsystolikum, ein betontes Trikuspidalsegment des 1. Herztons mit einer breiten Spaltung und ein meist sehr diskretes protodiastolisches Geräusch. Ein Trikuspidalklappenöffnungston ist häufig zu hören (s. Abb. 5.64). Im Gegensatz zur Mitralstenose werden die Geräuschphänomene in der Inspiration lauter.

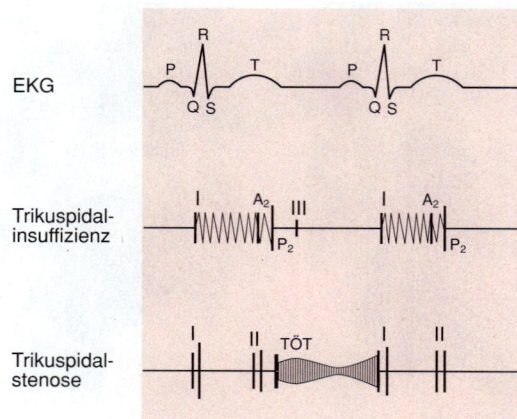

Abb. 5.64 Schematische Darstellung des Auskultationsbefundes bei Trikuspidalinsuffizienz und Trikuspidalstenose. I = 1. Herzton, A_2 = Aortenklappenschlusston des 2. Herztons, P_2 = Pulmonalklappenschlusston des 2. Herztons. Bei der Trikuspidalinsuffizienz erkennt man ein holosystolisches Geräusch, das bis zur Pulmonalklappenschlusskomponente reicht. III = 3. Herzton (Füllungston). Er kann variabel auftreten. TÖT = Trikuspidalöffnungston. Nach dem Trikuspidalöffnungston diastolisches Decrescendo-Geräusch, das mit Kontraktionen der P-Welle präsystolisch an Intensität zunimmt.

5.8 Erworbene Herzklappenfehler

Elektrokardiogramm Von den elektrokardiographischen Befunden ist für die isolierte Trikuspidalstenose die Diskrepanz zwischen rechtsatrialer (**P dextroatriale**) und fehlender **rechtsventrikulärer Hypertrophie** typisch. Gelegentlich tritt ein **AV-Block I. Grades** auf, während Vorhofflimmern für die isolierte Trikuspidalstenose ungewöhnlich ist.

Echokardiographie Ähnlich dem veränderten Bewegungsablauf der Mitralsegel bei Mitralstenose ist bei der Trikuspidalstenose die **frühdiastolische Rückschlagbewegung (EF-Slope)** der Trikuspidalsegel vermindert und die Bewegung der Segel gleichsinnig. Eine gute Korrelation zwischen dem dopplerechokardiographischen und hämodynamisch bestimmten Ausmaß der Trikuspidalklappenobstruktion ist belegt.

Thorax-Röntgen Auffälligster röntgenologischer Befund ist die **Vergrößerung des rechten Vorhofs,** die mit Veränderung der rechtskardialen Anteile der Herzsilhouette im p.a. Strahlengang einhergeht.

Therapie Bei symptomatischen Patienten ohne hinreichende klinische Besserung unter medikamentöser Therapie und geeigneter Trikuspidalklappenmorphologie (vgl. Mitralstenose) ist die **Ballonvalvotomie** Therapie der Wahl. Bei nichtvalvotomiefähigen Klappen ist eine chirurgische Intervention angezeigt, wobei häufig eine Trikuspidalrekonstruktion nicht möglich und ein Trikuspidalklappenersatz erforderlich ist.

Zusammenfassung

- Häufigste Ursachen: rheumatisch, Komplikation nach kardiochirurgischem Eingriff (Klappenrekonstruktion, -ersatz)
- Wichtigste Symptome: Symptome der oberen und unteren Einflussstauung
- Wichtigste diagnostische Maßnahmen: Auskultation, Echokardiographie
- Wichtigste therapeutische Maßnahmen: Ballonvalvotomie, Reoperation

5.8.9 Trikuspidalinsuffizienz

Synonym: Trikuspidalklappeninsuffizienz
Engl. Begriff: Tricuspid (Valve) Regurgitation, Tricuspid (Valve) Insufficiency

Definition Schlussunfähigkeit der Trikuspidalklappe mit konsekutiver Volumenbelastung des rechten Ventrikels und der herznahen Venen.

Ätiologie und Pathophysiologie Sekundäre, nicht durch morphologische Veränderungen der Trikuspidalklappe verursachte Insuffizienzen sind sehr viel häufiger als organische Trikuspidalklappenfehler.

Am häufigsten ist die **relative Trikuspidalinsuffizienz** als Folge der chronischen pulmonalen Hypertonie bei Mitralklappenfehlern (insbesondere Mitralstenose) oder primärer pulmonaler Hypertonien. Wird die Ursache beseitigt, bildet sich die Trikuspidalinsuffizienz häufig wieder zurück. Allein durch mehrtägige Bettruhe kann ein Trikuspidalinsuffizienzgeräusch in vielen Fällen verschwinden.

Die Schlussunfähigkeit der Trikuspidalklappe führt zu einer Volumenbelastung von rechtem Vorhof und rechtem Ventrikel und ähnlich der Schlussunfähigkeit der Klappen des linken Herzens zu einem veränderten Kontraktionsablauf der Kammer.

Symptome Patienten mit leichter bis mittelgradiger isolierter Trikuspidalinsuffizienz sind nur gering symptomatisch. Bei schwerer chronischer oder akuter Trikuspidalinsuffizienz können ausgeprägte Stauungszeichen im großen Kreislauf mit Ödemen, Hepatomegalie, Aszites sowie Zyanose und Dyspnoe auftreten.

Diagnostik

Inspektion Da der hydrostatische Venendruck erheblich erhöht ist, findet man periphere Ödeme, Aszites, Pleura- und Perikardergüsse. (Der Pleuraerguss ist in diesem Fall kein Zeichen einer Linksherzinsuffizienz!)

Da das Herzminutenvolumen vermindert ist, ist die periphere Sauerstoffausschöpfung kompensatorisch erhöht, was sich als **Zyanose** zeigt. Bei hochgradiger Trikuspidalinsuffizienz bestehen vermehrte **rechtspräkordiale Pulsationen** und erheblich **gestaute, pulsierende Halsvenen.**

Auskultation Von den Auskultationsbefunden der Trikuspidalinsuffizienz steht das mit dem Trikuspidalsegment des 1. Herztons (Trikuspidalöffnungston) beginnende, hochfrequente Systolikum im Vordergrund. Das Punctum maximum dieses Geräusches liegt im 4.–5. Interkostalraum sternal und ist nach links parasternal, gelegentlich bis zur Herzspitze fortgeleitet. Das Geräusch wird während der Inspiration lauter (s. Abb. 5.64).

Elektrokardiogramm Elektrokardiographisch finden sich je nach dem hämodynamischen Ausmaß der Trikuspidalinsuffizienz Zeichen der **Rechtsherzbelastung** wie z.B. ein inkompletter Rechtsschenkelblock, ST-T-Veränderungen und ein P dextrocardiale. Meist besteht ein Rechtstyp.

Echokardiographie Echokardiographisch sind die Diameter des rechten Ventrikels vergrößert, zusätzlich besteht eine inverse (paradoxe) Bewegung des intraventrikulären Septums. Zur Quantifizierung einer Trikuspidalinsuffizienz sind echokardiographische Untersuchungen in Kombination mit Kontrastmittelapplikation oder die Dopplertechnik nützlich.

Thorax-Röntgen Bei der isolierten Trikuspidalinsuffizienz sind rechter Vorhof und rechter Ventrikel vergrößert. Ist der rechte Ventrikel erheblich verbreitert, kann er die linke Herzkammer nach links und hinten verdrängen, so dass die Herzsilhouette links verbreitert und der Retrokardialraum auf Ventrikelebene verschmälert ist.

Der Herzvorderraum ist durch den vergrößerten rechten Vorhof im Seitenbild eingeengt.

Therapie Die medikamentös-konservative Therapie ist meist unbefriedigend, die symptomatische diuretische Therapie wegen des Abfalls der rechtsventrikulären Füllungsdrücke einerseits und der konsekutiv verminderten Pumpleistung andererseits schwierig. Da die Trikuspidalinsuffizienz selten isoliert auftritt und meist linksseitige Herzklappenfehler begleitet, ist bei chirurgischer Intervention von Mitral- und/oder Aortenklappenfehlern auf eine begleitende Trikuspidalinsuffizienz zu achten und diese operativ zu beseitigen (Anulusraffung, ggf. Ringimplantation).

Zusammenfassung

- Häufigste Ursache: pulmonale Hypertonie unterschiedlicher Genese
- Wichtigste Symptome: Ödeme, Zyanose, Dyspnoe (alle spät)
- Wichtigste diagnostische Maßnahmen: Auskultation, Inspektion, Echokardiographie
- Wichtigste therapeutische Maßnahmen: Diuretikatherapie, Korrektur der Ursachen, operative Anulusraffung oder Ringimplantation

5.9 Angeborene Herzfehler im Erwachsenenalter

A. FRANKE, P. HANRATH

Zwischen 0,8 und 1 % aller Kinder werden mit einem angeborenen Herzfehler geboren. In der Mehrzahl aller Fälle wird die Diagnose bereits im Säuglings- oder Kindesalter gestellt und – falls indiziert – eine katheterinterventionelle oder operative Therapie durchgeführt. Ein kleinerer Teil der angeborenen Herzfehler wird wegen einer diskreteren Symptomatik erst beim Jugendlichen oder im Erwachsenenalter festgestellt.

Das folgende Kapitel beschäftigt sich
- mit angeborenen Herz- und Gefäßerkrankungen, die erst im Jugendlichen- oder Erwachsenenalter festgestellt werden
- mit den Folgezuständen nach kathetertechnischer oder operativer Korrektur eines Herzfehlers im Kindesalter.

Aufgrund der Fülle möglicher Fehlbildungen kann an dieser Stelle nur auf die im Erwachsenenalter häufigsten Vitien eingegangen werden; einen Überblick gibt Tabelle 5.43.

Die **Ursachen** angeborener Herzfehler sind vielfältig. Erhebliche Ursachen sind nur in einem Teil der Fälle gesichert. Eine Vielzahl exogener, meist teratogen wirkender Faktoren in der entscheidenden Phase zwischen 3. und 8. Woche der fetalen Entwicklung umfassen Virusinfekte (Röteln), Noxen (Alkohol, Medikamente, Strahlung), immunologische Prozesse und Hypoxiephasen.

5.9.1 Kongenitale Vitien ohne Shunt

Angeborene Herzfehler ohne Querverbindungen zwischen großem und kleinem Kreislauf umfassen in erster Linie Stenosen der links- oder rechtsventrikulären Ausflussbahn mit konsekutiver Rechts- und Linksherzbelastung.

Tab. 5.43 Einteilung und Häufigkeit angeborener Herzfehler im Erwachsenenalter.

Kongenitale Vitien ohne Shunt ■ Rechts- und Linksherzobstruktionen (z. B. Pulmonal- und Aortenstenosen, Aortenisthmusstenosen) ■ Komplexe azyanotische Herzfehler (z. B. kongenital korrigierte Transposition, Koronaranomalien)	Ca. 35 %
Kongenitale Vitien mit Links-rechts-Shunt z. B. Vorhof- und Ventrikelseptumdefekte, Ductus Botalli	Ca. 45 %
Kongenitale Vitien mit Rechts-links-Shunt und komplexe Vitien mit Zyanose ■ Verminderte Lungenperfusion (z. B. Fallot'sche Tetralogie, Ebstein'sche Anomalie, Trikuspidalatresie) ■ Vermehrte Lungenperfusion (z. B. komplette Transposition, Truncus arteriosus communis, univentrikuläre Herzen)	Ca. 20 %

Pulmonalklappenstenose

Synonym: Pulmonalstenose
Engl. Begriff: Pulmonary Valve Stenosis

Definition Unter dem Begriff Pulmonalstenose wird die Verengung der rechtsventrikulären Ausflussbahn subsumiert. Man unterscheidet:
- **valvuläre Stenosen,** die die Klappe selbst betreffen
- **subvalvuläre oder infundibuläre Stenosen,** die im rechten Ventrikel unterhalb der Klappe lokalisiert sind
- **supravalvuläre oder periphere Stenosen,** die sich oberhalb der Klappe in der Pulmonalarterie befinden.

Epidemiologie Die valvuläre Form der Pulmonalstenose kommt bei Erwachsenen am häufigsten vor. Infundibuläre und supravalvuläre/periphere Stenosen sind häufig mit Vorhof- und Ventrikelseptumdefekten oder anderen komplexen Herzfehlern (z. B. Fallot'sche Tetralogie) assoziiert.

Ätiologie und Pathogenese Ursache einer **valvulären** Pulmonalstenose ist eine bikuspide oder unikuspid angelegte dysplastische Klappe. **Infundibuläre** Stenosen sind durch muskuläre, **supravalvuläre** Stenosen durch fibröse Einengungen bedingt.

Schweregrad	Maximaler Druckgradient (rechter Ventrikel – Pulmonalarterie in mmHg)	Folgen
Leicht	< 50	Klinisch unbedeutend
Mittelschwer	50–80	Rechtsventrikuläre Hypertrophie; evtl. Zeichen der Rechtsherzinsuffizienz

5.9 Angeborene Herzfehler im Erwachsenenalter

Schweregrad	Maximaler Druckgradient (rechter Ventrikel – Pulmonalarterie in mmHg)	Folgen
Schwer	> 80	Klappenöffnungsfläche von ≤ 0,25 cm²; Zeichen der Rechtsherzinsuffizienz

Symptome Eine hochgradige Pulmonalstenose äußert sich erst relativ spät in unspezifischen Symptomen wie eingeschränkte Leistungsfähigkeit, Belastungsdyspnoe oder Palpitationen. Periphere Zyanose und Synkopen unter Belastung treten nur bei schweren Stenosen auf.

Diagnostik **Auskultatorisch** ist ein systolisches spindelförmiges Austreibungsgeräusch mit Punctum maximum im 2. ICR links parasternal zu hören. Bei schwerer Pulmonalstenose ist der Pulmonalanteil des 2. Herztons verspätet (Spaltung des 2. Herztons). Bei Sinusrhythmus ist vielfach ein präsystolischer Vorhofton auskultierbar; systolisch sind eine hebende Pulsation des rechten Ventrikels am linken Sternalrand und häufig auch ein Schwirren palpabel.
Im **EKG** finden sich Zeichen der rechtsventrikulären Hypertrophie und Schädigung (s. Abb. 5.65).
Die bedeutendste nicht-invasive Untersuchungsmethode ist die transthorakale zweidimensionale **Doppler-Echokardiographie**; sie ermöglicht die Darstellung der systolischen Domstellung der Pulmonalklappe, die Lokalisation der Stenose (valvulär oder supra- bzw. subvalvulär) und zeigt das Ausmaß der rechtsventrikulären Hypertrophie. Ferner lässt sich mittels Doppleranalyse der Druckgradient zuverlässig und nicht-invasiv bestimmen.
Der **Röntgenthorax** zeigt in p.a. Projektion ein prominentes Pulmonalsegment als Ausdruck der poststenotischen pulmonalarteriellen Dilatation; in der Seitaufnahme sieht man die Einengung des Retrosternalraums bei Erweiterung der rechtsventrikulären Ausflussbahn. Bei schwerer Pulmonalstenose kann die Lungengefäßzeichnung verringert sein.
Die **Herzkatheteruntersuchung** zur angiographischen Darstellung der Stenose und Messung des Druckgradienten sowie zum Nachweis bzw. Ausschluss zusätzlicher Anomalien wird meist nur noch vor einer therapeutischen Intervention eingesetzt.

Differentialdiagnose	Ausschlussmaßnahmen
Aortenstenose	Zweidimensionale Doppler-Echokardiographie
Fallot-Tetralogie	
Mitralinsuffizienz	

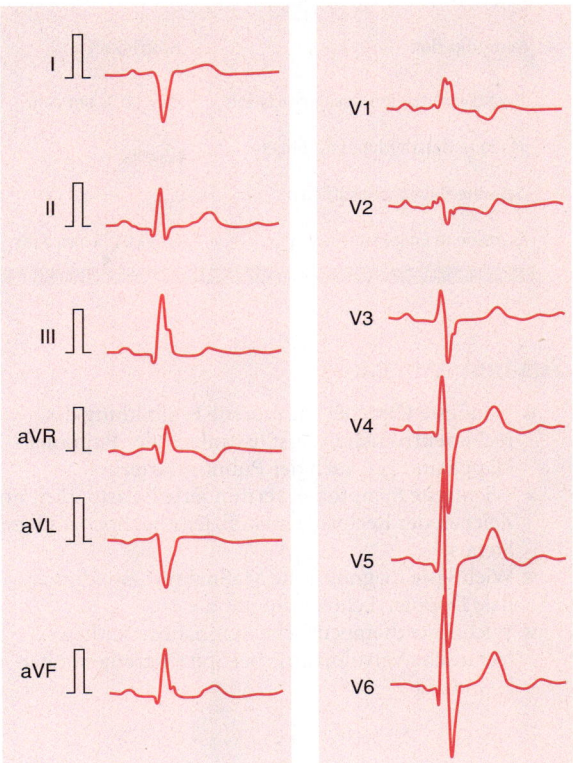

Abb. 5.65 EKG bei Pulmonalklappenstenose: Rechtstyp, inkompletter Rechtsschenkelblock, erhaltene und tiefe S-Zacken bis V_6 als Zeichen der Rechtsherzbelastung.

Therapie Bei leichten Pulmonalklappenstenosen (Spitzengradient < 50 mmHg) sind regelmäßige klinische und echokardiographische **Verlaufsbeobachtungen** sowie eine konsequente **Endokarditisprophylaxe** erforderlich. Bei hämodynamisch signifikanten und symptomatischen Pulmonalstenosen (Gradient > 50 mmHg) besteht die Indikation zur Sprengung der Klappenstenose mittels Ballonkatheter (**Valvuloplastie**). Eine operative Kommissurotomie oder ein Klappenersatz wird heute nur bei dysplastischen Klappen und ausgeprägtem infundibulärem Stenoseanteil durchgeführt.

Verlauf und Prognose Bei einem Spitzengradienten < 50 mmHg ist die Prognose auch ohne Therapie nicht beeinträchtigt und nach der Pubertät ist nicht mehr mit einer Zunahme zu rechnen. Bei einer schweren Pulmonalstenose ist die Lebenserwartung mit etwa 20 Jahren dagegen erheblich eingeschränkt. Die Erfolgsrate der **Ballondilataton** liegt bei > 90 %, postinterventionell kann passager über wenige Monate eine infundibuläre, muskuläre Einengung des rechtsventrikulären Ausflusstraktes bestehen. Pulmonalklappeninsuffizienzen nach Valvuloplastie sind in der Mehrzahl der Fälle nicht behandlungsbedürftig.
Restzustände nach operativer Korrektur umfassen Ektasie und Aneurysma des rechtsventrikulären Ausflusstraktes oder der Pulmonalarterie sowie eine leicht- bis mittelgradige Pulmonalinsuffizienz.

Krankheiten des Herzens und des Kreislaufs

Komplikation	Häufigkeit
Rechtsventrikuläre Dekompensation	Ca. 0,2 % pro Jahr
Maligne Herzrhythmusstörungen	
Schwere Pulmonalinsuffizienz	
Bakterielle Endokarditis	Ca. 0,01 % pro Jahr

Zusammenfassung

- Häufigste Ursache: angeborene Fehlbildung des rechtsventrikulären Ausflusstraktes, der Pulmonalklappe und ggf. auch der Pulmonalarterie
- Wichtigste Symptome: verminderte Belastbarkeit und Zeichen der Rechtsherzinsuffizienz bei hochgradiger Stenose
- Wichtigste diagnostische Maßnahme: zweidimensionale Doppler-Echokardiographie
- Wichtigste therapeutische Maßnahme: kathetertechnische Valvuloplastie bei Spitzengradient über 50 mmHg

Bikuspide Aortenklappe und valvuläre Aortenklappenstenose

Engl. Begriff: Bicuspid Aortic Valve, Aortic Valve Stenosis

Definition Bei der **bikuspiden Aortenklappe** sind statt dreier nur zwei Klappensegel angelegt. Die **valvuläre Aortenklappenstenose** ist eine angeborene Fehlbildung der Klappensegel mit eingeschränkter Klappenöffnung.

Epidemiologie
- Die **bikuspide Aortenklappe** ist die häufigste angeborene Anomalie des Herzens (ca. 1 % aller Autopsien) und in vielen Fällen assoziiert mit einer Aortenisthmusstenose
- Hämodynamisch **signifikante angeborene valvuläre Aortenstenosen** sind eher selten und dann meist im Kindesalter bereits symptomatisch. Das männliche Geschlecht ist häufiger betroffen als das weibliche.

Ätiologie und Pathogenese Die unphysiologische Öffnung einer **bikuspiden Klappe** bewirkt eine Flussbeschleunigung ohne hämodynamisch signifikanten Gradienten und vielfach eine geringgradige Aorteninsuffizienz.

Ursache der angeborenen **Aortenstenose** ist meist eine dysplastische Aortenklappe (bikuspid oder unikuspid). Die Druckbelastung des linken Ventrikels führt zu eingeschränkter Belastbarkeit und Zeichen der Linksherzinsuffizienz.

Symptome und Befunde Die bikuspide Aortenklappe bleibt häufig asymptomatisch. Symptome und klinische Befunde der Aortenklappenstenose unterscheiden sich nicht von denen der erworbenen Form (s. Kap. 5.8).

Diagnostik Die transthorakale zweidimensionale **Doppler-Echokardiographie** ist das diagnostische Verfahren der Wahl. Sie ermöglicht die Darstellung der Klappenfehlbildung, der linksventrikulären Hypertrophie und Funktion sowie den Nachweis bzw. Ausschluss eines Gradienten.

Was die übrigen diagnostischen Verfahren (EKG, MR, Röntgen-Thorax, Herzkatheteruntersuchung) angeht, wird auf Kapitel 5.8 verwiesen.

Differentialdiagnose	Ausschlussmaßnahmen
Erworbene Aortenvitien	Zweidimensionale Doppler-Echokardiographie

Therapie Eine **Endokarditisprophylaxe** ist in jedem Fall notwendig.

Chirurgisch muss die **bikuspide Aortenklappenfehlbildung** nur bei hämodynamisch signifikanten Stenosierungen oder Insuffizienzen angegangen werden.

Da sich **kongenitale Aortenklappenstenosen** aufgrund der erheblichen Dysplasie meist bereits im Kindesalter klinisch manifestieren, wird bei symptomatischen Patienten bis etwa zum 20. Lebensjahr in geeigneten Fällen eine kathetertechnische **Ballondilatation** vorgenommen, wenn der Spitzengradient 60 mmHg überschreitet.

Nach dem 25. Lebensjahr gelten die gleichen Indikationen zur operativen Therapie wie bei der erworbenen Aortenstenose (s. Kap. 5.8). Die Ergebnisse von Ballon-Valvuloplastien in dieser Altersgruppe sind unbefriedigend. Neuere Operationstechniken verwenden vor allem bei jugendlichen Patienten als Aortenklappenersatz die eigene Pulmonalklappe (sog. **Ross-Prozedur**), um die Notwendigkeit einer Langzeitantikoagulation zu umgehen.

Verlauf und Prognose Die **bikuspide Aortenklappe** zeigt meist einen guten Spontanverlauf bis zum 5. oder 6. Lebensjahrzehnt. Die häufige vorzeitige Sklerosierung und Stenosierung der Klappe bestimmt dann die weitere Prognose.

Der Spontanverlauf nicht korrigierter **Aortenstenosen** ist durch eine Reihe schwerwiegender Komplikationen eingeschränkt (s. u.).

Nach Ballon-Valvuloplastie im Kindes- und Jugendlichenalter können befriedigende Langzeitresultate erzielt werden, auch hier kann es aber in der Folge zu vorzeitiger Klappensklerosierung kommen. Nach operativer Aortenklappenrekonstruktion/-ersatz entsprechen Langzeitmortalität und -morbidität denen der erworbenen Aortenstenose.

Komplikation	Häufigkeit
Herzinsuffizienz, Synkope, Angina, Myokardinfarkt und Endokarditis	Zusammen ca. 1–2 % pro Jahr

Komplikation	Häufigkeit
Bakterielle Endokarditis	Ca. 0,3 % pro Jahr bei stenosierter bikuspider Klappe
Plötzlicher Herztod	Ca. 0,3 % pro Jahr bei Gradient > 50 mmHg

Zusammenfassung

- Häufigste Ursache: angeborene Fehlbildung der Aortenklappe
- Wichtigste Symptome: bikuspide Klappe: asymptomatisch; Aortenstenose: Dyspnoe, pektanginöse Beschwerden, bei hochgradiger Stenose Synkope und dekompensierte Linksherzinsuffizienz
- Wichtigste diagnostische Maßnahme: zweidimensionale Doppler-Echokardiographie
- Wichtigste therapeutische Maßnahme: operativer Klappenersatz bei symptomatischer und hämodynamisch signifikanter Aortenstenose

Membranöse Subaortenstenose

Engl. Begriff: Membraneous Subaortic Stenosis

Definition Subaortal gelegene fibromuskuläre, membranartige Struktur oder längerstreckige tunnelförmige Einengung des linksventrikulären Ausflusstraktes.

Epidemiologie Jeder sechste Patient mit angeborener Obstruktion der linksventrikulären Ausflussbahn hat eine Subaortenstenose.

Ätiologie und Pathogenese Die Ausflussbahnobstruktion bewirkt in Analogie zur valvulären Aortenstenose eine Druckbelastung des linken Ventrikels mit entsprechenden Folgen, auch wenn meist der Druckgradient niedriger ist als bei der valvulären Form.

Symptome Die Beschwerden und Befunde entsprechen einer valvulären Aortenstenose (s. Kap. 5.8).

Diagnostik

Echokardiographie Die Darstellung der subvalvulären Einengung ist diagnostisch entscheidend. Meist gelingt sie transthorakal (s. Abb. 5.66a–c); gelegentlich ist eine transösophageale Untersuchung erforderlich.

EKG und Röntgen-Thorax Ähnliche Befunde wie bei einer valvulären Aortenstenose.

Herzkatheteruntersuchung Im Gegensatz zur valvulären Stenose wird ein Drucksprung bereits intraventrikulär offenbar.

Differentialdiagnose	Ausschlussmaßnahmen
Hypertrophe obstruktive Kardiomyopathie	Zweidimensionale Doppler-Echokardiographie
Valvuläre Aortenstenose	

Therapie Bei hämodynamisch signifikanter Stenosierung ist die Therapie der Wahl die operative Exzision der subvalvulären Membran oder die Resektion der tunnelartigen Stenosierung. In einigen Fällen kann auch eine Ballondilatation zur Reduktion des Gradienten eingesetzt werden.

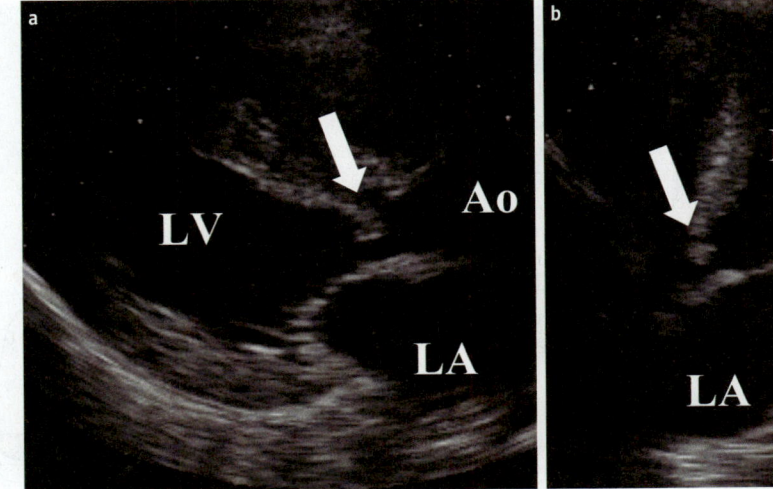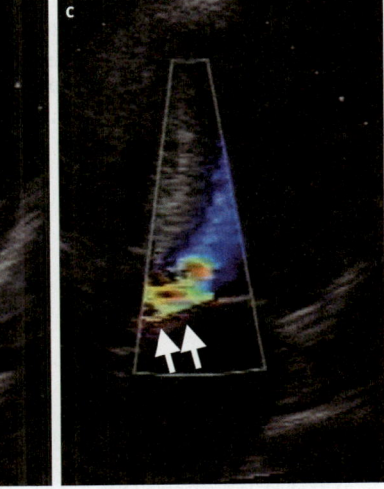

Abb. 5.66a–c Echokardiographischer Befund bei membranöser Subaortenstenose. In der parasternalen langen Achse (a) und im apikalen Vierkammerblick (b) ist die wulstartige Vorwölbung in den Ausflusstrakt erkennbar (Pfeile). Die Farbdoppler-Darstellung (c) zeigt eine Flussbeschleunigung schon unterhalb der Aortenklappe (kleine Pfeile). Ao = Aorta; LA = linker Vorhof; LV = linker Ventrikel

Krankheiten des Herzens und des Kreislaufs

Verlauf und Prognose Verlauf und Prognose entsprechen denen der angeborenen oder erworbenen valvulären Aortenstenose. Komplizierend kann eine bakterielle Endokarditis auftreten.

Zusammenfassung

- Häufigste Ursache: redundantes fibromuskuläres Gewebe im linksventrikulären Ausflusstrakt
- Wichtigste Symptome: Dyspnoe, bei hochgradiger Stenose Synkope und Linksherzinsuffizienz, thorakaler Schmerz
- Wichtigste diagnostische Maßnahme: zweidimensionale Doppler-Echokardiographie
- Wichtigste therapeutische Maßnahme: operative Resektion

Aortenisthmusstenose

Synonym: Koarktation der Aorta
Engl. Begriff: Aortic Coarctation

Definition Verengung der Aorta am Übergang vom Aortenbogen zur Aorta descendens meist distal des Abgangs der linken A. subclavia nahe der Insertion des Ductus Botalli bzw. des Ligamentum arteriosum. Man unterscheidet eine infantile von einer Erwachsenenform (s. Abb. 5.67a, b).

Epidemiologie Die Aortenisthmusstenose stellt 5–8 % aller angeborenen Herzfehler bei Erwachsenen dar. Sie ist bei ca. 0,5 % aller Patienten mit arterieller Hypertonie für den Hochdruck verantwortlich.
- Assoziation mit anderen angeborenen Herzfehlern: bikuspide Aortenklappe, offener Ductus Botalli, Ventrikelseptumdefekt oder Fehlbildungen des Mitralklappenapparats.

Ätiologie und Pathogenese Die präduktale Form der Aortenisthmusstenose liegt proximal eines offenen Ductus arteriosus Botalli (sog. **infantile Form**). Da sich pulmonale Hypertonie und Herzinsuffizienz schon früh einstellen, treten die ersten Symptome bereits im Säuglingsalter auf. Darüber hinaus besteht eine Zyanose der unteren Körperhälfte, weil diese durch sauerstoffarmes Blut über den Ductus arteriosus aus der Pulmonalarterie versorgt wird (s. Abb. 5.67).

Bei der postduktalen **Erwachsenenform** liegt die Stenose distal des Ductus Botalli und meist unmittelbar distal des Abgangs der linken A. subclavia. Die untere Körperhälfte wird über multiple Kollateralen aus den Interkostalgefäßen und vor allem der A. mammaria interna mit arteriellem Blut versorgt.

Symptome Bei der Erwachsenenform der Isthmusstenose sind die meisten Patienten lange beschwerdefrei. Erst als Folge eines **prästenotischen Bluthochdrucks** können Kopfschmerzen und Nasenbluten auftreten. Bei langjährig unentdeckter Isthmusstenose können sogar Komplikationen dieser regionalen Hypertonie wie Herzinfarkt, Schlaganfall oder Ruptur eines basalen Hirnarterienaneurysmas die ersten Symptome sein. Die hochgradige Stenose geht mit Beschwerden wie **Kältegefühl** der unteren Extremitäten und einer **Claudicatio intermittens** einher.

Diagnostik

> ! Blutdruck bei Isthmusstenosepatienten immer rechts messen! Nach assoziierten Fehlbildungen (bikuspide Aortenklappe, Mitralklappenfehlbildungen und Aneurysma der Aorta ascendens) suchen!

Palpatorisch ist der Femoralispuls beidseits abgeschwächt.

Bei der **Auskultation** ist ein lautes mittel- bis spätsystolisches Geräusch sowohl linksparasternal als auch im Rücken zu hören. Als Folge des gesteigerten Blutstroms über die Kollateralen (Interkostalarterien) können kontinuierliche systolisch-diastolische Geräusche im Bereich der seitlichen Thoraxwand auskultierbar sein.

Im **EKG** finden sich bei langjähriger Druckbelastung des linken Ventrikels typischerweise ein Linkslagetyp sowie Zeichen der Linksherzhypertrophie und -schädigung.

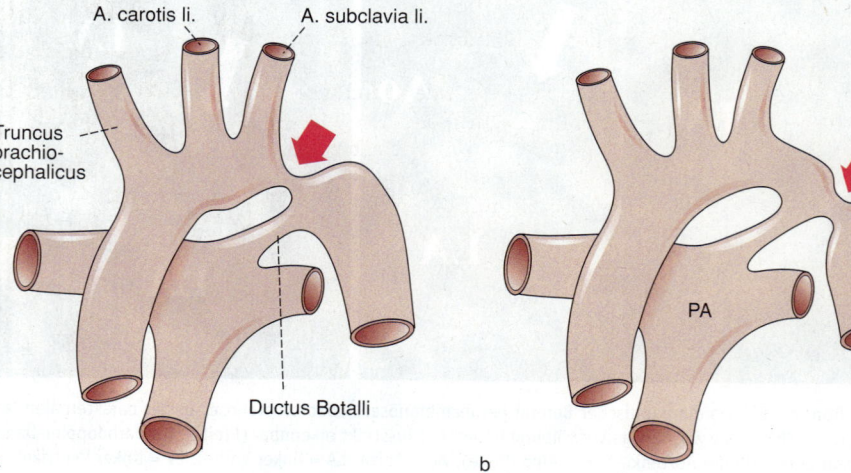

Abb. 5.67a, b Schema der verschiedenen Formen der Aortenisthmusstenose:
a) präduktale = infantile Form,
b) postduktale = Erwachsenenform.
PA = Pulmonalarterie

5.9 Angeborene Herzfehler im Erwachsenenalter

Im **Röntgenbild** fallen der betonte Aortenknopf als Ausdruck der prästenotischen Aufweitung sowie knöcherne Erosionen am Unterrand der Rippen (sog. Rippenusuren) als Folge der als Kollateralgefäße wirkenden Interkostalarterien auf.

Bei hämodynamisch signifikanter Aortenisthmusstenose sind die Drücke der unteren Extremitäten – häufig auch der Druck am linken Arm aufgrund der Einbeziehung der linken A. subclavia in die Stenose – gegenüber den oberen deutlich vermindert, was sich mittels **Doppleruntersuchung** der Verschlussdrücke der Extremitäten feststellen lässt. Mit der **zweidimensionalen Doppler-Echokardiographie** kann der transstenotische Gradient in Ruhe und unter Belastung gemessen werden (s. Abb. 5.68a, b). In einigen Fällen ermöglicht die **transösophageale Echokardiographie (TEE)** die direkte Darstellung der Einengung der deszendierenden thorakalen Aorta.

Aufgrund guter Bildqualität, der Darstellung der Aorta im sagittalen Längsschnitt und der fehlenden Strahlenbelastung hat die **Magnetresonanztomographie (MRT)** zunehmend an Bedeutung gewonnen. Sie erlaubt eine exakte Darstellung und Vermessung der Aortenisthmusstenose und der Kollateralgefäße (s. Abb. 5.69). Insbesondere zur Langzeitkontrolle voroperierter Patienten ist die MRT die Methode der Wahl.

Mit der **Herzkatheteruntersuchung** inklusive Aortographie ist die direkte Darstellung der Stenosemorphologie und der Kollateralgefäße ebenso möglich wie die Messung des Druckgradienten.

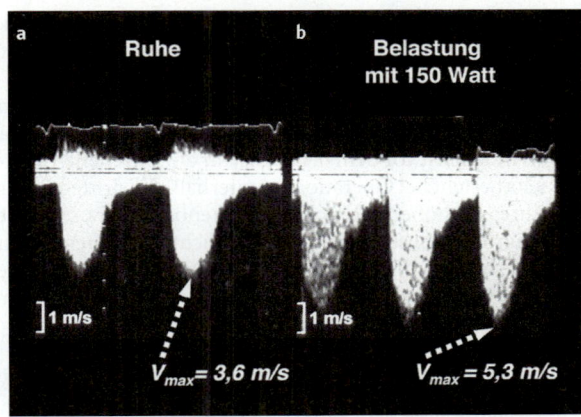

Abb. 5.68a, b Doppler-echokardiographisches Signal bei Aortenisthmusstenose in Ruhe (a) und unter Belastung (b). Die maximale systolische Geschwindigkeit liegt in Ruhe bei 3,6 m/s (= Gradient von 52 mmHg) und steigt bei Belastung auf 5,3 m/s = 112 mmHg mit deutlicher Zunahme des diastolischen Flussanteils. Die Magnetresonanz zeigt eine 70%ige Durchmesserstenose.

Differentialdiagnose	Ausschlussmaßnahmen
Essentielle arterielle Hypertonie	Doppler-Echokardiographie
Periphere arterielle Verschlusskrankheit	Angiographie
Aortenaneurysma	Doppler-Echokardiographie, CT, MRT

Therapie Eine Indikation zum interventionellen Vorgehen bei nativer und voroperierter Aortenisthmusstenose besteht bei:
- maximalem transstenotischen Gradienten > 25–30 mmHg
- Einengung des Aortenlumens auf < 50 % des Durchmessers der Aorta descendens in Zwerchfellhöhe
- ausgeprägte arterielle Hypertonie in Ruhe oder bei Belastung.

Bei niedrigeren Gradienten (< 25 mmHg), erwachsenen Patienten und Fehlen einer arteriellen Hypertonie – auch bei voroperierten Patienten – ist eine konservative Therapie gerechtfertigt.

Eine evtl. nach Therapie fortbestehende arterielle Hypertonie muss konsequent medikamentös behandelt werden. Eine Endokarditisprophylaxe ist bei allen Patienten indiziert.

Als interventionelle Maßnahme ist die **Operation** die Methode der Wahl. Je früher sie durchgeführt wird, desto wahrscheinlicher normalisiert sich eine arterielle Hypertonie postoperativ.

Die **kathetertechnische Therapie** mittels Ballondilatation wird – z. T. kombiniert mit der Implantation von Gefäßstützen (Stents) – zur Rezidiv- und Dissektionsprophylaxe bei Rezidivstenosen und auch bei nativen Isthmusstenosen eingesetzt.

Verlauf und Prognose Die Prognose einer hämodynamisch signifikanten, nicht operierten Aortenisthmusteno-

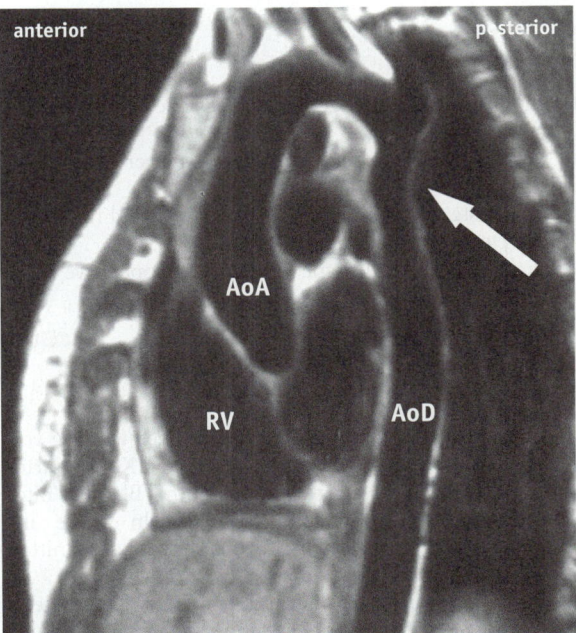

Abb. 5.69 Magnetresonanztomographie einer voroperierten Aortenisthmusstenose mit geringer Restenge im Bereich der End-zu-End-Anastomose (Pfeil); AoA = Aorta ascendens; AoD = Aorta descendens; RV = rechter Ventrikel.

se ist deutlich reduziert: Die mittlere Lebenserwartung liegt bei ca. 35 Jahren; 90 % der Patienten versterben bis zum 50. Lebensjahr.

Um die Spätfolgen einer **arteriellen Hypertonie** mit sekundären Organschäden zu vermeiden, ist eine Operation möglichst vor dem 6. Lebensjahr anzustreben. Andererseits besteht bei Operationen unterhalb des dritten Lebensjahres ein höheres Risiko für ein Stenoserezidiv, so dass ein Eingriff in diesem Alter nur bei nicht rekompensierbarer Linksherzinsuffizienz empfohlen wird. Auch nach Korrektur der Stenose wird die Prognose durch das Ausmaß einer persistierenden arteriellen Hypertonie bestimmt.

Komplikationen nach Korrektur	Häufigkeit
Persistierende arterielle Hypertonie	≈46 %
Koronare Herzkrankheit	23–37 %
Aorten- oder Mitralklappenvitium	≈36 %
Aneurysma der Aorta ascendens	≈16 %
Aneurysmata im Bereich der ehemaligen Stenose	Nach Op.: ≈5 % Nach Dilatation bei Erwachsenen: ≈13 %
Restenose	Op. vor 3. Lebensjahr: 20–38 % Op. nach 3. Lebensjahr: ≈1–2 % Dilatation nativer Stenosen: ≈55–60 % Dilatation von Rezidivstenosen: ≈18 %

Zusammenfassung

- Häufigste Ursache: angeborene Engstelle der Aorta thoracalis
- Wichtigstes Symptom: Hypertonie der oberen Körperhälfte
- Wichtigste diagnostische Maßnahmen: zweidimensionale Doppler-Echokardiographie und MRT
- Wichtigste therapeutische Maßnahmen: operative Korrektur und Katheter-Ballondilatation

Anomalien der Koronararterien

Koronaranomalien umfassen den atypischen Abgang von Koronararterien, den Fehlabgang der linken Koronararterie aus dem Pulmonalarterienhauptstamm (Bland-White-Garland-Syndrom), Koronararterien-Fisteln sowie intramyokardiale Verläufe von Koronararterienabschnitten (sog. „Muskelbrücken").

Atypisch abgehende Koronararterien (linke Kranzarterie oder Ramus circumflexus aus dem rechtskoronaren Sinus valsalvae oder rechte Kranzarterie aus dem linkskoronaren Sinus) sind relativ häufig (1–3 % aller Koronarangiographien), bleiben meist asymptomatisch und erfordern i. d. R. keine Therapie.

Das sehr seltene **Bland-White-Garland-Syndrom** führt schon im Neugeborenenalter zur Ischämie der linksventrikulären Vorderwand bis hin zum Infarkt und kann schon vor dem zweiten Lebensjahr eine Linksherzinsuffizienz verursachen. Ohne chirurgische Behandlung (Implantation der linken Koronararterie in die Aorta oder Ligatur) ist die Prognose schlecht.

Ebenso selten sind Fistelverbindungen zwischen Koronararterienästen und den Herzhöhlen bzw. der Pulmonalarterie, die nur bei regionalen Ischämien zu Symptomen führen können und i. d. R. die Prognose des Patienten nicht wesentlich einschränken.

Nähere Angaben zu den sog. „Muskelbrücken" mit systolischer Obstruktion des Blutflusses insbesondere des Ramus interventricularis anterior s. Kapitel 5.4.

5.9.2 Kongenitale Vitien mit Links-rechts-Shunt

Substanzdefekte der Scheidewand auf Vorhof- oder Ventrikelebene erlauben entsprechend dem Druckgradienten den Übertritt von sauerstoffreichem Blut in den Pulmonalkreislauf mit Belastung zunächst der rechtsseitigen Herzhöhlen. Ein über das Neugeborenenalter hinaus persistierender Ductus arteriosus Botalli führt ebenfalls zur vermehrten Volumenbelastung der Lungenstrombahn und des linken Ventrikels.

Vorhofseptumdefekt

Synonym: Atrialer Septumdefekt
Engl. Begriff: Atrial Septal Defect

Praxisfall

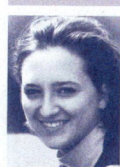

Frau Raabe, 25 Jahre alt, ist seit ihrer Kindheit sehr infektanfällig. Sie stellt sich mit zunehmenden Palpitationen, unspezifischer Abgeschlagenheit und leichter Belastungsdyspnoe vor. **Auskultatorisch** hört man ein 2/6-Systolikum im 2. ICR links parasternal und einen fixiert gespaltenen 2. Herzton. Das **EKG** zeigt einen inkompletten Rechtsschenkelblock mit Rechtslagetyp, im **Röntgen-Thorax** fallen ein betontes Pulmonalissegment und ein verkleinerter Retrosternalraum auf. Die **Farbdoppler-Echokardiographie** weckt den Verdacht auf einen Links-rechts-Shunt auf Vorhofebene, der sich bei der transösophagealen Untersuchung bestätigt. In der Mitte der Fossa ovalis kann ein Substanzdefekt mit einem maximalen Durchmesser von 19 mm nachgewiesen werden (**ASD vom Sekundum-Typ**). Keine Hinweise für fehlmündende Pulmonalvenen. In der **Herzkatheteruntersuchung** ergibt sich oxymetrisch ein Links-rechts-Shunt von 66 % des pulmonalen Herzzeitvolumens, d. h., $2/3$ des vom rechten Ventrikel gepumpten Volumens treten durch den ASD von links nach rechts über. **Therapie:** perkutaner kathetertechnischer Verschluss des ASD mit einem Okkluder-System.

Definition Der Vorhofseptumdefekt (ASD) ist ein Substanzdefekt des interatrialen Septums mit resultierendem Links-rechts-Shunt auf Vorhofebene.

Epidemiologie Der ASD stellt den häufigsten erst im Erwachsenenalter diagnostizierten angeborenen Herzfehler dar. Frauen sind häufiger betroffen als Männer (3 : 2); familiär gehäuftes Vorkommen ist beschrieben.

Ätiologie und Pathogenese Verschiedene Formen des ASD müssen unterschieden und von anderen Vorhofseptumanomalien differenziert werden (s. Tab. 5.44 und Abb. 5.70).

Persistierendes Foramen ovale Vom wahren Substanzdefekt des Vorhofseptums muss das persistierende Foramen ovale (PFO, engl. Patent Foramen Ovale) unterschieden werden. Während der Fetalzeit fließt durch die ventilartige Membranduplikatur des Foramen ovale unter Umgehung des Lungenkreislaufs Blut aus der Vena cava inferior in den linken Vorhof. Normalerweise verschließt sich das Foramen ovale nach der Geburt aufgrund des steigenden linksatrialen Drucks. Septum primum und secundum verkleben fibrinös innerhalb der ersten Monate, bleiben aber bei 25–30 % der Bevölkerung auch weiterhin voneinander getrennt und erlauben intermittierend einen minimalen Blutübertritt von rechts nach links – vor allem bei passagerem rechtsatrialem Druckanstieg (z. B. beim Husten oder bei schwerem Heben). Diese Shuntverbindung kann im Rahmen einer sog. **paradoxen Embolie** als Übertrittspforte für venöse Thromben eine klinische Bedeutung erlangen. Bei jüngeren Patienten mit kryptogenem Schlaganfall wird sie als häufigste Ursache für einen ischämischen Hirninfarkt angesehen (s. Kap. 21.4).

Vorhofseptumaneurysma Bei einem Vorhofseptumaneurysma handelt es sich um redundantes Septumgewebe, das eine Vorwölbung des Septums in den linken oder rechten Vorhof bzw. ein Hin-und-her-Pendeln in beide Richtungen bewirkt. Vorhofseptumaneurysmen sind in vielen Fällen mit einem PFO oder multiplen ASDs kombiniert.

Shuntfluss Das Ausmaß des Shunts ist abhängig von der Größe des Defektes, der atrialen Druckdifferenz und der Dehnbarkeit der nachgeschalteten Ventrikel.

So kommt es beim ASD zum dominierenden Links-rechts-Shunt mit resultierender **Volumenbelastung** der rechtsseitigen Herzhöhlen und des Pulmonalkreislaufs. Dies kann zu reaktiven Lungengefäßveränderungen bis hin zur Entwicklung eines erhöhten Lungengefäßwiderstands führen. Aufgrund einer sich entwickelnden **pulmonalen Hypertonie** und rechtsventrikulären Hypertrophie kann der interatriale Druckgradient abnehmen und eine **Shuntumkehr** auftreten (s. Kap. 5.9.3).

Symptome Symptomatik und Untersuchungsbefund sind vom Ausmaß des Shunts abhängig und lange Zeit unspezifisch (z. B. respiratorische Infektneigung oder leichte Ermüdbarkeit). Bei hämodynamisch signifikantem Shunt können sich zwischen dem zweiten und dritten Lebensjahrzehnt **Belastungsdyspnoe** und **Palpitationen** einstellen.

Diagnostik Durch die verstärkte rechtsventrikuläre Füllung schließt die Pulmonalklappe verspätet, was als deutliche und atmungsunabhängige **fixierte Spaltung des**

Tab. 5.44 Formen des Vorhofseptumdefekts.

	Lage/Anatomie	Begleitende Fehlbildungen
Ostium-secundum-Defekt (Sekundum-Typ, ASD II)	Zentrale Fossa ovalis (70–80 % aller ASD)	Meist isoliert; ≈10 % fehlmündende Lungenvenen; selten kombiniert mit angeborener oder erworbener Mitralstenose (Lutembacher-Syndrom)
Sinus-venosus-Defekt	Nahe Vena cava superior; sehr selten Vena cava inferior	Meist fehlmündende rechte obere Lungenvene
Ostium-primum-Defekt (Primum-Typ, ASD I)	AV-Klappen-nahes Septum	Spaltbildung der Mitral- oder Trikuspidalklappe häufig
Sinus-coronarius-Defekt	Fehlendes „Dach" des Koronarsinus zum linken Vorhof; Rarität	

2. Herztons auskultierbar ist. Der gesteigerte Blutfluss durch die Pulmonalklappe führt zu einem **systolischen Geräusch** mit Punctum maximum im 2. ICR links parasternal als Ausdruck einer „funktionellen" Pulmonalstenose. Ein betonter 2. Herzton mit frühdiastolischem Decrescendo-Geräusch (sog. **Graham-Steell-Geräusch**) ist Folge einer pulmonalen Hypertonie und konsekutiver Pulmonalinsuffizienz im späteren Krankheitsverlauf (s. Abb. 5.71). In dieser Situation kommt es durch die verstärkte atriale Kontraktion gegen den erhöhten rechtsventrikulären diastolischen Druck zu einem enddiastolischen Vorhofton.

Bei fast allen Patienten mit relevantem ASD besteht ein inkompletter oder kompletter Rechtsschenkelblock. ASD-II-Patienten weisen häufig einen Steil- oder Rechtslagetyp auf, beim ASD vom Primumtyp ist ein überdrehter Linkstyp typisch (= linksanteriorer Hemiblock, s. Abb. 5.72) und gelegentlich auch ein AV-Block I. Grades.

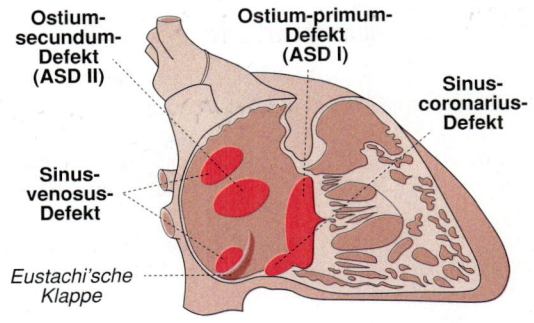

Abb. 5.70 Schematische Darstellung der verschiedenen Formen des Vorhofseptumdefektes und ihrer Lokalisation im interatrialen Septum.

Krankheiten des Herzens und des Kreislaufs

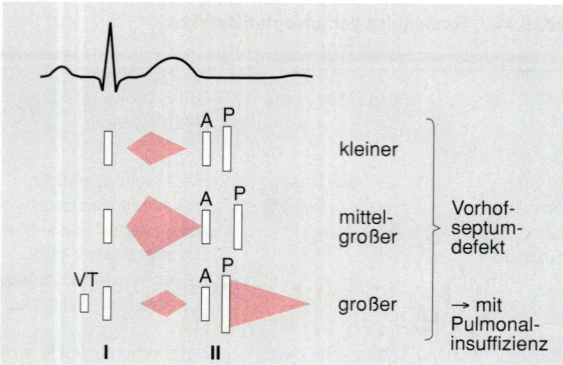

Abb. 5.71 Schematische Darstellung des Auskultationsbefundes bei Vorhofseptumdefekt. Systolisches Austreibungsgeräusch über der Pulmonalklappe, das in Abhängigkeit vom erhöhten pulmonalen Blutfluss an Intensität zunimmt. Der 2. Herzton ist weit gespalten. Bei Vorhofseptumdefekt mit pulmonaler Hypertonie nimmt das systolische Geräusch an Intensität ab, und es tritt ein diastolisches Decrescendo-Geräusch als Ausdruck einer Pulmonalinsuffizienz auf (Graham-Steell-Geräusch).
I = 1. Herzton, II = 2. Herzton, A = Aortenklappenschlusskomponente, P = Pulmonalklappenschlusskomponente, VT = Vorhofton

Im **Röntgenbild** sieht man den nach links ausladenden rechten Ventrikel und betontes Pulmonalsegment bei erweiterten zentralen und evtl. auch peripheren Pulmonalgefäßen. Das bei der Röntgendurchleuchtung beschriebene Phänomen der „tanzenden Hili" (Pulsationen der Hilusgefäße durch die pulmonale Volumenbelastung) wird heutzutage nur noch selten diagnostisch genutzt.

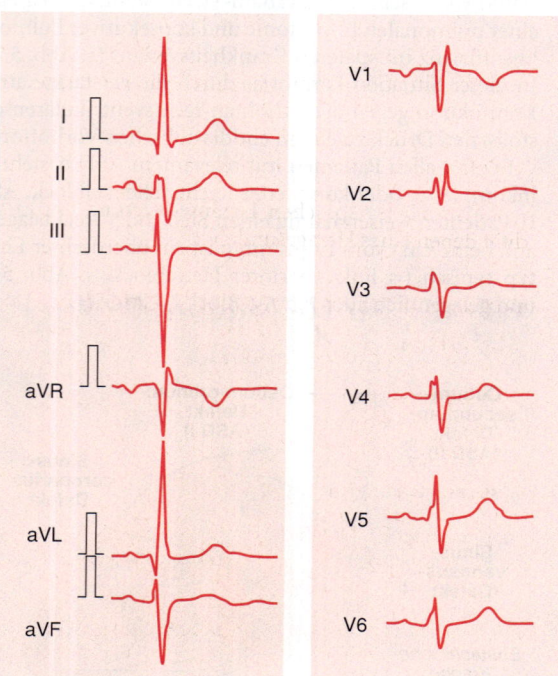

Abb. 5.72 EKG bei ASD I: inkompletter Rechtsschenkelblock mit rSr'-Konfiguration in V_1 bei gleichzeitigem überdrehtem Linkstyp sowie Zeichen der Rechtsbelastung mit erhaltenem S bis V_6.

Die zweidimensionale **Doppler-Echokardiographie** zeigt eine Vergrößerung des rechten Vorhofs und Ventrikels sowie eine paradoxe diastolische Einwärtsbewegung des Ventrikelseptums in Richtung linken Ventrikel. Der direkte Nachweis des Substanzdefektes, seine Lokalisation und Größenmessung ist häufig in der transthorakalen und immer in der transösophagealen Farb-Doppler-Echokardiographie möglich (s. Abb. 5.73). Der Sinus-venosus-Defekt ist beim Erwachsenen meist nur transösophageal zu diagnostizieren.

Ergänzend kann die Rechtsherz-Kontrastechokardiographie einen in der Regel beim ASD und auch beim PFO vorhandenen intermittierenden Rechts-links-Shunt als Kontrastmittelübertritt von rechts nach links nachweisen.

Mittels **MRT** lässt sich der Defekt ebenso zuverlässig darstellen wie mit der Echokardiographie; bei der Suche nach Pulmonalvenenanomalien ist das Verfahren sogar sensitiver.

Die **Herzkatheteruntersuchung** ermöglicht die exakte Berechnung des Links-rechts-Shunts durch sequenzielle Messung der Sauerstoffsättigung in den unterschiedlichen Abschnitten des Herzens. Das Verhältnis von pulmonalem zu systemischem Blutfluss (= Qp/Qs) ist der entscheidende Parameter, der die Größe des Shunts beschreibt. Darüber hinaus können die Rechtsherzdrücke und mögliche Lungenvenenfehlmündungen erfasst werden. Als invasives Verfahren wird die Katheteruntersuchung inzwischen vorwiegend nur unmittelbar vor einer geplanten katheterinterventionellen Therapie eingesetzt.

Differentialdiagnose	Ausschlussmaßnahmen
Pulmonalstenose	Zweidimensionale Doppler-Echokardiographie
Pulmonale Hypertonie	Herzkatheteruntersuchung
Lungenembolie (akute Rechtsherzvergrößerung, Dyspnoe, Palpitationen)	Pulmonalisangiographie, Computertomographie
Persistierendes Foramen ovale	Kontrastechokardiographie (TEE)

Therapie Beim hämodynamisch nicht signifikanten Shunt (Qp/Qs < 1,3 : 1) und beschwerdearmen Patienten ist, vor allem nach dem 40. Lebensjahr, ein konservatives Prozedere gerechtfertigt.

Bei einem Qp/Qs-Verhältnis von > 1,5 : 1 ist ein Verschluss des ASD indiziert, um die fortschreitende Belastung des rechten Ventrikels und pulmonale Hypertonie zu verhindern.

Therapie der Wahl ist der **operative Verschluss des Defekts** mit der gleichzeitigen Korrektur von fehlmündenden Pulmonalvenen unter Einsatz der Herz-Lungen-Maschine.

Beim ASD II bis zu einem Maximaldurchmesser von 30–35 mm hat sich inzwischen der **katheterinterventionelle Verschluss mit Okkluder-Schirmen** fest etabliert.

5.9 Angeborene Herzfehler im Erwachsenenalter

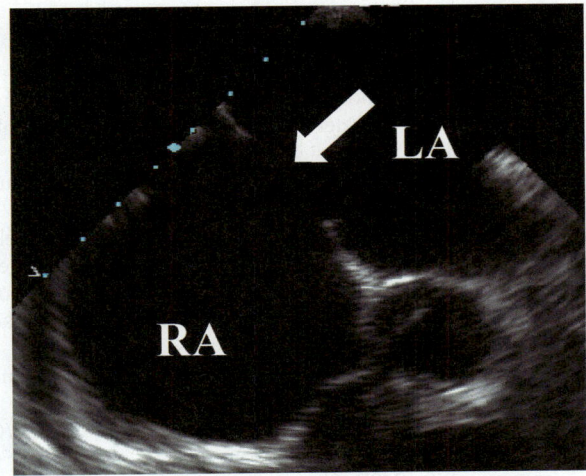
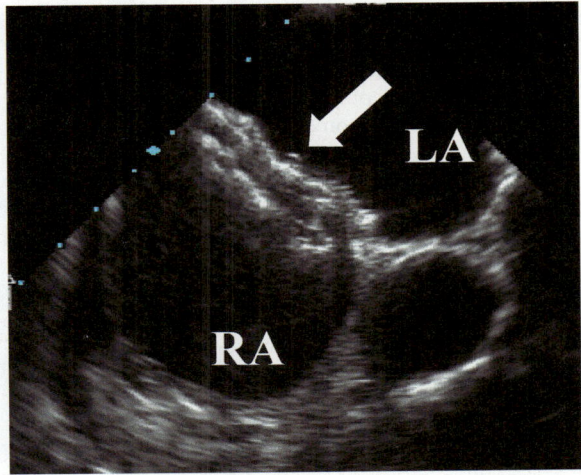
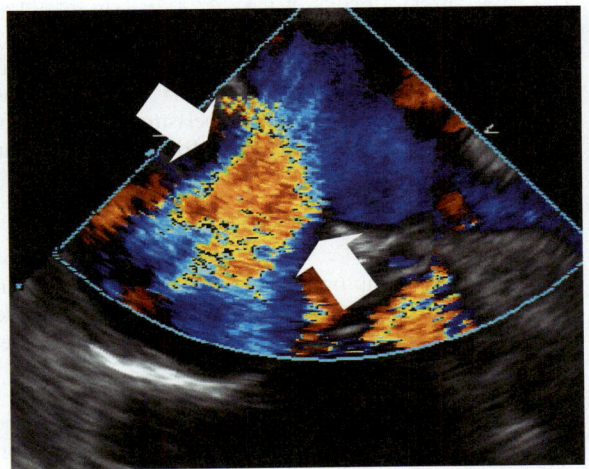
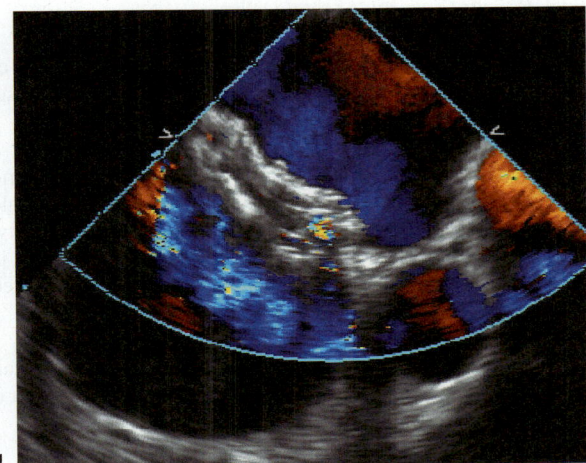

Abb. 5.73a–d ASD vom Sekundum-Typ in der transösophagealen Echokardiographie.
a) Zweidimensionale Schnittebene mit erkennbarem Substanzdefekt (Pfeil).
b) Farbdoppler-Nachweis des Links-rechts-Shunts.
c) Kathetertechnischer Verschluss des Defekts mittels Okkluder (Pfeil).
d) Ein Restshunt ist auch im Farbdoppler nicht mehr nachweisbar.

Diese Therapie ist mit hoher Erfolgs- und niedriger Komplikationsrate bei vielen Patienten durchführbar (s. Abb. 5.73 a bis d).

Bei isoliertem ASD vom Sekundum-Typ ist keine **Endokarditisprophylaxe,** bei allen anderen ASD-Formen jedoch eine lebenslange Prophylaxe erforderlich.

Verlauf und Prognose Bei geringem Shuntvolumen (Qp/QS < 1,3:1) sind körperliche Leistungsfähigkeit und Lebenserwartung nicht eingeschränkt. Selbst Patienten mit mäßiggradigem Shunt (Qp/Qs = 1,3–1,5:1) können durchaus ohne Operation das 60. Lebensjahr erreichen. Bei größerem Shunt kommt es regelhaft vorher zur Entwicklung einer pulmonalen Hypertonie mit Rechtsherzinsuffizienz, Rhythmusstörungen oder sogar zur Shuntumkehr. Eine solche **Eisenmenger-Reaktion** (s. Kap. 5.9.3) ist beim ASD allerdings erheblich seltener und tritt später auf als beim stärker druckbelastenden Ventrikelseptumdefekt.

Bei Verschluss eines ASD vor dem 25. Lebensjahr und bei einem systolischen pulmonalarteriellen Druck < 40 mmHg entsprechen Lebenserwartung und Morbidität denen eines Herzgesunden.

Komplikation	Häufigkeit
Mittelschwere pulmonale Hypertonie (systolischer Druck > 50 mmHg)	15–20 %
Eisenmenger-Reaktion	5–10 %
Supraventrikuläre Rhythmusstörungen und Vorhofflimmern	10–25 % auch nach Verschluss, 50–60 % bei Verschluss nach 40. Lebensjahr
Thromboembolische Ereignisse (Insult, TIA)	5–10 % auch bei Operierten
Paradoxe Embolien	Selten, keine systematischen Untersuchungen vorliegend

Zusammenfassung

- Häufigste Ursache: angeborener Substanzdefekt des interatrialen Septums
- Wichtigste Symptome: eingeschränkte Belastbarkeit und supraventrikuläre Rhythmusstörungen nur bei hämodynamisch signifikantem Shunt
- Wichtigste diagnostische Maßnahme: zweidimensionale Doppler-Echokardiographie (transthorakal und transösophageal)
- Wichtigste therapeutische Maßnahmen: operativer Verschluss, bei isoliertem Sekundum-Typ auch katheterinterventioneller Verschluss

Ventrikelseptumdefekt

Synonym: Kammerscheidewanddefekt
Engl. Begriff: Ventricular Septal Defect

Definition Der Ventrikelseptumdefekt (VSD) ist ein Substanzdefekt des interventrikulären Septums mit resultierendem Links-rechts-Shunt auf Ventrikelebene.

Epidemiologie Ein VSD kann isoliert oder als Bestandteil anderer komplexer Herzfehler (z. B. Fallot'sche Tetralogie oder AV-Kanal) auftreten. Beide Geschlechter sind etwa gleich häufig betroffen. Der VSD macht 20 % aller erst im Erwachsenenalter diagnostizierten kongenitalen Herzfehler aus.

Ätiologie und Pathogenese Entsprechend ihrer Lokalisation werden folgende Arten eines VSD unterschieden (s. Abb. 5.74):

- perimembranöser VSD (ca. 70 %)
- muskulärer VSD (ca. 12 %)
- VSD im Bereich des rechtsventrikulären Ausflusstraktes = infundibulär oder suprakristal (ca. 8 %)
- VSD im Bereich der rechtsventrikulären Einflussbahn (ca. 8 %).

Insbesondere muskuläre Defekte können multipel auftreten.

Das **Ausmaß des Shuntflusses** ist abhängig von Defektgröße und Widerstand der nachgeschalteten Lungenstrombahn. Es resultiert zunächst ein Links-rechts-Shunt mit konsekutiver Volumenbelastung des rechten Ventrikels und der Lungengefäße.

Nach Größe und resultierendem Shunt werden folgende Schweregrade unterschieden:

- kleiner VSD: geringes Shuntvolumen < 30 %; Qp/Qs < 1,3 : 1; drucktrennend (s. u.)
- mittelgroßer VSD: Shunt > 3 l/min; Qp/Qs = 1,3–1,5 : 1
- großer VSD: VSD ähnlich groß wie Aortenquerschnitt; Qp/Qs > 1,5 : 1 mit Druckausgleich.

Ein großer VSD kann bereits im Säuglingsalter eine Linksherzinsuffizienz bewirken. Er führt zu einer länger dauernden Volumen- und Druckbelastung des Pulmonalkreislaufs, zur pulmonalen Hypertonie und über einen erhöhten Lungengefäßwiderstand zur Shuntumkehr (s. Kap. 5.9.3).

Symptome Symptomatik und Untersuchungsbefund sind vom Ausmaß des Shunts abhängig und vor allem bei kleinen Shunts lange Zeit eher gering und unspezifisch.

Diagnostik Bei großem Druckgefälle entstehen durch den turbulenten Blutfluss ein raues und lautes **holosystolisches Geräusch** mit Punctum maximum im 3./4. ICR links parasternal sowie ein tastbares **präkordiales Schwirren**. Je größer der VSD und je geringer die Druckdifferenz, desto kürzer und leiser wird das Shuntgeräusch. Darüber hinaus nimmt die Akzentuierung des Pulmonalisanteils des 2. Herztons zu.

Im **EKG** Zeichen der Linksherzhypertrophie, bei Vorliegen einer pulmonaler Hypertonie auch Zeichen der Rechtsherzhypertrophie.

Der **Röntgen-Thorax** ist bei kleinem Ventrikelseptumdefekt unauffällig. Bei relevantem Shunt sind linker Ventrikel und Vorhof vergrößert und die Lungengefäßzeichnung verstärkt. Gegebenenfalls gibt es Zeichen der pulmonalen Hypertonie.

Der Links-rechts-Shunt ist in der zweidimensionalen **Doppler-Echokardiographie** meist gut als hochturbulenter Farbjet (einzeln oder multipel) erkennbar (s. Abb. 5.75). Der spektrale Doppler erlaubt die nicht-invasive Messung der Druckdifferenz zwischen beiden Ventrikeln. Ist die Druckdifferenz groß ist der Shunt hämodynamisch nicht relevant („**drucktrennender VSD**").

Die **Herzkatheteruntersuchung** ermöglicht die serielle Bestimmung der O_2-Sättigung zur Bestimmung der Shuntgröße. Angiographisch kann durch Nachweis des systolischen Kontrastmittelübertritts die Lokalisation der evtl. multiplen muskulären Defekte ermittelt werden.

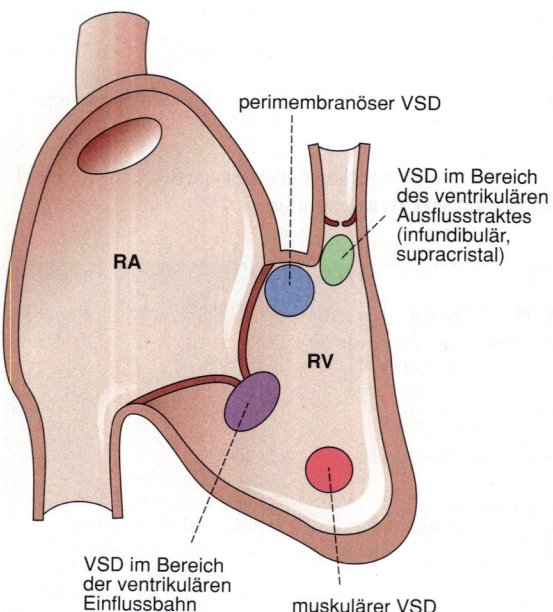

Abb. 5.74 Schematische Darstellung der Lokalisation der verschiedenen Ventrikelseptumdefekte: Blick vom rechten Herzen aus auf das interatriale und interventrikuläre Septum. RA = rechtes Atrium, RV = rechter Ventrikel.

Differentialdiagnose	Ausschlussmaßnahmen
Pulmonalstenose	Doppler-Echokardiographie
Aortenstenose	

Komplikation	Häufigkeit
Endokarditis	Bei Erwachsenen 0,1–0,2 % pro Jahr
Eisenmenger-Reaktion	Kaum vermeidbar bei großem VSD, der länger als zwei Jahre besteht

Therapie Bei allen Formen des VSD ist eine **Endokarditisprophylaxe** indiziert.

Bei kleinem, drucktrennendem VSD mit einem Qp/Qs-Verhältnis < 1,3:1 ist kein Verschluss erforderlich. Einzige Ausnahme stellt der infundibulär gelegene VSD dar, der durch Prolaps eines Aortensegels in den VSD eine Aorteninsuffizienz oder eine Erweiterung des Sinus valsalvae mit Rupturrisiko nach sich ziehen kann.

Zur Vermeidung eines pulmonalen Druckanstiegs sollten mittelgroße Defekte im Vorschulalter, große Defekte innerhalb der ersten zwei Lebensjahre operativ verschlossen werden. Besteht bereits eine fixierte pulmonale Hypertonie mit Umkehrshunt, kann der operative Verschluss des Defekts u.U. kontraindiziert sein, weil dadurch dem rechten Ventrikel ein „Überdruckventil" genommen wird.

Neu erprobt werden bei muskulären Defekten katheterinterventionelle Verschlusstechniken, deren Stellenwert zurzeit aber noch nicht abschließend beurteilt werden kann.

Verlauf und Prognose Bis zu 50 % der kleinen muskulären VSDs verschließen sich im Laufe der ersten Lebensjahre, später ist kein Spontanverschluss mehr zu erwarten. Kleine VSDs schränken die Lebenserwartung nicht relevant ein. Bei frühzeitigem operativem Verschluss größerer VSDs ist die Prognose ebenfalls gut.

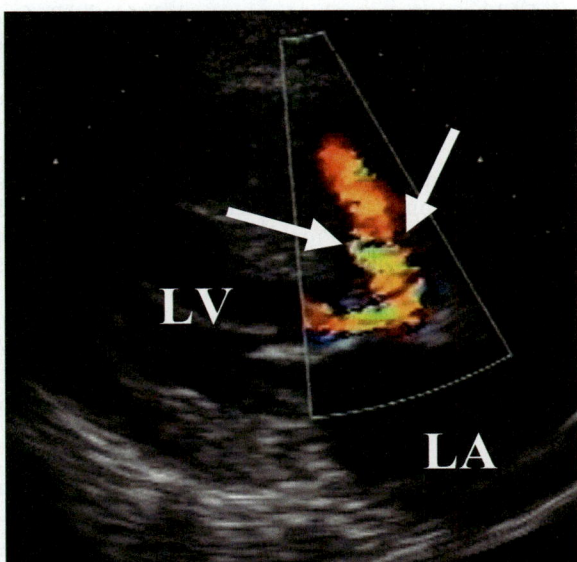

Abb. 5.75 Echokardiographischer Befund eines perimembranösen VSD: In der parasternalen Längsachse ist unterhalb der Aortenklappe ein kräftiger Farb-Jet nach rechts erkennbar (Pfeile).

Zusammenfassung

- Häufigste Ursache: Substanzdefekt des Ventrikelseptums
- Wichtigstes Symptom: bei hämodynamisch signifikantem Shunt Zeichen der Linksherzinsuffizienz
- Wichtigste diagnostische Maßnahme: zweidimensionale Doppler-Echokardiographie
- Wichtigste therapeutische Maßnahme: Operation

Persistierender Ductus arteriosus

Synonym: Ductus Botalli
Engl. Begriff: Patent Arterial Duct

Praxisfall

Eine 32-jährige Patientin klagt nach ihrer zweiten Entbindung über zunehmende Luftnot und Palpitationen bei seit dem achten Lebensjahr bekanntem Herzgeräusch. **Auskultatorisch** systolisch-diastolisches Geräusch links parasternal und im Rücken. Im **EKG** keine pathologischen Abweichungen. **Echokardiographisch** linksatriale Vergrößerung (Durchmesser 47 mm) sowie ein rechtsventrikulärer systolischer Druck von 46 mmHg plus ZVD. In der Pulmonalarterie lässt sich ein systolisch betonter Farbdoppler-Jet eindeutig oberhalb der Pulmonalklappe nachweisen, der seinen Ursprung in der Bifurkation der Pulmonalarterie hat. Die **Herzkatheteruntersuchung** bestätigt oxymetrisch einen Sauerstoffsättigungssprung zwischen rechtem Ventrikel und linker Pulmonalarterie mit einem Links-rechts-Shunt von 38 %. In der Aortographie (s. Abb. 5.76) kann der Kontrastübertritt aus dem distalen Aortenbogen an typischer Stelle über einen offenen Ductus arteriosus Botalli in die Pulmonalarterie bestätigt werden.

Definition Beim persistierenden Ductus arteriosus (PDA) bleibt die Verbindung zwischen der linken Pulmonalarterie (unmittelbar im Abgang aus dem Pulmonalarterienstamm) und der Aorta auch nach dem zweiten Lebensmonat bestehen und führt zum Links-rechts-Shunt auf Gefäßebene.

Epidemiologie Der PDA stellt 10 % aller angeborenen Herzfehler im Säuglingsalter dar und betrifft Mädchen häufiger als Jungen (3:1).

Ätiologie und Pathogenese Normalerweise verschließt sich der Ductus arteriosus innerhalb der ersten Lebenswochen. Bei Persistenz entwickelt sich aufgrund des sinkenden Lungengefäßwiderstands kurz nach Geburt ein Links-rechts-Shunt.

Krankheiten des Herzens und des Kreislaufs

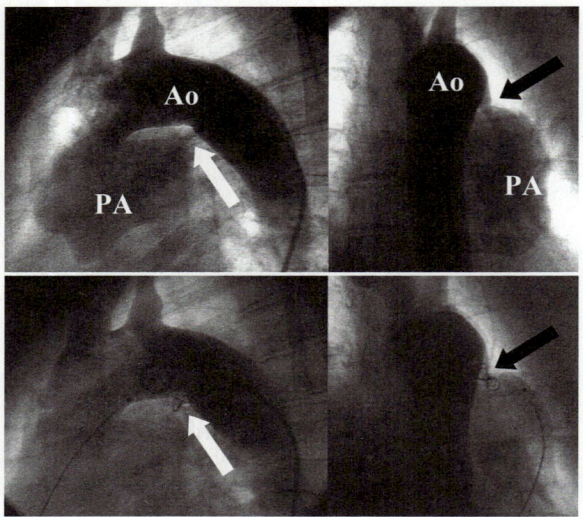

Abb. 5.76 Aortographie bei persistierendem Ductus arteriosus. Oben: schmaler, strahlförmiger Kontrastmittelübertritt in die Pulmonalarterie (Pfeil); links in seitlicher, rechts in p.a. Projektion. Unten: unmittelbar nach kathetertechnischem Verschluss mittels Drahtspirale (Coil, Pfeil) bereits wesentlich reduzierter Restshunt, der in den folgenden Tagen sistiert.

Beim isolierten PDA betrifft die Volumenbelastung und die daraus resultierende Dilatation vorwiegend die Pulmonalarterie, den linken Vorhof und später den linken Ventrikel. Bei großen Shunts entwickelt sich eine evtl. irreversible pulmonale Hypertonie.

Von den isolierten Formen müssen solche unterschieden werden, die bei begleitenden komplexen Fehlbildungen (z. B. Pulmonalatresie, Aortenbogenhypoplasie) überlebensnotwendig sein können.

Symptome Erwachsene Patienten mit kleinem Shuntvolumen bei PDA sind meist asymptomatisch. Bei einem Qp/Qs-Verhältnis von > 1,5 : 1 können Belastungsdyspnoe und Palpitationen auftreten und kann die Leistungsfähigkeit eingeschränkt sein. In der Spätphase der unbehandelten Erkrankung stehen die Symptome der pulmonalen Hypertonie und evtl. der Shuntumkehr im Vordergrund.

Die **Shuntumkehr** bei pulmonaler Hypertonie mit suprasystemischen Werten bedingt das klinisch unverwechselbare Bild der **regionalen Zyanose der unteren Körperhälfte.**

Diagnostik Bei der **Auskultation** hört man typischerweise ein kontinuierliches systolisch-diastolisches „Maschinengeräusch" im 2. ICR links parasternal mit Fortleitung in den Rücken, das als **Schwirren** palpabel sein kann. Mit sich entwickelnder pulmonaler Drucksteigerung wird die diastolische, später auch die systolische Komponente des Maschinengeräusches deutlich leiser.

In Analogie zu einer hämodynamisch signifikanten Aortenklappeninsuffizienz (s. dort) sind die Blutdruckamplitude und der systolische Blutdruck bei einem relevanten Shunt aufgrund des PDA erhöht (Leck im Windkessel).

Nur bei relevantem Shunt sieht man im **EKG** Veränderungen zunächst des linken Vorhofs (P sinistroatriale) und Ventrikels (Hypertrophiezeichen), mit zunehmender pulmonaler Hypertonie auch des rechten Ventrikels (Rechtshypertrophie).

Linker Vorhof und Ventrikel zeigen sich in der **Röntgenaufnahme des Thorax** erweitert, Aortenbogen und Pulmonalsegment sind dilatiert.

In der transthorakalen, in schwierigen Fällen auch der transösophagealen **Farbdoppler-Echokardiographie** zeigt sich das typische systolisch-diastolische Flussphänomen in der Pulmonalarterie.

Mittels **MRT** lässt sich die Gefäßanatomie exakt darstellen, was vor allem bei der Diagnostik begleitender Fehlbildungen der großen intrathorakalen Gefäße (z. B. Isthmusstenosen, aortopulmonale Kollateralen bei Pulmonalatresie) hilfreich ist.

Oxymetrische Shuntbestimmung, Lokalisation und Größenbestimmung des PDA sind mit der **Herzkatheteruntersuchung** möglich. Direkte Messung einer evtl. pulmonalen Drucksteigerung und Vorbereitung des katheterinterventionellen Verschlusses, wobei der Duktus meist von pulmonal aus sondiert werden kann.

Differentialdiagnose	Ausschlussmaßnahmen
Aortopulmonales Fenster, Perforiertes Sinus-Valsalva-Aneurysma	Doppler-Echokardiographie
Fistel zwischen Koronararterie und -vene	Koronarangiographie

Therapie In einigen Fällen kann bei komplexen angeborenen Herzfehlern ein **verlängertes Offenhalten** des Duktus **beim Neugeborenen** (z. B. durch Gabe von Prostaglandin E) sogar erwünscht sein, wenn dadurch die Perfusion der Lungengefäße aufrechterhalten wird. Andererseits kann durch **Prostaglandin-Inhibitoren** wie z. B. Indometacin der Verschluss eines länger persistierenden Duktus in der frühen Neugeborenenphase beschleunigt werden.

Aufgrund des niedrigen operativen Risikos im Kindesalter (< 1 %) und des auch bei kleinem PDA höheren Risikos einer Endokarditis (Prophlaxe zwingend!) besteht allgemein die Ansicht, dass jeder offene Duktus verschlossen werden solle. Die möglichst frühe operative Korrektur besteht in einer Durchtrennung und Ligatur des Ductus. Zunehmend eingesetzte katheterinterventionelle Verschlussverfahren werden inzwischen bei einer großen Zahl unterschiedlichster anatomischer Duktusvarianten erfolgreich und komplikationsarm eingesetzt.

Verlauf und Prognose Gefürchtet ist die Entwicklung einer raschen Linksherzinsuffizienz bei großem PDA, durch die in der frühen Säuglingsphase etwa 30 % der Kinder sterben. Auch bei mittelgroßem PDA ist die Lebenserwartung aufgrund der häufig bereits innerhalb der ersten zwei Lebensjahre entstehenden pulmonalen Hypertonie deutlich verringert, so dass ein großer Teil nicht operierter

Patienten zwischen dem 35. und 40. Lebensjahr sterben. Ist bis zum zweiten Lebensjahr keine pulmonale Hypertonie entstanden, bleibt als Hauptrisiko eine – meist subakut verlaufende – Endokarditis.

Nach operativem oder katheterinterventionellem Verschluss des PDA ist die weitere Prognose von Ausmaß und Dauer der vorbestehenden pulmonalen Hypertonie abhängig. Konnte eine relevante dauerhafte Drucksteigerung verhindert werden, ist die Prognose nicht eingeschränkt.

Komplikation	Häufigkeit
Bakterielle Endokarditis	0,5–1 % pro Jahr
Pulmonalarterielle Hypertonie und Eisenmenger-Reaktion	Bei großem Links-rechts-Shunt vor dem zweiten Lebensjahr ohne Verschluss nahezu unvermeidlich, Entstehung nach dem zweiten Lebensjahr unwahrscheinlich
Aneurysma- oder Divertikelbildung im Bereich des Duktus	Selten (Einzelfallberichte)

Zusammenfassung
- Häufigste Ursache: fehlender Verschluss des Duktus in der Neugeborenenphase
- Wichtigstes Symptom: häufig asymptomatisch, bei großem Shunt Linksherzinsuffizienz
- Wichtigste diagnostische Maßnahmen: Auskultation und zweidimensionale Doppler-Echokardiographie
- Wichtigste therapeutische Maßnahme: katheterinterventioneller Verschluss

5.9.3 Kongenitale Vitien mit Rechts-links-Shunt und komplexe zyanotische Vitien

Komplexe angeborene Herzfehler mit dem Leitsymptom der zentralen Zyanose sind im Erwachsenenalter seltener als die vorab genannten Anomalien. Die ausgeprägte chronische Sauerstoffuntersättigung (Zyanose bei > 5 g/dl sauerstoffungesättigtes Hämoglobin) bewirkt außer den rein kardialen Veränderungen eine kompensatorische Polyglobulie, eine Thrombozytopathie mit funktionsgeminderten Blutplättchen und in der Spätphase eine Hyperurikämie und Niereninsuffizienz.

Die zentrale Zyanose kann entweder durch eine verminderte Lungenperfusion bedingt sein (**Fallot'sche Tetralogie, Ebstein'sche Anomalie** oder Trikuspidalatresie) oder mit einer vermehrten Lungenperfusion aufgrund eines großen zentralen Shunts einhergehen, wie bei komplexen Herzfehlern (z. B. univentrikuläres Herz, **Transposition der großen Gefäße** oder Truncus arteriosus communis).

Ein Sammelbecken verschiedener ursprünglicher Herzfehler ist das **Eisenmenger-Syndrom** bzw. die Eisenmenger-Reaktion, bei der durch fixierte pulmonale Druckerhöhung eine Shunt-Umkehr von initial links nach rechts zu einem Rechts-links-Shunt stattgefunden hat.

Fallot'sche Tetralogie

Engl. Begriff: Tetralogy of Fallot

Definition Die Fallot'sche Tetralogie umfasst folgende vier morphologische Veränderungen (s. Abb. 5.77):
- großer Ventrikelseptumdefekt
- Pulmonalstenose (in 60 % der Fälle kombiniert infundibulär und valvulär; bei 25 % liegt eine rein infundibuläre und bei 15 % eine rein valvuläre Pulmonalstenose vor).
- „reitende" Position der Aortenwurzel über dem inkompletten Ventrikelseptum durch eine Rechtsverlagerung der Aorta
- Hypertrophie des rechten Ventrikels.

Bei zusätzlichem **Vorhofseptumdefekt** spricht man von einer **Fallot'sche Pentalogie**. Gelegentlich wird für die Kombination von ASD mit Pulmonalstenose und rechtsventrikulärer Hypertrophie auch der Begriff **Fallot'sche Trilogie** verwandt.

Epidemiologie Die Fallot'sche Tetralogie macht 10 % aller angeborenen Herzfehler bei Säuglingen aus. 80 % der Fallot-Kinder erreichen nach ein- oder mehrmaliger Operation das Erwachsenenalter.

Ätiologie und Pathogenese Der Fallot'schen Tetralogie liegt eine embryonale Fehlentwicklung des infundibulären Septums und der Pulmonalklappenregion zugrunde. Für die Verminderung der Lungendurchblutung ist die Obstruktion der rechtsventrikulären Ausflussbahn ausschlaggebend, während der VSD als „Überlaufventil" des rechten Ventrikels dient (Rechts-links-Shunt).

Symptome und Befunde Von Geburt an besteht eine **zentrale Zyanose** aufgrund des Rechts-links-Shunts. Es kommt kompensatorisch zur **Polyglobulie** mit vermehrter

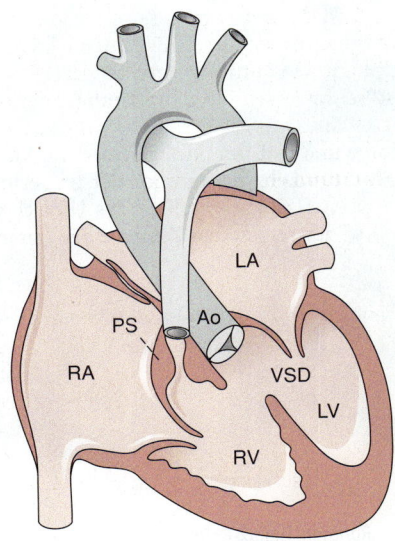

Abb. 5.77 Schematische Darstellung der Fallot'sche Tetralogie. LA/RA = linkes/rechtes Atrium; LV/RV = linker/rechter Ventrikel; PS = Pulmonalstenose; VSD = Ventrikelseptumdefekt; Ao = Aorta ascendens

konjunktivaler Gefäßfüllung sowie **Trommelschlägelfingern** und **Uhrglasnägeln** (s. Abb. 5.79). Bedingt durch eine verstärkte infundibuläre Kontraktion können – insbesondere unter Belastung und Aufregung – hypoxiebedingte zerebrale Krampfanfälle oder Synkopen auftreten. Patienten mit einer Fallot'schen Tetralogie nehmen unbewusst häufig eine Hockstellung an und erhöhen so den systemischen Gefäßwiderstand, was zu einer Umverteilung und besseren Lungendurchblutung mit höherer Sauerstoffsättigung führt.

Operierte Fallot-Patienten sind meist kaum symptomatisch.

Diagnostik Als Folge der Pulmonalstenose ist ein **raues systolisches Austreibungsgeräusch** im 2. ICR links parasternal auskultierbar. Die rechtsventrikuläre Belastung führt zu Pulsationen parasternal und epigastrisch sowie zu einem Schwirren über der Herzbasis. Voroperierte Patienten sind klinisch häufig unauffällig, zeigen bei Pulmonalinsuffizienz ein Sofortdiastolikum rechts parasternal und über dem Erb'schen Punkt.

Im **EKG** sieht man unspezifische Zeichen der Rechtsherzhypertrophie; ein kompletter Rechtsschenkelblock ist häufig. Bei älteren Patienten treten – auch nach operativer Korrektur – häufig supraventrikuläre Rhythmusstörungen bis hin zum Vorhofflimmern und -flattern auf. Die QRS-Dauer zeigt eine enge Beziehung zur rechtsventrikulären Dilatation bei Pulmonalinsuffizienz.

Typisches **Röntgenzeichen** des nicht korrigierten Fallots ist die **„Holzschuh"-förmige Herzkonfiguration** mit Zeichen der verminderten Lungendurchblutung. Der Retrosternalraum ist in der seitlichen Röntgenaufnahme vor und auch nach operativer Korrektur eingeengt (s. Abb 5.78a, b).

Mittels **Doppler-Echokardiographie** kann man alle pathologischen Veränderungen der Fallot'schen Tetralogie erfassen: Die reitende Stellung der Aortenwurzel oberhalb eines großen VSD ist im zweidimensionalen Bild gut erkennbar. Die Differenzierung und Quantifizierung von Pulmonal- und Subpulmonalstenose gelingt mittels spektralen Dopplers. Die **Ultraschalluntersuchung** kann ebenso wie die **MRT** außerdem der Verlaufsbeurteilung der rechtsventrikulären Größe und Pulmonalinsuffizienz im Erwachsenenalter dienen.

Bei nicht korrigierter Fallot'scher Tetralogie können VSD und valvuläre/infundibuläre Komponente der Pulmonalstenose ebenso **angiographisch** dargestellt werden wie der Verlauf der Koronargefäße und der großen Gefäße. Beim voroperierten Patienten dient die Katheteruntersuchung der Schweregradbestimmung der Pulmonalinsuffizienz und Beschreibung der Anatomie der zentralen Pulmonalgefäße.

Differentialdiagnose	Ausschlussmaßnahmen
Pulmonale Ursachen einer Zyanose	Lungenfunktionsprüfung
Polyglobulie anderer Ursachen	Differentialblutbild, Knochenmarksdiagnostik

Therapie Endokarditisprophylaxe ist lebenslang erforderlich. Die **operative Therapie** wird heutzutage meist im Kindesalter durchgeführt und besteht im Verschluss des VSD sowie Resektion der infundibulären Stenose und Korrektur der Pulmonalklappenstenose. Bei Hypoplasie der

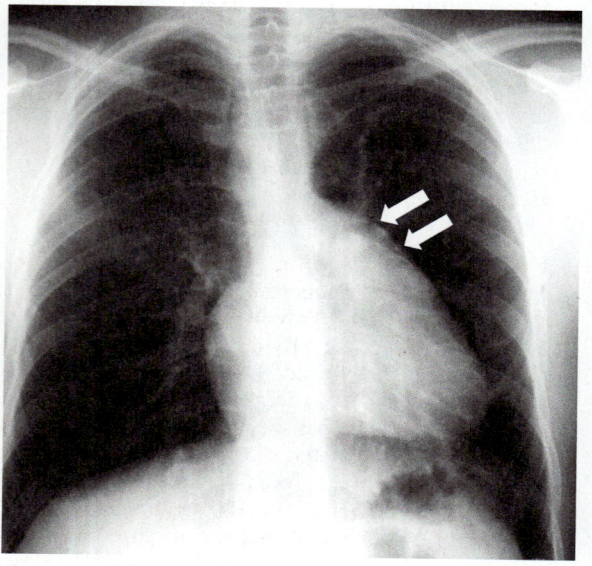
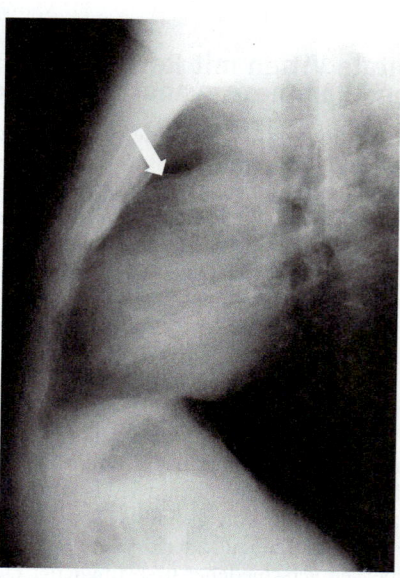

Abb. 5.78a, b Röntgen-Thorax-Befund bei Fallot'scher Tetralogie 22 Jahre nach operativer Korrektur.
a) P.a.-Projektion mit Verkalkungsstrukturen (Pfeile) im Bereich des aneurysmatischen rechtsventrikulären Ausflusstraktes bei schwerer Pulmonalinsuffizienz.
b) Eingeengter Retrosternalraum (Pfeil) in der seitlichen Aufnahme.

Pulmonalgefäße kann eine Palliativoperation mit einem systemarteriell-pulmonalen Shunt (z. B. Blalock-Taussig-Shunt) die Pulmonaldurchblutung verbessern und in einem zweiten Schritt nach einigen Jahren eine Korrekturoperation ermöglichen.

Verlauf und Prognose Ohne operative Korrektur versterben ca. 50 % der Kinder vor dem sechsten und 95 % vor dem 20. Lebensjahr. Nach operativer Korrektur erreichen mehr als 75 % das 40. Lebensjahr.

Für die Prognose nach operativer Korrektur sind eine hämodynamisch signifikante Pulmonalklappeninsuffizienz, ein Restgradient der rechtsventrikulären Ausflussbahn und Rhythmusstörungen (rechts)ventrikulären Ursprungs entscheidend. Letztere sind wahrscheinlichste Ursache für plötzliche Todesfälle spät nach Fallot-Korrektur und treten bei verbreitertem QRS-Komplex (> 180 ms) vermehrt auf.

> ! Bei einer QRS-Dauer > 180 ms ist die Häufigkeit maligner Rhythmusstörungen signifikant größer. Deshalb sind bei hämodynamisch signifikanter Pulmonalinsuffizienz wiederholte Langzeit-EKGs und die Prüfung der Indikation eines Pulmonalklappenersatzes erforderlich.

Komplikation	Häufigkeit
Paroxysmale hypoxische Synkopen und zerebralorganische Anfälle sowie apoplektische Insulte und Hirnabszesse	20–35 % der nicht operierten Patienten
Bakterielle Endokarditis	Keine Daten aus systematischen Studien
Plötzlicher Herztod (meist arrhythmogen)	Kumulativ 3–6 % im Langzeitverlauf
Pulmonalinsuffizienz	Postoperativ nahezu unvermeidbar, mittelgradige Insuffizienzen häufig
Rest-VSD oder Ektasie/Aneurysma des rechtsventrikulären Ausflusstraktes und der Pulmonalarterie	Zusammen ca. 20 %

Zusammenfassung

- Häufigste Ursachen: Kombination aus VSD, Pulmonalstenose, reitender Aorta und rechtsventrikulärer Hypertrophie
- Wichtigstes Symptom: Zyanose
- Wichtigste diagnostische Maßnahmen: zweidimensionale Doppler-Echokardiographie und Herzkatheter
- Wichtigste therapeutische Maßnahme: Operation im Kindesalter

Seltene zyanotische Vitien

Einen Überblick über die beiden seltenen zyanotischen Vitien Ebstein'sche Anomalie und Transposition der großen Arterien (TGA) gibt Tabelle 5.45.

Eisenmenger-Reaktion

Synonym: Eisenmenger-Syndrom
Engl. Begriff: Eisenmenger's Syndrome

Definition Die **Shuntumkehr** eines anfänglichen Links-rechts-Shunts zu einem Rechts-links-Shunt wird als Eisenmenger-Reaktion bezeichnet.

Epidemiologie Die Eisenmenger-Reaktion gehört zum Endstadium einer Vielzahl angeborener Herzfehler. Im Erwachsenenalter ist sie seltener als die Fallot'sche Tetralogie, aber häufiger als alle anderen komplexen zyanotischen Herzfehler.

Ätiologie und Pathogenese Eine langjährige Volumen- oder Druckbelastung des Pulmonalkreislaufs durch Links-rechts-Shunt führt zu reaktiven strukturellen Veränderungen der Lungengefäße bis hin zur Entwicklung eines erhöhten Lungengefäßwiderstandes und einer **fixierten pulmonalen Hypertonie**.

Zur **Shuntumkehr** kommt es, sobald der pulmonale oder rechtsseitige Druck den linksseitigen überschreitet und die Dehnbarkeit der nachgeschalteten Bereiche des Lungenkreislaufs abnimmt. Tabelle 5.46 gibt einen Überblick über Herzfehler, die eine Eisenmenger-Reaktion hervorrufen können.

Die kompensatorisch verstärkte Erythropoese und Polyglobulie aufgrund chronischer Sauerstoffuntersättigung bedingt über einen erhöhten Hämoglobingehalt und Hämatokriten eine gesteigerte Blutviskosität. Die dadurch gestörte Mikrozirkulation verschiedener Organe sowie das herabgesetzte Herzzeitvolumen führt zu einer entsprechenden Symptomatik (**Hyperviskositätssyndrom**) und einem erhöhten Risiko thromboembolischer Ereignisse. Die chronische Zyanose führt außerdem zur Funktionseinschränkung der Thrombozyten und zur Niereninsuffizienz.

Symptome Die pulmonale Hypertonie äußert sich zunächst in **Belastungsdyspnoe**, später kommt es zur Rechtsherzinsuffizienz. **Hyperviskositätssymptome** wie Kopfschmerz, abnehmende Belastbarkeit und wiederholtes Nasenbluten sind wichtige Anhaltspunkte für den Zeitpunkt einer Aderlasstherapie. **Hämoptysen** können Ausdruck einer erhöhten pulmonalen Gefäßfragilität in Kombination mit der Thrombopathie sein, **Gichtanfälle** eine Folge der Hyperurikämie bei erhöhtem Umsatz der Blutzellen. **Rezidivierende Synkopen** insbesondere unter Belastung können durch Hypoxämien und Rhythmusstörungen hervorgerufen werden.

Der dominierende klinische Befund ist die deutliche zentrale Zyanose, oft kombiniert mit Trommelschlägelfingern und Uhrglasnägeln (s. Abb. 5.79).

Krankheiten des Herzens und des Kreislaufs

Tab. 5.45 Seltene zyanotische Herzfehler.

	Komplette Transposition der großen Gefäße	Ebstein'sche Anomalie
Engl. Begriff	Complete Transposition of the Great Arteries	Ebstein's Anomaly
Definition	Anterior gelegene Aorta entspringt aus dem morphologisch rechten Ventrikel und die Pulmonalarterie posterior aus dem morphologisch linken Ventrikel. Shuntverbindungen (VSD, ASD, PDA oder PFO) sind obligat.	Apikalverlagerung und Dysplasie der Trikuspidalklappe mit offenem Foramen ovale (ca. 75 %) oder ASD II (ca. 5 %) und konsekutivem Rechts-links-Shunt als Mitursache der Zyanose
Epidemiologie	5 % aller angeborenen Herzfehler bei Kleinkindern	0,5–1 % der angeborenen Herzfehler, gleichmäßige Geschlechterverteilung
Ätiologie, Pathogenese	Pulmonal- und Systemkreislauf sind parallel geschaltet. Beim Fetus reichen PFO und PDA als Shuntverbindung aus. Postpartal durch deren Verschluss rasch ausgeprägte Zyanose. Lebensfähigkeit nur bei zusätzlichen Shuntverbindungen	Basaler Anteil des rechten Ventrikels wird funktionell zu einem Teil des Vorhofs („Atrialisierung"). Meist Trikuspidalinsuffizienz und deutliche Rechtsherzvergrößerung. Verminderte Pulmonaldurchblutung
Symptome	Deutliche Zyanose bei unzureichender Shuntverbindung. Ggf. fixierte pulmonale Hypertonie und Eisenmenger-Reaktion (s.u.)	Ausmaß der Trikuspidalinsuffizienz und Größe des rechten Restventrikels sind ausschlaggebend; Palpitationen, retrosternaler Druck und eingeschränkte Belastbarkeit sowie Zyanose
Diagnostik	**Zweidimensionale Doppler-Echokardiographie:** Nachweis des Fehlabgangs der Pulmonalarterie und der Aorta (ventrikuloarterielle Diskordanz) ebenso wie begleitende Fehlbildungen. Transösophageale Anlotung ist vor allem nach Vorhofumkehroperationen hilfreich **EKG:** Rechtsherzhypertrophie und -schädigung, keine spezifischen Befunde **Röntgen-Thorax:** vermehrte Lungengefäßzeichnung bei schmalem Mediastinum **MRT** bei der operierten TGA zur Beurteilung der atrialen Situation nach Vorhofumkehroperation hoch sensitiv	**Zweidimensionale Doppler-Echokardiographie:** Nachweis der Trikuspidal-Apikalverlagerung und -insuffizienz **EKG:** Rechtsschenkelblock **Röntgen-Thorax:** massiv vergrößerter, kugeliger Herzschatten
Differentialdiagnose	Andere Ursachen einer zentralen Zyanose	Erworbene Trikuspidalinsuffizienz, Kardiomyopathien mit rechtsventrikulärer Beteiligung
Therapie	Die palliativ kathetertechnische **Ballonatrioseptostomie** (Rashkind-Prozedur) ermöglicht akut im Neugeborenenalter eine bessere Blutdurchmischung. Nach wenigen Monaten definitive operative Korrektur **Früher: Vorhofumkehroperation** (nach Mustard oder Senning): intraatriale Umleitung auf die „richtige" Seite **Heute: arterielle Umkehroperationen,** im Neugeborenenalter „Vertauschung" von Pulmonalarterie und Aorta und Transplantation der Koronararterien	Meist **konservative Therapie** mit Endokarditisprophylaxe und Herzinsuffizienzbehandlung Operative **Trikuspidalklappenrekonstruktion** nur in schwereren Fällen
Verlauf, Prognose	Ohne Therapie sterben 90 % der Kinder innerhalb der ersten sechs Jahre. Stenosen/Leckagen im Bereich der atrialen Verbindungen sind selten. Bislang keine Langzeitergebnisse der arteriellen Umkehroperation	Leichte Formen bleiben bis ins dritte oder vierte Lebensjahrzehnt asymptomatisch; ausgeprägte Formen sind durch Rhythmusstörungen und Rechtsherzinsuffizienz gefährdet
Komplikationen	Vorhofflattern/-flimmern spät nach Vorhofumkehr-Operation sehr häufig, in bis zu 7 % lebensbedrohlich	Rechtsherzinsuffizienz und Endokarditis; supraventrikuläre Rhythmusstörungen; fragliche Assoziation mit Wolff-Parkinson-White-Syndrom in bis zu 30 %

Diagnostik Die diagnostischen Maßnahmen sind bei den zugrunde liegenden Herzfehlern nachzulesen. Ein **Langzeit-EKG** sollte regelmäßig, vor allem bei Palpitationen, durchgeführt werden. Der **Labordiagnostik** kommt besondere Bedeutung zu: Differentialblutbild, Gerinnungswerte, Nierenwerte und Harnsäure sind Bestandteil der Verlaufskontrollen.

5.9 Angeborene Herzfehler im Erwachsenenalter

Tab. 5.46 Mögliche Ursachen einer Eisenmenger-Reaktion.

Shunts auf Vorhofebene	■ Vorhofseptumdefekte jeder Lokalisation; isoliert und in Kombination mit anderen Herzfehlern ■ Singulärer, sog. „gemeinsamer" Vorhof
Shunts auf Ventrikelebene	■ Ventrikelseptumdefekte jeder Lokalisation; isoliert und in Kombination mit anderen Herzfehlern ■ Univentrikuläres Herz
Shunts auf Ebene der großen Gefäße	■ Persistierender Ductus arteriosus ■ Truncus arteriosus (gemeinsamer Stamm von Pulmonalarterie und Aorta) ■ Aortopulmonales Fenster (großer Defekt zwischen Aorta und Pulmonalarterie) ■ Große aortobronchiale Kollateralgefäße bei Pulmonalatresie ■ Nach chirurgischer Palliativoperation mit Anastomosen zwischen arteriellen und pulmonalen Gefäßen (z.B. Blalock-Taussig- oder Waterston-Anastomosen)

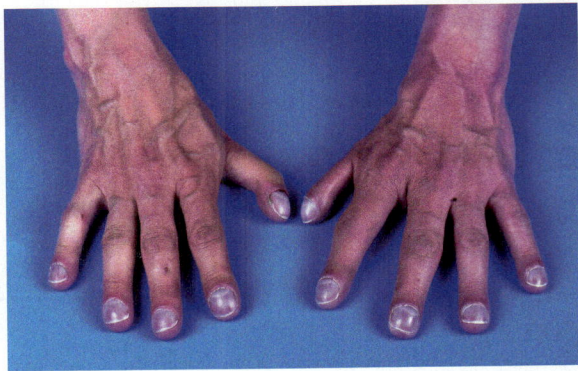

Abb. 5.79 Trommelschlägelfinger und Uhrglasnägel bei chronischer Zyanose.

> ! Situationen und Medikamente, die den peripheren systemischen Widerstand vermindern (z.B. Hitze, Vasodilatanzien wie z.B. Nitrate und manche Narkotika, aber auch die Plazentazirkulation in der Schwangerschaft), können bei Patienten mit Eisenmenger-Reaktion bedrohliche Situationen auslösen. Bei sinkendem systemischem Widerstand nimmt das Blut den Weg des geringsten Widerstandes, die pulmonale Durchblutung sinkt weiter ab, der Rechts-links-Shunt wird verstärkt und eine Hypoxie u.U. massiv verschlimmert.

Differentialdiagnose	Ausschlussmaßnahmen
Nichtkardiale Ursachen einer chronischen Zyanose	Diagnostik der ursächlichen Herzfehler bzw. Lungenfunktionsprüfung

Therapie Die Eisenmenger-Reaktion bedeutet in aller Regel **Inoperabilität** hinsichtlich der kardialen Grunderkrankung.

Eine **Endokarditisprophylaxe** ist indiziert.

Bei zunehmenden Hyperviskositätssymptomen und erhöhtem Hämatokriten (> 0,65) ist ein **Aderlass** bei gleichzeitiger **Volumensubstitution** indiziert. Eine zu häufige Aderlasstherapie muss vermieden werden, weil die dadurch hervorgerufene Eisendepletion ähnliche Symptome wie die verursachende Hyperviskosität verursachen kann (Abgeschlagenheit, Dyspnoe).

Aufgrund der vorbestehenden Thrombozytopathie und der Neigung zu Hämoptysen werden eine Antikoagulation und eine Thrombozytenaggregationshemmer-Therapie nicht generell empfohlen, obwohl auch thromboembolische Komplikationen möglich sind. Der gesteigerte Hämatokrit stört in der Regel die Bestimmung der Gerinnungswerte.

Vasodilatatoren sind **streng kontraindiziert** (s.o.).

Aufenthalte im Hochgebirge und Flugreisen sollten vermieden werden, da sie aufgrund des erniedrigten Sauerstoff-Partialdrucks in der Atemluft die Hypoxie kritisch verstärken können. Eine Sauerstoffgabe (außer im Hochgebirge) ist nicht sinnvoll, da die Ursache der Zyanose nicht pulmonal ist.

Eine **kombinierte Herz-Lungen-Transplantation** (mit per se eingeschränkter Prognose) ist im Endstadium der Erkrankung bisher nur für wenige Patienten möglich.

Verlauf und Prognose Die Prognose ist deutlich reduziert und bestimmt von Ausmaß und Dauer der pulmonalen Hypertonie und der Komplexität des Herzfehlers. Die mittlere Lebenserwartung liegt zwischen 30 und 40 Jahren. Die Fülle möglicher Komplikationen betont die Wichtigkeit einer kontinuierlichen ärztlichen Betreuung.

Komplikation	Häufigkeit
Venöse und arterielle Thrombosen/Thromboembolien, zerebrale Insulte und Abszesse, Angina pectoris und Myokardinfarkt	Höheres Risiko bei Kontrazeptivatherapie
Hämoptysen	Im Spätstadium häufig bis hin zur nicht stillbaren Blutung
Ventrikuläre Rhythmusstörungen	40 % aller plötzlichen Todesfälle
Todesfälle während einer Schwangerschaft	60 % der Schwangeren mit Eisenmenger-Reaktion, Interruptio indiziert!

5 Krankheiten des Herzens und des Kreislaufs

Zusammenfassung

- Häufigste Ursache: große Links-rechts-Shunts mit fixierter pulmonaler Hypertonie und späterer Shuntumkehr
- Wichtigstes Symptom: ausgeprägte chronische Zyanose
- Wichtigste diagnostische Maßnahme: Laborkontrollen
- Wichtigste therapeutische Maßnahme: Aderlasstherapie bei Hyperviskosität

Zur weiteren Information

Literatur

Schmaltz, A. A., H. Singer (Hrsg.): Herzoperierte Kinder und Jugendliche: Ein Leitfaden zur Langzeitbetreuung in Klinik und Praxis. Wissenschaftliche Verlagsgesellschaft, Stuttgart 1994.

Bonow, R. O., B. Carabelle, A. C. de Leon Jr. et al.: ACC/AHA guidelines for the management of patients with valvular heart disease: a report of the American College of Cardiology/American Heart Association Task Force on Practice Guidelines (Committee on Management of Patients with Valvular Heart Disease). J Am Coll Cardiol 1998; 32: 1486–588.

O'Fallon, W. M., W. H. Weidman (eds.): Long-term follow-up of congenital aortic stenosis, pulmonary stenosis, and ventricular septal defect: report from the Second Joint Study on the Natural History of Congenital Heart Defects (NHS-2). Circulation 1993; 87 (Suppl. I): I1–I126.

Garson, A., J. T. Bricker, D. G. McNamara (eds.): The science and practice of pediatric cardiology. Lea & Febiger, Philadelphia 1990.

Friedmann, W. F.: Congenital Heart Disease in Infancy and Childhood. In: Braunwald, E. (ed.): Heart Disease, 4th edn. W.B. Saunders, Philadelphia – London – Toronto 1992.

Konstantinides, S., A. Geibel, M. Olschewski et al.: A comparison of surgical and medical therapy for atrial septal defect in adults. N Engl J Med 1995; 333: 469–73.

Gatzoulis, M. A., S. Balaji, S. A. Webber et al.: Risk factors for arrhythmia and sudden cardiac death late after repair of tetralogy of Fallot: a multicentre study. Lancet 2000; 356: 975–81.

Internet-Links

http://www.dgkardio.de/leitlinien/
http://www.dgkardio.de/organe/arbeitsgruppen/arbeitsgruppe.php?ag=33
http://www.jemah.de
http://www.guch.demon.co.uk
http://www.vh.org

Keywords

Congenital Heart Disease in Adults ◆ Septal Defects ◆ Cyanosis ◆ Shunt

5.10 Entzündliche Herzerkrankungen

B. Maisch, I. Portig

Die Einführung der transösophagealen Farbdoppler-Echokardiographie hat bei der infektiösen Endokarditis zu einer wesentlichen Verbesserung der Diagnostik, des pathogenetischen Verständnisses und damit auch zu neuen Therapieansätzen geführt. Eine ähnliche Bedeutung haben Endomyokardbiopsie und invasive Herzkatheterdiagnostik für die dilatativen Kardiomyopathien respektive die molekulare Genetik für die familiären Formen der hypertrophischen, dilatativen und rechtsventrikulären Kardiomyopathien oder die optisch kontrollierte Perikardbiopsie für die entzündlichen Erkrankungen des Herzbeutels.

Die Bedeutung der in ihrer Häufigkeit oft unterschätzten entzündlichen Herzerkrankungen leitet sich aus ihrer Lokalisation am zentralen Organ des Herz-Kreislauf-Systems ab: Wird die Diagnose nicht rechtzeitig gestellt oder ist der Therapieerfolg nur marginal, ist nicht selten eine Streuung oder Mitbeteiligung anderer Organsysteme die Folge. Daraus ergeben sich für den Patienten meist schwerwiegende prognostische Konsequenzen.

Während bakterielle Erreger eher für die entzündlichen Erkrankungen des Endokards verantwortlich sind, werden Myo- und Perikard häufiger von Viren oder atypischen Bakterien befallen. Nicht selten ist auch das Immunsystem an Myo- bzw. Perikarditiden beteiligt, dann häufig in Form von autoimmunen Folgeerkrankungen nach Virusinfektionen.

Diese heilen zwar in den meisten Fällen mit oder ohne klinisch nachweisbare Defekte aus, chronische Verlaufsformen sind aber häufiger als allgemein vermutet und dürften für einen erheblichen Teil der Kardiomyopathien verantwortlich sein. So ziehen Erkrankungen des rheumatischen Formenkreises nicht selten eine Herzbeteiligung nach sich. Ebenso wie für diese Erkrankungen wird auch für die Postaggressionssyndrome eine Kombination aus viralen und (auto)immunen Prozessen vermutet.

5.10.1 Infektiöse Endokarditis nativer und prothetischer Klappen

Synonym: Bakterielle Endokarditis
Engl. Begriff: Infective Endocarditis of Native and Prosthetic Heart Valves

> **Praxisfall**
>
> Der am 7. Juli 1860 in ärmlichen Verhältnissen in Böhmen geborene Komponist Gustav Mahler erkrankte in seiner Jugend am rheumatischen Fieber. Während seiner Ausbildung litt er ebenso wie als Erster Kapellmeister in Hamburg (1891) und später als Direktor der Wiener Hofoper (1897) unter rezidivierenden Tonsillitiden. Während einer Konzertreise in den USA erlitt er seine erste kardiale Dekompensation, die durch den behandelnden Arzt F. Ko-

vacs lediglich auf den Herzklappenfehler zurückgeführt wurde. Die Premiere seiner 8. Sinfonie in München im Jahr 1910 überstand er trotz Schüttelfrost. Erst 1911 wurde durch E. Libman (Mount Sinai) die Diagnose einer subakuten Streptokokken-Endokarditis gestellt, an der er am 18. Mai 1911, nach jahrelangem Verlauf, verstarb. Mit dem Komponisten Gustav Mahler verlor die Welt der Musik zu früh einen genialen Komponisten infolge einer klassischen Endocarditis lenta.

Praxisfall

Ein 37-jähriger Chirurg, der sich bei einem septischen Eingriff an der Fingerkuppe des Zeigefingers mit dem Skalpell verletzte und die Läsion nicht beachtete, erkrankt einige Tage später an Fieber bis 40,5 °C und Schüttelfrost. Dennoch führt er seinen Dienst weiter. Die Wunde behandelt er nur lokal.

Zum Zeitpunkt der Klinikaufnahme besteht eine beginnende Schocksituation mit Tachykardie (148 Schläge pro Minute) und leisem, tachykardiebedingt kaum auskultierbarem diastolischem Sofortgeräusch. Der Blutdruck liegt bei 100/40 mmHg.

Echokardiographisch imponiert ein Perikarderguss infolge eines Ringabszesses der Aortenklappe. In der transösophagealen Echokardiographie finden sich ausgedehnte weiche Vegetationen. Im **Farbdoppler** zeigt sich eine Aorteninsuffizienz des Schweregrades IV. Das **EKG** bestätigt die Tachykardie und offenbart Endstreckenveränderungen über der Vorderwand und eine abszessbedingte AV-Überleitungsverzögerung. Die **Blutkulturen** ergeben Staph. aureus. Jedoch führt die **antibiotische Behandlung** mit Vancomycin, einem Cephalosporin und einem Aminoglykosid nicht zur erwünschten Sanierung, so dass ein akuter **Aortenklappenersatz** durchgeführt wird. Auch nach dem ersten operativen Eingriff ist der Patient nicht fieberfrei. Es wird erneut Staph. aureus nachgewiesen und ein zweiter Klappenersatz durchgeführt, der – zusammen mit einer nochmaligen vierwöchigen antibiotischen Kombinationstherapie (Vancomycin, Cefalexin, Tobramycin) – zur endgültigen Sanierung der Aortenklappe führt. Der Patient war an einer klinisch akuten „malignen" Endokarditis (Osler) erkrankt.

Definition Die infektiöse Endokarditis ist durch die mikrobielle Besiedelung des Endokards charakterisiert. Pathologisch-anatomisch finden sich bei der infektiösen Endokarditis fibrinöse Aufbrüche und Vegetationen der Herzklappen, aber auch des parietalen Endokards oder der Chordae tendinae. Meist tritt sie auf nach Besiedlung durch Bakterien, seltener durch Pilze und Rickettsien.

Traditionell wird bei unbehandelten Patienten die **akute Endokarditis,** die innerhalb von Tagen bis wenigen Wochen durch Destruktion der Herzklappe und embolische Komplikationen zum Tod führen kann, von der **Endocarditis lenta** unterschieden, die einen schleichenderen Verlauf nimmt und seltener zu embolischen Komplikationen führt. Heute erscheint eine Klassifikation nach Lokalisation, zugrunde liegender Herzerkrankung und/oder auslösendem Mikroorganismus sinnvoller.

Epidemiologie In den Industrieländern zeichnete sich mit Einführung der Antibiotika zunächst ein Rückgang ab. In der Dritten Welt scheint sie zuzunehmen. Die jährliche Inzidenz pro 100 000 Einwohner liegt in Mitteleuropa bei ca. 2,0.

Heute sind Männer im höheren Lebensalter häufiger von Endokarditiden betroffen als Frauen, da sie in stärkerem Maße degenerative Veränderungen an den Klappen aufweisen. Die diagnostischen Eingriffe ober- und unterhalb des Zwerchfells oder direkt am Herzen stellen ebenso wie die Herzklappenoperationen eine neue Infektionsquelle dar. Nosokomiale Infektionen und intravenöser Drogenabusus sind ebenfalls prädisponierende Faktoren. So ist die infektiöse Endokarditis trotz antibiotischer und chirurgischer Therapie auch in Europa nicht seltener geworden.

Ätiologie und Pathogenese

Nichtbakterielle thrombotische Vegetationen Von zentraler Bedeutung für Pathogenese und Verlauf der infektiösen Endokarditis ist die nicht-bakterielle thrombotische Vegetation (NBTV), die eine Veränderung des normalen Oberflächenendothels der Herzklappen mit seinen Sehnenfäden darstellt (s. Abb. 5.80). Sie ermöglicht die Adhäsion von Mikroorganismen, die mit Ausnahme von **Staph. aureus** „gesundes" Endokard nicht besiedeln können. Durch die Adhäsionseigenschaften und Virulenz der Mikroorganismen entstehen so an einer NBTV infizierte Vegetationen.

Bakteriämie Für die Infektion selbst sind konstitutionelle oder erworbene prädisponierende Faktoren, u.a. auch solche der körpereigenen Abwehr, von Bedeutung (s. Tab. 5.48 und 5.49). Eine Bakteriämie oder eine Fungämie ist die Voraussetzung für die Infektion der NBTV. Sowohl diagnostische als auch therapeutische ärztliche Eingriffe tragen zur Bakteriämie (s. Tab. 5.47) bei, jedoch muss nicht jede Bakteriämie stets eine Infektion der Klappe nach sich ziehen. Diagnostische und interventionelle kardiologische Eingriffe haben ein vernachlässigbar geringes Bakteriämierisiko. Nur vor Valvuloplastien, transvenösen (ASD, offenes Foramen ovale) oder transarteriellen (Ductus Botalli) Shuntverschlüssen ist eine **Antibiotikaprophylaxe** obligat, bei diagnostischen Eingriffen an veränderten Klappen ist sie fakultativ, aber sinnvoll (s. Tab. 5.54 bis 5.57).

Prädilektionsstellen Für die Lokalisation von endokarditischen Läsionen an Prädilektionsstellen des Klappenapparats sind hämodynamische und mechanische Bedingungen (hoher Druck) mitverantwortlich. Deshalb werden die ventrikulären Seiten der Taschenklappen der Aorta, die Chordae der Mitralklappen (Jetläsionen durch die Regurgitation bei Aortenklappeninsuffizienz) und die atriale Seite der Mitralklappe bevorzugt befallen. Die NBTV stellt eine **lokalisierte Agranulozytose** dar. Die infizierte Vegetation besteht gleichfalls aus Thromben und Bakterien, weist aber praktisch keine Granulozyten auf. Sie ist Ausgangspunkt einer **permanenten Bakteriämie,** die ihrerseits eine humorale und zelluläre **Immunantwort** induziert. Diese wird nachweisbar als antibakterielle Antikörper, antikardiale Antikörper und zirkulierende Immunkomplexe.

Für die **Myokardbeteiligung** sind myokardiale Abszesse, vaskulitische Prozesse und zytotoxische Antikörper verantwortlich. Die **Perikardbeteiligung** beruht auf einem

Krankheiten des Herzens und des Kreislaufs

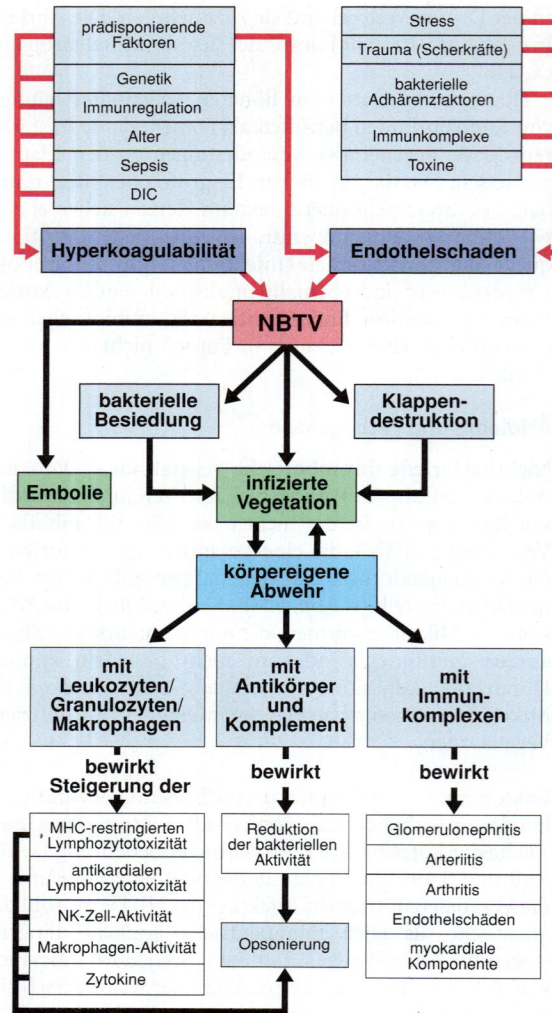

Abb. 5.80 Pathogenese der infektiösen Endokarditis. Eine zentrale Rolle kommt der nicht-bakteriellen thrombotischen Vegetation (NBTV) zu, die eine entscheidende Voraussetzung für die Infektion der Vegetation ist.
Mit der Infektion der Vegetation wird die Endokarditis ein „systemisches" Krankheitsbild. Es können Embolien, Abszessbildung und immunologische Folgereaktionen dominieren. (mod. nach B. Maisch, Internist 30 [1989], 484)

Durchbruch von Ringabszessen ins Epi- und Perikard, dem Übertritt von Bakterien aus mykotischen Aneurysmen und möglicherweise auch auf autoreaktiven immunologischen Veränderungen.

Prädisponierende Faktoren Die patienteneigenen allgemeinen Faktoren, die zur Endokarditis prädisponieren sollen, sind in Tabelle 5.48 aufgeführt, die kardialen Faktoren für eine infektiöse Endokarditis in Tabelle 5.49. Unter den kardialen Faktoren werden rheumatische Klappenfehler immer seltener, während Kalzifikationen von Aorten- und Mitralring und Klappenapparat wegen des steigenden Alters der Patienten an klinischer Bedeutung gewinnen. Daneben kommen Patienten mit hypertrophisch obstruktiver Kardiomyopathie (HOCM) und Mitralklappenprolapssyndrom (d.h. mit Mitralinsuffizienz) für eine Antibiotikaprophylaxe in Betracht.

> ! In Bezug auf eine Antibiotikaprophylaxe ist die Gefahr einer Penicillin-Allergie mit einem tödlichen Risiko von 175 pro Million behandelter Fälle zu beachten!

Erregerspektrum Die wichtigste Eintrittspforte für Staphylokokken stellt die Haut dar. Es folgen Entzündungen der Körperorgane, z.B. Pneumonie (Streptococcus pneumoniae, pyogenes oder Haemophilus influenzae), Osteomyelitis mit hämatogener Aussaat (z.B. Staphylococ-

Tab. 5.47 Bakteriämierisiko ärztlicher Eingriffe.

Therapeutische Eingriffe	
Zahnärztliche Eingriffe (Zahnextraktion etc.)	80–90%
HNO-ärztliche Eingriffe (Tonsillektomie etc.)	30–40%
Gastrointestinale Eingriffe	2–10%
Eingriffe im Urogenitaltrakt (z.B. Prostataresektionen, Uteruskürettage)	10–50%
Septischer Abort, Interruptio	85%
Abszesseröffnungen	variabel
Intubation	16%
Schrittmacherrevisionen	20%
Herzoperationen	10%
Hämodialyse	8%
Diagnostische Eingriffe	
Bronchoskopie (starres Instrument)	15%
Gastroskopie	8%
Koloskopie	9%
Leberbiopsie	10%
Nasotracheales Absaugen	15–20%
Herzkatheter	< 1%

Tab. 5.48 Prädisponierende allgemeinmedizinische Faktoren.

	Risikofaktor (im Vergleich zu Gesunden)
Diabetes mellitus	2- bis 3fach
Leberzirrhose Virushepatitis	3- bis 4fach
Alkoholabusus	Nicht bekannt
Verbrennungen	2- bis 3fach
Immunsuppressive und Kortikosteroidtherapie Dialysepatienten oder Niereninsuffizienz Bestrahlung Neoplasma	Erhöht, aber Faktor nicht bekannt

cus aureus), Pyelonephritis (gramnegative Keime), Meningitis oder Shuntinfektionen bei Dialysepatienten.
- **Nativklappen-Endokarditis:** Wichtigster Erreger der Nativklappen-Endokarditis vom **Lentatyp** sind vergrünende oder nicht-hämolysierende Streptokokken (S. viridans, S. mutans, S. mitis, S. sanguis, S. milleri) und weniger virulente Staph.-aureus-Stämme. Bei der **akut verlaufenden Endokarditis** ist Staph. aureus der häufigste Keim, gefolgt von Enterokokken. Koagulase-negative Staphylokokken der Staph.-epidermidis-Gruppe spielen zunehmend eine Rolle bei der **Rechtsherzendokarditis** bei parenteraler Ernährung und bei i.v. Drogenabhängigen. Die Nativklappen-Endokarditis durch gramnegative Stäbchen (Enterobacteriaceae, Pseudomonaden, Haemophilus) und Pilze ist selten. Bei der primär **kulturnegativen Endokarditis** muss auch mit seltenen Erregern wie Coxiella burnetii (Q-Fieber) und Legionellen gerechnet werden.
- **Endokarditis prothetischer Klappen:** Das Erregerspektrum wird von Staphylokokken dominiert. Es überwiegen Koagulase-negative Staphylokokken über Staph. aureus. Streptokokken, Enterobacteriaceae, Pseudomonaden und Pilze kommen als Erreger deutlich seltener vor.

Tab. 5.49 Kardiale Vorgeschichte als disponierender Faktor für Endokarditis.

Kardiale Vorgeschichte	Sammelstatistik (%)
Keine vorbestehende Herzerkrankung	40–50
Aber: Kalzifikationen des Klappenapparats	20–40
Rheumatische Klappenfehler	30–60
Kongenitales Vitium	7–20, 30
Herzoperationen	10–20
KHK	Selten
HOCM	5–10
Mitralklappenprolaps-Syndrom: – Klick und Systolikum – Klick ohne Systolikum – auskultatorisch stumm	12,9 0,1 0
Vorausgehende infektiöse Endokarditis	Nicht bekannt!

Klinischer Verlauf Der klinische Verlauf wird durch die Interaktion zwischen Patient (Wirt) und Bakterium (pathologisches Agens), durch die Therapie und die Komplikationen der kardialen und extrakardialen Folgen der Endokarditis bestimmt (s. Abb. 5.80).

Folgende Faktoren spielen eine Rolle:
- der entzündliche Prozess an der Herzklappe
- Begleitkarditis oder -perikarditis
- Satelliten- und Jetläsionen (d.h. bakterielle Absiedlungen [Satelliten] im Myokard und durch den Regurgitationsjet der betroffenen insuffizienten Klappe verursachte Absiedlungen am parietalen Endomyokard und an Sehnenfäden)
- embolische Komplikationen
- infektiöse Absiedlungen oder mykotische Aneurysmen
- immunologische Folgereaktionen

Symptome Die Mehrzahl der Symptome ist für sich selbst gesehen nicht beweisend, sie erhalten aber im Gesamtbild der Endokarditis ihr Gewicht.

Beschwerden:
- **Gewichtsverlust** und allgemeines **Krankheitsgefühl** bemerken 25–40 % der Patienten.
- **Neurologische Symptome** entwickeln 30–40 % der Patienten: besonders bedeutsam ist eine embolisch bedingte Enzephalomalazie, weniger charakteristisch sind Kopfschmerzen oder Erbrechen.
- **Muskuloskelettale Beschwerden** sind durch eine immunkomplexvermittelte oder zytokinmediierte Organmanifestation bedingt.
- **Schmerzen** treten in 10–20 % der Fälle als Folge embolischer Ereignisse vor allem in Milz-, Koronar-, Mesenterial-, Extremitäten- oder Nierenarterien auf.

Befunde:
- **Fieber** entwickeln 80 % der Betroffenen; es kann bei älteren Patienten mit subakuten Verlaufsformen, Dialysepatienten oder gleichzeitiger Einnahme von fiebersenkenden Medikamenten oder Antibiotika fehlen; **Schüttelfrost** tritt in 40–75 %, **Nachtschweiß** in 25 % der Fälle auf.
- Ein **Herzgeräusch,** das neu auftritt oder sich ändert, ist nicht obligat und kann z. B. bei Endokarditiden des rechten Herzens (Trikuspidalklappenendokarditis) auch fehlen.
- Eine **Anämie** ist insbesondere beim chronischen Verlauf häufig.
- Eine **Milzvergrößerung,** vorwiegend bei der Endokarditis vom Lentatyp (ca. 50 %), wird durch Palpation und Sonogramm diagnostiziert.
- **Hautbeteiligung** zeigt sich in Form von Petechien, Splinterblutungen (rote, lineare, gelegentlich flammenförmige Streifen im Nagelbett der Finger- oder Zehennägel), Osler-Knötchen (kleine, schmerzhafte subkutane Knötchen an der Fingerkuppe, gelegentlich weiter proximal gelegen, die über Stunden oder Tage persistieren können).
- An den **Augen** können konjunktivale oder ovale retinale Blutungen auftreten.

Diagnostik Die **Klinik** der infektiösen Endokarditis ist häufig unspezifisch. Nicht selten wird die Diagnose erst nach Eintreten extrakardialer Komplikationen, wie z. B. embolischer Erreignisse, gestellt. Deshalb orientiert sich die praktische klinische Diagnostik der infektiösen Endokarditis heute an den **Dukes-Kriterien** (s. Tab. 5.50 und 5.51).

Farbdoppler-Echokardiographie Der Nachweis der **Klappenvegetation** oder **endokardialer struktureller Alte-

Krankheiten des Herzens und des Kreislaufs

Tab. 5.50 Diagnose der infektiösen Endokarditis anhand der Dukes-Kriterien (Durack et al., 1994).

Sichere infektiöse Endokarditis	**Pathologie:** ■ Mikroorganismen durch Kultur nachgewiesen oder per Histologie aus einer Vegetation, einer embolisierten Vegetation oder einem intrakardialen Abszess gewonnen ■ Pathologische Läsion: Vegetation oder intrakardialer Abszess, bestätigt durch histologische Aufarbeitung (aktive Endokarditis) **Klinik** (s. Tab. 5.51): ■ zwei Majorkriterien oder ■ ein Major- und drei Minorkriterien oder ■ fünf Minorkriterien
Mögliche infektiöse Endokarditis	■ Befunde passen zwar zur infektiösen Endokarditis, es ist jedoch die Zuordnung weder zur Kategorie „sichere" noch zur Kategorie „keine infektiöse Endokarditis" möglich.
Keine infektiöse Endokarditis	■ Alternative Diagnose, die die Manifestationen einer Endokarditis erklärt, oder ■ Beseitigung der Symptome einer infektiösen Endokarditis unter antibiotischer Therapie von maximal vier Tagen Dauer oder ■ keine histopathologische Bestätigung einer infektiösen Endokarditis bei Operation oder Autopsie, wenn die Dauer der antibiotischen Therapie maximal vier Tage betrug.

Tab 5.51 Definition der Major- und Minorkriterien einer infektiösen Endokarditis.

Majorkriterien

1. Positive Blutkulturen
A: **Nachweis** von für infektiöse Endokarditis typische Mikroorganismen aus zwei getrennt entnommenen Blutkulturen:
■ Viridans-Streptokokken, Streptococcus bovis oder HACEK*-Gruppe oder
■ ambulant erworbene Infektion mit Staphylococcus aureus oder Enterokokken ohne Nachweis eines primären Infektionsherdes
B: **Nachweis** anderer Mikroorganismen, belegt durch:
■ mindestens zwei positive Blutkulturen, die in Abständen von mindestens 12 h entnommen wurden,
■ mindestens drei positive identische Blutkulturen mit gleichem Ergebnis, wenn diese in kürzerem Abstand entnommen wurden. Ein Mindestabstand von einer Stunde ist erforderlich.

2. Erwiesene endokardiale Beteiligung
A: Strukturell pathologisches Echokardiogramm, wie folgt definiert:
■ eine flottierende intrakardiale Struktur, die an einer Klappe oder angrenzenden Struktur, im Verlauf eines Insuffizienzstroms oder auf implantiertem Material lokalisiert ist, ohne dass eine andere anatomische Erklärung in Frage kommt, oder
■ ein Abszess oder
■ eine partielle Ablösung einer Klappenprothese,
B. Neu aufgetretene dopplersonographisch nachgewiesene Regurgitation über einer Herzklappe ohne vorbekanntes Herzgeräusch

Minorkriterien

■ **Prädisposition:** prädisponierende Herzerkrankung oder intravenöser Drogenabusus
■ **Fieber:** Temperaturen ≥ 38° C
■ **Vaskuläre Phänomene:** große arterielle Embolie, septische pulmonale Infarkte, mykotisches Aneurysma, intrakranielle Blutung, konjunktivale Einblutung, Janeway-Läsionen
■ **Immunologische Phänomene:** Glomerulonephritis, Osler-Knötchen, Roth-Spots
■ **Mikrobiologische Befunde:** positive Blutkultur, ohne dass Majorkriterien erfüllt sind, oder serologischer Nachweis einer akuten Infektion mit Organismen, die typischerweise bei infektiöser Endokarditis vorkommen
■ **Echokardiographische Befunde:** passend zur Diagnose einer infektiösen Endokarditis, ohne dass die Majorkriterien erfüllt wären

* HACEK: Haemophilus species, Actinobacillus actinomycetescomitans, Cardiobacterium hominis, Eikenella corrodens, Kingella kingii

rationen (Majorkriterium) ist die Domäne der transthorakalen, vor allem aber der transösophagealen **Echokardiographie** (s. Abb. 5.81). Dabei sind mobile, „weiche" Vegetationen charakteristisch. Lässt sich keine Vegetation im Herzultraschall nachweisen, schließt dies eine infektiöse Endokarditis aber nicht aus, insbesondere nicht bei Verdacht auf Prothesenendokarditis oder nach embolischen Ereignissen. **Septische Abszesse** (Majorkriterium), insbesondere bei Prothesenendokarditiden, lassen sich fast nur mit der Ösophagus-Echokardiographie finden. Größere Abszesse bei Prothesenendokarditiden können auch mit Hilfe der **Szintigraphie** mit Indiumoxin-markierten Granulozyten oder durch **Kernspintomographie** nachgewiesen werden (s. u.).

Die **Perikarditis** im Gefolge einer Abszessbildung wird durch die transthorakale Echokardiographie erfasst.

Elektrokardiographie Im EKG finden sich meist unspezifische Veränderungen von Erregungsausbreitung und -rückbildung. Ursachen für die Tachykardie sind Fieber und hämodynamische Belastung. Bei septischen Myokardabsiedlungen oder Satellitenläsion in der Nähe des Reizleitungsgewebes können AV-Blockierungen auftreten.

Laborbefunde Wichtigster Laborparameter bei der infektiösen Endokarditis ist die Blutkultur.

■ **Positive Blutkultur:** siehe Majorkriterien (s. Tab. 5.51). Der Erregernachweis dient nicht nur zur Sicherung der Diagnose, sondern auch zur Festlegung der Therapiestrategie sowie zur Beurteilung des Verlaufs. Da bei einer Endokarditis von einer relativ konstanten Bakteriämie ausgegangen werden kann, ist normalerweise die Abnahme von vier bis sechs Blutkulturen innerhalb von zwei bei drei Tagen ausreichend. Eine vorherige Antibiotikatherapie kann zwar die Trefferwahrscheinlichkeit herabsetzen, macht aber die Blutkulturdiagnostik nicht sinnlos. Grundsätzlich sollte etwa 8–14 Tage nach Abschluss einer Endokarditisbehandlung die Blutkultur-

5.10 Entzündliche Herzerkrankungen

diagnostik wiederholt werden, um ein mögliches Frührezidiv auszuschließen.
- **„Negative" Blutkultur:** Die häufigste Ursache einer „negativen" Blutkultur bei tatsächlicher Endokarditis ist eine vorschnelle Antibiotikatherapie. In seltenen Fällen handelt es sich um Keime, deren Kultur speziellen Anforderungen genügen muss (Bebrütung von mindestens zwei Wochen, spezielle Isolationstechniken). Bei Verdacht auf eine **Pilzendokarditis** können „Isolatorsysteme" verwendet werden, durch die der Nachweis von intragranulozytären Erregern möglich ist. Die Abnahme von arteriellem Blut erhöht die Wahrscheinlichkeit der Erregerdiagnose nicht.
- **Antibiogramm und minimale Hemmkonzentration:** Die in der Blutkultur nachgewiesenen Erreger sollten auf ihre Antibiotikaempfindlichkeit untersucht werden (Bestimmung der minimalen Hemmkonzentration, in einigen Fällen auch der minimalen bakteriziden Konzentration).

Neben der Blutkultur weisen BSG-Beschleunigung, CRP-Erhöhung, Leukozytose mit Linksverschiebung, zirkulierende Immunkomplexe und/oder positive Rheumafaktoren auf die Entzündung hin.

Herzkatheteruntersuchung Im Regelfall soll sie bei klinisch subakuten Endokarditisformen erst nach erfolgreicher antibiotischer Therapie erfolgen, wenn ein Klappenersatz erwogen wird. Bei nicht beherrschbarer Infektion, Abszessbildung, großen Vegetationen, die bereits embolisiert haben, oder bei manifester Herzinsuffizienz ist eine vorzeitige Operation indiziert, welche beim Patienten über 45 Jahre eine Koronarangiographie voraussetzt. Die Indikationen für eine Herzkatheteruntersuchung sind in Tabelle 5.52 wiedergegeben.

! Keine Passage frisch endokarditisch veränderter Herzklappen mit dem Herzkatheter!

Differentialdiagnose	Ausschlussmaßnahmen
Klappensklerose (ältere oder Dialysepatienten), Lambel'sche Exkreszenzen (degenerative Veränderungen)	Echokardiogramm (Klappenveränderungen)
Rheumatisches Fieber	Jones-Kriterien, AST (Antistreptolysintiter)/ASL (Antistreptolysin-Latextest), Rachenabstrich
E. rheumatica simplex	Nachweis von Rheumafaktoren
Libman-Sacks-Endokarditis	SLE-Diagnostik mit ANA, DNS-Antikörpern (Doppelstrang), Ro, La, Scl 70

Therapie Art und Dauer der Chemotherapie sind abhängig von
- Art und Verlauf der Endokarditis (Nativklappenendokarditis, akuter Verlauf, Lentatyp, Prothesenendokarditis)

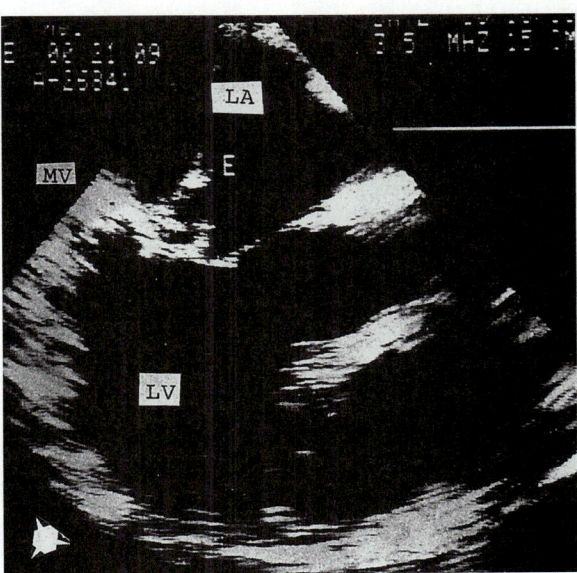

Abb. 5.81 Transösophageale Darstellung einer Mitralklappenvegetation (3,5-MHz-Transducer) bei einer 28-jährigen Patientin mit Mitralklappenprolaps-Syndrom, Fieber und Streptokokken in der Blutkultur. Transthorakale Untersuchungen hatten lediglich einen Mitralklappenprolaps ergeben. Der Transducer befindet sich im Ösophagus (Bildoberrand Mitte), die endokarditische Vegetation (E) prolabiert bereits zu Beginn der Systole vom Mitralklappenapparat (MV) in das linke Atrium (LA). LV = linker Ventrikel.

- dem nachgewiesenen Erreger (Blutkulturen)
- dem Alter und klinischen Zustand des Patienten.

Prinzipiell ist die Therapie der infektiösen Endokarditis auf die **Elimination der Mikroorganismen** ausgerichtet, da andernfalls Rezidive auftreten.

Nativklappenendokarditis Einen Überblick über die Antibiotikaauswahl und empfohlene Behandlungsdauer bei nachgewiesenen Streptokokken, Staphylokokken und Erregern der HACEK-Gruppe gibt Tabelle 5.53.

Mit der Antibiotikatherapie sollte man beim **hämodynamisch stabilen** Patienten erst beginnen, wenn die Ergeb-

Tab. 5.52 Indikationen zur Herzkatheteruntersuchung bei infektiöser Endokarditis.

- Persistierende Sepsis mit V. a. Ausbildung eines paravalvulären Abszesses oder einer Fistel
- V. a. mykotisches Aortenaneurysma
- V. a. höhergradige koronare Herzkrankheit
- V. a. zusätzliche anatomische Abnormalitäten (z. B. HOCM, ASD, VSD, Aortenkoarktation)
- Fraglicher Mehrklappenbefall
  - Indikation eher großzügig bei:
    Versagen der medikamentösen Therapie (chirurgisches Eingreifen erforderlich)
  - Indikation eher restriktiv bei:
    gut ansprechender medikamentöser Therapie, schwerer hämodynamischer Instabilität bei hochgradiger Aorteninsuffizienz (OP ohne Herzkatheter)

Tab. 5.53 Empfehlungen zur antibiotischen Therapie der Streptokokken-, Staphylokokken- und HACEK**-Endokarditis (mod. nach Wilson et al., 1995).

Erreger	Antibiotikum	Mindestdauer	Bemerkungen
Penicillinsensible Viridans-Streptokokken und S. bovis (MHK ≤ 0,1 mg/ml) (Nativklappen*)	Penicillin G 6 × 2–3 Mio. IE oder Ceftriaxon 1 × 2 g	4 Wochen	Vorsicht bei Patienten > 65 Jahre und/oder mit NI oder Hypakusis oder mit Komplikationen (z.B. extrakardiale Foci)
	Penicillin G 6 × 2–3 Mio. IE plus Gentamicin 3 × 1 mg/kg KG	3 Wochen 2 Wochen	Serumspiegel von Gentamicin wegen Neuro- und Ototoxizität
	Vancomycin 2 × 30 mg/kg KG (bis 2 g/24 h)	4 Wochen	Nur bei Penicillinallergie, Serumspiegel erforderlich!
Relativ penicillinresistente Viridans-Streptokokken und S. bovis (MHK 0,1–0,5 mg/ml) (Nativklappen*)	Penicillin G 6 × 3 Mio. IE plus Gentamicin 3 × 1 mg/kg KG	4 Wochen 3 Wochen	–
	Vancomycin 2 × 30 mg/kg KG (bis 2 g/24 h)	4 Wochen	Nur bei Penicillinallergie, Serumspiegel erforderlich!
Enterokokken (Nativklappen*)	Penicillin G 6 × 3–5 Mio. IE plus Gentamicin 3 × 1 mg/kg KG	4–6 Wochen	Vier (sechs) Wochen empfohlen, wenn Dauer der Symptome kürzer (länger) als drei Monate
	Ampicillin 3 × 4 g plus Gentamicin 3 × 1 mg/kg KG	4–6 Wochen	Vier (sechs) Wochen empfohlen, wenn Dauer der Symptome kürzer (länger) als drei Monate
	Vancomycin 2 × 30 mg/kg KG (bis 2 g/24 h) plus Gentamicin 3 × 1 mg/kg KG	4–6 Wochen	Bei Penicillin-Allergie
Methicillinsensible Staphylokokken (Nativklappen)	Flucloxacillin 6 × 2 g evtl. plus Gentamicin 3 × 1 mg/kg KG	4–6 Wochen 3–5 Tage	Ohne Penicllinallergie
	Cefazolin 3 × 2 g (oder anderes Erstgenerations-Cephalosporin) evtl. plus Gentamicin 3 × 1 mg/kg KG	4–6 Wochen 3–5 Tage	Bei Penicillinallergie, außer wenn es sich um eine allergische Typ-I-Reaktion handelt
	Vancomycin 2 × 30 mg/kg KG (bis 2 g/24 h)	4–6 Wochen	Bei Penicillin-Allergie
Methicillinresistente Staphylokokken (Nativklappen)	Vancomycin 2 × 30 mg/kg KG (bis 2 g/24 h)	4–6 Wochen	–
Methicillinsensible Staphylokokken (Klappenprothese)	Flucloxacillin 6 × 2 g plus Rifampicin 3 × 300 mg p.o. plus Gentamicin 3 × 1 mg/kg KG	Mind. 6 Wochen Mind. 6 Wochen Mind. 2 Wochen	Bei Penicillinallergie mit Typ-I-Reaktion s. Therapie für methicillinresistente Staphylokokken
Methicillinresistente Staphylokokken (Klappenprothese)	Vancomycin 2 × 30 mg/kg KG (bis 2 g/24 h) plus Rifampicin 3 × 300 mg p.o. plus Gentamicin 3 × 1 mg/kg KG	Mind. 6 Wochen Mind. 6 Wochen Mind. 2 Wochen	Bei Penicillinallergie mit Typ-I-Reaktion
HACEK**-Organismen (Nativklappen*)	Ceftriaxon 1 × 2 g	4 Wochen	Oder andere Drittgenerations-Cephalosporine
	Ampicillin 4 × 2 g plus Gentamicin 3 × 1 mg/kg KG	4 Wochen 4 Wochen	–

* Bei Klappenprothesen verlängert sich die empfohlene Behandlungsdauer mit einer Kombinationstherapie auf mindestens sechs Wochen.
** HACEK-Organismen: Haemophilus species, Actinobacillus actinomycetemcomitans, Cardiobacterium hominis, Eikenella corrodens, Kingella kingii
MHK: minimale Hemmkonzentration; NI: Niereninsuffizienz

5.10 Entzündliche Herzerkrankungen

Tab. 5.54 Endokarditis-Risikogruppen.

Endokarditisrisiko	Besonders hohes Endokarditisrisiko	Keine Endokarditis-Prophylaxe nötig bei
1. Angeborene Herzfehler (außer Vorhofseptumdefekt vom Sekundumtyp)	1. Herzklappenprothesen inkl. Conduits/Grafts	1. Mitralklappenprolaps ohne apikal systolisches Geräusch
2. Erworbene Herzklappenfehler*	2. Zustand nach bakterieller Endokarditis	2. Zustand nach aortokoronarem Bypass
3. Operierte Herzfehler mit Restbefund; ohne Restbefund nur für ein Jahr		3. Zustand nach Herzschrittmacherimplantation
4. Mitralklappenprolaps mit apikalem systolischem Geräusch		4. Zustand nach Verschluss eines offenen Ductus Botalli
5. Hypertrophe obstruktive Kardiomyopathie		5. Operierte Herzfehler ohne Restbefund nach dem ersten postoperativen Jahr

* inkl. degenerativer Veränderungen, z. B. verkalkter Aortenklappe

nisse der Blutkultur vorliegen. Dann besteht auch die Möglichkeit, bei negativem Ergebnis zusätzliche Blutkulturen zu entnehmen. Um Frührezidive zu vermeiden, sollte die Antibiose intravenös über mindestens drei Wochen fortgeführt werden, da oral keine ausreichend hohen Plasmaspiegel erzielt werden.

Verläuft dagegen eine akute Endokarditis rasch progredient oder kommt es zur hämodynamischen Dekompensation, muss mit der Antibiotikagabe sofort nach Entnahme von mindestens sechs Blutkulturen begonnen werden. Zum blinden Antherapieren empfiehlt sich eine Zwei- (Cephalosporin + Gentamicin) oder Dreifachkombination (Cephalosporin + Gentamicin + Vancomycin).

Wird als Erreger **Candida species** nachgewiesen, ist die Gabe von Amphotericin B, gefolgt von einer chirurgischen Sanierung kurz nach Beginn der Therapie, der lang dauernden Therapie mit Fluconazol überlegen.

Bei **fehlendem Erregernachweis** sollte man die gleiche Therapie wählen wie bei Enterokokken, ggf. zusammen mit Vancomycin als Tripeltherapie. Vancomycin und Gentamicin sollten mindestens zwei, das Cephalosporin mindestens drei Wochen lang gegeben werden.

Bei **Penicillinallergie** empfiehlt sich die Therapie mit Vancomycin oder Targocid in Kombination mit Gentamicin.

Prothesenendokarditis Primäres Ziel ist das rasche Beseitigen der akuten Entzündungssymptome. Fast immer ist der schnelle **operative Ersatz** der entzündeten Herzklappenprothese notwendig. Die konservative Antibiotikatherapie richtet sich nach dem Erreger:

Prävention statt Therapie: Träger von Klappenprothesen gehören zur Hochrisikogruppe für eine Prothesenendokarditis (s. Tab. 5.54). Bei diagnostischen oder therapeutischen Eingriffen mit Bakteriämierisiko muss stets eine Prophylaxe durchgeführt werden (s. Tab. 5.55). Die entzündlichen Läsionen bei Prothesenendokarditis sind meist weniger gut diagnostizierbar als die Endokarditis an nativen Klappen, da die Echokardiographie am Klappen-prothesenring wegen der prothesenbedingten Artefakte oft keine Darstellung von Vegetationen zulässt.

Weitere Behandlung Bei Herzinsuffizienz vom Schweregrad III und IV nach NYHA-(New York Heart Association-)Klassifizierung wird mit ACE-Hemmern bzw. AT-II-Antagonisten, Diuretika, Betablockern und Digitalis, notfalls auch mit Katecholaminen behandelt.

Endokarditisprophylaxe Die Einteilung der Risikogruppen siehe Tabelle 5.54, die prophylaxebedürftigen Eingriffe sind in Tabelle 5.55 zusammengestellt. Die Ta-

Tab. 5.55 Eingriffe, die einer Prophylaxe bedürfen.

a) **Oropharynx, Respirations- und oberer Verdauungstrakt:**
- Zahnärztliche Eingriffe (Zahnsteinentfernung, Parodontalkürettage, Parodontalchirurgie, Wurzelbehandlungen, zahnchirurgische Eingriffe)
- Tonsillektomie/Adenotomie
- Bronchoskopie mit starrem Instrument, Sklerosierung von Ösophagusvarizen
- Chirurgische Eingriffe an den oberen Luftwegen

Prophylaxe nur bei besonders hohem Risiko:
- Fiberoptische Bronchoskopie, Intubation, Gastroskopie, Ösophagusdilatation

b) **Intestinaltrakt:**
- Chirurgische Eingriffe am Gastrointestinaltrakt und an den Gallenwegen

Prophylaxe nur bei besonders hohem Risiko:
- Ano-Rekto-Koloskopie, ERCP, Holzknecht-Untersuchung

Urogenitaltrakt:
- Zystoskopie, Lithotripsie, chirurgische Eingriffe

Prophylaxe nur bei besonders hohem Risiko:
- Blasenkatheterisierung, Geburt, Kürettagen, IU-Einlagen-Entfernung

c) **andere Eingriffe an infizierten Herden**
- z. B. Hautabszess, Phlegmone

Tab. 5.56 Prophylaxevorschlag bei Erwachsenen mit Endokarditisrisiko*.

- Einmalige Antibiotikagabe:
  - ad a) + b): Amoxicillin 3 g p.o. 1 h vor Eingriff
  - ad c): Di- oder Flucloxacillin 2 g p.o. 1 h vor Eingriff
- Bei Penicillin-Unverträglichkeit:
  - ad a) + c): Clindamycin 600 mg p.o. 1 h vor Eingriff
  - ad b): Vancomycin 1 g i.v. als Infusion über mindestens 1 h, Beginn spätestens 1 h vor Eingriff

Anmerkung: a, b, c beziehen sich auf Tabelle 5.56:
- a = Oropharynx: Zielkeim ist Streptococcus viridans
- b = Intestinaltrakt: Zielkeime sind Enterokokken
- c = andere Eingriffe: Zielkeime sind Enterokokken sowie Staphylococcus aureus und epidermidis

* mod. nach den Endokarditisprophylaxe-Empfehlungen der Paul-Ehrlich-Gesellschaft und der Deutschen Gesellschaft für Herz- und Kreislaufforschung.

bellen 5.56 und 5.57 zeigen die Prophylaxevorschläge bei Erwachsenen mit einfachem oder hohem Endokarditisrisiko.

Verlauf und Prognose Die Prognose unbehandelter Patienten mit infektiöser Endokarditis ist infaust. Die Heilungsrate ist abhängig vom verursachenden Keim (s. Tab. 5.58) und von der medikamentösen Therapie, aber auch davon, ob eine native oder eine Kunstklappe betroffen ist (s. Tab. 5.59), sowie vom Zeitpunkt der Diagnosestellung.

Die infektiöse Endokarditis im Kindesalter ist mit einer hohen Letalität belastet. Hier dominieren Viridans-Streptokokken. Das diagnostische und therapeutische Vorgehen unterscheidet sich nicht von dem der Endokarditis des Erwachsenenalters.

Komplikationen **Embolische Komplikationen** an Niere, Gehirn und Milz kommen vor. Insbesondere akute Lähmungen bei jungen Patienten sind nicht selten durch embolisch bedingte neurologische Ausfälle im Rahmen einer Endokarditis erklärbar. Außerdem kommt es zu **Hämaturie** bzw. **Erythrozyturie** durch Nierenbeteiligung, subakute Glomerulonephritis (Löhlein-Nephritis) oder Immunkomplexnephritis mit Ablagerungen an Basalmembran und Glomerula (s. Kap. 18.5).

Bei einer Infektion der Aortenklappe ist die Trias Aorteninsuffizienz, Perikarditis und AV-Block pathognomonisch für einen **Ringabszess.** Die Perikarditis ist eine häufig unterschätzte Begleitmanifestation, ebenso die Myokarditis (Entstehungsmöglichkeit durch Koronararterienembolien, toxische Schäden durch bakterielle Mediatoren, durch septische Abszesse, durch Immunkomplexe oder durch zytotoxische Autoantikörper).

Tab. 5.57 Prophylaxevorschlag bei Erwachsenen mit besonders hohem Endokarditisrisiko*.

- Mehrmalige Antibiotikagabe:
  - ad a) + b): Amoxicillin 3 g p.o. 1 h vor Eingriff, dann 1 g p.o. nach 8 und 16 h oder Amoxicillin 2 g i.v. 1/2 h vor Eingriff, dann 1 g i.v. nach 8 und 16 h
  - ad c): Di- oder Flucloxacillin 2 g p.o. 1 h vor Eingriff, dann 500 mg p.o. nach 8 und 16 h oder Di- oder Flucloxacillin 1 g i.v. 1/2 h vor Eingriff, dann 1 g i.v. nach 8 und 16 h
- Bei Penicillin-Unverträglichkeit:
  - ad a): Clindamycin 600 mg p.o. 1 h vor Eingriff, dann 300 mg p.o. nach 8 und 16 h
  - ad b) + c): Vancomycin 1 g i.v. als Infusion über mindestens 1 h, Beginn spätestens 1 h vor Eingriff, dann 1 g i.v. nach 12 h
- Hospitalisierte Patienten:
Nach Möglichkeit ist die parenterale Gabe von Amoxicillin (a + b) bzw. von Di- oder Flucloxacillin (c) zu kombinieren mit Gentamicin 1,5 mg/kg i.v. 1/2 h vor Eingriff, dann 1 mg/kg i.v. nach 8 und 16 h
Bei Penicillin-Unverträglichkeit sollte Vancomycin (a + b + c) mit Gentamicin, wie oben angegeben, kombiniert werden.

Anmerkung: a, b, c beziehen sich auf Tabelle 5.55:
- a = Oropharynx: Zielkeim ist Streptococcus viridans
- b = Intestinaltrakt: Zielkeime sind Enterokokken
- c = andere Eingriffe: Zielkeime sind Enterokokken sowie Staphylococcus aureus und epidermidis

* mod. nach den Endokarditisprophylaxe-Empfehlungen der Paul-Ehrlich-Gesellschaft und der Deutschen Gesellschaft für Herz- und Kreislaufforschung.

Tab. 5.58 Prognose von Patienten mit Endokarditis in Abhängigkeit vom Erreger (früh: < 2 Monate, spät: > 2 Monate nach Klappenimplantation).

	Heilungsrate (%) bei	
	Medikamentöser Therapie	Medikamentöser und chirurgischer Therapie
Nativklappenbefall		
Streptokokken	90–98	90–98
Staphylococcus aureus	50	70
Staphylococcus aureus (Drogenabhängige)	90	90–100
Gramnegative Bakterien	40	65
Pilze	5	50

	Früh	Spät	Früh	Spät
Kunstklappenbefall				
Streptokokken	60–80	75–90		
Staphylococcus aureus	25	40	50	60
Staphylococcus epidermidis	20	40	60	70
Gramnegative Bakterien	10	20	40	50
Pilze	1	1	30	40

5.10 Entzündliche Herzerkrankungen

Komplikation	Häufigkeit
Kongestive Herzinsuffizienz (Therapie s. Abb. 5.82)	■ Ca. 50 % der Fälle ■ Bei subakuten Verlaufsformen protrahiert und seltener auftritt als bei akuten Klappenendokarditiden ■ Bei Aorteninsuffizienz häufiger als bei Mitralinsuffizienz
Embolien	20–30 %
Perivalvuläre invasive Infektion ■ Abszess ■ intrakardiale Fisteln ■ Septumdefekt	10–15 % (Nativklappenendokarditis) 45–60 % (Prothesenklappenendokarditis)
Aneurysmen, v.a. Aneurysma sinus aortae	Selten
Klappenperforation	Selten
Intrakardialer Abszess	20–30 %, (besonders bei Staph. aureus und Enterokokken)
(Peri-)Myokarditis	Selten
Nierenbeteiligung (Löhlein-Nephritis oder Immunkomplexnephritis)	

Tab. 5.59 Prognose bei infektiöser Endokarditis in Abhängigkeit vom klinischen Zustand des Patienten und von der betroffenen Klappe.

	Krankenhausmortalität (%)
Klinischer Zustand	
■ Kompensierte Herzinsuffizienz	10–20
■ Akute Dekompensation	30–50
■ Unkontrollierte Sepsis	47
Bei Nativklappe	
■ Aortenklappe	7–10
■ Mitralklappe	16–18
Bei Kunstklappe	
■ Frühe Klappenendokarditis	41–72
■ Späte Klappenendokarditis	18–45

5.10.2 Rheumatisches Fieber

Engl. Begriff: Rheumatic Fever

> **Praxisfall**
>
> Eine 17-jährige Immigrantin aus Indien klagt über Rötung und Auftreibung der beiden Kniegelenke mit schmerzhafter Bewegungseinschränkung, zeigt subkutane Knötchen im Ellenbogenbereich und gibt an, vor wenigen Tagen eine girlandenförmige Hautrötung gehabt zu haben. Die Beschwerden seien drei Wochen nach einer Mandelentzündung aufgetreten, hinzu kämen jetzt ein beschleunigter unregelmäßiger Puls und eine deutliche Einschränkung ihrer Belastbarkeit.
>
> Im **Ruhe-EKG** finden sich eine absolute Tachyarrhythmie bei Vorhofflimmern und ST-Strecken-Senkungen über der Vorderwand. **Auskultatorisch** ist ein ohrnahes

Zusammenfassung

- Häufigste Ursache: Bakteriämie bei vorgeschädigter Herzklappe
- Wichtigstes Symptom: Fieber mit suspektem Herzklappenbefund (Auskultation, Echokardiographie)
- Wichtigste diagnostische Maßnahmen: (transösophageale) Echokardiographie, Blutkultur
- Wichtigste therapeutische Maßnahme: ausreichend lange Antibiotikatherapie

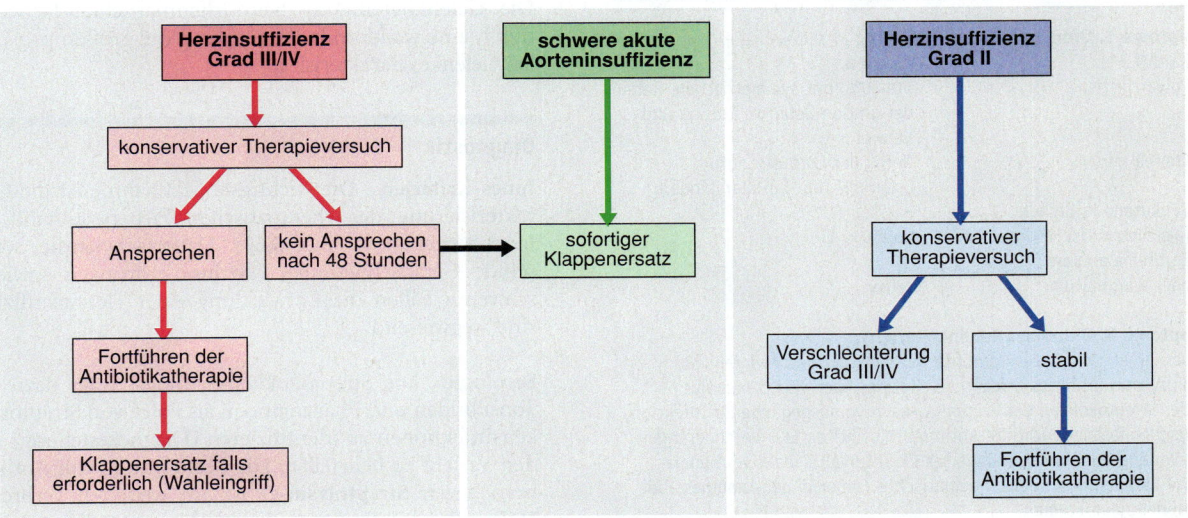

Abb. 5.82 Therapeutisches Vorgehen (konservativ/operativ) bei Herzinsuffizienz und infektiöser Endokarditis.

Systolikum bei akzentuiertem 1. Herzton und angedeutetem protodiastolischem Geräusch zu hören. **Echokardiographisch** zeigt sich der linke Vorhof vergrößert, die Beweglichkeit der Mitralklappe ist leicht eingeschränkt. Es liegt ein kombiniertes Mitralvitium vor.

Diagnose: Bei drei positiven Symptomen erster Ordnung und laborchemisch gesicherten positiven Nebenkriterien (erhöhte BSG, positives C-reaktives Protein und erhöhte Antistreptolysintiter) muss von einem rheumatischen Fieber mit rheumatischer Endokarditis ausgegangen werden.

Die **Therapie** besteht aus Allgemeinmaßnahmen und der Gabe von Acetylsalicylsäure (3 × 1g/d), drei Wochen lang 1 Mega Penicillin pro Tag sowie einer Antibiotikaprophylaxe mit Penicillin bis zum 25. Lebensjahr.

Definition Das rheumatische Fieber ist eine systemische Erkrankung mit gesicherter infektiöser Primärursache durch β-hämolysierende Streptokokken der serologischen Gruppe A. Die rheumatische Endokarditis ist eine Form der rheumatischen Karditis und ihre wichtigste kardiale Manifestation.

Epidemiologie Das rheumatische Fieber kann prinzipiell in jedem Alter auftreten, jedoch liegt der Erkrankungsgipfel zwischen dem 5. und 25. Lebensjahr.

In Mitteleuropa konnte das rheumatische Fieber durch verbesserte hygienische Verhältnisse und frühzeitige Antibiotikatherapie zurückgedrängt werden. Generell findet sich eine Korrelation zwischen dem Auftreten von rheumatischem Fieber und sozioökonomischen Faktoren, denn Zusammenleben auf engem Raum fördert die Ausbreitung der besonders virulenten Bakterienstämme (Serotypen 3, 5, 18, 19, 24 u. a.).

Frauen erkranken wesentlich häufiger als Männer, genetische Faktoren für die Realisierung der rheumatischen Karditis sind wahrscheinlich.

Die häufigste Verlaufsform im Kindesalter ist die rezidivierende rheumatische Karditis, die zu Klappendefekten prädisponiert.

Ätiologie und Pathogenese Zwei bis drei Wochen nach einer Infektion des oberen Respirationstrakts (meist Tonsillitis oder Pharyngitis) durch β-hämolysierende Streptokokken der serologischen Gruppe A, insbesondere vom Typ Lancefield, kann sich – auf dem Boden einer besonders ausgeprägten immunologischen Reaktionsbereitschaft der Erkrankten – ein rheumatisches Fieber entwickeln.

Die sekundäre Immunpathogenese des rheumatischen Fiebers ist auf eine immunkomplexbedingte Kapillarschädigung mit Plasmaexsudation und Fibrinausfällung als Immunkomplexreaktion vom Typ III zurückzuführen.

Symptome Die Miterkrankung des Herzens im Rahmen eines rheumatischen Fiebers kann als Pankarditis, d.h. Peri-, Myo- und Endokarditis, als isolierte Peri- oder Myo- oder Endokarditis oder als Perimyo- oder Myoendokarditis ablaufen. Die jeweilige Verlaufsform bestimmt das klinische Bild.

- Bei der **Perikarditis** stehen systolisch-diastolische Reibegeräusche, evtl. Herzschmerzen oder ein Perikarderguss im Vordergrund.
- Eine **Myokarditis** manifestiert sich in Dauertachykardie, Repolarisationsstörungen, AV-Blockierungen unterschiedlichen Schweregrades und Rhythmusstörungen.
- Die **rheumatische Endokarditis** ist im akuten Krankheitsstadium nur selten zu diagnostizieren. Führend können wechselnde Auskultationsbefunde im Sinne einer Insuffizienz der Mitral- und/oder Aortenklappen, d.h. systolische Geräusche über der Herzspitze oder der Mitralklappe oder diastolische Geräusche über der Aorta bzw. links parasternal, sein. In der Regel macht sich die Miterkrankung einer oder mehrerer Herzklappen und damit die Entwicklung eines Herzklappenfehlers erst Monate oder Jahre nach der akuten Erkrankung bemerkbar.

Die **Gelenkbeteiligung** beim rheumatischen Fieber ist durch eine wandernde Entzündung der großen proximalen Gelenke charakterisiert.

Diagnostik

Jones-Kriterien Die wichtigste Maßnahme ist die Charakterisierung des rheumatischen Fiebers anhand der Jones-Kriterien (s. Tab. 5.60). Dauertachykardie, wechselnde Geräuschbefunde, Rhythmusstörungen sowie in schweren Fällen die Entwicklung einer Herzinsuffizienz sind wegweisend.

Serologie Die Streptokokken-Serologie trägt dazu bei, Tonsillitiden und Pharyngitiden als Folge von Streptokokken-Infektionen zu identifizieren (Diagnosestellung) und den Verlauf zu beurteilen. Die Bestimmung von Antikörpern gegen **Streptolysin-O** ist am weitesten verbreitet, **DNase-B** oder **Hyaluronidase** haben zusätzliche Bedeutung erlangt. Der Antikörpertiter kann zwei Monate nach

Tab. 5.60 Symptome des rheumatischen Fiebers nach Jones (Jones-Kriterien).

Symptome 1. Ordnung (Hauptkriterien):	
Karditis:	20–70%
Polyarthritis:	50–80%, mit symmetrischem Befall der großen Gelenke, Rötung und Schwellung
Chorea minor:	Befall des Corpus striatum unter 5% (nur bei Kleinkindern)
Subkutane Knötchen (als rheumatische Granulome):	häufig
Erythema anulare oder marginatum:	selten

Symptome 2. Ordnung (Nebenkriterien):
Fieber, Gelenkschmerzen, erhöhte Blutsenkungsgeschwindigkeit, Leukozytose, erhöhtes C-reaktives Protein, Nachweis β-hämolysierender Streptokokken der Gruppe A (nach vorausgegangener Infektion) im Rachenabstrich, erhöhte Antistreptolysintiter, EKG-Veränderungen (PQ-Verlängerung und verlängertes PR-Intervall), inaktive rheumatische Klappenfehler oder rheumatisches Fieber in der Anamnese bei rezidivierenden Formen.

5.10 Entzündliche Herzerkrankungen

der akuten Infektion bereits negativ sein. Bei der akuten Polyarthritis aber, die innerhalb der ersten vier bis fünf Wochen nach akutem Infekt auftritt, spricht ein negativer Antikörpertiter gegen ein rheumatisches Fieber.

Elektrokardiographie Das EKG stellt eine wichtige Untersuchungsmethode dar, da bei wiederholten Kontrollen fast immer unterschiedliche Kurvenverläufe (**„Bewegung im EKG"**), Repolarisationsstörungen, wechselnd ausgeprägte AV-Blockierungen, verschiedenartige supraventrikuläre oder ventrikuläre Rhythmusstörungen oder Zeichen der akuten Perikarditis nachgewiesen werden können (s. Kap. 5.10.5).

Farbdoppler-Echokardiographie Im Verlauf einer rheumatischen Endokarditis der Mitralklappe entwickelt sich nach Monaten oder Jahren häufig eine Stenose, die selten auch mit einer Insuffizienz vergesellschaftet ist. Erst dann folgen Veränderungen an der Aortenklappe. Bei rheumatischer Perikarditis lassen sich kleinere, seltener größere Ergüsse nachweisen. Bei einer Myokarditis sind evtl. die dilatierten Ventrikel und die Hypokinesien festzustellen.

Differentialdiagnose	Ausschlussmaßnahmen
Perimyokarditis anderer Ursache	Klinik, ggf. Endomyokardbiopsie
Infektiöse Endokarditis	Blutkulturen
Polyarthritis anderer Ursache	ANA, ENA, ds-DNS, Scl 70

Therapie
- **Allgemeinmaßnahmen:** körperliche Schonung über mehrere Wochen
- **Antiphlogistische Behandlung** mit mindestens 3 g/d Acetylsalicylsäure über zwei bis drei Wochen und anschließender Dosisreduktion bis zum Ende der sechsten Woche.
- **Prednisolon,** 1–2 mg/kg Körpergewicht, je nach Schwere der klinischen Symptomatik zusätzlich zur antiphlogistischen Behandlung; anschließend Dosisreduktion in Abhängigkeit von der Besserung der klinischen und laborchemischen Symptome und Befunde.
- **Penicillintherapie** mit 1 Mega Penicillin G/d über mindestens drei Wochen. Danach ist zur Rezidivprophylaxe eine Dauertherapie mit i.m. Injektionen von 1,2 Mega Penicillin G in Retardform in dreiwöchigen Abständen bis zum 25. Lebensjahr erforderlich. Außerdem ist eine lebenslange **Penicillinprophylaxe** bei operativen Eingriffen, insbesondere Zahnbehandlungen, entsprechend den Empfehlungen notwendig. Nach der seltenen rheumatischen Herzerkrankung im Erwachsenenalter ist eine mindestens fünfjährige Penicillindauerprophylaxe indiziert, bei Penicillinallergie Erythromycin. Eine Tonsillektomie ist meist sinnvoll.

Die Kontrolle der Therapie erfolgt anhand laborchemischer, serologischer und klinischer Aktivitätskriterien.

Verlauf und Prognose Entscheidend ist die **Frühdiagnose,** die bei isolierter rheumatischer Herzerkrankung, d.h. ohne die ansonsten führenden Gelenksymptome, schwierig sein kann. Bei rechtzeitiger Behandlung hat die rheumatische Herzkrankheit heute eine günstige Prognose. Eine rheumatische Perikarditis führt nie zu einer Pericarditis constrictiva. Auch nach Verschwinden der klinischen, laborchemischen und serologischen Aktivitätszeichen ist die Krankheit aber nicht unbedingt ausgeheilt, d.h., sie geht in einen **chronisch-entzündlichen Verlauf** über (ca. 5 % persistieren länger als sechs Monate).

Besonders die Endokarditis kann im Verlauf von Jahren und Jahrzehnten zu einer kontinuierlichen Verwachsung und Schrumpfung der Klappenränder mit Ausbildung einer Mitral-, weniger häufig einer Aortenstenose führen. Eine fortschreitende rheumatische Myokarditis bewirkt eine zunehmende Kontraktionsinsuffizienz, so dass die Prognose häufig weniger von der Schwere des Klappenfehlers als von der rheumatischen Schädigung des Myokards bestimmt sein kann.

Komplikation	Häufigkeit
Plötzlicher Herztod (Kammerflimmern oder AV-Block ohne Ersatzrhythmus)	Selten
Akute Mitralklappeninsuffizienz infolge Papillarmuskeldysfunktion bei rheumatischer Myokarditis	Selten
Herzbeuteltamponade	Selten
Akutes Linksherzversagen	Selten

Zusammenfassung
- Häufigste Ursache: b-hämolysierende Streptokokken der Gruppe A
- Wichtigste Symptome: Fieber, wandernde Polyarthritis der großen Gelenke im Gefolge einer Pharyngitis
- Wichtigste diagnostische Maßnahmen: Anamnese, Klinik, Serologie, Echokardiographie, Jones-Kriterien
- Wichtigste therapeutische Maßnahmen: Antibiotikagabe, antiinflammatorische Therapie

5.10.3 Herzbeteiligung bei Kollagenerkrankungen

Die Herzbeteiligung bei den „Kollagenkrankheiten" steht häufig nicht im Vordergrund des Beschwerdebildes der Patienten, deren Grundkrankheit die chronische Polyarthritis (cP), der systemische Lupus erythematodes (SLE), die Spondylitis ankylosans (Sp.a.), das Reiter-Syndrom (RS), der Morbus Still oder die progressive systemische Sklerodermie (PSS) darstellt. Sie ist allerdings häufiger als klinisch vermutet.

Rheumatoide Arthritis

Synonym: Progrediente chronische Polyarthritis (PCP)
Engl. Begriff: Rheumatoid Arthritis

Praxisfall

Eine 39-jährige Frau wird wegen einer Synkope bei AV-Block III. Grades notfallmäßig eingeliefert. Sie ist seit fünf Jahren an mehreren Schüben einer arthralgischen Erkrankung der kleinen Gelenke erkrankt.

Rheumafaktoren sind positiv. Im **EKG** zeigt sich ein intermittierender AV-Block III. Grades, im **Echokardiogramm** ein kleiner Perikarderguss. Die Patientin wird mit einem **DDD-Schrittmacher** (s. Kap. 5.7) versorgt. Der kleine Perikarderguss persistiert über Monate trotz Antiphlogistikatherapie der Gelenkbeschwerden mit Ibuprofen.

Definition Bei der rheumatoiden Arthritis (rA) handelt es sich um eine chronische unspezifische, meist symmetrische Entzündung der peripheren Gelenke, die zu einer progressiven Zerstörung der Gelenkstrukturen führen kann. Extraartikuläre Manifestationen sind möglich.

Symptome, Diagnostik, Therapie, Verlauf und Prognose
Einzelheiten zu Diagnose, Differentialdiagnose, Symptomatik, Therapie, Verlauf und Prognose der Grunderkrankung sind Kapitel 13.2 zu entnehmen.

Die **kardiale Symptomatik** ist Teil der viszeralen Manifestationen der Erkrankung. Perikarditis und Reizleitungsstörungen können klinisch, elektrokardiographisch und echokardiographisch erfasst werden. Näheres siehe Tabelle 5.61.

Morbus Still

Synonym: Juvenile rheumatoide Arthritis
Engl. Begriff: Juvenile Rheumatoid Arthritis

Definition Die juvenile rheumatoide Arthritis beginnt vor dem 16. Lebensjahr und ist der des Erwachsenen ähnlich. Es werden verschiedene Untergruppen unterschieden, von denen eine mit systemischem Befall auftritt (s. Kapitel 13.2). Diese Untergruppe wird als Morbus Still bezeichnet.

Symptome, Diagnostik Eine Perikarditis findet sich in ca. 10 % der Fälle. Es treten häufig hohes Fieber, Exanthem, Splenomegalie, Adenopathie neben der Polyserositis auf. Bisweilen gehen diese systemischen Erscheinungen dem Auftreten der Arthritis voraus. Der Rheumafaktor ist meist negativ. Einzelheiten zur Grunderkrankung sind Kapitel 13.2 zu entnehmen.

Therapie Die Therapie entspricht der der Grunderkrankung mit nicht-steroidalen Antirheumatika.

Verlauf und Prognose Die Prognose ist günstiger als beim Erwachsenen, eine komplette Remission tritt bei bis zu 75 % der Patienten auf.

Systemischer Lupus erythematodes

Synonym: Lupus erythematodes viszeralis
Engl. Begriff: Systemic Lupus Erythematosus

Definition Der systemische Lupus erythematodes (SLE) ist eine entzündliche Bindegewebserkrankung unklarer Ätiologie, die bevorzugt bei jungen Frauen, aber auch bei Kindern vorkommt.

Symptome Bei ca. 40 % der SLE-Kranken kommt es zur kardialen Beteiligung; eine Perikarditis ist häufig. Beim SLE können sich krümelige, aus Plättchen und Fibrin bestehende Vegetationen am Klappenschlussrand entwickeln. Diese sog. **Libman-Sacks-Läsionen,** die bei bis zu 40 % der obduzierten Patienten im akuten Stadium vorhanden sind, sind im Allgemeinen nicht mit Stenose oder Insuffizienz verbunden (s. Tab. 5.62). Eine begleitende **Hypertonie** findet sich in ca. 40 % der Fälle, etwa gleich häufig mit oder ohne Nierenbeteiligung. Einzelheiten zu Symptomatik, Diagnose, Differentialdiagnose, Therapie, Verlauf und Prognose siehe Kapitel 13.2.

Spondylitis ankylosans

Synonym: Morbus Bechterew
Engl. Begriff: Ankylosing Spondylitis

Definition Der Morbus Bechterew stellt eine chronische Entzündung der Ileosakralgelenke, Schambeinfugen und

Tab. 5.61 Epidemiologie, Ätiologie, Pathogenese, Diagnostik und Therapie der kardialen Beteiligung bei chronischer Polyarthritis.

Chron. Polyarthritis	Prävalenz	Untersuchungsmethode	Ursache	Therapie
Grundkrankheit: cP	0,5–1% (3 > 2)	Rheumafaktor (80%)	Synovitis	Nicht kausal
Herzbeteiligung:	50%		Vaskulitis	Nicht kausal
■ Perikarditis	30%	Echokardiographie	Serositis Cave: Pericarditis constrictiva	Symptomatisch: Tamponade
■ Klappenbeteiligung	< 5% (Aorta)	Echokardiographie	Granulom	Evtl. OP
■ Reizleitungsstörungen	< 1% AV-Block mit LSB	EKG	Granulom	Schrittmacher
■ Myokarditis	15% (autoptisch)	(EKG), Myokardbiopsie	Granulom	Symptomatisch
■ Koronariitis	15–20% (autoptisch)		Vaskulitis	Symptomatisch

5.10 Entzündliche Herzerkrankungen

Tab. 5.62 Ursachen, Prävalenz, Untersuchungsmethoden und Therapie bei systemischem Lupus erythematodes (SLE).

SLE	Prävalenz	Untersuchungsmethode	Ursache	Therapie
Grundkrankheit: SLE	0,01% (3 > 2)	ds-ss DNS (80%)	Immunkomplexe	Nicht kausal
Herzbeteiligung:	50%		Vaskulitis	Nicht kausal
■ Perikarditis	30%	Echokardiographie	Lokale AG-AK-Reaktion	Kortikoide
■ Klappenbeteiligung (= Libman-Sacks-Endokarditis)	Selten: Aorta	Echokardiographie	Immunkomplex-Ablagerung	
■ Reizleitungsstörungen	< 1% AV-Block	EKG	Vaskulitis	Schrittmacher
■ Myokarditis	50% (autoptisch)	(EKG), Myokardbiopsie	Vaskulitis	Kortikoide
■ Koronararteriitis	15–20% (autoptisch)		Vaskulitis	Kortikoide

Intervertebralgelenke sowie der Extremitätengelenke und Sehnenansätze dar; eine viszerale Beteiligung ist möglich.

Symptomatik Gemeinsam können eine frühe, meist flüchtige Perikarditis, seltener Myokarditis, AV-Überleitungsstörungen und eine spät einsetzende Mesaortitis mit Aorteninsuffizienz auftreten. Zu Zeitpunkt, Häufigkeit und Therapie siehe Tabelle 5.63. Einzelheiten zu Diagnose, Differentialdiagnose, Symptomatik, Therapie, Verlauf und Prognose der Spondylitis ankylosans sind Kapitel 13.2 zu entnehmen.

Verlauf und Prognose Nur in Ausnahmefällen ist der Verlauf schwer und progredient, vor allem in den seltenen Fällen, in denen eine sekundäre kardiale Amyloidose auftritt.

Progressive systemische Sklerose und CREST-Syndrom

Synonym: Progressive Sklerodermie
Engl. Begriff: Systemic Sclerosis (Skleroderma)

Definition Die **progressive systemische Sklerose (PSS)** ist eine chronische Erkrankung unklarer Ätiologie, charakterisiert durch fibrosierende degenerative und vaskuläre Veränderungen der Haut, der Gelenkstrukturen und an den inneren Organen. Das **CREST-Syndrom** ist gekennzeichnet durch **C**alcinosis cutis, **R**aynaud-Phänomen, o**e**sophageale Dysfunktion, **S**klerodaktylie und **T**eleangiektasien.

Symptomatik Klinisches **Leitsymptom** ist die proximale Sklerodermie als bilaterale symmetrische sklerodermöse Hautveränderung. Zur kardialen Beteiligung bei PSS siehe Tabelle 5.64. Einzelheiten zu Diagnose, Differentialdiagnose, Symptomatik, Therapie, Verlauf und Prognose der PSS sind Kapitel 13.5 zu entnehmen.

Therapie Die Therapie ist meist symptomatisch. Sie folgt den Kriterien in der Behandlung von Herzinsuffizienz, Angina pectoris und/oder Rhythmusstörungen.

Verlauf und Prognose Die Herzinsuffizienz kann sich entweder aufgrund einer pulmonalen Hypertension mit nachfolgendem Cor pulmonale oder infolge einer diffusen Fibrosierung des Herzmuskels entwickeln. Sie neigt zur Chronifizierung und spricht schlecht auf Digitalis an.

5.10.4 Kardiomyopathien

Synonym: Herzmuskelerkrankungen
Engl. Begriff: Cardiomyopathies

Die Bezeichnungen „Herzmuskelerkrankungen" und „Kardiomyopathie" werden heute synonym gebraucht (WHO-ISFC task force, 1996). Man versteht darunter alle Er-

Tab. 5.63 Zeitpunkt, Häufigkeit und Therapie der Herzbeteiligung bei Morbus Bechterew und Reiter-Syndrom.

Zeitpunkt	Herzbeteiligung	Inzidenz (%) M. Bechterew	Reiter-Syndrom	Therapie
Frühe flüchtige Manifestation (1.–2. Jahr)	Perikarditis	1	2	Evtl. Steroide
	Myokarditis	?	6	Evtl. Steroide
	AV-Block	?	5	Evtl. Schrittmacher
Späte, bleibende Veränderung (nach 15 Jahren)	Aortitis (Aorteninsuffizienz)	10	2	Evtl. Klappenersatz
	Reizleitungsstörungen (variabel)	3	3	Evtl. Schrittmacher

Krankheiten des Herzens und des Kreislaufs

Tab. 5.64 Kardiale Beteiligung bei progressiver systemischer Sklerose.

Manifestationen	Inzidenz (%)	Ursache	Untersuchungsmethode	Therapie
Perikarditis	56 (Echo)	Grundkrankheit	ASA*	Steroide
Kardiomegalie	64 (Echo)	Myokardfibrose, Hypertonie	Echokardiographie, Myokardbiopsie	Symptomatisch
■ Myokardfibrose	34	„Sklerodermieherz"		
■ LV-Hypertrophie	37	„Sklerodermieherz" und Hypertoniefolge		
■ RV-Hypertrophie	28	Cor pulmonale (Lungenfibrose)		
■ EKG: ST-T-Segm.	35	Hypertrophie, Fibrose, Koronariitis		
Rhythmusstörungen		Herzbeteiligung, Hypertonie	Langzeit-EKG	Symptomatisch, falls nötig
■ VES	49			
■ Vorhofflimmern	4			
■ Kammerflimmern	2			
AV-Block I	51			
AV-Block II und III	4			
Koronariitis	5–8?	Infarkte, plötzlicher Herztod	Koronarangiographie, Myokardbiopsie, Autopsie	Symptomatisch, evtl. Schrittmacher

* ASA = antisarkolemmale Antikörper

krankungen des Herzmuskels, die mit einer Funktionsstörung einhergehen. Dabei werden primäre Kardiomyopathien überwiegend nach hämodynamischen Kriterien klassifiziert (s. Abb. 5.83a-f und Tab. 5.65). Von ihnen sind spezifische Kardiomyopathien abzugrenzen, d.h. Herzmuskelerkrankungen, die mit einer spezifischen kardialen oder systemischen Grunderkrankung einhergehen (s. Tab 5.66). Bezüglich ihres prävalierenden hämodynamischen Bildes wird auf Tabelle 5.66 verwiesen.

Dilatative Kardiomyopathie

Synonym: Kongestive Kardiomyopathie
Engl. Begriff: Dilated Cardiomyopathy

Praxis

Ein 32-jähriger Mann verspürt vor zwei Jahren erstmals Atemnot beim Freizeitsport. Diese Belastungsdyspnoe nimmt im Lauf der Zeit kontinuierlich zu. Die internisti-

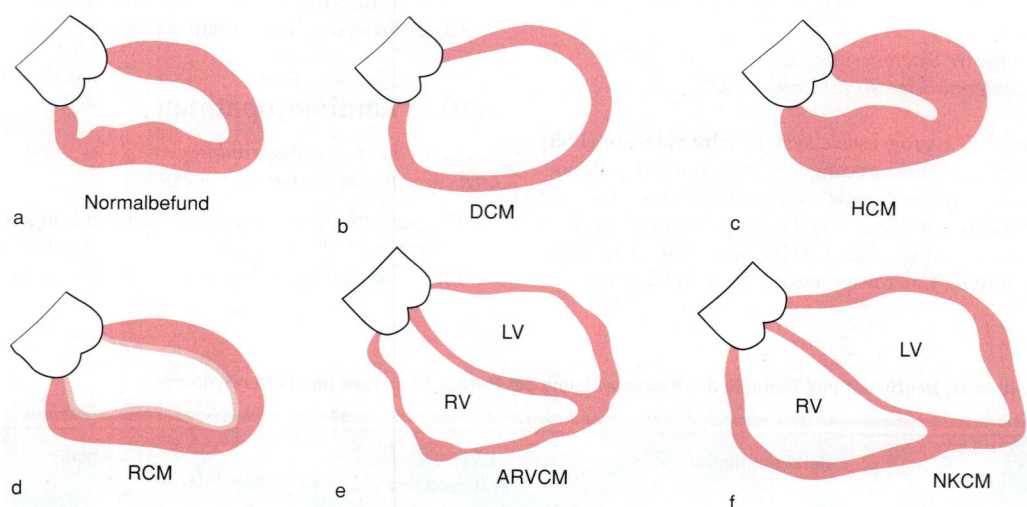

Abb. 5.83 Hämodynamische Klassifikation und Makroskopie der Kardiomyopathien:
a) Normalbefund,
b) dilatative Kardiomyopathie (DCM) mit überwiegender systolischer Kontraktionsstörung,
c) hypertrophische Kardiomyopathie (HCM) mit diastolischer Funktionsstörung und hypertrophiertem, meist hyperkontraktilem linken Ventrikel,
d) restriktive Kardiomyopathie (RCM) mit diastolischer (= restriktiver) und meist auch systolischer Funktionsstörung bei Endomyokardfibrose oder Speichererkrankung,
e) arrhythmogene rechtsventrikuläre Kardiomyopathie (ARVCM,
f) nicht klassifizierbare Kardiomyopathien (NKCM).

5.10 Entzündliche Herzerkrankungen

Tab. 5.65 Klassifizierung der Kardiomyopathien.

Bezeichnung	Abkürzung	Charakteristikum
Dilatative Kardiomyopathie	DCM	Systolischer Pumpfehler
Hypertrophische Kardiomyopathie mit und ohne Obstruktion	HOCM oder HCM IHSS*	Diastolischer Compliancefehler (= Störung der Dehnbarkeit des Herzmuskels in der Diastole = vermehrte Steifigkeit)
Restriktive Kardiomyopathie (Endomyokardfibrose mit und ohne Eosinophilie)	RCM	Diastolischer Compliancefehler
Arrhythmogene rechtsventrikuläre Kardiomyopathie (Dysplasie)	ARVC	Überwiegender rechtsventrikulärer kombinierter Pumpfehler (PRV) mit ventrikulären Tachykardien, fettig fibröse Umwandlung des Myokards des rechten Ventrikels
Nicht klassifizierbare Kardiomyopathie		Z. B. Fibroelastase, minimal dilatierte Kardiomyopathie, mitochondriale Erkrankung

* IHSS = infundibuläre hypertrophische Subaortenstenose, Benennung im Kindesalter

Tab. 5.66 Klassifizierung der spezifischen Kardiomyopathien.

Typ	Ätiologie	Hämodynamik	Spez. Diagnostik	Therapie*
Ischämische Kardiomypathie	Remodelling nach Infarkt	DCM, SKD	Echo, Lävographie	Wie Herzinsuffizienz (Klasse Ia)
Valvuläre Kardiomypathie	Remodelling bei Vitium	DCM	Echo, Lävographie	Klappenersatz und Herzinsuffizienztherapie (Klasse Ic)
Hypertensive Kardiomypathie	LVH bei Hochdruck	DCM/HCM	Echo, Lävographie	Hochdrucktherapie (Klasse Ic)
Inflammatorische Kardiomypathie (Myokarditis) ■ Virus: ■ Bakterien: ■ Spirochäten: ■ Protozoen: ■ Parasiten:	Coxsackie B u. A, ECHO-Virus, EBV, Influenza, Poliomyelitis, Mumps, Adeno-, REO-Viren, Masern, Pocken, Varizellen, Herpes simplex, Zytomegalie, infektiöse Hepatitis, Gelbfieber, HIV, Hepatitis C Diphtherie, Chlamydien, Sepsis Syphilis, Leptospirosen, Borrelia burgdorferi Trypanosoma cruzi (Chagas-Krankheit), Toxoplasmose, Amöbiasis, Malaria, Leishmaniose Trichinen, Echinokokken, Askarien	DCM oder SKD, oft mit PE	Serologie kardiotroper Viren, Echokardiographie, Myokardbiopsie mit Histologie, Immunhistologie und Virusnachweis (In-situ-Hybridisierung, PCR) Serologie, Echokardiographie, Myokardbiopsie mit Histologie und Immunhistologie	Symptomatisch (immunsuppressiv bei virusnegativen, immunmodulatorisch und antiviral bei viruspositiven Formen (noch experimentell) (Klasse IIa/b)
Kollagenosen ■ Rheumatische Herzkrankheit ■ Lupus erythematodes disseminatus ■ Dermatomyositis ■ Sklerodermie ■ Spondylarthritis ankylopoetica ■ Rheumatoide Herzkrankheit		DCM oder SKD, oft mit PE	Diagnostik der Grundkrankheit, Echokardiographie, invasiv, falls therapeutische Konsequenz, Immunserologie und Immunhistologie auf antikardiale Antikörper	Behandlung im Rahmen der Grundkrankheit (Klasse IIa)
Toxische Kardiomyopathien ■ Alkohol ■ Medikamente – Zytostatika – Trizyklische Antidepressiva – Andere Medikamente		DCM	Echokardiographie, evtl. Myokardbiopsie	Vermeidung der Noxe (Klasse IIa)

Tab. 5.66 *(Fortsetzung).*

Typ	Hämodynamik	Spez. Diagnostik	Therapie*
Toxische Kardiomyopathien ■ Urämie ■ CO-Vergiftung ■ Kobalt	+ PE		
Stoffwechsel- und endokrine Erkrankungen ■ Hyperthyreose ■ Hypothyreose ■ Akromegalie ■ Phäochromozytom ■ Diabetes mellitus ■ Hämochromatose ■ Amyloidose: – primär – sekundär ■ Infiltrative Erkrankungen, z.B. Morbus Refsum, Morbus Fabry, Mukopolysaccharidosen, Lipidosen, Glykogenspeicherkrankheiten, Porphyrie, Gicht, Oxalose, Mukoviszidose	DCM „high output" HCM HCM HCM DCM HCM HCM HCM	Echokardiographie, evtl. Myokardbiopsie, falls Ätiologie unklar	Beseitigung der Stoffwechselstörung, Behandlung der Grundkrankheit (Klasse IIc)
Hyperergische Kardiomyopathien ■ Medikamente, z.B. Penicillin, Phenylbutazon, ■ Aureomycin, Antituberkulotika, Reserpin ■ Postvakzination ■ Serumkrankheit ■ Postkardiotomiesyndrom ■ Dressler-Syndrom	DCM oder SKD, oft mit PE	Echokardiographie, Immunserologie auf antikardiale Antikörper	Beseitigung/Vermeidung der Noxe; evtl. Antiphlogistika, evtl. Prednison oder Immunsuppressiva Klasse IIa/b)
Neuromuskuläre Erkrankungen – Friedreich-Ataxie – Myotonische Muskeldystrophien – Progressive Muskeldystrophien – Myasthenia gravis		Echokardiographie, evtl. Myokardbiopsie, Koronarangiographie	Behandlung der Grundkrankheit
Neoplastische Kardiomyopathien ■ Primäre und metastatische Neoplasmen ■ Lymphatische und myeloische Leukämie	DCM oder SKD mit PE	Echokardiographie, evtl. Biopsie, Perikardpunktion	Behandlung der Grundkrankheit
Granulomatöse Kardiomyopathie ■ Sarkoidose	DCM oder SKD	Echokardiographie, evtl. Thallium-Szintigraphie, evtl. Biopsie, ACE-Bestimmung	Behandlung im Rahmen der Grundkrankheit, evtl. Prednison (Klasse IIa)
Kardiomyopathien aus physikalischen Ursachen ■ Therapie mit ionisierenden Strahlen ■ Elektroschock ■ Hitzschlag ■ Herztraumen	DCM, manchmal mit PE	Echokardiographie, evtl. invasive Diagnostik	Symptomatisch
Peripartale Kardiomyopathie	DCM oder SKD	Echokardiographie, Endomyokardbiopsie, Serologie auf kardiotrope Viren	Symptomatisch, kein Salz
Ernährungsstörungen ■ Beriberi ■ Kwashiorkor ■ Pellagra ■ Skorbut	DCM oder SKD	Echokardiographie, Diagnostik der Ernährungsstörung	Behandlung der Ernährungsstörung bzw. Avitaminose, symptomatisch

DCM = dilatative Kardiomyopathie mit überwiegender systolischer Kontraktionsstörung, SKD = segmentale kontraktile Dysfunktion, PE = Perikarditis/Perikarderguss, HCM = hypertrophische Kardiomyopathie, LVH = linksventrikuläre Hypertrophie mit diastolischer Dehnbarkeitsstörung
* Die Angabe der Therapieindikation (Klasse I, II, III) und der Grad der Effizienz (a = randomisierte Studien; b = Expertenmeinung orientieren sich an den Empfehlungen von ESC, AHA, ACC und WHF)

sche Untersuchung ergibt periphere Ödeme, einen 3. Herzton und ein protosystolisches Sofortgeräusch über der Herzspitze. Im EKG finden sich ein kompletter Linksschenkelblock, radiologisch (s. Abb. 5.84), echokardiographisch und lävokardiographisch dilatierte Herzhöhlen, eine relative Mitralinsuffizienz zweiten Grades, eine Auswurffraktion von 27 %, ein erhöhter linksventrikulärer Füllungsdruck (28 mmHg, normal < 12 mmHg) und ein Herzindex von 1,9 l/min/m². Im Langzeit-EKG zeigen sich selbstterminierende Kammertachykardien. Bei der invasiven Diagnostik wird eine KHK ausgeschlossen. Die Endomyokardbiopsie ergibt erhebliche strukturelle Veränderungen (Fibrillenhypertrophie, interstitielle Fibrose, nukleäre und mitochondriale Atypien) ohne Anhalt für eine Myokarditis (s. Abb. 5.85).

Im Verlauf von anderthalb Jahren kommt es trotz Therapie zu zwei reanimationsbedürftigen schweren Rhythmusstörungen, die die Implantation eines automatischen Kardioverters/Defibrillators (ICD) notwendig machen. Zwei kardiale Dekompensationen können nur mittels Hämofiltrationen kompensiert werden. Der Patient steht jetzt mit einer Herzinsuffizienz des NYHA-Schweregrades IV auf der Dringlichkeitsliste zur Herztransplantation.

Definition Als bei weitem häufigste Form der Kardiomyopathien gilt die dilatative (früher kongestive) Form – ein überwiegend **systolischer Pumpfehler**. Die dilatative Kardiomyopathie (DCM) ist charakterisiert durch eine Vergrößerung des linken und/oder rechten Ventrikels bei reduzierter Ejektionsfraktion. Eine begleitende Störung der Relaxation (Lusitropie) und eine diastolische Störung der Dehnbarkeit treten häufig dazu.

Klinisch, pathologisch-anatomisch und hämodynamisch ähneln sich primäre (idiopathische) und sekundäre (ätiologisch definierte) dilatative Kardiomyopathien (s. Tab. 5.66 und 5.69).

Epidemiologie Die Epidemiologie ist variabel, das männliche Geschlecht überwiegend betroffen. Die Inzidenz liegt bei 6 pro 100 000 Einwohner pro Jahr, die Prävalenz bei 36,5 pro 100 000.

Ätiologie und Pathogenese Ätiologie und Pathogenese der DCM sind vielfältig. Der Verlauf ist langsam progredient, so dass der Kliniker meist bereits mit dem narbigen Endstadium konfrontiert wird. In der Regel finden sich histopathologisch strukturelle, aber unspezifische Veränderungen.

Pathophysiologie der linksventrikulären Dilatation Die nachweisbaren histopathologischen Veränderungen können als gemeinsame Endstrecke verschiedener, auch entzündlicher, möglicherweise postviraler Prozesse angesehen werden. Weitere zugrunde liegende ätiologische und pathophysiologische Faktoren umfassen:
- geänderte geometrische Voraussetzungen der Kontraktion (Dilatation, Inotropie, Steifigkeit)
- eine ausgeprägte Fibrose, die allein die Kontraktion von an sich intakten Muskelfasern beeinträchtigen kann
- verminderte Koronarreserve, wenn die epikardialen Leitungsgefäße sich nicht parallel zu Hypertrophie oder Dilatation mitentwickeln

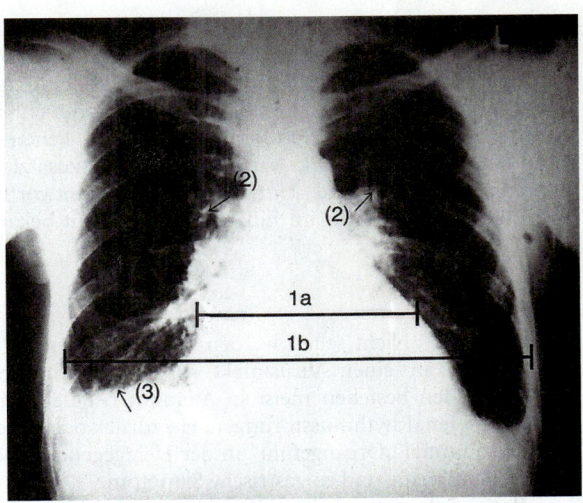

Abb. 5.84 Dekompensierte Linksinsuffizienz bei dilatativer Kardiomyopathie mit pathologischem Herz-Thorax-Querdurchmesser (1a : 1b > 0,5), Lungenstauung (2) und kleinem beidseitigen Pleuraerguss (3).

- Vasospasmen kleiner Koronargefäße („Spasmustheorie")
- Befall der kleinen Koronargefäße („small vessels"), der gleichfalls zu einer gestörten Kontraktion und Relaxation führen kann
- metabolische Störungen der Zellorganellen („mitochondriale Kardiomyopathie")
- Fehlen oder Dysfunktion von Matrixproteinen, die an der Verankerung des Kontraktionsapparats in der Zelle beteiligt sind (s. u.).

Familiäre Formen werden in ca. 20–25 % der Fälle angenommen, der Vererbungsmodus ist meist autosomal-dominant, seltener X-chromosomal oder autosomal-rezessiv mit unterschiedlicher Penetranz. Die familiären Formen stellen insofern eine Sonderform dar, als vergleichende und Verlaufsbeobachtungen von betroffenen und nichtbetroffenen Familienmitgliedern zum besseren Verständnis der Pathophysiologie beitragen konnten.

Molekularbiologische Methoden haben **Mutationen** in zytoskelettalen (Dystrophin, Desmin, Tafazzin), Sarko-

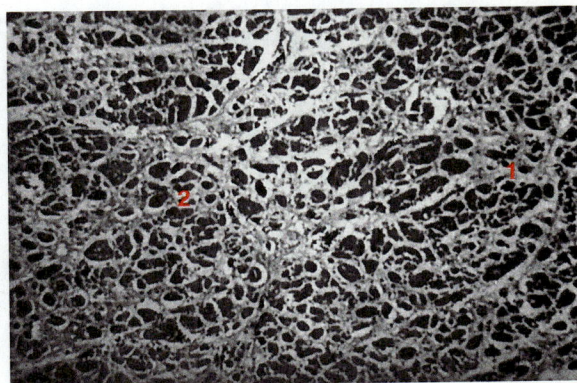

Abb. 5.85 Endomyokard-Biopsiebefund des Patienten mit exzessiver, gitterförmiger interstitieller Fibrose (2), einer starken Variabilität der Myofibrillen (1) mit z.T. ausgeprägter Hypertrophie und Kernatypien; Infiltrate fehlen (×150).

Krankheiten des Herzens und des Kreislaufs

mer- (Aktin, β-Myosin schwere Kette, Troponin, α-Tropomyosin) und Kernmembranproteinen (Lamin A/C) nachgewiesen. Zellkultur- und Tiermodelle bestätigen einen möglichen pathophysiologischen Zusammenhang mit der dilatativen Kardiomyopathie. Da Penetranz und Expressivität stark variieren, werden zusätzliche prädisponierende und Umweltfaktoren verantwortlich gemacht, deren Natur im Einzelnen noch nicht bekannt ist.

Symptome Nicht selten werden Patienten erstmals im Anschluss an einen Virusinfekt symptomatisch. Erste Beschwerden bestehen meist in Atemnot bei Belastung, Herzklopfen, Rhythmusstörungen, Herzdruck oder einem unbestimmten „Organgefühl" in der Herzgegend, außerdem Beinödeme und epigastrische Symptome.

Beim voll entwickelten Krankheitsbild können alle Schweregrade der links-, aber auch rechtsführenden Herzinsuffizienz angetroffen werden (s. Kap. 5.2).

Diagnostik Wesentliche Befunde der allgemeinen und kardiologischen Diagnostik und Differentialdiagnostik finden sich in der Tabelle 5.66. Ein charakteristisches Röntgenbild mit „Kongestion" (Lungenstauung) zeigt die Abbildung 5.84; ein Endomyokardbiopsie-Befund ist Abbildung 5.85 zu entnehmen.

Die **Differentialdiagnose** zur primären (idiopathischen) dilatativen Kardiomyopathie sind die in Tabelle 5.66 aufgeführten sekundären Formen.

Therapie Die Therapieprinzipien der Herzinsuffizienz gelten auch für die dilatative Kardiomyopathie. Da allerdings die auslösenden Faktoren nicht bekannt sind, stehen nur **symptomatische Maßnahmen** zur Verfügung: Das Prinzip der körperlicher Schonung gilt besonders für entzündliche Kardiomyopathien. Bei den nichtentzündlichen Formen erscheint eine dosierte Bewegungstherapie die Lebensqualität zu verbessern, ohne die Prognose zu belasten.

Die **Basisbehandlung** ruht auf den Säulen der vier „D"s:
- **D**iät mit Kochsalz- und Flüssigkeitsrestriktion, Alkoholkarenz
- **D**iuretika (inkl. Spironolaktone)
- Vaso**d**ilatatoren (z.B. ACE-Hemmer und/oder AT_{II}-Rezeptor-(Typ AT_1-)Antagonisten)
- **D**igitalistherapie, insbesondere bei tachykardem Vorhofflimmern

Außerdem können Betablocker versucht werden. Positiv inotrope Medikamente stellen meist nur bei akuter Dekompensation oder als Überbrückung bis zur Transplantation ein geeignetes Therapieprinzip dar.

Antikoagulation: Da systemische Embolien häufig vorkommen, sollte bei einer EF < 40 % und/oder Vorhofflimmern eine Antikoagulation mit Vitamin-K-Antagonisten eingeleitet werden, sofern keine Kontraindikationen vorliegen.

Therapie ventrikulärer Rhythmusstörungen: Die Indikation zur antiarrhythmischen Medikation sollte aufgrund ihrer immer auch proarrhythmogenen Wirkung streng gestellt werden. Sie sollte so wenig negativ inotrop wie möglich wirken und tatsächlich auch therapeutisch wirksam sein, d.h., Kammertachykardien dürfen nicht mehr vorkommen. Seit der CAST-Studie kommen vorwiegend Klasse-III-Antiarrhythmika wie Sotalol und Amiodaron (cave: Hyperthyreose, Korneaeinlagerungen, Pneumonitis, Lungenfibrose) und Betablocker (cave: negative Inotropie) zum Einsatz.

Falls Medikamente nicht ausreichen und weiterhin symptomatische Kammertachykardien vorliegen, kann ein **automatischer Kardioverter/Defibrillator (ICD)** implantiert werden. Weitere Indikationen für die Implantation eines ICD-Schrittmachers umfassen arrhythmogene Synkopen und Z.n. Reanimation (s. Kap. 5.7).

Weitere Therapieoptionen: Große Multicenterstudien zeigen, dass die biventrikuläre Stimulation (Ventrikelsynchronisation) bei Linksschenkelblock zur Optimierung des Kontraktionsablaufs auch prognostisch bedeutsam ist. Eine allgemeine oder spezifische Immunadsorption zur Elimination möglicherweise kardiodepressiver Antikörper wird gegenwärtig in Studien validisiert.

Die Ultima Ratio bei konservativ nicht mehr behandelbarer Kardiomyopathie ist die Herztransplantation.

Verlauf und Prognose Die Prognose ist abhängig vom Grad der Herzinsuffizienz. Mit einer 10-Jahres-Überlebensrate von 10–30 % und einer jährlichen Letalität von 10 % ist die dilatative Kardiomyopathie eine prognostisch äußerst ungünstige Erkrankung. Todesursachen umfassen die progrediente Herzinsuffizienz und den plötzlichen Herztod infolge ventrikulärer Herzrhythmusstörungen.

Prognostische Faktoren sind der Tabelle 5.67 zu entnehmen.

Grundsätzlich gilt: je jünger der Patient, desto schlechter die Prognose.

Tab. 5.67 Prognostische Faktoren bei dilatativer Kardiomyopathie: Elektrokardiogramm – hämodynamische Kriterien.

EKG	Bewertung
Linksschenkelblock (und AV-Block 1. Grades)	Ungünstig
Bifaszikulärer Block	Fraglich
Pathologische Endstrecke	Irrelevant
Vorhofflimmern	Fraglich

Hämodynamische Kriterien	Bewertung
Erniedrigte Auswurffraktion	Ungünstig
Erniedrige Verkürzungsfraktion	Ungünstig
Regionale Akinese	Ungünstig
Pathologische Herz-Thorax-Relation	Strittig
Path. linksventrikuläre Volumina und Diameter	Ungünstig
Vermehrte LV-Volumenmasse	Günstig

5.10 Entzündliche Herzerkrankungen

Komplikation	Häufigkeit
Akute Herzinsuffizienz (Dekompensation)	Zunehmend mit dem NYHA-Schweregrad und eingeschränkter Ejektionsfraktion
Plötzlicher Herztod	Ca. 50 % der Todesfälle
Ventrikuläre Herzrhythmusstörungen	Zunehmend mit LV-Dilatation und Vorhofflimmern
Systemische Embolien	Zunehmend mit LV-Dilatation und Vorhofflimmern

Zusammenfassung

- Häufigste Ursachen: inflammatorisch oder postinflammatorisch, viral, ischämisch oder idiopathisch
- Wichtigstes Symptom: links- oder rechtsführende Herzinsuffizienz
- Wichtigste diagnostische Maßnahmen: Anamnese, Echokardiographie, Koronarangiographie
- Wichtigste therapeutische Maßnahme: rein symptomatische Therapie der Herzinsuffizienz

Ischämische Kardiomyopathie

Synonym: Remodelling
Engl. Begriff: Ischemic Cardiomyopathy, Remodelling

Definition Hierunter ist die kardiale Dysfunktion (= Kardiomyopathie) des nicht direkt vom Infarkt oder von der Ischämie geschädigten überbelasteten Herzmuskels zu verstehen. Ein Infarktareal mit Aneurysmabildung ist keine Kardiomyopathie, sondern durch die Ischämie/den Infarkt direkt geschädigter oder vernarbter Herzmuskel. Der kardiomyopathische Umbauvorgang findet am überbelasteten, noch ausreichend gut perfundierten Herzmuskel statt. Der pathophysiologische Prozess deckt sich weitgehend mit dem als Remodelling bezeichneten Umbauvorgang (Hypertrophie, Dilatation, Fibrose) des nicht beschädigten Restventrikels.

Valvuläre Kardiomyopathie

Synonym: Dekompensierter Herzklappenfehler
Engl. Begriff: Valvular Cardiomyopathy

Kardiale Dysfunktion, die die durch den reinen Klappenfehler zu erwartende Störung der Pumpleistung überschreitet. Der Begriff wird meist zugunsten des Begriffs einer „kardialen Dekompensation bei einem Herzklappenfehler" (z. B. dekompensierte Aortenstenose) im deutschen Sprachraum nicht verwendet.

Hypertensive Kardiomypathie

Synonym: Cor hypertensivum, dekompensiertes Hochdruckherz
Engl. Begriff: Hypertensive Cardiomyopathy

Definition Als Folge einer langjährigen Druckbelastung des linken Ventrikels kommt es zur linksventrikulären Hypertrophie mit diastolischen und im weiteren Verlauf auch systolischen Funktionsstörungen. Histologisch imponieren **Fibrose** und **Myozytenhypertrophie** mit Veränderungen der Media der kleinen Gefäße.

Symptome Das initiale Beschwerdebild entspricht entweder einer linksführenden **Herzinsuffizienz** oder stellt sich als **Angina-pectoris-Symptomatik** dar, weil infolge der durch Hypertrophie vermehrten Muskelmasse ein Missverhältnis zwischen Sauerstoffbedarf und -versorgung besteht.

Diagnostik Im EKG imponieren Zeichen der Linkshypertrophie (Sokolow- und Lewis-Index).
Wichtiger ist die **Echokardiographie**; hier findet man zusätzlich zum vergrößerten linken Ventrikel mit oder ohne eingeschränkte Pumpfunktion eine konzentrische linksventrikuläre Hypertrophie sowie echokardiographische Zeichen einer diastolischen Compliancestörung.

Differentialdiagnose	Ausschlussmaßnahmen
Andere Ursachen der linksventrikulären Druckbelastung: - Aorten- oder Aortenisthmusstenose - hypertrophische Kardiomyopathie	Auskultation, Echokardiographie, Angiographie (ggf. MRT)

Inflammatorische Kardiomyopathie

Synonym: (Peri-)Myokarditis
Engl. Begriff: Inflammatory Cardiomyopathy

Die **virale Myokarditis** dürfte die bedeutsamste Ursache der inflammatorischen Kardiomyopathie sein. In den Biopsien von ca. 30 % der Patienten mit „Kardiomyopathien" findet sich RNS oder DNS von kardiotropen Viren (z. B. von Coxsackie-B-, Adenovirus Zytomegalieviren, Parvovirus B19, Influenza, HIV). Die Myokarditis ist ein entzündlicher Prozess, bei dem neben Viren auch **selten Bakterien** (z. B. Chlamydien, Borrelien, Bartonellen), Rickettsien, Pilze und Parasiten den Herzmuskel befallen können. Die Erreger variieren mit der geographischen Region der Erde, dem Alter des Patienten (Zustand nach spezifischen Immunisierungen und Impfungen), mit den therapeutischen Maßnahmen und mit zusätzlichen Begleiterkrankungen. Männer erkranken in der Regel häufiger als Frauen (2:1), wenn man von den Begleitkarditiden bei Kollagenosen absieht.

Die kardiovaskulären Erscheinungen und auch die pathologisch-anatomischen Veränderungen sind bei den zahlreichen Erregern unspezifisch. In vielen Fällen ist die Myokarditis nur eine unbedeutende Begleiterscheinung der ganz im Vordergrund stehenden systemischen Infektionskrankheit. In manchen Fällen kann eine akute oder chronisch rekurrierende Myokarditis die Ursache einer diffusen Myokarderkrankung, einer schweren Herzinsuffizienz oder gravierender Rhythmusstörungen sein. In vie-

Krankheiten des Herzens und des Kreislaufs

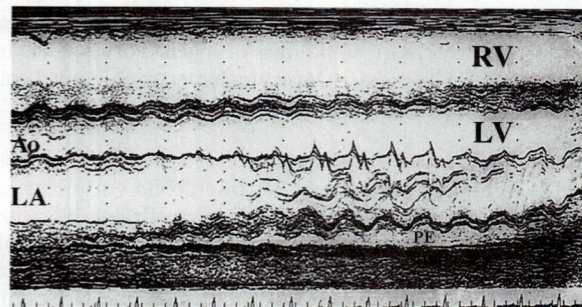

Abb. 5.86 Längsachsenschnittbild im eindimensionalen Echokardiogramm mit einem Sektorscan vom linken Atrium (LA) und von der Aortenwurzel (Ao) zur Spitze des linken (LV) und rechten Ventrikels (RV). Die Separation zwischen Epikard und Perikard ist ein umschriebener, fast nur den dorsalen und inferioren Anteil des Herzens einbeziehender Perikarderguss (PE). Die linksventrikulären Diameter (enddiastolisch 62 mm, endsystolisch 49 mm) sind vergrößert.

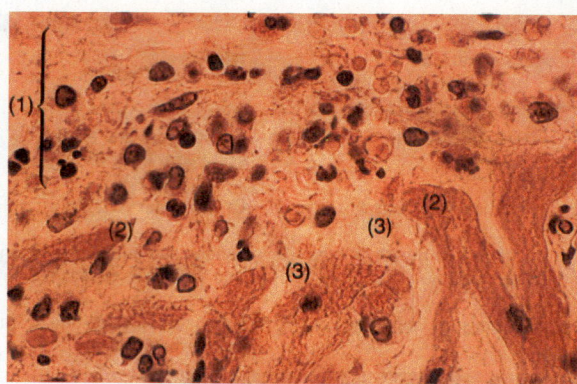

Abb. 5.87 Nachweis eines gemischten lymphozytären und granulozytären Infiltrats (1) in der Endomyokardbiopsie mit Myozytolyse (2) und interstitiellem Ödem (3) (aktive Myokarditis nach den Dallas-Kriterien) (×300).

len Fällen ist die Kardiomyopathie wahrscheinlich Folge einer sekundären Immunpathogenese nach vorausgegangener viraler oder mikrobieller Erkrankung oder unklarer Noxe.

Praxisfall

Der 27-jährige Mittelfeldspieler des deutschen Fußballmeisters erkrankt im Frühjahr an einem Infekt der oberen Luftwege, der protrahiert abheilt. Er erholt sich nur langsam. Pulsunregelmäßigkeiten treten auf (ventrikulärer Bigeminus im Langzeit-EKG); der Herz-Thorax-Querdurchmesser nimmt deutlich zu. Die **echokardiographische Untersuchung** ergibt einen Perikarderguss und ein vergrößertes, hypokontraktiles Herz (s. Abb. 5.86). In der **Endomyokardbiopsie** findet sich ein gemischtes Infiltrat mit Myozytolyse (s. Abb. 5.87). Immunzytochemisch handelt es sich um ein Infiltrat aus T4- und T8-positiven Lymphozyten (s. Abb. 5.88). Immunhistologisch ist die Bindung von IgG, IgM, IgA und eine Komplementfixation (C3, C_{1q}) an Sarkolemm und interstitielles Bindegewebe nachweisbar (s. Abb. 5.89). Im Serum zirkulieren kardiozytotoxische Antikörper, außerdem wird ein Titeranstieg von Antikörpern gegen Coxsackie-B_4-Viren gemessen: Innerhalb von drei Wochen steigt der Titer von 1:20 auf 1:320. Die Polymerase-Kettenreaktion (PCR) auf enterovirale RNS ist positiv. Der Nachweis des Minusstrangs deutet auf eine aktive Replikation. Das Zytokinmuster zeigt eine TH1-Antwort.

Unter extremer körperlicher Schonung, überwiegender Bettruhe und **Therapie mit ACE-Hemmern** (Blutdrucksenkung und Reparation von Fibrose und Hypertrophie) sowie einem Therapieversuch mit α-Interferon bessern sich nach sechsmonatiger Therapie und Trainingspause die Herzinsuffizienz und die Rhythmusstörungen. Die Kontrollbiopsie zeigt eine abgeheilte Myokarditis ohne Virusnachweis in der PCR. Die Herzgröße kehrt in den oberen Normbereich zurück. Nach einem Jahr ist der Patient wieder belastbar, spielt aber fortan nur noch in der Amateurliga.

Definition Nach WHO/ISFC-Kriterien gehört die Myokarditis zu den inflammatorischen Kardiomyopathien, wobei diese Einteilung nosologische und pathologisch-anatomische Gesichtspunkte einbezieht (s. Tab. 5.66). Bei

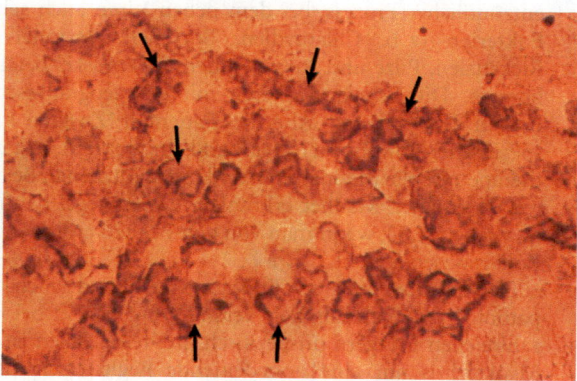

Abb. 5.88 Die immunzytochemisch aufgearbeitete Endomyokardbiopsie zeigt überwiegend Helfer-T- und Suppressor- bzw. zytotoxische Lymphozyten. Die Pfeile zeigen T-Suppressor-Lymphozyten, die mit Peroxidase-gekoppelten monoklonalen Antikörpern markiert sind (Vergrößerung 300fach).

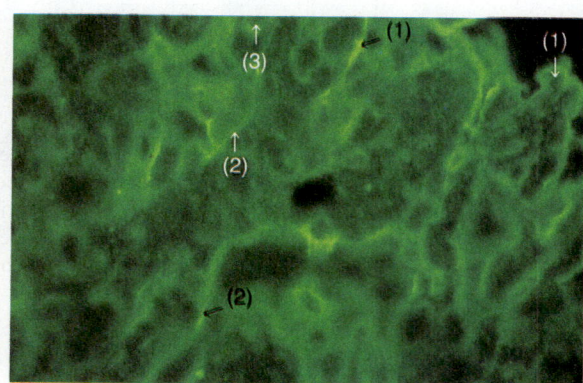

Abb. 5.89 Fixation von IgG, IgM und Komplement in der Myokardbiopsie des Patienten an Sarkolemm (1), interstitiellem Bindegewebe (2) und kleinen Gefäßen (3) sind charakteristisch für eine sekundäre Immunpathogenese (×150).

der Perimyokarditis handelt es sich um eine Myokarditis mit entzündlicher perikardialer Begleitreaktion. Ihre Diagnose ist ohne Endomyokardbiopsie nicht sicher zu stellen.

Epidemiologie Eine myokardiale Mitbeteiligung bei endemischen Infektionen mit kardiotropen Viren (Coxsackie, Influenza, Adeno, Parvo B19, CMV) wird in bis zu 20% angenommen, viel seltener (ca. 5 %) wird eine chronische Verlaufsform mit oder ohne Entwicklung einer linksventrikulären Dilatation beobachtet. Umgekehrt schwankt die Inzidenz einer histologisch nachweisbaren Myokarditis bei innerhalb von sechs Monaten aufgetretener akuter Kardiomegalie zwischen 1 und 66 %, in Abhängigkeit von der Epidemiologie und der Sensitivität der verwendeten diagnostischen Methode (gering bei konventioneller Histologie, höher bei Immunhistologie).

Ätiologie und Pathogenese Physikalische, chemische und medikamentöse Agenzien können eine Myokarditis verursachen, fast jedes infektiöse Agens kann ebenfalls eine Entzündung des Herzmuskels hervorrufen. In Mitteleuropa sind allerdings in den meisten Fällen kardiotrope Viren (Parvovirus B19, Enteroviren, Adenoviren, Herpesviridae, CMV, Influenza etc.) beteiligt.

Virale Myokarditis Obgleich durch direkte Isolation das Virus im Myokard nur in wenigen Fällen nachgewiesen wurde, dürfte die **Virusinfektion** des Myokards der wesentliche Auslösemechanismus der entzündlichen Myokardbeteiligung sein. Mit Hilfe sensitiver molekularbiologischer Techniken (In-situ-Hybridisierung und PCR) ließ sich in ca. 5–15 % der Fälle zeigen, dass Coxsackie-B-Virus-RNS im Myokard vorliegt. Zytomegalievirus-DNS und Adenovirus-DNS finden sich in bis zu 10 %, Parvo B19 in bis zu 30 % der Fälle.

Die Infektion ruft zunächst eine **antivirale Immunantwort** hervor, die auf humoraler und zellulärer Basis abläuft (s. Abb. 5.90). Sowohl lytische Virusaktivität allein als auch die antivirale Immunantwort können Entzündungen am Myokard mit Myozytolyse hervorrufen.

Autoreaktive Myokarditis Als Folge der Infektion kann es zu einer **Autoreaktivität** gegen das eigene Myokard kommen: Kreuzreaktivität mit Autoantigen oder die sog. Bystander-Aktivierung autoreaktiver Klone werden als pathologische Prinzipien diskutiert. Die antikardiale Autoreaktivität beruht auf humoralen und zellulären Abwehrmechanismen und wird von T-Suppressor- und T-Helferzellen gesteuert. Je nach Ausprägung imponiert sie klinisch als akute, subakute oder chronische Myokarditis oder Perimyokarditis. Zytotoxische Zellen, natürliche Killerzellen und Mediatoren führen ebenso wie die gegen die sarkolemmale Membran gerichteten Antikörper (s. Abb. 5.89) zu Entzündung und Myozytolyse.

Autoantikörper gegen verschiedenste kardiale Proteine konnten isoliert werden. Für Antikörper, die an das Sarko-

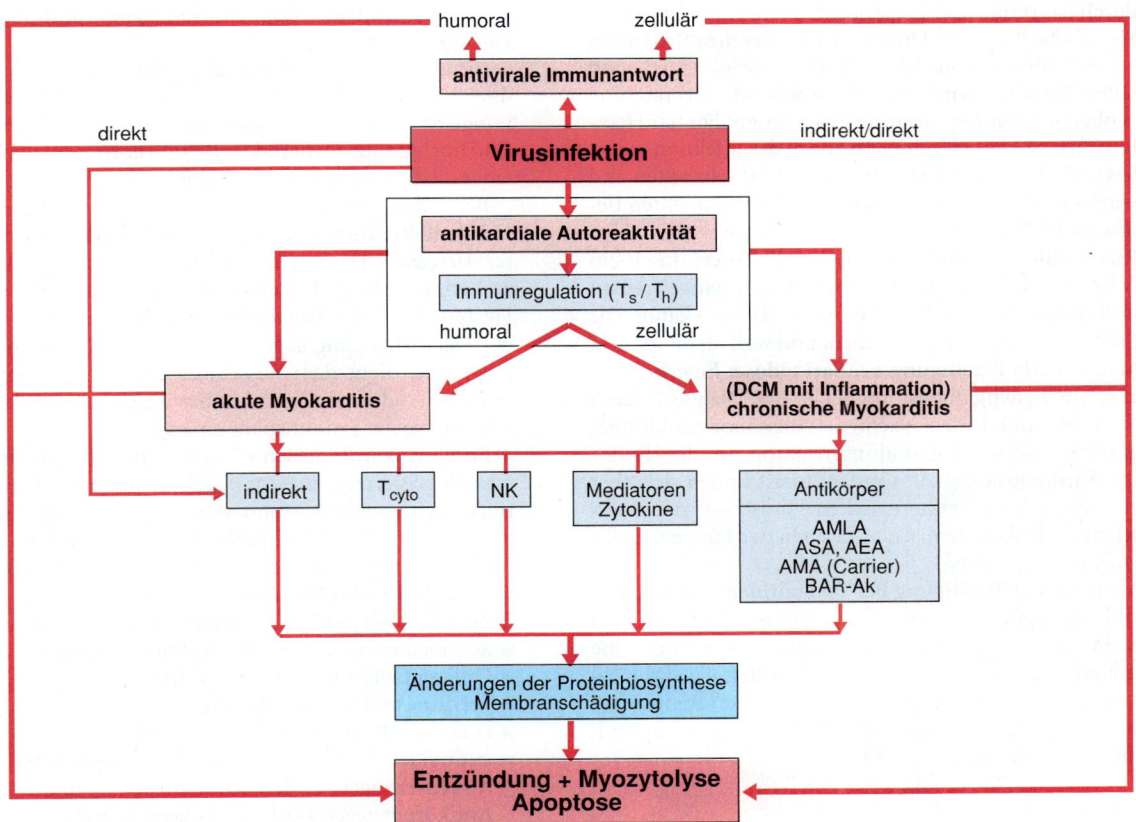

Abb. 5.90 Pathogenese und Immunpathogenese der Myokarditis und Perimyokarditis. T_s = T-Suppressor-Lymphozyten, T_h = T-Helfer-Lymphozyten, T_{cyto} = zytotoxische T-Lymphozyten, NK = natürliche Killerzellen, BAR-Ak = Beta$_2$-Rezeptorantikörper u. a.

oder Myolemm, den ADP/ATP-Carrier und den β-Adrenozeptor binden, konnte in vitro oder im Tiermodell eine funktionelle Beeinträchtigung der myokardialen Kontraktion nachgewiesen werden.

Daneben dürfte die direkte Wirkung von **Zytokinen** und **Chemokinen** (z. B. TNF-α, IL-6) auf die Myokardfunktion, die Expression der iNOS (induzierbare NO-Synthase) und auf die Induktion von Apoptose eine nicht zu unterschätzende Rolle spielen.

Die gegenwärtigen Vorstellungen zur Pathogenese und Immunpathogenese sind in Abbildung 5.90 dargestellt.

Eine autoreaktive Myokarditis liegt vor, wenn virale bzw. bakterielle RNS und DNS im Myokard nicht mehr nachweisbar sind, aber humorale und zelluläre inflammatorische Prozesse persistieren.

Andere Formen der Myokarditis
- **Bakterielle Myokarditis:** Eine Myokarditis als Folge bakterieller Infektionen ist selten: So kann eine Endokarditis durch embolische Verschleppung oder per continuitatem zur Abszessbildung und Myokarditis führen. Infektionen durch **Borrelia burgdorferi** nach Zeckenbiss gehen in ca. 10 % der Fälle mit kardialer Beteiligung einher. Dabei werden vor allem AV-Überleitungsstörungen beobachtet, die in der Regel nach antibiotischer Therapie ausheilen. Als weitere Ursachen wurden Infektionen mit Bartonellen, Chlamydia pneumoniae und Rickettsien beschrieben. Eine wichtige Ursache ist die heute sehr seltene Diphtherie.
- **Parasitäre Myokarditis:** Die **Chagas-Erkrankung** wird durch das Protozoon Trypanosoma cruzi hervorgerufen. Sie ist die häufigste Ursache einer Herzinsuffizienz in Mittel- und Südamerika. Akute Erkrankungen sind selten, häufiger wird eine chronische Herzerkrankung beobachtet mit Entwicklung einer progredienten Herzinsuffizienz, die erst zehn Jahre nach der Infektion manifest wird. Die Toxoplasmamyokarditis ist sehr selten und wird vor allem bei immunsupprimierten Patienten beobachtet.
- **Riesenzellmyokarditis:** Sie ist charakterisiert durch ein lymphozytär-monozytäres Infiltrat mit eingestreuten vielkernigen Riesenzellen, die Ursache ist unbekannt. Die Erkrankung ist rasch progredient und verläuft oft tödlich.
- **Myokardiale Beteiligung bei Sarkoidose:** Eine isolierte kardiale Beteiligung ist möglich; die Diagnose kann dann nur durch den Nachweis einer mononukleären, granulomatösen Entzündungsreaktion in der Endomyokardbiopsie gestellt werden, meist finden sich aber zusätzlich die charakteristischen klinischen, radiologischen und laborchemischen Zeichen der Lungenbeteiligung bei Sarkoidose.
- **Myokardiale Beteiligung bei Vaskulitiden:** Bei Panarteriitis nodosa und dem Churg-Strauss-Syndrom wird nicht selten eine kardiale Beteiligung beobachtet, eine isolierte kardiale Beteiligung ist sehr selten. Die Diagnose kann dann nur mit Hilfe der Endomyokardbiopsie gestellt werden. Bezüglich der Symptomatik, Diagnostik und Therapie siehe Kapitel 13.6.

Symptome Es dominieren allgemeine und kardiale Symptome, die für sich allein völlig unspezifisch sein können, aber zusammen mit der spezifischen Diagnostik Gewicht erhalten, wie Ruhetachykardie, Dyspnoe, Palpitationen und Herzschmerzen.

Beim voll entwickelten Krankheitsbild mit Kardiomegalie sind alle Schweregrade der Herzinsuffizienz anzutreffen. Klinisch auffällig sind der außerhalb der Medioklavikularlinie tastbare Herzspitzenstoß sowie die links parasternal hebenden Pulsationen. Orthopnoe und Ruhezyanose kommen vor.

Diagnostik Die **Auskultation** ist wenig ergiebig. (Im Gegensatz zu den Vitien „spricht die Kardiomyopathie den Untersucher nicht an".) Bei Dekompensation ist ein **3. Herzton** und bei Tachykardie ein **Galopprhythmus** zu hören. Später können **Regurgitationsgeräusche** an den AV-Klappen auftreten. Bei Perimyokarditis ist ein **Perikardreiben** auskultierbar, solange der Erguss noch klein ist.

Im **EKG** kommen alle Zeichen von Erregungsausbreitungsstörungen bis zum Schenkelblock, im Endstadium gelegentlich auch ein Arborisationsblock sowie Überleitungsstörungen bis zum totalen AV-Block vor. Bei längerem Verlauf zeigt sich eine erhebliche **Linkshypertrophie** mit Linksherzschädigung. Das **Langzeit-EKG** dient zum Nachweis von Rhythmusstörungen.

Die **Echokardiographie** dient der Berechnung der Größe der Herzhöhlen und dem Nachweis globaler oder segmentaler Wandbewegungsstörungen sowie dem Abschätzen der Pumpfunktion. Bei begleitender Perikarditis kann ein Perikarderguss nachgewiesen werden. Eine begleitende (relative) Klappeninsuffizienz kann man per Farbdoppler diagnostizieren.

In der **Thorax-Übersicht** imponiert meist eine Linksdilatation, später eine Dilatation des ganzen Herzens. Die Lunge ist mehr oder weniger gestaut. Die Ventrikelhöhlen sind hochgradig dilatiert. Der Befund entspricht dann dem einer dilatativen Kardiomyopathie.

Bei links- oder rechtsventrikulärer Dilatation ist eine **Herzkatheteruntersuchung** sinnvoll, um die behandelbaren Ursachen der akuten Myokarditis frühzeitig erkennen zu können. Mittels **Druckmessung** im linken und rechten Herzen sowie der **Lävokardiographie** kann das Ausmaß der Herzbeteiligung abgeschätzt werden. Die Koronarangiographie dient dem Ausschluss einer koronaren Herzkrankheit oder angiographischer Zeichen der Vaskulitis (Aneurysmata, Sanduhrphänomen).

Endomyokardbiopsien dienen dem Nachweis und der Charakterisierung eines möglichen entzündlichen Infiltrats (Lymphozyten/Monozyten, Granulozyten, Eosinophile, Riesenzellen, Vaskulitis), dem Virusnachweis, dem Nachweis einer möglichen Speichererkrankung (z. B. Amyloidose, Hämochromatose).

Folgende Laborparameter sollten bestimmt werden:
- allgemeine Entzündungswerte (BSG, C-reaktives Protein)
- Differentialblutbild (Eosinophilie)
- Ferritin- und Transferrinsättigung
- endokrinologische Diagnostik (TSH basal)
- antinukleäre Antikörper, Antikörper gegen extrahierbares Kernantigen, ds-DNS-Antikörper, p- und c-ANCA, Antikörper gegen kardiale Markerproteine (Sarkolemm, Myolemm, Betarezeptor)
- Angiotensin Converting Enzyme

5.10 Entzündliche Herzerkrankungen

- Virusserologie kardiotroper Viren (fakultativ, da wenig spezifisch und selten aussagekräftig).

Neuere Untersuchungen konnten zeigen, dass das **Kardio-MRT** in Zukunft in der Diagnostik entzündlicher Herzerkrankungen, wie jetzt schon beim Nachweis einer kardialen Beteiligung bei Sarkoidose, eine größere Rolle spielen wird.

Differentialdiagnose	Ausschlussmaßnahmen
Alle primären und sekundären nicht-inflammatorischen Kardiomyopathien	Anamnese, Klinik, Labor, Echokardiographie, invasive Diagnostik inklusive Endomyokardbiopsie

Therapie Autoreaktive Myokarditis: Bisher ist die Therapie symptomatisch. In kontrollierten und randomisierten Studien wird mit **Immunsuppressiva** (Azathioprin und Prednison oder Ciclosporin) behandelt. Die Therapie mit **Immunglobulinen** (z. B. Cytotect® bei CMV-Karditis, Pentaglobin® bei Adenovirus- oder Parvo-B19-Myokarditis), mit **Virostatika** (Ganciclovir bei CMV-Myokarditis) oder α-**Interferon** (Coxsackie-B-, Adenovirus- oder Hepatitismyokarditis) sind bisher auf wenige Studien oder Kasuistiken beschränkt.

Bakterielle Myokarditis:
- Im Falle der **septisch embolischen Myokarditis** entspricht die Therapie der der Endokarditis (s. Kap. 5.10.1).
- Bei **Diphtherie** ist die sofortige Verabreichung des Antitoxins vorrangig.
- **Borrelieninfektionen** des Herzens werden mittels intravenöser Gabe eines Dritt-Generations-Cephalosporins über mindestens drei Wochen i.v. behandelt. Bei Spätformen mit L- oder kapsellosen Borrelien sind Kombinationsbehandlungen (z. B. mit Clont oder Diflucan) versucht worden.
- Eine **Chlamydieninfektion** sollte über mindestens drei Wochen mit einem Tetrazyklin (z. B. Roxithromycin) oder einem Makrolid (z. B. Azithromycin) behandelt werden.

Parasitäre Myokarditis: Die Therapie der **Chagas-Krankheit** umfasst die symptomatische Therapie der Herzinsuffizienz und der Rhythmusstörungen, eine kausale Therapie ist nicht möglich, daher werden Anstrengungen unternommen, um den Überträger des Parasiten zu bekämpfen und damit die weitere Ausbreitung der Infektion zu verhindern. Die Therapie der **Toxoplasmenmyokarditis** besteht aus Pyrimethamin und Sulfonamiden.

Riesenzellmyokarditis: Initial hoch dosierte Glukokortikoidtherapie, evtl. in Kombination mit Azathioprin oder Ciclosporin oder Gabe von OKT-3-Antikörpern, frühzeitige Verlegung in ein Transplantationszentrum.

Myokarditis bei Sarkoidose: Entsprechend der Grunderkrankung mit Glukokortikoiden. Besonderes Augenmerk muss auf die Entwicklung ventrikulärer Rhythmusstörungen oder von AV-Blockierungen gelegt werden, die hier besonders häufig vorkommen.

Myokarditis bei Vaskulitis:

- **Panarteriitis nodosa:** entsprechend der Grunderkrankung mit einer Kombination aus Glukokortikoid plus Cyclophosphamid
- **Churg-Strauss-Syndrom:** entsprechend der Grunderkrankung mit Glukokortikoid-Monotherapie bei leichten Verläufen, bei Multisystembeteiligung zusätzlich Cyclophosphamid.

Verlauf und Prognose Die **virale Myokarditis** heilt meist ohne Residuen aus; wie häufig sie in eine chronische Verlaufsform und/oder eine dilatative Herzmuskelerkrankung übergeht, ist nicht bekannt.

Der Verlauf der **bakterielle Myokarditis** ist
- bei Endokarditis mit septisch embolischer Myokarditis eher ungünstig
- bei Diphtherie abhängig von der rechtzeitigen Verabreichung des Antitoxins
- bei Borrelieninfektion in der Regel sehr günstig.

Dagegen hat die **parasitäre Myokarditis** eine ungünstige Prognose, da es bei der Chagas-Krankheit keine spezifische Therapie gibt und die Ansprechrate bei Toxoplasmen-Myokarditis sehr variabel ist.

Bei der **Riesenzellmyokarditis** führt oft kein Weg an der Herztransplantation vorbei, insofern ist die Prognose sehr schlecht. Die Myokarditis bei **Sarkoidose** heilt unter Therapie meist aus, hat unbehandelt jedoch ebenfalls eine schlechte Prognose. Ähnlich ungünstig ist der Spontanverlauf bei **vaskulitischer Myokarditis,** während unter Therapie 90 % der Patienten eine Langzeitremission erreichen.

Komplikation	Häufigkeit
AV-Blockierungen	Nur bei borrelienassoziierter Karditis, Sarkoidose und Diphtherie häufig
Ventrikuläre Rhythmusstörungen	10–60 % (abhängig vom Auslöser)
Übergang in DCM	10–80 % (abhängig vom Auslöser)
Rezidive (v.a. bei Perimyokarditis)	10–30 % (abhängig vom Auslöser)
Tod durch progrediente Herzinsuffizienz oder Rhythmusstörungen	Bis zu 15 % innerhalb von 3–5 Jahren

Zusammenfassung

- Häufigste Ursache: Infektion mit kardiotropen Viren (Parvovirus B19, Enteroviren, Adenoviren, CMV u.a.). Der Übergang in eine autoreaktive Form hat therapeutische Relevanz.
- Wichtigste Symptome: unspezifisch, Zeichen der Herzinsuffizienz bei akutem Verlauf, Perikarditis
- Wichtigste diagnostische Maßnahme: Endomyokardbiopsie
- Wichtigste therapeutische Maßnahme: abhängig von der Ursache

Andere sekundäre Herzmuskelerkrankungen

Symptome, Klinik und Therapie (abgesehen von kausalen Therapieformen) sind der übrigen dilatativen Kardiomyopathie vergleichbar.

Ätiologie und Therapie sind in Tabelle 5.66 aufgeführt.

! Besondere Bedeutung haben die toxischen Herzmuskelerkrankungen, deren Häufigkeit aufgrund des steigenden Genuss- und Arzneimittelmissbrauchs zunimmt. Sie heilen durch Vermeiden der auslösenden Ursache in der Regel aus.

Alkoholschaden des Herzens

Die klinische Diagnose ist oft nur eine Verdachtsdiagnose. Es ist bisher unbekannt, bei welcher täglichen Alkoholmenge und welcher Dauer des Alkoholabusus mit dem Auftreten einer **alkoholischen Kardiomyopathie** zu rechnen ist. Eine spezifische **Disposition** scheint eine Voraussetzung für die Entwicklung der Erkrankung zu sein.

Am Beginn stehen meist **supraventrikuläre Rhythmusstörungen,** die sich anfänglich nach größerem Alkoholexzess in nächtlich einsetzendem **paroxysmalem Vorhofflimmern** bemerkbar machen, das sich in der Regel spontan zurückbildet. Da die Rhythmusstörungen häufig nach reichlichem Alkoholkonsum an Feiertagen auftreten, wurden sie als „Holiday-Heart-Syndrome" zusammengefasst.

Schließlich kann es zur irreversiblen Herzinsuffizienz kommen. Diese Entwicklung kann durch Alkoholabstinenz unterbrochen werden, solange keine strukturellen Veränderungen im Myokard vorliegen.

Beriberi-Herz

Im Gegensatz zur alkoholischen Kardiomyopathie beruht das sehr seltene Beriberi-Herz auf einem Mangel an Vitamin B_1 (Thiamin). Bei dieser Kardiomyopathie besteht ein **hyperkinetisches Herzsyndrom** mit deutlich erhöhtem Herzzeitvolumen („high output failure"). Die therapeutische Anwendung von Vitamin B_1 führt zur prompten Besserung der Symptomatik.

Medikamentös-toxische Herzmuskelerkrankungen

Die medikamentös induzierten Herzmuskelerkrankungen nehmen gleichfalls zu: **Phenothiazin, trizyklische Antidepressiva** und **Lithiumkarbonat** induzieren Funktionsstörungen, Arrhythmien und Repolarisationsstörungen. Vereinzelte Todesfälle wurden beschrieben.

Besonders gefürchtet ist die Entwicklung einer Kardiomyopathie unter Zytostatikatherapie mit **Adriamycin,** dessen Höchstdosis auf 500 mg/m² Körperoberfläche limitiert ist. Adriamycin verursacht neben der heute selteneren irreversiblen Herzmuskelerkrankung mit Schweizer-Käse-ähnlicher Ausstanzung von Myokardzellen auch subakute Formen der Herzschädigung: Perikardgüsse, Rhythmusstörungen und passagere Störungen der Pumpfunktion.

Die Herzmuskelschädigung kann auch noch Monate nach Beendigung der Behandlung auftreten. Diese Patienten sterben an Herzinsuffizienz oder Rhythmusstörungen.

Auch nach einer Therapie des Mediastinums mit **ionisierenden Strahlen** sind Kardiomyopathien beobachtet worden, die häufig mit chronischen Perikardergüssen einhergehen.

Kardiomyopathien im Verlauf endokriner Erkrankungen

Diese Herzmuskelveränderungen sind häufig und diagnostisch in der Regel unproblematisch, da die Grundkrankheit die klinische Symptomatik bestimmt.

Eine Ausnahme bildet die **hyperthyreote Kardiomyopathie** im Rahmen einer T_3-Hyperthyreose oder bei oligosymptomatischem toxischem Adenom.

Meist gehen intermittierende supraventrikuläre Rhythmusstörungen und Palpitationen der Entwicklung einer Kardiomyopathie voraus.

Auch bei der **chronischen Hypothyreose** können Zeichen der Herzinsuffizienz und insbesondere unklare CK-Erhöhungen vor der voll ausgeprägten klinischen Symptomatik nachweisbar sein.

Die **Akromegalie** kann – muss aber nicht – mit einer Kardiomegalie einhergehen. Spezielle diagnostische oder therapeutische Probleme ergeben sich nicht.

Im Verlauf eines primären oder sekundären **Hyperparathyreoidismus** kann es zu Kalziumeinlagerungen ins Herz kommen, wobei sowohl interstitielle als auch intrazelluläre Ablagerungen möglich sind.

Kardiomyopathien bei muskulären Erkrankungen

Eine Herzmuskelbeteiligung bei Skelettmuskeldystrophie oder -myopathie ist häufiger zu beobachten als früher angenommen. Ursächlich findet sich häufig eine Mutation in Proteinen, die für die Integrität der Muskelzelle bzw. ihre Verankerung in der Extrazellulärmatrix nicht nur der Skelett-, sondern auch der Herzmuskelzelle verantwortlich ist. Wie oben für die familiären Formen der DCM ausgeführt, variieren Expressivität und Penetranz sowie das Ausmaß der Herzmuskelbeteiligung erheblich.

Hypertrophische Kardiomyopathie

Synonym der hypertrophisch obstruktiven Kardiomyopathie:
Idiopathische hypertrophische Subaortenstenose (IHSS)
Engl. Begriff: Hypertrophic Cardiomyopathy

Praxisfall

Ein 18-jähriger Mann wird wegen einer Synkope bei ansonsten altersentsprechender Belastbarkeit stationär aufgenommen.

Palpatorisch finden sich ein hebender Herzspitzenstoß und bei der **Auskultation** ein Systolikum, das unter Valsalva-Pressversuch zunimmt. Im **EKG** zeigt sich ein Pseudoinfarkt (tiefe und breite Q-Zacken sowie T-Negativierung linkspräkordial, die einen alten Infarkt vortäuschten), im **Echokardiogramm** sieht man die extreme Hypertrophie des linken Ventrikels unter Beteiligung des Septums sowie eine systolische Vorwärtsbewegung des anterioren Mitralsegels (s. Abb. 5.91). **Doppler-** und **Farb-Dopplerechokardiographisch** wird ein Ruhegradient von 78 mmHg über der linksventrikulären Ausflussbahn gemessen, der sich nach einer Extrasystole erhöht. Zwischen

5.10 Entzündliche Herzerkrankungen

Epikard und Perikard ist eine minimale Separation vorhanden. Im **Lävokardiogramm** sieht man eine Ballettschuhkonfiguration (= mittsystolische Einschnürung) in der Endsystole (s. Abb. 5.92a, b). Der intrakavitäre Gradient beträgt hier 80 mmHg. Die **Endomyokardbiopsie** des interventrikulären Septums ergibt eine Hypertrophie sich z. T. verzweigender Myozyten, eine interstitielle Fibrose sowie Kernanomalien, jedoch keine Speicherkrankheit. In der Anamnese finden sich keine Hinweise auf eine familiäre Belastung, so dass die **Diagnose** sporadische Form der hypertrophen Kardiomyopathie gestellt wird. Die **Basistherapie** erfolgt zunächst mit Verapamil. Da sich im **Langzeit-EKG** Kammertachykardien finden, wird eine Behandlung mit **Antiarrhythmika** (Amiodaron) begonnen, unter der keine ventrikulären Salven mehr auftreten. Die endgültige hämodynamische Normalisierung erfolgt mittels PTSMA (perkutane transmyokardiale Septalastablation, s. u.).

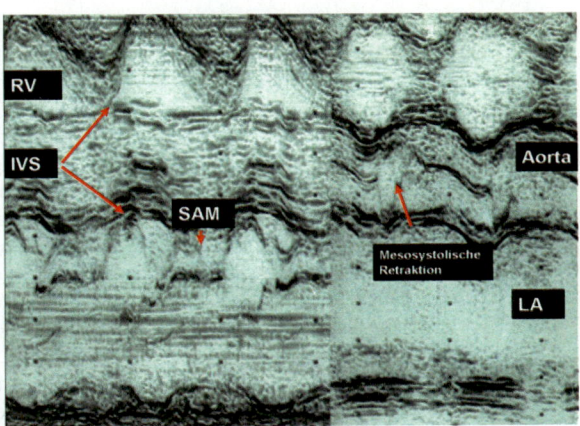

Abb. 5.91 TM-Echokardiogramm mit exzessiver Hypertrophie des interventrikulären Septums (IVS), einer systolischen anterioren Bewegung (SAM) des vorderen Mitralsegels und einer mesosystolischen Retraktion der Aortensegel als Korrelat der Ausflussbahnobstruktion (RV = rechter Ventrikel, LA = linkes Atrium).

Definition Die hypertrophische Kardiomyopathie (HCM) ist eine seltene Erkrankung, bei der es zur zunehmenden Hypertrophie der Herzmuskulatur kommt, vor allem im Septumbereich mit oder ohne Obstruktion des linksventrikulären Ausflusstrakts. Die hypertroph nichtobstruktive Form (HNCM) findet sich in ungefähr 75 %, die hypertroph obstruktive Form (HOCM) in ungefähr 25 % der Fälle. Familiäre Formen und sporadische Erkrankungen dürften jeweils ungefähr die Hälfte der Fälle ausmachen.

Epidemiologie Die hypertrophische Kardiomyopathie ist selten, wird aber weltweit beobachtet. Männer sind häufiger betroffen. Die Inzidenz liegt bei 2,5 Patienten pro 100 000 Einwohner pro Jahr, die Prävalenz bei 19,7 pro 100 000. Das Manifestationsalter reicht von der frühen Kindheit bis zum siebten Lebensjahrzehnt. Die Krankheit kann gelegentlich lebenslang symptomlos bleiben.

Ätiologie und Pathogenese Circa 50 % der Fälle zeigen eine familiäre Häufung und sind genetisch determiniert. Ein **autosomal-dominanter** Erbgang mit unterschiedlicher Penetranz wird angenommen.

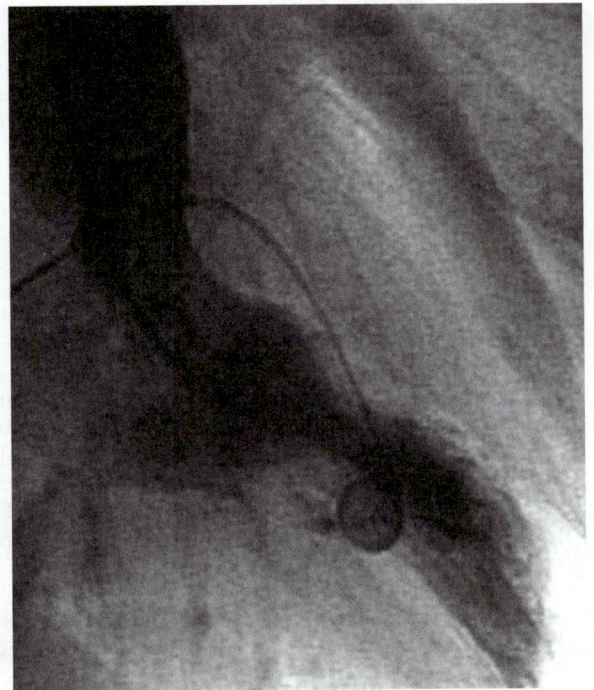
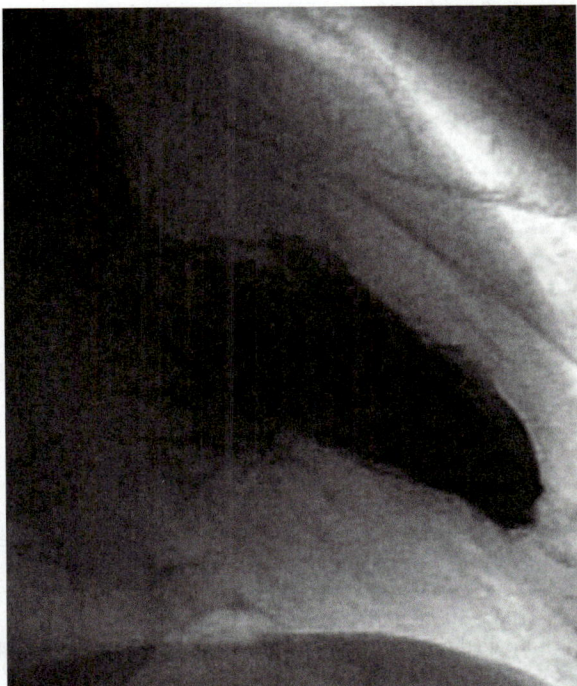

Abb. 5.92a, b Lävokardiogramm (a) vor und (b) nach einer perkutanen Alkoholablation eines Septalastes. Nach Ablation des Septalastes findet sich die Einschnürung im linken Ventrikel nicht mehr.

Makropathologie Die Massenzunahme kann vorwiegend das **Ventrikelseptum** (und hier insbesondere die basisnahen Anteile) betreffen, aber auch zusätzlich die freie Wand des linken Ventrikels befallen. In seltenen Fällen bleibt die Hypertrophie auf das Septum oder auch den rechten Ventrikel beschränkt. Bedingt durch die ungewöhnliche Hypertrophie kommt es zu einer **pathologischen Geometrie** des linken Ventrikels, wenn der basisnahe Anteil des Ventrikelseptums befallen ist. Während der Systole entsteht dann eine sog. Vorwärtsbewegung des vorderen Mitralsegels (Systolic Anterior Motion = SAM), wodurch sich ein Druckgradient in der Ausflussbahn des linken Ventrikels ausbildet.

Häufiger ist die Hypertrophie in den spitzennahen Anteilen des Septums und der freien Wand des linken Ventrikels lokalisiert. Dann findet sich ein sehr enges, in der Systole oftmals leer gepumptes Ventrikelkavum ohne Ausflussbahnobstruktion.

Hämodynamik Unter hämodynamischen Gesichtspunkten werden bei der hypertrophischen Kardiomyopathie (HCM) deshalb zunächst eine Form mit (HOCM = hypertrophische obstruktive Kardiomyopathie) und eine Form ohne Ausflussbahnobstruktion (HNCM) unterschieden. Unter den familiären Erkrankungen ist die nicht-obstruktive Form zwar häufiger, aber auch die HOCM kann vererbt werden.

Bei der **HOCM** unterscheidet man per Echokardiographie und Angiographie den subaortalen vom mittventrikulären Typ:

- Der **subaortale Typ** kommt mit 80 % aller HOCM am häufigsten vor und imponiert durch eine asymmetrische Septumhypertrophie (ASH), die zur intraventrikulären Ausflussbahnobstruktion führt. Außerdem kommt es zu einer Vorwärtsbewegung der Mitralsegel (SAM = Systolic Anterior Movement).
- Beim **mittventrikulären Typ** (20 %) liegt die Obstruktion in Ventrikelmitte zwischen Papillarmuskel und Septum. Die Mitralklappen befinden sich im postobstruktiven Niederdruckbereich. Das angiographische Bild entspricht in der Systole einem Ballettschuh, der auf der Zehenspitze steht (Abb. 5.92 a).

Bei der **HNCM** lassen sich vier verschiedene Ausprägungsformen differenzieren:

- Der **subaortal-apikale Typ** macht ca. 40 % aus und imponiert durch die subaortale Septumverdickung sowie die diastolische Trichterform.
- Beim **apikalen Typ** (ca. 30 %) sind Septum und freie Wand subaortal normal dick, die Herzspitze jedoch hypertrophiert und trichterförmig deformiert.
- Der **konzentrische Typ** kommt in ca. 15 % der Fälle vor und zeigt eine auf den gesamten linken Ventrikel bezogene „zirkuläre" Hypertrophie und damit apikal keine Trichterform.
- Der **reine Papillarmuskeltyp** (ebenfalls ca. 15 %) zeigt die pathologischen Veränderungen nur am Papillarmuskel. Septum und freie Wand sind in der Regel normal dick, die apikale Trichterform fehlt.

Infolge der durch die asymmetrische Hypertrophie veränderten Ventrikelgeometrie kommt es oft, insbesondere wenn eine Ausflussbahnobstruktion vorliegt, zu Regurgitationen in den linken Vorhof bei strukturell intakter Mitralklappe.

Die verminderte diastolische Dehnbarkeit bzw. die erhöhte diastolische Steifigkeit des linken Ventrikels hat erhöhte enddiastolische Drücke im linken, häufig auch im rechten Ventrikel und damit auch erhöhte Drücke in den Vorhöfen und der Lungenstrombahn bzw. dem zentralen Venensystem zur Folge.

Aggravierende Faktoren Die enddiastolische Obstruktion im linksventrikulären Ausflusstrakt wird zum einen durch Zunahme der Kontraktionskraft (z. B. positiv inotrope Substanzen wie Digitalis und Sympathomimetika) oder Verminderung der Vor- oder Nachlast (z. B. durch Nitrate) verstärkt. Beide Substanzen sind deshalb kontraindiziert.

Symptome Nicht selten ist die HCM eine Zufallsdiagnose, die Patienten sind oft beschwerdefrei.

Leitsymptome sind im jugendlichen Alter etwas häufiger als im Alter und umfassen synkopale Attacken, Dyspnoe, Palpitationen und Herzschmerzen.

Diagnostik Bei der Untersuchung fällt der hebende Herzspitzenstoß auf, der häufig palpatorisch gedoppelt ist.

Der 1. Herzton ist unauffällig oder abgeschwächt. Im Bereich der Spitze und/oder am linken Sternalrand ist bei der obstruktiven Form ein in der Regel **spindelförmiges systolisches Intervallgeräusch** auskultierbar. Zur Basis wird das Geräusch leiser; eine Fortleitung in die Karotiden fehlt. Der 2. Herzton ist unauffällig. Die Diastole ist frei. Ein **3. Herzton**, in seltenen Fällen auch ein Vorhofton sind möglich. Das systolische Geräusch nimmt bei Valsalva-Manöver und nach Inhalation von Amylnitrit an Lautstärke zu, ebenso nach einer Extrasystole mit kompensatorischer Pause. Bei Zunahme des Schlagvolumens, z. B. durch Vergrößerung des venösen Rückstroms (Anheben der Beine), wird das Geräusch leiser. Die Geräusche sind funktionell und nehmen bei Valsalva oder nach Belastung zu.

Bei der manchmal begleitenden **Mitralinsuffizienz** findet sich ein Sofortsystolikum über der Herzspitze.

EKG Es finden sich alle Grade der **Linksherzhypertrophie,** typisch kann ein **Pseudoinfarkt-EKG** sein (tiefe Q-Zacken als Zeichen der Septumhypertrophie und ein pathologisches ST-T-Segment über der Vorderwand). Besonders bei den nicht-obstruktiven Formen findet sich neben den Hypertrophiezeichen des QRS-Komplexes ein charakteristisches gleichschenkliges, abnorm **negatives T.**

Bei normalem oder bereits auffälligem Ruhe-EKG kann im **Belastungs-EKG** eine Ischämiereaktion nachweisbar sein, für die es im Koronarogramm kein Korrelat gibt. Im **Langzeit-EKG** sollten Korrelate des plötzlichen Herztodes (Kammertachykardien, Torsade de pointes, Vorhofflattern) ebenso ausgeschlossen werden wie das hämodynamisch und prognostisch ungünstige Vorhofflimmern.

Röntgen Meist normal großes Herz; gelegentlich Prominenz des sog. vierten Herzrandbogens (= Ventrikelbogen).

Echokardiographie Alle Formen der HCM sind eine diagnostische Domäne der ein- und zweidimensionalen

Echokardiographie. Für alle Formen gelten die Notwendigkeit des Nachweises der Hypertrophie sowie der Ausschluss einer Aortenklappenstenose oder Hypertonie als deren Ursache. Der Nachweis der **asymmetrischen Hypertrophie des Septums** (ASH) mit Einengung des Lumens des linken Ventrikels beschreibt den repräsentativen und häufigsten Fall, wobei bei der Ausflussbahnobstruktion (HOCM) zusätzlich die systolischen anterioren Bewegung (SAM) des vorderen Mitralsegels und die mesosystolische Retraktion der Aortenklappenöffnung hinzukommen. Dopplerechokardiographisch kann der **intrakavitäre Gradient gemessen** und eine **Mitralinsuffizienz** nachgewiesen werden. Die **diastolische Dehnbarkeitsstörung** wird mittels Gewebe- und Farbdoppler abschätzbar.

Invasive Diagnostik Die **Angiographie** dient der Bestätigung der echokardiographischen Diagnostik. Ausschluss oder Nachweis einer begleitenden koronaren Herzerkrankung ist bei älteren Patienten erforderlich, ebenso der Nachweis oder Ausschluss einer begleitenden Mitralinsuffizienz. Die **Myokardbiopsie** kommt vorwiegend bei nichtobstruktiven Formen zum Ausschluss sekundärer Herzmuskelerkrankungen, die dasselbe angiographische Bild zeigen (Amyloidose; Speichererkrankungen, z. B. Glykogenosen; Morbus Fabry u. a.), zur Anwendung. Sie ist nicht obligatorisch!

Differentialdiagnose Bei **Speicherkrankheiten** wie der Amyloidose sieht man eine charakteristische Diskrepanz zwischen Wand- und Septumverdickung im Echokardiogramm einerseits und nur kleinen QRS-Komplexen andererseits, da es sich bei der Septum- und Hinterwandverdickung nicht um erregbare Myofibrillen handelt.

Differentialdiagnose	Ausschlussmaßnahmen
Hypertrophie anderer Genese (Aortenstenose, Mitralinsuffizienz)	(Familien-)Anamnese, Klinik, Echokardiographie
Infarkt	Nichtinvasive Ischämiediagnostik, Koronarangiographie
Speichererkrankung (Amyloidose)	Anamnese, Echokardiographie, Endomyokardbiopsie, Rektum- und Myokardbiopsie

Therapie Eine tatsächliche kausale Therapie gibt es bisher nicht. Wichtig ist es, die provozierenden Maßnahmen zu vermeiden (keine positiv inotrop wirkenden Pharmaka wie Digitalis, Sympathomimetika oder Kalzium), kein Nitroglyzerin, keine stärkeren körperlichen Belastungen bei den obstruktiven Formen.

Versuche mit **Kalziumantagonisten** vom Verapamil-Typ oder mit **Betablockern** sind gerechtfertigt. Bei gravierender Obstruktion der Ausflussbahn ist die Indikation zur **transarteriellen Okklusion des Septumastes** mit Instillation von reinem Alkohol (**PTSMA**) gegeben, wobei in 6 % ein schrittmacherpflichtiger trifaszikulärer Block als Komplikation auftritt.

Ventrikelmyotomie oder Myektomie werden heute kaum mehr durchgeführt.

Bei nachgewiesenen komplexen **Rhythmusstörungen** kann Amiodaron oder die Implantation eines automatischen implantierbaren Kardioverters/Defibrillators (ICD) die Prognose verbessern.

Verlauf und Prognose Verlauf und Prognose der Erkrankung sind unsicher. Die Lebenserwartung ist bei schweren Verlaufsformen meist eingeschränkt, bei asymptomatischen Merkmalsträgern mit echokardiographisch nachweisbarer Hypertrophie dagegen oft normal. Jüngere Patienten versterben nicht selten akut, wahrscheinlich an ventrikulären Rhythmusstörungen, ältere häufiger an Herzinsuffizienz. Vorhofflimmern ist prognostisch ungünstig. Die Erkrankung kann aber auch lebenslang symptomlos verlaufen.

Komplikation	Häufigkeit
Herzinsuffizienz	Im Alter häufiger als im Jugend- und Kindesalter, aber dennoch selten
Plötzlicher Herztod	2 % (Erwachsene) bis 6 % (Kinder/Jugendliche)

Zusammenfassung

- Häufigste Ursache: Hypertrophie des Ventrikelmyokards letztlich unklarer Genese
- Wichtigste Symptome: Synkope, Angina pectoris, Palpitationen, Belastungsdyspnoe
- Wichtigste diagnostische Maßnahmen: Echokardiographie und Langzeit-EKG
- Wichtigste therapeutische Maßnahmen: Septalastablation bei hypertrophisch-obstruktiver Form, ansonsten Kalziumantagonisten oder Betablocker

Restriktive Kardiomyopathie

Synonym: Obliterierende Kardiomyopathie
Engl. Begriff: Restrictive Cardiomyopathy

Definition Unter einer restriktiven Kardiomyopathie werden Erkrankungen zusammengefasst, denen die gestörte diastolische Funktion (Restriktion) bei gleichzeitiger normaler linksventrikulärer Herzgröße gemeinsam ist. Die Erkrankungen sind selten.

Als eigenständige Krankheitsbilder werden unterschieden:

Endocarditis fibroplastica Löffler

Die Endocarditis fibroplastica Löffler ist in Mitteleuropa sehr selten, häufiger ist sie in Afrika als Endomyokardfibrose (tropische Form). Man unterscheidet deshalb vielfach die Endomyokardfibrose mit und ohne Eosinophilie. Ätiologisch dürften von Eosinophilen freigesetzte Faktoren

(z. B. kationische Proteine) bei der Genese der Endokardfibrose die entscheidende Rolle spielen. Bei der Endocarditis fibroplastica Löffler werden drei histologische Stadien unterschieden, die echokardiographisch und endomyokardbioptisch validiert werden können:
- Stadium I: eosinophile Endomyokarditis
- Stadium II: parietale Thrombenbildung
- Stadium III: Fibrose.

Endokardfibroelastose

Im Kindesalter findet sich als restriktive Kardiomyopathie auch die Endokardfibroelastose, als deren Ursache eine perinatale Infektion mit Mumpsvirus gilt.

Sonstige sekundäre restriktive Kardiomyopathien

Sekundäre Kardiomyopathien wie Amyloidose und andere infiltrative Myokarderkrankungen können unter dem Bild einer restriktiven Kardiomyopathie verlaufen.

Symptome Die Klinik ist geprägt von Dyspnoe und Tachykardie, auch absolute Arrhythmie bei Vorhofflimmern kommt vor.

Diagnostik Charakteristisch ist ein früh einfallender 3. Herzton. Anders als beim Panzerherz (s. Kap. 5.10.5) ist der linksseitige diastolische Druck stets höher als auf der rechten Seite. **Echokardiographisch** sieht man bei normal großem linkem Ventrikel eine abrupte Hemmung der diastolischen Dehnbarkeit. Intraventrikuläre Thromben sind häufig. Zur Differentialdiagnose klinischer Zeichen siehe Tabelle 5.70 und Abbildung 5.83. EKG und Röntgenbild sind uncharakteristisch.

Therapie Eine kausale Therapie ist bei allen Formen nicht möglich; immer ist konsequente **Antikoagulation** empfehlenswert. Bei **Endocarditis fibroplastica Löffler** kann ein Versuch mit Steroiden und Azathioprin nützlich sein. Der Anteil der Eosinophilen sollte unter 10 000/mm³ (Therapieziel) liegen.

Zusammenfassung
- Häufigste Ursache: im Kindesalter Endokardfibroelastose (Mumps-PCR positiv), bei Erwachsenen Endocarditis fibroplastica Löffler
- Wichtigstes Symptom: Dyspnoe
- Wichtigste diagnostische Maßnahme: Echokardiographie
- Wichtigste therapeutische Maßnahme: Antikoagulation

Arrhythmogene rechtsventrikuläre Kardiomyopathie

Synonym: Arrhythmogene rechtsventrikuläre Dysplasie (ARVD)
Engl. Begriff: Arrhythmogenic Right Ventricular Cardiomyopathy (ARVC)

Definition Es handelt sich um eine rechtsventrikuläre Kardiomyopathie/Dysplasie, die als segmentale Verdünnung der rechtsventrikulären Muskulatur mit Einlagerung von Bindegewebe und Fett (Fibrolipomatose) charakteristische pathologisch-anatomische Veränderungen zeigt. Ein Übergreifen auf den linken Ventrikel ist möglich.

Epidemiologie Die Mehrzahl der familiären Fälle werden aus dem Mittelmeerraum, insbesondere um Venedig, mit einer Inzidenz von 0,05 % berichtet; sporadische Fälle finden sich überall, sind aber sehr selten. Männer sind fünf- bis sechsmal häufiger betroffen.

Ätiologie und Pathogenese Die Ätiologie ist unklar. Hereditäre Faktoren oder eine intrauterine Myokarditis des Fetus werden diskutiert. Genetisch definierte familiäre Formen haben bisher sieben Loci erbracht, von denen sechs autosomal-dominant vererbt werden. Eine seltene autosomal rezessive familiäre ARVC-Form ist mit einer Keratosis pedoplantaris auf Naxos assoziiert und deshalb bereits mit dem Händedruck diagnostizierbar. Das betroffene Gen hierfür ist das Plakoglobin.

Symptome **Leitsymptome** sind Palpitationen, Synkopen und in schweren Fällen eine Rechtsherzinsuffizienz. Schlimmstenfalls kann sich die Erkrankung als plötzlicher Herztod manifestieren.

Diagnostik Folgende Untersuchungen sind notwendig:
- **Echokardiographie bzw. Angiographie:** rechtsventrikuläre Dilatation und Aneurysmabildung
- **EKG und Langzeit-EKG:** Hinweischarakter haben **negative T-Wellen** in V_2. Sie sind zwar sensitiv, aber nicht sehr spezifisch. Dagegen sind **Epsilon-Wellen** zwar hoch spezifisch, aber wenig sensitiv, weil sie nur in ca. 25 % der Fälle auftreten. **Extrasystolen** oder **Salven** zeigen eine Linksschenkelblock-Konfiguration, weil sie aus dem rechten Ventrikel stammen. Das **Langzeit-EKG** dient zum Nachweis der **Rhythmusstörungen** (Salven, Kammertachykardien mit LSB-Konfiguration). Im **signalgemittelten EKG** werden Spätpotentiale nachgewiesen (s. Abb. 5.93).
- **MRT:** Erkennung von Fett, Nachweis von Wandbewegungsstörungen, Wandausdünnung und Aneurysmata am diagnostischen Dreieck sowie der lipomatösen (nichtmuskulären) rechtsventrikulären Areale
- **Histologie** (aus Biopsie oder Sektion): fibrolipomatöse Degeneration

Außerdem wird anhand einer **elektrophysiologischen Untersuchung** versucht, das arrhythmogene Substrat nachzuweisen und zu lokalisieren. In medikamentös schwer beeinflussbaren Fällen ist eine **Ablationstherapie** möglich.

Therapie und Prognose Bei Patienten nach Reanimation oder mit dokumentierten ventrikulären Tachykardien ist die Implantation eines **Kardioverters/Defibrillators (AICD)** erforderlich. Eine **Katheterablation** kann bei gehäuften ventrikulären Tachykardien versucht werden. Monomorphe Tachykardien oder rechtsventrikuläre Ausflussbahntachykardien mit Linksschenkelbock- oder Rechts- bzw. Steiltyp-Konfiguration zeigen nach Ablation oft die besten Langzeitresultate.

Eine medikamentöse **antiarrhythmische Therapie** mit Betablockern (Sotalol) oder Amiodaron kann die Anzahl

5.10 Entzündliche Herzerkrankungen

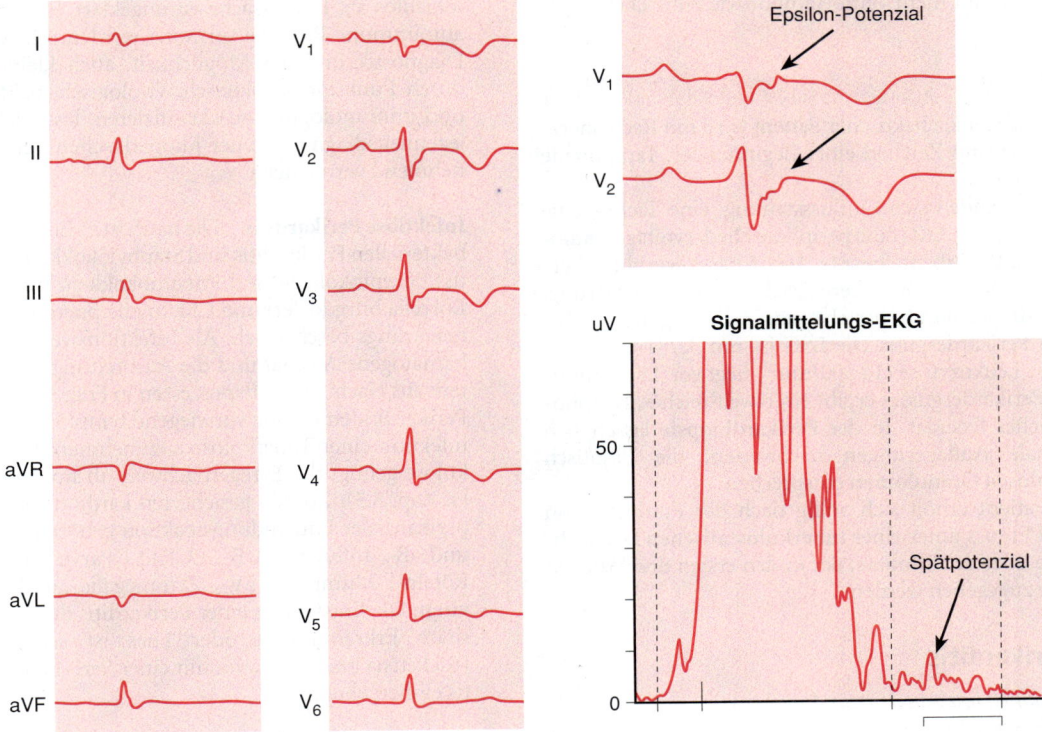

Abb. 5.93 Im EKG gut erkennbar sind die diskordanten T-Wellen in V_1–V_4 und die Epsilon-Welle (siehe Pfeil). Im Signalmitteilungs-EKG zeigen sie für ventrikuläre Rhythmusstörungen pathognomonische Spätpotentiale.

arrhythmogener Ereignisse vermindern und wirkt so primär symptomatisch.

Komplikation	Häufigkeit
Plötzlicher Herztod	1–2 % der ARVC-Patienten ohne AICD

Zusammenfassung

- Häufigste Ursachen: hereditär oder Myokarditis
- Wichtigstes Symptom: symptomatische Kammertachykardie (Synkope)
- Wichtigste diagnostische Maßnahmen: Ruhe- und Langzeit-EKG
- Wichtigste therapeutische Maßnahme: AICD

5.10.5 Perikarderkrankungen

Synonym: Herzbeutelerguss, Perikarderguss, Perikarditis
Engl. Begriff: Pericardial Diseases, Pericarditis, Pericardial Effusion

Perikarderkrankungen werden durch die bessere bildgebende Diagnostik (vornehmlich Echokardiographie, aber auch CT und MRT) in den letzten Jahren besser erkannt, deshalb häufiger diagnostiziert und leichter den systemischen Grunderkrankungen (Kollagenose, Tumor, Stoffwechselerkrankungen), den Erkrankungen benachbarter Organe (Lunge, Ösophagus, meist Karzinome oder durchwandernde infektiöse Prozesse) oder kardial assoziierten Krankheiten (Myokarditis, Herzinfarkt, Aortendissektion) zugeordnet. Im autoptischen Untersuchungsgut findet sich die Perikarditis in 2–10 %. Sie tritt häufig gemeinsam mit einer Myokarditis zumindest der epikardialen Schichten auf. Kongenitale Anomalien wie z. B. Perikardzysten sind selten, meist harmlos oder gut interventionell oder operativ korrigierbar. Zur Ätiologie und Einteilung wird auf Tabelle 5.68 verwiesen.

Klinisch werden eine akute, eine chronische und eine chronisch-konstriktive Form der Perikarditis unterschieden, wobei diese ohne (**Pericarditis sicca**) oder mit Erguss (**Pericarditis exsudativa**) einhergehen kann. Unter **Hämoperikard** versteht man die seltene Einblutung in den Herzbeutel, z. B. bei einer Aorten- oder Herzwandruptur, während hämorrhagische Perikarditiden häufiger vorkommen, z. B. bei urämischen oder neoplastischen Ergüssen.

Ein **akuter Perikarderguss** führt durch Kompression des Herzens von außen zum Anstieg des diastolischen Ventrikel- und des Vorhofdrucks. Bereits 200 ml Erguss können zur Herzbeuteltamponade mit Schlagvolumen- und Blutdruckabfall führen. Kompensatorisch resultieren Tachykardie und periphere Vasokonstriktion. Steigt der intraperikardiale Druck über 20 mmHg an, ist eine effektive Ventrikelfüllung nicht mehr möglich, so dass es zum Kreislaufstillstand kommt, falls keine Perikardpunktion durchgeführt wird.

Bei **chronischer, langsamer Ergussbildung** kommt es zur Dehnung des Perikards, so dass sich große Volumina bis zu 1,5 l und mehr ohne Tamponade entwickeln können.

Praxisfall

Ein 72-jähriger kachektischer Patient wird mit Rechtsherzinsuffizienz und Zeichen einer beginnenden Tamponade eingewiesen.

Klinisch finden sich Einflussstauung, eine Tachykardie von 143/min, im **EKG** eine periphere Niedervoltage, **radiologisch** ein Bocksbeutelherz (s. Abb. 5.94) sowie alte tuberkulöse Residuen ohne nähere Zeichen der Reaktivierung. **Echokardiographisch** besteht ein „swinging heart" bei großem Perikarderguss. Die BSG ist mit 32/81 beschleunigt, eine Leukozytose (14 500/mm^3) liegt vor. Die **Punktion** des Perikardergusses ergibt ein eiweißreiches, lymphozytenreiches Exsudat. In der **Perikardbiopsie** lassen sich epikardiale Auflagerungen nachweisen, die bioptisch **tuberkulösen Granulomen** entsprechen.

Der Patient erholt sich völlig nach der Punktion von 1600 ml Erguss unter einer **tuberkulostatischen Dreifachtherapie** über drei Monate, der in den ersten drei Wochen Steroide zugegeben werden.

Akute Perikarditis

Synonym: Akute Herzbeutelentzündung
Engl. Begriff: Acute Pericarditis

Definition Akute entzündliche Erkrankung des Perikards mit mehr oder minder ausgeprägter Ergussbildung.

Ätiologie und Pathogenese

Idiopathische Perikarditis Die meist serofibrinöse, akute benigne Perikarditis ist die häufigste Form der Herzbeutelentzündung. Sie heilt nach vier bis sechs Wochen meist folgenlos ab. Die Ursache ist ungeklärt, wobei virale und autoimmune Prozesse vermutet werden. Mit verbesserter Diagnostik und der Möglichkeit, auch kleinere Ergüsse durch Punktion zytologisch, virologisch, bakteriologisch und immunologisch zu klassifizieren, lässt sich die „Verlegenheitsdiagnose" einer idiopathischen Perikarditis zunehmend vermeiden.

Infektiöse Perikarditis Die häufigsten Erreger der akuten bakteriellen Perikarditis sind Staphylokokken (Staph. aureus), Streptokokken und Pneumokokken. Infektionen mit Borrelia burgdorferi und Chlamydia pneumoniae wurden neuerdings beschrieben. Als Infektionswege kommen die hämatogene Aussaat und die Ausbreitung per continuitatem aus Nachbarschaftsprozessen in Frage. Bei 3–20 % der Perikarditiden ist eine vorwiegend lymphogene Sekundärinfektion einer Tuberkulose anzunehmen. Bei der Tuberkulose gelingt der Erregernachweis oft nur in der Biopsie (s. Kap. 8.5). Zu den gesicherten kardiotropen Viren mit perikardialer Entzündungsreaktion gehören Coxsackie-A- und -B-, Influenza-A/B-, ECHO-, Parvo-B19-, Masern-, Röteln-, Mumps-, EBV-, Zytomegalie- und Ornithoseviren. Die Entstehung einer Perikarditis durch Pilze, parasitäre Erkrankungen oder Lues ist selten. Q-Fieber (Rickettsia burnetii) kann mit einer Peri- bzw. Endokarditis einhergehen.

Perikarditis bei Kollagenkrankheiten Eine Perikardbeteiligung beim Lupus erythematodes disseminatus liegt bei 35% und bei der rheumatoiden Arthritis in bis zu 30 % der Fälle vor. In seltenen Fällen kann sie auch bei einer Spondylarthritis ankylopoetica (Morbus Bechterew), Sklerodermie, Dermatomyositis und Panarteriitis nodosa auftreten.

Perikarditis als Überempfindlichkeitsreaktion oder Autoimmunprozess Zu den häufigsten allergischen und Auto-

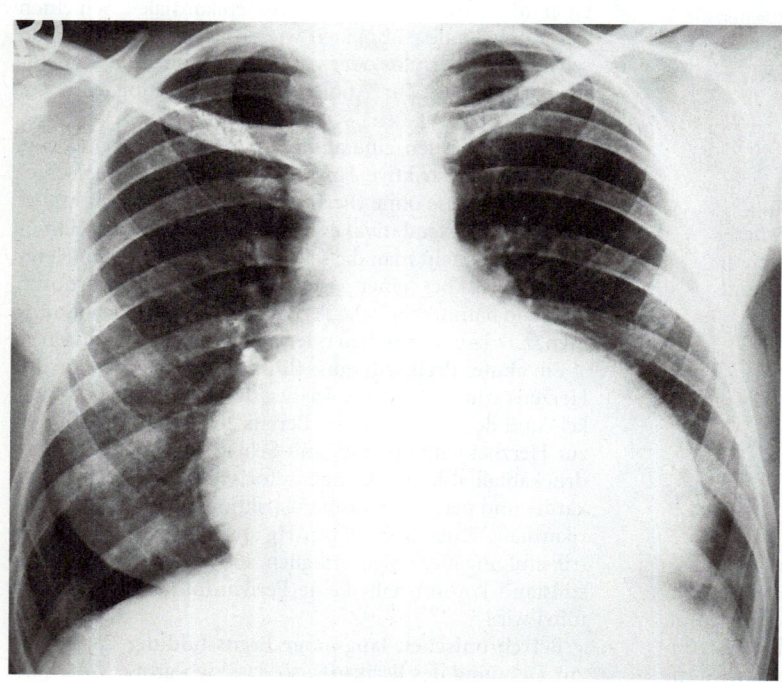

Abb. 5.94 Bocksbeutelherz bei großem Perikarderguss (aus: Schettler, G., H. Greten [Hrsg.]: Innere Medizin. Thieme, Stuttgart–New York 1990).

immunprozessen, die zu einer Perikarditis führen können, gehören das rheumatische Fieber, das Postkardiotomie- und das Postinfarktsyndrom. Näheres siehe Kapitel 5.10.6.

Perikarditis als Miterkrankung benachbarter Organe In der Frühphase eines frischen Myokardinfarkts kann es zu einer perikardialen Mitbeteiligung kommen (Perikardreiben), die als nichtimmunologische Pericarditis epistenocardica bezeichnet wird (Auftreten am zweiten bis fünften Tag). Aber auch bei Myokarditis, Aortenaneurysma, Lungeninfarkt, entzündlichen Lungenerkrankungen und Erkrankungen des Ösophagus kann es zu einer perikardialen Mitbeteiligung kommen.

Perikarditis bei Stoffwechselerkrankungen In 25 % der Fälle bei chronischer Niereninsuffizienz findet man eine fibrinöse Perikarditis (Perikardreiben), die sich unter konsequenter Hämodialysebehandlung zurückbildet. Seltener tritt beim Myxödem, bei der diabetischen Ketoazidose und beim Morbus Addison eine Perikarditis auf.

Perikarditis bei Tumoren Primäre Perikardtumoren sind selten, meist sind es Sarkome oder Mesotheliome. Sekundäre, fast immer hämorrhagische Perikardergüsse finden sich vorwiegend bei Bronchial- und Ösophaguskarzinomen, bei Morbus Hodgkin des Mediastinums, beim metastasierenden Mammakarzinom sowie bei Leukosen und Retikulosen.

Perikarditis bei Traumen Nach entsprechenden Traumen oder mediastinaler Bestrahlung maligner Tumoren (eine sekundäre Immunpathogenese ist möglich) können ebenfalls Perikardergüsse auftreten. Seit Einführung der Pendelkonvergenzbestrahlung sind radiogene Perikardergüsse von hämodynamischer Bedeutung selten. Sie stellen aber bei durch Bestrahlungstherapie behandelten Tumorpatienten mit Neoplasien von Bronchien, Lunge oder Lymphknoten eine wichtige, prognostisch wesentlich günstigere Differentialdiagnose dar.

Tabelle 5.68 fasst Ätiologie, Häufigkeit und Charakteristika der verschiedenen Perikarditiden zusammen.

Symptome Im Vordergrund stehen Fieber, Schweißneigung, Atemnot sowie retrosternaler, oft atemabhängiger Thoraxschmerz. Der Schmerz schwindet – wie das Perikardreiben – mit zunehmender Ergussbildung.

Diagnostik

Inspektion und Palpation Zunehmende **Einflussstauung** (Halsvenen). Beim tamponierenden Perikarderguss tritt ein **Pulsus paradoxus** mit einem inspiratorisch überproportional starken Blutdruckabfall von über 15–20 mmHg auf. Ursachen sind die zusätzliche inspiratorisch erschwerte Füllung des normalerweise inspiratorisch besser gefüllten rechten Ventrikels mit nachfolgender noch geringerer linksventrikulärer Füllung und konsekutiv vermindertem linksventrikulärem Schlagvolumen.

Auskultation Häufig Perikardreiben (s. Abb. 5.95), das klassisch als systolisch-protodiastolisches-spätdiastolisches

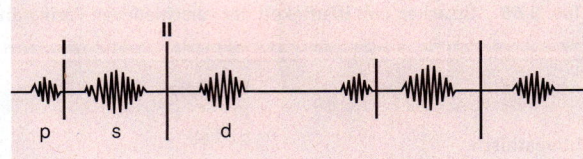

Abb. 5.95 Auskultationsbefund bei Perikarderguss: Perikardreiben bei präsystolischem (p), systolischem (s) und protodiastolischem (d) Geräusch. Die Geräusche sind auf die Austreibungs- und Füllungsphase des Herzens bezogen. Bei Inspiration können sie lauter werden, da das Zwerchfell tiefer tritt.

ohrnahes „**Lokomotiv**"-Geräusch oder als Teil dieses Dreierrhythmus imponiert. Die systolische Geräuschkomponente dominiert meist. Das perikardiale Reibegeräusch variiert in Abhängigkeit von der Körperlage (am besten hörbar am vornübergebeugt sitzenden Patienten) und kann bei Zunahme des Perikardergusses ganz verschwinden. Im Gegensatz zum gleichfalls ohrnahen Pleurareiben, das klar atemabhängig und im Atemstillstand nicht zu hören ist, ist Perikardreiben bei angehaltenem Atem weiter auskultierbar.

Labor Entzündungsparameter (CRP, BSG, Leukozytose)

EKG Die subepikardiale Entzündung verursacht im Initialstadium eine mäßige **ST-Strecken-Hebung** mit Abgang der Endstrecke, wobei diese häufig aus der deszendierenden S-Zacke entspringt und die gleichsinnig ausschlagende T-Welle unverändert lässt. Hier kann die Differentialdiagnose zum akuten Infarktstadium I manchmal schwierig sein. Im Folgestadium II geht die ST-Hebung zurück, im chronischen Stadium III zeigt sich eine gleichschenklige **negative T-Welle** (s. Abb. 5.96), die das Bild eines „Non-Q-Wave-Infarkts" imitieren kann. Auch bei abgeheilter Perikarditis kann diese EKG-Narbe weiterbestehen.

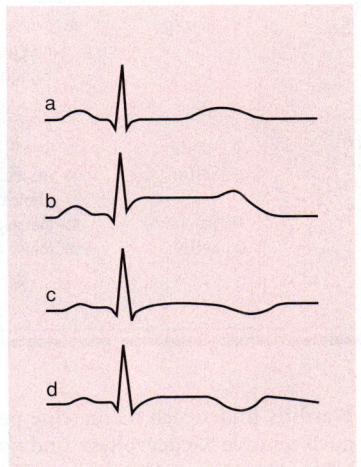

Abb. 5.96 EKG-Veränderungen bei Perikarditis:
a) Normalbefund,
b) akute Perikarditis Stadium I,
c) akute Perikarditis Stadium II,
d) akute Perikarditis Stadium III.

Krankheiten des Herzens und des Kreislaufs

Tab. 5.68 Ursachen und Häufigkeit der verschiedenen Perikarditisformen.

Ätiologie	Häufigkeit	(Erguss-)Charakteristika	Therapie
Idiopathisch ■ davon autoimmun (postviral)	50 % Ca. 30–50 %	Steril, meist serofibrinös, selten hämorrhagisch	Nichtsteroidale Antiphlogistika, Colchicin
Infektiös		Seröse oder fibrinöse, z.T. hämorrhagische Entzündung, bei Bakterien auch purulent	
Viren	30–50 %		Hyperimmunserum (CMV), virostatisch (exp.), symptomatisch mit Antiphlogistika und Colchicin
Bakterien	5–10 %		Antibiotika (gezielt)
Tuberkulose	3–20 %		Tuberkulostatische Dreifachtherapie
Lues	Selten		
Parasiten	Selten		
Pilze	Selten		Antimykotika
Bei Systemerkrankungen ■ Kollagenosen ■ Sarkoidose (v.a. Heerfordt-Syndrom)	■ Ca. 20–50 % ■ Ca. 5 %	■ Steril, serös oder fibrinös ■ Bei rheumatoider Arthritis, Morbus Still, Sjögren-Syndrom	Kortikoide und Immunsuppressiva, evtl. Versuch mit Colchicin
Bei Erkrankungen benachbarter Organe			
Myokardinfarkt	30 %	Steril, serös oder fibrinös, gelegentlich hämorrhagisch oder purulent	Konservativ
Myokarditis	30 %	–	Konservativ, evtl. Kortikoide
Aortenaneurysma	Selten	–	Operation
Lungeninfarkt	Selten	Immer hämorrhagisch	
Pneumonie	Selten	–	
Ösophaguserkrankung	Sehr selten		
Infektiöse Endokarditis	Sehr selten	Pathognomonisch für Klappenringabszess	
Bei Stoffwechselerkrankungen			
Niereninsuffizienz	25 %	Serös, fibrinös oder hämorrhagisch	Dialyse, Perikardpunktion (-fensterung)
Myxödem	Selten	Vorwiegend fibrinös	Schilddrüsenhormone
Morbus Addison	Selten	Serös, cholesterinreich	Prednison
Diabetische Ketoazidose	Selten		Behandlung der Grundkrankheit
Bei Tumoren ■ primäre Herztumoren ■ sekundär metastasierend	■ Selten ■ Häufig	■ Serofibrinös, häufig hämorrhagisch ■ Nicht immer gelingt der Nachweis maligner Zellen im Erguss, Biopsie/Bildgebung zusätzlich nötig	Perikardpunktion (Cisplatininstillation), Perikardfensterung
Andere Formen ■ nach Strahlentherapie ■ Cholesterinperikarditis ■ bei HOCM ■ bei Schwangerschaft	■ Häufig ■ Selten ■ Ca. 10 % ■ Selten	■ Steril, serofibrinös, selten hämorrhagisch ■ Als Folge einer Transsudation von Cholesterin nach Perikardverletzung ■ Meist geringe Ergüsse unklarer Genese ■ Meist geringe Ergüsse unklarer Genese	■ – ■ Perikardpunktion, Perikardfensterung ■ – ■ wahrscheinlich physiologisch erklärbare Perikardseperation ohne pathogenetische Relevanz

Bei **exsudativer Perikarditis** finden sich häufig eine periphere oder seltener auch zentrale **Niedervoltage** und noch seltener ein **elektrischer Alternans** (alternierende Höhe des QRS-Komplexes je nach Bewegung des Herzens und der elektrischen Herzachse im Perikarderguss).

Röntgenbefund Verbreiterung der Herzkonturen nach rechts und links, verstrichene Herztaille. Bei Zunahme des Ergusses **Zelt- oder Bocksbeutelform** (s. Abb. 5.94). Als Folge der Vergrößerung der gestauten V. cava superior ist das Mediastinum nach rechts verbreitert.

Im Gegensatz zur myogenen Dilatation findet sich keine Lungenstauung, sondern eine verminderte Lungengefäßzeichnung durch die verminderte pulmonale Gefäßfüllung („leere Lunge").

Echokardiographie Bei akuter „trockener" Perikarditis ist das Echokardiogramm normal. Sobald es zur Ergussbildung kommt, findet sich ein **echofreier Raum** zwischen Epikard und Perikard. Die Feindiagnostik der Bewegungen von Epi- und Perikard im TM-Echokardiogramm orientiert sich an der Einteilung der Abbildung 5.97 nach Horowitz: **Typ B** (feuchtes Perikard) ist eine rein systolische Separation mit Mitbewegung des Perikards (frühes Stadium), **Typ C** eine systolische Separation ohne Mitbewegung des Perikards, **Typ D** eine systolische und diastolische Separation. Bei großen Ergüssen findet sich eine paradoxe Septumbewegung („swinging heart"). Am liegenden Patienten fällt bei kleinen Ergüssen (< 100 ml) auf, dass diese überwiegend an der Hinterwand lokalisiert sind, mittelgroße und große Ergüsse zeigen sich auch lateral und anterior; bei Kammerung kann die Ausdehnung des Ergusses lokal beschränkt sein. Abheilende Ergüsse (**Typ F**) und abgeheilte Ergüsse (**Typ E**, Perikardverdickung) zeichnen sich durch eine Mitbewegung des parietalen Perikards in der Systole in der M-Mode-Echokardiographie aus.

Perikardpunktat Die Zytologie dient zum Nachweis maligner Ergüsse sowie zur Einteilung granulozytärer oder lymphozytärer Ergüsse.

Gezielte Peri- oder Epikardbiopsie Dies ist eine fakultative Möglichkeit, bei malignen oder entzündlichen Ergüssen unter perikardioskopischer Kontrolle eine gezielte Gewebsentnahme aus Perikard und/oder Epikard für immunhistologische, histologische und molekularbiologische Untersuchungen zu entnehmen. Das Gewebe sollte immunhistologisch, virologisch/bakteriologisch, mittels PCR auf kardiotrope Erreger und molekularbiologisch (z. B. Zytokinexpression, Apoptose) aufgearbeitet werden. Diese Methoden sind nur wenigen Zentren vorbehalten.

Bakteriologie/Virologie Erfolgt zum Erregernachweis aus der Perikardflüssigkeit oder Biopsie mittels PCR auf kardiotrope Erreger oder durch Kulturierung (bevorzugt bei V. a. bakterielle [„putride" = granulozytenreiche] Ergussbildung).

Immunologie Zum Nachweis von Immunkomplexen und antikardialen Antikörpern in Ergussmaterial und Biopsiat sowie zur Subtypenklassifizierung der Leukozyten und Bestimmung von Zytokinen.

Differentialdiagnose	Ausschlussmaßnahmen
Pleuraerguss	Echokardiographie, Röntgenseitaufnahme im Liegen (Pleuraerguss läuft aus)
Allseits dilatiertes Herz	Echokardiographie, Rö-Thorax (Lungenstauung)

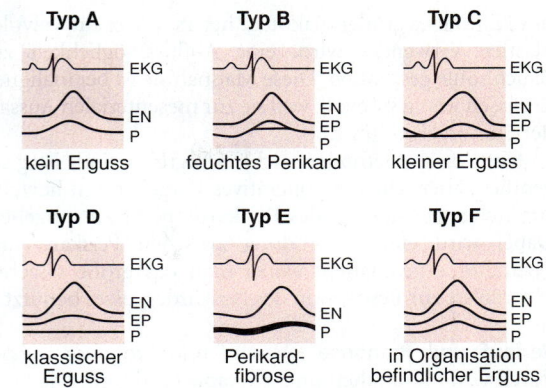

Abb. 5.97 Bewegungsformen von Perikard und Epikard nach Horowitz. EKG: Elektrokardiogramm; EN: Endokard; P: Perikard; EP: Epikard.

Therapie

Perikardpunktion Diese ist lebensrettend bei tamponierendem Erguss, erforderlich bei größeren Ergüssen und diagnostisch wegweisend bei nahezu allen punktablen Perikardergüssen. Zudem bietet sie die Chance einer hoch dosierten lokoregionalen Behandlung mit geringen systemischen Nebenwirkungen, z. B. mit intraperikardialem Triamcinolon bei virusnegativen autoreaktiven Ergüssen (Sklerosierungstherapie) oder Cisplatin (50 mg/mm^2) bei neoplastischen Ergüssen. Rezidive treten bei dieser hoch dosierten Lokaltherapie in nur in 15 % der Fälle auf, die systemischen Nebenwirkungen sind trotz der hohen lokalen Dosis gering.

Bei putrider Perikarditis sind die Perikardpunktion mit Spülung, falls nicht erfolgreich, die chirurgische Drainage mit Spülung zur Keimverdünnung und eine systemische Antibiotikatherapie erforderlich.

Orale Medikation Je nach Ätiologie antibakteriell, tuberkulostatisch, antiphlogistisch. Bei tuberkulöser Perikarditis ist eine sechsmonatige tuberkulostatische Therapie erforderlich.

Die orale Behandlung stützte sich bisher auf **Antiphlogistika** (z. B. Indometacin 25–50 mg p.o.) oder **orale Kortikoide** (Prednison 80–150 mg über ein bis drei Wochen mit anschließender Dosisreduktion). Die systemische Gabe von Kortikoiden wird kontrovers beurteilt, ihre antiphlogistische Wirkung ist jedoch unbestritten und sinnvoll bei sekundärer Immunpathogenese. Bei autoreaktiver und idiopathischer Perikarditis sind Antiphlogistika und ggf. Kortikoide sinnvoll und verkürzen die symptomatischen Episoden. Heute kommt vermehrt **Colchicin** (initial 2–3 x 1 g/d über eine Woche, Erhaltungsdosis 1–1,5 g/d in drei Dosierungen) bei rezidivierender Perikarditis oder schon bei der ersten Episode mit einer Therapiedauer von zwei bis sechs Monaten zum Einsatz.

Bei intraperikardialer Triamcinolon-Instillation kann auf eine orale Kortikoidgabe, nicht aber auf die begleitende orale Antiphlogistikagabe verzichtet werden, die unter Magenschutz grundsätzlich so lange beibehalten werden soll, wie sich noch eine Separation im Echokardiogramm zeigt.

Perikardiotomie und Perikardfensterung Bei chronisch-rezidivierenden Perikardergüssen ist eine **katheterbasierte Perikardiotomie** nach Ausschöpfen der obigen intraperikardialen Sklerosierungstherapie sinnvoll. Hierbei wird mit Hilfe eines großen Ballonkatheters, wie er für Valvuloplastien verwendet wird, eine Abflussmöglichkeit zur Bauchhöhle geschaffen. Diese Maßnahme ist bei malignen Ergüssen wenig sinnvoll, weil sie zur mesenterialen Aussaat der Tumorzellen führt.

Wenn diese Methoden nicht erfolgreich sind, ist gelegentlich, aber selten ein operatives Vorgehen mit herzchirurgischer **Fensterung des Perikards** nicht zu umgehen. Dabei wird eine Verbindung zwischen Perikard und Pleurahöhle geschaffen, wobei man das große viszerale Pleurablatt zur Resorption des Perikardergusses benützt.

Verlauf und Prognose Verlauf und Prognose werden durch Grundkrankheit und Therapie bestimmt. Die Letalität liegt auch heute noch bei 15–20 %. Eine Pericarditis constrictiva entwickelt sich vor allem nach bakteriellen, tuberkulösen und hämorrhagischen Ergüssen und macht dann eine (partielle) Perikardektomie erforderlich. Virale Ergüsse führen praktisch nie zur Pericarditis constrictiva.

Komplikationen Akute Perikarditiden können eine lebensbedrohliche Tamponade und ihre Vorstufen mit Kompression insbesondere des rechten Vorhofs und rechten Ventrikels, Vorhofflimmern und supraventrikuläre wie ventrikuläre Rhythmusstörungen aufweisen. Hierfür können bei akuten Perikardergüssen bereits kleine Ergussmengen von 100–150 ml ausreichen. Dies gilt u. a. für traumatische Perikardhämorrhagien. Zu den **Spätkomplikationen** gehört die konstriktive Perikarditis, die bei bakteriellen und radiogen induzierten Formen am häufigsten vorkommt. Bei neoplastischen Erkrankungen entscheidet über die Prognose auch die Grundkrankheit.

Komplikation	Häufigkeit
Perikardtamponade	Variabel nach Grundkrankheit
Pericarditis constrictiva	Selten

Zusammenfassung

- Häufigste Ursache: postviral, d.h. autoreaktiv-idiopathisch ist eine Verlegenheitsdiagnose
- Wichtigstes Symptom: perikardialer Reibeschmerz
- Wichtigste diagnostische Maßnahme: Echokardiographie
- Wichtigste therapeutische Maßnahmen: Antiphlogistika, ggf. Punktion mit intraperikardialer Instillation

Chronische und chronisch-rezidivierende Perikarditis

Synonym: Chronische Herzbeutelentzündung
Engl. Begriff: Chronic or Recurrent Pericarditis

Eine über drei Monate anhaltende Perikarditis wird als chronisch bezeichnet.

Zur chronisch-rezidivierenden Verlaufsform neigen insbesondere Tuberkulose, Kollagenosen, Urämie, neoplastische Prozesse, Myxödem sowie chylöse und autoimmun bedingte Ergüsse.

Mit Ausnahme des länger dauernden Zeitfensters entsprechen Klinik, Diagnostik und Therapie denen der akuten Perikarditis. Gerade bei hartnäckigen chronischen Ergüssen ist neben der intraperikardialen Triamcinolon-Therapie als eine Sklerosierungstherapie die mehrmonatige (drei bis sechs Monate) Therapie mit Colchicin oder Ibuprofen oder Steroiden in den oben genannten Dosierungen hilfreich.

Chronisch-konstriktive Perikarditis

Synonym: Constrictiva, Panzerherz
Engl. Begriff: Constrictive Pericarditis

Definition Die Constrictiva gehört definitionsgemäß zu den chronischen Perikardergüssen, stellt aber hämodynamisch eine Sonderform dar. Narbige Konstriktion des Perikards bewirkt hier eine diastolische Füllungsbehinderung (**diastolische Herzinsuffizienz**). Kommt es zu einer zusätzlichen Kalkeinlagerung in die Narben, liegt eine **Pericarditis calcarea** (Panzerherz, s. Abb. 5.98) vor.

Epidemiologie Die Constrictiva ist eine seltene Erkrankung, die in erster Linie nach putriden, tuberkulösen, radiogenen Perikardergüssen auftritt. Genaue epidemiologische Erhebungen fehlen.

Ätiologie und Pathogenese Eine Constrictiva tritt insbesondere bei Tuberkulose (30 %), Kollagenosen, Urämie, neoplastischen Prozessen, Myxödem sowie chylösen und autoimmun bedingten Ergüssen auf. In 50 % bleibt die Ätiologie unklar. Jede akute Perikarditis anderer Genese kann im Prinzip in eine chronische, chronisch-rezidivierende und sehr selten in eine konstriktive Verlaufsform

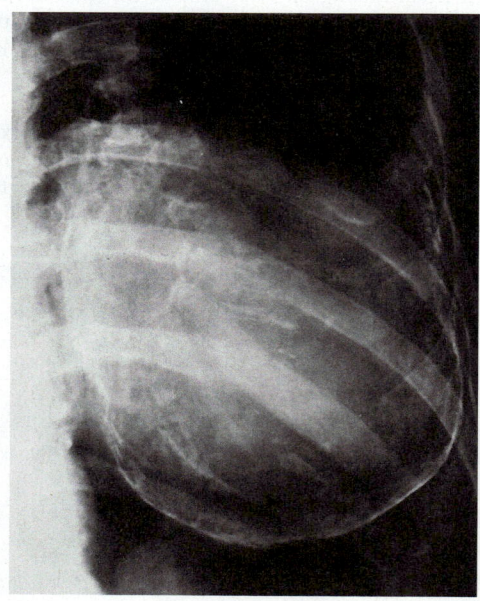

Abb. 5.98 Perikardverkalkung bei Pericarditis calcarea nach früherer Pericarditis tuberculosa (aus: Schettler, G., H. Greten [Hrsg.]: Innere Medizin. Thieme, Stuttgart–New York 1990).

übergehen. Seit Einführung der Pendelkonvergenz- und Mantelfeldbestrahlung in der Strahlentherapie des Mediastinums sind radiogen bedingte konstriktive Perikarditiden selten geworden. Bei Virus-Pankarditiden gibt es konstriktive Perikarditiden nur sehr selten. Die rheumatische Perikarditis kann zwar chronifizieren, geht aber praktisch nie in eine Pericarditis constrictiva über.

Es kommt infolge narbiger Perikardveränderungen zur Einschränkung der diastolischen Ausdehnung, insbesondere des rechten Ventrikels, aber auch zur Behinderung der nachfolgenden systolischen Kontraktion der Ventrikelmuskulatur. Die eingeschränkte diastolische Dehnungsfähigkeit führt zur **venösen Einflussstauung** mit Drucksteigerung im rechten Vorhof und im venösen System. Dem folgt eine vorzeitige Öffnung der Trikuspidalklappe in der Diastole. Der diastolische Bluteinstrom wird vorzeitig und abrupt gehemmt, so dass der Vorhofdruck insgesamt nur kurzfristig zu Beginn der Diastole absinkt und so zu einem sog. **frühdiastolischen „Dip"** (Quadratwurzelzeichen) mit anschließendem diastolischem Plateau in der Ventrikeldruckkurve führt. Der Druckausgleich in der Enddiastole in beiden Kammern ist typisch für die Konstriktion und kann in seltenen Fällen bei überwiegend fokal adhäsiven (konstriktiven) Formen fehlen. Die Vorhöfe sind aufgrund der Füllungsbehinderung der Ventrikel vergrößert.

Symptome Im Vordergrund steht die **Halsvenenstauung**. Die Venenfüllung ist unabhängig von der Atemphase, der inspiratorische Kollaps fehlt. Es zeigt sich vielmehr eine Zunahme der Venenfüllung bei Inspiration (**Kussmaul-Zeichen**). Bei der Hälfte der Patienten findet sich ein doppelter Venenkollaps (negative x- und y-Welle).

Die Hepatomegalie mit Aszitesbildung und Bilirubinvermehrung kann zu einer Stauungszirrhose der Leber führen („cirrhose cardiaque"). Weiterhin können sich periphere Ödeme, aber auch Eiweißausscheidung durch den Darm (exsudative Enteropathie) und durch die Niere (Stauungsalbuminurie) entwickeln. Bei einem Drittel der Patienten besteht ein Pleuraerguss.

Diagnostik

Palpation und Perkussion Der Herzspitzenstoß ist nicht palpabel. Die Silhouette der absoluten Herzdämpfung kann nach beiden Seiten vergrößert sein. Bei allseitiger Vernarbung ist dies allerdings nicht der Fall.

Auskultation Bei leisem 1. und 2. Herzton findet sich ein früher **3. Herzton** (Perikardton, protodiastolischer Galopp), der ähnlich wie der 3. Herzton bei LV-Dilatation durch die fehlende diastolische Dehnbarkeit des von außen in seiner diastolischen Füllung behinderten Ventrikels entsteht. Perikardreiben fehlt.

EKG Neben einem chronischen **Außenschichtschaden** (diskordante T-Welle) besteht bei zwei Dritteln der Patienten eine **Niedervoltage**. Bei einem Drittel der Patienten besteht Vorhofflimmern.

Echokardiographie Nachweis einer Perikardfibrose bzw. -verkalkung und eines kleinen Ventrikelvolumens mit Behinderung der Relaxation der freien Wände. Die Vorhöfe sind dilatiert.

Doppler-Echokardiographie Typisches Verhältnis von frühem (early) diastolischem Einstrom E und atrialem präsystolischem Einstrom A: **E/A-Relation** > 1,5 in der Dopplerflusskurve (s. Abb. 5.99a–e), (Normal ≤ 1).

Röntgen, CT, MRT Oft erst bei Durchleuchtung und besonders bei Seitenaufnahme sind die **Verkalkungsbezirke** erkennbar. Im p.a. Strahlengang gilt die Verbreiterung der oberen und unteren Hohlvene, die sich auch in der

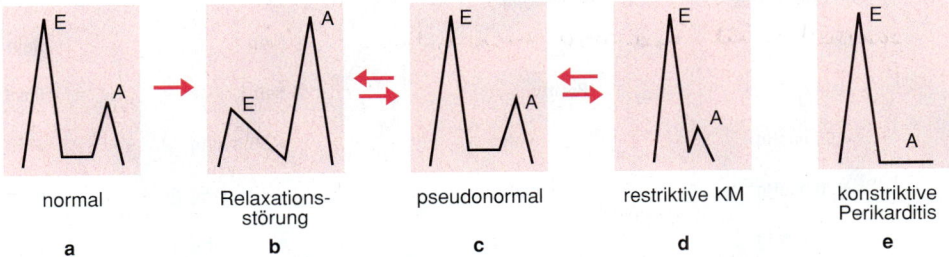

Abb. 5.99 Schematische Darstellung der Dopplerflüsse des linksventrikulären Einstroms über der Mitralklappe:
a) Normales Flussverhalten (E > A; E = early = früher diastolischer Einstrom; A = atrialer [präsystolischer] Einstrom);
b) gestörte Relaxation (E < A), z.B. bei LV-Hypertrophie, hypertrophischer Kardiomyopathie oder Amyloidose des Herzens;
c) Pseudonormalisierung, z.B. bei Übergang von der Relaxationsstörung zum restriktiven Muster, wenn eine vermehrte Kammersteifigkeit und hohe Vorhofdrücke vorliegen.
d) Das restriktive Muster, wie es bei einer restriktiven Kardiomyopathie vorliegt, zeigt eine verkürzte isovolumetrische Relaxationszeit, eine Zunahme der frühdiastolischen Einstromgeschwindigkeit, die sich durch den hohen atrioventrikulären Drucksprung erklären lässt, eine verkürzte Druckhalbwertszeit und einen minimalen Fluss bei der atrialen Kontraktion.
e) Das konstriktive Muster unterscheidet sich von (d) kaum. Es hat einen hochnormalen frühen diastolischen Einstrom und eine Einstrombehinderung in der späten Diastole, sodass meist keine A-Welle mehr nachweisbar ist.
Die Wertigkeit verschiedener diastolischer Funktionsstörungen in (b), (c), (d) wird auch dadurch beeinträchtigt, dass z.B. bei Mitralinsuffizienzen das E/A-Verhältnis relativ erhöht, bei niedrigen Füllungsdrücken, z.B. nach Diuretika- oder ACE-Hemmer-Therapie erniedrigt ist und bei Vorhofflimmern zur Beurteilung die A-Welle ganz fehlt. Zur Differenzierung zwischen restriktivem und konstriktivem Muster ist die Flussmessung nicht geeignet.

Krankheiten des Herzens und des Kreislaufs

Sonographie gut darstellen lässt, als wichtiges Symptom. Im CT ist die Perikarddicke besser zu vermessen als im Echokardiogramm, ebenso im EKG-getriggerten MRT.

Herzkatheter Der Mitteldruck in rechtem Vorhof und in der Pulmonalarterie, die enddiastolischen Drücke in rechter und linker Kammer sind erhöht und angeglichen. Charakteristisch sind **„Dip-und-Plateau"-Phänomen** bzw. das **„Quadratwurzelzeichen"**, das durch den Stopp der frühdiastolischen Füllung durch das konstringierende Perikard verursacht wird (s. Abb. 5.99).

Differentialdiagnose Siehe Tabelle 5.69.

Therapie Die medikamentöse Therapie der Wahl sind Diuretika, die allerdings oft nur passager erfolgreich ist. Die sonst bei Herzinsuffizienz wirksamen ACE-Hemmer oder Digitalis sind unwirksam. Deshalb muss bei therapierefraktärer Herzinsuffizienz differentialdiagnostisch stets auch an eine Pericarditis constrictiva gedacht werden. Hier bleibt die teilweise oder totale **operative Entfernung der Kalkbezirke** oder der Schwielen die einzige wirksame Therapieoption.

Verlauf und Prognose Unbehandelt ist die Prognose mit kardialer Kachexie, Leberstauung (cirrhose cardiaque) und Nierenstauung ungünstig. Durch die partielle Perikardektomie kann die sonst schlechte Prognose der Erkrankung günstig beeinflusst werden.

Komplikation	Häufigkeit
Cirrhose cardiaque	Häufig, falls unbehandelt oder unerkannt
Vorhofflimmern	Ca. 30–35 % der Patienten

Zusammenfassung

- Häufigste Ursachen: Strahlentherapie oder bakterielle Perikarditis
- Wichtigstes Symptom: Einflussstauung
- Wichtigste diagnostische Maßnahmen: Echokardiographie und Herzkatheter
- Wichtigste therapeutische Maßnahme: partielle Perikardektomie

5.10.6 Autoaggressionssyndrome

Postperikardiotomie-Syndrom

Synonym: Postkardiotomie-, Postkommissurotomie-Syndrom
Engl. Begriff: Postpericardiotomy or Postkardiotomy Syndrome

Definition Perikarditis oder Perikarderguss nach operativer Eröffnung (Perikardiotomie) des Herzens.

Tab. 5.69 Differentialdiagnose von Pericarditis constrictiva, Endomyokardfibrose, Herzamyloidose und restriktiver Kardiomyopathie.

Charakteristikum	P. constrictiva	Endomyokardfibrose	Herzamyloidose	restriktive KM
Pulsus paradoxus	Positiv	Negativ	Negativ	Negativ
Kussmaul-Zeichen*	Positiv	Positiv	Positiv	Positiv
3. Herzton	Ja	Ja	Nein	Nein
Systolika	Nein	Positiv	Nein	Positiv
PAP	< 50 mmHg	> 50 mmHg	> 50 mmHg	> 50 mmHg
LVEDP	< 20 mmHg	> 20 mmHg	> 20 mmHg	> 20 mmHg
LVEDP-RVEDP	< 5 mmHg	> 5 mmHg	> 5 mmHg	> 5 mmHg
Druckangleich in den vier Kammern	Ja	Nein	Nein	Nein
Echokardiogramm	Quadratwurzelzeichen, Perikardfibrose	Apexobliteration, Endokard verdickt	Verdickte Kammerwände	RA u. LA vergrößert
Doppler	O.B.	Mitral- und Trikuspidalinsuffizienz	O.B.	Trikuspidalinsuffizienz
Computertomogramm	Perikard verdickt	Variabler Perikarderguss	Variabler Perikarderguss	LA vergrößert

* = inspiratorische Zunahme des zentralvenösen Drucks, KM = Kardiomyopathie, PAP = pulmonalarterieller Druck, LVEDP/RVEDP = linksventrikulärer/rechtsventrikulärer enddiastolischer Druck, RA/LA = rechter/linker Vorhof

5.10 Entzündliche Herzerkrankungen

Epidemiologie Bis zu 25 % der Patienten entwickeln ca. zehn bis 14 Tage nach einem herzchirurgischen Eingriff eine Perikarditis mit Perikarderguss unterschiedlichen Ausmaßes. Saisonale Schwankungen (häufiger in den Wintermonaten), Abhängigkeit von durchgemachtem rheumatischem Fieber (gehäuft bei rheumatischem Mitralvitium), der Dauer der vorausgegangenen Operation bzw. extrakorporalen Kreislaufzeit und begleitender Virusinfekte (z. B. CMV-Infektion durch Bluttransfusionen = Posttransfusionssyndrom) sind möglich. Die gegenwärtige herzchirurgische Praxis der Perikarddrainage und hoch dosierte perioperative Kortikoidgaben haben die Häufigkeit reduziert.

Ätiologie und Pathogenese Die Perikarditis entsteht frühestens zehn bis 14 Tage nach der Operation, wahrscheinlich als Folge einer autoreaktiven Immunantwort auf die Freisetzung von kardialen Antigenen durch den operativen Eingriff. Bei nahezu allen Patienten finden sich Antikörper gegen Sarkolemm und Myolemm, die kardiozytolytische Potenz haben und Komplement binden.

Symptome Die klassische Symptomentrias besteht aus:
- Perikardreiben (-erguss)
- Leukozytose
- (sub)febrilen Temperaturen.

Diagnostik Neben dem klinischen Nachweis der Symptomentrias (s. o.) wird die Diagnose echokardiographisch gestellt.

Differentialdiagnose	Ausschlussmaßnahmen
Posttransfusionssyndrom (CMV)	CMV-Titerbestimmung, PCR, Echokardiographie
Postoperative Infektion	Echokardiografie, Blutkultur
Andere Perikarditiden	Virusserologie oder PCR auf kardiotrope Keime, Echo

Therapie Bei kleinen Ergüssen empfiehlt sich eine abwartende Haltung. Bei symptomatischen Perikardergüssen sind Antiphlogistika (z. B. NSAR, Colchicin), bei größeren Ergüssen Prednison (100 mg p.o. initial, dann in absteigender Dosierung über mindestens drei bis vier Wochen und mindestens noch eine Woche über das völlige Verschwinden des Perikardergusses hinaus) praktisch stets erfolgreich.

Prognose und Verlauf Die Prognose ist meist gut, Rezidive sind auch Monate später möglich.

Komplikation	Häufigkeit
Ergusstamponade	Selten

Zusammenfassung
- Häufigste Ursache: autoreaktiver Prozess
- Wichtigstes Symptom: Perikarderguss
- Wichtigste diagnostische Maßnahme: Echokardiographie
- Wichtigste therapeutische Maßnahmen: Antiphlogistika (NSAR), Kortikoide, Colchicin

Postinfarktsyndrom (Dressler-Syndrom)

Synonym: Dressler-Syndrom
Engl. Begriff: Postinfarction Syndrome (Dressler Syndrome)

Definition Perikarditis oder Perikarderguss ca. zehn bis 14 Tage nach einem Herzinfarkt.

Epidemiologie In bis zu 5% der Patienten kommt es ca. zehn bis 14 Tage nach einem Herzinfarkt zur Perikarditis mit Perikarderguss unterschiedlichen Ausmaßes.

Ätiologie und Pathogenese Die Perikarditis entsteht frühestens nach zehn bis 14 Tagen wahrscheinlich als Folge einer autoreaktiven Immunantwort auf die Freisetzung von kardialen Antigenen durch den Herzinfarkt.

Das Dressler-Syndrom muss von der Pericarditis epistenocardica abgegrenzt werden, die durch Exsudation bei transmuralem Infarkt bereits in den ersten Tagen nach Infarkt auftritt, oder von der hämorrhagischen Perikardtamponade durch infarktbedingte Ventrikelruptur.

Symptome und Diagnostik Wie bei Postkardiotomiesyndrom (s. o.).

Differentialdiagnose	Ausschlussmaßnahmen
Pericarditis epistenocardica	Zeitl. Abstand zum Infarktereignis, Echokardiographie, Immunserologie
Infarktbedingte Ventrikelruptur	Echokardiographie, Immunserologie, Perikardpunktion
Perikarditis durch frühen Booster präexistenter Antiköper	Zeitlicher Abstand zum Infarktereignis, Immunserologie
Andere Perikarditiden	Virusserologie, PCR auf kardiotrope Keime, Echo

Therapie, Verlauf und Prognose, Komplikationen Wie bei Postkardiotomiesyndrom (s. o.).

Zusammenfassung
- Häufigste Ursache: autoreaktiver Prozess
- Wichtigstes Symptom: Perikarderguss
- Wichtigste diagnostische Maßnahme: Echokardiographie
- Wichtigste therapeutische Maßnahmen: Antiphlogistika (NSAR), Kortikoide, Colchicin

Postaggressionssyndrom nach Bestrahlung

Definition Perikarditis oder Perikarderguss nach Mediastinalbestrahlung.

Epidemiologie Bei 25–30 % der Patienten kommt es nach therapeutischer Mediastinalbestrahlung von mehr als 50 Gy zu einer Perikarditis mit Perikarderguss. Durch Pendelkonvergenzbestrahlung ist die Häufigkeit heute rückläufig.

Ätiologie und Pathogenese Insbesondere nach Stehfeldbestrahlung des Mediastinums bei Bronchial- und Mammakarzinom oder einem Hodgkin-Lymphom kam es bei mehr als 50 Gy auf das vordere Perikardblatt zu einem mit Perikarderguss einhergehenden Postaggressionssyndrom.

Symptome und Diagnostik Wie bei Postkardiotomiesyndrom (s. o.).

Differentialdiagnose	Ausschlussmaßnahmen
Tumorinfiltration oder -metastasierung ins Perikard	Echokardiographie, Perikardpunktion mit Zytologie
Andere Perikarditiden	Virusserologie, PCR auf kardiotrope Keime, Echo

Therapie Bei kleinen Ergüssen empfehlen sich eine abwartende Haltung und ein Therapieversuch mit Antiphlogistika (z. B. NSAR, Colchicin), bei größeren Ergüssen ist eine Perikardpunktion sinnvoll. Fehlen maligne Zellen im Erguss, können eine intraperikardiale Triamcinolon-Instillation (500 mg) und ein peroraler Versuch mit Prednison (100 mg p.o. initial, dann in absteigender Dosierung über mindestens drei bis vier Wochen und mindestens noch eine Woche über das völlige Verschwinden des Perikardergusses hinaus) erfolgen.

Prognose und Verlauf Die Prognose ist meist gut, Rezidive sind auch Monate später möglich.

Komplikation	Häufigkeit
Perikardergusstamponade	Selten

Zusammenfassung

- Häufigste Ursache: autoreaktiver Prozess
- Wichtigstes Symptom: Perikarderguss
- Wichtigste diagnostische Maßnahme: Echokardiographie
- Wichtigste therapeutische Maßnahmen: Antiphlogistika, ggf. Perikardpunktion

---

Zur weiteren Information

Literatur

Durack, et al.: New criteria for diagnosis of infective endocarditis: utilization of specific echocardiographic findings. Duke Endocarditis Service. Am J Med 1994; 96: 200–9.

Maisch, B.: Spezielle Formen entzündlicher Herzerkrankungen: Immunpathogenese. In: Schölmerich, P., H. Just, T. Meinertz (Hrsg.): Handbuch der Inneren Medizin. Springer, Berlin – Heidelberg – New York 1989.

Maisch, B.: Entzündliche Myokardbeteiligung bei Kollagenkrankheiten und weiteren rheumatischen Erkrankungen. In: Schölmerich, P., H. Just, T. Meinertz (Hrsg.): Handbuch der Inneren Medizin, Bd. IX/5. Springer, Berlin – Heidelberg – New York 1989.

Maisch, B., R. Simon (Hrsg.): Entzündliche Herzerkrankungen. Myokarditis und Perikarditis. Herz 1992; 17: 65–121.

McKenna, et al: Diagnosis of arrhythmogenic right ventricular dysplasia/cardiomyopathy. Task force of the Working Group Myocardial and Pericardial Disease of the European Society of Cardiology and of the Scientific Council on Cardiomyopathies of the International Society and Federation of Cardiology. Br Heart J 1994; 71: 215–8.

Schölmerich, P.: Myokarditis bei Infektionskrankheiten. In: Schölmerich, P., H. Just, T. Meinertz (Hrsg.): Handbuch der Inneren Medizin, Bd. IX/5. Springer, Berlin – Heidelberg – New York 1989.

Richardson, P., W. McKenna, M. Bristow et al.: Report of the 1995 World Health Organization/International Society and Federation of Cardiology Task Force on the Definition and Classification of Cardiomyopathies. Circulation 1996; 93: 841–2.

Maisch, B., A. D. Ristic, P. M. Seferovic: New directions in diagnosis and treatment of pericardial disease: An update by the Taskforce on Pericardial Disease of the World Heart Federation. Herz 2000; 25: 769–80.

Maisch, B., I. Portig, A. D. Ristic, G. Hufnagel, S. Pankuweit: Definition of inflammatory cardiomyopathy (myocarditis): on the way to consensus – a status report. Herz 2000; 25: 200–9.

Maisch, B., M. Herzum, G. Hufnagel, C. Bethge, U. Schonian: Immunosuppressive treatment for myocarditis and dilated cardiomyopathy. Eur Heart J 1995; 16: 153–61.

Wilson, W. R. et al.: Antibiotic treatment of adults with infective endocarditis due to streptococci, enterococci, staphylococci, and HACEK microorganisms. American heart Association. JAMA 1995; 274: 1706–13.

Internet-Links

http://www.carditis.de
http://www.uni-marburg.de/herzzentrum

5.11 Pulmonale Hypertonie und Cor pulmonale

Die pulmonale Hypertonie und das Cor pulmonale sind ausführlich in Kapitel 8.7.3 dargestellt.

5.12 Herztumoren/Herzverletzungen

UTA C. HOPPE

5.12.1 Herztumoren

Synonyme: Kardiale Tumoren, kardiale Neoplasien
Engl. Begriff: Cardiac Tumors

> **Praxisfall**
>
> Ein 42-jähriger Patient klagt über zunehmende Belastungsdyspnoe und Fieber. Bei dem Patienten tritt eine reversible linksseitige Armparese auf. Bei der **Auskultation** ist lageabhängig ein Diastolikum mit Punctum maximum über der Herzspitze zu hören, das dem Geräusch einer Mitralstenose ähnelt. **Befunde:** Leukozytose, BSG 24/80, EKG und Röntgen-Thorax sind unauffällig. In der **Echokardiographie** zeigt sich eine echogene Struktur im linken Vorhof, die in die Mitralklappe prolabiert. Mit dem Verdacht auf ein Myxom wird der Patient operiert. Intraoperativ findet sich ein gestieltes, vom linksseitigen Vorhofseptum ausgehendes polypoides Myxom.

Definition Kardiale und perikardiale Tumoren werden eingeteilt in
- primäre benigne Neoplasien
- primäre maligne Neoplasien
- sekundäre maligne Neoplasien (s. Tab. 5.70).

Epidemiologie Primäre Herztumoren sind selten und meist gutartig; nur jede vierte primäre Neoplasie ist maligne. Bei Erwachsenen kommt das Vorhofmyxom am häufigsten vor; Frauen sind davon dreimal häufiger betroffen als Männer. **Sekundäre** metastatische Tumoren sind 20–40-mal häufiger als primäre Neoplasien und werden in Autopsien bei bis zu 20 % aller Patienten mit maligner Grunderkrankung gefunden.

Ätiologie und Pathogenese Prinzipiell kann eine kardiale Neoplasie von jedem mesenchymalen Gewebe ausgehen.
- **Benigne Tumoren** finden sich meist im linken Vorhof. Eine rechtsseitige, ventrikuläre und perikardiale Lokalisation von Herztumoren ist auf Malignität verdächtig. Das seltene familiäre (benigne) Myxom wird autosomal-dominant vererbt.
- Bei **primären malignen Herztumoren** handelt es sich fast immer um Sarkome, meist um Angiosarkome.
- **Sekundäre maligne Tumoren** treten besonders häufig beim malignen Melanom, bei Keimzelltumoren, Lymphomen, Bronchialkarzinomen und Mammakarzinomen auf.

Symptome Herztumoren führen zu keinem typischen Leitsymptom, sondern können sehr variable, oft unspezifische Beschwerden verursachen.
Allgemeinsymptome wie Fieber, Nachtschweiß, Appetitlosigkeit, Gewichtsverlust, allgemeine Schwäche, Arthralgien, Myalgien oder Raynaud-Syndrom treten nicht nur bei malignen Tumoren auf, sondern werden auch bei 65–90 % der Patienten mit Myxom beobachtet.
Kardiale Symptome sind abhängig von der Tumorlokalisation. Herztumoren können zu den Symptomen zahlreicher Herzerkrankungen führen:
- Mitralstenose (oft lageabhängig) bzw. -insuffizienz, Trikuspidalstenose oder -insuffizienz durch Verlegung oder Infiltration der Klappe
- Herzinsuffizienz durch Myokardinfiltration oder Klappenobstruktion
- supraventrikuläre und ventrikuläre Rhythmusstörungen, Leitungsstörungen
- Perikarditis oder Perikarderguss (oft hämorrhagisch), Perikardtamponade
- Synkopen durch Obstruktion im Ausflusstrakt.

Durch Verschleppung intrakavitärer Tumoranteile oder aufgelagerter Thromben kann es zu **zentralen oder peripheren Embolien** kommen.

Diagnostik Bei der kardialen Auskultation sind Herzgeräusche aller Klappenvitien oder Perikardreiben möglich. Typisch ist eine **lageabhängige Änderung** des Auskultationsbefundes bei gestielten Tumoren.

Die **Echokardiographie** besonders transösophageal (s. Abb. 5.100) stellt die diagnostische Methode der Wahl dar. Sie ermöglicht u. a. die Erfassung von Tumorgröße, -insertion und -mobilität sowie von einem begleitenden Perikarderguss.

Laborparameter (BSG-Erhöhung, Leukozytose, Anämie und Dysproteinämie), Elektrokardiogramm (ST-Veränderungen) und Röntgen-Thorax können unspezifische Veränderungen aufweisen.

Tab. 5.70 Kardiale und perikardiale Tumoren im Überblick.

Primäre benigne Tumoren	- Myxom (häufigster Tumor des Erwachsenen) - Lipom - (häufigster Tumor beim Kind) - Fibrom - Angiom - Teratom - Andere
Primäre maligne Tumoren	- Angiosarkom - Rhabdomyosarkom - Malignes Mesotheliom - Fibrosarkom - Malignes Lymphom - Andere
Sekundäre maligne Tumoren	- Metastasen - Infiltration extrakardialer Tumoren

Krankheiten des Herzens und des Kreislaufs

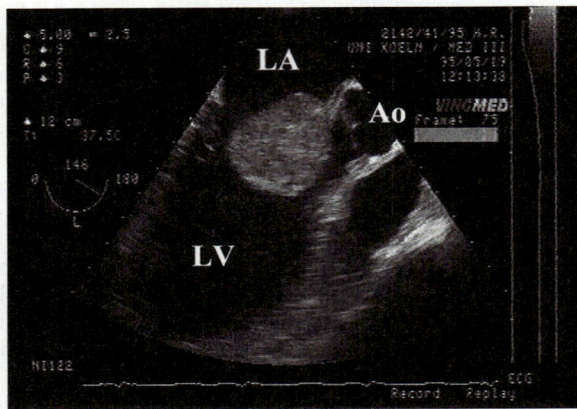

Abb. 5.100 Transösophageales Echokardiogramm eines linksatrialen Myxoms, das in die Mitralklappe prolabiert. LA = linker Vorhof, LV = linker Ventrikel, Ao = Aortenwurzel.

Die Computer- und Magnetresonanztomographie können besonders bei malignen Herztumoren die Tumorausdehnung im Vergleich zu extrakardialen Strukturen genau darstellen. Vor einer Operation sollte eine Herzkatheteruntersuchung erfolgen.

Differentialdiagnose	Ausschlussmaßnahmen
Infektiöse Endokarditis	Echokardiographie, Blutkulturen
Mitralstenose, andere Klappenvitien	Echokardiographie
Lungenembolien bei venöser Thrombose	Echokardiographie, Dopplersonographie der Venen

Therapie **Primäre benigne** Tumoren sollten kurativ operiert werden.

Bei **primären malignen** Tumoren ist in der Regel nur eine palliative Behandlung möglich. Hier stehen Resektion, Chemo- und/oder Strahlentherapie zur Verfügung.

Die Therapie sekundärer Tumoren richtet sich nach der Grunderkrankung.

Verlauf und Prognose Bei rechtzeitiger Diagnostik und Resektion **primärer benigner** Tumoren ist eine Restitutio ad integrum möglich, allerdings treten gelegentlich Rezidive auf.

Da 75 % der **primären malignen** Herztumoren bei Diagnosestellung bereits metastasiert haben, ist die Prognose im Allgemeinen sehr schlecht.

Komplikation	Häufigkeit
Rezidivierende zentrale und/oder periphere Embolien	20–40 % beim Myxom
Cor pulmonale	Selten, bei rezidivierenden pulmonalen Embolien rechtsseitiger Tumoren
Gefäßaneurysmen	Selten, nach arterieller Embolie

Zusammenfassung

- Häufigste Ursache: unbekannt
- Wichtigstes Symptom: Imitation der Symptome zahlreicher Herzerkrankungen, v.a. von Klappenvitien, möglich
- Wichtigste diagnostische Maßnahme: Echokardiographie
- Wichtigste therapeutische Maßnahme: Resektion

5.12.2 Herzverletzungen

Synonyme: Traumatische Herzerkrankung, kardiales Trauma
Engl. Begriff: Cardiac Trauma

Definition Eine Herzverletzung kann sowohl bei penetrierenden als auch bei stumpfen Traumata auftreten.

Epidemiologie Thoraxverletzungen sind für jeden vierten traumatisch bedingten Todesfall verantwortlich. Von diesen sind je nach Art der Gewalteinwirkung bis zu 95 % auf Herzverletzungen zurückzuführen.

Ätiologie und Pathogenese Bei penetrierenden Verletzungen handelt es sich zumeist um Stich- oder – in steigendem Maße – um Schussverletzungen. Darüber hinaus können auch Splitter, Pfähle, dislozierte Rippenfragmente oder iatrogene Perforationen durch Schrittmachersonden, Katheter und Myokardbiopsien zu penetrierenden kardialen Traumata führen.

Herzverletzungen bei stumpfen Thoraxtraumata treten am häufigsten durch Verkehrsunfälle auf. Seltenere Ursachen sind Trittverletzungen, Stürze, Sport- und Berufsunfälle oder iatrogene Verletzungen im Rahmen einer Reanimation. Die Inzidenz einer Myokardkontusion bei stumpfem Thoraxtrauma liegt zwischen 3 und 76 %. Die große Streuung spiegelt die Schwierigkeit der Diagnose wider. Dennoch stellt sie die häufigste Herzverletzung dar.

Symptome Bei penetrierenden und stumpfen Traumata sind Verletzungen aller Herzstrukturen möglich (s. Tab. 5.71). Die Symptome sind denen entsprechender Herzerkrankungen nicht-traumatischer Genese vergleichbar. Bei schweren, besonders bei penetrierenden Herzverletzungen kommt es zur akuten Herzinsuffizienz und zum kardiogenen Schock. Bei einer Myokardkontusion stehen Nitro-refraktäre Thoraxschmerzen im Vordergrund.

Diagnostik Die Diagnose eines kardialen Traumas ist oft schwierig, da eine Herzverletzung durch extrakardiale

5.13 Herz- und Kreislauferkrankungen in der Schwangerschaft

Verletzungen überlagert werden kann und es keine diagnostische Methode gibt, die sich als „Goldstandard" eignet.

Bei stumpfen Traumata sind Prellmarken, bei penetrierenden Verletzungen Ein- und Austrittspforten wegweisend. Ein pathologischer kardialer **Auskultationsbefund** kann auf Klappenverletzungen, Septumperforation oder Perikardbeteiligung hindeuten.

Ein **EKG** sollte bei jedem Patienten mit Thorax- oder Abdomentrauma registriert werden. Pathologische Befunde (Rhythmusstörungen, ST-Veränderungen, Veränderungen wie bei Myokardinfarkt) legen eine Herzbeteiligung bei Traumapatienten nahe. Bei etwa 20 % der Patienten mit Myokardkontusion kommt es zu einem Anstieg der Kreatinkinase (CK)-MB bzw. des Troponin T. Die **Echokardiographie** ermöglicht die Diagnose von Klappenverletzungen, Perikarderguss, Wandbewegungsstörung und intrakardialen Shunts.

Ein **Röntgen-Thorax** zeigt meist nur bei schweren Herzverletzungen einen pathologischen Befund (z. B. Herzluxation, Perikardtamponade, Pneumoperikard). Bei Verdacht auf eine Koronarschädigung sollte eine **Herzkatheteruntersuchung** erfolgen.

Differentialdiagnose	Ausschlussmaßnahmen
Schock durch Begleitverletzungen (z.B. Milzruptur, Beckenfraktur)	Sonographie, Röntgendiagnostik
Vorbestehende Vitien	Anamnese, Vorbefunde, EKG
Koronare Herzerkrankung	Anamnese, Vorbefunde, EKG

Therapie Bei **penetrierenden Verletzungen** muss eine sofortige explorative Thorakotomie und chirurgische Versorgung erfolgen. Auch bei akuter Herzinsuffizienz infolge von Klappenrupturen ist meist eine sofortige Operation notwendig.

Myokardkontusionen werden symptomatisch wie ein Myokardinfarkt behandelt. Eine Antikoagulation oder systemische Lyse ist jedoch nach kardialem Trauma auch bei einer Koronarbeteiligung kontraindiziert. Die übrigen kardialen Traumafolgen werden nach den Richtlinien entsprechender Erkrankungen nichttraumatischer Genese behandelt (s. dort).

Verlauf und Prognose Patienten mit Herzverletzungen erreichen nur zu etwa 10–35 % lebend ein Krankenhaus. Erreichen sie ein Krankenhaus mit vitalen Funktionen, ist bei Stichverletzungen mit einer Letalität von etwa 10 % zu rechnen, bei Schussverletzungen liegt sie über 50 % und bei stumpfen Traumata bei etwa 5 %.

Komplikationen Kardiale Schäden werden von Herzgesunden oft über Monate oder Jahre kompensiert. Nach einem beschwerdefreien Intervall ist es dann oft schwierig, einen Kausalzusammenhang zu dem Trauma herzustellen. Daher sind eine initial exakte **Dokumentation** und die Registrierung von **„Brückensymptomen"** aus gutachterlicher Sicht äußerst relevant.

Tab. 5.71 Herzverletzungen nach stumpfem oder penetrierendem Trauma.

Beschädigte Struktur	Verletzung/Folgeschaden
Perikard	Perikarditis (evtl. rezidivierend) Lazeration/Ruptur (evtl. kardiale Luxation/Herniation) Tamponade Konstriktive Perikarditis/Verkalkung
Myokard	Kontusion/Commotio Lazeration/Ruptur Septumdefekte Aneurysma/Pseudoaneurysma
Herzklappenapparat	Klappenausriss/-perforation Papillarmuskelausriss/-nekrose Chordae-Abriss
Koronargefäße	Lazeration/Ruptur/Fisteln Okklusion (Thrombose, Embolie, Spasmus) Kompression (Ödem, Hämatom)

Komplikation	Häufigkeit
Herzluxation/-herniation nach Perikardlazeration	Selten
Perikardkonstriktion nach hämorrhagischem Perikarderguss	Selten
Myokardnarbe/-aneurysma/-ruptur nach Myokardkontusion	Selten

Zusammenfassung

- Häufigste Ursache: Verkehrsunfall
- Wichtigste Symptome: entsprechend der verletzten Struktur; bei schwerer Herzverletzung akute Herzinsuffizienz und kardiogener Schock
- Wichtigste diagnostische Maßnahmen: EKG, Echokardiographie
- Wichtigste therapeutische Maßnahmen: bei penetrierender Verletzung sofortige explorative Thorakotomie; bei Myokardkontusion Therapie wie Herzinfarkt; aber Kontraindikation für Antikoagulation oder systemische Lyse!

5.13 Herz- und Kreislauferkrankungen in der Schwangerschaft

U. Laufs, K. Laufs, M. Böhm

Durch zunehmenden Sauerstoffbedarf und Steigerung der uteroplazentaren und der Durchblutung anderer Gefäßge-

Krankheiten des Herzens und des Kreislaufs

biete führt eine Schwangerschaft zu einer erheblichen, physiologischen kardiovaskulären Adaptation des mütterlichen Kreislaufs:

- Zunahme des **Gesamtblutvolumens** um etwa 1,5 l. Dabei vermehrt sich das Plasmavolumen proportional stärker im Vergleich zu den korpuskulären Bestandteilen (insbesondere Erythrozyten). Dies führt zu einer „physiologischen Anämie" der Schwangeren mit Absinken des Hämatokriten und Hämoglobins (Hb). Ein Hb von 11–12 g/dl ist in der Schwangerschaft physiologisch.
- Das **Herzminutenvolumen** nimmt im ersten Trimenon um 25–50 % und im zweiten Trimenon um weitere 10 % zu. Dies wird durch Zunahme des Herzzeitvolumens (um 1,2–3,1 l/min) sowie der Herzfrequenz (um ca. 10 Schläge/min) erreicht.
- Der **mittlere arterielle Blutdruck** fällt im ersten Trimenon etwas ab (im Mittel um 5 mmHg), steigt danach bis zum Entbindungstermin jedoch wieder auf den Ausgangswert an.
- Knöchelödeme können bei bis zu 80 % der Schwangeren besonders im dritten Trimenon auftreten und sind Ausdruck des **erhöhten kapillaren Filtrationsdrucks.** Daher sind geringgradige Knöchelödeme in der Schwangerschaft als normal zu betrachten und bedürfen keiner medikamentösen Therapie. Generalisierte Ödeme, insbesondere in der oberen Körperhälfte, mit überschießender Gewichtszunahme müssen jedoch an eine beginnende Präeklampsie denken lassen.
- Das **Vena-cava-Kompressionssyndrom** tritt ab dem dritten Trimenon auf, wenn die Patientin auf dem Rücken liegt. Der vergrößerte Uterus komprimiert die V. cava inferior (s. Abb. 5.101). Dies führt zu Druckerhöhung in den unteren Extremitäten und vermindertem venösem Rückfluss zum Herzen. Die reduzierte Herzvorfüllung kann auch durch eine reaktive Tachykardie nicht kompensiert werden, und das Herzminutenvolumen sinkt.

In Rückenlage kommt es zu Blutdruckabfall, auf den die Patientin mit Übelkeit und Schwarzwerden vor den Augen reagiert. Im CTG zeigt sich eine tiefe, wannenförmige Dezeleration. Sofortige Besserung tritt durch Linksseitenlage ein.

5.13.1 Hypertensive Erkrankungen in der Schwangerschaft

Praxisfall

Eine 28-jährige II-Gravida, I-Para stellt sich in der 33. Schwangerschaftswoche (SSW) mit Übelkeit und Ödemen vor. Bei der Patientin sind keine Vorerkrankungen bekannt. In der ersten Schwangerschaft hatte sie in der 39. SSW eine Präeklampsie entwickelt und nach Geburtseinleitung spontan entbunden.

Aktueller Untersuchungsbefund: Blutdruck 160/90 mmHg, Proteine im Urin. Leberenzyme (GOT, GPT) auf das Zweifache der Norm erhöht, mit 90 000/µl erniedrigte Thrombozytenzahl, Kardiotokogramm (CTG) unauffällig.

Diagnose: HELLP-Syndrom (**H**aemolysis, **E**levated **L**iver Enzymes, **L**ow **P**latelets)

Therapie: Stationäre Aufnahme und antihypertensive Therapie mit α-Methyldopa (α$_2$-Rezeptor-Antagonist). Darunter Normalisierung der Blutdruckwerte. Lungenreifungsinduktion mit Betamethason. Laborkontrollen nach 3 h zeigen eine weitere Erhöhung der Leberenzyme und Abfall der Thrombozyten auf 60 000/µl. Daher Beendigung der Schwangerschaft durch Sectio caesarea.

Definition Eine krankhafte Blutdrucksteigerung in der Schwangerschaft liegt vor, wenn mehrfach

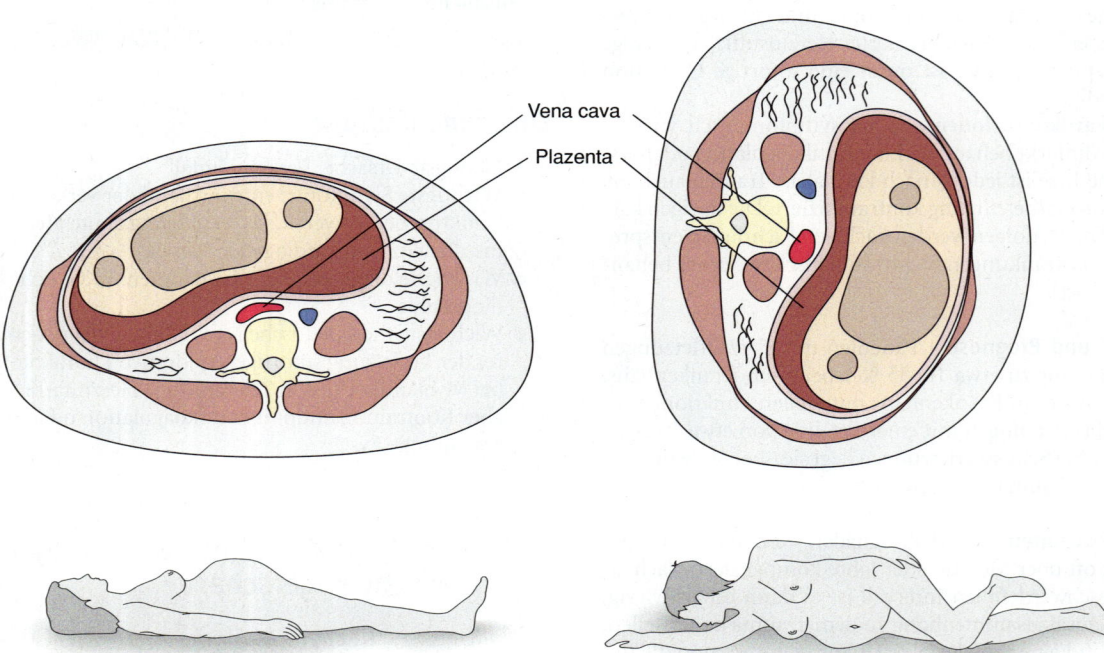

Abb. 5.101 Vena-cava-Kompressionssyndrom.

5.13 Herz- und Kreislauferkrankungen in der Schwangerschaft

- ein systolischer Druck von > 140 mmHg gemessen wird
- ein diastolischer Druck von > 90 mmHg erreicht oder überschritten wird
- unabhängig von der RR-Höhe in der zweiten Schwangerschaftshälfte der systolische Druck um > 30 mmHg oder der diastolische um > 15 mmHg ansteigt im Vergleich zu den Werten der ersten Schwangerschaftsmonate.

Hypertensive Erkrankungen in der Schwangerschaft sind:
1. die **chronische**, schwangerschaftunabhängige **Hypertonie** (s. Kap. 7.1), definiert als eine bereits vor der Schwangerschaft bestehende oder vor der 20. Schwangerschaftswoche (SSW) auftretende Hypertonie,
2. die schwangerschaftsinduzierte Hypertonie (SIH) ohne Proteinurie (**Gestationshypertonie**), die weder vor der 20. SSW bestand noch länger als 6 Wochen postpartal anhält,
3. die schwangerschaftsinduzierte Hypertonie mit Proteinurie (> 0,3 g/l im 24-h-Urin, **Präklampsie,** Synonym: **Gestose**),
4. die schwangerschaftsbedingte Verschlechterung einer vorbestehenden Hypertonie, mit Proteinurie (**Pfropfgestose**) einhergehend.

Epidemiologie   Hypertensive Erkrankungen komplizieren ca. 10 % aller Schwangerschaften. Dabei liegt in etwa 70 % der Fälle eine Präklampsie, in ca. 25 % eine chronische Hypertonie vor. Schwangerschaftsinduzierte Hypertonien machen die restlichen 5 % aus. In den Industrieländern stehen die Komplikationen der Präklampsie an erster Stelle der mütterlichen Todesursachen und sind für 20–25 % der perinatalen Morbidität und Mortalität des Kindes verantwortlich.

Ätiologie und Pathogenese   Die Pathogenese der **Präklampsie** ist nicht vollständig geklärt. Eine entscheidende Rolle spielt eine Schädigung der Gefäßfunktion mit generalisiertem Vasospasmus und erhöhter Sensibilität für vasoaktive Substanzen wie Angiotensin II. Experimentelle Arbeiten haben bei Präklampsie Autoantikörper gegen den Angiotensin-I-Rezeptor nachgewiesen. Eines der ersten Kennzeichen der Präklampsie ist eine **verminderte Plazentaperfusion**. Diese entsteht u. a. durch verminderte Einwanderung von Trophoblasten in die Spiralarterien vor der 20. SSW. Hierdurch behalten die Spiralarterien ihre Muskularis, und ihre physiologische Vasodilatation bleibt aus. Die verminderte Plazentaperfusion scheint eine wichtige Rolle bei der Schädigung des Gefäßendothels zu spielen mit der Folge der pathologischen Vasokonstriktion.

Symptome

! **Klinisches Leitsymptom der Präklampsie ist die Hypertonie.**

Die Blutdruckerhöhung fällt in der Regel im Rahmen der Schwangerenvorsorgeuntersuchungen auf und wird häufig zunächst von der Mutter nicht bemerkt. Manchmal klagt die Patientin lediglich über eine vermehrte Wassereinlagerung, die jedoch auch physiologischer Natur sein kann. Bei zunehmender generalisierter Ödemneigung vor allem in der oberen Körperhälfte ist aber immer Vorsicht geboten. Eine Gewichtszunahme von mehr als zwei Kilogramm pro Woche ist pathologisch.

Je nach Ausmaß der Hypertonie können die Folgen für Mutter und Kind leicht bis lebensbedrohlich sein:
- Die **Gefahr für das Kind** liegt in einer intrauterinen Wachstumsretardierung, einer vorzeitigen Plazentalösung, der Frühgeburtlichkeit und im schlimmsten Fall in einem intrauterinen Fruchttod.
- Komplikationen **mütterlicherseits** bestehen in der Möglichkeit des Übergangs in eine **Eklampsie,** die durch tonisch-klonische Krampfanfälle und Bewusstseinstrübung bis hin zum Koma gekennzeichnet ist. Prodromalsymptome einer Eklampsie sind Kopfschmerzen, Schläfrigkeit, Augenflimmern und starke Gewichtszunahme durch generalisierte Ödeme.
- Eine weitere, für **Mutter und Kind** lebensbedrohliche Variante der Präklampsie ist das **HELLP**-Syndrom (**H**aemolysis, **E**levated **L**iver Enzymes, **L**ow **P**latelets), welches sich mit Kopfschmerzen, Augenflimmern, Oberbauchschmerzen (Leberkapselspannung) ankündigen kann und nicht zwangsläufig mit einer Blutdruckerhöhung einhergehen muss. Folgen eines unbehandelten HELLP-Syndroms sind eine disseminierte intravasale Gerinnung (DIG), zerebrale Blutungen, Leberruptur und ein Multiorganversagen.

! **Eine Hypertonie in der Schwangerschaft kann zu zerebrovaskulären Insulten, Linksherzversagen, Niereninsuffizienz und Retinopathie führen.**

Diagnostik   Im Rahmen der Schwangerschaftsbetreuung müssen Blutdruck, Urin und Gewicht regelmäßig kontrolliert werden. In **unklaren Fällen** sollte eine 24-h-Blutdruckmessung durchgeführt werden, da eine antihypertensive Therapie bei milder Hypertonie zur Reduktion des kindlichen Geburtsgewichtes führen kann.

Bei **Oberbauchschmerzen, Augenflimmern oder Kopfschmerzen** sind Kontrollen der GOT, GPT und LDH sowie der Thrombozytenzahl erforderlich. Ein erniedrigtes Haptoglobin weist auf eine Hämolyse hin.

Zum **Nachweis einer disseminierten intravasalen Gerinnung (DIC)** werden bestimmt:
- Quick-Wert
- Thrombinzeit
- partielle Thromboplastinzeit
- Fibrinogen
- Antithrombin III
- D-Dimere
- Fibrinspaltprodukte.

Jede **Thrombozytopenie** < 100 000/µl sowie jede unklare Erhöhung der Leberenzyme sollte zur Vorstellung der Schwangeren in einem geburtshilflichen Zentrum führen. **Dopplersonographisch** weist eine verminderte Perfusion der A. uterina auf eine Präklampsie hin.

Krankheiten des Herzens und des Kreislaufs

Differentialdiagnose	Ausschlussmaßnahmen
Präexistente Hypertonie (s. Kap. 7.1)	Bereits vor der Schwangerschaft bestehende oder vor der 20. SSW auftretende Hypertonie Keine Proteinurie
Schwangerschaftsinduzierte Hypertonie ohne Proteinurie (Gestationshypertonie)	Weder vor der 20. SSW bestehende noch länger als 6 Wochen postpartal anhaltende Hypertonie Keine Proteinurie
Schwangerschaftsinduzierte Hypertonie mit Proteinurie (Präeklampsie)	Proteinurie > 0,3 g/l im 24-h-Urin
Schwangerschaftsbedingte Verschlechterung einer vorbestehenden Hypertonie, einhergehend mit Proteinurie (Pfropfgestose)	Bereits vor der SS bestehende Hypertonie, Proteinurie > 0,3 g/l im 24-h-Urin

Therapie Die derzeitige Behandlung des Schwangerschaftshochdrucks stellt eine rein symptomatische Therapie mit folgenden Zielsetzungen dar:
- Prävention zerebrovaskulärer Komplikationen der Mutter
- Vermeidung der Progression einer chronischen Hypertonie in eine Präeklampsie oder in schwerere Verlaufsformen mit schlechterer Prognose
- Verlängerung der Schwangerschaft.

Therapie des hypertensiven Notfalls Zur notfallmäßigen Blutdrucksenkung in der Schwangerschaft sind 6,25 mg Dihydralazin i.v. oder 25 mg Urapidil i.v. geeignet (Monitoring!). Initial kann auch eine Kapsel Nifedipin gegeben werden.

Längerfristige Therapie
- **α-Methyldopa** ist das Mittel der ersten Wahl zur Blutdrucksenkung, da es das einzige in der Schwangerschaft ausreichend untersuchte Antihypertensivum ist. Bei Langzeitbeobachtungen fand sich insbesondere keine Beeinträchtigung der neurologischen Entwicklung des Kindes. Bei Ineffektivität und Unverträglichkeit von α-Methyldopa können die folgenden Medikamente erwogen werden:
  - **Dihydralazin:** Es besteht die Gefahr einer Reflextachykardie, die in Kombination mit $β_1$-Rezeptorenblockern vermindert werden kann.
  - **β-Blocker:** Um eine uterustonisierende Wirkung durch Blockade von $β_2$-Adrenozeptoren zu vermeiden, sind $β_1$-selektive Antagonisten sinnvoll (Metoprolol, Atenolol). Es besteht die Gefahr der Verstärkung einer intrauterinen Wachstumsretardierung sowie einer Hypotonie des Neugeborenen.
  - **Kalziumantagonisten:** Verapamil wird bei tachykarden supraventrikulären Herzrhythmusstörungen eingesetzt, größere Studien liegen allerdings nicht vor. Nifedipin ist aufgrund teratogener Effekte im Tierversuch im ersten Trimenon nicht geeignet. Im Rahmen von hypertensiven Notfällen kann Nifedipin kurzzeitig in der späteren Schwangerschaft gerechtfertigt sein.

In der Schwangerschaft **nicht geeignet** sind:
- **Diuretika,** weil sie durch Reduktion des Plasmavolumens die uteroplazentare Perfusion beeinträchtigen können
- **ACE-Hemmer,** weil sie im Tierversuch teratogen wirken. Beim Neugeborenen wurden akutes Nierenversagen und Schädelkalottendefekte beobachtet.
- **AT1-Antagonisten.**

Für alle anderen antihypertensiven Medikamente liegen ungenügende Daten über die Anwendung in der Schwangerschaft vor. Sie sollten deshalb vermieden werden.

Therapie der Präeklampsie Die einzige kausale Therapie der Präeklampsie ist die **Entbindung.** Diese sollte unter Berücksichtigung des mütterlichen und kindlichen Wohlergehens so nahe wie möglich am errechneten Entbindungstermin liegen. Zusätzlich zur antihypertensiven Therapie mit α-Methyldopa wird Magnesiumsulfat zur Anfallsprophylaxe eingesetzt.

Therapie der Eklampsie Als Erstes müssen mütterliche Verletzungen weitestmöglich verhindert werden; Unterbringung am besten in einem abgedunkelten Raum. Über einen zentralen Zugang Magnesium oder Diazepam i.v., Urinableitung. Sobald die Mutter das Bewusstsein wiedererlangt, Einleitung der Geburt, vorzugsweise durch Sectio.

Therapie des HELLP-Syndroms Die **Entbindung** stellt die kausale Therapie des HELLP-Syndroms dar. Die Symptome bessern sich postpartal meist rasch und spontan, ohne dass die Gabe von Thrombozytenkonzentraten notwendig wird. Bei Auftreten des HELLP-Syndroms vor der 35. SSW kann in weniger stark ausgeprägten Fällen unter engmaschiger Laborkontrolle der Thrombozyten und Leberwerte evtl. die **Lungenreifungsinduktion** des Kindes abgewartet werden. Aktuelle Studien untersuchen die Wirksamkeit von Glukokortikoiden.

Verlauf und Prognose Die perinatale Mortalität und Morbidität (meist aufgrund von Frühgeburtlichkeit) ist bei schwangeren Patientinnen mit vorbestehender Hypertonie erhöht.

Das Risiko einer Pfropfgestose liegt bei 10–50 %, das einer vorzeitigen Plazentalösung bei 0,4–10 %. Die mütterliche Mortalität bei schwerer Hypertonie in der Schwangerschaft beträgt 3–6 %.

Das Auftreten einer Hypertonie gegen Ende der Schwangerschaft bedingt nur ein leicht erhöhtes Wiederholungsrisiko bei der folgenden Schwangerschaft. Das Auftreten einer Präeklampsie vor der 28. SSW hat ein hohes Wiederholungsrisiko für schwere Komplikationen in der nächsten Schwangerschaft. Oft besteht eine familiäre Disposition zur Präeklampsie. Schwangere mit Gestationshypertonie oder Präeklampsie sind stärker gefährdet, später eine chronische Hypertonie zu entwickeln.

5.13 Herz- und Kreislauferkrankungen in der Schwangerschaft

Komplikationen	Häufigkeit
Komplikationen der Hypertonie	
Beim Kind	
▪ Perinatale Sterblichkeit	Bis 20 %
▪ Intrauterine Wachstumsretardierung	Häufig
▪ Vorzeitige Plazentalösung	0,4–10 %
▪ Frühgeburtlichkeit	Häufig
▪ Intrauteriner Fruchttod	Selten
Bei der Mutter	
▪ Sterblichkeit	3–6 %
▪ Zerebrovaskulärer Insult	Keine Prozentangaben möglich
▪ Linksherzversagen	
▪ Niereninsuffizienz	
▪ Retinopathie	
Eklampsie	0,03–0,1 %
HELLP-Syndrom	9–14 % der Präeklampsien
Komplikationen des HELLP-Syndroms	
▪ Disseminierte intravasale Gerinnung (DIG)	4–38 %
▪ Zerebrale Blutungen	5–10 %
▪ Leberruptur	1,5–2 %
▪ Vorzeitige Plazentalösung	15–20 %
▪ Niereninsuffizienz	8 %
▪ Lungenödem	4,5 %

Zusammenfassung

- Häufigste Ursachen: Hypertensive Erkrankungen
- Wichtigste Symptome: RR >140/80, Proteinurie, Oberbauchschmerzen, Augenflimmern
- In den Industrieländern stehen die Komplikationen der Präeklampsie an erster Stelle der mütterlichen Todesursachen und sind für 20–25% der perinatalen Morbidität und Mortalität des Kindes verantwortlich
- Wichtigste therapeutische Maßnahmen: α-Methyldopa

5.13.2 Herzvitien

Definition Unter einem Herzvitium versteht man eine pathologische morphologische Veränderung der Herzklappen, der Herzscheidewände oder der herznahen großen Gefäße.

Epidemiologie
- **Mütterliche Vitien:** Aufgrund der gesunkenen Inzidenz rheumatischer Herzfehler ist die Häufigkeit erworbener Herzvitien gesunken; dagegen steigt der relative Anteil der angeborenen Herzfehler. Anästhesiologische, diagnostische und geburtshilfliche Fortschritte ermöglichen in vielen Fällen selbst Hochrisikoschwangerschaften mit vertretbarem Risiko zu Ende zu führen.
- **Kindliche Vitien:** Eine angeborene Herzerkrankung findet sich etwa bei 0,8 % aller Neugeborenen. Wenn bei einem der Elternteile ein kongenitales Vitium vorliegt, kann das Risiko im Mittel bis auf 15 % ansteigen. Die Wahrscheinlichkeit bei autosomal-dominanten Erkrankungen (z.B. Marfan-Syndrom, Subaortenstenose, s. Kap. 5.9) liegt bei bis zu 50 %.

Symptome Durch die physiologische hämodynamische Belastung während der Schwangerschaft (s. Kap. 5.13.1) können vorher nicht erkannte oder klinisch unauffällige Herzvitien zu Komplikationen führen.

Die Symptome eines Herzvitiums unterscheiden sich in der Schwangerschaft nicht wesentlich von den Symptomen außerhalb einer Schwangerschaft. **Leitsymptome** sind Dyspnoe, Ödeme und Herzgeräusche.

Die Diagnosestellung kann allerdings durch die **physiologischen Untersuchungsbefunde** in der Schwangerschaft erschwert werden: Periphere Ödeme können, insbesondere während des drirtten Trimenons, bei bis zu 80 % der Schwangerschaften auftreten. Dies gilt auch für eine Halsvenenstauung, einen dritten Herzton und systolische Herzgeräusche. Systolika in der Schwangerschaft sind häufig durch die Erhöhung des Blutvolumens und die relative Anämie bedingt.

Diastolische Geräusche sind dagegen nie physiologisch und müssen abgeklärt werden. Ebenfalls pathologisch ist eine höhergradige, leistungsbehindernde **Dyspnoe** unter Belastung. Auch gibt es während einer normalen Schwangerschaft keine Hämoptysen, echte Orthopnoe oder nächtliche intermittierende Dyspnoe. **Synkopen** unter Belastung können durch Herzvitien oder Herzrhythmusstörungen bedingt sein. Eine **Zyanose** kann durch ein Herzvitium verursacht werden.

> ❗ Diastolische Herzgeräusche sind nie physiologisch und erfordern stets diagnostische Abklärung.

Diagnostik Methode der Wahl zur Diagnostik von Herzvitien ist die Echokardiographie.

Therapie Körperliche Schonung, engmaschige kardiologische Überwachung, Volumenkontrolle (Trinkmenge, in Einzelfällen Diuretika) und vorsichtige Herzfrequenzkontrolle durch β_1-selektive Betablocker.

Bei symptomatischen Klappenstenosen besteht die Möglichkeit einer **transkutanen Valvuloplastie.**

Eine **Schnittentbindung** ist nicht automatisch notwendig, die Indikation sollte primär nach gynäkologischen Gesichtspunkten gestellt werden. Stets sollte jedoch eine **Endokarditisprophylaxe** erfolgen (Ausnahme: isolierter Vorhofseptumdefekt vom Sekundumtyp).

Verlauf und Prognose

Angeborene Vitien
- **Operativ korrigierte Vitien** (z.B. Ventrikelseptumdefekt [VSD], offener Ductus arteriosus, Aortenisthmusstenose) weisen in den meisten Fällen kein erhöhtes peripartales Risiko auf. VSD werden in 25–50 % der Fälle weitervererbt.
- Ein **unkomplizierter Vorhofseptumdefekt** (ASD) ist in der Regel kein Hindernis für eine Schwangerschaft.
- Beim **Marfan-Syndrom** besteht neben einer Vererbungshäufigkeit von 50 % ein besonders hohes Risiko kardiovaskulärer Komplikationen in der Peripartalphase.

Krankheiten des Herzens und des Kreislaufs

- Patientinnen mit **zyanotischen Herzvitien** (z.B. Fallot'sche Tetralogie, Transposition der großen Gefäße) und Patientinnen mit Rechts-links-Shunt nach Eisenmenger-Reaktion sind durch eine hohe Abortrate und eine hohe peripartale mütterliche Letalität gekennzeichnet ihnen ist von einer Schwangerschaft abzuraten.

Erworbene Herzklappenvitien
- **Rheumatische** und **verkalkende Klappenvitien** sind bei jungen Frauen sehr selten.
- Sowohl bei Mitral- als auch bei Aortenvitien ist die **Stenosekomponente** hämodynamisch entscheidend.
- **Insuffizienzvitien** werden in der Schwangerschaft durch die physiologische Vasodilatation besser toleriert.

Zusammenfassung
- Häufigste Ursachen: hämodynamische Belastungen durch die Schwangerschaft
- Wichtigstes Symptom: ausgeprägte Belastungsdyspnoe.
- Wichtigste diagnostische und therapeutische Maßnahmen: engmaschige echokardiographische Kontrollen und sorgfältige Volumenüberwachung

5.13.3 Kardiomyopathien in der Schwangerschaft

Definition Man unterscheidet eine **vorbestehende** von einer **peripartalen Kardiomyopathie**. Dabei handelt es sich um eine Kardiomyopathie, welche sich unmittelbar vor der Entbindung – also im dritten Trimenon – oder bis sechs Wochen nach Entbindung manifestiert.

Epidemiologie Kardiomyopathien in der Schwangerschaft sind sehr selten. Risikofaktoren für eine peripartale Kardiomyopathie sind höheres Alter, Zwillingsschwangerschaft und Hypertonie.

Ätiologie und Pathogenese Die Ätiologie der peripartalen Kardiomyopathie ist nur teilweise aufgeklärt. Als Ursachen werden eine Mikrovaskulopathie, Ernährungsstörungen, Myokarditiden, hormonelle Effekte, toxische Effekte und eine mütterliche Immunantwort gegenüber fetalen Antigenen diskutiert.

Die Ätiologie einer vorbestehenden Kardiomyopathie wurde in Kapitel 5.10 dargestellt.

Symptome **Leitsymptome** sind höhergradige oder nächtliche intermittierende Dyspnoe, ausgedehnte periphere Ödeme und Leistungsschwäche. Weiter können allgemeine Abgeschlagenheit, Halsvenenstauung, Hämoptysen und Orthopnoe hinzukommen.

Diagnostik Diagnose und Verlaufskontrolle erfolgen durch Echokardiographie.

Therapie Es gelten die Prinzipien der üblichen Herzinsuffizienztherapie, allerdings müssen potentiell teratogene Pharmaka vermieden werden. Eine **Herzinsuffizienz** auf dem Boden einer peripartalen Kardiomyopathie kann, unter strengster Indikationsstellung (s. Kap. 5.2) mit Diuretika und Herzglykosiden unter engmaschiger Kontrolle der fetalen Herzfrequenz behandelt werden. Eine Nachlastsenkung mit Hydralazin ist möglich. ACE-Hemmer sind kontraindiziert (s. Kap. 5.2).

Bei **Herzrhythmusstörungen** kommen β-Blocker in Frage.

Eine **Antikoagulation** ist wegen der gesteigerten Thromboemboliebereitschaft bei Schwangeren insbesondere bei Vorhofflimmern und stark dilatiertem linkem Ventrikel zu erwägen. Diese sollte in der Schwangerschaft immer mit **Heparin** erfolgen, da Kumarine teratogen wirken.

Es gibt Hinweise auf eine günstige Wirkung einer immunsuppressiven Therapie bei peripartaler Kardiomyopathie.

Verlauf und Prognose Eine vorbestehende höhergradige Herzinsuffizienz ist mit einer großen mütterlichen und fetalen Sterblichkeit assoziiert. Deshalb sollten diese Patientinnen eine Schwangerschaft möglichst vermeiden.

Die linksventrikuläre Dilatation und Pumpfunktionsstörung im Rahmen einer peripartalen Kardiomyopathie können innerhalb von sechs Monaten nach der Schwangerschaft verschwinden. Bestehen die Symptome fort, hat die Erkrankung eine schlechte Prognose.

Zusammenfassung
- Häufigste Ursache: ungeklärt
- Wichtigste Symptome: Dyspnoe, Ödeme, Leistungsschwäche
- Wichtigste diagnostische Maßnahme: Echokardiographie
- Wichtigste therapeutische Maßnahmen: Unter strenger Indikationsstellung und Überwachung sind möglich: Diuretika, Digitalis, Hydralazin zur Behandlung der Herzinsuffizienz, engmaschige Kontrollen notwendig; Antikoagulation mit Heparin

5.13.4 Arrhythmien

Eine erhöhte Inzidenz von Herzrhythmusstörungen (s. Kap. 5.7) in der Schwangerschaft wurde nicht nachgewiesen. Auf eine medikamentöse Therapie von nicht-bedrohlichen supra- und ventrikulären Extrasystolen sollte in der Schwangerschaft möglichst verzichtet werden. Eine elektrische Kardioversion und auch eine Schrittmacherimplantation werden von Mutter und Kind vertragen (cave: Strahlenbelastung). Bei Patientinnen mit langem QT-Syndrom sollte die prophylaktische Behandlung mit Betablockern fortgeführt werden.

5.13.5 Koronare Herzkrankheit

Es existieren einzelne Berichte über das Auftreten von akuten Myokardinfarkten auch während einer Schwangerschaft. Häufig sind Koronarverengungen, Thromboembolien, Koronardissektionen und Spasmen von ursächlicher

Bedeutung. Eine belastungsabhängige Angina pectoris muss immer abgeklärt werden (s. Kap. 5.5). Bei akuten peripartalen Myokardinfarkten wird häufig ein normaler Koronarstatus nachgewiesen. Die postpartale Gabe von Bromocriptin zur Suppression der Milchbildung kann in sehr seltenen Fällen zu Koronarspasmen führen.

Zur weiteren Information

Literatur
Böhm, M.: Schwangerschaft und Herzerkrankungen. In: Erdmann, E. (Hrsg.): Klinische Kardiologie, 5. Aufl. Springer, Berlin 2000.
Elkayam, U.: Pregnancy and Cardiovascular Disease. In: Braunwald, E. (ed.): Heart Disease, 5th edn. Saunders, Philadelphia 1997.
Baumann, P.: Herz und Kreislauf. In: Diedrich, K. (Hrsg.): Gynäkologie und Geburtshilfe. Springer, Berlin 2000.

Deutsche Liga zur Bekämpfung des hohen Blutdruckes, Postfach 102040, 69010 Heidelberg: Hochdruck in der Schwangerschaft und Stillperiode. 4. Aufl. 1999.

Internet-Links
http://www.paritaet.org/hochdruckliga
http://www.americanheart.org/Scientific/statements/

5.14 Perioperative kardiale Risikobeurteilung

B. Cremers, C. Maack, M. Böhm

Das Ziel der präoperativen Risikoevaluierung ist es, eine Reduktion der perioperativen Morbidität und Mortalität herbeizuführen. Voraussetzung hierfür ist eine möglichst präzise Identifizierung vorliegender Risikofaktoren, die sich aus Begleiterkrankungen des Patienten und dem vorzunehmenden operativen Eingriff ergeben. Neben pulmonalen, renalen und hämatologischen Erkrankungen und dem Vorliegen eines insulinpflichtigen Diabetes mellitus sind insbesondere kardiale Erkrankungen mit einem hohen perioperativen Risiko assoziiert.

Der konsultierte Internist bzw. Kardiologe sollte anhand der verfügbaren Patientendaten, der Anamnese und des körperlichen Befundes den Schweregrad und die Stabilität des kardiovaskulären Zustandes des Patienten beurteilen. Bestehen Unklarheiten, müssen entsprechende Untersuchungen oder invasive Maßnahmen ergriffen werden. Diese müssen jedoch stets rational begründet und wirtschaftlich vertretbar sein. Grundsätzlich sollten keine Untersuchungen angeordnet werden, die keine therapeutische Konsequenzen nach sich ziehen. Am Ende der präoperativen Diagnostik kann dann ein detailliertes Prozedere zur Reduktion des perioperativen Risikos festgelegt werden.

Praxis

Ein 69-jähriger Rentner leidet an einer Coxarthrose und soll mit einer totalen Endoprothese versorgt werden. Er ist in gutem Allgemeinzustand, deutlich adipös (170 cm, 89 kg, BMI 31 kg/m²), Raucher, hat einen LDL-Cholesterin-Wert von 158 mg/dl und ein HDL-Cholesterin von 35 mg/dl. Sein Blutdruck ist 160/85 mmHg, ein Diabetes mellitus oder andere wesentliche Begleiterkrankungen bestehen nicht.

Im **EKG** zeigt sich ein Sinusrhythmus (Frequenz 80/min), Linkstyp, keine Erregungsrückbildungsstörungen. Bei starker Belastung hat er Dyspnoe und gibt an, vor einigen Monaten im Winter auf einem Spaziergang plötzlich ein Engegefühl über der Brust empfunden zu haben. Somit liegt ein signifikantes Risikoprofil für eine koronare Herzerkrankung vor.

Bei der **Ergometrie** erreicht er eine Belastungsstufe von 150 Watt, dabei steigt der Blutdruck von 155/80 auf 205/100 mmHg und die Herzfrequenz von 78/min auf 165/min. Abbruch wegen starker Dyspnoe und Beinermüdung. In den Ableitungen V_4–V_6 sind horizontale ST-Strecken-Senkungen von 2–3 mm zu beobachten, keine Angina pectoris. Die daraufhin durchgeführte **Herzkatheteruntersuchung** zeigt eine koronare Eingefäßerkrankung, mit 80%iger Stenose des Ramus interventricularis anterior (RIVA) und einer 40%igen Stenose des Ramus circumflexus (RCX). Die linksventrikuläre Ejektionsfraktion beträgt 68 %.

Der RIVA wird mittels **PTCA** dilatiert und mit einem **Stent** versorgt. Der postinterventionelle Verlauf ist komplikationslos. Als Medikation erhält er 300 mg ASS und 75 mg Clopidogrel sowie einen β-Blocker und ein Statin. Nach 30 Tagen wird Clopidogrel abgesetzt, eine Woche später wird ASS pausiert. Sechs Wochen nach der Intervention am RIVA unterzieht sich der Patient der ursprünglich geplanten Operation. Der postoperative Verlauf ist komplikationslos. In der Folge wird die medikamentöse Therapie mit β-Blocker, Statin und 100 mg ASS fortgesetzt.

5.14.1 Präoperative Risikoevaluierung

Klinische Prädiktoren

In den vergangenen Dekaden ist die durchschnittliche Lebenserwartung kontinuierlich gestiegen. Mit höherem Lebensalter nimmt die Häufigkeit eines operativen Eingriffs, aber auch die Inzidenz einer koronaren Herzerkrankung oder einer chronischen Herzinsuffizienz zu. Das Vorliegen, aber auch der klinische Schweregrad dieser beiden Krankheitsbilder haben entscheidenden Einfluss auf das perioperative Risiko. Die in Tabelle 5.72 gegebene grobe Einteilung kardialer Risikofaktoren basiert auf systematischen Evaluierungen des perioperativen Risikos in großen Patientenkollektiven.

Es hat sich bewährt, den Risikoindex eines Patienten anhand eines Punkteschemas zu messen, wie es in Abbildung 5.102 dargestellt ist. Es zeigt sich, dass mit jedem zusätzlichen Risikofaktor das perioperative Risiko überproportional ansteigt.

Krankheiten des Herzens und des Kreislaufs

Tab. 5.72 Prädiktoren für ein erhöhtes perioperatives Risiko (nach ACC/AHA Guidelines for perioperative cardiovascular evaluation for noncardiac surgery, 1996).

Geringes Risiko	Mäßiges Risiko	Hohes Risiko
Fortgeschrittenes Alter EKG-Abnormitäten Andere Rhythmen außer Sinusrhythmus Geringe funktionelle Kapazität Schlaganfall in der Anamnese Schlecht eingestellte Hypertonie	Milde Angina pectoris Z.n. Myokardinfarkt Kompensierte oder frühere Herzinsuffizienz Diabetes mellitus	Instabiles Koronarsyndrom Dekompensierte Herzinsuffizienz Schwerwiegende Arrhythmien

Funktionelle Kapazität

Die Abschätzung der funktionellen Kapazität als Maß für die im täglichen Leben bewältigte Aktivität erfolgt in sog. **„metabolischen Äquivalenzen" (MET)**. Vielfache des basalen MET-Wertes können verwendet werden, um aerobe Anforderungen für spezielle Tätigkeiten auszudrücken. So beträgt der Energieaufwand für körperliche Aktivitäten wie Essen, Sichanziehen oder Spülen 1–4 METs, während bereits 4–10 METs aufgebracht werden müssen, um eine Treppe zu steigen (ein Stockwerk), ebenerdig mit einer Geschwindigkeit von etwa 6,4 km/h zu gehen oder den Fußboden zu putzen. Sportarten wie Tennis oder Fußball verlangen mehr als 10 METs (ACC/AHA, 1996).

Operationsspezifische Risikofaktoren

Auch operationsspezifische Faktoren haben Einfluss auf die Häufigkeit kardialer Komplikationen. So wächst das Risiko mit dem Ausmaß der Operation; große vaskuläre Eingriffe sowie Operationen von langer Dauer oder mit ausgeprägten Flüssigkeitsverschiebungen bergen das höchste kardiovaskuläre Risiko (s. Tab. 5.73).

Bei Notfalloperationen steigt das Risiko kardialer Komplikationen um das Zwei- bis Fünffache.

5.14.2 Perioperative Risiken kardialer Erkrankungen

Koronare Herzerkrankung

Perioperative Ischämien sind ein Prädiktor kardiovaskulärer Komplikationen. Pathophysiologisch liegen diesen zum einen eine vermehrte, schmerzbedingte sympathische Stimulation mit erhöhten Herzfrequenzen besonders in der postoperativen Phase zugrunde.

Zum anderen spielen Blutdruckschwankungen, z.B. bei großen abdominellen oder thorakalen Eingriffen, und humorale Faktoren eine entscheidende Rolle. Eine der schwerwiegendsten perioperativen Komplikationen ist ein Myokardinfarkt, welcher die Letalität einer Operation auf etwa 50 % anheben kann (Mangano et al. 1991).

Auch ein bereits durchgemachter Herzinfarkt erhöht das perioperative Risiko. Der zeitliche Abstand der Operation vom stattgehabten Infarkt ist hierbei von entscheidender Bedeutung. Die perioperative Letalität ist um das Sechsfache erhöht, wenn innerhalb der ersten drei Monate ein operativer Eingriff durchgeführt wird. Die Reinfarktrate steigt dann auf etwa 6 % an. Je größer der zeitliche Abstand zum vorausgegangenen Infarkt ist, desto geringer wird das Risiko eines Reinfarktes und somit auch die Letalität.

> **!** Zwischen vorangegangenem Herzinfarkt und einem elektiven Eingriff sollte immer ein Sicherheitsabstand von mindestens drei Monaten liegen.

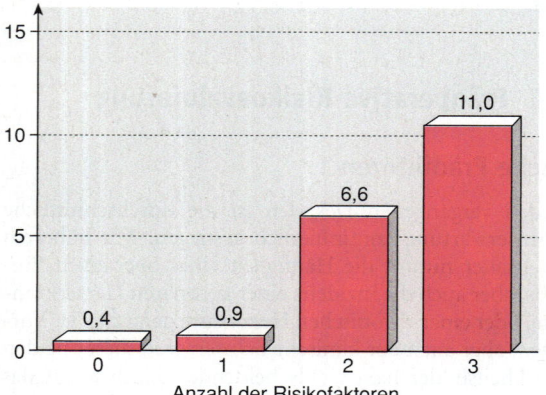

Risikofaktoren
1. Hochrisikooperation
2. Koronare Herzerkrankung
3. Chronische Herzinsuffizienz
4. Zerebrovaskuläre Erkrankungen
5. Insulinpflichtiger Diabetes mellitus
6. Serumkreatinin > 2,0 mg/dl

Abb. 5.102 Kardialer Risikoindex (nach Lee et al., Circulation 1999; 100: 1043–9).

Diese Daten verdeutlichen, dass die präoperative Diagnostik besonders auf die Identifizierung einer koronaren Herzerkrankung ausgerichtet sein sollte. Das wichtigste Ziel des Untersuchers ist die Klärung der Fragen:
- Wie groß ist das durch Ischämie gefährdete Myokardareal?
- Wie hoch ist die Ischämieschwelle, d.h. die Höhe der (körperlichen oder pharmakologischen) Belastung, die eine Ischämie auslöst?
- Wie ist die linksventrikuläre Funktion des Patienten?

- Wie kann die vorliegende Störung behandelt werden, um das perioperative Risiko zu minimieren?

Arterielle Hypertonie

Eine arterielle Hypertonie ist perioperativ in zweierlei Hinsicht von Bedeutung:
- Ursächlich ist sie eng mit dem Vorliegen einer koronaren Herzerkrankung verknüpft.
- Hypertensive Phasen prädisponieren zu myokardialen Ischämien.

Eine effektive Behandlung der Hypertonie ist deshalb essentiell, um das perioperative Risiko zu reduzieren. Das präoperative Absetzen antihypertensiver Medikamente kann ungünstige Auswirkungen auf das Herz-Kreislauf-System haben. Insbesondere das Absetzen von β-Blockern kann das Auftreten von Ischämien begünstigen und sollte wegen der Möglichkeit eines „Rebound-Phänomens" mit einer gesteigerten β-adrenergen Stimulierbarkeit vermieden werden.

Chronische Herzinsuffizienz

Für Patienten mit Herzinsuffizienz erhöhen folgende Faktoren das perioperative Risiko für kardiovaskuläre Komplikationen:
- Vorliegen eines 3. Herztons
- Jugularvenenstauung
- pulmonalalveoläre Ödeme
- verminderte Belastungstoleranz
- verminderte linksventrikuläre Ejektionsfraktion (< 35 %).

Die Komplikationen sind jedoch weniger durch das Auftreten von ischämischen Ereignissen, sondern eher durch das Fortschreiten der Herzinsuffizienz mit daraus resultierenden Ereignissen (Dekompensation, plötzlicher Herztod) gekennzeichnet. Eine Herzinsuffizienz ischämischer Genese scheint ein höheres Risiko mit sich zu bringen als eine Herzinsuffizienz auf dem Boden einer arteriellen Hypertonie.

Herzklappenerkrankungen

Die Risikobeurteilung bei Patienten mit Herzklappenfehlern ist abhängig von Typ und Schweregrad des Vitiums. Die symptomatischen **Klappenstenosen** sind mit einem besonders hohen perioperativen Risiko assoziiert. Kompensierte gering- oder mäßiggradige **Klappeninsuffizienzen** dagegen lassen sich oft durch optimale medikamentöse Therapie und intensivmedizinische Überwachung so gut führen, dass eine chirurgische Klappensanierung erst nach der nichtkardialen Operation notwendig ist.

- **Aortenstenose:** Sie trägt unter allen Herklappenfehlern am meisten zur Erhöhung des perioperativen Risikos bei. Daher sind elektive nichtkardiale operative Eingriffe bei Patienten mit diesem Vitium kontraindiziert. Vielmehr ist zuvor primär ein Aortenklappenersatz anzustreben. Ist bei nichtkardialen Eingriffen jedoch Eile geboten, kann als Überbrückungsmaßnahme („Bridging") vorher eine katheterinterventionelle Aortenklappenvalvuloplastie erfolgen.
- **Mitralstenose:** Obwohl recht selten, ist die Diagnose dieses Vitiums perioperativ von großer Bedeutung. Bei leichter bis mäßiger Mitralstenose ist die Frequenzkontrolle (insbesondere bei Vorhofflimmern) ein wichtiges therapeutisches Ziel. Denn vor allem bei begleitender Volumenbelastung können Tachykardien durch eine Verminderung der Diastolendauer zu einer erheblichen pulmonalen Stauung führen. Bei höhergradigem Vitium sollte vor einem nichtkardialen Eingriff ähnlich wie bei der Aortenstenose primär an eine Mitralklappenvalvuloplastie bzw.-operation gedacht werden.
- **Aorteninsuffizienz:** Im Gegensatz zur Mitralstenose ist bei diesem Klappenfehler eine relative Tachykardie gewünscht, da durch die Verkürzung der Diastolendauer das Refluxvolumen abnehmen kann. Zudem kann eine ausreichende Nachlastsenkung oft medikamentös unterstützt werden.
- **Mitralinsuffizienz:** Patienten mit Mitralinsuffizienz sind vor allem durch die perioperativ stattfindenden Volumenverschiebungen gefährdet. Besonders nach größeren Volumengaben laufen diese Patienten Gefahr, pulmonale Stauungssymptome bis hin zum Lungenödem zu entwickeln. Nachlastsenkung und Gabe von Diuretika sind die therapeutischen Ansätze der ersten Wahl zur perioperativen Steuerung dieses Vitiums. Im Idealfall kann diese Therapie durch intensivmedizinisches **Monitoring mit Pulmonalarterienkatheter** überwacht und besser gesteuert werden. Dieses Verfahren erlaubt neben der Überwachung der rechtsventrikulären und pulmonalarteriellen Drücke zudem die Kontrolle der linksventrikulären Füllungsdrücke und des Herzzeitvolumens. Präoperativ kann dieses Verfahren daher eine wichtige Entscheidungshilfe bieten. Bei schwerer Klappeninsuffizienz, bei der die linksventrikuläre Pumpfunktion bereits so stark eingeschränkt ist, dass die hämodynami-

Tab. 5.73 Risiken verschiedener operativer Eingriffe (nach ACC/AHA Guidelines for perioperative cardiovascular evaluation for noncardiac surgery, 1996).

Geringes Risiko	Mäßiges Risiko	Hohes Risiko
Endoskopische und oberflächliche Eingriffe Kataraktoperation Brustchirurgie	Karotis-Endarteriektomie Kopf- und Halschirurgie Intraperitoneale, intrathorakale und orthopädische Eingriffe Prostatachirurgie	Eingriffe an Aorta oder andere Gefäßoperationen Lang dauernde Operationen mit großen Volumenschwankungen und/oder großem Blutverlust

sche Reserve nur noch marginal ist, sollten elektive nichtkardiale Eingriffe verschoben und primär die Sanierung der Herzklappe angestrebt werden.

Endokarditisprophylaxe

Operative Eingriffe sind häufig mit Bakteriämien verbunden und gehen mit einer erhöhten Inzidenz einer bakteriellen Endokarditis einher. Das Risiko ist bei Patienten mit bestehenden Herzklappenfehlern erhöht; ganz besonders gefährdet sind aber Patienten nach Herzklappenersatzoperationen mit mechanischer Prothese. Die perioperative Endokarditisprophylaxe ergibt sich aus den zugrunde liegenden Herzklappenvitien, nach denen die Patienten in eine Gruppe mit mäßigem und eine mit hohem Endokarditisrisiko eingeteilt werden (s. Tab. 5.56 und Tab. 5.57, Kap. 5.10.1).

Zudem sollte jeder Patient, der einer dieser Risikogruppen zuzuordnen ist, einen Endokarditispass bei sich tragen (z. B. erhältlich bei der Paul-Ehrlich-Gesellschaft in München).

Herzrhythmusstörungen

Das Vorliegen oder Auftreten von Arrhythmien oder Blockbildern ist während der perioperativen Phase recht häufig. Zum einen gehen Rhythmusstörungen mit einer erhöhten Rate intra- und perioperativer Komplikationen (z. B. kardiale Dekompensation, Schrittmacherpflichtigkeit) einher und zum anderen sind sie oft ein Indikator für andere zugrunde liegende kardiopulmonale Erkrankungen (Myokardinsuffizienz, KHK, Klappenvitien), Elektrolytstörungen oder Medikamentennebenwirkungen (Herzglykoside, Katecholamine, Inodilatatoren, trizyklische Antidepressiva, Lithium, Antiarrhythmika, Neuroleptika, β-Blocker, Kalziumantagonisten und andere Antihypertensiva). Die Therapie sollte sich in erster Linie auf die Beseitigung der zugrunde liegenden Ursache richten.

Vor der Gabe eines Antiarrhythmikums stellt sich zunächst die Frage, ob die auftretenden Rhythmusstörungen über eine Bradykardie oder über eine Tachykardie hämodynamisch wirksam werden. Bei **Tachykardien** erhöht sich zum einen durch die vermehrte Herzarbeit der myokardiale Sauerstoffbedarf, während zum anderen durch die Verminderung der diastolischen Füllungszeit die koronare Durchblutung abnimmt. In gleicher Weise kann die Abnahme des Blutdrucks durch **Bradykardien** zu einer Verminderung der Koronardurchblutung führen.

- **Vorhofflimmern und -flattern:** Unabhängig von der Genese sollte präoperativ die Wiederherstellung des Sinusrhythmus zur Verbesserung der Hämodynamik angestrebt werden. Vor einem medikamentösen Therapieversuch (β-Blocker und/oder Amiodaron zur Rhythmisierung, ggf. Kalziumantagonisten zur Frequenzverlangsamung) oder einer elektrischen Kardioversion sollten jedoch auf jeden Fall die Erfolgsaussichten geprüft werden. Während nämlich recht hohe Rhythmisierungsraten bei akut aufgetretenem Vorhofflimmern erzielt werden können, bleibt ein Rhythmisierungsversuch bei chronischem Vorhofflimmern (z. B. bei langjährigem Mitralvitium und/oder stark vergrößertem linkem Vorhof) nahezu immer erfolglos. Stabiles Vorhofflimmern ist eine gesicherte Indikation für eine medikamentöse Digitalistherapie. Herzglykoside können das Vorhofflimmern zwar nicht in einen Sinusrhythmus überführen, verlangsamen jedoch die Ventrikelfrequenz und ökonomisieren dadurch die Herzarbeit. Eine noch bessere Frequenzkontrolle, insbesondere unter Belastung, kann durch die Gabe von β-Blockern und/oder Kalziumantagonisten vom Verapamil- bzw. Diltiazemtyp erzielt werden.
- **Ventrikuläre Herzrhythmusstörungen:** Bei Patienten ohne kardiale Grunderkrankung bedürfen sie in der Regel keiner spezifischen Therapie, sofern die Rhythmusstörung hämodynamisch nicht relevant ist. Patienten mit anhaltenden symptomatischen (Palpitationen, Schwindel, Synkopen) und hämodynamisch wirksamen ventrikulären Arrhythmien sollten jedoch antiarrhythmisch behandelt werden, insbesondere wenn es sich hierbei um Patienten mit myokardialen Ischämien und/oder eingeschränkter Pumpfunktion handelt. Das Antiarrhythmikum der Wahl zur Therapie ventrikulärer Arrhythmien ist Amiodaron. Einige Hochrisikopatienten (bei sog. überlebtem plötzlichem Herztod) müssen sogar mit einem implantierbaren Defibrillator versehen werden!
- **Erregungsleitungsstörungen:** Höhergradige Blockbilder, insbesondere bifaszikuläre Blöcke oder komplette AV-Blockierungen sollten präoperativ erhöhte Aufmerksamkeit wecken. Gegebenenfalls ist die Indikation zur Platzierung einer permanenten oder temporären Schrittmachersonde gegeben. Moderne externe Defibrillatoren sind mit einer passageren transthorakalen Schrittmachereinheit versehen, welches auch postoperativ unerwartet auftretende höhergradige Blockbilder bei Patienten ohne Schrittmacher beherrschbar macht.

Antikoagulation

Bei medikamentös antikoagulierten Patienten steht der behandelnde Arzt oft vor der schwierigen Aufgabe, perioperative Blutungen zu vermeiden und trotzdem das Risiko thromboembolischer Komplikationen zu vermindern. Die orale Antikoagulation sollte im Allgemeinen zwei bis vier Tage vor dem geplanten operativen Eingriff unterbrochen und die partielle Thromboplastinzeit (PTT) durch die Gabe von Heparin überlappend angehoben werden. Etwa 6 h vor der geplanten Operation wird die parenterale Gabe von Heparin gestoppt und so früh wie möglich postoperativ fortgeführt. Je nach Eingriff kann dann etwa ab dem zweiten postoperativen Tag erneut mit der oralen Antikoagulation begonnen werden, welche bis zum Erreichen des therapeutischen Bereiches wiederum überlappend mit der begleitenden Heparintherapie abgedeckt wird.

Eine vollständig normalisierte Gerinnungssituation ist jedoch nicht bei allen operativen Eingriffen erforderlich. Bei minimal invasiven Eingriffen (z. B. Zahnarzt, oberflächliche Biopsien, Herzkatheteruntersuchungen etc.) ist eine Anhebung des Quick-Wertes auf 50 % oft schon ausreichend. Im Zweifel sollte das definitive Vorgehen in enger Zusammenarbeit mit den Chirurgen, die die Blutungskomplikationen ihrer Eingriffe am besten kennen, abgeklärt werden.

Bei Notfalleingriffen jedoch sind die parenterale Gabe von Vitamin K sowie die schnelle Substitution von Gerinnungsfaktoren der geeignete Weg, um eine schnelle Operabilität des Patienten zu erreichen.

5.14.3 Präoperative Diagnostik

Anamnese und körperliche Untersuchung

Diagnostisch ist es wichtig, Patienten mit manifester koronarer Herzerkrankung oder erhöhtem Risiko hierfür zu identifizieren. Allein durch Anamnese, körperliche Untersuchung und Auswertung einfacher laborchemischer Parameter gelingt meist eine zuverlässige Beurteilung des Risikos (s. Abb. 5.102). Wenn sich der Verdacht auf eine koronare Herzerkrankung ergibt, empfiehlt sich eine weitere nichtinvasive und ggf. invasive Diagnostik zur genaueren Ermittlung des Koronarstatus, möglicherweise mit therapeutischen Konsequenzen.

Ruhe-EKG und Röntgen-Thorax

Das Ruhe-EKG kann wegweisend für die Erkennung einer koronaren Herzerkrankung, von Rhythmusstörungen, aber auch von pathomorphologischen Veränderungen sein. Das Röntgenbild des Thorax ist von Bedeutung zur Beurteilung der kardiopulmonalen Verhältnisse im Rahmen einer Herzinsuffizienz (Lungenstauung, Herzgröße) oder bei pulmonalen Erkrankungen.

Echokardiographie

Die Echokardiographie eignet sich zur Diagnostik von Herzklappendysfunktionen und zur Ermittlung der linksventrikulären Funktion. Sie ist sinnvoll bei Patienten mit aktueller oder schlecht eingestellter Herzinsuffizienz oder mit ungeklärter Dyspnoe.

Eine eingeschränkte linksventrikuläre Pumpfunktion ist kein Prädiktor für perioperative Ischämien. Bei einer koronaren Herzerkrankung ist daher die Echokardiographie nur dann hilfreich, wenn regionale Wandmotilitätsstörungen als Folge stattgehabter Infarkte oder gegenwärtiger Ischämien beobachtet werden.

Belastungs-EKG (Ergometrie)

Bei den meisten Patienten mit dem Verdacht auf eine koronare Herzerkrankung ist das Belastungs-EKG die Methode der Wahl. Sie erlaubt durch Veränderungen des EKG und der Hämodynamik eine Identifizierung von myokardialen Ischämien und die Beurteilung der funktionellen Kapazität des Patienten. Das Nichterreichen der ergometrischen Zielfrequenz ist ein ähnlich valider Prädiktor für perioperative Komplikationen wie das Auftreten von ST-Strecken-Veränderungen unter Belastung. Bei Patienten, bei denen schon in Ruhe Hinweise auf myokardiale Ischämien vorliegen, sollte auf andere Untersuchungsmethoden, wie etwa Belastungsechokardiographie oder radionukleäre Bildgebung, zurückgegriffen werden. Verhindern orthopädische Probleme, periphere arterielle Verschlusskrankheit oder Nichtverwertbarkeit des EKG (beispielsweise bei Schenkelblockbildern, Hypokaliämie, Herzglykosidtherapie oder ausgeprägter Myokardhypertrophie) die Ergometrie, sollte eine pharmakologische Stresstestung der nächste Schritt der Diagnostik sein.

Pharmakologische Stresstestung

Die Dobutamin-Stress-Echokardiographie und die Dipyridamol-Thallium-Myokardszintigraphie sind die beiden häufigsten Methoden zur nicht-invasiven Ischämiediagnostik, wenn aus verschiedenen Gründen eine Ergometrie nicht möglich bzw. sinnvoll ist. Pharmakologische Belastungstests beruhen auf einer Induzierung von koronaren Steal-Syndromen (z. B. Dipyridamol, Adenosin) oder auf einer Steigerung des Sauerstoffverbrauchs durch positiv inotrope Substanzen (Dobutamin mit oder ohne Atropin zur Frequenzsteigerung) oder tachykarde Schrittmacherstimulation.

Koronarangiographie

Wenn sich aus den bis hierher erläuterten diagnostischen Maßnahmen der dringende Verdacht auf eine koronare Herzerkrankung ergibt, ist eine Koronarangiographie indiziert. Patienten mit instabiler Angina pectoris oder Postinfarktangina sollten ohne vorherige nichtinvasive (Belastungs-)Maßnahmen der Angiographie zugeführt werden. Grundsätzlich ergeben sich demnach für eine präoperative Koronarangiographie dieselben Indikationen wie für die Angiographie ohne nachfolgende Operation.

Eine Ausnahme stellt ein kürzlich durchgemachter Infarkt dar. Da innerhalb der ersten drei Monate nach einem Infarkt das perioperative Reinfarktrisiko besonders hoch ist, ist bei solchen Patienten die Indikation zur Angiographie großzügiger zu stellen.

5.14.4 Präoperative Therapieoptionen

Bypassoperation

Für die operative Revaskularisierung vor einem nichtkardialen operativen Eingriff gelten generell die gleichen **Indikationen** wie für die elektive Bypassoperation:
- Hauptstammstenose
- Dreigefäßerkrankung
- Zweigefäßerkrankung, bei der der proximale Ramus interventricularis anterior betroffen ist
- koronare Ischämie, die sich medikamentös nicht hinreichend behandeln lässt.

Wenn nach diesen Kriterien operiert wird, ist zu erwarten, dass die Patienten von einer Revaskularisierung im Zusammenhang mit einem nichtkardialen operativen Eingriff profitieren. Generell ist es das Ziel sämtlicher präoperativer Maßnahmen, den Patienten im Hinblick auf seine kardiale Langzeitprognose zu behandeln und ihn nicht einfach nur durch die nichtkardiale Operation „hindurchzubringen". Eine rein prophylaktische Bypassoperation, beispielsweise bei stabiler Angina pectoris, ist nicht indiziert.

Perkutane transluminale Koronarangioplastie (PTCA)

Die American Heart Association empfiehlt in ihren Richtlinien, die Indikationen zur präoperativen PTCA genauso zu stellen wie bei Patienten ohne Operation:

- wenn der Koronarbefund nicht die Kriterien zur Bypassoperation erfüllt, jedoch kritische Stenosen (> 70 %) in Gefäßen aufweist, die relevante Myokardareale versorgen
- bei unzureichender medikamentöser Therapierbarkeit
- als Akutintervention bei instabiler Angina pectoris oder Myokardinfarkt.

Ein grundsätzlich prognoseverbessernder Vorteil durch eine PTCA vor einem operativen Eingriff ist allerdings nicht gesichert.

In den meisten Fällen ist es sinnvoll, im Zuge der PTCA einen intrakoronaren Stent zu implantieren. Dadurch und durch die begleitende medikamentöse Thrombozytenaggregationshemmung können die Häufigkeit einer Restenose, bei Myokardinfarkt das Reinfarktrisiko und im Fall einer elektiven Behandlung des Ramus interventricularis anterior auch die Mortalität deutlich gesenkt werden im Vergleich zur isolierten PTCA.

Präoperativ kann die Versorgung mit intrakoronaren Stents jedoch zu katastrophalen perioperativen Verläufen führen: Hierfür ist nach jüngsten Erkenntnissen eine akute Thrombosierung des versorgten Gefäßes, wahrscheinlich durch präoperatives Absetzen der aggregationshemmenden Therapie, verantwortlich.

Die Thrombozytenaggregationshemmer (z.B. 75 mg Clopidogrel plus 300 mg Acetylsalicylsäure) sollten normalerweise 30 Tage nach dem Eingriff fortgeführt werden, um die Thrombosierungsrate effektiv zu vermindern. Anschließend folgt eine Monotherapie mit 100 mg ASS. Es empfiehlt sich aus heutiger Sicht, einen elektiven operativen Eingriff mindestens 14 Tage nach Intervention, besser noch nach Pausierung der aggregationshemmenden Therapie nach 30 Tagen durchzuführen, jedoch vor dem 60. Tag nach Intervention, da später das Restenoserisiko wiederum ansteigt.

Medikamentöse Therapie

Eine Verbesserung der Prognose durch medikamentöse Therapie konnte bisher lediglich für β-Blocker gezeigt werden. Bei Patienten mit koronarer Herzerkrankung führte die perioperative Gabe eines β-Blockers zu einer ausgeprägten Verminderung kardiovaskulärer Komplikationen und der Sterblichkeit. Die Risikoreduktion war besonders ausgeprägt bei Patienten, bei denen durch eine Dobutamin-Stress-Echokardiographie akute myokardiale Ischämien und somit ein besonders hohes Operationsrisiko nachgewiesen wurden. Die Verbesserung der perioperativen Prognose war mit einer Verminderung der postoperativen ischämischen Ereignisse assoziiert.

Operativer Herzklappenersatz

Die Notwendigkeit eines operativen Klappenersatzes vor einem nichtkardialen Eingriff ist abhängig von Typ und Schweregrad des Vitiums. Schwere Herzklappenfehler, welche symptomatisch sind und/oder bereits zu einer deutlichen Einschränkung der Pumpfunktion geführt haben, sollten primär saniert und **elektive** nichtkardiale Operationen so lange zurückgestellt werden.

Die katheterinterventionelle Ballonvalvuloplastie ist jedoch als Überbrückungsmaßnahme („Bridging") bei Patienten mit schwerer Aorten- oder Mitralstenose in Betracht zu ziehen, die sich einem **dringlichen** nichtkardialen Eingriff unterziehen müssen. Es muss jedoch kritisch angemerkt werden, dass es hierzu keine größeren kontrollierten Studien gibt und die Risiken einer Ballonvalvuloplastie, insbesondere bei älteren Patienten, nicht unerheblich sind. Auch kann bei kombinierten Vitien die Insuffizienzkomponente durch die Valvuloplastie verschlimmert werden.

Schrittmachertherapie

Ein Patient hat allein durch die Tatsache, ein Schrittmacherträger zu sein, kein primär erhöhtes perioperatives Risiko. Präoperativ sollte aber die **störungsfreie Schrittmacherfunktion** sichergestellt werden. Hierzu gehört eine Schrittmacherabfrage durch ein spezielles Programmiergerät mit Prüfung der Sensing- und Pacingfunktion sowie

---

Abb. 5.103 Algorithmus zur kardiovaskulären Risikobeurteilung: ▶

Schritt 1: Wie ist die Dringlichkeit der Operation? Bestimmte Notfalloperationen erlauben keinen weiteren zeitlichen Aufschub für präoperative kardiale Diagnostik. In solchen Fällen sollte aber eine postoperative Risikobeurteilung mit entsprechenden (z.B. intensivmedizinischen) Maßnahmen erfolgen.

Schritt 2: Hat der Patient in den vergangenen fünf Jahren eine koronare Revaskularisierung erfahren? Wenn dies der Fall ist und seither keine Symptome einer myokardialen Ischämie aufgetreten sind, ist in der Regel keine weitere kardiale Testung erforderlich.

Schritt 3: Ist der Koronarstatus des Patienten in den vergangenen zwei Jahren evaluiert worden? Wenn das koronare Risiko in jener Untersuchung adäquat eingeschätzt werden konnte und der Befund vorteilhaft war, so ist keine weitere Diagnostik zu veranlassen, es sei denn, der Patient beklagt seit dieser Untersuchung neu aufgetretene Symptome einer myokardialen Ischämie.

Schritt 4: Hat der Patient einen Hauptrisikofaktor? Wenn der Patient einem elektiven Eingriff unterzogen werden soll, so sollte dieser abgesagt oder verschoben werden, wenn eine instabile Angina pectoris, eine dekompensierte Herzinsuffizienz, symptomatische Arrhythmien und/oder ein schweres Vitium vorliegt. Ein solcher Risikofaktor sollte zunächst identifiziert und adäquat behandelt werden.

Schritt 5: Hat der Patient einen intermediären Risikofaktor? Die Einschätzung der funktionellen Kapazität und das relative Risiko des Eingriffs erlauben es, Patienten zu identifizieren, welche von einer weiteren kardialen Diagnostik profitieren.

Schritt 6: Patienten ohne Haupt-, aber mit intermediären Risikofaktoren, die über eine mittelmäßige bis exzellente funktionelle Kapazität verfügen, können sich mit geringem Risiko perioperativer kardialer Komplikationen einer mittelschweren Operation unterziehen. Auf der anderen Seite sollten Patienten mit eingeschränkter funktioneller Kapazität oder solche mit mittelmäßiger funktioneller Kapazität, aber höherem Operationsrisiko einer weiteren kardialen Diagnostik zugeführt werden.

Schritt 7: Patienten ohne Haupt- oder intermediäre Risikofaktoren mit mittelmäßiger bis guter funktioneller Kapazität können sich ohne größeres Risiko einer nichtkardialen Operation unterziehen. Eine weitere Testung sollte bei Patienten ohne klinische Risikofaktoren, aber mit einer schlechten funktionellen Kapazität erfolgen.

Schritt 8: Die Ergebnisse einer nichtinvasiven Testung können für das weitere präoperative Prozedere herangezogen werden.
MET = metabolische Äquivalenzen

5.14 Perioperative kardiale Risikobeurteilung

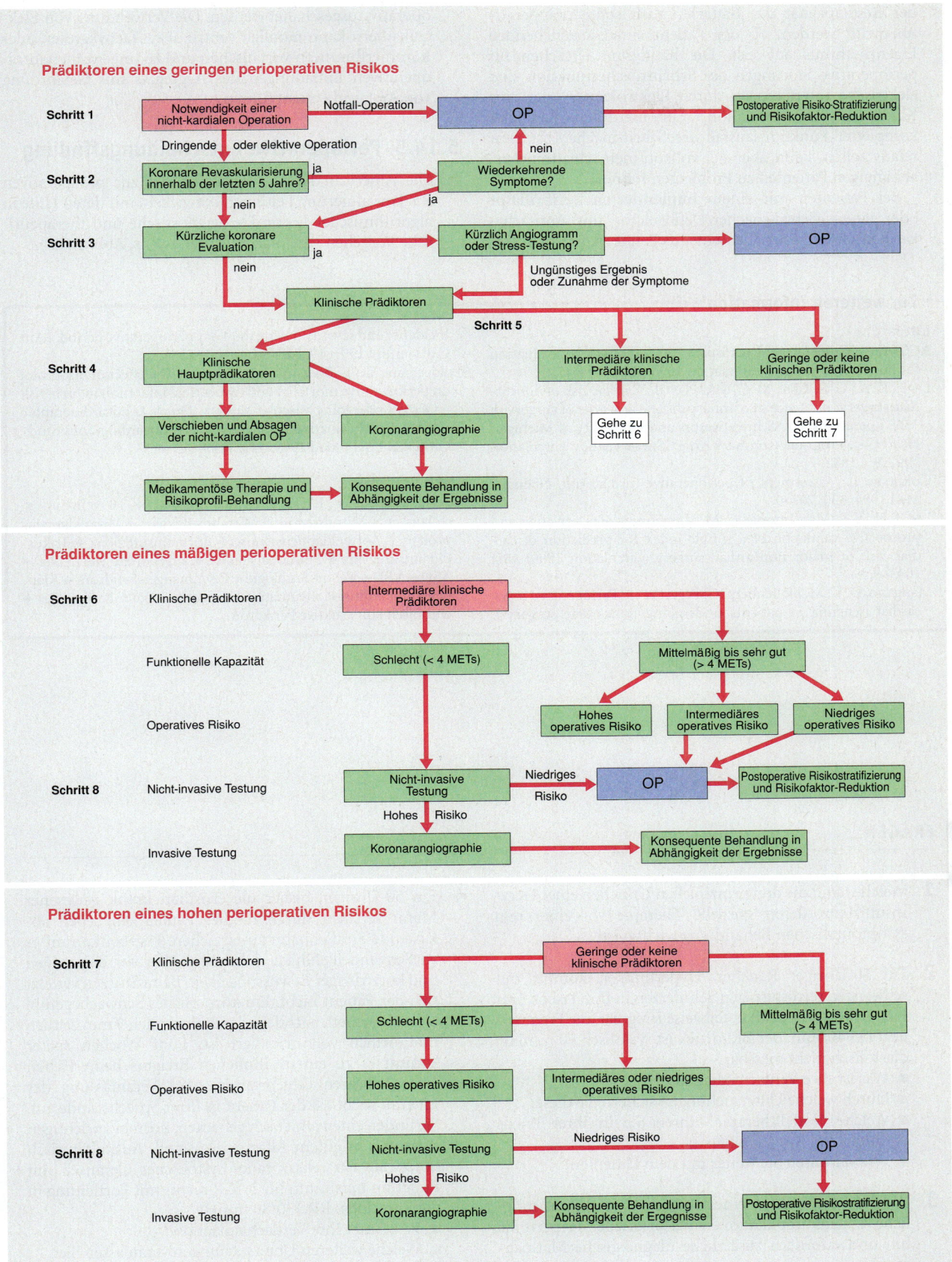

der Restkapazität der Batterie. Auch sollte präoperativ überprüft werden, ob der Patient einen ausreichenden Eigenrhythmus aufweist. Die häufigsten Ursachen für perioperative Störungen der Schrittmacherfunktion sind elektrische Interferenzen durch Elektrokauter oder eine Kardioversion/Defibrillation. Ein hierdurch bedingter kompletter Funktionsausfall des Schrittmachers ist zwar relativ selten, kann aber bei vollkommen schrittmacherabhängigen Patienten zu Problemen führen.

Bei Patienten mit einem **implantierten Defibrillator** oder einem Schrittmacher/Defibrillator mit Antitachykardiefunktion sollte das entsprechende Aggregat intraoperativ ausgeschaltet werden. Die Verwendung von Elektrokautern kann nämlich ventrikuläre Tachykardien oder Kammerflimmern vortäuschen und zu ungewollten intraoperativen Entladungen des Aggregats mit Gefährdung von Arzt und Patient führen.

5.14.5 Perioperative Entscheidungsfindung

Die American Heart Association hat zur präoperativen Risikoevaluierung Leitlinien entwickelt, mit deren Hilfe in algorithmischer Form das diagnostische und therapeutische Vorgehen vereinfacht werden soll (s. Abb. 5.103).

Zur weiteren Information

Literatur

ACC/AHA: Guidelines for perioperative cardiovascular evaluation for noncardiac surgery. Circulation 1996; 93: 1280–317.

Eagle, K. A., C. S. Rihal, M. C. Mickel et al.: Cardiac risk of noncardiac surgery: influence of coronary disease and type of surgery in 3368 operations. CASS Investigators and University of Michigan Heart Care Program. Coronary Artery Surgery Study. Circulation 1997; 96: 1882–7.

Goldman, L.: Assessment of perioperative cardiac risk. N Engl J Med 1994; 330: 707–9

Lee, T. H., E. R. Marcantonio, C. M. Mangione et al.: Derivation and prospective validation of a simple index for prediction of cardiac risk of major noncardiac surgery. Circulation 1999; 100: 1043–9.

Mangano, D. T., M. Hollenberg, G. Fegert et al.: Perioperative myocardial ischemia in patients undergoing noncardiac surgery-I. Incidence and severity during the 4 day perioperative period. J Am Coll Cardiol 1991; 17: 843–50.

Poldermans, D., E. Boersma, J. J. Bax et al.: The effect of bisoprolol on perioperative mortality and myocardial infarction in high-risk patients undergoing vascular surgery. Dutch Echocardiographic Cardiac Risk Evaluation Applying Stress Echocardiography Study Group. N Engl J Med 1999; 341: 1789–94.

IMPP-Statistik

Herzinsuffizienz ♦ KHK ♦ Myokardinfarkt ♦ Herzrhythmusstörungen ♦ Mitralstenose ♦ Mitralinsuffizienz ♦ Mitralklappenprolaps ♦ Aortenklappenstenose ♦ Aorteninsuffizienz ♦ Trikuspidalinsuffizienz ♦ Pulmonalstenose ♦ angeborene Herzfehler ♦ ASD ♦ VSD ♦ Fallot-Tetralogie ♦ Eisenmenger-Syndrom ♦ Klappenendokarditis ♦ rheumatisches Fieber ♦ akute Perikarditis ♦ chronisch konstruktive Perikarditis

---

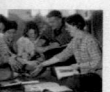

FRAGEN

1 Welches sind die drei prinzipiellen Ursachen einer Herzinsuffizienz, deren spezielle Therapie vor einer rein symptomatischen Behandlung wichtig ist?

2 Ein 50-jähriger Raucher, Hypertoniker, kommt mit schwersten retrosternalen Schmerzen in Ihre Praxis. Der Puls ist schwach tastbar, teilweise irregulär, die Frequenz liegt bei 40/min, der Blutdruck ist systolisch 80 mmHg, diastolisch nicht messbar.
- Was ist Ihre Verdachtsdiagnose?
- Durch welche Untersuchungen sichern Sie diese?
- Welche Notfalltherapie führen Sie in Ihrer Praxis durch?
- Wie verfahren Sie weiter mit dem Patienten?

3 Welche Beschwerden eines Patienten weisen auf mögliche Organkomplikationen bei arterieller Hypertonie hin und erfordern zusätzliche diagnostische Maßnahmen?

4 Ein 50-jähriger, bisher nie ernsthaft krank gewesener Mann versucht durch rasches Laufen eine eben abfahrende Straßenbahn zu erreichen. Hierbei kommt es zu Schwindelgefühlen, Schwarzwerden vor den Augen und kurzfristiger Bewusstlosigkeit. Beim Stürzen verletzt sich der Patient nicht. Ein körperliches Schwächegefühl bleibt bestehen, nachdem der Patient nach 3 min zeitlich und örtlich voll orientiert ist. Fünf Wochen später kommt es zu einem ähnlichen Ereignis beim Heben eines schweren Gegenstandes. Auf Veranlassung der Ehefrau sucht Sie der Patient in Ihrer Sprechstunde auf. Sie finden einen athletisch gebauten, normalgewichtigen Patienten in gutem Allgemeinzustand. Auskultatorisch hören Sie ein relativ raues systolisches Geräusch mit Punctum maximum im 2. ICR rechts mit Fortleitung in die Karotiden. RR 130/80 mmHg.
- Wie lautet Ihre Verdachtsdiagnose?
- Welche weiteren Untersuchungen veranlassen Sie?
- Wie sieht die weitere Therapie aus?

FRAGEN

5 Anläßlich der Musterungsuntersuchung fallen bei einem 17-jährigen Patienten ein systolisches Geräusch mit Punctum maximum im 2. ICR links parasternal sowie eine atemunabhängige Spaltung des 2. Herztons auf. Der junge Mann war bisher körperlich voll leistungsfähig und hat regelmäßig Sport betrieben. Im EKG findet sich bei Sinusrhythmus ein kompletter Rechtsschenkelblock. Die Röntgenaufnahme des Thorax zeigt eine im Normbereich liegende Herzgröße mit prominentem Pulmonalsegment.
- Welche Verdachtsdiagnose stellen Sie?
- Welche weiterführende Untersuchungen veranlassen Sie?
- Welche Therapie leiten Sie ein?

6 Ein 51-jähriger, normalgewichtiger und sportlicher Büroangestellter sucht Sie in Ihrer Praxis auf. Er war bis auf eine Tonsillektomie und Appendektomie im Kindesalter nie krank gewesen. In seiner Freizeit hat er gerne Tennis gespielt und gejoggt. Etwa sechs Wochen vor der Konsultation war erstmals bei einem morgendlichen Jogginglauf ein Brennen hinter dem Brustbein aufgetreten, dem er zunächst keine Bedeutung beigemessen hat, da es sich beim Weiterlaufen wieder zurückbildete. In den darauf folgenden Tagen und Wochen kam das retrosternale Brennen öfter bei stärkeren körperlichen Anstrengungen. An einem kalten Morgen beim Gang zur Arbeit trat dann dieses retrosternale Brennen so stark auf, dass er stehen bleiben musste. Hierunter kam es dann zu einer langsamen Besserung. Der körperliche Untersuchungsbefund ist unauffällig, Blutdruck 120/80 mmHg.
- Wie lautet Ihre Verdachtsdiagnose?
- Welche die Anamnese ergänzenden Fragen stellen Sie dem Patienten?
- Welche Untersuchungen führen Sie durch?
- Welche Therapie ist in Abhängigkeit von den Untersuchungsergebnissen indiziert?

7 Ein 62-jähriger Patient verspürt morgens gegen 10 Uhr ein heftiges Druckgefühl im Epigastrium, verbunden mit Schweißausbruch und Schwächegefühl. Gleichzeitig Angstgefühle. Die Arbeitskollegen verständigen den Notarzt, der einen blassen und kaltschweißigen Patienten vorfindet. Der RR liegt bei 150/80 mmHg. Es besteht eine Tachykardie mit 100/min. Die Bauchdecken sind weich, kein umschriebenes Druckgefühl, gute Peristaltik.
- Wie lautet Ihre Verdachtsdiagnose?
- Welche weiterführenden Schritte sind einzuleiten?
- Wie sieht die Behandlung aus?

8 Sie haben einen Patienten auf Ihrer Station seit drei Tagen wegen einer Aortenklappenendokarditis antibiotisch behandelt. Am vierten Tag werden Sie hinzugerufen, weil der Patient plötzlich bewusstlos geworden ist. Sie finden den Patienten kaltschweißig mit nicht messbarem Blutdruck, tachykard mit einer Frequenz von 140/min und somnolent vor. Ein zuvor nachweisbares Diastolikum ist jetzt nicht mehr hörbar. Neurologisch ist der Patient, mit Ausnahme der Bewusstseinstrübung, unauffällig.
- Was ziehen Sie differentialdiagnostisch in Erwägung, und was ist die wahrscheinlichste Diagnose?
- Was führen Sie diagnostisch durch?
- Worin besteht Ihre notfallmäßige Therapie?
- Wie ist die zeitliche Reihenfolge Ihres Vorgehens?

9 Eine 58-jährige Patientin wird nach längerem Stehen in der Kirche plötzlich bewusstlos. Nach wenigen Minuten erlangt sie das Bewusstsein wieder. Sie finden die Patientin am Boden liegend, blass und tachypnoisch vor. An Befunden erheben Sie eine Adipositas und ausgeprägte Varikose der Beinvenen, der Puls ist normofrequent, Blutdruck im Normbereich, keine Zyanose. Herz, Gefäße und Lungen sowie neurologischer Status klinisch unauffällig.
- An welche Differentialdiagnosen denken Sie (in der Reihenfolge der Wahrscheinlichkeit)? Begründung?
- Welche Fragen stellen Sie der Patientin, um die Differentialdiagnose weiter einzuengen?
- Welche Untersuchungen veranlassen Sie?
- Wie behandeln Sie die Patientin vor Ort?

10 Welche Allgemeinmaßnahmen sollten bei jedem Patienten mit arterieller Hypertonie durchgeführt werden?

11 Welches sind wichtige allgemeine und diätetische Maßnahmen zur Behandlung von Patienten mit Herzinsuffizienz?

12 Welches sind die drei Säulen einer medikamentösen Therapie der Herzinsuffizienz?

13 Ein 45-jähriger Patient, bei dem seit 15 Jahren ein insulinpflichtiger Diabetes mellitus besteht, sucht Sie wegen in letzter Zeit zunehmenden Völlegefühls, Obstipation und Leistungsminderungen sowie Schwindel, insbesondere nach dem Aufstehen, auf. Am Morgen desselben Tages sei er nach dem Aufstehen kollabiert. Sie messen einen Blutdruck von 130/70 mmHg im Sitzen, die Herzfrequenz ist 50/min, regelmäßig mit gelegentlichen Extrasystolen.
- An welche Differentialdiagnosen denken Sie?
- Welche Untersuchungen veranlassen Sie zunächst?

14 Eine 62-jährige Patientin hat innerhalb der letzten Jahre eine zunehmende Abnahme der körperlichen Belastungsfähigkeit bemerkt. Beim Bergaufgehen und Treppensteigen kommt es in letzter Zeit immer häufiger zu Atemnot. In der Nacht erwacht sie plötzlich wegen heftigster Schmerzen im linken Arm, verbunden mit Parästhesien und anschließender Gefühllosigkeit. Bei noch erhaltener Motorik fällt eine extreme Blässe des linken Arms auf. Neben dem Lokalbefund fällt bei der körperlichen Untersuchung eine arrhythmische

Krankheiten des Herzens und des Kreislaufs

FRAGEN

Herzaktion auf. Man hört ein systolisches Geräusch mit Punctum maximum über der Spitze und Fortleitung in die Axilla. Diastolischer Zusatzton.
- Wie lauten Ihre Verdachtsdiagnosen?
- Welche Untersuchungen veranlassen Sie?
- Therapie?

15 Ein 40-jähriger Arbeiter wacht in den frühen Morgenstunden wegen Druckgefühl in der Brust, verbunden mit Atemnot, auf. Wegen der Beschwerden steht er auf und geht ans Fenster, um frische Luft zu atmen. Beim tiefen Durchatmen bilden sich die Beschwerden allmählich innerhalb von 10–15 min zurück. Nach dem Frühstück will er zur Arbeit gehen. Beim Hochschieben des Garagentors kommt es wieder zu einem heftigen retrosternalen Druckgefühl mit leichtem Schweißausbruch und Unwohlsein. Er geht ins Haus zurück, wo die Beschwerden langsam nachlassen. Er entschließt sich deshalb, sich von seiner Frau in Ihre Praxis fahren zu lassen. Der körperliche Untersuchungsbefund ist unauffällig. Blutdruck 120/80 mmHg. Sie schreiben ein Ruhe-EKG, das einen Sinusrhythmus mit einer ungestörten Erregungsausbreitung zeigt. In den präkordialen Ableitungen zeigen sich terminal negative T-Wellen.
- Wie lautet Ihre Verdachtsdiagnose?
- Welche weiteren Schritte veranlassen Sie?
- Welche zusätzlichen Untersuchungen sind notwendig?
- Welche Therapie ist angezeigt?

16 Bei welchen Patienten ist eine ausgedehnte Hypertonieabklärung zum Ausschluss sekundärer Hypertonieformen sinnvoll?

17 Ein 50-jähriger Hypertoniker hat wegen stärkster Brustschmerzen und schwerer Atemnot den Notarzt gerufen. Dieser bringt Ihnen den Patienten in die Notaufnahme der Klinik. Die Herzfrequenz ist 130/min, der Blutdruck peripher nicht messbar, der Patient kaltschweißig. Im EKG zeigen sich ST-Strecken-Hebungen > 0,2 mV in den Ableitungen V_2–V_5. Der Beginn der Schmerzsymptomatik liegt etwa 2 h zurück.
- Was ist Ihre Diagnose?
- Welche zusätzlichen Untersuchungen führen Sie durch?
- Wie behandeln Sie den Patienten, und wie überwachen Sie die Behandlung?
- Wie ist die Prognose?

18 Eine 20-jährige Patientin sucht Sie in Ihrer Sprechstunde wegen mangelhafter Belastbarkeit und chronischer Müdigkeit auf. Insbesondere morgens leide sie unter Blutleere im Kopf. Die Patientin ist blass, der Blutdruck 100/75 mmHg im Sitzen, die Herzfrequenz 78/min. Der klinische Befund ist insgesamt unauffällig, ebenso die von Ihnen durchgeführten Laborbestimmungen.
- Was ist Ihre Diagnose?
- Welche Untersuchungen haben Sie durchgeführt?
- Welche Therapie empfehlen Sie?
- Wie ist die Prognose der Patientin?

19 Eine 35-jährige Patientin kommt in Ihre Sprechstunde. Beschwerden: seit mehreren Wochen allgemeines Müdigkeitsgefühl, leichte Erschöpfbarkeit. In den Abendstunden stechende Schmerzen in der Herzgegend, die nicht belastungsabhängig sind. Dauer 2–3 h. In der Nacht gelegentlich Herzstolpern verbunden mit Angstgefühl. In der Familie keine kardialen Erkrankungen bekannt. Nichtraucherin.
Untersuchungsbefund: 165 cm, 62 kg. Guter Allgemeinzustand. Puls 72/min. RR 110/80 mmHg. Auskultatorisch mesosystolischer Klick. Übriger Status unauffällig.
- Wie lautet Ihre Verdachtsdiagnose?
- Welche Untersuchungen veranlassen Sie?
- Welche Behandlung leiten Sie ein?

20 Ein 39-jähriger Chirurg hatte sich neun Tage zuvor bei einem operativen, septischen Eingriff mit dem Skalpell den Zeigefinger der rechten Hand verletzt. Außer einer lokalen Behandlung hatte er keine weiteren Maßnahmen durchgeführt und war mit einer Rötung an der unteren Extremität erkrankt, die nach einer zweitägigen Penicillinbehandlung abklang. Zwei Tage später kam es zu Schweißausbrüchen, Schüttelfrost und Temperaturen bis 40,6 °C. Der hinzugezogene Internist diagnostizierte eine Tachykardie von 124/min und ein diastolisches Sofortgeräusch über dem Erb-Punkt. Es bestanden eine Anämie mit einem Hb von 11,8 g/dl (7,08 mmol/l), eine Leukozytose von 19 500/µl (19,5 G/l). Drei der sechs entnommenen Blutkulturen ergaben Staphylokokken.
- Wie lautet Ihre Verdachtsdiagnose?
- Welche weiteren Untersuchungen veranlassen Sie?
- Welche Therapie ist indiziert?
- Wie ist die Prognose des Patienten?
- Wann wird die Indikation zur Herzkatheteruntersuchung gestellt?
- Unter welchen Umständen ist ein sofortiger Herzklappenersatz indiziert?

21 Eine 57-jährige Patientin mit Z.n. Mitralklappenersatz (St.-Jude-Medical-Flügelklappe) kommt vor einer geplanten Extraktion eines vereiterten Backenzahns in die Sprechstunde, um sich von Ihnen beraten zu lassen.
- Welche therapeutischen Empfehlungen geben Sie der Patientin bezüglich der Antikoagulation (bisher Marcumar®-Therapie)?
- Welche zusätzlichen Maßnahmen sind notwendig?
- Falls die Patientin eine Penicillinallergie hat, welche Antibiotikaprophylaxe empfehlen Sie?

22 Ein 42-jähriger Mann war seit Monaten wegen Miktionsbeschwerden mit Ausfluss beim Urologen in Behandlung, der eine spezifische Entzündung ausgeschlossen hatte. Nach Beschwerden der kleineren Ge-

FRAGEN

lenke und intermittierend geröteter Augen war es jetzt zu einer kurzen Bewusstlosigkeit gekommen, derentwegen der Patient, der sich sonst stets als leistungsfähig betrachtet hatte, Sie aufsucht.
Im mitgegebenen Langzeit-EKG-Streifen zeigt sich ein intermittierender AV-Block 2. Grades, in zwei Episoden ein AV-Block 3. Grades.
- Welche diagnostischen Maßnahmen zur Synkopenabklärung sind notwendig?
- Welche serologischen Untersuchungen veranlassen Sie?
- Welche Verdachtsdiagnose stellen Sie aufgrund der bekannten Symptome, welche Grunderkrankung dürfte vorliegen?

23 Ein 18-jähriger junger Mann war bei der Musterung wegen eines Herzgeräuschs aufgefallen und wird Ihnen zur weiteren Abklärung vorgestellt. Er ist körperlich bisher gut belastbar gewesen. Bei der Auskultation stellen Sie eine gelegentliche Pulsunregelmäßigkeit fest, bestätigen das über dem Erb-Punkt mit Punctum maximum gelegene systolische Intervallgeräusch, das bei Valsalva-Pressversuch zunimmt. Im EKG finden Sie Q-Zacken über der Vorderwand und eine Hochvoltage mit einem Sokolow-Index von 4,7 mV. Sein Blutdruck beträgt 135/75 mmHg.
- Welche weiteren Untersuchungen veranlassen Sie und weshalb?
- Welche Diagnose stellen Sie nach diesen zusätzlichen Informationen?
- Weshalb würden Sie dem Patienten zu einer weiteren invasiven Diagnostik mit Myokardbiopsie raten?
- Welche Prognose hat die Erkrankung?

A. CREUTZIG

6 Krankheiten der Gefäße

6.1	Krankheiten der Arterien	384
6.1.1	Chronische arterielle Verschlusskrankheit der Extremitäten (AVK)	384
6.1.2	Erkrankungen der extrakraniellen hirnzuführenden Arterien	397
6.1.3	Raynaud-Syndrom	401
6.1.4	Thrombangitis obliterans	404
6.1.5	Akuter Arterienverschluss	406
6.1.6	Aneurysma und Dissektion	412
6.2	Krankheiten der Venen	415
6.2.1	Primäre Varikose	415
6.2.2	Phlebothrombose	418
6.2.3	Chronische venöse Insuffizienz (CVI)	424
6.3	Krankheiten der Lymphgefäße	426

Zur Orientierung

Krankheiten der Arterien. Angeborene oder erworbene Krankheiten der Arterien können zu funktionellen oder organischen Durchblutungsstörungen führen. Eine arterielle Minderperfusion eines Organs oder einer Extremität kann durch eine hochgradige Einengung (Stenose) oder einen Verschluss einer oder mehrerer versorgender Arterien oder durch Störungen im Bereich der Endstrombahn (Mikrozirkulationsstörungen) ausgelöst sein. Pathogenetisch sind entzündliche Gefäßkrankheiten, die alle Gefäßkaliber von der Aorta bis zu den Arteriolen erfassen können, von den in Mitteleuropa zumeist vorkommenden degenerativen (arteriosklerotischen) Gefäßveränderungen zu unterscheiden. Aus therapeutischen Gesichtspunkten ist der akut auftretende arterielle Verschluss, der embolisch oder durch eine lokale Thrombose bedingt sein kann, von der chronischen arteriellen Verschlusskrankheit abzugrenzen.

Durchblutungsstörungen der Extremitäten können anhand der Symptomatik sowie des klinischen Befunds leicht dem Arteriensystem zugeordnet und von den Erkrankungen der Venen abgegrenzt werden (s. Tab. 6.1).

Die häufigste Erkrankung der Arterien stellt die **arterielle Verschlusskrankheit** (AVK) dar. Sie manifestiert sich meist mit belastungsabhängigen Beschwerden beim Gehen (sog. „Schaufensterkrankheit"). Sie gilt als wichtige Markerkrankheit für eine generalisierte Arteriosklerose mit simultanem Befall der hirnzuführenden Arterien sowie der Koronargefäße. Die Untersuchung auch dieser Gefäßregionen ist deshalb bei Patienten mit AVK obligat, da deren Lebenserwartung durch **zerebrale und kardiale Ischämien** begrenzt wird.

Durchblutungsstörungen in den Digitalarterien können besonders bei Kälteexposition oder Stress zu anfallsartigen Attacken mit Verfärbung der Finger oder Zehen führen. Diese Weißfingerkrankheit (oder **Raynaud-Syndrom**) kann funktionell oder durch eine organische Veränderung insbesondere bei Bindegewebserkrankungen bedingt sein.

Entzündliche Arterienerkrankungen sind zwar selten, aber oft durch einen besonders raschen und schweren Verlauf gekennzeichnet. Die Beschwerden hängen von dem Ausmaß der Minderdurchblutung des betreffenden Organs und seinen Möglichkeiten ab, über Kollateralkreisläufe versorgt zu werden.

Der akute Arterienverschluss bedarf genauso wie die akute Dissektion der umgehenden klinischen Versorgung, da ansonsten die Extremität oder sogar das Leben des Patienten auf dem Spiel steht. **Aortenaneurysmen,** die **meist infrarenal** auftreten, müssen operiert oder perkutan transluminal mit einem Stentgraft versorgt werden, wenn sie größer als 5 cm im Querdurchmesser sind.

Krankheiten der Venen. Erkrankungen der Venen sind wegen ihrer Häufigkeit und Folgen von erheblicher klinischer und sozialmedizinischer Relevanz. Sie umfassen die Veränderungen des oberflächlichen Venensystems mit **primärer Varikose** und deren akuten entzündlichen Veränderungen (**Thrombophlebitis, Varikophlebitis**) sowie die des tiefen Venensystems mit der **Phlebothrombose** und deren Folgezuständen wie Ausbildung von **sekundärer Varikose** und **postthrombotischem Syndrom.**

Die Veränderungen des oberflächlichen und tiefen Venensystems führen zu einem **pathologischen Flussverhalten** insbesondere in der Muskelsystole (s. Abb. 6.32). Bei der primären Varikose können präventive Maßnahmen, eine physikalische Therapie zusammen mit einer adäquaten Kompressionsbehandlung, in geeigneten Fällen auch ein operatives Vorgehen die Beschwerden reduzieren und vor allem die chronische venöse Insuffizienz verhindern.

Die **Phlebothrombose** des tiefen Venensystems ist durch eine **Zerstörung des Venenklappenapparates** gekennzeichnet. Die Akutbehandlung zielt auf die Verhinderung der Ausbreitung, möglichst sogar auf die Beseitigung der Thromben, vor allem aber auf die Verhütung einer potenziell lebensbedrohlichen Lungenembolie ab. Eine rechtzeitig eingeleitete konservative Therapie vermag in vielen Fällen ein postthrombotisches Syndrom zu verhindern.

Die unbehandelte primäre Varikose kann ebenso wie die durchgemachte Beinvenenthrombose zur Entwicklung einer **chronischen venösen Insuffizienz** führen, die durch Stauebeschwerden, Beinödem und schließlich eine Mangelernährung der Haut mit Ausbildung eines **Ulcus cruris** gekennzeichnet ist. In diesen Fällen ist neben der Varizenchirurgie die Kompressionsbehandlung hilfreich.

6 Krankheiten der Gefäße

6.1 Krankheiten der Arterien

6.1.1 Chronische arterielle Verschlusskrankheit der Extremitäten (AVK)

Engl. Begriff: Peripheral Arterial Disease (PAD)

Praxis **Praxis**

Ein 65-jähriger Mann kommt mit einer **Gangrän der rechten Großzehe** zur stationären Aufnahme. Er berichtet über seit vier Jahren bestehende **Schmerzen** vorwiegend **in der rechten Wade beim Gehen** mit einer zunächst stabilen beschwerdefreien Gehstrecke um 100 m bei gemütlichem Spazierengehen. Bei etwas schnellerem Gehen muss er bereits nach etwa 60 m stehen bleiben. Vor zwei Monaten sei es zu einer **Verschlechterung der Claudicatio-Distanz** gekommen, seit drei Wochen habe er unter besonders **nachts** auftretenden **Ruheschmerzen** des Fußes zu leiden. Er könne das Bein nicht mehr horizontal im Bett lagern und müsse es ständig heraushängen lassen. Jede Stunde müsse er wegen der Schmerzen aufstehen, die Beschwerden würden dann etwas nachlassen. Seit dieser Zeit sei der Vorfuß auch geschwollen, so dass er kaum noch in seinen Schuh hineingekommen sei. Dennoch habe er sich bemüht herumzulaufen. Das gehe jetzt seit fünf Tagen nicht mehr, weil sich am Großzehenballen eine Druckstelle gebildet habe, die dauernd schmerze und eitere. Die weitere Anamnese ergibt, dass der Patient **starker Raucher** ist mit einem Konsum von 40 Zigaretten/d seit seinem 17. Lebensjahr. Nach einem Herzinfarkt vor sieben Jahren sei er berentet worden.

Die **klinische Untersuchung** zeigt einen mit 85 kg bei einer Körpergröße von 170 cm deutlich übergewichtigen Patienten. Sein **Vorfuß** ist erheblich geschwollen und weist ein **entzündlich-hypoxisches Ödem** auf. Die rechte Großzehe ist vereitert. Der rechte Unterschenkel ist deutlich kälter als der linke. Die Pulse der A. femoralis sind beidseitig noch zu tasten; die **Pulse** der A. poplitea, A. dorsalis pedis und A. tibialis posterior sind **nicht palpabel.** Bei der **Auskultation** fallen **Strömungsgeräusche** über beiden Leisten auf. Bei einem Oberarmblutdruck von beidseits 160/90 mmHg werden mit der Doppler-Sonde über der A. tibialis posterior rechts 30 und links 70 mmHg, über der A. dorsalis pedis rechts 0 und links 65 mmHg gemessen.

Aufgrund der Anamnese und dieser Befunde wird die **Diagnose** einer **AVK vom Oberschenkeltyp** beidseits, rechts im Stadium IV und links im Stadium II, gestellt.

Die **Arteriographie** deckt eine hochgradige Stenose der A. iliaca externa rechts, beidseits langstreckige Verschlüsse der A. femoralis superficialis und der A. tibialis anterior sowie rechts Verschlüsse der A. fibularis und A. tibialis posterior auf.

Bei diesem durch Befall aller drei Etagen des rechten Beines und schlechter peripherer Durchblutung mit Verschluss aller drei Unterschenkelarterien charakterisierten Befund wird eine gefäßchirurgische Intervention für aussichtslos gehalten. Die Beckenarterienstenose wird durch eine **perkutane transluminale Angioplastie** beseitigt. Es wird wegen einer trotz **antibiotischer Behandlung** mit Cefotaxim beginnenden Sepsis eine offene **Vorfußamputation** notwendig. Die Amputationswunde heilt während eines achtwöchigen stationären Verlaufs unter lokaler Wundbehandlung sowie **intraarterieller Gabe von Prostaglandin E_1** ab. Der Patient kann ohne Ruheschmerzen nach Hause gehen. Er soll das Rauchen aufgeben, ASS 100 mg/d einnehmen und im Rahmen seiner Möglichkeiten ein Gehtraining durchführen.

Tab. 6.1 Durchblutungsstörungen der Extremitäten.

	Arterielle Durchblutungsstörungen		Venöse Durchblutungsstörungen	
	Akut	Chronisch	Akut	Chronisch
Pathogenese	Embolisch, thrombotisch	Arteriosklerotisch, entzündlich	Thrombotisch	Primäre Varikose, postthrombotisch
Symptome	Plötzliche Schmerzen, Gefühllosigkeit, Lähmung, Schock	Belastungsabhängige Beschwerden, Ruheschmerzen trophische Störung	Uncharakteristisch, Druckschmerz, Spannungsgefühl, Schwellung	Spannungsgefühl, Schwellung, Ulcus cruris
Linderung	Bei Tieflagerung	Bei Schonung, bei Ruheschmerz: Tieflagerung	Bei Hochlagerung	Bei Hochlagerung
Inspektion	Blässe	Hyperkeratose, Nageldystrophie, Ulkus und Nekrose an Akren, interdigital und an druckexponierten Stellen	Verstärkte Venenzeichnung, Zyanose	Krampfaderbildung, Zyanose, Hyperpigmentierung, Ulkus am Innenknöchel
Palpation	Temperatursprung, keine Pulse	Kühles Bein, keine Pulse	Überwärmung, Pulse tastbar	Pulse tastbar

Typischer Patientenbericht „Ich war noch nie krank und habe noch nie wegen Krankheit im Bett gelegen. Ich fahre jedes Jahr mehrere Male nach Südtirol und wandere dort auf Höhen von 1 500–2 000 m hoch, so auch im vorletzten Herbst. Ich bekam Schmerzen im rechten Oberschenkel. Ich wartete ab, aber beide Beine taten weh, und die Schmerzen zogen sich hinunter in die Waden, und ich konnte kaum 500 m gehen. Da ich einen Hund habe, musste ich aber raus, doch es ging nur wenige Meter, obwohl ich mich sehr zusammengenommen habe, denn ich bin bis dahin in meinem Leben immer mehrere Stunden täglich im Freien gewesen, schon wegen des Hundes. Die Schmerzen wurden so schlimm, dass ich zum Internisten Dr. K. gegangen bin, der mich vollständig durchcheckte, röntgte, EKG, Blut untersuchte. Er verschrieb mir folgende Tabletten: für Blutdruck: Triazid, für Durchblutung: Pentoxifyllin retard 600. Es wurde dann auch etwas besser, und ich konnte im Sommer wieder nach Südtirol fahren und konnte ganz gut gehen, wenn auch nicht weite Strecken.

Im November hatte ich eine Wunde am Schienbein. Sie musste alle zwei Tage verbunden werden und wollte kaum heilen. Zu Weihnachten bekam ich eine Erkältung, und plötzlich hatte ich furchtbare Schmerzen im rechten Bein, so dass ich kaum Halt auf dem rechten Bein hatte. Es war, wie man so sagt, eingeschlafen und kein Gefühl drin in der Wade und dem Fuß, so dass ich mit meinem Hund dreimal täglich nur 50 m gegangen bin. Besonders die Umrandung des Nagels am großen Zeh tut sehr weh."

Diesen Bericht bringt Frau S., 75 Jahre alt, zur Erstkonsultation mit. Sie hat einen subakuten Verschluss der A. iliaca communis rechts und beidseitige Oberschenkelarterienverschlüsse.

Definition Die AVK umfasst verengende (**stenosierende**) oder verschließende (**okkludierende**) Veränderungen der Aorta und der die Extremitäten versorgenden Arterien. Sie sind zu 95 % **arteriosklerotisch** bedingt. Die restlichen 5 % macht eine Reihe von **entzündlichen Gefäßkrankheiten** aus (s.a. Kap. 6.1.4, Thrombangitis obliterans). In nahezu 90 % werden die **unteren Extremitäten** befallen. Symptomatische arteriosklerotische Durchblutungsstörungen der Arme oder Hände oder gleichzeitige Beschwerden in oberen und unteren Extremitäten sind selten. Zur exakten Definition der Verschlusskrankheit gehört neben der klinischen Angabe der Lokalisation (s. Tab. 6.2) die Beschreibung des Schweregrades der Erkrankung (Tab. 6.3).

Epidemiologie Periphere arterielle Durchblutungsstörungen werden bereits bei 2,4 % der 35-jährigen Männer gefunden. Die Prävalenz steigt auf 34 % bei den 65-jährigen Männern an. Die Prävalenz der symptomatischen AVK beträgt für Männer und Frauen im Alter von 55–74 Jahren 4,5 %. In der männlichen Gesamtbevölkerung liegt in 11 % eine AVK vor.

In allen Altersklassen findet sich die **asymptomatische Form** (Stadium I nach Fontaine) **dreimal häufiger** als die symptomatische (Stadien II–IV). **Männer** sind bis zu **fünfmal häufiger** betroffen als Frauen. In etwa der Hälfte der Krankheitsfälle mit Durchblutungsstörungen der Beine liegt eine AVK vom Oberschenkeltyp, in etwa 30 % vom Beckentyp und in 20 % vom peripheren Typ vor. Hierin enthalten sind die **häufigen Kombinationstypen.** An den oberen Extremitäten kommt es in über 70 % zu einem Befall der peripheren und akralen Gefäße.

Von erheblicher klinischer Relevanz ist die **Koinzidenz der AVK** mit **zerebralen und kardialen Durchblutungsstörungen.** 70 % der Patienten mit einer AVK weisen arteriosklerotische Läsionen der A. carotis auf. Patienten mit AVK erleiden **doppelt so häufig** einen **Schlaganfall** mit bleibendem neurologischem Defizit wie altersgleiche Patienten ohne AVK. **Jeder zweite Patient** mit Claudicatio intermittens weist **koronare Durchblutungsstörungen** auf. Umgekehrt haben 20 % der mit einer koronaren Herzkrankheit symptomatischen Patienten eine AVK der Beine, die dann häufig asymptomatisch oder durch die Herzkrankheit maskiert ist.

Ätiologie und Pathogenese Die Entwicklung der arteriosklerotisch bedingten AVK ist **positiv korreliert mit männlichem Geschlecht und Alter.**

Risikofaktoren Große epidemiologische Studien haben zeigen können, dass es bei Existenz bestimmter **Risikofaktoren** (Tab. 6.4) häufiger zur Entwicklung einer AVK kommt als bei Patienten ohne diese Merkmale. Bei Vorliegen eines Risikofaktors erhöht sich die Erkrankungswahrscheinlichkeit für eine AVK um das Zweieinhalbfache, bei zwei Risikofaktoren um das Vier- und bei Kombination

Tab. 6.2 Unterscheidung der Verschlusstypen nach der Lokalisation.

Schultergürtel-Arm-Typ (A. subclavia, A. axillaris, A. brachialis)
Peripher-akraler Typ der oberen Extremitäten (A. radialis, A. ulnaris, Fingerarterien)
Beckentyp (Aorta abdominalis, Aa. iliacae communis und externa)
Oberschenkeltyp (A. femoralis, A. poplitea)
Peripher-akraler Typ der unteren Extremitäten (Aa. tibiales anterior und posterior, A. fibularis, Fuß- und Zehenarterien)
Kombinationstyp mit Befall mehrerer Etagen

Tab. 6.3 Klinische Stadieneinteilung (nach Fontaine).

Stadium I:	Beschwerdefreiheit oder uncharakteristische Missempfindungen
Stadium II:	Belastungsabhängige Schmerzen: Dyspraxia intermittens der oberen Extremitäten, Claudicatio intermittens der unteren Extremitäten
Stadium III:	Ruheschmerz
Stadium IV:	Gewebsuntergang mit Nekrose oder Gangrän

Krankheiten der Gefäße

Tab. 6.4 Wichtige Risikofaktoren der obliterierenden Arteriosklerose.

Hypertonie
Nikotinkonsum
Hyperlipoproteinämie
Diabetes mellitus
Hyperfibrinogenämie, Hyperhomozysteinämie

dreier Risikofaktoren um das Sechsfache. Die Risikofaktoren haben eine unterschiedliche Relevanz für die Entstehung und Progression von arteriosklerotischen Läsionen in den unterschiedlichen Gefäßprovinzen.

- Eine **Hypercholesterinämie** ist der dominierende Risikofaktor für die Entstehung einer koronaren Herzkrankheit.
- **Erhöhter Blutdruck** erweist sich als besonders bedeutender Risikofaktor für Erkrankungen der Hirngefäße.
- **Starkes Rauchen** begünstigt vor allem periphere Gefäßverschlüsse. Raucher entwickeln dreimal häufiger eine AVK als Nichtraucher (der Volksmund spricht deswegen auch vom Raucherbein).
- Dem **Diabetes mellitus** kommt unter den Risikofaktoren eine Sonderstellung zu. Er führt sowohl zu Veränderungen der großen Arterien als auch zu einer **Mikroangiopathie**. Nach zehn Jahren Diabetesdauer stellen sich bei der Mehrzahl der Patienten Veränderungen der Kapillaren ein, die sich bevorzugt an der **Retina** und der **Niere** manifestieren, aber auch Nekrosen am Fuß bedingen oder eine **Makroangiopathie** komplizieren.

Initiale Reaktion Die Arteriosklerose wird heute als **chronischer inflammatorischer Prozess** verstanden. Die Vorgänge bei der Entstehung der Atherosklerose sind in Abbildung 6.1a–c skizziert. Nach der „**Response to Injury**"-Hypothese stellt die **Endothelläsion** den initialen Faktor arteriosklerotischer Umbauvorgänge dar. Im normalen Gefäß bildet das Endothel eine Barriere zwischen Blutstrom und Gefäßwand. Es reguliert durch Sekretion von vasokonstringierenden oder vasorelaxierenden Substanzen den lokalen Gefäßtonus. Erhöhtes Serumcholesterin, Strömungsabnormitäten in den Gefäßaufzweigungen wie gesteigerte Scherkräfte bei Hypertonie, chemische Reize (beispielsweise Nikotin), Homozystein, immunologische Veränderungen oder Viren können neben anderen Faktoren die Sekretion dieser Substanzen verändern (s. Abb. 6.1a). Welchen Stellenwert eine Infektion mit Chlamydia pneumoniae hat, wird kontrovers diskutiert.

Endothelläsion Damit nehmen die **Durchlässigkeit des Endothels zu** und die Konzentration vasorelaxierender Faktoren wie Endothelium derived relaxing Factor (EDRF) ab. So dringen vermehrt Low-Density-Lipoproteine (LDL) in die Gefäßwand ein. Aufgrund des verletzten Endothels wird das **Gerinnungssystem lokal aktiviert**, und es kommt zur Aktivierung und Proliferation von Myozyten. Auf den Oberflächen der stimulierten Endothelzellen werden **vermehrt Adhäsionsmoleküle** exprimiert. Die

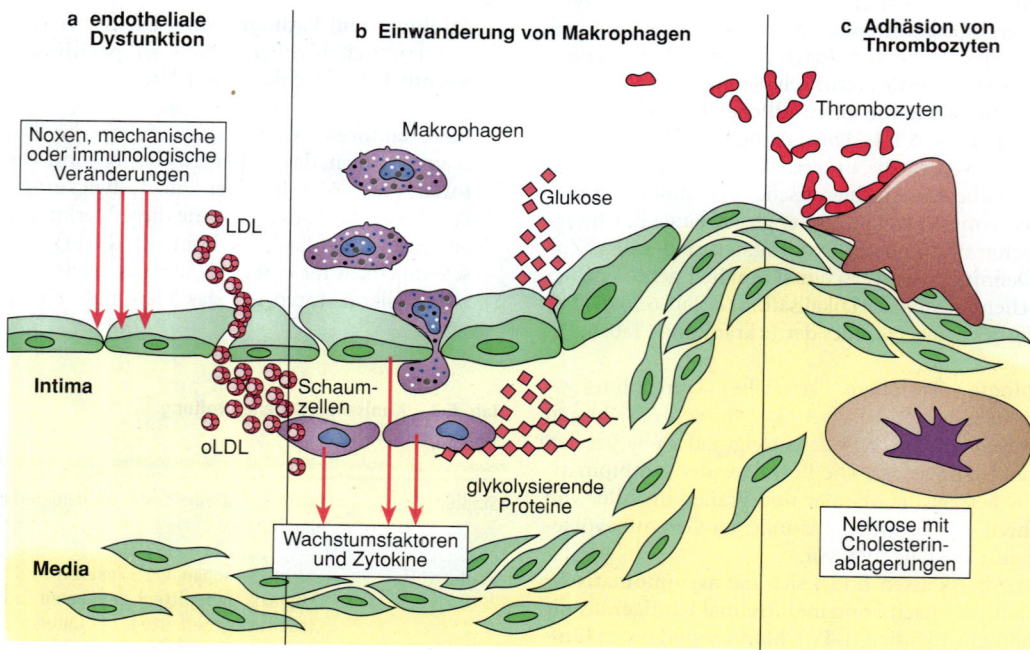

Abb. 6.1 Abfolge der Pathogenese einer Arteriosklerose.
a) Endothelzelldysfunktion (durch Faktoren wie Hypercholesterinämie, Homozystein, Hypertonie, Toxine, Viren).
b) Einwanderung von Makrophagen, Schaumzellbildung mit Sekretion von Wachstumsfaktoren und Zytokinen, Proliferation glatter Muskelzellen.
c) Adhäsion von Thrombozyten, Rarefizierung der Endothelzellen, Fibrosierung.

adhärenten Monozyten wandern in die Intima der Gefäßwand ein. In der Intima können sie durch verschiedene Substanzen, besonders durch Lipoproteine und glykolysierte Proteine, stimuliert werden. Sind die LDL-Konzentrationen erhöht, wird LDL vermehrt in die Makrophagen aufgenommen. Wenn die Kapazität der Endozytose überschritten ist, wird das extrazellulär verbliebene **LDL oxidiert** und damit **toxisch verändert** (oLDL). oLDL kann glatte Muskelzellen und Endothelzellen verstärkt aktivieren und wird unreguliert im Überschuss in die Zellen aufgenommen, so dass es zu einer **Schaumzellbildung** kommt (s. Abb. 6.1b). **Glykolysierte Proteine** wirken ebenfalls als starker Stimulus für die Makrophagen. Sie entstehen verstärkt bei Hyperglykämie durch nichtenzymatische Glykolysierung von Protein- und Zellmembran in der Gefäßwand (Advanced Glycosylation End Products, AGE).

Muskelzellproliferation Alle vier Zellarten, die an der Atherogenese beteiligt sind, also Endothel, glatte Muskelzelle, Blutplättchen und Monozyten/Makrophagen, können **Wachstumsfaktoren** und **Zytokine** ausschütten. Dabei kommt es zur **Proliferation der glatten Muskelzellen**. Die stimulierten Muskelzellen sezernieren vermehrt **Matrixproteine**. Die Endothelzellen schwinden, es lagern sich vermehrt Thrombozyten ab, und die **Läsion fibrosiert** zunehmend. Schließlich bildet sich eine **zentrale Nekrose**, in deren Nachbarschaft sich Kalksalze ablagern (s. Abb. 6.1c).

Arteriosklerose Klinisch manifest wird die Erkrankung erst, wenn **Plaques einreißen,** so dass **arteriosklerotische Läsionen** entstehen, die dann von einem Thrombus abgedeckt werden (s. Abb. 6.2). Eine Verdickung der Arterienwand durch Intimaödem oder Proliferation von glatten Muskelzellen und intraluminären Thromben kann das Gefäß bis zum völligen Verschluss einengen. Thromben, die sich von Plaques ablösen, können kleinere Gefäße in der Peripherie verschließen.

Diabetische Mikroangiopathie Bei der diabetischen Mikroangiopathie sind die **Basalmembranen verdickt,** und die Permeabilität für Plasmaeiweiße erhöht sich. In den Frühstadien der Erkrankung treten funktionelle Durchblutungsstörungen mit einem kompensatorischen Anstieg des Blutflusses (Stadium der **Hyperperfusion**) auf. Konsekutiv kommt es infolge der verlegten Kapillargefäße zu schweren **Mikrozirkulationsstörungen**.

Pathophysiologie Die körpereigenen Kompensationsmechanismen sorgen für ein **langes symptomloses** oder symptomarmes **Intervall** der peripheren AVK. Verantwortlich dafür ist die Tatsache, dass eine Gefäßeinengung die Ruhedurchblutung erst dann mindert, wenn der **Stenosegrad 80 %** überschreitet. Kompensatorisch werden der **poststenotische Strömungswiderstand** gesenkt und das Wachstum von Gefäßen (**Kollateralen**) induziert, welche die Stenose oder den Verschluss überbrücken. In den minderperfundierten Regionen wird der Sauerstoff vermehrt extrahiert (**Bohr-Effekt**). Mit anaerober Energiebereitstellung und Optimierung der mitochondrialen Sauerstoffausschöpfung adaptiert sich der Organismus schließlich an das verminderte Sauerstoffangebot.

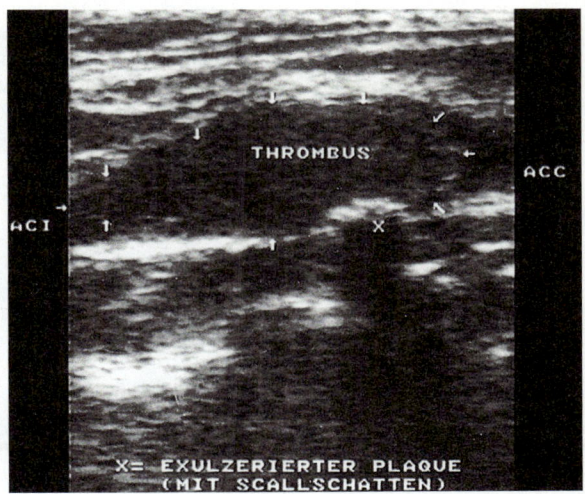

Abb. 6.2 Völliger thrombotischer Verschluss. ACC = A. carotis communis, ACI = A. carotis interna.

Symptome Innerhalb von fünf Jahren treten bei einem Viertel der Patienten mit asymptomatischen arteriellen Durchblutungsstörungen (Stadium I) Beschwerden auf. **Kältegefühl** ist eine unspezifische Beschwerde. Die ersten typischen klinischen Symptome sind **belastungsabhängige Schmerzen,** da die bei Muskelarbeit erforderliche Mehrdurchblutung eher eingeschränkt ist als die arterielle Ruhedurchblutung. Wenn diese Symptome in den Beinen auftreten, bezeichnet man sie als **Claudicatio intermittens,** in den Armen als **Dyspraxia intermittens** (Stadium II). Als typische Beschwerden werden Schmerzen vorgetragen, die zum zeitweiligen Stehenbleiben zwingen und dabei vollständig abklingen („Schaufensterkrankheit"). Die Beschwerden projizieren sich in die Etage unterhalb des Verschlusses (s. Tab. 6.5). Das Ausmaß der Beschwerden hängt wesentlich davon ab, in welchem Zeitraum und an welchem Ort der Verschluss entsteht. **Mehretagenverschlüsse** oder Unterschenkelverschlüsse mit schlechten Voraussetzungen für eine Kollateralenbildung neigen häufiger zu einer **Dekompensation** als gut kollateralisierbare Verschlüsse der proximalen großen Arterien in der Becken- und Oberschenkelstrombahn. Ist die Arteria profunda femoris, die als wichtigste Kollaterale beim Oberschenkelarterienverschluss fungiert, ebenfalls verschlossen, verschlimmern sich die Beschwerden regelmäßig.

Dekompensierte Durchblutungsstörung Im Laufe der Jahre kommt es bei etwa 10 % der Patienten mit Claudicatio zu einer **kritischen Ischämie.** Klinisch imponieren dann **Ruheschmerzen,** die insbesondere **nachts** bei Horizontallagerung des Beines im Bett auftreten (Stadium III). Die Patienten erfahren bei Tieflagerung eine Linderung des hypoxiebedingten Schmerzes, weshalb sie das Bein aus dem Bett hängen lassen oder häufig aufstehen. Sehr schnell kommt es infolge Mangeldurchblutung der Haut zu **trophischen Störungen** (Stadium IV). Diese treten häufig an druckexponierten Stellen wie Großzehen- oder Kleinzehenballen, beim Tragen von einengendem Schuhwerk oder

Krankheiten der Gefäße

Tab. 6.5 Zusammenhang zwischen Schmerz- und Verschlusslokalisation sowie typischer Pulstastbefund und mögliche Fehldiagnosen bei AVK der unteren Extremitäten.

Schmerzlokalisation	Pulstastbefund	Verschlusslokalisation	Mögliche Fehldiagnose
Gesäß und Oberschenkelmuskulatur	Ausfall vom Puls der A. femoralis, meist auch der A. poplitea und von Fußpulsen	Aorta, A. iliaca	LWS-Syndrom Koxarthrose
Wadenmuskulatur	Ausfall vom Puls der A. poplitea und von Fußpulsen	A. femoralis, A. poplitea	Gonarthrose
Fußsohle	Ausfall vom Puls der A. tibialis post. und A. dorsalis pedis	A. tibialis posterior (A. tibialis anterior, A. fibularis)	Fußskelettveränderungen (Senkfuß)

am Nagelfalz nach Mikrotraumatisierung bei der Pediküre oder interdigital (Fußmykose!) auf (s. Abb. 6.3).

Durch **bakterielle Superinfektion** kommt es rasch zur weiteren Befundverschlechterung. Das entzündliche Ödem, das sich dem hypoxischen Ödem aufpfropft und oft den Vorfuß, gelegentlich sogar den ganzen Unterschenkel auftreibt, führt zu einer weiteren Drosselung der arteriellen Blutzufuhr. Die Ausschüttung von **ischämiebedingten Toxinen** macht dann die rasche, lebenserhaltende Amputation notwendig.

! Die typische Abfolge der Symptome von der Claudicatio intermittens über Ruheschmerzen zur trophischen Läsion findet sich allerdings selten bei Patienten mit Diabetes mellitus. Wenn aufgrund einer begleitenden Neuropathie das Schmerzempfinden fehlt, manifestiert sich bei diesen Patienten die Verschlusskrankheit mit Hautnekrosen, die sich innerhalb weniger Tage ausbilden.

Diagnostik Die Diagnose einer AVK lässt sich in 95 % der Fälle allein anhand einer subtilen Anamnese und einer gründlichen körperlichen Untersuchung ohne apparative Hilfsmittel stellen.

Inspektion Hyperkeratose der Fußsohlen, vermehrte Schwielenbildung, **Nageldystrophie** und **Haarausfall** („Beinglatze") sind Zeichen einer weit fortgeschrittenen AVK. **Trophische Störungen** finden sich häufig zwischen den Zehen sowie an druckbelasteten Stellen wie Ferse, Groß- und Kleinzehenballen (s. Abb. 6.4).

Palpation Die **Arterienpulse** sind an den typischen Stellen, von kranial an der A. temporalis beginnend bis hinab zu den Fußarterien, seitenvergleichend gleichzeitig zu tasten, um auch Qualitätsunterschiede der Pulse zu erfassen (s. Abb. 6-5). Distal von Arterienstenosen oder Verschlüssen sind die Pulse abgeschwächt oder nicht mehr palpabel. Allerdings können Vasospasmen und Verlaufsanomalien vor allem im Fußbereich (fehlender Puls der A. dorsalis pedis bei plantarem Versorgungstyp) einen Pulsausfall und damit einen organischen Verschlussprozess vortäuschen. Die vergleichende Prüfung der **Hauttemperatur** mit den Handrücken ist ebenfalls obligat.

Auskultation Durch Auskultation der A. carotis, der abdominellen Bauchaorta und der Nierenarterienabgänge,

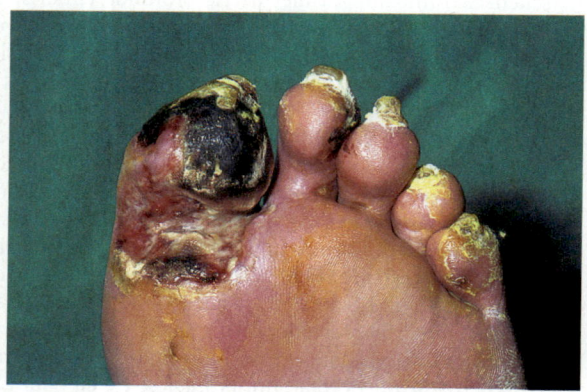

Abb. 6.3 Gangrän.

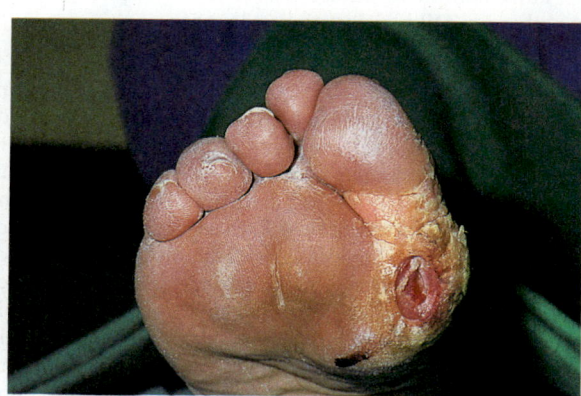

Abb. 6.4 Diabetischer Fuß: scharf ausgestanztes, reaktionsloses Ulkus an typischer druckexponierter Stelle mit deutlicher Verhornung.

6.1 Krankheiten der Arterien

der Beckenarterien und der Oberschenkelarterien, insbesondere im distalen Adduktorenkanal, können Stenosen ausfindig gemacht werden (s. Abb. 6.5). Eine **Akzentuierung von Strömungsgeräuschen** über der A. femoralis findet sich nach einer Belastung der Wadenmuskulatur. Ein **Gefäßgeräusch** ist aber **nicht beweisend** für eine Stenose. Es kann auch an Kollateralgefäßen bei Gefäßverschluss auftreten oder vom Herzen fortgeleitet sein. Ebenso kann es durch Hyperzirkulation (z.B. bei Hyperthyreose), Anämie oder eine arteriovenöse Fistel bedingt sein. Bei jungen Menschen können Gefäßgeräusche auch physiologisch sein. Die Sensitivität der Auskultation findet ihre Grenze in zu geringem (weniger als 50 % Diameterreduktion) oder zu ausgeprägtem (mehr als 90 % Diameterreduktion) Stenosegrad. In diesen Bereichen ist meist kein Geräusch (mehr) hörbar.

Lagerungsproben Die **Lagerungsprobe nach Ratschow** gestattet es, den Kompensationsgrad abzuschätzen. Der liegende Patient führt mit erhobenen Beinen kreisende Fußbewegungen aus. Starke, meist seitenbetonte Abblassung spricht für ein organisches Strombahnhindernis. In der darauf folgenden Hängephase wird auf die reaktive Hyperämie und Venenfüllung am Vorfuß geachtet, die bei ungestörter Perfusion nach spätestens acht Sekunden aufgetreten sein muss. Bei besonders schlecht kollateralisierten Gefäßverschlüssen kommt die Nachrötung extrem verzögert, dann aber deutlich überschießend mit düsterrotem Hautkolorit in Gang (s. Abb. 6.6 bis 6.8). Für die oberen Extremitäten gilt es, entsprechend die **Faustschlussprobe** durchzuführen, wobei durch Kompression der A. radialis oder A. ulnaris zusätzliche Informationen über die Durchgängigkeit der jeweils anderen Arterie gewonnen werden können.

Doppler-Sonographie Das wichtigste Verfahren in der nichtinvasiven Diagnostik von peripheren Gefäßerkran-

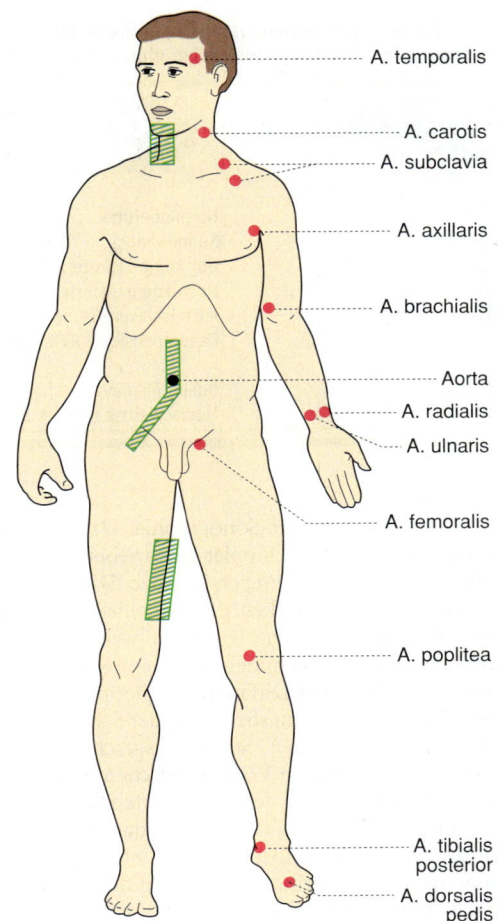

Abb. 6.5 Überblick über obligate Palpations- (schwarze Punkte) und Auskultationsorte (schraffierte Bezirke) bei Verdacht auf periphere arterielle Verschlusskrankheit.

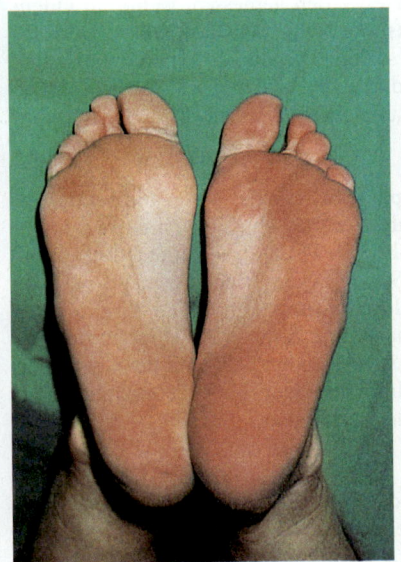

Abb. 6.6 In der Elevationsphase deutlich seitendifferentes Abblassen der Fußsohlen.

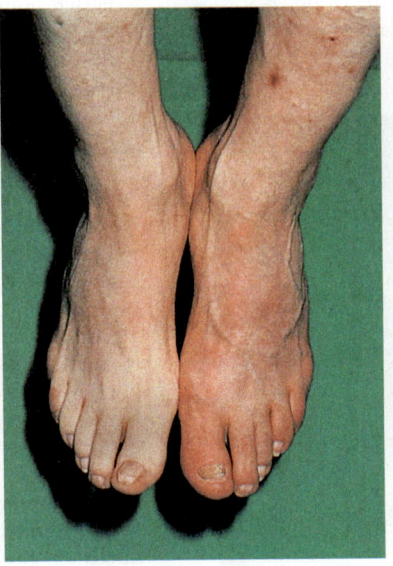

Abb. 6.7 In der Hängephase noch deutliche pathologische Blutleere rechts bei sichtbarer Venenfüllung und Hyperämie links.

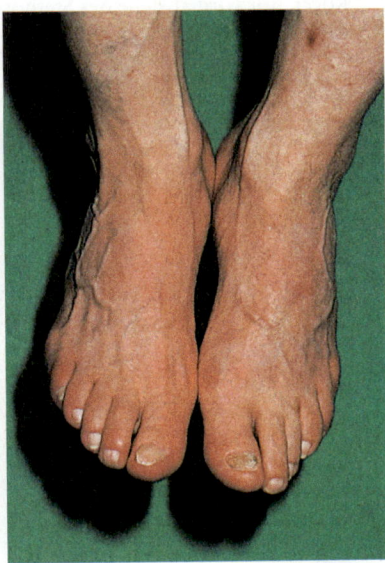

Abb. 6.8 Späte pathologische Nachröte rechts.

Krankheiten der Gefäße

Tab. 6.6 Beziehung zwischen systolischem Druck der A. tibialis posterior und dem Schweregrad der arteriellen Durchblutungsstörung bei einem normotensiven Patienten (RR 140/90 mmHg).

Systolischer Druck der A. tibialis posterior (mmHg)		Klinisches Stadium
145–160	Normalbefund	
135–140	Subnormal	I
100–130	Gut kompensierte AVK, z.B. Stenose	I–II
80–95	Noch kompensierte AVK, z.B. Verschluss	II
60–75	Mittelschwere Ischämie	II–III
< 60	Dekompensierte AVK, akute Amputationsgefahr	III–IV
> 170	Ödem, Mediaverkalkung	
> 300	Mediasklerose (Abb. 6.8)	

kungen ist die Doppler-Sonographie. Dabei macht man sich die von Christian Doppler beschriebene Frequenzverschiebung akustischer Wellen zunutze. Die sich bewegenden Erythrozyten bewirken, dass die reflektierten Frequenzen einer eingestrahlten Ultraschallwelle je nach Strömungsrichtung etwas höher oder niedriger liegen als das Ausgangssignal. Diese Differenz, die Doppler-Shift, errechnet sich aus der Ausgangsfrequenz, der Schallgeschwindigkeit im Gewebe, der Strömungsgeschwindigkeit der Erythrozyten und dem Winkel zwischen Schallachse und dem Gefäß. Sie liegt bei den verwendeten Sendefrequenzen im hörbaren Bereich und ermöglicht damit eine akustische Wahrnehmung der Blutströmung. Unter bestimmten Bedingungen ist auch eine Bestimmung der Blutströmungsgeschwindigkeit möglich.

Bestimmung der systolischen Fußarteriendrücke Die systolische Druckmessung der Extremitätenarterien ist die **einfachste Doppler-sonographische Untersuchung.** Sie erfolgt wie die herkömmliche Blutdruckmessung nach Riva-Rocci, nur wird anstelle des Stethoskops die Doppler-Sonde verwendet. Die Untersuchung wird am liegenden Patienten nach einer Ruhepause von mindestens 15 min durchgeführt. Der systolische Druck in der jeweils komprimierten Arterie entspricht dann dem Manschettendruck zum Zeitpunkt des Auftretens der ersten Strömungssignale.

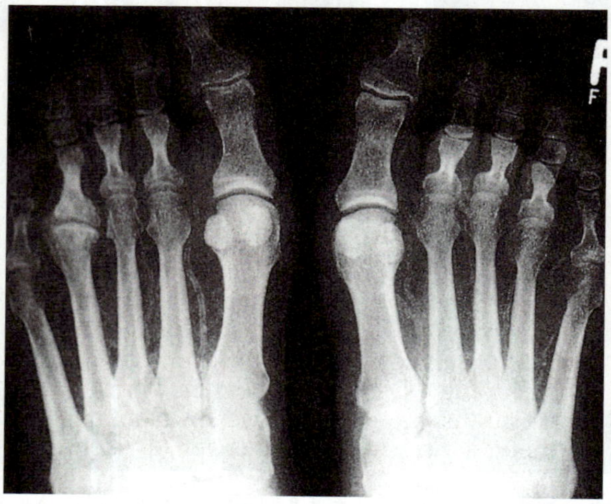

Man kann den Druck mit geeigneten Manschetten an den Arm-, Hand- und einzelnen Digitalarterien messen. Bei der AVK der unteren Extremitäten gehört die Bestimmung der **systolischen Drücke** (s. Tab. 6.6) der **A. tibialis posterior** und der **A. dorsalis pedis** mit Anlage der Manschette an der distalen Wade zur **Basisdiagnostik.** Die absoluten Druckwerte und das Verhältnis von Fußarterien zu systolischem Armarteriendruck geben Auskunft über den Schweregrad der Erkrankung. Normalerweise ist der Druck der Fußarterien gleich dem oder leicht höher als der Oberarmblutdruck. Ist der Quotient von Knöchel- und Armarteriendruck kleiner als 0,9, ist eine AVK bewiesen. In fraglichen Fällen zeigt ein **peripherer Druckabfall nach Belastung** (z.B. 20 Zehenstände) die hämodynamische Relevanz einer vorgeschalteten Stenose an.

Falsch hohe Werte werden gemessen, wenn ein **Ödem des Unterschenkels** oder eine **Mediasklerose** (Diabetes mellitus!) vorliegt (s. Abb. 6.9), die die Arterie inkompressibel macht. In diesen Fällen verliert die systolische Knöcheldruckmessung ihren Wert als Verlaufsparameter der Erkrankung.

Analyse der Doppler-Flusskurven Die **bidirektionale Doppler-Signalanalyse** ermöglicht die qualitative und semiquantitative Analyse der **Flusskurven** über jeder beliebigen, der Doppler-Sonde zugänglichen Arterie sowie die Bestimmung der **Flussrichtung.** Durch den Vergleich der Signale mit proximalen und distalen Abschnitten des untersuchten Gefäßes sowie den Vergleich mit der Gegenseite können wertvolle Informationen über die Strömungsbehinderung gewonnen und Stenosen > 50 % zuverlässig dargestellt werden (s. Abb. 6.10a, b).

Duplexsonographie Geringgradige arteriosklerotische Wandveränderungen und niedergradige Stenosen können durch die **Real-Time-(B-Bild-)Sonographie** erkannt werden (s. Abb. 6.11). Als Kombination von B-Bild-Sonographie und Doppler-Sonographie ermöglicht die **Duplexsonographie** einerseits **Aussagen über die Gefäßmorpholo-**

Abb. 6.9 Typischer Befund einer Mediasklerose bei Diabetes mellitus: stark verkalkte, inkompressible Arterien.

gie und andererseits quantitative **Messungen der Blutströmung** in den untersuchten Gefäßen (s. Abb. 6.12). Diese können nichtinvasiv in ihrer Lage zueinander und zu benachbarten Strukturen dargestellt werden. Pathologisch-anatomische Befunde wie Plaques, Stenosen, Erweiterungen und Anomalien wie Knick- oder Schlingenbildung werden zuverlässig erkannt.

Mit der **farbkodierten Duplexsonographie** wird die **Blutströmung** durch flächenhaft angeordnete zahlreiche Messfenster im Gefäßvolumen erfasst und dargestellt. Die Informationen über die Geschwindigkeiten werden dem B-Bild farbkodiert überlagert. Die Farbkodierung gibt zum einen die Richtung des Blutflusses wieder: Die auf der Sonde gerichtete Strömung wird meist rot, die von der Sonde wegfließende Strömung meist blau kodiert. Zum anderen entspricht die Farbintensität der Blutströmungsgeschwindigkeit (s. Abb. 6.13 und Abb. 6.14).

Gehtest und Laufbandergometrie Wichtig ist im Stadium der Claudicatio intermittens die Bestimmung der beschwerdefreien Gehstrecke unter standardisierten Bedingungen. In Frage kommen der **Gehtest** auf ebenem Boden bei einem vorgegebenen Schritttempo (80–120 Schritte/min) und die **Laufbandergometrie,** z.B. bei einer Geschwindigkeit von 3 km/h und einer Steigung von 12 %. Beide Methoden eignen sich zur Einschätzung des Schweregrades und zur Verlaufsbeobachtung der Erkrankung.

Arteriographie Erhebt sich aufgrund schwerer Claudicatio-Symptomatik die Frage nach einem lumeneröffnenden oder revaskularisierenden Eingriff oder ist die AVK mit Ruheschmerzen oder trophischen Störungen dekompensiert, muss zur weiteren Therapieplanung eine **Arteriographie** durchgeführt werden (vgl. Kap. 2.5.4). Zur exakten Darstellung insbesondere der peripheren Arterien ist die **intraarterielle Applikation eines Kontrastmittels** notwendig (z.B. als transfemorale Katheterangiographie in digitaler Subtraktionstechnik, i.a. DSA = intraarterielle digitale Subtraktionsangiographie).

Eine intravenöse digitale Subtraktionsangiographie ist in der Regel wenig aussagekräftig. Bei Jodunverträglichkeit kann CO_2 als Kontrastmedium verwendet werden. Zur Beurteilung größerer Gefäße dient auch die **Magnetresonanztomographie** (vgl. Kap. 2.5.2), für die ebenfalls kein jodhaltiges Kontrastmittel notwendig ist (s. Abb. 6.15).

Die typische Arteriographie bei AVK zeigt neben unregelmäßigen Gefäßkonturen Stenosen und Verschlüsse, die auch von (meist poststenotischen) Dilatationen begleitet werden können. Verschlüsse werden von gewundenen, teils als korkenzieherartig beschriebenen Kollateralgefäßen überbrückt. Je frischer der Verschluss ist, desto weniger Kollateralgefäße finden sich. Beim akuten Verschluss fehlen sie ganz. Hier zeigt sich der scharf begrenzte Gefäßabbruch bei fehlender peripherer Kontrastierung.

Laboruntersuchungen Nach den Risikofaktoren der AVK ist laborchemisch zu fahnden:
- Nüchternblutzucker, Glukosetoleranztest und HbA_1
- Gesamtcholesterin, HDL und LDL
- Triglyzeride

Bei untypischer Präsentation (frühes Lebensalter, atypische Lokalisation, Fehlen der üblichen Risikofaktoren)

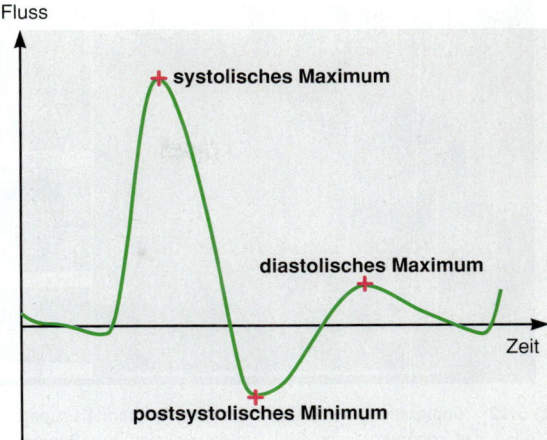

Abb. 6.10a Doppler-sonographisch registrierte normale Flusskurve einer A. femoralis communis. Die Extremitäten stellen ein Gefäßbett mit relativ hohem Widerstand in Ruhe dar. Es liegt deshalb typischerweise eine Flusskurve mit schnellem systolischem Fluss, einer frühdiastolischen Rückflusskomponente und meist einem kurzen diastolischen Flussanteil vor (triphasisches Strömungsprofil).

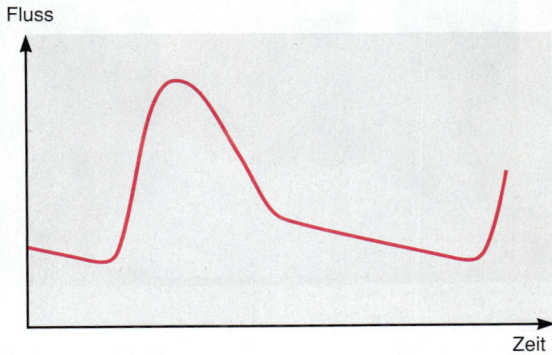

Abb. 6.10b Pathologisch veränderte Flusskurve einer A. femoralis communis bei vorgeschalteter Beckenarterienstenose: verminderter systolischer Fluss mit reduzierter Amplitude und verlängertem Pulsanstieg, fehlender systolischer Rückflusskomponente und relativer Zunahme des diastolischen Flusses.

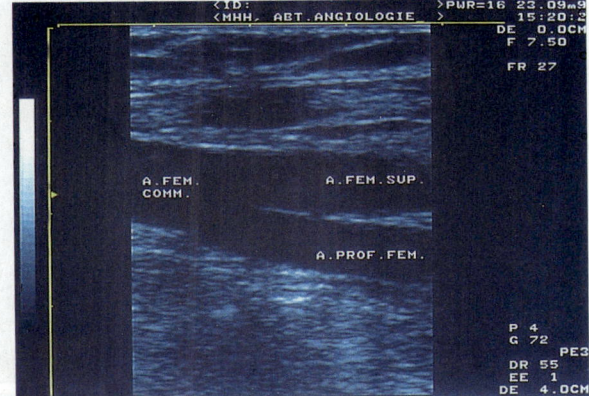

Abb. 6.11 Sonographie einer normalen Femoralisbifurkation mit A. femoralis communis, A. femoralis superficialis und A. profunda femoris.

Krankheiten der Gefäße

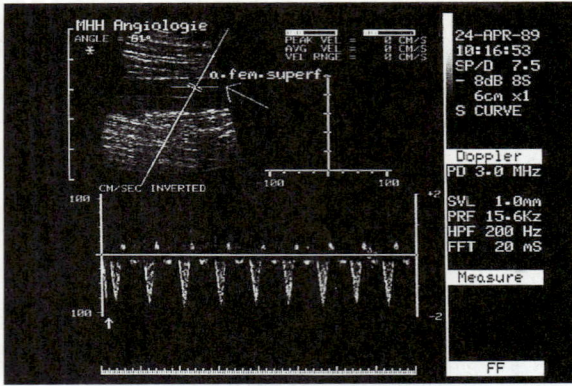

Abb. 6.12 Duplexsonographie einer normalen A. femoralis superficialis: oben das sonographische Bild, unten die simultan Doppler-sonographisch registrierte Flusskurve mit einem normalen triphasischen Strömungssignal.

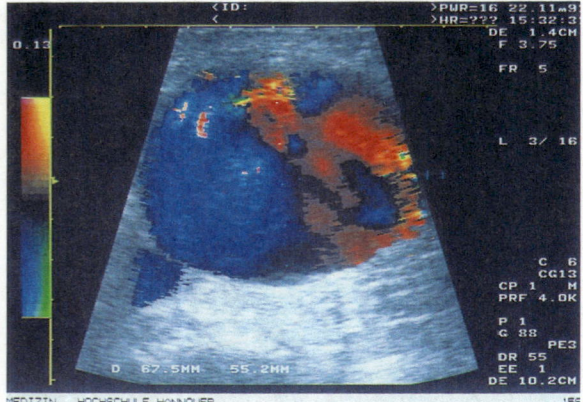

Abb. 6.13 Farbduplexsonographie einer dilatierten Arterie. Der größte Teil des Blutflusses ist von der Sonde weg gerichtet (blau), ein geringerer Anteil des Blutes jedoch fließt auf die Sonde zu (rot). Die Farbzwischentöne zeigen den turbulenten Fluss, die grauen Stellen zeigen, dass in diesen Bereichen kein Fluss vorhanden ist (Thrombusanteile).

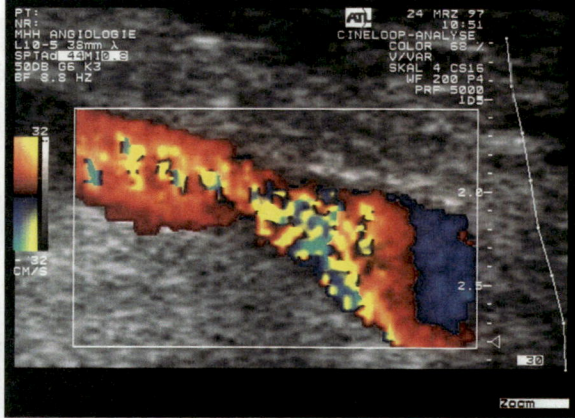

Abb. 6.14 Hochgradige Stenose der A. femoralis superficialis an typischer Stelle im Adduktorenkanal: fadenförmige Einengung des Blutflusses mit erheblichen poststenotischen Turbulenzen.

sollten **Homozystein** bestimmt und nach einer **Hyperkoagulabilität** gefahndet werden. Hämoglobin und Hämatokrit geben Auskunft über eine Viskositätserhöhung. Eine Thrombozytose (meist über 1 Mio./µl) kann ebenfalls die Fließeigenschaften des Blutes verändern. Bei Verdacht auf eine Infektion wird man einer Leukozytose besondere Beachtung schenken. Eine Erhöhung des Kreatinins sowie des Laktats findet sich nur bei schwerster Ischämie als Zeichen des Gewebeunterganges.

Differentialdiagnose Bereits durch subtile Erhebung der Anamnese und gründliche körperliche Untersuchung gelingt es in der Regel, durch degenerative oder entzündliche **Gelenk- oder Wirbelsäulenerkrankungen** bedingte Beschwerden abzugrenzen. Weiter sind Neuritiden, die Ischialgie und insbesondere Polyneuropathien verschiedener Genese mit in die Differentialdiagnose einzubeziehen. In 65 % leiden Patienten neben einer AVK zugleich an orthopädischen oder neurologischen Problemen. Bestehen bei der Überlagerung von verschiedenen Krankheitsbildern Zweifel am Stellenwert der AVK, hilft oft schon die dopplersonographische Bestimmung der systolischen Fußarteriendrücke, um über den Grad der Durchblutungsstörung valide Aussagen zu machen. An andere Ursachen muss gedacht werden, wenn beim Stehenbleiben die Schmerzen nicht rasch verschwinden, sogar persistieren, proximal des Arterienverschlusses auftreten oder in die Gelenke statt in die Extremitätenmuskulatur projiziert werden. Eine Polyneuropathie kann zu strumpfförmigen Schmerzen an beiden Füßen und Unterschenkeln führen. Insbesondere aus differentialtherapeutischen Überlegungen sind entzündlich bedingte und embolisch bedingte Gefäßveränderungen (vgl. Kap. 6.1.4 und 6.1.5) von der arteriosklerotisch bedingten AVK zu unterscheiden.

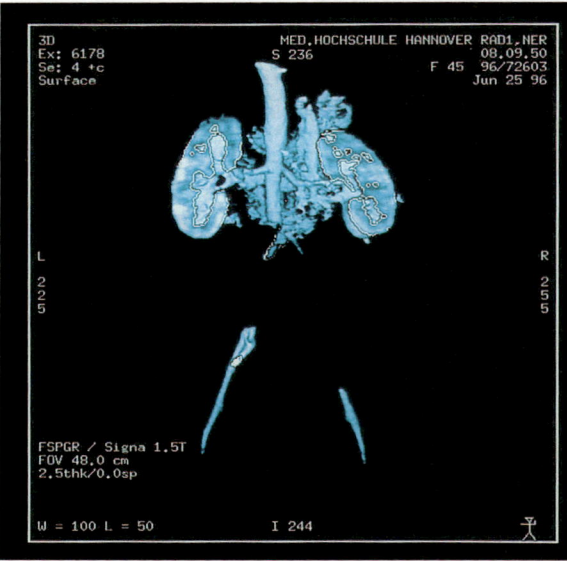

Abb. 6.15 Magnetresonanztomographie eines Patienten mit infrarenalem Aortenverschluss (Leriche-Syndrom). Über hier nicht dargestellte Kollateralen füllen sich die Aa. iliacae beidseits wieder auf.

6.1 Krankheiten der Arterien

Die Differentialdiagnostik ist insofern wichtig, als beim angiopathischen Fuß alle möglichen revaskularisierenden Maßnahmen ergriffen werden müssen, während beim neuropathischen Fuß die Druckentlastung neben der Lokaltherapie im Vordergrund steht.

Differentialdiagnose	Ausschlussmaßnahmen
AVK vom Beckentyp: ■ Wirbelsäulenprozesse ■ Veränderungen an Mastdarm, Blase, Prostata	Röntgen, CT oder MRT Lendenwirbelsäule, Sigmoidoskopie, urologische Untersuchung
AVK vom Oberschenkeltyp: ■ Veränderungen der Hüft-, Knie- und Fußgelenke ■ Myo- und Neuropathien ■ Mineralstoffdefizit	Orthopädische, neurologische Untersuchung, Bestimmung von Kalium und Magnesium
AVK vom peripheren Typ: ■ Polyneuropathie	Neurologische Untersuchung
AVK vom Schultergürteltyp: ■ HWS-Syndrom ■ chronische Polyarthritis ■ Polyneuropathie	Orthopädisch-rheumatologische, neurologische Untersuchung
AVK vom akralen Typ (meist Hände): ■ primäres Raynaud-Syndrom ■ Kollagenosen ■ chronische Polyarthritis ■ Karpaltunnelsyndrom	Rheumatologische, neurologische Untersuchung, Labor: antinukleäre Antikörper, Rheumafaktoren, Kryoglobuline

Beim **diabetischen Fuß** ist neben der Angiopathie auch nach einer Neuropathie zu fahnden.

Trophische Läsionen beim Patienten mit Diabetes mellitus (diabetischer Fuß)	
Überwiegend neuropathisch bedingt	Überwiegend angiopathisch bedingt
Warmer, trockener, geröteter Fuß	Kühler, blasser oder zyanotischer Fuß
Fußdeformierung vorhanden	Fußdeformierung fehlt
Gestörtes Vibrations-, Schmerz- und Temperaturempfinden	Keine neurologischen Ausfälle
Hyperkeratose Doppler-Drücke normal oder erhöht bei Mediasklerose	Normale Hornhautverteilung Doppler-Drücke stark erniedrigt

Die Differentialdiagnostik ist insofern wichtig, als beim angiopathischen Fuß alle möglichen revaskularisierenden Maßnahmen ergriffen werden müssen, während beim neuropathischen Fuß die Druckentlastung neben der Lokaltherapie im Vordergrund steht.

Therapie

> **!** Das therapeutische Vorgehen bei peripherer AVK umfasst zunächst die Prävention mit Aufdeckung und Behandlung von Risikofaktoren sowie prophylaktische Maßnahmen zur Verminderung der Progression der Erkrankung (striktes Nikotinverbot).
> Bei der Therapieplanung muss immer bedacht werden, dass der Patient mit AVK in der Regel multimorbide ist und insbesondere eine meist schwerwiegende Arteriosklerose auch der koronaren und zerebralen Gefäße aufweist.

Bei belastungsabhängigen Beschwerden (Stadium II) ist das **Gehtraining** Therapie der Wahl. In den fortgeschrittenen Stadien mit Einschränkung des Aktionsradius des Patienten durch eine deutlich limitierte Gehstrecke (in der Regel unter 100 m) und bei Zeichen der Dekompensation der peripheren Durchblutung bereits unter Ruhebedingungen (Stadium III/IV) sind **lumeneröffnende Maßnahmen** angezeigt. Dabei werden die operativen Verfahren ergänzt durch die **perkutane transluminale Angioplastie,** die auch bei älteren und multimorbiden Patienten eingesetzt werden kann. Eine **medikamentöse Therapie** der AVK mit einem Thrombozytenfunktionshemmer ist indiziert zur Progressionsprophylaxe der Erkrankung, als begleitende Therapie bei und nach Katheterangioplastie sowie mit Prostanoiden in Fällen, in denen eine Revaskularisierung nicht möglich ist oder gewünscht wird oder nicht zu einem ausreichenden Erfolg geführt hat (s. Tab. 6.7).

Tab. 6.7 Therapieprinzipien der AVK.

Sekundärprävention (Stadium I–IV):
- durch Beeinflussung der Risikofaktoren (Nikotinabstinenz, Gewichtsreduktion, Behandlung von Hypertonie, Diabetes und Hyperlipoproteinämie)
- Verlangsamung der Progression durch Thrombozytenfunktionshemmer (Acetylsalicylsäure)
- Verhinderung von Rezidiven nach perkutaner transluminaler Angioplastie und Gefäßoperation durch Thrombozytenfunktionshemmer oder Antikoagulanzien

Ergotherapie (Stadium II):
- Erhöhung der Reservedurchblutung durch Gehtraining vom Intervalltyp

Lumeneröffnende Maßnahmen (Stadium II–IV):
- perkutane transluminale Angioplastie
- lokale oder systemische Fibrinolyse
- gefäßchirurgische Therapie

Pharmakotherapie:
- Sekundärprävention (Thrombozytenfunktionshemmer, Antikoagulanzien)
- wenn lumeneröffnende Maßnahmen nicht möglich sind oder nicht erfolgreich waren (z.B. Prostaglandine)
- bei Infektzeichen im Stadium IV zusätzlich Antibiotika

Krankheiten der Gefäße

Sekundäre Prävention Gesunde Lebensführung mit **Nikotinabstinenz** und **Vermeidung von Übergewicht** sowie optimale diätetische und medikamentöse **Kontrolle von Diabetes mellitus** und **Hyperlipoproteinämie** sowie **Hypertonie** stellen die Basis dar. In der Praxis stößt die Umsetzung in der Regel auf sehr große Schwierigkeiten. Raucherentwöhnungsprojekte haben gezeigt, dass nur 22 % Nichtraucher wurden und auch nach 5 Jahren noch waren. Um die Progredienz der diabetischen Mikroangiopathie zu verlangsamen, ist der Blutzucker exakt einzustellen, gegebenenfalls auf Insulin, oft auch im Rahmen einer intensivierten Insulintherapie, umzustellen. Der Nüchternblutzucker sollte zwischen 80 und 120 mg/dl liegen, der postprandiale unter 180 mg/dl, der HbA_{1c}-Wert sollte unter 7 % liegen. Patienten mit einem LDL-Cholesterin > 125 mg/dl sind behandlungsbedürftig.

Eine Behandlung mit Folsäure, Vitamin B_{12} und Vitamin B_6 führt bei einer Hyperhomozysteinämie zu einer Senkung des Homozysteinspiegels. Ob damit aber der Verlauf der AVK oder die Mortalität beeinflusst werden kann, ist derzeit noch unbekannt.

Eine ausgeprägte **Blutdrucksenkung** kann zu einer meist vertretbaren Verkürzung der Gehstrecken führen. Bei Patienten im Stadium III und IV ist bezüglich einer zu ausgeprägten Blutdrucksenkung Vorsicht geboten. Eine zu rasche Blutdrucksenkung kann die bereits in Ruhe nicht ausreichende Perfusion weiter verschlechtern. Zur Einstellung des Hochdruckes haben sich bei Patienten mit AVK Kalziumantagonisten, ACE-Hemmer und AT1-Antagonisten bewährt. Betablocker gelten heute bei der Claudicatio intermittens nicht mehr als kontraindiziert, wohl aber im Stadium III oder IV.

Alle Patienten mit asymptomatischer oder symptomatischer AVK sollten einen **Thrombozytenfunktionshemmer** (in aller Regel ASS 100 mg/d) bekommen, da hiermit die kardiovaskuläre **Morbidität und Mortalität sinken**. Das Risiko eines Herzinfarktes, Schlaganfalls oder Todes infolge einer arteriosklerotischen Komplikation wird um 32 % gesenkt. Die Anzahl nichttödlicher Herzinfarkte wird um 32 % und nichttödlicher Schlaganfälle um 46 % reduziert. Die gesamte vaskuläre Mortalität wird um 20 % vermindert.

Nach einer Gefäßoperation, nach perkutaner transluminaler Angioplastie (PTA) und lokaler Fibrinolyse können Rezidivverschlüsse, die in der Regel innerhalb des ersten Jahres auftreten, durch Thrombozytenfunktionshemmer oder **Antikoagulanzien** (Phenprocoumon) verhindert werden. Bei ASS-Unverträglichkeit oder -Unwirksamkeit (z.B. Rezidivstenose nach PTA unter ASS-Therapie) kann Clopidogrel gegeben werden. Nach Stentimplantation wird oft für vier Wochen ASS mit Clopidogrel kombiniert.

Besonders wichtig ist es, die Patienten mit besonderen Verhaltensmaßregeln vertraut zu machen, um die Ausbildung von trophischen Störungen bei grenzwertiger Durchblutungssituation zu verhindern, was in besonderem Maße für die Verhinderung eines diabetischen Fußes gilt (s. Tab. 6.8).

Ergotherapie Im Stadium der Claudicatio intermittens ist die **aktive Übungsbehandlung** die wirkungsvollste Maßnahme, um die körpereigenen Kompensationsmechanismen zu fördern. Beim **Intervalltraining** geht der Patient zügig bis zum Auftreten des ersten leichten Spannungsgefühls, um sofort eine Pause mit Lockerungsübungen einzulegen, bis er völlig beschwerdefrei ist und weitergehen kann. Die Übungen sollen täglich dreimal 30 min durchgeführt werden. Keinesfalls aber darf der Patient in den Schmerz hineinlaufen oder ihn unterdrücken. Bei der Dyspraxia intermittens sind entsprechende Faustschlussübungen durchzuführen. Die Trainingseffekte führen dazu, dass sich im Skelettmuskel mit Hilfe eines höheren Myoglobingehalts die metabolische Kapazität steigert, die Mitochondrien sich vergrößern und vermehren, oxidative Enzyme ihre Aktivität steigern und sich vor allem **Kollateralen bilden** und eine **Blutumverteilung zu Gunsten der nutritiven Durchblutung** stattfindet.

> ❗ Die physikalische Therapie des älteren Patienten ist häufig begrenzt durch kardiopulmonale Begleiterkrankungen sowie Wirbelsäulen- und Gelenkbeschwerden. Häufig hilfreich sind begleitende Massagebehandlung bei Muskelverspannung und leichte Krankengymnastik mit aktiven Bewegungsübungen. Vor allem muss das Gehtraining bei subjektiv adäquatem Schritttempo (60–80 Schritte/min) durchgeführt werden.

Lumeneröffnende Maßnahmen Das Prinzip der **perkutanen Katheterangioplastie** besteht darin, dass über einen Führungsdraht ein zusammengefalteter Ballon in die verengte oder verschlossene Gefäßstrecke eingeführt und diese dann durch Aufblasen des Ballons eröffnet und erweitert wird. Das arteriosklerotische Material wird nach Ruptur der Intima in die Gefäßwand eingepresst. In Modifikation dieses Verfahrens wird anstelle des Ballons ein sich langsam drehendes Gewinde (**Rotationsangioplastie**) oder ein Laserstrahl zur Vaporisierung des Obturatmaterials verwendet (**Laserangioplastie**). Die Erfolgsrate nach Angioplastie der Beckenetage kann verbessert werden, indem man perkutan eine Gefäßstütze (**Stent**) einbringt, die das Lumen offen hält (s. Abb. 6.16a–d).

Die Indikation zur **transluminalen Angioplastie** stellt sich in Abhängigkeit von Verschlusslokalisation und Klinik (s. Tab. 6.9). Es eignen sich Stenosen in der Beckenetage sowie Stenosen und Verschlüsse im femoropoplitealen Bereich. Verschlüsse der Iliakalarterien können ebenfalls mit PTA angegangen werden. Zusätzlich wird dann eine perkutane Stentimplantation notwendig. Im Bereich der oberen

Tab. 6.8 Allgemeine Verhaltensmaßregeln bei AVK

- Nicht beengendes, warmes Schuhwerk (cave: Drucknekrosen)
- Keine einschnürenden Strumpfbänder
- Vorsicht bei der Pediküre: jede Verletzung vermeiden
- Sorgfältige Fußhygiene: feuchte Kammern, insbesondere interdigital, vermeiden
- Konsequente Behandlung von Fußmykosen
- Keine lokale Wärmeanwendung mit Heizkissen, Bettflaschen oder heißen Fußbädern
- Vermeidung von Kälte und Nässe
- In schweren Fällen Tieflagerung des Beins

6.1 Krankheiten der Arterien

Extremitäten können symptomatische Stenosen und Verschlüsse der A. subclavia dilatiert werden.

Die Ergebnisse hängen vom klinischen Stadium, vom Vorliegen eines Diabetes mellitus, von der Verschlusslokalisation und -länge und der Güte des Ausflusstrakts der Unterschenkelarterien ab. Nach zwei bis fünf Jahren sind noch 50–70 % der Gefäßsegmente durchgängig. Einfluss auf die **Rezidivrate** hat die regelmäßige Einnahme eines **Acetylsalicylsäurepräparats,** das in niedriger Dosierung (um 100 mg/d) verordnet wird.

Die **Komplikationen der Angioplastie** sind in der Regel konservativ beherrschbar und liegen unter 3 % (lokale Blutung, Embolisierung von abgesprengtem Material in periphere Arterien, Gefäßverschlüsse, Dissektionen). Nur in Einzelfällen muss chirurgisch interveniert werden.

Eine systemische oder lokale **fibrinolytische Behandlung** (vgl. Kap. 10.6) kann ebenfalls eine Desobliteration herbeiführen. Mit der systemischen (intravenösen) Applikation von Streptokinase in ultrahoher Dosierung von 9 Mio. Einheiten in sechs Stunden können in Abhängigkeit von Verschlusslokalisation und -alter Gefäße wiedereröffnet werden: distale Aorten- und Beckenarterienverschlüsse bis zu einem Verschlussalter von Monaten, femoropopliteale Verschlüsse bis zu einem Verschlussalter von Wochen. Der einfachen Applikation stehen **potentielle Blutungsrisiken,** gerade bei älteren multimorbiden Patienten, gegenüber. Die allgemeinen Kontraindikationen einer Lysetherapie sind zu beachten (vgl. Kap. 6.1.5).

Sehr geringe Dosierungen an Fibrinolytika bei der **lokalen (intraarteriellen) Infiltrationslyse** verringern die Blutungsrate. Sie eignet sich **zur adjuvanten Therapie** bei perkutaner Angioplastie, wenn ein Verschluss nicht sogleich rekanalisiert werden kann oder wenn es zu Komplikationen mit peripherer Embolisierung gekommen ist.

Wird anhand des aktuellen angiographischen Befundes festgestellt, dass eine perkutane Angioplastie auch in Kombination mit einer Fibrinolyse als der kleinere therapeutische Eingriff nicht Erfolg versprechend ist, muss überprüft werden, ob die allgemeinen (Operabilität des Patienten) und lokalen Voraussetzungen (Verschlusslokalisation) für eine **chirurgische Therapie** vorliegen. Oft kann schon ein kleinerer Eingriff wie eine **Erweiterungsplastik** der A. femoralis profunda zur Verbesserung der Kollateralisationsbedingungen bei einem Oberschenkelarterienverschluss hilfreich sein. Auch können wenig belastende **extraanatomische Bypassoperationen** (femorofemoral oder axillofemoral) durchgeführt werden. Schlechte periphere Abflussverhältnisse bei Mehretagenverschluss schränken aber die Indikationen zur Gefäßrekonstruktion ein, so dass nur etwa 20 % der Extremitätenarterienverschlüsse überhaupt operabel sind.

Lässt sich ein Infekt nicht sanieren oder heilt eine trophische Läsion trotz geduldiger Behandlung nicht ab, ergibt sich die Indikation zur **Amputation,** deren Höhe (Vorfuß-, Unterschenkel-, Oberschenkelamputation oder Kniegelenksexartikulation) von der Verschlusslokalisation ab-

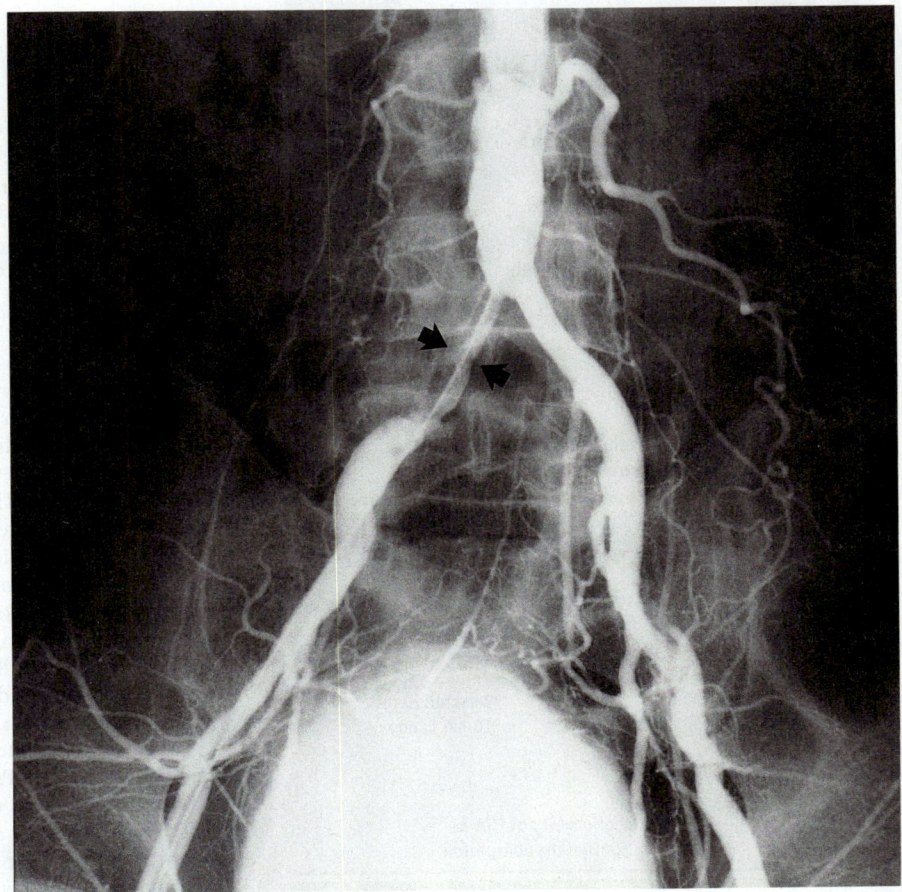

Abb. 6.16a–d Stent in der rechten A. iliaca communis (bei nicht-dilatierbarer Reststenose mit Druckgradient).

a) Angiographie bei liegendem Katheter: exzentrische, langstreckige Iliakastenose (Pfeile).

Krankheiten der Gefäße

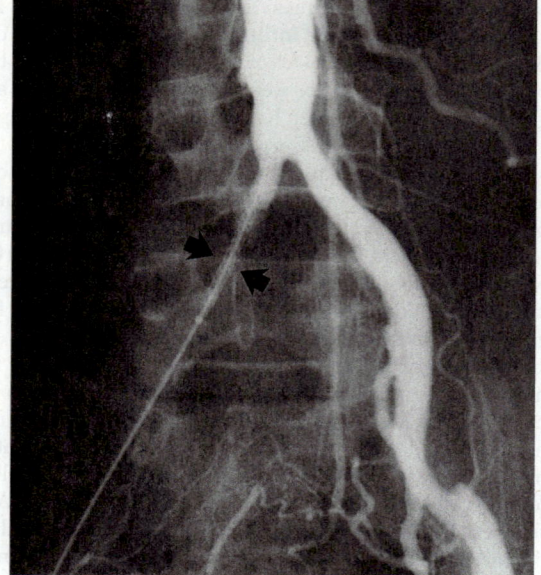

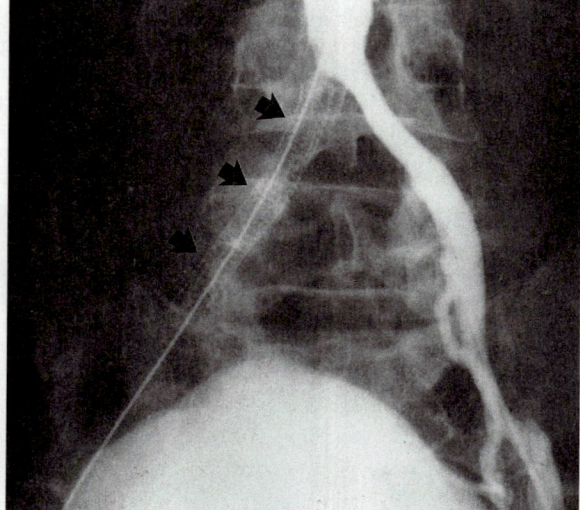

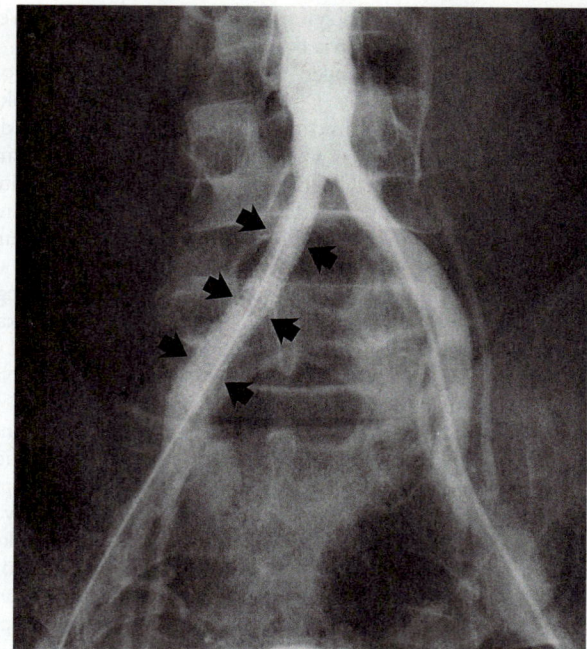

Abb. 6.16a–d Stent in der rechten A. iliaca communis (bei nicht-dilatierbarer Reststenose mit Druckgradient).
b) Platzierung des „Strecker"-Stents; noch keine Expansion.
c) „Strecker"-Stent mittels Ballonkatheter expandiert.
d) Kontrollangiographie nach Stent-Implantation: Die Stenose ist vollständig extendiert.

Tab. 6.9 Perkutane transluminale Angioplastie (PTA) der AVK der unteren Extremitäten.

	Iliakal	Femoropopliteal
Stadium II	Kurze, isolierte Stenosen	Isolierte Stenosen, Verschlüsse < 3 cm Länge
Stadium II mit extrem kurzer Gehstrecke (< 100 m)	Kurze, isolierte Stenosen	Verschlüsse bis 10 cm Länge
Stadium III/IV	Immer Möglichkeit zur PTA bei Amputationsgefahr überprüfen	

hängt. Grundsätzlich sind alle Amputationen beim diabetischen Fuß so weit distal wie möglich durchzuführen.

Pharmakologische Therapie Führen bei extrem kurzer schmerzfreier Gehstrecke, bei Ruheschmerzen oder trophischen Störungen lumeneröffnende Maßnahmen nicht zum Erfolg oder können solche nicht durchgeführt werden, muss eine **medikamentöse Verbesserung der peripheren Durchblutung** angestrebt werden.

Eine perorale Medikation mit sog. **vasoaktiven Medikamenten** ist bei fehlendem oder marginalem Wirksamkeitsnachweis **entbehrlich**.

Unter den parenteral applizierten vasoaktiven Maßnahmen wird den **Prostaglandinen** die Priorität eingeräumt. Ihnen wird eine Steigerung der Durchblutung durch Relaxation der Arteriolen, der präkapillären Sphinkteren, aber auch der Kollateralgefäße zugeschrieben. Sie hemmen die Aggregation der Thrombozyten und die

Aktivierung von Neutrophilen. Darüber hinaus sind metabolische Effekte auf die ischämische Muskulatur nachgewiesen. Die Behandlung mit Prostaglandin E$_1$ oder mit Prostazyklinanaloga kann in etwa zwei Drittel der Fälle eine drohende Extremitätenamputation kurzfristig abwenden. Auch längerfristig sind ausreichend **günstige Resultate** zu verzeichnen. Ruheschmerzen werden gebessert, und kleine Nekrosen heilen ab.

Zur Behandlung einer **Gangrän** muss entsprechend der Besiedelung mit meist mehreren Keimen ein **breit wirksames Antibiotikum** (z.B. Gyrasehemmer) eingesetzt werden. Die lokale Anwendung von Antibiotika ist nicht ausreichend, zumal sie schwere lokale allergische Reaktionen hervorrufen kann.

Hämorheologische Maßnahmen haben zum Ziel, die Fließeigenschaften des Blutes zu verändern. Bei der **Hämodilutionsbehandlung** wird durch einem Aderlass und Substitution von Hydroxyäthylstärke oder Dextranen der **Hämatokrit gesenkt**. Der klinische Stellenwert zeigt sich in der adjuvanten Therapie bei Patienten mit Polyglobulie, z.B. infolge einer begleitenden chronisch-obstruktiven Lungenkrankheit, wie sie bei Rauchern häufig beobachtet wird.

Der immobilisierte Gefäßpatient bedarf der Gabe von **Heparin** zur Thromboseprophylaxe.

Die therapeutische Angiogenese mit Gabe von **Wachstumsfaktoren** (Gentherapie) steht im Anfangsstadium der Erprobung. Eine Wirksamkeit ist bislang nicht belegt.

Weitere Maßnahmen im Stadium III und IV Ambulante Behandlungsversuche verzögern oft notwendige Maßnahmen. Die Patienten sind zu hospitalisieren und müssen **überwiegend Bettruhe** einhalten mit adäquater Extremitätenlagerung, leichter Senkung des Bettendes und Watteverband zum Schutz gegen Auskühlen und Bagatellläsionen.

Besonderes Augenmerk ist auf eine **ausreichende Schmerzbehandlung** zu richten. Oft sind Morphinpräparate notwendig. Gelegentlich kann auch eine Periduralanästhesie erforderlich werden.

Begleitende **Ödeme** müssen vorsichtig **ausgeschwemmt** werden.

Der **Lokalbehandlung der ischämischen Läsion** kommt eine besondere Bedeutung zu. Nekrotisches Gewebe ist zu entfernen, Retentionshöhlen sind zu eröffnen. Durch Inzision oder Lascheneinlagerung ist eine dauerhafte Drainage des Sekretes zu gewährleisten.

Alternative Heilmethoden wie Ozontherapie, Ultraviolettbestrahlung des Blutes, Sauerstoffmehrschritttherapie, Chelattherapie, Akupunktur und hyperbare Oxidation werden seitens der Patienten in großem Umfang nachgefragt. Wirksamkeitsbelege existieren nicht. Teilweise muss mit schwerwiegenden Nebenwirkungen gerechnet werden.

Bei kritischer Ischämie ist ein optimales therapeutisches Vorgehen nur bei enger **interdisziplinärer Zusammenarbeit** von Internisten, Gefäßchirurgen und interventionellen Radiologen gewährleistet. Durch kombinierten Einsatz der hier genannten Verfahren gelingt es in der Mehrzahl der Fälle mit kritischer Ischämie, eine Extremitätenamputation zu vermeiden. Sind ablative Maßnahmen überhaupt notwendig, reicht häufig eine **Grenzzonen- (Vorfuß- oder Zehen-)Amputation** aus.

Verlauf und Prognose

> ! Die Prognose der AVK hängt entscheidend davon ab, inwieweit es gelingt, durch Sekundärprävention und Förderung der körpereigenen Kompensationsmechanismen eine kritische Extremitätenischämie zu vermeiden. Dabei kommt der Verschlusslokalisation große Bedeutung zu. Proximale Gefäßverschlüsse neigen seltener zur Dekompensation als periphere oder Mehretagenverschlüsse. Die Prognose aller Patienten mit AVK wird durch kardiale und zerebrale Ereignisse bestimmt.

Lässt sich eine Ober- oder Unterschenkelamputation bei drohendem **septisch-toxischem Kreislaufschock** nicht vermeiden, muss mit einer **hohen postoperativen Letalität** durch Myokardinfarkt, Apoplexie, Pneumonie und Lungenembolie gerechnet werden. Nach ausreichender Rehabilitation kann nur jeder sechste amputierte Patient mit einer Prothese ohne weitere Hilfsmittel wieder gehen. Mehr als 60 % bleiben ständig auf fremde Hilfe angewiesen.

Schwerwiegende Ereignisse wie **Herzinfarkt, Apoplex, Amputation** oder Invalidisierung treten innerhalb eines Beobachtungszeitraums von fünf Jahren bei 51 % der Patienten mit peripherer AVK auf. Als besonders gefährdet gilt die Gruppe der Diabetiker mit schwerwiegenden Folgen bei 68 %.

Der Patient mit arterieller Verschlusskrankheit **stirbt etwa zehn Jahre früher** als der Arteriengesunde. **Haupttodesursache** ist die **koronare Herzkrankheit,** gefolgt von zerebralen und andere vaskulären Todesursachen.

Komplikation	Häufigkeit
Tod infolge koronarer Herzkrankheit	55 % (Patienten ohne AVK: 36 %)
Tod infolge zerebraler Durchblutungsstörungen	11 % (Patienten ohne AVK: 4 %)

Zusammenfassung

- Häufigste Ursache: Arteriosklerose
- Wichtigstes Symptom: belastungsabhängige Muskelschmerzen, Ruheschmerzen, Nekrosen
- Wichtigste diagnostische Maßnahme: Doppler-/ Duplexsonographie, Arteriographie
- Wichtigste therapeutische Maßnahme: Gehtraining, PTA, Operation

6.1.2 Erkrankungen der extrakraniellen hirnzuführenden Arterien

Engl. Begriff: Carotid Artery Disease, Vertebral Artery Disease, Subclavian Steal Syndrome

Praxis

Ein 48-jähriger Patient berichtet über eine **Erblindung auf dem linken Auge,** die **nur einige Minuten** angehalten habe, und über eine **vorübergehende Schwäche im rechten Arm.**

Krankheiten der Gefäße

Die klinische Symptomatik wird als transitorische ischämische Attacke mit Amaurosis fugax gedeutet.

Anamnestisch sind eine **arterielle Hypertonie**, eine **Hypercholesterinämie** und ein jahrelanger **Nikotinkonsum** zu eruieren.

Bei der **klinischen Untersuchung** fällt ein **Strömungsgeräusch** über der **linken A. carotis** auf.

Die **Doppler-sonographische Untersuchung** der Halsgefäße ergibt eine hochgradige Stenose der linken A. carotis interna an deren Abgang mit einer systolischen Maximalfrequenz von 9000 Hz (normal bis 3500 Hz) sowie linksseitig eine deutlich abgeschwächte Strömung in der A. supratrochlearis. **Duplexsonographisch** können im Abgang der linken A. carotis interna stenosierende Plaques nachgewiesen werden. Nach **angiographischer** Bestätigung des Befundes wird eine **Thrombendarteriektomie** vorgenommen. Die weitere Behandlung erfolgt mit einem **Thrombozytenfunktionshemmer.** Erneute Attacken treten nicht mehr auf.

Definition Die zerebrovaskuläre Durchblutungsstörung ist charakterisiert durch ein **neurologisches Defizit,** das sich entweder zurückbildet oder stationär bleibt. Im Bereich der extrakraniellen Hirngefäße können Veränderungen zwischen Aortenbogen und der Schädelbasis ursächlich sein, wobei dem **Abgang der A. carotis interna** aus der A. carotis communis eine besondere Bedeutung zukommt. Hämodynamisch effektive Stenosen können zu einer Hirnischämie führen. Transitorische ischämische Attacken können Ausdruck von Embolien sein, die von arteriosklerotischen Plaques als Streuherden ausgehen.

Epidemiologie In autoptischen Untersuchungen wurden **bei jedem zweiten über 50-jährigen Patienten Stenosen der extrakraniellen Hirngefäße** gefunden. Prädilektionsorte sind insbesondere die Gefäßabgänge. Mehr als ein Viertel aller Schlaganfälle kann auf diese Veränderungen zurückgeführt werden, die prinzipiell durch gefäßchirurgische oder medikamentöse Maßnahmen zu verhindern wären.

Ätiologie und Pathogenese Über 95 % aller stenosierenden Prozesse der extrakraniellen Hirngefäße sind arteriosklerotischer Genese, der Rest entzündlich oder durch eine fibromuskuläre Hyperplasie bedingt. In der Entwicklung der **Arteriosklerose** der extrazerebralen Hirngefäße kommt der **Hypertonie als Risikofaktor** eine besondere Bedeutung zu. Wie auch bei der peripheren AVK kommt es bei einem Zusammentreffen mehrerer Risikofaktoren nicht zu einer Addition, sondern einer Potenzierung des Risikos, einen Hirninfarkt zu erleiden.

Eine zerebrale Ischämie mit einem neurologischen Defizit kann sich entwickeln, wenn eine **Stenose** hämodynamisch wirksam wird, wobei in der Regel eine **über 75%ige Querschnittseinengung** vorliegt. Es gibt aber auch Totalverschlüsse der A. carotis interna oder A. vertebralis ohne jede klinische Symptomatik. Dabei kann das ausgedehnte **Kollateralsystem** eine **volle Kompensation** gewährleisten; insbesondere die intrakraniellen Anastomosen zwischen den vier hirnversorgenden Gefäßen, der Circulus arteriosus Willisii, sowie die Anastomosen mit den Ästen der A. carotis externa sind hier zu erwähnen (s. Abb. 6.17a–c). Der überwiegende Teil der transitorischen ischämischen Attacken wird auf **thrombembolische Infarzierungen** zurückgeführt. Ausgangspunkt können ulzerierende Plaques sein, die meist in der Karotisgabel oder aber im Aortenbogen lokalisiert sind. Auch die linke Herzkammer kommt als Ursprung einer Embolie in Frage.

Symptome Die Beschwerden bestehen bei karotisbedingten zerebralen Durchblutungsstörungen in einer **Halbseitensymptomatik** mit sensorischen und/oder motorischen Ausfällen, **Aphasie,** monokulären **Sehstörungen** oder **fokalen Anfällen.**

Liegen Durchblutungsstörungen im Vertebralisstromgebiet vor, werden als Beschwerden Schwindel, Gleichgewichtsstörungen, okzipitale Sehstörungen sowie eine bulbäre Symptomatik mit Dysphagie und Dysarthrie angege-

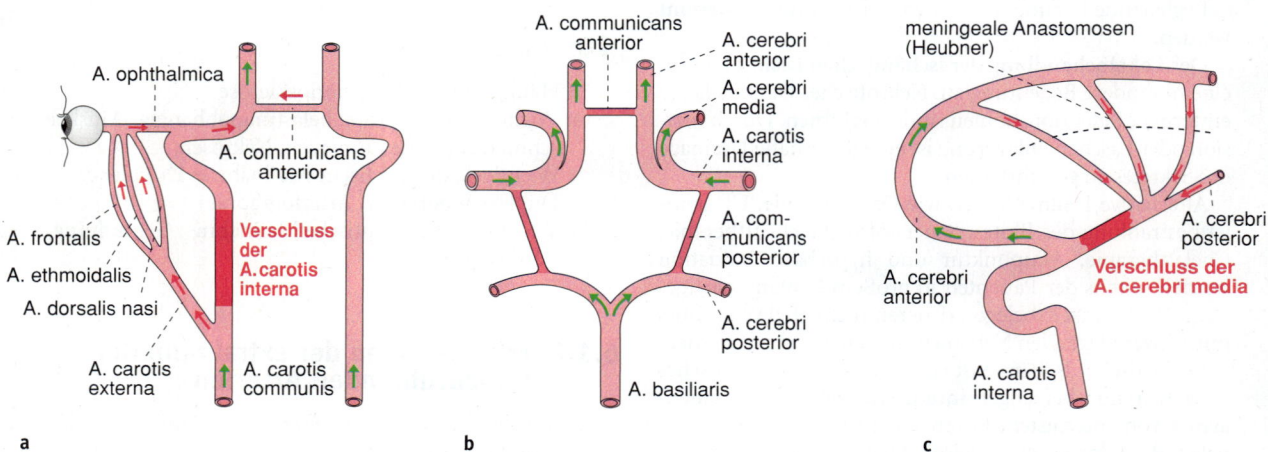

Abb. 6.17

a) Blutversorgung des Karotisstromgebiets über die homolaterale Externa-Ophthalmica-Anastomose und über die A. communicans anterior aus dem gegenseitigen Karotisstromgebiet bei einem Verschluss der A. carotis interna.
b) Ringanastomosen der beiderseitigen Karotiskreisläufe und des vertebrobasilären Kreislaufs im Circulus arteriosus Willisii.
c) Retrograde Blutversorgung des Mediastromgebiets aus der A. cerebri anterior und A. cerebri posterior beim Verschluss der A. cerebri media.

ben. Typisch sind auch „Drop-Attacks", plötzliche Stürze ohne Bewusstseinsverlust.

Insbesondere für das therapeutische Vorgehen hat es sich bewährt, entsprechend dem zeitlichen Verlauf der Symptomatik eine **funktionelle Klassifikation** vorzunehmen:

- **Stadium I:** pathologische Gefäßveränderungen ohne klinische Symptome
- **Stadium II:** transitorische ischämische Attacke (TIA), Amaurosis fugax: neurologisches Defizit, das sich innerhalb von 24 h vollständig zurückbildet
- **Stadium III:** reversibles ischämisches neurologisches Defizit (RIND, auch PRIND: prolongiertes RIND): neurologisches Defizit, das sich innerhalb von sieben Tagen funktionell vollständig zurückbildet
- **Stadium IV:** kompletter Hirninfarkt: keine oder unvollständige Rückbildung der neurologischen Ausfälle

Die Annahme einer **TIA** beruht meist auf einer Vermutung, da die Patienten selten während, sondern häufiger erst nach einer TIA den Arzt aufsuchen. Auch wenn man sie während einer TIA beobachtet, kann die **Diagnose erst retrospektiv** gestellt werden, da die Entwicklung eines neurologischen Defizits nicht vorauszusagen und eine progressive Infarzierung nicht auszuschließen sind.

Beim **Subclavian-Steal-Syndrom** kommt es bei hochgradiger Stenose oder Verschluss des Truncus brachiocephalicus oder der A. subclavia proximal des Vertebralisabgangs zu intermittierenden vertebrobasilären Ischämien, wenn durch Armarbeit dem Gehirn Blut entzogen wird. Dabei wird die Strömung in der A. vertebralis umgekehrt, so dass eine passagere Minderversorgung zerebraler Strombahngebiete resultieren kann (s. Abb. 6.18a–c).

Diagnostik Bei der klinischen Untersuchung richtet sich das besondere Augenmerk auf die **Gefäßpalpation und -auskultation,** insbesondere im Bereich der Karotisgabelung in Kieferwinkelhöhe, sowie auf die beidseitige Blutdruckmessung.

Mit Hilfe von **Doppler-Ultraschalluntersuchungen** gelingt es auf nichtinvasive Weise, zuverlässig Veränderungen der extrakraniellen Hirngefäße nachzuweisen. Bei der **indirekten (supraorbitalen) Doppler-Sonographie** werden die Flussverhältnisse im Ophthalmikakreislauf gemessen, um damit indirekte Hinweise auf Karotisstenosen und -verschlüsse zu erhalten. Durch **direkte** Beschallung kann die Blutströmung in den extrakraniellen hirnversorgenden Arterien bestimmt werden. Die Flussbeschleunigung in einer Stenose führt zu einer Veränderung des Frequenzspektrums. Die im Abgangsbereich der A. carotis interna gemessenen systolischen Maximalfrequenzen zeigen eine lineare Korrelation mit Stenosegraden von 50–100 %. Damit ist diese Methode bei der Bestimmung der Lumeneinengung der Angiographie überlegen. Die Abschätzung der intrakraniellen Durchblutung kann mit der **transkraniellen Doppler-Sonographie** erfolgen.

Plaques und geringgradige Stenosen, die dem Dopplersonographischen Nachweis entgehen, werden mit der **Duplexsonographie** entdeckt, die die dopplersonographische mit der morphologischen Untersuchung vereint (s. Abb. 6.19). Dieses Untersuchungsverfahren ist der Angiographie auch deshalb überlegen, weil es Plaques, die als Streuquelle von Embolien gelten, zuverlässig aufdeckt.

Eine **Arteriographie** der Halsgefäße ist häufig vor einer gefäßchirurgischen Intervention angezeigt. Nur bei **intraarterieller Kontrastmittelapplikation** sind aussagekräftige Bilder, insbesondere zur Beurteilung der intrakraniellen Hirnabschnitte, zu erwarten (s. Abb. 6.20). Die intravenöse DSA ist obsolet.

Mittels **Langzeit-EKG** ist nach **Herzrhythmusstörungen** zu fahnden. **Echokardiographisch** (am zuverlässigsten transösophageal) müssen **intrakardiale Thromben** ausgeschlossen werden.

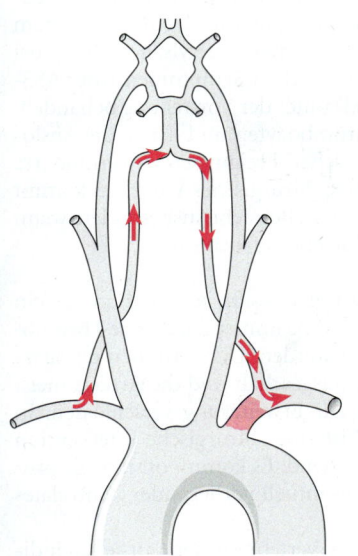 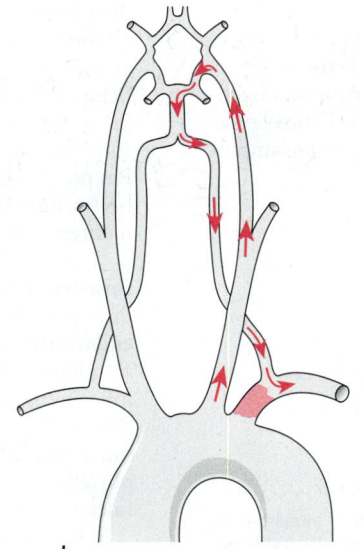 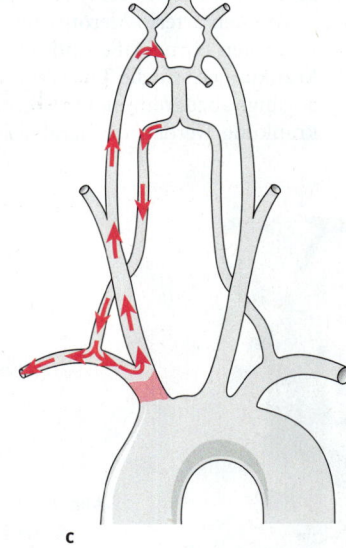

Abb. 6.18 Hauptformen des Subclavian-Steal-Phänomens (**a** und **b**) und Subclavian-Steal-Recovery-Phänomens (**c**) (nach: Alexander, Krankheiten der Gefäße, Urban & Schwarzenberg).

Krankheiten der Gefäße

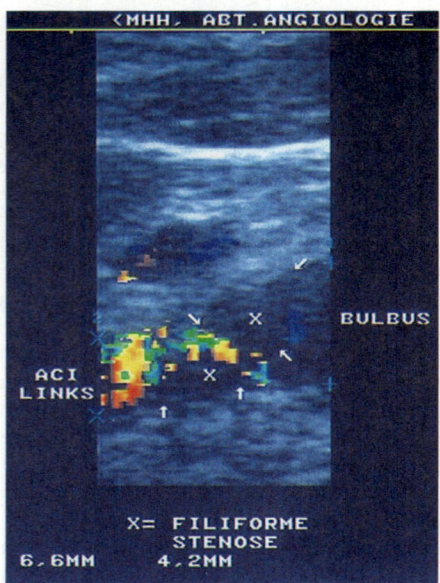

Abb. 6.19 Farb-Doppler-Sonographie einer filiformen Stenose am Abgang der A. carotis interna. Es findet sich nur noch ein geringer Blutfluss über einer das Lumen weitgehend einengenden Plaque (+). Die erheblichen intra- und poststenotischen Turbulenzen werden durch die verschiedenen Farben markiert.

Differentialdiagnose Gefäßdissektionen und embolische Karotisverschlüsse durch kardiogene Embolien oder paradoxe Embolien, ausgehend von einer Beinvenenthrombose, sowie Veränderungen durch eine fibromuskuläre Dysplasie sind selten. Die **Karotisdissektion** kann durch Manipulationen an der Halswirbelsäule oder ein Trauma ausgelöst werden. Typisch sind Hals- und Gesichtsschmerzen; auch ein Horner-Syndrom ist möglich. Eine Karotisdissektion erfordert eine Antikoagulation über mindestens sechs Monate. Der dissektionsbedingte Verschluss kann sich wieder rekanalisieren.

Von den arteriosklerotischen Veränderungen der extrakraniellen Hirngefäße sind **seltene entzündliche Gefäßerkrankungen** wie die Takayasu-Arteriitis der Aortenbogenabgänge abzugrenzen. Den Verdacht auf eine derartige Erkrankung werden uncharakteristische Allgemeinsymptome wie Schwäche, Hinfälligkeit, Fieber, Gewichtsabnahme zusammen mit einer Anämie und dem serologischen Nachweis von Entzündungsparametern lenken.

Besondere klinische Bedeutung kommt einer Form der Riesenzellarteriitis, der Arteriitis temporalis (Morbus Horton) des alten Patienten, zu, da unbehandelt die rasche Erblindung droht. Häufig leiden die Patienten gleichzeitig unter einer Polymyalgia rheumatica (Kap. 13.6.1).

Neben lokalem Druckschmerz und einer Verhärtung der prominenten Arterie finden sich Kopfschmerzen, gelegentlich auch Kauschmerzen und rheumatische Beschwerden sowie allgemeine klinische und laborchemische Entzündungszeichen. Eine rasch einsetzende hoch dosierte Kortikosteroidbehandlung (bis 2 mg/kg Körpergewicht), die im weiteren Verlauf in ihrer Dosis an der Blutsenkungsgeschwindigkeit titriert werden kann, verhindert ein Fortschreiten der Erkrankung.

Differentialdiagnose	Ausschlussmaßnahmen
Karotisdissektion	Duplexsonographie
Kardiale Embolie	(Transösophageale) Echokardiographie
Paradoxe Embolie	Duplexsonographie der Beinvenen
Fibromuskuläre Dysplasie	Duplexsonographie, Angiographie
Arteriitis	Entzündungsparameter, Duplexsonographie

Therapie

Medikamentöse Therapie Der **Sekundärprävention** kommt in diesem Gefäßterritorium eine überragende Bedeutung zu. Asymptomatische Stenosen werden mit einem **Thrombozytenfunktionshemmer** (Acetylsalicylsäure, bei Unverträglichkeit oder klinischen Symptomen trotz ASS-Behandlung Clopidogrel) unter der Vorstellung behandelt, die Anlagerung von Thrombozyten und damit die Auslösung von thrombembolischen Ereignissen zu verhindern. Ein prophylaktisches gefäßchirurgisches Vorgehen kommt bei hochgradigen Stenosen in Betracht, insbesondere wenn mehrere extrakranielle Gefäße befallen sind.

Invasive Verfahren Dagegen sollte im Stadium II ein Prozess in der A. carotis interna immer durch eine **Thrombendarteriektomie** saniert werden. Dabei werden der arteriosklerotische Zylinder ausgeschält und die Arterie meist mit einem Venenpatch zur Erweiterung verschlossen. In den Stadien III und IV ist eine chirurgische Intervention nur selten Erfolg versprechend. Es kommt oft nur die prophylaktische Korrektur eventuell vorliegender kontralateraler Stenosen in Frage.

Rekonstruktionen der A. vertebralis sind nur selten indiziert. Ein symptomatischer, meist aortenabgangsnah gelegener Verschluss von Truncus brachiocephalicus, A. carotis communis oder A. subclavia wird mit einer **Bypassopera-**

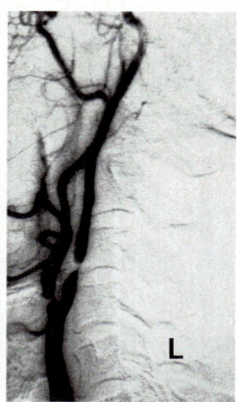

Abb. 6.20 Präoperative intraarterielle digitale Subtraktionsangiographie des in Abb. 6.19 dargestellten Befundes einer höchstgradigen Stenose der A. carotis interna.

tion oder einer **Angioplastie** behandelt. Eine Subklaviastenose kann mittels perkutaner transluminaler Angioplastie beseitigt werden. Alle symptomatischen Stenosen werden mit einem Thrombozytenfunktionshemmer behandelt. Auch nach Thrombendarteriektomie wird eine entsprechende Dauertherapie durchgeführt.

Therapie des Hirninfarkts Die konservative Therapie des Hirninfarkts ist auf die Normalisierung des Blutdrucks sowie die Behandlung einer Herzinsuffizienz oder Herzrhythmusstörung ausgerichtet (vgl. Kap. 5.7). Die Wirksamkeit **durchblutungsfördernder Medikamente** oder einer **Hämodilutionsbehandlung** ist nicht bewiesen. Die **fibrinolytische Therapie** bei der Basilaristhrombose ist sicher indiziert. Für die thrombolytische Behandlung anderer Gefäße kommt eine definierte Gruppe von Patienten in Frage: Sie weisen ein mittelschweres neurologisches Defizit und im initialen kranialen CT nur gering ausgedehnte, frühe Infarktzeichen auf, die innerhalb von drei Stunden nach Eintritt des Ereignisses behandelt werden können.

Verlauf und Prognose Durch die Früherkennung von Karotisläsionen und medikamentöse oder chirurgische Behandlung ist es möglich, den Eintritt eines kompletten Hirninfarkts häufig zu verhindern. Die Prognose ist dann von kardialen Ereignissen geprägt, so dass es sinnvoll ist, den Patienten mit Veränderungen der extrakraniellen Hirngefäße einer **eingehenden kardiologischen Diagnostik** zu unterziehen.

Der Hälfte aller kompletten, makroangiopathisch bedingten Hirninfarkte gehen transitorische ischämische Attacken voran. In diesem Intervall müssen die diagnostischen und therapeutischen Möglichkeiten zur Vermeidung eines kompletten Insults ausgenutzt werden.

Ist er erstmal eingetreten, bleiben oft invalidisierende Ausfälle zurück. Auf frühzeitige krankengymnastische Übungen und logopädische Behandlung bei Sprachstörungen ist besonderer Wert zu legen.

Komplikation	Prophylaktische Maßnahmen
Pneumonie	Pflegerische Prophylaxe
Beinvenenthrombose	Kompressionsbehandlung, Heparin
Dekubitus, Spitzfußstellung, Beugekontrakturen	Lagerung, Krankengymnastik

Zusammenfassung

- Häufigste Ursachen: zerebrale Embolien, Stenosen, Mikroangiopathien
- Wichtigste Symptome: transitorische ischämische Attacken, Amaurosis fugax, kompletter Insult
- Wichtigste diagnostische Maßnahmen: Karotis-Doppler, kardiologische Diagnostik
- Wichtigste therapeutische Maßnahmen: Blutdruck- und Stoffwechseleinstellung, Ausschaltung einer Emboliequelle, Thrombozytenfunktionshemmer

6.1.3 Raynaud-Syndrom

Synonym: Weißfingerkrankheit
Engl. Begriff: Raynaud's Syndrome

Praxis

Eine 55-jährige Patientin berichtet, dass sie seit drei Jahren in zunehmender Häufigkeit, insbesondere beim Wäschewaschen und beim Hantieren im Tiefkühlschrank, unter **schmerzhaften Attacken** des zweiten und dritten **Fingers** der rechten Hand **mit Abblassen** bis zu den Fingergrundgelenken leide. Danach komme es zu einer düsterroten Verfärbung dieser Finger. Die anderen Finger seien nicht befallen. Seit zwei Wochen sei ihr eine schmerzende und **nicht heilende Wunde an der Fingerkuppe** des Zeigefingers aufgefallen.

Bei der **klinischen Untersuchung** sind die beiden Finger kühler als die anderen, an der Fingerkuppe des zweiten Fingers findet sich eine **Nekrose** (s. Abb. 6.21). Bei der Faustschlussprobe zeigen sich ein extremes Abblassen der beiden betroffenen Finger und eine deutlich **verzögerte fleckige Hyperämie** der Handinnenflächen und der Finger, wieder mit Betonung von zweitem und drittem Finger. A. radialis und A. ulnaris sind durchgängig.

Die weitere körperliche Untersuchung zeigt eine umschriebene Verdickung der Haut im Bereich der Hände, ein sklerosiertes und verkürztes Zungenbändchen und auskultatorisch über beiden Lungen basal ohrnahes Knisterrasseln. Klinisch ist die Verdachtsdiagnose einer **Sklerodermie** zu stellen mit der Erstsymptomatik in Form eines Raynaud-Syndroms.

Die weiteren **angiologischen Untersuchungen** ergeben, dass Doppler-sonographisch die **Digitalarterien beider Finger nicht** mehr **nachweisbar** sind. Auch an den benachbarten Fingern werden deutlich reduzierte systolische Drücke gemessen.

Die **Nagelfalzmikroskopie** zeigt für das Krankheitsbild typische Riesenkapillaren, Kapillarblutungen und avaskuläre Felder. Die **transbrachiale Handarteriographie** bestätigt, dass die Digitalarterien in erheblichem Ausmaß organisch verändert sind.

Bei der **Lungenfunktionsanalyse** bestätigt insbesondere die eingeschränkte Diffusionskapazität für Kohlenmonoxid die klinische Verdachtsdiagnose einer **Lungenfibrose.**

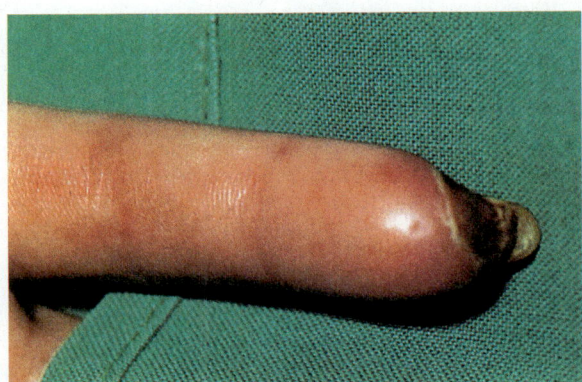

Abb. 6.21 Typische Fingerkuppennekrose bei akraler Verschlusskrankheit infolge Sklerodermie.

Krankheiten der Gefäße

Die **Röntgenaufnahme des Ösophagus** mit Bariumbreischluck zeigt eine verminderte Reinigungsfunktion, so dass von einer viszeralen Beteiligung der Sklerodermie auszugehen ist. Es erfolgt eine symptomatische **Therapie** mit Kalziumantagonisten sowie Prostaglandininfusionen, wodurch es gelingt, die Hautnekrose zur Abheilung zu bringen.

Es werden eine Dauertherapie mit Immunsuppressiva und regelmäßige krankengymnastische Übungen zur Vermeidung von Fingerkontrakturen durchgeführt.

Definition Unter einem Raynaud-Phänomen verstehen wir rezidivierende Attacken in Form einer **Ischämie der Finger**, die **durch Kälte oder Emotionen** ausgelöst werden. Aus therapeutischen und prognostischen Gründen muss zwischen einem **primären**, rein vasospastischen Raynaud-Syndrom **und** einem **sekundären Raynaud-Syndrom** als Ausdruck verschiedener Grundkrankheiten mit organischen Digitalarterienveränderungen unterschieden werden.

Epidemiologie Das primäre Raynaud-Syndrom findet sich **bei Frauen zweimal häufiger** als bei Männern, manifestiert sich postpubertär und klingt in der Menopause ab. Das sekundäre Raynaud-Syndrom wird in Abhängigkeit von der Grundkrankheit in allen Altersklassen gesehen.

Ätiologie und Pathogenese Die **Ätiologie** des primären Raynaud-Syndroms ist **unbekannt**. Oft spielen sich Vasospasmen nicht nur an den Händen, sondern auch an anderen Gefäßterritorien ab. Die Kombination von Raynaud-Phänomen, Migräne und Prinzmetal-Angina ist relativ häufig. Die vasospastischen Attacken beruhen in erster Linie auf einer **lokalen Kälteüberempfindlichkeit**. Auf einen Kältereiz antwortet die glatte Muskulatur der Fingerarterien überschießend. Fingerblutfluss und -druck sowie kapilläre Strömungsgeschwindigkeit nehmen ab. Schließlich kommt es zum Stillstand der Erythrozyten in den oberflächlichen Kapillaren, oder die Kapillaren entleeren sich vollständig. Neben der lokalen Kälteüberempfindlichkeit spielt eine **Erhöhung des sympathischen vasokonstriktorischen Tonus** eine Rolle. Es kann noch nicht abschließend beurteilt werden, welchen Stellenwert lokale Faktoren haben, die an der Regulation des Gefäßtonus beteiligt sind, wie Kinine, Calcitonin Gene related Peptide (CGRP) oder Stickoxid (NO).

Eine **Vielzahl von Erkrankungen** bildet die Grundlage für ein **sekundäres Raynaud-Syndrom** (s. Tab. 6.10). Organische (stenosierende oder okkludierende) Veränderungen der Fingerarterien, teils auch des Hohlhandbogens und der distalen Unterarmgefäße, paaren sich mit Vasospasmen der Digitalarterien.

Symptome Erstmaliges Auftreten der Beschwerden in höherem Lebensalter ist immer verdächtig auf eine anderweitige Grunderkrankung. Beim primären Raynaud-Syndrom treten neben zunehmender Kälteempfindlichkeit Ischämieattacken von mehreren Minuten Dauer auf, die im typischen Fall mit der **Sequenz von Blässe, Zyanose und schmerzhafter Rötung** der zweiten bis fünften Finger unter Aussparung der Daumen einhergehen. Die Symmetrie des Befalls wird beim sekundären Raynaud-Syndrom häufig vermisst. Typisch ist hier der **isolierte Befall einzelner Finger** (s. Abb. 6.22). Während beim primären Raynaud-Syndrom niemals trophische Störungen der Finger auftreten, ist die Neigung beim sekundären Raynaud-Syndrom, vor allem bei der Thrombangitis obliterans und der Sklerodermie, zu akralen Gewebsläsionen groß.

Diagnostik Bei der **klinischen Untersuchung** ist besonders auf **Temperaturdifferenzen** und **lokale trophische Störungen** zu achten. Bei der Faustschlussprobe kann bereits der isolierte Befall einzelner Finger nachgewiesen werden. Der typische Befund zeigt eine fleckige reaktive

Tab. 6.10 Beispiele für Ursachen eines sekundären Raynaud-Syndroms.

1. **Kollagenosen**
   Progressive Sklerodermie
   Lupus erythematodes
   Panarteriitis nodosa
   Wegener-Granulomatose
   Dermatomyositis
   Chronische Polyarthritis
   Sjögren-Syndrom, Sharp-Syndrom

2. **Arterielle Verschlusskrankheit**
   Arteriosklerose
   Thrombangitis obliterans
   Embolie (kardial, arterioarteriell beim neurovaskulären Schultergürtelkompressionssyndrom)

3. **Thoracic-Outlet-Syndrom**

4. **Traumatisch**
   Lokale Verletzung oder Operation
   Berufsbedingte Mikrotraumen
   (z.B. Vibrationsschaden des Pressluftarbeiters)

5. **Hämatogene Erkrankungen**
   Kälteagglutinine
   Kryoglobuline
   Polyzythämie
   Paraproteinämie des Plasmozytoms

6. **Chronische Intoxikationen**
   Ergotamin
   Schwermetalle (Arsen, Blei)
   Pilze

7. **Medikamente**
   Sympathomimetika
   β-Rezeptoren-Blocker
   Secale-Alkaloide
   Hormonelle Antikonzeptiva
   Clonidin
   Zytostatika (Bleomycin, Vinca-Alkaloide)
   Interferon

8. **Neurologische Erkrankungen**
   Apoplektischer Insult
   Neuritis
   Poliomyelitis

9. **Wirbelsäulenerkrankungen**

Hyperämie der Handinnenflächen. Im Zweifelsfall kann ein **Kälteprovokationstest** (drei Minuten Exposition in eiskaltem Wasser) helfen.

Für das primäre Raynaud-Syndrom sind spastisch deformierte Pulskurven im **akralen Volumenplethysmogramm** über den zweiten bis fünften Fingern typisch, die sich nach Wärmeapplikation oder sublingualer Gabe einer Kapsel Nitroglyzerin als Vasodilatator vollständig normalisieren.

Zeigen die Pulskurven asymmetrische Veränderungen oder keine Normalisierung auf Nitroglyzerin, muss der Verdacht auf organisch fixierte Digitalarterienveränderungen geäußert werden. Die Untersuchung von A. radialis und A. ulnaris, des Hohlhandbogens sowie der einzelnen Digitalarteriele mit der **Farbduplexsonographie** deckt segmentale Gefäßstenosen und -verschlüsse auf. Durch **Bestimmung der Digitalarteriendrücke** kann der Schweregrad der Durchblutungsstörung gut abgeschätzt werden. Die **Nagelfalzmikroskopie** kann neben funktionellen Veränderungen der Endstrombahn morphologische Veränderungen nachweisen, die immer auf ein sekundäres Raynaud-Syndrom hindeuten und für die Sklerodermie sogar nahezu pathognomonisch sind. Bei der **Handarteriographie** sind abrupte Gefäßabbrüche oder Kollateralenbildung beweisend für eine den Beschwerden zugrunde liegende organische Gefäßerkrankung.

Einer prinzipiell immer erwünschten **histologischen Abklärung** anhand einer Gefäßbiopsie steht die **Gefahr** einer im Einzelfall kaum abzuschätzenden, der Probeentnahme **nachfolgenden Wundheilungsstörung** entgegen. Natürlich müssen bei Verdacht auf eine Kollagenose die entsprechenden serologischen Untersuchungen (z.B. antinukleäre Antikörper, Rheumafaktoren, Kryoglobuline) durchgeführt und nach sonstigen Organbeteiligungen gesucht werden (s. Kap. 13.5).

Differentialdiagnose Vom primären Raynaud-Syndrom ist die **Akrozyanose** abzugrenzen. Hierbei handelt es sich um eine funktionelle Arteriolenkonstriktion mit venulärer Kapillardilatation. Sie hat eine diffuse Zyanose in Abhängigkeit von hydrostatischen Einflüssen zur Folge. Damit verbunden ist eine Hyperhidrosis. Die Akrozyanose betrifft ebenfalls bevorzugt junge Frauen. Weiter ist das **Fingerhämatom** zu unterscheiden, das nach manueller Betätigung auftritt („Fingerapoplexie"). Es ist durch einen plötzlich einsetzenden Schmerz, gefolgt von einer bläulich durchschimmernden Anschwellung – bedingt durch ein Hämatom –, gekennzeichnet. Eine Therapie ist nicht notwendig. Die **Erythromelalgie** ist eine durch Wärme induzierbare, oft äußerst schmerzhafte brennende Rötung mit Anschwellen der Haut an den Händen und/oder den Beinen. Kälte lindert die Beschwerden. Die Erythromelalgie ist häufig Folge einer Polyneuropathie, Polyzythämie, eines Diabetes mellitus oder eines Lupus erythematodes.

Eine zusammenfassende Übersicht über Unterscheidungsmerkmale zwischen primärem und sekundärem Raynaud-Syndrom gibt Tabelle 6.11 wieder.

Therapie Die Therapie richtet sich nach der zugrunde liegenden Erkrankung und dem Schweregrad der Durchblutungsstörung. Die Basis bilden **Kälte- und Feuchtig-**

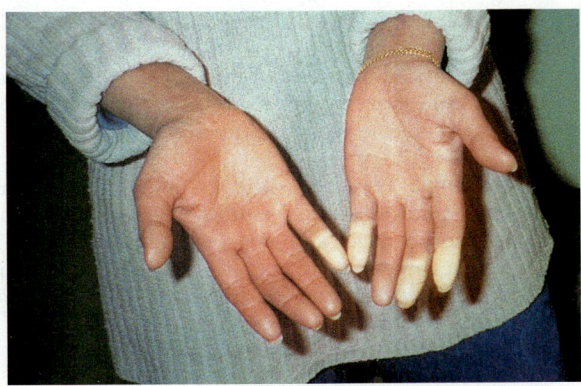

Abb. 6.22 Durch Kälte ausgelöste Ischämie-Attacke bei sekundärem Raynaud-Syndrom: scharf abgegrenzte Blässe von D2, D3, D5 links sowie D5 rechts.

keitsschutz sowie der **Ausschluss mechanischer Irritationen**. Entspannungsübungen wie autogenes Training oder Biofeedback können hilfreich sein. Leiden die Patienten unter gehäuften vasospastischen Attacken, werden **Kalziumantagonisten** und **Nitropräparate** (lokal als Salbe und peroral) verordnet. Diese Medikation kann aber nicht routinemäßig eingesetzt werden, weil sie zu einer Blutdrucksenkung führt und die Patienten mit Raynaud-Syndrom schon häufig hypoton sind. Betablocker und ergotaminhaltige Medikamente sind kontraindiziert. Das gilt auch für betablockerhaltige Ophthalmika.

Tab. 6.11 Unterscheidungsmerkmale zwischen primärem und sekundärem Raynaud-Syndrom.

	Primär	Sekundär
Erkrankungsalter	10–45 Jahre	Abhängig vom Grundleiden, oft > 50 Jahre
Befall der Finger	Symmetrisch D2–D5	Asymmetrisch, häufig Finger isoliert betroffen
Organmanifestation	Nie vorhanden	Entsprechend der Grundkrankheit
Entwicklung von akralen Nekrosen	Niemals	Häufig
Serologische Veränderungen	Keine	Entsprechend der Grundkrankheit möglich
Akrale Lichtplethysmographie nach Nitroapplikation	Normal	Häufig pathologisch
Kapillarmikroskopie	Keine Veränderung der Morphologie	Häufig Kapillarabnormitäten
Handarteriographie	Vasospasmen, keine organischen Veränderungen	Organische Arterienveränderungen und Vasospasmen

Krankheiten der Gefäße

Bei organischen Veränderungen wird die Kollateralisation durch Faustschlussübungen angeregt. Sind Ruheschmerzen oder akrale Nekrosen aufgetreten, wird **Prostaglandin E$_1$** oder **Iloprost** intravenös verabreicht. Nur bei Therapieresistenz kann eine **Sympathektomie** versucht werden.

Verlauf und Prognose Die Prognose des **primären Raynaud-Syndroms** ist ausgesprochen **günstig**, da niemals trophische Störungen auftreten. Die Attacken nehmen bis zur Menopause an Intensität und Zahl ab. Die Entwicklung des sekundären Raynaud-Syndroms wird durch den Verlauf der Grundkrankheit bestimmt.

Komplikation	Häufigkeit
Fingeramputation beim sekundären Raynaud-Syndrom	Unbekannt

Zusammenfassung

- Häufigste Ursachen: primär: Vasospasmen bei Kälte und Stress; sekundär: diverse Grundkrankheiten
- Wichtigstes Symptom: anfallsartige, oft schmerzhafte Verfärbung der Finger
- Wichtigste diagnostische Maßnahmen: klinische Untersuchung, Labor
- Wichtigste therapeutische Maßnahmen: Kälteschutz, Entspannungsübungen, Kalziumantagonisten

6.1.4 Thrombangitis obliterans

Synonym: Endangiitis obliterans, Morbus Winiwarter-Buerger
Engl. Begriff: Thromboangiitis obliterans, Buerger's Disease

Praxis

Ein 35-jähriger Patient kommt mit heftigen **Ruheschmerzen des linken Beins** zur stationären Aufnahme. Die Beschwerden bestehen seit drei Wochen. Eine vorangehende typische Claudicatio-Symptomatik wird verneint. Die genaue Befragung deckt **rezidivierende, segmentale oberflächliche Venenentzündungen** an beiden Beinen seit 18 Monaten auf, die immer spontan nach wenigen Tagen abgeklungen sind. Der Patient raucht seit seinem 18. Lebensjahr, zuletzt 60 Zigaretten am Tag.

Bei der **klinischen Untersuchung** imponieren ein deutlich geschwollener und entzündlich **geröteter und überwärmter Unterschenkel** und Vorfuß (s. Abb. 6.23). Zwischen erster und zweiter Zehe finden sich bereits deutliche **Hautmazerationen**. Das Bein kann nicht horizontal gelagert werden. Der Patient läuft ständig herum, da die Schmerzen nur so erträglich sind. Die Pulse der A. femoralis und A. poplitea sind beiderseits gut tastbar, die Fußpulse weder rechts noch links. Der Blutdruck beträgt beidseitig 130/90 mmHg, die Drücke über der A. tibialis posterior und A. dorsalis pedis liegen rechts bei jeweils 90 mmHg, während sie linksseitig wegen des erheblichen Ödems nicht zuverlässig bestimmbar sind.

Die **Laboruntersuchungen** zeigen eine leicht **beschleunigte Blutsenkungsgeschwindigkeit,** metabolische Veränderungen können ausgeschlossen werden.

Die **Arteriographie** erhärtet den klinischen Verdacht einer **Thrombangitis obliterans**. Sie zeigt eine glatt konturierte und eng gestellte A. femoralis superficialis und A. poplitea. Unterhalb der Bifurkation kommt es zu multiplen segmentären Gefäßverschlüssen der Unterschenkelarterien, die durch korkenzieherartige Kollateralen überbrückt werden. Die Veränderungen nehmen nach distal zu (s. Abb. 6.24a, b), die Akren werden kaum noch perfundiert. Auf die histologische Sicherung wird angesichts des eindeutigen klinischen Befundes verzichtet, zumal bei einer Probeentnahme aus dem betroffenen Gebiet mit erheblichen Wundheilungsstörungen zu rechnen ist.

Der Patient wird mit einem **Periduralkatheter** versorgt, über den eine temporäre **chemische Sympathektomie** mit Bupivacain erfolgt, wodurch die Schmerzen auf ein erträgliches Maß reduziert werden können. Dem Patienten gelingt es zunächst, seinen Nikotinkonsum einzustellen. Unter Infusionsbehandlung mit **Prostaglandin E$_1$** verschwinden die Ruheschmerzen innerhalb weniger Tage vollständig, das hypoxisch-entzündliche Ödem klingt ab, und die interdigitale Läsion heilt innerhalb von drei Wochen ab.

Zwei Monate später kommt der Patient, nachdem er den Nikotinkonsum wieder aufgenommen hat, erneut mit Ruheschmerzen und einer feuchten Gangrän des Vorfußes zur Aufnahme. Da sich trotz antibiotischer Behandlung die Sepsis nicht beherrschen lässt, erfolgt die umgehende Unterschenkelamputation.

Definition Die Thrombangitis obliterans ist eine **entzündliche Gefäßerkrankung**, die ihren **Ausgang von der Intima** nimmt und in aller Regel die Elastica interna weitgehend intakt lässt. Sie geht mit einer frühzeitigen **gefäßobliterierenden Thrombenbildung** einher. Kennzeichnend ist der segmentale Befall kleiner und mittlerer Arterien. Ein Befall der Venen (Phlebitis saltans und migrans) kann den arteriellen Durchblutungsstörungen vorauseilen oder gleichzeitig mit ihnen auftreten. Die Gefäße innerer Organe werden von der Thrombangitis obliterans nicht befallen.

Epidemiologie Bei diesem Krankheitsbild fallen **erhebliche regionale Unterschiede** auf. Für den deutschsprachigen Raum wird mit einer Inzidenz von 3 pro 1 000 und einer Prävalenz von 0,5 pro 10 000 gerechnet. Zwischen 1 und 5 % der Patienten mit peripherer AVK leiden unter einer Thrombangitis. Das Verhältnis von **Männern zu Frauen** beträgt 3 : 1.

Die Häufigkeit der Erkrankung nimmt über Osteuropa und Nahost in Richtung Südostasien erheblich zu. In Japan wird bei 50 % der Patienten mit peripherer AVK eine Thrombangitis festgestellt.

Ätiologie und Pathogenese Die Ätiologie der Erkrankung ist unbekannt. **Nikotinkonsum** wird in eine enge Beziehung zum Krankheitsbild gesetzt, wobei im Tabak enthaltene Antigene zur Antikörperbildung führen sollen. Jedoch können auch Nichtraucher, wenn auch nur zu einem geringen Prozentsatz, an einer Thrombangitis erkranken. Inwieweit immunologische Phänomene wie Autoantikörper gegen natives Kollagen, Antielastin-Antikörper, zirkulierende Immunkomplexe und eine vermehrte Assoziation mit HLA-B8-Antigen ätiologisch eine Rolle spielen, wird kontrovers diskutiert.

Symptome Erste klinische Symptome sind in jeweils einem Viertel der Fälle **Ruheschmerzen**, eine **Thrombophlebitis** und **Claudicatio-Beschwerden**. Daneben treten Kälte- und Taubheitsgefühl und brennende Schmerzen in Händen oder Füßen auf. Drei Viertel der Fälle betreffen die **unteren Extremitäten,** in einem Viertel zeigen auch die oberen Extremitäten Symptome. Oft werden Schmerzen im Fußgewölbe nicht als Ischämieschmerz erkannt, sondern auf Veränderungen des Fußskeletts zurückgeführt. Die Claudicatio-Symptome treten akut mit einer verhältnismäßig kurzen Gehstrecke auf. Häufig kommt es dann innerhalb von Monaten zum Auftreten von Ruheschmerz, der aufgrund der entzündlichen Reaktion von schwerster Ausprägung sein kann. In der Hälfte der Fälle ist, bedingt durch die hämodynamisch ungünstige periphere Verschlusssituation, innerhalb eines Jahres mit Nekrosen zu rechnen. Allein aufgrund dieser typischen Krankheitsentwicklung lässt sich häufig schon eine Abgrenzung zu arteriosklerotischen Durchblutungsstörungen treffen.

Der klinische Befund im **Stadium der Dekompensation** der peripheren Durchblutung ist neben der **extremen Schmerzhaftigkeit** durch eine **ausgeprägte Ödemneigung** der Extremität gekennzeichnet, die durch ein Zusammenwirken von hypoxischem Kapillarschaden, lokaler Infektion und begleitenden Phlebitiden erklärt ist.

Diagnostik Die Diagnose einer Thrombangitis obliterans kann im strengen Sinn **nur histologisch** gestellt werden. Histologisch finden sich in der Frühphase **subendotheliale Rundzellinfiltrate**, gefolgt von **fibrinoider Nekrose der Intima** mit **Endothelzerstörung** und **Thrombusbildung**. In der chronisch-entzündlichen Phase dominieren **thrombotisch obliterierte Arterien** und gelegentlich Venen mit einem zellreichen Thrombus, der bald durch Gefäße revaskularisiert wird. Die Spätphase lässt sich dann kaum mehr von einer Arteriosklerose abgrenzen. Eine histologische Absicherung kommt allerdings nur in Ausnahmefällen in Frage. Viel häufiger wird die Diagnose aber klinisch bei Vorliegen der folgenden Konstellation gestellt:
- Krankheitsbeginn im jugendlichen Alter
- peripher-akrale Verschlusslokalisation
- vorausgehende oder begleitende Phlebitis migrans et saltans
- schubweiser Krankheitsverlauf
- keine atherogenen Risikofaktoren außer Rauchen

Laborchemische Untersuchungen zeigen **keine pathognomonischen Befunde.** Die Blutsenkungsreaktion ist mäßig beschleunigt. Immunserologische Befunde sind nicht wegweisend. Der Nachweis von Antielastin-Antikörpern kann die klinische Diagnose stützen.

Die **Arteriographie** zeigt die typischen Merkmale einer Thrombangitis:
- segmentaler Befall von Unterschenkel- und Fußarterien bzw. Unterarm- und Handarterien
- glattwandige Konturen der nicht befallenen Gefäße, die häufig eng gestellt sind
- korkenzieherartig konfigurierte Kollateralgefäße

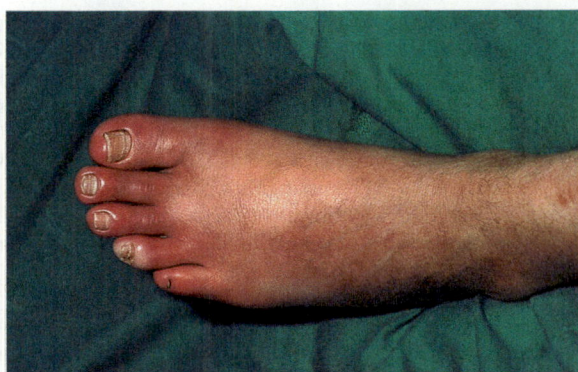

Abb. 6.23 Typischer Lokalbefund einer Thrombangitis obliterans: entzündlich geröteter Vorfuß mit gemischt hypoxisch-entzündlichem Ödem.

- langsamer Abfluss des Kontrastmittels in die Akren und frühe Venenfüllung (Shunting) als Zeichen des hohen peripheren Strömungswiderstandes

Differentialdiagnose Abzugrenzen sind Vaskulitiden im Rahmen von **Kollagenosen** wie Lupus erythematodes, Dermatomyositis oder Wegener-Granulomatose, die durch die entsprechenden immunologischen Befunde und insbesondere durch die Organmanifestationen leicht von der Thrombangitis zu differenzieren sind (vgl. Kap. 13).

Die **Panarteriitis nodosa** ist gekennzeichnet durch einen dramatischen Verlauf mit schwerem Krankheitsbild, durch Befall der inneren Organe und durch aneurysmatische Veränderungen der mittleren Arterien, die dann gelegentlich als Knötchen an den Extremitäten getastet werden können.

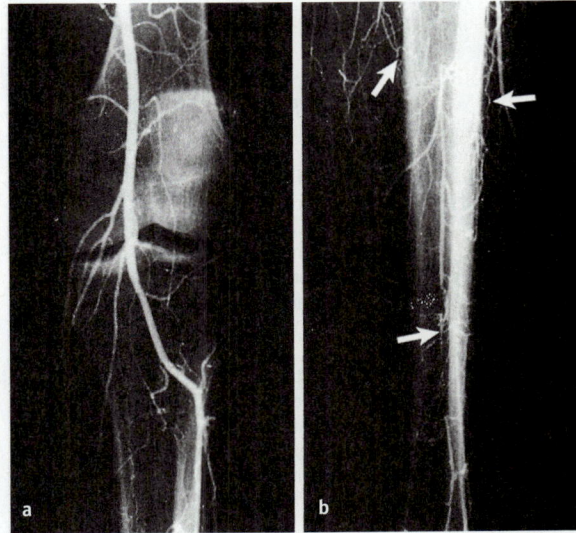

Abb. 6.24 Angiographischer Befund einer Thrombangitis obliterans mit glatt konturierten Gefäßen bis zur A. poplitea (a), segmentalem Ausfall der Unterschenkelarterien (b) und kleinen korkenzieherartigen Kollateralgefäßen (Pfeile).

Beim **Morbus Takayasu** kommt es zu einer chronischen unspezifischen Panaortitis, bei der sich eine schwere Beeinträchtigung des Allgemeinbefindens mit zunehmenden Durchblutungsstörungen, bevorzugt der Aortenbogenäste, verbindet.

Gelegentlich kann es Schwierigkeiten bei der Abgrenzung einer Thrombangitis obliterans zu arteriosklerotischen Durchblutungsstörungen geben. Die wichtigsten Unterscheidungsmerkmale fasst Tabelle 6.12 zusammen.

Therapie Als Basisbehandlung gilt der **Verzicht auf jeglichen Nikotinkonsum** nach dem „Alles oder Nichts"-Gesetz. Eine alleinige Reduktion des Zigarettenkonsums ist nutzlos. Kompletter Verzicht führt häufig zu einem Stillstand, während die Wiederaufnahme des Rauchens oft prompt ein Rezidiv auslöst.

Die **symptomatische Therapie** von Claudicatio, Ruheschmerz und Gangrän folgt den für die arteriosklerotische AVK aufgestellten Therapierichtlinien (vgl. Kap. 6.1.1). Die Behandlung der dekompensierten Thrombangitis mit **Prostanoiden** hat sich in mehr als drei Viertel der Fälle in der Vermeidung von Extremitätenamputationen als erfolgreich erwiesen. Der Einsatz von Immunsuppressiva ist in der Regel wirkungslos.

Lumeneröffnende Eingriffe sind aufgrund der peripherakralen Verschlusslokalisation in der Regel nicht möglich. Rekonstruktive gefäßchirurgische Eingriffe sind im akuten Stadium nicht Erfolg versprechend. Die **thorakale oder lumbale Sympathektomie** wird gelegentlich zur Bekämpfung des Ischämieschmerzes durchgeführt.

Verlauf und Prognose Die **Lebenserwartung** wird durch die Erkrankung **nicht eingeschränkt,** da im Gegensatz zur arteriosklerotischen Gefäßerkrankung zerebrovaskuläre oder kardiale Ereignisse nicht vermehrt auftreten. Die Amputationsrate ist eng mit dem Fortbestand des Zigarettenkonsums korreliert und beträgt innerhalb von fünf Jahren 20–30 %.

Komplikation	Häufigkeit
Amputation	20–30 % in fünf Jahren bei fortgesetztem Nikotinkonsum

Zusammenfassung

- Häufigste Ursache: Gefäßentzündung durch Nikotinkonsum
- Wichtigste Symptome: schwere Ruheschmerzen und Nekrosen
- Wichtigste diagnostische Maßnahme: klinische Diagnose
- Wichtigste therapeutische Maßnahmen: völlige Nikotinabstinenz, Prostanoide

6.1.5 Akuter Arterienverschluss

Engl. Begriff: Acute Artery Occlusion

> **Praxis**
>
> **Arterieller Verschluss durch arterioarterielle Embolien**
> Ein 58-jähriger Mann wird zur Behandlung einer **Herzinsuffizienz** stationär aufgenommen. Bei ihm ist seit über zehn Jahren ein **schwerer Hypertonus** mit Spitzenwerten von 210/130 mmHg bekannt. Er ist mit 120 kg Körpergewicht bei 168 cm Körpergröße erheblich **übergewichtig.** Zum Zeitpunkt der Aufnahme werden **überhöhte Blutzuckerwerte** von 135 mg/dl (8 mmol/l) nüchtern sowie grenzwertige Cholesterin- und Triglyzeridwerte gemessen. Der Patient hat immer wieder ein **Kältegefühl im linken Vorfuß** verspürt. Symptome einer Claudicatio intermittens schildert er hingegen nicht.
>
> Der Patient wird u.a. mit Furosemid **diuretisch behandelt.**
>
> Nach zwei Tagen treten **heftigste Schmerzen** des linken Fußes und Unterschenkels auf. Das **Bein** ist ab Knie **wachsblass und kalt.** Die A. poplitea und die Fußpulse sind nun nicht mehr palpabel.
>
> Der Patient ist zu diesem Zeitpunkt **polyglobul** (Hämatokrit 58 %). Differentialdiagnostisch gilt es zu entscheiden, ob eine lokale arterielle Thrombose durch Dehydratation oder eine Embolie vorliegt.
>
> Die **echokardiographische Untersuchung** zeigt zwar ein allseits vergrößertes Herz mit schlecht kontrahierendem linkem Ventrikel, jedoch keine Thromben. Die **abdominel-**

Tab. 6.12 Unterschiede zwischen Thrombangitis obliterans und Arteriosclerosis obliterans.

	Thrombangitis obliterans	Arteriosclerosis obliterans
Befall	Lokalisiert, segmentär	Generalisiert
Alter bei Manifestation	20–40 Jahre	Selten juvenil
Venenbeteiligung	Häufig als Phlebitis saltans	Fehlend
Spontanverlauf	Spontan limitierend, schubweiser Verlauf; Lebenserwartung normal	Progredient; Lebenserwartung reduziert
Angiographie	Eng gestellte Gefäße, segmentäre periphere Gefäßverschlüsse, geschlängelte Kollateralen	Generalisierte Veränderungen
Histologie	Endarteritis mit früher Thrombose	Intimaverdickung ohne Entzündung, erst spät Thrombose

le **Ultraschalluntersuchung** kann ein Bauchaortenaneurysma ausschließen.

Die **Becken-Bein-Arteriographie** deckt dann eine weit in das Lumen der infrarenalen Bauchaorta hineinragende Plaque auf (s. Abb. 6.25). Die rechte Nierenarterie zeigt eine hochgradige Stenose, die möglicherweise für den Hypertonus verantwortlich ist. Die Becken- und Oberschenkelgefäße sind ohne wesentliche arteriosklerotische Veränderungen. Das Kontrastmittel sistiert im linken Adduktorenkanal, periphere Gefäße kontrastieren sich nicht (Abb. 6.26a, b).

In demselben Untersuchungsgang wird nach gefäßchirurgischem Konsil eine **lokale Fibrinolyse** durchgeführt. Über den Angiographiekatheter wird der Embolus mit insgesamt 100 000 IE Streptokinase infiltriert. Nach 60 min wird der Unterschenkel warm, und die Unterschenkelgefäße stellen sich im Angiogramm wieder dar. Der linke Fuß bleibt jedoch weiter kalt und blass, so dass am folgenden Tag eine weitere Behandlung notwendig wird. Wieder werden über den Angiographiekatheter 100 000 IE Streptokinase in die obturierten Arterien gegeben. Nun sind auch die Fußarterien gut tastbar. Die Gerinnungsparameter verändern sich nicht. Der Patient wird zunächst mit **intravenösen Heparingaben**, später mit einem **Acetylsalicylsäurepräparat** behandelt. Er wird zur weiteren stationären Behandlung zur Reduktion des Körpergewichtes überwiesen mit der Maßgabe, sich danach in gefäßchirurgische Behandlung zur Beseitigung der Plaques und Korrektur der Nierenarterienstenose zu begeben.

Da sich bei der **Kontrollarteriographie** die Becken- und Beingefäße ohne wesentliche atheromatöse Veränderungen darstellen, muss retrospektiv die Diagnose einer Embolie, ausgehend von der großen Plaque der infrarenalen Bauchaorta, gestellt werden.

Arterielle Thrombose bei obliterierender Arteriosklerose Eine 85-jährige Patientin hat fünf Wochen vor der stationären Aufnahme einen apoplektischen Insult erlitten, von dem sie sich gut erholt hat. Restparesen sind nicht verblieben. Es bestehen eine koronare Herzerkrankung und eine arterielle Verschlusskrankheit mit einer Claudicatio-intermittens-Symptomatik beider Waden. Risikofaktor für die Entwicklung einer Arteriosklerose ist ein langjähriger Hypertonus. Die Patientin stellt sich nun mit einer Verschlechterung der Durchblutungssituation im linken Bein vor. Es sind in den letzten Tagen zunehmende Ruheschmerzen aufgetreten. Der linke Fuß und Unterschenkel sind bis zum Knie blass und sehr kalt, die Pulse der A. femoralis sind tastbar, die der A. poplitea und die Fußpulse wie schon bei der Voruntersuchung jedoch nicht.

Die **Doppler-sonographische Messung** der systolischen Drücke der A. tibialis posterior ergibt bei einem Blutdruck von 165/100 mmHg linksseitig eine Verschlechterung auf 55 mmHg, rechtsseitig einen unveränderten Befund mit 105 mmHg.

Die **Becken-Bein-Arteriographie** zeigt erhebliche atheromatöse Wandveränderungen der Beckengefäße. Die **linke A. femoralis superficialis** ist handbreit oberhalb des distalen Adduktorenkanals **verschlossen**, Kollateralen sind kaum zu erkennen. Die A. profunda femoris ist offen. Auch die Unterschenkelgefäße kontrastieren sich nur schwach. Auf der Gegenseite finden sich multiple Stenosierungen der A. femoralis superficialis bei offener A. profunda femoris. Am Unterschenkel stellt sich nur die A. tibialis anterior bis in den Fuß hinab dar.

Es erfolgt eine **lokale Fibrinolyse**. Über den Angiographiekatheter werden 75 000 IE Streptokinase in den Thrombus gegeben. Nach 30 min ist der Verschluss partiell durchgängig. Es stellt sich nun eine stenosierte A. femoralis superficialis mit einer filiformen Einengung im distalen Adduktorenkanal dar. Diese Stenose wird durch eine **perkutane transluminale Angioplastie** beseitigt.

Die **Nachbehandlung** erfolgt mit intravenöser Gabe von **Heparin** für zwei Tage, danach mit **Acetylsalicylsäure**. Die Ruheschmerzen sind verschwunden, es besteht noch eine Claudicatio-Symptomatik. Der Druck der A. tibialis posterior beträgt auf dieser Seite jetzt 100 mmHg.

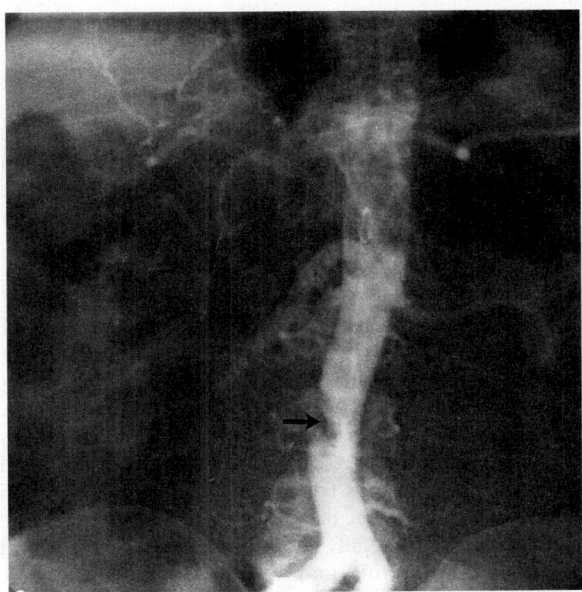

Abb. 6.25 Große, das Lumen der infrarenalen Aorta teilverlegende Plaque.

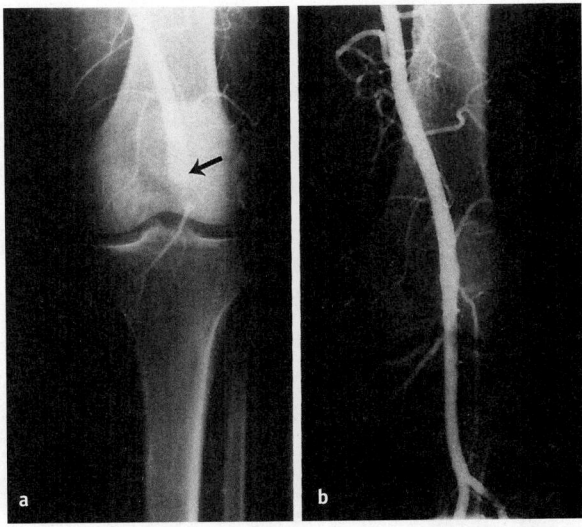

Abb. 6.26 Akuter embolischer Verschluss der A. femoralis vor (a) und nach (b) der Therapie.

Krankheiten der Gefäße

Definition Beim akuten Arterienverschluss wird der arterielle Blutstrom bei Erhaltung der Gefäßkontinuität abrupt unterbrochen. Ursächlich kann eine **Embolisierung** des Gefäßes sein, wobei als Ausgangspunkt Thromben aus dem linken Herzen oder der Aorta oder arteriosklerotische Plaques der vorgeschalteten Arterien in Frage kommen. Eine **arterielle Thrombose** tritt bei einem vorgeschädigten Gefäß, meist bei einer arteriellen Verschlusskrankheit, auf.

Epidemiologie Ein akuter Gefäßverschluss kann **in jeder Altersklasse** auftreten, wobei sich 60 % aller Embolien bei Patienten zwischen 50 und 70 Jahren ereignen. Beide **Geschlechter** sind **gleich häufig** betroffen.

Ätiologie und Pathogenese Etwa 80 % der akuten Arterienverschlüsse der Extremitäten sind **embolisch** bedingt. Prädilektionsstellen embolischer Verschlüsse sind Lumenverengungen der Arterien durch Aufteilung, Abknickung oder Gefäßwandveränderungen. Die oberen Extremitäten sind mit rund 15 % wesentlich seltener betroffen als die Beine. In den unteren Extremitäten ist **am häufigsten die Femoralisgabel** mit der Hälfte aller Verschlüsse betroffen, gefolgt von A. iliaca und A. poplitea. Ausgangspunkt ist in über drei Viertel der Fälle das linke Herz (Tab. 6.13).

Pathogenetisch stehen Folgezustände der koronaren Herzkrankheit im Vordergrund. Vorwiegend handelt es sich dabei um die Bildung von **Vorhofthromben** bei absoluter Arrhythmie und **Kammerthromben** nach Herzinfarkt mit Ausbildung eines Aneurysmas. Daneben können Herzklappenfehler, meist eine Mitralstenose, gelegentlich aber auch ein Aortenvitium, ursächlich sein.

Eine weitere wesentliche Emboliequelle sind **ulzerierende Plaques** mit thrombotischen Auflagerungen, etwa in der distalen Bauchaorta, oder, was von besonderer pathogenetischer Bedeutung für transitorische zerebrale Ischämien ist, am Abgang der A. carotis interna. Auch aus aneurysmatisch veränderten Arteriensegmenten kann es zu einer Verschleppung von thrombotischem Material kommen.

Möglicherweise werden **paradoxe Embolien** unterschätzt, die von einer Venenthrombose ausgehen. Autoptisch findet man in rund 30 % der Fälle ein offenes Foramen ovale. Die Entstehung einer paradoxen Embolie ist nicht an einen permanent erhöhten Druck im venösen Schenkel, in der Lungenstrombahn oder im rechten Herzen gebunden. Husten oder Pressen beim Stuhlgang genügen, um einen Rechts-links-Shunt zu eröffnen.

Der Ursprung eines Embolus ist jedoch im Einzelfall auch unter Ausnutzung aller diagnostischen Verfahren nicht immer zu eruieren, insbesondere wenn es sich um Thrombenauflagerungen bei ulzerierender Arteriosklerose handelt.

Akute arterielle Thrombosen sind in 80–90 % **gefäßverschließende Sekundärthrombosen** bei vorbestehender, meist arteriosklerotischer Gefäßerkrankung.

> ❗ Veränderungen des hämorheologischen Gleichgewichts, die häufig durch eine forcierte diuretische Behandlung induziert werden, fördern die Entstehung arterieller Thrombosen.

Weiter kann es durch eine akute oder chronische Kompression zur lokalen Thrombosierung auch nichtsklerotischer Gefäßsegmente kommen. Bei Kompression des Gefäßnervenbündels in einer der drei Engen der oberen Thoraxapertur durch angeborene Ursachen (z.B. Halsrippe) oder erworbene Ursachen (physiologischer Tonusverlust im Rahmen der Alterung) kann es in seltenen Fällen zu einer Thrombosierung der A. subclavia kommen (**Thoracic-Outlet-Syndrom**). Gelegentlich entwickelt sich aber auch eine Stenose mit Ausbildung eines **poststenotischen Aneurysmas** und damit der Gefahr einer Embolisierung in die Arm- und Handarterien.

Durch eine pathologische Druckerhöhung in einer Muskelfaszienloge kann es durch ein **intrafasziales Ödem** zu einer funktionellen oder morphologischen Schädigung der innerhalb der Loge vorhandenen Strukturen (Gefäße, Nerven, Muskel) kommen (**Kompartmentsyndrom**). Das Kompartmentsyndrom tritt am häufigsten als **Tibialis-anterior-Syndrom** auf. In dieser Faszienloge sind der M. tibialis anterior, der M. extensor digitorum longus, der M. extensor hallucis longus und der M. peroneus tertius zusammengefasst. Bei extremer muskulärer Dauerbeanspruchung typischerweise in Form übermäßigen Marschierens oder Joggens kann es zu einem **funktionellen akuten oder chronischen Kompartmentsyndrom** bis zum Extremfall einer **Muskelnekrose** kommen. Häufigste Ursache eines traumatischen Kompartmentsyndroms ist die arterielle Blutung in eine Muskelloge.

Ein ischämisch bedingtes Kompartmentsyndrom tritt gelegentlich als **Reperfusionseffekt** nach zu später Wiedereröffnung der arteriellen Strombahn nach akuter Ischämie auf. Auch nach zwei bis vier Stunden totaler Blutsperre z.B. im Rahmen einer Gefäßabbindung ist mit einem Kompartmentsyndrom zu rechnen. Beim ausgeprägten Kompartmentsyndrom ist die umgehende Fasziotomie zur Druckentlastung notwendig.

Die seltenen anatomischen Varianten der durch die Kniekehle ziehenden Muskulatur können zu einer lokalen Thrombosierung der A. poplitea führen (**popliteales Entrapment-Syndrom**).

Tab. 6.13 Ursachen des akuten Arterienverschlusses.

Ursache	Häufigkeit
Embolie ■ kardiogen: Vorhof- oder Kammerthromben ■ arterioarteriell: Ablösung proximaler wandständiger Thromben von arteriosklerotischen Plaques oder Aneurysmen ■ paradoxe Embolien bei Phlebothrombose	Ca. 80%
Thrombose ■ bei obliterierender Arteriopathie ■ traumatisch ■ durch lokale Kompression ■ medikamentös ■ nach Katheterangiographie oder Angioplastie ■ bei dissezierendem Aneurysma	Ca. 20%

6.1 Krankheiten der Arterien

> ! Schließlich kann eine arterielle Thrombosierung durch Medikamente wie Ergotamintartrat oder Heparine (heparininduzierte Thrombozytopenie Typ II mit arteriellen und venösen Thrombosen), aber auch durch versehentliche intraarterielle Injektion Intima-unverträglicher Medikamente (z.B. Diazepam) bedingt sein. Durch mechanische Irritation eines Gefäßes, meist im Rahmen einer Katheterangiographie oder einer perkutanen transluminalen Angioplastie, kann es komplizierend zu einem akuten arteriellen Verschluss auf dem Boden einer lokalen Thrombose kommen.

Der abrupte Verschluss einer Extremitätenarterie führt zu einem **Druckabfall** distal des Strömungshindernisses, gefolgt von einer Weitstellung des gesamten Gefäßquerschnitts. Die Versorgung des Gewebes mit Sauerstoff und die Entsorgung der Stoffwechselmetaboliten sind ganz wesentlich davon abhängig, in welchem Ausmaß **Kollateralgefäße** die Transportfunktion übernehmen können. **Umgehungsanastomosen** werden bereits Minuten nach der Okklusion weit gestellt. Sind bereits Kollateralgefäße infolge vorbestehender peripherer Arteriopathie ausreichend ausgebildet, kann der Verschluss der Transportarterie symptomarm verlaufen. Er ist dann oft an einer plötzlichen Verschlechterung der beschwerdefreien Gehstrecke zu erkennen. Die Situation kann in solchen Fällen entscheidend durch den zusätzlichen Verschluss von Kollateralen akzentuiert werden.

Symptome Die Klinik eines **akuten Verschlusses einer Extremitätenarterie** ist durch charakteristische Symptome gekennzeichnet, die als die **„6 P"** nach Pratt bekannt sind:
- Pain (Schmerz)
- Paleness (Blässe)
- Paraesthesia (Gefühlsstörung)
- Pulselessness (Pulslosigkeit)
- Paralysis (Lähmung)
- Prostration (Schock)

Das Auftreten aller Symptome ist nicht obligatorisch, sondern abhängig von den Kompensationsmöglichkeiten über Kollateralgefäße.

Typischerweise wird ein **peitschenschlagartiger Schmerz** angegeben. Akute Thrombosen, vor allem bei alten, bettlägerigen Patienten, können hingegen symptomarm verlaufen.

Die Beschwerden können bei Tieflagerung der Extremität gelindert werden.

Parästhesien und **Lähmung** sind **Spätsymptome** und deuten auf eine mehrere Stunden andauernde Ischämie hin. Werden anamnestisch Beschwerden einer arteriellen Verschlusskrankheit vorgetragen, liegt der Verdacht auf eine arterielle Thrombose nahe. Dies schließt jedoch eine vorbestehende Stenosierung und okkludierende Embolie nicht aus. Eine ätiologische Abgrenzung gelingt dann nur angiographisch.

Der **akute Mesenterialarterienverschluss** ist mit **plötzlich** einsetzenden **heftigsten,** nicht immer charakteristischen **Bauchschmerzen** verbunden. Wegweisend können aber blutige Stuhlabgänge sein. In einem symptomarmen Intervall entwickelt sich ein paralytischer Ileus. Präfinal kommt es zum Peritonismus und zu einer Schocksymptomatik.

Diagnostik Bei der **körperlichen Untersuchung** imponiert die Extremität mit einer **scharf begrenzten Blässe,** die mit einem deutlichen **Temperatursprung** korrespondiert. Dieser tritt in der Regel handbreit unterhalb des Verschlusses auf, da direkt distal des Verschlusses das Gewebe noch von Arterienästen versorgt wird, die aus dem noch offenen Hauptgefäß entspringen.

Die **peripheren Pulse** sind entsprechend der Verschlusslokalisation **nicht zu tasten,** proximal der Okklusion jedoch oft auffallend kräftig. Die **Venen** sind **kollabiert.** Bei länger bestehender Ischämie kommt es zu einer **sekundären Thrombose** im venösen Schenkel. Die Gliedmaße zeigt dann eine **fleckenförmige Blauverfärbung.** Gefühlsstörungen und Störungen der Motorik werden in Abhängigkeit vom Grad der Ischämie beobachtet. Ein schmerzbedingter Schockzustand ist am ausgeprägtesten beim Aortenbifurkationsverschluss (**Leriche-Syndrom**).

Eine **Aortendissektion** kann einen akuten Bifurkationsverschluss verursachen. In Kombination mit neurologischen und urologischen Symptomen entsteht ein buntes klinisches Bild, wobei der **Pulsausfall in der Leiste** ein wegweisendes Symptom ist.

Bei Verdacht auf ein **Kompressionssyndrom** in der **oberen Thoraxapertur,** das häufig bilateral auftritt, können Funktionstests weiterhelfen:
- **Adson-Test:** Bei tiefer Inspiration wird der Kopf überstreckt und seitwärts gedreht. Hierbei kann es zu einer Kompression in der Skalenuslücke kommen.
- **Kostoklavikularmanöver (Eden-Test):** Bei tiefer Inspiration steht der Patient „stramm" (starkes Zurücknehmen der Schultern). Der um 90° gebeugte und außenrotierte Arm wird passiv gehoben.
- **Hyperabduktionsmanöver nach Wright:** Die Arme werden über den Kopf gehoben und gegen Widerstand adduziert. Hierdurch kann es zu einer Kompression zwischen dem Processus coracoideus und dem M. pectoralis minor kommen.

Bei allen drei Manövern wird auf das Auftreten von Beschwerden, Einsetzen eines Raynaud-Anfalls, Stenosegeräusche oder einen Pulsausfall der A. radialis geachtet. Zur Wertigkeit dieser Tests ist jedoch einschränkend zu sagen, dass **60 % der gesunden Bevölkerung** einen **positiven Befund** zeigen. Aus einem pathologischen Untersuchungsbefund sind nur dann therapeutische Konsequenzen zu ziehen, wenn er mit typischen klinischen Beschwerden einhergeht.

Auf ein **Kompressionssyndrom** in der **Kniekehle** weist eine Abnahme oder ein Verschwinden der Fußpulse bei aktiver Plantarflexion und passiver Dorsalflexion des Fußes hin.

> ! Die wichtigsten Hinweise auf eine Emboliequelle gibt die Untersuchung des Herzens mit Nachweis eines Klappenfehlers, von Rhythmusstörungen oder eines Herzwandaneurysmas (Echokardiographie!).

Anamnese und körperlicher Untersuchungsbefund sind in der Regel eindeutig, so dass weiterführende apparative Untersuchungen zwar nicht zur Bestätigung der Diagnose eines akuten arteriellen Verschlusses, wohl aber zur ätiologischen Abklärung und Therapieplanung notwendig sind.

Mit der direktionalen **Doppler-Ultraschallsonographie** lässt sich der arterielle Druckabfall rasch und einfach dokumentieren.

Kann eine arterielle Thrombose durch Anamnese und körperliche Untersuchung nicht sicher ausgeschlossen werden, sollte zur Festlegung der Therapie eine **Arteriographie** durchgeführt werden. Oft wird auch die Darstellung der peripheren Ausflussbahn notwendig mit der Frage, ob anschlussfähige Gefäße vorliegen. Der embolische Verschluss zeigt als typisches Merkmal bei allgemein glatten Gefäßkonturen das sog. **Kuppelphänomen** mit scharf begrenztem Kontrastmittelstopp, der nach proximal konvex gewölbt ist. Bietet das Arteriogramm Zeichen der Arteriosklerose mit unregelmäßigen Wandkonturen, liegt der Verdacht auf eine Thrombose nahe.

Bei länger bestehender Ischämie kommt es typischerweise zu einer deutlichen **Erhöhung der Serumkreatinkinase**, die in ihrem Ausmaß mit dem Gewebsuntergang korreliert. Ähnliche Hinweise kann die Bestimmung des **Serumlaktatspiegels** erbringen.

Differentialdiagnosen	Ausschlussmaßnahmen
Akute Ischialgie	Neurologische Untersuchung
Phlebothrombose und Phlegmasia caerulea dolens	Duplexsonographie

Therapie Die therapeutischen Maßnahmen sind ausgerichtet auf die **schnelle Beseitigung der** oft lebensbedrohlichen **Verlegung der arteriellen Strombahn** sowie die Stabilisierung des Allgemeinzustandes, der meist durch eine kardiale Insuffizienz zusätzlich beeinträchtigt ist.

Nach Diagnosestellung ist die sofortige Klinikeinweisung unumgänglich.

Für den Transport können folgende Sofortmaßnahmen empfohlen werden:
- Schmerzbekämpfung (z.B. mit Opiaten)
- Heparinisierung zur Vermeidung von Appositionsthrombosen
- Tieflagerung der in einem Watteverband gepolsterten und damit auch gegen zu schnelle Auskühlung geschützten Extremität

! **Streng kontraindiziert sind**
- die Hochlagerung der Extremität,
- die Fixierung der Extremität auf einer festen Unterlage,
- eine externe Wärmeapplikation, da sie den Sauerstoffbedarf des Gewebes noch steigert,
- intramuskuläre Injektionen, die eine spätere Fibrinolyse unmöglich machen.

Zur Wiederherstellung der arteriellen Durchblutung kommen operative und medikamentös-fibrinolytische Verfahren in Frage. Für die Indikation zu einem **operativen Eingriff** ist die Schwere des ischämischen Gewebeschadens maßgeblich. Arterielle Embolien werden deshalb einer **Embolektomie** zuzuführen sein. Die fortentwickelten Möglichkeiten der **Fibrinolyse** gestatten es jedoch, innerhalb kurzer Zeit die Strombahn wiederherzustellen, ohne dass bei einem Fehlschlagen dieser Maßnahme eine anschließende operative Intervention verhindert werden würde.

Bei sekundärem thrombotischem Arterienverschluss – insbesondere bei distaler Verschlusslokalisation – wird primär eine Fibrinolyse durchgeführt. Nach Wiedereröffnung des Gefäßes verbleibt oft eine hochgradige Stenose, die der Ausgangspunkt für die lokale Thrombose war. Sie muss mittels **Angioplastie** aufgedehnt werden.

! Akute Verschlüsse von Mesenterial- oder Nierenarterien werden grundsätzlich operativ angegangen. Ein embolisierendes Aneurysma sollte nach Möglichkeit reseziert werden. Auch bei Kompressionssyndromen ist eine Resektion der komprimierenden Strukturen unumgänglich.

Der Verschluss kleinerer peripherer Arterien erfordert oft dank ausreichender Kompensation über Kollateralen kein aktives Eingreifen. Durch **spontane Aktivierung des thrombolytischen Systems** können intravaskuläre Gerinnsel ganz oder teilweise gelöst werden. Spontane Lyse kommt bei Embolien in ansonsten gesunden Gefäßen in fast 20 % der Fälle vor, während sie bei thrombosierten Stenosen und Verschlüssen im Falle der arteriellen Verschlusskrankheit nur sehr selten zu verzeichnen ist. Wo die spontane Aktivierung des thrombolytischen Systems nicht ausreichend ist, kann mit **exogener Zufuhr thrombolytisch wirkender Medikamente** eine Wiedereröffnung des Gefäßlumens erreicht werden, sofern noch lysierfähiges Fibrin vorhanden ist.

Eine **fibrinolytische Behandlung** mit Streptokinase, Urokinase oder Plasminogenaktivator ist indiziert bei:
- lokaler arterieller Thrombose
- Embolie mit mäßiger Ischämie und Lokalisation unterhalb des Leistenbandes
- Embolisierung der peripheren Gefäße bei perkutaner transluminaler Angioplastie

Eine thrombolytische Therapie kann systemisch mit intravenöser Applikation des Fibrinolytikums oder lokal durchgeführt werden. Lokal wird das Medikament über einen arteriellen Zugang, in der Regel unter Röntgenkontrolle, direkt in das betroffene Gefäß gegeben (**lokale Infusionslyse**). Dieses Vorgehen basiert auf der theoretischen Überlegung, dass die Wirksamkeit der Streptokinase bei direkter Applikation in den Thrombus (**endogene Lyse, lokale Infiltrationslyse**) zehnfach effektiver ist als bei Umspülung des Thrombus mit der Substanz von außen (**exogene Lyse**).

Die hohe Effektivität einer lokalen Lyse erlaubt niedrige Dosen an Thrombolytika. Dies stellt wegen geringerer Blutungskomplikationen den Vorzug der Methode dar.

Bei der **intravenösen** systemischen Thrombolyse ist dagegen **häufiger** mit **Blutungskomplikationen** zu rechnen. Entsprechend weit gefasst sind deshalb die Kontraindikationen (s. Tab. 6.14).

Da bei der **lokalen Infiltrationslyse** bei Beachtung bestimmter Dosisgrenzen systemisch keine wesentlichen Veränderungen des Gerinnungspotentials messbar sind, können die Kontraindikationen für diese Behandlung enger gefasst werden (s. Tab. 6.15).

Die primären **Therapieergebnisse** der Fibrinolysetherapie bei akutem Arterienverschluss sind vom Verschlussalter und von seiner Lokalisation abhängig. Es gelingt, innerhalb der ersten fünf Tage über drei Viertel der embolischen und mehr als die Hälfte der thrombotischen Verschlüsse zu eröffnen. Auch bei subakuten Verschlüssen mit einem Alter bis zu sechs Wochen bestehen gute Chancen, da in diesem Stadium noch immer unorganisierte lysierbare Thromben vorhanden sind. Die Erfolgsrate sinkt dann jedoch ab, und zwar umso rascher, je englumiger die thrombosierte Arterie ist. Mit einer partiellen Wiedereröffnung des Gefäßes kann gerechnet werden, wenn frische Abscheidungsthromben an alten Verschlüssen beseitigt wurden.

Nebenwirkungen der Therapie Von den unerwünschten Wirkungen haben die Blutungskomplikationen die größte Bedeutung.

! Bei der systemischen Streptokinasebehandlung treten in 7,5 % schwere Blutungen auf, die den Abbruch der Behandlung notwendig machen. Davon sind 1–2 % zerebrale Blutungen, die häufig letal verlaufen. Die Gefahr von Blutungen wächst mit zunehmender Lysedauer und ist bei Patienten über 65 Jahre größer. Bei der lokalen Lyse können in 2 % Nachblutungen aus der Arterienpunktionsstelle in der Leiste entstehen, die gelegentlich zur Transfusionspflichtigkeit führen und einer operativen Revision bedürfen.

Periphere Embolien sind zwar in mindestens 10 % zu erwarten, haben aber keine klinische Bedeutung, da sie sich im weiteren Verlauf der Lyse auflösen.

Die Häufigkeit **anaphylaktischer** und anaphylaktoider **Reaktionen** bei Streptokinasegabe ist mit < 1% selten. Eine Vorbehandlung mit Kortikosteroiden ist empfehlenswert. **Temperaturanstiege** bis 39 °C können bei mehrtägiger Behandlung in der Hälfte der Fälle beobachtet werden. Gelegentlich werden auch **flüchtige Hautreaktionen** gesehen.

Nicht selten erfordert die Behandlung ein mehrstündiges flaches Liegen auf dem Röntgentisch, was für ältere oder herzinsuffiziente Patienten zu einer starken Belastung werden kann.

Einen zusammenfassenden Überblick über die Differentialtherapie des akuten Arterienverschlusses gibt Tabelle 6.16.

Verlauf und Prognose Der klinische Verlauf nach einem akuten arteriellen Verschluss ist davon abhängig, ob es gelingt, die Zirkulation wieder andauernd herzustellen und die oft zugrunde liegende kardiale Erkrankung zu rekompensieren.

! Eine schwere Extremitätenischämie oder ein akuter Mesenterialarterienverschluss führt unbehandelt über ein toxisches Kreislaufversagen zum Tode.

Tab. 6.14 Kontraindikationen einer systemischen Fibrinolyse.

Wegen der Gefahr einer intrakraniellen Blutung:
- langjähriger Hypertonus, besonders bei Patienten über 65 Jahre
- Apoplex oder Schädelverletzung in den letzten sechs Monaten

Wegen der Gefahr schwerer allgemeiner Blutungen:
- hämorrhagische Diathese
- floride Magen- und Darmulzera, blutende Hämorrhoiden
- Neoplasma
- nach Verletzungen oder Operationen innerhalb der letzten zwei bis vier Wochen
- nach arterieller Punktion oder intramuskulärer Injektion innerhalb der letzten ein bis zwei Wochen
- Schwangerschaft zumindest bis zum vierten Monat und nach Entbindung

Wegen der Gefahr embolischer Komplikationen:
- intrakardiale Thromben, Endokarditis
- Aortenaneurysma, dilatative Arteriopathie

Nach einem chirurgischen Eingriff können drei Viertel der Patienten mit funktionsfähiger Extremität das Krankenhaus verlassen. Bei einem Viertel muss amputiert werden. Dies betrifft insbesondere die Patienten mit vorbestehen-

Tab. 6.15 Kontraindikationen der lokalen Fibrinolyse.

- Hämorrhagische Diathese
- Blutende Magen- und Darmulzera
- Polytrauma

Tab. 6.16 Therapeutische Möglichkeiten beim akuten Verschluss von Extremitätenarterien.

	Chirurgisch	Fibrinolyse systemisch	lokal	Konservativ
Verschluss einer Hauptarterie mit schwerer Ischämie:				
Embolie	+++	–	–	–
Thrombose	+	–	++	–
ohne schwere Ischämie:				
Embolie	++	+	++	+
Thrombose	+	++	+++	+
Verschluss einer peripheren Arterie	–	–	++	++

+++ = Therapie der Wahl
++ = vorrangige Therapiemöglichkeit
+ = Therapiemöglichkeit zu überlegen
– = ungeeignete Therapie

Krankheiten der Gefäße

der arterieller Verschlusskrankheit, lokaler arterieller Thrombose und langer Dauer des therapiefreien Intervalls. Die Letalität dieser schwer kranken Patienten im fortgeschrittenen Lebensalter wird mit bis zu 48 % angegeben.

> **!** Der langfristige Erfolg der lumeneröffnenden Therapie (Fibrinolyse) ist von einer weiteren medikamentösen Rezidivprophylaxe abhängig.

Während direkt im Anschluss an eine erfolgreiche Fibrinolyse eine **intravenöse Heparinisierung** erfolgt, können zur peroralen Dauertherapie **Acetylsalicylsäure** oder **Phenprocoumon** gegeben werden. Ein Thrombozytenfunktionshemmer wird bevorzugt dann eingesetzt, wenn eine lokale arterielle Thrombose vorgelegen hat. Handelt es sich um einen embolischen Verschluss, wird unter Beachtung der Kontraindikationen die Antikoagulation vorgenommen.

Ein Rezidiv ist jedoch auch unter dieser Behandlung möglich, wenn es nicht gelingt, die Ursache des arteriellen Verschlusses aufzufinden und zu beseitigen. Häufig wird eine **perkutane transluminale Angioplastie** verbliebener Arterienstenosen den langfristigen Erfolg sichern.

Komplikation	Häufigkeit
Extremitätenamputation	Ca. 25 %
Tod	Bis 48 % der Amputierten

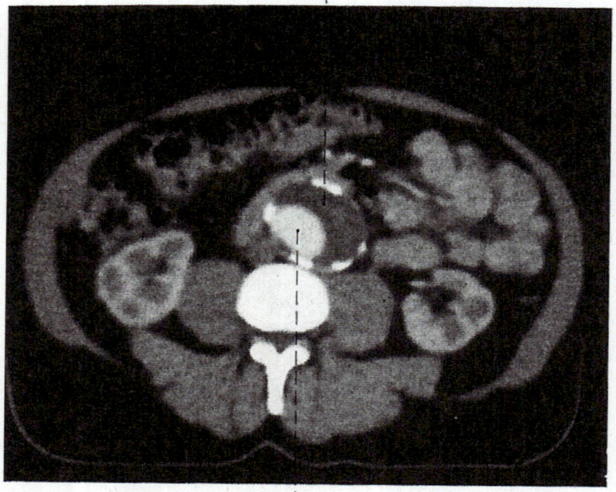

Zusammenfassung

- Häufigste Ursachen: Embolie, Thrombosen
- Wichtigste Symptome: Pain, Paleness, Paraesthesia, Pulselessness, Paralysis, Prostration
- Wichtigste diagnostische Maßnahmen: Klinik, Arteriographie
- Wichtigste therapeutische Maßnahmen: Fibrinolyse, Thrombembolektomie

6.1.6 Aneurysma und Dissektion

Engl. Begriff: Aneurysm and Dissection

Praxis

Bei einem 65-jährigen Mann wird eine abdominelle Ultraschalluntersuchung wegen **rechtsseitiger Oberbauchbeschwerden** durchgeführt, als deren Ursache sich eine Cholezystolithiasis herausstellt. Weiter wird ein später auch computertomographisch bestätigtes, infrarenal gelegenes **Bauchaortenaneurysma** ohne Übergreifen auf die Iliakalgefäße gefunden. Sein Querdurchmesser beträgt 4,5 cm, wobei der größte Teil des Lumens thrombosiert ist (s. Abb. 6.27). Als Risikofaktoren sind ein langjähriger **Nikotinkonsum** sowie ein **Hypertonus** zu eruieren. Bei einer sonographischen Kontrolluntersuchung fünf Monate später kann ein Wachstum des Aneurysmas auf einen Querdurchmesser von 5,2 cm festgestellt werden. Daraufhin wird das Aneurysma operativ mit einer Rohrprothese ausgeschaltet.

Die regelmäßigen sechsmonatigen duplexsonographischen Kontrollen zeigen das Aneurysma von der Perfusion ausgeschaltet.

Definition Als Aneurysma wird eine **abgegrenzte Erweiterung einer Arterie** um mindestens 50 % des ursprünglichen Kalibers verstanden (s. Abb. 6.28). Beim **Aneurysma verum** (75 bis 80 % der Fälle) bleibt die Gefäßkontinuität erhalten.

Arteriendissektionen (15–20 %) entstehen durch eine **Spaltbildung in der Media**. Tritt diese durch einen Einriss der Intima mit dem arteriellen Blutstrom in Verbindung, wird die Schlagader zu einem Doppelkanal und besteht aus einem echten und einem **falschen Lumen**.

Eine besondere Disposition zur Aufsplitterung der Aortenwand im Mediabereich besteht beim **Marfan-Syndrom**, bei der **Coarctatio aortae** und bei den verschiedenen Formen einer **Aortitis**.

Häufigste Grunderkrankung ist jedoch die **Arteriosklerose bei Hypertonie**. Unterschieden werden die **Typ-A-Dissektion** der Aorta ascendens (über 60 %) von der **Typ-B-Dissektion** der Aorta descendens (s. Abb. 6.29). Bei beiden Typen kann die Dissektion auf die thorakale Aorta beschränkt sein oder auch in die abdominale Aorta hineinreichen. Beim Typ A findet sich der Intimaeinriss meist wenige Zentimeter oberhalb der Aortenklappe am Sinus Valsalvae und kann sich nach retrograd mit Ruptur in den Herzbeutel oder antegrad in variabler Streckenlänge über die gesamte Aorta bis in die Becken- oder Beinarterien fortsetzen. Bei der Typ-B-Dissektion ist die Aorta ascendens nicht betroffen. In 10 % findet sich der Intimaeinriss im Aortenbogen. Bei anterogradem (Typ A) oder retrogradem (Typ B) Übergreifen einer Dissektion auf den Aorten-

Abb. 6.27 Computertomographischer Befund eines infrarenalen Bauchaortenaneurysmas. Es stellt sich die verkalkte Wand des Gefäßes dar. Das Lumen ist ausgestopft mit thrombosierten Anteilen (schwarze Areale); das kontrastmitteldurchströmte Lumen nimmt den kleineren Teil des Aneurysmas ein.

bogen kann durch Stenosierung der Arterienabgänge ein **Aortenbogensyndrom** entstehen mit den klinischen Zeichen einer zerebrovaskulären Insuffizienz und Durchblutungsstörungen der Arme.

Das meist iatrogene, postpunktionelle **Aneurysma spurium** (falsches Aneurysma) weist keinen durchgehenden Zusammenhang der Gefäßstrukturen mehr auf.

Epidemiologie Aortenaneurysmen findet man in 3–4 % eines unausgewählten Obduktionsguts. Das **männliche Geschlecht** ist **zehnmal häufiger** betroffen als das weibliche. 75 % der Aortenaneurysmen liegen in der Aorta lumbalis, 20 % in der Aorta thoracica, und knapp 5 % umfassen die gesamte Aorta. Die Ruptur eines abdominellen Aortenaneurysmas bedingt **1–2 % aller Todesfälle bei Männern über 65 Jahre.**

Ätiologie und Pathogenese Mit zunehmendem Lebensalter ändern sich die mechanischen Eigenschaften der Aortenwand. **Elastin** wird in der Aorta des Erwachsenen nicht synthetisiert, so dass dieser Bestandteil der Aortenwand über die Jahre **abnimmt.** Dementsprechend wird das Aortenaneurysma **bei zunehmendem Lebensalter häufiger** gefunden: bei 2 % der Verstorbenen zwischen 50 und 60 Jahren, aber bei über 13 % der über 90-Jährigen. Die genaue genetische Grundlage der Aneurysmaformation ist noch unklar. Patienten mit peripherer Arteriosklerose haben ein erhöhtes Risiko für ein Bauchaortenaneurysma, was darauf hindeutet, dass die bekannten Risikofaktoren sowohl für die dilatierende als auch für die obliterierende Arteriopathie gelten. Histologisch findet man in der Adventitia und der Media der Aneurysmawand **entzündliche Infiltrate,** wohingegen sich diese in der arteriosklerotischen Aorta nur in Plaques nachweisen lassen.

Seltene Ursachen sind **Traumen** oder **Lues** sowie bakterielle Besiedlung bei mykotischen Aneurysmen bei **immuninkompetenten Patienten.** Manchmal ist das Aneurysma auch die Folge einer Medianecrosis cystica (**Gsell-Erdheim-Syndrom, idiopathische Medianekrose**).

Die Dissektion kann spontan oder posttraumatisch entstehen.

Symptome Echte Aneurysmen werden symptomatisch, wenn lokale Irritationen der umliegenden Strukturen eintreten oder wenn es durch Verschleppung thrombotischen Materials zu einem akuten peripheren Arterienverschluss kommt.

Unter den subjektiven lokalen Symptomen eines **Bauchaortenaneurysmas** stehen der **intermittierende Bauchschmerz** und **pulsierende Sensationen** im Vordergrund.

> ! Der Schmerz ist in der Regel diskontinuierlich. Seine Qualität variiert von uncharakteristischen Missempfindungen über Stiche in der Tiefe des Leibes bis zu schweren, kolikartigen Schmerzattacken, die dann oft als Ureterstein-, Gallensteinkolik oder akute Pankreatitis fehlgedeutet werden. Der Schmerz nimmt einen kontinuierlichen Charakter an, wenn der Aneurysmasack die Wirbelsäule arrodiert, zur Kompression von aus dem Wirbelkanal austretenden Spinalwurzeln führt oder kurz vor der Ruptur steht.

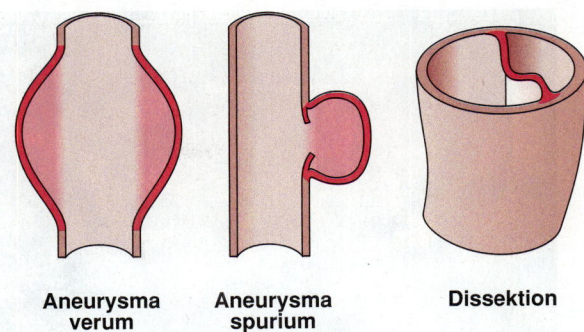

Abb. 6.28 Schematische Darstellung der Aneurysmaformen.

Symptome des Magen-Darm-Kanals mit chronischer Obstipation, Appetitlosigkeit, Übelkeit und Erbrechen stehen an nächster Stelle.

Bei 40 % aller Fälle stellt die **Ruptur** die erste Manifestation des Bauchaortenaneurysmas dar. Am häufigsten erfolgt sie **in den retroperitonealen Raum.** Sie ist durch das plötzliche Einsetzen eines **heftigsten Dauerschmerzes** charakterisiert. Bei Ruptur in das Duodenum bestimmen die Zeichen einer akuten intestinalen Blutung das klinische Bild. Eine Ruptur erfolgt besonders bei Patienten mit einer nicht ausreichend behandelten Hypertonie.

> ! Häufig liegt zwischen den Erstsymptomen und der definitiven Ruptur eine Latenzperiode von mehreren Stunden oder Tagen.

Für diese **zweizeitige Ruptur** ist ein zeitweiliger Verschluss der Rupturstelle durch ein Blutgerinnsel oder durch Verklebungen mit Nachbarorganen verantwortlich zu machen.

70 % der rupturierten thorakalen Aneurysmen drainieren in das Perikard mit allen klinischen Zeichen der **Herzbeuteltamponade.**

Diagnostik Das Aneurysma einer **peripheren Arterie** kann durch **Palpation** diagnostiziert werden.

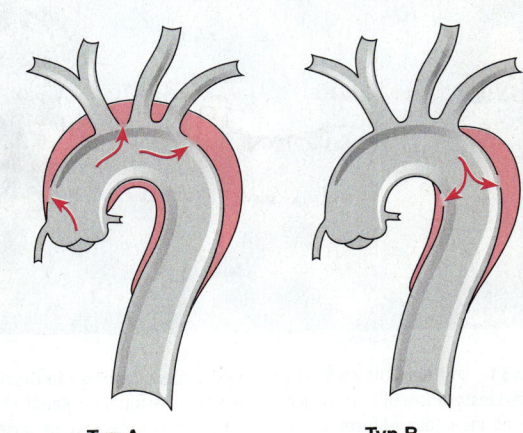

Abb. 6.29 Klassifikation der Aortendissektion.

Krankheiten der Gefäße

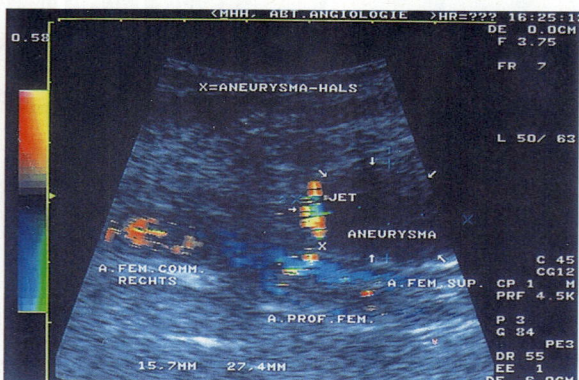

Abb. 6.30 Großes Aneurysma spurium der A. femoralis nach Herzkatheteruntersuchung. Das Blut pulsiert deutlich sichtbar durch den gelb-grün dargestellten Jet in das Aneurysma hinein.

Die klinische Untersuchung bei Verdacht auf ein **abdominelles** Aortenaneurysma ergibt nur selten einen eindeutigen Befund mit einem pulsierenden Tumor. Die Diagnose und Ausdehnung werden zuverlässig mit der **Sonographie** bestimmt. Darüber hinaus kann das durchströmte Lumen vom thrombosierenden Anteil unterschieden werden. Die **Computertomographie** und **Arteriographie** geben präoperativ Auskunft über die Lagebeziehung des Aneurysmas zu den abgehenden Viszeral- und Nierenarterien.

> ! Bei jedem Patienten mit plötzlichen thorakalen Schmerzen, bei dem ein akuter Herzinfarkt ausgeschlossen ist, sollte an das Vorliegen einer thorakalen Aortendissektion gedacht werden.

Beim thorakalen Aneurysma lenkt ein **verbreiterter Aortenschatten** in der Thoraxübersichtsaufnahme den Verdacht auf eine aneurysmatische Ausweitung. Die Diagnose lässt sich oft **echokardiographisch (transthorakal oder transösophageal)** stellen. Weiter helfen **Arteriographie,**

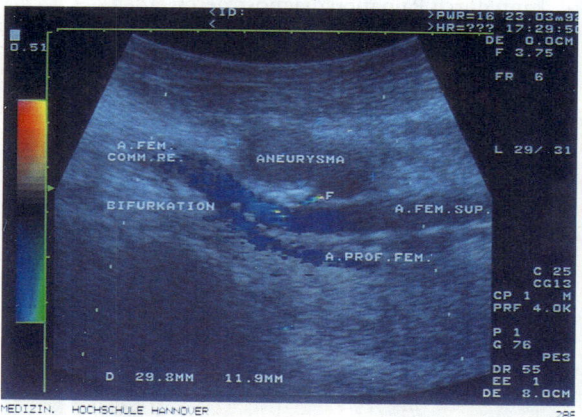

Abb. 6.31 Mit dem Ultraschallkopf wurde dosiert derartig ein Druck auf die Leiste ausgeübt, dass der das Aneurysma füllende Kanal gerade nicht mehr durchblutet wurde. Nach zehn Minuten ist es zu einer Thrombosierung des Kanals gekommen: Das Aneurysma ist von der Zirkulation ausgeschaltet und thrombosiert.

Kontrastmittel-Computertomographie und **Kernspintomographie.**

Differentialdiagnose	Ausschlussmaßnahmen
Herzinfarkt	EKG, Enzymverlauf
Spontanpneumothorax	Röntgenaufnahme des Thorax
Lungenembolie	Echokardiographie, DSA, Sonographie, Labor

Therapie Bei elektiven Eingriffen kommt der **präoperativen Hypertonieeinstellung** eine besondere Bedeutung zu. Kleinere Aneurysmen (z.B. infrarenale Bauchaortenaneurysmen mit einem Durchmesser unter 5 cm) können zunächst sonographisch verfolgt werden. Zeigt sich jedoch eine deutliche Expansionstendenz, muss die Operation angestrebt werden. Die Rupturgefahr von Aortenaneurysmen **über 5 cm Querdurchmesser** wird höher eingeschätzt als die Operationsmortalität, so dass ab dieser Größe in der Regel eine **Intervention** erfolgen muss. Das infrarenale Aortenaneurysma kann durch die transfemorale Implantation einer Gefäßprothese (**Stentgraft**) ausgeschaltet werden.

Ein **symptomatisches Aneurysma** muss **umgehend operiert** werden. Auch **Typ-A-Dissektionen** müssen wegen der Rupturgefahr, insbesondere in das Perikard, **sofort operiert** werden, während bei der Typ-B-Dissektion auch ein konservatives Vorgehen unter Optimierung der Blutdruckverhältnisse möglich ist. Inoperablen Patienten müssen körperliche Belastungen untersagt werden.

Ein **Aneurysma spurium,** das nach einer Punktion in der Leistenarterie entstanden ist, kann durch ultraschallgesteuerte **dosierte Kompression** ausgeschaltet werden (s. Abb. 6.30 und 6.31).

Verlauf und Prognose Das Rupturrisiko hängt von der Größe des Aneurysmas ab. Als kritischer Durchmesser werden an der distalen Aorta 5 cm angesehen, aber auch kleinere Aneurysmen können rupturieren. Im Stadium der **Ruptur** beträgt die **Letalität weit über 50 %**. Aneurysmen der peripheren Arterien neigen eher zur thrombotischen Verlegung, die zu einem akuten Ischämiesyndrom führen kann (vgl. Kap. 6.1.5).

Komplikation	Häufigkeit
Aneurysmaruptur	Abhängig von der Größe

Zusammenfassung

- Häufigste Ursachen: Embolie, Thrombosen
- Wichtigstes Symptom: bei Ruptur Vernichtungsschmerz
- Wichtigste diagnostische Maßnahmen: Sonographie, CT
- Wichtigste therapeutische Maßnahmen: Operation, Stentgraftimplantation

6.2 Krankheiten der Venen

6.2.1 Primäre Varikose

Engl. Begriff: Varicosis

Praxis

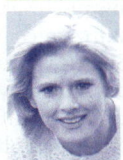
Frau A. Meyer, 32 Jahre alt, ist als Verkäuferin tätig und leidet unter einem **Stauungsgefühl des rechten Beins,** das im Tagesverlauf auftritt und abends am ausgeprägtesten ist. Hochlagerung des Beins verschafft Erleichterung. Ihr Bein ist abends geschwollen, die **Umfangsdifferenz** zur Gegenseite beträgt an der Wade 2 cm. Die ersten Beschwerden traten während der ersten Schwangerschaft auf und waren nach der Entbindung leicht rückläufig. Während ihrer zweiten Schwangerschaft vor zwei Jahren bildete sich das volle Krankheitsbild aus. Die Zeichen einer akuten Phlebothrombose wurden zu keinem Zeitpunkt beobachtet. Die Mutter von Frau Meyer leidet ebenfalls unter Krampfadern.

Bei der **Inspektion** imponiert im Stehen eine erhebliche **Erweiterung der V. saphena magna,** am Unterschenkel fallen bei der Betastung **Faszienlücken** auf. An der Fußinnenseite sieht man ein feines Venengeflecht (**Corona phlebectatica paraplantaris**). Trophische Störungen bestehen nicht. Die arterielle Durchblutung ist regelrecht.

Die **Doppler-sonographische Untersuchung** der Leistenvenen ergibt beidseits ein atemmoduliertes Strömungssignal. Beim **Valsalva-Manöver** (Erhöhung des intraabdominalen Druckes durch tiefe Inspiration) kommt es rechtsseitig zu einem langen Reflux in die V. saphena magna als Hinweis auf einen nicht vollständigen Venenklappenschluss, linksseitig zu einem vollständigen Strömungsstopp als Zeichen kompetenter Venenklappen. Aufgrund des Beschwerdebildes wird die Indikation zur Operation (Crossektomie und Varizenexhairese) gestellt.

Nach der OP ist Frau Meyer beschwerdefrei. Eine dauerhafte Kompressionsbehandlung (abgesehen von einer postoperativen achtwöchigen Periode) braucht nicht zu erfolgen: Frau Meyer geht regelmäßig schwimmen, fährt Rad und macht Spaziergänge (Frau Meyer kommt auch in Kap. 14.6.1 vor).

Definition Es handelt sich um **anlagebedingte Krampfadern** mit Erweiterung, Schlängelung und Knotenbildung der oberflächlichen Venen. Bevorzugt betroffen sind die Beine. Nach der Morphologie werden unterschieden:
- Besenreiservarizen
- retikuläre Varizen
- Stammvarikose der V. saphena magna (s. Abb. 6.33) oder parva
- Seitenastvarikose
- isolierte Insuffizienz von Perforansvenen
- und – am häufigsten – eine Kombination der vorgenannten Formen (Abb. 6.34)

Besenreiser stellen sich als **geschlängelte Teleangiektasien** dar, die auch zu spinnwebenartigen Mustern konfluieren können. Retikuläre Varizen sind netzartig und kleinkalibrig. Die Stammvarikose ist bei **Prallfüllung der Venen im Stehen** im Verlauf der V. saphena magna, in voller Ausprägung vom Fußrücken bis zum Venenstern (Crosse) in der Leiste, oder der V. saphena parva zu erkennen. Eine Seitenastvarikose findet sich bevorzugt im Verlauf der Vv. semicirculariae anterior und posterior. Insuffiziente Perforansvenen, die entgegen ihrer ursprünglichen Funktion das Blut bei einer Muskelkontraktion aus der Tiefe in das oberflächliche Venensystem pressen, sind oft an einer **tastbaren Faszienlücke** erkennbar.

Epidemiologie Varizen stellen die **häufigste Venenerkrankung** dar und befallen fast ausschließlich die **unteren Extremitäten.** Sie werden bei über der Hälfte von scheinbar gesunden Berufstätigen mittleren Alters gefunden. Besenreiser- und retikuläre Varizen sind drei- bis viermal häufiger als eine Stammvarikose. Eine relevante Varikose besteht bei 10 % der Bevölkerung in linearer Abhängigkeit vom Lebensalter.

Ätiologie und Pathogenese Es handelt sich um eine **multifaktorielle Genese,** bei der eine **genetische Disposi-**

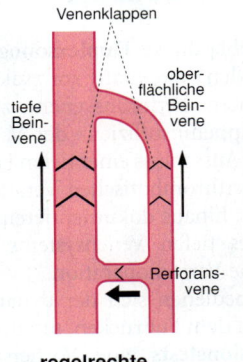
regelrechte Flussverhältnisse

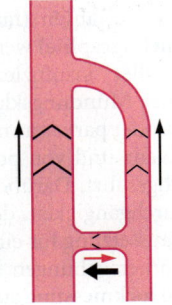
Perforansveneninsuffizienz
→ Blutfluss während der Muskelanspannung
→ Blutfluss während der Muskelerschlaffung

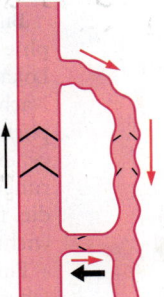
Stammvarikose der V. saphena magna
Das Blut zirkuliert in einem „Privatkreislauf", der durch insuffiziente Perforansvenen unterhalten wird

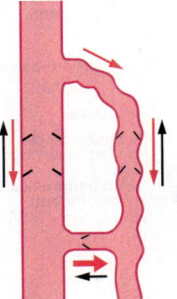
Ausbildung einer chronischen venösen Insuffizienz
bei primärer Varikose durch Klappeninsuffizienz der tiefen Venen

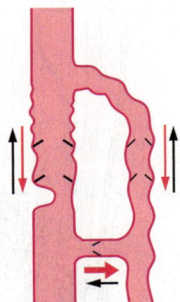
chronische venöse Insuffizienz nach Thrombose der tiefen Venen
mit Klappeninsuffizienz der tiefen Venen und Ausbildung einer sekundären Varikose

Abb. 6.32 Fließverhalten in den Beinvenen während des Gehens (nach May und Partsch).

Krankheiten der Gefäße

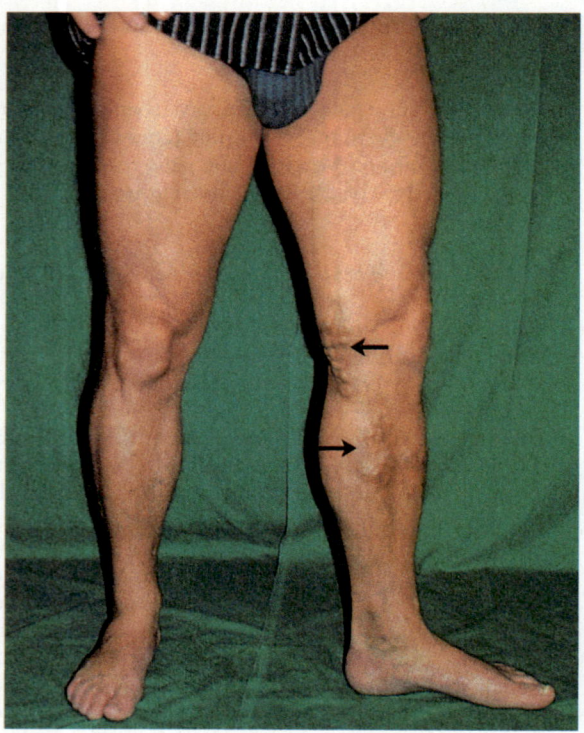

Abb. 6.33 Stammvarikose der V. saphena magna links.

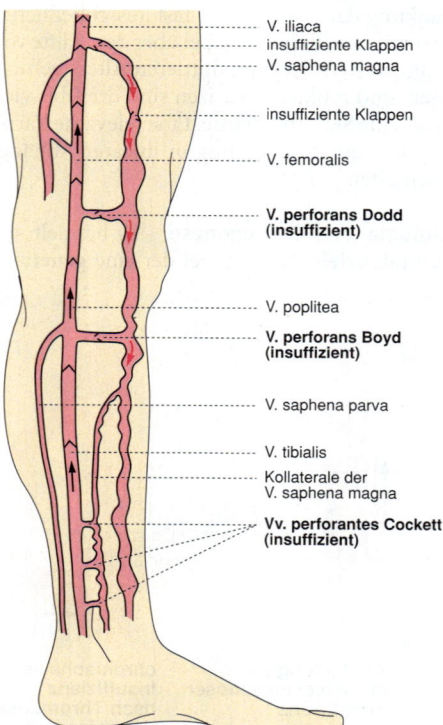

Abb. 6.34 Beispiel für eine Kombination von einer Stammvarikose der V. saphena magna mit insuffizienten Klappen und insuffizienten Perforansvenen. Die hier skizzierten Perforansvenen der Dodd'schen, Boyd'schen und Cockett'schen Gruppe entsprechen der häufigsten Lokalisation von insuffizienten Vv. perforantes.

tion mit vermehrter Dehnbarkeit der Venenwand im Vordergrund steht. Durch Störungen der funktionellen Ordnung zwischen Intima, Mediamuskelzellen, Basalmembran, kollagenen Fibrillen, elastischen Fasernetzen und Grundsubstanz verlieren die Myozyten mehr und mehr die Möglichkeit der gerichteten Kontraktionsübertragung, so dass **Tonusverlust und Dilatation der Venenwand** resultieren. Der nach distal hin besonders bei insuffizienten Venenklappen zunehmende Venendruck im Stehen verdeutlicht, warum praktisch nur die unteren Extremitäten von dem Leiden befallen werden. Dementsprechend manifestiert sich die Krankheit in Abhängigkeit vom Lebensalter, besonders bei **Personen mit langjähriger stehender Tätigkeit.** Eine Exazerbation kann das Krankheitsbild durch eine Schwangerschaft erfahren.

Symptome Während Besenreiser- und retikuläre Varizen eher als kosmetisch störend empfunden werden, treten bei einer Stamm- oder Seitenastvarikose ein **Schweregefühl, Schmerzen** und **Brennen in den Beinen** auf. Die Beschwerden werden prämenstruell gelegentlich akzentuiert. Regelmäßig wird eine Besserung bei Hochlagerung des Beines angegeben. Später können sich die Zeichen einer chronischen venösen Insuffizienz (vgl. Kap. 6.2.3) ausbilden.

Diagnostik Mit dem **Test nach Trendelenburg** kann auf einfache Weise die Schlussfähigkeit der Venenklappen der V. saphena magna überprüft werden. Die Mündungsstelle der durch Beinhochlagerung entleerten Vene wird mit dem Daumen zunächst komprimiert und freigegeben, wenn der Patient aufgestanden ist. Eine schlagartige Füllung der Vene von proximal nach distal zeigt eine Klappeninsuffizienz an.

Auch mit der **Doppler-Sonde** kann eine Venenklappeninsuffizienz nachgewiesen werden, wenn es beim **Valsalva-Manöver** zu einem Reflux kommt. Mit dieser Methode können die Refluxlänge gemessen und der distale Insuffizienzpunkt bestimmt werden. Auch insuffiziente Perforansvenen können bei subtiler Untersuchungstechnik zuverlässig lokalisiert werden, was für den Erfolg einer Operation ganz entscheidend ist.

Bildgebende Verfahren (**farbkodierte Duplexsonographie** oder **Phlebographie**) werden präoperativ zur exakten Lokalisation aller insuffizienten Perforansvenen, zum Nachweis einer Mündungsklappeninsuffizienz der V. saphena magna oder parva, zum Ausschluss einer tiefen Leitveneninsuffizienz und von postthrombotischen Veränderungen durchgeführt. Darüber hinaus dokumentieren sie die freie Durchgängigkeit des tiefen Venensystems als wichtige Voraussetzung für eine Varizenoperation.

Funktionsuntersuchungen bedienen sich der dynamischen **Venendruckmessung** auf dem Fußrücken, um unter Einbeziehung von **Kompressionstests** eine Vorhersage über den Erfolg einer geplanten Venenoperation treffen zu können.

Differentialdiagnose Insbesondere wenn operative Eingriffe geplant sind, muss eine sekundäre Varikose, die als **Kollateralkreislauf** nach durchgemachter Phlebothrombose fungiert, ausgeschlossen werden.

Das gelingt gelegentlich bereits anamnestisch, häufig sind zur Unterscheidung von der primären Varikose apparative Untersuchungen (Duplexsonographie, Plethysmographie, Phlebographie) notwendig.

Differentialdiagnose	Ausschlussmaßnahmen
Sekundäre Varikose	Duplexsonographie, Phlebographie

Therapie Die Basis stellen die bei allen Venenerkrankungen anzuwendenden **Allgemeinmaßnahmen** dar (s. Tab. 6.17).
Weiter ist die suffiziente **Kompression** zur Verhinderung der venösen Stauung und Ausbildung einer chronischen venösen Insuffizienz notwendig. Ein Kompressionsverband mit elastischen Binden (Kurzzugbinden) ist nach **Verödungsbehandlung** und bei allen Komplikationen (Varikophlebitis, Ulcus cruris) angezeigt. Kompressionsstrümpfe werden in vier Kompressionsklassen mit steigendem Andruck verordnet (s. Tab. 6.18). Die Akzeptanz von Kompressionsstrümpfen bei den Patienten ist nicht hoch. Eine adäquate Unterweisung durch den Arzt und der Hinweis, dass diese Therapie in der Lage ist, die Entwicklung einer chronischen venösen Insuffizienz zu verhindern, sind immer wieder notwendig. Auf exakten Sitz ist zu achten. Gegebenenfalls muss eine Maßanfertigung erfolgen, die bei Verordnung der Kompressionsklasse IV obligatorisch ist. Regelmäßiges Tragen vorausgesetzt, muss der Strumpf alle vier bis sechs Monate erneuert werden.

! Eine medikamentöse Behandlung z.B. mit Rosskastanienextrakten oder lokalen Salbenapplikationen braucht nicht durchgeführt zu werden.
Vor einer Dauerbehandlung der Stauungsbeschwerden mit Diuretika muss ausdrücklich gewarnt werden.

Operative Verfahren wie die **Varizenexhairese nach Babcock** mit **Crossektomie** und **Perforansligatur** werden bei einer symptomatischen Stammvarikose angewendet. Nichtvariköse Segmente sind bei zunehmender Häufigkeit von koronaren Bypassoperationen unter Verwendung von autologem Venenmaterial so weit wie möglich zu schonen. Die Operation hat zum Ziel, den Patienten für Jahre die Kompressionsbehandlung zu ersparen. Rezidive sind häufig, wenn postoperativ die allgemeinen Maßnahmen (s. Tab. 6.17) vernachlässigt werden.
Die Indikation zur **Varizenverödung** wird bei einer Seitenastvarikose und Restvarizen nach einer Operation gestellt. Durch die intravasale Injektion des Verödungsmittels kommt es durch Thrombose zur Obliteration der Varize.

Verlauf und Prognose Die **unbehandelte** primäre Varikose entwickelt sich mit zunehmendem Lebensalter zu einer **chronischen venösen Insuffizienz**, die durch die genannte Basistherapie und eine suffiziente Kompressionsbehandlung, in bestimmten Fällen auch durch eine Varizenoperation verhindert werden kann.
Eine **Schwangerschaftsvarikose** bildet sich oft spontan nach der Entbindung zurück. Eine Operation ist deshalb in der Schwangerschaft in aller Regel nicht indiziert. Bei einer weiteren Schwangerschaft sollte die Patientin von Beginn an eine Kompressionsbehandlung durchführen. Entsprechende Hosen mit individuell erweiterbarem Bund stehen zur Verfügung.

Komplikationen In seltenen Fällen kommt es zur Ruptur eines Varixknotens, die zu erheblichem Blutverlust führen kann, aber einer manuellen Kompression gut zugänglich ist. Häufiger treten sehr schmerzhafte Entzündungen der Krampfadern (Varikophlebitis) auf. Das therapeutische Vorgehen besteht in einer konsequenten Kompressionsbehandlung mit Kurzzugbinden und lokalen (selten auch peroral gegebenen) Antiphlogistika. Eine Immobilisierung ist zu vermeiden. Reicht die Varikophlebitis der V. saphena magna bis an den proximalen Oberschenkel (s. Abb. 6.35), muss an ein Übergreifen auf das tiefe Venensystem gedacht werden (s. Abb. 6.36). In diesen Fällen erfolgt die Behandlung wie bei akuter Phlebothrombose mit Heparin oder die Operation mit Saphenaligatur. Wichtig ist, dass die äußerlich sichtbaren Entzündungszeichen meist nicht das ganze Maß der Phlebitisausdehnung widerspiegeln.

Tab. 6.17 Allgemeine Verhaltensmaßregeln bei Venenerkrankungen.

- Vermeiden von längerem Sitzen oder Stehen; möglichst ständiger Wechsel von Sitzen, Gehen und Stehen
- Beim Sitzen häufige Hochlagerung der Beine
- Nächtliche Hochlagerung der Beine (Bettende hochstellen)
- Entstauungsübungen, z.B. Hochlagerung der Beine und kreisende Fußbewegungen
- Sinnvolle körperliche Betätigung, Radfahren, Schwimmen, Wandern
- Beim Duschen kalte Beingüsse
- Vermeidung übermäßiger Wärme
- Möglichst keine oralen Kontrazeptiva
- Vermeidung von Übergewicht

Tab. 6.18 Indikationen zur Verordnung von Strümpfen verschiedenen Kompressionsgrades.

- Klasse I: bei Schweregefühl in den Beinen, geringer Varikose ohne Ödemneigung, geringer Schwangerschaftsvarikose
- Klasse II: bei ausgeprägter Varikose mit Ödemneigung, posttraumatischen Schwellungszuständen, nach Varizenverödung oder -operation, bei stärkerer Schwangerschaftsvarikose, nach Phlebothrombosen
- Klasse III: bei schwerer Ödemneigung und chronischer venöser Insuffizienz III. Grades
- Klasse IV: bei Lymphödemen

Krankheiten der Gefäße

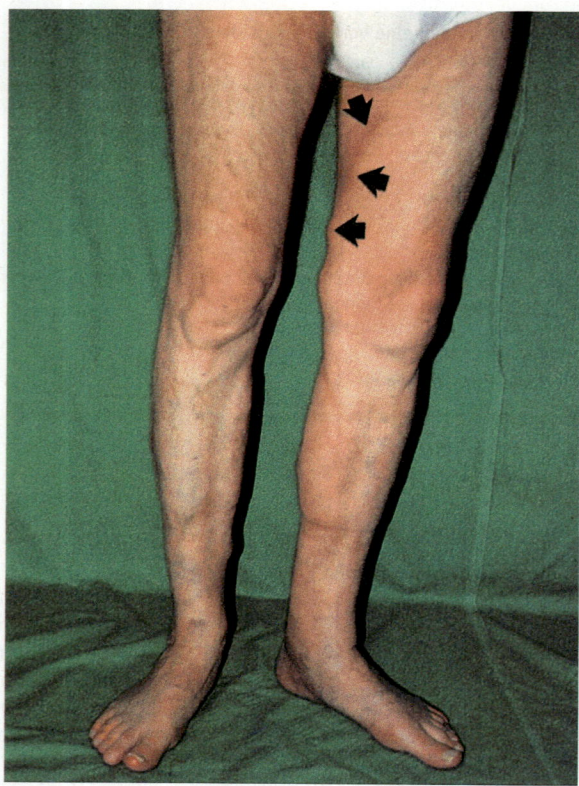

Abb. 6.35 Thrombosierte V. saphena magna links. Geröteter, derber und sehr schmerzhafter Venenstrang. Beachte auch das distale Ödem (Einschnürfurche der Socke).

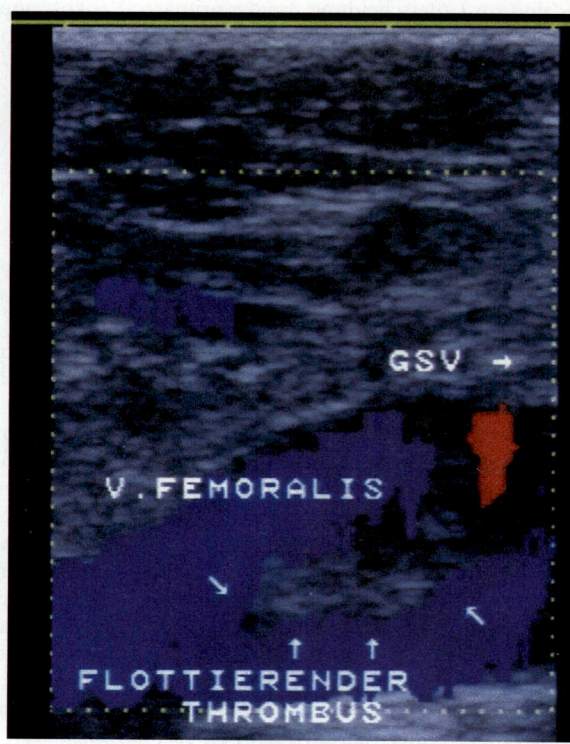

Abb. 6.36 Thrombosierte V. saphena magna links. Sonographische Darstellung. Der Thrombus reicht frei flottierend in das tiefe Venensystem hinein.

Zusammenfassung

- Häufigste Ursachen: genetische Disposition, Übergewicht
- Wichtigste Symptome: Schweregefühl der Beine, brennender Schmerzen, Schwellung
- Wichtigste diagnostische Maßnahme: Duplexsonographie
- Wichtigste therapeutische Maßnahmen: Kompressionsbehandlung, Operation

6.2.2 Phlebothrombose

Engl. Begriff: Deep Vein Thrombosis

Praxis **Praxis**

Ein 65-jähriger Zahnarzt kommt mit **atemabhängigen Schmerzen** und **Luftnot** sowie **Hustenattacken** zur Aufnahme. Bereits vor zehn Jahren hat er eine rechtsseitige Beckenvenenthrombose durchgemacht. Eine Kompressionsbehandlung ist gelegentlich durchgeführt worden. Das rechte Bein ist seit mehreren Jahren im Vergleich zur Gegenseite 5 cm umfangsvermehrt. Jetzt hat er keinerlei Beinbeschwerden.

Bei der **klinischen Untersuchung** sind die Zeichen der **chronischen venösen Hypertension** mit **Corona phlebectatica paraplantaris** und deutlicher Hyperpigmentierung des rechten Innenknöchels zu sehen. Klinische Hinweise für eine akute Phlebothrombose finden sich nicht.

Die **aszendierende Beinphlebographie** ergibt rechts den Befund alter postthrombotischer Veränderungen und linksseitig eine **floride aszendierende Beinvenenthrombose** mit einem langen Thrombuszapfen in der V. femoralis (s. Abb. 6.37).

Das **EKG** gibt Hinweise auf eine **Rechtsherzbelastung.**

Die **Röntgenaufnahme der Lungen** zeigt im linken Unterfeld eine verminderte Gefäßzeichnung (s. Abb. 6.38).

Ventilations- und perfusionsszintigraphisch ergeben sich **multiple Perfusionsdefekte.** Der arterielle pO_2 ist auf 45 mmHg abgesunken.

Die **Pulmonalisangiographie** bestätigt dann das Vorliegen von **rezidivierenden Lungenembolien** (s. Abb. 6.39).

Da eine fibrinolytische Behandlung wegen eines floriden Ulcus ventriculi nicht möglich ist, wird eine **intravenöse Antikoagulanzienbehandlung mit Heparin** eingeleitet. Die Luftnot verschwindet. Im weiteren Verlauf erfolgen eine Einstellung auf orale Antikoagulation mit **Phenprocoumon** und Versorgung mit einer **Kompressionsstrumpfhose.** Der Patient ist wieder belastbar.

Definition Bei der Phlebothrombose handelt es sich um eine **akute Verlegung der tiefen Venenstrombahn** durch Blutgerinnsel. Auch diese Erkrankung betrifft wie die Varikosis ganz **überwiegend** die **unteren Extremitäten.** Unterschieden werden die häufigen von den Wadenvenen ausgehenden aszendierenden und die von den Beckenvenen aus-

6.2 Krankheiten der Venen

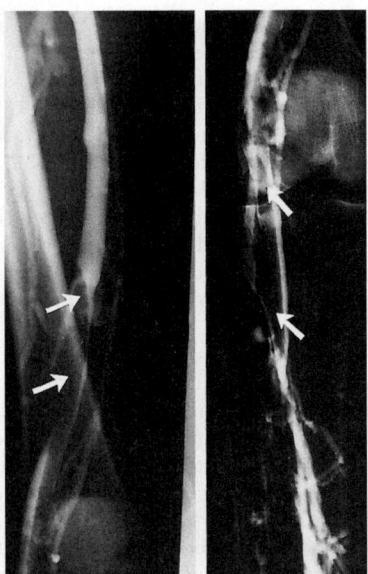

Abb. 6.37 Akute Beinvenenthrombose mit dickem Thrombuszapfen in der V. femoralis.

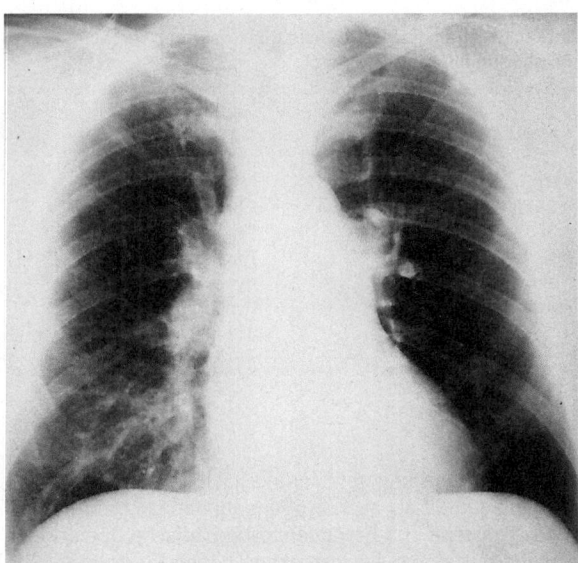

Abb. 6.38 Thoraxübersichtsaufnahme mit prominenten Pulmonalisgefäßen (beidseits), aber deutlicher Gefäßrarefizierung im linken Unterfeld.

gehenden deszendierenden Thrombosen. Im Hinblick auf therapeutische Konsequenzen und Entwicklung eines postthrombotischen Syndroms ist es angezeigt, isolierte Wadenvenenthrombosen von Unterschenkel-/Oberschenkelvenenthrombosen und Dreietagenthrombosen mit zusätzlichem Befall der Beckenetage zu unterscheiden.

Epidemiologie Da die Diagnose einer Phlebothrombose nur in der Hälfte der Fälle klinisch korrekt gestellt wird, sind **epidemiologische Daten** häufig **ungenau**. Die Inzidenz wird auf 2–3 pro 1 000 geschätzt.

Das Risiko, eine Rezidivthrombose zu erleiden, beträgt ein Vielfaches.

Ätiologie und Pathogenese

Ätiologische Überlegungen Die **Virchow-Trias** (1852) von Blutstockung, Gefäßveränderung und Blutveränderung steht auch heute im Mittelpunkt der ätiologischen Überlegungen. Eine Verlangsamung der Strömungsgeschwindigkeit bedingt eine **höhere Gerinnungsneigung** des Blutes. Sie wird vor allem bei Immobilisation, aber auch bei Varikose, Lähmungen, Frakturen, deutlichen Abflussbehinderungen, Gravidität, höherem Lebensalter oder Rechtsherzinsuffizienz beobachtet. Die Veränderung der Gefäßwand kann entzündlich, degenerativ, traumatisch oder allergisch bedingt sein. **Veränderungen in der Zusammensetzung des Blutes** sind der dominierende Faktor bei Polyzythämie oder Polyglobulie und Hämokonzentration, ebenso bei einer Thrombozytose.

Eine **Hyperkoagulabilität** kann auf angeborenen oder erworbenen Mangelzuständen beruhen (s. Tab. 6.19). Postoperativ werden häufig Fibrinogenanstiege und Thrombozytosen beobachtet. Die damit verbundene **Steigerung der Plasmaviskosität** ist ein zusätzlicher thrombogener Faktor. Bei jeder Gewebsverletzung, insbesondere bei Operationen, werden zudem prokoagulatorische Substanzen, wie Gewebsthromboplastin, freigesetzt (vgl. Kap. 10.6).

Trotz eingehender Untersuchungen bleibt die Ätiologie einer Phlebothrombose in etwa einem Drittel der Fälle unklar. Äußere Umstände und Krankheiten, die zusammen mit einem gehäuften Auftreten von Phlebothrombosen beschrieben sind, gehen aus Tabelle 6.20 hervor.

Eine eindeutige positive Korrelation besteht zwischen dem Auftreten einer Phlebothrombose und dem Alter des Patienten, Übergewichtigkeit, chronischen kardiopulmonalen Krankheiten und der Dauer einer Immobilisation.

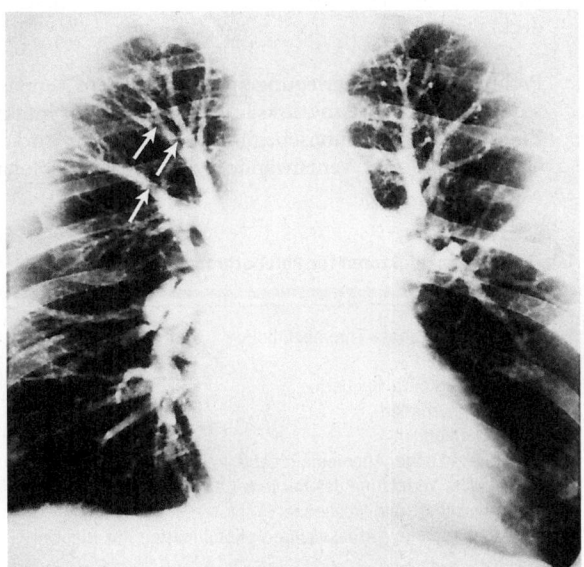

Abb. 6.39 Pulmonalisangiographie mit vollständigem Perfusionsausfall des linken Unterlappens und frischen thrombembolischen Auflagerungen rechtsseitig (Pfeile).

Tab. 6.19 Hämostaseologische Risikofaktoren für Phlebothrombosen.

Hereditär	Erworben
Antithrombin	Faktor-VIII-Komplex
Protein C	Fibrinogen
Protein S	Thrombozytenzahl
APC-Resistenz	Thrombomodulin
(Faktor-V-Mutation)	Hyperhomozysteinämie
Faktor-II-Mutation	Hypofibrinolyse
	Cardiolipin-Antikörper

> **!** Sowohl eine Immobilisierung nach Herzinfarkt oder Schlaganfall als auch größere abdominalchirurgische, urologische und besonders orthopädische Operationen sind mit einem ausgesprochen hohen Risiko (bis 60 %) einer tiefen Beinvenenthrombose belastet, was eine konsequente Thromboseprophylaxe bei jedem Patienten notwendig macht.

Orale Kontrazeptiva gelten als weiterer Risikofaktor. Verantwortlich ist die Östrogenkomponente. Auch bei Anwendung der „Minipille" mit reduziertem Östrogengehalt ist die Thromboseinzidenz erhöht. Während einer **Hormonersatzbehandlung** ist ebenfalls von einem **verdoppelten Thromboserisiko** auszugehen.

Bekannt ist die **hohe Inzidenz** (bis zu 30 %) der Phlebothrombose **bei Neoplasien**, wobei sie sich oft als erstes Symptom der Erkrankung zeigt. Sie ist häufig mit Magen-, Bronchial- und Urogenitalkarzinomen vergesellschaftet. Deshalb ist bei Phlebothrombose ungeklärter Genese immer nach dem Vorliegen eines okkulten Tumorleidens zu fahnden, das bei rund 6 % der Patienten und zunächst idiopathischer Thrombose erst im weiteren Verlauf entdeckt wird.

Pathogenetische Überlegungen Jede Stase im Venensystem führt zu einer **Funktionsänderung** des zuvor **intakten Endothels**. Als thrombosebegünstigender Faktor wird eine **Überdehnung der Venenwände** bei gleichzeitiger lokaler

Tab. 6.20 Risikofaktoren für Phlebothrombosen.

- Anamnestisch venöse Thrombembolien
- Herzkrankheiten
  - kongestive Kardiomyopathie
  - Vorhofarrhythmien
- Krebserkrankungen
  - besonders Lunge, Abdominalorgane
- Operationen, Verletzung des Beckens und der Beine
- Schwangerschaft und Wochenbett
- Östrogeneinnahme (insbesondere in Kombination mit Nikotinkonsum)
- Immobilisation, Plegien
- Alter (gewöhnlich assoziiert mit Herz- oder Krebserkrankungen)

Stase diskutiert. Für die Kombination von Wand- und Strömungsfaktoren sind die Venen der Soleus-Gruppe, aber auch die übrigen tiefen Wadenvenen und die Klappentaschen der V. femoralis superficialis prädisponiert.

Durch Abwinklung einer Gliedmaße werden vor allem die **Niederdruckgefäße komprimiert.** Ab einem Kniegelenkwinkel von 90° sind beim Gefäßgesunden eine Erhöhung des Venendrucks und eine Verlangsamung der Blutströmung nachweisbar. Hierdurch können die sog. **Reisethrombosen** mit erklärt werden, die nach längeren Flugreisen („Economy Class Syndrome") und Autofahrten auftreten können.

Der mit zunehmendem Lebensalter nachlassende Venenwandtonus führt ebenfalls zu einer vermehrten Stase des Blutes, so dass die Kombination mit verminderter Strömungsgeschwindigkeit erklärt, warum die älteren Patienten häufiger eine Thrombose erleiden. Auch erhöhte Östrogenspiegel führen u.a. zu einer Minderung des Venentonus.

Die überwiegende Zahl der Phlebothrombosen findet in den **Wadenvenen** ihren **Ausgangspunkt.** Unbehandelt kann es im weiteren Verlauf zu einer **Appositionsthrombose** mit Befall der V. poplitea, V. femoralis und V. iliaca kommen. Das **linke Bein** ist **fast doppelt so häufig** wie das rechte von einer Phlebothrombose betroffen. Das wird auf zwei anatomische Besonderheiten zurückgeführt, die eine Strömungsbehinderung bewirken. Zum einen komprimiert die rechte A. iliaca communis die linke V. iliaca communis im normalen anatomischen Situs (**Überkreuzungsphänomen**). Zum anderen findet sich bei etwa 20 % der Menschen eine bindegewebige Endothelveränderung (der sog. **Venensporn nach May**) kurz vor Einmündung der V. iliaca in die V. cava inferior. Hierdurch wird häufig eine deszendierende Phlebothrombose verursacht.

Den endothelvermittelten antithrombogenen Eigenschaften stehen die hauptsächlich im Blut zu findenden thrombogenen Mechanismen gegenüber. Endothel inaktiviert verschiedene aktive Gerinnungsfaktoren im intrinsischen und extrinsischen System durch Aktivierung von Protein C zu Protein C_a sowie durch Synthese und Freigabe von **Antithrombin III**. Insbesondere das am Kapillarendothel gebundene Antithrombin III **eliminiert Thrombin** und reduziert so die latente Gerinnungsbereitschaft. Bereits gebildetes **Fibrin** wird **durch** den **Plasminogenaktivator lysiert,** der vom Endothel – besonders durch Thrombin stimuliert – in den intravasalen Raum abgegeben wird. Diese endogene Lyse setzt jedoch intaktes Endothel voraus, während bei Endothelläsionen Inhibitoren des Plasminogenaktivators in den Lysevorgang hemmend eingreifen.

Die **Zerstörung des Endothels** erhöht zum einen durch **Reduktion der endothelvermittelten Antithrombogenität** die Thrombosegefahr, zum anderen wird die subendotheliale Matrix freigelegt, an der es über **Kontaktaktivierung des Faktors XII** zum Start der intrinsischen Gerinnungskaskade kommt. Eindringender Gewebeaktivator katalysiert das **extrinsische Gerinnungssystem.** Auch die Thrombozyten, deren Effekt autokatalytisch verstärkt wird, greifen stimulierend in die Gerinnungskaskade ein, an deren Ende die Bildung des **Fibrinthrombus** steht. Bei begleitender Stase akkumulieren die thrombogenen Faktoren. Die Clearancefunktion des verbleibenden intakten Endothels kann bei mangelnder Perfusion nicht greifen.

6.2 Krankheiten der Venen

Pathophysiologie Bei akuter Verlegung einer Vene **fehlen funktionstüchtige Kollateralen.** Je proximaler der Verschluss ist, desto höher ist das zu drainierende Blutvolumen und desto ausgeprägter sind die klinischen Symptome. Es folgt eine Druckerhöhung in allen abflussbehinderten Venen, die sich nach distal bis in das Kapillargebiet fortsetzt. Dort kommt es zu einer Veränderung des Gleichgewichts zwischen Filtration und Rückresorption mit Ausbildung eines **Ödems.**

Symptome Beschwerden und klinische Symptome sind in der Initialphase so uncharakteristisch, dass es nur in 50 % gelingt, ohne zusätzliche apparative Untersuchungen die Diagnose zu stellen. Insbesondere isolierte Wadenvenenthrombosen entgehen häufig der klinischen Diagnostik.

Die Beschwerden umfassen **spontane,** durch Hochlagerung zu bessernde **oder belastungsabhängige Schmerzen,** einen Druckschmerz im Bereich der Innenseite des Fußes (**Payr-Zeichen**) und im Verlauf der befallenen Venen, einen Wadenschmerz bei Dorsalflexion des Fußes (**Homans-Zeichen**) und eine verstärkte Zeichnung oberflächlicher Venen (**Warnvenen**). Schmerzen werden beim Auftreten oder bei Betastung der entsprechenden Vene geäußert.

Im weiteren Verlauf kommt es zu einer **Schwellung** mit lokaler Überwärmung und Überdehnung der Haut (**Glanzhaut**) sowie einer **Zyanose,** die häufig nur im Stehen sichtbar ist.

Eine **sichtbare Umfangsvermehrung** des Beines ist immer ein Zeichen für eine fortgeschrittene Thrombosierung unter Einbeziehung zumindest der V. poplitea.

Bei ambulant erworbenen Thrombosen des nicht immobilisierten Patienten gelten der Wadenschmerz auf Druck (**Meyer-Zeichen**) oder bei Aufblasen einer Blutdruckmanschette (**Lowenberg-Zeichen**) als zuverlässigste Tests.

Die klinische **Diagnose** einer **Subklaviavenenthrombose** fällt nicht schwer: Der Arm ist livide geschwollen, schmerzt, und bald zeigt sich eine verstärkte oberflächliche Venenzeichnung.

Diagnostik

> Bei klinischem Verdacht auf eine Phlebothrombose sind die apparativen Untersuchungen zur Sicherung der Diagnose umgehend durchzuführen, da der Erfolg aller therapeutischen Maßnahmen entscheidend vom Alter der Thrombose abhängt.

Eine etwa bestehende Umfangsdifferenz ist als Verlaufsparameter in der Krankenakte zu dokumentieren.

Als **Screeningtest** wird die **Doppler-Ultraschalluntersuchung** eingesetzt. Dabei fallen über den thrombosierten Venen fehlende Atemmodulation der Strömungssignale und fehlender Strömungsstopp beim Valsalva-Manöver oder gänzlich fehlende Signale auf (s. Abb. 6.40). Die Sensitivität und Spezifität dieser Methode sind für die Oberschenkel- und Beckenetage ausreichend, für den Unterschenkelbereich hingegen ungenügend.

Die Thrombosediagnose muss durch ein bildgebendes Verfahren abgesichert werden. **Duplexsonographisch** sind die Venen nicht komprimierbar oder weiten sich beim Valsalva-Manöver nicht auf. Umflossene Thromben lassen sich gut darstellen (s. Abb. 6.41).

Bei nicht eindeutigem sonographischem Befund sollte man sich immer der **aszendierenden Phlebographie** bedienen. Die **Computertomographie** wird **bei intraabdominellen Thrombosen** eingesetzt.

Ein normaler **D-Dimer-Spiegel** kann eine proximale Thrombose mit einem negativen Vorhersagewert von 98 % ausschließen (s. Kap. 10.6).

Differentialdiagnose Leicht zu unterscheiden ist die häufig vorkommende oberflächliche Venenentzündung, die **Thrombophlebitis;** sie imponiert als strangförmige, druckdolente und gerötete Verhärtung im Verlauf einer oberflächlichen Vene. Sie entsteht an den Armen oft iatrogen nach Injektionen oder Infusionen; ätiologisch ist

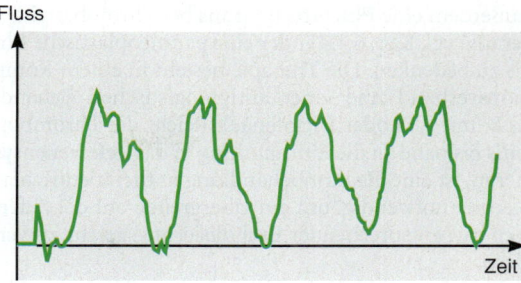
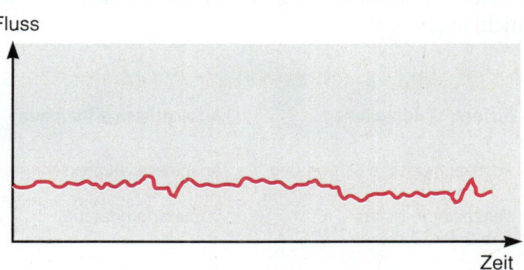

Abb. 6.40 Doppler-sonographisch registrierte Flusskurven der V. femoralis; oben normaler Befund mit atemmoduliertem Strömungssignal und Strömungsstopp spätinspiratorisch; unten Befund einer Beckenvenenthrombose mit niedrigem, nicht atemabhängigem Signal.

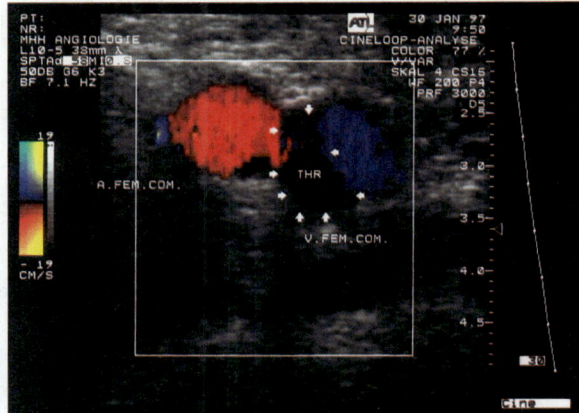

Abb. 6.41 Farb-Doppler-Befund der Leistengefäße im Querschnitt. Die V. femoralis communis ist partiell thrombotisch verschlossen.

außerdem eine **Phlebitis migrans** bei Thrombangitis obliterans (vgl. Kap. 6.1.4) oder eine paraneoplastische Phlebitis zu bedenken. Die Therapie besteht in einem Kompressionsverband und einer antiphlogistischen Behandlung (z.B. mit ASS oder Diclofenac). Reicht die Thrombophlebitis bis nahe an die Einmündung in das tiefe Venensystem heran, ist eine Heparinbehandlung in therapeutischer Dosierung notwendig, um ein Übergreifen auf die tiefen Venen mit entsprechender Embolisierungsgefahr zu verhindern.

Eine Immobilisierung ist bei einer Thrombophlebitis nicht angezeigt.

Differentialdiagnose	Ausschlussmaßnahmen
Posttraumatische Schwellung	Anamnese, Duplexsonographie
Venenkompression, z.B. Baker-Zyste	Duplexsonographie
Lymphödem	Klinik, Duplexsonographie

Therapie

Prophylaxe Besonderes Augenmerk ist auf eine ausreichende **Thromboseprophylaxe bei immobilisierten Patienten** zu richten:
- Frühmobilisierung
- Bewegungsübungen
- intermittierende Kompression
- Kompressionsstrümpfe

Die wirksamste medikamentöse Prophylaxe stellt die **subkutane Applikation von Heparin** in niedriger Dosierung dar (2–3 × 5 000 IE täglich unfraktioniertes Heparin s.c. oder einmal täglich Gabe eines niedermolekularen Heparins in einer vom Präparat abhängigen Dosierung). In der operativen Medizin ist es üblich, das Ausmaß der Thromboseprophylaxe am Risiko auszurichten (Tab. 6.21).

Mobilisierung Die isolierte Wadenvenenthrombose braucht nicht immobilisiert zu werden. Auch proximale Beinvenenthrombosen bedürfen nach neueren Studien nicht der früher üblichen strengen Immobilisation. In geeigneten Fällen ist eine **ambulante Thrombosebehandlung** möglich.

Antikoagulation

! Alle intramuskulären Injektionen sind vor einer möglichen fibrinolytischen Therapie verboten.

Therapeutisches Ziel ist zunächst die **Verhinderung einer Lungenembolie und des Fortschreitens der Thrombose**. Hierzu muss eine Antikoagulation mit **intravenöser** Gabe von **Heparin** eingeleitet werden. Man beginnt mit einem Bolus von 5 000 IE und setzt die Therapie mit einer individuellen Dosierung fort, die sich nach der Verlängerung der partiellen Thromboplastinzeit (PTT) auf das 1,5- bis 2fache des Normwertes richtet. Alternativ kommt die **subkutane Gabe von niedermolekularem Heparin** in Frage. Sie hat bei gleicher therapeutischer Wirksamkeit den Vorteil der ein- oder zweimal täglichen Applikation (abhängig vom verwendeten Präparat), so dass eine ambulante Therapie möglich ist. Regelmäßige Kontrollen der Blutgerinnung (Anti-Xa-Aktivität) sind nur in Ausnahmefällen notwendig. Niedermolekulare Heparine sollen bei Niereninsuffizienz (Kreatinin > 2 mg/dl) wegen der Kumulationsgefahr mit Vorsicht eingesetzt werden. Wenn feststeht, dass keine Kontraindikation besteht (s. Tab. 6.22) und in unmittelbarer Zukunft keine invasiven Maßnahmen anstehen, die unter oraler Antikoagulation nicht möglich sind, kann unmittelbar überlappend auf die **orale Antikoagulation mit Phenprocoumon** übergegangen werden.

Die Heparintherapie wird erst dann beendet, wenn die **INR zwischen 2,0 und 3,0** liegt, was einem Quick-Wert von 25–35 % entspricht. Die Medikation wird zur Verhinderung der ansonsten häufigen Rezidivthrombosen für **sechs Monate** nach erster Thrombose gegeben. Isolierte Wadenvenen- und Subklaviathrombosen werden drei Monate lang behandelt. Nach einer Rezidivthrombose oder Lungenembolie sollte die Therapie möglichst langfristig durchgeführt werden.

Eine Thrombose in der **Schwangerschaft** wird mit einem **niedermolekularen Heparinpräparat** bis mindestens sechs Wochen nach der Entbindung behandelt. Eine orale Antikoagulation mit Phenprocoumon ist wegen der Plazentagängigkeit sowie der Gefahr der Kindesfehlbildung, aber auch während des Stillens nicht möglich.

Als **Nebenwirkungen** einer **Heparinbehandlung** können – abgesehen von Blutungen – eine **Thrombozytopenie, passagere Erhöhung der Transaminasen** und eine

Tab. 6.21 Thromboserisikograduierung in der operativen Medizin.

Niedriges Risiko	Unkomplizierte Operationen bei Patienten < 40 Jahre ohne Risikofaktoren bzw. kleine Eingriffe < 30 min ohne zusätzliche Risikofaktoren
Mittleres Risiko	Allgemeinchirurgische Operationen bei Patienten > 40 Jahre mit OP-Dauer ≥ 30 min ohne zusätzliche Risikofaktoren bzw. mit OP-Dauer < 30 min und einem Risikofaktor
Hohes Risiko	Allgemeinchirurgische, urologische und gynäkologische Operationen bei Patienten > 40 Jahre und früherer Thrombose oder Lungenembolie (LE). Ausgedehnte Becken- oder Bauchchirurgie bei Karzinomen. Größere orthopädische Eingriffe an der unteren Extremität, Polytrauma etc.
Risikofaktoren	Alter > 40 Jahre, Immobilisation (Bettruhe, Paresen, Gipsverbände), Malignome, postpartale Phase, Ovulationshemmer, Übergewicht, Varizen, frühere Thrombose bzw. LE, Thrombophilie, nephrotisches Syndrom, Volumenmangel, Herz-Kreislauf-Erkrankungen etc.

Osteoporose auftreten. Wegen des Risikos einer **heparininduzierten Thrombozytopenie (HIT)**, die unter niedermolekularem Heparin vermutlich seltener als unter unfraktioniertem Heparin auftritt, sollte die Thrombozytenzahl vor und während einer Heparintherapie zunächst alle drei bis vier Tage, dann wöchentlich kontrolliert werden.

Bei **Phenprocoumonmedikation** ist mit **Interferenzen mit anderen Medikamenten** zu rechnen. Die Cumarinwirkung kann z.B. durch Clofibrat, Benzofibrat, Penicillin und Isoniazid verstärkt oder durch Kortikosteroide, Diuretika, Ovulationshemmer oder Rifampicin gehemmt werden.

Selten tritt zu Beginn der Behandlung eine **Cumarinnekrose der Haut** auf. Die gleichzeitige Medikation mit potentiell ulzerogenen Präparaten wie Acetylsalicylsäure oder nichtsteroidalen Antiphlogistika ist zu vermeiden.

Kavaschirm Kommt es trotz adäquater antikoagulatorischer Behandlung zu einer Lungenembolie oder ist eine Antikoagulation nicht möglich, ist die Blockade der infrarenalen V. cava durch Implantation eines Kavaschirms (ein Metallkörbchen), der meist transjugulär eingeführt und infrarenal entfaltet wird, indiziert. Er soll die Embolien abfangen.

Fibrinolyse Das Ziel einer fibrinolytischen Behandlung ist auf die **Auflösung von Thromben unter Erhaltung der Venenklappen** gerichtet. Bei rechtzeitigem Einsatz kann das Risiko, ein postthrombotisches Syndrom zu erleiden, deutlich gemindert werden. Liegen zwischen Thrombosebeginn und Behandlung bis zu sechs Tage, kann in 70 % mit einer kompletten Lysierung gerechnet werden, nach ein bis drei Wochen jedoch nur in gut 20 %. Unter den verschiedenen Schemata zur Fibrinolyse hat sich die **ultrahoch dosierte Streptokinasetherapie** (9 Mio. E/6 h) bewährt. Alternativen sind **Urokinase** und **tPA**. Die Kontraindikationen einer fibrinolytischen Therapie (vgl. Tab. 6.14) sind streng zu beachten. In jedem Einzelfall sollte eine Risiko-Nutzen-Analyse erfolgen.

Die fibrinolytische Therapie bleibt deshalb als **elektive Maßnahme jüngeren Patienten** mit ausgedehnten Thrombosen vorbehalten, wenn sie unter Inkaufnahme eines erhöhten Akutrisikos das Langzeitrisiko des postthrombotischen Spätschadens möglichst gering halten wollen. Auch nach Thrombolyse wird eine Antikoagulation, zunächst mit Heparin, dann mit Phenprocoumon, durchgeführt.

Eine **Operationsindikation** bei tiefer Beinvenenthrombose besteht lediglich bei einer **Phlegmasia caerulea dolens.** Bei kompletter, sich foudroyant entwickelnder Thrombosierung aller Venen einer Extremität kann es zu so heftiger Ödembildung kommen, dass die arterielle Blutzufuhr abgedrosselt wird. In einem solchen Fall imponiert die erheblich geschwollene, aber kalte Extremität, die Patienten leiden unter extremen Schmerzen. Nicht therapiert, stellen sich schnell eine hypoxische Blasenbildung und eine venöse Gangrän ein (Abb. 6.42).

Nachbehandlung Nach jeder Beinvenenthrombose wird ein **Kompressionsstrumpf der Klasse II** verordnet. Wird er mindestens zwei Jahre nach dem Thromboseereignis regelmäßig getragen, vermindert sich das Risiko des postthrombotischen Syndroms deutlich. Auf regelmäßige **körperliche Betätigung** wie Schwimmen in nicht zu warmem Wasser, Radfahren oder rasches Spazierengehen, sog. „Walking", ist zu achten.

Verlauf und Prognose Jeder Patient mit durchgemachter Thrombose ist gefährdet, ein **Rezidiv** zu erleiden. In Phasen der Immobilisierung ist deshalb auf eine konsequente Thromboseprophylaxe zu achten. Ist durch die Thrombose eine Schädigung der Venenklappen eingetreten, muss mit der Entwicklung eines postthrombotischen Syndroms gerechnet werden (vgl. Kap. 6.2.3).

Tab. 6.22 Wichtige Kontraindikationen gegen eine Antikoagulanzienbehandlung mit Dicoumarol.

- Hämorrhagische Diathese
- Schwere, nicht eingestellte Hypertonie
- Floride Magen-, Darmulzera
- Schwere Leber- und Nierenschäden
- Fortgeschrittene Zerebralsklerose
- Retinopathie mit Blutungsgefahr (Diabetes, Hypertonie)
- Maligne Grunderkrankung
- Schwangerschaft

Komplikation	Häufigkeit
Lungenembolie	Häufig, abhängig von Thromboselokalisation
Phlegmasia caerulea dolens	Sehr selten

Zusammenfassung

- Häufigste Ursache: Immobilisierung, hereditäre oder erworbene Thrombophilie, idiopathisch
- Wichtigste Symptome: Beinschwellung, Schmerz
- Wichtigste diagnostische Maßnahme: Duplexsonographie
- Wichtigste therapeutische Maßnahmen: Heparin, orale Antikoagulation, Kompressionsbehandlung

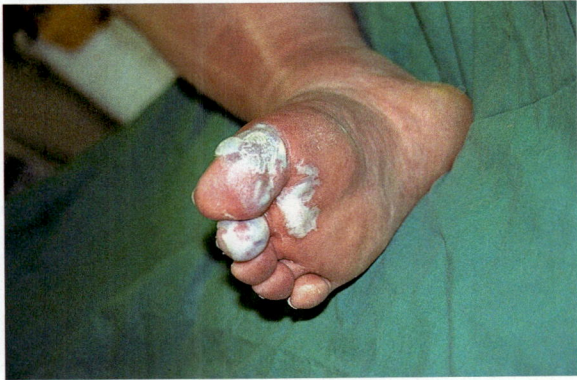

Abb. 6.42 Phlegmasia caerulea dolens mit massiv geschwollenem Bein sowie hypoxischer Blasenbildung (venöse Gangrän).

6.2.3 Chronische venöse Insuffizienz (CVI)

Engl. Begriff: Chronic venous Insufficiency

Praxis

Im Wochenbett nach der zweiten Entbindung machte die jetzt 65-jährige Patientin eine Beckenbeinvenenthrombose durch, die mit Heparin behandelt wurde. Seit dieser Zeit besteht eine in den letzten Jahren immer weiter **zunehmende Schwellung des rechten Beins** mit einer Umfangsdifferenz von zuletzt 5 cm im Bereich der Waden. Eine Kompressionsbehandlung ist nie konsequent durchgeführt worden. Die Patientin leidet unter **Stauungsbeschwerden**, besonders in den Abendstunden und bei heißer Witterung. Im Laufe der Jahre haben sich **Pigmentveränderungen** im rechten Innenknöchel eingestellt. An dieser Stelle ist es jetzt zu einem **Ulkus** gekommen.

Die Duplexsonographie zeigt eine rekanalisierte Beckenvene, die Oberschenkel- und Kniekehlenvenen sind verschlossen und von Kollateralen überbrückt, in denen das Blut beim Valsalva-Manöver in die Peripherie zurückfließt.

Unter einer Behandlung mit Zweizugkompressionsbinden und Auspolsterung der Knöchelregion mit einer Pelotte gelingt eine langsame Abheilung. Die Patientin wird mit einem Kompressionsstrumpf der Klasse II versorgt, womit die Stauungsbeschwerden abklingen.

Definition Die CVI wird als Sammelbegriff für eine klinische Symptomatik verwendet, der eine ambulatorische venöse Hypertension (Bluthochdruck im Stehen und Gehen im nur für niedrige Drücke ausgelegten Venensystem) zugrunde liegt und die deshalb **nur an den unteren Extremitäten** auftritt.

Epidemiologie Die Prävalenz bei Berufstätigen liegt bei 15 %. **Frauen** sind **häufiger als Männer betroffen.**

Bei einer **tiefen Venenthrombose** muss nach fünf Jahren in mindestens einem Viertel der Fälle mit Ausbildung einer CVI gerechnet werden.

Ein **Ulcus cruris** als schwerste Ausprägung einer CVI tritt bei ca. 1 % der Betroffenen auf, bei einem Drittel der Patienten bereits vor dem 44. Lebensjahr, bei der Hälfte der Patienten vor dem 54. Lebensjahr. Es ist durch häufige Rezidive gekennzeichnet. Ulkuspatienten sind im Vergleich mit einer gleichaltrigen Bevölkerung häufig familiär mit Venenerkrankungen belastet, haben Übergewicht, betroffene Frauen sind oft Multiparae.

Ätiologie und Pathogenese Der CVI können vier pathophysiologisch wichtige Veränderungen zugrunde liegen:
- eine Obstruktion oder Klappeninsuffizienz der tiefen Venen nach Phlebothrombose (postthrombotisches Syndrom)
- Perforansinsuffizienzen
- oberflächliche Varikose mit Insuffizienz einzelner oder mehrerer Stämme
- insuffiziente Wadenmuskelpumpe (z.B. bei einem paretischen Bein)

Der **Pathomechanismus** ist bei allen Formen ähnlich: Der **Klappeninsuffizienz** folgen eine **periphere Hypervolämie** und eine **venöse Hypertonie** im Stehen mit permanentem **Pendeln von Blut** in den Venen und Venolen (vgl. Abb. 6.32). Daraus resultiert eine **Kapillarerweiterung** mit Deformierung und Rarefizierung. Wenn verstärkt Proteine durch die Gefäßwand austreten, kommt es bei gestörter lokaler Fibrinolyse zur Ausbildung von unlöslichen **perikapillären Fibrinmanschetten**, die eine **Diffusionsbarriere für Sauerstoff** darstellen. Hierdurch sind **lokale Hypoxie, Zelltod** und Ausbildung des **Ulkus** vorprogrammiert (s. Abb. 6.43).

Die klinischen Symptome sind streng mit dem Ausmaß der Venenklappenschädigung korreliert. Isolierte Beckenvenenthrombosen hinterlassen auch nach Jahren kaum je ein Ulcus cruris. Isolierte Wadenvenenthrombosen führen ebenfalls selten – und dann nur mit großer zeitlicher Latenz von über zehn Jahren – zum Ulkus. Die **größten Ulkusraten** finden sich **nach Mehretagenthrombosen** unter Einschluss von Waden-, Oberschenkel- und Beckenvenen.

Symptome Die Symptome bestehen vorwiegend in **Schweregefühl, Müdigkeit** und **Schmerzen** nach längerem Gehen oder Stehen. Nach klinischem Befund wird folgende Stadieneinteilung vorgenommen:
- **Stadium I:** Stauungszeichen am Fuß, Corona phlebectatica paraplantaris, Zyanose, Stauungsflecken,
- **Stadium II:** sichtbares und palpables Ödem, trophische Veränderungen mit Pigmentverschiebungen (Hämosiderose), Induration der Haut (Dermatosklerose, Hypo-

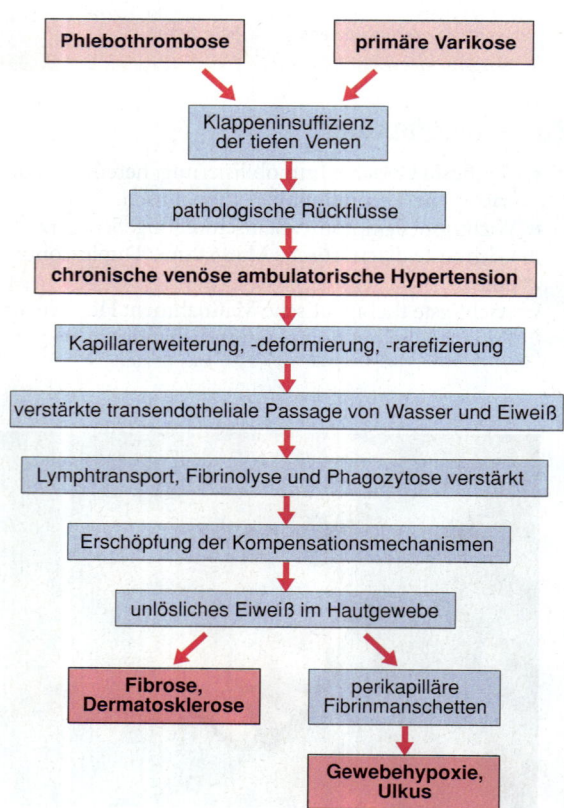

Abb. 6.43 Pathogenese der chronischen venösen Insuffizienz (nach Partsch).

dermitis) und Depigmentierungen (Atrophie blanche) an typischer Stelle am Innenknöchel (s. Abb. 6.44),
- **Stadium III:** florides oder abgeheiltes Ulkus (s. Abb. 6.45).

Diagnostik Der Frage nach der Durchgängigkeit des tiefen Venensystems wird **duplexsonographisch** nachgegangen, die Frage nach einer Klappeninsuffizienz mit der **Doppler-sonographischen Refluxprüfung bei Valsalva-Manöver** oder manueller Kompression beantwortet. Einen Überblick über das Ausmaß der CVI und insbesondere die Möglichkeiten einer Linderung durch chirurgische Eingriffe gibt die **Venendruckmessung unter Belastungsbedingungen.** Eine Phlebographie ist präoperativ ganz speziellen Fragen vorbehalten.

Differentialdiagnose Knapp drei Viertel der Ulcera cruris sind durch eine CVI bedingt. In 7 % sind arterielle, in 15 % gemischt arteriovenöse Durchblutungsstörungen die Ursache. Therapieresistenz deutet immer auf eine arterielle Mitbeteiligung hin und sollte Anlass zu erweiterter angiologischer Diagnostik sein (vgl. Kap. 6.1.1).

Ein gemischtes Ulkus kann erst nach Behebung der arteriellen Durchblutungsstörung abheilen. In 6 % finden sich andere Ursachen für das Ulkus wie Vaskulitis und Neuropathie. Nach entsprechenden Grundleiden ist zu fahnden.

Differentialdiagnose	Ausschlussmaßnahmen
Lymphödem (Tab. 6.23)	Klinik, Duplexsonographie
Arterielles Ulkus	Doppler-Druckmessung

Therapie Einer suffizienten **Kompressionsbehandlung** mit Strümpfen oder beim Ulcus cruris mit Verbänden kommt besondere Bedeutung zu. Es gibt Strümpfe oder Strumpfhosen in vier verschiedenen Kompressionsklassen, die sich durch steigenden Andruck unterscheiden. Der Patient mit Krampfadern wird meist mit einer Klasse II versorgt. Die allgemeinen Verhaltensmaßregeln zur Verhinderung der Progression der Erkrankung sind zu beachten (s. Tab. 6.17).

Eine perorale medikamentöse Therapie kann vernachlässigt werden. Eine Antikoagulation braucht nicht zu erfolgen. Vor zu großzügigem Umgang mit Externa in der Behandlung des Ulkus muss gewarnt werden, da regelmäßig eine Kontaktsensibilisierung eintritt. **Zinksalbe** hat sich hier bewährt. Der Heilungsvorgang kann bei großen Ulzera durch eine **plastische Deckung** beschleunigt werden.

Ist die fortgeschrittene Stammvarikose Ursache der CVI, sind eine **Crossektomie** und **Varizenexhairese** erforderlich. Hat sich aufgrund der Venendruckmessung die Möglichkeit einer hämodynamischen Verbesserung dargestellt, sollte eine **Unterbindung** entsprechender **Perforansvenen** oder eine **Sklerosierung** durchgeführt werden.

Ein operativ-revaskularisierender Eingriff nach Beinvenenthrombose führt nicht zum Erfolg. Allenfalls kann

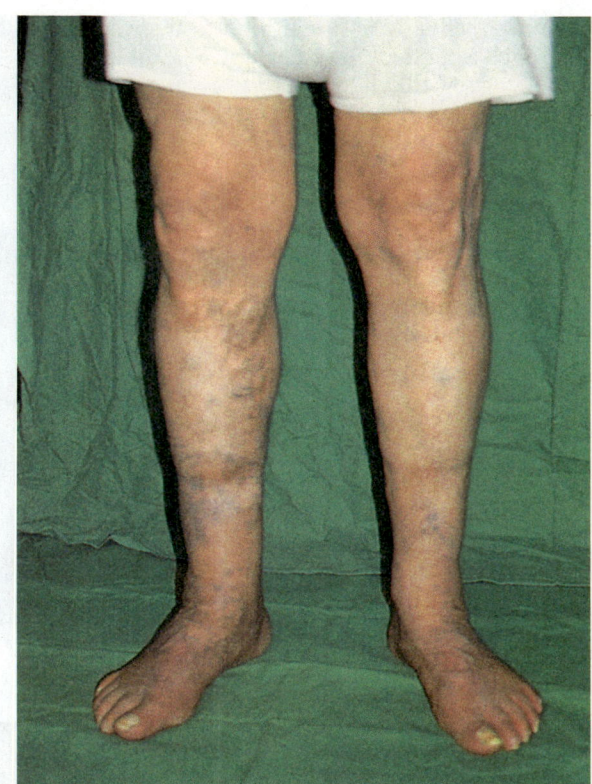

Abb. 6.44 Chronische venöse Insuffizienz beider Beine im Stadium II mit Zyanose der Füße im Stehen, Hyperpigmentierung und Corona phlebectatica paraplantaris rechts sowie Ödembildung mit Einschnürungen an den distalen Unterschenkeln durch die Socken.

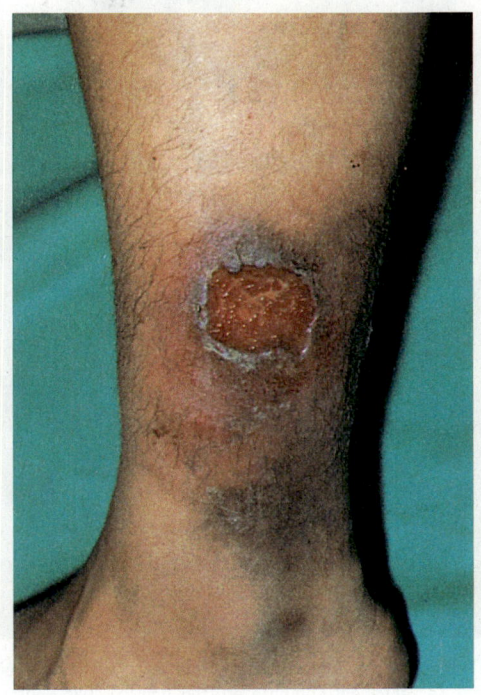

Abb. 6.45 Unter Kompressionstherapie granulierendes Ulcus cruris venosum am Innenknöchel nach Becken-Bein-Venen-Thrombose vor drei Jahren; deutliche Hyperpigmentation der umgebenden Haut.

6 Krankheiten der Gefäße

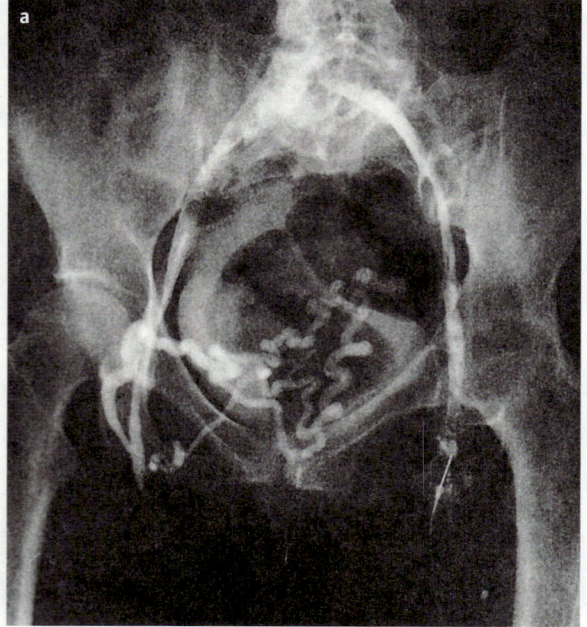

bei einem relevanten Strömungshindernis im Beckenbereich eine Bypassoperation zur kontralateralen Leiste durchgeführt werden, wenn es nicht schon zur Ausbildung von entsprechenden natürlichen Kollateralkreisläufen gekommen ist (s. Abb. 6.46a, b).

Verlauf und Prognose Die Erkrankung ist durch **häufige Rezidive** gekennzeichnet, besonders wenn die Kompressionsbehandlung zur Vermeidung der venösen Hypertonie nicht konsequent durchgeführt wird. Die Haut um ein Ulkus kann allergische Veränderungen durch Applikation von Salben aufweisen und damit einer Granulation entgegenwirken. Bei nicht einwandfreier Wundbehandlung sind **bakterielle Keimbesiedlungen** nicht selten, die dann entsprechende antibiotische Behandlung notwendig machen.

Zusammenfassung

- Häufigste Ursachen: Beinvenenthrombose, primäre Varikose
- Wichtigste Symptome: Staubeschwerden, Ödem, Ulkus cruris
- Wichtigste diagnostische Maßnahme: Duplexsonographie
- Wichtigste therapeutische Maßnahme: Kompressionsbehandlung

6.3 Krankheiten der Lymphgefäße

Engl. Begriff: Lymph Edema

Das seltene **primäre Lymphödem**, das ganz überwiegend die unteren Extremitäten betrifft, wird klinisch diagnostiziert und bedarf einer konsequenten, komplexen physikalischen Entstauungs- und Kompressionsbehandlung. Bei der Erstmanifestation eines Lymphödems nach dem 40. Lebensjahr sollte immer ein neoplastisches Geschehen ausgeschlossen werden.

Das **sekundäre Lymphödem** ist in der Regel einseitig und zeigt ein von der Achsel oder Leiste deszendierendes Befallsmuster.

Akute bakterielle Lymphangitiden lassen sich durch lokale Sanierung des Infektherdes sowie Antibiotika gut behandeln.

Praxis

Ein 19-jähriger Mann bemerkt zunächst eine **schmerzlose Schwellung des rechten Fußrückens,** die dazu führt, dass das Schuhwerk drückt. In der Folgezeit kommt es schleichend auch zu einer Schwellung des Knöchels und distalen Unterschenkels. Die Schwellung ist zunächst weich und bildet sich während der Nachtruhe vollständig zurück (**reversibles Stadium des Lymphödems**). Später lässt sich das Ödem immer schwerer eindrücken und ist schließlich nicht mehr kompressibel. Die Schwellungen bleiben auch während der Nachtruhe bestehen (**irreversibles Stadium**).

Der Patient kommt mit einer deutlichen **Zunahme der Umfangsvermehrung** zur Behandlung. Er gibt an, in den Wochen zuvor unter **Fieberschüben** gelitten zu haben.

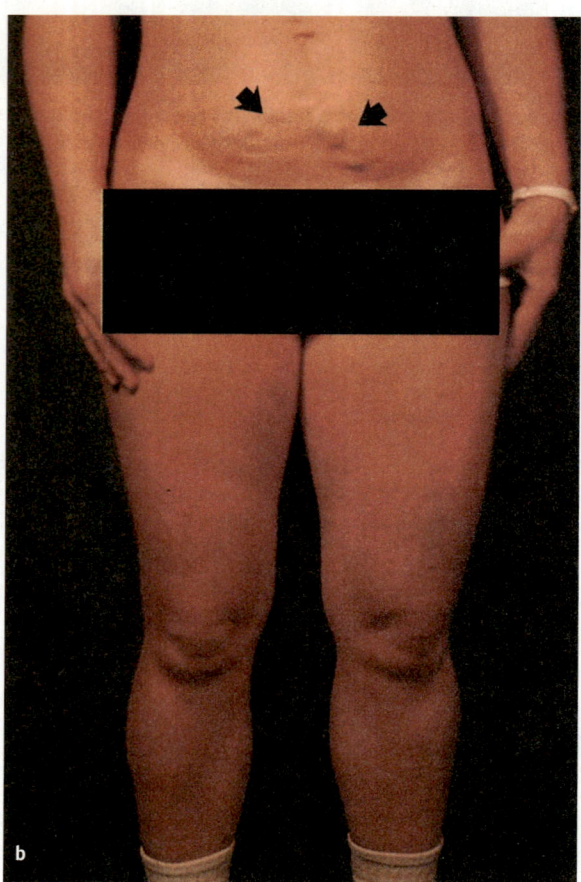

Abb. 6.46 Phlebographie einer Patientin, die vor zwei Jahren eine linksseitige Beckenvenenthrombose erlitten hat (a). Das Kontrastmittel, das direkt in die V. femoralis links appliziert wird, fließt größtenteils über Kollateralvenen, die auch suprapubisch bei der Patientin im Stehen sichtbar sind (b), zur rechten V. iliaca.

6.3 Krankheiten der Lymphgefäße

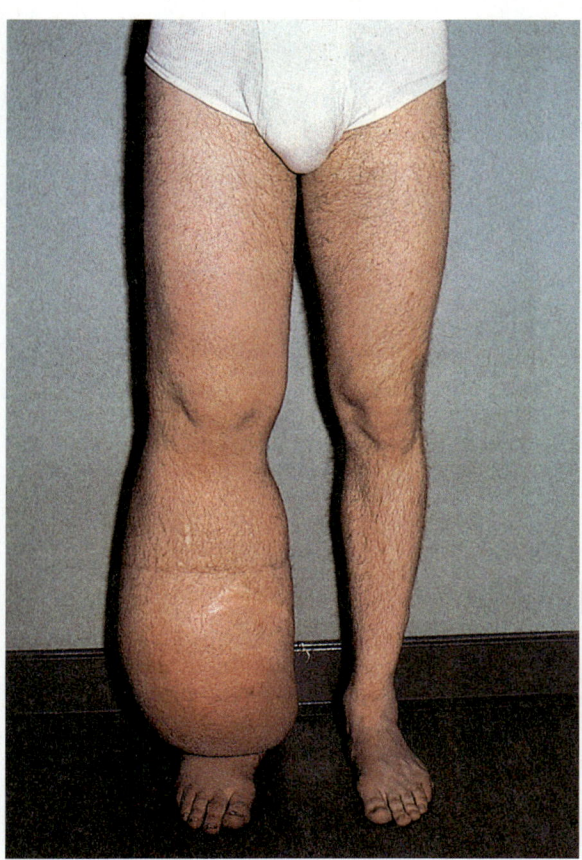

Abb. 6.47 Primäres Lymphödem (lymphostatische Elephantiasis) vor Therapie.

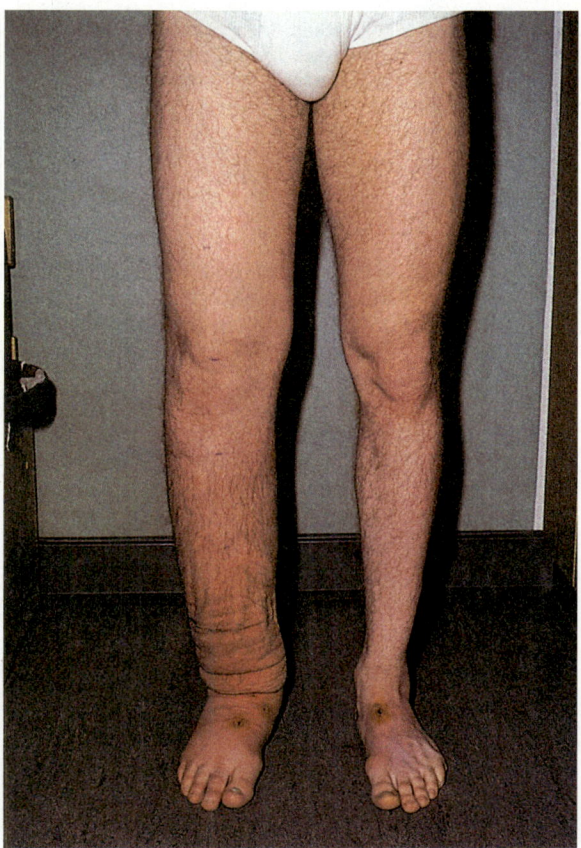

Abb. 6.48 Nach physikalischer Entstauungstherapie mit manueller Lymphdrainage und intermittierender pneumatischer Kompressionsbehandlung.

Bei der **klinischen Untersuchung** findet sich eine monströs aufgetriebene Gliedmaße (s. Abb. 6.47) mit einer lokalen Rötung und Überwärmung des Vorfußes und distalen Unterschenkels, die als **Erysipel**, ausgehend von **interdigitalen Hautmazerationen,** zu interpretieren ist. Das Ödem ist nicht eindrückbar. Die Hautfalten über den Zehen sind nicht abzuheben (**positives Stemmer-Zeichen**). Der Patient bietet das Vollbild des Lymphödems im Stadium der **lymphostatischen Elephantiasis**.

Es erfolgen eine lokale **antimykotische Behandlung** zur Herdsanierung sowie eine **intravenöse Penicillintherapie** (3 × 10 Mio. E über 14 Tage). Nach Abklingen der akuten Entzündungszeichen wird eine Therapie mit manuellen Lymphdrainagen in Verbindung mit einer Kompressionsbehandlung eingeleitet, die dauerhaft durchgeführt wrden muss. Das Lymphödem kann erheblich zurückgedrängt werden (s. Abb. 6.48).

Definition Abflussstörungen im Lymphgefäßsystem führen zu einem **lymphostatischen proteinreichen Ödem.** Klinisch bedeutsam sind die primären Lymphödeme der Beine und die sekundären Lymphödeme der Arme nach Lymphknotenausräumung und Bestrahlung eines Mammakarzinoms.

Epidemiologie Lymphödeme sind selten, die genaue Häufigkeit ist unbekannt. Vom primären Lymphödem sind in neun von zehn Fällen **Frauen** betroffen. Es manifestiert sich am häufigsten zwischen dem 15. und 20. Lebensjahr (**Lymphoedema praecox**). Lediglich in 17 % der Fälle ist eine Erstmanifestation nach dem 35. Lebensjahr zu verzeichnen (**Lymphoedema tardum**).

Ätiologie und Pathogenese Familiäre Lymphödeme sind mit 6 % der primären Lymphödeme selten. Es können **familiär-kongenitale (Typ Nonne-Milroy)** und **familiär-nichtkongenitale (Typ Meige)** unterschieden werden. Viel häufiger sind sporadische Einzelfälle aufgrund **obliterierender Lymphgefäßveränderungen** (Hypo- oder Aplasie) oder Lymphgefäßektasien (Hyperplasie). Sie treten in der überwiegenden Zahl der Fälle schleichend auf, ohne dass ein auslösender Faktor nachzuweisen wäre. Bei einem Drittel der Fälle wird ein der ersten Schwellung vorangehendes Ereignis genannt.

Am häufigsten werden primäre Lymphödeme im Rahmen von Schwangerschaften und Distorsionsverletzungen des Fußes manifest. Ein zunächst traumatisch bedingtes Ödem verwandelt sich im Laufe der Wochen in ein Lymphödem. Eine bereits vor dem Unfall **latente Lymphangiopathie** mit noch suffizienter Lymphdrainage **dekompensiert** durch das Unfallereignis und wird so klinisch manifest (s. Abb. 6.49).

Der Verlauf der Erkrankung wird wesentlich durch **Erysipelschübe** aggraviert. **Streptokokken** finden in dem

Krankheiten der Gefäße

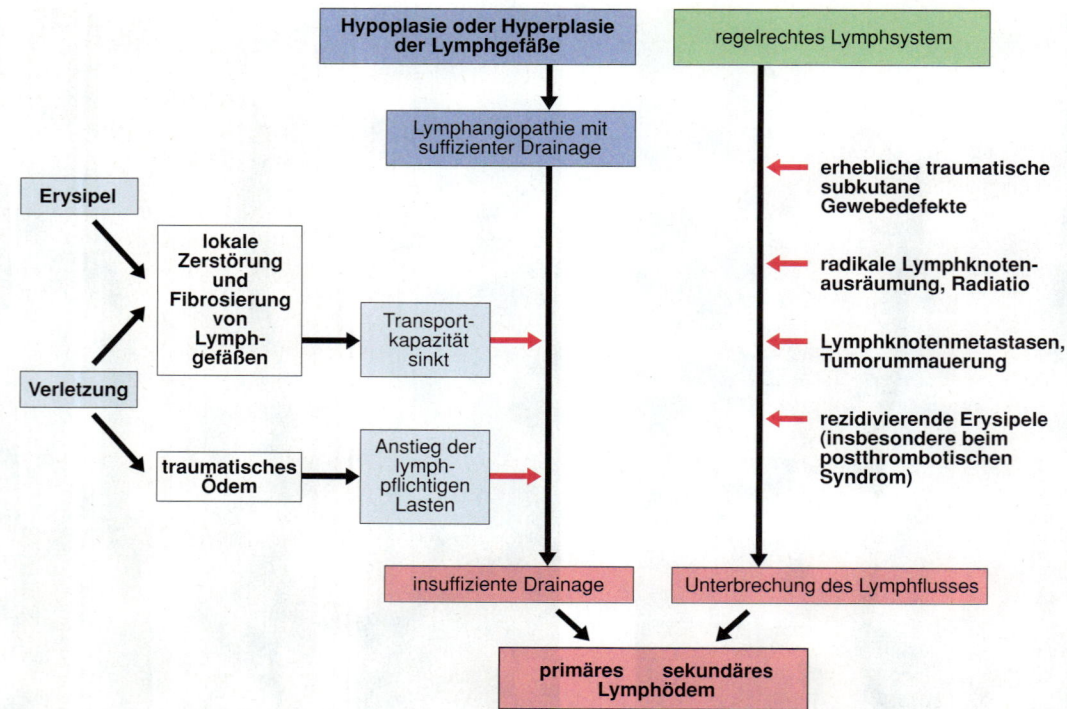

Abb. 6.49 Pathogenese der Lymphödeme.

äußerst proteinreichen Ödem einen idealen Nährboden. Der hohe Proteingehalt fördert darüber hinaus die **Bindegewebsproliferation.** Das primäre Lymphödem kommt in der Hälfte der Fälle beidseitig vor.

Infolge umfangreicher körpereigener Kompensationsmechanismen bei normal ausgebildetem Lymphgefäßsystem (kollaterale Lymphkreisläufe, lympholymphatische Anastomosen und lymphovenöse Anastomosen) kommt es erst bei tief greifenden und ausgedehnten Schäden des subkutanen Fettgewebes infolge eines Traumas zur Ausbildung eines **sekundären Lymphödems.** Auch die **radikale Ausräumung von ganzen Lymphknotenstationen** kann ein Lymphödem nach sich ziehen. Am häufigsten treten nach Radikaloperationen des **Mammakarzinoms mit axillärer Lymphknotenausräumung** und Nachbestrahlung sekundäre Lymphödeme des Arms auf. Im **Finalstadium von Tumoren** des kleinen Beckens, meist Ovarialkarzinomen, kann es zur Ummauerung der Lymphabflusswege aus dem Bein mit nachfolgendem, von der Leiste deszendierendem Lymphödem kommen.

Auch **rezidivierende Lymphangitiden** oder Erysipele können zu einer Verödung eines zuvor gesunden Gefäßsystems und zur Ausbildung eines sekundären Lymphödems führen. Gelegentlich kann es auch beim schweren postthrombotischen Syndrom zu rezidivierenden Hautinfektionen kommen, die dann wiederum zu einer Alteration der Lymphgefäße führen und damit die Ödemneigung erheblich aggravieren können.

Das in den Tropen sehr häufig **parasitär** (Filariose) vorkommende Lymphödem spielt in Mitteleuropa keine Rolle.

Symptome Die Schwellung zeigt keine besondere Verfärbung und ist nicht schmerzhaft. Das **primäre Lymphödem aszendiert** im Krankheitsverlauf, an Zehen und Fußrücken beginnend, über die Knöchelregion zum Unter- und schließlich Oberschenkel.

Das **sekundäre Lymphödem deszendiert** von der Achsel oder Leiste. Im reversiblen Stadium wird das Ödem allein durch nächtliche Hochlagerung noch ausgeschwemmt, was im irreversiblen Stadium kaum noch möglich ist. Ohne therapeutische Bemühungen ist mit einer Progression zu rechnen, auch was Umfang und Konsistenz des Ödems angeht, bis hin zur **elephantiasisartigen Schwellung,** wobei ein **schubweiser Verlauf** charakteristisch ist.

Infolge Schwellung und Induration kann die Haut über den Zehen nicht mehr abgehoben werden. In diesem Fall spricht man von einem **positiven Stemmer-Zeichen,** das wegweisend für die Diagnose eines Lymphödems ist.

Diagnostik Anamnese, Inspektion und Palpation sind wegweisend. Eine ätiologische Abklärung (gynäkologische und urologische Untersuchung, Sonographie, Computertomographie) ist immer dann notwendig, wenn ein sekundäres Lymphödem neoplastischer Genese nicht ausgeschlossen werden kann. Sie sollte bei allen erstmals nach dem 40. Lebensjahr manifest werdenden Lymphödemen durchgeführt werden.

Bei der **direkten Lymphographie** wird zunächst ein Lymphkollektor am Vorfuß oder Handrücken durch subkutane Injektion eines lymphgängigen Farbstoffs sichtbar gemacht und dann öliges Kontrastmittel infundiert. Diese

6.3 Krankheiten der Lymphgefäße

direkte Methode ist bei einem primären Lymphödem grundsätzlich nicht indiziert. Kontrastmittelbedingte Fibrosierungen der Lymphknoten und entzündliche Veränderungen an den Lymphgefäßen und Lymphknoten können zu einer zusätzlichen Einschränkung der Transportkapazität führen.

Die **indirekte Lymphographie,** bei der wasserlösliche, nichtionische Kontrastmittel instilliert werden, kann initiale Lymphgefäße, Präkollektoren und Kollektoren darstellen, jedoch nicht die regionalen Lymphknoten darstellen. Es gelingt, zwischen Aplasie und Hyperplasie der initialen Lymphgefäße zu unterscheiden. Die Indikation für diese Untersuchung wird allerdings selten, vor allem zur Differenzierung posttraumatischer Extremitätenödeme im Rahmen versicherungsrechtlicher Fragen, zu stellen sein.

Ähnliches gilt für die **interstitielle Lymphszintigraphie,** die in erster Linie der Beurteilung des prä- und subfaszialen Lymphtransports dient und somit Aussagen über die Restfunktion des geschädigten Lymphsystems gibt.

Differentialdiagnose Vom Lymphödem abzugrenzen sind schwere Ödeme im Rahmen einer chronischen venösen Insuffizienz (**Phlebödem**) und das **Lipödem,** eine monströse Fettablagerung, die insbesondere die Beine betrifft, sowie das **dystrophische Ödem** (Sudeck-Dystrophie), das ebenfalls nach Bagatellunfällen auftreten kann. Einige wichtige Unterscheidungsmerkmale gibt Tabelle 6.23 wieder.

Die **akute bakterielle Lymphangitis** geht von Hautverletzungen, interdigitalen Fußmykosen und Panaritien aus. Erreger sind Staphylokokken und Streptokokken. Bei Fortschreiten der Erkrankung können die lokalen Lymphknotenstationen geschwollen sein. Akute bakterielle Lymphangitiden lassen sich durch lokale Sanierung des Infektherdes sowie Antibiotika gut behandeln.

Therapie Im Sinne der Sekundärprävention muss der Patient mit einem Lymphödem darauf hingewiesen werden, sich **vor Verletzungen** (im Haushalt an den Händen oder bei der Pediküre) zu **hüten. Einschnürende Kleidung**

Tab. 6.23 Differentialdiagnose des primären Lymphödems.

	Primäres Lymphödem	**Phlebödem**	**Lipödem**	**Reflexdystrophie (Sudeck-Syndrom)**
Auftreten	Meist Frauen, bis zum 30. Lebensjahr	Bei chronischer venöser Insuffizienz, nach Phlebothrombose	Meist Frauen, bis zum 30. Lebensjahr	Nach Bagatellunfall wie Distorsionen
Lokalisation	Fußrücken, Knöchel, Unterschenkel, einseitig oder mit Seitendifferenzen	Fußrücken, Knöchel, Unterschenkel, nach Beckenvenenthrombose auch Oberschenkel	Hüfte, Ober- und Unterschenkel, symmetrisch	Fuß, Knöchel
Form	Praller Fußrücken, später säulenartig deformierter Unterschenkel	Pralle Verdickung, schwillt bei Hochlagerung ab; Krampfadern sichtbar	Typischer supramalleolärer Fettkragen, Fußrücken ausgespart	Diffuse oder polsterförmige Schwellung, kaum durch Hochlagerung beeinflussbar
Farbe	Hautfarben	Tiefblau-livide	Hautfarben	Fleischrot-blauviolett
Konsistenz	Derb, kaum eindrückbar, Haut über den Zehen nicht abhebbar (positives Stemmer-Zeichen)	Zunächst weich, erst im Spätstadium hart	Derb, Zehenhaut elastisch	Teigig-fest
Hauttemperatur	Kühl	Körperwarm oder in stark gestauten Bezirken überwärmt	Körperwarm bis kühl	Zunächst diffus überwärmt, später unterkühlt
Hautveränderungen	Trocken, Falten mazeriert	Feuchte Haut, Hyperpigmentierung, Atrophie blanche, Dermatosklerose, Ulcus cruris	Keine trophischen Störungen	Hyperhidrose, Hypertrichose
Schmerzen	Allenfalls Schweregefühl	Berstungsschmerz im Stehen, gelegentlich nächtliche Muskelkrämpfe	Abendliches Schweregefühl, erhebliche Berührungsempfindlichkeit der Haut	Erhebliche Belastungs-, aber auch Ruheschmerzen
Infektiöse Komplikationen	Rezidivierende Erysipele	Rezidivierende Lymphangitiden	Intertrigo der Hautfalten	Keine

(Büstenhalter oder Strumpfhalter) ist zu **vermeiden**. Beim Vorliegen eines Armlymphödems dürfen dort keine Armbanduhr getragen, der Blutdruck nicht gemessen und keine Injektion vorgenommen werden. Der Patient muss angewiesen werden, bei Zeichen der Entzündung mit Hautrötung, Fieber und Schüttelfrost sofort den Arzt aufzusuchen.

Der Patient kann im Rahmen einer **komplexen physikalischen Entstauungstherapie** selbst eine Bewegungstherapie mit Lockerungs- und Entspannungsübungen sowie individuell auf das vorliegende Ödem zugeschnittenen Entstauungsübungen durchführen.

Wesentlicher Bestandteil der Therapie ist eine fachgerecht durchgeführte **manuelle Lymphdrainage**. Sie wird begleitet von einer adäquaten **Kompressionstherapie,** wobei die Verordnung eines Kompressionsstrumpfes oder Armstrumpfes der Kompressionsklasse III oder IV notwendig ist. Es ist beim Lymphödem **immer** eine **Maßanfertigung** indiziert. Eine weitere Möglichkeit zur Entstauung stellt die **intermittierende pneumatische Kompressionsbehandlung** mit Druckstiefeln verschiedener Ausfertigung dar. Unter diesen kombinierten Maßnahmen können erhebliche Therapieerfolge erreicht werden (s. Abb. 6.47 und 6.48).

Sekundäre Lymphödeme bei malignen Prozessen sind **oft therapieresistent.**

> **! Cave:** Eine manuelle Lymphdrainage sollte bei Vorliegen von Metastasen nicht durchgeführt werden.

Vor dem Einsatz von Diuretika, insbesondere in der Dauertherapie des Lymphödems, ist zu warnen. In wenigen geeigneten Fällen kann ein lymphchirurgischer Eingriff mit Entfernung des subkutanen Fettgewebes oder Anlage von lymphovenösen Anastomosen helfen.

Verlauf und Prognose Gelingt es nicht, rezidivierende Hautinfektionen mit Ausbildung von Erysipelen zu verhindern, kommt es zur schubweisen Verschlechterung des Krankheitsbildes. Fehl- oder Überbelastung des Fußskeletts durch das Übergewicht des Beins kann zu Schmerzschüben führen. Lymphfisteln können nach Bagatellverletzungen auftreten und bedürfen einer gezielten Kompressionstherapie und prophylaktischer antibiotischer Behandlung. Die neoplastische Degeneration mit Ausbildung einer Sarkomatose (Stewart-Trewes-Syndrom) ist eine Rarität. Die Lebenserwartung von Patienten mit primären Lymphödemen gilt als nicht eingeschränkt.

Zusammenfassung

- Häufigste Ursachen: angeboren, postoperativ, Verstrahlung, Erysipel
- Wichtigstes Symptom: schmerzlose Schwellung
- Wichtigste diagnostische Maßnahme: klinische Untersuchung
- Wichtigste therapeutische Maßnahmen: manuelle Lymphdrainage, Kompressionsbehandlung

---

Zur weiteren Information

Literatur

Alexander, K. (Hrsg.): Gefäßkrankheiten. Urban & Schwarzenberg, München 1993.
Deutsche Gesellschaft für Angiologie: Leitlinien zur Diagnostik und Therapie der arteriellen Verschlusskrankheit. Vasa 2001; Suppl. 57.
Deutsche Gesellschaft für Angiologie: Leitlinien Venöse Thrombembolie. Vasa 2001; Suppl. 59.
Deutsche Gesellschaft für Innere Medizin in Zusammenarbeit mit dem Berufsverband Deutscher Internisten: Rationelle Diagnostik und Therapie in der Inneren Medizin, Kapitel E: Krankheiten der Gefäße. Urban & Fischer, München 2002.
Ramelet, A.A., M. Monti: Phlebology: the Guide. Elsevier, Amsterdam 1999.
Rieger, H., H.W. Schoop (Hrsg.): Klinische Angiologie. Springer, Berlin 1998.
Transatlantic Inter-Society Consensus (TASC): Management of peripheral arterial disease. J Vasc Surg 2000; 31 (Suppl. 1), S1–296.

Internet-Adressen

www.dgangiol.de (Deutsche Gesellschaft für Angiologie)
www.meb.uni-bonn.de/dermatologie (Deutsche Gesellschaft für Phlebologie)*
www.deutsche-gefaessliga.de (Deutsche Liga zur Bekämpfung von Gefäßkrankheiten)

Keywords

peripheral arterial disease ◆ carotid artery stenosis ◆ aortic aneurysm ◆ chronic venous insufficiency ◆ thrombosis ◆ lymphedema

IMPP-Statistik

(Was fragt das IMPP aus diesem Kapitel immer)
AVK ◆ Thrombangitis superficialis ◆ extrakranielle Hirngefäße ◆ Thrombose ◆ **Aneurysma** ◆ **CVI** ◆ Raynaud-Syndrom ◆ Thrombangitis obliterans ◆ Panarteriitis nodosa ◆ Akuter Arterienverschluss ◆ Varikosis ◆ Krankheiten der Lymphgefäße

6.3 Krankheiten der Lymphgefäße

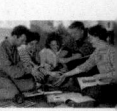

FRAGEN

1 Welche Risikofaktoren begünstigen die Entstehung der Arteriosklerose?

2 Ein 45-jähriger Patient klagt über seit sechs Monaten bestehende Schmerzen in der linken Wade beim Laufen. Er ist Raucher, und Sie stellen einen Bluthochdruck fest.
- Worauf achten Sie bei der körperlichen Untersuchung?
- Welche Diagnose stellen Sie?
- Welche Untersuchung wollen Sie zur Verlaufskontrolle durchführen?
- Welche Therapie raten Sie dem Patienten an?
- Wie ist die Prognose?

3 Die 65-jährige Patientin mit langjähriger Hypertonie berichtet Ihnen, dass sie in den letzten Wochen zweimal ihren rechten Arm wegen Kraftlosigkeit kurzfristig nicht gebrauchen konnte.
- Woran denken Sie?
- Welche diagnostischen Schritte leiten Sie ein?
- Welche Therapie ist angebracht?

4 Die 55-jährige Patientin berichtet über eine anfallsartige Weißverfärbung des zweiten und dritten Fingers der rechten Hand, insbesondere bei Kälteexposition. Bei Bagatellverletzungen im Haushalt ist es in der letzten Zeit zu einer verzögerten Wundheilung an diesen Fingern gekommen.
- Woran denken Sie?
- Welche weiteren Untersuchungen halten Sie für notwendig?

5 Sie werden zu einem Patienten gerufen, der über schlagartig einsetzende Schmerzen des gesamten linken Beins klagt, das er nicht mehr bewegen kann. Sie stellen eine erhebliche Blässe sowie Pulslosigkeit der Extremität fest.
- Welche Erstdiagnose stellen Sie?
- Welche Maßnahmen leiten Sie ein, und was ist verboten?

6 Der 68-jährige Patient mit langjähriger Hypertonie, Nikotinkonsum und Hypercholesterinämie klagt seit sechs Stunden über heftige linksthorakale Schmerzen mit Vernichtungsangst. Er hatte in den letzten Jahren bei größerer Belastung pektanginöse Beschwerden verspürt.
- Woran denken Sie in der Notaufnahme?
- Welche Untersuchungen werden notwendig?

7 Die 25-jährige Verkäuferin klagt über eine langsam zunehmende abendliche Schwellneigung des linken Unterschenkels, verbunden mit einem Spannungsgefühl in den Nachmittagsstunden. Die Beschwerden werden insbesondere an heißen Tagen verstärkt wahrgenommen. Die Mutter der Patientin hat ähnliche Beschwerden.
- An welche Krankheit denken Sie?
- Welche Ratschläge geben Sie?

8 Der 55-jährige Patient sucht Sie nach seinem Urlaub auf Gran Canaria auf und klagt über einen geschwollenen linken Unterschenkel, der sehr schmerzhaft ist. Die Beschwerden erfahren eine Linderung bei Hochlagerung des Beins. Sie stellen eine Umfangsdifferenz von 2 cm zu Gunsten des linken Unterschenkels sowie eine dezente Überwärmung fest.
- Welche Diagnose stellen Sie?
- Welche diagnostischen und therapeutischen Schritte leiten Sie ein?

7 Hypertonie und Hypotonie

7.1 Primäre arterielle Hypertonie 433

7.2 Synkope und orthostatische Hypotonie 440
7.2.1 Synkope 440
7.2.2 Orthostatische Hypotonie 443

7.1 Primäre arterielle Hypertonie

W. Zidek

Synonym: essentielle arterielle Hypertonie
Engl. Begriff: Primary Arterial Hypertension

Praxisfall

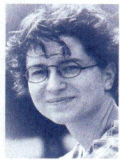

Bei Frau Hampe, 27 Jahre alt, wird anlässlich einer Einstellungsuntersuchung ein Blutdruck von 180/120 mmHg gemessen. Subjektive Beschwerden bestehen nicht. Die Familienanamnese ist leer. Bei 1,71 m Körpergröße wiegt Frau Hampe 65 kg.

Bei der **Untersuchung** findet sich ein Blutdruck von 192/118 mmHg. Die Auskultation des Abdomens zeigt ein pulssynchrones Strömungsgeräusch in der linken Flanke.

In der anschließenden **Diagnostik** ergibt sich sonographisch eine verkleinerte Niere links. Der Urinstatus ist unauffällig, das Serumkreatinin beträgt 0,9 mg/dl. Die farbkodierte Duplexsonographie der Nierenarterien zeigt eine **hochgradige Nierenarterienstenose** links. Angiographisch bietet sich der Befund einer **fibromuskulären Dysplasie.** Die Ballondilatation der Stenose führt zu einem befriedigenden Ergebnis. Im weiteren Verlauf sinkt der Blutdruck bis auf Werte im Bereich von 140/80 mmHg ab. Eine medikamentöse antihypertensive Therapie ist nicht erforderlich (Frau Hampe kommt auch in Kap. 9.1.9 vor).

Definition Entsprechend der jüngsten WHO/ISH-Definition liegt bei Blutdruckwerten von **140 mmHg systolisch und/oder 90 mmHg diastolisch** eine arterielle Hypertonie vor (Tab. 7.1). Eine isolierte systolische Hypertonie liegt vor, wenn der systolische Blutdruck ≥ 140 mmHg beträgt, der diastolische Blutdruck aber unter 90 mmHg liegt. Die genannten Definitionen gehen von den **Ruheblutdruckwerten im Sitzen oder Liegen** aus. Eine einmalige Blutdruckerhöhung ist für die Diagnose einer arteriellen Hypertonie nicht ausreichend. Die genannten Werte müssen vielmehr **bei mehrfachen Messungen** erhoben werden.

Epidemiologie Die Verteilung der Blutdruckwerte in der Bevölkerung ist in Abbildung 7.1 dargestellt. In der westlichen Welt leiden etwa 15–20 % der erwachsenen Bevölkerung an einer arteriellen Hypertonie.

Die Verteilung der Blutdruckwerte in der Bevölkerung entspricht in etwa einer schiefen Normalverteilung.

Die Blutdruckwerte nehmen statistisch mit dem Alter zu. Insbesondere die systolische Hypertonie ist eine Erkrankung des höheren Alters. Ferner steigt der Blutdruck in der Regel mit zunehmendem Körpergewicht. Bei Männern sind die Blutdruckwerte im statistischen Mittel höher als bei Frauen.

Ätiologie/Pathogenese

Primäre Hypertonie In etwa 90 % der Fälle kann mit den heutigen diagnostischen Methoden keine Ursache der Hypertonie gefunden werden. In diesen Fällen spricht man

Tab. 7.1 Definition und Klassifikation von Blutdruckbereichen in mmHg (WHO/ISH Guidelines Subcommittee, 1999). Wenn systolischer und diastolischer Blutdruck bei einem Patienten in unterschiedliche Klassen fallen, sollte die höhere Klasse Anwendung finden.

Klassifikation	Systolisch (mmHg)	Diastolisch (mmHg)
Optimal	< 120	< 80
Normal	< 130	< 85
„Noch" normal	130–139	85–89
Milde Hypertonie (Schweregrad 1) Untergruppe Grenzwerthypertonie	140–159 140–149	90–99 90–94
Mittelschwere Hypertonie (Schweregrad 2)	160–179	100–109
Schwere Hypertonie (Schweregrad 3)	> 180	> 110
Isolierte systolische Hypertonie Untergruppe systolische Grenzwerthypertonie	> 140 140–149	< 90 < 90

Hypertonie und Hypotonie

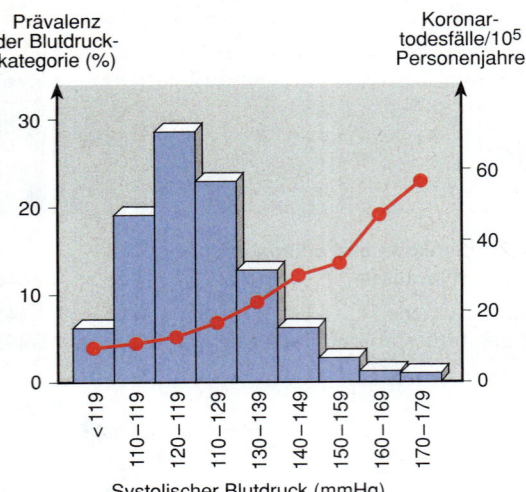

Abb. 7.1 Verteilung der Blutdruckwerte und der KHK-Sterberate in der Bevölkerung. Die Linie zeigt die KHK-Todesfälle pro 10 000 Patientenjahre, die Säulen zeigen die Prävalenz der jeweiligen Kategorie des systolischen Blutdrucks (Stamler et al., 1993). Das KHK-Mortalitätsrisiko steigt kontinuierlich mit zunehmendem Blutdruck, es gibt keinen Schwellenwert und auch keinen optimalen Blutdruck, unterhalb dessen das Risiko wieder sinkt.

von **primärer** oder **essentieller Hypertonie**. Es ist nicht klar, ob es lediglich eine Ursache der primären Hypertonie gibt oder ob dieser Begriff ein „Sammeltopf" für mehrere unterschiedliche ätiologische Faktoren ist, die bislang nicht unterschieden werden können.

Für die Pathogenese der essentiellen Hypertonie ist die Erhöhung des peripheren arteriellen Gefäßwiderstandes entscheidend. Die Gründe für den gesteigerten Gefäßwiderstand sind allerdings bislang unklar.

Die essentielle Hypertonie ist häufig mit den übrigen Symptomen des sog. **metabolischen Syndroms** verbunden, wie Adipositas, Fettstoffwechselstörungen und gestörte Glukosetoleranz. Ein wichtiger pathogenetischer Faktor des metabolischen Syndroms ist die Insulinresistenz. Es ist aber völlig offen, ob es zwischen der Insulinresistenz und der primären Hypertonie kausale Zusammenhänge gibt.

Zumindest in einem Teil der Fälle trägt eine **erhöhte Kochsalzzufuhr** zur Blutdrucksteigerung bei. Große epidemiologische Studien zeigen einen signifikanten Zusammenhang zwischen Kochsalzkonsum und Blutdruckhöhe.

Die **obstruktive Schlafapnoe** ist bei etwa einem Drittel der Patienten mit essentieller Hypertonie vorhanden. Ob dies allerdings eine rein statistische Assoziation ist oder einen kausalen Zusammenhang widerspiegelt, ist noch offen. Folgender kausaler Zusammenhang ist denkbar: Bei der obstruktiven Schlafapnoe ist das sympathische Nervensystem deutlich stimuliert. Durch diese Überaktivität des Sympathikus kann es zu temporären oder längerfristigen Blutdrucksteigerungen kommen.

Eindeutige Hinweise gibt es auf eine **genetische Komponente**: Studien an Zwillingen haben ergeben, dass die genetischen und die erworbenen Faktoren jeweils etwa zu 50 % für den erhöhten Blutdruck von Hypertoniepatienten verantwortlich sind. Aufgrund der Blutdruckverteilung in der Bevölkerung ist auch klar, dass die essentielle Hypertonie, soweit sie genetisch verursacht ist, nicht entsprechend einem Mendel'schen Erbgang übertragen wird, sondern vielmehr eine polygenetische Erkrankung ist. Für die Pathogenese der essentiellen Hypertonie potentiell relevante Genpolymorphismen sind z. B.:

- 11β-Hydroxysteroid-Dehydrogenase
- Amilorid-sensitiver Natriumkanal (ENaC)
- Prostazyklin-Synthase
- β-Rezeptoren
- AT_1-Rezeptor
- Angiotensinogen
- α-Adducin
- IGF-1
- Renin

Man muss dabei aber im Auge behalten, dass Polymorphismen der einzelnen Gene allenfalls einen geringen Beitrag zur Blutdruckhöhe leisten.

Hinweise dafür, dass einige der genannten Gene tatsächlich an der Entstehung der primären Hypertonie beteiligt sind, ergeben sich aus folgenden Beobachtungen: Man kennt seltene Mutationen einzelner dieser sog. Kandidatengene. Diese Mutationen haben eine Hypertonie zur Folge, die aufgrund der gestörten Funktion des Genprodukts erklärt werden kann. Beispiele hierfür sind:

- **Liddle-Syndrom:**
  Hier liegt eine autosomal-dominante Mutation der regulatorischen Untereinheiten des Amilorid-sensitiven Natriumkanals (ENaC) vor, der u. a. an den Epithelzellen des distalen Tubulus exprimiert ist. Die Mutation verhindert, dass die Kanalproteine normal internalisiert werden. Daher ist die Zahl der Kanäle an der Zelloberfläche pathologisch gesteigert. Durch diese Mutation ist die Natriumrückresorption gesteigert, die Steuerung der Rückresorption über die Aldosteronsekretion ist gestört. Aus einer gesteigerten Kochsalz- und Volumenretention resultiert eine Hypertonie.

- **Apparenter Mineralokortikoidexzess:**
  Hier liegt eine autosomal-rezessive Mutation der 11β-Hydroxysteroid-Dehydrogenase vor, wodurch das Enzym in seiner Aktivität deutlich gemindert ist. Das Enzym wandelt Cortisol zu Cortison um. Cortison hat eine wesentlich geringere Affinität zum Mineralokortikoidrezeptor als das Cortisol. Daher spielt dieses Enzym auch eine wichtige Rolle in der Regulation der Mineralokortikoidwirkungen: Sein Ausfall lässt die Konzentration von Cortisol ansteigen. Cortisol hat eine ähnliche Affinität zum Mineralokortikoidrezeptor wie das Aldosteron. Dadurch ist bei diesem Krankheitsbild die Mineralokortikoidwirkung bedeutend gesteigert. Es entsteht ein ähnliches klinisches Bild wie beim primären Hyperaldosteronismus.

Die oben genannten Beispiele für **renale** und **hormonale** Mechanismen kommen nur in sehr wenigen Fällen vor. Die Bedeutung für das Verständnis der essentiellen Hypertonie liegt möglicherweise darin, dass analoge, wenn auch weniger ausgeprägte Veränderungen auch durch Polymorphismen der betreffenden Gene auftreten können. Solche Polymorphismen kommen in der Bevölkerung wesentlich häufiger vor als die geschilderten seltenen Mutationen, haben aber keine so drastischen Auswirkungen auf die Funktion des Enzyms bzw. Kanals.

7.1 Primäre arterielle Hypertonie

Eine weitere grundsätzliche Möglichkeit, die Pathogenese der essentiellen Hypertonie zu erklären, liegt in **Veränderungen der Gefäßwand**: Sowohl die glatte **Gefäßmuskulatur** als auch das **Endothel** der arteriellen Gefäßwand können bei der essentiellen Hypertonie so verändert sein, dass ein erhöhter Gefäßtonus resultiert. Folgende Überlegungen sollen verdeutlichen, welche grundsätzlichen Mechanismen im Bereich der Gefäßwand in Betracht kommen:

Der Tonus der Gefäßmuskulatur wird u. a. durch die zytoplasmatische freie Kalziumkonzentration reguliert. Diese Zusammenhänge legen die Folgerung nahe, dass Veränderungen, die das freie zytoplasmatische Kalzium steigern, auch zur Hypertonie prädisponieren, während umgekehrt alle Mechanismen, die das freie zytoplasmatische Kalzium senken, einer Hypertonie entgegenwirken.

Folgende Mechanismen sind auf der Basis dieser Überlegungen geeignet, eine Hypertonie hervorzurufen:
- ein gesteigerter Kalziumeinstrom über die Zellmembran: Dieser kann z. B. durch L-Typ-Kalziumkanäle oder über unselektive Kationenkanäle wie z. B. die Trp-Kanäle zustande kommen.
- eine verminderte Kalziumaufnahme in intrazelluläre Organellen wie z. B. das endoplasmatische Retikulum: Diese entsteht z. B. durch eine verminderte Aktivität der sarkoplasmatischen/endoplasmatischen Kalzium-ATPase.
- ein verminderter Auswärtstransport von intrazellulärem Kalzium: Dieser kann z. B. durch eine verminderte Aktivität der Kalzium-ATPase in der Zellmembran ausgelöst werden.

Die genannten Mechanismen sind experimentell in zahlreichen Studien mit einem gesteigerten Gefäßtonus in Verbindung gebracht worden. Für die essentielle Hypertonie beim Menschen fehlen allerdings bislang eindeutige Hinweise, dass diese Mechanismen in der Pathogenese der Hypertonie wichtig sind.

Das **Endothel** ist nicht nur die Auskleidung der Gefäßinnenseite, sondern auch ein für die Kreislaufregulation eminent wichtiges endokrines Organ. Die Endothelzelle produziert u. a. das für die Gefäßregulation so wichtige NO, aber auch Arachidonsäurederivate wie die Prostaglandine oder Vasokonstriktoren wie das Endothelin. Diese wenigen Beispiele mögen ausreichen, um die Rolle des Endothels bei der Regulation der Durchblutung zu verdeutlichen. Vor diesem Hintergrund liegt es nahe, dass eine endotheliale Fehlsteuerung des Gefäßtonus auch für die Entstehung der essentiellen Hypertonie bedeutsam sein könnte. In diesem Zusammenhang wurde u. a. eine verminderte NO-Produktion durch das Endothel diskutiert. Eine solche **endotheliale Dysfunktion** resultiert in einer verminderten endothelgesteuerten Vasodilatation. Eine endotheliale Dysfunktion wurde vor allem in arteriosklerotischen Gefäßen sowie bei Fettstoffwechselstörungen belegt. Bei der primären Hypertonie lässt sich eine endotheliale Dysfunktion aber nicht konstant nachweisen. Wenn sie nachweisbar ist, kann sie auch als Folge einer beginnenden Arteriosklerose gedeutet werden. Daher ist gegenwärtig auch eine endotheliale Dysfunktion nicht als ein für die primäre Hypertonie entscheidender Mechanismus anzusehen.

Eine Übersicht über die zahlreichen diskutierten Hypothesen zur Hypertonieentstehung wäre nicht vollständig, ohne das **sympathische Nervensystem** zu erwähnen. Für eine gesteigerte Aktivität des sympathischen Nervensystems sind zahlreiche Hinweise bei der primären Hypertonie erhoben worden. Es ist dennoch bislang nicht gelungen, eindeutige Veränderungen des Sympathikus zu definieren, die einer essentiellen Hypertonie zugrunde liegen können.

Sekundäre Hypertonie Daneben kommen seltener die sog. **sekundären Hypertonieformen** vor. Bei den sekundären Hypertonieformen (Tab. 7.2) ist die zugrunde liegende Ursache bekannt.

Symptome Die primäre Hypertonie ist in vielen Fällen **asymptomatisch**. Ob Symptome auftreten oder nicht, korreliert häufig nicht mit der absoluten Höhe des Blutdrucks, sondern u. a. mit der Geschwindigkeit der Hochdruckentwicklung. Symptome wie Kopfschmerzen, Benommenheit oder Nasenbluten sind zudem unspezifisch.

Tab. 7.2 Ursachen einer sekundären Hypertonie.

Entstehungs-mechanismus	Krankheitsbilder
Renovaskulär	Nierenarterienstenose - Fibromuskulär - Arteriosklerotisch
Renoparenchymatös	Nierenparenchymerkrankungen, wie z. B. Glomerulonephritiden, interstitielle Nephritiden, Zystennieren, diabetische Nephropathie u. a.
Katecholaminexzess	- Phäochromozytom - „Entzügelungshochdruck" bei autonomer Neuropathie (Porphyrie, Bleivergiftung) - Exogen: Sympathomimetika (Amphetamine, Cocain, Antihypotonika)
Mineralocorticoidexzess, Glucocorticoidexzess	- Conn-Syndrom (einseitiges Adenom oder bilaterale Hyperplasie) - Cushing-Syndrom (zentral, peripher) - Salz retinierender Typ des adrenogenitalen Syndroms (sehr selten) - Lakritzabusus („Pseudoaldosteronismus", Glyzyrrhizinsäure hemmt die 11β-Hydroxysteroid-Dehydrogenase, Mechanismus s. unter Liddle-Syndrom) - Einnahme von Steroiden
PTH-Exzess	Primärer Hyperparathyreoidismus: Hypertonie nicht obligat, aber vermehrt auftretend
T_3/T_4-Exzess	Hyperthyreose: meist isolierte systolische Hypertonie mit erhöhter Blutdruckamplitude
mechanisch	Aortenisthmusstenose

Hypertonie und Hypotonie

Akute Symptome:
- **Dyspnoe** durch akute Linksherzinsuffizienz, ggf. mit Lungenödem,
- **pektanginöse Beschwerden:** Bei arterieller Hypertonie arbeitet der linke Ventrikel gegen einen vermehrten Druck. Die Wandspannung des Ventrikels steigt daher, und die Füllung der Koronararterien ist erschwert. Dies kann pektanginöse Beschwerden auch dann auslösen, wenn keine stenosierenden Veränderungen der Koronararterien selbst vorliegen. Vor allem bei krisenhaften Blutdruckanstiegen sind daher pektanginöse Beschwerden nicht selten,
- **akute Linksherzinsuffizienz,** ggf. mit Lungenödem,
- **Oligo-/Anurie** bei akutem Nierenversagen,
- **mikroangiopathische hämolytische Anämie** infolge einer akuten Endothelschädigung,
- **dissezierendes Aortenaneurysma** mit typischer Schmerzsymptomatik und ggf. Ruptur,
- **Sehstörungen** bis hin zur Erblindung durch **hypertensive Retinopathie,**
- **Symptome des Hirnödems:** Wenn die Autoregulation der zerebralen Durchblutung versagt, kommt es zu einer **hypertensiven Enzephalopathie.** Infolge der gesteigerten Ultrafiltration tritt vermehrt Flüssigkeit aus dem Kapillarbett in das Interstitium über, dies löst ein Hirnödem aus,
- **Zerebrale Ausfallserscheinungen** durch **Ruptur einer der Hirnarterien,** gelegentlich auch bei gleichzeitigem Vorliegen eines Aneurysmas.

Diagnostik Die Diagnose einer essentiellen Hypertonie betrachtet man als Ausschlussdiagnose. Man kann sie erst dann stellen, wenn die oben erwähnten Ursachen sekundärer Hypertonieformen ausgeschlossen sind. Wenn man jedoch bedenkt, dass 15–20 % der erwachsenen Bevölkerung eine solche Hypertoniediagnostik erhalten müssten, aber nur bei 10 % von ihnen eine sekundäre Hypertonie vorliegt, ist eine komplette Ausschlussdiagnostik, die teuer ist und invasive Untersuchungen beinhaltet, nicht generell zu empfehlen.

Folgende grundsätzliche Strategie wird deshalb bei der Hypertoniediagnostik angewandt:
- Jeder Hypertoniepatient sollte eine **Basisdiagnostik** bekommen, die kosteneffektiv und leicht durchführbar ist.
- Eine kleine Zahl von Hypertoniepatienten sollte eine **weitergehende Diagnostik** erhalten, die für den kompletten und sicheren Ausschluss sekundärer Ursachen geeignet ist. Diese weitergehende Diagnostik ist bei folgenden Patienten mit Hypertonie sinnvoll:
  – bei vorhandenen basisdiagnostischen Hinweisen auf eine sekundäre Hypertonie,
  – bei schwerer, insbesondere maligner Hypertonie,
  – bei Therapieresistenz im weiteren Verlauf,
  – bei dauerhaften Blutdruckanstiegen nach längerer Zeit einer guten Einstellung,
  – bei plötzlich auftretendem Hochdruck.

Basisdiagnostik Die Basisdiagnostik der Hypertonie beinhaltet zunächst die **Anamnese** und **körperliche Untersuchung.**

Wichtig ist hierbei insbesondere die Familienanamnese, da bei essentieller Hypertonie häufig eine familiäre Belastung vorliegt. Ferner ist die Medikamentenanamnese wichtig, da eine Reihe von Substanzen eine Hypertonie verursachen kann. Auch andere kardiovaskuläre Risikofaktoren sind anamnestisch sorgfältig zu erheben, Blutdruckkrisen können anamnestisch ein Hinweis auf z. B. ein Phäochromozytom sein.

Technik der Blutdruckmessung
- Messung nach 5 min Ruhe in ruhiger Umgebung
- Standardmanschette: Gummiteil 12–13 cm Breite × 24 cm Länge, bei Oberarmumfang von > 32 cm eine breitere, für Kinder eine schmalere Manschette verwenden
- während der Messung Manschette auf Herzhöhe, auch bei Unterarmmessgeräten: 2–3 mmHg/s bzw. pro Herzschlag ablassen
- systolischer Blutdruck: Manschettendruck beim ersten Korotkow-Geräusch (pulssynchrones Geräusch, das distal der Blutdruckmanschette über der komprimierten Arterie zu auskultieren ist, wenn der Manschettendruck zwischen systolischem und diastolischem Blutdruck liegt), diastolischer Blutdruck: Manschettendruck beim Verschwinden des Korotkow-Geräusches (Phase V)
- kein Auf- oder Abrunden auf 5 mmHg
- erstmalige Messung immer an beiden Armen
- zwischen aufeinander folgenden Messungen wenigstens 1 min Pause
- auch Blutdruck im Stehen messen, speziell bei Älteren, Diabetikern und bei Hinweisen auf orthostatische Hypotonie
- RR direkt nach dem Aufstehen messen

Bei der körperlichen Untersuchung ist auf abdominelle Strömungsgeräusche als Hinweis auf eine renovaskuläre Hypertonie zu achten, daneben ist der gesamte Gefäßstatus zu erheben. Beim jüngeren Patienten sind fehlende Fußpulse ein Hinweis auf eine Aortenisthmusstenose.

Im **Labor** sind ein Urinstatus, ein Serum-Kreatinin und ein Serum-Kalium zwingend erforderlich. Es ist aber auch sinnvoll, nicht nur die Hypertonie zu beachten, sondern die gesamte Konstellation der Risikofaktoren. Daher sollten bei der Basisuntersuchung auch Cholesterin und Glukose bestimmt werden. Bei älteren Patienten kann es sinnvoll sein, auch das TSH und Serum-Kalzium zu bestimmen, da eine Hyperthyreose und auch ein primärer Hyperparathyreoidismus oligosymptomatisch verlaufen können.

Sinnvolle **apparative Untersuchungen** sind EKG, Röntgen-Thoraxaufnahme und Abdomen-Sonographie, Letztere besonders im Hinblick auf die Nieren, Nebennieren und großen Gefäße.

Weiterführende Diagnostik Die weiterführende Diagnostik erfordert in der Regel folgende Untersuchungen:
- Messung der **Katecholamine,** ggf. auch der **Metanephrine** im 24-h-Urin zum Ausschluss eines Phäochromozytoms,
- Messung der **Plasma-Renin-Aktivität** und **Aldosteronkonzentration** zum Ausschluss eines primären Hyperaldosteronismus,

7.1 Primäre arterielle Hypertonie

- **digitale Subtraktionsangiographie** zum Ausschluss einer renovaskulären Hypertonie infolge einer Nierenarterienstenose,
- bei klinischem Verdacht (äußerer Habitus) **Dexamethason-Suppressionstest** zum Ausschluss eines Cushing-Syndroms,
- bei Hinweisen auf eine Nierenparenchymerkrankung in Urinstatus, Sonographie oder den Serumwerten der harnpflichtigen Substanzen ist eine **weitere nephrologische Diagnostik** erforderlich, unter Umständen auch mit Sicherung der histologischen Diagnose durch Nierenbiopsie.

Von den genannten sekundären Hypertonieformen ist die **renovaskuläre Hypertonie** die häufigste. Allerdings ist die digitale Subtraktionsangiographie eine invasive, für den Patienten unter Umständen belastende oder risikoreiche Untersuchung. Ein völlig zufrieden stellendes, nichtinvasives Screening für die renovaskuläre Hypertonie gibt es bislang nicht. Tabelle 7.3 fasst die Vor- und Nachteile der einzelnen nichtinvasiven Verfahren zusammen.

Tab. 7.3 Nichtinvasive Verfahren zum Screening auf renovaskuläre Hypertonie.

Verfahren	Probleme
Farb-Doppler-Ultraschall	Aussagekraft abhängig von der Untersucherqualität und Beschallbarkeit des Patienten, schwieriger bei Stenosen in akzessorischen Nierengefäßen
Kernspinangiographie	Teuer, nicht generell verfügbar
Seitengetrennte Perfusionsszintigraphie mit Captopril-Test	Doppelseitige Nierenarterienstenosen werden übersehen Radioaktive Belastung
Spiral-CT	Strahlenbelastung Nicht generell verfügbar
Captopril-Test	Ohne Bildgebung unzureichende Sensitivität

Differentialdiagnose Die Differentialdiagnose der primären Hypertonie umfasst alle in Tabelle 7.2 aufgeführten Ursachen für sekundäre Hypertonieformen.

Zur sicheren Diagnose einer essentiellen Hypertonie muss in bestimmten Fällen noch eine weitere Alternative ausgeschlossen werden, die sog. **Weißkittelhypertonie**. Hierunter versteht man erhöhte Praxis- bzw. Gelegenheitsblutdruckwerte im Gegensatz zu normalen Blutdruckwerten bei häuslichen Messungen oder einer kontinuierlichen ambulanten 24-h-Blutdruckmessung. Diese Weißkittelhypertonie ist gewissermaßen ein diagnostisches Artefakt. Die Bezeichnung wurde gewählt, weil offensichtlich die situationsbedingte Anspannung des Patienten bei der Messung in Praxis oder Klinik erhöhte Blutdruckwerte auslöst.

Eine Weißkittelhypertonie ist anzunehmen, wenn der Betreffende zu Hause normale Blutdruckwerte misst, aber auch, wenn das Fehlen von Endorganschäden (Herzhypertrophie, Augenhintergrundveränderungen) im Gegensatz zur scheinbaren Schwere und Dauer der Blutdruckerhöhung steht.

Die 24-h-Blutdruckmessung ist die sicherste Methode, um eine Weißkittelhypertonie aufzudecken. Bei dieser Messung gelten andere Grenzwerte als für den Gelegenheits- bzw. Praxisblutdruck. Innerhalb des 24-h-Zeitraums ist der Blutdruck in der Regel während des Tages höher als in der Nacht. Der Zeitraum des Tages ist bei den meisten Patienten mit primärer Hypertonie für die Beurteilung wichtiger als die Nachtphase. Als oberer Grenzwert für den Tagesmittelwert werden gegenwärtig 135/85 mmHg angesehen.

Therapie Im Gegensatz zu den sekundären Hypertonieformen, die zum Teil auch kausal behandelt werden können, ist die Therapie der primären Hypertonie bislang symptomatisch.

Der Therapie einer Hypertonie sollte immer die oben genannte Basisdiagnostik vorausgehen. Nur in wenigen, oben näher ausgeführten Fällen ist es notwendig, vor einer symptomatischen Therapie, wie sie für die essentielle Hypertonie angebracht ist, eine sekundäre Hypertonie mit größtmöglicher Sicherheit auszuschließen.

Zielblutdruck Bei Patienten mit unkomplizierter essentieller Hypertonie sollte der Blutdruck **unter 140/90 mmHg** gesenkt werden. Bei Hypertoniepatienten mit Diabetes mellitus hat sich gezeigt, dass durch eine schärfere Einstellung des Blutdrucks Endorganschäden besser verhindert werden können. Bei diesen Patienten sollte der Blutdruck unter 135/85 mmHg gesenkt werden, falls machbar und vom Patienten toleriert, auch unter 130/80 mmHg. Ähnlich sollte man auch bei Hypertoniepatienten mit nicht diabetisch bedingter Niereninsuffizienz den Blutdruck besonders scharf einstellen, um die Progression der Niereninsuffizienz zu vermeiden oder zu verlangsamen.

Nichtmedikamentöse Therapie Bei milder arterieller Hypertonie beginnt man zunächst eine nichtmedikamentöse Therapie:
- Gewichtsabnahme bei Übergewicht
- Senkung des Alkoholkonsums auf unter 30 g/d
- Senkung der Kochsalzzufuhr möglichst auf 4–6 g (ca. 100 mmol) pro Tag
- körperliches Training durch Ausdauersportarten.

Falls die Hypertonie zusammen mit einer obstruktiven Schlafapnoe auftritt, gehört auch die adäquate Therapie dieser Erkrankung zu den nichtmedikamentösen Therapieoptionen.

Medikamentöse Therapie Wenn die nichtmedikamentöse Therapie nicht ausreicht oder wenn von vornherein anzunehmen ist, dass eine medikamentöse Therapie notwendig wird, z.B. bei einer schweren Hypertonie oder bereits eingetretenen Endorganschäden, können folgende Medikamente als **Monotherapie** angewandt werden:

Hypertonie und Hypotonie

- Diuretika
- Betablocker
- ACE-Hemmer
- Kalziumantagonisten

Wir wissen aus großen epidemiologischen Untersuchungen, dass eine arterielle Hypertonie besonders dann schwerwiegende arteriosklerotische Schäden verursacht, wenn weitere Risikofaktoren einer Arteriosklerose wie Fettstoffwechselstörungen oder Rauchen vorhanden sind. Da die direkten Symptome und Komplikationen der Hypertonie quantitativ bei weitem nicht so relevant sind wie die Schäden, die durch arteriosklerotische Folgeschäden entstehen, spielt also für die Entscheidung, wie dringlich eine medikamentöse Therapie ist, nicht nur die Höhe des Blutdrucks eine Rolle, sondern die gesamte Konstellation der Risikofaktoren für Arteriosklerose beim individuellen Patienten. Besonders das gleichzeitige Auftreten von Hypertonie und Diabetes mellitus ist nahezu immer eine Indikation zur medikamentösen Therapie.

Tabelle 7.4 zeigt eine Zusammenfassung der Differentialtherapie für die wichtigsten Antihypertensiva.

Die größten Erfahrungen bestehen mit Diuretika und Betablockern. Ihre lebensverlängernde Wirkung beim Hypertoniepatienten ist zweifelsfrei nachgewiesen. Auch die erst später entwickelten ACE-Hemmer und Kalziumantagonisten haben offenbar einen ähnlichen günstigen Effekt. Bei gleichzeitig bestehendem Diabetes mellitus sind die ACE-Hemmer offenbar noch besser als die anderen Substanzgruppen geeignet, Endorganschäden zu verhindern. Kalziumantagonisten sind bei Herzinsuffizienz sowie koronarer Herzerkrankung wahrscheinlich weniger günstig als die anderen drei genannten Gruppen. Diuretika, Betablocker und ACE-Hemmer sind bei Herzinsuffizienz besonders geeignet. Wenn eine koronare Herzerkrankung gleichzeitig mit der Hypertonie vorliegt, sind Betablocker und ACE-Hemmer sinnvolle Medikamente.

Für die Differentialtherapie mit **Diuretika** ist praktisch wichtig, dass bei einer glomerulären Filtrationsrate von unter 30 ml/min Thiazide ihre Wirkung verlieren und daher Schleifendiuretika vorzuziehen sind. Kalium sparende Diuretika sollten bei eingeschränkter Nierenfunktion grundsätzlich nicht angewandt werden. **ACE-Hemmer** können zusammen mit Kalium sparenden Diuretika das Risiko einer Hyperkaliämie erhöhen. ACE-Hemmer können bei renovaskulärer Hypertonie oder eingeschränkter Nierenfunktion die glomeruläre Filtration (weiter) vermindern. Daher sollte unter ACE-Hemmern die Nierenfunktion nach Therapieeinleitung kontrolliert werden. Ein Anstieg des Kreatinins um mehr als 20 % des Ausgangswertes legt den Verdacht auf eine renovaskuläre Hypertonie nahe.

Hypertoniepatienten sprechen sehr unterschiedlich auf die einzelnen Antihypertensiva an. Alle Versuche, das Ansprechen auf bestimmte Substanzgruppen anhand bestimmter Kriterien vorher abzuschätzen, haben sich nicht bewährt. Häufig sprechen daher Patienten auf eine der genannten Monotherapien nicht oder nicht ausreichend an, auch wenn man den Rahmen der Dosierung voll ausschöpft. In diesem Fall gibt es zwei therapeutische Alternativen: Entweder wechselt man auf eine Monotherapie mit einer anderen Substanzgruppe, oder man fügt ein weiteres Antihypertensivum dazu. Eine solche **Kombinationstherapie** ist in vielen Fällen einer schweren Hypertonie notwendig. Speziell bei zusätzlich vorliegendem Diabetes mellitus und vor allem bei beginnender diabetischer Nephropathie muss man in der Regel mehrere Antihypertensiva kombinieren, um den hier geforderten besonders niedrigen Zielblutdruck zu erreichen. Die Patienten mit unkomplizierter essentieller Hypertonie lassen sich zu über 90 % mit einer medikamentösen Dreifachkombination einstellen. Erweist sich die medikamentöse Einstellung als schwierig, helfen zusätzlich die oben genannten nichtmedikamentösen Maßnahmen meist weiter.

Tab. 7.4 Medikamentöse Differentialtherapie der arteriellen Hypertonie: Kontraindikationen und bevorzugte Indikationen der Pharmaka erster Wahl.

Medikament	Kontraindikationen	Bevorzugte Indikationen
Diuretika	–	Ältere Patienten (> 65 Jahre) Herzinsuffizienz Niereninsuffizienz
β-Blocker	Obstruktive Lungenerkrankungen Periphere arterielle Verschlusskrankheit	KHK Herzinsuffizienz
ACE-Hemmer	Doppelseitige Nierenarterienstenose Nierenarterienstenose bei funktioneller Einzelniere Höhergradige Aortenstenose Schwangerschaft Höhergradige Niereninsuffizienz (GFR < 20 ml/min)	Herzinsuffizienz Z.n. Herzinfarkt Diabetes mellitus Niereninsuffizienz
Kalziumantagonisten	Instabile Angina pectoris Z.n. Herzinfarkt (6 Monate) Herzinsuffizienz Verapamil-/Diltiazem-Typ: zusammen mit β-Blockern vermeiden	Raynaud-Syndrom

Wenn eine medikamentöse Dreifachkombination den Blutdruck nicht ausreichend senkt, spricht man von **therapieresistenter Hypertonie**. Mit den genannten Medikamenten lassen sich die meisten Hypertoniepatienten befriedigend einstellen. Gründe für eine Therapieresistenz sind u. a.:
- eine bislang nicht erkannte sekundäre Hypertonieform,
- eine mangelhafte Compliance, d. h. Einnahmetreue des Patienten,
- eine obstruktive Schlafapnoe,
- die gleichzeitige Einnahme blutdrucksteigernder Medikamente, wie z. B. nichtsteroidale Antirheumatika (Kochsalzretention) oder Sympathomimetika.

Bevor man von einer therapieresistenten Hypertonie ausgeht, sollte in jedem Fall ein Diuretikum der Medikamentenkombination hinzugefügt werden.

In den seltenen Fällen einer echten Therapieresistenz (man schätzt sie auf 2–5 % der Patienten mit essentieller Hypertonie) kommen u. a. folgende weitere Substanzen für die Behandlung in Betracht:
- Hemmstoffe des zentralen Sympathikus (z. B. Clonidin, α-Methyldopa)
- $α_1$-Blocker (z. B. Doxazosin)
- Kaliumkanalöffner (Minoxidil, eines der am stärksten wirksamen Antihypertensiva; Diaxozid)
- direkte Vasodilatatoren (z. B. Dihydralazin)

Diese Medikamente sollten als Monotherapie keine Verwendung finden und auch als Kombinationspartner nur in ausgewählten Fällen angewandt werden, weil sie eine Kochsalz- und Wasserretention bewirken, ferner – im Fall der zentralen Sympathikusblocker – weil sie eine erhebliche Sedierung hervorrufen. Beim dissezierenden Aortenaneurysma sollten keine Medikamente gegeben werden, die als reine Vasodilatatoren die Blutdruckamplitude steigern, wie Dihydralazin. Die vermehrten Gefäßpulsationen können eine Ruptur begünstigen.

Dauer der Therapie Die Therapie einer primären Hypertonie sollte in der Regel langfristig erfolgen, da es sich um eine chronische Erkrankung handelt. Es ist aber nicht immer automatisch von einer lebenslangen Therapie auszugehen. Bei guter Einstellung und geringem Medikamentenbedarf können die Medikamente auch unter entsprechender Kontrolle probeweise abgesetzt werden, speziell wenn aufgrund zwischenzeitlich günstigerer Rahmenbedingungen (deutliche Gewichtsreduktion, Absetzen blutdrucksteigernder Medikamente, ausreichende Behandlung einer obstruktiven Schlafapnoe) von einer relevanten Senkung zuvor erhöhter Blutdruckwerte auszugehen ist.

Therapeutische Probleme in speziellen Situationen: hypertensive Krise Diese erfordert nur dann eine sofortige Notfalltherapie unter stationären, ggf. intensivmedizinischen Bedingungen, wenn der akute krisenhafte Blutdruckanstieg zu Organkomplikationen wie Lungenödem, Niereninsuffizienz, hypertensiver Enzephalopathie oder Retinopathie geführt hat oder eine Myokardischämie mit pektanginösen Beschwerden auslöst. Das Auftreten einer solche Symptomatik hängt nicht streng von der absoluten Höhe des Blutdrucks ab. Speziell bei Kindern und Jugendlichen findet man auch bei weniger ausgeprägten Blutdruckanstiegen bereits schwere Symptome im Gegensatz zu Erwachsenen, die eine länger dauernde Hypertonie aufweisen. Wenn ein krisenhafter Blutdruckanstieg mit den genannten Symptomen einhergeht, sind eine sofortige Notfalltherapie und stationäre Einweisung notwendig. Bei Blutdruckanstiegen ohne diese Symptome genügt meistens eine Intensivierung der ambulanten oralen antihypertensiven Therapie.

Für die Notfallbehandlung einer hypertensiven Krise eignen sich im ambulanten Bereich Nitroglyzerin sublingual, wenn das nicht hilft, auch Clonidin subkutan. Gegen die ebenfalls wirksame Gabe von Nifedipin oral sind Bedenken laut geworden, weil hierdurch eine koronare Herzerkrankung manifest werden kann.

Bei der stationären Notfallbehandlung kann als intravenöses Medikament Urapidil angewandt werden, wenn das nicht hilft, auch Diazoxid oder selten unter intensivmedizinischen Bedingungen Nitroprussidnatrium.

Hypertonie in der Schwangerschaft (s. Kap. 5.13) Wenige Medikamente können ohne ein vermehrtes Risiko teratogener Schäden gegeben werden. Diese sind α-Methyldopa sowie kardioselektive Betablocker. Die Kardioselektivität ist bei Schwangerschaft wesentlich, um vermehrten Uteruskontraktionen vorzubeugen. In der Akutbehandlung kann Dihydralazin gegeben werden. Diuretika sind zwar nicht teratogen, vermindern aber die uteroplazentare Durchblutung und können dadurch den Fetus schädigen.

Verlauf und Prognose Die arterielle Hypertonie verkürzt die Lebenserwartung vor allem aufgrund ihrer arteriosklerotischen Folgeschäden. Hier spielen wiederum die koronare Herzerkrankung und die zerebrovaskuläre Insuffizienz eine wesentliche Rolle. Mit steigenden systolischen und diastolischen Blutdruckwerten nimmt die Mortalität gegenüber der Normotonie deutlich zu. Eine adäquate Therapie vermag diese Prognose erheblich zu verbessern.

Komplikationen Im chronischen Verlauf beeinträchtigt die Hypertonie verschiedene Organfunktionen. So vermindert ein länger bestehender erhöhter Blutdruck die Funktion des Herzmuskels. Grund der Schädigung ist die chronische Druckbelastung. In ähnlicher Weise schädigt der erhöhte Druck in der Niere auch die Glomeruli. Endorganschäden als direkte Folge des erhöhten Blutdrucks sind daher die **Herzinsuffizienz** infolge einer hypertensiven Kardiomyopathie und die **Niereninsuffizienz** infolge einer hypertensiven Glomerulosklerose.

Endorganschäden verursacht die Hypertonie auch indirekt dadurch, dass langfristig **atherosklerotische Gefäßveränderungen** auftreten. Die Hypertonie zählt zusammen mit Fettstoffwechselstörungen und Rauchen zu den wichtigsten Risikofaktoren arteriosklerotischer Gefäßerkrankungen. Daher hat die Behandlung der Hypertonie eine eminent wichtige präventive Bedeutung. Die Hypertonie verursacht eine Arteriosklerose am häufigsten im zerebralen Stromgebiet sowie an den Koronar- und Nierengefäßen, seltener auch an den peripheren Gefäßen. Daher sind die **koronare Herzerkrankung,** die **zerebrovaskuläre Insuffizienz,** die **Niereninsuffizienz** infolge einer Nephrosklerose und seltener auch die **periphere arterielle Verschlusskrankheit** typische Folgen einer länger bestehenden Hypertonie.

Hypertonie und Hypotonie

Möglicherweise fördert eine Hypertonie auch die Entwicklung einer **Demenz**. Alle genannten arteriosklerotischen Folgeerkrankungen der Hypertonie kann man durch eine adäquate Behandlung effizient verhindern.

Von einer **malignen Hypertonie** spricht man, wenn eine schwere Blutdrucksteigerung über einen längeren Zeitraum persistiert und dabei schwere Endorganschäden wie Niereninsuffizienz und hypertensive Enzephalo- und Retinopathie hervorruft. Die Untersuchung des Augenhintergrunds zeigt in diesen Fällen ein Papillenödem. Die maligne Hypertonie kann als Komplikation einer primären Hypertonie wie auch einer sekundären Hypertonieform auftreten. In der Pathogenese spielt offenbar ein Angiotensin-II-Exzess eine wichtige Rolle.

Zusammenfassung

- Wichtigste Ursachen: essentiell (unbekannt), renoparenchymatös, renovaskulär, endokrin
- Wichtigste Symptome: meist asymptomatisch, sonst zerebral (Kopfschmerzen, Sehstörungen) oder kardial (Dyspnoe, Angina pectoris)
- Wichtigste diagnostische Maßnahmen: Anamnese, körperliche Untersuchung, Blutdruckmessung, Urinstatus, Serum-Kalium, Serum-Kreatinin
- Wichtigste therapeutische Maßnahmen: Kochsalzrestriktion, Gewichtsabnahme bei Übergewicht, Alkoholrestriktion, körperliches Training, Diuretika, β-Blocker, ACE-Hemmer, Kalziumantagonisten

7.2 Synkope und orthostatische Hypotonie

W. von Scheidt

7.2.1 Synkope

Engl. Begriff: Syncope

Definition Eine Synkope ist definiert als ein plötzlicher oder rasch einsetzender, spontan reversibler Bewusstseins- und Tonusverlust infolge einer zerebralen Minderperfusion. Andere Ursachen eines kurzfristigen, spontan reversiblen Bewusstseinsverlustes, wie z.B. zerebrales Anfallsleiden oder passagere Hypoglykämie, sollten nicht als Synkope bezeichnet werden.

Bewusstlosigkeit durch zerebrale Minderperfusion tritt ca. 10 s nach Unterschreiten des für die zerebrale Autoregulation kritischen systolischen Perfusionsdruckes von 70 mmHg ein.

Ätiologie und Pathogenese Pathogenetisch liegt Synkopen entweder eine unzureichende Vasokonstriktion (inadäquat niedriger systemischer Gefäßwiderstand) oder eine unzureichende kardiale Auswurfleistung infolge entweder Flussobstruktion, exzessiv erniedrigter Vorlast oder infolge tachykarder bzw. bradykarder Rhythmusstörungen zugrunde.

Die unzureichende Vasokonstriktion kennzeichnet, fakultativ begleitet von Bradykardie, die autonom-nerval vermittelten, vasovagalen Synkopen. Unzureichende Auswurfleistung infolge von Flussobstruktion oder von Rhythmusstörungen kennzeichnet die Synkope bei kardialer Grunderkrankung.

Eine Einteilung der Synkopenursachen ist in Tabelle 7.5 aufgeführt.

Autonom-nerval vermittelte Synkopen (**vasovagale Synkopen**) Sie sind die häufigste Synkopenform bei Patienten ohne kardiale Grunderkrankung und besitzen eine komplexe Pathophysiologie, die autonome Reflexbögen einbezieht. Gemeinsames Kennzeichen ist die Aktivierung einer vasodepressorischen und einer kardioinhibitorischen Efferenz. Hierbei überwiegt meistens die vasodilatierende Komponente (Ausnahme Karotissinussynkope). Die Afferenzen des Reflexbogens können unterschiedlicher Herkunft sein und kennzeichnen die verschiedenen Formen der autonom-nerval vermittelten Synkopen (s. Abb. 7.2a, b).

Der arterielle Baroreflex als physiologische Adaptation an die Orthostase wird bei der neurokardiogenen Synkope nach einer Stehzeit von minimal wenigen Minuten bis zu 1 h plötzlich nach einer obligaten kurzen Phase vagaler Prodromi unterbrochen. Durch Verlust des vaskulären Sympathikotonus tritt eine akute Vasodilatation mit Blutdruckabfall ein, fakultativ begleitet von Bradykardie bis hin

Tab. 7.5 Einteilung der Synkopen nach ihren Ursachen.

Art	Ursache/Unterteilung
Autonom-nerval vermittelte Synkopen (Reflexsynkopen, vasovagale Synkopen)	Neurokardiogene Synkope Karotissinussynkope Viszerale Reflexsynkopen (z.B. Miktionssynkope) Zentral induzierte Synkope (Emotionssynkopen) Reflexsynkope bei Aortenstenose
Orthostatische Hypotonie mit Synkope	Sympathikotone oder asympathikotone orthostatische Hypotonie Medikamentös induzierte orthostatische Hypotonie
Kardiogen-mechanische Synkopen	Mechanische Obstruktion (z.B. hypertrophische obstruktive Kardiomyopathie, Aortenstenose, Vorhofmyxom, Lungenembolie, pulmonale Hypertonie)
Rhythmogene Synkopen	Bradykardie (z.B. Sinusknotensyndrom, AV-Block II. oder III. Grades) Tachykardie (z.B. Kammertachykardie, Torsade-de-Pointes-Tachykardien, supraventrikuläre Tachykardie, atriale Tachykardie)
Zerebrovaskuläre Synkopen	
Medikamentös induzierte Synkopen	Hypotonie Rhythmusstörungen
Ungeklärte Synkopen	

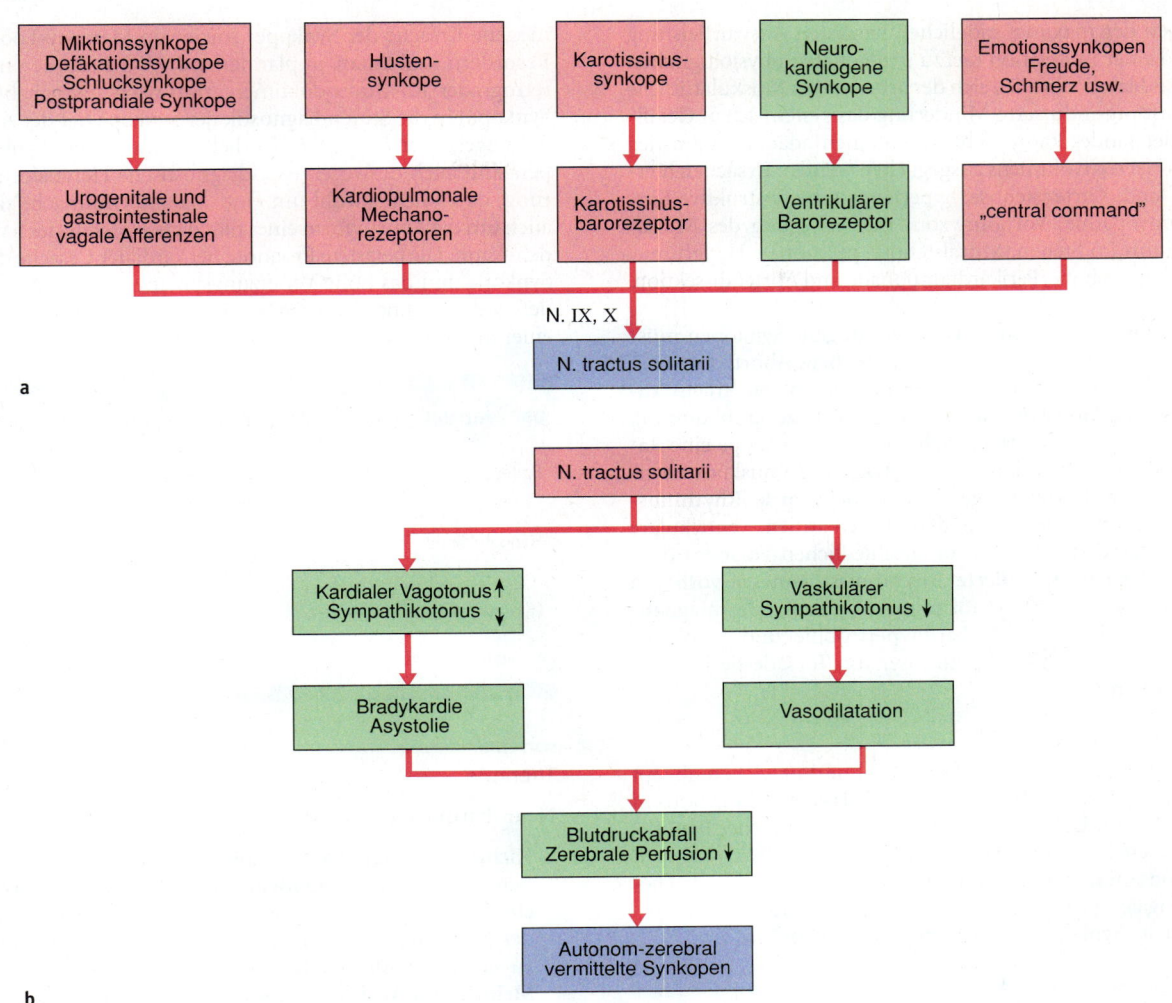

Abb. 7.2 Rezeptoren, Afferenzen (a) und Efferenzen (b) der autonom-nerval vermittelten Synkopen.

zur verlängerten Asystolie. Als Ursachen für eine plötzliche Zunahme der inhibitorischen afferenten Signale des ventrikulären Barorezeptors werden eine Hypersensitivität des Rezeptors, ein präsynkopaler Katecholaminexzess sowie lokale und zentrale Reiz- bzw. Signalmodulationen durch Mediatoren (z. B. Adenosin, Serotonin) diskutiert. Die hämodynamische Auslösesituation ist durch die Reizung eines (hypersensitiven) ventrikulären Barorezeptors durch eine infolge von Sympathikusexitation verstärkte Kontraktion eines ausgeprägt vorlastgeminderten, unterfüllten Ventrikels (im Sinne einer exzessiven Kontraktion um ein fast leeres Cavum) gekennzeichnet.

Weitere autonom-nerval vermittelte Synkopen sind die Karotissinussynkope, situative Synkopen (Miktionssynkope, Schlucksynkope, postprandiale Synkope, Defäkationssynkope, Hustensynkope, Synkopen bei endoskopischen Eingriffen), zentral induzierte Synkopen (Emotionssynkopen bei Schreck, Angst, körperlicher Bedrohung und Schmerzen), Reflexsynkope bei Aortenklappenstenose.

Medikamentös induzierte Synkopen Medikamentös induzierte Synkopen können **durch Vasodilatation** (orthostatische Hypotonie mit Synkope) **oder durch bradykarde bzw. tachykarde Rhythmusstörungen** entstehen. Eine zumeist vasodilatierende Medikation als Auslöser sollte erfragt werden. Während Bradykardieinduzierende Pharmaka allgemein bekannt sind, sind tachykardieinduzierte Synkopen häufig Folge von Torsade-de-Pointes-Tachykardien bei erworbenem Long-QT-Syndrom. Eine Vielzahl gängiger Medikamente kann zu einer **QT-Zeit-Verlängerung** führen:
- **Antiarrhythmika** (Klasse Ia: Chinidin, Ajmalin, Disopyramid, Klasse Ic: Flecainid, Propafenon, Klasse III: Sotalol, Amiodaron)
- **Antibiotika, Antimykotika, Virustatika** (Erythromycin, Trimethoprim-Sulfamethoxazol, Ketoconazol u. a., Amantadin, Pentamidin)
- tri- und tetrazyklische Antidepressiva
- Antihistaminika
- cholinerge Agonisten
- Phenothiazine
- Neuroleptika (z. B. Haloperidol)

Obstruktive kardiogene Synkopen Synkopen durch Flussobstruktion treten typischerweise unter körperlicher Belastung auf. Es kommt zu einem Missverhältnis zwischen der maximal möglichen kardialen Auswurfleistung und einer in Relation hierzu inadäquaten physiologischen Vasodilatation im Bereich der arbeitenden Muskulatur. Die belastungsinduzierte Minderung des systemischen Gefäßwiderstandes kann nicht durch einen adäquaten Anstieg des Herzzeitvolumens ausgeglichen werden. **Ursachen** hierfür sind: Aortenstenose, hypertrophische obstruktive Kardiomyopathie, Vorhofmyxom mit Verlegung des Mitralostiums im Stehen, Mitralstenose, pulmonale Hypertonie, Lungenembolie, Perikardtamponade und Aortendissektion.

Rhythmogene Synkopen Rhythmogene Synkopen müssen generell als potentielle Vorläufer bzw. Abortivform des plötzlichen Herztodes aufgefasst werden. Sie treten zumeist bei Vorliegen einer organischen Herzerkrankung auf. Bei Herzgesunden ist eine rhythmogene Synkope eine Rarität. Ursächlich können **bradykarde** (Sinusknotensyndrom, AV-Blockierungen) oder **tachykarde Rhythmusstörungen** (supraventrikuläre Tachykardien, ventrikuläre Tachykardien mit ihren unterschiedlichen Formen) oder **schrittmacherassoziierte Rhythmusstörungen** vorliegen (s. Kap. 5.7). Elektrolytstörungen (Hypokaliämie, -magnesiämie, -kalzämie), Myokardhypertrophie und Myokardischämie sind mögliche Auslöser von Torsade-de-Pointes-Tachykardien.

Symptome Synkopen können ohne Vorzeichen abrupt einsetzen (z. B. Adams-Stokes-Anfall) oder von Prodromi wie Blässe, Übelkeit, Kopfschmerzen, Schwäche, Benommenheit, kaltem Schweißausbruch, Gähnen, Sehstörungen sowie langsamer und vertiefter Atmung begleitet sein. Diese vagalen Prodromi sind typisch für autonom-nerval vermittelte Synkopen, jedoch nicht obligat vorhanden.

Diagnostik Bedeutsam für die diagnostische Klärung sind die Kriterien **Positionsabhängigkeit** (z. B. Synkope nur im Stehen), **Situationsabhängigkeit** (z. B. Miktionssynkope) und **Belastungsabhängigkeit** (z. B. belastungsinduzierte Synkope bei obstruktiven kardialen Erkrankungen oder rhythmogen z. B. infolge einer belastungsinduzierten Ischämie) sowie die Frage, ob eine kardiale Grunderkrankung vorliegt oder nicht.

Aufgrund der transienten Natur des Problems und eines fehlenden diagnostischen Gold-Standards gestaltet sich die Diagnostik der Synkope nicht selten schwierig. Ohne Durchführung des Kipptischtests und ohne invasive elektrophysiologische Untersuchung bleiben 40–50 % aller Synkopen ungeklärt. Die neurokardiogene Synkope lässt sich im Kipptischversuch (z. B. 45 min 80°-Kippung, bei unauffälligem Resultat Wiederholung mit 0,4 mg Nitroglyzerin p.o. oder i.v. Isoprenalinprovokation in steigender Dosierung 1–5 µg/min für jeweils 10 min) mit guter Sensitivität und Spezifität diagnostizieren.

Eine negative Kipptischuntersuchung spricht sehr gegen eine neurokardiogene Synkope, kann diese aber nicht völlig ausschließen.

Seit der Integration der **Kipptischuntersuchung** (insbesondere bei herzgesunden Synkopenpatienten), der elektrophysiologischen Untersuchung (insbesondere bei herzkranken Synkopenpatienten mit hochgradigem V. a. rhythmogene Ursache der Synkope) sowie von Memory-Loop-Recordern (subkutan implantierbare EKG-Recorder mit retrograder Rhythmusdokumentation nach stattgehabter Synkope) in die Stufendiagnostik der Synkope hat der Anteil ungeklärter Synkopen deutlich abgenommen. Synkopen sind auch deswegen eine diagnostische Herausforderung, da es sich sowohl um eine „banale Ohnmacht" als auch um die Abortivform eines plötzlichen Herztodes handeln kann. Die belastete Prognose bei kardialer Ursache der Synkope und das hohe Verletzungspotential bei Eintreten der Synkope ohne Vorboten begründen die Notwendigkeit einer intensiven diagnostischen Abklärung.

Differentialdiagnose	Ausschlussmaßnahme
Epilepsie	EEG, weiterführende neurologische Diagnostik
Hypoglykämie	Glukose im Serum, ggf. Hungerversuch
Hyperventilation	Hyperventilationstest
Konversionssyndrom	Psychiatrische Diagnostik

Therapie

Neurokardiogene Synkope

■ **Nichtmedikamentöse Therapie**
Bereits die **genaue Patienteninformation** über die Ursache dieser Synkopenform und das Verhalten bei Beginn der Prodromalphase führt auch ohne weitere Therapie zu einem deutlichen Rückgang der Anfallshäufigkeit. **Meiden von Auslösesituationen** kann ebenso hilfreich sein wie ein **Handgrip-Manöver** (Reaktivierung des Sympathikus) oder **sofortiges Hinlegen** bei Auftreten der Prodromi. Als sehr effektiv hat sich das sog. **Stehtraining** erwiesen, das zu einer Rekonditionierung bzw. Desensibilisierung der Barorezeptorantwort führen soll. Zweimal tägliches bis zu 40-minütiges schräges Anlehnen an eine Wand (Fersen ca. 20 cm von der Wand entfernt, Wandkontakt lediglich mit den Schultern) führt bei regelmäßiger Durchführung zu einem praktisch vollständigem Verschwinden neurokardiogener Synkopen (Di Girolamo et al., 1999).

■ **Medikamentöse Therapie**
Eine medikamentöse Therapie wird in den aktuellen Empfehlungen der Europäischen Fachgesellschaft nicht eindeutig empfohlen (Task Force on Syncope, 2001). Dies beruht auf dem Fehlen von randomisierten Studien oder der widersprüchlichen Datenlage. Als effektiv können sich individuell Betablocker, der Alpha-Adrenozeptor-Agonist Midodrin, der Serotonin-Reuptake-Hemmer Fluoxetin sowie das Mineralokortikoid Fludrocortison erweisen.

– Midodrin war sowohl kurz- als auch langfristig in zwei Studien effektiv (Dosierung: 2 × 2,5–5 mg/d)
– Betablocker sollen die initiale sympathikusvermittelte Reizung des hypersensitiven ventrikulären Barorezeptors mildern. Neben vielen positiven, zumeist jedoch

nicht randomisierten Studien liegen auch fehlende Effektivitätsnachweise in z.T. randomisierten Studien vor. Bis zum Vorliegen einer internationalen, gegenwärtig noch nicht abgeschlossen Studie kann individuell ein Therapieversuch mit Betablockern bei Ineffizienz oder fehlender Durchführbarkeit von Stehtraining empfehlenswert sein.
- Als ineffektiv oder unverträglich sind belegt oder gelten Etilefrin, Verapamil, Scopolamin und Theophyllin.

Therapieprinzipien bei anderen Synkopenformen Zur Therapie der rhythmogenen Synkopen siehe Kapitel 5.7. Mechanisch-obstruktive Synkopenformen werden möglichst kausal therapiert (z. B. Klappenersatz, Alkoholablation oder Myektomie bei hypertrophischer obstruktiver Kardiomyopathie, operative Entfernung eines Vorhofmyxoms etc.).

Verlauf und Prognose Autonom-nerval vermittelte Synkopenformen gelten als prognostisch harmlos, können jedoch mit Verletzungsgefahr einhergehen. Die Mehrheit der Patienten hat einzelne Synkopenereignisse ohne Rezidive, bei den anderen treten Rezidive mit einer Häufigkeit von bis zu 40 % pro Jahr auf. Die Prognose bei rhythmogener Synkope ist ernst, da hier die Synkope als Vorläufer eines plötzlichen Herztods zu gelten hat (s. Kap. 5.2).

Tab. 7.6 Formen der orthostatischen Hypotonie.

Art	Unterteilung
Nichtautonom-neurogene orthostatische Hypotonie	Sympathikotone orthostatische Hypotonie
	medikamentös induzierte orthostatische Hypotonie
Autonom-neurogene orthostatische Hypotonie (Synonyme: asympathikotone orthostatische Hypotonie, autonome Dysfunktion)	Peripheres und zentrales autonomes Nervensystem: Bradbury-Egglestone-Syndrom
	Zentrales autonomes Nervensystem: Shy-Drager-Syndrom (Multisystematrophie)
	Peripheres autonomes Nervensystem ohne sensomotorische Polyneuropathie
	Peripheres autonomes Nervensystem mit sensomotorischer Polyneuropathie

Zusammenfassung

- Wichtigste Ursachen: bei Herzgesunden autonom-nerval, bei bestehender Herzerkrankung rhythmogen
- Wichtigste Symptome: spontan reversibler Bewusstseins- und Tonusverlust
- Wichtigste diagnostische Maßnahmen: Kipptischuntersuchung bei neurokardiogener Synkope, Langzeit-EKG und elektrophysiologische Untersuchung bei rhythmogener Synkope
- Wichtigste therapeutische Maßnahmen: Patientenaufklärung, Stehtraining, erhöhte Flüssigkeitszufuhr, medikamentös, Behandlung der zugrunde liegenden Herzrhythmusstörung (je nach Ursache)

7.2.2 Orthostatische Hypotonie

Engl. Begriff: Orthostatic Hypotension, Postural Hypotension

Definition Die orthostatische Hypotonie wird definiert als übermäßiger Blutdruckabfall im Stehen, üblicherweise auf Werte unter 100 mmHg, mit Symptomen der zerebralen Minderperfusion oder deutlicher Leistungsminderung. Zu unterscheiden sind sympathikotone (nicht-autonom-neurogene) und asympathikotone (autonom-neurogene) Formen.

Bei der **sympathikotonen orthostatischen Hypotonie** ist der Gefäßtonus, der venöse Rückstrom oder das Blutvolumen so stark vermindert, dass ein adäquater Ausgleich mit Blutdruckstabilisierung nicht möglich ist.

Die **asympathikotonen orthostatischen Hypotonieformen** umfassen alle Erkrankungen des afferenten oder efferenten Anteils des Orthostase-Reflexbogens sowie der zentralen Regelkreise. Es können isolierte Erkrankungen des autonomen Nervensystems oder zusätzliche Störungen anderer zentraler Systeme bzw. des peripheren somatischen Nervensystems vorliegen, siehe hierzu Tabelle 7.6.

Ätiologie und Pathogenese

Konstitutionelle sympathikotone Hypotonie Die häufigste Form der orthostatischen Hypotonie ist die konstitutionelle, sympathikotone Hypotonie. Die Genese ist ungeklärt, jedoch sicherlich heterogen. Möglicherweise besteht eine partielle sympathische Denervation der Nieren und der unteren Extremität mit hierdurch bedingter Regulationsstörung des peripheren Gefäßwiderstandes. Folgen sind eine inadäquat geringe Vasokonstriktion der Extremitäten sowie eine Hyporeninämie mit relativer Hypovolämie. Insbesondere für Patienten mit sympathikotoner orthostatischer Hypotonie und Synkope werden eine verminderte α-adrenerge Vasokonstriktion und Hypovolämie vermutet. Eine mögliche weitere Ursache dieser Hypotonieform könnte eine gestörte neuronale Noradrenalin-Wiederaufnahme infolge einer Mutation im Noradrenalin-Transporter-Gen sein (Shannon et al., 2000). Die konstitutionelle Hypotonie ist von **geringem Krankheitswert**, betrifft üblicherweise junge Menschen (überwiegend Frauen) mit leptosomem Körperbau. Typische Symptome sind **Blutdruckabfall** mit **Tachykardie** (üblicherweise Anstieg der Herzfrequenz um mehr als 30 Schläge/min oder maximale Herzfrequenz über 120 Schläge/min) **im Stehen** sowie **Zeichen der zerebralen Minderperfusion** wie Schwindel, Benommenheit, Schwarzwerden vor den Augen oder „Tunnelsehen", Kopfschmerzen, Ohrensausen und Sekundärzeichen der Sympathikusaktivierung wie Schwitzen, Blässe, kalte Extremitäten und Tachykardie. Das Eintreten einer Synkope gilt als extrem ungewöhnlich. Begleitende Symptome können Konzentrationsstörungen, Leistungsminderung, Müdigkeit, Schlafstörungen und Wetterfühligkeit umfassen.

Hypertonie und Hypotonie

Medikamentös induzierte orthostatische Hypotonie Bei älteren Menschen ist die orthostatische Hypotonie häufig durch Medikamente ausgelöst, eine exakte Medikamentenanamnese ist daher unbedingt erforderlich. Neben Antihypertensiva, wie z. B. arterielle und venöse Vasodilatanzien und Diuretika, sind trizyklische Antidepressiva und Phenothiazinderivate am häufigsten zu finden. Wichtig ist die Beachtung des vasodilatierenden Effektes von Insulin bei Diabetikern. Bei Patienten mit Morbus Parkinson, die z.T. zusätzlich eine autonome Dysfunktion aufweisen, verstärken die dopaminergen Substanzen die orthostatische Hypotonie. Mögliche Ursachen der medikamentös induzierten orthostatischen Hypotonie sind:

- arterielle Vasodilatanzien (z. B. ACE-Hemmer, AT_1-Rezeptor-Antagonisten, α-Rezeptoren-Blocker, Dihydralazin, Kalziumantagonisten)
- venöse Vasodilatanzien (z. B. Nitrate, Molsidomin, ACE-Hemmer)
- Diuretika
- trizyklische Antidepressiva
- Phenothiazinderivate
- Insulin
- Tranquilizer
- dopaminerge Substanzen
- Vincristin
- Alkohol

Asympathikotone orthostatische Hypotonie Hierbei handelt es sich um die neurogene Form der orthostatischen Hypotonie bei autonomer Dysfunktion. Das autonome Nervensystem innerviert die vaskuläre und viszerale glatte Muskulatur, exokrine und endokrine Drüsen sowie unterschiedliche Organe (wie Herz, Lunge, Darm, Niere). Es gewährleistet die rasche und kontinuierliche Anpassung an Veränderungen der Homöostase durch Regulation des Blutdruckes, der regionalen Durchblutung, Volumenregulation, Regulation endokriner und exokriner Drüsen, Regulation der Verdauung etc. Bei Störungen des autonomen Nervensystems ist die orthostatische Hypotonie daher zumeist nur das Leitsymptom. Sie geht häufig mit einer Hypertonie im Liegen einher. Eine detaillierte Erfassung sämtlicher anderer autonomer und nichtautonomer neurologischer Störungen ist im Rahmen einer erweiterten Diagnostik erforderlich.

Die idiopathische orthostatische Hypotonie (Bradbury-Egglestone-Syndrom) und die Multisystematrophie (z. B. Shy-Drager-Syndrom) sind klassische Ursachen einer asympathikotonen orthostatischen Hypotonie, deutlich häufiger findet sich jedoch eine autonome Dysfunktion im Rahmen zerebraler Erkrankungen (z. B. Morbus Parkinson, zerebrovaskuläre Insuffizienz, Hirnstammläsion, multiple Sklerose) oder peripherer somatischer und autonomer Neuropathien (z. B. Diabetes mellitus, Urämie, Amyloidose, Toxine). Eine spezielle Manifestation der autonomen Dysfunktion stellt die postprandiale Hypotonie dar.

Symptome Patienten mit asympatomatischer Hypotonie werden im Stehen rasch präsynkopal oder synkopal ohne klassische Prodromi.

Diagnostik Die wichtigste diagnostische Maßnahme zum Nachweis einer orthostatischen Hypotonie ist der **Stehversuch nach Schellong**.

Nach 5- bis 10-minütigem Liegen mit dreimaliger Blutdruck- und Frequenzmessung schließt sich ein 7- bis 10-minütiges Stehen an mit Messung von Blutdruck und Frequenz in 1-minütigen Abständen, gefolgt von einer 3-minütigen Liegephase.

Pathologisch ist ein Blutdruckabfall von mehr als 20–30 mmHg systolisch sowie mehr als 10–15 mmHg diastolisch. Bei Frequenzanstig liegt eine sympathikotone, bei fehlendem Frequenzanstig eine asympathikotone orthostatische Hypotonie vor.

Bei einer **asympathikotonen orthostatischen Hypotonie** empfiehlt sich neben einer umfassenden neurologischen Diagnostik die Durchführung nichtinvasiver, ggf. invasiver autonomer Funktionstests (z. B. Valsalva-Quotient, Herzfrequenzvariabilität, Handgrip-Test, Cold-Pressure-Test, Mental-Arithmetic-Test, ggf. invasives Valsalva-Manöver, pharmakologische Barorezeptor-Sensivititätsprüfung, Bestimmung von Plasma-Noradrenalin und Vasopressin im Liegen und Stehen).

Differentialdiagnose	Ausschlussmaßnahme
Neurokardiogene Synkope	Kipptischuntersuchung

Therapie Eine spezifische Therapie der sympathikotonen Formen der orthostatischen Hypotonie ist häufig unnötig, eine Therapie der asympathikotonen Formen oft nur unzureichend möglich.

Nichtmedikamentöse Maßnahmen Patienten mit sympathikotoner orthostatischer Hypotonie sollten über die Harmlosigkeit der Blutdruckregulationsstörung informiert, zu **vermehrter Flüssigkeitszufuhr,** salzreicher Kost und einem **Training der Gefäßregulation** (körperliche Bewegung, Wechselduschen, Bürstenmassagen, Kneipp-Anwendungen) angehalten werden. Allgemeine Verhaltensmaßregeln (z. B. langsames, nicht abruptes Aufstehen) sollten erteilt werden. Vor allem Patienten mit autonomer Dysfunktion, aber auch solche mit sympathikotoner orthostatischer Hypotonie profitieren von einer **nächtlich erhöhten Oberkörperlage** um ca. 10–30° (Freeman und Miyawaki, 1993; Wieling et al., 1993). Durch Aktivierung des RAA-Systems wird eine Abnahme der nächtlichen Diurese mit konsekutiver Volumenretention ausgelöst. **Stützstrumpfhosen** mit abdomineller Kompression können hilfreich sein. **Mechanische Manöver** zur Verbesserung des venösen Rückstroms aus den unteren Extremitäten sind hilfreich (Überkreuzen und Aneinanderpressen der Beine im Stehen, Vornüberbeugen im Stehen mit Aufstützen auf eine Stuhllehne, Fuß auf Sitzfläche eines Stuhls stellen, Hinhocken bei drohendem Bewusstseinsverlust). Hypotonieverstärkende Situationen wie große Mahlzeiten, Alkohol, lange Bettlägrigkeit, isometrische Belastungen, bewegungsloses Stehen, Arbeiten mit erhobenen Armen,

7.2 Synkope und orthostatische Hypotonie

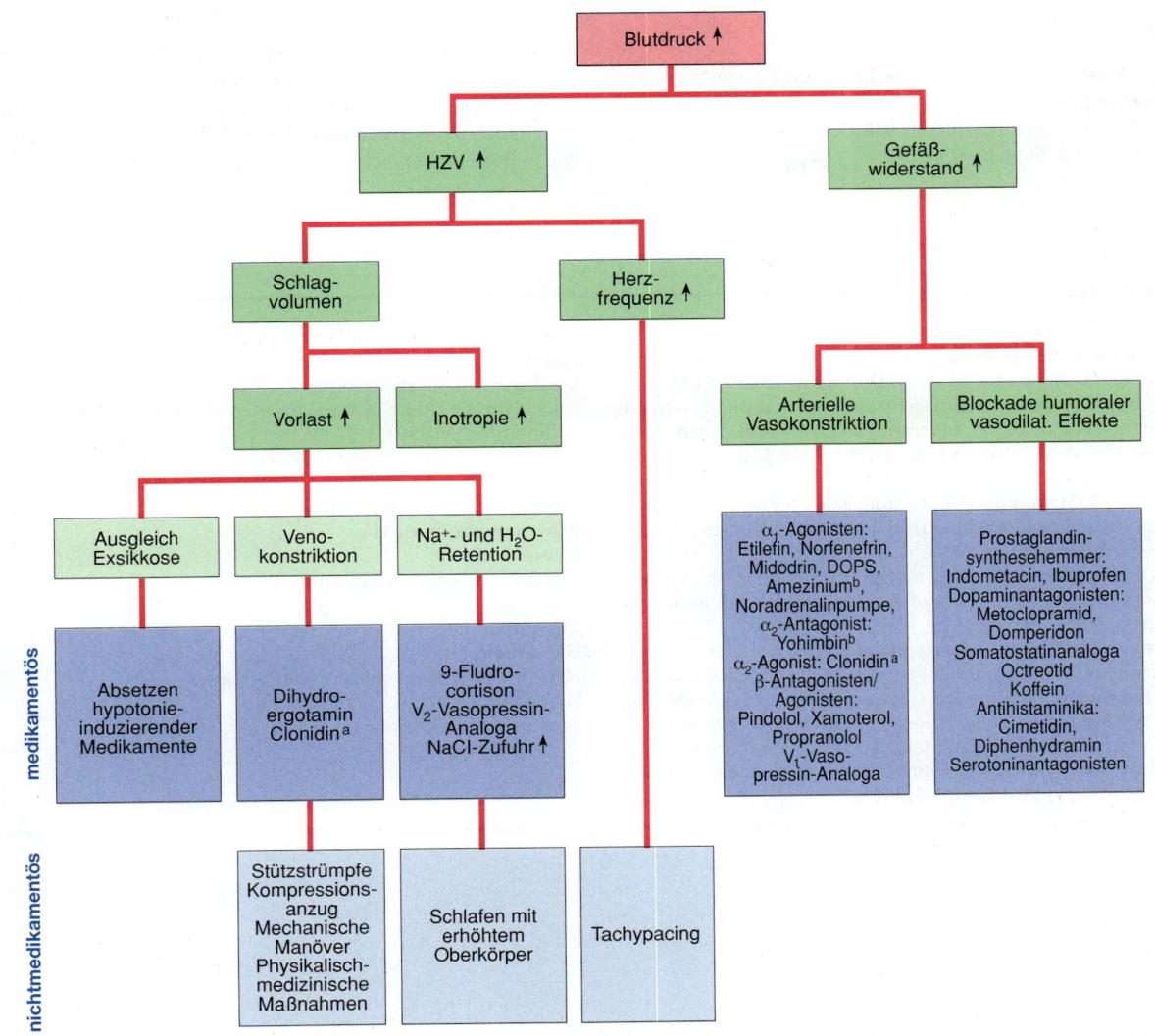

Abb. 7.3 Pathophysiologisch begründete Therapieansätze der orthostatischen Hypotonie. **DOPS** = Dihydroxyphenylserin; **HZV** = Herzzeitvolumen.
[a] = einsetzbar bei komplettem Funktionsverlust sympathischer Efferenzen, [b] = einsetzbar bei erhaltener Restfunktion sympathischer Efferenzen.

Pressen (z. B. beim Heben schwerer Gegenstände), Hitze und Fieber sollten möglichst vermieden werden.

Medikamentöse Therapieprinzipien Die medikamentösen Therapieprinzipien sind in Abbildung 7.3 wiedergegeben.

Bei **nicht-autonom-neurogenen Formen**, v. a. der konstitutionellen Hypotonie, können Dihydroergotamin, α-agonistische Sympathomimetika (Midodrin, Norfenefrin, Oxilofrin) und passager Fludrocortison eingesetzt werden.

Bei den autonom-neurogenen Formen ist meist eine Kombination von Dihydroergotamin, Fludrocortison und Sympathomimetika mit kombinierter α- und β-agonistischer Wirkung (z. B. Etilefrin) erforderlich. Spezielle, z.T. experimentelle Therapieformen bei autonom-neurogener orthostatischer Hypotonie umfassen Clonidin als Antihypotonikum bei komplettem Ausfall zentraler und peripherer sympathischer Strukturen (Bradbury-Egglestone-Syndrom), Amezinium (evtl. in Kombination mit Tyramin) oder Vasopressinanaloga bei Shy-Drager-Syndrom, Prostaglandinsynthesehemmer oder Somatostatinanaloga bei postprandialer Hypotonie. Als Ultima Ratio kann eine Noradrenalinapplikation via Pumpe oder Portkatheter versucht werden.

Verlauf und Prognose Sympathikotone orthostatische Hypotonieformen sind prognostisch fast immer irrelevant. Für die zumeist schwer beeinträchtigten Patienten mit asympathikotonen orthostatischen Hypotonieformen, die einen chronisch-progredienten Verlauf über Jahre nehmen, sollte ein umfassender, alle potentiell vorliegenden neurologischen Störungen berücksichtigender Behandlungsplan erstellt, individuell bezüglich seiner Effektivität regelmäßig geprüft und an den Verlauf angepasst werden. Die häufig sehr ernste Prognose der unterschiedlichen asympathikotonen Formen der orthostatischen Hypotonie ist üblicherweise jedoch nicht limitiert durch die Kreislaufregulationsstörung.

Zusammenfassung

Wichtigste Ursachen: ungeklärt, medikamentös, neurogen-autonom
- Wichtigste Symptome: Blutdruckabfall, Zeichen der zerebralen Minderperfusion
- Wichtigste diagnostische Maßnahmen: Schellongtest, ggf. Testverfahren der autonom-nervalen Funktion
- Wichtigste therapeutische Maßnahmen: bei sympathikotonen Formen meist keine, bei asympathikotonen Formen Versuch der medikamentösen Therapie

---

Zur weiteren Information

Literatur
Hypertonie und Hypotonie
Gasse, C., H. Henss, J. Stieber, A. Döring, A. Liese und U. Keil,: Assessing hypertension management in the community – trends of prevalence, detection, treatment, and control of hypertension in the MONICA Project Augsburg 1984–1995. J Hum Hypertens 2001; 15: 27–36 .
Stamler, J., R. Stamler und J. D. Neaton: Blood pressure, systolic and diastolic, and cardiovascular risks. US population data. Arch Intern Med 1993; 153: 598–615.
WHO/ISH Guidelines Subcommittee: 1999 World Health Organisation-International Society of Hypertension guidelines for the management of hypertension. J Hypertens 1999; 17: 151–83.

Synkope und orthostatische Hypotonie
Girolamo Di, E., C. DiIorio, L. Leonzio et al.: Usefulness of a tilt training program for the prevention of refractory neurocardiogenic syncope in adolescents. Circulation 1999; 100: 1798–801.
Shannon, J. R., N. L. Flattem, J. Jordan et al.: Orthostatic intolerance and tachycardia associated with norepinephrine-transporter deficiency. N Engl J Med 2000; 342: 541–9.
Task Force on Syncope: Guidelines on management (diagnosis and treatment) of syncope. Eur Heart J 2001; 22: 1256–306.
Wieling, W., J. J. van Lieshout, A. M. van Leeuwen: Physical manoeuvres the reduce postural hypotension in autonomic failure. Clin Auton Res 1993; 3: 57–65.

Links
Hypertonie
paritaet.org/hochdruckliga/
eshonline.org
who.int/ncd/cvd/ht_guide.html

Keywords
Hypertonie
Hypertonie ◆ Hypertension ◆ Bluthochdruck
Hypotonie
Syncope ◆ Hypotension

8 Lungen- und Atemwegserkrankungen

8.1 Grundlagen der Atmung und des Gasaustausches 449
- 8.1.1 Alveoläre Ventilation und Totraumventilation 449
- 8.1.2 Atempumpe 449
- 8.1.3 Atemmechanik 450
  - Restriktive Störungen 450
  - Obstruktive Störungen 450
- 8.1.4 Störungen des Gasaustausches 450
- 8.1.5 Symptomatologie von Lungenerkrankungen 453
- 8.1.6 Atemregulation 456

8.2 Diagnostische Techniken in der Pneumologie 458
- 8.2.1 Lungenfunktionsuntersuchungen 458
- 8.2.2 Messung der Gasaustauschfunktion 460
- 8.2.3 Spiroergometrie 460
- 8.2.4 Testung der atemmuskulären Funktion 461
- 8.2.5 Bildgebende Verfahren 461
- 8.2.6 Untersuchung des Lungenkreislaufs 463
- 8.2.7 Punktionstechniken 463
- 8.2.8 Endoskopische Techniken 463
- 8.2.9 Allergologische Diagnostik 464

8.3 Krankheiten der oberen und unteren Atemwege 466
- 8.3.1 Krankheiten der oberen Atemwege 466
  - Rhinitis 466
  - Erkrankungen der Nasennebenhöhlen 467
  - Pharyngitis 468
  - Laryngitis 468
- 8.3.2 Erkrankungen der unteren Atemwege 469
  - Akute Bronchitis, akute Tracheitis 469
  - Asthma bronchiale 471
  - Chronische Bronchitis 477
  - Lungenemphysem (einschließlich α_1-Antitrypsin-Mangel) 481
  - Bronchiektasen 483
  - Mukoviszidose 484
  - Tracheal- und Bronchialstenosen 485
  - Atelektase 486

8.4 Infektiöse Erkrankungen des Lungenparenchyms 487
- 8.4.1 Pneumonien 487
- 8.4.2 Lungenabszess 493

8.5 Tuberkulose 495
- Einzelformen thorakaler Tuberkulose 500

8.6 Interstitielle Lungenerkrankungen (ILD) 504
- 8.6.1 ILD durch inhalative Noxen 507
  - Exogen allergische Alveolitis 507
  - Pneumokoniosen 509
  - Chemisch-toxische Gase/Dämpfe 511
- 8.6.2 ILD durch nichtinhalative Noxen 511
  - Strahlenpneumonitis 511
  - Medikamenteninduzierte ILD 512
- 8.6.3 ILD in Verbindung mit Systemerkrankungen 512
  - Kollagenosen 512
  - Vaskulitiden 512
  - Sarkoidose 513
  - Histiocytosis X 515
  - Eosinophile Lungenerkrankungen 516
- 8.6.4 Idiopathische interstitielle Pneumonien 517

8.7 Erkrankungen des Lungenkreislaufs 518
- 8.7.1 Thromboembolie der Lunge 519
- 8.7.2 Lungenödem 526
- 8.7.3 Chronische pulmonale Hypertonie und Cor pulmonale 528

8.8 Akute und chronische respiratorische Insuffizienz 535
- 8.8.1 Akute respiratorische Insuffizienz 536
- 8.8.2 Chronische respiratorische Insuffizienz 540

8.9 Tumoren der Bronchien und der Lunge 542
- 8.9.1 Überwiegend benigne Tumoren 543
- 8.9.2 Tumoren mit fraglicher oder fakultativer Malignität 544
- 8.9.3 Maligne Tumoren 546

8.10 Erkrankungen der Pleura 552
- 8.10.1 Pneumothorax 552
- 8.10.2 Pleuritis und Pleuraerguss 554
- 8.10.3 Pleuratumoren 557

8.11 Erkrankungen des Mediastinums 559
- 8.11.1 Mediastinale Raumforderungen 559
- 8.11.2 Mediastinalemphysem 560
- 8.11.3 Akute Mediastinitis 561
- 8.11.4 Chronische Mediastinitis 562

8.12 Erkrankungen des Zwerchfells und der Thoraxwand 562
- 8.12.1 Zwerchfellhernien 563
- 8.12.2 Zwerchfellverwachsungen 563
- 8.12.3 Zwerchfellparesen und -hochstand 564

Lungen- und Atemwegserkrankungen

8.12.4	Zwerchfellspasmen	565
8.12.5	Erkrankungen der Thoraxwand	565
8.13	**Atemregulationsstörungen**	**567**
8.13.1	Schlafbezogene Atemstörungen	567
	Obstruktive Schlafapnoe	567
	Zentrale Schlafapnoe	570
8.13.2	Nicht schlafbezogene Atemregulationsstörungen	570
	Hypoventilation	570
	Hyperventilation	571

Zur Orientierung

Gasaustausch und Atemregulation

Ziel der Atmung ist der Gasaustausch zwischen frischer Umgebungsluft und venösem Blut. Durch eine möglichst große und zugleich dünne Kontaktfläche wird ein rascher Übertritt von Sauerstoff und Kohlendioxid gewährleistet (s. Abb. 8.1). Die Atmung weist physiologisch eine sehr große Regulationsbreite auf. Ihre Kontrolle unterliegt unbewussten und bewussten Funktionen. Da beim Menschen nur eine sehr eingeschränkte Reservoirfunktion für die Atemgase im Körper existiert, sind bewusste **Ventilationspausen** nur kurzzeitig möglich. Atempausen führen einerseits zu Sauerstoffmangel und andererseits zu Gewebeazidose infolge von Kohlensäureakkumulation. Eine vitale Gefährdung durch Ventilationspausen ist jedoch ausgeschlossen, da zuvor ein nicht unterdrückbarer „imperativer" Atemantrieb auftritt.

Bei Bedarf kann die Ventilation auf ein Vielfaches gesteigert werden. Bei trainierten Sportlern unter maximaler Belastung kann dies bis zum 20fachen Wert der Ruheventilation gehen. Dagegen können bei Erkrankungen der Atmungsorgane die Ventilation und/oder der Gasaustausch so weit reduziert sein, dass bereits unter Ruhebedingungen die Aufrechterhaltung der Blutgaswerte innerhalb der physiologischen Regulationsbreite nicht mehr gewährleistet ist. Klinisch äußert sich dies als Luftnot – Dyspnoe –, die von dem Betroffenen als schwere existentielle Bedrohung erlebt wird.

Störungen des Gasaustausches

Der Gasaustausch kann auf drei Funktionsebenen gestört sein: Neben der **Atempumpe** mit ihren Einzelkomponenten Atemmuskulatur, knöchernem Thorax, oberen Atemwegen und Bronchialsystem sind dies die **Gasaustauschstrecke** zwischen Lungengefäßen und Alveolarraum und die **Atemregulation** als zentralnervöse Komponente. Pulmonale Erkrankungen können nur eine dieser Funktionsebenen oder, als Kombination, auch alle drei Ebenen betreffen. Sekundäre Organschäden durch Lungenerkrankungen können sich z. B. am Herzen (Cor pulmonale), an den Knochen (Osteoporose) oder der Muskulatur (Muskelatrophie und metabolische Insuffizienz) manifestieren. Bei schwerem Sauerstoffmangel sind alle Organe in Mitleidenschaft gezogen.

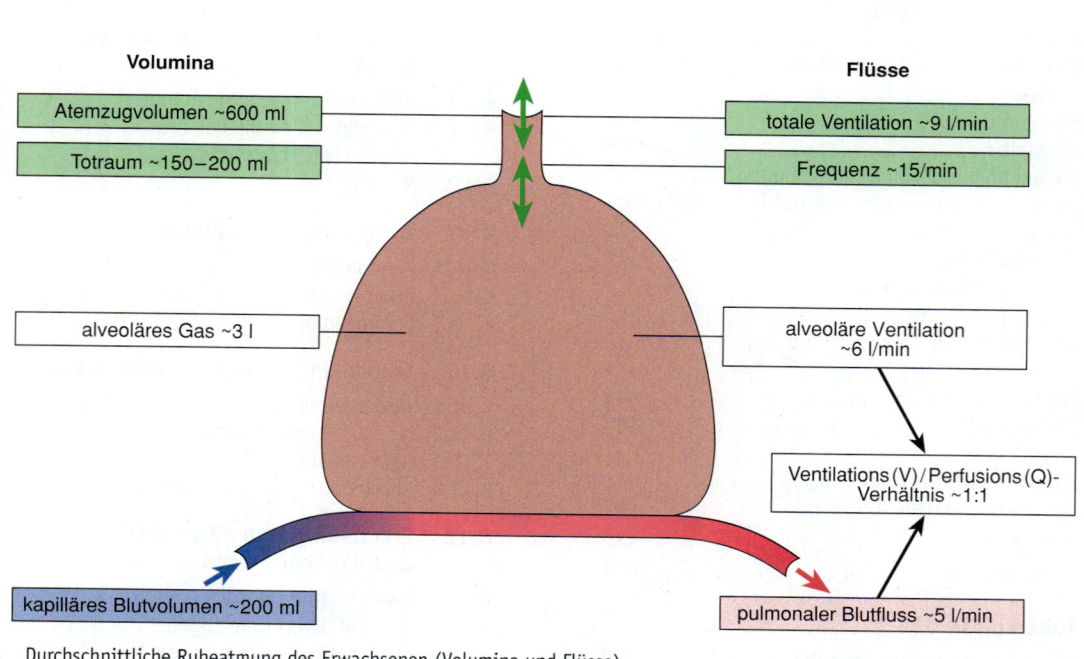

Abb. 8.1 Durchschnittliche Ruheatmung des Erwachsenen (Volumina und Flüsse).

8.1 Grundlagen der Atmung und des Gasaustausches

D. Walmrath, H. Olschewski, W. Seeger

8.1.1 Alveoläre Ventilation und Totraumventilation

Der Begriff **anatomischer Totraum** beschreibt den Volumenanteil an der Inspiration, der nicht am Gasaustausch teilnimmt. Anatomisch entspricht dies dem Volumen der Atemwege bis zu den Bronchiolen und beträgt ca. 150 ml. Bei der Inspiration vergrößert sich der Alveolarradius, und es strömt zunächst die Luft in den Alveolarraum ein, die sich zuvor in den respiratorischen und terminalen Bronchiolen befand. Diese Luft, die bei der vorausgehenden Exspiration „übrig geblieben" ist, besitzt einen erniedrigten Sauerstoffpartialdruck und einen erhöhten Kohlendioxidpartialdruck im Vergleich zu frischer Inspirationsluft. Die Summe aus diesem Volumen und dem anatomischen Totraum wird **funktioneller Totraum (VD)** genannt. In Ruhe umfasst der funktionelle Totraum ca. 200 ml oder 30% des Atemzugvolumens. Unter pathologischen Bedingungen kann das Totraumvolumen beträchtlich ansteigen, wenn, wie im Fall einer Lungenembolie, Parenchymbezirke zwar ventiliert, jedoch nicht mehr perfundiert werden. Das für die **alveoläre Ventilation** und somit den Gasaustausch nutzbare Volumen nach Abzug des **funktionellen Totraums** liegt in Ruhe bei 350–500 ml. Es ist leicht nachvollziehbar, dass Effektivität oder Nutzungsgrad der Atmung umso mehr abnehmen, je höher der prozentuale Anteil der „nutzlosen" Totraumventilation ist.

8.1.2 Atempumpe

Die **Exspiration** ist ein weitgehend passiver Vorgang. Hierbei wird durch die elastisch im Thorax aufgespannten Lungen eine Zugspannung ausgeübt, die das intrathorakale Gasvolumen bis auf die sog. funktionelle **Residualkapazität (FRC)** verkleinert. Die elastischen Rückstellkräfte von Thorax und Abdomen wirken exspiratorisch unterstützend.

Die **Inspiration** dagegen erfolgt stets aktiv, d.h. muskulär, wobei das Zwerchfell in Ruhe zwei Drittel der Volumenbewegung besorgt. Die Exspirationsmuskulatur wird unter physiologischen Bedingungen bei Arbeit, Stimmbildung, Husten oder Pressen eingesetzt. Die Weite der oberen Atemwege wird unbewusst durch Muskeln des Pharynx und Larynx gesteuert, um vor allem bei der Inspiration einer Kollapsneigung in diesem Bereich entgegenzuwirken.

Bei gesteigerter Ventilation nimmt zunächst das Atemzugvolumen zu und erst im weiteren Verlauf die Atemfrequenz. Störungen der Atempumpe können primär auftreten, oder die Atemmuskulatur kann bei erhöhten Anforderungen sekundär (chronisch) überfordert sein (s. Tab. 8.1).

Tab. 8.1 Störungen der Atempumpe.

Lokalisation	Typ der Störung: primär	Beispiel
Thorax	Deformierungen und Verletzungen	Kyphoskoliose Rippenserienfraktur Pneumothorax
Pharynx	Versagen der inspiratorischen Pharynxöffnung	Komatöser Patient in Rückenlage Obstruktive Schlafapnoe
Abdomen	Erhöhung des intraabdominellen Gegendrucks	Ausgeprägter Meteorismus Ausgeprägter Aszites Obesitas-Hypoventilationssyndrom
Innervation	Störungen der Innervation der Atemmuskeln	Hoher Querschnitt Phrenikusparesen, -verletzungen Neuronale Erkrankungen
Muskulatur	Muskuläre Störungen	Muskelerkrankungen mit Affektion der Atemmuskulatur, Muskelgifte wie Curare
	Typ der Störung: sekundär	
Obere Atemwege	Stenosierung	Tracheomalazie bei retrosternaler Struma
Untere Atemwege	Stenosierung	Asthma bronchiale Chronisch-obstruktive Bronchitis
Lungenparenchym	Verminderte Dehnbarkeit	Lungenfibrose, Lungenödem Ausgedehnte Tumorinfiltration
Inspirationsmuskulatur	Ungünstige Ausgangsstellung	Lungenüberblähung bei Emphysem

8.1.3 Atemmechanik

Atemmechanische Störungen werden in restriktive und obstruktive Veränderungen unterteilt (s. Abb. 8.6).

Restriktive Störungen

Das funktionelle Syndrom der Restriktion ist nicht spezifisch für eine bestimmte Erkrankung und beinhaltet eine verminderte **Dehnbarkeit (Compliance)** von Lunge und/oder Thorax. Dies zieht eine Verminderung des **intrathorakalen Gasvolumens (IGV)** und der **Vitalkapazität (VK)** nach sich. Darüber hinaus ist das forciert exspirierte Volumen (typischerweise gemessen innerhalb einer Sekunde; FEV_1) in seinem Absolutwert erniedrigt, in Relation zur reduzierten Vitalkapazität jedoch normal.

Eine Vielzahl von pathologischen Veränderungen kann mit einer **pulmonalen Restriktion** verbunden sein: Prozesse mit Bindegewebsvermehrung der Lunge (idiopathische und sekundäre Fibrosen), interstitielle und alveoläre Ödembildung, erhöhte Oberflächenspannung in den Alveolen (gestörte Surfactant-Funktion) sowie Prozesse, die dehnbares Lungengewebe durch rigideres, solides Gewebe ersetzen (ausgedehnter Tumor, Metastasenbildung), und Zustände nach Lungenresektion.

Extrapulmonale Ursachen einer Restriktion sind Versteifungen des Brustkorbs (z. B. extreme Kyphoskoliose, Morbus Bechterew), Pleuraschwartenbildung, Kompression von Lungengewebe (Pleuraerguss, Pneumothorax). Bei atemmuskulären Erkrankungen (z. B. Muskeldystrophie) ist die Dehnbarkeit von Lunge und Thorax zwar normal, die Funktionsänderungen der Abnahme von VK und FEV_1 entsprechen jedoch z. T. denen der restriktiven Erkrankungen.

Obstruktive Störungen

Das funktionelle Syndrom der Obstruktion ist charakterisiert durch eine vor allem exspiratorisch akzentuierte Behinderung der Luftströmung in den Atemwegen. In Ruheatmung findet sich ein erhöhter Atemwegswiderstand, der in der Lungenfunktion als Erhöhung der **Resistance (R)** gemessen werden kann. Bei intrathorakaler Lage der Obstruktion kommt die Behinderung der Ausatmung besonders akzentuiert bei einer forcierten Exspiration zum Ausdruck. Dieses Atemmanöver ist mit einer Zunahme des intrathorakalen Drucks verbunden, welche sich auf die eng gestellten Atemwege überträgt, so dass der exspiratorische Fluss besonders verlangsamt wird (Abnahme von FEV_1, PEF und $MEF_{50\%}$, s. Kap. 8.2.1 und Abb. 8.6). Aus diesen Störungen resultiert ein erhöhtes **Residualvolumen (RV)**, da aufgrund der exspiratorischen Engstellung der Atemwege eine „Entleerung" der Alveolarbezirke bei maximaler Ausatemanstrengung nicht in physiologischem Umfang gelingt.

Ätiologie und Pathophysiologie Ursachen des obstruktiven Syndroms sind **Spasmen** von Bronchien und Bronchiolen (Prototyp: Asthma bronchiale), entzündliches oder durch kardiale Stauung bedingtes **Ödem** der Bronchialschleimhaut (z. T. bei Asthma bronchiale, z. T. bei kardiogenem Lungenödem) sowie **Lumenverlegungen** der Bronchien (zäher Schleim wie z. B. bei Mukoviszidose; Tumoren). Bei chronischer Bronchitis und Emphysem kommt es zur Reduktion der Retraktionskräfte des bronchialen Stützgewebes, die sich als Instabilität mit Kollapsneigung der Atemwege während der (forcierten) Exspiration bemerkbar macht. FEV_1 und besonders $MEF_{50\%}$ (spätere Phase der Ausatmung, s. Kap. 8.2.1) sind in dieser Situation überproportional erniedrigt. Die chronische Lungenüberblähung führt zudem zu einer Abflachung des Zwerchfells, wodurch es einen großen Teil seiner inspiratorischen Effektivität einbüßt.

Sowohl Restriktion als auch Obstruktion verlangen **vermehrte Atemarbeit** bei der Inspiration. Die Exspiration erfolgt bei obstruktiven Ventilationsstörungen nicht nur passiv (Retraktion von gedehntem Thorax und Lunge zur Äquilibriumposition), sondern unter zusätzlichem Einsatz der Exspirationsmuskulatur (Bauchwand, interne Interkostalmuskeln). Der chronische Krankheitsverlauf kann bei obstruktiven und restriktiven Veränderungen durch eine sekundäre Ermüdung der Atemmuskulatur kompliziert werden (s. o.).

8.1.4 Störungen des Gasaustausches

Ein rascher Gasausgleich zwischen Atemgas und Blut wird durch die Expansion der Alveolarstruktur der Lunge auf ca.

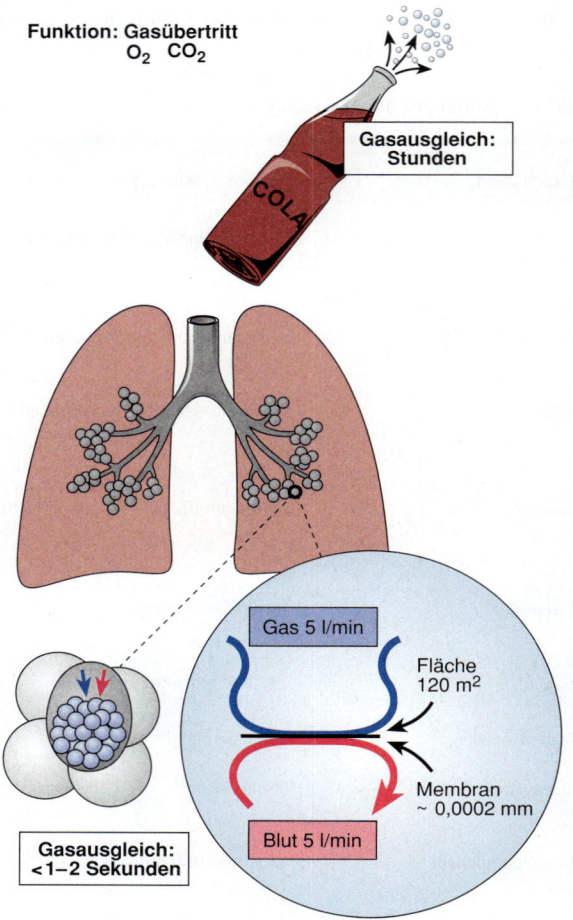

Abb. 8.2 Bedeutung der Vergrößerung und Rarefizierung der Diffusionsfläche zum Erreichen eines raschen Gasaustausches.

8.1 Grundlagen der Atmung und des Gasaustausches

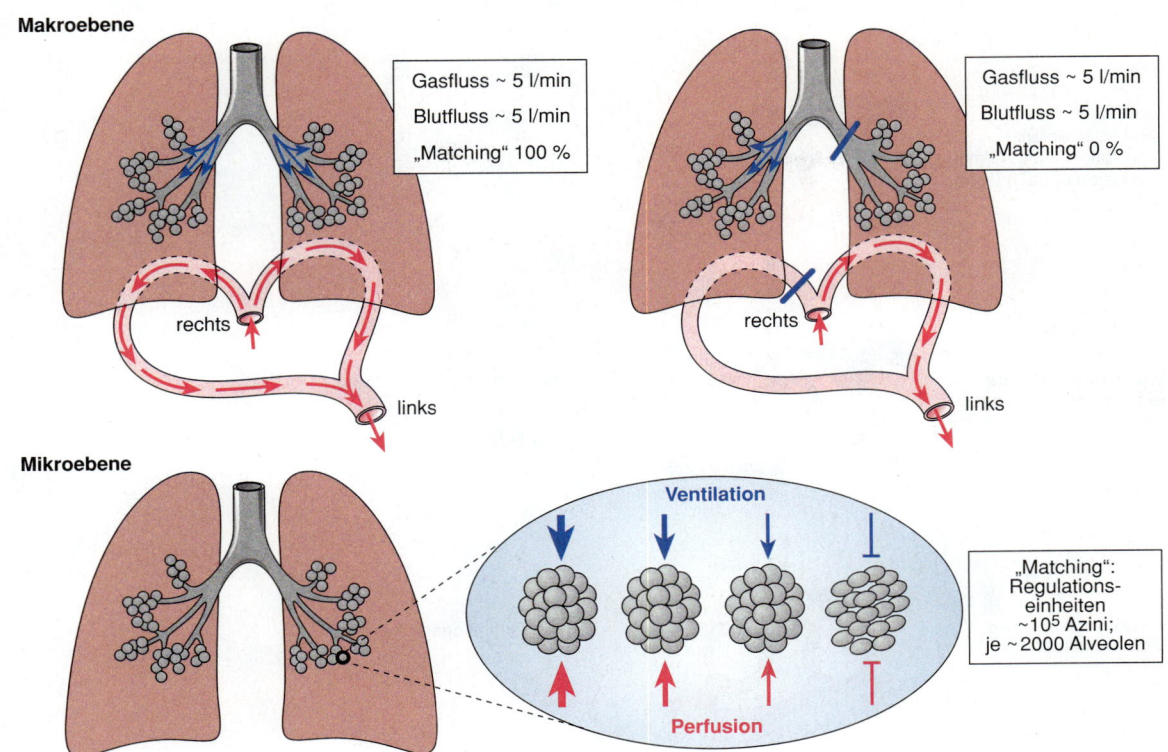

Abb. 8.3 Bedeutung der Anpassung von Ventilationsverteilung und Perfusionsverteilung („Matching"), um einen optimalen Gasaustausch zu gewährleisten. Regulationseinheiten stellen die einzelnen Azini dar, deren Perfusion in Anpassung an die jeweilige Ventilation geregelt wird.

120 m² ermöglicht (s. Abb. 8.2). Hieraus ergibt sich unmittelbar, dass die Perfusions- und Ventilationsverteilung an dieser komplexen Oberflächenstruktur Voraussetzung dafür sind, dass deren optimale Diffusionseigenschaften uneingeschränkt zum Tragen kommen können (s. Abb. 8.3): Die Anpassung von **Lungenperfusion** (Q) und **alveolärer Ventilation** (V_A) wird als „Matching" bezeichnet. Optimal ist ein V_A/Q-Quotient um 1. Physiologisch weisen sowohl Perfusion als auch Ventilation eine apikobasale Zunahme auf. Erst mit zunehmendem Alter kommt es über Lungengerüstveränderungen und einen Verlust an Atemwegsstabilität am Ende der Exspiration zu einem partiellen oder totalen Verschluss kleiner Atemwege. Dies erfolgt bevorzugt in den basalen Partien der Lunge, welche sich bei nachfolgender Inspiration nur verzögert wieder eröffnen (leichte Inhomogenität der V_A/Q-Verteilung).

Die Adaptation von Q und V_A auf der Ebene der entscheidenden Regulationseinheit der einzelnen Azini erfolgt durch den **Euler-Liljestrand-Mechanismus**, die hypoxische Vasokonstriktion (HPV). Die Regelschleife dieses Mechanismus ist im Detail noch nicht bekannt. Der Sensor dieser Regelschleife liegt vermutlich im alveolären Bereich (Alveolarwand, intraazinäre Pulmonalisgefäße). Er induziert bei (lokalem) Abfall des pO_2 eine Konstriktion der kleinen afferenten pulmonalarteriellen Gefäße (Perfusionsdrosselung des individuellen hypoxischen Azinus), so dass es zu einer Umverteilung des Blutflusses zu nicht (oder weniger) hypoxischen Arealen kommt. Neben der Sensorzelle sind auch die verantwortlichen vasokonstriktiven Mediatoren bislang noch unbekannt. Unter physiologischen Bedingungen dient die HPV der Optimierung der V_A/Q-Anpassung. Bei allgemeiner alveolärer Hypoxie (schwere restriktive und obstruktive Ventilationsstörungen) kann sie jedoch über eine generalisierte Vasokonstriktion (parallele Gefäßtonuserhöhung in allen Azini) eine pulmonale Hypertonie auslösen. Die häufigsten Ursachen von Gasaustauschstörungen sind V_A/Q-Verteilungsstörungen (mit ihren Extremen Shunt und Totraumventilation, s. u. und Abb. 8.4), Diffusionsstörungen und alveoläre Hypoventilation.

V_A/Q-Inhomogenitäten, Shunt

Liegen alle Lungenbezirke mit ihren V_A/Q-Quotienten annähernd um 1, so gleichen die alveolären pO_2- und pCO_2-Werte annähernd den arteriellen Werten, und es besteht ein optimales V_A/Q-Matching. Mit zunehmender Abweichung von diesem idealen Quotienten vergrößert sich der alveolo-arterielle Gradient für Sauerstoff und Kohlendioxid ($AaDO_2$, $AaDCO_2$). **Inhomogenitäten** der Ventilations-Perfusions-Verteilung können als Nebeneinander von Lungenbezirken mit hohen und niedrigen V_A/Q-Quotienten imponieren (s. Abb. 8.4), ohne dass die Gesamtgröße der alveolären Ventilation und der Perfusion verändert ist. Alveolarbezirke mit einem $V_A/Q < 1$ führen zu Hypoxie und Hyperkapnie. Als **Shunt** bezeichnet man den Extremfall eines $V_A/Q = 0$ ($V_A = 0$), bei dem die arteriellen O_2- und CO_2-Werte zentralvenösen Werten entsprechen. Alveolarbezirke mit einem $V_A/Q > 1$ gehen dementsprechend mit Hyperoxie und Hypokapnie einher. Die **Totraumventilation** stellt den Extremfall des $V_A/Q = \infty$ ($Q = 0$) dar mit einem alveolären pO_2, welcher der Raumluft entspricht.

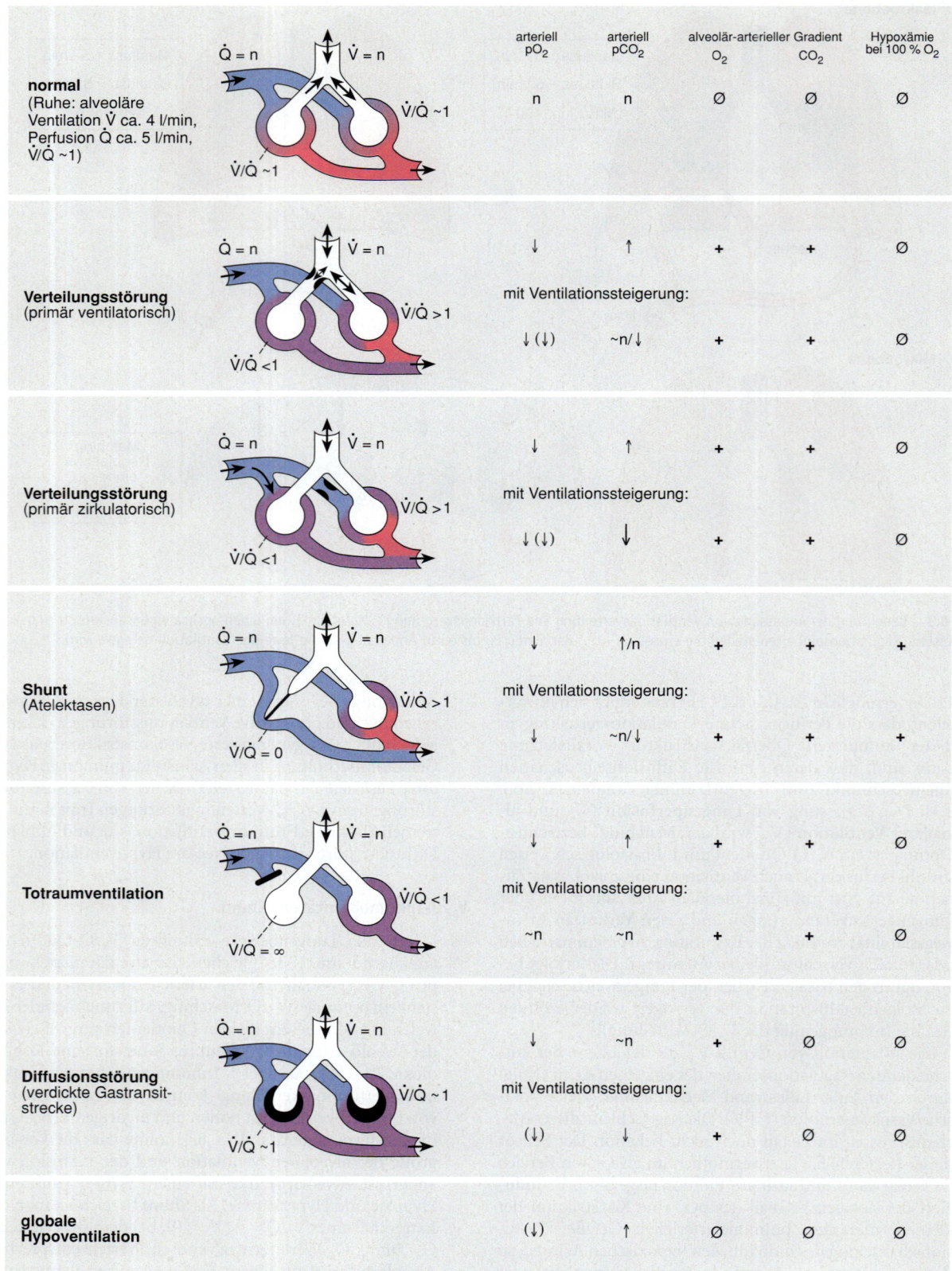

Abb. 8.4 Störungen der Ventilation (V̇), der Perfusion (Q̇) und der Diffusion und die Konsequenzen für den Gasaustausch. Ventilationsverteilung, Perfusionsverteilung und Diffusion können isoliert gestört sein. Klinisch liegen jedoch oft Kombinationen vor. Überlagert werden die Atemgasveränderungen z.T. durch den sekundären Kompensationsmechanismus der Ventilationssteigerung (modifiziert nach Seeger, W.: Lungenerkrankungen. In Zöllner, N.: Lehrbuch der Inneren Medizin. Springer, Berlin–Heidelberg–New York 1991).

8.1 Grundlagen der Atmung und des Gasaustausches

Gegenregulatorisch wird auf einen pCO_2-Anstieg und pO_2-Abfall die Gesamtventilation gesteigert (s. Kap. 8.1.6). Auf diese Weise kann der **pCO2** im Normbereich gehalten oder sogar gesenkt werden, weil der fast lineare Verlauf der CO_2-Bindungskurve und der große Gradient (pCO_2 venös ca. 46 mmHg, in der Atemluft 0 mmHg) eine effektive Erniedrigung des pCO_2 in den gut ventilierten Arealen erlauben. Es stellt sich im Mischblut nach der Lunge eine Normokapnie ein.

Dies gilt nicht für den **pO2**, da auch eine erhebliche Hyperventilation der gut belüfteten Areale den pO_2 höchstens dem pO_2 der Inspirationsluft (ca. 150 mmHg) annähern kann und, bedingt durch den S-förmigen Verlauf der O_2-Bindungskurve (eine O_2-Sättigung des Hb von 100 % kann nicht gesteigert werden), nur sehr wenig zum (zusätzlichen) O_2-Gehalt des Blutes beiträgt. Eine solche Konstellation aus erniedrigtem arteriellem pO_2 bei Normokapnie bzw. Hypokapnie, die typischerweise durch Verteilungsstörungen mit kompensatorischer Hyperventilation verursacht wird, wird als **respiratorische Partialinsuffizienz** bezeichnet. Ausgeprägte Verteilungsstörungen gehen trotz Hyperventilation auch mit einem Anstieg des arteriellen pCO_2 (neben pO_2-Abfall) einher. Ein Anstieg des pCO_2 lässt sich auch immer dann beobachten, wenn es zu einer Erschöpfung der Atemmuskulatur kommt und eine kompensatorische Hyperventilation nicht mehr aufrechterhalten werden kann.

Die Atmung von reinem O_2 ist mit einer vielfachen Anhebung des alveolokapillären O_2-Gradienten auch in schlecht ventilierten Lungenarealen ($V_A/Q < 1$) verbunden. Sie ermöglicht auch bei ausgeprägten Verteilungsstörungen eine Zunahme des pO_2 im Mischblut nach der Lunge, die Hypoxämie wird hierdurch in der Regel behoben. Dies gelingt jedoch nicht im Fall eines Shuntflusses als extremer Form der Verteilungsstörung ($V_A/Q = 0$; s. Abb. 8.4), da die nicht ventilierten Areale auch von 100 % O_2 nicht erreicht werden. Shuntfluss entsteht, wenn die Perfusion atelektatischer (Surfactant-Störung, Bronchusverschluss) und ödematöser Alveolarbezirke durch die HPV nicht vollständig gedrosselt wird.

Die moderat ausgeprägte Hypoxie bei globaler alveolärer Hypoventilation (z. B. Atemantriebsstörung oder obstruktives Syndrom) geht stets mit einem deutlichen pCO_2-Anstieg einher. Eine arterielle Hypoxämie bei gleichzeitiger Hyperkapnie wird allgemein mit dem Begriff **respiratorische Globalinsuffizienz** belegt, obwohl, wie erläutert, die Ursachen einer solchen Befundkonstellation sehr heterogen sind.

Diffusionsstörungen

Die Kapazität der alveolokapillären Transitstrecke zur Gasäquilibrierung zwischen Blut und Alveole ist sehr großzügig ausgelegt. Normalerweise genügt ein Drittel bis ein Fünftel der tatsächlichen Kontaktzeit, um eine vollständige Äquilibrierung zu erzielen. Es tritt daher auch bei maximaler Lungenperfusion unter körperlicher Belastung keine Limitierung durch Diffusionseinschränkung auf. Bei erheblicher Verbreiterung der alveolokapillären Transitstrecke, dem sog. **alveolokapillären Block,** durch Bindegewebs- (Fibrose) oder Flüssigkeitseinlagerung (interstitielles Lungenödem) kann eine Diffusionseinschränkung resultieren. Ein alveolokapillärer Block wirkt sich nur auf den O_2 aus, da die CO_2-Diffusionskapazität aufgrund des hohen Löslichkeitskoeffizienten des CO_2 in Wasser sehr viel größer ist als für O_2. Diffusionsstörungen und V_A/Q-Verteilungsstörungen treten häufig kombiniert auf, und die Relevanz der jeweiligen Störung ist nur schwer abzuschätzen. Eine Zunahme der Hypoxämie unter körperlicher Belastung bei bestehender Diffusionsstörung erklärt sich über die verkürzte Kontaktzeit des Blutes mit dem Alveolargas. Körperliche Anstrengung kann bei existierenden V_A/Q-Verteilungsstörungen und Shuntfluss eine Hypoxämie verstärken, wenn durch die zunehmende periphere O_2-Ausschöpfung unter Belastung die zentralvenöse O_2-Sättigung des Hämoglobins (z. B. 40 % statt normal 70 %) vor Eintritt in die Lungenstrombahn abnimmt.

Flüssigkeitsregulation

Eine Übersicht zur Flüssigkeitsregulation der Lunge und pulmonalen Ödembildung gibt Tabelle 8.2. Details sind im Kapitel 8.7.2 (Lungenödem) beschrieben.

8.1.5 Symptomatologie von Lungenerkrankungen

Atemstörungen

Der Begriff **Dyspnoe** beschreibt eine subjektiv erlebte Atemnot (Luftnot, Lufthunger, Erstickungsangst). Dyspnoe

Tab. 8.2 Ursachen pulmonaler Flüssigkeitseinlagerung.

	Häufigkeit
Vermehrt durchlässige alveolokapilläre Schranke (zusammengefasst als nonkardiogenes Ödem)	
■ Pneumonien	+++
■ Alle Formen des ARDS (adultes respiratorisches Distresssyndrom)	++
■ Aspiration von Magensaft	++
■ Inhalation toxischer Gase	+
■ Erhöhter Sauerstoffpartialdruck	+
■ Bestrahlungspneumonitis	++
■ Hypersensitivitätspneumonitis	++
■ „Reperfusion-Injury" (Wiedereröffnung des Gefäßbettes nach Embolisation, Lungentransplantation)	+
■ Narkotikaüberdosierung?	+
Intakte alveolokapilläre Schranke	
■ Anstieg des mikrovaskulären Drucks der Lunge	
– Kardiogen (myogene Insuffizienz, Mitralvitien, „steifer linker Ventrikel")	+++
– Überhydratation (Nierenversagen)	++
– Neurogenes Lungenödem (bei Hirntrauma)	+
– Höhenödem (bei raschem Aufstieg auf große Höhen)	++
■ Abfall des interstitiellen Drucks der Lunge	
– Reexpansions-Ödem (nach Absaugen großer Pleuraexsudate)	+
– Extrem starke Inspiration bei extrathorakaler Stenose	+
■ Verminderte Lymphdrainage (z.B. Lymphangiosis carcinomatosa)	+

Lungen- und Atemwegserkrankungen

ist Symptom zahlreicher pneumologischer Erkrankungen (s. Tab. 8.3). Es korreliert mit einer zur Sauerstoffaufnahme unproportional hohen Atemarbeit, einem Abfall des arteriellen (sowie venösen) pO_2 und einem Anstieg des arteriellen pCO_2. Das Atemminutenvolumen kann 30–40 % des maximalen Atemminutenvolumens überschreiten (gleichbedeutend mit verminderter Atemreserve).

Dyspnoe wird immer dann empfunden, wenn eine Aktivierung des Atemzentrums über Signale verschiedener intra- und extrathorakaler Rezeptoren (Dehnungs-, Chemorezeptoren, Muskelspindeln) in das Bewusstsein rückt. Das Symptom der Dyspnoe schließt stets auch eine starke subjektive Komponente ein, wie z. B. beim angstneurotisch gefärbten Hyperventilationssyndrom, bei dem keine Gasaustauschstörung besteht.

- **Belastungsdyspnoe** beschreibt das Auftreten von Atemnot bei körperlicher Betätigung.
- Bei **Ruhedyspnoe** tritt die Atemnot bereits unter Ruhebedingungen auf.
- Unter **Orthopnoe** wird der Zwang verstanden, bei massiver Atemnot den Oberkörper aufzurichten (Umverteilung von Flüssigkeit aus der Lunge in die Peripherie, Tiefertreten des Zwerchfells, effizienterer Einsatz der Atemhilfsmuskulatur).

Die Dyspnoe ist von der Hyperventilation und der Tachypnoe abzugrenzen.

Hyperventilation ist stets mit einem Abfall des arteriellen pCO_2 auf Werte unter 35 mmHg verbunden. Es findet sich, gemessen an der CO_2-Produktion des Körpers, eine überproportionale Ventilation. Auslöser können Gasaustauschstörungen der Lunge sein, die bevorzugt den O_2-Transfer mit einer hieraus resultierenden Atemantriebssteigerung betreffen. Ebenso können metabolische Azidosen, die respiratorisch kompensiert werden, sowie psychische bzw. zentrale Stimuli die Ursache von Hyperventilationsstörungen sein (s. Tab. 8.4).

Tachypnoe beschreibt eine im Vergleich zu Normalwerten erhöhte Atemfrequenz unter Ruhebedingungen (ca. 15

Tab. 8.3 Ursachen von Dyspnoe.

Krankheitsgruppen	Häufigkeit	Mechanismus der Dyspnoe
Kardiale Erkrankungen mit Kongestion der Lunge Akutes und chronisches Linksherzversagen, Mitralvitien, Aortenvitien	+++	Niedriges Herzzeitvolumen, Dehnbarkeit der Lunge ↓, Atemarbeit ↑, Gasaustausch ↓, J-Reflex, pulmonalarterieller Druck ↑
Obstruktion der oberen Atemwege Glottisödem; extrathorakale Trachealstenose	+	Inspiratorisch betonte Atemwegsengstellung, Atemarbeit ↑
Obstruktion der unteren Atemwege Asthma bronchiale, chronische obstruktive Bronchitis, Emphysem mit exspiratorischem Atemwegskollaps	+++	Exspiratorisch betonte Atemwegsengstellung, Atemarbeit ↑, (Gasaustausch ↓)
Restriktion pulmonaler Ursache Interstitielle Lungenerkrankungen, Lungenfibrosen, Lymphangiosis carcinomatosa	++	Dehnbarkeit der Lunge ↓, Atemarbeit ↑, Gasaustausch ↓
Restriktion extrapulmonaler Ursache Extreme Kyphoskoliose, extreme Pleuraschwarte	++	Dehnbarkeit von Pleura/Thorax ↓, Atemarbeit ↑
Ventilations-Perfusions-Verteilungsstörung Pneumonie, Lungenödem, Lungenembolie, ARDS	+++	Gasaustausch ↓, Atemarbeit ↑
Reduktion der Gasaustauschfläche Alveoläre Pneumonien, Pneumothorax, große Pleuraergüsse, ausgedehnte Tumoren, Metastasen der Lunge	++	Gasaustausch ↓, Dehnbarkeit ↓, Atemarbeit ↑
Neuromuskuläre Erkrankungen Polyradikulitis Guillain-Barré, Myasthenia gravis, Muskeldystrophie	+	Empfundene „Unfähigkeit" zur Ventilationssteigerung, fehlende Reserve
Pulmonale Gefäßwiderstandserhöhung Lungenembolie (akut, chronisch), primäre pulmonale Hypertonie, andere Ursachen des chronischen Cor pulmonale		Inadäquater Herzzeitvolumen-(HZV-)Anstieg unter Afterloadbelastung des rechten Herzens, erniedrigtes HZV in Ruhe, Gasaustausch ↓
Reduzierter O_2-Gehalt des Blutes aus nonpulmonaler Ursache	++	Rascher Hämoglobinabfall (> 3 –5 g/dl) bei Blutung, chronische Anämie (Hb < 5 –6 g/dl), CO-Vergiftung (CO-Hämoglobin)
Psychogene Dyspnoe Hyperventilationssyndrom, Hyperventilationstetanie	++	Engegefühl des Thorax aufgrund eines erhöhten Muskeltonus (respiratorische Alkalose)

8.1 Grundlagen der Atmung und des Gasaustausches

Tab. 8.4 Ursachen einer Hyperventilation.

	pO_2	pCO_2	pH	Besonderheiten
Metabolische Azidose	↑	↓↓↓	↓↓	Z. B. Ketoazidose, Laktatazidose, besonders vermehrte Atemtiefe
Kardiogener Schock (1) Sepsis (2)	n/↓	↓↓	↓↓	Azidose und Laktatbildung durch Low Output (1) oder Mikrozirkulationsstörungen (2)
Pneumonie, Lungenödem oder ARDS: ■ Kompensiert ■ Dekompensiert	 ↓ ↓↓↓	 ↓↓ ↑/↑↑	 ↑ ↓↓	Gasaustauschstörung mit im Vordergrund stehender arterieller Hypoxämie
Lungenembolie ■ Leicht ■ Mittelgradig ■ Schwer	 n/↓ ↓↓ ↓↓↓	 ↓ ↓↓ ↑	 ↑ ↑/n/↓ ↓↓	Immer Gasaustauschstörung, auffällige Tachypnoe nach Schweregrad, Schockzustand
Primäre pulmonale Hypertonie	↓	↓↓	↑/n/↓	Low Output durch Rechtsherzbelastung
Hyperventilationssyndrom	↑	↓↓↓	↑↑↑	Angstneurotische Auslösung

Atemzüge/min) oder unter Belastung. Die Tachypnoe kann mit einer Hyperventilation kombiniert sein. Sie kann jedoch auch mit einem normalen arteriellen pCO_2 einhergehen, wenn die erhöhte Atemfrequenz mit erniedrigtem Atemzugvolumen oder vermehrter Totraumbelüftung verbunden ist. Ein erniedrigtes Atemzugvolumen findet sich vor allem bei Lungenfibrosen. Durch die verminderte Dehnbarkeit des Lungengewebes verschiebt sich hier die minimale Atemarbeit, um eine angestrebte alveoläre Ventilation zu erzielen, zu einer Kombination aus erhöhter Frequenz und erniedrigtem Zugvolumen. Eine vermehrte Totraumventilation als Ursache einer Tachypnoe tritt bei der akuten Lungenembolie auf, wenn Alveolarbezirke zwar ventiliert, aber nicht perfundiert werden.

Von **Hypoventilation** spricht man, wenn die alveoläre Ventilation so erniedrigt ist, dass sie den metabolischen Bedürfnissen des Gesamtorganismus (O_2-Aufnahme und CO_2-Abgabe) nicht mehr gerecht wird. Ablesbar wird dies in erster Linie am Anstieg des pCO_2 im Blut (s. Kap. 8.2).

Husten und Auswurf

Der **Hustenreflex** kommt durch Reizung von Mechanorezeptoren in Larynx, Trachea und großen Bronchialwegen sowie durch Reizung von Irritantrezeptoren, die von der Trachea bis zu den Bronchiolen angesiedelt sind, zustande. Inflammatorische (alle entzündlichen Erkrankungen der Atemwege bzw. Lunge), mechanische (Fremd- oder Tumormaterial im Bronchialsystem, Atemwegskompression von außen), chemische (Rauch, Dämpfe) oder thermische (extrem warme bzw. kalte Luft) Stimuli können den Hustenreflex auslösen, der Bestandteil des Selbstreinigungssystems des Respirationstrakts ist.

Husten kann **produktiv** (mit Auswurf) oder **nichtproduktiv** sein (trocken, ohne Auswurf; cave: unbemerktes Hinunterschlucken des Auswurfs). Der Auswurf dient als wichtiges Diagnostikum und erlaubt die makroskopische, mikroskopisch-zytologische sowie bakteriologische Analyse. Wichtig für die Aussagekraft der **Sputumanalyse** ist es, dem Patienten den Unterschied zwischen Speichel (aus Mundhöhle und Rachen stammend) und Sputum (aus möglichst tiefen Atemwegen hoch gehustet) zu erklären. Die Inhalation vernebelter 3%iger NaCl-Lösung kann die Sputumproduktion und Sputumgewinnung entscheidend verbessern. Makroskopisch werden seröses, mukös-zähes (bei Asthma bronchiale), eitriges (bakterielle Bronchitis, Bronchiektasen, eitrige Pneumonie), fötides (Lungenabszess) und blutiges Sputum unterschieden.

Die Expektoration von Blut aus dem unteren Respirationstrakt wird als **Hämoptysis** oder **Hämoptoe** beschrieben. Das quantitative Ausmaß und die Art der Blutbeimischung reichen von blutig tingiertem, blutig-schaumigem bis zu koaguliertem Sputum. Differentialdiagnostisch müssen von der Hämoptysis (meist schaumig-hellrotes Blut, alkalischer pH) die Hämatemesis (Erbrechen von Blut, meist durch Magensäure angedunkelt, saurer pH) und die Blutung aus dem Nasopharynx (s. Tab. 8.5) abgegrenzt werden.

Als seltene **Komplikationen** können bei starken Hustenattacken Rippenfrakturen (bei atypischer Körperstellung oder bei Osteoporose), Pneumothorax oder eine Hustensynkope auftreten. Der kurze Bewusstseinsverlust bei der Hustensynkope wird durch einen verminderten venösen Rückfluss durch die intrathorakale Drucksteigerung während der Hustenattacke und einen daraus resultierenden Abfall des Herzminutenvolumens mit zerebraler Minderdurchblutung ausgelöst.

Husten ist ein Symptom, das möglichst kausal behandelt werden sollte. Eine ergänzende lindernde Maßnahme stellt die symptomatische Dämpfung des Hustenzentrums durch Codeinpräparate dar. Sie kommen in erster Linie bei quälenden nächtlichen Hustenanfällen, im finalen Stadium einer Lungenerkrankung oder bei sich selbst perpetuierendem trockenem Reizhusten (Husten → Atemwegsreizung → Husten) in Frage.

Lungen- und Atemwegserkrankungen

Tab. 8.5 Ursachen der Hämoptysis.

Kardial oder vaskulär	Entzündlich	Neoplastisch	Andere
Linksherzinsuffizienz*	Akute Tracheobronchitis	Bronchialkarzinom	Traumata
Lungeninfarkt bei Embolie	Tuberkulose	Bronchusadenom (selten)	Arteriovenöse Malformationen (z. B. AV-Aneurysmen, Morbus Osler)
Mitralvitien*	Bronchiektasen	Metastasen (selten)	
Pulmonale Vaskulitis (z.B. Morbus Wegener, Morbus Goodpasture, Morbus Ceelen)	Lungenabszess Einschmelzende Pneumonie (oftmals Klebsiellen, Staphylokokken)	Tumoreinbrüche aus Umgebung	Hämorrhagische Diathese

* Ein blutig tingiertes Ödem kann akut als Folge massiver pulmonalvenöser Stauung auftreten. In chronischen Fällen finden sich hämosiderinbeladene Alveolarmakrophagen, die diagnostisch verwertbar sind („Herzfehlerzellen" in Sputum oder Lavage).

Hypoxie, Zyanose und Polyglobulie

Zyanose bedeutet eine bläuliche Verfärbung von Haut und Schleimhäuten. Sie entsteht, wenn die mittlere Konzentration an reduziertem Hämoglobin in den Kapillaren der entsprechenden Haut- und Schleimhautbezirke mehr als 5 g/dl beträgt. Für das Auftreten einer Zyanose ist somit die Absolutmenge reduzierten Hämoglobins entscheidend. Aus diesem Grund kann bei schwerer Anämie (Hb < 6 g/dl) selbst bei vital bedrohlicher O_2-Untersättigung niemals eine Zyanose auftreten. Bei ausgeprägter Polyglobulie (Hb > 20 g/dl) entsteht dagegen schon bei einem geringen (klinisch nicht relevanten) Anteil von Desoxyhämoglobin im Kapillarbett eine Zyanose.

Von **zentraler Zyanose** spricht man bei einer reduzierten Oxygenierung des arteriellen Blutes bereits nach Verlassen der Lungenpassage bzw. des linken Herzens, während **periphere Zyanose** die Zyanose in der Kreislaufperipherie aufgrund eines reduzierten Blutflusses bezeichnet (s. Tab. 8.6). Die Differenzierung beider Formen ist durch die arterielle Blutgasanalyse möglich. Klinisch zeigt sich bei der peripheren Zyanose eine Aussparung der Zungenschleimhaut, da dieses Endstromgebiet nicht in die allgemeine Vasokonstriktion einbezogen wird. Eine **Pseudozyanose** kann durch die Einlagerung von Blei oder Silber in die Haut entstehen.

Eine chronische arterielle **Hypoxämie** kann gegenregulatorisch die Stimulation der renalen Erythropoetinsynthese mit Ausbildung einer **sekundären Polyglobulie** induzieren. Diese Kompensation ist sinnvoll, da sie die O_2-Transportkapazität des Blutes steigert. Andererseits erhöht sie die Blutviskosität (exponentieller Anstieg bei Hämatokrit > 55 %). Im Rahmen einer pulmonalen Hypertonie, als häufige Folge einer chronischen Hypoxämie, kann eine solche Viskositätssteigerung wesentlich zur Rechtsherzinsuffizienz beitragen. In diesem Fall addieren sich zentrale Zyanose und Komponenten der peripheren Zyanose (Abfall des Herzzeitvolumens im Rahmen der Rechtsherzinsuffizienz) zum Bild der **gemischte Zyanose.** Darüber hinaus können sich bei chronischer arterieller Hypoxämie Trommelschlegelfinger mit und ohne Uhrglasnägel ausbilden, für deren Entwicklung neben dem Sauerstoffmangel bislang nur unzureichend identifizierte vasoaktive Substanzen verantwortlich zu sein scheinen.

8.1.6 Atemregulation

Die alveoläre Ventilation unterliegt **unbewusst** ablaufenden Regulationsmechanismen sowie einer **bewussten** Einflussnahme (s. Abb. 8.5). Sie wird durch die biologischen Stellgrößen pCO_2, pH und pO_2, die eine sehr empfindliche Sollwerteinstellung haben und permanent von Chemorezeptoren registriert werden, in einem engen Rahmen konstant gehalten. Der Einfluss übergeordneter Faktoren auf das Atemzentrum kann jedoch diese Regelsollwerte erheblich beeinflussen. So können **sensomotorische Afferenzen** den Atemantrieb bereits unmittelbar zu Beginn einer körperlichen Belastung erhöhen und in dieser Phase Hypoxämie und Hyperkapnie verhindern. **Viszeromotorische**

Tab. 8.6 Ursachen der Zyanose.

Periphere Zyanose	Zentrale Zyanose
Lokaler „Low Flow" durch mechanische arterielle (z.B. Arteriosklerose) oder venöse (z.B. Thrombose) Gefäßeinengung	Gasaustauschstörung trotz ausreichender alveolärer Ventilation (V̇/Q̇-Mismatch, Shunt, Diffusionsstörung)
Lokaler „Low Flow" durch Vasokonstriktion (z.B. Kälte, Vasospastik)	Kongenitale Vitien mit Shunt
Reduziertes Herzzeitvolumen (Herzinsuffizienz, Schock)	Pulmonale arteriovenöse Fisteln Alveoläre Hypoventilation (begleitet von pCO_2-Anstieg) Reduzierter atmosphärischer Druck (Höhenlage) Nicht O_2 transportierende Hämoglobine (Met-Hb, Sulf-Hb)

Afferenzen von Schleimhautrezeptoren oder Rezeptoren des Lungenparenchyms greifen z. T. selektiv in die verschiedenen Atemphasen ein (z. B. Hering-Breuer-Reflex: Inspirationshemmung; Head-Reflex: Exspirationshemmung). Klinisch bedeutungsvoll ist der juxtakapilläre Reflex (J-Reflex), bei dem ein Anstieg des interstitiellen Drucks der Lunge (drohendes Lungenödem) die sog. pulmonalen C-Fasern aktiviert und eine allgemeine Hemmung der Atmung zur Folge hat. Dadurch erfordert die Fortsetzung der Ventilation einen überproportionalen willentlichen Antrieb und erzeugt ein Gefühl von Luftnot (Dyspnoe).

Die **Rhythmogenese** und Koordination der gesamten Atemmuskulatur sind eine weitere Leistung des Atemzentrums. Man unterscheidet die Phasen der Inspiration, Postinspiration und Exspiration. Die Postinspiration führt bei Ruheatmung zu einer Bremswirkung auf die frühe Exspiration und fehlt bei steigendem Atemantrieb. In diesem Fall wird dagegen die Exspirationsmuskulatur zunehmend aktiviert. Als viszeromotorische Efferenzen werden gleichzeitig bronchiale und kardiale sympathische Nerven aktiviert, die inspiratorisch die Bronchien weit stellen und die Herzfrequenz anheben. Das Gegenteil geschieht über vagale Fasern während der Exspiration („respiratorische Arrhythmie").

Obstruktive Ventilationsstörungen

Den obstruktiven Störungen liegt eine Abnahme des Strömungsquerschnitts der Atemwege zugrunde. Diese kann bedingt sein durch einen Bronchialspasmus, ein Schleimhautödem, eine Hyper- und Dyskrinie (z. B. Asthma bronchiale) sowie durch einen Atemwegskollaps bei Bronchialwandinstabilität (z. B. Emphysem, chronisch-obstruktive Bronchitis). Die obstruktive Ventilationsstörung ist gekennzeichnet durch:
- erhöhte Resistance bei Ruheatmung
- Abnahme der Absolutwerte der forcierten Volumina (FEV_1, PEF, $MEF_{50\%}$)
- Abnahme des „schnell" exspirierbaren Volumens in Relation zur Vitalkapazität (FEV_1/FVC)

Bei ausgeprägter Obstruktion kann die Resistance mehr als zehnfach gegenüber der Norm erhöht sein, das Verhältnis zwischen FEV_1 und FVC kann auf < 30 % absinken. In diesen Situationen gelingt eine vollständige Ausatmung nicht mehr, d. h., intrathorakales Gasvolumen (IGV) und Residualvolumen (RV) sind als Sekundärfolge erhöht. Als Konsequenz dieser **erhöhten Atemmittellage** („Hyperinflation") ist dann auch die Vitalkapazität reduziert, ohne dass im eigentlichen Sinn eine Restriktion vorliegt (s. u.).

Innerhalb der Gruppe der obstruktiven Ventilationsstörungen erlaubt die genauere Analyse der Lungenfunktion eine weitere Eingrenzung der Krankheitsbilder: Typisch für ein manifestes **Asthma bronchiale** ist z. B. die akute Reversibilität der Obstruktion im Bronchospasmolyse-Test; im symptomfreien Intervall sind die Funktionswerte normal, jedoch lässt sich zumeist eine bronchiale Hyperreagibilität nachweisen.

Bei der **chronisch-obstruktiven Bronchitis** und besonders beim **obstruktiven Lungenemphysem** kommt es durch die rasche Abnahme des Atemflusses bei der forcierten Exspiration zum exspiratorischen Kollaps der Atemwege; dieser Kollaps bewirkt nicht nur den „Emphysemknick" im

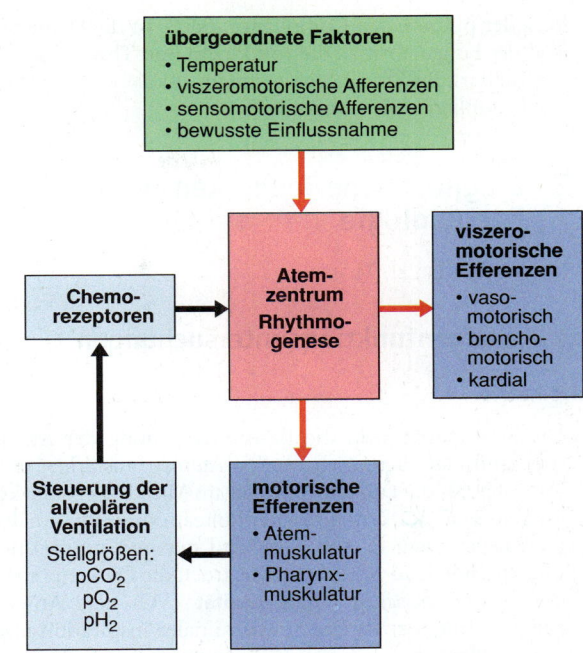

Abb. 8.5 Atemregulation. Das Atemzentrum koordiniert die an der Atempumpe beteiligten Muskeln und beeinflusst so die Stellgrößen pO_2, pCO_2 und pH. Diese beeinflussen das Atemzentrum im Sinne einer negativen Rückkopplung. Das Atemzentrum steht zudem unter dem Einfluss zentralnervöser Faktoren und gibt viszeromotorische Efferenzen ab.

exspiratorischen Anteil der Fluss-Volumen-Kurve (s. Abb. 8.6c), sondern auch eine typische keulenförmige Öffnung der Atemschleife, die das nicht ausatembare Volumen durch den Atemwegskollaps repräsentiert.

Wenn in der Atemflusskurve besonders die Werte bei niedrigen Lungenvolumina reduziert sind ($MEF_{50\%}$, $MEF_{25\%}$), so deutet diese Veränderung darauf hin, dass vor allem die **kleinen Atemwege** betroffen sind. Das Lungenemphysem ist neben dem bei der forcierten Exspiration abgebildeten Atemwegskollaps immer durch erheblich erhöhte IGV- und RV-Werte und eine erhöhte totale Lungenkapazität gekennzeichnet.

Restriktive Ventilationsstörungen

Unter restriktiver Ventilationsstörung werden verschiedene Ursachen subsumiert, im Wesentlichen sind dies:
1. der Verlust von (aktivem) Lungenparenchym (z. B. Resektion, Atelektase, Ersatz durch solides Gewebe),
2. rigides Lungenparenchym (interstitielle Lungenerkrankungen mit Fibrosierung),
3. mangelnde Ausdehnungsfähigkeit der Pleura und des Thorax (z. B. Pleuraschwarte, [Kypho-]Skoliose, extreme Adipositas),
4. Insuffizienz der Atempumpe durch neuromuskuläre Erkrankungen (z. B. Zwerchfelllähmungen, hoher Querschnitt).

Alle Veränderungen zeichnen sich durch eine Reduktion der Vitalkapazität aus, während die Resistance normal ist. Die FEV_1 ist absolut vermindert, relativ zur FVC jedoch im Normbereich. Bei 1. und 2. findet sich parallel eine Reduk-

8 Lungen- und Atemwegserkrankungen

tion der pulmonalen Compliance. Bei 3. ist die Dehnbarkeit der Lunge normal, die von Pleura und Thorax jedoch vermindert. Bei Störungen der atemmuskulären Pumpe ist die Compliance nicht verändert.

8.2 Diagnostische Techniken in der Pneumologie

W. SEEGER, H. MORR

8.2.1 Lungenfunktionsuntersuchungen

Spirometrie

Die Spirometrie stellt die Basisuntersuchung der Atemmechanik dar. Gemessen werden Atemstromstärken und (als Integral) die Lungenvolumina am Mund des Patienten (s. Abb. 8.6a–d). Nach normaler Ruheatmung (Phase a des Normalpatienten in Abb. 8.6) wird maximal ausgeatmet und anschließend maximal eingeatmet, die Differenz stellt die (inspiratorische) **Vitalkapazität** (**VC**) dar. Anschließend atmet der Patient aus maximaler Inspirationslage so schnell wie möglich aus: Das in einer Sekunde ausgeatmete Volumen stellt das **forcierte exspirierte Volumen der ersten Sekunde** (**FEV_1** = Einsekundenkapazität = Tiffeneau-Test) dar, das maximal exspirierte Volumen wird als **forcierte Vitalkapazität** (**FVC**) bezeichnet. Das Verhältnis FEV_1/FVC beträgt normalerweise > 75 %.

Die weiteren im oberen Teil der Abbildung 8.6 veranschaulichten Werte sind durch die Spirometrie allein nicht zu erfassen, sondern verlangen Bodyplethysmographie oder Gasverdünnungstechniken: Das **intrathorakale Gasvolumen** (**IGV**) ist das Volumen, das nach normaler Exspiration in der Lunge verbleibt; das **Residualvolumen** (**RV**) ist das Volumen, das nach maximaler Exspiration intrathorakal verbleibt. Die Summe aus Residualvolumen und Vitalkapazität ergibt die **totale Lungenkapazität** (**TLC**).

Bei Aufzeichnung des maximalen exspiratorischen Flusses gegen das Volumen erhält man das Fluss-Volumen-Diagramm (unterer Teil der Abb. 8.6). Abgelesen werden der **maximale ("Peak") exspiratorische Fluss** (**PEF**), der exspiratorische Fluss bei 50 % ("Mitte") des ausatembaren Volumens (**MEF50 %**) oder analog bei 25 % des Volumens (**MEF25 %**).

Eine „Minimalvariante" der Spirometrie stellt die **„Peak-Flow"-Messung** dar: Mit einem einfach konstruierten Messrohr kann der Patient den maximalen Fluss seines Atemstoßes messen. Peak-Flow-Aufzeichnungen als „Bedside"-Untersuchungen im Krankenhaus oder im häuslichen Bereich sind sehr hilfreich, um Tagesschwankungen der Atemflussbehinderungen zu erkennen und dem Patienten eine zunehmende Bronchokonstriktion zu signalisieren.

Bodyplethysmographie

Die wichtigsten Größen, die mit der Bodyplethysmographie bestimmt werden, sind der **Atemwegswiderstand** (Resistance; R) und das **intrathorakale Gasvolumen** (IGV), beides Parameter, die bei der Messung von der Mitarbeit des Patienten weitgehend unabhängig sind (s. Abb. 8.7a–c). Die Methode beruht auf der Gesetzmäßigkeit, dass das Produkt aus Druck und Volumen konstant ist (Boyle-

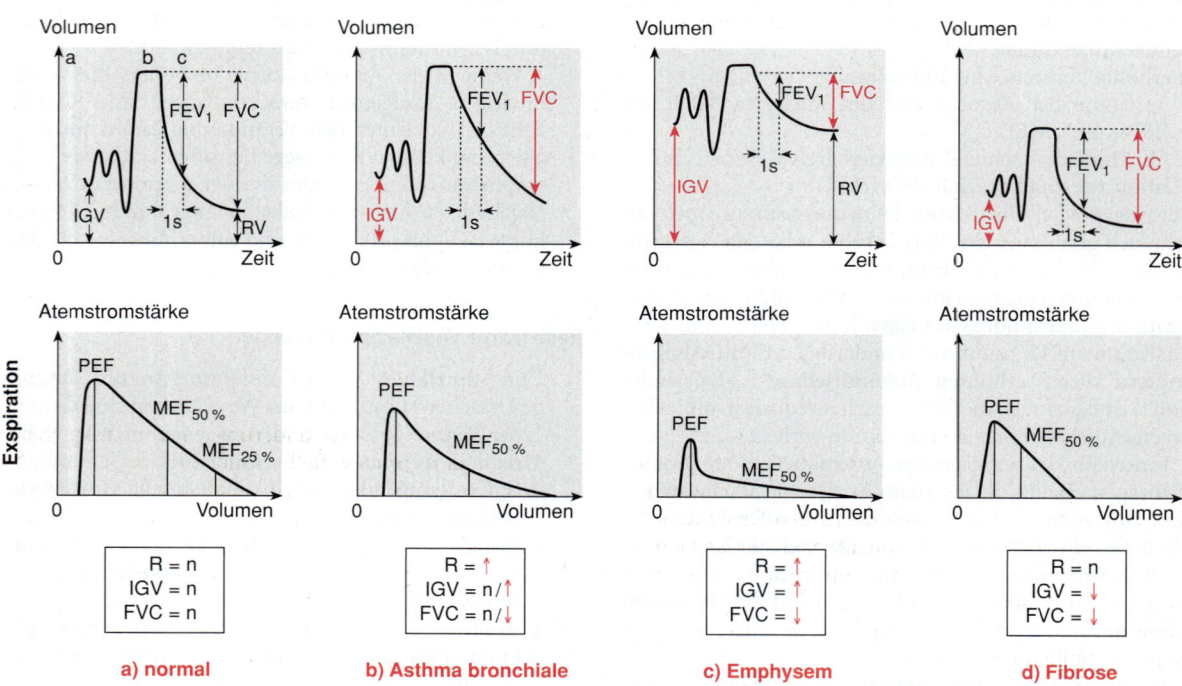

Abb. 8.6a–d Spirometrische Messungen.
IGV = intrathorakales Gasvolumen, FEV_1 = forciertes exspiriertes Volumen der ersten Sekunde (Einsekundenkapazität), FVC = forcierte Vitalkapazität, RV = Residualvolumen, PEF = maximaler („Peak") exspiratorischer Fluss, $MEF_{50\%}$ = exspiratorischer Fluss bei 50 % des ausatembaren Volumens, $MEF_{25\%}$ = exspiratorischer Fluss bei 25 % des ausatembaren Volumens, R = Resistance. Nähere Erläuterungen s. Text.

8.2 Diagnostische Techniken in der Pneumologie

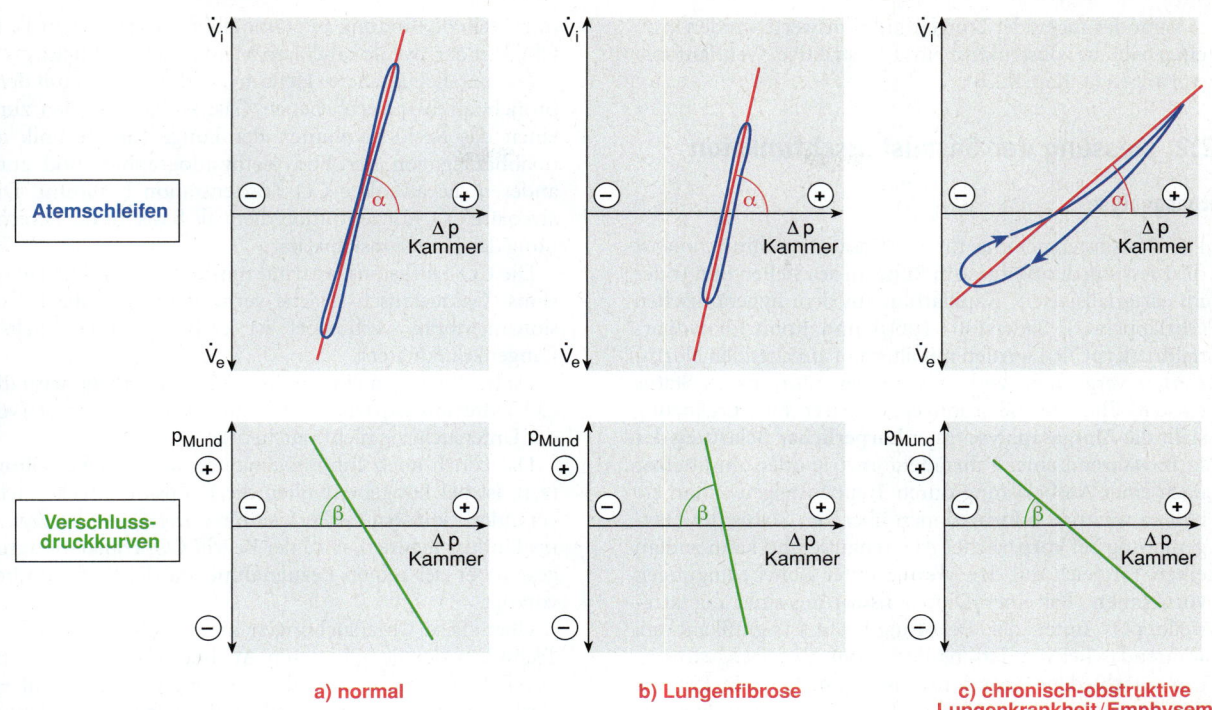

Abb. 8.7a–c Bodyplethysmographische Messungen.
Dargestellt sind eine normale Atemschleife und Verschlusskurve (a) und solche von Patienten mit Lungenfibrose (b) und chronisch obstruktiver Lungenkrankheit bzw. Emphysem (c). Nähere Erläuterungen s. Text.

Mariotte-Gesetz). Der Patient sitzt in einer gasdicht abgeschlossenen Kammer („Body") und atmet in einen separaten Raum. Die Thoraxexkursionen bewirken Druckänderungen in der Kammer (δ p-Kammer), die spiegelbildlich die Druckänderungen im Alveolarraum reflektieren. Dabei berücksichtigt werden müssen das intrathorakale Gasvolumen (s. u.) und das bereits eingeatmete Volumen. Der Druckgradient Alveolarraum–Mund zu jedem Zeitpunkt des Atemzyklus wird gegen den Atemfluss aufgetragen („**Atemschleifen**" in Abb. 8.7 oben). Aus dieser Beziehung (Winkel α in Abb. 8.7) ergibt sich der Atemwegswiderstand unter Ruhebedingungen („**Resistance**", **R**). Mit zunehmender Obstruktion und Anstieg des Atemwegswiderstandes flacht der Winkel α ab.

Wird die Atmung zu einem definierten Zeitpunkt, z. B. bei normaler Ausatmung, mit einem Shutter blockiert, so führt der Patient frustrane Atembewegungen mit dem Brustkorb durch, die Kompression und Dekompression des intrathorakalen Gasvolumens bewirken. Registriert man dabei die in- und exspiratorischen Druckschwankungen in der Kammer im Verhältnis zu den Druckveränderungen am Mund, so ist das **intrathorakale Gasvolumen (IGV)** berechenbar (Winkel β in Abb. 8.7 unten). Durch Abzug des exspirierbaren Volumens erhält man dann das **Residualvolumen (RV)** der Lunge.

Bronchospasmolyse-Test

Bei obstruktiven Atemwegserkrankungen (s. u.) wird die **Reversibilität** der Obstruktion durch ein β$_2$-Sympathomimetikum (Aerosol) überprüft. Dazu vergleicht man die Resistance und die forciert exspirierten Volumina vor und nach der Inhalation.

Unspezifischer inhalativer Provokationstest

Steigende Konzentrationen eines unspezifisch bronchokonstriktiven Reizstoffs (Histamin, Acetylcholin oder Methacholin) werden inhaliert und die Parameter der obstruktiven Ventilationsstörung (Resistance, FEV$_1$) gemessen. Die Entwicklung einer Atemwegsobstruktion bereits bei niedrigen Konzentrationen des inhalierten Reizstoffs belegt eine bronchiale Hyperreagibilität.

Compliance-Messung

Die Dehnbarkeit der Lunge ergibt sich aus dem Verhältnis von Volumenzu- bzw. -abnahme pro Druckänderung im Pleuraspalt. Die Druckänderung wird indirekt über eine Druck aufnehmende Ballonsonde im distalen Ösophagus erfasst. Entsprechend kann die **statische Compliance** (1,2–3,5 l/kPa) von **Lunge plus Thorax** angegeben werden (Volumenzunahme pro Druckgradient Alveolarraum–Außenluft).

Für jede der genannten Messgrößen liegen Normwerte vor, die auf großen epidemiologischen Studien beruhen; den üblichen Standard stellen die Normwerte der Europäischen Gemeinschaft für Kohle und Stahl (EGKS) dar. Nomogramme geben diese Werte in Abhängigkeit von der Körpergröße, vom Geschlecht und vom Alter wieder. Lungenfunktionsparameter werden somit als Absolutwerte und in % der Norm angegeben.

Veränderungen der Lungenfunktionswerte werden grob eingeteilt in obstruktive und restriktive Ventilationsstörungen (s. Kap. 8.1.6).

8.2.2 Messung der Gasaustauschfunktion

Blutgasanalyse

Die Basisuntersuchung für die Gasaustauschfunktion ist die Messung der **Blutgase in Ruhe** im arteriellen Blut (oder im „arterialisierten" Kapillarblut aus dem hyperämischen Ohrläppchen). Sauerstoff- (pO_2) und Kohlendioxidpartialdruck (pCO_2) werden mit altersentsprechenden Normwerten verglichen, zudem wird der Säure-Basen-Status einschließlich des Bikarbonats analysiert. Eine Ergänzung stellt die **Blutgasanalyse** unter **körperlicher Belastung** dar (z.B. während einer Fahrradergometrie oder unmittelbar nach einer Ausbelastung durch Treppensteigen). Man erhält so wichtige Informationen über den Status der Oxygenierung bei körperlicher Anstrengung und kann zudem einen Vergleich mit den Werten unter Ruhebedingungen vornehmen. Bei einer Diffusionsstörung sinkt der arterielle pO_2 unter der Belastung immer signifikant ab, während es bei Ventilations-Perfusions-Verteilungsstörungen verschiedene Reaktionsmuster gibt, je nach Einfluss der steigenden Ventilation und des steigenden Herzzeitvolumens. Des Weiteren bedeutsam ist die **Blutgasanalyse** unter **nasaler O2-Applikation.** Zum einen erhält man Informationen zur Gasaustauschstörung (z.B. nur minimaler Anstieg des PO_2 bei reinem Shuntfluss), zum anderen dient diese Untersuchung der Titrierung einer O_2-Langzeittherapie.

Pulsoxymetrie

Bei der Pulsoxymetrie wird die **Sauerstoffsättigung** transkutan in einem gut erreichbaren Kapillargebiet (z.B. Fingerspitze, Ohrläppchen) in einem Messfenster gemessen; dies geschieht pulssynchron, um möglichst nur „arterialisiertes" Kapillarblut zu erfassen. Die Pulsoxymetrie ist eine hervorragende nichtinvasive Technik zur Verlaufskontrolle des Gasaustauschs. Sie ist z.B. bei Eingriffen wie der Bronchoskopie sehr hilfreich: Sättigungswerte > 90 % signalisieren eine unproblematische Oxygenierung.

Einschränkungen der Richtigkeit der gemessenen Daten ergeben sich bei Hämoglobinveränderungen (z.B. Methämoglobin, Sulfhämoglobin) und bei extremer peripherer Vasokonstriktion, z.B. im Schock.

CO-Transfer-Faktor

Als **Diffusionskapazität** (**Transferfaktor**) wird diejenige Menge Sauerstoff beschrieben, die pro Partialdruck- und Zeiteinheit vom Alveolarraum bis zum Hämoglobin des Erythrozyten gelangt. Als Indikatorgas wird bei der Messung der Diffusionskapazität aus praktischen Gründen anstelle von Sauerstoff Kohlenmonoxid (CO) benutzt, da es eine sehr viel höhere Affinität (210fach) zum Hämoglobin besitzt. Bei der geläufigen „**Single-Breath-Technik**" wird nach einer maximalen Exspiration ein CO-Helium-Luft-Gemisch eingeatmet und nach 10 s Apnoe ausgeatmet: Aus dem „Verschwinden" des CO (Diffusion in das Blut und unmittelbare Bindung an Hämoglobin) wird die CO-Leitfähigkeit der alveolokapillären Membran berechnet.

Das parallel inhalierte Helium „verdünnt" sich mit dem bronchoalveolär verbliebenen Gas: Hieraus werden zum einen das Residualvolumen der Lunge (die Technik ist unabhängig von der Bodyplethysmographie) und zum anderen die alveoläre CO-Konzentration bestimmt. Die alveoläre CO-Konzentration dient als Basis für die Berechnung der Diffusionskapazität.

Die CO-Diffusionskapazität nimmt ab, wenn die Diffusions-(Gasaustausch-)Fläche vermindert oder die Diffusionsmembran verbreitert ist (z.B. bei interstitiellen Lungenkrankheiten).

Da bei Rauchern ein erhöhtes CO-Hb vorliegt, wird die CO-Diffusionskapazität falsch zu niedrig bestimmt (vor der Untersuchung nicht rauchen!).

Da jedoch auch Inhomogenitäten der **V-Q-Verteilung** (z.B. ist bei Lungenembolien die Diffusionsstrecke nicht verändert, sondern die Perfusion reduziert) auf das Ergebnis Einfluss nehmen, wird der Begriff **CO-Transfer-Faktor** gegenüber der reinen Bezugnahme auf die Diffusion bevorzugt.

Über diese Untersuchungen hinaus gibt es zahlreiche Techniken der detaillierteren Analyse des Gasaustauschs durch Beobachtung der Übertritts inerter Gase (Blut → Gasraum oder Gasraum → Blut), die jedoch Speziallabors vorbehalten sind.

8.2.3 Spiroergometrie

Unter progredienter Belastung (in der Regel Fahrradergometrie) werden mittels Atemmaske **O_2-Aufnahme** und **CO_2-Abgabe** gemessen. Parallel erfasst werden die Atemfrequenz, das Atemminutenvolumen und das EKG sowie ggf. der Totraumanteil der Ventilation, kapilläre Blutgase einschließlich Säure-Basen-Status und Laktat. Bei besonderer Indikation (z.B. Frage der pulmonalen Hypertonie mit deren verschiedenen Ursachen) kann zusätzlich eine Einschwemmkatheter-(Rechtsherzkatheter-)Messung durchgeführt werden. Die CO_2-Abgabe pro O_2-Aufnahme wird als **respiratorischer Quotient** (**RQ**) bezeichnet. Der respiratorische Quotient liegt in Abhängigkeit von der Ernährung in Ruhe zwischen 0,7 und 1. Die Spiroergometrie dient der differenzierten Analyse der kardiopulmonalen Leistungsgrenze. Folgende Fragen werden beantwortet:

- Wo liegt die **anaerobe Schwelle?** Wird sie überschritten, steigt die arterielle Laktatkonzentration an. Durch die Pufferung des Laktats mit Bikarbonat wird CO_2 zusätzlich freigesetzt. Die laktatinduzierte Azidose führt darüber hinaus zu einem überproportionalen Anstieg des Atemminutenvolumens mit Abatmung des CO_2. Aus beiden Mechanismen resultiert ein Anstieg des RQ über den Ausgangswert. Die anaerobe Schwelle ist ein wichtiger Parameter für den Trainingszustand des Patienten.
- Wie hoch ist die **maximale O_2-Aufnahme** im Vergleich zu einem alters-, geschlechts- und körpergrößenkorrigierten Normwert? Die maximale O_2-Aufnahme ist der Parameter der globalen körperlichen Leistungsreserve; bei Werten unter 10 ml O_2/kg Körpergewicht × min ist z.B. ein resezierender Eingriff an der Lunge weitgehend ausgeschlossen.

- Liegt eine **pulmonale Leistungslimitierung** vor? Diese ist z. B. gegeben, wenn bei einem Leistungsabbruch wegen Luftnot die Atemfrequenz maximal gesteigert ist, ohne dass die kardialen Leistungsreserven in vollem Umfang genutzt werden (Herzfrequenz bleibt deutlich unter dem Normmaximum bei Ausbelastung). Befunde, die eine pulmonale Leistungslimitierung nahe legen, sind darüber hinaus der Abfall der arteriellen O_2-Sättigung unter der Belastung und eine ineffektive Ventilation. Bei der ineffektiven Ventilation ist eine hohe Gesamtventilation pro Sauerstoffaufnahme notwendig (z. B. bei hohem Totraumanteil).
- Liegt eine **kardiale Leistungslimitierung** vor? Diese ist z. B. gegeben, wenn bei einem Leistungsabbruch die Herzfrequenz maximal gesteigert ist, ohne dass die pulmonalen Leistungsreserven voll genutzt werden (Atemfrequenz und Atemminutenvolumen bleiben unter dem Normmaximum bei Ausbelastung). Für eine kardiale Leistungslimitierung sprechen auch ein Abbruch der Belastung wegen ischämietypischer EKG-Veränderungen oder pektanginöser Beschwerden sowie ein erniedrigter Sauerstoffpuls (Sauerstoffaufnahme pro Herzschlag). Ein erniedrigter Sauerstoffpuls weist auf ein niedriges Schlagvolumen hin.

8.2.4 Testung der atemmuskulären Funktion

Atemmuskeltests für die klinische Routine sind erst in den letzten Jahren entwickelt worden. Durch Messung des Inspirationsdrucks unter Mundverschluss wird der Unterdruck gemessen, der bei der Inspiration aufgebaut wird. Der Wert **$P_{0,1}$ max** gibt den Unterdruck an, der durch maximale Inspirationsanstrengung innerhalb von 0,1 s erzeugt werden kann. Demgegenüber besagt der Wert **$P_{0,1}$**, wie viel Unterdruck zur Durchführung einer normalen Ruheinspiration innerhalb der ersten 0,1 sec aufgebracht werden muss. Das Verhältnis **$P_{0,1}/P_{0,1}$ max** signalisiert somit, welcher Anteil der maximalen atemmuskulären Kraft bei Ruheatmung bereits „verbraucht" wird.

Normal liegen die $P_{0,1}/P_{0,1\,max}$-Werte unter 5 %. Werte über 25–40 % sind als Daueratmung nicht aufrechtzuerhalten, der Patient befindet sich bereits in Ruhe an der Grenze der atemmuskulären Erschöpfung. Erschöpfungen der Atempumpe finden sich vor allem bei obstruktiven und restriktiven Lungenerkrankungen aber auch bei der Polyradikulitis und amyotrophischen Lateralsklerose, der Myasthenia gravis, den Muskeldystrophien, der Skoliose und der schweren Adipositas (Obesity Hypoventilation Syndrome).

Zur **Schlafapnoediagnostik** siehe Kapitel 8.13 (Atemregulationsstörungen).

8.2.5 Bildgebende Verfahren

Röntgenuntersuchungen des Thorax

Sie werden standardmäßig im Stehen in maximaler Inspiration im posterior-anterioren (p.a.) und seitlichen Strahlengang durchgeführt. Hierdurch gelingt eine orientierende Zuordnung pulmonaler Prozesse zu den einzelnen Lungensegmenten (s. Abb. 8.8). Bei Verdacht auf Pneumothorax wird die Aufnahme in Exspirationsstellung durchgeführt, um das (nicht ausatembare) Pneu-Volumen proportional stärker darzustellen.

Die **Durchleuchtung** erlaubt eine Beurteilung der Zwerchfellbeweglichkeit (Paresen?) und der hilären Pulsation (Rezirkulationsvitien?) sowie die bessere lokale Zuordnung eines Prozesses durch Drehen des Patienten „unter Sicht".

Sonographie

Ihre Domäne sind pleurale Prozesse (exzellent bei Pleuraerguss) sowie die Beurteilung pleuranaher pulmonaler Prozesse. Die Punktion von Pleuraergüssen wird heute standardmäßig unter sonographischer Kontrolle durchgeführt. Die **endobronchiale Sonographie** könnte zur differenzierten Beurteilung lumennaher Strukturen zukünftig Bedeutung erlangen, stellt jedoch noch keine Routinetechnik dar.

Computertomographie

Sie erlaubt die beste raumauflösende Beurteilung des Lungenparenchyms einschließlich der Entdeckung kleiner Rundherde (optimal High-Resolution-CT in Spiraltechnik). Nach Kontrastmittelgabe, zur Identifikation vaskulärer Strukturen, können hiläre und mediastinale Lymphknoten (keine Anfärbung) beurteilt werden. Auch zur Darstellung pleuraler Prozesse ist das CT hervorragend geeignet.

Kernspintomographie

Sie ist dem CT bei den genannten Fragestellungen zumeist unterlegen, hat aber Vorteile bei der Beurteilung thoraxwandständiger Erkrankungen (z. B. Pancoast-Tumoren und Sarkome) und könnte bei weiterer Verbesserung der Technik einen besonderen Stellenwert zur Beurteilung vaskulärer Strukturen erlangen.

Bronchographie

Sie ist in ihrer Bedeutung weit zurückgetreten und wird allenfalls zur Beurteilung von Bronchiektasen und Bronchusanomalien herangezogen, wenn dies mittels CT nicht ausreichend gelingt. Sie kann hilfreich sein bei der Darstellung von Fistelbildungen. Das wässrige Kontrastmittel wird über ein flexibles Bronchoskop oder einen Katheter endobronchial appliziert, um einen Schleimhautbeschlag der Atemwege zu erzeugen.

Ventilations- und Perfusionsszintigraphie

Bei der **Ventilationsszintigraphie** werden Radionuklide inhaliert und die alveoläre Verteilung mit der Gammakamera erfasst. Diese Untersuchung erlaubt die optische Beurteilung der Ventilationsverteilung; regionale Ventilationsausfälle oder -verminderungen werden erkannt. Die **Perfusionsszintigraphie** mittels intravenös verabreichter markierter Mikropartikel stellt analog die Perfusionsverteilung dar.

Die Domäne dieser Technik liegt in der Erkennung von Perfusionsdefekten bei Lungenembolien. Werden Perfusionsdefekte gefunden, sollte immer auch eine Ventilationsszintigraphie durchgeführt werden, da in minderven-

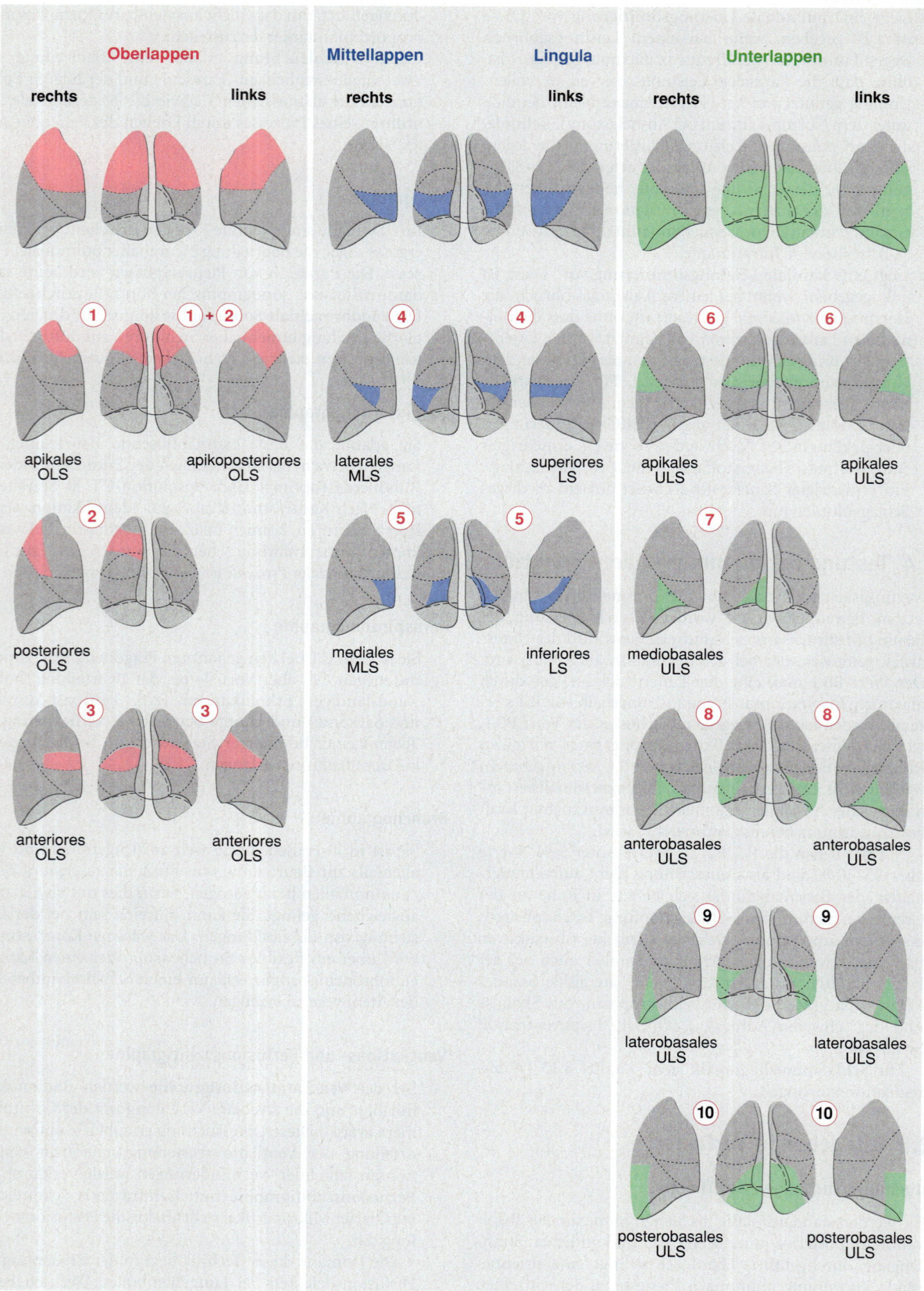

Abb. 8.8 Schematische Darstellung der Lungensegmente (1–10) im frontalen und sagittalen Bild (modifiziert nach Fabel, Pneumologie, 1995). OLS = Oberlappensegment, MLS = Mittellappensegment, LS = Lingualsegment, ULS = Unterlappensegment.

tilierten Arealen aufgrund des Euler-Liljestrand-Mechanismus auch die Perfusion gedrosselt wird, ohne dass embolische Verschlüsse vorliegen („Muster" der Lungenembolie: Perfusionsausfälle trotz erhaltener Ventilation).

Pulmonalisangiographie

Kontrastmittel wird in die A. pulmonalis oder intravenös mit DSA-Technik injiziert. Diese Untersuchung ist der Goldstandard zur Darstellung der Lungenstrombahn; meist wird sie zum Nachweis einer Lungenembolie eingesetzt. Die **Bronchialarteriographie** stellt, nach Sondierung der verschiedenen Bronchialarterienabgänge von der Aorta aus, die bronchiale Zirkulation dar; hierbei geht es in den meisten Fällen um die Erkennung unklarer pulmonaler Blutungen. Findet man eine Blutung, kann sie durch Embolisation über den bronchialarteriellen Zugang beherrscht werden.

Positronenemissionstomographie (PET)

Diese neue Technik nützt die Eigenschaft, dass beim Positronenzerfall hoch energetische γ-Quanten emittieren, die sich im Winkel von 180° auseinander bewegen, was messtechnisch zusätzliche Informationen bringt. Des Weiteren ermöglichen die PET-Scanner eine genaue Quantifizierung der Stoffwechselprozesse. Dies kann zur Dignitätsabklärung bei unklaren pulmonaler Raumforderungen herangezogen werden. Bei malignen Prozessen findet man einen hohen Fluor-18-Desoxy-Glukose-Metabolismus und bei inflammatorischen Prozessen einen niedrigen Metabolismus.

8.2.6 Untersuchung des Lungenkreislaufs

Für die nichtinvasive Beurteilung einer pulmonalen Hypertonie ist die **Echokardiographie** eine geeignete Methode. Standardverfahren ist die blutige Druck- und Widerstandsmessung in der A. pulmonalis mittels **Rechtsherzkatheter**; diese Untersuchung kann zur Erfassung einer latenten pulmonalen Hypertonie auch unter ergometrischer Belastung durchgeführt werden. **Perfusionsszintigraphie** und **Pulmonalisangiographie** sind die wesentlichen bildgebenden Verfahren. Nähere Ausführungen siehe Kapitel 8.7 (Erkrankungen des Lungenkreislaufs).

8.2.7 Punktionstechniken

Bei einer unklaren intrapulmonalen Raumforderung ist immer die Gewinnung einer Histologie anzustreben. Dies geschieht am vorteilhaftesten mittels der **Bronchoskopie** (s.u.). Periphere Raumforderungen, die bronchoskopisch nicht erreicht und nicht primär operativ reseziert werden, können **transthorakal** punktiert werden: Die Punktion kann entweder sonographisch, unter Durchleuchtung oder (am präzisesten) unter CT-Kontrolle gesteuert werden. Ein großer Punktionszylinder ist hierbei immer der Gewinnung von Einzelzellen („Aspirationszytologie") vorzuziehen. Als **Komplikation** kann es zu intrapulmonalen Blutungen und einem Pneumothorax kommen. **Transkutan** können auch extrapulmonal gelegene Lymphknoten punktiert werden, wenn sie mit einem pulmonalen Prozess in Zusammenhang gebracht werden können (z.B. Halslymphknoten).

Pleuraergüsse werden meist unter sonographischer Kontrolle punktiert: Die Nadel wird an der Oberkante einer Rippe eingeführt, um eine Verletzung der Interkostalarterien zu vermeiden. Diese Punktion kann mit einer **ungezielten Pleurastanzbiopsie** verbunden werden: Die dazu verwendete spezifische Nadel schneidet beim Rückzug einen kleinen Pleurazylinder aus. Zur thorakoskopischen Biopsie siehe unten; zur **Diagnostik von Pleuraergüssen** siehe Kapitel 8.10 (Erkrankungen der Pleura).

8.2.8 Endoskopische Techniken

Bronchoskopie

Die Bronchoskopie stellt ein zentrales diagnostisches Verfahren in der Pneumologie dar.

Indikationen An erster Stelle der **diagnostischen Indikationen** stehen alle unklaren radiologischen oder computertomographischen Befunde: Rundherde, Infiltrate, Verschattungen im Hilusbereich, Atelektasen, interstitielle Zeichnungsvermehrung, seitendifferente Strahlentransparenz. Auch ohne Auffälligkeiten in den bildgebenden Verfahren stellen Hämoptysen, ungeklärter Husten und der Befund maligner Zellen in der Sputumzytologie eine Indikation zur Bronchoskopie dar.

Therapeutische Indikationen sind z.B. die Sekretabsaugung zur Eröffnung von Atelektasen (z.B. bei Intensivpatienten), die endoskopische Tumorabtragung, die Implantation von Stents bei extra- und endobronchialen Stenosen, die Entfernung von aspiriertem Material und die Stillung von Blutungen.

Kontraindikationen Absolute Kontraindikationen für die flexible Bronchoskopie existieren nicht. Zurückhaltung ist bei allgemeiner Blutungsneigung, respiratorischer Insuffizienz und schwerwiegenden kardialen Erkrankungen geboten, es sei denn, dass durch die Bronchoskopie ein entscheidender Vorteil für den Krankheitsverlauf erwartet wird. Die starre Bronchoskopie verlangt in der Regel Narkosefähigkeit.

Technische Durchführung Das **flexible Fiberoptik-Bronchoskop** erlaubt die makroskopische Einsicht in alle Segmentbronchien und viele Subsegmentbronchien. Durch seinen Arbeitskanal (bis 3 mm Durchmesser) können z.B. Sekret oder Lavage abgesaugt und flexible Biopsiezangen und Bürsten vorgeschoben werden. Die flexible Bronchoskopie ist in Lokalanästhesie des Rachens und der zentralen Atemwege durchführbar.

Das **starre Bronchoskop** erlaubt nur die Einsichtnahme in zentrale Bereiche des Bronchialsystems (von den basalen Unterlappensegmenten abgesehen). Es besteht aus einem weitlumigen Metallrohr, durch das die Optik (belichtetes Spiegel-Linsen-System) vorgeschoben wird und starre Biopsiezangen zum Einsatz gebracht werden können. Die Beatmung erfolgt über das Bronchoskop. Der Vorteil der Technik besteht in besseren Manipulationsmöglichkeiten in den zentralen Atemwegen, der Durchführung von größeren (tiefer greifenden) Probeexzisionen sowie der besseren Beherrschung stärkergradiger Blutungen. Flexible und starre Bronchoskopie sind ergänzende und nicht konkurrierende Techniken. Wenn immer möglich, sollten sie unter Durchführung einer **kontinuierlichen Pulsoxymetrie** vorgenommen werden.

Komplikationen Die Komplikationsrate liegt unter 10 %, letale Komplikationen treten bei < 1 % auf. Zu nennen sind eine Verschlechterung des Gasaustauschs (arterielle Hypoxämie, Hyperkapnie) und die Provokation von Bronchospasmus, bronchialer Blutung und Pneumothorax. Die Prognose dieser Komplikationen ist bei adäquater Behandlung gut.

Diagnostisches Prozedere

Biopsien Endoluminal sichtbare Tumoren können mit hoher Treffsicherheit zur Histologiegewinnung biopsiert werden. Bei Rundherden, die bronchoskopisch nicht direkt einsehbar sind, werden unter Durchleuchtung transbronchiale Biopsien (Histologie), Bürstenabstriche und Lavage (Zytologie) möglichst nahe am Herd durchgeführt. In diesen Fällen kann auch eine transbronchiale Nadelbiopsie zum Einsatz kommen; sie zielt insbesondere auf Lymphknoten in der Nachbarschaft der zentralen Bronchien. Vor der operativen Sanierung eines Bronchialkarzinoms werden an den voraussichtlichen Absetzungsstellen tief greifende Schleimhautbiopsien (Etagendiagnostik) entnommen, um die Karzinomausdehnung beurteilen zu können.

Bronchoalveoläre Lavage (BAL) Sie wird mit dem flexiblen Bronchoskop nach dessen „Wedging" (okkludierender Verschluss) in einem Segment- oder Subsegmentbronchus durchgeführt (z. B. Instillation und Reaspiration von 8–20 ml Kochsalzlösung). Hauptindikationen sind die Gewinnung von Material zur mikrobiologischen Untersuchung (Infektionen) und von zellulärem und humoralem Material zur Diagnostik interstitieller Lungenerkrankungen (Lungenfibrosen, Sarkoidose, exogen allergische Alveolitis usw.) und zur Zytologie (s. Kap. 8.6). In Ergänzung zur Lavage werden bei dieser Krankheitsgruppe – gesteuert unter Durchleuchtung – möglichst immer transbronchiale Biopsien in verschiedenen peripheren Lokalisationen des Lungenparenchyms vorgenommen. Die Durchleuchtung ist dabei notwendig, um eine Perforation oder sehr periphere Lokalisation mit Pneumothoraxgefahr zu verhindern.

Therapeutisches Prozedere

Therapeutisches Prozedere Lumenverschließendes (exophytisches) Tumormaterial kann mittels **Biopsie,** Induktion einer Nekrose (z. B. Alkoholinjektionen, Elektrokoagulation, Kryotechniken) und **endobronchialer Lasertechnik** entfernt werden. Ebenso kann hierzu eine **endobronchiale Kleinraumbestrahlung** („Afterloading": kurzzeitiges Einbringen einer Strahlenquelle in die Nähe des Tumors) genutzt werden. Zum Erhalt des Bronchiallumens können verschiedene Arten von **Stents** in den zentralen Bronchien sowie auch in der Trachea platziert werden. Bei all diesen Techniken handelt es sich im Fall eines malignen Tumors um palliative Maßnahmen. Narbige (nichtmaligne) Stenosen können mittels **Ballontechnik** aufgedehnt und ggf. ebenfalls mittels Stent stabilisiert werden. Zur Beherrschung einer bronchialen Blutung kommen Aufbringung und Injektion vasokonstriktiver Substanzen (Adrenalin) und Elektrokoagulation zum Einsatz; im Notfall kann die Blutungsquelle vorübergehend mittels Ballontechnik abgedichtet werden.

Thorakoskopie

Die Thorakoskopie kann „**internistisch**" (ähnlich einer Laparoskopie, ohne Vollnarkose) oder „**chirurgisch**" (mit Intubationsnarkose und erweitertem Instrumentarium) durchgeführt werden. Voraussetzung ist ein großer Pleuraspalt (durch Pleuraerguss oder Pneumothorax, evtl. iatrogenes Setzen eines Pneumothorax möglich), um die Optiken ohne Schädigung der Lunge interkostal einzuführen. Bei ausgeprägten pleuralen Verwachsungen ist die Thorakoskopie nicht möglich.

Unter Sicht können die Pleurae visceralis und parietalis beurteilt und **gezielte Biopsien** der Pleura und/oder des peripheren Lungenparenchyms vorgenommen werden. Gezielte Biopsien haben bei unklaren Pleuraergüssen und unklaren Lungenparenchymerkrankungen große Bedeutung. Blutungsquellen und kleine Pleuraleckagen können durch **Elektrokoagulation** saniert werden. Eine **Pleurodese** (Pleuraspaltverödung) bei rezidivierenden Pleuraergüssen oder Pneumothoraces wird unter Sicht mittels Fibrinverklebung erreicht; Talkum zur Induktion einer sterilen Entzündung mit resultierender Verklebung der Pleurablätter kann ebenfalls angewendet werden.

Mit **chirurgischer Technik** können große periphere Lungenbiopsien entnommen, große Pleuraleckagen übernäht sowie Bullae (Emphysemblasen > 1 cm) entfernt und sogar Rundherde oder Lungensegmente reseziert werden. Kontraindikation gegen die Thorakoskopie sind schwere Gerinnungsstörungen. Blutungen, ein persistierender Pneumothorax und Luftembolien bei Anlage eines Pneumothorax sind die wesentlichen Komplikationen. Beim Pleuramesotheliom treten nach der Thorakoskopie im Stichkanal vereinzelt „Implantationsmetastasen" auf.

Mediastinoskopie

Bei der Mediastinoskopie wird nicht ein vorhandener Hohlraum beurteilt, sondern dieser muss durch chirurgische Präparation im vorderen Mediastinum erst geschaffen werden (Untersuchung in Intubationsnarkose). Das Mediastinoskop wird durch eine kleine Inzision oberhalb des Jugulums eingeführt. Durch weitere Präparation können prätracheale, beiderseits paratracheale, am Hilus gelegene und unmittelbar unterhalb der Tracheabifurkation befindliche Lymphknoten beurteilt und entnommen werden. Hauptindikationen bilden die Stadienbeurteilung beim Bronchialkarzinom (wenn der mediastinale Lymphknotenbefall unsicher ist) und die Abklärung unklarer mediastinaler Lymphknotenvergrößerungen. Wesentliche Komplikationen sind die Rekurrensparese, die Entstehung eines Pneumothorax und mediastinale Blutungen bei Verletzung größerer Gefäße.

8.2.9 Allergologische Diagnostik

Wesentliche allergisch (durch immunologische Reaktion auf einen Fremdstoff) verursachte Erkrankungen des Respirationstrakts sind die **Rhinitis,** das **Asthma bronchiale** und die **exogen allergische Alveolitis (EAA),** die in den einzelnen Kapiteln beschrieben werden. Bei der Rhinitis und dem Asthma sind spezifische IgE-Antikörper, bei der EAA spezifische IgG-Antikörper und eine Typ-IV-Immunreaktion von Bedeutung. Die allergologische Diagnostik umfasst Anamnese, Laboruntersuchungen, Hauttests, Allergenkarenz und anschließende Reexposition sowie bronchiale Provokationstests.

Anamnese Wichtig ist das Erfragen **anderer Krankheiten,** die auf eine atopische Veranlagung hinweisen: Milchschorf, Konjunktivitis, Urtikaria, Arzneimittelunverträglichkeiten. Auch bestimmte **Auslösekonstellationen** sind von Bedeutung: Haustiere, saisonales oder sonstiges periodisches Auftreten, Berufsallergene, Zusammenhang mit Nahrungseinnahme oder Veränderungen des häuslichen Raumklimas. Vorgefertigte Fragebögen stellen hier eine Hilfe dar, ebenso wie das Führen eines Beschwerdetagebuchs. Ferner sollte immer nach dem Auftreten von **Prodromalsymptomen** einer allergischen Reaktion gefragt werden, wie Schnupfen, Niesen, Kopfschmerzen, Husten oder Juckreiz.

Laboruntersuchungen Ein hohes **Gesamt-IgE** (> 200 IU/ml) im Serum und eine erhöhte Eosinophilenzahl im Blut weisen auf IgE-vermittelte allergische Erkrankungen hin, sind jedoch nicht beweisend. **Spezifische IgE-Antikörper** gegen Gruppenallergene (z. B. „Frühblüher" und „Spätblüher" bei saisonaler Allergie) oder ausgesuchte Einzelallergene werden im Serum mittels **RAST** (Radio-Allergo-Sorbent-Test) oder **EAST** (Enzym-Allergo-Sorbent-Test) nachgewiesen. Wenn diese in hoher Zahl vorhanden sind, ist es sehr wahrscheinlich, dass die zu diagnostizierende Erkrankung allergisch verursacht ist. Wichtige Allergene für das Asthma bronchiale sind:
- Hausstaubmilben, Hausstaubextrakt
- Tierhaare, -federn, -schuppen
- Gräser-, Kräuter- und Baumpollen
- Schimmelpilzsporen
- Nahrungsmittel: Nüsse, Ei, Milch, bestimmte Gewürze, bestimmte Obstsorten
- Berufsallergene: Mehl und Backzusatzstoffe, Enzyme in der Nahrungsmittelindustrie, Latex aus Gummihandschuhen, Holzstäube, Isocyanate, Antibiotika etc.

Hauttests Vermutete Allergene (möglichst weitgehend gereinigt, die üblichen Allergene kann man kaufen) werden mit folgenden Techniken aufgebracht:

- **Epikutantest:** Auf die Haut aufgebrachte Allergene werden mit einem Pflaster fixiert.
- **Prick- und Scratchtest:** Nach Auftropfen der Testlösung wird die Haut geritzt.
- **Intrakutantest:** Die Testlösung wird streng intrakutan injiziert.
- **Reibetest:** Native Allergene werden auf der Haut verrieben.

In folgenden Intervallen wird die Hautreaktion beurteilt:
- nach 10–20 min: Sofortreaktion; Typ-I-Allergie
- nach 6–8 h: verzögerte Reaktion; Typ-III-Allergie
- nach 1–3 Tagen: Spätreaktion; Typ-IV-Allergie

Zur Beurteilung der allgemeinen Reagibilität der Haut werden **Positivkontrollen** (Histamin) und **Negativkontrollen** (Kochsalzlösung) stets parallel durchgeführt.

Als „positiv" wird eine allergeninduzierte Quaddel von > 4 mm Durchmesser bei fehlender Reaktion auf Kochsalzlösung angesehen. Eine solche Sensibilisierung kann unabhängig von einer manifesten allergischen Erkrankung bestehen, legt aber bei bestehender Erkrankung eine entsprechende Kausalkette nahe. Komplikationen der Hauttestung sind ausgeprägte Lokalreaktionen; beim Intrakutantest können selten anaphylaktische Reaktionen auftreten.

Allergenkarenz und Reexposition Das Verschwinden der Symptome bei fehlender Exposition gegenüber einem vermuteten Allergen stützt den Verdacht auf eine allergische Erkrankung, insbesondere wenn diese bei Reexposition erneut auftritt. Eine gezielte Reexposition (z. B. erneute Rückkehr an den Arbeitsplatz im Sinne eines arbeitsplatzbezogenen Provokationstests) muss ggf. unter ärztlicher Kontrolle durchgeführt werden.

Bronchialer Provokationstest Um eine vermutete Kausalkette weiter zu erhärten, können Provokationstests durchgeführt werden: Das gereinigte Allergen wird entweder inhaliert oder auf Schleimhäute aufgebracht (z. B. Konjunktivaltest, Nasentest). „Positiv" sind ein Anstieg der Resistance bei Ruheatmung um 100 % und ein Abfall der FEV_1 bei forcierter Exspiration um 20 %. Es wird zwischen einer **Sofortreaktion** (Entwicklung und Abklingen innerhalb 1 h), einer **Spätreaktion** (4–8 h) und einer **dualen Reaktion** (beide Verlaufsformen) unterschieden. Eine einschleichende Dosierung des inhalierten Allergens und die strenge ärztliche Überwachung sind angesichts möglicher massiver Reaktionen (schwerster Asthmaanfall!) selbstverständlich. Deshalb sollte die Untersuchung nur bei widersprüchlichen Ergebnissen aus Anamnese, Laboruntersuchung und Hauttests durchgeführt werden.

Zur weiteren Information

Weiterführende Literatur
American Thoracic Society: Standarization of spirometry. Am J Respir Crit Care Med 1995; 152, 1107–36.

National Institutes of Health: Guidelines for the Diagnosis and Mangement of Asthma. Expert Panel Report 2. NIH Publication 98–4051, 1997.

Strausz, J.: Pulmonary endoscopy and biopsy techniques. Eur Respir Monogr 1998; 3: Monogr. 9.

Internet-Links
http://www.thoracic.org/
http://www.who.int/home-page/
http://www.vh.org/
http://www.nih.gov/
http://www.thieme.de/pneumologie
http://www.nhlbi.nih.gov/index.htm

Keywords
Gas Exchange ◆ Bronchoscopy ◆ Lung ◆ Pneumologie

8.3 Krankheiten der oberen und unteren Atemwege

F. GRIMMINGER, N. SUTTORP, W. SEEGER

Unter chronischen Atemwegserkrankungen leiden schätzungsweise 25 % der mitteleuropäischen Bevölkerung. Neben prädisponierenden **genetischen** Faktoren und **infektiösen** Ursachen spielen „Indoor"- und „Outdoor"-**Luftverschmutzung** eine zentrale Rolle. Trotz verbesserter Therapiemaßnahmen und der zunehmenden Vermeidung pathogenetischer Schlüsselfaktoren (Inhalationsrauchen, Berufsnoxen, Allergenexposition etc.) steigen Prävalenz und Letalität kontinuierlich an.

Selbst eine völlig gesunde Lunge benötigt zur Aufrechterhaltung normaler Blutgaswerte die Inhalation von mind. 10 000 l Luft/d – der Bedarf kann bei höherem Sauerstoffverbrauch durch Krankheit, körperliche Anstrengung oder Lungenfunktionsstörungen um weit über das Zehnfache gesteigert sein. Der Ventilationsvorgang ist mit der Ablagerung einer Vielzahl toxischer, irritativer und infektiöser Agenzien auf der Schleimhaut der oberen und unteren Atemwege verbunden. Je nach Veranlagung und individueller Kompensationsfähigkeit kann eine **akute** oder **chronische** Entzündungsreaktion in den Atemwegen ausgelöst werden. Abhängig von der Lokalisation der Atemwegsreaktion kann es sowohl zu einer inspiratorischen als auch zu einer exspiratorischen Behinderung des Atemgasflusses (**Obstruktion**) kommen. Nase, Pharynx und Larynx beeinflussen dabei hauptsächlich den **inspiratorischen Fluss** (Kollapsneigung bei Einatmung), während die unteren Atemwege, bestehend aus Trachea, Bronchien und Bronchiolen, bei krankheitsbedingter Querschnittseinengung die **Ausatmung** stärker beeinflussen (zusätzliche Kompression durch intrathorakale Druckerhöhung bei Ausatmung).

8.3.1 Krankheiten der oberen Atemwege

Rhinitis

Synonym: Schnupfen
Engl. Begriff: Acute Rhinitis

Akute Virusrhinitis

Virusinfekte der oberen Luftwege verursachen durch entzündliche Schwellung der Nasenschleimhaut eine Behinderung der Nasenatmung. Die akute Rhinitis ist eine durch ein breites Spektrum **rhinotroper Viren** hervorgerufene Entzündung, die gehäuft in den Wintermonaten auftritt (**Common Cold**). Die Übertragung erfolgt durch **Tröpfcheninfektion,** wobei nach kurzer Inkubationszeit zunächst eine wässrige Sekretion aus der Nase, verbunden mit Niesreiz, auftritt. Häufig bestehen gleichzeitig Kopfschmerzen und eine Konjunktivitis. Bei sekundärer bakterieller Infektion wird das Nasensekret zunehmend eitrig.

Eine kausale Therapie der akuten Rhinitis ist nicht möglich. Bei starker Behinderung der Nasenatmung können abschwellende Nasentropfen (**Sympathomimetika**) kurzfristig verwendet werden. Bei dauerhafter Anwendung besteht jedoch die Gefahr der Entwicklung einer vasomotorischen Rhinopathie mit Übergang in eine chronische Behinderung der Nasenatmung (s. u.). **Antibiotika** sollten sparsam verordnet werden und sind meist nur bei gleichzeitig bestehender Sinusitis oder fieberhaften bakteriellen Infekten der oberen Atemwege notwendig. Der banale Schnupfen ist nach ein bis zwei Wochen abgeklungen. Als weitere symptomatische Maßnahmen kommen **Anfeuchten der Raumluft, Kamillendampfinhalation** und **ölige Nasentropfen** (cave: Lipidpneumonien bei deren Aspiration!) zur Anwendung.

Allergische Rhinopathie

Klinisch finden sich Niesreiz, Hypersekretion und nasale Kongestion. Zugrunde liegt eine allergische Reaktion auf **inhalative Allergene,** meist Pollen-, Hausstaub- oder Berufsallergene. Diese können durch eindeutige anamnestische Angaben sowie durch **Haut-** oder nasale **Provokationstests** identifiziert werden. Führt weder Allergenkarenz noch Expositionsprophylaxe zur Beschwerdefreiheit, ist die lokale Anwendung von Kortikoiden oder Dinatriumcromoglycat zu Beginn einer saisonalen Allergie angezeigt. In Einzelfällen mit klarer Indikationsstellung kann eine Hyposensibilisierung durchgeführt werden.

Vasomotorische Rhinitis

Ätiologie und Pathogenese Pathogenetisch liegt dieser Erkrankung eine neurovaskuläre, d.h. vegetative Störung der Gefäße der Nasenschleimhaut mit überwiegendem **Parasympathikotonus** zugrunde, bei der Allergene und/ oder spezifische Antikörper nicht nachgewiesen werden können. Die Symptomatik wird durch verschiedene **Trigger** wie Temperaturwechsel, Wechsel der Luftfeuchtigkeit, Alkohol, Stress, seelische Belastung oder Medikamente ausgelöst.

Besonders erwähnt werden muss der sog. **Privinismus:** Bei wiederholter Anwendung sympathomimetischer (vasokonstriktiver) Nasentropfen kommt es einerseits zur Austrocknung der Nasenschleimhaut und andererseits bei abklingender Wirkung zu reaktiver Hyperämie mit erneuter Schleimhautschwellung, was als Circulus vitiosus chronischen Gebrauch und regelrechte Abhängigkeit provoziert.

Symptome und Diagnostik Die Symptome ähneln der allergischen Rhinopathie mit typischem, paroxysmalem Verlauf und profuser wässriger Sekretion sowie Schwellung der Nasenschleimhaut. Im Unterschied zur infektiösen Rhinitis ist die Nasenschleimhaut allerdings livide, blass und nicht inflammatorisch gerötet. Die Diagnose erfolgt per exclusionem (negativer Allergentest usw.) und über die typische Anamnese.

Therapie Die Therapie des Privinismus besteht im Entzug vasokonstriktiver Nasentropfen, bei den anderen Formen einer vasomotorischen Rhinitis in der Eliminierung aller erkennbaren Reizfaktoren. Antihistaminika, lokale Kortikosteroide und ggf. elektrochirurgische Veröffnung von Schwellkörpergefäßen der unteren Nasenmuschel können in Einzelfällen versucht werden.

Chronische Rhinitis

Definition Dies ist der Sammelbegriff für **chronische Irritations-** und/oder **Entzündungszustände** in der Nasenschleimhaut mit Volumenzunahme der Schleimhaut vor allem im Bereich der Nasenmuscheln. Diese kommt sowohl durch Hyperämie und Ödem als auch durch echte Gewebezunahme zustande. Besonders bei Atopikern kann eine polypöse Wucherung der Nasenschleimhaut (Polyposis nasi) auftreten.

Ätiologie und Pathogenese Pathogenetisch kommen verschiedene Kausalfaktoren in Betracht: rezidivierende akute Entzündungen mit allmählicher, irreversibler Hyper- und Metaplasie der Mukosa, chronische Entzündungen in der Nachbarschaft (Nasennebenhöhlen!), Verlegung der Nasendrainage (durch vergrößerte Rachenmandel, Nasen-, Rachenneoplasma), chronische inhalative Noxen (Tabakrauch und Staub, Chemikalien, gewerbliche Noxen, extreme Temperatur- oder Luftfeuchtigkeitsverhältnisse).

Symptome **Leitsymptom** ist die behinderte Nasenatmung, anfangs wechselnd stark, später ständig und hochgradig, meist beidseitig („blockierte Nase") in Verbindung mit zäher, schleimiger, farbloser Sekretion („Stockschnupfen"). Typisch sind chronisches Schniefen und Räusperzwang.

Diagnostik Anamnese, Inspektion des Rachenrings, Rhinoskopie.
Differentialdiagnostisch abzugrenzen sind chronisch-nekrotisierende Entzündungen der Nasenschleimhaut bei Morbus Wegener sowie Neoplasien und Gefäßanomalien, welche die Region der Nasenschleimhaut einbeziehen (s. entsprechende Kapitel).

Therapie Die **Therapie** besteht in der Ausschaltung der vermuteten Kausalfaktoren. Die Gabe von sympathomimetischen Nasentropfen ist nicht nur nutzlos, sondern schädlich! Lokale Steroide (z. B. Budenosid nasal) können bei Atopikern sinnvoll sein. **Operativ** kommen elektro- und kryochirurgische Maßnahmen mit Verödung der Schleimhaut in Frage sowie die Konchotomie mit Reduzierung des Volumens der betroffenen Nasenmuschel (Koncha).

Erkrankungen der Nasennebenhöhlen

Akute Sinusitis

Synonym: Entzündung der Nasennebenhöhlen
Engl. Begriff: Acute Sinusitis

Definition Bei der akuten Sinusitis handelt es sich um eine akute Entzündung der Nasennebenhöhlen mit Schleimhautödem, welche zumeist infektiös verursacht ist.

Ätiologie und Pathogenese Häufig ist die Sinusitis **Folgeerkrankung** einer akuten Rhinitis. Die hierbei auftretende ödematöse Nasenschleimhautschwellung bewirkt einen Verschluss der Nasennebenhöhlenostien: Durch Resorption der Luft entsteht ein schmerzhafter Unterdruck in den Nebenhöhlen (**Vakuumsinusitis**), der zur Reizung der Schleimhaut mit Hyperämie, Ödem und Sekretion führt, welche wiederum als Nährboden für opportunistische oder pathogene Keime dienen. **Strepto-, Pneumo- und Staphylokokken** sowie **Haemophilus influenzae** sind die häufigsten Erreger. Die infektiöse Sekretbildung kann dann bei verschlossenen Ostien zu einem Sekretstau führen. Meist sind Kiefer- und Siebbeinhöhle betroffen, seltener Stirn- und Keilbeinhöhle.

Symptome Neben oder unabhängig von den Symptomen der Rhinitis liegen eine schleimig-eitrige Nasensekretion und lokale Druckschmerzen vor. Bei Sekretstau treten pochende Kopfschmerzen auf, die in die Frontalregion (Sinusitis frontalis), aber auch nach okzipital (Sinusitis sphenoidalis) ausstrahlen können. Die Schmerzen verstärken sich häufig beim Bücken und können zusätzlich in den Kiefer und die Zähne sowie retrobulbär ausstrahlen. Fieber und purulentes Nasensekret signalisieren eine bakterielle Infektion.

Diagnostik Die Kieferhöhlen- und/oder Stirnbeinhöhlenregionen sind klopfschmerzhaft, ebenso erzeugt der Druck auf die dort gelegenen Nervenaustrittspunkte Schmerzen. Die **Rhinoskopie** lässt eine rote, geschwollene Nasenschleimhaut evtl. mit eitrigem Sekret erkennen. Die **Diaphanoskopie** („Durchleuchten" der Kieferhöhlen mit hellem Licht in der Mundhöhle in dunklem Raum) deckt einen Sekretstau in diesen Nebenhöhlen auf. Standardverfahren zur Detektion des Sekretstaus ist die **Röntgenaufnahme** der Nasennebenhöhlen, hier sieht man eine Verschattung.

Differentialdiagnose	Ausschlussmaßnahmen
Arteriitis temporalis	Anamnese (Abgeschlagenheit), körperliche Untersuchung (Verhärtung der A. temporalis), Biopsie und Histologie
Sinus-cavernosus-Thrombose	Körperliche Untersuchung (neurologischer Status), Kopf-CT
Dentogene Abzesse	Lokalbefund (Zähne, Kiefer), Röntgen
Entzündlich-infektiöse Prozesse	Lokalbefund, Röntgen, Kopf-CT der Orbita

Therapie Abschwellende Nasentropfen und Inhalationen werden zur Verbesserung des Sekretabflusses angewendet, Antibiotika zur Bekämpfung der bakteriellen Superinfektion. Bei fehlendem Sekretabfluss kann eine Punktion der Kieferhöhle durch den unteren Nasengang mit Spüldrainage notwendig werden.

Verlauf und Prognose Bei konsequenter antibiotischer Therapie und komplikationslosem Verlauf ist die Prognose gut.

Komplikation	Häufigkeit
Osteomyelitis	Selten
Chronische Sinusitis	Selten
Orbitale, epidurale, subdurale Abzesse	Selten
Sinus-cavernosus-Thrombose	Selten, aber lebensgefährlich

Zusammenfassung

- Häufigste Ursache: bakterielle Infektion
- Wichtigstes Symptome: Gesichtsschmerz, Kopfschmerz, purulentes Nasensekret
- Wichtigste diagnostische Maßnahme: Röntgen
- Wichtigste therapeutische Maßnahme: Antibiose

Chronische Sinusitis

Eine über Wochen bestehende Entzündung der Nasennebenhöhlen wird als chronische Sinusitis bezeichnet. Ein polypöses und ein eitriges Erscheinungsbild werden unterschieden:
- Bei der **eitrigen Form** besteht eine Schleimhautschwellung mit intermittierender Verlegung der Ostien und Eiteransammlung, die röntgenologisch als Verschattung der Nebenhöhlen imponiert. In diesem Fall kann eine antibiotische **Therapie** für vier bis sechs Wochen zur Abheilung des Infektionsfokus notwendig sein. Gleichzeitig ist die Belüftung der Nebenhöhlen durch abschwellende Nasentropfen sicherzustellen. Persistieren die Beschwerden bzw. besteht eine Neigung zu rezidivierenden Sinusitiden, sollte eine endonasale Siebbein- und Kieferhöhlenoperation mit Erweiterung der Nebenhöhlenostien durchgeführt werden.
- Die **polypöse Form** ist durch Schleimhautwucherung mit Gewebevermehrung zumeist in der Kieferhöhle und/oder im Siebbein charakterisiert. Diese lässt sich durch eine koronare Computertomographie des Mittelgesichts diagnostisch bestätigen. Das polypöse Gewebe kann chirurgisch abgetragen werden. Die Rezidivhäufigkeit nach diesen Maßnahmen ist jedoch groß, so dass mittlerweile endoskopische minimal invasive mikrochirurgische Verfahren zur Sanierung den früheren Radikaleingriffen vorgezogen werden. Bei polypöser Sinusitis sollte in jedem Fall eine **Allergietestung** vorgenommen werden, da auch eine allergische Schleimhautreaktion als Auslöser in Frage kommt.

Pharyngitis

Synonym: Halsschmerzen
Engl. Begriff: Acute Pharyngitis

Ätiologie und Pathogenese Bei der häufig auftretenden **akuten** Pharyngitis handelt es sich um eine Entzündung des Pharynx mit viraler, seltener bakterieller Genese. Letztere umfasst β-hämolysierende Streptokokken der Gruppe A, Pneumokokken und koagulasepositive Staphylokokken, die als Superinfektion nach viraler Pharyngitis, aber auch als absteigende Infektionen aus den Nasen(neben)höhlen Fuß fassen können.

Symptome Die Symptomatik besteht aus Halsschmerzen, Kratzen und Trockenheitsgefühl im Hals sowie schmerzhaften Schluckbeschwerden. Begleitend finden sich Fieber und Lymphknotenschwellung. Als Lokalbefund ergibt sich eine entzündlich gerötete Rachenhinterwand mit z.T. eitrigen Belägen. Eine Erhöhung des Atemwegswiderstandes kommt meist nicht zustande, allenfalls bei einer gleichzeitigen schweren Tonsillitis.

Diagnostik Anamnese, Inspektion der Pharynx, Abstrich.

Differentialdiagnose	Ausschlussmaßnahmen
Malignome	Hals-Nasen-Ohren-Konsil, CT
Mononukleose	Lymphknotenstatus, Blutbild, Mononukleosetest
Diphtherie	Fibrinbeläge, -membranen, Abstrich

Therapie Die Therapie besteht aus lokaler Spülung des Rachenraums mit desinfizierenden Lösungen, deren Wirksamkeit im Hinblick auf eine Verkürzung der Erkrankungsdauer jedoch bestritten wird. Gegen Schmerzen können lokalanästhetikahaltige Lutschtabletten oder Antiphlogistika wie Acetylsalicylsäure gegeben werden. Bei bakterieller Genese (eitrige Beläge, Fieber; Sicherung ggf. durch Rachenabstrich und mikrobiologische Untersuchung) ist eine Antibiotikatherapie indiziert.

Laryngitis

Engl. Begriff: Acute Laryngitis

Akute Laryngitis

Eine akute Entzündung des Larynx wird durch **Virusinfektionen** sowie auf- oder absteigende **bakterielle** Infektionen aus den oberen oder unteren Luftwegen verursacht (meist Strepto- und Pneumokokken).

Typisches **Symptom** ist die Heiserkeit bis hin zur Aphonie. Bei der **Laryngoskopie** sieht man eine Rötung und Schwellung der Stimmbänder bei unbeeinträchtigter Beweglichkeit. **Differentialdiagnostisch** müssen Stimmbandkarzinom und Rekurrensparese (Bronchialkarzinom) ausgeschlossen werden.

Die wichtigsten **therapeutischen Maßnahmen** sind die Einschränkung der Stimmbandmotilität durch Stimmschonung sowie die Einstellung des Rauchens. Die lokale antientzündliche Behandlung erfolgt am günstigsten durch Kaltverneblung leicht hypertoner Lösungen, z.B. Emser Sole; auch die kurzfristige lokale Applikation abschwellender α-Sympathomimetika, etwa durch Inhalation, ist symptomatisch wirkungsvoll. Ist die Laryngitis Teilerscheinung einer bakteriellen Infektion der oberen oder unteren Atemwege, so kann eine Antibiotikatherapie erforderlich sein. Die akute Laryngitis sollte innerhalb einer Woche abgeklungen sein.

Chronische Laryngitis

Chronische Irritationen und Entzündungen des Larynx können durch eine mangelhaft ausgeheilte akute Laryngitis, Nikotinabusus, behinderte Nasenatmung, chronische Sinusitiden oder falsche Stimmtechnik entstehen. Bei therapieresistenter Heiserkeit, die länger als drei Wochen andauert, ist eine Laryngoskopie mit Probeexzision zum **Ausschluss eines Malignoms** durchzuführen. Therapeutisch steht die Behebung der Ursachen im Vordergrund. Die symptomatische Therapie entspricht derjenigen der akuten Laryngitis.

Laryngitis subglottica (Pseudokrupp)

Die akute Entzündung der subglottischen Larynxregion betrifft meist Kinder unter drei Jahren. Auslöser sind zumeist RS-Viren oder Parainfluenza-Viren. **Symptomatisch** kommt es nach vorausgehenden Erkältungszeichen zu einem trockenen, bellenden Husten, der rasch heftiger wird. Neben Heiserkeit besteht je nach Grad und Lokalisation der Schleimhautschwellung ein inspiratorischer und/oder exspiratorischer Stridor bis zu schwerer Atemnot. Die Symptome werden durch die Erstickungsangst des Kindes gesteigert. Stets sollte eine klinische Versorgung des Kindes erfolgen. Der **differentialdiagnostisch** abzugrenzende „echte" Krupp beschreibt die mit Belägen einhergehende Stenosierung der Atemwege bei Diphtherie, welche heute nur noch selten auftritt.

Therapeutisch ist bei beginnendem Stridor die sofortige Inhalation mit Adrenalin angebracht. Das Aerosol ist meist sofort wirksam, eine Wiederholung der Inhalationsmaßnahmen ist nach 2–4 h möglich. Bei zunehmender Atemnot bzw. bei Vorliegen einer Zyanose sollte unter stationären Bedingungen Prednison oral oder i.v. verabreicht werden. Antibiotika sind meist nicht indiziert, allenfalls bei Nachweis bakterieller Infekte im Nasen-Rachen-Raum.

Akute Epiglottitis

Die Epiglottitis tritt vor allem im Alter von zwei bis sechs Jahren als akute Erkrankung mit hohem Fieber, Halsschmerzen, Schluckstörungen, kloßiger Sprache, inspiratorischem Stridor und Atemnot auf. **Erreger** ist meistens Haemophilus influenzae Typ B. Laryngoskopisch oder schon bei Spateldruck auf die Zunge ist ein dick aufgetriebener roter Epiglottisrand erkennbar. Bereits bei **Verdacht** ist die **sofortige Einweisung** mit **Arztbegleitung** sowie **Intubations-** und **Tracheotomiebereitschaft** erforderlich. Die Antibiose wird mit Ampicillin eingeleitet, Kortikoide haben sich nicht bewährt. Nach ein bis zwei Tagen ist das akute Krankheitsstadium meist überwunden.

> **!** Besonders bei Kindern mit bereits deutlicher Luftnot können diagnostische Maßnahmen zur vollständigen Obstruktion führen! Daher schon vor der Untersuchung Intubation oder Tracheotomie vorbereiten.

8.3.2 Erkrankungen der unteren Atemwege

Allen akuten Erkrankungen der unteren Atemwege liegt pathophysiologisch eine **inflammatorische Reaktion** der Schleimhaut zugrunde, die primär protektiven Charakter hat (Abwehr infektiöser oder toxischer Agenzien) und im Prinzip vollständig reversibel ist. **Chronifizierung** der Entzündung mit progredienten Umbauprozessen der Atemwege kann bei endogener Veranlagung und/oder Dauerexposition gegenüber exogenen Noxen auftreten. Unterschieden werden **obstruktive** (mit Verengung des Atemwegslumens) von den **nichtobstruktiven Atemwegserkrankungen.** Die Obstruktion kann dabei intermittierend-reversibel mit obstruktionsfreien Intervallen in Erscheinung treten (Asthma bronchiale) oder als persistierende Behinderung des Atemgasflusses (chronisch-obstruktive Lungenerkrankungen, COPD). Zustande kommt die Obstruktion durch drei **Mechanismen,** die prinzipiell **reversibel** sind und durch antiobstruktive Therapiemaßnahmen beeinflusst werden können:

- Kontraktion der ringförmigen bronchialen glatten Muskulatur (Bronchokonstriktion)
- mikrovaskuläre Permeabilitätserhöhung in der Bronchialschleimhaut mit Ödem
- vermehrte („Bronchorrhö" oder „Hyperkrinie") und veränderte (zu viskös: „Dyskrinie") Mukusbildung bronchialer Drüsen und Becherzellen

Darüber hinaus existieren drei **Mechanismen,** die akut **nicht reversibel** und somit antiobstruktiven Therapiemaßnahmen gegenüber kaum zugänglich sind:

- Hyper-/Metaplasie des Schleimhautepithels
- exspiratorischer Atemwegskollaps wegen zerstörter Stabilität der Bronchialwände
- Muskelhypertrophie in der Bronchialwand

Husten ist aufgrund der inflammatorischen Schleimhautreizung ein typisches Symptom aller unteren Atemwegserkrankungen. **Auswurf** tritt bei gesteigerter sowie mobilisierbarer Sekret- bzw. Mukusbildung hinzu. **Dyspnoe** (Belastungs- oder Ruhedyspnoe) ist ein Maß für die Obstruktion und somit für die überproportional hohe Anstrengung der Atempumpe. Im späteren Verlauf kann ein sekundäres Rechtsherzversagen (**Cor pulmonale**) zu diesem Symptom beitragen. **Zyanose** tritt bei Atemwegserkrankungen dann auf, wenn es aufgrund der Obstruktion zu einer alveolären Hypoventilation kommt. Ist dies chronisch der Fall, kann es zu einer **sekundären Polyglobulie** kommen.

Akute Bronchitis, akute Tracheitis

Engl. Begriff: Acute Bronchitis

> **Praxisfall**
>
> Eine 36-jährige Patientin bemerkt erstmals Hämoptysen, nachdem in den letzten zwei Wochen wiederholt blutig tin-

gierter Schleim während heftiger Hustenanfälle produziert wurde. Parallel dazu traten Fieber, körperliche Abgeschlagenheit und dauerhafte retrosternale Schmerzen auf. Die Patientin raucht seit ihrem 17. Lebensjahr ca. 30 Zigaretten/d. Die körperliche Untersuchung sowie die Röntgenaufnahmen der Thoraxorgane und die Lungenfunktionsprüfung ergeben einen unauffälligen Befund. Im **Routinelabor** findet sich eine mäßige Leukozytose (14 100/µl). Bei der **Bronchoskopie** imponiert eine hochrote, kontaktvulnerable Tracheobronchialschleimhaut mit deutlicher Gefäßinjektion und diffusen eitrigen Auflagerungen. Im abgesaugten Bronchialsekret gelingt der Nachweis von Staphylococcus aureus und bestätigt die **Diagnose** einer akuten eitrigen Tracheobronchitis. Unter entsprechender **Antibiotikatherapie** und vorübergehender Gabe von Antitussiva zur Dämpfung des ausgeprägten Hustenreizes und striktem Rauchverbot fühlt sich die Patientin nach vier Tagen beschwerdefrei.

Definition Akute Entzündung der Trachea oder des gesamten Tracheobronchialbaums. Je nachdem, welche Etage betroffen ist, kann zwischen **Tracheitis, Tracheobronchitis, Bronchitis** und **Bronchiolitis** differenziert werden. Nach dem bronchoskopischen Erscheinungsbild werden katarrhalische, hämorrhagische, fibrinöse, pseudomembranöse, ulzeröse und nekrotisierende Formen unterschieden.

Epidemiologie Diese häufige Erkrankung tritt bevorzugt, z. T. epidemisch, in den Wintermonaten auf. Sie betrifft in erster Linie Kinder, ältere Menschen sowie immuninkompetente Patientenkollektive.

Ätiologie und Pathogenese In über 90 % der Fälle liegen Virusinfektionen (Adenoviren, Parainfluenza-Viren) vor, die sekundär bakteriell überlagert werden können. **Histologisch** ist die Schleimhautreaktion charakterisiert durch zunächst spärliche lymphozytäre sowie später auch granulozytäre Infiltrate mit Epithelschädigung.

Epitheliale Riesenzellen geben Hinweise auf eine Verursachung durch Masern- oder Zytomegalieviren, während intranukleäre Einschlusskörper für eine bronchiale Infektion mit Herpes simplex, Varizellen oder Adenoviren sprechen. Die im Rahmen der „echten Grippe" durch Influenza-Viren hervorgerufene Infektion der Atemwege manifestiert sich meist in Form einer hämorrhagischen Tracheitis mit pseudomembranösen Belägen. Zu den viralen Erregern gehören weiterhin Rhino-, ECHO-, Parainfluenza- und Coxsackie-Viren. Häufige **bakterielle Erreger** sind Haemophilus influenzae, Pneumokokken und Staphylococcus aureus sowie bei jugendlichen Patienten auch Mycoplasma pneumoniae. Bei **immunkompromittierten** Patienten (AIDS, Leukose, konsumierende Allgemeinerkrankung, Kortikoid-Langzeittherapie, Leukopenie) kann sich eine tracheobronchiale **Soorbesiedlung** (Candida albicans) manifestieren.

Chronische Vorschäden durch Gase, Dämpfe und Stäube begünstigen bronchiale Infektionen. Physikalisch-chemische Inhalationsnoxen können aber je nach Art und Ausmaß der Exposition allein nekrotisierende und ulzeröse Entzündungen des Tracheobronchialbaums mit Dauerschäden verursachen. Insbesondere SO_2, Nitrosegase, Ozon, Fluorkohlenwasserstoffe, Kadmiumoxid, Platinsalze und Ammoniak weisen eine schwer wiegende Schleimhauttoxizität auf.

Symptome Die Krankheit beginnt akut innerhalb weniger Stunden oder Tage mit zunächst **trockenem Husten** und z. T. **retrosternalen Schmerzen.** Vor allem bei viraler Genese finden sich auch unspezifische Symptome wie Kopf- und Gliederschmerzen, begleitet von Rhinitis, Pharyngitis und leichtem Fieber. Der anfangs schleimig-helle Auswurf, der bei bakterieller Superinfektion später eitrig und bei schweren Hustenanfällen bisweilen blutig tingiert sein kann, entwickelt sich nach wenigen Tagen. Greift die bronchiale Entzündungsreaktion auf die Bronchiolen über, so kommt es aufgrund des geringen Durchmessers dieser terminalen Atemwege (0,5–1 mm) meist zu einer obstruktiven Ventilationsstörung mit **Dyspnoe** (Luftnot) und auskultierbarem **Giemen,** das durch Obstruktion der Bronchiolen verursacht wird.

Diagnostik Im Wesentlichen stützt sich die Diagnose auf **anamnestische** Angaben (akuter Krankheitsbeginn, grippale Begleitsymptome), das typische **Beschwerdebild** mit Husten und retrosternalem Schmerz sowie auf die Abwesenheit infiltrations- oder obstruktionsspezifischer Auskultationsbefunde (Ausnahme: obstruktive Bronchiolitis). Die **Laboruntersuchung** kann eine mäßige Entzündungsreaktion dokumentieren (beschleunigte BSG, CRP-Erhöhung, leichte Leukozytose), ist jedoch zumeist unauffällig.

Aufgrund des großen Erregerspektrums (etwa 150 bekannte virale Bronchitiserreger) ist der **Nachweis viraler Erreger** nur in Ausnahmefällen (epidemiologische Studien) mit großem Aufwand möglich. Auch eine **Röntgenuntersuchung** des Thorax ist erst nach ca. 14-tägiger Persistenz der Symptomatik zum Ausschluss anderer Ursachen (s. Differentialdiagnose) oder bei schwerem Verlauf mit Fieber und Leukozytose angebracht.

Bei purulentem Auswurf sollte eine mikrobiologische Untersuchung des **Sputums** zum Nachweis einer bakteriellen Superinfektion erfolgen. Insbesondere bei älteren Patienten und Rauchern sollten Hämoptysen **bronchoskopisch** zum Malignomausschluss abgeklärt werden. Bei weißlichen Soorbelägen und Candida-albicans-Nachweis im Trachealsekret sowie bei häufig rezidivierenden Infektionen der unteren Atemwege muss ein prädisponierender Immundefekt ausgeschlossen werden.

Differentialdiagnose	Ausschlussmaßnahmen
Chronische Bronchitis	Anamnese (langjähriger Raucher, höheres Lebensalter), Lungenfunktion
Bronchialkarzinom	Anamnese (langjähriger Raucher, höheres Lebensalter), Röntgenbefund

8.3 Krankheiten der oberen und unteren Atemwege

Differentialdiagnose	Ausschlussmaßnahmen
Lungenmetastasen	Röntgenbefund
Tuberkulose	Mykobakteriennachweis, Röntgenbefund
Lungenembolie	Szintigraphie, Thorax-CT
Pseudokrupp	Kleinkinder, Klinik (Heiserkeit und Stridor)
Diphtherie (Krupp)	Klinik (Heiserkeit und Stridor, Pseudomembranen), Abstrich

Therapie Bei unkompliziertem Verlauf ist eine Therapie nicht erforderlich. Bei ausgeprägtem Beschwerdebild mit schmerzhaften, unproduktiven Hustenattacken werden **Antitussiva** (Codein, Noscapin) zur symptomatischen Therapie eingesetzt. Insbesondere bei grippalen Begleitsymptomen ist die Kombination mit **Analgetika/Antipyretika** (Acetylsalicylsäure oder Paracetamol) angebracht.

Bei klinischem Anhalt für eine obstruktive Atemwegsreaktion sowie zur Verbesserung der mukoziliaren Clearance (bronchialen Selbstreinigung) können inhalative Sympathomimetika sowie orale Sekretolytika (Acetylcystein, Ambroxol) gegeben werden. Nur bei protrahiertem oder fieberhaftem Verlauf mit purulentem Sputum und Infektionszeichen im Differentialblutbild (Linksverschiebung, Leukozytose) ist eine **antibakterielle** Therapie erforderlich. Sie sollte möglichst nach Sputumgewinnung zum Erregernachweis und Antibiogramm erfolgen. In Frage kommen z. B. Ampicillin, Erythromycin und Co-trimoxazol.

Verlauf und Prognose Die akute **Virusbronchitis** heilt spontan innerhalb von ca. **sieben Tagen** aus, bei bakterieller **Superinfektion** verläuft sie protrahiert über **zwei bis drei Wochen**. In den meisten Fällen überdauert der Husten den akuten Infekt um einige Wochen im Sinne einer passageren bronchialen Hyperreaktivität. Dauerschäden in Form von Bronchiektasen (Aussackungen der Bronchialwand) werden von einem hohen Prozentsatz (ca. 20 %) der Kinder, die in den ersten zwei Lebensjahren schwere Atemwegsinfektionen durchgemacht haben, entwickelt.

Komplikation	Häufigkeit
Bronchopneumonie	Selten bei jungen Patienten, häufiger bei älteren Patienten
Bronchiektasen (irreversible Aussackung der Bronchialwand)	20 % der Kinder mit schweren Atemwegsinfektionen innerhalb der ersten zwei Lebensjahre

Zusammenfassung
- Häufigste Ursache: Viren
- Wichtigstes Symptom: akut auftretender Reizhusten
- Wichtigste diagnostische Maßnahme: körperliche Untersuchung
- Wichtigste therapeutische Maßnahme: symptomatisch

Asthma bronchiale
Engl. Begriff: Asthma

Praxisfall

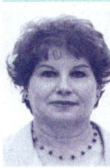

Frau Groß, 19 Jahre alt, wird wegen schwerster Dyspnoe eingeliefert. Der Atemnotanfall hatte sich „aus heiterem Himmel" entwickelt, als sie nach längerem Intervall erstmals wieder ihre Freundin besuchte, die mehrere Hauskatzen besitzt. Schon früher hatte sie bei diesen Besuchen Brennen der Augen und Kribbeln in der Nase mit Niesanfällen bemerkt. Ansonsten berichtet sie lediglich über Perioden mit Heuschnupfen und anfallsweiser leichter Atemnot jeweils im Frühjahr. Auffällig ist ein deutlich verlängertes Exspirium unter Einsatz der Atemhilfsmuskulatur, die **Auskultation** ergibt eine massive Obstruktion mit Giemen und Brummen. Der arterielle **pO$_2$** ist mit 72 mmHg leicht erniedrigt, der **pCO$_2$** im Sinne einer Hyperventilation auf 34 mmHg erniedrigt. Bei Frau Groß besteht ausgeprägte **Erstickungsangst**. Der **Laborstatus** ist unauffällig.

Es handelt sich um einen allergisch getriggerten schweren Asthmaanfall. Die Notfallsituation lässt sich mit **antiobstruktiver Therapie** (inhalative β-Sympathomimetika, intravenöse Glukokortikoide) rasch beherrschen. Eine später durchgeführte allergologische Untersuchung ergibt eine ausgeprägte Typ-I-Allergie auf Katzenhaare sowie in geringerem Ausmaß auf Frühblüher. Frau Groß kommt auch im Kap. 17.5.3 vor.

Definition Asthma bronchiale ist eine variable, **intermittierend** auftretende **Atemwegsobstruktion**, die zwischen den Anfällen ganz oder überwiegend reversibel ist. Sie beruht auf einer typischen Inflammation der Bronchialschleimhaut und einer hieraus resultierenden „Hyperreagibilität" der Atemwege (s. National Asthma Education and Prevention Program, 1997).

Epidemiologie Asthma bronchiale kommt in allen Altersstufen vor, bevorzugt jedoch bei Kindern und Jugendlichen. So leiden zumindest gelegentlich ca. 5 % der Erwachsenen und ca. 7–10 % der Kinder an Asthma bronchiale. Eine unspezifische Hyperreagibilität der Atemwege findet sich bei ca. 11 % der Erwachsenen, die Tendenz ist steigend. Eine hereditäre Komponente ist gegeben, es überwiegen aber offenbar Umweltfaktoren. Die Asthmamortalität liegt bei ca. 0,5–3 Fällen pro 100 000 Einwohner.

Ätiologie und Pathogenese Am Anfang steht die **angeborene** oder **erworbene** Veranlagung des bronchialen Systems, auf bestimmte inhalative Noxen mit einer qantitativ und qualitativ inadäquaten Entzündung zu reagieren (pathologische Dominanz von T$_{H2}$-Lymphozyten, Eosinophilen und Mastzellen in der Bronchialschleimhaut). Als exogene Auslöser werden in erster Linie inhalierte Antigene angesehen (**extrinsisches** oder **allergisches Asthma**). Am besten beschrieben ist die pathogenetische Sequenz für das allergische Asthma bronchiale, wie in Abbildung 8.9 dargestellt.

Von **endogenem** oder **intrinsischem Asthma** spricht man, wenn ein allergischer Mechanismus nicht nachweisbar ist. Die Triggerung der Entzündungsreaktion durch infektiöse Agenzien (z. B. viraler Atemwegsinfekt) wird in diesen Fällen diskutiert.

Bei beiden Formen besteht im typischen Fall auch im symptomfreien Intervall eine chronische Entzündung im Kompartment der Bronchialschleimhaut fort. Diese ist das pathogenetische Substrat der **bronchialen Hyperreaktivität**. Dieser Terminus bedeutet, dass auf der Basis eines latent geschädigten Bronchialepithels nunmehr verschiedenste inhalativ-irritative Noxen oder Atemwegsinfektionen **allergenunabhängige Obstruktionsepisoden** provozieren können. Dem Konzept des **Axon-Reflexmechanismus** wird hierbei wesentliche Bedeutung zugeschrieben (s. Abb. 8.10). Eine immer heftigere Obstruktionsreaktion kann schließlich auf ein kontinuierlich expandierendes Spektrum immer geringerer Reize erfolgen. Bei ungenügender Therapie kann diese Entwicklung zu einem schleichenden Übergang des Asthma bronchiale in eine prognostisch ungünstigere Mischform von Asthma bronchiale und chronisch-obstruktiver Bronchitis führen. Die latente Obstruktionsbereitschaft geht dann in eine variable, aber persistierende Dauerobstruktion über – ohne vollständig symptomfreie Intervalle – und die chronische Schleimhautentzündung in eine progrediente Destruktion der Bronchialwand (vgl. COPD und Lungenemphysem).

Symptome Die chronische Inflammation der bronchialen Schleimhaut kann Ursache eines chronischen Hustens sein. Ein obstruktives Syndrom wird durch erhöhten Atemwegswiderstand bewirkt. Klinisch imponiert die Trias aus **Dyspnoe, Husten** und **auskultatorischem Giemen/Brummen**. Die Ausatemphase ist verlängert, Atemhilfsmuskeln werden zur Überwindung des exspiratorisch akzentuierten Atemwegswiderstands benutzt (im schweren

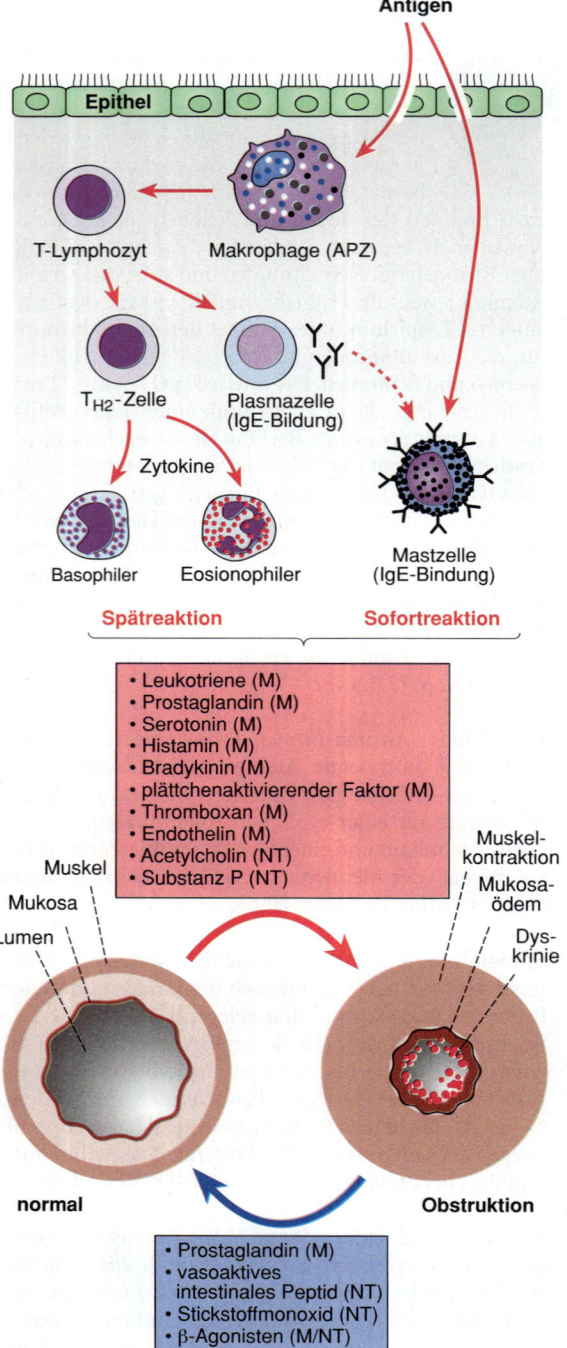

Abb. 8.9 Pathogenese des allergischen Asthma bronchiale.

◁ Die erste Konfrontation mit dem primär auslösenden Antigen führt zu einer **Sensibilisierungsreaktion.** Die Interaktion zwischen Makrophagen (antigenpräsentierende Zelle, APZ) und T-Helfer-Lymphozyten löst die für die Bronchialschleimhaut der Asthmatiker typische Vermehrung von T-Helfer-Zellen des T_{H2}-**Subtyps** aus (pathologische T_{H2}-Dominanz über den T_{H1}-Subtyp). Diese T_{H2}-Zellen sezernieren ein charakteristisches **Zytokinprofil** (u. a. Interleukin-3 und Interleukin-5), das seinerseits die Gewebeinfiltration mit Eosinophilen, Basophilen und Mastzellen steuert. Gleichzeitig wird durch diese Zytokine die pathologische Produktion von antigenspezifischem **IgE** in Plasmazellen induziert. Getriggert über eine IgE-vermittelte Aktivierung ortsständiger Mastzellen kommt es dann bei jeder weiteren Antigenexposition zur Aktivierung inflammatorischer Effektorsysteme in der Schleimhaut mit einer **bronchialen Sofortreaktion** und **obstruktivem Syndrom.** Zusätzlich freigesetzte **chemotaktische Faktoren** (z. B. Leukotriene, PAF) lösen nach einer mehrstündigen Latenzzeit (2–8 h) eine leukozytäre Invasion der Bronchialschleimhaut und über deren Mediatorfreisetzung die **asthmatische Spätreaktion** mit erneuter Obstruktion aus.
Bei **Chronifizierung** der inflammatorischen Schleimhautveränderung können im späteren Verlauf Asthmaanfälle auch durch unspezifische Stimuli ausgelöst werden; diese Reaktionsbereitschaft kann im Intervall als bronchiale Hyperreaktivität durch Testung erfasst werden.
Neben den pro- und antiinflammatorischen **Mediatoren** (M) nehmen **Neurotransmitter** (NT) aus sympathischen und parasympathischen Fasern sowie Fasern des non-adrenergen-non-cholinergen Nervensystems Einfluss auf den bronchialen Muskeltonus, die Kapillarpermeabilität (Ödembildung) und die Mukusproduktion. Die antiinflammatorischen/bronchodilatativen Systeme werden im akuten Asthmaanfall überspielt.

Tab. 8.7 Schweregradeinteilung des Asthma bronchiale.

Leicht	Periodisch geringgradig aktivitätseinschränkende Beschwerden; wochenlange beschwerdefreie Intervalle
Mittelschwer	Protrahierte Episoden aktivitätseinschränkender Beschwerden mehr als zweimal pro Woche
Schwer	Kontinuierliche Beschwerden, zahlreiche Exazerbationen, häufig nächtliche Symptome (Schlafstörungen), starke Aktivitätseinschränkung
Asthmaanfall	Anhaltender Zustand massiver Dyspnoe und schwerer körperlicher Beeinträchtigung in Ruhe, der eine notfallmäßige Versorgung erfordert
Status asthmaticus	Anhaltender schwerer Asthmaanfall, der trotz Ausschöpfung der pharmakologischen Möglichkeiten nicht innerhalb von 6–24 h durchbrochen werden kann

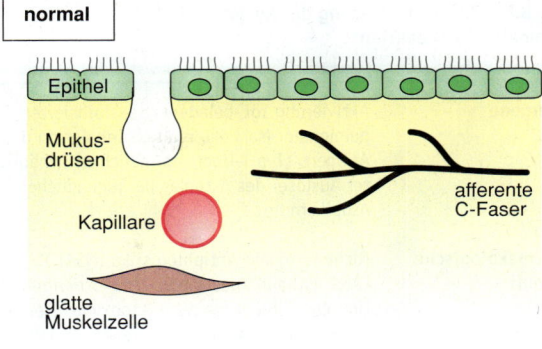
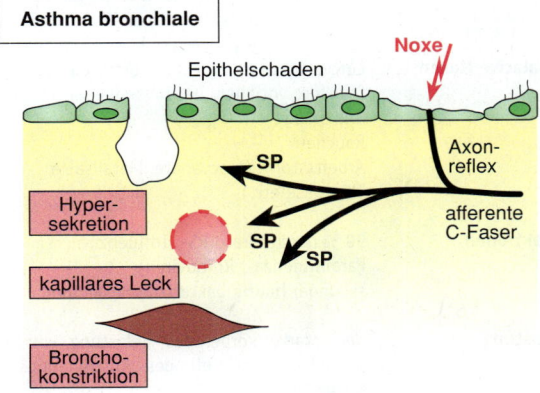

Abb. 8.10 Axon-Reflexmechanismen bei bronchialer Hyperreagibilität.

Beim Asthma bronchiale ist die Schrankenfunktion des Atemwegsepithels durch inflammatorische Mediatoren gestört. Sensible C-Nervenfasern des non-adrenergen-non-cholinergen Nervensystems (NANC) können somit direkt mit inhalativen Irritanzien in Kontakt kommen. Über den Axon-Reflexmechanismus wird die ausgelöste Erregung auf die subepithelialen Effektorstrukturen (submuköse Drüsen, kapilläre Endothelzellen, bronchiale glatte Muskelzellen) weitergeleitet. Unter Beteiligung des Neurotransmitters Substanz P (SP) resultieren Hypersekretion, kapilläre Permeabilitätserhöhung (Schleimhautödem) und Bronchokonstriktion.

Anfall stützt der Patient seinen Oberkörper auf). **Glasigzäher Schleim** kann produziert werden.

Bei extrinsischem Asthma stehen die Anfälle in Zusammenhang mit der allergischen Auslösung, bei intrinsischem Asthma sind sie gehäuft während der späten Nacht respektive der frühen Morgenstunden (zyklische Schwankungen des vegetativen Nervensystems). Die **Zwerchfelle** stehen **tief** (Hyperinflation durch Behinderung der Exspiration). Der arterielle **pO$_2$** ist meist leicht erniedrigt (Verteilungsstörung bei inhomogener Bronchokonstriktion), der **pCO$_2$** ist als Ausdruck der angstinduzierten Hyperventilation ebenfalls erniedrigt. Bei massiver Bronchokonstriktion kann trotz extremen Atemantriebs die Ventilation unzureichend werden – der pCO$_2$ steigt dann an und signalisiert atemmuskuläre Erschöpfung; der Patient gerät in eine lebensbedrohliche Situation. In dieser Phase wird das Giemen leiser, nicht weil die Bronchokonstriktion nachlässt, sondern weil der Luftstrom zur „Geräuschbildung" nicht mehr ausreicht („Silent Chest"). Durch den reflektorisch erhöhten Sympathikotonus bestehen **Schweißneigung** und **Tachykardie**.

Kommt es nicht spontan oder durch therapeutische Maßnahmen innerhalb von 24 h zum Rückgang der Symptomatik, spricht man vom sog. **Status asthmaticus.**

Zur Einteilung der Schweregrade des Asthma bronchiale siehe Tabelle 8.7. Eine Übersicht wichtigster Auslöser gibt Tabelle 8.8.

Diagnostik
- **Klinischer Befund:** Dyspnoe bis hin zur Maximalform mit Todesangst, Kaltschweißigkeit, motorischer Unruhe und Tachykardie (Sympathikusaktivierung), Einsatz der Atemhilfsmuskulatur (z. B. durch Abstützen mit beiden Armen beim Sitzen), verlängertes Exspirium mit Giemen und Brummen.
- **Anamnese:** anfallsweise auftretende Obstruktionsepisoden.
- **Röntgen:** im Anfall Zeichen der Hyperinflation und Überblähung (Volumen pulmonum auctum).
- **Labor:** Im Blut können Eosinophilie und IgE-Erhöhung auftreten, ohne spezifisch zu sein; Nachweis allergiespezifischer IgE-Antikörper bei extrinsischer Auslösung (z. B. Pollen, Tierhaare, Substanzen der beruflichen Umwelt wie Isocyanate), RAST (= Radio-Allergo-Sorbent-Test).
- **EKG:** evtl. sichtbare (reversible) **Rechtsherzbelastung.**
- **Lungenfunktionsprüfung:** obstruktives Syndrom mit ausgeprägter Reversibilität der Obstruktion im akuten Bronchospasmolyse-Test (s. Kap. 8.2). Im schweren Asthmaanfall liegt die Einsekundenkapazität (FEV$_1$) unter 50 % des Sollwerts. Im Intervall kann die bronchiale Hyperreaktivität durch unspezifische provozierende Substanzen wie Methacholin oder Histamin getestet werden. Peak-Flow-Tagesprofile dienen der Dokumentation der bronchialen Konstriktionsbereitschaft im zeitlichen Verlauf.

Tab. 8.8 Zusammenfassung der Auslöser einer asthmatischen Reaktion*.

Allergene	Aktivierung IgE-beladener sensibilisierter pulmonaler Mastzellen durch Inhalation des Antigens (Typ-I-Überempfindlichkeit); häufigster Auslöser des Asthmas bei jugendlichen Atopikern
Pharmakologische Stimuli	Nichtsteroidale Antiphlogistika (NSAID): „ASS-Asthma" (gesteigerte Leukotrienproduktion durch Blockade des Cyclooxygenasewegs); etwa 10 % der Asthmatiker reagieren mit Erhöhung des Atemwegswiderstands. β-Blocker: Hemmung der b-Rezeptor-vermittelten bronchodilatativen Wirkung
Inhalative Noxen	Luftverschmutzung (Ozon, Nitrosegase, Schwefeloxide; vor allem bei Inversionswetterlage und Smog) Rauchen Arbeitsstoffe (Isocyanate, Metallsalze, Chlorgase etc.)
Infektionen	90 % durch Viren (RS-, Influenza-, Parainfluenza-, Rhinoviren) sekundär häufig bakterielle Besiedlung
Belastung	Nach starker körperlicher Belastung, vor allem in kalter Luft auftretendes „Anstrengungsasthma"; Schleimhautirritationen durch Temperatursprung oder Austrocknung
Emotionale Faktoren	Als alleiniger Auslöser unwahrscheinlich, kann jedoch als „endogene Komponente" den Verlauf eines exogen getriggerten Asthmas erheblich erschweren

* Die Identifizierung des primär krankheitsinduzierten Pathomechanismus wird oft dadurch erschwert, dass sich im Verlauf der Erkrankung regelmäßig mehrere der aufgeführten Mechanismen überlagern.

- **Allergietestung:** Hauttestungen mit Allergenen und spezifische inhalative Provokation mit den vermuteten Allergenen können im Intervall den allergischen Auslöser identifizieren helfen. In Einzelfällen wird hierzu auch eine arbeitsplatzbezogene inhalative Provokation vor Ort oder im Labor durchgeführt.

Wird zwischen einzelnen Asthmaanfällen ein beschwerdefreier Zustand mit normalen Lungenfunktionswerten nicht mehr erreicht, so liegt ein chronisch-persistierendes Asthma vor, dessen Übergang zur chronisch-obstruktiven Bronchitis fließend ist.

Differentialdiagnose	Ausschlussmaßnahmen
Asthma cardiale	Auskultation (nicht klingende Rasselgeräusche), EKG, Echokardiographie, Röntgen-Thorax
Chronisch-obstruktive Bronchitis	Anamnese (persistierend, Auswurf, Rauchen)
Rezidivierende Lungenembolien	Anamnese, Dyspnoe, EKG, Echokardiographie (Rechtsherzbelastung), Ventilations-Perfusions-Szintigraphie, Angio-CT
Eosinophile Pneumonien, Churg-Strauss-Syndrom	Neurologische Untersuchung (Churg-Strauss), Bronchoskopie (Lavage, Biopsie)
Fremdkörperaspiration	Anamnese (Aspirationsereignis), Röntgen-Thorax
Bronchiale Tumoren	Anamnese (Rauchen, Malignom), Röntgen-Thorax

Therapie Beim exogenen Asthma bronchiale ist **Allergenkarenz** (z. B. Bettfedern, Tierhaare, Hausstaubmilbe, Pollen, Arbeitsstoffe), wo immer möglich, anzustreben. Eine **Hyposensibilisierung** ist hinsichtlich des therapeutischen Nutzens nur bei Bienen- und Wespengift- sowie bei einigen Pollenallergien gesichert und sollte wegen möglicher schwerster anaphylaktischer Nebenwirkungen nur unter fachlicher Kontrolle durchgeführt werden. Zur möglichen prophylaktischen Anwendung der „Antiallergika" und „Zytoprotektiva" siehe unten.

Eine Übersicht der unterschiedlichen therapeutischen Ansätze wird in Abbildung 8.11 päsentiert, eine Charakterisierung des Wirkungsprofils der einzelnen Substanzgruppen findet sich in Tabelle 8.9, die **Stufentherapie des Asthma bronchiale** ist in Tabelle 8.10 dargestellt. Es stehen die nachfolgend genannten Pharmaka zur Verfügung:

Inhalative Steroide Aufgrund der systemischen Nebenwirkungen oraler Steroide wurden Präparate entwickelt, die idealerweise nach Inhalation eine hohe Aktivität auf der Bronchialschleimhaut entfalten, nach Resorption in die Blutbahn jedoch schnell zu inaktiven Abbauprodukten metabolisiert werden. Wichtigste aerosolierbare Glukokortikoide sind Beclometason, Fluticason und Budesonid. Sie wirken auf Eosinophile, Makrophagen und Lymphozyten, indem sie einerseits die Synthese inflammatorischer Lipidmediatoren und andererseits die Transkription, Translation und Sekretion verschiedener entzündungsaktiver Zytokine supprimieren. Entsprechend vermögen die Kortikoide die entzündungsbestimmte **asthmatische Spätreaktion** und die **bronchiale Hyperreaktivität** günstig zu beeinflussen, sind aber zur Durchbrechung der akuten Obstruktion ungeeignet.

Der ausschließlich **prophylaktische Effekt** ist frühestens eine Woche nach Inhalationsbeginn zu erwarten und nach etwa vier Wochen maximal. Das Dosisäquivalent einer inhalativen Kortikoidtherapie mit 1 mg/d entspricht etwa 10 mg/d oral applizierten Prednisolons. An relevanten **Nebenwirkungen** sind oropharyngeale Candidiasis und Heiserkeit zu nennen, die durch Anwendung eines Spacers sowie Mundtoilette nach Sprayapplikation in ihrer Häufigkeit gemindert werden.

Orale Kortikoide Erst am Ende des therapeutischen Stufenplans stehen aufgrund ihrer vielfältigen metabolischen, antiproliferativen und immunsuppressiven **Nebenwirkungen** die oralen Glukokortikoide. Bei der **Steroid-Langzeittherapie** ist die kleinste noch wirksame Dosis zu ermitteln, wobei der steroideinsparende Effekt der inhalativen Kortikoide ausgenutzt wird. Bei akuter Verschlechterung unter Daueraplikation sowie im schweren akuten Asthmaanfall werden die Kortikoide in Dosierungen zwischen 50 und 250 mg Prednisolon **intravenös** verabreicht und nach Durchbrechung der akuten Obstruktion stufenweise reduziert.

Die alternierende Steroidtherapie hat sich ebenso wie die Depot-Injektion von Kortikosteroiden und die Behandlung mit ACTH nicht bewährt.

„**Antiallergika/Zytoprotektiva**" Diese Substanzgruppe umfasst im Wesentlichen Cromoglicinsäure (Dinatriumcromoglycat), Nedocromil, Ketotifen und Azelastin. Sie ist nicht im Stufenschema des Asthma bronchiale aufgeführt, findet jedoch Verwendung beim **allergischen Asthma bronchiale** – insbesondere bei Kindern – sowie beim anstrengungsinduzierten Asthma. Als Wirkmechanismus wird eine Hemmung der Mediatorfreisetzung aus aktivierten Mastzellen, jedoch auch aus anderen inflammatorisch relevanten Zelltypen angenommen. Die Substanzen zeigen einen **prophylaktischen** Effekt, wenn sie mehrere Wochen **vor** der erwarteten **Allergenexposition** (z. B. Pollen im Frühjahr) angewendet werden. Die Wirksamkeit ist allerdings im Vergleich zu einer hoch dosierten inhalativen Steroidtherapie deutlich geringer.

β-Sympathomimetika Diese Substanzen werden **inhalativ** eingesetzt, in Einzelfällen jedoch auch intravenös bzw.

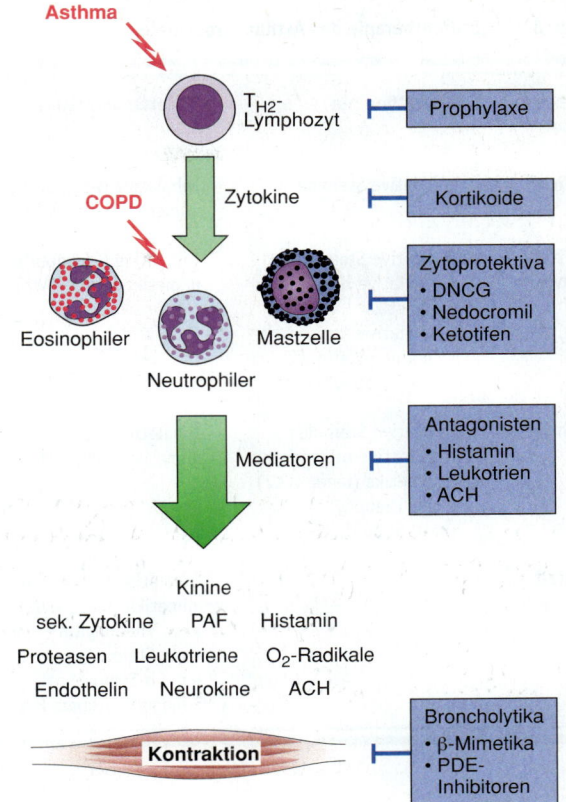

Abb. 8.11 Übersicht der Therapieansätze bei Erkrankungen mit Bronchokonstriktion. (ACH = Acetylcholin; DNCG = Dinatriumcromoglycat; PAF = plättchenaktivierender Faktor; PDE = Phosphodiesterase)

subkutan (Status asthmaticus) oder oral (Ausreizen aller Möglichkeiten einer Dauertherapie) appliziert. Sie wirken schnell und stark bronchodilatierend, erhöhen die muko-

Tab. 8.9 Übersicht zum Wirkprofil antiobstruktiver Pharmaka.

	Broncholytische Sofortwirkung	Prophylaktische antiallergische Wirkung	Antiinflammatorische Wirkung
β$_2$-Sympathomimetika			
Kurze HWZ*	+++	–	–
Lange HWZ**	++	–	–
	++	–	–
Theophyllin	++	–	–
Leukotrienantagonisten	++	–	(+)
Phosphodiesteraseinhibitoren	+	–	(+)
Anticholinergika	–	–	–
„Zytoprotektiva"***	–	++	+
Glukokortikoide	–	+++	+++

* Bambuterol, Fenoterol, Reproterol, Salbutamol, Terbutalin   ** Clenbuterol, Formoterol, Salmeterol   *** Dinatriumcromoglycat (DNCG), Nedocromil, Ketotifen, Azelastin

Tab. 8.10 Stufentherapie des Asthma bronchiale.

Schweregrad	Dauertherapie	Bedarfsmedikation (akut)
Leicht	Inhalative Steroide	Inhalative β-Sympathomimetika (kurze HWZ)
Mittelschwer	Inhalative Steroide + inhalative b-Sympathomimetika + inhalative Anticholinergika (ggf.) + oral Theophyllin (ggf.)	Inhalative β-Sympathomimetika (kurze HWZ)
Schwer	Inhalative Steroide + inhalative b-Sympathomimetika (lange HWZ) + oral Theophyllin + oral Steroide	Inhalative β-Sympathomimetika (kurze HWZ)
Anfall (schwer)		Inhalative b-Sympathomimetika (kurze HWZ) + i.v. Theophyllin + i.v. Steroide + i.v. b-Sympathomimetika (kurze HWZ)

ziliare Clearance und reduzieren das bronchiale Schleimhautödem. Neben der glatten Muskulatur beeinflussen sie auch die Mastzellfunktion und greifen somit auch in der **asthmatischen Frühphase** ein. Sie sind jedoch ohne wesentlichen Einfluss auf die Entzündungsreaktion in der Bronchialschleimhaut und die bronchiale Hyperreaktivität.

Zu den wichtigsten als Aerosol eingesetzten Substanzen gehören diejenigen mit **kurzer Halbwertszeit** (HWZ) von 4–6 h (Fenoterol, Salbutamol, Terbutalin, Reproterol) und solche mit **langer HWZ** von 8–12 h (Clenbuterol, Formoterol, Salmeterol). Die Gruppe der lang wirkenden β-Sympathomimetika ist für die Akuttherapie der Atemwegsobstruktion ungeeignet, hat aber deutliche Vorteile in der **Dauerprophylaxe** (morgendliche und abendliche inhalative Anwendung) sowie beim nächtlichen Asthma bronchiale (Durchschlafschutz). An Nebenwirkungen sind Tremor, Tachykardien und bei Überdosierung auch Rhythmusstörungen zu beachten.

Methylxanthine (Theophyllin) Der bronchospasmolytische Effekt ist geringer als derjenige der β-Sympathomimetika, die mukoziliare Clearance wird gesteigert, ebenso der Atemantrieb. Die Entzündungsreaktion in der hyperreagiblen Bronchuswand wird jedoch nicht beeinflusst. Theophyllin kann nur **oral** oder **intravenös** angewendet in ausreichend hohen Konzentrationen die Bronchialwand erreichen. Es hat eine **geringe therapeutische Breite** mit einem angestrebten Blutspiegel von 10–20 mg/l. Bei Überdosierung kommt es zu Übelkeit, Tremor, Schlaflosigkeit, psychotischen Veränderungen und tachykarden Herzrhythmusstörungen (wiederholte **Spiegelbestimmungen** erforderlich).

Theophyllin gilt als **Mittel der zweiten Wahl**, wenn inhalative Steroide und β-Sympathomimetika nicht ausreichen, das Beschwerdebild zu kontrollieren. Alternativ zu lang wirkenden β-Sympathomimetika kann es aufgrund der langen HWZ bei nächtlichen Asthmaanfällen eingesetzt werden. Einen zentralen Stellenwert hat Theophyllin als **intravenös** verabreichtes Medikament in der Behandlung des obstruktiven **Notfalls**.

Inhalative Anticholinergika Zu dieser Substanzgruppe zählen Ipratropium bromid und Oxitropium bromid. Da nicht in jedem Fall eine relevante Beteiligung des Parasympathikus an der obstruktiven Reaktion vorliegt, werden diese Substanzen nur im Einzelfall (vorherige Testung des spasmolytischen Effekts mittels Spirometrie) und nur in Kombinationsbehandlung eingesetzt.

Weitere Pharmaka Die neuerdings verfügbaren **Leukotrienantagonisten** stellen eine Alternative zur niedrig dosierten inhalativen Kortikoidtherapie beim milden Asthma dar. Für neuere **Phosphodiesterase-(PDE-)Inhibitoren** ist der therapeutische Stellenwert noch nicht klar.

Mukolytika wie Acetylcystein, Bromhexin oder Ambroxol können in Einzelfällen, bei sehr zähem Schleim, hilfreich sein, gehören aber nicht zur Standardtherapie.

Verlauf und Prognose 50–80 % der Asthmapatienten haben – z. T. unter chronischer Therapie – eine gute Prognose ohne Einschränkung der Lebenserwartung. Eine chronische fixierte Atemwegsobstruktion mit Übergang in eine chronische Bronchitis ist dagegen mit deutlich eingeschränkter körperlicher Belastbarkeit und erhöhter Letalität verbunden.

Komplikation	Häufigkeit
Pneumothorax	Selten, bei Bronchospastik aber akut lebensbedrohlich
Bewusstseinstrübung mit Beatmungspflicht (prädominante Bronchospastik erfordert ausreichend langes Exspirium, um extreme Hyperinflation zu verhindern, sowie die Vermeidung hoher Spitzendrücke, um ein sekundäres Barotrauma wie Pneumothorax zu vermeiden)	Selten
Status asthmaticus	Selten

Zusammenfassung

- Häufigste Ursache: allergisch
- Wichtigstes Symptom: anfallsweise Dyspnoe
- Wichtigste diagnostische Maßnahme: Lungenfunktionsprüfung
- Wichtigste therapeutische Maßnahme: konsequente Allergenkarenz

Chronische Bronchitis

Synonym: *Raucherhusten*
Engl. Begriff: *Chronic Bronchitis*

Praxis

Ein 66-jähriger Mann stellt sich wegen zunehmender Belastungsdyspnoe und zuletzt Ruhedyspnoe vor. Des Weiteren klagt er über chronischen Husten mit weißlichem und zuletzt zunehmend gelbem Auswurf. Der Patient raucht seit 35 Jahren 20 Zigaretten/d und hat seit ungefähr 15 Jahren regelmäßigen, vor allem morgendlichen Husten mit Auswurf und einer progredienten Verschlechterung der körperlichen Leistungsfähigkeit. Bei der **Inspektion** werden ausgeprägte Zyanose, Trommelschlegelfinger mit Uhrglasnägeln und eine fassförmige Konfiguration des Thorax festgestellt. Es bestehen beidseits Unterschenkelödeme und Zeichen der Leberstauung. **Auskultatorisch:** mittel- bis grobblasige Rasselgeräusche mit exspiratorischem Giemen und Brummen. Atemfrequenz von 30 Atemzügen/min. Die **Blutgasanalyse** ergibt eine respiratorische Globalinsuffizienz (pO_2 von 45 mmHg bei einem pCO_2 von 80 mmHg). **Röntgenologisch** finden sich tief stehende abgeflachte Zwerchfelle, einzelne Überblähungszonen und ein Infiltrat im rechten Unterfeld. Beide Hili sind deutlich verplumpt, es bestehen Kalibersprünge der großen Gefäße. Die **Lungenfunktionsprüfung** offenbart eine schwere obstruktive Ventilationsstörung.

Diagnose: Infekt-exazerbierte, chronisch-obstruktive Bronchitis mit beginnender Pneumonie im rechten Unterlappen und Cor pulmonale. Die antiobstruktive **Therapie** erfolgt mit Theophyllin und β_2-Sympathomimetika intravenös sowie inhalativ. Eine Antibiotikatherapie wird begonnen. Zur Senkung des pulmonalarteriellen pCO_2 wird eine Sauerstofftherapie mit 1,5 l/min vorsichtig titriert (cave: Zunahme der Hyperkapnie bei Sauerstoffüberdosierung aufgrund sinkenden Atemantriebs, da bei chronischer Hyperkapnie der Atemantrieb über den Sauerstoff im Blut geregelt wird). Die **Rekompensation** des Patienten gelingt innerhalb von zwei Tagen, der pCO_2 stabilisiert sich bei 45 mmHg, die O_2-Langzeittherapie und medikamentöse Therapie werden beibehalten.

Definition Bei Vorliegen einer persistierenden Entzündung des Tracheobronchialbaums, die über mindestens **je drei Monate** in **zwei aufeinander folgenden Jahren** mit **Husten und Auswurf** (mukös oder purulent) verbunden ist, spricht man von einer chronischen Bronchitis. Diese geht im weiteren Verlauf meist in eine chronisch-obstruktive Bronchitis über, die den chronisch-obstruktiven Lungenerkrankungen (**COPD**) zugeordnet ist. Kriterium hierfür ist eine auch unter optimaler antiobstruktiver Therapie nicht voll reversible Dauerobstruktion (**chronische Obstruktion**).

Der Begriff des **Lungenemphysems** beschreibt dagegen die Erweiterung der Lufträume distal der terminalen Bronchiolen, verursacht durch Destruktion und Rarefizierung von Alveolarsepten. Ein obstruktives Emphysem beruht auf einem Kollaps der hierdurch instabil gewordenen kleineren Atemwege während der Exspiration. Chronische Bronchitis und Emphysem kommen häufig gemeinsam vor, sind aber formal klar zu trennen. Eine Übersicht der Überschneidungsformen gibt Abbildung 8.12.

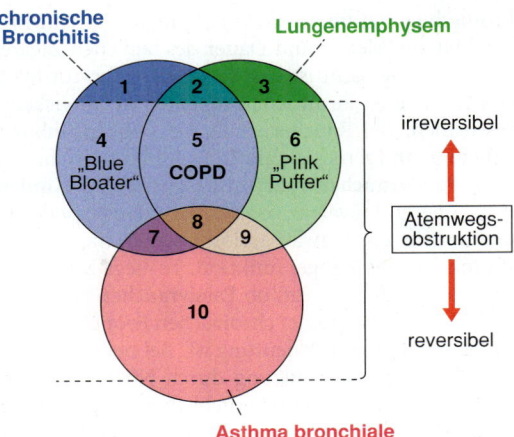

Abb. 8.12 Schematische Übersicht zu den obstruktiven Atemwegserkrankungen.

Das nichtproportionale Diagramm zeigt die Überschneidungen der Patientenkollektive mit chronischer Bronchitis, Lungenemphysem und Asthma bronchiale. Die chronisch-obstruktiven Lungenerkrankungen (**COPD**) (4–9) repräsentieren ein Mischkollektiv von Patienten, bei denen eine irreversible Atemwegsobstruktion auch unter optimalen Therapiemaßnahmen chronisch persistiert. **Asthma bronchiale** ist charakterisiert als Atemwegserkrankung mit Perioden reversibler Atemwegsobstruktion (10). Asthmapatienten mit einer zwar weitgehend reversiblen akuten Obstruktionskomponente, jedoch einer lungenfunktionell nachweisbaren dauerhaften Restobstruktion werden einem **Asthma-COPD-Mischkollektiv** zugeordnet (7, 8, 9). Chronische Bronchitis und Lungenemphysem mit Atemwegsobstruktion liegen oft gleichzeitig vor (5). Die klinischen Extremvarianten sind „**Blue Bloater**" (chronischer Bronchitistyp, 4) und „**Pink Puffer**" (Emphysemtyp, 6). Patienten mit chronischer Bronchitis und/oder Emphysem ohne Obstruktionen werden bis zur Ausbildung einer messbaren Atemwegsverengung nicht als COPD-Patienten klassifiziert (1, 2, 3).

Epidemiologie Ca. 20 % der erwachsenen Männer leiden an chronischer Bronchitis, wobei sich eine gesundheitliche Beeinträchtigung erst schleichend, meist im höheren Lebensalter entwickelt. 50 % der Raucher über 40 Jahre erkranken, Männer sind deutlich häufiger betroffen als Frauen (Verhältnis 3:1). In England sterben jährlich etwa 30 000 Menschen an den Folgen der chronischen Bronchitis. Die chronische Bronchitis beeinträchtigt erheblich Berufs- und Erwerbsfähigkeit. Eine größere sozialmedizinische Relevanz haben nur Herz-Kreislauf-Erkrankungen und Gelenkleiden. Im Mittel führt die Erkrankung zu einer um zehn Jahre vorgezogenen Invalidität.

Ätiologie und Pathogenese Die Ätiologie ist **multifaktoriell:** Eine Vielzahl exogener Schädigungsfaktoren sowie virale und bakterielle Infektionen können auf der Basis einer genetisch verankerten Prädisposition oder eines erworbenen Defekts der bronchopulmonalen Abwehr zur Manifestation des Krankheitsbildes führen. Häufigste Ursache unter den exogenen Faktoren ist das **Inhalationsrauchen.** Rauchen begünstigt über Schleimhautirritation und Lähmung des Zilientransports Atemwegsinfektionen und chronische Entzündungen. Es besteht eine direkte Proportionalität zur Menge und Dauer des täglichen Zigarettenkonsums. Insgesamt ist das Rauchverhalten für 80–90 % des Risikos, eine chronische Bronchitis zu entwickeln, verantwortlich. Bei Rauchern fällt die **Lungenfunktion beschleunigt ab** (gemessen als FEV_1-Abfall pro Jahr; s. Abb. 8.13). **Passivrauchen** führt insbesondere bei **Kindern** zu einer höheren Prävalenz von akuten Atemwegserkrankungen und zu einer zwar geringen, aber messbaren Einschränkung der Lungenfunktion. Es liegt zwar nahe, ist aber bislang nicht belegt, ob Passivrauchen als Kind auch für die Entwicklung einer chronischen Bronchitis im höheren Lebensalter von Bedeutung ist. Bei bereits Erkrankten kann die Luftverschmutzung durch **Nitrosegase, Schwefeloxide** und **Ozon** zu einer erheblichen Exazerbation oder terminalen Dekompensation des Krankheitsbildes beitragen. Diese ist gegenüber dem Inhalationsrauchen in ihrer ätiologischen Relevanz für die chronische Bronchitis aber untergeordnet.

Inhalationsnoxen am Arbeitsplatz stellen weitere Risikofaktoren dar. Hervorzuheben sind chemische Dämpfe und Gase sowie Industriestäube wie z. B. Isocyanate, Ammoniak, Nitrosegase, Chlorgasverbindungen, Lösungsmitteldämpfe und Metallstäube. Eine **konstitutionelle Prädisposition** kann bislang nur in den wenigsten Fällen genau definiert werden: Ein Mangel an α_1-Proteasen-Inhibitor, Lysozym, Lactoferrin oder Immunglobulin A beeinträchtigt die Steuerung bronchopulmonaler Abwehrreaktionen und begünstigt chronische bronchiale Entzündungsreaktionen.

Die chronische Irritation der Bronchialschleimhaut führt zu Hypertrophie und Hyperplasie der Schleim produzierenden Zellen. Es kommt zum Bronchialwandödem und zur chronischen Infiltration mit inflammatorischen Zellen. Diese Veränderungen werden von einer **Hyperplasie und Metaplasie des Bronchialepithels** begleitet, die durch weitgehenden Verlust des Zilienbesatzes und Verlangsamung des Zilienschlages die **mukoziliare Clearance** beeinträchtigen. Dies bewirkt gemeinsam mit der Mukushypersekretion die pathologischen Schleimmengen (**Dyskrinie**) mit Obstruktion der Bronchien. Eine Kontraktion der „chronisch irritierten" Bronchialmuskeln kommt hinzu.

Im chronischen Verlauf können die Entzündungsprozesse die Stabilität der Bronchien und Bronchiolen beeinträchtigen. Greifen die entzündlichen Umbauprozesse auf die Alveolarsepten über, können diese rarefizieren. Dies geschieht bevorzugt in der Nähe des zuführenden Bronchiolus (Übergang in **Emphysembildung**).

Symptome Über viele Jahre kann **morgendlich** gehäuft auftretender **produktiver Husten** („morgendliche Bronchialtoilette") das einzige Symptom sein. Schleichend, aber auch in rezidivierenden Krankheitsschüben erfolgt der Übergang zu körperlicher Beeinträchtigung und irreversibler Invalidität. Ausgelöst werden die Schübe meist durch Atemwegsinfektionen (**Infektexazerbation**). Das Spektrum der klinischen Erscheinungsform reicht vom Patienten mit prädominant obstruktiver Bronchitis („**Blue Bloater**") bis hin zum Patienten mit überwiegender Emphysemsymptomatik („**Pink Puffer**"): Zwischen diesen in Tabelle 8.11 beschriebenen prägnanten Typen gibt es vielfältige Übergänge.

- Beim „**Blue Bloater**" steht die obstruktive Ventilationsstörung bei ausgeprägter mukopurulenter Sputumbildung im Vordergrund. Der Gasaustausch ist durch Inhomogenitäten der Ventilation gestört, es kommt jedoch nicht zur kompensatorischen Hyperventilation. Im Gegensatz zum „Pink Puffer" ringt der „Blue Bloater" nicht um Luft. Aufgrund dieses unterschiedlichen Verhaltens des Atemzentrums fehlt beim „Blue Bloater" die **Dyspnoesymptomatik**, stattdessen kommt es zu **arterieller Hypoxie** und **Hyperkapnie** (pO_2 meist < 60 mmHg, pCO_2 meist > 50 mmHg). Die Hypoxie bewirkt eine **sekundäre Polyglobulie,** beides zusammen äußert sich als deutliche **Zyanose**. Die Entwicklung eines pulmonalen Hypertonus ist Folge der alveolären Hypoxie und wird verstärkt durch die Polyglobulie. Zeichen der **chronischen Rechtsherzbelastung** in Form von Stauungsleber und peripheren Ödemeinlagerungen treten auf. Die Patienten imponieren plethorisch (Blutfülle), sind oft übergewichtig und indolent.
- Beim „**Pink Puffer**" steht die Destruktion kleiner Atemwege mit **Emphysembildung** im Vordergrund, regelhaft verbunden mit einer bewusst erlebten, permanenten Ventilationsanstrengung. Der Gewinn dieses Verhaltens besteht darin, dass bis zur Phase der terminalen Dekompensation eine **Normokapnie** aufrechterhalten wird und nur eine **mäßige arterielle Hypoxie** auftritt. Polyglobulie, Zyanose und pulmonale Hypertonie können meist vermieden werden. Der Preis dieses Verhaltens des Atemzentrums besteht in **ausgeprägter Dyspnoe** – zunächst unter Belastung, dann in Ruhe – und progredienter **Kachexie** aufgrund der permanenten Atemanstrengung.

Diagnostik An erster Stelle steht die sorgfältige **Anamnese:**
- Art der Beschwerden (Belastungs-, Ruhedyspnoe, Husten, Sputumbeschaffenheit)
- Rauchgewohnheiten („Pack Years" = Produkt aus Anzahl der Raucherjahre und gerauchter Zigarettenschachteln/d)
- berufliche Exposition

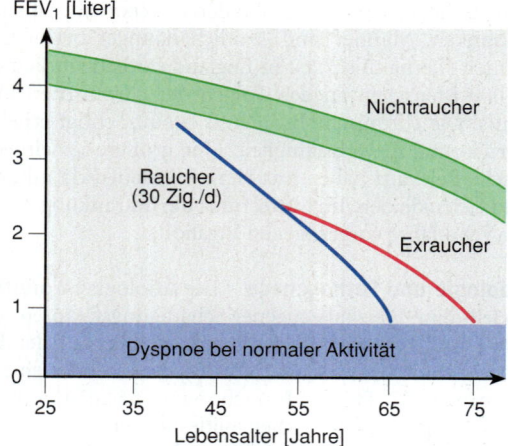

Abb. 8.13 Abnahme des Lungenfunktionsparameters FEV_1 in Abhängigkeit vom Alter – Darstellung für Nichtraucher, Raucher und Exraucher.

8.3 Krankheiten der oberen und unteren Atemwege

Tab. 8.11 „Blue Bloater" und „Pink Puffer" als klassische COPD-Typen.

	„Pink Puffer" (Emphysem dominierend)	„Blue Bloater" (Bronchitis dominierend)
Husten	Nach Beginn der Dyspnoe	Der Dyspnoe vorausgehend
Sputum	Wenig, mukös	Viel, purulent
Bronchiale Infektion	Seltener	Häufig
Chronisches p_aO_2	65–75 mmHg	50–60 mmHg
Chronisches p_aCO_2	35–40 mmHg	45–60 mmHg
Dyspnoe	Schwer	Gering
Körpergewicht	↓↓	(↑)
Pulmonaler Hypertonus	Nicht oder mäßig	Mäßig bis schwer
Cor pulmonale	Selten (außer terminal)	Häufig
Diffusionskapazität	Vermindert	Eher normal
Destruktion der Atemwege	Eher distal	Eher proximal
Atemwegswiderstand	Allgemeine Resistance-Erhöhung	Kollaps kleiner Atemwege
Habitus		

- prädisponierende Vorerkrankungen

Die **klinische Untersuchung** erfasst pulmonale, aber auch kardiale Insuffizienzzeichen:
- Zyanose
- Auskultation (bronchiale Verschleimung: Rasselgeräusche; bronchiale Obstruktion: Giemen, Brummen, Pfeifen)
- Perkussion (ggf. hypersonorer Klopfschall und tief stehende Zwerchfelle bei Emphysem)
- Rechtsherzdekompensation (Halsvenenstauung, Hepatomegalie, periphere Ödeme etc.)

Röntgenaufnahme der Thoraxorgane
- „Schienenstrangphänomene" der verdickten Bronchialwände bevorzugt in den Unterlappen, ggf. Zeichen des Emphysems, ggf. peribronchiale (pneumonische) Infiltrate bei Infektexazerbation
- Betonte Hili und sprunghafte Kaliberänderung der großen Gefäße am Hilus als Ausdruck pulmonaler Hypertonie

Lungenfunktionsprüfung zur Quantifizierung und Verlaufskontrolle (s. Kap. 8.2)

Lungen- und Atemwegserkrankungen

- „Blue Bloater": deutliches obstruktives Syndrom (Resistance ↑, FEV_1 ↓), meist mit partieller Reversibilität im Akutbroncholysetest, CO-Diffusion kaum eingeschränkt
- „Pink Puffer": Zeichen des Emphysems mit Kollaps kleiner Atemwege, kaum Ansprechen auf Akutbroncholysetest, Reduktion der CO-Diffusion

Die **Sputumbakteriologie** geht der gezielten antiinfektiösen Therapie voraus.

Laborchemische Untersuchungen
- Blutgasanalysen zur Quantifizierung von Hypoxämie und Hyperkapnie
- Differentialblutbild zur Erfassung eines Infektionsschubs (Leukozytose und Linksverschiebung)
- Bestimmung des Hämatokrits (Polyglobulie)

Differentialdiagnose	Ausschlussmaßnahmen
Asthma bronchiale	Anamnese (jünger, Allergiker), Lungenfunktion, Allergietest, RAST
Lungenemphysem	Anamnese (Raucher), Auskultation, Lungenfunktion, Röntgen-Thorax
Bronchiektasen	Anamnese („maulvolles", übel riechendes Sputum morgens), Röntgen-Thorax, High-Resolution-CT (HR-CT), Bronchoskopie
Mukoviszidose	Anamnese (seit Kindheit)
Bronchialkarzinom	Röntgen-Thorax

Tab. 8.12 Antiobstruktive und antiinflammatorische Pharmakotherapie bei COPD (Stufenplan).

I	Inhalatives β-Sympathomimetikum* (als Spray, als Pulver oder als Aerosol im Rahmen einer intermittierenden Überdruckinhalation)
II	+ Inhalatives Anticholinergikum*
III	+ Orales Theophyllin** und/oder orales β-Sympathomimetikum
IV	+ Prednisolon 40 mg über 10–14 Tage zur Überprüfung der Kortikoidwirksamkeit. Bei deutlicher Besserung Umsetzen auf inhalatives Kortikoid und Einstellung einer möglichst niedrigen oralen Erhaltungsdosis. Bei ausbleibender Besserung sofortiges Absetzen von Prednisolon
V	Bei schweren Exazerbationen der bronchialen Entzündungsreaktion ist eine vorübergehende hoch dosierte Kortikoidgabe gerechtfertigt (100 mg bis zu viermal täglich)

* Indikation bei positivem Effekt im Akutbroncholysetest; Anticholinergika sind bei chronischer Bronchitis Erfolg versprechender als beim Asthma bronchiale.
** Indikation zur Broncholyse und/oder Steigerung des Atemantriebs und/oder Steigerung der mukoziliaren Clearance.

Differentialdiagnose	Ausschlussmaßnahmen
Asthma cardiale	Anamnese, Auskultation (nicht klingende Rasselgeräusche), EKG, Echokardiographie, Röntgen-Thorax

Therapie Essentiell sind das **Aufgeben des Rauchens** und das Vermeiden irritativer Umgebungseinflüsse. Um infektgetriggerten Exazerbationen vorzubeugen, impft man gegen Pneumokokken und Grippe. Jeder beginnende bakterielle Atemwegsinfekt muss unverzüglich **antibiotisch** behandelt werden. Bei deutlicher Atemwegsobstruktion sollte kontinuierlich **antiobstruktiv/antiinflammatorisch** behandelt werden. Die eingesetzten Medikamentengruppen entsprechen denen des Asthma bronchiale; ein Stufenplan ist in Tabelle 8.12 aufgeführt.

Ergänzend wird die Therapie durch:
- **physikalische** Maßnahmen (zur bronchopulmonalen Sekretdrainage)
- ausreichende **Flüssigkeitszufuhr** (Vermeidung der Eindickung des Atemwegssekrets)
- **Mukolytika** (Verflüssigung des Mukus)
- dosiertes körperliches **Training**

Bei deutlicher arterieller Hypoxie (pO_2 < 60 mmHg) muss zur Verhinderung einer pulmonalen Hypertonie eine **O_2-Langzeittherapie** durchgeführt werden. Da beim „Blue Bloater" aufgrund der Gewöhnung an chronisch erhöhtes pCO_2 das pO_2-Sensing der entscheidende Regulator der Atemtätigkeit sein kann, muss hier initial eine engmaschige Kontrolle der Blutgase erfolgen, um einen pCO_2-Anstieg mit CO_2-Narkose zu vermeiden. Wiederholte **Aderlässe** sind zur Senkung der Blutviskosität indiziert bei deutlich erhöhten Hämatokritwerten (> 55 %).

Eine Indikation zur künstlichen **Beatmung** besteht bei akuter Dekompensation, die durch die genannten Maßnahmen nicht beherrschbar ist. Dabei sollte zunächst die nasale Maskenbeatmung als Zwischenlösung versucht werden. Intermittierende Heimbeatmung mittels Maske (z. B. im BIPAP-Modus; s. Kap. 8.8) ist ein neuer, vielversprechender Ansatz, um im chronisch-dekompensierten Stadium nächtliche Atemmuskelerholung zu erreichen und gleichzeitig die respiratorische Insuffizienz zu verbessern.

Verlauf und Prognose Prognostisch limitierend sind die Entwicklung eines pulmonalarteriellen Hypertonus mit **Cor pulmonale**, die Entwicklung eines **Lungenemphysems** sowie zunehmende respiratorische Partial- und Globalinsuffizienz mit **Hypoxämie** und **Hyperkapnie** trotz optimaler Therapie.

Reversibilität der Obstruktion im Broncholysetest ist ein **günstiger Prognosefaktor.** Allgemein ist die Prognose der chronischen Bronchitis statistisch eng mit dem Ausmaß der Atemwegsobstruktion verknüpft: Fällt das FEV_1 auf unter 30 % der altersentsprechenden Norm in Verbindung mit chronisch erhöhtem pCO_2, so liegt die 5-Jahres-Überlebensrate bei nur ca. 30 %.

Komplikation	Häufigkeit
Bronchopneumonie	Sehr häufig
Bronchiektasen	Selten
Bronchiale Pilzinfektion	Insbesondere nach Langzeit-Kortikoidgabe und Antibiose
Rechtsherzversagen	Häufig nach langem Verlauf
Pneumothorax	Häufig assoziiert mit Emphysembildung
Emphysem	Häufig nach langem Verlauf

Zusammenfassung

- Häufigste Ursache: Rauchen
- Wichtigstes Symptom: Husten
- Wichtigste diagnostische Maßnahme: Anamnese
- Wichtigste therapeutische Maßnahme: Einstellen des Rauchens

Lungenemphysem (einschließlich α_1-Antitrypsin-Mangel)

Synonym: Emphysem
Engl. Begriff: Emphysema

Praxis

Eine 42-jährige Patientin stellt sich wegen progredienter Belastungsdyspnoe vor. Als Anwältin ist sie keinen Inhalationsnoxen ausgesetzt, in der Vergangenheit hat sie auch nicht geraucht. Tachypnoe, tief stehende Lungengrenzen, leises Atemgeräusch und hypersonorer Klopfschall fallen bei der **körperlichen Untersuchung** der untergewichtigen Patientin (52 kg, 174 cm) auf. **Röntgenologisch** beidseits tief stehende Zwerchfelle, vermehrte Strahlentransparenz der Lungen. Die **Lungenfunktion** ergibt eine erhebliche Zunahme von Residual- und intrathorakalem Gasvolumen. Die Obstruktion ist vorwiegend Folge eines Kollapses der kleinen Atemwege bei forcierter Exspiration. Es liegt eine arterielle Hypoxie bei Normokapnie vor. Die **Serum-Elektrophorese** zeigt eine Erniedrigung des α_1-Globulins auf 0,6%. Einen deutlich verminderten Wert von nur 15 % der Norm ergibt die quantitative Bestimmung des α_1-Proteaseinhibitors.

Die Phänotypisierung belegt die **Diagnose** eines Lungenemphysems bei schwerem angeborenen α_1-Proteaseinhibitor-Mangel mit Homozygotie für das seltene Defektallel Z (ZZ). Eine antiobstruktive Therapie, O_2-Langzeittherapie und die wöchentliche Substitutionstherapie mit humanem α_1-Proteaseinhibitor werden begonnen, um das weitere Fortschreiten des Geschehens zu verhindern.

Definition Unter einem Lungenempyhsem versteht man die **irreversible** Erweiterung der distal der Bronchioli terminales liegenden Atemwege und Alveolarstrukturen. Die Erweiterung erfolgt durch chronisch-entzündliche Prozesse mit **Destruktion der Alveolarsepten**.

- Das **zentrolobuläre** bzw. **zentroazinäre** Emphysem beschreibt die Dominanz des Geschehens im Zentrum der Lobuli bzw. Azini (von den Atemwegen ausgehend).
- Beim **panazinären** Emphysem geschieht die Rarefizierung der Alveolarsepten peripher im gesamten Parenchym gleichzeitig.

Epidemiologie Das Emphysem ist eine häufige Erkrankung. Nach Obduktionsstatistiken ist bei in der Klinik verstorbenen Patienten das Lungenemphysem in jedem zehnten Fall die Haupttodesursache (respiratorische Globalinsuffizienz). Ein Lungenemphysem lässt sich durchschnittlich in 40 % aller Obduktionsfälle morphologisch nachweisen. Männer sind deutlich häufiger betroffen als Frauen, wobei auch sie ab dem 70. Lebensjahr zu 70 % die morphologischen Emphysemkriterien erfüllen. Diese Beobachtung lässt das Altersemphysem als senile Degenerationserscheinung der Lunge erscheinen.

Ätiologie und Pathogenese

- **Zentroazinäres Lungenemphysem:** Von den unteren Atemwegen ausgehende entzündliche Prozesse bewirken, bevorzugt in der Nähe des zuführenden Bronchiolus, eine Rarefikation der Alveolarsepten mit Erweiterung der azinären Lufträume (s. Abb. 8.14). Die radiale Aufspannung der Bronchioli wird hierdurch gelockert und ein Atemwegskollaps während der Exspiration damit begünstigt.
- **Zentrolobuläres Emphysem:** Das zentrolobuläre Emphysem beschreibt diesen Prozess auf der Ebene einzelner Lobuli, die dann auch radiologisch als vergrößerte parenchymverarmte Lufträume identifiziert werden können, häufig in den Lungenoberlappen.
- **Panazinäres Emphysem:** Hier sind alle Alveolarsepten gleichmäßig rarefiziert. Dieser Prozess bevorzugt meist basale Lungenabschnitte und gilt als charakteristisch für die schweren Emphysemformen bei homozygotem α_1-Proteaseinhibitor-(PI-)Mangel.

Trotz der bevorzugten Kombination mit dem zentroazinären Emphysemtyp kann eine **Atemwegsobstruktion** bei allen Emphysemtypen in Erscheinung treten. Es handelt sich dann definitionsgemäß um ein obstruktives Emphysem mit Überschneidungen innerhalb der Erkrankungen der COPD-Gruppe (s. Abb. 8.12).

Für das sehr viel häufigere **zentroazinäre Emphysem** gelten dieselben ätiologischen Faktoren wie bei der chronischen Bronchitis, mit dem Hauptrisikofaktor **Inhalationsrauchen,** gefolgt von **Umweltgiften** und irritativen **Arbeitsstoffen.** Darüber hinaus werden auch bei dieser Emphysemform bislang nicht näher identifizierte Antiproteasendefekte als endogene Faktoren vermutet. Zudem wird eine oxidative Inaktivierung des α_1-Proteaseinhibitors durch Inhaltsstoffe des Rauches als pathogenetisch wichtiger Mechanismus des Inhalationsrauchens angesehen. Diese Antiprotease dient dem Schutz des Lungengewebes vor dem proteolytischen Abbau durch leukozytär oder auch aus Bakterien freigesetzte Enzyme (z. B. Elastase).

Das „**Protease-Antiproteasen-Imbalance-Konzept**" basiert auf der Vorstellung, dass die leukozytären Proteasen nach Erfüllung ihrer Abwehrfunktion im Rahmen von (manifesten oder latenten) Infektionen bei einem absoluten oder relativen Mangel an Inhibitoren nicht gebremst werden können. Durch die Proteolyse von Kollagen, Elas-

Lungen- und Atemwegserkrankungen

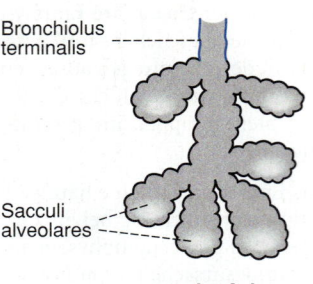
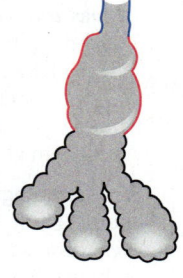
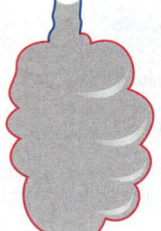
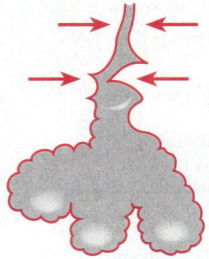

Bronchiolus terminalis

Sacculi alveolares

normaler Azinus   zentroazinäres Emphysem   panazinäres Emphysem   „obstruktives" Emphysem bei exspiratorischem Atemwegskollaps

Abb. 8.14 Formen des Lungenemphysems.

tin, Fibronektin und anderen Komponenten der extrazellulären Matrix kommt es dann zu einer Zerstörung der Alveolenarchitektur.

In Übereinstimmung mit diesem Konzept tritt bei der seltenen Form des schweren **hereditären α1-PI-Mangels** (sog. **ZZ-Phänotyp** oder **homozygoter α1-PI-Mangeltyp**; Inzidenz ca. 0,03 % der Bevölkerung) regelmäßig schon im dritten und vierten Lebensjahrzehnt ein schweres Lungenemphysem in Erscheinung. Auf diesen Defekt lassen sich nur 1–2 % der Lungenemphyseme zurückführen. Gegenüber dem normalen Genotyp (MM), bei dem die Spiegel des in der Leber synthetisierten α_1-PI im Plasma 2–3 g/l betragen, liegen diese bei der homozygoten Mangelmutante ZZ bei nur ca. 20 % der Norm, wohingegen mindestens 25 % zur Neutralisierung destruktiver Proteasen in der Lunge notwendig wären. Die heterogene Genkonstellation MZ weist noch ausreichende α_1-PI-Spiegel (ca. 60 %) auf.

Symptome   Die Symptome des **zentroazinären Emphysems** bei chronischer Entzündung der distalen Atemwege sind in Tabelle 8.11 als Typus des „Pink Puffer" bereits dargestellt; das **Kardinalsymptom** ist die **Dyspnoe**. Bei ausschließlichem Emphysem können die Zeichen der Bronchitis vollständig fehlen (kein Husten, kein Sputum, keine wiederholten bronchialen Infektionen), ansonsten sind die Symptome identisch. Schwere arterielle Hypoxie und Hyperkapnie werden durch die Atemanstrengung lange vermieden. Wenn Atemwegsinfekte mit mukopurulentem Sputum auftreten, können sie rasch schwerste Dyspnoe und Dekompensation zur Folge haben.

Diagnostik
- **Klinischer Befund:** Fassthorax, hypersonorer Klopfschall, tief stehende, kaum atemverschiebliche Lungengrenzen, leises Vesikuläratmen, Einsatz der Atemhilfsmuskulatur, Herztöne abgeschwächt; oftmals Einsatz der „Lippenbremse": Die Patienten atmen unbewusst gegen fast geschlossene Lippen aus, um den intrabronchialen Druck zu erhöhen. So wirken sie einem Kollaps der Bronchien bei der Exspiration entgegen und reduzieren dadurch insgesamt den Ausatemwiderstand.
- **Röntgen:** erhöhte Strahlentransparenz (verminderte Gefäßzeichnung), horizontal verlaufende Rippen mit breiten Interkostalräumen, tief stehende abgeflachte Zwerchfelle, erhöhter Thoraxtiefendurchmesser in der seitlichen Aufnahme durch die chronische Lungenüberblähung, plumpe Hili und Kalibersprünge der großen Gefäße bei pulmonaler Hypertonie; bisweilen lassen sich größere Emphysemblasen darstellen (s. Abb. 8.15a, b).
- **Computertomographie:** beste bildgebende Darstellung des rarefizierten, überblähten Lungenparenchyms.
- **Lungenfunktionsprüfung** (s. Kap. 8.2): emphysemtypische Zunahme der Volumina (RV, IGV, TLC); obstruktives Syndrom mit typischer Instabilität der kleinen Atemwege; geringe Reversibilität der Obstruktion im Akutbroncholysetest, Einschränkung der CO-Diffusionskapazität; Zunahme der Compliance.

Differentialdiagnose	Ausschlussmaßnahmen
Akuter Asthmaanfall	Anamnese, Klinik (Überblähung reversibel)
Pneumothorax	Auskultation (einseitig kein/oder abgeschwächtes Atemgeräusch) aufgehobener Stimmfremitus, hypersonorer Klopfschall, Röntgen-Thorax

Therapie   Im Fall des obstruktiven Emphysems gilt der **Stufenplan** in Tabelle 8.12. Die **Basistherapie** umfasst krankengymnastische Maßnahmen zur Verbesserung der Atemtechnik und Stärkung der Atemmuskulatur, das Meiden inhalativer Noxen sowie konsequente Prophylaxe und Therapie bronchopulmonaler Infektionen. Folgende Therapieansätze kommen hinzu:
- bei deutlicher arterieller Hypoxie (pO$_2$ < 55–60 mmHg) mit Entwicklung einer Rechtsherzbelastung **O$_2$-Langzeittherapie**,
- operative **Bullektomie** einzelner Emphysemblasen, die mehr als 50 % eines Hemithorax ausfüllen und die Restlunge komprimieren,
- intermittierende nasale **Heimbeatmung** über Gesichtsmaske (vor allem nachts) zur Erholung der Atemmuskulatur,
- operative **Volumenreduktion** der Lunge („Lung Shaving") bei maximaler Lungenüberblähung (totales Lungenvolumen > 150 % der Norm) mit nahezu vollständiger Abflachung der Zwerchfelle selbst bei Endexspiration. Hierdurch gelingt es, die Atemmuskulatur wieder

8.3 Krankheiten der oberen und unteren Atemwege

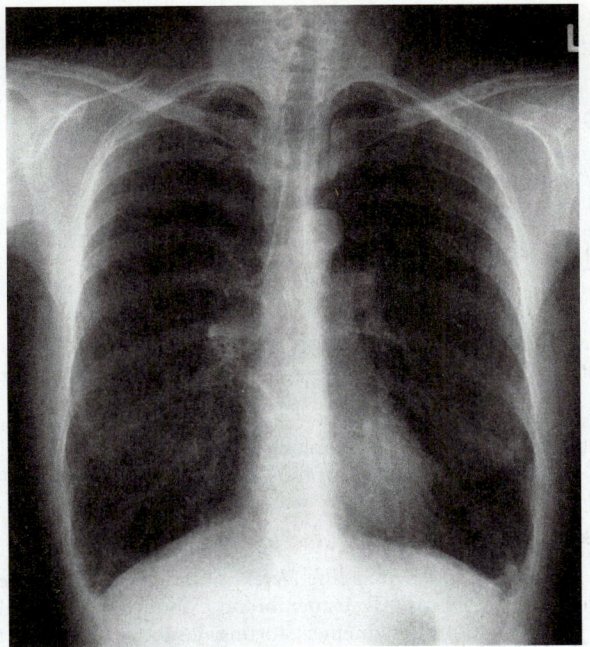
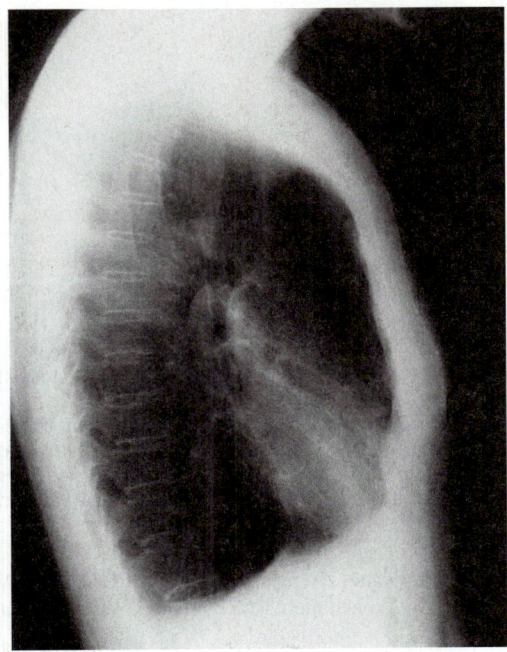

Abb. 8.15 43-jährige Patientin mit ausgeprägtem Emphysem (Operationsindikation). Röntgen-Thoraxaufnahme bei ausgeprägtem Lungenemphysem p.a. (a) und seitlich (b).

in eine ökonomischere Ausgangsposition zu bringen, mit entsprechender Steigerung der alveolären Ventilation. Der langfristige Stellenwert dieser Technik kann noch nicht beurteilt werden.
- **Lungentransplantation** bei jüngeren Patienten, die bereits im 4. und 5. Lebensjahrzehnt in das Terminalstadium der Erkrankung übergehen,
- **Substitutionstherapie** mit humanem α_1-PI (nur bei homozygotem ZZ-Status mit einer Serumkonzentration unter 25 % der Norm),
- zur Stimulation oder Dämpfung des Atemantriebs siehe Kapitel 8.8.

Verlauf und Prognose Diese entsprechen weitgehend den Ausführungen zur chronischen Bronchitis. Häufig wird das Krankheitsbild durch die Entwicklung eines Pneumothorax kompliziert.

Zusammenfassung
- Häufigste Ursache: Rauchen
- Wichtigstes Symptom: Dyspnoe
- Wichtigste diagnostische Maßnahmen: Klinik (Emphysemthorax), Röntgen und Lungenfunktion
- Wichtigste therapeutische Maßnahmen: Einstellen des Rauchens, Sauerstoffgabe

Bronchiektasen

Engl. Begriff: Bronchiectasis

Definition Bronchiektasen sind irreversible sackförmige oder zylindrische Erweiterungen großer Bronchien mit Destruktion der Bronchialwand infolge einer akuten oder chronischen Entzündung der Atemwege (s. Abb. 8.16a–c).

Ätiologie und Pathogenese Sie entstehen durch nekrotisierende Entzündungsvorgänge bei chronischen bronchialen Infekten (bevorzugt in der Kindheit). Daneben wird einer gestörten ziliaren Clearance Bedeutung beigemessen. Hereditäre Faktoren sind selten; einen besonderen Aspekt stellt die Mukoviszidose dar.

Symptome Neben den allgemeinen Zeichen der chronischen Bronchitis imponieren Husten mit viel Auswurf („maulvolle" Expektoration eines Bronchiektaseninhalts), **Foetor ex ore** und die Neigung zu **rezidivierenden Pneumonien** und Abszessbildung der Lunge. Lebensbedrohliche **Hämoptysen** können auftreten.
Septische Episoden, Trommelschlegelfinger und Amyloidose sind Sekundärfolgen, selten kommt es zu Hirnabszessen durch bakterielle Metastasierung.

Diagnostik In der Thorax-Röntgenübersicht fällt eine peribronchiale Zeichnungsvermehrung auf, sicher können Bronchiektasen im Thorax-CT nachgewiesen werden. Ebenfalls mittels Thorax-CT kann man differentialdiagnostisch Bronchuszysten ausschließen.

Therapie
- Bei bakterieller Infektion (purulenter Auswurf) steht die rasche und möglichst gezielte **antibiotische** Therapie im Vordergrund.

Lungen- und Atemwegserkrankungen

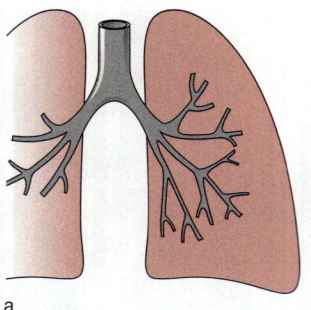 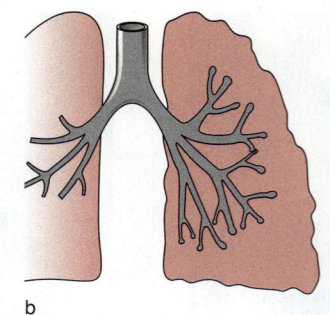 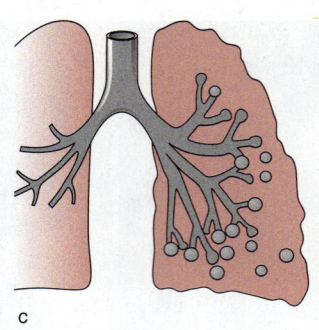

a b c

Abb. 8.16 Verschiedene Formen der Bronchiektasen.
a) Zylindrische Bronchiektasen bestehen aus zylindrisch aufgeweiteten Bronchien der 6.–10. Teilungsgeneration. Sie enden z.T. abrupt an Schleimpfröpfen.
b) Variköse Bronchiektasen stellen eine Zwischenform dar. Die diagnostische Sicherung gelingt selten mit der Nativröntgenaufnahme, häufig aber mittels CT und immer mit der Bronchographie. Bronchoskopisch findet sich eitriges Sekret im Bronchialsystem.
c) Sakkiforme Bronchiektasen bestehen, wenn Bronchien mittlerer Größe in sackförmig aufgetriebenen Hohlräumen enden (nach Lange: Radiologische Diagnostik der Lungenerkrankungen. Thieme, Stuttgart 1986).

- Die **physikalische** Therapie besteht in der Lagerungsdrainage, in Einzelfällen ist bronchoskopische Absaugung nötig.
- **β2-Sympathomimetika** und **Theophyllin** sollen – neben ihrem broncholytischen Effekt – die mukoziliare Clearance verbessern.
- Umschriebene Bronchiektasen, deren Infektneigung nicht beherrschbar ist, können eine **Operationsindikation** darstellen.

Verlauf und Prognose Unter konsequenter antibiotischer Therapie kann eine normale Lebenserwartung erzielt werden.

Komplikation	Häufigkeit
Blutung	Selten
Bronchopneumonie	Häufig
Cor pulmonale	Häufig nach langem Verlauf

Zusammenfassung

- Häufigste Ursache: chronische rezidivierende Infekte in der Kindheit
- Wichtigstes Symptom: (viel) übel riechendes Sputum, vor allem morgens
- Wichtigste diagnostische Maßnahme: Thorax-CT
- Wichtigste therapeutische Maßnahme: antibiotische Therapie

Mukoviszidose

Synonym: Zystische Fibrose
Engl. Begriff: Mucoviscidosis

Definition Die Mukoviszidose ist eine **autosomal-rezessiv** vererbte Erkrankung der exokrinen Drüsen verschiedener Organe. Durch eine **Defektmutation** des **CFTR-Gens** (Cystic-Fibrosis-Transmembrane Conductance Regulator Gen) kommt es zu einer Störung des Ionentransports für Natrium und Chlorid an der apikalen Zellmembran, woraus eine pathologische Mukusviskosität resultiert.

Epidemiologie Die Inzidenz liegt bei einem Erkrankungsfall auf 2 000–4 000 Geburten in Mitteleuropa. Die Heterozygotenfrequenz beträgt 1 : 25, d.h., aus einer Ehe von zwei gesunden heterozygoten Merkmalsträgern sind somit durchschnittlich 25 % der Kinder homozygot erkrankt.

Ätiologie und Pathogenese Das pathologische **CFTR-Gen** liegt auf dem langen Arm von Chromosom 7 und kodiert für einen Chloridkanal in der apikalen Zellmembran von Epithelzellen. Bei 70 % der CF-Gene findet sich eine Deletion von drei Basenpaaren. Der funktionelle Ausfall des CFTR-Genprodukts bewirkt über einen gestörten Natrium- und Chloridtransport eine pathologisch **erhöhte Viskosität des Sekrets** von exokrinen Drüsen mit Obstruktion der Drüsenausführungsgänge und Sekretrückstau.

Symptome Klinisch im Vordergrund stehen
- die bronchiale Sekretretention und
- die Maldigestion infolge der exkretorischen Pankreasinsuffizienz.

Pulmonal dominieren von frühester Kindheit an die Zeichen der chronischen Bronchiolitis, Bronchitis und Bronchiektasenbildung. Produktiver Husten, progrediente Dyspnoe, Zyanose, Trommelschlegelfinger und Uhrglasnägel sind typische Kennzeichen. Bakterielle Superinfektionen sind unvermeidlich; meist kommt es zu einer nicht kurierbaren Besiedlung der Bronchien mit dem häufig multiresistenten Pseudomonas aeruginosa. **Obstruktives** Syndrom (mit restriktiver Komponente durch diffuse kleinere Obturationsatelektasen und fibrösen Parenchymumbau), schwere **Gasaustauschstörung** und Entwicklung eines sekundären **pulmonalen Hypertonus** kennzeichnen die progrediente und schließlich finale **respiratorische Insuffizienz**.

Extrapulmonale Manifestationsformen umfassen Maldigestionssyndrom, Leberzirrhose (als Folge der Gallenwegsobstruktion), eitrige Sinusitiden (als Folge der Mukusretention), insulinpflichtigen Diabetes mellitus und exokrine Pankreasinsuffizienz (als Folge der Pankreasdestruktion) sowie Infertilität (Azoospermie bei ca. 98 % der Männer).

Diagnostik
- **Screening** bei Neugeborenen (Albuminnachweis im Mekonium wegen fehlender Fermentation durch Pankreasenzyme),
- **Schweißtest** zur Sicherung der Diagnose (erhöhte Natrium- und Chloridkonzentrationen im Schweiß nach Pilokarpinstimulation),
- **humangenetische Analysen** des Gendefekts.

Differentialdiagnostisch muss an Bronchiektasen gedacht werden, deshalb Durchführung von Röntgen-Thorax und Thorax-CT.

Therapie Die **Basistherapie** beruht auf
- spezieller Physiotherapie,
- antiobstruktiver Therapie,
- antibiotischer Behandlung (möglichst gezielt; auch inhalativ, z. B. Aminoglykoside),
- Reduktion der Mukusviskosität durch orale Mukolytika, Vernebelung von Acetylcystein und DNAase (zur Spaltung hochvisköser DNA-Ketten aus Leukozyten) und Inhalation von Amilorid (hemmt den Natriumtransport und somit die Flüssigkeitsrückresorption aus dem Bronchialbaum).

Die **Sauerstoff-Langzeittherapie** ist bei Entwicklung einer arteriellen Hypoxie zur Prävention der pulmonalen Hypertonie indiziert. Die **Lungentransplantation** kann als einzige Therapie die ansonsten infauste Prognose abwenden. Zukünftige Hoffnungen richten sich vor dem Hintergrund des exakt bekannten Gendefekts auf die somatische **Gentherapie**.

Verlauf und Prognose Die Lebenserwartung wird in erster Linie durch die pulmonale Symptomatik bestimmt. Aufgrund verbesserter physikalischer und antibiotischer Therapie im Kindesalter und Betreuung durch spezialisierte Behandlungszentren erreichen immer mehr Erkrankte das 30. Lebensjahr. Unbehandelt führt die Erkrankung in etwa 90 % der Fälle schon im Kleinkindalter zum Tod.

Komplikation	Häufigkeit
Pneumothorax	Häufig
Pulmonale Blutungen	Häufig
Allergische bronchopulmonale Aspergillose	Häufig
Distales intestinales Obstruktionssyndrom (DIOS)	Häufig
Leberzirrhose	Selten

Zusammenfassung
- Häufigste Ursache: angeboren
- Wichtigste Symptome: rezidivierende pulmonale Infekte, Husten und Obstruktion
- Wichtigste diagnostische Maßnahmen: Schweißtest, Mekoniumtest, Genetik
- Wichtigste therapeutische Maßnahme: konsequente antibiotische Therapie

Tracheal- und Bronchialstenosen

Engl. Begriff: Stenosis of Bronchus and Trachea

Definition Tracheal- und Bronchialstenosen sind intra- oder extraluminale Einengungen des Tracheal- oder Bronchiallumens.

Ätiologie und Pathogenese Diese Stenosen treten auf
- durch **Kompression** von außen (z. B. Struma, Lymphom),
- durch endotracheale oder endobronchiale **Tumoren,**
- durch angeborene (Membranbildung) oder erworbene **Strikturen** (nach chronisch-nekrotisierenden Entzündungen in den Bronchien; Tracheaverletzung, Langzeitintubation oder Tracheotomie).

Symptome Eine extrathorakale Behinderung provoziert einen vorwiegend **inspiratorischen Stridor,** bei intrathorakaler Lage der Stenose resultiert aus der allgemeinen Atemwegskompression bei der Ausatmung eine bevorzugt **exspiratorische Strömungsbehinderung.**

Bei der **Tracheomalazie** besteht durch Erweichung der Knorpelringe (Entzündung, chronischer Druck) eine Instabilität der Trachea mit Kollaps und z. T. gravierender Behinderung der Atmung, mit inspiratorischem Stridor insbesondere bei forcierter Inspiration (extrathorakaler Anteil der Trachea) oder bei forcierter Exspiration (intrathorakaler Anteil). Eine **beidseitige Parese des N. recurrens** kann während der Einatmung aufgrund fehlender Weitstellung der Stimmlippen einen inspiratorischen Stridor erzeugen. Selten kommt es zur respiratorischen Insuffizienz.

Diagnostik Schon bei der Auskultation kann ein entsprechender Verdacht geäußert werden, die Lungenfunktion zeigt eine ex- und/oder inspiratorische Widerstandserhöhung mit Reduktion des exspiratorischen oder inspiratorischen Atemgasflusses. Eine Bronchoskopie dient der weiteren Abklärung bei intraluminalem Sitz der Stenose. Bei extraluminalem Sitz kommt der computertomographischen Diagnostik besondere Bedeutung zu.

Therapie Die Therapie ist möglichst kausal (z. B. bei Tumoren und Lymphomen). Sie umfasst auch endoskopische Techniken (Tumorabtragung, Afterloading, Laserung, Stentimplantation) sowie offene chirurgische Maßnahmen.

Verlauf und Prognose Der Verlauf und die Prognose werden von der Dignität der stenosierenden Veränderung beeinflusst.

Lungen- und Atemwegserkrankungen

Zusammenfassung

- Häufigste Ursache: maligne intraluminale Prozesse
- Wichtigste Symptome: Luftnot, Stridor
- Wichtigste diagnostische Maßnahmen: Bronchoskopie, Thorax-CT
- Wichtigste therapeutische Maßnahme: kausale Therapie

Atelektase

Engl. Begriff: Atelectasis

Definition Eine Atelektase beschreibt den Kollaps luftgefüllter Alveolarbezirke und kleiner Atemwege. Nach dem **radiologischen Bild** werden Total-, Lobär- und Segmentatelektasen unterschieden. Weitere Formen stellen die Plattenatelektasen und Mikroatelektasen dar.

Ätiologie und Pathogenese

- Eine **Obturationsatelektase** tritt infolge eines Bronchusverschlusses durch Schleim, Sekret, Tumor oder nach Fremdkörperaspiration auf. In dem Lungenbezirk hinter dem Verschluss kollabieren die Alveolen nach der Resorption der Atemgase. Deswegen wird auch der Begriff „Resorptionsatelektase" verwendet.
- Eine **Kompressionsatelektase** liegt vor, wenn eine extrapulmonale Raumforderung (Pleuraerguss, Zwerchfellhochstand etc.) den Kollaps des Lungenparenchyms bewirkt.
- Die **Hypoventilationsatelektase** entsteht bevorzugt in den basalen Lungenabschnitten bei schwer kranken und bettlägrigen Patienten oder bei Patienten mit ausgeprägter Schonatmung (z.B. Pleuritis, Rippenfrakturen).
- Eine Störung der alveolären Surfactant-Funktion, etwa beim akuten Atemnotsyndrom des Neugeborenen bzw. des Erwachsenen, kann über eine Zunahme der Oberflächenspannung in den Alveolen zu **diffusen Mikroatelektasen** führen. Über diesen Mechanismus entstehen auch größere atelektatische Bezirke nach Lungenembolie.

Symptome Über eine Reduktion der Gasaustauschfläche sowie Shuntfluss durch die atelektatischen Bezirke entsteht eine Gasaustauschstörung unterschiedlicher Ausprägung. In schweren Fällen resultieren arterielle Hypoxie, Dyspnoe und Zyanose.

Diagnostik **Klinischer Befund:** lokalisiert aufgehobenes Atemgeräusch, gedämpfter Klopfschall, Zwerchfellhochstand auf der betroffenen Seite,

Röntgen: einseitige Verschattung mit Tracheaverziehung zur betroffenen Seite und Zwerchfellhochstand (Ausnahme ist die „Kompressionsatelektase", bei welcher der Volumenverlust fehlt).

Bei **Mikroatelektasen** (einzelne Alveolarbezirke) fehlen diese Befunde. **Plattenatelektasen** (Kollaps zusammenhängender Alveolarbezirke) werden nur radiologisch detektiert.

Differentialdiagnose	Ausschlussmaßnahmen
Pneumonisches Infiltrat	Labor (Entzündungszeichen), evtl. Thorax-CT

Therapie

- Bei einer **Obstruktionsatelektase** wird das mechanische Atemwegshindernis beseitigt (z.B. endoskopisch; s.o.). Liegt eine sekretbedingte Verlegung des Lumens zugrunde, reichen ggf. Lagerungsdrainage und forcierte Atemübungen aus.
- Die Therapie der **Kompressionsatelektase** besteht in der Beseitigung des auslösenden Faktors (z.B. Punktion eines Pleuraergusses).
- Bei **Hypoventilationsatelektasen** ist die krankengymnastische Atemtherapie zur Verbesserung der alveolären Ventilation entscheidend.
- **Mikroatelektasen** bei Atemnotsyndrom verlangen eine Therapie der Grundkrankheit (zur evtl. Surfactant-Therapie s. Kap. 8.8).

Verlauf und Prognose Eine Atelektase ist nach rechtzeitiger Beseitigung ihrer Ursache prinzipiell reversibel. Allerdings kommt es relativ häufig zur Ausbildung einer Pneumonie.

Zusammenfassung

- Häufigste Ursache: Obstruktion
- Wichtigstes Symptom: oft geringe Symptomatik, Dyspnoe bei ausgeprägtem Befund
- Wichtigste diagnostische Maßnahme: Röntgen-Thorax
- Wichtigste therapeutische Maßnahme: kausal

Zur weiteren Information

Weiterführende Literatur

National Asthma Education and Prevention Program: Guidelines for Diagnosis and Management of Asthma. Expert Panel Report. NIH, Bethesda, 1997.
Postma, D. S., N. M. Siafakas: Management of chronic obstructive pulmonary disease. Eur Respir Monogr 1998; 7: 3.
Rosenstein, B. J., G. R. Cutting: The diagnosis of cystic fibrosis: a consensus statement. Panel J Pediatr 1997; 132: 589–95.
WHO: Alpha-1-PI-Mangel. Pneumologie 1997; 51: 885–918.

Internet-Links

http://www.thoracic.org/
http://www.who.int/home-page/
http://www.nih.gov/
http://www.thieme.de/pneumologie
http://www.emphysem-info.de/

Keywords

COPD ◆ Asthma ◆ Mukoviszidose ◆ Cystic Fibrosis ◆ Emphysem

8.4 Infektiöse Erkrankungen des Lungenparenchyms

R. Schulz, N. Suttorp, W. Seeger

8.4.1 Pneumonien

Synonym: Lungenentzündung
Engl. Begriff: Pneumonia

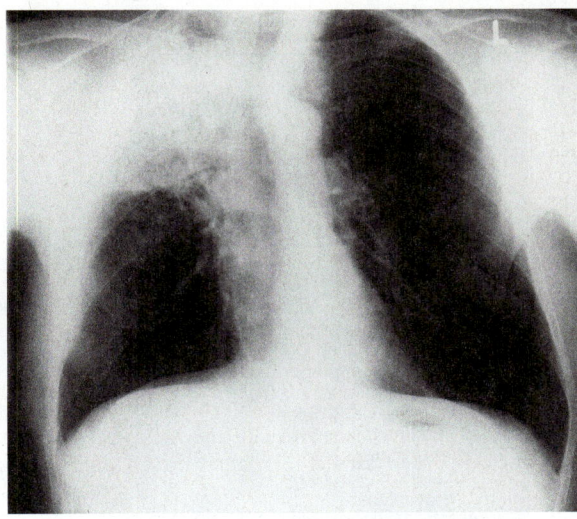

Abb. 8.17 Lobärpneumonie im rechten Oberlappen, verursacht durch Pneumokokken.

Praxisfall

Ein 54-jähriger Patient erkrankt innerhalb eines Tages mit hohem Fieber (39,6 °C), Schüttelfrost, Husten mit gelb gefärbtem Auswurf und Dyspnoe. Es bestehen keine wesentlichen Vorerkrankungen. Der Patient raucht seit 30 Jahren ca. 20 Zigaretten pro Tag. Bei der **körperlichen Untersuchung** zeigen sich eine mit 32/min erhöhte Atemfrequenz sowie eine leichte Lippenzyanose und Nasenflügelatmen. Über dem rechten Lungenoberfeld finden sich ein abgeschwächter Klopfschall und ohrnahe feinblasige Rasselgeräusche. Das **Blutbild** demonstriert eine Leukozytose von 15 400/μl mit Linksverschiebung. Die **Röntgenaufnahme** des Thorax zeigt eine Lobärpneumonie im rechten Oberlappen (s. Abb. 8.17), was eine Infektion durch Pneumokokken höchst wahrscheinlich macht. Unter **Therapie** mit hoch dosiertem Penicillin G heilt die Pneumonie komplikationslos ab. Aus dem vor der ersten Antibiotikagabe gewonnenen Sputum werden zwischenzeitlich Pneumokokken nachgewiesen, die im Antibiogramm auf Penicillin G empfindlich sind.

Definition Pneumonien sind entzündliche Erkrankungen des Lungenparenchyms, die durch infektiöse Agenzien (Bakterien, Viren, Pilze, Protozoen) ausgelöst werden. Sie treten in einer Vielzahl von Erscheinungsformen auf, wobei die wichtigsten Unterscheidungen nach den Kriterien **primär** versus **sekundär**, **ambulant erworben** versus **nosokomial** sowie **typisch** versus **atypisch** erfolgen. In der Regel zeigen Pneumonien einen akuten Beginn und heilen vollständig aus, sie können jedoch auch tödlich verlaufen oder – selten – einen chronischen Verlauf mit irreversiblem Gewebeumbau nehmen.

Epidemiologie Die Inzidenz der **ambulant erworbenen** Pneumonie im mittleren Erwachsenenalter wird – bei erheblicher Dunkelziffer – auf ca. 0,3 % geschätzt, bei Menschen über 65 Jahre auf ca. 3 %, bei Altenheimbewohnern gar auf ca. 7–8 %. Pneumonien stehen an fünfter Stelle der Todesursachen der über 65-Jährigen. **Nosokomiale** Pneumonien sind die dritthäufigsten im Krankenhaus erworbenen Infektionen (ca. 0,5–1 % aller Krankenhauspatienten).

Ätiologie und Pathogenese Die Erreger gelangen meist über den Atemtrakt in die Lungen (**Tröpfchen- oder Aerosolinhalation,** Aspiration von oropharyngealem Sekret). Selten ist die Pneumonie Folge einer **hämatogenen Aussaat** der Erreger mit pulmonaler Absiedlung oder einer Ausbreitung **per continuitatem** von einem benachbarten Fokus (z. B. subphrenischer Leberabszess). Damit sich eine Pneumonie entwickeln kann, müssen die verschiedenen Abwehrmechanismen des Respirationstrakts überwunden werden. Dazu gehören mukoziliarer Transport, Hustenreflex, Alveolarmakrophagen, pulmonale Lymphozyten mit spezifischer Immunabwehr sowie Granulozyten und Monozyten, die im Kapillarbett der Lunge angereichert sind und rasch in das Interstitium und den Alveolarraum rekrutiert werden können.

Zahlreiche prädisponierende Faktoren und auslösende Ereignisse begünstigen die Entwicklung einer Pneumonie (s. Abb. 8.18). Wird die Infektion durch die Abwehrmechanismen nicht mehr beherrscht, prägen typische **Entzündungsprozesse** das Lokalgeschehen:

- Erhöhung der Gefäßpermeabilität mit Ausbildung eines eiweißreichen Ödems und z. T. Fibrinbildung im Alveolarraum,
- Invasion von Leukozytenpopulationen, die je nach Erreger differieren können,
- Freisetzung zahlreicher entzündlicher Mediatoren,
- bei protrahiertem Verlauf Aktivierung von Reparations- und Fibrosierungsprozessen.

In der Regel werden dadurch die Infektion begrenzt und die Ausbreitung der Erreger verhindert. Die Entzündungsprozesse klingen ab, Ödem, Fibrin und Zelldetritus werden resorbiert bzw. phagozytiert, und es kommt zu einer **Restitutio ad integrum.**

In der vorantibiotischen Ära wurde der phasenhafte Verlauf der klassischen **Pneumokokkenpneumonie** mit eigenen Begriffen für das klinisch-pathologische Bild belegt:
1. Anschoppung (Crepitatio indux)
2. rote Hepatisation
3. graugelbe Hepatisation
4. Lysis (Crepitatio redux)

Die **Ausbreitung der Entzündung** in der Lunge ist allgemein mit einer Reihe von Problemen verbunden: So muss die Lunge trotz der Entzündungsvorgänge den Gasaustausch sicherstellen. Dies geschieht in der Regel durch Vasokonstriktion (nicht – wie sonst üblich bei Entzündung – durch Vasodilatation!) in den betroffenen Bezirken (Euler-Liljestrand-Mechanismus). Versagt dieser, z. B. aufgrund der Wirkung vasoaktiver Entzündungsmediatoren, kommt es zu einer dramatischen Zunahme des Shuntflusses mit

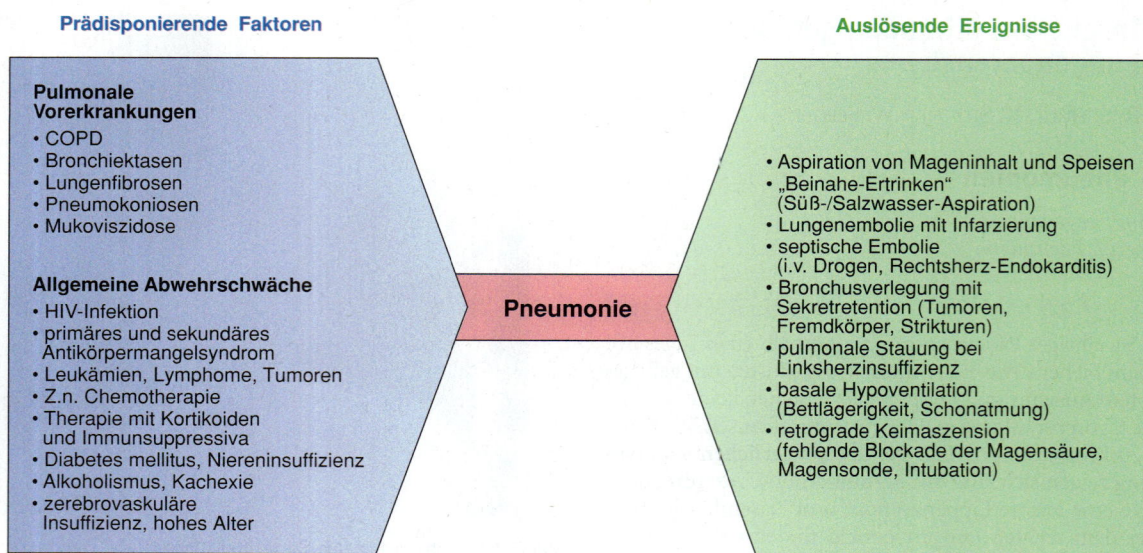

Abb. 8.18 Prädisponierende Faktoren und auslösende Ereignisse einer Pneumonie.

der Folge schwerer **arterieller Hypoxie**. Diese kann auch auftreten, wenn durch die starke Ausbreitung der Entzündung die Gasaustauschfläche kritisch reduziert wird. In diesen Fällen tritt zunächst eine sog. **Erfordernishyperventilation** auf, die Patienten können in der **akuten respiratorischen Insuffizienz** versterben.

Über die riesige Gefäßoberfläche der Lunge können Bakterien, mikrobielle Toxine und inflammatorische Mediatoren in den Blutkreislauf freigesetzt werden, mit der Folge einer **Sepsis** oder eines „Systemic Inflammatory Response Syndrome" (**SIRS**). Trotz intensivmedizinischer Maßnahmen können diese Komplikationen tödlich verlaufen.

Die **Einteilung der Pneumonien** erfolgt nach sehr unterschiedlichen Gesichtspunkten. Logisch erscheint eine Orientierung am Erreger (Bakterien, Viren, Mykoplasmen, Chlamydien, Pilze). Im klinischen Alltag ist diese Einteilung jedoch nicht praktikabel, da eine schnelle Keimidentifikation nicht möglich ist. Wichtige Einteilungskategorien sind:

- **primäre** versus **sekundäre Pneumonie:** Bei Letzterer finden sich entweder prädisponierende Faktoren (z.B. COPD) oder besondere auslösende Ereignisse (z.B. Aspiration, s. Abb. 8.18).
- **typische** versus **atypische Pneumonie** (s. Tab. 8.13): Eckpunkte dieser Einteilung sind einerseits die klassische Pneumokokkenpneumonie (s. Kasuistik), andererseits interstitielle Pneumonien wie in Abbildung 8.19 dargestellt. Da sich die Begriffe „typisch" und „atypisch" auf verschiedene Charakteristika beziehen, ist allerdings eine klare Zuordnung oft nicht möglich.
- Einteilung nach der **Röntgenmorphologie** (s. u.).
- **ambulant erworbene** versus **nosokomiale Pneumonien:** Die Einteilung nach diesem Kriterium ergibt sich daraus, dass aufgrund der Komorbidität der Patienten und des besonderen Infektionsspektrums im Krankenhaus mit z.T. sehr unterschiedlichen Erregern gerechnet werden muss (s. Tab. 8.14).

Symptome Die Symptome der typischen und der atypischen Pneumonie, der beiden Pneumonie-„Prototypen", sind in Tabelle 8.13 wiedergegeben; zwischen diesen „Eckwerten" bewegen sich nahezu alle Pneumonieformen. Besonderheiten einzelner Entitäten sind unten aufgeführt. Zu beachten ist, dass ältere Patienten selbst bei der klassischen Lobärpneumonie durch Pneumokokken häufig kein hohes Fieber und keine Leukozytose entwickeln; sie reagieren vielmehr frühzeitig mit Somnolenz, Exsikkose und Tachykardie.

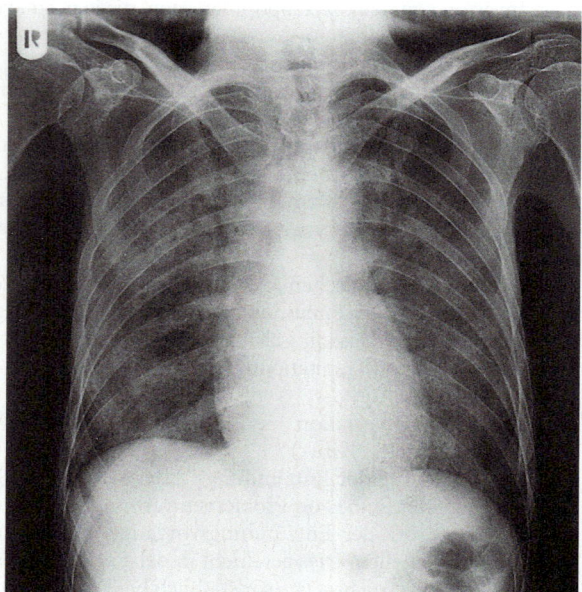

Abb. 8.19 Interstitielle Pneumonie durch Zytomegalieviren. 34-jähriger Patient unter Immunsuppression bei Zustand nach Knochenmarktransplantation wegen Leukämie. Beidseits deutliche teils retikuläre, teils konfluierende flaue Zeichnungsvermehrung.

8.4 Infektiöse Erkrankungen des Lungenparenchyms

Tab. 8.13 Typische versus atypische Pneumonie*.

	Typische Pneumonie	Atypische Pneumonie
Beginn	Akut	Langsam
Schüttelfrost	Häufig	Selten
Fieber	Hoch	Mäßig
Allgemeinbefinden	Schwer beeinträchtigt	Mäßig beeinträchtigt
Husten	Stark	Selten
Kopf- und Gliederschmerzen	Möglich	Typisch
Sputum	Viel/eitrig	Mukulent/wenig
Tachypnoe (> 30/min)	Häufig	Selten
Tachykardie (> 120/min)	Häufig	Selten
Klingende (ohrnahe) Rasselgeräusche	Häufig	Ungewöhnlich
Lobäres/segmentales Infiltrat im Röntgenbild	Häufig	Untypisch
Diffuse interstitielle Verschattung	Untypisch	Häufig
Überraschend deutlicher Röntgenbefund bei moderatem Klinischem Untersuchungsbefund	Selten	Häufig
Pleuraerguss	Häufig	Ungewöhnlich
Leukozytose/Linksverschiebung	Ausgeprägt	Ungewöhnlich/moderat
Erreger	Meist Pneumokokken	Mykoplasmen, Chlamydien, Legionellen, Viren Rickettsien, Pneumocystis carinii

* Es wird ersichtlich, dass sich die Unterscheidung in typisch versus atypisch auf verschiedene Kriterien beziehen kann, die keineswegs immer parallel erfüllt sein müssen.

Diagnostik Die **Befragung** des Patienten erfasst prädisponierende Faktoren und Begleitumstände.

Körperliche Untersuchung
- Bei der **Lobärpneumonie** ergibt die Perkussion über dem infiltrierten Areal eine Dämpfung, der Stimmfremitus ist in diesem Bereich verstärkt. Auskultatorisch auffällig sind feinblasige (klingende, ohrnahe) Rasselgeräusche und Bronchialatmen. Eitriges Sekret in den Atemwegen kann zusätzlich grobblasige bronchitische Geräusche verursachen. Bei Vorliegen einer Begleitpleuritis ist Pleurareiben nachweisbar.
- Bei der **interstitiellen Pneumonie** können diese Befunde nahezu sämtlich fehlen. Ein verschärftes Atemgeräusch (Bronchialatmen) kann der einzige Auskultationsbefund sein.
- Bei der **Bronchopneumonie** (s. u.) bestehen Auskultationsbefunde der pneumonischen Infiltration und der Bronchitis typischerweise nebeneinander.

Röntgenbild
- Homogene Verschattungen der entsprechenden anatomischen Einheit kennzeichnen die **Lobär-** (s. Abb. 8.17) und **Segmentpneumonie;** dabei können mehrere Lobi bzw. Segmente nebeneinander betroffen sein.
- Bei der **alveolären Pneumonie** ist der Alveolarraum mit Exsudat ausgefüllt. Typisch ist ein **positives Bronchopneumogramm** (d.h. die radiologische Abbildung der kleinen und größeren luftgefüllten Atemwege in sekretgefüllten Arealen, die normalerweise ebenfalls luftgefüllt sind).
- Eine **Bronchopneumonie** ist durch herdförmige konfluierende Infiltrate (Exsudate in einzelnen Lobuli und im peribronchialen Gewebe) gekennzeichnet, die über die ganze Lunge verstreut sein können. Sie entstehen durch eine über die Bronchien absteigende Infektion (Bronchitis), welche auf das angrenzende Parenchym übergreift.
- Die **interstitielle Pneumonie** stellt üblicherweise das radiologisch-morphologische Korrelat der atypischen Pneumonie dar (s. Abb. 8.19). Sie imponiert durch inter-

Lungen- und Atemwegserkrankungen

Tab. 8.14 Spektrum der Pneumonieerreger in Abhängigkeit von Begleitumständen und typischen Befunden.

Anamnese/Klinik	Wahrscheinlichster Keim
Abrupter Beginn, schwer krank	Pneumokokken, Legionellen
Langsamer Beginn über Tage, leicht krank	Mykoplasmen, Chlamydien, Rickettsien, Viren, Pneumocystis carinii
Langsamer Beginn über Wochen	Mycobacterium tuberculosis, Actinomyces
Ambulant erworben	Pneumokokken, Haemophilus influenzae, Legionellen, Mykoplasmen, Branhamella catarrhalis, Viren
Im Krankenhaus erworben	E. coli, Klebsiellen, Proteus, Serratia, Pseudomonas spec., Enterobacter spec., Staphylococcus aureus (z.T. multiresistente Keime) plus Keime der ambulant erworbenen Pneumonie
Immunsuppression (z.B. HIV-Infektion, Chemotherapie, Z.n. Transplantation)	Pneumocystis carinii, Zytomegalie, Candida, Aspergillen, typ./atyp. Mykobakterien plus Keime der ambulant und der nosokomial erworbenen Pneumonie
COPD	Pneumokokken, Haemophilus influenzae, Staphylococcus aureus
Mukoviszidose	Pseudomonas aeruginosa, Pseudomonas cepacia, Xanthomonas maltophilia, Staphylococcus aureus
Aspiration	Bacteroides, anaerobe Streptokokken, Staphylococcus aureus, Klebsiellen, Pseudomonaden
Bei Langzeitbeatmung	Pseudomonas aeruginosa, Enterobacter
Lobär-/Segmentpneumonie	Pneumokokken
Bronchopneumonie	Pneumokokken, Haemophilus influenzae
Atypische Pneumonie	Legionellen, Mykoplasmen, Chlamydien, Rickettsien, Pneumocystis carinii, Zytomegalie
Abszedierende Pneumonie	Staphylococcus aureus, Klebsiellen, Anaerobier

stitielle bzw. retikuläre Zeichnungsvermehrung oder zarte schleierartige Verschattungen, die über die gesamte Lunge verteilt oder im Kern akzentuiert sind.

Keimnachweis Zur Erregerisolierung können Sputum (cave: Mundflora), Trachealsekret (transtracheale Aspiration), Bronchialsekret (bronchoskopisch mit geschützter Bürste) sowie bronchoalveoläre Lavageflüssigkeit (bronchoskopische Gewinnung) genutzt werden. Gram-Färbung und mikroskopische Beurteilung des Materials können bereits vor der Anzüchtung erste Aufschlüsse geben. **Blutkulturen** werden bei septischem Krankheitsbild gewonnen. Aus dem Begleitpleuraerguss können nur selten Erreger isoliert werden. Wenn alle genannten Nachweismethoden versagen, kommt auch eine **Lungenbiopsie** (transbronchial, transthorakal, offen) in Frage.

! Es gilt folgende Faustregel:
- Bei unkomplizierten, **ambulant** erworbenen Pneumonien ohne Vorliegen einer Grunderkrankung kann zunächst ein Therapieversuch erfolgen. Ein Erregernachweis mit invasiven Techniken wird bei Versagen dieses Versuchs angestrebt.
- Bei **nosokomialen** Pneumonien und bei **abwehrgeschwächten Patienten** ist dagegen primär ein Erregernachweis zur gezielten Therapie anzustreben.

Infektionen mit Mykoplasmen, Chlamydien, Coxiella burneti und Viren werden in der Regel durch die entsprechenden **Antikörper** (Titeranstieg nach zwei bis vier Wochen) gesichert. In besonderen Fällen (z.B. Infektion mit Zytomegalievirus bei immunsupprimierten Patienten) wird in der Bronchiallavage die **Erreger-DNA** mittels PCR nachgewiesen.

Laboruntersuchungen BSG, CRP, Leukozytose, Linksverschiebung spiegeln das Ausmaß des sytemischen Entzündungsgeschehens wider.

Differentialdiagnose	Ausschluss- bzw. Verifizierungsmaßnahmen
Bronchialkarzinom mit Retentionspneumonie	Anamnese (Raucher), Tumormarker, Thorax-CT
Lungentuberkulose	Anamnese, Tuberkulintest, Nachweis von Mykobakterien
Lungeninfarkt nach Lungenembolie	Anamnese, Thrombosezeichen, Rechtsherzbelastung (EKG, Echokardiographie), Angio-CT, Ventilations-Perfusions-Szintigraphie

8.4 Infektiöse Erkrankungen des Lungenparenchyms

Differentialdiagnose	Ausschluss- bzw. Verifizierungsmaßnahmen
Eosinophile Pneumonie	Differentialblutbild, Bronchoskopie mit Lavage und Biopsie
Interstitielle Lungenerkrankungen	Berufsanamnese, keine Besserung unter Antibiose, Bronchoskopie mit Lavage und Biopsie

Weitere diagnostische Maßnahmen Therapieresistente Infiltrate müssen **bronchoskopisch** abgeklärt werden. Die gezielte Probenentnahme durch Spülung, bronchoalveoläre Lavage, Bürstung und Biopsie sichert in aller Regel die Diagnose. Bei Verdacht auf Infarzierung werden Perfusionsszintigraphie und ggf. Angiographie veranlasst.

Therapie

Prävention Präventive Maßnahmen haben das Ziel, die Entstehung von Pneumonien bei Risikogruppen zu verhindern.
- Patienten mit **COPD** sollten regelmäßig eine Grippeimpfung erhalten, um Influenza-Infektionen vorzubeugen.
- Bei **HIV-Infizierten** hat sich die Pneumocystis-carinii-Prophylaxe mit Co-trimoxazol p.o. bewährt.
- Patienten mit Knochenmarksuppression nach Chemotherapie können Wachstumsfaktoren der Hämatopoese (G-CSF, GM-CSF) erhalten, um die infektionsgefährdende neutropenische Phase zu verkürzen.
- Die Inhalation von Aminoglykosiden hat sich bei Patienten mit **Mukoviszidose** zur Verhinderung von Pseudomonas-Pneumonien als sinnvoll erwiesen.

Ambulant erworbene Pneumonie Bei ambulant erworbenen Pneumonien – in Abwesenheit einer Grunderkrankung – ist eine **kalkulierte Antibiotikatherapie** ohne Keimnachweis gerechtfertigt, welche sich nach dem wahrscheinlichen Erreger richtet (s. Tab. 8.14 und 8.15). Jedoch ist auch in diesen Situationen die Asservierung von Sputum zur mikrobiologischen Untersuchung anzustreben. Penicilline und Makrolidantibiotika sind in vielen dieser Fälle Medikamente der ersten Wahl.

Nosokomiale Pneumonie Eine nosokomiale Pneumonie und eine Pneumonie bei Abwehrschwäche verlangen vor Beginn einer Antibiotikatherapie in der Regel eine **invasive Diagnostik.** Danach wird mit einer kalkulierten Therapie abhängig von dem klinischen Bild und den Umständen begonnen, die später bei Kenntnis des Erregers und seiner Resistenzlage ggf. korrigiert wird.

Allgemeine Maßnahmen Wichtige begleitende Maßnahmen bei Pneumonie sind Bettruhe, ausreichende Flüssigkeitszufuhr, Atemgymnastik mit Hilfestellung beim Abhusten, ggf. Gabe von Mukolytika und antiobstruktive Therapie sowie die Thromboseprophylaxe. Die Sauerstoffzufuhr erfolgt entsprechend den kapillären/arteriellen Blutgasen. Bei ausgeprägter, durch nasale Sauerstoffzufuhr nicht korrigierbarer Hypoxämie sowie Zeichen beginnender hypoxischer Organschädigung und zunehmender atemmuskulärer Erschöpfung des Patienten ist die rechtzeitige Intubation mit Beatmung wichtig. In einigen Fällen kann eine überbrückende Maskenbeatmung versucht werden.

Tab. 8.15 Vorschläge zur Antibiotikatherapie bei Pneumonien mit bekanntem Erreger.

Erreger	Mittel der ersten Wahl	Alternative/bei Versagen
Pneumokokken	Penicillin G	Erythromycin, Cephalosporine
Haemophilus influenzae	Ampicillin/Sulbactam	Cephalosporin der 2. Generation, z.B. Cefotiam
Staphylococcus aureus	Cefazolin	Flucloxacillin, Clindamycin, Vancomycin
Klebsiellen	Cefotaxim	Imipenem
Pseudomonas aeruginosa	Ceftazidim	Imipenem
Anaerobier	Piperacillin/Sulbactam	Clindamycin, Metronidazol, Imipenem
Legionellen	Erythromycin (evtl. plus Rifampicin)	Gyrasehemmer
Pneumocystis carinii	Co-trimoxazol (Hochdosis)	Pentamidin (auch als Aerosol)
Mykoplasmen, Chlamydien, Rickettsien	Doxycyclin	Erythromycin, Gyrasehemmer
Candida spec.	Amphotericin B	Fluconazol
Aspergillus spec.	Amphotericin B	Itraconazol

Lungen- und Atemwegserkrankungen

Verlauf und Prognose Die Letalität einer außerhalb des Krankenhauses erworbenen bakteriellen Pneumonie bei einem jüngeren immunkompetenten Patienten liegt unter 5 %. Eine nosokomiale Pneumonie, die bei einem intubierten und beatmeten neutropenischen Patienten auf der Intensivstation auftritt, hat dagegen eine Letalität von über 80 %. Die individuelle Prognose einer Pneumonie bewegt sich innerhalb dieses Spektrums, wobei Vorerkrankungen, Immunstatus, auslösendes Ereignis, Patientenalter sowie verantwortlicher Erreger wesentliche Determinanten sind.

Prognostische Parameter, die bereits bei Diagnosestellung auf einen ungünstigen Verlauf der Pneumonie hinweisen, sind niedriger Blutdruck, hohe Atem- und Herzfrequenz, pO_2 unter 60 mmHg sowie sehr hohe oder sehr niedrige Leukozytenzahlen.

Komplikation	Häufigkeit
Lungenabzess	Selten
Pleuritis	Häufig
Pleuraempyem	Häufig bei Pneumokokken
Karnifizierung (Fibrosierung bei chronischem Verlauf)	Häufig bei immunsupprimierten Patienten
Parapneumonisches ARDS	Selten
Hämolyse durch Kälteagglutinine bei Mykoplasmenpneumonie	Selten
Pneumogene Sepsis	Häufig bei immunsupprimierten Patienten

Zusammenfassung

- Häufigste Ursache: Pneumokokkeninfektion
- Wichtigste Symptome: Husten, Fieber, Dyspnoe
- Wichtigste diagnostische Maßnahme: Röntgen-Thorax
- Wichtigste therapeutische Maßnahme: antibiotische Therapie

Besonderheiten einzelner Pneumonieformen

Virale Pneumonien Diese sind meist durch Influenza-A- oder -B- respektive durch Parainfluenza- oder Adenoviren verursacht; Hanta-Viren kommen ebenfalls in Betracht. Sie verlaufen im Allgemeinen leichtgradig, sind aber Schrittmacher bakterieller Superinfektionen. Viren der Herpesgruppe (Herpes-simplex-, Varicella-Zoster-, Zytomegalievirus) können insbesondere bei Immunsupprimierten Pneumonien hervorrufen. Die **Diagnostik** erfolgt serologisch oder über den Genomnachweis in der Bronchiallavage mittels PCR. Spezifische **Virostatika** stehen für Viren der Herpesgruppe zur Verfügung (Aciclovir, Ganciclovir, Foscarnet).

Legionellenpneumonie Legionella pneumophila sowie zahlreiche weitere Serotypen können ein grippeähnliches Bild (Pontiac-Fieber) verursachen, jedoch auch eine schwere akute, meist atypische Pneumonie, die mit starken Kopfschmerzen, Myalgien und Arthralgien einhergeht. Die Übertragung erfolgt als Aerosol, wobei als Quellen Befeuchtungsanlagen und Duschen in Betracht kommen, da der Keim sein Reservoir in Wasservorräten (auch im Krankenhaus!) hat. Die Diagnose wird durch **Antigennachweis** in der bronchoalveolären Lavage und im Urin sowie im (oftmals verzögerten) serologischen Titeranstieg gesichert. Ein schwerer Verlauf mit langer Beatmungspflichtigkeit ist nicht selten.

Q-Fieber-Pneumonie Diese atypische Pneumonie wird durch Coxiella burneti (zu den Rickettsien gehörig) verursacht. Die Infektion erfolgt über Kot und Exkremente infizierter Tiere (Schafe, Rinder). Personen, die berufsbedingten Kontakt zu diesen Tieren haben, sind besonders gefährdet. Gleichwohl kann die Krankheit – verbreitet durch erregerhaltigen Staub – auch sporadisch endemisch, z. B. im Umfeld einer erkrankten Schafherde, auftreten. Häufige Begleitsymptome der Pneumonie sind starke Kopfschmerzen, Muskelschmerzen und manchmal eine Endokarditis.

Chlamydienpneumonie Erreger sind Chlamydia psittaci und Chlamydia pneumoniae. Chlamydia psittaci ist der Erreger der Psittakose und der Ornithose, Zoonosen, die über Kot und Sekrete infizierter Vögel verbreitet werden. Die Infektion mit Chlamydia pneumoniae erfolgt als Tröpfcheninfektion von Mensch zu Mensch. Beide Erreger verursachen eine **atypische Pneumonie** (s. Abb. 11.87). Andere Organmanifestationen sind selten. Der Nachweis geschieht **serologisch**. Therapie mit Tetrazyklinen, Makroliden oder Chinolonen (Gyrasehemmer).

Pneumocystis-carinii-Pneumonie (PcP) Pneumocystis carinii verursacht eine **atypische** Pneumonie bei Patienten mit Abwehrschäche, insbesondere bei **HIV-Infizierten.** Kommt es bei fortgeschrittener PcP zur Beatmungspflichtigkeit, ist die Letalität hoch. Deswegen muss der Erreger so früh wie möglich nachgewiesen werden. Dies geschieht mittels mikroskopischer Untersuchung der durch Bronchoskopie gewonnenen Lavage (Standardvorgehen), der transbronchialen Biopsie oder des „provozierten Sputums" (nach vorausgehender Inhalation hypertoner Kochsalzlösung). Therapeutisches und prophylaktisches Mittel der ersten Wahl ist Co-trimoxazol.

Pilzpneumonie Die Pilzpneumonie betrifft vorwiegend Patienten mit defekter Immunabwehr (AIDS, Lymphom, Zustand nach Organtransplantation, Karzinom, hoch dosierte Steroide) oder tritt nach lang dauernder Breitspektrumantibiose, z. B. bei beatmeten Patienten, auf. Die Erreger sind in Europa **Candida albicans** und **Aspergillus fumigatus.** Es ist schwierig, eine Pilzbesiedlung der Atemwege von einer manifesten pneumonischen Infektion zu unterscheiden. Für Letzteren sprechen – neben dem Erregernachweis im Trachealsekret – begleitende Entzündungsparameter. Im Zweifel wird die Schleimhautinvasion mittels bronchoskopischer Biopsie nachgewiesen. Zur mykostatischen Therapie siehe Tabelle 8.15.

Aspirationspneumonie Sie wird verursacht durch Übertritt von Mageninhalt (Magensäure, Speisereste) oder Nahrung aus der Mundhöhle in den Tracheobronchialbaum infolge einer Störung des Schluckreflexes. Auslösende Konstellationen sind
- eingeschränktes Bewusstsein (Trunkenheit, Intoxikation, Narkose, Kreislaufkollaps),
- neurologisch bedingte Störungen des Schluckvorgangs (Hirninfarkt, multiple Sklerose etc.),
- Ösophagusveränderungen (Stenosen, Divertikel, Fisteln zur Trachea).

Es resultiert eine Irritation des Lungenparenchyms (Salzsäure!), die oft begleitet ist von einer bakteriellen Infektion. Dabei können „aspirierte" Anaerobier neben Staphylokokken und Klebsiellen Bedeutung haben.

Typische **Symptome** sind Fieber, Husten, Brustschmerzen (als Folge der begleitenden Pleuritis) und Auswurf (schleimig, eitrig, faulig oder auch blutig). Gasaustauschstörung, Dyspnoe und evtl. Beatmungspflichtigkeit hängen von der Größe des betroffenen Areals ab.

Die **Diagnose** ergibt sich aus der Anamnese und der Art des aus der Lunge abgesaugten Materials. Gegebenenfalls kann ein pH-Teststreifen dessen Salzsäuregehalt dokumentieren. **Radiologisch** zeigen sich entzündliche Infiltrate, verbunden mit Atelektasen bzw. Dystelektasen aufgrund von Bronchusverlegungen (besonders rechts basal bei Aspiration im Stehen; bevorzugt dorsal bei Aspiration im Liegen). **Therapeutisch** sollte initial das aspirierte Material möglichst vollständig abgesaugt werden (z. B. bronchoskopisch); die anschließende Antibiotikatherapie sollte auch Anaerobier berücksichtigen. Abszessbildung ist möglich. Bei chronisch-rezidivierender Aspiration kann sich eine interstitielle Fibrose entwickeln.

Infarktpneumonie Sie entsteht im Gefolge einer Lungenembolie, wenn sich das infarzierte Areal sekundär infiziert. Das Röntgenbild zeigt im typischen Fall eine keilförmige Verschattung, die dem betroffenen Perfusionsareal entspricht. Es besteht Neigung zu Hämoptoe und Einschmelzung, die Heilungstendenz ist schlecht.

Beatmungspneumonie Durch die Intubation werden die Abwehrmechanismen des oberen Respirationstrakts (Mukoziliarapparat, Hustenreflex) ausgeschaltet. Insbesondere wenn im Rahmen der Stressulkusprophylaxe die Magensäure blockiert ist und eine Magensonde liegt (Schienung), sind bakterielle Überwucherung des Magens, retrogrades Aufsteigen der Keime und Übertritt in den Bronchialbaum leicht möglich. Dauert eine Beatmung länger als 14 Tage an, soll eine Beatmungspneumonie in über der Hälfte der Fälle auftreten! **Prophylaktisch** bedeutsam sind Erhalt der Magensäuerung (z. B. Stressulkusprophylaxe mit Sucralfat), oropharyngeale Hygiene und regelmäßige Überwachung des Keimspektrums im Bronchialsekret (bronchoskopisch) zur gezielten Antibiotikagabe. Die vorbeugende selektive Dekontamination des Magen-Darm-Trakts mit nicht resorbierbaren Antibiotika ist wegen der sekundären Resistenzbildung umstritten.

8.4 Infektiöse Erkrankungen des Lungenparenchyms

8.4.2 Lungenabszess

Synonym: Abszedierende Pneumonie
Engl. Begriff: Lung Abscess

Definition Nekrotischer Lungenbezirk mit eitrigem Inhalt.

Ätiologie und Pathogenese Die häufigsten Ursachen sind Aspiration (Nekrosen durch Magensäure, Anaerobierinfektion) und Pneumonien mit Erregern, die ausgeprägt lytische Prozesse triggern (Staphylokokken, Klebsiellen, Anaerobier; zur Tuberkulose s. Kap. 8.5) Die Tendenz zur Nekrosebildung kann auch durch eine lokale Minderperfusion bedingt sein (z. B. Infarktpneumonie nach Lungenembolie). **Multiple** Lungenabszesse können bei septischen Emboli auftreten (z. B. infizierte Thrombophlebitis, i.v. Drogen, Trikuspidalendokarditis).

Symptome Es besteht ein ausgeprägtes Krankheitsgefühl mit Fieber. Als Folge der pleuralen Mitbeteiligung liegen oftmals Thoraxschmerzen vor. Die Patienten haben Husten und Auswurf von teils eitrigem, teils fauligem Material sowie Foetor ex ore.

Diagnostik
- **Körperliche Untersuchung:** Die Perkussion ergibt evtl. eine lokale Dämpfung, die Auskultation evtl. lokalisierte pneumonietypische Rasselgeräusche. Über großen Abszesshöhlen ist ggf. amphorisches Atmen (Geräusch der Luftströmung in größerem Gefäß) auskultierbar.
- **Labor:** Das Differentialblutbild ergibt eine Leukozytose mit Linksverschiebung; BSG und CRP sind erhöht.
- **Röntgen:** Eine rundliche Verschattung kann entweder weitgehend homogen sein oder eine Spiegelbildung aufweisen als Zeichen des Anschlusses an das Bronchialsystem („Belüftung", s. Abb. 8.20).
- **Computertomographie:** Das CT zeigt Abszessgröße, Nekrosezonen (nehmen kein Kontrastmittel auf) und Anbindung an Nachbarschaftsstrukturen.
- **Bronchoskopie:** Die Bronchoskopie ist obligat bei Verdacht auf lokale Ursachen (z. B. Bronchusverlegung durch Tumor oder aspiriertes Material). Sie ist hilfreich zur Erregeridentifikation.
- **Mikrobiologie:** Untersucht wird Sputum oder bronchoskopisch gewonnenes Sekret; bei fehlendem Anschluss des Abszesses an das Bronchialsystem erfolgt auch die transthorakale Punktion. Bei septischem Krankheitsbild werden Blutkulturen abgenommen.

Differentialdiagnose	Ausschluss- bzw. Verifizierungsmaßnahmen
Bronchialkarzinom	Anamnese (Raucher), Tumormarker, Thorax-CT, Bronchoskopie mit Biopsie
Tuberkulöse Kaverne	Anamnese, Tuberkulintest, Mykobakteriennachweis

Lungen- und Atemwegserkrankungen

Differentialdiagnose	Ausschluss- bzw. Verifizierungsmaßnahmen
Morbus Wegner (nekrotisierende Granulomatose)	Anamnese (chronische Sinusitis, borkige Nase), Bronchoskopie (Biopsie), Nierenbiopsie, Nachweis antineutrophiler zytoplasmatischer Antikörper (ANCA)

Therapie Die Antibiotikatherapie erfolgt kalkuliert (s.o.) oder besser gezielt (bei Erregernachweis) über Wochen. Als zusätzliche Maßnahme kommt die Physiotherapie mit Lagerungsdrainage in Frage. Bei Therapieresistenz kann evtl. die Abszessdrainage nach außen versucht werden, ansonsten bleibt als Ultima Ratio die chirurgische Sanierung. Sie kommt vor allem bei vitalen Komplikationen zum Einsatz.

Verlauf und Prognose Die Letalität wird auf 5–6 % geschätzt. Sie ist erhöht bei großen (> 6 cm) oder multiplen Abszessen, prolongierten Verläufen, bakteriellen Mischinfektionen, Immuninkompetenz und hohem Lebensalter.

Komplikation	Häufigkeit
Pleuraempyem	Häufig
Pneumogene Sepsis	Häufig bei Immunsupprimierten

Zusammenfassung

- Häufigste Ursache: Aspiration
- Wichtigste Symptome: langer Krankheitsverlauf mit Husten, Fieber
- Wichtigste diagnostische Maßnahme: Röntgen
- Wichtigste therapeutische Maßnahme: antibiotische Therapie

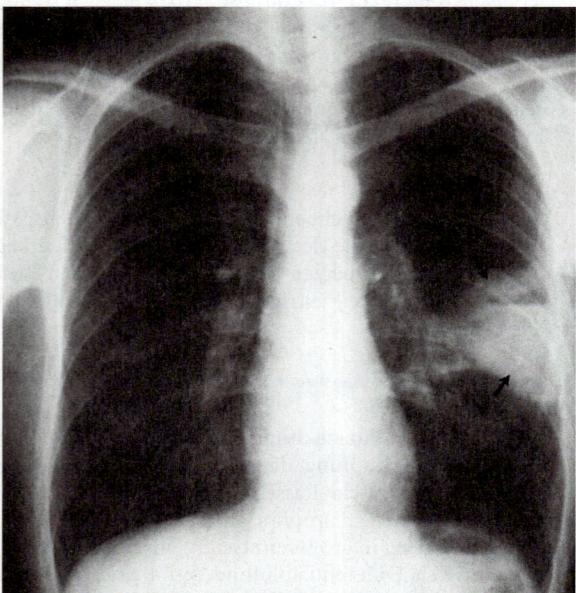

Abb. 8.20 Lungenabszess. 32-jähriger Patient (Diabetes mellitus, Raucher) mit fauligem Foetor ex ore, Husten, eitrigem Auswurf, Fieber und ausgeprägten Entzündungszeichen im Blut. Rundliche Verschattung mit Spiegelbildung (Pfeile) im apikalen Unterlappensegment links (aus: Koper, I., W. G. Sybrecht: Lungenabszess. Urban & Schwarzenberg).

Zur weiteren Information

Weiterführende Literatur

American Thoraric Society: Guidelines for the management of adults with community-acquired pneumonia. Am J Respir Crit Care Med 2001; 163.

McKean, M. C.: Evidence based medicine: review of BTS guidelines for the management of community acquirde pneumonia in adults. J Infect 2002; 45: 213–8.

Menendez R., D. Ferrando, J. M. Valles, J. Vallterra: Influence of deviation from guidelines on the outcome of community-acquired pneumonia. Chest 2002; 122.

Seeger, W., H. Matthys, W. Seeger: Pneumonie und Abzess. Klinische Pneumologie, 3. Aufl. Springer, Berlin 2001.

Internet-Links

http://www.pneumologie.de/
http://www.cevis.uni-bremen.de/~jend/Lunge/AIDexPn.html
http://www.lungusa.org/diseases/lungpneumoni.html

Keywords

Pneumonie ♦ Pneumonia

8.5 Tuberkulose

H.-G. Velcovsky, W. Seeger

Synonym: *Schwindsucht*
Engl. Begriff: *Tuberculosis*

Praxisfall

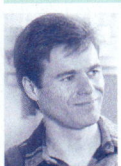
Herr Schulz ist 29 Jahre alt und Elektrotechniker im Kundendienst. Bei ihm tritt ohne vorausgegangene Erkältung ein konstanter, nichtproduktiver Husten auf. Mit der Zeit fühlt sich Herr Schulz insgesamt leistungsgemindert. Er schwitzt leicht, auch nachts. Er hat in den letzten drei Monaten 4 kg Gewicht verloren.

Eine unter der Verdachtsdiagnose einer Bronchitis durchgeführte Antibiotikatherapie ist erfolglos. Bei der daraufhin veranlassten **Röntgenuntersuchung** des Thorax fällt im rechten Lungenoberfeld eine Infiltration mit einer zentralen Ringfigur auf (s. Abb. 8.21 und 8.22). Der **Tuberkulintest** ergibt bei 1 IE Tuberkulin eine sehr starke positive Reaktion. Die Verdachtsdiagnose einer kavernösen Tuberkulose im Lungenoberfeld wird durch Nachweis säurefester Stäbchen im **Sputumdirektpräparat** bestätigt. In der Kultur wird sechs Wochen später Mycobacterium tuberculosis nachgewiesen, die Resistenzprüfung zeigt volle Empfindlichkeit.

Unter antituberkulotischer Vierfachtherapie (drei Monate) und anschließender Zweifachtherapie (vier Monate) heilt die Erkrankung vollständig aus. Herr Schulz kommt auch in Kap. 8.7.1 vor.

Definition Die Tuberkulose ist eine **generalisierte** oder **organbezogene** bakterielle Infektionskrankheit, die durch obligat aerobe Stäbchenbakterien der Spezies Mycobacterium tuberculosis hervorgerufen wird. Mycobacterium bovis oder Mycobacterium africanum (kommt fast ausschließlich in Westafrika vor) spielt nur eine untergeordnete Rolle. Eine Tuberkuloseerkrankung ist **meldepflichtig**, nicht aber der Verdacht.

Epidemiologie Weltweit sind rund 2 Mrd. Menschen, etwa jeder zweite bis dritte Erdenbürger, mit Tuberkuloseerregern infiziert. Die Inzidenz beträgt ca. 10 Mio. Neuerkrankungen pro Jahr, dies jedoch vorwiegend in den Entwicklungsländern. Etwa 3 Mio. Menschen versterben jedes Jahr an dieser Krankheit.

In Deutschland ging die Zahl der Tuberkulosefälle in den letzten Jahren kontinuierlich zurück (s. Tab. 8.16), 2000 betrug die Inzidenz 11,0 pro 100 000 Einwohner. Der Anteil erkrankter Ausländer an der Gesamtzahl der Erkrankten betrug ca. 35 %. Etwa 80 % aller Erkrankten leiden an einer Lungentuberkulose. Bei extrapulmonalem Befall steht die Lymphknotentuberkulose inzwischen an erster Stelle. Zwei Drittel aller Erkrankten sind Männer.

Ätiologie und Pathogenese Durch nicht erkannte Erkrankte werden vitale Stäbchenbakterien der Spezies Mycobacterium tuberculosis, Mycobacterium bovis und Mycobacterium africanum durch Husten und Niesen in Form bakterienhaltiger **Aerosole** verbreitet und von Gesunden aufgenommen. Diese infektiösen **Aerosole** werden

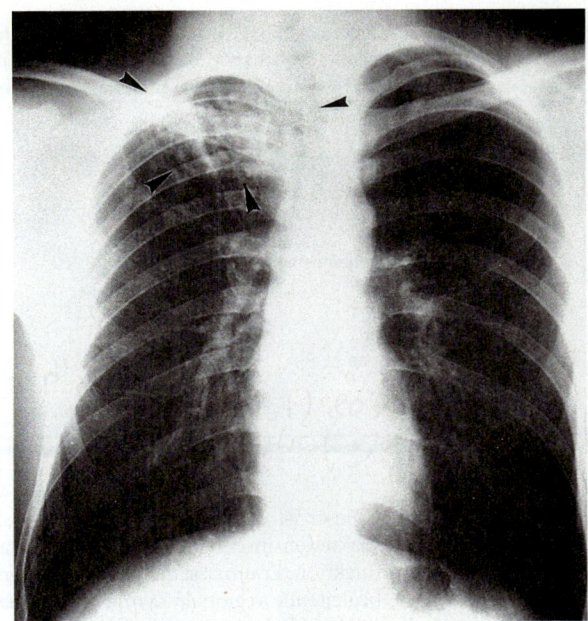

Abb. 8.21 Thoraxübersicht eines 28-jährigen Patienten mit Spitzenoberlappentuberkulose rechts (Pfeile).

jedoch nur von Kranken mit einer „offenen" Tuberkulose produziert, was bedeutet, dass in deren Sputum mikroskopisch reichlich Bakterien gefunden werden können. Patienten, bei denen die Tuberkelbakterien nur kulturell nachgewiesen oder über den Urin ausgeschieden werden, stellen gewöhnlich keine Infektionsquelle dar.

Das Entstehen einer **Infektion** (Bakterienwachstum und reaktive entzündliche Veränderungen des Organismus) nach Inhalation eines tuberkelhaltigen Aerosols ist abhängig von der individuellen **genetischen Disposition,** die bisher nicht näher charakterisiert ist, sowie von der **Menge** der inhalierten infektiösen Bakterien und der allgemeinen **Abwehrlage**. Die Inkubationzeit beträgt fünf bis sechs Wochen.

Im Verlauf der Erkrankung können der Primärkomplex, die progrediente Primärtuberkulose und die postprimäre Organtuberkulose voneinander abgegrenzt werden (s. Abb. 8.23):

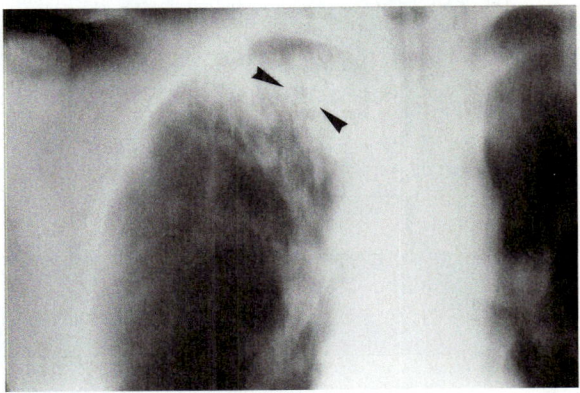

Abb. 8.22 Schichtaufnahme des Patienten von Abb. 8.21 mit Darstellung einer kleinen Kaverne im rechten Oberfeld (Pfeile).

Lungen- und Atemwegserkrankungen

Tab. 8.16 Zahl der Neuerkrankungen an Tuberkulose in Deutschland (nach Statistisches Bundesamt, Fachserie 12 „Meldepflichtige Krankheiten").

Tuberkulose in Deutschland	2000 n	pro 100 000	1995 n	pro 100 000
Atmungsorgane, mit Tuberkelnachweis	5272	6,4	6871	8,5
Atmungsorgane, ohne Erregernachweis	2260	2,7	3454	4,3
Atmungsorgane, zusammen	7532	9,1	10325	12,7
Tuberkulose anderer Organe	1531	1,8	1873	2,3
Tuberkulose, gesamt	9064	11,0	12198	15,1

Primärkomplex Dieser ist die Reaktion auf eine Inhalation von Tuberkelbakterien in den Alveolarraum im Rahmen einer Primärinfektion. Er umfasst das **primäre Lungeninfiltrat** und die begleitende regionale **Lymphknotenreaktion.** Hierzu sind größere Keimmengen notwendig, Einzelkeime werden durch die Alveolarmakrophagen im Rahmen ihrer unspezifischen Abwehrfunktion phagozytiert und vernichtet. Insgesamt kommt es zu einer **Stimulation des Immunsystems.** Sensibilisierte T-Lymphozyten aktivieren Makrophagen durch Lymphokine, so dass ihre Phagozytosefähigkeit gesteigert wird. In dieser sich über mehrere Wochen hinziehenden Phase entsteht eine **relative Immunität.** Die Infektion wird lokal begrenzt, ohne dass eine vollständige Vernichtung der Erreger gelingt. Die Bakterien persistieren in den phagozytierenden Zellen (Heilung, jedoch keine definitive Ausheilung). Im Primärkomplex entsteht als Ausdruck der begrenzenden Reaktion das spezifische epitheloidzellige **Granulom mit zentraler Nekrose** (Verkäsung) unter Einschluss von Tuberkelbakterien. Während dieser Phase entsteht auch die diagnostisch nutzbare positive spezifische **Allergie vom Spättyp** gegenüber Tuberkulin (Lösung aus Lipopolysacchariden und Protein von Tuberkelbakterien). Die Primärkomplexbildung geht meist ohne klinische Symptomatik einher und bleibt in der Regel unterhalb der radiologischen Nachweisschwelle.

Progrediente Primärtuberkulose Aus der Primärinfektion heraus kann es zur **lymphogenen** oder **hämatogenen Streuung** der Bakterien kommen. Hierdurch können Absiedlungen in verschiedenen Organen einschließlich der Lunge und ihrer Lymphknoten auftreten. Bei der **bronchogenen Streuung** bilden sich Absiedlungen in der Bronchusschleimhaut und in verschiedenen Lungenarealen. Nur sehr selten (ca. 4 % der Infizierten) entwickelt sich aus dem

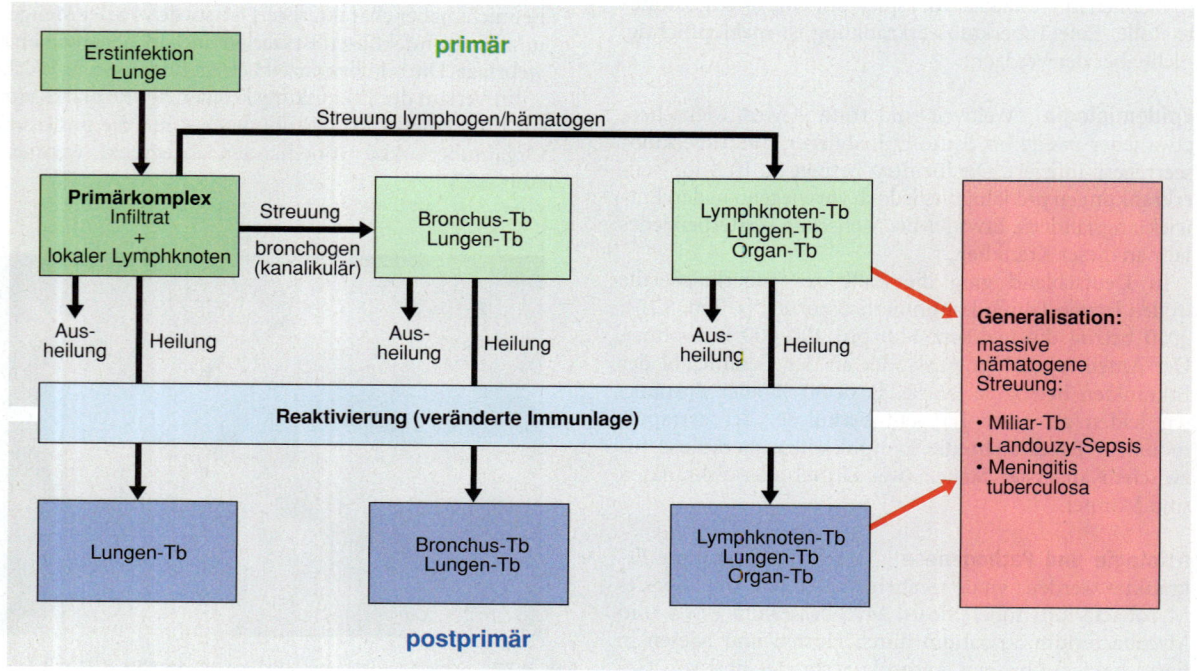

Abb. 8.23 Übersicht zur Lungentuberkulose.

Primärkomplex oder aus den lymphogenen, hämatogenen bzw. bronchogenen Streuherden heraus bereits in der Phase der Primärinfektion eine **manifeste Organtuberkulose,** die dann als progrediente Primärtuberkulose bezeichnet wird. Bedeutsamer ist, dass Tuberkel an den Stellen der Absiedlung persistieren können und somit einen Fokus für später mögliche postprimäre Organtuberkulosen darstellen (s. u.). In Ausnahmefällen kann es bereits in diesem frühen Stadium zu **einer generalisierten Ausbreitung** mit den klinischen Erscheinungsformen der Miliartuberkulose, der Landouzy-Sepsis und der Meningitis tuberculosa kommen.

Postprimäre Organtuberkulose Die Primärinfektion kommt in 96 % der Fälle spontan zum vorübergehenden oder andauernden Stillstand mit Ausheilung. Aus dem Primärkomplex oder aus den Streuherden, in denen Tuberkelbakterien jahrzehntelang überleben können, können sich jedoch bei einer **Minderung der Resistenzlage** verschiedene postprimäre Tuberkulosen der Lunge und anderer Organe entwickeln. Hierzu kommt es im Laufe des späteren Lebens bei ca. 4–5 % der Infizierten. Disponierende Erkrankungen sind Diabetes mellitus, Niereninsuffizienz, Leberzirrhose, Silikose, vorausgegangene Magenresektion, Lymphome und maligne hämatologische Erkrankungen sowie Alkoholismus, Unterernährung und eine HIV-Infektion.

Auch in dieser Phase kann es zur **Generalisation** kommen. Erneute Superinfektionen (relevante alveoläre Vermehrung inhalierter Erreger) sind nach der erlangten relativen Immunität selten, jedoch nicht ausgeschlossen.

Symptome Bei geringer Ausbreitung verläuft die Tuberkulose ohne subjektive Beschwerden. Selbst bei fortgeschrittenen Organtuberkulosen bestehen oft nur unspezifische Allgemeinsymptome. Bei akuter progredienter Ausbreitung hingegen kommt es als Ausdruck der allgemeinen Inflammation zu einem ausgeprägten Krankheitsgefühl, subfebrilen bis febrilen Temperaturen, Gewichtsverlust, Schwäche, Nachtschweiß in den Morgenstunden (immer verdächtig auf Tuberkulose). Bei manifester Tuberkulose der Lunge (primär oder postprimär) kommen Husten mit mehr oder weniger Auswurf sowie in einzelnen Fällen Hämoptysen hinzu. Bei weiter progredientem Verlauf entwickelt sich das Bild der schweren konsumierenden Erkrankung mit ausgeprägtem Gewichtsverlust, der den Begriff „Schwindsucht" prägte.

Diagnostik

Anamnese Die Familien- und Arbeitsplatzumgebung können infektiologische Hinweise geben. Angaben über eine frühere „Lungenentzündung" oder „feuchte Rippenfellentzündung" können auf eine frühere Tuberkuloseinfektion hindeuten. Bei Klagen über Nachtschweiß und Abgeschlagenheit, Gewichtsabnahme und subfebrilen Temperaturen sollte man immer auch an Tuberkulose denken.

Körperliche Untersuchung Je nach Befall ergeben sich u. U. ein veränderter Auskultations- und Perkussionsbefund der Lunge sowie eine Halslymphknotenschwellung. Die begleitende körperliche Untersuchung aller Organe ist Pflicht.

Labor In Abhängigkeit von der Ausprägung der Entzündung finden sich eine beschleunigte Blutsenkung, CRP-Erhöhung, Leukozytose mit Linksverschiebung, Vermehrung der α_2-Globuline in der Elektrophorese und gelegentlich ein erniedrigtes Hämoglobin („Infektanämie").

Röntgendiagnostik Bei den einzelnen pulmonalen Tuberkuloseformen finden sich typische Veränderungen (s. u.). Zur genaueren Darstellung, insbesondere von Einschmelzungshöhlen (Kavernen) oder Lymphknotenvergrößerungen, sind ein CT oder Röntgen-Schichtaufnahmen (s. Abb. 8.22) erforderlich. Eventuell sollte eine begleitende Untersuchung anderer Organe erfolgen.

Tuberkulintest Dieser zeigt das Ausmaß der Aktivierung des Immunsystems (Allergie vom verzögerten Typ, Typ IV). Es sollte möglichst eine Reizschwellenbestimmung durchgeführt werden mit 0,1, 1,0, 10, 100 und 1 000 IE Tuberkulin (abgestufter Tuberkulintest, **Mendel-Mantoux-Test**). 0,1 ml jeder Konzentration wird intrakutan in die Volarseite des Unterarms injiziert. Um sehr starke Reaktionen mit eventueller Nekrosebildung zu vermeiden, sollte bei Verdacht auf eine aktive Tuberkulose zunächst nur mit 0,1 und 1,0 IE getestet werden.

Vielfach werden auch Stempeltests (**Tine-Test**) mit 5 bzw. 10 IE Tuberkulin einer abgestuften Testung vorausgeschickt. Die Ablesung der Reaktionen erfolgt nach 72 h bis zum siebten Tag. Gewertet wird eine tastbare Induration von mindestens 6 mm Durchmesser, eine Rötung allein ist nicht gültig. Folgende Konstellationen sind diagnostisch verwertbar:

- Ein **negativer Tuberkulintest** spricht in der Regel für eine fehlende Primärinfektion. Er kann aber auch bei Generalisation (z. B. Miliartuberkulose) mit „Zusammenbruch" der Immunität (**Anergie**) auftreten. Eine negative Reaktion trotz aktiver Tuberkulose findet sich ebenfalls häufig bei HIV-Patienten. Der Test ist nicht verwertbar unter Steroid-Langzeittherapie. Aufgrund der niedrigen Prävalenz der Tuberkulose in Deutschland sind Jugendliche und junge Erwachsene hier in der Mehrzahl tuberkulinnegativ.
- Ein **positiver Tuberkulintest** zeigt eine abgelaufene Primärinfektion, die entweder sehr lange zurückliegen kann oder durch BCG-Impfung (Bacillus Calmette-Guérin) entstanden ist. Eine sehr starke Reaktion (starke Induration > 10 mm im Durchmesser bis hin zur Nekrose, Reaktion auf sehr niedrige Titerstufen) kann bei aktueller Stimulation des Immunsystems aufgrund einer manifesten Organtuberkulose auftreten, ist aber keineswegs obligat.
- **Testkonversion** bedeutet einen Wechsel von negativer zu positiver Tuberkulinreaktion (Induration > 6 mm Durchmesser). Hierdurch wird die Akquisition einer Infektion in dem betreffenden Zeitraum (sechs Wochen nach Exposition) belegt.

Erregernachweis Färberisch-mikroskopische und kulturelle Untersuchungen von Materialien und Ausscheidungen, die je nach Organbefall variieren, sind immer anzustreben. Ein **Tierversuch** durch Überimpfung von tuberkuloseverdächtigem Material wird nur noch in Einzelfällen bei sehr keimarmem und unwiederbringlichem Untersuchungsmaterial durchgeführt oder dann, wenn trotz negativen Kulturergebnisses die Klinik eindeutig für eine Tuberkulose spricht.

Bei Verdacht auf Lungentuberkulose sollten **mindestens drei Morgensputa** gewonnen werden. Gegebenenfalls muss zuvor zur Sputumprovokation eine Inhalation mit Kochsalzlösung durchgeführt werden. Es kann auch eine **bronchoskopische Sekretabsaugung**, meist in Verbindung mit einer bronchoalveolären Lavage, vorgenommen werden. Des Weiteren werden Morgenurin und Magensaft (verschluckte Bakterien aus der Lunge), ggf. Pleurapunktat, Lymphknotenpunktat oder -resektat, Aszites, Liquor, Gelenkflüssigkeit, Menstrualblut, Prostatasekret oder -ejakulat untersucht. Biopsiematerial (Bronchoskopie, transthorakale Punktion) kann ebenfalls zur Untersuchung kommen, ebenso Blut und Stuhlproben bei HIV-Patienten. In Einzelfällen kann zur Gewinnung eines mediastinalen Lymphknotens die Mediastinoskopie indiziert sein.

- Der **mikroskopische Nachweis** der Mykobakterien wird nach **Ziehl-Neelsen** unter Ausnutzung der Säurefestigkeit oder **fluoreszenzmikroskopisch** mit der Auramin-O-Färbung vorgenommen. Der positive Nachweis gelingt nur bei Keimzahlen > 5 000–10 000/ml. Eine Keimdifferenzierung kann mikroskopisch nicht durchgeführt werden. Nocardien (Saprophyten des oberen Respirationstraktes) und atypische Mykobakterien (s.u.) können ein falsch positives Ergebnis hervorrufen. Aus diesem Grund werden immer auch **Bakterienkulturen** angelegt, die wegen des langsamen Wachstums der Tuberkelbakterien jedoch erst nach ca. sechs Wochen abgelesen werden können. Die Typisierung nachgewiesener Mykobakterien erfolgt über bestimmte Stoffwechseleigenschaften. Bei positivem Nachweis sollte anschließend eine **Resistenztestung** aller gebräuchlichen Tuberkulostatika durchgeführt werden, die wiederum Zeit in Anspruch nimmt. Durch radiometrische Verfahren kann die Untersuchungszeit der Mykobakterienkultur deutlich verkürzt werden. Gemessen wird das von den wachsenden Mykobakterien produzierte radioaktiv markierte $^{14}CO_2$, so dass bereits nach zwei Wochen eine Aussage über mykobakterielles Wachstum getroffen werden kann, eine Resistenztestung muss sich aber dann trotzdem anschließen.
- **Serologische Tests** stellen wegen zu geringer Sensitivität und Spezifität bislang keine Alternative dar.
- Der Nachweis tuberkulöser DNA mit der Polymerase-Kettenreaktion (**PCR**) ist eine Nachweistechnik, die eine sehr schnelle Diagnose erlaubt. Die Sensitivität liegt bei einer Nachweisgrenze von 10 Mykobakterien/ml, die Spezifität ist mittlerweile deutlich verbessert worden.

Beurteilung der Infektiosität Entsprechend den seuchenhygienischen Bestimmungen wird die Lungentuberkulose als offen oder geschlossen klassifiziert.

- **Mikroskopisch offen** bedeutet, dass mikroskopisch ein Tuberkelnachweis im Sputum gesichert ist. Entsprechend dem Gehalt an Tuberkelbakterien pro Gesichtsfeld bei der Mikroskopie wird eine Quantifizierung in Gaffky 0 bis Gaffky X (0–100 Stäbchen) vorgenommen.
- **Kulturell offen** bedeutet, dass der Tuberkelnachweis nur in der Kultur gelungen ist.
- **Geschlossen** bedeutet, dass im Sputum weder mikroskopisch noch kulturell Tuberkelbakterien nachgewiesen werden können.

Infektiös sind nur Patienten mit mikroskopisch nachweisbarer Tuberkelausscheidung. Offene Tuberkulosen unter Therapie sind als stabil geschlossen zu bezeichnen, wenn drei Sputumproben im Abstand von vier Wochen kulturell negativ bleiben. **Chronische** Lungentuberkulosen sind Erkrankungsformen, bei denen über 24 Monate pulmonal Bakterien ausgeschieden werden.

Differentialdiagnose	Ausschluss- bzw. Verifizierungsmaßnahmen
Pneumonie	Anamnese (akuter Verlauf), Erregernachweis
Lymphangiosis carcinomatosa	Anamnese (Rauchen), Tumormarker, Thorax-CT, Bronchoskopie
Bronchialkarzinom, Pilzgranulom	Anamnese (Rauchen), Tumormarker, Thorax-CT, Bronchoskopie
Lymphome	Thorax-CT, Mediastinoskopie, Bronchoskopie

Therapie

Behandlungsgrundsätze Grundsätzlich muss jede aktive Tuberkulose therapiert werden. Als Standardtherapie (ATS, 1994; Deutsches Zentralkomitee zur Bekämpfung der Tuberkulose, 2001) gelten das 9-(12-)Monats-Regime bzw. das 6-Monats-Kurzzeitregime. Letzteres bleibt grundsätzlich der wenig ausgedehnten Lungentuberkulose ohne Komplikationen vorbehalten. Prinzipiell ist eine kombinierte Drei- oder Vierfachbehandlung einzusetzen, um eine schnelle Keimreduktion, eine Verhinderung einer Resistenzentwicklung der Mykobakterien sowie eine Sterilisierung bei persistierenden Erregern ohne Rezidivgefahr zu erreichen. Nach dem Ergebnis der Resistenzprüfung ist das Standardregime ggf. zu korrigieren. Körperliche Schonung, ausreichende Ernährung und eine geregelte Lebensführung sind neben der medikamentösen Therapie notwendig. An die Initialphase der Therapie schließt sich die Stabilisierungs- oder Sicherungsphase an (s. Tab. 8.17 und 8.18).

Antituberkulotika unterscheiden sich in Wirkmechanismus, Angriffspunkt und Nebenwirkungen. Prinzipiell soll in optimaler Dosis, bezogen auf das Körpergewicht, mit morgendlicher Einmalgabe behandelt werden. Da die Tuberkulosebakterien sich nur langsam vermehren, sind täglich kurzzeitig hohe Therapeutikaspiegel notwendig, um die Bakterien zu reduzieren und abzutöten. Die Therapie muss kontinuierlich durchgeführt werden, um eine Resistenzentwicklung zu vermeiden. Bei unzuverlässiger Einnahme kommt es zur „Anzüchtung" resistenter Tuberkulosestämme, die therapeutische Probleme darstellen können. Dies wird für die **Resistenzentwicklungen** in ost-

8.5 Tuberkulose

und außereuropäischen Ländern verantwortlich gemacht. Für unkooperative und unzuverlässige Patienten ist deshalb eine kontrolliert überwachte, evtl. sogar stationäre Therapie notwendig (persönliche Medikamentenaushändigung, Einnahme täglich direkt vor Ort). Bei optimaler Kooperation des Patienten und guter Verträglichkeit der Medikamente kann in der Stabilisierungsphase auf eine intermittierende Medikamentengabe an zwei Wochentagen übergegangen werden.

Tuberkulostatika Bei den **Basismedikamenten** besitzen **Isoniazid (INH)** und **Rifampicin (RMP)** den besten therapeutischen Effekt. Sie wirken sowohl auf ruhende als auch auf proliferierende, extra- oder intrazellulär liegende Keime bakterizid. Dosierungen, Nebenwirkungen und Interaktionen mit wichtigen anderen Medikamenten sind in Tabelle 8.19 aufgeführt. **Streptomycin (SM)** wirkt nur bei extrazellulär liegenden Erregern. Wegen irreversibler Vestibularis- und Kochlearisschädigung sowie Nierenschädigung durch SM müssen regelmäßige Kontrollen durchgeführt werden. **Ethambutol (EMB)** ist gut verträglich, wirkt bakteriostatisch, intravenös appliziert auch bakterizid. Es können jedoch Visusschäden eintreten (Kontrollen!), die aber meist reversibel sind. **Pyrazinamid (PZA)**, das ebenfalls gut verträglich ist, wirkt bakterizid auf intrazelluläre Bakterien und ruhende Keime im sauren Milieu. Daneben existieren als „klassische" **Reservetuberkulostatika** Protionamid, Cycloserin, Capreomycin, Aminosalicylsäure und Tetrazyklin. In den letzten Jahren sind Clarithromycin, Gyrasehemmer und Rifabutin hinzugekommen. Ihr Einsatzgebiet beschränkt sich in der Regel auf Problemfälle und Resistenzen.

Chemoprophylaxe und Chemoprävention Bei der präventiven Chemotherapie werden Chemoprophylaxe und Chemoprävention unterschieden.
- Die **Chemoprophylaxe** wird vorbeugend bei exponierten, tuberkulinnegativen, jedoch möglicherweise infizierten Personen durchgeführt. Die Patienten müssen radiologisch kontrolliert werden. Es wird INH in einer Dosis von 300 mg/d eingesetzt. Nach acht Wochen wird die Therapie beendet, wenn die Tuberkulosereaktion negativ bleibt.
- Als **Chemoprävention** wird die Therapie einer bereits infizierten Person zur Verhinderung einer manifesten Erkrankung bezeichnet. Die Prävention soll auch bei älteren Befundträgern durchgeführt werden, die nie zuvor chemotherapeutisch behandelt wurden, wenn sich deren Immunstatus nachhaltig ändert (z. B. Beginn einer Behandlung mit Steroiden oder Immunsuppressiva). Die Dosis liegt bei 300 mg INH täglich über sechs bis zwölf Monate. Das Risiko dieser Patienten, an einer Tuberkulose zu erkranken, wird durch die Chemoprävention um den Faktor 10 reduziert.

Chirurgie Indikationen für ein chirurgisches Vorgehen mit Resektion sind bei der Lungentuberkulose (Einzelformen s. u.) Gewebsdefekte mit ausgedehnten Narben sowie Kavernen mit therapieresistenter Erregerausscheidung, außerdem massive Verkäsung, Empyeme mit und ohne innere Fistel, massive Lungenblutungen und Folgezustände tuberkulöser Bronchusstenosen. Verbliebene posttuberkulöse Resthöhlen ohne Bakterienausscheidung stellen keine Operationsindikation dar.

Tab. 8.17 Therapie der Tuberkulose, 9-(12-)Monats-Regime.

Intensiv-Anfangsphase 3 Monate	Stabilisierungsphase 6–9 Monate
INH + RMP + SM/EMB tägl. oder	INH + RMP tägl.
INH + RMP + EMB tägl. oder	oder
INH + RMP + SM tägl. oder	INH (15 mg/kg KG) + RMP an 2 Wochentagen
INH + RMP + PZA tägl.	

INH Isoniazid; **RMP** Rifampicin; **SM** Streptomycin; **EMB** Ethambutol; **PZA** Pyrazinamid
SM/EMB täglicher Wechsel dieser beiden Substanzen.

Nachsorge Eine konsequente **Röntgenüberwachung** über zwei Jahre nach Therapieende ist vorgeschrieben. Während dieser Zeit ist mit dem Auftreten eines Rezidivs zu rechnen, während dies im späteren Verlauf nur noch selten der Fall ist.

Verlauf und Prognose Unbehandelt hat die Lungentuberkulose eine Letalität von 50 %. Bei korrekter Therapie wird nahezu immer eine funktionell mehr oder minder befriedigende Defektheilung erreicht. Für die früher ausnahmslos tödliche Miliartuberkulose wird heute noch eine Letalität > 50 % angegeben. Durch die Umgebungsuntersuchung nach einer Meldung sollen die mögliche Ansteckungsquelle und evtl. weitere Erkrankte frühzeitig erkannt werden.

Komplikation	Häufigkeit
Hämoptysen	Häufig
Pneumothorax	Selten
Sepsis	Häufig bei Immunsupprimierten

Tab. 8.18 Kurzzeittherapie der Tuberkulose, 6-Monats-Regime.

Intensiv-Anfangsphase 2 –3 Monate	Stabilisierungsphase 4 Monate
INH + RMP + PZA + SM/EMB tägl. oder	INH + RMP tägl.
INH + RMP + PZA tägl.	oder
	INH (15 mg/kg KG) + RMP an 2 Wochentagen

INH Isoniazid; **RMP** Rifampicin; **PZA** Pyrazinamid;
SM/EMB Streptomycin und Ethambutol im täglichen Wechsel

Lungen- und Atemwegserkrankungen

Tab. 8.19 Medikamentöse Therapie der Tuberkulose*.

Substanz	Dosierung	Nebenwirkungen	Interaktionen
Isoniazid (INH)	5–10 mg/kg/d, max. 400 mg/d	Hepatitis Neuropathie Allergische Hautreaktionen Hämolytische/aplastische Anämie Psychosen Lupoide Reaktionen	Carbamazepin Phenytoin Phenobarbital Salicylate
Rifampicin (RMP)	10 mg/kg/d	Hepatitis Allergische Hautreaktionen Thrombopenische Purpura Hämolytische Anämie Akutes Nierenversagen	Antikoagulanzien Verapamil Orale Kontrazeptiva Kortikoide Digitalis Theophyllin Chinidin
Streptomycin (SM)	15 mg/kg/d (0,5–1,0 g/d) kumulativ max. 30 g	Hörverlust Drehschwindel Ataxie Nephropathie Agranulozytose Aplastische Anämie	Aminoglykoside
Pyrazinamid (PZA)	35 mg/kg/d, max. 2,5 g/d	Hepatitis Erbrechen Arthralgien Allergische Hautreaktionen Photosensibilisierung Sideroblastische Anämie	Urikosurische Pharmaka Ascorbinsäure Probenecid
Ethambutol (EMB)	25 mg/kg/d	Dosisabhängig, Retrobulbärneuritis Arthralgien Allergische Hautreaktionen Selten Transaminasenanstieg Periphere Neuropathie	

* nach W. Sybrecht et al.: Lungen- und Atemwegserkrankungen. In: Innere Medizin, Urban & Schwarzenberg, München-Wien-Baltimore 1994.

Zusammenfassung

- Häufigste Ursache: Mykobakterieninfektion bei Abwehrschwäche
- Wichtigste Symptome: schleichender Verlauf mit Husten, Abgeschlagenheit, Nachtschweiß
- Wichtigste diagnostische Maßnahme: Mykobakteriennachweis im Sputum
- Wichtigste therapeutische Maßnahme: konsequente Antibiose

Einzelformen thorakaler Tuberkulose

Lungentuberkulose

Synonym: Schwindsucht
Engl. Begriff: Lung Tuberculosis

Diese kann im Rahmen der Primärinfektion (**progrediente Primärtuberkulose**) oder als **postprimäre Tuberkulose** bei Reaktivierung auftreten. Gemäß der vorausgegangenen Erregerstreuung (lymphogen, hämatogen, kanalikulär) und der immunologischen Abwehrlage bilden sich verschiedene Erscheinungsformen aus. Klinisch wird eine **Ersterkrankung** (Erstmanifestation einer Organtuberkulose) von einem **Rezidiv** (erneutes Aufflammen einer als geheilt angesehenen Form der Lungentuberkulose) unterschieden. Letzteres hat eine schlechtere Prognose. Nach dem Ausdehnungsgrad der tuberkulösen Prozesse in der Lunge wird von **minimaler, mäßig fortgeschrittener** und **weit fortgeschrittener** Tuberkulose gesprochen. Werden Bakterien ausgeschieden und/oder ändert sich der röntgenologische Befund, handelt es sich um eine **aktive** Erkrankung, die behandlungsbedürftig ist. **Inaktivität** bedeutet Befundkonstanz des Defektzustandes im Röntgenbild, ohne Erregerausscheidung und systemische Inflammationszeichen.

Spitzenoberlappentuberkulose Die Bakterienabsiedelung erfolgt auf hämatogenem Weg. Die Gründe für die Bevorzugung der Lungenspitzen sind letztlich noch unklar (relativ geringe Durchblutung, möglicherweise schlechte

Infektabwehr). Es entstehen **kleinknotige** Herde, meist multizentrisch, oft in beiden Oberlappenspitzen. Die Erkrankung wird als **hämatogene Streuungstuberkulose** bezeichnet, wenn alle Oberlappen- und Unterlappenspitzen betroffen sind. Neben einer spontanen Heilung mit kleinknotig-streifigen Veränderungen, die im Röntgenbild als Residuen erkennbar sind, kann es zur Ausbildung kleiner **Kavernen** kommen (s. Abb. 8.21 und Abb. 8.22). Von diesen Herden ausgehend kann sich eine **progrediente tuberkulöse Infiltration** entwickeln. Ist dieses Infiltrat unilateral und infraklavikulär gelegen, gering ausgebreitet und radiologisch flau dargestellt, handelt es sich um ein **Assmann'sches Frühinfiltrat**. Wenn ein oder mehrere Lobuli von dem tuberkulösen Infiltrat betroffen sind, wird dies als **lobuläre Lungentuberkulose** bezeichnet. Klinisch finden sich Husten und Auswurf, der häufig bakterienreich ist, nicht selten Hämoptysen.

Kavernen Diese können an jeder Stelle der Lunge entstehen, finden sich jedoch vorwiegend in den Spitzen der Lungenlappen. Sie entstehen durch **Einschmelzung** des Lungengewebes, wobei der käsige Inhalt nach Anschluss an das Bronchialsystem ausgehustet wurde. In ihrer Wand können noch vitale Tuberkelbakterien enthalten sein. Neben dem Verlust von Lungenparenchym besteht bei den Kavernen besonders die Gefahr der vital bedrohlichen Hämoptyse (Arrosion eines größeren Gefäßes bei schwerer Entzündung) sowie der sekundären Besiedlung durch Bakterien und Pilze, insbesondere durch Aspergillen (Aspergillom), da die Clearancefunktion des Flimmerepithels zerstört wurde.

Tuberkulom Es handelt sich um eine **großknotige** Abheilung eines tuberkulösen Infektionsherdes (bis über 2 cm Durchmesser). Wird es erstmalig radiologisch gesehen, ergibt sich die schwierige Differentialdiagnose zu einem **Malignom** (Verkalkungen sind typischer beim Tuberkulom). Es sollte operativ entfernt und per Schnellschnittuntersuchung abgeklärt werden. Darüber hinaus stellen diese Rundherde eine „Zeitbombe" dar, da sie meist noch vitale Tuberkel enthalten, so dass die Tuberkulose bei einer Änderung der Resistenzlage reaktiviert werden kann.

Bronchopneumonisch-konfluierende Lungentuberkulose Von begrenzten Infiltrationen ausgehend, kann sich die tuberkulöse Infiltration – schubweise oder auch schnell progredient, vergleichbar mit einer Bronchopneumonie – über weite Areale beider Lungenhälften ausbreiten. Gelatinös-pneumonische Bezirke verkäsen (beschrieben durch den Begriff der **käsigen Pneumonie**) und schmelzen später mit ausgedehnter Kavernenbildung ein. Das klinische Bild ist gekennzeichnet durch sehr starken Husten mit massivem Auswurf und deutlicher Dyspnoe sowie Fieber und ein ausgeprägtes Krankheitsgefühl. Hämoptysen können lebensbedrohlich sein. Eine Dämpfung über der befallenen Region, Bronchialatmen, klingende Rasselgeräusche und ein verstärkter Stimmfremitus sind typische Untersuchungsbefunde. Im Sputum lassen sich reichlich Tuberkelbakterien nachweisen. Bei progredientem Verlauf kommt es mit zunehmender Einschmelzung und Kavernisierung **zur Zerstörung eines Lappens,** vereinzelt sogar eines ganzen Lungenflügels. Die Ausheilung erfolgt mit ausge-

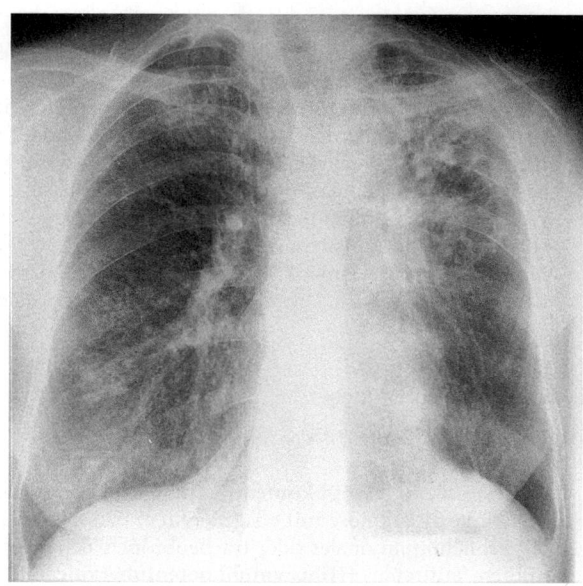

Abb. 8.24 56-jährige Frau mit ausgedehnter postprimärer Tuberkulose. Teils finden sich frische bronchopneumonische (tuberkulöse) Infiltrate (rechtes Mittel-/Unterfeld), teils alte narbig-streifige Veränderungen mit Verziehung des Hilus (linkes Oberfeld).

prägter Narbenbildung und intrapulmonalen Verziehungen (s. Abb. 8.24).

Silikotuberkulose Bei vorbestehender Silikose tritt die Tuberkulose gehäuft auf. Radiologisch kombinieren sich dann die Veränderungen der Silikose mit denen der Tuberkulose (Knotenbildungen oder Rundherde).

Miliartuberkulose Sie kann bei einer massiven **Primärinfektion** mit ausgeprägter hämatogener Aussaat entstehen, bevor eine relative Immunität eintritt. Eine Miliartuberkulose kann sich auch in der **Postprimärperiode** bei stark reduzierter Resistenzlage mit ausgedehnter hämatogener Streuung entwickeln. Sie entspricht immer einem **generalisierten** Krankheitsbild mit Streuung in zahlreiche Organe und wird oft von einer Meningitis tuberculosa begleitet. Radiologisch sind die Veränderungen in der Lunge am besten dokumentierbar. Der Bakterieneinbruch in das Blut erfolgt über die Lymphe via Angulus venosus oder durch direkten Gefäßeinbruch. Es besteht ein ausgeprägtes Krankheitsgefühl mit starkem Husten, Fieber und Dyspnoe. Nach der im Vordergrund stehenden Symptomatik wird eine mehr **pulmonale** Form (Streuung in die Lunge) von einer **typhösen** Form (hohes Fieber, Allgemeinsymptome, Verwirrtheit) und einer **meningitischen** Form (vorwiegend Meningitis) unterschieden. Im Röntgenbild finden sich vorwiegend in den Lungenober- und -mittelfeldern knapp hirsekorngroße disseminierte weiche Herdchen („miliar"). Da die Infektion hämatogen entstanden ist, sind im Sputum bzw. in der Bronchiallavage häufig keine Tuberkelbakterien nachweisbar. Die histologische Untersuchung einer Biopsie bringt den wegweisenden Befund. Aufgrund der schlechten Resistenzlage fällt die Tuberkulinreaktion in ca. 50 % der Fälle negativ aus.

Bei sehr schlechter Abwehrlage kann die Miliartuberkulose in eine Sepsis acutissima tuberculosa (**Landouzy-Sepsis**) übergehen. Hierbei sind meist Tuberkelbakterien in der Blutkultur nachweisbar, und die diagnostischen Kriterien einer Sepsis oder eines septischen Schocks sind erfüllt (Blutdruckabfall, Tachykardie, metabolische Azidose, Hyperventilation, Laktatbildung, beginnendes Multiorganversagen). Die Letalität in solchen Fällen ist sehr hoch. Bei vorwiegend abdominalem Lymphknotenbefall mit schwerer Allgemeinsymptomatik wird von einer **Typhobazillose Landouzy** gesprochen. Dieses Krankheitsbild tritt meistens postprimär auf.

Lymphknotentuberkulose

Engl. Begriff: Lymphatic Tuberculosis

Intrathorakale Lymphknotentuberkulose Diese kann als Primärtuberkulose mit ausgedehntem einseitigem Befall bronchopulmonaler oder tracheobronchialer Lymphknoten auftreten (**Hiluslymphknotentuberkulose**). Sie kann aber auch durch Reaktivierung einer früher erfolgten lymphogenen Streuung entstehen (**postprimäre Lymphknotentuberkulose**). In diesem Fall ist meist ein älterer verkalkter Lungenprimärherd sichtbar. Die Tuberkulose der **Mediastinallymphknoten** ist selten. Bleibt die Tuberkulose auf die Lymphknoten begrenzt, findet sich als alleinige Symptomatik meist nur ein trockener Husten oder Auswurf mit wenig Allgemeinsymptomen. Bei Kindern kann sich eine Kompression der noch weichen Bronchien mit Atelektase der abhängigen Lungenbezirke entwickeln. Beim Erwachsenen werden Segment- und Lappenatelektasen durch das Übergreifen der Entzündung auf die Wand der Bronchien mit intrabronchialer Granulationsbildung gesehen. Bei Einbruch verkäsender eingeschmolzener Lymphknoten in das Bronchialsystem kommt es zu einer bronchogenen Streuung, die zu einer pneumonisch-infiltrativen oder kleinknotigen Lungentuberkulose führen kann.

Halslymphknoten- und Axillarlymphknotentuberkulose Sie führen zu wenig schmerzhaften Schwellungen der zervikalen, supraklavikulären und axillären Lymphknoten. Die darüber liegende Haut ist meist unauffällig. Unter einem „**kalten Abszess**" versteht man bei der Tuberkulose Einschmelzungen mit nur mäßiger Umgebungsentzündung, im Gegensatz zur sonst üblichen Abszessbildung (z. B. durch Staphylokokken) mit hochentzündlicher und schmerzhafter Umgebungsreaktion. Erst spät finden sich bei ausgeprägten Prozessen Rötungen und Entzündungen mit Fistelungen nach Einschmelzung. Unter tuberkulostatischer Therapie werden häufig sekundäre Verkalkungen beobachtet, die kosmetische Entstellungen und lokale Beschwerden hervorrufen können. In solchen Fällen muss operativ ausgeräumt werden.

Pleuritis exsudativa tuberculosa

Engl. Begriff: Pleural Tuberculosis

Die tuberkulöse Pleuritis tritt häufig bei Jugendlichen und jungen Erwachsenen meist im Anschluss an eine unerkannt gebliebene Primärinfektion auf. Wegen der **langsamen Entwicklung** dieses Krankheitsbildes fällt die Tuberkulinreaktion meist positiv aus. Eine Zunahme der Reaktionsstärke im abgestuften Test während der Erkrankung kann gelegentlich beobachtet werden. Temperaturerhöhungen, Krankheitsgefühl, atemabhängige thorakale Schmerzen mit Ausstrahlung in die Schulter oder in den Oberbauch (pleuraler Schmerz) deuten auf dieses Krankheitsbild hin. Bei großen Ergüssen kommt es zu Druckgefühl bzw. Dyspnoe.

Die Untersuchung zeigt eine Dämpfung mit abgeschwächtem Atemgeräusch, gelegentlich Pleurareiben. Im **Röntgenbild** sind unterschiedlich große, gelegentlich auch beidseitige Ergüsse nachweisbar. **Sonographisch** lassen sich wegen des Eiweißreichtums Fibrinsegel im Erguss finden. Das **Pleurapunktat** ist meistens klar und hellgelblich. Es ist durch erhöhte LDH- und Eiweiß- sowie einen erniedrigten Zuckerspiegel und durch Lymphozytenreichtum charakterisiert. Meist liegen die Turberkelbakterien im Punktat nur in geringer Konzentration vor (am ehesten an Fibrinfäden „hängend"), so dass die mikroskopische Untersuchung häufig negativ ist. Der Nachweis wird meist durch die Kultur erbracht. Eine **Pleurabiopsie** oder eine **Thorakoskopie** (optische Beurteilung der Pleura, Punktion sichtbarer sagoartiger Tuberkel auf beiden Pleurablättern) sichert in der Regel die Diagnose.

Zur Verhinderung von Verwachsungen und Pleuraschwartenbildungen können bei der Therapie zusätzlich zu den Tuberkulostatika Steroide in einer täglichen Dosis von 20–50 mg in absteigender Dosierung über Wochen eingesetzt werden. Bei ausgeprägter Dyspnoe muss zur Entlastung, zur schnellen Abheilung und Verhinderung ausgedehnter Schwartenbildung punktiert werden.

Atypische Mykobakteriosen

Synonym: Nichttuberkulöse Mykobakteriosen
Engl. Begriff: Nontuberculous Mycobacterial Disease

Diese Mykobakteriosen mit **fast fehlender Infektiosität** werden durch sog. ubiquitäre oder Nicht-Tuberkulose-Mykobakterien mit **geringer humaner Pathogenität** hervorgerufen (s. Tab. 8.20). Beim Menschen führen sie nur bei lokalen oder allgemein **resistenzmindernden Erkrankungen,** wie Bronchiektasen, Silikose, Diabetes mellitus, HIV-Infektion, oder bei Anwendung von Immunsuppressiva zu einer Erkrankung. Die häufigsten Erreger sind Mycobacterium kansasii, Mycobacterium xenopi, Mycobacterium marinum, Mycobacterium chelonii und Mycobacterium avium/intracellulare. Vor allem Letzteres spielt bei mykobakteriellen pulmonalen Erkrankungen von HIV-Patienten in den Industrieländern eine wichtige Rolle, wohingegen HIV-Erkrankte aus den Entwicklungsländern vorwiegend an einer Tuberkulose erkranken. Die Mykobakteriosen haben im Vergleich zum Rückgang der Tuberkulose leicht an Bedeutung gewonnen.

Hauptmanifestationen sind **pulmonale Infiltrate** und **Lymphknotenvergrößerungen.** Etwa 3 % aller tuberkuloseverdächtigen Erkrankungen sind Mykobakteriosen. Nur der wiederholte kulturelle Nachweis in Kombination mit dem klinischen Krankheitsbild stellt den Beweis für das Vorliegen einer aktiven Erkrankung dar. Die sichere Abgrenzung von einer Kontamination ist wichtig, da diese

Tab. 8.20 Einteilung der Mykobakterien.

Gruppe	Strikt oder potentiell pathogen	Selten pathogen	Erkrankung relativ gut (+)/ relativ schlecht (−) behandelbar
Mycobacterium-tuberculosis-Komplex*	Mycobacterium tuberculosis Mycobacterium bovis Mycobacterium africanum	Mycobacterium bovis BCG (Bacille Calmette-Guérin, BCG-Impfstoff)	+ + + +
Photochromogene	Mycobacterium kansasii		+
		Mycobacterium simiae Mycobacterium marinum	− +
Skotochromogene	Mycobacterium scrofulaceum Mycobacterium szulgai Mycobacterium xenopi		− + +
		Mycobacterium gordonae Mycobacterium flavescens	− −
Nonchromogene	Mycobacterium-avium-Komplex** Mycobacterium malmoense Mycobacterium haemophilum		− − −
		Mycobacterium-nonchromogenicum-Komplex***	−
Schnellwachser	Mycobacterium fortuitum Mycobacterium chelonae		− −
		Viele Arten	−

* Schließt auch die tierpathogene Spezies von Mycobacterium microti ein.
** Mehrheitliche Stämme von Mycobacterium avium und Mycobacterium intracellulare, die mit Serotypisierung („Serovar") unterschieden werden können.
*** Schließt auch Mycobacterium triviale und Mycobacterium terrae ein.

nicht behandlungsbedürftig ist. Die Tuberkulinreaktion muss bei einer Mykobakteriose nicht positiv ausfallen.

Bei der Therapie der Mykobakteriosen steht die Behandlung der Grundkrankheit an erster Stelle. Zusätzlich sollte trotz der bekannten Primärresistenz der atypischen Mykobakterien gegen bestimmte Basistuberkulostatika eine Fünffachkombination (s. Tab. 8.18) begonnen werden.

Liegt das Ergebnis der Resistenzprüfung vor, muss die Therapie auf eine wirksame potente Kombination umgestellt werden. Die Dauer der Therapie beträgt mindestens 18–24 Monate, ggf. muss bei umgrenztem Krankheitsprozess sogar eine Resektion in Erwägung gezogen werden. Auch unter der Therapie sollten wiederholte Resistenzprüfungen vorgenommen werden.

Zur weiteren Information

Weiterführende Literatur
ATS: Treatment of tuberculosis and tuberculosis infection in adults and children. Am J Respir Crit Care Med 1994; 149: 1359–74.
ATS: Diagnosis and treatment of disease caused by nontuberculous mycobacteria. Am J Respir Crit Care Med 1997; 156: 1–25.
Deutsches Zentralkomitee zur Bekämpfung der Tuberkulose: Richtlinien zur medikamentösen Behandlung der Tuberkulose im Erwachsenen- und Kindesalter. Pneumologie 2001; 55: 494–511.

Internet-Links
http://www.uni-duesseldorf.de/WWW/AWMF/ll/ppneu-17.htm
http://www.cevis.uni-bremen.de/~jend/Lunge/SammlungInfFr.html
http://www.who.int/gtb/
http://www.nationaltbcenter.edu/

Keywords
Tuberkulose ◆ Atypische Mykobakteriose ◆ Tuberculosis

8.6 Interstitielle Lungenerkrankungen (ILD)

N. Suttorp, F. Grimminger, W. Seeger

Synonym: Nichtinfektiöse Lungenparenchymerkrankungen, nichtinfektiöse Alveolitiden
Engl. Begriff: Interstitial Lung Disease

Definition Nichtinfektiöse, chronische Lungenparenchymerkrankungen, die zu einer vermehrten Gewebebildung im interstitiellen und/oder alveolären Kompartiment der Lunge führen, werden üblicherweise als interstitielle Lungenerkrankungen (ILD) oder fibrosierende Lungenerkrankungen zusammengefasst. Die resultierende Zunahme von Zellen und Matrix bewirkt eine restriktive Ventilationsstörung mit Behinderung des Gasaustauschs. Diese in sich heterogene Gruppe umfasst mehr als 150 einzelne Entitäten, und ihre Unterscheidung zählt zu den komplexesten Differentialdiagnosen in der Inneren Medizin. In grober Einteilung werden solche mit „bekannter Ätiologie" von solchen mit „unbekannter Ätiologie" unterschieden (s. Abb. 8.25). Der Gewebeumbau kann mit oder ohne Granulombildung einhergehen. Eine Übersicht der wichtigsten Erkrankungen gibt Tabelle 8.21.

Epidemiologie Es wird geschätzt, dass sich unter 3 000–4 000 Einwohnern ein Patient mit einer interstitiellen Lungenerkrankung befindet.

Ätiologie und Pathogenese Je nach auslösender Noxe (inhalativ oder nichtinhalativ) manifestieren sich die Veränderungen primär im Bereich des alveolären Epithels oder der Alveolarkapillaren. Das chronisch-inflammatorische Bild wird je nach nach Erkrankung durch T-Helfer-Lymphozyten (CD4), T-Suppressor-Lymphozyten (CD8), Eosinophile oder polymorphkernige Granulozyten dominiert (s. Abb. 8.25). Immer finden sich aktivierte Alveolar-

Tab. 8.21 Übersicht der wichtigsten interstitiellen Lungenkrankheiten (ILD).

	Häufigkeit	Ursache*	Granulome	Kommentar
ILD durch inhalative Noxen				
– Exogen allerg. Alveolitis (organ. Stäube)	+++	+	+	Zahlreiche Allergene
– Pneumokoniosen: Silikose	+++	+	+	„Klassische" Form
– Pneumokoniosen: Asbestose	++	+	–	Begleitend Pleuraerkrankungen
– Toxische Gase/Dämpfe (O_3, SO_2, Nitrosegase)	++	+	–	Initial toxisches Ödem
– Chronisch-rezidivierende Aspiration	++	+	–	Schluckstörungen
ILD durch nichtinhalative Noxen				
– Medikamente (u. a. Gold, Bleomycin, Amiodaron)	++	+	–	Z.T. akuter Verlauf
– Pulmotrope Gifte (z. B. das Herbizid Paraquat)	+	+	–	
– Radiatio	++	+	–	Z.T. kurze Latenz
ILD in Verbindung mit Systemerkrankung				
– Bei Kollagenosen:				
Lupus erythematodes	++	–	–	Antinukleäre AK
Sklerodermie, CREST-Syndrom	++	–	–	Basale Fibrose
Rheumatoide Arthritis	++	–	+/–	„Rheumaknoten"
Dermatomyositis	+	–	–	Atemmuskeln W
Morbus Bechterew	+	–	–	Lunge selten betroffen
Sjögren-Syndrom	+	–	–	Lunge selten betroffen
– Bei Lungenvaskulitis:				
Wegener-Granulomatose	++	–	+	c-ANCA**
Panarteriitis nodosa	+	–	–	Primär andere Organe
Churg-Strauss-Syndrom (allerg. Granulomatose)	+	–	–	Eos. in Lavage; auch Bronchospastik
Pulmonale hämorrhagische Syndrome				
Goodpasture-Syndrom	+	–	–	Basalmembran-AK
Idiop. Lungenhämosiderose	+	–	–	(Morbus Ceelen)
– Histiocytosis X	+	–	+	CD1-Zellen Q Apikale Fibrose
– Sarkoidose	+++	–	+	
– Eosinophile Lungenerkrankungen	+	–	–	Eos. in Lavage QQQ
Idiopathische Lungenfibrose	++	–	–	Akuter Verlauf = Hamman-Rich-Syndr.
Speicherkrankheiten				
Morbus Gaucher	+	–	–	Lipidose
Amyloidose der Lunge	+	–	–	Paraproteindeposition

* +/– Ursache bekannt/unbekannt; ** **cANCA** Anti-Neutrophilen-Zytoplasma-Antikörper mit zytoplasmatischem Fluoreszenzmuster

8.6 Interstitielle Lungenerkrankungen (ILD)

makrophagen und deren Vorläufer, rekrutierte Monozyten, die zwei Prozesse steuern:
- Durch Freisetzung chemotaktischer Faktoren fördern sie den Influx von Neutrophilen in die Alveole; deren Proteasen und Radikale tragen zur Zerstörung der normalen Gewebearchitektur bei.
- Durch Freisetzung von Zytokinen und Wachstumsfaktoren begünstigen sie die Proliferation von Fibroblasten und die Deposition von Matrixmaterial.

In der Regel findet sich begleitend eine Proliferation der Pneumozyten vom Typ II (kubische Zellen), welche die flachen Pneumozyten vom Typ I ersetzen. Eine ILD ist somit durch ein Nebeneinander von Destruktion und Reparation (Fibrosereaktion) gekennzeichnet. Je nach Ursache manifestiert sich eine ILD mit Granulombildung oder eher mit diffuser Fibrosierung. Das Interstitium und der Alveolarraum können in unterschiedlichem Ausmaß betroffen sein. Am Ende einer ILD steht eine schwergradige **Lungenfibrose**, die in der Regel mit sekundär zystischen Weitstellungen der verbliebenen Hohlräume einhergeht (sog. **Honigwabenlunge**). Durch diesen Gewebeumbau ist die Dehnbarkeit (Compliance) des Lungenparenchyms herab-

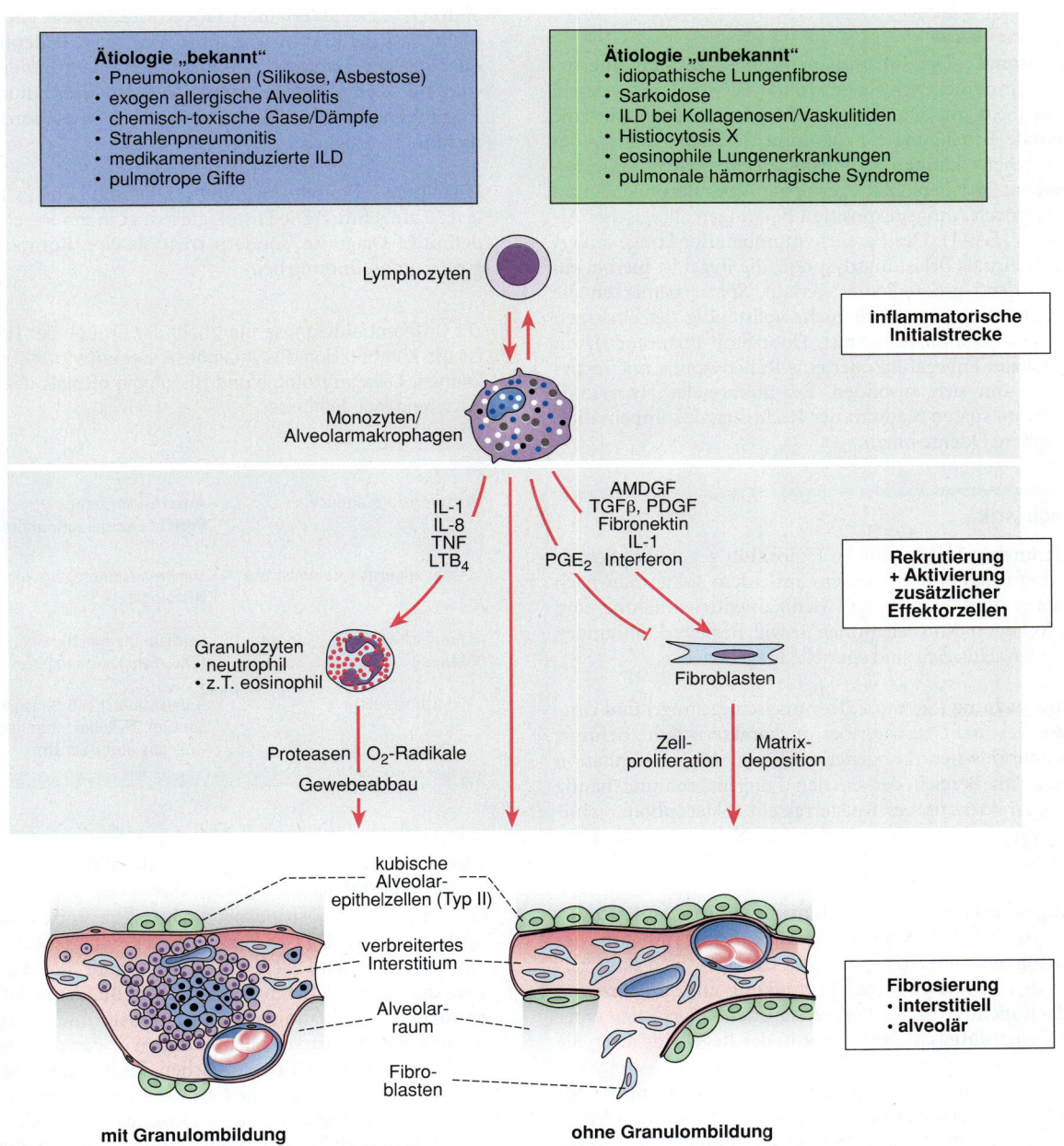

Abb. 8.25 Pathogenese interstitieller Lungenerkrankungen (ILD).

Nähere Erklärung siehe im Text. IL = Interleukin; TNF = Tumor-Nekrose-Faktor; LTB$_4$ = Leukotrien B$_4$; PDGF = Platelet Derived Growth Factor; TGFβ = Transforming Growth Factor β; AMDGF = Alveolar Macrophage Derived Growth Factor; PGE$_2$ = Prostaglandin E$_2$ (einziger Fibroblasten inhibierender Faktor der Makrophagen).

gesetzt, die Folge ist eine restriktive Ventilationsstörung. Die Verbreiterung der Alveolarsepten und der Verlust des Alveolarraums mit z. T. völliger Zerstörung der Lungenstruktur beeinträchtigen Durchblutung, Ventilation und Diffusion, so dass eine komplexe Störung des Gasaustausches (Mismatch, z. T. Shuntfluss, Diffusionsstörung) resultiert. Diese manifestiert sich zunächst insbesondere unter Belastung, später in Ruhe; terminal kann sich eine **respiratorische Globalinsuffizienz** entwickeln. In Einzelfällen tritt eine signifikante pulmonale Hypertonie auf, die entweder durch „Übergreifen" des entzündlichen Geschehens auf die Gefäßwände oder durch den Trigger der chronischen hypoxischen Vasokonstriktion entsteht.

Symptome Der inflammatorische Prozess im Interstitium kann trockenen Husten (ohne Auswurf) provozieren; er ist nicht mit Schmerzen verbunden, sofern nicht eine pleurale Beteiligung hinzukommt. Je nach Auslöser des Geschehens können sich früh Allgemeinsymptome bemerkbar machen (z. B. „grippale Veränderungen" und Fieber nach Antigenexposition bei exogen allergischer Alveolitis [EAA]). Der Parenchymumbau der Lunge äußert sich meist als Belastungsdyspnoe, die Regel ist hierbei ein schleichend progredienter Verlauf. Später bemerken die Patienten, dass sie nicht mehr vollständig tief einatmen können (Complianceverlust: Door-Stop-Phänomen), ein thorakales Engegefühl oder eine Ruhedyspnoe mit Tachypnoe kann sich ausbilden. Bei pulmonaler Hypertonie treten im späten Stadium der Rechtsherzdekompensation periphere Ödeme hinzu.

Diagnostik

Anamnese Die berufliche Exposition gegenüber Schadstoffen muss eruiert werden, außerdem sollte man nach Hobbys und Haustieren, Medikamenteneinnahme und auslösenden Konstellationen sowie Begleiterkrankungen fahnden. Hilfreich sind spezielle Fragebögen.

Untersuchung Zyanose, Trommelschlegelfinger und Uhrglasnägel sind typische, aber uncharakteristische Befunde der chronischen Lungenerkrankung. Die Auskultation bringt im Bereich der basalen Lungenabschnitte häufig ein charakteristisches Knisterrasseln (Sklerophonie; endinspiratorisch betonte feinblasige Nebengeräusche) zu Gehör.

Lungenfunktion Ein restriktives Syndrom mit Reduktion von RV, IGV und VK (s. Abb. 8.6), eine Abnahme der Compliance und ein erniedrigter CO-Transfer-Faktor zeigen den Schweregrad der Erkrankung an, differenzieren jedoch nicht zwischen den verschiedenen Ursachen einer ILD. Die **Blutgasanalyse** ergibt in der Regel eine arterielle Hypoxämie, akzentuiert unter körperlicher Belastung, begleitet von einer Hypokapnie als Zeichen der kompensatorischen Hyperventilation (erst im Endstadium Hyperkapnie bei atemmuskulärer Erschöpfung). Die **Spiroergometrie** kann bei eingeschränkter Belastbarkeit zwischen wesentlich pulmonaler und wesentlich kardialer Ursache oder einer Kombination aus beiden diskriminieren.

Röntgen-Thorax und High-Resolution-CT In beiden Aufnahmen zeigen sich Phänomene der beidseitigen inflammatorischen Gewebezunahme (Milchglastrübung, retikuläre oder noduläre Zeichnungsvermehrung, konfluierende Fleckschatten), grobe fibrotische Veränderungen und Ausbildung von Zysten. Sie stellen eine Facette zur Differentialdiagnose innerhalb der ILD dar, tragen aber nicht zur Identifikation der jeweiligen Ätiologie bei.

Bronchoskopie mit bronchoalveolärer Lavage Die Analyse der Gesamtzellzahl (in der Regel erhöht) und der Differentialzytologie in der Lavage kann entscheidende Hinweise auf die Art einer ILD geben („alveolärer Fingerabdruck"): Details erläutert Tabelle 8.22. Zudem gilt allgemein, dass die Erkrankung umso aktiver ist, je deutlicher die einzelnen Leukozytenpopulationen (Neutrophile, Eosinophile, Lymphozyten) erhöht sind. Im Endstadium der Erkrankung ist jedoch häufig eine ursächliche Zuordnung nicht mehr möglich.

Histologie Typische histologische Befunde sind in Tabelle 8.22 aufgeführt. Die Histologie bringt in der Regel keine definitive Diagnose, sondern trägt als eine Komponente zur Diagnosefindung bei.

> ! Zur Differentialdiagnose innerhalb der Gruppe der ILD ist die Kombination aus Anamnese, Begleiterkrankungen, Lavagezytologie und Histologie oftmals der entscheidende Schlüssel.

Differentialdiagnose	Ausschluss- bzw. Verifizierungsmaßnahmen
Lymphangiosis carcinomatosa	Tumoranamnese, Zytologie, Histologie
Chronische pulmonalvenöse Stauung	Kardiale Diagnostik (EKG, Echokardiographie)
Miliartuberkulose	Tuberkulintest (50 % negativ), Sputum, Mykobakteriennachweis aus Blut oder Urin

Therapie Bei exogen allergischer Alveolitis, Pneumokoniosen oder Inhalationsschäden durch chemisch-toxische Gase ist die **Expositionsprophylaxe** die entscheidende Maßnahme. Die ILD im Rahmen einer Systemerkrankung wird entsprechend dem Therapiekonzept der Grundkrankheit behandelt. Ein Therapieeffekt durch **antiinflammatorische** Maßnahmen (nichtsteroidale und steroidale Antiphlogistika) ist vor allem dann zu erwarten, wenn in der Biopsie und der Lavage Zeichen der Entzündung vorherrschen. Fortgeschrittene Fibrosebefunde ohne wesentliche inflammatorische Aktivität hingegen lassen sich aller Voraussicht nach hierdurch nur geringgradig beeinflussen. Ist eine ILD unter Steroidtherapie progredient, muss eine zusätzliche **immunsuppressive** Therapie mit Azathioprin oder Cyclophosphamid erwogen werden. Verlaufsparameter zur Steuerung dieser Therapieansätze stellen u. a. die

8.6 Interstitielle Lungenerkrankungen (ILD)

Tab. 8.22 Diagnostik und Differentialdiagnostik der ILD.

Anamnese:	„Der Schlüssel zur Diagnose"! Beruf, Hobbys, Medikamente, Tiere etc.
Untersuchung:	Trommelschlegelfinger; Uhrglasnägel; Door-Stop-Phänomen; Sklerophonie
Lungenfunktion:	■ Restriktive Störung (Reduktion von Vitalkapazität, Residual- und intrathorakalem Gasvolumen) ■ Reduzierte pulmonale Compliance ■ Reduzierter CO-Transfer-Faktor; Hypoxämie, vor allem bei Belastung
Röntgen-Thorax:	„Milchglastrübung", konfluierende Fleckschatten, diffuse retikuläre oder noduläre (kleinknotige) Verschattungen; kleinzystische Veränderungen mit „Honigwabenmuster"
CT/HR-CT:	Gute Dokumentation und Quantifizierung der Lungenparenchymveränderungen
Bronchoalveoläre Lavage	Immer anzustreben
Normalbefund	Lymph. < 10 %, PMN* < 2 %, Eos. < 1 %, Rest Alveolarmakrophagen Normalbefund schließt die meisten ILD, z.B. Sarkoidose und EAA**, aus
Neutrophile Granulozyten ↑:	Idiopathische Lungenfibrose, Kollagenosen
Lymphozyten ↑:	Sarkoidose, EAA**, Pneumokoniosen, ILD nach Medikamenten
CD4/CD8-Quotient ↑:	Bei aktiver Sarkoidose häufig > 5 (normal ca. 1,7)
CD4/CD8-Quotient ↓:	Bei aktiver EAA** ist der Quotient meist < 1,3; HIV; BOOP***
PMN* Q und Lymphozyten ↑:	Bei 10 % der idiopathischen Lungenfibrose, bei Kollagenosen, bei EAA** nach frischer Antigenexposition
Eosinophile ↑:	Eosinophile Pneumonie, Churg-Strauss-Syndrom, hypereosinophiles Syndrom, allergische bronchopulmonale Aspergillose
CD1-Zellen ↑:	(> 5 %): beweisend für Histiocytosis X
Hämosiderinbeladene Makrophagen:	Alveoläres Hämorrhagiesyndrom (Goodpasture-Syndrom, Morbus Ceelen, chronische pulmonalvenöse Stauung)
Asbestkörperchennachweis:	Dokumentiert entsprechende Exposition
Biopsie:	Immer anzustreben; transbronchial, thorakoskopisch, offen (Mini-Thorakotomie) ■ An- oder Abwesenheit von Granulomen (Epitheloid-, Riesenzellen, Lympho-, Monozyten) ■ Beteiligung des interstitiellen/alveolären Kompartimentes; Ausmaß der Fibrose ■ Beteiligung inflammatorischer Zellpopulationen; oftmals Differenzierung in DIP (desquamative interstitielle Pneumonie), LIP (lymphozytär), GIP (Riesenzellen), UIP („usual")

* polymorphkernige Granulozyten   ** exogen allergische Alveolitis   *** Bronchiolitis Obliterans Organizing Pneumonia

Lungenfunktion, der CO-Transfer-Faktor, die pulmonale Compliance und das Röntgen-Thoraxbild dar. **Symptomatische** Maßnahmen umfassen u.a. eine O_2-Langzeittherapie und die Behandlung der Folgeerscheinungen der pulmonalen Hypertonie. Bei respiratorischer Globalinsuffizienz kann eine **intermittierende Maskenbeatmung** zur Entlastung der Atemmuskulatur hilfreich sein. Bei geeigneten Patienten ist frühzeitig die Möglichkeit der in der Regel **einseitigen Lungentransplantation** in das Therapiekonzept zu integrieren. Spezielle Therapieaspekte sind bei den einzelnen Krankheitsbildern aufgeführt.

Verlauf und Prognose Verlauf und Prognose hängen von der Genese der interstitiellen Lungenerkrankung ab (s.u.).

Zusammenfassung

- Häufigste Ursache: verschiedenste (nichtinfektiöse) Auslöser
- Wichtigstes Symptom: Dyspnoe
- Wichtigste diagnostische Maßnahmen: Thorax-CT, Bronchoskopie und Lavage, evtl. Biopsie
- Wichtigste therapeutische Maßnahme: unterschiedlich je nach Auslöser

8.6.1 ILD durch inhalative Noxen

Exogen allergische Alveolitis

Synonym: Allergische Pneumonitis
Engl. Begriff: Hypersensitivity Pneumonitis

> **Praxis**
>
> Ein 45-jähriger Landwirt klagt seit einem halben Jahr über Abgeschlagenheit und bei Belastung auftretende Atemnot. Die Beschwerden hätten im Herbst/Winter des letzten Jahres begonnen, z.T. begleitet von Fieber sowie Rücken- und Muskelschmerzen. Der Hausarzt habe wegen einer atypischen Pneumonie eine antibiotische Therapie begonnen, die aber ohne Wirkung geblieben sei. Bei der klinischen Untersuchung sind über der Lunge Knistergeräusche auskultierbar, die **Röntgen-Thoraxaufnahme** zeigt eine mittelgradige diffus interstitielle Zeichnungsvermehrung (s. Abb. 8.26). Bei der **Bronchoskopie** findet sich eine leichtgradig gerötete Bronchialschleimhaut. Die **Lavage** ist mit 50 Mio. Zellen (im Lavage-Gesamtvolumen) sehr zellreich, die Zelldifferenzierung zeigt über 60 % Lymphozyten mit einer Dominanz der CD8-Zellen. In der transbronchialen **Biopsie** werden nicht verkäsende Granulome nachgewiesen.

Lungen- und Atemwegserkrankungen

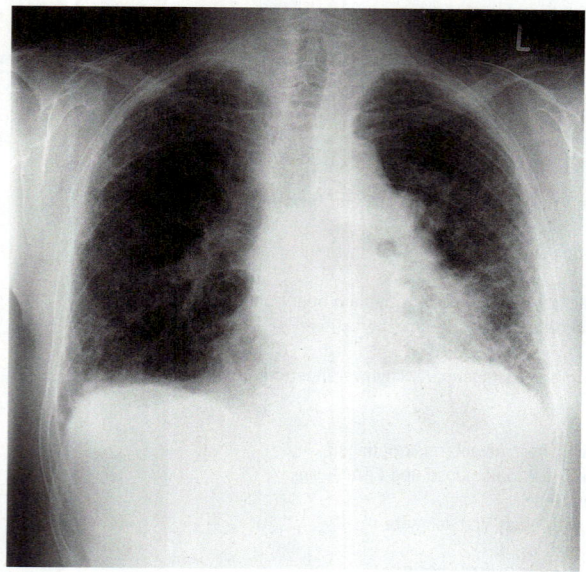

Abb. 8.26 Farmerlunge (s. Kasuistik).

Die noch einmal durchgeführte detaillierte **Anamnese** bringt jetzt ans Licht, dass die Beschwerden 6–12 h nach der Verfütterung von Heu akzentuiert sind. Im Serum finden sich präzipitierende Antikörper gegen thermolabile Aktinomyzeten. Zusammen beweisen diese Befunde die Diagnose „**Farmerlunge**". Die Allergenkarenz im Krankenhaus und die Steroidtherapie führen zu einer schnellen und eindrucksvollen Besserung des Befindens sowie zu einer weitgehenden Rückbildung der pulmonalen Infiltrate.

Definition Die exogen allergische Alveolitis (EAA) wird hervorgerufen durch eine allergische Reaktion (Typ-III- und -IV-Reaktion) auf wiederholt inhalierte alveolargängige organische Antigene. Die Farmerlunge als eine Form der EAA, die durch thermophile Aktinomyzeten aus dem Heu verursacht wird, ist als Berufskrankheit anerkannt und meldepflichtig.

Epidemiologie Genaue Zahlen zur exogen allergischen Alveolitis sind nicht vorhanden.

Ätiologie und Pathogenese Eine Vielzahl an Antigenen, die eine EAA auslösen können, wurde identifiziert und für verschiedene Erkrankungen namengebend (s. Tab. 8.23). Am besten bekannt sind Produkte thermophiler Aktinomyces, die nach Inhalation ein spezifisches Reaktionsmuster in der Lunge in Gang setzen, das zum Krankheitsbild der Farmerlunge führt (s. Kasuistik). Im Rahmen einer immunkomplexvermittelten Typ-III-Allergie interagieren Antigene und präzipitierende Antikörper. Der Nachweis aktivierter T-Lymphozyten zeigt an, dass einer zellvermittelten (Typ-IV) Immunreaktion ebenfalls eine pathogenetische Bedeutung zukommt.

Symptome Bei typischer Anamnese tritt 6–18 h nach akuter Allergenexposition eine erhebliche Beeinträchtigung des Allgemeinbefindens mit Husten und Atemnot, Schüttelfrost, Fieber, Kopf- und Gliederschmerzen auf. Diese Symptomatik wird mit der Ausschwemmung interstitiell und alveolär gebildeter Zytokine in die systemische Zirkulation erklärt. Eine Missdeutung der Krankheit als atypische (z.B. viral verursachte) Pneumonie ist dann leicht möglich. Bei Allergenkarenz normalisieren sich sämtliche Befunde innerhalb von zwei bis vier Tagen.

Wiederholte geringgradige oder kontinuierliche Low-Level-Allergenexposition führt zu einem uncharakteristischen chronischen Krankheitsbild mit Leistungsminderung, Gewichtsabnahme, Husten und Atemnot.

Unerkannte chronische Verläufe der EAA, wie man sie bei den Vogelhalterlungen findet, münden durch schleichend verlaufende fibrosierende Prozesse in ein restriktives Syndrom mit schwerer Dyspnoe und respiratorischer Globalinsuffizienz.

Diagnostik Die vier diagnostischen Hauptsäulen sind
- **Anamnese**,
- Nachweis **präzipitierender Antikörper** gegen das krankheitsauslösende Antigen,

Tab. 8.23 Formen der exogen allergischen Alveolitis (EAA; Auswahl).

Bezeichnung	Antigen	Exposition
Farmerlunge	Thermophile Aktinomyzeten (z.B. Mikropolyspora faeni, Thermoactinomyces vulgaris)	Schimmeliges Heu
Malzarbeiterlunge	Aspergillus clavatus	Schimmelige Gerste
Waschmittellunge	Bacillus subtilis	Waschmittelenzyme
Befeuchterlunge	Schimmelpilze/Bakterien	Kontaminierte Klimaanlagen und Luftbefeuchter
Taubenzüchter- u. Vogelhalterlunge	Serumproteine, Vogelexkremente	Tauben, Wellensittiche, Hühner
Kornkäferlunge	Sitophilus granarius	Verunreinigtes Weizenmehl
Isocyanat-Alveolitis	Verschiedene Diisocyanate	Schaumstoffproduktion; Lackierarbeiten

- typischer **BAL-Befund** der CD8-Lymphozytose (> 50 %),
- **Histologie** mit Nachweis von Granulomen.

Zu bedenken ist, dass präzipitierende Antikörper auch bei gesunden exponierten Personen vorkommen. In unklaren Erkrankungsfällen kann eine inhalative Provokationsuntersuchung mit dem angeschuldigten Antigen durchgeführt werden. Diese Maßnahme ist jedoch aufwändig, risikobehaftet und nicht duldungspflichtig (falls eine Berufskrankheit geltend gemacht wird).

In der Akutphase weist das **Röntgen-Thoraxbild** diffuse Fleckschatten auf. Eine in dieser frühen Krankheitsphase durchgeführte BAL zeigt – neben der Lymphozytose – ein von neutrophilen Granulozyten dominiertes Bild. Im **Blutbild** findet man eine Leukozytose und im Serum eine Anstieg des C-reaktiven Proteins. In der **Lungenfunktion** zeigen sich eine Restriktion und Abfall des CO-Transfer-Faktors. Bei chronischer Verlaufsform zeigt das Röntgenbild retikuläre und noduläre Veränderungen und die BAL eine lymphozytäre Alveolitis mit einem CD4/CD8-Quotienten < 1,3.

Serologische Untersuchungen und Bronchoskopie mit BAL tragen außerdem dazu bei, die differentialdiagnostisch wichtige atypische Pneumonie auszuschließen.

Therapie **Expositionsprophylaxe** ist die entscheidende Therapiemaßnahme. Bei ausgeprägtem Befund oder protrahiertem Verlauf ist eine deutliche Besserung durch **Glukokortikoide** zu erreichen. Bei beruflich inhalierten Antigenen ist ein Berufswechsel immer anzuraten; falls dieser abgelehnt wird, stellt das Arbeiten mit Atemschutzhauben einen Kompromiss dar.

Verlauf und Prognose Bei Expositionsprophylaxe und in frühen Erkrankungsstadien ist die Prognose gut, da sich die funktionellen Veränderungen der Lunge weitgehend zurückbilden. Bei chronischem Verlauf mit ausgeprägten fibrotischen Umbauvorgängen der Lunge ist nur eine Defektheilung möglich. Im Spätstadium kommt es häufig zur Ausbildung eines Cor pulmonale. Unerkannte Fälle enden fatal in respiratorischer Globalinsuffizienz.

Zusammenfassung

- Häufigste Ursache: unterschiedliche inhalative Allergene
- Wichtigstes Symptom: akut einsetzende Dyspnoe
- Wichtigste diagnostische Maßnahmen: Thorax-CT, Bronchoskopie mit BAL
- Wichtigste therapeutische Maßnahme: Allergenkarenz

Pneumokoniosen

Synonym: Staublunge
Engl. Begriff: Pneumoconiosis

Definition Als Pneumokoniosen bezeichnet man alle interstitiellen Lungenkrankheiten, die durch chronische Inhalation anorganischer Stäube entstehen. Bei den entsprechenden Krankheitsbildern handelt es sich um Silikose, Asbestose, Anthrakose, Siderose, Berylliose und um Kombinationen wie Anthrakosilikose oder Siderosilikose.

> ! Pneumokoniosen sind die häufigsten zur Invalidität führenden, meldepflichtigen Berufskrankheiten der Lunge.

Silikose

Ätiologie und Pathogenese Der pathogenetische Auslöser der Erkrankung ist die Aufnahme inhalierter alveolengängiger (< 7 μm) Quarzkristalle (SiO_2) durch ortsständige Makrophagen. Diese Kristalle werden nicht abgebaut, vielmehr aktivieren sie nach ihrer Phagozytose die Makrophagen und Phagozyten in den regionären Lymphknoten mit nachfolgender Freisetzung verschiedener Mediatoren und Wachstumsfaktoren. Es entsteht eine lokale inflammatorisch-profibrotische Reaktion mit Ausbildung eines silikotischen Knötchens von bis zu 2 mm Durchmesser. Bei Fortschreiten der Erkrankung konfluieren die Einzelknötchen zu unterschiedlich ausgeprägten Schwielen, es resultiert eine progrediente **Fibrosierung** mit Umbau des Lungengerüsts. Infolge narbiger Verziehungen im Bereich der Bronchiolen und Arteriolen können überlagernd **Obstruktion** und pulmonalvaskuläre **Widerstandserhöhung** hinzukommen. Da die Quarzkristalle nicht eliminiert werden, zeigt die Silikose trotz Expositionsbeendigung weitere Progredienz. Arbeiten im Bergbau, Tunnelbau, Steinbruch oder in der Metallindustrie sind typische, potentiell zur Silikose führende Berufstätigkeiten.

Symptome Klinisch imponiert bei der chronischen Silikose lediglich eine langsam zunehmende **Belastungsdyspnoe**. Häufig vergehen zehn bis 15 Jahre, bevor eine Silikose klinisch fassbar wird. Die akute Silikose ist eine selten auftretende, rasch progrediente Verlaufsform nach massiver Inhalation von Quarzstaub.

Diagnostik Diagnostisch wegweisend sind die **Berufsanamnese** und das **Röntgen-Thoraxbild,** das diffuse fein- bis grobnoduläre Veränderungen zeigt. Weitere typische Röntgenveränderungen sind in Abbildung 8.27 zusammengefasst. Die radiologischen Veränderungen der Lungen werden nach einer sehr detaillierten international anerkannten Klassifikation (**ILO-Schema**) eingestuft. Die Korrelation zwischen Röntgen-Thoraxbild und Leistungsfähigkeit des Patienten ist allerdings gering, so dass immer eine Lungenfunktionsprüfung notwendig ist, die das Ausmaß der Restriktion und z. T. eine begleitende Obstruktion zeigt. Nur bei diagnostischer Unsicherheit muss eine invasive Diagnostik erfolgen (**Differentialdiagnosen:** Lymphangiosis carcinomatosa, Tuberkulose, andere Form der interstitiellen Lungenkrankheit wie Sarkoidose).

Therapie Die Therapie der Silikose besteht in deren **Prävention.** Ein Erkrankter muss jegliche weitere Exposition meiden. Eine konsequente antiobstruktive Therapie ist ggf. eine sehr hilfreiche symptomatische Maßnahme.

Lungen- und Atemwegserkrankungen

Komplikation	Häufigkeit
Silikotuberkulose (durch Reaktivierung einer Lungentuberkulose)	Selten
Atypische Mykobakteriosen	Selten
Pneumothorax	Selten
Caplan-Syndrom (chronische Polyarthritis plus Silikose, zeichnet sich durch multiple rundliche Verdichtungen der Lunge sowohl silikotischer als auch rheumatischer Genese aus)	Selten

Asbestose

Epidemiologie Asbest verarbeitende Berufe sind bzw. waren zahlreich, da dieser Werkstoff aufgrund der guten Wärmeisolation und der fehlenden Brennbarkeit bis Anfang der 80er-Jahre als Wärme-, Feuer-, Schallschutz (z.B. Eternitplatten) eingesetzt und zur Herstellung von Bremsbelägen, Feuerwehrschutzanzügen und vielen anderen Produkten verwendet wurde. **Epidemiologisch** ist mit einer erheblichen Zunahme der an asbestinduzierten Krankheiten leidenden Personen zu rechnen, da die Folgeschäden in der Regel erst nach 20–40 Jahren in vollem Umfang auftreten!

Ätiologie und Pathogenese Über ähnliche Mechanismen wie bei der Silikose bereits erwähnt, induziert die langjährige Inhalation von Asbestfasern eine diffuse, basal betonte **nichtknotige Fibrose.** Als Besonderheit rufen diese Fasern auch fibrotische Veränderungen im Bereich der Pleurae parietalis und visceralis hervor. Diese **Pleuraplaques,** die zur Verkalkung neigen, sind vornehmlich in den Unterfeldern und hier in den diaphragmalen und anterolateralen Anteilen der Pleura nachweisbar (s. Abb. 8.27).

Symptome und Diagnostik Klinisch imponiert eine langsam zunehmende Dyspnoe. Diagnostisch wegweisend sind die **Berufsanamnese** und das **Röntgen-Thoraxbild** (s. Abb. 8.28). Das HR-CT leistet wertvolle diagnostische Hilfe in der Beurteilung der pleuralen und pulmonalen Veränderungen. Der Nachweis von Asbestkörperchen (Protein-Eisen-umgebene Asbestfasern) im Sputum oder in der Lavage beweist lediglich die Exposition gegenüber Asbest. Für die manifeste Erkrankung an Asbestose ist die Asbestkörperchenanzahl pro Milliliter Lungengewebe, die nach Veraschung der Lunge (Resektionsmaterial oder post mortem) bestimmt wird, entscheidend.

Weitere **Folgeerkrankungen** der Asbestexposition sind das **Pleuramesotheliom** und das **Bronchialkarzinom** (beide als Berufskrankheiten nach relevanter Asbestexposition anerkannt). Inhalatives Zigarettenrauchen potenziert die Bronchialkarzinomrate.

Therapie Die Therapie besteht in der Expositionsprophylaxe. Eine regelmäßige Kontrolle ist im Hinblick auf die Entstehung von Malignomen geboten.

Weitere Pneumokoniosen

Die **Anthrakose** und **Siderose** sind weniger schwer wiegende Pneumokoniosen, da das inhalierte Material (Kohlenstaub bzw. Eisenoxid) nicht quarzhaltig ist und keine progrediente Fibrosereaktion hervorruft. Bei der Anthrakosilikose bestimmt der quarzhaltige Anteil den klinischen Verlauf dieser Mischstaubpneumokoniose. Die **Berylliose,** hervorgerufen durch die Inhalation des Leichtmetalls Beryllium (z.B. bei Zahntechnikern), ist durch einen der Sarkoidose (s.u.) sehr ähnlichen Befund gekennzeichnet. Weitere Erkrankungen durch silikatarme Stäube sind z.B. Aluminose (Aluminium), Hartmetallfibrose (Wolfram, Titan, Kobalt) und Stannose (Zinnoxid).

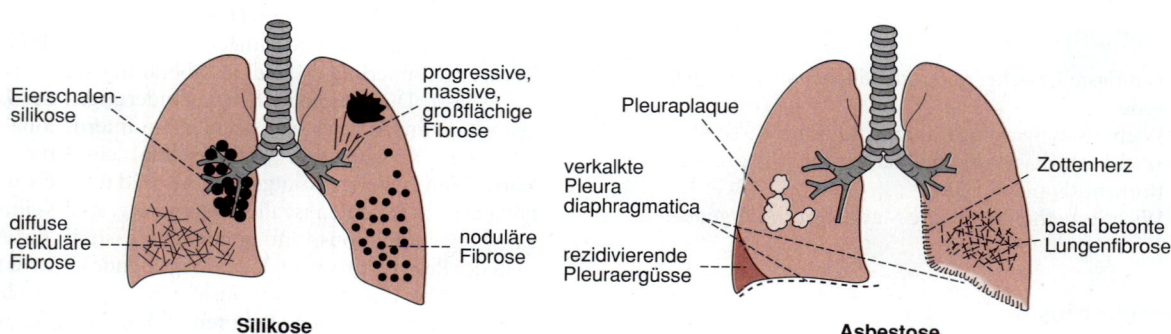

Abb. 8.27 Typische radiologische Veränderungen bei Silikose und Asbestose.
Silikose: Typische Veränderungen sind eine noduläre Fibrose, eine diffuse retikuläre Fibrose, eine Eierschalensilikose (schalenförmige Verkalkung vergrößerter Hiluslymphknoten) und eine progressive, massive, großflächige Fibrose. Durch Schrumpfung kann der ipsilaterale Hilus nach oben verzogen werden, durch Nekrosen innerhalb der großflächigen Fibrose können Kavernen entstehen.
Asbestose: Typische Veränderungen sind Pleuraplaques (bis handtellergroße Pleurafibrosen), rezidivierende Pleuraergüsse, basal betonte Lungenfibrose, Zottenherz (zackenkranzartige Fibrosierung des dem Perikard anliegenden Pleurablattes, daher unscharfe Herzkontur), verkalkte Pleura diaphragmatica
(nach S. Lange: Radiologische Diagnostik der Lungenerkrankungen. Thieme-Verlag, 1986).

8.6 Interstitielle Lungenerkrankungen (ILD)

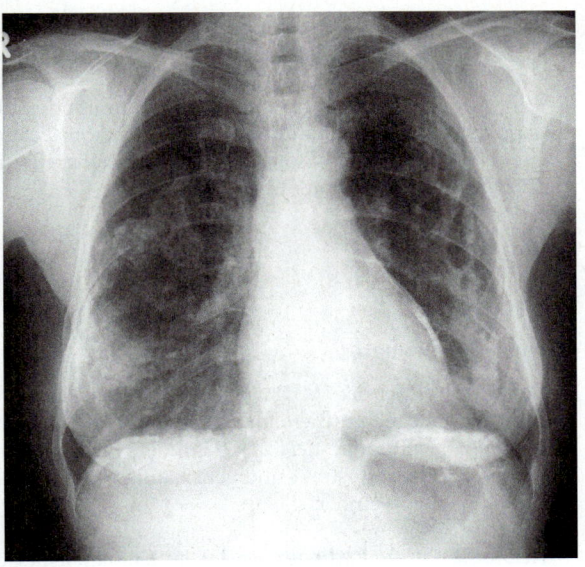

Abb. 8.28 Asbestose.
Girlandenförmige verkalkte Pleuraplaques beidseits bei einer 58-jährigen Patientin mit langjähriger Asbestexposition. Man erkennt zusätzlich eine Verkalkungsstruktur des Perikards am linksseitigen Herzrand sowie Verkalkungen auch der diaphragmalen Pleura.

Symptome Die Beschwerden reichen von Husten, Dyspnoe bis zur schweren Orthopnoe mit Erstickungsangst.

Therapie Therapeutische Erstmaßnahme ist die Inhalation hoher Dosen von Glukokortikoiden (fünf Hübe sofort, zwei Hübe alle 5 min, bis das Dosieraerosol leer ist). Bei schwergradigen Befunden sind die gleichzeitige i.v. Gabe von Kortikoiden und ggf. die Beatmung notwendig. Bei bereits vorliegender Fibrosierung sind anamnestische Umstände zu erfragen, die rezidivierenden toxischen Inhalationen entsprechen können. Ein klassisches Beispiel ist die „suchtartige" tägliche Benutzung von Ledersprays in geschlossenen Räumen.

Verlauf und Prognose Die pulmonalen Schäden können folgenlos abheilen. Bei protrahierter oder rezidivierender Exposition kann jedoch eine chronische ILD mit Fibrosierung provoziert werden.

Chemisch-toxische Gase/Dämpfe

Definition Die Inhalation verschiedener Gase kann neben einer akuten Bronchitis und Bronchiolitis eine akute Alveolitis induzieren. Als relevante Agenzien kommen u. a. Nitrosegase (NO, NO_2, N_2O_4, N_2O_3), Ozon, Phosgen ($COCl_2$), Schwefeldioxid (SO_2), hohe O_2-Konzentrationen (100 % O_2 über Tage), Harze, Polyurethane, Haarspray, Lederspray, Metalldämpfe und Rauchgase in Frage. Es resultiert eine schwere **nichtinfektiöse Entzündung,** die zur Zerstörung des alveolären Epithels mit nachfolgendem Lungenödem führt und ggf. eine Beatmung notwendig macht.

Ätiologie und Pathogenese Toxische Gaskonzentrationen treten in der Regel bei Arbeiten in schlecht belüfteten Räumen auf. Eine klassische Situation ist die Durchführung von Schweißarbeiten in einem Tank an fettverschmierten Metallteilen (Entstehung von Nitrosegasen und Phosgen). Weitere typische Unfallsituationen entstehen in Futtersilos, Jauchegruben oder bei Sprengarbeiten (Nitrosegase). Rauchgase/Brandgase sind komplex zusammengesetzt und enthalten u. a. auch Cyanwasserstoff und Kohlenmonoxid, die zur unmittelbaren Erstickung führen.

Die toxischen Gase haben häufig eine **geringe initiale Reizwirkung,** so dass sie ohne Auslösung von Hustenreiz die tiefen Atemwege und Alveolen erreichen, in denen sie dann wegen ihrer hohen Lipophilie gut resorbiert werden. Der geringe Reiz der chemisch-toxischen Gase und Dämpfe erklärt die typische **Latenz** zwischen Exposition und der durch Inflammation verursachten Ausbildung eines **Lungenödems** von 6–24 h. Dieser Umstand ist diagnostisch und therapeutisch wesentlich, da Patienten nach Reizstoffinhalation auch im symptomfreien Intervall überwacht und behandelt werden müssen.

8.6.2 ILD durch nichtinhalative Noxen

Strahlenpneumonitis

Synonym: Bestrahlungspneumonie
Engl. Begriff: Radiation Pneumonitis

Definition Diese Erkrankung stellt eine toxisch-entzündliche Reaktion des Lungenparenchyms nach Bestrahlung eines Bronchialkarzinoms, Mammakarzinoms, Ösophaguskarzinoms oder eines Mediastinaltumors (z. B. eines Lymphoms) dar. Strahlengesamtdosis, Größe des Bestrahlungsfeldes und Fraktionierung bestimmen die Manifestationswahrscheinlichkeit. Unterhalb einer Gesamtdosis von 20 Gy tritt diese Strahlreaktion nicht und über 60 Gy (appliziert innerhalb von sechs Wochen) tritt sie nahezu regelmäßig auf. Die **Latenz** zwischen Bestrahlung und Strahlenpneumonitis kann wenige Tage bis zu sechs Monate nach Bestrahlungsende betragen.

Pathogenese Funktionsstörungen der Endothelzellen und Pneumozyten, der strahlenempfindlichsten Strukturen der Alveole, führen im akuten Stadium zu einem interstitiellen und alveolären **Ödem.** Im weiteren Verlauf tritt eine von Lymphozyten und Makrophagen dominierte **Alveolitis** auf, die in eine proliferativ-fibrosierende Phase übergeht.

Die Strahlenpneumonitis beschränkt sich in der Regel auf das **bestrahlte Areal.** Veränderungen außerhalb des Bestrahlungsfeldes können jedoch auftreten und deuten auf einen klinisch schwergradigen Verlauf hin. Gedeutet werden diese Befunde als Immunreaktion auf Neoantigene, die durch Bestrahlung entstanden sind.

Symptome Viele Patienten mit radiologischen Zeichen der Strahlenreaktion bleiben symptomlos, manche entwickeln einen trockenen Reizhusten, Schwäche und Dyspnoe.

Diagnostik Die Diagnose ist aufgrund des zeitlichen Zusammenhangs leicht. **Radiologisch** finden sich nach Ablauf der akuten Phase streifige Verdichtungen, die mit Schrumpfungen einhergehen. **Lungenfunktionell** bestehen eine restriktive Störung und eine ausgeprägte Hypoxämie.

Therapie Die Therapie besteht in der Gabe von **Glukokortikoiden** (1 mg/kg Körpergewicht), der Effekt ist jedoch häufig unbefriedigend. Bei akuter Manifestation und großer Ausdehnung der Strahlenpneumonitis kann bei realistischer Prognose eine Intubation mit Beatmung notwendig werden.

Medikamenteninduzierte ILD

Synonym: Medikamenteninduzierte Eosinophilie
Engl. Begriff: Drug Induced Interstitial Lung Disease

Die medikamenteninduzierte ILD werden vermutlich zu selten diagnostiziert. Zahlreiche Medikamentengruppen kommen in Frage:
- **Zytostatika:** Bleomycin, Busulfan, Mitomycin, Methotrexat, Cyclophosphamid
- **Chemotherapeutika und Antibiotika:** Nitrofurantoin, Sulfonamide, Amphotericin B
- **Herz-Kreislauf-Medikamente:** Amiodaron, β-Blocker, Hydralazin
- **Antirheumatika:** Gold
- **Antiepileptika:** Carbamazepin
- **Antidepressiva:** Amitriptylin

Diese Agenzien können eine akute allergische Alveolitis, eine chronisch-interstitielle Entzündung oder einen systemischen Lupus erythematodes induzieren. Die Lavage ist ein wichtiges diagnostisches Hilfsmittel. Der Verlauf kann akut oder chronisch sein.

Das **Medikamentenanamnese** bei neu aufgetretener interstitieller Lungenerkrankung ist der wichtigste diagnostische Schritt. **Therapeutische** Maßnahmen beinhalten Vermeidung des angeschuldigten Medikaments und ggf. Steroidgabe. Weit fortgeschrittene pulmonale Veränderungen sind trotz Absetzen des Medikaments nicht mehr völlig reversibel.

8.6.3 ILD in Verbindung mit Systemerkrankungen

Kollagenosen

Synonym: Bindegewebskrankheiten
Engl. Begriff: Connective Tissue Diseases

Der **systemische Lupus erythematodes** geht in 60 % mit pulmonaler Beteiligung einher; neben einer diffusen interstitiellen Fibrosierung sind Pleuraergüsse häufig. Bei der **Sklerodermie** tritt bei über 50 % aller Patienten eine basal betonte Fibrose auf. Ist der Ösophagus von der Grundkrankheit mit betroffen, können rezidivierende Aspirationen mit reaktiver Fibrosierung als weiteres pathogenetisches Prinzip hinzukommen. Die **rheumatoide Arthritis** (pulmonale Mitbeteiligungsrate von ca. 25–50 %) geht oftmals mit dem Bild einer diffusen ILD einher; als Besonderheit können jedoch, auch ausschließlich, nekrotische Rundherde im Lungenparenchym nachweisbar sein. Weitere potentiell zur Lungenfibrose führende Kollagenosen sind **Dermatomyositis** (Begleitkonstellation: Atemmuskelschwäche) sowie das **Sharp**-, **Sjögren**- und **CREST**-Syndrom (s. Kap. 13.5).

Vaskulitiden

Engl. Begriff: Vasculitis

Wegener-Granulomatose

Definition Bei der Wegener-Granulomatose handelt es sich um eine nekrotisierende granulomatöse Vaskulitis. Die Krankheit manifestiert sich besonders im oberen und unteren Respirationstrakt und geht häufig mit einer Glomerulonephritis einher.

Ätiologie und Pathogenese Die Krankheitsursache ist unbekannt. Von pathogenetischer und diagnostischer Bedeutung sind **A**nti-**N**eutrophilen-**C**ytoplasma-**A**ntikörper, die ein **c**ytoplasmatisches Fluoreszenzmuster hervorrufen (**cANCA**). Das von cANCA erkannte Antigen wurde als Proteinase-3 identifiziert. Man vermutet, dass die cANCA-Proteinase-3-Interaktion auf der Zielzellmembran zur Aktivierung von Granulozyten und Endothelzellen führt, die ihrerseits eine Vaskulitis zur Folge hat. Auslösende Konstellationen sind häufig banale Infektionen.

Symptome Typisch ist der Krankheitsbeginn mit Rhinorrhö, Sinusitis und Otitis media sowie Ausbildung von Schleimhautulzerationen in der Nase und in den Nasennebenhöhlen. Weitere Symptome sind Husten, Hämoptoe, Dyspnoe, Arthralgien.

Diagnostik Das **Röntgen-Thoraxbild** zeigt ein retikulonoduläres Bild oder auch größere Rundherde, die einschmelzen können (s. Abb. 8.29). Diagnostisch wegweisend ist der serologische Nachweis von cANCA. Die Sicherung der Diagnose erfolgt **histologisch** aus Biopsiematerial von Nasenschleimhaut, Lunge oder Niere.

Therapie Die Therapie besteht in der kombinierten Gabe von Glukokortikoiden und Cyclophosphamid.

> ! Der Nachweis von cANCA beweist bei entsprechender Klinik das Vorliegen einer Wegener-Granulomatose.

Panarteriitis nodosa

Die Panarteriitis nodosa ist eine entzündlich-nekrotisierende Vaskulitis ohne Granulombildung, die mittelgroße Gefäße vor allem viszeraler Organe betrifft (Niere, Darm, Herz). Die Lungengefäße sind in etwa 25 % der Fälle betroffen. Charakteristisch ist eine erhöhte Eosinophilenanzahl im peripheren Blut.

8.6 Interstitielle Lungenerkrankungen (ILD)

Goodpasture-Syndrom

Beim Goodpasture-Syndrom treten gegen Basalmembranen gerichtete Antikörper auf. Zielantigen ist das Typ-IV-Kollagen, das ein wesentliches Strukturprotein aller Gefäßbasalmembranen darstellt. **Klinisch** dominieren eine unterschiedlich ausgeprägte, z. T. massive und mit hoher Letalität behaftete Hämoptoe und eine bei 70 % der Fälle gleichzeitig nachweisbare, rasch progrediente Glomerulonephritis. Die **Diagnose** wird durch Nachweis der genannten Antikörper im Serum und durch Dokumentation einer linearen Immunfluoreszenz (Antikörperablagerung) in der Lungen- oder Nierenbiopsie gesichert. cANCA sind beim Goodpasture-Syndrom negativ. Die **Therapie** umfasst Plasmaseparation und hoch dosierte Gabe von Steroiden und Cyclophosphamid.

Morbus Ceelen

Die **idiopathische Lungenhämosiderose** (Morbus Ceelen) ist ebenfalls ein pulmonal-hämorrhagisches Syndrom, gekennzeichnet durch rezidivierende alveoläre Blutungen mit z. T. tödlich verlaufender Hämoptoe. Sie betrifft in der Regel Patienten unter 20 Jahren. Charakteristisch sind auch im Intervall hämosiderinbeladene Alveolarmakrophagen in der BAL.

Sarkoidose

Synonym: Morbus Besnier-Boeck-Schaumann
Engl. Begriff: Sarcoidosis

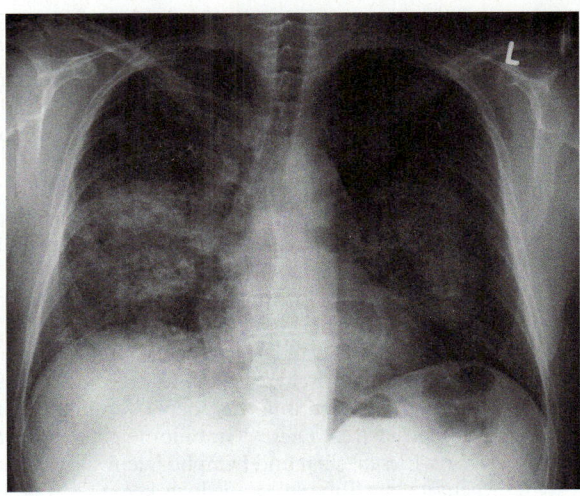

Abb. 8.29 55-jähriger Patient mit Einblutungen und z. T. konfluierenden beidseitigen Infiltrationen bei frischem Morbus Wegener.

> **Praxisfall Praxisfall**
>
> Ein bisher gesunder 29-jähriger Mann erkrankte vor zwei Wochen akut mit Fieber, Nachtschweiß, Appetitlosigkeit und allgemeiner Schwäche. Im Verlauf traten am Unterschenkel mehrere 2–3 cm große, erhabene Knoten (Erythema nodosum) auf. Zum Zeitpunkt der stationären Aufnahme finden sich vergrößerte Lymphknoten beidseits zervikal, eine Hepatosplenomegalie (Leber- und Milzvergrößerung), Zeichen der Arthritis in beiden Sprunggelenken sowie Fieber von 38,4 °C. Pulmonaler Auskultations- und Perkussionsbefund sind unauffällig. Die **Röntgen-Thoraxaufnahme** zeigt beidseits verbreiterte und polyzyklisch begrenzte Lungenhili (s. Abb. 8.30). Die Lungenfunktion offenbart eine geringgradig reduzierte Vitalkapazität bei normalem CO-Transfer-Faktor. Die Leber zeigt sonographisch diffuse feinnoduläre Verdichtungen. **Laborchemisch** Erhöhung der Transaminasen und des Serum-ACE (199 IU/ml; normal bis 55 IU/ml). Das **EKG** zeigt einen AV-Block I. Grades, im Langzeit-EKG II. Grades. Die **histologische** Befundung der transbronchialen Lungenbiopsie ergibt nicht verkäsende epitheloidzellige Granulome, die bronchoalveoläre Lavage erbringt das Bild einer lymphozytären Alveolitis mit einem CD4/CD8-Quotienten von 6,5.
>
> Es wird die Diagnose „akute Sarkoidose" gestellt; die Kriterien eines Löfgren-Syndroms sind erfüllt, es besteht der Verdacht auf gleichzeitigen Befall des Herzens und der Leber. Eine orale Steroidtherapie in einer Dosierung von 50 mg Prednisolon wird begonnen. Innerhalb von vier Wochen wird der Patient beschwerdefrei, die Transaminasen normalisieren sich, die AV-Blockierungen sind nicht mehr nachweisbar. Die radiologisch nachgewiesenen Lungenveränderungen bilden sich innerhalb von sechs Monaten unter der Steroidtherapie vollständig zurück.

Definition Die Sarkoidose ist eine chronische Erkrankung unbekannter Ätiologie, die durch nicht verkäsende Epitheloidzellgranulome in zahlreichen Organen gekennzeichnet ist. Im Vordergrund stehen meist die Hiluslymphknotenschwellung und die interstitielle Lungenerkrankung.

Epidemiologie Die Prävalenz der Sarkoidose beträgt in der Bundesrepublik 30–60/100 000 Einwohner. Afroamerikaner sind in den USA etwa zehn- bis 20-mal häufiger betroffen als Weiße; innerhalb von Europa herrscht in Skandinavien eine hohe Prävalenz. Das Haupterkrankungsalter liegt zwischen dem 20. und 40. Lebensjahr, Frauen erkranken etwas häufiger als Männer.

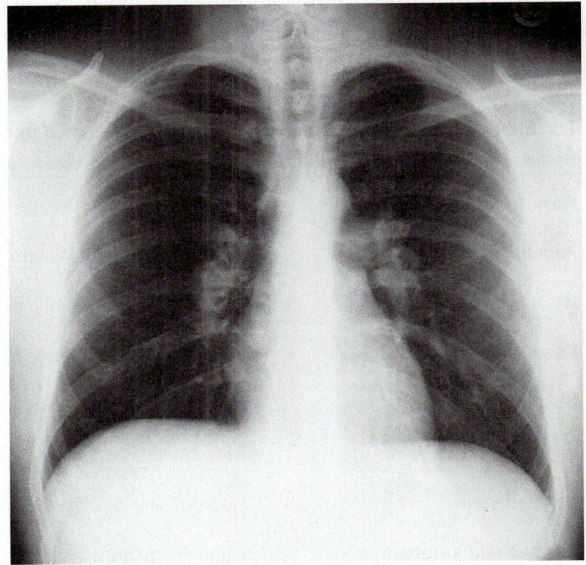

Abb. 8.30 Sarkoidose, Stadium 1 (s. Kasuistik).

Ätiologie und Pathogenese Die Ursache der Erkrankung ist unbekannt. Es gibt Hinweise, dass es sich hierbei um eine überschießende T-Zell-vermittelte Immunantwort auf ein bislang nicht identifiziertes Antigen handelt, das entweder eliminiert werden kann (akute Sarkoidose) oder aber persistiert und zur chronischen Sarkoidose führt. In den betroffenen Organen ist die Zahl der aktivierten Makrophagen und Lymphozyten deutlich gesteigert. Im Bereich der Lungen sind diese Entzündungszellen durch die Lavage leicht zugänglich. Charakteristischerweise ist bei der Lymphozytenpopulation das CD4/CD8-Verhältnis in der Lavage (ca. 1,7 bei Gesunden) zu Gunsten der CD4-Zellen verschoben. Die aktivierten Leukozyten setzen eine Vielzahl inflammatorischer Zytokine frei, denen eine pathogenetische Bedeutung bei der Granulombildung zugeschrieben wird. Diese Granulome bestehen aus Langerhans-Riesenzellen und Lymphozytenwall, sie zeigen im Gegensatz zur Tuberkulose jedoch keine zentrale Nekrose.

Symptome Die **akute** Sarkoidose geht mit Fieber, oftmals Husten und Muskelschmerzen einher. Es wird auch über verminderte Leistungsfähigkeit oder Kurzatmigkeit geklagt.

Als **Löfgren-Syndrom** bezeichnet man eine akute Sarkoidose mit radiologisch bihilärer Lymphknotenschwellung, Erythema nodosum sowie Polyarthritis. Der Krankheitsverlauf dieses Syndroms ist initial oft derart intensiv, dass eine differentialdiagnostische Abgrenzung von akuten Infektionen oder rheumatischen Systemerkrankungen schwierig sein kann.

Bei der **chronischen** Sarkoidose entwickelt sich die pulmonale Beteiligung über Monate und Jahre. 80 % der Patienten sind weitgehend asymptomatisch. Häufig wird die Krankheit **zufällig radiologisch** festgestellt, wobei im Vergleich zum Röntgenbild die Krankheitssymptome erstaunlich gering sind. Die pulmonale Manifestation wird z. T. bei Sarkoidosebefall anderer Organe entdeckt. Man schätzt, dass etwa 40 % der Patienten mit den Symptomen einer extrathorakalen Organmanifestation den Arzt aufsuchen (s. Tab. 8.24).

Das **Heerfordt-Syndrom** ist durch Fieber, Parotisschwellung, Uveitis und Parese des N. facialis (basale Meningitis) gekennzeichnet. Bei nicht erkanntem chronischem Verlauf der pulmonalen Sarkoidose kann sich jedoch eine progrediente Parenchymdestruktion mit Fibrosierung entwickeln, die schließlich zur globalen respiratorischen Insuffizienz führen kann.

Diagnostik Zur Diagnosesicherung werden folgende Maßnahmen durchgeführt: **Röntgen-Thoraxbild,** welches eine Stadieneinteilung ermöglicht (s. Abb. 8.31):

- **Stadium 1** beinhaltet eine bihiläre oder mediastinale Lymphknotenvergrößerung bei unauffälliger Darstellung der Lungenstruktur.
- Beim **Stadium 2** findet sich infolge der disseminierten Lungengranulome radiologisch eine retikulonoduläre Zeichnungsvermehrung (fein- bis mittelfleckige, 1–10 mm große, unscharf begrenzte intrapulmonale Verdichtungen), während die Lymphknotenvergrößerung bereits deutlich rückläufig oder gar nicht mehr nachweisbar ist.
- **Stadium 3** ist durch die pulmonale Fibrose gekennzeichnet (netzige und streifige interstitielle Verdichtungen, Narbenbezirke, selten Schwielenkavernen). Die hilären oder mediastinalen Lymphknoten sind in diesem Stadium nicht vergrößert.

Die bronchoalveoläre Lavage zeigt eine **lymphozytäre Alveolitis** mit Überwiegen der CD4-Lymphozyten (CD4/CD8-Quotient > 3,5; hochspezifisch), auch bereits im Stadium 1 bei unauffälligem radiologischem Befund des Parenchyms. Bei der Bronchoskopie fällt häufig eine auffällig gemusterte Schleimhautzeichnung im Bereich der Bronchien auf. Mittels Schleimhautbiopsie sowie transbronchialer Lungenbiopsie können **nicht verkäsende epitheloidzellige Granulome** nachgewiesen werden. Im Blut wird die Aktivität des **Angiotensin konvertierenden Enzyms (ACE)** bestimmt, das ein Marker der Granulomlast des Körpers ist, da ACE von Epitheloidzellen freigesetzt wird; allerdings ist ACE nicht in allen Fällen der Sarkoidose erhöht. Der zirkulierende **IL-2-Rezeptor** gilt als ein Maß für die Aktivierung der T-Lymphozyten. **Lysozym** (aus

Tab. 8.24 Wichtigste extrathorakale Manifestationen der Sarkoidose.

Periphere Lymphadenopathie:	Meist Lymphknoten der oberen Körperhälfte
Augen:	Keratokonjunktivitis, Chorioretinitis, Glaukom, Katarakt, Iridozyklitis
HNO-Bereich:	Parotisschwellung, Halslymphknotenschwellung
Herz:	Myokardbefall mit Rhythmusstörungen, Kardiomyopathie, rezidivierende Perikardergüsse
Haut:	Erythema nodosum, Lupus pernio
Hepatosplenomegalie:	Bei schweren Verläufen Ikterus und Aszites
Nervensystem:	Fazialislähmung, Diabetes insipidus, Infiltration der Meningen, epileptische Anfälle
Gelenke und Knochen:	Akute Polyarthritis (vor allem Sprung-, Knie- und Handgelenke), Ostitis multiplex cystoides Jüngling

8.6 Interstitielle Lungenerkrankungen (ILD)

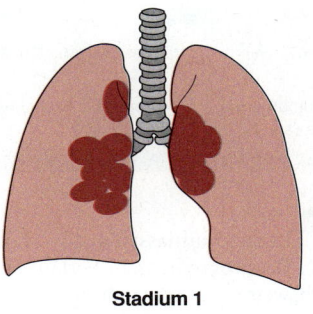
Stadium 1

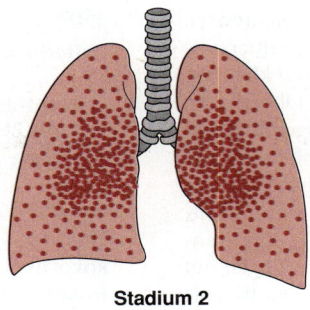
Stadium 2

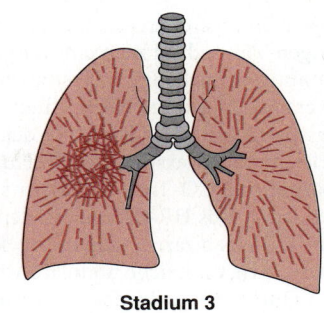
Stadium 3

Abb. 8.31 Radiologische Lungenveränderungen bei Sarkoidose.

Stadium 1 ist gekennzeichnet durch bihiläre Adenopathie (symmetrisch vergrößerte, polyzyklische zentrale Lymphknoten). Auch mediastinale Lymphknoten sind häufig vergrößert. Beim Stadium 2 findet sich infolge der disseminierten Lungen-granulome radiologisch eine retikulonoduläre Zeichnungsvermehrung. Stadium 3 ist durch Fibrosierung des Parenchyms, Narbenbezirke (selten mit Schwielenkavernen) und pulmonale Hypertonie gekennzeichnet (nach S. Lange: Radiologische Diagnostik der Lungenerkrankungen. Thieme, Stuttgart 1986).

Monozyten) kann als unspezifischer Parameter ebenfalls erhöht sein. Es wird auch nach einer **Hyperkalzämie** gefahndet, da in den mononukleären Zellen der Granulome 1,25-Dihydroxy-Vitamin D produziert wird, das für eine erhöhte intestinale Ca^{++}-Resorption mit Hyperkalzämie und Hyperkalziurie bei ca. 10 % der Sarkoidosepatienten verantwortlich ist. Parameter der Lungenfunktionsprüfung korrelieren nur gering mit der radiologischen Befundausdehnung. Erst bei zunehmender Parenchymbeteiligung bzw. Fibrosierung wird ein **restriktives Syndrom** nachweisbar. Der Tuberkulintest ist auffällig häufig negativ, sodass immer wieder ein nicht erkannter Zusammenhang mit der Tuberkulose vermutet wurde.

Differentialdiagnose	Ausschluss- bzw. Verifizierungsmaßnahmen
Hodgkin- und Non-Hodgkin-Lymphome, Bronchialkarzinome	Thorax-CT, Biopsie der Lymphome
Tuberkulose	Tuberkulintest, Mykobakteriennachweis, Histologie (Granulome ohne Nekrose)
Histoplasmose	Erregernachweis, Bronchoskopie
Kokzidioidmykose	Erregernachweis, Bronchoskopie
Andere interstitielle Lungenerkrankungen	Bronchoskopie, BAL, Histologie

Therapie und Prognose Die Spontanremissionsrate bei der akuten Sarkoidose ist mit 80–90 % innerhalb von vier bis acht Wochen sehr hoch. Folglich wird im akuten Stadium unter Analgetikagabe zunächst abgewartet; bei fehlender Rückbildung innerhalb von Wochen bis Monaten oder bei beginnender Einschränkung der Lungenfunktion erfolgt eine Therapie mit **Glukokortikoiden** (z. B. Beginn mit 40–60 mg Prednisolon/d, dann monatliche Dosisreduktion um 10 mg/d bis auf 20 mg/d, dann monatliche Dosisreduktion um 5 mg/d). Eine sofortige Glukokortikoidtherapie ist bei schwerer extrapulmonaler Manifestation, z. B. am Auge (Erblindungsgefahr), Herzen, ZNS oder an der Leber (Ikterus), oder in Form einer Hyperkalzämie angezeigt.

Bei vorbestehenden alten tuberkulösen Herden wird eine INH-Prophylaxe begleitend zur Steroidtherapie nicht mehr empfohlen. Besteht bereits eine chronische Fibrosierung der Lunge, kann auch unter Steroiden nur eine Defektheilung erreicht werden. 10–20 % der Patienten mit chronisch-progredienter Sarkoidose sprechen auf eine Glukokortikoidtherapie nicht an und kommen an den Folgen progressiver Lungenfibrosierung in der respiratorischen Globalinsuffizienz und/oder einem dekompensierten Cor pulmonale zu Tode. Insgesamt liegt die sarkoidosebezogene Letalität bei 1–5 %.

Komplikation	Häufigkeit
Herzrhythmusstörungen	Selten
Auge: Linsentrübung	Selten
Lungenfibrose	Selten

Zusammenfassung

- Häufigste Ursache: granulomatöse Erkrankung unklarer Genese
- Wichtigste Symptome: grippale Erscheinungen und Fieber
- Wichtigste diagnostische Maßnahme: Röntgen-Thorax
- Wichtigste therapeutische Maßnahme: Glukosteroide

Histiocytosis X

Synonym: Langerhans-Zell-Granulomatose
Engl. Begriff: Histiocytosis X

Praxis

Der 30-jährige Patient stellt sich wegen Reizhusten und Atemnot bei mittelgradiger Belastung vor. Er gibt einen

Konsum von 20 Zigaretten pro Tag seit ca. zehn Jahren an. Das **Röntgen-Thoraxbild** zeigt eine ausgeprägte interstitielle Zeichnungsvermehrung mit retikulären und kleinzystischen Veränderungen in beiden Mittel- und Oberfeldern unter Aussparung der Randsinus. In der **Lungenfunktion** fällt eine leichtgradige exspiratorische Flusslimitierung auf, Vitalkapazität und CO-Transfer-Faktor sind auf 80 % der Norm reduziert. Das **HR-CT** zeigt in den Ober- und Mittelfeldern beidseits bizarr konfigurierte, kleine, dünnwandige Zysten sowie zahlreiche noduläre Veränderungen mit 5–10 mm Durchmesser. In der **transbronchialen Biopsie** lassen sich histiozytäre Granulome und eine fibröse Verbreiterung der Alveolarsepten nachweisen. In der **Lavage** 10 Mio. Zellen/Gesamtvolumen, davon 25 % Lymphozyten, 13 % Eosinophile, 9 % neutrophile Granulozyten, Rest Makrophagen. 6 % der Lymphozyten exprimieren CD1. Die **Diagnose** lautet pulmonale Histiocytosis X. Die **Therapie** besteht in Rauchverbot und oraler Glukokortikoidtherapie; darunter kommt es zu deutlicher Befundbesserung.

Definition Die Histiocytosis X ist eine seltene, semimaligne granulomatöse Erkrankung des Monozyten-Makrophagen-Systems, die sich systemisch als **Hand-Schüller-Christian-Syndrom** (Landkartenschädel, Exophthalmus, Diabetes insipidus und Kleinwuchs) oder als **Abt-Letterer-Siwe-Krankheit** (Hepatosplenomegalie, Haut- und Knochengranulomatose mit hämorrhagischer Diathese), lokalisiert häufig als pulmonale Histiocytosis X mit interstitieller Fibrosierung und begleitendem zystischem Umbau des Lungenparenchyms manifestiert.

Epidemiologie Zahlen zur Inzidenz der Histiocytosis X liegen nicht vor, es handelt sich aber um eine seltene Erkrankung, die in der Regel junge, stark rauchende Patienten betrifft.

Ätiologie und Pathogenese Im Lungeninterstitium sind zahlreiche **Granulome** nachweisbar, die zentral aus Langerhans-Zellen bestehen, um die sich proliferierende Histiozyten, aber auch eosinophile Leukozyten, Lymphozyten und Plasmazellen gruppieren. Im Verlauf dieser granulomatösen Entzündung unklarer Ätiologie entwickelt sich eine zunehmende **Lungenfibrose mit Honigwabenmuster** (zystische Erweiterung der zwischen den Fibrosearealen gelegenen Alveolarbezirke).

Symptome und Diagnostik Führend ist die Belastungsdyspnoe, später Ruhedyspnoe. Subpleural gelegene Zysten sind oftmals Ursache eines **Spontanpneumothorax**, worüber die Krankheit auffällig werden kann. Im **Röntgen-Thorax** ist eine retikulonoduläre Zeichnungsvermehrung nachweisbar, die in einer für diese Krankheit typischen Form nicht in den basalen, sondern in den medialen und apikalen Lungenabschnitten betont ist (die Randsinus bleiben frei); häufig Honigwabenmuster. Im **HR-CT** zeigen sich neben Noduli auch kleine, z. T. bizarre zystische Strukturen. Die Diagnose ist **histologisch** zu stellen; der Nachweis von mehr als 5 % CD1-positiver Lymphozyten in der Lavage gilt ebenfalls als krankheitsbeweisend.

Differentialdiagnose	Ausschlussmaßnahmen
Interstitielle Pneumonien unklarer Ätiologie (s.u.)	Thorax-CT, Bronchoskopie mit Lavage

Therapie Die Therapie umfasst Rauchverbot und Glukokortikoidgabe. Bei progredientem Verlauf kommen Zytostatika versuchsweise zur Anwendung, die Prognose ist dann schlecht.

Verlauf und Prognose Bei Nikotinabstinenz besteht eine gute Prognose mit deutlicher Rückbildung der radiologischen Veränderungen, bei fortgeschrittenen Stadien mit fibrosierendem und zystischem Umbau ist dies nicht mehr möglich.

Zusammenfassung

- Häufigste Ursache: Rauchen
- Wichtigstes Symptom: Pneumothorax
- Wichtigste diagnostische Maßnahme: Thorax-CT
- Wichtigste therapeutische Maßnahme. Rauchabstinenz

Eosinophile Lungenerkrankungen

Synonym: Eosinophile Pneumonien
Engl. Begriff: Pulmonary Eosinophilia

Eosinophile Lungenerkrankungen sind definiert als Erkrankungen des Lungenparenchyms, die mit Gewebs- und/oder Bluteosinophilie einhergehen. Beim flüchtigen eosinophilen Lungeninfiltrat, bei der chronischen eosinophilen Pneumonie oder der allergischen bronchopulmonalen Aspergillose ist das Geschehen auf die Lunge begrenzt, während das hypereosinophile Syndrom und das nach Churg und Strauss benannte Syndrom systemische Erkrankungen mit zusätzlicher pulmonaler Manifestation darstellen (s. Tab. 8.25).

- Ein **flüchtiges eosinophiles Lungeninfiltrat** (sog. **Löffler-Infiltrat**) tritt kurzzeitig auf (ein bis zwei Wochen), geht mit einer passageren Bluteosinophilie einher und wird häufig zufällig entdeckt. Als Ursache kommen insbesondere Medikamente, die eine durch Eosinophile dominierte lokale allergische Reaktion induzieren (Nitrofurantoin, Penicillin, Sulfonamide, Hydrochlorothiazid) sowie Parasiten mit Lungenpassage (z. B. Ascaris lumbricoides, Strongyloides stercoralis) in Frage. Die Anamnese (Reisen, neue Medikamente) ist diagnostisch und therapeutisch wegweisend.
- Bei der **chronischen eosinophilen Pneumonie** klagen die Patienten über Fieber, Nachtschweiß, Gewichtsverlust, Luftnot. Radiologisch imponieren dichte, insbesondere im Bereich der Lungenperipherie lokalisierte pneumonische Infiltrate. Eosinophile dominieren das Zellbild der BAL. Die Krankheit kann unerkannt fatal verlaufen, reagiert aber gut auf Glukokortikoidgabe, die wegen der hohen Rückfallquote in der Regel über mehrere Jahre durchgeführt werden muss.
- Von einer **allergischen bronchopulmonalen Aspergillose** spricht man bei folgender Befundkonstellation: Asth-

8.6 Interstitielle Lungenerkrankungen (ILD)

Tab. 8.25 Eosinophile Erkrankungen des Lungenparenchyms.

Diagnose	Eos. im Lungenparenchym bzw. in Lavage	Eos. im Blut	Eos. in weiteren Organen	Kommentar
Pulmonale Manifestation				
Flüchtiges eosinophiles Lungeninfiltrat	+++	(+) Nicht obligat	Nein	Medikamente, Parasiten
Chronische eosinophile Pneumonie	+++	(+) (2/3 der Fälle)	Nein	Ursache unbekannt
Allergische bronchopulmonale Aspergillose (ABPA)	+++	++	Nein	Hohes Gesamt-IgE, IgE-/IgG-Antikörper gegen Aspergillen, Asthma bronchiale
Asthma bronchiale + „Mucoid Impaction"	++	0	Nein	Bronchusverlegung durch zähes Sekret
Begleitende systemische Manifestation				
Hypereosinophiles Syndrom	++	+++	Herz Leber Niere	Ursache unbekannt
Churg-Strauss-Syndrom	++	++	Im Rahmen der systemischen Angiitis	Trias: 1) Asthma bronchiale + Lungeninfiltrate 2) Eosinophile 3) Vaskulitis

ma bronchiale, pulmonales Infiltrat, Blut- und Sputumeosinophilie, Nachweis von gegen Aspergillen gerichteten Antikörpern der Klassen IgE und IgG. Die Ursache besteht in einer Besiedlung der Bronchialschleimhaut mit Aspergillen, die eine permanente lokale Immunreaktion triggert. Eine Eradikation der Aspergillen gelingt meist nicht, Glukokortikoide sind das therapeutische Mittel der Wahl. Die allergische bronchopulmonale Aspergillose tritt besonders gehäuft bei Patienten mit Mukoviszidose auf.

- Beim **Asthma bronchiale** kann infolge einer Verlegung der Atemwege durch sehr zähes Bronchialsekret (sog. „Mucoid Impaction") ein Lungeninfiltrat auftreten.
- Das **hypereosinophile Syndrom** ist eine seltene systemische Erkrankung ungeklärter Ursache, die mit Infiltration von Herz, Leber, Niere, Lunge und weiteren inneren Organe durch eosinophile Zellen einhergeht.
- Das **Churg-Strauss-Syndrom** beinhaltet eine allergische Angiitis und Granulomatose, die durch die Trias Lungenbeteiligung (in Form von Asthma bronchiale und Lungeninfiltraten), Eosinophilie und systemische Vaskulitis gekennzeichnet ist. Diese Erkrankung hat eine gewisse Überlappung zur Panarteriitis nodosa, wobei Letztere überwiegend mit einem Gefäßbefall von Nieren, Magen-Darm-Trakt und peripherem Nervensystem einhergeht. Auch bei diesen beiden Erkrankungen steht therapeutisch die Glukokortikoidgabe im Vordergrund.

8.6.4 Idiopathische interstitielle Pneumonien

Synonym: Lungenfibrosen
Engl. Begriff: Idiopathic Interstitial Pneumonia

Definition Bis zum Jahr 2000 wurden die **idiopathischen interstitiellen Pneumonien** (IIP) als **idiopathische pulmonale Lungenfibrosen** (IPF) bezeichnet. Erst die histologische Klassifikation von Katzenstein zeigte, dass es sich beim Begriff IPF um eine heterogene Entität mit ähnlichem Kranheitsbild, aber unterschiedlichen histologischen Merkmalen handelt. Da diese Einteilung der IPF anhand histologischer Merkmale klinische und prognostische Relevanz besitzt, wurde die Nomenklatur der IPF in die fünf histologischen Subtypen geändert und als Sammelbegriff **idiopathische interstitielle Pneumonien** (IIP) gewählt.

Einteilung nach der Histologie:
- UIP = Usual Interstitial Pneumonitis (nur für diesen Subtyp wurde die Bezeichnung idiopathische Lungenfibrose [IPF] beibehalten)
- NSIP = Nonspecific Interstitial Pneumonitis
- DIP = Desquamative Interstitial Pneumonitis
- AIP = Acute Interstitial Pneumonitis
- BOOP = Bronchiolitis Obliterans Organizing Pneumonia

Epidemiologie Schätzungen in den USA gehen von einer Inzidenz von 20 Fällen pro 100 000 Einwohner aus.

Ätiologie und Pathogenese Entstehung und Ablauf dieser chronischen Entzündungen sind bislang nur bruchstückhaft bekannt.

Die idiopathischen interstitiellen Pneumonien (IIP) und die idiopathische pulmonale Fibrose (IPF) sind nach gegenwärtiger Auffassung eigenständige Entitäten und nicht der Sammeltopf aller interstitiellen Lungenerkrankungen (ILD), die diagnostisch nicht zugeordnet werden konnten. Es handelt sich um eine meist lebenslimitierende Erkrankung ungeklärter Genese. Rasch progrediente Verläufe der AIP, die innerhalb eines halben Jahres zum Tode führen, werden als **Hamman-Rich-Syndrom** bezeichnet.

Lungen- und Atemwegserkrankungen

Symptome Die Patienen sind in Frühstadium symptomfrei, erst im fortgeschrittenen Stadium kommt es zur Belastungsdyspnoe und schließlich Ruhedyspnoe.

Diagnostik An Besonderheiten im Vergleich zu anderen ILD weisen die verschiedenen Formen der IIP und der IPF in der **Lavageflüssigkeit** eine ausgeprägte Neutrophilenalveolitis auf (außer BOOP). Das **Röntgen-Thoraxbild** zeigt eine beidseits basal betonte interstitielle Zeichnungsvermehrung. Andere Formen der ILD müssen ausgeschlossen werden. Neben der **Histologie** können auch über das **HR-CT** die unterschiedlichen Formen der IIP differenziert werden.

Therapie Die initiale Therapie besteht in der Gabe von **Glukokortikoiden** (z.B. 1 mg/kg Körpergewicht). Beim häufig zu beobachtenden fehlenden Therapieansprechen oder bei Krankheitsprogredienz ist die zusätzliche Gabe von **Cyclophosphamid** (initial z.B. 2 mg/kg Körpergewicht) oder **Azathioprin** (2 mg/kg KG) indiziert. Neue Therapieansätze mit **Interferon**-γ sind in der Erprobung.

Bei weit fortgeschrittener Erkrankung ist eine **Lungentransplantation** anzustreben.

Prognostisch verlaufen die NSIP und die DIP günstiger als die UIP.

Bronchiolitis Obliterans Organizing Pneumonia

Synonym: BOOP

Wie oben erwähnt wird die BOOP zu den IIP gerechnet. Bei der Bronchiolitis Obliterans Organizing Pneumonia handelt es sich um ein eigenständiges Krankheitsbild, bei dem zusätzlich zu einem fleckförmigen entzündlichen Geschehen im Interstitium die kleinen Atemwege in den inflammatorischen Prozess einbezogen sind. Als Auslöser werden unterschiedliche Noxen wie Infektionen, Inhalation toxischer Gase und Aspirationen diskutiert, doch bei 50 % der Fälle kann kein Auslöser identifiziert werden (idiopathische Verlaufsform). Es finden sich viele CD8-Lymphozyten in der Lavage. Die Erkrankung spricht in der Regel gut auf Steroide an. Abgegrenzt wird eine Bronchiolitis obliterans nach Knochenmark- und Lungentransplantation, die über immunologische Vorgänge in den kleinen Atemwege erklärt wird und ein wesentliches therapeutisches und prognostisches Problem darstellt.

Zur weiteren Information

Weiterführende Literatur

ATS: Idiopathic pulmonary fibrosis: diagnosis and treatment. International consensus statement. Am J Respir Crit Care Med 2000; 161: 646–64.

Katzenstein, A. L., J. L. Myers: Idiopathic pulmonary fibrosis: clinical relevance of pathologic classification. Am J Respir Crit Care Med 1998; 157: 1301–15.

King, T., M. I. Schwarz: Interstitial Lung Diseases. Decker, Hamilton, London 1999.

Shonfeld, N., W. Frank, S. Wenig: Clinical and radiologic features, lung function and therapeutic results in pulmonary histiocytosis X. Respiration 1993; 60: 38–44.

Internet-Links

http://www.lungenfibrose.de/
http://www.pneumologie.de/
http://www.nhlbi.nih.gov/health/public/lung/
http://www.cheshire-med.com/programs/pulrehab/ipf.html

Keywords

Lungenfibrose ◆ Lung Fibrosis ◆ Pulmonary Fibrosis ◆ Sarkoidose ◆ Silikose

---

8.7 Erkrankungen des Lungenkreislaufs

D. Walmrath, F. Grimminger, W. Seeger

Pulmonale Hypertonie

Das Niederdrucksystem des Lungenkreislaufs weist unter physiologischen Bedingungen Mitteldrücke < 20 mmHg auf. Diese steigen selbst bei maximaler Steigerung des Herzzeitvolumens unter körperlicher Belastung aufgrund der großen Rekrutierungsreserve im Pulmonalisstrombett nur mäßig an. Erkrankungen des Lungenkreislaufs sind grundsätzlich verbunden mit pulmonaler Hypertonie und Störungen des Gasaustausches.

Regelhaft bildet sich bei pathologischen Veränderungen der Pulmonalisstrombahn eine Erhöhung des pulmonalvaskulären Widerstands aus (Widerstand über der Strecke zwischen Pulmonalarterie und linkem Vorhof). Bei Konstanz des Herzzeitvolumens resultiert hieraus eine pulmonale Hypertonie. Grundsätzliche Mechanismen der Widerstandserhöhung sind (s. Abb. 8.32):

- die **hypoxische pulmonale Vasokonstriktion** (HPV, Euler-Liljestrand-Mechanismus), z.B. bei chronisch-obstruktiven Lungenerkrankungen und interstitiellen Lungenerkrankungen mit Fibrose,
- **inflammatorische Prozesse,** die primär extravaskulär oder vaskulär lokalisiert sein können, z.B. bei Kollagenosen, systemischen Vaskulitiden und der primären pulmonalen Hypertonie (PPH),
- die **mechanische Obliteration** der Gefäße, z.B. bei akuten oder chronisch-rezidivierenden Lungenembolien.
- Bei **chronischer Druck- oder Volumenbelastung** der Lungenstrombahn durch kardiale Veränderungen (z.B. Mitralstenose, Vorhofseptumdefekt, chronische Linksherzinsuffizienz) sind zwei Aspekte bedeutsam:
  – erhöhte Drücke in der Lungenstrombahn, wenn die „stromabwärts" gelegenen Drücke (im linken Vorhof) bereits erhöht sind; eine solche „passive" pulmonale

Hypertonie geht somit nicht auf einen erhöhten pulmonalvaskulären Widerstand zurück und ist daher pathogenetisch abzugrenzen.
- mit Druck- und Volumenbelastung verbundene Scherkräfte; sie rufen sekundäre Umbauprozesse in der pulmonalen Strombahn hervor, die dann über eine Zunahme des pulmonalvaskulären Widerstands zusätzlich die Drücke im Lungenkreislauf erhöhen.

Die Druckerhöhung in der pulmonalen Zirkulation ist gleichbedeutend mit einer erhöhten Nachlast des rechten Herzens. Resultieren hieraus Prozesse der rechtsventrikulären Hypertrophie und/oder der Dilatation, so wird hierfür der Begriff **Cor pulmonale** benutzt. Es kann akut oder chronisch entstehen und kompensiert (ohne Rechtsherzinsuffizienz) oder dekompensiert (mit Rechtsherzinsuffizienz) sein. In diesem Zusammenhang gelten folgende Definitionen:
- **latente pulmonale Hypertonie:** in Ruhe pulmonalarterieller Mitteldruck < 20 mmHg, jedoch Anstieg unter Belastung auf > 28 mmHg,
- **manifeste pulmonale Hypertonie:** pulmonalarterieller Mitteldruck in Ruhe > 20 mmHg (bei schwersten Formen Mitteldruck über > 55 mmHg),
- **latente Rechtsherzinsuffizienz:** in Ruhe rechtsatrialer Mitteldruck (meist gemessen als zentraler Venendruck) < 8 mmHg, Anstieg erst unter Belastung auf > 9 mmHg,
- **manifeste Rechtsherzinsuffizienz:** in Ruhe rechtsatrialer Mitteldruck > 8 mmHg, Zeichen der venösen Stauung.

Störung des Gasaustausches

Veränderungen der Lungenstrombahn gehen nahezu immer mit mehr oder weniger ausgeprägten Störungen der Perfusionsverteilung und somit des Gasaustausches einher. Begleitend können sich bei Veränderungen des Interstitiums Diffusionseinschränkungen finden. Beides bedingt die Entwicklung einer arteriellen Hypoxämie, die durch Hyperventilation zunächst partiell kompensiert werden kann (Hypokapnie); bei ausgeprägten Veränderungen können sich jedoch eine schwere arterielle Hypoxämie und Hyperkapnie entwickeln.

8.7.1 Thromboembolie der Lunge

Synonym: Lungenembolie
Engl. Begriff: Pulmonary Embolism

Praxisfall

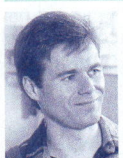
Herr Schulz, inzwischen 43 Jahre alt, wird mit stechenden linksthorakalen Schmerzen und massiver Luftnot aufgenommen. **Anamnestisch** sind lediglich ein Gewichtsverlust über 4 kg im letzten halben Jahr und ein seit Tagen anhaltendes Schweregefühl im rechten Bein auffällig. Bei der **körperlichen Untersuchung** fallen Tachypnoe, gestaute Halsvenen und ein niedriger Blutdruck auf. Die **Blutgasanalyse** zeigt eine arterielle Hypoxämie und Hypokapnie. **Echokardiographisch** findet sich eine Dilatation des rechten Ventrikels und Vorhofs bei guter linksventrikulärer Pumpfunktion. Die klinische Untersuchung der oberen und unteren Extremitäten ist unauffällig, jedoch wird **phlebographisch** (Kontrastmitteldarstellung der tiefen Beinvenen) eine ausgedehnte **tiefe Oberschenkelvenenthrombose** rechts nachgewiesen. Die **Pulmonalisangiographie** zeigt beidseitig ausgeprägte **Lungenembolien**. Es wird eine **Fibrinolysetherapie** mit gutem klinischen Erfolg durchgeführt, mit anschließender therapeutischer **Heparinisierung**. Eine umfassende Malignomsuche bleibt ergebnislos, jedoch findet sich eine Resistenz gegen aktiviertes Protein C (APC-Resistenz). Herr Schulz kann zwei Wochen nach stationärer Aufnahme unter **oraler Antikoagulation** das Krankenhaus verlassen. Herr Schulz kommt auch in Kap. 8.5 vor.

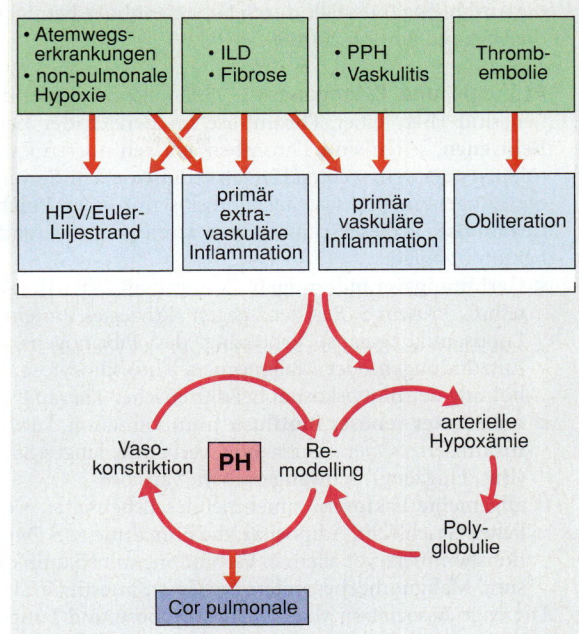

Abb. 8.32 Ursachen der pulmonalen Hypertonie (PH). Verschiedene Krankheitsbilder können über die hypoxische pulmonale Vasokonstriktion (HPV; Euler-Liljestrand-Mechanismus), Inflammation und mechanische Obliteration zu Vasokonstriktion und Verlegung der Pulmonalgefäße führen. Die resultierende pulmonale Hypertonie wird durch einen Circulus vitiosus aus Vasokonstriktion und Remodelling unterhalten. Unter Remodelling versteht man strukturelle Veränderungen der Gefäßwand: Proliferation von glatten Muskelzellen und Fibroblasten in Intima, Media und Adventitia. PPH = primäre pulmonale Hypertonie; ILD = interstitielle Lungenerkrankung (interstitial lung disease).

Definition **Mechanische Verlegung** des pulmonalen Gefäßquerschnitts mit **Thromben**, die dem venösen Gefäßsystem oder dem rechten Herzen entstammen. Hieraus resultiert eine akute Beeinträchtigung der pulmonalen Zirkulation mit konsekutiver Rechtsherzbelastung und Störung des Gasaustausches, die sekundär mit peripherem Blutdruckabfall verbunden sein kann. Der Schweregrad einer Lungenembolie kann zwischen klein und symptomlos (Grad I) und fulminant (Grad IV) mit schwerster arterieller Hypoxie, Rechtsherzversagen (akutes Cor pulmonale) und Schock variieren.

Epidemiologie Die Inzidenzzahlen für eine symptomatische Lungenembolie schwanken zwischen 23 und 100/100 000 Einwohner pro Jahr. 10 % der Lungenembolien verlaufen bereits innerhalb der ersten Stunde tödlich;

die Anzahl der Todesfälle durch Lungenembolie beträgt für die USA pro Jahr ca. 200 000.

Ätiologie und Pathogenese 95 % aller Lungenembolien sind Folge einer **Thrombose** im Bereich der **tiefen Beinvenen,** selten sind Thromben aus den oberen Extremitäten oder dem rechten Herzen verantwortlich. Somit ist die Lungenembolie fast ausnahmslos mit einer **Phlebothrombose** vergesellschaftet; zu deren disponierenden Faktoren zählen:

- **Gerinnungsveränderungen:** Mangel an AT III, Protein C, Protein S, Resistenz gegen aktiviertes Protein C, Lupusantikoagulans, Erhöhung des Fibrinogens bei Entzündungen oder Malignomen, Thrombozytose, Erhöhung der Blutviskosität bei diuretischer Therapie
- **reduzierter venöser Blutfluss:** Immobilisation, kardiale Insuffizienz, Operationen und Verbände, langes Sitzen (Bus, Flugzeug), Schwangerschaft, Varikose
- **allgemeine Faktoren:** zunehmendes Lebensalter, weibliches Geschlecht, Adipositas, die Einnahme von Ovulationshemmern vor allem in Verbindung mit Nikotinkonsum, Malignome, besonders des Gastrointestinaltrakts

Die enge Assoziation von Venenthrombose und Lungenembolie impliziert, dass die Inzidenz der Lungenembolie durch die Identifizierung der Patienten mit hohem Thromboserisiko, ihre Prophylaxe bzw. ihre rechtzeitige Erkennung und Therapie am effektivsten gesenkt werden kann.

Vasokonstriktive Mechanismen Pathophysiologisch resultieren aus der Verlegung des pulmonalen Gefäßquerschnitts Störungen der Hämodynamik und des Gasaustausches. Die rarefizierte Gefäßkapazität führt zu einem Anstieg des **pulmonalvaskulären Widerstands** und in Abhängigkeit von dessen Ausmaß zu einer **pulmonalarteriellen Hypertonie** und akuten Rechtsherzbelastung (**akutes Cor pulmonale**). Nicht im Detail geklärt sind die Faktoren, die den Schweregrad der hämodynamischen Veränderungen bestimmen. So müssen über 50 % des pulmonalen Gefäßbettes verlegt sein, um **rein mechanisch** eine signifikante Erhöhung des pulmonalarteriellen Drucks auszulösen. Eine Unterbindung der linken oder rechten Pulmonalarterie ist z. B. ohne gravierende hämodynamische Veränderungen möglich. Jedoch induziert eine Obliteration von deutlich weniger als 50 % des pulmonalen Gefäßbettes mit embolischem Material einen Anstieg des pulmonalarteriellen Drucks. Deshalb werden neben der mechanischen Komponente vor allem **humorale Faktoren** diskutiert, d. h. die Liberation **vasokonstriktiver Mediatoren** aus dem Thrombus selbst und aus dem betroffenen Gefäßbett (s. Tab. 8.26).

Auf die akute pulmonale Widerstandserhöhung kann das an niedrige Drücke adaptierte rechte Herz nur in begrenztem Umfang mit einer Kontraktilitätssteigerung reagieren. Begleitet von den Zeichen der **Rechtsherzinsuffizienz** (hoher zentralvenöser Druck, Trikuspidalinsuffizienz) kommt es zur **Dilatation** des rechten Ventrikels. Eine **Abnahme des Herzminutenvolumens** und des systemischen arteriellen Drucks als Folge der Reduktion des linksventrikulär angebotenen Blutvolumens wird zunächst noch über eine **periphere Vasokonstriktion** ausgeglichen. Kann man hier nicht mit einer kausalen Therapie eingreifen, resultiert mit dem Versagen der Kompensationsmechanismen das Vollbild des **hypozirkulatorischen Schocks** mit sekundärer Koronarinsuffizienz.

Störungen des Gasaustausches Intrapulmonal entsteht durch die embolische Verlegung eine Zone, die ventiliert, aber nicht perfundiert wird: Die **Totraumventilation** nimmt zu, die Verteilungsstörung (Zwangsumverteilung des Blutflusses in minder- oder gar nicht ventilierte Areale) bewirkt eine **arterielle Hypoxämie**. Trotz der Vergrößerung des Totraums steigt der CO_2-Partialdruck in der Regel nicht an, sondern ist im Gegenteil meist erniedrigt. Dies ist Folge der **Hyperventilation,** für die zum einen eine Reflexschleife zwischen Dehnungsrezeptoren der Lunge und Atemzentrum und zum anderen die arterielle Hypoxämie verantwortlich sind.

Emboliefolgen Im embolisch verschlossenen Areal treten Sekundärveränderungen auf, die im Wesentlichen als **Ischämie-(Reperfusions-)Syndrom** zu verstehen sind:

- Durch **Gefäßpermeabilitätserhöhung** entsteht ein lokales eiweißreiches Ödem, bei kritischer Unterversorgung kann es zur Nekrosebildung kommen (Infarkt, bevorzugt bei peripheren Embolien mit Beeinträchtigung auch des anastomosierenden bronchialarteriellen Blutflusses).
- Die sekundäre Beeinträchtigung der epithelialen Zellen und des Surfactant-Systems bedingt die Bildung von **Atelektasen.**
- Durch bakterielle Superinfektion kann eine (Infarkt-) **Pneumonie** entstehen.
- Wird die lokale Pleura in das entzündliche Geschehen einbezogen, können sich **Pleuritis** und **Pleuraerguss** ausbilden.

Symptome Die **Phlebothrombose** als auslösende Konstellation ist bei weniger als der Hälfte der Patienten klinisch manifest (Schwellung, Verfärbung und Schmerzen des betroffenen Beins). Die Symptome der Embolie sind vom Schweregrad der Verlegung der Lungenstrombahn (s. Tab. 8.27) und von der Phase der Erkrankung abhängig, sie sind häufig wenig charakteristisch:

- **Akute kleine/submassive Embolie:** Symptome können fehlen, häufig besteht jedoch deutliche Dyspnoe.

Tab. 8.26 Vasokonstriktoren mit möglicher Bedeutung bei der Lungenembolie.

aus dem Thrombus	aus dem Gefäßbett
Serotonin	Plättchenaktivierender Faktor (PAF)
Thromboxan A_2	Thromboxan A_2
Thrombin	Endothelin-1
Fibrinmonomere	Zysteinylleukotriene Sauerstoffradikale

8.7 Erkrankungen des Lungenkreislaufs

Tab. 8.27 Schweregradeinteilung der akuten Lungenembolie.

Schweregrad nach Grosser Schweregrad nach Heinrich	I klein	II submassiv	III massiv	IV fulminant
pO₂ (mmHg) arteriell	normal	leicht unter Altersnorm	< 60–70	< 50–60
system.-art. Mitteldruck (mmHg)	normal	70/normal	50–60	< 50
Mitteldruck A. pulmonalis (mmHg)	8–15 normal	15–25	25–30	> 35
Gefäßobliteration	periphere Äste	Segmentarterien	PA-Hauptast bzw. zwei oder mehr Lappenarterien oder deren Äquivalente	PA-Stamm oder bd. Hauptäste
Score nach Miller*	< 10	> 10	> 17	> 24
Prognose	nicht tödlich	nicht tödlich mit Einschränkung der kardialen Reserve	tödlich innerhalb von Stunden durch Rechtsherzversagen	foudroyant tödlich (< 15 min) durch Rechtsherzversagen und Hirnanoxie

* Der Miller-Score ermöglicht die angiographische Quantifizierung der direkt dargestellten Gefäßabbrüche oder Füllungsdefekte

- **Akute massive/fulminante Embolie:** massive Dyspnoe, Schwindel durch Blutdruckabfall, Todesangst, evtl. Synkopen, Koma bei weitgehendem Kreislaufzusammenbruch.
- **Symptome durch Sekundärveränderungen** im weiteren Verlauf: atemabhängiger Schmerz (Pleuritis, innerhalb von Stunden), Hämoptysen (Infarkt) und Fieber (sekundäre Pneumonie, nach > 24 h). Auch in dieser Phase besteht Dyspnoe durch die anhaltende Embolisation, Atelektasenbildung, Pneumonie, Pleuraerguss.

! Fulminanten Lungenembolien gehen häufig **Signalembolien** mit diskreter Symptomatik voraus, deren Erkennung die Vermeidung weiterer (möglicherweise tödlicher) Embolien erlaubt.

Diagnostik

! Das Wichtigste bei der Diagnostik der Lungenembolie ist das „Darandenken" bei unklarer Dyspnoe!

- **Anamnese:** Gab es frühere Thrombosen, familiäre Thromboseneigung, frühere unklare Dyspnoezustände?
- **Körperliche Untersuchung:** Im akuten Stadium kommt es zu Tachypnoe, Tachykardie, betontem oder gespaltenem 2. Herzton, Halsvenenstauung, Halsvenenpulsation bei Trikuspidalinsuffizienz, ggf. ist der sytemische Blutdruck erniedrigt; Thrombosezeichen (Beinumfang unterschiedlich, Schweregefühl). Im weiteren Krankheitsverlauf können Pleurareiben, Zeichen des Pleuraergusses (Dämpfung, abgeschwächtes Atemgeräusch) sowie Zeichen der Pneumonie (Fieber, Auskultationsbefund) hinzukommen.
- **Labor:** Die Blutgasanalyse zeigt meist eine arterielle Hypoxämie und Hypokapnie mit respiratorischer Alkalose. Bei Dekompensation finden sich ggf. Hyperkapnie sowie Azidose und Laktatbildung als Zeichen des Schocks. Ein für die Lungenembolie „spezifischer" Laborparameter existiert nicht. Lediglich die Bestimmung der D-Dimer-Konzentration (freigesetzt aus Gerinnseln), die klinisch noch nicht etabliert ist, spricht bei Werten unter 200 µg/ml gegen und bei Werten über 400 µg/ml in Kombination mit der Klinik für eine Lungenembolie.
- **EKG:** In 25 % der Fälle findet sich das typische McGinn-White-Zeichen ($S_I Q_{III}$) durch Rotation des Herzens um seine Längsachse oder ein kompletter oder inkompletter Rechtsschenkelblock, die nur bei vorher unauffälligem EKG aussagekräftig sind (s. Abb. 8.33). Weitere unspezifische EKG-Veränderungen äußern sich in ST- und T-Strecken-Veränderungen (ST-Hebung in III, ST-Senkung in I und II, unspezifische ST-Veränderungen in den präkordialen Ableitungen), Rhythmusstörungen in Form von Vorhofextrasystolen, Vorhofflimmern oder -flattern, Sinustachykardie.
- **Röntgen-Thorax:** In der Initialphase einer Lungenembolie unterstreichen prominente zentrale Pulmonalgefäße oder Gefäßkalibersprünge die Verdachtsdiagnose. Nur in ca. 20 % der Fälle tritt das **Westermark-Zeichen** auf: periphere Gefäßrarefizierung in embolischen Gebieten und Hyperperfusion der nicht embolisierten Areale. Meist wird jedoch in der Akutsituation das Röntgenbild als unauffällig befundet! Als Folgezustände können häufig Atelektasen (mit Zwerchfellhochstand), Infiltrate, Pleuraerguss und pleuranahe Verschattung

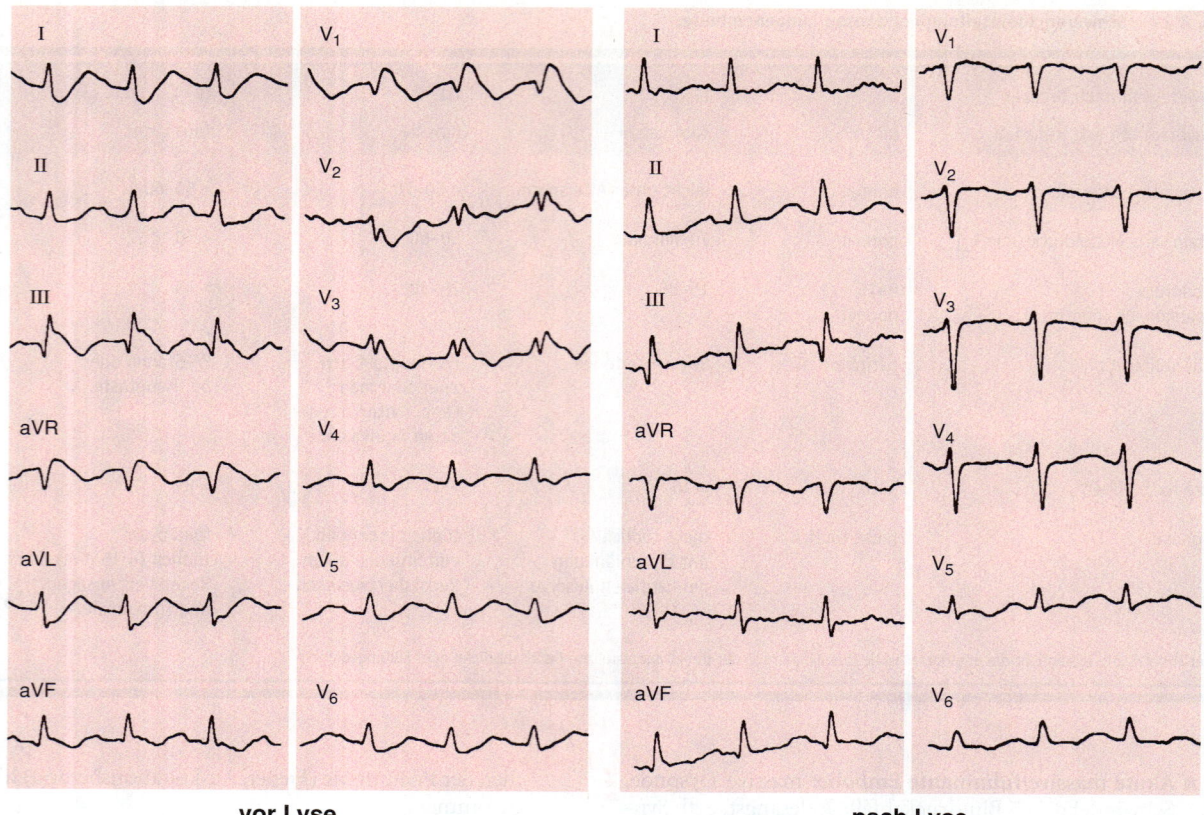

Abb. 8.33 EKG-Veränderungen bei nachgewiesener Lungenembolie. Vor Lysetherapie $S_I Q_{III}$-Typ und Rechtsschenkelblock, nach Lyse ist der Rechtsschenkelblock nicht mehr nachweisbar und das S in Ableitung I rückläufig.

(z. T. dreiecksförmig in Abbildung des Perfusionsgebietes) beobachtet werden.
- **Echokardiographie:** Diese zeigt eine Dilatation des rechten Ventrikels und Vorhofs und seltener auch des Pulmonalisstamms. Eine akute Rechtsherzbelastung kann von einer chronischen (hypertrophierte Wände des rechten Ventrikels) abgegrenzt werden. Die farbkodierte Doppler-Technik lässt bei oftmals vorliegender Trikuspidalinsuffizienz (sekundär durch rechtsventrikuläre Dilatation) zudem eine Abschätzung des systolischen pulmonarteriellen Drucks zu.

EKG, Blutgasanalytik, Röntgen-Thorax und Echokardiographie gehören zur unerlässlichen Basisdiagnostik. Bei weiter bestehendem Verdacht auf Lungenembolie kommen folgende diagnosesichernde Untersuchungen in Betracht, deren Auswahl vielfach auch von der lokalen technischen Ausstattung abhängig ist (s. Abb. 8.34).

Nachweis einer frischen Thrombose in Verbindung mit pulmonaler Hypertonie

- **Duplexsonographie und Phlebographie:** Neben orientierenden Techniken (Doppler-Untersuchung, Impedanzplethysmographie [Volumenänderungen der Extremitäten werden über Änderungen der elektrischen Leitfähigkeit erfasst]) wird zur Sicherung einer akuten tiefen Bein-Beckenvenen-Thrombose eine Duplexsonographie oder eine Phlebographie (ggf. auch Kavographie, d. h. Kontrastmitteldarstellung der Vena cava inferior) durchgeführt (s. Kap. 6.2.2 Thrombose). Jedoch schließt ein unauffälliger Venenstatus des Bein-Beckensystems eine Lungenembolie nicht aus, da sich das gesamte thrombotische Material gelöst haben kann.
- **Rechtsherzkatheter:** Über einen Pulmonalis-Einschwemmkatheter kann eine pulmonalarterielle Hypertonie quantifiziert werden. Eine Abgrenzung von „passiver" pulmonaler Hypertonie bei linkskardialer Ursache ist möglich (im letzteren Fall erhöhter „Wedge-Druck": Druck hinter okkludiertem Ballon = Druck in den großen Pulmonalvenen). Eine kleine Embolie (Grad I) ohne pulmonalarteriellen Druckanstieg entzieht sich jedoch dem Nachweis.

Akute und chronische pulmonale Widerstandserhöhungen lassen sich, im Gegensatz zur Echokardiographie, ebenfalls nicht mittels Rechtsherzkatheter differenzieren. Eine Kombination aus typischer Klinik, dem Nachweis frischer Venenthromben und akuter pulmonaler Hypertonie rechtfertigt jedoch den Therapiebeginn.

- **Perfusions-/Ventilationsszintigraphie:** Zur **Perfusionsszintigraphie** wird eine Mikroembolisation einer geringen Anzahl von Lungenkapillaren mit intravenös injizierten ^{99m}Technetium-markierten Albuminaggregaten durchgeführt. Perfusionsausfälle werden hiermit durch fehlende Traceraufnahme mit hoher Sensitivität darge-

8.7 Erkrankungen des Lungenkreislaufs

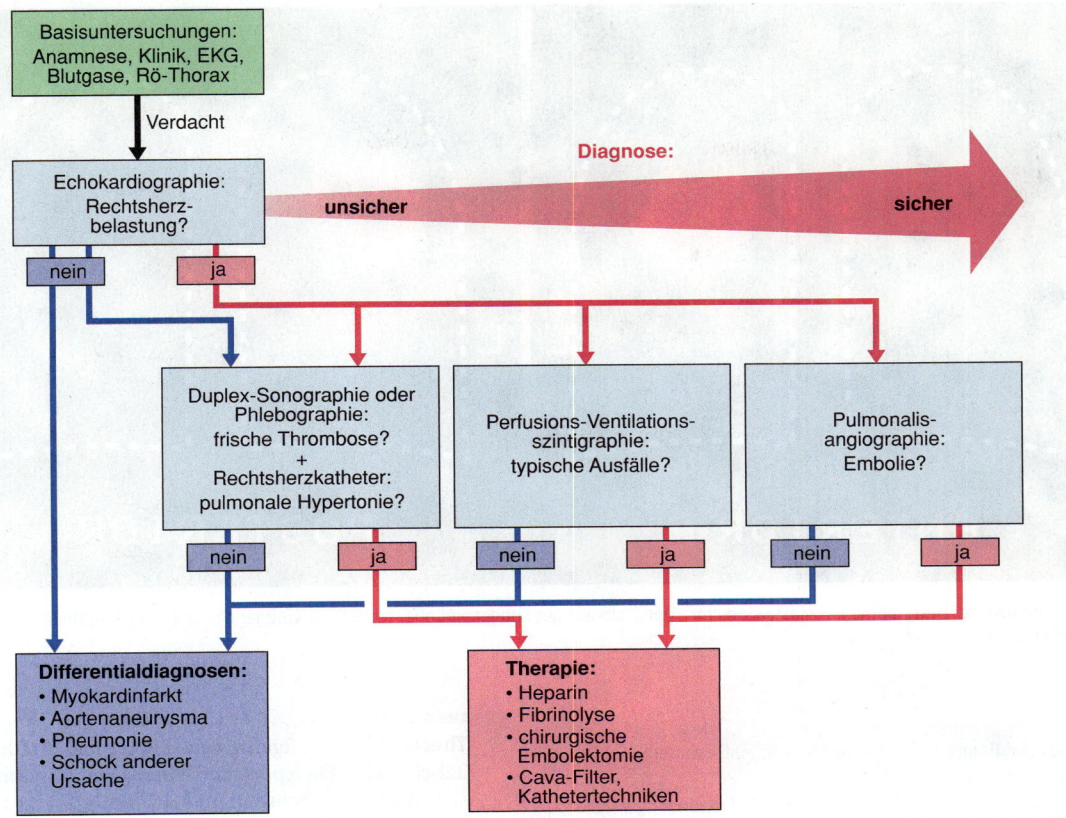

Abb. 8.34 Diagnostik bei Verdacht auf akute Lungenembolie. Folgende Einschränkungen sind zu beachten: 1. Bei massiver Embolie kann allein aufgrund des klinisch/echokardiographischen Befunds, ohne weitere Diagnostik, ein Therapiebeginn gerechtfertigt sein. 2. Eine Rechtsherzbelastung bei chronischer pulmonaler Hypertonie muss differentialdiagnostisch abgegrenzt werden (hier nicht berücksichtigt).

stellt (s. Abb. 8.35), bei normalem Perfusionsszintigramm ist eine relevante Lungenembolie ausgeschlossen. Die Spezifität der Perfusionsszintigraphie ist dagegen niedrig, da eine Vielzahl von Erkrankungen per se (z. B. Emphysem, Bronchialkarzinom, Sarkoidose, Tuberkulose) mit Veränderungen der regionalen Lungenperfusion einhergeht. Darüber hinaus kann eine sekundäre Drosselung der Perfusion in Arealen verminderter oder fehlender Ventilation über den Euler-Liljestrand-Mechanismus entstehen (Pneumonie, Atelektase, Pneumothorax).

Aus diesem Grund wird bei Ausfällen in der Perfusionsszintigraphie eine zusätzliche **Ventilationsszintigraphie** vorgenommen. Ist diese unauffällig, so ist eine Embolie weitgehend gesichert, zeigt sie konkordante Ausfälle, so liegt vermutlich eine durch Lungenerkrankungen bedingte Perfusionsdrosselung vor.

- **Angio-CT und Magnetresonanztomographie:** Die moderne Spiral-CT-Technik erlaubt dem erfahrenen Radiologen eine schnelle und sichere Diagnose bis auf Segmentebene. Kleine periphere Embolien können sich jedoch dem Nachweis entziehen, so dass bei unauffälligem CT noch keine Signalembolie ausgeschlossen ist. Aus diesem Grund sollte in der täglichen Routine das tiefe Beinvenensystem bis zu den Kniekehlen auch bei fehlendem Embolienachweis dargestellt werden. Der Wert der Magnetresonanztomographie für die Diagnose der Lungenembolie scheint in ähnlichen Bereichen wie jener der CT-Technik zu liegen und empfiehlt sich besonders für schwangere Patientinnen.

- **Pulmonalisangiographie:** Die Gefäßdarstellung mit Röntgenkontrastmittel über einen Katheter in der A. pulmonalis stellt nach wie vor den Goldstandard zur Diagnostik der Lungenembolie dar; sie besitzt hohe Sensitivität und hohe Spezifität (s. Abb. 8.36a, b). Eine geläufige angiographische Quantifizierung der direkt dargestellten Gefäßabbrüche oder Füllungsdefekte erfolgt über den Miller-Score (Anzahl der Segmente jeder Seite s. Tab. 8.27). Die Technik der digitalen Subtraktionsangiographie (DSA) ermöglicht zudem die Gefäßdarstellung über eine periphere Kontrastmittelapplikation.

Differentialdiagnose	Ausschlussmaßnahmen
Pneumothorax	Auskultation, Röntgen-Thorax
Myokardinfarkt	Anamnese, EKG, Enzymdiagnostik
Myokarditis	Anamnese, EKG, Echokardiographie
Dissezierendes Aortenaneurysma	Anamese, Echokardiographie, Thorax-CT

8 Lungen- und Atemwegserkrankungen

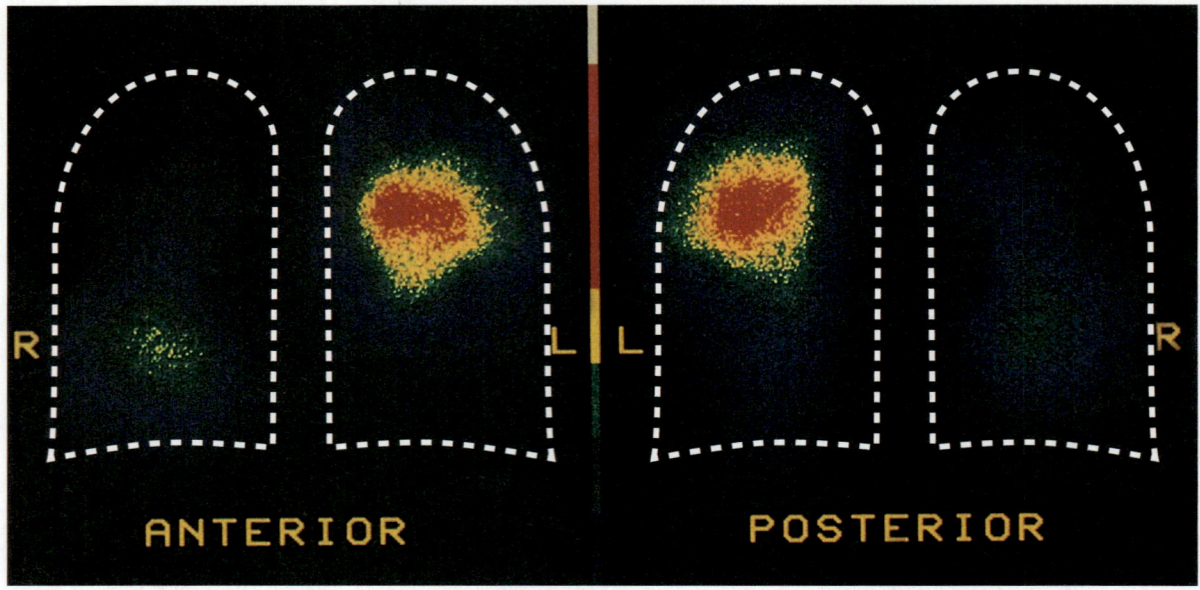

Abb. 8.35 Perfusionsszintigraphie bei massiver rechts- und linksseitiger Lungenembolie, rechts fast völliger Perfusionsausfall, links Ausfall der Unterlappenperfusion.

Differentialdiagnose	Ausschlussmaßnahmen
Pneumonie	Auskultation, Entzündungszeichen, Röntgen-Thorax
Pankreatitis	Körperliche Untersuchung (Schmerzpunkt), Amylase und Lipase, Abdomensonographie, Abdomen-CT

Therapie Zu **allgemeinen Therapiemaßnahmen** siehe Tabelle 8.28. Die **speziellen Therapiemaßnahmen** richten sich nach dem Schweregrad der Embolie und möglicher Kontraindikationen gegen eine Heparin- oder Fibrinolysetherapie und sind in Abbildung 8.37 zusammengefasst. Zu den Kontraindikationen gegen eine Heparin- oder Lysetherapie siehe Kapitel 5 und 6.2.2.

Kleine oder submassive Embolien (Grad I und II) Bei fehlenden Kontraindikationen gegen eine Antikoagulation ist eine **therapeutische Heparinisierung** mit dokumentierter

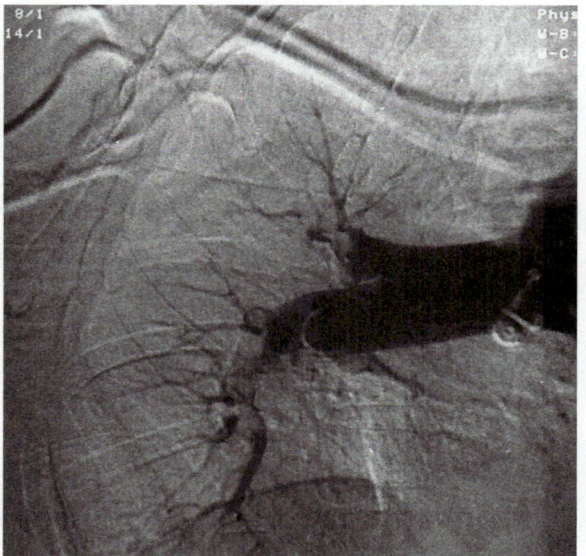

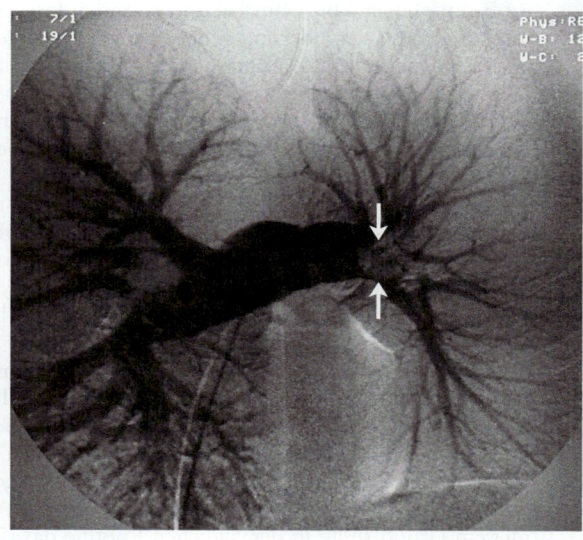

Abb. 8.36
a) Pulmonalisangiographie bei ausgeprägter rechts- und linksseitiger Lungenembolie mit peripheren Perfusionsausfällen (nur rechte Seite abgebildet);
b) Kontrolle nach Lyse mit deutlicher Verbesserung der Perfusion, noch großer Thrombusrest im linken Pulmonalishauptstamm (Pfeile).

8.7 Erkrankungen des Lungenkreislaufs

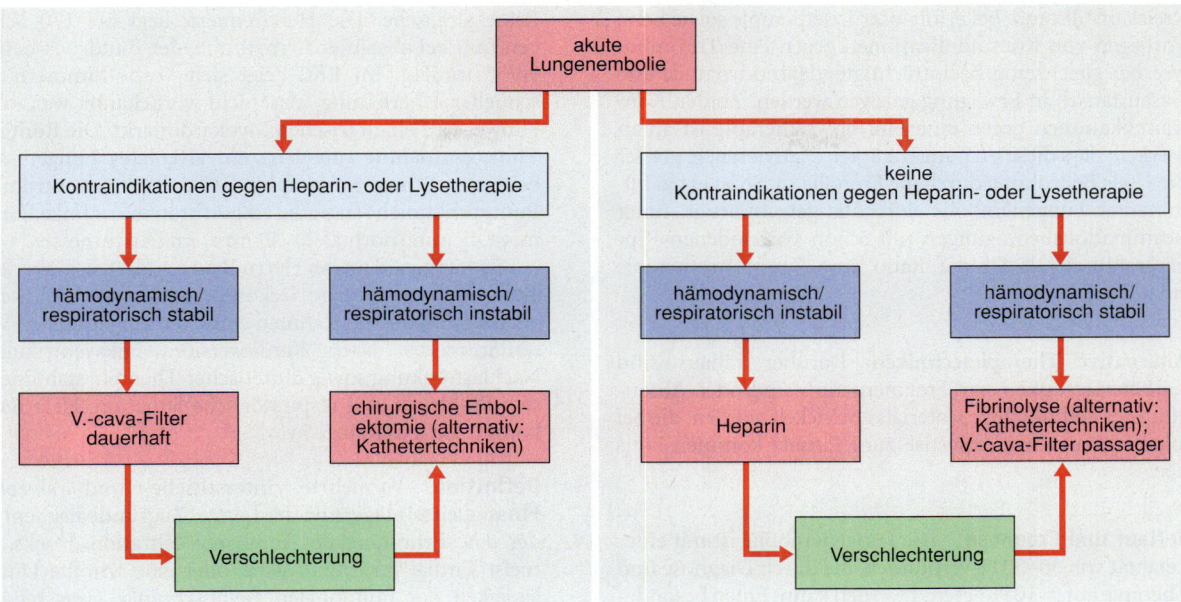

Abb. 8.37 Flussschema zur Therapie der akuten Lungenembolie.

Verlängerung der partiellen Thromboplastinzeit auf ca. das Zwei- bis Dreifache der Norm der Standard. Eine begleitende regelmäßige Thrombozytenkontrolle ist wichtig, um die mögliche Entwicklung einer heparininduzierten Thrombozytopenie mit z. T. fatalen Folgen (arterielle und venöse Thrombosen, erneute Lungenembolien) nicht zu übersehen.

Bei Kontraindikationen gegen eine Antikoagulation und noch vorhandenem emboliefähigem Material in den tiefen Bein- oder Beckenvenen ist die Anlage eines **dauerhaften Kavafilters** (der unterhalb der Nierenvenen aufgespannt wird und nur operativ entfernbar ist) als venöse Sperre zu erwägen.

Die Heparintherapie wird im weiteren Verlauf überlappend in eine orale Dicumaroltherapie überführt, deren Dauer sich nach der Ursache der Thrombose richtet.

Massive oder fulminante Lungenembolie (Stadium III und IV) Bei fehlenden Kontraindikationen (s. Kap. 6.2.2 Thrombose) gegen eine **thrombolytische Therapie** wird durch Streptokinase, Urokinase oder Gewebeplasminogenaktivator (tPA) eine schnelle Eröffnung pulmonalvaskulärer Stromgebiete mit Stabilisierung der Hämodynamik und des Gasaustausches angestrebt. Bei Vorliegen von erheblichem emboliefähigem Material in der V. cava inferior oder in den Beckenvenen kann vor der Lysetherapie als Schutz gegen weitere Embolisationen ein **passagerer Kavafilter** eingelegt werden (s. Abb. 8.38), der bis zu sieben Tage verweilen kann.

Eine **chirurgische Embolektomie** (Trendelenburg-Operation) muss bei der fulminanten Lungenembolie mit

Tab. 8.28 Allgemeinmaßnahmen bei Lungenembolie.

- Überwachung auf Intensivstation (arterielle Oxygenierung, zentraler Venendruck, ggf. Monitoring des pulmolnalarteriellen Drucks mittels liegenden Pulmonaliskatheters)
- Bettruhe; Ruhiglagerung und evtl. Wickelung des Thrombose-tragenden Beins
- Sauerstoffinhalation
- Oberkörperhochlage
- Gabe von Laxanzien (Vermeidung des Pressens beim Stuhlgang)
- Ausreichende Flüssigkeitszufuhr (Vorlast) und ggf. Katecholamine bei Rechtsherzinsuffizienz und Schock
- Beatmung und Reanimation, wenn notwendig

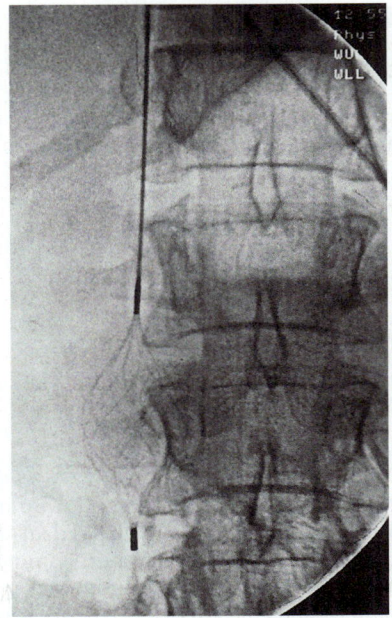

Abb. 8.38 Passagerer Vena-cava-Filter. Man erkennt bei radiologischer Kontrolle den Führungskatheter und das feine Drahtgeflecht in Projektion auf die bzw. neben der Wirbelsäule.

Lungen- und Atemwegserkrankungen

Kreislaufstillstand, bei erfolgloser Lysetherapie sowie beim Vorliegen von Kontraindikationen gegen eine Thrombolyse bei gleichzeitig beeinträchtigter Hämodynamik und Gasaustausch in Erwägung gezogen werden. Zu den Kontraindikationen gegen eine Fibrinolysetherapie ist anzumerken, dass diese sich umso stärker relativieren, je größer die vitale Bedrohung durch die Embolie ist. So ist es bei fulminanter Lungenembolie durchaus gerechtfertigt, unter Reanimationsbedingungen mit schon vorhandenen Rippenfrakturen als Ultima Ratio eine Fibrinolysetherapie einzuleiten.

Alternative Therapietechniken Darüber hinaus sind **Kathetertechniken** zur Fragmentation und/oder Absaugung des embolischen Materials entwickelt worden, die bei lokal vorhandener Expertise zum Einsatz kommen können.

Verlauf und Prognose Die Lungenembolie ist mit einer Letalität von 30–50 % verbunden, die durch Diagnose und Therapie auf 8–10 % gesenkt werden kann. Einen besonderen Stellenwert in der Verhinderung einer Lungenembolie nimmt die Prophylaxe der Entstehung einer tiefen Venenthrombose bei gefährdeten Patienten ein (s. Kap. 6.2.2).

Komplikation	Häufigkeit
Pleuritis	Häufig
Pleuraerguss	Häufig
Infarktpneumonie	Häufig

Zusammenfassung

- Häufigste Ursache: Embolien aus den unteren Extremitäten
- Wichtigstes Symptom: Dyspnoe (daran denken!)
- Wichtigste diagnostische Maßnahme: Angio-CT oder Pulmonalisangiographie
- Wichtigste therapeutische Maßnahme: Antikoagulation oder Fibrinolye

8.7.2 Lungenödem

Synonym: Weiße Lunge
Engl. Begriff: Lung Edema

Praxisfall

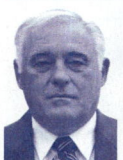

Herr Bauer, inzwischen 73 Jahre alt, wird mit schwerster Luftnot, die sich im Verlauf der Nacht einstellte, stationär aufgenommen. **Anamnestisch** sind ein Myokardinfarkt (vor 13 Jahren) und eine arterielle Hypertonie bekannt. Die **klinische Untersuchung** ergibt eine ausgeprägte Orthopnoe (Atemhilfsmuskulatur) und Zyanose, es finden sich beidseits pulmonal grobblasige Rasselgeräusche. Die Herzfrequenz liegt bei 170 Schlägen/min bei absoluter Arrhythmie, der Blutdruck beträgt 90/55 mmHg. Im **EKG** zeigt sich Vorhofflimmern mit schneller Überleitung, das nicht vorbekannt war, ohne Hinweis auf einen frischen Myokardinfarkt. Die **Röntgen-Thoraxaufnahme** offenbart ein alveoläres Lungenödem beidseits. **Echokardiographisch** ist die linksventrikuläre Pumpfunktion hochgradig eingeschränkt, der linke Vorhof misst 45 mm (normal 20–40 mm) im Durchmesser.

Das Lungenödem bei Herrn Bauer erklärt sich über eine akute linksventrikuläre Dekompensation mit pulmonalvenöser Stauung im Rahmen eines neu aufgetretenen Vorhofflimmerns. Nach Kardioversion, linksventrikulärer Nachlastsenkung sowie diuretischer Therapie stabilisieren sich Blutdruck und respiratorische Situation. Herr Bauer kommt auch in Kap. 5.5 vor.

Definition Vermehrte **interstitielle** und **alveoläre Flüssigkeitseinlagerung** der Lunge. Zugrunde liegt entweder eine Erhöhung des kapillären Filtrationsdrucks, der meist kardial verursacht wird, oder eine erhöhte Durchlässigkeit der pulmonalen Gefäßschranke (verschiedene Ursachen).

Epidemiologie Da es unterschiedliche Auslöser eines Lungenödems gibt, liegen keine genauen Zahlen zur Inzidenz vor, doch eine linkskardial verursachte pulmonale Stauung ist ein häufiges Krankheitsbild.

Ätiologie und Pathophysiologie Die Basis der Betrachtung stellt die **Starling-Gleichung** dar:

$$\text{Flüssigkeitsansammlung} = K_{fc}\,[(P_c - P_i) - \delta\,(\pi_{pl} - \pi_i)] - Q_{lymph}$$

K_{fc} = kapillärer Filtrationskoeffizient (Wasserdurchlässigkeit der Gefäßwand)
P_c = mittlerer Kapillardruck
P_i = mittlerer interstitieller Druck
δ = Reflexionskoeffizient für Makromoleküle (Proteinundurchlässigkeit der Gefäßwand; Bereich 0–1)
π_{pl} = onkotischer Druck des Plasmas
π_i = onkotischer Druck des Interstitiums
Q_{lymph} = Lymphabfluss

Zudem bewirken epitheliale Pumpensysteme, wie z.B. der apikale Na^+-Kanal in Verbindung mit der laterobasalen Na^+-K^+-ATPase, eine Rückresorption von Flüssigkeit aus dem Alveolarraum, jedoch ist deren Bedeutung für pathophysiologische Konstellationen noch nicht definiert.

Ein Ödem entsteht, wenn die filtrierte Menge den mehrfach steigerbaren Lymphabfluss übertrifft. Besonderheiten der Lunge sind:

- Es gibt nicht eine, sondern zwei Schranken – Endothel und Epithel –, die unabhängig voneinander verändert sein können.
- P_i ist in der Lunge negativ und stark atemabhängig.
- P_c in der Pulmonalisstrombahn ist niedrig (6–8 mmHg), jedoch pulsatil.
- δ des pulmonalen Endothels liegt deutlich < 1, d.h., der onkotische Gradient ist nur partiell wirksam.

Interstitielles und alveoläres Ödem Bei einem Lungenödem ist der extravaskuläre Flüssigkeitsgehalt (normal ca. 300–400 ml) um ein Vielfaches erhöht. Initial findet sich die Flüssigkeit im Interstitium (**interstitielles Ödem**), sekundär im Alveolarraum (**alveoläres Ödem**), mit nachfolgendem Abfluss in den Bronchialbaum. Durch die große Kapazität der Luft führenden Räume kann die Lunge im Extremfall > 2 l Ödemflüssigkeit aufnehmen.

Kardiogenes Lungenödem Die häufigste Ursache pulmonaler Ödembildung ist ein Anstieg des mikrovaskulären Drucks (P_c) durch Stauung des Blutes vor dem linken Herzen (pulmonalvenöse Stauung) bei Vitien oder myokardialer Insuffizienz: kardiogenes Ödem. In seltenen Fällen kann eine **Thrombosierung der Pulmonalvenen** ebenfalls eine Erhöhung des mikrovaskulären Drucks mit Ödembildung zur Folge haben. Ein Abfall von π_{pl} (Proteinmangel) reicht dagegen als alleinige Ursache pulmonaler Ödembildung nicht aus. Ebenso kommt es auch bei totaler Blockade der Lymphdrainage nicht zu diffuser pulmonaler Ödembildung, auch wenn sie regional, z. B. bei karzinomatösem Befall des Lymphsystems, nachgewiesen werden kann (**Lymphangiosis carcinomatosa**).

Nichtkardiogenes Lungenödem Bei erhöhter Permeabilität der Endothelschranke (**Schrankenstörung**; K_{fc} ↑, δ ↓, π_i ↑ durch vermehrten Proteinübertritt in das Interstitium) als Ursache pulmonaler Ödembildung ist die austretende Flüssigkeit proteinreich (> 50 % des Plasma-Proteingehalts). Das Lungenödem bei gesteigerter alveolokapillärer Permeabilität kann beispielsweise infektiös-toxisch, posttranfusionell (Leukozytenagglutinine), inhalativ durch Reizgase oder nach Aspiration von Mageninhalt, Meer- oder Süßwasser ausgelöst werden. Diese Formen der pulmonalen Ödembildung werden definitionsgemäß nach Ausschluss einer linkskardialen Genese in Abhängigkeit von der resultierenden Oxygenierungsstörung als „**Acute Lung Injury**" (ALI) oder „**Adult Respiratory Distress Syndrome**" (ARDS) bezeichnet und werden detailliert in Kapitel 8.8 besprochen.

Beim akut auftretenden Lungenödem, z. B. durch kardiogene Ursache, provoziert die interstitielle und alveoläre Flüssigkeitseinlagerung **Diffusionsstörungen** und insbesondere **Ventilations-Perfusions-Verteilungsstörungen** bis zum erhöhten Shuntfluss. Begleitend kann sich ein Bronchialwandödem ausbilden: Durch die Verdickung der Bronchialschleimhaut und – insbesondere bei vorbestehend erhöhter Atemwegsreagibilität – begleitende Bronchokonstriktion kann sich der Atemwegswiderstand erhöhen (bei kardiogener Verursachung spricht man von **Asthma cardiale**).

Symptome Die Symptomatik des Lungenödems ist gekennzeichnet durch schwere **Luftnot** bis hin zur Erstickungsangst. Begleitet wird sie von **Husten,** der beim manifesten Lungenödem mit **schaumigem Auswurf** einhergeht. Sowohl bei kardiogener Verursachung als auch bei ausgeprägten Schrankenstörungen kann durch kleine Mengen übergetretenen Blutes dieser schaumige Auswurf blutig tingiert sein.

Diagnostik

- **Anamnese:** Häufig typische auslösende Konstellationen eines kardiogenen Lungenödems (Beispiele in Tab. 8.29).
- **Körperliche Untersuchung:** Tachypnoe, Orthopnoe, flache Atmung durch Abnahme der Compliance bei interstitieller Flüssigkeitseinlagerung, Zyanose und Schwitzen. Auskultatorisch finden sich feuchte, basale Rasselgeräusche (nicht im interstitiellen Stadium), die beim ausgeprägten Lungenödem auch ohne Stethoskop wahrgenommen werden können, möglicherweise begleitet von einem verlängerten Exspirium und bronchospastischen Geräuschen („Asthma cardiale").
- **Röntgen-Thorax:** Regelhaft finden sich weite zentrale Gefäße, peribronchiale Ödemmanschetten (Unschärfe der zentralen Bronchien), beidseits vom Hilus ausgehende schmetterlingsförmige Verdichtungen. Durch Flüssigkeitseinlagerung in die Bindegewebssepten der Lobuli, die unterschiedlich ausgeprägt sind, entstehen die typischen **Kerley-Linien:**
  - vom Oberlappen zum Hilus ziehend (Kerley A),
  - peripher horizontal im Mittel- und Unterlappen gelegen (Kerley B),
  - zentral gelegen (Kerley C).

  Die Stauung zeigt sich als Verdichtung zunächst bihilär, dann zunehmend beidseits basal, um mit zunehmender Intensität dann auch die mittleren und apikalen Abschnitte zu erreichen, und rechtfertigt so die Bezeichnung „weiße Lunge" (s. Abb. 8.39). Eine vergrößerte Herzsilhouette kann auf eine kardiogene Ursache hindeuten; begleitend kann sich ein Pleuraerguss zeigen.
- **EKG:** Ggf. zeigen sich Veränderungen bei kardiogener Verursachung (z. B. Rhythmusstörungen, frischer oder abgelaufener Myokardinfarkt).
- **Echokardiographie:** sehr hilfreich zur raschen Beurteilung der linksventrikulären Pumpfunktion sowie der Mitralklappen- und Aortenklappenfunktion.

Tab. 8.29 Häufige Auslöser eines kardiogenen Lungenödems.

- akuter Myokardinfarkt
- akute Myokarditis
- akute Mitralinsuffizienz
  - Sehnenfadenabriss
  - Papillarmuskelabriss
  - Segelausriss
- akute Dysfunktion einer Kunstklappe
- chronische Linksherzinsuffizienz
  - ischämische Kardiomyopathie
  - dilatative Kardiomyopathie
  - Aortenstenose, -insuffizienz
  - Mitralstenose, -insuffizienz
- schwere hypertensive Krise
- Compliancestörungen des linken Ventrikels
- Rhythmusstörungen
  - tachykarde: Vorhofflimmern, ventrikuläre Tachykardie
  - bradykarde: AV-Block III.
- Intoxikation mit kardiotoxischen Substanzen

Lungen- und Atemwegserkrankungen

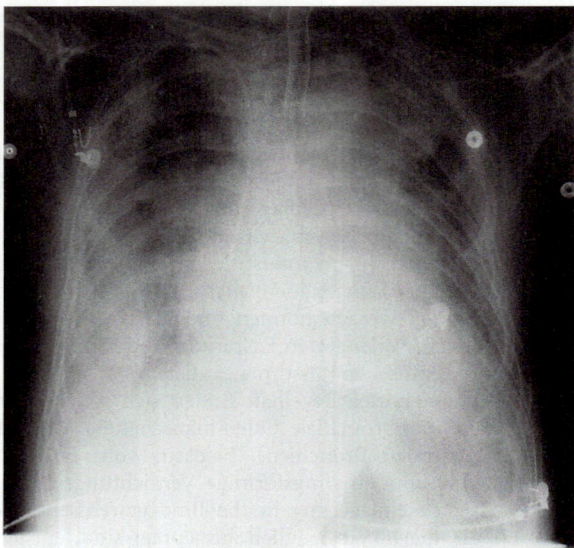

Abb. 8.39 Thoraxübersicht eines Patienten mit schwerer pulmonalvenöser Stauung bei Mitralinsuffizienz (ausgeprägtes paravalvuläres Leck nach Mitralklappenersatz). Man erkennt eine nahezu „weiße Lunge" mit alveolärer Ödembildung. Zentraler Venenkatheter und Trachealkanüle sind sichtbar.

- **Rechtsherzkatheter (Swan-Ganz-Katheter):** ermöglicht die Differenzierung zwischen kardiogenem Ödem und Ödem aufgrund einer Schrankenstörung:
  - P_c-Werte (pulmonalkapillärer Verschlussdruck, Wedge-Druck) unterhalb von 16 mmHg schließen eine kardiogene Ursache des Lungenödems weitgehend aus.
  - P_c-Werte zwischen 18 und 20 mmHg führen zu einer Flüssigkeitseinlagerung durch Rückstau vor dem linken Herzen.
  - Beim ausgeprägten alveolären Lungenödem finden sich z. T. P_c-Werte $\geq$ 28 mmHg.
- **Messung des extravaskulären Lungenwassers** (wird mittels Doppelindikatortechnik für komplexe Fragestellungen im Intensivbereich bestimmt): Ein Indikator markiert die intravaskuläre Flüssigkeit (Cardiogreen-markiertes Albumin), der zweite Indikator markiert die extra- und intravaskuläre Flüssigkeit (Kälte), so dass aus der Differenz beider Signale das extravaskuläre Lungenwasser errechnet werden kann.

Differentialdiagnose	Ausschlussmaßnahmen
Interstitielle Lungenerkrankungen	Anamnese, Verlauf (meist chronisch), Lavage-Untersuchung
Beidseitige interstitielle Pneumonie	Auskultation, Infektionszeichen, Sputumdiagnostik
ARDS (s. Kap. 8.8)	Anamnese (Auslöser), EKG, Echokardiographie, Rechtsherzkatheter
Toxisches Lungenödem (s. Kap. 8.8)	Anamnese, EKG, Echokardiographie, Rechtsherzkatheter

Therapie Als Sofortmaßnahme sollte dem Patienten stets per Nasensonde oder Gesichtsmaske Sauerstoff appliziert werden. Bei kardiogenem Lungenödem steht die **Optimierung** der **linksventrikulären Funktion** im Vordergrund. Beispiele sind die medikamentöse Bremsung tachykarder Rhythmusstörungen oder die Verbesserung der linksventrikulären Auswurfleistung durch **Nachlastreduktion** des linken Herzens (z. B. Nitroprussidnatrium in der akuten Situation, ACE-Hemmer, s. Kap. 5). **Vorlastsenkung** (Oberkörper hoch, Beine tief lagern, Nitroglyzerin) und **Volumenentzug** (Diuretika, ggf. Filtrationsmaßnahmen) dienen der Reduktion des Flüssigkeitszustroms zur Lungenstrombahn. Des Weiteren kann eine überbrückende **Maskenbeatmung** oder Intubation mit **Überdruckbeatmung** erforderlich sein. **Sedierende Maßnahmen** (z. B. Morphin) sind unter Überwachung bei Agitiertheit und extremer Dyspnoe hilfreich. Zur Behandlung akuter pulmonaler Schrankenstörung siehe Kapitel 8.8.1.

Verlauf und Prognose Die Prognose eines kardial bedingten Lungenödems ist meist gut, wird aber häufig durch das Auftreten einer Stauungspneumonie kompliziert. Die langfristige Perspektive wird im Wesentlichen durch die Prognose der kardialen Grundkrankheit bestimmt. Bei der chronischen Lungenstauung (Mitralvitium) können sekundäre vaskuläre Umbauprozesse zu einer chronischen pulmonalen Hypertonie und Rechtsherzbelastung führen.

Zusammenfassung

- Häufigste Ursache: kardiogen
- Wichtigstes Symptom: Dyspnoe
- Wichtigste diagnostische Maßnahmen: Auskultation, Röntgen-Thorax
- Wichtigste therapeutische Maßnahme: kausale Therapie

8.7.3 Chronische pulmonale Hypertonie und Cor pulmonale

D. BEUCKELMANN, D. WALMRATH, W. SEEGER

Synonym: Pulmonale Hypertension
Engl. Begriff: Pulmonary Hypertension

Praxisfall

Fall A: Ein 65-jähriger Mann stellt sich in der Praxis wegen zunehmender Luftnot und progredienter Beinödeme vor. Bei bekannter chronisch-obstruktiver Lungenerkrankung bemerkte der Patient seit einigen Wochen eine relativ plötzliche Verschlechterung der Dyspnoe.

Bei der **körperlichen Untersuchung** finden sich die Zeichen der chronischen Emphysembronchitis mit Lippenzyanose, Emphysemthorax und exspiratorischem Giemen bei der Lungenauskultation. Außerdem hat der Patient deutliche Unterschenkelödeme, die Leber ist vier Querfinger konsistenzvermehrt unter dem Rippenbogen palpabel, die Halsvenen sind gestaut bei positivem hepatojugulärem Reflux.

Die **Blutgasanalyse** offenbart eine respiratorische Globalinsuffizienz mit Erniedrigung des pO_2 auf 55 mmHg und Erhöhung des pCO_2 auf 50 mmHg. Im EKG weisen P dextroatriale, Drehung der Herzachse nach rechts zum Rechtstyp, inkompletter Rechtsschenkelblock sowie T-Negativierungen in den rechtspräkordialen Ableitungen auf eine ausgeprägte Rechtsherzbelastung hin.

Die **Thorax-Übersichtsaufnahme** zeigt neben den Zeichen des chronischen Emphysems prominente zentrale Lungengefäße mit Kalibersprung sowie in der Seitenaufnahme eine Verschmälerung des Retrokardialraumes im Sinne einer Vergrößerung des rechten Ventrikels.

In der **Echokardiographie** wird bei normaler linksventrikulärer Funktion eine deutliche Dilatation des rechten Ventrikels und rechten Vorhofs mit ausgeprägter Insuffizienz der Trikuspidalklappe sichtbar. Doppler-echokardiographisch ergibt sich ein Druckgradient an der Trikuspidalklappe von 60 mmHg; das entspricht einem geschätzten systolischen Druck in der A. pulmonalis von 75 mmHg.

Die Zusammenschau der Befunde ergibt die Diagnose einer **dekompensierten Rechtsherzinsuffizienz** bei Cor pulmonale durch ausgeprägte pulmonale Hypertonie auf dem Boden einer chronisch-obstruktiven Bronchopneumopathie.

Fall B: Eine 28-jährige Frau entwickelt innerhalb von acht Monaten nach der Entbindung ihres zweiten Kindes zunehmende Dyspnoe, die zu wiederholten Vorstellungen beim Hausarzt ohne konkretes Ergebnis führte. Jetzt erlitt sie bei leichter körperlicher Arbeit eine kurze Synkope und wird mit Luftnot bereits bei geringster Anstrengung eingeliefert. Die **Untersuchung** zeigt pulsierende Halsvenen, auskultatorisch ein Pulmonalinsuffizienzgeräusch (Graham-Steell) und ein Systolikum links parasternal. **Radiologisch** finden sich prominente zentrale Lungengefäße mit Kalibersprung und geringe Verbreiterung der Herzsilhouette; keine Auffälligkeiten im Lungenparenchym. Das **EKG** zeigt eine ausgeprägte Rechtsherzhypertrophie; **echokardiographisch** finden sich eine massive Hypertrophie und Dilatation des rechten Ventrikels, eine Dilatation des rechten Vorhofs und eine Trikuspidalinsuffizienz. Im **Rechtsherzkatheter** wird ein pulmonalarterieller Mitteldruck von 65 mmHg bei sehr niedrigem Herzzeitvolumen (1,9 l/min) und somit ein extrem erhöhter pulmonalvaskulärer Widerstand (> 15faches der Norm!) gemessen. Nach Ausschluss von Lungenembolien und Lungenparenchymerkrankung lautet die Diagnose Cor pulmonale bei **primärer pulmonaler Hypertonie**.

Definition

Chronisches Cor pulmonale   Der Begriff chronisches Cor pulmonale wurde durch Stuart Harris in die Literatur eingeführt und bezeichnet die infolge einer Lungenerkrankung aufgetretene Rechtsherzbelastung bis hin zur Insuffizienz. Die Weltgesundheitsorganisation hat das chronische Cor pulmonale 1961 pathologisch-anatomisch als „rechtsventrikuläre Hypertrophie, verursacht durch Erkrankungen, die entweder die Funktion oder die Struktur der Lunge betreffen" definiert. Primäre Erkrankungen des linken Herzens und kongenitale Anomalien sind somit definitionsgemäß ausgeschlossen. Zwar erlaubt es diese Formulierung, auch reversible Frühstadien mit einzuschließen, sie sind jedoch wegen der schwierigen Messbarkeit der rechtsventrikulären Funktion und Struktur (Hypertrophie) gerade bei den weniger fortgeschrittenen Stadien des Cor pulmonale nicht befriedigend.

Pulmonale Hypertonie   Der normale Druck in der Arteria pulmonalis beträgt systolisch 15–25 mmHg, diastolisch 5–10 mmHg, der Mitteldruck liegt in der Regel zwischen 12 und 16 mmHg.

Die pulmonale Hypertonie ist definiert als chronische Erhöhung des pulmonalarteriellen Mitteldrucks über 20 mmHg in Ruhe und über 30 mmHg unter Belastung. Grundsätzlich lassen sich drei Schweregrade der pulmonalarteriellen Hypertonie unterscheiden:

- **latente pulmonale Hypertonie:** Der Mitteldruck in der A. pulmonalis liegt im Normbereich (< 20 mmHg), steigt jedoch unter Belastung auf Werte über 30 mmHg an. Dies ist bedingt durch eine Verminderung der rekrutierbaren Gefäßabschnitte. Seltener sind die aktiven Vasodilatationsmechanismen eingeschränkt.
- **manifeste pulmonale Hypertonie:** Der Pulmonalismitteldruck ist in Ruhe auf über 20 mmHg erhöht. Bei körperlicher Belastung steigt er außerdem deutlich steiler an.
- **schwere pulmonale Hypertonie:** Neben der Druckerhöhung in der A. pulmonalis ist das Herzzeitvolumen erniedrigt.

Epidemiologie   Angaben zur Häufigkeit des chronischen Cor pulmonale sind widersprüchlich. Die Häufigkeit beträgt etwa 5–10 % aller Erkrankungen des Herzens. Die Prävalenz ist deutlich höher bei Patienten mit chronischobstruktiver Bronchopneumopathie. In Sektionsstudien dieser Patienten weist etwa die Hälfte Zeichen des Cor pulmonale auf (Elsasser et al., 1993). Umgekehrt liegt dem chronischen Cor pulmonale bei mehr als 80 % der Patienten eine chronisch-obstruktive Lungenerkrankung zugrunde.

Ätiologie und Pathophysiologie   Hypoxische Vasokonstriktion, Inflammation und mechanische Obliteration sind die entscheidenden Auslöser einer pulmonalen Hypertonie (s. Abb. 8.32). Sie induzieren eine chronischpersistierende pulmonale Vasokonstriktion. Begleitend entstehen strukturelle Veränderungen der Gefäßwände (Proliferation von glatten Muskelzellen und Fibroblasten in Intima, Media und Adventitia), die als **Remodelling** bezeichnet werden. Querschnitts- und Elastizitätsverlust der Gefäße werden hierüber z. T. „fixiert", jedoch ist eine Reversibilität nicht prinzipiell ausgeschlossen. Die Folgen für das Herz sind **Rechtsherzhypertrophie** mit z. T. extremen Ausmaßen (s. Abb. 8.40a, b) sowie **Dilatation** des rechten Ventrikels und Vorhofs, insbesondere im Stadium der Dekompensation (**Cor pulmonale**).

Wesentliche Auslöser einer pulmonalen Hypertonie:

- **Lungenparenchymerkrankungen** stellen die häufigste auslösende Konstellation dar, meist via alveoläre Hypoxie und Euler-Liljestrand-Mechanismus. Die alveoläre Hypoxie kann **nichtpulmonalen Ursprungs** sein (Thoraxdeformitäten, zentralnervöse Atemstörungen, Bewohner großer Höhen, neuromuskuläre Atemstörungen). Häufiger hat sie jedoch **parenchymatöse Ursachen**.

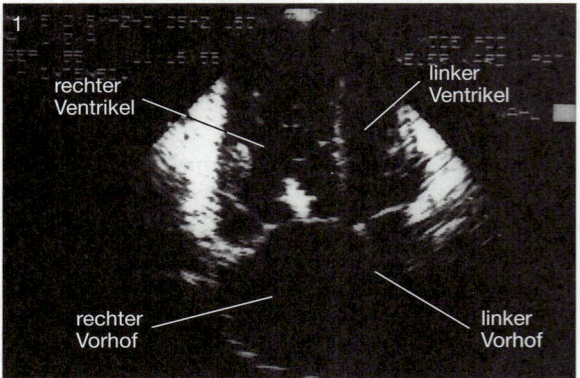

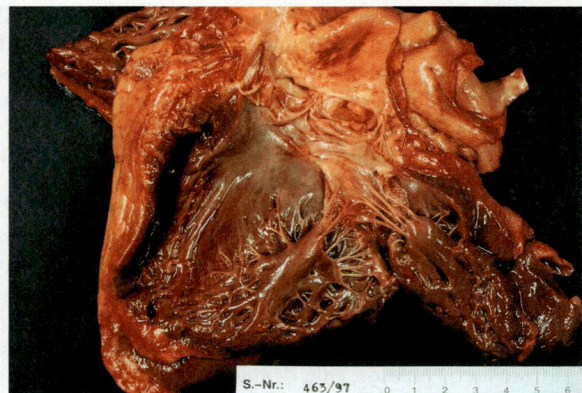

Abb. 8.40b Sektionsbefund bei schwerer pulmonaler Hypertonie: Das aufgeklappte rechte Herz zeigt massive Hypertrophie der Wände und der Trabekel.

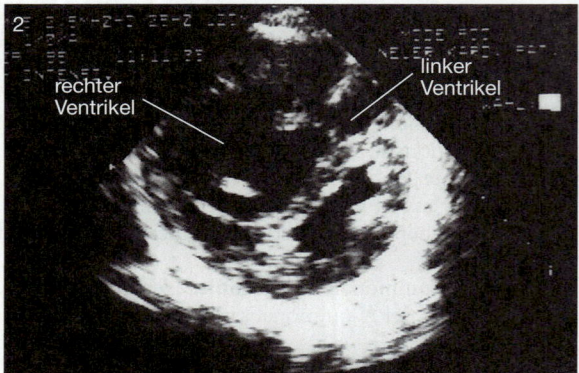

Abb. 8.40a Echokardiographie zweier Patientinnen mit schwerer primärer pulmonaler Hypertonie (s. Fallbeispiel B, S. 529). Man erkennt die schwere rechtsventrikuläre Hypertrophie mit Dilatation des rechten Ventrikels und Vorhofs.

1) Vierkammerblick.
2) Kurze Achse auf Höhe der Papillarmuskeln.

Die Tuberkulose war früher der Hauptauslöser einer alveolären Hypoxie und ist inzwischen von den chronischen Atemwegserkrankungen (chronisch-obstruktive Lungenerkrankung [COPD], Asthma) und interstitiellen Lungenerkrankungen mit Fibrosierung abgelöst worden. Bei Letzteren spielen neben der Hypoxie auch inflammatorische Prozesse in der Pathogenese der Lungengefäßveränderungen eine Rolle.

- **Primäre pulmonale Hypertonie, Vaskulitiden und Kollagenosen** sind gekennzeichnet durch primäre inflammatorische Veränderungen der Gefäßwand als auslösender Mechanismus der pulmonalen Hypertonie. Bei der **primären pulmonalen Hypertonie** (PPH), die sporadisch und familiär auftreten kann, trifft dies ausschließlich für die pulmonale Strombahn zu. Ätiologisch konnte für die familiäre Form der PPH kürzlich der erste PPH1-Gen-Locus auf dem Chromosom 2q33 identifiziert werden, nämlich der Bone Morphogenic Protein Receptor 2 (BMPR2), der für den Transforming-Growth-Factor β-(TGFβ-)Rezeptor kodiert.
Ein der PPH morphologisch sehr ähnliches Bild wurde durch den Appetitzügler Aminorex (1967–1969 in Deutschland, der Schweiz und Österreich) und durch verunreinigtes Rapsöl (1981 Toxic-Oil-Syndrom in Spanien) verursacht. Die primär vaskuläre Form der pulmonalen Hypertonie bei **i.v. Drogenabhängigen** wird wahrscheinlich über verunreinigte Injektionen induziert. Bei **Kollagenosen** (systemischer Lupus erythematodes, Sklerodermie, Sjögren-Syndrom) und **systemischen Vaskulitiden** (Panarteriitis nodosa, Wegener-Granulomatose) können die autoimmunologischen Prozesse der Grundkrankheit auch eine chronische Inflammation des Lungengefäßsystems mit der Entwicklung einer pulmonalen Hypertonie zur Folge haben.
- **Rezidivierende Thrombembolien** bedingen durch die mechanische Obliteration eine pulmonale Hypertonie. Sekundär können jedoch Umbauprozesse auch der restlichen Strombahn auftreten, die über verstärkte Scherkräfte in den permanent hyperperfundierten Arealen erklärt werden. Nimmt die pulmonale Hypertonie weiter zu, finden diese Umbauprozesse auch ohne erneute Embolisationen statt.
- Die pulmonale Hypertonie und Rechtsherzbelastung bei **linkskardialer Genese** (z.B. chronische Mitralvitien) oder bei **Herzfehlern mit Hyperzirkulation** (z.B. Vorhofseptumdefekt) werden zunächst rein „passiv" über die pulmonalvenöse Stauung bzw. die vermehrte Volumenbelastung/Rezirkulation erklärt. Hieraus resultieren jedoch chronisch vermehrte Scherkräfte und Exsudation proteinreicher Flüssigkeit in das Lungeninterstitium, die reaktive inflammatorische Prozesse mit Remodelling der Lungenstrombahn und somit Aggravierung der pulmonalen Hypertonie zur Folge haben können. Bei Shuntvitien kann hieraus die **Eisenmenger-Reaktion** resultieren: Umkehr des Links-rechts-Shunts in einen Rechts-links-Shunt wegen progredienter Widerstandszunahme und somit Nachlasterhöhung in der pulmonalen Zirkulation.

Symptome In der Anfangsphase wird die klinische Symptomatik des chronischen Cor pulmonale weitgehend von der zugrunde liegenden Lungenerkrankung bestimmt. Bei Fortschreiten des pulmonalarteriellen Hypertonus tritt dann die Symptomatik des Cor pulmonale hinzu. Diese ist charakterisiert durch rasche Erschöpfbarkeit und verminderte Leistungsfähigkeit, Belastungsdyspnoe sowie im fortgeschrittenen Stadium Tachykardie bis hin zu Symptomen

8.7 Erkrankungen des Lungenkreislaufs

der manifesten Rechtsherzinsuffizienz, die in Tabelle 8.30 zusammengefasst sind.

Da die langsame Erhöhung des pulmonalen Gefäßwiderstandes zunächst zu einer angepassten Hypertrophie des rechten Ventrikels mit normalen Füllungsdrücken führt, sind viele Patienten über lange Zeit kardial asymptomatisch. Häufig wird erst dann die Diagnose eines Cor pulmonale gestellt, wenn manifeste Zeichen der Rechtsherzinsuffizienz auftreten.

Wenn die pulmonale Hypertonie einen mittleren Schweregrad erreicht hat, führen die Symptome dieser Erkrankung, die Grundkrankheit tritt dann meist in den Hintergrund. Im weit fortgeschrittenen Stadium mit schwerem Cor pulmonale kann es zusätzlich zu Präsynkopen und Synkopen, insbesondere bei körperlicher Belastung oder im Rahmen von Hustenattacken, kommen. Ein holosystolisches Geräusch rechts parasternal kann auf das Vorliegen einer Trikuspidalklappeninsuffizienz hinweisen.

Tab. 8.30 Klinische Symptomatik der Rechtsherzinsuffizienz bei Cor pulmonale.

- Rasche Erschöpfbarkeit
- Abnehmende Leistungsfähigkeit
- Belastungsdyspnoe
- Tachykardie
- Akzentuierter 2. Herzton
- Ödeme
- Epigastrische Schmerzen
- Gestaute Halsvenen

Diagnostik Die häufigsten **klinischen Befunde** des kompensierten und dekompensierten Cor pulmonale sind in Tabelle 8.31 aufgeführt.

- **Laborparameter** für die Diagnose oder Verlaufskontrolle einer pulmonalen Hypertonie oder eines Cor pulmonale existieren nicht.
  - Die Blutgasanalyse hilft bei der Einschätzung der zugrunde liegenden Lungenerkrankung.
  - Eine chronische arterielle Hypoxämie kann zur Polyglobulie führen.
  - Ein Transaminasenanstieg ist bei chronischer Leberstauung zu erwarten.
- Charakteristische **EKG-Veränderungen** der Rechtsherzbelastung lassen sich erst im fortgeschrittenen Stadium nachweisen und sollten möglichst durch ein Vergleichs-EKG verifiziert werden. Die typischen Zeichen im EKG sind in Tabelle 8.32 und Abbildung 8.41 dargestellt.
- Die **Lungenfunktion** ermöglicht die Erkennung vorbestehender Lungenparenchymerkrankungen. Aber auch wenn keine Parenchymerkrankung vorliegt, ist – bei sonst normaler Lungenfunktion – dennoch meist der CO-Transfer-Faktor eingeschränkt als Folge der Reduktion der Lungengefäßoberfläche und der Perfusionsverteilungsstörungen.
- Im **Röntgen-Thorax** weisen eine Dilatation des Conus pulmonalis (sichtbar bevorzugt auf der seitlichen Aufnahme) und der zentralen Lungenarterien (Pars descendens der rechten Pulmonalarterie > 16 mm Durchmesser), Kalibersprünge von zentralen Lappenarterien zu Segmentarterien, eine gefäßarme Lungenperipherie und eine Verbreiterung der Herzsilhouette durch Hypertrophie und Dilatation des rechten Ventrikels auf eine pulmonale Hypertonie hin.
- Mittels **Perfusions-/Ventilationsszintigraphie** können bei chronisch-rezidivierenden Lungenembolien Perfusionsdefekte nachgewiesen werden. Die **Pulmonalisangiographie** ermöglicht eine genaue Quantifizierung der Perfusionsausfälle und stellt darüber hinaus auch allgemeine Gefäßrarefizierungen, wie z. B. bei Vaskulitiden wie der PPH, dar.
- **Magnetresonanztomographie/Computertomographie:** Radiologische Schnittbildverfahren haben für die Diagnostik des chronischen Cor pulmonale nur sehr eingeschränkte Bedeutung. Mit Hilfe der EKG-getriggerten Magnetresonanztomographie kann bei chronischem Cor pulmonale mit rechtsventrikulärer Hypertrophie die rechtsventrikuläre Wanddicke bestimmt werden. Darüber hinaus ist es nur mit der Magnetresonanztomographie und deren zeitlicher Auflösung möglich, die rechtsventrikulären enddiastolischen und endsystoli-

Tab. 8.31 Klinische Befunde beim Cor pulmonale.

Kompensiertes Stadium	Dekompensiertes Stadium
Tachykardie, ggf. Zyanose (abhängig von Grundkrankheit)	Systolikum (Trikuspidalinsuffizienz)
3. Herzton (Füllungston, verstärkt bei Inspiration)	Vergrößerte oder druckdolente Leber
Betonter 2. Herzton über Pulmonalsegment	Halsvenenfüllung, Halsvenenpulsation
Spaltung des 2. Herztons	Periphere Ödeme, Aszites, Pleuraerguss
Graham-Steell-Geräusch über Pulmonalklappe (diast. Geräusch bei relativer Pulmonalklappeninsuffizienz durch pulmonale Hypertonie)	Hepatojugulärer Reflux
Vermehrte Pulsation epigastrisch	

Lungen- und Atemwegserkrankungen

Tab. 8.32 EKG-Kriterien einer rechtsventrikulären Hypertrophie.

- Steil- bis Rechtstyp
- SI/SII/SIII-Typ
- positiver Sokolow-Index ($RV_1 + SV_5 \geq 1,05$ mV)
- QRS $\geq 0,11$ s, OUP $> 0,03$ s (V_1–V_2)
- Konvexbogige ST-Strecken-Senkung
- Biphasisches bis präterminal negatives T (V_1–V_3)
- P dextroatriale

OUP oberer Umschlagspunkt

schen Volumina und so die rechtsventrikuläre Auswurffraktion zu bestimmen.
Die Computertomographie erlaubt den Nachweis chronischer thrombembolischer Verschlüsse der Pulmonalisstrombahn und hat insoweit vor einer evtl. Thrombendarteriektomie chronischer thrombembolischer Pulmonalisverschlüsse eine Bedeutung in der Therapieplanung.

- **Echokardiographie:** Kriterien einer pulmonalen Hypertonie sind die im M-Mode und im Vierkammerblick nachweisbare Dilatation des rechten Ventrikels und des rechten Vorhofs. Die echokardiographische Bestimmung der rechtsventrikulären Auswurffraktion ist aufgrund der Asymmetrie des rechten Ventrikels nicht standardisiert.

Ausgezeichnet geeignet ist die Echokardiographie zur Druckmessung im rechten Kreislauf, wenn eine zumindest geringe Trikuspidalinsuffizienz vorliegt. Mit Continuous-Wave-Doppler (CW-Doppler) oder gepulstem Doppler lässt sich der Druckgradient an der Trikuspidalklappe mit sehr guter Reproduzierbarkeit bestimmen (s. Abb. 8.42). Durch Addition des abgeschätzten rechtsatrialen Drucks anhand klinischer Parameter (z. B. gestaute Halsvenen) lässt sich der systolische Druck in der A. pulmonalis ungefähr bestimmen. Ergänzend erlaubt die Farb-Doppler-Echokardiographie die semiquantitative Beurteilung des Ausmaßes einer begleitenden Trikuspidalklappeninsuffizienz (s. Abb. 8.43a, b).
Sollte sich in der Dopplerechokardiographie auch bei subtiler Untersuchungsdurchführung keine Trikuspidalklappen-Insuffizienz nachweisen lassen, so ist eine höhergradige pulmonale Hypertonie unwahrscheinlich.

- Die **Rechtsherzkatheteruntersuchung** ist die einzige Untersuchungsmethode, mit der direkt der Druck in der A. pulmonalis sowie der pulmonale Verschlussdruck (PC-Druck) gemessen werden können. Dies kann dann wichtig sein, wenn in Zweifelsfällen eine Differenzierung einer primären von einer sekundären pulmonalen Hypertonie auf dem Boden eines erhöhten linksventrikulären Füllungsdrucks notwendig erscheint (s. Abb. 8.44). Eine Rechtsherzkatheteruntersuchung unter Belastung erlaubt auch die Diagnose einer latenten pulmonalen Hypertonie. In diesem Fall finden sich normale Drücke im rechten Kreislauf, unter Ergometerbelastung kommt es jedoch zu einem abnormen An-

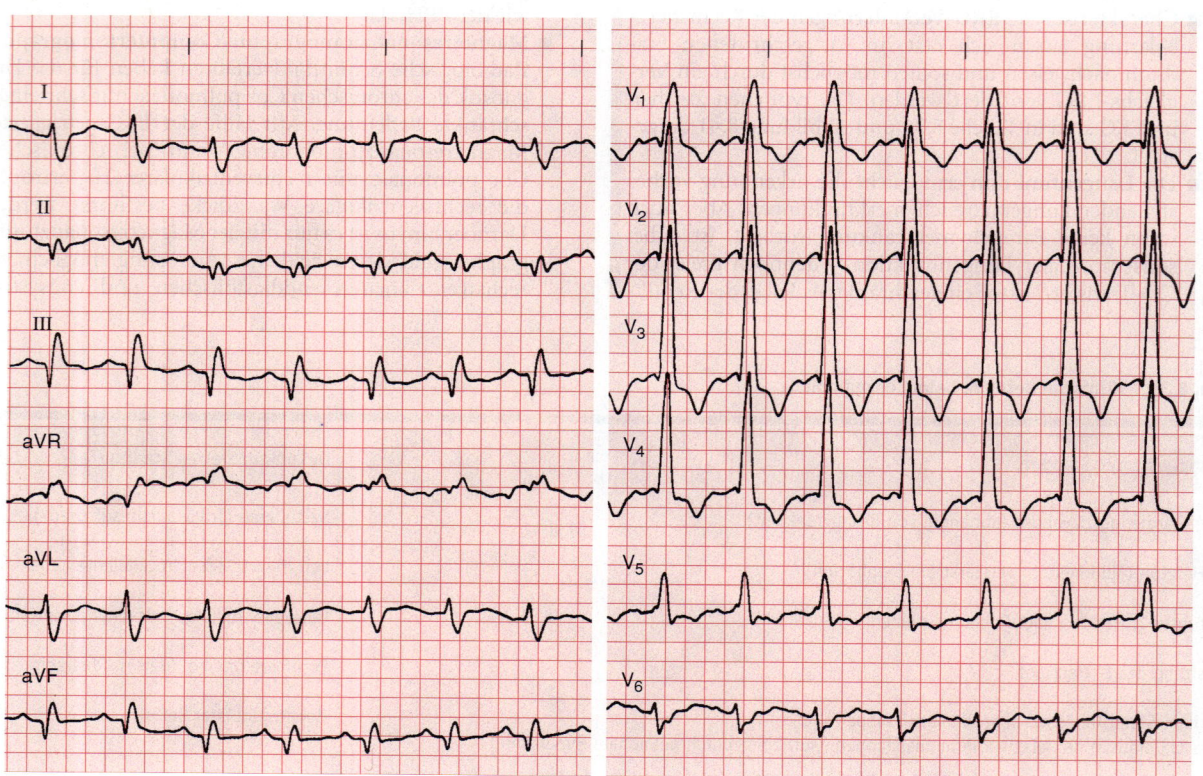

Abb. 8.41 EKG einer Patientin mit schwerer primärer pulmonaler Hypertonie (s. Fallbeispiel B). Sichtbar sind Sinustachykardie, Rechtstyp, Rechtsschenkelblock, Rechtsherzhypertrophie über der Vorderwand (V_1–V_4), S-Persistenz bis V_6.

stieg des Mitteldrucks in der A. pulmonalis auf über 30 mmHg.

- **Offene Lungenbiopsie:** Die transbronchiale Biopsie hat in der Regel ihren Platz lediglich in der Diagnostik einer zugrunde liegenden interstitiellen Lungenerkrankung (z. B. Sarkoidose). In seltenen Fällen ist zur endgültigen Diagnostik einer pulmonalen Hypertonie mit konsekutivem Cor pulmonale die offene Lungenbiopsie, in der Regel in Form der Lingulabiopsie, notwendig. Nur die histologische Untersuchung des Lungengewebes erlaubt z. B. die Diagnostik der chronischen venookklusiven Lungenerkrankung.

Differentialdiagnose	Ausschlussmaßnahmen
Linkskardiale Ursache (Shuntvitien, linksventrikuläre Störungen wie Mitralvitien und myogene Insuffizienz)	Anamnese, Auskultation, EKG, Echokardiographie, Röntgen-Thorax, Herzkatheter

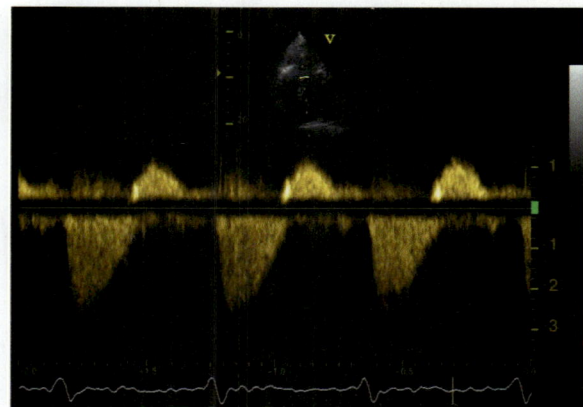

Abb. 8.42 Pulmonale Hypertonie. Nachweis einer Trikuspidalklappeninsuffizienz mittels Doppler-Echokardiographie. Maximale Flussgeschwindigkeit des Trikuspidalrefluxes während der Systole. 3,0 m/s, entsprechen einem Druckgradienten von 35 mmHg an der Trikuspidalklappe. Bei deutlich gestauten Halsvenen ergibt sich ein geschätzter systolischer Druck in der A. pulmonalis von 45 mmHg.

Therapie

Behandlung der Grundkrankheit Bei dem häufigsten Auslöser einer pulmonalen Hypertonie, den chronischen Atemwegserkrankungen (COPD, Asthma), bedeutet dies in erster Linie eine Optimierung der antiobstruktiven Therapie. Eine **Sauerstoff-Langzeittherapie** (> 18 h/d) sollte zusätzlich bei den Erkrankungen zur Anwendung kommen (COPD, Emphysem, Lungenfibrose), bei denen eine alveoläre Hypoxie (Euler-Liljestrand-Mechanismus) als Trigger der pulmonalen Vasokonstriktion vorliegt. Eine Sauerstoffapplikation kann auch bei den schweren Formen der vaskulären pulmonalen Hypertonie indiziert sein, wenn sich eine arterielle Hypoxämie ausbildet. Eine Verbesserung der Oxygenierung kann zusätzlich bei fehlenden respiratorischen Reserven im Rahmen schwerer parenchymatöser Veränderungen (COPD, Emphysem) oder thorakaler Veränderungen (Kyphoskoliose) durch eine intermittierende Heimbeatmung (z. B. BIPAP-Maske, s. Kap. 8.8) erzielt werden.

Antiinflammatorische Therapiestrategien in Form von Kortikosteroiden und Immunsuppressiva müssen bei primär vaskulär oder primär interstitiell inflammatorischen Prozessen (interstitielle Lungenerkrankungen, Kollagenosen, Vaskulitiden) erwogen werden.

Bei rezidivierenden Lungenembolien stehen eine **orale Antikoagulation** bzw. bei vorliegenden Kontraindikationen **Vena-cava-Sperrmaßnahmen** im Vordergrund. Eine orale Antikoagulation wird auch für die primäre pulmonale Hypertonie empfohlen, um sekundäre Gerinnungsprozesse in der inflammatorisch veränderten Lungenstrombahn zu verhindern.

Symptomatische Therapie Eine medikamentöse Drucksenkung in der Lungenstrombahn ist schwierig, da die systemische Applikation der **Vasodilatanzien** in oraler oder intravenöser Form sowohl im kleinen als auch im großen Kreislauf drucksenkend wirksam ist (fehlende pulmonale Selektivität); hieraus können bei fehlender Regulationsbreite des Herzzeitvolumens bedrohliche systemische

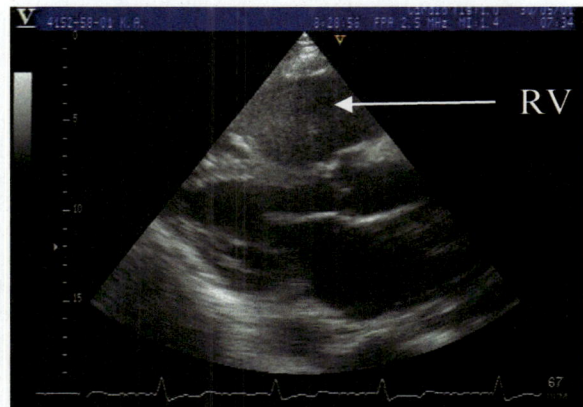

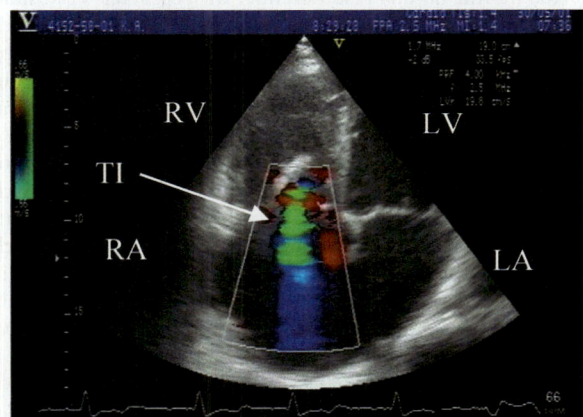

Abb. 8.43 Cor pulmonale.
a) Zweidimensionale Echokardiographie mit Nachweis einer deutlichen Dilatation des rechten Ventrikels.
b) Bei der Farb-Doppler-Echokardiographie zeigt sich eine deutliche Trikuspidalklappeninsuffizienz mit Regurgitationsjet in den rechten Vorhof.
RV: rechter Ventrikel; RA: rechter Vorhof; LV: linker Ventrikel; LA: linker Vorhof; TI: Trikuspidalklappeninsuffizienz.

Lungen- und Atemwegserkrankungen

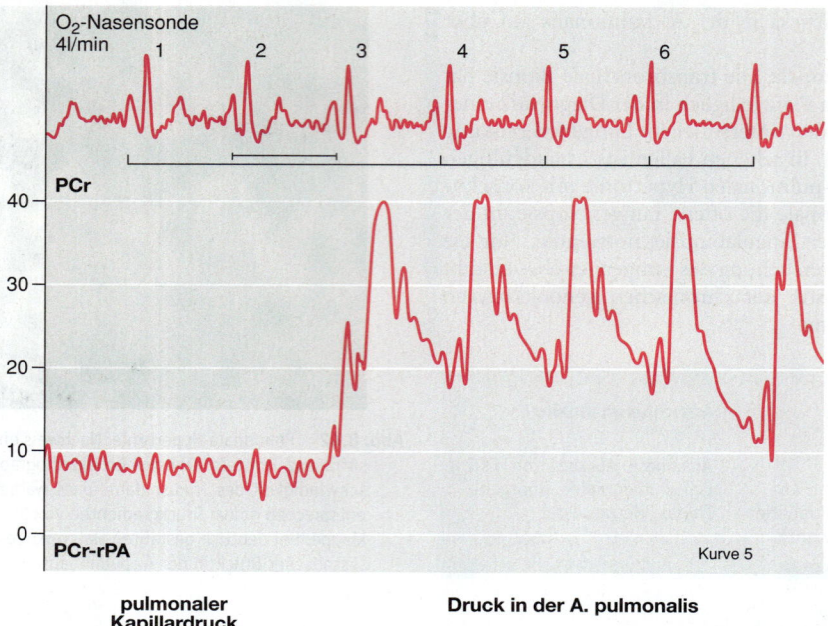

Abb. 8.44 Druckkurve bei pulmonaler Hypertonie. Deutlicher Drucksprung zwischen pulmonalkapillärem Verschlussdruck und diastolischem Pulmonalarteriendruck. PCr: pulmonaler Kapillardruck; rPA: Druck in der A. pulmonalis.

Druckabfälle resultieren. Zudem kann durch eine Vasodilatation in schlecht oder nicht ventilierten Arealen der Lunge eine Gasaustauschstörung verschlechtert werden (Zunahme des Mismatchs; fehlende intrapulmonale Selektivität). Vor dem dauerhaften Einsatz vasodilatativer Medikamente ist somit eine Austestung unter Überwachungsbedingungen, bevorzugt bei liegendem Rechtsherzkatheter, anzuraten. Verwendung fanden vor allem Kalziumantagonisten (bevorzugt Nifedipin-Typ und Diltiazem).

Bei sekundärer Polyglobulie (Hämatokritwerte über 60 % mit daraus resultierender ausgeprägter Viskositätssteigerung des Blutes) ist eine **Aderlasstherapie** indiziert. Eine **Digitalisierung** bei Rechtsherzinsuffizienz wird kontrovers diskutiert (Nachteil: Provokation von Rhythmusstörungen) und hat ihren festen Platz nur bei Tachyarrhythmien zur Bremsung der Überleitungsfrequenz. Zur Standardtherapie der pulmonalen Hypertonie gehören außerdem **körperliche Schonung** sowie eine **diuretische Therapie**. Bei manifester Rechtsherzdekompensation und kardiogenem Schock kommen **intensivtherapeutische Maßnahmen** mit dem Ziel der Rekompensation zum Einsatz (O_2-Gabe, Optimierung des Flüssigkeitshaushalts, vorübergehende Katecholaminapplikation, Steuerung von Vasodilatanzien unter Rechtsherzkatheter).

Neue Therapieansätze bei primärer pulmonaler Hypertonie In einer multizentrischen Studie wurden eine pulmonalvaskuläre Selektivität, eine verbesserte Belastungsfähigkeit der Patienten und eine Verbesserung des funktionellen Schweregrades der PPH durch eine Aerosolapplikation von **Ilomedin®** (vasodilatatives lang wirksames Prostazyklinanalogon) nachgewiesen.

Des Weiteren konnte durch die orale Applikation des **Endothelinantagonisten Bosentan** ebenfalls eine Verbesserung der Gehstrecke und eine Verzögerung des Krankheitsprogresses erreicht werden. Bei schweren Verläufen der primären pulmonalen Hypertonie kann in der Vorbereitungszeit zur Lungentransplantation eine Prostazyklin-Dauerinfusion angewandt werden.

Darüberhinaus konnte gezeigt werden, dass die Kombination von inhaliertem Ilomedin® und oralem Sildenafil (Phosphodiesteraseinhibitor) die pulmonalarterielle Drucksenkung verstärkt und verlängert.

Operative Maßnahmen Bei den chronisch-rezidivierenden Lungenembolien mit schwerer pulmonaler Hypertonie bietet sich die **Thrombendarteriektomie** als chirurgische Therapieoption an. Eine **einseitige Lungentransplantation** ist bei der schweren Lungenfibrose oder dem schweren Emphysem mit Cor pulmonale in die Überlegungen einzubeziehen. Bei der primären pulmonalen Hypertonie mit ihren häufig exzessiv erhöhten pulmonalvaskulären Widerständen kommt eine **doppelseitige Lungentransplantation** oder in Einzelfällen eine kombinierte Herz-Lungen-Transplantation in Betracht, allerdings mit gegenwärtig noch hoher Letalität im postoperativen Verlauf.

Verlauf und Prognose Die Prognose bei Patienten mit chronisch-pulmonaler Hypertonie und Cor pulmonale wird von der Grundkrankheit und der Höhe des mittleren pulmonalarteriellen Drucks geprägt. Die 5-Jahres-Lebenserwartung für Patienten mit chronischen Atemwegserkrankungen liegt bei einem pulmonalarteriellen Mitteldruck von 25–30 mmHg bei 50 % und fällt nach der ersten Rechtsherzdekompensation auf 10 %. Patienten mit primärer pulmonaler Hypertonie haben eine mittlere Lebenserwartung von nur ca. zwei Jahren, bei Dekompensation mit Rechtsherzinsuffizienz liegt diese sogar im Bereich von wenigen Monaten!

8.8 Akute und chronische respiratorische Insuffizienz

Komplikation	Häufigkeit
Rechtsherzdekompenstation	Abhängig vom Schweregrad der pulmonalen Hypertonie
Synkopen	Abhängig vom Schweregrad der pulmonalen Hypertonie
Maligne Rhythmusstörungen	Selten

Zusammenfassung

- Häufigste Ursache: unterschiedliche Genese
- Wichtigstes Symptom: Dyspnoe (schleichender Verlauf)
- Wichtigste diagnostische Maßnahme: Abklärung der Genese
- Wichtigste therapeutische Maßnahmen: pulmonale Drucksenkung und Therapie der Grundkrankheit

Zur weiteren Information

Weiterführende Literatur

Fischer, S., M. Struber, A. Haverich: Current status of lung transplantation: patients, indications, techniques and outcome. Med Klin 2002; 97: 137-43.

Ghofrani A., et al: Sildenafil for treatment of lung fibrosis and pulmonary hypertension: a randomized controlled trial. Lancet 2002; 360: 895–900.

MacNee, W.: Pathophysiology of Cor pulmonale in chronic obstructive pulmonary disease (part 1). Am J Respir Crit Care Med 1994; 150: 833–52.

Olschewski, H., W. Seeger: Pulmonale Hypertonie. Uni-Med, Bremen 2000.

Olschewski H., et al: Aerosolized iloprost ramdomized study group. Inhaled iloprost for severe pulmonary hypertension. N Engl J Med 2002; 347: 322–9.

Pattynama, P. M. T., A. De Roos, E. E. Van der Wall: Evaluation of cardiac function with magnetic resonance imaging. Am Heart J 1994; 128: 595–607.

Stuart-Harris, S. H., T. Hanley: Chronic bronchitis, emphysema and cor pulmonale. Wright, Bristol 1957.

Internet-Links

http://www.uni-duesseldorf.de/WWW/AWMF/ll/phle-tvt.htm
http://www.vh.org/
http://www.pph-primarypulmonaryhypertension.com/
http://www.nhlbi.nih.gov/labs/pulmonarycritcare/
http://www.pphcure.org/
http://www.mayo.edu/cv/wwwpg_cv/pul_cln/pulclnhp.htm
http://www.phcentral.org/

Keywords

Pulmonale Hypertonie ◆ Lungenembolie ◆ PPH

8.8 Akute und chronische respiratorische Insuffizienz

F. Grimminger, D. Walmrath, W. Seeger

Definition Respiratorische Insuffizienz bezeichnet das Unvermögen des Atmungssystems (Atempumpe, Lunge), Sauerstoffaufnahme und Kohlensäureabgabe sicherzustellen. Die **akute** respiratorische Insuffizienz tritt auf in Form eines plötzlichen oder rasch progredienten Verlusts der Atempumpfunktion oder der Gasaustauschfunktion. Beides führt in kürzester Zeit zu einem lebensbedrohlichen Zustand, der notfallmäßige Maßnahmen erfordert. Meist verläuft die respiratorische Insuffizienz jedoch **chronisch**, wobei ein schleichender Funktionsverlust lange Zeit kompensiert werden kann. Die Diagnose einer respiratorischen Insuffizienz richtet sich nach den arteriellen Blutgaswerten paO_2 und $paCO_2$.

Eine **Partialinsuffizienz** (normokapnische Hypoxämie) liegt vor, wenn allein der arterielle pO_2 unterhalb des altersbezogenen Referenzwertes gemessen wird; eine sog. **Globalinsuffizienz** (hyperkapnische Hypoxämie) ist mit einem gleichzeitigen Anstieg des arteriellen pCO_2 verbunden.

Die chronische respiratorische Insuffizienz kann vor ihrer klinischen Manifestation bereits unter Ruhebedingungen in einer latenten Form bestehen, bei der erst unter körperlicher Belastung eine mangelhafte Oxygenierung des Blutes evident wird. Nach meist mehrjährigem Verlauf geht die chronische respiratorische Insuffizienz oft unter dem Bild einer akuten Progredienz in ein Stadium der **terminalen Dekompensation** über.

Als Auslöser einer respiratorischen Insuffizienz kommen grundsätzlich sowohl extrapulmonale als auch pulmonale Auslöser in Frage.

- **Extrapulmonale** Ursachen sind Störungen des zentralen Nervensystems oder der neuromuskulären Übertragung. Des Weiteren sind atemmechanische Behinderungen bei Erkrankungen der Thoraxwand und der Pleura zu berücksichtigen.
- Bei den **pulmonalen** Ursachen handelt es sich im Wesentlichen um obstruktive und restriktive Ventilationsstörungen, eine Störung der Lungenperfusion durch Erhöhung des Gefäßwiderstandes und um hiermit assoziierte Gasaustauschstörungen. Letztere können Folge von Diffusionsstörung an der Gasaustauschstrecke sein und/oder von Ventilations-Perfusions-Fehlverteilungen mit den Extremen Shuntfluss und Totraumventilation.

! Respiratorische Insuffizienz beschreibt den Funktionsverlust des Atmungssystems, dem zahlreiche unterschiedliche Erkrankungen zugrunde liegen können.

8.8.1 Akute respiratorische Insuffizienz

Synonym: Schocklunge, akutes respiratorisches Distress-Syndrom des Erwachsenen (ARDS)
Engl. Begriff: Acute Respiratory Distress Syndrome

Praxis

Ein 42-jähriger Arbeiter wird nach einem Brand auf dem Betriebsgelände einer Farbenfabrik mit leichten Verbrennungen eingeliefert, die er sich bei Löscharbeiten zugezogen hat. Nach primärer Versorgung der Verletzungen wird er nach Hause entlassen, jedoch 8 h später unter dem klinischen Bild Somnolenz, Husten, Hyperventilation und ausgeprägter Zyanose auf der Intensivstation eingeliefert. Die Blutgasanalyse zeigt eine schwere respiratorische Insuffizienz mit einem pO_2 von 34 mmHg. Durch Hyperventilation bedingt liegt der pCO_2 bei 32 mmHg. Die **Thorax-Übersichtsaufnahme** zeigt beidseits diffuse Infiltrationen. Eine linksventrikuläre Insuffizienz wird echokardiographisch und mittels Rechtsherzkatheter ausgeschlossen. Die **Diagnose** lautet: ARDS nach toxischer Rauchgasinhalation. Der Patient muss intubiert und über einen Zeitraum von sechs Tagen maschinell beatmet werden, bevor sich Lungenbild und Gasaustauschfunktion normalisieren.

Definition

Akute respiratorische Insuffizienz Unter dem Begriff akute respiratorische Insuffizienz werden akut auftretende und unter adäquater Therapie meist reversible Lungenfunktionsverluste zusammengefasst. Zu den wichtigsten zugrunde liegenden Krankheitsbildern, die in den entsprechenden Kapiteln behandelt werden, zählen:
- ausgedehnte Pneumonie
- Asthmaanfall
- Lungenembolie
- Pneumothorax
- kardiogenes Lungenödem.

Adultes respiratorisches Distress-Syndrom (ARDS) Hiervon abgegrenzt wird ein Erkrankungsbild, bei dem akute inflammatorische Prozesse im Lungenparenchym eine Gasaustauschstörung induzieren: In Analogie zum Atemnotsyndrom des Neugeborenen (auch als **I**nfant **R**espiratory **D**istress **S**yndrome, IRDS, bezeichnet) wird dieses als **A**dult **R**espiratory **D**istress **S**yndrome (ARDS) tituliert. Das ARDS ist eine akute Funktionsstörung der Gasaustauschstrecke der Lunge (Kapillare – Interstitium – Alveole), die nach unterschiedlichen Auslösern bei vorher Lungengesunden ohne spezielle Prädisposition auftreten kann. Sie ist unabhängig von Störungen des zentralen Atemantriebs, des Gasflusses in den großen und kleinen Atemwegen, des Blutflusses in den großen pulmonalen Gefäßen und der linksventrikulären Funktion. Nach gegenwärtig gültiger Konsensusdefinition wird es durch folgende Kriterien bestimmt:
- Die Erkrankung tritt akut auf.
- Das Verhältnis von arteriellem Sauerstoffpartialdrucks (paO_2) zu inspiratorischer Sauerstoffkonzentration (FiO_2, Fraktion des O_2-Anteils in der Inspirationsluft, erhöht bei nasaler Sauerstoffgabe oder maschineller Beatmung; Maximalwert 1) ist herabgesetzt: paO_2/FiO_2 < 200 mmHg (Normalwert: paO_2 = 85 mmHg, FiO_2 = 0,21 → paO_2/FiO_2 = 405 mmHg).
- Das Röntgen-Thoraxbild zeigt bilaterale Infiltrate.
- Zeichen einer linksventrikulären Funktionsstörung fehlen (Ausschluss eines kardiogenen Lungenödems).

Bei geringerer funktioneller Ausprägung der Gasaustauschstörung wird der Begriff **A**cute **L**ung **I**njury (ALI) benutzt. Die Kriterien entsprechen exakt denen des ARDS, jedoch wird ein paO_2/FiO_2-Quotient < 300 mmHg gefordert.

Epidemiologie Die akute respiratorische Insuffizienz ist eines der wesentlichen Probleme der Intensivmedizin. Schätzungen zur Inzidenz des ARDS rangieren zwischen drei und 75 Fällen pro 100 000 Einwohnern und Jahr. Leichtere Verlaufsformen respiratorischer Insuffizienz (ALI) treten häufiger auf.

Ätiologie und Pathogenese Dem ARDS können unterschiedlichste Ursachen zugrunde liegen, wobei man grob unterscheiden kann zwischen **direkter** Schädigung des Lungengewebes (z. B. Aspiration, Kontusion, Pneumonie, Inhalationstrauma, Barotrauma) und **indirekter** Affektion des Lungengewebes (z. B. Schock, Sepsis, Polytrauma, nekrotisierende Pankreatitis, Massentransfusion). Dies hat in früheren Jahren zu einer Vielzahl von Begriffen geführt, die heute jeweils als Varianten des ARDS betrachtet werden (z. B. Schocklunge, septisches Lungenversagen, posttraumatische pulmonale Insuffizienz, Transfusionslunge). Darüber hinaus gibt es Überschneidungen mit den oben genannten Formen der respiratorischen Insuffizienz, insbesondere hinsichtlich der Pneumonie: Bei bilateraler Ausbreitung der mikrobiellen Invasion und/oder des inflammatorischen Geschehens als Reaktion auf die mikrobielle Triggerung findet ebenfalls (bei Erfüllung der genannten Kriterien) die Bezeichnung ARDS Verwendung.

Direkte Auslöser eines ARDS sind:
- diffus ausgebreitete pulmonale Infektion (Bakterien, Viren, Pilze, Protozoen)
- Aspiration von Mageninhalt
- Aspiration von Süßwasser/Salzwasser (Beinaheertrinken)
- Lungenkontusion
- Inhalation toxischer Gase (NO_2, Ozon, Rauchgase)
- pulmotrope Medikamente (Amiodaron, Bleomycin)

Wesentliche **indirekte Auslöser** sind:
- Sepsis (sowohl gramnegative als auch grampositive Keime)
- Polytrauma (abhängig vom Schweregrad)
- Blutungsschock mit Massentransfusion
- disseminierte intravasale Gerinnung (Verbrauchskoagulopathie)
- Operationen mit langen kardiopulmonalen Bypasszeiten
- Pankreatitis
- Mikroembolisation mit Fruchtwasser, Fett (Knochenfrakturen)
- Schädel-Hirn-Trauma mit intrakranieller Drucksteigerung
- Sichelzellkrise
- schwere Verlaufsform der Malaria

Initialphase Pathophysiologisch ist die **initiale** oder **exsudative** Phase des ARDS (s. Abb. 8.45), gekennzeichnet

8.8 Akute und chronische respiratorische Insuffizienz

durch einen Anstieg des pulmonalvaskulären Widerstands, verursacht durch prä- und postkapilläre Vasokonstriktion sowie Mikroembolisationen. Die Störung der kapillarendothelialen und alveolo-epithelialen Schrankenfunktion äußert sich in erhöhter Permeabilität für Wasser und Plasmaproteine. Es entsteht ein proteinreiches Ödem, das sich zunehmend perivaskulär-interstitiell und schließlich alveolär ausdehnt. Aus der Beteiligung des alveolären Kompartiments resultiert eine schwere Störung der Surfactant-Funktion, die eine Abnahme der Compliance (Dehnbarkeit der Lunge) und Atelektasenbildung nach sich zieht. Letztere stellt aufgrund des Shuntflusses durch atelektatische/ödematöse Areale die wesentliche Ursache der schweren **Gasaustauschstörung** in diesen Lungen dar.

Spätphase Diese exsudative Phase kann rasch reversibel sein, jedoch auch in eine subakut verlaufende proliferative oder fibrosierende Phase übergehen und jederzeit von neuen exsudativen Schüben überlagert werden. Bei diesem Verlauf kann innerhalb von zwei bis drei Wochen eine ausgedehnte Fibrosierung mit dann irreversiblem Alveolarraumverlust resultieren. Eine Vielzahl inflammatorisch kompetenter Zellen sowie systemisch und in situ liberierter humoraler Mediatoren ist in diese pathogenetische Sequenz eingebunden (s. Abb. 8.46).

Pathophysiologie der Gasaustauschstörungen Die schweren Gasaustauschstörungen beim ARDS werden durch folgende Faktoren ausgelöst: Einerseits führen Veränderungen der pulmonalen Vasomotion zu **Ventilations-Perfusions-Verteilungsstörungen,** wobei vor allem die Perfusion nicht ventilierter Alveolarbezirke (Shuntareale) dominiert. Andererseits entstehen durch die im ARDS gestörte Flüssigkeitsfiltration **Diffusionsstörungen** mit zunächst interstitieller und fortschreitend auch alveolärer Ödembildung. Diese Veränderungen der frühen exsudativen Phase sind mit einer schweren arteriellen **Hypoxämie** verbunden; eine Störung der CO_2-Elimination wird durch Ventilationssteigerung zunächst (über)kompensiert. In der späten fibrosierenden Phase ist dann eine **Hyperkapnie** typisch.

Symptome Die Symptome der auslösenden Ursache stehen oftmals zunächst im Vordergrund. Bei zunehmender respiratorischer Insuffizienz sind Dyspnoe, Tachypnoe und Zyanose führende klinische Symptome. Husten kann zu Beginn des ARDS, jedoch auch erst spät im Rahmen der alveolären Ödembildung oder gar nicht auftreten.

Diagnostik
- **Labor:** Die Blutgasanalyse zeigt initial eine arterielle Hypoxämie und Hypokapnie (Hyperventilation). Bei zunehmender Dekompensation des Gasaustausches und Erschöpfung des Patienten kann sich eine Hyperkapnie entwickeln, die evtl. von einer respiratorischen Azidose begleitet wird. Laborveränderungen, die für das ARDS pathognomonisch sind, existieren nicht. Je nach Grund-

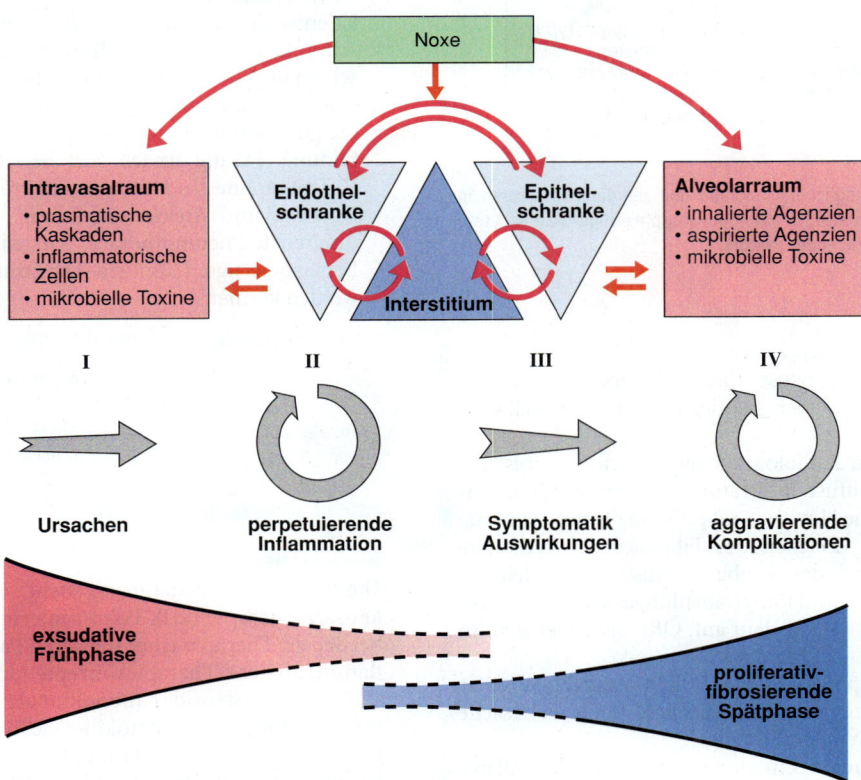

Abb. 8.45 Übersicht der Pathogenese des ARDS. Wesentliche aggravierende Komplikationen sind Barotrauma und O_2-Toxizität unter der Beatmung sowie die Entwicklung einer sekundären („Beatmungs"-)Pneumonie. (Nach Lasch/Lenz/Seeger: Lehrbuch der Internistischen Intensivtherapie. 3. Auflage. Schattauer 1997)

Lungen- und Atemwegserkrankungen

systemische Auslöser
- bakterielle Produkte (Endotoxin, Exotoxin, FMLP)
- Gewebstrauma/Nekrosen
- Fremdoberflächen

systemische Effektoren
- Aktivierung der Komplementkaskade
- Aktivierung der Gerinnungskaskade
- Aktivierung der Kallikrein-Kinin-Kaskade
- Stimulation zirkulierender „inflammatorisch-kompetenter" Zellen (PMN, Monozyten, Thrombozyten, Lymphozyten)

direkte „pulmotrope" Auslöser
- chemische Agenzien Zellnekrosen
- chemische Agenzien als inflammatorische Stimuli
- in situ liberierte mikrobielle Agenzien bei Besiedlung der Lunge mit Bakterien, Viren, Pilzen, Parasiten

In-situ-Effektoren der Frühphase

humoral
- Eikosanoide
- PAF
- Zytokine
- Ox-Radikale
- Proteasen
- „alveolär" generierte Gerinnungsprodukte

zellulär
- PMN
- Makrophagen intravasal-resident interstitiell alveolär
- Endothelzellen
- Pneumozyten Typ II

In-situ-Effektoren der Spätphase

humoral
- Eikosanoide (?)
- PAF (?)
- Zytokine (?)
- Wachstumsfaktoren
- Colony Stimulating Factors

zellulär
- Makrophagen
- Pneumozyten Typ II
- Fibroblasten
- glatte Muskelzellen
- PMN (?)
- Endothelzellen
- Lymphozyten

Abb. 8.46 Übersicht möglicher humoraler und zellulärer Effektoren in der Pathogenese des ARDS (PMN = polymorphkernige Granulozyten; PAF = plättchenaktivierender Faktor).

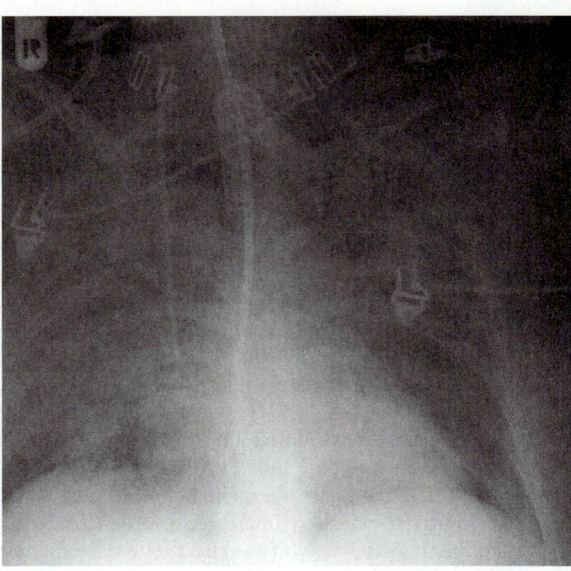

Abb. 8.47 52-jährige Patientin mit ausgeprägtem ARDS. Ausgelöst wurde das Geschehen über eine rechtsseitige Pneumonie und Sepsis, beginnend drei Tage vor dieser Aufnahme. Die diffuse Zeichnungsvermehrung aller vier Quadranten ist sichtbar; der paO$_2$ betrug zum Zeitpunkt der Aufnahme trotz Optimierung der Beatmung und 100 % O$_2$ nur 55 mmHg. Nach 18-tägiger Beatmung und mehrwöchiger Erholung Restitutio ad integrum mit normaler Lungenfunktion.

krankheit finden sich zahlreiche veränderte Laborparameter, z. B. Leukozytose mit Linksverschiebung und Laktatbildung bei der häufigen Auslösekonstellation einer Sepsis.

- **Röntgenthorax:** Radiologisch zeigen sich im typischen Fall beidseits diffuse Infiltrationen, über alle Quadranten verteilt, ohne Hinweise auf pulmonalvenöse Stauung (s. Abb. 8.47). Zeichen der Fibrosierung (retikuläre Zeichnung) und des Umbaus (Ausbildung kleinster Zysten im Sinne ein Honigwabenlunge: s. Kap. 8.6) treten erst im späteren Verlauf auf. Oftmals bildet sich im weiteren Verlauf ein Pneumothorax aus.
- **Echokardiographie:** Sie dient dem Ausschluss einer linksventrikulären Funktionseinschränkung als Ursache der pulmonalen Ödembildung.
- **Rechtsherzkatheter:** Ein normaler pulmonalkapillärer Verschlussdruck (Wedge Pressure, Pc) von < 16 mmHg schließt eine kardiogene Ursache der pulmonalen Ödembildung aus. Der pulmonalarterielle Mitteldruck liegt meist über dem Normwert von 20 mmHg, überschreitet aber selten 35–40 mmHg. Das Herzzeitvolumen ist entweder über die akute Rechtsherzbelastung eingeschränkt oder bei oftmals zugrunde liegendem septischem und/oder inflammatorischem Geschehen erhöht.
- **Computertomographie:** Ein Vorzug dieser Methode ist die gute räumliche Auflösung der pulmonalen Infiltratbildung. Häufig finden sich bei Rückenlagerung des Patienten eine beidseits dorsal betonte Flüssigkeitseinlagerung und Atelektasenbildung. Zudem lassen sich umgrenzte Pneumothoraces darstellen, die bei einer im Bett angefertigten Röntgen-Thoraxaufnahme übersehen werden können.

Differentialdiagnose	Ausschlussmaßnahmen
Kardiales Lungenödem	Anamnese, Auskultation, EKG, Echokardiographie, Rechtsherzkatheter

Therapie Im Vordergrund steht, wenn möglich, die **kausale** Therapie (z. B. Fokussanierung und Antibiotika bei Sepsis, Therapie einer schweren Pankreatitis). Antiinflammatorische Therapiekonzepte haben bislang versagt (z. B. Kortikosteroide, monoklonale Antikörper gegen proinflammatorische Zytokine wie Tumor-Nekrose-Faktor); eine Ausnahme stellt möglicherweise die Steroidgabe beim „späten fibrosierenden ARDS" in Abwesenheit von Infektionen dar.

Symptomatische Behandlung Symptomatische Maßnahmen haben die Prognose des ARDS deutlich verbessert:

- **Beatmung:** Die Beatmungstherapie beim ARDS zielt darauf ab, atelektatische/ödematöse Alveolarbezirke zu rekrutieren und sowohl die Lungencompliance als auch die arterielle Oxygenierung zu verbessern. Durch die Anwendung eines positiven endexspiratorischen Drucks (PEEP, üblicher Bereich 8–14 cmH$_2$O) wird versucht, atelektatische Lungenbezirke zu eröffnen. Andererseits versucht man, bei der Beatmung hohe Druckspitzen (> 35 cmH$_2$O) zu vermeiden, da hohe Beatmungsdrücke per se zu einer Schädigung der Lunge in Form sekundärer Barotraumen (Pneumothorax, Alveolarüberdehnung) führen. Daher werden z. T. sehr kleine Atemzugvolumina akzeptiert, auch wenn dabei der pCO$_2$ über 60 mmHg ansteigt (Konzept der permissiven Hyperkapnie). Erstmals konnte im Jahr 2000 in einer multizentrischen, kontrollierten Studie (ARDS Network Study) nachgewiesen werden, dass dieses Prinzip der schonenden Beatmung die Sterblichkeit beim ARDS beeinflusst. Verglichen wurde eine **protektive** Beatmungsstrategie (Atemzugvolumen 6 ml/kg KG; Spitzendruck < 32 cmH$_2$O) mit der **konventionellen** Beatmungsstrategie (Atemzugvolumen 12 ml/kg KG; Spitzendruck < 50 cmH$_2$O). Die Sterblichkeit lag bei den protektiv beatmeten Patienten um 22 % niedriger als bei den konventionell beatmeten Patienten.
- **Negative Flüssigkeitsbilanzierung:** Mittels Volumenentzug (Diuretika, Filtrationsverfahren) werden der zentralvenöse und der pulmonalkapilläre Druck gesenkt und es wird versucht, die Flüssigkeitsfiltration in der in ihrer Schrankenfunktion gestörten Lunge zu reduzieren. Dieses Konzept sollte nur beim Monoorganversagen der Lunge Anwendung finden. Bei drohendem Multiorganversagen (Leber, Niere, Sepsis) sollte man einerseits eine gute Sauerstofftransportkapazität auch durch Volumenzufuhr aufrechterhalten, andererseits muss individuell eine Grenze des aus pulmonaler Sicht wünschenswerten Flüssigkeitsentzugs gefunden werden.
- **Bauchlagerung:** Die bevorzugt basal ausgebildeten atelektatischen/ödematösen Lungenbezirke werden schwerkraftabhängig bevorzugt perfundiert (z. T. Funktionsverlust des Euler-Liljestrand-Mechanismus), was z. T. für den hohen Shuntfluss bei ARDS-Patienten verantwortlich zu sein scheint. Werden solche Patienten von der Rücken- in die Bauchlage gebracht („down with the good lung"), können bei gleich bleibender basal bevorzugter Perfusion in der Mehrheit der Fälle eine akute Reduktion des Shuntflusses und eine Verbesserung der Oxygenierung erreicht werden. Wenn nach einigen Stunden der Bauchlagerung die Verbesserung des Gasaustausches wieder verloren geht, muss ein erneuter Wechsel in die Rückenlage erfolgen. In einer multizentrischen, kontrollierten Studie konnte trotz verbesserter Oxygenierung in Bauchlage jedoch kein Überlebensvorteil gegenüber Rückenlage bei ARDS-Patienten nachgewiesen werden.
- **Stickstoffmonoxid-(NO-)Inhalation:** Der gasförmige Vasodilatator NO wird in niedriger Konzentration (2–20 ppm) dem Atemgas zugesetzt, um eine Vasodilatation und somit bevorzugte Perfusion in den belüfteten und vom NO erreichten Bezirken der Lunge zu erzielen. Ziel ist ein besseres „Matching" von Perfusion und Ventilation. Alternativ können auch andere Vasodilatatoren (z. B. aerosoliertes Prostazyklin) auf diesem Weg zugeführt werden. Akute Verbesserungen der Oxygenierung gelingen meist, jedoch sind diese Therapieansätze hinsichtlich einer Verbesserung der Überlebensrate und der Beatmungsdauer bislang nicht validiert.
- **Exogene Surfactant-Applikation:** Diese stellt beim Atemnotsyndrom des Neugeborenen eine etablierte Therapie dar; beim ARDS ist die (bronchoskopische) Surfactant-Applikation noch in der Erprobung.
- **Extrakorporale CO$_2$-Elimination mit partieller extrakorporaler Oxygenierung:** Über einen im venovenösen Bypass geschalteten Membranoxygenator erfolgen CO$_2$-Elimination und partielle Oxygenierung, die Lunge wird nur noch mit niedriger Frequenz ventiliert („Ruhigstellung" der Lunge). Dieses Verfahren steht nur an wenigen spezialisierten Zentren zu Verfügung und kann bei extremem ARDS zur Überbrückung des Krankheitsbildes in Betracht kommen.

Verlauf und Prognose Die Letalität des ARDS ist mit 40–60 % (je nach Schweregrad und Grunderkrankung) weiterhin sehr hoch. Es sterben jedoch zunehmend weniger Patienten allein durch das ARDS (nicht mehr beherrschbare arterielle Hypoxämie), sondern im protrahiert verlaufenden ARDS mit begleitendem akutem Versagen anderer Organe (z. B. Niere, Leber, Herz: sog. **Multiorganversagen**). Wird die Akutphase des ARDS überwunden, so kann es zur Restitutio ad integrum der Lungenfunktion kommen. Je weiter eine Fibrosierung fortgeschritten ist, desto häufiger verbleiben zunächst restriktive Restschäden der Lunge, die jedoch ebenfalls über Monate erstaunlich gute Rückbildung zeigen können.

Komplikationen Hierzu gehört die schon erwähnte Vermeidung von Barotrauma und O$_2$-Toxizität. Bei längerem Verlauf eines ARDS treten zu einem hohen Prozentsatz **sekundäre Pneumonien** auf (> 50 % bei 14-tägiger Beatmung), deren rasche Erkennung (z. B. bronchoskopische Keimasservierung) und gezielte antibiotische Behandlung wesentlich für die Vermeidung perpetuierender inflammatorischer Abläufe sind. **Pneumothoraces** unter der Beatmung, die bei beginnender Fibrosierung gehäuft vorkommen, müssen wegen vitaler Bedrohung unmittelbar erkannt und mittels Saugdrainage beherrscht werden.

Komplikation	Häufigkeit
Pneumothorax	Häufig
Nosokomiale/Beatmungspneumonie	Häufig

Zusammenfassung

- Häufigste Ursache: direkte und indirekte Verursachung durch unterschiedlichste Auslöser
- Wichtigstes Symptom: Dyspnoe
- Wichtigste diagnostische Maßnahme: Auslöser identifizieren
- Wichtigste therapeutische Maßnahme: kausale Behandlung

8.8.2 Chronische respiratorische Insuffizienz

Synonym: Chronisches Lungenversagen
Engl. Begriff: Chronic Respiratory Insufficiency

Definition Die chronische respiratorische Insuffizienz bezeichnet das chronisch progrediente Versagen des Atmungssystems (Atempumpe, Lunge) mit der Unfähigkeit, Sauerstoffaufnahme und Kohlensäureabgabe sicherzustellen.
- Beim überwiegenden Funktionsverlust des **Lungenparenchyms** steht die **Gasaustauschstörung** mit Entwicklung einer chronischen arteriellen Hypoxämie im Vordergrund, zunächst oftmals begleitet von Hypokapnie aufgrund der kompensatorischen Hyperventilation, bei weiterer Progredienz auch Hyperkapnie.
- Liegt überwiegend ein Funktionsverlust der **Atempumpe** (Atemsteuerung, Atemmuskulatur, knöcherner Thorax, obere Atemwege, Bronchialsystem) vor, so überwiegt die **alveoläre Hypoventilation** mit Entwicklung einer chronischen Hyperkapnie und meist nur mäßiger arterieller Hypoxämie.
- Bei **Mischformen** liegt eine Kombination dieser beiden Erscheinungsformen vor.

Epidemiologie Häufigste Ursache sind die chronisch-obstruktiven Lungenerkrankungen, unter denen ca. 20 % der erwachsenen Männer leiden. Bis zu einem Drittel dieser Patienten entwickelt eine chronische respiratorische Insuffizienz mit progredienter Hyperkapnie. Nur Herz-Kreislauf-Erkrankungen und Gelenkleiden haben in Bezug auf die vorgezogene Invalidität der Patienten eine größere sozialmedizinische Relevanz. Alle anderen Formen chronischer respiratorischer Insuffizienz kommen seltener vor.

Ätiologie und Pathogenese Die pathogenetische Entstehung der einzelnen Krankheitsformen ist in den jeweiligen Kapiteln aufgeführt. Wesentliche Erkrankungen sind:
- überwiegender Funktionsverlust des **Lungenparenchyms:**
  - interstitielle Lungenerkrankungen mit Fibrosierung einschließlich der Pneumokoniosen
  - chronisch karnifizierende Pneumonien
  - Parenchymumbau und -verlust bei verschiedenen Formen der Lungentuberkulose sowie Tumorausbreitung in der Lunge (Bronchialkarzinom, Lymphangiosis carcinomatosa, Metastasen)
  - Vaskulitiden mit Gefäßrarefizierung (s. Kap. 8.7.3)
- überwiegender Funktionsverlust der **Atempumpe:**
  - chronisch-obstruktive Lungenerkrankung vom Typ des „Blue Bloater"
  - chronisches Asthma bronchiale,
  - Pleuraschwarten,
  - Thoraxdeformitäten,
  - Tracheomalazie,
  - neuromuskuläre Erkrankungen,
  - Obesitas-Hypoventilationssyndrom,
- **Mischformen:**
  - Lungenemphysem/COPD vom Typ des „Pink Puffer",
  - zystische Fibrose (Mukoviszidose)

Versagen der Atemmuskulatur Bei nahezu allen genannten Formen kommt es im protrahierten Verlauf zu einer zunehmenden Beanspruchung der Atemmuskulatur durch den Versuch, die erhöhte Atemarbeit zu überwinden bzw. die alveoläre Ventilation zur Kompensation der Gasaustauschstörung übermäßig zu steigern. Hierdurch treten Ermüdungserscheinungen der Atemmuskeln auf, die sich biochemisch (z. B. Erniedrigung der energiereichen Phosphate) und funktionell (Atemmuskeltests, z. B. $P_{0,1}$, s. u.) verifizieren lassen. Erholungszeiten für die Atemmuskeln entfallen zunehmend, da die Atemarbeit selbst in Ruhe grenzwertig groß wird. Eine Atemmuskelarbeit, die mehr als 40 % der maximalen Atemmuskelleistung übersteigt, kann nicht chronisch aufrechterhalten werden, der Patient gerät in den Circulus vitiosus aus atemmuskulärer Erschöpfung und zunehmender Dekompensation durch sinkende alveoläre Ventilation.

Symptome Die im Normalfall nahezu unbewusst bleibende Atemarbeit wird zunehmend überschwellig und daher bewusst wahrgenommen; Luftnot macht sich bei leichter Belastung und bei weiterer Dekompensation auch in Ruhe bemerkbar. Durch die permanent hohe Atemarbeit kann eine pulmonale Kachexie auftreten. Uhrglasnägel und Trommelschlegelfinger sowie eine ausgeprägte Zyanose können sich entwickeln. Alle anderen Symptome sind den jeweiligen Grundkrankheiten zuzuschreiben.

Diagnostik Zur Diagnostik der einzelnen Grundkrankheiten siehe die entsprechenden Kapitel. Wichtige Kriterien für die globale Beurteilung der respiratorischen Insuffizienz sind:
- Blutgase in Ruhe (arterielle Hypoxämie? Hyperkapnie?)
- Blutgase unter körperlicher Belastung
- Dyspnoeskalen, anhand deren der Patient das Ausmaß seiner Luftnot quantifiziert
- „6-min-Walk" (Ausmaß der Limitierung der körperlichen Leistungsfähigkeit)
- Spiroergometrie (max. O_2-Aufnahme, ventilatorische Limitierung der O_2-Aufnahme?)
- Atemmuskeltests (z. B. $P_{0,1}$ = Bestimmung der Atemarbeit P 0,1 s nach Inspirationsbeginn)

Therapie Die **kausalen** Therapieansätze der jeweiligen Grundkrankheit sind in den entsprechenden Kapiteln aufgeführt. Im Folgenden werden generelle **symptomatische** Behandlungsaspekte bei chronischer respiratorischer Insuffizienz angesprochen.

O_2-Langzeittherapie Diese kommt bei allen Formen der respiratorischen Insuffizienz in Betracht, bei denen eine arterielle Hypoxämie in Ruhe ($pO_2 < 60$ mmHg) vorliegt und/oder sich Zeichen der Hypoxie (Anstieg des pulmonalarteriellen Drucks, Polyglobulie) bemerkbar machen. Durch kontrollierte Studien gesichert ist dieses Vorgehen bei Patienten mit COPD. In Analogie wird die O_2-Langzeittherapie jedoch bei anderen pneumologischen Erkrankungen mit arterieller Hypoxämie in Ruhe als plausibel betrachtet. Die empfohlene Mindestzeit der O_2-Therapie sollte 16–18 h/d betragen, wobei die Hauptzeit der Appli-

8.8 Akute und chronische respiratorische Insuffizienz

kation während der Nachtschlafphase erfolgen kann. Die O_2-Menge muss nach wiederholten Messungen der arteriellen Blutgase titriert werden. Eine unter der O_2-Therapie sich entwickelnde Hyperkapnie (die Hypoxämie als Stimulus der Atmungsregulation fällt weg!) ist Anlass, die inhalative O_2-Menge zu reduzieren. Angestrebt wird eine arterielle Sauerstoffsättigung von über 90 %. Als häusliche Sauerstoffquellen kommen Sauerstoffkonzentratoren (billigste und sicherste Sauerstoffquelle) sowie Flüssigsauerstoffbehälter (Verbesserung der Mobilität des Patienten durch die Abfüllung von transportablen „Baby"-Flaschen) in Frage. Die Applikation kann über ein- oder zweilumige Nasensonden oder über Trachealkatheter (kosmetisch günstiger) nach vorhergehender Anlage eines kleinen Tracheotomiekanals erfolgen. Durch den trachealen Zugang lassen sich O_2-Verluste über den Mund umgehen und im Vergleich zur nasalen Applikation mit einer niedrigeren O_2-Menge ausreichend hohe Sauerstoffsättigungswerte einstellen. Allerdings können Komplikationen auftreten (tracheale Blutung, Infektionen des Katheterkanals, Abscheidung eines „Mukusballes" am endotrachealen Teil der Kanüle, der aspiriert werden kann), so dass vor Anlage eines Trachealkatheters eine sorgfältige Nutzen-Risiko-Abwägung erfolgen muss. O_2-Therapie kann auch bei ausgeprägter arterieller Hypoxämie unter körperlicher Belastung zur Anwendung kommen, um hypoxische Phasen unter diesen Bedingungen zu vermeiden und die Belastbarkeit zu verbessern.

Intermittierende Selbstbeatmung Zugrunde liegt das Konzept, durch die zeitweilige Abnahme der Atemarbeit mittels Maskenbeatmung die Erholung einer ständig an der Leistungsgrenze arbeitenden Atemmuskulatur zu ermöglichen (s. Abb. 8.48). Die regenerierte Atemmuskulatur kann dann in den Zwischenzeiten ihre Pumpfunktion besser wahrnehmen. In Betracht kommt dieses Vorgehen bei allen Formen des primären oder sekundären Pumpversagens der Atmung mit Entwicklung einer Hyperkapnie

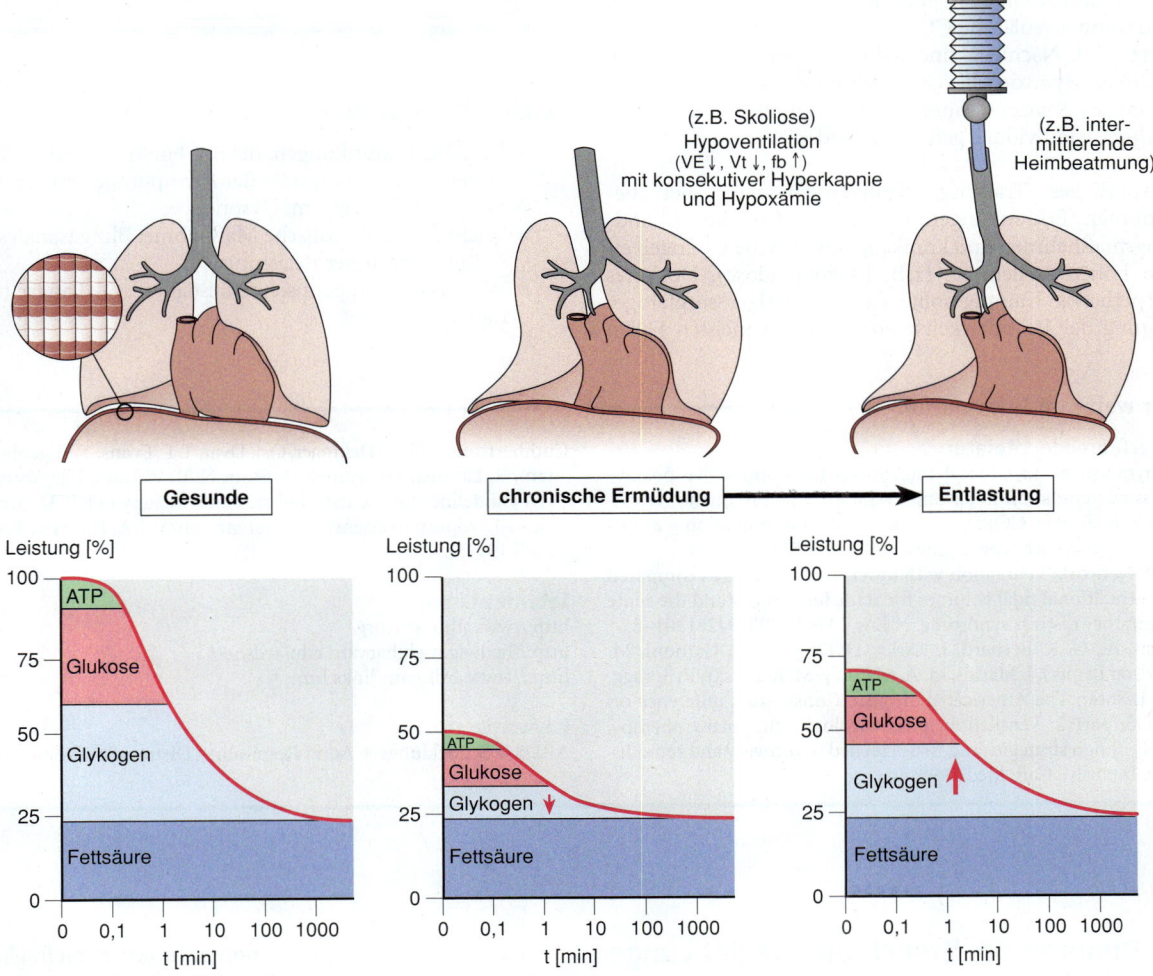

Abb. 8.48 Bedeutung der Energieträger für die Atemmuskulatur. **Links:** Die verfügbare Gesamtenergiemenge der Atemmuskulatur stützt sich auf verschiedene Energieträger, wobei die Fettsäureoxidation die ermüdungsfreie Dauerleistung gewährleistet. **Mitte:** Eine chronische Überlastung der Atemmuskulatur (z. B. bei der Torsionsskoliose) führt über vermehrten Energieverbrauch schließlich zur Glykogenverarmung und zur Ermüdung der Atemmuskulatur. **Rechts:** Die passagere Entlastung der Atemmuskulatur durch eine kontrollierte Beatmungsform führt zur Wiederauffüllung der Energie-, d. h. Glykogenspeicher und damit zur Erholung der Atemmuskulatur mit nachfolgender Normoventilation auch am Tage. (Nach Schönhofer/Köhler, Internist [Berl.] 1995; 36: 769–78.). VE = Gesamtventilation; Vt = Atemzugvolumen; fb = Atemfrequenz.

(z.B. neuromuskuläre Krankheiten, Kyphoskoliose, terminale Verlaufsformen der COPD und der Lungenfibrosen). Zur intermittierenden Beatmung finden Masken Verwendung (Nase, Nase-Mund) und meist ein BIPAP-Gerät (**Bi**-Level **P**ositive **A**irway **P**ressure: Beatmung durch kontinuierlichen Wechsel zwischen hoher inspiratorischer und niedriger exspiratorischer Druckstufe). Angestrebt wird eine weitgehende Ruhigstellung der Atemmuskulatur unter der Maskenbeatmung. Praktisch kommt diese bevorzugt nachts sowie in schweren Fällen intermittierend tagsüber in Betracht.

Stimulation versus Dämpfung des Atemzentrums Die **Stimulation** des Atemzentrums durch Verwendung von sog. Atemanaleptika könnte kurzfristig die alveoläre Ventilation steigern, jedoch um den Preis von Atemanstrengung, Energieverbrauch und möglicherweise zusätzlicher Atemmuskelerschöpfung mit weiterer Dekompensation des Systems.

Eine **Dämpfung** des Atemzentrums durch Sedativa oder Morphinanaloga könnte einen ökonomischeren Einsatz der Atemmuskeln ermöglichen, da bei höherem venösen und somit alveolären pCO_2 pro Atemzug mehr CO_2 eliminiert wird. Nachteile sind jedoch Hyperkapnie und ggf. arterielle Hypoxie, die vital bedrohlich sein können. Ein optimales Konzept muss – bevorzugt in spezialisierten Zentren – individuell gefunden werden.

Körperliches Training, Krankengymnastik Bei bestimmten Erkrankungen haben physikalische Behandlungsmaßnahmen und krankengymnastische Übungen einen hohen Stellenwert (z.B. Mukoviszidose). Dosiertes körperliches Training sollte nach vorheriger sorgfältiger Testung der Belastbarkeitsgrenzen in den meisten Fällen angestrebt werden, um die Mobilität des Patienten zu erhalten.

Verlauf und Prognose Diese sind abhängig von der primären Erkrankung. Interkurrente Infekte der Atemwege können bei allen Formen der chronischen respiratorischen Insuffizienz lebensbedrohliche Verschlechterungen provozieren, die eine rasche Behandlung erfordern. Wichtig ist daher die Vermeidung respektive die Begrenzung solcher Infektionen, z.B. durch Grippeimpfung im Herbst und frühzeitige antibiotische Behandlung. Bei Entwicklung von pulmonaler Hypertonie und Cor pulmonale sinkt die Lebenserwartung deutlich ab, so liegt die 5-Jahres-Überlebensrate von COPD-Patienten nach erstmaliger Rechtsherzdekompensation unter 10 %.

Komplikation	Häufigkeit
Cor pulmonale	Häufig
Pulmonale Infektionen	Häufig

Zusammenfassung

- Ursache: Erkrankungen, die mit Funktionsverlust des Lungenparenchyms oder der Atempumpe einhergehen
- Wichtigstes Symptom: Dyspnoe
- Wichtigste diagnostische Maßnahme: Blutgasanalysen in Ruhe und unter Belastung
- Wichtigste therapeutische Maßnahme: O_2-Langzeittherapie

Zur weiteren Information

Weiterführende Literatur

Anonymous, N. J.: Clinical indications for noninvasive positive pressure ventilation in chronic respiratory failure due to restrictive lung disease, COPD, and nocturnal hypoventilation – a consensus conference report. Chest 1998; 116: 521–34.

ARDS Network: Ventilation with lower tidal volumes as compared with traditional tidal volumes for acute lung injury and the acute respiratory distress syndrome. N Eng J Med 2000; 342: 1301–8.

Artigas, A., G. R. Bernard, J. Carlet, D. Dreyfuss, L. Gattioni, M. Hudson Lamy, J. J. Marini, M. A. Matthay, M. R. Pinsky, R. Spragg, P. M. Suter: The American-European Consensus Conference on ARDS, part 2: Ventilation, pharmacologic, supportive therapy, study design strategies and issues related to recovery and remodeling. Intensive Care Med 1998; 24.

Cuthbertson, B. H., P. Dellinger, O. J. Dyar, T. E. Evans, T. Higenbottam, R. Latimer, D. Payen, S. A. Stott, N. R. Webster, J. D. Young: UK Guidelines for the use of nitric oxide therapy in a ICU. American-European Consensus Conference on ALI/A. Intensive Care Med 1997; 23.

Internet-Links

http://www.thoracic.org/
http://hedwig.mgh.harvard.edu/ardsnet/
http://www.ards.com/links.htm

Keywords

ARDS ◆ Schocklunge ◆ Adult Respiratory Distress Syndrome

8.9 Tumoren der Bronchien und der Lunge

H. Morr, W. Seeger

Die heute gültige Klassifikation von Lungentumoren geht auf eine WHO-Klassifikation zurück (s. Tab. 8.33). Unter praktisch-klinischen Gesichtspunkten ist eine Einteilung in überwiegend benigne Tumoren, Tumoren mit fraglicher oder fakultativer Malignität und maligne Tumoren zweckmäßig (s. Tab. 8.34). Das zu den Letzteren gehörige Bronchialkarzinom steht an der Spitze der Krebserkrankungen des Mannes mit tödlichem Verlauf und wird wahrscheinlich in naher Zukunft auch bei Frauen die erste Stelle der Krebstodesfallstatistik einnehmen.

8.9 Tumoren der Bronchien und der Lunge

Tab. 8.33 Histologische Klassifikation von Lungentumoren (WHO, 1981).

- Epitheliale Tumoren
  - Gutartige Tumoren
  - Dysplasie und Carcinoma in situ
  - Bösartige Tumoren (u. a. Plattenepithelkarzinom, kleinzelliges Bronchialkarzinom, Adenokarzinom, großzelliges Karzinom, Karzinoidtumor)
- Weichteiltumoren
- Mesotheliale Tumoren (u. a. Pleuramesotheliom)
- Verschiedenartige Tumoren (u. a. Karzinosarkom)
- Zweittumoren der Lunge/Metastasen
- Unklassifizierbare Tumoren
- Tumorartige Läsionen (u. a. Hamartom)

Tab. 8.34 Lungentumoren (Übersicht).

- Überwiegend benigne Tumoren
  - Chondrome
  - Hamartome
  - Fibrome
  - Lipome
  - Leiomyofibrome
  - Angiogene Tumoren
  - Neurogene Tumoren
  - Plasmazellgranulome
  - Amyloidtumoren
  - Endometriose
- Tumoren mit fraglicher oder fakultativer Malignität
  - Karzinoide
  - Zylindrome
  - Mukoepidermoidtumoren
  - Papillome
- Maligne Tumoren
  - Bronchialkarzinome
  - Karzinosarkome
  - Sarkome
  - Maligne Lymphome
  - Melanome
  - Metastasen

8.9.1 Überwiegend benigne Tumoren

Praxis

Eine 57-jährige Patientin, Industriearbeiterin, anhaltendes Inhalationsrauchen, beantragt die Erwerbsunfähigkeitsrente. Bei der **klinischen Untersuchung** fallen mit Ausnahme von Hinweisen auf eine chronische Bronchitis keine weiteren krankhaften Befunde auf. Die **Röntgenaufnahmen** der Thoraxorgane zeigen einen unscharf begrenzten Rundherd im Mittellappenbereich (s. Abb. 8.49) von ungefähr 3 cm Durchmesser, die **Computertomographie** bestätigt diesen Befund, Lymphome hilär oder mediastinal können ausgeschlossen werden (s. Abb. 8.50). Die **Bronchoskopie** ergibt makroskopisch die Zeichen einer chronischen Bronchitis, direkte oder indirekte Befunde einer malignen Raumforderung werden nicht gesehen. In den Spül- und Bürstenabstrichmaterialien aus dem Mittellappen sind weder Tumorzellen noch Tuberkulosebakterien nachzuweisen. Da der Herdbefund einer thorakoskopischen Resektion nicht zugänglich ist, erfolgt eine **rechtsseitige Thorakotomie**. Die histologische Aufarbeitung des Resektats ergibt ein Plasmazellgranulom ohne Malignitätskriterien. Der postoperative Verlauf ist komplikationsfrei.

Definition Es handelt sich um Tumoren der Lunge, die überwiegend von **mesenchymalen Gewebeanteilen** ausgehen und ein gutartiges Wachstum zeigen (s. Tab. 8.34).

Epidemiologie Überwiegend benigne Tumoren sind insgesamt selten und machen etwa 2 % aller Lungentumoren aus. Gemessen an Sektionsstatistiken dürfte das **chondromatöse Hamartom** am häufigsten sein.

Ätiologie und Pathogenese Entwicklungsanomalien sind beim Hamartom ursächlich gesichert, andere ätiologische Faktoren sind nicht bekannt.

Symptome Benigne Lungentumoren sind häufig ein Zufallsbefund bei Röntgenaufnahmen der Thoraxorgane. Bei Lokalisation der Tumoren in den zentralen Atemwegen kann sich ein hartnäckiger Husten ausbilden; möglich sind Folgen einer lokalen Obstruktion (Retentionspneumonie hinter Stenose mit Auswurf, Atelektase mit Dyspnoe) sowie Hämoptysen.

Diagnostik Das **Computertomogramm** dient der Lokalisation des Tumors und der Beurteilung von Lymphknotenvergrößerungen. Wichtigste Maßnahme ist die **Bronchoskopie** mit Biopsie zur histologischen (!) Klärung. Gelingt dies nicht (periphere Lokalisation, kleiner Tumor), ist eine **Tumorentfernung** mittels thorakoskopischer Technik

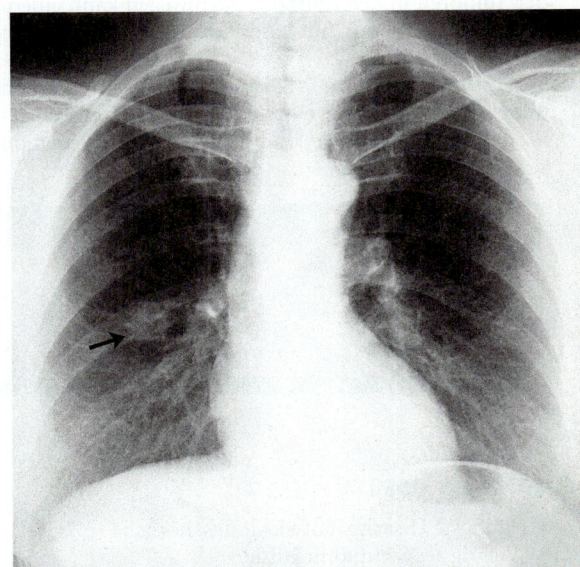

Abb. 8.49 Rundherd (Pfeil) im rechten Mittellappen (s. Fallbeispiel im Text).

Lungen- und Atemwegserkrankungen

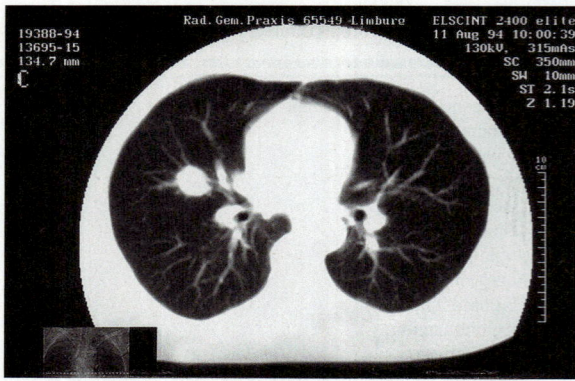

Abb. 8.50 CT mit Rundherd der rechten Lunge (s. Fallbeispiel im Text).

oder Thorakotomie anzustreben, der **Schnellschnitt** (benigne versus maligne) entscheidet dann über das weitere operative Vorgehen. Nicht hilfreich sind Laboranalysen, notwendig ist aber die bakteriologische Aufarbeitung des bronchoskopisch gewonnenen Sekrets zum Ausschluss eines Tuberkuloms oder einer anderen Form der Tuberkulose.

Differentialdiagnose	Ausschlussmaßnahmen
Morbus Wegner	ANCAS im Serum, Bronchoskopie, Biopsie
Tuberkulom	Tuberkulintest, Mykobakteriennachweis
Fibrose	HR-CT, Bronchoskopie, Lavage

Therapie Da die Gutartigkeit des Geschehens eigentlich nie zu beweisen ist, muss der Tumor in allen Fällen operativ reseziert werden. Bei Inoperabilität und Lokalisation der Tumoren in den zentralen Atemwegen kann eine palliative Rekanalisation mit Lasertechnik erwogen werden.

Verlauf und Prognose Bei kurativer Resektion und histologischer Sicherung eines benignen Prozesses ist die Prognose gut; Rezidive und maligne Transformationen sind extreme Ausnahmen.

Komplikation	Häufigkeit
Atelektase	Häufig
Retentionspneumonie	Häufig

Zusammenfassung

- Häufigste Ursache: Entwicklungsanomalie
- Wichtigstes Symptom: Husten
- Wichtigste diagnostische Maßnahme: Bronchoskopie
- Wichtigste therapeutische Maßnahme: Operation

8.9.2 Tumoren mit fraglicher oder fakultativer Malignität

Praxis

Eine 67-jährige Patientin beklagt seit zwei Jahren Husten und Luftnot, z. T. mit anfallsartigem Charakter. Unter der Annahme eines Asthma bronchiale war in einer Fachklinik eine Kurmaßnahme erfolgt, allerdings ohne durchgreifende Besserung der Beschwerden. Bei der körperlichen Untersuchung fällt ein abgeschwächtes Atemgeräusch über der linken Lungenhälfte auf, keine Bronchospastik hörbar. Das Röntgenbild zeigt eine leichte Volumenminderung der linken Lunge mit auffallender Rarefizierung der Gefäße („einseitig helle Lunge", s. Abb. 8.51). Bronchoskopisch findet sich ein kompletter Verschluss des distalen linken Stammbronchus durch einen exophytisch (in das Bronchiallumen) wachsenden, gefäßreichen Tumor mit spiegelnder Oberfläche (s. Abb. 8.52). Wegen hoher Blutungsbereitschaft schon bei geringer Berührung wird auf eine Biopsie verzichtet. Es werden eine linksseitige anterolaterale Thorakotomie und eine Oberlappen-Manschettenresektion durchgeführt. Histologisch handelt es sich um einen niedrigmalignen neuroendokrinen Tumor (atypischer Karzinoidtumor), das Tumorstadium beträgt pT2, N0, M0 (Stadium I). 18 Monate nach dem Eingriff bestehen bei der Patientin keine Hinweise auf das Vorliegen eines Tumorrezidivs, sie ist vollständig beschwerdefrei.

Definition Es handelt sich um Tumoren der Lunge, die potentiell maligne entarten, aber eine geringe Metastasierungstendenz aufweisen (s. Tab. 8.34). Die wichtigste Untergruppe sind die **Karzinoidtumoren.** Dies sind endokrin aktive Tumoren, ausgehend von den „hellen Zellen" der Schleimhaut der Bronchien, des Magen-Darm-Trakts, selten von Ovarien und Hoden. Karzinoidzellen gehören zum **APUD-Zellsystem** (**A**mine **P**recursor **U**ptake and **D**ecarboxylation): Sie haben die Fähigkeit, in ihren neurosekretorischen Granula biogene Amine zu speichern und aus aufgenommenen Vorstufen von Aminen unter Decarboxylierung Polypeptidhormone (z. B. Serotonin, ACTH, melanozytenstimulierendes Hormon) zu bilden. Die hormonelle Aktivität von Karzinoidtumoren äußert sich, wenn auch selten, klinisch im Karzinoidsyndrom, noch seltener sind Cushing-Syndrom und Akromegalie.

Epidemiologie Primäre Zylindrome der Atemwege, Mukoepidermoidkarzinome und die bronchopulmonale Manifestation von Papillomen sind sehr selten, häufiger sind Karzinoide (ca. zwei Fälle auf 100 Bronchialkarzinome).

Ätiologie und Pathogenese Für die Entstehung von Papillomen dürfte eine Infektion mit Papilloma-Viren als gesichert gelten, anders als beim Bronchialkarzinom spielt das Inhalationsrauchen bei Karzinoidtumoren offensichtlich keine Rolle.

Symptome Das überwiegend zentrale Wachstum der Tumoren in den Atemwegen bewirkt folgende Symptome:
- Hustenanfälle ohne Auswurf (als „asthmatisch" oder „bronchitisch" fehlgedeutet),

8.9 Tumoren der Bronchien und der Lunge

- gelegentlich Hämoptysen,
- Husten mit Auswurf und Fieber bei Entwicklung einer Retentionspneumonie,
- Belastungsluftnot.

Selten (etwa in 2 %) sind Karzinoidtumoren vom **Karzinoidsyndrom** begleitet, dessen klinische Erscheinung durch die von den Tumoren gebildeten humoralen Substanzen (Serotonin, Histamin, Bradykinin, 5-Hydroxytryptophan, Prostaglandine, ACTH, Katecholamine u.a.) hervorgerufen wird. Typische klinische Zeichen sind Flush, Diarrhöen, kolikartige Bauchschmerzen, Gewichtsverlust, „Asthmaanfälle", Hypotonie, Tachykardien und Ödemneigung.

Diagnostik Im Zentrum der Diagnostik steht wie bei allen Tumoren die **Bronchoskopie**. Bildgebende Verfahren (Röntgendiagnostik, Computertomographie, Sonographie) dienen nicht nur der Lokalisation des Primärtumors, sondern auch der Sicherung von Metastasen. Für die Diagnostik von Karzinoidtumoren ist die Somatostatin-Rezeptor-Szintigraphie mit dem Indium-111-markierten Somatostatinanalogon Octreotid etabliert. Die Analyse von 5-Hydroxyindolessigsäure (Abbauprodukte des Serotonins) im Urin fällt selbst bei Manifestation eines Karzinoidsyndroms nicht immer positiv aus.

Differentialdiagnose	Ausschlussmaßnahmen
COPD	Anamnese (Rauchen), Lungenfunktion
Asthma	Anamnese (Allergie), Lungenfunktion
Bronchialkarzinom	Anamese (Rauchen), Tumormarker, Bronchoskopie, Biopsie

Therapie Angesichts der fakultativen Malignität der Tumoren muss in allen Fällen eine primär kurative operative Entfernung angestrebt werden, beim Karzinoidtumor ist zusätzlich eine ausgiebige hiläre oder mediastinale Lymphknotendissektion erforderlich (in etwa 15 % tumorbefallene Lymphknoten). Bei Inoperabilität kommt ggf. eine palliative Rekanalisation mittels Lasertechnik in Frage. Eine Strahlentherapie kann bei Zylindromen unter palliativen Gesichtspunkten erfolgreich sein. Sie ist ineffizient bei Karzinoidtumoren und verbietet sich bei den juvenilen Formen der Papillome, da sie das Risiko einer Malignisierung vergrößert. Zytostatika sind bei keinem der genannten Tumoren Gewinn bringend. Die Therapie des Karzinoidsyndroms ist schwierig, wenn der Tumor nur inkomplett reseziert werden konnte.

Therapieversuche mit Serotoninantagonisten, Antihistaminika, Sekretionshemmstoffen wie β-Rezeptoren-Blocker und mit Glukokortikosteroiden werden unternommen. Eine Langzeittherapie mit dem stabilen Somatostatinanalogon Octreotid reduziert die Karzinoidsymptomatik und scheint in einigen Fällen zudem das Tumorwachstum zu hemmen. In Einzelfällen sind Zytostatika (z.B. 5-Fluorouracil) gerechtfertigt.

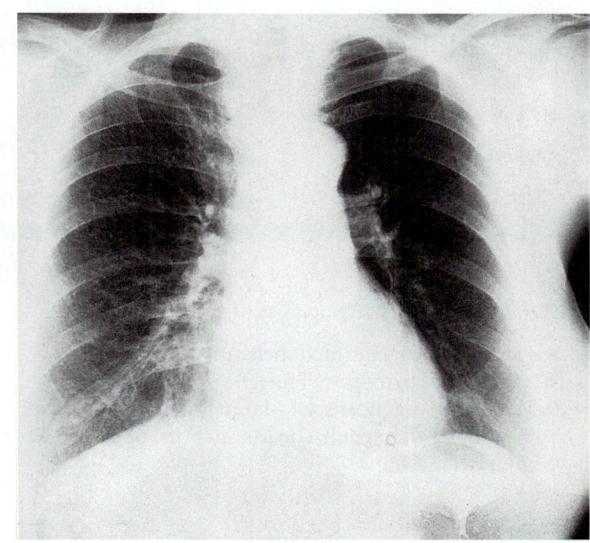

Abb. 8.51 Linksseitig „helle" Lunge durch Rarefizierung der Gefäßzeichnung (s. Fallbeispiel im Text).

Verlauf und Prognose Die Gesamtprognose ist zweifelhaft, aber günstiger als beim Bronchialkarzinom. Bei den Karzinoidtumoren ohne Lymphknoten- und hämatogene Fernmetastasen liegt die 5-Jahres-Überlebensrate deutlich über 90 %. Besteht ein manifestes Karzinoidsyndrom ohne Möglichkeit der chirurgischen Sanierung des Tumors, ist die Prognose auch in kürzeren Zeitabschnitten meist infaust.

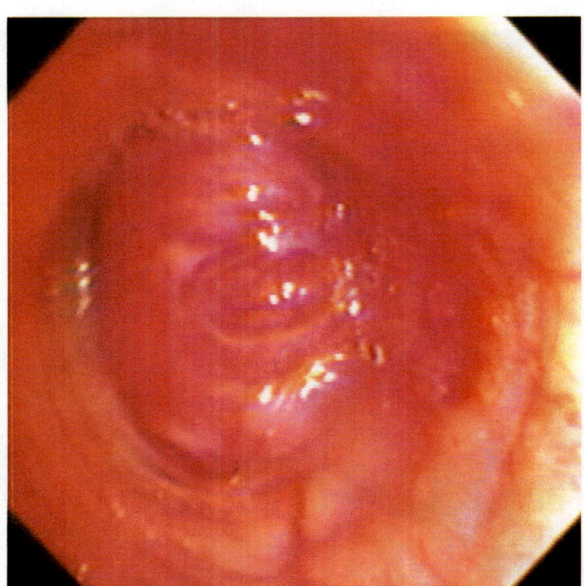

Abb. 8.52 Lumenumschließender Tumor im linken Stammbronchus: direkte Aufsicht bei der Bronchoskopie.

8 Lungen- und Atemwegserkrankungen

Komplikation	Häufigkeit
Hämoptysen	Häufig
Atelektase	Selten
Retentionspneumonien	Selten

Zusammenfassung

- Häufigste Ursache: nicht bekannt
- Wichtigstes Symptom: Husten
- Wichtigste diagnostische Maßnahme: Bronchoskopie
- Wichtigste therapeutische Maßnahme: operative Resektion

8.9.3 Maligne Tumoren

Praxis

Fall 1: Ein 63-jähriger Patient, starker Raucher seit Jahrzehnten und mit seit vielen Jahren bestehendem „Raucherhusten", beobachtet im Sputum kleinste Blutbeimengungen. Die **klinische Untersuchung** ergibt Befunde einer Ventilationsbehinderung in der linken Lungenhälfte. Die **Röntgenaufnahme** zeigt eine Volumenminderung der linken Lunge, die Gefäßzeichnung ist rarefiziert, der linke Hilus wirkt verkleinert, wie „amputiert" (s. Abb. 8.53). Die **Bronchoskopie** ergibt zweifelsfrei einen subtotalen Verschluss des linken Hauptbronchus durch exophytisch sichtbares, auf der Oberfläche leicht blutendes Tumormaterial, die Hauptbifurkationscarina ist tumorfrei (s. Abb. 8.54). Histologisch handelt es sich um ein Plattenepithelkarzinom. Es erfolgt eine kurative linksseitige Pneumonektomie ohne weitere tumorspezifische Nachbehandlung. Drei Jahre nach der Operation ist der Patient rezidivfrei in gutem Allgemeinzustand.

Fall 2: Ein 78-jähriger Patient beklagt allgemeines Krankheitsgefühl, Inappetenz, Gewichtsabnahme, wenig Husten ohne Auswurf sowie mäßige Belastungsluftnot. Die **klinische Untersuchung** ergibt mit Ausnahme von Trommelschlegelfingern und Uhrglasnägeln sowie deutlich reduziertem Allgemein- und Ernährungszustand keine weiteren Befunde, die auf einen Tumor hinweisen. Die **Röntgenaufnahmen** lassen in beiden Lungenhälften multiple unscharf begrenzte, bis zu bis zu 4 cm große Herdschatten erkennen, die Hili wirken durch Lymphome verdichtet, im Übrigen Zustand nach Pleuritis links (s. Abb. 8.55). Bei der **Bronchoskopie** finden sich die zentralen Atemwege frei und nicht tumorstenosiert. Bürstenbiopsien aus allen Lungenlappen ergeben den Befund eines bronchioloalveolären Karzinoms (Untergruppe des Adenokarzinoms). Es erfolgt keine tumorspezifische Therapie, der Patient verstirbt acht Monate nach Diagnosestellung an pneumonischen Komplikationen.

Definition Bösartige Tumoren der Lunge umfassen neben dem quantitativ dominierenden Bronchialkarzinom (unpräzises Synonym: Lungenkrebs) die Karzinosarkome, Sarkome, malignen Lymphome, das Melanom sowie Metastasen (s. Tab. 8.34). Die Bronchialkarzinome werden gemäß histologischer Klassifikation wiederum unterteilt (s. Tab. 8.35), wobei nach praktisch-therapeutischen und prognostischen Gesichtspunkten insbesondere die Unterscheidung zwischen kleinzelligem und nichtkleinzelligem Bronchialkarzinom bedeutsam ist.

Epidemiologie 2000 verstarben in der Bundesrepublik Deutschland 29 121 Männer und 9 834 Frauen an einem Bronchialkarzinom (s. Abb. 8.56). Nach WHO-Statistik ist das Bronchialkarzinom weltweit die häufigste zum Tode führende Krebsart des Mannes. Es ist davon auszugehen, dass zurzeit eine Million Menschen weltweit an einem

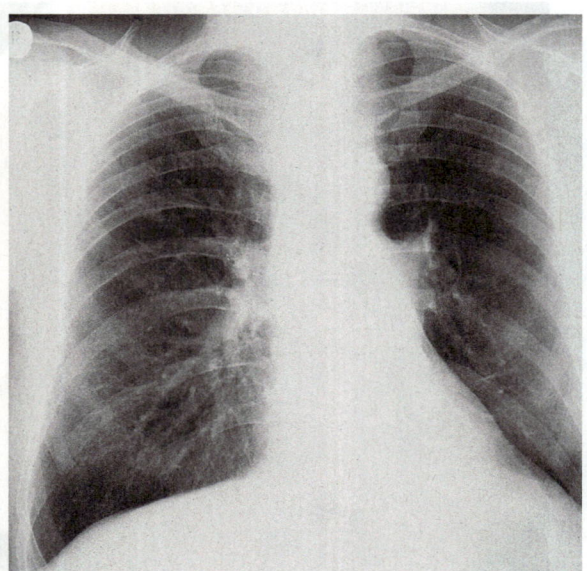

Abb. 8.53 Volumenminderung der linken Lunge durch subtotalen Verschluss des linken Hauptbronchus (s. Fallbeispiel 1 im Text).

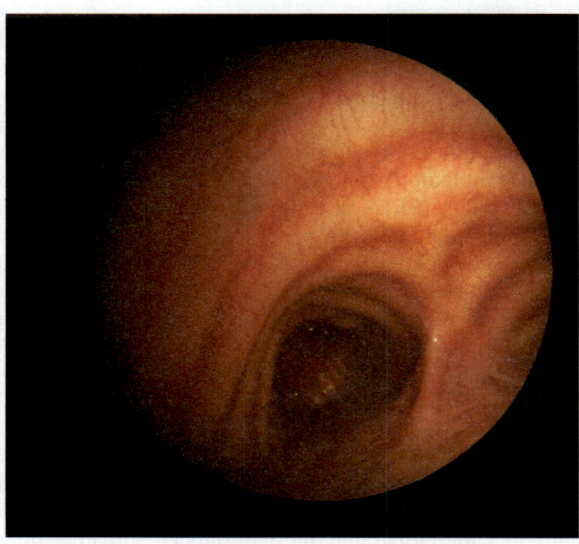

Abb. 8.54 Bronchoskopische Darstellung eines exophytischen Tumors im linken Hauptbronchus (Patient aus Fallbeispiel 1).

8.9 Tumoren der Bronchien und der Lunge

Bronchialkarzinom erkrankt sind. In den letzten 20 Jahren übersteigt der Zuwachs des Bronchialkarzinoms der Frauen den der Männer: + 73 % bei Frauen unter 65 Jahren, + 20 % bei Frauen über 65 Jahren. Geographische Unterschiede fallen auf: Die höchsten Inzidenzraten an Bronchialkarzinomen weisen Schottland, Holland und Finnland auf, niedrige Raten Südkorea und Ägypten. Für Deutschland ergeben sich die siebte (neue Bundesländer) und die neunte (alte Bundesländer) Position. Die altersspezifische Erkrankungs- und Sterberate nimmt mit steigendem Alter zu, das Maximum liegt zwischen dem 60. und 70. Lebensjahr.

Ätiologie und Pathogenese Die Ursachen des Bronchialkarzinoms fasst die Abbildung 8.57 zusammen.

Rauchen 80–85 % der Todesfälle am Bronchialkarzinom stehen in direkter Beziehung zum Inhalationsrauchen. Das Risiko, an einem Bronchialkarzinom zu erkranken, nimmt in einer klaren Dosis-Wirkungs-Beziehung zur Dauer der Rauchgewohnheiten, zur Anzahl der gerauchten Zigaretten und zur Intensität der Inhalation zu, wobei dieses Risiko gegenüber einem Nichtraucher bis zu 30fach erhöht sein kann. Karzinogene Substanzen der **Partikelfaser** des Tabaksrauchs sind: polyzyklische Kohlenwasserstoffe vom Typ des Benzpyrens, Metallverbindungen wie Nickel, Polonium oder Kadmium, verschiedene Nitrosamine und Naphthylamin. Die **Gasphase** des Tabakrauchs enthält als Karzinogene: Nitrosamine, Hydrazin und Vinylchlorid, zusätzliche Bedeutung haben ziliotoxische, selbst nicht kanzerogene Verbindungen wie Hydrogencyamid und Formaldehyd. Die Schädigung der mukoziliaren Langzeit-Clearance durch chronische Tabakrauchinhalation begünstigt die Inkorporation einer zweiten potentiellen kanzerogenen Noxe (z. B. Asbest), deshalb haben rauchende Asbestexponierte ein noch vielfach höheres Risiko, an einem Bronchialkarzinom zu erkranken, als nicht rauchende Exponierte.

Die Rolle des Passivrauchens in der Ätiologie des Bronchialkarzinoms ist nach wie vor insbesondere aus methodischen Gründen umstritten: Es dürfte aber dennoch sicher sein, dass das relative Risiko von Nichtrauchern in ständiger enger Gemeinschaft mit einem stark rauchenden Partner relevant zunimmt.

Weitere ätiologische Faktoren Eine genetische Disposition für die Entwicklung eines Bronchialkarzinoms kann als gesichert gelten.

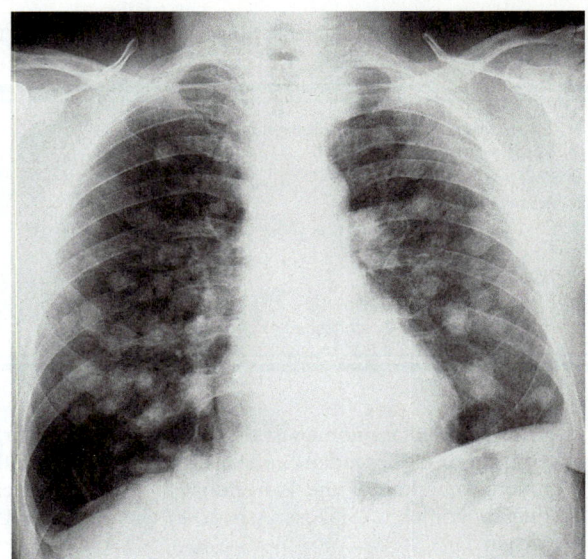

Abb. 8.55 Multiple Rundschatten beider Lungen (s. Fallbeispiel 2 im Text).

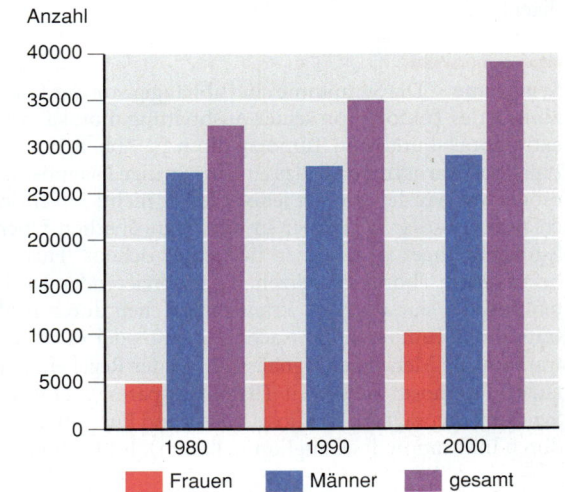

Abb. 8.56 Sterberate des Bronchialkarzinoms.

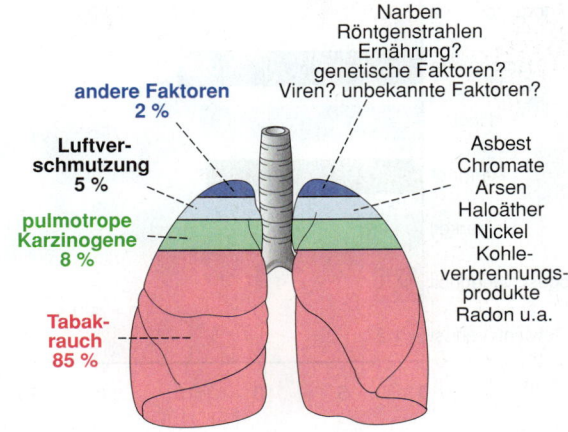

Abb. 8.57 Ätiologie des Bronchialkarzinoms.

Tab. 8.35 Internationale histologische Klassifikation der Bronchialkarzinome (WHO, 1981)*, geordnet nach Häufigkeit.

- Plattenepithelkarzinom (= squamöszelliges Karzinom)
- Kleinzelliges Karzinom
- Adenokarzinom
- Großzelliges Karzinom
- Kombiniertes adenosquamöses Karzinom

* Werden zusätzlich diagnostische Kriterien herangezogen (Elektronenmikroskopie, Immunhistochemie, Impulszytophotometrie), ergeben sich bei jedem zweiten Karzinom neben einem meist führenden Differenzierungstyp auch Merkmale anderer histogenetischer Reihen.

Lungen- und Atemwegserkrankungen

Tab. 8.36 Berufliche Noxen in der Ätiologie des Bronchialkarzinoms.

- Astbestarten (u.a. Chrysotil, Krokydolith, Amosit)
- Nickel
- Kokereigase
- Arsenverbindungen
- Chrom-VI-Verbindungen (u.a. Zink- und Kalziumchromat)
- Lost, Senfgas
- Haloäther
- Ionisierende strahlende Stoffe (u.a. Uran, Radon – „Schneeberger Lungenkrebs")

Tab. 8.37 Häufige Paraneoplasien beim Bronchialkarzinom*.

- Allgemeine Paraneoplasien
  - Fieber, Trommelschlegelfinger, Uhrglasnägel
  - Anorexie, Kachexie
- Endokrinologische Paraneoplasien
  - Ektopes Cushing-Syndrom (ACTH-Sekretion)
  - Schwartz-Bartter-Syndrom (ADH-Sekretion) Hyperkalzämie (Parathormon und „Related Peptides", Knochenmetastasierung)
  - Flush-Syndrom (Serotonin, biogene Amine)
- Neurologische Paraneoplasien
  - Lambert-Eaton-Syndrom
  - Sensomotorische Neuropathie
- Hämatologische Paraneoplasien
  - Anämie
  - Eosinophilie
  - Thrombozytose

* Z.T. können diese einer definierten ektopen Hormonbildung durch die Tumorzellen zugeordnet werden

Bei **Narbenkarzinomen** ist die Ätiologie der dem Karzinom zugrunde liegenden Narbe nicht immer eindeutig definiert: Tuberkulose und Lungeninfarkt stellen häufigere, Pneumokoniosen (Silikose, Asbestose) eher seltenere Ursachen dar.

Tabelle 8.36 enthält die das Bronchialkarzinom verursachenden Arbeitsstoffe; Erkrankungen dieser Art sind nach der Berufskrankheitenverordnung meldepflichtig bzw. durch die Berufsgenossenschaft zu entschädigen.

Symptome Die Symptome sind abhängig von der Lokalisation des Tumors, von seiner Ausbreitung thorakal bzw. extrathorakal und vom Tumorstadium (s. Abb. 8.58). Ein typisches Warnsymptom, das eine frühzeitige Diagnose ermöglichen würde, existiert jedoch leider nicht! Ein Bronchialkarzinom sollte immer in die diagnostischen Überlegungen eingezogen werden bei „chronischem" Husten, bei unklaren Thoraxschmerzen, bei rezidivierenden Infekten und bei Hämoptysen. Krankheitszeichen durch Infiltration des Tumors in die Nachbarorgane oder durch extrathorakale Metastasen signalisieren in der Regel eine infauste Prognose: Heiserkeit (Rekurrensparese), Horner-Syndrom (geprägt durch Miosis, Ptosis und Enophthalmus durch Infiltration des Ganglion stellatum), Infiltration des Plexus brachialis (Fehldiagnose: Schulter-Arm-Syndrom), Infiltration der Pleura mit Ergussbildung, Dysphagie (Infiltration des Ösophagus), obere Einflussstauung (Einengung/Thrombosierung der V. cava superior), Skelettschmerzen (Knochenmetastasen), Hepatomegalie (Lebermetastasen), Kopfschmerzen, Schwindel, Doppelbilder, Krampfanfall (zerebrale Metastasen).

Die klinische Bedeutung von Paraneoplasien (= Krankheitszeichen, die an das Vorhandensein einer Tumorkrankheit gebunden sind, von dieser aber räumlich getrennt auftreten, s. Kap. 9.1.8) liegt zum einen darin, dass sie als Frühsymptom der Tumorkrankheit vorausgehen können, zum anderen aber auch darin, dass sie die Tumorkrankheit komplizieren und die Prognose ungünstig beeinflussen können (s. Tab. 8.37). Beim kleinzelligen Bronchialkarzinom liegt die Inzidenz von Paraneoplasien deutlich höher als bei allen anderen Tumorerkrankungen.

Diagnostik Die Diagnostik des Bronchialkarzinoms hat die Sicherung des malignen Prozesses, die Klassifikation des Tumors (Typing, Grading), die anatomische Ausbreitung (Staging) und die Definition gesicherter oder wahrscheinlicher Prognosefaktoren zum Ziel. Zu unterscheiden sind Erstdiagnostik und weiterführende Diagnostik (s. Tab. 8.38 und 8.39), wobei der Einsatz der weiterführenden Diagnostik von den potentiell möglichen therapeutischen Maßnahmen abhängig ist.

Tab. 8.38 Erstdiagnostik des Bronchialkarzinoms.

- Anamnese, klinische Untersuchung
- Röntgenaufnahmen des Thorax in zwei Ebenen, evtl. Zielaufnahmen und Tomographie
- Sputumzytologie
- Bronchoskopie

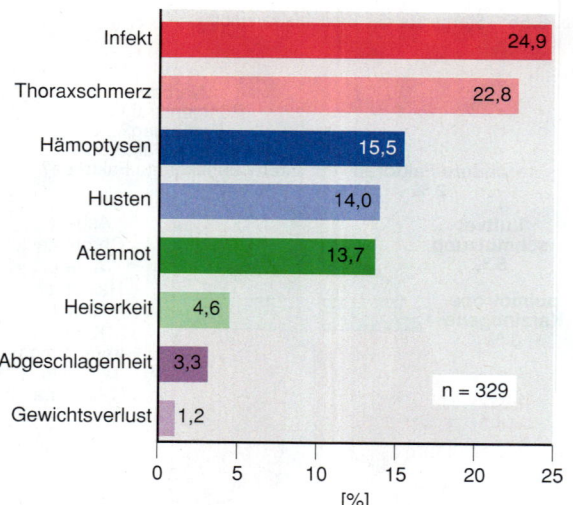

Abb. 8.58 Erstsymptome beim Bronchialkarzinom.

8.9 Tumoren der Bronchien und der Lunge

Tab. 8.39 Weiterführende Diagnostik des Bronchialkarzinoms.

Notwendig
- Sonographie: Pleura, Oberbauch
- CT: Thorax (mit Kontrastmittel) und Oberbauch
- Funktionsuntersuchungen
- Knochenszintigraphie

Fakultativ
- Perfusionsszintigraphie der Lunge
- Angiographie
- CT-Schädel (insbesondere bei kleinzelligem Bronchialkarzinom)
- Mediastinoskopie (bei unklarem mediastinalem Lymphknotenbefall)
- Kernspintomographie (MRT), Positronen-Emissions-Tomographie (PET)

Tab. 8.40 TNM-Klassifikation des Bronchialkarzinoms.

Tis	Carcinoma in situ
T1	Tumordurchmesser ≤ 3 cm
T2	Tumordurchmesser > 3 cm, oder Tumor mit Befall des Hauptbronchus 2 cm oder weiter distal der Carina, oder Infiltration von viszeraler Pleura oder partielle Atelektase
T3	Tumor mit Befall von Brustwand/Zwerchfell/Perikard/mediastinaler Pleura, oder Tumor mit Atelektase oder obstruktiver Entzündung der ganzen Lunge, oder Tumor im Hauptbronchus weniger als 2 cm distal der Carina (Carina nicht befallen)
T4	Tumor mit Befall von Mediastinum/Herz/großen Gefäßen/Trachea/Speiseröhre/Wirbelkörper/Carina oder maligner Erguss. Als große Gefäße gelten die Aorta, V. cava superior, V. cava inferior, Hauptstamm (Truncus) der A. pulmonalis, intraperikardiale Anteile der beidseitigen oberen und unteren Pulmonalvenen
N1	Peribronchiale/ipsilaterale hiläre Lymphknoten
N2	Ipsilaterale mediastinale Lymphknoten
N3	Kontralaterale mediastinale/kontralaterale Hilus-, ipsi- oder kontralaterale Skalenus- oder supraklavikuläre Lymphknoten
M0	Keine Fernmetastasen
M1	Fernmetastasen

Bildgebende Diagnostik Die bildgebende Diagnostik des Bronchialkarzinoms ermöglicht keine Artdiagnostik. Die entscheidenden Vorteile der **Computertomographie** gegenüber konventionellen Röntgenaufnahmen sind die überlagerungsfreie Darstellung des Tumors in allen Thoraxregionen sowie die Zuverlässigkeit im Nachweis einer regionalen und extrathorakalen Metastasierung. Die **Sonographie** ermöglicht lediglich die Darstellung thoraxwandständiger pathologischer Prozesse (z. B. Pleuraerguss), ihre Stärke liegt im Nachweis von Leber- und/oder Nebennierenmetastasen.

Bronchoskopie Zweifelsfrei ist die Bronchoskopie mit der damit verbundenen Möglichkeit der **zytologischen/histologischen Sicherung** des Tumorgeschehens der wichtigste Schritt in der Diagnostik des Bronchialkarzinoms. Die Qualität der bronchoskopischen Tumordiagnostik hängt von mehreren Faktoren ab: Größe und Lokalisation des Tumors, Zahl und Qualität der Biopsien, Geschick und Erfahrung des Untersuchers und Wissen des Pathologen.

Laboruntersuchungen Die Bedeutung von **Tumormarkern** im Serum (CEA = karzinoembryonales Antigen, TPA = Tissue Polypeptide Antigen, CYFRA = monoklonale Antikörper gegenüber Cytokeratin 19, NSE = neuronspezifische Enolase, ACTH, Calcitonin) ist beim Bronchialkarzinom begrenzt. Am deutlichsten sind das kleinzellige Bronchialkarzinom und NSE korreliert. Tumormarker können für die Definition des Tumorstadiums (extrathorakale Metastasierung) und für das Ansprechen tumorspezifischer Therapiemaßnahmen zusätzliche Informationen geben, sie eignen sich allerdings nicht zur Früherkennung des Bronchialkarzinoms.

Staging Die Erfassung des Krankheitsstadiums berücksichtigt die Histologie, den Grad der histopathologischen Differenzierung (= Grading), Tumorkrankheit-Aktivitätsindizes (z. B. Karnofsky-Index) und klinische Symptome (z. B. Gewichtsverlust in den Monaten vor Diagnosestellung). Diese Aspekte sind mitbestimmend für die Therapie und insbesondere für die Prognose.

Entscheidend für die Therapiestrategie ist die Tumorausdehnung. Das **TNM-System** definiert in Form einer kurzen Kodierung den Zustand des Primärtumors (T1–4), der regionalen Lymphknoten (N1–3) und das eventuelle Vorliegen von Fernmetastasen (M0–1, s. Tab. 8.40). Unterschieden werden die präoperative, d.h. klinische (TNM) und die postoperative, d.h. histopathologische (pTNM) Ausbreitungsdefinition. Beim kleinzelligen Bronchialkarzinom (= SCLC = Small-Cell Lung Cancer) hat sich für die klinische Anwendung die Einteilung in das auf einen Hemithorax begrenzte Stadium „Limited Disease" (25–35 %) und das Stadium „Extensive Disease" (60–70 %) bewährt (s. Tab. 8.41), da die Tumorausdehnung häufig schon bei Diagnosestellung weit fortgeschritten ist. Beim nichtkleinzelligen Bronchialkarzinom (NSCLC = Non-Small-Cell Lung Cancer) erfolgt zusätzlich zur TNM-Klassifikation und aus dieser abgeleitet die Einteilung in die Tumorstadien I–IV (s. Tab. 8.42).

Differentialdiagnose	Ausschlussmaßnahmen
Infektiöse Lungenkrankheiten mit Rundherdbildung	Mikrobiologie
Entzündliche Konglomerattumoren	Biopsie, Histologie
Posttraumatische Krankheitsbilder	Anamnese, Verlauf
Pleurale Prozesse	Biopsie, Histologie
Karzinosarkome	Biopsie, Histologie
Sarkome	Biopsie, Histologie
Maligne Lymphome	Biopsie, Histologie
Metastasen	Biopsie, Histologie

Tab. 8.41 Klassifikation des kleinzelligen Bronchialkarzinoms.

„Limited Disease" (LD)
Primärtumor ohne Thoraxwandinfiltration in einer Thoraxhälfte, ggf. mit
- ipsilateralen hilären und supraklavikulären Lymphknoten
- ipsilateralen und kontralateralen mediastinalen Lymphknoten
- Atelektase
- Rekurrens- und/oder Phrenikusparese
- Winkelerguss ohne Nachweis maligner Zellen

„Extensive Disease" I (ED I)
Tumorausbreitung wie bei LD mit kontralateralen hilären Lymphknoten und/oder
- kontralateralen supraklavikulären Lymphknoten
- Vena-cava-superior-Syndrom
- Einbruch des Tumors in große mediastinale Gefäße
- Lymphangiosis carcinomatosa
- Pleuritis carcinomatosa
- malignem Pleuraerguss
- Thoraxwandinfiltration

„Extensive Disease II" (ED II)
Metastasen in der kontralateralen Lunge und/oder
- alle sonstigen hämatogenen Metastasen

Tab. 8.42 UICC-Stadieneinteilung des nichtkleinzelligen Bronchialkarzinoms.

Stadium I:	T1	N0	M0
	T2	N0	M0
Stadium II:	T1	N1	M0
	T2	N1	M0
Stadium IIIA:	T1	N2	M0
	T2	N2	M0
	T3	N0–2	M0
Stadium IIIB:	T1–4	N3	M0
	T4	N1–3	M0
Stadium IV:	T1–4	N1–3	M1

Therapie

Kleinzelliges Bronchialkarzinom (20–25 %) Die Chemotherapie ist die Basismaßnahme, ihre Rationale ist das rasche Tumorwachstum mit der Annahme einer frühzeitigen Dissemination. Lediglich in (häufig zufällig entdeckten) sehr frühen Tumorstadien ist eine Operation sinnvoll (s. Abb. 8.59). Als Standardtherapie bei „Limited Disease" gelten die Kombinationen Adriamycin/Cyclophosphamid/Vincristin (ACO) und Carboplatin/Etoposid. Eine konsolidierende Strahlentherapie (Zielgebiet: Primärtumor, Mediastinum, ggf. Supraklavikulargruben) kann die Rezidivrate reduzieren. Die Chemotherapie des kleinzelligen Bronchialkarzinoms im Stadium „Extensive Disease" hat keinen kurativen Ansatz, ist in vielen Fällen aber palliativ sinnvoll.

Nichtkleinzelliges Bronchialkarzinom (etwa 70 %) Die **chirurgische** Therapie stellt als potentiell kuratives Verfahren das Vorgehen der Wahl für die Stadien I–IIIA dar, dies betrifft allerdings nur etwa 30 % aller Patienten (s. Abb. 8.60). Präoperativ ist eine sorgfältige Risikobeurteilung mittels eingehender Lungenfunktionsdiagnostik einschließlich Belastungsuntersuchungen notwendig. Chirurgische Standardverfahren sind Lobektomie, Pneumonektomie und organerhaltende Operationen (Manschettenresektion).

Die **Strahlentherapie** kann für Patienten im Stadium I und II, die wegen funktioneller kardiopulmonaler Gründe oder fehlender Einwilligung nicht operiert werden können, ein kurativer Therapieansatz sein. Die Ergebnisse der chirurgischen Therapie erreichen die Strahlentherapie aber nicht. Ziele einer symptomatischen oder palliativen Strahlentherapie (ggf. auch intrakavitär in Afterload-Technik) sind die Linderung von Krankheitssymptomen und die Beseitigung u.U. lebensbedrohlicher Situationen bei Stenosen der zentralen Atemwege, bei oberer venöser Einflussstauung, bei Plexusinfiltrationen, bei Kompression des Ösophagus sowie bei Hirn-, Haut- und Skelettmetastasen.

Eine **Chemotherapie** (mit platinhaltigem Präparat) und anschließende Strahlentherapie sind für Patienten in gutem Allgemeinzustand und inoperablem Stadium IIIB indiziert. Für das Stadium IV wird die alleinige Chemotherapie empfohlen.

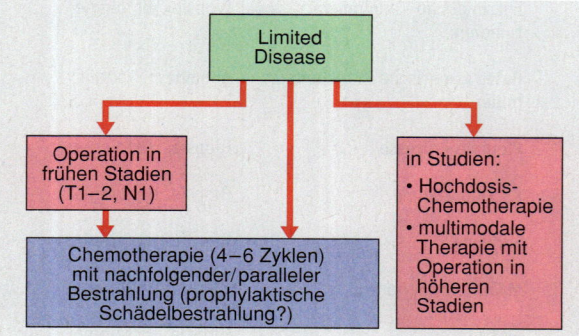 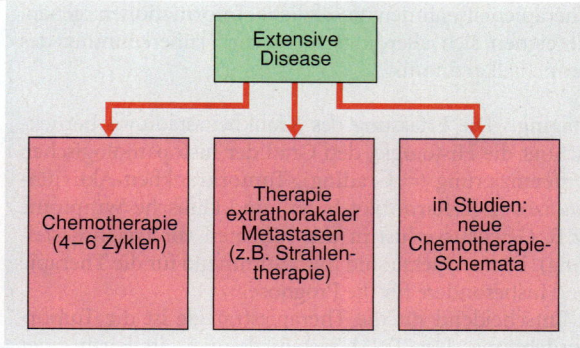

Abb. 8.59 Therapeutisches Vorgehen beim kleinzelligen Bronchialkarzinom in Abhängigkeit vom Stadium.

8.9 Tumoren der Bronchien und der Lunge

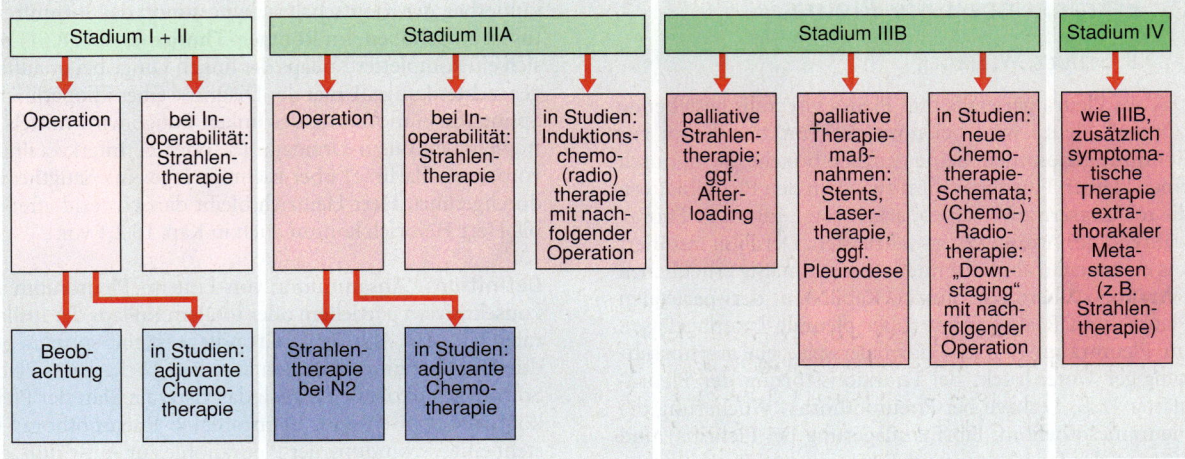

Abb. 8.60 Therapeutisches Vorgehen beim nichtkleinzelligen Bronchialkarzinom in Abhängigkeit vom Stadium.

Symptomatische (palliative) Behandlungsmaßnahmen umfassen endobronchiale Lasertherapie, Endobradyradiotherapie, Implantation tracheobronchialer Stents, Kontrolle maligner Pleuraergüsse sowie die Therapie extrathorakaler Metastasen und die Kontrolle des Tumorschmerzes. Ihr Einsatz richtet sich nach dem individuellen Krankheitsverlauf.

Verlauf und Prognose Den zweifelsfrei enormen Fortschritten in der Diagnostik des Bronchialkarzinoms steht eine gewisse Stagnation in den Erfolgen der Behandlung gegenüber, so dass die Gesamtprognose des Bronchialkarzinoms nach wie vor schlecht ist. Von 100 Patienten haben bei Diagnosestellung 50–60 % Fernmetastasen, 24 % lokale Metastasen oder Tumorinfiltrationen in benachbarte Organe, maximal 30 % können einer kurativen Behandlung zugeführt werden, und davon überlebt nur ein Viertel fünf Jahre, d. h. 8 % des Gesamtkollektivs. Die aktuellen 5-Jahres-Überlebenszeiten beim nichtkleinzelligen Bronchialkarzinom liegen bei 59 % für das Stadium I, 35 % für das Stadium II, 22 % für das Stadium IIIA und 12 % für das Stadium IIIB. Operiert wird nur bis Stadium IIIA.

Die 5-Jahres-Überlebensraten beim kleinzelligen Bronchialkarzinom betragen im Stadium Limited Disease ca. 6 %, im Stadium Extended Disease unter 1 %.

Komplikation	Häufigkeit
Retentionspneumonie	Häufig
Hämoptysen	Häufig
Perikarderguss	Selten
Rekurrensparese	Häufig
Obere Einflussstauung	Häufig
Krampfanfälle bei zerebralen Metastasen	Häufig
Pleuraerguss	Häufig

Zusammenfassung

- Häufigste Ursache: Rauchen
- Wichtigstes Symptom: Husten
- Wichtigste diagnostische Maßnahmen: Bronchoskopie, Thorax-CT
- Wichtigste therapeutische Maßnahmen: Resektion, Chemotherapie

Zur weiteren Information

Weiterführende Literatur

Clegg, A., D. A. Scott, P. Hewitson, M. Sidhu, N. Waugh: Clinical and cost effectiveness of paclitaxel, docetaxel, gemcitabine, and vinorelbine in non-small cell lung cancer: a systematic review. Thorax 2002; 57: 20–8.

Manegold, C.: Chemotherapy for advanced non-small cell lung cancer: standards. Lung Cancer 2001; 34 (Suppl 2).

Meerbeck, J. P. van: Staging of non-small cell lung cancer: consensus, controversi and challenges. Lung Cancer 2001; 34 (Suppl 2).

Thomas, M.: Empfehlungen zur Therapie des Bronchialkarzinoms. Pneumologie 2001; 2: 113–31.

Smith, R. A., V. Cokkinides, A. C. von Eschenbach, B. Levin, C. Cohen, C. D. Runowicz, S. Sener, D. Saslow, H. J. Eyre: American Cancer Society guidelines for the early detection of cancer. CA Cancer J Clin 2002; 52: 8–22.

Internet-Links

http://www.krebsinformation.de/body_lungkrebs.html
http://www.lungusa.org/
http://www.vh.org/Providers/Textbooks/LungTumors/TitlePage.html
http://prg.nci.nih.gov/lung/default.html

Keywords

Bronchialkarzinom ◆ lung cancer

8.10 Erkrankungen der Pleura

R. Schulz, W. Seeger

Das aus Pleura parietalis und Pleura visceralis bestehende „Organ" Pleura wird bei normaler Funktion kaum zur Kenntnis genommen. Seine Aufgabe besteht darin, durch einen kleinen Flüssigkeitsfilm zwischen den Pleurablättern die reibungsarme Verschiebbarkeit von Lunge und Thorax während der Atmung zu gewährleisten. Der Film resultiert aus einer genau abgestimmten, mengenmäßig erheblichen Filtration (über systemische Kapillaren der parietalen Pleura) und Reabsorption (über pleurale Lymphgefäße). Im Pleuraraum herrscht normalerweise ein atmungsabhängiger Unterdruck. Bei Funktionsstörung der Pleurablätter (z.B. Leckage bei Pneumothorax, Wucherung bei Pleuramesotheliom, Fibrinauflagerung bei Pleuritis) und Störung der Homöostase aus Filtration und Reabsorption (Pleuraerguss) können schwerwiegende Störungen der Atmung resultieren.

8.10.1 Pneumothorax

Synonym: Pneu
Engl. Begriff: Pneumothorax

Praxis

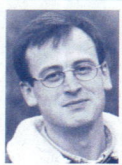

Herr Heinrich, 26 Jahre alt, verspürt plötzlich einen atemabhängigen stechenden Schmerz im Bereich des linken Hemithorax und entwickelte starke Luftnot. Wesentliche Vorerkrankungen, insbesondere pulmonaler Art, sind nicht bekannt. Ein Trauma ist nicht vorangegangen. Herr Heinrich raucht zehn Zigaretten pro Tag. Die **körperliche Untersuchung** zeigt einen asthenischen Habitus; über der linken Lunge ist kein Atemgeräusch auskultierbar, der Klopfschall ist hypersonor; der Stimmfremitus ist aufgehoben. Im **Röntgen-Thorax** (s. Abb. 8.61) zeigt sich ein kompletter Kollaps der linken Lunge bei unauffälliger rechter Lunge. Unter der Diagnose eines idiopathischen Spontanpneumothorax der linken Lunge wird mittels intrapleuraler Bülau-Drainage (5. oder 6. Interkostalraum vordere Axillarlinie) über mehrere Tage eine Saugtherapie durchgeführt, Herr Heinrich bleibt danach rezidivfrei stabil. Herr Heinrich kommt auch in Kap. 16.2.1 vor.

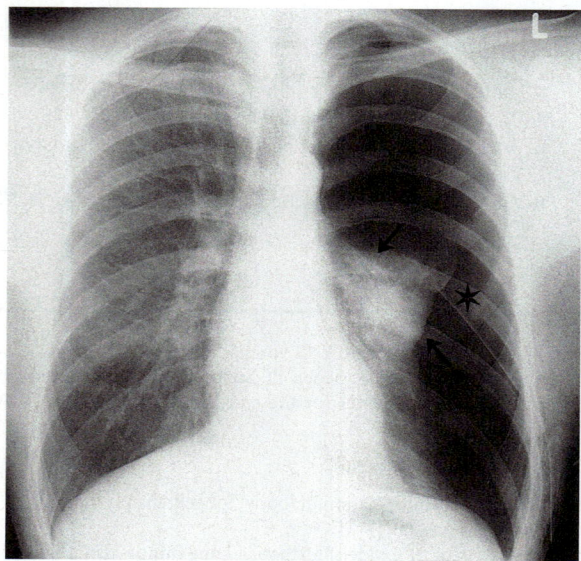

Abb. 8.61 Vollständiger linksseitiger Pneumothorax (Fallbeispiel).
Die Grenzen der zusammengefallenen Lunge sind mit Pfeilen markiert, außerhalb dieser Grenzen fehlt linksseitig jegliche Lungenzeichnung. Eine Bülau-Drainage ist eingelegt (*), jedoch noch ohne Sog.

Definition Ansammlung von Luft im Pleuraraum mit konsekutivem partiellem oder totalem Kollaps der ipsilateralen Lunge (s. Abb. 8.62). Grundlage ist eine spontan oder durch äußere Einwirkung entstandene Leckage der Pleura. Sowohl das parietale als auch das viszerale Blatt der Pleura können betroffen sein. Beim offenen Pneumothorax besteht eine Verbindung der Pleurahöhle zur Außenluft, entweder über eine penetrierende Verletzung der Thoraxwand (äußerer offener Pneumothorax) oder über eine bronchopleurale Fistel (innerer offener Pneumothorax). Besteht keine Verbindung zur Außenluft, spricht man von einem geschlossenen Pneumothorax. Beim Spannungspneumothorax bewirkt zunehmende Luftansammlung im Pleuraraum eine lebensbedrohliche Verschiebung und Kompression mediastinaler Strukturen.

Ätiologie und Pathogenese

Spontanpneumothorax Dieser Pneumothorax entsteht ohne vorangehendes Trauma, evtl. provoziert durch Husten oder Pressen. Findet sich keine pulmonale Grundkrankheit, spricht man von einem idiopathischen oder **primären** Spontanpneumothorax. Davon betroffen sind vorwiegend junge, schlanke Männer, zum Großteil handelt es sich um Raucher. Pathogenetisch wird eine Ruptur subpleural und insbesondere apikal gelegener kleiner Zysten oder Emphysemblasen angenommen, die nicht den Stellenwert einer eigenständigen Lungenerkrankung haben.

Ist hingegen eine pulmonale Grunderkrankung bekannt (z.B. chronisch-obstruktive Atemwegserkrankung, tuberkulöse Kaverne, Mukoviszidose, Pneumocystis-carinii-Pneumonie, Histiocytosis X, Lymphangioleiomyomatose, Abszesshöhle bei einschmelzender Pneumonie, Tumorhöhle, Wegener-Granulomatose mit Nekrosebildung), liegt ein **sekundärer** Spontanpneumothorax vor.

Traumatischer Pneumothorax Der traumatische Pneumothorax ist hingegen Folge einer Verletzung. Meist besteht ein penetrierendes Trauma der Brustwand (z.B. Rippenserienfraktur), ein traumatischer Pneumothorax kann aber auch iatrogen bedingt sein (z.B. nach Reanimation, nach Einlage von Subklaviakathetern, nach transbronchialen Biopsien). Häufig tritt ein Pneumothorax (Barotrauma) unter der Beatmung bei ARDS und beatmungspflichtigen Pneumonien auf. Durch die Unterbrechung der Kontinuität der Pleura geht der Unterdruck im Pleuraraum verloren, es kommt zum Kollaps der ipsilateralen Lunge durch Überwiegen der elastischen Rückstellkräfte des Lungenparenchyms.

Spannungspneumothorax Der lebensbedrohliche Spannungspneumothorax entsteht durch einen **Ventilmechanismus:** Luft tritt durch die (aufgrund der Luftnot immer

8.10 Erkrankungen der Pleura

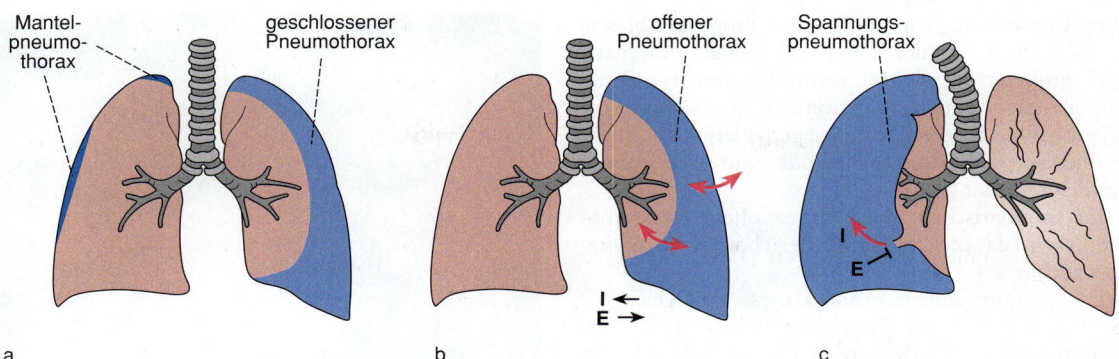

Abb. 8.62 Typische radiologische Veränderungen beim Pneumothorax.
Beim **Mantelpneumothorax** besteht nur eine geringe Luftansammlung zwischen Pleura visceralis und Pleura parietalis. Diese wird radiologisch als feine lateral-konvexe Haarlinie sichtbar (besonders in Exspirationsaufnahme).
Beim **geschlossenen Pneumothorax** imponiert eine beträchtliche Luftansammlung zwischen den Pleurablättern, doch die primäre Eintrittsläsion hat sich zwischenzeitlich verschlossen.
Beim **offenen Pneumothorax** ist die Eintrittspforte noch geöffnet (Pleura visceralis oder Thoraxwand), und atemsynchron bewegt sich Luft in und aus dem Pleuraraum. Bei großflächigen Öffnungen bewegt sich folglich das Mediastinum bei der Inspiration zur gesunden, bei der Exspiration zur Pneumothoraxseite (Mediastinalflattern).
Beim **Spannungspneumothorax** bildet die Läsion der Pleura visceralis ein „Ventil": Die inspiratorisch in den Pleuraraum eintretende Luft kann exspiratorisch nicht entweichen. Dadurch entsteht ein Überdruck auf der Seite des Pneumothorax mit Verlagerung des Mediastinums. Dies kann eine Behinderung des Rückflusses der großen Venen mit Zyanose, Dyspnoe und Blutdruckabfall zur Folge haben. (Nach S. Lange: Radiologische Diagnostik der Lungenerkrankungen. Thieme Verlag 1986)

stärker werdenden) Atemexkursionen in den Pleuraraum ein, kann aber durch sich überlagernde Pleuralippen bei der Exspiration nicht mehr entweichen (s. Abb. 8.62a–c). Durch den zunehmenden Überdruck im Pleuraraum wird das Mediastinum zur kontralateralen, gesunden Seite verschoben. Bei diesem Vorgang werden die Hohlvenen komprimiert oder torquiert, es entwickelt sich eine Einflussstauung vor dem rechten Herzen, der Patient kann im hämodynamischen Schock akut versterben.

Symptome Die Ausprägung der Symptomatik ist vor allem abhängig von der Größe des Pneumothorax und dem Vorliegen einer pulmonalen Grunderkrankung (bei Letzterer sind die pulmonalen „Reserven" reduziert). Ein Mantelpneumothorax (< 10–15 % des Hemithorax-Umfangs) kann asymptomatisch verlaufen. Größere Pneumothoraces führen oft zu plötzlicher Dyspnoe und einseitigen, stechenden Thoraxschmerzen; Hustenreiz kann sich bemerkbar machen. Der Spannungspneumothorax imponiert als Notfallsituation bis hin zur Ausbildung eines Schocks.

Diagnostik
- **Körperliche Untersuchung:** Man hört einen hypersonoren Klopfschall und ein abgeschwächtes oder fehlendes Atemgeräusch und sieht fehlende Atemexkursionen auf der betroffenen Seite; der Stimmfremitus ist aufgehoben. Beim Spannungspneumothorax kommt es zu Halsvenenstauung, Tachykardie und Blutdruckabfall.
- **Röntgen-Thorax:** Die Aufnahme wird in Exspirationslage angefertigt, um den Pneumothorax optimal darzustellen.
- **Labor:** Eine arterielle Hypoxämie kann auftreten, ist aber eher selten, da durch die hypoxische Vasokonstriktion die Perfusion in der kollabierten Lunge weitgehend gedrosselt wird. Bei zugrunde liegenden Lungenerkrankungen kann die vorbestehende Gasaustauschstörung allerdings erheblich verschlimmert werden.
- **Computertomographie:** Im CT lassen sich Grundkrankheit, Zysten und Emphysemblasen gut erkennen. Außerdem sind partielle und atypisch lokalisierte Pneumothoraces unter der Beatmung darstellbar.

Differentialdiagnose	Ausschlussmaßnahmen
Myokardinfarkt	Anamnese, EKG, Enzyme
Lungenembolie	Anamnese, Thrombosezeichen, Angio-CT, Ventilations-/Perfusionsszintigraphie
Aortendissektion	Anamnese, Echokardiographie, Thorax-CT

Therapie
- Ein (geschlossener) **Mantelpneumothorax** resorbiert sich in der Regel von selbst, zur Beschleunigung der Resorption kann O_2 über eine Nasensonde gegeben werden (erhöht den N_2-Gradienten zwischen Pleuraraum und Blut).
- Bei einem größeren Pneumothorax sowie bei **Sero-** und **Hämatopneumothorax** wird eine kontinuierliche intrapleurale Saugdrainage (Sog 10–20 cmH$_2$O) über eine Bülau-Drainage oder einen Matthys-Katheter erforderlich. Die Drainage kann wieder entfernt werden, wenn die vorher kollabierte Lunge bei abgeklemmtem Sog entfaltet bleibt.
- Bei **persistierendem** oder **rezidivierendem** Pneumothorax kann eine thorakoskopische Versorgung (Abtra-

gung/Übernähung von Bullae und Emphysemblasen; partielle Pleurektomie) angestrebt werden. Alternativ (mit größerer Invasivität) kann dies mittels offener Thorakotomie durchgeführt werden. Ein weiteres Vorgehen bei rezidivierendem oder persistierendem Pneumothorax besteht in einer Pleurodese zur „Verklebung" der Pleurablätter (s. u.).
- Beim **traumatischen,** nach außen offenen Pneumothorax wird das Leck im Bereich der Thoraxwand operativ verschlossen.
- Beim **Spannungspneumothorax** muss akut gehandelt werden, notfalls auch ohne röntgenologische Bestätigung der Diagnose. Dazu wird z. B. im 2. ICR in der Medioklavikularlinie mit einer dicklumigen Kanüle punktiert und die Luft über ein sog. Heimlich-Ventil (oder geschlitzter Fingerling als Ventilmechanismus) abgelassen.

Verlauf und Prognose Die 5-Jahres-Rezidivrate des idiopathischen Spontanpneumothorax beträgt nach alleiniger Drainagebehandlung ca. 40 %, nach Pleurodese 10–20 % und nach operativer Behandlung um 5 %. Die Gefahr eines Rezidivs steigt mit jedem erneuten Pneumothorax. Der behandelte traumatische Pneumothorax trägt kein Rezidivrisiko.

Komplikation	Häufigkeit
Infektion der Pleura	Selten
Hämodynamischer Schock beim Spannungspneumothorax	Häufig

Zusammenfassung

- Häufigste Ursache: spontan (primär und sekundär)
- Wichtigstes Symptom: Dyspnoe
- Wichtigste diagnostische Maßnahme: Röntgen-Thorax
- Wichtigste therapeutische Maßnahme: Drainage

8.10.2 Pleuritis und Pleuraerguss

Engl. Begriff: Pleurisy, Pleural Effusion

Praxisfall

Ein 63-jähriger Patient beklagt Luftnot, Bluthusten und Gewichtsverlust von 8 kg innerhalb der letzten Monate. Der Patient ist starker Raucher (über 40 Jahre 30–40 Zigaretten/d). Die **körperliche Untersuchung** zeigt Tachypnoe, über der linken Lunge sind Atemgeräusch und Klopfschall basal abgeschwächt. Im **Röntgen-Thorax** zeigen sich eine tumorverdächtige Formation am linken Hilus und eine nach links lateral ansteigende pleurale Verschattung (s. Abb. 8.63). **Bronchoskopisch** findet sich ein leicht blutender, exophytisch wachsender Tumor am Abgang des linken Oberlappens, histologisch kleinzelliges Bronchialkarzinom. Die **Pleurapunktion** (ca. 1,5 l) ergibt blutig tingierte Flüssigkeit, in der sich zytologisch maligne Zellen (PAP V) nachweisen lassen. Es handelt sich somit um einen malig-

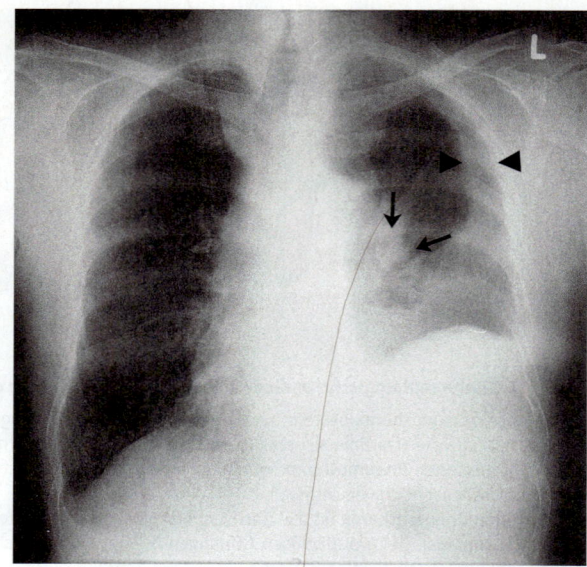

Abb. 8.63 Zentrales Bronchialkarzinom und linksseitiger Pleuraerguss (Fallbeispiel).
Pfeile kennzeichnen die zentrale Hilusverbreiterung, Pfeilspitzen den an der Thoraxwand aufsteigenden Erguss, Zwerchfellhochstand links bei Phrenikusparese.

nen Pleuraerguss bei kleinzelligem Bronchialkarzinom. Unter Chemotherapie wird zwar ein guter Regress (Rückgang) des zentralen Bronchialkarzinoms erzielt, aber der Pleuraerguss läuft immer wieder nach und erzeugt immer wieder neue Dyspnoe. Eine Stabilisierung gelingt durch eine Pleurodese mit Bleomycin.

Definition

Pleuritis Eine Entzündung der Pleura kann durch eine Systemerkrankung (z. B. Lupus erythematodes) entstehen oder wird durch Übergreifen von infektiösen/inflammatorischen Prozessen des Lungengewebes verursacht (z. B. Pneumonie, Lungentuberkulose, Lungenabszess, Lungeninfarkt). Bei der **Pleuritis sicca** finden sich entzündliche Pleurareaktionen mit Fibrinauflagerungen, jedoch ohne Ergussproduktion. Liegt Letztere vor, wird von einer **Pleuritis exsudativa** gesprochen.

Pleuraerguss Per Sonographie, Röntgen oder CT sieht man eine Flüssigkeitsansammlung im Pleuraspalt. Folgende Unterteilungen werden vorgenommen:
- **Transsudat:** < 30 g/l Eiweiß, LDH < 200 U/l bzw. < 60 % der Serum-LDH
- **Exsudat:** > 30 g/l Eiweiß, LDH > 200 U/l bzw. > 60 % der Serum-LDH
- **Hämatothorax:** Blutübertritt in den Pleuraraum (Hb im Erguss > 50 % des Hb im Vollblut) infolge Verletzung größerer Gefäße (z. B. Rippenfraktur, Pleurapunktion mit Verletzung einer Interkostalarterie, Ruptur eines thorakalen Aortenaneurysmas)
- **hämorrhagischer Pleuraerguss:** blutiger/blutig tingierter Erguss (Hb < 50 % des Vollblut-Hb)
- **Chylothorax:** milchiger Erguss durch Eintritt von Lymphflüssigkeit in den Pleuraraum (Trauma oder

8.10 Erkrankungen der Pleura

Tumoren mit Eröffnung des Ductus thoracicus), Beleg durch hohe Triglyzeridkonzentration (> 110 mg/dl) im Punktionsmaterial. Im Rahmen einer Tuberkulose oder rheumatoiden Arthritis können lange bestehende Ergüsse mit ähnlicher Ergusskonsistenz beobachtet werden; hier wird der Begriff Pseudochylothorax gewählt (Cholesterin im Erguss > 200 mg/dl).

Epidemiologie Da es sich bei der Pleuritis und beim Pleuraerguss um Folgeerscheinungen verschiedenster Erkrankungen handelt, lassen sich keine genauen Angaben zur Inzidenz machen. Doch handelt es sich bei der Pleuritis und beim Pleuraerguss um häufige Beschwerdebilder.

Ätiologie und Pathogenese Die Regulation der Flüssigkeitslamelle im Pleuraspalt kann aus vielfältigen Gründen gestört sein (Übersicht s. Tab. 8.43). Bei **Rechtsherzinsuffizienz** steigt der hydrostatische Druck im Kapillarbett der Pleura parietalis mit der Folge vermehrter Flüssigkeitsbildung (Transsudat). Bei **Linksherzversagen** besteht ein erhöhter Kapillardruck in der Pleura visceralis, die wesentlich über das pulmonalvenöse System drainiert wird, mit der Folge der verminderten Flüssigkeitsresorption (Transsudat). Bei fortgeschrittener **Leberzirrhose** oder bei **nephrotischem Syndrom** kann eine Hypoproteinämie mit vermindertem kolloidosmotischem Druck Ursache der Transsudatbildung sein; bei Leberzirrhose kommt zudem Übertritt von Aszitesflüssigkeit hinzu. **Entzündliche Prozesse** und Prozesse der **Tumorinfiltration** induzieren dagegen über eine mikrovaskuläre Schrankenstörung eine Exsudatbildung.

Typische auslösende Konstellationen sind Pneumonie, pulmonale/pleurale Manifestation einer Autoimmunkrankheit, tuberkulöse Infektionen des Pleuraraums und Bronchial- oder Mammakarzinom. Ein nach Herzoperation oder Herzinfarkt auftretender Pleuraerguss kann eine autoimmunologische Grundlage haben (Dressler-Syndrom). Schließlich kann ein Pleuraexsudat nach Radiatio des Thorax und unter verschiedenen Medikamenten auftreten. Auch bei Ösophagusruptur (Boerhave-Syndrom, iatrogen) werden Pleuraergüsse beobachtet, die meist eiweißreich und hämorrhagisch sind.

Symptome Erst größere Pleuraergüsse werden symptomatisch, insbesondere bei beidseitiger Ausbildung. Dyspnoe bei Belastung oder schon in Ruhe entsteht als Folge einer extrapulmonalen restriktiven Ventilationsstörung, da die inspiratorische Lungenentfaltung durch den verdrängenden Effekt des Pleuraergusses behindert wird. Atemabhängige thorakale Schmerzen mit konsekutiver Schonatmung sind bei Pleuritis sicca durch Reizung der Schmerzfasern der parietalen Pleura möglich, diese können in den Oberbauch und in die Schulterpartie ausstrahlen. Nach Ausbildung eines Ergusses verschwindet der Schmerz.

Diagnostik Bei der **körperlichen Untersuchung** imponieren abgeschwächtes Atemgeräusch, perkutorische Dämpfung und verminderter oder aufgehobener Stimmfremitus sowie fehlende Atemexkursionen. Das Reiben der Pleurablätter bei der Pleuritis sicca ist auskultatorisch als charakteristisches in- und exspiratorisches „Lederknarren" zu erfassen.

Bildgebende Verfahren wie Sonographie und Röntgen-Thorax lassen einen Pleuraerguss leicht erkennen. Die Nachweisgrenze beträgt beim Röntgen-Thoraxbild 300 ml, bei der Sonographie sogar nur 50 ml. Zur weiteren Abklärung dient eine **diagnostische Punktion** des Ergusses. Dessen Analytik ist in Tabelle 8.44 wiedergegeben.

Ein Flussdiagramm der weiteren diagnostischen Schritte, falls die Punktion allein kein sicheres Ergebnis erbringt, ist in Abbildung 8.64 dargestellt. Die Verfahren umfassen die perkutane Pleurabiopsie, Thorax-CT, Bronchoskopie, Thorakoskopie mit gezielter Biopsie sowie in Einzelfällen eine Thorakotomie.

Differentialdiagnose	Ausschlussmaßnahmen
Pneumothorax	Körperliche Untersuchung, Röntgen

Therapie Therapeutisch steht neben der Behandlung der Grundkrankheit die evtl. mehrfach wiederholte entlasten-

Tab. 8.43 Ursachen des Pleuraergusses.

Transsudat	Exsudat Infektiös/inflammatorisch	Maligne

Rechtsherzinsuffizienz*
 Linksherzinsuffizienz*
 Globale Herzinsuffizienz*
 Hypalbuminämie bei
   Leberzirrhose oder
   nephrotischem Syndrom
 Niereninsuffizienz
   mit globaler Überwässerung
	Parapneumonisch
	 Tuberkulose
	 Lungenembolie
	 Lupus erythematodes
	 Rheumatoide Arthritis
	 Pankreatitis
	 Asbestose
	 Subphrenischer Abzess
		Bronchialkarzinom
		 Pleuramesotheliom
		 Metastatisch
		   (z.B. Mammakarzinom oder Lymphom)
		 Meigs-Syndrom (= Pleuraerguss
		   bei Ovarialfibrom)

* Wegen der größeren Pleuraoberfläche findet sich ein Pleuraerguss häufiger rechts als links

Tab. 8.44 Diagnostik bei Pleuraerguss.

- **Farbe des Pleurapunktats**
  - Hämorrhagisch: maligne, Tuberkulose, Lungenembolie
  - Gelblich-trübe: häufig parapneumonisch
  - Eitrig-dickflüssig: Pleuraempyem
  - Milchig-trübe: Chylothorax/Pseudochylothorax
  - Blutig: Hämatothorax
- **Laboruntersuchungen des Pleurapunktats**
  - LDH, Gesamteiweiß: Differenzierung Transsudat/Exsudat
  - pH, Glukose: Azidose und niedrige Glukose bei infektiösem Erguss, insbesondere Tuberkulose
  - Amylase: Pankreatitis (hierbei auch Lipase), Ösophagusruptur
  - Triglyzeride, Cholesterin: Differentialdiagnose Chylothorax, Pseudochylothorax
  - Differentialblutbild: Lymphozytose bei Tuberkulose, Eosinophilie bei eosinophiler Pleuritis
  - Adenosindesaminase, Lysozym, IFN-γ: Tuberkulose
  - Rheumafaktor: rheumatoide Arthritis
  - LE-Zellen, ANA, anti-ds-DNA: systemischer Lupus erythematodes
  - Karzinoembryonales Antigen (CEA; Tumorverdacht)
- **Mikrobiologische Untersuchung des Pleurapunktats**
  - Erregersicherung bei Empyem, tuberkulöser Pleuritis, selten bei parapneumonischem Ergss
  - Nachweis von mikrobiellem Genom mit PCR-Technik
- **Zytologische Untersuchung des Pleurapunktats**
  - Nachweis maligner Zellen
- **Ungezielte Pleurabiopsie**
  - Tumor, tuberkulöse Granulome, entzündliche Prozesse
- **Bronchoskopie/CT**
  - Nachweis/Ausschluss Bronchialkarzinom
- **Thorakoskopie mit gezielter Pleurabiopsie**
  - Optische Beurteilung der Pleura (Tumor, Granulome)
  - Histologie (Tumor, tuberkulöse Granulome, entzündliche Prozesse)

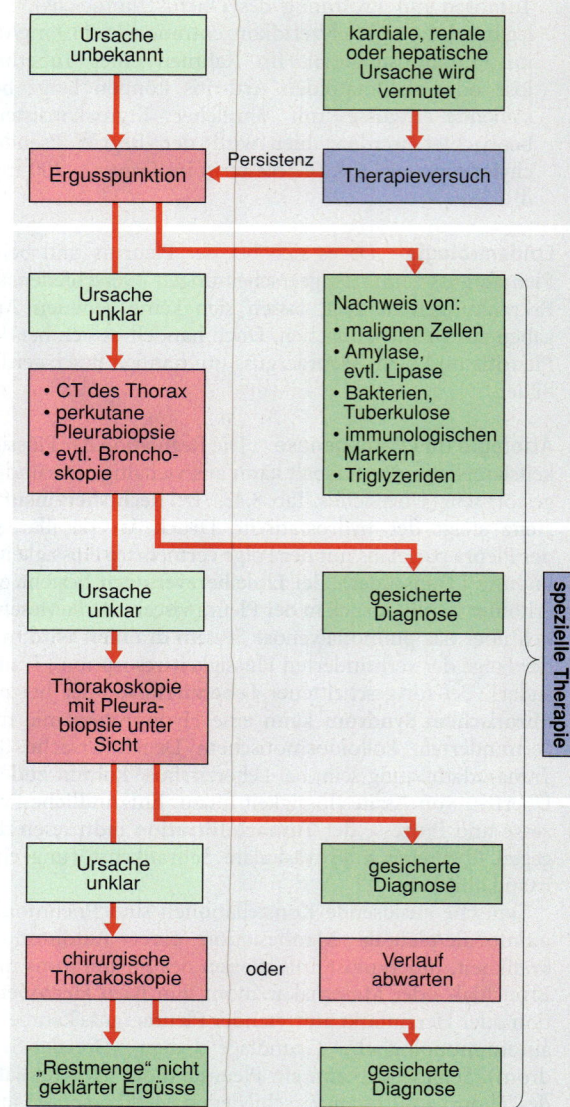

Abb. 8.64 Schema des diagnostischen Vorgehens beim Pleuraerguss.

de **Punktion** des Ergusses im Vordergrund. Die Wahl der geeigneten Punktionsstelle kann sonographisch kontrolliert erfolgen. Punktiert wird in der hinteren Axillarlinie am Oberrand der Rippe, um eine Verletzung der Interkostalgefäße zu vermeiden. Es sollten nicht mehr als 1,5 l Ergussflüssigkeit in einer Sitzung abgelassen werden, um der Entwicklung eines **Reexpansionsödems** der zuvor komprimierten Lunge vorzubeugen. Wirksamer ist eine vollständige Absaugung des Pleuraergusses über eingelegte **Drainagen** (Bülau- oder Matthys-Katheter) und kontinuierlicher Absaugung über Tage vorgenommen. Im Fall einer vielfachen Kammerung des Pleuraraums durch Fibrinsegel, die eine suffiziente Absaugung verhindern, kann zuvor eine **lokale Fibrinolyse** mit niedrigen Dosen Streptokinase oder Urokinase versucht werden.

Rezidivierende Ergüsse Bei symptomatischen, schnell nachlaufenden und bevorzugt bei malignen Ergüssen kann eine **Pleurodese**, d.h. eine medikamentöse Verklebung des Pleuraspalts durch Induktion einer pleuralen Entzündungsreaktion, indiziert sein. Zur Anwendung kommen z.B. Tetrazykline und Bleomycin (inflammatorische Reizung der Pleurablätter), Mitoxantron (zytostatisch) und Talkum (Induktion einer granulierenden Entzündung). Die Pleurodese kann sehr schmerzhaft sein und wird daher in der Regel erst nach vorheriger Anästhesie des Pleuraraums und Gabe eines potenten Analgetikums durchgeführt. Voraussetzung für die Pleurodese ist, dass der Pleuraraum weitgehend trocken und die ipsilaterale Lunge belüftet sind. Deshalb muss der Erguss vor Durchführung der Pleurodese möglichst komplett entleert sein, und es muss sichergestellt sein, dass kein stenosierendes Tumorwachstum in den zentralen Atemwegen vorliegt.

Spezifische Therapie
- Der **Chylothorax** wird diätetisch behandelt (fettarme oder parenterale Ernährung), des Weiteren stehen die Anlage eines pleuroperitonealen Shunts und die Ligatur des Ductus thoracicus zur Verfügung.
- Der **Hämatothorax** erfordert oft ebenfalls eine operative Therapie zur Beherrschung weiterer Nachblutungen, Blut im Pleuraraum kann hierbei entfernt werden.

Bei einem **Pleuraempyem** muss unbedingt eine weitgehende Absaugung angestrebt werden. Der dünn- oder dickflüssige Eiter sollte durch eine großlumige Drainage abgeleitet werden. Darüber hinaus hat es sich bewährt, den Pleuraraum täglich (evtl. über einen zweiten dünnlumigen Katheter) mit Kochsalzlösung plus Povidon-Jod 2–5 % zu spülen. Die systemische Antibiose orientiert sich an der Ursache des Empyems sowie an den mikrobiologischen Befunden. Typische Keime des Pleuraempyems sind u. a. Staphylokokken, Anaerobier, Pneumokokken. Wenn nach mehrwöchiger Therapie (vier bis sechs Wochen) das Empyem nicht rückläufig ist, muss eine chirurgische **Dekortikation** (Entfernung der Pleura) erwogen werden. Eine Dekortikation ist auch bei beginnender (Frühdekortikation) oder abgelaufener (Spätdekortikation) Schwartenbildung denkbar, jedoch sind dies operativ schwierige Verfahren, die im Einzelfall abgewogen werden müssen.

Verlauf und Prognose Nicht Pleuritis oder Pleuraerguss, sondern die zugrunde liegende Erkrankung bestimmen die Prognose des Patienten, die natürlich bei einem Malignom entsprechend eingeschränkt ist. Pleuraempyeme benötigen meist eine längere Behandlungsphase.

Komplikation	Häufigkeit
Iatrogene Blutung bei Anlage der Drainage	Selten
Pneumothorax bei Anlage der Drainage	Selten
Sekundäre Infektion der Pleura durch Drainage	Selten
Pleuraschwielen	Häufig

Zusammenfassung

- Häufigste Ursache: Linksherzinsuffizienz
- Wichtigstes Symptom: Dyspnoe
- Wichtigste diagnostische Maßnahme: Ultraschall bzw. Röntgen-Thorax
- Wichtigste therapeutische Maßnahme: Punktion

8.10.3 Pleuratumoren

Synonym: Pleuramesotheliom
Engl. Begriff: Pleural Tumors

Praxisfall

Eine 65-jährige Patientin erkrankt mit über Wochen anhaltenden atemabhängigen linksthorakalen Schmerzen; außerdem bemerkt sie einen ungewollten Gewichtsverlust von 6 kg in zwei Monaten. In der Anamnese bestehen keine wesentlichen Vorerkrankungen. Die **körperliche Untersuchung** ergibt nur eine leichte Dämpfung und Abschwächung des Atemgeräusches auf der linken Seite. Im **Röntgen-Thorax** und insbesondere im **CT-Thorax** (s. Abb. 8.65) stellt sich eine breitflächige pleurale Schwarte mit Ummantelung der gesamten linken Lunge dar, auch auf der mediastinalen Seite. Die **Pleurabiopsie** belegt ein malignes Pleuramesotheliom. Eine genaue Berufsanamnese ergibt eine signifikante Asbestexposition vor mehr als 15 Jahren als Arbeiterin in einem Betrieb zur Herstellung von Bremsbelägen. Es ist nur eine palliative Therapie möglich, die Patientin stirbt acht Monate nach Diagnosestellung.

Definition Pleuratumoren wachsen auf den Pleurablättern, im Pleuraraum und ggf. in die benachbarten Strukturen ein. Die Mehrzahl der Pleuratumoren ist maligne. Es handelt sich meist um ein **Pleuramesotheliom** oder um **Metastasen** eines extrapleuralen Primärtumors (sog. Pleurakarzinose, z. B. bei Bronchial-, Mamma-, Ovarialkarzinom).

Das Pleuramesotheliom wächst in der Regel von der Pleura parietalis ausgehend diffus und breitflächig oder in Form großer Tumorknoten. Der Tumor neigt dazu, Brustwand, Mediastinum und Zwerchfell zu infiltrieren. Im fortgeschrittenen Verlauf können auch abdominelle Organe durch lokal fortschreitendes Tumorwachstum befallen oder verdrängt werden. Fernmetastasen sind ungewöhnlich. Dieser Tumor ist in hohem Maß mit einer Asbestexposition assoziiert (anerkannte Berufskrankheit), es ist daher noch mit einer erheblichen Zunahme der Inzidenz in den nächsten Jahren zu rechnen.

Epidemiologie Bei Pleuramesotheliomen findet sich in 90 % der Fälle in der Anamnese eine Asbestexposition, die oft viele Jahre zurückliegt. Meist handelt es sich um Berufe der Asbest verarbeitenden Industrie (Isolierbranche, Metall- und Baubranche, Kfz-Branche). Die Inzidenz des Pleuramesothelioms ist in den letzten zehn Jahren von 500 auf 1055 Fälle (2000) pro Jahr angestiegen, obwohl die Asbestexposition in Deutschland drastisch reduziert wurde.

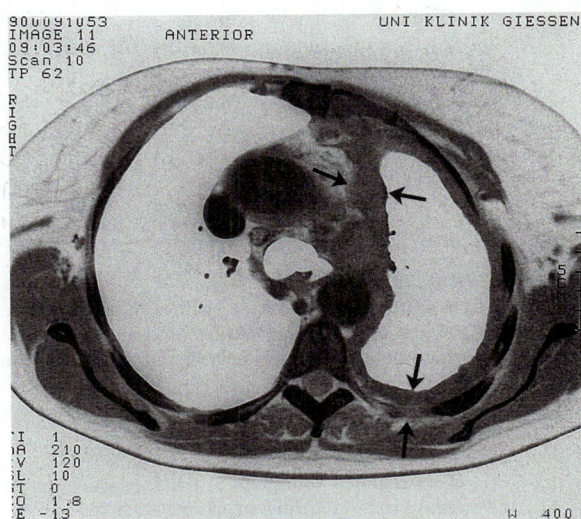

Abb. 8.65 CT eines ausgedehnten linksseitigen Pleuramesothelioms (Fallbeispiel).

Die massive Verdickung der parietalen und mediastinalen Pleura auf der linken Seite ist mit Pfeilen markiert. Rechts normaler Befund.

Lungen- und Atemwegserkrankungen

Ätiologie und Pathogenese Für die kanzerogene Wirkung wird die Faserform des Asbests verantwortlich gemacht: Diese Fasern induzieren frustrane Phagozytoseversuche und „wandern" nach Inhalation über entzündliche Prozesse bis in den Pleuraraum. Dort können zum einen Pleurafibrose und „Pleuraplaques" (flächig-gyriforme verkalkte Pleuraverdickungen) entstehen, zum anderen kann sich mit einer Latenzzeit von zehn bis 40 Jahren ein Pleuramesotheliom entwickeln. Histologisch werden hierbei epitheliale, sarkomatöse und gemischte Wachstumsformen unterschieden. Die epithelialen Formen wachsen eher lokalisiert, während sich die sarkomatösen Formen schwartenartig ausbreiten.

Symptome Typisch sind atemabhängige thorakale Schmerzen, Husten und Luftnot, bedingt durch die Reizung von Schmerzrezeptoren der parietalen Pleura und die Ausfüllung des Pleuraraumes durch die Tumormasse selbst sowie begleitende Ergüsse. Auch andere seröse Häute (Peritoneum, Perikard) können in Einzelfällen vom Mesotheliom befallen sein.

Diagnostik
- Die **Berufsanamnese** ist wichtig, um eine mögliche Anerkennung als Berufskrankheit abschätzen zu können.
- **Bildgebende Verfahren** wie die Sonographie, Röntgen-Thorax und insbesondere das Thorax-CT zeigen der Pleura aufsitzende knollige oder mehr flächige Raumforderungen (s. Abb. 8.65), die häufig von Ergussbildung begleitet sind.
- **Bronchoskopisch** lassen sich Asbestfasern in der Lavage nachweisen (Eisenfärbung: Hantelform durch Eiweiß- und Eisenablagerung an den Faserenden).
- Die **perkutane Pleurastanzbiopsie** besitzt eine Trefferquote von ca. 50 %, so dass die Diagnose oft erst thorakoskopisch (Darstellung der Tumorknoten bzw. der fischlaichähnlichen Tumoraussaat in der Pleura mit gezielter Biopsie) gesichert werden kann (Sensitivität 90–95 %). Spezifische Tumormarker für das Pleuramesotheliom gibt es nicht.
- **Metastatische Pleuratumoren** werden durch den Nachweis des Primärtumors respektive durch die Histologie nachgewiesen.

Therapie Bei lokalisiertem Pleuramesotheliom kann bei gutem Allgemeinzustand und ausreichender Lungenfunktion eine **Pleuropneumektomie** auf der betroffenen Seite durchgeführt werden. Diese stellt den einzigen kurativen Ansatz dar, ist jedoch in den meisten Fällen aufgrund eines lokal fortgeschrittenen Stadiums nicht mehr möglich. Wächst der Tumor flächig-infiltrativ, ist die Instillation von Yttrium in den Pleuraraum zur **lokalen Strahlenapplikation** möglich. Voraussetzung ist allerdings, dass keine oder nur wenige pleurale Verwachsungen vorhanden sind. Liegen durch ausgeprägtes Tumorwachstum starke, gegen Schmerzmittel resistente Schmerzen vor, kann eine palliative Bestrahlung versucht werden. Bei nachlaufendem Pleuraerguss kommt eine **Pleurodese** in Betracht. Chemotherapeutisch existieren bisher keine Erfolg versprechenden Ansätze.

Verlauf und Prognose Die Prognose des Pleuramesothelioms ist mit einer mittleren Überlebensrate von sieben bis 18 Monaten sehr schlecht und wird allenfalls dann wesentlich verlängert, wenn eine radikale chirurgische Entfernung möglich ist.

Komplikation	Häufigkeit
Verschleppung des Tumors durch den Stichkanal nach Punktion oder Biopsie	Selten
Pleuraerguss	Häufig

Zusammenfassung
- Häufigste Ursache: Asbestexposition in der Anamnese
- Wichtigste Symptome: Dyspnoe, Schmerzen
- Wichtigste diagnostische Maßnahme: Histologie
- Wichtigste therapeutische Maßnahme: chirurgische Sanierung

Zur weiteren Information

Weiterführende Literatur

Cilice, G. L., A. Curtis, J. Deslauriers, J. Heffner, R. Light, B. Littenberg, R. A. Weinstein, R. D.Yusen: Medical and surgical treatment of parapneumonic effusions evidense-based guideline. Chest 2000; 118.

Hamm, H., R. W. Light: Parapneumonic effusion and empyema. Eur Respir J 1997; 10: 1150–6.

Jones, J. S.: The pleura in health and disease. Lung 2001;179.

Manes, N., H. Hernandez-Rodriguez, S. Lopez-Martin, Sanchez-Gasco: Pneumothrox – guidelines of action. Chest 2002 ; 121.

Mendis, D., T. El-Shanawany, A. Mathur, A. E. Redington: Management of spontaneous pneumothrax: are British Thorax Society guidelines being followed? Postgrad Med J 2002; 78.

Internet-Links

http://www.vh.org/
http://www.uni-duesseldorf.de/awmf/ll/chtho009.htm
http://www.cevis.uni-bremen.de/~jend/Lunge/SammlungPl.html

Keywords

ARDS ◆ Schocklunge ◆ Adult Respiratory Distress Syndrome

8.11 Erkrankungen des Mediastinums

H.-G. Velcovsky, W. Seeger

Mediastinalerkrankungen sind insgesamt sehr selten. Oft finden sie sich in Verbindung mit Erkrankungen der Nachbarorgane oder bei Systemkrankheiten. Neben der Entzündung des Mediastinums, der **Mediastinitis**, die lebensbedrohlich ablaufen kann, können **Mediastinalemphyseme** und **Mediastinaltumoren** vorkommen. Der Anteil der Tumoren, bezogen auf die Gesamtzahl der Tumoren insgesamt, liegt etwa bei 1,0–1,5 %. Durch die Einteilung des Mediastinums in **vorderes, mittleres** und **hinteres** Mediastinum ist meist von vornherein eine gewisse Zuordnung möglich.

8.11.1 Mediastinale Raumforderungen

Synonym: Mediastinaltumoren
Engl. Begriff: Mediastinal Tumors

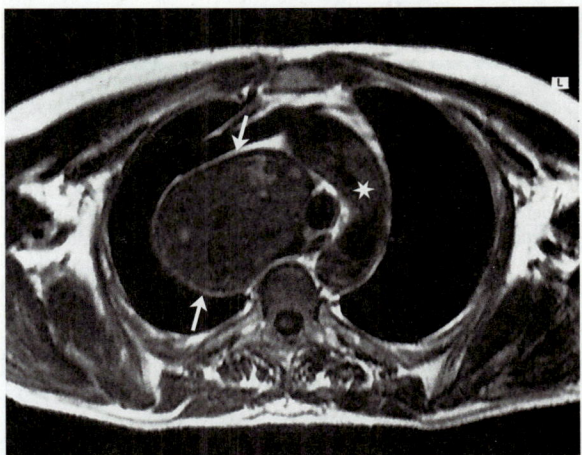

Abb. 8.66 Kernspintomogramm in Höhe des Aortenbogens (*), daneben stellt sich die große, weit hinunterreichende Struma im Mediastinum dar (Pfeile).

Praxis

Ein 60-jähriger Mann erkrankt akut an einer eitrigen Bronchitis mit Fieber bis 39 °C. Zum Ausschluss einer Pneumonie wird der Thorax geröntgt, hierbei fällt ein beidseits verbreitertes vorderes Mediastinum auf. Auf Befragen gibt der Patient an, in letzter Zeit eine zunehmende Belastungsdyspnoe und „Geräusche" beim Atmen bemerkt zu haben. Auch der Hals habe leicht an Umfang zugenommen. Bei der Untersuchung ist eine nach retrosternal reichende Struma zu tasten, am Hals findet sich eine deutliche Venenzeichnung. Die Supraklavikulargruben erscheinen verstrichen. Die Ruheatmung ist unauffällig, jedoch sind bei schnellem Atmen Stenosegeräusche im oberen Thorax zu hören. Die Lungenfunktion zeigt eine Einschränkung der maximalen in- und exspiratorischen Atemgasflüsse. Im Kernspintomogramm findet sich ein großer Tumor im vorderen Mediastinum mit einzelnen Verkalkungen, der bis in Bifurkationshöhe hinabreicht (s. Abb. 8.66 und 8.67). Das Schilddrüsenszintigramm zeigt eine ausgiebige Traceranreicherung (^{99m}Tc-Pertechnetat) des Tumors. Die Diagnose lautet: große retrosternale Struma mit beginnender Trachealeinengung und Tracheomalazie. Eine operative Entfernung gelingt ohne Probleme.

Definition Raumfordernde Prozesse im vorderen, mittleren oder hinteren Mediastinum können zustande kommen durch:
- zystische Ausweitung vorhandener Strukturen (z. B. Perikardzyste)
- Zwerchfellhernien mit Übertritt abdomineller Strukturen
- entzündliche Prozesse (z. B. mediastinale Lymphknoten bei Sarkoidose)
- infektiöse Prozesse (z. B. Tuberkulose)
- Hypertrophie ektop gelegener Organe (z. B. intrathorakale Struma)
- benignes Tumorwachstum (z. B. Lipome)
- malignes Tumorwachstum (z. B. maligne Lymphome)
Eine Übersicht gibt Tabelle 8.45.

Zu den malignen Tumoren im **vorderen Mediastinum** gehören Karzinome und Germinome des Thymus, Karzinoide und maligne Lymphome. Benigne Tumoren sind Thymome, Thymuszysten, Teratome, Lipome, bronchogene Zysten und intrathorakale Strumen.

Im **mittleren Mediastinum** finden sich häufig Metastasen, Lymphome, Zysten der Bronchien oder des Perikards sowie Lymphknotenveränderungen bei Tuberkulose und Sarkoidose.

Im **hinteren Mediastinum** finden sich Neurinome, Fibrome, bronchogene Zysten und Geschwülste, die vom Gastrointestinaltrakt ausgehen, wie Ösophagustumoren, Hernien mit Teilen des Magens oder des Darms und in den Thorax hineinreichende gastrointestinale Zysten.

Epidemiologie Mediastinale Raumforderungen sind insgesamt seltener als Raumforderungen der Lunge. **Thymustumoren** sind mit etwa 15–20 % die häufigsten aller primären Mediastinaltumoren. Neurinome oder Schild-

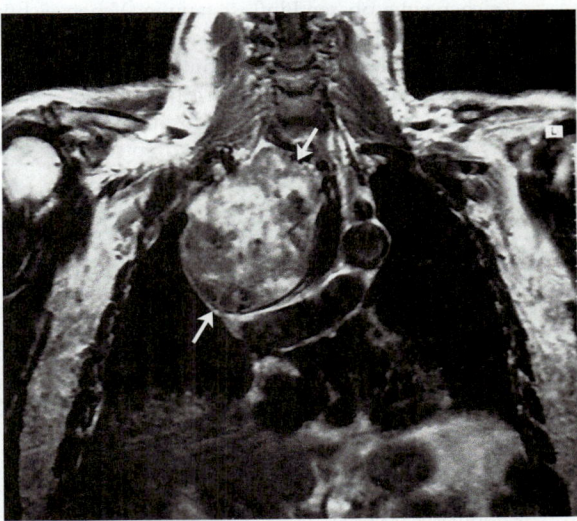

Abb. 8.67 Kernspintomogramm (gleicher Patient wie in Abb. 8.66) mit großer, tief im Mediastinum nach kaudal reichender Struma (Pfeile).

Lungen- und Atemwegserkrankungen

Tab. 8.45 Mediastinaltumoren. Übersicht aufgrund der Lokalisation im vorderen, mittleren und hinteren Mediastinum.

Vorderes Mediastinum	Mittleres Mediastinum	Hinteres Mediastinum
Intrathorakale Struma Thymustumoren Nebenschilddrüsentumoren Mesenchymale Tumoren Karzinoide Maligne Lymphome Primäre Germ-Zell-Tumoren Lipome Bronchogene Zysten Aneurysmen (meist Aortenaneurysma) Zwerchfellhernien	Lymphome Tuberkulose (meist Lymphknotentuberkulose) Metastasen Sarkoidose (Lymphknoten) Kongenitale Zysten (Bronchialzysten, Perikardzysten) Aneurysmen (Aorta)	Neurogene Tumoren Ösophagustumoren Neurosarkome Tuberkulose (Senkungs-Abszess, von der Wirbelsäule ausgehend) Zwerchfellhernien Bronchogene Zysten Gastrointestinale Zysten

drüsenneoplasien kommen nicht ganz so häufig vor. Zystische Prozesse des Mediastinums machen zusammen ca. 40 % aus.

Symptome Mediastinaltumoren sind häufig symptomlos und werden zufällig entdeckt. Durch lokale Verdrängungserscheinungen können **Schmerzen** hinter dem Sternum, **Druckgefühl, Husten, Stridor** und **Dyspnoe** (Kompression der Trachea und der Bronchien) sowie **Schluckstörungen** (Dysphagie) entstehen. Bei einer Beeinträchtigung der entsprechenden Nerven können sich Phrenikusparesen mit Zwerchfellhochstand und Rekurrensparesen mit Heiserkeit ausbilden. Selten sind Tachykardien und Extrasystolen. Gewichtsverlust und Schwäche können bei malignen Tumoren auftreten. Bei Thymomen findet sich in 15 % das Bild der Myasthenia gravis (Muskelschwäche durch Autoantikörperbildung).

Diagnostik
- **Körperliche Untersuchung:** Manchmal findet man Zeichen einer oberen Einflussstauung (Venenzeichnung am Hals) sowie Stridor.
- **Bildgebende Verfahren:** Die Röntgen-Thoraxaufnahme in zwei Ebenen, die Computertomographie, die Kernspintomographie sowie die Endosonographie und ggf. das Schilddrüsenszintigramm sind entscheidende Untersuchungsverfahren.
- **Histologie und Zytologie:** Zur Sicherung der Histologie und der Zytologie kommen neben der perkutanen Punktion die Bronchoskopie mit transbronchialer Nadelbiopsie, die Ösophagoskopie, die Mediastinoskopie und sogar die Thorakotomie zur Anwendung, falls alle zuvor angesetzten Techniken nicht zum Erfolg führen.

Differentialdiagnose	Ausschlussmaßnahmen
Tumor (in Abhängigkeit von der Histologie oder vom Befund im Thorax-CT)	Biopsie, Thorax-CT, Mediastinoskopie

Therapie und Prognose Therapie und Prognose hängen in erster Linie von der genauen Artdiagnose ab, weniger von der Lokalisation. Für die Mehrzahl der Tumoren ist die Operation die Therapie der Wahl. Bei Tuberkulose, Sarkoidose und malignen Lymphomen folgt die Behandlung den Therapierichtlinien für die Grundkrankheit. Bei kongenitalen Zysten erübrigt sich in den meisten Fällen der chirurgische Eingriff.

Komplikation	Häufigkeit
Kompression von Trachea oder Bronchien und der mediastinalen Gefässe	Selten

Zusammenfassung
- Häufigste Ursache: unterschiedliche Genese, benigne und malige Prozesse möglich
- Wichtigste Symptome: Dyspnoe, Schmerzen, Husten
- Wichtigste diagnostische Maßnahme: Thorax-CT
- Wichtigste therapeutische Maßnahme: abhängig von der Genese

8.11.2 Mediastinalemphysem

Synonym: Pneumomediastinum
Engl. Begriff: Pneumomediastinum

Definition Ein Mediastinalemphysem ist eine Luftansammlung im Mediastinum und immer pathologisch. Es stellt eine lebensgefährliche Diagnose dar.

Epidemiologie Zur Inzidenz liegen keine genauen Statistiken vor.

Ätiologie und Pathogenese Das **primäre** oder **spontane Mediastinalemphysem** kann bei kurz dauernden intrathorakalen Druckerhöhungen wie beim Husten, beim

Niesen, bei Asthmaanfall oder beim Erbrechen auftreten. Es entsteht durch ein Leck zwischen dem Luft führenden System und dem mediastinalen Weichteilgewebe.

Sekundär kann ein Mediastinalemphysem bei einer Perforation oder Ruptur des Ösophagus, der Trachea oder der großen Bronchien auftreten. Mögliche Ursachen hierfür sind ein Trauma (auch bei diagnostischen und therapeutischen Eingriffen), maligne Tumoren mit Nekrosebildung und einschmelzende Infektionen. Über die Halsweichteile kann sich das Mediastinalemphysem auf die Thoraxhaut ausdehnen. Dieses Hautemphysem kann bei einem progredienten Luftaustritt monströse Ausmaße annehmen. Im Extremfall kann ein Mediastinalemphysem zur Folge haben, dass der venöse Rückstrom zum Herzen behindert wird und die Pumpfunktion gestört ist. In seltenen Fällen kann sich durch den Übertritt von Luft ein Pneumoperitoneum ausbilden.

Symptome Oft verläuft das Mediastinalemphysem **asymptomatisch** und bildet sich spontan unter Ruhe und Gabe von Sauerstoff zurück. Bei ausgeprägten Fällen treten auch **retrosternale Schmerzen** und **Dyspnoe** auf. Als häufige Komplikation kann sich eine Mediastinitis ausbilden.

Diagnostik Sichern lässt sich die Diagnose eines Pneumomediastinums mittels Röntgen-Thoraxübersicht und Thorax-CT, des Weiteren kann je nach vermuteter Genese des Emphysems eine Bronchoskopie oder Ösophagoskopie notwendig sein.

Differentialdiagnose	Ausschlussmaßnahmen
Pneumothorax mit Mediastinalemphysem	Auskultation, Röntgen-Thorax, Thorax-CT

Therapie und Prognose Bei schwerem Mediastinalemphysem können Hautinzisionen in den Supraklavikulargruben oder ein subkutaner Katheter zur Luftabsaugung als Sofortmaßnahme notwendig werden. Rupturen oder eine Perforation des Ösophagus müssen operativ versorgt werden, insbesondere um eine Mediastinitis zu verhindern. Bei Leckagen in Trachea und Bronchien hängt das operative Vorgehen von deren Entstehung und Größe ab. Eine Antibiotikatherapie sollte grundsätzlich durchgeführt werden, da die Entwicklung einer Mediastinitis droht. Verlauf und Prognose des Mediastinalemphysems sind in unkomplizierten Fällen günstig.

Zusammenfassung

- Häufigste Ursache: unterschiedliche Genese
- Wichtigste Symptome: diskrete Symptomatik, Schmerzen, Husten
- Wichtigste diagnostische Maßnahme: Thorax-CT
- Wichtigste therapeutische Maßnahme: abhängig von der Genese

8.11.3 Akute Mediastinitis

Synonym: Entzündliche Mediastinalerkrankungen
Engl. Begriff: Acute Mediastinitis

Definition Die akute Mediastinitis ist eine infektiöse (oftmals phlegmonöse) Entzündung des Mediastinums.

Epidemiologie Da einer akuten Mediastinitis unterschiedlichste Auslöser zugrunde liegen können, lassen sich keine Inzidenzzahlen angeben.

Ätiologie Die Keime, die die Entzündung verursachen, können auf mehreren Wegen in das Mediastinum eindringen:
- durch ein Trauma mit Verletzung des Ösophagus oder des Tracheobronchialsystems (Unfall, iatrogen),
- durch maligne Tumoren der Lunge, der Trachea oder des Ösophagus mit Einbruch in das Mediastinum,
- durch infektiöse Nachbarschaftsprozesse wie Pneumonie, Empyeme oder durch die Mediastinallymphknoten-Tuberkulose,
- bei einem mediastinalen Emphysem mit sekundärer Infektion,
- durch Inhalation von Sporen des Bacillus anthracis (Milzbranderreger).

Symptome Es liegt ein **schweres Krankheitsbild** vor: Hohes Fieber, Schmerzen hinter dem Sternum, starkes Vernichtungsgefühl, Tachypnoe, Schüttelfrost, Husten und Tachykardie bis hin zur Sepsis können auftreten. Vereinzelt werden auch Schluckstörungen beobachtet. Die Supraklavikulargruben sind verstrichen und schmerzhaft gespannt, gleiche Symptome finden sich am Hals. Durch die Schwellung und Abszedierung können die benachbarten mediastinalen Gefäße und Nerven komprimiert werden. Dies kann zur Phrenikusparese oder oberen Einflussstauung führen.

Diagnostik Bildgebende Verfahren wie Röntgen-Thorax und Thorax-CT sichern die Diagnose.

Differentialdiagnose	Ausschlussmaßnahmen
Myokardinfarkt	Anamnese, Entzündungszeichen, Enzymdiagnostik, EKG, Echokardiographie

Therapie und Prognose Eine Drainage des Mediastinums ist erstrebenswert. Das Eintrittsleck der Keime muss (in der Regel operativ) verschlossen werden. Die Letalität in dieser Situation ist sehr hoch. Eine intensive antibiotische Therapie unter Berücksichtigung der auslösenden Keime ist notwendig. Ein Mediastinalabszess muss drainiert werden.

Lungen- und Atemwegserkrankungen

Komplikation	Häufigkeit
Sepsis	Abhängig von Alter und Immunstatus sowie Grunderkrankung

Zusammenfassung

- Häufigste Ursache: unterschiedliche Genese
- Wichtigste Symptome: schweres Krankheitsbild mit Schmerzen, Husten, Dyspnoe
- Wichtigste diagnostische Maßnahme: Thorax-CT
- Wichtigste therapeutische Maßnahmen: Antibiose, evtl. chirurgische Sanierung

8.11.4 Chronische Mediastinitis

Synonym: Mediastinale Fibrose
Engl. Begriff: Granulomatous Mediastinitis and Mediastinal Fibrosis

Definition Die chronische Mediastinitis ist eine chronische, reaktive Bindegewebsentzündung bei tuberkulösen Infektionen des Mediastinums oder nach einer Bestrahlung. Davon ist die seltene idiopathische Mediastinalfibrose zu trennen. Sie kann in Verbindung mit einem Morbus Ormond (retroperitoneale Fibrose) auftreten.

Epidemiologie Die chronische Mediastinitis ist eine sehr seltene Erkrankung.

Symptome Der klinische Verlauf ist häufig asymptomatisch oder durch unspezifische Symptome wie Husten, Dyspnoe und selten auch Hämoptysen gekennzeichnet.

Diagnostik Zur Diagnostik sind neben dem Röntgen-Thoraxbild auch Computer- und Kernspintomographie notwendig.

Differentialdiagnose	Ausschlussmaßnahmen
Akute Mediastinitis	Anamnese, Klinik (akutes Krankheitsbild), Entzündungszeichen, Thorax-CT

Therapie und Prognose Die Therapie ist ggf. tuberkulostatisch; ansonsten erfolgen Therapieversuche mit Steroiden. Die Prognose ist bei der Tuberkulose unter konsequenter Therapie gut, bei der Fibrose ist der Verlauf meist nur schwer zu beeinflussen.

Komplikation	Häufigkeit
Kompression der V. cava superior	Häufig
Bronchial- und Trachealobstruktion	Häufig
Pulmonalvenöse Obstruktion	Selten

Zusammenfassung

- Häufigste Ursache: unterschiedliche Genese
- Wichtigstes Symptom: schleichender Verlauf mit Schmerzen, Husten
- Wichtigste diagnostische Maßnahme: Thorax-CT
- Wichtigste therapeutische Maßnahme: abhängig von der Genese

Zur weiteren Information

Weiterführende Literatur

Blossom, G. B., Z. Steiger, L. W. Stephenson: Neoplasms of the mediastinum. In: DeVita, V. T., S. Hellman, S. A. Rosenberg (eds.): Cancer – Principles and Practise of Oncology. 5th edn., Lippincott-Raven, Philadelphia 1997.
Cohen, A. J., L. Thompson, F. H. Edwards et al.: Primary cysts and tumors of the mediastinum. Ann Thorac Surg 1991; 51.
Murray, J. F., A. Nadel (eds.): Textbook of Respiratory Medicine, Vol. 1–2, Saunders, Philadelphia 1994.
Schalhorn, A. (Hrsg.): Tumoren der Lunge und des Mediastinums. 5. Aufl., Tumorzentrum, München 2000.

Internet-Links

http://www.cevis.uni-bremen.de/~jend/Lunge/SammlungMedFr.html
http://www.uni-duesseldorf.de/WWW/AWMF/ll/ponk-209.htm
http://www.rad.rwth-aachen.de/lernprogramm/med_sy.htm

Keywords

Mediastinitis ♦ Mediastinum ♦ Mediastinaltumoren

8.12 Erkrankungen des Zwerchfells und der Thoraxwand

H.-G. Velcovsky, W. Seeger

Das Zwerchfell stellt den bedeutendsten respiratorischen Muskel dar; es ist bei ruhiger, normaler Atmung für drei Viertel des inspirierten Luftvolumens zuständig, für den Rest sorgt die Interkostalmuskulatur. Krankheiten des Diaphragmas sind insgesamt sehr selten. Sie finden sich meist in Verbindung mit Erkrankungen benachbarter Organe und bei neurologischen Veränderungen. In Verbindung mit Erkrankungen des Thoraxskeletts können Atemmuskelerkrankungen für ein Pumpversagen des Atmungssystems und somit für eine akute und chronische respiratorische Insuffizienz verantwortlich sein.

8.12.1 Zwerchfellhernien

Synonym: Paraösophageale Hernien
Engl. Begriff: Diaphragmatic Hernia

Praxis

Bei einem 58-jährigen Mann wird wegen immer wieder auftretenden Völlegefühls, Aufstoßens und retrosternalen Druckgefühls eine Routine-Thoraxübersichtsaufnahme angefertigt. Im Herzschatten fällt eine Spiegelbildung auf, auf der Seitenaufnahme kommt eine gemischte Hiatushernie mit Teilverlagerung des Magens in den Thoraxraum zur Darstellung (s. Abb. 8.68a, b).

Definition Zwerchfellhernien sind angeborene oder erworbene Lücken des Diaphragmas, die den Durchtritt von Abdominalorganen in den Thorax erlauben. **Vordere** und **hintere Zwerchfellhernien** sind selten, am häufigsten sind Hernien durch den **Hiatus oesophagus**. Diese werden unterteilt in
- die ösophagogastrische oder Gleithernie,
- die Paraösophagealhernie,
- die gemischte Hernie.

Epidemiologie, Ätiologie und Pathogenese Große, **angeborene Hernien**, treten mit einer Häufigkeit von vier bis fünf auf 10 000 Neugeborene auf und können beim Kind zu Atembehinderungen führen. Sie sind auf Entwicklungsstörungen des Zwerchfells während der Embryonalphase zurückzuführen.

Etwa drei Viertel aller Zwerchfellhernien treten im späteren Lebensalter am **Hiatus des Ösophagus** auf; bei ihrer Entstehung können ein erhöhter intraabdominaler Druck, eine Lockerung der bindegewebigen Fixierung, Schrumpfungsprozesse des Ösophagus und Traumata eine Rolle spielen.

Symptome Kleine Hernien können symptomlos bleiben; zur Refluxproblematik (Aufstoßen, Sodbrennen, retrosternale Schmerzen) sei auf die Kapitel der Gastroenterologie verwiesen (s. Kap. 14.2). Ausgeprägte Hernien können durch die Behinderung der Atmung Dyspnoe verursachen, gelegentlich treten Tachykardien auf. Selten kommt es zur Inkarzeration des Magens.

Diagnostik Im Vordergrund stehen die bildgebenden Verfahren wie Röntgen-Thoraxaufnahme, Ösophagusbreischluck, Sonographie, CT, durch die differentialdiagnostisch auch Tumoren des Mediastinums ausgeschlossen werden können. Bei Hiatushernien ist auch eine Gastroskopie indiziert. Bei großen Hernien zeigt die Lungenfunktionsprüfung, dass die Vitalkapazität vermindert ist. Nur sehr selten führen Hernien zu arterieller Hypoxämie und Hyperkapnie.

Therapie Große Hernien müssen chirurgisch versorgt werden. Kleinere Hernien werden konservativ behandelt,

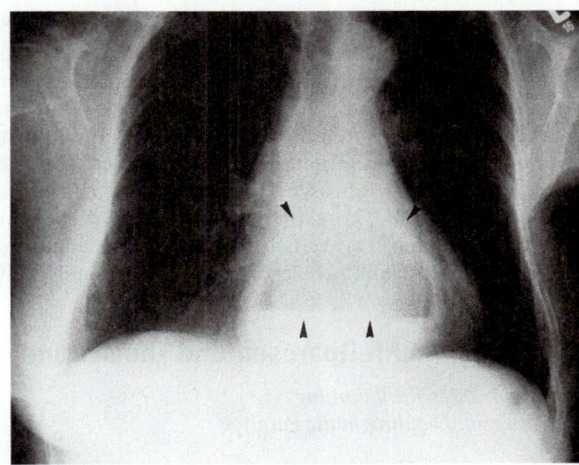
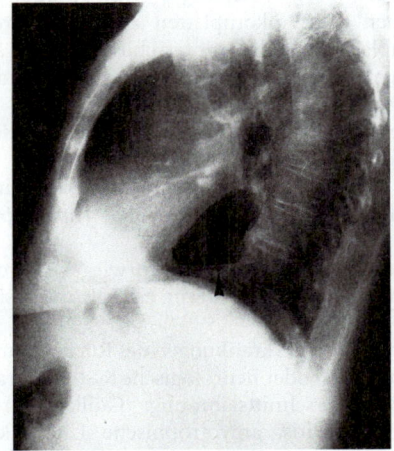

Abb. 8.68 Gemischte Hiatushernie, Röntgen-Thoraxbild.
a) P.a. Aufnahme. Im Herzschatten ist eine Spiegelbildung mit einer halbkugeligen Luftblase (Pfeile) sichtbar. Dieser Befund entspricht einer gemischten Hiatushernie.
b) Seitaufnahme. Auch hier kann man die Spiegelbildung (Pfeil) mit der darüber liegenden Luftblase erkennen.

Schlafen mit erhöhtem Oberkörper, Verzicht auf kohlensäurehaltige Getränke. Medikamentös kann man bei Reflux Protonenblocker geben.

Zusammenfassung

- Häufigste Ursache: angeboren und erworben
- Wichtigstes Symptom: Sodbrennen
- Wichtigste diagnostische Maßnahme: Röntgen-Thorax
- Wichtigste therapeutische Maßnahme: bei großen Hernien operativer Verschluss

8.12.2 Zwerchfellverwachsungen

Synonym: Zwerchfellschwielen
Engl. Begriff: Pleural Adhesion

Verwachsungen sind uni- oder bilaterale Verklebungen des Randsinus (häufig) oder auch Verwachsungen des Zwerchfells mit Nachbarorganen im Thorax- oder Abdominalraum (sehr selten). Sie treten auf nach entzündlichen Prozessen im Thoraxraum (Pleuritiden, insbesondere tuberkulöse, Pleuraempyem, Hämatothorax) oder im Abdomen und nach operativen Eingriffen in der Thoraxhöhle. Polyserositiden bei Autoimmunerkrankungen und Kollagenosen sind demgegenüber sehr viel seltener. Meist sind diese Verwachsungen asymptomatisch und Zufallsbefunde bei der Röntgen-Thoraxuntersuchung. Eine atemgymnastische Therapie zur Verbesserung der Zwerchfellbeweglichkeit ist sinnvoll; zur Dekortikation siehe Kapitel 8.10.

8.12.3 Zwerchfellparesen und -hochstand

Synonym: Zwerchfelllähmung
Engl. Begriff: Diaphragmatic Paralysis

Definition, Epidemiologie, Ätiologie und Pathogenese
Es wird zwischen einer inkompletten **Zwerchfellparese** und einer kompletten **Paralyse** unterschieden. Die Lähmung des Zwerchfells kann uni- oder bilateral sein. Bei den Ursachen unterscheidet man die

- idiopathische Phrenikusparese, die virusbedingt sein kann (selten),
- traumatische Phrenikusparese, meist im Gefolge einer Operation oder einer Punktion der oberen Thoraxapertur (häufig),
- maligne Phrenikusparese, bei der vorwiegend Bronchialkarzinome in den Nervenstrang eingewachsen sind (häufig),
- Phrenikusparese durch Erkrankungen des Rückenmarks, infektiöse Neuritiden oder neurologische Systemerkrankungen (z. B. Querschnittslähmung, Guillain-Barré-Syndrom, Poliomyelitis, amyotrophische Lateralsklerose),
- Phrenikusparese durch muskuläre Erkrankungen (z. B. Myasthenia gravis, Polymyositis, Muskeldystrophien).

Je nach auslösender Ursache kann sich eine **isolierte Zwerchfellparese** finden (z. B. Phrenikusparese durch Einwachsen eines Bronchialkarzinoms), oder die **thorakale Atemmuskulatur** kann in Mitleidenschaft gezogen werden (z. B. Guillain-Barré-Syndrom, Myasthenie).

Eine **Relaxatio** beschreibt den meist einseitigen Hochstand eines Teiles des Zwerchfells aufgrund einer muskulären Fehlanlage.

Ein **Zwerchfellhochstand** wird uni- oder bilateral durch die mangelhafte Kontraktion aufgrund von Paresen oder Paralysen ausgelöst. Andererseits können auch abdominelle Raumforderungen oder Entzündungen reflektorisch einen solchen Hochstand hervorrufen (subphrenischer Abszess, Cholezystitis, Leberabszess).

Symptome Die Symptome hängen vom Ausmaß der Atemmuskellähmung ab. Eine Relaxatio und auch einseitige Zwerchfellparesen sind meist **symptomlos**. Nimmt die atemmuskuläre Insuffizienz zu, entwickelt sich **Belastungsdyspnoe** und **Ruhedyspnoe** bis hin zur schwersten respiratorischen Globalinsuffizienz.

Bei einer einseitigen Zwerchfellparalyse kann zudem die Ventilation durch Pendelluft zunehmend ineffizient werden: Bei der Inspiration bewegt sich dieses Zwerchfell „paradox" nach oben, und „verbrauchte" Luft aus der betroffenen Lunge strömt in die durch normale Zwerchfellbewegung expandierte Lunge.

Durch die Grunderkrankung (Myasthenia gravis, Muskeldystrophien, amyotrophische Lateralsklerose) kann der Schluckakt ebenfalls in Mitleidenschaft gezogen sein. Dadurch kann es parallel zur Aspiration kommen. Mögliche Folgen sind ein quälender Husten – wobei aber der Hustenstoß durch die neuromuskuläre Störung schwach ist –, eine Pneumonie und Fieber. Die resultierende zusätzliche Gasaustauschstörung verstärkt die respiratorische Insuffizienz.

Diagnostik
- **Körperliche Untersuchung:** Eine abdominelle Einwärtsbewegung des Bauches durch die Zwerchfellparese kann erkennbar sein, eine ausgeprägte atemmuskuläre Störungen kann zur Zyanose führen.
- **Lungenfunktionsprüfung:** Die Vitalkapazität und die Sekundenkapazität sind reduziert. Orientierende Atemmuskeltests (z. B. $P_{0,1\,max}$, s. Kap. 8.2.4) zeigen, dass die Pumpfunktion eingeschränkt ist. In Abhängigkeit vom Schweregrad finden sich Hyperkapnie und arterielle Hypoxämie.
- **Bildgebende Verfahren:** Sonographie oder Röntgen mit Durchleuchtung können Zwerchfelllähmungen direkt dokumentieren durch:
  – Zwerchfellhochstand und fehlende inspiratorische Bewegung,
  – „paradoxe" Zwerchfellbewegung oder „Waage-Balken-Phänomen": Beim sog. Schnupfmanöver (Ein- und Ausatmen bei zugehaltener Nase und geschlossenem Mund) tritt das Zwerchfell auf der gesunden Seite nach unten, auf der Seite der Lähmung nach oben.

Differentialdiagnose	Ausschlussmaßnahmen
Pleuraerguss ein- oder beidseitig	Ultraschalluntersuchung, Thorax-Röntgen

Therapie Soweit möglich wird die **Grundkrankheit** therapiert (z. B. Myasthenia gravis, Polyneuroradikulitis Guillain-Barré). Durch Atemgymnastik werden die atemmuskulären Reserven systematisch trainiert. **Physiotherapeutische Maßnahmen** wie Klopfmassage, Lagerungsbehandlung oder sogar aktives Absaugen helfen, Retentions- und Aspirationspneumonien zu verhindern. Bei einer ausgeprägten akuten respiratorischen Insuffizienz kann eine intensivmedizinische Behandlung mit **Beatmung** notwendig werden. Bei einer chronischen respiratorischen Insuffizienz wird die **intermittierende Selbstbeatmung** zur Erholung der erschöpften Atemmuskeln eingesetzt (s. Kap. 8.8). In Erprobung ist der Einsatz von Schrittmachern, die das Diaphragma stimulieren. Leider treten jedoch häufig Elektrodendefekte oder -ausrisse auf, da die Diaphragmamuskulatur nur sehr dünn ist. Die Stimulation des N. phrenicus ist im Versuchsstadium.

Verlauf und Prognose Die Prognose des Krankheitsbildes ist vom Verlauf der jeweiligen Grundkrankheit abhängig. Traumatische oder idiopathische Phrenikusparesen können sich spontan zurückbilden.

Komplikation	Häufigkeit
Atelektasen	Häufig
Pneumonie	Häufig

Zusammenfassung

- Häufigste Ursache: Vielzahl von Auslösern, oft ungeklärte Ätiologie
- Wichtigstes Symptom: symptomlos bis dyspnoisch
- Wichtigste diagnostische Maßnahme: Röntgen-Thorax
- Wichtigste therapeutische Maßnahme: Therapie der Grundkrankheit

8.12.4 Zwerchfellspasmen

Synonym: Singultus
Engl. Begriff: Hiccups

Zwerchfellspasmen stellen, insbesondere bei lang dauerndem Auftreten, absolute Raritäten dar. Ein kurz dauernder **Singultus** tritt häufiger auf, die Genese ist meist unklar. Eine Refluxösophagitis, Gastroenteritiden, Leber- und Gallenwegserkrankungen sowie Tumoren mit Infiltration des N. phrenicus und des Diaphragmas kommen gelegentlich als Auslöser vor. Die **Trichinose** des Diaphragmas gilt als Rarität und sollte in Europa und Nordamerika nicht mehr auftreten. Therapeutisch werden neben einer kausalen Therapie spasmolytische und sedierende Medikamente eingesetzt.

8.12.5 Erkrankungen der Thoraxwand

Synonym: Thoraxdeformitäten
Engl. Begriff: Chest Wall Diseases

Definition Knöcherne Formanomalien des Brustkorbs werden als **Thoraxdeformität** bezeichnet. Sie kommen durch angeborene oder auch erworbene Störungen und Erkrankungen der Wirbelsäule, der Rippen oder des Sternums zustande.

Epidemiologie Geringgradig ausgebildete Thoraxdeformitäten sind häufig. Leichte Skoliosen ohne oder mit Sternumvariationen sind ohne wesentliche funktionelle Folge. Rippenfrakturen stellen die häufigsten traumatischen knöchernen Verletzungen des Brustkorbs dar.

Ätiologie, Pathogenese und Symptome Die Genese der angeborenen Thoraxdeformitäten ist weitgehend ungeklärt. Erworbene Veränderungen treten infolge entzündlicher, traumatischer, degenerativer oder metabolischer Erkrankungen auf. Die knickförmige Kyphose, als **Gibbus** bezeichnet, wird in der Regel durch eine Wirbelkörpertuberkulose oder die Fraktur eines Brustwirbelkörpers hervorgerufen. Im Gegensatz dazu werden bei Patienten mit Osteoporose Sinterungen (Wirbelkörperhöhenminderung) und Kompressionsfrakturen eines oder mehrerer Wirbelkörper gesehen. Bei der Spondylitis ankylosans (Morbus Bechterew) kommt es zu einer Fusion und Fixation der kostovertebralen Gelenke; dadurch wird die Rippenbeweglichkeit eingeschränkt. Die Thorakoplastik (operative Entfernung von Rippen zur Ruhigstellung des darunter liegenden Lungengewebes) wurde in der vortuberkulostatischen Ära zur Behandlung einer Tuberkulose durchgeführt.

Reine Kyphosen führen ebenso wie die Hühnerbrust (Pectus carinatum) oder die Trichterbrust (Pectus excavatum) meist nicht zu relevanten pulmonalen Funktionseinschränkungen. Auch angeborene Rippenanomalien (Halsrippen, Gabelrippen) haben für die Lungenfunktion keine Bedeutung, verursachen jedoch in Einzelfällen lokale Beschwerden. Dagegen ist bei ausgeprägten thorakalen Skoliosen bzw. Kyphoskoliosen oftmals die Mechanik der Atempumpe gestört und dadurch die pulmonale Funktion wesentlich eingeschränkt. Es resultieren eine ungleiche Belüftung beider Lungenhälften, eine erhöhte Atemarbeit und meist eine Einschränkung der pulmonalen Clearance (Hustenreflex, mukoziliare Clearance). Über Jahre oder Jahrzehnte kann sich eine chronische respiratorische Insuffizienz entwickeln (s. Kap. 8.8). Wiederholte Infektionen können durch Verlust von Lungenparenchym diese Entwicklung aggravieren. Im Endstadium können sich eine pulmonale Hypertonie und ein Cor pulmonale ausbilden.

Diagnostik

- **Körperliche Untersuchung:** Sie kann neben den Thoraxanomalien ggf. Zyanose, Trommelschlegelfinger bei chronischem Verlauf und Zeichen des Cor pulmonale zeigen.
- **Lungenfunktionsprüfung:** Sie ergibt meist eine restriktive Ventilationsstörung; häufig entsteht mit zunehmender Restriktion aufgrund einer chronischen Begleitbronchitis auch eine deutliche Atemwegsobstruktion. Bei der Dekompensation finden sich arterielle Hypoxämie und Hyperkapnie. Die Spiroergometrie erlaubt eine quantitative Beurteilung der kardiopulmonalen Leistungsfähigkeit.
- **Bildgebende Verfahren:** Die Ausprägung der knöchernen Deformität kann auf Röntgen-Thoraxaufnahmen im p.a.- und im seitlichen Strahlengang beurteilt werden (s. Abb. 8.69a, b). Gegebenenfalls müssen diese Untersuchungen durch ein CT oder eine Kernspintomographie ergänzt werden, um eine Rückenmarkskompression abzuklären.

Differentialdiagnose	Ausschlussmaßnahmen
Lungenparenchymerkrankungen	Auskultation, Anamnese, Lungenfunktion, Röntgen-Thorax, Thorax-CT

Therapie Bei allen anatomischen Veränderungen des Thoraxskeletts entscheiden die funktionellen Einbußen

Lungen- und Atemwegserkrankungen

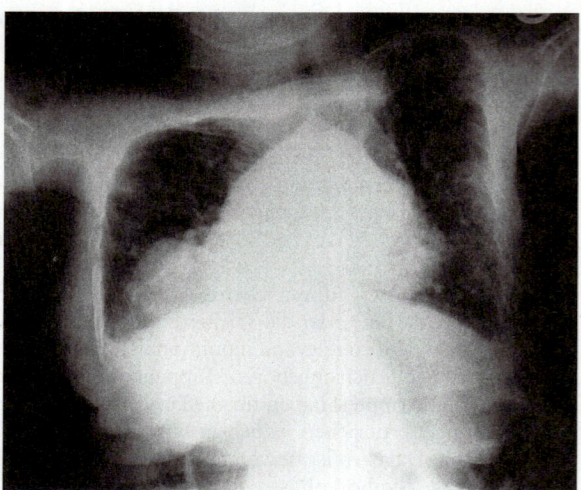
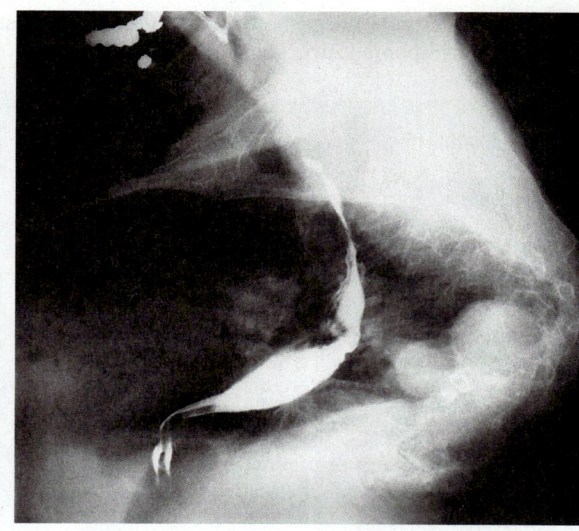

Abb. 8.69 Schwerste Thoraxdeformität bei ausgeprägter Kyphoskoliose; respiratorische Globalinsuffizienz mit Cor pulmonale.
a) Röntgen-Thorax, p.a. Aufnahme.
b) Röntgen-Thorax, Seitaufnahme. Man erkennt die teilweise Querlagerung der Aorta descendens. Der Ösophagus ist mittels Breischluck dargestellt.

vor allen kosmetischen Gesichtspunkten über die **operative** oder **konservativ-orthopädische Korrektur** der Deformität, da eine wirkungsvolle kausale Behandlung nach Eintritt einer kardiorespiratorischen Insuffizienz nicht mehr möglich ist. Zur Behandlung der chronischen respiratorischen Insuffizienz siehe Kapitel 8.8.

Verlauf und Prognose Die Prognose der Thoraxdeformitäten ist abhängig von der mechanischen Einschränkung des Atemapparats. Bei geringfügiger Behinderung unterscheidet sich die Lebenserwartung nicht von der eines gesunden Menschen. Bei schweren Veränderungen ist die frühzeitige orthopädische Behandlung entscheidend für die weitere Prognose. Bei Eintritt der respiratorischen Insuffizienz verkürzt sich die verbleibende Lebenserwartung auf wenige Jahre, kann jedoch durch eine konsequente Therapie wesentlich verbessert werden.

Komplikation	Häufigkeit
Cor pulmonale	Häufig
Pneumonien	Häufig

Zusammenfassung

- Häufigste Ursache: idiopathische Kyphoskoliose
- Wichtigstes Symptom: Dyspnoe
- Wichtigste diagnostische Maßnahme: Röntgen-Thorax
- Wichtigste therapeutische Maßnahme: orthopädische Behandlung

Zur weiteren Information

Weiterführende Literatur
Enns, G. M., V. A. Cox, R. B. Goldstein, D. L. Gibbs, M. R. Harrison, Golabi: Congenital diaphragmatic defects and associated syndromes, malformations, and chromosome anomalies: a retrospective of 60 patients and literature review. Am J Med Genet 1998; 79.
Kirschner, P. A.: Porous diaphragm syndromes. Chest Surg Clin North Am 1998, 8.
Murray, J. F., A. Nadel (eds.): Textbook of Respiratory Medicine, Vol. 1–2, Saunders. Philadelphia 1994.

Internet-Links
http://www.cevis.uni-bremen.de/~jend/Lunge/SammlTW.html
http://www.singultus.de/

Keywords
Diaphragma ◆ Kyphoskoliose ◆ Chest Wall Diseases

8.13 Atemregulationsstörungen

R. Schulz, W. Seeger

8.13.1 Schlafbezogene Atemstörungen

Synonym: Schlafapnoesyndrom
Engl. Begriff: Sleep Apnea

Obstruktive Schlafapnoe

Synonym: Obstruktives Schlafapnoesyndrom
Engl. Begriff: Obstructive Sleep Apnea

> **Praxis**
>
> Der 54-jährige, etwas übergewichtige frühere Elektromeister Herr W. wurde wegen beruflicher Überforderung und zweier von ihm verursachter Arbeitsunfälle frühzeitig berentet. Er stellt sich nun zur Abklärung eines Hypertonus vor. Er sei nahezu immer übermüdet, Autofahren sei deshalb nicht mehr möglich, und beim Zeitunglesen und selbst mitten in Gesprächen schlafe er regelhaft ein, so dass er kaum noch Kontakte pflege. Seine Frau sei wegen seines Schnarchens schon lange aus dem gemeinsamen Schlafzimmer ausgezogen. Die Diagnostik ergibt eine schwerste, über Jahre nicht erkannte **obstruktive Schlafapnoe.** Unter **nächtlicher CPAP-Maskenatmung** wird der Patient nahezu symptomfrei und strebt jetzt eine berufliche Wiedereingliederung an.

Definition Die obstruktive Schlafapnoe ist die häufigste schlafbezogene Atemstörung (s. Tab. 8.46). Als **Apnoe** ist ein vollständiges Sistieren des Atemflusses über mindestens 10 s definiert. **Hypopnoen** sind Ereignisse von gleicher Dauer mit Reduktion der Atemamplitude um mindestens 50 %. Vielfach wird gefordert, dass die Hypopnoen mit einem Abfall der arteriellen Sauerstoffsättigung um mindestens 4 % im Vergleich zum Ausgangswert einhergehen müssen, um als signifikant zu gelten. Als **Apnoe-Hypopnoe-Index** wird die Anzahl der Apnoen und Hypopnoen pro Stunde Schlaf bezeichnet. Als pathologisch im Sinne einer Schlafapnoe gilt ein Apnoe-Hypopnoe-Index > 10/h. Bei der obstruktiven Schlafapnoe liegen den Apnoe-Hypopnoe-Ereignissen Kollapszustände des Oropharynx bei erhaltener Atemmuskeltätigkeit zugrunde.

Epidemiologie Betroffen sind vorwiegend übergewichtige Männer im fünften und sechsten Lebensjahrzehnt, die Erkrankung ist jedoch auch bei Frauen häufiger als bisher angenommen. Insgesamt beträgt die Prävalenz in der erwerbstätigen Bevölkerung 2–4 %, die Mehrzahl davon sind Männer.

Ätiologie und Pathogenese Bei der obstruktiven Schlafapnoe kommt es wiederholt zum kompletten **Kollaps des Oropharynx,** während die Inspirationsmuskulatur gegen dieses Hindernis fortwährend aktiviert wird. Die Apnoen treten bevorzugt in Rückenlage und im REM-Schlaf (REM = Rapid Eye Movements) auf, wenn der Muskeltonus am niedrigsten ist. Die Atempausen führen mit zeitlicher Verzögerung zu einem **Abfall der Sauerstoffsättigung** des Blutes. Sie werden jeweils durch **Weckreaktionen** (Arousals) mit Aktivierung des Sympathikus beendet, die eine Zerstörung der normalen Schlafarchitektur mit erhöhtem Leichtschlaf- und reduziertem Tiefschlafanteil bewirken, ohne dass die Patienten vollständig erwachen. Durch die anschließende Hyperventilation werden die Blutgase wieder normalisiert, bevor eine erneute Apnoe beginnt. **Genetische Faktoren** spielen bei der Entstehung der obstruktiven Schlafapnoe eine Rolle (familiäre Häufung).

Anatomie Des Weiteren werden anatomische Faktoren verantwortlich gemacht:
- enger Pharynx
- kurzer und dicker Hals
- kraniofaziale Abnormitäten
- im Kindesalter hypertrophierte Tonsillen
- Makroglossie
- vergrößerte Uvula

Die Aktivität der den Pharynx dilatierenden Muskeln ist bei obstruktiver Schlafapnoe im Wachzustand kompensatorisch erhöht. Im Schlaf tritt dann ein **Tonusverlust** auf, so dass ein normales bis leicht erniedrigtes Niveau erreicht wird, was in Anbetracht der anatomischen Gegebenheiten zum Verschluss der oberen Atemwege führt. In seltenen Fällen liegt der obstruktiven Schlafapnoe eine **systemische Grunderkrankung** zugrunde (z. B. Hypothyreose mit Ödemeinlagerung, Akromegalie). Schließlich besteht eine Häufung der Schlafapnoe bei Patienten mit **dialysepflichtiger chronischer Niereninsuffizienz,** wobei der kausale Zusammenhang noch unklar ist.

Symptome Die Hauptsymptome der obstruktiven Schlafapnoe sind:
- lautes und unregelmäßiges Schnarchen
- Atemaussetzer im Schlaf
- exzessive Tagesmüdigkeit (Einschlafneigung, Konzentrationsschwäche, erhöhte Unfallgefahr, Potenzstörungen, morgendliche Kopfschmerzen)

Vielfach fühlen sich die Patienten morgens eher „zerschlagen" denn ausgeschlafen. Die obstruktive Schlafapnoe ist mit einer deutlich erhöhten kardio- und zerebrovaskulären Morbidität und Mortalität verbunden (system- und pulmonalarterieller Hypertonus, Herzrhythmusstörungen, koronare Herzerkrankung, Schlaganfall). Weitere Sympto-

Tab. 8.46 Einteilung von schlafbezogenen Atemstörungen.

Schlafbezogene Atemstörungen
- **Mit Obstruktion** der oberen Atemwege
  - Obstruktives Schnarchen; partielle Obstruktion (Upper Airway Resistance Syndrome; Heavy Snoring Syndrome)
  - Obstruktive Schlafapnoe; komplette Obstruktion
- **Ohne Obstruktion** der oberen Atemwege
  - Primäre alveoläre Hypoventilation* (Undines Fluch)
  - Zentrale Schlafapnoe

* Abgegrenzt werden die sehr viel häufigeren **reaktiven (sekundären) Hypoventilationen** bei akuten und chronischen pulmonalen Erkrankungen und bei Affektionen des ZNS

Lungen- und Atemwegserkrankungen

Tab. 8.47 Symptome der obstruktiven Schlafapnoe.

Schlafunregelmäßigkeiten
- Lautes und unregelmäßiges Schnarchen
- Atempausen
- Manchmal nächtliche Angstzustände/Schweißausbrüche

Folgen gestörter Schlafarchitektur
- Gesteigerte Tagesmüdigkeit und spontane Einschlafneigung
- Konzentrations- und Gedächtnisstörungen
- Depressive Verstimmung, Persönlichkeitsstörungen
- Libidoverlust/Potenzstörungen

Kardiovaskuläre Folgeerkrankungen
- Hypertonus
- Pulmonale Hypertonie
- Erhöhte Inzidenz von koronarer Herzkrankheit und Myokardinfarkt
- Herzrhythmusstörungen (bevorzugt nachts)
- Erhöhte Inzidenz apoplektischer Insulte

Allgemeine Auffälligkeiten
- Polyglobulie
- Nykturie
- Morgendliche Kopfschmerzen
- Kloßgefühl im Hals

me sind in Tabelle 8.47 aufgeführt. Die Erkrankung wird vielfach über Jahre oder gar Jahrzehnte nicht erkannt.

Diagnostik Im Rahmen eines diagnostischen Stufenkonzepts wird zunächst ambulant voruntersucht. Neben Anamnese und körperlicher Untersuchung steht dabei das Screening mit portablen Geräten im Mittelpunkt. Diese Geräte erlauben ein kontinuierliches Monitoring kardiorespiratorischer Parameter im Schlaf unter häuslichen Bedingungen (s. Abb. 8.70). Messtechnisch erfasst werden dabei:
- Atemfluss an Nase und Mund (Thermistor)
- thorakale und abdominelle Atembewegungen (induktionsplethysmographische Gürtel)
- Sauerstoffsättigung (Pulsoxymetrie)
- EKG

Schnarchgeräusche werden über ein Kehlkopfmikrofon erkannt. Ergibt sich durch die angeführten Untersuchungen der Verdacht auf eine Schlafapnoe, erfolgt stationär im Schlaflabor eine **Polysomnographie**. Dabei werden zusätzlich zu den genannten Parametern die Schlafstadien erfasst (Elektroenzephalographie, Elektrookulographie, Elektromyographie) und die Patienten während des Schlafes optisch überwacht. Eine HNO-ärztliche Untersuchung komplettiert die Diagnostik.

Differentialdiagnose
- Das **obere Atemwegs-Resistenz-Syndrom** (Upper Airway Resistance Syndrome) kann als Vorstufe der obstruktiven Schlafapnoe angesehen werden. Die betroffenen Patienten schnarchen ebenfalls („heavy snoring") und sind tagesmüde, haben jedoch keine nächtlichen Atempausen und keine verminderten Sauerstoffentsättigungen. Es treten nur inkomplette pharyngeale Obstruktionen auf, die aber vermehrte Atemanstrengungen nach sich ziehen und auch zu Weckreaktionen mit konsekutiver Schlaffragmentierung führen können. Diagnostisch wegweisend ist die Messung der Atemanstrengung über eine Ösophagusdruck-Messsonde. Therapeutisch wird wie bei der obstruktiven Schlafapnoe die CPAP-Beatmung (s. u.) eingesetzt.
- Das **Obesitas-Hypoventilationssyndrom** (früher: Pickwick-Syndrom, zurückgehend auf die Romanfigur des Little Fat Joe in Charles Dickens' „The Pickwick Papers", der tagsüber immer auf dem Kutschbock einschlief) bezeichnet das Vorkommen länger andauernder Hypoventilationsphasen im Schlaf bei extrem übergewichtigen Patienten. Pathophysiologische Grundlage ist die Behinderung der Atemmechanik durch Zwerchfellhochstand und thorakalen Fettmantel. Die Patienten entwickeln häufig ein Cor pulmonale und haben eine respiratorische Globalinsuffizienz; oft liegt zusätzlich eine obstruktive Schlafapnoe vor. Im Vordergrund der Behandlung steht die Gewichtsreduktion, außerdem sind die Gabe eines Atemstimulans (Theophyllin, Almitrin) und die CPAP- bzw. BiPAP-Therapie (s. u.) möglich.
- Das **Overlap-Syndrom** beschreibt das gemeinsame Auftreten von obstruktiver Schlafapnoe und chronisch-obstruktiver Bronchitis. Ca. 5–10 % der Schlafapnoepatienten haben ein Overlap-Syndrom. Diese Patienten entwickeln häufiger eine pulmonale Hypertonie und ein Cor pulmonale. Therapeutisch wird bevorzugt die BiPAP-Therapie angewendet: Die Reduktion des exspiratorischen Druckniveaus erleichtert die Ausatmung, die aufgrund der Obstruktion behindert ist.

Therapie

Basistherapie Sie besteht aus Gewichtsreduktion, Alkoholkarenz und Vermeidung von Schlafmitteln, sämtlich Faktoren, die eine Veranlagung zur Schlafapnoe verstärken. Gute „Schlafhygiene" mit regelmäßigen Schlafgewohnheiten ist anzuraten. Die Vermeidung der Rückenlage kann bei positionsabhängigen Apnoen versucht werden. Medikamentöse Therapieansätze, z. B. mit Theophyllin, haben weitgehend enttäuscht.

CPAP-Therapie Bei typischer klinischer Symptomatik in Verbindung mit einem Apnoe-Hypopnoe-Index > 10/h und Abfällen der O_2-Sättigung > 4 % besteht die Standardtherapie in der nächtlichen Aufrechterhaltung eines **kontinuierliches Überdrucks** im Rachenraum mittels eines Druckgenerators und einer Nasenmaske (Continuous Positive Airway Pressure, CPAP), wodurch der Kollaps des Oropharynx verhindert wird (Prinzip der pneumatischen Schienung). Die CPAP-Therapie hat eine Erfolgsrate von ca. 95 % und ist nebenwirkungsarm. Sie wird meist mit starrem Druckprofil durchgeführt und verlangt eine Therapieeinstellung im Schlaflabor: Es wird diejenige Druckstufe gewählt, die eben ausreicht, die Apnoeereignisse zu verhindern (meist Werte zwischen 6 und 10 cmH$_2$O). Es besteht neuerdings aber auch die Möglichkeit der automatischen Regulation des Druckniveaus über eine Apnoedetektion durch das CPAP-Gerät (**Auto-CPAP**). Ist der Beatmungsdruck sehr hoch, kann auf eine **BiPAP-Beatmung** (Bilevel Positive Airway Pressure) mit (getrennt regelbarem) höherem inspiratorischem und niedrigerem exspiratorischem Druckniveau zurückgegriffen werden.

8.13 Atemregulationsstörungen

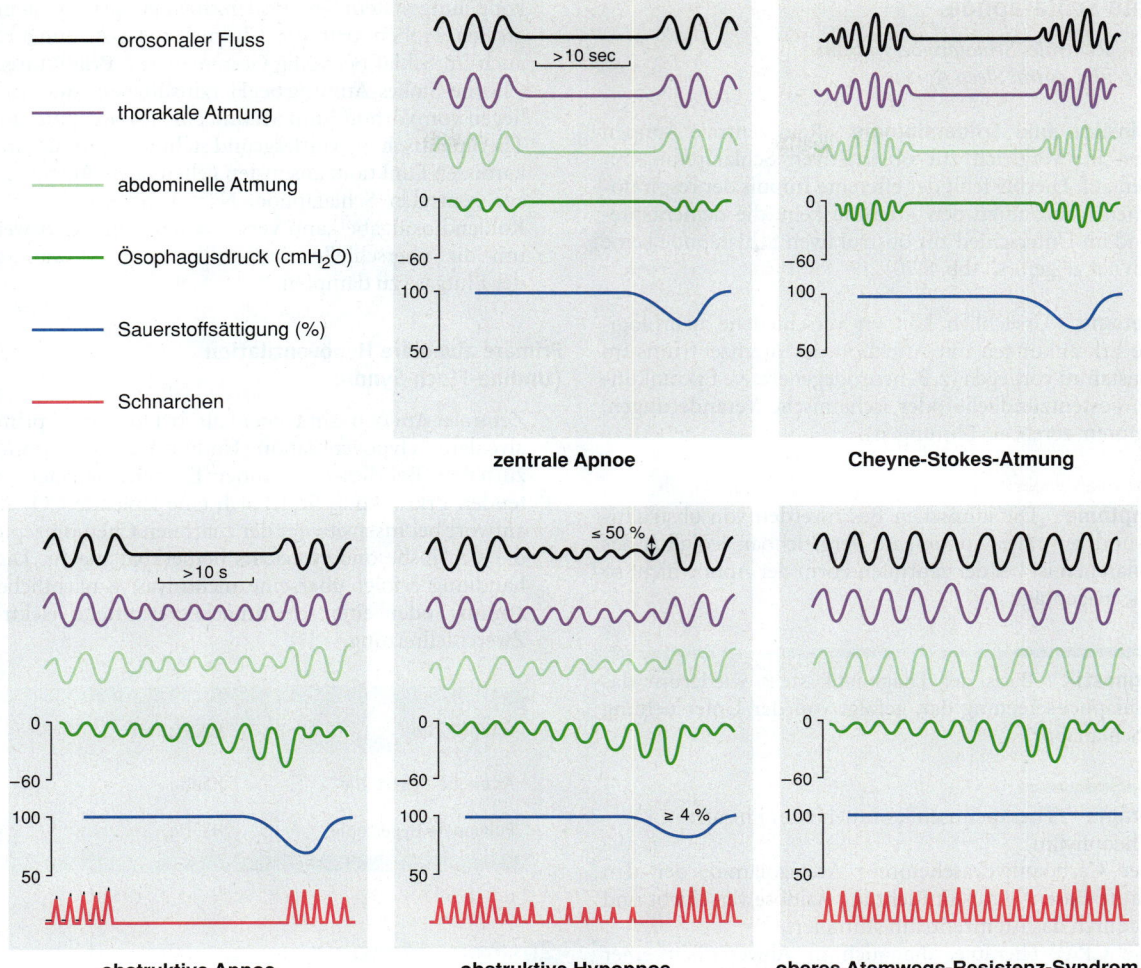

Abb. 8.70 Registrierbeispiele verschiedener Formen schlafbezogener Atemstörungen.
Atemflüsse (oronasaler Fluss), thorakale und abdominelle Atemexkursionen sowie Schnarchgeräusche werden direkt dargestellt. Die Atemanstrengung wird über eine Messung des Unterdrucks im Ösophagus, der dem pleuralen Unterdruck parallel geht, reflektiert. Die Sauerstoffsättigung, die typischerweise erst mit Verzögerung nach vorangehenden Apnoen/Hypopnoen abfällt, wird pulsoxymetrisch an der Fingerspitze gemessen.

Orodentale Prothesen und operative Therapie Bei Versagen oder Intoleranz gegenüber der CPAP-Therapie stehen **orodentale Prothesen** oder die **chirurgische Therapie** (Uvulopalatopharyngoplastik, kieferchirurgische Eingriffe) zur Verfügung; allerdings sind die Erfolgsraten dieser Verfahren im Vergleich zur CPAP-Therapie deutlich geringer und im Individualfall nicht vorhersagbar. Ultima Ratio ist schließlich die Versorgung mit einem **kontinuierlichen Tracheostoma**, die aufgrund der gravierenden Entstellung und vielfacher Nebenwirkungen nur in extremen Ausnahmefällen eingesetzt wird.

Verlauf und Prognose Unbehandelt ist die obstruktive Schlafapnoe mit einer hohen Letalität verbunden. So ist bekannt, dass Patienten mit einem Apnoe-Hypopnoe-Index > 20/h eine 8-Jahres-Überlebensrate von nur 50 % haben. Hauptursache der Sterblichkeit sind die erwähnten kardiovaskulären Folgeerkrankungen. Durch die CPAP-Therapie lässt sich die Letalität der Schlafapnoe signifikant reduzieren.

Komplikation	Häufigkeit
Pulmonale Hypertonie	Häufig nach langem Bestehen
Arterielle Hypertonie	Häufig
Herzrhythmusstörungen	Häufig

Zusammenfassung

- Häufigste Ursache: Kollaps des Oropharynx
- Wichtigstes Symptom: Schnarchen
- Wichtigste diagnostische Maßnahme: Polysomnographie
- Wichtigste therapeutische Maßnahme: CPAP-Therapie

Zentrale Schlafapnoe

Synonym: Zentrales Schlafapnoesyndrom
Engl. Begriff: Central Sleep Apnea

Definition und Epidemiologie Rein zentrale Apnoen treten im Vergleich zur obstruktiven Schlafapnoe sehr selten auf. Hierbei fehlt der efferente Impuls der respiratorischen Neurone zu den Atemmuskeln, die dementsprechend im Unterschied zur obstruktiven Schlafapnoe keine Aktivität zeigen (s. Abb. 8.70).

Ätiologie Ursächlich können verschiedene neurologische Erkrankungen mit Affektion des Atemzentrums im Hirnstamm vorliegen (z. B. neurodegenerative Erkrankungen, postentzündliche oder ischämische Veränderungen, Tumoren, zerebrale Blutungen).

Symptome Die klinischen Beschwerden von obstruktiver und zentraler Apnoe sind vergleichbar, lediglich das Schnarchen ist bei der zentralen Form der Apnoe nicht so stark ausgeprägt.

Diagnostik Basis der Diagnostik stellt wiederum das Schlafapnoescreening dar, gefolgt von der Untersuchung im Schlaflabor.

Therapie Therapeutisch kommen zum Einsatz:
- Theophyllin,
- der Carboanhydrasehemmer Acetazolamid, der den Säure-Basen-Status in Richtung Azidose verschiebt und dadurch das Atemzentrum stimuliert,
- die CPAP-Therapie, die auch in Abwesenheit einer pharyngealen Engstellung, wahrscheinlich über eine Schleimhautreizung des Oropharynx, zur Atemstimulation führt.

Nächtliche Sauerstoffgabe kann die zentralen Apnoeereignisse bei einigen Patienten reduzieren. In schweren Fällen kann eine nächtliche assistierte Beatmung (ebenfalls über Nasenmaske) oder eine elektrische Zwerchfellreizung angewendet werden.

Cheyne-Stokes-Atmung

Zentrale Apnoen werden auch bei der Cheyne-Stokes-Atmung beobachtet. Diese Atemstörung liegt bei ca. 45 % der Patienten mit stark eingeschränkter linksventrikulärer Funktion vor (z. B. bei dilatativer Kardiomyopathie oder Zustand nach Myokardinfarkt) und hat eine ungünstige prognostische Bedeutung. Sie ist durch ein typisches **Crescendo-Decrescendo-Muster** der zwischen den Apnoen vorliegenden Hyperventilationsphasen gekennzeichnet (s. Abb. 8.70). Am häufigsten wird die Cheyne-Stokes-Atmung in den Leichtschlafstadien Non-REM 1 und 2 beobachtet. Wie bei der obstruktiven Schlafapnoe kann die Schlafarchitektur durch Arousals gestört sein.

Die **Ursache** der Cheyne-Stokes-Atmung ist unklar, vermutet wird u. a. eine verzögerte Reaktion auf die chemischen Atemstimuli (pCO_2, pO_2, pH) im Rahmen verlängerter Zirkulationszeiten; hierdurch könnte das Rückkoppelungssystem in Reglerschwingungen geraten. In großen Höhen tritt die Cheyne-Stokes-Atmung häufig auch im Schlaf bei völlig Gesunden auf. **Prädiktoren** der Cheyne-Stokes-Atmung bei Herzinsuffizienz sind das Vorliegen von Vorhofflimmern und eine Hypokapnie am Tag. **Therapeutisch** im Vordergrund steht die Optimierung der kardialen Funktion, ansonsten gelten obige Ausführungen zur zentralen Schlafapnoe. Nächtliche Sauerstoff- oder Kohlendioxidgabe kann versuchsweise eingesetzt werden, um die überschießenden/oszillierenden Schwankungen der Blutgase zu dämpfen.

Primäre alveoläre Hypoventilation (Undine-Fluch-Syndrom)

Zentrale Apnoen sind ebenfalls bei der sog. primären alveolären Hypoventilation (Undine-Fluch-Syndrom) anzutreffen. Bei dieser im frühen Erwachsenenalter auftretenden Erkrankung findet sich eine fehlende CO_2-Atemantwort bei Insensitivität der zentralen Chemorezeptoren, die sich insbesondere nachts bemerkbar macht. Die Behandlung erfolgt über eine nichtinvasive nächtliche Beatmung oder eine schrittmachervermittelte elektrische Zwerchfellreizung.

Komplikation	Häufigkeit
Arterielle Hypertonie	Häufig
Pulmonale Hypertonie	Häufig

Zusammenfassung

- Häufigste Ursache: neurologische Erkrankungen
- Wichtigste Symptome: nächtliche Atemstillstände und Tagesmüdigkeit
- Wichtigste diagnostische Maßnahme: Polysomnographie
- Wichtigste therapeutische Maßnahme: CPAP-Therapie

8.13.2 Nicht schlafbezogene Atemregulationsstörungen

Hypoventilation

Synonym: Alveoläre Hypoventilation
Engl. Begriff: Hypoventilation

Definition Die Hypoventilation ist definiert als eine **Reduktion der alveolären Belüftung**, die den Erfordernissen zur Aufrechterhaltung einer metabolischen Homöostase nicht mehr gerecht wird und dadurch zu einer Hyperkapnie ($pCO_2 > 45$ mmHg) führt. In der Regel liegt gleichzeitig eine Hypoxämie, d. h. eine respiratorische Globalinsuffizienz, vor.

Epidemiologie Definitive Zahlen zur Inzidenz der alveolären Hypoventilation liegen nicht vor.

8.13 Atemregulationsstörungen

Ätiologie und Pathogenese Eine Hypoventilation kann vielfache **pulmonale** und **zentral-neuronal-muskuläre** Ursachen haben. Letztere umfassen z. B. akute Vergiftungen mit zentral atemdepressiv wirksamen Medikamenten oder Drogen (Schlafmittel, Alkohol etc.) wie auch neuromuskuläre Erkrankungen (z. B. Querschnittslähmung, amyotrophische Lateralsklerose, Muskeldystrophien, Myasthenia gravis). Akute pulmonale Ursachen sind z. B. schwere Gasaustauschstörungen bei Pneumonie und ARDS sowie schwere bronchospastische Zustände im Rahmen eines Asthma bronchiale. Chronisch finden sich Hypoventilationen z. B. bei chronisch-obstruktiven Atemwegserkrankungen, in Endstadien von Lungenfibrosen und bei schweren Thoraxdeformitäten wie Kyphoskoliosen. Die chronische alveoläre Hypoventilation kann dabei z. T. als entlastende Strategie des Organismus bei erhöhter Atemarbeit aufgefasst werden, als ein Adaptationsvorgang, der einer drohenden Ermüdung der Atemmuskulatur vorbeugt (s. o.).

Symptome Häufige Symptome sind Tagesmüdigkeit, Lethargie und morgendliche Kopfschmerzen.

Diagnostik Die zentralen diagnostischen Kriterien sind die pathologische Blutgasanalyse mit Hypoxämie und Hyperkapnie.

Therapie Die Behandlung der chronischen Hypoventilation richtet sich zunächst nach der Grundkrankheit. Oft ist in Endstadien chronischer Verläufe eine intermittierende nächtliche Maskenbeatmung mit positivem Druck, z. B. im BiPAP-Modus, notwendig, um eine nächtliche Erholung der Atemmuskulatur zu gewährleisten.

Komplikation	Häufigkeit
Pulmonale Hypertonie	Häufig
Cor pulmonale	Häufig nach langem Krankheitsverlauf

Zusammenfassung

- Häufigste Ursache: unterschiedliche Genese
- Wichtigstes Symptom: anfangs wenig Symptome, Tagesmüdigkeit
- Wichtigste diagnostische Maßnahme: Blutgasanalyse
- Wichtigste therapeutische Maßnahme: Behandlung der Grundkrankheit

Hyperventilation

Synonym: Alveoläre Hyperventilation
Engl. Begriff: Alveolar Hyperventilation

Definition Hyperventilation ist definiert als eine **Steigerung der alveolären Belüftung** mit konsekutiver Hypokapnie ($pCO_2 < 35$ mmHg, s. Tab. 8.3 und 8.4).

Ätiologie und Pathogenese Hyperventilation tritt **reaktiv** auf bei verschiedenen **Gasaustauschstörungen**: Da der O_2-Austausch in der Regel stärker behindert ist als der CO_2-Austausch, führt die hypoxämisch getriggerte Atemantriebssteigerung zu einer Reduktion des arteriellen CO_2. Ebenfalls reaktiv sind Hyperventilationen bei **metabolischer Azidose** (der Säure-Basen-Status wird durch die respiratorische Alkalose stabilisiert, z. B. in Form der Kussmaul-Atmung bei der diabetischen Ketoazidose). **ZNS-Läsionen**, wie z. B. einige Enzephalitiden, können mit Störungen der Atmungsregulation in Form einer Hyperventilation einhergehen, ebenso einige Vergiftungen (z. B. mit hoch dosierter Acetylsalicylsäure).

Das **Hyperventilationssyndrom** tritt anfallsartig vorwiegend bei jungen Frauen in **psychischen Belastungssituationen** auf.

Symptome Symptome des Hyperventilationssyndroms sind Schwindel, Parästhesien und Krämpfe in den Händen, kalte und feuchte Haut sowie ein thorakales Engegefühl. Durch die Hyperventilation stellt sich eine respiratorische Alkalose ein, mit der Folge einer Umverteilung von freiem Serum-Kalzium zugunsten des eiweißgebundenen Kalziums. Deswegen gleicht die Klinik derjenigen der hypokalzämischen Tetanie, z. B. bei Hypoparathyreoidismus, was auch in der Verwendung des Begriffes „**Hyperventilationstetanie**" zum Ausdruck kommt. Die „tetanische" muskuläre Aktivitätssteigerung (positives Chvostek-Zeichen) verstärkt das thorakale Engegefühl und als Circulus vitiosus die Atemanstrengung. Selten kann es im Verlauf der tetanischen Krämpfe zu Frakturen kommen.

Diagnostik Klinisch fällt die Tachypnoe und laborchemisch in der Blutgasanalyse die Hypokapnie mit respiratorischer Alkalose auf.

Therapie Im Vordergrund steht die Behandlung der Grundkrankheit, d. h. die Beseitigung einer Hypoxämie (linkskardialer, pulmonaler, neurologischer Genese), einer metabolischen Entgleisung, einer Vergiftung oder einer psychischen Belastungsituation. Die Beutelatmung (CO_2-Rückatmung) wird nur noch selten angewandt.

Zusammenfassung

- Häufigste Ursache: eine Vielzahl von Auslösern (kardial, pulmonal, metabolisch, neurologisch, psychisch, medikamentös, infektiös)
- Wichtigstes Symptom: Hyperventilation
- Wichtigste diagnostische Maßnahme: Blutgasanalyse
- Wichtigste therapeutische Maßnahme: Behandlung der Grundkrankheit

8 Lungen- und Atemwegserkrankungen

Zur weiteren Information

Weiterführende Literatur

Anonymous, N. J.: Clinical indications for noninvasive positive pressure ventilation in chronic respiratory failure due to restrictive lung disease, COPD, and nocturnal hypoventilation – a consensus conference report. Chest 1998; 116: 521–34.

Gozal, D., R. M. Harper: Novel insights into congenital hypoventilation syndrome. Curr Opin Pulm Med 1999; 5.

Levy, P., J. L. Pepin, D. Veale, B. Wuyam: Nocturnal hypoventilation. Monaldi Arch Chest Dis 1998; 53.

Weitzenblum, E., A. Chaouat, C. Charpentier, M. Ehrhart, R. Kessler, P. Schinkewitch, J. Krieger: Sleep-related hypoxaemia in chronic obstruvtive pulmonary disease: causes, sonsequences and treatment. Respiration 1997; 64.

Internet-Links

http://www.schlafapnoe-patienten.de
http://www.bsd-web.de
http://www.uni-duesseldorf.de/WWW/AWMF/ll/hno_ll69.htm
http://www.uni-marburg.de/sleep/dgsm/rat/beatmung.html
http://www.uni-duesseldorf.de/WWW/AWMF/ll/ipneu001.htm
http://www.apneanet.org
http://www.sleepapnea.org/
http://www.owt.com/conjo/disorder.htm
http://www.thesleepsite.com/

Keywords

Noninvasive Beatmung ◆ Schlafapnoe ◆ Sleep Apnea

IMPP-Statistik

Medikamentöse Allergietherapie ◆ Akute Sinusitis ◆ Pseudokrupp ◆ Allergisches Asthma ◆ Asthma cardiale ◆ Chronische Bronchitis ◆ Lungenemphysem ◆ Bronchiektasien ◆ Hämoptysen ◆ respiratorische Insuffizienz ◆ Pneumonie ◆ Tuberkulose ◆ Lungenfibrose ◆ Exogen allergische Alveolitis ◆ Asbestose ◆ Chemisch-toxische Gase ◆ Medikamenteninduzierte ILD ◆ Löfgren Syndrom ◆ Löffler-Infiltrat ◆ Aspergillose ◆ Churg-Strauss Syndrom ◆ Akute Embolie ◆ Chronische Lungenembolien ◆ Lungenödem ◆ Pulmonale Hypertonie/Cor pulmonale ◆ ARDS ◆ Malignome/Lunge/Rauchen ◆ Pneumothorax ◆ Pleuraerguss ◆ Akute Mediastinitis ◆ Obstruktive Schlafapnoe ◆ Hypoventilation

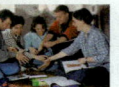

FRAGEN

1 Husten ist ein häufiges Symptom pneumologischer Erkrankungen.
- Wie kann man Husten qualitativ einteilen?
- Nennen Sie fünf mögliche differentialdiagnostische Ursachen.

2 Wie ist Dyspnoe definiert, und mit welchen objektivierbaren Parametern korreliert sie?

3 Nennen Sie drei mögliche Typen der Atempumpenstörung (Lokalisation) und je ein Beispiel dazu.

4 Ein 18-jähriger athletischer Patient ohne nennenswerte Vorerkrankungen in der Anamnese stellt sich bei Ihnen wegen einer chronischen Rhinitis und Sinusitis vor. Diese Symptome sind besonders ausgeprägt, seitdem der Patient aufs Land gezogen ist; sie kommen nur in den Sommermonaten vor, besonders während der Getreideernte. In den letzten Monaten kam zu den oben erwähnten Symptomen eine belastungsinduzierte Dyspnoe hinzu, vor allem beim Joggen durch Felder und Wiesen.
- Welche Verdachtsdiagnose haben Sie?
- Welche diagnostischen Schritte leiten Sie zur Diagnosesicherung ein?
- Erläutern Sie die therapeutischen Möglichkeiten in diesem Fall.

5 Ein 55-jähriger Patient wird vom Hausarzt in die pneumologische Ambulanz überwiesen. Er klagt über dauerhaften Husten, besonders morgens nach dem Aufstehen. Der Husten ist produktiv, der morgendliche Auswurf zäh und gelblich-bräunlich verfärbt. In den Wintermonaten klagt der Patient über hartnäckige und anhaltende Erkältungen, die teilweise auch mit Fieber einhergehen. Der Patient erzählt weiter, dass er seit dem 15. Lebensjahr stark rauche (ca. 40 Zigaretten/d) und dass sein Vater im Alter von 60 Jahren an einem Bronchialkarzinom verstorben sei.
- Welche Differentialdiagnosen kommen hier in Frage?
- Welche diagnostischen Maßnahmen führen Sie mit diesem Patienten durch?

6 Ein 35 Jahre alter männlicher Patient wird mit massiver Ruhedyspnoe in die Notaufnahme eingeliefert. Die Dyspnoe hat innerhalb von 14 Tagen deutlich zugenommen. Weitere Symptome sind ein ebenfalls seit 14 Tagen bestehender unproduktiver Husten und Fieber bis 38,5 °C. Bei der körperlichen Untersuchung zeigt sich ein kachektischer Patient (45 kg bei 172 cm Körpergröße) mit erheblichem Mundsoor und einer großflächigen Ulzeration im Analbereich. Der Auskultationsbefund ergibt diskrete feinblasige Rasselgeräusche, die später angefertigte Röntgenaufnahme der Lunge zeigt jedoch deutliche, beidseitige, basal betonte, interstitielle Infiltrate.
- Welche Grunderkrankung vermuten Sie als Ursache dieser Pneumonie?
- Nennen Sie den wahrscheinlichsten Auslöser/Erreger. Wie sichern Sie die Diagnose?

FRAGEN

7 Eine 40-jährige Patientin wird mit erheblicher Luftnot und Fieber bis 40 °C in die Klinik eingeliefert. Die Patientin ist somnolent und blass. Das Labor zeigt folgende auffällige Parameter: Hämoglobin 6,1 g/dl, Leukozyten 19 000/ml, CRP 220 mg/l, LDH 550 U/l, Gesamtbilirubin 5 mg/dl. Der direkte Coombs-Test ist positiv. Das bei der Aufnahme angefertigte Röntgenbild der Lunge zeigt beidseitige, diffuse, interstitielle Infiltrate.
- Nennen Sie die Ursache für die Anämie.
- In welchem Zusammenhang stehen Anämie und Pneumonie bei dieser Patientin?
- Welche Erreger kommen ätiologisch bei dieser Pneumonieform in Frage?

8 Ein 25 Jahre alter Austauschstudent aus Afrika (Äthiopien) stellt sich wegen zunehmender Abgeschlagenheit, Nachtschweiß und morgendlicher Hämoptysen in der Klinik vor. Der Tine-Test ist hochpositiv. Die Lungenaufnahme zeigt vergrößerte hiläre Lymphknoten und ein parahiläres streifiges Infiltrat rechts.
- Welche Verdachtsdiagnose ergibt sich aus dem klinischen Bild?
- Mit welchen Methoden würden Sie die Diagnose sichern?
- Welche Therapie wäre mit Sicherung der Diagnose indiziert?

9 Ein 45-jähriger Patient stellt sich in der pneumologischen Sprechstunde vor: Er hat seit ca. einem Jahr rezidivierend Fieber bis 38,5 °C und einen trockenen Reizhusten. Zusätzlich gibt er an, dass während der Fieberschübe die Sprunggelenke geschwollen und gerötet seien. Beim körperlichen Status zeigen sich eine Hepatomegalie und multiple vergrößerte, nicht druckdolente zervikale Lymphknoten. Auf der vom Patienten mitgebrachten Röntgenaufnahme des Thorax sieht man bihiläre Lymphome mit bilateraler interstitieller Zeichnungsvermehrung. Die Lungenfunktionstestung ergibt eine beginnende Restriktion.
- Wie lautet die Verdachtsdiagnose?
- Welches diagnostische Verfahren kann die Diagnose am ehesten sichern?
- Wie therapieren Sie den Patienten?

10 Ein 23 Jahre alter Student der Agrarwissenschaften, bislang ohne nennenswerte Erkrankungen in der Anamnese, wird abends von Studienkollegen wegen einer akut aufgetretenen Atemnot in die Klinik gebracht. Der Patient zeigt zusätzlich Husten, Fieber und Schüttelfrost. Laut Fremdanamnese des Kommilitonen des Patienten sei nachmittags noch alles in Ordnung gewesen. Zu diesem Zeitpunkt, ca. 6 h vor der Klinikeinweisung, seien sie gemeinsam zu einem Studienpraktikum in einem landwirtschaftlichen Betrieb gewesen, wo sie die Tiere in den Ställen besucht und sie mit Heu gefüttert hätten.
- Wie lautet die wahrscheinliche Diagnose?
- Welche Untersuchungen veranlassen Sie?

11 Von einer Gemeinschaftspraxis wird ein 65-jähriger Patient wegen zunehmender Dyspnoe und Hämoptysen in die Klinik überwiesen. Als pathologische Befunde fallen bei der körperlichen Untersuchung eine deutliche Hautblässe, massive weiche Unterschenkelödeme sowie ein Foetor uraemicus auf. Pathologische Laborwerte: Hämoglobin 8,1 g/dl, LDH 450 U/l, Kreatinin 6,2 mg/dl, Harnstoff 320 mg/dl. Das Röntgenbild der Lunge zeigt ein retikulonoduläres Infiltrat in beiden Lungen.
- Welche Grunderkrankung könnte diesem klinischen Bild zugrunde liegen?
- Nennen Sie die in diesem Fall notwendigen therapeutischen Maßnahmen.

12 Ein 59 Jahre alter Industriearbeiter wird wegen eines auffälligen Befunds in der Routine-Röntgenaufnahme des Thorax von seiner Betriebsärztin zur weiteren Abklärung in die Klinik überwiesen. Das mitgebrachte Röntgenbild zeigt eine basale, nichtknotige Fibrose beider Lungen. Die Berufsanamnese ergibt, dass der Patient 30 Jahre in der Herstellung von Bremsbelägen beschäftigt war.
- Wie lautet die wahrscheinlichste Diagnose?
- Wie würden Sie die weitere Abklärung durchführen?
- Welche sozialmedizinische Relevanz ergibt sich aus der Diagnose?

13 Für welche Form der interstitiellen Lungenerkrankungen ist eine schalenförmige Verkalkung der Hiluslymphknoten typisch?

14 Ein 20-jähriger Basketballspieler bekommt während eines Spiels „krampfartige" Schmerzen in der rechten Wade und spielt anschließend weiter. Wenige Stunden nach dem Spiel wacht er zu Hause abrupt mit Thoraxschmerzen aus dem Schlaf auf. Gleichzeitig klagt er über eine progrediente Dyspnoe, weshalb ihn seine Eltern sofort in die Klinik fahren. Hier zeigt der Patient eine erhebliche Ruhedyspnoe mit einem deutlich erniedrigten arteriellen Sauerstoffpartialdruck von 50 mmHg, eine ausgeprägte Tachykardie mit einer Herzfrequenz von 140/min sowie prall gefüllte Halsvenen als klinisches Zeichen der Rechtsherzbelastung.
- Welche Verdachtsdiagnose stellen Sie?
- Welche diagnostischen Maßnahmen werden eingeleitet?
- Welche Therapieoptionen erwägen Sie?

15 Wenige Wochen nach der Entbindung ihres ersten Kindes verspürt eine 27-jährige Patientin zunehmende Belastungsdyspnoe. Sie ist insgesamt wesentlich weniger belastbar als vor ihrer Schwangerschaft und fühlt sich abgeschlagen. Nach einer erstmaligen synkopalen Episode überweist sie ihr Hausarzt in die Klinik. Hier fallen in der Röntgenaufnahme des Thorax ein deutlich verbreitertes Herz sowie prominente Pulmonalarterien auf.

Lungen- und Atemwegserkrankungen

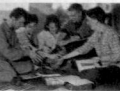

FRAGEN

- Wie lautet Ihre Verdachtsdiagnose?
- Welche Untersuchungen veranlassen Sie, um die Diagnose zu bestätigen?
- Welche weiterführende Diagnostik zur ätiologischen Klärung leiten Sie ein?

16 Sie werden als Notarzt mitten in der Nacht zu einem 45-jährigen Patienten gerufen, der über massivste Atemnot in Ruhe klagt. Anamnese: Gegen 16 Uhr hatte der Patient in einem geschlossenen Raum Schweißarbeiten an seinem Fahrzeug getätigt, danach habe er lediglich einen trockenen Reizhusten bemerkt. Bei der klinischen Untersuchung stellen Sie eine erhebliche Tachykardie und auskultatorisch seitengleiche, mittelblasige Rasselgeräusche fest.
- Welche Einweisungsdiagnose stellen Sie?
- Welche sofortigen Therapiemaßnahmen sind erforderlich?

17
- Was ist das ARDS?
- Nennen Sie zwei direkte und zwei indirekte Auslöser.

18 Welche Therapie ist beim nichtkleinzelligen Bronchialkarzinom im frühen Stadium (T1–2, N1) Therapie der ersten Wahl?

19 Als Arzt im Rettungsdienst werden Sie auf eine Baustelle gerufen. Dort finden Sie einen bewusstlosen Patienten vor, der mit dem Oberkörper unter einem Eisenträger liegt. Nachdem Sie den Patienten befreit haben, stellen Sie fest, dass er zyanotisch und tachykard ist, der Blutdruck beträgt 60/40 mmHg. Der linke Hemithorax ist schwer deformiert, es liegt eine Rippenserienfraktur auf dieser Seite vor. Das auskultatorische Atemgeräusch ist links aufgehoben und rechts normal.
- Wie lautet die Diagnose?
- Welche Sofortmaßnahme führen Sie am Unfallort durch?

20 Ein 32-jähriger i.v. drogenabhängiger Patient wird wegen einer Unterlappenpneumonie rechts im Krankenhaus behandelt. Unter i.v. Antibiose entfiebert der Patient nach zwei Tagen, und die inspiratorischen Schmerzen am rechten Rippenbogen nehmen ab. Im weiteren Verlauf nimmt die Dyspnoe jedoch wieder zu. Bei der körperlichen Untersuchung fallen ein gedämpfter Klopfschall rechts sowie ein deutlich abgeschwächtes Atemgeräusch auf.
- Wie lautet die Diagnose?
- Welche apparative Diagnostik können Sie zur Diagnosesicherung durchführen?

21 Wie werden Mediastinaltumoren in den meisten Fällen entdeckt?

22 Ein 50 Jahre alter Mann, Postbeamter, wird in die Klinik zur Abklärung „chronischer Müdigkeit" überwiesen. Er berichtet ferner, häufig während der Arbeit einzuschlafen. Seine Frau berichtet, dass er nachts regelmäßig schnarcht. Bei der körperlichen Untersuchung zeigt sich ein deutlich übergewichtiger Patient (110 kg bei 180 cm Körpergröße) mit erhöhten Blutdruckwerten von 170/100 mmHg.
- Welches Syndrom vermuten Sie?
- Wie klären Sie die Ätiologie ab?

9 Onkologie

9.1	**Allgemeine internistische Onkologie**	**575**
9.1.1	Epidemiologie	575
9.1.2	Ätiologie und Prävention	575
9.1.3	Molekulare Mechanismen der Karzinogenese	577
9.1.4	Präkanzerosen	581
9.1.5	Phänotypische Charakteristika maligner Zellen	581
9.1.6	Diagnosesicherung und Stadieneinteilung	582
9.1.7	Infektionen bei Tumorpatienten	584
9.1.8	Paraneoplastische Syndrome	592
9.1.9	Maligne Ergüsse	592
9.1.10	Onkologische Notfälle	599
	Notfälle infolge lokalen Tumorwachstums	599
	Systemische Komplikationen bei onkologischen Patienten	601
	Behandlungsassoziierte Notfälle in der Onkologie	605
9.2	**Spezielle internistische Onkologie**	**607**
9.2.1	Knochen- und Weichteilsarkome	607
	Knochensarkome	607
	Weichteilsarkome	611
9.2.2	Malignes Melanom und andere Hauttumoren	613
	Maligne Melanome	613
	Basalzellkarzinom der Haut	617
	Plattenepithelkarzinom der Haut	618
9.2.3	CUP-Syndrom	621
9.2.4	Gynäkologische Tumoren	623
	Mammakarzinom	623
	Ovarialkarzinom	628
	Uterus-, Zervix- und Vaginaltumoren	632
9.2.5	Urologische Tumoren	640
	Tumoren der Nieren, Blase und Harnwege	640
	Maligne Keimzelltumoren des Mannes	644
	Prostatakarzinom	647
9.2.6	Tumoren von Kopf und Hals	651
	Mundhöhlen-, Hypopharynx- und Larynxkarzinome	651
	Speicheldrüsentumoren	654
	Schilddrüsenkarzinome	656
9.2.7	Primäre ZNS-Tumoren	660

Zur Orientierung

In den folgenden Abschnitten werden die meisten Tumorentitäten systematisch unter interdisziplinärem Gesichtspunkt und Einbeziehung nichtinternistischer Koautoren besprochen. Aus historischen Gründen finden sich andere Tumorentitäten, darunter so wichtige wie die gastrointestinalen Tumoren und die Lungentumoren, in den entsprechenden Kapiteln. Den Autoren erscheint es wichtig hervorzuheben, dass alle Tumorerkrankungen grundsätzlich unter Inanspruchnahme interdisziplinärer Konsile diagnostiziert und behandelt werden. Das ist in der modernen Tumordiagnostik und -therapie heute Standard.

Da für die Mehrzahl der Tumorerkrankungen die Behandlungsergebnisse weiter unbefriedigend sind, gehören Tumorpatienten in der Regel in größere Kliniken mit integrierten interdisziplinären Tumorzentren, um dort in den entsprechenden Therapieoptimierungsstudien diagnostiziert und behandelt zu werden. Nur so ist ein wissenschaftlicher Fortschritt des Faches Onkologie zum Wohle unserer Patienten denkbar und organisierbar.

9.1 Allgemeine internistische Onkologie

H. Serve, F. Hartmann, M. Pfreundschuh

9.1.1 Epidemiologie

Die Inzidenz bösartiger Erkrankungen beträgt ca. 400 pro 100 000 Einwohner. Bösartige Erkrankungen stellen nach den Erkrankungen des Herz-Kreislauf-Systems die zweithäufigste Todesursache in westlichen Ländern dar (s. Abb. 9.1). Seit der Einführung wirksamer Polychemotherapieschemata vor 25 Jahren können bestimmte bösartige Erkrankungen auch im fortgeschrittenen Stadium geheilt werden (s. Tab. 9.1). Hierzu gehören jedoch nicht die häufigen Tumoren wie z.B. Bronchialkarzinome, kolorektale Tumoren und Mammakarzinome.

9.1.2 Ätiologie und Prävention

Krebs entsteht, wenn Zellen die Kontrolle über ihr Wachstum verlieren. Beim Verlust dieser Wachstumskontrolle spielen sowohl (genetische) **Wirtsfaktoren** als auch **Um-**

9 Onkologie

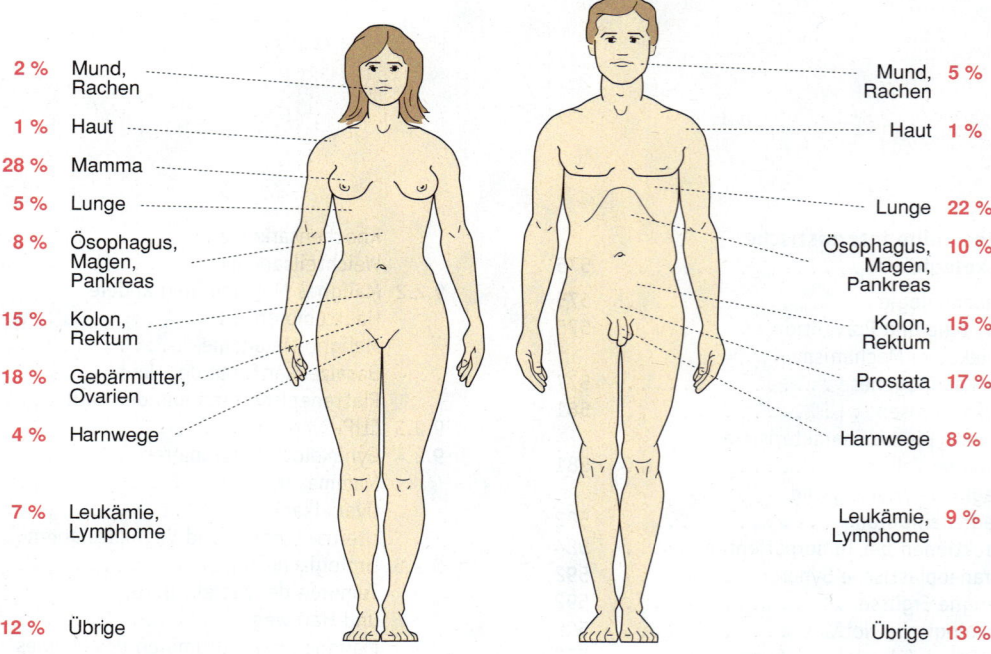

Abb. 9.1 Die häufigsten malignen Erkrankungen der Frau und des Mannes.

weltfaktoren eine Rolle. Die Interaktion von beiden führt zu weiteren genetischen Veränderungen der Zielzelle, die sich über Zwischenstufen schließlich zu einer jeglicher Wachstumskontrolle entzogenen Krebszelle entwickelt (s. Abb. 9.2).

Umweltfaktoren

Physikalische, chemische oder biologische Agenzien, die in Zellen genetische Veränderungen (Mutationen) induzieren können, welche zu malignem Wachstum führen, wer-

Tab. 9.1 Maligne Erkrankungen, die auch im fortgeschrittenen Stadium durch eine systemische Therapie geheilt werden können.

Tumor	Krankheitsfreies Überleben
Chorionkarzinom der Frau*	80 %
Hodentumoren*	70 %
Haarzellenleukämie**	50 % (90 %***)
Akute lymphatische Leukämien des Erwachsenen*	40 %
Hodgkin-Lymphome (Stadium III + IV)*	50 %
Hoch maligne Non-Hodgkin-Lymphome*	40 %
Akute myeloische Leukämien*	20 %
Kleinzelliges Bronchialkarzinom*	10 %

* mit Chemotherapie
** mit Immuntherapie (α-Interferon)
*** mit Chemotherapie (Cladribin; vorbehaltlich längerer Beobachtung)

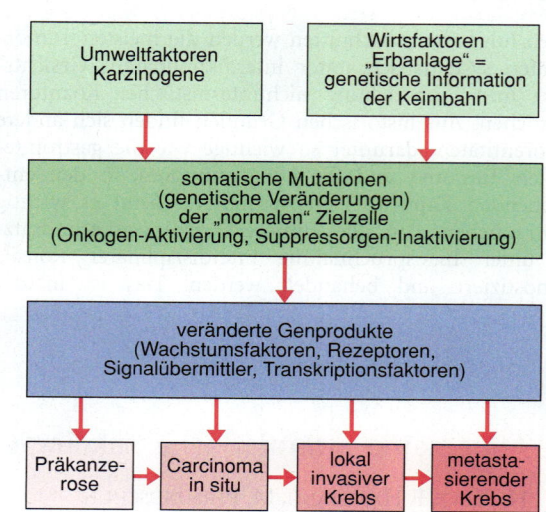

Abb. 9.2 Krebsentstehung als Ergebnis der Interaktion von (genetischen) Wirtsfaktoren und Umweltfaktoren. Die Interaktion dieser beiden Faktoren führt zu (multiplen) genetischen Veränderungen in der Zielzelle (Onkogenaktivierung, Verlust oder Inaktivierung von Suppressorgenen). Die genetischen Veränderungen führen letztendlich zu Veränderungen von Genprodukten (Proteinen), die zur Bildung von Präkanzerosen und schließlich zu klonalem, unkontrolliertem Wachstum führen.

9.1 Allgemeine internistische Onkologie

den als **Karzinogene** bezeichnet. Tabelle 9-2 zeigt die für den Menschen wichtigsten Karzinogene. Hinweise für eine virale Onkogenese gibt es für das Hepatitis-B-Virus (Leberkrebs), das Epstein-Barr-Virus (Burkitt-Lymphom), das humane T-Zell-Leukämie-Virus 1 (HTLV-1; endemische T-Zell-Leukämie des Erwachsenen), das menschliche Papillomavirus Typ 16 (Zervixkarzinom) und das humane Herpesvirus 8 (Kaposi-Sarkom).

Die genaue Rolle von Umweltfaktoren bei der Onkogenese ist schwer zu definieren (langes Intervall zwischen Exposition und klinischer Manifestation, geringe Rate von Malignomen bei entsprechend exponierten Personen). Gesichert ist das **Zigarettenrauchen** als der weitaus größte Risikofaktor für Karzinome der Lunge, des Mundbereiches, des Larynx sowie der Blase.

Wirtsfaktoren

Auch Wirtsfaktoren tragen zur Krebsentstehung bei, z.B. eine verstärkte Resorption bzw. verlangsamte Metabolisierung eines Karzinogens oder eine unzureichende Reparatur von DNA-Schäden. Für bestimmte Krebsarten wurde ein einziges Gen als prädisponierender erblicher Faktor identifiziert (s. Tab. 9.3). Träger der entsprechenden Gene haben ein bis zu 10 000-mal höheres Risiko, eine maligne Erkrankung zu entwickeln. Beispiele hierfür sind das familiäre Retinoblastom und Kolonkarzinome bei familiärer Polyposis coli. Sind mehrere Gene für die Krebsentstehung verantwortlich, ist das individuelle Risiko weniger stark ausgeprägt.

Primäre Prävention und Krebsfrüherkennung

Die **primäre Prävention** besteht darin, karzinogene Substanzen zu meiden. Unter **sekundärer Prävention** versteht man Bemühungen, Krebserkrankungen frühzeitig zu erkennen (z.B. Vorsorgeuntersuchungen). Als Leitfaden können die (nicht ganz unumstrittenen) aktuellen Empfehlungen der Amerikanischen Krebsgesellschaft in Tabelle 9.4 dienen.

Tab. 9.2 Agenzien, die als Karzinogene für menschliche Tumoren identifiziert sind.

Karzinogen	Tumor
Alkohol	Leber, Ösophagus, Kopf-Hals-Bereich
Alkylanzien (Melphalan, Cyclophosphamid, Mustargen, Nitrosoharnstoffe)	AML, Blase
Androgene	Leber
Arsen	Lunge, Haut
Asbest	Lunge, Pleura
Benzol	Akute myeloische Leukämie (AML)
HTLV-1	Adulte T-Zell-Leukämie
Immunsuppressiva (Ciclosporin, Azathioprin)	Non-Hodgkin-Lymphome
Ionisierende Strahlen	Ubiquitär
Polyzyklische Kohlenwasserstoffe	Lunge, Haut
Östrogene	Endometrium
Phenacetin	Nierenbecken, Blase
Polyvinylchlorid	Leber
Tabak	Lunge, Kopf-Hals-Bereich, Ösophagus, Blase
Senfgas	Lunge, Kopf-Hals-Bereich
UV-Licht	Haut, Retina (Melanom)

9.1.3 Molekulare Mechanismen der Karzinogenese

Zwei Gruppen von Genen haben eine Schlüsselfunktion bei der Krebsentstehung: Tumorsuszeptibilitätsgene und Onkogene.

Protoonkogene und Onkogene

Protoonkogene sind Gene, die in normalen Zellen vorhanden sind und das Wachstum der Zelle regulieren. **Onkogene** sind veränderte Protoonkogene, die sich der normalen Regulation entziehen und onkogene (Krebs induzierende) Aktivität entwickeln. Wie alle anderen Gene bestehen auch Protoonkogene aus regulatorischen und strukturellen Genabschnitten. **Regulatorische** Abschnitte regeln im Wesentlichen die Transkription des Gens, also die Übersetzung des Gens in mRNA, den ersten Schritt der späteren Proteinsynthese. Die **strukturellen** Abschnitte des Gens hingegen enthalten die eigentliche Sequenzinformation, die später in Aminosäuren und damit in Proteine übersetzt wird.

Die Umwandlung von Protoonkogenen in Onkogene erfolgt beim Menschen meist durch Veränderungen der regulatorischen oder strukturellen Abschnitte des Gens und nur in Ausnahmefällen durch Viren (s. Tab. 9.5).

Protoonkogene entfalten ihre Funktion über die von ihnen kodierten Proteine. Diese können auf verschiedenen Ebenen wirksam werden:
- Auf der **Zelloberfläche** können sie als Wachstumsfaktorrezeptoren fungieren oder als Wachstumsfaktor die eigene (autokrin), benachbarte (parakrin) oder entfernt liegende Zellen (endokrin, über die Zirkulation) stimulieren.
- Im **Zytoplasma** können sie an der Übermittlung von wachstumsstimulierenden Signalen beteiligt sein.
- Im **Zellkern** können sie als nukleäre Transkriptionsfaktoren für andere Gene fungieren (s. Abb. 9.3).

Veränderungen in den regulatorischen Genabschnitten führen zu quantitativen Veränderungen des Protoonkogenprodukts. Sie können durch **Chromosomentranslokationen** entstehen, wodurch ein Protoonkogen unter die Kontrolle von regulatorischen Sequenzen eines anderen

Onkologie

Tab. 9.3 Chromosomal vererbte Krebsformen (familiäre Krebsformen, die nicht auf ein einziges Gen zurückzuführen sind, sind nicht aufgeführt).

Hereditäre Erkrankung	Vererbungsmodus	Tumorlokalisation
Familiäre Polyposis coli	Aut.-dom.	Kolorektales Karzinom
Gardner-Syndrom	Aut.-dom.	Kolorektales Karzinom
Hämochromatose (familiäre Form)	Aut.-dom.	Leberkarzinom
Hyperkeratose (palmar-plantar)	Aut.-dom.	Ösophagus
Hereditäre Pankreatitis	Aut.-dom.	Pankreaskarzinom
Fibrozystische Dysplasie der Lunge	Aut.-dom.	Lungenkarzinom
Gonadale Dysgenesie	Aut.-rez.	Dysgerminom der Ovarien
Von-Hippel-Lindau-Syndrom	Aut.-dom.	Niere, Retina
Neurofibromatose	Aut.-dom.	Periphere Nerven, Hirn
Wermer-Syndrom (multiple endokrine Neoplasie)	Aut.-dom.	Parathyreoidea, Inselzellen
Cowden-Syndrom (multiple Hamartome)	Aut.-dom.	Brust, Kolon
Agammaglobulinämie	Aut.-rez.	Non-Hodgkin-Lymphom
Wiskott-Aldrich-Syndrom	X-chrom.	Non-Hodgkin-Lymphom
Bloom-Syndrom	Aut.-rez.	Leukämie
Fanconi-Anämie	Aut.-rez.	Leukämie
Multiple Exostosen	Aut.-dom.	Osteosarkom
Werner-Syndrom (adulte Progerie)	Aut.-rez.	Weichteilsarkome

aut.-dom. autosomal dominant; **aut.-rez.** autosomal rezessiv; **X-chrom.** X-chromosomal

Tab. 9.4 Von der Amerikanischen Krebsgesellschaft empfohlene Vorsorgeuntersuchungen.

Untersuchung	Beginn (Lebensjahr)	Häufigkeit
Haemoccult®-Test	50	Jährlich
Sigmoidoskopie oder Koloskopie	50 50	5-jährlich 10-jährlich
PSA im Serum plus rektale Untersuchung	50 (Männer)	Jährlich
Gynäkologische Untersuchung	18	Jährlich
Zervixzytologie	18	Jährlich (3-mal), dann 3-jährlich
Brust-Selbstuntersuchung	20	Monatlich
Brust-Fremduntersuchung	20–39 40	3-jährlich Jährlich
Mammographie	40	Jährlich

Gens kommt, wie z. B. das myc-Protoonkogen durch die Translokation t(8;14) beim Burkitt-Lymphom. Sie können aber auch Folge einer **Genamplifikation** sein. So finden sich in manchen Tumorzellen statt der üblichen zwei Kopien des myc-Gens bis zu 100 Kopien mit entsprechender Vermehrung des **myc-Proteins.** Das myc-Protein ist ein wichtiger Regulator von zellulärem Wachstum und Überleben. Durch die Vermehrung wird dieses Protoonkogen zu einem Onkogen. Burkitt-Lymphome, die sehr hohe c-myc-Spiegel aufweisen, zeichnen sich durch aggressives Wachstum aus. Auch sind Fälle der akuten myeloischen Leukämie, bei denen die Leukämiezellen hohe c-myc-Spiegel aufweisen, sehr schwierig zu behandeln.

Veränderungen in strukturellen Genabschnitten führen zur Produktion von Proteinen mit veränderter Struktur und Funktion. Ein Beispiel sind Punktmutationen des ras-Onkogens, die eine veränderte Aminosäuresequenz des ras-Produkts bedingen und somit zu einem defekten (permanent aktivierten) Signalübermittler führen.

Suszeptibilitätsgene

Suszeptibilitätsgene sind für die **erbliche Prädisposition** von Krebserkrankungen verantwortlich und können auf

9.1 Allgemeine internistische Onkologie

Tab. 9.5 Onkogene bei menschlichen Tumoren.

Onkogen	Assoziierte Tumoren	Aktivierungsmechanismus	Funktion Onkogenprodukt
bcl-2	Follikuläre Lymphome	Translokation (14;18)	Apoptosehemmung
bcr-abl	Chronische myeloische Leukämie	Translokation (9;22)	Tyrosinkinase
erb-B	Mammakarzinom, Glioblastom	Amplifikation	Wachstumsfaktorrezeptor
gsp	Hypophysentumoren	Punktmutation	GDP/GTP-Bindung
hst	Magenkarzinom	Umlagerung (Rearrangement)	Wachstumsfaktor
myc	Lymphome, Karzinome	Amplifikation, Translokation	Nukleärer Transkriptionsfaktor
N-myc	Neuroblastom	Amplifikation	Nukleärer Transkriptionsfaktor
L-myc	Kleinzelliges Bronchialkarzinom	Amplifikation	Nukleärer Transkriptionsfaktor
neu/erb-B2	Mamma-, Ovarial-, Magenkarzinom	Amplifikation	Wachstumsfaktorrezeptor
raf	Magenkarzinom	Umlagerung (Rearrangement)	Serin/Threonin-Kinase
Ha-ras	Blasenkarzinom	Punktmutation	G-Protein-Analogon
Ki-ras	Bronchial- und Kolonkarzinom	Punktmutation	G-Protein-Analogon
N-ras	Leukämien	Punktmutation	G-Protein-Analogon

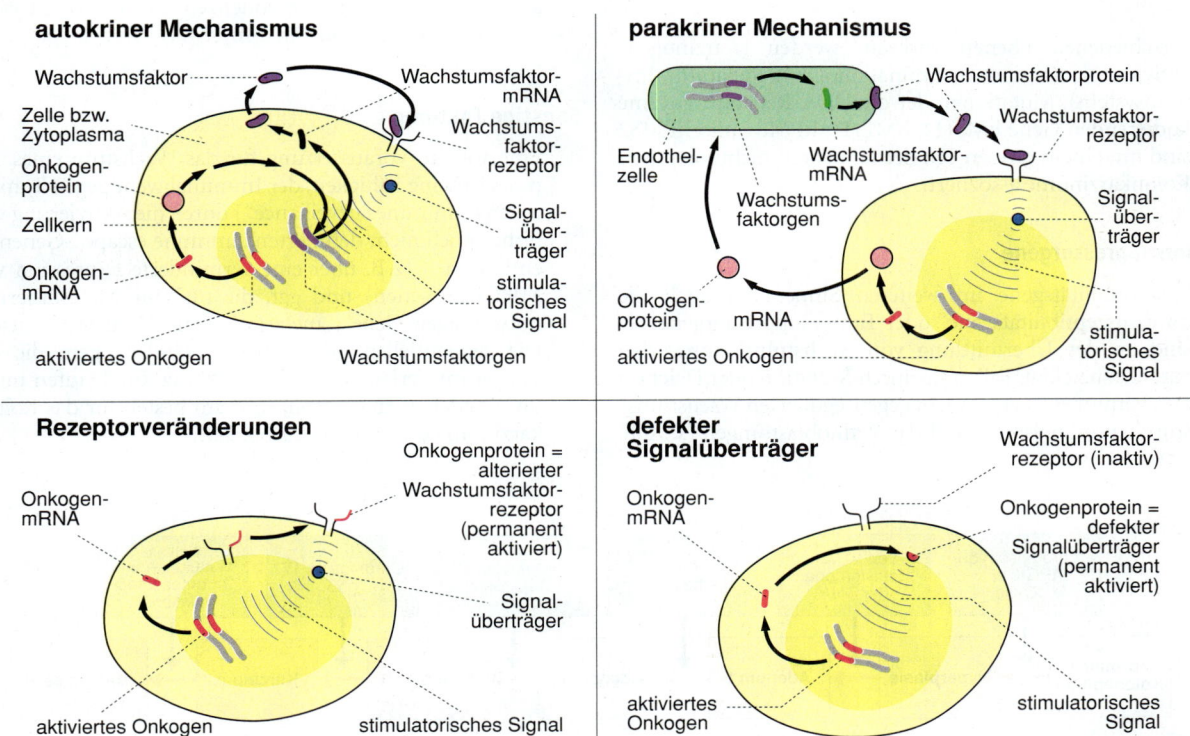

Abb. 9.3 Einfluss von aktivierten Onkogenen auf das Wachstum von Tumorzellen. Beim autokrinen Wachstumsmechanismus kommt es durch die Aktivierung eines Onkogens zur unkontrollierten Produktion eines Wachstumsfaktors; dabei kann das Onkogenprodukt selbst ein Wachstumsfaktor sein (nicht dargestellt) oder das Onkogenprotein führt indirekt zur Produktion eines Wachstumsfaktors, indem es ein Wachstumsfaktorgen stimuliert. Wenn dieser Wachstumsfaktor an seinen Rezeptor auf der Zelloberfläche bindet und ihn aktiviert, erreichen wachstumsstimulierende Signale über einen Signalvermittler den Zellkern. Bei der parakrinen Wachstumsstimulation bewirkt das Produkt des aktivierten Onkogens die Produktion von Wachstumsfaktor in einer zweiten Zelle (z.B. Endothelzelle); dieser wirkt dann über einen Wachstumsfaktorrezeptor auf die Tumorzelle. Weitere Möglichkeiten der Wachstumsstimulation durch ein aktiviertes Onkogen sind gegeben, wenn das Onkogen für einen veränderten Wachstumsfaktorrezeptor oder einen veränderten Signalübermittler kodiert, die auch ohne spezifische Aktivierung permanent aktiv sind.

Onkologie

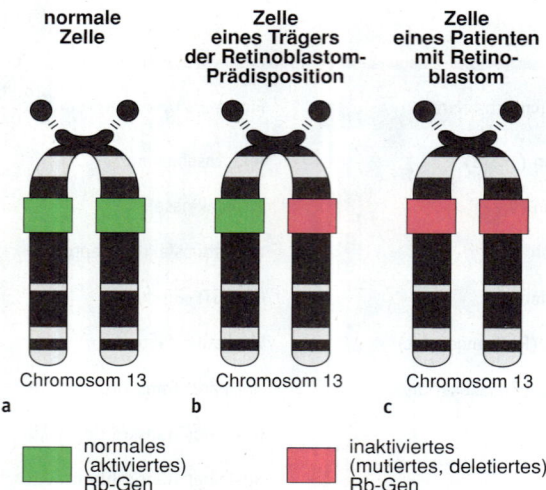

Abb. 9.4 Bedeutung von Tumorsuppressorgenen am Beispiel des familiären Retinoblastoms.

a) In der normalen Zelle liegt ein normales Chromosomenpaar 13 mit jeweils einem intakten Suppressorgen vor.
b) In den Zellen eines prädisponierten Trägers ist ein Suppressorgen inaktiviert (z.B. durch Deletion).
c) In der Retinoblastom-Tumorzelle ist auch das zweite Rb-Gen (z.B. durch Mutation) inaktiviert.

verschiedenen Ebenen wirksam werden (Karzinogenaktivierung, Karzinogenelimination, DNA-Reparatur, Immunsystem). Mutationen der die DNA-Reparaturenzyme kodierenden Gene hMSH2, hMLH1, hPMS1 und hPMS2 sind mit einem großen Teil der familiären nichtpolypösen Kolonkarzinome assoziiert.

Tumorsuppressorgene

Suszeptibilitätsgene im weiteren Sinne sind auch die „Antisuszeptibilitätsgene" oder Tumorsuppressorgene. Sie sind an der Übermittlung von wachstumshemmenden Signalen beteiligt. Fallen sie durch Mutation oder Deletion aus, kommt es zu einer nicht gegenregulierten Wachstumsstimulation. Beispiele sind das Retinoblastomgen (s. Abb. 9.4a–c), das WT-1-Gen bei Wilms-Tumoren, das NF-1-Gen bei der Neurofibromatose und das APC-Gen (adenomatöse Polyposis coli) bei der familiären Polyposis coli. Veränderungen des Tumorsuppressorgens p53 finden sich in der Hälfte aller menschlichen Tumoren. Eine Keimbahnmutation von p53 wurde für das Li-Fraumeni-Syndrom (familiäre multiple Karzinome) beschrieben.

Chromosomenanomalien

Punktmutationen äußern sich meist nicht in einer Veränderung der Chromosomenstruktur. **Genamplifikationen** manifestieren sich dagegen oft durch homogen färbende Banden (Homogeneously Staining Regions oder HSR) oder als extrachromosomale Partikel (sog. Double Minutes oder DM). Viele chromosomale Veränderungen führen zur Aktivierung von Onkogenen bzw. Inaktivierung von Suppressorgenen. Deletionen der Chromosomen 11 und 13 gaben erste Hinweise auf die Lokalisation der Tumorsuppressorgene Rb und WT-1. Die 9;22-Translokation („Philadelphia-Chromosom") bei der chronischen myeloischen und der akuten lymphatischen Leukämie führt durch Translokation struktureller Genabschnitte zu einem **Fusionsprotein** (bcr-abl), das die Wachstumsregulation von Knochenmarkzellen stört. Die 8;14-Translokation beim Burkitt-Lymphom führt durch Translokation der regulatorischen Gensequenzen von Immunglobulingenen an die strukturellen Gensequenzen von c-myc zu einer verstärkten Expression von c-myc.

Sonstige Faktoren

Eine weitere Voraussetzung für das Wachstum eines Tumors ist seine Fähigkeit, der Immunabwehr gegen Tumorzellen („immune surveillance") durch die Aktivierung von bisher noch nicht definierten „immune escape"-Genen zu entkommen (z.B. über eine verminderte Expression von MHC-Antigenen) und ggf. die für eine Metastasierung notwendigen Gene („metastatic genes") zu exprimieren. Die sequentiellen genetischen Veränderungen, die ein Tumor im Verlauf seiner Entwicklung durchlaufen muss, um überleben zu können, sind am besten für das Kolonkarzinom beschrieben (s. Abb. 9.5).

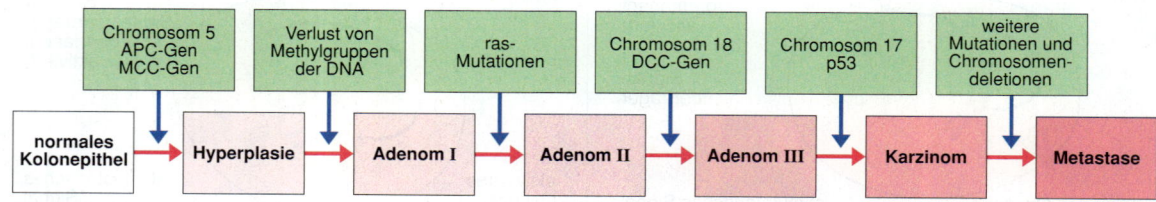

Abb. 9.5 Kumulative genetische Veränderungen bei der Entwicklung von normaler Darmschleimhaut in ein Kolonkarzinom. Entscheidend für den Verlust der Wachstumskontrolle sind Veränderungen am Chromosom 5q, dem Sitz der Gene APC (adenomatöse Polyposis coli) und MCC (Mutated in Colon Carcinoma). Durch Verlust von Methylgruppen der DNA gehen weitere inhibierende Mechanismen verloren: Es entsteht ein Adenom I. Die weitere Entdifferenzierung erfolgt durch Mutationen des ras-Onkogens (Adenom II). Durch den nachfolgenden Verlust des DCC (Deleted in Colon Carcinoma) auf Chromosom 18 kommt es zu Veränderungen, die das Bild eines Adenoms III hervorrufen. Das Kolonkarzinom zeigt darüber hinaus einen Verlust (bzw. Inaktivierung durch Mutation) des p53-Tumorsuppressorgens. Entdifferenzierte und metastasierte Kolonkarzinome zeichnen sich häufig durch zusätzliche molekulargenetische und chromosomale Veränderungen aus. Der mittlerweile möglich gewordene Nachweis von mutiertem ras-Protein im Stuhl durch Polymerase-Kettenreaktion (PCR) eröffnet die Perspektive einer molekularbiologischen Vorsorgeuntersuchung, da damit bereits benigne Formen erfasst werden können.

Klinische Bedeutung von Onkogenen, Tumorsuppressorgenen und Chromosomenveränderungen

Mithilfe monoklonaler Antikörper gegen Onkogenprodukte und DNA-Sonden ist es möglich, eine Reihe von Onkogenen in Tumorbioptaten nachzuweisen. Mit der Polymerase-Kettenreaktion (**PCR**) lassen sich **ras**-Mutationen im Stuhl nachweisen, was potentiell für Früherkennungstests eingesetzt werden kann.

Der Nachweis von amplifiziertem **myc**-Onkogen korreliert mit einem fortgeschrittenen Stadium und einer schlechten Prognose von Neuroblastomen; Gleiches gilt auch für die Amplifikation von **neu/erb-B2** beim Mammakarzinom.

Der Nachweis von **bcr-abl**, dem Fusionsprodukt der t(9;22), hat diagnostische und prognostische Bedeutung für die chronischen myeloischen und die (prognostisch ungünstigeren) Philadelphia-Chromosom-positiven akuten lymphatischen Leukämien.

Therapeutische Ansätze ergeben sich insbesondere für mutierte Onkogene, die sich strukturell von den normalen zellulären Protoonkogenen unterscheiden. Diese könnten Ziel für eine tumorspezifische Therapie (z. B. mit Antisense-Oligonukleotiden) werden (s. u.).

9.1.4 Präkanzerosen

Präkanzerosen können in fast allen Organen entstehen. Beispiele sind Leukoplakien in der Mundschleimhaut, Papillome der Blasenschleimhaut und aktinische Keratosen der Haut.

Präkanzerosen zeigen ausgeprägte dysplastische Veränderungen, jedoch keine Tendenz zur Mikroinvasion. Obwohl sie sich zu echten Neoplasien entwickeln können, bleiben viele über Jahre stabil oder können sich sogar zurückbilden (z. B. die Leukoplakien des Mundbereiches nach topischer Applikation von Retinoiden).

9.1.5 Phänotypische Charakteristika maligner Zellen

Der Übergang von einer normalen Zelle über die Präkanzerose zum Krebs hat meist einen **monoklonalen Ursprung**, d. h., er findet in einer Zelle statt, die dann Stammzelle für alle den Tumor bildenden Zellen wird. Trotz dieser Monoklonalität zeigen die Zellen eines Tumors starke **Heterogenität**. Sie ist bedingt durch die genetische Instabilität maligner Zellen, die sich u. a. in einer hohen Mutationsrate manifestiert.

Verminderte Apoptose

Die malignen Zellen eines Tumors zeigen neben einer beschleunigten Stammzellerneuerung und Zellteilung eine oft verminderte Apoptoserate. Im Gegensatz zu normalen Zellen, die sich nicht unbegrenzt häufig teilen können, ist die Teilungsfähigkeit von Zellen maligner Tumoren grenzenlos. Außerdem zeigen maligne Zellen erhöhte Motilität, verminderte Zell-zu-Zell-Bindung und Fähigkeit zu invasivem Wachstum sowie zur Metastasierung. Häufig setzen Tumorzellen auch Eiweiße frei, die dann als sog. **Tumormarker** im Serum erscheinen (z. B. CEA, AFP, β-HCG).

Grenzenloses Replikationspotential

Die oben beschriebenen Veränderungen in Protoonkogenen und Tumorsuppressorgenen führen zur gesteigerten Zellteilung maligner Zellen unabhängig von Einflüssen der Umgebung.

Selbst unter diesen Umständen würde es sich bei Tumorerkrankungen um eine selbstlimitierende Erkrankung handeln, da normale Körperzellen sich nur 60- bis 70-mal teilen können. Der Grund dafür liegt in der DNA-Replikation, in deren Verlauf bei jeder Zellteilung 50–100 Basenpaare an den Enden der Chromosomen, den sog. **Telomeren**, verloren gehen. Die Telomere enthalten daher repetitive DNA-Sequenzen, die nicht als Gene gebraucht werden. Diese Sequenzen sind nach 60–70 Zellteilungen aufgebraucht, und normale Körperzellen sterben dann ab.

In malignen Zellen wird daher ein Enzym gebildet, die **Telomerase**, die dafür sorgt, dass diese Chromosomenenden nach einer Zellteilung wieder aufgebaut werden können. Die Inhibition dieses Enzyms wäre also ein vielversprechender therapeutischer Ansatz bei Tumorerkrankungen. Ein Problem ist jedoch, dass wenige, aber wichtige Gewebe des Körpers (z. B. Knochenmark, Keimzellen) ebenfalls Telomeraseaktivität für ihre normale Funktion benötigen.

Tumorwachstum und Angiogenese

Maligne Tumoren, die die Basalmembran noch nicht zerstört haben, bezeichnet man als **Carcinoma in situ** (s. Abb. 9.6a–d). Bis zu einer Größe von 150 µm kann eine Tumorzelle durch Diffusion überleben, weiteres Wachstum setzt eine Angiogenese, d. h. die Neubildung von Gefäßen durch angiogene Faktoren, voraus. Außerdem sichert der Tumor sein weiteres Wachstum durch die Produktion seines eigenen Stromas und autokriner Motilitätsfaktoren.

Die Hemmung der Tumorangiogenese entweder durch Supprimierung von Stimulatoren der Angiogenese (z. B. basischer Fibroblasten-Wachstumsfaktor) oder Aktivierung von Hemmern der Angiogenese (z. B. Angiostatin, ein Fragment des Plasminogens) ist ein neuartiger Therapieansatz, der z. T. schon klinisch geprüft wird.

Nach erfolgter Vaskularisierung wachsen Tumoren zunächst schnell (exponentielle Wachstumsphase). Mit zunehmender Größe nimmt die Tumorverdopplungszeit jedoch ab, da infolge schlechterer Umweltbedingungen der Anteil der Wachstumsfraktion kleiner wird; d. h., es gehen mehr Zellen in die G_0-Phase (Ruhephase) über, und der Anteil sterbender Zellen wird größer.

Die Zellen in G_0 sind aber dennoch von therapeutischer Relevanz, da sie wieder in den Zellzyklus zurückkehren können.

Metastasierung

Viele Tumoren metastasieren zunächst **lymphogen** in die regionären Lymphknoten und erst dann **hämatogen** in andere Organe. Die Metastasierung gelingt nur selektionierten Tumorzellen (maximal jeder 1 000. Zelle), die durch die Expression bestimmter Gene (Enzyme, Adhäsionsmoleküle etc.) einen biologischen Vorteil erworben haben (s. Abb. 9.7a–c). Die bevorzugte Absiedlung bestimmter Tumorarten in bestimmten Organen beruht auf

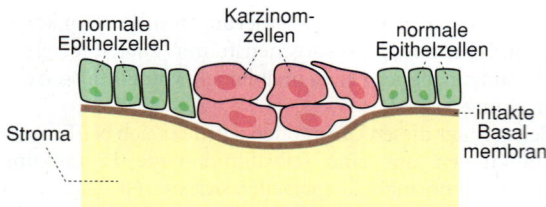
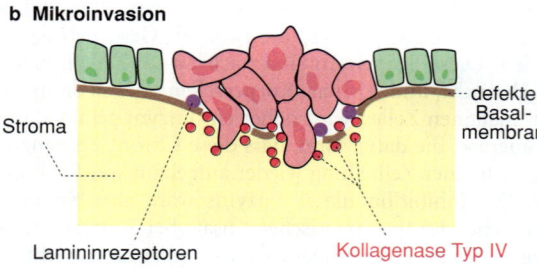
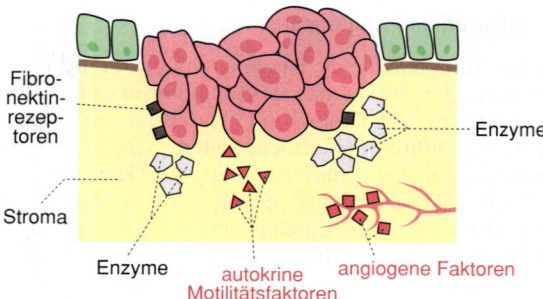
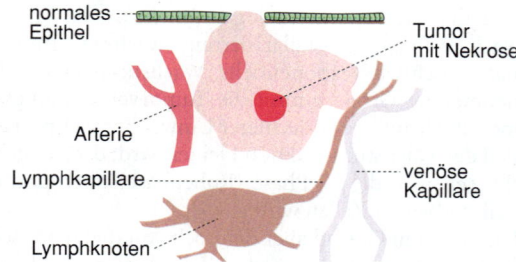

Abb. 9.6 Invasion einer Tumorzelle in das darunter liegende Stroma. Haben die Tumorzellen die Basalmembran noch nicht durchdrungen, spricht man von einem Carcinoma in situ. Durch Produktion von Kollagenase Typ IV gelingt es den Tumorzellen, die Basalmembran zu penetrieren und Kontakt zum darunter liegenden Stroma zu bekommen. Invasive Tumorzellen exprimieren auf ihrer Oberfläche Rezeptoren für Laminin und Fibronektin (große Glykoproteinmoleküle auf der Basalmembran und im Stroma) sowie weitere Adhäsionsmoleküle, die ein Festsetzen der Tumorzellen im Stroma ermöglichen. Durch die Produktion zahlreicher Enzyme und aktiver Faktoren (z.B. autokrine Motilitätsfaktoren, Angiogenesefaktoren) zerstört der Tumor das Stroma und bahnt sich seinen Weg, bis er Anschluss an das Gefäßsystem erhält.

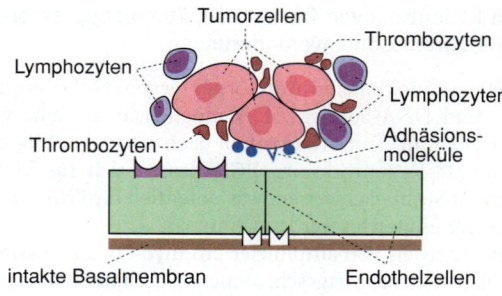
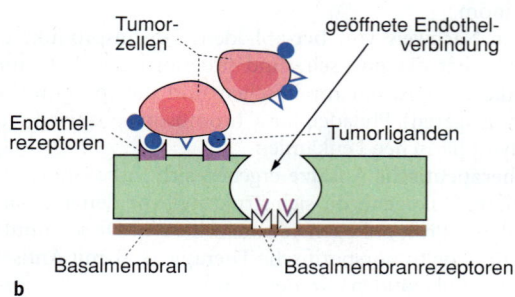
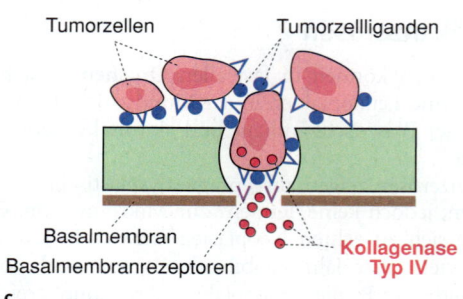

Abb. 9.7 Absiedlung einer Metastase in einem Zielorgan. Metastasen können sich bilden, wenn zirkulierende Agglomerate von Tumorzellen, Thrombozyten und Lymphozyten in Kapillaren über Adhäsionsmoleküle Kontakt zum Endothel aufnehmen. Diese Kontaktaufnahme liefert das Signal zur Öffnung der endothelialen Zelljunktionen. Dadurch können die Tumorzellen über weitere Adhäsionsmoleküle an Rezeptoren auf der Basalmembran binden. Durch Freisetzung von Kollagenase Typ IV gelingt es den Tumorzellen, die Basalmembran zu zerstören und Zugang zum Stroma zu gewinnen, wobei wiederum wie bei der primären Tumorinvasion Interaktionen zwischen Laminin und Fibronektin und den entsprechenden Rezeptoren sowie die Produktion einer Reihe von Enzymen und Faktoren die Bildung eines metastatischen Tumors erleichtern.

der Interaktion von Adhäsionsmolekülen auf der Oberfläche der metastasierenden Tumorzelle und dem Endothel des jeweiligen Organs sowie ihrer Fähigkeit, im neuen Mikromilieu zu überleben.

9.1.6 Diagnosesicherung und Stadieneinteilung

Diagnosesicherung

Die Diagnosesicherung erfolgt **histologisch** aus einer Biopsie, nur in Ausnahmefällen **zytologisch** aus einem Aus-

9.1 Allgemeine internistische Onkologie

Tab. 9.6 Skalen zur Beurteilung des Allgemeinzustandes (WHO/Karnofsky).

WHO-Grad	Karnofsky-Index (%)
0 Uneingeschränkte normale Aktivität	100 Normale Aktivität, keine Krankheitszeichen, keine Beschwerden 90 Normale Aktivität, geringe Beschwerden
1 Ambulant mit Beschwerden, kann sich selbst versorgen	80 Normale Aktivität nur mit Anstrengung, mäßige Krankheitssymptome 70 Versorgt sich selbst, normale Aktivität nicht möglich
2 Versorgt sich selbst, arbeitsunfähig, tagsüber weniger als die Hälfte der Zeit im Bett	60 Versorgt sich weitgehend selbst, braucht gelegentlich fremde Hilfe 50 Braucht häufig pflegerische und medizinische Hilfe
3 Tagsüber mehr als die Hälfte der Zeit im Bett, pflegebedürftig	40 Überwiegend bettlägerig, spezielle Hilfe erforderlich 30 Hilfe indiziert, noch keine Lebensgefahr
4 Völlig pflegebedürftig und bettlägerig	20 Sehr krank, aktive unterstützende Therapie notwendig 10 Moribund

strich (z. B. bei Leukämien). **Immunologische Verfahren,** insbesondere der Nachweis spezifischer Antigene durch monoklonale Antikörper, können in bestimmten Fällen die Diagnosesicherheit erhöhen bzw. die Unterteilung in differentialtherapeutisch wichtige Subgruppen (z. B. bei der akuten lymphatischen Leukämie) erst ermöglichen. **Molekularbiologische Methoden** (z. B. Nachweis von klonalen Rearrangements der für die Antigenrezeptoren kodierenden Gene bei T- und B-Lymphomen; Nachweis des bcr-abl-Fusionsgens bei der chronischen myeloischen und akuten lymphatischen Leukämie) haben dort ihren Platz, wo eine Diagnose mit morphologischen oder immunologischen Methoden nicht möglich ist.

Stadieneinteilung

Die genaue Bestimmung der Ausbreitung eines Tumors („Stadieneinteilung") ist bei vielen Tumoren von entscheidender prognostischer und differentialtherapeutischer Bedeutung. Wir unterscheiden eine **klinische Stadieneinteilung** (CS = Clinical Staging) und eine **pathologisch-histologische Stadieneinteilung** (PS = Pathological Staging). **CS** bezeichnet die Tumorausbreitung, wie sie sich in allen klinischen Untersuchungen einschließlich der Laborwerte und bildgebenden Verfahren darstellt. Kann nach zusätzlicher chirurgischer Exploration (z. B. diagnostische Laparotomie mit Splenektomie bei Hodgkin-Lymphom) die Ausbreitung des Tumors histologisch nachgewiesen werden, spricht man von **PS**.

Stagingsysteme

Je nach Tumorart kommen unterschiedliche Verfahren zur Stadieneinteilung („Stagingsysteme") zur Anwendung. Am weitesten verbreitet ist das **TNM-System,** das sich an der Größe des Primärtumors (T) sowie am Lymphknotenbefall (N) und am Vorhandensein von Fernmetastasen (M) orientiert. Dieses System erlaubt eine sehr exakte Stadieneinteilung. Für viele Tumorarten haben Arbeitsgruppen des American Joint Committee (AJC) und der Union Internationale Contre le Cancer (UICC) Tumorausbreitungen mit ähnlicher Prognose zu Stadiengruppen zusammengefasst, die meist mit den römischen Ziffern I–IV bezeichnet werden. Bei den Lymphomen erfolgt die Stadieneinteilung nach dem Ann-Arbor-System, während für bestimmte Tumorarten (Plasmozytom, Haarzellenleukämie, chronische lymphatische Leukämie und viele kindliche Tumoren) spezielle Stadieneinteilungen üblich sind.

Beurteilung des Allgemeinzustandes

Der Allgemeinzustand hat bei vielen Tumorarten prognostische Bedeutung. Er kann anhand von Bewertungstabellen beurteilt werden. Am gebräuchlichsten sind der **Karnofsky-Index** sowie die Beurteilungskriterien der **WHO** (s. Tab. 9.6).

Zur weiteren Information

Literatur
Abeloff, M. D.: Oncology and Hematology 2000. An Internet Resource Guide. eMedguides.com, Princeton, New Jersey 2000.
DeVita, V. T., S. Hellmann, S. A. Rosenberg: Cancer: Principles and Practice of Oncology. Lippincott, Philadelphia 1999.
Schmoll, H.-J., K. Höffken, K. Possinger: Kompendium Internistische Onkologie. Springer, Berlin 1999.

UICC: TNM-Klassifikation maligner Tumoren, 5. Aufl., 2. Revision (deutsche Übersetzung von Hermanek, P., Scheibe, O., Spiessl, B., Wagner, G.). Springer, Berlin–Heidelberg–New York–Tokyo 1997.

Internet-Links
http://www.cancer.org
http://www.eMedguides.com
http://www.ncbi.nlm.nih.gov/PubMed

9.1.7 Infektionen bei Tumorpatienten

G. Silling, W. E. Berdel

Engl. Begriff: Infections in Cancer Patients

Dieses Kapitel beschreibt Infektionen, die im Zusammenhang mit einer bösartigen Erkrankung auftreten. Sie werden begünstigt durch eine Schwächung des Immunsystems, entweder durch die Neoplasie selbst oder durch damit verbundene diagnostische oder therapeutische Maßnahmen. Therapeutische Interventionen und Strategien werden erläutert, bezüglich der antimikrobiellen Substanzen und Wirkspektren sei jedoch auf die Spezialkapitel verwiesen.

Praxis

Eine 59-jährige Patientin leidet an einer chronischen lymphatischen Leukämie (CLL) mit sekundärem Antikörpermangelsyndrom. Die CLL wird regelmäßig im Verlauf kontrolliert, ohne dass eine Indikation zur spezifischen Behandlung vorliegt.

Eines Tages treten schmerzhafte Hautveränderungen in Form von gruppierten Bläschen im Bereich des linken Abdomens auf. Der betreuende Hämatologe entnimmt den Bläscheninhalt zur elektronenmikroskopischen Diagnostik sowie Blut zu serologischen Bestimmung von Antikörpertitern. Die Diagnose lautet „Viren der Herpesgruppe", serologisch findet sich ein Anstieg der Immunglobulintiter gegen Varizellen.

Aufgrund der Einschränkung der Immunkompetenz besteht das Risiko der Generalisierung, daher wird eine antivirale Therapie mit Aciclovir eingeleitet. Bereits nach 48 h ist ein Eintrocknen der Bläschen zu erkennen.

Definition Tumorerkrankungen sind mit einer hohen Rate an Infektionen assoziiert. Die Infektanfälligkeit ergibt sich aus der Schwächung der einzelnen Komponenten des Immunsystems, tumorassoziierten Faktoren und individuellen Risiken des Patienten.

Neoplasien des hämato- oder lymphopoetischen Systems führen **primär** zu einer Einschränkung der Immunkompetenz. **Sekundär** kann die Myelopoese durch Metastasen eines Malignoms oder als Folge zytostatischer bzw. strahlentherapeutischer Maßnahmen verdrängt werden. Solide Tumoren können durch lokale Invasion oder Obstruktion Keimwachstum ebenso begünstigen wie operative Eingriffe oder iatrogene Maßnahmen mit Verletzung intakter Schutzbarrieren.

Epidemiologie Das Infektionsrisiko hängt in erster Linie von der Dauer und der Schwere der Neutropenie ab. So erleiden über 80 % aller Patienten mit hämatologischen Erkrankungen, deren Neutrophilenzahl über mehr als zehn Tage unter 100/µl liegt, febrile Komplikationen. Patienten mit Lymphomen leiden durchschnittlich an einem von vier Krankenhaustagen unter febrilen Episoden, Patienten mit soliden Tumoren durchschnittlich an einem von zehn Krankenhaustagen. Je intensiver das Behandlungsregime solider Tumoren, desto stärker beeinflussen Infektionen auch hier den Therapieerfolg.

Ätiologie und Pathogenese Die **Granulozytopenie** ist der wesentliche prädisponierende Faktor für die Entwicklung von Infektionen. Sie bedeutet eine besondere Gefahr, wenn die Granulozyten (Segment- und Stabkernige) unter 500/µl sinken oder wenn sie weniger als 1 000/µl betragen und ein Abfall unter 500/µl (Definition der Infectious Diseases Society of America = IDSA) zu erwarten ist. Ursachen:

- **primär:** hämatologische Grunderkrankung mit Verdrängung der normalen Myelopoese wie akute oder chronische Leukämie, myelodysplastisches Syndrom, Agranulozytose, schwere aplastische Anämie, multiples Myelom,
- **sekundär:**
  – durch **Knochenmarkinfiltration** bei malignen Lymphomen oder **Metastasierung** einer Tumorerkrankung in das Knochenmark und konsekutive Verdrängung der Myelopoese, wie z. B. beim Mamma- oder Bronchialkarzinom,
  – als Folge einer **Chemo- und/oder Strahlentherapie,**
  – Knochenmarkinsuffizienz infolge von **Virusinfektionen,** wie z. B. Zytomegalie- oder Parvovirus-B-19-Infektion,
  – Knochenmarkinsuffizienz **toxischer** Genese, d.h. als Folge von Alkohol, Medikamenten (z. B. Metamizol),
  – **Bildungsstörung** durch Mangel an Vitamin B_{12}, Folsäure oder Eisen.

Patienten mit Granulozytopenie sind vor allem durch **bakterielle Infektionen** gefährdet, wobei das Erregerspektrum (s. Tab. 9.7) von zusätzlichen Risikofaktoren und einer zuvor durchgeführten medikamentösen antibakteriellen Prophylaxe abhängig ist (z. B. Selektion von grampositiven Keimen unter Prophylaxe mit Chinolonen).

Mit zunehmender Dauer der Neutropenie kommt es zu **invasiven Pilzinfektionen,** vor allem Candida- und Aspergillus-Spezies, aber in jüngerer Zeit auch häufiger Fusarien, Trichosporon-Spezies oder Mucor. Zusätzlich besteht die Gefahr der **Reaktivierung persistierender oder latenter Erreger** (Mykobakterien, Toxoplasmen, Herpes-, Epstein-Barr-, Varicella-Zoster-, Zytomegalie- oder Hepatitisviren) und der Disseminierung der Erkrankung.

Humorale Immundefekte, sprich Verminderung oder Funktionsstörungen der B-Lymphozyten mit Störung der Antikörperproduktion, finden sich vor allem bei malignen Lymphomen, der chronischen lymphatischen Leukämie, dem multiplen Myelom und dem Morbus Waldenström. Diese Defekte können vor allem in Verbindung mit einer Granulozytopenie zu schweren Infektionen führen. Im Vordergrund stehen Infektionen mit bekapselten Bakterien wie Pneumokokken, Haemophilus influenzae, Neisseria meningitidis und Klebsiella pneumoniae. Vor allem in der fortgeschrittenen Krankheitsphase können Bakterien wie Pseudomonas aeruginosa oder gramnegative Keime aus der Gruppe der Enterobacteriaceae schwere Infektionen verursachen.

Zelluläre Immunschwächen mit Verminderung oder Funktionsstörung der T-Lymphozyten, besonders der CD4-positiven Helfer-T-Zellen, finden sich beim Morbus Hodgkin. Ebenso können sie als Folge einer immunsuppressiven Behandlung mit Glukokortikoiden, einer zytostatischen Therapie mit Alkylanzien wie Cyclophospamid oder Antimetaboliten wie Fludarabin, 2-Chlorodeoxyadenosin oder 2'-Deoxycoformycin auftreten. Hierdurch

9.1 Allgemeine internistische Onkologie

ergibt sich eine Prädisposition zu disseminierten Infektionen mit intrazellulären Bakterien (Mykobakterien, Listerien, Legionellen, Nokardien, Salmonellen und Brucellen), Pilzen (Candida, Kryptokokken, Aspergillen, Mucor, Histoplasmen), Viren (Herpes, Varizellen, Zytomegalie) oder Protozoen (Toxoplasmen, Pneumocystis carinii).

Eine Sonderstellung nimmt in diesem Zusammenhang die Stammzelltransplantation ein, die mit einer schweren Neutropenie von etwa drei bis sechs Wochen und einem schweren, anhaltenden Immundefekt einhergeht. Die B-Lymphozyten benötigen zur Regeneration etwa zwölf bis 18 Monate, die T-Lymphozyten mindestens sechs Monate. Die T-Lymphozytopenie kann auch Jahre andauern, wenn eine chronische Transplantat-gegen-Wirt-Reaktion (Graft versus Host Disease = GvHD) vorliegt.

Zu gefürchteten Komplikationen kann es auch durch **Hyposplenismus** kommen. Die Milz ist ein Filterorgan, das zirkulierende Bakterien, Antigen-Antikörper-Komplexe, parasitär befallene Erythrozyten oder Produkte, die eine disseminierte intravasale Koagulopathie induzieren können, eliminiert. Außerdem ist sie Bildungsort für Faktoren, die für die Opsonierung wichtig sind bzw. die Phagozytose aktivieren (Tuftsin). Bei funktioneller Asplenie oder nach Splenektomie sind die Patienten daher durch ein erhöhtes Infektionsrisiko mit bekapselten Bakterien gefährdet, hier vor allem Pneumokokken sowie gramnegative Keime. Diese Infektionen zeigen häufig einen fulminanten Verlauf mit disseminierter intravasaler Koagulopathie und Multiorganversagen.

Auch **lokale Faktoren** stellen Gefahrenquellen für Infektionen dar. Sowohl die maligne Erkrankung selbst, als auch die eingesetzten therapeutischen Maßnahmen wie Chemo- und/oder Strahlentherapie können Läsionen oder Ulzerationen der Schleimhäute, vor allem der Mundschleimhäute, jedoch auch im gesamten Gastrointestinaltrakt verursachen. Dadurch können die dort ansässigen Erreger in den Organismus eindringen. In gleicher Weise stellen Hautdefekte, z. B. nach Einbringen zentraler Venenkatheter, eine Eintrittspforte für Keime, besonders die grampositiven Kokken, dar. Die parenterale Ernährung, insbesondere mit lipidhaltigen Lösungen, begünstigt Infektionen mit Bakterien oder Pilzen.

Solide Tumoren wie Bronchialkarzinome, maligne Tumoren des Gastrointestinaltraktes, des Urogenitaltraktes oder der ableitenden Gallenwege oder Metastasen können Stenosierungen und Abflussbehinderungen herbeiführen, die zu lokalen Infektionen prädisponieren. Gleichzeitig bestehende chronische entzündliche Lungen- oder Darmerkrankungen begünstigen infektiöse Komplikationen.

Patienten, die bereits längere Zeit hospitalisiert waren, sind zusätzlich dem Risiko nosokomialer Infektionen ausgesetzt. Daneben bestimmen Faktoren wie Alter der Patienten und seine Komorbiditäten, wie z. B. ein Diabetes mellitus, die individuelle Infektanfälligkeit. Abgesehen von den individuellen Faktoren beeinflussen Art des Immundefektes und potentielle Erreger das klinische Erscheinungsbild (s. Tab. 9.8).

Symptome Fieber ist oftmals das erste und einzige Zeichen einer Infektion bei neutropenischen Patienten, da die klassischen Symptome einer Entzündungsreaktion wie

Tab. 9.7 Erregerspektrum bei Fieber von neutropenischen Patienten.

Häufige Erreger	Seltenere Erreger
Grampositive Bakterien Koagulasenegative Staphylokokken Staph. aureus Strept. pneumoniae Strept. pyogenes Strept. viridans Strept. mitis Strept. faecalis Strept. faecium Corynebacterium spec.	Bacillus spec.
Gramnegative Bakterien E. coli Klebsiellen Pseudomonas aeruginosa	Enterobacter spec. Proteus spec. Salmonella spec. Haemophilus influenzae Acinetobacter spec. Stenotrophomonas maltophilia Citrobacter spec.
Anaerobier Clostridium difficile	Bacteroides spec. Clostridium spec. Fusobacterium spec. Propionibacterium spec.
Pilze Candida spec. Aspergillus spec.	Fusarien Mucor spec. Trichosporon spec.

eitriger Auswurf nicht entstehen können. Bei **schwerer Granulozytopenie** können die typischen Zeichen eines Infektes ganz fehlen; bereits eine Verschlechterung des Allgemeinzustandes kann erstes Zeichen einer Infektion sein.

Onkologisch relevantes Fieber ist definiert als:
- einmalige Temperaturerhöhung über 38,3 °C,
- länger als 1 h anhaltende Temperaturerhöhung über 38,0 °C,
- zweimalige Temperaturerhöhung innerhalb von 24 h über 38,0 °C.

Weitere Symptome wie Rötung, Schwellung oder Schmerzen können bei Entzündungen im Bereich der Haut oder Kathetereintrittspforten auftreten. Husten, Dyspnoe oder atemabhängige Schmerzen sind Zeichen einer Pneumonie. Im oberen Gastrointestinaltrakt können Übelkeit, Erbrechen oder Schluckstörungen, im unteren Diarrhöen auf den Fokus hinweisen. Dysurie oder Pollakisurie sind seltene Symptome einer Infektion des unteren Urogenitaltraktes.

Diagnostik

Klinische Untersuchung Als Erstes erfolgt eine sorgfältige Untersuchung des Patienten unter Berücksichtigung von Haut- und Schleimhautveränderungen, möglichen

Onkologie

Tab. 9.8 Tumorassoziierte Infekte: klinische Erscheinungsbilder, Erreger und prädisponierender Immundefekt.

Klinisches Bild	Erreger	Immundefekt
Haut- und Schleimhäute		
Furunkel	Staphylokokken	Neutropenie
Zellulitis	Streptokokken	Neutropenie
Mukositis, Gingivitis	Staphylokokken, Streptokokken, Anaerobier	Neutropenie
Makulöse, papulöse Hautveränderungen	Aspergillus, Fusarien, atypische Mykobakterien	Neutropenie, T-Zell-Defekt
Ecthyma gangraenosum	Pseudomonas aeruginosa	Neutropenie
Vesikuläre Hautveränderungen	Herpes simplex, Varicella Zoster	T-Zell-Defekt, Neutropenie
Exit- oder Tunnelinfektion des Katheters	Grampositive und -negative Keime, Pilze	Neutropenie
Sinusitis, nasale Ulzerationen	Aspergillus, Fusarien, Mucor, gramnegatvie Aerobier	Neutropenie, T-Zell-Defekt
Otitis	Pneumokokken, Haemophilus influenzae, Pseudomonas aeruginosa	Neutropenie, B-Zell-Defekt
Pneumonie		
Interstitielle Pneumonie	CMV, Adenoviren, RSV, VZV, Influenza, Parainfluenza	Neutropenie, T-Zell-Defekt
	Pneumocystis carinii, selten Toxoplasmose	T-Zell-Defekt
Lobärpneumonie, multilobuläre Pneumonie	Pneumokokken, Haemophilus influenzae	Neutropenie, B-Zell-Defekt, Asplenie
	Staph. aureus, Pseudomonas aeruginosa, E. coli, Klebsiellen	Neutropenie
	Legionella pneumophila, Tuberkulose, atypische Mykobakterien, Nokardien, Cryptococcus neoformans	T-Zell-Defekt
	Aspergillus, Candida	Neutropenie, T-Zell-Defekt
Poststenotische Pneumonie, Aspiration, Abszesse	Zusätzlich Anaerobier	Unabhängig vom Immundefekt
Gastrointestinaltrakt, Abdomen		
Ösophagitis	Candida, Viren der Herpesgruppe	Neutropenie, T-Zell-Defekt
Enteritis, Diarrhö	Clostridium difficile	Neutropenie, T-Zell-Defekt
	Salmonellen (non typhi), Shigellen, Campylobacter, Rotaviren, Enteroviren	T- und B- Zell-Defekt, Neutropenie,
	Cryptosporidien, Giardien, Mikrosporidien	B- und T-Zell-Defekt
Schmerzen	Varizellen (zoster sine herpete)	Neutropenie, T-Zell-Defekt
Nekrotisierende Enterokolitis	Gramnegative Keime, besonders Pseudomonas aeruginosa	Neutropenie
Perianale Läsionen, Entzündung der Hämorrhoiden	Grampositive und -negative Keime, Anaerobier	Neutropenie
Hepatitis, Hepatopathie	Hepatitis A, B, C, Gruppe der Herpes- und Adenoviren, atypische Mykobakterien, sekundär durch Röteln, Mumps, Coxsackie, Toxoplasmose	Neutropenie, B- und T-Zell-Defekt
	Candida	Neutropenie, T-Zell-Defekt
Urogenitaltrakt		
Zystitis	Gramnegative Keime (Grenzwert < 10^3/ml bei Symptomatik)	Neutropenie, T-Zell-Defekt
Hämorrhagische Zystitis	BK-Viren, Adenoviren	Neutropenie, T-Zell-Defekt
Zentralnervensystem		
Meningitis	Streptococcus pneumoniae, Haemophilus influenzae, Neisseria meningitidis	B- und T-Zell-Defekt, Asplenie
	Cryptococcus neoformans, Listerien	T- und B-Zell-Defekt
Meningoenzephalitis	Gruppe der Herpesviren, Adenoviren, Polioviren, Toxoplasmose, Cryptococcus neoformans	T-Zell-Defekt
	Aspergillus, Candida, Mucor, Nokardien	Neutropenie, T-Zell-Defekt
Seltene Manifestationen		
Kardiovaskuläres System	Grampositive Keime oder Anaerobier (bei zahnärztlichen Eingriffen, Katheter)	Neutropenie
Muskuloskelettales System	Staphylococcus aureus, gramnegative Keime	Neutropenie
Nekrotisierende Fasziitis	Staphylokokken	Neutropenie
Septische Arthritis, Osteomyelitis	Gramnegative, seltener grampositive Keime, Candida	Neutropenie

CMV Zytomegalievirus; **RSV** Respiratory-syncytial-Virus; **VZV** Varicella-Zoster-Virus

9.1 Allgemeine internistische Onkologie

Eintrittspforten, der Kieferhöhlen, des oberen und tieferen Respirationstraktes, der Abdominal- und Perianalregion sowie des Urogenitalsystems.

Für die Einschätzung des Schweregrades der Infektion ist es zwingend, die Vitalparameter wie Blutdruck, Herz- und Atemfrequenz zu bestimmen.

Labor Mit Auftreten der ersten Zeichen einer Infektion werden ein Blutbild einschließlich Differentialblutbild, Elektrolyte, Nieren-, Leber- und die plasmatischen Gerinnungsparameter bestimmt, um Organinsuffizienz oder -versagen bzw. Zeichen einer disseminierten intravasalen Koagulopathie frühzeitig zu erkennen.

Als unspezifische Parameter, die einen Entzündungsprozess anzeigen, gelten die „Akute-Phase-Proteine" wie Fibrinogen, Haptoglobin, Coeruloplasmin, die Komplementfaktoren, α_1-Antitrypsin, α_1-Antichymotrypsin, C_1-Esterase-Inhibitor und das C-reaktive Protein (CRP). Ein Laktatanstieg oder eine Laktatazidose kann eine Minderung der Gewebeperfusion und Hypoxie widerspiegeln, tritt aber auch im Zusammenhang mit vielen anderen Ursachen, z.B. Infektionen, hämatologischen Erkrankungen, Tumoren, Diabetes mellitus, Nieren- und Leberinsuffizienz, auf. Dieser Parameter weist auf die Schwere des Verlaufes hin, ist aufgrund der Vielzahl der in Frage kommenden Ursachen aber wenig spezifisch. Gleiches gilt für die Blutkörperchensenkungsgeschwindigkeit.

Bei Verdacht auf oder Nachweis von bakteriellen Infektionen treten höhere CRP-Werte auf als bei viralen Entzündungen oder Fieber ohne Infektion. Sensitivität und Spezifität sind jedoch zu gering, um Therapiestrategien davon abzuleiten. Als Verlaufsparameter eignet sich das CRP gut.

In jüngerer Zeit wurde untersucht, ob Zytokine besser geeignet sind, um zwischen bakteriellen und nichtbakteriellen Infektionen zu unterscheiden oder einen septischen Verlauf frühzeitig zu erkennen und so möglicherweise Risikogruppen für unterschiedliche Therapiestrategien zu identifizieren.

Daher wurden Interleukin-(IL-)6, IL-8, IL-1β, IL-1-Rezeptor, Tumor-Nekrose-Faktor (TNF-)α, löslicher TNF-Rezeptor und Procalcitonin untersucht. Ziel war es, Marker zu finden, die die Infektion vor Auftreten der klinischen Symptome anzeigen. Procalcitonin ist ein schneller Marker und zeigt eine gute Korrelation mit Bakteriämien. IL-8 korreliert besser als IL-6 oder CRP mit dem Auftreten gramnegativer Infektionen. Insgesamt eignen sich jedoch auch diese Parameter besser für die Verlaufskontrolle als zur Diagnostik. Sensitivität und Spezifität der Marker bezogen auf die unterschiedlichen klinischen und therapeutischen Endpunkte sind noch in großen prospektiv randomisierten Studien zu evaluieren.

Zur mikrobiologischen Initialdiagnostik werden zunächst Blutkulturen (aerob, anerob, Pilze) angelegt. Dazu wird unter sterilen Bedingungen aus einer peripheren Vene Blut abgenommen sowie ggf. zusätzlich je ein weiteres Set aus jedem Schenkel eines zentralen Venenkatheters. Die weitere mikrobiologische Diagnostik richtet sich nach der Symptomatik: Urin- oder Stuhlkultur, Tracheasekret, Wundabstrich, Liquorkultur, Punktionsmaterial. Nach Identifizierung eines Erregers ist die Sensibilitätstestung gegen die eingesetzten Medikamente (Antibiogramm) anzuschließen.

Die serologische Diagnostik ist bei immunsupprimierten Patienten nicht aussagekräftig und kommt, selbst wenn sie positiv ausfällt, zu spät, um daraus therapeutische Konsequenzen ableiten zu können. Die PCR-Diagnostik ist für einige Viren (CMV, Hepatitis, HIV) gut etabliert, für weitere, wie z.B. Herpesvirus 6 oder 8, EBV, noch nicht routinemäßig verfügbar. Für die Pilze ist die PCR-Diagnostik weder standardisiert noch routinemäßig verfügbar.

Bildgebende Diagnostik Die bildgebende Diagnostik umfasst Röntgenaufnahmen des Thorax (pneumonische Infiltrate) und der Nasennebenhöhlen (Sinusitis).

Falls nach 72–96 h unter der eingeleiteten und ggf. entsprechend dem Resistogramm optimierten antimikrobiellen Therapie kein Ansprechen erkennbar ist, muss die Diagnostik wiederholt werden. Zusätzlich ist ein Thorax-CT erforderlich, weil Infiltrate im CT mit höherer Sensitivität nachweisbar sind.

Zum Nachweis oder Ausschluss einer hepatolienalen Candidose, intraabdomineller Abszesse oder einer Enterokolitis sind Sonographie oder Abdomen-CT indiziert.

Invasive Maßnahmen Liegt ein Infiltrat vor, kann man mit bronchoalveolärer Lavage (BAL) in dem betroffenen Areal möglicherweise den Erreger bestimmen. Die BAL ist keine diagnostische Routinemaßnahme, kann aber bei der Detektion atypischer Erreger hilfreich sein.

Biopsien oder transthorakale Punktionen werden aufgrund des erhöhten Blutungsrisikos selten durchgeführt. Voraussetzung ist eine Thrombozytenzahl von mindestens 50 000/µl.

Differentialdiagnose	Ausschlussmaßnahmen
Allergische Reaktionen (z.B. nach Transfusion von Blutzell- oder Plasmaprodukten)	Fehlender zeitlicher Zusammenhang
„Drug Fever" (= medikamentös induziertes Fieber, d.h. im zeitlichen Zusammenhang mit der Applikation auftretend, z.B. nach Bleomycin, Cytosin-Arabinosid, Anti-Lymphozytenglobulin, Amphotericin B)	Auslass- bzw. Reexpositionsversuch
Malignombedingtes Fieber (B-Symptomatik)	= Ausschlussdiagnose

Prophylaxe Unter Berücksichtigung **hygienischer Maßnahmen** lässt sich die Inzidenz infektiöser Komplikationen vermindern. Dies gilt vor allem im Krankenhaus, wo immunsupprimierte Patienten durch opportunistische Infektionen gefährdet sind.

Zur **Reduktion exogener Keime** gehören in erster Linie:
- konsequente Händedesinfektion des medizinischen Personals,
- Tragen von Bereichskleidung,
- Unterbringung in Ein- bis Zwei-Bett-Zimmern mit eigener sanitärer Anlage,
- Entfernung von Topfpflanzen,

- Beschränkung auf gekochte oder geschälte Nahrungsmittel,
- Klimaanlagen mit effizienten Filtern.

Zur **Verminderung endogener Keime** kann eine medikamentöse Prophylaxe durchgeführt werden. Sie ist jedoch nur bei Hochrisikopatienten indiziert, z. B. bei akuter Leukämie oder im Rahmen der Stammzelltransplantation. Sie ist nicht angezeigt bei Patienten mit malignen Lymphomen, multiplem Myelom, soliden Tumoren oder Grunderkrankungen, die mit einer chronischen Neutropenie einhergehen, wie das myelodysplastische Syndrom oder die Myelofibrose. Die **selektive Darmdekontamination** hat zum Ziel, gramnegative Bakterien zu supprimieren, während relativ apathogene Anaerobier erhalten bleiben, die zusätzlich eine Barriere gegen potentiell pathogene Erreger darstellen. Dazu werden Co-trimoxazol, Colistin oder Chinolone eingesetzt. Oberflächliche Pilzinfektionen werden mit oralem Nystatin oder Amphotericin behandelt, während Fluconazol zusätzlich eine systemische Wirksamkeit gegen Candida-Infektionen aufweist.

Therapie Das Auftreten von Fieber oder der klinische Nachweis einer Infektion stellt bei Patienten mit Immundefekten die Indikation zur Einleitung einer antimikrobiellen Therapie dar. Da eine mikrobiologische Diagnose nur in etwa 50 % gestellt werden kann und diese zum Zeitpunkt der Manifestation des Infektes nicht vorliegt (**Fever of Unknown Origin = FUO**), sollte initial eine empirische, breite antibiotische Therapie eingeleitet werden (s. Abb. 9.8). In diesem Abschnitt werden daher Therapiestrategien erläutert. Bezüglich der einzelnen Substanzen soll auf Kapitel 3.4 „Antimikrobielle Therapie" und bezüglich der spezifischen Therapie bei nachgewiesenen Erregern auf Kapitel 11 „Infektionskrankheiten" verwiesen werden.

Initiale empirische Therapie Die Initialtherapie hängt von der Grunderkrankung (hämatologische Erkrankung oder solider Tumor), vom Schweregrad der Neutropenie und von den individuellen Risikofaktoren des Patienten ab. In der initialen Phase werden etwa 70 % der Infektionen durch Bakterien verursacht.

Infektionen mit gramnegativen Bakterien, insbesondere Pseudomonas aeruginosa, können rasch progredient verlaufen und führen dann häufig zu einem septischen Schock. Deshalb muss die initiale Therapie diese Keime erfassen. Wird die Therapie nicht frühzeitig eingeleitet, ist die Mortalität hoch.

Bei schwerer Granulozytopenie können die typischen Zeichen eines Infektes fehlen, und eine Verschlechterung des Allgemeinzustandes kann erstes Zeichen einer Infektion sein. Hier ist eine frühe empirische antibiotische Therapie indiziert. Cave: Infektionsbedingtes Fieber kann durch die Gabe von Glukokortikoiden oder Analgetika mit antipyretischer Wirksamkeit verschleiert werden.

Initial stehen zwei Alternativen zur Verfügung:
- **Kombinationstherapie** mit einem β-Lactam-Antibiotikum (Cephalosporin der 3. Generation oder Pseudomonas-wirksames Penicillin) und einem Aminoglykosid
- **Monotherapie** mit einem Carbapenem, Ceftazidim, Cefepim oder Piperacillin/Tazobactam.

Eine Monotherapie mit einem Aminoglykosid oder einem der älteren Chinolone ist nicht ausreichend; der Stellenwert der neueren Chinolone in der Monotherapie ist noch offen. Bei einer Monotherapie ist engmaschig zu prüfen, ob eine Modifikation der Behandlung notwendig ist. Möglicherweise wird es in nächsten Jahren Stratifizierungen von Patienten hinsichtlich ihrer Risikofaktoren geben, so dass bei Patienten mit geringem Risiko (Neutropenie < 10 Tage, klinisch stabil, keine wesentlichen Komorbiditäten) initial eine intravenöse Antibiose appliziert wird, die nach Entfieberung oral fortgesetzt wird (= sequentielle Therapie). Ein weiterer zu prüfender Ansatz ist die initiale orale Kombinationstherapie z. B. aus einem Chinolon und Penicillin/β-Lactamase-Inhibitor bei Patienten mit geringem Risiko, verbunden mit der Option einer nur kurzfristigen Hospitalisierung. Der häufige Gebrauch von Cephalosporinen oder Carbapenemen führt bei einigen Erregern zur Produktion von β-Lactamasen, so dass dann die zusätzliche Gabe eines β-Lactamase-Inhibitors sinnvoll ist.

In den letzten Jahren nimmt die Inzidenz **grampositiver Infektionen** zu. Glykopeptidantibiotika sind potente Medikamente gegen grampositive Keime wie Staphylokokken, insbesondere penicillinresistente, Streptokokken und Korynebakterien. Aufgrund des hohen Risikos der Resistenzentwicklung sollten diese Substanzen nur eingesetzt werden:
- wenn der Verdacht auf eine Katheterinfektion vorliegt,
- eine Infektion mit grampositiven Keimen nachgewiesen wurde,
- der Patient auch nach 72 h nicht auf die initial gewählte antibiotische Therapie anspricht.

Bei Erregernachweis ist die antibiotische Therapie ggf. entsprechend der Sensibilitätstestung zu ändern oder zu erweitern.

Erweiterte Initialtherapie Die initiale empirische Therapie kann entsprechend zusätzlichen klinischen oder bildgebenden Hinweisen erweitert werden (s. Abb. 9.9). Sind **pneumonische Infiltrate** nachweisbar, ist an eine Pilzinfektion zu denken, so dass das Spektrum mit einem gegen Aspergillen wirksamen Antimykotikum wie Amphotericin B oder einer liposomalen Amphotericin-Präparation ergänzt werden sollte. Bei **schwerer Mukositis** oder **Hautinfiltrationen** kann Clindamycin oder ein Glykopeptid hinzugefügt werden. Hierzu gehören auch **Tunnelinfektionen** im Bereich zentralvenöser Katheter. Sind diese durch koagulasenegative Staphylokokken oder Pseudomonas bedingt, gelingt meist keine Sanierung der Infektion mittels Antibiose allein, sondern nur durch die zusätzliche Entfernung des Katheters.

Treten bläschenartige oder ulzerative Läsionen im Bereich der Schleimhäute auf, sind diese am ehesten durch **Herpesviren** bedingt; daher empfiehlt sich die Gabe von Aciclovir. Klinische Zeichen einer **Ösophagitis** sollten endoskopisch abgeklärt werden. Differentialdiagnostisch kommen Pilze wie Candida oder Herpesviren in Frage. Zur antimykotischen Therapie können Amphotericin B oder die Azole eingesetzt werden; bei fehlendem Ansprechen nach zwei bis drei Tagen ist ein Virostatikum zu ergänzen. **Perianale Infektionen** oder entzündete Hämorrhoiden sollten ebenso wie **Diarrhöen** durch anaerobierwirksame Antibiotika wie Metronidazol oder Carbapeneme thera-

9.1 Allgemeine internistische Onkologie

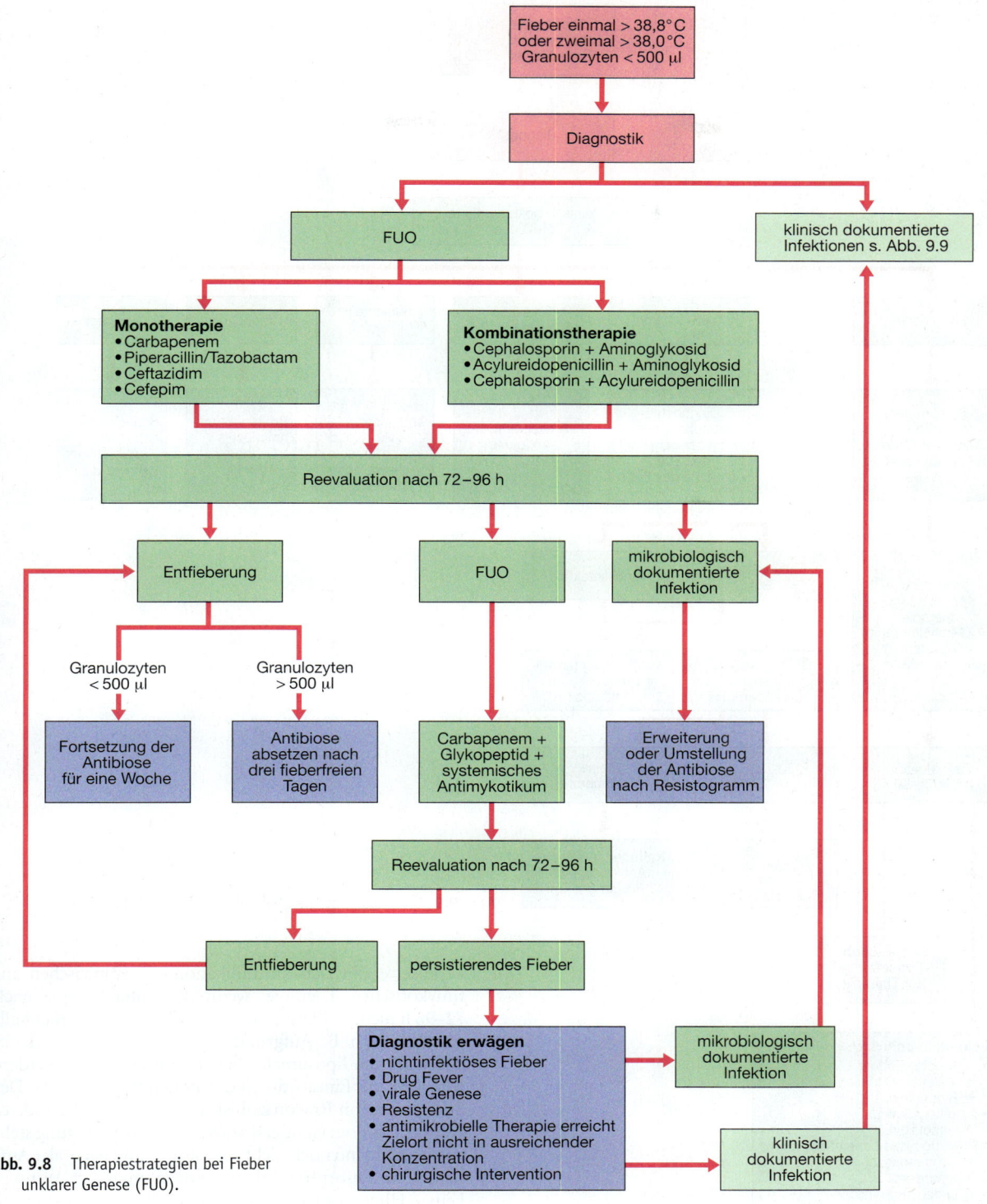

Abb. 9.8 Therapiestrategien bei Fieber unklarer Genese (FUO).

piert werden. **Cave:** Bei Diarrhö an Clostridium difficile als Ursache denken! Hier ist Metronidazol das Mittel der ersten Wahl.

Therapieversagen Spricht die Therapie nach 72–96 h noch nicht an, können unterschiedliche Gründe dafür in Frage kommen:

- Vorliegen einer nichtbakteriellen Infektion (Pilze, Viren, Protozoen),
- Resistenz des bakteriellen Keims,
- Vorliegen einer Zweitinfektion mit einem anderen Erreger,
- unzureichende Serum- oder Gewebespiegel des verwendeten Antibiotikums,

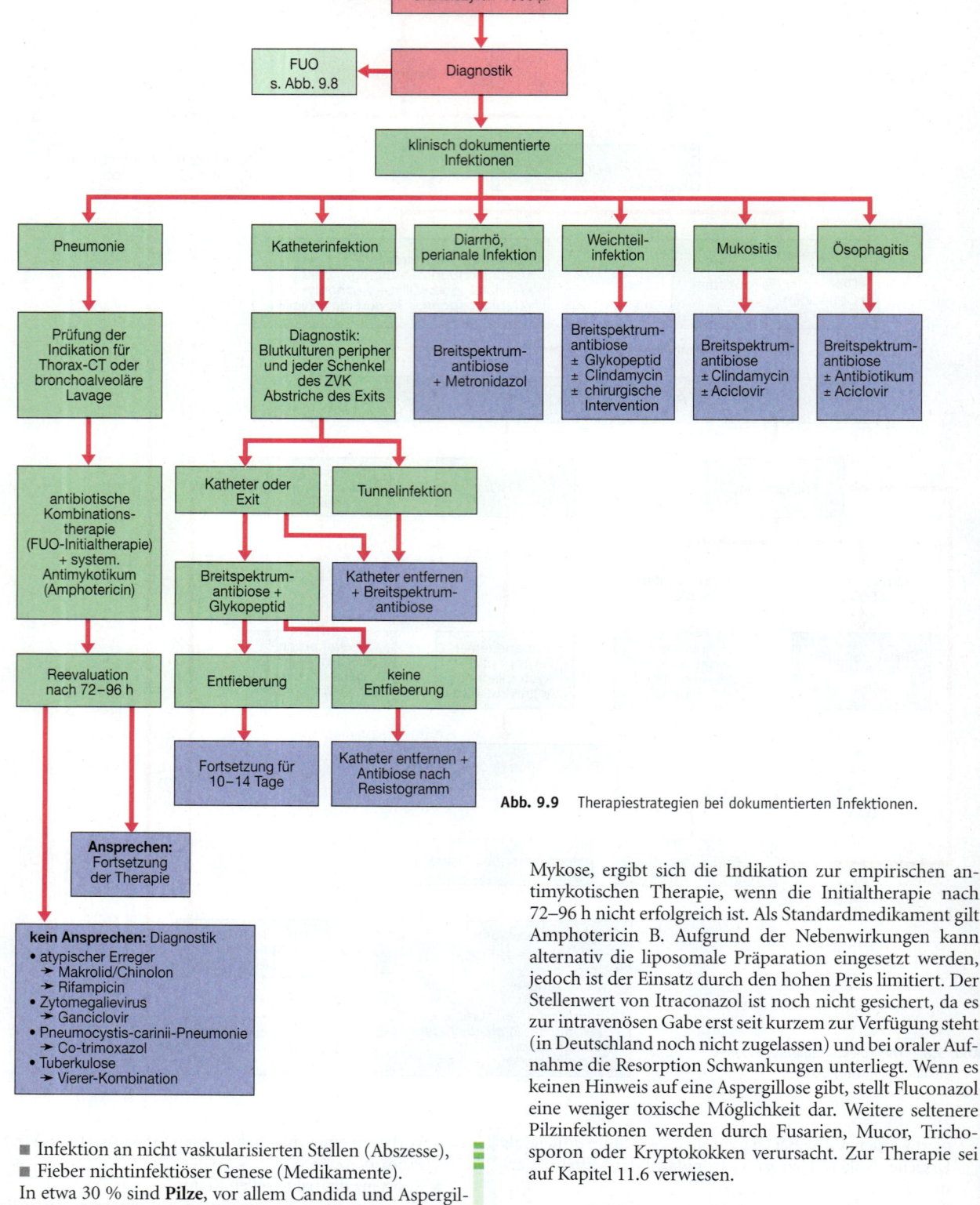

Abb. 9.9 Therapiestrategien bei dokumentierten Infektionen.

- Infektion an nicht vaskularisierten Stellen (Abszesse),
- Fieber nichtinfektiöser Genese (Medikamente).

In etwa 30 % sind **Pilze**, vor allem Candida und Aspergillus, ursächlich für systemische Infektionen bei Tumorpatienten. Das Risiko steigt mit der Dauer der Granulozytopenie. Aufgrund der Schwierigkeit, die Diagnose früh zu sichern, und der hohen Letalität bei fortgeschrittener Mykose, ergibt sich die Indikation zur empirischen antimykotischen Therapie, wenn die Initialtherapie nach 72–96 h nicht erfolgreich ist. Als Standardmedikament gilt Amphotericin B. Aufgrund der Nebenwirkungen kann alternativ die liposomale Präparation eingesetzt werden, jedoch ist der Einsatz durch den hohen Preis limitiert. Der Stellenwert von Itraconazol ist noch nicht gesichert, da es zur intravenösen Gabe erst seit kurzem zur Verfügung steht (in Deutschland noch nicht zugelassen) und bei oraler Aufnahme die Resorption Schwankungen unterliegt. Wenn es keinen Hinweis auf eine Aspergillose gibt, stellt Fluconazol eine weniger toxische Möglichkeit dar. Weitere seltenere Pilzinfektionen werden durch Fusarien, Mucor, Trichosporon oder Kryptokokken verursacht. Zur Therapie sei auf Kapitel 11.6 verwiesen.

Therapiedauer Die Dauer einer antimikrobiellen Therapie wird kontrovers diskutiert, besonders wenn die Granulozytopenie fortbesteht. Folgende Bedingungen sollten gegeben sein:

9.1 Allgemeine internistische Onkologie

- Die Symptome und Zeichen der Infektion sollten zurückgebildet sein.
- Die Behandlungsdauer sollte bei empirischer Therapie und Neutropenie mindestens sieben Tage betragen bzw. noch mindestens zwei Tage weitergeführt werden, nachdem die Granulozyten 500/μl überschritten haben.
- Bei dokumentierten Infektionen und weiter bestehender schwerer Granulozytopenie sollte die antimikrobielle Therapie bis zur Regeneration der Myelopoese fortgesetzt werden.

Bei Patienten mit niedrigem Risiko (solider Tumor, stabile Herz-Kreislauf-Verhältnisse, keine schwere Begleiterkrankung) kann die antibiotische Therapie intravenös begonnen werden und sequentiell ambulant mit oralen Antibiotika fortgesetzt werden.

In der Phase der Granulo- und Thrombozytopenie gehen **chirurgische Eingriffe** mit einem hohen Risiko für eine Sekundärinfektion, Wundheilungsstörung und hämorrhagische Diathese einher. Daher sollte man eine elektive Operation möglichst bis nach der Regeneration der Myelopoese aufschieben. **Indikationen** sind beispielsweise Abszesse, Empyeme, lokalisierte pulmonale Mykosen, nekrotisierende Fasziitis oder neutropenische Enterokolitis. Der Chirurg ist frühzeitig hinzuzuziehen, um den optimalen Zeitpunkt der Operation im Sinne der Risikoabwägung unabhängig von der Neutropenie festzulegen.

Spezielle therapeutische Maßnahmen Prophylaktische Substitutionen konnten bei schwerem **Antikörpermangel** die Inzidenz bakterieller Infektionen senken, nicht jedoch die von Virus- oder Pilzinfektionen. Da die Lebenserwartung jedoch davon unbeeinflusst bleibt und wegen der hohen Kosten ist die Indikation streng zu stellen: Bei einer schweren bakteriellen Infektion ist die Gabe von 10 g eines Immunglobulins zu empfehlen.

Es konnte gezeigt werden, dass **Wachstumsfaktoren** wie G-CSF oder GM-CSF die Phase der Granulozytopenie verkürzen. Bei kurz dauernder Neutropenie und Beginn der Applikation bei Auftreten einer Infektion konnte jedoch kein Vorteil bezüglich Verkürzung der Regenerationsdauer, klinischem Verlauf der Infektion, Dauer der Antibiotikagabe oder des Krankenhausaufenthaltes erzielt werden. Die therapeutische Gabe von Wachstumsfaktoren bleibt somit bestimmten Situationen vorbehalten wie Verzögerung der Knochenmarkregeneration, Pneumonie, Hypotonie, ausgeprägter Weichteilinfektion, systemischer Mykose oder Multiorganversagen bei Sepsis (ASCO-Empfehlungen).

Der Stellenwert der Transfusion von **Granulozytentransfusionen** zur Milderung der Granulozytopenie ist zum jetzigen Zeitpunkt nicht klar. Mittels G-CSF ist es möglich, bei einem Spender die Granulopoese so weit zu stimulieren, dass ausreichend hohe Zahlen an Granulozyten apherisiert werden können. Derzeit wird geprüft, inwieweit additive Granulozytengaben das Überleben von Patienten mit schweren Weichteilinfektionen oder invasiven Mykosen verbessern können.

Verlauf und Prognose Der Verlauf einer Infektion hängt entscheidend von der Erholung der Myelopoese ab; dann ist die Prognose für das Ausheilen einer Infektion günstig. Bei persistierender Granulozytopenie wird die Prognose durch den Verlauf der zugrunde liegenden Erkrankung bestimmt.

Komplikation	Häufigkeit
Disseminierte intravasale Koagulopathie (DIC)	Selten, aber mit hoher Mortalität assoziiert
Septischer Schock	Selten, aber mit hoher Letalität assoziiert
Multiorganversagen mit <ul><li>katecholaminpflichtiger Kreislaufinsuffizienz</li><li>respiratorischer Insuffizienz (maschinell beatmungspflichtig)</li><li>akutem Nieren- oder Leberversagen</li></ul>	Selten, aber mit hoher Letalität assoziiert

Zusammenfassung

- Häufigste Ursache: Immunsuppression durch die Erkrankung selbst oder durch deren Behandlung
- Wichtigstes Symptom: Fieber (oft auch das alleinige Zeichen)
- Wichtigste diagnostische Maßnahmen: Blutkulturen und Bildgebung
- Wichtigste therapeutische Maßnahme: frühzeitige empirische Antibiose

---

Zur weiteren Information

Literatur

American Society of Clinical Oncology Recommendations for the Use of Hematopoietic Colony Stimulating Factors: Evidence-based clinical practice guidelines. J Clin Oncol 1994; 12: 2471–508.

DeVita, V. T., S. Hellman, S. A. Rosenberg: Cancer: Principles and Practice of Oncology. Lippincott, Philadelphia 1997.

Gorbach, S. L., J. G. Bartlett, N. R. Backlow: Infectious Diseases, 2nd edn. Saunders, Philadelphia 1998.

Hiddemann, W. (Hrsg.): Infektionstherapie bei Neutropenie: Standardempfehlungen der Arbeitsgemeinschaft Infektiologie. Dtsch Med Wochenschr 1999; 124 (Suppl. 1).

Schmoll, H.-J., K. Höffken, K. Possinger: Kompendium Internistische Onkologie. Springer, Berlin 1999.

Zeller, W. J., H. Zur Hausen (Hrsg.): Onkologie – Grundlagen, Diagnostik, Therapie und Entwicklungen. Ecomed, Landsberg/Lech 1995.

Internet-Links

http://www.hematology.org
http://www.medscape.com
http://www.eMedguides.com
http://www.ncbi.nlm.nih.gov/PubMed

Keywords

Neutropenia ◆ Infection ◆ Cancer

9.1.8 Paraneoplastische Syndrome

W. E. BERDEL, K. POSSINGER

Engl. Begriff: Paraneoplastic Syndromes

Im folgenden Kapitel werden die wesentlichen paraneoplastischen Syndrome bei Tumorerkrankungen tabellarisch abgehandelt. Da einige Symptomgruppen im Kapitel „Onkologische Notfälle" (s. Kap. 9.1.10) beschrieben werden, sind diese hier nicht aufgeführt. Bei einigen Erkrankungen, insbesondere bei solchen, bei denen Tumorpatienten keine wesentlichen systematischen Besonderheiten aufweisen, wird auf die entsprechenden Spezialkapitel verwiesen.

Definition Der Begriff „paraneoplastisches Syndrom" umfasst eine sehr heterogene Gruppe von Symptomenkomplexen, die beim Patienten systemische oder lokale Krankheitserscheinungen hervorrufen können. Die Erscheinungen sind nicht an den Sitz des Tumors oder seiner Metastasen gebunden, korrelieren jedoch häufig in ihrer Ausprägungsstärke mit dem Verlauf der Tumorerkrankung, insbesondere mit der vorhandenen Tumormasse. Dabei können sie ganz verschiedene Systeme im Organismus betreffen: Grundsätzlich kann man endokrinologische, hämatologische, neurologische, dermatologische, organbezogene oder systemische Krankheitsbilder unterscheiden.

Epidemiologie Da es sich bei den paraneoplastischen Syndromen um völlig unterschiedliche Symptomenkomplexe handelt, kann auch deren Inzidenz nicht einheitlich angegeben werden. Von wesentlicher Bedeutung ist, dass paraneoplastische Syndrome im Verlauf von Tumorerkrankungen auftreten können, der eigentlichen Manifestation der Tumorerkrankung aber auch um Wochen bis Monate vorangehen können. Das ist differentialdiagnostisch in Betracht zu ziehen, um eine frühestmögliche Diagnose unterschiedlicher Tumorleiden und damit eine evtl. kurative Behandlung und Prognoseverbesserung zu erreichen. Im Verlauf erfolgreich behandelter Tumorerkrankungen gehen paraneoplastische Symptomenkomplexe häufig zurück. Ihr Wiederauftreten kann Frühzeichen eines Rezidivs oder einer Metastasierung sein.

In Tabelle 9-9 sind die wesentlichen paraneoplastischen Syndrome unter systematischer Zuordnung beschrieben.

Zur weiteren Information

Literatur

Bunn, P. A., E. C. Ridgeway: Paraneoplastic Syndromes. In: DeVita, V. T., S. Hellman, S. A. Rosenberg (eds.): Cancer: Principles and Practice of Oncology, Chap. 57, Lippincott, Philadelphia 1997.

Internet-Links

http://www.paraneoplastic.hypermart.net
http://www.eMedguides.com
http://www.cancer.org
http://www.cancernet.nci.nih.gov/searchoptions.htlm
http://www.ncbi.nlm.nih.gov/PubMed

9.1.9 Maligne Ergüsse

C. LERCHENMÜLLER, M. THOMAS, W. E. BERDEL

Zum Auftreten maligner Ergüsse kommt es als Folge einer tumorösen Infiltration der Pleura, des Perikards bzw. des Peritoneums. Diese kann per continuitatem erfolgen oder im Rahmen einer Fernmetastasierung auftreten. Darüber hinaus können systemische hämatologische Erkrankungen wie Leukämien oder Lymphome zu malignen Ergüssen führen.

Maligner Pleuraerguss

Engl. Begriff: Malignant Pleural Effusion

Definition Ansammlung von Flüssigkeit im Pleuraraum mit zytologischem Nachweis von Tumorzellen in der Ergussflüssigkeit bzw. mit histologischem Malignomnachweis in der Pleurabiopsie.

Epidemiologie Schätzungsweise 25–50 % aller exsudativen Pleuraergüsse sind auf eine maligne Erkrankung zurückzuführen. Jeder zweite Patient mit weit fortgeschrittener Tumorerkrankung entwickelt im Verlauf der Erkrankung einen malignen Pleuraerguss; etwa bei jedem zehnten Patienten trägt er zur Erstdiagnose bei. Bei Frauen wird mehr als die Hälfte der malignen Pleuraergüsse durch gynäkologische Tumoren (insbesondere Mammakarzinome) verursacht, während bei Männern Bronchialkarzinome (ca. 50 %) und maligne Lymphome (ca. 15 %) im Vordergrund stehen.

Ätiologie und Pathogenese Eine tumoröse Infiltration der Pleura führt zu entzündlichen Veränderungen mit erhöhter Kapillarpermeabilität und zur Destruktion pleuraler Gefäßendothelien. Vermehrtes Austreten eiweißreicher Flüssigkeit in den Pleuraspalt ist die Folge. Tumorzelldissemination in der Pleura parietalis kann Lymphspalten und submesotheliale Lymphgefäße obstruieren und so den Abstrom pleuraler Flüssigkeit aus dem Pleuraspalt behindern.

Symptome Die häufigsten Beschwerden sind Luftnot, pleuritischer Thoraxschmerz und Husten. Über 20 % aller Patienten mit malignen Pleuraergüssen sind asymptomatisch.

Diagnostik In Abhängigkeit vom Ausmaß des Ergusses fallen bei der **körperlichen Untersuchung** eine verminderte Atemexkursion der betroffenen Thoraxhälfte und in Projektion auf den Erguss gedämpfter Klopfschall, verminderter Stimmfremitus sowie abgeschwächtes bis aufgehobenes Atemgeräusch auf. Per **Sonographie** können selbst kleine pleurale Flüssigkeitsmengen bis 20 ml nachgewiesen

9.1 Allgemeine internistische Onkologie

Tab. 9.9 Paraneoplastische Syndrome.

System	Ätiologie und Pathogenese	Symptome	Diagnostik	Komplikationen	Therapie
Endokrinium Hypothalamus	Stimulierte ACTH-Sekretion durch ektop gebildetes **CRH** bei Bronchialkarzinomen, C-Zell-Karzinomen, Prostatakarzinomen, Karzinoiden u. a.	**Cushing-Syndrom** (s. Kap. 16.2.1)	Erhöhte CRH-Serumspiegel	Siehe Cushing-Syndrom (Kap. 16.2.1)	Behandlung des Grundleidens; fakultativ o,p'-DDD (Mitotane), Metopiron oder Aminoglutethimid
	GHRH und GH, gebildet durch: Hypophysenadenome, Karzinoide, Bronchial-, Ovarial-, Mamma-, Schilddrüsen-, Kolonkarzinome, Inselzelltumoren des Pankreas, Phäochromozytome, Neuroblastome	Akromegalie, Arthralgien, Amenorrhö, Galaktorrhö, Impotenz, Bluthochdruck, Muskelschwäche, diabetische Stoffwechsellage	Erhöhte Serumkonzentration von GHRH, Insulin-like Growth Factor I (IGF-I) und GH		Behandlung der Grunderkrankung; operative Entfernung von Tumormanifestationen; Bromocriptin; Octreotid
	TRH und TSH, selten bei Blasenmole, Chorionkarzinom	Hyperthyreose mit Tachykardie, Gewichtsabnahme, Wärmeintoleranz	Bestimmung von FT$_3$, FT$_4$, TSH im Serum, TRH-Test	Thyreotoxische Krise, Herzinsuffizienz, Kreislaufversagen	Operative Entfernung des Tumors; Thyreostatika
Neurohypophyse	Inadäquate Sekretion von **ADH, ADH-rP** durch Karzinome der Lunge, Prostata, Nebennierenrinde, Pankreas, Dünndarm, Blase, Karzinoide, Lymphome	**Syndrom der inadäquaten ADH-Sekretion (SIADH)**, s. Onkologische Notfälle, Kap. 9.1.10			
Hypophysenvorderlappen	Expression von **Proopiomelanocortin-mRNA** durch kleinzellige Bronchialkarzinome, Karzinoide, Thymome, Inselzelltumoren des Pankreas, Phäochromozytome, Tumoren der Neuralleiste, medulläre Schilddrüsenkarzinome	Siehe **Cushing-Syndrom** (Kap. 16.2.1)	Abgrenzung vom hypothalamisch bedingten Cushing-Syndrom: hohe Plasma-Cortisol-Spiegel ohne Tagesrhythmik, negativer Dexamethason-Suppressionstest, kein Gradient der ACTH-Spiegel zwischen hypophysealem und peripherem venösen Blut		
	Freisetzung von **Bruchstücken** wie ACTH, β-Lipotropin (β-LPH), melanozytenstimulierendes Hormon (MSH), β-Endorphin, Metenkephalin				
	Prolaktinfreisetzung durch Hypophysentumoren, Mammakarzinome	Hyperprolaktinämie (s. Kap. 16.6.4) mit Galaktorrhö und Amenorrhö			Behandlung der Grunderkrankung; Bromocriptin; Norprolac®; Ketoconazol
Gastrointestinaltrakt, Pankreas	Bildung von Gastrin Releasing Hormone (GRP, Bombesin), Gastrin, Enteroglukagon (Glicentin) Glukagon, Insulin, Neurotensin, Serotonin, Somatostatin, pankreatisches Polypeptid, vasoaktives intestinales Polypeptid (VIP) durch Tumoren des Gastrointestinaltrakts und des Pankreas	Teilweise symptomlos, teilweise mit peptidbezogenen Symptomen (s. Kap. 14)			
Sonstige	**Androgene**, gebildet durch Tumoren der Nebennierenrinde	Bei der Frau: maskuline Behaarung, Virilisierung, Akne, Amenorrhö Uncharakteristisch	Bestimmung von Testosteron und Dehydroepiandrosteron-Sulfat (DHEAS)		Behandlung des Primärtumors; Antiandrogene
	Calcitonin, gebildet durch medulläre Schilddrüsenkarzinome, kleinzellige Bronchialkarzinome, Mammakarzinome, Tumoren des Magen-Darm-Trakts, Pankreaskarzinome		Calcitoninspiegel, Nachweis von Calcitoninausschüttung nach Stimulation mit Pentagastrin		Behandlung des Grundleidens
	Hyperkalzämie (s. Onkologische Notfälle, Kap. 9.1.10) **Humanes Choriongonadotropin (HCG)**, gebildet durch gonadale und extragonadale Keimzelltumoren (Chorionkarzinome, Blasenmole)	Gynäkomastie mit Galaktorrhö bei Männern, Oligomenorrhö bei Frauen. Selten: Hyperthyreose	HCG-Spiegel im Serum		Behandlung des Grundleidens
	Hypokalzämie und **Hypophosphatämie** bei Karzinomen der Lunge, Mamma, Prostata, Leukämien	Muskelkrämpfe, Ermüdbarkeit, depressive Stimmungslage	Kalzium und Phosphat im Serum und im Urin		Behandlung der Grunderkrankung; Gabe von Kalzium enteral oder parenteral sowie von Phosphat und Vitamin D
	Hypomagnesiämie, klinisch relevant bei Cisplatin-Therapie und nach Knochenmarktransplantation	Neuromuskuläre Übererregbarkeit, Tremor, Zuckungen			Behandlung der Grunderkrankung; Gabe von Magnesiumsulfat oder Magnesiumchlorid
	Ektope Bildung von **Insulin-like Growth Factor (IGF)** I und II durch Sarkome, Hämangioblastome; konsekutive Hemmung der Glykogenolyse und Glukoneogenese, Suppression der Lipolyse, erhöhte periphere Glukoseutilisation	Symptome der Hypoglykämie (s. dort) wie Kopfschmerzen, Müdigkeit, Verwirrtheit, Krampfanfälle	Hypoglykämie, niedrige Insulinspiegel		Behandlung der Grunderkrankung; Glukokortikoide, Glukagon, Glukoseinfusionen
	Renin, gebildet durch juxtaglomeruläre Tumoren der Niere, Pankreastumoren, Lungenkarzinome, Ovarialkarzinome, Sarkome	Hypertonus (s. Kap. 7.1)	Hypertonus mit Hypokaliämie und erhöhtem Renin		Behandlung der Grunderkrankung; symptomatisch Antihypertensiva, z. B. ACE-Hemmer
	Tumor-Nekrose-Faktor (TNF) und **Interleukin-6 (IL-6)**, gebildet durch verschiedene Tumoren, Lymphome und Leukämien Multiple endokrine Neoplasien Typ I, II, III (**MEN**, s. Kap. 16.8)	U. a. Tumorkachexie			Parenterale Ernährung (umstritten)

Onkologie

Tab. 9.9 *(Fortsetzung).*

System	Ätiologie und Pathogenese	Symptome	Diagnostik	Komplikationen	Therapie
Hämatopoese					
Erythropoese	**Erythrozytose** (Polyglobulie) bei Nierenzellkarzinomen, Hepatomen, zerebralen und zerebellären Hämangioblastomen, Tumoren der Nebennierenrinde, Phäochromozytomen, Lungentumoren durch ektope Bildung von Erythropoetin mit oder ohne Hypoxämie	Meistens asymptomatisch, Plethora (DD: Polycythaemia vera)	Blutbild, Hämatokritwerte > 50 %	Selten: thromboembolische Ereignisse	Behandlung der Grunderkrankung; selten Aderlässe
	Anämie durch Tumorinfiltration des Knochenmarks, Blutverlust, therapieassoziierte Myelosuppression, Hämolyse infolge von Wärme- oder Kälteagglutininen, megaloblastäre Störung der Erythropoese, Eisenmangel oder Eisenverwertungsstörungen, idiopathische Aplasie der Erythropoese, häufig idiopathisch	Blässe, Abgeschlagenheit, Müdigkeit, Leistungsknick (s. Kap. 10.3)	Blutbild: normozytäre, normochrome oder hypochrome Anämie; Knochenmarkzytologie: Hypoplasie der Erythropoese bei „pure red cell aplasia", Hämolysezeichen; Bestimmung von Antikörpern vom Wärme- und Kältetyp		Behandlung der Grunderkrankung; Erythrozytentransfusionen (Hb < 8 g/dL, ältere Patienten oder Patienten mit kardialen Risikofaktoren Hb < 10 g/dL); Glukokortikoide bei autoimmunhämolytischer Anämie
	Evans-Syndrom: autoimmunhämolytische Anämie (AIH) und idiopathische thrombozytopenische Purpura (ITP) bei verschiedenen Tumoren und Lymphomen	Anämie, thrombozytopenische Purpura	Blutbild, positiver Coombs-Test		Behandlung der Grunderkrankung
	Mikroangiopathisch-hämolytische Anämie (MAHA) bei Magen-, Mamma-, Bronchial-, Prostata-, Ovarial-, Pankreas-, Kolon-, Leber- und Gallenwegskarzinomen; Beeinträchtigung der Endstrombahn durch Endothelzell-Läsionen; Aktivierung der Thrombozyten und plasmatischen Gerinnung bis zum Vollbild eines **hämolytisch-urämischen Syndroms (HUS**, s. Onkologische Notfälle, Kap. 9.1.10) oder **disseminierten intravaskulären Koagulationssyndroms (DIC**, s. Kap. 10.6)		Fragmentozyten		
Leukozytopoese	Granulozytose durch ektope Bildung **hämatopoetischer Zytokine (G-CSF, GM-CSF, IL-3, IL-6)** bei Bronchialkarzinomen, gastrointestinalen Tumoren, Ovarialkarzinomen, Tumoren des Urogenitaltrakts	Meist asymptomatisch	Blutbild		Behandlung der Grunderkrankung
	Sweet-Syndrom: paravaskuläre Infiltration der Haut durch neutrophile Granulozyten, Leukozytose, bei hämatologischen Neoplasien, Lymphomen, Bronchial-, Pankreas- und Magentumoren, selten unter der Therapie mit G-CSF	Febrile, schmerzhafte Dermatose, Myalgien, Arthralgien, Glomerulonephritiden, Konjunktivitis, Iritis, pulmonale Infiltrate	Hautbiopsie		Behandlung der Grunderkrankung, Kortikosteroide
	Eosinophilie, bei Lymphomen, Leukämien und Bronchialkarzinomen durch Produktion von Interleukin-5	Häufig asymptomatisch, bei extrem erhöhten Eosinophilenzahlen Atemnot, Bronchialobstruktion	Blutbild, Rö-Thorax mit pulmonalen Infiltraten		Behandlung der Grunderkrankung; systemische und inhalative Glukokortikoide
	Leuko-/Granulozytopenie beim Large Granular Lymphocyte (NK-Zell-) Syndrom oder infolge therapieassoziierter Myelosuppression	Infektionen (s. Infektionen bei Tumorpatienten, Kap. 9.1.7)			Behandlung der Grunderkrankung
Thrombozytopoese	**Thrombozytose:** 1/3 aller Patienten mit Thrombozytose (> 500/nl) haben eine maligne Grunderkrankung. Ektope Produktion von IL-6, evtl. Thrombopoetin bei Bronchial-, Pankreas-, Gastrointestinal-, Mamma-, Urogenital-, Ovarial-, Prostatakarzinomen und Lymphomen	Abhängig von Thrombozytenzahl (s. Komplikationen)		Thrombembolische Episoden bei Thrombozytenzahlen > 700/nl	Behandlung der Grunderkrankung; evtl. Kortikosteroide
	Thrombozytopenie durch Bildungsstörung bei Befall des Knochenmarks oder vermehrten peripheren Abbau	Petechiale Blutungen			Behandlung der Grunderkrankung
Sonstige	**Tumorassoziiertes hämophagozytotisches Syndrom:** Aktivierung von Makrophagen mit Erythrophagozytose bei Magenkarzinomen, Lymphomen, Leukämien, Keimzelltumoren	Uncharakteristisch			Siehe Onkologische Notfälle, Kap. 9.1.10
Gerinnung	**Hyperkoagulation** mit thromboembolischen Ereignissen bei Patienten mit verschiedenen Malignomen, **Blutungen**, disseminierte intravaskuläre Koagulationssyndrom **(DIC)**				
Niere					
	Glomerulonephritis (membranös, Minimal-Change, membranproliferativ) evtl. durch Ablagerung von Immunkomplexen, im Verlauf unterschiedlicher Karzinome, Lymphome und Leukämien	Entwicklung eines nephrotischen Syndroms (s. Kap. 18.4)	Siehe Kapitel 18.4		Behandlung der Grunderkrankung
	Amyloidose insbesondere bei multiplem Myelom (AL-Amyloidose), aber auch bei Nierenzellkarzinom, Morbus Hodgkin, Lymphomen (AA-Amyloidose) mit Ablagerung in der tubulären Basalmembran, im Interstitium und in den Gefäßen	Siehe Kapitel 18.5 und 18.7	Nierenbiopsie (Kongorot-Färbung), Proteinurie, nephrotisches Syndrom (s. Kap. 18.5)		Behandlung der Grunderkrankung

9.1 Allgemeine internistische Onkologie

Organsystem	Syndrom	Klinik	Diagnostik	Komplikationen	Therapie
Gastrointestinaltrakt/Leber	**Nierenvenenthrombose** als Folge eines mechanischen Abflusshindernisses durch Tumorwachstum im Bereich der V. cava inferior oder durch Hyperkoagulabilität		Angiographie, Duplexsonographie	Lungenembolien	Behandlung der Grunderkrankung, Antikoagulation, evtl. Ödemausschwemmung
	Malabsorptionssyndrom durch Gastrinproduktion beim Zollinger-Ellison-Syndrom, Serotoninproduktion beim Karzinoid, Infiltration des Dünndarms; verminderte Sekretion von Gallensäure bei Gallengangs-, Magen-, Darm-, Pankreaskarzinomen, malignen Lymphomen des Gastrointestinaltrakts	Gewichtsverlust			Behandlung der Grunderkrankung
	Stauffer-Syndrom bei Hypernephromen unklarer Genese	Hepatosplenomegalie	Sonographie, erhöhte AP, GOT, GPT, α_2-Globuline; Hypalbuminämie; verlängerte Prothrombinzeit		Operative Entfernung des Tumors
Skelett	Hypertrophe Osteoarthropathie (**Pierre-Marie-Bamberger-Syndrom**) bei Lungentumoren, Pleuramesotheliomen und Lungenmetastasen, bei unterschiedlichen gutartigen Tumoren und Mesotheliomen; Genese ungeklärt	Trommelschlägelfinger, schmerzhafte Gelenkschwellungen, Weichteilverdickungen der Akren, Knochenschmerzen, periphere Ödeme			Behandlung der Grunderkrankung
Haut	**Pruritus** bei Morbus Hodgkin und anderen Lymphomen, Polycythaemia vera, gastrointestinalen und Lungentumoren, Ovarial- und Prostatakarzinomen				Behandlung der Grunderkrankung; Antihistaminika
	Acanthosis nigricans maligna, insbesondere bei Adenokarzinomen des Magens	Hyperpigmentierung und Hyperkeratose, Papillarhypertrophie	Befall von Achseln, Nacken, Genitalien, Lippen und Mundschleimhaut (DD: Acanthosis nigricans benigna)		
	Akrokeratose Bazex bei Karzinomen des Halses, der Lunge, Mediastinal- und Halslymphknotenmetastasierung	Psoriasiforme Dermatose	Befall von Nasenrücken, Ohrmuscheln, Fingerspitzen		
	Hypertrichosis lanuginosa et terminalis acquisita	Flaumähnliche, seidige Haare an den Ohren, im Gesicht, am Rücken und an den Beinen			
	Erythema gyratum repens	Bandförmige, gerötete Hautbezirke am Stamm und an den proximalen Extremitäten			
	Erythema migrans mit Nekrolyse, insbesondere bei endokrin aktiven Pankreaskarzinomen	Nekrolytische Erytheme in den Achselhöhlen, am Gesäß und in den Leisten			
Nervensystem *Gehirn/Kleinhirn*	**Retinale Degeneration** durch Antikörper gegen retinale Antigene, bei kleinzelligen Bronchialkarzinomen, Mamma-, Zervix-, Endometriumkarzinomen	Visusverminderung, Erblindung, Papillenödem	Elektroretinogramm, Infiltration der Retina durch mononukleäre Zellen, Antikörpernachweis gegen Recoverin		Behandlung der Grunderkrankung
	Enzephalomyelitis bei kleinzelligem Bronchialkarzinom durch Antikörper gegen neuronale nukleäre Antigene	Symptome der Enzephalomyelitis, häufig begleitet durch sensorische Neuropathie	Antikörpernachweis im Liquor		
	Limbische Enzephalitis bei Bronchialkarzinomen und Morbus Hodgkin	Agitiertheit, Verwirrtheit, Gedächtnisverlust, Demenz, Verhaltensstörungen und Persönlichkeitsveränderungen bis hin zur Psychose	EEG, Allgemeinveränderungen		Behandlung der Grunderkrankung
	Hirnstammenzephalitis bei kleinzelligen Bronchialkarzinomen	Nystagmus, Diplopie, Schwindel, Ataxie, Dysarthrie, Dysphagie			Behandlung der Grunderkrankung
	Kleinhirnenzephalitis bei Bronchial-, Ovarial-, Mammakarzinomen und Morbus Hodgkin	Zerebellare Ataxie, Dysarthrie			Behandlung der Grunderkrankung
	Degeneration des Nucleus dentatus bei Neuroblastomen und Bronchialkarzinomen	„Tanzende" Augen und Füße, zerebellare Ataxie, Enzephalopathie			Behandlung der Grunderkrankung
Rückenmark	**Nekrotisierende Myelopathie** bei Bronchialkarzinomen und Lymphomen	Paraplegie, Tetraplegie, Areflexie, Sensibilitätsverlust, Blasenstörungen			Behandlung der Grunderkrankung
	Subakute motorische Neuropathie bei Non-Hodgkin-Lymphomen und Morbus Hodgkin	Schwäche, Muskelatrophien			

Onkologie

Tab. 9.9 (Fortsetzung).

System	Ätiologie und Pathogenese	Symptome	Diagnostik	Komplikationen	Therapie
Periphere Nerven	**Periphere Polyneuropathie**, am häufigsten bei kleinzelligen Bronchialkarzinomen und Ovarialkarzinomen	Sensibilitätsverluste mit Areflexie, Ataxie, distal betonte handschuh- bzw. strumpfförmige Parästhesien, lanzinierende Schmerzen am Rumpf und an den Extremitäten	Nachweis von antimyelinassoziierten Glykoproteinantikörpern		Behandlung der Grunderkrankung; Schmerztherapie
	Demyelinisierende Neuritis (Guillain-Barré-Syndrom) bei Morbus Hodgkin und anderen Lymphomen, seltener bei Lungen-, Mamma-, Magenkarzinomen und Myelomen	Aufsteigende Paralyse, Areflexie, aufsteigender Sensibilitätsverlust	Liquor-Proteingehalt erhöht, Verlangsamung der Nervenleitgeschwindigkeit		Behandlung der Grunderkrankung; Plasmapherese
	Polyneuropathie (PNP) mit Paraproteinämie bei Myelom	Sensorische und motorische PNP-Symptome	Nachweis von antimyelinassoziierten Glykoproteinantikörpern		Behandlung der Grunderkrankung
Neuromuskulärer Übergang	**Lambert-Eaton-Syndrom** bei Bronchialkarzinomen, Mamma-, Prostata- und Magenkarzinomen mit Unterbrechung der präsynaptischen Nervenendigungen	Proximale Schwäche, Mundtrockenheit, Ptose, Ermüdbarkeit	Tensilon®-Test negativ, Elektromyographie		Behandlung der Grunderkrankung; Plasmaaustausch; Immunsuppression
	Myasthenia gravis bei Thymomen durch Zerstörung der postsynaptischen Membranen	Schwäche, Ermüdbarkeit, Ptose, Doppelbilder	Tensilon®-Test positiv, Antikörpernachweis gegen Acetylcholinrezeptor-Untereinheiten		Behandlung der Grunderkrankung
Muskulatur	**Polymyositis/Dermatomyositis** bei unterschiedlichen Tumorerkrankungen und Lymphomen	Proximale Schwäche, Myalgien, Kardiomyopathie	Kreatinkinase im Serum; Histologie: Muskelfasernekrose		Behandlung der Grunderkrankung (s. Polymyositis)
	Nekrotisierende Myopathie bei Bronchialkarzinomen, unbekannte Ursache	Rasch progrediente Schwäche, Dysphagie, Dyspnoe, Erhalt der tiefen Sehnenreflexe			Behandlung der Grunderkrankung
	Stiff-Man-Syndrom bei unterschiedlichen Tumoren, unbekannte Ursache	Diffuse muskuläre Hypotonie			Behandlung der Grunderkrankung
Allgemeinsymptome	**Fieber** als Teil der B-Symptomatik von Lymphomen und bei multiplen soliden Tumoren, evtl. aufgrund von Zytokinausschüttung (IL-1); **cave:** Infektionen				Behandlung der Grunderkrankung
	Kachexie durch Appetitstörungen, Malabsorption, vermehrten Kalorienverbrauch, Ausschüttung von TNF und IL-6 bei der Mehrzahl der Patienten mit gastrointestinalen und Pankreastumoren, Bronchialkarzinomen, seltener bei Mammakarzinomen und anderen Tumoren		Körpergewicht, katabole Stoffwechsellage, z. B. Anstieg des Serum-Harnstoffs		Enteral hoch kalorische Ernährung, Ernährungssonden, parenterale Ernährung; appetitanregend: Megestrolacetat
	Laktatazidose (s. Onkologische Notfälle, Kap. 9.1.10)	Siehe Kapitel 13.2			
	Arthritis bei Lungen-, Mamma- und gastrointestinalen Karzinomen, Lymphomen, Leukämien, Ovarialkarzinomen und Castleman-Syndrom				Behandlung der Grunderkrankung; Schmerztherapie

9.1 Allgemeine internistische Onkologie

werden. Atypische Lokalisationen wie interlobäre oder subpulmonale Ergüsse werden durch einen Röntgen-Thorax in Seitenlage bzw. im CT erfasst.

Bei Pleuraergüssen unklarer Ätiologie sollte eine **diagnostische Pleurapunktion** durchgeführt werden. Bei malignen Pleuraergüssen handelt es sich typischerweise um ein **Exsudat**. In 60–70 % der Fälle können Tumorzellen im Punktat (u.U. erst nach wiederholter Punktion) nachgewiesen werden. Bei negativer Ergusszytologie und fortbestehendem Verdacht auf einen malignen Erguss erfolgt eine Pleurastanzbiopsie bzw. eine thorakoskopisch geführte Pleurabiopsie.

Differentialdiagnose	Ausschlussmaßnahmen
Herzinsuffizienz (T)	Echokardiographie
Lungenembolie (E, T)	Perfusionsszintigraphie
Pneumonie, Empyem (E)	Mikrobiologie
Tuberkulose (E)	Kultur selten positiv, Pleurabiopsie
Pankreatitis (E)	Amylase, Lipase (Serum)
Leberzirrhose (T, selten E)	Histologie
Nephrotisches Syndrom (T)	Eiweißausscheidung im Urin
Peritonealdialyse (T)	Anamnese
Auotimmunerkrankungen (E)	Serologie (ANA, anti-DNA)

E Exsudat ; T Transsudat

Therapie Die Behandlung von Patienten mit malignen Pleuraergüssen ist in den meisten Fällen palliativ; im Vordergrund stehen **Analgesie** und **Entlastungspunktionen**. Grundsätzlich sollten die weiteren therapeutischen Schritte davon abhängig gemacht werden, ob
- die Beschwerden des Patienten tatsächlich durch den malignen Pleuraerguss verursacht sind,
- es sich um einen rasch rezidivierenden Erguss handelt,
- die Lunge der betroffenen Seite eine ausreichende Funktion aufweist und sich entfalten kann,
- ein rasches Ansprechen des Tumors und damit auch die Rückbildung des Ergusses auf eine zytostatische Behandlung nicht erwartet werden kann.

Sind die vorgenannten Voraussetzungen erfüllt, dann kann durch eine **Pleurodese**, d.h. das Ablassen des Ergusses und die Ausdehnung der Lunge durch eine Saugdrainage mit anschließender Verklebung der beiden Pleurablätter durch intrapleurales Einbringen fibrosierender Substanzen in den Pleuraspalt, die Ergussproduktion zum Sistieren gebracht werden.

In ausgesuchten Einzelfällen (insbesondere Patienten mit gutem Allgemeinzustand und relativ günstiger Prognose), in denen alle oben genannten Therapieverfahren scheitern, können **chirurgische Verfahren** wie die Anlage eines pleuroperitonealen Shunts oder die Pleurektomie zum Einsatz kommen.

Verlauf und Prognose Die Prognose von Patienten mit malignem Pleuraerguss hängt von der Histologie des Primärtumors ab.

Zusammenfassung

- Häufigste Ursachen: Bronchialkarzinom (Mann), Mammakarzinom (Frau)
- Wichtigste Symptome: Dyspnoe, Husten und Thoraxschmerz
- Wichtigste diagnostische Maßnahme: Sonographie
- Wichtigste therapeutische Maßnahme: Punktion

Maligner Perikarderguss

Engl. Begriff: Malignant Pericardial Effusion

Definition Ansammlung von Flüssigkeit zwischen Peri- und Epikard mit zytologischem Nachweis von Tumorzellen in der Ergussflüssigkeit.

Epidemiologie Betroffen sind ca. 5 % aller Patienten mit malignen Erkrankungen. Häufigste zugrunde liegende solide Tumoren sind das Bronchial- und Mammakarzinom, unter den hämatologischen Erkrankungen sind Non-Hodgkin-Lymphome und akute Leukämien am häufigsten.

Ätiologie und Pathogenese Entstehung meist durch Infiltration eines benachbarten tumorösen Prozesses per continuitatem in das Perikard. Die Mechanismen, die zur Ergussbildung führen, sind mit denen bei der Entstehung maligner Pleuraergüsse vergleichbar.

Symptome Typisch sind Beschwerden einer **Herzinsuffizienz**. Bei schwerer Dyspnoe, Tachypnoe, Zyanose und thorakalen Schmerzen muss an einen sehr großen Perikarderguss oder eine akute Perikardtamponade gedacht werden.

Diagnostik **Klinisch** zeigen sich Halsvenenstauung, tachykarder, paradoxer Puls sowie niedriger arterieller Blutdruck. Bei der **Perikardtamponade** (Notfall!) stehen Zeichen des sich entwickelnden kardialen Schocks (Tachykardie, arterielle Hypotonie), pulmonale Stauung und Zyanose im Vordergrund.

Mittels **Echokardiographie** können die Diagnose schnell und zuverlässig gestellt und das Ausmaß sowie die hämodynamische Relevanz des Ergusses abgeschätzt werden. **EKG-Zeichen** sind Niedervoltage, Tachykardie sowie unspezifische ST- und T-Strecken-Veränderungen. Im **Röntgen-Thorax** erscheint die Herzsilhouette verbreitert („Bocksbeutelform"). Ist der Perikarderguss hämodynamisch relevant und führt zu einer deutlichen Beeinträchtigung der myokardialen Pumpleistung, können auch radiologische Zeichen der Linksherzinsuffizienz vorhanden sein.

Für die weitere Abklärung ist eine **Perikardpunktion** erforderlich. Beim malignen Erguss ist die Ergusszytologie in 80–90 % der Fälle positiv. In Einzelfällen wird zur Diagnosestellung eine **Perikardbiopsie** erforderlich.

Onkologie

Differentialdiagnose	Ausschlussmaßnahmen
Infektionen: Tuberkulose, Virusinfektion, abdominelle Infektionen, pulmonale Mykosen	Mikrobiologie
Postmyokardinfarkt-/Postperikardiotomie-Syndrom	Anamnese
Aneurysma dissecans	Transösophageales Echo
Systemischer Lupus erythematodes	Serologie
Rheumatoide Arthritis	Radiologische Diagnostik
Urämie	Harnstoff
Iatrogen: Mediastinalbestrahlung, Arzneimittelnebenwirkung, endokardiale Kathetermanipulation, Sonden	Anamnese

Therapie Die Behandlung ist meist **palliativ**. Beeinträchtigt der Erguss die kardiale Funktion, ist eine Drainage erforderlich (Perikardiozentese). Bei chemosensiblen Tumoren ohne Beeinträchtigung der Herzfunktion (kleinzelliges Bronchialkarzinom, Mammakarzinom, Non-Hodgkin-Lymphom) kann primär eine zytostatische Behandlung durchgeführt werden.

Bereits die **Punktion** kann zum anhaltenden Verschwinden des Ergusses führen; auch eine **Perikardese** mit fibrosierenden Substanzen ist möglich.

Bei therapierefraktären Perikardergüssen kommen die **pleuroperikardialen Fensterung** bzw. komplette **Perikardektomie** in Betracht. Die Indikation zu dieser chirurgischen Therapie ist abhängig vom Allgemeinzustand des Patienten und dessen individueller Prognose.

Verlauf und Prognose Bei soliden Tumoren ist ein Perikarderguss in den meisten Fällen ein Zeichen für eine weit fortgeschrittene Erkrankung mit entsprechend ungünstiger Prognose.

Zusammenfassung

- Häufigste Ursachen: Bronchial- und Mammakarzinome
- Wichtigstes Symptom: Zeichen der Herzinsuffizienz
- Wichtigste diagnostische Maßnahme: Echokardiographie
- Wichtigste therapeutische Maßnahme: Drainage

Maligner Aszites

Engl. Begriff: Malignant Ascites

Praxis

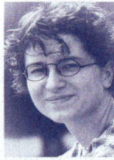

In der Notfallaufnahme eines Städtischen Krankenhauses stellt sich Frau Hampe vor, inzwischen 63 Jahre alt. Sie beschreibt rezidivierenden Subileus-Beschwerden und eine deutliche Zunahme ihres Bauchumfanges. Die Zunahme ihres Leibumfanges habe sie schon vor vier Monaten bemerkt, aber auf hartnäckige Probleme beim Stuhlgang zurückgeführt und aus diesem Grund pflanzliche Abführmittel eingenommen. Unter regelmäßiger Einnahme von Abführmitteln habe sie bis vor etwa zwei Wochen zweimal wöchentlich Stuhlgang gehabt. Auffälligkeiten im Stuhl wie Blut oder Schleim hat Frau Hampe nicht festgestellt. 14 Tage vor der stationären Aufnahme habe sie dann erstmals bohrende, diffuse Bauchschmerzen bemerkt, die Stuhlfrequenz habe trotz Laxanzieneinnahme abgenommen. Gleichzeitig haben der Bauchumfang rapide zugenommen und ihr Allgemeinbefinden sich deutlich verschlechtert.

Die aufnehmende Ärztin stellt bei der kachektischen Frau Hampe ein prall-elastisch aufgetriebenes Abdomen fest. Bereits bei der körperlichen Untersuchung lässt sich Aszites nachweisen. Darmgeräusche sind spärlich; die rektale Untersuchung ist unauffällig. Die Sonographie bestätigt einen massiven Aszites und zeigt mehrere, unmittelbar der inneren Bauchwand anhaftende, bis zu 3 cm große, echoarme knotige Raumforderungen sowie zwei weitere Läsionen im rechten Leberlappen. Im kleinen Becken findet sich rechts parauterin ein ca. 6 × 8 cm großer Tumor, der den Verdacht auf ein metastasiertes Ovarialkarzinom lenkt. Noch am selben Tag werden drei Liter serosanguinöser Aszites abpunktiert. Der Tumormarker CA 125 im Aszites ist deutlich erhöht; die zytologische Untersuchung zeigt epitheliale Tumorzellen, die in der immunzytologischen Untersuchung CA-125-positiv sind. Die mittels sonographischer Punktion einer Peritonealmetastase gewonnene Histologie sichert die Diagnose eines wenig differenzierten epithelialen Ovarialkarzinoms. Eine palliative Chemotherapie wird eingeleitet (Frau Hampe kommt auch in Kap. 7 vor).

Definition Unter malignem Aszites versteht man die intraperitoneale Ansammlung von Flüssigkeit mit zytologischem Nachweis von Tumorzellen in der Ergussflüssigkeit.

Epidemiologie Er entsteht meist infolge weit fortgeschrittener intraabdomineller Tumorerkrankungen mit peritonealer Metastasierung. Zugrunde liegen häufig gynäkologische Tumoren wie das Ovarialkarzinom oder Endometriumkarzinome, daneben auch kolorektale Karzinome, Magen- und Pankreaskarzinome.

Ätiologie und Pathogenese Bei intraabdominellen Tumoren oder Tumoren des Beckens erfolgt eine peritoneale Metastasierung meist durch eine lokale Infiltration des Peritoneums ausgehend vom Primärtumor. Es kommt zur konsekutiven Aussaat von Tumorzellen im Peritoneum unter Bildung disseminierter Tumoren. Die Mechanismen, die zur Ausbildung eines malignen Aszites führen, sind mit denen bei der Entstehung maligner Pleuraergüsse vergleichbar.

9.1 Allgemeine internistische Onkologie

Symptome Typisch sind die progrediente Zunahme des Bauchumfanges, Völlegefühl, Appetitlosigkeit, Obstipation und zunehmende Dyspnoe durch Erhöhung des intraabdominellen Drucks mit konsekutivem Zwerchfellhochstand.

Diagnostik Die Nachweisgrenze für Perkussion und Palpation liegt bei etwa 1 000 ml; per **Sonographie** lassen sich sogar kleinste Aszitesmengen von 10 ml nachweisen. Auch umschriebene Aszitesansammlungen, z.B. im Recessus hepatorenalis oder im Douglas-Raum, können erkannt werden. Zur weiteren Abklärung ist eine **Punktion** (**Parazentese**) mit zytologischer Untersuchung erforderlich, sowie ggf. Tumorsuche zur ätiologischen Zuordnung.

Differentialdiagnose	Ausschlussmaßnahmen
Lebererkrankungen (portale Hypertonie bei Leberzirrhose, Pfortaderthrombose, Budd-Chiari-Syndrom)	(Doppler-)Sonographie
Akute Pankreatitis	Serum-Lipase
Herzerkrankungen (Rechtsherzinsuffizienz, Pericarditis constrictiva)	Echokardiographie
Hypoproteinämie (nephrotisches Syndrom, enteraler Eiweißverlust)	Gesamteiweiß im Serum
Infektionen (tuberkulöse Peritonitis, Filariasis)	Mikrobiologie
Systemischer Lupus erythematodes	Serologie (ANA, Anti-DNA)

Therapie Wiederholte **Punktionen** zur Entlastung des erhöhten intraabdominellen Drucks und der damit verbundenen Beschwerden können kontralateral des McBurney'schen Punktes mit geringem Risiko durchgeführt werden.

Für die **intraperitoneale Chemotherapie** stehen verschiedene Substanzen zur Verfügung (Cisplatin, Carboplatin, Paclitaxel, 5-Fluorouracil), die in Abhängigkeit von der zugrunde liegenden Erkrankung und individuellen Kontraindikationen gewählt werden.

Eine **chirurgische Therapieoption** besteht in der Anlage eines peritoneovenösen Shunts (Denver-Shunt oder Le-Veen-Shunt), der über ein Schlauchsystem eine Verbindung zwischen Peritonealhöhle und oberer Hohlvene schafft. Das Verfahren ist sehr komplikationsträchtig und kommt nur in Einzelfällen zum Einsatz.

Verlauf und Prognose Chemosensible Tumoren mit kleinknotiger (< 2 cm Durchmesser) peritonealer Metastasierung sind prognostisch günstiger; hier kann mit intraperitonealer Therapie eine gute und gelegentlich lang anhaltende Palliation erreicht werden. Dagegen liegt das mediane Überleben bei Patienten mit therapierefraktären peritonealen Metastasen oder großen intraabdominellen Tumormassen im Bereich von Wochen bis wenigen Monaten.

Zusammenfassung

- Häufigste Ursachen: gynäkologische und gastroinestinale Tumoren
- Wichtigste Symptome: Zunahme des Bauchumfanges, Völlegefühl, Obstipation
- Wichtigste diagnostische Maßnahme: Sonographie
- Wichtigste therapeutische Maßnahme: wiederholte Parazentesen

---

Zur weiteren Information

Literatur

Ansari, T., S. Idell: Management of undiagnosed persistent pleural effusions. Clin Chest Med 1998; 19: 407–17.
Antony, V. B.: Pathogenesis of malignant pleural effusions and talc pleurodesis. Pneumol 1999; 53: 493–8.
DeVita, V. T., S. Hellman, S. A. Rosenberg: Cancer: Principles and Practice of Oncology. Lippincott, Philadelphia 1997.
Murray, J. F., J. A. Nadel: Textbook of Respiratory Medicine. Saunders, Philadelphia 2000.
Sahn, S. A.: The pleura. Am Rev Respir Dis 1988; 138: 134–234.
Schmoll, H.-J., K. Höffken, K. Possinger: Kompendium Internistische Onkologie. Springer, Berlin 1999.

Internet-Links

http://www.cancer.org
http://www.eMedguides.com
http://www.cancernet.nci.nih.gov/searchoptions.html
http://www.ncbi.nlm.nih.gov/PubMed

9.1.10 Onkologische Notfälle

W. E. BERDEL, P. STAIB

Notfälle bei onkologischen Patienten werden in drei Gruppen eingeteilt:
- Notfälle, die durch den Tumor direkt verursacht werden,
- systemische Reaktionen auf metabolische oder hormonelle Entgleisungen sowie Störungen der Gerinnung,
- behandlungsassoziierte Notfälle.

Notfälle infolge lokalen Tumorwachstums

Vena-cava-superior-Syndrom (VCSS)

Engl. Begriff: Superior Vena Cava Syndrome (SVCS)

Praxis

Eine 28-jährige Patientin bemerkt seit zwei bis drei Wochen eine zunehmende Schwellung des Gesichts, des

Halses und ein Schweregefühl beider Arme. Ihre Stimme wird immer heiserer, nachts schwitzt sie neuerdings, und ihre Leistungskraft lässt nach. Der Hausarzt stellt venöse Erweiterungen am vorderen Brustkorb und prall gefüllte Halsvenen fest. Im Röntgen-Thorax sieht man eine Verbreiterung des vorderen, oberen Mediastinums. Die Patientin wird sofort in eine hämatolgisch-onkologische Spezialabteilung eingewiesen. Dort werden ein Thorax-CT und eine Mediastinoskopie mit Probenentnahme durchgeführt. Im CT zeigt sich eine schlitzförmige, subtotale Verlegung der V. cava superior. Eine Therapie mit Glukokortikoiden und – nach blutungsarmem Verlauf der Mediastinoskopie – eine prophylaktische Heparinisierung werden eingeleitet. Die Beschwerden der Patientin bilden sich unter dieser Behandlung innerhalb von 48 h fast vollständig zurück. Die Histologie zeigt ein Non-Hodgkin-Lymphom. Nach den Untersuchungen zur Stadieneinteilung wird die Patientin in einer bundesweiten Therapiestudie mit Chemotherapie und anschließender Radiotherapie behandelt.

Definition Durch Kompression der V. cava superior von außen oder durch Lumenverlegung wird der venöse Rückstrom aus dem Kopf-Hals-Bereich und den oberen Extremitäten behindert. Das Gefäß kann vollständig verlegt sein.

Epidemiologie Am häufigsten wird das VCSS durch maligne Prozesse im Mediastinum hervorgerufen und ist oft das erste Symptom, durch das der Tumor auf sich aufmerksam macht. Führend sind das kleinzellige und das plattenepitheliale Bronchialkarzinom sowie Non-Hodgkin-Lymphome, Thymome und mediastinale Keimzelltumoren.

Ferner können Thrombosierungen der V. cava im Rahmen von Gerinnungsstörungen bei onkologischen Patienten ein VCSS verursachen (s. u.). Behandlungsassoziiert kann es auch durch Verwendung zentralvenöser Katheter (ZVK) zum VCSS kommen.

Ätiologie und Pathogenese Durch Kompression von außen oder Verlegung des Lumens kommt es zu einer Verminderung des Querdurchmessers des Gefäßes und einer Behinderung des venösen Rückstroms in das rechte Herz. Direkte Folge sind das Anschwellen des Kopf-Hals-Bereiches, beider Arme und des oberen Thorax sowie die Bildung von Kollateralgefäßen.

Symptome Häufig sind Schwellungen des Halses einschließlich der Zunge und des Gesichtes, Stauungsgefühl und Schwere in beiden Armen, Luftnot, Husten, Atemnot, Kopfschmerzen und Dysphagie.

Diagnostik Klinisch stehen die ödematöse Anschwellung von Kopf und Hals, insbesondere mit Lidödem und Zungenschwellung, sowie sichtbare venöse Kollateralgefäße im Thoraxbereich im Vordergrund. Die Halsvenen sind auch in aufrechter Körperhaltung gestaut. Die Venen des Handrückens kollabieren bei Anheben der Arme erst spät oder gar nicht. Zungen- und Lippenzyanose kommen vor, in ausgeprägten Fällen auch Hirndruckzeichen. Ein frühes Zeichen kann Heiserkeit infolge eines Larynxödems sein.

Die Diagnose wird in der Regel klinisch gestellt. Anhand des Röntgen-Thorax in zwei Ebenen, Thorax-CT und evtl. MRT werden die Mediastinalverbreiterung und die Kontrastmittelanatomie der V. cava superior dargestellt; ein Pleuraerguss kann nachgewiesen oder ausgeschlossen werden. Um vor Einleitung einer adäquaten Therapie die Ursache der Erkrankung zu eruieren, ist eine Bronchoskopie mit Histologiegewinnung oder eine transthorakale Punktion bis hin zur operativen mediastinalen Gewebeentnahme notwendig. Diese Maßnahmen sollten möglichst vor Einleitung einer Therapie erfolgen; weitere Staginguntersuchungen folgen dann nach Behandlungsbeginn.

Differentialdiagnose	Ausschlussmaßnahmen/ Unterscheidungskriterium
Nichtonkologische Ursachen eines VCSS ■ Aortenaneurysma ■ Schilddrüsenhypertrophie ■ Mediastinitis	CT, MRT mit Kontrastmittel
Quincke-Ödem (angioneurotisches Ödem)	Klinik: schnelleres Auftreten und Verschwinden (meist innerhalb von Stunden), bevorzugt auf Zunge, Lippen und Augen, keine Umgehungskreisläufe sichtbar

Therapie Nach den diagnostischen Erstmaßnahmen einschließlich Gewebegewinnung kann eine **symptomatische Therapie** mit Steroiden und prophylaktischer Heparinisierung begonnen werden. Sauerstoffzufuhr, Lagerung des Patienten mit erhöhtem Oberkörper und Gabe von Diuretika können im Einzelfall indiziert sein. Stentimplantationen in die V. cava superior bei drohendem Verschluss werden zunehmend häufiger durchgeführt.

Die eigentliche **kausale Therapie** richtet sich nach dem histologischen Befund. Eine chirurgische Maßnahme kommt in der Regel nur bei benignen Tumoren (selten!) in Frage, eine notfallmäßige Strahlentherapie sollte möglichst vermieden werden, um die Patienten je nach Histologie einer krankheits- und stadiengerechten onkologischen Therapie zuführen zu können. Diese besteht in der Regel aus einer Kombination von Chemo- und Strahlentherapie.

Wurde das VCSS durch einen **Venenkatheter** hervorgerufen, muss dieser entfernt und in seltenen Fällen auch eine Lysetherapie, z.B. mit Urokinase, erwogen werden. Zur Prophylaxe bei liegendem ZVK ist die regelmäßige prophylaktische Spülung des Katheters zu erwägen.

Verlauf und Prognose Allgemein ist die Prognose des VCSS gut, jedoch abhängig von der zugrunde liegenden mediastinalen Erkrankung. Kann das Tumorleiden effektiv therapiert werden, tritt auch rasch eine Besserung ein.

Komplikationen Das VCSS entsteht in der Regel innerhalb von Tagen bis Wochen. Es kann durch ein schnelles Tumor-/Lymphomwachstum mit vollständigem Verschluss des Gefäßes und konsekutiven Hirndruckzeichen kompliziert werden. Eine weitere lebensbedrohliche Komplikation ist die Obstruktion der Trachea.

Zusammenfassung

- Häufigste Ursache: Kompression der V. cava superior von außen durch Tumor (oft Bronchialkarzinom)
- Wichtigste Symptome: Schwellungen im Kopf-Hals-Bereich, Venenstauung
- Wichtigste diagnostische Maßnahme: Probenentnahme
- Wichtigste therapeutische Maßnahmen: symptomatisch Steroide, kausale Therapie des Grundleidens

Weitere Notfälle durch lokales Tumorwachstum

Abgesehen vom VCSS kann es zu Notfällen durch Tumorwachstum in unterschiedlichen anderen Lokalisationen kommen. Tabelle 9.10 fasst die Charakteristika dieser Situationen zusammen. Zum malignen Perikarderguss siehe Kapitel 9.1.9.

Systemische Komplikationen bei onkologischen Patienten

Hyperkalzämie

Engl. Begriff: Hypercalcemia

Definition Es handelt sich um eine tumorassoziierte Erhöhung des Kalziums mit symptomatischen Auswirkungen auf den Gastrointestinaltrakt, das kardiovaskuläre System, die Niere und das ZNS.

Epidemiologie Die Hyperkalzämie ist eines der häufigsten paraneoplastischen Syndrome, welches bei bis zu einem Drittel der Patienten mit fortgeschrittenen Tumorerkrankungen auftritt. Am häufigsten kommt es bei Patienten mit multiplem Myelom vor. Auch Patienten mit metastasierten Bronchialkarzinomen, Nierenzellkarzinomen, Prostatakarzinomen und Mammakarzinomen sowie Tumoren des Kopf- und Halsbereiches können Hyperkalzämien entwickeln.

Ätiologie und Pathogenese Ursächlich für die Hyperkalzämie ist häufig eine vermehrte Freisetzung von Kalzium aus dem Skelettsystem im Rahmen einer erhöhten Proliferation und Aktivität von Osteoklasten. Daneben kann es in den Nierentubuli zu einer vermehrten Rückresorption von Kalzium kommen. Pathogenetisch bedeutsam für die vermehrte Knochenfreisetzung ist bei vielen Patienten das mit dem Parathormon (PTH) teilweise homologe Peptid PTH-rP, welches beide pathogenetischen Mechanismen am Skelettsystem und an der Niere unterstützen kann. Weitere bedeutsame, von Tumorzellen gebildete Faktoren in der Entstehung der Hyperkalzämie sind Zytokine wie Transforming Growth Factors (TGF), Interleukin-1 und Interleukin-6 sowie Interferon-Alpha.

Symptome Die Symptomatik der Hyperkalzämie ist abhängig von der Höhe des Serum-Kalziums. Hierbei ist das **ionisierte Kalzium** von Bedeutung. Patienten mit malignen Tumoren haben häufig Hypalbuminämien, so dass der Wert des Gesamtkalziums (proteingebundenes plus ionisiertes Kalzium) das Maß der Hyperkalzämie nicht immer korrekt wiedergibt. Die Beschwerden und Symptome der Patienten umfassen

- **gastrointestinale Symptome** wie Übelkeit, Erbrechen, Obstipation, abdominelle Beschwerden,
- **kardiale Symptome** wie Arrhythmien,
- **renal bedingte Symptome** wie Polyurie, Polydipsie, Nykturie, Exsikkose,
- **ZNS-Symptome** wie Müdigkeit, Muskelschwäche, Appetitlosigkeit, Verwirrtheit, Veränderung der Persönlichkeit und des Bewusstseins bis hin zum Koma.

Diagnostik Die Bestimmung des ionisierten Serum-Kalziums steht im Zentrum der Diagnostik. Durch entsprechende bildgebende Verfahren wie Röntgenübersichtsaufnahmen und Kernspintomographie bei Plasmozytomen können die skelettalen Absiedelungen der zugrunde liegenden malignen Erkrankungen quantifiziert werden. Darüber hinaus kann das PTH-rP bestimmt werden.

Therapie Patienten mit asymptomatischer Hyperkalzämie sollten eine **kalziumarme Diät** einhalten und viel trinken. Für Patienten mit symptomatischer Hyperkalzämie stehen folgende Maßnahmen zur Verfügung:
- Rehydratation des intravasal fehlenden Flüssigkeitsvolumens,
- beschleunigte Diurese mit Schleifendiuretika,
- osteoklastenhemmende Bisphosphonate wie Pamidronat (60–90 mg über mindestens vier Stunden, Wiederholung nach drei bis vier Wochen) oder Ibandronat,
- Glukokortikoide zur Verminderung der Resorption von Kalzium aus dem Darm,
- Calcitonin zur Verminderung der tubulären Kalziumrückresorption und Hemmung der Osteoklasten,
- in schweren Fällen Dialyse.

Die Verwendung von zytostatischen Medikamenten wie Mithramycin ist wegen ihrer Nebenwirkungen seit Einführung der Bisphosphonate nur noch selten notwendig.

Die **prophylaktische** Verabreichung von **Bisphosphonaten** hat bei Patienten mit skelettalen Ereignissen, die an Mammakarzinomen oder multiplen Myelomen leiden, einen die Überlebenszeit verlängernden Effekt. Die zugrunde liegenden Mechanismen sind bisher noch nicht bekannt. Daneben kann bei Patienten mit diesen Erkrankungen das Auftreten skelettaler Ereignisse, wie Schmerzen oder pathologische Frakturen, verzögert werden.

Verlauf und Prognose Mit den angegebenen therapeutischen Maßnahmen ist es in der Regel möglich, den Serum-Kalzium-Spiegel zu normalisieren, so dass die Symptome verschwinden. Die Prognose wird bestimmt durch den Erfolg der Therapie der Grunderkrankung.

Komplikationen Insbesondere die ZNS-Symptomatik kann ohne adäquate Therapie schwerwiegende Verläufe bis hin zum Koma annehmen. Der häufig assoziierte skelettale Befall durch den malignen Tumor kann zu pathologischen Frakturen ohne adäquates Trauma führen.

Onkologie

Tab. 9.10 Notfälle durch lokales Tumorwachstum.

Art des Notfalls	Ätiologie/Pathogenese	Symptome	Diagnostik	Komplikationen	Therapie
Perikarderguss	Bronchialkarzinome Mammakarzinome Leukämien Lymphome Komplikationen durch Radio- und Chemotherapie	Häufig asymptomatisch Dyspnoe Husten Thorakale Schmerzen Herzinsuffizienz	Klinik: ■ Stauung der Halsvenen ■ Hepatomegalie ■ periphere Ödeme ■ Zyanose ■ Pulsus alternans ■ kleine Blutdruckamplitude ■ Perikardreiben ■ leise Herztöne Röntgen-Thorax Echokardiographie Punktion mit Zytologie	Perikardtamponade Hämodynamische Instabilität	Drainage Perikardfensterung
Intestinale Obstruktion	Häufig kolorektale Tumoren Ovarialkarzinome Paraneoplastische Neuropathie bei Bronchialkarzinomen Sekundäre Fibrosierung nach Radiotherapie	Kolikartige Schmerzen Ileussymptome	Klinik: ■ geblähtes Abdomen ■ tympanitischer Klopfschall ■ Darmgeräusche wie bei mechanischem Ileus, später wie bei paralytischem Ileus Rö-Leeraufnahme des Abdomens: multiple Spiegel und geblähte Darmschlingen DD: paralytischer Ileus, z.B. nach Vinca-Alkaloiden	Ileusruptur	Fakultativ konservativ: ■ Magensonde ■ Antiemetika ■ Spasmolytika ■ Analgetika ■ Octreotid Chirurgisch
Gallenwegsobstruktion	Pankreastumoren Lebertumoren Periduktale Lymphknotenmetastasen Gastrointestinale Tumoren Mammakarzinome Lungenkarzinome	Ikterus Acholische Stühle Dunkler Urin Pruritus Gewichtsverlust	Sonographie CT Cholangiographie	Schwere Malresorption Infektionen der Gallenwege	Stent Operative Ableitung Radiotherapie ± Chemotherapie
Spinalkanalobstruktion	Bronchialkarzinom (am häufigsten) Mammakarzinom Prostatakarzinom Kompressionsfraktur bei multiplem Myelom Kompression oder Einwachsen durch die Foramina intervertebralia	Schmerzen lokal und radikulär ausstrahlend Sensorische neurologische Ausfälle Störungen der Sphinkterfunktion von Blase und Anus Motorische Ausfälle	Neurologische Untersuchung zur Lokalisation und hinsichtlich sensorischer und motorischer Ausfälle Kernspintomographie CT	Querschnittslähmung	Glukokortikoide Schmerzmedikation Evtl. Dekompression, z.B. durch Laminektomie oder Wirbelkörperentfernung mit nachfolgender Stabilisierung Strahlentherapie/Chemotherapie je nach Entität
Steigerung des Hirndrucks	Hirnmetastasen (sehr häufig!) Bronchialkarzinome Mammakarzinome Maligne Melanome Nierenzellkarzinome Hirnödem Infiltration der Meningen durch Leukämie- oder Lymphomzellen Primäre Hirntumoren	Kopfschmerzen Übelkeit Erbrechen Krampfanfälle Hirnödem Persönlichkeitsveränderungen Meningismus Neurologische Ausfälle	Klinik: ■ Stauungspapille ■ Sehstörungen ■ Meningismus Neurologische Untersuchung Kernspintomographie CT DD bei Krampfanfällen: ■ metabolische Störungen ■ Infarkt ■ Blutungen ■ therapieassoziiert	Einblutungen Krampfanfälle Atemstillstand durch Einklemmung	Überwachung der Vitalfunktionen Glukokortikoide (Dexamethason hoch dosiert) Radiotherapie Evtl. Neurochirurgie Antikonvulsive Behandlung

9.1 Allgemeine internistische Onkologie

Syndrom der inadäquaten ADH-Sekretion (SIADH)

Engl. Begriff: Syndrome of Inappropriate Antidiuretic Hormone Secretion (SIADH)

Definition Es handelt sich um eine Hyponatriämie mit hoher Urin-Osmolalität und hoher Natriumausscheidung im Urin aufgrund einer tumorassoziierten ADH-Überproduktion.

Epidemiologie Die ektope Produktion von ADH kann in bis zu einem Drittel der Patienten mit kleinzelligen Bronchialkarzinomen auftreten, kommt jedoch auch bei anderen Erkrankungen vor. Selten wird ihr Auftreten durch Chemotherapeutika gefördert.

Ätiologie und Pathogenese Infolge einer ektopen Produktion von ADH durch Tumorzellen kommt es zu Hyponatriämie, erhöhter Urin-Osmolalität und hoher Natriumausscheidung im Urin.

Symptome Die Patienten werden erst bei ausgeprägterem SIADH symptomatisch, dann bestehen Appetitlosigkeit, Depressionen, Persönlichkeitsveränderungen mit Verwirrtheit, Reizbarkeit bis hin zum Koma. Neurologische Symptome mit Areflexie und Krampfanfällen kommen vor.

Diagnostik Die Bestimmung des Natriums im Serum, der Serum- und Urin-Osmolalität sowie der Natriumkonzentration im Urin stehen im Vordergrund.

Differentialdiagnose	Ausschlussmaßnahmen
Nieren- oder Nebenniereninsuffizienz	Labor, Nierenwerte
Hypothyreose mit paralleler Hyponatriämie und erhöhter Urin-Osmolalität	FT_3, FT_4, TSH
Erkrankungen des ZNS mit ähnlicher Symptomatik (Schädelfraktur, subdurales Hämatom, Subarachnoidalblutung, Enzephalitis, Meningitis, Guillain-Barré-Syndrom)	Schädel-CT, evtl. MRT, Liquorpunktion
Nichtmaligne Erkrankungen der Lunge (Tuberkulose, Abszesse, Pneumonien, chronisch-obstruktive Lungenerkrankung)	Anamnese, Klinik, Rö-Thorax, Lungenfunktion, mikrobiologische Untersuchung
Medikamente: Vincristin, Vinblastin, Cyclophosphamid, Cisplatin	Medikamentenanamnese

Therapie Die Behandlung des SIADH besteht in einer Restriktion der Flüssigkeitszufuhr, einer kontrollierten Infusion von höherprozentigen Kochsalzlösungen, fakultativ in Kombination mit Furosemid. Hierbei sollte die Korrektur des Natriumspiegels langsam erfolgen, um eine zentrale pontine Myelinolyse durch Flüssigkeitsverschiebungen zu verhindern. Des Weiteren steht als ADH-inhibierende Substanz Demeclocyclin zur Verfügung. Lithium kann ebenfalls verwendet werden.

Verlauf und Prognose Die Prognose des SIADH wird grundsätzlich durch die Effektivität der Therapie der zugrunde liegenden Tumorerkrankung, z. B. des kleinzelligen Bronchialkarzinoms, bestimmt.

Komplikationen Die Hyponatriämie kann zum Tode des Patienten führen.

Seltene Notfälle im Rahmen metabolischer Entgleisungen bei Tumorpatienten

Im Verlauf unterschiedlicher Tumorerkrankungen kann es seltener zu einer **Laktatazidose**, einer **Hypoglykämie** und einer **Nebenniereninsuffizienz** mit Addison-Krise kommen. Für die Ätiologie, Pathogenese, Symptomatologie und Therapie sei auf die entsprechenden Fachkapitel dieses Buches verwiesen.

Notfälle infolge von Gerinnungsstörungen bei Tumorpatienten

Für die Pathophysiologie der Thrombozytenfunktion und der plasmatischen Gerinnung wird auf Kapitel 5.10U verwiesen. Auch für Tumorpatienten gilt, dass es durch Veränderungen der Gefäßwand, der Blutströmung und der Blutzusammensetzung (Virchow'sche Trias) zu Gerinnungsstörungen kommen kann. Dabei finden sich bei Patienten mit hämatologischen Neoplasien eher Blutungskomplikationen. Diese werden in den hämatologischen Kapiteln besprochen. Bei Patienten mit soliden Tumoren dagegen finden sich nicht selten thrombembolische Komplikationen, die zu Notfällen führen können. Demgegenüber geht eine Chemotherapie oder auch eine Radiotherapie häufig mit einer Myelosuppression und damit einer Thrombozytopenie einher. Hier kann es auch bei Patienten mit soliden Tumoren zu Blutungskomplikationen kommen.

Thrombembolische Komplikationen

Engl. Begriff: Thromboembolic Complications

Definition Es handelt sich um tiefe Beinvenenthrombosen, Lungenembolien, arterielle Thrombembolien, das Krankheitsbild der Thrombophlebitis migrans und seltener um periphere mikrovaskuläre arterielle Thrombosen mit Gangrän, die nichtbakterielle Endokarditis, Lebervenen- und Pfortaderthrombosen, zerebrale Embolien und die Sinusvenenthrombose.

Epidemiologie Die Inzidenz von Thrombosen wird im Verlauf von Tumorerkrankungen mit bis zu 30 % angegeben. Häufige zugrunde liegende Tumoren sind Bronchialkarzinome, Pankreaskarzinome, gastrointestinale Karzinome, gynäkologische Tumoren und Prostatakarzinome.

Ätiologie und Pathogenese Nicht selten spielen krankheitsbedingte Exsikkosezustände, Immobilisation und Bettruhe eine ätiologische Rolle. Gefäße können durch Tumorwachstum komprimiert werden, was konsekutiv zu einer Flussverlangsamung führt (s. Vena-cava-superior-Syndrom). Zusätzlich kann es, wie z. B. beim Einbruch des Nierenzellkarzinoms in die V. cava inferior, zur Endothelzellschädigung mit konsekutiver Freisetzung prokoagulatorischer Substanzen kommen. Bei vielen Tumoren kommt es im Rahmen der unspezifischen Akute-Phase-Reaktion auch zur Erhöhung von Gerinnungsfaktoren und zu Störungen der Inhibitoren der plasmatischen Gerinnung.

Des Weiteren können die Zellen vieler Tumoren direkt prokoagulatorische Substanzen wie den Tissue Factor und gerinnungsaktivierende Zytokine freisetzen. Einige dieser Zytokine mit breiteren Wirkungsdomänen wie z. B. das Interleukin-3 oder der Granulozyten-Makrophagen-koloniestimulierender Faktor (GM-CSF) führen zu einer zusätzlichen Stimulation der Thrombopoese. Wahrscheinlich infolge einer solchen Zytokinproduktion findet sich bei einigen Patienten mit malignen Tumoren nicht nur eine Leukozytose, sondern auch eine Thrombozytose, die bis hin zu Zahlen von über 1 Mio./µl gehen kann und damit einen relevanten thrombembolischen Risikofaktor darstellt.

Symptome Für die Symptomatik der oben genannten thrombembolischen Komplikationen sei auf die entsprechenden Spezialkapitel verwiesen. Von großer Bedeutung ist, dass ein Teil der genannten Störungen als **paraneoplastisches Syndrom** der eigentlichen Manifestation des Tumorleidens um mehrere Monate vorausgehen kann. Dies muss differentialdiagnostisch bedacht werden und kann für die **Frühdiagnose** einiger Tumoren eine große Rolle spielen.

Das Krankheitsbild der **Thrombophlebitis migrans** (Trousseau-Syndrom) ist klinisch durch wechselnde und rezidivierende Thrombophlebitiden in allen Extremitäten, aber auch am Rumpf gekennzeichnet, die eine Tendenz zur Spontanrückbildung zeigen und selten auf Antikoagulation reagieren. Es existiert eine Assoziation mit Magen- und Pankreaskarzinomen.

Für die Krankheitsbilder der „veno-occlusive disease" und des Budd-Chiari-Syndroms sowie der Leber- und Pfortaderthrombosen sei auf die entsprechenden Spezialkapitel verwiesen.

Diagnostik Bis auf die Feststellung einer erhöhten Thrombozytenzahl bringen Labortests wie z. B. die Bestimmung der globalen Gerinnungsparameter zusätzlich zur klinisch charakteristischen Beschwerdesymptomatik häufig keinen Gewinn. Für wissenschaftliche Fragestellungen wird in den letzten Jahren auch bei Tumorpatienten eine Reihe von Substanzen hinsichtlich ihrer Fähigkeit untersucht, Marker für eine Aktivierung des Gerinnungssystems zu sein. Hierunter ist das Fibrinopeptid A zu nennen.

Differentialdiagnose Thrombembolische Erkrankungen unterschiedlicher nichtmaligner Genese (s. dort).

Therapie Eine allgemeine Thromboseprophylaxe mit niedrig dosiertem Heparin oder niedermolekularem Heparin bei Tumorpatienten ist nicht indiziert. Ausnahmen hiervon bestehen für Patienten, die zu bestimmten therapeutischen Maßnahmen großlumige zentralvenöse Katheter benötigen oder aufgrund ihrer Erkrankung längerfristig immobilisiert sind. Die Therapie der thrombembolischen Komplikationen bei Tumorpatienten unterscheidet sich nicht grundlegend von der Therapie thrombembolischer Zustände bei anderen Patienten (s. dort). Die Behandlung besteht grundsätzlich in der Antikoagulation mit Heparin oder niedermolekularem Heparin. Aufgrund des erhöhten Blutungsrisikos bei manchen Tumoren und des nicht selten höheren Lebensalters sowie der eingeschränkten Lebenserwartung der Patienten mit malignen Erkrankungen ist hinsichtlich einer Fibrinolysetherapie oder einer dauerhaften Antikoagulation, z. B. mit Marcumar®, besondere Vorsicht angezeigt.

Blutungskomplikationen

Engl. Begriff: Bleeding Complications

Myelosuppression mit **Thrombozytopenie** ist eine häufige Nebenwirkung einer Zytostatika- oder auch einer Strahlentherapie. Hier soll hervorgehoben werden, dass Thrombozytopenien im Rahmen einer therapieassoziierten Myelosuppression auch bei Patienten mit soliden Tumoren nicht selten lebensgefährlich sein können. Besondere Beachtung hat diese Komplikation insbesondere bei der ambulanten Chemotherapie zu finden. Regelmäßige klinische Untersuchungen (petechiale Blutungen, Hämaturie etc.) als auch Blutbildkontrollen sind in den Chemotherapie-Intervallen notwendig. Die Behandlung der Blutungskomplikation durch Thrombozytopenie erfolgt durch Thrombozytentransfusionen bei klinisch manifester Blutung oder spätestens bei Thrombozyten < 10/nl.

Behandlungsassoziierte Notfälle in der Onkologie

Tumorlysesyndrom

Engl. Begriff: Tumor Lysis Syndrome

Definition Durch den schnellen Untergang von Tumorzellen im Rahmen einer Chemo- oder Strahlentherapie kommt es gehäuft zur Freisetzung von intrazellulärem Material. Hyperurikämie, Hyperkaliämie, Hyperphosphatämie, Laktatazidose, Hypokalzämie, Hypoglykämie sowie Nierenfunktionseinschränkungen bis hin zur Uratnephropathie und seltener ein disseminiertes intravaskuläres Koagulationssyndrom (DIC) können die Folge sein.

Epidemiologie Das Tumorlysesyndrom tritt am häufigsten bei akuten Leukämien und Lymphomen, auf, jedoch auch bei rasch proliferierenden und chemotherapiesensitiven Tumoren wie dem kleinzelligen Bronchialkarzinom und Keimzelltumoren.

Ätiologie und Pathogenese Da die massive Freisetzung intrazellulärer Substanzen durch den Tumorzerfall das Krankheitsbild verursacht, entwickelt es sich in der Regel in den ersten Tagen nach Beginn einer zytostatischen Chemotherapie.

Für die **Uratnephropathie** ist insbesondere der Anstieg der Harnsäurekonzentration im Serum durch den erhöhten Umsatz von Nukleinsäuren aus absterbenden Tumorzellen von Bedeutung. Es kommt zur Präzipitation von Harnsäure in Nierentubuli, Nierenmark und Sammelrohren. Dieser Vorgang wird durch die gleichzeitig auftretende Azidose begünstigt.

Vermehrt freigesetztes **Phosphat** aus den zerstörten Tumorzellen führt zum Ausfall von Kalziumphosphat in den Nieren und zur Verminderung des Serum-Kalziums. Die Freisetzung von **Kalium** aus zerfallenen Tumorzellen kann zur Hyperkaliämie mit Nierenfunktionseinschränkung und kardiovaskulären Komplikationen führen.

Vorbestehende LDH-Erhöhungen als Zeichen eines erhöhten Tumorzellumsatzes, Einschränkung der Nierenfunktion und eine große Tumormasse sind als Prädilektionsfaktoren zu berücksichtigen.

Symptome Die klinischen Symptome sind uncharakteristisch: Übelkeit, Herzrhythmusstörungen, Oligurie, Anurie etc.

Diagnostik Vor jeder Chemotherapie sollte eine Abschätzung des nach Tumorart, Tumormasse, vorbestehender LDH- und Harnsäureerhöhung etc. vorgenommen werden. Nach Beginn der Chemotherapie sollten bei kritischen Patienten täglich im Serum Kreatinin, Harnsäure, Kalium, Kalzium, Phosphat, Glukose und die Globalparameter der Gerinnung gemessen werden. Zusätzlich empfehlen sich die Urinbilanzierung (Ein-/Ausfuhr) sowie regelmäßige Gewichtskontrolle.

Therapie Prophylaktisch empfiehlt es sich grundsätzlich, bei jeder Chemotherapie je nach Tumormasse und Zustand des Patienten eine Behandlung mit **Allopurinol** (300–900 mg/d) vorzunehmen. Des Weiteren ist in besonderen Risikosituationen eine erhöhte **Flüssigkeitszufuhr** bis hin zu einer forcierten Diurese zu erwägen. Eine Alkalisierung des Urins (Natriumbikarbonat) ist in Betracht zu ziehen. Seit kurzem ist eine rekombinante Uratoxidase zugelassen, die erhöhte Harnsäurespiegel effektiv senken kann. Therapeutisch kommen bei manifestem Tumorlysesyndrom alle prophylaktischen Maßnahmen zum Einsatz. Zusätzlich kann durch **Ionenaustausch** im Magendarmtrakt (Resonium® A) sowie durch **Glukose-Insulin-Infusionen** das Kalium gesenkt werden. Insbesondere beim Tumorlysesyndrom ist eine frühzeitige Dialysetherapie prognostisch relevant.

Verlauf und Prognose Bei frühzeitigem Therapiebeginn ist die Prognose des Tumorlyse-Syndroms in der Regel sehr gut.

Komplikationen
Akutes Nierenversagen
Herzrhythmusstörungen (Hyperkaliämie, Hypokalzämie)
Disseminierte intravasale Gerinnung (DIC)

Zusammenfassung:

- Ursachen: massive Freisetzung intrazellulärer Substanzen durch Tumorzerfall, Harnsäureanstieg
- Wichtigstes Symptom: unspezifisch
- Wichtigste diagnostische Maßnahme: regelmäßige Serumkontrollen der relevanten Parameter
- Wichtigste therapeutische Maßnahmen: Allopurinol (auch prophylaktisch) und Flüssigkeitszufuhr, evtl. rekombinante Uratoxidase

Hämolytisch-urämisches Syndrom (HUS)

Engl. Begriff: Hemolytic Uremic Syndrome

Definition Das HUS besteht aus einer Kombination aus hämolytischer Anämie, Thrombozytopenie und progredienter Nierenfunktionsstörung.

Epidemiologie Die Inzidenz des HUS wird mit bis zu 5 % aller mit Mitomycin C behandelten Patienten angegeben.

Ätiologie und Pathogenese Ursache ist eine Mitomycin-C-haltige Chemotherapie. Aber auch andere Zytostatika wie Cisplatin und Bleomycin sowie eine hoch dosierte Konditionierungstherapie vor Knochenmarktransplantation sind ursächlich verantwortlich. Das Syndrom entwickelt sich Wochen bis Monate nach der entsprechenden Therapie. Es besteht keine Abhängigkeit zum Vorhandensein messbarer Tumormasse oder zur Mitomycin-C-Dosis. Pathogenetisch stehen Läsionen des Gefäßendothels mit konsekutiver thrombotischer Mikroangiopathie in allen Organen, insbesondere auch den Nieren, im Vordergrund.

Symptome Die Patienten klagen nicht selten über Dyspnoe, Schwäche, Oligurie und entwickeln eine thrombozytopenische Purpura. Es treten Oligurie und Anurie auf. In fortgeschrittenen Stadien kann es zu kardialer Dekompensation, Lungenödemen und neurologischen Auffälligkeiten kommen.

Diagnostik Die Laborbefunde zeigen eine Coombs-negative hämolytische Anämie mit Fragmentozyten im Blutausstrich, Zeichen der Hämolyse wie Haptoglobin- und Hämopexinabfall, erhöhte LDH- und Bilirubinwerte und eine Thrombozytopenie. Die Nierenretentionswerte sind erhöht. Die Untersuchung des Urins zeigt eine Hämaturie und eine Proteinurie. In Zweifelsfällen wird bei ausreichenden Thrombozytenwerten eine Nierenbiopsie zu erwägen sein. Abfälle der Komplementfaktoren sind beobachtet worden.

Differentialdiagnose	Ausschlussmaßnahmen
Thrombotisch-thrombozytopenische Purpura (TTP, Morbus Moschcowitz)	Nachweis von von-Willebrand-Faktor-Polymeren sowie von Inhibitoren gegen die von-Willebrand-Faktor-Cleavage-Protease

Therapie Die Behandlung des HUS besteht in Plasmapheresen und Plasmaaustausch. Nach neueren Beobachtungen scheinen auch extrakorporale Immunabsorptionsverfahren über Protein-A-Säulen effektiv zu sein. Zusätzlich werden nicht selten Glukokortikoide und Immunsuppressiva verabreicht. Eine Dialysetherapie kann frühzeitig notwendig sein.

Verlauf und Prognose Die Prognose des HUS ist schlecht, die Letalität dieses Syndroms hoch. Auch heute noch stirbt über die Hälfte der Patienten mit schwereren Verlaufsformen.

Komplikationen
Nierenversagen
Kardiale Dekompensation mit Lungenödem

Zusammenfassung

- Häufigste Ursache: Chemotherapie mit Mitomycin C
- Wichtigste Symptome: Dyspnoe, Schwäche, Oligurie, thrombozytopenische Purpura
- Wichtigste diagnostische Maßnahmen: Labor (Blut- und Urindiagnostik)
- Wichtigste therapeutische Maßnahmen: Plasmapherese und Plasmaaustausch

Hämorrhagische Zystitis

Engl. Begriff: Hemorrhagic Cystitis

Definition Es handelt sich um eine durch Oxazaphosphorin-Zytostatika, z. B. Cyclophosphamid-Metaboliten, ausgelöste toxische Schädigung der Blasenschleimhaut mit nachfolgender Zystitis und Hämorrhagie.

Epidemiologie Nach Einführung des 2-Mercaptoethansulfonats (Mesna) ist diese Komplikation selten geworden und kommt überwiegend nur noch bei Hochdosis-Konditionierungstherapien vor Knochenmarktransplantation vor.

Ätiologie und Pathogenese Der Cyclophosphamid- und Ifosfamid-Metabolit **Acrolein** wird über den Urin ausgeschieden und wirkt auf die Blasenschleimhaut toxisch. Bei höheren intravesikalen Konzentrationen kommt es zu Zystitis und Blutungen.

Symptome Die Patienten klagen über schmerzhafte Dysurie. Es besteht Hämaturie. **Differentialdiagnostisch** ist eine Zystitis anderer Genese auszuschließen.

Prophylaxe und Therapie Prophylaktisch wird bei jeder Behandlung mit höher dosiertem Cyclophosphamid und Ifosfamid Mesna verabreicht. Besteht eine hämorrhagische

Zystitis, ist zur Aufrechterhaltung eines hohen Urinflusses für ausreichende Flüssigkeitszufuhr zu sorgen, evtl. kann man die Blase mit Formalinlösung oder N-Acetylcystein spülen.

Verlauf und Prognose Die Prognose dieser Erkrankung ist in der Regel gut, der Verlauf kann sich jedoch über Wochen bis Monate hinstrecken.

Komplikationen Durch intravesikale Koagel kann es zur Verlegung der Urethren kommen. Die Schmerzen dieser Patienten können so gravierend sein, dass diese Zytostatika-Nebenwirkung als ein Notfall auf den behandelnden Arzt zukommen kann.

Zusammenfassung

- Häufigste Ursache: Chemotherapie mit Cyclophosphamid und Ifosfamid
- Wichtigste Symptome: schmerzhafte Dys- und Hämaturie
- Wichtigste therapeutische Maßnahmen: (prophylaktische) Gabe von Mesna, Flüssigkeitszufuhr

---

Zur weiteren Information

Literatur
DeVita, V.T., S. Hellman, S. A. Rosenberg: Cancer: Principles and Practice of Oncology. Lippincott, Philadelphia 1997
Schmoll, H.-J., K. Höffken, K. Possinger: Kompendium Internistische Onkologie. Springer, Berlin 1999.
Semin Oncol 2000 June; 27(3), Reviews.

Internet-Links
http://www.cancer.org
http://www.cancernet.nci.nih.gov/searchoptions.html
http://www.eMedguides.com
http://www.ncbi.nlm.nih.gov/PubMed

9.2 Spezielle internistische Onkologie

9.2.1 Knochen- und Weichteilsarkome

S. BIELACK, M. PAULUSSEN, H. JÜRGENS

In diesem Kapitel werden die malignen Tumoren des Binde- und Stützgewebes besprochen. Die Therapie dieser vergleichsweise seltenen Malignome erfordert eine enge Kooperation zwischen medizinischer bzw. pädiatrischer Onkologie, operativen Disziplinen, diagnostischer und therapeutischer Radiologie sowie der Pathologie. Um die bei vielen Patienten gegebene Chance auf Heilung nicht zu gefährden, sollte die Behandlung ausschließlich an spezialisierten Zentren erfolgen, die über das gesamte erforderliche diagnostische und therapeutische Spektrum verfügen. In der Regel erfolgt die Therapie dort im Rahmen prospektiver Therapieoptimierungsstudien.

Unter den zahlreichen verschiedenen **Knochensarkomen** werden im folgenden Text die drei häufigsten Entitäten besprochen:
- Osteosarkom
- Ewing-Sarkom (einschließlich der sog. malignen peripheren neuroektodermalen Tumoren [PNET])
- Chondrosarkom

Maligne fibröse Histiozytome des Knochens sind wie Osteosarkome zu behandeln. Für seltenere Knochensarkome sei auf weiterführende Literatur verwiesen.

Im Anschluss ist die Vielfalt der verschiedenartigen Weichteilsarkome synoptisch dargestellt.

Knochensarkome

Engl. Begriff: Sarcoma(s)

Praxis

Bei einem 15-jährigen, ansonsten völlig unbeeinträchtigten Mädchen bestehen seit zwei bis drei Monaten belastungsabhängige Schmerzen im Bereich des rechten Knies. Da die Beschwerden auf ein Trauma zurückgeführt werden, erfolgt zunächst eine mehrwöchige symptomatische Behandlung. Dennoch nehmen die Schmerzen zu; außerdem entwickelt sich eine deutliche Schwellung des distalen Oberschenkels mit Bewegungseinschränkung im Kniegelenk (s. Abb. 9.10). Das Röntgenbild zeigt einen gemischt osteolytischen und sklerosierenden Prozess des distalen Femurs mit Kortikalisdurchbruch (s. Abb. 9.11). In der Kernspintomographie werden ein langstreckiger intramedullärer Befall, ein ausgedehnter Weichteiltumor und ein begleitender Kniegelenkerguss deutlich (s. Abb. 9.12). Nach Überweisung an ein spezialisiertes Zentrum wird die Verdachtsdiagnose Osteosarkom durch eine offene Probebiopsie gesichert (s. Abb. 9.13 a). In den durchgeführten Röntgen- und CT-Untersuchungen des Thorax und in der Skelettszintigraphie finden sich keine Primärmetastasen. Nach zehnwöchiger präoperativer Polychemotherapie im Rahmen der aktuellen COSS-Studie wird der Tumor operativ entfernt. Trotz seiner erheblichen Ausdehnung kann

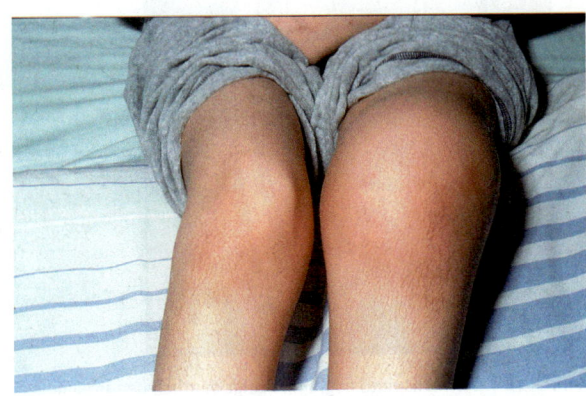

Abb. 9.10 Kniegelenknahe Schwellung bei einem 15-jährigem Mädchen mit Osteosarkom im distalen Femur.

9 Onkologie

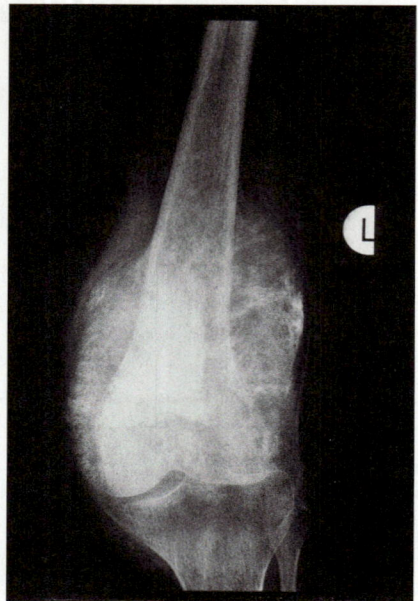

Abb. 9.11 Röntgenbild mit deutlichem Codman-Dreieck (Patientin aus Abb. 9.10).

der Tumor extremitätenerhaltend operiert werden. Der Pathologe bestätigt, dass der Tumor vollständig und unverletzt entfernt wurde. Im Resektat sind nur noch ganz vereinzelt vitale Tumorzellen erkennbar (s. Abb. 9.13 b). Bei somit gutem Ansprechen des Tumors wird die Chemotherapie postoperativ in unveränderter Zusammensetzung über ein knappes halbes Jahr fortgeführt. Regelmäßige Nachkontrollen bestätigen in den folgenden Jahren die anhaltende Erstremission.

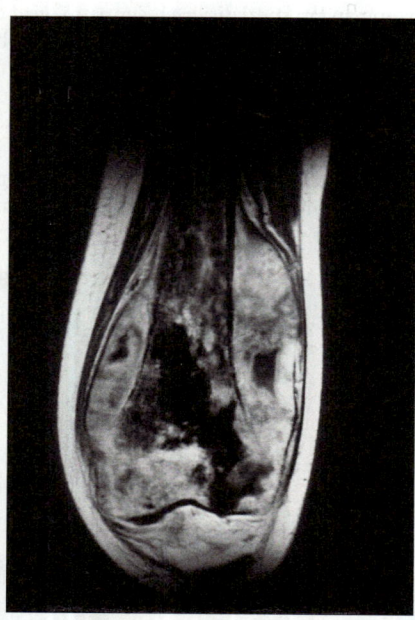

Abb. 9.12 Die Kernspintomographie zeigt deutlich den intramedullären Befall, den ausgedehnten Weichteiltumor sowie einen begleitenden Kniegelenkserguss.

Definitionen **Osteosarkome** sind maligne mesenchymale Neoplasien, die durch die Bildung extrazellulärer Knochengrundsubstanz (Osteoid) gekennzeichnet sind. Klinisch fassbare Metastasen fehlen meist bei Diagnosestellung, dennoch entwickeln nach ausschließlich operativer Behandlung ca. 80–90 % aller Patienten etwa binnen Jahresfrist Metastasen, die in erster Linie die Lunge, in zweiter Linie das Skelett befallen, und versterben daran.

Das **Ewing-Sarkom** ist ein Tumor unklarer onkogenetischer Herkunft. Sowohl beim klassischen, nicht differenzierten Ewing-Sarkom als auch beim sog. „atypischen" Ewing-Sarkom – einer gering neuronal differenzierten Variante – und ebenso beim peripheren neuroektodermalen Tumor (PNET), der bereits deutlichere neuronale Merkmale aufweist, finden sich typischerweise Translokationen, die das EWS-Gen auf Chromosom 22 beinhalten.

Dagegen gehen **Chondrosarkome** vom Knorpelgewebe aus. Sie bilden im Gegensatz zum chondroblastischen Osteosarkom kein Tumorosteoid. Von den klassischen Chondrosarkomen sind dedifferenzierte Chondrosarkome, mesenchymale Chondrosarkome u. a. abzugrenzen.

Epidemiologie Mit einer jährlichen Inzidenz von 0,2–0,3 Neuerkrankungen pro 100 000 Einwohner ist das **Osteosarkom** die häufigste knocheneigene Krebserkrankung. Betroffen sind hauptsächlich Jugendliche und junge Erwachsene, das männliche Geschlecht etwas häufiger als das weibliche. Der Tumor tritt bevorzugt an den Metaphysen der langen Extremitätenknochen auf, hier besonders am distalen Femur und an der proximalen Tibia, so dass die Knieregion in über der Hälfte aller Fälle beteiligt ist. Mit steigendem Lebensalter nimmt der Anteil der am Rumpf lokalisierten Osteosarkome zu.

Auch das **Ewing-Sarkom** betrifft vorwiegend Jugendliche um 15 Jahre und ist beim männlichen Geschlecht um den Faktor 1,5 häufiger. Im Gegensatz zum Osteosarkom ist es in der Hälfte der Fälle im Achsenskelett lokalisiert. Mit 25 % am häufigsten sitzt der Primärtumor im Becken, gefolgt von 20 % im Femur. 20–25 % der Ewing-Tumoren sind bei Diagnosestellung bereits klinisch fassbar hämatogen metastasiert (Lunge, Skelettsystem).

Das **Chondrosarkom** ist der zweithäufigste primäre maligne Knochentumor. Das mediane Erkrankungsalter liegt im fünften bis sechsten Lebensjahrzehnt. Hauptlokalisationsorte sind Becken, Femur, Thorax und Schultergürtel.

Ätiologie und Pathogenese Die Ätiologie der Knochensarkome bleibt meist unklar. Da das Osteosarkom meist vor Abschluss des Längenwachstums nahe den Wachstumsfugen auftritt, scheint eine Beziehung zum physiologischen Knochenwachstum zu bestehen. Osteosarkome gehören zu den häufigsten Sekundärmalignomen nach kindlichen Krebserkrankungen und nach therapeutischer Bestrahlung.

Eine genetische Prädisposition besteht z. B. beim familiären Retinoblastom (RB-Gen) und beim Li-Fraumeni-Syndrom (p53-Gen).

Symptome Erstsymptom aller Knochensarkome ist meist der lokale Schmerz, erst später folgen tumorbedingte

9.2 Spezielle internistische Onkologie

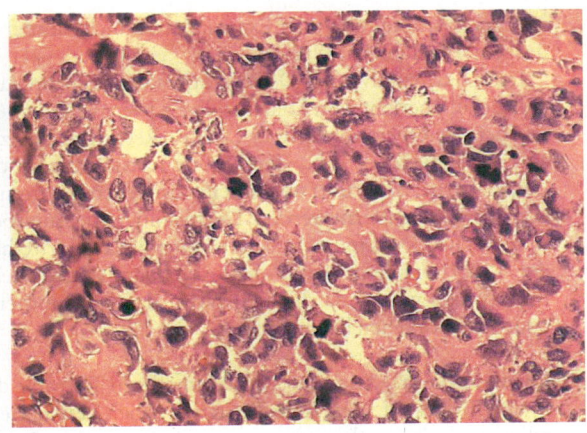
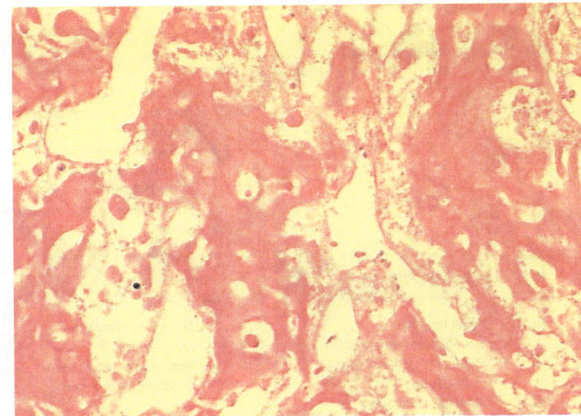

Abb. 9.13 Osteosarkom.
a) Histologisches Bild vor und
b) nach zehn Wochen präoperativer Chemotherapie. Gutes Ansprechen auf die Therapie: nur noch vereinzelte vitale Tumorzellen im Resektat.

Schwellung und Bewegungseinschränkungen benachbarter Gelenke. Oft beziehen die meist jugendlichen und sportlich aktiven Patienten ihre Beschwerden lange Zeit auf vermeintliche Sportverletzungen. Gelegentlich wird die Erkrankung erst durch eine pathologische Fraktur offenbar. Allgemeinsymptome fehlen bei Diagnose fast immer, sie treten erst bei ausgedehnter Metastasierung in den Vordergrund.

Diagnostik Das diagnostische Vorgehen bei Verdacht auf einen malignen Knochentumor ist – unabhängig von der erwarteten Histologie – in hohem Maße standardisiert. Die klinische Untersuchung beinhaltet die Beschreibung einer tast- oder sichtbaren Schwellung, der Verschieblichkeit der darüber liegenden Haut, der Beweglichkeit benachbarter Gelenke bzw. auch neurologischer Ausfälle. Spezifische Laborparameter sind nicht bekannt, beim Osteosarkom gelten jedoch hohe Werte der alkalischen Phosphatase, beim Osteo- und Ewing-Sarkom erhöhte Laktatdehydrogenase-Werte als prognostisch ungünstige Marker.

Die apparative Diagnostik des Primärtumors beginnt mit Röntgenaufnahmen in zwei Ebenen zur Darstellung ossärer Veränderungen (s. Abb. 9.11). Während Ewing-Sarkome eher osteolytisch wachsen, finden sich beim Osteosarkom oft multiple mottenfraßartige Osteolysen neben sklerotischen Bezirken. Fast immer bricht der Tumor in das Weichgewebe ein, meist assoziiert mit Periostreaktionen und – beim Osteosarkom – extraossären, wolkenartigen Verkalkungen. Als klassisch für das Osteosarkom gilt das sog. **Codman-Dreieck**, eine zipflige, reaktiv verkalkte Periostabhebung am Rand des extraossären Tumoranteils. Im Weichteiltumor selbst finden sich häufig feine, von der Kortikalis ausgehende Verkalkungen (Spiculae). Zwiebelschalenartige Verkalkungen gelten als charakteristisch für das Ewing-Sarkom.

Zur Darstellung der intramedullären Tumorausdehnung und des Weichteilanteils hat sich das Magnetresonanztomogramm (MRT) durchgesetzt (s. Abb. 9.12). Um sog. **Skip-Metastasen** – vom Primärtumor unabhängige Absiedlungen im gleichen Kompartiment – zu erkennen, muss der befallene Knochen in Gänze dargestellt werden. Je nach Tumorlokalisation kann auch eine Computertomographie oder, im Einzelfall, eine Angiographie zur exakten Darstellung der Tumortopographie beitragen. Die Metastasensuche muss die am häufigsten betroffenen Regionen einbeziehen (CT-Thorax, Skelettszintigraphie). Beim Ewing-Tumor muss zusätzlich das Knochenmark an mehreren vom Primärtumor entfernten Orten auf Tumorbefall untersucht werden.

Gesichert wird jedes Knochensarkom nach möglichst exakter Darstellung in bildgebenden Verfahren durch eine **Biopsie**. Bereits dieser Eingriff sollte, um spätere Komplikationen durch Tumorkontamination oder inadäquate Materialentnahme zu vermeiden, nur erfahrenen Zentren vorbehalten bleiben. In der Immunhistochemie ist ein positiver MIC2-Befund (CD99) suggestiv für das Vorliegen eines Tumors der Ewing-Gruppe. Die Diagnostik sollte heute mit dem molekulargenetischen Nachweis des Rearrangements von Chromosom 22 ergänzt werden.

Zur **Klassifikation** der Knochensarkome ist die TNM-Klassifikation nur bedingt geeignet: Da der Tumor bei Diagnosestellung die Kortikalis praktisch immer bereits überschritten hat, werden frühe Stadien kaum gesehen, ebenso kommen isolierte Lymphknotenmetastasen fast nie vor. Zusätzlich wird der Differenzierungsgrad der Zellen angegeben von G1 (gut differenziert) bis G4 (undifferenziert).

Graduierung und TNM-Klassifikation der Knochen- und Weichteilsarkome (UICC, 1997).

G – Differenzierungsgrad des Tumors		T – Primärtumor	
G1	Gut differenziert	Knochensarkome	
G2	Mäßig differenziert	T0	Kein Anhalt für Primärtumor
G3	Schlecht differenziert	T1	Tumor überschreitet die Kortikalis nicht
G4	Undifferenziert	T2	Tumor infiltriert jenseits der Kortikalis*
		TX	Primärtumor kann nicht beurteilt werden

Onkologie

G – Differenzierungsgrad des Tumors	T – Primärtumor	
	Weichteilsarkome	
	T0	Kein Anhalt für Primärtumor
	T1	Durchmesser ≤ 5 cm; a) oberflächlich, b) tief
	T2	Durchmesser > 5 cm; a) oberflächlich, b) tief
	TX	Primärtumor kann nicht beurteilt werden

N – Regionäre Lymphknoten	M – Fernmetastasen	
N0 Keine regionären Lymphknotenmetastasen	M0	Keine Fernmetastasen
N1 Regionäre Lymphknotenmetastasen	M1	Fernmetastasen
NX Regionäre Lymphknoten können nicht beurteilt werden	MX	Fernmetastasen können nicht beurteilt werden

* Ein T2-Tumor liegt vor, wenn der Tumor das Periost erreicht oder überschritten hat.

Klinische Stadieneinteilung der Knochentumoren nach AJC.

Stadium	TNM	Grading
IA	T1, N0, M0	G1, G2
IB	T2, N0, M0	G1, G2
IIA	T1, N0, M0	G3, G4
IIB	T2, N0, M0	G3, G4
III	Nicht definiert	
IVA	Jedes T, N1, M0	G1–4
IVB	Jedes T, jedes N, M1	G1–4

Differentialdiagnose	Ausschlussmaßnahmen
Traumatisch bedingte Beschwerden	Bildgebung
Benigne Knochentumoren (Osteochondrome, Fibrome, Osteoidosteome, Chondrome, Riesenzelltumoren, Knochenzysten)	Bildgebung, ggf. Biopsie
Knochenlymphome und -metastasen	Biopsie
Osteomyelitis (beim Ewing-Sarkom)	Labor, Biopsie

Therapie

Osteosarkom Das Osteosarkom wird durch eine Kombination aus Chemotherapie und operativer Tumorentfernung behandelt. Die Verringerung der Tumormasse durch präoperative Chemotherapie (eingesetzte Substanzen: Adriamycin, Methotrexat, Cisplatin und Ifosfamid) ermöglicht häufig den Erhalt der Extremität. Auch heute ist jedoch Amputation oder Exartikulation nicht immer zu umgehen (s. Tab. 9.11).

Das Lokalrezidiv eines Osteosarkoms wird nur im Ausnahmefall überlebt. Um Lokalrezidive zu vermeiden, müssen bei der Operation immer „weite" Resektionsgrenzen angestrebt werden, d.h., der Tumor muss mitsamt der Biopsienarbe, unverletzt und allseitig umgeben von gesundem Gewebe, entfernt werden. Die histologische Aufarbeitung des Resektats muss Aufschluss über die Tumorfreiheit der Resektionsränder und den Anteil an vitalen Resttumorzellen geben, da diese Angaben das weitere therapeutische Vorgehen beeinflussen.

Ewing-Sarkom Auch zur standardmäßigen Therapie des Ewing-Tumors gehört zunächst eine vorbereitende, neoadjuvante Chemotherapie (v.a. mit Ifosfamid, Doxorubicin, Vincristin und Actinomycin D), gefolgt von einer suffizienter Lokaltherapie durch Operation und/oder Radiatio (s. Tab. 9.11). Wurde der Tumor chirurgisch nicht sicher im Gesunden entfernt und/oder liegt ein unzureichender histologischer Response vor (≥ 10 % vitale Tumorzellen), ist eine postoperative Bestrahlung mit 45–55 Gy vorzunehmen. Ist eine Operation nicht möglich, sollte eine definitive Radiatio mit ca. 55 Gy erfolgen. Allerdings ist nach alleiniger Bestrahlung mit einer auf bis zu 15 % erhöhten Lokalrezidivrate im Vergleich zu ca. 5 % bei adäquat operierten Tumoren zu rechnen. Gleichzeitig sollte die Chemotherapie weitergeführt werden, da längere Unterbrechungen der systemischen Therapie das Metastasierungsrisiko erhöhen. Patienten mit Lungen- oder Pleurametastasen erhalten zusätzlich eine Ganzlungenbestrahlung. Bei diesen Patienten wie auch bei Patienten mit Metastasen in anderen Organsystemen wird zurzeit auch der Stellenwert einer Hochdosis-Chemotherapie mit autologem Blutstammzellsupport in klinischen Studien geprüft.

Chondrosarkom Die Therapie des Chondrosarkoms, auch der höhergradig malignen Formen, erfolgt in der Regel rein operativ, wobei besonders auf ausreichend weite Resektionsgrenzen geachtet werden muss. Chemo- und Radiotherapie sind meist unwirksam. Ausnahmen sind das mesenchymale und das dedifferenzierte Chondrosarkom, beides hochmaligne Tumoren mit hohem Metastasierungsrisiko, bei denen die ansonsten extrem schlechte Prognose mit Hilfe einer adjuvanten Chemotherapie im Einzelfall verbessert werden kann.

Generell gilt, dass die Therapie der insgesamt nicht besonders häufigen Knochensarkome unbedingt spezialisierten und erfahrenen Zentren vorbehalten bleiben sollte, in denen die Patienten auch Zugang zu Therapiestudien erhalten.

Verlauf und Prognose Beim **Osteosarkom** liegt die Überlebenschance nach alleiniger operativer Therapie bei 10–20 %, kann aber durch kombinierte operativ-chemotherapeutische Behandlung auf über 60 % erhöht werden. Prognostisch ungünstig sind:
- primäre Metastasierung (häufigster Metastasierungsort ist die Lunge),
- Tumorsitz am Rumpf,
- hohes initiales Tumorvolumen,
- schlechtes Ansprechen auf die präoperative Chemotherapie.

Tritt trotz intensiver Therapie ein Rückfall auf, so ist die Prognose sehr ungünstig. Je länger das ereignisfreie Intervall und je weniger Metastasen, desto höher ist die Chance, einen Rückfall zu überleben. Voraussetzung auch für den Erfolg der Rezidivtherapie ist die vollständige chirurgische Entfernung aller Tumorherde.

Ungünstige prognostische Faktoren beim **Ewing-Sarkom** sind:
- klinisch fassbare Fernmetastasierung bei Diagnose,
- Inoperabilität des Tumors nach präoperativer Chemotherapie,
- hohes Tumorvolumen bei Diagnose (> 200 ml),
- schlechter histologischer Response auf die präoperative Chemotherapie.

Die 5-Jahres-Überlebensrate beträgt ohne systemische Chemotherapie unter 5 %, mit adäquater multimodaler Therapie werden 50–65 % erreicht. Patienten mit schlecht ansprechenden Tumoren und solche mit primären Lungenmetastasen haben eine 5-Jahres-Überlebensrate von 30–40 %, für Patienten mit multiplen ossären Metastasen oder solchen in multiplen Organsystemen liegt sie bei nur ca. 10–20 %.

Die Prognose nach Rezidiv ist per se schlecht, je früher es auftritt, umso ungünstiger.

Beim **Chondrosarkom** hängt die Rückfallwahrscheinlichkeit von der Vollständigkeit der Operation und vom Malignitätsgrad ab.

Komplikation	Häufigkeit
Pathologische Fraktur	Ca. 5–10 %
Spontanpneumothorax (bei pulmonalen Metastasen)	Sehr selten
Wachstumsstörungen bei noch nicht ausgewachsenen Knochen durch Radiotherapie	In Abhängigkeit von Alter und Therapie

Zusammenfassung

- Häufigste Ursache: unbekannt
- Wichtigstes Symptom: lokaler Schmerz
- Wichtigste diagnostische Maßnahmen: bildgebende Diagnostik, gesichert durch Biopsie
- Wichtigste therapeutische Maßnahmen: Operation und Chemotherapie, beim Ewing-Sarkom ggf. auch Radiatio

Weichteilsarkome

Engl. Begriff: Soft Tissue Sarcoma

Definition Weit über 50 verschiedene Malignome mit sehr unterschiedlichem biologischen Verhalten werden unter dem Sammelbegriff Weichteilsarkom zusammengefasst. Gemeinsames Merkmal dieser extrem heterogenen Gruppe ist die Entstehung aus Strukturen des Binde- und Stützgewebes, die meist mesodermaler, seltener (neuro-)ektodermaler Herkunft sind. Die häufigsten Varianten beim Erwachsenen sind das Liposarkom, das Fibrosarkom, das maligne fibröse Histiozytom, das Synovialsarkom und das Leiomyosarkom. Bei pädiatrischen Patienten stehen embryonale und an zweiter Stelle alveoläre Rhabdomyosarkome im Vordergrund, gefolgt von extraossären Ewing-Tumoren/PNET, Synovialsarkomen, Neurofibrosarkomen, Fibrosarkomen und Leiomyosarkomen.

Epidemiologie Weichteilsarkome treten mit einer jährlichen Inzidenz von etwa 2 pro 100 000 Einwohner auf. Sie machen insgesamt nur etwa 1 % aller Malignome im Erwachsenenalter, aber immerhin 15 % der pädiatrischen soliden Tumoren aus. Etwas mehr als die Hälfte der Weichteilsarkome findet sich an den Extremitäten, ca. ein Drittel am Rumpf und der Rest im Kopf-Hals-Bereich.

Ätiologie und Pathogenese Die Ursache für die Entstehung eines Weichteilsarkoms bleibt meist unbekannt. Ein möglicher Einfluss verschiedener Chemikalien wurde verschiedentlich diskutiert, jedoch nie überzeugend bewiesen. Im Einzelfall können Weichteilsarkome in einem früheren Strahlenfeld entstehen. Häufungen finden sich u. a. beim Li-Fraumeni-Syndrom (hereditäre p53-Mutation) sowie bei Neurofibromatose Typ 1 (hier vor allem Neurofibrosarkome).

Symptome Die Symptome verschiedener Weichteilsarkome unterscheiden sich mehr nach der Lokalisation des Primärtumors bzw. der Metastasen als nach der Histologie. Oft ist eine sicht- oder tastbare Schwellung das erste Krankheitszeichen, nur z.T. assoziiert mit Schmerzen. Bei entsprechend ungünstigem Tumorsitz kann es zu so unterschiedlichen Problemen wie Exophthalmus, Hirnnervenlähmung, Bauchschmerz, Harnstau, Obstipation, Aszites etc. kommen.

Diagnostik Die Grundzüge der Diagnostik der Weichteilsarkome entsprechen denen der Knochensarkome, d.h., nach ausreichender lokaler Tumordarstellung (und nicht vorher!) durch geeignete Schnittbildverfahren (je nach Lokalisation MRT oder/und CT, ggf. zusätzlich Sonographie) wird die Verdachtsdiagnose histologisch gesichert. Weichteilsarkome sollten referenzpathologisch untersucht

9 Onkologie

werden. Im Rahmen der [...] bedeutung, neben der morphologisch[en ...] mische Untersuchungen [...]ert werden, so [...] Vimentin, Zytokeratin;13)(q35;q14) –, [...]logische Methoden g11;22)(q24;q12) –, denn verschiedene T[...] – oder der desmo-sche Translokation [...])(p13;q12). z.B. alveoläre Rh[...] extraossäre Ewi[...]tlich der Prognose ist die Synovialsark[...]rung nach Malignitätsgrad plastische R[...] (G1) bis gar nicht (G4) diffe-Von großei[...]det. histopath[...]

(Grading [...W]eichteilsarkome nach UICC (1997).

Stadien	T	N	M	
	1, 2	1a, b	0	0
	1, 2	2a	0	0
	1, 2	2b	0	0
	3, 4	1a, b	0	0
IIC	3, 4	2a	0	0
III	3, 4	2b	0	0
IV	Jedes G	Jedes T	1	0
	Jedes G	Jedes T	Jedes N	1

Die **Metastasensuche** muss immer die regionären Lymphknotenstationen (Palpation, Sonographie, ggf. weitere Schnittbildverfahren) und die Lunge (Röntgen, CT) erfassen, die Untersuchung anderer Organsysteme wie Knochen (Szintigraphie), Knochenmark (Aspiration und Stanze), Leber (Sonographie, CT) oder Hirn (MRT) ist je nach Entität ebenfalls sinnvoll.

Differentialdiagnose Anhand der Biopsie können gutartige Weichteiltumoren als solche identifiziert werden.

Therapie Auch beim Weichteilsarkom muss, um folgenschwere Unzulänglichkeiten im Behandlungsablauf zu vermeiden, schon der Verdacht zur Überweisung an ein spezialisiertes Zentrum führen.

Chirurgie Unabhängig von der histologischen Subklassifikation sollte der Tumor grundsätzlich weit im Gesunden operiert werden (Resektionsgrenzen s. Tab. 9.12). Besonders am Rumpf oder im Kopf-Hals-Bereich ist eine so umfassende Entfernung oft schwer durchführbar. Hier kann eine zusätzliche Bestrahlung nach marginaler Resektion zur Lokalkontrolle beitragen, ebenso eine Tumorverkleinerung durch präoperative Chemotherapie. Einige Zentren benutzen beim primär inoperablen Weichteilsarkom die isolierte Extremitätenperfusion mit TNFα und/oder Melphalan, um so sekundär doch noch einen operablen Zustand zu erreichen. Dieses Verfahren ist jedoch derzeit als experimentell anzusehen.

Die definitive lokaltherapeutische Versorgung kann durch inadäquate Voroperationen erschwert werden. Eine Exzisionsbiopsie, bei der der Tumor – nur vermeintlich in toto, in Wirklichkeit jedoch intraläsional – aus einer Pseudokapsel herausgeschält wird, ist unbedingt zu vermeiden.

Chemotherapie Chemotherapie (v.a. mit Adriamycin und Ifosfamid, evtl. kombiniert mit Vincristin, Dacarbazin, Actinomycin D) kann eingesetzt werden, um durch Vorbehandlung eine operable Situation zu schaffen. Ihr Stellenwert beim Erwachsenen ist jedoch umstritten, eine eindeutige Aussage ist angesichts der Vielzahl an unterschiedlichen Histologien, die unter dem Begriff Weichteilsarkom zusammengefasst werden, nicht möglich. Liegen primäre Fernmetastasen vor, so hat die Chemotherapie in aller Regel nur palliative Bedeutung.

Im pädiatrischen Bereich ist die Situation überschaubarer. Hier machen die eindeutig chemotherapieempfindlichen Rhabdomyosarkome fast zwei Drittel der Fälle aus. Als wenig chemosensibel gelten z.B. Fibrosarkome und maligne Schwannome.

Verlauf und Prognose Verlauf und Prognose sind von der Ausbreitung des Tumors bei Diagnosestellung und vom Vorliegen von Metastasen abhängig. Die mediane Überlebensdauer beim fortgeschrittenen Weichteilsarkom liegt unter einem Jahr. Zweifelsfrei belegte prognostische Faktoren sind Malignitätsgrad, Tumorgröße, Primärmetastasierung und Operabilität.

Bei den chemotherapiesensiblen Sarkomen des Kindesalters werden für lokalisierte Stadien 5-Jahres-Überlebensraten um 70 % berichtet.

Komplikationen Durch Verdrängung oder Infiltration kann es, abhängig von der Lokalisation des Tumors, zur Beeinträchtigung benachbarter Organe und Strukturen kommen.

Zusammenfassung

- Häufigste Ursache: unklar
- Wichtigstes Symptom: Schwellung
- Wichtigste diagnostische Maßnahme: Biopsie (nach Lokalisationsdiagnostik!)
- Wichtigste therapeutische Maßnahmen: Operation, ggf. Radiation, ggf. Chemotherapie

Tab. 9.12 Resektionsgrenzen bei Knochen- und Weichteiltumoren.

Grenze	Bedeutung
Radikal	Gesamtes befallenes Kompartiment unverletzt entfernt
Weit	„En-bloc"-Resektion des Tumors inkl. Biopsienarbe, unverletzt, allseits von gesundem Gewebe umgeben
Marginal	Operation durch die Pseudokapsel des Tumors
Intraläsional	Tumor intraoperativ eröffnet

9.2 Spezielle internistische Onkologie

Zur weiteren Information

Literatur

Arndt, C. A. S., W. M. Crist: Medical Progress: Common musculoskeletal tumors of childhood and adolescence, N Engl J Med 1999; 341: 342–52.

Bielack, S., B. Kempf-Bielack, G. Delling, G. U. Exner, S. Flege, K. Helmike, R. Kotz, M. Salzer-Kuntschik, M. Werner, W. Winkelmann, A. Zoubek, H. Jürgens, K. Winkler: Prognostic factors in high-grade osteosarcoma of the extremities or trunk. An analysis of 1702 patients treated on neoadjuvant Cooperative Osteosarcoma Study Group protocols. J Clin Oncol 2002; 20: 776–90.

Campanacci, M.: Bone and Soft Tissue Tumors, 2nd edn. Springer, Wien–New York 1999.

Huvos, A. G.: Bone Tumors: Diagnosis, Treatment and Prognosis, 2nd edn. Saunders, Philadelphia 1991.

Salzer-Kuntschik, M., G. Brand, G. Delling: Bestimmung des morphologischen Regressionsgrades nach Chemotherapie bei malignen Knochentumoren. Pathologie 1983; 4: 135–41.

Sarcoma Meta-analysis Collaboration: Adjuvant chemotherapy for localised resectable soft-tissue sarcoma of adults: meta-analysis of individual data. Lancet 1997; 350: 1647–54.

UICC: TNM-Klassifikation maligner Tumoren, 5. Aufl., 2. Revision (deutsche Übersetzung von Hermanek, P., Scheibe, O., Spiessl, B., Wagner, G.). Springer, Berlin–Heidelberg–New York–Tokyo 1997.

Verweij, J., H. A. T. Mouridsen, O. S. Nielssen, P. J. Woll, R. Somers, A. T. van Oosterom, M. van Glabbeke, T. Tursz: The present state of the art in the treatment for soft tissue sarcomas in adults: the EORTC point of view. Crit Rev Oncol Hematol 1995; 20: 193–201.

Internet-Links

http://cancernet.nci.nih.gov/trialsrch.shtml
http://medweb.uni-muenster.de/institute/paedonco/forschung/index.html
http://www.bonetumor.org/page7.html
http://www.cancerindex.org/ccw/guide2t.htm
http://www.uni-duesseldorf.de/WWW/AWMF/ll/ponk-203.htm

Keywords

Osteosarkom ◆ Chemotherapie ◆ Operation ◆ Ewing-Tumor ◆ Ewing-Sarkom ◆ PNET ◆ Weichteilsarkom

---

9.2.2 Malignes Melanom und andere Hauttumoren

S. Grabbe, W. E. Berdel

In diesem Kapitel werden die wichtigsten malignen Tumoren der Haut besprochen. Durch seine zunehmende Inzidenz, Auftreten bereits im jüngeren Lebensalter und schlechte Prognose im Stadium der Metastasierung ist das **maligne Melanom** sicherlich der bedeutendste bösartige Hauttumor. Wesentlich häufiger sind jedoch die von den Keratinozyten der Haut (**Plattenepithelkarzinom**) und den Haarfollikeln (**Basalzellkarzinom**) ausgehenden Hauttumoren. Diese Tumoren metastasieren nur selten und treten vor allem bei alten Menschen mit hellem Hauttyp auf, die sich während ihres Lebens viel in der Sonne aufgehalten haben, sowie bei immunsupprimierten Patienten.

Maligne Melanome

Engl. Begriff: Melanoma

Praxis

Eine 34-jährige Frau stellt sich mit einem ca. 6 × 9 mm großen, tiefdunkel gefärbten Pigmentmal am rechten Oberarm beim Hautarzt vor. Obwohl die Läsion schon seit Jahren besteht und klinisch asymptomatisch ist, ist die Patientin aufgrund einer Größenzunahme und Farbveränderung in den letzten Monaten besorgt. Klinisch imponiert ein größtenteils tiefbraun bis schwarz, stellenweise jedoch auch grau bzw. rötlich gefärbter, flach erhabener und an seiner Oberfläche leicht schuppender Tumor, der sich durch seine Größe, inhomogene Pigmentierung und asymmetrische Begrenzung von den übrigen über 50 Nävuszellnävi (Muttermalen) der Patientin unterscheidet. Auflichtmikroskopisch wird die Inhomogenität der Läsion bestätigt, wobei zudem ein unregelmäßiges und teils abrupt abbrechendes Pigmentnetz auffällt. Anamnestisch gibt die Patientin an, sonnenempfindlich zu sein und insbesondere in der Kindheit öfters Sonnenbrände gehabt zu haben. Der Hautarzt exzidiert die Läsion in toto und erhält wenige Tage später die dermatohistologische Diagnose eines malignen Melanoms mit einer Tumordicke von 2,9 mm. Die Patientin wird zur Nachexzision mit 2 cm Sicherheitsabstand, diagnostischen Entfernung des regionären Lymphknotens (Sentinel Lymph Node Biopsy) und Durchuntersuchung in die Klinik überwiesen. Die dort durchgeführte Diagnostik (CT von Thorax und Abdomen, MRT des Kopfes, Skelettszintigraphie, Ultraschall des Abdomens und der Lymphknoten) ergab keine Auffälligkeiten. Die Patientin wurde für eine vorbeugende (adjuvante) Immuntherapie mit α-Interferon in eine klinische Therapiestudie eingeschlossen, welche über drei Jahre durchgeführt wurde. Nach fünf Jahren Erscheinungsfreiheit fiel in einer der regelmäßig durchgeführten Tumornachsorge-Untersuchungen eine derbe Lmphknotenschwellung rechts axillär auf. Nach Lymphknotendissektion war die Patientin zunächst klinisch tumorfrei, ein Jahr später wurden jedoch mehrere Rundherde in beiden Lungen radiologisch nachgewiesen. Die Patientin verstarb noch im gleichen Jahr trotz mehrerer Chemotherapieversuche an einer disseminierten Metastasierung des malignen Melanoms.

Definition Melanome sind von Melanozyten ausgehende bösartige Tumoren und zumeist an der Haut lokalisiert. Da Melanozyten jedoch auch in der Aderhaut des Auges, den Schleimhäuten des Nasopharynxbereichs und vereinzelt auch in den Meningen und inneren Organen vorkommen, können selten auch dort Melanome entstehen.

Epidemiologie Die Inzidenz des malignen Melanoms betrug im Jahr 2000 in Deutschland ca. 12–15 Neuerkrankungen pro 100 000 Einwohner, bei stark steigender Tendenz. In den letzten 25 Jahren hat sich die Inzidenz verdoppelt. Derzeit wird das Risiko eines im Jahr 2000 geborenen Kindes, im Laufe seines Lebens ein Melanom zu bekommen, auf ca. 1 : 75 geschätzt. Das Melanomrisiko ist individuell sehr unterschiedlich und hängt stark vom Pigmentierungstyp ab (s. Tab. 9.13). Das Haupterkrankungsalter liegt zwischen 40 und 60 Jahren.

Ätiologie und Pathogenese Kutane Melanome können sich entwickeln aus:
- klinisch normaler Haut,
- präexistierenden melanozytären Nävi,
- einer sonnenlichtinduzierten Präkanzerose (Lentigo-maligna-Melanom).

Für alle Melanomarten wurde ein pathogenetischer Zusammenhang mit Sonnenexposition gesichert. Dies gilt unmittelbar für das Lentigo-maligna-Melanom, bei dem sich aufgrund **chronischer intensiver Sonnenexposition** zunächst eine Präkanzerose bildet, die sich dann im Laufe von Jahren zu einem manifesten Melanom umwandelt.

Für die übrigen Melanomtypen gelten nicht die kumulative Lichtexposition, sondern **intensive Sonneneinstrahlungen in der Kindheit** als Risikofaktor. Dieser Zusammenhang ist epidemiologisch gesichert und legt eine sonnenlichtinduzierte Mutation als einen der Manifestationsfaktoren nahe.

Oft finden sich sowohl bei gutartigen Nävi als auch bei Melanomen Hinweise für eine **immunologische Erkennung** der Läsion (Infiltration mit Leukozyten, partielle oder vollständige Regression). Eine Reihe von tumorspezifischen Antigenen, die zur Immunerkennung des Melanoms beitragen, konnte bereits molekular definiert werden.

In ca. 10 % der Fälle fallen Patienten mit Melanommetastasen auf, ohne dass ein Primärtumor gefunden werden kann. Deshalb geht man davon aus, dass einerseits ein Teil der sich entwickelnden Melanome bereits im Frühstadium immunologisch zerstört wird, andererseits die Immunerkennung nicht vollständig ist bzw. der Tumor Mechanismen entwickeln kann, dieser Immunerkennung zu entgehen.

Tab. 9.13 Pigmentierungstypen der Haut.

Hauttyp	Erscheinungsbild
I	Weiße Haut, rote Haare, niemals Bräunung, starke Neigung zu Sonnenbrand („keltischer Typ")
II	Helle Haut, blonde Haare, etwas Bräunung, Neigung zu Sonnenbrand („Nordeuropäer")
III	Leicht pigmentierte Haut, dunkelblonde oder dunkle Haare, schnelle Bräunung, selten Sonnenbrand („Mitteleuropäer")
IV	Ständig pigmentierte Haut, dunkle Haare, starke Bräunung, nie Sonnenbrand („mediterraner Typ")
V	Asiat
VI	Afrikaner/Afroamerikaner u. a.

Symptome Klinisch imponiert das Melanom als in der Regel sehr dunkler, oft unregelmäßig pigmentierter Fleck, z.T. mit kleinknotigen, schuppenden oder ulzerierten Arealen (s. Abb. 9.14a, b). Subjektive Symptome in Form von Juckreiz, Blutung und Ulzeration macht der Primärtumor an der Haut in der Regel erst im Spätstadium der Erkrankung.

Diagnostik Basis der Diagnostik ist zunächst die genaue Inspektion der Hautveränderung. Grundsätzlich ist jeder Nävus auffällig, der sich spontan in Größe, Form oder Farbe verändert. Ansonsten gilt die ABCD-Regel: **A**symmetrie, unregelmäßige **B**egrenzung, unregelmäßige **C**olorierung oder ein **D**urchmesser von mehr als 5 mm machen einen Nävus verdächtig und erfordern eine genaue Beurteilung, wie sie i.d.R. nur vom erfahrenen Hautfacharzt zuverlässig durchgeführt werden kann.

Die Diagnostik pigmentierter Hauttumoren wird durch die **Auflichtmikroskopie** (10fache Vergrößerung) erleichtert. Aufbau des Pigmentnetzes und Architektur der Kapillaren sind dadurch genauer zu analysieren. Jeder in seiner Dignität unklare Nävus sollte jedoch unbedingt **exzidiert und histologisch untersucht** werden. Da die maximale Tumordicke wesentlicher Prognosefaktor ist, muss jede melanomverdächtige Läsion stets in toto exzidiert werden; Shave-Biopsien mit dem „scharfen Löffel" verbieten sich ebenso wie Entfernung der Läsion mittels Elektrokaustik oder Laser.

Staging Bei gesicherter Diagnose eines Melanoms ist eine gründliche Metastasensuche immer erforderlich, da das Melanom hinsichtlich seiner Metastasierung unberechenbar ist. In ca. 70 % der Fälle treten zwar zunächst lokoregionäre Metastasen auf, eine primär hämatogene Metastasierung kommt jedoch ebenso vor. Die Metastasierung erfolgt mit absteigender Wahrscheinlichkeit in die Haut (kutane Fernmetastasen), Lunge, Leber, Knochen, Gehirn, Nebennieren, doch können auch alle übrigen Körperteile befallen sein. Die notwendigen apparativen Untersuchungen richten sich nach dem Tumorstadium, bei einer Tumordicke von > 1 mm sollte das primäre Staging jedoch immer ein CT von Thorax und Abdomen, MRT des Kopfes, Skelettszintigraphie sowie Ultraschall des Abdomens und der Lymphknoten umfassen.

Die **Stadieneinteilung** des Primärtumors richtet sich nach **Tumordicke**, gemessen nach **Breslow**: Es wird die größte Tiefenausdehnung in Millimetern bestimmt. Als prognostisch bedeutsam hat sich eine Ulzeration des Primärtumors herausgestellt. Sie wurde demzufolge auch in das revidierte Klassifikationssystem für das Melanom (UICC, 2001) integriert, wohingegen andere Faktoren wie die Lokalisation des Tumors oder seine Eindringtiefe in Relation zu den anatomischen Strukturen der Haut heutzutage als prognostisch wenig aussagekräftig gelten.

Da das Melanom am häufigsten zuerst in regionäre Lymphknoten metastasiert, hat sich in den letzten Jahren die Technik der **Sentinel Node Biopsy,** also der diagnostischen Entfernung des Lymphknotens, der die Stelle des Primärtumors drainiert, etabliert.

Neben der Dicke des Primärtumors ist der (makroskopische oder mikroskopische) Befall des Sentinel-LK der wichtigste Prognoseparameter des Melanoms.

TNM-Klassifikation des Melanoms (nach AJCC/UICC, 2001).

T – Primärtumor		N – Lymphknotenmetastasen	
T1	≤ 1,0 mm	N1	1 LK befallen
T1a	Ohne Ulzeration	N1a	Mikrometastase im Sentinel
T1b	Mit Ulzeration	N1b	Klinischer oder sonographischer LK-Befall
T2	> 1,0–2,0 mm	N2	2–3 LK befallen
T2a	Ohne Ulzeration	N2a	Mikrometastase im Sentinel
T2b	Mit Ulzeration	N2b	Klinischer oder sonographischer LK-Befall
T3	> 2,0–4,0 mm	N2c	In-Transit-Metastasen, Satellitenmetastasen
T3a	Ohne Ulzeration	N3	≥ 4 LK befallen oder Kapseldurchbruch oder Kombination LK- + In-Transit- oder Satellitenmetastasen
T3b	Mit Ulzeration		
T4	> 4,0 mm		
T4a	Ohne Ulzeration		
T4b	Mit Ulzeration		

M – Fernmetastasen	
M1	Haut, LK; LDH normal
M2	Lunge; LDH normal
M3	Alle anderen Organe; LDH normal oder jede Fernmetastase; LDH erhöht

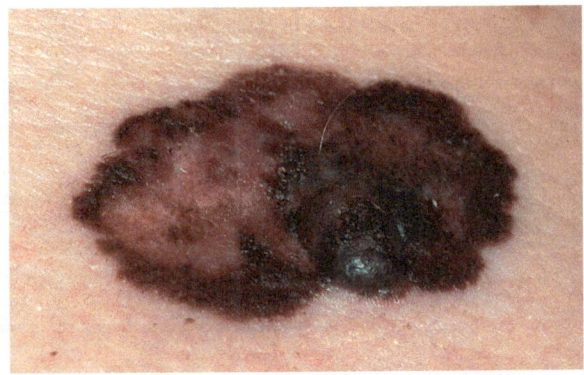

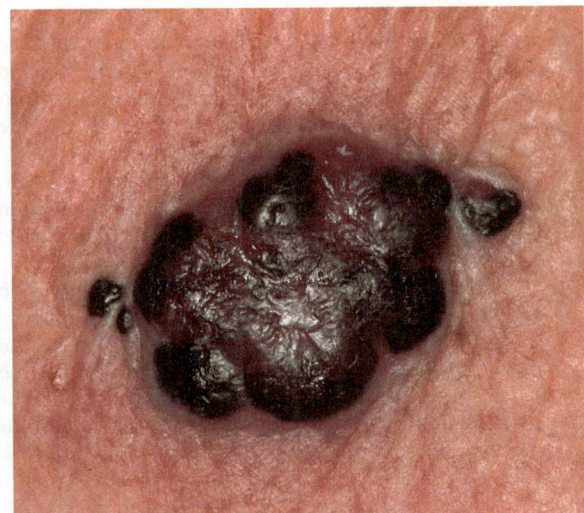

Abb. 9.14 Malignes Melanom.
a) Superfiziell spreitendes Melanom.
b) Noduläres Melanom.

Metastasen bei unbekanntem Primärtumor Bei nicht primär kutanen Melanomen fällt der Primärtumor oft erst dann auf, wenn er durch lokale Destruktion oder Fernmetastasen Symptome verursacht. Hier ergibt sich die richtige Diagnose erst aus der histologischen Untersuchung einer Probebiopsie. Ebenso verhält es sich in Fällen, bei denen das primäre Melanom der Haut nicht gefunden wird. Ursache hierfür könnte eine Spontanregression durch immunologische Zerstörung sein, aber auch die vorherige Entfernung eines fälschlicherweise als gutartig eingeordneten „Muttermals" ohne Histologie, welches dann erst bei Metastasierung diagnostiziert wird.

Differentialdiagnose	Ausschlussmaßnahmen
Gutartiger Nävuszellnävus	Histologie, Auflichtmikroskopie
Andere pigmentierte Hauttumoren: ■ seborrhoische Keratose ■ Histiozytom ■ Hämangiom ■ Viruspapillom ■ Basalzellkarzinom	Histologie, Auflichtmikroskopie
Unpigmentierte epitheliale Tumoren	Histologie, Auflichtmikroskopie

Prävention und Therapie Das Melanom ist ein Tumor, der bei Metastasierung trotz Therapie derzeit noch fast immer zum Tode führt. Hieraus ergibt sich die Notwendigkeit effektiver Prävention und Krebsfrüherkennung. Hinsichtlich der **Prävention** ist Sonnenschutz, insbesondere in der Kindheit, von enormer Bedeutung, und dies umso mehr, je hellhäutiger die Person ist. Heutzutage sollte kein Kind mehr ohne physikalischen (Kleidung) oder chemischen Lichtschutz (Sonnencreme) für längere Zeit der Sommersonne exponiert werden. Sonnenbrände in der Kindheit sollten unbedingt vermieden werden.

Zur **Früherkennung** des Melanoms sollte eine regelmäßige Untersuchung des Hautorgans auf suspekte Nävi erfolgen, wobei auffällige Hautveränderungen meist zuerst vom Patienten selbst bemerkt werden. Daher sind die Selbstuntersuchung durch den Patienten und eine Schulung des Bewusstseins für solche Hautveränderungen in der Bevölkerung für die Früherkennung von besonderer Bedeutung. Wichtig ist zudem die regelmäßige Untersuchung von Patienten mit erhöhtem Melanomrisiko (s. o.).

> ! Da die Prognose des Melanoms wesentlich von der Dicke des Primärtumors abhängt (und somit von der rechtzeitigen Diagnose), sollte im Zweifel jeder Nävus, der nicht eindeutig als gutartig identifiziert werden kann, exzidiert und einer histologischen Diagnostik unterzogen werden!

Bezüglich des Primärtumors ist die Therapie der Wahl immer die **Operation**, wobei sich die Art der Operation nach der **Tumordicke** richtet. Besondere Bedeutung hat

Tab. 9.14 Sicherheitsabstand in Abhängigkeit von der Melanomdicke.

Tumordicke	Exzisionsabstand vom Tumorrand
< 1,0 mm	1 cm
> 1,0–4 mm	2 cm
> 4 mm	3 cm

der erforderliche Sicherheitsabstand (s. Tab. 9.14), durch den das Risiko eines Lokalrezidivs minimiert werden soll. Evtl. erfolgt auch die diagnostische Exstirpation des regionären Lymphknotens. Nachexzisionen sollten möglichst innerhalb von vier Wochen durchgeführt werden, sind aber auch später noch vertretbar.

Patienten mit erhöhtem Risiko profitieren von einer **adjuvanten Therapie mit α-Interferon**. Die Behandlung soll einer Metastasierung vorbeugen und noch unentdeckte Mikrometastasen eliminieren.

Grundsätzlich ist die **Operation** die einzige überlebensverlängernde Maßnahme bei **Metastasierung**. Dies gilt insbesondere für Haut- und Lymphknotenmetastasen, jedoch auch für kurativ behandelbare Organmetastasen. Daher sollte jede Metastase zunächst hinsichtlich ihrer Operabilität überprüft werden. Alternativ ist bei Hirn- und Knochenmetastasen auch eine **Radiotherapie** (stereotaktische Konvergenzbestrahlung) möglich. Ansonsten ist zurzeit keine systemische Therapie bekannt, die eine Heilung oder auch nur eine gesicherte Verlängerung des Gesamtüberlebens der Patienten mit metastasiertem Melanom erreicht. **Chemotherapie** ist nur wenig wirksam. Der Einsatz von Polychemotherapie, auch in Kombination mit Immunstimulanzien (α-Interferon, Interleukin-2), bewirkt zwar eine Erhöhung der Remissionsraten, jedoch nicht der Heilungsraten. Die Remissionen halten meist nur kurz an und verlängern die Überlebenszeit nicht.

Verlauf und Prognose Maligne Melanome sind nur durch frühzeitige Erkennung und Operation heilbar. Beträgt die Tumordicke < 0,75 mm, liegt die 5-Jahres-Erscheinungsfreiheit bei 97 %. Hat der Tumor jedoch bereits Fernmetastasen gesetzt, sinkt die 5-Jahres-Überlebensrate auf 3 %.

Klinische Stadieneinteilung und mittlere 5-Jahres-Überlebenszeiten des Melanoms (UICC/AJCC-Klassifikation, 2001).

Stadium	TNM-Stadium	5-Jahres-Überlebensrate
Ia	T1a	96 %
Ib	T1b T2a	91 % 89 %
IIa	T2b T3a	79 % 78 %
IIb	T3b T4a	66 % 63 %
IIc	T4b	45 %
IIIa	T1–4a N1a, N2a	65 %
IIIb	T4b N1a, N2a T1–4a N1b, N2b Jedes T, N2c	51 % 51 % 30 %
IIIc	T4b N1b, N2b Jedes T, N3	27 % 20 %

Stadium	TNM-Stadium	1-Jahres-Überlebensrate
IV	Jedes T, jedes N M1 ■ Haut/LK ■ Lunge ■ Viszerale Organe	■ 59 % ■ 57 % ■ 40 %

Untergeordnete Faktoren, die die Prognose verschlechtern, sind
- Eindringtiefe entsprechend den anatomischen Strukturen der Haut (Clark-Level),
- männliches Geschlecht,
- Lokalisation des Tumors an Kopf, Hals, oberer Extremität,
- histologische Regressionszeichen,
- fehlende oder aberrante Expression von bestimmten Oberflächenmolekülen.

Metastasierung Das maligne Melanom metastasiert zu ca. 70 % zunächst in regionäre LK. Bei Nachweis von LK-Metastasen sinkt die Prognose bereits deutlich. Zusätzlich können lokoregionäre Hautmetastasen auftreten, die zumeist multipel sind und durch lokal destruierendes Wachstum große Therapieprobleme aufwerfen können. Etwa 30 % der Metastasen entstehen jedoch bereits primär hämatogen. Häufigste Metastasierungsorte sind Haut, Lunge, Leber, Knochen, Gehirn, Nebenniere, Dünndarm, wobei jedoch prinzipiell jedes Organ befallen sein kann. Bei systemischer Metastasierung ist die Prognose praktisch infaust, besonders ungünstig sind Leber-, Hirn- und Knochenmetastasen.

Tumornachsorge Grundsätzlich sollte jeder Melanompatient in ein Tumornachsorgeprogramm aufgenommen werden, bei dem in regelmäßigen Abständen eine gründliche körperliche Untersuchung der gesamten Haut und Schleimhäute, insbesondere des Operationsgebiets und der regionären Lymphknoten (Palpation, Sonographie), erfolgt. Die weitere Untersuchung und insbesondere die apparative Diagnostik richten sich nach den jeweiligen Symptomen. Eine spezielle Labordiagnostik zur Früherkennung von Melanomen oder Melanommetastasen existiert bislang nicht. Lediglich die LDH korreliert mit dem Grad der Metastasierung. Tumormarker wie das S100-Protein oder das Melanoma-Inhibitory-Activity-(MIA-)Protein, welche im Blut mittels ELISA bestimmt werden können, sind als Frühindikatoren für Metastasierung bislang noch ungeeignet.

9.2 Spezielle internistische Onkologie

Komplikationen	Häufigkeit
Durch nicht eingehaltene Sicherheitsabstände	Selten
Durch ungünstige Tumorlokalisation	Selten
Durch lokal destruierendes Wachstum	Sehr selten
Durch Lymphödem nach regionärer LK-Dissektion	Häufig
Durch multiple lokoregionäre Metastasierung	Selten
Durch Fernmetastasierung	Häufig

Zusammenfassung

- Häufigste exogene Ursache: Sonnenexposition in der frühen Kindheit (v.a. UV-B-Licht)
- Wichtigstes Symptome: unregelmäßige, teils sehr kräftige Pigmentierung, Veränderung
- Wichtigste diagnostische Maßnahmen: Selbstbeobachtung, Auflichtmikroskopie, Exzision mit Sentinel-Node-Biopsie, Histologie
- Wichtigste therapeutische Maßnahme: Exzision mit Sicherheitsabstand

Basalzellkarzinom der Haut

Synonym: Basaliom
Engl. Begriff: Basal Cell Carcinoma (BCC)

Definition Das Basalzellkarzinom ist ein lokal destruierend wachsender, jedoch fast niemals metastasierender Tumor vorwiegend der epithelialen Stammzellen der Adnexstrukturen der Haut. Die histologische Differenzierung des Basalzellkarzinoms ist heterogen und entspricht dem Differenzierungspotential der Stammzellen des Haarfollikels.

Epidemiologie Das Basalzellkarzinom ist einer der häufigsten Tumoren überhaupt. Jährlich werden in Deutschland ca. 100 000 Neuerkrankungen dokumentiert, die tatsächliche Inzidenz liegt jedoch wahrscheinlich höher. Das Risiko, an einem Basalzellkarzinom zu erkranken, hängt von verschiedenen Prädispositionsfaktoren ab (s. u.). Das mittlere Erkrankungsalter liegt bei über 60 Jahren.

Ätiologie und Pathogenese Die große Mehrzahl der Tumoren wird durch **UV-Licht** induziert, deshalb treten sie meist an ständig lichtexponierten Hautpartien auf (Gesicht, Hals und Nacken, Ohren, Hände und Unterarme). Die individuelle Lichtempfindlichkeit, welche durch den Hauttyp bedingt ist, determiniert die Stärke der karzinogenen Wirkung des UV-Lichts.

Seltener ist die Neigung, Basaliome zu entwickeln, **genetisch determiniert**. Bei diesen Patienten treten die Tumoren oft schon im mittleren Erwachsenenalter auf und sind nicht auf lichtexponierte Areale beschränkt (Rumpfhautbasaliome). Die wichtigste Erscheinungsform ist hier das Basalzellnävussyndrom (Gorlin-Goltz-Syndrom).

Die Entstehung von Basalzellkarzinomen unterliegt einer Kontrolle durch das **Immunsystem**. Deshalb erkranken immunsupprimierte Patienten (z. B. Transplantatempfänger) 30- bis 100-mal häufiger.

Basalzellkarzinome können auch durch chronische Exposition der Haut gegenüber **Karzinogenen** hervorgerufen werden. Dazu zählen ionisierende Strahlen (Z. n. Strahlentherapie, ungeschütztes Arbeiten mit Radioaktivität), Arsen (früher zur Therapie der Psoriasis sowie im Pflanzenschutz verwendet) sowie aromatische Kohlenwasserstoffe.

Symptome Klinisch ist das Basalzellkarzinom recht vielgestaltig, im typischen Fall jedoch durch kleinpapulöses Wachstum mit oft perlschnurartig-ringförmig aneinander gereihten kleinen Papeln und multiplen, vom Rand her einsprossenden ektatischen Gefäßen gekennzeichnet (s. Abb. 9.15a, b). Die unterschiedlich von fleischfarben bis dunkel pigmentierten Tumoren zeigen oft zentral ein kleines Ulkus, können jedoch auch nur flach erhaben sein und eine zentrale Rötung und Schuppung aufweisen.

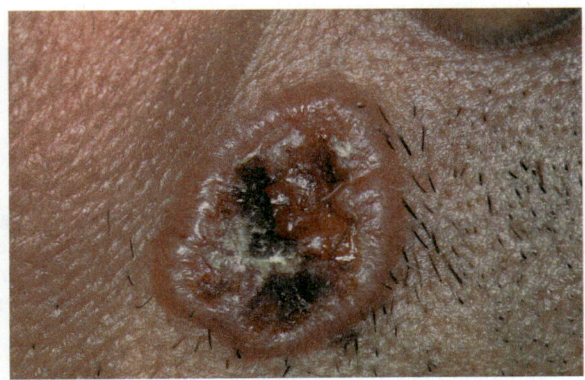 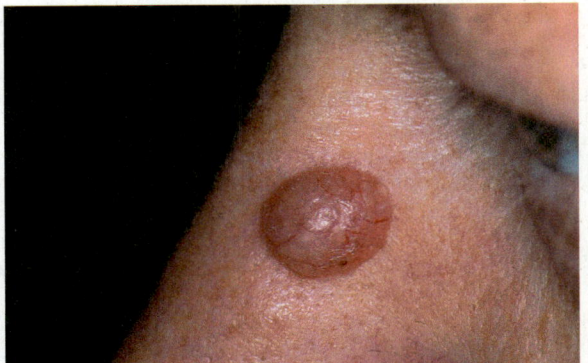

Abb. 9.15 Basalzellkarzinom (Basaliom) der Haut.
a) Ulzeriertes Basaliom.
b) Knotiges (solides) Basaliom.

Basalzellkarzinome machen meist nicht durch Beschwerden auf sich aufmerksam. Da sie in der Regel hautfarben sind, fallen sie oft erst bei einer sorgfältigen hautfachärztlichen Untersuchung auf. In seltenen Fällen verursachen Basaliome im weit fortgeschrittenen Stadium bei jahre- bis jahrzehntelangem Bestehen aufgrund ihres lokal destruierenden Wachstums Symptome, da sie dann ulzerieren (**Ulcus rodens**) bzw. andere Strukturen der Haut und Subkutis zerstören (**Ulcus terebrans**). Selten können Basaliome auch relativ rasch progredient wachsen, und vereinzelt wurden Fälle mit Metastasierung beschrieben. Beides ist jedoch die Ausnahme.

Diagnostik Die Diagnose eines Basalzellkarzinoms ergibt sich in der Regel aufgrund des typischen klinischen Bildes; gesichert wird die Diagnose stets durch histologische Aufarbeitung des Exzidats oder einer Tumorbiopsie. Eine weiterführende Diagnostik ist in der Regel nicht erforderlich.

Differentialdiagnose	Ausschlussmaßnahmen
Plattenepithelkarzinom	Histologie
Aktinische Keratose, Morbus Bowen	Histologie
Seborrhoische Keratose	Histologie
Histiozytom	Histologie
Melanom (es gibt sowohl pigmentierte Basaliome als auch amelanotische Melanome)	Histologie
Hautmetastase eines extrakutanen Tumors	Histologie
Andere (seltenere) gut- oder bösartige Hauttumoren (s. weiterführende Literatur)	Histologie

Prävention und Therapie Die Prävention des Basalioms besteht in konsequentem **Lichtschutz**. Regelmäßige Inspektion des Hautorgans durch einen Fachmann ist vor allem bei Risikopatienten mit genetischer Disposition, Immunsuppression oder vorangegangener Karzinogenexposition von Bedeutung.

Die Therapie der Wahl beim Basalzellkarzinom ist die **Operation mit Schnittrandkontrolle**. Da Basaliome oft zapfenartige Ausläufer haben, führt eine zu knappe Exzision häufig zu Rezidiven. Mit suffizienter Schnittrandkontrolle können die Tumoren in > 98 % der Fälle kurativ behandelt werden.

Alternativ kommen – vor allem bei ungünstiger Lokalisation im Gesicht, bei der eine Exzision zu entstellenden Gesichtsveränderungen führen könnte – noch die folgenden Therapieverfahren in Betracht:

- **Radiotherapie** (ca. 90–95 % komplette Remission),
- **Kryotherapie** (ca. 80–90 % komplette Remission),
- topische Anwendung von **5-Fluorouracil** (Chemotherapeutikum, ca. 70–90 % komplette Remission) oder **Imiquimod** (Immunstimulator, > 80 % komplette Remission),
- intraläsionale Injektion von α-**Interferon** (ca. 70–80 % komplette Remission),
- **photodynamische Therapie** (ca. 70–80 % komplette Remission).

Verlauf und Prognose Unbehandelt breitet sich das Basalzellkarzinom der Haut kontinuierlich zentrifugal aus und wächst lokal destruierend. Spontanheilungen sind sehr selten. Ohne Behandlung kommt es daher im Spätstadium der Erkrankung unweigerlich zum **Ulcus terebrans** mit Zerstörung benachbarter Organe und Gewebe (Ohr, Auge, Lippe, Nase, Gesichtsknochen etc.). Ansonsten ist die Prognose des Basalzellkarzinoms aufgrund seiner extrem geringen Metastasierungsneigung sehr günstig. Nach vollständiger Exzision ist der Patient in der Regel geheilt.

Komplikation	Häufigkeit
Entstellende Narben (v.a. bei zu später Operation oder multiplen Primärtumoren)	Selten
Wundheilungsstörungen (v.a. bei Exzisionen in strahlentherapierter Haut)	Selten

Zusammenfassung

- Häufigste Ursache: chronische Sonnenlichtexposition
- Wichtigstes Symptom: kleinpapulöse Hautveränderung mit perlschnurartigem Randsaum und Teleangiektasien auf lichtexponierter Haut
- Wichtigste diagnostische Maßnahme: Histologie
- Wichtigste therapeutische Maßnahme: Exzision mit Schnittrandkontrolle

Plattenepithelkarzinom der Haut

Synonyme: Spinaliom, Stachelzellkarzinom
Engl. Begriff: Squamous Cell Carcinoma (SCC)

Definition Das Plattenepithelkarzinom der Haut ist ein lokal invasiv wachsender Tumor, der seinen Ausgang von den Keratinozyten der Haut und der angrenzenden Schleimhäute nimmt und oft auf dem Boden einer Präkanzerose oder einer chronischen Entzündung entsteht.

Epidemiologie Am Plattenepithelkarzinom der Haut erkranken ca. 25–40 von 100 000 Einwohnern pro Jahr; die Inzidenz steigt stetig. Das mittlere Erkrankungsalter liegt bei über 60 Jahren.

9.2 Spezielle internistische Onkologie

Ätiologie und Pathogenese Plattenepithelkarzinome der Haut entstehen nur sehr selten auf normaler, ungeschädigter Haut. Sie durchlaufen in klassischer (und durch ihre Lage auch gut beobachtbarer) Weise die verschiedenen Stadien der Karzinogenese, bestehend aus Initiation, Promotion, Progression und maligner Konversion. Ihre Entwicklung ist gekennzeichnet durch ein Wechselspiel von onkogenen Mutationen sowie zellulären (DNA-Reparatur, Apoptose) und immunologischen Reparaturmechanismen.

Typischerweise geht dem manifesten Plattenepithelkarzinom der Haut eine **Präkanzerose** voraus. Dazu gehören die aktinische Keratose, Arsen- und Röntgenkeratose, Morbus Bowen, Erythroplasie und die verruköse Leukoplakie. Diese Präkanzerosen können ihrerseits auf verschiedenen Ursachen beruhen:
- chronische Einwirkung von UV-Licht (abhängig vom Pigmentierungstyp),
- ionisierende Strahlen,
- chemische Karzinogene (Arsen, Teer, aromatische Kohlenwasserstoffe),
- Viren: humane Papilloma-Viren (HPV), vor allem die Subtypen 5, 8, 14,
- chronische Entzündung (z. B. bedingt durch Hautkrankheiten wie Lichen ruber planus oder Epidermolysis bullosa), chronische Wunden und Ulzera.

Symptome Klinisch imponieren Plattenepithelkarzinome meist als rötliche, schuppende und keratotische Papeln mit unregelmäßiger Oberfläche und Begrenzung sowie teilweise zentraler Ulzeration (s. Abb. 9.16a, b). Die Läsionen befinden sich typischerweise in chronisch sonnenexponierter Haut oder im Bereich von chronischen Wunden bzw. Hautentzündungen. Kleinere Tumoren sind meist symptomlos, bei Ulzeration oder größerer Ausbreitung mit infiltrativem Wachstum können örtlich Schmerzen auftreten. Eine lymphogene Metastasierung erfolgt in ca. 5 % aller Fälle. Tumoren, die in chronischen Wunden entstehen oder karzinogen (nicht durch UV-Licht) induziert sind, metastasieren jedoch deutlich häufiger.

Diagnostik Die Diagnose ergibt sich aus klinischem Bild und Histologie. Neben der klinischen Untersuchung des Lymphstromgebietes ist bei Plattenepithelkarzinomen ab ca. 2 cm Größe eine Lymphknotensonographie zum Ausschluss von LK-Metastasen erforderlich. Bei infiltrierend und destruierend wachsenden Karzinomen ist eine weitere Diagnostik mittels CT bzw. MRT notwendig.

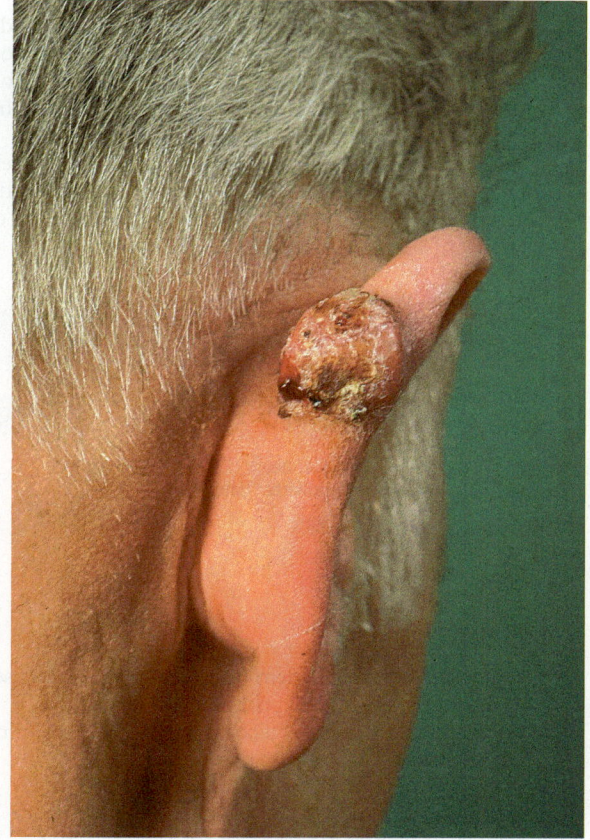
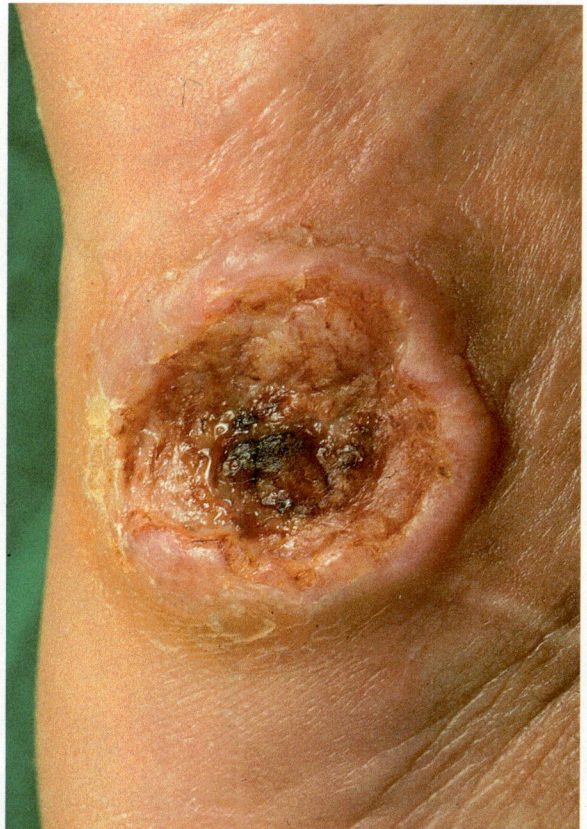

Abb. 9.16 Plattenepithelkarzinom (Spinaliom) der Haut.
a) UV-induziertes Plattenepithelkarzinom der Ohrmuschel.
b) Plattenepithelkarzinom mit zentraler Ulzeration.

TNM-Klassifikation der Plattenepithelkarzinome der Haut.

PT	**Primärtumor**	
PTX	Primärtumor kann nicht beurteilt werden	
pT0	Kein Anhalt für Primärtumor	
pTis	Carcinoma in situ	
pT1	Tumor 2 cm oder weniger in größter Ausdehnung	
pT2	Tumor mehr als 2 cm, nicht mehr als 5 cm in größter Ausdehnung	
pT3	Tumor mehr als 5 cm in größter Ausdehnung	
pT4	Tumor infiltriert tiefe extradermale Strukturen wie Knorpel, Skelettmuskel oder Knochen	
N	**Lymphknotenmetastasen**	
NX	Regionäre Lymphknoten können nicht beurteilt werden	
N0	Keine regionären Lymphknotenmetastasen	
N1	Regionäre Lymphknotenmetastasen	
M	**Fernmetastasen**	
MX	Das Vorliegen von Fernmetastasen kann nicht beurteilt werden	
M0	Keine Fernmetastasen	
M1	Fernmetastasen	

Stadieneinteilung von Plattenepithelkarzinomen der Haut.

Tumor-stadium	Primär-tumor	LK-Metas-tasen	Fernmetas-tasen	5-Jahres-Überlebensrate
Stadium 0	Tis	N0	M0	> 98 %
Stadium I	T1	N0	M0	> 98 %
Stadium II	T2 T3	N0 N0	M0 M0	> 90 % 80–90 %
Stadium III	T4 Jedes T	N0 N1	M0 M0	70 % ca. 30 %
Stadium IV	Jedes T	jedes N	M1	< 10 %

Differentialdiagnose	Ausschlussmaßnahmen
Aktinische Keratose, Morbus Bowen	Histologie
Basalzellkarzinom	Histologie
Viruswarze (Verruca vulgaris)	Histologie
Seborrhoische Keratose	Histologie
Chronisches Ulkus	Histologie
Amelanotisches Melanom	Histologie
Metastasen eines primär extrakutanen Malignoms	Histologie
Andere gut- oder bösartige Hauttumoren (s. weiterführende Literatur)	Histologie

Prävention und Therapie Die Prävention zielt auf eine Vermeidung der Exposition der Haut gegenüber Karzinogenen, wobei einem effektiven und lebenslangen **Sonnenschutz** sicher die größte Bedeutung zukommt.

Therapie der Wahl ist die **Exzision mit histologischer Schnittrandkontrolle**, bei großen Läsionen sollte die Exzision zusätzlich mit einem Sicherheitsabstand von 5–10 mm im Gesunden erfolgen. Dadurch können die Tumoren in > 98 % der Fälle kurativ behandelt werden. Alternativ kommen – vor allem bei kleinen Tumoren oder ungünstiger Lokalisation – folgende Therapieverfahren in Betracht:

- **Radiotherapie** (ca. 90 % komplette Remission),
- **Kryotherapie** (ca. 80–90 % komplette Remission),
- intraläsionale Injektion von α-**Interferon** in Kombination mit **Retinoiden**.

Die **Chemotherapie** entspricht derjenigen, die auch bei Plattenepithelkarzinomen im Kopf- und Halsbereich durchgeführt wird, wobei eine Kombination von Cisplatin, 5-Fluorouracil und Strahlentherapie derzeit favorisiert wird.

Verlauf und Prognose Aufgrund ihres unterschiedlichen biologischen Verhaltens sollten durch UV-Licht induzierte Plattenepithelkarzinome von den sonstigen Plattenepithelkarzinomen unterschieden werden. UV-Licht-induzierte Plattenepithelkarzinome wachsen vergleichsweise langsam und metastasieren nur sehr selten (< 5 %), während insbesondere Karzinome, die auf chronischen Wunden entstanden sind, häufig und relativ rasch metastasieren und oft zum Tode führen.

Neben der Ätiologie sind das Tumorstadium und der histologische Differenzierungsgrad die wesentlichen Prognosefaktoren. Zusätzlich wird die Eindringtiefe als prognostisch bedeutsamer Faktor bestimmt, wobei ihre Relevanz jedoch weit geringer ist als beim Melanom.

Metastasierte Spinaliome können meist nicht mehr kurativ behandelt werden. Rezidive entwickeln sich in der Regel rasch; die systemische Metastasierung führt oft schnell zum Tod.

Komplikation	Häufigkeit
Entstellende Narben durch schwierige Hautspannungsverhältnisse	Häufig
Wundheilungsstörungen, v.a. bei Exzisionen in strahlentherapierter Haut	Häufig

Zusammenfassung

- Häufigste Ursache: auf dem Boden einer Präkanzerose nach langjähriger UV-Expositon
- Wichtigstes Symptom: rötliche, schuppende Papeln mit unregelmäßiger Begrenzung
- Wichtigste diagnostische Maßnahme: Histologie
- Wichtigste therapeutische Maßnahme: Exzsion mit Schnittrandkontrolle

9.2 Spezielle internistische Onkologie

Zur weiteren Information

Literatur

Balch, C. M., A. N. Houghton, G. W. Milton, A. J. Sober, S.-J. Soong (eds.): Cutaneous Melanoma. Lippincott, Philadelphia–London–New York–Hagerstown 1996, pp. 468–97.

Fritsch, P: Dermatologie und Venerologie. Springer, Berlin–Heidelberg–New York–Tokyo 1998.

Garbe, C., R. Dummer, R. Kaufmann, W. Tilgen: Dermatologische Onkologie. Springer, Berlin–Heidelberg–New York–Tokyo 1997.

Marks, R., R. J. Motley: Skin cancer. Recognition and treatment. Drugs 1995; 50: 48–61.

Miller, S. J., M. E. Maloney (eds.): Cutaneous Oncology. Blackwell, Malden–Oxford–London–Berlin 1998.

Mukhtar, H. (ed): Skin Cancer: Mechanism and Human Relevance. CRC Press, Boca Raton 1995.

Orfanos, C. E., C. Garbe: Therapie der Hautkrankheiten. Springer, Berlin–Heidelberg–New York–Tokyo 1995.

Internet-Links

http://www.dkfz-heidelberg.de/ado/index.htm
http://www.studien.de/
http://www.eortc.be/
http://www.dermis.net/index_e.htm

9.2.3 CUP-Syndrom

R. M. MESTERS, W. E. BERDEL

Engl. Begriff: Cancer of Unknown Primary Site

Im folgenden Kapitel werden die wesentlichen Charakteristika von verschiedenen Tumorerkrankungen besprochen, die sich durch Metastasen bei unbekanntem Primärtumor manifestieren.

Definition Mit dem Begriff CUP-Syndrom wird ein vielgestaltiges onkologisches Krankheitsbild bezeichnet, das sich durch Metastasen bei unbekanntem Primärtumor auszeichnet. Das CUP-Syndrom ist definiert durch eine histologisch oder zytologisch gesicherte Metastasierung eines durch Routineuntersuchungen nicht gefundenen Primärtumors.

Epidemiologie Die jährliche Inzidenz des CUP-Syndroms beträgt etwa 6–9/100 000 Einwohner mit einem Anteil von 2–4 % aller bösartigen Neoplasien. Im Patientenkollektiv onkologischer Zentren beträgt der Anteil 5–10 %. Der Erkrankungsgipfel liegt im fünften bis sechsten Jahrzehnt, Männer sind etwas häufiger betroffen als Frauen.

Ätiologie und Pathogenese Ätiologie und Pathogenese des CUP-Syndroms hängen von der Lokalisation des Primärtumors ab. Typisch für das CUP-Syndrom ist die ungewöhnliche **Wachstumskinetik**: Die Metastasen wachsen wesentlich schneller als der Primärtumor. Die Pathogenese dieses Phänomens ist nicht vollständig geklärt. Möglicherweise spielt die differentielle Expression bestimmter Onkogene eine Rolle.

Symptome Da die Metastasen wesentlich schneller wachsen als der Primärtumor, werden diese symptomatisch und führen zur Diagnose der malignen Erkrankung. Die häufigsten **Manifestationen** von Metastasen beim CUP-Syndrom sind Leber, Lunge, Knochen und Lymphknoten mit den entsprechenden Symptomen. Allerdings besteht eine beträchtliche Variationsbreite in Abhängigkeit von der Histologie und dem Primärtumor.

Neben den Symptomen und Zeichen, welche auf die Metastasenlokalisation zurückgeführt werden können, bestehen häufig auch **konstitutionelle Symptome** wie Appetitlosigkeit, Gewichtsverlust und Müdigkeit.

Diagnostik Zum **diagnostischen Basisprogramm** gehören eine sorgfältige Anamneseerhebung, eine komplette körperliche Untersuchung, Laboruntersuchungen (Blutbild, Serum-Chemie, Eiweißelektrophorese) inkl. informativer Tumormarker, gefolgt von einer entsprechenden Bildgebung (s. Tab. 9.15). Nach dieser initialen Evaluation kann häufig der hochgradige Verdacht auf ein metastasiertes Tumorleiden geäußert werden.

Wegweisend für die weitere Diagnostik und Therapie ist die **histologische Untersuchung** einschließlich immunhistologischer Befundung. Deshalb muss ausreichend Tu-

Tab. 9.15 Diagnostisches Basisprogramm bei CUP-Syndrom.

Untersuchung	Allgemein	Bei Frauen	Bei Männern
Anamnese/körperliche Untersuchung	Inkl. rektal-digitale Untersuchung und Haemoccult®-Test	Gynäkologische Untersuchung	Hodenpalpation
Tumormarker	AFP, β-HCG, Thyreoglobulin, CEA	CA 15-3, CA 125	PSA
Bildgebende Diagnostik	Röntgen-Thorax, CT-Thorax, Sono-Abdomen, ggf. CT-Abdomen und PET	Mammographie, Mamma- und vaginale Sonographie, ggf. Mamma-MRT	
Histologie	Inkl. Immunhistologie		

mormaterial gewonnen werden. Da die Prognose des Patienten häufig schlecht ist, sollte das Vorgehen so wenig belastend und invasiv wie möglich, aber so zielgerecht wie notwendig sein. In einigen Fällen kann auch zytologisches Untersuchungsmaterial ausreichen (z. B. bei Aszites, Pleura- oder Perikarderguss).

Die histologische Klassifikation der als primäre Manifestation untersuchten Metastase zeigt ein Überwiegen von Adenokarzinomen und undifferenzierten Karzinomen (s. Tab. 9.16).

Morphologische Charakteristika erlauben es dem Pathologen, wesentliche Hinweise auf das Spektrum der in Frage kommenden Primärtumoren zu geben. Der **Immunhistologie bzw. -zytologie** kommt bei den häufig mäßig bis schlecht differenzierten Tumoren eine entscheidende Bedeutung zu. Diese ermöglichen vor allem die Identifizierung prognostisch günstiger Tumorentitäten, wie maligne Lymphome, Keimzelltumoren und neuroendokrine Tumoren.

Die weitere Diagnostik sollte sicher lokalisierte von disseminierten Erkrankungsformen unterscheiden, potentiell heilbare und therapiesensible Tumoren erfassen und an den Symptomen bzw. Therapieoptionen orientiert sein.

In etwa 80 % der Fälle liegt bei Diagnosestellung des CUP-Syndroms eine **disseminierte Erkrankung** vor, d.h., es finden sich Metastasen in mehr als einem Organsystem bzw. in mehr als zwei direkt benachbarten Lymphknotenstationen.

Eine **solitäre Metastase** findet sich nur bei knapp 20 % der Patienten, davon in jeweils etwa der Hälfte der Fälle eine solitäre Lymphknotenmetastase bzw. eine einzelne extranodale Manifestation. Deutet das diagnostische Basisprogramm auf eine lokal begrenzte Manifestation hin, sollten eine Skelettszintigraphie und ein Schädel-CT durchgeführt werden, da Knochen- oder Hirnmetastasen die Prognose entscheidend verschlechtern. In einem solchen Fall bestehen in der Regel nur palliative Therapiemöglichkeiten, deshalb brächte eine weitere Diagnostik bei diesem Patienten keinen therapeutischen Vorteil.

Ansonsten können gezielte Untersuchungen zur **Primärtumorsuche** angeschlossen werden. Eine Wiederholung von diagnostischen Maßnahmen zur Primärtumorsuche zu einem späteren Zeitpunkt ist meist nicht sinnvoll. Trotz der in den meisten Fällen intensiven Diagnostik werden in nur ca. 10–30 % der Fälle die dem CUP-Syndrom zugrunde liegenden Primärtumoren ante mortem entdeckt. Selbst bei der Obduktion gelingt die Diagnose des Primärtumors nur in etwa 70–80 % der Fälle.

Beim CUP-Syndrom unterscheidet sich die **Häufigkeit der Primärtumoren** von den üblichen Tumorerkrankungen mit nachgewiesenem Primärtumor (s. Tab. 9.17). Durch adäquate immunhistologische Aufarbeitungen ggf. inkl. zytogenetischer und molekulargenetischer Untersuchungen kann etwa ein Drittel der identifizierbaren Primärtumoren erkannt werden. Dies sind insbesondere maligne Lymphome, das maligne Melanom, Sarkome und Keimzelltumoren. Bei den epithelial differenzierten Tumoren sind am häufigsten Bronchial- und Pankreaskarzinome als Primärtumor für das CUP-Syndrom verantwortlich. Die ansonsten häufigen Tumoren, wie Mamma-, kolorektale oder Magenkarzinome findet man beim CUP-Syndrom seltener.

Eine wichtige Ausnahme bilden isolierte **zervikale Lymphknotenmetastasen** (ohne supraklavikuläre Lymphknoten). In erster Linie (ca. 70–80 %) handelt es sich hierbei um lokoregionäre Tumoren, vorwiegend Plattenepithelkarzinome aus dem HNO-Bereich, in zweiter Linie um Lymphknotenmetastasen von Bronchialkarzinomen (10–20 %).

Tab. 9.16 Histologie und mögliche Lokalisation des Primärtumors.

Histologie	Möglicher Primärtumor	Häufigkeit
Adenokarzinom ■ wenig differenziert ■ Siegelringzellen ■ Psammomkörper ■ papilläre Struktur	■ Lunge, Pankreas, Magen, Mamma, Kolon, Rektum, Leber, Gallenwege, Gallenblase, Niere, Ovar, Schilddrüse, Prostata, Endometrium ■ Gastrointestinaltrakt, Ovar, selten Mamma ■ Ovar, Schilddrüse ■ Schilddrüse, Ovar, Lunge	40–60 %, davon etwa die Hälfte wenig differenziert
Undifferenziertes Karzinom	Lunge, Keimzelltumor, manche Lymphome, HNO-Tumoren, Weichteilsarkom, amelanotisches Melanom, neuroendokrine Tumoren, Plasmozytom/multiples Myelom	17–30 %
Plattenepithelkarzinom	HNO-Tumoren, Tumoren im Bereich von Lunge, Ösophagus, Cervix uteri, Penis, Anus	5–10 %
Kleinzelliges Karzinom	Lunge, manche Lymphome, Hoden, Schilddrüse, neuroendokrine Tumoren, Prostata, Ösophagus, Haut, Endometrium, Ovar	3–6 %
Neuroendokrines Karzinom	Gastrointestinaltrakt, Pankreas, Bronchus	1–5 %
Andere		1–4 %

Tab. 9.17 Lokalisation der Primärtumoren beim CUP-Syndrom.

Lokalisation des Primärtumors	Häufigkeit
Lunge	20–30 %
Pankreas	15–25 %
Leber/Gallenwege	5–13 %
Kolon/Rektum	3–10 %
(Amelanotisches) malignes Melanom	5–8 %
Sarkome	3–8 %
Maligne Lymphome	2–6 %
Niere	3–5 %
Ovar	2–4 %
Prostata	1–3 %
Andere	< 4 %

Therapie Bei der großen Mehrzahl der Patienten wird der Primärtumor trotz intensiver Diagnostik nicht identifiziert. Häufig ist es aber möglich, das Spektrum der möglichen Primärtumorlokalisationen einzuengen und auf der Basis einer Arbeitshypothese eine Therapieentscheidung zu treffen. Wenn die histopathologischen Untersuchungen ein spezifisches Neoplasma identifizieren, sollte die entsprechende Behandlung erfolgen. Patienten mit erhöhtem Serumspiegel für β-HCG und/oder AFP und klinischen Hinweisen für einen extragonadalen Keimzelltumor (z. B. mediastinale oder retroperitoneale Tumormassen) sollten mit einer Chemotherapie für Keimzelltumoren behandelt werden.

Die meisten Patienten haben jedoch **multiple Metastasenlokalisationen** und die relativ unspezifische histologische Diagnose eines wenig differenzierten Karzinoms oder eines schlecht differenzierten Adenokarzinoms. Hier sollte die Therapie die möglichen Lokalisationen des Primärtumors, Allgemeinzustand, Alter, Ausbreitungsstadium, Symptome und Prognose des Patienten berücksichtigen. Die Wahl einer etwaigen systemischen Chemotherapie sollte die in Frage kommenden Tumorentitäten berücksichtigen.

Lokalisierte Erkrankungsformen (z. B. isolierte zervikale Lymphknotenmetastase) können durch lokale Therapieansätze (operative Resektion, Strahlentherapie, ggf. Chemo-/Radiotherapie) unter kurativer Intention behandelt werden. Gewisse Tumoren, wie Prostata- und Mammakarzinom, werden u. U. durch hormonelle Therapien günstig beeinflusst. Auf jeden Fall empfiehlt es sich, die Therapie in enger Kooperation mit einem Tumorzentrum durchzuführen.

Verlauf und Prognose Die Prognose für Patienten mit CUP-Syndrom ist in der Regel ungünstig. Die mediane Überlebenszeit beträgt drei bis zwölf Monate. Nach fünf Jahren leben nur noch etwa 5–15 % der Patienten. Ausnahmen sind Patienten mit malignen Lymphomen und Keimzelltumoren.

Die schlechte Prognose der Erkrankung ist vor allem dadurch bedingt, dass in über 80 % der Fälle eine disseminierte Erkrankung vorliegt. Der histologische Subtyp spielt in der Regel, von Lymphomen und Keimzelltumoren abgesehen, eine untergeordnete Rolle. Undifferenzierte neuroendokrine Tumoren sind jedoch aufgrund ihrer Chemotherapieempfindlichkeit mit einer günstigeren Prognose assoziiert.

Komplikationen
Pathologische Frakturen bei ossären Metastasen
Hämoptysen bei Lungenmetastasen
Vena-cava-superior-Syndrom bei mediastinalen Lymphknotenmetastasen

Zusammenfassung

- Häufigste Ursache: Bronchial- oder Pankreaskarzinom (Adenokarzinom)
- Wichtigstes Symptom: abhängig von der Metastasenlokalisation
- Wichtigste diagnostische Maßnahme: Histologiegewinnung
- Wichtigste therapeutische Maßnahmen: abhängig von der Metastasenlokalisation (solitär versus multipel) und dem Spektrum der möglichen Primärtumoren

9.2.4 Gynäkologische Tumoren

Mammakarzinom

K. POSSINGER, A. DIEING

Synonym: Brustkrebs
Engl. Begriff: Breast Cancer

Brustkrebs ist die häufigste maligne Erkrankung bei Frauen in den westlichen Ländern: Die Wahrscheinlichkeit, im Laufe des Lebens an Brustkrebs zu erkranken, beträgt 5–12 %. Die Genese dieser Erkrankung ist letztlich ungeklärt, es sind jedoch viele verschiedene prognostische Faktoren bekannt, nach denen sich die Behandlung richtet. Bei adäquater Therapie ist ca. ein Drittel der Patientinnen nach zehn Jahren krankheitsfrei.

Praxis

Eine 45-jährige Frau stellt sich bei ihrer Frauenärztin vor, nachdem sie selbst an der linken Brust einen Knoten getastet hat. Die Ärztin palpiert einen ca. 2 cm großen derben Tumor im äußeren oberen Quadranten der linken Brust, Lymphknoten in der Axilla sind nicht zu tasten. Mammographie und Mammasonographie erhärten den Verdacht auf einen malignen Tumor. Die Histologie einer daraufhin durchgeführten Stanzbiopsie zeigt ein invasiv-duktales

Karzinom. Röntgen-Thorax, Abdomen-Sono und Skelettszintigraphie zeigen keinen Anhalt für Fernmetastasen. Der Tumor wird brusterhaltend entfernt, die axillären Lymphknoten werden ausgeräumt. Der histologische Befund bestätigt ein 3 cm großes duktal-invasives Mammakarzinom mit mittlerer Differenzierung und positiven Östrogenrezeptoren. Von zwölf untersuchten Lymphknoten waren zwei befallen. Postoperativ erhält die Patientin Bestrahlung und eine sechsmonatige adjuvante Chemotherapie, außerdem eine auf fünf Jahre angelegte Hormontherapie mit Tamoxifen.

Die Nachsorgeuntersuchungen sind zunächst unauffällig, die Patientin fühlt sich gesund. Drei Jahre nach Abschluss der Therapie stürzt sie auf die rechte Hüfte, was ihr unverhältnismäßig große Schmerzen bereitet. Im Szintigramm fällt die rechte Darmbeinschaufel durch Mehranreicherung auf, die Röntgenaufnahme zeigt deutliche Osteolysen in diesem Bereich. Die Hormontherapie wird daraufhin auf Aromatasehemmer umgestellt, eine Therapie mit Bisphosphonaten wird eingeleitet. Die Metastasen bleiben unter dieser Therapie gleich bzw. bilden sich z.T. zurück.

18 Monate später werden im Abdomen-Ultraschall zwei neu aufgetretene Läsionen in der Leber festgestellt, die im CT hochgradig metastasenverdächtig erscheinen. Es erfolgt eine Chemotherapie nach dem AC-Schema. Vier Monate nach Ende der Therapie sind die hepatischen Herde gewachsen, und im Röntgen-Thorax wird der Verdacht auf Lungenfiliae geäußert. Daraufhin wird eine Second-Line-Therapie mit Taxol® eingeleitet. Im Verlauf dieser Behandlung entwickelt die Patientin eine Pneumonie, an der sie kurze Zeit später verstirbt.

Definition Das Mammakarzinom ist eine maligne Entartung der Drüsenepithelien der Brust. Das bösartige Wachstum kann dabei von den Epithelien der Drüsengänge oder der Läppchen ausgehen. Die Ausbreitung erfolgt lymphogen in die regionalen Lymphknoten und hämatogen bevorzugt in Knochen, Leber und Lunge.

Epidemiologie Brustkrebs ist die häufigste Todesursache für Frauen zwischen dem 35. und 45. Lebensjahr. Die Inzidenz beträgt in Nord- und Westeuropa 70–120 auf 100 000 Frauen pro Jahr, jede achte bis zehnte Frau erkrankt im Laufe ihres Lebens an Brustkrebs. In Südeuropa ist die Inzidenz mit 25–40 auf 100 000 deutlich niedriger. Der Altersgipfel liegt in der siebten Lebensdekade.

Tab. 9.18 Risikofaktoren für die Entstehung eines Mammakarzinoms.

Allgemeine Risikofaktoren	Determinierende Risikofaktoren
Alter	Strahlenexposition
Geschlecht	Genetische Prädisposition
Westliche Lebensweise	(BRCA1/-2)
Frühe Menarche	Hormonsubstitution
Späte Menopause	
Größe	

Ätiologie und Pathogenese Ein wichtiger Faktor ist **Östrogen** als potentieller Wachstumsreiz: Das Mammakarzinomrisiko erhöht sich durch lange Expositionszeit bei früher Menarche und später Menopause. Schwangerschaften reduzieren das Brustkrebsrisiko, insbesondere frühe Schwangerschaften unter 18 Jahren. Die Einnahme von Hormonen als Risikofaktoren für die Entstehung eines Mammakarzinoms wird kontrovers diskutiert: Bei der peri- und postmenopausalen Östrogensubstitution scheint die Expositionsdauer entscheidend zu sein. Das Brustkrebsrisiko durch langjährige Einnahme von hormonellen Antikonzeptiva unter 25 Jahren scheint minimal. Die Risikofaktoren sind in Tabelle 9.18 zusammengestellt.

Morphologische Klassifizierung Mammakarzinome werden in nichtinvasive und invasive Karzinome eingeteilt. Histologisch unterscheidet man das von den Milchgangepithelien ausgehende **duktale** Karzinom, das mit 80 % am häufigsten vorkommt, vom **lobulären** Karzinom, welches von den Azini der Läppchen ausgeht. Seltene und in der Regel weniger maligne Formen sind das **tubuläre, papilläre, muzinöse** und **medulläre** Karzinom. Eine Sonderform stellt das **inflammatorische** Mammakarzinom dar, das charakteristischerweise eine subepidermale Lymphgefäßinvasion zeigt. Diese prognostisch ungünstige Verlaufsvariante ist nicht an einen speziellen histologischen Typ gebunden.

Familiäres Mammakarzinom Mutationen des **BRCA1- oder -2-Gens** auf Chromosom 17q21 gehen mit einem Life-Time-Risk für eine Brustkrebserkrankung von ca. 56 % einher. Die Funktion dieser Gene liegt vermutlich in der DNA-Reparatur, so dass es bei einem Funktionsausfall leichter zu einem „Fehler" mit nachfolgend unkontrolliertem Wachstum der Zellen kommen kann. Trägerinnen dieser Mutationen erkranken oft vergleichsweise jung an einem Mammakarzinom.

Selten ist eine Keimbahnmutation von **p53**, einem Protein, welches bei Fehlern den Zellzyklus stoppen und ggf. die Apoptose der Zelle einleiten kann. Ein Funktionsausfall kann zum Li-Fraumeni-Syndrom mit Auftreten von multiplen Neoplasien, u.a. von Brustkrebs, führen.

Trägerinnen von Genmutationen sollten engmaschig überwacht werden, um einen bösartigen Tumor frühzeitig zu erkennen und zu behandeln. Eine präventive beidseitige Mastektomie, wie sie insbesondere bei BRCA-positiven Frauen teilweise durchgeführt wurde, kann nicht empfohlen werden. Durch verbleibendes Drüsengewebe ist stets ein Restrisiko vorhanden, und durch engmaschige sono- und mammographische Kontrollen besteht eine vertretbare Alternative. Präventive Hormontherapien z. B. mit Antiöstrogenen werden diskutiert.

Symptome Häufigstes Erstsymptom ist bei > 60 % der Patientinnen ein tastbarer, indolenter Knoten in der Brust, den die Frauen meist selbst bemerken. Seltener führen Spannungsgefühl oder Schmerzen in der Brust, lokale Entzündungszeichen oder Sekretion der Mamille zur Diagnostik. Relativ spät kommt es zu Einziehungen der Mamille oder der Brusthaut, „Orangenhaut" oder sichtbaren Tumoren.

9.2 Spezielle internistische Onkologie

Diagnostik Die Anamnese sollte das zeitliche Auftreten der Veränderung, Alter bei Menarche und Menopause, Antikonzeption, Schwangerschaft und hormonelle Behandlungen sowie die Familienanamnese erfassen. Zur klinischen Untersuchung gehören die sorgfältige Inspektion und Palpation der Brüste (s. Tab. 9.19), denen bei verdächtigem oder unklarem Tastbefund bildgebende Verfahren wie Mammographie, Mammasonographie, evtl. MRT der Brust folgen. Ergibt sich ein verdächtiger Befund, muss er histologisch abgeklärt werden. Dabei sind Stanz- und Exzisionsbiopsie zuverlässiger als eine zytologische Punktion. Abbildung 9-17 zeigt den mammographischen Befund eines Mammakarzinoms.

Steht die Diagnose fest, werden die Organe der häufigsten Metastasenlokalisationen untersucht, um die **Ausbreitung der Erkrankung** abzuschätzen. Dazu sind nötig:
- Mammographie beidseits (multizentrisches oder gegenseitiges Karzinom)
- evtl. Mammasonographie beidseits (ergänzend, kann die Mammographie nicht ersetzen)
- Thorax-Röntgen in zwei Ebenen (pulmonale Metastasen)
- Skelettszintigraphie (ossäre Metastasierung)
- Sonographie oder CT des Abdomens (vor allem Lebermetastasen)

Die endgültige Stadienzuordnung (s. Abb. 9.18 und Tab. unten) ist erst postoperativ nach histologischer Aufarbeitung des Tumors und der axillären Lymphknoten möglich.

Tab. 9.19 Klinische Untersuchung beim Mammakarzinom.

Inspektion	Seitenvergleich: Symmetrie, Größe Haut: Einziehungen, Orangenhaut, Hautherde, subkutane Herde, Lymphödeme an Arm und Thoraxwand Mamillen: Einziehung, Sekretion, perimamilläres Ekzem
Palpation	Beide Brustdrüsen und Ränder des M. pectoralis, Axillen, Fossae intra- und supraclavicularis prüfen auf Veränderungen der Konsistenz, Knoten, Verhärtungen und Schmerzhaftigkeit Verschieblichkeit der Brustdrüsen im Liegen, gegen Haut und Thoraxwand

Stadieneinteilung des Mammakarzinoms.

Stadium 0	Tis N0 M0
Stadium I	T1 N0 M0
Stadium IIA	T0 N1 M0 T1 N1 M0 T2 N0 M0
Stadium IIB	T2 N1 M0 T3 N0 M0
Stadium IIIA	T0,1 N2 M0 T2 N2 M0 T3 N1–2 M0
Stadium IIIB	T4 alle N M0 Alle T N3 M0
Stadium IV	Alle T alle N M1

Blutbild, Leber- und Nierenwerte geben einen Überblick über Knochenmark- und Organfunktion. LDH, alkalische Phosphatase und Kalzium lassen Rückschlüsse auf die Aktivität der Erkrankung und evtl. vorhandene Knochenmetastasen zu.

Zur **Verlaufskontrolle** sollten die Tumormarker CA 15-3 und MCA bestimmt werden (Ausgangswerte). Der Wert der Knochenmarkpunktion zum Nachweis von Mikrometastasen als prognostischer Marker einer frühen Fernmetastasierung ist bisher nicht sicher belegt, deshalb kann diese Untersuchung nicht generell empfohlen werden.

Zum Zeitpunkt der Diagnosestellung befinden sich 80–90 % aller Mammakarzinome in einem operablen, 5–10 % in einem lokal fortgeschrittenen und < 5 % in einem erkennbar fernmetastasierten Stadium.

Differentialdiagnose	Ausschlussmaßnahmen
Zysten, Fibrome	Mammographie, Histologie
Mastopathie	Mammographie, Histologie

Prävention und Therapie Eine **fettreduzierte Ernährung** sowie **sportliche Betätigung** scheinen einen gewissen protektiven Effekt zu haben, gegenwärtig wird auch eine

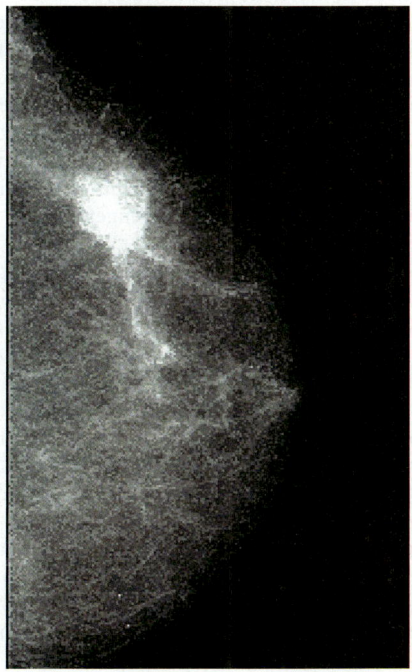

Abb. 9.17 Mammographisches Bild eines malignen Brusttumors.

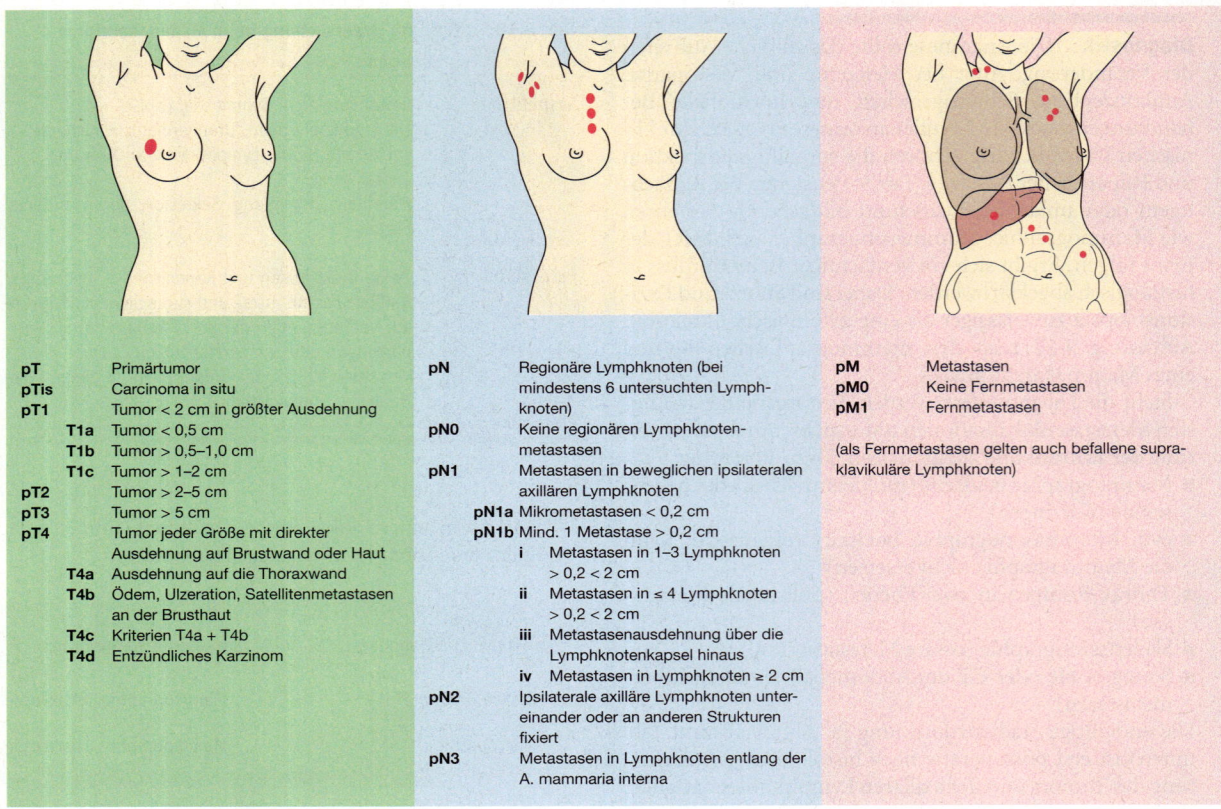

Abb. 9.18 TNM-Klassifikation des Mammakarzinoms (UICC, 1993).

mögliche präventive Wirkung von Vitamin A und anderen Nahrungsbestandteilen untersucht.

Bei Tieren können Eingriffe in den Hormonhaushalt, die zu einer **verminderten Östogenexposition** führen, Tumorentwicklungen verhindern oder signifikant reduzieren. Aufgrund dieser Ergebnisse sowie der Beobachtung, dass mit dem Antiöstrogen Tamoxifen behandelte Brustkrebspatientinnen signifikant weniger maligne Tumoren der gegenseitigen Brust entwickeln als nicht mit Antiöstrogenen behandelte Frauen, werden derzeit Studien zur Primärprävention mit Tamoxifen durchgeführt.

Operation Jeder tumorverdächtige Prozess muss operiert werden; es müssen eine definitive Diagnose und bei gesicherter Malignität ein Lymphknotenstatus (mindestens zehn untersuchte Axillalymphknoten) erhoben werden. Im Anschluss an Operation und sorgfältiges Staging kann anhand der TNM-Zuordnung eine stadiengerechte Chemo- und/oder Strahlentherapie eingeleitet werden. Bei metastasierten Tumoren ist die Behandlung palliativ: Die Lebensqualität der Patientin steht bei der Auswahl der Therapie im Vordergrund.

Ist der Tumor nicht größer als 2 cm, kann in den meisten Fällen **brusterhaltend** operiert werden. Bei lokal fortgeschrittenen Tumoren kann eine präoperative Chemotherapie durchgeführt werden, um evtl. eine brusterhaltende Operation zu ermöglichen.

Ausschlusskriterien für ein brusterhaltendes Vorgehen sind

- Haut- oder Muskelbeteiligung,
- multizentrische Karzinome,
- invasive lobuläre Karzinome,
- ausgeprägte Lymphangiomatosis carcinomatosa.

In diesen Fällen wird eine **modifizierte radikale Mastektomie** mit der Option einer sofortigen oder späteren Wiederaufbauplastik durchgeführt. Neben der Implantation einer Silikonprothese kann auch ein Wiederaufbau mit autologen Hautmuskellappen (aus M. latissimus dorsi oder M. obliquus externus) erfolgen. Die Sorge, dass durch zusätzliche narbige Veränderungen nach plastischen Operationen Rezidive später entdeckt und der Krankheitsverlauf ungünstig beeinflusst werden könnten, hat sich als unbegründet erwiesen. Eine sorgfältige **Axilladissektion** ist unabhängig von der OP-Technik immer zwingend erforderlich.

Strahlentherapie Die **postoperative** Strahlentherapie soll das Auftreten lokaler und lokoregionärer Rezidive verhindern und hat einen positiven Einfluss auf das Überleben der Patientinnen. Bei brusterhaltenden Operationen wird die Bestrahlung grundsätzlich empfohlen. Vor Beginn sollten Wundheilungsstörungen abgeklungen und vorhandene Hämatome oder Serome resorbiert sein, da sonst kosmetisch schlechte Ergebnisse möglich sind. **Palliativ** wird die Bestrahlung bei nicht resektablem Primärtumor, Hautmetastasen, Weichteilmetastasen mit Verdrängungssymptomatik und schmerzhaften oder frakturgefährdeten Skelettmetastasen eingesetzt.

Adjuvante Therapie Die Definition der adjuvanten Therapie beinhaltet, dass die Patientinnen im Anschluss an die Operation tumorfrei sind und therapeutisch nicht Tumorreste, sondern vermutete Mikrometastasen angegangen werden. Der Nutzen ist sowohl für Patientinnen mit als auch ohne Lymphknotenbefall klar belegt. In Frage kommen in dieser Situation Chemotherapie, Antiöstrogentherapie und/oder Strahlentherapie.

Adjuvante Therapie beim Mammakarzinom (Konsensuskonferenz St. Gallen 2001).

	Nodal negativ (N0)			
	Tumor < 1 cm **und** ER**+ oder PR**+ **und** G1 **und** Alter > 35 Jahre → niedriges Risiko		Wenn nicht alle nebenstehenden Kriterien zutreffen	
Menopausen-status	Prämeno-pausal	Postmeno-pausal	Prämeno-pausal	Postmeno-pausal
Rezeptor**-positiv	TAM* (oder nichts)		Medikamentöse Ovarialablation oder 6 × CMF + TAM*	6 × CMF + TAM*
Rezeptor**-negativ			6 × CMF	
	Nodal positiv			
	1–3 Lymphknoten		≥ 4 Lymphknoten	
Menopausen-status	Prämeno-pausal	Postmeno-pausal	Prämeno-pausal	Postmeno-pausal
Rezeptor**-positiv	Medikamentöse Ovarial-Ablation und/oder 6 × CMF + TAM*	6 × CMF + TAM*	Medikamentöse Ovarialablation und/oder anthrazyklinhaltige PCT + TAM*	Anthrazyklinhaltige PCT + TAM*
Rezeptor**-negativ		6 × CMF		Anthrazyklinhaltige PCT + TAM*

* TAM: Tamoxifen 20 mg/d über 5 Jahre
** Östrogen- (ER) oder Progesteronrezeptoren (PR)
*** PCT: Polychemotherapie

Bei **Infiltration der axillären Lymphknoten** liegt grundsätzlich ein hohes Rückfallrisiko vor. Eine Polychemotherapie kann hier sowohl das krankheitsfreie Intervall als auch das Gesamtüberleben positiv beeinflussen. Patientinnen mit zehn oder mehr befallenen Lymphknoten haben ein Rezidivrisiko von über 90 % in den ersten fünf Jahren. Diese Gruppe profitiert möglicherweise von einer **Hochdosis-Chemotherapie.** Deren Prinzip besteht darin, die dosislimitierende Knochenmarktoxizität vieler Zytostatika durch Rückgabe vorher gesammelter patienteneigener Stammzellen zu überwinden. Dadurch können Medikamente in deutlich höherer Dosierung gegeben werden, wodurch man sich eine bessere Wirksamkeit erhofft.

Palliative Therapie Bei Vorliegen von Fernmetastasen ist eine Heilung nicht mehr möglich. Das Behandlungsziel ist in dieser Situation folglich die Verminderung von Symptomen, und wenn möglich, die Verlängerung des Lebens bei guter Lebensqualität. Zur Verfügung stehen hormonelle Therapien, zytostatische Medikamente sowie Bisphosphonate und palliative Bestrahlungen, außerdem lokale operative Eingriffe, z. B. bei Knochenmetastasen.

Hormontherapie Ziel der Hormontherapie ist es, die wachstumsstimulierende Wirkung des Östrogens auf die rezeptorpositiven Mammakarzinomzellen auszuschalten. Ein Ansprechen erreicht man bei etwa 20–30 % der betroffenen Frauen im metastasierten Stadium. Möglichkeiten sind **Östrogenentzug** durch GnRH-Analoga oder Aromatasehemmer, direkte Intervention an Östrogenrezeptoren durch blockierende Substanzen wie das **Antiöstrogen** Tamoxifen und auch die Gabe von **Gestagenen**, die nach Reaktion mit den Gestagenrezeptoren eine Minderung der Östrogenrezeptorbildung bewirken.

Möglichkeiten zur Hormontherapie beim Mammakarzinom
- **Ausschalten der Ovarialfunktion** (bei prämenstruellen Frauen):
  - Ovarektomie (weitgehend obsolet), Bestrahlung der Ovarien, nach Chemotherapie (als „Nebenwirkung"),
  - durch GnRH(LHRH)-Agonisten wie Buserelin oder Goserelin (blockieren die Rezeptoren, Stimulus zur Östrogensynthese entfällt),
  - **Einschränkung:** durch Aromataseaktivität im Fettgewebe verbleibt eine Rest-Östrogen-Produktion.
- **Antiöstrogene:** binden kompetitiv an den nukleären Östrogenrezeptor (Tamoxifen; neuere Substanzen wie Raloxifen befinden sich in der Entwicklung), **Einschränkung:** möglicherweise eine erhöhte Inzidenz von Endometriumkarzinomen, regelmäßige sonographische Überwachung!
- **Aromatasehemmer:** hemmen das Enzym Aromatase, das die zelluläre Umwandlung von Androstendion zu Östron katalysiert (Letrozol, Formestan, Aminogutethimid).
- **Gestagene:** senken die Östrogenspiegel im Blut und mindern durch Hemmung der Östrogenrezeptorsynthese den stimulierenden Einfluss der Östrogene auf die Tumorzellen (Medroxyprogesteronacetat, Megestrolacetat)

Zytostatische Therapie Wenn keine Indikationen für eine Polychemotherapie vorliegen (s. u.), sollte aufgrund der besseren Verträglichkeit mit einer zytostatischen **Monotherapie** begonnen werden. Die Ansprechrate liegt bei 30–60 %. Indikationen für eine **Polychemotherapie** sind Situationen, in denen eine vitale Bedrohung in kurzer Zeit zu erwarten ist oder bereits besteht. Dazu zählen ein foudroyanter Krankheitsverlauf, Lymphangiomatosis carcinomatosa der Lunge, multiple Lebermetastasen sowie multiple Tumorlokalisationen. Die individuelle Behandlungsstrategie richtet sich nach der Geschwindigkeit des Krankheitsverlaufs und dem Vorliegen tumorbedingter

Beschwerden. Die Remissionsquoten liegen bei konventioneller Dosierung zwischen 40 und 70 %, sie sind von der Höhe der Dosierung, der Größe der Tumormasse und der proliferativen Aktivität des Tumors abhängig. Trotz besserer Ansprechraten als bei Monotherapien ist allerdings eine Lebensverlängerung nicht möglich.

Bei Tumoren mit starker Expression des Rezeptors ErbB2 auf der Zelloberfläche (ca. 20 % der Patientinnen) besteht seit kurzer Zeit die Möglichkeit einer Therapie mit einem spezifischen monoklonalen Antikörper (Trastuzumab). Ein Ansprechen ist im metastasierten Stadium in etwa einem Viertel der Fälle zu erwarten.

Verlauf und Prognose Ohne Befall der axillären Lymphknoten beträgt die Rezidivrate bei Tumoren < 2 cm nur 10 %, bei Tumoren > 2,5 cm ca. 25 %, mit 1–3 befallenen Lymphknoten 40 %, bei ≥ 4 Lymphknoten 85 %. Rezidive können insbesondere bei östrogenrezeptorpositiven Tumoren noch sehr spät (> 10 Jahre) auftreten. Bei Vorliegen von Fernmetastasen beträgt die mittlere Überlebenszeit 18 Monate, die 5-Jahres-Überlebensrate 10 %.

Prognose-Bewertungsskala beim metastasierten Mammakarzinom.

Kriterien		Bewertungspunkte
Krankheitsfreies Intervall	> 2 Jahre	1
	≤ 2 Jahre	3
Metastasierung	Knochen, Haut, Weichteile, Lymphknoten, Erguss	Je 1
	Knochenmarkkarzinose mit peripherer Zytopenie	4
	Lunge ≤ 10 Knoten	3
	Lunge > 10 Knoten	5
	Lymphangiosis carcinomatosa mit klinischer Symptomatik	6
	Leber	6
Rezeptorstatus	Positiv	1
	Unbekannt	2
	Negativ	3
Beurteilung	Günstige Prognose	< 7
	Intermediäre Prognose	7–10
	Ungünstige Prognose	> 10

Stadienabhängiges Überleben ab Diagnosestellung.

Stadium	5-Jahres-Überlebensrate* (%)	10-Jahres-Überlebensrate* (%)
T1 N0 M0	91 (99)	77 (94)
T2 N0 M0	79 (87)	59 (74)
T3 N0 M0	75 (82)	53 (66)
T4 N0 M0	58 (71)	43 (67)
T1 N+ M0	77 (83)	63 (74)
T2 N+ M0	65 (70)	46 (55)
T3 N+ M0	48 (51)	28 (33)
T4 N+ M0	41 (48)	19 (27)
M+	32 (28)	19 (15)
Alle	73 (79)	54 (66)

* Angegeben ist die relative (= brustkrebsbedingte) Überlebenswahrscheinlichkeit, die zusammen mit der Überlebenswahrscheinlichkeit der Durchschnittsbevölkerung die in Klammern stehende tatsächlich zu beobachtende Überlebenswahrscheinlichkeit zeigt.

Komplikation	Häufigkeit
Hyperkalzämiesyndrom	Bis 15 %
Pathologische Frakturen	Bis 10 % bei nennenswerter ossärer Metastasierung
Epilepsie oder Paresen (bei zerebralen Metastasen)	< 2 %

Zusammenfassung

- Häufigste Ursachen: genetische und hormonelle Faktoren
- Wichtigstes Symptom: tastbarer Knoten in der Brust
- Wichtigste diagnostische Maßnahmen: Mammographie, Histologie
- Wichtigste therapeutische Maßnahmen: Operation, Bestrahlung, Hormon- und Chemotherapie

Ovarialkarzinom

A. Dieing, K. Possinger

Synonym: Eierstockkrebs
Engl. Begriff: Ovarian Cancer

In diesem Kapitel werden die malignen Erkrankungen des Eierstocks besprochen. Aufgrund von meist diskreten und spät auftretenden Symptomen wird die Erkrankung häufig in einem relativ späten Stadium erkannt und hat damit eine hohe Sterblichkeit.

Praxis

Eine 61-jährige Frau stellt sich beim Hausarzt mit leichtem, aber hartnäckigem Druckgefühl im Unterbauch vor. Die körperliche Untersuchung ergibt bis auf einen leichten Druckschmerz im linken Unterbauch keine Auffälligkeiten. Im nachfolgend durchgeführten Ultraschall zeigt sich eine unklare Raumforderung im linken Becken, so dass eine Vorstellung beim Gynäkologen veranlasst wird. Dieser stellt einen palpablen Tumor im Bereich des linken Ovars sowie sonographisch geringe Mengen Aszites im Douglas-Raum fest. Unter dem Verdacht auf einen Ovarialtumor wird die Patientin operiert. Im intraoperativen Schnellschnitt zeigt sich ein malignes Adenokarzinom des linken Ovars, woraufhin eine abdominelle Hysterektomie mit Adnexektomie bds., Appendektomie und Omentektomie durchgeführt wird. Die Histologie bestätigt die Diagnose

9.2 Spezielle internistische Onkologie

eines Ovarialkarzinoms; es wird eine adjuvante Chemotherapie mit Carboplatin und Taxol® eingeleitet. Nach zwei Jahren unauffälliger Nachsorge fällt im Abdomen-CT eine Verdickung des Peritoneums auf. Bei der zur Diagnosesicherung durchgeführten Laparoskopie findet sich eine ausgedehnte Peritonealkarzinose, die zunächst mit einer kombinierten lokalen und systemischen Chemotherapie behandelt wird. Nach vier Monaten Therapie zeigt sich jedoch zunehmend Aszites, der auch nach Therapieumstellung nicht zu beeinflussen ist. Nach kurzer Zeit treten zudem ausgedehnte Pleuraergüsse auf, und die Patientin verstirbt nach wenigen Wochen.

Definition Das Ovarialkarzinom ist eine maligne Entartung von Zellen des Eierstocks. In den meisten Fällen geht diese vom Epithel der Ovarien aus, seltener vom Stroma der Eierstöcke oder von Keimzellen. Da diese Tumoren lange keine Beschwerden machen, werden sie meist erst in einem späten Stadium diagnostiziert und haben eine entsprechend schlechte Prognose.

Epidemiologie Das Ovarialkarzinom steht mit einer Inzidenz von 12–17 Neuerkrankungen auf 100 000 Einwohner pro Jahr an fünfter Stelle der Krebsarten bei Frauen in Nordeuropa. Das Vorkommen ist geographisch ungleichmäßig verteilt: Am häufigsten ist das Ovarialkarzinom in Europa, den USA und Israel, während es in Japan und den Entwicklungsländern deutlich seltener ist. Der Altersgipfel liegt bei sporadischen Ovarialkarzinomen bei ca. 60 Jahren. Über 90 % der Diagnosen werden bei Frauen über 40 Jahren gestellt. In ca. 7 % tritt der Eierstockkrebs aufgrund genetischer Defekte familiär gehäuft auf, die Betroffenen erkranken im Durchschnitt zehn Jahre früher.

Ätiologie und Pathogenese Bei der Entstehung des Ovarialkarzinoms spielt die **ovulatorische Aktivität** eine wichtige Rolle: Durch Eisprünge werden Verletzungen im Epithel verursacht, und die nachfolgende Heilung ist immer mit einem Proliferationsreiz verbunden. Entsprechend gelten eine lange Zeit durchgehender Ovulationen (frühe Menarche und späte Menopause) in geringem Ausmaß als Risikofaktor. Nulliparität, insbesondere die unfreiwillige Kinderlosigkeit, erhöht das Risiko. Ein weiterer Risikofaktor sind **Infektionen des kleinen Beckens** in der Anamnese. Protektiv scheinen dagegen zu wirken: ausgetragene Schwangerschaften, langjährige Einnahme von Ovulationshemmern, Tubenligatur und Hysterektomie. Bei den zwei letzten Faktoren scheint der Abschluss nach außen, und damit die verminderte Exposition für potentiell karzinogene Substanzen, entscheidend zu sein.

Histologisch handelt es sich in 90 % der Fälle um epitheliale Tumoren, die von der Kapselserosa der Eierstöcke ausgehen. Von diesen sind 70–80 % serös differenziert, 10 % muzinös und 10–20 % endometroid. 10–20 % der epithelialen Ovarialtumoren sind sog. Borderline-Tumoren. Dabei handelt es sich um Zellen mit malignen Attributen wie hoher Proliferationsrate, vielen Zellteilungen und Atypien, jedoch fehlt das invasive Wachstum.

Zu den nichtepithelialen Tumoren gehören Stromatumoren, Keimzelltumoren und seltenere Formen. Eine wichtige Sonderform ist das multifokale extraovarielle Ovarialkarzinom: Bei diesen geht das maligne Wachstum vom Peritoneum aus, unterscheidet sich aber histologisch und klinisch nicht vom Ovarialkarzinom. Es kann auch nach prophylaktischer Ovarektomie auftreten. Entsprechend ihrem Differenzierungsgrad werden die Tumoren in G1 (gut differenziert) bis G3 (entdifferenziert) eingeteilt.

Familiäres Ovarialkarzinom Zwei genetische Defekte, die das Risiko für Ovarialkarzinom erhöhen, sind bisher genauer charakterisiert:
- **BRCA1/2-Mutationen:**
  Tumorsuppressorgene, die vermutlich eine wichtige Rolle in der DNA-Raparatur spielen. Das Life-Time-Risk für Trägerinnen für ein Ovarialkarzinom scheint – niedriger als lange angenommen – bei 15–30 % zu liegen, allerdings mit sehr unterschiedlicher Penetranz. Derzeit wird nach Faktoren gesucht, die dieses Risiko eingrenzen können. Trägerinnen haben zudem ein sehr hohes Risiko, an Brustkrebs zu erkranken (s. dort).
- **Lynch-II-Syndrom = Hereditary Non-polyposis Colon Cancer (HNPCC):**
  Defekt in den DNA-Mismatch-Repair-Genen; das Life-Time-Risk für Trägerinnen für ein Ovarialkarzinom beträgt ca. 10 %. In diesen Familien treten auch andere Malignome, in erster Linie Kolonkarzinome vermehrt auf.

Faktoren, die das Risiko für Ovarialkarzinom beeinflussen.

	Risiko in %	Relatives Risiko
Risiko, im Laufe des Lebens zu erkranken, sog. „Life-Time-Risk"	1,4–1,8	1
Risikofaktoren		
Positive Familienanamnese	9,4	(3) 5–7
BRCA1-Mutation	30–40	18–29
BRCA2-Mutation	27	16–19
Lynch II/HPNCC	10	6–7
Unfruchtbarkeit		2–5
Kinderlosigkeit		2–3
Späte Menopause		1,5–2
Frühe Menarche		1–1,5
Protektive Faktoren		
Multiparität		0,4–0,6
Orale Kontrazeptiva		
■ 4 Jahre		0,6
■ 8 Jahre		0,5
■ 12 Jahre		0,4
Hysterektomie oder Tubenligatur		0,4–0,6

HPNCC hereditary non-polyposis colorectal cancer

Symptome Beim Ovarialkarzinom fehlen spezifische oder frühe Symptome. Mögliche Anzeichen sind: diskrete Schmerzsymptome, gastrointestinale Störungen, ungewohnte Zyklusabweichungen oder postmenopausale Blutungen, Fremdkörpergefühl oder Zunahme des Bauchumfangs. Beim fortgeschrittenen Ovarialkarzinom kann es zu Fieber, Leukozytose, akutem Abdomen (bei Blutungen in die Bauchhöhle, Stieldrehung oder Subileus), Blutungen nach außen bei Befall von Blase oder Uterus, pulmonalen Symptomen (Pleuraerguss), supraklavikulär oder axillär

Onkologie

palpablen Lymphknoten sowie Gewichtsab- (Kachexie) oder -zunahme (Aszites) kommen. Seltener sind bei hormonell aktiven Tumoren Virilisierungserscheinungen.

Diagnostik Der erste Schritt bei Verdacht auf einen Ovarialtumor ist – nach einer sorgfältigen Anamnese – die klinische gynäkologische Untersuchung samt vaginalem Ultraschall. Hier können palpatorisch vergrößerte, fixierte oder schmerzhafte Ovarien auffallen; außerdem werden auch kleine Mengen Aszites im Douglas-Raum sichtbar. Ein Hinweis kann auch ein Uterushochstand bei Verschiebung durch Tumormassen sein. Der Marker CA 125 ist in 75–90 % der Fälle erhöht, ist aber nicht ausreichend spezifisch. Punktionen, insbesondere transvaginal, können nicht empfohlen werden, da die Trefferquote nicht ausreichend hoch ist und die Gefahr der Verschleppung von Tumorzellen besteht. Für die Aszitespunktion gibt es keine generellen Empfehlungen, man kann es bei V. a. ein Ovarialfibrom (Demons-Meigs-Syndrom mit Aszites) erwägen. Wenn der Verdacht auf einen malignen Pleuraerguss besteht, sollte hier eine diagnostische Punktion vorgenommen werden.

Untersuchungskriterien beim Ovarialkarzinom.

Kriterien, die für Benignität sprechen	Kriterien, die für Malignität sprechen
–	Blutungsanomalien
Palpatorisch ■ Einseitigkeit ■ gute Beweglichkeit ■ glatte Oberfläche ■ einheitliche Konsistenz ■ Douglas frei	■ Doppelseitigkeit und/oder Resistenzen im Douglas ■ eingeschränkte Beweglichkeit ■ derbe, unregelmäßige Konsistenz ■ höckerige Oberfläche
Sonographisch ■ einkammrig ■ homogen, glattwandig ■ scharf begrenzt ■ kein Aszites ■ Größe 5–6 cm	■ mehrkammrig ■ Dichteschwankungen, Inhomogenität ■ unscharfe Begrenzung ■ Aszites

Die definitive Diagnose muss in jedem Fall histologisch erfolgen. Bei begründetem Malignomverdacht sollte immer der Laparotomie der Vorzug vor einer Bauchspiegelung gegeben werden, da sonst die Gefahr einer Verletzung des Tumors und Streuung von malignen Zellen besteht.

Stadieneinteilung der malignen Ovarialtumoren nach UICC/FIGO (1989).

TNM-Stadien	FIGO-Stadien	Tumorausbreitung
Tx		Primärtumor nicht beurteilbar
Ta		Kein Anhalt für Primärtumor
T1	I	Begrenzt auf Ovarien
T1a	Ia	Auf ein Ovar begrenzt, Kapsel intakt, kein Tumor auf der Ovaroberfläche
T1b	Ib	Beide Ovarien befallen, Kapsel intakt, kein Tumor auf der Ovaroberfläche
T1c	Ic	Wie Ia oder Ib, zusätzlich: Kapseldurchbruch oder maligne Zellen in Aszites/Peritonealspülung (Zytologie)
T2	II	Befall eines oder beider Ovarien, Tumorausbreitung im Becken
T2a	IIa	Ausbreitung auf Uterus und/oder Tube(n)
T2b	IIb	Ausbreitung auf andere Beckengewebe
T2c	IIc	Wie IIa oder IIb und maligne Zellen im Aszites oder in der Peritonealspülung
T3	III	Befall eines oder beider Ovarien, Peritonealmetastasen außerhalb des Beckens und/oder Metastasen an der Leberkapsel
T3a	IIIa	Mikroskopische Peritonealmetastasen außerhalb des Beckens
T3b	IIIb	Makroskopische (< 2 cm) Peritonealmetastasen außerhalb des Beckens
T3c	IIIc	Peritonealmetastasen außerhalb des Beckens
(N1)		> 2 cm und/oder befallene retroperitoneale oder inguinale Lymphknoten (oder beides)
M1	IV	Fernmetastasen, z. B. Leberparenchymmetastasen, Pleura (zytologisch nachgewiesen)

Präoperativ sollte bei dringendem Tumorverdacht ein CT oder MRT von Becken und Abdomen durchgeführt werden, um die Ausdehnung, einen möglichen Lymphknotenbefall und Beteiligung anderer Organe (lokal Blase und Darm, Lebermetastasen) zu erfassen. Ferner ist ein Röntgen-Thorax, bei unklaren Befunden auch ein CT des Thorax notwendig. Ebenso sollten bei entsprechendem Verdacht gezielt Spiegelungen des Magen-Darm-Trakts oder der Harnblase sowie ein Schädel-CT durgeführt werden.

Differentialdiagnose	Ausschlussmaßnahmen
Ovariell: Blastome (benigne oder maligne), Follikel- oder Corpus-luteum-Zysten, polyzystische Ovarien, postentzündlich Tuboovarialzysten	Vaginalsonographie, Laparoskopie
Gynäkologisch: Subseröse oder intraligamentäre Myome, Uterusfehlbildungen, Endometriose, Extrauteringravidität, Hydrosalpinx	Vaginalsonographie, Laparoskopie, Schwangerschaftstest
Nichtgynäkologische Tumoren: Karzinome des unteren Kolons und Rektums, Ileozäkaltumoren, retroperitoneale Tumoren und Douglas-Metastasen	Vaginalsonographie, abdominelle Sonographie, Koloskopie, CT Abdomen, ggf. Laparoskopie, Histologie

9.2 Spezielle internistische Onkologie

Differentialdiagnose	Ausschlussmaßnahmen
Entzündliche Veränderungen: Morbus Crohn, Divertikulitis, Mesenterial-Tbc, periyphlitischer Abszess, Beckenniere	Labor: CA 125 (unsicher), Leukozytose, Fieber Vaginalsonographie, Koloskopie, Mikrobiologie, ggf. Laparoskopie, Histologie

Therapie Beim Ovarialkarzinom kommt eine stadienadaptierte, in der Regel multimodale Therapie zum Einsatz. Solange der Tumorbefall auf das Becken beschränkt bleibt, ist ein kurativer Ansatz möglich. Bei primär fortgeschrittenem Karzinom und guter chirurgischer Reduktion (größter Tumorrest < 0,5 cm) können bis zu 70 % komplette Remissionen erreicht werden.

Nur in Ausnahmefällen ist eine fertilitätserhaltende **Operation** ratsam. Da bei Diagnosestellung der Tumor meist bereits lokal fortgeschritten ist, sollten Uterus, beide Adnexe, Omentum und Appendix mitreseziert werden. Falls absehbar ist, dass eine Reduktion des Tumors auf < 2 cm Größe nicht möglich ist, erfolgt das Debulking unter klinisch-palliativen Gesichtspunkten. Palliative Operationen bringen in der Regel keine Verlängerung der Überlebenszeit und sollten daher der Behandlung von Symptomen vorbehalten bleiben, z.B. bei Ileus, großer belastender intraabdomineller Tumormasse u.Ä.

Die perkutane **Strahlentherapie** ist beim Ovarialkarzinom nur noch in Ausnahmefällen indiziert. Ein neuer Ansatz ist die adjuvante Radioimmuntherapie, bei der an tumorspezifische Antikörper radioaktive Substanzen gebunden und diese intraperitoneal appliziert werden. Ob sich dadurch die Prognose verbessern lässt, wird derzeit in Studien geprüft. Hirnmetastasen, arrodierende Metastasen des Vaginalstumpfs oder tumorbedingte Schmerzen können Indikationen für palliative Bestrahlung sein.

Durch die Operation werden die Durchblutung verbessert und die Wachstumsfraktion des Tumors erhöht. Deshalb sollte eine **Chemotherapie** innerhalb der ersten zwei Wochen nach OP, spätestens jedoch bis zum 28. postoperativen Tag eingeleitet werden. Zur Verfügung stehen neben Alkylanzien, platinhaltigen Substanzen und Taxanen auch Anthrazykline.

Die **neoadjuvante Therapie** ist beim Ovarialkarzinom kein generell empfohlenes Vorgehen. Allerdings kann sie bei Patientinnen, die sich aufgrund der Tumorerkrankung in einem schlechten Allgemeinzustand befinden, z.B. mit massivem Aszites oder ausgedehnten Pleuraergüssen, indiziert sein. Klinischen Untersuchungen zufolge kann zwar die Überlebenszeit nicht beeinflusst werden, aber die Lebensqualität der Betroffenen wird signifikant verbessert, und die Gesamtkosten werden gesenkt.

Die **Gentherapie** ist noch nicht in klinischer Anwendung erprobt, präklinisch scheint eine adenovirusbasierte p53-Therapie eine gewisse Wirksamkeit zu zeigen. Ansätze zum Durchbrechen der Zytostatikaresistenz mit Ciclosporin A und Analoga sind ebenfalls noch im experimentellen Stadium.

Primär **palliative Therapien** kommen bei fortgeschrittenen Stadien mit großem Tumorrest zum Einsatz. Dabei werden grundsätzlich die gleichen Therapieschemata wie für die kurative Therapie empfohlen.

Rezidiv- und Folgetherapien Die Mehrzahl der Patientinnen mit fortgeschrittenem Ovarialkarzinom erleidet ein Rezidiv. Eine kurative Therapie ist bisher in dieser Situation nicht möglich, daher sollte sich die Therapieplanung nach der Lebensqualität der Patientinnen richten. Da über 60 % der Ovarialkarzinome eine Expression von Progesteron- und/oder Östrogenrezeptoren aufweisen, können auch Hormontherapien angewandt werden. In Frage kommen Tamoxifen, GnRH-Analoga, Gestagen und Antiandrogene. Gestagene in hoher Dosierung haben zusätzlich allgemein roborierende Effekte, insbesondere kann das tumorinduzierte Anorexie/Kachexie-Syndrom verbessert werden. Ein Ansprechen der Erkrankung kann in 10–20 % der Fälle erwartet werden.

Nachsorge Falls eine familiäre Häufung von Ovarialkarzinomen und/oder Brust- oder Dickdarmkrebs vorliegt, muss eine Aufklärung über ein mögliches erhöhtes Risiko von Familienmitgliedern erfolgen.

Die Nachsorge sollte bei Vollremission zunächst alle drei Monate, nach drei Jahren im Abstand von sechs Monaten durchgeführt werden. Sie umfasst:
- eingehende und gezielte Anamnese,
- gründliche körperliche und gynäkologische Untersuchung inkl. vaginaler Sonographie.

CA 125 kann hilfreich sein, wenn es initial erhöht war. Dabei ist ein alleiniger Anstieg ohne weiteren Anhalt für ein Rezidiv keine zwingende Behandlungsindikation, sollte aber Anlass zu engmaschigen klinischen und bildgebenden Kontrollen sein. Daneben sind die Behandlung von therapieassoziierten Nebenwirkungen wie z.B. Polyneuropathien oder operationsassoziierten Problemen sowie Erkennen von psychosozialen Problemen und ggf. Vermittlung einer entsprechenden Betreuung wichtige Elemente der Nachsorge.

Verlauf und Prognose Die wichtigsten Prognosefaktoren sind in Tabelle 9.20 zusammengestellt. CA 125 kann

Tab. 9.20 Prognosefaktoren bei Ovarialkarzinom.

Günstig	Ungünstig
Kein Aszites	Aszites
Kein postoperativer Tumorrest	Tumorrest > 2 cm
Gute Differenzierung (G1)	Schlechte Differenzierung (G3)
Alle histologischen Subtypen außer hellzellig und muzinös	Hellzellige/muzinöse Tumoren
Guter Allgemeinzustand	Schlechter Allgemeinzustand
Alter < 45 Jahre	Alter > 45 Jahre
Ansprechen auf platinhaltige Chemotherapie	Kein Ansprechen auf platinhaltige Chemotherapie

bei hohen prätherapeutischen Werten als Marker herangezogen werden: Rasches und deutliches Abfallen im Verlauf der Therapie ist prognostisch günstig.

Hormonsubstiution in der Postmenopause bringt nach derzeitigem Wissensstand kein erhöhtes Risiko für Ovarialkarzinom mit sich.

Überlebensraten bei Ovarialkarzinom in Abhängigkeit vom Krankheitsstadium.

Stadium	5-Jahres-Überlebensrate* (%)	
Ia	85–92	85
Ib	79–85	
Ic	51–82	
IIa	39–67	60
IIb	42–56	
IIc	20–51	
IIIa	20–58	18
IIIb	21–73	
IIIc	14–46	
IV	6–14	
Borderline		86–90

* abhängig vom Grading

Komplikation	Häufigkeit
Einbruch in benachbarte Organe mit Fistelbildung oder Infektion	Selten (< 5 %)
Ileus	Bis 50 % (im terminalen Stadium)
Nierenstauung	20–40 %
Leberfunktions- oder Galleabflussstörung	Bis 10 %
Aszites mit Eiweißverlustsyndrom	Fast immer (im finalen Stadium)
Respiratorische Probleme bei Befall von Lunge oder Pleura	Ca. 25–30 %

Zusammenfassung

- Häufigste Ursache: unklar, Begünstigung durch häufige Ovulationen (= Proliferationsreiz)
- Wichtigste Symptome: Spezifische Symptome fehlen oder treten erst sehr spät auf
- Wichtigste diagnostische Maßnahmen: Sonographie, Sicherung der Diagnose durch Biopsie (im Rahmen einer Laparotomie)
- Wichtigste therapeutische Maßnahmen: Operation, kombiniert mit Chemotherapie, evtl. Bestrahlung

Uterus-, Zervix- und Vaginaltumoren

A. Dieing, K. Possinger

In diesem Kapitel werden die bösartigen Tumoren der Gebärmutter und der Vagina besprochen. Malignome in diesem Bereich gehen vor allem von den Epithelien wie Gebärmutterschleimhaut, Zervixepithel oder Vaginalepithel aus, bösartige Tumoren des Myometriums sind sehr selten.

Endometriumkarzinom

Synonym: Karzinom der Gebärmutterschleimhaut
Engl. Begriff: Endometrial Cancer

Praxis

Eine 63-jährige Frau, die seit ihrem 47. Lebensjahr keine Menstruation mehr hat, bemerkt eine schwache vaginale Blutung, die nach drei Tagen wieder vollständig verschwindet. Im Lauf der folgenden Wochen treten immer wieder Schmierblutungen auf. Der Gynäkologe, den sie daraufhin aufsucht, sieht bei der Spekulumuntersuchung Spuren von Blut im Zervikalkanal. Die übrige gynäkologische Untersuchung ist völlig unauffällig, jedoch zeigt sich im vaginalen Ultraschall eine Verdickung des Endometriums auf 9 mm. Bei der daraufhin durchgeführten Ausschabung findet sich ein Adenokarzinom des Endometriums. Der Patientin wird zu einer Hysterektomie mit Entfernung der Eierstöcke geraten. Im intraoperativ durchgeführten Schnellschnitt zeigt sich, dass das maligne Wachstum bis zu zwei Drittel der Gebärmutterwand betrifft. Die Beckenlymphknoten werden entfernt, zeigen histologisch jedoch keinen Tumorbefall. Postoperativ wird eine lokale Bestrahlung mittels Afterloading durchgeführt. In den folgenden fünf Jahren wird regelmäßig vom betreuenden Gynäkologen eine Nachsorgeuntersuchung vorgenommen, die immer unauffällig ist.

Definition Das Endometriumkarzinom ist ein invasiv wachsender Tumor, der von den Zellen der Gebärmutterschleimhaut ausgeht.

Epidemiologie Das Endometriumkarzinom ist die häufigste maligne Entartung des Genitaltrakts bei mitteleuropäischen und nordamerikanischen Frauen und hier für 10 % aller Krebserkrankungen bei Frauen verantwortlich. Die Sterblichkeit ist vergleichsweise niedrig, von ca. 25/100 000 Frauen, die jährlich erkranken, versterben durchschnittlich 3,4 pro Jahr. Der Altersgipfel liegt zwischen dem 60. und 70. Lebensjahr.

Ätiologie und Pathogenese Die häufigste eruierbare Ursache eines Endometriumkarzinoms ist die längerfristige Exposition gegenüber körpereigenen oder extern zugeführten **Östrogenen**. Die Erkrankung entwickelt sich meist schrittweise über eine Endometriumhyperplasie. Die auf diesem Wege entstandenen Tumoren sind häufig hochdifferenziert, exprimieren Östrogen- und/oder Progesteronrezeptoren und haben eine gute Prognose.

Seltener sind direkt ohne vorangegangene Hyperplasie entstandene Karzinome, die **östrogenunabhängig** wach-

9.2 Spezielle internistische Onkologie

sen. Die Prognose dieser undifferenzierten Karzinome ist deutlich schlechter. Mutationen der DNA-Reparaturgene sind höchstwahrscheinlich für die Entwicklung von kolorektalen und Endometriumkarzinomen bei Frauen mit dem Lynch-II-Syndrom verantwortlich.

Risikofaktoren sind Umstände, die mit einer lang andauernden Östrogenexposition einhergehen, da es damit zu einer hormonellen Wachstumsstimulation der Gebärmutterschleimhaut kommt. Dazu zählt auch Adipositas, da im Fettgewebe durch die dort vorhandene Aromatase Androgenvorstufen zu Östron und Östradiol umgewandelt werden. Nulliparität, langer Menstruationszeitraum und langfristige anovulatorische Phasen, wie sie z. B. bei polyzystischen Ovarien vorkommen, erhöhen gleichfalls das Risiko für ein Endometriumkarzinom.

Die Östrogensubstitution in der Postmenopause stellt nur bei Gabe von Östrogenen allein ein Risiko dar. Daher sollte bei nichthysterektomierten Frauen auf eine Östrogen/Gestagen-Kombinationstherapie ausgewichen werden, die bei gleicher Wirksamkeit nicht mit einem erhöhten Risiko einhergeht.

Die östrogene Teilwirkung des Antiöstrogens Tamoxifen, welches in der Therapie von Mammakarzinomen eingesetzt wird, ist für das drei- bis siebenfach erhöhte Risiko durch diese Medikation verantwortlich. Daher ist bei den betroffenen Frauen eine engmaschige Überwachung mit regelmäßiger Vaginalsonographie notwendig.

Zu den **protektiven Faktoren** zählt die längerfristige Einnahme oraler Kontrazeptiva vom Kombinationstyp, da diese die Gebärmutterschleimhaut nicht zum Wachstum anregen. Aus bisher nicht bekannten Gründen erkranken Raucherinnen seltener an einem Endometriumkarzinom als Nichtraucherinnen.

Morphologische Klassifizierung Histologisch unterscheidet man prämaligne Veränderungen vom eigentlichen Endometriumkarzinom. Die **Endometriumhyperplasie** ist eine mögliche Präkanzerose, die je nach Schweregrad der Atypie zu 5–10 % (einfache atypische Endometriumhyperplasie) bzw. 30 % (komplexe atypische Endometriumhyperplasie) zur Entwicklung eines Karzinoms führt.

Bei den invasiven Karzinomen handelt es sich in über 60 % der Fälle um endometrioide **Adenokarzinome**, zu 20 % findet man Adenokarzinome mit metaplastischem Plattenepithelanteil, sog. **Adenoakanthome**. Seltener sind seröse, klarzellige oder muzinöse Adenokarzinome, deren Prognose in der Regel schlechter ist. Eine Sonderstellung nimmt das papillär-seröse Karzinom dar, welches dem papillär-serösen Karzinom des Ovars ähnelt und dessen Verlauf besonders ungünstig ist.

Das histologische Grading wird nach dem Anteil von solidem Tumorgewebe eingeteilt und reicht von G1 (≤ 5 % solide Tumoranteile) bis G3 (> 50 % solide Tumoranteile).

Die Karzinome sind überwiegend im Corpus uteri im Bereich des Fundus oder Tubenwinkels lokalisiert. Bei fortschreitendem Wachstum kommt es neben dem Einwachsen in die Uterushöhle zu Infiltration von Myometrium, Zervix, Eileitern, Parametrien, Rektum und Blase. Je nach Stadium erfolgt in 7–28 % der Fälle eine lymphogene Metastasierung. Hämatogene Metastasierungen sind erst in sehr fortgeschrittenen Stadien zu finden und betreffen meist Lunge, Leber und Knochen.

Stadieneinteilung des Endometriumkarzinoms: TNM-/FIGO-Klassifikationen.

TNM-Stadien	FIGO-Stadien	Tumorausbreitung
T0		Kein Anhalt für Primärtumor
Tis	0	Carcinoma in situ
T1	I	Tumor begrenzt auf Corpus uteri
T1a	IA	Tumor begrenzt auf Endometrium
T1b	IB	Tumor infiltriert maximal die innere Hälfte des Myometriums
T1c	IC	Tumor infiltriert weiter als in die innere Hälfte des Myometriums
T2	II	Tumor infiltriert Zervix, breitet sich jedoch nicht jenseits des Uterus aus
T2a	IIA	Lediglich endozervikaler Drüsenbefall
T2b	IIB	Invasion des Stromas der Zervix
T3 und/oder N1	III	Lokale und/oder regionäre Ausbreitung wie in T3a, b, N1 und FIGO IIIA, B, C spezifiziert
T3a	IIIA	Tumor befällt Serosa und/oder Adnexe (direkte Ausbreitung oder Metastasen) und/oder Tumorzellen in Aszites oder Peritonealspülung
T3b	IIIB	Vaginalbefall (direkte Ausbreitung oder Metastasen)
N1	IIIC	Metastasen in Becken- und/oder paraaortalen Lymphknoten
T4	IVA	Tumor infiltriert Blasen- und/oder Darmschleimhaut
M	IVB	Fernmetastasen (ausgenommen Metastasen in Vagina, Beckenserosa oder Adnexen, einschließlich Metastasen in anderen intraabdominalen Lymphknoten als paraaortalen und/oder Leistenlymphknoten)

Symptome Wichtigstes und auch relativ frühes Symptom ist die **vaginale Blutung** bei postmenopausalen Frauen. Bei jüngeren, prämenopausalen Frauen findet man oft Blutungsunregelmäßigkeiten. Möglich sind auch neu aufgetretener übel riechender Fluor, abdominelle Schmerzen oder Druckgefühl. Bei ausgedehnten Tumoren mit Einbruch in die Nachbarorgane können Blutungen aus Blase oder Darm auftreten, ebenso können Druck- und Fremdkörpergefühl im Unterbauch oder Verdauungsstörungen vorkommen. Fieber, Leistungsverlust und starke Gewichtsabnahme sind meist Zeichen einer fortgeschrittenen Erkrankung.

Diagnostik Jede vaginale Blutung in der Postmenopause muss histologisch mittels (fraktionierter) Abrasio abgeklärt werden.

Präoperativ muss eine klinische gynäkologische Untersuchung erfolgen, um durch Inspektion die Blutungsquelle (aus dem Uterus oder einer zervikalen Läsion) und mittels Palpation eine mögliche Ausdehnung über die Gebärmutter hinaus festzustellen. Die transvaginale Sonographie erlaubt die Abschätzung der Invasionstiefe in das Myometrium sowie der Ausbreitung im kleinen Becken. Intrauterine Gewebeproben können Hinweise liefern, bieten in begründeten Verdachtsfällen aber keine ausreichende diagnostische Sicherheit. Präoperativ sollten CA 125 und CEA bestimmt werden, da dies mögliche Verlaufsparameter sein können. Daneben müssen Routineuntersuchungen wie Röntgen-Thorax und Laborparameter durchgeführt werden.

Eine Hysteroskopie in Narkose vor der Abrasio kann zusätzliche Informationen bringen, entscheidend ist jedoch die Histologie. Empfehlenswert ist die **fraktionierte Abrasio**, bei der Zervixschleimhaut und Korpusendometrium getrennt beurteilt werden können.

Zur **Ausbreitungsdiagnostik** sind weiterführende bildgebende Untersuchungen wie Sonographie, CT oder MRT des Abdomens notwendig. Besteht der Verdacht auf ein fortgeschrittenes Tumorwachstum, sollten eine Nierensonographie und ein i.v. Pyelogramm durchgeführt werden, um eine tumorbedingte Abflussstörung der Nieren zu erfassen. In Einzelfällen können auch Zystoskopie und Rektoskopie notwendig sein.

Differentialdiagnose Die Differentialdiagnosen entsprechen denen des Ovarialkarzinoms, siehe dort.

Therapie Einer **einfachen Hyperplasie** des Endometriums können von den Ovarien ausgehende hormonelle Störungen wie Follikelpersistenz oder hormonbildende Tumoren zugrunde liegen. Diese sollten abgeklärt und entsprechend therapiert werden.

Bei einer **komplexen adenomatösen Hyperplasie ohne Atypien** sollte eine dreimonatige Gestagentherapie zur Unterbrechung der Wachstumsstimulation durchgeführt werden. Besteht die Hyperplasie dennoch weiter, sollte je nach individueller Situation die Therapie wiederholt oder bei abgeschlossener Familienplanung eine Hysterektomie angeraten werden. Bei **atypischer Hyperplasie** besteht ein Karzinomrisiko von 5–10 % (einfache Hyperplasie) bzw. 30 % (komplexe Hyperplasie); deshalb sollte diesen Patientinnen eine Hysterektomie empfohlen werden.

Beim **invasiven Endometriumkarzinom** erfolgt die Therapie stadienadaptiert. Hat der Tumor Blasen- und Darmschleimhaut noch nicht infiltriert, steht ein operatives Vorgehen an erster Stelle. Eine adjuvante Bestrahlung sollte immer hinzukommen, wenn der Tumor die innere Hälfte des Myometriums überschreitet.

Die Ausbreitung des Tumors bestimmt die Radikalität der **Operation**, die immer die Hysterektomie mit Adnexektomie umfasst. Je nach Stadium wird sie um die Entfernung der Parametrien beidseits, der pelvinen und paraaortalen Lymphknoten und des Omentums erweitert; bei Befall der Vagina kommt auch die partielle oder komplette Kolpektomie hinzu. Bei Infiltration von Blase oder Darm kann eine teilweise Resektion dieser Organe bis hin zur Exenteration notwendig sein. In weiter fortgeschrittenen Stadien muss individuell abgewogen werden, hier ist zumeist eine primäre Bestrahlung die günstigste Therapieoption. Bei Vorliegen von Fernmetastasen steht die Palliation von Symptomen im Vordergrund.

Eine **Chemotherapie** hat beim Endometriumkarzinom bisher keine entscheidende Wirkung gezeigt, so dass diese nur in Ausnahmefällen eingesetzt wird.

Da Endometriumkarzinome eine gute Strahlensensibilität zeigen, wird bei entsprechender Indikation die adjuvante Therapie in der Regel in Form einer **Bestrahlung** durchgeführt. Aufgrund der guten Zugänglichkeit und deutlich besseren Verträglichkeit steht hierbei die sog. **Brachytherapie** im Vordergrund. Dabei wird die Strahlung in Form einer intravaginalen Einlage der Strahlenquelle (zumeist Iridium oder Cäsium) lokal appliziert. Aufgrund der geringen Reichweite dieser Strahlung erreicht man eine hohe lokale Dosis bei vergleichsweise geringer Schädigung der umgebenden Organe.

Stadienadaptierte adjuvante Strahlentherapie beim Endometriumkarzinom.

Stadium	Intravaginale Strahlentherapie	Perkutane Bestrahlung
IA, B	Nur bei zusätzlichen ungünstigen Prognosefaktoren wie G3-Tumoren oder Lymphangiosis carcinomatosa (Senkung der Lokalrezidivraten, aber keine Verlängerung des Überlebens)	Nicht indiziert
IC	Indiziert	Immer bei inkompletter chirurgischer Therapie Nicht regelmäßig, aber zu erwägen: wenn die pelvinen Lymphknoten nicht entfernt wurden oder bei inkomplettem chirurgischem Staging
IIA, B, III	Indiziert	Indiziert bei tiefer Myometriuminfiltration oder Zervixbeteiligung mit Stromainvasion, in allen anderen Fällen nach Ausmaß des Karzinoms, der Radikalität der Operation und der zusätzlichen Risikofaktoren
IVA	Indiziert	Indiziert; da eine kurative Therapie selten möglich ist, muss die Bestrahlung nach palliativen Gesichtspunkten geplant werden

Nachsorge Bei kurativ therapierten Endometriumkarzinomen ist eine engmaschige Nachsorge von großer Bedeutung, da vaginale Rezidive zu ca. 80 % in den ersten drei Jahren auftreten und bei Früherkennung noch Heilungschancen bestehen. In diesem Zeitraum sollte vierteljährlich eine sorgfältige gynäkologische Untersuchung erfolgen; weitere laborchemische oder bildgebende Untersuchungen bringen keinen Vorteil. 6–10 % der Frauen entwickeln ein zweites Malignom; auch darauf sollte bei der Nachsorge geachtet werden.

Für junge Frauen stellt die Therapie oft eine große psychische Belastung dar, so dass ggf. eine entsprechende Betreuung erfolgen muss. Auch die Vermittlung an Selbsthilfegruppen kann sinnvoll sein. Postoperativ besteht bei Problemen oder dem Wunsch der Patientin die Möglichkeit einer Rehabilitation.

Verlauf und Prognose Da vaginale Blutungen häufig schon früh auftreten und der Tumor entsprechend zeitig diagnostiziert wird, sind die Heilungschancen vergleichsweise gut. So ist der Tumor in 70% auf den Uterus beschränkt, die 5-Jahres-Überlebensrate dieser Frauen beträgt 76 %; für alle Patientinnen liegt sie bei 66 %.

Häufigkeit bei Diagnosestellung und 5-Jahres-Überlebensraten der Stadien beim Endometriumkarzinom.

Stadium	Häufigkeit bei Diagnosestellung (%)	5-Jahres-Überlebensrate (%)
I	70	76
II	18	59
III	8	29
IV	4	10
Gesamt	100	66

Neben der Tumorausbreitung sind die wichtigsten Prognosefaktoren der Differenzierungsgrad, der histologische Subtyp, der Nachweis von Östrogen- oder Progesteronrezeptoren und Lymphgefäßinvasion.

Komplikation	Häufigkeit
Abflussstörungen und Harnstau im Nierenbecken mit Hydronephrose	Bis 10 %*
Lymphödeme der Beine durch Kompression der Lymphgefäße	Bis 10 %*
Blutungen und Fistelbildung im Bereich von Blase und (Dick-)Darm	Bis 5 %*
Intraperitoneale Blutungen durch abdominelles Tumorwachstum	Bis 5 %*
Ileus durch abdominelles Tumorwachstum	Bis 10 %*

* jeweils bei fortgeschrittenem Tumorleiden (Stadien III und IV) sowie bei Rezidiven

Zusammenfassung

- Häufigste Ursache: Östrogeneinfluss
- Wichtigste Symptome: vaginale Blutungen postmenopausal, Zyklusstörungen
- Wichtigste diagnostische Maßnahme: fraktionierte Abrasio mit Histologie
- Wichtigste therapeutische Maßnahme: Operation, evtl. kombiniert mit Strahlentherapie

Zervixkarzinom

Synonym: Gebärmutterhalskrebs
Engl. Begriff: Cervical Cancer

Praxis

Bei einer 36-jährigen Frau wird bei einer Routine-Vorsorgeuntersuchung im Zervixabstrich ein PAP IIId (s. Tab. 9.21) diagnostiziert. Der Befund wird nach drei Monaten kontrolliert, wobei sich ein PAP IVa zeigt. Daraufhin wird ihr zur Konisation geraten, die zügig durchgeführt wird. Histologisch zeigt sich ein invasives Karzinom, das vollständig entfernt wird. Nach eingehender Aufklärung entschließt sich die Patientin zur Hysterektomie, da sie nach drei Kindern die Familienplanung abgeschlossen hat. In der Nachsorge in den folgenden Jahren zeigt sich stets ein unauffälliger gynäkologischer Untersuchungsbefund, ein Rezidiv tritt nicht auf.

Definition Das Zervixkarzinom ist eine von Zellen des Gebärmutterhalses ausgehende maligne Tumorbildung. In den meisten Fällen handelt es sich dabei um Plattenepithelkarzinome, seltener um Adenokarzinome.

Epidemiologie Sowohl die Inzidenz als auch die Mortalität des Zervixkarzinoms haben in den letzten zwei Jahrzehnten um ca. ein Viertel abgenommen. Derzeit erkranken in Deutschland etwa 16 von 100 000 Frauen am Zervixkarzinom, 6 von 100 000 versterben jährlich daran. Die Erkrankungsrate zeigt eine unterschiedliche geographische Verteilung, sie liegt in asiatischen Ländern am höchsten (Vietnam: 43/100 000) und in Nordamerika am niedrigsten (USA: 8/100 000). Die Altersverteilung zeigt einen kleinen Peak im Alter von 35–39 Jahren sowie den Hauptgipfel bei 60–64 Jahren. 25 % der betroffenen Frauen sind jünger als 43 Jahre. Weltweit ist das Zervixkarzinom das zweit- bis dritthäufigste Malignom der Frau.

Ätiologie und Pathogenese In der Regel entwickelt sich ein Zervixkarzinom nur in Anwesenheit von sog. „high-risk"-humanen Papilloma-Viren (HPV). Die wichtigsten sind HPV16 und 18, es ist aber noch eine Reihe weiterer, seltenerer onkogener Viren bekannt. In 50 % aller schweren Dysplasien und 90 % aller invasiven Karzinome ist DNA dieser Viren nachweisbar. Vermutlich findet in den Epithelzellen eine Interaktion der viralen Onkogene E6 und E7 mit den zelleigenen Proteinen wie p53 statt, wodurch Tumorsuppressorgene außer Funktion gesetzt werden. Dies scheint jedoch nicht der einzige Pathomechanismus zu sein, da nur 2 % aller infizierten Frauen ein Karzinom entwickeln.

Risikofaktoren Aufgrund der in den meisten Fällen infektiösen Genese sind Frauen mit häufig wechselnden Geschlechtspartnern vermehrt gefährdet, ein Zervixkarzinom zu entwickeln. Weitere Risikofaktoren sind andere Vaginalinfektionen (Herpes simplex, Chlamydien), niedriger sozioökonomischer Status, Multiparität und Immunsuppression, z. B. nach Transplantation oder durch eine HIV-Infektion. Möglicherweise erhöht auch die Einnahme von oralen Kontrazeptiva das Risiko in geringem Maße. Eine familiäre Disposition konnte bisher nicht überzeugend bewiesen werden.

Morphologische Klassifizierung Die Präkanzerosen des Zervixkarzinoms werden als **zervikale intraepitheliale Neoplasien (CIN)** bezeichnet. Entsprechend der Schwere der Veränderungen werden drei Grade unterschieden: CIN I bezeichnet leichte Veränderungen der Morphologie und

Tab. 9.21 Klassifizierung zytologischer Befunde des Zervixabstriches nach Papanicolaou (PAP).

PAP	Zytologischer Befund	Empfohlene Maßnahme
I	Regelrecht	
II	Entzündliche, metaplastische, regenerative oder degenerative Veränderungen; Hyper- und Parakeratosezellen	Evtl. Abstrichkontrolle nach Entzündungsbehandlung
III	Unklar infolge schwer entzündlicher oder degenerativer Veränderungen oder schlechter Zellerhaltung, Präkanzerosen oder Karzinom nicht auszuschließen	Sofortige Abstrichkontrolle nach empfohlener antientzündlicher oder Hormontherapie
IIId	Leichte (= CIN I) oder mittelschwere Dysplasie (= CIN II)	Abstrichkontrolle nach drei Monaten, bei Persistenz oder intrazervikalem Befund Histologie
IVa	Schwere Dysplasie (= CIN III) oder Carcinoma in situ (= CIS)	Histologische Klärung, je nach Lokalisation der Läsion (Ekto- oder Endozervix) Laserabtragung oder Konisation, Kryochirurgie
IVb	Schwere Dysplasie oder Carcinoma in situ, invasives Karzinom nicht auszuschließen	Histologische Klärung, je nach Schweregrad der Läsion und Familienplanung der Patientin Konisation, Kryochirurgie, CO_2-Laser oder Hysterektomie
V	Invasives Karzinom	Histologische Klärung, dann erweiterte Hysterektomie
0	Zytodiagnostisch nicht verwertbar (fehlende Fixation, zu wenig Zellmaterial)	Sofortige Abstrichwiederholung

Schichtung, CIN II mittelschwere Atypien mit gestörter Schichtung des Epithels. Bei CIN III liegen schwere Atypien mit Aufhebung der Epithelschichtung vor, im Unterschied zum Karzinom besteht jedoch noch eine gewisse Ausreifung der Zellen. CINs können je nach Schweregrad zu 30–60 % spontan zurückgehen, ein Progress zu einem invasiven Karzinom ist in ca. 20 % der Fälle zu erwarten. Ein **Carcinoma in situ** (CIS) hat bereits alle Merkmale von malignen Zellen, durchbricht aber nicht die Basalmembran.

Bei Zervixkarzinomen handelt es sich in 80 % um Plattenepithelkarzinome; dabei werden verhornende und die häufigeren nicht verhornenden sowie groß- und kleinzellige Formen unterschieden. Dabei sind die kleinzelligen Karzinome als prognostisch ungünstiger einzustufen. Seltener sind Adenokarzinome (11 %) und adenosquamöse Karzinome (3 %). Sie werden nach den gleichen Prinzipien therapiert wie die Plattenepithelkarzinome. Sehr selten kommen Sarkome und Lymphome der Zervix vor.

Die Karzinome breiten sich in erster Linie regional in Zervix, Vagina, Parametrien, Beckenorgane und -wand sowie in die regionären Lymphknoten aus. Eine hämatogene Fernmetastasierung ist selten und findet sich am häufigsten in Lunge, Mediastinum, supraklavikulären Lymphknoten, Knochen und Leber. Ovarien sind in < 1 % der Fälle betroffen.

Symptome Frühsymptome können unregelmäßige (Schmier-)Blutungen oder neu aufgetretener, übel riechender Fluor sein, in den meisten Fällen ist das Zervixkarzinom in Frühstadien jedoch symptomlos. In fortgeschritteneren Stadien finden sich spontane oder Kontaktblutungen, vaginaler Ausfluss, Schmerzen im Becken- und Kreuzbeinbereich, selten Miktions- oder Defäkationsbeschwerden. Beinödeme durch Lymphstau und Thrombosen sind meist Symptome des weit fortgeschrittenen Zervixkarzinoms.

Diagnostik Am Anfang der Diagnostik steht die sorgfältige gynäkologische Untersuchung mit Inspektion, Palpation, Zytologie und Kolposkopie. Die Zellen des Zervixabstriches werden nach Papanicolaou (PAP) in verschiedene Schweregrade der Dysplasie eingeteilt (s. Tab. 9.21). Je nach Befund sollte außerdem eine Biopsie gewonnen werden.

FIGO-Klassifikation und TNM-Klassifikation des Zervixkarzinoms.

TNM-Kategorien	FIGO-Stadien	Tumorausbreitung
T0		Primärtumor kann nicht beurteilt werden
Tis	0	Carcinoma in situ (intraepitheliales Karzinom)
T1	I	Zervixkarzinom begrenzt auf den Uterus (Ausdehnung zum Corpus uteri sollte dabei unbeachtet bleiben)
T1a	Ia	Invasives Karzinom, ausschließlich mikroskopisch diagnostiziert: Alle makroskopischen Läsionen – sogar mit oberflächlicher Invasion – werden als Stadium Ib klassifiziert

9.2 Spezielle internistische Onkologie

TNM-Kategorien	FIGO-Stadien	Tumorausbreitung
T1a$_1$	Ia$_1$	Tumor mit einer Stromainvasion von ≤ 3 mm und ≤ 7 mm in größter horizontaler Ausdehnung
T1a$_2$	Ia$_2$	Tumor mit Stromainvasion ≤ 5 mm und ≤ 7 mm in größter horizontaler Ausdehnung
T1b	Ib	Klinisch (makroskopisch) sichtbare Läsion auf die Zervix begrenzt oder mikroskopische Läsion > Stadium 1a$_2$
T1b$_1$	Ib$_1$	Klinisch (makroskopisch) sichtbare Läsionen ≤ 4 cm in größter Ausdehnung
T1b$_2$	Ib$_2$	Klinisch (makroskopisch) sichtbare Läsion > 4 cm in größter Ausdehnung
T2	II	Zervixkarzinom infiltriert jenseits des Uterus, aber nicht bis zur Beckenwand und nicht bis zum unteren Drittel der Vagina
T2a	IIa	Ohne Infiltration der Parametrien
T2b	IIb	Mit Infiltration der Parametrien
T3	III	Zervixkarzinom breitet sich bis zur Beckenwand aus und/oder befällt das untere Drittel der Vagina und/oder verursacht Hydronephrose oder stumme Niere
T3a	IIIa	Tumor befällt unteres Drittel der Vagina, keine Ausbreitung zur Beckenwand
T3b	IIIb	Tumor breitet sich bis zur Beckenwand aus und/oder überschreitet die Grenzen des kleinen Beckens
T4	IVa	Tumor infiltriert Schleimhaut von Blase oder Rektum und/oder überschreitet die Grenzen des kleinen Beckens
M1	IVb	Fernmetastasen
N1		Regionäre Lymphknotenmetastasen

Im Unterschied dazu berücksichtigt das amerikanische AJCC-System zur Stadieneinteilung den Befall regionärer Lymphknoten: Bei Befall liegt unabhängig vom „T" ein Stadium IIIb vor.

Differentialdiagnose	Ausschlussmaßnahmen
Entzündungen der Zervix oder des Endometriums	Zytologie, Zervix- und/oder Korpusküretagge Nativpräparat, mikrobielle Untersuchung des Zervix- und Vaginalsekrets, ggf. HPV-PCR
Z.n. Entzündungen des kleinen Beckens oder Narbenbildung der Zervix	Zytologie und Histologie
Endometriumkarzinom	Küretagge

Ergänzend dazu sollten ein vaginaler und bei ausgedehnteren Tumoren auch ein abdominaler Ultraschall durchgeführt werden. In unklaren Fällen sind eine Küretagge und evtl. eine Hysteroskopie zur Abgrenzung vom Endometriumkarzinom notwendig.

Bei möglicher Beteiligung der Ureteren müssen eine Nierensonographie und ggf. ein i.v. Pyelogramm durchgeführt werden. Falls ein CT mit Kontrastmittelgabe angefertigt wird, kann mit einer Spätaufnahme der Nierenabfluss miterfasst werden. Je nach klinischer Situation sind Rektoskopie oder Zystoskopie zum Ausschluss eines Einbruchs in Blase oder Rektum indiziert, zum Ausschluss von Metastasen immer auch ein Röntgen-Thorax.

Neben Routineparametern sollten präoperativ die Tumormarker SCC, CEA und CA 125 bestimmt werden, um eine Erhöhung zu erfassen und damit evtl. einen Verlaufsparameter zu haben.

Prävention und Therapie Entsprechend den Risikofaktoren besteht die **primäre Prävention** in der Vermeidung von häufig wechselnden Geschlechtspartnern. Ob die Verwendung von Präservativen Schutz bietet, ist bisher nicht gesichert.

Die **sekundäre Prävention** ist beim Zervixkarzinom ein wichtiger Faktor, da sich die zytologische Situation der Zervix durch regelmäßige Abstriche kontrollieren lässt und die Erkennung von dysplastischen Vorstufen so sehr gut möglich ist. Empfohlen werden ab der Aufnahme der sexuellen Aktivität alle zwei Jahre Abstriche von der Zervixoberfläche und aus dem Zervikalkanal, verbunden mit einer gynäkologischen Untersuchung.

Tumoren in begrenzten Stadien werden primär chirurgisch mit kurativer Intention behandelt. Häufig ist die **Operation nach Wertheim-Meigs** notwendig, die eine abdominelle Hysterektomie mit Entnahme einer Vaginalmanschette, Entfernung der Parametrien und der Ligamenta sacrouterina sowie der pelvinen Lymphknoten einschließt. Alternativ ist auch eine primär kurative **Bestrahlung** möglich, die in fortgeschritteneren Stadien immer kombiniert lokal (intravaginale Kontakttherapie) und perkutan erfolgen sollte. In fortgeschrittenen Stadien sollte primär bestrahlt werden, evtl. kombiniert mit **Chemotherapie.** Wirksame Substanzen beim Zervixkarzinom sind neben Cisplatin auch Carboplatin, Ifosfamid, Paclitaxel, Irinotecan und Gemcitabin; in Kombination haben auch Anthrazykline und Bleomycin Nutzen gezeigt.

Eine adjuvante Strahlentherapie nach Radikaloperation bei begrenzter Tumorausdehnung verbessert bei hohem Rezidivrisiko die lokale Kontrolle, hat aber nach bisherigem Kenntnisstand keinen Einfluss auf das Überleben. In den letzten Jahren konnte mehrfach gezeigt werden, dass Patientinnen in fortgeschrittenen Tumorstadien oder mit ungünstigen Zusatzkriterien von einer postoperativen cisplatinbasierten Chemotherapie profitieren.

Die neoadjuvante Therapie hat beim Zervixkarzinom noch keinen gesicherten Stellenwert.

Wenn kein kurativer Ansatz mehr möglich ist, sollte die Therapie individuell nach palliativen Gesichtspunkten ausgerichtet sein, wobei je nach Vorbehandlung Bestrahlung und Chemotherapie im Vordergrund stehen. In einer solchen Situation kann mit bis zu 50 % Remissionen gerechnet werden, auch komplette Remissionen sind möglich. Bei Rezidiven in vorbestrahlten Gebieten ist das Ansprechen auf Chemotherapie deutlich schlechter.

Verlauf und Prognose Aufgrund der verbesserten Vorsorge werden viele Zervixkarzinome schon in frühen Stadien erkannt und haben daher eine günstige Prognose. Das wichtigste prognostische Kriterium ist wie bei vielen malignen Tumoren auch hier das Stadium bei Erstdiagnose. Ungünstige Zusatzkriterien sind ein großer Tumor, Lymphknotenbefall und Lymphgefäßeinbruch, histologisch ein kleinzelliges Karzinom, HIV-Infektion oder schlechter Allgemeinzustand.

Die Prognosefaktoren sind in Tabelle 9.22 zusammengestellt.

Komplikation	Häufigkeit
Blutungen, Infektionen	5–10 %
Harnstau mit Hydronephrose	Bis 5 %
Ileus	Bis 2 %
Lymphödeme der Beine	Bis 5 %
Thrombosen der tiefen Bein- und Beckengefäße	5–10 %

Zusammenfassung

- Häufigste Ursache: Infektion mit humanen Papilloma-Viren
- Wichtigstes Symptom: vaginale Blutung
- Wichtigste diagnostische Maßnahme: Zervixabstrich mit Zytologie
- Wichtigste therapeutische Maßnahmen: Konisation oder Hysterektomie

Tab. 9.22 Prognosefaktoren beim Zervixkarzinom.

Günstig	Ungünstig
FIGO-Stadium I (5-Jahres-Überlebensrate 82 %) und II (61 %)	FIGO-Stadium III (37 %) und IV (12 %)
Tumor infiltriert weder Beckenwand noch unteres Drittel der Vagina	Tumor infiltriert Beckenwand und/oder unteres Drittel der Vagina
Tumorgröße ≤ 4 cm	Tumorgröße > 4 cm
Kein Befall des Beckens, der Lymphknoten, kein Lymphgefäßeinbruch	Lymphknotenbefall und Lymphgefäßeinbruch
Keine Fernmetastasen	Fernmetastasen
	Kleinzelliges Karzinom
	HIV-Infektion

Vaginalkarzinom

Synonym: Scheidenkarzinom
Engl. Begriff: Vaginal Carcinoma

Definition Das Vaginalkarzinom ist eine bösartige Neubildung der Zellen der Vaginalschleimhaut. Zumeist handelt es sich dabei um Plattenepithelkarzinome.

Epidemiologie Das invasive primäre Vaginalkarzinom macht mit 0,5 pro 100 000 Frauen 1–2 % der malignen gynäkologischen Tumoren aus. 60–65 % der betroffenen Frauen befinden sich in der Postmenopause.

Ätiologie und Pathogenese Der überwiegende Anteil (85 %) der vaginalen Tumoren sind metastatische Absiedlungen von Karzinomen der Zervix, der Vulva, des Endometriums, der Ovarien oder des Kolorektums. Primäre Karzinome der Vagina sind zu ca. 90 % Plattenepithelkarzinome. Bei der Pathogenese sind, ebenso wie beim Zervix- und Vulvakarzinom, einige Subtypen der humanen Papilloma-Viren (HPV) von Bedeutung. Karzinome mit einer HPV-assoziierten Pathogenese treten häufig multifokal auf. Ungefähr jedes zweite Vaginalkarzinom tritt als Zweitkarzinom nach anderen Genitaltumoren auf.

Histologisch handelt es sich meist um großzellige, nichtverhornende Plattenepithelkarzinome, z.T. mit exophytischem Wachstum. Die Ausbreitung erfolgt per continuitatem, lymphogen und selten hämatogen. Eine Infiltration in Nachbarorgane, vor allem in Blase und Rektum, ist häufig; der Lymphknotenbefall ist je nach Lokalisation des Primärtumors unterschiedlich. Fernmetastasen treten nur in 25 % der fortgeschrittenen Karzinome auf und betreffen vor allem Lunge, Leber und Knochen.

> **Exkurs: Humane Papilloma-Viren**
>
> Humane Papilloma-Viren umfassen eine Gruppe von DNA-Viren, die in der Lage sind, Infektionen im unteren weiblichen Genitaltrakt hervorzurufen. Besonders davon betroffen sind immunsupprimierte Frauen, z.B. bei Vorliegen einer HIV-Infektion. Die Übertragung erfolgt in der Regel sexuell, und Untersuchungen konnten zeigen, dass ca. 10 % der sexuell aktiven Frauen infiziert sind. Die meisten der rund 30 übertragbaren Typen machen inapparente Infektionen oder benigne Veränderungen wie Condylomata acuminata. Einige Viren dieser Gruppe wie HPV16 und 18, tragen in ihrem Genom Onkogene wie E6 und E7. Diese viralen Proteine sind in der Lage, Tumorsuppressorgene der Gastzellen, wie z. B. p53 oder Rb, zu inaktivieren. Dies kann zu maligner Entartung dieser Zellen und damit zur Entstehung eines Karzinoms führen. Mit immunologischen Tests lassen sich die Viren nachweisen und klassifizieren. Diese Tests sind als Screening nicht sinnvoll, sollten jedoch bei Risikopatientinnen eingesetzt werden.
>
> Eine antiinfektiöse Therapie konnte sich bisher nicht etablieren. Liegen genitale Warzen vor, kann eine lokale Behandlung mit Podophyllotoxin erfolgreich sein. Bei nachgewiesenen ausgeprägten Dysplasien wird das Vorgehen wie bei nicht HPV-assoziierten Veränderungen empfohlen. Bei nachgewiesener Infektion mit onkogenen HPV-Viren sind engmaschige zytologische Kontrollen notwendig. Da nur ca. 2 % der mit diesen Viren infizierten Frauen ein Karzinom entwickeln, ist eine präventive chirurgische Therapie nicht indiziert.

9.2 Spezielle internistische Onkologie

Symptome Vaginalkarzinome sind in frühen Stadien meist symptomarm. Gelegentlich kommt es zu Kontakt- oder spontanen Blutungen. In fortgeschritteneren Stadien können Schmerzen im Beckenbereich, vaginale Blutungen oder Blutungen in benachbarte Organe auftreten. Thrombosen oder Lymphödeme der Beine sind möglich.

Diagnostik Basis der Diagnostik ist die sorgfältige gynäkologische Untersuchung mit Palpation, Inspektion und Kolposkopie. Von verdächtigen Bezirken sollten immer eine Zytologie und Histologie gewonnen und ggf. ein HPV-Test durchgeführt werden. Die Suche nach weiteren Herden sollte besonders bei HPV-positiven Frauen erfolgen, da hier häufig multifokale Veränderungen vorliegen.

Lymphknotenbefallsmuster beim Vaginalkarzinom.

Primärtumorlokalisation	Bevorzugt befallene Lymphregionen
Vordere Vaginalwand	Paravesikale Lymphknoten
Hintere Vaginalwand	Präsakrale Lymphknoten
Oberes Drittel der Vagina	Iliakale, obturatorische und hypogastrische Lymphknoten
Vulvanah	Inguinale, iliakale Lymphknoten

Stadieneinteilung des Vaginalkarzinoms.

TNM-Stadium	FIGO-Stadium	Tumorausbreitung
Tis N0 M0	Stadium 0	Carcinoma in situ (VAIN III)
T1 N0 M0	Stadium I	Auf die Vaginalwand beschränkt
T2 N0 M0	Stadium II	Ausbreitung in das perivaginale Gewebe; der Tumor erreicht nicht die Beckenwand
T1 N1 M0 T2 N1 M0 T3 N0 M0 T3 N1 M0	Stadium III	Ausbreitung bis zur Beckenwand
T4 alle N M0	Stadium IV	Ausdehnung bis über die Grenzen des kleinen Beckens oder Vorliegen einer Invasion der Blasen- oder Rektummukosa

Differentialdiagnose	Ausschlussmaßnahmen
Metastase eines anderen Genitaltumors (v.a. von der Zervix ausgehend)	Vollständige gynäkologische Untersuchung; Histologie

Therapie Für invasive Vaginalkarzinome gibt es aufgrund geringer Fallzahlen keine gesicherten Empfehlungen. Meist ist die **Radiatio** die Therapie der ersten Wahl. Aufgrund der hohen lymphatischen Metastasierungsrate ist im Allgemeinen auch die Bestrahlung der regionalen Lymphknotenstationen notwendig.

Bestrahlung beim Vaginalkarzinom in Abhängigkeit vom Stadium.

Stadium	Bestrahlung
CIS	Alleinige intrakavitäre Brachytherapie, 70–80 Gy, Bestrahlung der gesamten Innenfläche der Vagina wegen häufigen multizentrischen Auftretens
Stadium I	Je nach Lokalisation und Ausdehnung wie CIS oder kombiniert mit transkutaner Beckenbestrahlung
Stadium II	Kombinierte Bestrahlung: Brachytherapie + perkutan
Stadium III/IV	Kombiniert, mit kurativer Intention; gesamtes Becken mit perkutaner Intensivierung lateral und intrakavitär für die Vaginalschleimhaut. Es gibt Ansätze zur neoadjuvanten Therapie, um Resektabilität zu erreichen. Organerhalt ist oft möglich, keine gesicherten Daten zum Nutzen und langfristigen Verlauf
Palliative Situation	Symptomorientiert Notfallindikation: massive vaginale Blutung (neben Tamponade) Schmerzlinderung: hoch dosiert, einmalig (8–10 Gy)

In frühen Stadien ist eine **chirurgische Therapie** möglich; da die Eingriffe jedoch meist sehr belastend sind, muss hier individuell abgewogen werden. Eine Kombination mit einer neoadjuvanten oder adjuvanten Bestrahlung ist häufig sinnvoll.

Die **Chemotherapie** hat beim Vaginalkarziom keinen gesicherten Stellenwert.

Verlauf und Prognose Die Prognose ist in erster Linie abhängig vom Tumorstadium, daneben gelten Lymph- und Blutgefäßinvasion als ungünstige Kriterien. Ungefähr die Hälfte der Karzinome befindet sich bei Diagnosestellung bereits im fortgeschrittenen Stadium. Als günstige Faktoren werden Tumorsitz im hinteren oberen Vaginaldrittel und hoher Differenzierungsgrad diskutiert. Die 5-Jahres-Überlebensrate über alle Stadien beträgt 50–60 %.

5-Jahres-Überlebensraten beim Vaginalkarzinom in Abhängigkeit vom Stadium bei Erstdiagnose.

Stadium	5-Jahres-Überlebensrate
I	70–80 %
II	50–60 %
III	20–35 %
IV	0–10 %

Komplikationen	Häufigkeit*
Fistelbildungen zu Nachbarorganen	5–15 %

Komplikationen	Häufigkeit*
Vaginitis mit bakterieller Superinfektion	20–30 %
Stenosen, Indurationen	bis 50 %
Radiogene Kastration	< 5 %

* Zu den Häufigkeiten existieren keine gesicherten Zahlen.

Zusammenfassung

- Häufigste Ursache: Infektion mit humanen Papilloma-Viren
- Wichtigstes Symptom: vaginale Blutungen
- Wichtigste diagnostische Maßnahmen: Zytologie, Histologie, HPV-Test
- Wichtigste therapeutische Maßnahme: lokale oder kombinierte Strahlentherapie

Zur weiteren Information

Literatur

Arbeitsgemeinschaft für Gynäkologische Onkolgie (AGO): Kurzgefasste Interdisziplinäre Leitlinie der Deutschen Krebsgesellschaft für Gynäkologie und Geburtshilfe; Deutsche Krebsgesellschaft; Deutsche Gesellschaft für Gynäkologie und Geburtshilfe.

Bristow, R. E.: Endometrial cancer. Curr Opin Oncol 1999; 11(51): 388–93.

McGuire, W. P.: High-dose chemotherapeutic approaches to ovarian cancer mangement. Semin Oncol 2000; 27: 41–6.

Nold, J. L.: Cervical neoplasia. History – screening – diagnosis – treatment. S D J Med 1998; 51 (4): 113–9.

Thigpen, J. T.: Chemotherapy for advanced ovarian cancer: overview of randomized trials. Semin Oncol 2000; 27: 11–6.

Untch, M., G. Konecny, H. Sittek, M. Keßler, M. Reiser, H. Hepp: Diagnostik und Therapie des Mammakarzinoms – State of the art 2000. Zuckschwerdt, Kornwestheim 2000.

Internet-Links

http://cancernet.nci.nih.gov/cancer_types/breast_cancer.shtml
http://cancernet.nci.nih.gov/Cancer_Types/Ovarian_Cancer.shtml
http://www.breastcancer.net
http://www.dkfz-heidelberg.de/tzhdma/tr26.html
http://www.ibreast.org/
http://www.krebsinfo.de/ki/empfehlung/endomet/homepage.html
http://www.med.uni-muenchen.de/tzm/empfehlung/ovar4/homepage.html
http://www.uni-duesseldorf.de/WWW/AWMF/ll/onko-033.htm

Keywords

Gynaecological Malignancies ◆ Breast Cancer ◆ Breast Tumor ◆ Ovarian Cancer ◆ Endometrial Cancer ◆ Postmenopausal Bleeding ◆ Cervical Cancer ◆ Human Papiloma Virus

9.2.5 Urologische Tumoren

Tumoren der Nieren, Blase und Harnwege

W. E. BERDEL, K. WEINGÄRTNER, L. HERTLE, H. RIEDMILLER

In diesem Kapitel werden die malignen Tumoren der Nieren, Harnblase und Harnwege besprochen. Es handelt sich um Tumoren vorwiegend älterer Patienten, deren Diagnostik und Therapie in einem interdisziplinären Tumorzentrum durchgeführt werden sollte.

Nierenzellkarzinom

Engl. Begriff: Renal Cancer, Kidney Cancer

Definition Die überwiegende Mehrzahl aller Nierentumoren sind Nierenzellkarzinome. Diese Malignome sind durch eine relativ hohe Resistenz gegenüber einer zytostatischen Therapie, einen sehr variablen Spontanverlauf mit der Möglichkeit zu spontanen Teilremissionen und die Möglichkeit eines Ansprechens auf „biological response modifiers" wie α-Interferon und Interleukin-2 gekennzeichnet.

Epidemiologie Die jährliche Inzidenz des Nierenkarzinoms liegt zwischen 8 und 20 pro 100 000 Einwohner; Männer sind doppelt so häufig betroffen wie Frauen. Das Altersmaximum liegt im sechsten und siebten Lebensjahrzehnt.

Ätiologie und Pathogenese Es besteht ein Zusammenhang mit **Tabakkonsum**, insbesondere inhalativem Zigarettenrauchen. Daneben scheinen Übergewicht, analgetikaverursachte Nephropathie, Zystennieren, Dialysebehandlung, Nierentransplantation sowie in früheren Jahren die Exposition mit Thorotrast®-haltigen Kontrastmitteln die Disposition für ein Nierenzellkarzinom zu verstärken.

Die große Mehrzahl der Fälle gehört zu den **sporadischen** Nierenzellkarzinomen, jedoch sind **familiäre** Formen in Assoziation mit dem von-Hippel-Lindau-Syndrom, der autosomal-dominant vererbten polyzystischen Nierenerkrankung und der tuberösen Sklerose beschrieben. Bei diesen Formen sind genetische Aberrationen beschrieben.

Die momentan favorisierte **histologische Klassifikation** unterscheidet fünf Typen:

- **klarzellige Karzinome (75 %)**: Ausgang vom proximalen Tubulusepithel, Deletion am Chromosom 3 (3p) häufig,
- **chromophile Karzinome (15 %)**: Ausgang vom proximalen Tubulusepithel, häufig multifokales oder bilaterales Auftreten, häufig Trisomien am Chromosom 7 und/oder 17,
- **chromophobe Karzinome (5 %)**: Ausgang vom distalen Tubulusepithel,
- **onkozytäre Karzinome (3 %)**: Ausgang vom Sammelrohrsystem,
- **Ductus-Bellini-Karzinome (2 %)**: Ausgang vom Sammelrohr.

Symptome Die Tumoren wachsen häufig lange Zeit ohne klinische Symptome. Daher haben sie zum Zeitpunkt

der Diagnose oft bereits einen Durchmesser von über 5 cm erreicht und bei jedem dritten Patienten Metastasen gesetzt. Typische klinische Zeichen sind
- Hämaturie (40–60 %),
- Flankenschmerz (40 %),
- tastbarer Tumor (25–45 %),
- Gewichtsverlust (30 %),
- Anämie (30 %).

Eine als „klassische Trias" angegebene Kombination besteht aus den ersten drei Symptomen (10 %). Eine Reihe von paraneoplastischen Syndromen wie Polyzythämie, Hyperkalzämie, Beeinträchtigung der Leberfunktion (Stauffer-Syndrom) ist beschrieben worden (s. Kap. 9.1.8). Andere Symptome hängen mit dem lokalen Tumorwachstum (Nierenveneninfiltration, Tumorinfiltration der V. cava inferior mit Thrombosierung der Vene, eingeschränkte Nierenfunktion) oder der Metastasierung zusammen.

Das **Metastasierungsmuster** der Nierenzellkarzinome umfasst mit abnehmender Häufigkeit Lungen, Lymphknoten, Leber, Skelett, Nebennieren und die kontralaterale Niere, seltener auch das Gehirn. Die Mehrzahl der Patienten hat bei Metastasierung Metastasen in multiplen Organen.

Diagnostik Zur obligaten Diagnostik und zum Staging gehören klinische Untersuchung, Sonographie, Ausscheidungsurographie und CT.

Neben der Stadieneinteilung nach dem **TNM-System** kommt auch die Stadiengruppierung nach **Robson** zum Einsatz.

TNM-Klassifikation und Graduierung der Nierenzellkarzinome nach UICC/WHO (1997).

T – Primärtumor		M – Fernmetastasen	
TX	Tumor nicht beurteilbar	MX	Metastasen nicht beurteilbar
T0	Kein Primärtumor	M0	Keine Fernmetastasen
T1	Tumor auf Niere begrenzt (≤ 7 cm)	M1	Fernmetastasen (Organkode)
T2	Tumor auf Niere begrenzt (> 7 cm)	R0	Kein Resttumor
T3	Venen- oder Nebennieren-(NN-) Infiltration (Details a, b, c)	R1	Mikroskopischer Resttumor
T4	Infiltration jenseits der Gerota'schen Faszie	R2	Makroskopischer Resttumor
N – Regionäre Lymphknoten		G – Differenzierungsgrad des Tumors	
NX	Nicht beurteilbar	GX	Nicht beurteilbar
N0	Kein regionärer Lymphknotenbefall	GI	Gut differenziert
N1	Solitär, regionär (hilär, interaortokaval)	GII	Mäßig differenziert
N2	> 1 regionärer LK	GIII	Schlecht differenziert
N3	Multipler LK-Befall, > 5 cm	GIV	Undifferenziert

Stadieneinteilung des Nierenzellkarzinoms nach Robson.

Stadium	Tumorausprägung
I	Tumor auf Niere beschränkt (T1, N0, M0)
II	Tumor überschreitet Nierenkapsel, jedoch nicht Gerota'sche Faszie (T2, N0, M0)
IIIA	Beteiligung der Nierenvene(n) bzw. V. cava inferior (T1–3, N0–1, M0)
IIIB	Befall hilärer Lymphknoten (T1–3, N1–3, M0)
IIIC	Befall von Venen und Lymphknoten (T3, N1–3, M0)
IV	Tumor infiltriert Nachbarorgane (außer LK) oder Fernmetastasen (T4, N2, M0–1)

Präoperativ kommen fakultativ selektive Angiographie, Kavographie und MRT hinzu. Zur **Metastasendiagnostik** sind zusätzlich eine Röntgen-Thorax in zwei Ebenen, evtl. ein Thorax-CT, ein Skelettszintigramm und bei Symptomen ein Schädel-CT anzufertigen.

Differentialdiagnose Differentialdiagnostisch kommen Nierenzysten in Frage. Diese können mittels bildgebender Diagnostik (Sonographie, CT, MRT) nachgewiesen oder ausgeschlossen werden.

Prävention und Therapie Zur **Prävention** von Nierenzellkarzinomen werden empfohlen:
- Verzicht auf Tabakkonsum,
- Meiden bestimmter Analgetikagruppen (z. B. phenacetinhaltige Analgetika),
- Gewichtsnormalisierung,
- Vorsorgeuntersuchungen bei Patienten mit terminaler Niereninsuffizienz, Zystennieren, von-Hippel-Lindau-Syndrom, tuberöser Sklerose.

Beim nicht metastasierten Nierenzellkarzinom ist das chirurgische Vorgehen mit **radikaler Tumornephrektomie** Standard, wobei der Tumor, die Gerota'sche Faszie mit gesamten Inhalt einschließlich der Niere, die ipsilaterale Nebenniere und fakultativ der angrenzende hiläre Lymphknotenblock reseziert werden. Eine erweiterte Lymphadenektomie wird kontrovers diskutiert. Wenn notwendig, werden infiltrierte Gefäßanteile mit reseziert und plastisch versorgt.

Auch für Patienten mit metastasierter Erkrankung bringt die Tumornephrektomie Überlebensvorteile; paraneoplastische Syndrome oder tumorbedingte Schmerzen bzw. Blutungen können durch den Eingriff positiv beeinflusst werden. Einzelne Metastasen (z. B. in der Lunge) werden ebenfalls reseziert. Bei Patienten mit nur einer Niere kann eine partielle Nephrektomie vorgenommen werden.

Ein **Lokalrezidiv** sollte, wenn operabel, erneut exstirpiert werden. Der Wert einer adjuvanten Therapie (Chemotherapie, Hormontherapie, „biological response modifiers", Immuntherapie, Radiotherapie) nach radikaler Tumorentfernung ist nicht belegt. Palliative chirurgische Maßnahmen kommen z. B. als Metastasektomie bei pulmonalen, zerebralen und ossären Absiedelungen in Frage.

Nierenzellkarzinome weisen eine höhere Resistenz gegenüber **Strahlentherapie** auf. Deshalb kommt sie nur zur Palliation, z. B. bei Skelettmetastasen, Kompression des Rückenmarks, ZNS-Metastasen, zum Einsatz. Auch auf **Chemotherapie** reagieren Nierenzellkarzinome im Allgemeinen nicht.

Als „**biological response modifiers**" kamen Interleukin-2, Interferone und Tumor-Nekrose-Faktoren sowie unterschiedliche Immunisierungsverfahren zum Einsatz. Bei Interleukin-2 wurden Remissionsraten bei bis zu einem Drittel der behandelten Patienten berichtet. Die Dauer der beobachteten Remissionen ist aber in der Regel recht kurz, und die Nebenwirkungen, insbesondere in höherer Dosierung und als Bolusapplikation, sind beträchtlich (z. B. Capillary-Leak-Syndrom). Die Remissionsraten für α-Interferon liegen unter 20 %. Dies gilt auch für Interferonkombinationen mit Chemotherapeutika, z. B. Vinblastin.

Zur **palliativen Behandlung** können Interleukin-2 und/oder Interferon sowie Vinblastin erfolgreich sein. Auch die orale Gabe von antiöstrogenen Substanzen wie Tamoxifen oder Gestagenen kann im Einzelfall erwogen werden. Über diesen Therapieformen sollte jedoch der Einsatz supportiver Maßnahmen, z. B. einer adäquaten Schmerztherapie, nicht vernachlässigt werden.

Verlauf und Prognose Das 5-Jahres-Überleben von Patienten mit Nierenzellkarzinomen ist in erster Linie vom Tumorstadium abhängig: Stadium I: 60–90 %, Stadium II: 60 %, Stadium III: 40 %, Stadium IV: < 20 %.

Auch ein niedriger Differenzierungsgrad der Tumorzellen und schlechter Allgemeinzustand des Patienten sind prognostisch ungünstig. Immer wieder wird über **Spontanremissionen** bei einzelnen Patienten berichtet, was zu vielen immuntherapeutischen Behandlungsversuchen Anlass gegeben hat. Häufig werden auch längere stabile Krankheitsphasen von über einem Jahr beobachtet. Auch hier werden immunologische Effekte diskutiert. Deshalb ist es von entscheidender Bedeutung, die zur Verfügung stehenden systemischen Therapieoptionen nur bei Grund zur Palliation und/oder bei eindeutiger Tumorprogression einzusetzen.

Komplikationen Komplikationen werden durch das lokale Wachstum des Tumors (s. o.) und die jeweilige Lokalisation der Metastasierung verursacht.

Zusammenfassung

- Häufigste Ursache: ungeklärt
- Wichtigste Symptome: Hämaturie, Flankenschmerz und tastbarer Tumor
- Wichtigste diagnostische Maßnahmen: Sonographie, Ausscheidungsurographie, CT
- Wichtigste therapeutische Maßnahme: radikale Tumornephrektomie

Tumoren der Harnblase und Harnwege

Engl. Begriff: Bladder Cancer, Ureteral and Urethral Cancer

Definition Die Harnwege werden von Übergangsepithel ausgekleidet, welches sich bis in die distale Urethra erstreckt. Daran schließt sich Plattenepithel an. Die häufigsten Tumoren in diesem Bereich sind Blasentumoren (≥ 90 %), seltener kommen Tumoren des Nierenbeckens, des Ureters und der Urethra vor.

Epidemiologie In den USA beträgt die Inzidenz der Blasenkarzinome etwas mehr als 50 000 Neuerkrankungen pro Jahr. Es besteht eine Abhängigkeit von ethnischen und geographischen Faktoren. Männer europäischer Herkunft sind häufiger befallen als Farbige, Frauen seltener als Männer. Die Blasen- und Harnwegstumoren sind Tumoren der höheren Lebensjahrzehnte und treten am häufigsten im siebten und achten Lebensjahrzehnt auf.

Ätiologie und Pathogenese Die berufliche Exposition gegenüber **Karzinogenen**, insbesondere aromatischen Aminen wie bei Arbeitern in der Farbindustrie, aber auch anderen Industriezweigen und Berufen (Schornsteinfeger, chemische Reinigung etc.), ist mit einem erhöhten Risiko für die Entstehung dieser Tumoren korreliert. Blasenkarzinome können daher grundsätzlich als **Berufserkrankungen** anerkannt werden. Zwischen Exposition gegenüber den Karzinogenen und der Entwicklung der Erkrankung besteht in der Regel eine lange **Latenzzeit**.

Ätiologisch weiter von Bedeutung ist der Tabakkonsum, insbesondere das **Zigarettenrauchen**. Man nimmt an, dass die Mehrzahl der heute bestehenden Blasenkarzinome durch Zigarettenrauchen und nicht mehr wie früher durch Karzinogenexposition am Arbeitsplatz hervorgerufen wird. Die Behandlung mit phenazetinhaltigen Medikamenten und Oxazaphosphorin-Zytostatika wie Cyclophosphamid geht ebenfalls mit einem erhöhten Risiko einher. Chronisch entzündliche oder infektiöse Veränderungen in der Blase wie Infektionen mit Schistosoma haematobium können das Risiko für Plattenepithelkarzinome der Blase erhöhen.

Histologisch sind über 90 % dieser Tumoren Urothelkarzinome, der Rest sind Plattenepithel-, Adeno- und kleinzellige Karzinome. Häufig wachsen die Blasenkarzinome als oberflächliche, nichtinvasive Tumoren mit multifokalem Befall. Bei Diagnosestellung hat der Tumor die Muskelschicht bei weniger als jedem dritten Patienten infiltriert; bei 5 % der Patienten hat er bereits metastasiert. Strukturelle oder numerische Aberrationen an mehreren Chromosomen finden sich bei der Mehrzahl der Tumoren. **Molekulargenetisch** spielen die Inaktivierung der Tumorsuppressorgene p53 und RB, Onkogenaktivierung auf Rezeptorebene oder in der Signaltransduktion (z. B. ras, HER2/neu) sowie Veränderungen von zellzyklusrelevanten Genen eine Rolle (Retinoblastomgen, RB).

Symptome Hämaturie (bei ≥ 80 % der Patienten) und Dysurie sind die häufigsten klinischen Beschwerden. Flankenschmerzen und Beeinträchtigung des Allgemeinbefindens können durch Obstruktion der Harnwege erzeugt werden. Weitere klinische Beschwerden sind von der Metastasenlokalisation abhängig.

Diagnostik Zur Diagnosestellung und zum Staging dienen Harnanalyse mit Urinstatus, Urinsediment, Urinkultur, Urinzytologie und Nierenretentionswerten, ferner

9.2 Spezielle internistische Onkologie

Sonographie des Abdomens, Computertomogramm des Abdomens und des Beckens, Ausscheidungsurogramm, Röntgen-Thorax in zwei Ebenen, Skelettszintigraphie sowie fakultativ Thorax-CT, MRT des Abdomens und des Beckens.

Die **Stadieneinteilung** folgt der TNM-Klassifikation sowie einer Stadiengruppierung der UICC. Zunehmend mehr wird auch bei Harnblasenkarzinomen in der R-Klassifikation das Ergebnis operativer Verfahren angegeben (RX: nicht beurteilbar; R0: Tumor vollständig entfernt; R1: mikroskopische Reste; R2: makroskopische Reste). Wegen der prognostischen Bedeutung wird ein **Grading** der Histologie in Abhängigkeit zum Differenzierungsgrad angegeben. Die Häufigkeit der gefundenen Tumoren nimmt hier mit dem Differenzierungsgrad linear zu.

TNM-Klassifikation und Graduierung nach WHO (1997).

T – Primärtumor		M – Fernmetastasen	
TX	Tumor nicht beurteilbar	MX	Fernmetastasen nicht beurteilbar
T0	Kein Anhalt für Primärtumor	M0	Keine Fernmetastasen
Ta	Papilläres, nichtinvasives Karzinom	M1	Fernmetastasen
Tis	Carcinoma in situ	**G – Differenzierungsgrad des Tumors**	
T1	Tumor infiltriert subepitheliales Bindegewebe	GX	Grading nicht beurteilbar
T2	Tumor infiltriert Muskulatur (a, b)	G1	Hochdifferenziert
T3	Tumor infiltriert perivesikales Fettgewebe (a, b)	G2	Mäßig differenziert
		G3	Schlecht differenziert
T4	Tumor infiltriert Prostata, Uterus, Vagina, Becken-, Bauchwand (a, b)		
N – Regionäre Lymphknoten			
NX	Regionäre LK (kleines Becken) nicht beurteilbar		
N0	Kein LK-Befall		
N1	Solitärer LK-Befall, ≤ 2 cm		
N2	LK-Befall solitär oder multipel, > 2 cm ≤ 5 cm		
N3	LK-Befall > 5 cm, solitär oder multipel		

Stadieneinteilung der Harnblasentumoren nach UICC (1997).

Stadium 0	Tis N0 M0
Stadium 0a	Ta N0 M
Stadium 0is	Tis N0 M0
Stadium I	T1 N0 M0
Stadium II	T2 N0, M0
Stadium III	T3 N0 M0 T4a N0 M0
Stadium IV	T4b N0 M0 Alle T N1–3 alle M Alle T alle N M1

Die **endoskopische Untersuchung** wird in Narkose durchgeführt. Sie beinhaltet die endoskopische Beurteilung von Urethra und Blase, die histologische Probenentnahme, die bimanuelle Untersuchung und die anschließende Blasenspülung mit Sicherstellung zytologischen Materials. Schon aus diagnostischen Gründen kann eine endoskopische Abtragung aller sichtbaren Tumoren notwendig sein. Hiervon ist insbesondere die Stadieneinteilung mit der Eindringtiefe des Karzinoms abhängig. Eine selektive Katheterisierung der Ureteren wird zusätzlich durchgeführt.

Die Diagnose wird obligat durch die Histologie gesichert, wobei der Differenzierungsgrad der Zellen auch prognostische Bedeutung hat. Die Urinzytologie gilt eher als Screeningmethode im Rahmen der Vorsorge- oder Nachsorgeuntersuchung.

Differentialdiagnose	Ausschlussmaßnahmen
Zystitis (bei Makrohämaturie)	Endoskopie der Blase
Prostataerkrankungen (bei Mikrohämaturie)	Endoskopie der Blase

Therapie

Chirurgie Bei oberflächlichen, nichtinvasiven Tumoren besteht die Therapie in der kompletten endoskopischen Resektion, gefolgt von einer adjuvanten intravesikalen Behandlung mit Bacillus Calmette-Guérin (BCG) oder Zytostatika wie Doxorubicin, Mitomycin C und Thiotepa. Die häufigste Nebenwirkung dieser Behandlung ist eine Zystitis. Die regelmäßige Nachsorge umfasst auch die Endoskopie.

Durch systematische Schleimhautbiopsien oder „Mapping"-Verfahren bei der transurethralen Resektion diagnostizierte Residualtumoren und Tumorpersistenzen werden mit weitergehenden chirurgischen Maßnahmen wie Blasenteilresektion oder radikaler Zystektomie behandelt.

Tumoren, die die Muskulatur der Blasenwand infiltrieren oder überschreiten, erfordern meist die chirurgische radikale Zystektomie mit pelviner Lymphadenektomie; selten reicht eine partielle Zystektomie aus.

Die **radikale Zystektomie** umfasst
- **beim Mann** die Entfernung der Blase, der Prostata, der Samenblässchen, der proximalen Anteile der Samenleiter und der proximalen Urethra sowie des Fettgewebes und des bekleidenden Peritoneums. Ein Versuch der Erhaltung der erektilen Funktionen durch nervenschonende Operationsverfahren ist wünschenswert, sollte jedoch nicht die Radikalität des Eingriffes beeinträchtigen.
- **bei der Frau** die Resektion der Blase, der Urethra, des Uterus, der Eileiter, der Ovarien, der vorderen Scheidenwand sowie der angrenzenden Bindegewebsstrukturen und des bekleidenden Peritoneums.

Weitere Indikationsgebiete der Chirurgie sind auftretende Rezidive.

Strahlentherapie Blasen- und Harnwegstumoren sind grundsätzlich strahlensensibel. Die Radiotherapie kann mit kurativer Intention (50–70 Gy) bei Patienten verwendet werden, die eine radikale Zystektomie ablehnen oder bei denen Kontraindikationen gegen einen solchen Eingriff vorliegen (z. B. hohes Alter, Komorbidität). Die präoperative Strahlentherapie ist noch klinischen Studien vorbehalten. Es besteht keine gesicherte Indikation zu einer postoperativen adjuvanten Strahlentherapie.

Palliativ kommt die Strahlentherapie zum Einsatz, um Symptome wie Schmerzen, Blutungen oder Komplikationen wie Blasentamponade und Tumorkompressionssyndrom zu verbessern.

Chemotherapie Urothelkarzinome sind grundsätzlich chemosensibel. Durch verschiedene Substanzen können in einer **Monotherapie** bis hin zu 50 % der Patienten in eine Remission (Voll- und Teilremission) ihrer Erkrankung gebracht werden. Zu den wirksamsten Substanzen gehören Platinderivate, Methotrexat, Doxorubicin, Epidoxorubicin, 5-Fluorouracil, Vinblastin, Ifosfamid, Gemcitabin, Paclitaxel und Galliumnitrat.

Durch **Kombinations-Chemotherapie**-Protokolle sind in der Regel höhere Ansprechraten zu erreichen, insbesondere ist dabei der Anteil kompletter Remissionen höher. Prospektiv randomisierte Studien zeigen dieses ebenso wie eine Verlängerung der Überlebenszeit im Vergleich zu Monotherapien. Die gebräuchlichsten Kombinations-Chemotherapie-Protokolle sind das **M-VAC**, welches Methotrexat, Vinblastin, Doxorubicin und Cisplatin enthält, oder das **CMV**, bestehend aus Cisplatin, Methotrexat und Vinblastin. Das M-VAC-Protokoll hat sich gegenüber anderen Polychemotherapie-Protokollen, z. B. dem CIS-CA-Protokoll, als vorteilhaft erwiesen, Vergleiche mit dem CMV-Protokoll oder mit Protokollen einschließlich neuerer Substanzen wie Paclitaxel oder Gemcitabin liegen noch nicht vor.

Patienten mit ausschließlicher Lymphknotenmetastasierung erreichen in einem höheren Prozentsatz eine Vollremission als Patienten mit distalen Organmetastasen. Ein Langzeitüberleben durch eine Chemotherapie wird im Stadium der Fernmetastasierung allerdings nur bei weniger als 15 %, im Stadium der lokal fortgeschrittenen Erkrankungen einschließlich einer Lymphknotenmetastasierung bei weniger als 20 % der Patienten erreicht.

Mit Hilfe **präoperativer Chemotherapie (neoadjuvanter Ansatz)** können ein Downstaging des Tumors erreicht und so die Operabilität und die Aussichten auf eine Vollremission verbessert werden; in einigen Fällen wird dadurch auch eine harnblasenerhaltende Operation möglich. Ein solches Verfahren eignet sich nur für Patienten mit solitären und kleineren Tumoren und ist bislang Studien vorbehalten. Eine **adjuvante postoperative Chemotherapie** nach Resektion des Tumors kann das krankheitsfreie Überleben verlängern, bei Patienten mit nodalem Befall wahrscheinlich auch das Gesamtüberleben. Der Stellenwert einer **additiven Chemotherapie** bei belassenen Tumorresten ist bisher nicht gesichert.

Bei progressiver Erkrankung und Metastasen kann eine **palliative Chemotherapie** sinnvoll sein. Patienten mit Rezidiven nach Chemotherapie sprechen schlecht auf Folgebehandlungen an.

Verlauf und Prognose Die Prognose nichtinvasiver oberflächlicher Tumoren ist abhängig von Infiltrationstiefe und Grading. Das Carcinoma in situ hat zwar bei frühzeitiger Therapie eine gute Prognose, neigt jedoch schnell zu progredientem Wachstum. Reicht der Tumor noch nicht weiter als bis zum perivesikalen Fettgewebe, beträgt die 5-Jahres-Überlebensrate 90 %, infiltriert der Tumor bereits Prostata, Uterus, Vagina, Becken- oder Bauchwand sinkt die 5-Jahres-Überlebensrate dagegen auf unter 50 %. Von den Patienten mit Lymphknoten- oder Fernmetastasen leben nach fünf Jahren nur noch weniger als 10 %.

Komplikationen Komplikationen durch den Tumor werden durch das Wachstum des Primärtumors z. B. in Form einer Blasentamponade, einer massiven Blutung oder durch die Lokalisation der Metastasen der Erkrankung verursacht.

Zusammenfassung

- Häufigste Ursache: Zigarettenrauchen und andere Karzinogene
- Wichtigste Symptome: Hämaturie und Dysurie
- Wichtigste diagnostische Maßnahme: Zystoskopie
- Wichtigste therapeutische Maßnahme: Resektion

Maligne Keimzelltumoren des Mannes

C. BOKEMEYER, C. KOLLMANNSBERGER

Synonym: Maligne Hodentumoren
Engl. Begriff: Testicular Cancer, Germ Cell Cancer

Maligne Keimzelltumoren des Hodens stellen eine der häufigsten malignen Erkrankungen des Mannes im Alter von 20–35 Jahren dar. Noch in den 70er Jahren verstarben aufgrund der unzureichenden Behandlungsmöglichkeiten acht von zehn Patienten mit einem metastasierten Keimzelltumor an ihrer Erkrankung. Durch die Einführung von cisplatinhaltigen Kombinations-Chemotherapie-Regimen und stadienadaptierten Therapiestrategien auf der Grundlage klinischer Prognosefaktoren konnte in den letzten 20 Jahren eine dramatische Prognoseverbesserung erreicht werden. So werden heutzutage in den frühen Tumorstadien 90–100 % und selbst im metastasierten Stadium noch etwa 70–80 % aller Patienten geheilt. Damit gelten die malignen Keimzelltumoren als Modell für eine kurativ behandelbare maligne Erkrankung des Erwachsenen und als Beispiel für den Erfolg multimodaler Therapiestrategien im Rahmen der interdisziplinären Zusammenarbeit zwischen Onkologen, Urologen und Strahlentherapeuten.

Definition Die malignen Keimzelltumoren umfassen eine histologisch heterogene Gruppe von Tumoren, die von den primordialen Keimzellen des Mannes ausgehen. Etwa 97 % der malignen Keimzelltumoren entstehen im Hoden. Aufgrund der embryologischen Entwicklung der Genitalanlage können maligne Keimzelltumoren selten auch in der Mittellinie des Körpers, nämlich primär im Mediastinum, Retroperitoneum und äußerst selten im ZNS entstehen, ohne dass ein Befund im Hoden vorliegt (Midline Tumor Syndrome).

9.2 Spezielle internistische Onkologie

Epidemiologie Maligne Keimzelltumoren repräsentieren insgesamt nur 1 % aller Tumorerkrankungen des Mannes, stellen aber den häufigsten soliden Tumor bei Männern im Alter zwischen 20 und 35 Jahren dar. Die Inzidenz in den westlichen Ländern Europas beträgt etwa 6–8 Fälle pro 100 000 Einwohner, wobei die Zahl in den letzten 20 Jahren konstant zugenommen hat. Entsprechend verdoppelt sich die jährliche Neuerkrankungsrate etwa alle 20 Jahre.

Ätiologie und Pathogenese

Risikofaktoren Die genaue Pathogenese von Keimzelltumoren ist nach wie vor unklar. Als erwiesener epidemiologischer Risikofaktor gilt die Hodenatrophie, sowohl als Folge eines nicht deszendierten Hodens (Kryptorchismus, Leistenhoden, Dysgenesie im Bereich von Hoden/Leiste), aber auch als Folge toxischer Schäden (chemische Agenzien, z.B. Pestizide, Herbizide oder auch Exposition gegenüber Schmierölen, Schwermetallen oder Lösungsmitteln). Mediastinale Keimzelltumoren sind gehäuft mit einem Klinefelter- und Down-Syndrom assoziiert. Das Risiko, an einem Keimzelltumor zu erkranken, ist darüber hinaus bei Verwandten ersten Grades von Patienten mit Keimzelltumoren drei- bis zehnfach erhöht.

Das Carcinoma in situ gilt als obligate Vorstufe des invasiven Hodentumors. Es entsteht vermutlich aus den **primordialen Keimzellen**, deren „Malignisierung" bereits im ersten Trimenon der Schwangerschaft stattfindet. Aufgrund des Wanderungsweges der primordialen Keimzellen im ersten Trimenon vom Dottersack in die Genitalleiste können maligne Keimzelltumoren auch im Mediastinum und Retroperitoneum entstehen. Als mögliche Stimuli für die Entartung der Keimzellen werden u. a. die früh einsetzende Pubertät, urogenitale Traumata, die Mumpsorchitis bzw. eine hohe Proliferationsstimulation durch das follikelstimulierende Hormon (FSH) mit Überstimulierung der Spermatogonien diskutiert.

Die charakteristische chromosomale Aberration (Markerchromosom) der malignen Keimzelltumoren ist das Vorhandensein einer oder mehrerer Kopien des kurzen Arms des Chromosoms 12, ein sog. **Isochromosom 12p [i12p]**. Ein [i12p] kann in allen histologischen Subtypen von Keimzelltumoren und auch in Carcinoma-in-situ-Zellen gefunden werden. Dies lässt vermuten, dass ein oder mehrere Gene des kurzen Armes von Chromosom 12 eine wichtige Rolle in der malignen Transformation von Keimzellen spielen.

Histologische Typisierung Für das therapeutische Vorgehen ist vor allem die Unterscheidung der **seminomatösen** und **nichtseminomatösen Keimzelltumoren** relevant. Nichtseminome bestehen meistens aus mehreren histologischen Subtypen. Mischtumoren werden unabhängig von der relativen Verteilung der histologischen Subtypen (auch bei Vorhandensein von Seminomanteilen) wie nichtseminomatöse Keimzelltumoren behandelt. Der Tumormarker α-Fetoprotein (AFP) dient als Unterscheidungskriterium: Bei reinen Seminomen ist er immer negativ. Ist das AFP im Serum dagegen erhöht, wird wie beim nichtseminomatösen Keimzelltumor therapiert, unabhängig von dem zugrunde liegenden histologischen Befund.

Vereinzelt können Patienten mit der Histologie eines Seminoms eine schwache Erhöhung (< 100 IU/l) des Tumormarkers β-HCG aufweisen, der von Synzytiotrophoblasten produziert wird. Patienten mit dieser Konstellation werden wie Patienten mit reinem Seminom behandelt.

Teratome bestehen aus Anteilen aller drei Keimblätter und weisen unterschiedliche Differenzierungsgrade auf. Reife Teratome sind semimaligne Tumoren, die zwar nur äußerst selten metastasieren, aber durch lokales Wachstum zu Problemen führen können und daher operativ entfernt werden müssen.

Die **intraepitheliale testikuläre Neoplasie** (TIN, Carcinoma in situ, intratubuläre Keimzellneoplasie) stellt eine obligate Präkanzerose für einen Hodentumor dar. Eine erhöhte Inzidenz von TIN wird in kryptorchiden Hoden, im kontralateralen Hoden von Patienten mit Hodentumor (3–5 %) und bei Patienten mit retroperitonealen Keimzelltumoren gefunden.

Für die **Stadieneinteilung** wird die TNM(S)-Klassifikation verwendet, die erstmals auch die Höhe der Serum-Tumormarker berücksichtigt (S steht für Serummarker und wird analog zu TNM beziffert: X: nicht quantifizierbar; 0: im Normbereich; 1–3: gering, mittelgradig oder stark erhöht). Zur Therapieplanung im metastasierten Stadium hat sich die auf den Parametern Primärtumorlokalisation, Vorhandensein von nichtpulmonalen viszeralen Metastasen und Höhe der Tumormarker basierende Klassifikation der International Germ Cell Cancer Cooperative Group (IGCCCG) durchgesetzt (s. Tab. 9.23).

Symptome Leitsymptom ist die einseitige schmerzlose Schwellung oder Verhärtung des Hodens. Zusätzlich können Schweregefühl, Konsistenzzunahme oder Unregelmäßigkeit an der Hodenoberfläche auftreten. Im metastasierten Stadium können je nach Lokalisation der Metastasen weitere Symptome hinzukommen, wie Dyspnoe bei Lungenmetastasen oder neurologische Symptome bei ZNS-Filialisierung.

Diagnostik Zu Beginn der Diagnostik stehen Palpation und Sonographie sowohl des befallenen als auch des kontralateralen Hodens. Zur exakten Erfassung des Tumorstadiums sind Sonographie und CT des Abdomens sowie Röntgen und CT des Thorax obligat. Bei Verdacht auf ein fortgeschritten metastasiertes Stadium (schlechte Prognose nach IGCCCG) oder bei entsprechender klinischer Symptomatik sind ein CT bzw. MRT des Schädels sowie eine Skelettszintigraphie indiziert.

Die erforderlichen laborchemischen Untersuchungen umfassen neben Routineparametern die Bestimmung der Tumormarker α-Fetoprotein (AFP), β-humanes Choriongonadotropin (β-HCG) und Laktatdehydrogenase (LDH) sowie beim Seminom fakultativ die plazentare alkalische Phosphatase (PLAP) im Serum. Dazu kommen Leber- und Nierenfunktionsparameter sowie eine Kreatinin-Clearance zur genauen Erfassung der Nierenfunktion.

Durch Orchiektomie wird die Diagnose histologisch gesichert. Da bei 3–5 % der Patienten mit Hodentumor im kontralateralen Hoden eine testikuläre intraepitheliale Neoplasie vorliegt, sollte dieser intraoperativ biopsiert werden.

Onkologie

Tab. 9.23 Klassifikation der Keimzelltumoren nach der International Germ Cell Cancer Cooperative Group (IGCCCG).

Stadium/Prognose	Nichtseminom	Seminom
„Good prognosis": 5-Jahres-Überlebensrate > 90 %	56 % Gonadaler/retroperitonealer Primärtumor Keine nichtpulmonalen viszeralen Metastasen „Niedrige" Marker: ■ AFP < 1000 ng/ml ■ β-HCG < 1000 ng/ml (< 5 000 IU/l)s ■ LDH < 1,5fach erhöht	90 % Jede Primärtumorlokalisation Keine nichtpulmonalen viszeralen Metastasen Jede Markerhöhe
„Intermediate prognosis": 5-Jahres-Überlebensrate > 75 %	28 % Gonadaler/retroperitonealer Primärtumor Keine nichtpulmonalen viszeralen Metastasen „Intermediäre" Marker: ■ AFP 1000–10 000 ng/ml oder ■ β-HCG 1000–10 000 ng/ml (5 000–50 000 IU/l) oder ■ LDH 1,5- bis 10fach erhöht	10 % Jede Primärtumorlokalisation Nichtpulmonale viszerale Metastasen (Leber, ZNS etc.) Jede Markerhöhe
„Poor prognosis": 5-Jahres-Überlebensrate < 50 %	16 % Mediastinaler Primärtumor oder Nichtpulmonale viszerale Metastasen (Leber, ZNS etc.) oder „Hohe" Marker: ■ AFP > 10 000 ng/ml oder ■ β-HCG > 10 000 ng/ml (> 50 000 IU/l) oder ■ LDH > 10fach erhöht	Keine

Differentialdiagnose	Ausschlussmaßnahmen
Andere Malignome des Hodens, z. B. Stromatumoren, Leydig-Zell-Tumoren, Sertoli-Zell-Tumoren, Granulosazelltumoren, Androblastome	Tumormarker, Histologie, körperlicher Untersuchungsbefund (z. B. Virilisierungserscheinungen bei Sertoli-Zell-Tumor, Leydig-Zell-Tumoren etc.), Androgen-/Östrogenspiegelbestimmung
Testikuläre Lymphome	Tumormarker, Histologie, Sonographie
Leukämische Infiltration	Tumormarker, Histologie, Knochenmarkhistologie, Differentialblutbild
Trauma	Anamnese, Befund, Tumormarker, Histologie
Hodentorsion	Anamnese (Schmerz!), Tumormarker, Befund, Sonographie
Epididymitis	Anamnese (Schmerz, Fieber), Tumormarker, Befund, Sonographie
Hydrozele/Spermatozele	Befund, Sonographie, Tumormarker, Diaphanoskopie
Hämatom	Anamnese (Trauma), Sonographie, Tumormarker

! Jede Volumenzunahme des Hodens ist primär als maligne Neubildung anzusehen und muss abgeklärt werden!!

Therapie Die **Orchiektomie**, in Form einer hohen inguinalen Semikastration, stellt bei klinischem Verdacht auf einen malignen Hodentumor neben der histologischen Tumorsicherung gleichzeitig die erste Therapiemaßnahme dar. Parallel dazu wird ein exaktes Staging zur Festlegung des klinischen Stadiums durchgeführt.

Therapie des Seminoms Handelt es sich bei dem Tumor um ein Seminom, schließt sich an die Operation meist die adjuvante **Bestrahlung** der infradiaphragmalen paraaortalen/parakavalen Lymphknoten an, um okkulte Metastasen mit zu erfassen. Bei Vorliegen kleinerer Lymphknotenmetastasen reicht eine therapeutische Radiatio ebenfalls aus, während Lymphknotenkonglomerate über 5 cm eine **Polychemotherapie** mit Cisplatin erfordern, um das Rezidivrisiko zu senken. Chemotherapie ist ebenfalls indiziert, wenn Fernmetastasen vorliegen.

Wird bei Biopsie des kontralateralen Hodens ein Carcinoma in situ gefunden, wird für diesen Hoden eine Strahlentherapie mit 18 Gy Gesamtdosis empfohlen. Bei dieser Strahlendosis bleibt die Funktion der Leydig-Zellen und damit die Testosteronproduktion in der Regel erhalten.

Therapie des Nichtseminoms Hat sich der Tumor als Nichtseminom herausgestellt und liegen noch **keine Metastasen** vor, existieren zwei mögliche therapeutische Vorgehensweisen, die beide zu einem Langzeitüberleben von 99 % führen: die **prophylaktische, nervschonende retroperitoneale Lymphadenektomie** oder ein risikoadaptiertes Vorgehen, basierend auf dem Vorliegen einer vaskulären Invasion im Primärtumorpräparat. Bei **risikoadaptiertem Vorgehen** erhalten alle Patienten mit Gefäßinvasion im Primärtumorpräparat zwei Zyklen adjuvante Chemotherapie nach dem PEB-Regime (Cisplatin/Etoposid/Bleomycin), wodurch das Rezidivrisiko von ca. 50 auf 3 % gesenkt werden kann. Patienten ohne Gefäßinvasion werden engmaschig beobachtet (Surveillance, Rezidivrisiko 15–20 %). Bei Auftreten eines Rezidivs erhalten die Patienten drei bis vier Zyklen Chemotherapie nach dem PEB-Protokoll.

Für Patienten mit **fortgeschrittenen Stadien** wird die primäre Kombinations-Chemotherapie empfohlen. Standardtherapie für Patienten mit guter Prognose (nach IGCCCG) sind drei Zyklen PEB, Patienten mit mittlerer oder schlechter Prognose erhalten vier Zyklen PEB, am besten im Rahmen von klinischen Studien.

Therapieverlauf und -kontrolle Bei etwa 40–50 % der Patienten mit Nichtseminomen bleiben nach Abschluss der Chemotherapie residuelle Herde zurück, deren Dignität derzeit mit keinem diagnostischen Verfahren oder klinischem Prognosemodell zuverlässig bestimmt werden kann. Da etwa 15–20 % der residuellen Herde trotz Normalisierung der Serum-Tumormarker noch vitale Karzinomanteile und weitere 30–40 % differenzierte Teratomanteile enthalten können, sollten nach Abschluss der Chemotherapie und Markernormalisierung alle residuellen Herde komplett reseziert werden, soweit dies technisch mit akzeptablem Risiko durchführbar ist. Findet sich im Resektat vitales Tumorgewebe, wird in der Regel die zusätzliche Gabe von zwei weiteren cisplatinhaltigen Zyklen Chemotherapie als konsolidierende Behandlung empfohlen.

Verlauf und Prognose Patienten mit malignen Keimzelltumoren besitzen eine ausgezeichnete Prognose. Etwa die Hälfte der Patienten wird im klinischen Stadium I (auf den Hoden beschränkt) diagnostiziert. Selbst im metastasierten Stadium können 70–80 % der Patienten noch geheilt werden, in den frühen Stadien bis 100 %.

Zusammenfassung

- Häufigste Ursache: unklar, Risikofaktor Hodenatrophie
- Wichtigstes Symptom: schmerzlose Hodenschwellung
- Wichtigste diagnostische Maßnahme: Tumormarkerbestimmung (AFP, β-HCG, LDH)
- Wichtigste therapeutische Maßnahmen: Orchiektomie, cisplatinhaltige Chemotherapie

Prostatakarzinom

K. Weingärtner, H. Riedmiller, L. Hertle, W.E. Berdel

Synonym: Adenokarzinom der Prostata
Engl. Begriff: Prostate Cancer (CaP)

Die Einführung des prostataspezifischen Antigens (PSA) und seiner unterschiedlichen molekularen Formen (freies und komplexgebundenes PSA) als Tumormarker hat die Diagnostik und Therapie des Prostatakarzinoms revolutioniert. So werden die meisten Karzinome heutzutage aufgrund auffälliger Konstellationen des PSA-Werts entdeckt, die dann Anlass dazu geben, auch bei unauffälligem digital-rektalem Tastbefund eine Prostatabiopsie durchzuführen. Altersspezifische PSA-Werte (s. Tab. 9.24), die frühzeitigere und erweiterte Indikationsstellung zur Biopsie und eine geänderte Biopsietechnik (s. u.) haben die Nachweisrate dramatisch erhöht und dazu geführt, dass sehr viel mehr Prostatakarzinome in einem frühen, noch organbegrenzten Tumorstadium entdeckt werden (sog. „Stage-Shift"). Bei der therapeutischen Entscheidungsfindung befindet man sich allerdings in einem klinischen Dilemma: Bislang fehlen definitive Kriterien, um zu klären, für welchen Patienten diese Erkrankung einen limitierenden Faktor im Hinblick auf Lebenserwartung oder Lebensqualität darstellt.

Praxis

Der jetzt 58-jährige Patient ist seit dem 45. Lebensjahr regelmäßig zur Vorsorgeuntersuchung gegangen. Der gesamte klinische Befund ist unauffällig. Bei der digitalen **Untersuchung** ist die Prostata von nicht auffälliger, prallelastischer Konsistenz, altersentsprechend auf etwa 30 g vergrößert, allseits gut abgrenzbar und palpatorisch nicht malignomsuspekt.

Der Wert des **Serum-PSA** (prostataspezifisches Antigen) hat sich von 1,8 ng/ml im Vorjahr auf 3,6 ng/ml erhöht, die PSA-Ratio (Verhältnis von freiem zu komplexgebundenem PSA) ist auf 12 % erniedrigt und damit pathologisch. Ein transrektaler Ultraschall (TRUS) der Prostata zeigt keine malignomsuspekten Herde. Die systematische transrektale Stanzbiopsie der Prostata ergibt die Diagnose eines gut differenzierten Prostatakarzinoms, das auf den rechten Seitenlappen begrenzt ist (rechts zwei von drei Biopsien positiv, links drei von drei negativ). Bei diesem Patienten wird eine potenzerhaltende radikale Prostatektomie auf retropubischem Weg durchgeführt. Die endgültige Histologie ergibt ein gut differenziertes Adenokarzinom. Bereits zum Entlassungszeitpunkt ist der Patient voll kontinent.

Aktuell, fünf Jahre nach radikaler Prostatektomie, ist er ohne Anhalt für Rezidiv oder Progress des entfernten Prostatakarzinoms.

Definition Das Prostatakarzinom ist die bei Männern am häufigsten diagnostizierte bösartige Neubildung und steht weltweit an zweiter Stelle der Todesursachen durch maligne Tumoren.

Epidemiologie Die Inzidenz zeigt erhebliche ethnische und geographische Unterschiede. Niedrige Inzidenzraten

Tab. 9.24 PSA-Referenzwerte abhängig vom Alter.

Alter (in Jahren)	PSA (ng/ml)
40–49	0–2,2
50–59	0–3,5
60–69	0–4,9
70–79	0–5,8

Onkologie

finden sich in Asien (z. B. Japan 5/100 000/Jahr), mittlere in Schweden, Deutschland, Österreich und Nordamerika (ca. 88/100 000/Jahr) und hohe Inzidenzraten bei der schwarzen Bevölkerung, in Afrika und auf Jamaika (bis zu 500/100 000/Jahr). Die Inzidenz steigt mit zunehmendem Lebensalter.

Im Gegensatz zur Inzidenz ist die Prävalenz des Prostatakarzinoms in Autopsieserien weltweit in etwa gleich. Bislang ist die erhebliche Diskrepanz zwischen der hohen Prävalenz des Prostatakarzinoms und seiner vergleichsweise niedrigen Inzidenzrate nicht geklärt.

Ätiologie und Pathogenese Der genaue Mechanismus der Karzinogenese ist unklar. Diskutiert werden genetische, endokrine, virale und Umweltfaktoren, Toxine, Strahlenbelastung und Ernährungsgewohnheiten (v. a. hoher Gehalt an tierischem Fett). Gesicherter Risikofaktor ist eine **familiäre Belastung:** Haben Vater oder Bruder ein Prostatakarzinom, besteht ein zweifach erhöhtes Risiko, selbst an einem Prostatakarzinom zu erkranken, sind Vater und Bruder oder zwei Brüder erkrankt, ist das Risiko fünf- bis elffach erhöht.

95 % der Prostatakarzinome sind Adenokarzinome und entstehen vermutlich aus prämalignen Läsionen, den sog. „prostatischen intraepithelialen Neoplasien" (PIN). Rund 70 % der Prostatakarzinome entstehen in der peripheren Drüsenzone, 20 % in der Transitionalzone (insbesondere hochdifferenzierte inzidentelle Formen) und nur etwa 10 % in der zentralen Zone. Prostatakarzinome wachsen multizentrisch und breiten sich zunächst innerhalb des Organs aus. Der Kapseldurchbruch gilt als prognostisch ungünstiges Zeichen. Kleine, organbegrenzte Tumoren verdoppeln ihr Ausgangsvolumen etwa innerhalb von zwei Jahren. Das Prostatakarzinom metastasiert lymphogen in die pelvinen und paraaortalen Lymphknoten. Inzidenz und Ausmaß einer Lymphknotenmetastasierung hängen von Tumorvolumen und Differenzierungsgrad ab. Bei dem sehr häufigen metastatischen Knochenbefall können sowohl osteoplastische (mehr als 50 %) als auch osteolytische (weniger als 10 %) Metastasen vorkommen; in etwa einem Drittel treten beide Formen kombiniert auf.

Symptome Charakteristische Frühsymptome fehlen. Meist geben irritative oder obstruktive Miktionsbeschwerden, ähnlich wie bei der benignen Prostatahyperplasie, Anlass zu einem Arztbesuch. In fortgeschrittenen Tumorstadien prägen Knochenschmerzen (ossäre Metastasen), Anämie (Knochenmarksbeteiligung), Flankenschmerzen (Harnstauungsnieren) sowie unspezifische Allgemeinsymptome wie Gewichtsverlust und Leistungsabfall das klinische Bild. Bei der digital-rektalen Untersuchung tastet man typischerweise eine isolierte Induration, allerdings kann auch eine homogene Konsistenzvermehrung oder eine irreguläre Deformierung der Drüse karzinomverdächtig sein.

Diagnostik Die diagnostischen Maßnahmen zum Nachweis bzw. Ausschluss eines Prostatakarzinoms umfassen:
- digital-rektale Untersuchung der Prostata (DRU),
- Bestimmung des prostataspezifischen Antigens (PSA),
- transrektalen Ultraschall (TRUS) der Prostata (s. Abb. 9.19),
- ultraschallgesteuerte Biopsie zur Diagnosesicherung.

Bei positiver Biopsie erfolgt zusätzlich ein **abdomineller Ultraschall** und bei geplanter OP ein **i.v. Urogramm.** Bei Kombination aller drei Untersuchungsverfahren (DRU, PSA und TRUS) erhöht sich die Detektionsrate des Prostatakarzinoms um den Faktor 4–6. Zur Komplettierung der Staginguntersuchungen wird eine **Röntgen-Thoraxaufnahme** in zwei Ebenen und bei PSA-Werten > 10 ng/ml oder erhöhter alkalischer Phosphatase ein **Knochenszintigramm** gefordert.

CT und MRT sind als Staginguntersuchungen zur Ermittlung des Lymphknotenstatus ungeeignet und entbehrlich. Die Stadiengruppierung erfolgt nach dem TNM-System der UICC aus dem Jahr 1997 (s. Tab. zur Stadieneinteilung unten). Der positive Einfluss eines Prostatakarzinom-Screenings auf die Mortalität ist nicht bewiesen. Bei familiärer Belastung wird jedoch empfohlen, ab dem 45. Lebensjahr zweimal jährlich ein Screening durchzuführen.

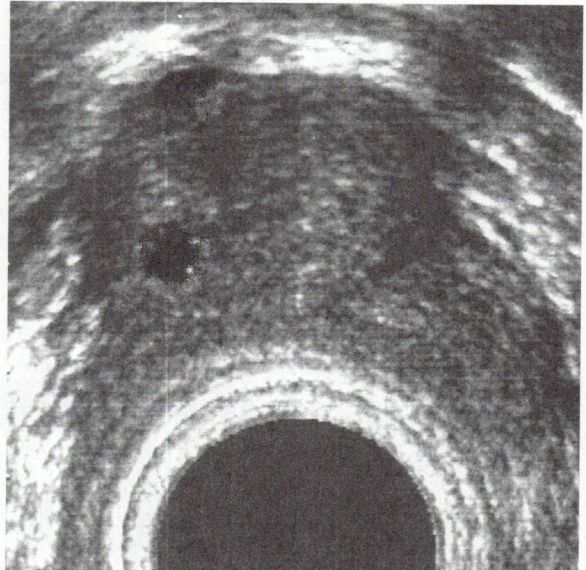

Abb. 9.19 Transrektaler Ultraschall der Prostata mit zwei hypoechogenen tumorsuspekten Arealen im Bereich des rechten Prostataseitenlappens.

Stadieneinteilung des Prostatakarzinoms nach dem TNM-System (UICC, 1997).

T – Primärtumor	
TX	Primärtumor kann nicht beurteilt werden
T0	Kein Anhalt für Primärtumor
T1	Tumor klinisch nicht erkennbar (Tastbefund, bildgebende Verfahren)
T1a	Inzidenteller histologischer Befund, Tumor in ≤ 5 % des resezierten Gewebes

9.2 Spezielle internistische Onkologie

T – Primärtumor	
T1b	Inzidenteller histologischer Befund, Tumor in > 5 % des resezierten Gewebes
T1c	Tumor durch Biopsie diagnostiziert (z.B. aufgrund eines erhöhten PSA-Wertes)
T2	Tumor auf die Prostata begrenzt
T2a	Tumor befällt einen Lappen
T2b	Tumor befällt beide Lappen
T3	Extrakapsuläre Ausbreitung*
T3a	Extrakapsuläres Tumorwachstum (ein- oder beidseitig)
T3b	Samenblaseninfiltration
T4	Tumor fixiert oder mit Infiltration anderer Nachbarstrukturen als Samenblasen

* Infiltration des Apex der Prostata oder Infiltration der Prostatakapsel, aber nicht durch diese hindurch in das extrakapsuläre Gewebe gilt als T2 (nicht als T3).

N – Regionäre Lymphknoten	
NX	Lymphknotenbefall nicht ermittelbar
N0	Keine regionären Lymphknotenmetastasen
N1	Regionäre Lymphknotenmetastasen

M – Fernmetastasen	
MX	Fernmetastasen können nicht beurteilt werden
M0	Keine Fernmetastasen
M1	Fernmetastasen
M1a	Nicht regionäre Lymphknoten
M1b	Knochen
M1c	Andere Lokalisation(en)

Stadieneinteilung des Prostatakarzinoms.

Stadium 0	T1a N0 M0 T2a N0 M0	G1 G1
Stadium I	T1a N0 M0 T2a N0 M0	G2, 3 G2, 3
Stadium II	T1b N0 M0 T2b N0 M0	G1–3 G1–3
Stadium III	T3 N0 M0	G1–3
Stadium IV	T4 N0 M0 Alle T N1–3 M0 Alle T alle N M1	G1–3 G1–3 G1–3

Differentialdiagnose Differentialdiagnostisch kommen eine benigne Prostatahypertrophie sowie die seltenen Karzinosarkome, Sarkome und Lymphome der Prostata in Betracht. Deren Ausschluss respektive Verifizierung kann nur durch Histologiegewinnung (Prostatastanze, transurethrale Elektroresektion der Prostata [TUR-P]) oder im OP-Präparat erfolgen.

Therapie Galten noch bis vor wenigen Jahren neben der lokalen Operabilität ein guter klinischer Allgemeinzustand und eine Lebenserwartung von mindestens zehn Jahren als strikte Einschlusskriterien zur radikalen Prostatektomie, wird zunehmend eine individualisierte Behandlungsstrategie gefordert, die den persönlichen Wünschen und der Realisierung einer bestmöglichen Lebensqualität des Patienten entspricht.

Die Wahl der Therapie (Operation, Bestrahlung, Hormontherapie, „Watchful Waiting") basiert auf digital-rektalem Tastbefund, klinischem Staging und Allgemeinzustand des Patienten. Beim organbegrenzten Prostatakarzinom gilt die in kurativer Absicht durchgeführte radikale Prostatektomie als „Gold-Standard". Eine Strahlentherapie als Alternative wird zurzeit in Studien überprüft. Bei organüberschreitenden Tumoren und/ oder Vorliegen von Lymphknotenfiliae ist allerdings gegenwärtig kein Konsens hinsichtlich einer allgemein akzeptierten Therapie zu erzielen, nicht zuletzt weil Ergebnisse entsprechender Studien noch fehlen.

Watchful Waiting Die „Wait-and-See"- oder „Watchful-Waiting"-Strategie scheint aufgrund der Literaturdaten nur gerechtfertigt bei kleinen, gut differenzierten Tumoren und Patienten, deren Lebenserwartung deutlich unter zehn Jahren liegt.

Operative Therapie Klassische Indikation zur radikalen Prostatektomie sind kleine, klinisch organbegrenzte Tumoren (Stadium T1b–T2b). Die Patienten sollten in gutem Gesundheitszustand sein und eine Lebenserwartung ≥ 10 Jahren haben. Die damit erreichbare krankheitsspezifische 15-Jahres-Überlebenszeit liegt für organbegrenzte Tumoren bei über 90 %, für präparatbegrenzte nur unwesentlich schlechter.

Die radikale Prostatektomie kann über einen **retropubischen oder perinealen Zugangsweg** erfolgen. Beide Techniken gestatten auch, in geeigneten Fällen eine **potenzerhaltende radikale Prostatektomie** durchzuführen.

Alternativ zur offen-chirurgisch durchgeführten radikalen Prostatektomie wird gegenwärtig die minimal invasive **laparaskopische radikale Prostatektomie** propagiert, die ebenfalls potenzerhaltend durchgeführt werden kann. Ob mit dieser Technik, insbesondere im Hinblick auf die Tumorradikalität, ähnlich gute Ergebnisse wie mit den offenen OP-Verfahren erreicht werden, müssen künftige Studien zeigen.

Klinische Studien zur „neoadjuvanten" Hormontherapie mit dem Ziel eines „Downstaging" und „Downsizing" des Prostatakarzinoms konnten weder eine Verbesserung der Operabilität noch der Überlebensrate belegen.

Strahlentherapie Bei der in kurativer Absicht durchgeführten Strahlentherapie gelten die gleichen Indikationen wie zur radikalen Prostatektomie (Stadium ≤ T2b). Sie kann perkutan und/ oder interstitiell erfolgen. Die Einführung der computergestützten **dreidimensionalen konformellen Strahlentherapie** hat zu einer drastischen Reduktion bestrahlungsassoziierter Nebenwirkungen an umliegenden Organen wie Rektum und Harnblase geführt und eine Dosissteigerung bis auf über 70 Gy ermöglicht.

Ob damit bessere Tumorkontrollraten erreicht werden, ist noch durch Langzeitstudien zu prüfen. Ähnliches gilt für die in den letzten Jahren stark propagierte **interstitielle Brachytherapie** und deren Kombination mit perkutaner Bestrahlung oder adjuvanter Hormontherapie.

Hormontherapie Rund 80 % aller Prostatakarzinome wachsen – zumindest initial – hormonabhängig. Ziel einer hormonablativen oder antiandrogenen Therapie beim lokoregionär fortgeschrittenen oder metastasierten Prostatakarzinom ist es, das Testosteron in den Kastrationsbereich zu senken respektive die Androgenrezeptoren zu blockieren und so eine Wachstumshemmung oder eine Tumorregression zu bewirken. Dies kann durch chirurgische Kastration, hoch dosierte Östrogengaben, Analoga des LHRH (luteinisierendes Hormon-Releasing-Hormon) oder Antiandrogene erreicht werden. Alle Hormontherapien, auch Kombinationen und die sog. totale oder maximale Androgenblockade (LHRH-Agonist + Antiandrogen), haben ungefähr gleich hohe (70–80 %) Ansprechraten und -dauern (ca. ein Jahr).

Die Orchiektomie ist das einfachste und kostengünstigste Verfahren, wird aber von einigen Patienten abgelehnt. Östrogene haben ein Risiko thrombembolischer Komplikationen und führen zu Gynäkomastie und vermehrter Wasserretention, gelegentlich auch zu Übelkeit und Hitzewallungen.

Antiandrogene haben häufig gastrointestinale Nebenwirkungen, führen jedoch als einzige Behandlungsform nicht zur Impotenz. Um eine Exazerbation des Karzinoms und seiner Metastasen (sog. „Flare-up") bei Einleiten einer Therapie mit LHRH-Agonisten zu verhindern, ist eine Vorbehandlung mit Androgenrezeptorblockern (z. B. Flutamid) erforderlich.

Bei Versagen einer primären Hormontherapie erreichen Antiandrogene noch in 20–30 % ein Ansprechen, ebenso eine Kombination einer Hormon- und Chemotherapie (z. B. Estramustin).

Chemotherapie Eine Chemotherapie anstelle einer weiteren Hormontherapie ist gerechtfertigt, wenn der Tumor nicht (mehr) auf eine Hormontherapie anspricht. Die Zytostatika Doxorubicin, 5-Fluorouracil, Mitomycin C, Cisplatin und Cyclophosphamid sind alle gleich wirksam (objektive Remissionen ca. 10 %, Dauer nur wenige Monate; subjektive Besserung: 30–40 %). Kombinationen sind Monotherapien nicht überlegen.

Verlauf und Prognose Nach in kurativer Absicht durchgeführter radikaler Prostatektomie organbegrenzter Karzinome kommt es zu einem Abfall des Serum-PSA unter die klinische Nachweisgrenze. Erster Hinweis auf ein lokales Rezidiv oder Metastasen ist ein Anstieg des Serum-PSA, das sog. „PSA-Failure". Sinkt das PSA postoperativ nicht unter die Nachweisgrenze oder erfolgt der PSA-Anstieg innerhalb des ersten Jahres nach radikaler Prostatektomie, spricht dies für einen metastatischen Progress, hingegen ist bei Elevation des PSA nach mehr als einem Jahr ein lokales Rezidiv in Betracht zu ziehen.

Die Wahrscheinlichkeit eines Lokalrezidivs oder eines PSA-Failure hängt dabei wesentlich von der endgültigen Histologie des radikalen Prostatektomiepräparates ab. Eine Metaanalyse von Daten in der Literatur zur Therapie des organbegrenzten Prostatakarzinoms im Hinblick auf krankheitsspezifische Überlebensraten, Progress und behandlungsbedingte Komplikationen zeigte einen deutlichen Vorteil der radikalen Prostatektomie gegenüber der Strahlentherapie (perkutan und interstitiell) oder Surveillance (Middleton et al., 1995).

Komplikationen In der folgenden Tabelle werden die Komplikationen **nach Therapie** des Prostatakarzinoms durch radikale Prostatektomie und externe Strahlentherapie dargestellt:

Komplikationen	Häufigkeit
Nach radikaler Prostatektomie	
Letalität	0–2,1 %
Blutung	1,0–11,5 %
Anastomoseninsuffizienz	1,2–4 %
Blasenhalssklerose	0,5–14,6 %
Urethrastriktur	2–9 %
Lymphozele	1–3 %
Stressinkontinenz	7,7–15,4 %
Impotenz	100 %
Impotenz nach nervschonender Operation	24–89 %
Nach externer Strahlentherapie	
Urethrastriktur, hämorrhagische Zystitis	3–6 %
Harninkontinenz	2 %
Strahlenproktitis	5 %
Schwerwiegende Darmläsionen, die die Anlage einer Kolostomie erforderlich machen	< 1 %
Impotenz	14–50 %

Zusammenfassung

- Häufigste Ursache: unbekannt; Riskofaktoren sind familiäre Belastung und fettreiche Ernährung
- Wichtigstes Symptom: kein charakteristisches Krankheitszeichen, Beschwerden ähnlich wie bei benigner Prostatahyperplasie
- Wichtigste diagnostische Maßnahmen: digitale rektale Untersuchung (DRU), prostataspezifisches Antigen (PSA), transrektaler Ultraschall (TRUS), systematische Prostatabiopsie (mindestens Sextantenbiopsie)
- Wichtigste therapeutische Maßnahmen: radikale Prostatektomie; je nach Befund auch Hormon- oder Chemotherapie, Radiatio oder auch nur „Watchful Waiting"

Zur weiteren Information

Literatur

Abeloff, M. D.: Oncology and Hematology 2000. An Internet Resource Guide. eMedguides.com, Princeton, New Jersey 2000.

Albers, P., K. Dommer, S. Müller: Hodentumoren – Todesfälle und Rezidive nach inadäquater Therapie. Urologe 1998; A 37: 625–8.

Aus, G., C. C. Abbou, D. Pacik, H.-P. Schmid, H. van Poppel, J. M. Wolff, F. Zattoni: Guidelines on Prostate Cancer. EAU 2001.

DeVita, V. T., S. Hellman, S. A. Rosenberg: Cancer: Principles and Practice of Oncology. Lippincott, Philadelphia 1997.

Hartmann, J. T., L. Kanz, C. Bokemeyer: Diagnosis and treatment of patients with testicular germ cell cancer. Drugs 1999; 58: 257–81.

Helpap, B., H. Rübben: Prostatakarzinom: Pathologie, Praxis und Klinik. Springer, Berlin–Heidelberg–New York 1998.

International Germ Cell Consensus Classification: A prognostic factor-based staging system for metastatic germ cell cancers. International Germ Cell Cancer Collaborative Group. J Clin Oncol 1997; 15: 594–603.

Kuczyk, M. A., C. Bokemeyer, J. Serth, S. Machtens, K. Höfner, U. Jonas: Einfluß biologischer Prognosefaktoren auf die Therapie nichtseminomatöser Hodentumoren im klinischen Stadium I – eine Standortbestimmung. Urologe 1996; A 35: 35–45.

Leitlinien zur Diagnostik des BPH-Syndroms. Urologe 1999; A 38: 297–303.

Leitlinien zur Diagnostik von Prostatakarzinomen. Urologe 1999; A 38: 388–401.

Leitlinien zur Therapie des BPH-Syndroms. Urologe 1999; A 38: 529–36.

Leitlinien zur Therapie von Prostatakarzinomen. Urologe 1999; A 38: 630–9.

Looijenga, L., H. de Munnik, J. Oosterhuis: A molecular model for the development of germ cell cancer. Int J Cancer 1999; 83: 809–14.

Ludwig, M., W. Weidner: Prostatourethritis. In: Hofstetter, A. (Hrsg.): Urogenitale Infektionen. Springer, Berlin–Heidelberg–New York 1998.

Middleton, R. G., I. A. Thompson, M. S. Austenfeld, W. H. Cooner, R. J. Correa, R. P. Gibbons, H. C. Miler, J. E. Oesterling, M. I. Resnick, S. S. Smalley, J. H. Wasson: Prostate cancer clinical guidelines panel summary report on the management of clinically localized prostate cancer. J Urol 1995; 154: 2144–8.

Moller H., N. Skakkebaek: Testicular cancer and cryptorchidism in relation to prenatal factors: case-control studies in Denmark. Cancer Causes Control 1997; 8: 904–12.

Schmoll, H.-J., K. Höffken, K. Possinger: Kompendium Internistische Onkologie, Springer, Berlin 1999.

Sobin, L., Ch. Wittekind: TNM-Classification of Malignant Tumours, 5th edn. Wiley-Liss, New York 1997.

Sökeland, J.: Benigne Prostata-Hyperplasie. Thieme, Stuttgart 1995.

Souchon, R., S. Krege, H.-J. Schmoll, P. Albers, J. Beyer, C. Bokemeyer, H. Claßen, K.-P. Diekmann, M. Hartmann, A. Heidenreich, W. Höltl, S. Kliesch, K.-U. Köhrmann, M. Kuczyk, H. Schmidberger, S. Weinknecht, E. Winter, C. Wittekind, M. Bamberg: Interdisziplinärer Konsensus zur Diagnostik und Therapie von Hodentumoren. Strahlenther Onkol 2000; 176: 388–405.

Swerdlow, A., I. dos Santos-Silva, A. Reid et al.: Trends in cancer incidence and mortality in Scotland: description and possible explanations. Br J Cancer 1998; 77: 1–54.

Weingärtner, K., H. Riedmiller: Prostatakarzinom – radikale Prostatektomie, neoadjuvante und adjuvante Therapiemodalitäten. Urologe 1998; B 38: 186–93.

Internet Links

http://www.acor.org/TCRC
http://www.aua.org
http://www.cancer.org
http://www.cancernet.nci.nih.gov/clinpdq/soa/Bladder_cancer_Physician.htlm
http://www.dgu.de
http://www.eMedguides.com
http://www.hodenkrebs.de
http://www.imsdd.meb.uni-bonn.de/cancernet/201121.html
http://www.ncbi.nlm.nih.gov/PubMed
http://www.urologychannel.com
http://www.uronet.org
http://www.uroweb.org

Keywords

Prostatitis ♦ Benign Prostatic Hyperplasia (BPH) ♦ Prostate Cancer (Cap) ♦ Seminoma ♦ Non-Seminoma ♦ Germ Cell Cancer

9.2.6 Tumoren von Kopf und Hals

R. WERKMEISTER, W. E. BERDEL, U. JOOS

Engl. Begriff: Head and Neck Tumors

In diesem Kapitel werden die Plattenepithelkarzinome des Mund- und Rachenraumes, Larynxkarzinome und Speicheldrüsentumoren, sowie die Schilddrüsenkarzinome besprochen. Sie stellen die weitaus häufigsten Tumoren in diesem Bereich dar. Für Metastasen im Mund- und Kieferbereich, für Hauttumoren im Kopf-Hals-Bereich und für Sarkome sei auf die entsprechenden Spezialkapitel verwiesen.

Mundhöhlen-, Hypopharynx- und Larynxkarzinome

Engl. Begriff: Oral, Hypopharyngeal, Laryngeal Cancer

Praxis

Ein 68-jähriger Patient stellt sich beim Zahnarzt vor, weil er eine „Geschwulst" unter der Zunge habe, die vor Wochen aufgetreten sei und ihm zunehmend Schmerzen beim Essen und Sprechen bereite. Die klinische Untersuchung zeigt im Mundbodenbereich ein ca. 3 × 3 cm großes Ulkus lateral des Zungenbändchens (s. Abb. 9.20), dessen Ränder induriert erscheinen, und welches bei Berührung sehr schmerzhaft ist und leicht blutet. Es zeigt sich ein insgesamt ungepflegtes Restgebiss. Zervikal sind beidseits submandibulär nicht verschiebliche Lymphknoten zu palpieren. Der Patient ist seit Jahren starker Raucher und konsumiert übermäßig Alkohol. Labor und die Röntgenaufnahme des Kiefers sind unauffällig. Im Ultraschall des Halses und im CT zeigen sich vergrößerte Lymphknoten entlang den großen Gefäßen des Halses. Das CT zeigt im Mundbodenbereich eine bis in den Zungenkörper und an den Unterkiefer reichende tumoröse Veränderung, wohingegen das Skelettszintigramm unauffällig ist.

Der Zahnarzt überweist den Patienten zum Mund-Kiefer-Gesichts-Chirurgen, der aus dem Tumor in Lokalanästhesie eine Probe entnimmt. Die Histologie ergibt ein mittelgradig differenziertes Plattenepithelkarzinom. Es erfolgt die Tumorexstirpation, wobei Teile des Mundbodens, der Zunge und des Kiefers entfernt werden müssen.

Onkologie

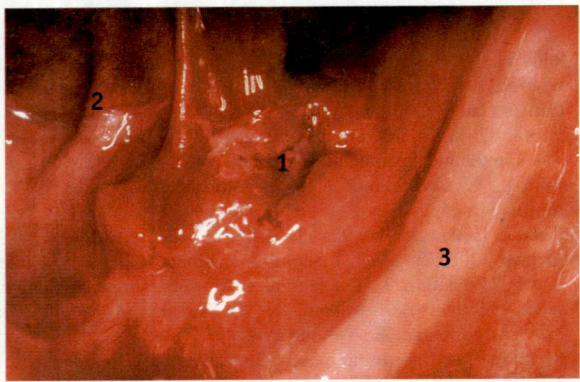

Abb. 9.20 Plattenepithelkarzinom des Mundbodens. 1: Ulkus; 2: Zungenbändchen; 3: linker Unterkieferalveolarfortsatz.

Neben der Tumorentfernung werden die Halslymphknoten beidseits ausgeräumt. Kiefer und Weichteile werden rekonstruiert. Im Anschluss an die Wundheilung wird eine Nachbestrahlung durchgeführt.

Definition Karzinome des Mund- und Rachenraumes und des Larynx sind maligne Neubildungen epithelialen Ursprungs, die überall im Schleimhautbereich auftreten können.

Epidemiologie Die Inzidenz liegt in Westeuropa zwischen 3 und 5 auf 100 000 Einwohner pro Jahr. Weltweit sind, bedingt durch unterschiedliche Ess- und Trinkgewohnheiten, große Inzidenzunterschiede zu beobachten. Die höchsten Werte werden in Nordfrankreich und Südindien beobachtet (49,4 bzw. 20 pro 100 000 Einwohner). Die meisten Tumoren treten nach dem 50. Lebensjahr auf.

Ätiologie und Pathogenese Übermäßiger **Alkohol- und Tabakkonsum** sind wichtige Risikofaktoren, die das Entstehen eines Karzinoms der Schleimhaut des Mund-, Rachen- und Kehlkopfbereiches begünstigen. Alkohol potenziert die Kanzerogenese durch Tabak, gilt aber auch als unabhängiger Risikofaktor. Karzinome können auch auf dem Boden **prämaligner Schleimhautveränderungen**, z. B. einer Leukoplakie oder eines Lichen planus entstehen. Zu den arbeitsplatzassoziierten Risikofaktoren gehören die Verarbeitung von **Nickel, Holz und Textilfasern**.

Da sich aus manchen Tumoren **Virusbestandteile**, v. a. von humanen Papilloma-Viren respektive dem Epstein-Barr-Virus (EBV), isolieren lassen, ist auch eine virale Genese nicht auszuschließen.

Chromosomale Deletionen und andere molekulargenetische Veränderungen bei prämalignen und malignen Schleimhautveränderungen, besonders auf den Chromosomen 3p, 9p, 17p und 13q, sind bekannt. Bei manifesten Tumoren sind Mutationen des p53-Tumorsuppressorgens gefunden worden, Überexpressionen bestimmter Zykline (D1) und Wachstumsfaktorrezeptoren sind bekannt.

Bei Tumoren im Oberkiefer- und Gaumenbereich kann es zu einem Einbruch des Tumors in die Kieferhöhle und zu einer Tumorausbreitung bis zur Schädelbasis kommen. Die Metastasierung erfolgt in die regionären Lymphknoten am Hals und sehr viel seltener hämatogen, bevorzugt in die Lunge.

Ungefähr jeder zehnte Patient entwickelt ein Zweitkarzinom im Bereich der oberen Atemwege oder im Ösophagus.

Symptome Zu den typischen klinischen Zeichen gehören beim **Mundhöhlenkarzinom** die Einschränkung der Zungenbeweglichkeit, anhaltende Schluckstörungen und Foetor ex ore. **Kieferhöhlentumoren** bleiben lange unbemerkt und werden häufig erst bei Auftreten diffuser Gesichtsschmerzen oder -sensibilitätsstörungen manifest. Beim **Hypopharynxkarzinom** gehören die Schluckbeschwerden, Stimm- und Respirationsstörungen, Mundgeruch und das Auftreten einer laterozervikalen Metastase zu den ersten klinischen Zeichen. Beim **Larynxkarzinom** sind persistierende Heiserkeit, Räusperzwang, Fremdkörpergefühl, Husten, Dysphagie und Hämoptysen Leitsymptome.

Diagnostik Die Diagnose wird histologisch gestellt. Zur Ausbreitungsdiagnostik dienen klinische Untersuchung, Sonographie von Hals (s. Abb. 9.21) und Abdomen, Kopf-Hals-CT (s. Abb. 9.22) oder MRT, Skelettszintigraphie und Röntgen-Thorax in zwei Ebenen.

Differentialdiagnose	Ausschlussmaßnahmen
Prothesendruckstelle	Prothesenkarenz für 10 Tage
Leukoplakie	Histologie
Lichen planus	Histologie
Speicheldrüsentumor	Histologie, CT

Prävention und Therapie Zur Prävention gehören Verzicht auf übermäßigen Alkohol- und Tabakkonsum sowie Verbesserung der Mundhygiene. Vitamine und Karotinoide scheinen protektiv wirksam zu sein, ebenso Früchte und Gemüse. β-Karotin und Retinoide können zum Verschwinden von Leukoplakien führen.

Chirurgie Bei Tumoren im Stadium 1–2 wird neben der möglichst vollständigen Tumorresektion mit Sicherheitsabstand eine funktionelle Lymphknotenausräumung am Hals (Neck-Dissection) durchgeführt. Liegen ausgedehnte zervikale Metastasen mit Infiltration der Muskulatur und Ummauerung der großen Gefäße vor, ist häufig die radikale Neck-Dissection unter Mitnahme des M. sternocleidomastoideus und der V. jugularis interna nötig. Bei kleinen Karzinomen im Larynxbereich wird auch die endoskopische Laserexzision angewendet.

Radiotherapie In der Regel erfolgt nach der Operation adjuvant eine postoperative perkutane Radiotherapie mit 60 Gy in Einzeldosen von jeweils 2 Gy. Bei ausgedehnten Tumoren kann auch präoperativ perkutan bestrahlt werden, um die Tumormasse zu verringern. Dazu kann auch die Brachytherapie eingesetzt werden.

9.2 Spezielle internistische Onkologie

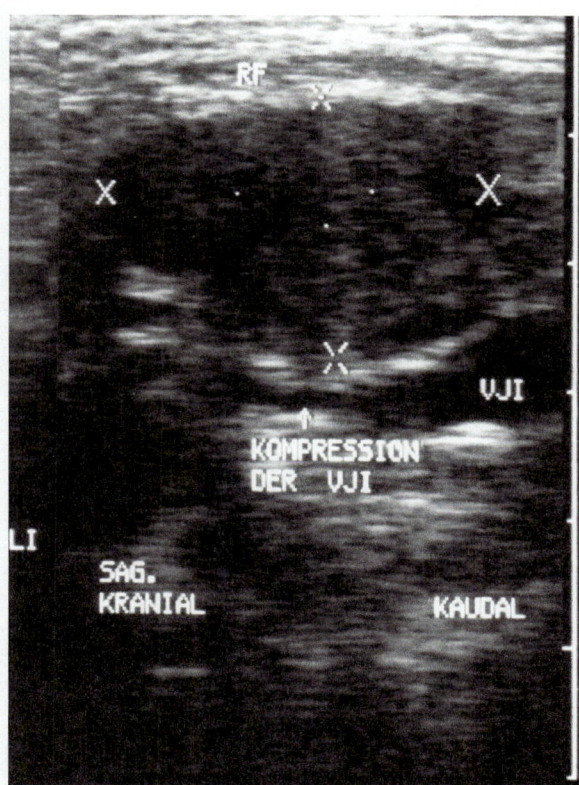

Abb. 9.21 Ultraschallbefund bei Mundbodenkarzinom. Man erkennt die durch Lymphknotenmetastasen bedingte Kompression der V. jugularis interna (VJI).

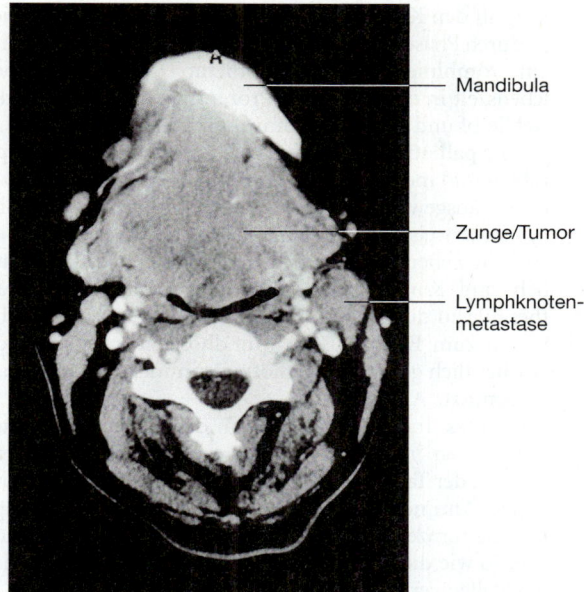

Abb. 9.22 CT vom Kopf-Hals-Bereich. Infiltration des gesamten Zungenkörpers durch ein Plattenepithelkarzinom.

Chemotherapie Die Mundhöhlen-, Hypopharynx- und Larynxkarzinome sind grundsätzlich nur mäßig chemotherapiesensibel. Eine Heilung in fortgeschrittenem Stadium durch Chemotherapie ist in der Regel nicht möglich. Aktive Einzelsubstanzen, die in der **Monotherapie** eingesetzt werden, sind Cisplatin und Methotrexat mit einer Ansprechrate von jeweils 30 %, Bleomycin mit einer Ansprechrate von ca. 20 % und 5-Fluorouracil mit einer Ansprechrate von ca. 15 %. Beim Mundhöhlenkarzinom sind Anthrazykline mit Ansprechraten bis zu 40 % beschrieben worden. Carboplatin wird insbesondere in Studien wegen der besseren Applizierbarkeit und Verträglichkeit häufig anstelle von Cisplatin eingesetzt. Die Remissionsdauern unter Monotherapie sind kurz und liegen in der Regel bei Zeiträumen von unter sechs Monaten.

Beim Nasopharynxkarzinom kann durch eine **Kombinations-Chemotherapie** mit cisplatinhaltigen Kombinationen bei 60–80 % der behandelten Patienten eine Remission, bei ca. 10 % sogar eine klinische Vollremission erreicht werden. Demgegenüber lassen sich beim Mundhöhlenkarzinom durch cisplatinhaltige Kombinations-Chemotherapien nur sehr wenige Vollremissionen erreichen. Hier ist ein kurativer Ansatz der Kombinations-Chemotherapie z. B. mit Cisplatin und 5-Fluorouracil oder Cisplatin und Docetaxel bei lokal begrenzten Tumoren nur in einem multimodalen Studienkonzept einschließlich einer Operation und einer Radiotherapie verfolgbar.

Grundsätzlich gibt es folgende mögliche Indikationen zum Einsatz einer Chemotherapie in einem multimodalen Therapiekonzept bei den hier besprochenen Tumortypen. Die **präoperative Chemotherapie** ist bei keinem der hier besprochenen Tumortypen als Standardtherapie zu betrachten und sollte nur im Rahmen von Studien durchgeführt werden. Gleiches gilt für die **postoperative adjuvante Chemotherapie.** Auch für diesen Ansatz konnte bisher kein überzeugender Vorteil bezüglich der Überlebenszeit festgestellt werden. Eine **additive Chemotherapie** kann insbesondere beim Nasopharynxkarzinom dann diskutiert werden, wenn ein operativer Eingriff mit einem R1- oder R2-Ergebnis beendet wird, d. h. wenn makroskopische oder mikroskopische Tumorreste verblieben sind. Hier ist dann allerdings eine multimodale Therapie gemeinsam mit der Radiotherapie zu diskutieren. Beim Mundhöhlenkarzinom hat eine additive Chemotherapie bisher keinen Stellenwert.

Eine Vielzahl von Studien hatte den Einsatz einer Chemotherapie zusammen mit einer Radiotherapie entweder in einem sequentiellen oder in einem simultanen Ansatz zum Ziel. Bei lokal fortgeschrittenen Nasopharynxkarzinomen zeigte sich in mehreren Studien eine Überlegenheit einer **Radiochemotherapie** gegenüber einer alleinigen Radiotherapie. Auch beim Mundhöhlenkarzinom kamen cisplatinhaltige Kombinationen zusammen mit der Strahlentherapie zum Einsatz. Auch hier führten bei fortgeschrittenen Tumoren eine simultane Chemotherapie und Radiotherapie zu besseren Resultaten als die Radiotherapie allein oder auch ein sequentielles Vorgehen, wobei jedoch die Toxizität ein Problem ist. Der Vorteil einer zur lokoregionalen Therapie addierten Chemtherapie konnte auch in Metaanalysen bestätigt werden.

Eine besondere Situation ergibt sich beim Hypopharynx- oder beim Larynxkarzinom, wenn ein operativer

Onkologie

Eingriff den Kehlkopf zerstören würde. In dieser Situation ist durch Phase-III-Studien gezeigt worden, dass man durch eine kombinierte Radiochemotherapie bei gleicher Überlebenszeit in einem großen Prozentsatz der Patienten den Kehlkopf und damit die Stimmfunktion erhalten kann.

Eine **palliative Chemotherapie,** insbesondere bei inoperablen und metastasierten Erkrankungen, kann im Einzelfall bei ausgewählten Patienten diskutiert werden. Sie sollte optimalerweise ambulant möglich und gut verträglich sein und die Lebensqualität nicht beeinträchtigen. Grundsätzlich sind Kombinations-Chemotherapien mit Strahlentherapie zu diskutieren. Es kommen aber auch Monotherapien zum Einsatz. Beim Mundhöhlenkarzinom ist das wöchentlich gegebene Methotrexat immer noch eine häufig benutzte Alternative.

Größtes Interesse besteht an der Einführung **neuer Substanzen** in die Behandlung der Kopf-Hals-Tumoren wie z. B. der Taxane, der Topoisomerase-1-Inhibitoren und neuer Antimetaboliten. Die Hochdosis-Chemotherapie mit Stammzellersatz hat bei den Kopf-Hals-Tumoren ebenso wie die regionale Chemotherapie keinen gesicherten Stellenwert.

Verlauf und Prognose Da bei zwei Drittel der Patienten der Tumor zum Zeitpunkt der Erstdiagnose schon das Stadium T3/4 N1–3 erreicht hat, ist die Prognose schlecht. Die mediane 5-Jahres-Überlebensrate liegt bei ca. 50 %, in den Stadien 1 und 2 bei ca. 60 %, in den Stadien 3 und 4 bei ca. 35 %.

Klinische Stadieneinteilung von Mundhöhlen-, Hypopharynx- und Larynxkarzinomen (UICC/WHO, 1997)

	Mundhöhle	Hypopharynx	Larynx (Glottis)
TX	Minimalerfordernisse zur Bestimmung des Primärtumors sind nicht gegeben		
Tis	Carcinoma in situ		
T0	Kein Hinweis auf Primärtumor		
T1	< 2 cm	Tumor auf einen Unterbezirk des Hypopharynx begrenzt	Tumor auf Glottis begrenzt, normale Stimmlippenbeweglichkeit
T2	> 2 < 4 cm	Tumor infiltriert mehr als einen Unterbezirk des Hypopharynx ohne Fixation des Hemilarynx	Ausbreitung auf Supra- und/oder Subglottis, eingeschränkte Stimmlippenbeweglichkeit
T3	> 4 cm	Fixation des Hemilarynx	Fixierung einer oder beider Stimmlippen
T4	Tumor infiltriert Nachbarstrukturen (Kiefer, Muskulatur)	Tumor infiltriert Nachbarstrukturen	Tumor infiltriert Schildknorpel und/oder Nachbarstrukturen
NX	Lymphknoten können nicht beurteilt werden		
N0	Keine regionären Lymphknotenmetastasen		
N1	Metastase in solitärem ipsilateralen Lymphknoten, < 3 cm		
N2a	Metastase in solitärem ipsilateralen Lymphknoten, > 3 < 6 cm		
N2b	Metastasen in multiplen ipsilateralen Lymphknoten, < 6 cm		
N2c	Metastasen in bilateralen oder kontralateralen Lymphknoten, < 6 cm		
N3	Metastase(n) in Lymphknoten, > 6 cm		
MX	Keine Fernmetastasen nachweisbar		
M1	Fernmetastasen vorhanden		
M2	Fernmetastasen können nicht beurteilt werden		
Stadium 1	T1 N0 M0		
Stadium 2	T2 N0 M0		
Stadium 3	T3 N0 M0; T1–3 N1 M0		
Stadium 4A	T4 N0/1 M0; T1–4 N2 M0; T1–4 N0–3 M1		
Stadium 4B	T1–4 N3 M0		
Stadium 4C	T1–4 N0–3 M1		

Komplikationen
Verlegung der Atemwege
Blutung durch Gefäßarrosion

Zusammenfassung

- Häufigste Ursachen: hoher Alkohol- und Zigarettenkonsum
- Wichtigste Symptome: Schmerzen beim Schlucken und Sprechen
- Wichtigste diagnostische Maßnahmen: Biopsie und Histologie
- Wichtigste therapeutische Maßnahme: chirurgische Tumorentfernung

Speicheldrüsentumoren

Praxis

Ein 50-jähriger Patient stellt sich beim Hausarzt vor, weil er vor dem linken Ohr seit Jahren eine Schwellung tasten könne, die in den letzten Wochen an Größe zugenommen habe (s. Abb. 9.23). Diese Veränderung bereite ihm weder beim Sprechen noch beim Essen Beschwerden, auch Schmerzen träten nicht auf. Bei der klinischen Untersuchung lässt sich präaurikulär eine ca. 3 × 2 cm große derbe, nicht verschiebliche Schwellung palpieren. Die Haut über dieser Veränderung ist verschieblich. Der Speichelfluss ist unauffällig. Lymphknoten am Hals sind nicht tastbar, Laborstatus und Röntgenaufnahme des Kiefers sind unauffällig. Im Ultraschall zeigt sich im Parotiskörper eine gut abgegrenzte Gewebeverdichtung. Der Patient begibt sich zum Facharzt in Behandlung, der eine konservative Parotidektomie durchführt. Die Histologie ergibt ein pleomorphes Speicheldrüsenadenom.

Definition Speicheldrüsentumoren treten sowohl in den großen paarig angelegten Speicheldrüsen als auch in den kleinen Speicheldrüsen der Mundschleimhaut auf. Die meisten Tumoren sind epithelialen Ursprungs, und das Verhältnis zwischen bösartigen und gutartigen Speicheldrüsentumoren beträgt ca. 1 : 3.

Epidemiologie Die Inzidenz für Speicheldrüsentumoren liegt bei ca. 1 auf 100 000 Einwohner pro Jahr.
Der häufigste Speicheldrüsentumor ist das gutartige **pleomorphe Adenom,** das in 85 % in der Glandula parotis entsteht. Das **adenoid-zystische Karzinom** und der **Mukoepidermoidtumor** sind die häufigsten bösartigen Speicheldrüsentumoren. Etwa 25 % aller Parotistumoren, ca. 35 % der Tumoren der Glandula submandibularis, fast alle Tumoren der Glandula sublingualis und die Hälfte aller Tumoren der kleinen Speicheldrüsen der Mundschleimhaut sind maligne (s. Abb. 9.24).

Ätiologie und Pathogenese Die Ätiologie der Speicheldrüsentumoren ist ungeklärt.
Pleomorphe Adenome bestehen aus einem epithelialen und einem Stromaanteil und sind in der Regel vom Drüsengewebe durch eine bindegewebige Struktur getrennt. Sie sind gutartig und wachsen nur langsam; in 3 % ist aber eine maligne Transformation zu erwarten.
Beim **adenoid-zystischen Karzinom** wird histologisch ein kribriformer, tubulärer und solider Typ unterschieden, wobei Letzterer die ungünstigste Prognose aufweist. Charakteristisch sind das perineurale und perivaskuläre Wachstum. Der Tumor metastasiert bevorzugt lymphogen in die lokoregionären Halslymphknoten, aber auch hämatogen meist in die Lunge. Rezidive können auch erst nach Jahrzehnten manifest werden.
Beim histologisch uneinheitlichen **Mukoepidermoidkarzinom** wird zwischen gut und schlecht differenzierten Tumoren unterschieden. Seltenere maligne Speicheldrüsentumoren sind der Azinuszelltumor, das Plattenepithelkarzinom und das Adenokarzinom.

Symptome Das Wachstum **pleomorpher Adenome** ist langsam, so dass sich im Bereich einer Speicheldrüse allmählich eine derbe, nicht dolente Schwellung ausbildet, die auf der Unterlage kaum verschieblich ist. Haut- oder Schleimhautulzerationen treten nicht auf. Der Primärtumor erscheint rund und mit einer glatten Oberfläche; Rezidivtumoren sind häufig multilokulär. In der Regel liegt der Tumordurchmesser zwischen 2 und 5 cm.
Maligne Prozesse der Speicheldrüsen zeichnen sich dagegen durch rasches Tumorwachstum aus. Sie können Fazialis- oder Hypoglossusparese, Schmerzen und Ulzeration von Haut oder Schleimhaut hervorrufen.

Diagnostik Die Diagnose wird histologisch gestellt. Zum Staging sind folgende bildgebende Untersuchungen indiziert: Sonographie der Speicheldrüsen, Hals- und Abdomen-Sonographie, Röntgen-Thorax in zwei Ebenen, Kopf-Hals-CT oder MRT.

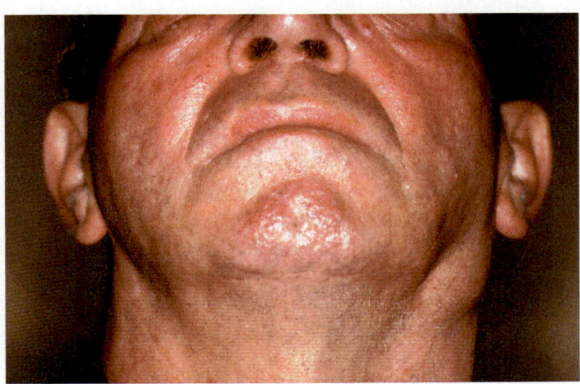

Abb. 9.23 Pleomorphes Speicheldrüsenadenom links.

Differentialdiagnose	Ausschlussmaßnahmen
Lymphadenitis	MRT und Histologie
Speicheldrüsenmalignom	Histologie
Sialadenose	Anamnese und Histologie
Sialadenitis	Labor, Speichelsteindiagnostik

Prävention und Therapie

Chirurgie Maßnahmen zur Prävention eines pleomorphen Speicheldrüsenadenoms sind nicht bekannt; um eine maligne Transformation zu verhindern, sollte es vorsorglich immer komplett und unter Schonung des N. facialis entfernt werden.
Auch Malignome werden primär chirurgisch entfernt, wobei der notwendige Sicherheitsabstand eingehalten werden muss. Bei Sitz in der Parotis kann dies zur radikalen Parotidektomie mit Entfernung des N. facialis zwingen. Tumoren im Bereich der kleinen Speicheldrüsen am Gaumen erfordern eine Oberkieferteilresektion; bei Lymphknotenmetastasen am Hals ist eine Neck-Dissection indiziert.

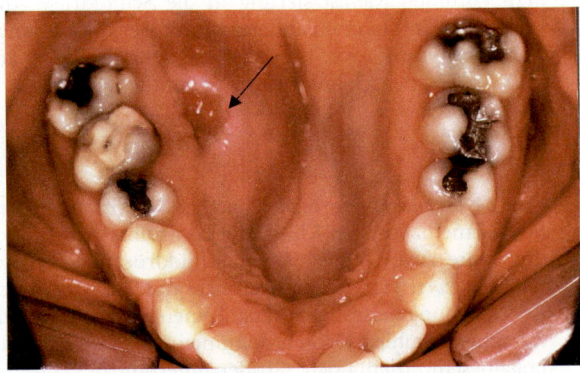

Abb. 9.24 Adenoid-zystisches Karzinom am Gaumen.

Radiotherapie Eine kurative Strahlentherapie ist nur selten bei kleinen Tumoren denkbar. Bei Plattenepithelkarzinomen kann sie postoperativ wahrscheinlich das Risiko eines lokalen Rezidivs verringern, außerdem wird sie zur Palliation eingesetzt.

Chemotherapie Speicheldrüsenmalignome sind vergleichsweise chemotherapieresistent. Weder in Mono- noch in Kombinationstherapie steigt die Remissionswahrscheinlichkeit über 30–40 %, Vollremissionen kommen kaum vor. In Einzelfällen ist der palliative Einsatz von Zytostatika zu erwägen.

Verlauf und Prognose Das **pleomorphe Adenom** rezidiviert nach kompletter Tumorentfernung nur selten. Dann kann die chirurgische Behandlung des Tumorrezidivs in der Glandula parotis jedoch zu einer dauerhaften Fazialisschädigung führen.

Vor allem beim **adenoid-zystischen Karzinom**, das bevorzugt entlang von Nerven- und Gefäßscheiden wächst, besteht die Gefahr, dass bei der Tumorentfernung Tumorreste verbleiben, die dann sehr viel später manifest werden.

Zusammenfassung

- Häufigste Ursache: unbekannt
- Wichtigstes Symptom: derbe Schwellung der Speicheldrüse
- Wichtigste diagnostische Maßnahmen: Biopsie und Histologie
- Wichtigste therapeutische Maßnahme: operative Entfernung des Tumors

Schilddrüsenkarzinome

M. Biermann, O. Schober

Engl. Begriff: Thyroid Cancer, Thyroid Carcinoma

Unter den bösartigen Neubildungen der Schilddrüse wird unterschieden zwischen **den differenzierten und den anaplastischen Karzinomen,** die von den schilddrüsenhormonbildenden Epithelzellen ausgehen, und dem **medullärem Karzinom,** das seinen Ausgang von den calcitoninbildenden C-Zellen der Schilddrüse nimmt. Außerdem kommen Metastasierung in die Schilddrüse sowie Beteiligung im Rahmen anderer tumoröser Erkrankungen (z. B. Lymphome) vor. Bezüglich des sehr seltenen Karzinoms der Nebenschilddrüsen wird auf die weiterführende Literatur verwiesen.

Praxis

Eine 34-jährige Patientin stellt sich in der Ambulanz einer nuklearmedizinischen Klinik zur Kontrolle eines subjektiv drei Jahre zuvor aufgefallenen Schilddrüsenknotens vor. Eine vor zwei Jahren durchgeführte nuklearmedizinische Untersuchung hatte rechts kaudal einen 3 cm großen, szintigraphisch kühlen Knoten dokumentiert. Klinisch weder Lokalbeschwerden noch Größenänderung des Knotens. Palpatorisch ca. 3 cm großer, derber Knoten im Bereich des Unterpols des rechten Schilddrüsenlappens tastbar, keine vergrößerten Lymphknoten in der Halsregion. Euthyreote Stoffwechsellage. In der Sonographie zeigt sich ein 3,3 × 2,7 × 2,2 cm großer Knoten mit echoarmem Randsaum und leicht erhöhter Echogenität (s. Abb. 9.25a), der sich in der Schilddrüsenszintigraphie (^{99m}Tc-Pertechnetat; s. Abb. 9.25b) kühl darstellt. Die Feinnadelpunktion ergibt eine follikuläre Neoplasie, woraufhin eine rechtsseitige Hemithyreoidektomie zur definitiven Klärung des Befundes durchgeführt wird. Die histologische Untersuchung offenbart ein 3,4 cm großes papilläres Karzinom mit follikulärem Wachstumsmuster. Vier Tage nach der Erstoperation wird auch die kontralaterale Seite der Schilddrüse komplett exstirpiert. Die folgende ^{131}I-Therapie (2 900 MBq) zur Ablation des Schilddrüsenrestgewebes wird von der Patientin ohne Nebenwirkungen toleriert. Die posttherapeutische ^{131}I-Ganzkörperszintigraphie zeigt lediglich Anreicherungen im Schilddrüsenbett ohne Anhalt für eine Metastasierung. Es wird eine TSH-Suppressionstherapie mit L-Thyroxin 150 µg/d eingeleitet. Bei der stationären Tumornachsorge drei und zwölf Monate nach initialer Ablationstherapie findet sich in der ^{131}I-Szintigraphie kein Anhalt für ektope Jodspeicherung als Hinweis auf ein Rezidiv oder eine Metastasierung; der Tumormarker hTG ist von initial 23,5 ng/ml unter die Nachweisgrenze gefallen, es wurde eine Vollremission erreicht. Im Hinblick auf die Gefahr von Spätrezidiven wird der Patientin dennoch eine systematische Nachsorge in der Schilddrüsenambulanz der Klinik in zunächst zwölfmonatigen Abständen empfohlen.

Definition Unter den Neubildungen des Schilddrüsenepithels ist das **differenzierte Schilddrüsenkarzinom** (Differentiated Thyroid Carcinoma, DTC) im Regelfall charakterisiert durch

- langsame Wachstumstendenz mit dem Potential einer späten Rezidivbildung,
- die Fähigkeit, elementares Jod zu speichern und zu verstoffwechseln,
- die Fähigkeit zur Bildung von humanem Thyreoglobulin (hTG),
- i.d.R. exzellente Prognose.

Hingegen zeigt das entdifferenzierte oder **anaplastische Schilddrüsenkarzinom** (Anaplastic Thyroid Carcinoma) eine sehr rasche Wachstumstendenz, fehlende Jodspeicherung, verminderte oder fehlende hTG-Bildung und infauste Prognose.

Das **medulläre Schilddrüsenkarzinom** zeichnet sich durch fehlende Fähigkeit zu Jodaufnahme oder -speicherung, einen in 25 % der Fälle autosomal-dominanten Erbgang – dann zumeist in Assoziation mit einer multiplen endokrinen Neoplasie (MEN) – und eine im Allgemeinen gute Prognose aus.

Epidemiologie Das differenzierte Schilddrüsenkarzinom gehört mit einer jährlichen Inzidenz von ca. 1,2–3,8/100 000 Einwohner zu den selteneren Tumorerkrankungen. Frauen sind zwei- bis viermal häufiger betroffen als Männer. Schilddrüsenkarzinome vor dem 20. Lebensjahr sind selten; das mittlere Alter bei Diagnose liegt bei 45 Jahren.

9.2 Spezielle internistische Onkologie

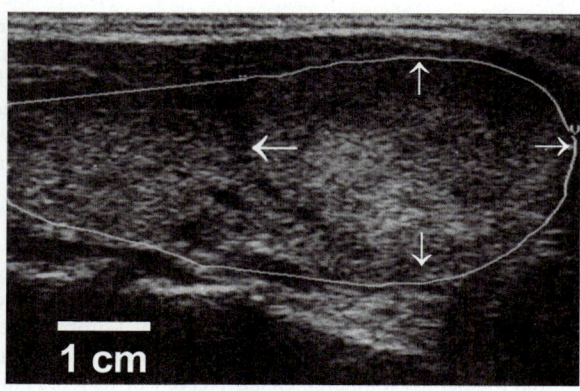

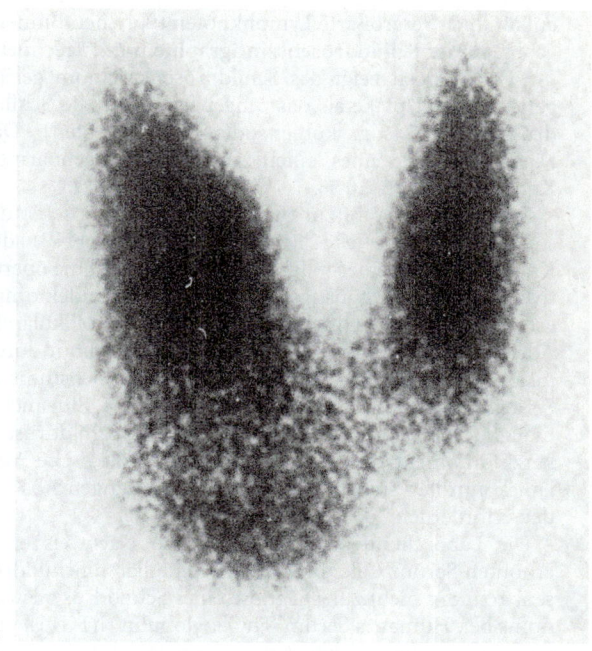

Abb. 9.25 Die Sonographie (a) zeigt in einem Längsschnitt durch den rechten Lappen einen leicht hyperechogenen Knoten mit echoarmem Randsaum im Unterpol des rechten Lappens (Pfeile), der sich in der Szintigraphie (b) mit ^{99m}Tc-Pertechnetat kühl darstellt.

Ätiologie und Pathogenese Einziger gesicherter karzinogener Umweltfaktor ist eine Strahlenexposition, entweder durch eine perkutane Radiatio (z. B. bei Strahlentherapie eines zervikalen Lymphoms) oder durch Aufnahme radioaktiver Jod-Isotope (z. B. nach dem Reaktorunfall von Tschernobyl). Nach Radiojodtherapie benigner Schilddrüsenerkrankungen ist keine erhöhte Inzidenz von Schilddrüsenkarzinomen dokumentiert.

Das DTC wird eingeteilt in papilläre und follikuläre Karzinome, die sich nicht nur morphologisch, sondern auch in ihrer Tumorbiologie unterscheiden: **Papilläre Karzinome** (ca. 70–80 % der Fälle) metastasieren häufig lymphogen in die regionalen Lymphknoten des Halses und des oberen Mediastinums und von dort sekundär hämatogen in die Lungen. **Follikuläre Karzinome** (ca. 10–20 % der Fälle, häufiger in Jodmangelgebieten) führen oft über die primäre Invasion von Blutgefäßen zur hämatogenen Metastasierung in Knochen und Lungen, seltener auch in Leber und Gehirn.

Das entdifferenzierte oder **anaplastische Schilddrüsenkarzinom** repräsentiert zumeist das terminale Stadium der Entdifferenzierung eines DTC mit Verlust der Fähigkeit zu Jodaufnahme und hTG-Bildung und mit aggressivem, lokal invasivem Wachstum. Es führt häufig infolge Kompression von Luftwegen, Arrosion zervikaler Gefäße oder rasch progredienter pulmonaler Filialisierung innerhalb weniger Monate nach Diagnose zum Tode.

Das **medulläre Schilddrüsenkarzinom** (Medullary Thyroid Carcinoma, MTC) entsteht aus den calcitoninbildenden C-Zellen und kann daher kein Jod speichern. Ca. 70–80 % der medullären Karzinome treten sporadisch auf, der Rest hereditär mit autosomal-dominantem Vererbungsmuster mit hoher (> 90 %) Penetranz. Bei den hereditären Formen werden unterschieden:

- isolierte Vererbung als **familiäres medulläres Schilddrüsenkarzinom (FMTC)**
- Vererbung als Teil einer **multiplen endokrine Neoplasie (MEN)**
  - **Typ IIa** (ca. 90 % der Fälle): MTC, Phäochromozytom, Hyperparathyreoidismus
  - **Typ IIb** (ca. 10 % der Fälle): wie Typ IIa, zusätzlich multiple Neurome in der Mukosa des Gastrointestinaltraktes, marfanoider Habitus

Medulläre Karzinome metastasieren lymphogen in die regionalen zervikalen Lymphknoten sowie hämatogen in Leber, Lunge und Knochen.

Symptome Klinisches Leitsymptom des DTC ist der schmerzlose, palpatorisch harte Knoten im Bereich der Schilddrüse oder Halsregion, der oft über lange Zeiträume nur geringe Größenprogredienz aufweist. Seltene Spätsymptome sind Heiserkeit infolge einer Invasion des N. laryngeus recurrens bzw. Dyspnoe oder Dysphagie durch lokale Kompression. Gelegentlich fällt das DTC erst durch ossäre Fernmetastasen mit Knochenschmerzen oder pathologischen Frakturen auf. Prinzipiell kann ein Schilddrüsenkarzinom in Abhängigkeit von koexistierenden benignen Schilddrüsenerkrankungen (z. B. jodmangelinduzierte autonome Knotenstruma, Immunthyreopathien) mit einer hyperthyreoten, euthyreoten oder hypothyreoten Schilddrüsenfunktionslage einhergehen; eine Hyperthyreose infolge von Hormonproduktion durch das Schilddrüsenkarzinom oder seine Metastasen ist eine Rarität.

Diagnostik Charakteristischer Befund ist der szintigraphisch kalte Knoten bei nachweisbarer Raumforderung. Häufig erscheint er in der **Sonographie** echoarm, kann aber auch gleiche oder erhöhte Echogenität aufweisen. Metastatisch durchsetzte Halslymphknoten sind typischerweise von rundlicher Form, echoarm und ohne die für entzündlich vergrößerte Lymphknoten typischen Binnenechos. In der **Schilddrüsenszintigraphie** mit ^{99m}Technetium-Pertechnetat zeigt das Schilddrüsenkarzinom geringeren Tracer-Uptake als das umgebende normale Schilddrüsengewebe (sog. kühler oder kalter Knoten). Das Malignitätsrisiko eines kalten, sonographisch echoarmen Knotens beträgt 5–20 %.

Methode der Wahl zur Sicherung der Diagnose ist die sonographisch gezielte **Feinnadelpunktion** (FNP) des Knotens. Im Fall einer follikulären Neoplasie ist die operative Biopsie, am günstigsten als Hemithyreoidektomie, erforderlich, da die Differenzierung zwischen follikulärem Adenom (benigne) und follikulärem Karzinom nur durch histomorphologischen Nachweis invasiven Wachstums in Serienschnitten durch den Knoten möglich ist. Eine nichtmaligne Punktionszytologie schließt ein Schilddrüsenkarzinom nicht aus; weitere sonomorphologische Verlaufskontrollen sind in drei- bis zwölfmonatigen Abständen erforderlich.

Die **Laborchemie** trägt außer durch Nachweis eines erhöhten Serum-Calcitonins beim medullären Schilddrüsenkarzinom nicht zur Diagnose eines Schilddrüsenkarzinoms bei. Humanes Serum-Thyreoglobulin (hTG) ist erst nach vollständiger Ablation des gesamten Schilddrüsengewebes als Tumormarker verwertbar.

Die **Stadieneinteilung** der Schilddrüsenkarzinome erfolgt nach der TNM-Klassifikation. Neben der Sonographie, Szintigraphie und Punktion zur Abklärung der lokalen Befunde kommen zur Metastasensuche CT von Thorax und Abdomen (ohne jodhaltiges Kontrastmittel, falls weitere ^{131}I-Therapie unmittelbar geplant), die abdominelle Sonographie, und die Skelettszintigraphie zum Einsatz. Die Wertigkeit der ^{18}F-FDG-PET wird derzeit als günstig bei positivem hTG gesehen.

Differentialdiagnose	Ausschlussmaßnahmen
Schilddrüsenzyste	Sonographie, Punktion
Autonomes Adenom	Schilddrüsenszintigraphie, ggf. unter TSH-Suppression mittels L-Thyroxin
Hypofunktionelles Schilddrüsenadenom	Feinnadelpunktion (FNP) und sonographische Verlaufskontrollen und/oder Operation (z.B. als Hemithyreoidektomie) mit definitiver Histologie

Therapie Die Therapie des **differenzierten Schilddrüsenkarzinoms** umfasst Operation, Radiojodtherapie, Hormontherapie, Nachsorge und in Einzelfällen auch eine perkutane Strahlentherapie oder Chemotherapie.

Dagegen besteht die Therapie beim **anaplastischen Schilddrüsenkarzinom** im Versuch der chirurgischen Sanierung, welche infolge der Invasivität des Tumors zumeist unvollständig bleibt, und in einer perkutanen Strahlentherapie, oft kombiniert mit Chemotherapie. Wegen der fehlenden Jodaufnahme durch entdifferenzierte Tumoranteile ist die ^{131}I-Therapie keine sinnvolle Option.

Einzige kurative Therapieoption beim **medullären Schilddrüsenkarzinom** ist die totale Thyreoidektomie mit systemischer kompartimentorientierter Lymphknotendissektion. Eine postoperative ablative ^{131}I-Therapie ist umstritten. Ziel der L-Thyroxin-Substitution ist ein normwertiges TSH. Bei FMTC und MEN IIa erfolgt eine prophylaktische Thyreoidektomie vor der Einschulung, bei MEN IIb bereits im Kleinkindalter.

Operation Regeleingriff ist die beidseitige totale Thyreoidektomie mit systematischer („en bloc"-) Dissektion der Lymphknoten im zentralen zervikalen Kompartiment. Letzeres umfasst die prä- und paratrachealen Lymphknoten medial der jugularen Gefäß-Nerven-Scheiden. Hauptrisiken der Operation sind die einseitige Rekurrensparese (in ca. 10 % transient, 2 % permanent) mit Heiserkeit und der Hypoparathyreoidismus durch Schädigung oder Entfernung der Nebenschilddrüsen mit der Folge einer substitutionspflichtigen Hypokalzämie. Einzig beim papillären Mikrokarzinoms mit unifokalem Befall und einer Größe unter 1 cm gilt die unilaterale Hemithyreoidektomie ohne nachfolgende Radiojodtherapie, aber mit lebenslanger TSH-Suppressionstherapie (s. u.), als ausreichend.

Radiojodtherapie Prinzip der Radiojodtherapie ist die selektive Bestrahlung und Ablation von Schilddrüsenrest- und/oder Tumorgewebe durch Ausnutzung der spezifische Aufnahme von radioaktiven Jod. ^{131}I emittiert bei seinem radioaktivem Zerfall therapeutisch wirksame β-Strahlung, die im Gewebe eine Reichweite von ca. 1–2 mm hat, sowie γ-Strahlung, welche diagnostisch mit der Gamma-Kamera zum Nachweis von Jod speicherndem Schilddrüsenrest- und Tumorgewebe genutzt werden kann.

Die Ablation der Restschilddrüse mittels ^{131}I führt zu einer signifikanten Verbesserung der Prognose gegenüber der alleinigen Operation und wird mit folgender Zielsetzung obligat durchgeführt:
- Sterilisation möglicherweise im Schilddrüsenbett verbliebener Tumorzellen,
- Erhöhung der Sensitivität des Serum-hTG als Tumormarker,
- Möglichkeit der diagnostischen ^{131}I-Szintigraphie zur Detektion Jod speichernder Metastasen (s. Abb. 9.26),
- Ermöglichung einer hoch dosierten Radiojodtherapie Jod speichernder Metastasen, welche nur dann mit optimalen Herddosen bei gleichzeitig akzeptabler Strahlenexposition des Ganzkörpers möglich ist, wenn der Schilddrüsenrest als stärkster Jodspeicher bereits vollständig abladiert wurde.

Die ^{131}I-Therapie erfolgt durch orale Gabe. In Vorbereitung auf die Therapie erfolgt eine vierwöchige L-Thyroxin-Karenz mit dem Ziel, durch die hypothyreoseinduzierte endogene TSH-Stimulation die Aufnahme des ^{131}I in das Schilddrüsengewebe maximal zu steigern. Seit Mitte der 90er Jahre ist eine diagnostische oder therapeutische Gabe von ^{131}I bei DTC auch ohne L-Thyroxin-Karenz durch i.m. Injektion von gentechnisch hergestelltem rekombinantem TSH (rTSH) möglich, wobei zur Effektivität einer Therapie unter rTSH noch keine verbindlichen Aussagen getroffen werden können.

Aus Gründen des Strahlenschutzes erfolgt die ^{131}I-Therapie in speziellen Therapiestationen, welche zumeist nuklearmedizinischen Abteilungen angeschlossen sind und neben Abschirmeinrichtungen zum Schutz des Personals über spezielle Abklinganlagen zur Behandlung der ^{131}I-haltigen Abwässer verfügen.

Akute Nebenwirkungen der hoch dosierten ^{131}I-Therapie des DTC sind:
- transiente lokale Entzündungssymptome (ca. 20 %),
- Entzündung der Speicheldrüsen (ca. 20–60 %),
- radiogene Gastritis (bis zu 50 %).

Chronische Nebenwirkungen und **Spätrisiken** sind:
- Mundtrockenheit infolge Schädigung der Speicheldrüsen (10–50 %),
- Blutbildveränderungen, insbesondere Leukopenie (ca. 20 % bei Aktivitäten > 20 GBq ^{131}I),
- Entwicklung einer sekundären Leukämie (ca. 1 % nach Applikation von > 30 GBq ^{131}I),
- Infertilität (selten).

Wegen der Teratogenität ist eine Radiojodtherapie in der Schwangerschaft strikt kontraindiziert, erhöhte Fehlbildungsraten bei Schwangerschaften nach abgeschlossener ^{131}I-Therapie sind empirisch nicht belegt.

Weitere Maßnahmen Lebenslang ist eine Behandlung mit **L-Thyroxin** erforderlich, um den Mangel an Schilddrüsenhormon auszugleichen und das TSH, das als Wachstumsfaktor für Schilddrüsentumorgewebe wirksam ist, unter 0,1–0,2 µU/ml zu supprimieren. Im Vorfeld einer Untersuchung mit radioaktivem Jod ist auf eine weitgehende Jodkarenz, u. a. mit Meidung von jodhaltigem Röntgenkontrastmittel und Desinfektionsmitteln, zu achten, um die diagnostische bzw. therapeutische Jodaufnahme im Tumorgewebe nicht zu mindern.

Eine **adjuvante perkutane Strahlentherapie** der regionalen Lymphknotenstationen in Hals und oberem Mediastinum kann bei DTC durchgeführt werden, wenn der Tumor die Organgrenzen überschritten hat (pT4) und/oder inkomplett reseziert wurde (R1, 2). Ziel ist die Sterilisierung zervikaler Mikrometastasen, welche größenbedingt einer ^{131}I-Therapie entgehen. Die Frage des Nutzens der adjuvanten perkutanen Strahlentherapie wird prospektiv und randomisiert durch die MSDS-Studie untersucht.

Eine Redifferenzierungstherapie mit 13-cis-Retinsäure kann bei dedifferenzierten Tumoranteilen und/oder Metastasen in einigen Fällen eine Wiederherstellung der ^{131}I-Aufnahme mit einer klinischen Remission herbeiführen und ist Gegenstand einer multizentrischen Studie.

Eine **Chemotherapie** kommt nur in Einzelfällen und nach Ausschöpfung aller operativen und strahlentherapeutischen Maßnahmen in Betracht. Dass sie die Überlebenszeit verlängert, konnte bislang nicht nachgewiesen werden.

Nachsorge Vor allem beim DTC ist eine langfristige Nachsorge obligat, weil es aufgrund der langsamen Wachstumstendenz auch noch zehn Jahre nach Erstdiagnose und -therapie zu Lokalrezidiven und regionalen Lymphknoten- oder Fernmetastasen kommen kann. Je nach Risikoprofil sind zu empfehlen:
- **alle sechs bis zwölf Monate:**
  - Sonographie der Halsregion
  - Bestimmung von TSH (Überprüfung der TSH-Suppressiontherapie)
  - Bestimmung von hTG (Tumormarker)

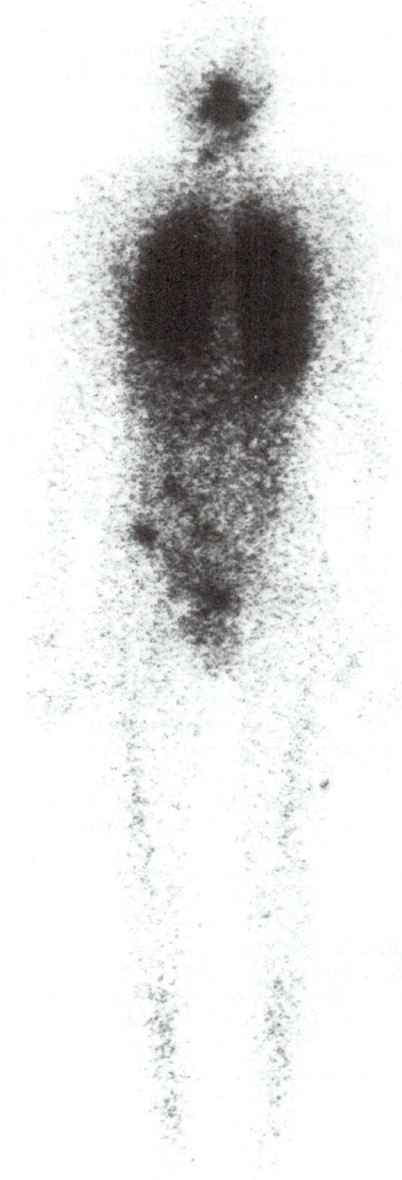

Abb. 9-26 ^{131}I-Ganzkörperszintigraphie bei papillärem Schilddrüsenkarzinom. Diffus erhöhter Uptake in beiden Lungen infolge pulmonaler Metastasierung, ferner rechts tief zervikal fokaler Uptake im Bereich einer Lymphknotenmetastase. Die Aktivität im rechten Unterbauch ist dem Zäkompol zuzuordnen, der Fokus im Bereich des linken Oberschenkels repräsentiert eine Kontamination. Tumormarker hTG mit 10 ng/ml erhöht (Norm < 1 ng/ml nach Restgewebsablation). Vorausgegangen waren eine totale Thyreoidektomie, eine erste ablative ^{131}I-Therapie einen Monat nach dem Eingriff sowie ein halbes Jahr später eine beidseitige zervikale Lymphknotendissektion bei primär ausgedehnter zervikaler Metastasierung. Durch wiederholte hoch dosierte ^{131}I-Therapien konnte die pulmonale Metastasierung wirksam behandelt werden. Acht Jahre später ist klinisch und laborchemisch kein Tumor nachweisbar.

- alle zwei bis fünf Jahre:
  - ^{131}I-Ganzkörperszintigraphie
  - hTG-Bestimmung unter maximaler endogener TSH-Stimulation nach vorausgegangener vierwöchiger L-Thyroxin-Karenz

Verlauf und Prognose Liegen noch keine Fernmetastasen vor und bleibt der Tumor auf die Schilddrüse begrenzt, beträgt die 10-Jahres-Überlebensrate beim **diffenzierten Schilddrüsenkarzinom** bei optimaler Therapie über 97 %. Überschreitet er jedoch die Organgrenzen oder hat bereits Fernmetastasen gesetzt, sinkt sie auf 70 %. Die prognostische Relevanz von Lymphknotenmetastasen ist umstritten.

Dagegen ist die Prognose des **anaplastischen Schilddrüsenkarzinoms** infaust; die Überlebenszeit beträgt meist nur wenige Monate.

Beim **medullären Schilddrüsenkarzinom** ist die 10-Jahres-Überlebensrate vom Ausmaß der initialen Metastasierung abhängig und liegt im Mittel bei ca. 65 %.

Zusammenfassung

- Häufigste Ursachen: differenziertes Schilddrüsenkarzinom: unbekannt, Strahlenexposition; medulläres Schilddrüsenkarzinom: autosomal-dominanter Erbgang in 25 %
- Wichtigstes Symptom: schmerzloser derber Schilddrüsen- oder Halslymphknoten
- Wichtigste diagnostische Maßnahmen: Szintigraphie, ggf. Feinnadelpunktion
- Wichtigste therapeutische Maßnahmen: Operation und Radiojodtherapie

Zur weiteren Information

Literatur

Kopf- und Halstumoren

Garewal, H.: Antioxidants in oral cancer prevention. Am J Clin Nutr 1995; 62: 1410–6.
Machtens, E.: Speicheldrüsenerkrankungen. In: Horch, H. H. (Hrsg.): Mund-Kiefer-Gesichtschirurgie II, 3. Aufl., Urban & Fischer, München–Wien–Baltimore 1998.
Renan, M. J.: How many mutations are required for tumorigenesis? Implications from human cancer data. Mol Carcinog 1993; 7: 139–46.
Shah, J. P.: Head and Neck Surgery, 2nd edn. Mosby-Wolfe 1996.
Werkmeister, R., B. Brandt, U. Joos: Clinical relevance of aberrations of erbB-1 and erbB-2 oncogenes detected by competitive differential polymerase chain reaction in oral carcinomas. Oral Oncol 2000; 36: 100–5.

Schilddrüsentumoren

Braverman, L. E., R. D. Utiger: Werner and Ingbar's the Thyroid. Lippincott-Raven, Philadelphia 1996, pp. 902–72.
Feldkamp, J., W. A. Scherbaum, M. Schott: Medulläres Schilddrüsenkarzinom. de Gruyter, Berlin 2001.
Pfannenstiel, P., L. A. Hotze, S. Saller: Schilddrüsenkrankheiten. Berliner Medizinische Verlagsanstalt, Berlin 1997.
Schlumberger, M., F. Pacini: Thyroid Tumors. Editions Nucléon, Paris 1999.

Internet-Links

Kopf- und Halstumoren

http://msds-studie.uni-muenster.de
http://www.krebsgesellschaft.de
http://www.uni-duesseldorf.de/WWW/AWMF/
http://www.thyroid.org
http://www.aace.com/clin/guidelines/thyroid_carcinoma.pdf
http://www.med.uni-giessen.de/imi/pces/

Schilddrüsentumoren

http://www.headandneckcancer.org
http://www.cancer.org
http://www.meb.uni-bonn.de/cancernet/
http://www.2.kumc.edu/kci/cancerlinks/head.htm

Keywords

Kopf- und Halstumoren

Oral Cancer ◆ Head and Neck Cancer ◆ Salivary Gland Tumors ◆ Laryngeal Cancer

Schilddrüsentumoren

Differenziertes Schilddrüsenkarzinom ◆ Medulläres Schilddrüsenkarzinom ◆ Radiojodtherapie

9.2.7 Primäre ZNS-Tumoren

W. E. BERDEL, H. WASSMANN, J. WÖLFER, C. GREINER

Engl. Begriff: Brain Tumors

In diesem Kapitel werden die primären Tumoren des Hirngewebes besprochen. Für Hirnmetastasen, ZNS-Lymphome, Meningealbefall durch Tumoren, Lymphome und Leukämien und supratentorielle, primitive neuroektodermale Tumoren (PNET) sowie zentralnervöse Keimzelltumoren sei auf die entsprechenden Spezialkapitel verwiesen.

Praxis

Ein 45-jähriger Gymnasiallehrer litt seit Januar 1995 unter zunehmenden Kopfschmerzen, Übelkeit und Erbrechen. Im April 1995 führte ein generalisierter Krampfanfall zur Einweisung in die neurochirurgische Klinik. Die bildgebende Diagnostik (MRT) des Schädels zeigte einen Hirntumor mit 8 cm Durchmesser rechts frontopräzentral mit verkalkenden Arealen und deutlicher Anfärbung nach Gadoliniumgabe (s. Abb. 9.27a–c). Der Tumor wurde mikrochirurgisch entfernt, die neuropathologische Begutachtung ergab ein Oligodendrogliom Grad II (nach WHO-Einteilung). Der postoperative Verlauf war komplikationslos.

Im Juli 1996 traten erneut Krampfanfälle auf. Die bildgebende Diagnostik zeigte Verkalkungen im Randbereich der Tumorresektionshöhle und weckte den Verdacht auf ein Rezidiv. Unter Computer-Neuronavigation zur besseren Abgrenzung des Tumors vom gesunden Hirngewebe, wurde das Rezidiv reseziert und als Oligodendrogliom Grad II–III identifiziert. Daraufhin wurde eine Radiatio mit 60 Gy durchgeführt.

9.2 Spezielle internistische Onkologie

Das Kontroll-MRT vom Dezember 1997 (s. Abb. 9.27d) ergab keinen Anhalt für ein Tumorrezidiv. Die zystische Resektionshöhle wirkte leicht raumfordernd, deshalb wurde über ein zystoperitoneales Shuntsystem eine Liquorableitung angelegt.

Im Januar 2000 signalisierte die erneute KM-Anreicherung in der Wand der Resektionshöhle im Schädel-CT (s. Abb. 9.27e) eine Progression des Tumors. Es folgten fünf Therapiezyklen mit dem Chemotherapeutikum Temozolomid. Ein erneutes CCT im April 2000 ergab nach Kontrastmittelgabe keinen Anhalt für ein weiteres Tumorwachstum (s. Abb. 9.27f).

Definition Primäre ZNS-Tumoren sind maligne Neoplasien der unterschiedlichen Zelltypen des Gehirns und seines Stützgewebes.

Epidemiologie Primäre ZNS-Tumoren werden in ca. 2 % aller Sektionsfälle gefunden. Die jährliche Inzidenz maligner Gliome beträgt ca. 5 Neuerkrankungen pro 100 000 Einwohner; damit sind die primären ZNS-Tumoren ähnlich häufig wie ZNS-Metastasen anderer Tumoren. Das männliche Geschlecht ist etwas öfter betroffen. Die verschiedenen Tumoren haben unteschiedliche Altersgipfel:

- infratentorielle Astrozytome: erste und zweite Dekade
- supratentorielle Astrozytome und Oligodendrogliome: vierte Dekade
- Glioblastome: sechste Dekade

Ätiologie und Pathogenese Die Ätiologie ist letztlich unbekannt. Es gibt seltene **familiäre** Hirntumoren (von-Hippel-Lindau-Syndrom, Morbus Recklinghausen, Li-Fraumeni-Syndrom, familiäre Astrozytome u.a.). Nach **Schädelbestrahlungen** in der Kindheit können Meningeome und Fibrosarkome etwas häufiger vorkommen. Es besteht keine wesentliche familiäre Häufung von Hirntumoren.

Autochthone Hirntumoren können aus Gliazellen, neuronalen oder mesenchymalen (Meningen, Stützgewebe, Gefäße) Zellen hervorgehen und uni- oder multilokulär vorkommen. Im Erwachsenenalter finden sie sich hauptsächlich supratentoriell, bei Kindern eher unterhalb des Tentoriums.

Wie bei anderen Tumoren scheint auch bei primären ZNS-Tumoren eine schrittweise ablaufende Tumorentstehung mit verschiedenen erworbenen oder selten angeborenen **genetischen Veränderungen** zu korrelieren. Bei Glio-

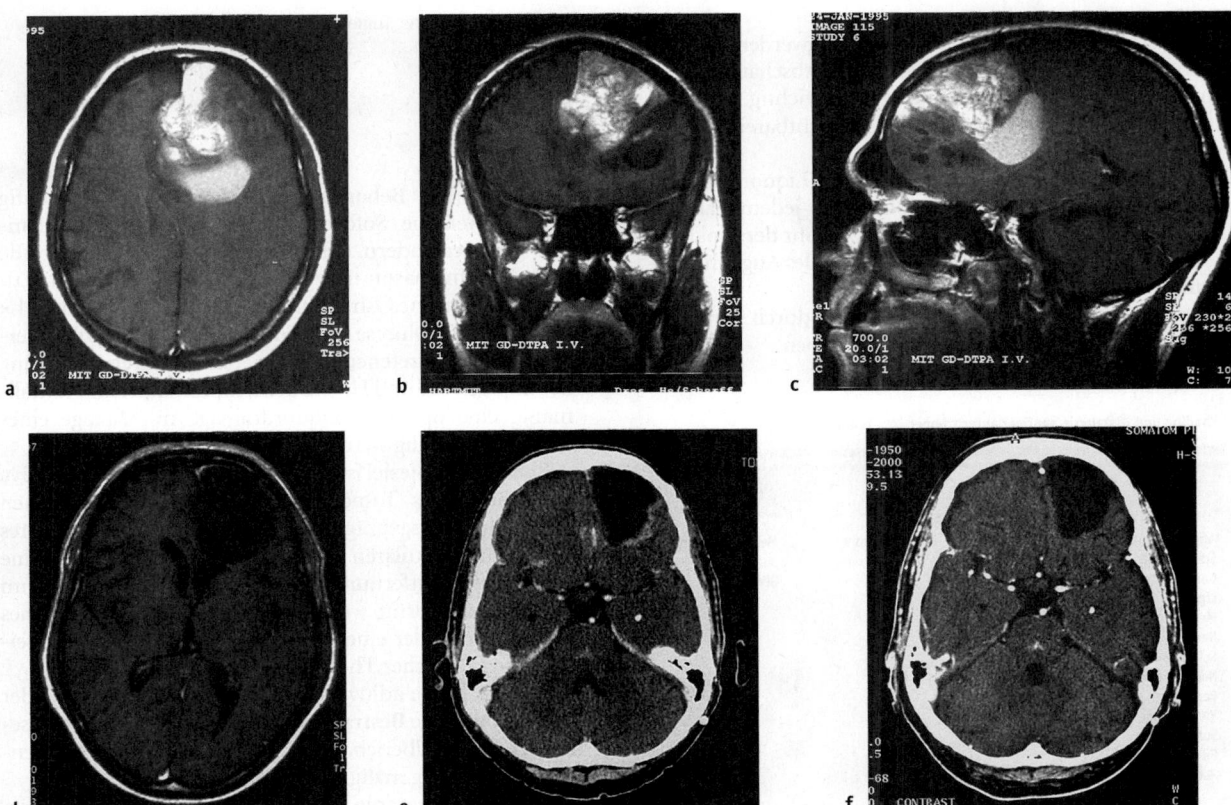

Abb. 9.27 Oligodendrogliom Grad II (nach WHO-Einteilung).

a–c) Das Kernspintomogramm zeigt deutlich den leicht verkalkten Hirntumor rechts frontopräzentral, der sich nach Gadoliniumgabe kräftig anfärbt (präoperativer Befund).
d) Kontroll-MRT nach zusätzlicher Strahlentherapie: Die Rezidivhöhle ist gut zu sehen; kein Anhalt für ein Rezidiv.
e) Im Schädel-CT weist die Kontrastmittelanreicherung in der Wand der Resektionshöhle auf ein Rezidiv hin.
f) Nach Chemotherapie des Rezidivs zeigen sich im CCT keine Hinweise mehr für erneutes Tumorwachstum. (Die Abbildung wurde freundlicherweise zur Verfügung gestellt von Prof. Dr. W. L. Heindel, Institut für Klinische Radiologie der WWU Münster.)

blastomen spielt grundsätzlich eine Sequenz häufiger p53-Mutationen (Tumorsuppressorgen), Überexpression oder Amplifikation der PDGF-(Platelet-derived Growth Factor-) oder EGF-(Epidermal Growth Factor-)Rezeptoren, Veränderungen bis hin zu Amplifikationen oder Deletionen zellzyklusrelevanter Gene wie MDM2 (negativer Regulator von p53), p16, RB (Retinoblastoma-Gen) und Veränderungen anderer Tumorsuppressorgene eine Rolle. Meningeome können familiär bei Neurofibromatosen vorkommen und zeigen Mutationen im NF-2-Gen.

Symptome Häufiges Frühsymptom sind Kopfschmerzen als Zeichen der Hirndrucksteigerung. Zusätzlich können schwallartiges Erbrechen, Schwindel, Müdigkeit, Konzentrationsmangel, psychischer Leistungsknick, Meningismus und Blutdruckabfall auftreten. Bei rasch progredientem Hirndruck ist die Einklemmung oder Liquorverlegung mit konsekutiver Atemlähmung lebensgefährlich. Daneben bestehen fakultativ Persönlichkeitsveränderungen, Krampfanfälle und je nach Sitz der Tumoren fokale neurologische Symptome. Fokale Symptome können auch sekundär durch Tumoreinblutungen oder Gefäßverschlüsse verursacht werden.

Diagnostik Neben den klinischen Beschwerden sind insbesondere Schädel-CT und MRT zur Abschätzung der Ausdehnung und des Malignitätsgrades wichtig. Das EEG hat insbesondere bei röntgenologisch sichtbarem Tumor einen untergeordneten Stellenwert.

Eine **meningeale Aussaat** kann durch Liquorpunktion festgestellt werden, aber zuvor muss in jedem Fall der Hirndruck abgeschätzt werden (cave: Gefahr der Einklemmung!). Dies geschieht durch Spiegelung des Augenhintergrundes und per CT.

Immer ist eine **histologische Sicherung** durch stereotaktische Punktion oder Operation anzustreben.

Grading und Histologie häufiger autochthoner ZNS-Tumoren*.

G I	G II	G III	G IV
Angioblastom Epidermoide Gangliozytom Lipom Meningeom Neurinom-Schwannom Neurozytom Papillärer Plexustumor Subendymom Pilozytisches Astrozytom	Chordom Hämangioperizytom Pineozytom Ependymom Astrozytom Oligoastrozytom Oligodendrogliom	Pleomorphes Astrozytom	Medulloblastom Sarkome Glioblastom

* Einige der angegebenen Histologien können auch mit höherem Grading korrelieren.

Die Stadieneinteilung erfolgt nach dem TNM-System und dem Vorschlag des American Joint Committee (AJC).

Klinische Stadieneinteilung primärer ZNS-Tumoren.

AJC-Stadium	Grading (G)	TNM (WHO, 1997)	
IA	I	T1 (T ≤ 5 cm supra-, ≤ 3 cm infratentoriell)	M0 (keine Fernmetastasen)
IB	I	T2 (T > 5 cm supra-, > 3 cm infratentoriell) T3 (Tumor berührt oder infiltriert Ventrikelsystem)	M0 M0
IIA	II	T1	M0
IIB	II	T2–3	M0
IIIA	III	T1	M0
IIIB	III	T2–3	M0
IV	I–IV IV I–IV	T4 (Tumor kreuzt Mittellinie oder Tentorium) T1–4 T1–4	M0 M0 M1 (Fernmetastasen)

Differentialdiagnose	Ausschlussmaßnahmen
Metastasen anderer Tumoren	Histologie
ZNS-Lymphome	Histologie

Therapie Die **Behandlung des Hirndrucks** ist häufig eine notwendige Sofortmaßnahme, um eine Einklemmung zu verhindern. Systemisch werden Kortikosteroide (z. B. Dexamethason bis zu 8 × 6 mg/d) verabreicht. Zusätzlich kann eine Osmotherapie (z. B. 20%iges Mannit 4 × 100 ml/d) mit Diurese (z. B. Furosemid) durchgeführt werden. Bei aufgetretenem Hydrozephalus durch Verlegung der Liquorwege und Hirndrucksymptomatik kann notfallmäßig eine operative Liquordrainage mit Anlage eines Shunts notwendig werden.

Erstes Therapieziel ist die möglichst **komplette operative Entfernung** des Tumors. Dieses ist bei Glioblastomen wegen ihres ausgeprägten Infiltrationsmusters und ihres häufig multilokulären Vorkommens schwierig. Ob eine operative Teilentfernung des Tumors sinnvoll ist, muss im Einzelfall überprüft werden, ebenso ist die Anlage eines Shunts (s. o.) oder eines Reservoirs zur späteren Verabreichung systemischer Therapien zu erwägen.

Die wichtigste adjuvante Therapiemaßnahme nach der Operation ist die **Bestrahlung**, denn sie verlängert erwiesenermaßen die Überlebenszeit. Sie ist auch bei rezidivierenden oder niedrig malignen Tumoren indiziert.

Die **Chemotherapie** primärer ZNS-Tumoren ist schwierig: Die Substanzen müssen in der Lage sein, die Blut-Hirn-Schranke zu überwinden, obwohl diese bei einigen Tumoren bereits defekt ist. Die vorhandenen Studien konzentrieren sich deshalb auf Substanzen mit kleinem Molekulargewicht und hoher Lipophilie. Grundsätzlich ist eine

9.2 Spezielle internistische Onkologie

Chemotherapie nur bei Tumoren mit höherem Grading (III, IV), also bei Tumoren mit höherer Mitoserate wirksam, jedoch sind auch diese primären ZNS-Tumoren nicht selten chemotherapieresistent. Grundsätzlich wirksam und häufiger eingesetzt sind Alkylanzien wie Procarbazin und die Nitrosoharnstoffe (BCNU, ACNU u.a.), Temozolomid (s. Kasuistik) und Mitosehemmstoffe wie Vinca-Alkaloide und die Topoisomerase-2-Inhibitoren VP16 und VM26. Grundsätzlich wird die Chemotherapie als Monotherapie verabreicht, nicht selten aber auch als Kombinations-Chemotherapie, z. B. mit dem PCV-Schema (Procarbazin, CCNU, Vincristin).

Indikationen zur Chemotherapie:
- Die **präoperative** Chemotherapie, evtl. in Kombination mit Strahlentherapie, wird momentan in Studien überprüft, ist jedoch kein Standard.
- Die **adjuvante** Chemotherapie nach Operation und Strahlentherapie kann zwar die Überlebenszeit der Patienten verlängern, ist jedoch nur selten kurativ.
- **Hochdosis-Chemotherapien** mit autologem Stammzellersatz zeigen eine sehr hohe Ansprechrate, haben das Überleben der Patienten jedoch bisher nicht sicher verlängert und sind experimentell. Letzteres gilt auch für gentherapeutische Verfahren.
- Eine Indikation zur **lokoregionalen** Chemotherapie besteht wegen der erhöhten Toxizität nicht. In der Rezidivsituation nach Operation und Bestrahlung ist Temozolomid eine oral applizierbare chemotherapeutische Alternative.

Grundsätzlich besteht die Therapie primärer ZNS-Tumoren bis auf wenige Ausnahmen immer in einem interdisziplinären Therapiekonzept. Die Behandlung dieser Patienten gehört daher an ein Tumorzentrum.

Verlauf und Prognose Die Prognose primärer ZNS-Tumoren ist im Wesentlichen vom Differenzierungsgrad und in zweiter Linie von Alter und Allgemeinzustand des Patienten abhängig. Zusätzlich spielen Tumorgröße und -lokalisation eine Rolle. Wird ein gut differenzierter Tumor operativ vollständig entfernt, bleibt die Lebenserwartung grundsätzlich normal. Demgegenüber haben auch bei multimodaler Therapie schlecht differenzierte Tumoren (G III) eine mediane Überlebenszeit von bis zu zwei Jahren; bei anaplastischen Tumoren (G IV) liegt sie unter einem Jahr.

Komplikationen
Einblutungen
Hirndrucksteigerung
Einklemmungssyndrom
Atemstillstand

Zusammenfassung

- Häufigste Ursache: unbekannt
- Wichtigstes Symptom: Kopfschmerz
- Wichtigste diagnostische Maßnahmen: CT des Schädels, Histologiegewinnung
- Wichtigste therapeutische Maßnahme: operative Entfernung des Tumors

---

Zur weiteren Information

Literatur
IARC: Biennial Report 1996/1997. International Agency for Research on Cancer. WHO, Lyon 1997.
Kleihues, P., P. C Burger, B. W. Scheithauer: The new WHO classification of brain tumors. Brain Pathol 1993; 3: 255–68.

Internet-Links
http://www.member.aol.com/Isdpout/brtmr.htm
http://www.nabtt.org

Keywords
Hirntumoren

FRAGEN

1 Ein 19-jähriger, bisher immer gesunder Patient stellt sich bei Ihnen vor, weil er seit mehreren Wochen eine Schwellung des linken Knies bemerkt. Die klinische Untersuchung ist unauffällig bis auf eine derbe Schwellung im distalen linken Oberschenkeldrittel ohne Überwärmung oder Entzündungszeichen. Die Lymphknoten in der linken Leiste sind nicht vergrößert.
- Welche Untersuchungen veranlassen Sie?
- Welche weiteren Maßnahmen veranlassen Sie?

10 Hämatologie

10.1	**Grundlagen der Hämatopoese**	666
	Die Zellen des Knochenmarks	666
	Hämatopoetische Wachstumsfaktoren	668
10.2	**Stammzellerkrankungen**	670
10.2.1	Chronische myeloproliferative Erkrankungen	670
	Chronische myeloische Leukämie	670
	Osteomyelofibrose	676
	Polycythaemia vera	680
	Essentielle Thrombozythämie	684
10.2.2	Myelodysplastische Syndrome	687
10.2.3	Aplastische Anämie	695
10.2.4	Paroxysmale nächtliche Hämoglobinurie	697
10.3	**Anämien und Störungen des Eisenstoffwechsels**	699
10.3.1	Renale Anämie	702
10.3.2	Anämien bei Knochenmarkaplasie	703
10.3.3	Anämien durch Knochenmarkinfiltration	704
10.3.4	Mangelanämien	705
	Eisenmangelanämie	706
	Vitamin-B$_{12}$-Mangel-Anämie	711
	Folsäuremangelanämie	714
10.3.5	Thalassämien	715
10.3.6	Hämolytische Anämien	718
	Hereditäre korpuskuläre hämolytische Anämien	719
	Extrakorpuskuläre hämolytische Anämien	721
10.3.7	Akute Blutungsanämie	724
10.3.8	Anämie der chronischen Erkrankung	725
10.3.9	Sonstige Anämien	726
10.3.10	Eisenstoffwechselstörungen bei chronisch refraktären Anämien	727
10.3.11	Hämochromatose	729
10.4	**Erkrankungen des granulozytären und monozytären Systems**	733
10.4.1	Akute myeloische Leukämie	734
10.4.2	Störungen der Granulozytenfunktion	741
	Physiologische Grundlagen	741
	Eosinophilie, hypereosinophiles Syndrom	743
	Hyper-IgE-Syndrom	744
	Chediak-Higashi-Syndrom	746
10.4.3	Agranulozytose	748
10.4.4	Langerhans-Zell-Histiozytose	750
10.4.5	Systemische Mastozytose	753
10.5	**Maligne Lymphome**	756
10.5.1	Hodgkin-Lymphome	756
10.5.2	Non-Hodgkin-Lymphome	762
	Nodale Non-Hodgkin-Lymphome	762
	Extranodale Lymphome	766
	Chronische lymphatische Leukämie	769
	Haarzellenleukämie	772
	Plasmozytom	775
10.5.3	Akute lymphatische Leukämie	780
10.6	**Hämostasestörungen**	784
	Physiologie der Hämostase	784
10.6.1	Hämorrhagische Diathesen	786
	Hereditäre Koagulopathien	788
	Erworbene Koagulopathien	793
	Hyperfibrinolyse	796
	Hereditäre Thrombozytopenien	798
	Erworbene Thrombozytopenien	798
	Hereditäre Thrombozytopathien	802
	Erworbene Thrombozytopathien	803
	Hereditäre vaskuläre hämorrhagische Diathesen	804
	Erworbene vaskuläre hämorrhagische Diathesen	804
	Thrombotische Mikroangiopathien	805
10.6.2	Thrombophile Diathesen	806

Zur Orientierung

In diesem Kapitel werden zunächst die **Grundlagen der Hämatopoese** vorgestellt. Die Besprechung der einzelnen Erkrankungen erfolgt geordnet nach einer pathophysiologischen Einteilung in der Reihenfolge **Stammzellerkrankungen, Störungen der Erythropoese – Anämien, Erkrankungen des granulozytären/monozytären Systems** und des **lymphatischen Systems**. Abschließend werden die **Hämostasestörungen** abgehandelt.

10 Hämatologie

10.1 Grundlagen der Hämatopoese

D. RE, J. WOLF, H. TESCH

Die Zellen des peripheren Bluts stammen von hämatopoetischen Stammzellen ab, die beim erwachsenen Menschen im Knochenmark lokalisiert sind. Aus diesen pluripotenten Stammzellen entwickeln sich alle Zellen der myeloischen, lymphatischen, megakaryozytären und erythrozytären Reihe (s. Abb. 10.1).

Die regelrechte Proliferation und Differenzierung der hämatopoetischen Stammzellen wird wesentlich von Interaktionen dieser Zellen mit sog. Stromazellen des Knochenmarks kontrolliert (Zell-Zell- sowie Zell-Matrix-Interaktionen) und teilweise durch lösliche Faktoren (Zytokine) vermittelt. In den letzten Jahren konnten eine Reihe von Zytokinen charakterisiert werden. Diese Faktoren stimulieren die Bildung und Funktion von Granulozyten, Lymphozyten, Megakaryozyten und Erythrozyten. Einige dieser Zytokine stehen in aufgereinigter Form für den klinischen Einsatz zur Verfügung. In klinischen Studien konnte die Wirksamkeit dieser Faktoren bei verschiedenen Indikationen gezeigt werden (z. B. Gabe von Erythropoetin bei renaler Anämie oder von G-CSF [Granulocyte Colony Stimulating Factor] bei Neutropenie).

Die Zellen des Knochenmarks

Die Zellen des Blutes werden im Knochenmark gebildet. Es existieren wenige gemeinsame (pluripotente) hämatopoetische **Stammzellen** für die verschiedenen Zellreihen des peripheren Blutes. Aus diesen differenzieren sich über verschiedene unreife Zwischenstufen funktionsfähige **Blutzellen** wie Erythrozyten, Blutplättchen und Leukozyten, die dann aus dem Knochenmark in das periphere Blut ausgeschwemmt werden. Zu einem geringen Prozentsatz werden auch Stammzellen und unreife Zwischenstufen aus dem Knochenmark entlassen. Dieses Stammzell-Modell der Hämatopoese wird unterstützt durch das Vorkommen **klonaler Erkrankungen** der frühen hämatopoetischen Stammzelle (z. B. chronische myeloische Leuk-

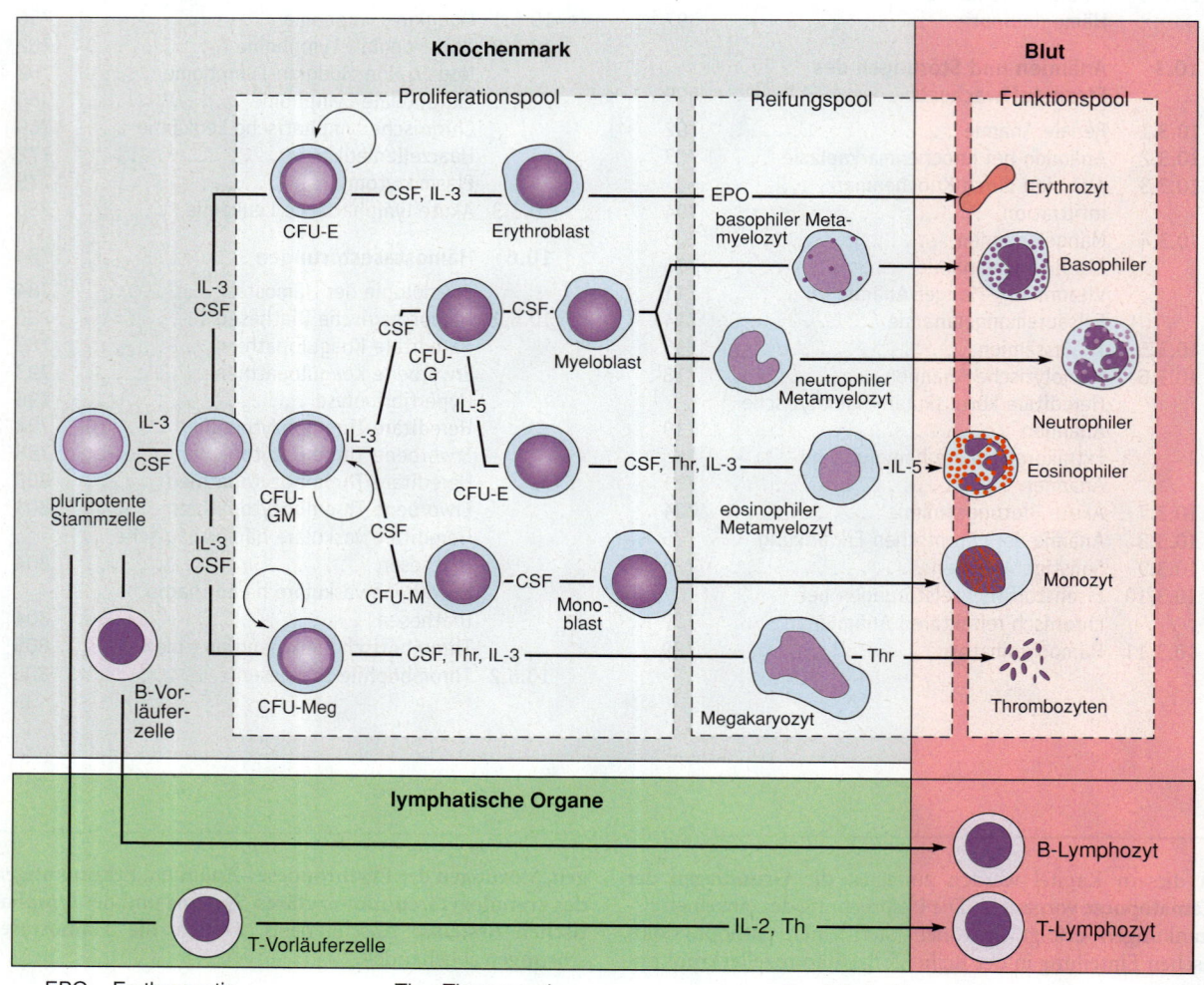

EPO = Erythropoetin
Thr = Thrombopoetin
Th = Thymopoetin
CFU = Colony Forming Unit
IL = Interleukin
CSF = Colony Stimulating Factor

Abb. 10.1 Schematische Darstellung der Hämatopoese. Aus Gründen der Übersichtlichkeit sind nicht alle Differenzierungsstufen dargestellt (aus Deetjen/Speckmann: Physiologie. 3. Aufl. Urban & Fischer, 1999).

ämie oder Polycythaemia vera), die gekennzeichnet sind durch die Proliferation mehrerer Zellreihen. Bei diesen Erkrankungen hat eine Transformation auf der Ebene der unreifen Stammzelle stattgefunden und betrifft folglich alle davon abstammenden Zellreihen, die alle den selben Defekt aufweisen.

Stammzellen

Die frühen **pluripotenten Stammzellen** des hämatopoetischen Systems sind durch die Fähigkeit zur Selbsterneuerung und zur Differenzierung in festgelegte Vorläuferzellen charakterisiert: Aus den wenigen pluripotenten Stammzellen entstehen entweder erneut pluripotente Stammzellen oder reifere Vorläuferzellen.

Unter den **Vorläuferzellen** unterscheidet man
- die **lymphatische** Vorläuferzelle, aus der sich dann die lymphatische Zellreihe (B-Lymphozyten, T-Lymphozyten, natürliche Killerzellen) entwickelt,
- die **myeloische** Vorläuferzelle, aus der alle anderen Zellreihen (erythrozytäre, granulozytäre und megakaryozytäre Zellen) hervorgehen.

Diese **Plastizität** der Stammzellen macht man sich auch klinisch zunutze: Mittels Knochenmarkpunktion, Zytapherese aus peripherem Blut und neuerdings auch durch Asservierung von Nabelschnurblut Neugeborener können unreife Stammzellen in ausreichender Zahl für eine **Knochenmarktransplantation** (KMT) bzw. eine **periphere Blutstammzelltransplantation** (PBSCT) gewonnen werden. Aus diesen transplantierten Stammzellen rekonstituieren sich dann die Blutzellen des Empfängers. Noch experimentell ist dagegen die **Stammzellanreicherung ex vivo.** Dabei werden nur wenige unreife Stammzellen vom Spender entnommen, durch Zugabe von Wachstumsfaktoren (Zytokinen) zur Selbsterneuerung angeregt und nach ausreichender Vermehrung transplantiert.

Granulopoetische Zellen

Aus den unreifen hämatopoetischen Stammzellen entwickeln sich über unterschiedliche Vorstufen reife Blutzellen. Am Beginn der Entwicklung der Granulozyten stehen die **Myeloblasten** mit basophilem Zytoplasma, welche noch keine Granula besitzen. Die nächste Stufe dieser Zellreihe ist der **Promyelozyt,** der ebenfalls basophiles Zytoplasma und Nukleoli besitzt und bereits eine unterschiedliche Zahl von roten Granula aufweist. Aus diesem entsteht der **Myelozyt,** der kleiner ist als seine Vorläufer und normalerweise keine Nukleoli mehr hat. In diesen Myelozyten lässt sich bereits eine Differenzierung in neutrophile, eosinophile oder basophile Granula erkennen. Über die **Metamyelozyten** reifen die Zellen dann zunächst zu **stabkernigen** und schließlich zu reifen **segmentkernigen Granulozyten** mit neutrophilen, eosinophilen oder basophilen Granula aus.

Diese drei Zelltypen (Neutrophile, Eosinophile, Basophile) nehmen im menschlichen Körper verschiedene Funktionen innerhalb des Immunsystems wahr. So spielen die neutrophilen Granulozyten hauptsächlich eine Rolle in der Abwehr bakterieller Erreger, während eosinophile Granulozyten bei parasitären Erkrankungen aktiviert werden. Basophile Granulozyten sind möglicherweise an allergischen Reaktionen beteiligt.

Erythropoetische Zellen

Die früheste Vorläuferzelle der Erythropoese ist der **Proerythroblast.** Diese große, runde Zelle weist einen dichten, großen Zellkern mit prominenten Nukleoli und basophilem Zytoplasma auf. Aus ihr geht der **Erythroblast** hervor, der kleiner als der Proerythroblast ist und ein intensiv basophiles Zytoplasma hat. Über den polychromaten und orthochromaten Erythroblasten entwickelt sich schließlich der **Retikulozyt** mit blauem oder grauem Zytoplasma. Die Retikulozyten sind die unmittelbaren Vorstufen der reifen, kernlosen **Erythrozyten.**

Monozyten und Makrophagen

Monozyten finden sich sowohl im Knochenmark als auch im peripheren Blut. Sie besitzen einen runden, nierenförmigen oder ovalen Kern, der häufig gefaltet erscheint. Sobald Monozyten das periphere Blut verlassen, werden sie zu den größeren **Makrophagen** und **Histiozyten.** Ihr Kern ist oval mit ein bis zwei kleinen Nukleoli. Auch die **Kupfferschen Sternzellen** in der Leber und die **Langerhans-Zellen** in der Haut zählen zu den Makrophagen.

Lymphozyten

Der **Lymphoblast** ist eine frühe Vorstufe des Lymphozyten und morphologisch häufig nicht vom Myeloblasten abgrenzbar, obwohl er weniger Nukleoli besitzt. Der **Prolymphozyt** hat einen runden Kern mit schmalem Zytoplasmasaum und ist kleiner als der Lymphoblast. Der reife **Lymphozyt** schließlich ist noch kleiner als der Prolymphozyt, oft nur geringfügig größer als der Erythrozyt. Im Knochenmark erscheinen die Lymphozyten meist als kleine Zellen mit kondensiertem Chromatin. Immunologisch lassen sich B- und T-Lymphozyten unterscheiden.

Jeder Lymphozyt verfügt über einen einzigen **Rezeptortyp** mit einzigartiger **Spezifität.** Kommt ein solcher hochaffine Rezeptor in Kontakt mit dem entsprechenden Antigen, führt dies zur Aktivierung des Lymphozyten. Dabei binden B-Lymphozyten Antigene spezifisch über ihren Immunglobulin-Rezeptor, während T-Zellen das Antigen über ihren T-Zell-Rezeptor im Kontext mit zellulären HLA-Molekülen erkennen. Nach der Aktivierung eines spezifischen Lymphozyten kommt es zur **klonalen Proliferation** dieser Zelle.

Die **B-Lymphozyten** reifen im Knochenmark heran; im peripheren Blut kommt es zum Antigenkontakt der naiven B-Zelle, worauf sie aktiviert wird und mit der Proliferation beginnt, kontrolliert vom Keimzentrum (des Lymphknotens, der Milz, der Tonsille, der Peyerschen Plaques). Aus diesen selektionierten B-Zellen entstehen dann **Gedächtnis-B-Zellen** oder **Plasmazellen,** welche sich nicht mehr teilen können. Diese Plasmazellen sind rund bis oval und besitzen einen kleinen, runden, exzentrisch gelegenen Zellkern, welcher sich tiefviolett anfärbt. Plasmazellen sezernieren große Mengen von Antikörpern.

Die Vorläuferzellen der **T-Lymphozyten** dagegen wandern aus dem Knochenmark in den Thymus ein, wo sie reifen und selektioniert werden. Man unterscheidet **CD4-positive Helferzellen** und **CD8-positive zytotoxische Killerzellen**. Autoreaktive Zellen werden bereits zu einem frühen Zeitpunkt der Reifung über ein komplexes Zusammenspiel verschiedener Zelltypen eliminiert.

Zellen der Thrombozytopoese

Die Vorläufer der Thrombozyten sind die **Megakaryozyten**. Mit einem Durchmesser von 30–150 μm sind sie die größten Zellen im Knochenmark und haben mehrere unregelmäßig gelappte Kerne. Das basophile Zytoplasma ist grau. Die reifen Megakaryozyten enthalten viele rote Granula. Thrombozyten entstehen durch **zytoplasmatische Abschnürungen** der Megakaryozyten und sind kernlos.

Maligne Transformation

Alle hämatopoetischen Zellen können maligne entarten. Die Transformation, d.h. die Umwandlung einer normalen Zelle in eine Tumorzelle, erfordert vermutlich mehrere Veränderungen in ihrem Genom (sog. Mehrschritthypothese der Tumorentstehung). Aus den Zellen der Granulopoese und Erythropoese sowie aus den Megakaryozyten können sich **akute myeloische Leukämien**, aus Lymphozyten **akute oder chronische lymphatische Leukämien** entwickeln. **Chronische myeloische Leukämien** entwickeln sich aus Stammzellen.

Stromazellen

Neben den Zellen des hämatopoetischen Systems finden sich im Knochenmark Endothelzellen, die die Gefäßsinus umkleiden, sowie retikuläre Adventitiazellen und Makrophagen. Diese Zellen bilden das Stroma des Knochenmarks und interagieren mit Zellen des hämatopoetischen Systems. Die Zellen des Stromas haben Einfluss auf die **Differenzierung** der hämatopoetischen Zellen durch die Produktion von Wachstums- und Differenzierungsfaktoren (**Zytokine**). In den letzten Jahren gelang die Identifizierung und molekulare Charakterisierung der Faktoren, die für die Proliferation und Differenzierung von bestimmten hämatopoetischen Zellen verantwortlich sind. Inwieweit sich hämatopoetische Zellen nach einem „intrinsischen" genetischen Programm entwickeln bzw. „extrinsisch" durch Zytokine in ihrer Differenzierung beeinflusst werden, ist weiter Gegenstand wissenschaftlicher Studien.

Hämatopoetische Wachstumsfaktoren

Die hämatopoetischen Wachstumsfaktoren bilden eine komplette Familie von Glykoproteinen. Man unterscheidet die koloniestimulierenden Faktoren (CSF), die in semisoliden Kultursystemen hämatopoetische Kolonien zum Wachstum anregen, von Interleukinen, die Zell-Zell-Interaktionen vermitteln. Die Faktoren sind in sehr niedrigen Konzentrationen wirksam. Hämatopoetische Wachstumsfaktoren haben eine große therapeutische Bedeutung in der Hämatologie und Onkologie erlangt (s. Tab. 10.1). Sie werden vielfältig eingesetzt, um die Erholungsphase der Hämatopoese nach einer Chemotherapie und Knochenmarktransplantation zu verkürzen. Somit können diese Faktoren einen wichtigen Beitrag leisten, um die Toxizität von Chemotherapien und Knochenmarktransplantationen zu vermindern und die Morbidität und Mortalität der Patienten zu reduzieren. Ebenso werden sie mit Erfolg bei myelodysplastischen Syndromen (z.B. MDS) oder aplastischen Erkrankungen (z.B. aplastische Anämie) angewendet.

GM-CSF

GM-CSF (Granulocyte-Monocyte Colony Stimulating Factor) ist ein 14–35 kD großes Glykoprotein und wird von einem Gen auf Chromosom 5 kodiert. Sowohl aktivierte T-Lymphozyten als auch aktivierte Makrophagen produzieren GM-CSF. Der Faktor bindet an spezifische, hochaffine Rezeptoren. GM-CSF stimuliert die Produktion von neutrophilen Granulozyten-, Makrophagen- und Eosinophilenkolonien in vitro und aktiviert die Zielzellen.

Anwendung Rekombinantes menschliches GM-CSF wurde wegen dieser Eigenschaften in zahlreichen klinischen Studien an Patienten mit aplastischer Anämie, Myelodysplasie, verschiedenen hämatologischen Tumoren, AIDS und nach hoch dosierter Chemotherapie untersucht. In vielen Studien konnte ein signifikanter Anstieg von Granulozyten, Monozyten und eosinophilen Leukozyten im peripheren Blut nach GM-CSF-Gabe beobachtet werden. Die **Nebenwirkungen** von exogen gegebenen GM-CSF sind dosisabhängig und bestehen häufig in Müdigkeit, Muskel- und Knochenschmerzen sowie Fieber.

G-CSF

G-CSF (Granulocyte Colony Stimulating Factor) ist ein 18–22 kD großes Glykoprotein und wird durch ein Gen auf Chromosom 17 kodiert. Monozyten, Fibroblasten und Endothelzellen produzieren G-CSF, das in vitro das

Tab. 10.1 Hämatopoetische Wachstumsfaktoren.

Faktor	Chromosomale Lokalisation	Molekulargewicht (kD)	Zielzellen
GM-CSF	5q21–q31	14–35	G, M, Eo
G-CSF	17q11–12.2	18–22	G
Interleukin-1	2q14	31; 17	S, T
Interleukin-3	5q31.1	15–25	M, G, Eo, Meg, Ma
Interleukin-6	7q21	26	B, G, Meg, S
Erythropoetin	7q22	34–39	E, Meg (?)
Thrombopoetin	3q27	30	Meg, E

G = Granulozyten; M = Monozyten; Eo = eosinophile Leukozyten; S = Stammzellen; T = T-Lymphozyten; B = B-Lymphozyten; Meg= Megakaryozyten; Ma = Mastzellen; E = Erythrozyten

Wachstum von neutrophilen Granulozytenkolonien stimuliert. G-CSF hat ähnliche Eigenschaften wie GM-CSF, stimuliert jedoch ausschließlich neutrophile Granulozyten, nicht aber Makrophagen oder eosinophile Granulozyten.

Anwendung Bei Patienten mit verschiedenen Erkrankungen wie angeborener Neutropenie, Myelodysplasie, AIDS und nach Chemotherapie konnte mit G-CSF eine deutliche Steigerung der Granulopoese beobachtet werden. Durch G-CSF-Gabe kann weiterhin die Häufigkeit an Fieberepisoden sowie die Dauer des Krankenhausaufenthaltes reduziert werden. G-CSF wird auch verwendet, um gesunde Spender auf eine Stammzellapherese vorzubereiten. Dabei werden durch Gabe von G-CSF vermehrt Stammzellen aus dem Knochenmark in das periphere Blut entlassen, die dann durch eine Zytapherese gesammelt werden können. Die **Nebenwirkungen** von G-CSF, das meist subkutan verabreicht wird, sind im Allgemeinen gering.

Erythropoetin

Erythropoetin (Epo) ist ein 34–39 kD großes Glykoprotein und wird in peritubulären Zellen in der Niere sowie in der fetalen Leber gebildet. Erythropoetin stimuliert Wachstum und Differenzierung von frühen erythropoetischen Vorläuferzellen. Erythropoetin scheint auch zusammen mit anderen Faktoren die Proliferation von Megakaryozyten-Vorläuferzellen zu induzieren.

Anwendung Der Faktor ist sehr effektiv in der Behandlung der renalen Anämie. In klinischen Studien konnte auch ein positiver Effekt auf Anämien bei anderen Grunderkrankungen wie AIDS, Tumoren, schweren Entzündungen und nach Knochenmarktransplantationen erzielt werden. In letzter Zeit wird vor allem der positive Effekt von Erythropoetin auf die Lebensqualität Krebskranker diskutiert.

Thrombopoetin

Obwohl myeloische und erythrozytäre Wachstumsfaktoren entdeckt wurden und seit einigen Jahren auch klinisch genutzt werden, gelang die Isolierung und Klonierung von menschlichem Thrombopoetin erst kürzlich. Thrombopoetin ist ein 30 kD großes Glykoprotein, das in Leber und Niere gebildet wird. Es ist zu 23 % homolog mit Erythropoetin und reguliert die Bildung und Differenzierung von Megakaryozyten.

Anwendung Sowohl Thrombopoetin (TPO) als auch ein davon abgeleitetes pegyliertes Protein, der Megakaryocyte Growth and Development Factor (MGDF), werden zurzeit in klinischen Studien getestet. Diese Studien konnten eine Erhöhung der Thrombozytenzahl in thrombozytopenischen Patienten nach Gabe von Thrombopoetin zeigen, jedoch hat Thrombopoetin bis heute keinen Eingang in die klinische Routine gefunden.

Interleukin-1

Interleukin-1 (IL-1) wird von aktivierten Makrophagen und Monozyten, Fibroblasten, Endothelzellen und vielen anderen Zellen produziert. Es existiert in zwei verschiedenen Formen, IL-1α und IL-1β. IL-1 stimuliert Aktivierung und Differenzierung von Lymphozyten und wirkt synergistisch mit anderen hämatopoetischen Wachstumsfaktoren. IL-1 löst als sehr potentes endogenes Pyrogen Fieber aus und stimuliert die Synthese von Akute-Phase-Proteinen. Funktionell aktiviert IL-1 die Fibroblasten und Endothelzellen durch Freisetzung von Sekundärzytokinen wie M-CSF und G-CSF und erhöht die IL-3-Produktion in T-Zellen.

Anwendung Klinisch wichtig könnte die radioprotektive Eigenschaft sein, indem der Faktor die strahleninduzierte Knochenmarktoxizität reduzieren kann. In klinischen Studien zeigt IL-1 eine signifikante Toxizität mit Fieber und Blutdruckabfall.

Interleukin-3

Interleukin-3 (IL-3) hat ein Molekulargewicht von 15–25 kD und wird von aktivierten T-Lymphozyten gebildet. Es stimuliert die Bildung von myeloischen Vorläuferzellen. Das Interleukin-3-Gen findet sich ebenfalls auf dem langen Arm des Chromosoms 5 in enger Nachbarschaft zum Gen für GM-CSF. IL-3 stimuliert die Bildung von neutrophilen Granulozyten-, Makrophagen-, eosinophilen Granulozyten-, Mastzellen-, Erythrozyten- und Megakaryozytenkolonien. IL-3 induziert eine Reihe von funktionellen Veränderungen in den Zielzellen und wirkt synergistisch mit anderen Zytokinen. Insbesondere stimuliert IL-3 die Proliferation von Mastzellen und basophilen Leukozyten sowie die Histaminfreisetzung.

Interleukin-6

Interleukin-6 (IL-6) hat ein Molekulargewicht von 26 kD und ein weites Spektrum von Aktivitäten: Es verkürzt die G_0-Phase des Zellzyklus und erhöht den Übergang von Stammzellen aus der G_0- in die G_1-Phase. Eine unmittelbare Erhöhung von kolonie-bildenden Zellen konnte nicht beobachtet werden. Interleukin-6 induziert die Differenzierung von B-Zellen in Immunglobulin sezernierende Plasmazellen und erhöht die Thrombozytopoese in Mäusen. Erhöhte Konzentrationen von Interleukin-6 sowie die Bildung von Interleukin-6-Rezeptoren konnten in Plasmozytomen und Hodgkin-Lymphomen nachgewiesen werden. Man vermutet, dass der Faktor die Tumorzellen über einen autokrinen oder parakrinen Mechanismus stimulieren kann.

Flt3-Ligand

Der Flt3-(fms-like tyrosine kinase 3-)Ligand wurde kürzlich als ein Zytokin identifiziert, das eine zentrale Rolle in der Proliferation und Differenzierung früher hämatopoetischer Stammzellen spielt. Es trägt dazu bei, dass Stammzellen in vivo expandieren und aus dem Knochenmark in das periphere Blut mobilisiert werden. Flt3-Ligand alleine hat eine geringe proliferierende Wirkung, wirkt aber synergistisch auf die Proliferation von Stammzellen im Zusammenspiel mit einer Reihe anderer Zytokine (z. B. mit IL-3, IL-6 und GM-CSF). Dieses Zytokin soll vor allem die

Proliferation dendritischer Zellen, also antigenpräsentierender Zellen, stimulieren und so zu einer Aktivierung des Immunsystems beitragen. Dieser Effekt soll die beobachtete antitumoröse Wirkung des Flt3-Liganden erklären.

10.2 Stammzellerkrankungen

10.2.1 Chronische myeloproliferative Erkrankungen

P. STAIB, V. DIEHL

Synonym: Chronische myeloproliferative Syndrome
Engl. Begriff: Myeloproliferative Diseases/Syndromes/Disorders

Unter dem Oberbegriff der chronischen myeloproliferativen Erkrankungen (CMPE) werden vier Krankheitsbilder zusammengefasst, die hinsichtlich Pathogenese, Symptome und der hämatologischen Befunde Gemeinsamkeiten aufweisen:

- chronische myeloische Leukämie (CML)
- Osteomyelofibrose (OMF)
- Polycythaemia vera (PV)
- primäre bzw. essentielle Thrombozythämie (ET).

Bei diesen Erkrankungen erkranken die drei Blut bildenden Systeme des Knochenmarks (Erythropoese, Granulozytopoese, Thrombopoese) einzeln oder gemeinsam.

Ursache ist eine Transformation der pluripotenten Knochenmarkstammzelle mit der Folge einer klonalen Proliferation aller Zellreihen, die von dieser Zelle abstammen. Es kommt zur **autonomen Überproduktion und Ausschwemmung reifer und unreifer Blutzellen.**

Die Abgrenzung der einzelnen Formen der CMPE voneinander ist im Anfangsstadium der Krankheit schwierig; allen gemeinsam ist eine Vermehrung der basophilen (d.h. mit basischen Farbstoffen anfärbbaren) Granulozyten. Entscheidend für die Diagnose sind aber stets Verlauf, klinische Symptomatik sowie Histopathologie und Zytologie des Knochenmarks und dessen zytogenetische und molekularbiologische Analyse.

Durch Untersuchungen mit Enzymmarkern wie Isoenzymen der Glukose-6-Phosphat-Dehydrogenase konnte bewiesen werden, dass den Erkrankungen die neoplastische Transformation einer hämatopoetischen Stammzelle in jeweils unterschiedlichen Differenzierungsstufen zugrunde liegt.

Die in der Tabelle 10.2 genannten Untersuchungsmethoden erlauben eine Unterscheidung der einzelnen Unterformen der CMPE.

Tab. 10.2 Diagnostische Methoden bei chronischen myeloproliferativen Erkrankungen (CMPE).

- Blutuntersuchung
- Blutausstrich mit Pappenheim-Färbung, Zytochemie
- Ultraschall
- Knochenmarkaspiration (Zytologie)
- Knochenmarkbiopsie (Histologie)
- Zytogenetik/Molekularbiologie

Chronische myeloische Leukämie

Engl. Begriff: Chronic Myelogenous/Myelocytic/Myeloid/Granulocytic Leukemia

> **Praxis**
>
> Eine 25-jährige Arzthelferin, Größe 176 cm, Gewicht 57 kg, fühlte sich in den letzten Monaten häufiger müde und abgeschlagen; 5 kg Gewichtsabnahme, sehr oft Nachtschweiß, gelegentlich Knochenschmerzen; kein Juckreiz, kein Fieber. Der körperliche Befund ist unauffällig.
> **Labor:** BSG 21/62, Hämoglobin 11,6 g/dl (7 mmol/l), Erythrozyten 3,44 Mio./µl (3,44 T/l), Hämatokrit 25,2 %; MCV, MCH, MCHC im Normbereich, 102 000 Leukozyten/µl (102 G/l). Differentialblutbild: 1 % Myeloblasten, 3 % Promyelozyten, 6 % Myelozyten, 17 % Metamyelozyten, 9 % Stabkernige, 50 % neutrophile Segmentkernige, 4 % Basophile, 2 % Eosinophile, 5 % Monozyten, 3 % Lymphozyten. ALP-Index = 0 (normal 10–80). Thrombozyten 344 000/µl (344 G/l).
> **Sonographie:** mäßig ausgeprägte Milzvergrößerung (14 cm Durchmesser).
> **Beckenkammbiopsie** (Histologie): verschmälerte Spongiosa, deutlich verminderte Zahl an Fettzellen; ausgeprägte Vermehrung und Linksverschiebung der Granulozytopoese mit lückenloser Ausreifung; verminderte Erythropoese; Mikromegakaryozyten; keine Fibrose. Auffällig sind Makrophagen im PAS-positiven Material.
> **Chromosomenanalyse** (Giemsa-Bänderungstechnik) aus KM-Aspirat: Philadelphia-Chromosom (s. Abb. 10.2).
> **Molekulargenetische Analyse** (PCR): BCR-ABL-Rearrangement in der CML-typischen M-bcr-Region.
> **Verlauf:** Einleitung einer Chemotherapie mit Hydroxyurea; darunter vollständige Normalisierung des Blutbilds, beschwerdefreie Patientin. Es erfolgt eine HLA-Typisierung im engeren Familienkreis, die Mutter kommt als Knochenmarkspenderin in Betracht (hat jedoch ein Antigen-„Mismatch" im HLA-DR-Bereich).
> Umstellung von Hydroxyurea auf α-Interferon mit dem Ziel, eine Verminderung der Philadelphia-Chromosom-

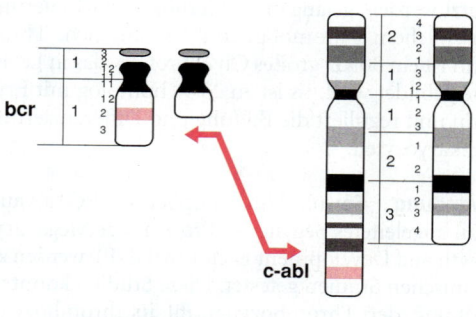

Abb. 10.2 Schematische Darstellung der balancierten Translokation t(9;22), des so genannten Philadelphia-Chromosoms.
Aus der Abbildung geht hervor, dass die Verkürzung des Chromosoms 22 nicht auf eine Deletion zurückzuführen ist, sondern durch eine Translokation zustande kommt: Der „fehlende" Teil des Chromosoms 22 wird auf einen langen Arm des Chromosoms 9 transloziert. Der verkürzte Teil des Chromosoms 22 (22q–) wird nach dem Ort der Erstbeschreibung als Philadelphia-Chromosom bezeichnet.

positiven Metaphasen zu erreichen (zur Verlängerung der chronischen Phase für Zeitgewinn bis zur definitiven KM-Transplantation).

Definition Die chronische myeloische Leukämie (CML) ist die klonale Erkrankung einer hämatopoetischen Stammzelle, bei der es zur autonomen Proliferation vorwiegend von Zellen der Granulozytopoese mit erhaltener Differenzierungsfähigkeit und einer stark erhöhten Leukozytenzahl im peripheren Blut mit Ausschwemmung aller Reifungsstufen kommt.

Epidemiologie Pro Jahr kommt es zu ein bis zwei Neuerkrankungen pro 100 000 Einwohner. Die chronische myeloische Leukämie macht etwa ein Fünftel aller Leukämien und über 30 % aller CMPE aus. Es erkranken überwiegend Patienten im Erwachsenenalter mit der höchsten Inzidenz im 5. und 6. Lebensjahrzehnt; grundsätzlich können aber alle Altersgruppen betroffen sein.

Ätiologie und Pathogenese Die Ätiologie der chronischen myeloischen Leukämie ist unklar. Als prädisponierende Faktoren sind bekannt:
- **Ionisierende Strahlen:** Es ist gegenwärtig nicht überzeugend nachgewiesen, ob es eine Strahlengrenzdosis gibt, bei deren Überschreitung ein Anstieg des Leukämierisikos zu erwarten ist.
- **Chemikalien:** Berufliche Exposition, insbesondere gegenüber Benzoldämpfen, Alkylanzien, Zytostatika, ist mit einem erhöhten Leukämierisiko verknüpft. Im Einzelfall wird es jedoch schwer sein, den Zusammenhang überzeugend zu belegen.

Bei 95 % der Patienten ist die charakteristische balancierte Translokation zwischen den Chromosomen 9 und 22 t(9;22), das sog. **Philadelphia-Chromosom (Ph)** – s. Abb. 10.2 und Kap. 2.3.2, Abb. 2.12 – nachweisbar. Diese Translokation führt zur Entstehung des **Fusionsgens BCR-ABL,** indem das abl-Onkogen des Chromosoms 9 an die bcr-Region („breakpoint cluster region") des Chromosoms 22 angelagert wird. Die BCR-ABL-Fusion hat nur dann eine CML zur Folge, wenn sie in einer offensichtlich sehr frühen hämatopoetischen Stammzelle auftritt. Translationsprodukt ist ein Protein mit 210 kD Größe, das p210$^{BCR-ABL}$ oder verschiedene Varianten, die allesamt eine erhöhte Tyrosinkinaseaktivität besitzen. Die Folgen sind Störungen der physiologischen Regulation der Proliferation und Differenzierung sowie eine verlängerte Überlebenszeit der CML-Zellen durch Hemmung der Apoptose, wodurch der maligne Klon einen Selektionsvorteil erhält. Dieser expandiert im Knochenmark, wobei alle Zellreihen einschließlich der lymphatischen Zellen durchsetzt werden, und führt schließlich zur Ausschwemmung granulozytärer Zellen aller Reifungsstufen in das periphere Blut als klinische Manifestation der CML. Im Verlauf der Erkrankung treten häufig zusätzliche chromosomale Aberrationen auf, wie z. B. Verdoppelung des Philadelphia-Chromosoms, Isochromosom 17, Trisomie 8 oder 19.

Symptome Das Krankheitsbild weist einen phasenhaften Verlauf mit folgenden Stadien auf:
- chronische (stabile) Phase
- Übergangsphase (Akzelerationsphase)
- Blastenschub bzw. Blastenkrise (Terminalphase).

Die klinische Symptomatik ist abhängig von dem Krankheitsstadium, wobei die meisten Patienten in der relativ stabilen, oft symptomarmen chronischen Phase diagnostiziert werden. Bei mehr als der Hälfte der Patienten wird daher die Diagnose zufällig während Routineuntersuchungen gestellt.

Chronische (stabile) Phase Oft sind die Patienten asymptomatisch, während einige durch unspezifische Allgemeinsymptome wie allgemeines Krankheitsgefühl, eingeschränkte Leistungsfähigkeit, Gewichtsverlust oder Nachtschweiß auffallen. Anämiesymptome sind selten initial nachweisbar.

Durch Infiltration der Sinusoide der Milz fällt klinisch meist (> 90 %) eine **Splenomegalie** auf, die massiv ausgeprägt sein und dann zu entsprechenden Abdominalbeschwerden (z. B. Druckgefühl) führen kann. Selten sind dagegen Haut- oder Schleimhautinfiltrate im Sinne einer extramedullären Manifestation, sog. **Chlorome.** Ebenfalls selten sind Sehstörungen oder Priapismus als Folgen einer extremen Leukozytose.

Akzelerationsphase, Blastenkrise Der Übergang in die Akzelerationsphase und/oder die Blastenkrise kann sich durch folgende Symptome ankündigen:
- persistierendes Fieber ohne erkennbare Infektion
- Gewichtsverlust
- progrediente Splenomegalie/Hepatomegalie mit erheblichen mechanischen Beschwerden wie Druckgefühl im Oberbauch, Sodbrennen, Rückenschmerzen bei laufender Therapie.

Außerdem kommt es vermehrt zu **Anämiesymptomen** sowie **thrombotischen** oder **Blutungskomplikationen** aufgrund zunehmender Thrombozytose oder Thrombozytopenie.

Diagnostik

Labor Typischer Befund in der **chronischen Phase** ist eine oft exzessive **Vermehrung der Leukozyten** über 30 000/μl, meist zwischen 100 000 und 300 000/μl, sowie bei einem Drittel der Patienten eine **Thrombozytose.** Eine begleitende mäßige **Anämie** ist regelmäßig nachzuweisen. Im Differentialblutbild zeigen sich aufgrund der Ausschwemmung granulozytärer Zellen aller Reifungsstufen das bunte Zellbild einer kontinuierlichen **Linksverschiebung** (vom Segmentkernigen, Stabkernigen, Metamyelozyten, Myelozyten, Promyelozyten bis zum Myeloblasten) sowie eine Vermehrung der Basophilen und Eosinophilen (s. Abb. 10.3 und 10.4). Ein **erniedrigter Wert** der **alkalischen Leukozytenphosphatase (ALP-Index,** normal 10–80) im peripheren Blutausstrich (s. Abb. 10.5) ist charakteristisch für die CML und differentialdiagnostisch hilfreich gegenüber einem erhöhten Wert bei Polycythaemia vera, Osteomyelofibrose und Sepsis.

Häufig ist infolge des gesteigerten Zellumsatzes eine Erhöhung der **Laktatdehydrogenase (LDH)** und der **Harnsäure** zu beobachten.

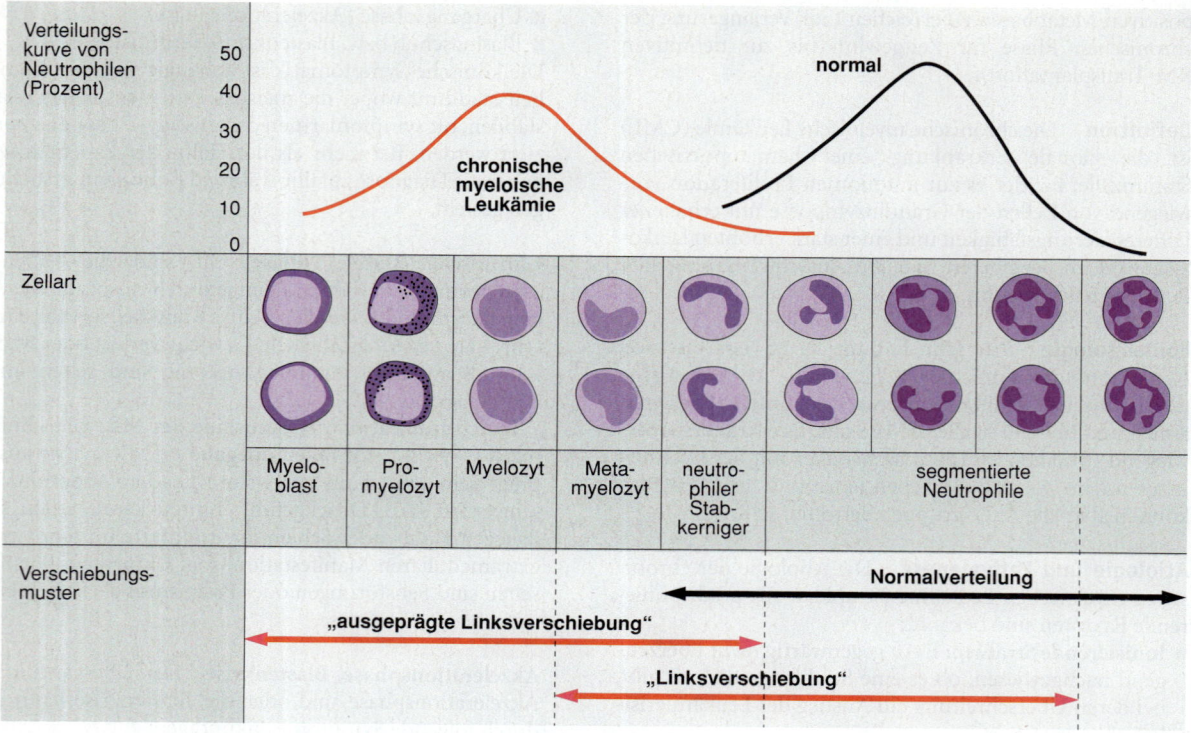

Abb. 10.3 Charakteristische pathologische Linksverschiebung im Differentialblutbild bei chronischer myeloischer Leukämie.

Knochenmarkbiopsie Zur weiteren Sicherung der Diagnose muss eine Knochenmarkbiopsie mit der Jamshidi-Nadel einschließlich Aspirationszytologie erfolgen. Das Knochenmark zeigt histologisch bzw. zytologisch eine **massiv gesteigerte, linksverschobene neutrophile Granulozytopoese,** wobei die basophilen und eosinophilen Vorstufen mit betroffen sind. Häufig besteht auch eine **Hyperplasie der Megakaryozyten** mit kleinen und reifungsgestörten Formen (s. Abb. 10.6). Bei einem Viertel der Fälle ist initial ein prognostisch relevanter erhöhter Anteil retikulärer Fasern nachweisbar.

Zytogenetik Entscheidend für die definitive Bestätigung der Diagnose ist heutzutage der zytogenetische Nachweis des **Philadelphia-Chromosoms** bzw. der molekularbiologische Nachweis des **BCR-ABL-Rearrangements** mittels PCR und/oder FISH (Fluoreszenz-in-situ-Hybridisierung) aus dem gewonnenen Knochenmarkmaterial (s. Abb. 10.2).

Abdomensonographie Die sonographische Bestimmung von Leber- und Milzgröße dient einerseits zum Erkennen nur geringgradig vergrößerter Organe und andererseits als Ausgangsbefund für Verlaufskontrollen unter Therapie.

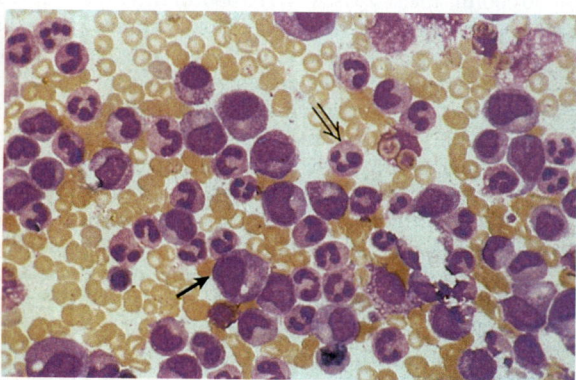

Abb. 10.4 Peripherer Blutausstrich bei CML, chronische Phase: bunte Zellzusammensetzung, Hyperleukozytose (463 000/µl) mit kontinuierlicher Linksverschiebung. Vom Promyelozyten mit deutlicher zytoplasmatischer Granulation (Pfeil) bis zum Segmentkernigen (Doppelpfeil) kommen alle Reifungsstufen vor (vgl. Abb. 10.3).

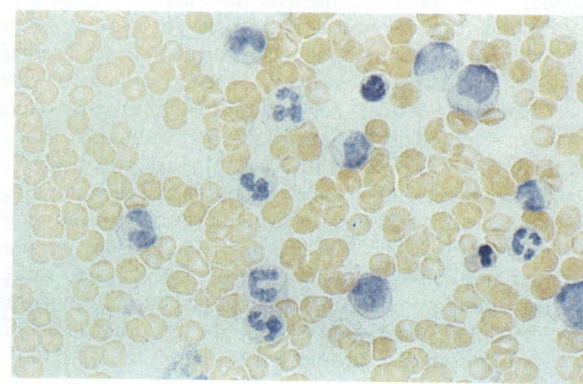

Abb. 10.5 Peripherer Blutausstrich bei CML: negative Reaktion der alkalischen Leukozytenphosphatase in reifen neutrophilen Granulozyten. Vergleiche positiven Befund bei P. vera (Abb. 10.13).

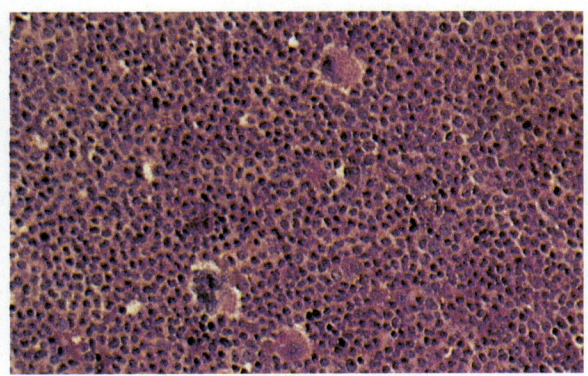

Abb. 10.6 Histologie des Knochenmarks bei CML (Beckenkammbiopsie): Überwiegen einer kontinuierlich von den Bälkchen her ausreifenden neutrophilen Granulopoese.

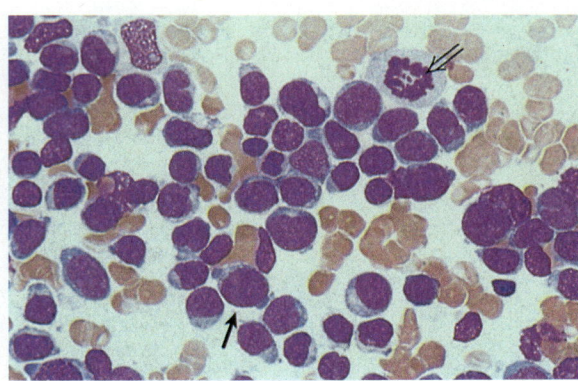

Abb. 10.7 Peripherer Blutausstrich bei CML, Blastenschub: Hyperleukozytose 328 G/l (328 000/µl). Es überwiegen nukleolenhaltige Blasten (Pfeil) mit großem Zellkern und geringem Zytoplasma-Material. Mitosen (Doppelpfeil).

Stadieneinteilung Wie bereits angedeutet, wird die Mehrzahl der Patienten in der chronischen Phase diagnostiziert. Einige Patienten präsentieren sich jedoch initial bereits im Stadium der Akzeleration oder sogar der Blastenkrise. Die Entscheidung darüber, welches Stadium vorliegt, richtet sich neben klinischen Befunden vor allem nach dem **Anteil von Blasten** im Blut bzw. Knochenmark. In der chronischen Phase liegt der Blastenanteil unter 5 %, in der akzelerierten Phase steigt er auf Werte zwischen 10 und 30 % und in der Blastenkrise auf über 30 % (s. Tab. 10.3).

Blastenschub Der Blastenschub stellt das Terminalstadium einer CML dar und tritt relativ plötzlich im Verlauf der chronischen Phase oder im Anschluss an die akzelerierte Phase auf (s. Abb. 10.7). Da die CML eine Stammzellerkrankung ist, kommt es zum Auftreten verschiedenster blastärer Phänotypen: myeloische, monoblastäre, eosinophile, basophile, megakaryoblastäre, erythroblastäre, T- oder B-lymphatisch differenzierte Blastenschübe sind möglich. Aus therapeutischen Gründen erfolgt neben der morphologischen und zytochemischen Beurteilung von Knochenmarkausstrichen auch eine Immunphänotypisierung zur genaueren Charakterisierung der Blasten.

Etwa 70 % der Blastenschübe zeigen eine **myeloische Differenzierung**. Lymphatische Blastenkrisen machen etwa 20–30 % und Mischformen ca. 10 % aus.

Tab. 10.3 Befundkonstellationen und Stadieneinteilung bei der CML.

	Chronische Phase	Akzeleration	Blastenkrise
Peripheres Blut	Leukozyten > 30000/ml Linksverschiebung bis Blasten **Blasten < 5 %** Basophile vermehrt > 2 % ALP-Index < 10 Thrombozyten normal/erhöht Anämie mäßig	Steigende Leukozyten Linksverschiebung **Blasten + Promyelozyten 10 bis < 30 %** Basophile/Eosinophile > 20 % Thrombo < 100 G/l oder >1 Mio./ml Anämie progredient Steigende Leukozyten	Steigende Leukozyten Blasten + Promyelozyten **≥ 30 %** Thrombozytenabfall Anämie progredient
Knochenmark	Granulopoese gesteigert **Blasten < 5 %** Fibrose möglich Ph+/BCR-ABL+	Granulopoese gesteigert **Blasten + Promyelozyten 10 bis < 50 %** Fibrose progredient Ph+/BCR-ABL+/neue Aberrationen	Granulopoese gesteigert **Blasten + Promyelozyten ≥ 50 %** Fibrose progredient Ph+/BCR-ABL+ /neue Aberrationen
Klinik	Splenomegalie Geringe Allgemeinsymptome	Splenomegalie progredient Fieber > 38,5 °C ohne Infekt Gewichtsverlust > 2 kg in 30 Tagen Allgemeinzustand schlechter Neue extramedulläre Herde Thromboembolien/Blutungen Leukozytenverdopplung < 5 Tagen	Splenomegalie progredient Fieber > 38,5 °C ohne Infekt Gewichtsverlust > 2 kg in 30 Tagen Allgemeinzustand schlechter Neue extramedulläre Herde Zeichen der akuten Leukämie

Hämatologie

Differentialdiagnose	Ausschlussmaßnahmen
Atypische CML (Ph-negativ, BCR-ABL negativ)	Zytogenetik: Ph-negativ Molekulargenetik: BCR-ABL negativ Meist höheres Alter > 60 Jahre Basophile und Eosinophile meist nicht vermehrt Prognose schlecht mit medianem Überleben von 1,7 Jahren
Chronische myelomonozytäre Leukämie (CMML, s. Kap. 10.2.2)	Zytogenetik: Ph-negativ Molekulargenetik: BCR-ABL negativ Diff.-BB: keine kontinuierliche Linksverschiebung, rel. und absolute Monozytose (> 1000/µl bzw. > 4 %)
Andere CMPE: Polycythaemia vera (PV), essentielle Thrombozythämie (ET), Osteomyelofibrose (OMF)	Zytogenetik: Ph-negativ Molekulargenetik: BCR-ABL negativ Klinisches Erscheinungsbild, Beckenkammstanze, Histologie ALP-Index normal oder erhöht (s. Tab. 10.4)
Chronische Neutrophilen-Leukämie	Zytogenetik: Ph-negativ Molekulargenetik: BCR-ABL negativ Diff.-BB: keine Linksverschiebung, fast ausschließlich reife Neutrophilie ALP-Index erhöht Meist höheres Lebensalter > 60 Jahre, blander Verlauf ohne Blastenkrise
Leukämoide Reaktion	Zytogenetik: Ph-negativ Molekulargenetik: BCR-ABL negativ Nachweis einer auslösenden Ursache: z.B. Endocarditis lenta, Sepsis, Schock, chronische Entzündungen, metastasiertes Karzinom ALP-Index erhöht Leukozytose selten > 50 000/ml

Therapie Die CML führt unbehandelt unweigerlich zum Tode, so dass bei gesicherter Diagnose eine Indikation zur medikamentösen Therapie in jedem Falle gegeben ist, da

Tab. 10.4 Differentialdiagnose der chronischen myeloproliferativen Erkrankungen: schematische Zusammenstellung wegweisender klinischer und histomorphologischer Befunde am Knochenmark.

Parameter	Chronische myeloische Leukämie	Osteomyelofibrose	Polycythaemia vera	Essentielle Thrombozythämie
Laborbefunde				
Leukozyten	↑↑	n	n–↑	n–↑
Blasten (+ Promyelozyten) im peripheren Blut	↑–↑↑	∅–↑↑	∅	∅
ALP-Index	n –↓↓	n–↑	↑↑	n
Erythrozytenzahl (+Hb)	n –↓	n–↓	↑↑	n–↓ [1]
Philadelphia-Chromosom	+	∅	∅	∅
Klinische Befunde				
Hepatomegalie	↑	↑	↑?	↑?
Splenomegalie	↑–↑↑	↑–↑↑	↑?	n
Übergang in Blastenkrise	↑↑	↑	∅–↑	∅
KM-Befunde				
Granulopoese	↑↑	↑–↑↑	↑	∅
Erythropoese	○–↓	↑–↓	↑↑	↑? [1]
Thrombopoese	↑–↑↑	↑–↑↑	↑–↑↑	↑↑
Übergang in Fibrosklerose	↑	↑–↑↑	∅–↑	∅
Eisen im Markretikulum	↓	↓	∅	n–↓? [1]

[1] nur bei Fällen mit vorangegangener schwerer Hämorrhagie

∅ = nicht vorhanden
n = Normalbefund
↑ = mäßig bis mittelgradig erhöht
↑↑ = stark ausgeprägt
↓ = mäßig bis mittelgradig erniedrigt
↓↓ = stark erniedrigt
? = grenzwertig oder nicht eindeutig gesichert

hierdurch eine Lebensverlängerung definitiv erreicht wird. Die Therapie sollte möglichst innerhalb von Therapieoptimierungsstudien erfolgen.

Die einzige kurative Therapieoption stellt die **allogene Stammzelltransplantation** dar, die jedoch wegen einer relativ hohen Mortalität von 20–30 % nicht unproblematisch ist. Die Entscheidung zwischen fortgesetzter medikamentöser Therapie und allogener Stammzelltransplantation orientiert sich daher zunehmend an Prognosefaktoren und sog. Prognosescores (s.u.).

Medikamentöse Therapie Die medikamentöse Therapie zielt auf die Reduktion des malignen Klons mit Normalisierung des Blutbildes und Besserung des Allgemeinbefindens ab. Die heutige **Standardtherapie** besteht aus einer Kombination von Hydroxyurea (HU) und Interferon-alpha (IFN) mit oder ohne niedrig dosiertes Cytosin-Arabinosid (Ara-C).

Die Therapie wird initial mit dem Zytostatikum **Hydroxyurea**, einem Inhibitor der Ribonukleotidreduktase und damit der DNA-Synthese, zur raschen Zytoreduktion eingeleitet. Nach annähernder Normalisierung des Blutbildes mit Hydroxyurea wird **Interferon-alpha** bis zu einer Gesamtdosis von 9×10^6 IE/Tag als subkutane Injektion eingesetzt, wobei als Therapieziel eine Leukozytenzahl zwischen 2000 und 4000/µl angestrebt wird. Die Nebenwirkungsrate des IFN liegt deutlich höher als bei HU und umfasst vor allem grippe-ähnliche Symptome mit Fieber, Arthralgien, Myalgien, Knochen- und Kopfschmerzen sowie Übelkeit, Gewichtsverlust, Alopezie und depressive Reaktionen. IFN führt in bis zu 80 % zu hämatologischen Remissionen, seltener (bei 10–20 %) zu länger anhaltenden, kompletten zytogenetischen Remissionen (s. Tab. 10.5).

Es konnte gezeigt werden, dass die Gabe des Zytostatikums **Cytosin-Arabinosid (Ara-C)** in niedriger Dosierung (20 mg/m²/d, subkutan über 10 Tage pro Monat) parallel zur IFN-Therapie die Prognose gegenüber alleiniger IFN-Therapie verbessert.

Das Alkylans **Busulfan**, das auf früher Stammzellebene wirkt, war bis Ende der 80er Jahre das Medikament der Wahl. Wegen z.T. gravierender Nebenwirkungen und eines ungünstigeren Verlaufs gegenüber der o.g. Therapie wird Busulfan nicht mehr in der Primärtherapie eingesetzt.

Als begleitende, supportive Maßnahme ist die Gabe von **Allopurinol** sinnvoll, um eine erhöhte Harnsäureproduktion mit möglicher Gichtsymptomatik und Nierenschädigung zu verhindern.

Leukostasesyndrom Bei Patienten mit **extrem erhöhten Leukozytenzahlen** über 200 000/µl besteht die Gefahr eines Leukostasesyndroms. Aufgrund der Viskositätserhöhung des Blutes kommt es zu Leukozytenthromben in der Endstrombahn der verschiedensten Organe mit der Folge von Sehstörungen, neurologischen Ausfällen, Kopfschmerzen, Angina pectoris, Thrombosen, Priapismus, respiratorischer Insuffizienz und/oder Niereninsuffizienz. Durch eine **Leukapherese** mittels Zellseparator kann die Leukozytenzahl im Blut rasch gesenkt und damit eine solche Akutsituation schnell kontrolliert werden, bis die Chemotherapie zytoreduktiv wirkt.

Stammzelltransplantation (SCT) Mit den oben beschriebenen Therapieverfahren wird jedoch überwiegend nur eine Reduktion des malignen Zellklons erreicht, was zwar die Entwicklung einer Blastenkrise in den meisten Fällen verzögert, aber nicht verhindert. Die frühe allogene Stammzelltransplantation, möglichst innerhalb von ein bis zwei Jahren nach Diagnose, ist als einzige Therapie in der Lage, den malignen Zellklon vollständig zu vernichten und damit eine dauerhafte Heilung der CML herbeizuführen. Aufgrund der beachtlichen Erfolge der medikamentösen Therapie und der Definition von Risikofaktoren (s.u.) einerseits und der o.g. transplantationsassoziierten Mortalität andererseits wird die Indikation zur allogenen SCT zunehmend strenger gestellt und auf Hochrisikopatienten eingeschränkt. Wegen in höherem Alter gehäuft auftretender Komplikationen ist die allogene SCT auf Patienten bis maximal 55 Jahre beschränkt.

Die **autologe Stammzelltransplantation** hat bisher nur bei einem Teil der Patienten zu einem vorübergehenden Verschwinden des Ph⁺-Klons geführt. Hauptproblem stellt die Kontamination des autologen Transplantats mit Ph⁺-Zellen dar. Die Wertigkeit der autologen Transplantation bei der CML ist derzeit Gegenstand laufender Studien.

Neue Entwicklungen Der inzwischen in den USA und in Europa zugelassene, molekular entwickelte **Tyrosinkinase-Inhibitor Imatinib (STI571)** hat die Therapiemöglichkeiten der CML enorm bereichert. Imatinib wird oral appliziert und führt zu einer spezifischen Hemmung der BCR-ABL-Tyrosinkinase (s. Abb. 10.8). In bisherigen Studien wurden beachtliche, länger anhaltende komplette hämatologische und zytogenetische Remissionen bei Versagen der IFN-Therapie oder bei Eintritt der Akzeleration oder Blastenkrise erreicht. Der Stellenwert von Imatinib in den verschiedenen Stadien der CML ist noch nicht endgültig festgestellt und wird derzeit in vielen Studien evaluiert.

Durch Kopplung an Polyethylenglykol (Pegylierung) kann für biologisch aktive Substanzen eine wesentlich längere Halbwertszeit erreicht werden. Entsprechend wurden **pegylierte alpha-Interferone** entwickelt, die nur noch einmal pro Woche subkutan verabreicht werden müssen und gegenüber konventionellem Interferon mindestens die

Tab. 10.5 Remissionskriterien für die CML.

Komplette hämatologische Remission	Normales Blutbild und normale Differenzierung Rückbildung aller klinischen Symptome Rückbildung der Splenomegalie Reduzierung der KM-Zelldichte
Partielle hämatologische Remission	Leukozyten < 20 000/ml Persistenz der Splenomegalie
Zytogenetische Remission	■ Komplett: keine Ph⁺-Zellen im KM ■ Partiell: < 35 % Ph⁺-Zellen im KM ■ Minimal: 35–95 % Ph⁺-Zellen im KM ■ Keine: 100 % Ph⁺-Zellen im KM

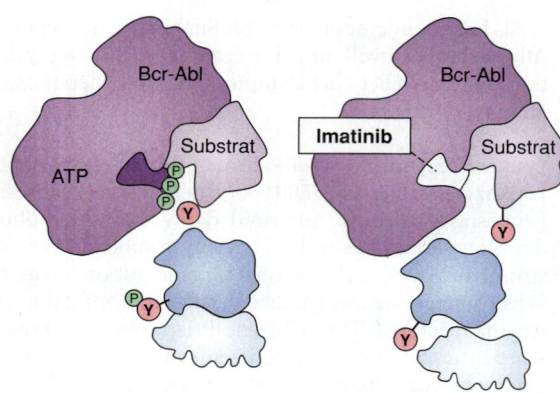

Abb. 10.8 STI571 (Imatinib) verdrängt ATP von der spezifischen Bindungsstelle an der Tyrosinkinase-Domäne von ABL und verhindert somit die Phosphorylierung von Substraten (modifiziert nach Fischer, T.: Der Signalhemmer Imatinib Mesilat. UNI-MED, Bremen 2002).

gleiche Wirksamkeit bei geringeren Nebenwirkungen aufweisen. Auch hier erfolgt derzeit eine Prüfung in klinischen Studien.

Blastenkrise Bis zur Einführung von Imatinib galt, dass die Mehrzahl der Patienten, die in die Blastenkrise kamen, nur noch wenige Wochen zu leben hatten. Beim myeloischen Blastenschub führt Imatinib zu meist länger anhaltendem Ansprechen, nach einem Jahr noch bis zu 30 %. Ansonsten verbleibt noch die Möglichkeit einer Therapie wie bei akuter myeloischer Leukämie.

Lymphatische Blastenschübe sprechen zwar auch auf Imatinib an, jedoch nur für ein kurzes Zeitintervall. Danach kann eine palliative Therapie mit Vincristin und Kortikosteroiden, ggf. in Kombination mit einem Anthrazyklin, versucht werden.

Verlauf und Prognose Wie bereits oben angedeutet, ist der klinische Verlauf der CML zwei- oder dreiphasig. Die relativ symptomarme **chronische Phase** dauert im Mittel ca. vier Jahre an, bevor sie in eine wenige Monate dauernde Zwischenphase der **Akzeleration** übergeht. Die **Blastenkrise** kann sich relativ plötzlich aus der chronischen Phase oder im Anschluss an die Akzeleration entwickeln. Bis zur Einführung von Imatinib betrug die mittlere Überlebenszeit in der Blastenkrise wenige Monate. Welche Auswirkungen die Therapie mit Imatinib auf die Langzeitprognose hat, ist noch nicht absehbar.

Prognosescores Die mittlere Lebenserwartung bei der CML mit Standardtherapie beträgt vier bis sieben Jahre, wobei eine weite Variationsbreite besteht. Die Prognose der CML ist abhängig zum einen von der Therapieform (s. Tab. 10.6), zum anderen **von prognostischen Faktoren.** Es wurden eine ganze Reihe verschiedener Prognosefaktoren gefunden, wobei die wichtigsten zur Definition des **Sokal-Prognosescores** zusammengeführt wurden:
- Milzgröße
- Thrombozytenzahl
- Blasten im peripheren Blut
- Lebensalter.

Hierdurch war erstmalig eine Einteilung in drei Risikogruppen mit niedrigem, intermediärem und hohem Risiko und jeweils unterschiedlicher Prognose möglich.

Mit Einführung des sog. **Hasford-Scores,** der zusätzlich noch die **Eosinophilen-** und **Basophilenzahl** berücksichtigt, gelingt die Risikoabschätzung der drei Prognosegruppen noch genauer. Die medianen Überlebenszeiten in den einzelnen Gruppen betragen:
- Niedrigrisikogruppe: 100 Monate
- Intermediärrisikogruppe: 69 Monate
- Hochrisikogruppe: 45 Monate.

Patienten mit niedrigem Risiko haben also eine 10-Jahres-Überlebensrate von 40 %. Mit Hilfe dieser Prognosescores können Studienergebnisse besser miteinander verglichen und Therapieentscheidungen risikoadaptiert getroffen werden. So ist die Indikation zur allogenen Stammzelltransplantation bei einem Niedrigrisiko-Patienten als sehr fraglich anzusehen.

Komplikation	Häufigkeit
Leukostasesyndrom ab Leukozyten > 200 000/µl Funktionseinschränkung verschiedener Organe durch Leukozytenthromben bis zum Infarkt: z. B. Priapismus	Insgesamt selten
Thromboembolische oder Blutungskomplikationen	Eher selten

Zusammenfassung

- Häufigste Ursachen: klonale Erkrankung einer frühen hämatopoetischen Stammzelle, Philadelphia-Chromosom (Translokation t[9;22]) kodiert für abnorme Tyrosinkinase mit der Folge einer autonomen Proliferation der granulopoetischen Zellen
- Wichtigste Symptome: Allgemeinsymptome, Splenomegalie
- Wichtigste diagnostische Maßnahmen: Differentialblutbild mit Linksverschiebung, Nachweis des Philadelphia-Chromosoms
- Wichtigste therapeutische Maßnahmen: Hydroxyurea und Interferon-alpha, evtl. kombiniert mit Ara-C; allogene Stammzelltransplantation; Imatinib

Osteomyelofibrose

Synonyme: Osteomyelosklerose, idiopathische Myelofibrose, Myelofibrose mit myeloischer Metaplasie
Engl. Begriff: Agnogenic Myeloid Metaplasia (Myelofibrosis, Osteosclerosis, Idiopathic Myeloid Metaplasia)

Praxisfall

Eine 52-jährige Sachbearbeiterin, Größe 165 cm, Gewicht 74 kg, klagt über Müdigkeit, Abgeschlagenheit, „Ameisenlaufen" in Fingerspitzen und Fußsohlen, Druckgefühl im linken Oberbauch. **Ultraschall** im Rahmen der Vorbereitung zu einer Meniskusoperation: Leber und Milz

Tab. 10.6 Überlebenszeiten bei CML in Abhängigkeit von der Therapie.

Therapie	Mediane Überlebenszeit (Monate)	Kommentar
Keine	31	Obsolet
Milzbestrahlung	28	Obsolet
Busulfan	35–48	Nicht in Primärtherapie
Hydroxyurea	48–67	Standardtherapie
Intensive Chemotherapie	45–55	Obsolet
IFN-alpha	55–89	Standardtherapie
IFN + Ara-C	67	Standardtherapie
Allogene SCT	40–80 % 5-Jahres-Überleben	Standardtherapie
Autologe SCT	> 50 % 5-Jahres-Überleben	Experimentell

vergrößert. Quick-Wert 50 %. Unter dem Verdacht einer Leberzirrhose erfolgt die weitere Abklärung.

Befund: blasse Haut und Schleimhäute, Leber und Milz derb tastbar vergrößert.

Labor: BSG 5/12, Hämoglobin 9,6 g/dl (5,6 mmol/l), Erythrozyten 3,93 Mio./µl (3,93 T/l), Hämatokrit 31,4 %, Retikulozyten 28 ‰, MCV 79,7 (normal 80–100), MCH 24,4 (normal 27–34), MCHC 30,6 (normal 30–36). Leukozyten 4800/µl (4,8 G/l).

Differentialblutbild: Linksverschiebung bis zum Myelozyten, Normoblastenausschwemmung: Aniso-, Poikilo- und Dakryozytose (= Tränentropfenform) der Erythrozyten.

ALP-Index 189 (normal 10–80); Thrombozyten 427 000/µl (427 G/l); Quick 55 %, GPT 15 U/l, LDH 366 U/l.

Leberbiopsie: mikroskopisch keine portale Entzündung; keine Zirrhose. Exogen-toxische Belastung der Leber; Verfettung mit Cholestase und Hepatitis.

Beckenkammbiopsie: Sie umfasst neben Kortikalis reichlich Spongiosabälkchen, die eine deutliche knospenförmige endophytische Apposition von neu gebildetem Knochen im Sinne einer Osteosklerose aufweisen. Weiterhin finden sich eine deutliche Vermehrung der Zelldichte und eine abnorme – in Zellnestern vorhandene – Proliferation von Megakaryozyten. Die Granulozytopoese ist linksverschoben, die Erythropoese spärlich. Auffallend ist die Vermehrung dichter kollagener Faserbündel neben einem retikulären Fasernetz in enger Beziehung zu megakaryozytären Zellelementen.

Diagnose: Osteomyelofibrose mit ausgeprägter trilinearer Proliferation.

Verlauf: Aufnahme einer zytoreduktiven Therapie mit 1000 mg Hydroxyurea. Darunter deutliche Verkleinerung der Milz, Abklingen der Beschwerden. Im weiteren Verlauf Umstellen der Therapie auf Interferon-alpha, 3 × 3 Mio. IE/Woche subkutan und Stabilisierung der Krankheit.

Definition Die Osteomyelofibrose (OMF) ist eine maligne klonale Stammzellerkrankung, die gekennzeichnet ist durch zunehmende Osteofibrosklerose, extramedulläre Hämatopoese mit (Hepato-)Splenomegalie, leukoerythroblastischem Blutbild mit Tränentropfen-Poikilozytose (Dakryozyten).

Epidemiologie Epidemiologische Studien zur Osteomyelofibrose sind nicht verfügbar. Die Inzidenz wird auf 0,4–0,6 pro 100 000 Einwohner geschätzt. Die Erkrankung beginnt im späteren Lebensalter, sie hat ihren Altersgipfel in der sechsten bis siebten Lebensdekade. Die Geschlechtsverteilung ist ausgeglichen, eine familiäre Häufung wird nicht beobachtet.

Ätiologie und Pathogenese Die Ursache für eine OMF ist meist unklar. Zusammenhänge werden mit radioaktiver Bestrahlung (Hiroshima, Thorotrast) und chemischen Noxen wie chronischer Benzen-exposition vermutet.

Die OMF ist – wie die anderen CMPE – eine klonale Erkrankung einer hämatopoetischen Stammzelle, die mit zunehmender **Markfibrose** und entsprechender **Insuffizienz der Hämatopoese** im Knochenmark einhergeht. Es kommt zur **extramedullären Blutbildung** vorwiegend in der Milz, aber auch in anderen Organen wie Leber, Nieren und ZNS.

Die Entwicklung einer retikulären und kollagenen **Faservermehrung** und die schließlich daraus resultierende Osteofibrosklerose sind als **sekundäre Phänomene** anzusehen (s. Abb. 10.9). Die Fibroblasten sind nicht direkt Teil des neoplastischen Prozesses, wie die Ergebnisse von Zytogenetik und Isoenzymstudien gezeigt haben. Histologisch und vor allem elektronenmikroskopisch fällt eine enge topographische Beziehung zwischen vermehrten **atypischen Megakaryozyten** und der Faserbildung auf. Experimentelle Arbeiten konnten beweisen, dass die ineffektive Megakaryopoese bei OMF zu exzessiven Konzentrationen verschiedener **Zytokine** (Transforming

Hämatologie

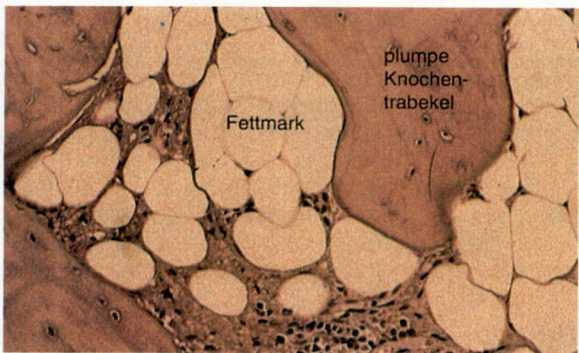

Abb. 10.9 Histologie des Knochenmarks bei OMF (Beckenkammbiopsie): spätes fibro-osteosklerotisches Stadium mit weitgehender Verödung der Hämatopoese.

Growth Factor [TGF]-β, Platelet Derived Growth Factor [PDGF], Interleukin-6) führt, die die **Fibroblasten** zur Bildung von Kollagenfasern **stimulieren**.

Tab. 10.7 Häufigkeit von Symptomen und Befunden bei OMF.

Splenomegalie	90–100 %
Allgemeinsymptome: Inappetenz, Abgeschlagenheit, Leistungsschwäche	50–75 %
Hepatomegalie	40–70 %
Abdominalbeschwerden bei Organomegalie	30–50 %
Gewichtsverlust	20–40 %
Asymptomatisch	15–30 %
Blutung: Petechien, Ekchymosen	15–20 %
Thromboembolien	10–20 %
Nachtschweiß	5–20 %
Fieber	5–10 %

Symptome Man unterscheidet eine relativ symptomarme **hyperplastische Frühform** mit einer Vermehrung aller drei Zellreihen und nur geringer Fibrose von einer **Spätform** mit ausgeprägter Fibrosklerose und reduziertem Zellgehalt des Knochenmarks und Panzytopenie im Blut.

Die Erkrankung beginnt oft schleichend, so dass zwischen ersten Symptomen und Diagnosestellung Jahre liegen können.

Leitsymptome sind neben unspezifischen, anämiebedingten Allgemeinsymptomen wie Abgeschlagenheit und Leistungsschwäche insbesondere **Oberbauchbeschwerden** aufgrund einer **Splenomegalie**, die in der Frühform nur mäßig ausgeprägt ist, aber im weiteren Verlauf der Erkrankung monströse Ausmaße annehmen kann. Eine **Hepatomegalie** findet sich bei ca. der Hälfte der Patienten. Eine erhöhte Blutungsneigung in Form von Petechien weist auf Thrombozytopenie und/oder Thrombozytenfunktionsstörung hin. Weniger häufig sind thromboembolische Ereignisse, Gewichtsverlust und Nachtschweiß (s. Tab. 10.7).

Diagnostik

Labor In der **Frühform** bestehen bereits häufig eine normochrome, normozytäre Anämie, mäßige Leukozytose mit Linksverschiebung und Normblastämie sowie Thrombozytose. Charakteristisch ist eine Aniso- und Poikilozytose mit Nachweis zahlreicher **Dakryozyten (Tränentropfenzellen,** s. Abb. 10.10). Die Linksverschiebung bis zum Myeloblasten einerseits und das Ausschwemmen roter Vorstufen in das periphere Blut andererseits werden als „**leukoerythroblastisches Blutbild**" bezeichnet.

In der Spätform verstärkt sich das leukoerythroblastische Blutbild. Progrediente Panzytopenie ist Ausdruck der fortgeschrittenen Markfibrose und der extramedullären Blutbildung. Die verstärkte Anämie ist nicht nur Folge einer verdrängten und ineffektiven Erythropoese, sondern auch einer vermehrten Sequestration von Erythrozyten in der Milz, was auch als Ursache für die Dakryozyten vermutet wird.

Der **ALP-Index** ist nahezu immer **erhöht** (normal 10–80). Im Routinelabor sind eine **Erhöhung der LDH** sowie eine **Hyperurikämie** in über der Hälfte der Fälle nachweisbar.

Knochenmarkbiopsie Diagnostisch entscheidend ist die **Knochenmarkbiopsie** mit der Jamshidi-Nadel am hinteren Beckenkamm. Die zytologische Markuntersuchung hat keine Bedeutung, zumal in späteren Stadien wegen der Faservermehrung eine **Punctio sicca** (trockene Markpunktion ohne Aspiration von Knochenmarkzellen) die Regel ist.

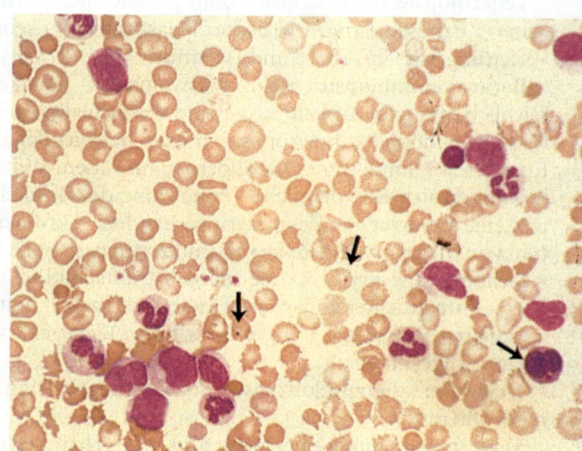

Abb. 10.10 Peripherer Blutausstrich bei Osteomyelofibrose, Pappenheim-Färbung: Dakryozytose („Tränenformen" der Erythrozyten), Aniso- und Poikilozytose, Howell-Jolly-Körperchen (Pfeil), Leukozytose mit Linksverschiebung bis zum Myeloblasten, Normoblastämie (Pfeil rechts unten).

10.2 Stammzellerkrankungen

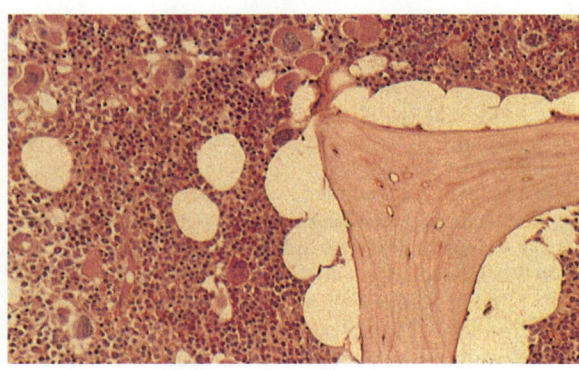

Abb. 10.11 Histologie des Knochenmarks bei sog. primärer Osteomyelofibrose (OMF) (Beckenkammbiopsie): frühes, faserarmes, hyperzelluläres Stadium.

In der **Frühphase** zeigt die Histologie des Knochenmarks eine Vermehrung aller drei Zellsysteme, insbesondere der oft atypischen haufenförmig angeordneten Megakaryozyten, und eine nur mäßig ausgeprägte Faservermehrung (Fibrose, s. Abb. 10.11). In der **Spätphase** findet sich die charakteristische Kollagenfaservermehrung und häufige Osteosklerose (Osteomyelofibrose/-sklerose) mit Reduzierung der Markräume und Verödung der Blutbildung (s. Abb. 10.12).

! Bei der OMF ermöglicht die Beckenkammbiopsie die Diagnose!

Zytogenetik Bei 50–60 % der Patienten werden verschiedene Chromosomenaberrationen beobachtet, insbesondere numerische Aberrationen der Chromosomen 7, 8 und 9 sowie strukturelle Veränderungen der Chromosomen 1q, 13q und 20q. Die zytogenetische Untersuchung des Knochenmarks ermöglicht bei der Frühform mit Leuko- und Thrombozytose die differentialdiagnostische Abgrenzung von einer CML durch Ausschluss des Philadelphia-Chromosoms.

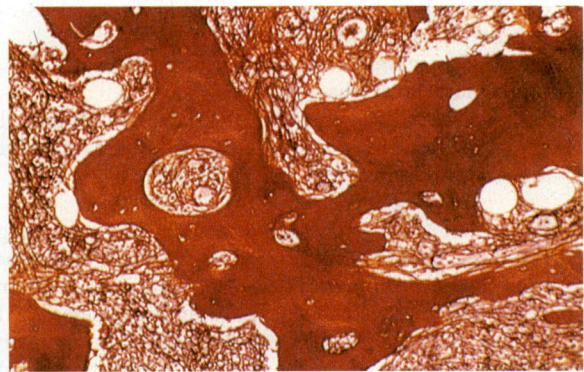

Abb. 10.12 Histologie des Knochenmarks bei OMF (Beckenkammbiopsie): spätes, fibro-osteosklerotisches Stadium; Faserdarstellung, Versilberung.

Differentialdiagnose	Ausschlussmaßnahmen
Andere CMPE: CML, PV, ET	Klinisches Bild und Verlauf Knochenmarkhistologie: ■ PV mit Vermehrung aller drei Zellreihen, vor allem Erythropoese ■ ET mit unilineärer Hyperplasie der Megakaryozyten ■ CML: Zytogenetik (Ph-Chromosom)
Weitere sekundäre, neoplastisch bedingte Myelofibrosen: ■ Haarzellleukämie ■ akute Leukämie ■ Non-Hodgkin-Lymphome ■ Knochenmarkkarzinose (vor allem Mamma-, Bronchial- u. Prostatakarzinom)	Knochenmarkhistologie (bzw. -zytologie) Ergänzend Immunphänotypisierung und Zytogenetik
Andere sekundäre, nicht neoplastische Myelofibrosen: ■ Infektionen: Knochenmark-Tuberkulose, Osteomyelitis ■ toxische Schäden: Strahlentherapie ■ Morbus Paget ■ Morbus Gaucher	Knochenmarkhistologie Klinisches Bild Anamnese

Therapie

Medikamente Die Therapie ist in erster Linie palliativ und supportiv. In der **Frühform** ist eine antiproliferative Therapie mit **Hydroxyurea** oder **Interferon-alpha** gut wirksam und führt neben der Reduktion der Thrombozytose auch zur Verkleinerung der Milz und Abnahme der Faservermehrung im Knochenmark. Allerdings fehlt der Nachweis in Studien, dass diese zytoreduktive Therapie das Fortschreiten der Fibrose verhindert oder das Überleben verlängert.

Busulfan sollte wegen schwerer Markaplasien und des leukämogenen Potentials nicht mehr eingesetzt werden.

Supportive und weitere Maßnahmen Fast alle Patienten werden innerhalb von fünf Jahren wegen eines Hb-Abfalls < 8 g/dl oder anämiebedingter Symptome transfusionsbedürftig. Die Gabe von **Erythropoetin** kann die Transfusionsfrequenz reduzieren. Anabol wirkende Steroide wie Androgene (z. B. Danazol) oder Kortikosteroide bei begleitender Hämolyse führen ebenfalls bei einigen Patienten zur Besserung der Anämie.

Bei thromboembolischen Komplikationen und fehlender Blutungsneigung ist der Einsatz von **Thrombozytenaggregationshemmern** (z. B. ASS 50–100 mg täglich) sinnvoll. **Allopurinol** sollte bei Hyperurikämie zur Prophylaxe einer Gicht gegeben werden.

Splenektomie Die Indikation zur Splenektomie oder zur Milzbestrahlung in sehr niedrigen Dosen ist sehr kritisch

Hämatologie

abzuwägen und kann bei intolerablen splenomegaliebedingten Beschwerden, steroidrefraktärer, hämolytischer Anämie mit hohem Transfusionsbedarf oder bei extremer Thrombozytopenie mit Blutungsneigung bestehen. Die Milzbestrahlung ist meist nur begrenzt wirksam und kann zu schweren prolongierten Zytopenien aufgrund der Schädigung der extramedullären Blutbildung führen. Nach Entfernung der Milz kann es durch Reaktivierung anderer Blutbildungszentren (Leber, Perikard, Niere) zu lebensbedrohlichen Komplikationen kommen.

! Mit zunehmender Milzgröße steigt das Operationsrisiko!

Stammzelltransplantation Eine kurative Therapie der OMF ist durch die allogene Stammzelltransplantation möglich, die jedoch nur für wenige jüngere Patienten mit einem kompatiblen Familienspender in der Frühform ohne ausgeprägte Markfibrose in Frage kommt.

Verlauf und Prognose Die OMF kann jahrelang beschwerdefrei verlaufen. Bei den Spätformen stehen die (transfusionsbedürftige) Anämie sowie die exzessive Spleno- und Hepatomegalie im Vordergrund. Im Endstadium kommt es vermehrt zu thrombozytopenisch bedingten Blutungen und zu Infektionen aufgrund der Leukopenie. Bei bis zu 20 % der Patienten kommt es zur Transformation in eine akute Leukämie.

Obwohl ungefähr bei jedem zweiten Erkrankten Komplikationen auftreten, leben die Patienten nach der Diagnosestellung im Mittel noch vier bis fünf Jahre, jeder vierte sogar länger als zehn Jahre. Haupttodesursachen sind thromboembolische Ereignisse (z.B. Herzinfarkt, abdominelle Thrombosen), Blutungen, Infektionen und akute Leukämien.

Komplikation	Häufigkeit
Thromboembolische Ereignisse: z.B. Herzinfarkt, abdominelle Gefäße (Budd-Chiari-Syndrom, Pfortader, V. cava, Mesenterialinfarkt), Hirn- oder Milzinfarkt	20 %
Blutungen	20 %
Infektionen, vor allem bakteriell	15–20 %
Transformation in akute (myeloische) Leukämie	10–20 %
Portale Hypertonie mit Aszites, Ösophagusvarizen	9–18 %
Gerinnungsstörungen, chronische DIC	10–15 %
Komplikation durch extramedulläre Blutbildung in anderen Organen als Milz und Leber: z.B. Peritoneum (Aszites), Pleura (Pleuraerguss), Nieren (Nierenversagen)	Selten, < 10 %

Zusammenfassung

- Häufigste Ursachen: klonale Stammzellerkrankung mit progredienter Markfibrose, eigentliche Ursache unklar, evtl. radioaktive Bestrahlung oder chemische Noxen
- Wichtigste Symptome: Zeichen der Anämie (Abgeschlagenheit, Leistungsminderung) und Oberbauchbeschwerden (Hepatosplenomegalie)
- Wichtigste diagnostische Maßnahmen: Differentialblutbild (leukoerythroblastisch), Knochenmarkhistologie (Markfibrose/-sklerose)
- Wichtigste therapeutische Maßnahmen: palliativ-supportiv mit Bluttransfusionen, Hydroxyurea oder Interferon-α, evtl. Splenektomie

Polycythaemia vera

Synonyme: Polycythaemia vera rubra, primäre Erythrozytose
Engl. Begriff: Polycythemia Vera

Praxis

Ein 67-jähriger Rentner, früher in der chemischen Industrie tätig („Wir sind da mit allem in Berührung gekommen, und ich bin noch nie beim Arzt gewesen; mir fehlt nichts …"), leidet seit einem Jahr unter Kopfdruck, roten Augen, hohem Blutdruck. Auf besonderes Befragen wird Nachtschweiß zugegeben.

Befund: 190 cm großer, 92 kg schwerer Patient; konjunktivale Injektion; Zyanose der Lippen, Fingerspitzen und Schleimhäute; Milz derb tastbar.

Labor: BSG 1/2, Hämoglobin 22,7 g/dl (13,6 mmol/l), Erythrozyten 7 Mio./µl (7 T/l), Hämatokrit 72,2 %, Retikulozyten 24 ‰; MCV 103 (normal 80–100), MCH 30,7 (normal 27–34), MCH 33,8 (normal 30–36); Leukozyten 12900/µl (12,9 G/l).

Differentialblutbild: 28 % Lymphozyten, 14 % Monozyten, 54 % Granulozyten, 1 % Stabkernige, 1 % Metamyelozyten, 1 % Eosinophile, 1 % Basophile. ALP-Index 291 (normal 10–80). Thrombozyten 299 000/µl (299 T/l).

Blutgasanalyse: arterielle O_2-Sättigung > 95 %.

Blutvolumenbestimmung mit markierten Eigenerythrozyten: Gesamtblutvolumen 108 ml/kg (normal 62–68), Erythrozytenvolumen 61 ml/kg (normal 28–30), Plasmavolumen 48 ml/kg (normal 34–38).

Abdomensonographie: Splenomegalie (16 cm).
Diagnose: Polycythaemia vera.
Therapie: Aderlasstherapie mehrfach wöchentlich, bis der Hämatokritwert unter 45 % sinkt; daraufhin verschwinden die geschilderten Beschwerden.

Definition Der Begriff **Erythrozytose** bezeichnet allgemein eine Vermehrung der Masse der roten Blutkörperchen. Die **Polycythaemia vera** (PV) stellt eine **autonome** Erythrozytenvermehrung dar. Wie bei den anderen CMPE handelt es sich dabei um eine klonale Erkrankung einer hämatopoetischen Stammzelle, die zur **Proliferation der Erythropoese, Granulopoese und Megakaryopoese** führt, wobei die Überproduktion von Erythrozyten ganz im Vordergrund steht. Die Polcythaemia vera muss von

10.2 Stammzellerkrankungen

Tab. 10.8 Ursachen für eine Erythrozytose.

Primäre Erythrozytose (autonom)	**Polycythaemia vera**
Sekundäre bzw. symptomatische Erythrozytose (Polyglobulie)	**Kompensatorische** Erythropoetinerhöhung (bei Sauerstoffmangel) durch ■ kardiovaskuläre Erkrankungen, einschließlich Herzfehler mit Rechts-links-Shunt ■ chronisch-obstruktive Lungenerkrankungen ■ starkes Rauchen ■ längeren Aufenthalt im Hochgebirge ■ Hämoglobinanomalien mit veränderter O2-Affinität **Inadäquate** (unphysiologische) Erythropoetinproduktion ■ nicht neoplastische Nierenkrankheiten ■ Nieren-/Nebennierentumor ■ Hämangioblastom des Kleinhirns ■ Leberzellkarzinom ■ Ovarialkarzinom ■ Mammakarzinom ■ Bronchialkarzinom
Relative Erythrozytose	Stresserythrozytose, Polycythaemia spuria, Gaisböck-Syndrom, Pseudopolyglobulie ■ Wassermangel (z.B. durch Erbrechen, Durchfälle) ■ Plasmaverluste (z.B. bei Verbrennungen)

sekundären bzw. symptomatischen Erythrozytosen, sog. Polyglobulien, abgegrenzt werden (s. Tab. 10.8).

Von **Erythrozytose** spricht man, wenn folgende Kriterien erfüllt sind:
■ **Hämoglobinwert** > 10,55 mmol/l (17 g/dl) bei Männern, > 9,31 mmol/l (15 g/dl) bei Frauen
■ **Erythrozyten** > 6 T/l (6 Mio./μl) bei Männern, > 5,5 T/l (5,5 Mio./μl) bei Frauen
■ **Hämatokrit** > 55 % bei Männern, > 47 % bei Frauen.

Epidemiologie Die Inzidenz der PV beträgt etwa 0,5–1 pro 100 000 Einwohner. Die Erkrankung beginnt im mittleren bis späteren Lebensalter, das mittlere Erkrankungsalter liegt bei 60 Jahren. Männer erkranken etwas häufiger als Frauen in einer Relation von 1,2 : 1. Eine familiäre Häufung ist beschrieben worden und weist auf eine mögliche genetische Prädisposition hin. Die sog. familiäre Polyzythämie muss hiervon abgegrenzt werden.

Ätiologie und Pathogenese Auslösende Ursachen der Polycythaemia vera sind nicht bekannt, eine erhöhte Inzidenz unter Ölraffinerie- und Chemiearbeitern wurde allerdings beschrieben.

Der PV liegt eine klonale Transformation einer hämatopoetischen Stammzelle zugrunde, die zur Hyperplasie aller drei Zellreihen im Knochenmark führt. Dabei steht jedoch die Proliferation der Erythropoese im Vordergrund. Diese erythropoetische Proliferation erfolgt autonom, d.h. unabhängig von Gewebshypoxie oder Erythropoetinspiegel, und wird durch Hyperoxie nicht supprimiert.

Es kommt zur **Hypervolämie** und **Viskositätssteigerung.** Durch die Erythrozytenvermehrung kann das Blutvolumen auf das Doppelte und mehr erhöht sein. Folge der Viskositätssteigerung sind Hypertonie, Herzbelastung und ein erhöhtes thromboembolisches Risiko. Der Hypermetabolismus mit vermehrtem Zerfall von Kernen der proliferierenden Zellen setzt größere Mengen von Harnsäure frei, die zu Gichtanfällen führen können.

Symptome Wegen des schleichenden Beginns lassen sich anamnestisch erste Beschwerden und Befunde oft zwei bis drei Jahre zurückverfolgen. Die klinischen Symptome und Befunde sind Folge der Hyperviskosität, Hypervolämie und des Hypermetabolismus und in Tabelle 10.9 zusammengefasst.

Im Vordergrund der Beschwerden stehen häufige **Kopfschmerzen und Schwindelattacken,** oft verbunden mit Sehstörungen oder Ohrgeräuschen. Typisch ist **Juckreiz,** insbesondere nach einem warmen Bad. Gelenkbeschwerden einschließlich Gichtanfälle sind seltener. Oberbauchbeschwerden stehen meist im Zusammenhang mit der Splenomegalie.

Wegen der roten bis dunkelroten Färbung von Haut und Schleimhäuten (**Plethora**), oft mit rötlicher **Zyanose,** sehen die meisten Patienten auf den ersten Blick „wie das blühende Leben" aus. Bei über der Hälfte der unbehandelten Patienten finden sich **Hypertonie** und **Splenomegalie.** 30–40 % der Patienten erleiden **thromboembolische Ereignisse** oder **Blutungen.** In einigen Fällen führen sie überhaupt erst zur Diagnose. Am häufigsten sind arterielle Thrombosen der Extremitäten, Hirn- und Myokardinfarkte sowie tiefe Beinvenenthrombosen und Lungenembolien. Aber auch atypische Thrombosen in Leber-, Milz-, Portal- oder Mesenterialgefäßen sind nicht ungewöhnlich. Eine hämorrhagische Diathese, die meist auf einer Funktionsstörung der Thrombozyten beruht, kann sich als harmlose Haut- oder Schleimhautblutung äußern. Am häufigsten sind jedoch – teilweise lebensbedrohliche – **gastrointestinale Blutungen.**

Tab. 10.9 Symptome und klinische Befunde bei Polycythaemia vera und ihre Häufigkeit (nach Angaben der PV-Study-Group).

Symptome	Kopfschmerzen Schwächegefühl Juckreiz Schwindel	40–50 %
	Schweißneigung Sehstörungen/Ohrgeräusche Gewichtsverlust Kribbelparästhesien in Akren	30–40 %
	Dyspnoe Gelenkbeschwerden Oberbauchbeschwerden	20–30 %
Klinische Befunde	Hypertonie Splenomegalie	70–80 %
	Zyanose Konjunktivale Gefäßzeichnung, Plethora	60–70 %
	Hepatomegalie Thromboembolien Blutungen	40 %

Diagnostik

! Physiologischerweise führt eine Erhöhung der Erythrozytenmenge bis zu einem relativ hohen Hämatokritwert zur Abnahme des Plasmavolumens. Dadurch bleiben Blutvolumen und Blutviskosität nahezu konstant. Bei der Polycythaemia vera und den Polyglobulien ist dies jedoch nicht der Fall.

Labor Die Diagnostik richtet sich nach den von der WHO 2001 neu zusammengestellten Diagnosekriterien, die in Tabelle 10.10 aufgeführt sind.

Die wichtigsten Informationen gibt das **Blutbild** mit vermehrtem Hämatokrit- bzw. Hämoglobinwert sowie einer Leukozytose und Thrombozytose. Relevant ist eine Erhöhung des Hämatokriten über 25 % des mittleren Normalwertes (d. h. bei Männern > 52 %, bei Frauen > 47 %) bzw. des Hämoglobins über 18,5 g/dl bei Männern und über 16,5 g/dl bei Frauen. Eine Leukozytose > 12 000/µl und eine Thrombozytose > 400 000/µl sind ebenfalls diagnostisch von Bedeutung. Die früher routinemäßig durchgeführte Blutvolumenbestimmung mit ^{51}Cr-markierten Erythrozyten wird nur noch in differentialdiagnostisch schwierigen Fällen empfohlen. Der **ALP-Index** am peripheren Blutausstrich ist typischerweise stark erhöht mit Werten oft > 180 (s. Abb. 10.13 und Tab. 10.10).

Die arterielle Sauerstoffsättigung in der **Blutgasanalyse** liegt im Normbereich > 92 % und dient dem Ausschluss einer sekundären Erythrozytose infolge Sauerstoffmangels mit entsprechend kompensatorisch erhöhtem Erythropoetinspiegel. Bei Rauchern sollte der Gehalt an CO-Hb bestimmt werden, der bei einem Wert > 5 % auf eine Raucherpolyglobulie hindeutet, bei der PV jedoch unter 2 % liegt. Der **Erythropoetinspiegel** ist aufgrund negativer Feedback-Hemmung bei der PV allenfalls normal, meist jedoch erniedrigt.

Knochenmarkbiopsie Ebenfalls diagnostisch wichtig ist die Knochenmarkpunktion mit der Jamshidi-Nadel mit Aspirationszytologie. Das Knochenmark zeigt histologisch und zytologisch eine trilineare Proliferation der Hämatopoese, wobei die Hyperplasie der Erythropoese führend ist. Typisch sind die leeren Eisenspeicher im Markretikulum (s. Abb. 10.14).

In der zytogenetischen Untersuchung des Knochenmarks finden sich in ca. 10–20 % der Fälle chromosomale, aber nicht spezifische Aberrationen. Am häufigsten sind Trisomien der Chromosomen 8 und 9 sowie Deletionen der Chromosomen 20 (20q-), 13 (13q-) und 1 (1p-). Ein Philadelphia-Chromosom bzw. BCR-ABL-Rearrangement findet sich definitionsgemäß bei der PV nicht.

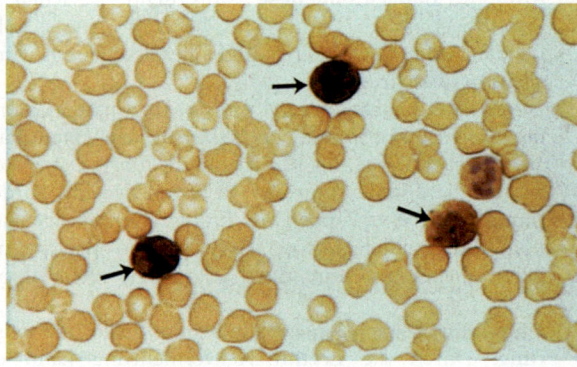

Abb. 10.13 Peripherer Blutausstrich bei P. vera: maximal positive Reaktion der alkalischen Leukozytophosphatase in den reifen neutrophilen Granulozyten (Pfeile).

10.2 Stammzellerkrankungen

Sonographie Sie dient dem Nachweis und der Quantifizierung einer **Splenomegalie** und dem Ausschluss raumfordernder Prozesse im Abdomen, insbesondere eines Nieren- oder Lebertumors.

Differentialdiagnose	Ausschlussmaßnahmen
Andere CMPE	Knochenmarkhistologie, Zytogenetik, ALP-Index
Sekundäre Erythrozytose (Polyglobulie)	Erythropoetinspiegel, Lungenfunktion, Blutgasanalyse, Knochenmarkhistologie normal, Sonographie, ggf. Computertomographie des Abdomens, Echokardiographie bei V.a. Herzvitium, CO-Hb, Blutbild: keine Leuko- und Thrombozytose
Relative Erythrozytose (Pseudo-Polyglobulie)	Anamnese, ggf. Blutvolumenbestimmung

Therapie Hauptziele der Behandlung sind die Normalisierung der Blutviskosität durch Senkung des Hämatokriten und damit die Vermeidung von thromboembolischen Komplikationen sowie die Kontrolle von Begleitsymptomen. Das Spektrum der Therapieoptionen umfasst **Aderlässe** sowie eine **zytoreduktive Therapie,** insbesondere mit Hydroxyurea, und neuerdings Interferon-alpha und Anagrelide. **Thrombozytenaggregationshemmer** kommen rein prophylaktisch zum Einsatz. Die genannten Therapiemaßnahmen sind als palliativ anzusehen.

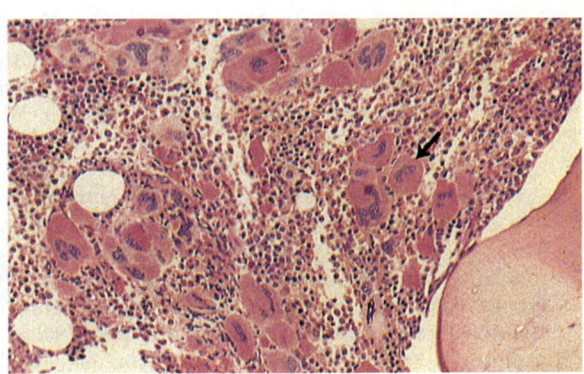

Abb. 10.14 Histologie des Knochenmarks bei P. vera (Beckenkammbiopsie): trilineare Myeloproliferation; vor allem prominente Erythro- und Thrombopoese (Pfeil) bei vollständiger Reduktion des Fettmarks.

Aderlasstherapie Die Aderlasstherapie ist die zentrale und initiale Maßnahme für Patienten mit Polycythaemia vera. Ziel ist die Normalisierung des Hämatokriten auf unter 45 %. Dies wird erreicht durch wiederholte **Aderlässe** von je maximal 500 ml, initial mehrfach pro Woche.

> ❗ Bei älteren Patienten kann es unter forcierten Aderlassbehandlungen zu Herzinfarkten oder Thrombosen kommen!

Das Blutvolumen vermindert sich nicht unmittelbar nach dem Aderlass, weil nur langsam Gewebsflüssigkeit in die Blutbahn einströmt und den Hämatokriten absenkt. In dieser ersten Phase besteht daher die größte Gefährdung

Tab. 10.10 Diagnosekriterien für Polycythaemia vera (nach WHO 2001).

Kategorie	Kriterien	Kategorie	Kriterien
A1	HKT > 25 % über mittlerem Normwert oder Hämoglobin ■ > 18,5 g/dl bei Männern ■ > 16,5 g/dl bei Frauen	B1	Thrombozyten > 400 000/µl
A2	Ausschluss sekundäre Erythrozytose Keine familiäre Polyglobulie Keine EPO-Erhöhung durch ■ Hypoxie (art. pO_2 > 92 %) ■ gesteigerte O_2-Affinität (CO) ■ Anomalie des EPO-Rezeptors ■ neoplastische EPO-Bildung	B2	Leukozyten > 12 000/µl
A3	Splenomegalie	B3	Hyperplasie der Hämatopoese mit Prominenz der Erythropoese, häufig auch Megakaryopoese
A4	Chromosomale Aberration (außer Ph+)	B4	Erniedrigter EPO-Spiegel
A5	Endogene erythroide Koloniebildung in vitro		

PV gesichert bei: A1 + A2 + ein weiterer Kategorie-A-Befund oder A1 + A2 + zwei Kategorie-B-Befunde
HKT = Hämatokrit; EPO = Erythropoetin

des älteren Patienten mit Ausbildung kardiovaskulärer Komplikationen bei akuter Hämokonzentration. Durch eine angemessene Volumensubstitution kann dieses Risiko weitgehend vermieden werden (= isovolämischer Aderlass).

Zytoreduktive Therapie Die Aderlasstherapie kontrolliert die anderen Zeichen der Myeloproliferation wie z.B. Thrombozytose oder Splenomegalie nicht, so dass die meisten Patienten im Verlauf der Erkrankung eine zytoreduktive Therapie benötigen. Als Mittel der Wahl steht **Hydroxyurea** mit guter Verträglichkeit zur Verfügung, womit als medikamentöse Dauerbehandlung in den meisten Fällen das therapeutische Ziel erreicht werden kann.

Wegen des deutlich höheren Risikos, an einer akuten Leukämie zu erkranken, ist die früher übliche Therapie mit Phosphor 32 (^{32}P, Radiophosphor) oder Alkylanzien wie Busulfan oder Chlorambucil in der Initialtherapie obsolet. Das Leukämierisiko ist unter Hydroxyurea möglicherweise nicht erhöht. Letzte Sicherheit besteht hierbei jedoch noch nicht.

Daher findet zunehmend **Interferon-alpha** Anwendung bei der PV. Neben der guten therapeutischen Wirksamkeit konnte darunter kein erhöhtes Leukämierisiko festgestellt werden. Ergebnisse von Langzeitstudien stehen noch aus. Eine ausgeprägte Thrombozytose kann alternativ mit **Anagrelide** (s.u. „Essentielle Thrombozythämie") – ebenfalls ohne erhöhtes Leukämierisiko – kontrolliert werden.

Weitere Maßnahmen Der Einsatz von **Thrombozytenaggregationshemmern**, wie z.B. niedrig dosierte Acetylsalicylsäure (100 mg/d) hat sich insbesondere in der Sekundärprophylaxe thromboembolischer Komplikationen bewährt, ohne dass das Blutungsrisiko erhöht ist. **Antihistaminika** und **Allopurinol** werden zur Behandlung des Pruritus bzw. der Hyperurikämie eingesetzt.

Verlauf und Prognose Die mittlere Überlebensdauer beträgt etwa 10–15 Jahre. Die Lebenserwartung ist von den im Krankheitsverlauf bei etwa 50 % der Patienten auftretenden Komplikationen und der durchgeführten Therapie abhängig. **Thromboembolische Ereignisse** sind mit bis zu 40 % Haupttodesursache bei der PV. **Blutungen** sind zwar auch in 40 % der Fälle zu beobachten, enden jedoch mit 5–10 % deutlich seltener tödlich.

Die sog. **postpolyzythämische myeloische Metaplasie** (**PPMM**) stellt sozusagen ein „ausgebranntes" Stadium der Erkrankung dar mit sekundärer Verfaserung des Knochenmarks. Es kommt zu einem OMF-ähnlichen Bild:
- zunehmende Splenomegalie,
- ausgeprägte Fibrosklerose des Knochenmarks
- extramedulläre Blutbildung mit leukoerythroblastischem Blutbild.

Die diagnostischen Kriterien entsprechen der Spätform der OMF (s.o.). Diese Komplikation kommt im Mittel nach ca. zehn Jahren Krankheitsverlauf bei 5–15 % der Patienten vor.

Die Transformation in eine **akute Leukämie** ist nach alleiniger Aderlasstherapie mit 1–2 % selten, erhöht sich jedoch nach Vortherapie mit Phosphor 32 oder Alkylanzien auf über 10 %.

Komplikation	Häufigkeit
Thromboembolische Ereignisse ■ arterielle Thrombosen (Extremitäten, ZNS, Herz) ■ tiefe Beinvenenthrombosen ■ Lungenembolien ■ atypische Thromboselokalisationen (z.B. Leber [Budd-Chiari-Syndrom], Milz, Portalvene, Mesenterium) ■ hohes postoperatives Risiko!	40 %
Blutungen ■ Haut- oder Schleimhautblutungen (z.B. Epistaxis) ■ Gastrointestinaltrakt (am häufigsten!) ■ hohes postoperatives Risiko!	40 %
Peptische Ulzera	5–10 %
Postpolyzythämische myeloische Metaplasie (PPMM) ■ tritt meist nach ca. zehn Jahren auf ■ OMF-ähnliches Krankheitsbild ■ erhöhte Transformation in akute Leukämie	5–15 %
Transformation in akute Leukämie Häufigkeit abhängig von Therapieform: ■ alleiniger Aderlass ■ ^{32}Phosphor ■ Alkylanzien (z.B. Chlorambucil)	5–10 % ■ 1–2 % ■ 10 % ■ 13,5 %

Zusammenfassung

- Häufigste Ursache: monoklonale Erkrankung einer pluripotenten Stammzelle, betrifft alle drei Zelllinien, vor allem aber die Erythropoese
- Wichtigste Symptome: Durchblutungsstörungen mit Schwindel, Kopfschmerzen und thromboembolischen respektive Blutungskomplikationen
- Wichtigste diagnostische Maßnahmen: Blutbild und Knochenmarkhistologie
- Wichtigste therapeutische Maßnahmen: Aderlässe, Zytostatika (Hydroxyurea), Interferon-α

Essentielle Thrombozythämie

Synonyme: Primäre oder idiopathische Thrombozythämie, Thrombozytose
Engl. Begriff: Essential oder Primary Thrombocythaemia, Thrombocytosis

Praxisfall

Eine 35-jährige Patientin klagt über Kopfdruck, hartnäckigen Schwindel, „Kribbeln" und „Ameisenlaufen" in den Fingerspitzen, Sehstörungen. Kein Juckreiz, keine Blutungen oder Thrombosen in der Vorgeschichte; keine Medikamente.

Befund: 168 cm große, 53 kg schwere Patientin; keine Hämatome, keine Petechien, kein pathologischer Befund an Herz, Lunge, Leber, Milz.

Labor: BSG 1/3, Hämoglobin 14 g/dl (8,4 mmol/l), Erythrozyten 5,05 Mio./µl (5,05 T/l), Hämatokrit 42 %, Retikulozyten 8 ‰, MCV 82, MCH 27, MCHC 31,1; Leukozyten 9200/µl (9,2 G/l), unauffälliges Differentialblutbild; ALP-Index 67 (normal 10–80); Thrombozyten 1 689 000/µl (1689 G/l).

Beckenkammbiopsie: regelrechte Zelldichte; deutliche Vermehrung der Megakaryozyten mit sehr unterschiedlich großen Zellformen, wobei große und riesengroße Megakaryozyten mit hirschgeweihartig gelappten Kernen überwiegen. Keine Nesterbildung, regelrechtes Verhältnis von Granulozyto- zu Erythropoese; keine Fibrose erkennbar.

Diagnose: essentielle Thrombozythämie. Unter Therapie mit Hydroxyurea-Kapseln rasche Normalisierung der Thrombozytenzahl und Beschwerdefreiheit.

Definition Bei der essentiellen Thrombozythämie (ET) handelt es sich um eine klonale, myeloproliferative Erkrankung, die vorwiegend die Thrombopoese betrifft. Charakteristisch ist die autonome Proliferation der Megakaryozyten im Knochenmark mit der Folge einer starken Thrombozytose im peripheren Blut. Aufgrund der Vermehrung der Blutplättchen und deren Funktionsstörungen kommt es vermehrt zu Thrombosen und Mikrozirkulationsstörungen.

Epidemiologie Die Inzidenz der ET wird auf 0,1–0,5/100 000 geschätzt. Frauen erkranken etwas häufiger als Männer (1,4 : 1). Das mittlere Erkrankungsalter liegt bei 50–60 Jahren, es können jedoch alle Altersgruppen betroffen sein. Die ET ist mit ca. 8 % die seltenste der chronischen myeloproliferativen Erkrankungen.

Ätiologie und Pathogenese Die Ätiologie ist nicht bekannt. Der ET liegt eine klonale Erkrankung der pluripotenten hämatopoetischen Stammzelle zugrunde mit führender Beteiligung der Megakaryopoese, aber auch der Erythropoese und Granulopoese. Es kommt zu einer Proliferation oft großer Megakaryozyten, die mit einer Überproduktion zumeist funktionsgestörter Thrombozyten einhergeht. Konsequenz ist eine persistierende Thrombozytose im peripheren Blut. Die qualitativen und quantitativen Veränderungen der Thrombozyten führen zu einer erhöhten Neigung zu thromboembolischen Ereignissen durch die erhöhte Spontanaggregation der Plättchen. Ätiologisch ungeklärt kommt es aber auch zu vermehrten Blutungen, vor allem wenn die Thrombozytenzahl 1000–1500 G/l (1–1,5 Mio./µl) überschreitet. Zytogenetische Veränderungen sind nicht spezifisch und werden nur in 5–10 % nachgewiesen.

Symptome

! Die klinische Symptomatik korreliert nicht unbedingt mit der Höhe der Thrombozytenzahl!

Die Mehrzahl der Patienten hat keine relevanten Symptome. Leitsymptom sind **Durchblutungsstörungen** (bis 80 %) in Form von arteriellen oder venösen **Thrombosen** (bis 50 %), nicht selten in atypischer Lokalisation, aber auch neurologischen Beschwerden wie Schwindel und akralen Kribbelparästhesien bis hin zur Gangrän als Ausdruck von **Mikrozirkulationsstörungen** (bis 65 %). Seltener sind **Hämorrhagien**, in ca. 15 % der Fälle, die sich vor allem im Schleimhautbereich (Nase, Gastrointestinal- oder Urogenitaltrakt) oder auch nach einem operativen Eingriff manifestieren und vermehrt bei sehr hohen Thrombozytenzahlen über 1–1,5 Mio./µl auftreten.

Die Milz ist bei 50 % der Patienten geringgradig vergrößert, die Leber bei 15–20 %.

Diagnostik

Labor Leitbefund ist eine mehrere Monate persistierende **Thrombozytose von ≥ 600 000/µl** im **Blutbild.** Begleitend kann eine neutrophile Leukozytose in 50 % der Fälle bestehen. Der ALP-Index ist normal, kann aber erhöht sein (30 %). Im peripheren Blutausstrich können atypisch geformte Thrombozyten, Thrombozytenaggregate, Riesenthrombozyten bis hin zu Megakaryozytenfragmenten nachweisbar sein. Die LDH und die Harnsäure sind in 20–30 % erhöht (s. Tab. 10.11).

Knochenmarkbiopsie Das Knochenmark zeigt histologisch (Jamshidi-Technik) bzw. zytologisch (Aspiration) eine prominente Hyperplasie von großen bis gigantischen Megakaryozyten mit hyperlobulierten Kernen (Riesenmegakaryozyten), die teilweise in Nestern vorkommen. Wesentliche Atypien treten nicht auf. Die übrigen Zellreihen sind im Großen und Ganzen unauffällig (s. Abb. 10.15).

Zytogenetik Die zytogenetische Untersuchung von Knochenmark dient vor allem der Suche nach einem Philadelphia-Chromosom, um eine CML differentialdiagnostisch auszuschließen.

Weitere Diagnostik Die Sonographie des Abdomens weist eine diskrete Splenomegalie oder Hepatomegalie nach. Weitere Untersuchungsmaßnahmen haben vor allem den Ausschluss anderer CMPE sowie sekundärer bzw. reaktiver Thrombozytosen zum Ziel (s. Tab. 10.11 und Tab. Differentialdiagnose).

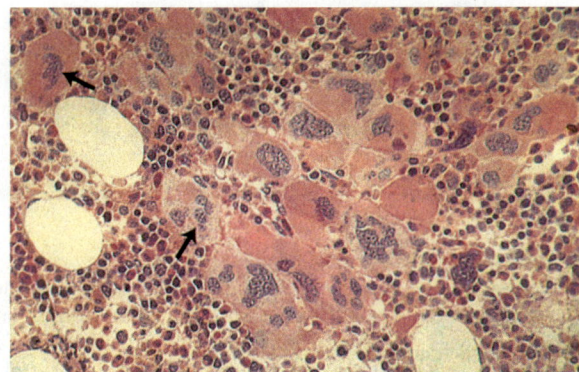

Abb. 10.15 Histologie des Knochenmarks bei ET (Beckenkammbiopsie): herdförmige Myeloproliferation der Megakaryozyten (Pfeile) bei weitgehend erhaltenem Fettmark und keiner wesentlichen Veränderung der Granulo- und Erythropoese.

Hämatologie

Tab. 10.11 Diagnosekriterien der essentiellen Thrombozythämie (nach WHO 2001).

Positivkriterien	Ausschlusskriterien
Persistierende Thrombozytose ≥ 600 000/µl Markhistologie: führende Hyperplasie der Megakaryozyten mit vermehrtem Nachweis von Riesenmegakaryozyten	Ausschluss anderer CMPE Ausschluss eines MDS, Knochen- insbesondere 5q-Syndroms Ausschluss reaktiver Thrombozytosen: ■ Infektion/Entzündung ■ Maligne Erkrankung ■ Splenektomie

Differentialdiagnose	Ausschlussmaßnahmen
OMF (Frühform)	Knochenmarkhistologie (deutliche Fibrosierung, atypische, bizarre Formen der Megakaryozyten)
CML	ALP-Index erniedrigt, Zytogenetik (Nachweis des Philadelphia-Chromosoms)
Polycythaemia vera	Erythrozytose mit erhöhtem HKT und Hb, Knochenmarkhistologie (Erythropoese ↑, kein Speichereisen)
Myelodysplastisches Syndrom	Knochenmarkhistologie (Reifungsstörungen der Hämatopoese, Mikromegakaryozyten); Zytogenetik (insbesondere Deletionen Chromosom 5 oder 7 [5q- Syndrom])
Reaktive Thrombozytose ■ Nach Infektion, Trauma, Entzündungen, Darmerkrankung wie z. B. Morbus Crohn, Osteomyelitis ■ Neoplasie (Lymphome, Karzinome, Sarkome) ■ Z.n. Splenektomie, Asplenie ■ Eisenmangel ■ Regenerativ	■ Anamnese, Entzündungsparameter ↑ (BSG, CRP, Akute-Phase-Proteine) Auto-Antikörper etc. ■ Anamnese, Verlauf, Tumorausschlussdiagnostik (bildgebende Verfahren, Endoskopie) ■ Anamnese, Sonographie des Abdomens, Z.n. Milzbestrahlung, Milzatrophie (z. B. Sichelzellanämie) ■ Ferritinspiegel ↓, mikrozytäre Anämie ■ Anamnese (Z.n. Zytostatikatherapie, Sepsis, schwerer Blutung etc.)

Therapie Therapieziel ist, die Thrombozyten in den Normbereich (< 400 000/µl) und damit die Komplikationsrate bei möglichst geringen Nebenwirkungen zu senken. Zur zytoreduktiven Therapie kommen die gleichen Medikamente zum Einsatz wie bei der PV, insbesondere Hydroxyurea, Interferon-alpha und Anagrelide sowie zur Prophylaxe Thrombozytenaggregationshemmer. Bei Thrombozytenzahlen über 1000–1500 G/l (1–1,5 Mio./µl), Blutungen, Thrombosen oder neurologischen Symptomen wird eine Therapie notwendig.

Zytoreduktive Therapie Wie bei den anderen CMPE ist auch bei der ET **Hydroxyurea** das Mittel der Wahl. Wegen eines möglicherweise leukämogenen Potentials von Hydroxyurea ist bei jüngeren Patienten (< 50 Jahre) die Gabe von **Interferon-α** zu bevorzugen, das sicher ohne erhöhtes Leukämierisiko und sehr effektiv die Thrombozytenzahl senkt. Mit beiden Therapieformen wird bei über 90 % der Patienten mit niedrigen Erhaltungsdosen eine Vollremission (d. h. Rückgang der Thrombozytenzahl unter 400 G/l [400 000/µl]) erreicht.

Vielversprechend ist die neuere Substanz **Anagrelide**, eine Imidazol-Verbindung, die die Thrombozytenzahl im Blut rasch senkt. Der Wirkmechanismus von Anagrelide beruht auf der Hemmung des Größenwachstums und der Reifung der Megakaryozyten.

Aufgrund des erwiesenen erhöhten Leukämierisikos sollten Radiophosphor (^{32}P) und Alkylanzien (z. B. Busulfan) primär nicht mehr bei ET angewendet werden.

Ist eine rasche Senkung der Thrombozytenzahl notwendig, so steht als Akutmaßnahme die Thrombozytapherese zur Verfügung.

Thromboseprophylaxe Zur Behandlung von Mikrozirkulationsstörungen vor allem der Akren sowie zur Thromboseprophylaxe eignen sich **Plättchenaggregationshemmer** sehr gut, z. B. niedrig dosierte Acetylsalicylsäure (ASS). Ab Thrombozytenzahlen über 1,0 Mio./µl steigt jedoch das Blutungsrisiko deutlich an, weshalb der Einsatz von ASS dann als risikoreich gilt. Nach thromboembolischen Komplikationen sind orale Antikoagulanzien wie Phenprocoumon indiziert.

Verlauf und Prognose Die Angaben zur Häufigkeit von thrombotischen und hämorrhagischen Komplikationen reichen von 20 bis 80 % bzw. von 15 bis 40 % im gesamten Krankheitsverlauf. Die Prognose wird durch die Komplikationen (s.u.) bestimmt und ist insgesamt mit einer mittleren Überlebenszeit von 10–15 Jahren gut. Da die ET meist ältere Patienten betrifft, ist die Lebenserwartung kaum eingeschränkt. Die Gefahr der Transformation in eine akute Leukämie ist mit ca. 5 % gering und steht vor allem im Zusammenhang mit einer zytostatischen Therapie. Markfibrosen mit Panzytopenie sind nur vereinzelt beschrieben worden.

Komplikation	Häufigkeit (%)
Thromboembolien ■ arterielle/venöse Thrombosen großer Gefäße ■ Mikrozirkulationsstörungen	20–80 ■ 50 ■ 60–70
Blutungen, vor allem Schleimhautbereich	15(–40)
Transformation in akute Leukämie (vorwiegend nach Zytostatikatherapie)	5
Markfibrose	Sehr selten

Zusammenfassung

- Häufigste Ursache: klonale Erkrankung mit autonomer Proliferation der Megakaryozyten
- Wichtigste Symptome: Thromboembolien und Mikrozirkulationsstörungen
- Wichtigste diagnostische Maßnahmen: Blutbild (Thrombozytose) und Knochenmarkhistologie
- Wichtigste therapeutische Maßnahmen: symptomatisch zytoreduktiv (Hydroxyurea, Interferon-α, Anagrelide) und Acetylsalicylsäure zur Aggregationshemmung

Zur weiteren Information

Literatur

Akute und chronische Leukämien. Internist 1996; 37: 969–1082.

Chronic myeloid leukemia trialists' collaborative group. Interferon alpha versus chemotherapy for chronic myeloid leukemia: a meta-analysis of seven randomized trials. J Natl Cancer Inst 1997; 89: 1616–20.

Cortelazzo, S., G. Finazzi, M. Ruggeri, et al.: Hydroxyurea for patients with essential thrombocythemia and a high risk of thrombosis. N Engl J Med 1995; 332: 1132–6.

Hasford, J., M. Pfirrmann, R. Hehlmann, et al.: A new prognostic score for the survival of patients with chronic myeloid leukemia treated with interferon alpha. J Natl Cancer Inst 1998; 90: 850–8.

Hehlmann, R., A. Hochhaus: Evidenzbasierte Therapie der chronischen myeloischen Leukämie. Dtsch Ärzteblatt 2001; 98: A1834–97.

Henderson, E., A. Lister, M. Greaves: Leukemia. 6th edn. Saunders, Philadelphia – London 1996.

Hoffman, R., E. J. Benz jr., S. Shattil, B. Furie, H. Cohen, L. Silberstein: Hematology – Basic Principles and Practice. 3rd edn. Churchill Livingstone, New York – Edinburgh 2000.

Jaffe, E. S., N. L. Harris, H. Stein, J. W. Vardiman (eds.): World Health Organization Classification of Tumours. Pathology and Genetics of Tumours of Haematopoietic and Lymphoid Tissues. IARC Press, Lyon 2001.

Kantarjian, H., C. L. Sawyers, A. Hochhaus, et al.: Hematologic and cytogenetic responses to imatinib mesylate in chronic myelogenous leukaemia. N Engl J Med 2002; 346/9: 645–52.

Sawyers, C. L., A. Hochhaus, E. Feldman, et al.: Imatinib induces hematologic and cytogenetic responses in patients with chronic myelogenous leukemia in myeloid blast crisis: results of a phase II study. Blood 2002; 99/10: 3530–9.

Spivak, J. L.: The optimal management of polycythaemia vera. Br J Haematol 2002; 116: 243–54.

Tefferi, A: Myelofibrosis with myeloid metaplasia. N Engl J Med 2000; 342: 1255–65.

Internet-Links

http://www.dkfz-heidelberg.de
http://www.suchmaschine.krebs-kompass.de/
http://www.uni-duesseldorf.de/WWW/AWMF/awmfleit.htm
http://www.kompetenznetz-leukaemie.de
http://www.pharmacoepi.de

Keywords

Chronic Myeloproliferative Diseases ♦ Chronic Myeloid Leukemia ♦ Myelofibrosis ♦ Polycythemia vera ♦ Essential Thrombocythemia ♦ Hydroxyurea ♦ Interferon alpha ♦ Anagrelide ♦ STI571 (Imatinib) ♦ Stem Cell Transplantation

IMPP-Statistik

Chronische myeloische Leukämie ♦ Osteomyelofibrose ♦ Polycythaemia vera

10.2.2 Myelodysplastische Syndrome

C. AUL, A. GIAGOUNIDIS, U. GERMING

Synonym: Präleukämiesyndrome
Engl. Begriff: Myelodysplastic Syndromes

Praxis

Eine 49-jährige Patientin klagt über zunehmende Müdigkeit und vermehrte respiratorische Infekte. Klinisch zeigt sie mäßige Haut- und Schleimhautblässe, keine Petechien, keine Vergrößerung der Oberbauchorgane.

Labor: BSG 37/61 mm, Hb 10,1 g/dl, MCV 95 fl, MCH 34 pg, Retikulozyten 16 000/µl, Thrombozyten 244 000/µl, Leukozyten 1700/µl; Differentialblutbild: neutrophile Granulozyten 24 %, Monozyten 6 %, Lymphozyten 70 %. Antinukleäre Antikörper sind mit einem Titer von 1 : 640 nachweisbar und zeigen ein unspezifisches Fluoreszenzmuster. Weitere immunologische Befunde sind nicht richtungsweisend.

Knochenmarkaspirat: normozelluläre Ausstriche mit regelrechter Megakaryozytopoese; leichte Hyperplasie und Linksverschiebung der Erythrozytopoese; geringe Kernatypien, Eisenverteilungsmuster wie bei Infekt- oder Tumoranämie; Linksverschiebung der Granulozytopoese ohne Blastenvermehrung.

Verlauf: Unter der Arbeitsdiagnose einer oligosymptomatischen Kollagenose wird die Patientin zunächst mit Steroiden behandelt, was zu einer schweren invasiven Aspergillose der Lunge führt, die sich unter zusätzlicher antimykotischer Therapie nur langsam zurückbildet. Der klinische Zustand der Patientin verschlechtert sich im Verlauf mehrerer Monate weiter. Entwicklung einer Panzytopenie (Hb 7,6 g/dl, Leukozyten 1400/µl, Thrombozyten 105 000/µl). Die erneut durchgeführte **Knochenmarkpunktion** zeigt jetzt eindeutige myelodysplastische Veränderungen der Hämatopoese mit Nachweis einzelner Mikromegakaryozyten, erheblicher Dyserythropoese (megaloblastoide Kerntransformation) sowie erhöhtem medullärem Blastenanteil (15 %). Die **Beckenkammhistolo-**

gie bestätigt die Diagnose einer refraktären Anämie mit Myeloblastenvermehrung (FAB-Subtyp RAEB). Bei Chromosomenanalyse der aspirierten Knochenmarkzellen lässt sich in 21 von 29 Metaphasen eine Verdreifachung des Chromosoms 8 (Trisomie 8) nachweisen.

Therapie: Einleitung einer aggressiven **Polychemotherapie** nach dem TAD9-Protokoll (Thioguanin, Cytosin-Arabinosid, Daunorubicin) mit Erreichen einer kompletten Remission. Konsolidierungs-Chemotherapie mit hoch dosiertem Cytosin-Arabinosid und erneutem TAD9-Protokoll. Die nach erster Konsolidierungsbehandlung gewonnenen hämatopoetischen Progenitorzellen (Stammzellen) sind zytogenetisch normal und werden nach myeloablativer Chemotherapie mit Busulfan/Cyclophosphamid zur Rekonstitution der autologen Hämatopoese verwandt.

Die Patientin erleidet im Rahmen der autologen Blutstammzelltransplantation keine gravierenden Komplikationen und ist auch jetzt – zwölf Monate nach Beendigung der Chemotherapie – in anhaltender Remission. Klinisch bestehen keine Einschränkungen. Die Patientin ist voll leistungsfähig und kann ihrem früheren Beruf als Rechtsanwaltsgehilfin wieder nachgehen.

Definition Seit über 50 Jahren ist bekannt, dass den akuten Leukämien ein **präleukämisches Vorstadium** vorausgehen kann, das durch Blutbildveränderungen, Ausreifungsstörung der Hämatopoese im Knochenmark und andere Anomalien gekennzeichnet ist. Prospektive Untersuchungen haben jedoch gezeigt, dass diese häufig schleichend einsetzenden „Präleukämien" in nur knapp 25 % tatsächlich in eine akute myeloische Leukämie (AML) übergehen. Deshalb wurde der frühere Krankheitsbegriff verlassen und durch die Bezeichnung „myelodysplastisches Syndrom" (MDS) ersetzt.

Myelodysplastische Syndrome (MDS) sind vom Stammzellkompartment ausgehende Knochenmarkerkrankungen, die durch quantitative und qualitative Veränderungen aller drei Zellreihen der Hämatopoese gekennzeichnet sind. Unter den klonalen Hämatopathien nehmen die myelodysplastischen Syndrome eine Zwischenstellung zwischen den akuten myeloischen Leukämien und den chronischen myeloproliferativen Erkrankungen ein.

Klassifikationen MDS bilden eine klinisch, morphologisch, zellbiologisch und prognostisch heterogene Krankheitsgruppe. Für die Subklassifikation dieser Erkrankungen kommt dem Anteil unreifer Zellen (Blasten) im Knochenmark- und Blutausstrich wesentliche Bedeutung zu. 1982 wurde von der French-American-British (FAB) Cooperative Group unter Berücksichtigung morphologischer Kriterien eine Einteilung der MDS in fünf Untergruppen vorgeschlagen, die sich als **FAB-Klassifikation** im internationalen Schrifttum durchgesetzt hat (s. Tab. 10.12).

Refraktäre Anämien (RA) und **refraktäre Anämien mit Ringsideroblasten (RARS)** kennzeichnen frühe Stadien myelodysplastischer Syndrome mit noch nicht erhöhtem Blastenanteil im Knochenmark und peripheren Blut. Der Begriff „refraktär" bezieht sich auf die mangelnde therapeutische Beeinflussbarkeit der Anämie durch gängige Hämotherapeutika wie Eisen, Folsäure, Vitamin B_{12} oder Vitamin B_6. Die Begriffe RA und RARS dürfen daher als eigenständige Krankheitsstadien der MDS nicht synonym

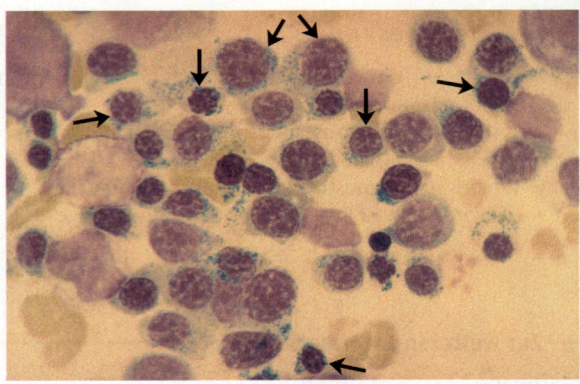

Abb. 10.16 Knochenmark, Berliner-Blau-Färbung. Zahlreiche Ringsideroblasten mit zahlreichen, ringförmig um den Zellkern angeordneten Eisengranula bei einem Patienten mit RARS.

für Anämien verwendet werden, die nicht auf Eisen- oder Vitaminsubstitution ansprechen, wie es allgemein-internistisch häufig der Fall ist.

RA und RARS unterscheiden sich untereinander durch Fehlen bzw. Vorhandensein von Ringsideroblasten, die nur durch Eisenfärbung (Berliner-Blau-Reaktion) des Knochenmarks nachgewiesen werden können. Im Unterschied zu normalen Sideroblasten (rote Vorstufen mit Eisengranula) enthalten Ringsideroblasten in ihrem Zytoplasma besonders zahlreiche und grobe Eisenniederschläge, die sich ringförmig um den Zellkern anlagern (s. Abb. 10.16).

Fortgeschrittene MDS-Erkrankungen zeichnen sich durch erhöhten Blastenanteil im Knochenmark und peripheren Blut aus. Als Ausdruck der Krankheitsprogression sind die quantitativen Blutbildveränderungen meistens stärker ausgeprägt. In der FAB-Klassifikation wird zwischen **refraktären Anämien mit Blastenvermehrung (RAEB)** und **refraktären Anämien mit Blastenvermehrung in Transformation (RAEB/T)** unterschieden. Während RAEB-Stadien durch einen medullären Blastenanteil zwischen 5 und 20 % gekennzeichnet sind, liegt der Anteil unreifer Zellen bei Patienten mit RAEB/T zwischen 20 und 30 %. Ab

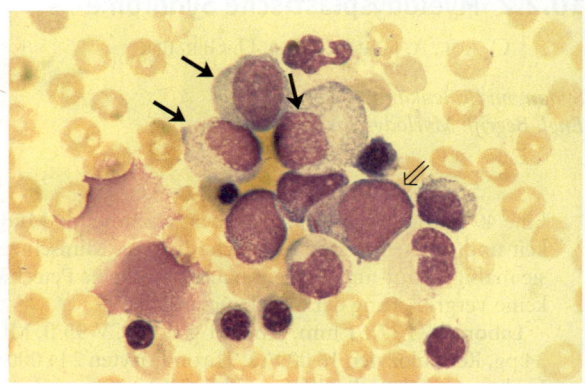

Abb. 10.17 Knochenmark, Pappenheim-Färbung. Linksverschiebung der Granulozytopoese mit auffälliger Degranulierung von Promyelozyten und Myelozyten. Etwa in Bildmitte findet man einen Blasten, der in seinem Zytoplasma ein kräftiges Auer-Stäbchen enthält (Doppelpfeil). Auer-Stäbchen sind selten bei MDS-Patienten anzutreffen.

Tab. 10.12 Klassifizierung der myelodysplastischen Syndrome nach FAB und WHO.

Subtyp	Blastenanteil Blut	Knochenmark	Weitere Veränderungen
FAB-Klassifizierung			
Refraktäre Anämie (RA)	≤ 1 %	< 5 %	–
Refraktäre Anämie mit Ringsideroblasten (RARS)	≤ 1 %	< 5 %	> 15 % Ringsideroblasten im Knochenmark
Refraktäre Anämie mit Blastenüberschuss (RAEB)	< 5 %	5–20 %	–
Chronische myelomonozytäre Leukämie (CMML)	< 5 %	5–20 %	Periphere Monozytose (> 1000/μl)
RAEB in Transformation (RAEB/T)	≥ 5 %	21–30 %	Fakultativ Auer-Stäbchen
WHO-Klassifikation			
Refraktäre Anämie (RA)	≤ 1 %	< 5 %	Einlinien-MDS (erythropoetische Dysplasie)
Refraktäre Anämie mit Ringsideroblasten (RARS)	≤ 1 %	< 5 %	Einlinien-MDS (erythropoetische Dysplasie, > 15 % Ringsideroblasten im KM)
Refraktäre Zytopenie mit multilinearer Dysplasie (RCMD)	≤ 1 %	< 5 %	Mindestens bilineare Dysplasie
Refraktäre Zytopenie mit multilinearer Dysplasie und Ringsideroblasten (RCMD)	≤ 1 %	< 5 %	Mindestens bilineare Dysplasie, > 15 % Ringsideroblasten im KM
Refraktäre Anämie mit Blastenüberschuss-1 (RAEB-1)	< 5 %	5–9 %	Einlinien- oder Mehrlinien-MDS, keine Auer-Stäbchen
Refraktäre Anämie mit Blastenüberschuss-2 (RAEB-2)	5–19 %	10–19 %	Einlinien- oder Mehrlinien-MDS, evtl. Auer-Stäbchen
5q-Syndrom	< 5 %	< 5 %	Isolierter 5q-Defekt
Unklassifizierbares MDS (MDS-U)	≤ 1 %	< 5 %	Passt nicht in andere Kategorien

> 30 % myeloisch differenzierter Blasten im Knochenmark spricht man nach FAB-Klassifikation von akuter myeloischer Leukämie (AML). Der Begriff „RAEB in Transformation" kennzeichnet die besonders hohe Transformationsrate dieses Subtyps in eine AML. Die Nähe dieses Subtyps zur AML wird auch durch das gelegentliche Vorkommen von Auer-Stäbchen in den Blasten unterstrichen (s. Abb. 10.17), die bei akuten Leukämien ein pathognomonisches Zeichen für die myeloische Herkunft der Zellen sind.

Als fünfter und letzter Subtyp wurde von der FAB-Gruppe **die chronische myelomonozytäre Leukämie (CMML)** definiert, die vereinfacht als RAEB mit gleichzeitiger Vermehrung von Monozyten (s. Abb. 10.18) charakterisiert werden kann. Dieser Subtyp unterscheidet sich häufig in seinen klinischen, hämatologischen, morphologischen und zytogenetischen Merkmalen von den anderen MDS-Erkrankungen und bildet ein Bindeglied zur Krankheitsgruppe der chronischen myeloproliferativen Syndrome. In Abbildung 10.19 ist die Häufigkeitsverteilung der verschiedenen FAB-Subgruppen in einem großen universitären Krankengut wiedergegeben. Danach bildet die refraktäre Anämie die häufigste, die chronische myelomonozytäre Leukämie die seltenste Subgruppe.

Möglicherweise wird die FAB-Klassifikation in den nächsten Jahren durch eine von der WHO vorgeschlagene Klassifikation ersetzt werden, die neben einer verfeinerten morphologischen Differenzierung auch zytogenetische Befunde als Einteilungskriterien berücksichtigt (s. Tab. 10.12). In dieser **WHO-Klassifikation** entfällt der RAEB/T-Subtyp, da der Blastengrenzwert für die Diagnose einer akuten Leukämie mit 20 % neu definiert wurde. Auch die CMML-Gruppe wird dann nicht mehr zu den myelodysplastischen Syndromen gezählt.

Epidemiologie Flächendeckende epidemiologische Untersuchungen zur Häufigkeit myelodysplastischer Syndrome fehlen bislang. Ergebnisse aus regionalen Krebsregistern sprechen jedoch dafür, dass MDS relativ häufige

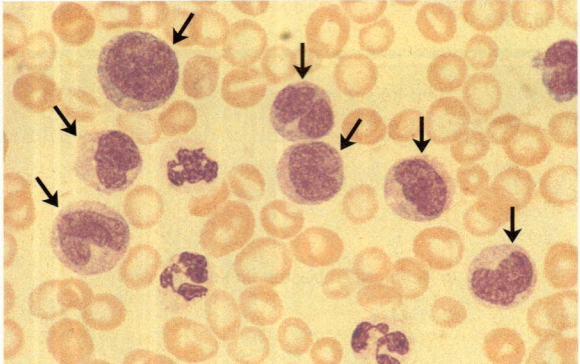

Abb. 10.18 Peripherer Blutausstrich, Pappenheim-Färbung. Typisches morphologisches Bild einer chronischen myelomonozytären Leukämie. Neben segmentkernigen Granulozyten finden sich zahlreiche Promonozyten und Monozyten.

Tab. 10.13 Einteilung der myelodysplastischen Syndrome nach auslösenden Ursachen.

Primäre MDS (De-novo-MDS)	Sekundäre MDS
Keine auslösende Noxe bekannt; 90 % der Fälle	Therapieinduziert: ■ nach vorausgegangener Chemotherapie (Alkylanzien, Epipodophyllotoxin-Derivate, Cisplatin) ■ nach Strahlenbehandlung ■ nach kombinierter Chemotherapie Durch andere leukämogene Noxen: ■ organische Lösungsmittel (Benzol) ■ Pestizide (?)

Erkrankungen der Hämatopoese sind. Nach den Erhebungen des Düsseldorfer Knochenmark-Registers beträgt die jährliche Neuerkrankungsrate in der Gesamtbevölkerung etwa 4 pro 100 000 Einwohner. Da die meisten Erkrankungen erst im fortgeschrittenen Lebensalter auftreten, liegen die altersspezifischen Inzidenzraten wesentlich höher und betragen jenseits des 70. Lebensjahres 20/100 000/Jahr.

Dass die Häufigkeit der MDS in den letzten beiden Jahrzehnten zugenommen hat, wird in erster Linie durch verbesserte hämatologische Diagnostik bei älteren Patienten erklärt, wenngleich eine reale Häufigkeitszunahme durch vermehrte Einwirkung leukämogener Noxen nicht mit Sicherheit ausgeschlossen werden kann.

Ätiologie und Pathogenese

Primäre MDS Nach ätiologischen Gesichtspunkten werden primäre und sekundäre MDS unterschieden (s. Tab. 10.13). Das bevorzugte Auftreten myelodysplastischer Syndrome im fortgeschrittenen Lebensalter ist gut mit der Annahme einer Langzeitschädigung des Knochenmarks durch mutagene Noxen im Berufsleben und im privaten Bereich vereinbar. Allerdings bleiben die genauen auslösenden Noxen in über 90 % der Krankheitsfälle unbekannt.

Sekundäre MDS Aufgrund klinischer Verlaufsstudien und experimenteller Befunde kann heute als gesichert gelten, dass bestimmte Zytostatika (besonders alkylierende Substanzen und Epipodophyllotoxinderivate) myelodysplastische Syndrome induzieren können. Auch nach Hochdosistherapie mit autologer Blutstammzelltransplantation wurde in den letzten Jahren gehäuft über das Auftreten myelodysplastischer Syndrome berichtet. Im Unterschied zur kombinierten Radiochemotherapie besitzt alleinige Strahlenbehandlung offenbar nur ein geringes leukämogenes Potential.

Therapieinduzierte MDS zeigen im Vergleich zu primären MDS einige Besonderheiten:
■ jüngeres Patientenalter bei Diagnosestellung
■ stärkere Ausprägung der peripheren Blutzellveränderungen
■ trilineare Myelodysplasie
■ regelmäßiger Nachweis von chromosomalen Defekten
■ aggressiver klinischer Verlauf mit hoher Rate der Transformation in eine AML.
■ häufige Resistenz der Knochenmarkerkrankung gegenüber zytotoxischen Medikamenten

Organische Lösungsmittel wie Benzol können bei langzeitiger Einwirkung ebenfalls ein MDS auslösen. Das Risiko ist dosisabhängig und bei exponierten Personen im Vergleich zur Normalbevölkerung um den Faktor 2 bis 20 erhöht. Da die Latenzzeiten bis zum Auftreten des MDS durchschnittlich zehn Jahre betragen, kann der Zusammenhang mit der MDS-Entwicklung nur durch sorgfältige Berufsanamnese aufgedeckt werden.

Mutagene Schädigung MDS entstehen durch mutagene Schädigung hämatopoetischer Stammzellen. Die Art der Stammzellschädigung erklärt, warum Expansion und Entdifferenzierung des malignen Zellklons bei myelodysplastischen Syndromen mit deutlich langsamerer Geschwindigkeit ablaufen als bei akuten myeloischen Leukämien. Morphologische, zytogenetische und molekularbiologische Befunde sprechen dafür, dass MDS durch

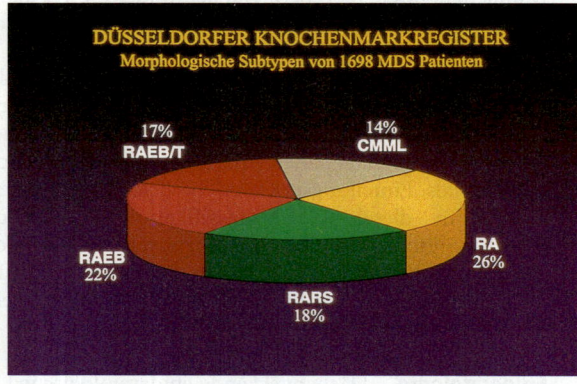

Abb. 10.19 Häufigkeitsverteilung der verschiedenen FAB-Untergruppen im Krankengut des Düsseldorfer MDS-Registers (1698 MDS-Patienten).

Transformation einer bereits myeloisch geprägten hämatopoetischen Vorläuferzelle entstehen.

MDS sind Beispiele einer **stufenweise ablaufenden malignen Entartung,** wie sie auch bei anderen neoplastischen Erkrankungen des Menschen diskutiert wird. Wahrscheinlich kommt es im Alter zu zwei Phänomenen:
- Einschränkung der Knochenmarkreserve durch Abnahme der hämatopoetischen Stammzellen
- Akkumulation von Schäden am nukleären und mitochondrialen Genom dieser Zellen.

Die erhöhte Proliferationsleistung, die diese Stammzellen zur Aufrechterhaltung der Blutzellproduktion zu erbringen haben, dürfte die Hämatopoese noch empfindlicher gegenüber toxischen Einflüssen machen.

Onkogenaktivierung Als weitere Schritte kann es durch Aktivierung von Onkogenen oder andere, noch nicht genau definierte molekulare Ereignisse zum Wachstumsvorteil einer Stammzelle und damit zur Etablierung einer klonalen Hämatopoese kommen. Genetische Schäden, die sich u.a. in nachweisbaren Chromosomendefekten der Knochenmarkzellen widerspiegeln, können den Stammzellklon ungünstig beeinflussen und schließlich zur malignen Transformation der Hämatopoese führen.

Ausreifungsstörung Morphologisch findet sich in diesen Stadien eine Ausreifungsstörung der hämatopoetischen Zellreihen, die zum intramedullären Zelluntergang und damit Abfall der peripheren Blutzellwerte führt. Im weiteren Krankheitsverlauf können neue Subklone entstehen, deren Differenzierungspotential noch stärker eingeschränkt ist. Hiermit verbunden ist eine zunehmende Blastendurchsetzung des Knochenmarks, bis sich schließlich das morphologische Bild nicht mehr von dem einer akuten Leukämie unterscheidet.

Vermehrte Apoptose Seit einigen Jahren weiß man, dass vermehrte **Apoptose** (programmierter Zelltod) hämatopoetischer Zellen bei MDS-Patienten zur unzureichenden Blutzellproduktion des Knochenmarks beiträgt. Experimentelle Befunde sprechen dafür, dass hämatopoetische Progenitorzellen (Stammzellen) von MDS-Patienten verstärkt auf apoptotische Signale wie Tumornekrosefaktor-α oder Interferon-γ reagieren. Die genauen Mechanismen, die die verstärkte Apoptose myelodysplastischer Knochenmarkzellen auslösen, sind allerdings zur Zeit noch nicht bekannt. Mit Übergang des MDS in eine AML nimmt das Ausmaß der Apoptose wieder ab.

Symptome Die klinischen Befunde sind häufig uncharakteristisch. Bis zu 50 % der Patienten sind bei Diagnosestellung symptomlos. Schwierigkeiten bei der Deutung klinischer Befunde resultieren aus der Überlagerung mit anderen Krankheitsbildern, die bei den meist geriatrischen Patienten nachweisbar sind.

Häufige Beschwerden sind Müdigkeit, körperliche Schwäche und Belastungsdyspnoe als Folge der fast immer vorhandenen Anämie. Infekt- und Blutungskomplikationen sind seltener. Nur rund 35 % der MDS-Patienten klagen bei Diagnosestellung über vermehrte Infektanfälligkeit, wobei Infektionen des Atemtraktes dominieren.

Blutungskomplikationen sind noch seltener (10 %) nachweisbar. Schwere Blutungen (z. B. gastrointestinale Blutungen) treten fast ausschließlich bei Patienten mit fortgeschrittenem MDS auf.

Im Vergleich zu Patienten mit akuten und chronischen Leukämien sind Beschwerden durch vergrößerte Oberbauchorgane oder Knochenschmerzen bei MDS-Patienten sehr selten. Eine Milzvergrößerung wird nur bei 10–15 % der Patienten beobachtet. Mit 20–70 % der Fälle deutlich häufiger ist die Splenomegalie bei der chronischen myelomonozytären Leukämie. Dieser MDS-Subtyp kann gelegentlich auch mit anderen Krankheitsmanifestationen wie Hautbefall (s. Abb. 10.20), Perikarderguss oder Pleuraergüssen einhergehen.

Diagnostik Für die Diagnosestellung eines MDS sind in erster Linie die **peripheren Blutzellparameter** und Ergebnisse der **morphologischen Knochenmarkuntersuchung** wegweisend: Leitbefund ist eine **Panzytopenie** bei erhöhter oder normaler Zelldichte des Knochenmarks. Die Verminderung der peripheren Blutzellwerte, die in den Anfangsstadien der Erkrankung auch nur einzelne Zellreihen der Hämatopoese betreffen kann, beruht auf einem vorzeitigen Untergang der im Knochenmark gebildeten Vorläuferzellen (ineffektive Hämatopoese).

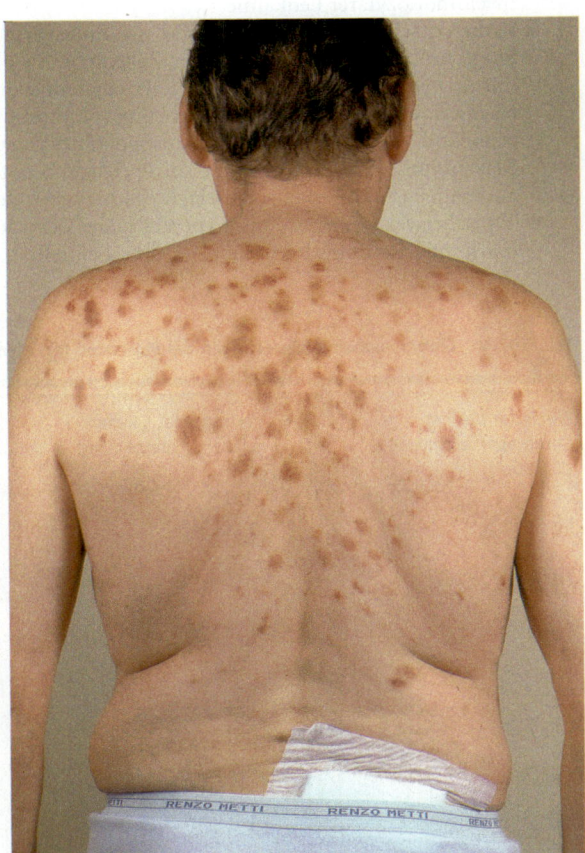

Abb. 10.20 Kutane Infiltrate am Rücken eines Patienten mit chronischer myelomonozytärer Leukämie.

In unklaren Fällen und vor eingreifenden Therapiemaßnahmen sollten zusätzlich **chromosomale Untersuchungen** an den Knochenmarkzellen angestrebt werden. Insbesondere in den Frühstadien eines MDS können die Blutbild- und Knochenmarkveränderungen diskret ausfallen, so dass zur sicheren Diagnosestellung Verlaufsbeobachtungen erforderlich sind. Gerade in den Anfangsstadien der Erkrankung ist wegen der weitreichenden therapeutischen Konsequenzen eine eingehende differentialdiagnostische Abklärung unverzichtbar.

Typische **Befunde** bei MDS-Patienten sind:
- Unterschiedlich ausgeprägte **Verminderung der peripheren Blutzellwerte,** fast immer normo- bis makrozytäre Anämie mit verminderten absoluten Retikulozytenkonzentrationen, im klassischen Fall Kombination von Anämie, Leukozytopenie und Thrombozytopenie zum Befund der Panzytopenie. Erhöhte Leukozyten- und Thrombozytenwerte schließen allerdings das Vorliegen eines MDS nicht aus. Die chronische myelomonozytäre Leukämie geht bei etwa zwei Dritteln der Patienten mit einer Leukozytose mäßigen Ausmaßes (< 50 000/µl) einher. Eine Thrombozytose, gelegentlich mit Thrombozytenzahlen bis 1 Mio./µl, wird regelmäßig bei Patienten mit bestimmten chromosomalen Anomalien (5q⁻-Syndrom) beobachtet.
- Erhöhte Serumaktivität der **Laktatdehydrogenase** (LDH) bei 50 % der MDS-Patienten, erhöhte **Lysozymspiegel** in Serum und Urin bei Patienten mit chronischer myelomonozytärer Leukämie.
- **Pathologisches Differentialblutbild** mit Linksverschiebung, Auftreten von Pseudo-Pelger-Zellen (Neutrophile mit unvollständiger brillenartiger Kernsegmentierung), Nachweis einzelner Blasten, Vermehrung von Promonozyten und Monozyten (CMML), Anisopoikilozytose und Makrozytose der Erythrozyten sowie Thrombozytenanomalien (Plättchenanisometrie, Megathrombozyten).
- Typischerweise normo- bis **hyperzelluläres Knochenmark** mit **Reifungsdefekten** aller drei Zellreihen der Hämatopoese. Die morphologischen Atypien sind im zytologischen Ausstrichpräparat besser erkennbar als im histologischen Schnitt. Zu den typischen Veränderungen zählen megaloblastäre Transformation der Erythrozytopoese, Linksverschiebung der Granulozytopoese mit Nachweis degranulierter Vorläuferzellen und Kernsegmentierungsstörungen der Neutrophilen, variabler Blastenanteil sowie Kernreifungsstörung der Megakaryozytopoese (**Mikromegakaryozyten**). Diese Veränderungen sind inkonstant nachweisbar und für das Vorliegen eines MDS nicht pathognomonisch. Neben einer panoptischen Färbung des Knochenmarks sollten bei allen Patienten **zytochemische Färbereaktionen** durchgeführt werden, die zum Nachweis bestimmter Anomalien (z. B. Eisenfärbung zur Erkennung von Ringsideroblasten) unverzichtbar sind.
- **Chromosomale Veränderungen** der Knochenmarkzellen sind bei etwa 50 % aller MDS-Patienten bei Diagnosestellung nachweisbar und haben diagnostische und prognostische Relevanz. Obwohl eine spezifische genetische Läsion bei MDS-Patienten bislang nicht bekannt ist, sind einzelne Chromosomen überzufällig häufig an den Karyotyp-Veränderungen beteiligt (s. Tab. 10.14). Häufig sind MDS-Patienten durch Verlust von chromosomalem Material, weniger durch Umlagerung von Chromosomenabschnitten gekennzeichnet. Zu den häufigsten Defekten zählt eine Deletion am langen Arm von Chromosom 5, die bei bis zu 10 % der MDS-Patienten bei Diagnosestellung nachweisbar ist. Die 5q-minus-Anomalie ist mit typischen klinischen, hämatologischen und morphologischen Veränderungen assoziiert, dem sog. **5q-minus-Syndrom:**
  - überwiegend ältere Frauen betroffen
  - ausgeprägte makrozytäre Anämie
  - Thrombozytenzahlen normal bis erhöht
  - schwere Kernsegmentierungsstörungen der Megakaryozyten (mononukleäre Megakaryozyten, sog. Spiegeleiformen, s. Abb. 10.21) im Knochenmark

Tab. 10.14 Chromosomenveränderungen bei Patienten mit myelodysplastischen Syndromen (nach Sanz, 1996).*

Partieller Verlust von Chromosomenmaterial (Deletion)	Verlust oder Gewinn ganzer Chromosomen	Umlagerung von Chromosomenabschnitten (Translokationen)	Andere Aberrationen
5q (27 %)	–7 (15 %)	t(1;3) (1 %)	inv3 (1 %)
7q (7 %)	+7 (5 %)	t(1;7) (2 %)	iso17q (5 %)
11q (4 %)	+8 (19 %)	t(3;3) (1 %)	
12q (5 %)		t(6;9) (< 1 %)	
13q (2 %)			
20q (5 %)			
50 %	39 %	5 %	6 %

* Die Zahlen beziehen sich auf alle erfassbaren Chromosomenveränderungen (alle chromosomalen Defekte = 100 %). Da nur in etwa der Hälfte der MDS-Fälle Chromosomenveränderungen nachweisbar sind, betragen die Häufigkeiten für alle diagnostizierten MDS-Fälle etwa 50 % der Angaben; inv = Inversion; iso = Isochromosom

10.2 Stammzellerkrankungen

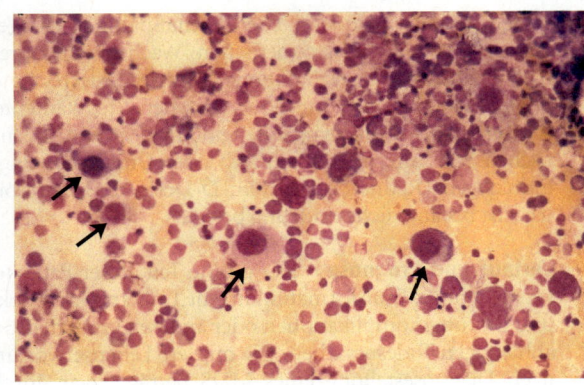

Abb. 10.21 Knochenmark, Pappenheim-Färbung. Typische mononukleäre Megakaryozyten („Spiegeleiformen") bei 5q-minus-Syndrom.

Differentialdiagnose	Ausschlussmaßnahmen
Kollagenosen	Klinische Untersuchung, Autoantikörperbestimmung
Idiopathische thrombozytopenische Purpura (ITP)	Knochenmarkzytologie und -histologie zum Nachweis eines megakaryozytenreichen Knochenmarks
Neoplasien (maligne Lymphome, Haarzellleukämie, Knochenmarkkarzinose)	Knochenmarkzytologie und -histologie

- Weitere Untersuchungsmethoden (Immunphänotypisierung, molekularbiologische Untersuchungen, In-vitro-Knochenmarkkulturen zur Erfassung eines pathologischen Wachstumsmusters der hämatopoetischen Vorläuferzellen) vermitteln wichtige Einblicke in die Pathobiologie myelodysplastischer Syndrome, sind aber in der klinischen Routinediagnostik verzichtbar.

Differentialdiagnose	Ausschlussmaßnahmen
MDS-ähnliche Knochenmarkveränderungen durch übermäßigen Alkoholkonsum, Einnahme von Sulfonamiden, Antibiotika, Tuberkulostatika, Antikonvulsiva oder Zytostatika, durch Einwirkung von organischen Lösungsvermittlern oder Blei	Anamnese (nutritive, medikamentöse, gewerbliche Noxen)
Megaloblastäre Anämie	Vitamin-B$_{12}$- und Folsäurespiegel
Antikörpervermittelte Zytopenien	Coombs-Test und rheumatologische Untersuchungen
HIV	HIV-Test
Hyperspleniesyndrom	Oberbauchsonographie
Paroxysmale nächtliche Hämoglobinurie (s. Kap. 10.2.4): manifestiert sich häufig in Form einer Knochenmarkinsuffizienz; fließende Übergänge sowohl zum MDS als auch zur aplastischen Anämie (s. Kap. 10.2.3) sind möglich; wird heute ebenfalls zu den klonalen Stammzellerkrankungen gezählt	Direkte durchflusszytometrische Bestimmung der PIG-(Phosphatidylinositolglykan-) verankerten Oberflächenmoleküle
Tumor- oder Infektanämie	Ferritinmessung, Ausschluss chronischer Entzündungen oder Neoplasien

Therapie Mit Ausnahme der **allogenen Blutstammzelltransplantation** ist keine kurative Behandlung der MDS bekannt. Die oft schwierige Entscheidung, welche Therapie für den Patienten am günstigsten ist und ob überhaupt eine aktive Behandlung eingeleitet werden muss, sollte sich vorrangig an der Prognose der Knochenmarkerkrankung, den klinischen Symptomen des Patienten, seinem Alter und Allgemeinzustand sowie möglichen Therapienebenwirkungen orientieren. Standardtherapie in allen Stadien sind **supportive Maßnahmen**.

Behandlung jüngerer Patienten Bei jüngeren Patienten mit fortgeschrittenem MDS oder sonstigen ungünstigen Risikofaktoren sollte eine Polychemotherapie mit AML-typischen Induktionsprotokollen durchgeführt werden. **Aggressive Polychemotherapie** zielt auf eine möglichst radikale Zerstörung des malignen Zellklons ab. Im Unterschied zu früheren Annahmen sind auch bei MDS-Patienten unter aggressiver Induktions-Chemotherapie komplette Remissionen mit vollständiger Blasten-Clearance des Knochenmarks, Verschwinden der krankheitstypischen Ausreifungsanomalien der Hämatopoese sowie Normalisierung des Karyotyps möglich. Bei jüngeren Patienten mit fortgeschrittenem MDS betragen die kompletten Remissionsraten 50–70 % und sind damit mit den bei akuten myeloischen Leukämien publizierten Ansprechraten vergleichbar. Allerdings ist die Rückfallhäufigkeit bei MDS-Patienten größer als bei AML-Patienten. Aus diesem Grund strebt man zur Zeit in Studien eine Intensivierung der Postremissionsbehandlung durch Hochdosistherapie (myeloablative Chemo- oder Radiochemotherapie) mit autologer Blutstammzelltransplantation an.

Bei Patienten unter 50 Jahren stellt die **allogene Blutstammzelltransplantation** unter Verwendung eines HLA-kompatiblen Familienspenders die Therapie der Wahl dar. Daneben sind zahlreiche weitere Behandlungsoptionen bekannt, die aber überwiegend experimentellen Charakter tragen und daher in ihren Chancen und Risiken noch nicht abschließend beurteilt werden können. Tabelle 10.15 fasst die zur Zeit bei MDS-Patienten eingesetzten Therapiemaßnahmen zusammen.

Behandlung älterer Patienten Standardtherapie in allen Krankheitsstadien und oft alleinige Therapieform bei älteren Patienten sind supportive Maßnahmen. Hierzu gehören:

Hämatologie

Tab. 10.15 Therapieoptionen bei myeloplastischen Syndromen.

Supportive Maßnahmen	Blutzellsubstitution Antibiotika
Eisenchelatoren	Deferoxamin
Vitamine	Pyridoxin
Hormone	Androgene Danazol
Hämatopoetische Wachstumsfaktoren	G-CSF GM-CSF Interleukin-3 Interleukin-6 Erythropoetin Thrombopoetin
Differenzierungsinduktoren	Retinoide Calcitriol Haemarginat Hexamethylen-bi-Acetamid (HMBA)
Antioxidanzien	Amifostin
Immunmodulatoren	Ciclosporin A Antilymphozytenglobulin Antithymozytenglobulin
Antiangiogenetische Substanzen	Thalidomid
Monochemotherapie	Cytosin-Arabinosid Hydroxycarbamid Idarubicin Etoposid Melphalan Topotecan 5-Azacytidin 5-Aza-2'-Deoxycytidin (Decitabine)
Aggressive Chemotherapie	Polychemotherapie
Stammzelltransplantation	Autologe Transplantation Allogene Transplantation Fremdspendertransplantation

- Erythrozytensubstitution nach klinischer Symptomatik
- Thrombozytensubstitution nur bei ausgeprägten lebensbedrohlichen Hämorrhagien (Gefahr der Alloimmunisierung)
- breite antibiotische Therapie mit bakteriziden Medikamenten bei infektiösen Komplikationen, vorher Versuch der Infektlokalisation und Erregersicherung. Prophylaktischer Einsatz von Antibiotika ist auch bei Patienten mit ausgeprägter Neutropenie nicht indiziert.

Bei Patienten mit günstiger Langzeitprognose und transfusionspflichtiger Anämie ist der Einsatz von Eisenchelatoren (Deferoxamin) sinnvoll, um das Auftreten einer sekundären Hämochromatose mit kardialen, hepatischen und endokrinen Komplikationen hinauszuzögern.

Der Stellenwert anderer Therapiemaßnahmen wie Verabreichung von hämatopoetischen Wachstumsfaktoren, niedrig dosierter Chemotherapie (niedrig dosiertes Cytosin-Arabinosid), immunmodulatorischen Medikamenten (Ciclosporin A, Antithymozytenglobulin), antiangiogenetischen Substanzen (Thalidomid) oder Differenzierungsinduktoren (Retinoide, Vitamin-D-Derivate, Interferone u.a.) ist bislang nicht eindeutig belegt.

Verlauf und Prognose Der größte Teil dieser Patienten verstirbt ohne Transformation in eine Leukämie an Infekt- und Blutungskomplikationen oder anderen krankheitsunabhängigen Todesursachen. Die mittlere Lebenserwartung nach Diagnosestellung eines MDS beträgt zwar durchschnittlich zwei Jahre, jedoch sind beim individuellen Patienten erhebliche Abweichungen mit entweder dramatisch verkürzten oder auch im Vergleich zum Altersstandard kaum beeinträchtigten Überlebenszeiten möglich. Hier besteht starke Abhängigkeit vom morphologischen Subtyp und von anderen Eingangsparametern.

Risikofaktoren Allerdings sind in den letzten Jahren zahlreiche Risikofaktoren definiert worden, die zur Verbesserung ihrer prädiktiven Wertigkeit in **Scoring-Systemen** zusammengefasst wurden. Solche Scoring-Systeme erlauben eine recht zuverlässige Prognoseschätzung und werden zunehmend für Therapieentscheidungen herangezogen.

Weite Verbreitung hat der 1997 vorgeschlagene Internationale Risikoscore (IPSS) gefunden, der in Tabelle 10.16 dargestellt wird. Während Patienten der Niedrigrisikogruppe eine mediane Überlebenszeit von knapp sechs Jahren aufweisen, sind Hochrisikopatienten durch eine extrem schlechte Prognose (mediane Überlebenszeit < 6 Monate) gekennzeichnet. Die entsprechenden Übergangsraten in eine akute myeloische Leukämie für diese beiden Subgruppen betragen nach zwei Jahren 10 % bzw. > 80 %.

Prognose nach allogener Blutstammzelltransplantation
Die Ergebnisse der allogenen Blutstammzelltransplantation sind vom MDS-Subtyp, von der Krankheitsdauer vor Transplantation, vom Patientenalter und Chromosomenbefund abhängig. Die besten Ergebnisse werden bei jüngeren Patienten mit RA/RARS, normalem Karyotyp und kurzer Krankheitsdauer beobachtet. In diesem Kollektiv betragen die Heilungsraten etwa 50 %. Mit zunehmendem Lebensalter der Patienten, Fortschreiten des MDS und Auftreten weiterer ungünstiger Prognosefaktoren verschlechtern sich die Langzeitchancen der Blutstammzelltransplantation. Die hohe Letalität des Therapieverfahrens schränkt den potentiellen Patientenkreis weiter ein. Gegenwärtig versucht man, durch optimierte Spenderauswahl, effektivere Immunsuppression und verbesserte Supportivtherapie die transplantationsbedingte Letalität zu reduzieren. Weitere Hoffnungen werden auf die „Mini-Transplantation" gesetzt, bei der dosisreduzierte, nichtmyeloablative Konditionierungsprotokolle zur Vorbereitung der Stammzellübertragung verwandt werden. Nach ersten Erfahrungen erlauben solche toxizitätsreduzierten Konditionierungsprotokolle auch bei älteren Patienten und Patienten mit internistischen Begleiterkrankungen die Durchführung einer allogenen Blutstammzelltransplantation.

Tab. 10.16 Internationaler Risikoscore (IPSS) zur Bewertung der Prognose von MDS-Patienten.

Befund	Punktzahl				
	0	0,5	1,0	1,5	2,0
Medullärer Blastenanteil (%)	0–4	5–10	–	11–20	21–29
Anzahl der peripheren Zytopenien[1]	0–1	2–3	–	–	–
Zytogenetische Risikogruppe[2]	Niedrig	Mittel	Hoch	–	–
Risikogruppen-Zuordnung	**Score**				
Niedriges Risiko	0				
Intermediäres Risiko I	0,5–1				
Intermediäres Risiko II	1,5–2				
Hohes Risiko	≥ 2,5				

[1] Thrombozyten < 100 000/µl, Hämoglobin < 10 g/dl, Granulozyten < 1500/µl
[2] niedriges Risiko = normaler Karyotyp, 5q-, 20q-, -Y; hohes Risiko = komplexe Karyotypveränderungen (≥ 3 Anomalien), Chromosom-7-Defekte; mittleres Risiko = alle anderen Anomalien

Zusammenfassung

- Häufigste Ursachen: 90 % idiopathische klonale Stammzellerkrankung; in 10 % nach Chemotherapie, Radiatio oder Benzolexposition
- Wichtigste Symptome: Müdigkeit, Schwäche, Belastungsdyspnoe (durch Anämie)
- Wichtigste diagnostische Maßnahmen: Blutbild, Knochenmarkzytologie
- Wichtigste therapeutische Maßnahmen: je nach Prognose supportiv oder Polychemotherapie bzw. Blutstammzelltransplantation

Zur weiteren Information

Literatur

Aul, C., A. Giagounidis, U. Germing, A. Ganser: Myelodysplastische Syndrome: Aktueller Stand der Diagnostik und Therapie. Med Klin 2002; 97: 666-76.

Germing, U., N. Gattermann, C. Strupp, M. Aivado, D. K. Hossfeld, R. Haas, C. Aul: Myelodysplastische Syndrome: Neue WHO-Klassifikation und Aspekte zur Pathogenese, Prognose und Therapie. Dtsch Ärztebl 2001; 36: A2272-78.

Verbeek, W., A. Ganser: Evolving treatment options of myelodysplastic syndromes. Ann Hematol 2001; 80: 499-509.

De Witte, T., S. Suciu, G. Verhoef, B. Labar, E. Archimbaud, C. Aul, D. Selleslag, A. Ferrant, P. Wijermans, F. Mandelli, S. Amadori, U. Jehn, P. Muus, M. Boogaerts, R. Zittoun, A. Gratwohl, H. Zwierzina, A. Hagemeijer, R. Willemze: Intensive chemotherapy followed by allogeneic or autologous stem cell transplantation for patients with myelodysplastic syndromes (MDSs) and acute myeloid leukemia following MDS. Blood 2001; 98: 2326-31.

Internet-Links

http://www.kompetenznetz-leukaemie.de
http://www.dgho.de
http://www.hematology.org

Keywords

Myelodysplastische Syndrome

IMPP-Statistik

Myelodysplastische Syndrome

10.2.3 Aplastische Anämie

A. RAGHAVACHAR

Synonym: Panmyelopathie
Engl. Begriff: Aplastic Anaemia

Definition Mit dem Begriff aplastische Anämie wird eine Gruppe pathogenetisch uneinheitlicher Knochenmarkinsuffizienzen zusammengefasst. Kennzeichnend ist eine Bi- oder Trizytopenie (also Anämie, Granulozytopenie und/oder Thrombozytopenie in unterschiedlichen Kombinationen), die durch hämopoetische Insuffizienz infolge Verminderung (Hypo- oder Aplasie) des hämopoetischen Marks entsteht. Knochenmarkinsuffizienzen nach Exposition mit ionisierenden Strahlen oder obligat myelotoxischen Substanzen wie Zytostatika werden nicht als aplastische Anämie bezeichnet.

Epidemiologie Die aplastische Anämie ist eine sehr seltene Krankheit. In Europa beträgt die Inzidenz etwa drei neue Fälle pro 1 Mio. Einwohner und Jahr. Die mit 7,2/1 Mio. Einwohner vergleichsweise hohe Inzidenz in Thailand könnte einen möglichen Hinweis auf die Ätiologie geben, da die Patienten in Thailand überwiegend aus sozioökonomisch unteren Schichten stammen und einer

Hämatologie

hohen Belastung an Pestiziden, Lösungsmitteln und Viren ausgesetzt sind.

Ätiologie und Pathogenese Genetische Defekte, welche zu einer erworbenen aplastischen Anämie disponieren, sind nicht bekannt. Unter den ätiologischen Faktoren kommen in etwa 20 % der Fälle Medikamente, Toxine oder Viren in Betracht. Diese Faktoren erhöhen zwar die Neigung zu einer aplastischen Anämie, sind aber nicht ihre einzige Ursache. Andere, noch unbekannte Faktoren müssen mit beteiligt sein. 80 % der Fälle sind als idiopathisch zu bezeichnen.

Aus Untersuchungen zur Pathophysiologie ist anzunehmen, dass alle Patienten mit aplastischer Anämie einen **Stammzelldefekt** haben. Hierzu kommt zusätzlich bei manchen Patienten noch ein Defekt der Knochenmarkmatrix (Stroma), außerdem ist die erhöhte Bildung zytotoxischer Substanzen durch die T-Lymphozyten, vor allem Interferon-γ und TNF-α, von Bedeutung.

Symptome Das Krankheitsbild ist klinisch gekennzeichnet durch Symptome der Anämie, der neutropenischen Infektion (Mund- und Rachenulzera, nekrotisierende Gingivitis oder Tonsillitis, Pneumonien, Phlegmone) und Blutungen vom thrombozytopenischen Blutungstyp. Die Ausprägung dieser Symptome ist abhängig vom Schweregrad der Panzytopenie. Lymphknotenvergrößerungen, Hepato- oder Splenomegalie sprechen gegen eine aplastische Anämie.

Diagnostik Die klinische Verdachtsdiagnose wird erhärtet durch Nachweis der peripheren Panzytopenie mit erniedrigter Retikulozytenzahl bei hypoplastischem Knochenmark. Die wichtigste Maßnahme ist daher die **Knochenmarkpunktion** (Knochenmarkaspiration und obligat Knochenmarkbiopsie). Der typische knochenmarkhistologische Befund zeigt eine Aplasie oder Hypoplasie des hämopoetischen Knochenmarks (Zellularität < 25 %) ohne Infiltration mit neoplastischen Zellen und ohne Markfibrose.

Tab. 10.17 Diagnostisches Vorgehen bei Verdacht auf aplastische Anämie.

Anamnese/Klinik	Medikamentenanamnese Berufsanamnese Virusinfektion? Familienanamnese (selten angeborene aplastische Anämien)
Diagnostische Untersuchungen	Blutbild inkl. Differentialblutbild und Retikulozytenzahl Knochenmarkuntersuchung mit Zytologie, Histologie, Chromosomenuntersuchung
Therapeutische Untersuchungen	HLA-Typisierung von Patient und Geschwistern

Das diagnostische Vorgehen ist in Tabelle 10.17 zusammengefasst. Allerdings muss betont werden, dass es sich bei der aplastischen Anämie um eine **Ausschlussdiagnose** handelt.

Differentialdiagnose	Ausschlussmaßnahmen
Myelodysplastisches Syndrom	Knochenmarkuntersuchung, Zytogenetik
Hypoplastische akute Leukämie	Knochenmarkuntersuchung, Mikroskopie des Blutausstrichs
Lymphome, insbesondere Haarzellleukämie	Knochenmarkuntersuchung, Organomegalie
Schwere megaloblastäre Anämie	Knochenmarkuntersuchung, Vitamin-B$_{12}$- und Folsäurespiegel
Paroxysmale nächtliche Hämoglobinurie (s. Kap. 10.2.4)	Säure-Serum-Test, Hämosiderin im Urin, Ankerproteine

Therapie Die Wahl der Behandlung ist abhängig von dem Schweregrad der Erkrankung (definiert durch das Ausmaß der Panzytopenie), dem Alter des Patienten sowie dem Vorhandensein eines potentiellen Knochenmarkspenders. Therapieziel ist die Induktion einer **Remission**, um den Patienten nicht durch Blutungen, neutropenische Infektionen oder multiple Blutproduktgaben zu gefährden.

Standardtherapien sind entweder die **allogene Knochenmarktransplantation** von einem histokompatiblen Geschwisterspender oder die **immunsuppressive Therapie** mit Antilymphozytenglobulin, Ciclosporin und Steroiden. Wichtig ist die unverzügliche Therapieplanung und zeitgerechte Durchführung der geeigneten Maßnahme an einem spezialisierten Zentrum. Die Knochenmarktransplantation von einem HLA-identischen Geschwister führt immer zur Heilung der Erkrankung. Bei Versagen der immunsuppressiven Therapie kommt als experimentelle Therapieform die Fremdspendertransplantation infrage. Die Kombination von immunsuppressiver Therapie und hämatopoetischen Wachstumsfaktoren ist eine weitere, noch als experimentell zu bezeichnende Behandlungsoption.

Verlauf und Prognose Die Prognose der Erkrankung bei sachgerechter Therapie ist heute sehr gut (80 % Langzeitüberleben sowohl nach Knochenmarktransplantation als auch nach immunsuppressiver Therapie). Nach Transplantation werden keine Rezidive beobachtet. Nach immunsuppressiver Therapie liegt das Rezidivrisiko bei 30 %. Nach dieser Therapieform werden im weiteren Verlauf auch Übergänge in klonale Erkrankungen der Hämatopoese beobachtet. In diesem Sinne ist die aplastische Anämie auch als **prämaligne Blutkrankheit** bezeichnet worden.

Unbehandelt sterben ca. 75 % der Patienten an ihrer Erkrankung, bei bestmöglicher supportiver Therapie immerhin noch 50 % der Patienten.

Komplikation	Häufigkeit
Nicht beherrschbare Infektion	Todesursache in 62 %
Komplikation der Knochenmarktransplantation (Infektionen, Graft-versus-host-Reaktion)	Tödlich bei 10 %
Klonale Erkrankung der Hämatopoese	15 % der Langzeitüberlebenden nach immunsuppressiver Therapie

Zusammenfassung

- Häufigste Ursache: 80 % idiopathisch
- Wichtigste Symptome: Zeichen der Anämie und vermehrte Infekt- und Blutungsneigung
- Wichtigste diagnostische Maßnahme: Knochenmarkhistologie
- Wichtigste therapeutische Maßnahmen: allogene Knochenmarktransplantation oder immunsuppressive Therapie (Antilymphozytenglobulin, Ciclosporin, Steroide)

Zur weiteren Information

Literatur
Ball, S. E.: The modern management of severe aplastic anemia. Br J Haematol 2000; 111: 41–53.
Schrezenmeier, H., A. Bacigalupo: Aplastic Anaemia. Cambridge University Press, Cambridge 2000.

Internet-Links
http://www.uni-duesseldorf.de/WWW/AWMF/II/ponk-404.htm (Leitlinien der AWMF: aplastische Anämie)
http://www.nlm.nih.gov/medlineplus/encyclopedia.html
http://www.nlm.nih.gov/medlineplus/anemia.html
http://www.aplastic.ualberta.ca (Aplastic and Myelodysplasia Association of Canada)
http://www.worldoncology.net/hemcenter.htm (Hematology Center)

Keywords
Aplastic Anemia ◆ Bone Marrow Transplantation ◆ Stem Cell Disorders

10.2.4 Paroxysmale nächtliche Hämoglobinurie

A. Raghavachar

Synonyme: Marchiafava-Micheli-Syndrom, Schlafhämoglobinurie
Engl. Begriff: Paroxysmal Nocturnal Haemoglobinuria

Definition Die paroxysmale nächtliche Hämoglobinurie (PNH) ist eine benigne klonale Stammzellerkrankung. Die PNH ist die einzige erworbene korpuskuläre hämolytische Anämie.

Epidemiologie Die PNH ist mit einer Inzidenz von 0,1–0,5 auf 100 000 eine sehr seltene Erkrankung. Die Krankheit kann in jedem Lebensalter auftreten, der Altersgipfel liegt allerdings in der dritten und vierten Dekade.

Ätiologie und Pathogenese Die PNH kann sich aus einer aplastischen Anämie entwickeln, aber auch der umgekehrte Verlauf ist möglich. Verursacht wird die Erkrankung durch ein defektes Gen auf dem X-Chromosom (PIG-A-Gen), das für die Synthese von Glycosyl-Phosphatidyl-Inositol (GPI) notwendig ist (erworbene somatische Mutation).

Bei den bisher untersuchten Patienten ist die somatische Mutation sehr unterschiedlich und weist damit auf unterschiedliche, bislang nicht definierte mutagene Einflüsse als Verursacher der PNH hin.

Das teilweise oder völlige Fehlen des GPI-Ankermoleküls auf hämatopoetischen Zellen ist der entscheidende pathogenetische Faktor bei der Erkrankung.

Da die PNH eine klonale Erkrankung der blutbildenden Stammzelle ist, sind zwangsläufig neben den Erythrozyten auch Granulozyten, Monozyten, Lymphozyten und Thrombozyten betroffen. Durch Fehlen zahlreicher Membranproteine (z. B. CD16, CD55, CD58, CD59) erklären sich die klinischen Phänomene wie beispielsweise die extreme Komplementempfindlichkeit der Erythrozyten.

Symptome Die klinische Symptomatik ist insgesamt sehr variabel. Die initial von den Erstbeschreibern beobachtete nächtliche Hämoglobinurie mit fast schwarzem Morgenurin ist eher selten. Im Vordergrund steht schubweise auftretende Hämolyse, vergesellschaftet mit Thrombosen oder auch Neutropenie und Thrombozytopenie.

Das Fehlen von CD59 auf den Thrombozyten lässt mehr Vesikelbildung zu und damit Thrombinbildung.

Die Thrombosen sind häufig atypisch (Mesenterialvenenthrombosen, zerebrale Thrombosen, Budd-Chiari-Syndrom) und führen dann zur charakteristischen abdominellen Schmerzsymptomatik (Bauch- und Rückenschmerzen).

Diagnostik Am Anfang der Diagnose steht der Befund einer normochromen hämolytischen Anämie, verbunden mit Hämoglobinurie und Hämosiderinurie, teilweise auch mit Granulozytopenie und/oder Thrombozytopenie. Der Coombs-Test ist negativ. Diagnostisch wegweisend sind dann der positive Säure-Serum-Test und Zuckerwassertest (komplementabhängige Hämolyse).

Hämatologie

Sensitiver und spezifischer ist die durchflusszytometrische Untersuchung der Blutzellen mit dem entsprechenden Nachweis verminderter oder fehlender GPI-Ankermoleküle. Diese Technik erlaubt auch die quantitative Größenbestimmung des PNH-Klons.

Differentialdiagnose	Ausschlussmaßnahmen
Autoimmunhämolytische Anämie	Coombs-Test
Aplastische Anämie	Retikulozytose, Knochenmarkuntersuchung
Hämoglobinurie mit unklarem Eisenmangel	Säure-Serum- und Zuckerwassertest

Therapie Im Vordergrund der therapeutischen Maßnahmen steht die symptomatische Therapie (s. Tab. 10.18).

Tab. 10.18 Standardtherapie der PNH.

Symptomatische Therapie
- Transfusionen (gewaschene Erythrozyten nicht erforderlich)
- Steroide im hämolytischen Schub
- Androgene (Fluoroxymesteron über sechs bis acht Wochen)
- Eisensubstitution
- Antikoagulation (sekundäre Prophylaxe)
- Therapie von Infekten mit Antibiotika

Immunsuppression
- Antilymphozytenglobulin
- Ciclosporin
- Steroide

Knochenmarktransplantation
- Bei Thrombosen oder rezidivierenden schweren hämolytischen Schüben, Panzytopenie

Die allogene Knochenmarktransplantation ist derzeit der einzig kurative Therapieansatz. Gentherapeutische Verfahren sind noch keine klinische Realität.

Verlauf und Prognose Bei dem sehr variablen Verlauf der Erkrankung ist die Prognose schwer vorhersagbar. Die mittlere Überlebenszeit liegt bei etwa zehn Jahren, allerdings werden auch Langzeitverläufe von bis zu 40 Jahren berichtet. Das Schicksal der Patienten wird überwiegend durch das Auftreten von Thrombosen in portalen Lebervenen, Mesenterialvenen sowie im Gehirn bestimmt. Hieran stirbt etwa die Hälfte der Patienten. Übergänge in aplastische Anämie, sogar akute Leukämien können ebenfalls schicksalsbestimmend sein.

Komplikation	Häufigkeit
Panzytopenie, Knochenmarkhypoplasie	Keine exakten Angaben möglich
Atypisch lokalisierte Thrombosen, z.B. abdominell oder zerebral	
Schwere Hämolyseschübe, z.T. mit Nierenversagen	

Zusammenfassung

- Häufigste Ursache: Spontanmutation des PIG-A-Gens auf dem X-Chromosom
- Wichtigste Symptome: Zeichen der hämolytischen Anämie, bei Thrombosen im Abdominalbereich Bauch- bzw. Rückenschmerzen
- Wichtigste diagnostische Maßnahmen: Blutbild, Säure-Serum-Test, Durchflusszytometrie
- Wichtigste therapeutische Maßnahme: symptomatisch

Zur weiteren Information

Literatur

Packman, C.: Pathogenesis and management of paroxysmal nocturnal haemoglobinurea. Blood Rev 1998; 12: 1–11.
Parker, J.C.: Historical aspects of paroxysmal nocturnal haemoglobinuria: Defining the disease. Br J Haematol 2002; 117: 3–22.

Internet-Links

http://www.ma.uni-heidelberg.de/inst/ikc/pnhengl.htm
http://www.ahc-consilium.at/daten/anaemien.htm
http://www.hmds-org.uk/pnh.shtml (Haematological Malignancy Diagnostic Service)
http://www.thedoctorsdoctor.com/diseases2/pnh.htm
http://www.path.sunysb.edu/labs/test%20web/PNH.ppt (Power Point-Vortrag)
http://www.eckhof.info/PNH (Beitrag für die DLH von Prof. Schubert)

Keywords

Paroxysmal Nocturnal Haemoglobinuria ◆ Hemolytic Anemia ◆ PIG-A-Gene

10.3 Anämien und Störungen des Eisenstoffwechsels

N. Frickhofen

Die Abklärung einer Anämie ist die häufigste hämatologische Fragestellung bei ambulanten und stationären Patienten. Dies beruht darauf, dass eine Anämie Begleitbefund vieler akuter und chronischer Erkrankungen sein kann. Häufig lenkt die Anämie erstmals die Aufmerksamkeit auf unerkannte Grunderkrankungen oder Mangelzustände. Es ist daher außerordentlich wichtig, den Signalcharakter dieses Befundes zu erkennen. Diagnostisch nutzt man am besten die auf den Entstehungsmechanismus zielende Unterteilung in:
- verminderte oder qualitativ abnorme Produktion von Erythrozyten bzw. ihrer Bestandteile
- gesteigerten Verlust von Erythrozyten
- Verteilungsstörungen
- kombinierte und ungeklärte Entstehungsmechanismen (s. Tab. 10.19).

Diese pathophysiologisch orientierte Vorgehensweise legt die Basis für eine kausale, nicht nur das Symptom „Anämie" korrigierende Therapie.

Definition Anämie bedeutet **Verminderung der Hämoglobinkonzentration** unter den alters- und geschlechtsspezifischen Referenzbereich (s. Tab. 10.20).

Der Hämoglobinwert korreliert in der Regel mit dem **Hämatokriten,** weil die **mittlere Hämoglobinkonzentration** pro Volumeneinheit gepackter Erythrozyten (MCHC) nur in engen Grenzen schwankt. Da die Hämoglobinkonzentration den funktionell entscheidenden Parameter darstellt, sollte man diesen einfach zu bestimmenden Laborwert als diagnostisches Kriterium verwenden. Bei einer Leukozytose über $100\,000/\mu l$ bzw. 100 G/l ist die korrekte photometrische Bestimmung der Hämoglobinkonzentration wegen der Interferenz der Zellkerne nicht möglich; hier wird der durch Kapillarzentrifugation ermittelte Hämatokrit verwendet. Die **Erythrozytenzahl** ist für die Feststellung einer Anämie nicht geeignet, da die Korrelation zur Hämoglobinkonzentration vom stärker variablen **Hämoglobingehalt des einzelnen Erythrozyten** (MCH) abhängig ist. Bei Verminderung des MCH, z.B. beim Eisenmangel, kann die Erythrozytenzahl völlig normal sein, obwohl, gemessen an der Hämoglobinkonzentration, eine Anämie besteht!

Epidemiologie Angaben zur Inzidenz und Prävalenz der Anämie variieren stark in Abhängigkeit von der untersuchten Population (Altersverteilung, Ernährungsgewohnheiten, Infektionsstatus) und der Definition des Normbereichs. Legt man die WHO-Definition zugrunde, liegt die Prävalenz bei etwa 1 % der erwachsenen Männer und 14 % der erwachsenen Frauen.

Ätiologie und Pathogenese In dem Regelkreis, der eine bedarfsgerechte Hämoglobinkonzentration garantiert, können an mehreren Stellen Störungen auftreten.

Prinzipiell muss eine **verminderte Produktion** von Erythrozyten infolge unzureichender Stimulation durch Erythropoetin oder gestörter Knochenmarkfunktion von einem **gesteigerten Verlust** und **Verteilungsstörungen** bei normaler Knochenmarkfunktion unterschieden werden (s. Abb. 10.22). Dass in der Praxis diese strikte Trennung nicht immer möglich ist, weil viele Anämien einen kombinierten Entstehungsmechanismus haben, wird bei Besprechung der einzelnen Anämieformen erläutert. Es ist jedoch nützlich, bei der Diagnostik von Anämien zunächst immer den im Vordergrund stehenden Mechanismus zu erarbeiten, da dies eine kausale Therapie erheblich erleichtert.

Tab. 10.19 Klassifikation der Anämien nach ihrem Entstehungsmechanismus.

1	**Anämien durch verminderte oder qualitativ abnorme Produktion von Erythrozyten**
1.1	defekte Stimulation der Erythrozytenproduktion ■ Erythropoetinmangel bei Niereninsuffizienz
1.2	Schädigung oder Suppression der Erythropoese im Knochenmark ■ aplastische Anämie, Fanconi-Anämie ■ isolierte aplastische Anämie, Diamond-Blackfan-Anämie ■ dosisabhängige Schädigung durch Chemikalien, Medikamente, Strahlen
1.3	Verdrängung der Erythropoese im Knochenmark ■ akute Leukämien, myeloproliferative und myelodysplastische Syndrome, maligne Lymphome, metastasierende solide Tumoren ■ infektiöse und entzündliche Erkrankungen mit Knochenmarkbefall
1.4	ineffektive Erythropoese bei Mangelzuständen ■ Vitamin-B_{12}-, Folsäuremangel ■ Eisenmangel
1.5	ineffektive Erythropoese als Folge genetischer Defekte ■ kongenitale dyserythropoetische Anämie (CDA) ■ Hämoglobinsynthesestörung bei Thalassämien ■ sideroachrestische Anämien
2	**Anämien durch Verlust von Erythrozyten**
2.1	gesteigerter Abbau von Erythrozyten = Hämolyse ■ Hämolyse durch intraerythrozytäre, korpuskuläre Defekte: Membranproteindefekte, Enzymdefekte, Hämoglobinvarianten ■ Hämolyse durch extrakorpuskuläre Mechanismen: Immunhämolyse, mechanische, toxische Hämolyse
2.2	Verlust von Erythrozyten durch Blutung
3	**Anämien durch Verteilungsstörungen** ■ Schwangerschaft ■ Hypersplenismus
4	**Anämien mit kombinierten oder ungeklärten Entstehungsmechanismen** ■ Anämie chronischer Erkrankungen ■ Anämie bei endokrinen Erkrankungen

Hämatologie

Tab. 10.20 Normwerte des roten Blutbilds bei Erwachsenen in Abhängigkeit vom Geschlecht (95%-Vertrauensbereich).

	SI-Einheiten			Konventionelle Benennung		
	♀	♂		♀	♂	
Hämoglobin	7,2–9,6	8,4–10,8	(mmol/l)	12–15	14–18	(g/dl)
Erythrozyten	4,0–5,2	4,6–5,9	(T/l)	4,0–5,2	4,6–5,9	(Mio./µl)
Hämatokrit	37–46	41–50	(%)	37–46	41–50	(%)
MCV	80–100		(fl)	80–100		(µm3)
MCH	1,65–2,1		(fmol)	27–34		(pg)
MCHC	19–22		(mmol/l)	30–36		(g/dl)
Retikulozyten	20–80 / 4–15		(G/l) / (‰)	20000–80000 / 4–15		(/µl) / (‰)

Symptome

! Bei allen Anämieformen zeigen sich charakteristische, aber keineswegs spezifische Beschwerden und Befunde (s. Tab. 10.21), die Folgen einer Minderversorgung der Gewebe mit Sauerstoff und Ausdruck der kompensatorischen Hyperventilation und Hyperzirkulation sind.

Die klinische Symptomatik weist keine enge Korrelation zum Grad der Anämie auf und hängt wesentlich von der individuellen Kompensationsfähigkeit, vorbestehenden anderen Erkrankungen und der Geschwindigkeit der Anämieentwicklung ab. So können z. B. junge, kardiopulmonal gesunde Menschen, deren Hämoglobinwert innerhalb eines Monats auf 5 g/dl (3,1 mmol/l) abgefallen ist, eine ähnliche Symptomatik aufweisen wie ältere Patienten mit einer akut aufgetretenen Anämie von 10 g/dl (6,2 mmol/l).

Komplikationen ergeben sich durch die **Organhypoxie:** Eine kompensierte arterielle Verschlusskrankheit, Herz- oder Lungenerkrankungen können erstmals als Folge der Anämie klinisch manifest werden. Daher erfolgt nicht selten bei solchen Patienten zuerst eine organbezogene Diagnostik, in deren Rahmen die Anämie aufgedeckt wird.

Diagnostik Bei Anfertigung des Blutbildes liefern moderne Analysegeräte standardmäßig mehrere Werte, die in ihrer Kombination so informativ sind, dass sie immer bei der Erstdiagnostik einer Anämie genutzt werden sollten: Hämoglobinkonzentration (Hb), Erythrozytenzahl und mittlere Erythrozytengröße (MCV) werden in einem Analysegang gemessen und die daraus abgeleiteten Parameter Hämatokrit und mittlerer Hämoglobingehalt (MCH) errechnet. Aufgrund dieser Werte werden unterschieden:
- mikrozytäre, hypochrome Anämie (MCV und MCH vermindert),
- normozytäre, normochrome Anämie (MCV und MCH normal),
- makrozytäre, hyperchrome Anämie (MCV und MCH erhöht).

Die zunehmend ebenfalls zum Standard gehörende Bestimmung der **Retikulozytenzahl** erlaubt dann die Unterteilung in Produktionsstörung oder Verlust bzw. Verteilungsstörung. Dabei ist wichtig, die absolute Retikulozytenzahl als Parameter der Knochenmarkfunktion zu nehmen und den Grad der Anämie mit einzubeziehen: So ist z. B. ein Retikulozytenwert von 7 ‰ bei einem Hb-Wert von 8 g/dl (4,5 mmol/l) und einer Erythrozytenzahl von 3 T/l scheinbar normal und der Absolutwert liegt mit 21 G/l (0,007 × 3 T/l) im Bereich der unteren Normgrenze.

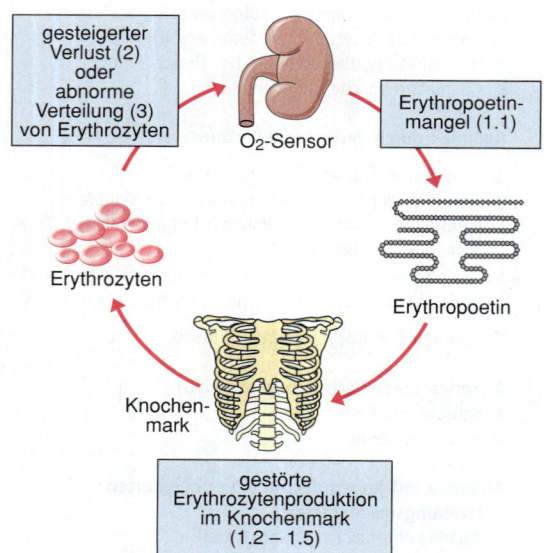

Abb. 10.22 Anämie als Folge eines gestörten Regelkreises. Die Zahlen beziehen sich auf die Einteilung in Tabelle 10.19.

10.3 Anämien und Störungen des Eisenstoffwechsels

Tab. 10.21 Anämiesymptome.

Beschwerden
- Reduzierte körperliche und geistige Leistungsfähigkeit, Schwindel, Kopfschmerzen
- Belastungsdyspnoe, Ruhedyspnoe
- Herzklopfen, Ohrensausen

Befunde
- Blässe der Haut (unzuverlässig!) und der Schleimhäute
- Tachykardie, weite Blutdruckamplitude, funktionelle Herzgeräusche

Bei diesem Grad der Anämie sollte die Retikulozytenzahl jedoch als Ausdruck der Kompensationsbemühung des Knochenmarks über 100 G/l liegen. Im Kontext der Anämie ist damit der scheinbar normale Retikulozytenwert von 7 ‰ deutlich vermindert und weist auf eine Knochenmarkinsuffizienz hin.

Nimmt man zu der Eingangsdiagnostik noch das **Serumferritin** hinzu, so ist meist schon eine Zuordnung zu den wichtigsten Anämieformen möglich (s. Abb. 10.23) und damit die Basis für eine rationale weiterführende Diagnostik gelegt.

Die weitere Diagnostik dient der Absicherung der eingangs erhobenen Verdachtsdiagnose respektive der Klärung der Anämieursache. Folgende Gesichtspunkte beschleunigen die Diagnosefindung:

- **Häufiges ist häufig:** Die Eisenmangelanämie und die Anämie der chronischen Erkrankung stellen mit zusammen etwa 60 % die häufigsten Anämieformen dar. Bei ambulanten Patienten steht die Eisenmangel-Anämie, bei hospitalisierten Patienten die Anämie der chronischen Erkrankung an erster Stelle. Nimmt man noch akute Blutungsanämien hinzu, sind etwa 70 % aller Anämien abgedeckt.
- **Weiterführende diagnostische Parameter** (je nach Verdachtsdiagnose, s.u.): Der gezielte und gestufte Einsatz dieser Parameter ist aus Kostengründen und zur Vermeidung einer unnötigen Belastung des Patienten durch evtl. eingreifende Diagnostik dringend zu empfehlen.

Differentialdiagnose	Weiterführende Untersuchung
Anämie der chronischen Erkrankung	CRP und andere Parameter der Akute-Phase-Reaktion
Blutungsanämie	Test auf okkultes Blut im Stuhl, gynäkologische Anamnese
Hämolyse	Haptoglobin
Globale Knochenmarkinsuffizienz	Leukozyten- und Thrombozytenzahl
Renale Anämie	Erythropoetin
Thalassämie, Hämoglobinvarianten	Hämoglobin-Elektrophorese, genetische Diagnostik

Therapie Selbstverständlich wird auch bei der Anämie nach Möglichkeit die jeweilige Ursache behandelt. Ist keine kausale Therapie möglich oder muss die Zeit bis zum Wirksamwerden kausaler Behandlungsmaßnahmen überbrückt werden, ist eine Korrektur des Symptoms Anämie indiziert.

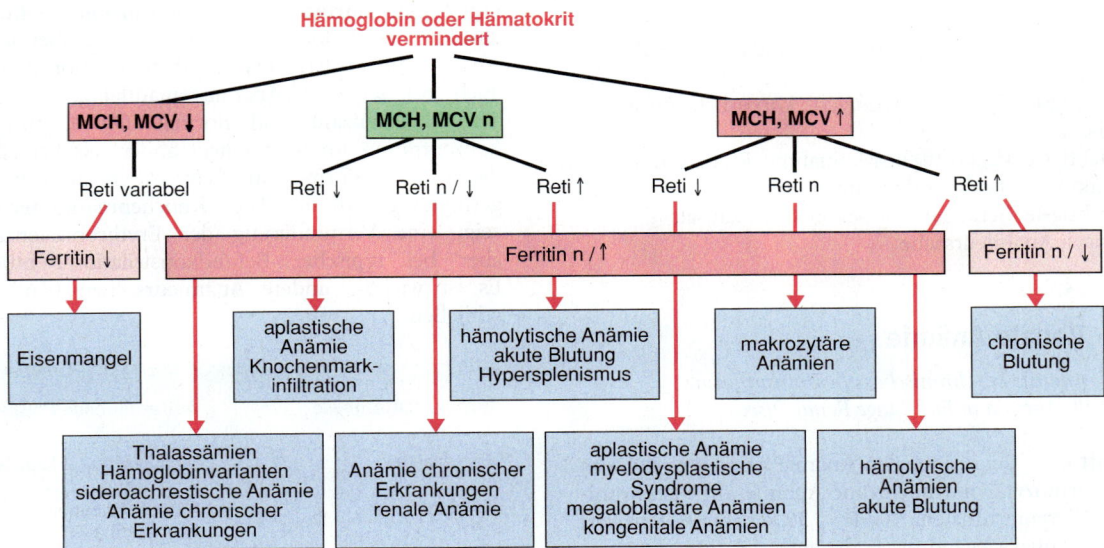

Abb. 10.23 Diagnostik der Anämien aufgrund der Bestimmung von mittlerem Erythrozytenvolumen (MCV), mittlerem Hämoglobingehalt (MCH), Serumferritinkonzentration (Ferritin) und absoluter Retikulozytenzahl (Reti).

n = normal, ↑ = erhöht, ↓ = erniedrigt (modifiziert nach H. Heimpel, in: Gross, R., P. Schölmerich, W. Gerok [Hrsg.]: Lehrbuch der Inneren Medizin, 8. Aufl., Schattauer, Stuttgart–New York 1993).

Hämatologie

Transfusion Ist akutes Eingreifen erforderlich, z. B. bei schwerer Anämiesymptomatik, sollten **Erythrozytenkonzentrate** transfundiert werden. Notwendigkeit und Häufigkeit der Transfusionen müssen sich an Symptomen (z. B. signifikante Leistungsminderung) und möglichen Komplikationen (z. B. instabile Angina pectoris) orientieren. Ein häufig genutzter Grenzwert der Hämoglobinkonzentration ist 8 g/dl (5 mmol/l), der allerdings im Einzelfall nach unten oder oben verschoben werden kann.

Erythropoetin Wenn eine langfristige symptomatische Korrektur der Anämie erforderlich ist, muss die Indikation zur Erythropoetinbehandlung geprüft werden. Vorteil gegenüber Transfusionen ist das fehlende Risiko der Infektionsübertragung und der Eisenüberladung; nachteilig sind die deutlich höheren Kosten. Unbestritten ist die Indikation bei der **renalen Anämie** (s. Kap. 10.3.1). Dagegen wird der Einsatz beim relativen Erythropoetinmangel, wie er z. B. bei Tumorerkrankungen oder chronisch entzündlichen Erkrankungen vorliegt, kontrovers diskutiert. Die Abwägung ist deshalb so schwierig, weil gegenüber der renalen Anämie etwa zehnfach höhere Dosen von Erythropoetin erforderlich sind und damit deutlich höhere Kosten anfallen. Andererseits leiden aber viele Patienten unter einem Symptomenkomplex, der mit dem Begriff **„Fatigue-Syndrom"** umschrieben wird. Eine Korrektur der Anämie mit Transfusionen oder Erythropoetin kann diese Beschwerden lindern und die Lebensqualität deutlich bessern; dazu ist jedoch ein Anheben des Hb-Wertes auf 11–12 g/dl (6,8–7,4 mmol/l) erforderlich.

Mögliche Entscheidungshilfen zum Einsatz von Erythropoetin sind die Konzentration des endogenen Erythropoetins und das Ansprechen auf eine probatorische Behandlung: Langfristige Wirksamkeit ist wahrscheinlich bei einer endogenen Erythropoetinkonzentration < 100 U/l und/oder bei Anstieg des Hämoglobins um mindestens 1 g/dl (0,6 mmol/l) nach vier Wochen Therapie.

Zusammenfassung

- Häufigste Ursachen: Eisenmangel und entzündliche Prozesse
- Wichtigstes Symptom: reduzierte körperliche Belastbarkeit
- Wichtigste diagnostische Maßnahme: Blutbild mit Retikulozytenzahl und Serumferritin
- Wichtigste therapeutische Maßnahme: kausal, je nach Anämieursache

10.3.1 Renale Anämie

Synonym: Anämie bei chronischer Niereninsuffizienz
Engl. Begriff: Anemia in End-Stage Renal Disease

Definition Bei der renalen Anämie handelt es sich um eine normozytär-normochrome Anämie, die bei chronischer Niereninsuffizienz (GFR < 30 ml/min, Grenzwert variabel) überwiegend als Folge eines relativen Erythropoetinmangels auftritt.

Epidemiologie Chronische Niereninsuffizienz führt regelmäßig zu einer Anämie. Etwa 25 % der dialysepflichtigen Patienten benötigten vor Einführung von Erythropoetin gelegentlich oder regelmäßig Erythrozytentransfusionen.

Ätiologie und Pathogenese Hauptursache der Anämie ist das Unvermögen der erkrankten Nieren, den Hämoglobinspiegel durch adäquate **Erythropoetinproduktion** im Normbereich zu halten: Die Serumerythropoetinspiegel liegen zwar bei Dialysepatienten meist im Referenzbereich, sind aber inadäquat im Vergleich zu nierengesunden, gleichermaßen anämischen Patienten, deren Werte um das 10- bis 100fache höher liegen.

Zusätzlich zur Erythrozytenbildungsstörung besteht bei Niereninsuffizienz eine negative Erythrozyten- und damit auch Eisenbilanz durch **Blutverluste** während der Dialyse und durch gehäufte gastrointestinale Blutungen infolge einer urämischen Thrombozytopathie. Der Dialysepatient verliert etwa 2 g Eisen pro Jahr.

Die Erythrozytenüberlebenszeit ist als Folge schlecht definierter **Urämietoxine** verkürzt. Diese Toxine sollen auch die Knochenmarkfunktion hemmen, was jedoch in der Pathogenese gegenüber dem relativen Erythropoetinmangel zu vernachlässigen ist.

Symptome Neben allgemeinen Anämiesymptomen (s. Tab. 10.22) ist das **Café-au-lait-Kolorit** der Haut charakteristisch. Hinzu kommen Zeichen der **Niereninsuffizienz** (s. Kap. 18.5). Ein Teil der Allgemeinsymptome, die bisher der Stoffwechsellage bei Niereninsuffizienz zugeschrieben wurden, sind Folge der Anämie und können durch Erythropoetinbehandlung behoben werden. Bei lang dauernder Anämie kann sich eine **Linksherzhypertrophie** entwickeln.

Diagnostik Die chronische Niereninsuffizienz muss dokumentiert sein (s. Kap. 18.5). Die Blutuntersuchung ergibt eine **normozytäre, normochrome Anämie**. Die absolute **Retikulozytenzahl** liegt in Anbetracht der Anämie zu niedrig. Die Erythrozytenmorphologie ist auch bei schwerer Anämie unauffällig. Leuko- und Thrombozytenzahl sind normal. Die Erythropoetinkonzentration im Serum liegt anders als bei allen anderen Anämieformen im Referenzbereich oder ist nur geringfügig erhöht. Die Knochenmarkuntersuchung zeigt eine Verminderung der Erythroblastenzahl, ist aber bei typischer Befundkonstellation entbehrlich. Es ist wichtig, andere Anämieursachen (s.u.) auszuschließen.

Differentialdiagnose	Weiterführende Maßnahmen
Eisenmangel	Serumferritin (s. Kap. 10.3.4)
Folsäuremangel	Folsäure im Serum (s. Kap. 10.3.4)
Anämie der chronischen Erkrankung	Ferritin, CRP u.a. Akute-Phase-Parameter

10.3 Anämien und Störungen des Eisenstoffwechsels

Differentialdiagnose	Weiterführende Maßnahmen
Thrombotische Mikroangiopathie	Blutausstrich, LDH, Haptoglobin
Aluminiumintoxikation (spielt bei geeigneter Wasseraufbereitung keine Rolle mehr, wird aber immer wieder aus weniger industrialisierten Ländern berichtet)	Anamnese (Herkunft), Labor

Therapie Bei allen dazu geeigneten dialysepflichtigen Patienten ist die **Nierentransplantation** anzustreben, die gleichzeitig auch die Anämie korrigiert.

Ausreichend dialysierte Patienten mit Anämie < 11 g/dl werden mit rekombinantem **Erythropoetin** behandelt: Konventionelles Erythropoetin wird anfangs dreimal wöchentlich in einer Dosis von 20–40 IE/kg Körpergewicht s.c. gespritzt. Das metabolisch stabilere hyperglykosylierte Erythropoetin muss nur einmal alle ein bis zwei Wochen in einer Anfangsdosis von 0,45 µg/kg gespritzt werden. Die Erhaltungsdosis liegt individuell unterschiedlich niedriger.

Auch nicht dialysepflichtige Patienten werden bei Anämie und Ausschluss von behandelbaren Kofaktoren mit Erythropoetin behandelt. Ziel ist die Anhebung des Hämoglobinwerts auf 11–12 g/dl. Steigt der Hb-Wert unter Erythropoetin nicht an, weist dies auf Eisenmangel oder andere komplizierende Faktoren (s.o.) hin, die entsprechend korrigiert werden müssen.

Verlauf und Prognose Verlauf und Prognose sind durch die Niereninsuffizienz bestimmt. Bei fast allen Patienten kann durch Erythropoetin die Anämie behoben werden.

Komplikationen	Häufigkeit (%)	Maßnahmen
Arterielle Hypertonie	5–10	Anämie langsam korrigieren, antihypertensive Therapie
Shuntthrombose	> 10	Hkt von ca. 35 % nicht überschreiten Heparindosis unter Dialyse anpassen

Zusammenfassung

- Häufigste Ursache: Erythropoetinmangel bei chronischer Niereninsuffizienz
- Wichtigstes Symptom: allgemeine Anämiesymptome
- Wichtigste diagnostische Maßnahmen: Labor, Anamnese
- Wichtigste therapeutische Maßnahmen: rekombinantes Erythropoetin, Nierentransplantation

10.3.2 Anämien bei Knochenmarkaplasie

Synonym: Panmyelopathie (veraltet für aplastische Anämie)
Engl. Begriffe: Hypoproliferative/Hypoplastic/Aregenerative Anemias, Aplastic Anemia, Pure Red Cell Aplasia, Erythroblastophthisis

Eine Anämie kann Ausdruck einer Schädigung oder Suppression erythropoetischer Vorstufen im Knochenmark und der dadurch bedingten Knochenmarkaplasie sein (s. Tab. 10.20). Die Erythropoese kann **isoliert** betroffen sein, wenn das pathogenetisch verantwortliche Agens selektiv erythropoetische Zellen schädigt, z. B. bei Parvovirusinfektion. Häufiger ist die Anämie aber **Teil einer Panzytopenie** als Hinweis auf die Beteiligung aller blutbildenden Zellen, in der Regel auf dem Niveau der hämatopoetischen Stammzellen, z. B. bei zytostatikainduzierter Knochenmarkaplasie oder aplastischer Anämie.

Der Defekt kann **angeboren** (Diamond-Blackfan-Anämie und Fanconi-Anämie) oder **erworben** sein (isolierte aplastische Anämie, aplastische Anämie, andere Formen der Knochenmarkaplasie). Bei erworbenen Formen spielen ionisierende Strahlen, Zytostatika und andere Medikamente, Umweltchemikalien, Viren und Autoimmunphänomene eine ursächliche Rolle.

Details zu den genannten Erkrankungen werden im Kapitel „Aplastische Anämie" (s. Kap. 10.2.3) beschrieben. Hier soll nur auf die Aspekte eingegangen werden, die für das Verständnis der Systematik der Anämien und ihre Diagnostik wichtig sind.

Diagnostik Zur typischen Befundkonstellation dieser Erkrankungsgruppe gehören:
- die Verminderung der Zahl der Erythroblasten im Knochenmark
- die konsekutive Verminderung der Retikulozytenzahl im peripheren Blut.

Die verminderte Erythroblastenzahl im Knochenmark bei insgesamt verminderter Zelldichte ist das differentialdiagnostisch entscheidende Kriterium zur Abgrenzung der im folgenden Kapitel 10.3.3 beschriebenen Anämien durch Knochenmarkinfiltration. Eine aussagekräftige **Knochenmarkbiopsie und -aspiration** ist daher die wichtigste diagnostische Maßnahme und wesentlicher Teil des diagnostischen Algorithmus bei Panzytopenie (s. Abb. 10.24).

Therapie Für die Therapiestrategie ist es wichtig, kurzfristige, spontan reversible Schädigungen der Knochenmarkzellen von langfristigen, meist permanenten Schädigungen zu unterscheiden.

Zur ersten Gruppe gehören Knochenmarkaplasien durch ionisierende Strahlen, Zytostatika, obligat hämatotoxische Substanzen wie Benzol, Alkohol, Zidovudin und bestimmte Antikonvulsiva sowie die isolierte aplastische Anämie durch Parvovirus-B19-Infektion. Bei diesen Erkrankungen gilt das Prinzip, die spontane Erholung der Blutbildung abzuwarten und den Patienten bis dahin rein supportiv zu betreuen.

Hämatologie

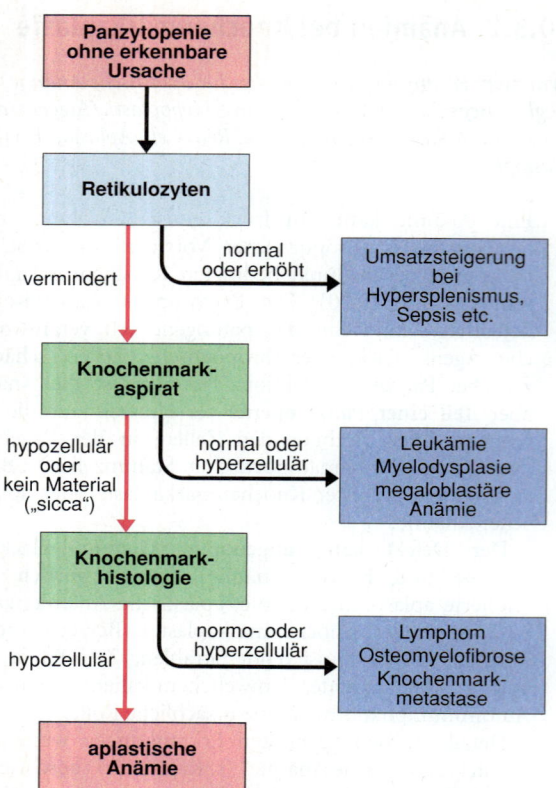

Abb. 10.24 Diagnostisches Vorgehen bei Panzytopenie.

Angeborene Knochenmarkaplasien oder die aplastische Anämie als Prototyp der langfristigen, in der Regel permanenten Knochenmarkschädigung müssen dagegen sofort und intensiv behandelt werden, wie in Kapitel 10.2.3 beschrieben.

10.3.3 Anämien durch Knochenmarkinfiltration

Synonym: Verdrängungsanämie, veraltet: Myelophthise
Engl. Begriff: Anemia due to Bone Marrow Infiltration

> **Praxis**
> Eine 62-jährige Frau sucht wegen Rückenschmerzen und Belastungsdyspnoe den Arzt auf. Anamnestisch ist ein im Alter von 55 Jahren in kurativer Absicht operiertes Mammakarzinom bekannt (zwei positive axilläre Lymphknoten, Steroidhormonrezeptor-positiv). Die **Blutbilduntersuchung** ergibt einen Hb-Wert von 7,9 g/dl (4,7 mmol/l). **Radiologisch** wird eine diffuse Skelettmetastasierung aufgedeckt. Die **Knochenmarkbiopsie** bestätigt eine Durchsetzung des Knochenmarks mit Tumorzellverbänden.
> Unter **Behandlung** mit einem Antiöstrogen wird die Patientin beschwerdefrei; die Anämie bildet sich auf Werte von 10,7 g/dl (6,4 mmol/l) zurück.

Definition Meist tritt diese Form der Anämie in Kombination mit Leukopenie und Thrombozytopenie auf und ist bedingt durch Knochenmarkinfiltration mit oder ohne Myelofibrose. Anämien mit Ausschwemmung unreifer Vorläuferzellen infolge Zerstörung der normalen Knochenmarkarchitektur fasst man auch unter dem Begriff der **leukoerythroblastischen Anämien** zusammen (s.u.).

Epidemiologie Infiltrative und fibrotische Knochenmarkerkrankungen verursachen nur einen kleinen Teil aller Anämien. Die Inzidenz entspricht etwa der von Leukämien und generalisierten Lymphomen, d.h. etwa 20/100 000/Jahr.

Ätiologie und Pathogenese Die Verdrängung der Hämatopoese wird am häufigsten durch knochenmarkinfiltrierende **maligne Erkrankungen** verursacht, wobei Leukämien, Lymphome und das multiple Myelom deutlich häufiger sind als metastasierende Karzinome (v.a. Mamma-, Prostata-, Lungen- und Magenkarzinome). Diese Malignome können ebenso wie **granulomatöse Erkrankungen** (z.B. Tuberkulose, Morbus Boeck) primär oder als Folge ausgedehnter Nekrosen eine Knochenmarkfibrose induzieren. Eine ausgedehnte diffuse Myelofibrose, teilweise mit Myelosklerose, ist Charakteristikum der primären Osteomyelofibrose, eines Subtyps der chronischen myeloproliferativen Erkrankung (s. Kap. 10.2.1).

Pathogenetisch wird häufig auf die **mechanische Verdrängung** der Hämatopoese durch Fremdgewebe verwiesen. Gelegentlich findet sich jedoch eine ausgeprägte Aplasie der Hämatopoese bei nur gering ausgeprägtem Befall des Knochenmarks durch Tumorzellen oder Granulationsgewebe, d.h. ohne „Raumnot" der Hämatopoese. Dies lässt sich durch eine **Suppression der Hämatopoese durch Produkte von Tumorzellen** oder stimulierter akzessorischer Knochenmarkzellen (T-Zellen, Makrophagen) erklären.

Symptome In der Regel stehen die Symptome der Grunderkrankung im Vordergrund; komplizierend tritt häufig eine **Hyperkalzämie** (v.a. bei multiplem Myelom und Mammakarzinom) auf.

Befunde der Grunderkrankung können neben Fieber auch Splenomegalie, Lymphome oder Organschäden sein. Bei niedrigmalignen Lymphomen, aber auch bei Magenkarzinom kann die Anämie das erste Symptom sein.

> ! Knochenschmerzen bei Anämie sollten immer den Verdacht auf Knochenmarkinfiltration lenken, da sie bei anderen Anämieformen nicht vorkommen.

Diagnostik Die Anämie ist **normozytär,** selten makrozytär, die Retikulozyten sind meist vermindert. Oft bestehen gleichzeitig Granulozytopenie und/oder Thrombozytopenie. Bei der Mehrzahl der Leukämien und einem Teil der malignen Lymphome ist jedoch die Gesamtleukozytenzahl als Folge der **Tumorzellausschwemmung** erhöht.

Charakteristisch für infiltrative oder entzündliche Prozesse, die die Mikroarchitektur des Knochenmarks zerstören, ist ein „leukoerythroblastisches" Blutbild, d.h. die Ausschwemmung unreifer Vorstufen (unreife Granulozyten und Erythroblasten) infolge einer gestörten Knochenmark-Blut-Schranke und/oder extramedullärer Hämatopoese. Aus demselben Grund kommt es gelegentlich auch zu einer mäßigen **Retikulozytenvermehrung** im peripheren Blut, die dann ausnahmsweise nicht Ausdruck einer gesteigerten Produktion von Erythrozyten ist.

Schistozyten (mechanisch geschädigte Erythrozyten wie bei thrombotischer Mikroangiopathie s. Abb. 10.32) weisen auf eine hämolytische Komponente hin.

! Die Knochenmarkinfiltration kann ebenso wie eine Myelofibrose nur durch Knochenmarkbiopsie zuverlässig festgestellt werden. Da eine Fibrose des Knochenmarks ein unspezifischer Befund ist (primäre Osteomyelofibrosen sind selten!), müssen weitere, vor allem radiologische Untersuchungen die Ätiologie und Differentialdiagnose klären.

Differentialdiagnose	Ausschlussmaßnahmen
Zytopenie bei hypoplastischem Knochenmark	Knochenmarkuntersuchung (Algorithmus s. Abb. 10.24)
Akute aplastische Anämie, bspw. durch Infektion mit Parvovirus B19	Parvovirusdiagnostik (PCR, Serologie)
Angeborene aplastische Anämie (Fanconi-Anämie)	Chromosomenfragilitätsdiagnostik
Aplastische Anämie nach Knochenmarkschädigung durch ionisierende Strahlen, Zytostatika, Medikamente o.Ä.	Bei ausbleibender spontaner Regeneration Knochenmarkdiagnostik

Therapie Die **Grunderkrankung** und deren Therapie bestimmen den Verlauf der Anämie. Bei erfolgreicher Therapie der Grunderkrankung bildet sich die Anämie komplett zurück. Dies trifft auch für ausgedehnte Knochenmarkfibrosen zu.

Bei symptomatischer Anämie müssen **Erythrozytenkonzentrate** transfundiert werden. Der Einsatz von **Erythropoetin** ist dann sinnvoll, wenn es sich nicht um eine Erkrankung der Knochenmarkstammzellen handelt, z.B. bei multiplem Myelom, Lymphomen und Knochenmarkkarzinosen. Bei akuten Leukämien und insbesondere bei myelodysplastischen Syndromen ist Erythropoetin selbst bei extrem hohen Dosen nur selten erfolgreich und daher außerhalb von klinischen Studien nicht indiziert.

Komplikationen Die Grunderkrankung verursacht die entscheidenden Komplikationen. Wichtig ist das rechtzeitige Erkennen einer Hyperkalzämie. Eine Hämolyse bei thrombotischer Mikroangiopathie kann schnell zur Verschlechterung einer Anämie mit raschem Transfusionsbedarf führen.

Zusammenfassung

- Häufigste Ursache: Infiltration durch Tumorzellen oder entzündlich-fibrotisches Gewebe
- Wichtigste Symptome: allgemeine Anämiesymptome, häufig im Rahmen einer Panzytopenie
- Wichtigste diagnostische Maßnahme: Knochenmarkbiopsie
- Wichtigste therapeutische Maßnahme: abhängig von der Grundkrankheit, symptomatische Transfusionen, evtl. Erythropoetin

10.3.4 Mangelanämien

Im Gegensatz zu den in den Kapiteln 10.3.1 bis 10.3.3 behandelten Anämieformen, die durch eine **quantitativ** verminderte Erythropoese im Knochenmark gekennzeichnet sind, handelt es sich bei den Mangelanämien und den im anschließenden Kapitel 10.3.5 beschriebenen Anämien um **qualitative** Störungen. Man spricht auch von „ineffektiver Erythropoese". Bei beiden Krankheitsgruppen ist die Produktion funktionsfähiger Erythrozyten vermindert, ablesbar an der erniedrigten absoluten Retikulozytenzahl. Im Gegensatz zu den erstgenannten Anämien ist jedoch bei ineffektiver, qualitativ gestörter Erythropoese die Zahl der Erythroblasten im Knochenmark erhöht. Ein großer Teil der defekten Erythroblasten geht vor der Ausreifung zu Erythrozyten zugrunde (daher „ineffektiv").

Mangelzustände der für die Blutbildung notwendigen Faktoren können bedingt sein durch:
- verminderte Zufuhr
- verminderte Resorption
- erhöhten Bedarf
- Zufuhr von spezifischen Antagonisten.

Prinzipiell führt jeder Mangel an Baustoffen von Zellen auch zu einer Anämie. Ein Extrembeispiel ist die schwere Mangelernährung, wie man sie in den industrialisierten Ländern nur noch bei extremer Anorexia nervosa sieht. Sie führt neben den bekannten, sichtbaren trophischen Störungen auch zu einer Knochenmarkaplasie mit prominenter Anämie.

Im Hinblick auf die Entwicklung einer Anämie sind der Eisenmangel und die Unterversorgung mit Vitamin B_{12} und Folsäure die klinisch bedeutsamsten Mangelzustände. Charakteristischerweise führt Mangel an diesen essentiellen Nahrungsbestandteilen zu Störungen von Größe und Hämoglobinisierung der Erythrozyten, die von den automatischen Analysegeräten zuverlässig erkannt werden:
- **Eisenmangel** führt zu einer mikrozytären, hypochromen Anämie.
- **Vitamin-B_{12}-** und **Folsäuremangel** verursachen eine makrozytäre, hyperchrome Anämie.

! Die genannten Begriffe werden oft falsch interpretiert: Nicht jede **mikrozytäre, hypochrome Anämie** beruht auf Eisenmangel. Der Erythrozyt verändert sich in dieser Weise meist durch Fehler bei der Hämoglobinsynthese.

- Dies kann durch Eisenmangel im Sinne eines fehlenden Körpereisenbestandes bedingt sein („echter" Eisenmangel).
- Alternativ kann Körpereisen vorhanden sein, das jedoch im Rahmen einer **Akute-Phase-Reaktion** nicht aus den Speichern mobilisiert wird; auch die Anämie der **chronischen Erkrankung** kann mikrozytär-hypochrom sein (s. Kap. 10.3.8).
- Schließlich kann die Störung nicht beim Einbau des Eisens, sondern bei der **Synthese des Globinmoleküls** liegen; auch die Thalassämie ist mikrozytär-hypochrom (s. Kap. 10.3.5).

- **Nicht jede makrozytäre, hyperchrome Anämie** ist gleichzusetzen mit perniziöser Anämie, einer der hartnäckigsten Fehlschlüsse in der Hämatologie.
  - Diese Veränderung von Größe und Hämoglobinisierung der Erythrozyten kann Folge einer DNA-Synthesestörung sein, wie man sie beim **Vitamin-B$_{12}$-Mangel** sieht.
  - **Folsäuremangel** und **Folsäureantagonisten** verursachen jedoch identische Veränderungen der Erythrozyten. Alle diese Formen der makrozytär-hyperchromen Anämie gehen einher mit „megaloblastären" Veränderungen der blutbildenden Zellen, dem mikroskopisch fassbaren Korrelat der DNA-Synthesestörung.
  - Die Mehrzahl der makrozytär-hyperchromen Anämien ist jedoch nicht megaloblastär. So ist z.B. die häufige **Makrozytose des Leberkranken** durch eine geänderte Zusammensetzung der Lipide der Erythrozytenmembran bedingt, die wiederum Folge der Stoffwechselstörung dieser Patienten ist. Eine ganze Reihe weiterer Differentialdiagnosen muss ausgeschlossen werden, bevor man die Diagnose „perniziöse Anämie" stellt (s. Tab. 10.22).

Tab. 10.22 Differentialdiagnose der makrozytären Anämie.

Megaloblastäre Anämien (MCV meist > 110 fl)
- Vitamin-B$_{12}$-, Folsäuremangel
- Folsäureantagonisten und Antimetaboliten
- Myelodysplastische Syndrome
- Dyserythropoetische Syndrome und hereditäre Störungen der DNA-Synthese

Nicht-megaloblastäre Anämien (MCV meist < 110 fl)
- Alkoholismus
- Lebererkrankung
- Starke Retikulozytose
- Zustand nach Behandlung mit Zytostatika
- Seltene Ursachen wie Hypothyreose, aplastische Anämie

Eisenmangelanämie

J.-P. Kaltwasser

Grundlagen des Eisenstoffwechsels

Der menschliche Eisenstoffwechsel ist auf Konstanterhaltung des Körpereisenbestandes ausgerichtet. Eine aktive Eisenausscheidung findet nicht statt. Ein Ersatz verloren gegangenen Eisens ist nur eingeschränkt möglich. **Eisenmangel** ist deshalb eine weit verbreitete Störung des menschlichen Eisenstoffwechsels. Die Unfähigkeit zur aktiven Ausscheidung von überflüssigem Eisen bedingt andererseits, dass auch unphysiologisch große Mengen Eisen im Organismus akkumulieren können, die zu schweren, lebensbedrohlichen Eisenüberladungssyndromen führen können (s. Kap. 10.3.11).

Ein erwachsener Mensch verfügt über 3–5 g Eisen. Davon befinden sich ca. 75 % (35–40 mg/kg) in funktionell aktiven Verbindungen, wie den Eisen-Porphyrin-Komplexen des Hämoglobins und Myoglobins. Die verbleibenden 25 % (10–15 mg/kg) sind als stoffwechselinaktive Reserve in proteingebundener Form als Ferritin und Hämosiderin intrazellulär gespeichert (s. Tab. 10.23).

Eisenbedarf Der **Tagesbedarf** an Eisen für die Hämoglobinbiosynthese (ca. 30 mg) wird nahezu ausschließlich durch Reutilisation katabolisierten Hämoglobineisens gedeckt. **Eisenverluste** können nur über Gewebeverluste (Erythrozyten, Darmepithel, Haut, Haare, Nägel etc.) erfolgen. Dieser Verlust beträgt bei Männern < 1 mg/d, bei Frauen im generationsfähigen Alter infolge Menstruation 1–2 mg/d. Der Nettotagesbedarf beträgt dementsprechend 1–2 mg. Darüber hinausgehender Bedarf entsteht durch Wachstum und Schwangerschaft und beträgt nochmals 0,5–2,0 mg/d. Der physiologische Tagesbedarf kann daher zeitweilig bis zu 4 mg/d betragen.

Nahrungseisenbilanz Die **Absorption** des Nahrungseisens erfolgt überwiegend im oberen Dünndarm. Die **Bioverfügbarkeit** des Nahrungseisens ist sehr variabel. Häm-Eisen (Fleisch) wird besser absorbiert als Eisen aus pflanzlichen Nahrungsmitteln. Es wird jedoch immer nur ein Bruchteil des Nahrungseisens absorbiert (s. Abb. 10.25). Bei ausgeglichener Eisenbilanz beträgt dieser Bruchteil < 10 %, bei erhöhtem Bedarf maximal 20–25 %.

Tab. 10.23 Eisenkompartimente bei einem erwachsenen Mann (75 kg).

Kompartiment		mg	mg/kg
Funktionseisen	Hämoglobin	2300	31
	Myoglobin	320	4
	Häm-Enzyme	80	1
	Andere eisenabhängige Enzyme	100	1
		2800	**37**
Speichereisen	Ferritin	700	9
	Hämosiderin	300	4
		1000	**13**
	Total	**3800**	**50**

10.3 Anämien und Störungen des Eisenstoffwechsels

! Der Eisengehalt der Nahrung korreliert eng mit dem Kaloriengehalt; es gilt die Faustregel: Mitteleuropäische Mischkost enthält ca. 6 mg elementares Eisen pro 1000 Kalorien.

Physiologie des Eisenstoffwechsels Die **Regulation** des Eisenstoffwechsels erfolgt über die intestinale Absorption, da eine aktive Eisenausscheidung nicht stattfindet. Bei vermindertem Körpereisenbestand und/oder bei gesteigerter erythropoetischer Aktivität nimmt die intestinale Eisenabsorption signifikant zu. Bei Eisenüberladung (Ausnahme: hereditäre Hämochromatose) ist dagegen die Absorption geringer als bei Gesunden (s. Kap. 10.3.11).

Das absorbierte Eisen wird durch das spezifische Eisentransportprotein **Transferrin** an den Ort des Bedarfs vermittelt. Die Eisenabgabe an die Zelle erfolgt über spezifische **Transferrin-Rezeptoren**. Die größte Rezeptordichte findet sich auf den Zellen der Erythropoese, die den größten Anteil am Körpereisenumsatz haben. Ein Transferrinmolekül kann zwei Atome Eisen binden. Transferrin wird als typisches Transportprotein nach Eisenabgabe an die Zelle erneut als Eisentransporter verwendet.

Überschüssiges Eisen wird vorzugsweise in Hepatozyten und Zellen des retikulohistiozytären Systems in Form von **Ferritin** und **Hämosiderin** gespeichert. Ferritin ist ein Makromolekül, das 4000–4500 Fe-Atome aufzunehmen vermag. Das histochemisch von Ferritin verschiedene Hämosiderin ist ein Degradationspunkt des Ferritins, das entsteht, wenn bei Eisenüberschuss hohe Ferritinkonzentrationen in einer Zelle akkumulieren.

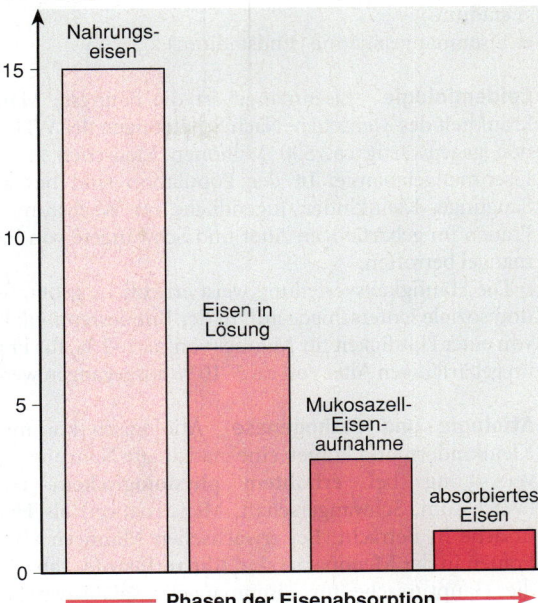

Abb. 10.25 Relative Eisenmengen in den verschiedenen Phasen der Nahrungseisenabsorption.

Praxis

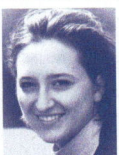

Bei Frau Raabe, inzwischen 54 Jahre alt, wurde vor 21 Jahren ein Vorhofseptumdefekt operativ verschlossen. Wegen eines AV-Blocks III. Grades trägt sie seit sechs Jahren einen Schrittmacher. Sie ist mit Phenprocoumon auf stabile Quick-Werte (20 %) eingestellt. Menopause seit dem 48. Lebensjahr. Bei einer kardiologischen Kontrolluntersuchung klagt Frau Raabe über starke Belastungsdyspnoe, Schlafstörungen, Konzentrationsmangel und Haarausfall. Körperlicher Befund: ausgeprägte Blässe der Haut und Schleimhäute, sonst unauffällig.

Labor: Hb 6,2 g/dl (3,85 mmol/l), Leukozyten 3200/ml (3,2 G/l), Thrombozyten 410 000/ml (410 G/l), normales Differentialblutbild. Ausgeprägte Aniso-, Poikilo- und Mikrozytose der Erythrozyten; MCH 20 pg, MCHC 27 g/dl, MCV 62 fl. Serumeisen 19 µg/dl (3,4 mmol/l), Totale Eisenbindungskapazität (TEBK) 460 µg/dl (82,4 mmol/l), Sättigung der TEBK 4 %; Serumferritin 2 µg/l; erythrozytäres Protoporphyrin 320 mg/dl Erys.

Knochenmarkzytologie: leicht reduzierte Erythropoese mit zytoplasmaarmen polychromatischen Erythroblasten. Berliner-Blau-Reaktion: völliges Fehlen färbbaren intrazellulären Eisens; Sideroblastenzahl 0 %. Haemoccult-Test mehrfach negativ.

Gastroduodenoskopie, fraktionierte Dünndarmpassage und Koloskopie: kein Hinweis auf gastrointestinale Blutungsquelle. Frau Raabe erhält zunächst vier Erythrozytenkonzentrate, woraufhin der Hb-Wert zunächst auf 13,4 g/dl (8,3 mmol/l) ansteigt, um jedoch innerhalb von vier Wochen auf 9,8 g/dl (6 mmol/l) abzufallen. Durch orale Eisentherapie in sechs Wochen Hb-Anstieg auf 11,4 g/dl (7,1 mmol/l), nach Absetzen erneut Hb-Abfall auf 7,8 g/dl (4,84 mmol/l); Serumferritin 8 µg/l; erneute Bluttransfusionen. Bei wiederholten Haemoccult-Tests jetzt einmal ein deutlicher positiver Befund; Absetzen der Phenprocoumon-Therapie; trotz Normalisierung des Quick-Werts wieder Hb-Abfall. Einleitung einer intravenösen Eisentherapie, vorübergehender Hb-Anstieg, danach erneut schwere Eisenmangelanämie. Auch bei einer erneuten Koloskopie ist keine Blutungsquelle nachweisbar. Eine Blutverlustmessung im Ganzkörperzähler nach ^{59}Fe-Markierung ergibt kontinuierliche Blutverluste von 120–380 ml/Woche. Im Szintigramm mit ^{99m}Technetium-markierten Erythrozyten zeigt sich eine Nuklidanreicherung (Hotspot) im Zäkalbereich.

Eine explorative Laparotomie offenbart erst bei intraoperativer Endoskopie zwei verdächtige Schleimhautbezirke, die biopsiert werden und histologisch ausgedehnte kavernöse Gefäßerweiterungen (Angiodysplasien) zeigen. Es erfolgt eine Ileozäkalresektion mit Anus praeter, der nach zwölf Wochen verschlossen wird. Die fortlaufenden Blutverlustmessungen im Ganzkörperzähler zeigen einen deutlichen Rückgang auf 10–15 ml/Woche bei stabilen Hb- und Ferritinwerten. Sechs Monate nach Verschluss des Anus praeter erneuter Hb-Abfall auf 10,6 g/dl (6,5 mmol/l); unter oraler Eisentherapie aber innerhalb von sechs Wochen Hb-Normalisierung.

Abschlussdiagnose: chronische Blutungsanämie infolge einer Angiodysplasie im Dünndarm.

Definition Eisenmangel ist definiert als eine Verminderung des Gesamteisenbestandes im Organismus. Es werden drei Stadien unterschieden (s. Abb. 10.26):
- Mangel an Speichereisen (Frühstadium)

Hämatologie

- Stadium der eisendefizitären Erythropoese (Übergangsstadium)
- Eisenmangelanämie (Endstadium)

Epidemiologie Eisenmangel ist die häufigste Mangelkrankheit des Menschen. Nach Schätzungen der WHO leiden gegenwärtig ca. 500 Millionen Menschen an einer Eisenmangelanämie. In der Population sind bevorzugt Säuglinge, Kleinkinder, Jugendliche im Wachstumsalter, Frauen im gebärfähigen Alter und Schwangere von Eisenmangel betroffen.

Die Häufigkeitsverteilung weist erhebliche geografische und soziale Unterschiede auf. In der Bundesrepublik kann von einer Häufigkeit für Männer von ca. 1–2 %, für Frauen im gebärfähigen Alter von ca. 5–10 % ausgegangen werden.

Ätiologie und Pathogenese Ätiologisch kommt bei Kleinkindern und Frauen eine inadäquate Nahrungseisenversorgung bei **erhöhtem physiologischem Bedarf** (Wachstum, Schwangerschaft, Menstruation) als Hauptursache in Betracht. Bei erwachsenen Männern und bei Frauen in der Menopause sind **Blutverluste** (s. Tab. 10.24) die Hauptursache für Eisenmangel. **Malabsorption** als Eisenmangelursache ist in westlichen Ländern selten.

Pathophysiologisch führen **akute** Blutverluste zu raschem Abfall des Körpereisenbestandes mit nachfolgender Umverteilung des Speichereisenkompartiments in das Funktionseisenkompartiment. **Chronische** Verluste kleiner Blutmengen oder **unzureichendes Nahrungseisenangebot** dagegen bewirken zunächst nur eine Reduzierung der Eisenreserve (s. Abb. 10.26). Abnahme der Reserve induziert eine Steigerung der intestinalen Eisenabsorption und Abnahme der Serumferritinkonzentration. Erschöpfung der Eisenreserve wird mit einer erhöhten Transferrinsynthese beantwortet. Der Erhöhung des Transferrins steht eine zunehmende Abnahme der Serumeisenkonzentration gegenüber. Es resultiert eine Abnahme der Eisensättigung des Transferrins (auch als totale Eisenbindungskapazität [TEBK] bezeichnet). Unterschreitet die Eisensättigung das Niveau von 15 %, resultiert eine Unterversorgung der Erythropoese. Es kommt zu einer **Einschränkung der Hämsynthese** infolge Substratmangel und zu einer **Hypoplasie der Erythropoese**. Es resultiert eine Zellpopulation mit zu niedrigem Hämoglobingehalt (**hypochrome Erythrozyten**, erniedrigtes MCH) und regulatorisch verkleinertem Zellvolumen (**Mikrozytose**, erniedrigtes MCV), die zunehmend die normale Erythrozytenpopulation ersetzt.

Zugleich kommt es zur Verarmung aller Gewebe an eisenhaltigen oder eisenabhängigen Enzymen, die für die **nichterythropoetischen Effekte** des Eisenmangels (Schleimhautatrophie, neurogene Dystonie, Muskelschwäche u.a.) verantwortlich sind.

Symptome Das Stadium des Reserveeisenmangels weist keine spezifische klinische Symptomatik auf. Anämie und Gewebeeisenverarmung verursachen in Abhängigkeit vom Schweregrad
- fahle Blässe (s. Abb. 10.27a, b)
- Müdigkeit
- Haut- und Schleimhautatrophie
- Mundwinkelrhagaden (Cheilosis)
- Brüchigkeit von Haaren und Nägeln (Koilonychie)
- Minderung der Leistungs- und Lernfähigkeit
- Kälteüberempfindlichkeit
- herabgesetzte Infektresistenz.

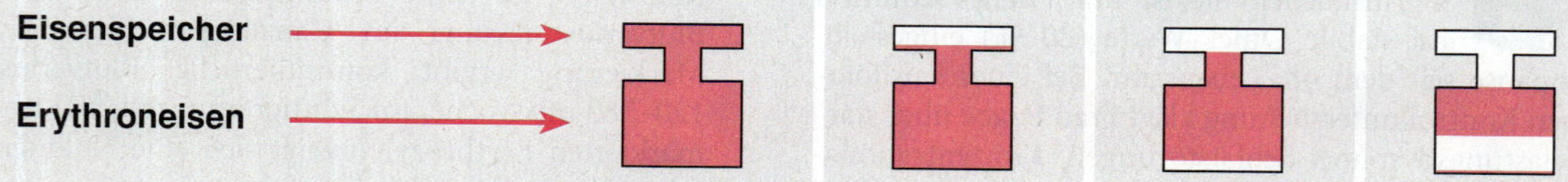

		Normal	Speichereisenmangel	Eisendefizitäre Erythropoese	Eisenmangelanämie
Knochenmark-Fe	(0–6)	2 – 3+	0 – 1+	0	0
Totale Eisenbindungskapazität (TEBK)	(µg/dl)	330 ± 30	360	390	410
Serumferritin	(µg/l)	100 ± 60	20	10	10
Eisenabsorption		normal	↑	↑	↑
Serumeisen	(µg/dl)	115 ± 50	115	< 60	< 40
Eisensättigung der TEBK	(%)	35 ± 15	30	< 15	< 10
Serumtransferrinrezeptor	(mg/l)	2,8 – 8,5	< 8,5	> 8,5	> 8,5
Sideroblasten	(%)	40 – 60	40 – 60	< 10	< 10
Ery-Protoporphyrin	(µg/dl Ery)	30	30	100	200
Erythrozyten-Morphologie		normal	normal	normal	mikrozytär
MCH	(pg)	27 – 34	27 – 34	27 – 34	< 27
MCV	(fl)	85 – 100	85 – 100	85 – 100	< 85
MCHC	(g/dl)	31,5 – 36	31,5 – 36	31,5 – 36	< 31

Abb. 10.26 Zuordnung von Eisenmangelstadien und Laborparametern (nach T. H. Bothwell et al. 1979).

10.3 Anämien und Störungen des Eisenstoffwechsels

Tab. 10.24 Ursachen für Eisenmangel.

Physiologischer Mehrbedarf	gastrointestinal	Blutverluste urogenital	iatrogen	Malabsorption
Wachstum (Kleinkinder, Adoleszenten) Menstruation Schwangerschaft	Ösophagus-/Magenvarizen Hämorrhagische Gastritis Magen-Darm-Ulzera Morbus Ménétrier Hiatushernie Magen-/Dünndarm-/Kolonkarzinome Leiomyome Polyposis Morbus Osler (hereditäre Teleangiektasien) Angiodysplasien Meckel-Divertikel Aberrierendes Pankreas Wurminfektionen (z.B. Hakenwürmer, Bilharzien) Enteritis regionalis Colitis ulcerosa Kolondivertikulose Hämorrhoiden Koagulopathien	Hypermenorrhö (z.B. Myom, Intrauterinpessar, Karzinom) Hämoglobinurie (z.B. PNH) Schwangerschaft Nieren-/Blasensteine und Tumoren	Hämodialyse Exzessive Labordiagnostik Salizylate Nicht-steroidale Antirheumatika Kortikosteroide Blutspenden Selbstinduzierte Blutverluste	Idiopathische Sprue Magenresektion (Teilresektion) Chronische atrophische Gastritis Pica-Syndrom* Tetrazyklin-Langzeittherapie (Akne)

* regelmäßiges Essen nahrungsfremder Substanzen (z.B. Papier, Stärke, Lehm, Kohle, Eis u.a.)

Diagnostik Zur Sicherung der Diagnose Eisenmangel sind stets **Laboruntersuchungen** erforderlich. Es ist wichtig, zugleich nach der Ursache des Eisenmangels zu fahnden. Eisenmangel ist häufig ein Indikator schwerer, lebensbedrohlicher Grundkrankheiten (s. Tab. 10.24).

Mangel an Speichereisen Dieses Initialstadium wird am einfachsten an der Abnahme der **Serumferritinkonzentration** diagnostiziert (s. Abb. 10.26). Der histochemische Knochenmarkeisen-Nachweis mit der Berliner-Blau-Färbung und die Messung der intestinalen Eisenabsorption haben nur noch nachgeordnete diagnostische Bedeutung.

Eisendefizitäre Erythropoese Sie ist charakterisiert durch unzureichendes Eisenangebot für die Erythropoese nach völliger Erschöpfung der Eisenreserven. Die eisendefizitäre Erythropoese ist erkennbar an
- erniedrigtem Serumeisen
- Sättigung der TEBK < 15 %
- Erhöhung des erythrozytären Protoporphyrins
- signifikanter Abnahme der Sideroblasten (< 10 %) im Knochenmark (s. Abb. 10.26).

Definitionsgemäß besteht noch keine Anämie (Hb = 120 g/l bzw. 7,4 mmol/l).

Manifeste Eisenmangelanämie Für die Diagnose Eisenmangelanämie ist der Nachweis einer **erniedrigten Hb-Konzentration** zusammen mit einer **Ferritinkonzentration < 12 µg/l** ausreichend. Im Blutausstrich treten zu-

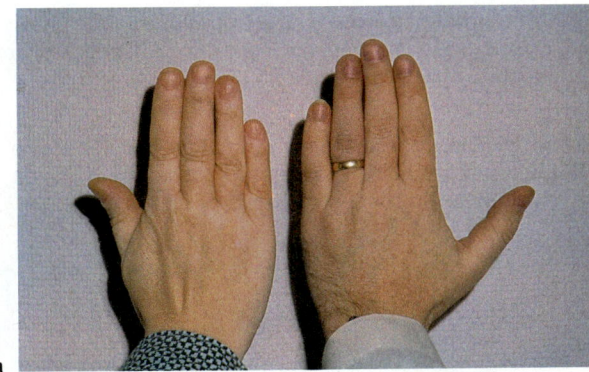

a

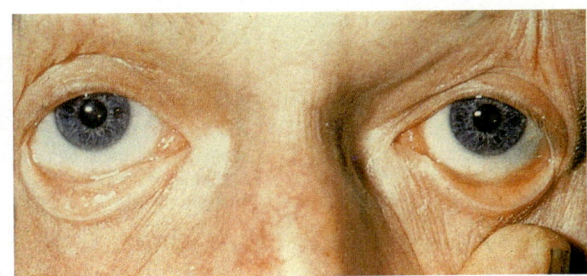

b

Abb. 10.27 Auffallende Blässe bei manifestem Eisenmangel.
a) Hand eines an Eisenmangel bei Morbus Osler erkrankten Mannes im Vergleich zu einem Gesunden.
b) Blasse Konjunktiven bei Eisenmangel. (Die Abbildungen wurden freundlicherweise zur Verfügung gestellt von der Firma Sandoz.)

Hämatologie

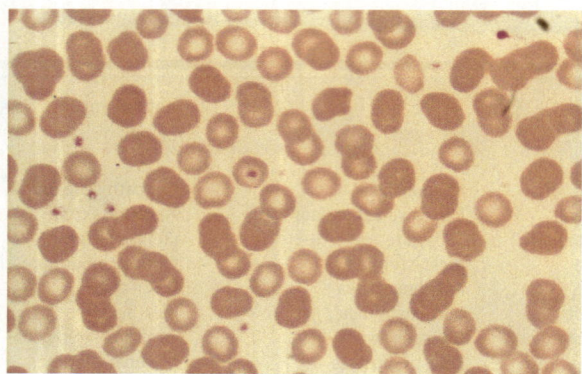
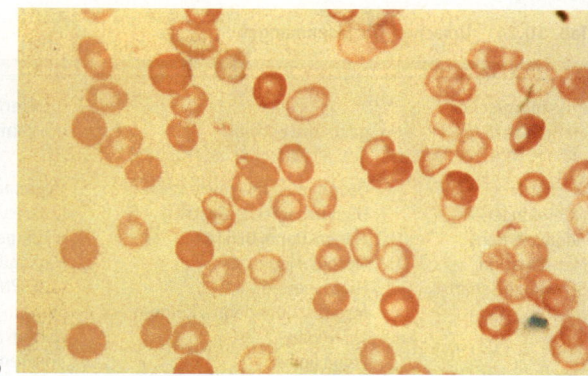

Abb. 10.28 Peripherer Blutausstrich (Pappenheim-Färbung)
a) bei normalem Hämoglobinspiegel,
b) bei schwerem chronischem Eisenmangel. Deutlich zu erkennen sind die hypochromen, mikrozytären Erythrozyten (Anulozyten) bei Eisenmangel.

nehmend farbstoffarme, abnorm kleine, ringförmige Erythrozyten (Anulozyten) an die Stelle der normalen Erythrozyten (s. Abb. 10.28). Die Erythrozytenindizes MCH, MCV und MCHC zeigen den Grad der Hypochromie und Mikrozytose an.

Funktioneller Eisenmangel Er tritt bei Therapie der renalen Anämie mit rekombinantem Erythropoetin auf. Der funktionelle Eisenmangel ist gekennzeichnet durch einen Abfall der Eisensättigung der **TEBK unter 20 %** und das vermehrte Auftreten **hypochromer Erythrozyten** (> 10 %) im peripheren Blut bei noch ausreichend gefüllten Eisenspeichern. Näheres siehe Kapitel 10.3.1.

Differentialdiagnose Die unkomplizierte Eisenmangelanämie muss von anderen hypochromen, mikrozytären Anämien abgegrenzt werden (s. Tab. 10.30).

> ! Nur die Eisenmangelanämie weist stets völlig entleerte Eisenspeicher auf. Alle anderen hypochromen Anämien haben normale oder vermehrte Eisenspeicher.

Differentialdiagnose	Ausschlussmaßnahmen
Entzündungsanämie (s. Kap. 10.3.8)	Anamnese, CRP, Serumferritin
Thalassämien	Anamnese, Blutausstrich (mikro-/hypozellulär mit Targetzellen), Serumferritin, Hb-Elektrophorese
Sideroblastische Anämien	Serumferritin, Knochenmarkzytologie (Eisenfärbung; Ringsideroblasten)

Therapie Die Therapie des Eisenmangels hat zum Ziel:
- Beseitigung der Ursache
- Ausgleich des Hb- und Gewebeeisendefizits
- Bildung einer Eisenreserve.

Die **orale** Eisengabe ist die Applikationsform der Wahl. Die **parenterale** Applikation sollte nur bei schwerer Unverträglichkeit oralen Eisens, Malabsorptionssyndromen, bei Blutverlusten von > 100 ml/d und beim Auftreten eines funktionellen Eisenmangels im Verlauf einer Erythropoetintherapie erwogen werden. **Bluttransfusionen** sind nur bei lebensbedrohlicher Anämie indiziert.

Orale Therapie Eingesetzt werden vorzugsweise anorganische **Salze zweiwertigen Eisens** (z. B. Ferrosulfat, s. Tab. 10.25), da dreiwertige Eisenverbindungen eine schlechtere Bioverfügbarkeit aufweisen. Einnahme mit der Nahrung hemmt die intestinale Absorption signifikant. Strenge Nüchterneinnahme ist jedoch nicht praktikabel.

Die **Tagesdosis** sollte in Abhängigkeit vom Schweregrad des Eisenmangels **100–300 mg** elementares Eisen betragen. Bei Dosen über 100 mg treten in zunehmendem Maße **gastrointestinale Nebenwirkungen** (Oberbauchschmerzen, Sodbrennen, Obstipation, Durchfall) auf.

Kombinationspräparate mit Vitaminen (Ausnahme: Vitamin C), Laxanzien und anderen Mineralstoffen haben keine Indikation bei der Therapie des Eisenmangels.

Der therapeutische Effekt wird am besten am durchschnittlichen täglichen Hämoglobinanstieg beurteilt. Ein Anstieg von 0,1–0,2 g/dl/d in den ersten vier Wochen nach Therapiebeginn kann als ausreichender bis guter Therapieeffekt angesehen werden. Die Bildung einer Eisenreserve kann über die Messung des Serumferritins im Verlauf der Therapie kontrolliert werden.

Als **Ursachen für einen inadäquaten Therapieeffekt** (Hb-Anstieg < 1,0 g/l bzw. 0,6 mmol/l pro Tag) kommen in Betracht:
- anhaltende Blutverluste > 25 ml/d (chronisch-hämorrhagische Anämie)
- mangelhafte Bioverfügbarkeit des Eisens
- Kombination mit Vitamin-B_{12}-/Folsäuremangel
- mangelhafte Patienten-Compliance
- Einnahme mit Absorptionsinhibitoren (z. B. Tetrazykline, Antazida, Colestyramin, Penicillamin, schwarzer Tee).

Parenterale Therapie Parenteral kann Eisen i.m. oder i.v. in Form von kolloidalen Eisenverbindungen oder als

Eisen-Dextran-Komplex appliziert werden. Da parenteral aufgenommenes Eisen nicht ausgeschieden wird, muss die Gesamtdosis auf den Gesamtbedarf beschränkt werden. Bei Begrenzung der Gesamtdosis auf 2,0–3,0 g besteht keine Gefahr der Eisenüberladung. Die i.v. Eisengabe kolloidalen Eisens kann zu Hitzegefühl, Metallgeschmack, Venenreizung, Kreislaufkollaps und Transaminasenanstieg führen. Bei Dextraneisen können anaphylaktische Reaktionen auftreten. Unsachgemäße i.m. Injektion verursacht bleibende Tätowierungen.

Parenteral verabreichtes Eisen führt nicht zu einem besseren Therapieeffekt, sondern ist der oralen Applikation gleichwertig, Ausnahme: Therapie der renalen Anämie mit rekombinantem Human-Erythropoetin (rHu-Erythropoetin).

Verlauf und Prognose Bei korrekter Diagnose und ausreichender Dosierung kann immer mit einem ausgezeichneten therapeutischen Effekt gerechnet werden. Die nicht-erythropoetischen Symptome (Leistungsfähigkeit, Konzentration etc.) bessern sich bereits innerhalb der ersten Wochen. Bei Schwangeren wird die Rate der Geburtskomplikationen reduziert. Die Prognose des Eisenmangels ist gut.

Komplikation	Häufigkeit
Gastrointestinale Beschwerden nach oraler Eisenapplikation	15–20 %
Anaphylaktische Reaktion (schwere Nebenwirkung von Eisendextran)	0,7 %
Eisenüberladung nach nicht indizierter Eisensubstitution (sekundäre Hämochromatose)	Extrem selten

Zusammenfassung

- Häufigste Ursachen: Blutverluste, Fehlernährung
- Wichtigste Symptome: Müdigkeit, Blässe
- Wichtigste diagnostische Maßnahmen: Bestimmung von Hb, Serumferritin, Erythrozytenindizes
- Wichtigste therapeutische Maßnahmen: Ursache abklären und beseitigen, Eisensubstitution

Vitamin-B$_{12}$-Mangel-Anämie

N. FRICKHOFEN

Engl. Begriff: Anemia of Cobalamin Deficiency

Praxis

Eine 62-jährige Frau sucht auf Drängen der Angehörigen ihren Hausarzt auf wegen Gewichtsverlust, Erschöpfung und zunehmender „Depression" nach dem Tod ihres Mannes. Die Untersuchung spricht für ein organisches Psychosyndrom.

Die **Blutbilduntersuchung** zeigt eine Anämie mit einem Hb-Wert von 5,6 g/dl (3,4 mmol/l). Es handelt sich um eine makrozytär-hyperchrome Anämie (MCV 112 fl, MCH 40 pg) als Teil einer Panzytopenie (Leukozyten 3800/µl bzw. 38 G/l, Thrombozyten 90 000/µl bzw. 90 G/l). Hypersegmentierte Granulozyten lenken den Verdacht auf eine megaloblastäre Anämie, die durch den charakteristischen **Knochenmarkbefund** bestätigt wird. Anamnestisch ist ein Folsäuremangel durch Mangelernährung bei der allein lebenden Frau nicht auszuschließen. Der Serumfolsäurespiegel ist jedoch normal, während der Vitamin-B$_{12}$-Spiegel im Serum stark erniedrigt ist. Der **Schilling-Test** zeigt eine stark verminderte enterale Resorption von Vitamin B$_{12}$, die durch Gabe von Intrinsic-Faktor korrigiert werden kann. Zusammen mit einer endoskopisch nachgewiesenen atrophischen Korpusgastritis und dem Vorhandensein von Antikörpern gegen Intrinsic-Faktor ergibt sich die Diagnose einer **perniziösen Anämie**. Bereits wenige Tage nach der ersten intravenösen Vitamin-B$_{12}$-Gabe bildet sich das organische Psychosyndrom vollständig zurück. Nach typischer „Retikulozytenkrise" steigt der Hämoglobinwert innerhalb von vier Wochen in den Normalbereich an, wo er unter vierteljährlicher intramuskulärer Vitamin-B$_{12}$-Substitution konstant bleibt.

Definition Makrozytär-hyperchrome, megaloblastäre Anämie bei vermindertem Vitamin-B$_{12}$-Spiegel. Ursache ist meist eine Resorptionsstörung für Vitamin B$_{12}$. Von einer perniziösen Anämie (Anaemia perniciosa oder kurz „Perniziosa") spricht man, wenn die Resorptionsstörung auf Intrinsic-Faktor-Mangel infolge einer Autoimmungastritis beruht. Auch für andere Formen eines Vitamin-B$_{12}$-Mangels wie die nicht autoimmune atrophische Gastritis sind meist Resorptionsstörungen verantwortlich. Ein alimentärer Mangel ist sehr selten.

Epidemiologie Die perniziöse Anämie ist die häufigste Form einer Vitamin-B$_{12}$-Mangel-Anämie. Personen nordeuropäischer Abstammung sind mit einer Inzidenz von 9–17/100 000/Jahr und einer Prävalenz von 0,1–0,2 % am häufigsten betroffen. In dieser Population erkranken Frauen etwa doppelt so oft wie Männer. In der mittel- und südeuropäischen Bevölkerung liegen die Zahlen niedriger, und das Geschlechtsverhältnis ist ausgeglichen. Bei alten Menschen ist der Vitamin-B$_{12}$-Mangel deutlich häufiger,

Tab. 10.25 Auswahl verschiedener Eisenpräparate (nach Harrisons Innere Medizin, 15. Aufl., 2001).

Generikum	Eisengehalt pro Tablette
Orale Gabe	
Eisen(II)-sulfat	50 oder 100 mg
Eisen(II)-glycin-sulfat-Komplex	40 oder 100 mg
Eisen(II)-fumarat	100 mg
Eisen(II)-gluconat	25 mg
Eisen(III)-hydroxid-Polymaltose-Komplex	50 mg
Intravenöse Gabe	
Natrium-Eisen(III)-gluconat-Komplex	62,5 mg/5 ml Lösung
Eisen(III)-Sorbitol-Zitrat-Komplex	100 mg/2 ml Lösung
Eisen(III)-hydroxid-Saccharose-Komplex	100 mg/5 ml Lösung

bleibt aber klinisch meist inapparent und wird daher nur selten diagnostiziert. Anhand metabolischer Parameter wurden Inzidenzen bis zu 50 % beschrieben. Bei diesen Menschen spielt vermutlich die Anazidität des Magens eine weit größere kausale Rolle als die Autoimmungastritis bei Perniziosa.

Ätiologie und Pathogenese Vitamin B_{12} (Cobalamin) ist ein kobalthaltiges Koenzym des Folsäurestoffwechsels, das für den Methyltransfer im DNA- und Methioninstoffwechsel notwendig ist. Beim Menschen wird es zwar durch Bakterien im Kolon synthetisiert; da es aber nur im terminalen Ileum resorbiert werden kann, ist diese endogene Produktion nicht nutzbar. Der Mensch ist daher von der Zufuhr Vitamin-B_{12}-haltiger, tierischer Nahrung (Leber, Fleisch, Fisch, Milchprodukte, Eier) abhängig. Dazu muss Vitamin B_{12} zunächst im sauren Magenmilieu aus unspezifischen Komplexen mit Nahrungsbestandteilen freigesetzt werden. Dies erklärt, warum **Anazidität** zu Resorptionsstörungen führt.

Die Parietalzellen des Magens produzieren **Intrinsic-Faktor**, an welchen sich das freie Vitamin B_{12} im neutralen Milieu des Duodenums bindet. Nur im Komplex mit Intrinsic-Faktor kann es – außer bei unphysiologisch hohen Dosen – im Ileum resorbiert werden. Anschließend wird Vitamin B_{12} an spezifische Serumtransportproteine (**Transcobalamine**) gebunden und zur Leber als Hauptspeicherorgan transportiert.

Die Nahrung und die Leber als Speicherorgan enthalten ein Vielfaches des Tagesbedarfs von 1–2 µg. Alimentäre Mangelzustände treten deshalb nur nach jahrelanger strikt vegetarischer Ernährung auf.

Ansonsten beruht ein Vitamin-B_{12}-Mangel im Wesentlichen auf verminderter Resorption durch
- Intrinsic-Faktor-Mangel
  - als Folge einer autoimmunen atrophischen Korpusgastritis (**perniziöse Anämie**)
  - nach totaler Gastrektomie
- Erkrankungen des terminalen Ileums wie Morbus Crohn bzw. ausgedehnte Dünndarmresektionen
- Malabsorptionssyndrome
- erhöhten intestinalen Abbau infolge Fischbandwurmbefall oder Fehlbesiedlung des Darms, z.B. bei postoperativem Blindsacksyndrom.

Manifestationen Der Vitamin-B_{12}-Mangel manifestiert sich hauptsächlich in der fehlerhaften Neubildung von Zellen in schnell proliferierenden Geweben wie der Hämatopoese und den Schleimhäuten. Die typische „megaloblastäre" Morphologie ist am besten in den Erythrozytenvorläufern zu erkennen: Die Störung der DNA-Synthese zeigt sich in großen Zellen mit unreifen Kernen, deren Chromatinstruktur atypisch fein ist, während das Zytoplasma ausreift (s. Abb. 10.29). In den reifen Megaloblasten sind das Zytoplasmavolumen und der Proteingehalt erhöht. Es kommt zu einer insgesamt gesteigerten, aber defekten Produktion von hämatopoetischen Zellen, die teilweise vorzeitig untergehen (**intramedulläre Hämolyse, ineffektive Erythropoese**). Dies erklärt eine häufig sehr stark erhöhte LDH. Als Folge des gesteigerten Hämoglobinumsatzes kommt es wie bei den hämolytischen Anämien zur Haptoglobinerniedrigung und indirekten Hyperbilirubinämie. Schleimhäute atrophieren.

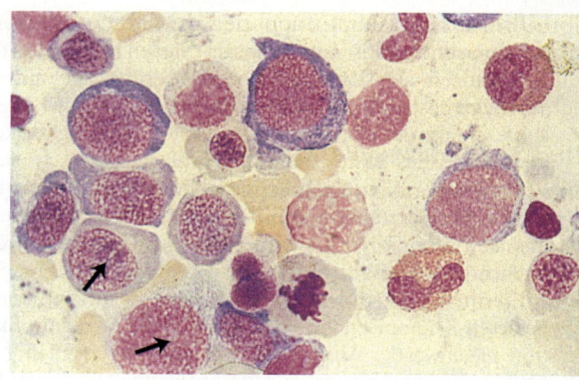

Abb. 10.29 Megaloblastäre Anämie (Perniziosa) im Knochenmarkaspirat: zu erkennen ist die typische aufgelockerte Chromatinstruktur (Pfeile) der Megaloblasten. Beim Folsäuremangel zeigt sich das identische Bild!

Die Schäden des Nervensystems hängen dagegen wahrscheinlich mit einer Methioninverarmung zusammen. Es kommt zur Demyelinisierung, klassischerweise in den Hinter- und Seitensträngen des Rückenmarks (**funikuläre Spinalerkrankung**).

Symptome Stärker als bei einer „gewöhnlichen" Anämie klagen die Patienten häufig über Antriebsmangel und Gedächtnisstörungen als Ausdruck einer zentralen Neuropathie. Zungenbrennen, Appetitlosigkeit, abdominelle Beschwerden, Diarrhö, Obstipation und Gewichtsverlust sind Ausdruck der Schleimhautatrophie.

Klinisch fallen die ausgeprägte Blässe von Haut und Schleimhäuten und ein Subikterus als Zeichen der intramedullären Hämolyse auf. Die glatte, gerötete Zunge ist Zeichen der **atrophischen Glossitis**. Häufig findet sich eine Hepatosplenomegalie unklarer Genese.

Die **neurologischen Störungen** reichen von einer isolierten peripheren Neuropathie bis zum Vollbild der funikulären Spinalerkrankung; sie können vor Entwicklung einer ausgeprägten Anämie auftreten! Vor allem bei älteren Patienten mit schwerem Vitamin-B_{12}-Mangel kommt es zu zerebralen Ausfällen im Sinne eines organischen Psychosyndroms. Ein Zusammenhang zentralnervöser Störungen mit dem im Alter häufigen metabolisch definierten Vitamin-B_{12}-Mangel ist bisher nicht bewiesen. Gelegentlich besteht Fieber, das unter Substitution mit Vitamin B_{12} verschwindet.

> ! 40–50 % der Patienten mit Vitamin-B_{12}-Mangelsymptomen, die auf Vitamin B_{12} ansprechen, sind nicht anämisch, bei einem Drittel findet man auch keine makrozytären Zellen im Blutbild!

Diagnostik

Hämatologie Blutbild und Knochenmarkaspiration ergeben zusammen die Diagnose einer hyporegeneratorischen (absolute Retikulozytenzahl vermindert), makrozytär-hyperchromen Anämie mit megaloblastärer Morphologie des Knochenmarks. Bei schwerem Vitaminmangel ist die Anämie Teil einer **Panzytopenie,** d.h., es bestehen auch Leuko- und Thrombopenie. Sehr zuverlässig (> 95 % Sensitivität) und trotz Substitution noch mehrere Tage erkennbar sind **übersegmentierte Granulozyten.** Im Blutausstrich sieht man eine ausgeprägte Anisozytose mit sehr großen, ovalen, hämoglobinreichen Makrozyten (hier auch „**Megalozyten**" genannt) und bei schwerer Anämie auch mit kernhaltigen Megaloblasten. Falls gleichzeitig Eisenmangel besteht (z. B. bei Magenkarzinom), kann die Makrozytose kaschiert sein.

Weitere Maßnahmen Die Diagnose des Vitamin-B_{12}-Mangels wird bei > 95 % der Patienten durch einen erniedrigten **Vitamin-B_{12}-Serumspiegel** bewiesen. Man sollte aber wissen, dass bis zu 40 % anämischer Patienten mit erniedrigtem Vitamin-B_{12}-Spiegel nicht auf parenterales Vitamin B_{12} ansprechen; die Vitamin-B_{12}-Bestimmung im Serum ist also sensitiv, aber nur mäßig spezifisch. Zur frühzeitigen Erkennung eines sich entwickelnden Vitamin-B_{12}-Mangels wird die Bestimmung der Konzentration von **Methylmalonsäure und Homozysteinsäure** im Serum empfohlen, da diese bei 95 % der Patienten schon frühzeitig ansteigen.

Bei gesichertem Vitamin-B_{12}-Mangel klärt der **Schilling-Test** in seiner ersten Phase, ob eine Resorptionsstörung vorliegt. Ist sie gestört und steigt nach oraler Gabe von Intrinsic-Faktor in der zweiten Phase des Tests die Resorption von oral gegebenem Vitamin B_{12} an, ist ein Intrinsic-Faktor-Mangel bewiesen und damit – bei vorhandenem Magen – eine perniziöse Anämie. Parenterale Gabe von Vitamin B_{12} stört den Test nicht, solange ein Vitaminmangel besteht. Im Gegenteil wird bei schweren Mangelerscheinungen wegen Mukosaatrophie im Ileum eine Vorbehandlung mit Vitamin B_{12} empfohlen, um falsch negative Tests zu vermeiden.

Bei 50 % der Patienten mit perniziöser Anämie lassen sich krankheitsspezifische **Antikörper** gegen Intrinsic-Faktor nachweisen. Bei 85 % der Patienten finden sich die weniger spezifischen Antikörper gegen Belegzellen.

Die **Gastroskopie** ist in jedem Fall zwingend
- zum Ausschluss eines Magenkarzinoms
- zur Dokumentation einer atrophischen Gastritis
- als Ausgangsbefund für die erforderlichen Verlaufskontrollen.

Um die Diagnose einer perniziösen Anämie zu stellen, genügen Makrozytose, erniedrigter Vitamin-B_{12}-Spiegel, Intrinsic-Faktor-Antikörper und das Ansprechen auf adäquat gegebenes Vitamin B_{12}; auf Knochenmarkdiagnostik kann verzichtet werden.

Vermutete Resorptionsstörungen oder Fehlbesiedlungen erfordern eine entsprechende gastroenterologische Diagnostik (s. Kap. 14).

Differentialdiagnose	Ausschlussmaßnahmen
Iatrogene Genese: Folsäureantagonisten, Zytostatika, Antikonvulsiva, orale Kontrazeptiva und andere Medikamente	Anamnese
Lebererkrankungen	Leberenzyme, Sonographie
Folsäuremangel	Folsäurekonzentration im Serum (unzuverlässig!, s.u.)
Hämolyse oder andere Ursachen einer Retikulozytose	Retikulozyten
Myelodysplastische Syndrome	Knochenmarkdiagnostik
Hypothyreose	TSH-Bestimmung
Transcobalamindefizienz	Transcobalaminmessung
Aplastische Anämie	Knochenmarkdiagnostik
Artefakte wie Kälteagglutinine	Kälteagglutininmessung

Therapie Bei Störungen der Resorption oder erhöhtem Abbau von Vitamin B_{12} wird versucht, die zugrunde liegende Störung zu korrigieren (z. B. Therapie einer Ileitis, Behandlung von Darmparasiten). Zusätzlich muss Vitamin B_{12} substituiert werden. Etabliert ist die parenterale Substitution, z. B. nach folgendem Schema: Hydroxycobalamin, 1000 µg i.m. oder s.c. wöchentlich über acht Wochen oder bis zur Korrektur der Anämie. Anschließend lebenslange Erhaltungstherapie mit 1000 µg alle drei Monate i.m. oder s.c.

> ! Die **Gabe von Folsäure alleine** ist bei Vitamin-B_{12}-Mangel **kontraindiziert**, da sie in Dosierungen ab etwa 1 mg auch bei alleinigem Vitamin-B_{12}-Mangel die megaloblastäre Anämie beheben kann, wegen des abweichenden Stoffwechselweges (s.o.) aber an dem Fortschreiten einer Neuropathie nichts ändert.

International wird bei der perniziösen Anämie zunehmend die orale Substitutionstherapie mit hohen Dosen Vitamin B_{12} als Alternative zur parenteralen Substitution praktiziert. Ein mögliches Schema ist die Aufsättigung mit täglich 2000 µg Cyanocobalamin, gefolgt von einer Erhaltungstherapie mit 300–1000 µg. Basis für diese Empfehlung ist die Tatsache, dass etwa 1 % des oral zugeführten Vitamins B_{12} auch ohne Intrinsic-Faktor resorbiert wird. Einziges Argument gegen die orale Substitution ist die Befürchtung mangelnder Compliance des Patienten. Die Kosten der oralen Therapie sind bei Berücksichtigung des Aufwands der parenteralen Applikation von Vitamin B_{12} deutlich niedriger.

Verlauf und Prognose Die Substitutionstherapie führt innerhalb von zwölf Stunden zur Besserung des morphologischen Knochenmarkbefundes, innerhalb weniger Tage zur Retikulozytose, gefolgt von einer kompletten Rückbil-

Differentialdiagnose	Ausschlussmaßnahmen
Alkoholabusus	Anamnese, Labordiagnostik

dung der Anämie. Ein evtl. zusätzlich nachgewiesener Eisen- oder Folsäuremangel muss ausgeglichen werden. Psychische Symptome sind ein bis zwei Tage nach Therapiebeginn reversibel. Lange Zeit manifeste strukturelle neurologische Schäden sind jedoch irreversibel, was die Notwendigkeit der frühzeitigen Diagnose unterstreicht. Da bei etwa 5 % der Patienten mit perniziöser Anämie mit der Entwicklung eines Magenkarzinoms zu rechnen ist, sind endoskopische Verlaufskontrollen erforderlich.

Zusammenfassung

- Häufigste Ursache: Autoimmungastritis mit Mangel an Intrinsic-Faktor
- Wichtigste Symptome: allgemeine Anämiesymptome, Antriebsarmut, Gedächtnisstörungen
- Wichtigste diagnostische Maßnahmen: Blutbild, Vitamin-B_{12}-Spiegel im Serum, Autoantikörperbestimmung
- Wichtigste therapeutische Maßnahme: Substitution von Vitamin B_{12}

Folsäuremangelanämie

Engl. Begriff: Anemia of Folate Deficiency

Definition Makrozytär-hyperchrome, megaloblastäre Anämie als Folge von Folsäuremangel. Ursache ist meist folsäurearme Ernährung.

Epidemiologie Die Häufigkeit des Folsäuremangels schwankt erheblich in Abhängigkeit von Essgewohnheiten und Lebensbedingungen. Vor Zusatz von Folsäure zu Nahrungsmitteln lag die Prävalenz in den USA bei 22 %, danach bei 1,7 %. Alkoholiker weisen häufig einen Folsäuremangel auf, zum einen als Folge von Fehlernährung (Ausnahme: Bier enthält viel Folsäure!), zum anderen, weil bei Leberzirrhose die Folsäurespeicher reduziert sind.

Ätiologie und Pathogenese Mit Folsäure bezeichnet man eine Gruppe von Pteridinderivaten, die durch Pflanzen und Mikroorganismen synthetisiert werden und in der Natur an Polyglutamatketten gekoppelt sind. Wesentliche Quellen für den Menschen sind Gemüse und Leber. Folsäure wird durch längeres Kochen zerstört. Der tägliche Bedarf liegt bei etwa 100 µg. Da die Folsäurespeicher nur etwa 5 mg enthalten, kann es – anders als bei Vitamin B_{12} – schon bei normalem Umsatz und Folsäureentzug nach zwei bis vier Monaten zu Mangelerscheinungen kommen, bei erhöhtem Bedarf oder reduzierten Speichern (z. B. Lebererkrankungen) noch schneller. Eine typische folsäurearme Ernährung besteht aus vorwiegend gekochten Speisen ohne Salate. In Ländern mit hohem Lebensstandard ist dies vorwiegend die Kost fehlernährter **Alkoholkranker**. Auch bei längerfristiger **parenteraler Ernährung** werden die Folsäurereserven rasch aufgebraucht.

Die Resorption von Folsäure erfolgt nach Dekonjugation im gesamten Dünndarm. Daraus folgt, dass **Resorptionsstörungen** nur bei diffusen Darmerkrankungen oder ausgedehnten Resektionen vorkommen. Ein **erhöhter Bedarf** besteht vor allem

- in der Schwangerschaft
- bei chronischer Hämolyse
- bei myeloproliferativen Erkrankungen.

Folsäureantagonisten wie Methotrexat, selten auch Pyrimethamin oder Trimethoprim, verursachen durch ihre spezifische Interferenz mit der Folsäureaktivierung Mangelerscheinungen trotz normaler Folsäurekonzentration im Serum. Die Pathogenese des Folsäuremangels durch Antikonvulsiva und andere Medikamente ist bisher nicht geklärt.

> ❗ Folsäure ist ebenso essentiell für die DNA-Synthese wie Vitamin B_{12} und führt deshalb zu dem gleichen Bild einer megaloblastären Anämie. Dies ist leicht verständlich, da Vitamin B_{12} für die Umwandlung von 5-Methyltetrahydrofolsäure in die biologisch aktive Tetrahydrofolsäure erforderlich ist. Wesentlicher Unterschied ist, dass Folsäuremangel sehr selten Neuropathien verursacht.

Symptome Wie beim Vitamin-B_{12}-Mangel können gastrointestinale Beschwerden infolge der Schleimhautatrophie (Dysphagie, Meteorismus, Diarrhö) den Patienten stärker belasten als die Anämie.

Klinisch finden sich Zeichen der Anämie und Subikterus wie bei anderen Anämien mit ineffektiver Erythropoese sowie Zeichen der Schleimhautatrophie ähnlich wie beim Vitamin-B_{12}-Mangel. Da der Folsäuremangel meist alimentär bedingt ist, finden sich häufig **Mangelerscheinungen weiterer Substanzen** wie Mundwinkelrhagaden (Eisen), eine Blutungsneigung (Vitamin K) oder Rachitis (Vitamin C); die Patienten sind meist untergewichtig. Folgen des Alkoholismus wie eine Polyneuropathie oder anderer Grunderkrankungen können zu einem sehr komplexen klinischen Bild führen.

Diagnostik Blutbild- und Knochenmarkbefund unterscheiden sich nicht vom Vitamin-B_{12}-Mangel (s. Abb. 10.29). Bei Lebererkrankungen kann die Thrombozytopenie stärker ausgeprägt sein (s. Kap. 14.5). Hohe **Homozysteinspiegel** sind ein sensitiver Marker eines Folsäuremangels. Beweisend ist die Verminderung der **Folsäurekonzentration** im Serum, besser noch die Folsäurekonzentration in den Erythrozyten.

Parallel zur Folsäure sollte man immer Vitamin B_{12} im Serum bestimmen, um nicht zu riskieren, dass sich unter Folsäuresubstitution neurologische Komplikationen eines gleichzeitigen Vitamin-B_{12}-Mangels entwickeln.

> ❗ Die Messung der Folsäure im Serum ist nur bedingt zuverlässig, da sie ähnlich wie das Serumeisen stark mit der aktuellen Nahrungsaufnahme schwankt. Schon eine normale Mahlzeit kann den Folsäurespiegel in den Normbereich anheben. Ein normaler Folsäurespiegel bei einem abgemagerten Patienten, der gerade sein Mittagessen in der Notaufnahme erhalten hat, schließt daher Folsäuremangel nicht aus. Zuverlässiger ist die Folsäurekonzentration in den Erythrozyten, ein Langzeitparameter ähnlich dem HbA_{1c}.

10.3 Anämien und Störungen des Eisenstoffwechsels

Differentialdiagnose	Ausschlussmaßnahmen
Iatrogene Genese: Folsäureantagonisten, Zytostatika, Antikonvulsiva, orale Kontrazeptiva und andere Medikamente	Anamnese
Lebererkrankungen	Leberenzyme, Sonographie
Vitamin-B_{12}-Mangel	Vitamin-B_{12}-Konzentration im Serum
Hämolyse oder andere Ursachen einer Retikulozytose	Retikulozyten
Myelodysplastische Syndrome	Knochenmarkdiagnostik
Hypothyreose	TSH-Bestimmung
Aplastische Anämie	Knochenmarkdiagnostik
Artefakte wie Kälteagglutinine	Kälteagglutininmessung

Therapie Die Ursachen des Folsäuremangels sind zu beseitigen. Bei mangelernährten alkoholabhängigen Patienten ist dies jedoch selten konsequent möglich. Die Substitution mit 5 mg Folsäure täglich oral beseitigt schnell sowohl hämatologische als auch gastrointestinale Symptome.

Bei erhöhtem Bedarf, beispielsweise im letzten Trimenon der Schwangerschaft oder bei chronischer Hämolyse und schlechten Ernährungsbedingungen, ist eine Prophylaxe in gleicher Dosierung zu empfehlen. Als Erhaltungstherapie hat sich die als Nahrungsmittelzusatz etablierte Dosis von 400 µg bewährt. Zu berücksichtigen ist, dass synthetische Folsäure eine etwa zweifach höhere Bioverfügbarkeit als Nahrungsfolsäure hat.

Verlauf und Prognose Falls die Ursache beseitigt werden kann, ist lediglich auf eine weiter ausgewogene Ernährung zu achten.

Komplikationen Im Gegensatz zu Vitamin B_{12} gibt es nur vereinzelt Berichte über Neuropathien und keine Hinweise auf eine erhöhte Karzinomhäufigkeit durch Folsäuremangel. Wichtig ist der Ausschluss eines gleichzeitigen Vitamin-B_{12}-Mangels. Folsäuremangel führt jedoch beim Fetus zu Neuralrohrdefekten, weshalb Schwangere prophylaktisch Folsäure einnehmen sollten. Folsäuremangel gilt auch als Risikofaktor für kardiovaskuläre Erkrankungen, da er den Homozysteinspiegel erhöht, der ein etablierter Risikofaktor für Gefäßerkrankungen ist.

Zusammenfassung

- Häufigste Ursache: Mangelernährung
- Wichtigstes Symptom: wie Vitamin-B_{12}-Mangel, jedoch keine neurologischen Ausfallserscheinungen
- Wichtigste diagnostische Maßnahmen: Blutbild, Folsäurebestimmung in Erythrozyten
- Wichtigste therapeutische Maßnahmen: Ernährungsumstellung, orale Substitution von Folsäure

10.3.5 Thalassämien

Engl. Begriff: Thalassemias, Cooley's Anemia (β-Thalassemia major)

Thalassämien gehören wie die Mangelanämien (s. Kap. 10.3.4) zur großen Gruppe der Anämien durch **ineffektive Erythropoese.** Im Gegensatz zu den Mangelanämien ist die Ineffektivität der Blutbildung jedoch nicht durch einen Mangel an Schlüsselsubstanzen des Stoffwechsels, sondern durch **angeborene Defekte der Globingene** bedingt. Diese Defekte verursachen eine verminderte Synthese einzelner Globinketten und damit eine Imbalance der Ketten im Zytoplasma der Erythrozytenvorläufer. Dieses Ungleichgewicht verursacht pathologische Reaktionen in den Erythrozytenvorläufern, die dadurch vorzeitig im Knochenmark zugrunde gehen. Im Folgenden sollen nur die häufigen α- und β-Thalassämien vorgestellt werden. Zur großen Zahl weiterer Thalassämieformen sei auf Speziallitteratur hingewiesen.

Weitere Formen der ineffektiven Erythropoese (s. Tab. 10.20) wie die kongenitalen dyserythropoetischen Anämien sind extrem selten und werden deshalb hier nicht besprochen. Sideroachrestische Anämien sind als Differentialdiagnose an anderer Stelle beschrieben (s. Kap. 10.3.10).

Praxis

Ein 16-jähriger Junge italienischer Abstammung stellt sich nach Übersiedlung der Familie nach Deutschland erstmals mit bekannter Thalassämie beim Internisten vor. Die Diagnose wurde im Alter von sechs Monaten bei positiver Familienanamnese durch Hämoglobin-Elektrophorese gestellt (homozygote β-Thalassämie). Seit dem 14. Lebensmonat waren regelmäßige Erythrozytentransfusionen erforderlich, bisher etwa 340 Einheiten. Splenektomie mit neun Jahren. Im Alter von acht und zwölf Jahren Frakturen der rechten Tibia bzw. des rechten Oberschenkels nach Bagatelltraumen.

Die jetzige **Untersuchung** zeigt einen blassen, leicht ikterischen, nur 157 cm großen Jungen mit ausgeprägter Hautpigmentierung und reduzierter Sexualbehaarung. Die **Laboruntersuchungen** bestätigen mit einem stark erhöhten Ferritinwert den klinischen Verdacht auf Hämosiderose. Komplizierend kommen insulinpflichtiger Diabetes mellitus, hypogonadotroper Hypogonadismus und eine leichte Hypothyreose hinzu. **Echokardiographisch** finden sich Zeichen einer fortgeschrittenen Kardiomyopathie.

In Italien waren mehrfache Versuche einer Behandlung mit Deferoxamin an mangelnder Compliance gescheitert. Nach intensiver Aufklärung über die Gefahren der Eisenüberladung erfolgt eine viermonatige teils stationäre, teils ambulante **intravenöse Therapie** mit Deferoxamin. Die Kardiomyopathie bessert sich unter dieser Behandlung deutlich, der Diabetes bleibt jedoch unbeeinflusst. Da dem Jungen trotz des eindrucksvollen Erfolgs eine lebenslange Chelattherapie nicht praktikabel erscheint, wird eine **Kno-**

chenmarktransplantation erwogen, da ein Bruder HLA-kompatibel und nicht an Thalassämie erkrankt ist.

Definition Mikrozytär-hypochrome Anämie aufgrund **verminderter Synthese** einer oder mehrerer **strukturell normaler** Globinketten. Streng davon abzugrenzen sind die ebenfalls genetisch bedingten qualitativen Globindefekte, bei denen nicht die Menge an Globinketten vermindert ist, sondern abnorme Globine, z. B. das Sichelzellglobin, synthetisiert werden (s. u.).

Die Bezeichnung der Thalassämieform richtet sich nach der fehlenden Globinkette (z. B. β-Thalassämie bei Fehlen des β-Globins) und danach, ob eines oder beide Allele betroffen sind (heterozygote oder homozygote Form).

- Bei der α-**Thalassämie** werden Erkrankungen mit Verlust beider Globingene (α^--Thalassämien) oder nur eines Globingens (α^+-Thalassämie) unterschieden.
- Bei der β-**Thalassämie** existiert nur ein Gen. Hier ist jedoch auch die klinische Einteilung in Thalassaemia minor und major üblich, die weitgehend mit der Klassifikation als heterozygote oder homozygote β-Thalassämie übereinstimmt. Als β-Thalassaemia intermedia bezeichnet man eine genetisch heterogene Zwischenform, bei denen die Patienten nur bei Infektionen oder in anderen Stresssituationen Transfusionen benötigen.

Epidemiologie Thalassämien sind weltweit die häufigsten monogenen Erkrankungen. Etwa 3 % der Weltbevölkerung tragen mindestens ein β-Thalassämie-Gen. In Deutschland trifft man am häufigsten auf die heterozygote β-Thalassämie, Thalassaemia minor. Am höchsten ist die Inzidenz der β-Thalassämien bei Personen aus Mittelmeerländern, dem Mittleren Osten, Teilen des indischen Subkontinents und Südostasien. α-Thalassämien finden sich vor allem in Südostasien und in Westafrika. Bei Schwarzen in den USA liegt die Prävalenz des klinisch inapparenten Genotyps bei 16 % und damit in einer ähnlichen Größenordnung wie in der am meisten betroffenen europäischen Region, Sardinien (18 %).

Die geografische Häufung wird wie im Fall der Sichelzellanämie (s. Kap. 10.3.6) auf ein vermindertes Erkrankungsrisiko an Malaria zurückgeführt. Dies ist für die α-Thalassämie bewiesen (ca. 60 % Schutz gegen schwere Plasmodium-falciparum-Infektionen), wenn auch der Mechanismus noch unklar ist. Ob dies auch für die anderen Thalassämieformen gilt, ist spekulativ.

Ätiologie und Pathogenese

Verminderte Globinkettensynthese Aufgrund genetischer Defekte kommt es zur verminderten Synthese einer oder mehrerer Polypeptidketten des Globinmoleküls. Bei α-Thalassämien handelt es sich in der Regel um Deletionen eines oder beider Genloci auf Chromosom 16, bei β-Thalassämien meist um strukturelle Gendefekte, wie Punktmutationen, die zu einer gestörten Expression der genetischen Information auf Chromosom 11 führen.

Ineffektive Erythropoese Die verminderte Synthese einer Globinkette bedingt zum einen die verminderte Hämoglobinisierung der Erythroblasten und Hypochromie der Erythrozyten, was je nach Ausprägungsgrad zur Anämie führt. Pathophysiologisch viel wichtiger ist jedoch die Anhäufung der normal gebildeten Globinketten. Dies führt zu Präzipitaten der „überschüssig" gebildeten normalen Globinketten und zu Schäden an der Zellmembran, was letztlich zur Apoptose der pathologischen Vorläuferzellen im Knochenmark führt. Die gebildeten Erythrozyten haben eine verkürzte Lebenszeit im peripheren Blut. Es besteht somit eine **intra- und extramedulläre Hämolyse,** wobei aber erstere pathophysiologisch bedeutsamer ist.

Der Schweregrad der Störung und der sich daraus ergebenden klinischen Symptome hängt von der individuellen genetischen Konstellation ab: Je nachdem, ob ein oder beide Loci betroffen sind (α-Thalassämie), ob die Veränderung homo- oder heterozygot oder in Kombination mit weiteren Hämoglobinvarianten wie HbS (s. u., Sichelzellanämie) vorliegt, ist die Expression der in der Regel rezessiv vererbten Erkrankung außerordentlich variabel.

Symptome Die Thalassaemia minor verursacht keine Beschwerden. Bei Anämie treten uncharakteristische Anämiesymptome (s. Tab. 10.22) auf. Bedingt durch die ineffektive Hämatopoese und damit einhergehende **Erweiterung der Knochenmarkräume** kann es zu Knochendeformationen, Frakturen und Hepatosplenomegalie kommen, ferner bedingt die **chronische Hypoxie** Wachstumsstörungen und trophische Hautschäden wie Ulcera cruris. Bei Thalassaemia major entwickeln sich diese Folgen bereits im Kindesalter, bei Thalassaemia intermedia zeigen sie sich erst beim Erwachsenen.

Durch **Hämosiderose** kommt es zur charakteristischen Hautpigmentierung, Herzinsuffizienz und zu endokrinen Ausfallserscheinungen.

Diagnostik Die Familienanamnese lenkt meist den Verdacht auf eine hereditäre Erkrankung. Das Blutbild zeigt bei Thalassaemia minor mikrozytäre, hypochrome Erythrozyten, Poikilozytose und **Targetzellen.** Es besteht meist eine leichte Erythrozytose. Bei Thalassaemia intermedia und major sind Hypochromasie und Poikilozytose ausgeprägter. Es finden sich vermehrt Retikulozyten und rote Vorstufen als Zeichen der extramedullären Blutbildung und Hämolyse (s. Abb. 10.30). Bei signifikanter Hämolyse sind LDH und Bilirubin erhöht und Haptoglobin erniedrigt. Leukozyten- und Thrombozytenzahlen liegen – außer bei Splenomegalie oder nach Splenektomie – im Normbereich. Im Knochenmarkaspirat erkennt man die gesteigerte, ineffektive Erythropoese mit gestörter Hämoglobinisierung und basophilen zytoplasmatischen Einschlüssen (präzipitierte Globinketten). Das Speichereisen und die Sideroblastenzahl sind erhöht; bei schweren Formen können auch Ringsideroblasten auftreten.

Da die **Eisenüberladung** die wichtigste Komplikation der Erkrankung ist, müssen die Eisenspeicher regelmäßig kontrolliert werden. Das Serumferritin ist bei Eisenüberladung leider nur bedingt zuverlässig messbar. Es werden daher – bei klinischer Konsequenz – in größeren Abständen Leberbiopsien mit quantitativer Eisenmessung empfohlen. Unter den nichtinvasiven Verfahren ist die

10.3 Anämien und Störungen des Eisenstoffwechsels

Kernspintomographie wegen ihrer Verbreitung am attraktivsten; ihr Wert ist aber noch umstritten.

Klassifikation Die Hämoglobin-Elektrophorese ermöglicht die Klassifikation der β-Thalassämien: Bei heterozygoter β-Thalassaemia minor sind das aus α- und δ-Ketten bestehende HbA$_2$ und das aus α- und γ-Ketten bestehende HbF auf 3,5–8 % bzw. 1–5 % vermehrt. Bei β-Thalassaemia major finden sich dagegen 20–90 % HbF (fetales Hämoglobin). Aus methodischen Gründen ist nur die schwere Form der α-Thalassämie (HbH-Erkrankung) mit der Hämoglobin-Elektrophorese zu diagnostizieren. Hier hilft die Messung der Globinkettensynthese in vitro weiter. Von größerer Bedeutung ist jedoch die direkte Genomanalyse durch Polymerasekettenreaktion (PCR) und molekulare Proben. Dies gilt insbesondere für die pränatale Diagnostik, die in den vergangenen Jahren die Zahl von Kindern mit schwerer Thalassämie erheblich senken konnte.

Differentialdiagnose Wesentliche Differentialdiagnose bei Thalassaemia minor ist der Eisenmangel, der durch Bestimmung des Serumferritins ausgeschlossen werden kann. Wenn aus anderen Gründen bei β-Thalassämie ein Eisenmangel vorliegt, wird die HbA$_2$-Menge artefiziell vermindert; die pathognomonische HbA$_2$-Vermehrung ist deswegen u.U. erst nach zeitlich begrenzter Eisensubstitution erkennbar.

> ! Nach Sicherung der Diagnose Thalassämie ist die Gabe von Eisen kontraindiziert! Einzige Ausnahme ist der bewiesene, manifeste Eisenmangel. Eisenüberladung ist das Problem des Thalassämiepatienten!

Therapie Die einzige kausale Therapie der Thalassaemia major ist die **allogene Stammzelltransplantation.** Sie ist heute Therapie der Wahl und sollte frühzeitig, insbesondere vor Entwicklung eines Leberschadens, erfolgen.

Nicht transplantierte Patienten müssen symptomatisch behandelt werden: Am wichtigsten sind **Erythrozytentransfusionen.** Indikation und Häufigkeit müssen so balanciert werden, dass Entwicklungsstörungen durch die Anämie vermieden werden (Hb > 10 g/dl bzw. 6 mmol/l in der Wachstumsphase), die Entwicklung einer Transfusionshämosiderose aber so weit wie möglich hinausgezögert wird. Da die Hämosiderose, v.a. die dadurch verursachte Kardiomyopathie, heute im Wesentlichen die Prognose bestimmt, erfolgt parallel die Behandlung mit Eisenchelatoren wie Deferoxamin (s. Kap. 10.3.10). Ist die Milz so stark vergrößert, dass sie Symptome verursacht, bzw. erhöht der Hypersplenismus den Transfusionsbedarf, wird eine **Splenektomie** durchgeführt. **Folsäure** sollte wegen des gesteigerten Bedarfs substituiert werden.

Experimentelle Therapiestrategien verfolgen entweder eine Aktivierung der γ-Ketten-Expression wie bei Sichelzellanämie (s.u.) oder gentherapeutische Ansätze.

Verlauf und Prognose
Die Thalassaemia minor und z.T. auch die Thalassaemia intermedia verlaufen, abgesehen vom gehäuften Auftreten von Gallensteinen, unkompliziert.

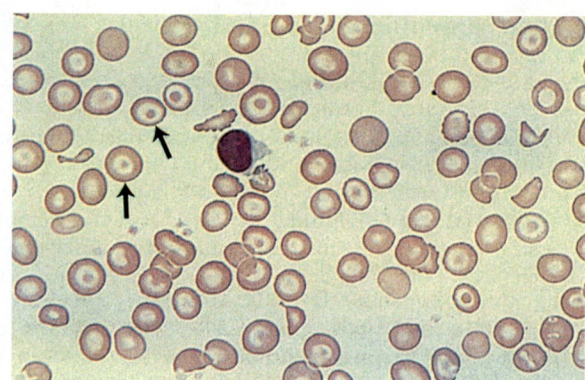

Abb. 10.30 Thalassaemia intermedia/heterozygote β-Thalassämie im peripheren Blut: Anisozytose (= Größenvarianz), Poikilozytose (= Formenvielfalt), Hypochromasie (= schwache Färbbarkeit), Targetzellen (= Schießscheibenform; Pfeile).

Patienten mit Thalassaemia major sterben dagegen ohne adäquate Therapie schon im Kleinkindesalter. Neben Infektionen stellt die Hämosiderose den entscheidenden lebensverkürzenden Faktor bei der Thalassämie dar.

Komplikationen	Häufigkeit
Bilirubin-Gallensteine als Folge der Hämolyse	Häufigkeit dem Schweregrad des Krankheitsbildes entsprechend, bei Thalassaemia major regelmäßig
Knochendeformationen, Frakturen, Hepatosplenomegalie durch Expansion der Erythropoese	
Wachstumsstörungen und trophische Hautschäden durch chronische Hypoxie	
Folgen der Hämosiderose (v.a. Herzinsuffizienz und endokrine Störungen)	
Rezidivierende Infektionen (in unterentwickelten Ländern auch Hepatitis C)	
Aplastische Krise nach Infektion mit Parvovirus	> 80 %, häufig inapparent

Zusammenfassung

- Ursache: genetisch bedingte Störung der Hämoglobinsynthese
- Wichtigste Symptome: Anämie und Hämosiderose
- Wichtigste diagnostische Maßnahme: Hämoglobin-Elektrophorese
- Wichtigste therapeutische Maßnahmen: allogene Stammzelltransplantation, sonst regelmäßige Transfusionen und konsequente Chelattherapie

Hämatologie

10.3.6 Hämolytische Anämien

Engl. Begriff: Hemolytic Anemia

Definition Anämie durch intravasale oder extravasale Zerstörung von Erythrozyten.

Epidemiologie Aufgrund der Ursachenvielfalt hämolytischer Anämien sind hier keine sinnvollen Angaben möglich (s. einzelne Krankheitsbilder).

Ätiologie und Pathogenese Bei Hämolyse ist die Erythrozytenlebenszeit von normalerweise 120 Tagen auf wenige Wochen, in schweren Fällen auf wenige Tage verkürzt. Das Knochenmark kann nach einer Anpassungsphase von wenigen Tagen eine mäßig verkürzte Lebenszeit durch Steigerung der Produktion von Erythrozyten bis auf etwa das Zehnfache der Norm ausgleichen (**kompensierte Hämolyse**). Übersteigt die Hämolyse die Kompensationsfähigkeit des Knochenmarks, entwickelt sich eine Anämie. Ausdruck der regulativ gesteigerten Erythropoese sind
- die Vermehrung von Erythroblasten im Knochenmark
- eine erhöhte Retikulozytenzahl im peripheren Blut.

Im Unterschied zur Blutung als alternativer Ursache eines erhöhten Umsatzes von Erythrozyten (s. Kap. 10.3.7) verursacht die Hämolyse klinisch und biochemisch nachweisbare **Zeichen des vermehrten Abbaus** von Erythrozytenbestandteilen. Pathogenetisch sind intraerythrozytäre, korpuskuläre Defekte von extrakorpuskulären Faktoren abzugrenzen (s. Tab. 10.26).

Symptome Allgemeine Anämiesymptome und ggf. Symptome einer Grunderkrankung, z.B. eines Lymphoms.

Diagnostik Besteht der Verdacht auf eine Hämolyse, sollte zunächst nach einem einheitlichen Schema die Tatsache der Hämolyse gesichert oder ausgeschlossen werden (s. Tab. 10.27). Die Diagnostik zielt auf den Nachweis des erhöhten Erythrozytenabbaus und der kompensatorisch gesteigerten Neubildung von Erythrozyten. Ein besonders sensitives und weitgehend spezifisches Zeichen der Hämolyse ist die **Verminderung des Haptoglobins.** Haptoglobin bindet freies Hämoglobin im Plasma, und der Komplex Haptoglobin-Hämoglobin wird dann mit einer Halbwertszeit von wenigen Minuten aus dem Plasma eliminiert. Ein normaler Haptoglobinwert schließt eine signifikante Hämolyse aus.

Haptoglobin ist auch ein Akute-Phase-Parameter; wegen der niedrigen Bindungskapazität für freies Hämoglobin werden aber selbst hohe Haptoglobinwerte bei Hämolyse schnell auf nicht messbare Werte gesenkt.

Die wichtigsten Differentialdiagnosen bei hämolytischer Anämie sind in Tabelle 10.28 zusammengestellt.

Therapie, Verlauf und Prognose unterscheiden sich je nach Genese der Hämolyse und können deshalb nicht allgemein dargestellt werden.

Komplikationen	Gegenmaßnahmen
Bilirubin-Gallensteine	Cholezystektomie
Eisenmangel (bei vorwiegend intravasaler Hämolyse) oder Eisenüberladung (bei vorwiegend extravasaler Hämolyse)	Eisensubstitution oder Chelattherapie
Folsäuremangel	Folsäuresubsitution
Schock und Nierenversagen bei schwerer, akuter Hämolyse	Intensive supportive Therapie mit guter Hydrierung
Aplastische Krise durch Parvovirus-B19-Infektion	Überbrücken der Anämie durch Transfusionen; spontane Regeneration abwarten

Tab. 10.26 Einteilung der hämolytischen Anämien.

Korpuskuläre hämolytische Anämien

- **Angeboren:**

– Membranproteindefekte	Hereditäre Sphärozytose, Elliptozytose u.a.
– Stoffwechseldefekte	Defekte Enzyme der Glykolyse, der Glutathionreduktion und des Pentosephosphatshunts
– Globulinsynthesedefekte	Hämoglobinvarianten und Thalassämien

- **Erworben:**

– Membranproteindefekte	Paroxysmale nächtliche Hämoglobinurie

Extrakorpuskuläre hämolytische Anämien

- **Immunhämolyse durch**

– Alloantikörper	Morbus haemolyticus neonatorum, hämolytische Transfusionsreaktion
– Medikamentenspezifische Antikörper	Medikamenteninduzierte Immunhämolysen vom Penicillin- und Chinidin-Typ
– Autoantikörper	Medikamente vom Methyldopa-Typ, Lymphome u.a. Erkrankungen, häufig idiopathisch

- **Lipidstoffwechselstörung**: Akanthozytose bei A-β-Lipoproteinämie, Lebererkrankungen

- **Mechanische Hämolyse**: Herzklappenfehler und -prothesen, Mikroangiopathie, disseminierte intravasale Koagulopathie

- **Toxische Hämolyse**: Infektionen, Verbrennungen, Schwermetalle

10.3 Anämien und Störungen des Eisenstoffwechsels

Tab. 10.27 Labordiagnostik zur Feststellung einer Hämolyse.

Zeichen des gesteigerten Erythrozytenabbaus
- Indirektes Bilirubin ↑
- Im Urin vermehrt Urobilin, dunkler Urin
- Haptoglobin ↓
- LDH ↑ (Isoenzyme 1 und 2 = HBDH)
- Bei intravasaler Hämolyse freies Hämoglobin im Plasma
- Bei schwerer intravasaler Hämolyse Hämoglobinurie
- Bei chronischer Hämoglobinurie Hämosiderin im Urin

Zeichen der reaktiven Steigerung der Erythropoese
- Im peripheren Blut verstärkte Polychromasie, Retikulozyten ↑, bei schwerer Hämolyse kernhaltige rote Vorstufen im Blut
- Im Knochenmark Hyperplasie der erythropoetischen Zellen

Hereditäre korpuskuläre hämolytische Anämien

Engl. Begriff: Inherited Hemolytic Disorders, Hereditary Hemolytic Anemia

Definition Vorzeitiger Abbau von Erythrozyten als Folge von angeborenen oder erworbenen Defekten der Erythrozytenmembran, der Erythrozytenenzyme oder des Hämoglobins (s. Tab. 10.26).

Epidemiologie Häufigste Ursache einer hereditären korpuskulären hämolytischen Anämie in Mittel- und Nordeuropa ist die **Sphärozytose** (1/5000 Neugeborene). Bei Menschen mediterraner, afrikanischer und asiatischer Abstammung sind dagegen der **Glukose-6-Phosphat-Dehydrogenase-(G-6-PD-)Mangel** und **Pyruvatkinase-(PK-)Mangel** die häufigsten Defekte der Erythrozyten; weltweit sind über 100 Millionen Menschen betroffen.

Die häufigste Form der Hämoglobinvarianten, die Sichelzellanämie, findet sich vor allem bei Personen afrikanischer Abstammung, da vermutlich in Afrika die erste HbS-Mutation entstanden ist. Etwa 8 % der Schwarzen in den USA ist heterozygot für HbS; etwa einer von 600 leidet an Sichelzellanämie.

Die besondere geografische Verteilung der Sichelzellanämie und der Enzymmangelzustände wird ähnlich wie bei den Thalassämien (s. Kap. 10.3.5) auf einen relativen Schutz vor Malaria zurückgeführt. Ohne einen solchen Selektionsvorteil wären diese genetischen Defekte durch die Evolution verschwunden. Wie der Schutz zustande kommt, ist ungeklärt.

Ätiologie und Pathogenese

! Die paroxysmale nächtliche Hämoglobinurie (PNH, s. Kap. 10.2.4) ist die einzige erworbene Form der korpuskulären hämolytischen Anämien; alle anderen Defekte der Erythrozyten sind angeboren. Der Erbgang ist bei den Membrandefekten meist dominant, beim G-6-PD-Mangel X-chromosomal-rezessiv, bei den übrigen Enzymdefekten und bei den meisten Hämoglobinopathien autosomal-rezessiv. Die Expression kann stark variieren. Neumutationen werden vor allem bei der hereditären Sphärozytose beobachtet.

Membrandefekte Strukturproteine der Erythrozytenmembran können fehlen oder in zu geringer Menge exprimiert werden. Alternativ kann ihre Struktur auch fehlerhaft sein mit der Folge einer gestörten Funktion. Beides kann sich als Formanomalie äußern (z. B. Sphärozyten, Elliptozyten, Stomatozyten). Das Monozyten-Makrophagen-System erkennt die pathologisch geformten Erythrozyten und baut sie ab. Schaltet man durch **Splenektomie** den wichtigsten Ort dieses Abbaus aus, so ist die weiterbestehende Formanomalie asymptomatisch.

Bei PNH besteht demgegenüber ein Mangel an einer ganzen Gruppe nichtstruktureller Membranproteine, die wichtige Funktionen ausüben, z. B. an der Kontrolle der Komplementaktivierung beteiligt sind (s. Kap. 10.2.4).

Enzymdefekte Enzyme der Glykolyse (PK u.a.) und des Pentosephosphatshunts (G-6-PD u.a.) können fehlen oder defekt sein. Da diese Stoffwechselwege die einzige Energiequelle der Erythrozyten darstellen, muss dies zu Funktionsstörungen führen. Ursächlich liegt dem in der Regel der Austausch einzelner Aminosäuren an funktionell kritischen Stellen des Moleküls zugrunde. Aus dem Enzymdefekt resultiert ein Mangel an energiereichen Phosphaten oder Glutathion, der die Lebensfähigkeit der Zellen beeinträchtigt. Der Defekt kann sich als chronische Hämolyse äußern, kann bei G-6-PD-Mangel aber auch in Form schwerer Hämolyseschübe manifest werden, wenn äußere Faktoren wie oxidierende Medikamente oder Infektionen den sonst latenten Defekt demaskieren.

Hämoglobinvarianten Auch das Hämoglobinmolekül kann fehlerhaft sein. Im Gegensatz zu den Thalassämien (s. Kap. 10.3.5) geht es hier nicht um die zu geringe Synthese einer normalen Globinkette, sondern um Synthese von Globinmolekülen mit fehlerhafter Struktur. Meist handelt es sich um den Austausch einzelner Aminosäuren an funktionell kritischen Stellen. Wird dieser Austausch klinisch

Tab. 10.28 Wichtige Differentialdiagnosen aller hämolytischer Anämien.

Differentialdiagnose	Ausschlussmaßnahmen
Haptoglobinabfall nach jeder Erythrozytentransfusion	Anamnese; Kontrolle nach etwa 1 Woche
Icterus juvenilis intermittens (Morbus Meulengracht)	Haptoglobin normal
Ikterus bei Lebererkrankungen	Leberdiagnostik; Haptoglobin normal
LDH-Erhöhung durch neoplastische Erkrankungen oder bei Organhypoxie	Haptoglobin normal
Passagere Retikulozytose nach Blutung oder kurzfristiger Knochenmarksuppression	Anamnese; Haptoglobin normal

manifest, spricht man von einer **Hämoglobinopathie.** Hämolyse ist eine typische, aber nicht regelmäßige Folge des Hämoglobindefekts. Die Pathomechanismen und klinischen Manifestationen sind sehr variabel:

Bei **Sichelzellanämie** (Homozygotie für HbS) polymerisiert das Hämoglobin im reduzierten Zustand zu langen Filamenten, was die Erythrozyten zu Sicheln deformiert und die Verformbarkeit in den Kapillaren stark reduziert. Zusätzlich verstärkt durch eine gesteigerte Interaktion der Erythrozytenmembran mit Endothelzellen kommt es zu Flussstörungen in der Endstrombahn und trophischen Störungen bis hin zu Infarkten („Sichelzellkrise").

Andere, sehr viel seltenere Hämoglobinvarianten sind instabil und präzipitieren als Einschlusskörper („**Heinz-Körper**"); die Milz erkennt Erythrozyten mit solchen Präzipitaten und baut sie ab.

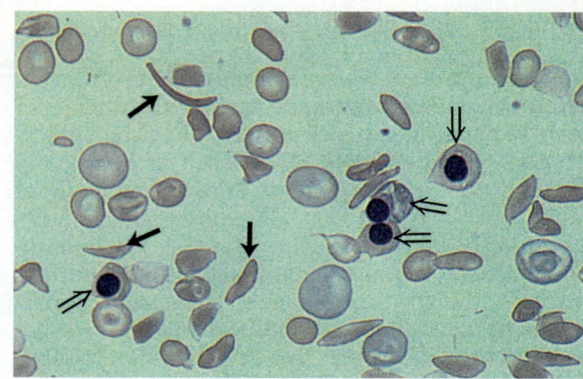

Abb. 10.31 Homozygote Sichelzellanämie. Starke Poikilozytose, typische Sichelzellen (Pfeile), vier rote Vorstufen (= Normoblasten; Doppelpfeile). Peripheres Blut.

Symptome Die **Anämiesymptome** unterscheiden sich nicht von denen anderer Anämieformen. Im Übrigen sind viele korpuskuläre hämolytische Anämien bis auf vermehrte **Gallensteinkoliken** asymptomatisch.

Es gibt jedoch krankheitsspezifische Beschwerden, von denen hier wegen der klinischen Bedeutung nur die Beschwerden der „**Sichelzellkrise**" dargestellt werden sollen: Dies sind z.T. dramatische Episoden, die durch Gefäßverschlüsse verursacht werden. Subjektiv stehen meist Schmerzen im Vordergrund, am dramatischsten in Form des akuten Thoraxsyndroms, charakterisiert durch heftige Brustschmerzen und Husten. Es wird ausgelöst durch Fettembolien aus dem ischämischen Knochenmark. Ähnlich gravierende Beschwerdebilder können bei Gefäßverschlüssen in den Knochen, in Gehirn, Milz und praktisch allen anderen Organen auftreten.

Patienten mit korpuskulären hämolytischen Anämien sind dem Grad der Anämie entsprechend blass und dem Grad der Hämolyse entsprechend ikterisch. Da es sich in der Regel um chronische Hämolysen handelt, besteht häufig eine **Splenomegalie** („Arbeitshypertrophie"). Zusätzlich gibt es krankheitsspezifische Befunde, von denen wiederum die Befund bei Sichelzellkrise am bedeutsamsten sind. Von dem breiten Befundspektrum seien hier beispielhaft Lungeninfiltrate, Hypoxie und Fieber bei akutem Thoraxsyndrom, Infektsymptome als Folge der funktionellen Asplenie (nach Milzinfarkten) oder zerebrale Ischämiezeichen erwähnt.

Diagnostik Nach Sicherung einer hämolytischen Anämie (s. Tab. 10.27) ist eine abgestufte weiterführende Diagnostik notwendig, um die Störung in eine der in Tabelle 10.26 aufgeführten Krankheitsgruppen einzuordnen.

Hämatologische Diagnostik Erste Maßnahme ist die Beurteilung des Blutausstrichs.
- **Kugelzellen** sind stark vermehrt bei **hereditärer Sphärozytose.** Der Nachweis verminderter osmotischer Erythrozytenresistenz sichert die morphologische Diagnose. Kugelzellen findet man allerdings auch unspezifisch bei anderen Hämolyseformen (s. Abb. 10.33) als Ausdruck der Phagozytose von Teilen der Erythrozytenmembran bei Passage der Milz.
- Die Diagnose einer **Elliptozytose** kann allein morphologisch gestellt werden.
- **Sichelzellen** finden sich im normalen Blutausstrich nur bei homozygoten Merkmalsträgern (s. Abb. 10.31); bei Heterozygotie muss die Formanomalie durch spezielle Verfahren induziert werden.

Bei Fehlen charakteristischer morphologischer Erythrozytenveränderungen und nach Ausschluss einer erworbenen hämolytischen Anämie (s.u.) sind die Messung der wichtigsten Erythrozytenenzyme und eine Hämoglobinanalyse indiziert. Dies Diagnostik sollte nur in Laboratorien erfolgen, die auf diese Untersuchungsmethoden spezialisiert sind, da man derzeit nur bei 10–20 % der Patienten eine spezifische Diagnose stellen kann, negative Befunde damit kritisch zu werten sind.

Der **Coombs-Test** ist bei korpuskulären Hämolyseformen negativ. Die Knochenmarkuntersuchung bringt allenfalls bei PNH Zusatzinformationen, da hier gleichzeitig eine Panzytopenie mit Markhypoplasie vorliegen kann. Die Quantifizierung des Abbaus von Erythrozyten in der Milz nach Markierung mit radioaktivem Natriumchromat (^{51}Cr) ist bei Sphärozytose und Elliptozytose überflüssig, da sie keine therapeutischen Konsequenzen hat.

Molekularbiologische Diagnostik Mit molekularen Techniken können heterozygote Merkmalsträger genetisch bedingter Hämolysen identifiziert werden. Dies ist einfach bei der Sichelzellanämie, da sie durch eine einheitliche Mutation verursacht wird. Bei anderen Erkrankungen wurden zwar wichtige Mutationen identifiziert; das Spektrum der individuellen Mutationen ist jedoch so groß, dass noch keine Routinediagnostik etabliert werden konnte. Ein besseres Verständnis der molekularen Biologie dieser Erkrankungsgruppe ist v.a. für die Erkennung homozygoter Feten in der pränatalen Diagnostik von Bedeutung.

Zur Differentialdiagnose siehe Tabellen 10.26 und 10.28.

Therapie Alle korpuskulären Erythrozytendefekte können nur durch Ersatz der defekten Hämatopoese des Patienten durch ein gesundes Knochenmark, d.h. durch eine

10.3 Anämien und Störungen des Eisenstoffwechsels

allogene Stammzelltransplantation, kausal behandelt werden. Dies ist jedoch nur bei komplikationsträchtigen Erkrankungen wie der PNH oder schweren Formen von Sichelzellanämie oder Enzymdefekten indiziert.

Die Mehrzahl dieser Hämolyseformen wird symptomatisch behandelt: Wenn äußere Faktoren einen Hämolyseschub ausgelöst haben, müssen diese erkannt und beseitigt werden. Dies betrifft v.a. akute Hämolysen bei Enzymmangelzuständen, die durch Medikamente oder Infektionen getriggert werden können.

Splenektomie Die Splenektomie ist immer indiziert bei Sphärozytose mit starker Hämolyse oder symptomatischer Splenomegalie. Sie beseitigt das Organ, in dem die Erythrozyten abgebaut werden, und verhindert damit eine relevante Hämolyse, ohne an der Sphärozytose etwas zu ändern. Im Gegensatz zur garantierten Wirksamkeit bei Sphärozytose und häufigen Besserung bei Elliptozytose ist der Erfolg der Splenektomie bei anderen angeborenen korpuskulären Anämien variabel. Vor einer Splenektomie sollten alle Patienten gegen **Pneumokokken** geimpft werden. Kinder mit Sichelzellanämie sollten (wegen der funktionellen Asplenie durch Milzinfarkte) zusätzlich gegen **Haemophilus influenzae** geimpft werden, da diese Infektion meist im Kindesalter erworben wird.

Bei Sichelzellanämie versucht man, durch Behandlung mit Hydroxycarbamid und anderen experimentellen Substanzen die HbF-Synthese zu stimulieren, da Sichelzellkrisen bei einem HbF-Anteil von über 20 % signifikant seltener auftreten (Hemmung der HbS-Polymerisation bei Einschluss von γ-Ketten).

Verlauf und Prognose Der Verlauf der korpuskulären hämolytischen Anämien wird durch die unten aufgeführten Komplikationen bestimmt. Die meisten Erkrankungen sind wenig symptomatisch und erfordern bei signifikanter Hämolyse lediglich Splenektomie. Wenn die Hämolyse nach Splenektomie persistiert oder wieder auftritt, sollte an akzessorisches Milzgewebe gedacht werden.

Einige Erkrankungen können jedoch zu erheblicher Morbidität und Mortalität führen. **Sichelzell-Anämie** ist für viele Patienten eine lebensbestimmende Erkrankung, da sie immer auf eine Sichelzellkrise gefasst sein müssen. Im Falle des **akuten Thoraxsyndroms** muss bei Erwachsenen mit einer Letalität von > 10 % gerechnet werden, weshalb dies einen Notfall ähnlich einem Herzinfarkt darstellt! Bei einigen **Enzymmangelzuständen** können Umweltfaktoren lebensgefährliche akute Hämolysen auslösen, die Intensivbehandlung erfordern.

Komplikationen	Gegenmaßnahmen	Häufigkeit
Sichelzellanämie		
Sichelzellkrisen	Hypoxische Zustände meiden, Schmerztherapie, Flüssigkeit, Sauerstoff, Infekttherapie; ggf. Transfusionen	> 25 %
Infektionen	Penicillinprophylaxe, intensive Infekttherapie	Ohne Prophylaxe > 50 %
Enzymdefekte		
Schwere Hämolyseschübe, z. T. mit Nierenversagen	Transfusionen (aktivieren die Hämolyse nicht!); bekannte Induktoren meiden	Unbekannt

Zusammenfassung

- Häufigste Ursache: kongenitaler Erythrozytendefekt, am häufigsten HbS-Mutation (Sichelzellanämie)
- Wichtigstes Symptom: Anämiesymptome, evtl. Gallenkoliken
- Wichtigste diagnostische Maßnahmen: Nachweis von Kugelzellen, Elliptozyten oder Sichelzellen im Blutausstrich, spezifische Mutationsdiagnostik
- Wichtigste therapeutische Maßnahme: Splenektomie

Extrakorpuskuläre hämolytische Anämien

Engl. Begriff: Acquired Hemolytic Anemias (einschließlich PNH)

Praxis

Eine 52-jährige Frau stellt sich neun Monate nach Beginn einer Behandlung mit Procainamid wegen eines leichten Sklerenikterus beim Hausarzt vor. Es findet sich eine Anämie von 10,2 g/dl (6,1 mmol/l); die Zahl der Leukozyten und Thrombozyten liegt im Normbereich. Das Serumbilirubin ist leicht erhöht. Die erweiterte **Labordiagnostik** bestätigt die Diagnose einer dekompensierten Hämolyse: Die Retikulozytenzahl ist auf 95 ‰ erhöht, Haptoglobin auf nicht messbare Werte erniedrigt, LDH und indirektes Bilirubin sind mäßig erhöht. Der **direkte Coombs-Test** ist positiv. Die **körperliche Untersuchung** ergibt keine pathologischen Befunde. Unter dem Verdacht auf eine medikamentös induzierte Autoimmunhämolyse wird Procainamid abgesetzt und zunächst beobachtet. Nachdem der Ikterus zwei Wochen später noch nicht verschwunden ist, wird eine **Knochenmarkbiopsie** durchgeführt, die lediglich eine gesteigerte Erythropoese zeigt; keine Hinweise auf ein Lymphom. Zwei Wochen später hat sich der Ikterus völlig zurückgebildet und das Hämoglobin normalisiert. Bei Vermeiden von Procainamid kommt es im weiteren Verlauf nicht zu Rezidiven.

Definition Extrakorpuskuläre Anämien sind gekennzeichnet durch vorzeitigen Abbau normal gebildeter Erythrozyten durch Umgebungsfaktoren wie Antikörper, Toxine oder Veränderungen der Gefäßstrombahn. Man unterscheidet **symptomatische** Hämolysen als Folge einer Grunderkrankung oder der Einwirkung äußerer Schädigungsfaktoren von **idiopathischen** Hämolysen ohne bekannte Ursache. Der Begriff „**immunhämolytische**

Hämatologie

Anämie" umfasst alle antikörperinduzierten hämolytischen Anämien; mit **„autoimmunhämolytischer Anämie"** bezeichnet man die Subgruppe der Hämolysen durch gegen Erythrozyten gerichtete Autoantikörper.

Epidemiologie Die Inzidenz der immunhämolytischen Anämien liegt bei 1–3/100 000. Angaben zu anderen extrakorpuskulären Hämolysen liegen nicht vor. Es ist davon auszugehen, dass milde Hämolysen bei Lebererkrankungen mit Splenomegalie sehr viel häufiger sind.

Ätiologie und Pathogenese Die in Tabelle 10.27 aufgelisteten extrakorpuskulären hämolytischen Anämien werden im Folgenden aus formellen Gründen gemeinsam abgehandelt; die Pathomechanismen und die Verläufe sind unterschiedlich.

Immunhämolytische Anämien Gemeinsam ist allen **immunhämolytischen Anämien** die Auslösung durch Bindung von Antikörpern an die Erythrozytenmembran. Im Fall des Morbus haemolyticus neonatorum und bei Transfusionsreaktionen handelt es sich um natürliche oder durch Schwangerschaften oder Transfusionen erworbene Antikörper gegen Blutgruppenantigene eines anderen Individuums, sog. **Alloantikörper**. Wenn sich Antikörper gegen die eigenen, vom Immunsystem sonst tolerierten Membranantigene entwickeln, spricht man von **„Autoantikörpern"**. Tabelle 10.29 gibt einen Überblick über die Häufigkeit der nicht medikamenteninduzierten Autoantikörper und der mit ihnen assoziierten Erkrankungen.

Medikamenteninduzierte Antikörper findet man bei etwa 10 % der Immunhämolysen. Die Mehrzahl der medikamenteninduzierten Antikörper unterscheiden sich nicht von Autoantikörpern bei anderen Autoimmunerkrankungen („Methyldopa-Typ"); in anderen Fällen richten sie sich primär gegen die Medikamente selbst und schädigen lediglich sekundär die Erythrozytenmembran (medikamentenspezifische Antikörper vom „Penicillin-" oder „Chinidin-Typ").

Nach Antikörperbindung hängt das weitere Schicksal der Erythrozyten vom Verhalten der gebundenen Antikörper ab: **IgM-Antikörper** binden vorwiegend bei niedriger Temperatur und führen in vitro und in vivo zur Bildung von Erythrozytenagglutinaten (= Kälteantikörper). Nach Erwärmung im Körperkern kann diese Agglutination vollständig reversibel sein; bei „breiter Temperaturamplitude" bleibt jedoch so viel IgM gebunden, dass eine Komplementaktivierung mit Hämolyse erfolgen kann. **IgG** bindet in der Regel bei Körpertemperatur und bewirkt eine Zerstörung der Erythrozyten im Monozyten-Makrophagen-System, v.a. der Milz (= Wärmeantikörper). Eine Ausnahme ist das IgG bei der seltenen paroxysmalen Kältehämoglobinurie, das in der Kälte bindet und in der Wärme zu einer komplementinduzierten Hämolyse führt.

Lipidstoffwechselstörungen Lipidstoffwechselstörungen führen zu einer Änderung der Lipidzusammensetzung der Erythrozytenmembran, da die Membranlipide im Austausch mit dem Plasma stehen. Lebererkrankungen induzieren über diesen Mechanismus eine Makrozytose; verstärkt durch die häufig vorhandene Splenomegalie bedingt dies eine mäßig ausgeprägte Hämolyse.

Mechanische Hämolyse Bei mechanischer Hämolyse werden Erythrozyten intravasal zu „Schistozyten" fragmentiert (s. Abb. 10.32). Diese „mikroangiopathische hämolytische Anämie" (MHA) kommt bei einer Reihe von Erkrankungen vor, die unter dem Begriff der „thrombotischen Mikroangiopathien" zusammengefasst werden: thrombotisch-thrombozytopenische Purpura (TTP, s. Kap. 10.6.1), hämolytisch-urämisches Syndrom (HUS s. Kap. 10.6.1), HELPP-Syndrom, primäre Vaskulitis und Vaskulopathien bei metastasierenden Karzinomen. Eine disseminierte intravasale Gerinnung (Verbrauchskoagulopathie, DIC) geht in etwa einem Drittel der Fälle mit einer Hämolyse einher (s. Kap. 10.6.1). Abnorme Strömungsverhältnisse an Herzklappen- und Gefäßprothesen können ebenfalls zur mechanischen Hämolyse führen, ebenso wie äußere Faktoren, z. B. lange Märsche oder Jogging ohne entsprechende Schuhe („Marschhämoglobinurie").

Toxische Hämolyse Toxische Hämolyse ist ein Sammelbegriff für die Hämolyse durch Einwirkung äußerer Faktoren, die direkt Erythrozyten zerstören. Bei Malaria werden

Tab. 10.29 Antierythrozytäre Autoantikörper (mit und ohne Hämolyse). Kombination von Antikörpern nicht berücksichtigt.

Antikörper	Häufigkeit	Isotyp	Komplementbindung	Vorkommen (Häufigkeit innerhalb der Gruppe)	
Wärmeantikörper					
■ „Inkomplette" Wärmeantikörper	69%	IgG (IgA) (IgM)	– (–) (+)	Keine Grunderkrankung Bei Autoimmunerkrankungen Bei Lymphomen, Leukämien Bei soliden Tumoren	45% 27% 24% 2%
■ Wärmehämolysine	11%	IgM	+	Bei anderen Erkrankungen	2%
Kälteantikörper					
■ Kälteagglutinine und -hämolysine	14%	IgM	+	Bei Paraproteinämie Transient bei Infekten	80% 20%
■ Biphasische Kälteantikörper	2%	IgG	+	Als Syndrom der paroxysmalen Kältehämoglobinurie	

10.3 Anämien und Störungen des Eisenstoffwechsels

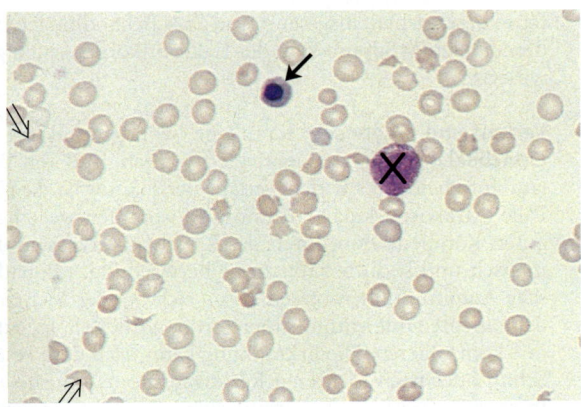

Abb. 10.32 Mikroangiopathische hämolytische Anämie mit typischen Schistozyten (Doppelpfeil) bei einem Patienten mit metastasierendem Prostatakarzinom. Zusätzlich leukoerythroblastisches Blutbild mit einer roten (Pfeil) und weißen Vorstufe (x).

Lymphome und ins Knochenmark metastasierende Tumoren aufdecken können.

Der wichtigste Labortest in der Diagnostik bei erworbener hämolytischer Anämie ist der **Coombs-Test** (= **Antiglobulintest, AGT**). Der **direkte AGT** erfasst semiquantitativ eine Beladung der Erythrozyten mit Antikörpern oder Komplement, der **indirekte AGT** freie antierythrozytäre Antikörper im Plasma. Die klinische Relevanz eines positiven Ergebnisses ist allerdings nur im Zusammenhang mit der Klinik und den übrigen hämatologischen Befunden zu beurteilen.

> ! Der Nachweis von Antikörpern oder Komplementfaktoren auf Erythrozyten ist ein relativ häufiger Befund. Nur bei einem Teil der Patienten besteht auch eine Hämolyse!

Einige Medikamente, z. B. Cephalosporine, können zu einer unspezifischen Adsorption von Serumproteinen führen, ohne eine Hämolyse zu verursachen. Der Nachweis medikamentenspezifischer Antikörper ist spezialisierten Laboratorien vorbehalten.

Die Diagnose einer **Kälteagglutininkrankheit** beruht auf dem Nachweis eines erhöhten Kälteagglutinintiters, möglichst ergänzt durch die Bestimmung der pathophysiologisch wichtigen Temperaturamplitude. Kälteagglutinine gegen das auf Erythrozyten des Erwachsenen exprimierte Antigen I sind in niedrigem Titer auch bei Gesunden nachweisbar. Bei akuter Hämolyse mit erhöhtem Kälteagglutinintiter ist an eine **Mykoplasmeninfektion** zu denken.

Der Nachweis anderer Autoantikörper (z. B. antinukleäre Faktoren, Anti-DNA-Antikörper) lenkt die Diagnostik in Richtung anderer Autoimmunerkrankungen, z. B. eines Lupus erythematodes.

Die Bestimmung des Hauptabbauortes der Erythrozyten durch ^{51}Cr-Markierung und Körperoberflächenmessung hilft wenig bei der Entscheidung für oder gegen eine Splenektomie.

Zur Differentialdiagnose siehe Tabellen 10.26 und 10.28.

Erythrozyten direkt befallen; Clostridium welchii produziert eine hochtoxische Phospholipase.

Symptome Neben Anämiesyndromen können Symptome einer Grunderkrankung auftreten. Wegweisendes Symptom der Kälteagglutininkrankheit ist eine schmerzhafte Akrozyanose in der Kälte bei völliger Beschwerdefreiheit in warmer Umgebungstemperatur.

Klinisch ist das Bild gekennzeichnet durch Blässe, Ikterus, Splenomegalie („Arbeitshypertrophie" oder als Hinweis auf andere Erkrankungen), ätiologisch unklares Fieber bei einem Drittel der Fälle von Immunhämolyse, evtl. Zeichen der Grunderkrankung.

Diagnostik

Suche nach der Grunderkrankung Nach Sicherung einer Hämolyse (s. Tab. 10.28) muss die Ursache gezielt ermittelt werden. Da extrakorpuskuläre hämolytische Anämien häufig Folge einer Grunderkrankung oder äußerer Schädigungsfaktoren sind, ist deren Erkennung ebenso wichtig wie die Diagnose der hämolytischen Anämie. Die sorgfältige Anamnese (Medikamente? Infektionen?) und die Erfassung krankheitstypischer Befundkonstellationen bei der körperlichen Untersuchung weisen häufig den diagnostischen Weg. Dies trifft vor allem für maligne Lymphome und Erkrankungen des rheumatischen Formenkreises zu.

Labordiagnostik Ebenso wie beim Verdacht auf eine korpuskuläre hämolytische Erkrankung ist der nächste Schritt die Beurteilung des Blutausstrichs. **Sphärozyten** finden sich bei fast jeder schweren Hämolyse (s. Abb. 10.33), jedoch selten in so großer Zahl wie bei hereditärer Sphärozytose. **Schistozyten** sprechen für eine mechanische Schädigung der Erythrozyten. **Targetzellen** sind in Kombination mit einer Makrozytose Hinweis auf eine Lebererkrankung.

Die **Knochenmarkaspiration** und **-biopsie** sollten bei unklarer Diagnose immer durchgeführt werden, da sie

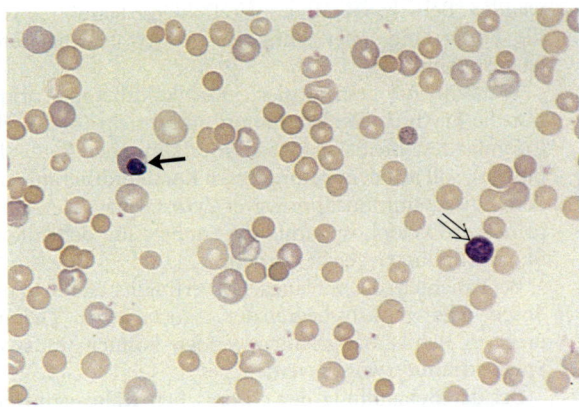

Abb. 10.33 Autoimmunhämolytische Anämie, Anisozytose, Sphärozyten, Polychromasie, eine rote Vorstufe (= Normoblast; Pfeil), ein Lymphozyt (Doppelpfeil). Peripheres Blut.

Therapie

Kausale Therapie Kann eine Grunderkrankungen als Ursache der Hämolyse identifiziert werden, muss diese spezifisch behandelt werden. Externe Noxen müssen entfernt werden. Alle entbehrlichen Medikamente sollten sofort abgesetzt werden. Die Identifikation ursächlicher Medikamente ist wichtig, da sich nach Absetzen der verantwortlichen Substanz die Hämolyse prompt (Penicillin- und Chinidin-Typ) oder nach mehreren Wochen (Methyldopa-Typ, siehe Kasuistik) zurückbildet.

Bei mechanischer Hämolyse ist die einzig wirksame Therapie die Beseitigung des ursächlichen Faktors, z. B. der Ersatz einer defekten Herzklappenprothese. Bei mikroangiopathischen hämolytischen Anämien ist parallel zur Therapie der zugrunde liegenden Erkrankung eine intensive supportive Behandlung einschließlich Substitution von Erythrozyten und Gerinnungsfaktoren (i.d.R. durch Frischplasma) erforderlich.

Symptomatische Therapie Bei immunhämolytischen Anämien muss unabhängig von der Diagnose und Behandlung einer Grunderkrankung sofort symptomatisch immunsuppressiv behandelt werden, da die Behandlung der Grunderkrankung nicht immer oder nicht schnell genug auch die Destruktion der Erythrozyten stoppt. Ein typisches Beispiel sind maligne Lymphome, bei denen trotz erfolgreicher Lymphombehandlung die Immunhämolyse persistieren kann. Eine erfolgreiche Behandlung eines Lupus erythematodes geht dagegen in der Regel auch mit einer Besserung der Hämolyse einher, da die Behandlung immunsuppressiv wirkt.

Akute autoimmunhämolytische Anämien durch **Wärmeantikörper** sind potentiell lebensbedrohliche Notfallsituationen. An erster Stelle steht die **hoch dosierte Kortikoidtherapie** (2 mg Prednisolon/kg). Sie verhindert in der Mehrzahl der Fälle nach wenigen Tagen die Abbaurate der antikörperbesetzten Erythrozyten so weit, dass die Erythrozytenproduktion ausreicht, um die Hämoglobinkonzentration auf einem nicht mehr lebensbedrohlichen Niveau zu stabilisieren. Sind Erythrozytentransfusionen vital indiziert, sollten sie (unter fortgesetzter Kortikoidgabe) auch bei positiver Kreuzprobe erfolgen. Im Zweifelsfall sind Erythrozyten der Gruppe 0/rh-negativ zu verwenden. Bei schwerer, therapierefraktärer Hämolyse kann die Entfernung freier Antikörper durch Plasmapherese lebensrettend sein.

Während die hoch dosierte Kortikoidtherapie primär nur die Erythrozytendestruktion unterbricht (der direkte Coombs-Test bleibt zunächst trotz klinischer Remission positiv), soll mit der **prolongierten Kortikoidtherapie** und dem Einsatz immunsuppressiver **Zytostatika** wie Azathioprin oder Cyclophosphamid die Suppression der Autoantikörperbildung erreicht werden.

Bei Patienten, die mit langzeitig verträglichen Kortikoiddosen oder zeitlich begrenzter zytostatischer Therapie nicht in Remission gehalten werden können, muss die **Splenektomie** erwogen werden.

Bei der Behandlung der chronischen **Kälteagglutininkrankheit** steht nach wie vor das Vermeiden von Kälteexposition an erster Stelle. Bei einzelnen Patienten sind Besserungen nach Therapie mit Chlorambucil oder Interferon beschrieben; insgesamt sind aber Behandlungen mit dem Ziel einer Suppression der Kälteantikörper selten gut wirksam.

Verlauf und Prognose Kann eine Grunderkrankung als Ursache der Hämolyse identifiziert werden, ist deren Verlauf entscheidend für den Verlauf der Hämolyse. Leichte Fälle extrakorpuskulärer Hämolysen verlaufen wegen der guten Kompensation durch das Knochenmark asymptomatisch und bedürfen nur der Überwachung. Idiopathische Autoimmunhämolysen lassen sich bei der Mehrzahl der Patienten mit Immunsuppressiva und/oder Splenektomie kontrollieren. Die Erkrankung kann nach dem ersten Schub oder nach mehreren Rezidiven spontan ausheilen. In etwa 30 % ist die Autoimmunhämolyse erstes Zeichen eines malignen Lymphoms, das dann den weiteren Verlauf bestimmt.

Komplikationen	Häufigkeit
Trophische Störungen durch Kälteagglutinine	10–50 %
Cushing-Syndrom	Dosisabhängig bei langfristiger, hoch dosierter Kortikoidtherapie 100 %
Infektionen durch opportunistische Erreger	Bei langfristiger zytostatischer Immunsuppression mind. 20 %

Zusammenfassung

- Häufigste Ursache: immunhämolytische Anämie
- Wichtigstes Symptom: akute Anämiesymptome
- Wichtigste diagnostische Maßnahmen: Hämolyseparameter, Coombs-Test
- Wichtigste therapeutische Maßnahme: bei Immunhämolyse Kortikosteroide

10.3.7 Akute Blutungsanämie

Engl. Begriff: Post-Hemorrhagic Anemia

Symptome Eine akute Blutung ist bei jeder schnell, d. h. innerhalb weniger Tage auftretenden Anämie anzunehmen. Klinik und Laborbefunde hängen vom Blutverlust pro Zeiteinheit ab.

Eine massive Blutung, z. B. eine Ösophagusvarizenblutung oder eine Blutung bei Polytrauma, verursacht in den ersten Stunden keine Veränderung des Hämoglobins bzw. Hämatokriten, da Erythrozyten und Plasma zu gleichen Teilen verloren gehen. Das klinische Bild wird vielmehr durch den akuten Volumenmangel mit Schwitzen, Tachykardie, Blutdruckabfall und periphere Vasokonstriktion bestimmt.

10.3 Anämien und Störungen des Eisenstoffwechsels

> ! Im Gegensatz zur chronischen Blutung, die durch Anämiesymptome (s. Tab. 10.22) und Zeichen des Eisenmangels (s. Kapitel 10.3.4) charakterisiert ist, fällt die akute Blutung durch Kreislaufsymptome bei normalem Hb und Hämatokrit auf.

Diagnostik Innerhalb weniger Stunden kommt es zu einer neutrophilen Leukozytose und Thrombozytose, während sich die Anämie erst nach etwa 24 Stunden aufgrund der Volumenverschiebung vom extra- zum intravaskulären Raum und durch die therapeutische Flüssigkeitszufuhr entwickelt. Erst nach einigen Tagen steigen die Retikulozyten als Zeichen der kompensatorisch gesteigerten Erythropoese im Knochenmark an.

Die Anämie der akuten Blutung ist normozytär-normochrom. Eine mikrozytär-hypochrome Anämie weist auf eine Entleerung der Eisenspeicher durch vorausgegangene Blutungen hin.

Differentialdiagnose	Ausschlussmaßnahmen
Hämolyse (Hyperbilirubinämie und Erhöhung der LDH nach Resorption von Erythrozyten nach großen internen Blutungen)	Haptoglobin
Schneller Volumenausgleich bei Exsikkose (z. B. bei hyperosmolarem Koma)	Verlaufsbeobachtung

Therapie Die Therapie richtet sich nach der Quelle der Blutung. Eisen sollte nur bei nachgewiesenem Eisenmangel substituiert werden.

Zusammenfassung

- Häufigste Ursache: z. B. Ösophagusvarizenblutung
- Wichtigstes Symptom: Kreislaufsymptomatik durch akuten Volumenmangel (Schwitzen, Tachykardie, Blutdruckabfall, periphere Vasokonstriktion)
- Wichtigste diagnostische Maßnahmen: Blutbild, Kreislaufparameter
- Wichtigste therapeutische Maßnahme: Blutungsquelle finden und sanieren

10.3.8 Anämie der chronischen Erkrankung

Synonym: Entzündungsanämie
Engl. Begriff: Anemia of Chronic Disorders/Diseases (ACD)

Definition Sekundäre Anämie als unspezifische Begleiterscheinung chronisch entzündlicher, infektiöser oder neoplastischer Erkrankungen.

Epidemiologie Die Anämie der chronischen Erkrankung ist mit etwa 25 % aller Anämien die zweithäufigste Anämie nach dem Eisenmangel.

Ätiologie und Pathogenese Erkrankungen wie Infektionen, Krebserkrankungen oder entzündliche Systemerkrankungen verursachen nicht nur lokale, sondern in der Regel auch systemische entzündliche Reaktionen. Diese führen zu den bekannten Allgemeinsymptomen wie Fieber oder Gewichtsabnahme, können aber auch die Erythropoese im Knochenmark unterdrücken.

Vermittelt werden diese Phänomene durch **Entzündungsmediatoren (Zytokine)** wie Interleukin-1, Tumornekrosefaktor und Interferone. Sie greifen auf verschiedenen Ebenen hemmend in die Produktion von Erythrozyten ein:

Hauptmechanismus ist eine **„Eisenmobilisationsstörung"**. Darunter versteht man, dass Knochenmarkmakrophagen als physiologische Eisenspeicher unter dem Einfluss der genannten Zytokine ihr Eisen nicht ausreichend an die Erythropoese weitergeben. Das hat zur Folge, dass Eisen in den Makrophagen akkumuliert, die Erythropoese aber während ihrer Entwicklung an Eisen verarmt. Es entsteht eine zunächst normozytär-normochrome, bei längerer Entwicklung auch mikrozytär-hypochrome Anämie wie bei Eisenmangel. Im Unterschied zum echten Eisenmangel im Sinne ungenügender Eisenspeicher handelt es sich hier aber um einen funktionellen Eisenmangel bei gesteigerten Eisenspeichern (s. Abb. 10.34).

Zusätzlich zu dieser Eisenmobilisationsstörung drosseln die Zytokine die Erythropoetinproduktion und interferieren mit der Erythropoetinwirkung an den Erythroblasten. Es besteht somit ein **relativer Erythropoetinmangel** ähnlich der renalen Anämie.

Abhängig von der Grunderkrankung können weitere Faktoren zu der Anämie beitragen. Ein typisches Beispiel ist die Anämie bei HIV-Infektionen, die zusätzlich durch Mangelernährung, Blutungen (Kaposi-Sarkom des Darms), Infektion von Knochenmarkzellen durch HIV oder Parvovirus B19 oder auch medikamentös (Zidovudin) bedingt sein kann.

Symptome Unspezifische Anämiesymptome (s. Tab. 10.22) und evtl. Symptome der Grunderkrankung.

Diagnostik Die Anämie ist bei etwa 75 % der Patienten normozytär-normochrom, bei längerem Verlauf auch mikrozytär-hypochrom wie bei Eisenmangel. Im Unterschied zum Eisenmangel ist jedoch das **Ferritin** als Ausdruck der vollen Eisenspeicher **normal oder erhöht**. Die Ferritinwerte sind häufig sehr hoch, da Ferritin gleichzeitig ein Akute-Phase-Parameter ist. Transferrin und andere Parameter des Eisenstoffwechsels (s. Kap. 10.3.4) sollten nur bei differentialdiagnostisch schwierigen Fällen bestimmt werden, da sie kaum Zusatzinformationen bringen.

Zur Dokumentation der systemischen Entzündungsreaktion empfiehlt sich die Bestimmung mindestens eines Entzündungsparameters, z. B. des CRP. Erythropoetin sollte nur dann bestimmt werden, wenn eine Erythropoetintherapie geplant ist (s. u.).

Hämatologie

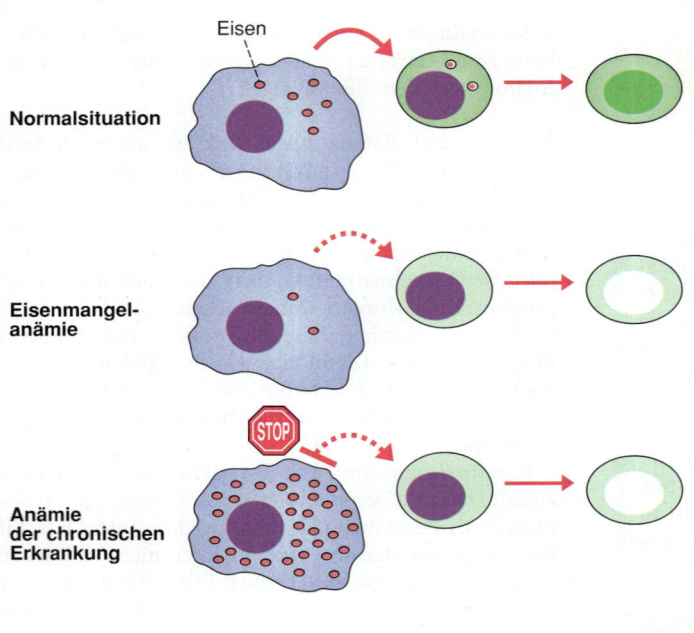

Abb. 10.34 Eisenmangelanämie ist Folge leerer Eisenspeicher. Die Anämie der chronischen Erkrankung ist Folge einer gestörten Bereitstellung von Eisen aus übervollen Eisenspeichern („funktioneller Eisenmangel").

Differentialdiagnose	Ausschlussmaßnahmen
Eisenmangel	Ferritin > 10 ng/ml; bei erhöhten Akute-Phase-Parametern > 100 ng/ml
Angeborene sideroachrestische Anämien (s. Kap. 10.3.10)	Knochenmarkdiagnostik

Therapie Effektivste Therapie der Anämie der chronischen Erkrankung ist die Behandlung der Grunderkrankung. Mit Rückbildung der entzündlichen Begleitreaktionen bildet sich auch die Anämie zurück.

Wenn die der Anämie zugrunde liegende Erkrankung nicht erfolgreich zu behandeln ist und die Anämie die Lebensqualität signifikant beeinträchtigt, kann ein Therapieversuch mit Erythropoetin unternommen werden. Wegen der Interferenz von Zytokinen mit der Erythropoetinwirkung sind Dosierungen von etwa 10 000 IE an drei Tagen der Woche notwendig. Damit bildet sich bei etwa zwei Dritteln der Patienten die Anämie zurück. Allerdings sind die Kosten der Erythropoetintherapie immens.

> ! Die Substitution von Eisen ist auch bei mikrozytärhypochromer Anämie kontraindiziert! Die Erkenntnis, dass nur ein funktioneller Eisenmangel bei vollen Eisenspeichern vorliegt, sollte vor diesem häufigsten Fehler bei der Betreuung von Patienten mit einer Anämie oder chronischen Erkrankung bewahren.

Verlauf und Prognose Die Grunderkrankung bestimmt den Verlauf und die Prognose.

Komplikationen Komplikationen der Erythropoetintherapie sind im Kapitel „Renale Anämie" (s. Kap. 10.3.1) beschrieben.

Zusammenfassung

- Häufigste Ursache: zytokinvermittelte Eisenmobilisationsstörung bei chronisch-entzündlichen Erkrankungen oder Tumoren
- Wichtigste Symptome: typische Anämiesymptome plus Zeichen der Grundkrankheit
- Wichtigste diagnostische Maßnahmen: Blutbild und Bestimmung des Ferritinspiegels
- Wichtigste therapeutische Maßnahme: Behandlung der Grundkrankheit, in therapierefraktären Fällen evtl. hoch dosiertes Erythropoetin

10.3.9 Sonstige Anämien

Schwangerschaftsanämie

Definition Während einer normal verlaufenden Schwangerschaft kommt es ab etwa der achten Schwangerschaftswoche zur Entwicklung einer normozytärnormochromen Anämie, die im letzten Trimenon am stärksten ist, aber selten Werte von 10 g/dl (6 mmol/l) unterschreitet.

Ätiologie und Pathogenese Die Anämie ist in der Regel nicht durch eine Verminderung der Erythrozytenmasse bedingt. Diese ist im Gegenteil um etwa 20 % gesteigert. Da aber das Plasmavolumen um etwa 30 % zunimmt, resultiert daraus eine **„Verdünnungsanämie"**. Zusätzlich tritt gegen Ende der Schwangerschaft bei etwa 20 % der Frauen Eisenmangel auf, da sie bereits mit verminderten

Eisenspeichern in die Schwangerschaft gehen und der erhöhte Bedarf (das Kind entzieht der Mutter etwa 0,8 g Eisen!) im letzten Trimenon auch durch erhöhte Resorption nicht mehr gedeckt werden kann.

> **!** Bei Hämoglobinwerten unter 10 g/dl (6 mmol/l) und bei Mikro- oder Makrozytose muss immer nach zusätzlichen Ursachen, vor allem nach einem Eisen- oder Folsäuremangel, gesucht werden. Ausgeprägte Mangelerscheinungen sollten bei der heute üblichen Eisen- und Folsäuresubstitution nur noch selten vorkommen.

Hypersplenismus

Definition Mit dem Begriff Hypersplenismus bezeichnet man eine verstärkte Elimination von Blutzellen als Folge einer Splenomegalie.

Ätiologie und Pathogenese Hypersplenismus tritt unabhängig von der Ursache der Splenomegalie auf. Die Zytopenie ist zum Teil Folge eines erhöhten peripheren Zellumsatzes durch Steigerung der physiologischen Korrekturfunktion der Milz, d.h. der Fähigkeit der Milz, krankheitsbedingt veränderte oder alternde Blutzellen aus der Zirkulation zu eliminieren. Man geht davon aus, dass bei Splenomegalie durch die längere Verweildauer der Zellen in der Milz auch die Kontaktzeit mit Makrophagen verlängert ist, so dass diese auch grenzwertig veränderte Zellen eliminieren können. Die Effektivität der Elimination von Zellen hängt auch vom Aktivierungszustand der Makrophagen ab. Dies erklärt eine Verstärkung von Zytopenien bei systemisch entzündlichen Reaktionen und die nur lose Korrelation des Hypersplenismus mit der Milzgröße.

Ein weiterer Pathomechanismus der Zytopenie bei Hypersplenismus ist die Konzentration der Erythrozyten in der Milz bei gleichzeitiger Expansion des relativen Plasmavolumens in der Peripherie. Daraus resultiert eine Verdünnungskomponente ähnlich wie bei der Anämie in der Schwangerschaft.

Therapie Einzig mögliche Therapie ist die Splenektomie. Diese ist dann erforderlich, wenn die Zytopenie klinisch relevant ist (hohe Transfusionsfrequenz, thrombozytopenische Blutungen). Sie ist aber nur sinnvoll, wenn eine ausreichende Knochenmarkfunktion eine signifikante Rückbildung der Zytopenie erwarten lässt. Dies ist nicht der Fall, wenn die Milz durch extramedulläre Hämatopoese wesentlich zur Blutzellproduktion beiträgt, wie bei Patienten mit fortgeschrittener Osteomyelofibrose.

Anämie bei endokrinen Erkrankungen

Anämien bei endokrinen Erkrankungen sind seit der Verfügbarkeit einfacher diagnostischer Verfahren und konsequenter Substitutionsbehandlung eine Seltenheit geworden. Am wichtigsten sind Unterfunktionen der Hypophyse, Schilddrüse, Nebennierenrinde und Gonaden. Unterfunktionen dieser Organe verursachen eine verminderte Proliferation erythropoetischer Vorläuferzellen im Knochenmark. Die Anämie wird durch Substitution des fehlenden Hormons behoben.

10.3.10 Eisenstoffwechselstörungen bei chronisch refraktären Anämien

J.-P. KALTWASSER

Engl. Begriff: Refractory Anemias

> **Praxis**
> Bei einer 72-jährigen Frau wurde erstmals im Alter von 54 Jahren eine milde Anämie (Hb 11,4 g/dl bzw. 7 mmol/l) beobachtet. Vier Jahre später klagte die Patientin über Abgeschlagenheit, Müdigkeit und Schwäche. Eine probatorische Behandlung zunächst mit Eisen, dann mit Vitamin B_{12} durch den Hausarzt ergab keine Befundbesserung.
> **Labor:** BSG 13/36 mm, Hb 10,3 g/dl (6,4 mmol/l); MCH 33,8 pg; MCV 103 fl; Retikulozyten 31 000/µl; Leukozyten 5300/µl (5,3/nl); Serumeisen 145 µg/dl; TEBK 238 µg/dl; Sättigung der TEBK 61 %. **Knochenmarkzytologie:** massive Siderose des RHS, Hyperplasie der Erythropoese, massenhaft pathologische Ringsideroblasten. **Ferrokinetik:** Plasmaeisen-Clearance: 83 min; Plasmaeisenumsatz 1,4 mg/dl × 24 h (Norm: 0,6–0,9); Utilisation: 48 % (Norm > 80 %); Erythrozyteneisenumsatz: 0,66 mg/dl × 24 h (Norm: 0,56).
> Es wird die Diagnose erworbene sideroblastische Anämie (RAS) gestellt und zu regelmäßiger Blutbildkontrolle geraten. Vier Jahre später zunehmender Hb-Abfall. Serumferritin 800 µg/l. Transfusionsbedürftigkeit. Seit 1982 hat die Patientin insgesamt 296 Erythrozytenkonzentrate erhalten. Erst zwei Jahre nach Beginn der Transfusionsbehandlung wird mit einer Deferoxamintherapie begonnen – zunächst 2,0 g wöchentlich i.v., dann 1,0 g/d s.c. täglich über portable Pumpe. Im Juni 1986 wird die Dosis auf 2,0 g/d s.c. erhöht. Eisenstatus: Serumeisen 181 µg/dl; TEBK 256 µg/dl; Sättigung TEBK 71 %. Serumferritin 2120 µg/l. Im MRT zeigt die Leber eine massive Schwärzung; Leberbiopsie: massive Siderose; Eisengehalt 609 µmol/g. Transfusionsfrequenz: 4 Einheiten Erythrozytenkonzentrat pro Monat.

Definition Mit dem Sammelbegriff „refraktäre Anämie" wird eine nach Ätiologie und Pathogenese heterologe Gruppe teils hereditärer, teils erworbener Anämien zusammengefasst (s. Tab. 10.30), bedingt durch Eisenverwertungsstörungen oder Bluttransfusion. Für refraktäre Anämien mit Eisenverwertungsstörungen der Erythropoese wird auch der Begriff sideroblastische oder sideroachrestische Anämie verwendet (s. Kasuistik).

Gemeinsam ist diesen Anämien eine **Tendenz zur Eisenüberladung.** Eine ausführliche Darstellung dieser Anämieformen erfolgt bei den jeweils zugrunde liegenden Krankheitsbildern, hier sollen nur die Eisenstoffwechselaspekte dieser Krankheitsgruppe erörtert werden.

Epidemiologie Die Thalassämien bilden die zahlenmäßig häufigste und damit wichtigste Gruppe der in Tabelle 10.30 aufgeführten refraktären Anämien. Die Häufigkeit der homozygoten Form (Thalassaemia major) wird in

Tab. 10.30 Chronisch refraktäre Anämien (nach Bennet 1982).

- Aplastische Anämien
- Erythroblastophthise („pure red cell anaemia") – chronische Form
- Renale Anämie
- Kongenital dyserythropoetische Anämien (CDA)
- Sideroblastische Anämien
  - hereditär:
    X-Chromosom-gebunden
    autosomal
  - erworben:
    primäre sideroblastische Anämie (RA; RAS)
    sekundäre durch: Medikamente (z. B. Tuberkulostatika, Chloramphenicol), Alkohol, Blei, Pyridoxinmangel
    sekundäre bei: Myelodysplasie mit Blastenvermehrung (RAEB; RAEBT), anderen Neoplasien, chronischen Entzündungen
- Thalassämien:
  - Thalassaemia major
  - Thalassaemia intermedia
- Kongenitale Atransferrinämie

RA: refraktäre Anämie
RAS: refraktäre Anämie mit Ringsideroblasten
RAEB: refraktäre Anämie mit Blastenexzess
RAEBT: refraktäre Anämie mit Transformation

Südostasien auf mehr als 400 000 pro Jahr geschätzt. Die übrigen refraktären Anämien mit Ausnahme der renalen Anämie sind demgegenüber selten (s. Kap. 10.3.1).

Ätiologie und Pathogenese Die Eisenüberladung bei refraktären Anämien entsteht im Wesentlichen über zwei voneinander abzugrenzende Mechanismen:
- **Hypoplastische Erythropoese:** Bei der aplastischen Anämie, der Erythroblastophthise (isolierte Aplasie der Erythropoese) und der renalen Anämie ist die Erythropoese bzw. die gesamte Hämatopoese hypoplastisch. Eisenüberladung entsteht bei diesen Anämien als Folge der zur Lebenserhaltung erforderlichen regelmäßigen Bluttransfusionen.
- **Hyperplastische, aber ineffektive Erythropoese:** Die Thalassämien und die angeborenen und erworbenen sideroblastischen Anämien sind dagegen durch eine Hyperplasie und hochgradige Ineffektivität der Erythropoese charakterisiert. Die gesteigerte Aktivität der Erythropoese führt zu einer permanenten Steigerung der intestinalen Eisenabsorption, die für sich allein bereits eine Eisenüberladung bedingt. Zusätzlich in der Mehrzahl der Fälle notwendige Bluttransfusionen aggravieren die Tendenz zur Eisenüberladung.

Die **kongenital dyserythropoetischen Anämien** sind extrem seltene isolierte Störungen der Erythropoese mit ausgeprägter Ineffektivität.

Symptome Die parenterale Eisenzufuhr mittels Bluttransfusion hat zunächst eine überwiegend **retikuloendotheliale Eisenüberladung** zur Folge, die zu keinen nennenswerten Organstörungen Anlass gibt. Eine spätere Umverteilung in parenchymatöse Gewebe bzw. die primäre parenchymatöse Eisenspeicherung bei Hyperabsorption führt dagegen zu einem Bild, das beim Erwachsenen von dem der hereditären Hämochromatose (s.u. und Kap. 17.5.1) klinisch nicht zu unterscheiden ist. Schwere Formen von Eisenüberladung (20–40 g) werden bei Thalassaemia major schon im Kindesalter erreicht, während dies bei der hereditären Hämochromatose erst im Alter von 40–50 Jahren der Fall ist.

Im Gegensatz zur hereditären Hämochromatose wird das klinische Bild bei sekundärer Eisenüberladung von der hämochromatotischen **Myokardiopathie** (s. Abb. 10.35) mit Rhythmusstörungen und Herzinsuffizienz sowie **sekundärem Hypogonadismus** (Impotenz bzw. Amenorrhö) geprägt (s. Kap. 10.3.11).

Die allgemeinen Anämiesymptome wie Müdigkeit und Blässe unterscheiden sich nicht von anderen chronischen Anämien. Bei den **Thalassämien** ist die Milz meist vergrößert. Die **aplastische Anämie** wird meist von Thrombopenie und Leukopenie begleitet. Bei der **renalen Anämie** bestehen Zeichen der Niereninsuffizienz.

Diagnostik Die **hypoplastischen Formen** der refraktären Anämien (aplastische, renale Anämie, Erythroblastophthise) sind gekennzeichnet durch:
- verminderte Retikulozytenzahl (< 60 000/ml)
- erhöhte Serumeisen- und -ferritinkonzentration
- verlängerte ^{59}Fe-Clearance (> 80 min)
- eingeschränkte ^{59}Fe-Utilisation der Erythrozyten (< 80 %)
- stets reduzierten Plasmaeisenumsatz (< 0,72 mg/dl × 24 h)

Refraktäre Anämien mit **ineffektiver Erythropoese** (Thalassämien, sideroblastische Anämien) sind folgendermaßen charakterisiert:
- Die Retikulozytenzahl ist im Verhältnis zur gesteigerten Erythropoese zu niedrig.
- Die ^{59}Fe-Plasma-Clearance ist verkürzt (< 80 min), die Eisenutilisation ist gegenüber den hypoplastischen Formen vermindert (< 80 %).
- Der Plasmaeisenumsatz ist dagegen deutlich erhöht (> 0,72 mg/dl × 24 h).

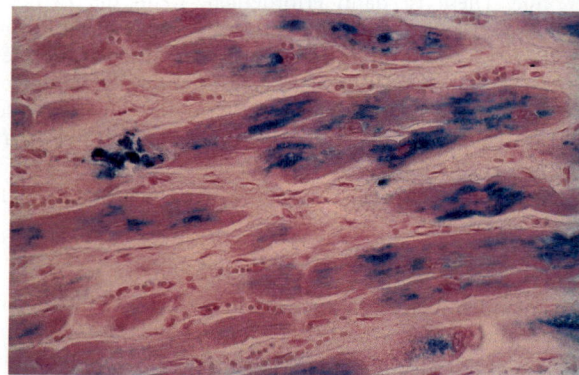

Abb. 10.35 Siderose des Myokards bei sekundärer Hämochromatose. Bei Berliner-Blau-Färbung sind die Eisenablagerungen (blau) in den Myozyten deutlich zu erkennen.

10.3 Anämien und Störungen des Eisenstoffwechsels

- Die Effektivität der Erythropoese beträgt nur 10–20 % der Norm.
- Die intestinale Eisenabsorption ist gesteigert.

Bei den erworbenen **sideroblastischen Anämien** (RAS, RAEB, RAEBT, s. Tab. 10.30) werden im Knochenmark typische Veränderungen der Erythroblasten beobachtet. Die normalerweise feinkörnigen Eisengranula der Erythroblasten in der Berliner-Blau-Reaktion sind vergröbert, vermehrt und ringförmig um den Zellkern angeordnet. Diese für die sideroblastischen Anämien charakteristischen Zellen werden als **pathologische Ringsideroblasten** bezeichnet (s. Abb. 10.16). Die sichtbaren Eisengranula entsprechen massiv mit Eisen beladenen Mitochondrien und sind nicht zu verwechseln mit groben Eisengranula beispielsweise in Erythroblasten bei Thalassämie, die eigenständigen ferritinspeichernden Organellen (Siderosomen) entsprechen. In Abhängigkeit vom Grad der Eisenüberladung kann die **Ferritinkonzentration** besonders bei Thalassaemia major Werte von > 10 000 µg/l erreichen.

Differentialdiagnose	Ausschlussmaßnahmen
Hypoplastische Erythropoese (Therapie mit myelotoxischen Substanzen)	Anamnese
Hyperplastische, ineffektive Erythropoese (megaloblastische Anämien)	Folsäure- bzw. Vitamin-B_{12}-Konzentration im Blut

Therapie Die Therapie der Wahl bei sekundärer Eisenüberladung ist die parenterale Gabe von **Chelatbildnern,** in erster Linie **Deferoxamin (DFO).** In geringerem Umfang wird auch Ca-diethylentriamin-pentaessigsäure (**Ca-DTPA**) verwendet. Die intravenöse oder subkutane **Dauerinfusion** ist effektiver als die Bolusgabe i.v. oder s.c. Zur Dauerinfusion stehen heute **portable elektronische und mechanische Pumpen** zur Verfügung. Bewährt hat sich die Infusion über zwölf Stunden (nachts).

Bei Thalassaemia major sollte die DFO-Behandlung etwa ab dem dritten Lebensjahr bzw. nach der Gabe von 10–15 Einheiten Erythrozytenkonzentrat begonnen werden; bei Erwachsenen mit Polytransfusion spätestens nach 50 Einheiten. Die Dosis bei Kleinkindern beträgt 20 mg/kg/d. Ältere Kinder und Erwachsene erhalten 30–50 mg/kg/d. Die gleichzeitige Gabe von **Vitamin C** erhöht den DFO-Effekt, verstärkt aber auch die aktuelle Eisentoxizität und kann zu **letalen kardialen Komplikationen** führen. Es sollte deshalb nicht angewendet werden.

Verlauf und Prognose Die Prognose wird durch die Grundkrankheit und vom Grad der Eisenüberladung bestimmt. Patienten mit Thalassaemia major und sideroblastischen Anämien sterben meist an den Folgen der eisenbedingten Organschäden – vorzugsweise der **Myokardiopathie.** Die Chelattherapie hat die Lebenserwartung deutlich verbessert und kann die Ausprägung der lebensbedrohlichen Organschäden verhindern. Komplexität und Dauer der Therapie bedingen jedoch eine schlechte Compliance (s. Kap. 10.2.2).

Zusammenfassung

- Häufigste Ursachen: variabel; Knochenmarkschaden, Gendefekte
- Wichtigste Symptome: meist schwere refraktäre Anämie, vermehrte Eisenreserve, Retikulozytopenie
- Wichtigste diagnostische Maßnahmen: Knochenmarkzytologie, Hb-Elektrophorese, Serumferritin
- Wichtigste therapeutische Maßnahmen: Blutersatz; Chelatbildner zur Eisenmobilisation

10.3.11 Hämochromatose

J.-P. KALTWASSER

Synonym: Eisenüberladung
Engl. Begriff: Iron Overload

Praxis

Bei einem 58-jährigen Mann wird 1998 bei einer Untersuchung wegen Müdigkeit und Leistungsminderung eine Lebervergrößerung und ein auffällig dunkles Hautkolorit festgestellt. Der Patient hat weder Geschwister noch Kinder. Sein Vater ist mit 79 Jahren an Herzversagen gestorben; die Mutter ist 76 Jahre alt und gesund.

Klinischer Befund: um 4 cm vergrößerte, derbe Leber, grau-braune Verfärbung der besonnten Hautareale sowie eine derb-knotige Schwellung im Bereich der distalen Interphalangealgelenke II und IV links.

Das Serumeisen ist auf 231 µg/dl erhöht, die totale Eisenbindungskapazität (TEBK) beträgt 301 µg/dl und ist zu 77 % gesättigt.

Es werden daraufhin eine Laparoskopie und eine Leberbiopsie durchgeführt, die eine feinknotige Leberzirrhose mit deutlicher Siderose der Hepatozyten ergeben.

Labor: normales Blutbild, Serumeisenkontrolle 192 µg/dl; TEBK 203 µg/dl, gesättigt zu 95 %, Serumferritin 960 µg/l; GOT 14 U/l; GPT 26 U/l; Blutzucker 113 mg/dl (6,78 mmol/l). Die orale Glukosebelastung ist pathologisch. ^{59}Fe-Testdosis-Applikation im Ganzkörperzähler mit 64 % deutlich erhöht. HLA-Typisierung: A2, A3, B7, B8. HFE-Genanalyse: homozygot für Mutante C282Y, Mutante H63D nicht nachweisbar. Eine Rechtsherz-Katheteruntersuchung ergibt ein normales Herzzeitvolumen in Ruhe und unter Belastung. Bei LH-RH-Test und TRH-Test fehlende Stimulation.

Es wird damit die **Diagnose** hereditäre Hämochromatose gesichert.

Der Patient unterzieht sich einer **Aderlasstherapie** mit wöchentlichen Aderlässen von jeweils 500 ml. Nach 36 Aderlässen (s. Abb. 10.36) ist das Serumeisen auf 54 µg/dl abgefallen; Serumferritin 22 µg/l; Sättigung der TEBK 18 %. Eine erneute Leberbiopsie zeigt einen normalen Lebereisengehalt. Die orale Glukosebelastung bleibt jedoch pathologisch. Seit dem Jahr 2000 werden jährlich vier bis sechs Aderlässe durchgeführt. Die Ferritinwerte schwanken zwischen 30 und 120 µg/l. Zum Ausschluss eines

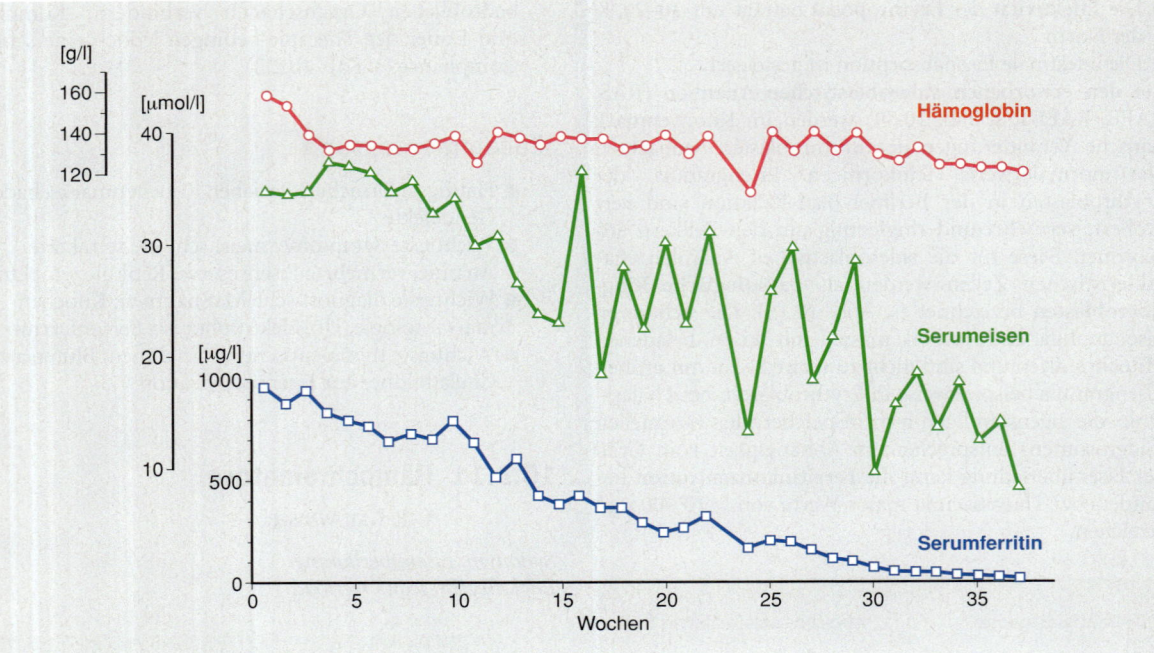

Abb. 10.36 Verlauf von Hb, Serumeisen und Serumferritin bei Patienten mit hereditärer Hämochromatose, unter Behandlung durch wöchentliche Aderlässe (500 ml). Mobilisierte Gesamteisenmenge: 7,3 g.

Hepatoms wird einmal pro Jahr das α-Fetoprotein (AFP) gemessen und ein Sonogramm des Abdomens angefertigt. Die diabetische Stoffwechsellage ist unverändert und durch Diät beherrschbar. Der Patient ist beschwerdefrei.

Definition Als **Eisenüberladung** wird jede Zunahme des Gesamtkörpereisens über das normale Maß von 3–5 g bezeichnet. Der Begriff **Hämochromatose** dagegen wurde zunächst nur für massive Eisenüberladungen mit Organschäden reserviert, während geringere Eisenüberladungsgrade ohne Organschäden als **Siderose** oder **Hämosiderose** bezeichnet wurden. Diese eher verwirrende Nomenklatur wird heute zunehmend durch die in Tabelle 10.31 wiedergegebene Unterteilung in **primäre (hereditäre)** und **sekundäre (erworbene) Hämochromatosen** ersetzt. Zur hereditären Hämochromatose siehe auch Kapitel 17.5.1.

Tab. 10.31 Einteilung der Hämochromatose.

- Primäre (hereditäre, idiopathische) Hämochromatose
  - Latent bzw. präzirrhotisch
  - Manifest, zirrhotisch
- Sekundäre (erworbene) Hämochromatose
  - Assoziiert mit Störungen der Hämatopoese, die mit ineffektiver oder hypoplastischer Erythropoese einhergehen (z. B. Thalassaemia major, sideroachrestische refraktäre Anämien)
  - Alimentäre Eisenüberladung (z. B. Bantu-Siderose)

Epidemiologie Die Epidemiologie der erythropoetischen Formen der sekundären Hämochromatosen ist in den Kapiteln 10.3.10 und 10.3.5 beschrieben. Alimentäre sekundäre Hämochromatosen sind anekdotische Einzelfälle oder als Bantu-Siderose auf Südafrika beschränkt. Weit verbreitet in der kaukasischen Population dagegen ist die **hereditäre, HLA-assoziierte (genetische) Hämochromatose**. Der oder die zugrunde liegenden Gendefekte weisen eine kalkulierte Genfrequenz von 0,12 (Nordeuropa) und eine Prävalenz für Homozygotie von 0,004 auf. Aufgrund der geschlechtsspezifischen Unterschiede in der normalen Eisenbilanz (s. Kap. 10.3.4 Eisenmangelanämie) ist die voll ausgeprägte, klinisch manifeste Hämochromatose bei Männern etwa zehnmal häufiger als bei Frauen.

Ätiologie und Pathogenese Eine Erhöhung des Körpereisenbestandes kann prinzipiell entweder durch gesteigerte **intestinale Eisenabsorption** oder durch **parenterale Eisenzufuhr** verursacht werden. Die Regulation der Eisenaufnahme auf der Ebene der Dünndarmmukosa verhindert normalerweise bei variablem Eisenangebot eine exzessive Eisenaufnahme. Demgegenüber kann auch bei normalem Angebot an Nahrungseisen eine Eisenüberladung entstehen, wenn die intestinale Eisenabsorption trotz ausreichend vorhandener Eisenreserven gesteigert ist. Dies ist bei **refraktären Anämien** mit ineffektiver Erythropoese (s. Kap. 10.3.10) und bei der **hereditären Hämochromatose** der Fall. Parenteral induzierte Eisenüberladung kommt praktisch nur bei **Polytransfusion** refraktärer Anämien vor. Bedeutsam für die klinische Ausprägung der Eisenüberladung ist die Eisenverteilung im Organismus.

Parenteral verabreichtes Eisen verteilt sich zunächst in den Zellen der RHS und hat dort keine Organschäden zur

10.3 Anämien und Störungen des Eisenstoffwechsels

Folge. **Enteral** in den Organismus gelangendes Eisen verteilt sich dagegen bereits primär in parenchymatösen Organen wie der Leber und führt dort zu zytotoxischen Reaktionen.

Genetik Der Prototyp der parenchymatösen Eisenüberladung ist die **hereditäre Hämochromatose.** Diese weist eine signifikante Assoziation zu den auf dem Chromosom 6 kodierten HLA-Merkmalen A3, B7 und B14 auf. 1996 wurden von J. N. Feder et al. erstmals zwei Mutanten (C282y, H63D) eines Gens auf dem kurzen Arm des Chromosoms 6 identifiziert, die bei 70–98 % aller Patienten mit hereditärer Hämochromatose nachweisbar sind. Das Gen kodiert ein als **HFE** bezeichnetes Protein, das eine signifikante Ähnlichkeit mit den Klasse-I-Molekülen des HLA-Komplexes aufweist. Ob dieser genetische Defekt das gesamte Krankheitsbild bedingt, ist bislang nicht klar. Die genetische Analyse mit Hilfe der HLA-Typisierung und HFE-Bestimmung in betroffenen Sippen spricht für einen **autosomal-rezessiven Erbgang** mit partiell inkonstanter Expression.

Pathogenese Der **Mechanismus** der zytotoxischen Wirkung des Eisens ist noch unklar. Eine besondere Rolle wird dem nicht an Transferrin gebundenen Eisen in der Zirkulation und der Bildung von **freien Sauerstoffradikalen** zugeschrieben, die durch Lipidperoxidation Lysosomen und andere Zellorganellen schädigen können.

Symptome Eine Eisenüberladung von weniger als 10 g verläuft klinisch meist ohne fassbare Symptome (**latentes Stadium**). Histologisch ist in der Leber bereits eine **parenchymatöse Eisenüberladung** mit inhomogener perilobulärer Anordnung typisch.

Tab. 10.32 Symptome der primären Hämochromatose und ihre Häufigkeit (%).

Symptome	Latentes Stadium	Manifeste Hämochromatose
Leberzirrhose	57	94
Hautpigmentierung	43	82
Hepatomegalie	54	76
Schwäche, Abgeschlagenheit	20	73
Potenz- und Libidominderung	29	56
Diabetes mellitus	6	53
Oberbauchbeschwerden	23	50
Hodenatrophie	14	50
Arthralgien	57	47
Kardiomyopathie	0	35

Höhere Gewebeeisenkonzentrationen (> 10 g, manifeste Hämochromatose) führen zunächst zu diskreten Befunden, die in ihrer Häufigkeitsverteilung in Tabelle 10.32 zusammengefasst sind.

Prominentester Befund ist eine **Hepatomegalie,** gefolgt von einer **Hyperpigmentierung** der Haut und **Endokrinopathien** (z. B. Pankreas, Hypothalamus) sowie einer **dilatativen Myokardiopathie,** die als besonders schwerwiegende Organmanifestation gewertet werden muss. 30–60 % der Patienten entwickeln einen insulinpflichtigen Diabetes. **Impotenz** weist auf das Vorliegen eines **Hypogonadismus** hin. 25–45 % der Patienten leiden unter **degenerativer Arthropathie** mit Tendenz zur Chondrokalzinose.

Diagnostik

Screening Ziel der Diagnostik ist die **Früherkennung** der Eisenüberladung, um lebensbedrohliche, irreversible Organschäden zu verhindern. Frühe (latente) Stadien primärer und sekundärer Hämochromatosen sind klinisch meist asymptomatisch. Die Diagnose wird in diesem Stadium mittels Serumeisen, Serumferritin und Sättigung der TEBK gestellt.

- **Serumeisenkonzentrationen > 170 μg/dl** (> 30 μmol/l) in Verbindung mit einer
- **Sättigung der TEBK > 60 %** und einer
- pathologisch erhöhten **Serumferritinkonzentration**

begründen den Verdacht auf eine Eisenüberladung.

Sicherung der Diagnose Bislang kann die Verdachtsdiagnose nur durch histologisch-histochemischen Nachweis per **Leberbiopsie** gesichert werden. Gegenwärtig befinden sich **biomagnetische Messtechniken** in Entwicklung, die geeignet sind, die invasive Leberbiopsie zu ersetzen. Eisen führt z. B. in der Leber zu einer Signalabschwächung der Kernspinresonanz (s. Abb. 10.37), die proportional der Gewebeeisenkonzentration ist und daher zur Eisenquantifizierung verwendet werden kann.

Die **Messung der intestinalen Eisenabsorption** ergibt bei der hereditären Hämochromatose disproportional zum Gewebeeisengehalt zu hohe Absorptionswerte, während bei sekundären Hämochromatosen infolge hypoplastischer Erythropoese (s. Tab. 10.32) die Absorption vermindert ist. **Erhöhte Serumferritinkonzentrationen** sind wertvolle Hinweise auf das Vorliegen einer Eisenüberladung, keineswegs jedoch beweisend, da auch bei Leberparenchymschäden (Hepatitis), Tumoren und Entzündungen stark erhöhte Serumferritinwerte beobachtet werden.

Genscreening HLA-Typisierung ist nicht als Screeningtest geeignet, da ein von dem HLA-Typ A3/B7; A3/B14 abweichender Haplotyp eine hereditäre Hämochromatose nicht ausschließt. Eine HLA-Typisierung ist jedoch nützlich, um innerhalb einer Familie, insbesondere bei Geschwistern eines Propositus (dem Patienten, bei dem die Krankheit diagnostiziert wird), vorauszusagen, wer unter den Angehörigen ebenfalls einen Gendefekt aufweist.

Die Entdeckung des **HFE-Gens** und seiner Mutationen als Krankheitsgen hat die Diagnosesicherung deutlich erleichtert und eine klare Zuordnung des Erbmodus (homozygot/heterozygot) ermöglicht.

Eine **Familienuntersuchung** ist heute bei der Diagnose hereditäre Hämochromatose im Interesse einer Früherkennung und Frühbehandlung obligatorisch.

Organmanifestation Steht die Diagnose Eisenüberladung fest, muss der Grad der Organschädigung bestimmt werden. Neben der Leberbiopsie sind dazu folgende Untersuchungen angezeigt:
- Herzvolumenbestimmung
- EKG
- Echokardiogramm mit Messung der Auswurffraktion
- orale Glukosebelastung
- TRH- und LH-RH-Test.

Bei Gelenkbeschwerden kommt die Röntgenuntersuchung der befallenen Gelenke hinzu.

Nach erfolgter Eisenmobilisationstherapie muss der Leberbefund regelmäßig durch Sonographie oder Kernspintomographie kontrolliert werden. Außerdem sollte auch immer das α-Fetoprotein bestimmt werden, um ein **Leberzellkarzinom** (s. u.) möglichst früh zu entdecken.

Differentialdiagnose Die Abgrenzung der hereditären Hämochromatose von sekundären Formen (s. Tab. 10.32) ist in der Regel durch Anamnese, klinischen Befund und Familienuntersuchung möglich. Erhöhte Serumeisen- und -ferritinwerte werden auch ohne Eisenüberladung bei **Infekten**, **Neoplasien** und **Hämolyse** beobachtet und erfordern die Absicherung durch den Nachweis einer Erhöhung des Gesamtkörpereisenbestandes.

Weitere Informationen zur primären Hämochromatose siehe Kapitel 17.5.1.

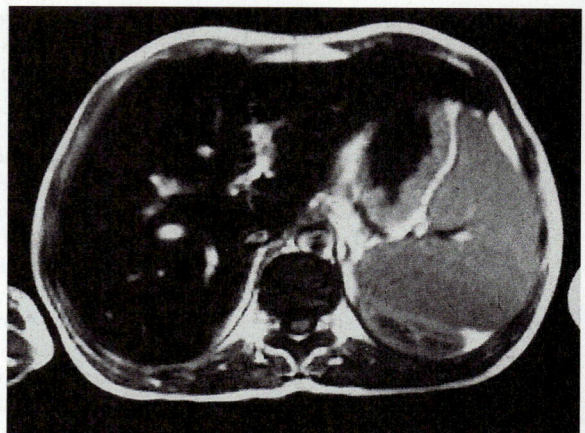

Abb. 10.37 Horizontale Kernspintomographie des Abdomens in Lebermitte bei einem Patienten mit ausgeprägter Eisenüberladung. Lebereisenkonzentration: 600 mmol/g Trockengewicht. Im T1-gewichteten Bild findet sich anstelle der Leberstruktur eine Schwärzung infolge Fehlens eines bildgebenden Signals.

Differentialdiagnose	Ausschlussmaßnahmen
Sekundäre (erworbene) Hämochromatosen (s. Tab. 10.32)	Anamnese, HFE-Bestimmung
Pathologisch erhöhte Serumeisen-/Serumferritinkonzentrationen bei unspezifischen Leberschäden unbekannter Eiseneinnahme	Anamnese, HFE-Bestimmung, Leberbiopsie

Therapie Bei **sekundären Hämochromatosen** kommen in Abhängigkeit von der zugrunde liegenden Erkrankung parenteral oder oral verabreichbare **Chelatbildner** (z. B. Desferrioxamin, Deferriprone) in Betracht. Genauer ist die Therapie sekundärer Hämochromatosen in Kapitel 10.3.10 beschrieben.

Bei **hereditärer Hämochromatose** besteht die Therapie der Wahl in der Eisenmobilisation mittels Aderlass. Diätetisch kann zur Einschränkung der Nahrungseisenabsorption das Trinken von schwarzem Tee bei den Hauptmahlzeiten empfohlen werden. Sind die Schäden an Leber oder Herzmuskel bereits fortgeschritten, kann auch eine Leber- bzw. Herztransplantation erwogen werden. Näheres zur Therapie der primären Hämochromatose siehe Kapitel 17.5.1.

Verlauf und Prognose Die Prognose der **hereditären Hämochromatose** ist am günstigsten, wenn die Behandlung aufgrund von Früherkennung (z. B. Familienuntersuchung) im präzirrhotischen Stadium einsetzt. Die Lebenserwartung solcher Patienten unterscheidet sich nicht von der der Normalbevölkerung. Die Lebenserwartung im zirrhotischen Stadium ist demgegenüber deutlich verkürzt (s. Kap. 17.5.1). Bei **sekundären Hämochromatosen** bestimmt die Grundkrankheit meist die Prognose. Durch Chelattherapie kann die Lebenserwartung (z. B. bei Thalassaemia major) verlängert werden.

Komplikationen Die häufigste Komplikation der hereditären Hämochromatose ist die **Leberzirrhose**. Patienten mit hereditärer Hämochromatose weisen zugleich ein 119fach erhöhtes Risiko für die Entwicklung eines **primären Leberzellkarzinoms** auf, und zwar auch dann, wenn eine ausreichende Aderlasstherapie vorausgegangen ist. Im präzirrhotischen Stadium der Erkrankung wurde dagegen bisher kein Leberzellkarzinom beobachtet. Der **Diabetes** bei Eisenüberladung ist nur schlecht mit Insulin einstellbar. Die **Arthropathie** kann neben der **Chondrokalzinose** auch zu schweren sekundären entzündlichen Arthritiden mit irreversiblen Gelenkdeformierungen führen.

Komplikation	Häufigkeit
Diabetes mellitus	Risiko 4fach erhöht
Leberzirrhose	Risiko 10fach erhöht
Leberzellkarzinom	Risiko 119fach erhöht
Kardiomyopathie	Risiko 306fach erhöht

Zusammenfassung

- Häufigste Ursache: genetische HFE-assoziierte Hämochromatose
- Wichtigste Symptome: Hepatomegalie, Arthropathie, Impotenz, Amenorrhö, Diabetes, Kardiomyopathie
- Wichtigste diagnostische Maßnahmen: Bestimmen von TEBK-Sättigung, Serumferritin, Leberbiopsie, HFE
- Wichtigste therapeutische Maßnahmen: Aderlass (genetische Hämochromatose), Chelattherapie (sekundäre Hämochromatosen)

Zur weiteren Information

Literatur

Barton, J. C., C. Q. Edwards (eds.): Hemochromatosis. Genetics, Pathophysiology, Diagnosis, and Treatment. Cambridge University Press, Cambrigde 2000.

Brock, J. H., J. W. Halliday, M. J. Pippard, L. W. Powell (eds.): Iron Metabolism in Health and Disease. Saunders, London – Philadelphia – Toronto – Sydney – Tokyo 1994.

Cook, J. D. (ed.): Iron, Methods in Hematology, Vol. 1. Churchill Livingstone, New York – Edinghburg – London – Melbourne 1980.

Feder, J. N., A. Gnirke, W. Thomas, et al.: A novel MHC class I-like gene is mutated in patients with hereditary haemochromatosis. Nat Genet 1996; 13: 399–408.

Heimpel, H., D. Hoelzer, H.-P. Lohrmann, E. Seifried: Hämatologie in der Praxis. Fischer, Jena 1996.

Hershko, C. (ed.): Iron Chelating Therapy: Ballière's Clinical Haematology Vol. 2, No. 2 Ballière Tindall, London – Philadelphia – Sydney – Tokyo – Toronto 1989.

Hoffbrand, A. V., J. E. Pettit, D. Hoelzer: Roche Grundkurs Hämatologie. Blackwell Wiss.-Verlag, Berlin 1997.

Hoffman, R., E. J. Benz: Hematology. Basic Principles and Practice. 3rd edn. Churchill Livingstone, Chicago 1999.

Huber, H., H. Löffler, D. Pastner: Diagnostische Hämatologie. Springer, Berlin – Heidelberg – New York 1993.

Lee, G. R., J. Foerster, J. Lukens, D. Paraskevas, J. P. Greer, G. M. Rodgers: Wintrobe´s Clinical Hematology (10th edn.). Williams & Wilkins, Baltimore 1999.

Weatherall, D. J., J. B. Clegg: The Thalassaemia Syndromes. 4th edn. Blackwell Science, Oxford 2001.

Internet-Links

http://cer.hs.washington.edu/hemecases/
http://lrcgwf.usuf2.usuhs.mil/cc/anemia%20PP97/index.htm
http://meds.queensu.ca/medicine/deptmed/hemonc/anemia/handout.htm#diag

Keywords

Anämie ◆ Diagnose ◆ Behandlung (Anemia, Diagnosis, Treatment) ◆ hereditäre (genetische) Hämochromatose ◆ sekundäre (erworbene) Hämochromatosen ◆ HFE ◆ Aderlass ◆ Chelattherapie

IMPP-Statistik

Anämien allgemein ◆ renale Anämie ◆ Fanconi-Anämie ◆ Vitamin-B_{12}-Mangel-Anämie ◆ Folsäuremangel-Anämie ◆ Thalassämien ◆ hämolytische Anämien ◆ korpuskuläre Anämien ◆ Anämie in der Schwangerschaft ◆ Anämie bei chronischen Erkrankungen ◆ **Eisenmangel** ◆ Hämochromatose

10.4 Erkrankungen des granulozytären und monozytären Systems

P. Staib, H. Serve, V. Diehl

Definition der Leukämie Unter dem Begriff Leukämie werden verschiedene Erkrankungen zusammengefasst, die durch maligne Transformation hämatopoetischer oder lymphatischer Zellen entstehen. Gemeinsames Merkmal ist die Proliferation von Leukämiezellen im Knochenmark und ggf. in lymphatischen Geweben und deren Ausschwemmung ins periphere Blut. Die Symptome der Erkrankungen resultieren aus der Verdrängung und Unterdrückung der normalen Hämatopoese und der Beeinträchtigung des Immunsystems.

Die Bezeichnung Leukämie (= weißes Blut) wurde 1844 von Rudolf Virchow wegen erheblicher Vermehrung von weißen Zellen im Blut eines Patienten mit fortgeschrittener chronischer myeloischer Leukämie (CML) geprägt. Während Patienten mit chronischer Leukämie immer eine Leukozytose aufweisen, können Patienten mit akuter Leukämie normale oder gar verminderte Leukozytenzahlen im Blut haben. Insofern ist der Terminus akute Leukämie im wörtlichen Sinn häufig eine unkorrekte Bezeichnung. Er wird jedoch aus historischen und praktischen Gründen zur Krankheitseinteilung beibehalten.

Einteilung der Leukämien Die menschliche Hämatopoese ist hierarchisch aufgebaut (s. Abb. 10.1). Aus einer **pluripotenten Stammzelle** mit unbegrenzter Selbsterneuerungsfähigkeit entwickeln sich über Zwischenstufen die reifen hämatopoetischen Zellen des Blutes und des lymphatischen Systems. In dem in Abbildung 10.1 veranschaulichten Schema nimmt der Differenzierungsgrad von links nach rechts zu, während die Fähigkeit zur Zellteilung, d. h. zur Proliferation, in gleicher Richtung abnimmt.

Die Zellen aller Zellreihen und Differenzierungsgrade können maligne entarten und unkontrolliert proliferieren. Es entstehen die verschiedenen Leukämieformen.

Eine **Einteilung der Leukämien** kann nach folgenden Kriterien erfolgen:

- Differenzierungsmerkmale der malignen Zellen: **myeloisch** oder **lymphatisch**
- Reifegrad der malignen Zellen: **unreif** (blastär) oder **reif**
- natürlicher Verlauf der Erkrankung: **akut** oder **chronisch**
- **leukämischer** oder **aleukämischer** Verlauf, d.h. Vorliegen oder Fehlen von Leukämiezellen im Blut
- **primäre** oder **sekundäre** akute Leukämie.

Die Einteilung in akute und chronische Leukämien ist als historisch anzusehen. Sie hat heutzutage nur praktische Relevanz für die primäre Diagnose.

Hämatologie

- **Akute Leukämien** sind in der Regel unreifzellig und führen unbehandelt innerhalb weniger Wochen zum Tode. Effektive zytostatische Therapien führen zu einem hohen Prozentsatz zu Remissionen und in etwa 30–35 % der Fälle zur Heilung.
- **Chronische Leukämien** sind überwiegend reifzellig und weisen einen protrahierten Verlauf über Jahre auf.

In diesem Kapitel erfolgt die Beschreibung der akuten Leukämie allgemein und der akuten myeloischen Leukämie (AML) im Speziellen. Die akute lymphatische Leukämie (ALL) sowie die chronisch-lymphatische Leukämie (CLL) und die Haarzellenleukämie werden aus pathophysiologischen Gründen im Kapitel 10.5 im Rahmen der Störungen des lymphatischen Systems besprochen. Die CLL und die Haarzellenleukämie werden ätiopathologisch den niedrigmalignen Non-Hodgkin-Lymphomen zugeordnet. Die chronische myeloische Leukämie (CML) als Stammzellerkrankung wird im Kapitel 10.2 im Rahmen der chronischen myeloproliferativen Erkrankungen dargestellt.

Tab. 10.33 Einteilung der wichtigsten Leukämieformen.

Akute Leukämien:
- Akute myeloische Leukämie (AML)
- Akute lymphatische Leukämie (ALL)

Chronische Leukämien:
- Chronische myeloische Leukämie (CML)
- Chronische lymphatische Leukämie (CLL)
- Haarzellenleukämie (HCL)

! Heute definieren wir Leukämie als **maligne Transformation hämatopoetischer oder lymphatischer Zellen** mit konsekutiver Proliferation und Akkumulation neoplastischer Zellen immer im Knochenmark, zumeist auch im Blut und in lymphatischen Geweben, seltener in anderen Organen.

„Unreifzellig" bezieht sich auf die Morphologie der leukämischen Zellen, während „akut" ein den klinischen Verlauf charakterisierender Begriff ist. In über 95 % korrelieren diese Eigenschaften, und es kann vereinfacht gesagt werden, dass unreife (Blasten-)Leukämien klinisch akut verlaufen, während reifzellige Leukämien einen chronischen Verlauf nehmen.

Der Begriff „sekundäre akute Leukämie" ist unklar definiert. In der Regel werden damit Leukämien bezeichnet, die infolge einer anderen hämatopoetischen Stammzellerkrankung entstehen, insbesondere Myelodysplasien (s. Kap. 10.2), oder als Folge einer vorausgegangenen Chemo- und/oder Strahlentherapie auftreten, sog. therapieinduzierte Leukämien.

Tabelle 10.33 gibt eine Übersicht über die klinisch relevante Einteilung der wichtigsten Leukämieformen.

10.4.1 Akute myeloische Leukämie

P. STAIB, H. SERVE, V. DIEHL

Synonyme: Akute nichtlymphatische Leukämie, AML
Englischer Begriff: Acute Myeloid Leukemia; Acute Myelogenous Leukemia

Praxis

Ein 42-jähriger Mann klagt über eine seit sechs Wochen zunehmende Leistungsschwäche und Müdigkeit. Zuletzt traten Nasenbluten und Schmerzen beim Kauen auf. Er sucht seinen Hausarzt auf, der eine Gingivahyperplasie feststellt. Im **Blutbild** finden sich eine Leukozytose, Anämie und eine Thrombozytopenie; die weitere Abklärung in einer Universitätsklinik ergibt folgende Befunde: blasse Hautfarbe, Petechien an beiden Unterschenkeln; übriger körperlicher Status ohne Befund. **Labor:** Hb 6,4 g/dl, Thrombozyten 8000/µl (8 G/l), Leukozyten 65 000/µl (65 G/l). Differentialblutbild: 80 % Blasten, 12 % Segmentkernige, 1 % Eosinophile, 7 % Lymphozyten. **Sternalpunktat:** extrem hyperzelluläres Knochenmark, das nahezu vollständig von einer monomorphen Blastenpopulation beherrscht wird. Zellen der regulären Hämatopoese sind nur vereinzelt auffindbar. Die Blasten enthalten **Auer-Stäbchen** und reagieren Peroxidase-positiv in der zytochemischen Untersuchung.

Diagnose: akute myeloische Leukämie FAB-Typ M4 (akute myelomonozytäre Leukämie).

Verlauf: Einleitung einer Chemotherapie mit Thioguanin, Daunorubicin und Cytosin-Arabinosid (TAD). Weiterführung der Therapie mit hoch dosiertem Cytosin-Arabinosid und Mitoxantron (HAM). Nach Erreichen einer kompletten Remission Konsolidierung mit TAD. Fortführung der Chemotherapie bei anhaltender Vollremission für drei Jahre. Zwei Jahre nach Abschluss der Therapie lebt der Patient beschwerdefrei und geht wieder seinem Beruf als Postbeamter nach.

Definition Die akute myeloische Leukämie (AML) ist eine klonale Erkrankung einer frühen, myeloisch determinierten Vorläuferzelle mit gestörter Ausreifung und unkontrollierter Proliferation leukämischer Blasten im Knochenmark und meistens auch im Blut. Die Folgen sind klinische Zeichen der hämatopoetischen Insuffizienz mit Granulozytopenie, Anämie und Thrombozytopenie.

Epidemiologie Die AML stellt mit durchschnittlich drei bis vier Neuerkrankungen pro 100 000 Einwohner im Jahr eine relativ häufige maligne Erkrankung dar. Mit Ausnahme der Neonatalperiode ist die AML eine Krankheit des Erwachsenenalters. Wie für die meisten malignen Erkrankungen nimmt die Inzidenz mit höherem Alter zu. Ab einem Alter von 65 Jahren beträgt die Inzidenz 15 Neuerkrankungen pro 100 000 Einwohner/Jahr. Im Kindesalter hat die AML einen Anteil von ca. 20 % aller akuten Leukämien, während die akuten lymphatischen Leukämien (ALL) mit 80 % wesentlich häufiger vorkommen.

! Die AML ist bei Erwachsenen mit 80 % die häufigste akute Leukämie, während sie im Kindesalter mit 20 % deutlich seltener vorkommt.

10.4 Erkrankungen des granulozytären und monozytären Systems

Ätiologie und Pathogenese Die Ätiologie der akuten Leukämien (AML und ALL) ist unklar und sicherlich multifaktoriell. Eine Reihe prädisponierender Faktoren sind jedoch bekannt:

- **Ionisierende Strahlen:** Ein Zusammenhang zwischen hoher Strahlenexposition und der Entstehung von **AML** und **ALL** ist bewiesen. Beispiele: Nuklearwaffenangriffe (Hiroshima), berufliche Exposition (medizinischer Bereich, Atomindustrie), Strahlentherapie. Es besteht ein linearer Zusammenhang zwischen kumulativer Strahlendosis und Leukämieinzidenz ab 1 Gy Gesamtbelastung des Organismus. Die Annahme, es gebe eine untere, ungefährliche Grenze der Strahlenbelastung (Strahlengrenzdosis), ist jedoch nicht gerechtfertigt.
- **Chemikalien: Benzol** und seine Homologe sind nach Nr. 1303 der Berufskrankheitenverordnung als leukämogene Substanzen anerkannt. Im Einzelfall kann es schwer sein, einen kausalen Zusammenhang nachzuweisen, insbesondere da der Anfall von Benzol durch die chemische Industrie reduziert wurde. Für andere industrielle Chemikalien bestehen nur Verdachtsmomente.
- **Rauchen:** Das relative Risiko, eine AML zu entwickeln, ist bei Rauchern um das 1,4- bis 2,4fache statistisch signifikant erhöht. Ursache hierfür sind möglicherweise die im Zigarettenrauch nachweisbaren Benzolderivate.
- **Zytostatika** zur Therapie maligner Erkrankungen oder zur immunsuppressiven Therapie (auto)immunologischer Krankheiten besitzen ein zum Teil hohes leukämogenes Potential. So ist die Induktion sekundärer akuter myeloischer Leukämien vor allem durch **alkylierende Substanzen** (z. B. Melphalan), aber auch durch **Topoisomerase-II-Inhibitoren** wie Anthrazykline (z. B. Doxorubicin) oder Epipodophyllotoxine (z. B. Etoposid) gut belegt. Ungefähr 3–4 % der Patienten mit Hodgkin-Lymphomen in kompletter Remission entwickeln innerhalb von zehn Jahren nach einer Chemotherapie eine sekundäre AML.
- **Hereditäre Faktoren:** Bei einer Reihe hereditärer oder kongenitaler Erkrankungen ist die Leukämieinzidenz erhöht. Hierzu gehören z. B.: Down-Syndrom, Ataxia teleangiectatica, Klinefelter-Syndrom, Fanconi-Anämie, Osteogenesis imperfecta. Die Gründe sind unklar.
- **Hämatologische Erkrankungen:** Etwa 10–15 % aller akuten myeloischen Leukämien entstehen „sekundär" als Terminalstadium eines häufig langjährig bestehenden **myelodysplastischen Syndroms** (s. Kap. 10.2), welches früher auch synonym als Präleukämie oder „smoldering leukemia" bezeichnet wurde. Weitere, für eine sekundäre AML prädisponierende Erkrankungen sind die **myeloproliferativen Syndrome**, **aplastische Anämie** sowie die **paroxysmale nächtliche Hämoglobinurie**.

Pathogenese Akute Leukämien sind das Ergebnis einer malignen Transformation primitiver hämatopoetischer Zellen, und zwar einer myeloisch determinierten Stammzelle bei der **AML** und einer lymphatisch determinierten Stammzelle bei der **ALL**.

Die maligne Transformation einer Stammzelle ist das Ergebnis eines mehrstufigen Prozesses, wobei insbesondere molekulargenetische Alterationen eine entscheidende Rolle spielen. Daher können in bis zu zwei Drittel der AML-Patienten numerische oder strukturelle **Chromosomenaberrationen** nachgewiesen werden, von denen angenommen wird, dass sie eine ursächliche Rolle bei der Leukämieentstehung spielen. Die genauen Mechanismen sind größtenteils noch ungeklärt, aber Störungen in der Regulation der Proliferation und Differenzierung als Folge von Genaktivierungen und Genfusionen werden diskutiert. Der zytogenetische Befund stellt heute den wichtigsten prognostischen Faktor bei der AML dar!

Für alle akuten Leukämien wird angenommen, dass eine einzelne Zelle entartet und klonal expandiert. Hauptcharakteristikum der Leukämiezellen ist ihre Unfähigkeit, über das Stadium der Myeloblasten oder Promyelozyten (AML) bzw. der Lymphoblasten (ALL) zu nichtteilungsfähige Zellen auszureifen. Die **unbegrenzte Teilungsfähigkeit** und die damit verbundene unkontrollierte Proliferation führt zur Akkumulation großer Blastenmengen und zur Verdrängung der normalen Hämatopoese. Häufig schwemmen die Blasten ins periphere Blut aus und führen zu einer Leukozytose. Seltener werden andere Organe infiltriert und in ihrer Funktion gestört.

> ❗ Definitionsgemäß liegt eine akute Leukämie vor, wenn im Knochenmark mehr als 30 % Blasten vorhanden sind.

Symptome Zwischen dem Auftreten erster unspezifischer Allgemeinsymptome und dem manifesten Krankheitsbild liegen selten mehr als drei Monate. Ausnahmen bilden jene Leukämien, die sekundär aus myelodysplastischen Syndromen entstehen. Unter unspezifischen Allgemeinsymptomen sind zu nennen:
- Leistungsminderung
- Müdigkeit
- Nachtschweiß
- Inappetenz
- Gewichtsverlust
- Fieber
- Knochenschmerzen.

Die Symptomatik der akuten Leukämien wird durch die Verdrängung der normalen Hämatopoese mit erheblicher Verminderung reifer, funktionsfähiger Zellen im peripheren Blut (= Anämie, Granulozytopenie, Thrombozytopenie) bestimmt.

Die Verminderung der Zellen der drei hämatopoetischen Reihen im Blut ist oft unterschiedlich stark ausgeprägt und führt zu den in Tabelle 10.34 aufgeführten Beschwerden und Befunden.

Extramedulläre Organmanifestationen, sog. **Chlorome**, finden sich vor allem bei der monozytären oder myelomonozytären AML und führen bei ca. 5 % der Patienten zu Hautinfiltrationen und Gingivahyperplasie, seltener zur Meningeosis leucaemica, die mit neurologischen Symptomen wie starken Kopfschmerzen, Sehstörungen (z. B. Doppelbilder) und Hirnnervenausfällen einhergeht. Oft findet sich eine mittelgradige Hepatosplenomegalie, seltener eine Lymphknotenvergrößerung als Ausdruck einer Organinfiltration insbesondere bei monozytär differenzierter AML (s. Abb. 10.38). Eine Verbrauchskoagulopathie (DIC) wird vor allem bei der akuten Promyelozytenleukämie beobachtet.

Tab. 10.34 Beschwerden und Befunde bei akuten Leukämien.

Anämie		– Blässe – Müdigkeit – Leistungsschwäche – Belastungsdyspnoe – Tachykardie
Granulozytopenie	Häufig:	– Fieber – Pyogene Hautinfektionen – Soor
	Seltener:	– Pneumonie – Pyelonephritis – Meningitis
Thrombozytopenie	Häufig:	– Hämatome nach Bagatelltraumen – Petechien – Nasenbluten – Zahnfleischbluten
	Seltener:	– Gastrointestinalblutungen – Hämoptysen – Zerebrale Massenblutung

Diagnostik Die Diagnose einer akuten Leukämie ist leicht zu stellen, die genauere Festlegung des Zelltyps ist jedoch oft schwierig und erfordert den Einsatz spezieller Methoden.

Initiale Diagnostik Das **Blutbild** gibt erste Hinweise:
- Praktisch immer liegt eine ausgeprägte **Thrombozytopenie** vor, häufig mit Werten zwischen 10 000 und 50 000/µl.
- Bedingt durch die relativ lange Lebensdauer der Erythrozyten ist die **Anämie** mit Hämoglobinwerten um 8–10 g/dl (4,8–6 mmol/l) meist nur mittelgradig.
- Die absolute **Leukozytenzahl** ist im Hinblick auf die Diagnose unspezifisch, sie kann normal, erniedrigt oder erhöht sein.

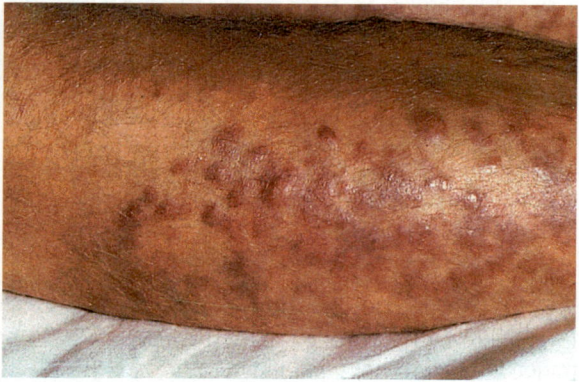

Abb. 10.38 Leukämisches Hautinfiltrat des Unterschenkels eines Patienten mit akuter Monoblastenleukämie (FAB M5).

Das **Differentialblutbild** gibt weitere Hinweise: Die Granulozyten sind stark vermindert, und zumeist, aber nicht immer finden sich unreife Zellen, die Blasten. Das Vorhandensein von unreifen Blasten neben ausgereiften Granulozyten, bei Fehlen der in der Entwicklung befindlichen Zwischenstufen (Linksverschiebung), wird als **Hiatus leucaemicus** bezeichnet. Der Nachweis von sog. **Auer-Stäbchen** in den Blasten beweist die Diagnose einer AML.

Die häufig beschleunigte **BSG** ist Ausdruck des akuten Krankheitsgeschehens. Außerdem sind **LDH und Harnsäure** aufgrund des vermehrten Zellumsatzes – sprich gesteigerte Produktion und vermehrter Zerfall von Zellen – meist erhöht. Der **Gerinnungsstatus** (Quick, aPTT, Fibrinogen und D-Dimere) gibt Aufschluss über Aktivierung der Gerinnung im Sinne einer Verbrauchskoagulopathie.

> ! Die Leitsymptome Anämie, Thrombozytopenie und evtl. Granulozytopenie sind zwar nicht pathognomonisch für eine akute Leukämie, erfordern aber eine sofortige weitere Diagnostik (Differentialblutbild, Knochenmarkpunktion) zum Ausschluss oder zur Bestätigung einer akuten Leukämie.

Weiterführende Diagnostik Zur Diagnosesicherung muss eine **Knochenmarkpunktion** mit Markaspiration erfolgen: Bevorzugte Punktionsstelle ist die Crista iliaca posterior superior (**Beckenkammpunktion**), weniger das Sternum (Sternalpunktion). Nur in besonderen Situationen wie z. B. bei Adipositas permagna oder strahlentherapeutisch behandelter Beckenregion sollte auf das Sternum in der Mittellinie in Höhe des zweiten oder dritten Interkostalraums als Punktionsstelle ausgewichen werden; denn bei versehentlichem Durchbohren des Sternums kann als vital bedrohliche Komplikation eine Perikardtamponade auftreten. Eine Knochenmarkhistologie mittels Stanzbiopsie ist in der Regel nicht erforderlich.

Die Gewinnung von Knochenmark dient der genauen **Klassifikation** einer akuten Leukämie, wobei das Knochenmarkmaterial folgenden drei Untersuchungsmethoden im Rahmen einer modernen Leukämiediagnostik zugeführt werden sollte:
- Zytomorphologie und Zytochemie
- Immunphänotypisierung
- Zytogenetik und Molekularbiologie.

Zytomorphologie und Zytochemie In den panoptisch, nach May-Grünwald-Giemsa gefärbten (Pappenheim-Färbung) Knochenmarkausstrichen findet sich typischerweise eine stark erhöhte Zelldichte von unreifen, blastären Zellen. Blasten sind relativ große, wenig differenzierte Zellen mit großen atypischen Nukleolen und einem schmalen, meist basophilen Zytoplasmasaum (s. Abb. 10.39). Zellen der regulären Hämatopoese sind entweder stark vermindert oder fehlen vollständig. Aus der **Morphologie** der Blasten ergeben sich Hinweise auf ihre Herkunft. Eine Besonderheit ist der Nachweis von **Auer-Stäbchen**, die bei etwa jeder vierten AML im Zytoplasma nachweisbar sind. Auer-Stäbchen sind Zellorganellen, die aus azurophilen Granula gebildet werden. Sie sind beweisend für den myeloischen Ursprung der Blasten.

10.4 Erkrankungen des granulozytären und monozytären Systems

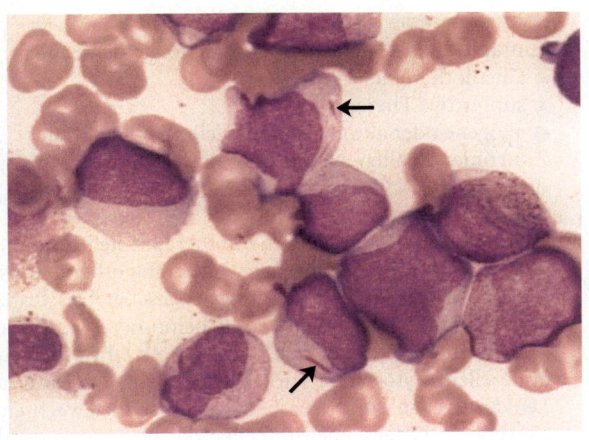

Abb. 10.39 Knochenmarkausstrich: AML, FAB M2 mit Auer-Stäbchen (Pfeile). Nahezu vollständige Verdrängung der regulären Hämatopoese durch eine monomorphe Population myeloischer Blasten, die z. T. geringe Granulation zeigen.

Mit **zytochemischen Färbungen** wird das Vorliegen einer AML in der Regel bewiesen. Blasten myeloischer Herkunft sind **Myeloperoxidase**-positiv, solche monozytären Ursprungs α-**Naphthylazetatesterase**-positiv. Reagieren Blasten auf Peroxidase und Esterase, so liegt eine myelomonozytäre Differenzierung vor.

Blasten einer ALL reagieren nicht auf Peroxidase und Esterase, aber in den meisten Fällen auf **Periodsäure-Schiff-Reagens**.

Immunphänotypisierung Die Charakterisierung der Expression verschiedener linienspezifischer oder auch aberranter Oberflächenantigene auf den Leukämiezellen mit Hilfe monoklonaler Antikörper ist ein wichtiger Bestandteil der modernen Leukämiediagnostik. Der Immunphänotyp dient zum einen zur eindeutigen Differenzierung zwischen myeloischen und lymphatischen Leukämien und zum anderen der genauen Klassifikation bei sehr unreifen, morphologisch nicht eindeutigen Formen akuter Leukämien. So kann die Diagnose einer Myeloblastenleukämie mit minimaler Differenzierung (AML M0) und einer Megakaryoblastenleukämie (AML M7) nur mit dem Nachweis des entsprechenden Immunphänotyps gestellt werden (s. Tab. 10.35). Noch entscheidender als für die AML ist die Immunphänotypisierung die Grundlage für die Klassifizierung der ALL.

Zyto- und Molekulargenetik Der **zytogenetische Befund** stellt heute den wichtigsten prognostischen Faktor akuter Leukämien dar. Bei der AML unterteilt man den chromosomalen Befund in Abhängigkeit von der Prognose in drei verschiedene Gruppen ein:
- prognostisch günstige Zytogenetik
- intermediäre Zytogenetik
- ungünstige Zytogenetik.

Die Einordnung der verschiedenen Aberrationen in die drei Gruppen wird allerdings international nicht immer einheitlich gehandhabt. Die Translokationen zwischen den Chromosomen 8 und 21 [t(8;21)], zwischen den Chromosomen 15 und 17 [t(15;17)] sowie die Inversion des Chromosoms 16 wird in der Regel als prognostisch günstig eingestuft. Ein normaler Karyotyp nimmt eine intermediäre prognostische Position ein, während Deletionen oder der komplette Verlust eines Chromosoms 5 oder 7 sowie komplexe Chromosomenaberrationen (= mehr als zwei Aberrationen) eine äußerst ungünstige Prognose nach sich ziehen.

Molekulargenetische Untersuchungstechniken wie z. B. PCR oder FISH (Fluoreszenz-in-situ-Hybridisierung) ermöglichen darüber hinaus einen empfindlicheren Nachweis chromosomaler Aberrationen und werden in der Zukunft eine wichtige Rolle in der Remissionsüberwachung spielen, d. h. in der Untersuchung minimaler, mikroskopisch nicht nachweisbarer Resterkrankung (minimal residual disease, MRD). Außerdem können neue pathogenetisch und prognostisch relevante Veränderungen der DNA bzw. Mutationen wesentlich sensitiver detektiert und definiert werden als mit der klassischen Zytogenetik.

Klassifikation Die Einteilung der akuten Leukämien ist im Wandel begriffen. Heute wird allgemein für die AML die FAB-Klassifikation (French-American-British group) verwendet, die im Wesentlichen auf morphologischen und zytochemischen Kriterien beruht, aber durch den Immunphänotyp teilweise ergänzt wurde (s. Tab. 10.35). Von der WHO wurde im Jahre 2000 eine neue AML-Klassifikation vorgeschlagen, in der die AML in erster Linie nach ihrem Karyotyp klassifiziert und die morphologische Typisierung aufgrund geringer prognostischer Relevanz entsprechend mehr in den Hintergrund gerückt wird. Die sicherlich noch korrekturbedürftige Klassifikation wird sich jedoch zunehmend etablieren (s. Tab. 10.36).

HLA-Typisierung Eine Typisierung der Histokompatibilitätsmerkmale sollte bei jüngeren Patienten unter 60 Jahren bei Diagnosestellung initiiert werden, wenn ein potentieller Stammzellspender in der Familie vorhanden ist oder bei unter 40- bis 45-jährigen Patienten ggf. eine Fremdspender-Stammzelltransplantation erwogen wird. Die initiale HLA-Typisierung, die später unter der Chemotherapie in der Aplasie nicht mehr möglich ist, ermöglicht eine frühzeitige Spendersuche.

Differentialdiagnose	Ausschlussmaßnahmen
Akute lymphatische Leukämie (ALL)	(Immun-)Typisierung der Leukämiezellen im Knochenmark
Verdrängung der Hämatopoese durch andere maligne Prozesse: Knochenmarkkarzinose, malignes Non-Hodgkin-Lymphom	Im Knochenmarkausstrich Nachweis von Tumorzellverbänden bzw. atypischer lymphatischer Zellen
CML-Blastenkrise (Finalstadium der CML)	Bekannte CML in der Anamnese; bei primärer Blastenkrise (Immun-)Typisierung der Blasten im Knochenmark; Zytogenetik: Nachweis des Philadelphia-Chromosoms bzw. molekularbiologisch von bcr-abl

Hämatologie

Differentialdiagnose	Ausschlussmaßnahmen
Myelodysplastisches Syndrom	Fließende Übergänge zur AML; MDS in der Anamnese; Nachweis von Reifungsstörungen der Hämatopoese (Dysplasiezeichen) im Knochenmarkausstrich; Karyotyp
Aplastische Anämie	Hypozelluläres bis aplastisches Knochenmark
Perniziöse Anämie	Erniedrigter Vitamin-B12-/Folsäurespiegel; megaloblastäre Hämatopoese im Knochenmarkausstrich
Virusinfekt, Mononukleose	Nachweis atypischer Lymphozyten (Viruzyten) im peripheren Blut; normale Hämatopoese im Knochenmarkausstrich

Therapie Die Therapie basiert auf folgenden Säulen:
- Chemotherapie
- supportive Therapie
- allogene oder autologe Stammzelltransplantation.

Zunehmend halten auch neuere Entwicklungen Einzug in die therapeutischen Optionen bei der AML.

Chemotherapie Die Polychemotherapie stellt initial die einzige kurative Therapie dar. Die Strahlentherapie wird nur additiv bei ZNS-Beteiligung eingesetzt. Das Prinzip einer kurativ ausgerichteten Chemotherapie ist die Vernichtung einer möglichst großen Anzahl von Leukämiezellen. Zytostatika wirken jedoch nicht selektiv auf Leukämiezellen, sondern schädigen alle schnell wachsende Gewebe, in erster Linie die Zellen der Hämatopoese, der Haare, der Haut, der Schleimhäute und die Keimzellen, aber auch lebenswichtige Organe wie Leber, Herz, Nieren und ZNS. Somit ist die Polychemotherapie immer eine Therapie, die potentiell lebensgefährliche Auswirkungen hat. Daher besteht für einige, meist ältere Patienten eine Kontraindikation für eine Standardchemotherapie bei folgenden Begleiterkrankungen: dekompensierte Herzinsuffizienz, chronische Lungenerkrankungen, Leber- und Nierenfunktionsstörungen, unkontrollierte schwere Infektion (z. B. Pneumonie) oder Sepsis.

Fortschritte in der Chemotherapie und in der supportiven Therapie (s.u.) haben zu deutlich verbesserten Remissions- und Überlebensraten geführt. Heute ist das Hauptproblem bei der Behandlung der AML nicht das Erreichen der kompletten Remission, sondern deren Erhaltung. Es hat sich gezeigt, dass nach Erreichen der kompletten Remission eine weitere Therapie notwendig ist, wobei in der Behandlung insgesamt folgende Therapiephasen unterschieden werden:
- Induktionstherapie
- Konsolidierungstherapie
- Erhaltungstherapie.

In der **Induktionstherapie** werden ein bis zwei Chemotherapiekurse gegeben, um möglichst rasch eine komplette Remission zu erzielen, die bei etwa 60–75 % der Patienten erreicht wird. Als weltweit üblicher Standard gilt eine Therapie mit dem Antimetaboliten **Cytosin-Arabinosid (Ara-C)** in Kombination mit einem **Anthrazyklin**, z.B. **Daunorubicin** oder **Idarubicin**. In einigen Therapieschemata wird auch noch eine dritte Substanz verwendet, z. B. Thioguanin oder Etoposid. Vorteile für die Anwendung einer dritten Substanz sind allerdings nicht sicher belegt.

Mit Erreichen einer kompletten Remission (s.u.) sind zwar mikroskopisch keine leukämischen Blasten mehr

Tab. 10.35 FAB-Klassifikation der akuten myeloischen Leukämie.

FAB	Morphologischer Subtyp	Häufigkeit	Assoziierter Karyotyp
M0	Myeloblastäre Leukämie mit minimaler Differenzierung	< 5%	
M1	Myeloblastäre Leukämie ohne Ausreifung	20%	
M2	Myeloblastäre Leukämie mit Ausreifung	30%	t(8;21)
M3	Promyelozytäre Leukämie	< 5%	t(15;17)
M4	Myelomonozytäre Leukämie	25%	
M4eo	Myelomonozytäre Leukämie mit Eosinophilie	< 5%	Inversion 16
M5a	Monozytäre Leukämie ohne Ausreifung (Monoblasten)	15%	t(9;11); abn(11q23)
M5b	Monozytäre Leukämie mit Ausreifung zu Monozyten		t(9;11) abn(11q23)
M6	Erythroleukämie	< 5%	
M7	Megakaryozytäre Leukämie	< 5%	

Tab. 10.36 WHO-Klassifikation der AML.

AML mit häufigen zytogenetischen Aberrationen [t(8;21), t(15;17), inv16, 11q23]
AML mit Dysplasiezeichen mehrerer Zellreihen (Erythro-, Granulo-, Thrombopoese)
Therapieassoziierte(s) AML und MDS
Nicht weiter kategorisierte AML

10.4 Erkrankungen des granulozytären und monozytären Systems

nachweisbar, aber noch in einer signifikanten Zahl (10^8–10^9) vorhanden. Durch die Konsolidierungstherapie soll der maligne Klon weiter reduziert bzw. eliminiert werden. Im Rahmen der Konsolidierungsphase folgen ein bis mehrere Zyklen einer Ara-C-haltigen Chemotherapie, die meist auch mit Anthrazyklinen kombiniert ist.

Sowohl in der Induktions- als auch in der Konsolidierungstherapie wird Ara-C in unterschiedlichen Dosierungen eingesetzt. Mit Einführung von hoch dosiertem Ara-C (1–3 g/m² Körperoberfläche pro Dosis) konnten das leukämiefreie Überleben und das Gesamtüberleben je nach Konstellation der Prognosefaktoren auf 40 bis über 50 % gesteigert werden.

Nicht alle Patienten tolerieren jedoch hoch dosiertes Ara-C, insbesondere treten bei älteren Patienten (> 60 Jahre) zu starke Nebenwirkungen auf (Neurotoxizität). Muss auf hoch dosiertes Ara-C verzichtet werden, ist eine **Erhaltungstherapie** sinnvoll. In der Erhaltungstherapie, die sich über bis zu drei Jahre erstreckt, wird meist Ara-C mit verschiedenen Substanzen wie z. B. Thioguanin, Cyclophosphamid oder Anthrazyklinen kombiniert. Die Therapie wird alle vier bis sechs Wochen wiederholt und so mild dosiert, dass sie ambulant durchführbar ist.

Ein Sonderfall ist die **akute Promyelozytenleukämie** (AML FAB M3), bei der zusätzlich **ALL-Trans-Retinolsäure** (ATRA = all trans retinoid acid) eingesetzt wird, das zur Ausdifferenzierung der Promyelozyten und alleine bereits zu einer kompletten Remission führen kann, obwohl es sich nicht um ein Zytostatikum handelt.

Die klinischen Kriterien für eine **komplette Remission** sind:
- weniger als 5 % Blasten im Knochenmark und Blastenfreiheit im peripheren Blut
- Wiederherstellung des normalen Blutbildes mit
  – Granulozyten ≥ 1500/µl (1,5 G/l)
  – Thrombozyten > 100 000/µl (100 G/l)
- keine extramedulläre Manifestation.

Supportive Therapie Die Therapie akuter Leukämien führt zu einer wochenlangen **Knochenmarkaplasie**, d. h., aufgrund der initialen Verdrängung durch die Leukämie und der zusätzlichen Schädigung der originären Hämatopoese durch die Chemotherapie findet keine Produktion von Granulozyten, Erythrozyten und Thrombozyten statt. In dieser Zeit sind die Patienten in hohem Maße durch Blutungen und Infektionen gefährdet. Deshalb sollte die Behandlung nur in spezialisierten Zentren durchgeführt werden.

Voraussetzung für die intensiven Chemotherapien ist eine begleitende, adäquate **supportive Therapie**. Hierunter werden vor allem Maßnahmen wie Blutzellersatz, Infektionsprophylaxe bzw. -behandlung zusammengefasst, die der Verhütung und Behandlung krankheits- oder therapieinduzierter Komplikationen dienen.
- **Blutzellersatz:** Die Anämie kann durch die Gabe von **Erythrozytenkonzentraten** leicht behandelt werden. Der Hb-Wert sollte über 8 g/dl (4,8 mmol/l), bei alten Patienten über 10 g/dl (6 mmol/l) gehalten werden. Eine stark erhöhte Blutungsgefahr besteht bei Werten unter 20 000 Thrombozyten/µl (20 G/l), die dann entsprechend mit **Thrombozytenkonzentraten** substituiert werden müssen. Der Ersatz von Granulozyten ist schwierig und wird in der Regel nicht durchgeführt.
- **Infektionen:** Durch die mehrwöchige, therapieinduzierte **Granulozytopenie** sind die Patienten in hohem Maße infektionsgefährdet. Zur Prophylaxe dienen Isolierbehandlung, sorgfältigste Hygiene im Umgang mit den Patienten sowie eine **selektive Darmdekontamination** durch nicht resorbierbare Antibiotika. Dennoch entwickeln letztlich alle Patienten im Verlauf der Behandlung vor allem **bakterielle Infektionen** und nicht selten systemische **Pilzinfektionen** von Lunge, Leber und/oder Milz; aber auch Virusinfekte kommen vor. Eine rechtzeitige **antiinfektiöse Therapie** ist entscheidend für das Überleben der Patienten.
- Der Einsatz von hämatopoetischen **Wachstumsfaktoren** wie **G-CSF** oder **GM-CSF** hat zu einer signifikanten Verkürzung der Aplasiedauer nach Chemotherapie und zu einer Verkürzung der Fieberepisoden geführt. Eine Verbesserung der Therapieergebnisse bzw. Prognose konnte jedoch bisher nicht gezeigt werden.

Stammzelltransplantation Für jüngere Patienten (< 55–60 Jahre) sollte immer die Möglichkeit der Transplantation von Knochenmarkstammzellen (Knochenmarktransplantation) oder peripheren Blutstammzellen (s. Kap. 3.9.1) in die therapeutischen Überlegungen einbezogen werden. Es stehen grundsätzlich zwei Verfahren zur Verfügung:
- die **allogene Stammzelltransplantation** HLA-identischer bzw. -kompatibler Geschwister, anderer Familienangehöriger oder unverwandter Fremdspender,
- die **autologe Transplantation** von in Vollremission gewonnenen Stammzellen des Patienten.

Die allogene Stammzelltransplantation stellt eine sehr effektive, aber auch höchst aggressive Konsolidierungsmaßnahme für eine bereits erreichte komplette Remission dar. Obwohl die Heilungsrate deutlich höher liegt als nach alleiniger Chemotherapie, sind die Toxizität und Langzeitfolgen nicht unerheblich. Der Stellenwert der autologen Transplantation ist derzeit Gegenstand vieler klinischen Studien. Bisherige Ergebnisse lassen eine bessere Prognose als mit alleiniger Chemotherapie vermuten.

Bei der AML sollte in erster kompletter Remission eine allogene Stammzelltransplantation HLA-identischer verwandter Spender angestrebt werden, mit Ausnahme von Patienten mit prognostisch günstigem Karyotyp, insbesondere die Translokation t(15;17). Bei Erreichen einer zweiten kompletten Remission nach einem Rezidiv sollte möglichst immer eine allogene Stammzelltransplantation, ggf. auch mit einem HLA-kompatiblen, unverwandten Spender, durchgeführt werden, wenn Alter und Gesamtzustand des Patienten dies erlauben.

Neuere Entwicklungen Im Zeitalter der Molekularbiologie halten neue Erkenntnisse zunehmend Einzug in die Therapiemöglichkeiten der AML. So ist in den USA das **Gemtuzumab Ozogamicin** (CMA676, Mylotarg™) in der Rezidivtherapie bereits zugelassen. Es handelt sich dabei um einen humanisierten monoklonalen, gegen das CD33-Epitop, ein für die AML typisches myeloisches Oberflächenmerkmal, gerichteten Antikörper, der mit dem Anthrazyklin Calicheamicin gekoppelt ist. In der Monotherapie bei Rezidiven hat dieser Antikörper eine beachtliche antileukämische Wirksamkeit von 30 % Remissionen bei gleichzeitig weniger Nebenwirkungen, verglichen mit einer Chemotherapie, gezeigt.

Andere Wirkprinzipien wie die Beeinflussung der **Neoangiogenese** (z.B. Thalidomid, SU5416) oder **Blockade der Signaltransduktion** (Tyrosinkinase- und Farnesyltransferase-Inhibitoren) haben in Einzelfällen eine antileukämische Wirkung gezeigt und werden daher in Studien derzeit evaluiert.

Verlauf und Prognose Noch vor 20 Jahren führte eine akute Leukämie rasch zum Tode, seitdem hat sich die Prognose deutlich gebessert.

> ! Außer bei sehr alten Patienten ist jede akute Leukämie potentiell heilbar und sollte entsprechend behandelt werden. Mit alleiniger Chemotherapie sind ca. 30–35 % aller Patienten langfristig in Remission und als geheilt anzusehen. Durch die allogene Stammzelltransplantation konnte die Prognose zusätzlich verbessert werden. Im Kindesalter sind die Ergebnisse insgesamt deutlich günstiger.

Die Prognose wird im Wesentlichen durch den **Karyotyp** und das **Alter** des Patienten bestimmt. Der Anteil kompletter Remissionen liegt für Erwachsene unter 60 Jahren bei 70 %. Auch Patienten über 60 Jahre können erfolgreich therapiert werden; die Ergebnisse werden mit beeinflusst vom biologischen Alter und von komplizierenden Begleiterkrankungen.

In der Gruppe der **günstigen Karyotypen** [t(15; 17); t(8; 21); inv 16] **können 50–60 %** der Patienten durch alleinige Chemotherapie langfristig geheilt, d.h. mehr als fünf Jahre in Remission gebracht werden, wohingegen maximal 20 % der Patienten mit **ungünstigem Karyotyp** (z.B. Deletionen oder Verlust der Chromosomen 5 oder 7, komplexe Karyotypen) eine langfristige Remission erreichen. Ein **normaler Karyotyp** nimmt prognostisch eine Mittelstellung zwischen den beiden oben genannten Gruppen ein. Mit zunehmendem Alter steigt die Häufigkeit prognostisch ungünstiger chromosomaler Aberrationen. Ungefähr 30–35 % aller Patienten unter 60 Jahren können langfristig geheilt werden, was bedeutet, dass die Mehrzahl der Patienten in den ersten fünf Jahren ein Rezidiv erleidet.

Durch allogene Knochenmarktransplantation in erster Remission bleiben zwischen 45 und 70 % der Patienten langfristig krankheitsfrei, während durch die autologe Transplantation mit ca. 45 % deutlich weniger in anhaltender Remission bleiben. Die Ergebnisse der autologen Transplantation sind aber möglicherweise besser als für die alleinige Chemotherapie. Insgesamt stellen die transplantierten Patienten eine positive Selektion dar, da ältere Patienten und häufig solche mit Frührezidiv für eine Transplantation nicht in Frage kommen, weshalb der unmittelbare Vergleich der Therapieergebnisse zwischen Chemotherapie und Transplantation nicht ganz unproblematisch ist.

Rezidive Bei Patienten mit einem Rückfall (Rezidiv) kann bis zu 50 % der Fälle mit geeigneten Zytostatikakombinationen eine zweite Remission erzielt werden, die jedoch ohne anschließende Transplantation meist nicht länger als sechs bis zwölf Monate anhält. Eine erfolgreiche allogene oder autologe Knochenmarktransplantation ist in der Regel die einzige Möglichkeit, in einigen Fällen noch eine Heilung zu erzielen.

Komplikation	Häufigkeit
Leukostasesyndrom (Beeinträchtigung lebenswichtiger Organe durch Minderperfusion bei Hyperleukozytose)	Häufig ab Leukozytenzahlen >150 000/µl
Schwere Infektionen durch Bakterien und Pilze, seltener durch Viren (z.B. Pneumonie, Sepsis, Weichteilinfektionen, Organmykosen)	95–100 %
Blutungen (z.B. Petechien, Epistaxis, letale intrazerebrale Blutung)	95–100 %
Verbrauchskoagulopathie (DIC)	Häufig bei Promyelozytenleukämie (AML M3)
Uratnephropathie, akutes Nierenversagen, Tumorlysesyndrom	Häufig bei hoher Leukozytenzahl (>50 000/µl) und hoch dosierter Chemotherapie ohne initiale Vorphasetherapie
Entzündungen der Schleimhäute im Gastrointestinaltrakt (Mukositis, Diarrhöen)	Häufige Nebenwirkung der Chemotherapie
ZNS-Toxizität bei hoch dosierter Ara-C-Therapie (z.B. Krampfanfall, neurologische Defizite, akutes zerebelläres Syndrom)	< 60 Jahre: bis 10 % ≥ 60 Jahre: > 30 % Irreversible Schäden: 30–40 %

Zusammenfassung

- Häufigste Ursache: maligne Transformation einer myeloisch determinierten hämatopoetischen Stammzelle am ehesten in Zusammenhang mit chromosomalen Aberrationen
- Wichtigste Symptome: (durch Verdrängung der Hämatopoese) Blässe, Müdigkeit, Infektionen, Blutungsneigung
- Wichtigste diagnostische Maßnahmen: Differentialblutbild, Knochenmarkpunktion mit Zytomorphologie, Immunphänotypisierung, Zyto- bzw. Molekulargenetik
- Wichtigste therapeutische Maßnahmen: Chemotherapie, allogene oder autologe Stammzelltransplantation

Zur weiteren Information

Literatur

Harris, L. N., E. S. Jaffe, J. Diebold, et al.: World Health Organization classification of neoplastic diseases of the hematopoietic and lymphoid tissues: report oft the clinical advisory committee meeting. Airlie House, Virginia, November 1997. J Clin Oncol 1999; 17/12: 3835–49.

Akute und chronische Leukämien. Internist 1996; 37: 969–1048.

Heil G., A. Ganser: Diagnostik und Therapie der akuten myeloischen Leukämie (AML). Onkologe 1998; 4: 791–7.

Henderson, E., A. Lister, M. Greaves: Leukemia. Saunders, Philadelphia – London 2002.

Hoffman, R., E. J. Benz jr., S. Shattil, B. Furie, H. Cohen, L. Silberstein: Hematology – Basic Principles and Practice. 3rd Edition. Churchill Livingstone, New York – Edinburgh 2000.

Internet-Links

http://www.kompetenznetz-leukaemie.de
http://www.krebs-kompass.de
http://www.cancer.gov

Keywords

Acute (Myeloid) Leukemia ◆ Cytogenetics ◆ Chemotherapy ◆ Bone Marrow (Stem Cell) Transplantation

10.4.2 Störungen der Granulozytenfunktion

P. Hartmann

Physiologische Grundlagen

Granulozyten sind polymorphkernige Zellen, die zu den Leukozyten gerechnet werden. Sie spielen eine Schlüsselrolle in der unspezifischen zellulären Abwehrreaktion gegen Bakterien und Pilze. Entsprechend dem Färbeverhalten ihrer spezifischen Granula werden neutrophile (~90 %), eosinophile (2–4 %) und basophile (1 %) Granulozyten unterschieden. Diese drei Gruppen machen gemeinsam etwa 60–70 % der zirkulierenden Leukozyten aus. Ihre Lebensdauer beträgt etwa zwei bis drei Tage, ihre Verweildauer (Halbwertszeit) im peripheren Blut nur sechs bis sieben Stunden. Außerhalb des im Knochenmark befindlichen Reservepools finden sich Granulozyten zirkulierend in der Blutbahn, adhärent am Gefäßendothel, wo sie den sog. marginalen Granulozytenpool im Randstrom des Blutes bilden, und im Gewebe, wo sie lokale Keime abtöten. Diese Verteilung beruht auf den besonderen funktionellen Eigenschaften der Granulozyten. Sowohl bezüglich ihrer Verteilung im Differentialblutbild wie funktionell kommt den **neutrophilen Granulozyten** die größte Bedeutung zu. Sie spielen für die Eliminierung von Bakterien und Pilzen, von virusinfizierten Körperzellen und Tumorzellen die wichtigste Rolle. **Eosinophile Granulozyten** sind vornehmlich bei der immunologischen Abwehr von Parasiten und Würmern beteiligt. Sie spielen eine besondere Rolle bei der IgE-vermittelten Überempfindlichkeitsreaktion vom Soforttyp (allergische Reaktion vom Typ I) sowie bei der zellvermittelten Überempfindlichkeitsreaktion vom verzögerten Typ (allergische Reaktion vom Typ IV). **Basophile Granulozyten** werden auch Blutmastzellen genannt. Sie spielen ebenso wie die Eosinophilen eine Rolle bei der allergischen Typ-I-Reaktion und sind wahrscheinlich auch bei Parasitosen von Bedeutung.

Die im Folgenden beschriebenen funktionellen Eigenschaften von Granulozyten kommen vornehmlich den Neutrophilen zu und sind für diese Granulozytenpopulation bisher am besten untersucht.

Rolling

Das sog. Rolling beschreibt die Fortbewegung der im Blutstrom zirkulierenden Granulozyten. Die Zellen haften kurzfristig am Gefäßendothel und gehen dort eine transiente Bindung ein, die über Typ-I-Glykoproteine in der Membran der Endothelzelle (sog. Selektine) vermittelt wird. Nach kurzer Zeit lösen sich die Granulozyten wieder, lassen sich vom Blutstrom weitertragen, um sich dann erneut am Endothel anzuheften. Das Rolling ist der erste Schritt in der Rekrutierung von Granulozyten in das Gewebe.

Adhäsion

Werden zirkulierende Granulozyten einem Gradienten von Botenstoffen, auch chemotaktische Faktoren genannt, ausgesetzt, ändert sich ihr Kontaktverhalten zum Endothel. Die chemotaktischen Faktoren haben ihren Ursprung in der Regel im Gewebe, z.B. im Rahmen eines lokalen Entzündungsgeschehens. Statt weiter zu „rollen", lösen sich die Granulozyten nun nicht mehr von der Gefäßwand und gehen in einen Status der stationären Adhäsion über. Diese besonders für Neutrophile beschriebene Funktion wird über die Membranrezeptoren CD11a/CD18 (LFA-1) und CD11b/CD18 (MAC-1, CR3) vermittelt. Adhäsion ist die Voraussetzung für Diapedese (s.u.).

Chemotaxis

Als Chemotaxis wird die **zielgerichtete Bewegung** von Zellen entlang einem Konzentrationsgradienten, sog. chemotaktischen Faktoren (Chemotaxine), bezeichnet. Der Zielort im Gewebe birgt somit die höchste Konzentration der Chemotaxine. Eine reduzierte Chemotaxis für Neutrophile wird unter anderem beim Hyper-IgE-Syndrom (HIES) beobachtet, einer Erkrankung, die mit einer schwachen T-Zell-Antwort (TH-1) einhergeht. Letztere führt zu einer verminderten Synthese von Interferon-γ, einem Faktor, der das chemotaktische Potential von neutrophilen Granulozyten steigert.

Migration

Im Gegensatz zur Chemotaxis beschreibt Migration die **ungerichtete Bewegung** von Zellen, die jedoch die gleichen zytoskelettalen Eigenschaften der Zellen voraussetzt.

Diapedese

Diapedese beschreibt den Durchtritt von Leukozyten durch die intakte Wand der Kapillaren. Dieser Prozess wird

Hämatologie

u. a. durch IAP (Integrin-Associated Protein), das sowohl auf Neutrophilen und auf Endothelzellen exprimiert wird, unterstützt.

Phagozytose und intrazelluläre Abtötung

Phagozytose ist ein Vorgang, der die Internalisierung größerer Moleküle in die Zelle beschreibt und in drei Phasen abläuft:
- Attachment (Kontaktaufnahme oder Anheftung an das zu phagozytierende Pathogen)
- Ingestion (Einschluss des Pathogens)
- Killing (Abtötung des Pathogens).

Phagozytose ist ein wichtiger Prozess in der unspezifischen zellabhängigen Immunabwehr gegenüber Mikroorganismen sowie in der Vernichtung eigener apoptotischer Zellen. Zur Phagozytose befähigt sind Makrophagen und Granulozyten, die auch als Phagozyten bezeichnet werden.

Voraussetzung für die Phagozytose ist der Kontakt mit Fremdpartikeln und deren Erkennung. Für diese ersten Schritte spielen **Opsonine** eine wichtige Rolle. Opsonine sind Plasmabestandteile, die sich an körperfremde, antigene Substanzen anlagern und über spezielle Opsoninrezeptoren an der Phagozytenoberfläche erkannt werden. Zu den Opsoninen gehören unter anderem Komplementfaktoren (C3b) und Immunglobuline. Die wichtigsten Oberflächenrezeptoren, die den Prozess der Phagozytose vermitteln, sind die Komplementrezeptoren CR1 (CD35) und CR3 (CD11b/CD18 Integrin) sowie die Immunglobulinrezeptoren FcγR2 (CD32) und FcγR3 (CD16).

Durch die **Stimulation der Oberflächenrezeptoren** der Phagozyten erfolgt die weitere **Signaltransduktion** ins Zellinnere, wo dann weitere Prozesse angestoßen werden. Die Fc-Rezeptor-Bindung vermittelt Endozytose, Degranulation sowie die Induktion des oxidativen „Bursts". Dabei erfolgt die Signaltransduktion über Stimulation der Proteintyrosinkinase, die ihrerseits die Phosphorylierung verschiedener Proteine induziert und über sog. Second Messenger einen Konzentrationsanstieg des zytosolischen Ca^{2+} bewirkt (s. u.).

Die auf den Membrankontakt folgende Aufnahme antigener Substanzen in die Zelle geschieht durch Ausbildung von Pseudozyten, die die Fremdsubstanz umschließen. So entsteht die phagozytische Vakuole, das **Phagosom**, das schließlich nach intrazellulär abgesetzt wird. Die für diesen Vorgang notwendige Veränderung der Zellform erfolgt durch Reorganisation des Zytoskeletts, v. a. der Aktinmikrofilamente. Nach dem aktiven Transport der Makropartikel ins Zellinnere (**Endozytose**) wird die **Degranulation** der verschiedenen Neutrophilenvesikel eingeleitet. Dies kann in Form von Exozytose in den Extrazellularraum oder durch die Verschmelzung der Granula mit dem Phagosom zu einem Phagolysosom stattfinden.

Die Granula besitzen an ihrer Oberfläche Rezeptoren für Zytoskelett- und Membranbestandteile, welche eine zielgerichtete Bewegung und die Fusion mit der Plasmamembran ermöglichen. Der Stimulus für die Degranulation ist der Ca^{2+}-Anstieg im Zytosol, wobei jede Vesikelart sich bei einer für sie spezifischen Ca^{2+}-Konzentration entleert. Azurophile Granula besitzen die höchste bakterizide Potenz und benötigen den höchsten Ca^{2+}-Spiegel. Die Neutrophilengranula enthalten antimikrobielle Proteine wie Lysozym, Lactoferrin, Defensine, BPI (Bactericidal-Permeability-Increasingprotein), proteolytische und hydrolytische Enzyme wie Kathepsin C, Azurozidin, Kollagenasen, MPO (Myeloperoxidase), DNAsen u. a. Die Freisetzung dieser Stoffe führt zur Abtötung und „Verdauung" des Fremdorganismus. Der Prozess der intrazellulären Abtötung ist zwar grundsätzlich sauerstoffabhängig, kann aber auch über den NADPH-Oxidase-Weg sauerstoffunabhängig aktiviert werden.

Oxidativer Burst

Die Aktivierung der Granulozyten und anderer Phagozyten löst eine Zellreaktion aus, die den Sauerstoffverbrauch bis auf das 50fache erhöhen kann. Man spricht vom respiratorischen oder oxidativen Burst. Dieser dient nicht, wie ursprünglich angenommen, der Energieproduktion, sondern der Abwehr gegen Mikroorganismen. Eingeleitet wird der Prozess durch Kontakt zu Fremdpartikeln sowie durch endogene und exogene Chemoattraktanten und Entzündungsmediatoren.

Der oxidative Burst ist ein Vorgang, bei dem einzelne Elektronen über intrazelluläres NADPH auf extrazelluläre Sauerstoffmoleküle transmembranös unter Änderung des Membranpotentials übertragen werden. Der Elektronentransport wird durch die **NADPH-Oxidase** katalysiert, ein Enzym, das nur in stimulierten Phagozyten aktiv ist. Es besteht aus mindestens sechs Komponenten, die in ruhenden Granulozyten sowohl im Zytosol als auch in Membranen, überwiegend in sekretorischen und basophilen Granula, verankert sind. Nach Stimulation der Zelle erfolgt eine Translokation dieser Komponenten auf das Plasmalemm und damit die Aktivierung der Oxidase. Den wichtigsten Teil des Enzyms stellt das membrangebundene, phagozytenspezifische Cytochrom b558 dar, das als Elektronencarrier fungiert. So entstehen reaktive Moleküle, auch **Superoxide** genannt, die über weitere Reaktionsschritte durch die Oxidation von Proteinen und Nukleinsäuren zur Abtötung von Mikroorganismen führen.

Die Ausschüttung der Superoxide erfolgt sowohl nach extrazellulär als auch in das Phagosom. Bei der Ausschüttung nach extrazellulär werden nicht nur Mikroorganismen, sondern auch das körpereigene Gewebe angegriffen. Diese Zerstörung des Gewebes ist Teil jeder lokalen Entzündungsreaktion und wird in ihrem Ausmaß durch schützende Enzyme (Katalase, Peroxidase) begrenzt, die die Superoxide zu Wasser reduzieren.

Störungen des oxidativen Bursts führen
- zu einer geschwächten zellulären Immunabwehr (oxidativer Burst reduziert) oder
- zu fatalen Zerstörungen des Gewebes (oxidativer Burst gesteigert).

Zu einer vermehrten Freisetzung von toxischen Sauerstoffradikalen kommt es unter anderem beim hypereosinophilen Syndrom (HES), dem eine spontane Degranulation der überrepräsentierten Eosinophilen zugrunde liegt.

Störungen der Granulozytenfunktion können auf allen Ebenen der oben beschriebenen distinkten und sehr komplexen zellulären Reaktionen auftreten. Es liegen einzelne oder mehrere Funktionsdefekte vor, die zusätzlich mit einem Syndrom assoziiert sein können, das weitere Symptome, unabhängig von der Granulozytenfunktions-

10.4 Erkrankungen des granulozytären und monozytären Systems

störung, zusammenfasst. Allen Granulozytenfunktionsstörungen gemeinsam ist das rezidivierende Auftreten von Infekten, deren Häufigkeit und Schwere abhängig von der Art und Ausprägung der granulozytären Funktionsstörung sind. Im Folgenden sind die bekanntesten Syndrome dargestellt.

Eosinophilie, hypereosinophiles Syndrom

Synonym: Idiopathisches HES
Engl. Begriff: Hypereosinophile Syndrome, Idiopathic Hypereosinophile Syndrome

Definition Als Eosinophilie wird eine absolute Eosinophilenzahl von > 450/μl definiert. Das Spektrum der mit Eosinophilie assoziierten Erkrankungen ist breit. Es umfasst allergische Reaktionen (z. B. Bienenstiche, allergische Reaktionen auf Medikamente etc.), Kollagenosen, Infektionen (insbesondere Parasitosen, v. a. Würmer, nicht aber Protozoen), Malignome und das idiopathische hypereosinophile Syndrom (HES). Im Gegensatz zur benignen Hypereosinophilie, die asymptomatisch über Jahre bestehen kann, ist das HES durch symptomatische Organbeteiligung charakterisiert.

Epidemiologie Das HES ist selten. Die häufigste Ursache für eine Eosinophilie weltweit bleibt die Parasitose.
Das HES zeigt eine Prädominanz für das männliche Geschlecht mit 9 : 1. Es ist extrem selten bei Kindern. Der Altersgipfel liegt zwischen 20 und 50 Jahren.

Ätiologie und Pathogenese Die primären Stimuli für die Proliferation der Eosinophilen im Knochenmark sind die Zytokine Interleukin-(IL-)5, IL-3 und der Granulocyte-Macrophage Colony-Stimulating Factor (GM-CSF). Diese Zytokine hemmen auch den programmierten Zelltod (Apoptose) der Eosinophilen. Eine Eosinophilie kann unter dem Einfluss dieser drei Zytokine durch **gesteigerte Produktion** von Eosinophilen im Knochenmark und/oder durch **längere Überlebenszeit** der Eosinophilen entstehen. Der Unterschied zwischen den Mechanismen der Entstehung einer sekundären Eosinophilie (z. B. bei Parasitosen) und der primären Eosinophilie beim idiopathischen HES ist bisher nicht bekannt.
Eosinophile sind die Quelle einer großen Zahl von Zytokinen, einschließlich IL-2, IL-3, IL-4, IL-5, IL-7, IL-13, IL-16, TNF-alpha, Transforming Growth Factor beta (TGF-beta) und RANTES (ein B-Chemokin: **R**egulated upon **A**ctivation **N**ormal **T**-cell **E**xpressed and **S**ecreted). Darüber hinaus enthalten ihre Granula verschiedene kationische Proteine, wie EPO (Eosinophil Peroxidase), MBP (Major Basic Protein) und EDN (Eosinophil Derived Neurotoxin). Die Zytokine vermitteln einerseits eine **Autostimulation** der Eosinophilen über IL-3 und IL-5, sie stimulieren andererseits aber auch andere an der Immunantwort beteiligte Zellen wie Neutrophile und T-Zellen. Auf diese Weise kommt es beim HES zu einer übersteigerten Immunreaktion, die zu Organschäden führt. Die Degranulation der Eosinophilen führt zur Freisetzung der toxischen kationischen Proteine und toxischer Sauerstoffradikale, die schwere Endothelschäden provozieren können. MBP führt zu Hyperkoagulabilität und somit zu erhöhter Thromboseneigung. Warum die Degranulation der Eosinophilen beim HES ohne den Reiz eines Pathogens erfolgen kann, ist ungeklärt.

Symptome Das HES zeigt eine heterogene klinische Präsenz. Ein Leitsymptom im eigentlichen Sinne fehlt. Seine multiplen Organmanifestationen können gleichzeitig oder einzeln auftreten. Die Erkrankung kann sich plötzlich und dramatisch manifestieren oder als Zufallsbefund diagnostiziert werden. Jedes Organsystem kann betroffen sein. Die häufigsten Symptome betreffen die folgenden Organe:

Herz Das Herz ist eines der am meisten und schwerwiegendsten betroffenen Organe beim HES. Die Mortalität der Erkrankung wird maßgeblich von der kardialen Beteiligung bestimmt. Die Schädigung des Herzens erfolgt typischerweise in drei Stadien:
- akute nekrotische Schädigung des Endokards, meist ohne klinische Symptome, gelegentlich aber auch symptomatisch
- thrombotische Phase, ausgelöst durch die Endothelschäden und die Freisetzung von MBP
- Endomyokardfibrose.

Klinisch finden sich die typischen Zeichen und Symptome der Herzinsuffizienz. Pathologische Herzgeräusche, besonders über der Mitral- und Trikuspidalklappe, sind häufig. Embolien sind die Folge der Endokardthrombose. Nach ihrem Erstbeschreiber spricht man von einer **Endocarditis fibroplastica Löffler.**

Lunge Das **pulmonale Angioödem** ist die häufigste Manifestation einer Lungenbeteiligung des HES. Die Patienten klagen oft über einen chronisch persistierenden, nicht produktiven Husten. Dyspnoe stellt sich meist in Assoziation mit einer Herzinsuffizienz oder Pleuraergüssen ein. Letztere können beim HES auch unabhängig von einer Linksherzinsuffizienz auftreten. Selten kann bei langen Krankheitsverläufen eine komplizierende Pulmonalfibrose, oft begleitend zur Endomyokardfibrose, auftreten.

Neurologische Erscheinungen Zerebrale ischämische Insulte embolisch-thrombotischer Genese sind häufig die Erstmanifestation der Erkrankung. Bei manchen Patienten führt die Schädigung des ZNS durch die Hypereosinophilie zu einer Enzephalopathie. Einige haben eine verwaschene Sprache und Sehstörungen, ohne den Nachweis eines zerebralen Insultes. Periphere Neuropathien machen 50 % der neurologischen Manifestationen beim HES aus. Es finden sich symmetrische oder asymmetrische sensorische Ausfälle, motorische Störungen und Mischbilder sensorischer und motorischer Defizite.

Hämatologisches System Außer einer Leukozytose und der pathognomonischen Eosinophilie im Differentialblutbild zeigen 40 % der Patienten eine gelegentlich schmerzhafte Splenomegalie. Thrombosen und embolische Ereignisse sind häufig aufgrund der Hyperkoagulobilität und der Herzbeteiligung. 50 % der Patienten haben eine begleitende Anämie.

Haut Hauterscheinungen sind häufig, unspezifisch und in einigen Fällen die einzige Manifestation des HES.

Angioödematöse, urtikarielle Läsionen und erythematöse, juckende Papeln bzw. Knoten sind die häufigsten Hautmanifestationen des HES.

Weitere Symptome 20 % der Patienten leiden unter Diarrhö; auch Übelkeit und abdominelle Schmerzen kommen vor (cave: intestinale Nekrosen durch Mikrothromben und Mikroembolien). Arthralgien mit Gelenkergüssen und Myalgien sind häufige Symptome, seltener ist das Raynaud-Phänomen, das in schweren Fällen zu digitalen Nekrosen führen kann.

Diagnostik Leukozytose und Eosinophilie > 1500/µl, eine begleitende Neutrophilie ist häufig, gelegentlich findet sich ebenfalls eine milde Basophilie. Im Knochenmark können unreife Vorläufer der weißen Reihe eine hämatologische Systemerkrankung, insbesondere eine chronische eosinophile Leukämie, suggerieren. Prominente Vakuolen und hypersegmentierte Kerne werden beobachtet. Vakuolisierung und vermehrte Granulierung zeigt eine Assoziation mit dem Risiko einer kardialen Beteiligung.

Das HES ist eine **Ausschlussdiagnose** und kann nur unter der Voraussetzung der **obligaten drei Kriterien** gestellt werden:
- Eosinophilie > 1500/µl, die länger als sechs Monate besteht
- Ausschluss anderer Ätiologien für Eosinophilie
- symptomatische Organbeteiligung.

Entsprechend den verschiedenen Organbeteiligungen ist zum Ausschluss anderer Erkrankungen und zur Feststellung der Schwere des HES zudem eine organbezogene Diagnostik (EKG, Echokardiographie, CT, MRT, rheumatologische Tests, neurologische Diagnostik, Allergietestung etc.) indiziert.

Aufgrund der multiplen Organbeteiligung ist die Liste der möglichen Differentialdiagnosen sehr lang. Der Symptomatik entsprechend muss in allen Fällen eine umfassende organbezogene Untersuchung erfolgen (s. o.), um andere Ursachen als ein HES auszuschließen.

Differentialdiagnose	Ausschlussmaßnahmen
Parasitose	Anamnese (Haustiere, Auslandsaufenthalt, Ernährung etc.), Stuhlproben, Serologie
Eosinophilenleukämie	Nachweis von Blasten im Knochenmark
Endocarditis lenta	Versagen einer antibiotischen Therapie, Myokardbiopsie
Urticaria pigmentosa	Nachweis kutaner Mastzellen in der Hautbiopsie
Malignome mit sekundärer Eosinophilie	Fokussuche mit Computertomographie

Therapie Zwei Therapieziele stehen im Vordergrund:
- Reduktion der Eosinophilen
- Begrenzung der Organschädigung.

Bei Patienten, die eine sehr milde Verlaufsform der Erkrankung ohne kardiale Beteiligung zeigen, kann unter engmaschiger Kontrolle zunächst auf eine Therapie verzichtet werden. Ansonsten sind **Kortikosteroide** die Therapie der ersten Wahl. Steroidversagern stehen mit einigen Chemotherapeutika und biologischen Therapien weitere Optionen zur Verfügung. Die Substanzen im Einzelnen:
- **Prednison** (1 mg/kg/d oder 60 mg/d p.o.): Hierunter sollte eine signifikante Reduktion der Eosinophilen innerhalb von 24–48 Stunden erreicht werden. Schlägt die Therapie an, kann man die Dosis bis auf eine Erhaltungsdosis von 5 mg an jedem zweiten Tag langsam reduzieren.
- **Hydroxyurea** (1–2 g/d p.o.) kommt als Therapie der zweiten Wahl zum Einsatz. Ziel ist es, die Gesamtzahl der Granulozyten unter 10 000/µl zu senken. Etwa nach einer Woche beginnen die Eosinophilen im peripheren Blut zu fallen. Die Dosis muss entsprechend der erreichten Eosinophilenzahl bzw. an die Gesamtzahl der Granulozyten angepasst werden. Cave: Anämie, Thrombozytopenie.
- **Vincristin** (1–2 mg/Woche i.v.) ist empfohlen für Patienten, die nicht oder nur partiell auf Hydroxyurea ansprechen. Die Wirkung zeigt sich oft schon nach ein bis drei Tagen. Cave: Neurotoxizität kann Symptome ähnlich den neurologischen Symptomen beim HES provozieren.
- **Interferon-α2a und 2b** (8 Mio. IE/d s.c. initial, Erhaltungstherapie 2 Mio. IE/d) wird als Alternative bei Versagen der anderen Therapieoptionen eingesetzt. Cave: restriktiver Einsatz bei Patienten mit Neigung zu Kampfanfällen, ZNS-Erkrankungen, kardialen Problemen, eingeschränkter Leber- und Nierenfunktion.

Eine begleitende Therapie mit Antikoagulanzien wird häufig empfohlen, ihr Vorteil ist aber nicht belegt. Je nach Organbeteiligung müssen Herzinsuffizienz, Hautbeteiligung etc. jeweils symptomatisch behandelt werden. Antihistamine und PUVA-Therapie helfen, den Juckreiz zu kontrollieren.

Verlauf und Prognose Die Erkrankung hat eine sehr variable Prognose. Sie kann gutartig verlaufen mit normaler Lebenserwartung, kann aber auch rapid progredient auftreten mit fatalem Ausgang. Patienten, die gut auf Kortison ansprechen, haben tendenziell eine bessere Prognose.

Zusammenfassung

- Häufigste Ursache: idiopathisch, Ursache unbekannt
- Wichtigstes Symptom: heterogene Symptomatik, je nach Organbefall
- Wichtigste diagnostische Maßnahmen: Eosinophilie im Blutbild plus nachgewiesene Organbeteiligung
- Wichtigste therapeutische Maßnahme: Kortikosteroide

Hyper-IgE-Syndrom

Synonyme: Hiob-Syndrom, Buckley-Syndrom, HIES (Hyper-IgE-Syndrom)
Engl. Begriff: Hyper-IgE-Syndrome, Job-Syndrome

Definition Das Hyper-IgE-Syndrom (HIES) ist ein seltener Immundefekt, dessen klinische Leitsymptome rezidi-

10.4 Erkrankungen des granulozytären und monozytären Systems

vierende bakterielle Infekte der Haut (vornehmlich Staphylokokken) und des Respirationstraktes sind. Zudem finden sich Skelett-, Gesichts- und Zahnanomalien. Es wird autosomal-dominant mit inkompletter Penetranz vererbt, so dass sich ein breites Spektrum an Phänotypen findet.

Epidemiologie Das Hyper-IgE-Syndrom ist selten. Frauen und Männer sind gleichermaßen betroffen.

Ätiologie und Pathogenese Die Pathogenese für das HIES ist bisher nicht vollständig verstanden. Es wird angenommen, dass sowohl die immunologischen Veränderungen als auch die Skelettanomalien durch eine **Dysregulation auf Zytokinebene** bedingt sind. HIES-Patienten zeigen neben der überschießenden Produktion an IgE eine defekte Chemotaxis neutrophiler Granulozyten, die eine unterschiedliche Ausprägung bei den einzelnen Patienten hat. Darüber hinaus besteht eine reduzierte Stimulierbarkeit der T-Helferzellen der Klasse 1 (Th1), der vorwiegend Staphylokokkenantigene, nicht aber z. B. Mykobakterien betrifft. Nach dem bisherigen Verständnis erklärt sich der Zusammenhang dieser Phänomene wie folgt:

Die IgE-Synthese wird normalerweise unter anderem über die T-Helferzellen reguliert. Dabei stimulieren die von den T-Helferzellen der Klasse 2 (Th2) sezernierten Zytokine IL-4 und IL-13 die IgE-Synthese, während die von Th1 freigesetzten Zytokine INF-γ und IL-12 sie hemmen. Wird nun aufgrund der schwachen Th1-Antwort zu wenig INF-γ und IL-12 gebildet, gerät dieser regulative Mechanismus aus dem Gleichgewicht und es kommt zu einer überschießenden IgE-Synthese. INF-γ steigert bekanntlich die Aktivität neutrophiler Granulozyten, die eingeschränkte Chemotaxis der Neutrophilen wird daher auf den Mangel an INF-γ zurückgeführt.

Symptome

Hautmanifestationen Infektionen der Haut sind fast regelhaft und manifestieren sich bereits in der Kindheit. Moderate bis schwere juckende Ekzeme begleiten die Patienten schon im Säuglingsalter. Später finden sich häufig multiple Staphylokokkenabszesse (Furunkulose) vor allem im Gesicht, die schmerzhaft und überwärmt sind. Gelegentlich finden sich **kalte Abszesse**, die für die Erkrankung pathognomonisch sind. Sie äußern sich als große fluktuierende Schwellungen, die palpatorisch wie ein Tumor oder eine Zyste anmuten können. Sie sind weder warm noch druckschmerzhaft und nicht von lokalen oder systemischen Entzündungszeichen begleitet. Kalte Abszesse entwickeln sich aufgrund der eingeschränkten zellulären Abwehr durch neutrophile Granulozyten. Die Abszesse bergen in der Regel massenhaft Staph. aureus, aber kaum Granulozyten.

Infektionen der Luftwege Infektionen der oberen Luftwege von Patienten mit HIES sind meistens chronisch. Häufige Diagnosen sind Sinusitis, feuchte Otitis media, Otitis externa und Mastoiditis. Am schwerwiegendsten sind die Patienten allerdings von den **rezidivierenden Pneumonien** betroffen, die häufig Langzeitkomplikationen bedingen. Bei etwa 80 % der Patienten finden sich **Pneumatozelen,** die in der Regel chirurgisch drainiert bzw. entfernt werden müssen. Weitere Komplikationen sind Bronchiektasen und bronchopleurale Fisteln. Der am häufigsten nachgewiesene Keim ist auch hier Staph. aureus, gefolgt von Haemophilus influenza. Superinfizierte Pneumatozelen hingegen bergen oft Pseudomonas aeruginosa und Aspergillus fumigatus.

Andere Infektionen Mit folgenden Infektionen ist beim Hyper-IgE-Syndrom ebenfalls zu rechnen:
- rezidivierende bakterielle Arthritis
- Staphylokokken-Osteomyelitis im Bereich von Frakturen
- chronische Candidiasis der Schleimhäute und des Nagelbettes (ca. 80 %).

Seltener sind Infektionen mit opportunistischen Keimen wie Pneumocystis carinii oder Cryptococcus neoformans.

Skelett- und Zahnanomalien Skelettale und faziale Veränderungen definieren die typische Fazies der Patienten mit HIES, die sich durch eine breite Nasenwurzel und Prominenz von Maxilla und Jochbein auszeichnet. Kraniosynostosen kommen vor, sind aber eher selten. Osteopenie und Osteoporose bedingen eine **erhöhte Frakturanfälligkeit** insbesondere der langen Röhrenknochen, der Rippen und des Beckens. Frakturen treten in jedem Alter auf und sind häufig nur durch Minimaltraumata, z. B. Windelnwechseln oder das Heben eines schwereren Gewichtes, ausgelöst. Das Abstoßen der Milchzähne ist bei den Patienten meist verzögert, ebenso wie die Eruption des permanenten Gebisses. Dies führt dazu, dass bei einigen Patienten zeitgleich beide Zahnreihen hintereinander vorhanden sind. Dieses Phänomen geht auf eine verzögerte Resorption der Milchzahnwurzeln zurück.

Diagnose Die Diagnose ergibt sich aus Anamnese, Familienanamnese, typischer Klinik und folgenden Laborwerten:
- **Erhöhtes Serum-IgE:** Die Werte überschreiten in der Regel 2000 IU/ml und erreichen teilweise Werte bis 20 000 IU/ml (Normalwert < 100 IU/ml).
- **Eosinophilie:** Häufig findet sich eine begleitende Eosinophilie, die zwei Standardabweichungen über der Norm liegt.
- **Gestörte Granulozytenfunktion:** Die Chemotaxis ist vermindert.

Therapie Die Therapie des HIES sollte interdisziplinär in Zusammenarbeit mit Pädiatern/Internisten, Dermatologen und Immunologen erfolgen. Eine kurative Therapie steht derzeit nicht zur Verfügung.

Die krankheitstypischen Infektionen sollten akut mit Antibiotika behandelt werden, die den vorherrschenden Keim des Syndroms, Staph. aureus, berücksichtigen: Staphylokokken-Penicilline, Aminopenicilline mit Betalaktamasehemmern, Clindamycin, Ciprofloxacin. Patienten profitieren von einer Langzeitprophylaxe mit Staphylokokken-Penicillinen. Darüber hinaus sind ein lebenslanges Monitoring und begleitende supportive Maßnahmen

Hämatologie

erforderlich. Dazu gehören die sorgfältige Diagnostik und Therapie von Knochenbrüchen und die Entfernung verbleibender Milchzähne.

Verlauf und Prognose Verlauf und Prognose hängen stark ab von der Früherkennung der Diagnose und der damit verbundenen Einleitung eines konsequenten Monitorings und der notwendigen Antibiotikaprophylaxe. Die Erkrankung verläuft nicht selten fatal durch eine fulminante Sepsis als Komplikation einer Infektion.

Zusammenfassung

- Ursache: autosomal-dominant vererbte Störung der Zytokinregulation
- Wichtigste Symptome: rezidivierende bakterielle Infektionen von Haut und Respirationstrakt (Staphylokokken); pathognomonisch: kalte Abszesse, erhöhte Frakturanfälligkeit
- Wichtigste diagnostische Maßnahmen: Blutbild (häufig Eosinophilie) und IgE-Messung
- Wichtigste therapeutische Maßnahmen: antibiotische Behandlung der Infektionen, Frakturprävention

Chediak-Higashi-Syndrom

Synonyme: CHS, Chediak-Steinbrinck-Higashi-Syndrom
Engl. Begriff: Lysosomal Storage Pool Disease, Bequez Cesar Syndrome

Definition Das Chediak-Higashi-Syndrom (CHS) ist eine sehr seltene, autosomal-rezessiv vererbte Erkrankung, die charakterisiert ist durch
- okulokutanen Albinismus
- erhöhte Neigung zu Hämatomen und Blutungen (Thrombozytenfunktionsstörung)
- erhöhte Infektneigung (Neutropenie)
- eingeschränkte bakterizide und chemotaktische Aktivität der neutrophilen Granulozyten
- abnorme Funktion der natürlichen Killerzellen.

Ätiologie und Pathogenese Der genetische Defekt beim CHS bedingt eine **abnorme Membranfluidität** der Zellen, die zu einer unkontrollierten Fusion der funktionellen Granula der Zellen führt. Dadurch kommt es zur Formation von **Riesengranula** im Zytoplasma, die für die Erkrankung typisch sind. Diese wiederum führt zu charakteristischen Funktionsstörungen der betroffenen Zellen, die dann die typische Klinik der Erkrankung bestimmen.

Neutrophile Granulozyten Die Beeinträchtigung der neutrophilen Granulozyten und die daraus resultierende Klinik steht im Vordergrund beim CHS.

Die progressive Verschmelzung von azurophilen und basophilen Granula bereits während der Myelopoese führt zur Bildung der typischen Riesengranula. Diese bedingen den Untergang myeloischer Vorläuferzellen und somit eine Neutropenie. Die wenigen peripheren neutrophilen Granulozyten zeigen eine gestörte Chemotaxis und Degranulation und sind nur eingeschränkt bakterizid aktiv. Dies beruht in erster Linie auf einer verzögerten Fusion der abnormen Granula mit den Phagosomen der Granulozyten, so dass phagozytierte Mikroorganismen nicht effektiv abgetötet werden können. Ferner sind die Neutrophilen unfähig, hydrolytische Enzyme in ihren Lysosomen zu speichern. Die Expression des iC3b-Rezeptors, der für die Vermittlung der Phagozytose und Chemotaxis von Bedeutung ist, ist im Vergleich mit gesunden Neutrophilen vermindert. Aus diesem Grund sind die Patienten verstärkt infektanfällig.

Thrombozyten Die Thrombozytenzahl von CHS-Patienten ist zwar normal. Dennoch haben sie eine verlängerte Blutungszeit, bedingt durch einen Mangel und/oder Defekt der sog. **Dense Bodies** (elektronendichte Delta-Granula), deren Fähigkeit, ADP und Serotonin zu speichern, herabgesetzt ist. Dadurch sind die Thrombozyten nur vermindert aggregationsfähig, die Blutungsneigung der Patienten ist erhöht.

Störungen anderer peripherer Blutzellen Lymphozyten von CHS-Patienten sind nur vermindert zur Zytolyse von Tumorzellen fähig. Außerdem sind Funktionseinschränkungen für Monozyten, Makrophagen und natürliche Killerzellen (NK-Zellen) beschrieben. Neben der Dysfunktion der Neutrophilen scheinen diese Defizite der NK-Zellen besonders für die hohe Infektanfälligkeit der Patienten verantwortlich zu sein.

Melanozyten In den Melanozyten finden sich riesige Melanosome, die nicht von den Dendriten der Melanozyten zu den Keratinozyten der Umgebung transferiert werden können. Dadurch kommt es zu einer unzureichenden Pigmentierung von Haut und Haaren. Die Melanosomen der Iris, der Retina, des Ziliarkörpers und der Hornhaut des Auges zeigen große Melaninaggregate, deren Pigmente nicht an die Umgebung abgegeben werden können, was zu einer **abnormalen Augenpigmentierung** und bei vielen Patienten aufgrund der erhöhten Lichtempfindlichkeit der Retina zu **Photophobie** und **Nystagmus** führt.

Neurone Der Einschluss zytoplasmatischer Granula in Neuronen bedingt unter anderem funktionelle Defekte der Schwann'schen Zellen und führt zu zentralen und peripheren Neuropathien.

Symptome

Infektionen Bereits im Säuglings- und Kindesalter leiden die Patienten an **rezidivierenden Infektionen.** Zum Spektrum der typischen Infektionen gehören periorbitale Zellulitis, Otitis media, Sinusitis, Pneumonien, Pyodermien und Abszesse unterschiedlicher Lokalisation.

Die am häufigsten isolierten Organismen sind Staph. aureus und β-hämolysierende Streptokokken. Gramnegative Organismen, Candida-Spezies und Aspergillen spielen ebenfalls eine bedeutende Rolle. Die Infektionen sprechen nur zögerlich auf Antibiotika an.

Hauterscheinungen CHS-Patienten zeigen einen partiellen Albinismus. Die Haarfarbe kann variieren (blond bis hellbraun), zeigt aber bei fast allen Patienten im hellen

Licht einen metallischen Glanz (Silberglanz). Die Hautfarbe ist milchweiß bis schiefergrau.

Okuläre Manifestationen Reduzierte Pigmentierung der Augen, Photophobie und Nystagmus sind die typischen okulären Symptome beim CHS. Die Sehschärfe ist in der Regel reduziert, das Elektroretinogramm und visuell evozierte Potentiale (EVPs) sind pathologisch verändert.

Hämorrhagische Diathese Die durch die defekten Thrombozyten bedingte Koagulopathie der CHS-Patienten äußert sich in einer gesteigerten Neigung zu Hämatomen, Schleimhautblutungen, Epistaxis und Petechien. Die Blutungsneigung beim CHS ist eher mild bis moderat, kann aber schwerwiegender in der sog. akzelerierten Phase werden (s. u.).

Neurologische Beteiligung Die neurologischen Symptome beim CHS sind sehr variabel. Folgende Symptome sind bisher beschrieben worden: zentrale und periphere Neuropathien, Krampfanfälle, autonome Dysfunktionen, Schwäche, sensorische Defizite, Verlust der Eigenreflexe sowie Gangunsicherheit, die durch einen breitbeinigen Gang kompensiert wird. Die elektromechanische Kopplung von Nerven und Muskeln ist verlangsamt, EEG und EMG sind pathologisch verändert.

Akzelerierte Phase Etwa 85 % der Betroffenen zeigen im Verlauf der Erkrankung ein lymphomähnliches klinisches Bild, das unabhängig vom Alter der Patienten und somit unabhängig von der Dauer der Erkrankung auftritt. Die akzelerierte Phase imponiert mit Fieber, Anämie, Neutropenie, gelegentlich Thrombozytopenie, Hepatosplenomegalie, Ikterus und Lymphadenopathie. Aufgrund eingeschränkter Leberfunktion kommt es in Kombination mit dem Thrombozytenfunktionsdefekt zu einer erheblicheren Blutungsneigung als im bisherigen Verlauf der Erkrankung. Häufig treten septische Komplikationen auf, in deren Verlauf die Gerinnung vollständig versagt. Die akzelerierte Phase kann klinisch fulminant ablaufen.

Diagnostik Wegweisend für die Diagnose des CHS sind neben Anamnese und klinischem Bild der Patienten das **Differentialblutbild** mit mikroskopischem Nachweis von Riesengranula in den Neutrophilen.
Ergänzende Laboruntersuchungen:
- Gerinnung
- GOT, GPT, CHE
- Evtl. Granulozytenfunktionstests (Superoxidfreisetzung ↑, Chemotaxis ↓↓, Killing ↓)

- Bei bekannter Familienanamnese ist die pränatale Diagnostik durch den Nachweis von Riesengranula im fetalen Blut möglich.

Die histologischen Befunde der akzelerierten Phase zeigen in den untersuchten Organen eine benigne lymphohistiozytäre Infiltration, die sich deutlich von der typischen Pathologie eines malignen Lymphoms unterscheidet.

Therapie Die Therapie des CHS erfordert vor allem ein interdisziplinäres Management.

Die einzige kurative Therapie ist die **allogene Stammzelltransplantation.** Alle weiteren Therapieansätze sind lediglich symptomatisch. Die Beherrschung der Infektionen und der neurologischen Symptome steht im Vordergrund. Kinder sollten ihre regulären Impfungen nach Plan erhalten, das Ansprechen ist in der Regel gut.

Infektionen müssen rechtzeitig, möglichst nach Antibiogramm, behandelt werden. Das Ansprechen auf die antibiotische Therapie ist oft verzögert, und entsprechend sind längere Therapieintervalle erforderlich. Eine Antibiotikaprophylaxe hat sich nicht als sinnvoll erwiesen.

Eine **Krampfprophylaxe** mit Clonazepam ist hingegen bei Patienten mit Krampfpotential sehr effektiv. Thrombozytenaggregationshemmer sollten vermieden werden. Bei signifikanten Blutungen sind **Thrombozytentransfusionen** erforderlich.

Die Therapie kann durch eine Chemotherapie (z. B. Cyclophosphamid, Vincristin, Kortison), eine i.v. Applikation von Immunglobulinen und Splenektomie nur temporär stabilisiert werden, bei entsprechender Konstitution des Patienten sollte spätestens dann die allogene Stammzelltransplantation angestrebt werden.

Verlauf und Prognose Der Verlauf hängt vom Zeitpunkt des Eintritts in die akzelerierte Phase und deren Management ab. Viele Patienten sterben an septischen Komplikationen bereits im Kindesalter.

Zusammenfassung

- Ursache: genetisch (autosomal-rezessiv) verursachte Störung der Granulopoese und der Thrombozytenfunktion
- Wichtigste Symptome: verstärkte Infektneigung seit frühester Kindheit und partieller Albinismus, Pyodermie, Hautabszesse
- Wichtigste diagnostische Maßnahme: Differentialblutbild mit Riesengranula in den neutrophilen Granulozyten
- Wichtigste therapeutische Maßnahme: allogene Stammzelltransplantation

Hämatologie

> **Zur weiteren Information**
>
> **Literatur**
> Bain, B. J.: Hypereosinophilia. Curr Opin Hematol 2000; 7/1: 21–5.
> Kim, H. S., Y. S. Chun, S. N. Chang, W. H. Park: Hypereosinophilic syndrome: correlation between clinical severity and cutaneous microthrombi. Int J Dermatol 2001; 40: 330–2.
> Oliver, J. W., I. Deol, D. L. Morgan, V. S. Tonk: Chronic eosinophilic leukemia and hypereosinophilic syndromes. Proposal for classification, literature review, and report of a case with a unique chromosomal abnormality. Cancer Genet Cytogenet 1998; 107: 111–7.
> Borges, W. G., N. H. Augustine, H. R. Hill: Defective interleukin-12/interferon-gamma pathway in patients with hyperimmunoglobulinemia E syndrome. J Pediatr 2000; 136: 176–80.
> Erlewyn-Lajeunesse, M. D.: Hyperimmunoglobulin-E syndrome with recurrent infection: a review of current opinion and treatment. Pediatr. Allergy Immunol 2000; 11: 133–41.
> Shemer, A., G. Weiss, Y. Confino, H. Trau: The hyper-IgE syndrome. Two cases and review of the literature. Int J Dermatol 2001; 40: 622–8.
> Introne, W., R. E. Boissy, W. A. Gahl: Clinical, molecular, and cell biological aspects of Chediak-Higashi syndrome. Mol Genet Metab 1999; 68: 283–303.
> Ward, D. M., G. M. Griffiths, J. C. Stinchcombe, J. Kaplan: Analysis of the lysosomal storage disease Chediak-Higashi syndrome. Traffic 2000; 1/11: 816–22.
>
> **Internet-Links**
> http://www.emedicine.com (Suchbegriff eingeben; vermittelt ausführliche Beschreibungen aller diskutierten Syndrome)
> http://www.emedicine/ped/topic2802.htm
>
> **Keywords**
> Granulozytenfunktionsstörungen ◆ angeborene Immundefekte

10.4.3 Agranulozytose

P. Hartmann

Synonyme: maligne Neutrozytopenie, allergische Agranulozytose nach Medikamenteneinnahme, Schultz-Agranulozytose
Engl. Begriff: Agranulocytosis

Praxis

Eine 42-jährige Patientin, die schon seit der Pubertät an Migräne leidet, erlebt im Urlaub im Schwarzwald während einer organisierten Gruppenwanderung einen schweren Migräneanfall. Unglücklicherweise hat sie ihre Medikamente vergessen. Ein Mitglied der Wandergruppe bietet ihr Metamizoltropfen an. Die Patientin erinnert sich, dieses Medikament früher schon einmal eingenommen zu haben, und nimmt eine Dosis von 40 Tropfen, was 1 g Metamizol entspricht. Die Kopfschmerzen klingen nach einer Stunde etwas ab, und die Patientin kann mit einem Sanitäter der Bergwacht den Abstieg ins Hotel antreten. Eine Woche nach diesem Ereignis fühlt sich die Patientin schwer krank mit Fieber über 40° C, Schüttelfrost, Glieder- und Halsschmerzen und muss in das nächste Krankenhaus eingewiesen werden. Dort angekommen, zeigt die Patientin Zeichen eines Schocks, RR 70/40 mmHg, Puls 160/min, Akrozyanose. Der Zustand der Patientin verschlechtert sich so rasch, dass sie maschinell beatmet werden muss.

Befunde: Die Konjunktiven sind entzündet. Die Inspektion des Mund- und Rachenraums zeigt flache Ulzera von über 1 cm Durchmesser mit zahlreichen Aphthen (Bläschen), die Tonsillen sind eitrig belegt. Der Anus ist entzündet. **Labor:** BSG 91/116, Hämoglobin 12,5 g/dl, Leukozyten 250/μl, Thrombozyten 410 000/μl. In der Blutkultur werden Pneumokokken nachgewiesen. Die **Röntgen-Thoraxaufnahme** zeigt großflächige Verschattungen im Bereich der Unterlappen beidseits. Im **Knochenmarkaspirat** findet sich sog. Promyelozytenmark (zellreiche Knochenmarkausstriche mit regulär ausreifender Erythro- und Megakaryopoese) bei Überwiegen einer neu einsetzenden Granulozytopoese.

Diagnose: medikamentös-allergische Agranulozytose mit septischer Komplikation nach Einnahme des Analgetikums.

Merke: Keine Anämie! Keine Thrombozytopenie!

Therapie: Absetzen des verursachenden Medikaments Metamizol. Parenterale Gabe von Antibiotika (Penicillin) und des Zytokins G-CSF (= rekombinanter humaner Granulozyten-Kolonien-stimulierender Faktor aus E. coli) bis zum Erreichen einer Neutrophilenzahl im peripheren Blut von über 2000/μl.

Definition Medikamentös induzierte Zerstörung der Granulozyten, die zu einem zeitlich begrenzten Abfall der Granulozytenzahl unter 500/μl führt.

Es handelt sich um ein meist akut einsetzendes schweres Krankheitsbild mit hohem Fieber, Schleimhautentzündungen und einer Neutropenie, die ursächlich für lebensgefährliche Infektionen sein kann. Die Erythrozyten- und Thrombozytenzahlen im peripheren Blut sind normal.

Epidemiologie Die Agranulozytose ist ein seltenes, aber lebensbedrohliches Krankheitsbild mit einer Inzidenz von großer Streubreite, 2–500/Mio. Personen pro Jahr. Die unterschiedlichen Angaben zur Häufigkeit des Vorkommens der Agranulozytose sind bedingt durch das unterschiedliche Agranulozytoserisiko der im Einzelnen untersuchten Noxen. So hat das Analgetikum Metamizol (siehe Kasuistik) ein Agranulozytoserisiko von 1 : 1700.

Ätiologie und Pathogenese Es handelt sich meistens um eine **medikamentös-allergische** Reaktion. Dabei kommt den Medikamenten in der Pathogenese der Agranulozytose die Rolle eines Haptens zu, das durch die Verbindung mit Plasmaproteinen zum Vollantigen wird. Bei wiederholter Medikamentenzufuhr wird so eine Antikörperbildung induziert. Die Komplexe aus Vollantigen und Antikörper binden an die Oberflächen der Granulozyten und führen unter Komplementaktivierung zur Zytolyse.

In seltenen Fällen können auch chemische (Zytostatika) oder physikalischen Agenzien (ionisierende Strahlen) eine Agranulozytose durch direkte toxische Einwirkung auf Granulozyten und/oder deren Vorläuferzellen auslösen.

10.4 Erkrankungen des granulozytären und monozytären Systems

In Tabelle 10.37 sind Beispiele der vielen möglichen auslösenden Agenzien einzelner Stoffgruppen genannt.

Symptome Patienten mit medikamentös-allergischer Agranulozytose sind schwerstkrank. Die Symptome entwickeln sich rasch – innerhalb weniger Stunden bis Tagen, wie bei einer schweren Infektionskrankheit. Leitsymptome sind hohes Fieber und Schüttelfrost, oft besteht eine Tachykardie mit gleichzeitiger Dyspnoe. Häufig findet man eine schmerzhafte Stomatitis und Periodontitis sowie Tonsillitis und Pharyngitis mit Schluckbeschwerden. Die zerstörten Mundschleimhäute sind eine Eintrittspforte für Keime, die aufgrund der fehlenden Granulozyten nicht effektiv bekämpft werden können und so eine lebensgefährliche Sepsis provozieren können. Wenn die absolute Neutrophilenzahl (ANC) länger als drei bis vier Wochen unter 100/µl liegt, beträgt die Inzidenz für Infektionen nahezu 100%.

Diagnostik Das **Blutbild** ist wegweisend für die Diagnose: Granulozyten im peripheren Blutausstrich fehlen, Erythrozyten und Thrombozyten sind normal. Zur weiteren Abklärung des auffälligen Blutbildes erfolgt konsequenterweise eine Knochenmarkpunktion. Der **Knochenmarkausstrich** zeigt praktisch keine reifen Granulozyten. Je nach Entnahmezeitpunkt kann die Granulopoese vollständig fehlen oder sich das klassische Promyelozytenmark als Ausdruck der synchronisierten Regeneration der Granulopoese nach Zerstörung durch eine Noxe sowie Übergänge zwischen beiden Zuständen zeigen. Man sieht eine deutliche Reifungsstörung der Granulozyten, Promyelozyten sind vorherrschend, weitere Vorstufen finden sich häufig nicht. Entsprechend dem peripheren Blutbild sind Erythro- und Thrombopoese normal.

Der oft empfohlene **Nachweis antineutrophiler Antikörper** ist teuer und zur Diagnosefindung meist überflüssig.

Es sollte die gesamte Diagnostik zur Ursachenfindung eines Fiebers unklarer Genese angestrengt werden. Dazu gehören Blutkulturen, Urinstatus, Urinkultur und Röntgenbild der Lunge. Grundsätzlich sollte Material von allen sichtbaren bzw. vermuteten Infektionsherden gewonnen werden. Dies ist nicht nur zum Ausschluss anderer möglicher Differentialdiagnosen wichtig. Eine umfassende Diagnostik erlaubt die Früherkennung von Komplikationen, meist bakterielle Entzündungen aufgrund der fehlenden Granulozyten, die bis hin zu einer fulminanten Sepsis führen können.

Die am häufigsten nachgewiesenen Bakterien gehören zur endogenen Flora. Begleitende Infektionen der Haut sind meistens durch Staphylococcus aureus verursacht. Gramnegative Organismen lassen sich bei Infektionen der Harnwege und des Gastrointestinaltraktes nachweisen, besonders häufig finden sich E. coli und Pseudomonas. Seltener kommen Pilze wie Candida albicans vor. In Abstrichen der Ulzerationen des Rachenraums findet sich häufig eine Mischflora, die jedoch nicht der der gesunden Mundschleimhaut entspricht.

Tab. 10.37 Mögliche Auslöser einer Agranulozytose.

Stoffgruppe	Beispiel
Analgetika	Metamizol (!)
Kardial wirksame Medikamente	Captopril Methyldopa Pindolol Propanolol
Antibiotika	Penicilline Cephalosporine Clindamycin Chloramphenicol Doxycyclin Isoniazid Sulfonamide Co-trimoxazol etc.
Thyreostatika	Carbamizol Thiamazol
Nicht-steroidale Antiphlogistika	Ibuprofen
Thrombozytenaggregationshemmer Neuroleptika Antidepressiva	Ticlopidin Clozapin Clomipramin

Differentialdiagnose	Ausschlussmaßnahmen
Neutropenie bei Infektionskrankheiten ■ Durch Infektion der hämatopoetischen Vorläuferzellen (Mononukleose, Hepatitis A, HIV) ■ Durch Verbrauch von neutrophilen Granulozyten (gramnegative Sepsis) ■ Durch Sequestration von Zellen (bei chronischen Infektionen, die zu Splenomegalie führen können, z. B. Tuberkulose, Typhus, Kala-Azar)	Virusserologie, Blutkulturen, Abdomensonographie
Zyklische Neutropenie ■ Seltenes Syndrom mit regelmäßiger zyklischer Fluktuation der Neutrophilenzahl im peripheren Blut, für gewöhnlich im 21-Tage-Rhythmus, 70 % angeboren, 30 % erworben	Anamnestisch rezidivierende Infektionen seit der Kindheit (angeborene Form); Familienanamnese (autosomal-dominant); Vergleich mit früheren Blutbildern: normale Blutbilder wechseln mit Neutropenie ab; KM-Ausstrich: variabel hypo- bis normozellulär, reduzierte Granulopoese mit variabler Arretierung der Ausreifung; Monozyten und Eosinophile zeigen einen asynchronen Zyklus, bezogen auf die Neutrophilen; G-CSF-Spiegel im Serum sind während der neutropenischen Phase erhöht

Differentialdiagnose	Ausschlussmaßnahmen
Andere angeborene Neutropenien Heterogene Gruppe unterschiedlicher Syndrome, die mit einer verminderten Produktion oder Freisetzung von neutrophilen Granulozyten assoziiert sind (die Diagnostik für diese seltenen Erkrankungen erfolgt in Speziallabors). Beispiele: ■ Neutropenien mit assoziierten Immunoglobulinopathien: X-chromosomal gebundene Agammaglobulinämie ■ Neutropenie, assoziiert mit phänotypischen Anomalien: Chediak-Higashi-Syndrom oder Fanconi-Syndrom ■ Neutropenie, assoziiert mit metabolischen Syndromen: z. B. Morbus Gaucher	Anamnestisch rezidivierende Infektionen seit der Kindheit
Autoimmunerkrankungen ■ Lupus erythematodes (LE) ■ Rheumatoide Arthritis (RA)	Nachweis einer antikörperinduzierten Zytopenie, antineutrophile Antikörper, serologische Tests, spezielle Diagnostik zum Nachweis einer RA bzw. eines LE
Hämatologische Erkrankungen ■ Myelodysplastische Syndrome ■ Akute lymphatische Leukämie ■ Akute myeloische Leukämie	Knochenmarkpunktion, Immunzytologie

Therapie Die Therapie besteht im sofortigen Absetzen der auslösenden Noxe. Lässt sich das auslösende Medikament nicht ausmachen, sind sofort alle Medikamente abzusetzen.

Ungeachtet der Tatsache, dass auch Antibiotika als potentielle Auslöser einer Agranulozytose in Frage kommen, ist eine sofortige antibiotische Breitbandtherapie einzuleiten, um die häufig lebensbedrohlichen Infektionen der Patienten rechtzeitig zu behandeln. Als Therapie der Wahl gilt die Kombination eines Cephalosporins der dritten Generation mit einem Aminoglykosid oder einem Betalaktam-Penicillin bzw. Ureidopenicillin mit Betalaktamase-Inhibitor, entsprechend den Empfehlungen zur Behandlung des neutropenischen Fiebers.

Die Stomatitis und andere Infektionen der Haut und Schleimhäute erfordern kontinuierliche Reinhaltung und antiseptische Pflege. Zur Schmerzlinderung können lokale Anästhetika eingesetzt werden. Um die Rekonstitution der Neutrophilenzahl zu beschleunigen, empfiehlt sich die Applikation von G-CSF (Granulocyte Colony-Stimulating Factor) 5 µg/kg/d s.c., bis die absolute Neutrophilenzahl > 1000/µl beträgt.

Verlauf und Prognose Die Letalität beträgt bis zu 30 %.

Zusammenfassung

- Häufigste Ursache: meist medikamentös-allergisch verursacht (Metamizol)
- Wichtigste Symptome: hohes Fieber, Schüttelfrost, häufig auch Tachykardie und Dyspnoe
- Wichtigste diagnostische Maßnahme: Blutbild
- Wichtigste therapeutische Maßnahmen: Absetzen des Allergens, Antibiose, G-CSF

Zur weiteren Information

Literatur
Abramson, J. S., J. G. Wheeler (eds.): The Neutrophil. Oxford University Press, Oxford 1993.
Begemann, M.: Praktische Hämatologie. Klinik, Therapie, Methodik. 11. Aufl. Thieme, Stuttgart 1998.
Heckner, F.: Praktikum der mikroskopischen Hämatologie. 10. Aufl. Urban & Fischer, München – Jena 2000.
Heimpel H., D. Hoelzer, H.-P. Lohrmann, E. Seifried: Hämatologie in der Praxis. 2. Aufl. Urban & Schwarzenberg, München 1996.

Internet-Links
http://www.emedicine.com
http://www.medic-planet.com/MP_contents_frame
http://www.medhelp.org/HealthTopics/Agranulocytosis.html

Keywords
Neutropenie ◆ neutropenisches Fieber

IMPP-Statistik
Agranulozytose

10.4.4 Langerhans-Zell-Histiozytose

P. STAIB

Synonyme: Histiocytosis X, Langerhans-Zell-Granulomatose
Engl. Begriff: Langerhans Cell Histiocytosis, Histiocytosis X, Langerhans Cell Granulomatosis

Die meisten früher als Retikulumzellsarkom oder „histiozytisch" bezeichneten Krankheitsentitäten konnten mittels molekularbiologischer Methoden inzwischen als eindeutige maligne Lymphome identifiziert werden. Einige Entitäten mit tatsächlichem histiozytärem Ursprung werden heute unter dem Oberbegriff der „Langerhans-Zell-Histiozytose" (LCH) zusammengefasst. Aufgrund mancher klinischer Ähnlichkeiten mit den Lymphomen wird die LCH hier besprochen, sie muss jedoch von den Lymphomen abgegrenzt werden.

Definition Die Langerhans-Zell-Histiozytose, früher als Histiocytosis X bezeichnet, ist eine seltene neoplastische

10.4 Erkrankungen des granulozytären und monozytären Systems

Erkrankung des Monozyten-Makrophagen-Systems mit klonaler Proliferation dendritischer Zellen vom Langerhans-Zell-Typ.

Die früher gebräuchlichen Bezeichnungen wie eosinophiles Granulom, Hand-Schüller-Christian-Erkrankung und Abt-Letterer-Siwe-Krankheit stellen verschiedene klinische Krankheitsbilder bzw. Manifestationsformen der LCH dar.

Epidemiologie Die Inzidenz beträgt ca. 0,2–0,5/100 000, wobei vor allem Kinder betroffen sind. Die Häufigkeit im Erwachsenenalter ist deutlich geringer. Das männliche Geschlecht erkrankt häufiger als das weibliche mit einem Verhältnis von 3,7 : 1. Assoziationen mit akuter lymphatischer Leukämie und malignen Lymphomen (NHL und Hodgkin-Lymphom) sind beschrieben worden. Die LCH der Lunge betrifft nahezu ausschließlich Raucher.

Ätiologie und Pathogenese Die Ätiologie ist unbekannt. Es gibt keine überzeugende Evidenz für eine Beteiligung von Viren wie z.B. Epstein-Barr-, Herpes-simplex- oder Zytomegalieviren.

Bei der LCH handelt es sich um eine klonale Akkumulation und Proliferation abnormer dendritischer Zellen vom Langerhans-Zell-Typ. Diese bilden zusammen mit Lymphozyten, Eosinophilen und normalen Histiozyten charakteristische, diffuse oder granulomatöse Infiltrate in verschiedenen Organen mit unterschiedlicher Ausdehnung.

Symptome Das klinische Krankheitsbild der LCH ist sehr variabel und reicht vom lokalisierten Befall eines Organsystems bis zum disseminierten Befall multipler Organe (s. Tab. 10.38). Am häufigsten manifestiert sich die Erkrankung am Skelettsystem (über 80 %, v.a. Schädel) in Form von **Osteolysen**. Entsprechend häufig treten hier Schmerzen und Funktionseinschränkungen auf. Die **Haut** ist in ca. 40–60 % der Fälle beteiligt. Die Symptomatik ist abhängig von Lokalisation und Ausbreitung der Erkrankung. Sie umfasst lokalisierte Schwellungen, Schmerzen, Hautausschläge und Allgemeinsymptome wie Fieber, Unruhe und Gedeihstörungen. Bei disseminierter Erkrankung kann es zur Beteiligung verschiedenster Organe wie Leber, Lunge, Milz, Knochenmark, Lymphknoten, Schleimhäuten, Weichteilen und ZNS mit entsprechender Symptomatik kommen.

Bei **lokalisierter Krankheitsmanifestation** („Single System Disease") wird zwischen einfachem Befall, also unifokal, und multiplem Befall, also multifokal, eines Organsystems unterschieden. Dieses Stadium entspricht der früheren Bezeichnung des **eosinophilen Granuloms**.

Bei **Multiorganbeteiligung** („Multi System Disease") entspricht die Trias
- Diabetes insipidus
- Exophthalmus
- multiple osteolytische Knochenherde

dem klinischen Bild der **Hand-Schüller-Christian-Krankheit**.

Demgegenüber stellt die **Abt-Letterer-Siwe-Erkrankung** ein schweres Krankheitsbild meist im Säuglingsalter bis zwei Jahren mit generalisierter Organinfiltration und Organfunktionsstörung dar.

Tab. 10.38 Einteilung der Langerhans-Zell-Histiozytose (nach Histiocyte Society).

Single System Disease	
■ Unifokal	■ Isolierte Osteolyse, Hautläsion, solitäre Lymphknotenläsion
■ Multifokal	■ Multiple Osteolysen, Lymphknotenläsionen
Multi System Disease	Mit oder ohne Organfunktionsstörung

Diagnostik Für die definitive Diagnose ist die Biopsie einer betroffenen Läsion notwendig. Diagnostisch entscheidend ist der histologische Nachweis von **Langerhans-Zellen**, umgeben von Eosinophilen, Histiozyten, Neutrophilen und kleinen Lymphozyten. Je nach Verlauf besteht eine variable Fibrosierung. Gesichert wird die Diagnose durch den immunhistochemischen Nachweis von **CD1a, S-100-Protein** sowie den elektronenmikroskopischen Nachweis sog. **Birbeck-Granula** im Zytoplasma der Langerhans-Zellen.

Die weitere Diagnostik dient dem Staging und dem Erfassen von Organfunktionsstörungen. Dazu gehören umfangreiche Laboruntersuchungen mit Kontrolle von Blutbild, Leberwerten, Retentionswerten, Gerinnungsstatus und Urinstatus. Als bildgebende Untersuchungen sind Röntgenuntersuchungen des Thorax und des Skelettsystems sowie eine Sonographie des Abdomens obligat. Je nach Ergebnis bzw. bei mutmaßlichem Organbefall schließen sich weitere spezielle Untersuchungen an, wie Computer- oder Magnetresonanztomographie des Schädels, Knochenmark-, Leberbiopsie, Lungenfunktionstest u.a.

Differentialdiagnose	Ausschlussmaßnahmen
Malignes Lymphom	Histologie einer Lymphknoten- und/oder Organbiopsie
Plasmozytom (DD bei Osteolysen!)	Labor: kein Paraproteinnachweis; Histologie der Knochenmarkbiopsie (Entnahme aus Läsion!)
Lymphadenopathie bei Infektionserkrankung	Klinischer Verlauf mit typischen Infektionszeichen; ggf. Histologie einer Lymphknotenbiopsie

Therapie Die Therapie richtet sich nach dem Krankheitsstadium. Bei lokalisierter LCH sind lokale Therapiemodalitäten meistens ausreichend, ggf. kann auch der Spontanverlauf abgewartet werden. Bei disseminierter Erkrankung hat sich eine systemische Therapie mit Kortikosteroiden, kombiniert mit Zytostatika, als wirksam erwiesen.

Lokalmaßnahmen Bei isoliertem Hautbefall kommen topische Steroide zur Anwendung. Ein isolierter Lymphknotenbefall sollte möglichst chirurgisch saniert werden. Bei solitären Knochenherden ist die intraläsionale Applikation von Kortikosteroiden gegenüber der chirurgischen Kürettage zu bevorzugen. Nur bei kritischer Lokalisation (z. B. Schädelbasis) sollte auf eine niedrig dosierte Strahlentherapie (6–10 Gy) ausgewichen werden.

Systemische Therapie Bei multifokalem Befall, insbesondere des Knochens, und Multisystemerkrankung kann die Kombination von Kortikosteroiden und Vinblastin über sechs bis zwölf Monate je nach Risiko als Standardtherapie empfohlen werden. Die Ansprechrate mit dieser Therapie beträgt 65–90 %. Die zusätzliche Gabe von Etoposid hat sich in Studien nicht als effizienter erwiesen. Derzeit wird die Kombination der Standardtherapie mit Methotrexat für Hochrisikopatienten klinisch geprüft.

Verlauf und Prognose Der Krankheitsverlauf ist kaum einzuschätzen und kann akut, subakut oder chronisch verlaufen. Progressive und stabile Verläufe sind ebenso möglich wie rezidivierende Formen und spontane Regressionen.

Bei **lokalisierter LCH** ist die Prognose sehr gut mit nahezu 100%igem Überleben. Bei **disseminierter Erkrankung** sind Faktoren wie Alter unter zwei Jahren, hohe Anzahl betroffener Organe sowie Organdysfunktionen prognostisch sehr ungünstig. Mehr als 50 % der Patienten unter zwei Jahren oder über 60 Jahre mit Nachweis von Organdysfunktionen versterben.

Bei Multisystemerkrankung kommt es unter der o. g. Therapie in 30–60 % der Fälle zu Reaktivierungen der Erkrankung. Prognostisch günstig ist ein gutes Ansprechen auf die systemische Therapie in den ersten sechs bis zwölf Wochen. Ohne initiales Ansprechen (ca. 20 %) ist der weitere Verlauf meist fatal.

Bei chronisch rezidivierendem Verlauf beträgt die Rate an bleibenden Spätfolgen 30–50 %. Es handelt sich dabei hauptsächlich um orthopädische Beeinträchtigungen, Hörstörungen und Diabetes insipidus, gefolgt von neuroendokrinologischen, neuropsychologischen und neurologischen Defektzuständen. Weitere Spätkomplikationen stellen Organfibrosierungen insbesondere von Lunge und Leber (Leberzirrhose) dar.

Komplikationen	Häufigkeit
Frakturen Knochendeformationen Wachstumsstörungen Hörstörungen Diabetes insipidus	Häufig
Neurologische, neuroendokrinologische oder neuropsychologische Störungen Lungenfibrose Leberzirrhose	Eher seltener

Zusammenfassung

- Häufigste Ursachen: klonale Proliferation von Histiozyten vom Langerhans-Zell-Typ und Organinfiltration zusammen mit Lymphozyten, Eosinophilen und Histiozyten, Ätiologie unklar
- Wichtigste Symptome: Schmerzen als Folge von Osteolysen, Schwellungen, Hautbefall, Allgemeinsymptome
- Wichtigste diagnostische Maßnahmen: Biopsie aus Organinfiltrationen mit Nachweis der Langerhans-Zellen, CD1a-Positivität und Birbeck-Granula, Staging-Untersuchungen
- Wichtigste therapeutische Maßnahmen: Lokalbehandlung mit Steroiden, systemische Therapie mit Steroiden und Vinblastin

Zur weiteren Information

Literatur

Gadner, H.: Langerhans' cell histiocytosis – still an unsolved problem. Pediatr Hematol Oncol 1999; 16: 1–5.

Minkov M., N. Grois, A. Heitger, U. Potschger, T. Westermeier, H. Gadner: Treatment of multisystem Langerhans cell histiocytosis. Results of DAL-HX 83 and DAL-HX 90 studies. DAL-HX Study Group. Klin Pädiatr 2000; 214: 139–44.

Gadner, H., N. Grois, M. Arico, V. Broadbent, A. Ceci, A. Jakobsen, D. Komp, J. Michaelis, S. Nicholson, U. Potschger, J. Pritchard, S. Ladisch: The Histiocyte Society. A randomised trial of treatment for multisystem Langerhans' cell histiocytosis. J Pediatr 2001; 138: 728–34.

Internet-Links

http://www.awmf-online.de
http://www.gpoh.de/Studien/LCH.html
http://www.histio.org/society/

Keywords

Langerhans-Zell-Histiozytose ◆ Osteolysen ◆ Single System Disease ◆ Multisystem Disease

10.4.5 Systemische Mastozytose

P. HARTMANN

Synonym: Systemische Mastozytose-Syndrome
Engl. Begriff: Mastocytosis

Definition Der Begriff Mastozytose wird kollektiv für eine Gruppe unterschiedlicher Syndrome verwandt, deren gemeinsames Charakteristikum die Akkumulation von Mastzellen in einem oder mehreren Organen ist. Grundsätzlich werden **kutane** und **systemische** Varianten der Mastozytose unterschieden. Die kutane Form manifestiert sich typischerweise als Urticaria pigmentosa (UP) und hat in der Regel einen benignen Verlauf.

Epidemiologie Die systemische Mastozytose ist eine extrem seltene Erkrankung für die es weltweit keine konkreten Inzidenzangaben gibt. Sie tritt unabhängig vom Lebensalter auf, während die Urticaria pigmentosa v.a. Kinder und jüngere Erwachsene betrifft.

Ätiologie und Pathogenese Die Pathogenese der Mastozytose ist bisher nur teilweise verstanden. Mastzellen sind ein normaler Bestandteil des perivaskulären Gewebes. Sie kommen in der Adventitia kleinerer Blutgefäße, im lockeren Bindegewebe und in der Wandung seröser Höhlen vor. In ihrem Zytoplasma finden sich reichlich Granula, die wiederum zahlreiche **Mediatoren** wie Histamin, Serotonin, Heparin und die Serinproteasen Tryptase, Chymase, Kathepsin G sowie Carboxypeptidase A enthalten. Letztere gelangen durch Degranulation in das umgebende Gewebe und die Körperflüssigkeiten. Ihre Freisetzung erfolgt entweder abrupt durch die Aktivierung von Rezeptoren der Zelloberfläche, wie z. B. dem hochaffinen IgE-Rezeptor (allergische Typ-I-Reaktion), oder kontinuierlich (Piecemeal Degranulation) bei chronischen Entzündungsprozessen sowie durch weitere, bisher nicht vollständig geklärte Mechanismen.

Die Mastozytose zeichnet sich durch eine erhöhte Mastzelldichte im Gewebe aus bzw. durch das Vorkommen von Mastzellen in Organen, die gewöhnlich frei von Mastzellen sind (z.B. Milz). Diese **autonome Mastzellvermehrung** wird heute als klonale Erkrankung der myeloischen Stammzellen verstanden, ähnlich der chronischen myeloischen Leukämie. Humane Mastzellen entwickeln sich aus pluripotenten $CD34^+$-Stammzellen unter Einfluss von SCF (Stem Cell Factor), der den essentiellen Wachstumsfaktor für die Proliferation, die Differenzierung und das Überleben von Mastzellen darstellt. Eine Ursache für die autonome Mastzellproliferation sind Punktmutationen in der m-RNA von c-kit, dem transmembranen Tyrosinkinaserezeptor für SCF. Es weisen jedoch nicht alle Patienten mit Mastozytose c-kit-Mutationen auf, was darauf schließen lässt, das die Mastozytose ein heterogenes Syndrom ist, das unterschiedliche Entitäten umfasst.

Symptome Die Heterogenität ihrer klinischen Symptome erschwert die Diagnose der systemischen Mastozytose. In der Einteilung in Tabelle 10.39 wird die Mastozytose entsprechend ihrer klinischen Aggressivität kategorisiert.

Die Symptome der unterschiedlichen klinischen Erscheinungsformen der systemischen Mastozytose sind auf die Mediatoren der Mastzellgranula zurückzuführen, die durch immunologische (z.B. IgE, C5a, SCF) und nichtimmunologische Stimuli (z.B. physikalische Reize, Morphium, Kontrastmittel) freigesetzt werden können. Neben anderen Faktoren werden vor allem Histamin, Prostaglandin D_2 (PGD_2), Heparin und Tryptase freigesetzt, die für die Pathophysiologie der Mastozytose von Bedeutung sind (s. Tab. 10.40). Mastzellen weisen eine gewisse Organspezifität auf, die unter anderem bedingt, dass die Granula von Lungenmastzellen eine andere Konzentration einzelner Mediatoren freisetzen als Mastzellen des Gastrointestinaltraktes, die beispielsweise PGD_2-Dominanz zeigen. Dies erklärt auch zum Teil die klinische Heterogenität der Mastozytose.

Diagnostik Die Diagnose ergibt sich anhand des klinischen Bildes und des Nachweises von Mastzellinfiltraten in den entsprechenden Organbiopsien. Als Indikator für die erhöhte Mastzellaktivität ist die Tryptase im Serum und in anderen Körperflüssigkeiten aufgrund ihrer längeren Halbwertzeit besser geeignet als Histamin. Bei Patienten mit häufigen, heftigen allergischen Typ-I-Reaktionen kann die Bestimmung des basalen Tryptasespiegels zur Diagnose einer bisher klinisch nicht erkannten Mastozytose führen. Serumtryptasespiegel von über 20 ng/ml sind verdächtig für das Vorliegen einer systemischen Mastozytose.

Differentialdiagnose Differentialdiagnostisch kommen alle Erkrankungen in Frage, die mit abdominellen Beschwerden wie Schmerzen, Diarrhö und Malabsorption einhergehen. Die Flushsymptomatik kann unterschiedlich stark ausgeprägt sein und ist nicht immer wegweisend.

Differentialdiagnose	Ausschlussmaßnahmen
Karzinoidsyndrom	Serotoninnachweis im Blut, 5-Hydroxyindolessigsäure im 24-h-Urin, Primärtumorsuche
Vipome (Verner-Morrison-Syndrom)	Bestimmung von VIP (vasoaktives intestinales Polypeptid)
Zollinger-Ellison-Syndrom	Gastrinspiegel basal erhöht, Primärtumorsuche
Chronisch entzündliche Darmerkrankungen	Koloskopie, Nachweis der typischen Histologie
Malabsorptionssyndrom (z.B. glutensensitive Enteropathie, Amyloidose, Morbus Whipple)	Xylosetoleranztest, Schilling-Test, Koloskopie
Myeloproliferative Erkrankungen	Knochenmarkpunktion
Urticaria pigmentosa	Isolierter Hautbefall, kein Mastzellnachweis in anderen Organen, in der Regel keine abdominellen Symptome

Hämatologie

Tab. 10.39 Einteilung der klinischen Formen der systemischen Mastozytose (nach der Konsensus-Klassifikation von Valet et al., 2001).

Kategorie/Erkrankung	Klinisches Bild	Prognose
1: Kutane Mastozytose ■ Urticaria pigmentosa (UP) ■ Diffuse kutane Mastozytose (DCM, sehr selten) ■ Mastozytom (sehr selten)	Kutane Manifestation, gewöhnliche Erscheinungsform der Mastozytose ■ **UP:** gekennzeichnet durch makulopapulöse linsen- bis münzgroße Hautinfiltrate, die schmutzig-gelb bis bräunlich pigmentiert sind; sie schwellen nach physikalischen Reizen urtikariell an. Selten ist die bullöse Form, hier treten nach Reiben an den kutanen Mastozytoseherden Blasen auf, es kommt zur Histaminfreisetzung mit systemischen Reaktionen (Flush, Pruritus, Blutdruckabfall) ■ **DCM:** betrifft das gesamte kutane Integument, das entsprechend verdickt ist ■ **Mastozytom:** kann wie ein tumoröses Infiltrat imponieren	Gut, keine eingeschränkte Lebenserwartung
2: Systemische indolente Mastozytose (ISM)	Erhöhte Mastzellinfiltration in einem oder mehreren Organen mit hämodynamischer Instabilität: intermittierendes Flushing und Synkopen; kutane Manifestation mit typischer Dermatopathologie durch kutane Mastzellvermehrung (s. o.), Ulcus ventriculi, Ulcus duodeni, Malabsorption, Mastzellinfiltration des Knochenmarks, Erkrankungen des Skeletts, Frakturen, Hepatosplenomegalie, Lymphadenopathie	Gut, keine eingeschränkte Lebenserwartung
3: Mastozytose in Assoziation mit einer myeloproliferativen oder myelodysplastischen Erkrankung (Associated Clonal Hematologic Non-Mast Cell Lineage Disease, AHNMD)	Wie Kategorie 2, die Hautbeteiligung ist variabel, zusätzlich besteht eine klonale Erkrankung des Knochenmarks (z. B. Leukämie), deren Symptomatik die Symptome der Mastozytose verstärken kann	Abhängig von der assoziierten Knochenmarkerkrankung
4: Aggressive systemische Mastozytose (ASM)	Rapid progressive Erkrankung, die zuerst das Knochenmark befällt, dann den Gastrointestinaltrakt, Leber, Milz und Lymphknoten. Im Gegensatz zu ISM sind die Organfunktionsstörungen bei der ASM schwerwiegender	Lebenserwartung eingeschränkt
5: Mastzellleukämie	Primärer leukämischer Prozess mit sehr hoher Mastzellinfiltration des Knochenmarks und des peripheren Blutes. Die übrigen Zellreihen des Knochenmarks sind verdrängt: Panzytopenie, assoziiert mit Infekten und Blutungsneigung	Lebenserwartung sehr schlecht, trotz aggressiver Chemotherapie

Tab. 10.40 Mediatoren, die bei der systemischen Mastozytose eine Rolle spielen.

Mediator	Wirkung
Histamin	**Über H1-Rezeptoren:** Kontraktion glatter Muskulatur in Darm, Uterus, Bronchien, größeren Gefäßen (> 80 mm), Dilatation kleinerer Gefäße (Urtikaria, Flush, RR-Abfall), Endothelkontraktion an Kapillaren und Venolen (Permeabilitätserhöhung), Kontraktion der Koronargefäße **Über H2-Rezeptoren:** Stimulation der Magensaftsekretion (peptische Ulzera), positiv chronotrope und inotrope Wirkung auf das Herz (Tachykardie), geringer Effekt auf die Dilatation kleinerer Gefäße und der Koronargefäße
PGD_2	Vasodilatation über Aktivierung der Adenylatcyclase, Bronchodilatation, Zytoprotektion des Magen-Darm-Traktes, Verminderung von Thrombozyten- und Leukozytenaggregation, reduzierte T-Zell-Proliferation
Heparin	Antikoagulation durch Komplexbildung mit AT III, Hemmung der Plättchenfunktion, Erhöhung der Gefäßpermeabilität, Lipolyse durch erhöhte Aktivität der Lipoproteinlipase, Hemmung der Proliferation von Gefäßmuskelzellen
Tryptase	Erhöhung der Durchlässigkeit der Hautkapillaren (im Tiermodell), Freisetzung des Anaphylatoxins C3a aus dem Komplementfaktor C3, gerinnungshemmend durch Inaktivierung von Fibrinogen und indirekte Plasminogenaktivierung durch Aktivierung der Pro-Urokinase, Stimulation von IL-8 und ICAM-1, welche die Adhäsion und Migration von Neutrophilen und Eosinophilen fördern.

10.4 Erkrankungen des granulozytären und monozytären Systems

Therapie Da es für die Mastozytose keine Heilung gibt, bleibt die Therapie symptomatisch und muss individuell dem Beschwerdebild des Patienten angepasst werden. Allerdings lässt sich dadurch der Verlauf der Erkrankung nicht beeinflussen.

Allgemein ist es wichtig, Faktoren zu vermeiden, die zur Exazerbation der Erkrankung führen können. Einige der Faktoren, die im Verdacht stehen, die Ausschüttung von Mastzellmediatoren zu triggern, sind in Tab. 10.41 zusammengefasst. Diese Faktoren können jedoch von Patient zu Patient variieren.

Epinephrin Epinephrin ist das Mittel der Wahl bei Auftreten eines anaphylaktischen Schocks, der Extremsymptomatik der Mastozytose. Patienten mit Mastozytose, die anamnestisch eine oder mehrere Episoden einer Anaphylaxie aufweisen, sollten prophylaktisch Epinephrin-Spritzen zur Selbstmedikation bei sich tragen. Solche Patienten können auch von einer Dauerprophylaxe mit H1- bzw. H2-Blockern profitieren.

Antihistaminika H1-Blocker werden vor allem eingesetzt, um die Hauterscheinungen und den Juckreiz zu lindern. Die meisten Erfahrungen in Europa liegen mit dem Wirkstoff Ketotifen vor, der zu den älteren H1-Blockern zählt und zusätzlich sedierend, aber nicht anticholinerg wirkt. H2-Blocker wie Ranitidin kommen zum Einsatz bei mastozytoseassoziierten gastroduodenalen Ulzera bzw. zu ihrer Prävention. Die Dosierung muss der Schwere der Symptomatik angepasst werden.

PUVA Orale Therapie mit Methoxypsoralen plus Phototherapie mit UV-A-Licht (PUVA) lindert die Hauterscheinungen der UP wie auch der systemischen Mastozytose. Unter PUVA nehmen die bekannten Mastzellmediatoren in Blut und Urin nachweislich ab. Der Therapieerfolg nach einem Zyklus PUVA ist jedoch in der Regel durch Rückfälle nach etwa drei bis sechs Monaten zeitlich begrenzt.

Kortikosteroide Die systemische Verabreichung von Kortikosteroiden führt bei der kutanen Mastozytose nicht zur Symptomlinderung, wohl aber ihre topische Anwendung. Sie sollte jedoch mit Vorsicht eingesetzt werden, da die häufige, großflächige, topische Anwendung von Kortikosteroiden zur Atrophie der behandelten Hautstellen und zur Nebennierensuppression führen kann. Systemisch werden Kortikosteroide hauptsächlich bei aggressiven Formen der systemischen Mastozytose eingesetzt, insbesondere bei Verläufen mit schwerer Malabsorption, schwerer Leberbeteiligung (Leberfibrose) und konsekutivem Aszites. Die orale Applikation von 40–60 mg Prednison/d führt in der Regel binnen zwei bis drei Wochen zur Linderung der Beschwerden. Nach initialer Besserung wird die Prednisondosis schrittweise bis unter die Cushingschwelle (7,5 mg/d) reduziert.

Das Nachlaufen des Aszites ist allerdings nur eine Frage der Zeit, so dass Patienten mit schwerster Leberbeteiligung ultimativ eher von einem portokavalen Shunt profitieren.

Tab: 10.41 Physikalische und chemische Reize, die eine Exazerbation einer Mastozytose herbeiführen können.

Körperliche Anstrengung
Physikalische Reize (Hitze, Kälte, Reibung, Sonnenlicht etc.)
Bakterielle Proteine ■ Protein A (Staphylococcus aureus) ■ Protein L (E. coli, Pseudomonas spec.) u.a.
Insektengifte (Bienenstiche)
Biologische Peptide (Quallengifte)
Anaphylatoxine (C3a, C5a, C4a)
Medikamente ■ Nicht-steroidale Antiphlogistika (Ibuprofen, Diclofenac, Rofecoxib etc.) ■ Anästhetika ■ Radiokontrastmittel
Alkohol
Emotionaler Stress

NSAID Die Anwendung nicht-steroidaler antiinflammatorischer Präparate (NSAID) zur Behandlung der Mastozytose stellt ein zweischneidiges Schwert dar, da etwa 5 % der Mastozytosepatienten eine Hypersensitivität gegen Acetylsalicylsäure (ASS) zeigen. Die Applikation kleinster Dosen von Medikamenten aus der NSAID-Gruppe kann bei diesen Patienten eine gefährliche kardiovaskuläre Reaktion auslösen. Daher kommt die Therapie mit NSAID nur für Patienten in Frage, bei denen die Behandlung mit Maximaldosen von H1- und H2-Blockern bereits vorab etabliert wurde. Sie muss unter kontrollierten stationären Bedingungen eingeleitet werden. Von der kontinuierlichen Behandlung mit ASS bzw. NSAID profitieren v.a. Patienten, die unter akuten PGD_2-vermittelten vasodilatatorischen Episoden leiden, die sich durch „Flushing" und Hypotonie äußern.

Cromoglicinsäure Cromoglicinsäure-Derivate reduzieren die Hauterscheinungen, den Juckreiz und in einigen Fällen auch die gastrointestinalen Beschwerden bei der systemischen Mastozytose.

Chemotherapie Die Mastzellleukämie wird wie eine akute Leukämie mit Standardchemotherapeutika behandelt.

Zukunftsaussichten Eine antiproliferative Therapie scheint in Anbetracht des bisherigen Verständnisses der Pathogenese der Mastozytose sinnvoll, insbesondere bei Patienten, die eine hohe Mastzellproliferation aufweisen. In klinischer Prüfung befindet sich derzeit Interferon-alpha, das für seine hemmende Wirkung auf die Myelopoese bekannt ist. Ergebnisse kontrollierter Studien stehen noch aus.

Verlauf und Prognose Die Prognose der Patienten hängt vom Ausmaß der Organbeteiligung ab. Patienten mit Beteiligung mehrerer Organe haben eine schlechtere Prognose. Da die Erkrankung so selten ist, gibt es keine Angaben zu mittleren Überlebensraten. In der Regel überleben die Patienten nach Diagnosestellung jedoch nur wenige Jahre. Schlechte Prognosefaktoren sind u. a. fortgeschrittenes Alter bei Diagnosestellung, Anämie, Leukopenie und/oder Thrombozytopenie als Zeichen der Knochenmarkinfiltration, LDH-Erhöhung sowie die primäre Manifestation als Mastzellleukämie.

Zusammenfassung

- Häufigste Ursache: klonale, autonome Vermehrung der Mastzellen
- Wichtigste Symptome: Urtikaria, gastrointestinale Beschwerden, Flushsymptomatik
- Wichtigste diagnostische Maßnahmen: Klinik, Nachweis von Mastzellinfiltraten in Organbiopsien, erhöhter Tryptasespiegel
- Wichtigste therapeutische Maßnahme: symptomatisch je nach Klinik

Zur weiteren Information

Literatur

Hartmann, K., S. B. Bruns, B. M. Henz: Mastocytosis: review of clinical and experimental aspects. J Investig Dermatol Symp Proc 2001; 6: 143–7.

Horny, H. P., P. Valent: Diagnosis of mastocytosis: general histopathological aspects, morphological criteria, and immunohistochemical findings. Leuk Res 2001; 25: 543–51.

Ludolph-Hauser, D., F. Rueff, C. P. Sommerhoff, B. Przybilla: Tryptase, a marker for the activation and localization of mast cells. Hautarzt 1999; 50: 556–61.

Marone, G., G. Spadaro, F. Granata, M. Triggiani: Treatment of mastocytosis: pharmacologic basis and current concepts. Leuk Res 2001; 25: 583–94.

Metcalfe, D. D., C. Akin: Mastocytosis: molecular mechanisms and clinical disease heterogeneity. Leuk Res 2001; 25: 577–82.

Valent, P., H. P. Horny, L. Escribano, B. J. Longley, C. Y. Li, L. B. Schwartz, G. Marone, R. Nunez, C. Akin, K. Sotlar, W. R. Sperr, K. Wolff, R. D. Brunning, R. M. Parwaresch, K. F. Austen, K. Lennert, D. D. Metcalfe, J. W. Vardiman, J. M. Bennett: Diagnostic criteria and classification of mastocytosis: a consensus proposal. Leuk Res 2001; 25: 603–25.

Internet-Links

http://www.medic.mie-u.ac.jp/derme/bildbd/diagnose/i757350.htm
http://www.mastozytose.de
http://www.uni-essen.de/tumorforschung/atlas/atlas.hmtl#1

Keywords

Mastzellen ◆ Histamin ◆ Tryptase

10.5 Maligne Lymphome

10.5.1 Hodgkin-Lymphome

M. SIEBER, J. WOLF, V. DIEHL

Synonyme: Morbus Hodgkin, Lymphogranulomatose
Engl. Begriff: Hodgkin's Disease

> **Praxisfall**
>
> Ein 24-jähriger Student stellt sich in der Ambulanz vor, weil er seit sechs Wochen nachts stark schwitzt (muss nachts dreimal den Pyjama wechseln) und seit ca. vier Wochen Knoten am Hals bemerkt hat.
> **Befund:** Zervikale und supraklavikuläre Lymphknoten links sind bis maximal 3 cm vergrößert. Im Röntgen-Thorax zeigt sich eine polyzyklische Vergrößerung des linken Hilus. BSG 28/64. Sonographie und CT des Abdomens zeigen multiple vergrößerte Lymphknoten mit einem maximalen Durchmesser von 4 cm. Die Milz ist mit 17 cm diffus vergrößert und weist ebenfalls zwei etwa 3 cm große Raumforderungen auf.
> Die **Diagnose** wird durch Exstirpation eines zervikalen Lymphknotens gestellt und ergibt ein klassisches Hodgkin-Lymphom vom Typ der nodulären Sklerose. Die Knochenmarkhistologie ist unauffällig. Somit besteht ein klinisches Stadium CS IIIB.
> Der Patient wird im Rahmen der Deutschen Hodgkin-Lymphom-Studie mit acht Zyklen BEACOPP-gesteigert behandelt (s. Tab. 10.47). Die Abschlussuntersuchung drei Monate nach Ende der Chemotherapie zeigt eine komplette Remission.

Definition Das Hodgkin-Lymphom ist eine maligne Erkrankung des lymphatischen Systems. Sie wurde 1832 von Thomas Hodgkin erstmals beschrieben. Klinisch manifestiert sich die Erkrankung in den meisten Fällen mit Lymphknotenschwellungen. In fortgeschritteneren Stadien können aber auch nichtlymphatische Gewebe befallen sein. Diagnostisch wegweisend ist der histologische Nachweis von wenigen (0,01–1 %) ein- und mehrkernigen malignen Riesenzellen (**Hodgkin-** und **Sternberg-Reed-Zellen**), die von einer Vielzahl reaktiver, vorwiegend lymphatischer Zellen umgeben sind.

Epidemiologie Jährlich erkranken 2–4 pro 100 000 Personen. Die Krankheit hat je einen Häufigkeitsgipfel im dritten und sechsten Lebensjahrzehnt. Männer sind häufiger betroffen als Frauen (10 : 6).

Ätiologie und Pathogenese Die **zelluläre Herkunft** und **Klonalität** der Hodgkin- und Sternberg-Reed-Zellen war lange Zeit umstritten. Erst in den letzten Jahren konnte durch molekulargenetische Analysen von Einzelzellen eindeutig die Klonalität und die Abstammung von Keimzentrums- bzw. Post-Keimzentrums-B-Lymphozyten nachgewiesen werden.

Eine noch nicht genau definierte Rolle in der Pathogenese der Hodgkin-Lymphome spielt das Epstein-Barr-Virus (EBV), das in 40–60 % aller Fälle nachgewiesen wird. In einigen Fällen wurden Mutationen in Onkogenen oder Tumorsuppressorgenen beschrieben, die eine **Apoptoseresistenz** bewirken.

Symptome Ein allgemeines Krankheitsgefühl mit eingeschränkter Leistungsfähigkeit („Leistungsknick") wird oft angegeben. Etwa ein Drittel der Patienten klagt über Allgemeinsymptome wie Fieber, Nachtschweiß und Gewichtsverlust (sog. **B-Symptome**). Häufiger klagen Patienten über quälenden Juckreiz, bisweilen ist der Körper von Kratzspuren übersät. Nur bei einem sehr kleinen Teil der Patienten tritt ein typischer wellenförmiger Fieberverlauf mit einer Periodik von wenigen Tagen bis einigen Wochen (sog. Pel-Ebstein-Fieber) auf. Selten, aber pathognomonisch bedeutend ist ein sog. **Alkoholschmerz**, d. h. Schmerzen in den betroffenen Lymphknoten unmittelbar nach Alkoholgenuss.

Bei den meisten Neuerkrankungen sind vergrößerte Lymphknoten das erste Krankheitssymptom. Die häufigsten Lokalisationen sind der Halsbereich (60 %), das Mediastinum (30 %), die Axillen (20 %), die Inguinalregion (15 %) und das Abdomen (15 %). Auch wenn in der Regel eine kontinuierliche Größenzunahme erfolgt, können sich Lymphknoten durchaus während des Krankheitsverlaufs zurückbilden, um später wieder weiter zu wachsen (sog. „waxing and waning").

Die geschwollenen Lymphknoten sind in der Regel nicht schmerzhaft und von fester, „gummiartiger" Konsistenz. In fortgeschrittenen Stadien kommt es zu einem Befall von Milz, Leber, Knochenmark, Knochen und/oder Lunge. Seltene Organmanifestationen sind der Gastrointestinaltrakt und die Haut.

Diagnostik

! Faustregel: Jede ungeklärte Lymphknotenschwellung, die länger als vier bis sechs Wochen persistiert oder eindeutige Progredienz zeigt, muss durch Biopsie und histologische Untersuchung abgeklärt werden.

Ziele der Diagnostik sind:
- die Sicherung der Diagnose und histologische Subklassifikation
- die Feststellung des Ausbreitungsgrades (Stadium, s. u.)

Histologie Die Diagnose basiert auf dem histologischen Nachweis der Hodgkin- und insbesondere der typischen Reed-Sternberg-Zellen. Diese großen mehrkernigen Zellen weisen zwei bis fünf Zellkerne mit blasiger Chromatinstruktur und jeweils sehr prominenten eosinophilen Nukleolen auf. Die Aspirationszytologie oder eine Lymphknotenpunktion liefert in der Regel kein ausreichend repräsentatives Material. Angestrebt werden muss daher immer die **Entnahme eines vollständigen Lymphknotens**.

Gleichzeitig wird anhand des histologischen Schnittpräparats eine **Subtypisierung** vorgenommen. Nach charakteristischen morphologischen, zytochemischen und immunologischen Kriterien werden seit 1999 die Hodgkin-Lymphome nach der **WHO-Klassifikation** typisiert (s. Tab. 10.42).

Tab. 10.42 WHO-Klassifikation der Hodgkin-Lymphome.

Klassische Hodgkin-Lymphome
1. Lymphozytenreiches klassisches Hodgkin-Lymphom
2. Noduläre Sklerose
3. Mischtyp
4. Lymphozytenarmer Typ

Noduläre lymphozytenprädominante Hodgkin-Lymphome

Die noduläre Sklerose wird am häufigsten (60 %) diagnostiziert, gefolgt vom Mischtyp (25 %, s. Abb. 10.40). Das lymphozytenreiche klassische Hodgkin-Lymphom wird in ca. 3 % und der lymphozytenarme Typ in nur 1 % der Fälle diagnostiziert. Das noduläre lymphozytenprädominante Hodgkin-Lymphom macht ca. 7 % der Fälle aus.

Mischtyp und besonders der lymphozytenarme Typ haben eine schlechtere Prognose. Allerdings tritt die Bedeutung des histologischen Subtyps als prognostischer Faktor wahrscheinlich aufgrund der verbesserten Therapie zunehmend in den Hintergrund.

Untersuchungen zur Stadieneinteilung (s. Tab. 10.43): In der **Anamnese** sollte man insbesondere auf die B-Symptome eingehen sowie auf spezifische Beschwerden, die der Lokalisierung möglicher Krankheitsmanifestationen dienen könnten. Eine gründliche **körperliche Untersuchung** umfasst Palpation aller peripheren Lymphknotenstationen mit quantitativer Angabe von Lymphknotenvergrößerungen sowie Bestimmungen von Leber- und Milzgröße. Der **Laborstatus** beinhaltet die Analyse der BSG, der hämatologischen Parameter, der Leberenzyme, der alkalischen Phosphatase, der Retentionswerte und der LDH. Häufig findet sich bei Patienten mit Hodgkin-Lymphom ein **Immundefekt**, der sich vorwiegend im Bereich der Lymphozyten manifestiert (Lymphopenie). Klinisches Korrelat einer Schwächung der T-Zell-vermittelten Immunabwehr ist eine verminderte Hautreaktion auf sekundäre Antigene. Zur **Diagnostik von Lymphomen** werden Computertomographien von Hals, Thorax und Abdomen einschließlich des Beckens gefordert. Die bildgebende Diagnostik wird ergänzt durch eine konventionelle Röntgenübersichtsaufnahme in zwei Ebenen vom Thorax sowie durch eine Sonographie des Abdomens. Obligat sind eine **Knochen-**

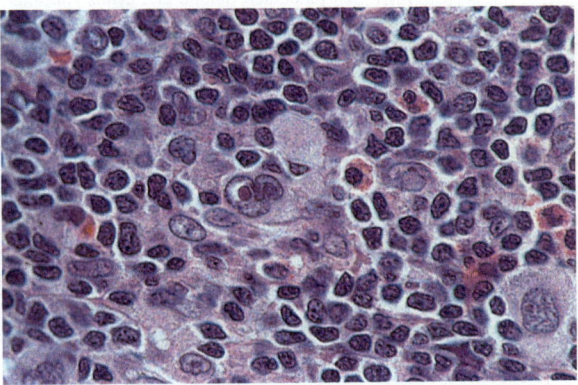

Abb. 10.40 Hodgkin-Lymphom, Mischtyp.

Hämatologie

Tab. 10.43 Staging-Untersuchungen bei Hodgkin-Lymphomen.

Anamnese
Körperliche Untersuchung
Labor: BSG, komplettes Blutbild, Leberenzyme, LDH, AP, Retentionswerte, Virologie (EBV, CMV, HIV)
Computertomographie von Hals, Thorax und Abdomen
Röntgen-Thorax in zwei Ebenen
Sonographie des Abdomens
Knochenmarkbiopsie
Skelettszintigraphie
Leberbiopsie, diagnostische Laparotomie (PET- oder Gallium-Scan nur in besonderen klinischen Situationen)
EKG, Echokardiographie, Lungenfunktion

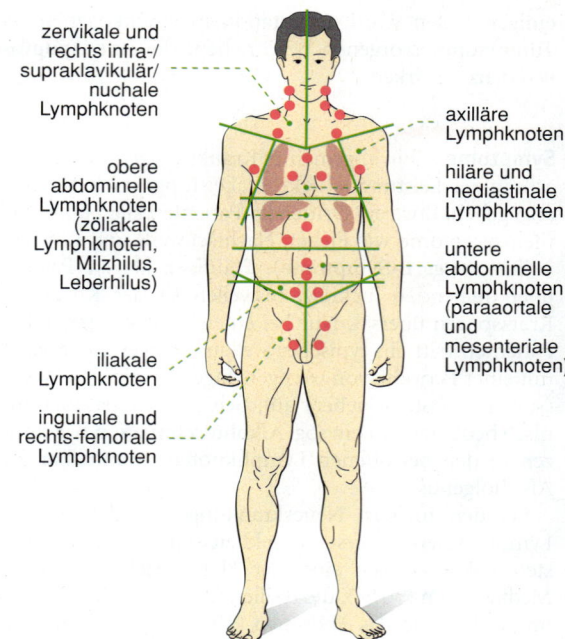

Abb. 10.41 Lymphknotenstationen zur Stadieneinteilung nach Ann-Arbor.

markuntersuchung durch Beckenkammbiopsie sowie eine Skelett- oder Knochenmarkszintigraphie.

Die Leberbiopsie, Lymphangiographie und die früher oft durchgeführte Staging-Laparotomie mit Splenektomie werden heute nicht mehr routinemäßig durchgeführt, sondern nur noch unter besonderer klinischer Fragestellung.

Zur **Abschätzung der allgemeinen Organfunktion** und des damit einhergehenden Therapierisikos werden folgende zusätzliche Untersuchungen obligat vor Therapie durchgeführt: EKG, Echokardiographie, Lungenfunktion.

Stadieneinteilung Das klinische Stadium ist ein Maß für den **Ausbreitungsgrad der Erkrankung**. In der allgemein verwendeten Stadieneinteilung nach **Ann-Arbor** werden vier Stadien unterschieden, die mit römischen Ziffern bezeichnet werden (s. Tab. 10.44 und Abb. 10.41). Die **Stadien I und II** bezeichnen den Befall einer oder mehrerer Lymphknotenregionen (bzw. Vorliegen lokalisierter extranodaler Herde) auf einer Seite des Zwerchfells, das **Stadium III** kennzeichnet die Beteiligung von Lymphknotenregionen mit oder ohne lokalisierte extranodale Herde auf beiden Seiten des Zwerchfells. Die hämatogene Generalisierung der Erkrankung mit Befall von Knochenmark, Leber oder diffusem Befall anderer parenchymatöser Organe wird als **Stadium IV** bezeichnet.

Tab. 10.44 Stadieneinteilung der Hodgkin-Lymphome nach Ann-Arbor.

Stadium I	Befall einer einzigen Lymphknotenregion (I/N) oder Vorliegen eines einzigen lokalisierten extranodalen Herdes (I/E)
Stadium II	Befall von 2 oder mehr Lymphknotenregionen auf einer Seite des Zwerchfells (II/N) oder Vorliegen lokalisierter extranodaler Herde und Befall einer oder mehrerer Lymphknotenregionen auf einer Seite des Zwerchfells (II/E)
Stadium III	Befall von 2 oder mehr Lymphknotenregionen auf beiden Seiten des Zwerchfells (III/N) oder Befall von lokalisierten extranodalen Herden und Lymphknotenbefall, so dass ein Befall auf beiden Seiten des Zwerchfells vorliegt (III/E)
Stadium III$_1$	Subphrenische Lokalisation, beschränkt auf Milz, zöliakale und/oder portale Lymphknoten allein oder gemeinsam (Befall oberhalb des Truncus coeliacus)
Stadium III$_2$	Subphrenische Lokalisation mit Beteiligung paraaortaler, mesenterialer, iliakaler und/oder inguinaler Lymphknoten allein oder gemeinsam (Befall unterhalb des Truncus coeliacus)
Stadium IV	Disseminierter Befall einer oder mehrerer extralymphatischer Organe mit oder ohne Befall von Lymphknoten

Die Stadien I bis IV erhalten den Zusatz B, wenn ein oder mehrere der folgenden Allgemeinsymptome vorliegen, und den Zusatz A, falls diese fehlen.
Allgemeinsymptome sind:
– nicht erklärbares Fieber über 38 °C
– nicht erklärbarer Nachtschweiß
– nicht erklärbarer Gewichtsverlust von mehr als 10% des Körpergewichts innerhalb von 6 Monaten
N = Lymphknoten
E = extranodal

B-Symptome: Den römischen Ziffern zur Bezeichnung des Ausbreitungsgrades wird ein B hinzugefügt, falls eines oder mehrere der konstitutionellen Symptome (Fieber über 38 °C, Nachtschweiß oder Gewichtsverlust über 10 % in den letzten sechs Monaten) vorhanden sind; ein A bedeutet Fehlen dieser Symptome. Die lokale Ausbreitung der Erkrankung in das umgebende Gewebe, von einem Lymphknoten ausgehend, wird als extranodales Wachstum bezeichnet und mit dem Buchstaben E (extranodal) zu dem Stadium (z. B. II A, E) notiert.

Extranodale Herde: Die lokale, extranodale Manifestation des Hodgkin-Lymphoms (meist des nodulär-sklerosierenden Subtyps) in einem Organ besitzt eine bessere Prognose als die diffuse, hämatogene Organbeteiligung (Stadium IV). Da sich in der Praxis manchmal Schwierigkeiten in der Abgrenzung zwischen einem E-Stadium und einem Stadium IV ergeben, gilt die Faustregel, dass eine lokale Organmanifestation als E-Stadium zu werten ist, falls sie durch eine lokale Maßnahme (Strahlentherapie) sinnvoll zu behandeln ist (z. B. segmentaler Befall der Lunge, ausgehend von hilären Lymphknoten).

In der Regel basiert die Stadieneinteilung heute auf **klinischen Untersuchungsmethoden** einschließlich bildgebender Diagnostik. Der Stadienbezeichnung wird dann ein **CS** („clinical stage") vorangestellt. Nur noch in Einzelfällen wird eine **pathologisch-anatomische Stadieneinteilung (PS,** „pathologic stage"), die das Ergebnis einer diagnostischen Laparotomie mit Splenektomie berücksichtigt, durchgeführt.

Differentialdiagnose	Ausschlussmaßnahmen
Non-Hodgkin-Lymphome	Histologie
Bakterielle Infekte ■ Lymphknotentuberkulose	Histologie, Mikrobiologie
Virusinfekte ■ Mononukleose ■ HIV	Serologie
Parasiten ■ Toxoplasmose	Serologie
Sarkoidose	Histologie, Klinik, Labor
Lymphknotenmetastasen (Beispiel: „Virchow"-Drüse bei Magenkarzinom)	Histologie

Therapie Die Behandlung sollte ausschließlich im Rahmen von klinischen Studien erfolgen, da nur so die Behandlungsmöglichkeiten auch in Zukunft weiter verbessert werden können. Diese klinischen Studien haben bei Patienten mit Hodgkin-Lymphomen in den letzten 25 Jahren entscheidend zu einer konstanten Verbesserung der Behandlungsergebnisse beigetragen. Die Art und Intensität der Behandlung ist heute streng risikoadaptiert. In den modernen Therapiekonzepten hat sich zunehmend die Einteilung in drei prognostische Risikogruppen bewährt, wie sie die Stratifikation der Deutschen Hodgkin-Studiengruppe verwendet. Dabei findet neben dem klinischen Stadium der Erkrankung die Anwesenheit der unten aufgeführten Risikofaktoren Beachtung:
- großer Mediastinaltumor (größer als ⅓ des Thoraxdurchmessers)
- extranodale Erkrankung
- BSG ≥ 50 mm in der ersten Stunde bei A-Stadien oder ≥ 30 mm bei B-Stadien
- drei oder mehr Lymphknotenareale befallen.

Anhand dieser Kriterien werden drei Risikogruppen unterschieden:
- lokalisierte,
- intermediäre und
- fortgeschrittene Stadien (s. Tab. 10.45).

Sowohl lokalisierte als auch intermediäre Stadien werden in der Regel mit einer kombinierten Chemo- und Strahlentherapie behandelt. Die fortgeschrittenen Stadien bedürfen einer intensiveren Chemotherapie, wobei initiale Bulk-Tumoren und/oder Resterkrankung nach Chemotherapie zusätzlich bestrahlt werden.

Lokalisierte Stadien (Gruppe 1) In den lokalisierten Stadien CS I und II ohne Risikofaktoren können bei adäquater Behandlung über 90 % der Patienten geheilt werden. Die alleinige Bestrahlung im „Extended Field" (= Bestrahlung der befallenen und der benachbarten, klinisch unauffälligen Lymphknotenareale) wurde erst vor wenigen Jahren zugunsten einer **kombinierten Chemo-Strahlentherapie** verlassen. Unter kombinierter Chemo-Strahlentherapie treten signifikant weniger Rezidive auf als unter alleiniger Strahlentherapie. Standardchemotherapie ist **ABVD** (Adriamycin, Bleomycin, Vinblastin, Dacarbazin, s. Tab. 10.46). Von dieser Chemotherapie werden in der Regel zwei bis vier Zyklen verabreicht. Anschließend folgt eine Bestrahlung im „Involved Field" (= Bestrahlung nur der Lymphknotenareale mit klinisch manifestem Befall). Die eingesetzte Strahlendosis beträgt 30 Gy mit einer Fraktionierung von 1,8–2,0 Gy/d.

Es gibt Hinweise, dass eine Therapie mit vier Zyklen ABVD und 30 Gy „involved field"-Bestrahlung in dieser prognostisch sehr günstigen Gruppe zu intensiv ist. In aktuellen Studien wird deshalb geprüft, ob eine Reduktion

Tab. 10.45 Standardtherapie beim Hodgkin-Lymphom.

Lokalisierte Stadien (Gruppe 1) Stadium I und II ohne Risikofaktoren	Zwei bis vier Zyklen ABVD + 30 Gy Involved-Field-Strahlentherapie
Intermediäre Stadien (Gruppe 2) Stadium I und II mit Risikofaktoren	Vier Zyklen ABVD + 30 Gy Involved-Field-Strahlentherapie
Fortgeschrittene Stadien (Gruppe 3) Stadium IIB mit besonderen Risikofaktoren, Stadium III und IV	Acht Zyklen BEACOPP + Bestrahlung von Bulk- und/oder Resttumoren

Hämatologie

Tab. 10.46 Therapieprotokoll ABVD (nach Bonadonna 1975).

Wirkstoff	mg/m²	Darreichungsform	Tage
A – Adriamycin	25	i.v.	1, 14
B – Bleomycin	10	i.v.	1, 14
V – Vinblastin	6	i.v.	1, 14
D – Dacarbazin	375	i.v.	1, 14

Wiederholung Tag 29

der Therapieintensität auf zwei Zyklen ABVD und 20 Gy Involved-Field-Bestrahlung möglich ist, ohne die guten Behandlungsergebnisse mit über 90% Heilungen zu gefährden.

Intermediäre Stadien (Gruppe 2) Die intermediäre Gruppe umfasst Patienten der klinischen Stadien CS I und CS IIA mit einem oder mehreren der Risikofaktoren. Patienten im Stadium IIB werden nur mit den Risikofaktoren hohe Blutsenkungsgeschwindigkeit und drei oder mehr befallene Lymphknotenregionen in diese Prognosegruppe aufgenommen. Patienten im Stadium IIB mit großem Mediastinaltumor und/oder Extranodalbefall werden bereits der fortgeschrittenen Risikogruppe zugeordnet.

In früheren Studien waren die Behandlungsergebnisse bei Vorliegen von Risikofaktoren nach alleiniger Strahlentherapie unbefriedigend. Deshalb ordnet man diese Patienten den intermediären oder sogar den fortgeschrittenen Stadien zu.

Patienten in der intermediären Prognosegruppe werden zumeist mit vier Zyklen **ABVD** (s. Tab. 10.46) behandelt. Danach schließt sich eine Bestrahlung im „Involved Field" mit 30 Gy an. Mit dieser kombinierten Behandlung erreichen etwa 95 % der Patienten eine komplette Remission. Das 5-Jahres-Überleben beträgt 80 %. Aktuelle Studien bei den Patienten in der intermediären Risikogruppe prüfen intensivere Chemotherapieprotokolle, um den Anteil der Patienten in kontinuierlicher kompletter Remission zu erhöhen. In Deutschland wird das **BEACOPP-Schema** (Bleomycin, Etoposid, Adriamycin, Cyclophosphamid, Vincristin, Procarbazin, Prednison, s. Tab. 10.47), das sich primär in der Behandlung der fortgeschrittenen Stadien etabliert hat, mit dem ABVD-Standardschema verglichen.

Behandlung von Patienten in fortgeschrittenen Stadien (Gruppe 3) Diese Gruppe beinhaltet alle Patienten in den Stadien III und IV sowie Patienten im Stadium IIB mit mediastinalem Bulk und/oder extranodaler Erkrankung.

Eine Polychemotherapie mit acht Zyklen **BEACOPP** in gesteigerter Dosierung (s. Tab. 10.47) wird in Deutschland für Patienten in fortgeschrittenen Stadien als Standardbehandlung betrachtet. Initiale Bulk-Regionen und/oder Resttumoren werden meist zusätzlich **nachbestrahlt**. Etwa 95 % der so behandelten Patienten erreichen eine komplette Remission und das Gesamtüberleben nach drei Jahren liegt bei 92 %. In der aktuellen Studie für fortgeschrittene Stadien der Deutschen Hodgkin-Lymphom Studiengruppe wird derzeit geprüft, ob eine Reduktion des eskalierten BEACOPP-Schemas auf die Basisdosierung in den letzten vier Zyklen möglich ist, ohne an Wirksamkeit zu verlieren. Ferner wird in dieser Studie geprüft, ob nach einer effektiven Chemotherapie eine konsolidierende Strahlentherapie notwendig ist.

Rezidive nach initialer Strahlentherapie Patienten, die ein Rezidiv nach alleiniger initialer Strahlentherapie (wird heute nur noch selten durchgeführt!) erleiden, können mit einer Chemotherapie adäquat behandelt werden, wobei die Ergebnisse denen der Primärtherapie nahe kommen. Die Remissionsraten und das langfristige Überleben liegen zwischen 50 und 80 %.

Rezidive nach initialer Chemotherapie oder kombinierter Chemo-Strahlentherapie Hier hängt die Behandlung von der Art der initialen Chemotherapie und der Remissionsdauer ab. Es gibt drei Risikogruppen:
- Patienten mit einer langen kompletten Remission (über zwölf Monate)
- Patienten mit einer kurzen Remission (kürzer als zwölf Monate)
- Patienten, die nie eine komplette Remission erreicht haben.

Tab. 10.47 Therapieprotokoll BEACOPP (nach Diehl 1998).

Wirkstoff	Basis (mg/m²)	Gesteigert* (mg/m²)	Darreichungsform	Tage
B – Bleomycin	10	10	i.v.	8
E – Etoposid	100	200	i.v.	1–3
A – Adriamycin	25	35	i.v.	1
C – Cyclophosphamid	650	1250	i.v.	1
O – Vincristin**	1,4	1,4	i.v.	8
P – Procarbazin	100	100	p.o.	1–7
P – Prednison	40	40	p.o.	1–14

Wiederholung Tag 22

* ab Tag 8 obligat G-CSF-Gabe
** max. 2 mg

Patienten mit einer langen initialen kompletten Remission und einer geringen chemotherapeutischen Vorbehandlung haben im Rezidiv gute Chancen, durch intensive Polychemotherapie langfristig noch geheilt zu werden. Bei kurzer Remissionsdauer oder intensiver Vorbehandlung wird gegenwärtig eine Hochdosis-Chemotherapie mit nachfolgender autologer Stammzelltransplantation empfohlen. In jedem Fall muss eine Bestrahlungsoption abgeklärt werden. Eine Bestrahlung im Rezidiv kommt insbesondere bei nicht vorbestrahlten Patienten mit lokal begrenztem Rezidiv und fehlenden Allgemeinsymptomen in Betracht.

Verlauf und Prognose Das Hodgkin-Lymphom gehört zu den malignen Erkrankungen des Erwachsenen, die die höchste Heilungsquote haben (s. Abb. 10.42). Unter adäquater Behandlung können annähernd 80 % der Patienten geheilt werden. So können über 95 % der Patienten in den frühen Stadien in eine **komplette Remission** gebracht und annähernd 90 % langfristig geheilt werden.

Naturgemäß wird die Prognose mit zunehmender Generalisierung der Erkrankung und mit dem Auftreten von Risikofaktoren ungünstiger.

Patienten der intermediären Gruppe erreichen durch eine Kombination von Chemotherapie und Bestrahlung Remissionsraten von über 90 % und rezidivfreie 5-Jahres-Überlebensraten von 80 %. Die intensive Polychemotherapie bei Patienten in den fortgeschrittenen Stadien erreicht heute in ebenfalls 80 % der Fälle langfristige Heilungen.

Komplikationen	Häufigkeit
Zweitneoplasien	Bis 15 % im Verlauf von 20 Jahren
Sepsis (z.B. durch das Overwhelming Post Splenectomy Infection Syndrome, OPSI)	Zunehmend seltener, da die modernen Therapiestrategien keine diagnostische Splenektomie mehr vorsehen
Karditis	Selten
Pneumonitis	Nach mediastinaler Radiatio
Sterilität	Nach ausgedehnter Chemotherapie häufig
Opportunistische Infektionen	Häufig
Psychosoziale Probleme	Häufig
Hypothyreose	Nach zervikaler Radiatio häufiger

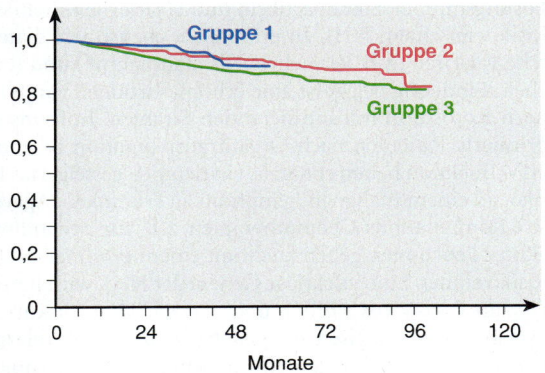

Abb. 10.42 Hodgkin-Lymphom: Die Überlebenskurven entsprechen den Risikogruppen aus Tab. 10.46 (Wahrscheinlichkeitsberechnung nach Kaplan Meyer, Ergebnisse der Deutschen Hodgkin-Lymphom-Studiengruppe).

Zusammenfassung

- Ursache: maligne Erkrankung des lymphatischen Systems ungeklärter Ursache
- Wichtigstes Symptom: schmerzlose Lymphknotenschwellung, häufig mit B-Symptomatik (Fieber, Nachtschweiß, Gewichtsverlust)
- Wichtigste diagnostische Maßnahmen: histologischer Nachweis von Hodgkin- und/oder Reed-Sternberg-Zellen aus Lymphknotenbiopsie, anschließend Staging-Untersuchungen
- Wichtigste therapeutische Maßnahme: kombinierte Chemo-Strahlentherapie

Zur weiteren Information

Literatur
Küppers, R., D. Re, J. Wolf, V. Diehl: Zellbiologie des Morbus Hodgkin. Onkologe 2000; 6: 1134–41.
Sieber, M., A. Engert, V. Diehl: Treatment of Hodgkin's disease: Results and current concepts of the German Hodgkin's Lymphoma Study Group. Ann Oncol 2000; 11 (Suppl. 1): 81–5.
Josting, A., V. Diehl, A. Engert: Behandlung und Prognose primär progredienter und rezidivierter Hodgkin-Lymphome. Onkologe 2000; 6: 1178–88.
Rüffer, J. U., K. Breuer, H. Flechtner: Lebensqualität und Lebensquantität bei Morbus Hodgkin. Onkologe 2000; 6: 1189–96.

Internet-Links
http://www.kompetenznetz-lymphome.de

Keywords
Hodgkin-Lymphom ◆ Reed-Sternberg-Zellen ◆ kombinierte Chemo-Strahlentherapie

IMPP-Statistik
Lymphogranulomatose

10.5.2 Non-Hodgkin-Lymphome

Nodale Non-Hodgkin-Lymphome

A. ENGERT, M. REISER

Synonym: Malignes Lymphom
Engl. Begriff: Non-Hodgkin's Lymphoma

Praxis

Ein 67-jähriger Patient stellt sich wegen einer progredienten Schwellung im Bereich des rechten Kieferwinkels in der HNO-Klinik vor. Sonst keinerlei Beschwerden. Nach chirurgischer Exstirpation des Tumors wird die Diagnose eines Non-Hodgkin-Lymphoms vom zentroblastisch-zentrozytischen (cb-cc) Subtyp (follikuläres NHL Grad II) gestellt. Bei der **körperlichen Untersuchung** fallen beidseits axilläre Lymphknoten bis maximal 1,5 cm auf sowie beidseits inguinale Lymphknoten bis 2,5 cm. Die Milz ist 2 cm unter dem Rippenbogen tastbar. Der **Röntgen-Thorax** ist unauffällig. Die **Sonographie** des Abdomens zeigt neben einer Splenomegalie (4 × 7 × 16 cm) multiple paraaortale und parakavale Lymphknoten. Im **Knochenmark** 40 % Infiltration mit kleinen lymphozytären Elementen, **Blutbild** unauffällig, klinisches Stadium IVA.

Unter einer **Chemotherapie** (CHOP: Cyclophosphamid, Doxorubicin, Vincristin, Prednison) bilden sich die tastbaren Lymphome innerhalb von vier Monaten vollständig zurück. Eine Kontrolle nach sechs Monaten zeigt auch ein Verschwinden der Knochenmarkinfiltration. Eine Erhaltungstherapie mit **Interferon** 3 × 5 Mio. IE/Woche wird eingeleitet. Nach sechs Monaten wird die Erhaltungstherapie wegen anhaltender Nebenwirkungen ausgesetzt und der Patient regelmäßig kontrolliert.

Anderthalb Jahre nach der Erstdiagnose treten rezidivierende Fieberschübe bis 39 °C und deutliche Rückenschmerzen auf. Bei der Untersuchung ergeben sich erneut Lymphknotenschwellungen im Bereich der rechten Leiste, sonographisch auch parailiakal und paraaortal. **Röntgenologisch** zeigt sich eine osteolytische Destruktion des zweiten Lendenwirbelkörpers. Im **Knochenmark** erneut 60 % Infiltration, Blutbild unauffällig. Durch **Bestrahlung** des betroffenen Lendenwirbelkörpers gehen die Schmerzen deutlich zurück, unter **Antikörpertherapie** bilden sich auch die tastbaren Lymphome zurück. Die Infiltration des Knochenmarks ist jedoch nach weiteren sechs Monaten noch mit 20 % nachweisbar.

Definition Die malignen Lymphome, die sich vom Hodgkin-Lymphom durch den fehlenden Nachweis von Hodgkin- und Sternberg-Reed-Zellen abgrenzen lassen, werden unter dem Oberbegriff Non-Hodgkin-Lymphome (NHL) zusammengefasst. Es handelt sich um eine sehr heterogene Gruppe **lymphatischer Neoplasien**, die nach histologischen Kriterien eingeteilt werden. Eine maligne Entartung ist auf jeder Entwicklungsstufe der lymphatischen B- und T-Zellen möglich und es kommt zur Ausbildung unreifer und reifer lymphatischer Neoplasien. Der klinische Verlauf **reifer Lymphome** niedriger Malignität ist eher protrahiert, generalisierte Krankheitsbilder sind die Regel, ein leukämischer Verlauf ist häufig. Im Gegensatz dazu zeigen die **unreifen Non-Hodgkin-Lymphome** einen aggressiven klinischen Verlauf und entsprechen bei leukämischer Präsentation den akuten lymphatischen Leukämien.

Epidemiologie Bei den Non-Hodgkin-Lymphomen, insbesondere den niedrigmalignen NHL, konnte in den letzten Jahren eine rasche Zunahme der Inzidenz beobachtet werden: Allein zwischen 1973 und 1988 wurde in den USA eine Zunahme um 50 % festgestellt. Diese Zunahme der Inzidenz lässt sich nicht durch das vermehrte Auftreten HIV-assoziierter Lymphome erklären, sondern findet sich generell in allen Altersschichten. Jährlich erkranken insgesamt 13,9 von 100 000 Einwohnern an einem Non-Hodgkin-Lymphom (CLL eingeschlossen). Männer sind häufiger betroffen als Frauen (1,5 : 1). Die große Mehrzahl der NHL sind Erkrankungen des fortgeschrittenen Alters mit einem Häufigkeitsgipfel zwischen dem fünften und siebten Lebensjahrzehnt. Die lymphoblastischen NHL weisen wie die Hodgkin-Lymphome eine zweigipflige Alterskurve auf mit einer Häufung in den ersten beiden Lebensjahrzehnten und einem zweiten Gipfel nach dem 40. Lebensjahr.

Ätiologie und Pathogenese Die Ätiologie der Non-Hodgkin-Lymphome ist nicht eindeutig geklärt. Epidemiologische Untersuchungen weisen auf einen Zusammenhang mit verschiedenen externen Faktoren hin. So erhöht eine Exposition mit Herbiziden, chemischen Lösungsmitteln, Staubpartikeln und Haarfärbemitteln das Risiko, an einem NHL zu erkranken, ebenso wie diätetische Faktoren (z. B. vermehrte Nitrataufnahme) und Rauchen. Eindeutig belegt ist eine erhöhte Inzidenz von NHL nach Exposition mit ionisierenden Strahlen. Immunsupprimierte Patienten nach Organtransplantation oder mit HIV-Infektion haben ebenfalls ein deutlich gesteigertes Risiko, an einem malignen Lymphom zu erkranken. Aggressive Kombinations-Chemotherapien, z. B. zur Behandlung akuter Leukämien gehen auch mit einem erhöhten NHL-Risiko einher. Eine infektiöse Genese der NHL wird für das Epstein-Barr-Virus (EBV) und das HTLV-1 diskutiert. Darüber hinaus weisen zytogenetische und molekulargenetische Untersuchungen chromosomale Veränderungen bei vielen Patienten nach. Translokationen wie t(8;14), t(14;18) und t(11;14) führen zur verstärkten Expression des translozierten Genprodukts. Die Expression von Onkogenen wie c-myc, bcl-1 oder bcl-2 scheint ein wichtiger Schlüsselpunkt in der Steuerung von Tumorsuppressorgenen zu sein, die an der Entstehung von malignen Lymphomen beteiligt sind.

Symptome Das Beschwerdebild und auch die B-Symptomatik ähneln dem Morbus Hodgkin. Hauptbefund ist die **Schwellung peripherer Lymphknoten.** In 40–60 % der Fälle ist das Knochenmark infiltriert. Von diesen Patienten weisen ca. 80 % auch ein pathologisches Blutbild auf.

Extranodale Manifestationen (E-Befall) sind wesentlich häufiger als beim Hodgkin-Lymphom. Neben Organbefällen von Leber, Lunge, ZNS und Gastrointestinaltrakt können sich die Lymphome im Weichteilgewebe, in den Knochen und der Haut manifestieren und durch lokalisationsspezifische Symptome imponieren. Gehäuft kommt es zu einer Manifestation im Waldeyerschen Rachenring,

10.5 Maligne Lymphome

der jedoch dem lymphatischen System zugerechnet und nicht als E-Befall gewertet wird. Manifestationen im Bereich der Nasennebenhöhlen sind möglich und imitieren das Bild einer chronische Sinusitis.

Diagnostik Eine ausführliche **Anamnese** erfragt Krankheitsbeginn und Symptomatik. Hierbei wird insbesondere nach B-Symptomen (Fieber, Nachtschweiß, Gewichtsverlust ≥ 10 % des Körpergewichts) gefragt. Besteht das Risiko einer HIV-Infektion? Eine ausführliche **klinische Untersuchung** mit besonderem Augenmerk auf Lymphknotenstationen sowie Leber- und Milzgröße erfasst die Krankheitsausbreitung. Die klinische Untersuchung wird durch bildgebende Diagnostik einschließlich CT von Hals, Thorax und Abdomen ergänzt. Hinzu kommen – abhängig von der klinischen Symptomatik – Gastro- und Koloskopie sowie eine HNO-ärztliche Untersuchung. Eine Skelettszintigraphie erfasst mögliche Knochenläsionen und sollte vor einer Knochenbiopsie durchgeführt werden. Röntgen-Thorax und Abdomensonographie ermöglichen kurzfristige Verlaufsbeurteilungen.

Die wichtigste diagnostische Maßnahme ist die operative Gewinnung einer Gewebeprobe (**Lymphknotenbiopsie**) zur histologischen Klassifikation des Lymphoms durch den Pathologen (s.u.). Nach Möglichkeit sollte ein gut zugänglicher, pathologisch veränderter Lymphknoten in toto exstirpiert werden, da die Zytologiegewinnung mittels Feinnadelpunktion in der Regel keine eindeutige Klassifikation erlaubt. Zur Erfassung einer Knochenmarkinfiltration erfolgt eine **Knochenmarkbiopsie** des Beckenkamms mit der Yamshidi-Nadel. Eine diagnostische **Liquorpunktion** ist bei ZNS-Lymphomen, Lymphomen des Gesichtsschädels sowie bei Vorliegen eines lymphoblastischen NHL oder Burkitt-Lymphoms indiziert.

Aufgrund der verbesserten bildgebenden Verfahren und der mit einer Operation verbundenen Morbidität wurde die **explorative Laparotomie** zum Ausschluss einer abdominellen Krankheitsmanifestation verlassen. Bei über die Norm erhöhten Leberenzymen erfolgt auch bei negativer Bildgebung eine Leberblindpunktion.

Klassifikation International sind mehrere Klassifikationen im Gebrauch, was die Vergleichbarkeit von klinischen Studien in der Vergangenheit stark eingeschränkt hat. Während in Nordamerika die „Working-Formulation" bevorzugt wurde, hat in Europa weitgehend die sog. **Kiel-Klassifikation** Verwendung gefunden (s. Tab. 10.48). Mit der 1994 publizierten „**REAL-Klassifikation**" (Revised European American Lymphoma Classification) wurde der Versuch unternommen, die amerikanische und europäische Klassifikation zu vereinheitlichen. Hierbei wurde die Unterteilung in B- und T-Zell-Neoplasien beibehalten, jedoch die für den Kliniker hilfreiche Unterteilung in hoch- und niedrigmaligne NHL verlassen. Grundsätzlich werden unreife und reife Neoplasien unterschieden, wobei jedoch mehrere Entitäten der **Kiel-Klassifikation** zusammengefasst werden. In den letzten Jahren hat die **REAL-Klassifikation** in Europa und den USA zunehmend Verbreitung gefunden. 1999 wurde von der World Health Organisation (**WHO**) eine weltweit gültige Klassifikation der Tumoren des hämatopoetischen und lymphatischen Gewebes vorgeschlagen, die die **REAL-Klassifikation** weitgehend übernimmt. Tabelle 10.48 zeigt eine Gegenüberstellung der Kiel- und der **WHO-Klassifikation**.

Stadieneinteilung Die Stadieneinteilung folgt im Wesentlichen den Festlegungen der Konferenz von Ann-Arbor, die in Tabelle 10.44 beschrieben wurden. Für die „chronische lymphatische Leukämie" (CLL), die regelmäßig mit einer diffusen Knochenmarkinfiltration und einer leukämischen Ausschwemmung einhergeht, wird eine abweichende Stadieneinteilung (nach Rai oder Binet, s. Tab. 10.52 und 10.53) verwendet. Diese Einteilungen gehen im Wesentlichen auf hämatologische Komplikationen ein, die das klinische Bild dieser Erkrankungen prägen (s.u. „Chronische lymphatische Leukämie").

Differentialdiagnose	Ausschlussmaßnahmen
Lymphknotenschwellungen anderer Ätiologie	Lymphknotenhistologie
Fieber anderer Ursache	Blutkulturen, Fokussuche
Diätetisch induzierte Gewichtsabnahme	Anamnese
Hämatologische Neoplasie	Knochenmarkzytologie + Biopsie
Splenomegalie bei portaler Hypertension	Labor, Doppler, ggf. Leberbiopsie

Therapie Nur die seltenen lokalisierten Formen der indolenten **niedrigmalignen NHL** sind durch Strahlentherapie heilbar. Die übrigen generalisierten Formen der indolenten Lymphome weisen einen protrahierten Verlauf auf. Die Chemotherapie hat einen palliativen Charakter, die Lebenserwartung der Patienten wird durch eine Therapie nicht wesentlich verlängert. Dagegen ist die Therapiestrategie bei den **aggressiven NHL** immer kurativ und zielt auf eine komplette Remission als Voraussetzung für eine Heilung ab.

Strahlentherapie Alle Non-Hodgkin-Lymphome sind strahlensensibel und können mit einer Herddosis von 40–45 Gy zerstört werden. Da NHL jedoch selten regional begrenzt sind und zu frühzeitiger generalisierter Ausbreitung neigen, ergibt sich die Indikation für eine alleinige Strahlentherapie nur für etwa 5 % der Patienten. Wesentlich häufiger wird die Strahlentherapie im Rahmen einer kombinierten Strahlen- und Chemotherapie eingesetzt. Darüber hinaus hat die Strahlentherapie große Bedeutung in der Palliativbehandlung lokaler Lymphomkomplikationen (z.B. destabilisierende Skelettinfiltration, Gefäßkompression).

Bei alleiniger Strahlentherapie mit kurativem Ziel entsprechen Technik und Strahlenqualität dem Vorgehen bei Hodgkin-Lymphomen.

Chemotherapie bei niedrigmalignen NHL Bei den niedrigmalignen NHL ist in fortgeschrittenen Stadien eine Hei-

Hämatologie

Tab. 10.48 Klassifikation der Non-Hodgkin-Lymphome.

Aktualisierte Kiel-Klassifikation (1988)	Neue WHO-Klassifikation (2001)*
B-Zell-Neoplasien	
Lymphoblastische Leukämie vom B-Zell-Typ	Vorläufer B-lymphoblastische Leukämie
Lymphoblastisches B-Zell-Lymphom (LB)	Vorläufer B-Zell-Lymphom
Chronische lymphatische Leukämie vom B-Zell-Typ (B-CLL)	B-Zellen chronische lymphatische Leukämie (B-CLL)
Prolymphozytenleukämie vom B-Zell-Typ (B-PLL)	Kleinzelliges lymphozytisches Lymphom
B-lymphozytisches Lymphom	
	B-Zell-Prolymphozytenleukämie
Lymphoplasmozytoides Immunozytom	B-CLL-Variante:
	■ mit monoklonaler Gammopathie
	■ mit plasmozytoider Differenzierung
Lymphoplasmozytisches Lymphom, Immunozytom	Lymphoplasmozytisches Lymphom
Mantelzellenlymphom, zentrozytisches Lymphom, Zentrozytom (cc)	Mantelzellenlymphom
Zentroblastisch-zentrozytisches Lymphom (cb-cc), follikulär	Keimzentrumslymphom (KZL) Grad 1 und 2
Zentroblastisch-zentrozytisches Lymphom (cb-cc), diffus	Varianten:
Zentroblastisch, follikulär	■ Diffuses Keimzentrumslymphom
	■ Kutanes Keimzentrumslymphom
	Keimzentrumslymphom Grad 3
Marginalzonenlymphom vom MALT-Typ	Marginalzonen-B-Zell-Lymphom vom MALT-Typ
Monozytoides B-Zell-Lymphom	Nodales Marginalzonen-B-Zell-Lymphom
	Marginalzonenlymphom der Milz (SLVL)
Haarzellenleukämie (HCL)	Haarzellenleukämie (HCL)
Plasmozytisches Lymphom	Plasmazell-Myelom ≈ Plasmozytom
Zentroblastisches Lymphom, Zentroblastom (cb)	Diffuses großzelliges B-Zell-Lymphom
Subtypen:	Varianten:
■ Monomorph	■ Zentroblastisch
■ Polymorph	■ Immunoblastisch
■ Multilobuliert	■ Anaplastisches
Immunoblastisches B-Zell-Lymphom, Immunoblastom (IB)	■ T-Zell- oder histiozytenreich
Großzellig-anaplastisches Lymphom (B-Ki-1-Lymphom)	■ Plasmoblastisch
	Primäres großzelliges B-Zell-Lymphom des Mediastinums
Burkitt-Lymphom	Burkitt-Lymphom
	Hochmalignes B-Zell-Lymphom vom Typ Burkitt-like
T-Zell-Neoplasien	
Lymphoblastisches T-Zell-Lymphom	Vorläufer T-lymphoblastisches Lymphom (T-LBL)
	Vorläufer T-lymphoblastische Leukämie (T-ALL)
Chronische lymphatische Leukämie vom T-Zell-Typ (T-CLL)	T-Zell groß-granuläre Lymphozytenleukämie (LGL)
Prolymphozytenleukämie vom T-Zell-Typ (T-PLL)	Aggressive NK-Zell-Leukämie
	T-Zell-Prolymphozytenleukämie
Kleinzellig-zerebriformes Lymphom (Mycosis fungoides, Sézary-Syndrom)	Mycosis fungoides
	Sézary-Syndrom
Pleomorphe, klein-, mittelgroß- und großzellige T-Zell-Lymphome	Peripheres T-Zell-Lymphom, unspezifiziert
Immunoblastisches T-Zell-Lymphom	
T-Zonen-Lymphom	
Lymphoepitheloidzelliges Lymphom	
	Subkutanes pannikulitisches T-Zell-Lymphom
	Hepatosplenomegales Gamma-Delta-T-Zellen-Lymphom
Angioimmunoblastisches Lymphom mit Dysproteinämie	Angioimmunoblastisches T-Zell-Lymphom (AILD)
T-Zell-Lymphom vom AILD-Typ (Lymphogranulomatose X)	
	Extranodales NK-/T-Zell-Lymphom, nasal und nasaler Typ
	Enteropathie-typisches T-Zell-Lymphom
Pleomorphe, klein-, mittelgroß- und großzellige T-Zell-Lymphome, HTLV1+	Adulte T-Zell-Leukämie, adultes T-Zell-Lymphom (HTLV1+)
Immunoblastisches T-Zell-Lymphom, HTLV1+	
Großzellig-anaplastisches Lymphom (Ki-1-Lymphom)	Anaplastisches großzelliges Lymphom, primär systemisch
	Primär kutane CD30+-T-Zell-lymphoproliferative Störung

* Offizielle Übersetzungen liegen noch nicht vor.

lung mit den herkömmlichen Therapiestrategien nicht möglich. Deshalb gilt für drei der vier wichtigsten Entitäten (CLL, LP-Immunozytom und cb-cc-Lymphom), dass eine Chemotherapie erst bei deutlicher Krankheitsprogression mit Verdoppelung der Lymphome in den letzten sechs Monaten oder einer hämatologischen Insuffizienz (Hb < 10 g/dl bzw. 6 mmol/l, Thrombozyten < 100 000/µl) begonnen werden soll. Lediglich beim zentrozytischen (cc) NHL (Mantelzellenlymphom nach REAL/WHO), das eine wesentlich schlechtere Prognose hat, wird unmittelbar nach der Diagnosestellung mit einer Chemotherapie begonnen.

Grundsätzlich kann mit einer Reihe von Substanzen und Substanzkombinationen ein Ansprechen der Erkrankung in 70–100 % erreicht werden; die Remission ist hierbei jedoch nur von kurzer Dauer. Innerhalb klinischer Studien gilt für die meisten Entitäten (bis auf die CLL; s. dort) das **CHOP-Protokoll** (Cyclophosphamid, Vincristin, das Anthrazyklin Doxorubicin und Prednison; s. Tab. 10.49) als Therapie der Wahl. Es werden sechs bis acht Zyklen appliziert, um ein maximales Ansprechen zu erreichen. Bei gutem Ansprechen auf die initiale zytoreduktive Therapie scheint eine anschließende Behandlung mit Interferon-alpha (IFN-α) die Remissionsdauer zu verlängern. Bei Kontraindikationen gegen eine aggressive Chemotherapie kann auch durch intermittierende Monotherapie mit Chlorambucil in den meisten Fällen eine Remission erreicht werden. Für Patienten unter 60 Jahren bietet eine Hochdosis-Chemotherapie mit autologer Stammzelltransplantation zur Zeit einen experimentellen Therapieansatz und sollte nur innerhalb klinischer Studien angewendet werden. Während derzeit keine Studie einen Überlebensvorteil zeigen konnte, scheint das rezidivfreie Überleben durch eine Hochdosistherapie verlängert.

Chemotherapie der aggressiven NHL Bei diesen Patienten wird immer eine anthrazyklinhaltige Polychemotherapie mit kurativer Intention durchgeführt. Goldstandard in der Behandlung aggressiver NHL ist das **CHOP-Schema** (s. Tab. 10.49). Mit sechs Zyklen werden komplette Remissionsraten von 50–60 % erreicht, der Anteil der Langzeitremissionen (Heilungen) liegt allerdings nur zwischen 35 und 40 %. Aggressive Zytostatikakombinationen, die in zeitlich enger Abfolge möglichst viele wirksame Substanzen enthalten, zeigten in einem großen randomisierten Vergleich bei z.T. deutlich stärkeren Nebenwirkungen keinen Vorteil gegenüber CHOP.

Die Therapie der **lokalisierten Stadien I und II** wird kontrovers diskutiert. Zwar scheinen die Ergebnisse einer randomisierten Studie aus dem Jahre 1998 die Verkürzung der Chemotherapie auf drei bis vier Zyklen mit obligater Nachbestrahlung der befallenen Regionen mit einer Involved-Field-Bestrahlung zu rechtfertigen. Jedoch werden dieser Untersuchung erhebliche methodische Mängel angelastet, so dass eine Polychemotherapie mit sechs bis acht Zyklen CHOP auch im lokalisierten Stadium I und II empfohlen wird.

In den **fortgeschrittenen Stadien III und IV** erfolgt immer eine Polychemotherapie mit sechs bis acht Zyklen CHOP. Eine anschließende Involved-Field-Strahlentherapie ist nur bei residualem Tumor, initial großer Tumormasse (≥ 7,5 cm) oder Extranodalbefall indiziert.

Tab. 10.49 Therapieprotokoll CHOP (Mc Kelvey 1976).

C	Cyclophosphamid	750 mg/m2	i.v.	Tag 1
H	Adriamycin (Hydroxyldaunomycin)	50 mg/m2	i.v.	Tag 1
O	Vincristin	2 mg	i.v.	Tag 1
P	Prednison	100 mg	p.o.	Tag 1–5
(Wiederholung Tag 22)				

Durch den frühzeitigen Einsatz **aggressiver intensiver Hochdosistherapien** mit nachfolgender **autologer Stammzelltransplantation** wurde in der Vergangenheit versucht, die Prognose von Hochrisikopatienten ≤ 60 Jahren zu verbessern. Grundlage war die bekannte Korrelation zwischen applizierter Dosis pro Zeiteinheit und erzieltem Behandlungsergebnis. Die Retransfusion autologer Knochenmarkszellen oder peripherer Blutstammzellen nach Hochdosistherapie ermöglicht eine rasche Rekonstitution der Hämatopoese. Dadurch können zwei- bis siebenfache Dosissteigerungen der wirksamen Zytostatika erreicht werden, bevor die nichthämatologische Organtoxizität dosislimitierend wird. Bisher konnte jedoch nur eine einzige Studie einen Vorteil für die Hochdosistherapie hinsichtlich des Gesamtüberlebens aufzeigen, so dass dieses Behandlungskonzept weiterhin klinischen Studien vorbehalten bleibt.

Wegen der biologischen Ähnlichkeit des **lymphoblastischen NHL** mit der akuten lymphatischen Leukämie (ALL) werden diese Erkrankungen in der Regel mit verschiedenen, besonders aggressiven Schemata behandelt, wie sie für die Therapie der akuten lymphatischen Leukämie verwendet werden (s. Kap. 10.5.3).

Der Stellenwert einer Kombination von **Polychemotherapie** und dem monoklonalen CD20-Antikörper **Rituximab** in der Primärtherapie wird aufgrund vielversprechender Ergebnisse derzeit in randomisierten Studien geprüft und könnte in Zukunft zu einer Verbesserung der Therapieergebnisse beitragen.

Therapie des Rezidivs Dank der Fülle der Medikamente, die bei den Non-Hodgkin-Lymphomen wirksam sind, ergeben sich für die Rezidivtherapie eines **indolenten niedrigmalignen NHL** verschiedene Behandlungsmöglichkeiten. Hierbei hat sich insbesondere das Purinanalogon **Fludarabin** bewährt. Als neueste Entwicklung ist seit kurzem der gentechnisch hergestellte monoklonale CD20-Antikörper **Rituximab** zur Therapie der rezidivierten follikulären NHL zugelassen und zeigt Ansprechraten von 50 % bei einer mittleren Remissionsdauer von zwölf Monaten. Aufgrund seines besonderen Wirkmechanismus und des günstigen Nebenwirkungsprofils wird seine Wirksamkeit insbesondere in der Kombination mit Chemotherapieprotokollen derzeit in zahlreichen klinischen Studien untersucht und hat das Spektrum möglicher Therapieoptionen weiter bereichert.

Bei den rezidivierten **aggressiven NHL** kommen verschiedene Kombinations-Chemotherapien zum Einsatz, die Ansprechraten zwischen 40 und 60 % zeigen.

Für Patienten unter 60 Jahren konnte klar belegt werden, dass eine Hochdosis-Chemotherapie einer konventionellen Behandlung überlegen ist. Jeder Patient unter 60 Jahren sollte daher im Rezidiv an einem spezialisierten Zentrum vorgestellt werden.

Verlauf und Prognose Verlauf und Prognose richten sich in erster Linie nach dem histologischen Subtyp. Hierbei hat die bisher angewandte Kiel-Klassifikation hohe prognostische Wertigkeit gezeigt. Die nach histologischen und immunologischen Kriterien als **niedrigmaligne** eingestuften Krankheitsformen zeigen eine langsame Progredienz, treten meist generalisiert auf und haben ein mittleres Überleben von neun bis zehn Jahren. Während die selteneren lokalisierten Stadien I und II mit einer Strahlentherapie geheilt werden können, gibt es für die fortgeschrittenen Stadien III und IV derzeit keinen kurativen Ansatz.

Im Gegensatz dazu zeigen die **hochmalignen** Erkrankungen eine rasche Progredienz und führen unbehandelt innerhalb von wenigen Monaten zum Tode des Patienten. In allen Stadien können die hochmalignen NHL mit einer Polychemotherapie kurativ behandelt werden.

Für nahezu alle NHL-Entitäten haben sich folgende Faktoren als prognostisch ungünstig erwiesen und bilden die Grundlage für den International Prognostic Index (IPI):
- Alter ≥ 60 Jahre
- erhöhte Serum-LDH
- reduzierter Allgemeinzustand
- fortgeschrittenes Stadium (III und IV)
- mehr als eine extranodale Krankheitsmanifestation.

So konnte eine große Metaanalyse klinischer Daten zeigen, dass bei Patienten mit aggressiven NHL sich das 5-Jahres-Überleben von 73 % (max. ein Risikofaktor) auf 23 % (vier bis fünf Risikofaktoren) verschlechtert.

Bei den rezidivierten **aggressiven NHL** ist die Prognose mit einem 5-Jahres-Überleben ≤ 10 % generell sehr schlecht.

Außerdem ist die Prognose von Patienten, die auf eine initiale Chemotherapie nicht ansprechen (therapierefraktär), deutlich schlechter als für Patienten, die nach einer initialen kompletten Remission rezidivieren.

Komplikation	Häufigkeit (%)
Allgemeinsymptome	30–40
Hämatopoetische Insuffizienz	20–30
Infektionen	20–30
Organdestruktion	10–20
Gefäßkompression	5–10

Zusammenfassung

- Ursache: Ätiologie nicht eindeutig gesichert. Mögliche Ursachen: chemische Noxen, ionisierende Strahlen, Viren, Bakterien
- Wichtigstes Symptom: progrediente Lymphknotenschwellung, evtl. mit B-Symptomatik
- Wichtigste diagnostische Maßnahmen: Lymphknotenexstirpation, CT und Knochenmarkbiopsie
- Wichtigste therapeutische Maßnahme: je nach Histologie und Stadium

Extranodale Lymphome

P. Koch, W. E. Berdel

Engl. Begriff: Primary Extranodal Lymphomas

Im folgenden Kapitel wird ein heterogene Gruppe von Lymphomen besprochen, denen gemeinsam ist, dass sie in Geweben oder Organen entstehen, die nicht dem lymphatischen System zugehören. Für diese extranodalen Lymphome werden diagnostische und therapeutische Strategien aufgewiesen.

Definition Extranodale Lymphome entstehen **primär in einem Organ oder Organsystem, das nicht zum lymphatischen System** gehört. Sie sind zu unterscheiden von nodalen Lymphomen, die im Rahmen einer Generalisation der Erkrankung Organe sekundär befallen. Histologisch handelt es sich in der Regel um Non-Hodgkin-Lymphome (NHL), während ein primär extranodal auftretender Morbus Hodgkin quantitativ zu vernachlässigen ist.

Um primär extranodale NHL (e-NHL) bei gleichzeitiger Beteiligung von Lymphknoten klinisch von einem sekundären Befall abzugrenzen, muss entweder die **Tumormasse** oder die **Symptomatik** des betroffenen Organs zur Diagnose führen.

Epidemiologie Primär extranodale NHL machen zwischen 25 und 50 % aller NHL aus. Ursache für die schwankenden Angaben sind endemische Häufungen, insbesondere aber unterschiedliche Auffassungen in der Beurteilung von Lymphomen des Waldeyerschen Rachenrings, die in der Ann-Arbor-Klassifikation (s. u.) ebenso wie die Milz dem lymphatischen System zugeordnet und als eigenständige Region in der Stadieneinteilung betrachtet werden. Unter diesem Gesichtspunkt dürfte der Anteil der e-NHL ca. 30–40 % betragen.

Die Angaben zur Verteilung der e-NHL schwanken ebenfalls. Tabelle 10.50 gibt eine Übersicht der Häufigkeit einzelner Organlymphome in den Stadien I und II.

Ätiologie und Pathogenese Grundsätzlich sind die gleichen ätiologischen Faktoren zu diskutieren wie bei nodalen NHL (s. Kap. „Nodale NHL"). Zumindest bei bestimmten histologischen Subtypen gastrointestinaler Lymphome (GI-NHL) ist eine **jahrelange Antigenstimulation**, z. B. im Rahmen einer chronischen Infektion, von Bedeutung. Dies wurde zuerst bei der α-Kettenkrankheit des Dünndarms (IPSID = Immunoproliferative Small Intestinal Disease) beobachtet. Diese

10.5 Maligne Lymphome

Erkrankung tritt vor allem in mediterranen Ländern mit schlechten hygienischen Bedingungen auf. Für die Entwicklung von Marginalzonenlymphomen (MZL; s. u.) des Magens wird eine Infektion durch **Helicobacter pylori** (H.p.) als Conditio sine qua non angesehen.

Ein weiterer Faktor können vorausgehende Autoimmunerkrankungen wie Sprue und atrophische Gastritis sein. Ähnlich verhält es sich beim Auftreten von MZL in Speicheldrüsen im Falle des Morbus Sjögren bzw. bei der Entwicklung von MZL der Schilddrüse im Verlauf einer Hashimoto-Thyreoiditis.

Ferner scheint auch ein kausaler Zusammenhang zwischen **Immunsuppression** und Lymphomentwicklung zu bestehen. So wurde eine Zunahme insbesondere extranodaler NHL nach Organtransplantation und AIDS beobachtet.

Symptome Neben allgemeinen Symptomen (s. Kap. „Nodale NHL") stehen **Beschwerden seitens des betroffenen Organs** im Vordergrund. Eine typische, richtungweisende Symptomatik ist nicht gegeben. Da e-NHL in praktisch allen Organen auftreten können, ist das klinische Bild vielfältig, insbesondere auch durch die Vielzahl histologischer Subtypen.

Diagnostik Die Diagnostik erfolgt in zwei Stufen:
- Sicherung der histologischen Diagnose durch eine gezielte Biopsie (keine Aspirationszytologie!)
- Feststellung der Ausdehnung der Erkrankung („Staging") und Stadieneinteilung.

Klassifikation In den vergangenen 30 Jahren wurde eine Vielzahl histologischer Klassifikationen publiziert, die eine wissenschaftliche Auswertung klinischer und therapeutischer Daten erheblich erschwerte oder sogar unmöglich machte. Die sog. „Working Formulation" – zunächst als reine Übersetzungshilfe gedacht – etablierte sich insbesondere in Nordamerika als gebräuchliche NHL-Klassifikation, während sich in Deutschland und vielen Teilen Europas die Kiel-Klassifikation durchgesetzt hat (s. Tab. 10.48).

Allen Klassifikationen ist gemeinsam, dass sie sich fast ausschließlich (Ausnahme: kutane NHL) auf nodale Lymphome beschränken und den Ursprungsort von e-NHL nicht berücksichtigen. Die Analyse von Struktur, Zytologie und Funktionalität von Lymphomen wurde in Relation zu normalem lymphatischem Gewebe gesetzt, wie es im physiologischen Lymphknoten repräsentiert wird.

Diese Einteilung wird den e-NHL jedoch nicht gerecht, da sie in der Regel erst in sekundär erworbenem lymphatischem Gewebe innerhalb der Mukosa entstehen und in ihrem Aufbau physiologischem mukoassoziiertem lymphatischem Gewebe ähneln, wie es z. B. in den Peyer-Plaques des terminalen Ileums vorkommt. Aus diesem Grund haben Isaacson und Mitarbeiter den Begriff des MALT-(Mucosa-Associated Lymphatic Tissue-)Lymphoms geprägt. So wurde zunächst für den Magen das niedrigmaligne **Lymphom vom MALT-Typ** beschrieben. In den Folgejahren wurden ähnliche schleimhautassoziierte Lymphome in unterschiedlicher Häufigkeit in nahezu allen Organen gefunden (am häufigsten: Magen, Darm, Schilddrüse, Lunge, Speicheldrüsen). Dieser Lymphom-Typ fand als Marginalzonen-B-Zell-Lymphom Einzug in die WHO-Klassifikation der Tumoren der hämatopoetischen und lymphatischen Gewebe.

Zu beachten ist aber, dass sich neben MZL auch die typischen NHL entsprechend der Kiel-Klassifikation im MALT entwickeln können! Deshalb ist grundsätzlich die Mitwirkung eines in der Lymphomdiagnostik versierten Pathologen wünschenswert.

Staging Die Erfordernisse der Ausdehnungsdiagnostik bei e-NHL entsprechen grundsätzlich denen nodaler Lymphome (s. Kap. „Nodale NHL", S. 762).

Auszuschließen ist eine sekundäre Organbeteiligung eines generalisierten nodalen NHL, was sich zunächst bei ausgedehntem gleichzeitigem Lymphknotenbefall als schwierig erweisen kann. Einziger Hinweis ist häufig die Symptomatik des betroffenen Organs, die zur Diagnostik geführt hat (s.o.). Der histologische Befund eines MZL stützt die Diagnose eines e-NHL.

Einzelne Autoren beschreiben einen gehäuften gleichzeitigen Befall des MALT verschiedener Organe. Nach Studiendaten scheint dies aber nur unterschiedliche Abschnitte des Gastrointestinaltrakts (GIT) zu betreffen (< 10 %).

Wird ein NHL des Gastrointestinaltrakts diagnostiziert, müssen auch die weiteren Anteile des GIT endoskopisch, endosonographisch und/oder bildgebend untersucht werden.

Tab. 10.50 Lokalisation und Häufigkeit extranodaler NHL (nach Sutcliffe und Gospodarowicz, 1998).

Lokalisation	Häufigkeit (%)
Gastrointestinaltrakt	30,2
Davon Magen	75
ZNS	12,4
HNO-Bereich (ohne Waldeyer-Ring)	11,7
Schilddrüse	7,6
Weichteilgewebe	6,5
Hoden, Harnwege	5,5
Auge, Orbita	5,1
Haut	4,7
Knochen	4,6
Mamma	2,5
Lunge, Pleura	1,4
Weibliche Genitalorgane	1,2
Andere	6,5

Die Assoziation von Magenlymphom und H.p. erfordert dessen Nachweis (histologisch, „Atemtest", serologisch).

Basis für die Stadieneinteilung ist die für den Morbus Hodgkin geschaffene **Ann-Arbor-Klassifikation** (s. Tab. 10.44). Ihre **Variation von Musshoff** führte im Stadium II die Unterscheidung zwischen regionärer (II_1) und entfernter (II_2) Lymphknotenbeteiligung ein. Außerdem wurden primäre e-NHL durch das Suffix E bezeichnet (cave: In der Ann-Arbor-Klassifikation steht „E" für das Wachstum eines Lymphoms in extranodales Gewebe per continuitatem!).

Eine Variante für das Stadium I bei Magenlymphomen in Abhängigkeit von der Eindringtiefe wurde von **Radaszkiewicz** eingeführt: alleinige Beteiligung von Mukosa und Submukosa (I_1) gegenüber einem darüber hinausgehenden Befall (I_2).

Tabelle 10.51 zeigt die Stadieneinteilung der Deutschen Studiengruppe Gastrointestinale Lymphome für primäre Magen- und Darmlymphome.

Differentialdiagnose Eine Differentialdiagnose ergibt sich lediglich gegenüber anderen Malignomen des entsprechenden Organs bzw. einer sekundären Organbeteiligung eines generalisierten nodalen Lymphoms.

Therapie Im Gegensatz zur Behandlung nodaler Lymphome, für die in den letzten Jahrzehnten weltweit im Rahmen prospektiver Studien anerkannte Therapiekonzepte entwickelt wurden, fehlen entsprechende Untersuchungen für e-NHL. Lediglich für die große Gruppe der **Magenlymphome** lassen sich klare Therapieempfehlungen aussprechen.

Tab. 10.51 Stadieneinteilung der Deutschen Studiengruppe Gastrointestinale Lymphome für primäre Magen- und Darmlymphome.

Stadium	Befallsmuster
I	Befall **eines** gastrointestinalen Organs
I_1	Lymphom begrenzt auf die Mukosa und Submukosa
I_2	Ausdehnung des Lymphoms über die Submukosa hinaus
II	Befall eines GI-Organs mit Befall infradiaphragmaler Lymphknoten (LK) und/oder mit organüberschreitendem Wachstum (E)
II_1	Befall eines GI-Organs einschließlich der regionären LK (II1) und/oder eines weiteren benachbarten Organs (II1E) ober- oder unterhalb des Zwerchfells
II_2	Befall eines GI-Organs und LK-Befall, der über die regionären LK unterhalb des Zwerchfells (II2) hinausgeht und auch einen weiteren lokalisierten Befall eines Organs einschließen kann (II2E)
III	Befall eines GI-Organs und LK-Befall ober- und unterhalb des Zwerchfells einschließlich eines weiteren lokalisierten Befalles eines Organs (IIIE) oder der Milz (IIIS) oder beider (IIISE)
IV	Diffuser oder disseminierter Befall (von Nicht-GI-Organen) mit oder ohne LK-Befall

Generell sind folgende Punkte in der **Behandlungsplanung** von e-NHL in Erwägung zu ziehen:
- **Histologischer Subtyp:** Er entscheidet über einen indolenten oder aggressiven klinischen Verlauf der Erkrankung.
- **Stadium der Erkrankung:** Es bestimmt, ob eine lokale (z.B. Bestrahlung oder Operation) oder eine systemische Behandlung (in der Regel Chemotherapie) zur Anwendung kommt.
- **Betroffenes Organ:** Seine spezifischen Eigenschaften wie Lokalisation, Funktion, Gefäßversorgung oder Gewebesensibilität beeinflussen zusätzlich die Wahl einer Therapiemaßnahme.

Zur **Therapie** stehen unterschiedliche Optionen zur Verfügung, wobei im Falle einer Bestrahlung oder Chemotherapie ähnliche Grundsätze wie bei nodalen Lymphomen gelten:
- **Strahlentherapie:** Sie ist kurativ in lokalisierten Stadien (I, II) bei niedrigmalignen (kleinzelligen) Lymphomen. In Abhängigkeit des befallenen Organs und seiner Lokalisation ist immer zu prüfen, ob ein ausreichendes Volumen bestrahlt und ob die erforderliche Dosis appliziert werden kann, um eine irreversible Schädigung des gesunden Gewebes zu vermeiden. Bei hochmalignen (großzelligen) Lymphomen kommt sie in der Regel nur additiv zu einer Chemotherapie zur Anwendung.
- **Chemotherapie:** Unabhängig vom Stadium wird sie bei hochmalignen (großzelligen) Lymphomen zur raschen Remissionsinduktion in kurativer Intention eingesetzt. Bei niedrigmalignen (kleinzelligen) NHL kann sie ebenfalls remissionsinduzierend sein, hat jedoch fast immer palliativen Charakter.
- **Operation:** Ihre Indikation ist begrenzt. Sie beschränkt sich auf Notfälle (z.B. Perforation eines Hohlorgans, makroskopische Blutung), die eine andere Behandlung primär nicht zulassen, oder sie erfolgt bei Tumoren, deren histologische Zuordnung durch Biopsie nicht möglich ist.
- **Antibiotika:** Bei einigen wenigen Lymphomen (MZL des Magens, α-Kettenkrankheit des Dünndarms) ist eine chronische Infektion Auslöser der Erkrankung, so dass in genauer Kenntnis der Indikation dieser Behandlungsweg unter engmaschiger Kontrolle des lokalen Befundes primär versucht werden sollte.

Aufgrund der Seltenheit der e-NHL sind therapeutische Erfahrungen z.B. aus prospektiven Studien begrenzt. Daher leiten sich Therapieempfehlungen zum Teil von den Strategien bei nodalen NHL ab.

Lokalisierte indolente (niedrigmaligne) e-NHL Grundsätzlich steht eine Strahlentherapie mit kurativer Intention im Vordergrund. Allerdings muss bedacht werden, dass die erforderliche Dosis zu irreversiblen Schäden des Gewebes führen kann, z.B. Fibrose bei Lungenlymphomen. Auch das erforderliche Volumen kann eine Kontraindikation bilden, wenn andere Organe, die im Strahlenfeld liegen, nicht ausreichend geschützt und daher geschädigt werden, z.B. bei Lymphomen des Intestinums. In solchen Fällen muss geprüft werden, ob eine Kombination mit anderen Therapieformen sinnvoll ist, die möglicherweise nicht mehr kurativ ist, aber eine langfristige Palliation verspricht.

10.5 Maligne Lymphome

Ausgedehnte indolente (niedrigmaligne) e-NHL In Analogie zu den entsprechenden nodalen Lymphomen (s. Kap. „Nodale NHL", S. 762) steht die geplante palliative Behandlung im Vordergrund. Eine primär remissionsinduzierende oder zumindest zytoreduktive Chemotherapie kann den biologischen Verlauf der Erkrankung positiv beeinflussen. Auch die Möglichkeit einer großvolumigen, aber niedrig dosierten Bestrahlung ist in Erwägung zu ziehen. Dies trifft z. B. auf kutane NHL zu (s. Lehrbücher der Dermatologie).

Aggressive (hochmaligne) e-NHL Unabhängig vom betroffenen Organ und von der Ausdehnung der Erkrankung ist eine anthrazyklinhaltige Polychemotherapie mit dem Ziel der Kuration Therapie der Wahl (s. Kap. „Nodale NHL", S. 762). Einen Sonderfall bieten die ZNS-Lymphome, die einer Behandlung mit hoch dosierten liquorgängigen Zytostatika bedürfen.

Lymphom vom MALT-Typ Dieser Lymphomtyp findet sich bevorzugt im Magen (aber auch in allen übrigen Organen) und besitzt die Eigenschaft, dass bei großzelligen Lymphomen häufig zusätzliche Anteile eines MZL gefunden werden, so dass immer ein anthrazyklinhaltiges Protokoll in Verbindung mit einer Bestrahlung zur Kuration der indolenten Komponente gewählt werden sollte.

Magenlymphome Zu diesen Lymphomen liegen größere prospektive Studien vor, die konkrete Therapieempfehlungen zulassen in Abhängigkeit von Stadium und Histologie sowie dem Nachweis von Helicobacter pylori (H.p.).

Liegt ein MZL im Stadium I mit positivem H.p.-Status vor, so gilt die Keimbehandlung mit einem Protonenpumpeninhibitor in Kombination mit zwei Antibiotika (Eradikation) als Therapie der Wahl (s. Kap. 14.3.1). Allerdings ist eine regelmäßige endoskopische Kontrolle des Lokalbefundes über Jahre erforderlich, da noch keine langfristigen Erfahrungen vorliegen.

Im Fall des Rezidivs nach Eradikation, bei primärer Negativität für H.p. oder im Stadium II wird eine großvolumige Strahlentherapie mit kurativer Intention durchgeführt.

Aggressive Lymphome des Magens werden mit einer anthrazyklinhaltigen Polychemotherapie in Verbindung mit einer lokalen Bestrahlung aufgrund der besonderen Histologie (s. o.) behandelt.

Die früher favorisierte primäre Resektion sollte nur noch in Notfällen (z. B. Perforation oder Hb-wirksame Blutung) erfolgen.

Verlauf und Prognose Die Vielfalt des Krankheitsbildes der e-NHL, bedingt einerseits durch die Vielfalt histologischer Subtypen und andererseits durch die Eigenschaften des betroffenen Organs, bei gleichzeitiger Seltenheit der Erkrankung lässt sichere Angaben nicht zu.

Generell hat ein lokalisiertes e-NHL umso bessere kurative Heilungschancen, je weniger therapeutische Einschränkung von Seiten des betroffenen Organs bestehen.

Exemplarisch seien Magenlymphome mit einer 5-Jahres-Überlebensrate zwischen 85 und 95 % in den Stadien I und II genannt. Umgekehrt sind die Ergebnisse beim ZNS trotz zahlreicher Fortschritte in den letzten Jahren mit mittleren Überlebenszeiten um 36 Monate weiterhin wenig zufrieden stellend.

Zusammenfassung

- Häufigste Ursachen: prädisponierende Faktoren: chronische Infektionen, Autoimmunkrankheiten, Immunsuppression
- Wichtigstes Symptom: abhängig vom betroffenen Organ
- Wichtigste diagnostische Maßnahmen: Biopsie und Staging-Untersuchungen
- Wichtigste therapeutische Maßnahmen: je nach Lymphomtyp Chemo- und/oder Strahlentherapie

---

Zur weiteren Information

Literatur
Schmoll, H.-J., K. Höffken, K. Possinger: Kompendium Internistische Onkologie. Springer, Berlin 1999.
Canellos, G. P., T. A. Lister, J. L. Sklar: The Lymphomas. Saunders, Philadelphia 1998.

Internet-Links
http://www.kompetenznetz-lymphome.de

Keywords
Lymphom ◆ Non-Hodgkin-Lymphom ◆ extranodal ◆ extralymphatisch

IMPP-Statistik
Non-Hodgkin-Lymphome ◆ Sézary-Syndrom

Chronische lymphatische Leukämie

M. Reiser, P. Staib

Synonym: Chronische Lymphadenose
Engl. Begriff: Chronic Lymphatic Leukemia

Praxis

Ein 72-jähriger Pensionär, bislang bis auf einen arteriellen Hypertonus gesund, sucht den Hausarzt auf, da er beim Rasieren eine Schwellung des Halses festgestellt hat. Im Blutbild werden eine Leukozytose und eine Anämie festgestellt.

Die weitere Abklärung ergibt folgende **Befunde:** Beidseits zervikal und inguinal bis auf 4 cm vergrößerte Lymphknoten von derber Konsistenz, aber guter Verschieblichkeit. Splenomegalie (12 × 16 cm im Sonogramm), Blutdruck 180/105 mmHg, übriger körperlicher Status unauffällig. In der Röntgen-Thoraxuntersuchung linksbetontes Herz, sonst o. B.

Labor: Hb 10,5 g/dl (6,3 mmol/l), Thrombozyten 220 000/µl (220 G/l), Leukozyten 46 000/µl (46 G/l). **Differentialblutbild:** 9 % Segmentkernige, 90 % Lymphozyten, 1 % Monozyten.

Knochenmarkbiopsie: 50%ige Infiltration durch reifzellige Lymphozyten, die übrige Hämatopoese reift unauffällig aus.

Anhand dieser Befunde und einer ergänzenden Immunphänotypisierung wird die **Diagnose** chronisch lymphatische Leukämie gestellt.

Verlauf: Zunächst erfolgt keine Therapie, da die Lymphknoten nicht weiter an Größe zunehmen und den Patienten nicht beeinträchtigen. Nach einem Jahr dann weitere Größenzunahme der Halslymphknoten. Leukozyten im Blut 82 000/µl (82 G/l), Thrombozyten 85 000/µl (85 G/l). Einleitung einer **Chemotherapie** mit Chlorambucil. Darunter vollständige Rückbildung der Lymphome und Verkleinerung der Milz. Im Blutbild 15 000–25 000 Leukozyten/µl (15–25 G/l). Über drei Jahre intermittierende ambulante Chemotherapie mit therapiefreien Intervallen.

Der Patient verstirbt plötzlich an einem Herzinfarkt.

Definition Die chronische lymphatische Leukämie (CLL) ist eine hämatologische Systemerkrankung, die durch Akkumulation reifer, aber immuninkompetenter Lymphozyten in Blut, Knochenmark, Milz und Lymphknoten gekennzeichnet ist. In über 95 % der Fälle liegt eine **klonale Expansion neoplastischer B-Lymphozyten** vor, in nur 5 % von **T-Lymphozyten.** Die CLL wird als niedrigmalignes Non-Hodgkin-Lymphom klassifiziert und in der Kiel- und REAL-Klassifikation je nach Phänotyp als B- oder T-Zell-Neoplasie eingeordnet (s. Tab. 10.48).

Epidemiologie Die CLL ist mit einem Anteil von 30 % die häufigste Leukämie der westlichen Welt. Die Inzidenz der CLL nimmt mit zunehmendem Lebensalter deutlich zu, vor dem 40. Lebensjahr tritt sie selten auf. Zwei Drittel der erkrankten Patienten sind älter als 60 Jahre, darunter doppelt so viele Männer wie Frauen.

Insgesamt kommt es pro Jahr zu zwei bis drei Neuerkrankungen auf 100 000 Einwohner, bei 55- bis 60-Jährigen liegt die Inzidenz bei fünf und bei den über 80-Jährigen bei ca. 30 pro 100 000 Einwohner. Im Gegensatz zu anderen Lymphomen nimmt die Inzidenz der CLL nicht zu.

Ätiologie und Pathogenese Die Ätiologie der chronischen lymphatischen Leukämie ist ungeklärt. Im Gegensatz zu den chronischen myeloischen Leukämien und den akuten Leukämien ist kein Zusammenhang mit ionisierender Strahlung, chemischen oder anderen Noxen zu erkennen.

Genetische Faktoren mögen eine Rolle spielen, denn familiäre Häufungen sind bekannt. Mittels konventioneller Verfahren konnten in 40–50 % der Fälle chromosomale Aberrationen festgestellt werden. Neuere systematische Untersuchungsergebnisse mittels moderner Untersuchungstechniken wie der **FISH-Methode** (Fluoreszenz-in-situ-Hybridisierung) zeigten jedoch bei 80 % der Patienten chromosomale Auffälligkeiten, die teilweise mit einem signifikant schlechteren Überleben assoziiert sind.

Die CLL ist in 95 % der Fälle eine klonale Proliferation von atypischen immuninkompetenten B-Lymphozyten. Diese besitzen an der Oberfläche **monoklonale Immunglobuline**, meist IgM, die nicht ins Blut sezerniert werden.

Die leukämischen Zellen differenzieren nicht über das Stadium der kleinen B-Lymphozyten hinaus. Das klinische Bild der CLL ist auf die erheblich **verlängerte Überlebenszeit** der Lymphozyten mit Akkumulation und Infiltration von Blut, Knochenmark, Lymphknoten, Milz und z.T. der Leber zurückzuführen. Die Akkumulation neoplastischer Zellen wird dabei wahrscheinlich durch eine **Hemmung des programmierten Zelltods** (Apoptose) verursacht.

Symptome In den frühen Stadien einer CLL sind die Patienten oft über Jahre asymptomatisch. In 25 % der Fälle wird eine CLL zufällig entdeckt.

Klinisch imponiert in erster Linie eine progrediente Schwellung sämtlicher peripherer Lymphknotenstationen (initial 50 % später 100 % der Patienten). Im weiteren Verlauf der Erkrankung können Allgemeinsymptome, allmählich fortschreitende Leistungsminderung und Müdigkeit sowie Nachtschweiß auftreten. Aufgrund des der Krankheit zugrunde liegenden Immundefektes (Granulozytopenie, Antikörpermangelsyndrom) kann es zu gehäuften Infekten (Pneumonien, Sinusitiden) und Reaktivierung von Herpesinfektionen (Herpes labialis, Herpes zoster) kommen. Gehäuft werden Hautveränderungen (Pruritus, Erythrodermien, Mykosen) beobachtet.

Haut- und Schleimhäute sind meist blass, die Milz vergrößert. Selten findet man mediastinale Lymphome, in ca. 10–20 % besteht eine Vergrößerung abdomineller Lymphome. Jeder zehnte CLL-Patient leidet außerdem unter einer autoimmunhämolytischen Anämie (AIHA) und eventuell einer Autoimmunthrombozytopenie.

Diagnostik Im peripheren Blut liegt in nahezu allen Fällen eine Leukozytose vor (15 000 bis über 200 000/µl bzw. 15 bis über 200 G/l). Das **Differentialblutbild** zeigt eine absolute Vermehrung kleiner, reif wirkender Lymphozyten (s. Abb. 10.43). Diese sind recht fragil und platzen häufig beim Ausstreichen. Diese Zellartefakte werden **Gumprecht'sche-Kernschatten** genannt, sie sind charakteristisch, aber nicht beweisend für die CLL.

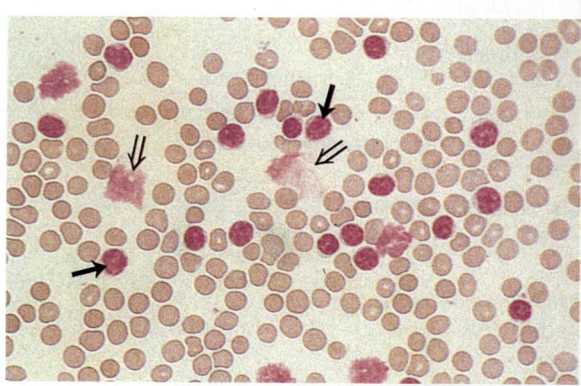

Abb. 10.43 Blutausstrich: CLL mit starker Lymphozytose (Pfeile) und Kernschatten (Doppelpfeile).

10.5 Maligne Lymphome

Die Diagnose wird in der Regel per **Immunphänotypisierung** durch den Nachweis von reifen B-Zellen mit spezifischen Oberflächenantigenen (CD5, CD19, CD20 und CD23) gestellt. Es zeigt sich eine schwache Expression von membranständigen Immunglobulinen (IgM und IgG) sowie eine Restriktion auf einen Immunglobulin-Leichtkettentyp (kappa oder lambda).

Die **Knochenmarkbiopsie** zeigt eine Markinfiltration durch reife lymphatische Zellen. Eine noduläre Infiltration des Knochenmarks scheint mit einer besseren Prognose einherzugehen als ein diffuses Infiltrationsmuster.

Eine **Lymphknotenhistologie** ist nur bei nicht sicher zuzuordnenden Befunden des peripheren Blutes und des Knochenmarks sinnvoll.

Aufgrund des B-Zell-Defekts kommt es zu einer ausgeprägten **Hypogammaglobulinämie**. Es werden vermehrt **monoklonale Paraproteine** (IgM) nachgewiesen, außerdem treten gehäuft inkomplette Wärmeautoantikörper auf.

Stadieneinteilung Die CLL verläuft langsam progredient, erst spät führt die Markinfiltration zur Knochenmarkinsuffizienz. Darauf beruhen die klinischen Stadieneinteilungen nach Rai (s. Tab. 10.52) und Binet (s. Tab. 10.53).

Bei normaler Nierenfunktion korrelieren sowohl die **Serumthymidinkinase** wie das **β2-Mikroglobulin** mit der Tumormasse. Die Serumthymidinkinase wird innerhalb klinischer Studien als **Prognosescore** verwendet.

Tab. 10.52 Stadieneinteilung der CLL nach Rai (1975).

Stadium	Definition	Mittlere Überlebenszeit (Monate)
0	Lymphozytose > 15000/μl (15 G/l) Knochenmarkinfiltration > 40%	150
I	Lymphozytose mit Lymphknotenvergrößerung	100
II	Lymphozytose mit Splenomegalie und/oder Hepatomegalie (mit oder ohne Lymphknotenvergrößerung)	71
III	Lymphozytose mit Anämie (Hb < 11,0 g/dl bzw. 6,6 mmol/l) (mit oder ohne Hepatosplenomegalie oder Lymphknotenvergrößerung)	19
IV	Lymphozytose mit Thrombozytopenie < 100 000/μl bzw. 100 G/l (mit oder ohne Hepatosplenomegalie oder Lymphknotenvergrößerung)	19

Differentialdiagnose	Ausschlussmaßnahmen
Reaktive Lymphozytose (z. B. bei Virusinfektionen)	Klinik, immunologisch überwiegend polyklonale T-Zell-Marker, Leukozytenzahl meist nicht über 20 000/μl (20 G/l)
Lymphknotenschwellung andere Genese	Lymphknotenhistologie
Chronische myeloische Leukämie (CML)	Blutbild, „buntes" Differentialblutbild mit granulopoetischen Zellen aller Reifungsstufen

Therapie Die therapeutischen Strategien bei der CLL unterscheiden sich grundlegend von denen bei akuten Leukämien. Die Therapie der CLL ist **palliativ**. Eine Heilung ist nicht möglich. Studien haben gezeigt, dass es keinen Überlebensvorteil bringt, bereits bei Diagnosestellung mit der Therapie zu beginnen. Asymptomatische Patienten werden daher nicht therapiert. Die Lymphozytenzahl stellt keine Therapieindikation dar. Auch ausgeprägte Lymphozytosen verlaufen in der Regel asymptomatisch.

Daher sollte eine Behandlung erst einsetzen bei schwerer Anämie, Thrombozytopenie, Hämolyse und symptomatischer Lymphadenopathie, Hepatomegalie, Splenomegalie oder B-Symptomen.

Konventionelle Therapie Die **systemische Chemotherapie** ist die Therapieform der Wahl. Am häufigsten wird das alkylierende Zytostatikum Chlorambucil wegen seiner hohen antilymphozytischen Wirksamkeit bei gleichzeitig geringer Zytotoxizität für Granulozyten und Thrombozyten verwendet. Die Kombination mit Kortikosteroiden (**Knospe-Schema**) sollte nur noch bei gleichzeitigem Vorliegen einer AIHA oder Autoimmunthrombozytopenie erfolgen. Die Therapie wird oral durchgeführt und beendet, wenn sich die Symptome oder Befunde zurückgebildet haben. Mit diesen Maßnahmen lassen sich die meisten Patienten über Jahre gut ambulant behandeln.

Patienten, deren Erkrankung auf die schonende orale Therapie nicht mehr anspricht, können in den meisten

Tab. 10.53 Stadieneinteilung der CLL nach Binet (1981).

Stadium	Definition	Mittlere Überlebenszeit (Monate)
A	Lymphozytose Weniger als 3 Lymphknotenregionen Hb > 10,0 g/dl (6 mmol/l) Thrombozyten > 100 000/μl (100 G/l)	> 120
B	Mehr als 3 Lymphknotenregionen Hb > 10,0 g/dl (6 mmol/l) Thrombozyten > 100 000/μl (100 G/l)	60
C	Hb < 10,0 g/dl und/oder Thrombozyten < 100000/μl (100 G/l)	24

Fällen durch das Purinanalogon **Fludarabin** erfolgreich behandelt werden. Fludarabin ist derzeit die wirksamste Monosubstanz in der Behandlung der CLL und Mittel der Wahl in der Sekundärtherapie. Bei vorher unbehandelten Patienten werden durch Fludarabin hohe Remissionsraten erzielt. Inwieweit höhere Remissionsraten oder eine frühzeitige Therapie von Patienten mit hohem Progressionsrisiko zu einer Lebensverlängerung führen, ist noch nicht abschließend geklärt.

Strahlentherapie Bei sehr großen Lymphomen kann eine additive Bestrahlung notwendig werden. Patienten mit Hypersplenismus oder refraktärer hämolytischer Anämie sowie Thrombozytopenie können von Bestrahlung der Milz oder ggf. – als Ultima Ratio – von einer Splenektomie profitieren.

Hochdosistherapie Die hoch dosierte Chemotherapie mit autologer Stammzelltransplantation ist Gegenstand klinischer Studien und kommt für Patienten unter 60 Jahren in Frage. Ob in diesem Patientenkollektiv mit der Hochdosistherapie eine Verbesserung des Gesamtüberlebens erreicht werden kann, ist derzeit unklar.

Stammzelltransplantation Eine allogene Stammzelltransplantation wird derzeit an wenigen Zentren für Patienten unter 50 Jahren mit HLA-kompatiblem Spender geprüft. Das Verfahren ist allerdings mit einer hohen therapieassoziierten Mortalität behaftet. Eine Verbesserung des Gesamtüberlebens konnte bisher nicht gezeigt werden.

Supportive Therapie Infektionen müssen konsequent antibiotisch therapiert werden. Bei schwerem Antikörpermangel und mehrmaligen antibiotikapflichtigen Infektionen können intravenöse Gammaglobulingaben indiziert sein.

Verlauf und Prognose Die CLL hat den günstigsten Verlauf aller Leukämien. Die Prognose ist jedoch individuell sehr variabel und hängt vom Stadium und von verschiedenen Prognosefaktoren ab. Die Überlebensdauer liegt zwischen 2 und 20 Jahren. Neben der klassischen Stadieneinteilung konnten in den letzten Jahren folgende Prognosefaktoren identifiziert werden, die mit einem ungünstigen Krankheitsverlauf einhergehen:
- initiale Lymphozytenzahl ≥ 50 000/µl
- Lymphozytenverdoppelungszeit höchstens zwölf Monate
- diffuse KM-Infiltration
- erhöhte Serumspiegel für LDH, $β_2$-Mikroglobulin und Thymidinkinase
- zytogenetische Aberrationen.

Sind bestimmte Chromosomenanomalien nachweisbar, verringert sich das Überleben auf weniger als sechs Jahre. In den Tabellen 10.52 und 10.53 ist die mittlere Überlebenszeit in Abhängigkeit vom Krankheitsstadium dargestellt. Eine Heilung ist nicht möglich. Etwa 50 % der Patienten sterben an Infektionen. Nicht selten ist die Todesursache – vor allem bei älteren Patienten – jedoch eine von der CLL unabhängige Erkrankung.

Komplikationen Durch die Einschränkung der humoralen Immunfunktion entwickelt sich ein schweres Antikörpermangelsyndrom. Bei gleichzeitiger Granulozytopenie kann es zu tödlichen bakteriellen Komplikationen kommen (ca. 50 % der Fälle).

Unabhängig vom Stadium treten in 10 % der Fälle autoimmunhämolytische Anämien (AIHA), evtl. mit Ikterus, auf. Ursache sind inkomplette IgG-Autoantikörper (Wärmeantikörper), der direkte Coombs-Test ist positiv. Selten kommt es zu Autoimmunthrombozytopenien.

Blutungen im Spätstadium sind meist Folge einer Thrombozytopenie durch die Verdrängung der normalen Hämatopoese im Knochenmark.

Eine Infiltration maligner Zellen in nichtlymphatische Gewebe wie Konjunktiven, Pleura, Lunge, Leber und Gonaden kann zu organspezifischen Komplikationen führen.

Eine Seltenheit ist der Übergang der CLL in ein hochmalignes NHL (Richter-Syndrom). Daher sollte bei rasch progredienten Lymphomen eine erneute Histologie angestrebt werden.

Patienten mit CLL können in seltenen Fällen Zweitmalignome entwickeln.

Komplikation	Häufigkeit (%)
Tödliche infektiöse Komplikationen (durch Antikörpermangelsyndrom und Granulozytopenie)	50
Autoimmunhämolytische Anämie (AIHA)	10
Thrombozytopenische Blutungen	20
Transformation in hochmalignes NHL	5
Zweitmalignome	Selten

Zusammenfassung

- Häufigste Ursache: unbekannt, familiäre Häufung
- Wichtigstes Symptom: generalisierte Schwellung aller peripheren Lymphknotenstationen bei lang asymptomatischer Lymphozytose
- Wichtigste diagnostische Maßnahmen: Differentialblutbild (Lymphozytose), Blutausstrich (kleine reifzellige Lymphozyten, Gumprecht'sche Kernschatten) und Immunphänotypisierung der malignen Zellen
- Wichtigste therapeutische Maßnahme: Zuwarten, erst bei progredienter Erkrankung in fortgeschrittenen Stadien intermittierende Therapie mit Chlorambucil oral

Haarzellenleukämie

P. STAIB

Synonym: Leukämische Retikuloendotheliose (veraltet)
Engl. Begriff: Hairy Cell Leukemia

Definition Die Haarzellenleukämie (HCL) ist eine maligne lymphoproliferative Erkrankung, die wie die CLL als (niedrigmalignes) Non-Hodgkin-Lymphom zu den reifen peripheren B-Zell-Neoplasien zählt. Charakteristisch sind die klonale Expansion maligne transformierter lymphatischer Zellen mit haarigen Zytoplasmaausläufern sowie eine Vermehrung retikulärer Fasern im Knochenmark.

Epidemiologie Mit 2–4 % aller Leukämien ist die Haarzellenleukämie eine seltene Erkrankung. Die Inzidenz wird auf ca. 150 Neuerkrankungen pro Jahr in Deutschland geschätzt. Das Alter bei Krankheitsmanifestation beträgt im Mittel 50 Jahre, Kinder erkranken kaum. Mit 80 % dominiert der Anteil männlicher Patienten.

Ätiologie und Pathogenese Die Ätiologie der Haarzellenleukämie ist unbekannt. Pathogenetisch liegt eine klonale Expansion neoplastischer reifer B-Lymphozyten mit haarigen Zytoplasmaausläufern vor. Es kommt zur Akkumulation von Haarzellen in Knochenmark und Milz, im Knochenmark darüber hinaus zur Proliferation retikulärer Fasern. Lymphknoten oder parenchymatöse Organe sind selten infiltriert.

Symptome Abdomineller Schmerz oder Druck durch die Splenomegalie, rezidivierende Infektionen einschließlich opportunistischer Infektionen und Blutungen aufgrund der Panzytopenie und Leistungsschwäche stehen im Vordergrund. Außerdem konnte eine gehäufte Assoziation mit Autoimmunerkrankungen festgestellt werden. 25 % der Erkrankungen werden bei fehlender Symptomatik zufällig entdeckt.

Diagnostik Bei der klinischen Untersuchung fallen Splenomegalie bei 90 % und Hepatomegalie bei 35 % der Patienten auf. Eine Lymphadenopathie findet sich bei 10–25 %.

Das **Blutbild** zeigt bei 70–80 % eine meist mäßige **Panzytopenie mit führender Leukopenie,** wobei die Granulozytopenie und Thrombozytopenie im Verlauf der Erkrankung zunehmen. Im **Blutausstrich** gelingt der Nachweis charakteristischer Haarzellen in über 90 % der Fälle. Diese **Haarzellen** haben ungefähre Lymphozytengröße mit einem weitläufigerem Zytoplasma als normale Lymphozyten, das mit feinen haarförmigen Ausläufern unregelmäßig begrenzt ist (s. Abb. 10.44). Bedingt durch die meist erhebliche Faservermehrung lässt sich häufig kein Knochenmark aspirieren (**Punctio sicca**). Die dann notwendige **Knochenmarkbiopsie** zeigt eine Infiltration durch die oben beschriebenen Zellen und eine starke Faservermehrung in der Silberfärbung.

> ! Die Trias Splenomegalie, Panzytopenie und Punctio sicca ist kennzeichnend für die Haarzellenleukämie.

Diagnostisch wegweisend sind neben der typischen Haarzellmorphologie die zytochemisch positive Reaktion der Zellen auf **tartratresistente saure Phosphatase (TRAP+)** sowie der immunologische Nachweis **charakteristischer**

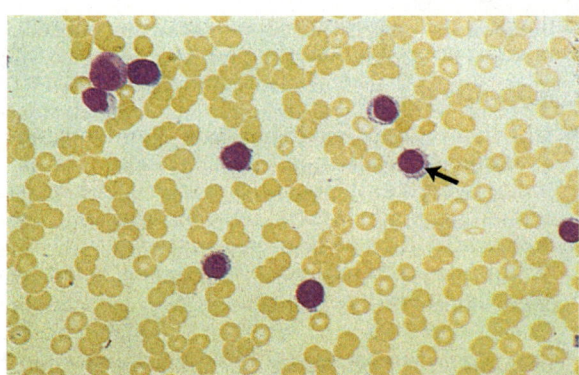

Abb. 10.44 Blutausstrich: Haarzellenleukämie mit typischen haarförmigen Zytoplasmaausläufern (Pfeil).

Oberflächenantigene (CD103, CD11c, CD25) und B-Zell-assoziierter Antigene (CD19, CD20, CD22, FMC7). Typisch ist auch eine monoklonale Immunglobulin-Leichtkettenrestriktion dieser Zellen. Immunphänotypisch handelt sich bei den Haarzellen um reife B-Lymphozyten im Vorplasmazellstadium.

Differentialdiagnose	Ausschlussmaßnahmen
Haarzellenleukämie-Variante (HCL-V)	Blutbild (Leukozytose), Morphologie (breiterer Zytoplasmasaum), Immunzytologie (CD25–), Zytochemie (TRAP–), keine Punctio sicca
CLL	Blutbild (Leukozytose), Morphologie (keine Haarzellenmorphologie), Immunzytologie (CD23+, CD5+), keine Punctio sicca, Lymphadenopathie, Splenomegalie nur mäßig
Andere (niedrigmaligne) NHL (insbesondere: splenogenes Lymphom mit villösen Lymphozyten [SLVL], Prolymphozytenleukämie, Marginalzonenlymphom)	Lymphadenopathie, Splenomegalie nur mäßig; Morphologie (keine Haarzellenmorphologie), Immunzytologie, Lymphknotenbiopsie
Osteomyelofibrose	Beckenkammbiopsie
Aplastische Anämie	Beckenkammbiopsie, keine Splenomegalie oder Lymphadenopathie

> ! Außer bei der Haarzellenleukämie kommt eine Punctio sicca häufig auch bei aplastischer Anämie und Osteomyelofibrose vor.

Therapie Die Haarzellenleukämie ist wie die CLL eine chronische Erkrankung und wird bei ca. 10 % der Patienten niemals therapiebedürftig. **Hauptindikation** zur Therapie ist die progrediente Panzytopenie mit Anämie, bei der der Hb-Wert unter 8–10 g/dl absinkt, Thrombozytopenie < 50 000–100 000/µl oder Neutropenie < 500–1000/µl. Die **Splenektomie** war die erste Standardtherapie, wodurch eine Verbesserung der Blutwerte in 40–80 % der Fälle erreicht werden konnte. In den 80er Jahren wurde die Splenektomie durch **Interferon-alpha** (IFN-α) als Standardtherapie abgelöst. Mit subkutan appliziertem IFN-α wurden bis zu ca. 90 % Remissionen erreicht, mehrheitlich jedoch partielle Remissionen und nur 10 % komplette Remissionen. Die Behandlung erfolgte in der Regel für ein Jahr in einer Dosierung von 3 × 2 Mio. IE/m²/Woche. In den 90er Jahren hat sich zunehmend der Einsatz der **Purinanaloga** 2-Chlordesoxyadenosin (2-CdA, Cladribin) und Desoxycoformycin (Pentostatin) als aktuelle Standardtherapie durchgesetzt. So werden nach einem einzigen Therapiezyklus mit 2-CdA Gesamtansprechraten über 90 % bei einer Rate an kompletten Remissionen bis zu 84 % erzielt, die über mehrere Jahre anhalten bei einer minimalen Rückfallquote. Demgegenüber hat Pentostatin mit einer Gesamtansprechrate von 79 % und kompletten Remissionen von 64 % eine etwas geringere Effizienz.

Verlauf und Prognose Die Haarzellenleukämie ist eine chronische Erkrankung, deren Verlauf vom Ausmaß der infektiösen Komplikationen bestimmt wird. Vor Einführung einer systemischen Therapie betrug die mediane Überlebenszeit ca. vier bis fünf Jahre. Aufgrund moderner Therapieansätze (Interferon-alpha und Purinanaloga) sowie von Fortschritten supportiver Maßnahmen hat sich die Prognose deutlich gebessert. Verlaufsbeobachtungen zeigen, dass Gesamtüberlebensraten von bis zu 96 % nach sechs Jahren erreicht werden, wobei eine endgültige Prognoseabschätzung nach Anwendung der neueren Therapien noch nicht möglich erscheint.

Komplikation	Häufigkeit (%)
Infektionen mit grampositiven oder gramnegativen Keimen (Erregerspektrum u.a. wie bei funktioneller Asplenie: Pneumokokken, Haemophilus influenzae, aber auch E. coli, generalisierter Herpes zoster)	Nicht bekannt
Atypische Mykobakteriose (Mycobacterium kansasii)	
Organmykosen, opportunistische Infektionen (Aspergillus, Histoplasma, Cryptococcus, Pneumocystis carinii)	
Reduktion der T4-Helferzellen < 200/µl nach Therapie mit Purinanaloga (cave: opportunistische Infektionen!)	40
Therapieassoziiertes Fieber nach 2-CdA (nicht infektiös bedingt!)	43

! Infektionen sind die Haupttodesursache bei Patienten mit Haarzellenleukämie. Im Spätstadium können thrombozytopenisch bedingte Blutungen auftreten.

Zusammenfassung

- Ursache: unbekannt
- Wichtigste Symptome: Splenomegalie, panzytopenieassoziierte Symptome, insbesondere Anämie und gehäufte Infektionen
- Wichtigste diagnostische Maßnahmen: Nachweis der typischen Haarzellen im peripheren Blut und/oder Knochenmark, Punctio sicca
- Wichtigste therapeutische Maßnahme: Interferon-α oder Purinanaloga

---

Zur weiteren Information

Literatur
Akute und chronische Leukämien. Internist 1996; 37: 969–1048.
Henderson, E. A., T. A. Lister, M. F. Greaves (eds.): Leukemia. 7th edn. Saunders, Philadelphia – London 2002.
Hoffmann, R., E. J. Benz jr., S. Shattil, B. Furie, H. Cohen, Silberstein: Hematology – Basis Principles and Practise. 3rd edn. Churchill Livingstone, New York – Edinburgh 2000.
Jaffe, E. S., L. N. Harris, H. Stein, J. W. Vardiman (eds.): World Health Organization Classification of Tumours. Pathology and Genetics of Tumours of Haematopoietic and Lymphoid Tissues. IARC Press, Lyon 2001.

Internet-Links
http://www.kompetenznetz-leukaemie.de
http://www.krebs-kompass.de
http://www.cancer.gov

Keywords
Hairy Cell Leukemia ◆ Immunophenotype ◆ 2-Chlordesoxyadenosin (2-CdA) ◆ Desoxycoformycin ◆ alpha-Interferon

IMPP-Statistik
Akute Leukämien ◆ CLL ◆ Haarzellenleukämie

Plasmozytom

K. Hübel, A. Engert, V. Diehl

Synonyme: Multiples Myelom, Morbus Kahler
Engl. Begriff: Multiple Myeloma

Praxis

Ein 76-jähriger Patient sucht seinen Hausarzt auf, weil er bei dem Versuch, einen Schrank zu verschieben, akute Rückenschmerzen bekommen hat. Mäßige Schmerzen im Bereich der Wirbelsäule, die schon über mehrere Monate andauern, hat er bisher nicht ernst genommen.

Befund: blasser Patient in reduziertem Allgemeinzustand, bewegungsabhängige Schmerzen im Bereich der mittleren BWS, dort erheblicher Klopfschmerz. Die Röntgenuntersuchung der Wirbelsäule zeigt eine diffuse Osteoporose, keilförmige Sinterung des vierten BWK und multiple osteolytische Defekte in der Schädelkalotte.

Labor: BSG 115 mm/h, Blutbild: Anämie mit einem Hb-Wert von 11,5 g/dl (6,9 mmol/l), sonst unauffällig: Kalzium 2,9 mmol/l, Kreatinin 2,5 mg/dl (220 μmol/l), Harnstoff 135 mg/dl (20,3 mmol/l), Gesamt-Eiweiß 9,7 g/dl (97 G/l). In der Serumelektrophorese deutlicher M-Gradient im Bereich der γ-Globuline. Nachweis einer Bence-Jones-Proteinurie von 7,2 g/24 h.

Im Knochenmark zeigt sich eine deutliche Vermehrung atypischer Plasmazellen auf ca. 25 %.

Diagnose: IgG-Plasmozytom.

Unter einer **Therapie** mit Melphalan und Prednison deutliche Rückbildung des M-Gradienten und der Bence-Jones-Proteinurie. Die Beschwerden in der Wirbelsäule bessern sich durch eine **lokale Strahlentherapie** und verschwinden im Verlauf der weiteren **Chemotherapie** vollständig. Nach sechs Monaten werden die Therapiezyklen in größeren Abständen durchgeführt. Zwei Jahre nach Therapiebeginn zeigt sich eine Zunahme der Niereninsuffizienz, die sich auch unter intensiverer Therapie nicht bessert. 26 Monate nach Erstdiagnose wird der Patient unter dem Bild einer deutlichen Bewusstseinstrübung mit Kalziumwerten von 4,7 mmol/l und terminaler Niereninsuffizienz stationär aufgenommen. Trotz hoch dosierter Kortisontherapie und Dialyse verschlechtert sich die Bewusstseinslage des Patienten rapide. Er stirbt innerhalb von zehn Tagen.

Definition Neoplastische Proliferation eines von den B-Zellen ausgehenden Plasmazellklons, die in der Regel als systemische Erkrankung auftritt (multiples Myelom) und durch die Sekretion eines monoklonalen Immunglobulins (Paraprotein) gekennzeichnet ist. Solitäre sowie extramedulläre Plasmozytome sind selten, ebenso die ausschließliche Produktion von leichten Ketten (**Bence-Jones-Myelom**). Das klinische Bild ist gekennzeichnet durch Osteolysen, Einschränkung der Nieren- und Knochenmarkfunktion und hohe Infektanfälligkeit (sekundäres Antikörpermangelsyndrom). Entsprechend der errechneten Tumorzellmasse werden drei Stadien unterschieden, die gleichzeitig unterschiedlichen Prognosegruppen entsprechen (s. Tab. 10.56).

Epidemiologie Die Inzidenz des Plasmozytoms hat zwischen 1940 und 1970 um mehr als 145 % zugenommen und beträgt derzeit ca. 3/100 000. Ältere Menschen sind häufiger betroffen. Männer etwas häufiger als Frauen. Tabelle 10.54 zeigt die Häufigkeitsverteilung der verschiedenen Plasmozytome.

Ätiologie und Pathogenese Eine Ursache für die Entstehung des Plasmozytoms ist nicht bekannt. Allerdings spricht eine Reihe von Beobachtungen dafür, dass eine **genetische Prädisposition** eine Rolle spielt. So sind familiäre Häufungen der Erkrankung beschrieben worden, und Blutsverwandte eines Plasmozytompatienten haben ein erhöhtes Myelomrisiko. In Mäusen lassen sich bei bestimmten Inzuchtstämmen plasmozytomähnliche Krankheitsbilder durch intraperitoneale Applikation von Kunststoffen, Ölen und Chemikalien induzieren, nicht aber in anderen, genetisch verschiedenen Stämmen.

Die erhöhte Inzidenz von Plasmozytomen bei Überlebenden der Atombombenangriffe auf Japan deutet auch auf eine auslösende Rolle **ionisierender Strahlen** hin.

Es gibt gute Anhaltspunkte dafür, dass die maligne Transformation nicht auf dem Differenzierungsstand der reifen Plasmazelle erfolgt, sondern bereits in einer Vorläuferzelle. Dafür spricht der Nachweis der idiotypischen Determinante des Paraproteins im Zytoplasma von B-Vorläuferzellen.

Plasmozytome entwickeln sich in aller Regel im **Knochenmark** (> 95 %) und präsentieren sich ganz überwiegend schon bei Diagnosestellung als disseminierte Erkrankung. Die seltenen **extramedullären Formen** findet man am häufigsten im Bereich des Oropharynx.

Paraproteinämie Klinischer Ausdruck der neoplastischen Proliferation eines Plasmazellklons ist die zahlenmäßige Vermehrung atypischer Plasmazellen im Knochenmark und die damit einhergehende Vermehrung des von diesem Klon produzierten Immunglobulins (**monoklonales Paraprotein**). Durch die Verdrängung der normalen Hämatopoese kann sich eine normochrome, normo- oder makrozytäre **Anämie**, deren Ausmaß ein wichtiger Parameter in der Stadieneinteilung des Plasmozytoms ist, und eine **Thrombozytopenie** entwickeln. Es können alle Klassen der schweren und leichten Proteinketten monoklonal vermehrt sein, wobei das IgG-κ-Plasmozytom das häufigste ist. Auch λ-Leichtketten-Produktion kommt vor. Erst im Endstadium der Erkrankung wird eine exzessive Tumorzellproliferation im Mark beobachtet, die in seltenen Fällen zu einer Ausschwemmung der neoplastischen Tumorzellen in die Peripherie (**Plasmazellenleukämie**) führt.

Die massive Immunglobulinvermehrung im peripheren Blut durch das Paraprotein verändert die Viskosität des Plasmas und führt in schweren Fällen zu erheblichen Mikrozirkulationsstörungen (**Hyperviskositätssyndrom**).

Tab. 10.54 Häufigkeitsverteilung der Plasmozytome.

IgG-Plasmozytome	ca. 50%
IgA-Plasmozytome	ca. 25%
IgD-Plasmozytome	ca. 1%
Leichtkettenplasmozytome	ca. 20%

Eine weitere funktionelle Folge der exzessiven Expansion eines einzelnen Plasmazellklons ist die deutliche Verminderung der übrigen Antikörperproduktion. Es kommt zu einem **sekundären Antikörpermangelsyndrom** mit einer ausgeprägten Infektneigung.

Osteolysen Charakteristisch für das multiple Myelom ist eine vermehrte Knochenresorption durch Aktivierung des Osteoklasten, vermittelt durch sog. osteoklastenaktivierende Faktoren (Interleukine-(IL-)1 und -6, Tumornekrosefaktoren-(TNF-)α und -β), die zu einer erhöhten Kalziummobilisation führt. Klinisch manifestiert sich diese Erscheinung entweder in einer diffusen **generalisierten Osteoporose** oder in lokalisierten **osteolytischen Defekten** (Schrotschussschädel, s. Abb. 10.46). Die vermehrte Kalziummobilisation aus dem Skelett ist im Zusammenwirken mit einer Niereninsuffizienz die Ursache des **Hyperkalzämiesyndroms,** einer häufigen Komplikation des Plasmozytoms.

Nierenbeteiligung Die **Niereninsuffizienz,** welche sich bei ca. 50 % der Plasmozytompatienten entwickelt, basiert auf verschiedenen Pathomechanismen. Durch die Rückresorption und den Abbau der glomerulär filtrierten Leichtkettenproteine kommt es zu einem Tubuluszellschaden und nachfolgender Tubulusnekrose. Darüber hinaus werden Paraproteine in Form von Amyloid (bei der κ-Leichtketten-Erkrankung) im Nierengewebe eingelagert. Auch andere Organe können in ihrer Funktion durch diese sekundäre **Amyloidose vom Typ AL** eingeschränkt werden.

Symptome Im Vordergrund des Beschwerdebildes stehen **Skelettschmerzen,** insbesondere Rückenschmerzen, die eine deutliche Belastungs- und Bewegungsabhängigkeit zeigen. **Infektionen** sind häufig und verlaufen oft schwer. Abgeschlagenheit und Gewichtsverlust, Nachtschweiß und subfebrile Temperaturen sind uncharakteristische Symptome, über die häufig geklagt wird. Das klinische Bild der **Niereninsuffizienz** mit Wasserretention, Retention harnpflichtiger Substanzen und Elektrolytstörungen entwickelt sich bei etwa der Hälfte der Patienten. Ein **Hyperkalzämiesyndrom** äußert sich klinisch in zunehmender Müdigkeit bis hin zur Bewusstlosigkeit, kann jedoch auch zu agitierten Krankheitsbildern führen, die klinisch an eine akute Psychose erinnern.

Plasmozytompatienten sind in der Regel in einem reduzierten Allgemeinzustand, nicht selten mit den klinischen Anzeichen der **Anämie.** Die Wirbelsäule ist druck- und klopfdolent. Pulmonale und urogenitale Infekte sind häufig. Bewusstseinstrübungen finden sich bei fortgeschrittener renaler Insuffizienz, bei Hyperkalzämiesyndromen und bei Hyperviskositätssyndromen.

Diagnostik Ziele der Diagnostik sind neben der Sicherung der Diagnose und der Stadieneinteilung eine orientierende Überprüfung der Organfunktionen. Die dazu nötigen Untersuchungen sind in Tabelle 10.55 zusammengefasst.

Hauptkriterien Nach Ossermann gibt es **drei Hauptkriterien** für die Diagnose eines Plasmozytoms:
- 1. Mehr als 10 % Plasmazellen im Knochenmarkausstrich und/oder histologisch nachgewiesene Plasmazellinfiltration,
- 2. Nachweis von Paraprotein im Plasma und/oder im Urin,
- 3. Nachweis von Osteolysen oder Nachweis einer generalisierten Osteoporose bei mehr als 30 % Plasmazellen im Knochenmark.

Wenn mindestens zwei dieser Kriterien erfüllt sind, ist die Diagnose eines Plasmozytoms gesichert.

Labordiagnostik Im Knochenmarkausstrich und in der Histologie ist eine Infiltration des Knochenmarks mit einer **Vermehrung polymorpher,** häufig auch **mehrkerniger Plasmazellen** nachzuweisen. Die Laboruntersuchungen zeigen ein **Paraprotein** in Form einer schmalen Zacke in der Eiweißelektrophorese (M-Gradient, s. Abb. 10.45), ggf. lassen sich Leichtketten im Urin der Patienten nachweisen. In über 90 % der Fälle findet sich ein **sekundäres Antikörpermangelsyndrom.** Die Elektrolytbestimmung umfasst neben den Routineuntersuchungen insbesondere **Kalzium** und **Phosphat.** Erhöhte Serumkalziumwerte sind Ausdruck eines Hyperkalzämiesyndroms, erhöhte **Retentionswerte** sowie eine **Hyperkaliämie** zeigen sich bei Niereninsuffizienz. Häufig, nicht jedoch beim Leichtketten-Plasmozytom, findet sich eine exzessiv erhöhte BSG (> 100 mm/h).

Die Untersuchung des **Blutbildes** ist wichtig für die Stadieneinteilung (Hb!). Die Analyse der Nierenfunktion besitzt prognostische Relevanz und wird in der Stadieneinteilung berücksichtigt. Eine eingeschränkte Nierenfunktion ist therapeutisch bedeutsam. Die quantitative und qualitative Proteinbestimmung im Serum und Urin dient

Tab. 10.55 Plasmozytom: diagnostische Maßnahmen.

1. **Anamnese** und **körperliche Untersuchung**
2. **Labor:** BSG, Blutbild und Differenzierung, Retentionswerte, Kreatinin-Clearance, Urinstatus
    - **Proteine**
        - Quantifizierung im Serum
        - Serumelektrophorese
        - Immunelektrophorese
        - Quantifizierung der Immunglobuline (Serum)
        - Bence-Jones-Protein im Urin
    - **Elektrolyte**
        - Kalzium
        - Phosphat
    - β_2-**Mikroglobulin** (Serum u. Urin)
3. **Knochenmarkzytologie** und **Histologie**
4. **Röntgenuntersuchungen**
   Thorax in zwei Ebenen, Schädel, Wirbelsäule, Becken, Thoraxskelett, bd. Schultern, bd. Oberarme, bd. Oberschenkel
5. **Sonographie des Abdomens**
6. **Fakultative Untersuchungen** (bei klinischem Verdacht)
    - Plasmaviskosität (Verdacht auf Hyperviskositätssyndrom)
    - CT oder Kernspintomographie des Spinalkanals (neurologische Symptomatik)

Cave: Kontrastmittelgabe! (Niereninsuffizienz!)

der Diagnosesicherung und der Klassifikation des produzierten Paraproteins. Der Serumspiegel des $β_2$-Mikroglobulins – ein Membranprotein, das nicht spezifisch für die Plasmazellen ist – korreliert gut mit der Myelomzellmasse und somit, neben der BSG, mit dem Verlauf. Als weiterer Verlaufsparameter ist das C-reaktive Protein zu nennen, welches durch IL-6, IL-1 und TNF-α reguliert wird und somit einen Indikator für eine Erhöhung dieser Zytokine darstellt. Die Plasmaviskosität wird bestimmt, wenn klinisch der Verdacht auf ein Hyperviskositätssyndrom besteht.

Bildgebende Verfahren Die Röntgendiagnostik ist beim Plasmozytom besonders umfangreich. Neben der Thoraxaufnahme in zwei Ebenen müssen die zentralen Skelettanteile radiologisch untersucht werden, da im Gegensatz zu allen anderen neoplastischen Erkrankungen die Skelettszintigraphie keine adäquate Untersuchungsmaßnahme zur Beurteilung der Tumorinfiltration des Skeletts darstellt. Plasmozytombedingte Osteolysen sind in der Skelettszintigraphie typischerweise negativ. Im Röntgenbild zeigt sich das Plasmozytom durch eine diffuse **generalisierte Osteoporose,** die am deutlichsten in der Wirbelsäule sichtbar ist, oder in lokalisierten **osteolytischen Defekten,** welche sich im Röntgenbild scharf begrenzt darstellen und wie ausgestanzt aussehen (Schrotschussschädel, s. Abb. 10.46a, b).

Falls neurologische Symptome den Verdacht auf eine Querschnittsläsion infolge einer Rückenmarkkompression nahe legen, muss eine Computertomographie oder eine Kernspintomographie des Spinalkanals durchgeführt werden, um eine adäquate Strahlentherapie zu planen.

Stadieneinteilung Die heute gebräuchlichste Stadieneinteilung der Plasmozytome folgt einem Vorschlag von Durie und Salmon (s. Tab. 10.56). Sie unterscheidet nach klinischen Kriterien drei Stadien mit unterschiedlicher Prognose, die jeweils zur Myelomzellmasse korreliert werden. Die Berechnung der **Myelomzellmasse** erfolgt nach Formeln, die für jede Immunglobulinklasse festgelegt sind und die auf der Kenntnis der Gesamtparaproteinmenge und der von einer einzelnen Plasmazelle pro Tag produzierten Immunglobulinmenge basieren. Es ist zu beachten, dass für eine Zuordnung eines Patienten zum **Stadium I** alle genannten klinischen Parameter erfüllt sein müssen. Dagegen wird ein **Stadium III** diagnostiziert, wenn einer der genannten Parameter erfüllt ist. Da die Nierenfunktion für die Beurteilung der individuellen Prognose wichtig ist, wird sie durch eine Zusatzbezeichnung bei der Stadieneinteilung berücksichtigt. Eine normale Nierenfunktion wird durch den Buchstaben **A** gekennzeichnet, eine eingeschränkte Nierenfunktion durch den Buchstaben **B.**

Differentialdiagnose	Ausschlussmaßnahmen
Benigne monoklonale Gammopathie bzw. monoklonale Gammopathie ungewisser Signifikanz (MGUS)	Krankheitsverlauf ohne Progredienz (zweijährige Verlaufskontrolle nötig, um ein Plasmozytom auszuschließen; allerdings späterer Übergang zum Plasmozytom in 10–15 % der Fälle)

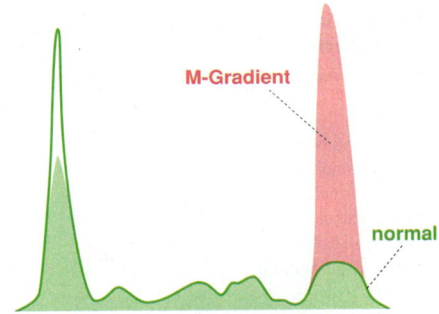

Abb. 10.45 Serumelektrophorese eines Patienten mit IgG-Plasmozytom: großer M-Gradient.

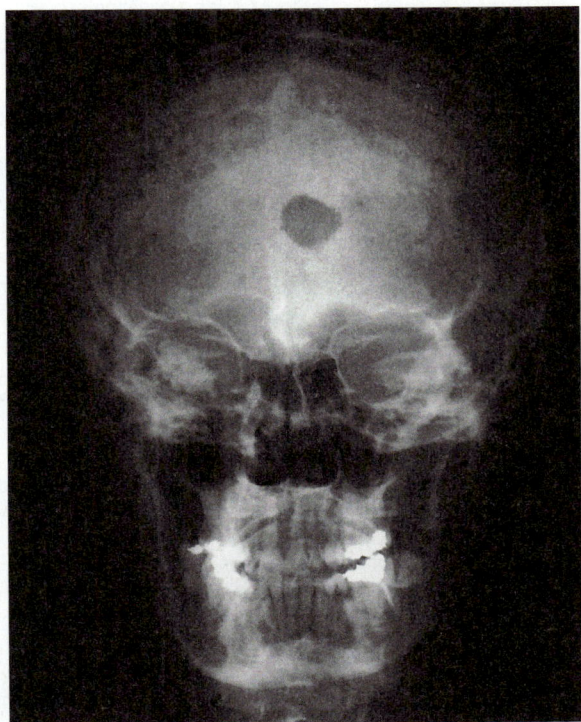

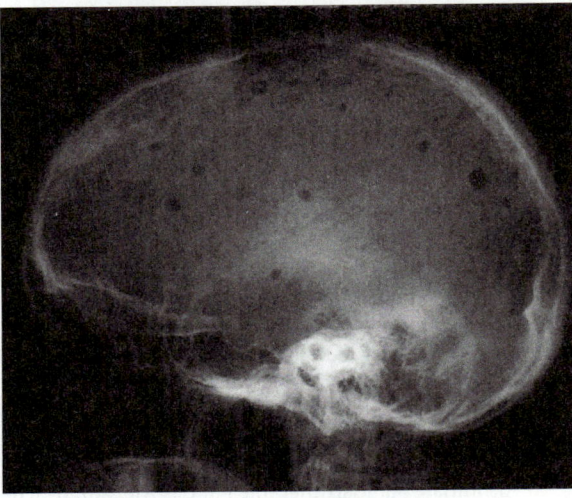

Abb. 10.46a und b „Schrotschussschädel" bei Plasmozytom.

Tab. 10.56 Stadieneinteilung des Plasmozytoms (nach Durie und Salmon).

Stadium I*
Folgende Kriterien sind **alle** erfüllt:
- Hb > 10 g/dl (6 mmol/l)
- Serum-Kalzium normal
- Normale Knochenstrukturen oder eine solitäre Läsion
- Paraprotein im Serum niedrig:
  – IgG < 5 g/dl
  – IgA < 3 g/dl
- Leichtketten im Urin < 4 g/24 h

Niedrige Myelomzellmasse ($< 0.6 \times 10^{12}/m^2$)

Stadium II*
Weder Stadium I noch Stadium III

Mittlere Myelomzellmasse ($0.6–1.2 \times 10^{12}/m^2$)

Stadium III*
Mindestens eines der Kriterien ist erfüllt:
- Hb < 8,5 g/dl (5,1 mmol/l)
- Kalzium > 12 mg/dl (6,2 mmol/l)
- > 3 Osteolysen
- Paraprotein im Serum hoch:
  – IgG < 7 g/dl
  – IgA < 5 g/dl
- Leichtketten im Urin > 12 g/24 h

Hohe Myelomzellmasse ($> 1.2 \times 10^{12}/m^2$)

* „A" bei normaler Nierenfunktion
(Kreatinin < 1,3 mg/dl bzw. 114,4 µmol/l)
„B" bei eingeschränkter Nierenfunktion
(Kreatinin > 1,3 mg/dl bzw. 114,4 µmol/l)

Tab. 10.57 Chemotherapieschemata für das Plasmozytom.

Alexanian-Schema

Melphalan	0,25 mg/kg	p.o.	Tag 1–4
Prednisolon	2,00 mg/kg	p.o.	Tag 1–4

Alle sechs Wochen wiederholen, bis zu objektivierbarem Therapieerfolg

VAD-Schema

Vincristin	0,4 mg/24h	i.v.	Tag 1–4
Adriamycin	9,0 mg/m²/24h	i.v.	Tag 1–4
Dexamethason	40,0 mg	p.o.	Tag 1–4 Tag 9–12 Tag 17–20

Alle vier Wochen wiederholen, bis zu objektivierbarem Therapieerfolg

Differentialdiagnose	Ausschlussmaßnahmen
Non-Hodgkin-Lymphome einschließlich der „lymphoplasmotozytoiden Proliferation" nach Waldenström	Lymphknotenschwellungen, Histologie, Zytologie
Reaktive Plasmazellvermehrungen	Im Rahmen von Grunderkrankung (Tumorerkrankungen, Leberzirrhose, Autoimmunerkrankungen, Infektionen)

Therapie

Chemotherapie Aufgrund der generalisierten Ausbreitung der Erkrankung stellt die **Chemotherapie** die Therapiemodalität der Wahl dar. Patienten im Stadium I sind meist nicht therapiebedürftig, da in diesem Stadium die Behandlung nicht zur Verlängerung der Überlebenszeit führt. Bei Patienten mit ausgeprägter Symptomatik, rasch progredientem Verlauf oder beim Bence-Jones-Plasmozytom (Nierenschädigung!) empfiehlt sich die Einleitung einer Chemotherapie auch schon im frühen Stadium. Bei Übergang ins Stadium II oder III oder bei initialer Diagnose eines fortgeschrittenen Stadiums wird jedoch definitiv die Behandlungsindikation gestellt.

Als initiale Standardtherapie gilt das **Alexanian-Schema** als Kombination einer alkylierenden Substanz (z.B. Melphalan) mit Prednisolon (s. Tab. 10.57). Diese orale Therapieform ist wenig toxisch und führt bei 50–70 % der Patienten zu einer Reduktion der Tumormasse. Mit Cyclophosphamid, Doxorubicin, BCNU (Carmustin) und Vincristin stehen weitere wirksame Substanzen zur Verfügung. Bisher konnte nicht bewiesen werden, dass eine Kombination von mehreren Substanzen der Standardtherapie mit Melphalan und Prednison überlegen ist. Derartige Kombinationen sollten daher in der Initialtherapie nur in kontrollierten Studien eingesetzt werden. In letzter Zeit wird auch Interferon-alpha, insbesondere in der Erhaltungstherapie nach erreichter Remission, mit Erfolg eingesetzt.

Strahlentherapie Neben der Chemotherapie hat auch die **Bestrahlung** lokalisierter, häufig sehr schmerzhafter Osteolysen eine besondere Bedeutung. Sie wird meist additiv zur Chemotherapie eingesetzt zur raschen Schmerzreduktion und Vermeidung von Komplikationen wie Frakturen, Kompressionen etc.

Flankierende Maßnahmen Infektionsprophylaxe oder antibiotische Therapie manifester, meist bakterieller Infekte, Analgesie sowie orthopädische und physikalische Therapie (Stützkorsett) sind weitere Maßnahmen, um die Lebensqualität des Patienten zu verbessern. **Bisphosphonate,** die durch Hemmen der Osteoklastenaktivität die Osteolyse bremsen, sollten frühzeitig prophylaktisch oder therapeutisch bei Hyperkalzämie eingesetzt werden. Die Hyperkalzämie wird zusätzlich mit **forcierter Diurese** und **Kortikosteroiden** behandelt. Bei fortgeschrittener Niereninsuffizienz ist die **Dialysebehandlung** angezeigt.

Bei starker Funktionseinschränkung des Knochenmarks ist der Ersatz von Blutkomponenten erforderlich: **Erythrozyten-** und **Thrombozytentransfusionen** oder **Immunglobulingaben** bei ausgeprägtem sekundärem Antikörpermangel. Hyperviskosität stellt eine Indikation für die **Plasmapheresebehandlung** dar.

10.5 Maligne Lymphome

Alternative Behandlungskonzepte Ein neuer, vielversprechender Ansatz in der Therapie des Plasmozytoms ist die Hochdosis-Chemotherapie mit nachfolgender **autologer Knochenmarktransplantation** oder die **autologe Stammzelltransplantation**, die an ausgewählten Zentren mit Erfolg durchgeführt wird. Diese aggressiven Therapiemodalitäten kommen besonders jüngeren Patienten (< 65 Jahre) zugute. Auch erlebt **Thalidomid** in jüngster Zeit eine Renaissance in der Therapie des primär-refraktären oder rezidivierten Plasmozytoms. Vor allem der inhibitorische Effekt auf die Angiogenese im Knochenmark wird für den therapeutischen Erfolg des Thalidomids verantwortlich gemacht.

Therapieerfolg Die Beurteilung des Therapieerfolgs richtet sich nach subjektiven und objektiven Kriterien.
- **Subjektive Kriterien:** Verschwinden der Knochenschmerzen und Verbesserung des Allgemeinzustandes.
- **Objektive Parameter:** Normalisierung des Blutbilds, Verschwinden des M-Gradienten, Normalisierung der Blutsenkung und des Gesamteiweißes im peripheren Blut sowie Reduktion des Plasmazellanteils im Knochenmark.

Radiologisch nachweisbare Osteolysen rekalzifizieren erst nach Monaten, obwohl die Schmerzsymptomatik schon nach Tagen bis Wochen verschwinden kann.

Rezidive Rezidive, die nach Standardtherapie (z. B. Melphalan, Prednison) in einer längeren Therapiepause auftreten, reagieren häufig auf die erneute Anwendung der initialen Kombination. Patienten, die primär refraktär auf das Alexanian-Schema reagieren oder die ein frühes Rezidiv erleiden, sollten einer Polychemotherapie, z. B. nach dem VAD-Schema, zugeführt werden (s. Tab. 10.57), wobei hier Ansprechraten und Prognosen weit ungünstiger sind.

Verlauf und Prognose Plasmozytome zeigen in der Regel einen sehr variablen, aber **protrahierten Verlauf**. Die mittlere Überlebenszeit liegt bei zwei bis zweieinhalb Jahren. Dabei haben Patienten mit initialem **Stadium I** eine mittlere Prognose von knapp vier Jahren, im **Stadium II** von zweieinhalb bis drei Jahren, während die mittlere Überlebenszeit beim initialen **Stadium III** unter zwei Jahren liegt. Erst im Endstadium kommt es zu einer Änderung der Dynamik des Tumorgeschehens mit einer raschen Zunahme der Myelomzellmasse. In dieser „akuten Phase" ist die Prognose sehr schlecht mit einer mittleren Überlebenszeit von nur drei Monaten. Entsprechend ist die Todesursache am häufigsten unmittelbar tumorbedingt mit einer Verdrängungsmyelopathie und in manchen Fällen mit einer leukämischen Ausschwemmung der Plasmazellen in das periphere Blut. In der **chronischen Phase** führen Nierenversagen und septisch verlaufende Infektionen häufig zum Tod.

Bemerkenswert hoch ist die Neigung von Plasmozytompatienten, im Verlauf ihrer Erkrankung eine akute Leukämie als **Zweitneoplasie** zu entwickeln. In Abhängigkeit von der Therapiedauer steigt dieses Risiko nach vier Jahren auf ca. 20 %.

Komplikation	Häufigkeit (%)
Sekundäres Antikörpermangelsyndrom	90
Osteolysen	80
Anämie	60
Niereninsuffizienz	50
Hyperkalzämie	30
Hämorrhagische Diathese	25
Zweitneoplasie	20
Polyneuropathien	10
AL-Amyloidose	15
Hyperviskositätssyndrom	5

Zusammenfassung

- Ursache: unbekannt, genetische Prädisposition wahrscheinlich
- Wichtigste Symptome: osteolytisch bedingte Schmerzen, Symptome einer Hyperkalzämie (z. B. Übelkeit, Erbrechen, Polyurie und -dipsie, Adynamie, psychotische Erscheinungen)
- Wichtigste diagnostische Maßnahmen: Knochenmarkzytologie und -histologie, Röntgenaufnahmen des Skeletts, Serum- und Urinelektrophorese
- Wichtigste therapeutische Maßnahme: Chemotherapie in den Stadien II und III

Zur weiteren Information

Literatur
Hussein, M. A., J. V. Juturi, I. Lieberman: Multiple myeloma: present and future. Curr Opin Oncol 2002; 14: 31–5.
Kyle, R. A.: Current therapy of multiple myeloma. Intern Med 2002; 41: 175–80.

Internet-Links
http://www.clevelandclinic.org/myeloma
http://www.plasmozytom.de
http://www.myelom.de

Keywords
Plasmozytom ◆ Paraprotein ◆ Osteolyse ◆ Alexanian-Schema

IMPP-Statistik
Plasmozytom

10.5.3 Akute lymphatische Leukämie

P. STAIB, D. VCLIOTIS

Synonym: Akute nicht-myeloische Leukämie
Engl. Begriff: Acute Lymphoblastic Leukemia, Acute Nonmyeloid Leukemia

In diesem Kapitel wird spezifisch auf die akute lymphatische Leukämie (ALL) des Erwachsenen eingegangen. Weitere wichtige, detaillierte Informationen zum Leukämiebegriff allgemein und zur akuten Leukämie finden Sie im Kapitel 10.4.1 (akute myeloische Leukämie/AML). Es empfiehlt sich aus didaktischen Gründen, beide Kapitel zusammen zu lesen.

Praxis

Eine 22-jährige Musikstudentin hat seit fünf Wochen ein bisher nicht gekanntes Leistungstief. Zuletzt traten heftige Menstruationsblutungen auf. Sie sucht ihren Gynäkologen auf, der einen unauffälligen Lokalbefund erhebt. Im Blutbild finden sich eine Anämie und eine Thrombozytopenie; die weitere Abklärung in einer hämatologischen Klinik ergibt folgende **Befunde:** mäßige Splenomegalie (10 × 15 cm im Sonogramm; normal: 7 × 11 cm), blasse Hautfarbe, Petechien an beiden Unterschenkeln; übriger körperlicher Status ohne Befund.
Labor: Hb 8,4 g/dl (5 mmol/l), Thrombozyten 13 000/µl (13 G/l), Leukozyten 7 200/µl (7,2 G/l). Differentialblut: 24 % Blasten, 2 % Stabkernige, 12 % Segmentkernige, 1 % Eosinophile, 4 % Monozyten, 57 % Lymphozyten.
Beckenkammpunktat: zytomorphologisch extrem zellreiches Knochenmark mit sehr hyperzellulären Markbröckeln, das nahezu vollständig von einer monomorphen, mittel- bis kleinzelligen Blastenpopulation ohne Granulation und Auer-Stäbchen beherrscht wird (s. Abb. 10.47). Zellen der regulären Hämatopoese sind nur vereinzelt auffindbar. Zytochemisch reagieren die Blasten negativ mit Peroxidase und Esterase. Die Immunphänotypisierung mittels Durchflusszytometrie führt zur **Diagnose** einer akuten lymphatischen Leukämie vom Typ der Progenitor-B-ALL mit Expression von Progenitorantigenen (CD10, sog. Common- oder c-ALL).
Verlauf: Einleitung einer Polychemotherapie mit Vincristin, Daunorubicin, Cytosin-Arabinosid, Methotrexat, Cyclophosphamid, Dexamethason und L-Asparaginase sowie ZNS-Bestrahlung, darunter Vollremission bereits nach drei Wochen. Fortführung der Chemotherapie über insgesamt zwei Jahre bei anhaltender kompletter Remission. Zwei Jahre nach Abschluss der Behandlung lebt die Patientin beschwerdefrei und bereitet sich auf den Studienabschluss vor.

Definition Die akute lymphatische Leukämie (ALL) ist eine klonale Erkrankung einer frühen, lymphatisch determinierten Vorläuferzelle im Sinne einer hochmalignen lymphatischen Neoplasie mit Knochenmarkinfiltration von > 25 % Blasten. Die Grenze zwischen den lymphoblastischen Non-Hodgkin-Lymphomen und den akuten lymphatischen Leukämien ist fließend. Die Unterscheidung zwischen NHL und ALL erfolgt anhand des Ausmaßes der Knochenmarkinfiltration und wurde willkürlich bei 25 % festgelegt. Nach heutigen Vorstellungen handelt es sich um ähnliche Krankheitsbilder mit unterschiedlicher klinischer Manifestation.

Epidemiologie Die ALL ist die häufigste kindliche Leukämie, während sie beim Erwachsenen nur etwa 20 % aller akuten Leukämien ausmacht. Die ALL hat ein erstes Inzidenzmaximum von drei bis vier pro 100 000 Einwohner, bei Kindern zwischen zwei und zehn Jahren. Im mittleren Lebensalter ist die ALL seltener, nimmt dann aber wie auch die AML im höheren Alter zu und erreicht in der achten Lebensdekade ungefähr die gleiche Inzidenz wie im Kindesalter.

Ätiologie und Pathogenese Die ALL hat wie die AML sicherlich eine multifaktorielle Genese, deren Kausalkette im Wesentlichen unbekannt ist. Jedoch sind einige Einflüsse bekannt, die für die Entstehung einer ALL prädisponieren, wobei die meisten dieser Faktoren gleichermaßen für die AML gelten. Neben den im Kapitel 10.4.1 genannten Faktoren sind für die ALL zusätzlich vor allem **Viren** zu nennen: Das Retrovirus **HTLV I und II** (human T-cell leukemia virus) hat in einigen Regionen Japans und der Karibik einen Großteil der Bevölkerung durchseucht und begünstigt die Entstehung von akuten lymphatischen Leukämien vom T-Zell-Typ (**T-ALL**). Auch dem **Epstein-Barr-Virus** wird eine mögliche ätiologische Bedeutung bei der Entstehung der B-ALL eingeräumt.

Man geht heute davon aus, dass die leukämische Transformation früh in der zellulären Ontogenese stattfindet (Progenitorzelle), d.h. auf verschiedenen Ebenen einer lymphatisch determinierten Stammzelle, aus der sich der jeweilige leukämische Geno- und Phänotyp entwickelt. Daher zeigen die lymphatischen Blasten ein dem jeweiligen Stadium der physiologischen lymphatischen Differenzierung entsprechendes charakteristisches Muster von Oberflächenantigenen (**Immunphänotyp**).

Chromosomale Aberrationen haben sehr wahrscheinlich eine zentrale Bedeutung in der Pathogenese der ALL und lassen sich in mindestens 50 % aller adulten ALL nachweisen. Die am häufigsten vorkommende Chromosomenanomalie ist das sog. **Philadelphia-Chromosom,** das bei der Translokation **t(9;22)** durch die Fusion des c-ABL-Gens (Chromosom 9) mit dem BCR-Gen (Chromosom 22) entsteht und mit einer Inzidenz von ca. 25–30 %

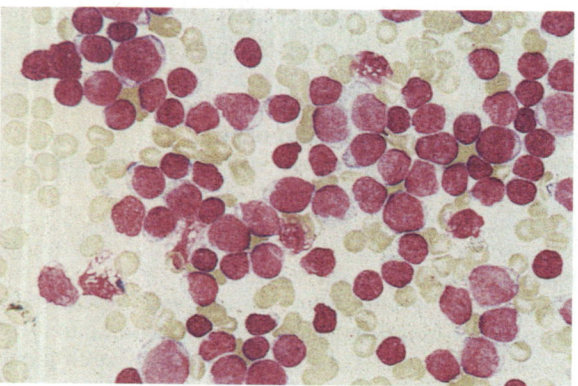

Abb. 10.47 Knochenmarkausstrich mit kleiner bis mittelgroßer Blastenpopulation; Immunphänotyp c-ALL.

10.5 Maligne Lymphome

in der Gesamtgruppe der ALL des Erwachsenen vorkommt (bei Kindern nur ca. 4 %). Das entstandene Fusionsgen führt zur Expression eines aberranten Fusionsproteins BCR-ABL mit erhöhter Tyrosinkinaseaktivität, das wahrscheinlich durch eine Stimulation der Zellproliferation das maligne Wachstum auslöst. Das Philadelphia-Chromosom ist ebenfalls in fast 100 % aller Patienten mit CML nachweisbar. (s. Kap. 10.2.1)

Symptome Die Symptomatik entspricht im Wesentlichen der der AML (s. Kap. 10.4.1 und Tab. 10.34). **Unspezifische Allgemeinsymptome** wie mehr oder weniger ausgeprägtes Krankheitsgefühl, Leistungsminderung, Nachtschweiß, Inappetenz, Gewichtsverlust und Knochenschmerzen können ganz im Vordergrund stehen. Oft kommt es aufgrund der Verdrängung der Hämatopoese zur **Anämie** mit entsprechenden Anämiezeichen (z. B. Müdigkeit, Schwäche, Blässe), zur **Granulozytopenie** mit der Folge insbesondere bakterieller **Infektionen** (z. B. Pneumonien, Hautinfektionen) und zur **Thrombozytopenie** mit **Blutungszeichen** (z. B. Petechien, Hämatome, Nasenbluten). Auch eine **Hepatosplenomegalie** ist mit ca. 50 % nicht selten. Im Vergleich zur AML (30 %) findet sich bei der ALL mit 60–70 % häufiger eine **periphere Lymphknotenschwellung**. Ein Befall des ZNS (**Meningeosis leucaemica**) mit entsprechender neurologischer Symptomatik wie Kopfschmerzen, Hirnnervenausfällen und/oder Paresen ist mit bis zu 10 % bei der ALL häufiger anzutreffen. Darüber hinaus kann es in bis zu 30 % der Fälle zur Infiltration verschiedener Organe (z. B. Lunge, Pleura, Haut, Hoden) kommen.

Typisch für die **T-ALL** ist ein begleitender **Mediastinaltumor** (60 %), der zu retrosternalem Druckgefühl, Atemnot bis hin zur **oberen Einflussstauung** führen kann.

Diagnostik Die diagnostischen Maßnahmen sind mit denen bei der AML identisch (s. Kap. 10.4.1). Im **Blutbild** liegen meist Anämie und Thrombopenie vor, die Leukozyten sind bei Ausschwemmung der Blasten aus dem Knochenmark oft erhöht, können aber auch normal oder sogar erniedrigt sein. Im **Differentialblutbild** ergeben sich mit dem Nachweis von Blasten konkrete Hinweise auf eine akute Leukämie. Veränderungen im allgemeinen Labor sind vergleichbar mit denen bei AML.

Zur Sicherung und Klassifizierung der Diagnose ist eine **Knochenmarkaspiration** erforderlich. Ist dies nicht möglich, z. B. bei Fibrose, muss eine **Stanzbiopsie** durchgeführt werden. Das gewonnene Knochenmarkaspirat wird nach drei Kriterien beurteilt:
- Morphologie und Zytochemie
- Immunphänotyp
- Zytogenetik.

Morphologie und Zytochemie Im Knochenmarkausstrich finden sich morphologisch **kleine bis mittelgroße Blasten**, deren Zytoplasmasaum schmal bis mittelweit ist und in der Regel **keine Granulation** enthält. Im Unterschied zur AML reagieren die Blasten zytochemisch negativ auf Peroxidase und Esterase, aber meist **positiv** auf **Perjodsäure-Schiff-(PAS-)**Reagens. Eine fokal positive Reaktion auf **saure Phosphatase** weist auf das Vorliegen einer **T-Linien-ALL** hin. Analog zur AML gibt es auch eine FAB- (French-American-British-)Klassifikation für die ALL, welche die morphologischen Subtypen L1 bis L3 unterscheidet, wobei diese rein morphologische Einteilung abgesehen vom L3-Typ (Burkitt-like oder reife B-ALL) keine klinische oder prognostische Relevanz impliziert.

Immunzytologie Wichtiger als Morphologie und Zytochemie ist die Bestimmung des Immunphänotyps, da dieser Therapie und Prognose entscheidend bestimmt. Daher ist die ALL-Diagnostik eine Domäne der **Immunzytologie.** Der immunologische Phänotyp lymphatischer Blasten wird mittels monoklonaler Antikörper (T-Zell-Marker, B-Zell-Marker, common-ALL-Antigen (CALLA, CD10) durchflusszytometrisch im FACS (Fluorescence-Activated Cell Sorter) bestimmt (s. Tab. 10.58).

Zytogenetik und Molekularbiologie Ebenso klinisch und prognostisch bedeutend sind **Zytogenetik** und **molekulargenetische Analysen** und stellen daher obligate Untersuchungen dar. Bei etwa 60–75 % der erwachsenen ALL-Patienten sind strukturelle oder numerische Chromosomenaberrationen nachweisbar, die mit spezifischen Subgruppen der ALL assoziiert sind. Die für die ALL wichtigsten Chromosomenaberrationen sind die **t(4;11)**, die **t(8;14)** und das Philadelphia-Chromosom mit **t(9;22)** (= **Ph+-ALL**) als häufigste und prognostisch ungünstigste Anomalie. Letztere ist in der Subgruppe der c-ALL in 40–50 % der Fälle nachweisbar. Die Translokation t(4;11) findet sich vor allem in mehr als 50 % der Patienten mit pro-B-ALL.

Molekulargenetische Methoden wie FISH (Fluoreszenz in-situ-Hybridisierung) und PCR (Polymerase-Kettenreaktion) werden nicht nur zum sensitiveren Nachweis bestimmter genetischer Aberrationen, sondern auch zum Nachweis klonaler Rearrangements der T-Zell-Rezeptor- oder Immunglobulingene eingesetzt. Diese Rearrangements sind für jeden individuellen Patienten spezifisch und ermöglichen zukünftig eine molekularbiologische Remissionsüberwachung über den sehr sensitiven Nachweis einer **minimalen residuellen,** mikroskopisch nicht nachweisbaren **Resterkrankung** (minimal residual disease, MRD).

Liquorpunktion Auch bei fehlenden neurologischen Symptomen muss bei der ALL – im Gegensatz zur AML –

Tab. 10.58 Klassifikation der akuten lymphatischen Leukämien (ALL) nach Immunphänotyp.

Immunphänotyp	Häufigkeit im Erwachsenenalter
B-Vorläufer-ALL	**70–75 %**
pro-B-ALL	10–15 %
common ALL (c-ALL)	50 %
prä-B-ALL	10 %
B-ALL	**< 5 %**
T-Linien-ALL	**25 %**
prä-T-ALL	5–10 %
T-ALL	15–20 %

initial eine Liquorpunktion durchgeführt werden, um einen geringgradigen ZNS-Befall ohne klinische Beschwerden auszuschließen. Ein ZNS-Befall liegt vor, wenn bei erhöhter Zellzahl (> 19/3 Zellen oder > 5 Zellen/µl) morphologisch leukämische Blasten nachgewiesen werden. Konsequenz eines Befalls ist eine intensivierte lokale Therapie des ZNS.

Bildgebende Verfahren Bei Splenomegalie und/oder deutlich vergrößerten Lymphknoten ist der Einsatz der Sonographie und ggf. der Computertomographie sinnvoll, um einen Ausgangsbefund für spätere Verlaufskontrollen zu haben. Dies ist insbesondere wichtig für den Nachweis und ggf. Verlaufskontrollen bei extramedullärer Organmanifestation. Mit einem konventionellen Röntgenbild des Thorax kann leicht ein begleitender Mediastinaltumor bei T-Linien-ALL diagnostiziert werden.

> ! Dem Nachweis eines Mediastinaltumors im Thorax-Röntgenbild sollte unmittelbar eine Knochenmarkpunktion zur Diagnose oder zum Ausschluss einer T-Linien-ALL folgen, bevor wesentlich invasivere Maßnahmen wie Thorakoskopie oder Sternotomie zur diagnostischen Probeexzision eingeleitet werden.

HLA-Typisierung Auch bei der ALL sollte bei Patienten unter 60 Jahren initial bei Diagnosestellung eine HLA-Typisierung veranlasst werden, um frühzeitig die Option einer allogenen Stammzelltransplantation in die therapeutischen Erwägungen einbeziehen zu können.

Differentialdiagnose	Ausschlussmaßnahmen
(Hochmalignes) Non-Hodgkin-Lymphom	Knochenmarkpunktion (Aspiration und Beckenkammbiopsie) zur Beurteilung des Ausmaßes der Knochenmarkinfiltration, Immunphänotypisierung, Zytogenetik, ggf. Lymphknotenbiopsie
Akute myeloische Leukämie	Knochenmarkpunktion zur Beurteilung der Zytomorphologie der Blasten einschließlich der Zytochemie, Immunphänotypisierung u. Zytogenetik
Knochenmarkkarzinose	Knochenmarkpunktion mit Nachweis von Tumorzellverbänden, Hinweis auf Primärtumor in der Bildgebung (CT, Sonographie, Röntgen)
CML-Blastenkrise	Bekannte CML in der Anamnese, bei primärer Blastenkrise Immunphänotypisierung der Blasten im Knochenmark, Zytogenetik: Nachweis des Philadelphia-Chromosoms bzw. molekularbiologisch von BCR-ABL. Problematisch: primär lymphatische Blastenkrise, da kaum von Philadelphia-pos. ALL zu differenzieren!
Aplastische Anämie	Hypozelluläres bis aplastisches Knochenmark
Mononukleose, Virusinfekt	Positive EBV-/Virusserologie; im Differentialblutbild Nachweis atypischer Lymphozyten (Viruzyten); normale Hämatopoese im Knochenmarkausstrich

Therapie Die Therapie der ALL erfolgt mit kurativer Intention und dies möglichst im Rahmen von klinischen Studien.

Die ALL ist keine einheitliche Erkrankung, sondern lässt sich in Subgruppen mit erheblichen prognostischen Unterschieden unterteilen. Entsprechend wird die Therapie nach der zu erwartenden Prognose risikostratifiziert, d.h. mit unterschiedlicher Intensität und verschiedenen Therapieelementen durchgeführt. Grundlage für diese **Risikostratifizierung** der Therapie sind vor allem die Ergebnisse der Immunphänotypisierung und der Zytogenetik, aber auch klinische Faktoren. Man unterscheidet zwischen:
- Standardrisiko
- Hochrisiko und
- Höchstrisiko

Konventionelle Therapie Wie bei der AML gliedert sich die Therapie der ALL in die drei Phasen:
- Induktion
- Konsolidierung
- Erhaltung

Allerdings dauern Induktions- und Konsolidierungsphase wesentlich länger als bei der AML. So erfolgen über ein ganzes Jahr lang nach der Induktion intermittierend eine Reihe von Zyklen verschiedener Polychemotherapieschemata, die als Konsolidation I und II sowie Reinduktion bezeichnet werden. In diesen Therapieregimen kommen viele Zytostatika zur Anwendung, wie z.B. die Anthrazykline Daunorubicin und Adriblastin, Cytosin-Arabinosid, Kortikosteroide, das Spindelgift Vincristin, L-Asparaginase, Cyclophosphamid und Methotrexat, um nur die wichtigsten zu nennen.
- Patienten mit einem sog. Standardrisiko erhalten nach der Konsolidierungsphase eine **Erhaltungstherapie** mit niedrig dosiertem **6-Mercaptopurin und Methotrexat** bis zu einer Gesamttherapiedauer von 2,5 Jahren.
- Für Patienten mit hohem Risiko sollte frühzeitig während der Konsolidation die **allogene oder autologe Stammzelltransplantation** angestrebt werden, um die kurativen Aussichten zu erhöhen. Im Falle eines Rezidivs ist insbesondere die allogene Stammzelltransplantation die einzig verbleibende kurative Therapieoption.

Ohne Durchführung einer **ZNS-Prophylaxe** lag die Rate der ZNS-Rezidive bei über 30 %. Nach Einführung einer spezifischen ZNS-gerichteten Therapie mit wiederholter **intrathekaler Zytostatikaapplikation und ZNS-Bestrahlung** konnte die Rate an ZNS-Rezidiven auf 2–5 % reduziert werden. Die intrathekale Therapie besteht meist aus einer Kombination von Methotrexat, Cytosin-Arabinosid und Dexamethason. Die ZNS-Bestrahlung erfolgt auf das ganze Hirn ohne Neuroachse (Rückenmark) in einer Gesamtdosis von 24 Gy.

Neuere Entwicklungen Mit der rasanten Zunahme molekularbiologischer Erkenntnisse haben sich auch bei der ALL neue sog. „Targets" in der Therapie ergeben. So hat der in der Therapie der CML bereits etablierte **Tyrosinkinase-Inhibitor Imatinib** (STI 571) als spezifischer Inhibitor der BCR-ABL Tyrosinkinase, dem Genprodukt des Philadelphia-Chromosoms, eine sehr hohe antileukämische Wirksamkeit bei der Ph$^+$-ALL gezeigt. Das Imatinib wird derzeit in Studien bei ALL geprüft. Der humanisierte monoklonale Antikörper **Rituximab,** der gegen das für B-Zellen typische CD20-Epitop gerichtet ist, wird zur Behandlung der rezidivierten reifen B-ALL eingesetzt.

Verlauf und Prognose Vor mehr als 15 Jahren lag die Heilungsrate der ALL bei nur 10 %. Mit Einführung intensiver Chemotherapieschemata konnte eine deutliche Verbesserung der Prognose erreicht werden. Mit 80–90 % ist der Anteil kompletter Remissionen bei der ALL höher als bei der AML. Doch sind auch hier Rezidive häufig und treten meist in den ersten drei Jahren auf. Ergebnisse großer internationaler Studien zeigen, dass nach zehn Jahren 30–35 % aller Patienten mit ALL leukämiefrei leben. Mittels allogener Knochenmarktransplantation konnte das leukämiefreie Überleben im Mittel auf 45 % bis maximal 66 % der Patienten verbessert werden.

Die Heilungschancen sind jedoch abhängig von den jeweiligen Subgruppen und dem jeweiligen Risiko und variieren zwischen unter 10 und 58 %.

Risikokonstellationen Die ungünstige Prognose der B-Vorläufer-ALL liegt an der hohen Inzidenz des Philadelphia-Chromosoms, das trotz Intensivierung der Chemotherapie nach wie vor mit einer Heilungsrate unter 10 % einhergeht. Nur eine rechtzeitige allogene Stammzelltransplantation kann hier wie auch bei anderen Hochrisikokonstellationen die Aussichten auf Heilung erhöhen. Nur wenn kein Familien- oder Fremdspender gefunden wird, kommt eine autologe Stammzelltransplantation mit deutlich schlechteren Ergebnissen in Frage.

Im Gegensatz zur Philadelphia-Chromosom-positiven ALL konnten in den letzten Jahren die Ergebnisse der T-ALL, der pro-B-ALL und der reifen B-ALL durch intensivierte Therapieansätze auf bis zu über 50 % leukämiefreies Leben verbessert werden (s. Tab. 10.59).

Neben zytogenetischem Befund und Immunphänotyp sind weitere klinische und biologische Faktoren prognostisch relevant. Folgende Faktoren wirken sich sowohl bezüglich der Remissionsrate wie auch des leukämiefreien Überlebens ungünstig aus:
- höheres Lebensalter (> 55 Jahre)
- eine initial hohe Leukozytenzahl (> 30 000/μl bei B-Vorläufer-ALL, > 100 000/μl bei T-ALL)
- das verzögerte Eintreten einer kompletten Remission (länger als vier Wochen).

Minimale Resterkrankung Eine für die Zukunft der Therapie der ALL sehr bedeutsame Neuerung dürfte der molekularbiologische Nachweis der sog. minimalen Resterkrankung (MRD) mittels der PCR sein. Der Nachweis von MRD bei der ALL beinhaltet, dass bei anhaltender hämatologischer kompletter Remission noch Zellen des malignen Klons nachweisbar sind. Ab einem bestimmten Niveau, das noch genau bestimmt werden muss und zwischen 1×10^{-3} und 10^{-5} malignen Zellen im Knochenmark liegt, ist das Risiko für ein Rezidiv der Erkrankung sehr hoch. In den entsprechenden pädiatrischen ALL-Studien ist der hohe prädiktive Wert des MRD-Nachweises bereits gesichert. Entsprechende Untersuchungen beim Erwachsenen werden derzeit durchgeführt.

Rezidiv Im Fall eines Rezidivs kann zwar mittels einer intensiven Polychemotherapie in einem Prozentsatz von bis zu 60 % eine komplette Remission erreicht werden, die jedoch in aller Regel nur sehr kurz anhält. Es verbleiben oft nur wenige Wochen, um möglichst eine allogene Stammzelltransplantation durchzuführen, die die einzige kurative Option in dieser Situation darstellt. Mit alleiniger Chemotherapie beträgt die Heilungschance unter 10 %.

Tab. 10.59 Prognose in den verschiedenen Subgruppen der ALL des Erwachsenen (mod. nach Gökbuget und Hoelzer 1998).

Subgruppe		CR-Rate (%)	LFS (%)
Insgesamt (n = 4474, gepoolt aus der Literatur)		75	31
Alter	< 35 Jahre	83	43
	> 35 Jahre	73	28
	> 55 Jahre	52	11
Immunphänotyp	T-Linien-ALL	86	53
	B-Vorläufer-ALL	77	32
	c/prä-B-ALL	81	30
	pro-B-ALL	75	50
	B-ALL	77	58
Zytogenetik	Ph-pos. ALL	65	8
	Ph-neg. ALL	83	45

CR = komplette Remission; LFS = leukämiefreies Überleben; Ph-pos./neg. = Philadelphia-Chromosom-positiv/negativ

Komplikation	Häufigkeit
Schwere Infektionen durch Bakterien und Pilze, seltener durch Viren (z.B. Pneumonie, Sepsis, Weichteilinfektionen, Organmykosen)	95–100 %
Blutungen (z.B. Petechien, Epistaxis, letale intrazerebrale Blutung)	95–100 %, häufig auch in Zusammenhang mit Asparaginasetherapie, da Inhibition der Produktion von plasmatischen Gerinnungsfaktoren

Komplikation	Häufigkeit
Uratnephropathie, akutes Nierenversagen, Tumorlysesyndrom	Häufig bei hoher Leukozytenzahl (> 50 000/µl) und hoch dosierter Chemotherapie ohne initiale Vorphasetherapie
Entzündungen der Schleimhäute im Gastrointestinaltrakt (Mukositis, Diarrhöen)	Häufige Nebenwirkung der Chemotherapie
ZNS-Befall	Bis 10 %

Zusammenfassung

- Häufigste Ursache: chromosomale Aberrationen (wahrscheinlich)
- Wichtigste Symptome: Symptome der Anämie, Granulozytopenie und Thrombopenie, bei ZNS-Befall auch Kopfschmerzen und neurologische Ausfälle
- Wichtigste diagnostische Maßnahmen: Differentialblutbild, Knochenmarkaspiration mit nachfolgender morphologischer, immunphänotypischer und zytogenetischer Analyse
- Wichtigste therapeutische Maßnahmen: Chemotherapie je nach prognostischer Subgruppe, evtl. allogene Stammzelltransplantation

---

Zur weiteren Information

Literatur
Siehe auch Angaben in Kapitel 10.4.1.
Gökbuget, N., D. Hoelzer: Therapie der ALL des Erwachsenen. Onkologe 1998; 9: 778–90.
Gleißner, B., N. Gökbuget, C. R. Bartram, et al.: Leading prognostic relevance of the BCR-ABL translocation in adult acute B-lineage lymphoblastic leukemia: a prospective study of the German Multicenter Trial Group and confirmed polymerase chain reaction analysis. Blood 2002; 99: 1536–43.

Internet-Links
Siehe Kap. 10.4.1

Keywords
Acute (Lymphoblastic) Leukemia ♦ Cytogenetics ♦ Immunophenotype ♦ Philadelphia-Chromosome ♦ Minimal Residual Disease ♦ Bone Marrow (or Stem Cell) Transplantation

IMPP-Statistik
Akute Leukämien

10.6 Hämostasestörungen

S. RETZLAFF, R. M. MESTERS

Synonym: Gerinnungsstörungen
Engl. Begriff: Disorders of Haemostasis

Im folgenden Kapitel werden diejenigen Hämostasestörungen besprochen, die entweder mit

- vermehrter Blutungsneigung (**hämorrhagische Diathesen**) oder
- erhöhter Thrombosebereitschaft (**thrombophile Diathesen**)

einhergehen.

Das **hämostatische System** wird aktiviert, sobald Blutgefäße verletzt werden. Es sichert einerseits den Wundverschluss, indem ein thrombozyten- und fibrinreiches Blutgerinnsel gebildet wird, und leitet andererseits die Reparaturmechanismen ein, mit denen die Gefäßwandintegrität wiederhergestellt wird. Es schützt auf diese Weise den Körper vor Blutungen und Blutverlusten.

Die an der Hämostase (Blutstillung) beteiligten funktionellen Komponenten sind:

- die Gefäßwand
- die Thrombozyten
- die plasmatische Gerinnung.

Als **gegenregulatorische Systeme** gewährleisten die physiologischen Gerinnungsinhibitoren eine Kontrolle und lokale Begrenzung des Gerinnungsprozesses, während die sekundär aktivierte Fibrinolyse einer überschüssigen intravasalen Fibrinablagerung entgegenwirkt und der Gefäßrekanalisation dient. Diese Teilsysteme sind aufgrund ihrer vielfältigen Wechselwirkungen als funktionelle Einheit zu betrachten.

Als Ursachen einer **hämorrhagischen Diathese** (abnorme Blutungsneigung) können in Abhängigkeit von der funktionellen Lokalisation des zugrunde liegenden Defekts folgende Kategorien von Störungen unterschieden werden:

- Erkrankungen und Anomalien der Blutgefäße (**Vasopathien**)
- Verminderung oder Funktionsstörungen der Thrombozyten (**Thrombozytopenien** bzw. **Thrombozytopathien**)
- Störungen der plasmatischen Gerinnung (**Koagulopathien**).

Kongenitalen bzw. hereditären hämorrhagischen Diathesen liegen in der Regel definierte Defekte einzelner Komponenten des Hämostasesystems zugrunde (z. B. Faktor-VIII-Mangel bei der Hämophilie A). Erworbene Defekte sind dagegen oftmals komplexer Natur (z. B. komplexe Koagulopathie bei schwerer Lebersynthesestörung).

Von den hämorrhagischen Diathesen sind Hämostasestörungen abzugrenzen, die mit einer **vermehrten Gerinnbarkeit** des Blutes einhergehen und sich klinisch in Form einer erhöhten Thromboseneigung manifestieren können (**thrombophile Diathesen**).

Physiologie der Hämostase

Im Folgenden werden die wichtigsten Komponenten, Teilsysteme und Funktionsabläufe der Hämostase erläutert, soweit es das Verständnis der Pathophysiologie hämorrhagischer Diathesen erfordert.

10.6 Hämostasestörungen

Primäre Hämostase

Das intakte **Endothel** der Blutgefäße bildet eine physiologische Barriere zwischen den aktivierbaren Thrombozyten und Gerinnungsfaktoren im strömenden Blut und deren Aktivatoren in der subendothelialen Matrix der Gefäßwand. Bei einer Gefäßverletzung mit Zerstörung des Endothels wird das Hämostasesystem aktiviert. Dabei kommt es zunächst durch reflektorische **Vasokonstriktion** mit Drosselung der Blutzufuhr zu einer quasi mechanischen Blutstillung. Am Ort der Endothelschädigung heften sich zirkulierende **Thrombozyten** entweder direkt oder unter Vermittlung des von-Willebrand-Faktors (vWF) und seiner Bindungsstelle auf der Thrombozytenmembran (Glykoprotein-Ib/IX-Komplex) an die subendothelialen Bindegewebsfasern (**Adhäsion**). Die durch die Adhäsion aktivierten Thrombozyten setzen ihrerseits plättchenstimulierende Inhaltsstoffe wie ADP oder Thromboxan A_2 frei (**Freisetzungsreaktion**). Diese aktivieren weitere Thrombozyten und rekrutieren sie an den Ort der Gefäßverletzung (s. Abb. 10.48).

Der Kontakt mit subendothelialen Matrixproteinen wie Kollagen, Plättcheninhaltsstoffen wie ADP, aber auch mit lokal gebildetem Thrombin induziert auf der Thrombozytenoberfläche durch Konformationsänderung von Membranglykoproteinen (Glykoprotein-IIb/IIIa-Komplex) die Expression eines funktionellen **Fibrinogenrezeptors**. Dieser zählt zur Familie der Adhäsionsrezeptoren, die auch als **Integrine** bezeichnet werden. Unter Vermittlung von Fibrinogen als Bindeglied kommt es schließlich zur irreversiblen Anlagerung und Verklebung der Thrombozyten untereinander (**Aggregation**). Es entsteht der primäre Plättchenthrombus (**primäre Hämostase**). Dieser kann bei leichteren Anforderungen an das hämostatische Potential bereits eine effektive Blutstillung bewirken. Bei größeren Verletzungen ist für eine effektive Hämostase jedoch das Zusammenwirken mit der plasmatischen Gerinnung erforderlich.

Sekundäre Hämostase

Parallel zur Thrombozytenaktivierung erfolgt die Aktivierung der plasmatischen Gerinnung durch Kontakt des Plasmas mit **Gewebefaktor**. Gewebefaktor, früher auch als **Gewebsthromboplastin** bezeichnet, wird überwiegend von den perivaskulären Fibroblasten, aber auch in der subendothelialen Basalmembran exprimiert. Unter pathologischen Bedingungen, wie z. B. im Rahmen einer Sepsis, kommt es auch auf Endothelzellen und zirkulierenden Monozyten zur Gewebefaktorexpression und damit zur Gefahr des Auftretens einer disseminierten intravasalen Gerinnung.

Der membranständige Gewebefaktor bindet Faktor VII bzw. VIIa. Dieser Komplex aktiviert die plasmatische Gerinnungskaskade durch Umwandlung der Faktoren IX und X in ihre enzymatisch aktiven Reaktionsformen IXa und Xa. Als Endprodukt der plasmatischen Gerinnung entstehen durch die Einwirkung von Thrombin (Faktor IIa) auf Fibrinogen zunächst lösliche, längsvernetzte Fibrinpolymere. Die Quervernetzung der Fibrinpolymere durch Faktor XIIIa führt zur Ausbildung eines stabilen, unlöslichen Gerinnsels (s. Abb. 10.49). Das entstehende Netzwerk aus Fibrinfäden stabilisiert und fixiert den Plättchenthrombus an der Gefäßwand (**sekundäre Hämostase**).

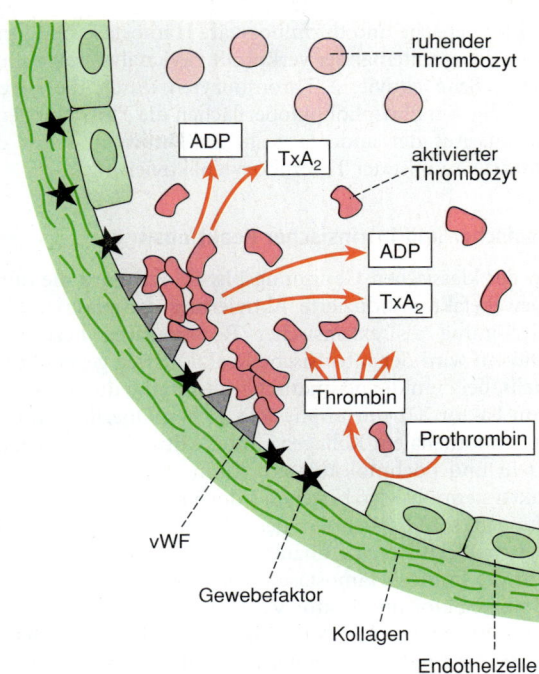

Abb. 10.48 Schema der Gerinnungsaktivierung an der Gefäßwand. ADP: Adenosindiphosphat; TxA_2: Thromboxan A_2.

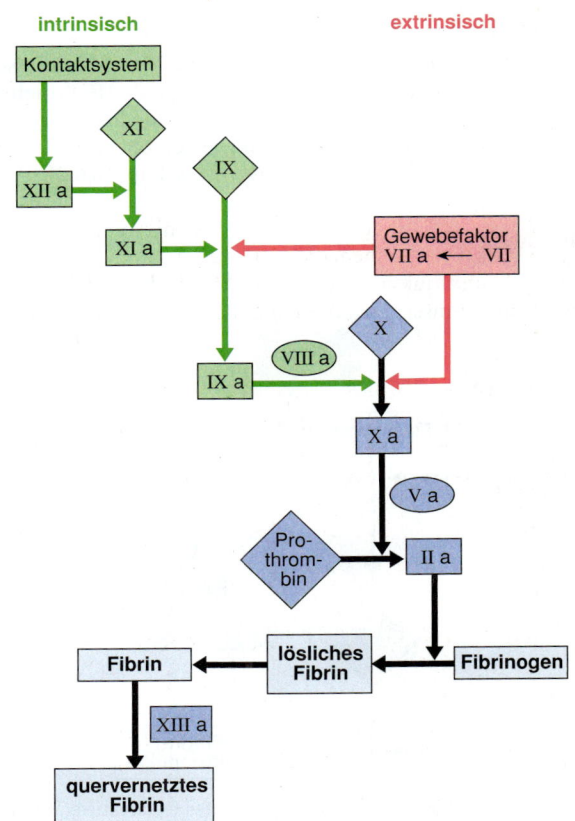

Abb. 10.49 Schematische Darstellung der Gerinnungskakade. Rauten repräsentieren Proenzyme, Rechtecke aktive Enzyme, Ellipsen Kofaktoren. Die Faktoren V, VIII und XIII werden durch Thrombin aktiviert.

Plasmatische und thrombozytäre Hämostase sind funktionell eng miteinander verknüpft. So katalysieren auf der einen Seite aktivierte Thrombozyten durch die Bereitstellung von Phospholipidoberflächen die Thrombingeneration. Auf der anderen Seite ist Thrombin selbst der stärkste Agonist der Thrombozytenaktivierung.

Extrinsischer und intrinsischer Reaktionsweg

In der klassischen Gerinnungsphysiologie wird die durch Gewebefaktor induzierte Aktivierung der plasmatischen Gerinnung als extrinsischer Reaktionsweg bezeichnet. Diesem wird der intrinsische Reaktionsweg gegenübergestellt, bei dem die plasmatische Gerinnung durch Kontakt von Faktor XII mit unphysiologischen Oberflächen (z. B. subendothelialem Kollagen) unter Mitwirkung von Kallikrein und hochmolekularem Kinin aktiviert wird (Kontaktsystem). In vivo bestehen jedoch mehrere Querverbindungen (s. Abb. 10.49), so dass die strikte Trennung beider Systeme letztlich eine unzulässige Vereinfachung darstellt. Für die In-vivo-Hämostase ist die über den Komplex aus Gewebefaktor und Faktor VII bzw. VIIa eingeleitete Aktivierung von Faktor X und Faktor IX von entscheidender Bedeutung. Dies wird unter anderem durch die Tatsache unterstrichen, dass ein Mangel an Faktoren der frühen Kontaktphase (Faktor XII, hochmolekulares Kininogen, Kallikrein) nicht zu einer vermehrten Blutungsbereitschaft führt.

Gerinnungsinhibitoren

Die physiologischen Gerinnungsinhibitoren (klinisch bedeutsam sind in erster Linie **Antithrombin III, Protein C** und **Protein S**) wirken durch Kontrolle und lokale Begrenzung der Gerinnungsaktivierung einer überschießenden intravasalen Fibrinbildung entgegen (s. Kap. 10.6.2).

Fibrinolyse

Die Hauptfunktion des fibrinolytischen Systems ist es, Fibringerinnsel aufzulösen und damit die Gefäßdurchgängigkeit zu erhalten bzw. wiederherzustellen. Die lokale ebenso wie die systemische fibrinolytische Aktivität unterliegen der Regulation durch eine heterogene Gruppe von Aktivatoren und Inhibitoren (s. Abb. 10.50).

Plasminogenaktivatoren, die aus der Gefäßwand bzw. dem Gewebeparenchym freigesetzt werden, wandeln das Proenzym Plasminogen in aktives Plasmin um, das seinerseits Fibrin zu löslichen Fibrinspaltprodukten abbaut. Unterschieden werden Plasminogenaktivatoren vom **Gewebe-** bzw. **Urokinase-Typ** (t-PA bzw. u-PA).

Die wichtigsten **Inhibitoren** sind das Plasmin hemmende α_2-**Antiplasmin** und der **Plasminogenaktivator-Inhibitor-1** (PAI-1), der sowohl t-PA als auch u-PA hemmt.

Angeborene oder erworbene Störungen des fibrinolytischen Systems können sich als Über- bzw. Unterfunktion (Hyper- bzw. Hypofibrinolyse) manifestieren.

10.6.1 Hämorrhagische Diathesen

Im folgenden Kapitel werden diejenigen Gerinnungsstörungen behandelt, deren gemeinsames Merkmal eine vermehrte Blutungsbereitschaft darstellt. Dabei sind angeborene von erworbenen Störungen abzugrenzen. Je nach Art des zugrunde liegenden Defekts können ferner Störungen der plasmatischen Gerinnung (Koagulopathien), zu denen sich im weiteren Sinne auch das von-Willebrand-Syndrom, die disseminierte intravasale Gerinnung und die Hyperfibrinolyse einordnen lassen, von thrombozytären Erkrankungen (Thrombozytopenien bzw. -pathien) und vaskulär bedingten hämorrhagischen Diathesen unterschieden werden. Aus Gründen der Systematik wird am Ende des Kapitels auf die thrombotischen Mikroangiopathien eingegangen, obwohl bei diesen Krankheitsbildern die vermehrte Blutungsbereitschaft oft nur eine untergeordnete Rolle spielt.

Definition Unter dem Oberbegriff der hämorrhagischen Diathesen werden – unabhängig von ihrer Ätiologie – alle diejenigen Gerinnungsstörungen zusammengefasst, die klinisch mit einer erhöhten Blutungsbereitschaft einhergehen.

Epidemiologie Angesichts der ätiologischen und nosologischen Vielfalt hämorrhagischer Diathesen erscheint eine sämtliche Krankheitsbilder vereinende Epidemiologie weder sinnvoll noch möglich. Es sei daher an dieser Stelle auf die zu den einzelnen Krankheitsbildern vorliegenden Daten verwiesen.

Ätiologie und Pathogenese Pathogenetische Grundlage jeder hämorrhagischen Diathese ist eine gestörte Interaktion von Gefäßwand, Thrombozyten und plasmatischer Gerinnung. Diese Störungen können angeboren bzw. vererbt oder erworben auftreten. Sie können einzelne Komponenten und Faktoren betreffen oder komplexer Natur sein (definierte bzw. komplexe Hämostasestörungen). In seltenen Fällen ist eine bedarfsinadäquate überstimulierte Fibrinolyse Ursache der Blutungsneigung (Hyperfibrinolyse).

Ursachen hämorrhagischer Diathesen sind in absteigender Häufigkeit:

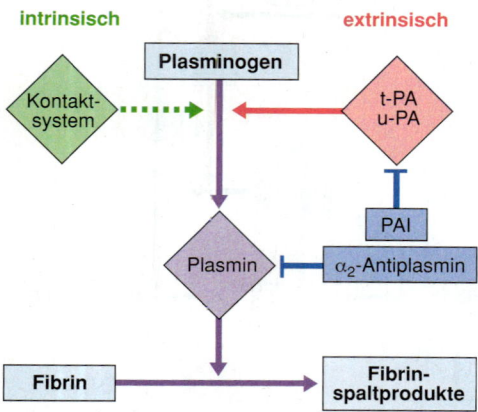

Abb. 10.50 Das System der Fibrinolyse. Rauten repräsentieren Enzyme, Rechtecke Inhibitoren. Die wichtigsten Inhibitoren der Fibrinolyse sind Plasminogenaktivator-Inhibitor (PAI) und α_2-Antiplasmin. t-PA: Gewebe(tissue-type)-Plasminogenaktivator; u-PA: Plasminogenaktivator vom Urokinase-Typ.

- Verminderung oder Funktionsstörungen der Thrombozyten (Thrombozytopenie bzw. Thrombozytopathien)
- Störungen der plasmatischen Gerinnung (Koagulopathien)
- Anomalien oder Erkrankungen der Gefäße (Vasopathien)
- Hyperfibrinolysen (selten).

Symptome Klinisches Korrelat hämorrhagischer Diathesen sind zu starke, zu lange oder ohne adäquaten Anlass auftretende Blutungen. Art und Lokalisation der Blutung können in manchen Fällen schon relativ sichere Hinweise auf die der hämorrhagischen Diathese zugrunde liegende Störung geben.

- **Petechien** sind fast pathognomonisch für das Vorliegen einer thrombozytären oder vaskulären Hämostasestörung. Ursächlich ist in erster Linie an eine schwere Thrombozytopenie, seltener an eine ausgeprägte Thrombozytenfunktionsstörung zu denken. Eine symmetrische Aussaat von petechialen Blutungen wird als **Purpura** bezeichnet. Prädilektionsstellen sind vor allem die Unterschenkel. Je nach Schweregrad können auch die übrigen Hautpartien und die Schleimhäute betroffen sein.
- **Disseminierte Hauthämatome (Ekchymosen, Sugillationen)** ohne Trauma oder nach Bagatelltrauma treten sowohl bei Koagulopathien als auch bei thrombozytären Störungen auf. **Muskelhämatome** sind typisch für schwere Koagulopathien wie z. B. die schwere Hämophilie A oder B. **Gelenkblutungen** sind ebenfalls typische Blutungsmanifestationen bei schwerer Hämophilie, seltener auch bei anderen schweren angeborenen Koagulopathien sowie beim schweren von-Willebrand-Syndrom.
- **Nasenbluten (Epistaxis)** wird relativ häufig bei Thrombozytopenien, Thrombozytopathien, von-Willebrand-Syndrom oder während einer Therapie mit Antikoagulanzien beobachtet. Wenn Epistaxis die einzige Blutungsmanifestation ist, ist die Ursache in der Regel keine Störung der Hämostase, sondern eine mechanische Läsion der Nasenschleimhaut oder arterielle Hypertonie. Bei wiederholtem, sehr starkem Nasenbluten muss auch an die Möglichkeit eines Morbus Osler-Weber-Rendu (hereditäre hämorrhagische Teleangiektasie) gedacht werden.
- **Starke Blutungen** und/oder **Nachblutungen bei operativen Eingriffen,** insbesondere nach Tonsillektomie, Adenotomie und Zahnextraktionen, stellen einen der wertvollsten Hinweise auf das Vorliegen einer hämorrhagischen Diathese dar. Verstärkte und/oder verlängerte Regelblutungen (**Menorrhagien**) können das führende Symptom bei Thrombozytopenie oder Thrombozytopathie, beim von-Willebrand-Syndrom oder bei Koagulopathien sein, während Zwischenblutungen (**Metrorrhagien**) in den meisten Fällen nicht auf einer Hämostasestörung, sondern häufiger auf hormonellen oder lokalen Störungen beruhen.
- Bei **Hämoptoe, Hämaturie, gastrointestinalen Blutungen oder zerebralen Blutungen** muss in erster Linie zunächst an eine lokale Ursache gedacht werden. Hämaturien kommen jedoch durchaus auch bei der schweren Hämophilie und als relativ typische Komplikation bei der Antikoagulanzientherapie vor. Auch bei Nachweis einer Hämostasestörung sollte immer nach einer lokalen Ursache der Blutung (Stein, Neoplasma etc.) gefahndet werden.

Eine positive **Familienanamnese** erhärtet den Verdacht auf eine angeborene Blutungsneigung.

Hinsichtlich der **Medikamentenanamnese** ist vor allem nach der Einnahme von Acetylsalicylsäure (ASS), anderen nicht-steroidalen Antiphlogistika und Antirheumatika (NSAR), Clopidogrel oder Ticlopidin, Cumarinderivaten und Heparin zu fragen.

Ist die Blutungsanamnese erst seit kurzem positiv, muss in erster Linie eine erworbene Gerinnungsstörung erwogen werden.

Diagnostik Die überwiegende Mehrzahl schwerer hämorrhagischer Diathesen kann durch ein einfaches Basisprogramm an Laboruntersuchungen erfasst und anschließend durch gezielte Spezialuntersuchungen präzise definiert werden.

Laborbasisdiagnostik
- **Thromboplastinzeit nach Quick** (syn. Prothrombinzeit, PTZ): Sie reflektiert die Funktion des extrinsischen Gerinnungssystems (s. Abb. 10.49 und 10.51). Hier zu Lande wird die PTZ in der Regel als sog. Quick-Wert in Prozent der Norm angegeben. Eine korrekte Blutentnahme vorausgesetzt, kann ein erniedrigter Quick-Wert entweder durch Mangel oder (seltener) durch Hemmung der Faktoren VII, X, V, Prothrombin oder Fibrinogen bedingt sein. In Abhängigkeit von der Empfindlichkeit des verwendeten Reagens ist der Quick-Wert in der Regel signifikant erniedrigt, wenn bereits einer der Faktoren VII, X, V oder Prothrombin auf weniger als 50 % der Norm bzw. Fibrinogen auf deutlich unter 100 mg/dl verringert ist.

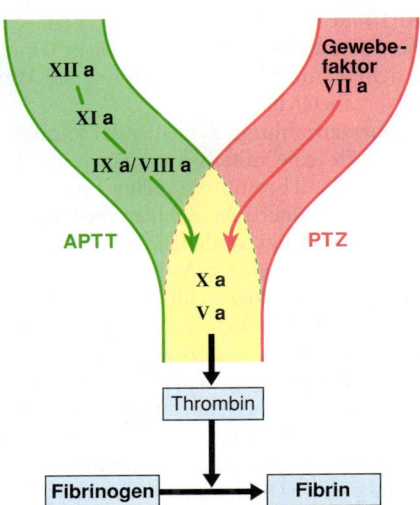

Abb. 10.51 Klassische Gerinnungskaskade. Die aktivierte partielle Thromboplastinzeit (APTT) erfasst die Funktion des intrinsischen Reaktionsweges, die Prothrombinzeit (PTZ) die Funktion des extrinsischen Gerinnungssystems.

Hämatologie

> **Die INR (International Normalized Ratio)**
>
> Die INR spielt in der Diagnostik hämorrhagischer Diathesen keine Rolle, sondern dient einzig der therapeutischen Kontrolle einer oralen Antikoagulation mit Vitamin-K-Antagonisten vom Kumarintyp. Aufgrund der unter Umständen erheblich variierenden Reagenzienempfindlichkeit gegenüber Kumarineffekten ist die alleinige Angabe der Prothrombinzeitbestimmung als Quick-Wert zur Therapiekontrolle heute obsolet.
> Die INR berechnet sich wie folgt:
>
> $$INR = \left[\frac{\text{Prothrombinzeit Patientenplasma}}{\text{Prothrombinzeit Normalplasma}}\right]^{ISI}$$
>
> Der ISI (International Sensitivity Index) wird vom Hersteller durch Kalibrierung an einem Referenzthromboplastin reagenzien- und chargenspezifisch ermittelt. Als Normalplasma wird entweder ein kommerzielles Standardnormalplasma oder ein Normalplasmapool verwendet. Der sog. **therapeutische Bereich** liegt für die meisten Indikationen bei einer INR von 2,0 bis 3,0. Je höher die INR, desto stärker die Gerinnungshemmung und desto höher das Blutungsrisiko.

- **Aktivierte partielle Thromboplastinzeit (APTT):** Sie spiegelt die Funktion des intrinsischen und die gemeinsame Endstrecke von extrinsischem und intrinsischem Gerinnungssystem wider (s. Abb. 10.49 und 10.51). Die APTT kann grundsätzlich verlängert sein
  - bei einem Mangel von einem der an der Reaktion beteiligten Gerinnungsfaktoren
  - in Gegenwart eines Inhibitors eines dieser Gerinnungsfaktoren
  - bei Vorliegen eines sog. Lupus-Antikoagulans
  - während einer systemischen Heparintherapie
  - während der Therapie mit einem direkten Thrombin-Inhibitor (z. B. Hirudin oder Argatroban).

  Je nach Sensitivität der verschiedenen kommerziell erhältlichen APTT-Reagenzien ist in der Regel eine Verminderung eines Faktors auf etwa 30 % der Norm Voraussetzung für eine signifikante APTT-Verlängerung auf Werte oberhalb des Normbereichs.

- **Thrombozytenzählung:** Bei fehlender klinischer Symptomatik sollte eine mittels automatisierter Testverfahren festgestellte Thrombozytopenie immer durch eine Messung in der Neubauer-Zählkammer im Zitrat- oder Heparinblut bestätigt werden, um eine Pseudothrombozytopenie bei vermehrter Aggregation der Thrombozyten in EDTA-Blut auszuschließen. Diese Methode sollte durch eine morphologische Beurteilung der Thrombozyten im Ausstrich ergänzt werden.

- **Fibrinogenbestimmung** (nach Clauss): Hierdurch lässt sich eine Hypo- oder Dysfibrinogenämie sichern. Allerdings ist zu berücksichtigen, dass die Anwesenheit von Fibrin(ogen)spaltprodukten bei disseminierter intravasaler Gerinnung (DIC), systemischer Hyperfibrinolyse oder Fibrinolysetherapie zu einer Unterschätzung der tatsächlichen Fibrinogenkonzentration führt.

- **Thrombinzeit (TZ):** Sie gehört zur fakultativen Basisdiagnostik und ist verlängert bei ausgeprägter Verminderung des Fibrinogens, Dysfibrinogenämie, in Gegenwart von Fibrin(ogen)spaltprodukten, systemischer Heparintherapie und Therapie mit direkten Thrombin-Inhibitoren (z. B. Hirudin).

Spezielle Labordiagnostik

- **Blutungszeit (BZ):** Sie ist verlängert bei einer Thrombozytopenie (in der Regel < 50 000/µl), Thrombozytopathien und insbesondere beim von-Willebrand-Syndrom. Die BZ ist jedoch kein spezifischer Indikator für Störungen der primären Hämostase, da sie auch durch eine Reihe anderer Faktoren (lokale Gefäß- und Gewebefaktoren, Hämatokrit, schwere Koagulopathien) beeinflusst wird.

- **Ristocetin-Kofaktor-Aktivität:** Das Antibiotikum Ristocetin stimuliert die Bindung des im Plasma befindlichen von-Willebrand-Faktor (vWF) an das Glykoprotein Ib der Thrombozytenoberfläche und induziert dadurch eine Agglutination von formalinfixierten Testthrombozyten. Die Ristocetin-Kofaktor-Aktivität ist der sensitivste Test bei Verdacht auf ein von-Willebrand-Syndrom und korreliert gut mit der Konzentration und Aktivität der für eine adäquate Hämostase entscheidenden hochmolekularen Multimere des vW-Faktors im Plasma.

- **Fibrinmonomere:** Nachweis von gelöstem Fibrin nach Thrombinaktivierung vor der Quervernetzung durch F XIIIa bei DIC.

- **Fibrin(ogen)spaltprodukte (FSP):** Sie sind erhöht bei primärer, sekundärer (reaktiv im Rahmen einer DIC) oder auch therapeutischer Fibrinolyse. Der Nachweis des Spaltproduktes **D-Dimer** ist relativ spezifisch für lysiertes, quervernetztes Fibrin.

Einen Überblick über die typischen Laborkonstellationen bei den klinisch bedeutsamsten Gerinnungsstörungen gibt Tabelle 10.60. Die weitere Spezialdiagnostik umfasst **Einzelfaktorenanalysen** mit funktionellen und immunologischen Methoden, **Thrombozytenfunktionstests** sowie **DNA-Analysen.**

Hereditäre Koagulopathien

Angeborene Mangel- bzw. qualitative Defektzustände sind von sämtlichen Gerinnungsfaktoren bekannt (s. Abb. 10.49). Gendeletionen oder Punktmutationen auf DNA-Ebene führen zum völligen Fehlen des Genprodukts oder zur Synthese eines strukturell und funktionell gestörten Gerinnungsfaktors. Die häufigste angeborene Koagulopathie ist die **Hämophilie.** Die häufigste angeborene hämorrhagische Diathese überhaupt stellt dagegen das **von-Willebrand-Syndrom** dar. Das von-Willebrand-Syndrom wird aus Gründen der Übersichtlichkeit an dieser Stelle behandelt, obwohl es sich hierbei nicht um eine Koagulopathie im engeren Sinne handelt. Angeborene Mangelzustände der übrigen Gerinnungsfaktoren sind demgegenüber deutlich seltener.

Hämophilie

Synonym: Bluterkrankheit
Engl. Begriff: Haemophilia

> **Praxis**
>
> Ein neun Monate altes, männliches Baby entwickelt nach Beginn des Krabbelns erstmals multiple Hauthämatome

10.6 Hämostasestörungen

Tab. 10.60 Laborkonstellationen bei klinisch wichtigen Gerinnungsstörungen.

	BZ	Quick-Wert	APTT	TZ	Fbg	Sonstiges
■ Hämophilie A/B	N	N	↑↑	N	N	F VIII ↓ / F IX ↓
■ von-Willebrand-Syndrom	↑↑	N	↑	N	N	RiKo ↓, F VIII ↓
■ Vitamin-K-Mangel	N	↓↓	(↑)	N	N	F II, VII, X, IX ↓
■ Leberschädigung	N/↑	↓↓	↑	N/↑	↓	AT III ↓, PCHE ↓, Albumin ↓
■ DIC	N/(↑)	↓↓	↑↑	↑↑	↓↓	Thromboz. ↓, FSP ↑, D-Dimere ↑, AT III ↓, Fibrinmonomer ↑

N = normal; ↑ = leicht bis mäßig erhöht bzw. verlängert; ↑↑ = stark verlängert; ↓ = leicht bis mäßig erniedrigt; ↓↓ = stark erniedrigt; BZ: Blutungszeit, APTT: aktivierte partielle Thromboplastinzeit; TZ: Thrombinzeit; Fbg: Fibrinogen; DIC: disseminierte intravasale Gerinnung; RiKo: Ristocetin-Kofaktor-Aktivität; AT III: Antithrombin III; FSP: Fibrinspaltprodukte; PCHE: Pseudocholinesterase

sowie eine Einblutung in den rechten Oberschenkel und das rechte Kniegelenk.
 Labor: Quick-Wert: 88 %, APTT 86 s, Fibrinogen 184 mg/dl, Thrombozyten 156 000/µl; F-VIII-Aktivität < 1 %, F-IX-Aktivität 87 %, Ristocetin-Kofaktor-Aktivität 84 %, F-VIII-Inhibitor: 0 Bethesda-Einheiten.
 Diagnose: Hämophilie A.
 Verlauf: Nach mehrtägiger Substitution mit einem F-VIII-Konzentrat langsame Resorption der Hämatome.
 Beurteilung: Aufgrund der typischen Blutungsanamnese bei isolierter Verlängerung der APTT ist in erster Linie an das Vorliegen einer schweren Hämophilie zu denken. Dies wurde durch die Einzelfaktoranalyse bestätigt. Differentialdiagnostisch wurden ein von-Willebrand-Syndrom und eine Hemmkörper-Hämophilie ausgeschlossen. Da eine Hämophilie A in der Familie der Mutter nicht bekannt war, ist das Vorliegen einer Spontanmutation beim neun Monate alten Sohn wahrscheinlich.

Definition Der Hämophilie (Bluterkrankheit) liegt ein angeborener Mangel, seltener ein qualitativer Defekt des **Faktors VIII (Hämophilie A)** bzw. des **Faktors IX (Hämophilie B)** zugrunde. Beide Formen der Hämophilie werden X-chromosomal-rezessiv vererbt, so dass in der Regel nur Männer manifest erkranken (Ausnahme: homozygote Anlageträgerinnen).

Epidemiologie Mit einer **Inzidenz** von 1:10 000 ist die Hämophilie die häufigste hereditäre Koagulopathie. Davon entfallen etwa 85 % auf Hämophilie A und 15 % auf Hämophilie B.

Ätiologie und Pathogenese Ursache der Hämophilie ist die fehlende oder verminderte Synthese von F VIII bzw. F IX oder die Synthese eines funktionell abnormen F-VIII- bzw. F-IX-Moleküls. Aus der verzögerten und verminderten Thrombin- bzw. Fibrinbildung resultiert eine unzureichende Stabilisierung des Thrombozytenaggregats. Klinisches Korrelat ist eine hämorrhagische Diathese. Darüber hinaus mehren sich Hinweise darauf, dass zumindest bei der Hämophilie A zusätzlich eine gesteigerte Fibrinolyse pathogenetisch bedeutsam ist. Dies mag die klinisch zu beobachtende Tendenz zu verzögerten Nachblutungen erklären.

Genetik Die Gensequenzen für das F-VIII- bzw. F-IX-Molekül sind auf dem X-Chromosom lokalisiert. Die **X-chromosomal-rezessive Vererbung** bedingt, dass die Erkrankung praktisch nur bei Männern auftritt. Heterozygote Merkmalsträgerinnen (Konduktorinnen) vererben die Krankheitsanlage mit einer statistischen Wahrscheinlichkeit von 50 % auf ihre Kinder. Die bei Konduktorinnen häufig feststellbare subnormale Aktivität des Faktors VIII bzw. des Faktors IX (unvollständige Kompensation des defekten Gens durch das normale Allel) kann im Einzelfall zu verstärkten und behandlungsbedürftigen Blutungen nach Traumata oder Operationen führen.
 Etwa ein Drittel der Erkrankungen sind auf **Neumutationen** zurückzuführen (negative Familienanamnese).

Symptome Die klinische Symptomatik korreliert mit der **F-VIII-/F-IX-Restaktivität.** Entsprechend werden drei Schweregrade unterschieden (s. Tab. 10.61). Der Schweregrad bleibt während des Lebens und in einer von Hämophilie betroffenen Familie konstant, d. h., dass alle betroffenen Söhne einer Konduktorin gleich schwer erkranken.
 Charakteristisch für eine Hämophilie sind
- Nabelschnurblutungen
- großflächige Hämatome und Sugillationen
- Nachblutungen nach Operationen und Traumata
- Muskelblutungen (Psoas- und Glutäalmuskulatur)
- rezidivierende Gelenkblutungen, die spontan oder nach Minimaltrauma auftreten können (s. Abb. 10.52) und durch die sich eine **destruierende Arthropathie** v. a. der großen Gelenke ausbilden kann.

Weitere Manifestationen sind Weichteilblutungen, Hämaturie, gastrointestinale und – selten, aber vital bedrohlich – zerebrale Blutungen. Bei Blutungen im Mundbodenbereich droht die Gefahr der Atemwegsverlegung.

Diagnostik **Familienanamnese** und **Blutungstyp** sind richtungweisend. Dabei ist jedoch zu bedenken, dass eine

Tab. 10.61 Schweregrade und Symptomatik der Hämophilie A/B.

Schweregrad	F-VIII- bzw. F-IX-Restaktivität	Symptomatik
■ Leicht	> 5% (> 0,05 E/ml)	Hämatome, Nachblutungen nach Traumata und Operationen
■ Mittelschwer	2–5% (0,02–0,05 E/ml)	Erhebliche Blutungsneigung nach Traumata, Operationen; Spontanblutungen möglich
■ Schwer	≤ 1% (≤ 0,01 E/ml)	Spontane Gelenk- und Weichteilblutungen

unauffällige Familienanamnese eine Hämophilie keineswegs ausschließt. Typische **Laborkonstellation** der Hämophilie:
- APTT verlängert
- Quick-Wert normal
- F-VIII- bzw. F-IX-Aktivität erniedrigt
- Blutungszeit normal.

Nach der Diagnosestellung einer Hämophilie A oder B sollten eine **Familienuntersuchung** sowie eine **DNA-Analyse** angeschlossen werden, um weitere Merkmalsträger, v. a. Konduktorinnen, zu identifizieren. Außerdem sollte bei allen Merkmalsträgern, einschließlich Konduktorinnen, eine **genetische Beratung** erfolgen. Bei Kenntnis des Gendefekts ist eine pränatale Diagnostik durch Chorionzottenbiopsie oder Amniozentese möglich.

Differentialdiagnose	Ausschlussmaßnahmen
von-Willebrand-Syndrom	Bestimmung der Ristocetin-Kofaktor-Aktivität (s. Tab. 10.60)
Mangelzustände anderer Faktoren	Bestimmung der Globalparameter der Gerinnung Einzelfaktorenbestimmung
Erworbener Faktor-VIII-Mangel	Nachweis des Inhibitors (Bethesda-Test)

Therapie Zur Behandlung der Hämophilie stehen sowohl aus Plasma gewonnene, heute in der Regel hoch gereinigte und zuverlässig virusinaktivierte **F-VIII- bzw. F-IX-Konzentrate** als auch **rekombinante F-VIII- und F-IX-Präparate** zur Verfügung. 1 E/kg KG eines F-VIII- bzw. F-IX-Konzentrats führt zum Anstieg der Faktorenaktivität im Plasma um 1–2 % respektive ca. 0,8 %. Da die Halbwertszeit des Faktors VIII im Blut etwa acht bis zwölf Stunden beträgt, wird, falls klinisch notwendig, die Substitution in acht- bis zwölfstündlichen Intervallen durchgeführt. F IX hat eine Halbwertszeit von 20–24 Stunden. Daher reicht die einmal tägliche Gabe eines F-IX-Konzentrats in der Regel aus.

DDAVP (Desmopressin) ist nur bei der **milden Hämophilie A** wirksam. 0,3–0,4 µg/kg KG über 30 Minuten i.v. führen über eine vermehrte Freisetzung von Faktor VIII aus dem Endothel zu einem zwei- bis dreifachen Anstieg der F-VIII-Aktivität im Plasma. Diese Dosis kann nach acht bis zwölf Stunden zwar wiederholt gegeben werden, führt jedoch wegen Erschöpfung des endothelialen Pools an F VIII nach wiederholter Gabe zu einem geringeren Anstieg der F-VIII-Aktivität (**Tachyphylaxie**).

Behandlungsmodalitäten Drei Behandlungsmodalitäten werden unterschieden:
- **Bedarfsbehandlung** bei spontanen oder traumatischen Blutungen jeglicher Lokalisation (Dosierung s. Tab. 10.62),
- **Dauerprophylaxe** vorwiegend bei Kindern und Jugendlichen mit schwerer Hämophilie zur Prävention einer hämophilen Arthropathie (meist in Form der ärztlich kontrollierten Heimselbstbehandlung),
- **Prophylaxe nur bei Bedarf,** beispielsweise bei operativen Eingriffen, bei rezidivierenden Gelenkblutungen infolge chronischer Synovitis der großen Gelenke bis zur Rezidivfreiheit, während Rehabilitationsmaßnahmen und bei besonderer körperlicher oder psychischer Belastung. Grundsätzlich ist die Behandlung der Hämophilie in oder Zusammenarbeit mit einem Hämophiliezentrum zu empfehlen.

Probleme und Gefahren der Substitutionstherapie Das **Infektionsrisiko** der Virusübertragung (HIV, HAV, HBV, HCV u. a.) durch Faktorenkonzentrate, die aus Plasma gewonnen werden, ist durch sorgfältige Spenderauswahl und effektive Virusinaktivierungsverfahren heute weitgehend reduziert. Werden rekombinante Präparate verwendet, ist es praktisch ausgeschlossen. Eine Hepatitis-B-Immunisierung sollte dennoch frühzeitig erfolgen.

10–20 % der Patienten mit schwerer Hämophilie A entwickeln Antikörper vom IgG-Typ gegen F VIII (**Hemmkörper-Hämophilie**). Bei der Hämophilie B ist die Entwicklung von Hemmkörpern selten (1 % der Patienten).

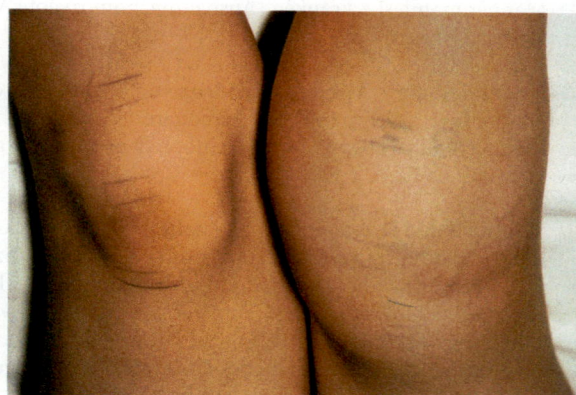

Abb. 10.52 Akute Einblutung in das linke Kniegelenk (Hämarthros) eines 12-jährigen Jungen mit schwerer Hämophilie A (F-VIII-Aktivität < 1 %).

In Abhängigkeit vom Antikörpertiter stehen folgende Therapieoptionen zur Behandlung der Hemmkörper-Hämophilie zur Verfügung:
- hoch dosierte Therapie mit humanen Faktorenkonzentraten zur Behandlung von Blutungen und/oder Induktion einer Immuntoleranz,
- Einsatz aktivierter Prothrombinkomplexpräparate (FEIBA®)
- Substitution mit F-VIII-Konzentraten vom Schwein
- hoch dosierte Immunglobulingabe, Immunsuppression und/oder Plasmapherese/Immunadsorptionspherese
- Infusion von rekombinantem F VIIa (NovoSeven®).

Verlauf und Prognose Durch konsequente und rechtzeitige Substitutionsbehandlung einer Gelenkblutung und ggf. blutungsvorbeugende Dauerbehandlung kann eine Verkrüppelung durch hämophile Arthropathie vermieden werden. Vor Einführung der sorgfältigen Spenderauswahl und effektiver Virusinaktivierungsverfahren (obligat seit 1985) war bei regelmäßig substituierten Hämophilen das Risiko einer Infektion mit HIV sowie Hepatitis-B- und -C-Virus hoch. Aus diesem Grunde ist AIDS die führende Todesursache der Patienten, welche vor 1985 regelmäßig mit nicht-virusinaktivierten Präparaten substituiert worden sind.

Tab. 10.62 Indikationen und Dosisempfehlungen zur Substitutionstherapie bei Hämophilie (nach Leitlinien der Bundesärztekammer 2001).

Blutungstyp/Indikation	Initialdosis (E/kg KG)
Gelenkblutungen/Muskelblutungen	20–40
Lebensbedrohliche Blutung	40–70
Weichteilblutungen	
■ Bedrohliche bzw. ausgedehnte Blutungen	40–60
■ Kleine Haut- und Muskelblutungen	15–30
Schleimhaut-, Urogenitalblutungen	
■ Gastrointestinale und Mundhöhlenblutungen	30–60
■ Epistaxis	20–40
■ Hämaturie	20–40
Operationen	
■ Mit großen Wundflächen und/oder hoher Blutungsgefahr, einschließlich Tonsillektomie	50–80
■ Mit kleinen Wundflächen	25–40

Notwendigkeit und Dosierung einer Erhaltungstherapie werden durch die jeweilige klinische Situation bestimmt

Zusammenfassung

- Ursache: angeborener Mangel an Faktor VIII (Hämophilie A) bzw. Faktor IX (Hämophilie B), Erbgang X-chromosomal-rezessiv
- Wichtigste Symptome: Gelenk- und/oder Weichteilblutungen
- Wichtigste diagnostische Maßnahme: Bestimmung der Faktor-VIII- bzw. Faktor-IX-Aktivität
- Wichtigste therapeutische Maßnahmen: Substitution mit Faktorenkonzentraten, bei milder Hämophilie A auch Gabe von DDAVP

Von-Willebrand-Syndrom (vWS)

Synonym: Von-Willebrand-Jürgens-Syndrom
Engl. Begriff: von Willebrand Disease

Definition Das von-Willebrand-Syndrom (vWS) ist ein autosomal vererbtes (selten erworbenes) Blutungsleiden, das auf einem quantitativen oder qualitativen Defekt des von-Willebrand-Faktors (vWF) beruht.

Epidemiologie Das vWS ist der häufigste hereditäre Hämostasedefekt. Die Prävalenz milder und klinisch meist unbedeutender quantitativer oder qualitativer Defekte des vWF in der Bevölkerung beträgt ca. 1 %. Das klinisch signifikante vWS ist sehr viel seltener (1 : 10 000). Die Prävalenz des schweren, autosomal-rezessiv vererbten vWS Typ 3 wird mit 1 : 1 000 000 angegeben.

Ätiologie und Pathogenese Der vWF ist ein großmolekulares, multimeres Glykoprotein, das im Plasma, in Thrombozyten, im Endothel sowie in der Matrix des Subendothels nachzuweisen ist. Die Synthese des vWF erfolgt in Megakaryozyten und Endothelzellen. Der vWF erfüllt eine Doppelfunktion:
- Vermittlung der Adhäsion von Thrombozyten an das Subendothel der verletzten Gefäßwand durch großmolekulare vWF-Multimere
- Bindung und Stabilisierung des labilen F-VIII-Moleküls im Plasma

Das vWS ist damit in erster Linie durch einen Defekt der primären Hämostase (Thrombozyten-Gefäßwand-Interaktion) charakterisiert und stellt daher keine Koagulopathie im engeren Sinne dar. Durch mangelnde Stabilisierung des Faktors VIII ist jedoch die Faktor-VIII-Aktivität im Plasma mehr oder minder reduziert, so dass sekundär auch die plasmatische Gerinnung gestört sein kann (Koagulopathie).

Je nach Ausprägung des quantitativen oder qualitativen Defekts werden drei Typen des vWS unterschieden (s. Tab. 10.63). Typ 1 wird in der Regel autosomal-dominant, Typ 2 autosomal-dominant oder -rezessiv und Typ 3 autosomal-rezessiv vererbt.

Symptome Die Blutungsneigung ist sehr variabel und abhängig vom Typ und Schweregrad des vWS. Im Vordergrund stehen Störungen der primären Hämostase mit Haut- und Schleimhautblutungen bei in der Regel positiver Familienanamnese. Typisch sind ferner Hämatome nach Bagatelltraumata, rezidivierende Epistaxis, Menorrhagien sowie starke Blutungen/Nachblutungen bei Verletzungen und operativen Eingriffen (u. a. Zahnextraktionen, Tonsillektomie, Adenotomie). Gastrointestinale Blutungen sind selten, spontane Gelenk- und Weichteilblutungen werden praktisch nur beim schweren vWS Typ 3 beobachtet.

Tab. 10.63 Klassifikation des von-Willebrand-Syndroms.

Typ/Subtyp	Defekt	Anteilige Häufigkeit
1	Partieller quantitativer vWF-Mangel	70–80%
2	Qualitativer Defekt/Mangel des vWF	15–20%
2A	Fehlen der großen vWF-Multimere	10–12%
2B	Struktureller Defekt des vWF mit erhöhter Affinität zum Glykoprotein Ib auf der Thrombozytenoberfläche	3–5%
2M	Qualitativer Defekt der vWF-Multimere mit gestörter vWF-Thrombozyten-Interaktion	Selten
2N	Qualitativer Defekt des vWF mit verminderter Affinität zu F VIII	Selten
3	Vollständiger quantitativer vWF-Mangel	1–3%

Diagnostik Neben der Eigen- und Familienanamnese sowie dem klinischen Befund erlauben die folgenden Laboruntersuchungen die Abgrenzung gegenüber anderen angeborenen hämorrhagischen Diathesen (s. Tab. 10.60):
- Blutungszeit in der Regel deutlich verlängert
- Ristocetin-Kofaktor-Aktivität erniedrigt (Ausnahme: vWS Typ 2B)
- vWF-Antigen und sekundär ggf. auch F-VIII-Aktivität erniedrigt
- APTT häufig durch sekundäre Verminderung der Faktor-VIII-Aktivität verlängert
- Quick-Wert normal
- Thrombozytenzahl normal (beim seltenen vWS Typ 2B fakultativ erniedrigt)
- vWF-Multimeren-Analyse (Gelelektrophorese) zur Differenzierung von Typen/Subtypen des vWS.

Differentialdiagnose	Ausschlussmaßnahmen
Hämophilie	Bestimmung der Faktor-VIII/IX-Aktivität, des Ristocetin-Kofaktors und der Blutungszeit
Erworbener Mangel an vWF	Anamnese (im Rahmen anderer Grundkrankheiten wie lymphoproliferativer Erkrankungen)
Thrombozytopathie	Thrombozytenfunktionstestung

Therapie In Abhängigkeit vom Typ des vWS und vom Schweregrad der Blutung bzw. Blutungsgefährdung (z.B. bei chirurgischen Eingriffen) sind zwei Therapieformen möglich:
- **DDAVP** (Desmopressin, 0,3–0,4 μg/kg über 30 min i.v.) induziert eine Freisetzung des vWF/Faktor-VIII-Komplexes aus den Speichern der Endothelzellen. Dies führt zu einem etwa zwei- bis dreifachen Anstieg der Ristocetin-Kofaktor- und der F-VIII-Aktivität im Plasma. Eine wiederholte Gabe ist nach 12 bis 24 Stunden möglich. Aufgrund der Erschöpfung des endothelialen Speicherpools nimmt der Effekt jedoch nach wiederholter Gabe zunehmend ab (**Tachyphylaxie**). Die Behandlung mit DDAVP sollte nur nach einem positiven Vorversuch erfolgen, bei dem das individuelle Ansprechen geprüft wird. Grundsätzlich ist sie nur bei vWS Typ 1 wirksam, nicht jedoch bei Typ 2 und 3.
- **F-VIII-Konzentrate mittlerer Reinheit** (z.B. Haemate HS®) enthalten im Gegensatz zu hoch gereinigten Faktor-VIII-Konzentraten ausreichende Mengen **hochmolekularer vWF-Multimere** und sind damit zur Therapie des vWS jeden Typs geeignet. Die Dosierung erfolgt individuell je nach vorhandener Restaktivität und Schweregrad der Blutung bzw. Blutungsgefährdung. Bei größeren Blutungen und Operationen ist eine Erhaltungstherapie in acht- bis zwölfstündigen Intervallen (u.U. bis zum Abschluss der Wundheilung) erforderlich. Die Steuerung der Therapie erfolgt anhand der Ristocetin-Kofaktor- und F-VIII-Aktivität sowie der Blutungszeit.

Verlauf und Prognose Spontane schwere Blutungen treten in der Regel nur beim vWS Typ 3 auf.

Zusammenfassung

- Ursache: quantitativer oder qualitativer Mangel an vWF
- Wichtigste Symptome: Haut- und Schleimhautblutungen
- Wichtigste diagnostische Maßnahmen: Bestimmung von Ristocetin-Kofaktor-Aktivität, vWF-Antigen und Blutungszeit
- Wichtigste therapeutische Maßnahmen: DDAVP oder Faktor-VIII-Konzentrate mittlerer Reinheit

Mangelzustände anderer Gerinnungsfaktoren

Da angeborene Mangelzustände der übrigen Gerinnungsfaktoren im Vergleich zur Hämophilie A und B und zum vWS sehr selten sind, werden sie an dieser Stelle nur kurz behandelt. Wie bei den anderen plasmatischen Gerinnungsstörungen muss auch hier ein quantitativer Mangel des betreffenden Faktors von einer Funktionsstörung bei normaler Konzentration unterschieden werden. Dementsprechend wird z.B. eine **Afibrinogenämie** bzw. **Hypofibrinogenämie** von einer **Dysfibrinogenämie** unterschieden, bei der ein qualitativ abnormes Fibrinogenmolekül bei normaler Fibrinogenkonzentration vorliegt. In der Regel werden diese Mangelzustände autosomal-rezessiv vererbt. Der angeborene α2-**Antiplasmin-Mangel** wird aus Gründen der Übersichtlichkeit an dieser Stelle behandelt, obwohl es sich streng genommen nicht um eine Koagulopathie handelt.

Faktorenmangel der Kontaktaktivierungsphase
Von den vier Faktoren der Kontaktaktivierungsphase (hochmolekulares Kininogen, Präkallikrein, F XII, F XI) führt praktisch nur der Mangel an F XI zu einer klinisch

relevanten Blutungsneigung. Diesen Störungen ist gemeinsam die **isolierte Verlängerung der APTT**.

- **F-XI-Mangel (Hämophilie C):** Die resultierende hämorrhagische Diathese ist in der Regel mild und korreliert nicht gut mit der F-XI-Restaktivität. So können Patienten mit einer Faktor-XI-Restaktivität von unter 30 % asymptomatisch sein, während Patienten mit einer Restaktivität von über 50 % klinische Symptome zeigen können. Meist kommt es bei symptomatischen Patienten zu perioperativen Blutungen, Hämatomen nach Bagatelltraumata und Menorrhagien, sehr selten zu Gelenk- und Muskelblutungen. Blutungen werden mit F-XI-Konzentrat oder Frischplasma behandelt.
- **F-XII-Mangel:** Selbst bei einer F-XII-Aktivität < 1 % besteht keine Blutungsneigung. Der homozygote F-XII-Mangel ist vielmehr sogar fraglich mit einer venösen Thrombophilie assoziiert (s. u.). Eine Substitutionsbehandlung ist nicht indiziert. Es empfiehlt sich jedoch eine sorgfältige **venöse Thromboembolieprophylaxe**.

Faktorenmangel des extrinsischen Systems Eine angeborene hämorrhagische Diathese mit deutlicher, **isolierter Erniedrigung des Quick-Werts** bei normaler APTT ist nahezu beweisend für einen F-VII-Mangel.

- **F-VII-Mangel.** Die Blutungsneigung ist im Allgemeinen weniger schwer als bei Hämophilie A oder B. Perioperativ und zur Therapie von Blutungen wird F-VII-Konzentrat gegeben.

Faktorenmangel der gemeinsamen Endstrecke Aus einem Mangel oder einer deutlichen Verminderung der Faktoren II, V und X, die zur gemeinsamen Endstrecke von extrinsischem und intrinsischem System gehören, resultieren eine **Verminderung des Quick-Werts** und eine **Verlängerung der APTT** (s. Abb. 10.49 und 10.51). Die Sicherung der jeweiligen Diagnose erfolgt durch **Einzelfaktorenanalyse**. Fehlende Gerinnbarkeit des Plasmas in beiden Tests weist auf eine Afibrinogenämie hin.

- **F-X-Mangel:** Die Therapie erfolgt mit Prothrombinkomplex-Konzentraten **(PPSB)**. Die Substitutionsintervalle betragen – entsprechend der Halbwertszeit von F X – 24 h.
- **F-V-Mangel (Parahämophilie):** Da keine Faktorenkonzentrate zur Verfügung stehen, ist eine Behandlung mit Frischplasma erforderlich. Ausgesprochen selten ist der kombinierte F-V- und F-VIII-Mangel.
- **F-II-Mangel:** Substitution mit PPSB. Aufgrund der langen Halbwertszeit des Thrombins betragen die Substitutionsintervalle zwei bis drei Tage.
- **Afibrinogenämien:** Fibrinogen ist nicht messbar, die Blutungsneigung ist bedrohlich (z. B. ausgeprägte Hämatome nach Bagatelltraumata, Nabelschnurblutungen, Hirnblutungen, selten Gelenkblutungen).
- **Hypofibrinogenämien:** Blutungen (z. B. posttraumatisch oder postoperativ) treten meist nur bei einem Fibrinogen < 50 mg/dl auf.
- **Dysfibrinogenämien:** Eine erhöhte Blutungsbereitschaft liegt nur bei etwa 25 % der betroffenen Patienten vor. Bei weiteren 25 % manifestiert sich die Dysfibrinogenämie klinisch in Form erhöhter Thromboseneigung (s. u.). Die Mehrzahl der Patienten ist asymptomatisch. Die Diagnose wird durch die parallele Bestimmung von funktionellem, d. h. gerinnbarem Fibrinogen (z. B. nach Clauss) und Fibrinogenkonzentration (z. B. nach Schulz) gesichert. Eine kombinierte Hypodysfibrinogenämie ist selten. Für die Substitution bei A-, Hypo- oder Dysfibrinogenämien steht ein Fibrinogenkonzentrat (z. B. Haemocomplettan®) zur Verfügung.

F-XIII-Mangel Beim angeborenen, autosomal-rezessiv vererbten Faktor-XIII-Mangel mit Restaktivitäten < 25 % (Homozygote < 1 %) kommt es zu Nabelschnurblutungen, postoperativen bzw. posttraumatischen Blutungen – typischerweise nach einem symptomlosen Intervall von mehreren Stunden –, Wundheilungsstörungen und zerebralen Blutungen (spontan oder nach Minimaltrauma). Spontane Gelenkblutungen werden nicht beobachtet. Bei Frauen treten durch die bei gestörter Fibrinquervernetzung ebenfalls gestörte Nidation des befruchteten Eis gehäuft rezidivierende Aborte auf. Da der F XIII nicht in die Globaltests der Gerinnung eingeht (**Quick-Wert und APTT normal**), muss bei Verdacht die F-XIII-Aktivität bestimmt werden. Für die Therapie des schweren Faktor-XIII-Mangels steht ein Faktor-XIII-Konzentrat (z. B. Fibrogammin®) zur Verfügung.

α_2-**Antiplasmin-Mangel** In seltenen Fällen beruht eine Hyperfibrinolyse (s. u.) auf einem autosomal-rezessiv vererbten α_2-Antiplasmin-Mangel. Spontan auftretende Blutungen werden bei dieser Veränderung nur selten beobachtet. Gewöhnlich treten Blutungen nach Traumata oder Operationen auf. Die klinische Bedeutsamkeit des heterozygoten Mangelzustandes wird insgesamt uneinheitlich beurteilt. Patienten mit homozygotem α_2-Antiplasmin-Mangel können eine schwere Blutungsneigung aufweisen. Bei entsprechendem klinischem Verdacht sollte zunächst eine Bestimmung der α_2-Antiplasmin-Aktivität erfolgen. Zur **Therapie** von Blutungen bei α_2-Antiplasmin-Mangel kommen Antifibrinolytika (Tranexamsäure, Aprotinin) und ggf. auch Frischplasma zur Substitution in Frage.

Erworbene Koagulopathien

Bei den im Folgenden behandelten erworbenen Koagulopathien handelt es sich um eine heterogene Gruppe plasmatischer Gerinnungsstörungen, die sekundär infolge anderer krankhafter Prozesse oder im Rahmen therapeutischer Interventionen auftreten. Sie betreffen in der Regel mehrere Gerinnungsfaktoren und sind daher oft komplex. Häufig sind auch die Thrombozyten, das Fibrinolysesystem und die Gefäßwand in den krankhaften Prozess mit einbezogen. Verschiedene Ursachen sind möglich:

- Störungen der Synthese von Gerinnungsfaktoren (Vitamin-K-Mangel, Antikoagulanzien vom Kumarin-Typ, Leberschaden)
- Verbrauch von Gerinnungsfaktoren durch disseminierte intravasale Gerinnung (Vebrauchskoagulopathie)
- Verlust durch exzessiven Blutverlust (Verlustkoagulopathie)
- Hemmung der Gerinnungsabläufe (Immunkoagulopathien, Heparin, Hirudin).

Verminderung der Faktoren des Prothrombinkomplexes

Definition Erworbene Verminderung der Faktoren II, VII, IX und X.

Epidemiologie Aufgrund der ätiologischen Heterogenität lassen sich zur Epidemiologie keine verlässlichen Angaben machen.

Ätiologie und Pathogenese Zum Prothrombinkomplex zählen die Faktoren II, VII, IX und X, die **Vitamin-K-abhängig** in der Leber synthetisiert werden. Dabei fungiert Vitamin K als Kofaktor einer posttranslationalen γ-Karboxylierung der Gerinnungsproteine. Diese ist Voraussetzung für die kalziumvermittelte Bindung der Gerinnungsfaktoren an Phospholipidoberflächen und damit unerlässlich für deren hämostatische Funktionsfähigkeit. Vitamin K ist ein essentielles fettlösliches Vitamin, das überwiegend mit der Nahrung zugeführt wird, z.T. aber auch von Bakterien der Intestinalflora synthetisiert wird. Die verschiedenen Formen der erworbenen Aktivitätsminderung von Faktoren des Prothrombinkomplexes gehören zu den häufigsten plasmatischen Gerinnungsstörungen. Ursächlich stehen der **Vitamin-K-Mangel** bzw. **-Antagonismus** und **Leberparenchymschäden** im Vordergrund:

- **Vitamin-K-Mangel des Neugeborenen:** tritt insbesondere bei ausschließlicher Muttermilchernährung auf
- **Exogener, nutritiver Vitamin-K-Mangel,** z.B. bei parenteraler Ernährung
- **Ungenügende Vitamin-K-Resorption** aus dem Darm, z.B. bei Malabsorptionssyndrom, Gallengangsverschluss, Interferenz mit Medikamenten (z.B. Colestyramin) und Störungen der intestinalen Bakterienflora (Antibiotikatherapie)
- **Vitamin-K-Antagonismus** (Antikoagulanzien vom Kumarin-Typ, bestimmte Cephalosporine wie Cefamandol und Moxalactam)
- Leberzellschädigung mit **gestörter Vitamin-K-Verwertung** und reduzierter Faktorensynthese (häufig sind auch F V, Antithrombin III und Fibrinogen vermindert, s. Tab. 10.60).

Symptome Abhängig vom Ausmaß der Aktivitätsminderung der betroffenen Faktoren besteht eine generalisierte Blutungsneigung, die sich in Form von ausgedehnten Hämatomen, Schleimhautblutungen, gastrointestinalen Blutungen, Hämaturie und – selten – zerebralen Blutungen manifestieren kann.

Diagnostik Typischerweise ist der **Quick-Wert isoliert vermindert.** Bei erheblichem Faktorenmangel ist jedoch auch die APTT verlängert. Die Aktivität der Faktoren II, VII, IX und X ist reduziert, ebenso Protein C und S, die ebenfalls Vitamin-K-abhängig synthetisiert werden. Blutungszeit, Thrombozytenzahl und -funktion sind in der Regel normal. In Abhängigkeit von Art und Schwere der zugrunde liegenden Erkrankung kann jedoch, beispielsweise im Rahmen einer Leberzirrhose mit portaler Hypertension und Splenomegalie, die Thrombozytenzahl über von der Koagulopathie unabhängige Mechanismen erniedrigt sein. Bei schweren Leberparenchymschäden sind auch weitere Einzelfaktoren vermindert (v.a. F V, F XIII, Fibrinogen und AT III).

Therapie Bei einem Vitamin-K-Mangel bzw. -Antagonismus ohne oder mit nur leichter Blutungsneigung wird **Vitamin K1** (Konakion®, Kanavit®) oral, bei ausgeprägteren Mangelzuständen gegebenenfalls auch parenteral gegeben. Bei intramuskulärer Gabe besteht in Abhängigkeit vom Ausmaß der Gerinnungsstörung die Gefahr von Blutungen. Bei intravenöser Gabe können schwere Intoleranzreaktionen bis hin zum anaphylaktischen Schock auftreten (langsame Injektion!). Durch Vitamin-K-Gabe kann eine Normalisierung der Faktorenaktivitäten innerhalb von zwei bis drei Tagen erreicht werden. Bei Leberparenchymschädigung ist nur ein partieller bis gar kein Effekt der Vitamin-K-Gabe zu erwarten.

Bei bedrohlichen Blutungen ist eine Faktorensubstitution durch Prothrombinkomplex-Konzentrat (**PPSB**) indiziert. Eine Einheit PPSB/kg KG hebt den Quick-Wert um ca. 1 %. Bei schwerer Leberparenchymschädigung ist aufgrund des Mangels an weiteren Gerinnungsfaktoren ggf. die zusätzliche Gabe von gefrorenem Frischplasma (Fresh Frozen Plasma, FFP) erforderlich.

Verlauf und Prognose Verlauf und Prognose werden durch die zugrunde liegende Erkrankung bestimmt.

Zusammenfassung

- Häufigste Ursachen: Vitamin-K-Mangel, Lebersynthesestörung
- Wichtigstes Symptom: generalisierte Blutungsneigung (Hämatome, Schleimhautblutungen, gastrointestinale Blutungen)
- Wichtigste diagnostische Maßnahmen: Quick-Wert vermindert, APTT evtl. verlängert
- Wichtigste therapeutische Maßnahmen: je nach Ätiologie ggf. Vitamin-K-Substitution, PPSB oder auch FFP

Disseminierte intravasale Gerinnung

Synonym: Verbrauchskoagulopathie
Engl. Begriff: Disseminated Intravascular Coagulation (DIC)

Praxisfall

Ein 23-jähriger Patient wird wegen Fieber, Erbrechen sowie heftigster Kopf- und Gliederschmerzen stationär eingewiesen. Bei Aufnahme ist der Patient bewusstseinsgetrübt mit deutlichen Meningismuszeichen. Körpertemperatur 40,6 °C. Petechiale und sugillative Blutungen. RR 90/60 mmHg, Herzfrequenz 140/min.

Labor: Hb 15,1 g/dl, Leukozyten 28 000/μl mit Linksverschiebung, Thrombozyten 68 000/μl, Quick-Wert 38 %, APTT 74 s, Thrombinzeit 43 s, Fibrinogen < 80 mg/dl, Antithrombin-III-Aktivität 38 %, Fibrinspaltprodukte > 200 μg/dl, D-Dimer 12 μg/ml, Fibrinmonomere +++. Im **Liquor** Pleozytose mit 284/3 Zellen (fast ausschließlich segmentkernige Granulozyten) und Nachweis von überwiegend intrazellulär gelagerten gramnegativen Diplokok-

ken im Gram-Präparat. Kulturelle Bestätigung durch Nachweis von Neisseria meningitidis in Blut und Liquor.
Diagnose: DIC bei Meningokokken-Meningitis und -Sepsis.
Verlauf: Unter hoch dosierter Penicillin-G-Gabe, Gabe von gefrorenem Frischplasma und Antithrombin-III-Konzentrat zur Therapie der DIC sowie Katecholaminen zur Kreislaufstabilisierung besserte sich die Gerinnungsstörung sukzessiv bis zur Restitutio ad integrum.
Beurteilung: Wegen der noch rechtzeitigen Diagnosestellung und der adäquaten kausalen und supportiven Therapie konnte ein septisches Multiorganversagen verhindert werden.

Definition Die disseminierte intravasale Gerinnung (DIC) ist eine komplexe, akut oder chronisch verlaufende Störung des Gerinnungssystems, die durch eine generalisierte intravasale Gerinnungsaktivierung gekennzeichnet ist.

Epidemiologie Aufgrund der komplexen Ätiologie und uneinheitlicher Diagnosekriterien liegen für die DIC keine verlässlichen epidemiologischen Daten vor.

Ätiologie und Pathogenese Die DIC ist kein eigenständiges Krankheitsbild, sondern muss als Komplikation einer Vielzahl verschiedener zugrunde liegender Krankheiten aufgefasst werden (s. Tab. 10.64).
In Abhängigkeit von der jeweiligen Grunderkrankung können akute oder chronische Verlaufsformen auftreten. Der Pathomechanismus, über den die DIC initiiert wird, kann sehr unterschiedlich sein. Die gemeinsame Endstrecke ist die überschießende, unkontrollierte Generation von Thrombin mit disseminierter intravasaler Aktivierung plasmatischer Gerinnungsfaktoren (Fibrinogen, F XIII, F V, F VIII) und Thrombozyten, Verbrauch von Gerinnungsinhibitoren (z. B. Antithrombin III) und sekundärer Stimulation der Fibrinolyse. Häufig wird die DIC dadurch ausgelöst, dass eine massive Expression oder Freisetzung von Gewebefaktor (z. B. in Monozyten und Endothelzellen nach Zytokinstimulation in der Sepsis) das extrinsische Gerinnungssystem aktiviert.
Weitere mögliche Pathomechanismen:
- Aktivierung des intrinsischen Gerinnungssystems
- direkte Thrombozytenaktivierung
- direkte Aktivierung von F X durch von Karzinomzellen produziertes Cancer-Procoagulant.

Außerdem ist die Aktivität des retikulohistiozytären Systems (RHS) z. B. in der Sepsis oder bei massiver intravasaler Hämolyse reduziert. Die dadurch verminderte Clearance der aktivierten Gerinnungsfaktoren aggraviert die DIC zusätzlich.

Symptome Durch Verbrauch von Gerinnungsfaktoren, Thrombozyten und sekundäre Fibrinolyse steht klinisch meist eine **hämorrhagische Diathese** mit Haut- und Schleimhautblutungen (Petechien, Sugillationen) sowie Blutungen aus Wunden und Einstichkanälen im Vordergrund. Andererseits besteht eine oft erst autoptisch nachweisbare **disseminierte Thrombusbildung** in der Mikrozirkulation, die zu Organischämien mit dem klinischen Korrelat der Multiorgandysfunktion bzw. eines Multiorganversagens führen kann.

Tab. 10.64 DIC-assoziierte Erkrankungen.

- **Infektionen**
  Sepsis durch Meningokokken, Pneumokokken, andere gramnegative und grampositive Bakterien, Rickettsiosen, Virusinfektionen, Malaria und andere Protozoen
- **Geburtshilfliche Komplikationen**
  Fruchtwasserembolie, vorzeitige Plazentalösung, verhaltener Abort, septischer Abort u.a.
- **Neoplasien**
  Pankreas-, Kolon-, Magen-, Prostatakarzinome u.a.
- **Leukämien**
  Insbesondere die akuten myeloischen Leukämien vom FAB-Typ M3 und M5
- **Immunologisch mediierte Hämolyse**
  AB0-Inkompatibilität, schwerer Schub einer autoimmunhämolytischen Anämie
- **Organ-/Gewebeschädigung**
  Akutes Leberversagen, Verbrennungen, Polytrauma, insbesondere schweres Schädel-Hirn-Trauma, Hitzschlag
- **Vaskulär**
  Kasabach-Merritt-Syndrom, Klippel-Trenaunay-Syndrom
- **Schlangenbiss**

Diagnostik Bei Vorliegen einer prädisponierenden Erkrankung kann eine DIC bereits aufgrund der Laborkonstellation in der Basisdiagnostik erfasst werden (s. Tab. 10.60). Zur Bestätigung dienen die Messung von Antithrombin III, Fibrinspaltprodukten, D-Dimeren und Fibrinmonomeren. Die Bestimmung der zwar sensitiveren, aber technisch aufwendigeren Marker der Gerinnungs- und Fibrinolyseaktivierung wie Fibrinopeptid A, Prothrombinfragment 1+2 (F 1+2), Thrombin-Antithrombin-Komplexe (TAT) und Plasmin-α_2-Antiplasmin-Komplexe (PAP) bleibt derzeit noch wissenschaftlichen Fragestellungen vorbehalten.

Differentialdiagnose	Ausschlussmaßnahmen
Schwerer Leberschaden	Anamnese, Laborwerte (s. Tab. 10.60)
Verlustkoagulopathie bei ausgeprägtem Blutverlust	Anamnese, Laborwerte (s. Tab. 10.60)

Therapie Im Vordergrund steht in erster Linie die Behandlung der die DIC auslösenden Grundkrankheit

(z. B. Sepsis, Leukämie). Bei klinisch bedeutsamer Blutungsgefährdung bzw. -neigung wird die **Substitution von Gerinnungsfaktoren** in Form von gefrorenem Frischplasma empfohlen, welches auch die Inhibitoren der Gerinnung und der Fibrinolyse enthält. Ob die zusätzliche Substitution von Antithrombin III zur symptomatischen Therapie der DIC die Letalität senkt, ist derzeit nicht gesichert. Auch wird die Gabe von Heparin in niedriger Dosierung (10 000–15 000 IE/24 h) zur Unterbrechung der DIC in der Regel nur dann empfohlen, wenn Zeichen thrombembolischer Komplikationen vorhanden sind, da durch die Gabe von Heparin die hämorrhagische Diathese verstärkt wird. Der Stellenwert einer Substitution mit (aktiviertem) Protein C bei sepsisassoziierter DIC ist gegenwärtig noch nicht gesichert.

Verlauf und Prognose Verlauf und Prognose werden von der vorliegenden Grundkrankheit sowie vom Ausmaß der Organdysfunktion bzw. des Organversagens und der Blutungen bestimmt.

Zusammenfassung

- Häufigste Ursache: Komplikation verschiedener Krankheitsbilder (s. Tab. 10.64)
- Wichtigste Symptome: multiple Haut- und Schleimhautblutungen, Thrombosen der Mikrozirkulation
- Wichtigste diagnostische Maßnahmen: Labor (Quick-Wert ↓↓, APTT ↑↑, Fibrinogen ↓↓, TZ ↑↑, Thrombozyten ↓, FSP ↑, D-Dimere ↑)
- Wichtigste therapeutische Maßnahmen: Behandlung der Grundkrankheit, Substitution von Gerinnungsfaktoren und Inhibitoren der Gerinnung durch gefrorenes Frischplasma

Hyperfibrinolyse

Engl. Begriff: Hyperfibrinolysis

Definition Unter Hyperfibrinolyse wird eine Verschiebung des physiologischen Gleichgewichts zwischen Aktivatoren und Inhibitoren der Fibrinolyse zugunsten einer erhöhten fibrinolytischen Aktivität verstanden, die sich klinisch in Form einer erhöhten Blutungsbereitschaft manifestieren kann.

Epidemiologie Keine exakten Daten bekannt.

Ätiologie und Symptomatik Eine erworbene Steigerung der fibrinolytischen Aktivität ist Folge einer übermäßigen Freisetzung von Plasminogenaktivatoren.
- Bei der **lokalen Hyperfibrinolyse**, z. B. nach Operationen an aktivatorreichen Organen (Uterus, Lunge, Prostata), werden hämostatisch wirksame Fibringerinnsel vorzeitig aufgelöst und dadurch verstärkte Blutungen aus den Wundflächen der betreffenden Organe verursacht.
- Bei der **systemischen Hyperfibrinolyse** (Thrombolysetherapie, sekundär-reaktiv bei DIC, fortgeschrittener Leberzirrhose, AML M3, selten auch bei metastasierten Karzinomen) mit ausgeprägter Plasminbildung (Plasminämie) werden neben Fibrin auch zirkulierendes Fibrinogen, F V, F VIII und Glykoproteine der Thrombozytenmembran proteolytisch gespalten. Die anfallenden Fibrin(ogen)spaltprodukte hemmen darüber hinaus die Fibrinpolymerisation. Resultat ist eine generalisierte Blutungsneigung, die sich in Form von flächenhaften Haut- und Schleimhautblutungen sowie Nachblutungen aus Wunden und Einstichkanälen manifestiert.

Diagnostik Bei systemischer Hyperfibrinolyse lassen sich erhöhte Konzentrationen von Fibrin(ogen)spaltprodukten und eine dadurch verlängerte Thrombinzeit nachweisen. Die Fibrinogen-, Plasminogen- und α_2-Antiplasmin-Spiegel sind niedrig. Spezielle Tests zum Nachweis einer erhöhten fibrinolytischen Aktivität im Plasma wie die Euglobulin-Lysezeit spielen in der Routinediagnostik eine untergeordnete Rolle.

Differentialdiagnose	Ausschlussmaßnahmen
DIC	Fibrinmonomere ↑, Antithrombin-III-Aktivität ↓, Thrombozytenabfall
Hereditärer α_2-Antiplasmin-Mangel	Anamnese, α_2-Antiplasmin-Aktivität ↓

Therapie Soweit möglich steht die Behandlung der Grunderkrankung im Vordergrund. Antifibrinolytika wie Aprotinin oder Tranexamsäure sind bei der primären Hyperfibrinolyse oder bei Blutungen unter fibrinolytischer Therapie effektiv. Sie sollten jedoch bei sekundärer Hyperfibrinolyse im Rahmen einer DIC wegen der Gefahr einer Begünstigung von Mikro- bzw. Makrothrombosen nur äußerst restriktiv eingesetzt werden. Bedarfsweise erfolgt eine Faktorensubstitution mit gefrorenem Frischplasma und Fibrinogenkonzentrat.

Verlauf und Prognose Verlauf und Prognose werden im Wesentlichen durch die vorliegende Grunderkrankung bestimmt.

Zusammenfassung

- Häufigste Ursachen: Operationen an Organen mit hoher Fibrinolyseaktivität (Uterus, Lunge, Prostata), Thrombolysetherapie, sekundär im Rahmen einer DIC, Malignome, Leberzirrhose
- Wichtigstes Symptom: verstärkte lokale oder generalisierte Blutungsneigung
- Wichtigste diagnostische Maßnahmen: Fibrin(ogen)-spaltprodukte ↑, Thrombinzeit verlängert
- Wichtigste therapeutische Maßnahme: Behandlung der Grundkrankheit

Immunkoagulopathien

Definition Durch Immunmechanismen bedingte und sich als hämorrhagische Diathese manifestierende erworbene Mangelzustände meist einzelner Gerinnungsfaktoren.

Epidemiologie Extrem selten. Die Inzidenz der erworbenen Hemmkörperhämophilie A wird mit 1 : 1 000 000 Einwohner pro Jahr angegeben.

Ätiologie und Pathogenese Spontan auftretende Inhibitoren sind gegen jeden Gerinnungsfaktor und den von-Willebrand-Faktor beschrieben. Mit Abstand am häufigsten werden jedoch Inhibitoren gegen **F VIII** beobachtet (**spontane Hemmkörper-Hämophilie bzw. erworbene Hämophilie A**). Diese müssen von F-VIII-Inhibitoren unterschieden werden, die bei Patienten mit angeborener Hämophilie A als Folge der Substitutionstherapie entstehen.

Die Ätiologie dieser insgesamt sehr selten auftretenden spontanen Inhibitoren ist ausgesprochen heterogen. Bei etwa der Hälfte der Patienten kann keine auslösende Ursache oder assoziierte Erkrankung eruiert werden. Bei der anderen Hälfte der Patienten werden bestimmte Krankheiten (Autoimmunerkrankungen, solide Tumoren, lymphoproliferative Erkrankungen), Z. n. Entbindung (sog. Postpartum-Inhibitoren) oder die Einnahme bestimmter Medikamente (Penicilline, α-Methyldopa, Phenytoin, Trimethoprim, Isoniazid, Interferon) als potentielle Auslöser der Immunkoagulopathie beobachtet. Meistens handelt es sich bei dem Inhibitor um einen **polyklonalen Antikörper vom IgG-Typ**. Mit Gerinnungsreaktionen interferierende Antikörper vom Lupus-Typ (Lupus-Antikoagulans) werden in Kapitel 10.6.2 behandelt, da diese in der Regel keine hämorrhagische, sondern eine thrombophile Diathese verursachen.

Symptome Die betroffenen Patienten weisen bis zum Zeitpunkt des Auftretens der Immunkoagulopathien üblicherweise eine normale Gerinnung auf. Bei spontanen F-VIII-Inhibitoren gleicht die klinische Symptomatik im Prinzip der einer schweren Hämophilie A. Die klinische Ausprägung der Blutungsneigung ist variabel, im Regelfall ist die Blutungsneigung jedoch schwer und oft lebensbedrohlich. Die Hauptblutungsmanifestationen sind Blutungen in die Weichteile, flächenhafte subkutane Blutungen am Stamm und an den Extremitäten sowie Blutungen in die Muskulatur, die zu einem massiven Blutverlust und/oder einem Kompartmentsyndrom führen können (s. Abb. 10.53). Im Gegensatz zur angeborenen Hämophilie sind Gelenkblutungen selten. Die deutlich seltener auftretenden Inhibitoren der übrigen Gerinnungsfaktoren zeigen klinisch ein ähnliches Bild wie der jeweils angeborene Mangelzustand des betreffenden Faktors.

Diagnostik Abhängig vom Gerinnungsfaktor, gegen den der neutralisierende Antikörper gerichtet ist, findet sich eine entsprechende Veränderung der Laborbasisdiagnostik. Die fehlende Normalisierung des Globaltests im Plasmamischversuch (Patienten-/Normalplasma 1 : 1) legt den Verdacht auf eine Immunkoagulopathie nahe. Die diesem Phänomen zugrunde liegende Inaktivierung des im Normalplasma vorhandenen Faktors VIII durch den sich im

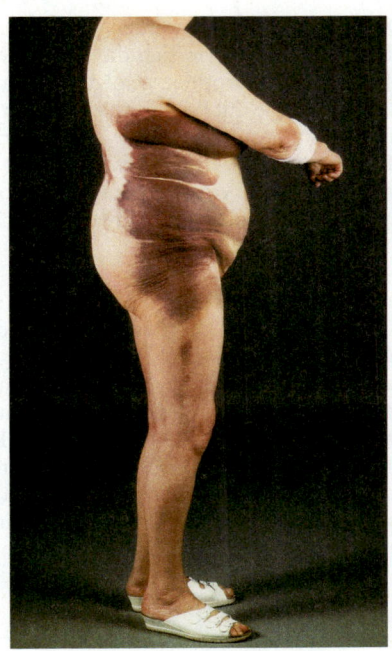

Abb. 10.53 Ausgedehnte flächenhafte subkutane Blutungen am Stamm und an den Extremitäten sowie Einblutungen in die Muskulatur bei einer 67-jährigen Patientin mit spontaner Hemmkörper-Hämophilie (F-VIII-Aktivität < 1%; F-VIII-Inhibitor 15 Bethesda-Einheiten).

Patientenplasma befindlichen Antikörper ist unter Umständen erst nach einer Inkubationszeit von 1–2 h zu beobachten.

Der spezifische Inhibitor lässt sich durch Einzelfaktorenanalyse in hoher Verdünnung des Patientenplasmas und durch Inkubation von seriellen Verdünnungen des Patientenplasmas mit Normalplasma nachweisen (z. B. mit der Bethesda-Methode bei F-VIII-Inhibitoren).

Eine Bethesda-Einheit (BE) entspricht der in einem Milliliter enthaltenen Antikörpermenge, die die Faktor-VIII-Aktivität in Normalplasma um 50 % reduziert. Der Inhibitor-Titer entspricht dabei dem Kehrwert der jeweiligen Verdünnungsstufe.

Differentialdiagnose	Ausschlussmaßnahmen
Angeborene Gerinnungsdefekte	Anamnese, Labordiagnostik
Gerinnungsinhibitoren vom Lupus-Typ (s. Kap. 10.6.2)	Anamnese, Labordiagnostik

Therapie Die Akuttherapie bei Blutungen ist einerseits vom betroffenen Gerinnungsfaktor, andererseits vom Inhibitor-Titer abhängig. Die Therapie der häufigsten Immunkoagulopathie, der spontanen Hemmkörper-Hämophilie A, gleicht im Prinzip der Therapie der Hemmkörper-Hämophilie bei Patienten mit Hämophilie A (s. o.). Bei Patienten mit einer F-VIII-Aktivität > 5 % und nichtgravierenden Blutungen kann darüber hinaus ein Therapieversuch mit DDAVP unternommen werden. Zur raschen Senkung des Inhibitor-Titers eignen sich die Plasmapherese und v. a. die Immunadsorption, gefolgt von einer immunsuppressiven Therapie mit Prednison allein oder in Kombination mit Cyclophosphamid oder Azathioprin. Eine schnelle Reduktion des Antikörper-Titers ist in manchen Fällen auch durch Verabreichung von hoch dosiertem Immunglobulin beobachtet worden (0,4 g/kg KG i.v. für fünf Tage).

Verlauf und Prognose Verlauf und Prognose sind in erster Linie von der rechtzeitigen Diagnose und dem adäquaten Management bei lebensbedrohlichen Blutungen sowie der Therapie einer eventuell vorliegenden Grundkrankheit abhängig. Die Letalität der spontanen Hemmkörper-Hämophilie A wird mit 10–20 % angegeben. Bei Post-partum-Inhibitoren ist die Wahrscheinlichkeit einer Spontanremission hoch. Bei allen übrigen Immunkoagulopathien lassen sich durch eine zeitlich begrenzte immunsuppressive Behandlung längerfristige Remissionen erzielen.

Tab. 10.65 Ursachen von Thrombozytopenien.

Bildungsstörungen
- **Verminderte Megakaryozytopoese**
  - angeboren (z. B. Fanconi-Anämie, kongenitale megakaryozytäre Hypoplasie)
  - erworben (Medikamente, z. B. Zytostatika, Strahlentherapie, Chemikalien, Viren, bakterielle Infektionen, aplastische Anämie, „idiopathisch")
  - Verdrängung (Knochenmarkkarzinose, Leukämien, maligne Lymphome, Osteomyelofibrose etc.)
- **Ineffektive Thrombozytopoese**
  - angeborene Formen (Wiskott-Aldrich-Syndrom, May-Hegglin-Anomalie, Alport-Syndrom, Fechtner-Syndrom u. a.)
  - myelodysplastisches Syndrom
  - paroxysmale nächtliche Hämoglobinurie (PNH)
  - Vitamin-B_{12}- und/oder Folsäuremangel

Erhöhter Abbau bzw. Verbrauch
- **Immunologische Mechanismen**
  - primäre Autoantikörperbildung (idiopathische thrombozytopenische Purpura)
  - sekundäre Autoantikörperbildung (Medikamente, Kollagenosen, Antiphospholipid-Antikörper-Syndrom, Viren, maligne Lymphome, Immunkomplex-Erkrankungen)
  - Alloantikörper (Posttransfusionspurpura, neonatale Alloimmunthrombozytopenie)
- **Nicht-immunologische Mechanismen**
  - disseminierte intravasale Gerinnung (DIC)
  - thrombotisch-thrombozytopenische Purpura/hämolytisch-urämisches Syndrom
  - Präklampsie/Eklampsie (HELLP-Syndrom)
  - Gestations-Thrombozytopenie
  - infektiöse oder mechanische Schädigung (z. B. bei mechanischem Herzklappenersatz)
  - Verlust bei Blutung/Verdünnung bei Massivtransfusion
  - von-Willebrand-Syndrom Typ 2B

Verteilungsstörung
- Thrombozytenpooling in der Milz bei Splenomegalie (Hypersplenismus)

Zusammenfassung

- Häufigste Ursache: spontane Entwicklung von gegen einzelne Gerinnungsfaktoren (meist F VIII) gerichteten IgG-Antikörpern
- Wichtigstes Symptom: neu auftretende und klinisch ausgeprägte Blutungsneigung, häufig in Form von Weichteilblutungen
- Wichtigste diagnostische Maßnahmen: Labordiagnostik, Plasmamischversuch
- Wichtigste therapeutische Maßnahmen: siehe Hemmkörper-Hämophilie bei Hämophilie A, außerdem Senkung des Inhibitor-Titers durch Immunadsorption, immunsuppressive Therapie oder Plasmapherese

Hereditäre Thrombozytopenien

Thrombozytär bedingten hämorrhagischen Diathesen liegt meistens eine Verminderung der Thrombozytenzahl (**Thrombozytopenie**), seltener eine Beeinträchtigung der Thrombozytenfunktion (**Thrombozytopathie**) zugrunde. Sowohl bei Thrombozytopenien als auch bei Thrombozytopathien sind hereditäre Formen von erworbenen Ursachen zu unterscheiden. Als Thrombozytopenie wird im Allgemeinen eine Thrombozytenzahl von < 150 000/µl definiert. Mögliche **Ursachen einer Thrombozytopenie** (s. Tab. 10.65) sind:

- verminderte oder ineffektive Thrombozytenneubildung im Knochenmark (**Bildungsstörung**)
- gesteigerter Abbau oder Verbrauch der Thrombozyten (**Umsatzstörung**)
- **Verteilungsstörung** durch Thrombozytenpooling in einer vergrößerten Milz (Hypersplenismus).

Angeborene Thrombozytopenien sind sehr selten und entweder durch verminderte Megakaryozytopoese (Fanconi-Anämie, kongenitale megakaryozytäre Hypoplasie) oder durch ineffektive Thrombozytopoese (Wiskott-Aldrich-Syndrom, May-Hegglin-Anomalie, Alport-Syndrom, Fechtner-Syndrom u. a.) bedingt (s. Tab. 10.65). Häufig sind angeborene Thrombozytopenien mit qualitativen Veränderungen der Thrombozyten und anderer Zellsysteme (z. B. große Thrombozyten und Döhle-Einschlusskörperchen in den Leukozyten bei der May-Hegglin-Anomalie, Panzytopenie beim Fanconi-Syndrom) sowie anatomischen Anomalien oder Fehlbildungen assoziiert (Taubheit, Radiusaplasie, Ekzem).

Erworbene Thrombozytopenien

Erworbene Thrombozytopenien sind die häufigste Ursache einer hämorrhagischen Diathese. Mit einer klinisch relevanten Spontanblutungsneigung ist bei normaler Thrombozytenfunktion in der Regel erst bei Thrombozytenzahlen unter 20 000/µl zu rechnen.

Idiopathische thrombozytopenische Purpura (ITP)

Synonym: Immunthrombozytopenie, Morbus Werlhoff
Engl. Begriff: Idiopathic Thrombocytopenic Purpura

Definition Als idiopathische thrombozytopenische Purpura (ITP) wurde ursprünglich eine ätiologisch und pathogenetisch unklare Thrombozytopenie mit normaler oder gesteigerter Megakaryozytenzahl im Knochenmark bezeichnet. Da nach heutigem Wissensstand die Ursache der Erkrankung eine **Autoantikörperbildung gegen Thrombozyten** ist, wird das Akronym ITP mit dem Begriff der **Immunthrombozytopenie** gleichgesetzt.

Klassifikation Wird nach adäquater Diagnostik keine mit einer Thrombozytopenie einhergehende Grunderkrankung festgestellt, so spricht man von einer primären Immunthrombozytopenie (**primäre ITP**, in der Regel nur mit dem Kürzel ITP bezeichnet). Sie entspricht der eigentlichen idiopathischen thrombozytopenischen Purpura und kann in jedem Lebensalter auftreten. Man unterscheidet nach der Verlaufsform:
- **Akute ITP:** Sie tritt bevorzugt im Kindes- und Jugendalter auf (häufig nach vorangehendem Virusinfekt) und hat eine hohe Spontanremissionsrate. Die Geschlechtsverteilung ist ausgeglichen.
- **Chronische ITP:** Sie betrifft häufiger Erwachsene (**Morbus Werlhof**). Frauen sind dreimal häufiger betroffen als Männer.

Davon abzugrenzen sind alle sekundären Formen bei anderweitiger Grundkrankheit (**sekundäre ITP**), arzneimittelbedingte Immunthrombozytopenien (s. u.) sowie Immunthrombozytopenien durch Alloantikörper (s. Tab. 10.65).

Epidemiologie Die Inzidenzangaben der primären ITP variieren erheblich. Dennoch stellt die primäre ITP zweifellos die häufigste Ursache einer erworbenen isolierten Thrombozytopenie dar.

Ätiologie und Pathogenese Die ITP wird in der Mehrzahl der Fälle durch Autoantikörper gegen thrombozytenspezifische Antigene verursacht (**Autoimmungenese**). Die antikörperbeladenen Thrombozyten werden durch Makrophagen des retikulohistiozytären Systems (RHS) v. a. in der Milz, aber auch in Leber und Knochenmark abgebaut. Dies hat eine deutliche Verkürzung der Thrombozytenüberlebenszeit (Norm: neun bis elf Tage) zur Folge. Die Megakaryozytopoese im Knochenmark ist in der Regel kompensatorisch gesteigert. Seltener sind Autoantikörper, die die Thrombozytenproduktion bereits auf der Ebene der Megakaryozytopoese beeinträchtigen.

Symptome In Abhängigkeit vom Schweregrad der Thrombozytopenie werden multiple oberflächliche Hauteinblutungen (Petechien, s. Abb. 10.54), Ekchymosen, Hämatome nach Bagatelltraumata, Nasen-/Zahnfleischbluten, Menorrhagien und verstärkte oder verlängerte Blutungen nach Operationen oder anderen Traumata beobachtet.

Diagnostik Die Diagnose einer ITP ist immer eine **Ausschlussdiagnose**. Als primäre (d. h. idiopathische) Immunthrombozytopenie muss sie daher von **sekundären Immunthrombozytopenien** und **Thrombozytopenien nicht-immunologischer Genese** abgegrenzt werden (s. Tab. 10.65). Eine isolierte Thrombozytopenie bei ansonsten gesunden Patienten und unauffälligem rotem und

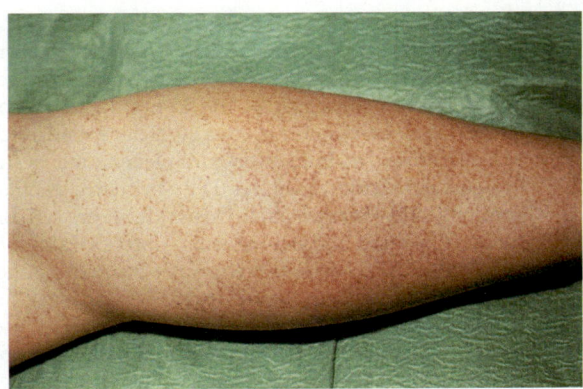

Abb. 10.54 Petechien am Unterschenkel einer 24-jährigen Frau mit idiopathischer thrombozytopenischer Purpura.

weißem Blutbild/Differentialblutbild macht die Diagnose einer ITP wahrscheinlich. Der Diagnosesicherung dienen die **Anamnese** (Infekte, Medikamente, Symptome einer evtl. vorliegenden Grundkrankheit) und die **klinische Untersuchung** (Splenomegalie oder Lymphome weisen auf eine sekundäre Thrombozytopenie hin).

Insbesondere bei fehlender klinischer Symptomatik sollte die Thrombozytopenie immer durch eine Messung in der Neubauer-Zählkammer im Zitrat- oder Heparinblut bestätigt werden, um eine **Pseudothrombozytopenie** auszuschließen. Bei einer Pseudothrombozytopenie kommt es in vitro zur EDTA-vermittelten Agglutination der Thrombozyten, so dass bei automatisierter Zählung falsch-niedrige Thrombozytenzahlen gemessen werden.

Ferner dienen der Diagnosesicherung:
- Knochenmarkzytologie/-histologie (normale, meist gesteigerte Megakaryozytenzahl),
- Nachweis von Antikörpern gegen thrombozytäre Glykoproteine (positiver Antikörpernachweis für die Diagnose aber nicht zwingend erforderlich),
- Ausschluss einer sekundären Immunthrombozytopenie durch Bestimmung von ANA (antinukleäre Antikörper), ENA (extrahierbare nukleäre Antigene), anti-ds-DNA, ACA (Anti-Cardiolipin-Antikörper), Rheumafaktoren
- plasmatischer Gerinnungsstatus zur Abgrenzung gegenüber einer DIC (s. Tab. 10.60)
- Abdomensonographie, um eine Splenomegalie oder Lymphome auszuschließen.

Auf eine nuklearmedizinische Bestimmung der Thrombozytenüberlebenszeit und Lokalisation des Hauptabbauortes mit [111]Indium-markierten Thrombozyten kann meistens verzichtet werden.

Therapie Um Blutungen und eine Blutungsgefährdung zu verhindern, werden periphere Thrombozytenzahlen über 40 000 bis 80 000/µl (akute ITP) bzw. über 20 000 bis 80 000/µl (chronische ITP) angestrebt. Die erforderliche Thrombozytenzahl ist abhängig von Lebensalter, individuell vorliegenden Risikofaktoren (z. B. Hypertonie), notwendigen Operationen, Beruf und Verletzungsrisiko.

Die nachfolgenden Therapieempfehlungen gelten für die meist chronische ITP des Erwachsenen:

- **Primärtherapie mit Glukokortikoiden:** Prednis(ol)on 1–2 mg/kg KG täglich über zwei Wochen, dann schrittweise Dosisreduktion über ca. sechs Wochen und falls erforderlich Erhaltungsdosis (10–15 mg/d). Anhaltende Remissionen werden nur in etwa 20 % der Fälle erreicht.
- **Splenektomie:** Die Indikation zur Splenektomie besteht bei glukokortikoidrefraktärer ITP (primäres Nichtansprechen oder Rezidiv nach Dosisreduktion) mit Blutungsgefährdung und bei Patienten unter 50 Jahren bei sechsmonatigem Verlauf. Präoperativ sollte der Patient mit **Pneumokokkenvakzine** geimpft und ggf. die Thrombozytenzahlen durch eine hoch dosierte intravenöse Behandlung mit **Immunglobulinen** angehoben werden. Es empfehlen sich im Vorfeld ferner Impfungen gegen Haemophilus influenzae Typ b und Neisseria meningitidis. Bei der Meningokokkenimpfung gilt jedoch zu bedenken, dass die gegenwärtig verfügbaren Impfstoffe keinen Schutz gegen den in Mitteleuropa am häufigsten vorkommenden Serotyp B vermitteln. Durch die Splenektomie wird der Hauptabbauort der Thrombozyten (rote Milzpulpa mit residenten Makrophagen) entfernt und wahrscheinlich die Produktion der Autoantikörper reduziert (großer B-Zell-Pool der Milz). Anhaltende komplette Remissionen werden in 35–50 % der Fälle erreicht. Insgesamt profitieren etwa zwei Drittel der Patienten von dem Eingriff.
- **Immunglobuline** (intravenös, hoch dosiert): 0,4 g/kg KG täglich über fünf Tage oder ein- bis zweimalig 1 g/kg KG. Ansprechen nach wenigen Tagen, bei Erwachsenen aber häufig nur passager. Indikation ist in der Regel das Auftreten schwerer Blutungen oder die Operationsvorbereitung. Erweiterte Indikationsstellung in der Schwangerschaft.
- Bei nichtsplenektomierten, Rhesus-positiven Patienten kann als Alternative zur Immunglobulingabe **anti-Rhesus-D-Immunglobulin** (WinRho®) in einer Dosierung von 250 E/kg KG über ein bis zwei Tage verabreicht werden.
- Bei **Nichtansprechen** oder **Rezidiv nach Splenektomie** sowie bei Kontraindikationen gegen eine Splenektomie kommen in erster Linie immunsuppressive Zytostatika wie Azathioprin, Vincristin oder Cyclophosphamid sowie eine Dexamethason-Pulstherapie, in zweiter Linie Cyclosporin A, Danazol oder Interferon-α-2b in Betracht.
- Bei bedrohlichen Blutungen oder zur Operationsvorbereitung sind in der **Akuttherapie Immunglobuline** (hoch dosiert intravenös, s. o.) oder ein **Steroid-Bolus** (z. B. Prednisolon 5–10 mg/kg KG/d i.v. über drei Tage) gleichermaßen effektiv. Die Transfusion von Thrombozytenkonzentraten ist nur kurzfristig und als Zusatzmaßnahme bei lebensbedrohlichen Blutungen indiziert, da die transfundierten Thrombozyten ebenso schnell abgebaut werden wie die autologen.

Verlauf und Prognose Die **akute ITP des Kindesalters** weist eine Spontanremissionsrate von 80 % nach drei bis sechs Monaten auf. Die im **Erwachsenenalter** wesentlich häufiger zu beobachtende chronische Verlaufsform der ITP hat bei mehr als sechsmonatigem Verlauf allenfalls noch eine Spontanremissionsrate von 10–20 % nach einem Jahr. **Schwere intrakranielle, abdominelle** oder **retinale Blutungen** sind selten, aber bedrohlich. Häufigste **krankheitsassoziierte** Todesursache sind **intrakranielle Blutungen**.

Zusammenfassung

- Häufigste Ursache: Autoantikörper gegen thrombozytenspezifische Antigene
- Wichtigstes Symptom: in Abhängigkeit vom Ausmaß der Thrombozytopenie gesteigerte Blutungsneigung (Petechien, Hämatome, Nasen-/Zahnfleischbluten)
- Wichtigste diagnostische Maßnahmen: Blutbild mit isolierter Thrombozytopenie, Messung in der Neubauer-Zählkammer, Ausschluss Pseudothrombozytopenie, Ausschluss von mit einer Thrombozytopenie einhergehenden Grunderkrankung
- Wichtigste therapeutische Maßnahme: bei Therapiebedarf Anheben der Thrombozytenzahl durch Kortikoide, Immunglobuline oder ggf. auch durch Splenektomie

Arzneimittelbedingte thrombozytopenische Purpura

Synonym: Medikamentös bedingte Thrombozytopenie
Engl. Begriff: Drug-Induced Thrombocytopenia

Definition Eine in Kausalzusammenhang mit einer Arzneimitteltherapie auftretende Thrombozytopenie.

Epidemiologie Es liegen keine zuverlässigen Daten vor.

Ätiologie und Pathogenese Eine medikamentös verursachte Thrombozytopenie kann prinzipiell bei jeder Arzneimitteltherapie auftreten. Die Ätiologie ist dementsprechend vielfältig. Einer dosisunabhängig auftretenden, medikamentös induzierten Thrombozytopenie liegt in den meisten Fällen ein Immunmechanismus zugrunde (allergische oder idiosynkratische Form). Davon abzugrenzen sind arzneimittelbedingte Thrombozytopenien durch direkte Hemmung der Megakaryozytopoese, die in der Regel vorhersehbar und dosisabhängig auftreten, z. B. im Rahmen einer Zytostatikatherapie.

Prinzipiell werden drei **Möglichkeiten der Immunpathogenese** unterschieden:

- **Haptentyp:** Das Medikament (Wirkstoff, Metabolit oder Trägersubstanz) bindet an Thrombozytenmembran- oder Plasmaproteine und induziert dadurch die Bildung von Antikörpern. Die Antikörper binden nur in Gegenwart des Medikaments an Thrombozyten und verursachen deren vorzeitigen Abbau im RHS, v. a. in Milz und Leber.
- **Immunkomplextyp:** Immunkomplexe aus Medikament und Antikörpern lagern sich unspezifisch an Thrombozyten an.
- **Autoantikörpertyp:** Medikamente (Beispiel: Goldsalze) induzieren die Bildung von Autoantikörpern gegen thrombozytenspezifische Antigene. Die Autoantikörper binden unabhängig vom Medikament an Thrombozyten und verursachen deren Abbau.

Im Gegensatz zu den ersten beiden genannten Mechanismen kann die arzneimittelbedingte Thrombozytopenie vom Autoantikörpertyp nach Absetzen des Medikaments persistieren.

Zu den häufigsten auslösenden Substanzen zählen:
- **Heparin:** Unterschieden werden zwei Formen der heparininduzierten Thrombozytopenie (HIT):
  - **HIT Typ I** (Inzidenz 2–20 %): Innerhalb der ersten Tage nach Therapiebeginn kommt es zu einer milden Thrombozytopenie (> 100 000/µl), die durch eine direkte Heparin-Plättchen-Interaktion ausgelöst wird.
  - **HIT Typ II** (Inzidenz 1–3 %): Innerhalb der ersten 5–14 Tage (bei Reexposition auch früher!) kommt es meist zu einer ausgeprägten Thrombozytopenie (< 50 000/µl oder 50%iger Abfall gegenüber dem Ausgangswert), die durch Antikörperbildung gegen den Plättchenfaktor-4-Heparin-Komplex bedingt ist. In einem Teil der Fälle treten arterielle und/oder venöse **Thrombosen** und **Embolien** auf. Die Diagnose wird durch den sog. **HIPA-Test** (heparininduzierte Plättchenaktivierung) oder den Nachweis der Antikörper im ELISA gesichert.
- **Goldverbindungen** (Inzidenz 1–5 %): Autoantikörperbildung, seltener Haptenmechanismen; assoziiert mit HLA-DR3
- **Chinidin**
- **Valproinsäure**
- ferner: Antibiotika (Sulfonamide, Penicilline, Cephalosporine), H$_2$-Rezeptor-Antagonisten (z. B. Cimetidin, Ranitidin), Digitalisglykoside, Procainamid.

Symptome Die klinische Symptomatik ist abhängig vom Schweregrad der Thrombozytopenie und wird durch **Blutungsmanifestationen** wie bei der ITP geprägt. Nur bei der heparininduzierten Thrombozytopenie Typ II können zusätzlich schwere **arterielle und/oder venöse Thrombosen und Thromboembolien** auftreten (s. Abb. 10.55).

Diagnostik Wegweisend für Diagnose und Differentialdiagnose ist die **Medikamentenanamnese**. Dies gilt insbesondere bei der HIT Typ II. Bei HIT Typ II kann die Diagnose durch den positiven Nachweis des Antikörpers im HIPA-Test oder im ELISA gesichert werden. Im Einzelfall muss abgewogen werden, ob die gleiche Diagnostik wie bei der ITP zu veranlassen ist, um eine Thrombozytopenie anderer Genese auszuschließen. Bei der Entscheidung sind die Wahrscheinlichkeit der Diagnose einer medikamentös induzierten Thrombozytopenie und der Verlauf zu berücksichtigen. Gegebenenfalls kann versucht werden, medikamentenabhängige antithrombozytäre Antikörper nachzuweisen.

Differentialdiagnose	Ausschlussmaßnahme
ITP	Medikamentenanamnese

Therapie, Verlauf und Prognose Das sofortige Absetzen der auslösenden Medikamente führt in der Regel innerhalb

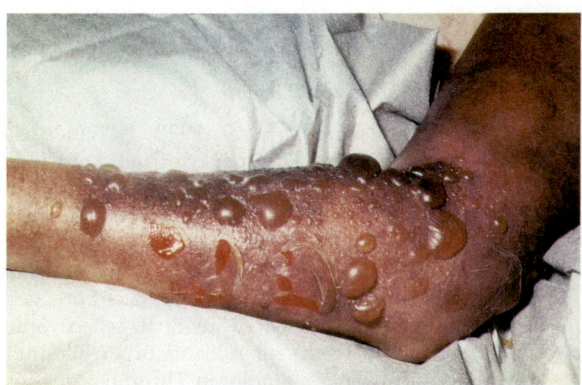

Abb. 10.55 Phlegmasia coerulea dolens. Komplette Thrombosierung sämtlicher Venen des linken Arms bei einer 46-jährigen Patientin mit HIT Typ II. Aufgrund der kompletten Thrombosierung bilden sich ein massives Ödem mit arterieller Hypoperfusion und konsekutiv hypoxische Blasen und Nekrosen.

weniger Tage zum Anstieg der Thrombozytenzahlen. Bei einer klinisch manifesten Blutungsneigung kann hoch dosiert mit Immunglobulinen oder kurzfristig mit Glukokortikoiden behandelt werden. Thrombozytentransfusionen sind nur bei schweren Blutungen indiziert. Bei einer arzneimittelbedingten Thrombozytopenie vom Autoantikörpertyp (Gold!) kann die Thrombozytopenie persistieren. Die Therapie muss in diesen Fällen analog der Behandlung der ITP durchgeführt werden.

Wegen der Gefahr thrombembolischer Komplikationen sollte bereits bei Verdacht auf eine HIT Typ II umgehend eine alternative Antikoagulation mit **Danaparoid** (Orgaran®) oder **Hirudin** (Refludan®) eingeleitet werden. Mit der Zulassung für das Medikament **Argatroban** (Acova®) ist in Zukunft auch in Deutschland zu rechnen.

Die Intensität der Antikoagulation (prophylaktisch versus therapeutisch) hat sich nach den individuellen klinischen Begleitumständen zu richten. Auch wenn die Inzidenz einer HIT Typ II bei Gabe niedermolekularer Heparine im Vergleich zu unfraktionierten Heparinen offenbar geringer ist, so ist die Umstellung auf ein niedermolekulares Heparin bei manifester HIT Typ II dennoch kontraindiziert, da in über 90 % der Fälle eine Kreuzreaktivität besteht. Bei dem Heparinoid Danaparoid hingegen wird lediglich in 5–10 % der Fälle eine Kreuzreaktivität beobachtet, bei Hirudin gar nicht. Nach Auftreten einer HIT Typ II sollte auch bei fehlender Persistenz von HIT-Antikörpern auf eine Reexposition verzichtet werden.

Zusammenfassung

- Häufigste Ursachen: Heparin oder Goldverbindungen
- Wichtigste Symptome: Blutungsneigung, bei HIT Typ II auch arterielle und venöse Thrombosen und Embolien
- Wichtigste diagnostische Maßnahmen: Medikamentenanamnese, evtl. spezifischer Antikörpernachweis
- Wichtigste therapeutische Maßnahmen: auslösende Medikamente absetzen, hoch dosiert Immunglobulin oder Glukokortikoide, bei HIT Typ II Antikoagulation mit alternativen Substanzen!

Post-Transfusions-Purpura (PTP)

Synonym: Posttransfusionelle Purpura
Engl. Begriff: Posttransfusion Purpura

Die Post-Transfusions-Purpura (PTP) ist eine seltene Ursache für eine schwere Thrombozytopenie. Die PTP wird durch **Antikörper** ausgelöst, die gegen gewisse auf dem Glykoprotein IIb/IIIa lokalisierte Thrombozyten-Alloantigene gerichtet sind (HPA-1a, HPA-1b, HPA-3, HPA-4a). Wird Alloantigen-positives Blut einem in diesem Alloantigen negativen Spender transfundiert, kommt es nach vorangehender Sensibilisierung (meistens Gravidität, selten vorangehende Bluttransfusionen) zur Alloantikörper-Bildung mit konsekutivem Abbau der autologen Thrombozyten innerhalb von fünf bis zehn Tagen. Warum autologe Thrombozyten abgebaut werden, ist unklar. Als mögliche Pathomechanismen werden kreuzreagierende Antikörper, Thrombozytendestruktion durch Immunkomplexe, Adsorption löslicher Alloantigene an autologe Thrombozyten oder Triggerung durch den sog. Alloantigenstimulus bei einem vorübergehenden Autoimmunprozess diskutiert. In mehr als 90 % der Fälle kommt es innerhalb von zwei Monaten zur Spontanremission. **Therapie** der Wahl ist die Gabe von hoch dosierten Immunglobulinen (1–2 g/kg KG i.v.).

Thrombozytopenien in der Gravidität

Synonym: Gestationsthrombozytopenie

Thrombozytopenien werden mit einer Häufigkeit von bis zu 5–10 % aller Schwangerschaften angegeben. Ungefähr zwei Drittel der Patientinnen sind gesund, haben keine ITP in ihrer Vorgeschichte und lediglich eine milde Thrombozytopenie (75 000–150 000/μl). Diese für Mutter und Kind in der Regel klinisch irrelevante sog. **Gestationsthrombozytopenie** muss von anderen Ursachen einer Thrombozytopenie (s. Tab. 10.65), insbesondere einer ITP, einer beginnenden Präklampsie/Eklampsie und dem HELLP-Syndrom (**H**aemolysis, **E**levated **L**iver Enzymes and **L**ow **P**latelets), abgegrenzt werden.

Hereditäre Thrombozytopathien

Definition Den angeborenen Thrombozytopathien liegen definierte, in der Regel autosomal-rezessiv vererbte Störungen der Thrombozytenfunktion zugrunde, die je nach Defekt die Plättchenadhäsion, die Freisetzungsreaktion und/oder die Aggregation betreffen. Nachfolgend aufgeführt sind die wichtigsten der insgesamt seltenen hereditären Thrombozytopathien. Zu den wichtigsten gehören:
- Bernard-Soulier-Syndrom
- Thrombasthenie Glanzmann
- Störungen der Freisetzungsreaktion.

Epidemiologie Es liegen keine zuverlässigen Daten vor (seltenes und heterogenes Krankheitsbild).

Ätiologie und Pathogenese

Bernard-Soulier-Syndrom
Synonym: makrothrombozytäre Thrombopathie

Ursache des Bernard-Soulier-Syndroms ist ein quantitativer oder qualitativer Defekt des Glykoprotein-Ib/IX-Komplexes auf der Thrombozytenoberflächenmembran (Bindungsstelle für von-Willebrand-Faktor). Durch den Membrandefekt ist die vWF-vermittelte Thrombozytenadhäsion an subendotheliale Matrixstrukturen gestört. Charakteristisch sind eine stark verlängerte Blutungszeit und eine in vitro fehlende Thrombozytenagglutination nach Zusatz von Ristocetin. Die Thrombozytenaggregation nach Stimulation mit Kollagen, ADP, Thrombin und Adrenalin ist unbeeinträchtigt. Auffällig ist ferner eine Thrombozytopenie mit Nachweis von Riesenthrombozyten.

Thrombasthenie Glanzmann
Synonym: Glanzmann-Naegeli-Syndrom

Ursache der Thrombasthenie Glanzmann ist ein quantitativer oder qualitativer Defekt des **Glykoprotein-IIb/IIIa-Komplexes** auf der Plättchenmembran (Bindungsstelle für Fibrinogen). Hieraus resultiert eine gestörte Aggregation durch verminderte oder fehlende Fibrinogenbindung. Charakteristisch sind eine verlängerte Blutungszeit und eine in vitro fehlende Aggregation nach Stimulation mit Kollagen, ADP, Thrombin und Adrenalin. Die Ristocetin-induzierte Thrombozytenagglutination ist normal. Thrombozytenzahl und -morphologie sind unauffällig.

Störungen der Freisetzungsreaktion Diese heterogene Gruppe erblicher Thrombozytopathien ist auf Störungen der Sekretionsmechanismen oder Defekte der Speicherorganellen zurückzuführen. „**Aspirin-like**"-**Defekte** sind Folge von Störungen im Arachidonsäuremetabolismus, in deren Folge Thromboxan vermindert synthetisiert und freigesetzt wird. Bei der „**Storage Pool Disease**" sind thrombozytäre Speichergranula (α- und/oder δ-Granula) vermindert oder defekt. Die verminderte Freisetzung aggregationsfördernder Mediatoren wie ADP (α-Granula) oder Thromboxan A_2 verursacht eine Störung der irreversiblen Thrombozytenaggregation und damit der primären Hämostase.

Symptome Abhängig von der Genese ist die hämorrhagische Diathese unterschiedlich stark ausgeprägt. Charakteristisch sind eine Neigung zu Haut- und Schleimhautblutungen in Form von Petechien, Ekchymosen, Epistaxis, Zahnfleischbluten, Hämatomen nach Bagatelltraumata, Menorrhagien sowie verstärkte/verlängerte Blutungen nach Operationen/Traumata.

Diagnostik Die Verdachtsdiagnose einer Thrombozytopathie wird aufgrund von Blutungstyp und -anamnese einschließlich Medikamenten- und Familienanamnese gestellt. Typisch ist die Befundkonstellation aus **verlängerter Blutungszeit** und **normaler Thrombozytenzahl** (Ausnahme: Thrombozytopenie beim Bernard-Soulier-Syndrom) bei Normalbefunden der plasmatischen Gerinnungstests.

Zur Diagnosesicherung und differentialdiagnostischen Abgrenzung können verschiedene Plättchenfunktionen bedarfsweise und gezielt durch entsprechende In-vitro-Testverfahren (Thrombozytenaggregation, Ristocetin-induzierte Plättchenagglutination) geprüft werden. Die Durchführung und Interpretation dieser Untersuchungen sollte Speziallaboratorien vorbehalten sein. Bei Verdacht auf ein Bernard-Soulier-Syndrom oder eine Thrombasthenie Glanzmann sollte sich eine Analyse der Membranglykoproteine anschließen.

Differentialdiagnose	Ausschlussmaßnahmen
Erworbene Thrombozytopathien	Anamnese inkl. Familien- und Medikamentenanamnese

Therapie Bei einigen Patienten mit Thrombozytenfunktionsstörungen ist **DDAVP** zur Behandlung von Blutungen bzw. zur (perioperativen) Blutungsprophylaxe erfolgreich. Die Dosierung entspricht der bei der milden Hämophilie A (s. o.). Bei bedrohlichen Blutungen und größeren chirurgischen Eingriffen ist die Transfusion von **Thrombozytenkonzentraten** indiziert.

Verlauf und Prognose Verlauf und Prognose werden durch den klinischen Ausprägungsgrad der erhöhten Blutungsbereitschaft und die daraus resultierenden Komplikationen bestimmt.

Zusammenfassung

- Häufigste Ursachen: angeborene Membrandefekte, Störungen der Sekretionsmechanismen oder der Speicherorganellen der Thrombozyten
- Wichtigste Symptome: Petechien, Nasen- und Zahnfleischbluten, Hämatome nach Bagatelltraumen
- Wichtigste diagnostische Maßnahmen: verlängerte Blutungszeit bei normaler Thrombozytenzahl, Anamnese, Familienanamnese, Thrombozytenmorphologie, Thrombozytenfunktionstestung
- Wichtigste therapeutische Maßnahmen: je nach Symptomatik DDAVP oder Thrombozytenkonzentrate (prophylaktisch oder zur Behandlung manifester Blutungen)

Erworbene Thrombozytopathien

Erworbene Thrombozytopathien sind im Vergleich zu hereditären Thrombozytopathien wesentlich häufiger. Sie sind entweder medikamentös induziert oder Ausdruck bzw. Folge bestimmter Grunderkrankungen.

Ätiologie und Pathogenese Die Liste der **Medikamente**, die zu klinisch mehr oder minder relevanten Thrombozytenfunktionsstörungen führen können, ist umfangreich. Die wichtigsten sind:
- **Acetylsalicylsäure (ASS):** ASS führt zu einer irreversiblen Hemmung der Zyklooxygenase. Dadurch wird die Synthese des proaggregatorischen Thromboxans A_2 vermindert. ASS wird in Dosierungen ab 30 mg täglich (in der Regel 100–300 mg/d) zur Thrombozytenfunktionshemmung bei kardio- und zerebrovaskulären Erkrankungen eingesetzt. Nach Absetzen von ASS normalisiert sich die Plättchenfunktion in dem Maß, wie funktionsfähige Thrombozyten nachgebildet werden, d. h. frühestens nach vier bis fünf Tagen (biologische Halbwertszeit der Thrombozyten).
- Andere **nicht-steroidale Antiphlogistika und Antirheumatika (NSAR)** hemmen die Zyklooxygenase reversibel (z. B. Indometacin, Phenylbutazon u. a.).
- **Antibiotika:** Verschiedene Betalaktam-Antibiotika, insbesondere Penicillin G, halbsynthetische Penicilline und einige Cephalosporine, können bei hoch dosierter parenteraler Anwendung eine Funktionsstörung der Thrombozyten bewirken.
- **Plasmaexpander** (Dextrane, Hydroxyäthylstärke).
- **Weitere Substanzen:** Clopidogrel, Ticlopidin, Prostazyklinanaloga, Dipyridamol, Sulfinpyrazon, Ketanserin, Fibrinogenrezeptor-Antagonisten.

Erkrankungen, bei denen Funktionsstörungen der Thrombozyten auftreten, sind:
- **Paraproteinämien** (vor allem IgA-Myelome und Makroglobulinämie Waldenström)
- **chronische myeloproliferative Erkrankungen** (z. T. durch Bildung funktionsgestörter Thrombozyten infolge eines Stammzelldefekts)
- Niereninsuffizienz, **Urämie**
- chronische Leberparenchymerkrankungen, insbesondere **Leberzirrhose**
- **disseminierte intravasale Gerinnung (DIC):** Neben der Koagulopathie und der Thrombozytopenie kann eine fakultativ vorliegende Thrombozytenfunktionsstörung die Blutungsneigung verstärken.

Symptome Die Symptome entsprechen denen angeborener Thrombozytopathien.

Diagnostik Die Befundkonstellation der Basisdiagnostik ist der bei den angeborenen Thrombozytopathien ähnlich: verlängerte Blutungszeit bei in der Regel normaler Thrombozytenzahl (bei Leberzirrhose, chronischer Niereninsuffizienz und DIC jedoch häufig Thrombozytopenie bzw. Thrombozytose bei myeloproliferativen Syndromen) und Normalbefunden der plasmatischen Gerinnung (jedoch Abweichungen z. B. bei Leberzirrhose oder DIC). Wegweisend sind die Medikamentenanamnese bzw. Untersuchungen auf das Vorliegen der o. g. Grundkrankheiten. Auf die Durchführung von Thrombozytenfunktionsanalysen kann bei einer medikamenteninduzierten Thrombozytopathie in der Regel verzichtet werden.

Therapie Soweit möglich erfolgt eine kausale Therapie, indem die Grundkrankheit behandelt und thrombozytenfunktionshemmende Medikamente abgesetzt werden. Ansonsten wird wie bei den angeborenen Thrombozytopathien therapiert.

Verlauf und Prognose Verlauf und Prognose werden vom klinischen Ausmaß der Blutungsbereitschaft sowie von der Prognose der jeweils vorliegenden Grundkrankheit bestimmt.

Hämatologie

Zusammenfassung

- Häufigste Ursachen: Medikamente, vor allem nichtsteroidale Antirheumatika und Antibiotika oder verschiedene Grunderkrankungen
- Wichtigstes Symptom: vermehrte Blutungsneigung
- Wichtigste diagnostische Maßnahmen: Blutungszeit verlängert, Thrombozytenzahl normal
- Wichtigste therapeutische Maßnahmen: Behandeln der Grundkrankheit, Absetzen der auslösenden Medikamente

Hereditäre vaskuläre hämorrhagische Diathesen

Vaskulär bedingte hämorrhagische Diathesen sind in erster Linie durch Haut- und Schleimhautblutungen (v. a. Petechien, Ekchymosen, Hämatome nach Minimaltraumen, Epistaxis) bei normaler Thrombozytenzahl und -funktion sowie normaler plasmatischer Gerinnung gekennzeichnet. Fakultativ kann die Blutungszeit verlängert sein und der Rumpel-Leede-Kapillarresistenztest positiv ausfallen. Angeborene Formen umfassen die hereditäre hämorrhagische Teleangiektasie und verschiedene Bindegewebserkrankungen. Die Ätiologie erworbener Formen ist vielfältig.

Morbus Osler-Weber-Rendu

Synonym: Hereditäre hämorrhagische Teleangiektasie
Engl. Begriff: Hereditary Haemorrhagic Teleangiectasia

Der Morbus Osler-Weber-Rendu ist eine autosomal-dominant vererbte Erkrankung mit purpuraartig imponierenden **Teleangiektasien der Haut und Schleimhäute.** Die Teleangiektasien finden sich vor allem im Gesicht, an Lippen, Zunge, Mund- und Nasenschleimhaut, Handflächen, Fußsohlen sowie sublingual. Auf Druck mit einem Glasspatel blassen die Teleangiektasien ab und sind dadurch eindeutig von Petechien zu unterscheiden. Klinisch stehen spontane oder durch ein Minimaltrauma ausgelöste **Schleimhautblutungen** (v. a. Epistaxis) im Vordergrund. Teleangiektasien der parenchymatösen Organe können Ursache rezidivierender Blutungen und arteriovenöser Shuntbildungen sein.

Die **Therapie** beschränkt sich auf symptomatische Maßnahmen. Bei unkontrollierbaren Blutungen und symptomatischen arteriovenösen Aneurysmen sollte eine chirurgische Intervention erfolgen.

Hereditäre Bindegewebserkrankungen

Die Blutungsneigung bei der klinisch sehr heterogenen Gruppe hereditärer Bindegewebserkrankungen ist variabel.

- Beim **Ehlers-Danlos-Syndrom,** das durch eine vermehrte Dehnbarkeit der Haut mit konsekutiven Einrissen und Blutungen sowie Überstreckbarkeit der Gelenke charakterisiert ist, kann die Blutungsneigung erheblich sein.
- Beim **Marfan-Syndrom** (Arachnodaktylie, Linsenluxation, Entwicklung von dissezierenden Aortenaneurysmen), beim **Pseudoxanthoma elasticum** (schlaffe Haut mit flachen gelblichen Papeln der Haut) und bei der **Osteogenesis imperfecta** ist die Blutungsneigung in der Regel wenig ausgeprägt.

Vereinzelt sind diese hereditären Bindegewebsstörungen zudem mit thrombozytären oder auch plasmatischen Gerinnungsstörungen assoziiert.

Erworbene vaskuläre hämorrhagische Diathesen

Purpura simplex

Diese erworbene oder familiär auftretende Vasopathie betrifft überwiegend **Frauen** und ist durch petechiale Hautblutungen und Ekchymosen v. a. im Bereich der unteren Extremitäten charakterisiert. Häufig besteht eine zeitliche Beziehung der Blutungsmanifestationen zum Menstruationszyklus, da **prämenstruell schmerzhafte Suffusionen** („Teufelsflecke") auftreten können. Der Krankheitswert ist gering.

Purpura senilis

Petechiale Blutungen und Ekchymosen der atrophischen Haut des älteren Menschen treten bevorzugt im Gesicht, auf den Handrücken sowie an Unterarmen und Beinen auf. Als Residuen können braune Pigmentflecken verbleiben. Der Krankheitswert ist gering.

Purpura Schoenlein-Henoch (vaskulär-allergische Purpura)

Diese Hypersensitivitätsvaskulitis tritt meist im Kindesalter auf und steht in ätiologischem Zusammenhang mit vorangegangenen **Infekten der oberen Luftwege.** Möglicherweise wird sie auch durch Medikamente oder Nahrungsmittelallergene ausgelöst. Histomorphologisch lassen sich Ablagerungen von **Immunkomplexen** (IgA, IgM) und **Komplementfaktoren** in der Wand kleinerer Gefäße mit perivaskulären Leukozyteninfiltraten nachweisen.

Klinisch imponieren symmetrische, bevorzugt an den Streckseiten der Beine und am Gesäß auftretende **Hautmanifestationen** in Form von petechialen, bis münzgroßen Hauteinblutungen sowie urtikariellen und makulopapulösen Effloreszenzen. Häufig bestehen ferner eine **Gelenkbeteiligung** (schmerzhafte Schwellungen), eine **abdominelle Symptomatik** (kolikartige Bauchschmerzen, Meläna), eine **Nierenbeteiligung** (herdförmige Glomerulonephritis mit mesangialer IgA-Ablagerung, Mikro-/Makrohämaturie), Kopfschmerzen und Fieber.

Therapeutisch haben **Kortikosteroide** nur eine symptomatische Bedeutung. Potentielle Auslöser müssen identifiziert und eliminiert werden, um rezidivierende Verläufe zu vermeiden.

Paroxysmales Haut- oder Fingerhämatom

Synonym: „Fingerapoplexie"

Die Ätiologie ist unklar. Spontan oder nach mechanischer Belastung kommt es zu schmerzhaften Fingerhämatomen (meistens an der Volarseite der Interphalangealgelenke). Ursache ist vermutlich die Ruptur kleiner Venen. Junge Frauen sind bevorzugt betroffen.

Vaskuläre hämorrhagische Diathesen im Rahmen anderer Grundkrankheiten

- **Morbus Cushing, Langzeitbehandlung mit Kortikosteroiden:** Eine vaskuläre Purpura geht mit einer kutanen Atrophie einher, bevorzugt an den Unterarmstreckseiten.
- **Amyloidose:** Im Bereich kutaner Manifestationen einer Amyloidose finden sich petechiale Einblutungen. Ursächlich wird eine erhöhte Kapillarfragilität infolge von Amyloideinlagerungen in der Gefäßwand angenommen.
- **Purpura hyperglobulinaemica:** Diese rezidivierende vaskuläre Purpura findet sich bei polyklonaler Hyperglobulinämie bevorzugt im Bereich der Beine. Nach der Abheilung bleiben häufig Pigmentresiduen zurück. Unterschieden werden idiopathische und symptomatische Formen (z. B. bei Sarkoidose, systemischem Lupus erythematodes, rheumatoider Arthritis, Sjögren-Syndrom). Hämorrhagische Haut- und Schleimhautläsionen können auch im Zusammenhang mit Paraproteinämien und Kryoglobulinämien auftreten.
- **C-Avitaminose (Skorbut):** Vitamin-C-Mangel verursacht Haut- und Schleimhautblutungen, da die Kapillarfragilität infolge einer gestörten Kollagensynthese erhöht ist. Bei schweren Verlaufsformen sind auch Weichteilhämatome, subperiostale Blutungen und Gelenkblutungen möglich.

Thrombotische Mikroangiopathien

Synonyme: Thrombotisch-thrombozytopenische Purpura, hämolytisch-urämisches Syndrom
Engl. Begriff: Thrombotic Microangiopathies

Definition Bei den thrombotischen Mikroangiopathien handelt es sich um eine Gruppe verwandter Krankheitsbilder, deren pathogenetische Hauptmerkmale eine intravaskuläre Plättchen-Thrombusbildung in der Mikrozirkulation und eine dadurch bedingte mikroangiopathische Hämolyse darstellen. Die lange Zeit übliche strikte Unterscheidung zwischen den beiden wichtigsten klinischen Syndromen, der **thrombotisch-thrombozytopenischen Purpura (TTP; Morbus Moschcowitz)** und dem **hämolytisch-urämischen Syndrom (HUS)**, lässt sich derzeit aufgrund einer zum Teil erheblichen klinischen Überlappung sowie pathogenetischer Gemeinsamkeiten nicht mehr konsequent aufrechterhalten.

Epidemiologie Keine validen Daten (heterogenes Krankheitsbild und unscharfe diagnostische Kriterien).

Ätiologie und Pathogenese Ein auslösender Faktor lässt sich in den meisten Fällen einer thrombotischen Mikroangiopathie nicht identifizieren. Eine bedeutsame Assoziation besteht jedoch zwischen einer sich hauptsächlich im Kindesalter als HUS manifestierenden thrombotischen Mikroangiopathie und einer vorausgehenden Durchfallerkrankung bei Infektion mit Verotoxin bildenden E.-coli-Stämmen, insbesondere Stamm 0157:H7. Weitere auslösende Faktoren, in erster Linie des klinischen Bildes einer TTP, stellen Medikamente (insbesondere Ticlopidin und Clopidogrel), Schwangerschaft, Kollagenosen und Malignome dar.

Von zentraler Bedeutung für die Pathogenese thrombotischer Mikroangiopathien ist **von-Willebrand-Faktor (vWF)**. vWF wird in Endothelzellen und Megakaryozyten produziert und in Form hochmolekularer Multimere in das Blutplasma sezerniert. Die Fähigkeit des vWF, Thrombozyten zu aggregieren, korreliert mit der Größe der vWF-Multimere. Außergewöhnlich große vWF-Multimere können Thrombozyten direkt aggregieren. Dies geschieht insbesondere unter Einwirkung großer Scherkräfte, wie sie bevorzugt in der Mikrozirkulation auftreten. Die Bildung thrombozytenreicher Thromben in der Mikrozirkulation führt über die resultierende Ischämie zu den klinisch manifesten Organdysfunktionen.

Eine vWF-spaltende Protease spaltet hochmolekulare Multimere zu einer Größe, die sie außer Stande setzt, Thrombozyten unmittelbar zu aggregieren. Kürzlich konnte diese Protease als eine Metalloprotease vom Typ ADAMTS 13 (a disintegrin and metalloprotease with thrombospondin-1-like domains) identifiziert werden. In jüngerer Zeit konnte gezeigt werden, dass die Aktivität der vWF-spaltenden Protease bei Patienten mit TTP in der Regel stark verringert ist. Diese Aktivitätsminderung ist meist erworben und beruht auf einer Autoantikörperbildung gegen die vWF-spaltende Protease. In einigen seltenen Fällen konnte bei Patienten mit rezidivierender TTP ein autosomal-rezessiv vererbter kompletter Enzymmangel demonstriert werden.

Ein Mangel an vWF-spaltender Protease ist jedoch nicht spezifisch für thrombotische Mikroangiopathien und wird auch bei verschiedenen anderen physiologischen (z. B. Schwangerschaft) und pathologischen (z. B. Leber- und Nierenerkrankungen) Zuständen beobachtet.

Ein Mangel an vWF-spaltender Protease wird bei Patienten mit dem klinischen Bild eines HUS deutlich seltener beobachtet. Einen weiteren möglichen Pathomechanismus stellt ein Endothelzellschaden dar.

Symptome Die klassische Symptomatik besteht aus der Kombination einer mikroangiopathischen hämolytischen Anämie mit Thrombozytopenie, Fieber, neurologischen Symptomen und einer Nierenfunktionsstörung. Die Ausprägung der einzelnen Symptome variiert von Fall zu Fall und ist unter anderem auch vom Zeitpunkt der Diagnosestellung abhängig. Die neurologischen Symptome können von Kopfschmerzen über Bewusstseinstrübungen und Krampfanfälle bis hin zum Koma reichen. Oftmals gehen der Erkrankung unspezifische Allgemeinsymptome voraus. Das HUS kann als Sonderfall einer thrombotischen Mikroangiopathie mit klinisch im Vordergrund stehender Nierenfunktionsstörung aufgefasst werden. Dieser häufig im Kindesalter auftretenden Variante geht vielfach eine Durchfallerkrankung voraus.

Diagnostik Grundvoraussetzung für die Diagnosestellung ist der Nachweis einer mikroangiopathischen Hämolyse. Außer den typischen Zeichen einer intravasalen Hämolyse (Abfall von Hämoglobin und Hämatokrit, Erniedrigung des Haptoglobins, Anstieg von Retikulozyten, freiem Hämoglobin, LDH und Bilirubin) muss die mechanische Zerstörung der Erythrozyten in der Mikrozirkulation durch den Nachweis von **Fragmentozyten** im Blutausstrich bewiesen werden. Die Thrombozytenzahl ist in der Regel deutlich erniedrigt, der direkte Coombs-Test negativ. Das Auftreten weiterer Laborveränderungen ist vom Ausmaß evtl. vorliegender Organdysfunktionen abhängig. Die Aktivitätsbestimmung der vWF-spaltenden Protease ist im Rahmen der Routinediagnostik derzeit noch nicht möglich.

Differentialdiagnose	Ausschlussmaßnahmen
Evans-Syndrom	Direkter und indirekter Coombs-Test, Blutausstrich
DIC	Quick, PTT, AT III, FSP, Blutausstrich

Therapie Therapie der Wahl ist im Erwachsenenalter die **Plasmaaustauschtransfusion** zusammen mit einer maximalen supportiven Therapie (z. B. Hämodialyse). Ein rechtzeitiger Therapiebeginn ist für Therapieerfolg und Prognose von entscheidender Bedeutung.

Verlauf und Prognose Seit Einführung der Plasmaaustauschtransfusion konnte die Mortalität der Erkrankung von früher etwa 90 % auf aktuell etwa 10–20 % gesenkt werden. Rezidivierende Verläufe werden seitdem deutlich häufiger beobachtet (10–30 %).

> **Zusammenfassung**
>
> - Häufigste Ursachen: erworbener oder angeborener Mangel an vWF-spaltender Protease (bei TTP), Verotoxin (HUS)
> - Wichtigste Symptome: mikroangiopathische Hämolyse, Thrombozytopenie, Fieber, neurologische Symptome, Nierenfunktionsstörung
> - Wichtigste diagnostische Maßnahmen: Hämolyseparameter, Blutbild inkl. Blutausstrich (Fragmentozytose)
> - Wichtigste therapeutische Maßnahme: Plasmaaustauschtransfusion

10.6.2 Thrombophile Diathesen

Unter dem Oberbegriff der thrombophilen Diathesen werden angeborene oder erworbene Gerinnungsstörungen zusammengefasst, die mit einem erhöhten Risiko thrombembolischer Komplikationen einhergehen. Für die überwiegende Mehrzahl dieser Veränderungen gilt dabei, dass sie lediglich das venöse Thrombembolierisiko erhöhen. Die klinisch bedeutsamsten thrombophilen Diathesen sind:
- Mangelzustände bzw. Funktionsdefekte der physiologischen Gerinnungsinhibitoren Antithrombin III, Protein S und Protein C
- die Resistenz gegen aktiviertes Protein C (APC-Resistenz) bei Faktor-V-Leiden-Mutation
- die Prothrombin-Mutation G20210A
- das Antiphospholipid-Antikörper-Syndrom

Eine untergeordnete Rolle spielen der homozygote Faktor-XII-Mangel, bestimmte Formen angeborener Dysfibrinogenämien und eine verminderte fibrinolytische Aktivität. Eine Hyperhomocysteinämie stellt in erster Linie einen milden Risikofaktor für arterielle thrombembolische Komplikationen dar.

Definition Angeborene oder erworbene Gerinnungsstörungen, die mit einem erhöhten Risiko thrombembolischer Komplikationen einhergehen.

Epidemiologie Der mit Abstand häufigste angeborene Risikofaktor einer Venenthrombose ist die autosomal-dominant vererbte **APC-Resistenz** bei **Faktor-V-Leiden-Mutation,** deren Prävalenz in der Gesamtbevölkerung mitteleuropäischer Abstammung mit 3–7 % angegeben wird. Bei Patienten mit venöser Thrombose ist eine APC-Resistenz in 20–30 % der Fälle nachweisbar.

Die ebenfalls autosomal-dominant vererbte **Prothrombin-Mutation G20210A** stellt den zweithäufigsten angeborenen Defekt dar und wird bei etwa 2 % der Gesamtbevölkerung sowie etwa 6 % der Patienten mit erster symptomatischer tiefer Venenthrombose beobachtet.

Angeborene, in der Regel autosomal-dominant vererbte Mangelzustände bzw. Funktionsdefekte der physiologischen Gerinnungsinhibitoren **Antithrombin III, Protein C** oder **Protein S** sind demgegenüber vergleichsweise selten. Insgesamt beträgt die Prävalenz dieser Veränderungen bei Patienten mit einer ersten symptomatischen tiefen Venenthrombose 3–6 %. Die Prävalenz des Antithrombin-III-Mangels sowie des Protein-C-Mangels in der Gesamtbevölkerung liegt jeweils deutlich unter 1 %. Über die Prävalenz des Protein-S-Mangels liegen aufgrund der erheblichen intra- und interindividuellen Schwankungsbreite der Protein-S-Werte keine verlässlichen Daten vor.

Ätiologie und Pathogenese Die **physiologischen Gerinnungsinhibitoren** wirken einer überschießenden intravasalen Fibrinbildung entgegen, indem sie die Gerinnungsaktivierung kontrollieren und lokal begrenzen. Mangelzustände und/oder Funktionsdefekte der einzelnen Inhibitoren führen daher über eine vermehrte Gerinnbarkeit (**Hyperkoagulabilität**) zu einer vermehrten Thromboseneigung, die sich insbesondere im venösen Gefäßsystem manifestiert.

Antithrombin III hemmt durch eine irreversible Komplexbildung nahezu alle Enzyme der plasmatischen Gerinnung, insbesondere die Schlüsselenzyme F Xa und Thrombin (s. Abb. 10.56).

Protein C wird durch Thrombin, das an endothelständiges Thrombomodulin gebunden ist, aktiviert. Aktiviertes Protein C (APC) inaktiviert unter Mitwirkung des Kofaktors **Protein S** die Faktoren Va und VIIIa (s. Abb. 10.57).

Eine **APC-Resistenz** ist in über 95 % der Fälle Folge einer **Punktmutation im F-V-Molekül** (G1691A), infolge deren die F-Va-Inaktivierung durch APC deutlich weniger effektiv wird (s. Abb. 10.58). Diese Mutation wird nach dem Ort der Erstbeschreibung auch als **Faktor-V-Leiden** bezeichnet.

Die **Prothrombin-Mutation G20210A** betrifft einen nichtkodierenden Genomabschnitt und führt vermutlich über einen erhöhten Plasmaspiegel und das dadurch vermehrte Substratangebot zu einer erhöhten Thromboseneigung.

Die detaillierte Pathogenese des **Antiphospholipid-Antikörper-Syndroms** (s. u.) ist ungeklärt.

Die vermeintliche Thromboseneigung bei **homozygotem Faktor-XII-Mangel** wird pathogenetisch auf die Verbindung zwischen den Faktoren der Kontaktaktivierungsphase der Gerinnung mit dem fibrinolytischen System zurückgeführt.

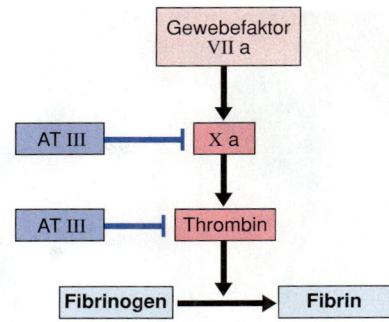

Abb. 10.56 Antithrombin III (AT III) entfaltet seine gerinnungsinhibierende Wirkung überwiegend durch Hemmung der Schlüsselenzyme F Xa und Thrombin.

Symptome Thrombosen auf dem Boden einer laborchemisch fassbaren thrombophilen Diathese unterscheiden sich zunächst nicht grundsätzlich von Thrombosen, die ohne erkennbaren Gerinnungsdefekt zustande kommen. Verdächtig auf das Vorliegen einer thrombophilen Diathese sind jedoch:
- aus geringfügigem oder ohne erkennbaren Anlass auftretende (**idiopathische**) Thrombosen
- in jüngerem Lebensalter (vor dem 40. Lebensjahr) auftretende Thrombosen
- rezidivierende Thrombosen
- eine **positive Familienanamnese** hinsichtlich venöser thrombembolischer Komplikationen
- in **atypischer Lokalisation** (z. B. Mesenterial- oder Sinusvenenthrombose) auftretende Thrombosen.

Antithrombin-III-Mangel Der hereditäre Antithrombin-III-Mangel wird autosomal-dominant vererbt. Homozygote Mangelzustände sind mit einem Überleben des Fetus unvereinbar. Unterschieden werden rein quantitative Mangelzustände (Typ I) von qualitativen Funktionsdefekten (Typ II). Das venöse Thromboserisiko ist etwa fünf- bis 20fach erhöht. Damit stellt der Antithrombin-III-Mangel den mit dem höchsten Thromboserisiko behafteten Einzeldefekt dar. Ein klinisch relevanter Unterschied zwischen Typ-I- und Typ-II-Defekten besteht nicht. Das thrombotische Ersteereignis tritt häufig bereits im jungen Erwachsenenalter auf.

Protein-C-Mangel Auch der hereditäre Protein-C-Mangel wird in der Regel autosomal-dominant vererbt. Homozygote Mangelzustände führen in der Neonatalperiode zum klinischen Bild einer **Purpura fulminans** (s. Abb. 10.59). Ebenso wie beim Antithrombin-III-Mangel werden auch hier quantitative (Typ I) von qualitativen (Typ II) Defekten unterschieden. Das venöse Thromboserisiko ist etwa fünf- bis zehnfach erhöht. Das thrombotische Ersteereignis tritt bei der Mehrzahl der symptomatischen Patienten bis zum mittleren Erwachsenenalter auf. Das Risiko einer kumarininduzierten Hautnekrose ist bei Patienten mit Protein-C-Mangel in den ersten Tagen der Therapie mit Kumarinderivaten erhöht. Dieser Umstand wird darauf zurückgeführt, dass die unterschiedlichen Halbwertszeiten der Vitamin-K-anhängigen Gerinnungsfaktoren bzw. -inhibitoren initial zu einer gesteigerten Hyperkoagulabilität führen.

Protein-S-Mangel Der Vererbungsmodus des hereditären Protein-S-Mangels gleicht dem des Protein-C-Mangels. Auch beim homozygoten Protein-S-Mangel kommt es im Neugeborenenalter zu einer **Purpura fulminans**. Protein S ist unter physiolgischen Bedingungen zu etwa 60 % an C4b bindendes Protein gebunden. Nur die ungebundene, freie Form besitzt Kofaktoraktivität. Beim Protein-S-Mangel werden drei Typen unterschieden,

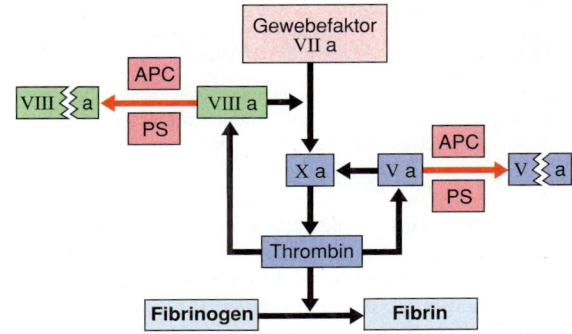

Abb. 10.57 Das antikoagulatorisch wirksame Protein-C/S-System. Aktiviertes Protein C (APC) spaltet unter Beteiligung des nichtenzymatischen Kofaktors Protein S (PS) die Faktoren Va und VIIIa in inaktive Fragmente. Hierdurch wird die weitere Thrombin-Generation inhibiert.

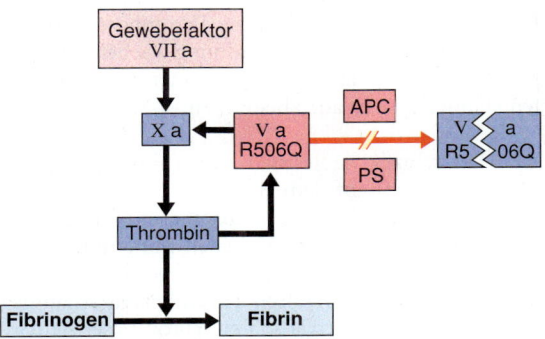

Abb. 10.58 Pathophysiologie der APC-Resistenz (F-V-Leiden-Mutation). Durch den Austausch der Aminosäure Arginin (R) an Position 506 durch Glutamin (Q) im F-Va-Molekül wird die Inaktivierung durch APC ineffektiv. Aus der fehlenden Regulation der F-Va-Bildung resultiert eine deutlich verstärkte Thrombin-Generation mit dem klinischen Korrelat einer venösen Thrombophilie.

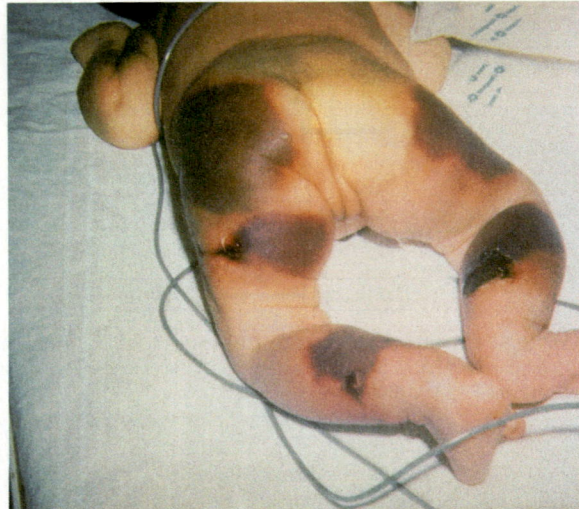

Abb. 10.59 Fünf Tage altes Neugeborenes mit Purpura fulminans bei homozygotem Protein-C-Mangel (Protein-C-Aktivität < 1%) mit ausgedehnten Hautnekrosen an den unteren Extremitäten.

denen allen eine verminderte Protein-S-Aktivität gemeinsam ist.
- **Typ I** ist darüber hinaus durch Erniedrigung sowohl des freien als auch des gebundenen Protein-S-Antigens gekennzeichnet und entspricht daher einem **rein quantitativen Defekt.**
- Bei **Typ II** sind die Antigenkonzentrationen sowohl von freiem als auch von gebundenem Protein S normal, so dass es sich hier um einen **rein qualitativen Defekt** handelt.
- Beim **Typ III** ist das freie Protein S erniedrigt, das gebundene dagegen normal. Diese Konstellation resultiert entweder aus einer erhöhten Konzentration von C4b-bindendem Protein oder einem abnormen Bindungsverhalten.

Da die Protein-S-Werte sowohl intra- als auch interindividuell deutlichen Schwankungen unterliegen, lassen sich über die Prävalenz des Protein-S-Mangels und dadurch bedingt auch über das Ausmaß des venösen Thromboserisikos keine sicheren Angaben machen. Aus klinischer Erfahrung heraus ist das venöse Thromboserisiko jedoch in etwa der gleichen Größenordnung wie beim Protein-C-Mangel einzuschätzen. Das Risiko einer kumarininduzierten Hautnekrose ist auch bei Protein-S-Mangel erhöht.

APC-Resistenz Die Resistenz gegen aktiviertes Protein C (APC-Resistenz) auf dem Boden einer Faktor-V-Leiden-Mutation (G1691A) wird autosomal-dominant vererbt. Bei heterozygoter Faktor-V-Leiden-Mutation muss von einem fünf- bis achtfach, bei homozygoter von einem 50- bis 80fach erhöhten venösen Thromboserisiko ausgegangen werden. Trotz des erhöhten Thromboserisikos muss angesichts der geringen klinischen Penetranz und des häufigen Vorkommens einer APC-Resistenz bei heterozygoter Faktor-V-Leiden-Mutation ausdrücklich betont werden, dass diese Veränderung praktisch **keinen eigenständigen Krankheitswert** besitzt: Die eigentliche Krankheit stellt die Venenthrombose dar, die bei nur etwa 20 % der Menschen mit heterozygoter Faktor-V-Leiden-Mutation im Laufe des Lebens auftritt.

Prothrombin-Mutation G20210A Auch die Prothrombin-Mutation G20210A wird autosomal-dominant vererbt. In heterozygoter Form ist diese Veränderung mit einer milden, zwei- bis dreifachen Erhöhung des venösen Thromboserisikos assoziiert. Liegt die Veränderung in homozygoter Form vor, muss von einem deutlich höheren Risiko ausgegangen werden. Exakte Daten hierzu liegen jedoch angesichts der relativen Seltenheit der homozygoten Form nicht vor. Hinsichtlich des eigenständigen Krankheitswertes gelten ähnliche Überlegungen wie bei der APC-Resistenz.

Antiphospholipid-Antikörper-Syndrom Bei einem Antiphospholipid-Antikörper-Syndrom (APS) handelt es sich um ein erworbenes Krankheitsbild, das entweder primär oder sekundär, beispielsweise im Rahmen rheumatologischer Erkrankungen, auftreten kann. Die Diagnose beruht auf einer Kombination klinischer und laborchemischer Parameter. Die Laborparameter mit dem höchsten diagnostischen Stellenwert sind **Antikardiolipin-Antikörper** vom Typ IgG und IgM sowie ein positives **Lupus-Antikoagulans.** Als Lupus-Antikoagulans werden erworbene Autoantikörper gegen negativ geladene Phospholipide bezeichnet, die in vitro phospholipidabhängige Gerinnungsreaktionen hemmen.

Da die APTT in Abhängigkeit von den verwendeten Reagenzien besonders empfindlich auf diese Antikörper reagiert, fallen Patienten mit einem positiven Lupus-Antikoagulans häufig durch eine **APTT-Verlängerung** auf. Der Erstbeschreibung dieses Laborphänomens bei Patienten mit systemischem Lupus erythematodes (SLE) verdanken diese Antikörper ihren Namen. Ein Lupus-Antikoagulans tritt jedoch nicht nur bei Patienten mit SLE, sondern unter vielfältigen klinischen Umständen sowie auch bei gesunden Personen auf. Der exakte Pathomechanismus ist ungeklärt.

Die Diagnose eines APS kann nur dann gestellt werden, wenn bei entsprechenden klinischen Ereignissen eine oder mehrere der oben genannten Laborveränderungen in mindestens sechswöchigem Abstand voneinander deutlich positiv nachzuweisen sind. Klinische Ereignisse im Rahmen eines APS können arterielle oder venöse thromboembolischer Komplikationen und/oder schwangerschaftsassoziierte Komplikationen in Form rezidivierender Aborte sein. Das APS gehört zu den wenigen thrombophilen Diathesen, bei denen das Risiko **arterieller Komplikationen** eindeutig erhöht ist. Die Thromboseneigung ist klinisch oftmals ausgeprägt.

Faktor-XII-Mangel Der Faktor-XII-Mangel wird autosomal-dominant vererbt undt stellt in seiner heterozygoten Form neben einem positiven Lupus-Antikoagulans eine der häufigsten Ursachen einer als Zufallsbefund dokumentierten APTT-Verlängerung dar. Der seltene homozygote Faktor-XII-Mangel gilt, wenn überhaupt, als milder thrombophiler Risikofaktor. Ein heterozygoter Faktor-XII-Mangel ist nach heutigem Kenntnisstand nicht mit einem erhöhten Thromboserisiko assoziiert. Die Blutungsbereitschaft ist auch bei homozygotem Faktor-XII-Mangel nicht erhöht.

10.6 Hämostasestörungen

Sonstige Veränderungen Die seltenen angeborenen **Dysfibrinogenämien** gehen in etwa 25 % der Fälle mit einer erhöhten Thromboseneigung einher. Der Stellenwert einer angeborenen **Hypo- oder Dysplasminogenämie** als thrombophiler Risikofaktor wird uneinheitlich beurteilt. Eine **Hyperhomocysteinämie** stellt einen gesicherten Risikofaktor arterieller thrombembolischer Komplikationen dar. Das Risiko für venöse Thrombosen scheint Metaanalysen zufolge ebenfalls leicht erhöht zu sein. Eine Hyperhomocysteinämie ist jedoch ätiologisch ausgesprochen heterogen (angeborene und/oder erworbene Störungen im Homocystein-Stoffwechsel). Offen ist gegenwärtig, ob eine medikamentöse Beeinflussung des Homocysteinspiegels, beispielsweise durch Vitaminsubstitution (Folsäure, Vitamin B_6, Vitamin B_{12}), zu einer Senkung des Risikos führt.

Diagnostik Neben den Globalparametern der Gerinnung (Quick, APTT, Thrombinzeit und Fibrinogen) sollte das laborchemische Basisprogramm **bei begründetem klinischem Verdacht** auf das Vorliegen einer thrombophilen Diathese (s. o.) die Bestimmung folgender Parameter beinhalten:

- Antithrombin-III-Aktivität, ggf. Antithrombin-III-Konzentration
- Protein-C-Aktivität, ggf. Protein-C-Konzentration
- Protein-S-Aktivität, Protein-S-Konzentration (frei und gesamt)
- APC-Resistenz (funktionell), ggf. molekulardiagnostischer Nachweis der Faktor-V-Leiden-Mutation
- Prothrombin-Mutation G20210A (molekulargenetisch)
- Lupus-Antikoagulans (LA)
- Antikardiolipin-Antikörper Typ IgG und IgM (ACA IgG + IgM)
- Faktor-XII-Aktivität (optional)
- Plasminogen (optional)
- Homocystein (optional).

Differentialdiagnose Von den angeborenen müssen die **erworbenen** Mangelzustände der physiologischen Gerinnungsinhibitoren abgegrenzt werden. Diese sind in erster Linie auf eine **verminderte hepatische Syntheseleistung** (z. B. Leberzirrhose) oder einen **gesteigerten Verbrauch** bei DIC zurückzuführen. Protein C und Protein S werden Vitamin-K-abhängig gebildet und sind entsprechend auch beim Vitamin-K-Mangel oder unter Behandlung mit Vitamin-K-Antagonisten (Kumarinderivate) vermindert. Ein Antithrombin-III-Mangel infolge renalen bzw. enteralen **Verlustes** tritt beim nephrotischen Syndrom und bei der exsudativen Enteropathie auf. Antithrombin III kann ferner unter hoch dosierter Heparintherapie abfallen. Ein Lupus-Antikoagulans muss von anderen möglichen Ursachen einer APTT-Verlängerung abgegrenzt werden.

Differentialdiagnose	Ausschlussmaßnahmen
Erworbene Mangelzustände der physiologischen Gerinnungsinhibitoren	

Differentialdiagnose	Ausschlussmaßnahmen
Verminderte hepatische Synthese (bei Leberzirrhose)	Anamnese, meist komplexe Koagulopathie (Quick ↓, PTT ↑), PCHE ↓, Albumin ↓
Gesteigerter Verbrauch (DIC)	FSP ↑, D-Dimere ↑, Thrombozyten ↓
Iatrogen durch Behandlung mit Vitamin-K-Antagonisten (Kumarinderivate)	Anamnese, Quick ↓
Vermehrter renaler AT-III-Verlust bei nephrotischem Syndrom	Proteinurie, Albumin ↓, Retentionswerte ↑
Vermehrter enteraler AT-III-Verlust bei exsudativer Enteropathie	Anamnese, Albumin ↓
Iatrogener AT-III-Mangel unter hoch dosierter Heparintherapie	Anamnese, PTT ↑

Therapie

Prophylaxe Bei bekannter thrombophiler Diathese ist der Patient hinsichtlich der Thromboserisiken eingehend zu **beraten**. Bei Diagnose einer hereditären Thrombophilie sollte ggf. auch eine **Familienuntersuchung** angeschlossen werden. Risikosituationen (z. B. Operationen, Immobilisation, Wochenbett, evtl. auch Schwangerschaft und lang dauernde Flug-, Bus- oder Autoreisen) erfordern eine sorgfältige **Thromboseprophylaxe,** z. B. durch subkutane Heparingabe. Nach gegenwärtigem Kenntnisstand ist eine dauerhafte prophylaktische Antikoagulation vor der Erstmanifestation einer Thrombose jedoch nicht indiziert. Habituelle Risikofaktoren venöser thrombembolischer Komplikationen wie Übergewicht, Nikotinabusus und hormonelle Kontrazeption sollten gemieden werden.

Therapie manifester Thrombosen Eine manifeste Venenthrombose wird initial in üblicher Weise durch effektive **Heparintherapie** behandelt. Der Zielbereich der PTT beträgt in Abhängigkeit vom verwendeten Reagenz dabei in der Regel das 2,0- bis 2,5fache des oberen Normbereichs.

Überlappend erfolgt die Umstellung auf eine orale Antikoagulation mit einer Ziel-INR von 2,0–3,0.

Beim Antiphospholipid-Antikörper-Syndrom muss ggf. auch eine höhere Ziel-INR von 3,0–3,5 angestrebt werden. Die Dauer der oralen Antikoagulation muss nach individueller Nutzen-Risiko-Abwägung festgelegt werden. Bei der Entscheidung sollten auch die klinischen Begleitumstände sowie evtl. zusätzlich vorliegende Risikofaktoren berücksichtigt werden.

Nach einem nichtlebensbedrohlichen thrombotischen Ersteignis wird die orale Antikoagulation in der Regel über **sechs bis zwölf Monate** durchgeführt. Bei Antithrombin-III-Mangel oder Antiphospholipid-Antikörper-Syndrom wird primär eine längerfristige, bei lebensbedrohlichen Ereignissen oder rezidivierenden Thrombosen unter Umständen auch eine **unbefristete Antikoagulation** empfohlen. Bei längerfristiger Antikoagulation sollte mindestens einmal jährlich eine Reevaluation der Indikationsstellung erfolgen.

Beim angeborenen Antithrombin-III-Mangel kann im Einzelfall in Risikosituationen (z. B. perioperativ oder peripartal) oder zur Optimierung einer Heparintherapie eine vorübergehende **Substitution mit Antithrombin-III-Konzentrat** indiziert sein.

Zur Therapie der seltenen Purpura fulminans wird **Frischplasma** bzw. beim Protein-C-Mangel **Protein-C-Konzentrat** verabreicht. In diesen Fällen ist eine lebenslange Antikoagulation mit einem Kumarinderivat erforderlich.

Verlauf und Prognose Bei Patienten mit thrombophiler Diathese stehen das Auftreten venöser thrombembolischer Komplikationen und deren Folgezustände im Vordergrund. Das individuelle Risiko ist einerseits von dem zugrunde liegenden Defekt, andererseits vom Vorliegen begleitender Risikofaktoren abhängig. Bei Kombination verschiedener Risikofaktoren muss in den meisten Fällen von einer synergistischen Wirkung ausgegangen werden. Das klinische Spektrum ist dementsprechend breit und reicht von milder, asymptomatischer Thrombophilie ohne Krankheitswert bis zum Auftreten schwerster und rezidivierender thrombembolischer Komplikationen mit Ausbildung eines postthrombotischen Syndroms.

Trotz einer im Einzelfall oft erheblichen Morbidität ist die Lebenserwartung selbst bei Patienten mit wiederholt auftretenden thrombembolischen Komplikationen in der Regel nicht signifikant eingeschränkt. Das Thromboserisiko lässt sich durch Vermeidung habitueller Risikofaktoren und konsequente Primär- bzw. Sekundärprophylaxe in Risikosituationen wirksam senken. Da jedoch bis zu 50 % der Thrombosen außerhalb erkennbarer Risikosituationen auftreten und auch eine fachgerechte Thromboseprophylaxe keinen absoluten Schutz gewährleist, lassen sich letztlich nicht alle klinischen Ereignisse vermeiden.

Beim **Antiphospholipid-Antikörper-Syndrom** ist das klinische Bild zusätzlich durch das hohe Risiko arterieller thrombembolischer Komplikationen geprägt. So können z. B. nach ischämisch-embolischen Insulten schwerste neurologische Defektzustände verbleiben.

Die Prognose der **Purpura fulminans** beim homozygoten Protein-C- oder Protein-S-Mangel ist ungünstig. Häufig entwickeln die Patienten bereits in den ersten Lebenstagen zerebrale ischämische Ereignisse.

Zusammenfassung

- Häufigste Ursache: Resistenz gegen aktiviertes Protein C (APC-Resistenz/Faktor-V-Leiden-Mutation)
- Wichtigste Symptome: früh auftretende, idiopathische, rezidivierende Thrombosen bei positiver Familenanamnese; je nach Art der zugrunde liegenden Störung oftmals asymptomatisch
- Wichtigste diagnostische Maßnahmen: bei begründetem klinischem Verdacht AT III, Protein C + S, APC-Resistenz, Faktor-V-Leiden-Mutation, Prothrombinmutation, ACA, IgG + IgM, LA
- Wichtigste therapeutische Maßnahmen: Thromboseprophylaxe in Risikosituationen, Therapie von thrombotischen Komplikationen zunächst meist unbeeinflusst vom Vorliegen oder Nichtvorliegen einer thrombotischen Diathese (Ausnahme: APS)

Zur weiteren Information

Literatur

Barthels, M., H. Poliwoda: Gerinnungsanalysen. 5. Aufl. Thieme, Stuttgart 1997.

Colman, R. W., J. H. Hirsh, V. J. Marder, A. W. Clowes, J. N. George (eds.): Hemostasis and Thrombosis. Basic Principles & Clinical Practice. 4th edn. Lippincott Williams & Wilkins, Philadelphia 2001.

Hoffman, R., E. J. Benz, S. J. Shattil, B. Furie, H. J. Cohen, L. E. Silberstein, P. McGlave (eds.): Hematology: Basic Principles and Practice. 3rd edn. Churchill Livingstone, New York 2000.

George, J. N., S. H. Woolf, G. E. Raskob et al.: Idiopathic thrombocytic purpura: a practice guideline developed by explicit methods for The American Society of Hematology. Blood 1996; 88: 3–40.

Leitlinien zur Therapie mit Blutkomponenten und Plasmaderivaten. Herausgegeben von: Vorstand und wissenschaftlicher Beirat der Bundesärztekammer. Deutscher Ärzte-Verlag, Köln 2001. (Im Internet unter http://www.bundesaerztekammer.de erhältlich.)

Nurden, A. T., P. M. Mannuci, H. R. Roberts et al. (eds.): Thrombosis and Haemostasis. State of the Art 2001. Thromb Haem 2001; 86: 1–508.

Internet-Links

http://www.hematology.org/education/
http://www.bundesaerztekammer.de

Keywords

Hämorrhogische Diathese ◆ Thrombophilie ◆ Bleeding Diasthesis ◆ Thrombophilia

IMPP-Statistik

Hämorrhagische Diathesen ◆ Hämophilie ◆ v-Willebrand-Jürgens-Syndrom ◆ Faktorenmangel der Kontaktaktivierungsphase ◆ Verminderung der Faktoren des Prothrombinkomplexes ◆ DIC ◆ ITP ◆ Morbus Osler-Weber-Rendu ◆ Protein-C-, -S-Aktivität

FRAGEN

1. Bei einer 51-jährigen Frau wurde vor vier Monaten eine chronische Polyarthritis festgestellt. Die Therapie mit verschiedenen nichtsteroidalen Antirheumatika hat bisher wenig Linderung der Beschwerden gebracht, es entwickelt sich vielmehr auch eine zunehmende normozytäre Anämie, und der Serumeisenspiegel ist stark erniedrigt.
   - Welche Ursachen der Anämie kommen in Frage?
   - Welche Diagnostik veranlassen Sie, und welche Therapie leiten Sie ein?

2. Ein achtjähriger Junge kommt mit einer innerhalb weniger Tage aufgetretenen Leistungsminderung zu Ihnen. Er war früher immer gesund. Bei Nachfragen berichtet die Mutter allerdings, ihr sei gelegentlich eine Gelbfärbung der Skleren aufgefallen. In der Schule wurden mehrere Fälle von Ringelröteln festgestellt; bei dem Jungen ist jedoch bisher kein Exanthem aufgetreten. Sie finden eine normozytäre Anämie von 9 g/dl (5,4 mmol/l), einen leichten Ikterus und eine leichte Splenomegalie.
   - Was ist Ihre Verdachtsdiagnose?
   - Wie sichern Sie diese Diagnose ab, und was tun Sie?

3. Eine 67-jährige Frau mit seit langem bekannter Belastungsangina stellt sich wegen Zunahme der Beschwerden beim Hausarzt vor. Die körperliche Untersuchung ergibt eine leichte Zunahme der Knöchelödeme, einzelne tastbare, nicht schmerzhafte Lymphknoten rechts zervikal und supraklavikulär und einen diskreten Sklerenikterus. Labor: Hb 10,2 g/dl (6,12 mmol/l), MCV 96 fl, Leukozyten und Thrombozyten im Normbereich, indirektes Bilirubin und LDH leicht erhöht.
   - Wie lautet Ihre Verdachtsdiagnose, und welcher Zusammenhang besteht mit den geklagten Beschwerden?
   - Welche weiterführenden Laboruntersuchungen sind am wichtigsten?
   - Welche weiteren Untersuchungen sind möglich, und welche Reihenfolge halten Sie für sinnvoll?

4. Bei einem 28-jährigen Patienten, welcher wegen eines Polytraumas seit sieben Tagen beatmet und parenteral ernährt wird, wird eine isolierte Quick-Wert-Erniedrigung auf 44 % beobachtet; APTT, Thrombinzeit, Fibrinogen und Thrombozytenzahl sind normal, Fieber besteht seit einer siebentägigen Antibiose mit Cefamandol nicht mehr.
   - Welche Ursachen der isolierten Quick-Wert-Erniedrigung kommen in Frage?
   - Welche Diagnostik könnte die Verdachtsdiagnose erhärten, und welche Therapie leiten Sie ein?

5. Eine 65-jährige Frau wird Ihnen in der Notaufnahme in reduziertem Allgemeinzustand mit hohem Fieber und Luftnot vorgestellt. Bei der körperlichen Untersuchung hören Sie über der Lunge beidseits in den Mittel- und Unterfeldern feinblasige, knisternde Rasselgeräusche. Die Milz ist 4 cm unterhalb des Rippenbogens tastbar. Sie bemerken multiple, bis 3 cm große Lymphome beidseits nuchal, submandibulär, axillär und inguinal. Temperatur rektal: 40,3 °C. Labor: Hb 10,5 g/dl (6,3 mmol/l), Hämatokrit 34 %, Leukozyten 235 000/µl (235 G/l), Thrombozyten 70 000/µl (70 G/l). Im Differentialblutbild 99 % Lymphozyten.
   - Welches ist die wahrscheinliche Fieberursache?
   - Welche Untersuchung veranlassen Sie hierzu zunächst?
   - Wie lautet Ihre Verdachtsdiagnose bezüglich der Grunderkrankung?
   - Mit welchen Untersuchungen beweisen Sie Ihren Verdacht?
   - Wie steht die akute fieberhafte Komplikation in Zusammenhang mit der wahrscheinlichen Grunderkrankung?
   - Wie therapieren Sie: 1. die fieberhaften Komplikationen, 2. die Grunderkrankung?

6. Bei einer hoch fiebernden Patientin, die vor wenigen Stunden mit der Diagnose „akutes Abdomen" auf der chirurgischen Wachstation aufgenommen wurde, findet sich eine Panzytopenie mit Hb 11,8 g/dl (7,1 mmol/l), Leukozyten 3400/µl (3,4 G/l) und Thrombozyten 80 000/µl (80 G/l).
   - Was ist die wahrscheinlichste Ursache der Panzytopenie, und welches sind mögliche Differentialdiagnosen?
   - Welches sind die wichtigsten weiteren Untersuchungen?

7. Bei der Patientin kommt es sechs Monate nach Diagnosestellung zu einer akut einsetzenden Bewusstseinstrübung und Lähmung einer Extremität.
   - Welche Diagnose kommt in Betracht?
   - Was ist weiter zu tun?

8. Ein 35-jähriger, depressiver Patient wird vom Neurologen mit der Bitte um Abklärung schmerzhafter Mundschleimhautveränderungen vorgestellt. Bei der Inspektion der Mundschleimhaut diagnostizieren Sie eine schwere Mukositis mit Ulzerationen im Bereich der Gingiva. Der Patient gibt an, er habe seit Tagen nur flüssige Kost zu sich genommen. Bei der Erhebung der Medikamentenanamnese werden folgende Präparate genannt: Tofranil® (Imipramin) und Aponal® (Doxepin). Labor: Hb 14,5 g/dl (8,7 mmol/l), Leukozyten 800/µl (0,8 G/l), Thrombozyten 245 000/µl (245 G/l).
   - Welche Verdachtsdiagnose stellen Sie?
   - Welches ist die wichtigste diagnostische und zugleich therapeutische Maßnahme?

9. Bei einer 45-jährigen Frau werden bei einer Routineuntersuchung im Betrieb eine makrozytäre Anämie von 10,8 g/dl (6,48 mmol/l), Thrombozytopenie von 120 000/µl (120 G/l), Leukopenie von 4200/µl (4,2 G/l) sowie eine Erhöhung der γ-GT auf 110 U/l festgestellt.
   - Wie lautet Ihre Verdachtsdiagnose?
   - Welche weiterführende Diagnostik ist angezeigt?

Hämatologie

FRAGEN

10 Eine 26-jährige Frau stellt sich wegen Müdigkeit und Belastungsdyspnoe, die sich während der vorausgegangenen zwei Wochen entwickelt hatten, beim Hausarzt vor. Die körperliche Untersuchung ergibt eine Blässe der Haut und eine fraglich tastbare Milz. Labor: Hb 9,8 g/dl (5,88 mmol/l), Leukozyten 3800/μl (3,8 G/l), Thrombozyten 45 000/μl (45 G/l).
- Welche Diagnosen kommen am ehesten in Frage?
- Welche weitere Diagnostik ist vordringlich indiziert?

11 Ein 38jähriger Mann, von Beruf Bauzeichner, verheiratet, Vater von zwei Söhnen, sucht wegen akut aufgetretener Kopfschmerzen in Verbindung mit einer Sehverschlechterung des linken Auges den Augenarzt auf. Dieser diagnostiziert eine Thrombose der Zentralvene der Retina. Labor: Hb 8,75 mmol/l Hb (Fe) (14,1 g/dl), Hämatokrit 53 %, Leukozyten 198 G/l (198 000/μl), Thrombozyten 423 G/l (423 000/μl), Quick-Wert 70 %. Die Elektrolyte, Retentions- und Leberwerte sind normal.
- Wie lautet Ihre Verdachtsdiagnose?
- Welche Untersuchungen veranlassen Sie zunächst?
- Welche Therapie, evtl. Kombination, ist indiziert?
- Wie ist die Prognose des Patienten?

12 Was ist die gefährlichste Spätkomplikation einer Splenektomie?

13 Was ist die Ursache des OPSI-Syndroms, und welche Schutzmaßnahmen werden empfohlen?

14 Eine 72-jährige Rentnerin, vor drei Jahren rezidivierende Ulcera ventriculi, unter Therapie mit Antazida weitgehend beschwerdefrei, klagt über zunehmendes Völlegefühl, rechtsseitigen Oberbauchschmerz, Übelkeit, Juckreiz, Kopfdruck und akute Schmerzen im rechten Großzehengrundgelenk. Bei der körperlichen Untersuchung sehen Sie eine „blühend aussehende" Patientin mit Konjunktivitis, Blutdruck von 180/90 mmHg, derb vergrößerter indolenter Milz, schmerzhaft vergrößerter derber Leber. Das rechte Metatarsophalangealgelenk ist flammend gerötet, geschwollen, schmerzhaft, die Patientin trägt an diesem Fuß einen Pantoffel anstatt eines Schuhs. Labor: Hb 12,97 mmol/l (20,9 g/dl), Erythrozyten 7,1 T/l (7,1 Mio./μl); Hämatokrit 66 %, Leukozyten 14,3 G/l (14 300/μl), Thrombozyten 702 G/l (702 000/μl), Harnsäure 672 μmol/l (11,3 mg/dl).
- Wie lautet Ihre Erklärung für die komplexe Symptomatik?
- Welche Diagnose ist zu stellen?
- Welche Komplikation hat sich ereignet und auf welche Weise?
- Welche weiterführenden diagnostischen Maßnahmen führen Sie durch?
- Welche Therapie ist angezeigt?

15 Bei einer 14-jährigen Patientin tritt nach einer Tonsillektomie eine ausgeprägte Blutung auf. Nach genauerem Befragen gibt die Patientin auch stärkere Blutungen nach Zahnextraktionen, verstärkte Regelblutungen sowie Hämatome nach Bagatelltraumata an. Bei der Mutter und einem von drei Brüdern bestünden ähnliche Symptome.
- Welche Verdachtsdiagnose stellen Sie?
- Welche Labordiagnostik sichert die Diagnose?
- Welchem Vererbungsmodus folgt die Erkrankung?
- Welche Therapieoptionen stehen zur Verfügung?

16 Ein 51-jähriger Patient leidet an einer therapierefraktären aplastischen Anämie. Er hat bislang 186 E. Erythrozytenkonzentrat erhalten. Laborbefund: Hb 11,3 g/dl bzw. 6,78 mmol/l (nach Transfusion), Leukozyten 2100/μl (2,1 G/l), Sättigung der TEBK 94 %. GOT 54 U/l, GPT 38 U/l, alkalische Phosphatase 234 U/l, Bilirubin 1,7 mg/dl (30,6 μmol/l). Der Patient benötigt je 2 E. Erythrozyten in 14-tägigem Abstand.
- Wie lautet Ihre Diagnose?
- Welche weiteren diagnostischen Maßnahmen erwägen Sie?
- Welche Behandlung leiten Sie ein?
- Wie beurteilen Sie die Prognose?

17 Ein 37-jähriger Mann mit bekanntem, rezidivierendem Ulcus ventriculi wird mit plötzlichem Schwindel und Übelkeit direkt von der Arbeitsstelle in die Klinik gebracht. Der Patient ist unruhig, blass und schwitzt leicht. Blutdruck 120/60 mmHg, Puls 108/min. Keine weiteren pathologischen Befunde bei der körperlichen Untersuchung. Auch die Laboruntersuchungen sind unauffällig, insbesondere liegen Hämoglobin und Hämatokrit trotz der offensichtlichen Blässe im Normbereich.
- Wie lautet Ihre Verdachtsdiagnose?
- Wie erklären Sie das normale Blutbild?
- Welche Maßnahmen stehen im Vordergrund?

18 Ein 54-jähriger Mann, von Beruf Installateur, ist bei Montagearbeiten in einem überheizten Keller kollabiert. Es wird eine schwere, hypochrome Anämie diagnostiziert (Hb 5,1 g/dl [3,1 mmol/l], MCH 19 pg, MCV 54 fl, Serumeisen 10 μg/dl, TEBK 420 μg/dl, Sättigung der TEBK 2 %, Serumferritin 2 μg/l. Im peripheren Blutausstrich reichlich Anulozyten, ausgeprägte Aniso- und Poikilozytose. Der Mann gibt an, wiederholt wegen einer Anämie mit Eisen behandelt worden zu sein. Der körperliche Befund zeigt eine fahle, ausgeprägte Blässe der Haut und Schleimhäute. Im Gesicht, auf der Unterlippe und am Zungengrund finden sich diskrete Gefäßerweiterungen. Auf gezieltes Fragen wird angegeben, dass seit Jahren immer wieder spontan Nasenbluten auftritt. In den letzten beiden Jahren haben Blutungsfrequenz und Heftigkeit der Blutung zugenommen.

FRAGEN

- Wie lautet die Verdachtsdiagnose?
- Welche weiteren Untersuchungen veranlassen Sie?
- Welche Behandlung ist angezeigt?
- Wie kann die Erkrankung geheilt werden?

19
- welchen Symptomenkomplex ist das Hyperspleniesyndrom definiert?
- Wann ist beim primären Hyperspleniesyndrom eine Splenektomie indiziert?
- Wann ist beim sekundären Hypersplenismus eine Splenektomie indiziert?

20 Eine 24-jährige Zweitgebärende und Blutspenderin sucht in der 20. Schwangerschaftswoche die Schwangerenberatung auf. Es wird ein Hb-Wert von 7,9 g/dl (4,74 mmol/l) festgestellt. Weitere Laborbefunde: Serumeisen 22 µg/dl, TEBK 462 µg/d, Serumferritin 3 µg/l (nmol/l). Die Vitalitätszeichen des Kindes sind normal.
- Wie lautet Ihre Diagnose?
- Welche zusätzlichen Untersuchungen veranlassen Sie?
- Ist eine Bluttransfusion erforderlich?

21 Bei einem 48-jährigen Mann wird im Rahmen einer internistischen Durchuntersuchung eine Serumeisenkonzentration von 198 µg/dl (35,6 µmol/l) gemessen. Sonst keine pathologischen Laborbefunde. Der Patient gibt ein starkes Nachlassen der Libido an, sonst Wohlbefinden. Der klinische Befund zeigt ein graubraunes Hautkolorit, die Leber ist 6 cm vergrößert und derb.
- Welche Untersuchungen veranlassen Sie?
- Was ist Ihre Verdachtsdiagnose?
- Welche Therapie kommt in Betracht?

22 Eine 63-jährige Patientin entwickelt nach einer Hemikolektomie wegen Kolonkarzinom am achten postoperativen Tag eine sonographisch dokumentierte Beinvenenthrombose. Eine prophylaktische Antikoagulation mit 3 × 5000 IE Heparinkalzium war unmittelbar postoperativ begonnen worden. Im Blutbild ist eine Thrombozytopenie von 14 000/µl bei normalen übrigen Blutbildparametern auffällig.
- Wie lautet Ihre Verdachtsdiagnose?
- Welche Labordiagnostik zur Diagnosesicherung veranlassen Sie?
- Welche Behandlung leiten Sie ein?

23 Ein 39-jähriger Patient stellt sich nachts in der Krankenhausambulanz vor wegen Fieber bis 39,3 °C und allgemeiner Schwäche. Bei der körperlichen Untersuchung ist die Milz handbreit unter dem Rippenbogen weich tastbar. Labor: Hb 12,1 g/dl (7,26 mmol/l), Leukozyten 49 400/µl (49,4 G/l), Thrombozyten 220 000/µl (220 G/l). Wie unterscheiden Sie eine reaktive Leukozytose, z.B. bei einer Sepsis, von einer neoplastischen, z.B. bei einer chronischen myeloischen Leukämie?

24 Ein 64-jähriger Mann sucht wegen eines leichten Ikterus seinen Hausarzt auf. Seit zwei Monaten hat er eine schmerzlose Schwellung in der rechten Leiste beobachtet, fühlt sich im Übrigen aber wohl. Die klinische Untersuchung ergibt bei der Palpation des Abdomens einen unauffälligen Befund, rechts inguinal finden sich mehrere bis 3 cm große, derbe, indolente Lymphknoten, unterhalb des Leistenbandes sind auch mehrere femorale Lymphknoten bis zu 2 cm Größe tastbar. Die Sonographie des Abdomens zeigt vergrößerte Lymphknoten im Leberhilus, paraaortal und rechts iliakal. Im CT des Abdomens wird dieser Befund bestätigt, Leber und Milz unauffällig. Die Röntgenaufnahme der Thoraxorgane ergibt keinen pathologischen Befund.
Labor: BSG 75 mm in der ersten Stunde, Hb 10,8 g/dl (6,48 mmol/l), Leukozyten und Thrombozyten normal, SGOT 145 U/l, SGPT 155 U/l, γ-GT 235 U/l, alkalische Phosphatase 640 U/l, Bilirubin 5,2 mg/dl (93,6 µmol/l).
- Wie lautet Ihre Verdachtsdiagnose?
- Durch welche Untersuchung versuchen Sie Ihre Verdachtsdiagnose zu sichern?
- Welche obligate Untersuchung zur Stadieneinteilung und zur Therapieentscheidung steht noch aus?

25 Eine 60-jährige Patientin stellt sich bei Ihnen mit Schmerzen im linken Oberbauch vor. Es besteht kein Fieber. Die Patientin klagt jedoch über starkes Schwitzen, besonders nachts. Die Milz ist derb tastbar vergrößert (im Ultraschall: 18 × 2 × 12 cm). Labor: Hb 12,3 g/dl (7,38 mmol/l), Leukozyten 83 900/µl (83,9 G/l). Im Differentialblutbild: 33 % Segmentkernige, 21 % Lymphozyten, 40 % Monozyten, 5 % Stabkernige, 2 % Myelozyten, Thrombozyten 101 000/µl (101 G/l).
- Wie lautet Ihre Diagnose?
- Welche wichtigen diagnostischen Maßnahmen sind zur Klärung des Sachverhalts erforderlich?

11 Infektionskrankheiten

11.1	**Allgemeine klinische Infektiologie**	817
11.1.1	Einführung	817
	Globale Bedeutung von Infektionskrankheiten	817
	Infektionskrankheiten in den Industriestaaten	817
	Neue Infektionen	817
	Entwicklung von Antibiotikaresistenzen	817
11.1.2	Diagnostisches Vorgehen bei Infektionskrankheiten	818
11.1.3	Wirts- und Pathogenitätsfaktoren	819
	Unspezifische Immunitätsmechanismen	820
	Spezifische Immunitätsmechanismen	821
	Pathogenität von Erregern	822
11.2	**Syndrome und spezifische Probleme**	824
11.2.1	Infektiöse Syndrome	824
	Sepsissyndrom, Sepsis und septischer Schock	824
	Tiefe Hautinfektionen und nekrotisierende Weichteilerkrankungen	826
	Infektiöse Myositiden	827
	Diabetischer Fuß	828
11.2.2	Sexuell übertragbare Infektionen	828
	Genitale Ulzerationen	829
	Urethritis, Prostatitis und Epididymitis	829
	Vulvovaginitis, Zervizitis und Infektionen des kleinen Beckens	830
11.2.3	Nosokomiale Infektionen	831
	Nosokomiale Harnwegsinfektionen	831
	Nosokomiale Pneumonien	831
	Nosokomiale Bakteriämie	831
	Katheterassoziierte Infektionen	831
	Verhütung nosokomialer Infektionen	832
11.2.4	Infektionen bei immunsuprimierten Patienten	832
	Infektionen bei neutropenischen Patienten	832
	Infektionen bei organ- und knochenmarktransplantierten Patienten	833
11.2.5	Prävention von Infektionen	835
11.3	**HIV-Infektion und AIDS**	836
11.3.1	HIV-Infektion und AIDS	836
11.3.2	Opportunistische Erkrankungen	843
	Erkrankungen der Haut	844
	Kaposi-Sarkom	844
	Erkrankungen der Mundhöhle	845
	Infektionen des Gastrointestinaltraktes	845
	Wasting-Syndrom	846
	Erkrankungen der Lunge	846
	Erkrankungen des Nervensystems	848
	Erkrankungen des Auges	849
	Disseminierte Infektionen	849
	Maligne Tumoren	850
	Prophylaxe von Infektionen	851
	Bedeutung der antiretroviralen Therapie	851
11.4	**Infektionskrankheiten durch Viren**	851
	Grundbegriffe, allgemeine Pathogenese und Epidemiologie	852
	Tabellen zur Differentialdiagnose der Viruserkrankungen	856
11.4.1	Herpesviren	860
	Herpes-simplex-Virus Typ 1 und 2	862
	Varicella-Zoster-Virus	865
	Epstein-Barr-Virus	868
	Zytomegalievirus	870
	Humanes Herpesvirus Typ 6 und 7	873
	Humanes Herpesvirus Typ 8	874
11.4.2	Caliciviren und Astroviren	874
11.4.3	Reoviren (Rotaviren)	875
11.4.4	Coronaviren	877
11.4.5	Picornaviren	878
11.4.6	Adenoviren	881
11.4.7	Orthomyxoviren	883
11.4.8	Paramyxoviren	886
	Parainfluenzaviren und RSV	886
	Masernvirus	887
	Mumpsvirus	889
11.4.9	Togaviren	890
11.4.10	Parvoviren	893
11.4.11	Hepatitis-B-Virus	894
11.4.12	Hepatitis-D-Virus	895
11.4.13	Hepatitis-E-Virus	895
11.4.14	Flaviviren	896
11.4.15	Bunyaviren (Hantaviren)	898
11.4.16	Filoviren (Marburg-Virus, Ebola-Virus)	900
11.4.17	Arenaviren (Lassavirus)	901
11.4.18	Poxviren	902
11.4.19	Papillomviren und Polyomaviren	904
11.4.20	Rhabdoviren (Tollwutvirus)	906
11.4.21	Retroviren	907
11.5	**Durch Prionen verursachte Erkrankungen**	909
	Einführung	909
	Pathogenese	911
	Erkrankungen, Symptome, Diagnose, Epidemiologie	911
	Übertragung	913
	Maßnahmen zur Inaktivierung von Prionen	913
	Therapie und Prognose	913

Infektionskrankheiten

11.6 Infektionskrankheiten durch Pilze .. 914
- 11.6.1 Erkrankungen durch Sprosspilze 916
  - Erkrankungen durch Candida und verwandte Gattungen 916
  - Erkrankungen durch Cryptococcus neoformans 918
  - Pneumocystis carinii 919
- 11.6.2 Erkrankungen durch Schimmelpilze ... 919
  - Erkrankungen durch Aspergillus-Arten . 919
  - Erkrankungen durch andere Schimmelpilze 919
- 11.6.3 Erkrankungen durch dimorphe Pilze ... 921

11.7 Durch Protozoen und Helminthen verursachte Krankheiten, Tropenkrankheiten 922
- 11.7.1 Erkrankungen durch Protozoen 922
  - Flagellaten 922
  - Rhizopoden 926
  - Sporozoen 928
- 11.7.2 Erkrankungen durch Helminthen 933
  - Trematoden (Saugwürmer) 933
  - Zestoden 936
  - Nematoden 940

11.8 Erkrankungen durch Ektoparasiten . 946
- Läuse 946
- Skabies 946
- Myiasis 947
- Erkrankungen durch Wanzen, Milben und Zecken 947

11.9 Erkrankungen durch Bakterien 948
- 11.9.1 Erkrankungen durch Staphylokokken .. 948
  - Staphylococcus aureus 948
  - Koagulasenegative Staphylokokken ... 950
  - Mikrokokken und Stomatokokken 951
- 11.9.2 Erkrankungen durch Streptokokken und Enterokokken 951
  - Streptococcus pyogenes 951
  - Streptococcus agalactiae 953
  - Hämolysierende Streptokokken der Gruppen C und G 953
  - „Orale" Streptokokken 953
  - Pneumokokken 953
  - Enterokokken 954
- 11.9.3 Erkrankungen durch gramnegative Kokken 955
  - Meningokokkenmeningitis/-sepsis 955
  - Gonorrhö 956
- 11.9.4 Erkrankungen durch sporenlose grampositive Anaerobier 957
  - Peptococcaceae 957
  - Propionibakterien 957
  - Eubacterium 957
- 11.9.5 Erkrankungen durch grampositive Stäbchen 957
  - Diphtherie 957
  - Erkrankungen durch andere Korynebakterien 959
  - Schweinerotlauf 959
  - Listeriose 959
- 11.9.6 Erkrankungen durch Aktinomyzeten .. 960
  - Aktinomykose 960
  - Nokardiose 961
  - Aktinomyzetom 961
  - Allergische Alveolitis 961
- 11.9.7 Erkrankungen durch Mykobakterien .. 961
  - Tuberkulose 962
  - Atypische Mykobakteriosen 962
  - Lepra 962
- 11.9.8 Erkrankungen durch Sporenbildner .. 962
  - Aerobe Sporenbildner 963
  - Anaerobe Sporenbildner 963
- 11.9.9 Erkrankungen durch Salmonellen 965
  - Typhus abdominalis 965
  - Paratyphus 967
  - Enteritissalmonellose 967
- 11.9.10 Erkrankungen durch Shigellen 967
- 11.9.11 Yersiniosen 969
  - Yersinia enterocolitica 969
  - Yersinia pseudotuberculosis 969
  - Pest 970
- 11.9.12 Erkrankungen durch fakultativ pathogene Enterobacteriaceae 970
  - Darmerkrankungen durch Escherichia coli 971
- 11.9.13 Erkrankungen durch Vibrionaceae ... 972
  - Cholera 972
  - Choleraähnliche Erkrankungen 973
  - Aeromonas/Plesiomonas 973
- 11.9.14 Campylobakteriosen 973
  - Campylobacter-Enteritis 973
  - Campylobacter fetus 974
- 11.9.15 Erkrankungen durch nicht fermentierende gramnegative Stäbchen 974
  - Pseudomonaden 974
- 11.9.16 Erkrankungen durch sporenlose gramnegative Anaerobier 975
  - Bacteroides, Prevotella und Porphyromonas 975
  - Fusobacterium 976
- 11.9.17 Erkrankungen durch hämophile gramnegative Bakterien 976
  - Haemophilus influenzae 977
  - Haemophilus-parainfluenzae-Gruppe . 977
- 11.9.18 Erkrankungen durch Bordetella 977
- 11.9.19 Brucellose 978
- 11.9.20 Legionellose 979
- 11.9.21 Erkrankungen durch Spirochäten 981
  - Syphilis 981
  - Frambösie 983
  - Pinta 983
  - Rückfallfieber 983
- 11.9.22 Lyme-Borreliose 983
- 11.9.23 Leptospirose 986
- 11.9.24 Erkrankungen durch Mykoplasmen ... 987
  - Erkrankungen des Respirationstrakts . 987
  - Erkrankungen des Urogenitaltrakts .. 988
- 11.9.25 Erkrankungen durch Chlamydien 989
  - Ornithose 989

	Erkrankungen durch Chlamydia pneumoniae	990
	Okulogenitale Infekte	990
	Trachom	991
	Lymphogranuloma venereum	991
11.9.26	Erkrankungen durch Rickettsien	992
	Q-Fieber	992
	Fleckfieber	992
	Andere Rickettsiosen	993
	Ehrlichiosen	993
11.9.27	Erkrankungen durch Bartonellen	993
11.10	**Impfungen**	**994**
11.10.1	Impfstoffe	994
11.10.2	Impfstrategien	995
11.10.3	Impfpolitik	995
11.10.4	Allgemeine Indikationen und Kontraindikationen	996
11.10.5	Besondere Indikationen	997
11.10.6	Einzelne Impfungen	998
	Diphtherie-Schutzimpfung	998
	Tetanus-Schutzimpfung	999
	Poliomyelitis-Schutzimpfung	1000
	Influenza-Schutzimpfung	1000
	Varizellen-Schutzimpfung	1001
	Tollwut-Schutzimpfung	1001
	Frühsommer-Meningoenzephalitis-Schutzimpfung	1001
	Pneumokokken-Schutzimpfung	1002
	Meningokokken-Schutzimpfung	1002
	Gelbfieber-Schutzimpfung (Flavivirus)	1003
	Typhus-Schutzimpfung	1003
	Cholera-Schutzimpfung	1003
11.10.7	Impfpläne für Auslandsreisende	1003

Zur Orientierung

Infektionskrankheiten werden durch Pathogene verursacht, die sich im Wirtskörper vermehren bzw. replizieren: Ektoparasiten, Helminthen, Protozoen, Pilze, Bakterien, Viren, Prionen. Infektionskrankheiten können nahezu alle Organe bzw. Organsysteme befallen. Das Zustandekommen und der Verlauf dieser Erkrankungen werden durch eine Vielzahl von Faktoren beeinflusst, die sich grob einteilen lassen in **Erreger-** und **Wirtsfaktoren.** Die Kenntnis und richtige klinische Einschätzung dieser Faktoren sind entscheidend für die Diagnostik und Therapie dieser Erkrankungen.

11.1 Allgemeine klinische Infektiologie

B. SALZBERGER, G. FÄTKENHEUER, V. DIEHL

11.1.1 Einführung

Globale Bedeutung von Infektionskrankheiten

Infektionskrankheiten sind weltweit die häufigste Todesursache, vor Herz-Kreislauf-Erkrankungen und bösartigen Erkrankungen. Infektiöse Diarrhöen stellen die häufigste Todesursache im Kindersalter dar. An Malaria erkranken jährlich 200–300 Mio. Menschen, 1–2 Mio. sterben daran. Die Zahl der mit Mycobacterium tuberculosis Infizierten beträgt weltweit ca. 2 Mrd., und jährlich sterben an Tuberkulose nahezu 2 Mio. Menschen, obwohl wirksame Medikamente existieren.

Infektionskrankheiten in den Industriestaaten

Infektionen sind vor allem im Zusammenhang mit Armut und sozialem Elend, also in der Dritten Welt, eine häufige Krankheitsursache, aber auch in den Industrieländern sind sie keineswegs bedeutungslos. So liegen in den USA Infektionskrankheiten an zweiter Stelle in der Todesursachenstatistik, mit einer Zunahme der Mortalität von nahezu 60 % in den letzten Jahren. Diese Steigerung ist vor allem durch einen Wandel der Patientenkollektive in den Krankenhäusern der Industriestaaten bedingt: Die Zahl der immunsupprimierten Patienten hat durch neue Therapieprinzipien in der Onkologie, Immunologie und Transplantationsmedizin rasch zugenommen. Hinzu kommt die wachsende Zahl HIV-infizierter Patienten mit einer hohen Rate an Infektionen und Sekundärkomplikationen.

Neue Infektionen

Neue Infektionserreger sind in den letzten Jahren aufgetreten oder entdeckt worden, so z. B. das HIV, Helicobacter pylori, Ebolaviren, Hantaviren mit bisher unbekanntem Krankheitsspektrum und die Prionen, die ein vollständig neues Prinzip in der Pathogenese von Infektionskrankheiten verkörpern. Wie bei der Ausbreitung historischer Seuchen sind hierfür Ausdehnung der Siedlungsräume, Änderungen der Nahrungsmittelproduktion, Reisebewegungen und Klimaveränderungen verantwortlich. Epidemiologen und Ärzte haben diese Entwicklung mit dem Schlagwort der „**Emerging Infections**" belegt.

Entwicklung von Antibiotikaresistenzen

Die Entwicklung der Sulfonamide und die Entdeckung des Penicillins ermöglichen erstmalig eine wirksame antibakterielle Therapie. Ihre breite Anwendung hatte allerdings auch die Entwicklung und Verbreitung von Resistenzen gegen diese Medikamente zur Folge. Altbekannte Erreger wie die Pneumokokken, die bisher mit Standard-Antibiotika gut behandelbar waren, haben in den letzten Jahren eine rasche Zunahme von Resistenzen gezeigt. Insbesondere **nosokomiale** (im Krankenhaus erworbene) Infektionen sind wegen der vielfachen Resistenz der dort vorhandenen Keime oft schwer oder gar nicht antibiotisch zu behandeln.

11.1.2 Diagnostisches Vorgehen bei Infektionskrankheiten

Wichtig bei Patienten mit Infektionskrankheiten sind:
- die rasche Identifizierung des verantwortlichen Erregers
- die Bewertung des klinischen Zustands
- die zeitgerechte Intervention

Die Diagnose einer Infektionskrankheit ruht auf den gleichen Pfeilern wie die anderer Erkrankungen: Anamnese, klinische Untersuchung und zusätzliche Untersuchungen (laborchemisch, kulturell, serologisch oder histologisch). Anamnese und klinische Untersuchung sind richtungweisend für die initiale Entscheidung für oder gegen eine empirische Therapie und deren Auswahl sowie für die Planung der weiteren Diagnostik und Therapie.

Klinische Symptome von Infektionskrankheiten Kein klinisches Symptom ist spezifisch für eine Infektionskrankheit, allerdings ist eine Reihe von Symptomen und klinischen Zeichen hinweisend. Dazu gehören
- **systemische Zeichen einer Entzündungsreaktion:** Fieber, Granulozytose, erhöhte Akute-Phase-Proteine
- **lokale Zeichen einer Entzündungsreaktion:** z.B. Pollakisurie bei Infektionen der ableitenden Harnwege (s. Tab. 11.1).

Aufgrund der initialen Symptomatik und auch der genannten Zusatzbefunde ist oft nicht zu unterscheiden zwischen infektiösen und nichtinfektiösen Erkrankungen mit einer entzündlichen Komponente, z.B. zwischen einer akuten Pneumonie mit Begleitpleuritis und einer Lungenembolie. Andererseits können gerade bei Patienten mit Immundefekten, ob angeboren, erworben oder iatrogen verursacht, Symptome fehlen oder Zeichen trotz bestehender Infektion nicht vorhanden sein.

Hautveränderungen als Symptom Bei der klinischen Untersuchung ist neben der Prüfung von Organfunktionen und -integrität auch auf Hautveränderungen zu achten. Viele Infektionskrankheiten manifestieren sich durch Mitbeteiligung der Haut, ob als fokale Läsionen wie bei bakterieller Sepsis oder Endokarditis oder als Exanthem bzw. Enanthem bei Viruserkrankungen. Manchmal sind Hautveränderungen geradezu pathognomonisch, so bei Meningokokkensepsis und den damit verbundenen initial petechialen, später durch großflächige Ekchymosen gekennzeichneten Hautveränderungen. Die Beobachtung von Hautveränderungen, auch im zeitlichen Verlauf, kann wichtige differentialdiagnostische Hinweise liefern.

Diagnostisches Vorgehen Das initiale Vorgehen richtet sich nach der klinischen Dringlichkeit. Bei kritisch kranken Patienten muss parallel zu den supportiven Maßnahmen eine rasche empirische antibiotische Therapie eingesetzt werden. Diese muss gegen die in Frage kommenden Erreger wirksam sein. Die Diagnostik steht hier an zweiter Stelle, sie kann aber ohne Zeitverlust in den Ablauf integriert werden. Infektionskrankheiten, die einen kritischen Zustand eines nicht immundefizienten Patienten verursachen können, sind in der industrialisierten Welt vor allem eine bakterielle Sepsis, eine Meningitis und eine bakterielle Pneumonie, aber auch eine Malaria tropica nach entsprechendem Auslandsaufenthalt.

Anamnese Wichtig ist die spezielle Anamnese. Dabei sind mögliche Erregerexpositionen, der zeitliche Ablauf der Erkrankung und die Prädisposition des Wirts zu beachten.
- Nicht für alle Infektionen ist eine **besondere Exposition** eruierbar, aber sie muss in jedem Fall geprüft werden (s. Tab. 11.2). Als mögliche Expositionen müssen Kontakte zu anderen Erkrankten, Reiseanamnese, Nahrungsaufnahme, Berufsanamnese, Freizeitbeschäftigungen, Tierkontakte inklusive Insektenstichen, vorherige Erkrankungen und deren Therapie, Medikamenten-, Drogen- sowie Sexualanamnese berücksichtigt werden.
- Als zweite Komponente muss der **zeitliche Ablauf** der Krankheitsentwicklung untersucht werden. Nahezu alle Infektionserreger haben charakteristische Zeitintervalle zwischen Exposition und Erkrankung (**Inkubationszeiten**). So sind bakterielle Erreger durch kurze Inkubationszeiten von einigen Tagen gekennzeichnet, während Viruserkrankungen meist längere Inkubationszeiten von einigen Wochen haben (beide Gruppen mit zahlreichen Ausnahmen!). Bedeutung hat der zeitliche Ablauf auch bei besonderer Exposition, z.B. nach Kontakt mit einem Kranken oder nach einer Fernreise. Zusätzlich treten bei vielen Erregern saisonale Häufungen auf.
- Die **Prädisposition des Wirts** als dritte Komponente umfasst die frühere Anamnese (speziell Infektionen, vorgenommene Impfungen, andere Erkrankungen oder Organschädigungen) und die Beurteilung des Ernährungsstatus sowie der Integrität von Haut und Schleimhäuten (im Rahmen der klinischen Untersuchung).

Tab. 11.1 Befunde, die auf eine Infektionskrankheit hinweisen.

Fieber/Schüttelfrost
Blutbildveränderungen ■ Leukozytose oder -penie ■ Lymphozytose oder -penie ■ Thrombopenie
Lymphadenopathie
Hautveränderungen ■ Fokale Läsionen ■ Exantheme ■ Schleimhautveränderungen
Hepatosplenomegalie
Erhöhung der Akute-Phase-Proteine

Tab. 11.2 Infektionswege.

Infektionsweg	Beispiele
Direkte Übertragung	
■ Tröpfcheninfektion	Respiratorische Virusinfektionen, Tuberkulose
■ Haut- oder Schleimhautkontakt	Infektiöse Mononukleose, Syphilis
■ Transkutan	Tollwut
■ Transplazentare Infektion	Röteln, Toxoplasmose, Zytomegalievirus
Indirekte Übertragung	
■ Vehikelassoziiert	Salmonellen-Enteritis, Übertragung von Hepatitis durch Blutprodukte, Übertragung von Pathogenen durch i.v. Drogen
■ Vektorassoziiert	Malaria, Gelbfieber, Leishmaniosen
■ Aerosol	Legionellose, Q-Fieber

11.1.3 Wirts- und Pathogenitätsfaktoren

Wirtsfaktoren und Pathogenitätsfaktoren beeinflussen beide die Entstehung und den Ablauf von Infektionskrankheiten.

Die **Wirtsfaktoren**, die für das Entstehen einer infektiösen Erkrankung eine Rolle spielen, lassen sich einteilen in **unspezifische** (angeborene) und **spezifische** (erworbene, s. Tab. 11.3). Zu den unspezifischen Faktoren gehören die Barrieremechanismen von Haut und Schleimhäuten, aber auch einige Mechanismen des Immunsystems, mit denen eingedrungene Erreger aktiv bekämpft werden können. Als spezifische Funktionen des Immunsystems werden solche bezeichnet, deren Funktion gegen einzelne Erreger gerichtet sind. Beide Systeme agieren nicht unabhängig voneinander, eine Vielzahl von Interaktionen zwischen den verschiedenen Subsystemen des Immunsystems existiert, und ihr Zusammenwirken ist nur bruchstückhaft erforscht.

Mit **Pathogenität** wird die Eigenschaft eines Mikroorganismus bezeichnet, eine Erkrankung auslösen zu können. **Virulenz** ist der Grad der Pathogenität innerhalb einer Spezies, der durchaus für verschiedene Mitglieder einer Spezies unterschiedlich sein kann. Zwei notwendige Bedingungen für die Pathogenität eines Erregers sind die Eigenschaften,

Spezifische Untersuchungen Blutkulturen müssen bei allen kritisch kranken, bei allen systemisch kranken und/oder fiebernden Patienten entnommen werden. Hierbei sind eine rasche und frühe Entnahme (vor Antibiotikagabe), ausreichende Blutmenge pro Flasche (5–8 ml je nach System), eine ausreichende Zahl von Blutkulturen (mindestens zwei, je als aerob-anaerobes Paar von Blutkulturen) und steriles Vorgehen bei Abnahme und Beimpfung wichtig.

Die weitere Diagnostik richtet sich nach den Befunden der speziellen Anamnese und der Untersuchung, z. B. **Sputum-, Urinkultur oder -mikroskopie** oder **Abstriche** von Haut- oder Schleimhautveränderungen. Bei entsprechenden klinischen Befunden sind **kulturelle Untersuchungen von Organpunktaten**, z. B. von Lymphknoten, aber auch aus der Randzone von Weichteilinfektionen (Leading Edge) hilfreich.

Bei allen kulturellen Untersuchungen ist auf Entnahmetechnik, Aufbewahrung und richtigen Transport zu achten. Sputum z. B. muss vor der ersten Gabe von Antibiotika entnommen und innerhalb weniger Stunden aufgearbeitet werden, ansonsten sind Pathogene nicht mehr nachweisbar oder rasch von der normalen Standortflora überwuchert.

Auch die Auswahl der **Laboruntersuchungen,** der **apparativen,** zusätzlichen **mikrobiologischen** und **invasiven Untersuchungen** ist abhängig von den erhobenen Befunden (s. Kap. 2.2–2.4).

Der rationale Einsatz von **serologischen Untersuchungen** wie auch die Aufbewahrung von Serumproben zur späteren Untersuchung von Initial- und Rekonvaleszentenserum kann zur Diagnostik ebenso entscheidend sein wie die richtige Lagerung, Aufbereitung, histologische Färbung und ggf. mikrobiologische (kulturell oder z. B. durch Polymerase-Kettenreaktion [PCR]) Untersuchung einer Biopsie.

Abbildung 11.1 fasst das diagnostische Vorgehen bei Verdacht auf eine Infektionskrankheit schematisch zusammen.

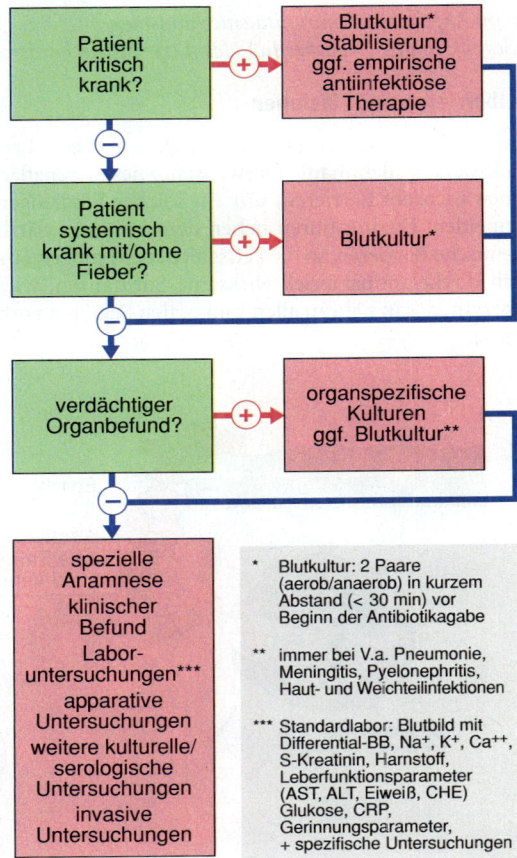

Abb. 11.1 Diagnostisches Vorgehen bei Verdacht auf eine Infektionskrankheit.

Infektionskrankheiten

Tab. 11.3 Abwehrmechanismen gegen Infektionen.

Unspezifische Mechanismen
- Chemische Barrieren
- Epithelien
- Monozyten/Makrophagen
- Granulozyten
- Natural-Killer-(NK-)Zellen
- Komplementsystem
- Akute-Phase-Reaktion

Spezifische Mechanismen
- Antikörper
- T-zelluläres Immunsystem

- in Gewebe oder Zellen anhaften oder eindringen zu können,
- unter im Körper herrschenden Umgebungsbedingungen zur Replikation fähig zu sein.

Weitere Bestandteile von Pathogenität sind die Art der Gewebs- oder Organschädigung, die ein Erreger verursacht, sowie seine Fähigkeit, der Immunabwehr des Wirts entgehen zu können.

Unspezifische Immunitätsmechanismen

Synonym: Angeborene Immunitätsmechanismen
Engl. Begriff: Innate (Nonspecific) Host Defense Mechanisms

Epithelbarrieren und -läsionen

Um in den Organismus einzudringen, müssen Erreger Haut oder Schleimhaut überwinden. Diese Grenzflächen haben mehrere Barrieren, um ein solches Eindringen zu vermeiden. Dazu gehören neben dem Epithel zusätzliche chemische Barrieren, so die Fettschicht der Epidermis, aber auch direkt antibakteriell wirksame Substanzen, wie das Lysozym, das in nahezu allen mukosalen Sekreten vorhanden ist.

Unspezifische zelluläre Immunität

Unspezifische zelluläre Mechanismen des Immunsystems sind nicht abhängig von einer früheren Exposition des Organismus gegenüber dem betreffenden Erreger. Hierzu gehören die Monozyten und Makrophagen, die Granulozyten und die Natural-Killer-(NK)-Zellen. Die Zellen des **Monozyten-Makrophagen-Systems** phagozytieren als gewebsständige Zellen Erreger und sezernieren u.a. Leukotrien B_4, Interferon-γ und Tumor-Nekrose-Faktor-(TNF-)α. Dadurch werden lokal Adhäsionsmoleküle des Endothels exprimiert, die zur Adhäsion von neutrophilen Granulozyten führen. Diese wandern lokal aus dem Gefäßsystem aus und bewegen sich gerichtet gegen einen Gradienten einer chemotaktisch aktiven Substanz, z.B. Interferon-γ, Komplementprotein C5a oder Leukotriene (s. Abb. 11.2) zum Ort der Entzündung.

Natural-Killer-Zellen sind Lymphozyten, die aktiviert werden können durch Antigen-Antikörper-Komplexe oder durch Zellen, die keine MHC-(Major-Histocompatibility-Complex-)Moleküle auf der Oberfläche exprimieren. Die Aktivierung dieser Zellen führt zur Lyse der betreffenden Zielzelle.

Unspezifische humorale Immunität

Die Proteine des **Komplementsystems** sind in der Lage, im Blut zirkulierende Erreger zu kontaktieren und durch eine kaskadenförmig ablaufende Reaktion zu lysieren. Störungen des Komplementsystems, z.B. als Verringerungen einzelner Proteine, die den Ablauf der Kaskade negativ beeinflussen, führen vor allem zu Infektionen mit polysaccharidbekapselten Erregern, z.B. Pneumokokken und Meningokokken.

Als **Akute-Phase-Reaktion** wird die generalisierte unspezifische Produktion einer ganzen Reihe von Proteinen und Peptiden bezeichnet, die nach einer Infektion oder Entzündungsreaktion abläuft. Involviert in die Bildung dieser Substanzen sind initial vor allem Phagozyten, die vor allem Interleukin-(IL-)1, TNF-α, Interferon-α, IL-6 und eine Reihe von Prostaglandinen und Arachidonsäuremetaboliten produzieren. Diese Substanzen werden auch in

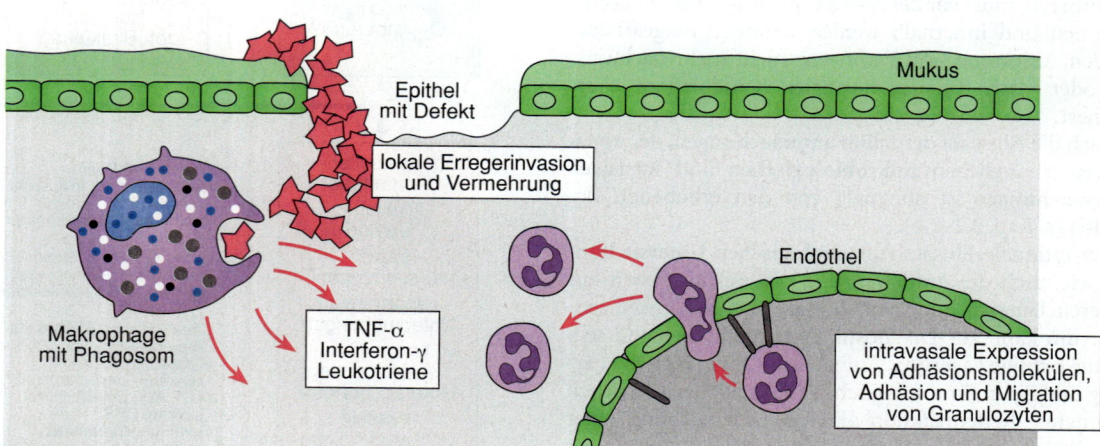

Abb. 11.2 Unspezifische Immunantwort auf eine lokale Infektion. Die lokale Invasion von Erregern durch einen Epitheldefekt ruft folgende Reaktionskette der unspezifischen Immunantwort hervor: Phagozytose durch gewebsständige Makrophagen → Produktion von Zytokinen → intravasale Expression von Leukozytenadhäsionsmolekülen und Migration von Granulozyten gegen den Gradienten der Mediatoren an den Ort der Entzündung.

11.1 Allgemeine klinische Infektiologie

Endothelzellen synthetisiert; weitere Zellaktivierung z. B. von NK-Zellen verstärkt diesen Effekt. Durch die Sezernierung von IL-6 wird in der Leber die Produktion von Albumin herabreguliert, dafür die Produktion von Komplementproteinen, Haptoglobin, C-reaktivem Protein und anderen Substanzen stark angeregt.

Defekte des unspezifischen Immunsystems

- Verletzungen des Epithels oder der Schleimhaut erleichtern den Eintritt von Erregern, z. B. bei Wundinfektionen oder nach zytostatischer Therapie mit anschließender Abschilferung der intestinalen Schleimhaut. Der aktive Partikeltransport des Flimmerepithels des Respirationstraktes ist bei Rauchern durch Verlust dieses Epithels und bei Patienten mit zystischer Fibrose durch Eindickung des Schleims gestört. In beiden Fällen ist die Gefahr für Infektionen des oberen und unteren Respirationstraktes deutlich erhöht.
- Eine Neutropenie oder Funktionsstörungen der Granulozyten führen zu häufigen bakteriellen Erkrankungen und invasiven Mykosen.
- Das Fehlen von Natural-Killer-Zellen führt u. a. zu schweren Infektionen mit Herpesviren, die die Expression von MHC-Klasse-I-Molekülen (s. u.) in infizierten Zellen behindern können.
- Angeborene Defekte des Komplemensystems führen vor allem zu schweren Infektionen mit polysaccharidbekapselten Erregern

Spezifische Immunitätsmechanismen

Synonym: Erworbene Immunitätsmechanismen
Engl. Begriff: Specific (Acquired) Host Defense Mechanisms

Die Ausbildung erregerspezifischer Mechanismen gehört zum genetischen Repertoire des Wirts. Sie werden beim ersten Kontakt mit dem entsprechenden Erreger innerhalb weniger Tage ausgeprägt und nach erneutem Kontakt mit dem betreffenden Erreger rasch (innerhalb von Stunden) durch immunologische Gedächtnisfunktionen verstärkt. Die wesentlichen spezifischen Mechanismen sind die Bildung von Antikörpern durch B-Zellen sowie die Ausbildung von spezifischen T-Effektorzellen. Beide Zellsysteme haben eine hohe genetische Plastizität und können durch Rekombination von Genen eine hohe Zahl von spezifischen Antigenen erkennen. Die Funktionen, Mechanismen und vielfältigen Interaktionen dieser Zellgruppen können hier nur grob und schematisch dargestellt werden.

Spezifische zelluläre Immunitätsmechanismen

T-Lymphozyten repräsentieren im Wesentlichen die spezifische zelluläre Immunität. Durch Oberflächenmarker sind hier verschiedene funktionelle Gruppen unterscheidbar, von denen die wichtigsten **T-Helferzellen** und **zytotoxische T-Zellen** sind. Damit Antigene durch die Effektorzellen spezifisch erkannt werden können, sind eine **Prozessierung und Präsentierung** durch zelluläre Mechanismen notwendig.

Präsentation von Antigenen Bakterielle oder virale Proteine intrazellulärer Erreger werden in Oligopeptide zerlegt, diese werden über spezifische Transportermechanismen zu den **MHC-(Major-Histocompatibility-Complex-)Molekülen** geschleust und dann auf der Zelloberfläche präsentiert. „Professionelle" antigenpräsentierende Zellen nutzen dazu die MHC-Klasse-II-Moleküle, alle anderen Zellen vor allem die MHC-Moleküle der Klasse I. Der erste Kontakt mit neuen Antigenen findet dabei nahezu immer über Makrophagen statt. Erkannt wird dieser Komplex dann von spezifischen T-Lymphozyten mit einer Affinität für das entsprechende Antigen.

T-Helferzellen und zytotoxische T-Lymphozyten Der Kontakt von T-Helferzellen mit präsentiertem Antigen führt beim ersten Kontakt zur Aktivierung, Reifung und klonalen Expansion der betreffenden T-Helferzellen. Diese wiederum stimulieren durch Zytokine die Bildung von spezifischen zytotoxischen T-Zellen und immunglobulinproduzierenden B-Zellen. Diese zentrale Rolle in der Stimulierung der Effektorzellen der spezifischen Abwehr haben dieser Zellgruppe ihren Namen gegeben.

Die eigentlichen Effektorzellen der spezifischen zellulären Immunität sind die zytotoxischen T-Zellen. Sie sind ebenfalls spezifisch für bestimmte Pathogene und können infizierte Zellen durch die Kombination der MHC-Klasse-I-Moleküle mit den Erregerpeptiden erkennen. Zytotoxische T-Zellen können dann diese infizierten Zellen über mehrere Mechanismen, z. B. den programmierten Zelltod oder Apoptose, abtöten.

Der hier beschriebene Mechanismus der ersten Antigenpräsentation durch Makrophagen mit der späteren Ausbildung einer spezifischen zellulären Immunität ist ein Beispiel für das Zusammenwirken unspezifischer (Makrophagen) und spezifischer (hier der T-Lymphoyzten) Mechanismen. Weitere spezifische Gruppen von T-Lymphozyten sind nach der Überwindung von Infektionen daran beteiligt, die Aktivität der zellulären Immunität wieder herabzuregeln.

Spezifische humorale Immunitätsmechanismen

B-Zellen sind verantwortlich für die Sekretion von Antikörpern. Sie exprimieren initial IgM oder IgD auf ihrer Oberfläche. Der Kontakt des passenden Antigens mit dem Oberflächenimmunglobulin führt zu einer Expansion des betreffenden Zellklons und der Ausbildung und Selektion von Plasmazellen, die entweder IgA, IgE oder IgG produzieren. Für einen Teil dieser Reaktionen ist der zusätzliche Kontakt mit T-Zellen der gleichen Antigenspezifität notwendig (s. o.). Immunglobuline sind wirksam in der Neutralisation von Erregern (z. B. Viren), von Toxinen und zur Verbesserung der Phagozytose und Lyse von Erregern. Auch hier ist eine Kooperation von spezifischer und unspezifischer Abwehr vorhanden: Komplexe von Antigenen und Antikörpern aktivieren Komplement.

Immunologisches Gedächtnis

Neben einer spezifischeren und wirksameren Abwehr hat das spezifische Immunsystem auch die Funktion des Gedächtnisses für bereits durchgemachte Infektionen mit einer besseren Abwehr oder sogar Immunität bei Reinfektion. Beim Erstkontakt mit dem Erreger kommt es nach rascher Aktivierung, Reifung und Expansion reaktionsfähiger Lymphozyten (T- und B-Lymphozyten) auch zur Bildung von Gedächtniszellen beider Gruppen. Diese Gedächtniszellen reagieren dann bei erneutem Kontakt mit dem Erreger rascher und spezifischer.

Defekte des spezifischen Immunsystems

Defekte des spezifischen Immunsystems sind z. B angeborene (Agammaglobulinämie, kombiniertes Immundefektsyndrom) und erworbene Störungen (AIDS). Die Form des Immundefekts bestimmt jeweils das Spektrum der Erkrankungen. Bei Immunglobulinmangel kommt es vor allem zu Infektionen mit polysaccharidbekapselten Erregern, bei Störungen oder Defizienz des T-zellulären Systems zu schweren Infektionen vor allem mit intrazellulären Erregern, z. B. Toxoplasma gondii und Herpesviren.

Pathogenität von Erregern

Synonym: Virulenz
Engl. Begriff: Microbial Virulence Factors

Die Erforschung von Pathogenitätsmechanismen für spezifische Erreger ist zur Entwicklung von neuen Therapien unabdingbar. Ziel ist die genaue Charakterisierung mikrobieller Pathogenitätsfaktoren auf molekularbiologischer Ebene und entsprechender zellulärer Stoffwechselmechanismen. Die Kenntnis von Adhäsionsstrukturen kann z. B. genutzt werden, um durch eine Impfung entsprechende neutralisierende Antikörper zu erzeugen und damit einen frühen Schritt der Pathogenese zu blockieren. Die Identifikation von mikrobiellen Schlüsselenzymen kann direkt zur Entwicklung antimikrobieller Substanzen führen (z. B. die bakterielle Gyrase hemmende Antibiotika oder Inhibitoren der HIV-1-Protease).

Pathogenitätsfaktoren bei Viren

Viren sind obligat intrazelluläre Erreger, die keinen eigenständigen Stoffwechsel besitzen. Zur Replikation sind sie auf zelleigene Enzyme angewiesen. Da Viren keine Möglichkeit der eigenständigen Bewegung haben, sind sie von passiven Transportmechanismen abhängig. Zwei Bedingungen müssen für virale Pathogenität erfüllt sein:
1. Das Virus muss eine Oberflächenstruktur besitzen, mit der es an eine Zielzelle andocken und dann eindringen kann.
2. Durch die Replikation in der Zelle muss entweder eine Störung der Zellfunktion oder eine Immunreaktion auf die Infektion erfolgen.

In aller Regel werden zur Replikation innerhalb einer Wirtszelle Wirtsenzyme beansprucht, deren Gebrauch den zelleigenen Stoffwechsel negativ beeinträchtigt. Bei einigen Viren ist die initiale Zielzelle gleichzeitig die Zelle, in der die Replikation und Pathogenese ablaufen (z. B. Rhinoviren in der Schleimhaut der oberen Luftwege), andere Viren müssen sich erst innerhalb des Körpers ausbreiten, um pathogen zu wirken, z. B. Masern- und Rötelnviren, die respiratorisch aufgenommen werden und von dort in viszerale Organe und zur Haut gelangen.

Ein weiterer Pathogenitätsmechanismus ist die Möglichkeit, eine latente Infektion zu erzeugen. Dieser Mechanismus ist z. B. allen humanen Herpesviren zu Eigen. Diese Viren besitzen die Fähigkeit, Zielzellen so zu infizieren, dass sie nicht ständig Viren produzieren, sondern das Genom in einer (wahrscheinlich) inaktiven, aber reaktivierbaren Form inkorporiert haben. Die Mechanismen, die das Gleichgewicht zwischen Latenz und produktiver Infektion steuern, sind bisher nur sehr unvollständig bekannt.

Pathogenitätsfaktoren bei Bakterien

Pathogenitätsfaktoren von Bakterien können eingeteilt werden in **Adhäsions-, Immunevasionsmechanismen** und **Toxinbildung.** Die Pathogenitätsmechanismen von Bakterien sind die wahrscheinlich am besten untersuchten von allen Erregerklassen. Durch die einfache Kultivierung klonaler Populationen und die Möglichkeit der einfachen Manipulation von Umgebungsbedingungen sind Stoffwechselvorgänge und deren Modifikation gut zu beobachten. Zusätzlich haben moderne molekularbiologische Methoden durch Sequenzierung und Klonierung von bakteriellen Proteinen und deren geplante genetische Manipulation (z. B durch Deletion, Übertragung oder Insertion von Genombestandteilen) das Wissen um die bakteriellen Pathogenitätsmechanismen in den letzten Jahren entscheidend vermehrt.

Genetische Regulation von Pathogenitätsfaktoren
Die genetische Information in Bakterien ist in chromosomaler Form vorhanden, zusätzlich kann noch weitere DNA in Plasmidform und als Phage vorliegen. Diese „mobilen" genetischen Elemente erlauben eine genetische Diversifizierung. Chromosomale Gene und externe Gene sind beide involviert in die Produktion von Pathogenitätsfaktoren, deren Expression einer komplizierten Regelung unterliegen kann. So wird die Expression der Pili von E. coli (s. u.) von Umgebungsbedingungen gesteuert.

Adhäsion, Toxinbildung und Immunevasion von Bakterien Wichtige bekannte pathogene Mechanismen von Bakterien vermitteln die **Adhäsion** an Epithelien, weitere sind Toxinbildung und Immunevasion:
- Pili oder Fimbrien bei Escherichia coli sind ein wichtiger Bestandteil dieser Erreger als Pathogene des Urogenitaltraktes. Nach dem identifizierten Gen werden sie P(ap)-Pili genannt. Die Expression dieser Pili wird durch Umgebungsbedingungen – den pH-Wert und die Temperatur – so moduliert, dass ihre Produktion vor allem in den ableitenden Harnwegen angeregt wird, wo sie Adhäsion und damit Pathogenität vermitteln.
- Toxine werden unterteilt in **Exotoxine,** die von Bakterien in die Umgebung sezerniert werden, und **Endotoxine,** die Bestandteil der Bakterienzellwand sind. Häufig ist die Produktion von Toxinen – ebenso wie die von Adhäsionsmechanismen – an Plasmide oder Phagen gebunden. Zur Produktion des Diphtherie-Toxins muss der betreffende Stamm mit einem Bakteriophagen infiziert sein. Das Toxin ist primär für die lokale Infektion und Vermehrung der Bakterien und sekundär für die Krankheitserscheinungen wichtig (s. Kap. 11.9.5). Andere in die Pathogenese involvierte Toxine sind Exotoxi-

ne von Staphylococcus aureus und der Gruppe-A-Streptokokken, die z. B. für die Toxic-Shock-Syndrome verantwortlich sind (s. Kap. 11.9.1), Enterotoxine von Vibrio cholerae, Escherichia coli und anderen Erregern und die Endotoxine gramnegativer Enterobakterien.

- **Immunevasionsstrategien** richten sich gegen verschiedene Abwehrmechanismen. Einige Erreger (z. B. Neisseria gonorrhoeae und Haemophilus influenzae) entziehen sich durch IgA-spezifische Proteasen der Vernichtung auf der Schleimhaut. Neisseria gonorrhoeae kann der Lyse durch Komplementproteine entgehen und Legionella pneumophila kann, mit Komplementproteinen beladen, sogar leichter in Zellen eindringen. Vor allem intrazelluläre Keime haben oft die Fähigkeit, der Phagozytose durch Makrophagen zu entgehen (z. B. Salmonella typhimurium).

Pathogenitätsfaktoren von Pilzen

Pilze verursachen vor allem lokale Gewebedestruktion und können sekundär metastatische Absiedlungen bilden. Einige Pilzarten (Histoplasma capsulatum, Coccidioidis immitis, Cryptococcus neoformans u. a.) werden über die Schleimhaut des Respirationstraktes aufgenommen und können der Destruktion in Makrophagen entgehen und sich sogar dort weiter vermehren. Aspergillus-Spezies bilden Komplementinhibitoren aus und können so der Lyse entgehen. Candida-Spezies als häufigste Verursacher von Pilzinfektionen sind Bestandteil der Haut- und Schleimhautflora und können intaktes Epithel nicht durchdringen. Damit sie pathogen werden können, muss eine Disruption des Epithels vorliegen.

Viele Pilzerkrankungen haben besonders schwere Verlaufsformen bei immunkompromittierten Patienten, so bei neutropenischen oder organ- bzw. knochenmarktransplantierten Patienten oder bei HIV-Patienten.

Erkrankungen mit Candida- und Aspergillus-Spezies treten vor allem bei immunkompromittierten Patienten mit Neutropenie oder einer Funktionsstörung der Neutrophilen auf. Die Wirksamkeit einer spezifischen lymphozytären Abwehr gegen Pilze wurde bisher nicht eindeutig nachgewiesen, der schwerere Verlauf vieler dieser Erkrankungen bei HIV-infizierten Patienten weist jedoch auf ihre Bedeutung hin.

Pathogenität von Parasiten und Ektoparasiten

Parasiten und Ektoparasiten sind die einzigen Krankheitserreger, die aktiv intaktes Epithel durchdringen können, so z. B. Schistosomen, Entamoeba histolytica, aber auch Skabies. Die biologische Breite der Erreger in diesen Gruppen ist groß, so dass Pathogenitätsfaktoren nur exemplarisch dargestellt werden können. Des Weiteren haben die meisten dieser Erreger einen komplexen Lebenszyklus mit Nutzung mehrerer Wirte unterschiedlicher Spezies, die eine Untersuchung der Pathogenitätsfaktoren erschwert.

Plasmodium falciparum z. B. kann in infizierten Erythrozyten Ausbuchtungen der Membran bilden, die zur Adhäsion in kapillären Venolen führen und damit zur Sequestrierung von Parasiten in peripheren Organen. Zusätzlich zu den Störungen der Mikrozirkulation führen die metabolischen Erfordernisse der Parasiten zu Glukoseverbrauch und Laktatazidose. Diese pathogenetische Kette wird bei Patienten mit Sichelzellanämie unterbrochen. Hier führt die Infektion mit Plasmodien zwar auch zur kapillären Adhäsion, der niedrige Sauerstoffpartialdruck fördert aber gleichzeitig die Bildung von Sichelzellen mit nachfolgender Inhibition der Vermehrung von Plasmodien.

Pathogenität von Prionen

Der Begriff Prion wurde gebildet nach der Hypothese eines proteinartigen infektiösen Agens in der Pathogenese einer Reihe von neurologischen Erkrankungen (Creutzfeldt-Jakob-Erkrankung, Kuru, bovine spongiforme Enzephalopathie [BSE] u. a., s. Kap. 11.5). Die Charakterisierung des Erregers als Protein ist durch viele experimentelle Untersuchungen gestützt. So ist z. B. die Infektiosität von Hirnextrakt nicht durch UV-Bestrahlung, Hydrolyse oer andere die Nukleinsäuren schädigende Methoden, wohl aber durch Proteolyse herabzusetzen. Hier ist eine bisher unbekannte und für unmöglich gehaltene Pathogenese anzunehmen, nämlich eine Infektion ohne lebende Erreger und ohne Übertragung von genetischem Material (DNA oder RNA). Die Erkrankung entsteht durch die Übertragung eines **pathogenen Proteins.** Dieses Protein hat eine komplette Homologie in der Aminosäuresequenz zu einem tierischen bzw. menschlichen Protein, aber eine andere dreidimensionale Struktur. Das Ansteckende ist diese veränderte Faltung: Trifft ein normales Prion-Protein auf ein abnormales, faltet es sich nach dem Vorbild des pathologischen Proteins. Die abnormale Isoform wird in der Regel mit PrP^{Sc} benannt (für Prion-Protein-Scrapie als bisher bestuntersuchter Erkrankung dieser Gruppe), die normale Isoform mit PrP^c.

Die wichtigsten derzeit untersuchten Pathogenitätsfaktoren von Prionen sind die Speziesspezifität, d. h. das Repertoire von verschiedenen Spezies, für die ein Prion-Protein pathogen ist, und das Ausmaß der neurologischen Schädigung. Da die Erreger nicht vollständig charakterisiert sind, sind diese Faktoren bisher nur ansatzweise untersucht.

Zur weiteren Information

Weiterführende Literatur

Mandell, G. L., J. E. Bennett, R. Dolin: Principles and Practice of Infectious Diseases, 5th edn. Churchill Livingstone, New York 2000.

Roitt, I. M., J. Brostoff, D. K. Male: Kurzes Lehrbuch der Immunologie, 3. Aufl. Thieme, Stuttgart 1995.

Internet-Links

http://www.who.int
http://www.rki.de
http://www.cdc.gov
http://www.sermed.com/infect.htm

Keywords

Infectious Diseases ◆ Emerging Infections ◆ Antibiotic Resistance

11.2 Syndrome und spezifische Probleme

B. Salzberger, G. Fätkenheuer, V. Diehl

11.2.1 Infektiöse Syndrome

In diesem Kapitel wird eine Reihe von Erkrankungen und Syndromen aufgeführt, die nicht in den betreffenden Organkapiteln behandelt werden. Zu diesen Erkrankungen gehören:
- die Sepsis und verwandte Syndrome
- tiefe Haut- und Weichteilinfektionen
- Myositiden
- das diabetische Fußsyndrom

Sepsissyndrom, Sepsis und septischer Schock

Synonym: Septikämie (sollte nicht mehr benutzt werden!)
Engl. Begriff: Sepsis Syndrome, Sepsis, Septic Shock

Definition Sepsis ist definiert als Syndrom, bestehend aus den systemischen Reaktionen des Organismus auf eine klinisch apparente Infektion (s. Tab. 11.4). Die Definition der Sepsis war bis vor kurzem noch unscharf und wurde synonym zu Bakteriämie oder Septikämie benutzt. Es wurde darunter die Organminderperfusion in Reaktion auf ein infektiöses Geschehen verstanden. Eine Differenzierung des breiten klinischen Spektrums der systemischen Reaktion wurde nicht vorgenommen. Arbeitsgruppen des American College of Chest Physicians bzw. der Society of Critical Care haben hier eine klinische Definition mit Differenzierung des Schweregrades vorgeschlagen. Diese sind nicht als endgültige, aber als derzeit beste Arbeitsdefinitionen aufzufassen (s. Tab. 11.4). Trotz neuer Erkenntnisse zur Pathogenese und daraus resultierender therapeutischer Ansätze und trotz der Verfügbarkeit wirksamer Antibiotika ist die Behandlung der Sepsis weiterhin eine große Herausforderung. Sie ist immer noch ein klinischer Zustand mit ernster Prognose und erfordert zur Diagnostik und Therapie einen hohen medizinischen personellen und apparativen Aufwand.

Epidemiologie Sepsis und ihr verwandte klinische Entitäten finden sich häufig bei Krankenhauspatienten. In den USA wird die Zahl der Fälle von schwerer Sepsis bzw. septischem Schock auf ca. 500 000 pro Jahr geschätzt, mit einem deutlichen Anstieg in den letzten 15 Jahren. Dieser Anstieg wird durch Änderungen der Patientenkollektive und Therapiestrategien erklärt (ältere Patienten, mehr immunsuppressive Therapien etc.).

Ätiologie und Pathogenese Die am besten untersuchte Manifestation ist die gramnegative Bakteriämie. Hierbei wird durch bakterielle Endotoxine oder genauer den Lipoprotein-A-Anteil von Lipopolysacchariden (LPS) eine Kaskade von Reaktionen ausgelöst. Der Kontakt des Lipoproteins mit dem CD14- und Toll-like-Rezeptoren auf Monozyten oder Makrophagen führt zu einer raschen Ausschüttung von Tumor-Nekrose-Faktor-(TNF-)α, Interleukin-(IL-)1, Interferon-γ, IL-6, IL-8. Ebenfalls akti-

Tab. 11.4 Definition der Sepsis, des Sepsissyndroms und verwandter Zustände.

Zustand	Definition
■ Infektion	Präsenz eines Organismus an normalerweise sterilem Ort, mit oder ohne Entzündungsreaktion
■ Syndrom der systemischen Entzündungsreaktion	Systemische Reaktion auf eine breite Palette von Reizen, z.B. Sepsis oder Pankreatitis oder ausgedehntes Trauma
■ Sepsis	Klinischer Nachweis einer Infektion + Nachweis einer systemischen Reaktion auf diese, bestehend aus mindestens zwei der folgenden Parameter: 1. Temperatur > 38 °C oder < 36 °C 2. Herzfrequenz > 90/min 3. Atemfrequenz > 20/min oder $paCO_2$ < 32 mmHg 4. Leukozyten > 12000/µl, < 4000/µl oder > 10 % Stabformen
■ Sepsissyndrom	Sepsis + Organminderperfusion mit mindestens einem der folgenden Parameter: 1. Hypoxämie 2. Erhöhtes Laktat 3. Oligurie 4. Veränderter Bewusstseinszustand
■ Schwere Sepsis	Sepsis + Organdysfunktion, Hypoperfusion oder Hypotonie (systolischer Blutdruck < 90 mmHg oder Abfall um > 40 mmHg ohne anderen Grund)
■ Septischer Schock	Sepsis + Hypotonie trotz adäquater Flüssigkeitsgabe mit Nachweis von Perfusionsstörungen (Laktatazidose, Oligurie, verändertes Bewusstsein u.a.). Bei gleichzeitiger Gabe von positiv inotropen oder vasokonstriktiven Substanzen muss keine Hypotonie vorliegen!
■ Refraktärer septischer Schock	Über mehr als 1 h trotz Flüssigkeitsgabe und anderer Intervention anhaltender septischer Schock

viert werden andere Entzündungsmediatoren, wie das Komplement- und das Bradykininsystem. TNF-α und IL-1 als wahrscheinlich stärkste Pyrogene sind für die meisten sichtbaren klinischen Erscheinungen verantwortlich, sie können bei Applikation im Tiermodell das klinische Bild eines septischen Schocks auch ohne Infektion imitieren. TNF-α spielt außerdem eine zentrale Rolle in der Aktivierung des Gerinnungssystems. Untersuchungen zur Rolle von TNF-α haben zu der Hypothese geführt, dass die systemische Reaktion eine „Überreaktion" sei und möglicherweise stärker als die Infektion selbst zur Schädigung des Wirts beitrage. Diese Hypothese ist die Grundlage einiger therapeutischer Überlegungen (s. u.).

Auswirkungen auf das Kreislaufsystem Die ablaufende Kaskade der Zytokine führt zur Weitstellung der peripheren Gefäße und zum Abfall des peripheren Widerstands. Als Gegenregulation wird das Herzzeitvolumen erhöht. Die späteren metabolischen Veränderungen wie die Laktatazidose entstehen sekundär durch Minderperfusion von Organen und Muskulatur, falls die Sauerstoffversorgung nicht durch Kompensationsmechanismen auf dem Niveau des aeroben Metabolismus gehalten werden kann.

Trotz der Kenntnis vieler Bausteine und Abhängigkeiten der Zytokinkaskade sind die protektiven und schädigenden Bestandteile dieses Mechanismus schlecht voneinander zu trennen. Dass unser Verständnis der Pathogenese des Sepsissyndroms noch sehr lückenhaft ist, zeigen die vielen negativen Versuche, die vorhandenen Erkenntnisse in eine wirksame Therapie umzusetzen.

Symptome Die klinischen Manifestationen sind z. T. bereits in Tabelle 11.4 beschrieben. Der früheste Indikator ist oft eine **Hyperventilation** mit respiratorischer Alkalose. Bei gramnegativen Bakteriämien können durch metastatische Absiedlung **fokale Hautveränderungen** auftreten. **Fieber, Schüttelfrost** und eine **Veränderung des Bewusstseinszustands** sind ebenfalls häufig. Ein weiteres klinisches Zeichen ist die beschriebene Hypotonie bzw. der Blutdruckabfall.

Sämtliche Organe können durch die Minderperfusion und die Ausschüttung von Entzündungsmediatoren geschädigt werden. Besonders gefürchtet ist wegen der hohen Letalität das **Lungenversagen** (Adult-Respiratory-Distress-Syndrom, ARDS).

Diagnostik Die wichtigsten Probleme bei Patienten mit Verdacht auf Sepsis oder septischen Schock sind:
- Abgrenzung gegenüber anderen Schockursachen
- Isolierung des Erregers
- Identifizierung eines möglichen Ausgangsherdes der Sepsis (z. B. Urogenitaltrakt)
- Beurteilung des Schweregrades
Die Diagnostik wird in aller Regel parallel zum Beginn der Therapie durchgeführt.
Typische **Laborbefunde** sind
- Leukopenie
- Thrombopenie mit Blutungszeichen und disseminierter intravasaler Gerinnung
- Laktatazidose

Zum Erregernachweis werden eine aerobe und eine anaerobe **Blutkultur** gewonnen. Um die Sensitivität zu erhöhen, wird in kurzem Abstand zweifach an verschiedenen Stellen Blut entnommen.

In vielen Fällen tritt die Bakteriämie endogen auf, vor allem bei onkologischen Patienten nach Chemotherapie. Weitere wichtige Sepsisquellen sind der Urogenitaltrakt, der Respirationstrakt, die Gallenwege, liegende intravasale Katheter und andere lokale Infektionen.

Persistierend positive Blutkulturen mit dem gleichen Erreger weisen vor allem auf eine **Endokarditis** hin, können jedoch auch durch Infektionen von Gefäßprothesen oder liegenden intravasalen Kathetern bedingt sein.

Therapie Die wichtigsten Bestandteile der Therapie sind:
- rasche und empirische Antibiotikagabe
- Fokussanierung (falls vorhanden und möglich)
- supportive Therapie

Antibiotikatherapie Die richtige Wahl und der schnelle Beginn der antibiotischen Therapie beeinflussen die Prognose des Patienten deutlich. Sie muss die wichtigsten in Frage kommenden Pathogene abdecken. Bei der **gramnegativen Sepsis** ist besonders an Escherichia coli, Enterobacter-Spezies und Pseudomonas aeruginosa zu denken. Je nach Genese der Sepsis und eventuellen lokalen Erreger- und Resistenzproblemen (s. Tab. 11.5) muss die antibiotische Therapie modifiziert werden. Die genannten Therapien sind sämtlich nicht nur gegen die primär bedeutsamsten Keime wirksam, sondern auch gegen die wichtigsten grampositiven Bakterien. Ist der Erreger identifiziert, wird die Antibiotikatherapie angepasst.

Fokussanierung Eine chirurgische Herdsanierung ist erforderlich, wenn Erreger trotz ausreichender antibiotischer Therapie persistieren oder ein Abszess, eine Osteomyelitis oder eine Peritonitis vorliegt.

Supportive Therapie Die supportive Therapie soll primär die **Organdurchblutung** aufrechterhalten und ein Organversagen verhindern. Hierzu ist ein genaues **Kreislaufmonitoring** mit Messung des zentralen Venendrucks (ZVD) notwendig. Insbesondere bei Problempatienten müssen möglicherweise zusätzlich mit einem pulmonalarteriellen (Swan-Ganz-)Katheter die Vorlast und andere Kreislaufparameter exakt gesteuert werden. Zielparameter der supportiven Kreislauftherapie ist der mittlere arterielle Blutdruck (MAP), der auf 70 mmHg oder höher gehalten werden sollte. Für das Monitoring des zentralen Venendruckes und des kapillären Pulmonalisverschlussdruckes kann als Faustregel formuliert werden, dass beide Werte durch die Flüssigkeitsgabe bis an die obere Normgrenze gebracht werden sollten.
Folgendes Vorgehen ist sinnvoll:
- Initial steht die **Flüssigkeitsgabe** (mit kolloidalen Substanzen oder kristallinen Lösungen) im Vordergrund.
- Falls hierdurch der **arterielle Mitteldruck** nicht befriedigend stabilisiert werden kann (MAP > 70 mmHg), sollten vasopressorische Substanzen eingesetzt werden.

Tab. 11.5 Antibiotische Therapie bei Sepsis.

Ursache und Risiken	Erregerspektrum	Antibiotika
■ Nicht neutropenisch	Gramnegative Enterobakterien, insbesondere bei Ursache im Gastrointestinaltrakt möglicherweise Mischinfektion mit Anaerobiern	Cephalosporin 3. Gen. **oder** Ureidopenicillin (evtl. + β-Lactamase-Inhibitor) jeweils + Aminoglykosid **oder** Carbapenem
■ Neutropenisch	Wie oben, allerdings häufiger Pseudomonas aeruginosa und Fungämie	Wie oben, bei Therapieversagen rasche Erweiterung durch antimykotische Therapie
■ Verdacht auf oder Infektion einer implantierten Gefäßprothese oder eines Katheters	Staphylokokken, häufig koagulasenegativ	Wie oben + Vancomycin

- Hierbei wird zunächst **Dopamin** aufgrund der besseren Steuerbarkeit eingesetzt, bei nicht ausreichender Wirkung **Noradrenalin**.

Die eingangs skizzierte Rolle des **TNF-α** als vermutete **Überreaktion des Immunsystems** hat zu einer Reihe von Therapiestudien geführt. Interventionen mit dem Ziel, diese Reaktion zu dämpfen, sind z. B. die Gabe von hoch dosierten Glukokortikoiden, TNF-α-Antikörpern sowie die Hemmung des Arachidonsäurestoffwechsels. Durch alle diese Maßnahmen konnte die Prognose von Patienten mit septischem Schock bisher nicht verbessert werden. Ein erster Schritt zu einer besseren Therapie der Sepsis ist der Einsatz von **aktiviertem Protein C** früh im Verlauf der Sepsis, der für ein klar definiertes Patientenkollektiv eine deutliche Verbesserung der Prognose zeigte.

Verlauf und Prognose Verlauf und Prognose sind eng mit einer Reihe von Faktoren verknüpft:
- Schweregrad der Sepsis
- Vor- bzw. Begleiterkrankungen
- Alter u. a.

Die Letalität bei Sepsis beträgt 20 % innerhalb von vier Wochen, bei septischem Schock sogar ca. 50 %. Die Prognose von Patienten mit Sepsis wird allerdings auch bis zu fünf Jahre nach dem Auftreten negativ beeinflusst, z. B. durch bleibende Organschädigungen.

Der wichtigste Faktor, der durch den behandelnden Arzt beeinflusst werden kann, ist die Antibiotikatherapie. Eine rasche und adäquate Therapie ist im Vergleich zum verzögerten Beginn der Therapie mit einer deutlich besseren Prognose verbunden.

Die kumulative Zahl der Organversagen ist einer der wichtigsten Parameter zur Beurteilung der Prognose, das ARDS hat als einzelne Komplikation die schlechteste Prognose.

Komplikation	Häufigkeit
Nierenversagen	Häufig (meist reversibel)
Lungenversagen (ARDS)	In 10–20 % der Fälle

Zusammenfassung

- Häufigste Ursache: Einschwemmung von Bakterien in die Blutbahn (Urogenitaltrakt)
- Wichtigste Symptome: Hyperventilation, Fieber, Schüttelfrost, evtl. Symptome einzelner Organversagen
- Wichtigste diagnostische Maßnahmen: Erregerbestimmung durch Blutkultur, Kreislaufmonitoring
- Wichtigste therapeutische Maßnahmen: frühe antibiotische Behandlung, zunächst blind und breit, dann angepasst an das Antibiogramm; Stabilisierung des Kreislaufs

Tiefe Hautinfektionen und nekrotisierende Weichteilerkrankungen

Synonym: Nekrotisierende Fasziitis
Engl. Begriff: Streptococcal Gangrene, Necrotizing Fasciitis

Definition Zu den die tieferen Hautschichten betreffenden Weichteilinfektionen gehören vor allem das **Erysipel** (im angloamerikanischen Sprachgebrauch als „Cellulitis" bezeichnet, jedoch nicht zu verwechseln mit der harmlosen „Peau d'Orange") sowie die **nekrotisierende Fasziitis**. Während bei dem nur die oberflächlichen Hautschichten einbeziehenden Erysipel der entzündete von dem nicht befallenen Bereich scharf abgegrenzt und der Rand erhaben ist, entfällt diese scharfe Demarkation, wenn tiefere Schichten mitbetroffen sind. Erysipel und nekrotisierende Fasziitis befallen beide das subkutane Gewebe, und manchmal sind diese Formen in der Anfangsphase klinisch nicht einfach zu unterscheiden.

Epidemiologie Nekrotisierende Weichteilerkrankungen haben in den letzten Jahren deutlich zugenommen, vor allem mit Streptokokken von bisher nicht gekannter Pathogenität. Sie kommen weltweit vor und sind insgesamt selten; zu ihrer genauen Häufigkeit ist wenig bekannt.

Ätiologie und Pathogenese Prädisponierend sind Verletzungen, chirurgische Eingriffe und lokale Störungen, z. B. durch Diabetes mellitus. Die häufigsten Erreger sind Streptokokken der Gruppe A, seltener Mischinfektionen oder Clostridien bzw. andere Gasbildner.

Symptome Initial zeigen sie vor allem eine lokale flächenhafte oder eine Extremität betreffende Rötung, Schwellung und Überwärmung. Nekrotisierende Fasziitiden nehmen allerdings einen rasch progredienten Verlauf, entwickeln kutane Bullae, breiten sich entlang von Faszien meist zentripetal aus und führen rasch zur tiefen Gangrän.

Diagnostik Die Diagnose wird in aller Regel klinisch gestellt. Parallel zu den klinischen Entzündungszeichen bestehen Laborveränderungen, z. B. Leukozytose und Anstieg des CRP. Bei Einbeziehung der Muskulatur ist die Kreatinkinase (CK) erhöht. Diagnose und Isolierung des Erregers können durch Aspiration oder Biopsie – am besten aus der Randzone der Entzündung – oder chirurgisch erfolgen.

Therapie Infektionen mit Streptokokken sollten mit Penicillin G behandelt werden. Zusätzlich ist die Gabe von Clindamycin sinnvoll, um die bakterielle Toxinbildung zu hemmen. Sind Staphylokokken mitbeteiligt, sollte ein penicillinasefestes Penicillin ergänzt werden, bei Anwesenheit von Gasbildnern oder Anaerobiern Metronidazol. Die nekrotisierende Fasziitis muss zusätzlich dringend chirurgisch behandelt werden, hier ist ein gründliches **Débridement** unabdingbar.

Verlauf und Prognose Die Prognose der Hautinfektionen ohne Beteiligung der tieferen Schichten ist gut, sie heilen meist rasch nach Beginn der Therapie ab. Dagegen ist die Letalität der nekrotisierenden Fasziitis hoch, in einigen Serien bis 50 %.

Komplikationen Komplikationen der oberflächlichen Hautinfektionen beinhalten die Progression in tiefere Schichten mit Beteiligung der Muskulatur. Bei der nekrotisierenden Fasziitis sind die Komplikationen vor allem durch die oft notwendigen chirurgischen Interventionen bis hin zur Amputation von Gliedmaßen gegeben.

Zusammenfassung

- Häufigste Ursache: Streptokokken der Gruppe A
- Wichtigste Symptome: lokale Rötung, Schwellung, Überwärmung
- Wichtigste diagnostische Maßnahmen: Klinik, Entzündungsparameter, Erregernachweis
- Wichtigste therapeutische Maßnahmen: Antibiose und Débridement

Infektiöse Myositiden

Synonym: Pyomyositis
Engl. Begriff: Pyomyositis

Definition Infektiöse Myositiden sind erregerbedingte Entzündungen im Muskelgewebe. Unterschieden werden müssen dabei primäre Myositiden von Begleitreaktionen der Muskulatur, die bei einer Reihe von Infektionskrankheiten auftreten können.

Epidemiologie Infektiöse Myositiden sind in den klimatisch gemäßigten Regionen eine Seltenheit und treten dort vor allem in Begleitung anderer Weichteil- oder Knocheninfektionen auf. Gehäuft kommen sie in den Tropen sowie bei HIV-infizierten Patienten vor.

Ätiologie und Pathogenese Pyomyositiden werden vor allem durch lokale Invasion von Staphylococcus aureus verursacht, seltener kommt es im Rahmen anderer Infektionen zur Myositis bzw. Begleitmyolyse (z. B. bei Leptospirose, Legionellose, Influenza u. a.).

Symptome Die Klinik ist gekennzeichnet durch lokalisierten Schmerz, Schwellung und Überwärmung.

Diagnostik Die Diagnose wird durch bildgebende Verfahren (Sonographie, ggf. CT) gesichert; Errergerisolierung kann durch Punktion (ggf. ultraschallgesteuert) erfolgen.

Differentialdiagnose	Ausschlussmaßnahmen
Gasbrand bzw. andere Anaerobierinfektionen	Erregersuche (ggf. chirurgisch)
Begleitmyositis durch Myolyse, medikamentös-toxisch oder aus anderer Ursache	Klinik (diffuser Muskelschmerz), Erhöhung der Kreatinkinase
Sonderform: Psoasabszesse ■ Bei Infektionen der Wirbelsäule (bis zum Beweis des Gegenteils muss von Tuberkulose ausgegangen werden) ■ Bei entzündlichen Darmerkrankungen (vor allem Mischinfektionen mit Anaerobierbeteiligung) ■ Metastatisch vor allem bei Bakteriämien mit Staphylococcus aureus	Bildgebende Verfahren

Therapie Eventuelle Abszesshöhlen sollten drainiert oder chirurgisch saniert werden. Zur empirischen Antibiose empfiehlt sich zunächst ein penicillinasefestes Penicillin, je nach Erregerisolierung muss die Therapie dann angepasst werden.

Verlauf und Prognose Bei chirurgischer Sanierung und Therapie von primären Pyomyositiden ist die Prognose gut. Verlauf und Prognose von multiplen metastatischen Staphylokokkenabszessen hängen dagegen vor allem von der Sanierung des Primärherdes ab.

11 Infektionskrankheiten

Zusammenfassung

- Häufigste Ursache: lokale Invasion von Staphylococcus aureus
- Wichtigste Symptome: lokalisierter Schmerz, Schwellung, Überwärmung
- Wichtigste diagnostische Maßnahmen: Sonographie, Erregerisolierung durch Punktion
- Wichtigste therapeutische Maßnahmen: Antibiose, ggf. lokale Abszesssanierung

Diabetischer Fuß

Engl. Begriff: Diabetic Foot Infections

Definition Unter dem Begriff „diabetischer Fuß" werden oberflächliche und tiefere Infektionen des Fußes bei Diabetikern als Sonderform der Haut- und Weichteilinfektionen zusammengefasst. Initial treten Ulzera durch eine Druckschädigung auf, die durch die Neuropathie und Minderperfusion bei Mikroangiopathie begünstigt wird. Die lokale Gewebereaktion auf Erreger ist bei Diabetikern herabgesetzt.

Epidemiologie Weichteilinfektionen als Komplikation von Druckulzerationen sind ein überaus häufiges Problem bei Diabetikern.

Ätiologie und Pathogenese Oberflächliche Infektionen sind vor allem durch Staphylococcus aureus bedingt, seltener durch Streptokokken. Tiefe Infektionen mit ausgeprägter Gewebereaktion sind dagegen meist polymikrobiell. Neben den genannten Erregern spielen gramnegative Bakterien und Anaerobier häufiger eine Rolle.

Symptome Rötung, Schwellung, Ulzerationen, häufig symptomlos (Polyneuropathie!).

Diagnostik Kulturen sollten entweder aus Ulkusgewebe oder nach Kürettage des Ulkusgrundes angelegt werden.

Therapie Die initiale Therapie bei oberflächlichen Infektionen mus vor allem gegen die grampositiven Erreger wirksam und gut gewebegängig sein, z. B. Clindamycin oder ein Cephalosporin der ersten Generation. Bei tieferen Infektionen muss die polymikrobielle Genese in der Initialtherapie berücksichtigt werden, z. B. durch die Kombination von Ampicillin und Sulbactam. Tiefere nekrotische Regionen sollten außerdem chirurgisch behandelt werden.
Außerdem muss die Diabetestherapie überprüft und ggf. korrigiert werden.

Verlauf und Prognose Der klinische Verlauf von diabetischen Fußinfektionen hängt vor allem von der Vitalität und der Durchblutung des darunter liegenden Gewebes ab.

Komplikation	Häufigkeit
Notwendigkeit der Amputation bei - weit fortgeschrittener Infektion - nicht heilender Infektionen aufgrund schlechter Durchblutung	Häufig

Zusammenfassung

- Häufigste Ursache: initiale Druckulzeration mit nachfolgender Infektion, meist durch S. aureus
- Wichtigstes Symptom: Ulkus mit Rötung und Schwellung des Randes
- Wichtigste diagnostische Maßnahmen: regelmäßige Inspektion, Erregerisolierung
- Wichtigste therapeutische Maßnahmen: Ulkusversorgung, ggf. chirurgisch, und lokale Antibiose

11.2.2 Sexuell übertragbare Infektionen

Die Bedeutung sexuell übertragbarer Erkrankungen geht weit über die klassischen Geschlechtskrankheiten hinaus. Eine Vielzahl von Pathogenen kann durch Sexualkontakt übertragen werden (s. Tab. 11.6). Die Gesamtzahl an jährlichen Fällen von behandelbaren sexuell übertragbaren In-

Tab. 11.6 Sexuell übertragbare Erreger.

Viren
- Human Immunodeficiency Virus (HIV-1 und -2)
- Human T-Cell Leukemia Virus (HTLV-1 und -2)
- Herpes-simplex-Virus (HSV-1 und -2)
- Epstein-Barr-Virus (EBV)
- Humanes Papillomvirus (HPV) (diverse Typen)
- Hepatitis-A-, -B-, -C-, -D-Virus
- Zytomegalievirus (CMV)
- Molluscum-contagiosum-Virus

Bakterien
- Neisseria gonorrhoeae
- Treponema pallidum
- Haemophilus ducreyi
- Calymmatobacterium granulomatis
- Ureaplasma urealyticum
- Chlamydia trachomatis
- Streptokokken der Gruppe B
- Gardnerella vaginalis
- Shigella spp.
- Campylobacter spp.

Pilze
- Candida albicans

Parasiten und Ektoparasiten
- Trichomonas vaginalis
- Entamoeba histolytica
- Giardia lamblia
- Phthirus pubis
- Sarcoptes scabiei

fektionen wird auf ca. 350 Mio. geschätzt. Sexuell übertragbare Erkrankungen sind z. T. mit Vorurteilen und Tabus belegt, so dass sie in Anamnese, Untersuchung und Beratung häufig vernachlässigt werden. Ein syndromatischer Zugang ist für viele dieser Erkrankungen sinnvoll. Die wesentlichen klinischen Manifestationen sind hier genitale Ulzerationen, Urethritiden und pelvine Infektionen.

Genitale Ulzerationen

Synonym: Schanker
Engl. Begriff: Genital Ulcers

Definition Nichtmechanische Ulzerationen der Haut an den Genitalien können durch eine Vielzahl von Erregern bedingt sein. Durch sorgfältige Anamnese und klinische Untersuchung können sie klinisch mit relativ hoher Sicherheit unterschieden werden.

Epidemiologie Genitale Ulzerationen sind neben der Urethritis die häufigste Manifestation sexuell übertragbarer Erkrankungen.

Ätiologie und Pathogenese Die wichtigsten Erreger genitaler Ulzerationen sind:
- Herpes-simplex-Virus Typ 2
- Treponema pallidum
- Chlamydia trachomatis
- Haemophilus ducreyi
- Calymmatobacterium granulomatis

Die letzten drei Erreger spielen in Deutschland eine deutlich untergeordnete Rolle.

Symptome Ein schmerzloses Ulkus mit induriertem Rand lässt klinisch einen **syphilitischen Primäraffekt** vermuten, Lymphknotenschwellungen sind meist schmerzlos.

Herpesvirusinfektionen manifestieren sich meist als kleinere gruppierte Bläschen und können durch Kultur oder rascher durch direkte Immunfluoreszenz aus Bläschenmaterial diagnostiziert werden. Großflächigere und ulzerierende Formen sind bei immunsupprimierten Patienten möglich. Vor allem bei der ersten Manifestation sind Lymphknotenschwellungen häufig.

Infektionen mit **Haemophilus ducreyi** (weicher Schanker) manifestieren sich als schmerzhafte Ulzera, oft konfluierend, purulent mit weichem Randwall und sind begleitet von lokalisierten schmerzhaften Lymphknotenschwellungen, die auch nekrotisieren können.

Lymphogranuloma venereum (verursacht durch Chlamydia trachomatis) verläuft meist zweizeitig: Initial zeigt sich eine Papel oder ein Ulkus (schmerzlos), das in der Folge abheilt. Nach einigen Wochen kommt es dann zur schmerzhaften, manchmal abszedierenden lokalen Lymphknotenschwellung.

Diagnostik Die mikroskopische Dunkelfeld- und die serologische Untersuchung sichern die Diagnose bei der **Syphilis.** Spezielle Diagnostik und Therapie der Syphilis werden in Kapitel 11.9.21 besprochen.

Herpesläsionen können durch Abstrich und direkten Nachweis mittels Antigennachweis oder andere Tests (s. Kap. 11.4.1) diagnostiziert werden.

Als Basisdiagnostik sind die Untersuchungen auf diese beiden Pathogene am wichtigsten. Bei unklarer klinischer Symptomatik sowie bei sexuellen Kontakten in Drittweltländern oder Endemieorten sollte eine kulturelle bzw. PCR-Untersuchung auf Haemophilus ducreyi stattfinden, ggf. auch Biopsien auf seltenere Pathogene (z. B. Donovanosis).

Der Nachweis von **Chlamydieninfektionen** kann durch Abstrich aus der Harnröhre, durch PCR aus dem Urin oder serologisch erfolgen.

Therapie Die spezifischen Therapien sind in den entsprechenden Teilen des Kapitels 11.4.1 zu finden.

Verlauf und Prognose Abheilung von genitalen Ulzera ist bei der Mehrzahl der Erkrankungen auch spontan die Regel. Während dies im Fall von Herpesläsionen folgenlos bleibt, ist die Therapie der anderen Erkrankungen erforderlich zur Vermeidung von Spätschäden, so die Entwicklung einer tertiären Lues mit multiplen Organmanifestationen oder eine Infertilität durch Chlamydia trachomatis.

Urethritis, Prostatitis und Epididymitis

Engl. Begriff: Urethritis, Prostatitis, Epididymitis

Definition Entzündung der Harnröhre, Prostata oder Samenleiter.

Epidemiologie Urethritis, Prostatitis und Epididymitis sind bei Männern die häufigsten infektiösen Erkrankungen der Sexualorgane. Während die Häufigkeit der Gonorrhö abnimmt, ist in den Industrieländern die nichtgonorrhoische Urethritis gleich häufig geblieben.

Ätiologie und Pathogenese Die bekannteste Form der Urethritis ist die **gonorrhoische Urethritis,** häufiger noch sind jedoch die nichtgonorrhoischen Formen. Bei sexuell aktiven Männern sind Chlamydia trachomatis und Neisseria gonorrhoeae relevant, bei älteren Männern kommen häufiger Enterobakterien als Erreger vor. Prostatitiden sind ebenfalls möglich durch Neisseria gonorrhoeae, häufiger sind jedoch nicht sexuell übertragene bakterielle Keime die Ursache.

Symptome
- Leitsymptom der **Urethritis** ist die Dysurie. Purulenter Ausfluss weist klinisch bereits auf eine Gonorrhö hin.
- Auch **Prostatitiden** äußern sich durch Dysurie, allerdings ohne dass sich eine Urethritis oder Harnwegsinfektion nachweisen lässt. Lokale Schmerzen können ebenfalls vorhanden sein.
- Eine **Epididymitis** ist durch eine einseitige Schwellung und Schmerzhaftigkeit des Hodens gekennzeichnet.

Diagnostik Die Diagnose wird durch die mikroskopische Untersuchung und, falls die mikroskopische Untersuchung negativ ist, durch die Kultur gesichert.

- Eine **Urethritis** kann dann diagnostiziert werden, wenn in einem Urethralabstrich mehr als fünf Neutrophile pro Gesichtsfeld zu sehen sind. Falls spontan kein Ausfluss vorhanden ist, sollte die Harnröhre von proximal nach distal ausgedrückt werden. Bei Frauen ist eine reine Urethritis selten, häufiger tritt eine Dysurie im Rahmen von Harnwegsinfektionen (s. Kap. 18.6.2) und als Mitbeteiligung bei Vulvovaginitis auf.
- Bei der **Prostatitis** muss eine kulturelle Untersuchung von proviziertem Sekret oder Ejakulat erfolgen.
- Falls bei der **Epididymitis** keine Begleiturethritis vorliegt, ist eine Erregerisolierung nicht möglich.

Differentialdiagnose	Ausschlussmaßnahmen
Harnwegsinfektion	Urethralabstrich mit mikroskopischer und kultureller Untersuchung
Hodentorsion	Anamnese (Trauma), Sonographie
Hodentumor	

Therapie Die **nichtgonorrhoische Urethritis** wird mit Doxycyclin (2 × 100 mg/d über sieben Tage) behandelt, dadurch ist Chlamydia trachomatis ebenso abgedeckt wie das selten nachzuweisende Ureaplasma urealyticum.

Eine **gonorrhoische Urethritis** wird mit einem der einfachen Schemata zur Behandlung der Gonorrhö therapiert (s. Kap. 11.9.3), anschließend sollte wegen der häufigen Koinfektion eine sieben Tage dauernde Chlamydientherapie (s. o.) durchgeführt werden. Da die Übertragung sexuell erfolgt, müssen eine Diagnostik und ggf. Therapie auch des Partners erfolgen.

Nach Ausschluss einer Hodentorsion sollte eine empirische Therapie erfolgen, z. B. mit einem Gyrasehemmer oral über zehn Tage. Damit sind alle in Frage kommenden Pathogene abgedeckt.

Zusammenfassung

- Häufigste Ursachen: Gonokokken, Chlamydien, Enterobakterien
- Wichtigste Symptome: Dysurie, ggf. eitriger Harnröhrenausfluss
- Wichtigste diagnostische Maßnahmen: Mikroskopie und Kultur
- Wichtigste therapeutische Maßnahme: Antibiose je nach Erreger

Vulvovaginitis, Zervizitis und Infektionen des kleinen Beckens

Synonyme: Keine
Engl. Begriff: Vulvovaginitis, Cervicitis, Pelvic Infections

Definition Unter diesen Begriffen werden die häufigsten genitalen Infektionen bei Frauen zusammengefasst. Sie werden in aller Regel durch den Gynäkologen diagnostiziert und behandelt. Grundkenntnisse dieser Syndrome sind vor allem für den hausärztlich orientierten Internisten von Bedeutung.

Epidemiologie Die Infektionen sind sämtlich vor allem bei jüngeren, sexuell aktiven Frauen häufig.

Ätiologie und Pathogenese Die häufigsten Erreger von Vulvovaginitiden sind Trichomonas vaginalis, Candida albicans und Gardnerella vaginalis.

Bei der Sonderform der **bakteriellen Vaginose** liegt häufig eine Mischinfektion vor; meist ist Gardnerella vaginalis beteiligt, und die normale Laktobazillenflora ist verändert.

Das Erregerspektrum der **mukopurulenten Zervizitis** bei Frauen ist dem der Urethritis des Mannes vergleichbar. In etwa der Hälfte der Fälle lässt sich kein Erreger nachweisen.

Entzündliche Erkrankungen des kleinen Beckens, die mit ausgeprägten Verwachsungen einhergehen, aber auch asymptomatisch sein können, werden vor allem durch Neisseria gonorrhoeae, Chlamydia trachomatis, Mycobacterium tuberculosis und seltener sekundär durch die bakterielle Vaginose verursacht.

Symptome
- **Trichomonadeninfektionen** können asymptomatisch sein, typisch sind aber ein homogener gelblicher Ausfluss und ausgeprägter Juckreiz.
- Die **Candida-Vaginitis** erzeugt ebenfalls oft Juckreiz, tritt gehäuft nach Antibiotikatherapie und bei Immunsupprimierten auf.
- Die **bakterielle Vaginose** manifestiert sich ebenfalls durch Ausfluss. Das häufigste Symptom von Infektionen des kleinen Beckens sind lokale Schmerzen.

Diagnostik Die Diagnose sämtlicher dieser Erkrankungen erfolgt durch die klinische Untersuchung und mikroskopische bzw. kulturelle Untersuchung von Vaginal- bzw. Zervixsekret. Chlamydieninfektionen können hier oft nur serologisch oder durch die Polymerase-Kettenreaktion (PCR) nachgewiesen werden.

Differentialdiagnose	Ausschlussmaßnahmen
Appendizitis	Klinische Untersuchung, Sonographie
Ovarialtumoren	Sonographie, ggf. CT

Therapie Die spezifische Therapie der einzelnen Erkrankungen findet sich in den entsprechenden Kapiteln. Bei der bakteriellen Vaginose sind Metronidazol oder Clindamycin (oral oder lokal) wirksam.

Komplikation	Häufigkeit
Sekundäre Infertilität	Häufig (ca. 15 % nach 1. Episode)
Extrauteringravidität	Sehr häufig, häufigste Ursache einer Extrauteringravidität!

11.2.3 Nosokomiale Infektionen

Infektionen, die im Krankenhaus erworben werden, bezeichnet man als nosokomiale Infektionen. Sie sind häufig (ca. 5 % aller stationären Patienten), führen zu Komplikationen und erhöhen die Behandlungskosten. Nosokomiale Infektionen werden häufig durch Erreger verursacht, die gegen eine Vielzahl von Antibiotika resistent (**multiresistent**) sind. Die wichtigsten nosokomialen Infektionen sind:
- Harnwegsinfektionen
- Pneumonien
- Bakteriämien

Das neue Infektionsschutzgesetz widmet nosokomialen Infektionen besondere Aufmerksamkeit und verpflichtet Ärzte und Krankenhäuser zu einer genauen **Dokumentation** dieser Infektionen.

Infektionen bei **immunsupprimierten Patienten** sind häufig, verlaufen atypisch und können zu schweren Komplikationen führen. Die Art der Immunsuppression und damit die Ausprägung und Qualität der Immunitätsfaktoren bestimmen Spektrum und Verlauf von Infektionen wesentlich und sind wichtig für das diagnostische und therapeutische Vorgehen bei diesen Patienten.

Nosokomiale Harnwegsinfektionen

Engl. Begriff: Nosocomial Urinary Tract Infections

Ätiologie und Pathogenese Harnwegsinfektionen sind die häufigsten nosokomialen Infektionen. Mehr als 80 % werden durch **Blasenkatheter** ausgelöst. Die Liegedauer ist der wichtigste Risikofaktor für das Auftreten einer Harnwegsinfektion: Katheter, die länger als 30 Tage liegen, führen fast immer zur Infektion.

Therapie Solange es sich um eine asymptomatische Bakteriurie handelt, ist eine Behandlung nicht notwendig. Treten Komplikationen wie Fieber, Schmerzen oder eine Bakteriämie auf, muss eine antibiotische Therapie erfolgen.

Die wichtigste Maßnahme zur **Prävention** von Harnwegsinfektionen besteht darin, eine Katheterisierung zu vermeiden und Katheter so bald wie möglich zu entfernen.

Nosokomiale Pneumonien

Synonym: Im Krankenhaus erworbene Pneumonie (in Abgrenzung zur ambulant erworbenen Pneumonie)
Engl. Begriff: Nosocomial Pneumonia

Epidemiologie Pneumonien stehen hinsichtlich Häufigkeit an zweiter Stelle der nosokomialen Infektionen. Ihre besondere Bedeutung liegt in der **hohen Letalität,** die in der Literatur mit 20–50 % angegeben wird.

Ätiologie und Pathogenese Hauptsächliche **Risikofaktoren** für das Auftreten einer nosokomialen Pneumonie sind Behandlung auf einer Intensivstation, künstliche Beatmung, Tracheotomie, Antibiotikagabe, große abdominal- oder thoraxchirurgische Eingriffe, fortgeschrittenes Alter und Immunsuppression. Eine weitergehende Darstellung der nosokomialen Pneumonien findet sich in Kapitel 8.4.1.

Nosokomiale Bakteriämie

Synonym: Nosokomiale intravasale Infektion
Engl. Begriff: Nosocomial Bloodstream Infections

Ätiologie und Pathogenese Nosokomiale intravasale Infektionen können entstehen:
- bei Eindringen von Erregern durch die Darmschleimhaut (sog. endogene Sepsis, vor allem bei Neutropenie)
- sekundär nach Infektionen anderer Organe
- katheterassoziiert
- durch direktes Einbringen von Erregern in die Blutbahn

Bakteriämien treten meist endogen und sekundär nach anderen Infektionen auf.

Fungämien kommen als endogene Infektionen vor, aber gehäuft durch Einbringen in die Blutbahn bei lang dauernder intravenöser Ernährung. Durch die optimalen Wachstumsbedingungen für Candida bei einer Kontamination der Infusionslösung oder des Infusionssystems sind Septikämien hier nicht selten.

Ein besonderes Problem bereiten Infektionen, die durch **Blut oder Blutprodukte** übertragen werden: vor allem Hepatitis B, C sowie HIV. Bakterien werden selten übertragen, z. B. Yersinia enterocolitica oder Pseudomonas-Spezies wegen ihrer Unempfindlichkeit gegen Lagerung bei tiefen Temperaturen. Die Gefährdung für Patienten, die Blutprodukte erhalten, konnte durch den Einsatz zuverlässiger Testverfahren für diese Erkrankungen in den letzten Jahren stark vermindert, aber nicht vollständig eliminiert werden. Deshalb sollte die Indikation für den Einsatz von Blutprodukten besonders streng gestellt werden.

Katheterassoziierte Infektionen

Engl. Begriff: Device Associated Bloodstream Infections

Ätiologie und Pathogenese Intravaskuläre Verweilkatheter begünstigen das Auftreten von Infektionen, insbesondere von Bakteriämien. Das Risiko ist bei pulmonalarteriellen und bei arteriellen Kathetern am größten und bei peripher-venösen Verweilkanülen am geringsten. Die Platzierung eines Plastikkatheters an den unteren Extremitäten (z. B. Vena femoralis) birgt ein erhöhtes Infektionsrisiko.

Verschiedene pathogenetische Mechanismen können zur Katheterinfektion führen: Am bedeutsamsten ist die Ausbreitung von Keimen von der Haut entlang dem Katheter in die Blutbahn. Dies erklärt auch das anzutreffende Keimspektrum: Mehr als die Hälfte aller Katheterinfektionen wird durch Staphylokokken, insbesondere koagulasenegative Staphylokokken verursacht. Neben gramnegativen Erregern spielen außerdem Candida spp. eine Rolle.

Diagnostik Die Diagnose einer katheterassoziierten Infektion ist häufig schwierig. Als Kriterien können eine Entzündung an der Einstichstelle, fehlende andere Ausgangsherde für eine Bakteriämie sowie der Nachweis typischer Erreger, z. B. Staphylokokken, angesehen werden.

Therapie Therapeutisch werden Antibiotika verabreicht und der Katheter entfernt. Bei implantierten Verweilkathetern ist vor der Entfernung je nach vorliegendem Pathogen ein antibiotischer Behandlungsversuch gerechtfertigt.

Verhütung nosokomialer Infektionen

Die wichtigste allgemeine Maßnahme zur Verhinderung nosokomialer Infektionen ist das **Händewaschen**. Besonders in Bereichen mit erhöhtem Risiko, wie z. B. in Infektions-, Intensiv- und hämatologisch-onkologischen Stationen, müssen vor und nach jedem Patientenkontakt die Hände gewaschen werden, um eine nosokomiale Ausbreitung von Erregern zu vermeiden. Daneben sind bei einigen Erkrankungen spezielle Maßnahmen erforderlich (s. o.).

Desinfektionen von medizinischen Geräten sind heute durch gesetzliche Bestimmungen und Hygienevorschriften so geregelt, dass bei richtiger Anwendung hierdurch keine Erreger übertragen werden können.

Die Liegedauer von intravasalen oder Urinkathetern sollte möglichst kurz sein. Bei liegenden intravasalen Kathetern oder Infusionssystemen ist jede Manipulation an den Steckverbindungen mit einer Steigerung des Infektionsrisikos verbunden. Wo immer möglich, sollten Therapieregime bevorzugt werden, bei denen Medikamente oral statt intravenös gegeben werden.

11.2.4 Infektionen bei immunsupprimierten Patienten

Infektionen bei neutropenischen Patienten

Synonym: Neutropenisches Fieber
Engl. Begriff: Neutropenic Infections

Definition Alle Fieberepisoden, die während einer Neutropenie auftreten, werden als neutropenisches Fieber bezeichnet. Als kritische Werte für die Neutropenie gelten 500 neutrophile Granulozyten/µl oder 1 000 Leukozyten/µl. Infektionen bei neutropenischen Patienten können fulminant verlaufen. Deshalb müssen bereits bei jedem Verdacht auf eine solche schwere Infektion eine sofortige Diagnostik und Therapie erfolgen.

Epidemiologie Fieberepisoden sind ein häufiges Phänomen, vor allem bei therapieinduzierter Neutropenie. Häufigkeit und Schwere sind klar korreliert mit der Schwere der Neutropenie und deren Dauer. Besonders betroffen sind Patienten, die aufgrund einer akuten Leukämie oder maligner Lymphome mit einer aggressiven Chemotherapie behandelt wurden.

Ätiologie und Pathogenese Klinisch sind vor allem Bakteriämien (endogen oder durch intravenöse Katheter verursacht), Pneumonien und Hautinfektionen sowie intraabdominelle Infektionen (neutropenische Kolitis) von Bedeutung. Eine Vielzahl von Erregern kann hierfür verantwortlich sein, führend sind Bakterien.

- **Bakterielle Infektionen:** Das Erregerspektrum wird dominiert durch endogene Erreger, die durch eine chemotherapeutische Schädigung der Darmmukosa eindringen können.
  Das Spektrum der Keime ist nicht zuletzt abhängig von prophylaktischen Maßnahmen wie der prophylaktischen oralen Antibiotikagabe (s. u.). Die häufigsten isolierten Erreger bei Bakteriämien sind grampositive Bakterien, vor allem koagulasenegative Staphylokokken und vergrünende Streptokokken. Gramnegative Bakterien sind aufgrund des Risikos eines septischen Schocks besonders gefürchtet.
- **Pilzinfektionen:** Mit zunehmender Dauer einer Neutropenie nimmt das Risiko, an einer Pilzinfektion zu erkranken, zu. Hier sind Infektionen durch Candida-Spezies vorrangig, gefolgt von Aspergillus-Infektionen. Da Pilzinfektionen bei diesen Patienten eine besonders hohe Letalität aufweisen, müssen sie frühzeitig in die empirischen therapeutischen Überlegungen mit einbezogen werden.
- **Virusinfektionen:** Reaktivierungen von Herpesviren und respiratorische Virusinfektionen (Influenza u. a.) sind vor allem bei Patienten mit zusätzlicher immunsuppressiver Medikation häufig (z. B. Kortikosteroide) und können atypische, schwere Verläufe aufweisen.

Symptome Jeder Temperaturanstieg über 38,5 °C muss als Warnzeichen gewertet werden, sofern nicht ein eindeutiger Zusammenhang mit einer anderen Ursache (z. B. Medikamentenapplikation, Gabe von Blutbestandteilen) vorhanden ist. Ein Infektionsverdacht besteht auch bei einer Temperatur unter 36 °C, wenn plötzliche Hypotonie, Tachypnoe oder Bewusstseinsstörungen auftreten. Haut- und Weichteilinfektionen sowie Pneumonien manifestieren sich durch lokale Zeichen.

Häufig fehlen bei diesen Patienten jedoch auch typische Infektionszeichen (s. Tab. 11.1). Abdominelle Schmerzen und Diarrhöen sind Hinweise auf eine neutropenische Kolitis.

Diagnostik Bei Verdacht auf eine Infektion muss sofort eine Basisdiagnostik erfolgen. Hierzu zählen **klinische Untersuchung** (besonders Inspektion der Mundhöhle und der Haut auf Zeichen einer Infektion, Auskultation der Lunge, Untersuchung des Abdomens sowie der Analregion), die Abnahme von mindestens zwei **Blutkulturen** (jeweils aerob und anaerob), die Bestimmung des **Laktats** im Serum zur frühen Erkennung einer Sepsis und die Anfertigung einer **Röntgenaufnahme des Thorax**. Mit diesen Maßnahmen ist eine Einteilung der Infektionen in drei Kategorien möglich:

- Fieber ohne erkennbare Ursache: prognostisch günstigste Kategorie
- dokumentierte Infektionen (z. B. Patienten mit positiver Blutkultur, Katheterinfektionen): intermediäre Kategorie

- Patienten mit Lungeninfiltraten: prognostisch ungünstigste Kategorie

Nur bei 20–30 % aller Patienten finden sich positive Blutkulturen, die eine gezielte antibiotische Therapie ermöglichen. **Pilzinfektionen** sind oft schwer zu diagnostizieren, da kulturelle Verfahren nur eine geringe Sensitivität aufweisen, serologische Methoden unzuverlässig und invasive bioptische Maßnahmen zum definitiven Nachweis deshalb häufig erforderlich sind.

Therapie Die Behandlung eines neutropenischen Patienten mit Fieber muss unmittelbar nach Auftreten der klinischen Symptome, vor dem Eintreffen mikrobiologischer Befunde, erfolgen. Sie ist deshalb empirisch und kann später, bei erfolgter Erregeridentifizierung, modifiziert werden.
- **Initialtherapie und frühe Eskalation:** Als primäre Therapie kommen Kombinationen aus einem Breitspektrum-(Ureido-)Penicillin oder einem Cephalosporin der dritten Generation mit einem Aminoglykosid in Frage. Tritt nach drei bis vier Tagen keine Entfieberung auf, sollte eine Umstellung, z. B. auf Carbapeneme oder Chinolone (ggf. kombiniert mit einem Glykopeptid), erwogen werden.
- **Antimykotische Therapie:** Wegen der Gefahr von invasiven Pilzinfektionen wird bei Neutropenie (insbesondere bei Patienten mit pulmonalen Infiltraten), spätestens jedoch nach sechs bis sieben Fiebertagen Amphotericin B eingesetzt.
- **Fokussanierung:** Sie ist in der Regel nur bei lokalisierten Hautinfektionen möglich oder auch sinnvoll. Die chirurgische Therapie einer neutropenischen Kolitis ist nur bei Bildung von intraabdominellen Abszessen oder einer offenen Perforation sinnvoll, ansonsten erfolgt die Therapie konservativ.

Prophylaxe Wegen der hohen Inzidenz von Infektionen bei neutropenischen Patienten werden verschiedene Maßnahmen zur Infektionsprophylaxe angewandt. Diese Maßnahmen zielen auf eine **Verminderung der endogenen Keimflora** und **Vermeidung der Exposition** gegenüber pathogenen Organismen.
- **Antibakterielle Prophylaxe:** Mit der **selektiven Darmdekontamination** (z. B. mit Co-trimoxazol) wird die Reduktion der aeroben Darmflora angestrebt, während die anaerobe erhalten bleiben soll. Daneben werden nicht resorbierbare Antibiotika (Polymyxin B, Colistin) zur Darmdekontamination sowie Chinolone (Ciprofloxacin) als systemische Prophylaxe angewandt.
- **Antimykotische Prophylaxe:** Lokal (bei knochenmarktransplantierten Patienten systemisch) werden Antimykotika (Amphotericin B, Nystatin, Fluconazol) eingesetzt. Co-trimoxazol ist auch wirksam zur Vermeidung von Pneumocystis-carinii-Pneumonien. Diese treten vor allem bei Patienten mit akuten lymphatischen Leukämien und lang dauernder Steroidtherapie auf.
- **Expositionsprophylaxe:** Hier sind die **allgemeinen Schutzmaßnahmen** entscheidend, an erster Stelle steht das Händewaschen. Die sog. **Umkehrisolation** (s. Kap. 11.2.5) wird dagegen als unwirksam und deshalb obsolet betrachtet.

Verlauf und Prognose Etwa 80–90 % der neutropenischen Episoden werden erfolgreich behandelt. Schwere Verläufe finden sich bei der Pneumonie und bei der neutropenischen Kolitis mit einer Letalität von ca. 30–50 %.

Komplikation	Häufigkeit
Sepsis mit Organdysfunktionen	Selten
Neutropenische Kolitis	Selten

Zusammenfassung
- Häufigste Ursache: Bakteriämien durch endogene Keime
- Wichtigstes Symptom: Temperaturanstieg über 38,5 °C, nicht obligat
- Wichtigste diagnostische Maßnahme: Blutkultur
- Wichtigste therapeutische Maßnahmen: breite Antibiose, evtl. auch Amphotericin B, wenn möglich Fokussanierung

Infektionen bei organ- und knochenmarktransplantierten Patienten

Synonym: Transplantationsassoziierte Infektionen
Engl. Begriff: Infections in Solid Organ Transplant Recipients/in Bone Marrow Transplant Patients

Definition Alle Infektionen, die bei organ- oder knochenmarktransplantierten Patienten auftreten, werden als transplantationsassoziiert bezeichnet. Obwohl diese Definition sicher ungenau ist, trägt sie dem veränderten Spektrum von Infektionen wie auch dem unterschiedlichen klinischen Verlauf bei diesen Patienten am besten Rechnung.

Epidemiologie Infektionen bei transplantierten Patienten gewinnen aufgrund der ständig zunehmenden Zahl von Organ- und Knochenmarktransplantationen an Bedeutung. Sie folgen einem ungefähren zeitlichen Muster (s. Abb. 11.3).

Ätiologie und Pathogenese Die Immunsuppression bei organtransplantierten Patienten verhindert die **Abstoßung des neuen Organs,** die bei knochenmarktransplantierten Patienten schwächt die Immunreaktion des neuen Immunsystems gegen die initial fremden Körperzellen ab (**Graft-versus-Host-Disease, GvHD).** Beide Reaktionen werden vor allem durch den Grad der Gewebekompatibilität auf den HLA-Loci beeinflusst: je größer die Übereinstimmung vor allem auf den MHC-Klasse-I-Loci, desto geringer das Risiko von Abstoßung bzw. GvHD und Infektionen durch Immunsuppressiva.

Das Erregerspektrum umfasst vor allem Erreger, bei denen die zelluläre Abwehr eine besondere Rolle spielt: Viren der Herpesgruppe, Pneumocystis carinii, Toxoplasma gon-

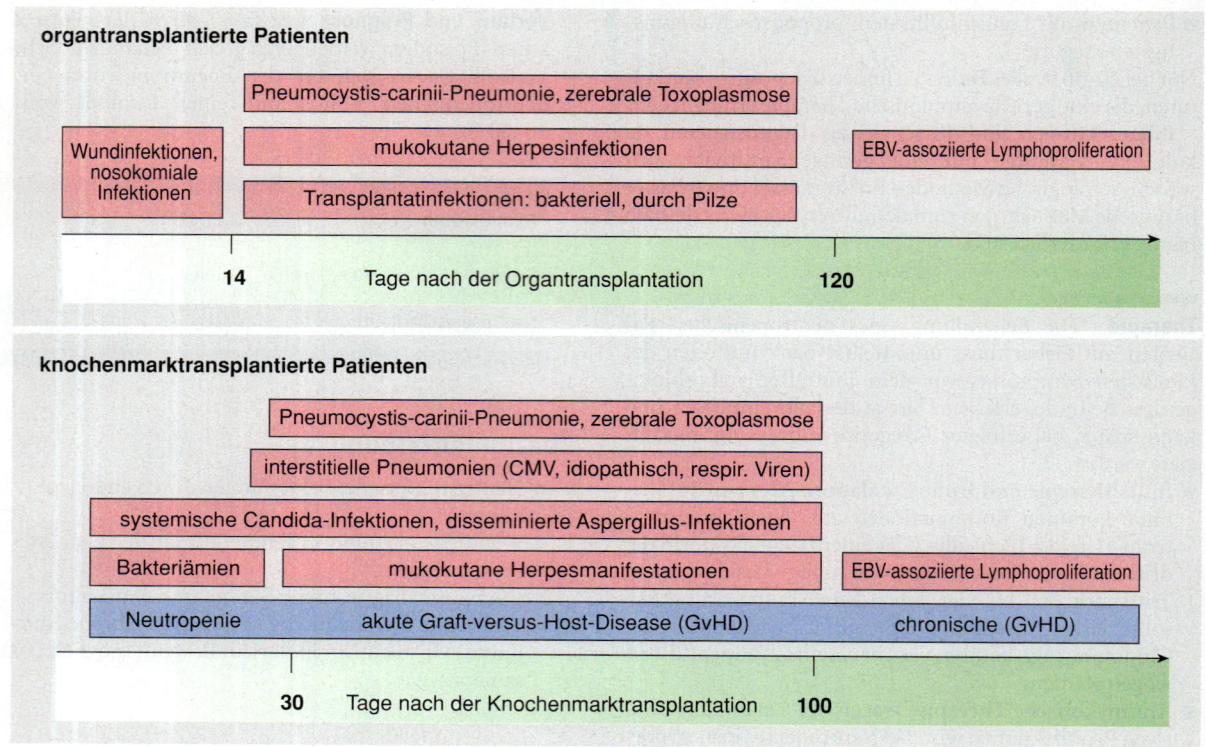

Abb. 11.3 Zeitmuster der wichtigsten Infektionen bei organ- und knochenmarktransplantierten Patienten.

dii. Die in Abbildung 11.3 aufgeführten Infektionen sind nicht vollständig. Während der gesamten Zeitdauer besteht außerdem ein erhöhtes Risiko von Bakteriämien (u. a. durch intravasale Verweilkatheter), Pneumonien und Harnwegsinfektionen.

Initial stehen bei organtransplantierten Patienten die postoperativen Komplikationen, vor allem Wundinfektionen, im Vordergrund, bei knochenmarktransplantierten Patienten die Komplikationen der Neutropenie nach der Konditionierung durch Chemotherapie und/oder Bestrahlung.

Symptome Ebenso wie bei neutropenischen Patienten können Infektionen oligo- oder gar nahezu asymptomatisch ablaufen, mit Fieber oder gering ausgeprägter Organsymptomatik. Das Charakteristische ist gerade die larvierte und geringe Symptomatik.

Diagnostik Das Zeitmuster in Abbildung 11.3 bietet vor allem eine Möglichkeit, sich bezüglich routinemäßig durchzuführender Untersuchungen zur Früherkennung von Infektionen, ihrer Differentialdiagnosen sowie prophylaktischen und therapeutischen Maßnahmen zu orientieren (s. Tab. 11.7). Eine umfangreiche und rasche diagnostische Aufarbeitung ist in jedem Fall notwendig.

Therapie Sämtliche Infektionen oder auch der Verdacht auf eine solche müssen rasch und sicher diagnostisch und therapeutisch angegangen werden. Das Zeitraster ist nur als Anhalt zu sehen. Bei einer chronischen Graft-versus-Host-Disease oder einer weiter notwendigen stärkeren Immunsuppression bestehen die aufgeführten Risiken weit über den Tag 100 nach der Knochenmarktransplantation hinaus.

Besonderer Wert muss bei knochenmarktransplantierten Patienten auf die rasche Therapie einer Zytomegalievirus-(CMV-)Infektion oder -Replikation gelegt werden, ebenso auf möglichst rasche Therapie von Pilzinfektionen.

As Immunsuppressiva werden vor allem Ciclosporine und Steroide eingesetzt, beide beeinflussen in erster Linie die zelluläre Abwehr. Durch diese immunsuppressive Therapie haben transplantierte Patienten ein erhöhtes Risiko von Infektionen, die Art oder gar spezifische Medikamente modulieren dabei deren Spektrum.

Prognose und Verlauf Als Faustregel kann formuliert werden, dass Infektionen bei knochenmarktransplantierten Patienten deutlich schwerer verlaufen als bei organtransplantierten Patienten. Dies gilt insbesondere für **CMV-Infektionen,** die nach Knochenmarktransplantationen häufiger und vor allem als schwer behandelbare interstitielle Pneumonie mit hoher Letalität auftreten. Ferner verlaufen viele Infektionen atypisch, z. B. Legionellosen mit fokalen pulmonalen Läsionen oder Influenza und respiratorische Virusinfektionen, die nach einer Knochenmarktransplantation rasch tödlich verlaufen können.

11.2 Syndrome und spezifische Probleme

Tab. 11.7 Prophylaktische Strategien bei organ- und knochenmarktransplantierten Patienten.

Infektion	Organtransplantierte Patienten	Knochenmarktransplantierte Patienten
Bakterielle Erkrankungen	**Therapie** Primär keine	**Therapie** Prophylaktische Antibiotikatherapie bei Neutropenie < 500/ml
	Diagnostik Erhöhte Wachsamkeit unter Steroiden, Ciclosporinen und Tacrolimus	**Diagnostik** Regelmäßige Blutkulturen auch ohne Fieber bei akuter GvHD
Virale Erkrankungen	**Therapie** Aciclovir-Prophylaxe (wirksam gegen HSV, VZV und teilweise CMV)	**Therapie** Aciclovir-Prophylaxe für CMV-seropositive Patienten oder Spender
	Diagnostik Bei CMV-seropositiven Patienten oder Organspendern wöchentliche Bestimmung von CMV-Antigenämie oder DNA-PCR, ggf. antivirale Therapie	**Diagnostik** Wöchentliche Bestimmung von CMV-Antigenämie oder DNA-PCR, falls positiv, erfolgt eine antivirale Therapie
Mykosen	**Therapie** Primär keine	**Therapie** Systemische antimykotische Prophylaxe
	Diagnostik Erhöhte Wachsamkeit unter Steroiden, Ciclosporinen und Tacrolimus	**Diagnostik** Erhöhte Wachsamkeit bei akuter oder chronischer GvHD
Parasitäre Erkrankungen	**Therapie** Prophylaxe gegen Pneumocystis carinii (vorzugsweise Cotrimoxazol, auch wirksam gegen Toxoplasma gondii)	**Therapie** Prophylaxe gegen Pneumocystis carinii (vorzugsweise Cotrimoxazol, auch wirksam wirksam gegen Toxoplasma gondii)

Zusammenfassung

- Häufigste Ursache: Immunsuppression bei Abstoßung bzw. GvHD
- Wichtigstes Symptom: geringe Symptomatik
- Wichtigste diagnostische Maßnahmen: rasche Erregerisolierung, CMV-DNA-PCR, klinischer oder mikrobiologischer Nachweis von Aspergillose
- Wichtigste therapeutische Maßnahme: rasche Therapie

11.2.5 Prävention von Infektionen

Obwohl die Pathogenese vieler Infektionskrankheiten unbekannt war, bis man die Bedeutung bakterieller Erreger und damit den Verbreitungsmechanismus entdeckte, wurden bereits zu Zeiten der Pest präventive Maßnahmen ergriffen: Krankheitsverdächtige wurden isoliert (Quarantäne). Mit Kenntnis der Übertragungsmechanismen spezifischer Erreger konnten wirksame und rationale Präventionsstrategien entwickelt werden. Hier soll der Schwerpunkt auf den präventiven Maßnahmen im medizinischen Bereich liegen.

Allgemeine Schutzmaßnahmen

Grundlagen Die Einhaltung allgemeiner Maßnahmen ist von großer Bedeutung, weil nicht alle Patienten auf alle möglichen prävalenten Infektionen (z. B. Hepatitis B und C, HIV) gescreent werden. Aus diesem Grund sollten Blut, mit Blut kontaminierte, potentiell blut- und zellhaltige Körperflüssigkeiten (Samen, Vaginalflüssigkeit, Liquor cerebrospinalis, Pleura-, Perikard-, Peritonealpunktat und Amnionflüssigkeit) als potentiell infektiös behandelt und Haut- und Schleimhautkontakt mit diesen vermieden werden.

Barrieremaßnahmen Bei allen Tätigkeiten, bei denen ein Kontakt mit Körperflüssigkeiten möglich ist (u. a. Blutabnahme), müssen flüssigkeitsdichte **Handschuhe** getragen werden. Bei Prozeduren, bei denen sich Spritzer oder Aerosole von Körperflüssigkeiten bilden können (z. B. Endoskopie), sind **Schutzkleidung**, **Masken** und **Schutzbrillen** notwendig.

Händewaschen oder -desinfektion Die Hände sollten nach Kontamination mit einer dieser Flüssigkeiten gründlich gewaschen und desinfiziert werden. Handschuhe sollten nach dem Gebrauch entsorgt und nicht weiterverwendet werden; das Händewaschen nach dem Ablegen der Handschuhe ist obligatorisch. Nicht genug zu unterstreichen ist die Notwendigkeit des regelmäßigen Händewaschens nach jedem körperlichen Kontakt mit Patienten oder potentiell infektiösen Materialien.

Vermeidung von Nadelstichverletzungen Um perkutane Verletzungen mit kontaminierten medizinischen Materialien zu vermeiden, sind spitze oder scharfe Einmalmaterialien sofort nach dem Gebrauch in durchstichsicheren Behältern zu entsorgen. Das Wiedereinführen von gebrauchten Nadeln in die Kappen ist riskant und sollte unterbleiben. Die Einhaltung dieser Maßnahmen schützt vor allem das medizinische Personal, natürlich sekundär auch andere Patienten. Sie erfordert eine regelmäßige Schulung aller Beteiligten.

Erkrankungsspezifische Maßnahmen Erkrankungsspezifische Maßnahmen wie die Isolation der Patienten richten sich nach den vorliegenden Infektionen.

Strikte Isolation Bei allen virulenten Erkrankungen, die durch direkten Kontakt oder durch Tröpfcheninfektion übertragen werden können, sollten folgende Maßnahmen eingehalten werden:
- strikte Isolation im Einzelzimmer
- Tragen von Maske und Schutzkittel bei Betreten des Zimmers
- anschließendes Händewaschen

Beispiele für solche Erkrankungen sind die Diphtherie und primäre Varizellen- und Zoster-Erkrankungen.

Isolation von Patienten mit respiratorisch übertragbare Infektionen oder Problemkeimen Im Einzelzimmer isoliert werden sollten auch Patienten mit Infektionen, die respiratorisch übertragbar sind, oder Patienten, die mit Problemkeimen (methicillinresistenter Staphylococcus aureus, vancomycinresistente Enterokokken, toxinbildender Chlostridium difficile) infiziert oder besiedelt sind. Die Benutzung von Kitteln, Handschuhen und Masken richtet sich nach der möglichen Exposition. Bei der Tuberkulose wird zusätzlich die Erzeugung von Unterdruck im Behandlungszimmer empfohlen, um die Ausbreitung der Erreger beim Öffnen der Tür zu verhindern. Patienten mit Wund- oder Drainagesekreten benötigen kein Einzelzimmer, ebenso wenig Patienten mit enteralen Pathogenen und guter persönlicher Hygiene.

Isolation von Patienten mit erhöhtem Infektionsrisiko (Umkehrisolation) Die Isolation von Patienten mit erhöhtem Infektionsrisiko wurde vor allem bei Patienten mit iatrogener Immunsuppression durch zytostatische Therapie eingeführt. Die möglichen Maßnahmen reichen vom routinemäßigen Gebrauch von Masken, um die respiratorische Übertragung von Keimen zu vermeiden, bis hin zur Herstellung einer keimfreien Umgebung durch Laminar-Flow-Räume. Die zugrunde liegende Idee dabei ist eine Protektion vor exogenen Keimen.

Allerdings hat sich gezeigt, dass das größte Risiko dieser Patienten durch endogene Keime besteht. Wahrscheinlich sind deshalb die Maßnahmen der sog. **Umkehrisolation** (= Isolation zum Schutz vor Infektion im Gegensatz zur klassischen Isolation von infektiösen Patienten) nicht wirksamer als das strikte Einhalten von allgemeinen Schutzmaßnahmen und regelmäßiges Händewaschen vor und nach jedem Patientenkontakt. Die Umkehrisolation ist mittlerweile bei der Behandlung neutropenischer und anderer immunsupprimierter Patienten obsolet. Eine protektive Wirkung einer vollständig geschützten Umgebung wird nur noch für besondere Hochrisikopatienten nach allogener Knochenmarktransplantation diskutiert.

11.3 HIV-Infektion und AIDS

G. FÄTKENHEUER, B. SALZBERGER, V. DIEHL

11.3.1 HIV-Infektion und AIDS

Synonym: Erworbene Immunschwäche
Engl. Begriff: Acquired Immune Deficiency Syndrome

Die erworbene Immunschwäche AIDS wurde erstmals 1981 in den USA als Syndrom klinisch beschrieben. 1983 wurde ein Virus (Human Immunodeficiency Virus, HIV) als Ursache hierfür entdeckt. In der Zwischenzeit hat sich die Erkrankung als Pandemie über die ganze Welt ausgebreitet und ist heute eine der wichtigsten Infektionskrankheiten überhaupt. Obwohl durch Erkenntnisse in der Grundlagenforschung und durch Entwicklung von Medikamenten in den letzten Jahren große Fortschritte in der Behandlung erzielt worden sind, liegt eine vollständige Beherrschung dieser Infektion in weiter Ferne.

> **Praxisfall**
>
> Ein 45-jähriger Mann wird vom Hausarzt überwiesen. Seit fünf Jahren ist eine HIV-Infektion bekannt, der Patient ist homosexuell und hat einen Partner durch AIDS verloren. Vor drei Jahren hatte er einen Herpes zoster am Thorax, vor zehn Jahren war er wegen einer Lues in Behandlung, sonst liegen anamnestisch keine Erkrankungen vor. Zurzeit fühlt er sich wohl und ist arbeitsfähig; Anlass der Vorstellung ist die Entscheidung über eine mögliche antiretrovirale Therapie. Bisher wurde keine Therapie durchgeführt. Die $CD4^+$-Lymphozyten seien bisher immer hoch gewesen.
>
> **Befund:** 70 kg schwerer Patient in gutem Allgemeinzustand. Zervikal und inguinal tastet man indolente, bis zu 2 cm große Lymphknoten. Am Zungenrand findet sich eine diskrete orale Haarleukoplakie; sonst keine Auffälligkeiten.
>
> **Labor:** $CD4^+$-Zellen 180/µl, $CD8^+$-Zellen 920/µl, HIV-RNA im Plasma 58 000 Copies/ml; sonst Normalwerte.
>
> **Diagnose:** HIV-Infektion, Stadium CDC B3 mit oraler Haarleukoplakie.
>
> **Therapie:** Es besteht die Indikation zu einer antiretroviralen Behandlung. Dem Patienten werden AZT, 3TC und Efavirenz verordnet.
>
> **Verlauf:** Bei einer Kontrolluntersuchung zwei Monate später ist die Haarleukoplakie nicht mehr nachweisbar. Die $CD4^+$-Zellen sind auf 280/µl angestiegen, die HIV-RNA liegt unterhalb der Nachweisgrenze.

Definition Von AIDS spricht man, wenn bei Nachweis einer HIV-Infektion ungewöhnliche opportunistische Infektionen und Tumoren auftreten.

Ursache für AIDS ist die Infektion mit dem humanen Immundefizienzvirus HIV. AIDS-Patienten sind also immer HIV-infiziert, aber nicht jeder HIV-Infizierte hat AIDS.

Epidemiologie

Übertragungswege Es gibt vier epidemiologisch relevante Übertragungswege des HIV:

11.3 HIV-Infektion und AIDS

- **Sexuelle Übertragung:** Am häufigsten wird das HIV auf sexuellem Weg übertragen. Prinzipiell ist die Übertragung gleichermaßen durch homosexuellen oder heterosexuellen Geschlechtsverkehr möglich. In Europa und Nordamerika sind besonders häufig homosexuelle Männer betroffen. Das Virus gelangte früh in diese Gruppe, und die Ausbreitung erfolgte rasch aufgrund der häufig großen Anzahl wechselnder Sexualpartner. In Afrika und anderen Regionen der Dritten Welt findet die HIV-Übertragung hauptsächlich durch heterosexuellen Geschlechtsverkehr statt. Die Übertragung wird durch gleichzeitig bestehende Geschlechtskrankheiten und möglicherweise andere genitale Infektionen begünstigt.
- **Intravenöse Drogenabhängigkeit:** In den meisten europäischen Ländern sowie in Nordamerika stellt die intravenöse Applikation von Drogen den zweithäufigsten Übertragungsweg für HIV dar. Die HIV-Übertragung erfolgt hier über Nadeln, die mit infiziertem Blut kontaminiert sind („Needle-Sharing"). Drogenabhängige machen in manchen südeuropäischen Ländern (Spanien, Italien) sogar den größten Anteil der HIV-Infizierten aus. Ein besonders großes Problem stellt die HIV-Übertragung durch Drogenabhängige in den Ländern der ehemaligen Sowjetunion dar, in denen sich HIV sehr rasch ausbreitet.
- **Blut und Blutbestandteile:** Die Übertragung erfolgt des Weiteren durch Transfusion HIV-kontaminierter Blutkonserven oder durch kontaminierte Blutprodukte (besonders die Gerinnungspräparate Faktor VIII und PPSB). Durch die obligatorische Testung aller Blutspenden auf HIV kommen Infektionen durch Blutprodukte in den zivilisierten Ländern heute praktisch nicht mehr vor. Das Restrisiko, trotz Screening eine HIV-kontaminierte Transfusion zu erhalten, wird in den USA auf etwa 1 : 500 000 Transfusionen geschätzt. Das Risiko ist abhängig von der Anzahl der Neuinfizierten in einer Population (s. u.).
- **Konnatale (vertikale) Übertragung:** Weltweit häufig ist die konnatale oder vertikale HIV-Übertragung. Eine Infektion von Kindern HIV-positiver Mütter ist diaplazentar, im Geburtskanal und seltener auch durch Stillen möglich. Das Risiko für Neugeborene infizierter Mütter liegt in Afrika bei etwa 30-40 %. In Europa konnte das Risiko in den letzten Jahren auf unter 5 % gesenkt werden.

Verbreitung von HIV Seit Bekanntwerden der ersten AIDS-Fälle hat sich die HIV-Infektion weltweit dramatisch ausgebreitet. Ende 2001 wurde die Zahl HIV-infizierter Personen von der WHO weltweit auf ca. 40 Mio. geschätzt. Die höchste **Prävalenz** findet sich im tropischen Afrika. Allein hier rechnet man mit 28,5 Mio. HIV-Infizierten. Eine besonders rasche Ausbreitung der Infektion findet derzeit in Südostasien und auf dem indischen Subkontinent sowie in den Nachfolgestaaten der ehmaligen Sowjetunion statt. Während die Ausbreitungsgeschwindigkeit der HIV-Infektion in vielen Ländern der Dritten Welt ungebremst ist, konnte in Europa und Nordamerika die Dynamik durch präventive Maßnahmen deutlich abgeschwächt werden (s. Abb. 11.4). In Deutschland waren bis 30. Juni 2002 25 000 Personen mit AIDS gemeldet. Die Zahl der HIV-infizierten Personen wird auf ca. 60 000 geschätzt. Pro Jahr infizieren sich etwa 2 000 Personen neu mit HIV. Homosexuelle Männer stellen zur Zeit mit ca. 50 % die größte Gruppe der HIV-Infizierten dar, gefolgt von heterosexuell infizierten Personen, Menschen aus Endemiegebieten (Afrika, Asien; ca. 20 %) und intravenös Drogenabhängigen (ca. 12 %).

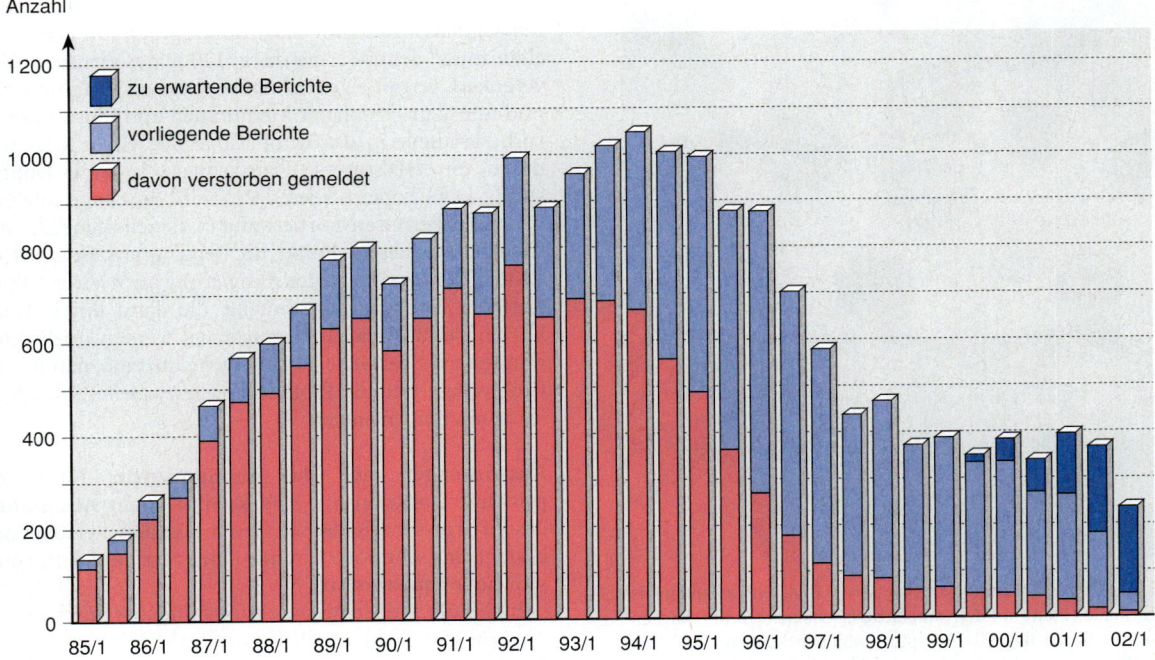

Abb. 11.4 Bereits gemeldete AIDS-Fälle mit Anteil der verstorben gemeldeten Fälle sowie auf Basis des bisher beobachteten Meldeverzuges noch zu erwartende Meldungen nach Quartal der Diagnose (RKI, AIDS-Zentrum).

Infektionsrisiko Der Anteil von perinatal infizierten Kindern liegt in Deutschland unter 1 %.

Das Risiko, sich durch sexuellen Kontakt mit HIV zu infizieren, hängt von der Art des Sexualkontaktes ab. Am größten ist das Risiko einer Infektion bei vaginalem oder analem Sexualverkehr. Bei orogenitalem Verkehr ist das Risiko deutlich geringer, obwohl HIV auch im Speichel in geringeren Konzentrationen nachgewiesen werden kann. Entscheidenden Einfluss hat die **Infektiosität des infizierten Partners**. Diese ist besonders hoch bei frischer HIV-Infektion oder im fortgeschrittenen Stadium. Das Risiko ist geringer, wenn der infizierte Partner mit einer antiretroviralen Therapie effektiv behandelt wird. Ein einziger Sexualkontakt kann zur Infektion führen, es kommt aber auch vor, dass ein Partner trotz jahrelangen ungeschützten Sexualverkehrs nicht infiziert wird.

Ätiologie und Pathogenese

Biologie der HI-Viren HIV ist ein einzelsträngiges RNA-Virus aus der Familie der **humanen Retroviren** (s. Kap. 11.4.21). Nach Infektion infizierbarer Zellen wird das Virusgenom freigesetzt und durch die viruseigene **reverse Transkriptase** in doppelsträngige DNA umgeschrieben. Diese **provirale DNA** wird dann in das Genom der Wirtszelle integriert. Über die Transkription der viralen Messenger-RNA und die Translation viraler Proteine erfolgt der Aufbau neuer Virionen. Diese werden aus der Zelle ausgeschleust und in einem letzten Schritt mit Hilfe von Proteasen zu reifen infektiösen Viren (s. Abb. 11.5).

Zwei verschiedene HI-Viren können den Menschen infizieren: **HIV-1** und **HIV-2**. HIV-2 wurde 1986 entdeckt und unterscheidet sich in seiner Hülle und damit in seiner Antigenität von HIV-1. Es ist offenbar weniger pathogen als HIV-1 und bisher nur in Westafrika verbreitet. Der weit überwiegende Teil aller HIV-Infektionen ist weltweit durch HIV-1 verursacht. Durch Sequenzanalysen des HIV-1-Genoms können verschiedene **Subtypen** unterschieden werden, die eine unterschiedliche Verbreitung in verschiedenen geographischen Regionen aufweisen.

Interaktionen zwischen Virus und Zelle Die Infektion menschlicher Zellen erfolgt über die Bindung von Hüllproteinen des Virus (gp120) an den sog. CD4$^+$-Rezeptor (s. Abb. 11.5). Der **CD4+-Rezeptor** findet sich vor allem auf einer Subpopulation von T-Lymphozyten (T-Helferzellen), aber auch auf Makrophagen, Langerhans-Zellen der Haut und des Darmes sowie auf Gliazellen des ZNS. Es ist außerdem bekannt, dass zur Infektion von CD4$^+$-Zellen **zusätzliche Kofaktoren** notwendig sind. Eine bedeutende Rolle spielen dabei die **Chemokinrezeptoren CCR5** und **CXCR4**. Es konnte gezeigt werden, dass Menschen, die einen homozygoten Defekt für CCR5 aufweisen, nicht durch HIV infiziert werden. In vitro kann durch eine spezifische Blockade dieser Korezeptoren die HIV-Übertragung gehemmt werden. Dieser Mechanismus könnte in Zukunft eine Rolle bei der Therapie der HIV-Infektion spielen.

Replikation des HI-Virus In der Regel (bei Infektion über die Schleimhaut) findet der erste Kontakt mit dendritischen Zellen statt, dann werden CD4$^+$-Lymphozyten infiziert. Viele Schritte des Replikationszyklus in diesen Zellen sind heute aufgeklärt (s. Abb. 11.6). Die Infektion einer CD4$^+$-Zelle beginnt mit der Bindung des viralen Glykoproteins gp120 an den CD4-Rezeptor und an einen weiteren zellulären Rezeptor (sog. Korezeptor). Ein „Federmechanismus" des gp41, das das gp120 in der Virusmembran verankert, vermittelt eine Annäherung von Virus und Zelle und führt zur Fusion der Membranen und Eintritt der Virusbestandteile in das Zytoplasma. Die virale RNA wird durch die HIV-reverse-Transkriptase in eine Doppelstrang-DNA kopiert. Diese DNA wird durch die Integrase in den Zellkern transportiert und in die zelleigene DNA integriert. Ab diesem Punkt im Replikationszyklus ist die Zelle in der Lage, bei jeder Aktivierung auch Viren zu produzieren. Die Virusbestandteile, die dann durch Transkription und Translation entstehen, werden noch durch mindestens zwei weitere viruseigene Enzyme, nämlich die Glukosidase und die Protease „nachbearbeitet", damit infektiöse Viren entstehen.

Auswirkungen auf das Immunsystem Nach der primären Infektion mit HIV kommt es zur **Ausbreitung** des Virus im lymphatischen Gewebe. In dieser ersten Phase besteht eine sehr hohe Virämie (Viruslast) und damit auch sehr **hohe Infektiosität**.

Innerhalb einiger Wochen erfolgt offenbar durch die Immunantwort eine partielle Kontrolle der HIV-Replikation. Die Virämie nimmt ab und stellt sich auf ein individuell unterschiedlich hohes Niveau ein. Die Höhe der Virämie in

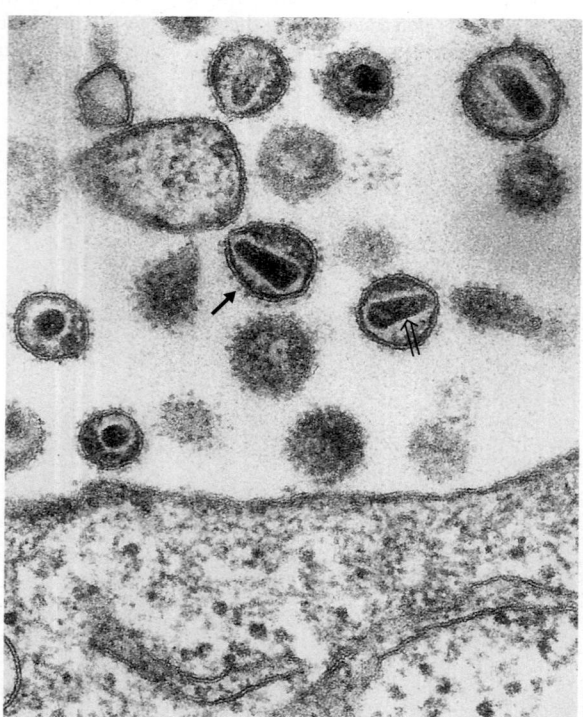

Abb. 11.5 HIV im elektronenmikroskopischen Bild. Gut erkennbar ist die Virushülle (Pfeil) mit den knopfartig erscheinenden Oberflächenantigenen, die an den CD4-Rezeptor anbinden können, ferner das zylinderförmige Viruskapsid (Doppelpfeil), das aus dem Hauptcoreprotein p24 aufgebaut ist (Aufnahme: H. Gelderblom, Berlin).

dieser Phase (messbar durch die quantitative Bestimmung der HIV-RNA) ist ein maßgeblicher Parameter für die weitere Prognose. Patienten, bei denen die HIV-RNA niedrig (unter 10 000 Genomkopien/ml Blut) liegt, haben eine deutlich längere Überlebenszeit als Patienten mit höheren Werten. Obwohl in dieser Phase (**klinische Latenzphase**) meist keinerlei Beschwerden vorhanden sind, besteht eine ungeheure Dynamik der HIV-Replikation, die schließlich zur **Erschöpfung des Immunsystems** führt. Man weiß heute, dass pro Tag etwa 10^{10} Virionen produziert werden. Über 99 % werden dabei in den $CD4^+$-Lymphozyten gebildet, die infolge der Infektion zerstört werden. Hierdurch kommt es zu einem stetigen Abfall der T-Helferzell-Zahl im Blut, der sich meist über viele Jahre hinzieht. Das Verhältnis von $CD4^+$-Zellen zu $CD8^+$-Zellen (Suppressor- und zytotoxische T-Zellen) kehrt sich um (normalerweise $CD4^+ : CD8^+ > 1$).

Wenn die Zahl der $CD4^+$-Zellen unter eine kritische Schwelle von etwa 200/µl Blut sinkt, kommt es zum Auftreten von AIDS-typischen **opportunistischen Infektionen**. Bereits vorher können die Patienten Symptome aufweisen (z. B. oraler Soor), die auf einen nahen Zusammenbruch des Immunsystems hindeuten.

Die HIV-Infektion führt zu einer unspezifischen Stimulation des humoralen Immunsystems. Diese äußert sich in einer vermehrten Bildung von **Immunglobulinen.** Neben der Infektion lymphatischer Zellen werden auch frühzeitig langlebige Makrophagen und Gliazellen des ZNS befallen. Diese Zellen spielen für die Dynamik der HIV-Infektion keine so große Rolle wie die $CD4^+$-Lymphozyten, allerdings sind sie therapeutisch schwerer erreichbar und bereiten deshalb Probleme.

Symptome Je nach Stadium der Erkrankung können unterschiedliche Symptome auftreten.

Akutes retrovirales Syndrom Bei bis zur Hälfte aller HIV-Infizierten kommt es wenige Wochen nach der Ansteckung zu einem akuten Krankheitsbild, dem sog. akuten retroviralen Syndrom. Wegen der klinischen Ähnlichkeit mit der Mononukleose wird das Krankheitsbild auch als „Mononukleose-ähnliches Syndrom" bezeichnet. Typische Symptome sind Fieber, Nachtschweiß, allgemeines Krankheitsgefühl, Lymphknotenschwellungen, Pharyngitis und Exantheme. In manchen Fällen treten auch schwere neurologische Erkrankungen auf (z. B. Guillain-Barré-Syndrom). Während dieses akuten Stadiums kommt es zu einem deutlichen Abfall der T-Helferzell-Zahl; die HIV-RNA im Blut und damit auch die Infektiosität der Patienten sind sehr hoch. Nach einigen Tagen bis Wochen bilden sich diese klinischen Veränderungen wieder zurück.

Asymptomatisches Stadium (klinische Latenz) Die meisten HIV-Infizierten haben über mehrere Jahre keinerlei Beschwerden, die HIV-Infektion wird in diesem Stadium vielfach nur durch Zufall entdeckt. Als klinisches Symptom können generalisierte Lymphknotenschwellungen vorhanden sein (daher die frühere Bezeichnung „**Lymphadenopathie-Syndrom**"). Bei relativ konstantem Wert der HIV-RNA im Plasma findet sich in diesem Stadium ein unterschiedlich rascher Abfall der $CD4^+$-Zellen.

Symptomatisches Stadium Dieses Stadium ist gekennzeichnet durch eine zunehmende Immunschwäche, die sich im Auftreten von **opportunistischen Infektionen** äußert (CDC-Kategorie B und C). Die Zahl der $CD4^+$-Zellen ist stark abgefallen, es findet sich meist ein hoher Wert der HIV-RNA im Plasma. Die schweren AIDS-definierenden Erkrankungen treten in der Regel dann auf, wenn die $CD4^+$-Zellzahlen unter 200/µl gesunken sind.

Klassifikation Die derzeitig gültige Klassifikation kommt von den amerikanischen Centers for Disease Control (**CDC-Klassifikation**) und wurde zuletzt 1993 revidiert (s. Tab. 11.8). Sie führt die AIDS-definierenden Erkrankungen auf. Außerdem gibt sie eine Stadieneinteilung der HIV-Infektion an, die sich an klinischen und immunologischen Parametern orientiert. Alle Patienten, die eine klinische AIDS-Definition erfüllen, werden in die Kategorie C eingestuft (s. Tab. 11.9). In den USA erfüllen auch Patienten mit weniger als 200 $CD4^+$-Zellen/µl die AIDS-Kriterien. Die letztgenannte Definition hat sich allerdings in Europa nicht durchgesetzt.

Tab. 11.8 Die CDC-Klassifikation (1993) der HIV-Infektion.

Zahl der CD4-positiven T-Lymphozyten	klinische Kategorien		
	(A) ■ Akute HIV-Krankheit ■ Asymptomatisch ■ Persistierende, general. Lymphadenopathie	(B) ■ Symptomatisch (weder A noch C)	(C)* ■ AIDS-definierende Erkrankung
(1) ≥ 500/µl oder ≥ 29 %	A1	B1	C1
(2) 200–499/µl oder 14–28 %	A2	B2	C2
(3) < 200/µl oder 14 %	A3	B3	C3

* vgl. Tab. 11.9

Tab. 11.9 Indikatorkrankheiten, die bei bekannter HIV-Infektion zur Diagnose AIDS führen (CDC 1993).

- Infektionen durch Protozoen und Parasiten
  - Pneumocystis-carinii-Pneumonie
  - Toxoplasmose des Gehirns
  - Kryptosporidiose, intestinal (> 1 Monat)
  - Isosporidiasis
- Infektionen durch Pilze
  - Candidiasis in Ösophagus, Trachea, Bronchien, Lunge
  - Kryptokokkose, extrapulmonal
  - Histoplasmose, extrapulmonal oder disseminiert
  - Kokzidioidomykose, extrapulmonal oder disseminiert
- Infektionen durch Viren
  - Zytomegalie-Infektion (anderer Organe als Leber, Milz oder LK)
  - Herpes-simplex-Infektion (chronische Ulzera > 1 Monat, Bronchitis, Pneumonie, Ösophagitis)
  - Progressive multifokale Leukenzephalopathie
- Infektionen durch Bakterien
  - Salmonellensepsis, wiederholt auftretend
  - Lungentuberkulose und andere Infektionen durch Mycobacterium tuberculosis
  - Infektionen durch atypische Mykobakterien, extrapulmonal oder disseminiert
  - Pneumonien, wiederholt auftretend (> 1 × pro Jahr)
- Tumorerkrankungen
  - Kaposi-Sarkom
  - Non-Hodgkin-Lymphome
  - Invasives Zervixkarzinom
- Sonstige Erkrankungen
  - HIV-Enzephalopathie
  - HIV-bedingte Kachexie (sog. Wasting-Syndrom)

Diagnostik

Virologische Diagnostik Die Diagnostik der HIV-Infektion erfolgt in der Regel durch den Nachweis virusspezifischer Antikörper. Eine Virusisolierung ist möglich, aber für die Routine zu aufwändig. Als Screeningtest bei Verdacht auf HIV-Infektion dient ein **ELISA**, der mit jeweils über 99 % eine sehr hohe Sensitivität und Spezifität hat. Bei positivem ELISA muss ein **Bestätigungstest** erfolgen. In der Regel ist dies ein **Westernblot**, ggf. auch ein **Immunfluoreszenztest.** Jeder HIV-Test muss nach Aufklärung und mit dem Einverständnis des Patienten erfolgen und bei positivem Ausfall durch eine zweite Blutentnahme und erneute Untersuchung bestätigt werden.

Zwischen Infektion und Bildung messbarer Antikörper vergehen einige Wochen (**diagnostisches Fenster**). Drei bis sechs Monate nach Infektion weisen über 90 % aller Infizierten Antikörper auf. In der frühen Phase vor Einsetzen der Antikörperbildung ist also bei negativem HIV-Antikörpertest eine Übertragung der Infektion möglich. In besonderen Fällen, wenn eine sichere frühzeitige Entdeckung der Infektion notwendig ist, kann ein direkter Nachweis der viralen RNA oder proviralen DNA durch die **Polymerase-Kettenreaktion (PCR)** erfolgen. Die PCR wird z. B. zur HIV-Diagnostik bei Kindern HIV-infizierter Mütter eingesetzt.

Mit der PCR oder anderen diagnostischen Verfahren (NASBA = „Nucleic Acid Sequence-Based Amplification"; bDNA = „Branch-Chain DNA) kann außerdem ein quantitativer Nachweis der HIV-RNA (Viruslast) im Blut erfolgen. Dieser Test spielt heute eine sehr große Rolle für die Beurteilung der Prognose und als Kontrolle der antiretroviralen Therapie.

Die Bestimmung des p24-Antigens im Serum oder in anderen Körperflüssigkeiten hat dagegen kaum noch eine Bedeutung.

Immunologische Diagnostik Die Zahl der $CD4^+$-Lymphozyten im Blut stellt den entscheidenden immunologischen Parameter für die Verlaufsbeurteilung der HIV-Infektion dar. Die Bestimmung erfolgt mittels der FACS-Methode, einer maschinellen Auszählung von Lymphozyten, die mit fluoreszierenden Antikörpern markiert werden.

Begleitende Diagnostik Durch die HIV-Infektion kann eine Reihe von sekundären Laborveränderungen hervorgerufen werden. Häufig finden sich Anämie, Leukozytopenie, Thrombozytopenie sowie eine Erhöhung der Immunglobuline. Viele HIV-Infizierte haben zusätzliche Infektionen. Insbesondere nach Hepatitis B und C, nach Lues, Toxoplasmose und Zytomegalievirus-Infektionen muss gesucht werden.

Differentialdiagnose	Differenzierungsmaßnahme
Akute HIV-Infektion: ■ Mononukleose ■ Unspezifischer viraler Infekt	■ EBV-Serologie ■ HIV-PCR
Lymphadenopathiesyndrom: ■ Tuberkulose ■ Toxoplasmose ■ Maligne Lymphome	■ Lymphknotenbiopsie ■ Lymphknotenbiopsie, Serologie ■ Lymphknotenbiopsie
Opportunistische Infektionen: ■ Angeborene Immundefekte ■ Sekundäre Immundefekte (bei hämatologischen Neoplasien oder immunsuppressiver Therapie)	■ Anamnese, Immunglobuline ■ Anamnese, Ausschluss einer zugrunde liegenden Erkrankung

Therapie

Prinzipien der antiretroviralen Therapie Eine Übersicht über die prinzipiellen Therapiemöglichkeiten der HIV-Infektion zeigt Abbildung 11.6.

Bisher können nur zwei Prinzipien für die Therapie genutzt werden: die **Hemmung der reversen Transkriptase und der Protease.** Bei den Hemmern der reversen Transkriptase unterscheidet man zwei Substanzgruppen: die nukleosidalen (NRTI) und die nichtnukleosidalen Reverse-Transkriptase-Hemmer (NNRTI). Eine Reihe verschiedener Medikamente aus den drei Gruppen steht inzwischen zur Behandlung zur Verfügung (s. Tab. 11.10), und in den

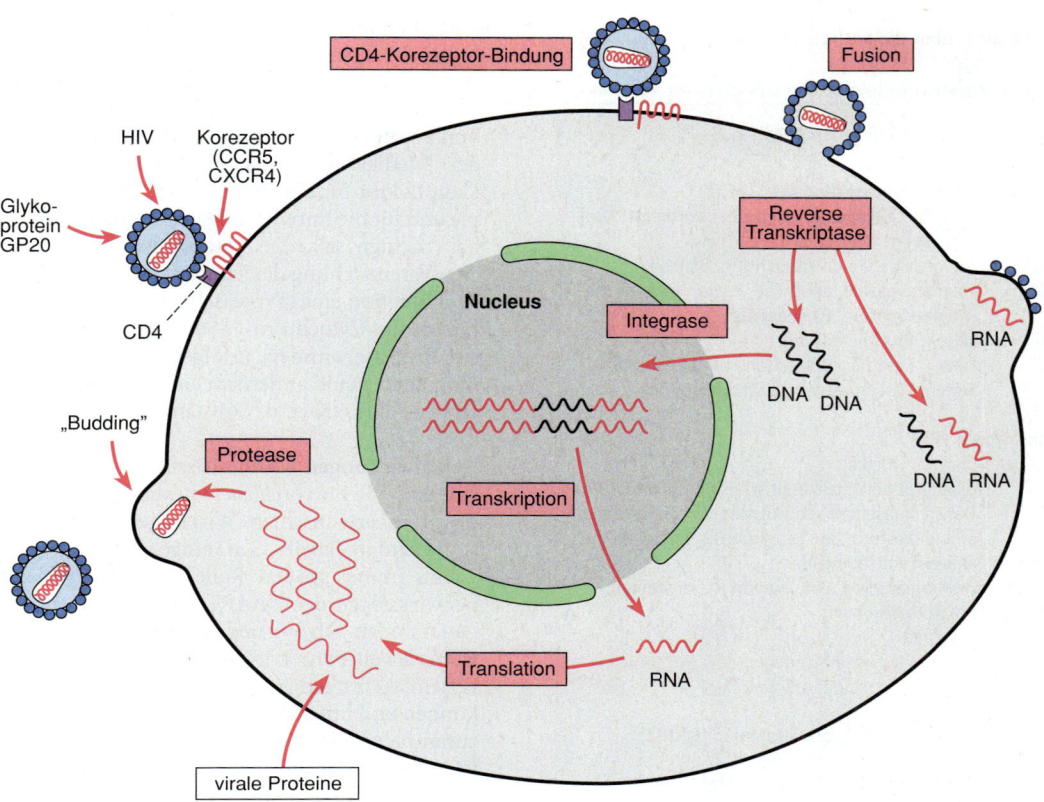

Abb. 11.6 Schritte in der Virusreplikation, an denen Medikamente angreifen (im klinischen Einsatz bzw. der Erprobung).

nächsten Jahren ist mit weiteren Neueinführungen zu rechnen. Außerdem werden Substanzen mit neuen Therapieprinzipien (Fusionshemmer, Integrasehemmer) derzeit klinisch erforscht.

Die Therapie der HIV-Infektion sollte heute immer als **Kombinationstherapie** erfolgen. Diese wird auch als **hochaktive antiretrovirale Therapie (HAART)** bezeichnet. In großen klinischen Studien konnte die Überlegenheit der HAART gegenüber einer Therapie mit einem oder zwei Medikamenten nachgewiesen werden. Typischerweise besteht eine HAART aus der Kombination von zwei NRTI mit einem Proteasehemmer (PI) oder einem NNRTI.

Durch keine bisher bekannte Therapie kann eine vollständige Elimination von HIV erreicht werden. Deshalb muss eine einmal begonnene und effektive antiretrovirale Therapie unbegrenzt fortgeführt werden, da es sonst erneut zu einer ungehemmten Virusvermehrung kommt. Dennoch werden häufig Unterbrechungen der Therapie („Therapiepausen") eingelegt, teilweise mit der Absicht, hierdurch eine verbesserte Immunantwort gegen HIV hervorzurufen. Zurzeit ist weder belegt, dass solche Unterbrechungen langfristig unschädlich sind, noch ist ein positiver Effekt auf das Immunsystem nachgewiesen.

Ein bisher ungelöstes therapeutisches Problem ist die mäßige bis schlechte Wirksamkeit der zur Verfügung stehenden Medikamente im zentralen Nervensystem.

Antiretrovirale Medikamente Eine Übersicht über die verschiedenen Präparate gibt Tabelle 11.10.

Indikationen zur antiretroviralen Therapie Über den optimalen Zeitpunkt für den Beginn der Therapie herrscht keine Klarheit. Grundsätzlich besteht das Problem, dass bei zu spätem Einsetzen der Therapie ein schwerer Immundefekt möglicherweise nicht mehr reversibel ist. Als unterste Grenze für den Beginn einer HAART wird eine CD4$^+$-Zahl von 200/μl angesehen. Dagegen können bei einer sehr frühen Therapie die Nachteile (Nebenwirkungen, hohe Kosten) überwiegen. Bei einer CD4$^+$-Zahl von > 500/μl wird deshalb in der Regel zunächst abgewartet. Bei hoher Viruslast (HIV-RNA > 50 000 Kopien/ml) muss ein Therapiebeginn individuell überlegt werden.

Eine gesicherte Behandlungsindikation besteht für alle Patienten mit einer **symptomatischen** HIV-Infektion unabhängig von der Zahl der CD4$^+$-Zellen und der HIV-RNA.

Ob Patienten mit einem akuten retroviralen Syndrom behandelt werden sollen (und wie lange), ist derzeit unklar. Für eine Behandlung spricht die beobachtete verbesserte Immunantwort gegen HIV.

HIV-Therapie in der Schwangerschaft Schwierig ist die Behandlung HIV-infizierter schwangerer Frauen. Im ersten Trimenon sollte wegen des möglichen teratogenen Potentials keine antiretrovirale Therapie erfolgen bzw. eine begonnene Therapie ausgesetzt werden. Für eine antiretrovirale Therapie mit Zidovudin ab der 14. Schwangerschaftswoche bis zur Entbindung mit anschließender sechswöchiger Nachbehandlung des Kindes ist eine Verringerung der vertikalen HIV-Übertragung nachgewiesen. Viele Frauen

Infektionskrankheiten

Tab. 11.10 Übersicht über die antiretroviralen Substanzen.

Substanz	Nebenwirkung, Probleme
Nukleosidale Reverse-Transkriptase-Hemmer (NRTI)	
Zidovudin (AZT)	Anämie, Leukopenie, Übelkeit, Exantheme, Kopfschmerzen
Didanosin (DDI)	Pankreatitis, Polyneuropahthie, Diarrhö
Zalcitabin (DDC)	Polyneuropathie, aphtöse Ulzera, Pankreatitis
Stavudin (D4T)	Polyneuropathie, Pankreatitis
Lamivudin (3TC)	Selten: Blutbildstörungen
Abacavir (ABC)	Fieber, Exanthem (Hypersensitivitätssyndrom)
Tenofovir	Selten: gastrointestinale Störungen
Proteinase-Inhibitoren (PI)	
Saquinavir	Diarrhö, Übelkeit
Ritonavir	Diarrhö, Übelkeit, metallischer Geschmack, Transaminasenanstieg, Anstieg von Triglyzeriden und Cholesterin, ausgeprägte Interaktionen mit anderen Arzneimitteln
Indinavir	Bilirubinanstieg, Bildung von Nierensteinen, Kreatininerhöhung
Nelfinavir	Durchfall
Amprenavir	Gastrointestinale Störungen
Lopinavir/r**	Gastrointestinale Störungen
Nichtnukleosidale Reverse-Transkriptase-Hemmer (NNRTI)	
Nevirapin	Allergische Hautreaktionen
Efavirenz	Schlafstörungen, Müdigkeit, Alpträume, Exanthem
Delavirdin*	Allergische Hautreaktionen, Transaminasenerhöhungen

* in Deutschland bisher nicht zugelassen
** Lopinavir ist aus pharmakologischen Gründen mit Ritonavir koformuliert

werden heute auch in der Schwangerschaft mit einer Kombinationstherapie behandelt, wobei bisher kaum Daten zur Fruchtschädigung durch einzelne Medikamente vorliegen. Wegen seiner Teratogenität ist Efavirenz auf jeden Fall kontraindiziert.

Therapieziele Ziele einer antiretroviralen Therapie sind die Lebensverlängerung sowie die Besserung vorhandener Symptome und der Lebensqualität. Bei asymptomatischen Patienten können nur die Viruslast und der Immunstatus als Parameter für die Wirksamkeit einer Therapie herangezogen werden. Es sollte heute eine Absenkung der HIV-RNA unter die Nachweisgrenze ultrasensitiver Tests (< 50 Kopien/ml) angestrebt werden. Je nach Höhe der Ausgangsviruslast wird dieses Ziel in der Regel nach drei bis sechs Monaten erreicht. Durch eine effektive antiretrovirale Therapie steigt die Zahl der $CD4^+$-Zellen an. Normalwerte werden in der Regel allerdings nur von Patienten erreicht, die noch relativ gute Ausgangswerte hatten. Spricht die Therapie nicht oder nicht mehr ausreichend an, sollte ein Wechsel möglichst mehrerer Substanzen erfolgen.

Probleme der antiretroviralen Therapie Die antiretrovirale Therapie ist derzeit für viele Patienten mit erheblichen Einschränkungen und Belastungen behaftet. Hierzu zählen die Einnahme großer Medikamentenmengen (insbesondere bei der Therapie mit Proteasehemmern), die Notwendigkeit einer sehr regelmäßigen Medikamenteneinnahme (Compliance) sowie das Auftreten von Nebenwirkungen. Von besonderer Bedeutung ist die konsequente Einnahme der Medikamente, da mangelnde Compliance einen Hauptfaktor für ein suboptimales Ansprechen der Therapie und für die Entwicklung von Resistenzen darstellt. Deshalb richten sich die therapeutischen Bestrebungen auf eine Vereinfachung der Therapie. Dies kann z.B. durch die Kombination eines Proteasehemmers mit dem starken Inhibitor des Cytochrom-P450-Systems Ritonavir (ebenfalls ein Proteasehemmer) erfolgen. Vereinfachte Einnahmemodalitäten sind außerdem eine wesentliche Anforderung an neue antiretrovirale Substanzen.

Nebenwirkungen Antiretrovirale Substanzen können eine ganze Reihe von Nebenwirkungen auslösen. Die wichtigsten unerwünschten Wirkungen der einzelnen Wirkstoffe sind in Tabelle 11.10 aufgelistet.

Eine immer größere Rolle spielen die langfristigen Nebenwirkungen der HAART. Mit zunehmender Therapiedauer finden sich Störungen der Fettverteilung, die sich sowohl als Fett-Atrophie (Gesicht, Extremitäten) als auch als Fetteinlagerungen (Abdomen, Brust, Nacken) äußern können und unter dem Begrff „**Lipodystrophie-Syndrom**" zusammengefasst werden. Die Ursache dieser Störungen ist bisher unklar. Es ist zwar ein Zusammenhang mit Proteasehemmern beschrieben, allerdings treten die Veränderungen auch zunehmend mit anderen Therapieformen auf. Daneben werden **metabolische Störungen** beobachtet: Erhöhungen der Triglyzeride und des Cholesterols im Serum, erhöhte Insulinresistenz und Diabetes mellitus. Auch Veränderungen des Knochenstoffwechsels (Osteoporose, Osteonekrosen) sind beschrieben worden. Als Folgen dieser Veränderungen wird in Zukunft eine Zunahme kardiovaskulärer Erkrankungen befürchtet. Typischerweise treten diese Veränderungen bei Patienten auf, die virologisch gut auf die Therapie ansprechen. Ein Wechsel der Medikamente führt nur in einem Teil der Fälle zu einer Rückbildung der Fettverteilungsstörungen.

Resistenz Wegen der hohen Mutationsrate von HIV führt eine ungenügende Virussuppression rasch zur Resistenzentwicklung gegen die eingesetzten Medikamente. Die einzelnen Substanzen sind dabei unterschiedlich anfällig für eine Resistenzbildung. Am schnellsten erfolgt sie bei den NNRTI, da hier nur einzelne Punktmutationen notwendig sind. Resistenzbildung gegen eine Substanz führt in der Regel zu einer **Kreuzresistenz** gegen alle anderen NNRTI. Auch bei den Proteasehemmern bestehen ausgeprägte Kreuzresistenzen, so dass eine Resistenzbildung meist zu einer drastischen Einschränkung der therapeutischen Möglichkeiten führt. Die Entwicklung von Resistenztests für den klinischen Einsatz ist deshalb von großer Bedeutung. Zwei Typen von Resistenztests sind zu unterscheiden: die genotypische und die phänotypische Resistenztestung.
- Bei der **genotypischen** Analyse wird nach Resistenzmutationen innerhalb der verschiedenen HIV-Gene gesucht. Aufgrund der Mutationen ist dann ein Rückschluss auf die Wirksamkeit der unterschiedlichen Sub-

stanzen möglich. Die Interpretation dieser Tests erfordert besondere Kenntnisse und ist nicht immer zuverlässig möglich.
- Beim **phänotypischen** Test wird (im Prinzip) das Virus direkt den verschiedenen Substanzen ausgesetzt und die Wachstumshemmung bestimmt. Dieser Test ergibt anschauliche Resultate, ist aber sehr zeitaufwändig und teuer.

Verlauf und Prognose Von der akuten HIV-Infektion bis zum Auftreten von AIDS vergehen bei nicht behandelten Patienten im Durchschnitt etwa zehn Jahre. Die mittlere Zeitspanne von der Diagnose AIDS bis zum Tod beträgt dann knapp zwei Jahre. Der individuelle Verlauf kann hiervon allerdings erheblich abweichen, und durch therapeutische Maßnahmen (antiretrovirale Therapie, Primärprophylaxe von opportunistischen Infektionen) ändern sich diese Angaben.
- Es sind einige Parameter bekannt, die einen Einfluss auf die Prognose der HIV-Infektion haben. Die **wichtigsten Laborparameter** zur Beurteilung der Prognose sind die T-Helferzell-Zahl sowie die quantitative Bestimmung der HIV-RNA. Andere Parameter (β_2-Mikroglobulin, Neopterin) spielen heute praktisch keine Rolle mehr.
- Ein geringer Anteil aller HIV-Infizierten (< 5 %) zeigt auch nach mehr als zehnjähriger Dauer der Infektion keine Anzeichen eines Immundefektes (Long-Term Non-Progressors). Es ist bisher noch nicht bekannt, ob diese Personen jemals an AIDS erkranken werden. Bei allen anderen Patienten führte die HIV-Infektion bisher unweigerlich zur Ausbildung von AIDS und zum Tod.
- Personen über 40 Jahre haben eine raschere Progression als jüngere Patienten.

Prävention Da die HIV-Infektion zu einer unheilbaren, tödlichen Erkrankung führt und eine Schutzimpfung nicht zur Verfügung steht, kommt der Prävention eine zentrale Rolle zu. Das Risiko einer sexuellen Übertragung der HIV-Infektion bei Promiskuität kann vermindert werden durch die Vermeidung riskanter Sexualpraktiken. Die konsequente Benutzung von Kondomen stellt zwar keinen hundertprozentigen Schutz dar, kann aber das Übertragungsrisiko beträchtlich vermindern. Bei Drogenabhängigen konzentrieren sich präventive Strategien auf die Suchttherapie sowie auf die kontrollierte Verabreichung von Ersatzdrogen („Methadon-Programm"). Eine weitere präventive Maßnahme ist die Ausgabe steriler Spritzen an Drogenabhängige.

Allgemeine Vorsichtsmaßnahmen Angehörige medizinischer Berufe sind beim Umgang mit HIV-Patienten einer Infektionsgefahr ausgesetzt. Ein relevantes Infektionsrisiko existiert allerdings nur beim Kontakt mit infiziertem Blut. Die höchste Gefahr besteht bei **Stichverletzungen** mit Hohlnadeln, die Blut enthalten: In 0,2–0,5 % aller Fälle kommt es zu einer Übertragung von HIV. Daher müssen unbedingt Vorsichtsmaßnahmen eingehalten werden. Am wichtigsten ist die Vermeidung von Prozeduren, die ein hohes Verletzungsrisiko beinhalten („Re-Capping" von Kanülen!). Scharfe Gegenstände müssen immer aus dem unmittelbaren Arbeitsbereich entfernt und sofort in spezielle Container entsorgt werden.

Da eine Infektion prinzipiell auch über **Schleimhäute** und **verletzte Haut** erfolgen kann, müssen in allen Situationen, in denen ein Blutkontakt möglich ist, Schutzhandschuhe getragen werden.

Vorgehen bei Nadelstichverletzung Ist es trotz dieser Vorsichtsmaßnahmen zu einer Nadelstichverletzung gekommen, müssen sofort die folgenden Maßnahmen ergriffen werden:
- Blutung anregen und die möglichst gespreizte Wunde mit einem Desinfektionsmittel auf Alkoholbasis gründlich desinfizieren (ca. 4 min).
- Bei Hautkontakt ebenfalls desinfizieren oder gründlich mit Seife und viel Wasser waschen.
- Handelt es sich um eine Verletzung mit **hohem Risiko** (Injektion von größeren Mengen Blut, intramuskuläre Verletzung mit großlumiger Nadel), sollte eine antiretrovirale Kombinationstherapie rasch begonnen (optimal innerhalb von 1–2 h nach der Verletzung) und für 28 Tage durchgeführt werden.
- Bei Verletzungen mit **geringerem Risiko** (z. B. subkutane Verletzung) sollte eine individuelle Beurteilung und Beratung durch jemanden erfolgen, der spezielle Erfahrung in diesem Bereich hat.
- Wichtig sind in allen Situationen, in denen ein Infektionsrisiko aufgetreten ist, eine **psychologische Betreuung** der betroffenen Personen und die exakte **Dokumentation** des Unfallhergangs einschließlich der HIV-Tests (Zeitpunkte 0, 6 Wochen, 3 und 6 Monate), damit Ansprüche des Betroffenen im Falle einer Infektion gewahrt bleiben.

Zusammenfassung

- Ursache: Infektion mit dem humanen Immundefizienzvirus (HIV)
- Wichtigste Symptome: akut wie akute Mononukleose, in der Latenzphase asymptomatisch, im symptomatischen Stadium Auftreten opportunistischer Infekte
- Wichtigste diagnostische Maßnahmen: serologischer Virusnachweis (ELISA, PCR); Bestimmung der $CD4^+$-Lymphozyten, Nachweis der Virusreplikation durch Bestimmung der HIV-RNA im Plasma
- Wichtigste therapeutische Maßnahme: antiretrovirale Kombinationstherapie (HAART)

11.3.2 Opportunistische Erkrankungen

Mit zunehmendem Immundefekt treten verschiedene Symptome oder Erkrankungen auf, die auf einen bevorstehenden Zusammenbruch des Immunsystems und den Ausbruch von AIDS hindeuten (CDC-Kategorie B) oder die charakteristisch für eine bereits manifeste Immunschwäche sind und definitionsgemäß zur Diagnose AIDS führen (CDC-Kategorie C, s. Klassifikation in Tab. 11.8). Ein großer Teil dieser Symptome und Erkrankungen ist Folge sog. **opportunistischer Infektionen.** Typisch für viele opportunistische Erreger ist, dass sie weit verbreitet sind und nach einer Primärinfektion, die bereits vor der HIV-Infektion stattfindet, zu latenten Infektionen führen. Diese Erreger werden erst durch die Immunschwäche zu Pathogenen (daher die Bezeichnung opportunistisch).

Infektionskrankheiten

Alle Organe können von diesen Infektionen betroffen werden. Am häufigsten treten Erkrankungen der **Haut**, der **Mundhöhle**, des **Gastrointestinaltraktes**, der **Lunge**, des **Auges** und des **Nervensystems** auf. Einige der opportunistischen Infektionen kommen bereits dann vor, wenn die $CD4^+$-Zellen noch nicht maximal erniedrigt sind (zwischen 100/µl und 200/µl). Beispiele hierfür sind die Candida-Ösophagitis und die Pneumocystis-carinii-Pneumonie. Andere Erkrankungen sind charakteristisch für das Endstadium der Immundefizienz ($CD4^+$-Zellen < 50/µl). Dies gilt besonders für disseminierte Infektionen mit Erregern des Mycobacterium-avium-Komplexes sowie für die CMV-Retinitis.

Neben Infektionen treten auch verschiedene Tumoren gehäuft auf (Kaposi-Sarkom, Non-Hodgkin-Lymphome). Ein typisches Problem von AIDS-Patienten ist ein progredienter Gewichtsverlust (Wasting-Syndrom).

> **Praxis**
>
> Ein 30-jähriger Angestellter, der bis dahin nie krank gewesen ist, stellt sich in der Notaufnahme vor. Seit acht Wochen bemerkt er Fieber, das in den letzten Wochen täglich 39 °C überschreitet. Er klagt über einen quälenden Reizhusten mit wenig Auswurf, der auch nachts sehr heftig sei. In den letzten Wochen habe er 7 kg Gewicht abgenommen (von 60 auf 53 kg). Bis zum Vortag habe er gearbeitet, was ihm in den letzten Tagen sehr schwer gefallen sei. Bei Nachfrage gibt er an, homosexuelle Kontakte zu haben, ein HIV-Test sei nie durchgeführt worden.
>
> Bei der **Untersuchung** fallen eine Tachypnoe von 30/min sowie eine ausgeprägte periphere Zyanose auf. Auskultation und Perkussion sind unauffällig. Im Mund besteht ein Soor. Zervikal, inguinal und axillär lassen sich vergrößerte Lymphknoten (bis 1,5 cm) tasten. Ansonsten finden sich keine Auffälligkeiten.
>
> **Labor:** Hb 10,5 g/dl; Leukozyten 2 800/µl; LDH 680 U/l; in der arteriellen Blutgasanalyse pO_2 52 mmHg, pCO_2 20 mmHg, pH 7,41; sonst keine Auffälligkeiten.
>
> **Röntgen-Thorax:** ausgeprägte interstitielle Infiltrationen in beiden Lungenflügeln, z. T. auch alveoläre Verschattungen.
>
> **Klinische Diagnose:** interstitielle Pneumonie, dringender Verdacht auf Pneumocystis-carinii-Pneumonie (PCP).
>
> **Therapie:** sofortige Behandlung mit hoch dosiertem Co-trimoxazol, Erythromycin und Ceftriaxon, außerdem Gabe von Prednison. Symptomatisch Verabreichung von O_2 per Nasensonde, Behandlung des Soors mit Amphotericin-B-Suspension.
>
> **Weiterführende Diagnostik:** HIV-Serologie im ELISA und Westernblot positiv; HIV-RNA im Plasma 820 000 Kopien/ml; $CD4^+$-Lymphozyten 10/µl, $CD8^+$-Lymphozyten 400/µl; in der bronchoalveolären Lavage Nachweis von Pneumocystis carinii.
>
> **Verlauf:** allmählicher Rückgang der klinischen Symptomatik; nach Diagnosesicherung der PCP Absetzen von Erythromycin und Ceftriaxon und Behandlung mit Co-trimoxazol über drei Wochen. Danach Einleitung einer antiretroviralen Therapie, Fortführung der Co-trimoxazol-Gabe in prophylaktischer Dosierung und Entlassung in deutlich gebessertem Zustand.

Erkrankungen der Haut

Das Spektrum der Hautveränderungen im Rahmen der HIV-Infektion umfasst:
- virale Hauterkrankungen
- bakterielle Infektionen der Haut
- allergische Reaktionen
- sog. idiopathische Hauterkrankungen

Virale Hauterkrankungen

Häufig sind **Herpes-simplex-Virus-(HSV-)Infektionen**, die sowohl als harmlose Infektionen, aber auch als schwere, chronische Ulzerationen imponieren können. **Varicella-Zoster-Virus-(VZV-)**Reaktivierungen (Gürtelrose) treten charakteristischerweise bereits in frühen Stadien der HIV-Infektion auf und erstrecken sich häufig über mehrere Dermatome. Die Behandlung der Herpesvirusinfektionen kann mit Aciclovir, Valaciclovir, Famciclovir oder Brivudin erfolgen.

Eine andere häufige Virusinfektion sind die **Dellwarzen (Mollusca contagiosa)**, die sehr charakteristisch sind und oft ausgedehnte Körperareale befallen (s. Kap. 11.4.18). Im Analbereich kommen gehäuft **Feigwarzen (Condylomata acuminata)** vor.

Die Infektionen mit HSV und VZV werden mit Aciclovir behandelt. Dell- und Feigwarzen müssen kürettiert werden.

Bakterielle Infektionen der Haut

Bakterielle Infektionskrankheiten, die bei HIV-Infizierten vermehrt diagnostiziert werden, umfassen **Pyodermien**, die **Lues** und die **bazilläre Angiomatose**. Letztere wird durch die erst kürzlich entdeckten Erreger Bartonella henselae und Bartonella quintana hervorgerufen und äußert sich in Form rötlicher, papulöser Hautveränderungen. Es kann außerdem ein disseminierter Organbefall vorkommen.

Die Therapie erfolgt mit Penicillin (Lues), mit staphylokokkenwirksamen Antibiotika (Pyodermie) und mit Makroliden (bazilläre Angiomatose).

Andere Hauterkrankungen und allergische Reaktionen

Neben allergischen Reaktionen treten gehäuft die **Psoriasis vulgaris,** das **seborrhoische Ekzem,** eine **Xerodermie** und **papulöse Dermatitiden** auf. Außer durch eine dermatologische Lokalbehandlung bessern sich diese Erkrankungen oft durch Verbesserung der Immunsituation im Rahmen einer erfolgreichen antiretroviralen Therapie.

Kaposi-Sarkom

Engl. Begriff: Kaposi's Sarcoma

Epidemiologie Der 1872 von Moritz Kaposi beschriebene Tumor tritt in seiner klassischen Form vorwiegend bei älteren Männern bestimmter Ethnien an den unteren Extremitäten auf. Daneben waren bereits vor der HIV-Epidemie eine afrikanische Form des Kaposi-Sarkoms und das gelegentliche Auftreten bei immunsupprimierten Patienten bekannt. Durch die HIV-Infektion ist es zu einer drastischen

Steigerung der Kaposi-Sarkom-Häufigkeit gekommen, und das Erscheinungsbild der Erkrankung hat sich gewandelt. Das Kaposi-Sarkom tritt bei **homosexuellen** Männern häufiger auf als bei Patienten, die sich auf anderem Wege mit HIV infiziert haben. Mittlerweile konnte das **humane Herpesvirus 8** (**HHV-8**) als Ursache für das Kaposi-Sarkom identifiziert werden. In den letzten Jahren ist es zu einem Rückgang der Inzidenz des Kaposi-Sarkoms gekommen.

Klinik Typischerweise befällt das Kaposi-Sarkom bei HIV-Infizierten **multifokal** die Haut und die Schleimhäute als rötliche bis livide papulöse Läsionen (s. Abb. 11.7). Daneben kommt auch eine flächenhafte Ausbreitung, z. B. an den Beinen, vor. Ein Befall innerer Organe (Lunge, Magen-Darm-Trakt) ist prognostisch ungünstig.

Diagnostik Das Kaposi-Sarkom wird durch sein charakteristisches Erscheinungsbild oder in Zweifelsfällen histologisch diagnostiziert.

Therapie Für die Therapie des Kaposi-Sarkoms ist die Behandlung der HIV-Infektion von entscheidender Bedeutung. Häufig kommt es unter einer erfolgreichen antiretroviralen Therapie zur Rückbildung des Kaposi-Sarkoms. Bei schwerem disseminiertem oder pulmonalem Befall wird die Chemotherapie mit liposomal verkapseltem Doxorubicin bzw. Daunorubicin durchgeführt. Einzelne Herde können auch bestrahlt werden.

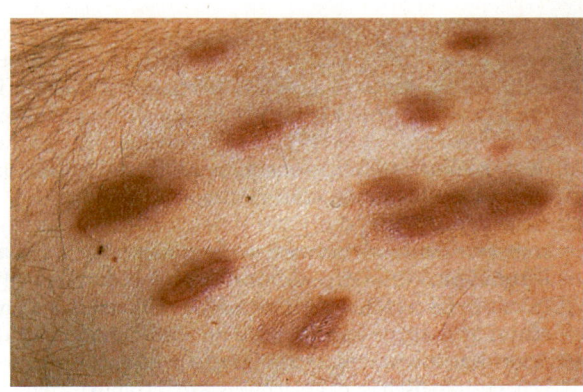

Abb. 11.7 Multiple Kaposi-Sarkome der Haut.

Erkrankungen der Mundhöhle

Oraler Soor

Die häufigste Erkrankung der Mundhöhle ist die Candida-Infektion (oraler Soor). Es finden sich weißliche Beläge der Mundschleimhaut auf gerötetem Untergrund. Ein oraler Soor tritt umso häufiger auf, je niedriger die CD4$^+$-Zellzahl ist. Meist kann die Infektion leicht mit lokalen Maßnahmen (Amphotericin- oder Nystatin-Suspension) beherrscht werden. Bei weit fortgeschrittenem Immundefekt müssen systemische Antimykotika (Fluconazol oder Itraconazol) eingesetzt werden.

Orale Haarleukoplakie

Die orale Haarleukoplakie ist gekennzeichnet durch charakteristische weiße Beläge am Zungenrand und kommt nur bei der HIV-Infektion vor. Die Veränderung wird wahrscheinlich durch das Epstein-Barr-Virus (EBV) verursacht. Eine Therapie ist nicht bekannt. Häufig führt eine wirksame antiretrovirale Therapie zur Besserung.

Andere Erkrankungen

Weitere häufige orale Komplikationen sind eine **Gingivitis** und **Parodontitis**. Die schwerste Form dieser Veränderungen ist die **akute nekrotisierende ulzerierende Gingivitis** (**ANUG**). Zur Therapie sind lokale zahnärztliche Maßnahmen erforderlich. Außerdem treten häufig **Aphthen** auf, die in der Regel sehr schmerzhaft sind und mit antiseptischen Spülungen behandelt werden. Das **Kaposi-Sarkom** (s. o.) kann ebenfalls die Mundhöhle befallen. Die Symptomatik reicht von asymptomatischen Veränderungen bis zu schmerzhaften Läsionen, die eine Nahrungsaufnahme fast unmöglich machen (Therapie s. o.).

Infektionen des Gastrointestinaltraktes

Erkrankungen des Gastrointestinaltraktes sind häufig bei fortgeschrittener HIV-Infektion. Im Folgenden sind die häufigsten opportunistischen Erkrankungen aufgeführt. Hinzu kommen noch eine Reihe seltener Infektionen und andere Erkrankungen, die nicht spezifisch für die HIV-Infektion sind.

Candida-Ösophagitis

Synonym: Soor-Ösophagitis
Engl. Begriff: Candida Esophagitis

> ! Die Candida-Ösophagitis ist die häufigste AIDS-definierende opportunistische Infektion des Gastrointestinaltraktes.

Typische **Symptome** sind Dysphagie sowie retrosternale Schmerzen, meist finden sich auch Candida-Beläge in der Mundhöhle.

Die definitive **Diagnose** wird durch die Ösophagoskopie mit dem makroskopischen Bild weißer Schleimhautbeläge sowie durch den mikrobiologischen oder histologischen Nachweis von Candida gesichert.

Mittel der Wahl zur **Behandlung** der Candida-Ösophagitis ist Fluconazol. Nach erfolgreicher Therapie einer Candida-Ösophagitis treten häufig **Rezidive** auf. Dann ist die prophylaktische Gabe von Fluconazol indiziert.

Zytomegalievirus-(CMV-)Infektionen

Engl. Begriff: Cytomegalovirus Infection

Infektionen durch CMV treten in der Regel bei sehr weit fortgeschrittenem Immundefekt auf und betreffen vorwiegend den Gastrointestinaltrakt und das Auge.

Erkrankungen des **Gastrointestinaltraktes** durch CMV können in allen Abschnitten auftreten: als Ösophagitis, als Gastritis, als Enteritis, als Kolitis und als Proktitis.

Symptome Die Ösophagitis verursacht eine Dysphagie, während bei der CMV-Gastritis Oberbauchschmerzen im Vordergrund stehen. Die CMV-bedingte Enterokolitis manifestiert sich mit Durchfällen und Bauchschmerzen, und bei der Proktitis sind Defäkationsschmerzen und Blutbeimengungen im Stuhl die führenden Symptome.

Diagnostik Die Diagnose eines gastrointestinalen CMV-Befalls erfordert eine endoskopische Untersuchung mit Biopsie. Makroskopisch sieht man eine Entzündung der Schleimhaut sowie Ulzerationen, die wie ausgestanzt wirken. Histologisch ist der Nachweis von intranukleären Einschlusskörperchen in vergrößerten Zellen (Eulenaugenzellen) charakteristisch. Die Abgrenzung von anderen viralen Infektionen ist durch die Immunhistologie (Nachweis viraler Antigene) möglich. Der Nachweis des CMV-pp65-Antigens im Blut sowie die CMV-PCR aus dem Blut können einen Hinweis auf die Diagnose geben.

Therapie Zur Therapie der CMV-Infektion sind zurzeit drei Substanzen verfügbar: Ganciclovir, Cidofovir und Foscarnet. Sie müssen intravenös verabreicht werden und sind in ihrer Wirksamkeit etwa vergleichbar. Unterschiede bestehen in den Nebenwirkungen: Ganciclovir ist hämatotoxisch (Leukopenie, Anämie), während bei Foscarnet und Cidofovir die Nephrotoxizität im Vordergrund steht. In schweren Fällen können Ganciclovir und Foscarnet kombiniert gegeben werden

Kryptosporidieninfektionen

Engl. Begriff: Cryptosporidia Infection

Kryptosporidien sind Protozoen, die bei Tieren und Menschen Durchfallerkrankungen auslösen können. Sie werden vor allem durch kontaminiertes Wasser übertragen. Bei Immunkompetenten kommt es zu einer milden, selbstlimitierten Diarrhö.

HIV-Patienten mit ausgeprägter Immunschwäche erkranken an **schwersten wässrigen Durchfällen,** die den Patienten häufig Tag und Nacht quälen. Infolge der Durchfälle kommt es zur Auszehrung.

Die Kryptosporidien finden sich an der Oberfläche des Darmepithels und können dort histologisch nachgewiesen werden. Eine einfache **Diagnostik** ist über den Nachweis von Oozysten im Stuhl möglich, die sich mit Spezialfärbungen darstellen lassen.

Eine spezifische **Therapie** der Kryptosporidieninfektion ist nicht bekannt, eine Besserung erfolgt in der Regel mit der Einleitung einer antiretroviralen Therapie. Symptomatische Maßnahmen (Loperamid, Opium-Tinktur) müssen häufig angewandt werden.

Mikrosporidieninfektionen

Engl. Begriff: Microsporidia Infection

Mikrosporidien sind obligat intrazelluläre, Sporen bildende Protozoen. Von den mehr als 1000 Spezies sind bisher fünf als menschenpathogen bekannt. Zwei Spezies stehen bei der HIV-Infektion im Vordergrund: **Enterocytozoon bieneusi** infiziert den Darm und die Gallengänge. Die Symptome sind von denen bei der Kryptosporidieninfektion nicht unterscheidbar. **Encephalitozoon** verursacht eine Allgemeininfektion.

Die **Diagnose** einer Mikrosporidiose erfordert spezielle Techniken (Fluoreszenztest) und ist aus dem Stuhl oder aus Abstrichen und Sekreten möglich. Die Differenzierung der Spezies ist entweder mittels Elektronenmikroskopie oder PCR möglich und von therapeutischer Bedeutung: Während Encephalitozoon auf Behandlung mit Albendazol anspricht, ist für Enterocytozoon bieneusi keine wirksame Therapie bekannt.

Wasting-Syndrom

Synonym: Slim Disease, AIDS-Kachexie
Engl. Begriff: Wasting Syndrome

Das Wasting-Syndrom ist definiert durch eine Gewichtsabnahme von mehr als 10 % des Ausgangsgewichts, entweder verbunden mit anhaltendem Fieber oder mit einer chronischen Diarrhö ohne Erregernachweis.

Vor der **Diagnose** eines Wasting-Syndroms müssen behandelbare opportunistische Infektionen ausgeschlossen werden, insbesondere eine Infektion mit Erregern des Mycobacterium-avium-Komplexes (s. u.). **Therapeutisch** entscheidend ist die antiretrovirale Therapie. Kommt es hierdurch nicht zu einer ausreichenden Gewichtszunahme, erfolgt eine Steigerung der Energiezufuhr entweder durch enterale Ernährung (orale Zusatznahrung, Sondenernährung über eine perkutane endoskopische Gastrostomie, PEG) oder aber parenteral. Dies erfordert einen langfristig benutzbaren, implantierten zentralvenösen Zugang (z. B. ein Port-System).

Erkrankungen der Lunge

Wie alle opportunistischen Infektionen sind Lungenmanifestationen in den letzten Jahren seltener geworden. Nach wie vor tritt die **Pneumocystis-carinii-Pneumonie** als Erstmanifestation von AIDS auf und stellt eine akut lebensbedrohliche Infektion dar. Die **Tuberkulose** ist weltweit die häufigste Todesursache HIV-infizierter Menschen.

Tuberkulose

Engl. Begriff: Tuberculosis

Epidemiologie Weltweit ist die Tuberkulose mit Abstand die häufigste opportunistische Infektion im Rahmen der HIV-Infektion. Ihre größte Verbreitung hat sie in den unterentwickelten Ländern. Aber auch in Südeuropa kommt sie sehr häufig vor. An Tuberkulose ist besonders zu denken bei Drogenabhängigen und bei Patienten aus Ländern der Dritten Welt. Die Lunge ist meist betroffen, doch handelt es sich bei der Tuberkulose HIV-Infizierter oft um ein disseminiertes Krankheitsbild mit Befall unterschiedlichster Organe.

Symptome Die Symptome sind unspezifisch mit Fieber, Nachtschweiß, Gewichtsabnahme und Husten.

Diagnostik Eine Tuberkulose muss bei allen pulmonalen Infiltraten bei HIV-infizierten Patienten ausgeschlossen werden. Röntgenologisch finden sich an der Lunge sowohl typische Verläufe im Sinne einer Reaktivierung mit kavernösen Veränderungen als auch atypische Verläufe mit flächenhaften Infiltraten und mediastinalen Lymphknotenschwellungen. Die definitive Diagnose wird mit der Sputumuntersuchung durch den Nachweis säurefester Stäbchen gestellt, ggf. kann zusätzlich eine Untersuchung des Magensekrets oder eine Bronchoskopie erfolgen. Zur Unterscheidung von ubiquitären Mykobakteriosen (Mycobacterium-avium-Komplex, s.u. „Disseminierte Infektionen") ist immer eine mikrobiologische Differenzierung notwendig.

Therapie Die Therapie erfolgt mit denselben Substanzen wie bei nicht-HIV-infizierten Patienten (s. Kap. 8.5). Die Behandlungsdauer ist allerdings mit neun Monaten verlängert. Das Ansprechen auf die Therapie ist allgemein gut. Multiresistente Tuberkuloseerreger sind in einigen amerikanischen Großstädten bei HIV-Infizierten gehäuft vorgekommen und hatten dort eine sehr hohe Letalität. In Deutschland sind solche Infektionen bisher nicht aufgetreten. Die wichtigste Maßnahme zur Verhütung von Resistenzbildungen ist eine konsequente und effektive Therapie.

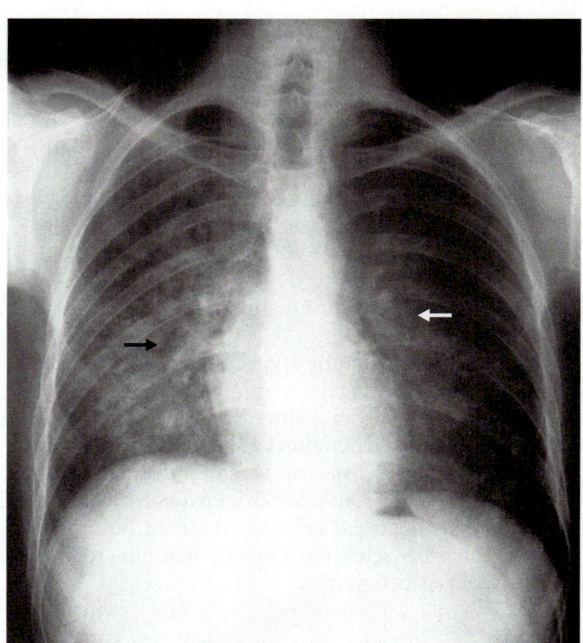

Abb. 11.8 Thorax-Röntgenaufnahme. Typisches Bild einer Pneumocystis-carinii-Pneumonie mit ausgeprägten beidseitigen interstitiellen Infiltrationen (Aufnahme: Prof. Dr. K. Lackner, Köln).

Pneumocystis-carinii-Pneumonie (PCP)

Engl. Begriff: Pneumocystis Carinii Pneumonia

Symptome Die PCP wird hervorgerufen durch das ubiquitär vorkommende Protozoon Pneumocystis carinii. Bereits im Kindesalter besteht eine fast 100%ige Durchseuchung, so dass das Risiko einer Erkrankung nur vom Ausmaß des Immundefektes abhängt. Ohne prophylaktische Maßnahmen beträgt die Inzidenz der PCP für Patienten mit $CD4^+$-Zellen < 100/μl ca. 60 % pro Personenjahr. Oberhalb von 200 $CD4^+$-Zellen/μl kommt es nur sehr selten zur PCP.

Pathologisch-anatomisch führt die PCP zu einer interstitiellen Entzündung der Lunge, im späteren Verlauf treten alveoläre Exsudate auf. Klassisch ist die **Symptomentrias** von **Fieber, unproduktivem Husten** und **zunehmender Dyspnoe**. Die Beschwerden beginnen häufig schleichend und werden oft wochenlang verkannt. Gelegentlich kommen auch fulminante Verläufe vor, die innerhalb von Tagen zur Ateminsuffizienz führen.

Diagnostik Bei klinischem Verdacht auf eine PCP muss sofort eine weitere Abklärung erfolgen. Bei der **körperlichen Untersuchung** finden sich häufig Zyanose und Tachypnoe. Der Auskultationsbefund ist aber typischerweise normal. Im **Röntgenbild** des Thorax sieht man eine interstitielle Zeichnungsvermehrung, in schweren Fällen können auch alveoläre Verschattungen auftreten (s. Abb. 11.8).

Obligate **Blutuntersuchungen** sind die Bestimmung der LDH (erhöht) und eine arterielle Blutgasanalyse (pO_2 erniedrigt), da beide Parameter eine prognostische Aussagekraft haben. Die Leukozyten sind üblicherweise nicht vermehrt. Bei Patienten, welche die aufgeführten diagnostischen Kriterien aufweisen, kann die klinische Diagnose einer PCP gestellt werden. Die definitive Diagnose einer PCP wird durch den **Erregernachweis** (Immunfluoreszenz oder andere Färbetechniken) aus der bronchoalveolären Lavage (BAL) gestellt.

Therapie Bei Verdacht auf eine PCP muss **unverzüglich** eine Therapie eingeleitet werden. Dies steht einer späteren Diagnosesicherung nach wenigen Tagen nicht im Wege. Mittel der Wahl ist **Co-trimoxazol** in hoher Dosierung (20 mg Trimethoprim, 100 mg Sulfamethoxazol pro kg Körpergewicht und Tag). Die Therapiedauer beträgt üblicherweise drei Wochen. Bei schweren Unverträglichkeitserscheinungen (Allergie) muss auf intravenös verabreichtes Pentamidin ausgewichen werden. Eine PCP mit einem arteriellen Ausgangs-pO_2 von 70 mmHg oder weniger muss adjuvant mit Prednison behandelt werden, da hierdurch die Letalität vermindert wird. Unbehandelt führt eine PCP immer zum Tode. Auch bei optimaler Behandlung handelt es sich um eine ernste Erkrankung.

Verlauf und Prognose Ungünstige prognostische Parameter sind eine ausgeprägte Erniedrigung des pO_2 sowie eine starke Erhöhung der LDH. Patienten mit einer beatmungspflichtigen respiratorischen Insuffizienz haben eine sehr schlechte Prognose mit einer Überlebenschance von weniger als 50 %.

Bakterielle Pneumonien

Engl. Begriff: Bacterial Pneumonia

Bakterielle Pneumonien können schon bei einer Helferzellzahl über 200/μl auftreten, werden jedoch mit zunehmendem Immundefekt häufiger. **Drogenabhängige** sind öfter betroffen als homosexuelle Patienten. Häufigste **Erreger** sind Pneumokokken, Haemophilus influenzae, Staphylokokken und gramnegative Erreger.

Die klinische **Symptomatik** unterscheidet sich nicht von Pneumonien bei immunkompetenten Personen (s. Kap. 8.4). Von der PCP ist eine bakterielle Pneumonie bei typischem Verlauf abzugrenzen durch:
- raschen Beginn
- purulentes Sputum
- positiven Auskultationsbefund
- Röntgenbefund

Allerdings gibt es häufig atypische Verläufe, die eine klinische Unterscheidung dann unmöglich machen.

Mittel der Wahl bei leichtem Verlauf ist ein Cephalosporin der zweiten Generation bzw. Ampicillin plus Lactamasehemmer, bei schwerem Verlauf muss eine Kombinationstherapie mit Cephalosporinen der dritten Generation und einem Makrolid erfolgen. Bis zum Ausschluss einer PCP sollte bei schweren Pneumonien außerdem Co-trimoxazol gegeben werden.

Andere Pneumonien

Pneumonien durch Pilze kommen insgesamt selten bei HIV-Infizierten vor. **Aspergillus-Pneumonien** treten im Endstadium des Immundefektes auf und verlaufen meist fatal. Infektionen mit **Kryptokokken** manifestieren sich gelegentlich an der Lunge, meist jedoch erst bei weiterer Disseminierung als Fungämie oder Meningitis. Andere pulmonale Pilzinfektionen sind in Europa eine Rarität. **Candida-Pneumonien** werden bei HIV-Infizierten fast nie beobachtet. Virale Pneumonien sind ebenfalls sehr selten. **Zytomegalievirus** wird zwar häufig in der Lunge nachgewiesen, es handelt sich aber fast immer um eine Infektion ohne Krankheitswert.

Erkrankungen des Nervensystems

Symptome des zentralen und des peripheren Nervensystems treten im Rahmen der HIV-Infektion sehr häufig auf und können sehr vielgestaltige Ursachen haben. Neurologische Symptome können durch HIV selbst, durch opportunistische Erkrankungen oder als unerwünschte Wirkungen therapeutischer Maßnahmen auftreten. Die Differentialdiagnose ist oft besonders schwierig.

Toxoplasmose

Engl. Begriff: Toxoplasmosis

Epidemiologie Etwa 50 % der Bevölkerung sind mit dem Protozoon **Toxoplasma gondii** infiziert. Als opportunistische Infektion im Rahmen der HIV-Infektion tritt die Toxoplasmose aber nur bei schwer eingeschränktem Immunstatus auf (CD4$^+$-Zellen < 100/µl).

Symptome Die zerebrale Toxoplasmose äußert sich in Fieber, Kopfschmerzen, neurologischen Ausfällen und epileptischen Anfällen.

Diagnostik Als Zeichen der früher erfolgten Infektion finden sich Antikörper im Serum. Fehlen IgG-Antikörper, ist eine Toxoplasmose sehr unwahrscheinlich. Die Diagnose ist meist durch den Nachweis von typischen Veränderungen in der Kernspintomographie oder Computertomographie des Schädels möglich (s. Abb. 11.9).

Therapie Es muss eine Therapie mit Pyrimethamin und Sulfadiazin eingeleitet werden. Bilden sich die Veränderungen hierunter zurück, ist die Diagnose bestätigt. Aufgrund der hohen Rezidivgefahr sollte anschließend eine **Prophylaxe** mit verminderter Dosis erfolgen. Wenn sich die Erkrankung unter der Therapie nicht bessert, müssen durch eine stereotaktisch gewonnene Biopsie andere Erkrankungen (z. B. Lymphom) ausgeschlossen werden.

Kryptokokkenmeningitis

Engl. Begriff: Cryptococcal Meningitis

Durch den Hefepilz **Cryptococcus neoformans** kann eine Meningitis ausgelöst werden. Diese Infektion kommt besonders in Afrika und den USA häufig vor, bei uns ist sie seltener. Typische **Symptome** sind Kopfschmerzen und Fieber, die oft über Wochen progredient sind. Die **Diagnose** ist durch die Bestimmung des Kryptokokkenantigens im Serum möglich, die eine sehr hohe Sensitivität hat. Zum Ausschluss einer anderen Meningitisform muss eine Punktion des Liquor cerebrospinalis durchgeführt werden: Im Punktat lassen sich die Kryptokokken durch ein Tuschepräparat nachweisen und kulturell anzüchten. Die **Therapie** erfolgt mit Amphotericin B und Flucytosin sowie zusätzlich evtl. Fluconazol. Nach der etwa sechswöchigen Initialtherapie (Liquorkulturen müssen negativ sein) muss eine Erhaltungstherapie mit Fluconazol durchgeführt werden.

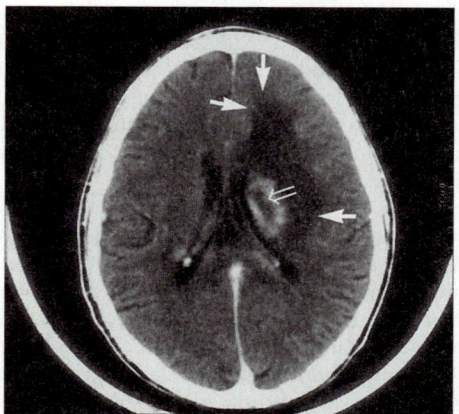

Abb. 11.9 Computertomogramm des Schädels eines Patienten mit zerebraler Toxoplasmose nach Kontrastmittelgabe (doppelte Menge an KM, späte Aufnahme). Linksseitig zentral findet sich eine ovale Kontrastmittelanreicherung (Ring-Enhancement; Doppelpfeil) mit umgebendem Ödem (Pfeile) und zentraler Nekrose (Aufnahme: Prof. Lackner, Köln).

HIV-Enzephalopathie

Synonym: AIDS-Demenz
Engl. Begriff: Encephalopathy, AIDS-Related Dementia Complex

Etwa ein Drittel der erwachsenen Patienten und zwei Drittel der Kinder weisen Symptome einer HIV-Enzephalopathie auf. Sie wird vermutlich durch eine **direkte Infektion des ZNS mit HIV** verursacht und führt zu psychomotorischen Störungen unterschiedlichen Schweregrades. Das **klinische Bild** ist deshalb sehr variabel. Meist stehen Konzentrations- und Gedächtnisstörungen bis hin zur ausgeprägten Demenz im Vordergrund, aber auch epileptische Anfälle und Wesensveränderungen kommen vor.

Die Erkrankung kann nur durch den Ausschluss anderer ZNS-Manifestationen gestellt werden. Im Liquor finden sich lediglich unspezifische Veränderungen, in der Kernspintomographie kann eine Hirnatrophie erkennbar sein.

Die einzig mögliche **Therapie** besteht in antiretroviraler Behandlung. Hierunter werden verschiedenartige Verläufe von der vollständigen Rückbildung bis hin zur weiteren Progredienz der Veränderungen beobachtet.

Sonstige Erkrankungen des Nervensystems

Die **progressive multifokale Leukoenzephalopathie** (PML) ist eine meist innerhalb von Wochen bis Monaten zum Tode führende Erkrankung des ZNS, die durch Papovaviren (JC-Virus) ausgelöst wird. Charakteristisch sind zunehmende neurologische Störungen bei meist erhaltenem Bewusstsein sowie ausgedehnte Läsionen im Marklager, die sich am besten in der Kernspintomographie darstellen. Die Diagnose kann durch eine PCR aus dem Liquor oder durch eine Hirnbiopsie gestellt werden. Unter einer hochaktiven antiretroviralen Therapie kommt es bei einigen Patienten zur Besserung, zusätzlich ist für Cidofovir ein therapeutischer Effekt beschrieben.

Die **CMV-Enzephalitis** ist eine meist rasch progredient verlaufende zerebrale Infektion, die klinisch nicht von anderen **Enzephalitiden** zu unterscheiden ist. Die Diagnose kann durch eine PCR aus dem Liquor untermauert werden, die Therapie erfolgt mit Foscarnet.

Das **zerebrale Lymphom** ist eine opportunistische Erkrankung im Endstadium der HIV-Infektion. Die Diagnose kann heute mit hoher Wahrscheinlichkeit durch den Nachweis von EBV-DNA im Liquor cerebrospinalis mittels PCR erfolgen. Eine definitive Sicherung ist nur durch eine Hirnbiopsie möglich. Kurzfristige Therapieerfolge können mit Dexamethason erzielt werden. Eine systemische Chemotherapie ist nicht wirksam, auch Bestrahlung führt in der Regel nur zu einer sehr kurzfristigen Remission.

Bei der **Polyneuropathie** handelt es sich um eine Erkrankung, die sehr häufig in späten Stadien der HIV-Infektion auftritt. Neben der direkten neuropathischen Wirkung des Virus selbst kommen toxische Medikamentenwirkungen ursächlich in Frage. Die Diagnose wird in der Regel klinisch gestellt, elektroneurographische Untersuchungen können ggf. zusätzlich erfolgen. Ist die Polyneuropathie medikamentös ausgelöst, kommt es nach Absetzen zur Besserung; andernfalls bestehen die Beschwerden meist fort. Die Therapie ist symptomatisch (Amitriptylin, Carbamazepin). Neurotoxische Substanzen (DDC, D4T, DDI, s. Tab. 11.10) müssen abgesetzt werden.

Erkrankungen des Auges

Die **Zytomegalievirus-(CMV-)Retinitis** ist die häufigste Manifestation der CMV-Erkrankung bei HIV-Infizierten. Sie tritt bei etwa einem Drittel der Patienten auf, wenn die $CD4^+$-Zellzahlen unter 50/µl gefallen sind.

Typische **Symptome** sind verschwommenes Sehen sowie eine Sehminderung. Unbehandelt führt die Erkrankung zur Erblindung. Zur **Diagnosesicherung** dient die Spiegelung des Augenhintergrundes, welche einen charakteristischen Befund zeigt.

Therapeutisch werden intravenöse Infusionen von Ganciclovir, Foscarnet oder Cidofovir eingesetzt. Wegen der sehr hohen Rezidivgefahr ist eine **lebenslange Prophylaxe** notwendig. Diese kann mit intravenöser oder oraler Gabe von Ganciclovir oder intraokularer Implantation von Ganciclovir-Pellets erfolgen.

Trotzdem kommt es häufig zum weiteren Fortschreiten der Retinitis. Die Rezidivbehandlung erfordert dann oft eine Kombination von Ganciclovir und Foscarnet.

Disseminierte Infektionen

Viele der Infektionen, die bei AIDS-Patienten auftreten, verlaufen als disseminierte Infektionen. Dies gilt auch für einen Teil der oben beschriebenen Erkrankungen (z.B. CMV-Infektion, Tuberkulose). Im Folgenden werden diejenigen Infektionen vorgestellt, die primär als generalisierte Erkrankung durch den Erregernachweis im Blut manifest werden. In der Regel manifestieren sich diese Infektionen als Sepsis, d.h. mit klinischen Symptomen (Fieber, Tachykardie, Tachypnoe) und Nachweis von Bakterien im Blut (Bakteriämie).

Sepsis

Synonym: Bakteriämie
Engl. Begriff: Sepsis, Bloodstream Infection

Oft treten Bakteriämien im Zusammenhang mit intravenös platzierten Kathetern auf. Hier spielen vor allem **Staphylokokken,** aber auch gramnegative Keime wie **Pseudomonas aeruginosa** eine Rolle. **Pneumokokken**bakteriämien kommen im Zusammenhang mit Pneumonien vor. Eine AIDS-definierende, selten auftretende Komplikation ist die rezidivierende **Salmonellen**sepsis. Diagnostisch ist die **Blutkultur** die entscheidende Maßnahme. Die Behandlung erfolgt mit Antibiotika entsprechend dem Antibiogramm.

Prognostisch ist neben der rechtzeitigen Diagnose und der Antibiotikasensitivität des Erregers der Allgemeinzustand des Patienten ausschlaggebend. Septische Krankheitsbilder sind häufig finale Ereignisse bei moribunden Patienten.

Mycobacterium-avium-Komplex (MAC)

Synonym: Mycobacterium avium intracellulare (MAI)
Engl. Begriff: Mycobacterium Avium Complex

Epidemiologie Mycobacterium avium und intracellulare bilden den Mycobacterium-avium-Komplex und kommen ubiquitär in der Umwelt vor. Bei immunkompetenten

Personen verursachen sie nur ganz selten Infektionen. Dagegen ist die disseminierte MAC-Infektion eine der häufigsten und schwersten Infektionen bei HIV-Patienten mit hochgradigem Immundefekt (CD4$^+$-Zellen < 50/µl). Die Überlebenszeit bei dieser Erkrankung beträgt unbehandelt etwa ein halbes Jahr. Durch Therapie wird sie um mehrere Monate verlängert.

Symptome Die **Aufnahme des Erregers** erfolgt entweder über den Magen-Darm-Trakt oder über die Lunge. Hier kommt es zunächst zur Kolonisierung und im weiteren Verlauf zur Disseminierung. Diese äußert sich durch Fieber, Nachtschweiß, Gewichtsabnahme, Durchfälle, Lymphknotenschwellungen, Bauchschmerzen und eine Hepatosplenomegalie.

Diagnostik Die **Laborwerte** zeigen meist eine Anämie sowie eine Erhöhung der alkalischen Phosphatase. Gesichert wird die Diagnose durch die Anzüchtung des Erregers aus der **Blutkultur.** Durch PCR-Verfahren ist heute eine sichere Diagnostik oft schon innerhalb einiger Tage möglich. Ein Erregernachweis in anderen, normalerweise sterilen Materialien (Knochenmark, Lymphknoten, Leber) beweist ebenfalls eine disseminierte Infektion, wohingegen Erreger im Sputum oder Stuhl nicht beweisend sind. Im Gegensatz zur Tuberkulose sind Lungeninfiltrate durch MAC selten.

Therapie Bei der Behandlung kann man nicht auf die herkömmlichen Antituberkulotika zurückgreifen, da der Erreger gegen die meisten dieser Mittel primär resistent ist. Am wirksamsten ist eine Kombination aus Clarithromycin, Rifabutin und Ethambutol. Eine medikamentöse Primärprophylaxe der MAC-Infektion ist möglich (s. u.).

Maligne Tumoren

Neben dem Kaposi-Sarkom kommen auch andere maligne Tumoren gehäuft bei HIV-Patienten vor. Der wichtigste Tumor ist das Non-Hogkin-Lymphom, während andere Neoplasien seltener auftreten.

Non-Hodgkin-Lymphome

Synonym: Malignes Lymphom
Engl. Begriff: Non-Hodgkin's Lymphoma

Non-Hodgkin-Lymphome (NHL) treten bei etwa 5–10 % aller AIDS-Patienten auf. Histologisch handelt es sich meist um hochmaligne B-Zell-Lymphome. Ein disseminierter und extranodaler Befall liegt häufig vor.

Die **Symptome** richten sich nach dem Befallsmuster: Lymphknotenschwellungen und Allgemeinbeschwerden (Fieber, Nachtschweiß) sind häufig vorhanden; bei Knochenmarkbefall kommt es zur Panzytopenie, bei Befall des Magen-Darm-Traktes zu Bauchschmerzen und Gewichtsabnahme. Im Labor findet sich oft eine Erhöhung der LDH. Bei ZNS-Befall kommt es zum Auftreten neurologischer Herdsymptome (Anfälle, Lähmungen). Eine Besonderheit ist das Auftreten primärer zerebraler Lymphome,

---

Aus Patientensicht: HIV-Infektion und AIDS

Erste Reaktionen Für viele Patienten ist die Mitteilung der HIV-Infektion ein schwerer Schicksalsschlag. Sie fürchten, bald zu sterben, bangen um ihre Arbeitsfähigkeit und um den Fortbestand ihrer Partnerschaft. Hinzu kommt die Sorge, evtl. selbst andere Menschen mit der Erkrankung angesteckt zu haben. Ein normales Leben weiterführen zu können ist für die meisten Patienten zunächst nicht vorstellbar. Sie fühlen sich geächtet von ihrer Umgebung und glauben, ihre Erkrankung selbst vor engen Freunden und Verwandten verstecken zu müssen. Viele Menschen mit einer HIV-Infektion haben vorbestehende Erkrankungen (z. B. Drogenabhängigkeit, Depression), welche die Auseinandersetzung mit der Infektion erschweren. Bei Patienten, die bereits an opportunistischen Infektionen leiden, kommen evtl. spezifische Behinderungen hinzu.

Die Frage, in welcher Form Sexualität möglich ist, spielt für viele Infizierte eine große Rolle. Auch HIV-Patienten können unter entsprechenden Schutzmaßnahmen (Kondombenutzung) sexuelle Kontakte haben. Häufig kommt es jedoch als Folge der HIV-Infektion zu sexuellen Funktionsstörungen.

Auseinandersetzung mit der Therapie Medikamente zu nehmen erfordert von den Patienten nicht nur große Disziplin, sondern erinnert auch täglich an die Erkrankung. Viele Patienten haben deshalb Vorbehalte gegen eine antiretrovirale Therapie, sie möchten ihre Infektion lieber verdrängen. Manche Therapieformen erfordern das Einhalten zusätzlicher Regeln (z. B. Einnahme von Medikamenten 1 h vor dem Essen). Das Auftreten von Nebenwirkungen bedeutet ein weiteres Hindernis für eine konsequente Durchführung der Therapie. Häufig fühlen sich die Patienten abgeschlagen und müde, obwohl die Therapie virologisch und immunologisch gut wirksam ist.

Viele Patienten fühlen sich aber auch sehr viel besser unter der antiretroviralen Theapie. Sie nehmen wieder Gewicht zu und können normalen Aktivitäten nachgehen. Dies gilt insbesondere für Patienten, bei denen die Behandlung erst in einem fortgeschrittenen Stadium begonnen wird.

Auseinandersetzung mit dem Tod Auch heute noch ist AIDS eine potenziell tödliche Erkrankung, manche Patienten sterben trotz Einsatz aller verfügbaren therapeutischen Möglichkeiten. Deshalb ist die psychosoziale Betreuung der Patienten sehr wichtig, und es werden weiterhin Einrichtungen benötigt, die eine intensive Pflege und Betreuung neben der medizinischen Versorgung gewährleisten. Dies kann entweder durch **Hospize, Pflegeheime** oder durch **ambulante Pflege** erfolgen. Eine große Rolle spielt in dieser Phase der Erkrankung die Zuwendung von Verwandten und Freunden. Von ärztlicher Seite ist es in dieser Situation wichtig, alle palliativen Hilfsmittel anzubieten und ggf. unwirksame Medikamente abzusetzen. Eine besondere Rolle spielt eine ausreichende Schmerztherapie, da AIDS-Patienten im finalen Stadium häufig unter starken Schmerzen leiden.

die immer durch Epstein-Barr-Virus (EBV) ausgelöst sind (Diagnostik durch Nachweis von EBV-DNA mittels PCR im Liquor).

Therapie der Wahl ist die Durchführung einer Standard-Chemotherapie (CHOP-Schema: Cyclophosphamid, Adriamycin, Vincristin, Prednison), sofern der Zustand des Patienten dies erlaubt. Hiermit sind prinzipiell komplette Remissionen möglich.

Für die **Prognose** spielt neben der Tumorausbreitung das Stadium der HIV-Infektion eine ganz entscheidende Rolle. Patienten mit fortgeschrittenem Immundefekt oder anderen opportunistischen Infektionen haben insgesamt eine sehr geringe Überlebenswahrscheinlichkeit (< 20 %).

Andere Tumoren

Maligne Tumoren, die durch Papillomaviren induziert werden, sind bei HIV-Patienten gehäuft beobachtet worden. Hierzu zählen das Zervixkarzinom der Frau und Plattenepithelkarzinome der Analregion. Außerdem wurde über ein vermehrtes Auftreten von Hodgkin-Lymphomen berichtet.

Prophylaxe von Infektionen

Die Prophylaxe von Infektionen bereits vor deren erstem Auftreten (**Primärprophylaxe**) oder nach der ersten Episode (**Sekundärprophylaxe**) ist weiterhin eine wichtige Aufgaben bei der Betreuung HIV-positiver Patienten, auch wenn opportunistische Infektionen durch die antiretrovirale Therapie insgesamt seltener geworden sind. Neben der Verfügbarkeit wirksamer Medikamente ist es notwendig, die Inzidenz und Risikofaktoren für das Auftreten verschiedener Infektionen zu kennen. Eine Übersicht über die derzeit durchgeführten Therapien gibt Tabelle 11.11.

Bedeutung der antiretroviralen Therapie

Die beste Vorbeugung aller opportunistischer Infektionen ist eine wirksame antiretrovirale Kombinationstherapie (HAART). Die verbesserte Funktion des Immunsystems bietet Schutz gegen opportunistische Infektionen. In mehreren Studien wurde nachgewiesen, dass Patienten mit supprimierter Viruslast ein sehr niedriges Risiko für opportunistische Infektionen aufweisen. Steigen die CD4$^+$-Zellen dauerhaft auf über 200/µl an, können in der Regel sowohl Primär- als auch Sekundärprophylaxen abgesetzt werden. Patienten, die trotz antiretroviraler Therapie deutlich unter 200 Helferzellen/µl bleiben, müssen dagegen weiter prophylaktisch behandelt werden.

Tab. 11.11 Prophylaxe von opportunistischen Infektionen.

Infektion	Indikation für Prophylaxe	Präparate	Kommentar
PCP	CD4 < 200/µl	1) Co-trimoxazol 2) Pentamidin-Aerosol 3) Dapson	Mittel der Wahl; allergische Reaktionen häufig Gut verträglich, aber weniger wirksam als Co-trimoxazol
Toxoplasmose	CD4 < 100/µl	Co-trimoxazol	
MAC	CD4 < 75/µl	1) Clarithromycin 2) Azithromycin 3) Rifabutin	MAC-Prophylaxe wird in den USA empfohlen; in Deutschland wegen geringerer Inzidenz keine allgemeine Empfehlung
CMV	CD4 < 50/µl	Orales Ganciclovir	Bisher nicht allgemein empfohlen
Tuberkulose	Positiver Tuberkulintest; Kontakt mit Person mit offener Tbc	INH für 1 Jahr	In den USA empfohlen, in Europa nicht allgemein üblich

Zur weiteren Information

Weiterführende Literatur

Anonymous: German-Austrian guidelines for antiretroviral therapy in HIV infection. June 1999. Deutsche AIDS-Gesellschaft (DAIG). Österreichische AIDS-Gesellschaft (OAG). Eur J Med Res 2000; 5: 129–38.

Anonymous: Time from HIV-1 seroconversion to AIDS and death before widespread use of highly-active antiretroviral therapy: a collaborative re-analysis. Collaborative Group on AIDS Incubation and HIV Survival including the CASCADE EU Concerted Action. Concerted Action on SeroConversion to AIDS and Death in Europe. Lancet 2000; 355: 1131–7.

Bartlett, J. G., A. K. Finkbeiner (eds.): The Guide to Living with HIV Infection, 4th edn. Johns Hopkins University Press, Baltimore 1998.

Cohen, P. T., M. A. Sande, P. Volberding (eds.): The AIDS Knowledge Base: a Textbook on HIV Disease. Lippincott, Williams & Wilkins, New York 1999.

Kahn, J. O., B. D. Walker: Acute human immunodeficiency virus type 1 infection. N Engl J Med 1998; 339: 33–9.

Mandell, G. L., J. E. Bennett, R. Dolin (eds.): Principles and Practice of Infectious Diseases. Churchill Livingstone, New York 2000.

Wormser, G. (ed.): AIDS and Other Manifestations of HIV Infection. Lippincott, Williams & Wilkins, New York 1997.

Infektionskrankheiten

Internet-Links
www.ama-assn.org
www.amedeo.com/medicine/hiv.htm
www.cdc.gov/ncidod/hip/BLOOD/hiv.htm
www.hiv.medsscape.org
www.hivnet.de
www.immunet.de
www.niaid.nih.gov/
www.rki.de
www.thebody.com
www.tthiv.clinic.com
www.unaids.org

Keywords
AIDS ◆ HIV ◆ Antiretrovirale Therapie ◆ HAART ◆ Proteasehemmer ◆ Reverse Transkriptase-Hemmer ◆ Opportunistische Infektionen

IMPP-Statistik
HIV ◆ Kaposi-Sarkom ◆ Kryptosporidieninfektionen ◆ Pneumocystis-carinii-Infektionen ◆ Kryptokokkenmeningitis ◆ Progressive multifokale Leukoenzephalopathie ◆ Zytomegalie-Retinitis ◆ Non-Hodgkin-Lymphom ◆ andere Tumoren

11.4 Infektionskrankheiten durch Viren

TH. MERTENS, G. KLOTZ

Viren und andere Infektionserreger wie Bakterien, Pilze, Protozoen verursachen die meisten der ätiologisch abklärbaren Erkrankungen des Menschen.

Für das ärztliche Handeln (**Prophylaxe, Hygienemaßnahmen, Diagnostik und Therapie**) einschließlich einer kompetenten Patientenberatung sind Kenntnisse der Epidemiologie und der Biologie der Viren sowie der Pathogenese von Viruserkrankungen unbedingt erforderlich.

Einige Viren verursachen typische Krankheitsmanifestationen bestimmter Organe (**„klinischer Organtropismus"**), und zwar selbst dann, wenn sie nicht nur Zellen des erkrankten Organs infizieren. Viele andere Viren rufen sehr verschiedene, teils wenig charakteristische Krankheitsbilder hervor. Andererseits können gleichartige klinische Manifestationen von ganz unterschiedlichen Viren hervorgerufen werden. Dies macht eine konsequente Abhandlung der Viren nach Organen oder Krankheitsbildern ohne ständige Wiederholungen schwierig. Daher werden vor der erregerbezogenen Abhandlung des Teils die Virusinfektionen, eingeteilt nach betroffenen Organen, Erkrankungen und Syndromen/Symptomen, in tabellarischer Form dargestellt.

Viren, die Erkrankungen des Menschen hervorrufen können, finden sich in knapp einem Drittel der derzeit 69 taxonomisch definierten Virusfamilien. Zwei Hepatitisviren (D und E) sind noch nicht klassifiziert worden.

Nach der organbezogenen tabellarischen Darstellung des vorangegangenen Kapitels erfolgt jetzt die Abhandlung der wichtigsten viralen Krankheitserreger. Die Reihenfolge, in der die Virusfamilien abgehandelt werden, folgt keiner virologischen Einteilung, sondern versucht epidemiologische Aspekte (Übertragung, Vektoren) und klinische Gesichtspunkte (primär gastrointestinale oder respiratorische Infektionen, Hepatitiserreger, Erreger hämorrhagischer Fieber etc.) zu berücksichtigen. Wenngleich verschiedene Vertreter einer Virusfamilie unterschiedliche Erkrankungen hervorrufen können, führt diese Einteilung doch differentialdiagnostisch wichtige Viren räumlich enger zusammen.

Grundbegriffe, allgemeine Pathogenese und Epidemiologie

Definitionen, Biologie und Einteilung der Viren

Viren sind hochkomplexe Aggregate aus Makromolekülen, also keine lebenden Organismen, und unterscheiden sich daher auch in ihrem Aufbau und ihrer Biologie grundsätzlich von prokaryonten und eukaryonten Zellen. Aus den Eigenschaften der Viren folgt zwangsläufig ihr **obligat intrazellulärer Parasitismus**. Um diese besonders enge Beziehung zwischen Virus und Zelle zu betonen, spricht man üblicherweise von Virus und **Wirtszelle** bzw. **Wirtsorganismus**. Besondere Merkmale der Viren sind:

- Sie enthalten nur einen Typ von genomischer Nukleinsäure (RNA oder DNA).
- Sie besitzen keine Organellen, keine Enzyme zur Energiegewinnung und keine Proteinsynthese-Maschinerie.
- Sie besitzen Oberflächenstrukturen zur spezifischen Wechselwirkung mit ihrer Wirtszelle.
- Sie vermehren sich nicht durch Wachstum und Teilung. Die infizierte Zelle produziert die einzelnen Virusbestandteile, ggf. in verschiedenen Zellkompartimenten, die sich anschließend zu Viruspartikeln (Virionen) zusammenlagern.

Virusklassifikation Die Einteilung der Viren erfolgt je nach Bedarf nach sehr unterschiedlichen physikalisch-morphologischen, biochemischen und biologisch-medizinischen Gesichtspunkten. Im Einzelnen sind dies:

- die Struktur der Virionen (nackt oder membranumhüllt),
- die Struktur der Nukleokapside (isometrisch oder helikal),
- die Nukleinsäure (DNA, RNA, Einzelstrang/Polarität, Doppelstrang, linear, zirkulär, segmentiert),
- die Genomorganisation,
- die Anzahl und Funktion viraler Proteine,
- die Strategie der Vermehrung.

Viele virale Nukleinsäuremoleküle sind mittlerweile sequenziert worden, d.h. in ihrer Nukleotidfolge und damit auch Nukleotidanzahl genau bekannt. In den folgenden Kapiteln werden diese Zahlen in der Einheit Basen (b) bzw. Kilobasen (kb) für Einzelstränge und bp bzw. kbp für basengepaarte Doppelstränge angegeben.

Noch eine Anmerkung zur Nomenklatur: Das **Genom** ist die Summe aller Gene, die als Informationseinheiten dem materiellen Träger, DNA oder RNA, zugeordnet sind, also eigentlich eine abstrakte Größe. Wegen ihrer Anfärbbarkeit werden die zellulären Träger traditionell als **Chromosomen** bezeichnet, der analoge Ausdruck virales Chromosom ist ungebräuchlich; die Verwendung des Begriffes

virales Genom für virale Nukleinsäure ist üblich und wird im Folgenden verwendet.

> ⚠ Viren, deren Nukleokapsid zusätzlich von einer äußeren proteinhaltigen Lipiddoppelmembran umgeben ist, die von Wirtszellmembranen abgeleitet ist (z. B. Herpesviren, humane Immundefizienzviren), sind generell weniger umweltresistent und damit leichter zu inaktivieren (Desinfektion, organische Lösungsmittel, Tenside) als nackte Viren (z. B. Hepatitis-A-Virus, Adenoviren).

Allgemeine Pathogenese von Virusinfektionen

Die einzelnen Schritte der Virusvermehrung sind in Kapitel 3.4.2 aufgeführt (s. Tab. 3.12).

Für das Verständnis der Viruserkrankungen ist aus Sicht des Arztes die Unterscheidung zwischen den **akuten, nicht persistierenden** und den **persistierenden Virusinfektionen** besonders bedeutsam. Die nicht persistierenden Infektionen stellen hinsichtlich Diagnostik und Prävention das geringere Problem dar. Viele Viren (z. B. Herpesviren, HIV, Hepatitis-C-Virus) verfügen aber über Mechanismen, die es ihnen ermöglichen, im einmal infizierten Menschen zu persistieren. In den letzten Jahren sind in der Medizin die komplexen Virus-Wirt-Beziehungen persistierender Viren in den Vordergrund des Interesses getreten (s. Tab. 11.12). Diese Unterscheidung hat ganz erhebliche Bedeutung für die Diagnostik, für Impfmöglichkeiten oder Expositionsprophylaxe und auch für Therapieversuche. Während eine überstandene nicht persistierende Virusinfektion häufig eine solide (teils lebenslange) Immunität hinterlässt, die zwar nicht unbedingt vor **Zweitinfektion**, aber doch vor **Zweiterkrankung** schützt (z. B. Rötelnvirus), ist die Immunität bei den persistierenden Infektionen a priori nur relativ. Eine jahrzehntelang klinisch und virologisch inapparente, latente Infektion kann z. B. bei Immunsuppression über eine endogene Reaktivierung zu erneuter klinischer Manifestation führen.

Mechanismen der Viruspersistenz

Verschiedene Viren erreichen den Zustand einer persistierenden Infektion mit Hilfe ganz unterschiedlicher Strategien. Beim Herpes-simplex-Virus (humanes α-Herpesvirus) kommt es z. B. nach der **Primärinfektion** an Haut oder Schleimhäuten mit lokaler Virusvermehrung (**produktive Infektion**) zur zunächst ebenfalls produktiven Infektion zugehöriger sensibler Ganglienzellen. Im Ganglion geschieht dann die „Umschaltung" in eine **latente Infektion,** die durch fehlende Virusproduktion und sogar jegliches Fehlen von Viruspartikeln gekennzeichnet ist. Das virale DNA-Genom verbleibt extrachromosomal (auch episomal genannt) in den Ganglien. Durch bestimmte Triggermechanismen (Sonnenbestrahlung, chirurgische Manipulationen etc.) kann es im Ganglion zur **endogenen Reaktivierung** mit erneuter Virusreplikation im Ganglion, nachfolgend zu axonalem Transport in die Peripherie, Vermehrung in der Peripherie und Virusausscheidung kommen. Zur Abgrenzung von einer asymptomatischen Virusausscheidung (**Rekurrenz**) spricht man bei symptomatischer Rekurrenz auch von **Rekrudeszenz.** Ganz anders erreichen die Retroviren (HIV, HTLV) die persistierende Infektion, nämlich über **reverse Transkription** ihres RNA-Genoms in DNA und anschließende **Integration** in chromosomale DNA der Wirtszelle als sog. **provirales Genom.**

> ⚠ Kennzeichen aller persistierenden Infektionen ist, dass es dem Organismus nicht gelingt, das Virus nach einer exogenen Primärinfektion mit Hilfe des Immunsystems oder unspezifischer Abwehrmechanismen zu eliminieren.

Folgen für Wirtszelle und Wirtsorganismus Eine Zelle, die aufgrund spezifischer Rezeptoren die Infektion durch ein bestimmtes Virus ermöglicht (**Zelltropismus**) und einen vollständigen viralen Vermehrungszyklus zulässt, bezeichnet man als **permissiv** für dieses Virus. Zellen, die zwar infizierbar sind, aber keinen vollständigen Vermehrungszyklus zulassen, bezeichnet man als **abortiv infizierbar** oder **semipermissiv.**

Bei einer **zytoziden Virusinfektion** kommt es am Ende des Virusvermehrungszyklus zum Tod der Wirtszelle. Es gibt persistierende, aber auch nicht persistierende Viren, bei denen aus der weiterhin vitalen Wirtszelle Nachkom-

Tab. 11.12 Unterschiedliche Beziehungen zwischen Virus und Wirtszelle/Wirtsorganismus.

Virusinfektionen	Beispiele
Nicht persistierende (akute) Virusinfektionen ■ Mit zytozidalem Vermehrungszyklus ■ Ohne zytozidalen Vermehrungszyklus	Polioviren Rötelnvirus

Persistierende Virusinfektionen
■ Mit ständiger Produktion infektiöser Viren
■ Mit Etablierung einer latenten Infektion
■ Mit Integration des viralen Genoms in das Wirtszellchromosom und zytozidaler Vermehrung und Transformation (Onkogenese)
■ Slow-Virus-Infektionen
   durch konventionelle Viren
   durch unkonventionelle Agenzien
	Hepatitis-B-Virus (bestimmte chronische Infektionen)
	Herpes-simplex-Virus (HSV)
	
	Humane Immundefizienz-Viren (HIV)
	Humane T-Zell-Leukämie-Viren (HTLV)
	
	Masernvirus (subakute sklerosierende Panenzephalitis [SSPE])
	Creutzfeldt-Jakob-Agens, Kuru-Agens

men-Viruspartikel ausgeschleust werden. Während die Folgen einer zytozidalen Infektion für den Organismus entsprechend dem „Alles-oder-Nichts-Prinzip" wesentlich von Art und Anzahl der direkt zerstörten Zellen abhängen werden, kommt es bei den **nichtzytozidalen Virusinfektionen** eher zu Störungen der Wirtszellregulation (z. B. Embryopathie oder Onkogenese) oder auch sekundär zu einer Immunpathogenese.

Viele Viren sind in der Lage, durch gezielte Modulation der Wirtszell-Genexpression Abwehrmechanismen der Zelle und des Organismus (Immunsystem, Apoptose) zu unterlaufen.

Offene pathogenetische Fragen Viele zentrale pathogenetische Fragen sind bis heute ungeklärt: Warum erkrankt z. B. nur etwa jeder 1 000. Poliovirusinfizierte an einer paralytischen Poliomyelitis und etwa jeder 20. Hepatitis-B-Virus-infizierte Erwachsene an einer chronischen Hepatitis, und warum sind es gerade die jeweiligen Individuen? Was bestimmt die variable Inkubationszeit bei der HIV-Infektion? Welche Virusfaktoren und welche Wirtsfaktoren sind bedeutsam? Wenngleich die Antworten derzeit noch sehr unvollständig sind, kennt man doch einige mögliche Gründe:

- Es gibt innerhalb eines serologischen Typs Virusvarianten unterschiedlicher Pathogenität (Beispiel: Pathogenität der Poliovirus-Impfstämme für die Lebendimpfung bezogen aufeinander und insbesondere im Vergleich zum Wildtyp). Solche **intraserotypischen Varianten** sind durch routinemäßige Diagnostik nicht zu erfassen.
- Es gibt **genetische Wirtsfaktoren,** die den Infektionsverlauf beeinflussen (Beispiel: schwere Masernverläufe bei bestimmten afrikanischen Volksstämmen).
- Es mehren sich die Hinweise auf mögliche **infektiöse Kofaktoren,** d. h., der Verlauf einer Infektion wird durch zeitgleiche Infektion mit einem zweiten Erreger moduliert (Beispiel: Influenzavirus + bakterielle Infektionen, HIV + Herpesviren).

Infektionsverlauf Zur Beschreibung eines individuellen Infektionsverlaufs bedarf es noch einiger Definitionen (s. Abb. 11.10), die häufig im klinischen Alltag ungenau verwendet werden:
Als **Inkubationszeit** ist für klinisch manifeste Infektionen der Zeitraum zwischen dem initialen Infektionsereignis und dem Auftreten erster Symptome definiert. Bei persistierenden Virusinfektionen können nach der Primärinfektion natürlich lebenslang oder intermittierend Symptome bestehen.

Der Beginn der Virusausscheidung und damit der **Infektiosität** eines Infizierten liegt in aller Regel deutlich vor dem Symptombeginn. Dies bedeutet, dass Virusinfektionen häufig durch klinisch gesunde Personen in der Inkubationszeit übertragen werden können. Diese Tatsache muss bei Isolierungsmaßnahmen beachtet werden.

Allgemeine Epidemiologie

Allgemeine epidemiologische Begriffe Die Epidemiologie bedient sich einiger feststehender Begriffe:
- **Inzidenz:** Zahl der Neuerkrankungen (Erkrankungsinzidenz) oder Neuinfektionen (Infektionsinzidenz) in einer definierten Population in einer Zeiteinheit, z. B. Neuerkrankungen pro 100 000 Ulmer Bürger pro Jahr.
- **Prävalenz:** Zahl der Kranken oder Infizierten (s. u.) in einer definierten Population an einem bestimmten Zeitpunkt (Punktprävalenz) oder in einem bestimmten Zeitraum (Periodenprävalenz). Der in Deutschland zur Erfassung von Erkrankungsfällen noch häufig verwendete Begriff „**Morbidität**" entspricht der Prävalenz.
- **Mortalität:** Zahl der an einer Krankheit in einer definierten Population in einem Zeitraum Verstorbenen.
- **Letalität:** Anteil Verstorbener bezogen auf 100 Erkrankte (Prozent).

Durch Prophylaxe (Impfungen, Expositionsprophylaxe etc.) beeinflusst man Inzidenz, Prävalenz und über diese letztlich die Mortalität, wohingegen die Letalität bei den dennoch Erkrankten unbeeinflusst bleibt. Verbesserung der Therapie kann über eine Senkung der Letalität auch die Mortalität senken, nicht jedoch Inzidenz und Prävalenz.

Epidemiologie von Virusinfektionen Zur Verdeutlichung der Begriffe Letalität und Mortalität dient folgendes Beispiel: Die Tollwutvirus-Erkrankung führt zwar immer zum Tod (Letalität 100%), aber die Infektion eines Menschen kommt in Deutschland zurzeit nur sehr selten vor (Mortalität sehr gering). Der Unterschied zwischen Inzidenz und Prävalenz wird am deutlichsten bei persistierenden Infektionen (z. B. der chronischen Hepatitis B): Inzidenz erfasst nur die im gewählten Zeitraum neu Erkrankten, während Prävalenz alle chronisch Hepatitis-B-Kranken in einer Population beschreibt.

Diese Begriffe kann man in der Virologie prinzipiell gleichermaßen auf Erkrankungsfälle und Infektionsereignisse anwenden, was natürlich zu ganz anderen Zahlen führt, da bei den meisten Virusinfektionen nur ein Teil der Infizierten auch erkrankt. Ein einheitlicher Terminus zur Angabe, wie viele der durch ein Virus Infizierten auch wirklich erkranken, existiert nicht. Im Folgenden wird hierfür der Begriff **Manifestationsrate** eingesetzt.

Der Begriff **Antikörper- oder Seroprävalenz** wird häufig verwendet, um anzugeben, wie viele Menschen einer definierten Population zu einem Untersuchungszeitpunkt bestimmte erregerspezifische Antikörper im Blut aufweisen. Er beschreibt bei manchen Viren – unabhängig davon, ob eine Erkrankung stattgefunden hat – den Anteil Immuner in einer Bevölkerung. Bei denjenigen Viren hingegen, die nach der Erstinfektion eine persistierende Infektion etablieren können, umfasst Seroprävalenz den Anteil persis-

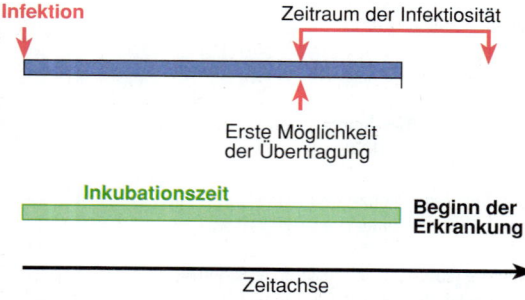

Abb. 11.10 Schema eines Infektionsverlaufs.

tierend Infizierter und damit u.U. infektiöser Menschen (z.B. HIV, Herpesviren etc.).

Anhand der in Tabelle 11.13 angegebenen Zahlen und bei Anwendung der bislang eingeführten Grundbegriffe lassen sich die epidemiologisch relevanten Subpopulationen für Infektionen schematisch darstellen (s. Abb. 11.11) und sich die Zusammenhänge zwischen den einzelnen Parametern und das Zustandekommen der erregerspezifischen Profile klarmachen. Natürlich ist die Größe der einzelnen Gruppen je nach Erreger, prophylaktischen Maßnahmen (z.B. Impfungen) und Therapiemöglichkeiten sehr verschieden. In einigen Fällen können Patienten, die persistierend mit Hepatitis-B-Virus infiziert sind, noch nach Jahren die Infektion beenden (**serokonvertieren**) und damit aus der Gruppe der persistierend Infizierten in die Gruppe der Immunen wechseln.

Aus dem Bereich der Gesamtpopulation (gelb) treten Individuen nach Infektion in die Gruppe der akut Infizierten ein (rosa). Der weitere Verlauf hängt zum einen davon ab, ob Viren Persistenzmechanismen entwickelt haben, zum andern von der Fähigkeit des Wirts, eine protektive Immunantwort zu bilden. Die Manifestationsrate bestimmt den Anteil der Erkrankten und die Letalität den der Verstorbenen. Bei Verlust der spezifischen Immunität als Folge einer Immunsuppression können zuvor Immune in die erneut infizierbare Gesamtpopulation oder selten sogar bei einigen Viren (z.B. Hepatitis-B-Virus) in die Gruppe der persistent Infizierten zurückkehren.

Die Effizienz der Virusübertragung Epidemiologisch bedeutsam sind vor allem die Faktoren, welche die **Übertragbarkeit** eines Virus determinieren. Diese ist, abgesehen von Wirtsfaktoren (Resistenz), abhängig vom **Übertragungsmodus**, von der Art und Dauer der **Virusausscheidung**, der erforderlichen **Infektionsdosis**, der **Umweltresistenz** (Inaktivierbarkeit) eines Virus sowie weiteren, noch unbekannten Faktoren. In Tabelle 11.14 sind einige Beispiele zusammengestellt.

Der Begriff **vertikale Infektion** bezeichnet beim Menschen eine intrauterine Infektion. Er wird jedoch in der

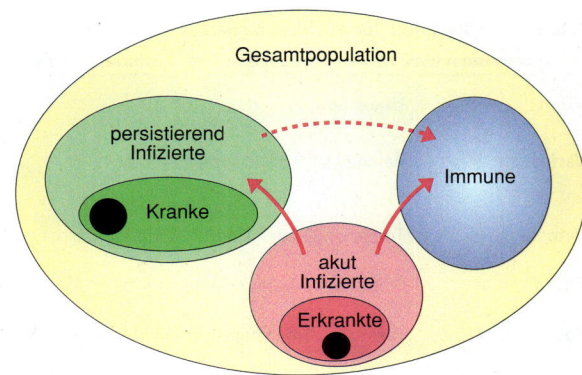

Abb. 11.11 Infektionsepidemiologisch relevante Gruppen in der Gesamtpopulation. Die schwarzen Punkte stellen die an Infektionen Verstorbenen dar.

Virologie nicht ganz einheitlich verwendet, sondern gelegentlich auch bei Übertragung eines in die Keimbahn integrierten proviralen Genoms gebraucht.

Speziell in der Tropenmedizin, aber auch bei der europäischen, von Zecken übertragenen Frühsommer-Meningoenzephalitis spielen Arthropoden als **Vektoren** eine erhebliche Rolle.

Geographische und zeitliche Verbreitung Die Art der Infektionsausbreitung von Erregern in einer Population wird durch erreger- und wirtsspezifische Faktoren, aber auch durch Umweltbedingungen bestimmt. Beschrieben wird sie durch folgende Begriffe:
- **endemisch**: zeitlich nicht begrenztes Auftreten eines Erregers in einer bestimmten Population (räumlich begrenzt),
- **epidemisch**: räumlich und zeitlich begrenztes Auftreten eines bestimmten Erregers,
- **pandemisch**: räumlich unbegrenztes Auftreten eines bestimmten Erregers mit oder ohne zeitliche Begrenzung.

Tab. 11.13 Virusinfektionen mit unterschiedlichen Manifestationsraten, Letalitäten und Seroprävalenzen.

Virusinfektion	Manifestationsrate (%)	Letalität (%)	Mortalität (Fälle)	Seroprävalenz (%)
Polio (Serotypen 1–3)	0,1–1	5	0	70*
Herpes simplex: postnatale orale Primärinfektion	5	<< 1	1–10	40 bis > 95**
Röteln	50	<< 1	< 1	70–80*
Masern	> 95	< 1	1–10	> 95*
Tollwut	?	100	< 1	<< 1*

Die Seroprävalenz bezieht sich auf junge Erwachsene in Deutschland.
Die Mortalität bezieht sich auf den Durchschnitt der letzten Jahre in Deutschland.
* Hier gehen die nach Impfung gebildeten Antikörper ein
** stark abhängig von sozioökonomischen Faktoren

Infektionskrankheiten

Tab. 11.14 Beispiele für die Übertragbarkeit verschiedener Virusinfektionen.

Viren	Übertragungsmodus	Virusausscheidung	Umweltresistenz
Varizellen	Aerogen sehr leicht*, diaplazentar	Rachen (wenige Tage, auch prodromal), Bläscheninhalt* (Zoster)	Sehr gering
Zytomegalie	Tröpfchen, Transfusion***, diaplazentar	Intermittierend (lebenslang)	Sehr gering
Rhino	Tröpfcheninfektion/Hände	Nase (14 Tage), Rachen (kurz)	Mittel
Polio	Fäkal-oral, Tröpfcheninfektion**	Stuhl (einige Wochen), Rachen (wenige Tage)	Hoch
Hepatitis A	Fäkal-oral/Nahrungsmittel	Stuhl, 4 Wochen (vorw. prodromal)	Hoch
Hepatitis B	Parenteral***, sexuell, perinatal	Blut, Genitalsekret (je nach Verlauf: Wochen bis lebenslang)	Mittel–hoch
HI	Parenteral***, sexuell, diaplazentar	Blut, Genitalsekret (intermittierend, lebenslang)	Gering
Tollwut	Parenteral*** (Tierbiss), aerogen**	Speichel (ca. 10 Tage: 3 Tage vor Erkrankung bis zum Tod)	Mittel
Gelbfieber	Vektoren (Stechmücken)	Mensch: Blut (3–4 Tage) Übertragung innerhalb der Mückenpopulation	Gering

* Bläscheninhalt spielt eine untergeordnete Rolle bei der Übertragung
** sehr selten
*** schließt Transplantate ein; diaplazentare Übertragung erfolgt in Phasen der Virämie

Tabellen zur Differentialdiagnose der Viruserkrankungen

Tab. 11.15 Neurologische Manifestationen bei europäischen Virusinfektionen.

Erkrankung Syndrom Symptom	Virusfamilie	Viren Genera	Vorkommen Bedeutung	Antivirale Therapie	Prophylaxe
ZNS Meningitis M/ Enzephalitis En/ Enzephalopathie EP/ (psych. Störungen)	Picorna	Entero (verschiedene) M (En)	U, H	Ja	A Polio, P
	Paramyxo/Myxo	Mumps/Masern M (En)/Influenza (En)	U, H	Nein	A/A, P
	Toga	Röteln (En, EP)	U, S	Nein	A, P
	Flavi	FSME M (En)	E, H	Nein	A, P
	Rhabdo	Tollwut En	E, S	Nein	A, P
	Bunya	Tahynia	E, ?	Nein	Nein
	Arena	LCM	E, ?	Nein	Nein
	Retro	HIV EP	E, SH	Ja	Nein
	Adeno	Adeno	U, S	Nein	(Nein)
	Herpes	HSV-1 En/HSV-2 M (En),	U, H	Ja	Nein
		VZV/Zytomegalie/EBV	U, S	Ja/(ja)/nein	A, P/P
Progr. Panenzephalitis/ Degeneration/Demenz	Paramyxo	Masern (SSPE)	U, S	Nein	A, P
	Toga	Röteln	U, S	Nein	A, P
	Polyoma	Polyoma	U, SH	Nein	Nein
	Prion (kein Virus)	Creutzfeldt-Jakob	U, S	Nein	Nein
Myelitis Periphere Lähmungen/ Hirnnerven	Picorna	Enteroviren	U, S	Nein	A Polio, P
	Herpes	HSV-1,	U, H	(Ja)	Nein
		VZV	U, H	(Ja)	A, P

U: ubiquitär; **E:** nicht ubiquitär, aber in Europa; **SE:** Südeuropa; **H:** häufig; **S:** selten; **SH:** häufig in bestimmten Gruppen; **A:** aktiver Impfstoff; **P:** passiver Impfstoff; **():** eingeschränkt

11.4 Infektionskrankheiten durch Viren

Tab. 11.16 Respiratorische Manifestationen bei europäischen Virusinfektionen.

Erkrankung Syndrom/Symptom	Virusfamilie	Viren Genera	Vorkommen Bedeutung	Antivirale Therapie	Prophylaxe
Rhinitis	Picorna	Rhino, Entero	U, H	Nein	Nein
	Corona	Corona	U, H	Nein	Nein
	Paramyxo	Parainfluenza/RSV	U, H	(Ja)	Nein
Pharyngitis/Tonsillitis	Adeno	Adeno Typen 1, 2, 3, 5, 6, 7, 14	U, H	Nein	(Nein)
	Herpes	EBV	U, H	(Nein)	Nein
Laryngitis (Krupp)/Tracheitis	Paramyxo	Parainfluenza/RSV	U, H	(Ja)	Nein
	Orthomyxo	Influenza	U, H	Ja	A
	Herpes	HSV-1	U, S	Ja	Nein
Bronchitis/Bronchiolitis	Picorna	Rhino/Entero	U, S	(Ja)	Nein
	Paramyxo	Parainfluenza/RSV	U, H	(Ja)	Nein
Pneumonie	Paramyxo	Parainfluenza 3/RSV/Masern	U, H	(Ja)/Nein	Nein/A, P
	Orthomyxo	Influenza	U, H	Ja	A
	Adeno	Adeno Typen 1, 2, 3, 4, 5, 7	U, S	Nein	(Nein)
	Herpes	HSV/VZV	U, S	Ja	Nein/A, P

U: ubiquitär; **H:** häufig; **S:** selten; **A:** aktiver Impfstoff; **P:** passiver Impfstoff; **():** eingeschränkt

Tab. 11.17 Gastrointestinale Manifestationen bei europäischen Virusinfektionen.

Erkrankung Syndrom/Symptom	Virusfamilie	Viren Genera	Vorkommen Bedeutung	Antivirale Therapie	Prophylaxe
Ösophagitis	Herpes	Zytomegalie, HSV, EBV	U, SH	(Ja)/ja/nein	Nein
Enteritis/Diarrhö	Picorna	Entero	U, H	(Ja)	Nein
	Calici	Norwalk	U, H	Nein	Nein
	Reo	Rota	U, H	Nein	(A, P)
	Adeno	Adeno Typen 41, 42	U, ?	Nein	Nein
Kolitis	Herpes	Zytomegalie, HSV	U, SH	(Ja)/ja	Nein
Invaginationsileus	Adeno	Adeno	U, S	Nein	Nein

U: ubiquitär; **H:** häufig; **S:** selten; **SH:** häufig in bestimmten Gruppen; **A:** aktiver Impfstoff; **P:** passiver Impfstoff; **():** eingeschränkt

Tab. 11.18 Haut- und Schleimhautmanifestationen bei europäischen Virusinfektionen.

Erkrankung Syndrom/Symptom	Virusfamilie	Viren Genera	Vorkommen Bedeutung	Antivirale Therapie	Prophylaxe
Haut ■ Exantheme Vesikulär	Picorna	Coxsackie A	U, S	Nein	Nein
	Herpes	HSV/VZV	U, H	Ja	Nein/A, P
	Pox	Kuhpocken	U, S	(Nein)	(A)

U: ubiquitär; **H:** häufig; **S:** selten; **A:** aktiver Impfstoff; **P:** passiver Impfstoff; **():** eingeschränkt

Infektionskrankheiten

Tab. 11.18 (Fortsetzung)

Erkrankung Syndrom/Symptom	Virusfamilie	Viren Genera	Vorkommen Bedeutung	Antivirale Therapie	Prophylaxe
Haut					
■ *Exantheme*					
Makulös/papulös	Picorna	Entero (versch. Typen)	U, H	Nein	Nein
	Toga	Röteln	U, H	Nein	A, P
	Paramyxo	Masern	(U, H)	Nein	A, P
	Parvo	Parvo B19	U, H	Nein	(P)
	Herpes	EBV, HHV-6	U, H	(Nein)	Nein
Knotig	Pox	Molluscum contagiosum	U, H	Nein	Nein
■ Warzen/Kondylome	Papilloma	Papillom	U, H	(Ja)	Nein
■ Blutungen	viele Familien und Genera				
Schleimhaut					
■ Enantheme	Picorna	Coxsackie A	U, S	Nein	Nein
	Paramyxo	Masern	(U, H)	Nein	A, P
■ Gingivostomatitis	Herpes	HSV-1	U, H	Ja	Nein
■ Blutungen	viele Familien und Genera				

U: ubiquitär; **H:** häufig; **S:** selten; **A:** aktiver Impfstoff; **P:** passiver Impfstoff; **():** eingeschränkt

Tab. 11.19 Sonstige Organmanifestationen/Krankheitsbilder bei europäischen Virusinfektionen.

Organsystem Erkrankung Syndrom/Symptom	Virusfamilie	Viren Genera	Vorkommen Bedeutung	Antivirale Therapie	Prophylaxe
Auge/Ohr					
Konjunktivitis	Picorna	Entero	U, H	Nein	Nein
	Adeno	Adeno Typen 3, 7, 8, 11, 14, 19, 37	U, H	Nein	(Nein)
	Paramyxo/Myxo	Masern/Mumps/Influenza	(U, H)	Nein	A, P/A/A
Hämorrh. Konjunktivitis	Picorna	Entero	U, H	Nein	Nein
Hornhautschäden	Adeno	Adeno	U, H	Nein	(Nein)
	Herpes	HSV/VZV	U, H	Ja	Nein/A
Netzhautschäden/ Erblindung	Herpes	Zytomegalie	U, SH	(Ja)	Nein
		HSV	U, S	Ja	Nein
		Zytomegalie (Embryopathie)	U, H	Nein	Nein
	Toga	Röteln (Embryopathie)	U, S	Nein	A, P
Otitis externa	Orthomyxo	Influenza	U, H	(Ja)	A
	Herpes	VZV	U, S	(Ja)	A, P
Taubheit	Paramyxo	Mumps	U, H	Nein	A
	Toga	Röteln (Embryopathie)	U, S	Nein	A, P
	Herpes	Zytomegalie (Embryopathie)	U, H	Nein	Nein
Herz, Gefäße					
Perikarditis/ Myokarditis	Picorna	Entero	U, H	Nein	Nein
	Orthomyxo	Influenza	U, H	(Ja)	A
	Herpes	EBV	U, s	(Nein)	Nein
Kardiomyopathie?	Picorna	Entero	U, ?	Nein	Nein
Vaskulitis	Herpes	Zytomegalie	U, ?	(Ja)	Nein
Blut/Lymphknoten/Immunsuppression					
Panzytopenie	Herpes	EBV	U, s	(Nein)	Nein
Thrombozytopenie	Herpes	Zytomegalie	U, H	Ja	Nein
	Toga	Röteln (Embryopathie)	U, s	Nein	Nein
Anämie	Parvo	Parvo B19	U, ?	Nein	(Nein)
Hämolyse	Parvo	Parvo B19	U, ?	Nein	(Nein)
	Bunya	Hantaan	E, ?	Nein	Nein
B-Zell-Proliferation/ Burkitt-Lymphom	Herpes	EBV	E, S	Nein	Nein

11.4 Infektionskrankheiten durch Viren

Tab. 11.19 *(Fortsetzung)*

Organsystem Erkrankung Syndrom/Symptom	Virusfamilie	Viren Genera	Vorkommen Bedeutung	Antivirale Therapie	Prophylaxe
Blut/Lymphknoten/Immunsuppression					
Blutungen/	Bunya	Hantaan	E, ?	Nein	Nein
hämorrh. Fieber		KKHF	E, ?	Nein	Nein
Lymphadenopathie	Retro	HIV-1/2	E, SH	(Ja)	Nein
	Toga	Röteln	(U, H)	Nein	A, P
	Herpes	HSV/EBV/CMV	U, H	Ja/nein/(Ja)	Nein
Immunsuppression	Retro	HIV-1/2	E, SH	Ja	Nein
	Paramyxo	Masern	(U, H)	Nein	A, P
	Herpes	EBV	U, H	(Nein)	Nein
Leukämie	Retro	HTLV-1/2	SE, ?	Nein	Nein
Oropharynx					
Haarleukoplakie	Herpes	EBV	E, SH	Ja	Nein
Nasopharynxkarzinom	Herpes	EBV	E, S	Nein	Nein
Niere, ableitende Harnwege					
Nephritis	Adeno	Adeno Typen 11, 21	U, S	Nein	Nein
	Herpes	EBV	U, S	(Nein)	Nein
Nierenversagen	Bunya	Hantaan	E, ?	Nein	Nein
Hämorrhagische Zystitis	Adeno	Adeno Typen 11, 21	E, S	Nein	Nein
Urethritis	Herpes	HSV-2	U, H	Ja	Nein
Geschlechtsorgane					
Adnexitis	Paramyxo	Mumps	U, SH	Nein	A
Zervizitis	Herpes	HSV-2 (1)	U, H	Ja	Nein
Dysplasie (Tumor)	Papova	Papillom	U, H	(Nein)	Nein
Vaginitis	Herpes	HSV-2 (1)	U, H	Ja	Nein
Herpes progenitalis	Herpes	HSV-2 (1)	U, H	Ja	Nein
Orchitis/Hodenatrophie	Paramyxo	Mumps	U, SH	Nein	A
Exokrine/endokrine Organe					
Speicheldrüsen					
Parotitis	Paramyxo	Mumps	U, SH	Nein	A
	Herpes	EBV/Zytomegalie	U, (H)	(Nein)/(ja)	Nein
Leber					
Hepatitis	Hepadna	Hepatitis B	U, H	Ja	A, P
	Picorna	Hepatitis A	U, H	Nein	A, P
	?	Hepatitis E	E, S	Nein	Nein
	Flavi	Hepatitis C	U, H	Ja	Nein
	?	Hepatitis D	E, S	(Nein)	Nein
	Herpes	EBV/Zytomegalie/VZV	U, H	(Nein)/(ja)/ja	Nein/nein/ A, P
Hepatom	Hepadna	Hepatitis B	U, H	(Nein)	A, P
Pankreas					
Pankreatitis/Diabetes/ Pankreaspseudozysten	Paramyxo	Mumps	U, SH	Nein	A
Bewegungsapparat					
Myalgien/Pleurodynie	Entero	Coxsackie B	U, H	Nein	Nein
Myositis	Myxo	Influenza	U, H	(Ja)	A
Arthralgien/	Toga	Röteln	U, H	Nein	A, P
Arthritis	Paramyxo	Mumps	U, SH	Nein	A
(häufiges Begleitsymptom	Hepadna	Hepatitis B	U, H	Ja	Nein/nein/ A, P
vieler Infektionen!)	Herpes	EBV/Zytomegalie/VZV	U, H	(Nein)	Nein/nein/ A, P
	Parvo	B19	U, S	Nein	(Nein)

U: ubiquitär; **E:** nicht ubiquitär, aber in Europa; **SE:** Südeuropa; **H:** häufig; **S:** selten; **SH:** häufig in bestimmten Gruppen; **A:** aktiver Impfstoff; **P:** passiver Impfstoff; **():** eingeschränkt

11 Infektionskrankheiten

Tab. 11.20 Viren mit besonderer Bedeutung in der Schwangerschaft (Europa).

Folgen der Infektion	Virus-familie	Viren Genera	Vorkommen Bedeutung	Antivirale Therapie (Schwangerschaft!)	Prophylaxe
Gefährdung der Mutter	Hepadna	Hepatitis B	U, SH	(Nein)	A, P
	Herpes	VZV (Pneumonie)	U, S	(Ja)	P
Gefährdung des Kindes					
■ Intrauterine Infektion teratogen	Toga	Röteln	(U, H)	Nein	A, P
	Herpes	VZV	U, S	(Nein)	A, P
		Zytomegalie	U, H	Nein	Nein
Nicht teratogen (schädigend)	Parvo	Parvovirus B19	U, ?	Nein	(Nein)
	Retro	HIV-1, 2	U, SH	Ja	Nein
■ Perinatale Infektion	Herpes	HSV/VZV	U, H	Ja	Nein/P
	Retro	HIV-1/2	U, SH	Ja	Nein
	Hepadna	Hepatitis B	U, H	Nein	A, P
	Papova	Papillom	N, ?	Nein	Nein

U: ubiquitär; H: häufig; S: selten; SH: häufig in bestimmten Gruppen; A: aktiver Impfstoff; P: passiver Impfstoff; (): eingeschränkt

11.4.1 Herpesviren

Beschreibung und Einteilung Herpesviridae (mehr als 130) kommen beim Menschen und wahrscheinlich allen Tieren vor und werden primär aufgrund **morphologischer Kriterien** zusammengefasst. Es handelt sich um sphärische, membranumhüllte Partikel mit Durchmessern von 150–200 nm. Die lineare doppelsträngige DNA (120–250 kbp) bildet ein wulstartiges, ringförmiges **Core**, das von einem ikosadeltahedralen **Kapsid** (100–110 nm) umgeben ist. Eingebettet ist dieses Kapsid in eine amorphe, teils faserig strukturierte Proteinmatrix von variabler Dicke, das **Tegument** (Abb. 11.12). Dadurch sind auch die extremen Größenvariationen der Partikel, bis zu 300 nm, erklärbar.

Die lipidhaltige, mit vielen viral kodierten teils glykosylierten Proteinen durchsetzte Hülle stammt von der Kernmembran der Wirtszelle ab. **Biologische Kriterien** (Zelltropismus, Latenzort, enger oder weiter Wirtsbereich,

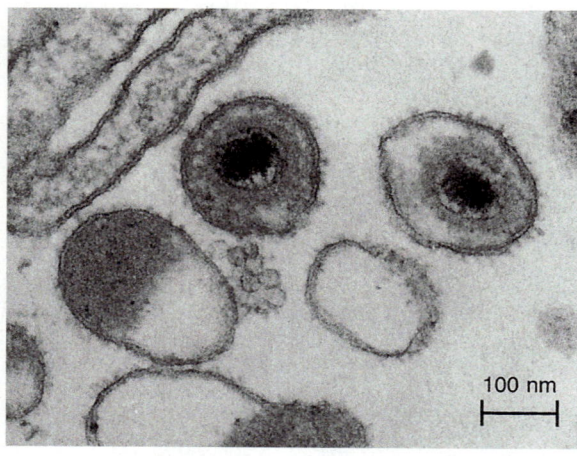

Abb. 11.12 Herpesviridae (Vergrößerung × 100 000).

kurze oder lange Reproduktionszeit, schnelle oder langsame Ausbreitung in Zellkulturen sowie Pathogenese) bilden die Grundlage für die Definition dreier Unterfamilien: alpha, beta und gamma.

Viren der Herpesgruppe gehören nach den Pockenviren zu den größten Viren. Den Unterschieden in der Genomgröße entspricht ein Spektrum von 100–200 Genen und den entsprechenden Genprodukten. Die **Ausnutzung einer optimalen Kodierungskapazität** wird durch Überlappung von Genen, alternatives Spleißen, Rasterverschiebung bei der Translation und Antisense-Lese-Raster erreicht. Evolution multifunktioneller Proteine und posttranslatorische Modifikationen vergrößern dieses Spektrum.

Längenunterschiede der Virusgenome innerhalb einer Subfamilie und eines Genus sind in der Genomstruktur begründet. So finden sich bei allen Herpesviren (bis auf HHV-6) **Einzelkopie-Genombereiche** (Unique Long, L und Unique Short, S) und solche, die als interne bzw. terminale **invertierte Wiederholungen** ggf. in mehreren Kopien vorkommen. L- und S-Genombereiche können relativ zueinander in gleicher oder gegenläufiger Orientierung vorliegen. Dadurch werden vier **genomische Isomere** erzeugt. Durch Rekombination innerhalb der terminalen Bereiche wird die lineare virale DNA sofort nach dem Eindringen in den Kern zirkularisiert.

Die Herpesviren des Menschen Zurzeit sind acht Herpesviren des Menschen (HHV) bekannt (s. Tab. 11.21).

Allgemeine Epidemiologie Die humanen Herpesviren werden ausschließlich von Mensch zu Mensch übertragen. Die Prävalenz (Seropositivität, Zustand nach Primärinfektion) humaner Herpesviren ist, bis auf HHV-8, auch bei Berücksichtigung regionaler und sozioökonomischer Unterschiede weltweit hoch. Die Inzidenz der Primärinfektionen ist abhängig von der unterschiedlichen Kontagiosität der einzelnen Vertreter dieser Virusfamilie und der Häufigkeit von Virusausscheidern. Beim **Varicella-Zoster-**

11.4 Infektionskrankheiten durch Viren

Tab. 11.21 Übersicht über die acht Herpesviren des Menschen.

Virus	Synonym/Abkürzung	Subfamilie/Genus	Erkrankungen
HHV-1	Herpes-simplex-Virus 1 (HSV-1)	α/Simplexvirus	Kutane, mukokutane, korneale Manifestationen (vorw. oral), Enzephalitis, generalisierter Herpes
HHV-2	Herpes-simplex-Virus 2 (HSV-2)	α/Simplexvirus	Kutane, mukokutane, korneale Manifestationen (vorw. genital), Enzephalitis, Herpes neonatorum
HHV-3	Varicella-Zoster-Virus (VZV)	α/Varicellavirus	Varizellen, Zoster, korneale Manifestationen, Enzephalitis, generalisierter Zoster, Pneumonie, konnatale Varizellen
HHV-4	Epstein-Barr-Virus (EBV)	γ_1/Lymphocryptovirus	Mononukleose, lymphoproliferative Erkrankungen, Lymphome
HHV-5	Zytomegalievirus (CMV)	γ/Zytomegalovirus	EBV-negative Mononukleose, Pneumonie, Retinitis, Hepatitis, Enzephalitis, konnatale Schäden
HHV-6A		β/Roseolovirus	Exanthema subitum, mononukleoseähnliche Erkrankung (seltener)
HHV-6B		β/Roseolovirus	Exanthema subitum, mononukleoseähnliche Erkrankung
HHV-7		β/Roseolovirus	Exanthema subitum, mononukleoseähnliche Erkrankung
HHV-8	Kaposi-Sarkom-assoziiertes Herpesvirus (KSHV)	γ_2/Rhadinovirus	Kaposi-Sarkom bei HIV-Infektion

Virus (VZV) erfolgt die Übertragung sehr leicht, vorwiegend aerogen über die Schleimhäute des Rachens von Windpockenerkrankten, etwa drei Tage vor bis drei Tage nach dem Exanthemausbruch. Bei den übrigen humanen Herpesviren findet die Übertragung durch Tröpfcheninfektion bzw. Schleimhautkontakt (oral, genital) statt. Vor allem beim **Zytomegalievirus** (CMV) spielen auch Blutzellen (Transfusionen) und Transplantate klinisch eine Rolle als Infektionsquelle. Asymptomatische Reaktivierungen mit Virusausscheidung und möglicher Übertragung sind bei CMV und EBV häufig, wohingegen dies bei VZV wahrscheinlich kaum vorkommt. Die Raten klinisch manifester Infektionen sind, abhängig vom Alter und Immunstatus des Betroffenen, sehr unterschiedlich. Tabelle 11.22 informiert über einige epidemiologisch und pathogenetisch bedeutsame Fakten.

Allgemeine Pathogenese HHV verursachen lebenslang **persistierende Infektionen** (s. Tab. 11.12). Die Orte der Persistenz sind aber nur teilweise bekannt. Einzelne Gengruppen haben offenbar spezifische Bedeutungen für verschiedene biologische Situationen, so sind etwa 50 % aller Gene von HSV nicht essenziell für die Virusvermehrung in der Zellkultur, aber alle Gene für die Etablierung der Latenz im natürlichen Wirt. Über die molekularen Mechanismen, die zur **Reaktivierung** führen, besteht noch Unklarheit. Sicher spielen hier Wirtsfaktoren und exogene Faktoren eine Rolle (Immunstatus, Zeitpunkt der Primärinfektion, Ort der Primärinfektion, Ausmaß der Virusvermehrung bei der Primärinfektion, physikalische und chemische Noxen). Ob Virusfaktoren in Form von Pathogenitätsvarianten eine Rolle spielen, ist weitgehend unklar. Neben den **exogenen Primärinfektionen** und den **endogenen Reaktivierungen** sind bei den meisten humanen Herpesviren auch **exogene Zweitinfektionen** nachgewiesen worden (z. B. bei CMV in der Transplantationsmedizin), denen auch pathogenetische Bedeutung zukommt.

Die durch Herpesviren verursachten pathologischen Veränderungen können sein:
- direkte zytozidale Effekte (z. B. Enzephalitis),
- indirekte, immunologisch vermittelte Effekte (z. B. Erythema exsudativum multiforme),
- Transformation (z. B. Burkitt-Lymphom, Kaposi-Sarkom).

Viele Infektionen mit humanen Herpesviren verlaufen beim immungesunden Menschen subklinisch, darüber hinaus aber können sowohl Primärinfektionen als auch Rekrudeszenzen vielfältige Erkrankungen hervorrufen.

Patienten mit Immundefekten sind durch diese Viren besonders bedroht. Erstaunlicherweise sind die Krankheitsbilder bei Primärinfektion und Reaktivierung nicht nur abhängig vom Ausmaß, sondern auch von der Art der Immunsuppression. Als Beispiel sei die CMV-Infektion genannt, die beim Immunkompetenten meist asymptotisch verläuft. Bei HIV-infizierten Patienten tritt CMV dagegen in erster Linie als Retinitis und Gastroenteritis, beim knochenmarktransplantierten Patienten als interstitielle Pneumonie und schließlich beim Nierentransplantierten als Nephritis mit Gefahr der Abstoßungsreaktion in Erscheinung.

Herpesvirusinfektionen sind die derzeit am besten behandelbaren klinisch relevanten viralen Infektionen überhaupt; sie sind, mit Ausnahme von Epstein-Barr-Virus (EBV) und HHV-6 bis HHV-8, der Therapie durch verschiedene verfügbare antivirale Substanzen gut zugänglich.

Eines der tierischen Herpesviren, das Herpes-B-Virus des Rhesusaffen, ist auch hochpathogen für den Menschen (Enzephalitis).

Tab. 11.22 Epidemiologische und pathogenetische Daten der humanen Herpesviren.

	HSV-1	HSV-2	VZV	EBV	CMV	HHV-6	HHV-7	HHV-8
Wirtsspektrum	Breit	Breit	Mensch	Mensch	Mensch	Mensch	Mensch	Mensch
Manifestationsrate Primärinfektion	< 10 %	?	100 %	0–65 %[7]	10 %	> 80 %	?	?
Seroprävalenz	40–95 %[1]		95 %	60–100 %[1]	50–100 %[1]	95 %	95 %	2–3 %[8]
Asymptomatische Virusausscheidung	2–20 %[2]	Ja	Nein	Alle?	1–30 %	Ja	Ja	?
Symptomatische Rekurrenzen	20–40 %	Ja	20–40 %[5]	Selten[6]	Selten[6]	?[6]	?	?[6]
Exogene Reinfektionen	Ja[3]	Ja[3]	Nein?	Ja?	Ja	?	?	?
Diaplazentare Übertragung	Nein	Nein[4]	Ja	Nein?	Ja	?	?	?
Teratogenität	Nein[4]	Nein[4]	1 %	Nein	Ja	?	?	Nein
Perinatale Infektion	Selten	Ja	Ja	Ja?	Ja	Nein	Nein	Nein

[1] abhängig von sozioökonomischen Faktoren
[2] abhängig vom Alter; 7 Monate alt – 15-jährig
[3] selten Reinfektionen mit gleichem Typ
[4] einzelne unbestätigte Berichte
[5] Zoster, meist einmalig
[6] ausgenommen bei Immunsupprimierten
[7] je nach Alter 0- bis 14-Jährige
[8] bei Blutspendern; 80–90 % bei AIDS-Kaposi-Sarkom

Herpes-simplex-Virus Typ 1 und 2

Beschreibung und Einteilung Bei Herpes-simplex-Virus Typ 1 und 2 (HSV-1, HSV-2) handelt es sich eigentlich mehr um Varianten eines Serotyps, da serologisch erhebliche Kreuzreaktionen bestehen. Dies erschwerte lange auch die differenzierte Epidemiologie von HSV-1 und HSV-2, weil zwar Virusisolate relativ leicht typisierbar sind, routinemäßig aber nicht zwischen HSV-1- und HSV-2-Antikörpern unterschieden werden konnte.

Epidemiologie Die Primärinfektion mit HSV-1 findet mit zwei Gipfeln in der frühen Kindheit und im jungen Erwachsenenalter meist oral statt. Die Durchseuchung Erwachsener mit HSV liegt weltweit je nach sozioökonomischer Situation zwischen 40 und 95 %. Die Primärinfektion (erster Kontakt eines Organismus mit HSV) kann auch durch Sexualkontakt erfolgen, dann handelt es sich meist um HSV-2. Bei vorbestehender HSV-1-Infektion ist die erste Infektion im Genitale keine Primärinfektion, sondern eine **exogene Zweitinfektion** (initiale Infektion) mit HSV-2 bei bereits bestehender HSV-1-Latenz in kranialen Ganglien (s.o.). Die Prävalenz von HSV-2-Antikörpern ist bei Erwachsenen in verschiedenen Kollektiven sehr unterschiedlich, aber stets geringer als bei HSV-1.

Die Virusvermehrung auf der Schleimhaut (Virusausscheidung, Infektiosität) beginnt vor dem Auftreten der Symptome, und die Virusausscheidung erfolgt durchschnittlich sieben bis zehn Tage lang (maximal bis 23 Tage). Im Gegensatz zur HSV-1-Primärinfektion kommt es bei HSV-2 offenbar gelegentlich zur Virämie und zu einer gutartigen Meningitis (nicht zu verwechseln mit der sporadischen Herpesenzephalitis, s.u.).

Ätiologie und Pathogenese Während der Virusvermehrung auf der Schleimhaut werden bereits frühzeitig auch Nervenendigungen infiziert. Über **axonalen Transport** (10 mm/h) in sensiblen und autonomen Nerven kommt es zur Infektion der zugehörigen Ganglienzelle mit anschließender **Virusvermehrung im Ganglion.** Es resultieren Zerstörung von Nervenzellen und sogar Infektion benachbarter Nervenzellen. Während es dem Immunsystem gelingt, das Virus von der Schleimhaut zu eliminieren, gelingt dies im Ganglion nicht, vielmehr wird eine **latente Infektion** (s.o.) etabliert. Aus dieser Latenz heraus kann es durch physikalische oder chemische Triggermechanismen zur **endogenen Reaktivierung** mit erneuter Virusvermehrung im Ganglion und zum **axonalen Auswandern** des Virus in die Peripherie mit altersabhängig symptomatischer Rekurrenz (< 3 Jahre ca. 20 %, 3–14 Jahre 18 %, >15 Jahre 2–5 %) oder Rekrudeszenz kommen.

Eine Primärinfektion ist auch an anderer Stelle (Augen, Nase, Hände, Glutealregion) bei entsprechender Inokulation mit nachfolgender Latenz und Rekrudeszenz möglich, des Weiteren auch eine exogene Zweitinfektion mit gleichem (selten) oder anderem HSV-Typ. Von **Autoinokulation** spricht man, wenn z.B. ein Kind mit Gingivostomatitis das Virus mit den Fingern in den Genitalbereich überträgt.

Die **Prädilektionsstellen** von HSV-1 (oral) und HSV-2 (genital) ergeben sich aus einer besseren Adaptation der beiden Viren an die entsprechenden Ganglienzellen. So rezidiviert eine HSV-1-Infektion im Genitale ca. zehnmal seltener als eine HSV-2-Infektion.

Ein pathogenetischer Zusammenhang zwischen HSV und Tumoren (Zervixkarzinome) konnte nie belegt werden. Zurzeit wird diskutiert, inwieweit HSV als **Kokarzinogen** bei Humanen-Papillomaviren-(HPV-)Infektionen eine Rolle spielt.

Symptome, Verlauf und Prognose

Asymptomatische Infektionen Die **orale Primärinfektion** im Kindesalter verläuft bei 70–90 % immunkompetenter Infizierter asymptomatisch. **Genitale Primärinfektionen** sind, vor allem bei Frauen, viel seltener symptomlos.

Haut- und Schleimhauterkrankungen Die **Primärinfektion** kann nach einer Inkubationszeit von drei bis sechs (zwei bis zwölf) Tagen zu einem fieberhaften Krankheitsbild mit Schmerzen und der Bildung gruppierter Bläschen an der Eintrittspforte führen. Oral kommt es bei wenigen der primär Infizierten zum Bild einer schweren, fieberhaften Gingivostomatitis mit generalisiertem, vesikulärem Enanthem, massiver Zahnfleischschwellung („**Mundfäule**", s. Abb. 11.13) und lokaler Lymphadenopathie. Die Krankheit dauert ohne Behandlung zwei bis drei Wochen an. Die Kinder verweigern die Nahrungsaufnahme. Pharynx und Larynx sind in der Regel nicht beteiligt.

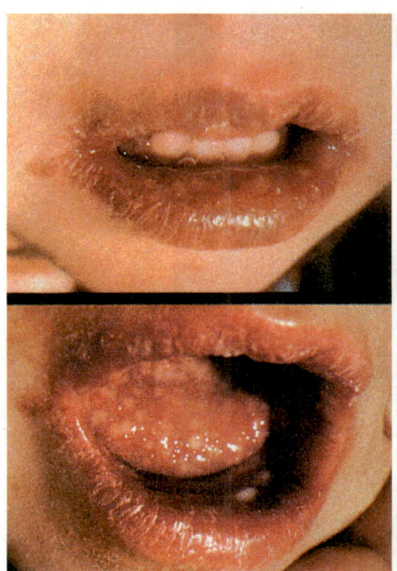

Abb. 11.13 Stomatitis herpetica („Mundfäule") als Manifestation einer HSV-1-Primärinfektion beim Kind (meist asymptomatisch). (Mit freundlicher Genehmigung der Firma Wellcome.)

! Jede symptomatische Primärinfektion ist eine Indikation zur antiviralen Therapie, auch um möglicherweise Schwere und Häufigkeit späterer Rekrudeszenzen zu vermindern.

Die **Reaktivierung** führt zu den typischen Bildern des **Herpes labialis** oder des **Herpes genitalis** (s. Abb. 11.14) oder seltener entsprechend der Lokalisation der Primärinfektion zu gruppierten Bläschen an anderen Stellen des Integuments. Bei HSV-Manifestationen an atypischer Stelle (z. B. Glutealregion) kann die Abgrenzung von einem Zoster (VZV!) schwierig sein. Allgemeinsymptome, Fieber, Schmerzen und Dauer der Erregerausscheidung sind beim rezidivierenden Herpes geringer ausgeprägt als bei einer symptomatischen Primärinfektion.

Augenerkrankungen HSV-Infektionen an den Augen sind meist Folge konnataler oder frühkindlicher ein- oder beidseitiger HSV-Keratokonjunktivitis (Primärinfektionen). Der seltenere rezidivierende, typische ulzerative korneale Herpes ist eine wichtige Ursache bleibender Hornhautschäden mit Visusverlust. Es gibt eine Reihe distinkter ophthalmologischer Zustandsbilder, je nach Mitbeteiligung der tieferen Hornhautschichten. Die Heilung dauert auch bei adäquater antiviraler Therapie u.U. einen Monat.

HSV kann sehr selten auch die hinteren Augenabschnitte betreffen und zu schwersten Retinanekrosen führen.

HNO-Erkrankungen Bei älteren mit HSV-1 primär infizierten Patienten kann es zu einem mononukleoseähnlichen Krankheitsbild mit Pharyngitis und sogar ulzerativer Tonsillitis und ausgeprägter Lymphadenopathie kommen.

ZNS-Erkrankungen Die **Herpesenzephalitis** ist die häufigste Ursache einer sporadischen, akuten Enzephalitis (Inzidenz: 5 pro 1 Mio. Einwohner pro Jahr). Über 90 % werden durch HSV-1 verursacht. Sie ist in etwa 50 % der Fälle Folge einer Primärinfektion, in den übrigen Fällen entsteht sie jedoch nach endogener Reaktivierung. Typischerweise handelt es sich um eine fokal nekrotisierende, hämorrhagische Temporallappenenzephalitis (s. Abb. 11.15).

Die Erkrankung beginnt plötzlich mit Kopfschmerzen, fast immer mit Fieber, mit Sprachstörungen und evtl. Krampfanfällen. Sie stellt immer eine **lebensbedrohliche Erkrankung** dar. Unbehandelt kommt es bald zu Krämp-

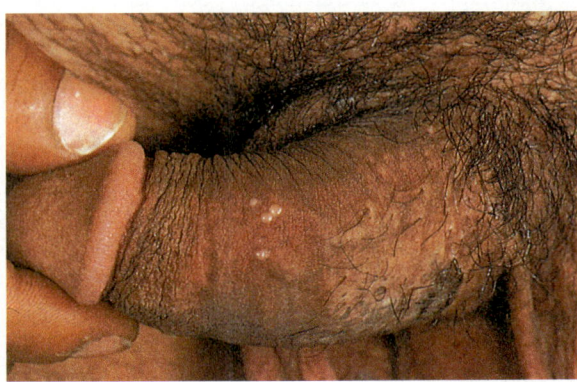

Abb. 11.14 Herpes progenitalis beim Mann (Rekrudeszenz). (Die Abbildung wurde freundlicherweise zur Verfügung gestellt von H. Rasokat, Klinik und Poliklinik für Dermatologie und Venerologie, Universität zu Köln.)

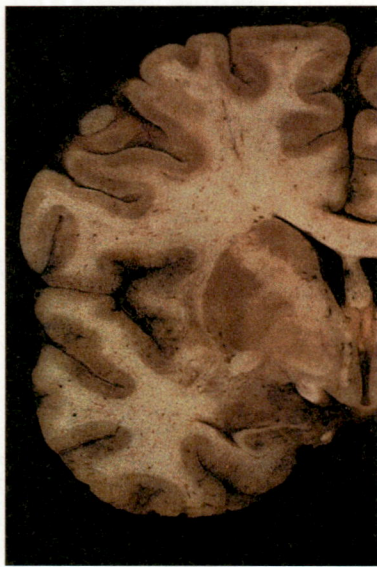

Abb. 11.15 Herpesenzephalitis mit hämorrhagischen Nekrosen der Rinde, von temporomedial bis zur Inselgegend reichend (40-jähriger Mann). (Die Abbildung wurde freundlicherweise zur Verfügung gestellt von R. Schröder, Institut für Pathologie, Universität zu Köln.)

fen und Koma (Letalität ca. 80 %). Die Differentialdiagnose umfasst nicht nur die lymphozytären Meningoenzephalitiden (u. a. LCM, FSME, Picornaviren, s. Tab. 11.15), sondern auch alle Formen der zerebralen Raumforderung (Hirntumoren, Abszesse). Für die Diagnostik ist die PCR besonders hilfreich (s. u.). Eine andere neurologische Komplikation der HSV-Infektion ist die **Mononeuritis simplex** (z. B. Fazialisparese).

Ca. 25 % der Frauen mit einer symptomatischen genitalen HSV-Primärinfektion entwickeln eine prognostisch günstige aseptische Meningitis.

> **!** Bereits beim Verdacht auf eine Herpesenzephalitis muss – nach Liquorentnahme für die Diagnostik – sofort hoch dosiert mit Aciclovir behandelt werden.

Respiratorische Erkrankungen Sehr selten kann bei – meist älteren und/oder immunsupprimierten – Patienten mit akuter respiratorischer Insuffizienz (ARDS), Bronchospasmen und Lungeninfektionen HSV aus respiratorischen Sekreten isoliert werden. Die Prognose ist in diesen Fällen ungünstig.

Gastrointestinale Erkrankungen Ulzerative HSV-Ösophagitiden kommen selten, meist bei Immunsupprimierten, vor und müssen dann differentialdiagnostisch von den häufigeren CMV-Manifestationen abgegrenzt werden.

Erkrankungen der Geschlechtsorgane Die echten genitalen Primärinfektionen verlaufen **bei Frauen** nur selten subklinisch (30 %) und führen zu einer fieberhaften, sehr schmerzhaften generalisierten Vulvovaginitis, ggf. mit Beteiligung der Portio vaginalis uteri, inguinaler Lymphadenopathie und Miktionsstörungen (10–15 %) auf der Basis einer sakralen Radikulomyelitis. Die Krankheitsdauer und Virusausscheidung können drei Wochen betragen, und nicht selten ist eine stationäre Behandlung erforderlich (s. o., aseptische Meningitis). Primärinfektionen **bei Männern** verlaufen klinisch meist weniger dramatisch. Genitale Rekurrenzen verlaufen ebenfalls sehr viel milder und sehr häufig asymptomatisch oder zumindest unbemerkt.

Intrauterine und perinatale Infektionen Die **neonatale HSV-Infektion** (meist HSV-2, ca. 1 : 4 000 Geburten) wird meist im Geburtskanal übertragen und kann beim Kind zum Bild des **Herpes generalisatus neonatorum** führen, einer septischen Erkrankung mit Befall aller Organe. Die Letalität der konnatalen Infektion liegt unbehandelt je nach Ausprägung zwischen 0 und 60 %. Eine prognostisch sehr ungünstige Enzephalitis kann mit oder ohne kutane Beteiligung vorkommen. Überlebende Kinder leiden dann meist unter schweren ZNS-Schäden.

Eine **diaplazentare Infektion** ist in sehr seltenen Fällen auch möglich und führt meist zu schwerer Erkrankung. Ebenfalls möglich sind aszendierende Infektionen bei eröffneter Fruchtblase.

Das Infektionsrisiko des Kindes beträgt bei **Primärinfektion der Mutter** am Geburtstermin ca. 50 %, bei genitaler Rekrudeszenz sind Infektions- und Manifestationsrisiko, wahrscheinlich wegen der geringeren Virusproduktion bei der Mutter und diaplazentar übertragener Antikörper, deutlich geringer. Die genitale Virusausscheidung dauert bei der Primärinfektion der Mutter ab Tag 2 nach Infektion zehn bis 14 Tage (bis drei Wochen), bei der Rekrudeszenz zwei bis fünf Tage. Die Primärinfektion der Mutter am Geburtstermin stellt eine Indikation zur primären Sectio dar; die Rolle einer Aciclovir-Therapie bei genitalen Rekrudeszenzen in den letzten zehn bis 14 Tagen vor der Entbindung zur Vermeidung einer Sectio ist noch nicht endgültig geklärt, wird aber zunehmend befürwortet.

Diagnostik

- **Virusnachweis:** Die Methode der Wahl ist die Virusisolierung in Zellkultur (24 h Untersuchungsdauer) und bei gutem, zellhaltigem Abstrichmaterial (auf Objektträgern) der Antigendirektnachweis mit monoklonalen Antikörpern (2 h Untersuchungsdauer), welche zugleich die Differenzierung zwischen HSV-1, HSV-2 und VZV erlauben.
- **Nachweis viraler Genome:** Der Nachweis von HSV-DNA im Liquor ist Methode der Wahl bei der Diagnose einer HSV-Enzephalitis und kann auch bei Verdacht auf konnatale Infektion indiziert sein.
- **Antikörpernachweis:** IgM-Nachweis und Serokonversion sind nur bei Primärinfektionen aussagekräftig. Versuche einer verfeinerten Serodiagnostik (differenzierte Virushüll-Antigene und Bestimmung der Ig-Subklassen) zum Einsatz bei Rekurrenzen sind bislang noch nicht praxisrelevant. Eine Unterscheidung zwischen HSV-1- und -2-Antikörpern ist mittlerweile gut möglich.

11.4 Infektionskrankheiten durch Viren

Differentialdiagnose	Differenzierungsmaßnahmen
Habituelle Stomatitis aphthosa	Klinisches Bild, virologische Diagnostik
Windpocken	Generalisiertes Exanthem
Herpangina	Virologische Diagnostik
Hand-Fuß-Mund-Krankheit (Picornaviren)	Virologische Diagnostik
Lyell-Syndrom	Medikamentenanamnese und klinische Gesamtsituation
Stevens-Johnson-Syndrom	

> ! Bei Verdacht auf HSV-Enzephalitis ist die schnelle differentialdiagnostische Abgrenzung von bakteriellen Infektionen essentiell wegen der therapeutischen Konsequenzen.

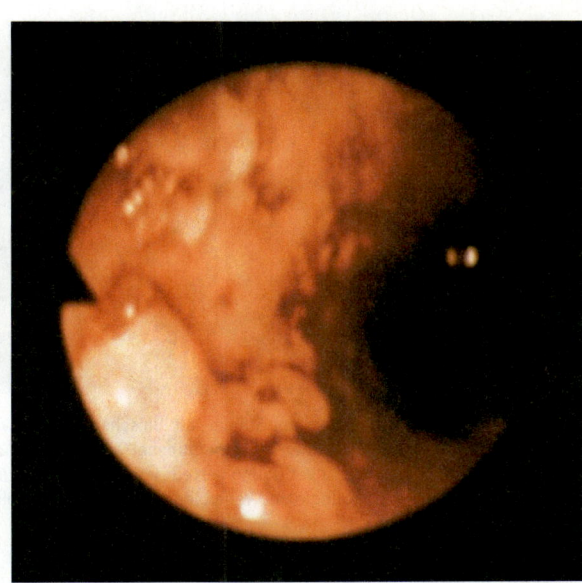

Abb. 11.16 Herpes-simplex-Ösophagitis bei HIV-Infektion.

Therapie und Prophylaxe Eine **lokale Therapie** mit verschiedenen Nukleosidanaloga ist möglich, am Auge in Kombination mit Interferon. Eine **systemische Therapie** mit Aciclovir ist bei allen schwereren HSV-Manifestationen angezeigt, bei bedrohlichen Erkrankungen ist eine intravenöse Behandlung notwendig. **Absolute Indikationen** bestehen:
- bereits bei klinischem Verdacht auf Enzephalitis
- bei Keratitis
- bei disseminierten Verläufen bei Neugeborenen und Immunsupprimierten

Die Therapie muss möglichst frühzeitig beginnen. Bei sekundärer Resistenz gegen Aciclovir ist die parenterale Therapie mit Foscarnet angezeigt; auch Ganciclovir zeigt gute Wirksamkeit gegen HSV. Famciclovir und Brivudin sind ebenfalls wirksam gegen HSV, Brivudin allerdings nur gegen HSV-1. Bei häufig rekurrierendem Herpes genitalis kann eine Langzeit-Suppressionsbehandlung mit Aciclovir indiziert sein. Bei immunsupprimierten Patienten ist gelegentlich eine primäre oder sekundäre Prophylaxe sinnvoll. Eine passive Immunisierung ist bei Erkrankung nicht wirksam, ein wirksamer aktiver Impfstoff steht nicht zur Verfügung.

Komplikationen Patienten mit chronischen Ekzemen sind prädisponiert für primär kutan disseminierte HSV-Manifestationen, das sog. **Eczema herpeticatum**. Des Weiteren sind Patienten mit **Verbrennungen** durch HSV gefährdet. HSV-Rekurrenzen können bei disponierten Patienten wiederholt ein **Exanthema exsudativum multiforme** triggern, wobei auch in Gewebeproben des Exanthems in 80 % HSV-DNA nachweisbar ist.

Die HSV-Rekrudeszenz bei **immunkompromittierten Patienten** (Tumoren, Knochenmarktransplantation, HIV-Infektion) ist wie beim neonatalen Herpes durch eine Tendenz zur **lebensbedrohlichen Disseminierung** gekennzeichnet, unter Einbeziehung der Haut, der Schleimhäute und der viszeralen Organe (Lunge, Leber, Gastrointestinaltrakt, s. Abb. 11.16).

> ! Disseminierter Herpes simplex bei Immunsupprimierten bedarf schnellstmöglich einer Maximaltherapie.

Der chronische, lokal destruierende **mukokutane Herpes simplex** ist eine AIDS-Manifestation; es entstehen z. B. größere perianale Ulzera, die in der Differentialdiagnose der klassischen venerischen Infektionen durch ihre Schmerzhaftigkeit von der Lues abzugrenzen sind und einen belegten, weichen Ulkusgrund aufweisen.

Zusammenfassung

Die weitaus **häufigste HSV-Erkrankung** ist natürlich der **rekurrierende orale oder genitale Herpes**. Beide haben beim Immungesunden eine gute Prognose, können aber zu erheblichen psychischen Belastungen, bis hin zum Suizid, führen. Orale und genitale **Primärinfektionen** können zu schweren Erkrankungen führen, die frühzeitig und intensiv systemisch behandelt werden sollten. Die rekurrierende ulzerative **Herpeskeratitis** führt häufig zum Visusverlust – auch mit der Notwendigkeit einer Hornhauttransplantation. **Enzephalitis, konnatale Infektion und Infektionen** Immunsupprimierter können sehr rasch zu lebensbedrohlichen Erkrankungen führen und müssen daher schnellstmöglich intensiv behandelt werden. Die virologische Diagnose kann eigentlich immer sehr schnell gestellt werden, wenn das geeignete Material mit geeigneten Methoden untersucht wird.

Varicella-Zoster-Virus

Einteilung Vom Varicella-Zoster-Virus (VZV) existiert nur ein Serotyp. Abgesehen von Impfstämmen (z. B. Oka) sind auch keine pathogenetischen Varianten charakterisiert worden.

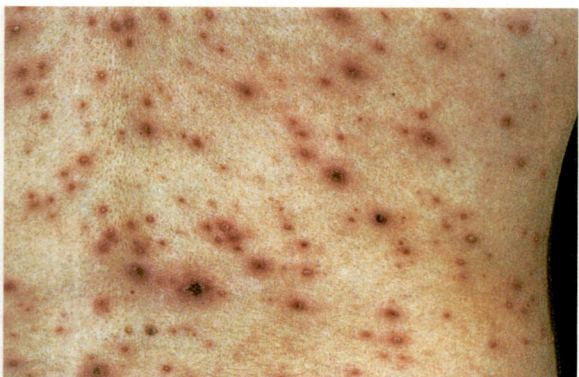

Abb. 11.17 Varizellenexanthem am Stamm mit Bläschen in ganz verschiedenen Entwicklungsstadien („Sternenhimmel"). (Die Abbildung wurde freundlicherweise zur Verfügung gestellt von H. Rasokat, Klinik und Poliklinik für Dermatologie und Venerologie, Universität zu Köln.)

Epidemiologie Die Durchseuchung mit VZV ist weltweit hoch, jedoch abhängig von Klima und Bevölkerungsdichte. In tropischen Ländern erreicht die Rate der Primärinfizierten bei Erwachsenen ca. 50 %, wohingegen in den kühleren Regionen (Deutschland) über 90 % der Erwachsenen die Windpocken durchgemacht haben. Der Inhalt frischer Bläschen ist klar und infektiös, die Infektiosität der Vesikelflüssigkeit spielt aber epidemiologisch (s. Tab. 11.14), im Vergleich zur Tröpfcheninfektion aus dem Oropharynx in der Prodromalphase der Varizellen, keine Rolle. Die Infektiosität des Zoster für die Umgebung (Windpocken nach Zoster-Kontakt) kann als gering angesehen werden.

Ätiologie und Pathogenese Die **Primärinfektion** mit VZV wird im Gegensatz zu HSV praktisch immer klinisch manifest als Windpocken (Varizellen) durchgemacht. Selten kann es zu ernster ZNS-Beteiligung kommen. Nach der Primärinfektion kommt es zur **Latenz** im Trigeminusganglion und in den Spinalganglien der Thorakalsegmente, aus der heraus es meist einmalig, im Allgemeinen bei älteren Menschen, zum **segmentalen Zoster** kommen kann. Derzeit werden vor allem in England vermehrt Zoster-Fälle bei Kindern registriert.

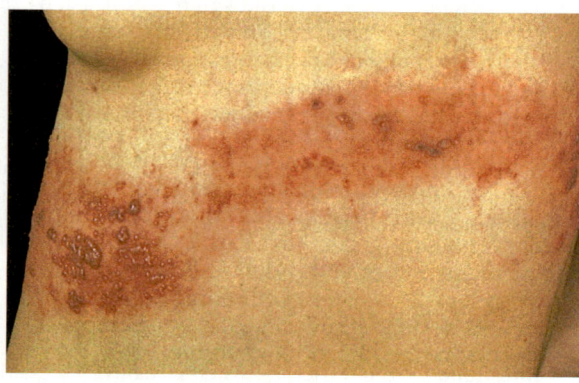

Abb. 11.18 Thorakaler Zoster. (Die Abbildung wurde freundlicherweise zur Verfügung gestellt von H. Rasokat, Klinik und Poliklinik für Dermatologie und Venerologie, Universität zu Köln.)

Nur sehr selten treten „schleichende" Enzephalitiden auf, meist bei älteren Patienten. Bei Immunsupprimierten können sowohl die Varizellen (Letalität unbehandelt bei Leukämiekindern 10–30 %) als auch der Zoster sehr viel schwerer verlaufen. Auch der Zoster kann dann kutan disseminiert oder auch „septisch" auftreten.

Symptome, Verlauf und Prognose

Asymptomatische Infektionen Asymptomatische VZV-Infektionen kommen, wenn überhaupt, nur in Einzelfällen vor. VZV-Reaktivierungen ohne Bläschen (**Zoster sine herpete**) treten demgegenüber durchaus auf.

Haut- und Schleimhauterkrankungen Die **Windpocken** beginnen als vesikuläres Exanthem nach einer Inkubationszeit von meist 14–16 (zehn bis 21) Tagen an der Stirn, im Gesicht oder am Stamm und breiten sich, begleitet von niedrigem Fieber, zentrifugal aus. Etwa 50 % der Infizierten haben an den beiden Tagen vor Exanthemausbruch Prodromi mit Fieber, Abgeschlagenheit, Kopfschmerzen und Abdominalschmerzen. Die Bläschen sind genabelt, verschiedene Reifungsstufen sind nebeneinander zu beobachten (**„Sternenhimmel"**, s. Abb. 11.17), und die Schleimhäute sind häufig mitbefallen. Neue Bläschen treten meist bis zum sechsten Tag nach Exanthembeginn auf.

Der **Zoster,** der nach einer durch Schmerzen charakterisierten Prodromalphase (48–72 h) im Rahmen der **Rekrudeszenz** des VZV auftritt, ist entsprechend dem befallenen Hinterstrangganglion (Latenzort) durch segmentalen kutanen Befall charakterisiert (s. Abb. 11.18).

Augenerkrankungen Eine Beteiligung des Ramus ophthalmicus des N. trigeminus führt zum **Zoster ophthalmicus** mit Lidschwellung. Im Rahmen eines Zoster ophthalmicus kann es zur Hornhautbeteiligung und nachfolgender Hornhauttrübung kommen. Auch weitere Beteiligungen der tiefen Strukturen des Auges sind ausnahmsweise möglich bis hin zur Panophthalmitis.

HNO-Erkrankungen Ein Befall des N. facialis führt zum **Zoster oticus** mit Ohrenschmerzen und Effloreszenzen auf der Ohrmuschel oder im Gehörgang. Allerdings kann ein Zoster oticus auch ohne erkennbare Bläschen respektive mit nur minimalen Bläschen im äußeren Gehörgang einhergehen. Unabhängig von der Bläschenmanifestation kann es zur **Fazialisparese** kommen.

ZNS-Erkrankungen Eine **Varizellen-Meningoenzephalitis** mit guter Prognose kommt gelegentlich vor, selten auch eine transverse Myelitis und ein postinfektiöses Guillain-Barré-Syndrom. Im Rahmen des Zoster sind entzündliche Veränderungen im Liquor häufig nachgewiesen worden. Die **postzosterische Neuralgie** ist eine häufige und schwer zu therapierende Komplikation nach Zoster, vor allem bei älteren Patienten. Die Einschränkung der Lebensqualität kann ganz enorm sein.

Respiratorische Erkrankungen Die **Varizellenpneumonie** tritt aus ungeklärten Gründen besonders bei 5–10% der Schwangeren im dritten Trimenon mit Varizellen auf. Die Lungenfunktion ist häufig wesentlich stärker eingeschränkt, als es die Röntgenaufnahme der Lunge vermuten lässt. Das Röntgenbild (s. Abb. 11.19) zeigt diffuse bilaterale Infiltrate mit kleinen nodulären Verdichtungen, welche auch nach Genesung lange persistieren können. Die Prognose ist in der Regel gut und die Pneumonie nach zwei bis drei Tagen überwunden. Allerdings kann es auch zum raschen Fortschreiten bis zum Lungenversagen kommen.

Gastrointestinale Erkrankungen Neben den prodromalen gastrointestinalen Beschwerden haben die meisten Patienten mit Windpocken vorübergehend leicht bis mäßig erhöhte Transaminasen als Ausdruck einer häufigen, aber gutartigen **Leberbeteiligung.**

Weitere Erkrankungen Die seltene **Varizellennephritis** wird häufig zunächst an einer Hämaturie erkennbar. Eine passagere, teils lang anhaltende Thrombozytopenie mit **hämorrhagischen Varizellen** bis hin zu späten Blutungskomplikationen kann auftreten. Auch vorübergehende, prognostisch günstige **Arthritiden** bei Varizellen kommen vor.

Intrauterine und perinatale Infektionen Im Gegensatz zu HSV geht VZV regelmäßig bei Primärinfektion der Mutter diaplazentar auf das Kind über. Bei Windpocken sind nur Erkrankungen im ersten Trimenon gefährlich im Hinblick auf eine Embryopathie (Mikrozephalie, Gliedmaßenhypoplasie, Hautdefekte, Chorioretinitis; Schädigungsrisiko ca. 1 %). Bei Varizellen während der Schwangerschaft (zweites und drittes Trimenon) machen die Kinder intrauterin Varizellen durch, was nach der Geburt erkennbar wird, gelegentlich auch als Zoster-Manifestation. Die Prognose ist insgesamt gut. Bei Primärinfektion (Varizellen) der Mutter vier Tage vor bis vier Tage nach Entbindung treten bei ca. 30 % der Kinder **konnatale Varizellen** auf. Diese konnatalen Windpocken (Letalität unbehandelt ca. 30 %) machen neben der postexpositionellen Hyperimmunglobulingabe die Aciclovir-Therapie beim Neugeborenen notwendig.

Diagnostik Bei Verdacht auf Varizellenpneumonie ist die Thorax-Röntgenuntersuchung angezeigt und bei Verdacht auf ZNS-Manifestation ein CT. Bei allen anderen Erkrankungen erfolgt die Diagnose klinisch und virologisch.

- **Antikörpernachweis:** Die Primärinfektion ist serologisch leicht durch Serokonversion und spezifische IgM-Antikörper zu bestätigen. Der Zoster führt manchmal zur erneuten Bildung von IgM-Antikörpern und regelmäßig zum deutlichen Anstieg der zuvor nicht mehr nachweisbaren „KBR-Antikörper". Varizellenimmunität ist beim Nachweis spezifischer IgG-Antikörper (ELISA) gegeben.
- **Virusnachweis:** Das Varizellenvirus ist in der Zellkultur nicht ganz leicht zu isolieren, und die Isolierung dauert länger als bei HSV. Partikel lassen sich durch die Elektronenmikroskopie, Virusantigene durch VZV-spezifische Antikörper in der Immunfluoreszenz nachweisen.
- **Nachweis viraler Genome:** Die PCR ist wertvoll bei der Diagnose der zentralnervösen Komplikationen und bei Verdacht konnataler Infektion.

Differentialdiagnose	Differenzierungsmaßnahmen
Generalisierte Herpes-simplex-Virus-Infektion	Virologische Diagnostik
Hand-Fuß-Mund-Krankheit (Coxsackie A16)	Exanthemmorphologie und Lokalisation
Tierpocken	Exanthemmorphologie und Lokalisation
Lyell-Syndrom	Virologische Diagnostik
Stevens-Johnson-Syndrom	Virologische Diagnostik

Therapie und Prophylaxe Die Windpocken beim Kind werden aus Gewohnheit in der Regel nicht als Indikation zur Chemotherapie mit Aciclovir, Brivudin oder Famciclovir gesehen, jedoch ist dies bei immunkompromitierten Patienten immer der Fall. Beim Zoster besteht eine Therapieindikation in der Vermeidung der Post-Zoster-Neuralgie, die jedoch nicht immer verhindert werden kann. Des Weiteren sollen der Zoster ophthalmicus, der Zoster oticus und der disseminierte Zoster bei Immundefekten entsprechend therapiert werden.

Die Gabe von Acetylsalicylsäure ist bei Kindern kontraindiziert, da sie das Auftreten des **Reye-Syndroms** triggert, einer fettigen Leberdegeneration mit Enzephalopathie.

Prä- und rasche postexpositionelle passive Immunisierung (bis 72 h) sind möglich und indiziert beim Windpockenkontakt einer seronegativen (IgG-ELISA) Frau im ersten Schwangerschaftstrimenon, bei der perinatalen Infektion und bei immunsupprimierten Patienten (vor allem bei Aplasie, AIDS und knochenmarktransplantierten Patienten). Ein aktiver Lebendimpfstoff steht zur Verfügung. Die Diskussion um eine generelle VZV-Impfung ist derzeit im Gange.

Komplikationen Die Komplikationen der Windpocken sind in erster Linie die bakterielle Superinfektion der vesi-

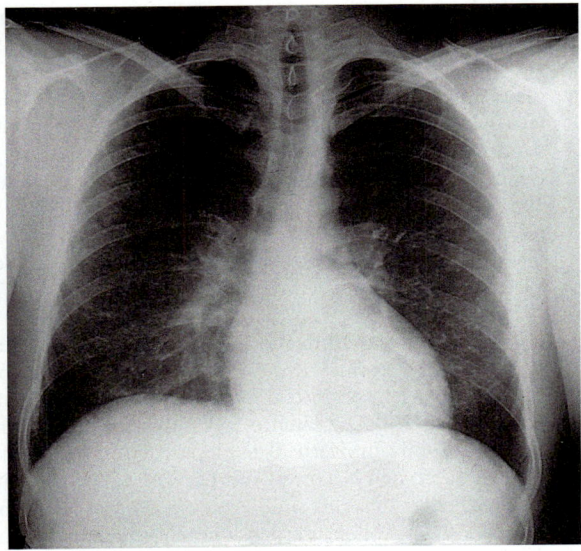

Abb. 11.19 Varizellenpneumonie bei einem 26-jährigen Patienten.

kulären Effloreszenzen, bis hin zu schweren gangränösen Varizellen, nekrotisierender Fasziitis *(S. pyogenes)* und bakterieller Sepsis. Des Weiteren sind die seltene, meist interstitielle Pneumonie (s. Abb. 11.19) und zentralnervöse Komplikationen (zerebellare Ataxie, Enzephalitis) zu nennen. Einige Fälle von hämolytisch-urämischem Syndrom sind ebenso wie Peri-/Myokarditiden in Zusammenhang mit Varizellen beschrieben worden. Insgesamt verläuft die Infektion bei Erwachsenen schwerer als bei ansonsten gesunden Kindern.

Bei Patienten mit Tumorleiden ist ein Herpes zoster als ein Hinweis auf ein eventuelles Rezidiv anzusehen. Die Verhinderung der Post-Zoster-Neuralgien, die vorwiegend bei älteren Patienten in bis zu 20 % auftreten können, ist ein weiterer Grund für die frühzeitige Therapie des Herpes zoster mit Aciclovir.

Bei **immunsupprimierten Patienten** weisen Windpocken und Zoster einen disseminierten und schweren Verlauf auf. Bei den Windpocken ist der viszerale Befall (Lunge) das größte Problem (vor allem akute Leukämien, knochenmarktransplantierte Patienten), beim Zoster der disseminierte kutane Befall (z. B. HIV-Infektion).

Zusammenfassung

- Ursache: Primärinfektion mit oder Rekrudeszenz des Varicella-Zoster-Virus
- Wichtigste Symptome: typische Hauterscheinungen mit Bläschen aller Reifestadien („Sternenhimmel") bei Windpocken; bei Zoster segmentaler Befall entsprechend den betroffenen Dermatomen
- Wichtigste diagnostische Maßnahmen: klinisches Bild und virologische Untersuchung
- Wichtigste therapeutische Maßnahmen: unkomplizierte Windpocken symptomatisch, bei Immunkomprimierten sowie bei Zoster zur Vermeidung der Post-Zoster-Neuralgie Aciclovir, Brivudin oder Famciclovir

Epstein-Barr-Virus

Epidemiologie, Ausscheidung und Übertragung Epstein-Barr-Virus (EBV) wurde bei der Suche nach dem Erreger des **Burkitt-Lymphoms** gefunden. Die Primärinfektion des Menschen erfolgt in der Regel bei engem Kontakt durch Speichel („Kissing Disease"). Nach einer Inkubationszeit von 30–50 Tagen kommt es in den epithelialen Zellen des Rachens, besonders am Zungenrand, und in den Speicheldrüsen zu einer produktiven Virusvermehrung mit Virusausscheidung über den Speichel. Eine geringgradige **Virusausscheidung** ist danach lebenslang bei den meisten EBV-Infizierten nachweisbar und Quelle für die Weitergabe der Infektion. Parallel erfolgt die nichtproduktive Infektion der B-Zellen mit dem Resultat einer gewaltigen passageren Zellaktivierung.

Pathogenese EBV kann Zellen infizieren, die einen bestimmten Glykoproteinrezeptor (CD21) tragen. Die höchste Dichte an CD21 besitzen ruhende B-Zellen. Bereits die Virusbindung bewirkt eine Aktivierung der B-Zellen, die frühzeitig nach Auftreten der ersten viralen Antigene in den Zellen (EBNA-2) und anschließendem Beginn der viralen und zellulären DNA-Synthese immortalisiert werden. Dabei kommt es zur Sekretion von B-Zell-Wachstumsfaktoren. Der typische Infektionszustand sowohl in vitro transformierter Zellen als auch infizierter Lymph-Zelllinien ist die **Latenz,** mit episomalem Vorliegen viraler DNA. Durch verschiedene Induktionsmechanismen, aber auch spontan kann es in derartigen Zellen zur **produktiven Infektion** mit Bildung infektiöser Viruspartikel kommen. Bei EBV gibt es viele Virusvarianten, die sich auch im Hinblick auf Transformation bzw. lytische Vermehrung unterscheiden, deren pathogenetische Bedeutung aber noch unklar ist.

In der **akuten Phase** der Mononukleose können zwischen 5 und 20 % der zirkulierenden B-Zellen EBV-infiziert sein (**polyklonale Transformation**). Es treten teils heterophile Autoantikörper auf, was diagnostisch genutzt wird (**Paul-Bunnell-Test**). Im Regelfall werden die EBV-infizierten B-Zellen durch das intakte Immunsystem (T-Zellen) eliminiert, allerdings gelingt dies nicht vollständig, sondern es verbleiben einige latent infizierte B-Zellen, mit der Möglichkeit der Reaktivierung im späteren Leben (s. u.).

Eine Assoziation des **Burkitt-Lymphoms** mit EBV ist aufgrund molekularbiologischer und seroepidemiologischer Daten gesichert. Ebenso eindeutig ist der Zusammenhang zwischen EBV und dem **Nasopharynxkarzinom (NPC)**, das endemisch in einigen Gegenden Afrikas und vor allem in Südchina vorkommt.

Symptome, Verlauf und Prognose Die Primärinfektion geht in frühen Lebensjahren oft asymptomatisch vorüber.

Mit zunehmendem Alter wird das Bild der **infektiösen Mononukleose (IM)** häufiger beobachtet: Sie geht einher mit Fieber, Pharyngitis und Tonsillitis mit gräulichen Belägen, generalisierter oder zervikookzipital betonter Lymphadenopathie, Exanthem (selten Enanthem), Hepatitis und Splenomegalie. Das Fieber dauert etwa sieben bis zehn Tage an und fällt wieder ab. Es besteht eine **kutane Anergie** wie auch beim Morbus Boeck, bei fortgeschrittener HIV-Infektion und anderen schweren Krankheitsbildern (disseminierte Tuberkulose). Eine Restsymptomatik (subfebrile Temperaturen, Müdigkeit) kann monatelang anhalten.

Eine produktive EBV-Infektion ist häufig als **orale Haarleukoplakie** am seitlichen Zungenrand bei AIDS und anderen schweren Immundefekten nachweisbar.

Chronisch aktive EBV-Infektionen mit lang anhaltenden, rezidivierenden Organsymptomen wurden mit familiärer Häufung beobachtet. Es ist bislang unklar, ob in diesen Fällen ein genetischer Defekt oder eine besondere Virusvariante verantwortlich ist.

Erkrankungen der Blutzellen und Immunorgane Eine massive B-Zell-Proliferation mit nachfolgender Kontrolle durch induzierte spezifische T-Zellen gehört zum Krankheitsbild der IM. Die **latente EBV-Infektion** wird durch nicht produktiv infizierte B-Lymphozyten aufrechterhalten, die durch den Nachweis von EBNA-2 (EBV-nukleäres Antigen) charakterisiert sind. Proteine, die von latent infizierten Zellen gebildet werden können, sind für die Rolle des EBV in der Entstehung von Tumoren verantwortlich.

11.4 Infektionskrankheiten durch Viren

Die latente Infektion bei **Immundefekten** ist durch das **Auftreten von Tumoren** charakterisiert. EBV ist in B-Zell-Lymphomen bei HIV-Infektion, nach Organtransplantation sowie beim Morbus Hodgkin nachzuweisen. Vor allem in Asien kommt es gelegentlich zu einer EBV-induzierten überschießenden T-Zell-Aktivierung, die letztlich zu einem hämophagozytotischen Syndrom führt.

Weitere Organbeteiligungen Eine Beteiligung von EBV an Erkrankungen, die von **Infektionen des Lungenepithels** im Rahmen einer chronisch aktiven EBV-Infektion ausgehen, bis hin zur Beteiligung an der idiopathischen Lungenfibrose ist vielfach diskutiert worden.

Myokarditiden können bei IM auftreten und die bestimmenden Beschwerden während der Rekonvaleszenz sein. Die Prognose ist insgesamt gut.

Eine **benigne Hepatitis** mit mäßig erhöhten Transaminasen ist typisch bei der primären EBV-Infektion. Vielfach werden chronische EBV-Reaktivierungen als Ursache von anhaltenden gastrointestinalen Beschwerden und gelegentlich auch Hepatopathien angenommen. Inwieweit ein kausaler Zusammenhang besteht, ist aber meist unklar und auch schwer zu klären, da EBV-Reaktivierungen auch bei anderen Grunderkrankungen vorkommen.

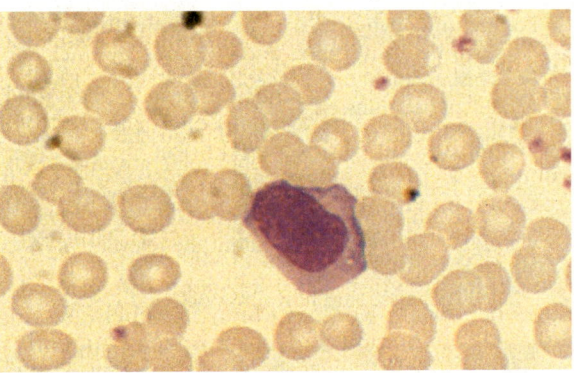

Abb. 11.20 Typische Pfeiffer-Zelle mit Vakuolen im peripheren Blutausstrich.

Diagnostik Im Blutausstrich zeigt sich eine deutliche Lymphozytose mit lymphomonozytären Reizformen (Pfeiffer-Zellen, s. Abb. 11.20):
- **Antikörpernachweis:** Während der EBV-Infektion kommt es zur Bildung von Antikörpern gegen eine Reihe von viruskodierten Antigenen:
  – virales Kapsidantigen (VCA),
  – Early Antigen Diffuse (EA-D),
  – Early Antigen Restricted (EA-R),
  – EBV-nukleäres Antigen (EBNA).
  Das Antikörpermuster lässt Rückschlüsse auf den Infektionszustand zu (s. Tab. 11.23).
- **Virusnachweis:** EBV ist auch bei Gesunden in Speichel und B-Lymphozyten gelegentlich nachweisbar. Der regelmäßige quantitative Nachweis von EBV-DNA aus Blutleukozyten bei Risikopatienten ist derzeit die Methode der Wahl, um EBV-Reaktivierungen möglichst frühzeitig, vor Auftreten eines lymphoproliferativen Syndroms, zu erkennen.

Differentialdiagnose	Differenzierungsmaßnahmen
Primäre CMV-Infektion	Blutbild, virologische Diagnostik
Akutes retrovirales Syndrom bei HIV-Infektion	HIV-Diagnostik
Toxoplasmose	
Tonsillitis (Streptokokkenangina, Diphtherie, Plaut-Vincent-Angina, luetische Angina, Listeriose)	Bakteriologische Diagnostik
Tonsillitis bei sekundärer Agranulozytose im Rahmen einer AML	Blutbild

Therapie Wenngleich in vitro die antivirale Wirsamkeit von Aciclovir und anderen Substanzen gezeigt werden

Tab. 11.23 Serologie bei EBV (vereinfachte Darstellung).

	Nachweisbare Antikörper					
	VCA-IgM	VCA-IgA	VCA-IgG	EA-IgG	EBNA	Heterophile AK
Infektiöse Mononukleose	+	(+)	+	+	–	+1
Z.n. EBV-Primärinfektion	–	–	+	–	+2	–
Burkitt-Lymphom	–	(–)	+	–	+	–
NPC	–	+	+	–	+	–

[1] heterophile Antikörper in ca. 10 % der Fälle nicht nachweisbar
[2] Antikörper gegen EBNA erscheinen häufig erst Monate nach der Infektion und werden bei chronisch aktiver EBV-Infektion (EBNA-1) gelegentlich nicht gebildet
NPC: Nasopharynxkarzinom;   **VCA:** virales Kapsidantigen;   **EA:** Early Antigen;   **EBNA:** EBV-nukläres Antigen

konnte und auch die Virusausscheidung durch Gabe von Aciclovir bei IM verkürzt und vermindert werden konnte, ist es bislang nicht überzeugend gelungen, den Krankheitsverlauf zu beeinflussen.

Die Behandlung erfolgt symptomatisch.

Bei EBV-induzierten lymphoproliferativen Erkrankungen bei Immunkompromittierten wird als experimentelle Therapie ein monoklonaler Antikörper eingesetzt, der in vivo B-Zellen zerstört und damit die relevanten Wirtszellen beseitigt.

Die Ergebnisse sind hoffnungsvoll.

Komplikation	Häufigkeit
Thrombopenie	Selten
Hämolyse	
Milzruptur	
Pneumonie	
Nephritis	
Perimyokarditis	
Meningoenzephalitis	
Makulopapulöses Exanthem	Fast immer nach Gabe von Ampicillin
Ungehemmte B-Zell-Proliferation mit tödlichem Ausgang	Sehr selten, vorwiegend beim X-chromosomal gebundenen lymphoproliferativen Syndrom
Panzytopenie	Sehr selten
Agammaglobulinämie	Sehr selten
Fulminante EBV-assoziierten B-Zell-Lymphome	Bei erworbener Immundefizienz (Transplantatempfänger, AIDS- Patienten 10 %)

Zusammenfassung

- Ursache: Infektion mit EBV über Speichelkontakt
- Wichtigste Symptome: infektiöse Mononukleose mit Fieber, Pharyngitis, Tonsillitis
- Wichtigste diagnostische Maßnahmen: Blutausstrich mit typischen Pfeiffer-Zellen, Nachweis heterologer Antikörper und EBV-VCA-Antikörper
- Wichtigste therapeutische Maßnahme: symptomatisch

Zytomegalievirus

Beschreibung und Einteilung Histopathologische Veränderungen einer Zytomegalievirus-(CMV-)Infektion wurden bereits 1881 ohne Kenntnis des Erregers beobachtet, 1904 beschrieben und später „**Eulenaugenzellen**" genannt. Die infizierten Riesenzellen (zytomegale Zellen) weisen charakteristische intranukleäre und intrazytoplasmatische Einschlusskörper auf. CMV als Erreger der als „zytomegale Einschlusskörperchenkrankheit" (Cytomegalic Inclusion Disease, CID) bezeichneten schwersten symptomatischen Form der kongenitalen Infektion wurde 1955 erstmals isoliert.

Es existiert nur ein Serotyp von CMV, bei allerdings erheblicher Variation auf Ebene der DNA (CMV-Stämme mit 95 % DNA-Homologie). Dies ermöglicht auch die Identifikation patientenspezifischer Isolate. Das Tegument (Matrix) zwischen Envelope und Kapsid enthält u. a. das Matrixprotein pp65, das nach Infektion sofort in den Kern transportiert wird (s.a. Diagnostik). Epitope des pp65 stellen Zielmoleküle für zytotoxische T-Zellen dar.

Der Glykoprotein-B-(gB-)Komplex ist der häufigste Bestandteil der Virushülle (> 50 %), ein stark immunogenes Protein, das die Synthese von virusneutralisierenden Antikörpern induziert. Das gB gilt seit langem als geeignetster Kandidat für eine Subunit-Vakzine. Unterschiedliche CMV-Genotypen, auch hinsichtlich neutralisationsrelevanter Epitope, können in einem Individuum nachweisbar sein. Dies belegt die Möglichkeit exogener Reinfektionen (z. B. Transplantationen). Auch Antikörperanalysen ergaben, dass bei ca. 20 % der Bevölkerung eine Exposition gegenüber mehreren CMV-Stämmen stattgefunden hat.

Epidemiologie Zytomegalievirus (CMV) ist weltweit verbreitet; der Mensch ist sein einziger Wirt. Die postnatale Infektion erfolgt bei engen Kontakten mit CMV-seropositiven Personen überwiegend durch Muttermilch, Speichel, Urin und genitale Sekrete. Je nach epidemiologischer Situation werden zwischen 0,3 und 2,5 % aller Kinder bereits intrauterin mit CMV infiziert. Bei der Primärinfektion einer Schwangeren (1–4 % der Schwangerschaften) liegt die Rate der diaplazentaren fetalen Infektionen zwischen 35 und 50 %. CMV-Reaktivierungen seropositiver Schwangerer sind vergleichsweise häufig (3–40 %), aber die Infektion des Fetus ist deutlich seltener (0,2–2,0 %). Infektionen können auch unter der Geburt (Vaginalsekret) oder postnatal durch engen Kontakt mit der Mutter (Speichel, Muttermilch) erfolgen. CMV reaktiviert bei ca. 90 % der CMV-seropositiven Mütter lokal in der Brustdrüse mit einer Transmissionsrate von 40 % bei Muttermilchgabe.

Intermittierende Virusausscheidung kann man lebenslang altersabhängig bei 1–30 % der latent infizierten Menschen (Kinder > Schwangere > übrige Erwachsene) und materialabhängig (Muttermilch > Zervikalsekret > Urin > Speichel) nachweisen. Später erfolgt die Virusübertragung auch sexuell.

Die Durchseuchung beginnt also frühzeitig und steigt je nach geographischem Gebiet und soziohygienischem Status mit der Zeit unterschiedlich steil an. In Ländern mit hoher Durchseuchung wird das Maximum oft schon im Kindesalter erreicht. Die Durchseuchungsraten liegen weltweit zwischen 40 und 100 %.

Zunehmend bedeutsam werden bei Risikopatienten außerdem die iatrogenen Übertragungen durch transfundiertes Blut oder transplantierte Organe von CMV-seropositiven Spendern.

Pathogenese Schwere Schädigungen bei Kindern sind meist Folge einer CMV-Primärinfektion der Mutter während der Schwangerschaft, wohingegen die Infektion des Kindes als Folge einer endogenen CMV-Reaktivierung bei der Mutter einen günstigen Verlauf zeigt. Die relevanten Orte der CMV-Latenz sind noch nicht genau bekannt, allerdings gelten Monozyten und Endothelzellen als Latenzorte.

Besondere klinische Bedeutung hat CMV für alle Immuninkompetenten (untergewichtige Frühgeborene, Transplantatempfänger, Tumorpatienten, AIDS-Patienten). Es existieren Befunde, wonach CMV möglicherweise auch bei Immungesunden in Zellen der Gefäßwände durch Modulation der zellulären Genexpression Veränderungen hervorrufen kann, die zur Entstehung der Atherosklerose und zur Entwicklung der Restenose beitragen.

Bei immundefizienten und immunsupprimierten Patienten ist die Schwere der Erkrankung abhängig vom Ausmaß der Beeinträchtigung des Immunsystems. Mit zunehmender Dysfunktion des Immunsystems nehmen CMV-Reaktivierungen und persistierende aktive CMV-Infektionen zu. Diese kündigen sich noch vor der klinischen Manifestation einer CMV-Erkrankung durch lang anhaltende intermittierende oder kontinuierliche CMV-Ausscheidung meist im Urin an. Prognostisch bedeutsamer ist der Nachweis von CMV-pp65-Antigen in Blutleukozyten.

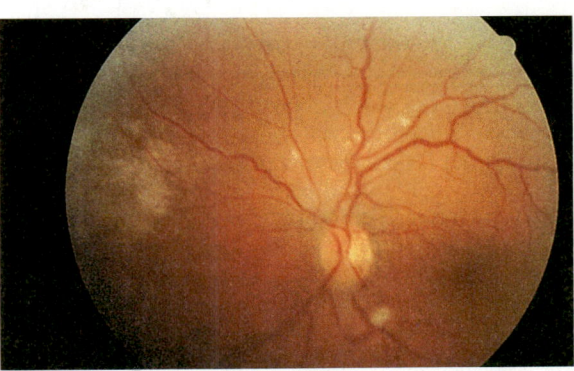

Abb. 11.21 Augenhintergrund bei CMV-Retinitis mit typischen „Cotton Wool"-Herden und peripheren Exsudaten. (Die Abbildung wurde freundlicherweise zur Verfügung gestellt von Chr. Hartmann, Klinik und Poliklinik für Augenheilkunde, Universität zu Köln.)

Symptome, Verlauf und Prognose

Asymptomatische Infektionen Die **Primärinfektion** durch Zytomegalievirus verläuft bei immungesunden älteren Kindern und Erwachsenen in ca. 90 % asymptomatisch. Symptomatische Infektionen sind klinisch von einer infektiösen Mononukleose nicht zu unterscheiden. Endogene Reaktivierungen mit Virusausscheidung, die von Zeit zu Zeit in Abhängigkeit von der aktuellen Immunkontrolle der Infektion durch den Organismus ablaufen, werden im Allgemeinen nicht bemerkt. Die Infektion verläuft bei den reifen Neugeborenen auch asymptomatisch, ist aber von einer u.U. langjährigen CMV-Ausscheidung begleitet.

HNO-Erkrankungen Ca. 8 % aller klinisch diagnostizierten Mononukleosen sind CMV-bedingt. Die klinischen Zeichen treten nach einer Inkubationszeit von 20–60 Tagen auf. Der Verlauf ist gutartig; neben Fieber, Lymphadenopathie, Pharyngitis bzw. Tonsillitis, Hepatitis, Splenomegalie und Exanthem treten selten Blutbildveränderungen (Leukopenie, relative Lymphozytose mit lymphomonozytären Reizformen, Thrombopenie) und gelegentlich eine Parotitis (DD Mumps) auf.

CMV bei Immunsuppression und AIDS Bei AIDS-Patienten ist die Infektion am häufigsten mit einer **CMV-Retinitis** (s. Abb. 11.21) assoziiert, gefolgt von gastrointestinalen Erkrankungen und der Enzephalitis. Bei HIV-infizierten Personen besteht in den meisten Risikogruppen CMV-Seropositivität zu fast 100 %. Die aktiven CMV-Infektionen bei 25–90 % der AIDS-Patienten sind demnach meist Folge einer CMV-Reaktivierung. Die in anderen klinischen Situationen bedeutsame diagnostische Unterscheidung zwischen einer Primärinfektion und einer Reaktivierung spielt daher bei AIDS-Patienten keine Rolle.

CMV-Enzephalitiden wurden vor allem bei AIDS-Patienten vor Einführung der intensiven antiretroviralen Therapie (HAART) häufiger beobachtet. Auch die **interstitielle Pneumonie** ist eine der typischen CMV-Erkrankungen, die meist bei erheblich immunsupprimierten Transplantatempfängern auftritt.

CMV-bedingte Hepatitis ist häufig bei konnataler Infektion, aber auch möglich bei Virusreaktivierungen bei Immunsupprimierten. **Gastrointestinale Infektionen** mit typischen, teils blutenden Schleimhautulzera waren vor Einführung der intensiven antiretroviralen Therapie eine häufige Erkrankung bei AIDS-Patienten und werden gelegentlich bei anderen Risikopatienten gefunden. Ulzerationen können in allen Abschnitten des Gastrointestinaltraktes auftreten, vom Ösophagus bis zum Enddarm (s. Abb. 11.22).

CMV spielt eine wesentliche Rolle bei **Nierentransplantierten**. Neben lang anhaltenden asymptomatischen Virusausscheidungen mit dem Urin kommt es zu Nephritiden und Transplantatabstoßungen.

Eine primäre und sekundäre Thrombozytopenie, aber auch Trizytopenie ist ein typisches Symptom bei konna-

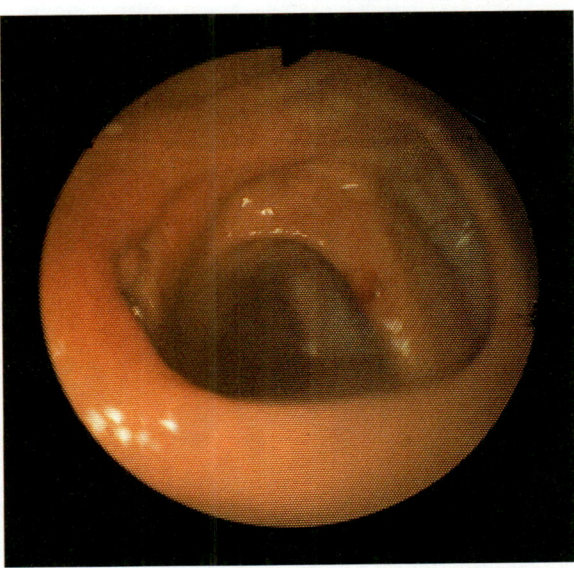

Abb. 11.22 CMV-Ulkus im Bereich der Ileozäkalklappe bei einem HIV-infizierten Patienten.

Infektionskrankheiten

Tab. 11.24 Symptome der konnatalen Zytomegalie.

Symptome	Häufigkeit (%)
Petechiale Blutungen	80
Hepatosplenomegalie	75
Ikterus	65
Mikrozephalie	50
Chorioretinitis	12

taler Infektion und häufig erstes Symptom einer CMV-Reaktivierung bei **knochenmarktransplantierten Patienten**.

Intrauterine und perinatale Infektionen Das Krankheitsbild der konnatalen Zytomegalie umfasst, in absteigender Häufigkeit:
- petechiale Blutungen bei Thrombopenie
- Gelbsucht bei Hepatosplenomegalie
- Innenohrschäden
- Mikrozephalie
- Chorioretinitis (Optikusatrophie)

CMV ist heute die Hauptursache für eine intrauterine Infektion des Fetus (0,2–2,2 %). Etwa 5 % der intrauterin infizierten Kinder zeigen das typische Bild einer **konnatalen Zytomegalie** (CID mit Einschluss des ZNS: Letalität bis 20 % und häufig bleibende Schäden). Die Prognose dieser Kinder ist schlecht (Gesamtletalität 11 %). Spätschäden (neurologische Defizite, Hörverlust) sind in aller Regel zu erwarten.

Weitere 5 % der intrauterin Infizierten haben geringfügige Symptome bei der Geburt, die Prognose ist sehr viel besser, aber in 10 % der Fälle ist auch hier mit Spätschäden zu rechnen (s. Tab. 11.24).

Fetale Infektionen nach reaktivierter Infektion bei der Mutter führen sehr selten zu klinischen Manifestationen, und wenn, dann mit deutlich schwächer ausgeprägter Symptomatik als bei Primärinfektionen und ohne Spätfolgen. Bei kleinen Frühgeborenen besteht auch nach postnataler Infektion (z. B. durch Muttermilch) ein hohes Risiko, an einer schweren systemischen CMV-Infektion zu erkranken.

Diagnostik Bei Verdacht auf eine CMV-Pneumonie ist die röntgenologische Untersuchung wichtig.

Für die Diagnose einer aktiven CMV-Infektion, aber auch für die Bestimmung der Prognose der Patienten sowie für Therapieindikation und Therapiekontrolle stehen heute quantitative Nachweismethoden für virale Antigene und DNA zur Verfügung, die es erlauben, die klinisch relevanten Fragen zunehmend besser zu beantworten.

- **Virusnachweis:** Die CMV-Isolierung aus Urin, Bronchiallavage, Speichel u. Ä. ist in humanen Fibroblasten möglich, sie braucht im Gegensatz zu HSV aber wesentlich länger. Hier kann der Nachweis von Early-Virusantigen – bereits vor dem Erscheinen des zytopathischen Effekts in der infizierten Zellkultur – die Diagnostik beschleunigen. Eine typische histopathologische Veränderung sind die Eulenaugenzellen, deren Nachweis zwar recht spezifisch, aber wenig sensitiv ist (s. Abb. 11.23).
- **Nachweis viraler Antigene:** Der quantitative Nachweis von CMV-pp65-Antigen in polymorphkernigen Leukozyten eignet sich zur Früherkennung einer systemischen CMV-Reaktivierung. Das pp65-Antigen (s.o.) ist vor allem bei systemischen Infektionen immunsupprimierter Patienten während der Phase der Antigenämie überwiegend in polymorphkernigen Leukozyten (PMNL) und zirkulierenden Endothelzellen zu finden und damit von großer diagnostischer Bedeutung.
- **Nachweis viraler Genome:** Der quantitative Nachweis von CMV-DNA ist mit Hilfe der PCR möglich und gelegentlich indiziert (Liquor bei Enzephalitisverdacht, bronchoalveoläre Lavage bei Pneumonieverdacht, Nachweis einer Primärinfektion bei Kindern mit schwerem kombinierten Immundefekt [SCID]).
- **Antikörpernachweis:** Das Screening auf CMV-IgG-Antikörper (Serostatus) ist in verschiedenen Situationen hilfreich: Blut- und Organspender werden getestet, um CMV-Übertragungen auf seronegative Empfänger zu vermeiden. Bei Frauen im gebärfähigen Alter ist die Kenntnis des CMV-Serostatus entscheidend für die Risikobewertung einer aktiven CMV-Infektion in der Schwangerschaft. **IgG-Antikörper** zeigen eine durchgemachte Primärinfektion an. Antikörper bedeuten keinen Schutz vor endogener Reaktivierung oder exogener Neuinfektion. Die serologische Diagnose der Primärinfektion kann durch Nachweis der **Serokonversion** (mit CMV-IgM) gestellt werden. Häufig wird auch bei CMV-Reaktivierungen CMV-IgM erneut nachweisbar (vorausgesetzt, die Fähigkeit zur Antikörperbildung ist gegeben). Vor allem bei Schwangeren (s.o.) ist es wichtig, zwischen Primärinfektion und Reaktivierung zu unterscheiden. Dies ist heute über die CMV-IgG-Aviditätsbestimmung und den Nachweis neutralisierender Antikörper relativ gut möglich. Die Synthese von anti-gB tritt während der Primärinfektion erst relativ spät auf (50–100 Tage), wohingegen es zu einer sofortigen Synthese von anti-gB bei der Reaktivierung kommt.

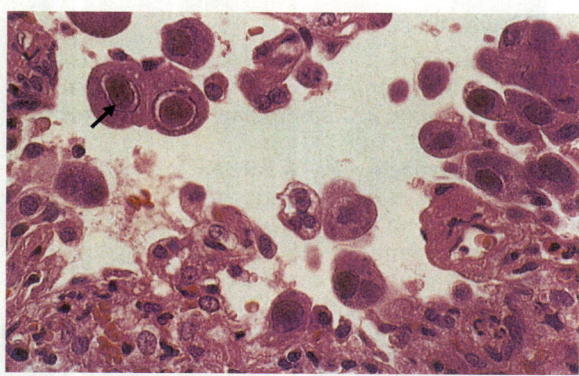

Abb. 11.23 Zytomegalievirus-Infektion der Lunge bei AIDS. Multiple zytomegale Zellen mit homogenen Kerneinschlüssen, HE (Vergrößerung × 40). (Die Abbildung wurde freundlicherweise zur Verfügung gestellt von R. Fischer, Institut für Pathologie, Universität zu Köln.)

Differentialdiagnose Das entscheidende Problem der klinischen CMV-Diagnostik ist, dass die Symptome und Befunde – abgesehen von der Retinitis und der interstitiellen Pneumonie – nicht pathognomonisch sind, sondern vielfältige Ursachen haben können. Daher wird für den sicheren Nachweis einer CMV-Erkrankung eigentlich der Virusnachweis im pathologisch veränderten Organ bzw. Gewebe gefordert. Wenngleich dies natürlich auch angesichts der betroffenen Patienten vielfach nicht möglich ist, sollte nicht zu leichtfertig von CMV-Erkrankungen aufgrund eines Laborbefundes gesprochen werden.

Therapie und Prophylaxe Bei CMV-Erkrankungen können Ganciclovir, Foscarnet oder Cidofovir eingesetzt werden. Aciclovir ist zwar therapeutisch nicht wirksam, kann aber bei Transplantationspatienten u.U. prophylaktisch eingesetzt werden. Der erfolgreiche Einsatz der genannten Virostatika ist für immunsupprimierte Patienten (KMT-, AIDS- und Patienten nach Transplantation solider Organe) gut belegt. Generell ist zu beachten, dass es bei Immundefizienz und bei Langzeittherapie vermehrt zur Selektion therapieresistenter Varianten kommen kann. Zur Therapieindikation und zum Therapiemonitoring eignen sich der quantitative CMV-pp65-Antigen-Nachweis und der quantitative CMV-DNA-Nachweis mittels PCR in peripheren Blutzellen.

Die Frage, ob und in welchen klinischen Situationen eine passive Hyperimmunglobulingabe hilfreich sein könnte, ist noch nicht abschließend entschieden. Eine Verbesserung gegenüber der alleinigen GCV-Therapie bei Patienten mit interstitieller Pneumonie nach Transplantation ist die kombinierte Gabe von Ganciclovir und Immunglobulin. Die aktive Immunisierung ist bis heute noch nicht zufrieden stellend möglich.

Die Vakzination mit dem attenuierten Laborstamm CMV-Towne, mit rekombinanten attenuierten Laborstämmen und in den letzten Jahren auch mit CMV-Subunit-Vakzinen (CMV-gB-Vakzine) sind in Erprobung, haben aber die Erwartungen bisher noch nicht erfüllen können.

Komplikationen Die Reaktivierung der CMV-Infektion hat eine besonders große klinische Bedeutung bei **immunsupprimierten Patienten**, da es hier zu einem schweren Befall viszeraler Organe kommt. Die Organmanifestationen hängen stark von der Art der Immunsuppression ab: Die interstitielle Pneumonie tritt häufig nach Knochenmarktransplantation auf, die Retinitis (s. Abb. 11.21) und der gastrointestinale Befall (Ulkus, Blutung) vor allem bei HIV-infizierten Patienten (s. Abb. 11.22).

Weitere Organe, die betroffen sein können, sind die Leber und das ZNS (Enzephalitis). Bei nierentransplantierten Patienten geht die CMV-Infektion bzw. -Reaktivierung oft mit einer Abstoßungsreaktion einher.

Zusammenfassung

- Häufigste Ursache: postnatale Infektion
- Wichtigstes Symptom: vielfältige Symptome je nach Patient
- Wichtigste diagnostische Maßnahme: quantitativer Nachweis von CMV-DNA oder viralem Antigen in peripheren Leukozyten
- Wichtigste prophylaktische/therapeutische Maßnahme: Vorbeugung durch Vermeiden der iatrogenen Infektion seronegativer Transplantatempfänger, Ganciclovir oder Foscarnet

Humanes Herpesvirus Typ 6 und 7

Einteilung Im Gegensatz zu anderen Herpesviren liegen bei den humanen Herpesviren Typ 6 und 7 (HHV-6, HHV-7) keine genomischen Isomere vor. Man unterscheidet aufgrund biologischer, epidemiologischer, pathogenetischer und virologischer Unterschiede zwei Varianten HHV-6A und HHV-6B. HHV-6 und HHV-7 sind unterscheidbar, aber nahe verwandt.

Epidemiologie HHV-6 wurde erstmals 1986 aus Lymphozytenkokulturen von Patienten mit lymphoproliferativen Auffälligkeiten bei chronischem Müdigkeitssyndrom und mit AIDS isoliert. Dem Virus wurde zunächst große Aufmerksamkeit zuteil, da eine pathogenetische Bedeutung als Koagens bei AIDS oder AIDS-Manifestationen möglich schien. Retrospektiv scheint die Erstisolierung bei den genannten Patienten relativ leicht erklärlich:

- Diese Herpesviren treten wie die anderen auch bei Immunsupprimierten vermehrt in Erscheinung.
- Das Verfahren zur Isolierung von HHV-6 entspricht dem Vorgehen beim Versuch der Retrovirusisolierung.

HHV-7 wurde erstmals 1990 bei einem Gesunden isoliert. Mittlerweile ist gesichert, dass in allen untersuchten Populationen Erwachsene zu 40–100 % mit HHV-6 und HHV-7 infiziert sind, dass beide Viren auch aus Gesunden isoliert werden können und die Durchseuchung in früher Kindheit beginnt. Offenbar erfolgt die HHV-7-Serokonversion später.

Die Übertragung geschieht sehr effektiv über den Speichel: 50–100 % aller HHV-6-Infizierten scheiden hierüber das Virus aus. Im Übrigen dienen auch hier die Lymphozyten als Virusreservoir.

Die Geschichte von HHV-6 zeigt einmal mehr, wie vorsichtig man bei der ätiologischen Verknüpfung des Nachweises eines ubiquitären Virus mit spezifischen Symptomen oder Syndromen sein muss.

Ätiologie und Pathogenese Ätiologisch sind HHV-6B und HHV-7 bei Kindern verantwortlich für das **Exanthema subitum (Dreitagefieber)**. Darüber hinaus gibt es einige Beschreibungen von schwereren assoziierten Krankheitsfällen. Denkbar ist, dass, wie bei den anderen Herpesviren, bestimmte immunologische Voraussetzungen zu besonderer Pathogenität führen. Die klinische Bedeutung von HHV-6A ist zurzeit noch unklar.

Symptome, Verlauf und Prognose Bei **immunkompetenten Kindern** ist das Dreitagefieber oder Exanthema subitum (ES) eine der klassischen „Kinderkrankheiten": Nach einer dreitägigen Fieberphase kommt es gleichzeitig mit der Entfieberung zu einem stammbetonten kleinfleckigen

Exanthem. Das ES ist häufiger begleitet von Übelkeit, Erbrechen und auch Durchfall.

Bei **Erwachsenen** kann es zu einem mononukleoseähnlichen Krankheitsbild mit langer Rekonvaleszenz kommen.

Diagnostik Im Labor ist eine Leukopenie mit relativer Lymphozytose zu erkennen, eine Thrombopenie kann ebenfalls vorliegen.
- **Nachweis viraler Genome:** HHV-6-DNA kann während der akuten Infektion durch die PCR leicht aus Lymphozyten und dem Speichel nachgewiesen werden: Nach Überstehen der Primärinfektion geht die Zahl der latent infizierten Lymphozyten erheblich zurück, so dass die PCR im peripheren Blut nur noch in 10 % aller Fälle ein positives Ergebnis zeigt. Durch quantitative PCR lässt sich ein Reaktivierungsereignis diagnostizieren.
- **Antikörpernachweis:** Die Serodiagnostik ist in ihrer Aussage durch die hohe Durchseuchung von ca. 80 % im zweiten Lebensjahr eingeschränkt. Für die frische Infektion kommen daher die IgG-Serokonversion und der IgM-Nachweis in Frage – wobei allerdings ungeklärt ist, ob ein IgM-Nachweis auch bei einer Reaktivierung auftritt.
- **Virusisolierung:** Aus Speichel und Lymphozyten kann HHV-6 durch Kokultivierung mit stimulierten Nabelschnurlymphozyten isoliert werden: Die Anzucht ist aufwändig, gelingt aber auch bei gesunden Virusträgern – und hier eher aus dem Speichel als aus dem peripheren Blut.

Therapie Wenngleich die Wirksamkeit verschiedener Nukleosidanaloga in vitro gezeigt werden konnte, gibt es keine guten Daten zu einer klinischen Wirksamkeit.

Die Therapie erfolgt symptomatisch. Therapieversuche mit Nukleosidanaloga oder Foscarnet sind bei schweren Erkrankungen immunsupprimierter Patienten u.U. angezeigt.

Zusammenfassung

Die Entdeckung von HHV-6 und HHV-7 hat es endlich ermöglicht, das alte Rätsel des Dreitagefiebers zu lösen, von dem man schon seit langem annahm, dass es sich um eine Infektionserkrankung handeln könnte. Beim immungesunden Erwachsenen kommt es gelegentlich zu schwereren, lang dauernden, mononukleoseähnlichen Erkrankungen. Einzelne fulminante Hepatitiden wurden beobachtet. HHV-6 kann zu verschiedenen Komplikationen bei immunsupprimierten Patienten führen, ohne dass die quantitative Bedeutung des Erregers in diesem Zusammenhang völlig klar wäre.

Humanes Herpesvirus Typ 8

Beschreibung und Einteilung Humanes Herpesvirus Typ 8 (HHV-8) wurde zunächst über die PCR als herpesvirusspezifische genetische Information in einem AIDS-assoziierten Kaposi-Sarkom (KS) entdeckt. Es ließ sich dann als freies Virus aus HHV-8-assoziierten B-Zell-Lymphomen isolieren und als Gamma-Herpesvirus charakterisieren.

Epidemiologie Antikörper gegen HHV-8 sind im ELISA bei fast allen Kaposi-Sarkom-Trägern, bei 30 % der HIV-positiven Homosexuellen und zu einem geringen Prozentsatz bei Blutspendern nachweisbar. Damit ist HHV-8 offensichtlich nicht so verbreitet wie andere Herpesviren. Die Antikörperprävalenz macht es wahrscheinlich, dass HHV-8 überwiegend durch Sexualkontakte übertragen wird.

Pathogenese Gamma-Herpesviren wirken bekanntlich potentiell transformierend. HHV-8-Genom wird mit der PCR inzwischen auch in Kaposi-Sarkomen von therapeutisch immunsupprimierten Transplantationspatienten, in spontanen Kaposi-Sarkomen und den relativ seltenen HHV-8-assoziierten Body-Cavity-Lymphomen nachgewiesen. Kaposi-Sarkome bestehen typischerweise aus einem Gemisch proliferierender Spindel- und Endothelzellen – die zur Entstehung führenden Mechanismen sind noch ungeklärt.

Symptome, Verlauf und Prognose Asymptomatische Infektionen werden vor allem bei HIV-Infizierten gefunden, wobei noch nicht klar ist, wie viele dieser Patienten in der Folge ein Kaposi-Syndrom entwickeln werden.

Näheres siehe Kapitel 11.3.

Diagnostik Der Virusnachweis erfolgt gegenwärtig nur über die PCR. Ein Antikörpernachweis ist noch nicht kommerziell verfügbar, die Ergebnisse verschiedener Studien zur Antikörperprävalenz sind widersprüchlich.

Therapie und Prophylaxe Retrospektive Studien zur Therapie von Kaposi-Sarkomen (KS) weisen auf eine gewisse Wirksamkeit von Foscarnet und Ganciclovir hin. Bei Verbesserung der Immunsituation eines KS-Patienten durch Nachlassen der immunsuppressiven Therapie bei Transplantatempfängern oder verstärkte antiretrovirale Therapie bei AIDS-Patienten kann zu einem spontanen Rückgang der KS-Läsionen führen. Eine zytostatische Behandlung des KS ist möglich, aber angesichts der Grunderkrankungen der Patienten problematisch.

Zusammenfassung

- Wichtigstes Symptom: Kaposi-Sarkom bei AIDS
- Wichtigste diagnostische Maßnahme: Virusnachweis mittels PCR
- Wichtigste therapeutische Maßnahmen: Foscarnet und Ganciclovir, Verbessern des Immunstatus

11.4.2 Caliciviren und Astroviren

Sowohl Caliciviren als auch Astroviren verursachen beim Menschen klinisch ähnliche gastrointestinale Erkrankungen mit Durchfällen. Es ist daher aus klinischer Sicht sinnvoll, diese Viren gemeinsam zu besprechen, auch wenn sie unterschiedlichen Virusfamilien angehören.

Beschreibung und Einteilung Caliciviren (s. Abb. 11.24) sind kleine, nackte RNA-Viren (27–35 nm Durchmesser, einzelsträngiger RNA-Plusstrang, 7,3–8,3 kb) mit ikosaedrischem, durch tiefe Einsenkungen gekennzeichnetem Kapsid. Zu den humanpathogenen Caliciviren gehören zwei Genera: die **Norwalk-Gruppe** und die **Sapporo-Gruppe** mit jeweils mehreren Virusstämmen. Norwalk-Viren lassen sich nicht in Zellkultur vermehren.

Das **Hepatitis-E-Virus** (HEV) war vorübergehend als Calicivirus klassifiziert worden, wurde aber kürzlich wieder aus dieser Virusfamilie herausgenommen und wird erneut als nicht klassifiziertes Virus geführt.

Astroviren sind ebenfalls kleine (6,3 kb), nackte Viren mit Plusstrang-RNA. Beim Menschen konnten mittlerweile acht Serotypen differenziert werden.

Epidemiologie Calici- und Astroviren gehören weltweit zu den häufigsten Erregern hochakuter nichtbakterieller Gastroenteritiden.

Der erste gut untersuchte Norwalk-Ausbruch begann im Oktober 1968. Innerhalb von zwei Tagen erkrankten 50 % von 232 Schülern und Lehrern einer Grundschule in Norwalk an einer heftigen Gastroenteritis. 32 % der direkten Kontaktpersonen dieser Patienten erkrankten ebenfalls. Erstmals 1972 konnten Norwalk-Viren elektronenoptisch in Stuhlproben Erkrankter nachgewiesen werden. Spätere Studien zeigten, dass Caliciviren sehr häufig Erreger nichtbakterieller Gastroenteritiden sind. Die Infektion erfolgt durch kontaminierte Nahrungsmittel sowie durch fäkal-orale Übertragung.

Pathogenese, Symptome, Verlauf und Prognose Caliciviren verursachen weltweit epidemisch (häufig fäkal-oral übertragen, auch nosokomial) nach kurzer Inkubationszeit (24–72 h) nicht persistierende, hochakute Gastroenteritiden (24–48 h), überwiegend bei älteren Schulkindern und Erwachsenen (durch kontaminierte Lebensmittel, rohen Fisch oder Trinkwasser), begleitet von Durchfall und charakteristischen histologischen Veränderungen der Dünndarmschleimhaut. Die klinischen Symptome umfassen:

- Fieber (45 %)
- Übelkeit und Erbrechen (45 %)
- Durchfall (81 %)
- Kopfschmerz (80 %)
- Myalgien (50 %).

Ähnliche akute epidemische Gastroenteritiden verursachen die als separate Familie geführten **Astroviren**. Die Prognose beider Erkrankungen ist gut.

Diagnostik Die **Calici-** und **Astrovirusdiagnostik** erfolgt durch den Nachweis spezifischer Antikörper (ELISA) oder direkt durch den Nachweis viraler Antigene im EIA oder Nukleinsäure über die Reverse-Transkriptase-(RT-)PCR. Die ursprüngliche Identifizierung erfolgte über Elektronenmikroskopie von Stuhlproben. Es zeigen sich geringe morphologische Unterschiede: So sind die oben beschriebenen Vertiefungen in der Partikeloberfläche von

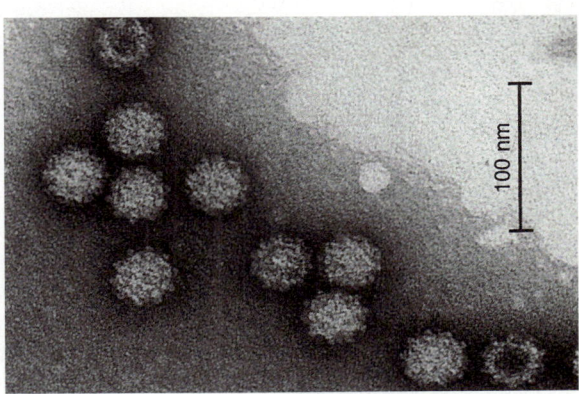

Abb. 11.24 Caliciviren (Vergrößerung × 200 000).

HEV weniger prononciert als beim Norwalk-Virus, aber doch deutlich von denen beim Hepatitis-A-Virus verschieden.

Differentialdiagnose	Differenzierungsmaßnahmen
Infektion mit Rotaviren	Virologische Diagnostik
Lebensmittelvergiftung	Nachweis toxinbildender Bakterien oder Toxine

Therapie und Prophylaxe Es existiert keine spezifische Therapie. **Prophylaxe:** Trinkwasserdesinfektion und Vermeidung roher Speisen in Endemiegebieten.

Zusammenfassung

- Häufigste Infektionsursachen: kontaminierte Lebensmittel, fäkal-orale Übertragung
- Wichtigste Symptome: Durchfall, Kopfschmerzen, Übelkeit und Erbrechen
- Wichtigste diagnostische Maßnahmen: Antikörpernachweis durch ELISA, Nachweis viraler Antigene oder Nukleinsäure
- Wichtigste therapeutische Maßnahme: symptomatisch, Rehydratation

11.4.3 Reoviren (Rotaviren)

Beschreibung und Einteilung Die Reoviridae (s. Abb. 11.25) sind sphärische RNA-Viren von 70–80 nm Durchmesser. Sie enthalten als einzige humanpathogene Viren doppelsträngige RNA. Ihr segmentiertes Genom liegt in stark kondensierter Form im Inneren eines Bereiches vor, der von bis zu drei konzentrischen Proteinschichten (inneres Core, inneres Kapsid, äußeres Kapsid) umgeben ist. Von einem „klassischen" Nukleokapsid kann nicht gesprochen werden. Man unterscheidet vier für den Menschen pathogene Genera:

11 Infektionskrankheiten

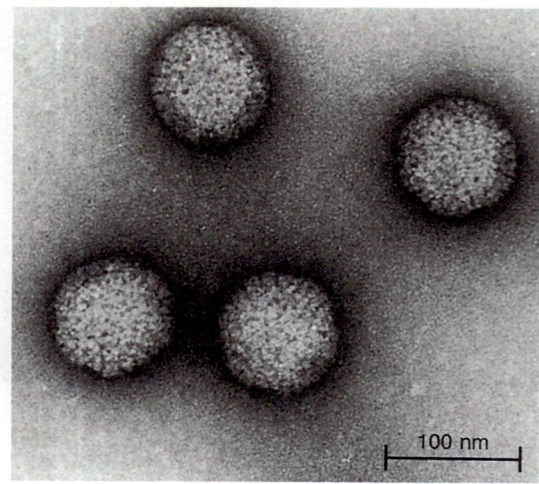

Abb. 11.25 Reoviren (Vergrößerung × 180 000).

- Orthoreoviren
- Orbiviren
- Rotaviren
- Coltiviren

Während das Genom der Orthoreo- (23,6 kbp) und Orbiviren (19,2 kbp) aus zehn Segmenten besteht, besitzen Rota- (18,5 kbp) und Coltiviren (29,1 kbp) elf respektive zwölf Segmente. Die Segmentierung des Genoms ermöglicht, ähnlich wie bei den Orthomyxoviren, eine hohe Variabilität durch Reassortierung der Teilgenome in Mischinfektionen.

Epidemiologie Reoviren sind ubiquitär verbreitet. Sie lassen sich auch aus Wasser relativ häufig isolieren und sind sehr umweltresistent. Abgesehen von den Rotaviren herrscht über die Rolle der drei übrigen humanen Reovirus-Serotypen beim Menschen noch keine Klarheit. Vor allem respiratorische Infektionen, aber auch Gastroenteritiden und Exantheme sind mit ihnen in Verbindung gebracht worden. Des Weiteren besteht der Verdacht, dass sie für einige konnatale Erkrankungen (Gallengangsatresie, Hepatitis) verantwortlich sein könnten.

Wo immer man weltweit nach Rotaviren gesucht hat, wurden diese auch gefunden.

Ätiologie und Pathogenese Die **Rotaviren** sind für einen großen Anteil der Gastroenteritiden von Säuglingen und Kleinkindern und damit auch für die hohe Kindersterblichkeit in den Entwicklungsländern verantwortlich. Bei Erwachsenen kommen Rotavirusinfektionen als Anschlusserkrankungen nach Kindergartenausbrüchen vor, außerdem führen sie zu Reisedurchfallerkrankungen.

Das NSP4-Glykoprotein des Virions wirkt als virales Enterotoxin. Nach der Bindung an entsprechende Rezeptoren auf Darmepithelzellen kommt es zu gesteigerter Sekretion und verminderter Resorption und so zur Durchfallerkrankung.

Als Erreger **nosokomialer Infektionen** sind Rotaviren auch in Europa von erheblicher Bedeutung. Die Prognose der Infektion ist in Europa stets gut.

Symptome **Asymptomatische Verläufe** sind bei Neugeborenen mit Rotavirusinfektionen beschrieben worden. Normalerweise treten aber nach einer kurzen Inkubationszeit von zwei bis vier Tagen Fieber und Erbrechen auf, gefolgt von wässrigen Diarrhöen ohne Blut- oder Schleimauflagerungen.

Reoviren sind möglicherweise sehr selten an neurologischen Erkrankungen beteiligt.

Diagnostik Virusnachweis: Aus Stuhlproben lassen sich Rotaviren kaum anzüchten. Die Elektronenmikroskopie als klassische Standardmethode wird inzwischen weitgehend durch einen **ELISA-Antigennachweis** ersetzt, der allerdings nicht alle humanpathogenen Rotaviren erfasst. Zum Genomnachweis ist die **RT-PCR** verfügbar. Schließlich lässt sich das segmentierte Rotavirusgenom auch als Bandenmuster diagnostisch in Polyacrylamidgel darstellen.

Differentialdiagnose	Differenzierungsmaßnahmen
Gastroenteritiden durch Adenoviren, Caliciviren, Astroviren oder Coronaviren	Virologische Diagnostik
Lebensmittelvergiftungen	Nachweis toxinbildender Bakterien oder Toxine

Therapie und Prophylaxe Nosokomiale Rotavirusinfektionen auf Säuglingsstationen werden durch Einhaltung guter Hygienestandards vermieden. Auch schwere rotavirusbedingte Diarrhöen lassen sich durch Volumensubstitution und Elektrolytgaben beherrschen. Gegen die hohe Säuglingssterblichkeit in den Entwicklungsländern wurde kürzlich erstmals eine Rotavirusvakzine entwickelt. Eine kausale Therapie gibt es nicht.

Verlauf und Prognose Zwar ist die Letalität bei Kindern mit Rotavirusinfektionen in den hoch industrialisierten Ländern sehr gering. In den Entwicklungsländern sterben jedoch jährlich schätzungsweise 1–3 Mio. Kinder an dieser Infektion. In den USA werden jedes Jahr 80 000 Kinder wegen einer Rotavirus-Infektion stationär aufgenommen.

Als **schwere Komplikation** ist vor allem die nekrotisierende Enterokolitis zu nennen.

Zusammenfassung

- Häufigste Infektionsursache: nosokomiale Übertragung (Deutschland)
- Wichtigste Symptome: Fieber, Erbrechen, wässrige Durchfälle
- Wichtigste diagnostische Maßnahme: ELISA-Antigennachweis
- Wichtigste therapeutische Maßnahme: symptomatisch, Rehydratation

11.4 Infektionskrankheiten durch Viren

11.4.4 Coronaviren

Beschreibung und Einteilung Coronaviren (s. Abb. 11.26, Ultradünnschnitt) sind sphärische, aber auch pleomorphe, 80–120 nm große, umhüllte RNA-Viren mit helikalem Nukleokapsid und keulenförmigen, 20 nm langen Oberflächenfortsätzen. Sie wurden zunächst aufgrund ihrer charakteristischen elektronenmikroskopischen Struktur diagnostiziert. Die lineare virale RNA ist einzelsträngig mit Plusstrangorientierung, umfasst 20–30 kb und zählt damit zu den größten RNA-Genomen. Neben dem bei Vertebraten und Geflügel vorkommenden Genus Coronavirus umfasst die Familie auch das Genus Torovirus, das bei Rind und Pferd (Mensch?) vorkommt und Diarrhöen induziert. Coronaviren sind mittlerweile auch antigenisch und molekulargenetisch charakterisiert. Man unterscheidet drei serologische Gruppen, wobei die zwei humanpathogenen Prototypviren (HCoV-229E mit 20580b und HCoV-OC43) mit verschiedenen Isolaten in die Gruppen I und II fallen.

Epidemiologie Natürliche Ausbrüche von Erkältungskrankheiten, induziert durch HCoV-229E bzw. HCoV-OC43 scheinen in zeitlichen Abständen von zwei bis vier Jahren alternierend aufzutreten. Ein tierisches Reservoir für humane Coronaviren scheint nicht zu existieren, auch wenn Sequenzvergleiche zwischen analogen Spikeproteinen auf gewisse Homologien und damit evtl. auf Rekombinationen hinweisen.

Pathogenese Obgleich tierpathogene Coronaviren beliebte Modellinfektionen für die Untersuchung chronisch demyelinisierender Erkrankungen des ZNS darstellen, verursachen die humanen Coronaviren, soweit bislang bekannt, nur akute respiratorische und OC43 evtl. gastrointestinale Infektionen. Über eine Bedeutung von Coronaviren für chronische ZNS-Erkrankungen des Menschen kann trotz vereinzelter Isolierungen aus menschlichem Hirnmaterial nichts Abschließendes gesagt werden.

Symptome, Verlauf und Prognose Coronaviren verursachen bei allen Altersgruppen in der kalten Jahreszeit überwiegend milde Ausbrüche respiratorischer Infektionen (Unwohlsein, Kopfschmerzen, fiebrige Erkältung, Halsschmerzen, Husten) und machen nahezu 30 % der banalen Erkältungen aus. Die Erkrankungen dauern durchschnittlich sieben Tage (drei bis 18 Tage). Coronaviren können beim Säugling auch zu Gastroenteritiden führen. Die Übertragung erfolgt durch Aerosole und fäkal-oral. Die Inkubationszeit dauert ca. drei bis vier Tage. Die Immunität hält nicht lange an, deshalb sind Reinfektionen möglich.

Diagnostik
- **Virusnachweis:** Coronaviren lassen sich nur schwer in Zellkulturen anzüchten. Die klassische Diagnose aus dem Stuhl erfolgt mit dem Elektronenmikroskop. In abgeschilferten Epithelien lassen sich Virusantigen und -genom durch Immunfluoreszenz bzw. RT-PCR nachweisen.
- **Antikörpernachweis:** Antigenmaterial für serologische Untersuchungen (KBR, HHT, ELISA) kann zwar gewonnen werden, steht aber routinemäßig nicht zur Verfügung.

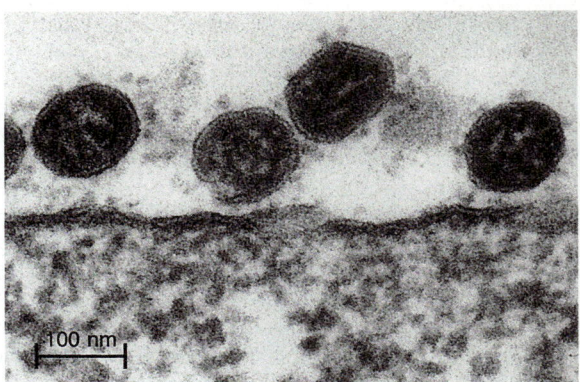

Abb. 11.26 Coronaviren (Vergrößerung × 120000).

Differentialdiagnose	Differenzierungsmaßnahmen
Infektion mit Rhinoviren	Kürzere Inkubationszeit, virologische Diagnostik
Infektion mit Adenoviren	Virologische Diagnostik
Infektion mit Paramyxoviren	Virologische Diagnostik

Therapie und Prophylaxe Eine kausale Therapie am Menschen ist gegenwärtig nicht verfügbar. Gegen veterinärmedizinisch bedeutungsvolle Coronaviren, die in der Massenhaltung von Geflügel und Schweinen eine Rolle spielen, werden Impfstoffe regelmäßig angewendet.

Komplikation	Häufigkeit
Asthmaattacken und Bronchitis	Bei Kindern mit Disposition häufig

Zusammenfassung
- Häufigste Ursache: Infektion mit Coronaviren über Aerosol oder fäkal-oral
- Wichtigste Symptome: „Erkältung", Gastroenteritis
- Wichtigste diagnostische Maßnahme: Beobachtung
- Wichtigste therapeutische Maßnahme: symptomatisch

S.A.R.S.
Im Februar 2003 wurde von den chinesischen Gesundheitsbehörden gemeldet, dass es seit November 2002 zu einer auffälligen Häufung neuartiger respiratorischer Infektionen gekommen sei mit schweren Krankheitsverläufen und hoher Letalität. Dieses als Severe Acute Respiratory Syndrome (S.A.R.S.) bezeichnete Krankheitsbild ist zunächst eine klinische Falldefinition (Erkrankungsbeginn nach 1. November 2002 und Fieber > 38 °C

und Husten oder Atemnot oder Kurzatmigkeit und enger Kontakt innerhalt von 10 Tagen vor Erkrankungsbeginn mit einer möglichen Infektionsquelle). Verschiedene Arbeitsgruppen haben nacheinander Paramyxoviren und Coronaviren als Erreger verantwortlich gemacht.

Derzeit spricht vieles dafür, dass es sich um ein, für die menschliche Population völlig neues Coronavirus handelt. Mitte April 2003 waren insgesamt weltweit 2.727 der Definition entsprechenden Fälle von S.A.R.S. gemeldet worden mit einer Gesamtletalität von 3,8 % (China 1.280 Fälle, Hongkong 970 Fälle, Singapur 118 Fälle, USA 149 Fälle, Kanada 94 Fälle, Vietnam 62 Fälle, Taiwan 19 Fälle).

11.4.5 Picornaviren

Beschreibung und Einteilung Picornaviridae (s. Abb. 11.27) sind kleine (28–30 nm), nackte, sehr umweltresistente RNA-Viren mit ikosaedrischem Nukleokapsid. Die einzelsträngige, lineare RNA besteht aus 7 209–8 450 Nukleotiden. Wegen ihrer Orientierung (Plusstrang) ist Virus-RNA infektiös und nach Einbringen in eine Wirtszelle direkt zur Translation geeignet.
In Tabelle 11.25 sind mit den Genera
- Enterovirus,
- Rhinovirus und
- Hepatitis-A-Virus

die wichtigsten humanpathogenen Vertreter zusammen mit den spezifischen Krankheitsbildern dargestellt.

Epidemiologie Humanpathogene Picornaviren sind weltweit, wenn auch in sehr unterschiedlichem Ausmaß, endemisch. Der Mensch bildet das einzige Reservoir.

Die Infektion erfolgt bei den säurelabilen **Rhinoviren** über die Schleimhäute des Respirationstrakts als Tröpfcheninfektion, in vielen Fällen auch auf dem Weg Nase – Hand – Hand – Nase. Rhinoviren findet man etwa zwei Wochen lang im Nasensekret mit einem Maximum der Ausscheidung an den Krankheitstagen.

Enterovirusinfektionen kommen bei uns ganz überwiegend im Sommer und Herbst vor („Sommergrippe"). Die Ausscheidung der Enteroviren beginnt zwei bis drei Tage nach der Infektion. Sie kann einige Tage lang oral erfolgen

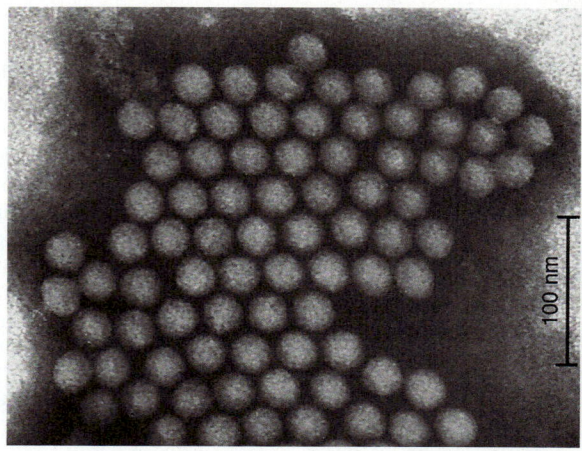

Abb. 11.27 Picornaviren (Vergrößerung × 200 000).

und für mehrere Wochen fäkal. Bei der Übertragung handelt es sich generell um eine enterale „Schmutz-Schmierinfektion", wobei in den Ländern mit hohem Hygienestandard die Übertragung durch Rachensekrete bedeutsamer ist. Sehr selten werden bei schweren Immundefekten (z. B. bei Agammaglobulinämie) Dauerausscheider beobachtet.

Die **paralytische Poliomyelitis** konnte während der letzten 30 Jahre in den westlichen Industrieländern durch Impfung im Rahmen des WHO-Eradikationsprogramms drastisch vermindert werden (Europa 1951–1955: ca. 50 000 Fälle jährlich, Deutschland ist seit 1990 frei von Infektionen, s. u.).

Die Seroprävalenz der **Hepatitis-A**-Antikörper hat in Deutschland seit dem Zweiten Weltkrieg ebenfalls drastisch abgenommen (Kriegsgeneration bis zu 80 % seropositiv, Studenten heute < 5 %); die Bedeutung der Hepatitis A als Reiseerkrankung (Entwicklungsländer) nimmt demzufolge zu. Das Hepatitis-A-Virus wird im Gegensatz zu anderen Picornaviren, die auch oral ausgeschieden werden, ausschließlich fäkal und vor allem in der späten Inkubationsphase ausgeschieden.

Pathogenese Picornaviridae führen zu unterschiedlich stark ausgeprägter zytozidaler Virusvermehrung, also in aller Regel zu nicht persistierenden Infektionen. Die Par-

Tab. 11.25 Picornaviridae.

Genus	Viren/Serotypen		Spezifische Krankheitsbilder
Enterovirus	Polio	3	Poliomyelitis anterior acuta
	Coxsackie A	23	Herpangina, Hand-Mund-Fuß-Krankheit (A16)
	Coxsackie B	6	Bornholmer Erkrankung, Myokarditis, aseptische Meningitis
	ECHO	28	Exantheme (rötelnähnlich: ECHO 9, ähnlich Exanthema subitum: ECHO 16), aseptische Meningitis
	Enteroviren	4	Hämorrhagische Konjunktivitis (Typ 70), poliomyelitisähnliche Meningomyelitis (Typ 71)
Rhinovirus	Rhino	113	„Schnupfen" (verursachen 30–35 % aller Erkältungen)
Hepatitis-A-Virus	Hepatitis A	1	Epidemische Hepatitis

tikelproduktion erfolgt zunächst in Epithelzellen des Nasen-Rachen-Raums bzw. Magen-Darm-Trakts und in den regionalen Lymphknoten und findet erst danach bei einigen Picornaviren in typischen Zielorganen, z.B. ZNS, Skelettmuskulatur, Herz oder Leber statt. Die Vermehrung von Enteroviren im Darm interferiert mit der simultanen Vermehrung eines zweiten Serotyps; dies war von großer Bedeutung für die **Polio-Lebendimpfung** (daher mehrmalige Impfungen im Winter, s. Kap. 11.10).

! Relevante Erkrankungen des Magen-Darm-Trakts durch Enteroviren sind trotz der primären Vermehrung im Darm selten.

Es konnte mittlerweile gezeigt werden, dass Enteroviren auch bei immungesunden Personen u.U. doch persistieren können (z.B. im Myokard), ohne dass dieser Infektionszustand bislang charakterisiert wäre. Die klinische Bedeutung persistierender Picornavirusinfektionen ist noch nicht vollständig geklärt. Die Immunität ist typenspezifisch und antikörpervermittelt. Immunologische Vorgänge spielen bei der Pathogenese der Hepatitis A eine wichtige Rolle.

Im Mäusemodell wurde experimentell gezeigt, dass bestimmte Enteroviren eine Pankreatitis und in der Folge einen **Insulinmangeldiabetes** induzieren. Beim Menschen mehren sich Hinweise, dass Coxsackie B4 und andere Enteroviren über die Induktion kreuzreagierender Antikörper eine Inselzerstörung und damit einen juvenilen (Typ-1-) Diabetes auslösen können (Autoimmunität durch molekulares Mimikry bei bestimmter immungenetischer Disposition).

Auch die für bestimmte Formen des chronischen postinfektiösen Müdigkeitssyndroms typische **Myalgie** ist möglicherweise durch Coxsackie-B-Viren verursacht: Eine persistierende Infektion lässt sich hier durch den PCR-Nachweis viraler RNA in der Muskelbiopsie belegen.

Symptome, Verlauf und und Prognose Die Inkubationszeit beträgt bei den **Enteroviren** sieben bis 14 Tage (im Extremfall zwei bis 35 Tage), bei **Rhinoviren** ein bis vier Tage. Allerdings verlaufen die meisten Picornavirusinfektionen subklinisch.

Haut- und Schleimhauterkrankungen Viele Enteroviren können **rötelnähnliche Exantheme** verursachen (Differentialdiagnose!), und einige Coxsackie-A-Viren rufen neben Allgemeinsymptomen eine charakteristische Pharyngitis mit vesikulärem Enanthem (**Herpangina**) hervor. Wenn, vor allem bei Coxsackievirus A9, A16 und Enterovirus 71, ein vesikuläres Exanthem der Hände und Füße hinzukommt, spricht man von der **Hand-Fuß-Mund-Krankheit**.

Augenerkrankungen Mehrere Enteroviren können **Konjunktivitiden** verursachen, besonders schwer verläuft eine hämorrhagische Konjunktivitis durch Enterovirus 70 und Coxsackie A24.

ZNS-Erkrankungen Bei symptomatischen **Poliovirusinfektionen** (je nach endemischer oder epidemischer Situation 1–5 %) kann man drei Verlaufsformen unterscheiden:

- Bei der **abortiven Poliomyelitis** kommt es nach der Inkubationszeit nur zu einer zwei bis fünf Tage anhaltenden „Grippesymptomatik" (**Minor Illness**), wie sie viele Enterovirustypen hervorrufen können. Nach einer zwei- bis dreitägigen Besserung kann es dann zu plötzlicher Verschlechterung kommen (Hauptkrankheit).
- Die **meningitische Poliomyelitis** verläuft unter dem Bild der prognostisch günstigen aseptischen Meningitis, die ebenfalls durch viele andere Enteroviren verursacht werden kann (sehr selten ist die perakute, letal verlaufende Enzephalitis).
- Am ersten bis vierten Tag der Hauptkrankheit tritt (bei ca. 1 ‰ aller Infizierten, je älter der Infizierte, umso häufiger) die **paralytische Poliomyelitis** akut auf, bei Befall motorischer Vorderhornzellen (ca. 80 %) mit spinalen schlaffen Lähmungen (Frühmorgenlähmung). Typisch sind Fieber, Muskelschmerzen und asymmetrische Paresen ohne sensorische Störungen, die über einen Zeitraum von wenigen Tagen mit Betonung der unteren Extremitäten entstehen.
- Eine Sonderform ist die **bulbäre Poliomyelitis** mit Beteiligung des IX. und X. Hirnnervs (selten VII. und VIII.). Das Enterovirus 71 verursacht ebenfalls eine „epidemische paralytische Meningomyelitis", die der Poliomyelitis ähnelt.

Die Lähmung kann auch, ohne vorangehende Minor Illness, erstes Symptom der Erkrankung sein. Die bleibenden Schäden bei Überlebenden (Letalität: 5–30 %) sind geprägt durch Muster und Umfang des ZNS-Befalls. Das Ausmaß der bleibenden Kernlähmung wird erst nach Rückgang der entzündlichen Veränderungen (Wochen bis Monate später) offenbar.

Akute aseptische Meningitis: Coxsackie- und ECHO-Viren sind für ca. 80 % der aseptischen Meningitiden verantwortlich. Sie tritt vor allem bei Kindern und jungen Erwachsenen auf, meist geht eine fieberhafte Pharyngitis voraus. Enzephalitis und Paresen sind selten.

Respiratorische Erkrankungen **Rhinoviren** verursachen den Schnupfen, hinzu kommen jedoch häufig weitere Symptome wie:
- Husten (86 %)
- Halsschmerzen (71 %)
- Kopfschmerzen (62 %)
- Schüttelfrost (45 %)
- Augenbeteiligungen (31 %)
- Myalgien (25 %).

Paradoxerweise sind Enteroviren auch in erheblichem Umfang für **respiratorische Infektionen** verantwortlich, von milden Affektionen des oberen Respirationstrakts über influenzaartige Krankheitsbilder bei Kindern (Enterovirus 71) bis hin zu kindlichen Bronchiolitiden und Pneumonien (Enterovirus 68). Klinisch ist bei den letztgenannten Manifestationen eine differentialdiagnostische Abgrenzung zu anderen respiratorischen Viren (Rhinoviren, Parainfluenzaviren, RS-Viren und Adenoviren) nicht möglich, abgesehen von einer enterovirustypischen jahreszeitlichen Häufung im Sommer.

Kardiale Erkrankungen Ein klinisch schwieriges Problem stellt die Sicherung der Diagnose **Coxsackie-Virus-Myokarditis** dar. Hierbei folgen auf einen grippalen Infekt plötzlich Luftnot, retrosternale Schmerzen, Zeichen der Herzinsuffizienz (Verbreiterung des Herzschattens), Perikarditis und Herzrhythmusstörungen (z. B. AV-Block, Schenkelblock). Die ätiologische Bedeutung dieser Viren für einen Teil der Myo- und Perikarditiden, auch für chronische Kardiomyopathien, vor allem bei jungen Menschen, ist vielfach virologisch gesichert.

Gastrointestinale Erkankungen Das Hepatitis-A-Virus führt bei Kindern seltener, bei Erwachsenen häufiger zu einer nicht persistierenden Hepatitis. Beim Erwachsenen kann diese im Einzelfall durchaus schwer oder zweiphasig verlaufen und sehr selten auch zum Leberkoma führen.

Erkrankungen des Bewegungsapparates Coxsackie-B-Viren, selten Coxsackie-A- und ECHO-Viren, können lang anhaltende (Rückfälle!) **Pleurodynien (Bornholmer Erkrankung, Myalgia acuta epidemica**) verursachen. Die schweren, Zoster-artigen Thoraxschmerzen gehen wegen zusätzlicher Zwerchfellbeteiligung mit einschränkender Atmung einher und treten häufig abrupt nach fieberhaften Prodromi auf. Es handelt sich um den Sonderfall einer Myalgie mit Befall der Interkostalmuskulatur. Die Prognose ist wie bei den meisten Enterovirusinfektionen gut.

Diagnostik

- **Virusnachweis:** Die meisten humanpathogenen Picornaviren kann man in Zellkulturen von Mensch oder Affe innerhalb weniger Tage leicht anzüchten und isolieren. Einige Coxsackie-A-Viren lassen sich primär nur in neugeborenen Mäusen vermehren. Hepatitis-A-Virus ist in Zellkulturen nur schwer züchtbar und kaum zytozidal. In Anbetracht der recht langen fäkalen Virusausscheidung sollten bei Verdacht auf eine Enterovirusinfektion möglichst mehrere Stuhlproben von verschiedenen Tagen zur Virusisolierung eingesandt werden.

> ! Bei der ätiologischen Zuordnung eines positiven Virusisolierungsbefundes darf man nicht vergessen, dass Enteroviren häufig auch von klinisch gesunden Personen ausgeschieden werden.

- In der Frühphase der Erkrankung kommen je nach klinischer Manifestation auch Rachenabstriche, frische Vesikelflüssigkeit oder Liquor für eine Isolierung in Frage; Isolierungsversuche gelingen bei Meningitiden erfahrungsgemäß nur in den ersten zwei bis drei Krankheitstagen, bei Poliovirus selbst dann nicht. Der Materialversand in einer Transportflüssigkeit, die der Austrocknung der Probe und Bakterienwachstum vorbeugt, ist unkritisch. Die serologische Virustypisierung ist im Labor nicht immer möglich, da relativ häufig intraserotypische Varianten auftreten, deren pathogenetische Bedeutung zurzeit nicht klar ist. Ein rasch durchführbarer Antigennachweis ist nur für Hepatitis-A-Virus verfügbar. Seine Bedeutung beschränkt sich in der Praxis auf epidemiologische Untersuchungen.
- **Nachweis viraler Genome:** Molekulargenetische Virusnachweise in Liquor oder Gewebeproben tragen wesentlich zur Abklärung von Meningitiden und Kardiomyo-

pathien bei. Dabei werden die gesuchten Virusgenomanteile durch In-situ-Hybridisierung, zunehmend auch durch die schnelle und hochsensitive RT-PCR im Liquor oder Herzmuskelbiopsat nachgewiesen. Durch Sequenzierung der amplifizierten Virussequenzen ermöglicht die PCR eine schnelle Typisierung. RT-PCR ist prinzipiell auch bei Stuhlproben möglich.

- **Antikörpernachweise:** Die vielfach durchgeführte Komplementbindungsreaktion ist wenig aussagekräftig, da sie insensitiv und nicht ausreichend typenspezifisch ist. Moderne ELISA-Verfahren stehen, außer bei Hepatitis A, zurzeit ebenfalls nicht routinemäßig zur Verfügung. Der relativ typenspezifische Neutralisationstest ist sehr aufwändig und meist nur für die drei Polio- und sechs Coxsackie-B-Viren etabliert. Leider ist selbst die Bestimmung neutralisierender IgM-Antikörper durch störende Kreuzreaktionen belastet.

Serologische Untersuchungen führen bei Enteroviren selten zu einer Diagnose, zumal die ersten Serumproben oft zu spät nach Krankheitsbeginn eingehen. Antikörperbestimmungen sind bei Rhinoviren routinemäßig nicht durchführbar.

Differentialdiagnose	Differenzierungsmaßnahmen
Hautmanifestationen: ■ Herpes-simplex-bedingte Stomatitis ■ Windpocken	■ Morphologie und Lokalisation des Exanthems, virologische Diagnostik ■ Verteilung der Effloreszen stammbetont, oraler Befall nur selten
Augenerkrankungen: ■ Epidemische Konjunktivitis (Adenoviren)	■ Inkubationszeit bei Enteroviren extrem kurz (ein Tag), bei Adenoviren länger
ZNS-Beteiligung: ■ Enzephalitis durch Herpes-simplex-Virus ■ Guillain-Barré-Syndrom (DD der bulbären Poliomyelitis) ■ Akute aseptische Meningitis bei Mumps, lymphozytärer Choriomeningitis, Tuberkulose, Leptospirose, Herpes, Neisserieninfektion, Borreliose, FSME	■ PCR aus Liquor ■ Kein Fieber, symmetrische Paresen, zusätzlich sensorische Läsionen, häufig Fazialisbeteiligung ■ Anamnese, weitere Symptome, virologische Diagnostik

Therapie und Prophylaxe Eine erste Substanz, die bei Rhino- und Enterovirusinfektionen wirksam ist, Pleconaril, wurde in den USA zugelassen. Bei **Poliomyelitis** stand bislang die supportive Therapie im Vordergrund, bis hin zur künstlichen Beatmung.

Für **Hepatitis A** besteht die Möglichkeit passiver und aktiver Impfung, die bei Auslandsreisen in Länder mit hoher Inzidenz bzw. anderer Exposition Verwendung findet. Indiziert ist die aktive Impfung besonders zum Schutz von Personal in medizinischen Untersuchungsstätten, in Kinder- und Pflegeheimen, von homosexuell aktiven Männern und Kontaktpersonen von HAV-Infizierten.

! Im Jahr 2002 wurden für die Region Europa die WHO-Kriterien der Eradikation der Poliomyelitis erfüllt: Europa ist poliofrei!

Polio-Impfung Die **aktive Polio-Schutzimpfung** erfolgt als orale Polio-Vakzinierung (OPV) mit abgeschwächten Impfviren oder durch Injektion inaktivierter Impfviren (IPV). Der massive Einsatz der leicht applizierbaren und preiswerten OPV soll die für das Jahr 2005 von der WHO angestrebte weltweite Ausrottung der Polio ermöglichen. Seit 1998 sind in Europa (abgesehen von importierten Einzelfällen) keine Neuerkrankungen mehr aufgetreten. In den Ländern, in denen Polio noch endemisch vorkommt (geordnet nach Inzidenz: Indien, Pakistan, Nigeria, Ägypten, Afghanistan, Somalia, Niger, Angola, Sudan), wurden 2001 weniger als 1 500 Fälle, im Vergleich zu 350 000 im Jahr 1988 registriert.

Eine **Grundimmunisierung** besteht in drei Impfungen mit der trivalenten OPV oder IPV. Nach dem Impfkalender werden Säuglinge im dritten, fünften und zwölften bis 15. Lebensmonat geimpft. Diese Grundimmunisierung sollte jeweils zu Beginn der Pubertät und bei erwarteter Exposition durch Reisen in Endemiegebiete wieder aufgefrischt werden. Die OPV führt beim Impfling in der Regel zu einer mehrwöchigen Virusausscheidung mit einer besonderen Infektionsgefährdung für immungeschwächte Personen in der Umgebung des Impflings. Daher ist IPV auf jeden Fall bei Impfung von Kindern und Erwachsenen mit Immunschwäche und von HIV-Infizierten sowie bei Impflingen mit Kontakten zu immungeschwächten Personen absolut indiziert.

Komplikationen Schwerste, gelegentlich tödlich verlaufende, **septische Krankheitsbilder** mit Meningitis, Myokarditis, Enteritis, Pankreatitis und Hepatitis können bei Neugeborenen durch Enteroviren verursacht sein (Nosokomialinfektionen!).

! Gelegentlich folgt auf dem Boden einer Rhinovirusinfektion eine schwerere bakterielle Infektion der tieferen Atemwege.

Zweiterkrankungen durch Rhinoviren sind möglich, verlaufen aber milder. Wenngleich Rhinovirusinfektionen bekanntermaßen gutartig verlaufen, besitzen sie in Anbetracht der Erkrankungshäufigkeit erhebliche ökonomische Bedeutung (113 bekannte Serotypen und Möglichkeit der Reinfektion!).

Zusammenfassung

Jeder Mensch macht viele Picornavirusinfektionen durch, meist subklinisch oder als milde Erkrankung. Schwere Krankheitsbilder kommen – auch altersabhängig – vor. Picornaviren verursachen einige charakteristische Erkrankungen und viele uncharakteristische Symptome und Syndrome. Enteroviren und Hepatitis-A-Virus hinterlassen eine belastbare typenspezifische Immunität. Bei Rhinoviren sind symptomatische Reinfektionen bekannt. Picornaviren können offenbar bei Kardiomyopathien und dem juvenilen Diabetes mellitus ätiologisch beteiligt sein. Viele Picornaviren sind leicht isolierbar. Die Serologie ist wenig aussagekräftig. Einige der vielen tierpathogenen Picornaviren können den Menschen infizieren.

11.4.6 Adenoviren

Beschreibung und Einteilung Adenoviren sind nackte und damit sehr umweltresistente ikosaedrische Partikel von 70–100 nm Durchmesser (s. Abb. 11.28). Sie enthalten eine doppelsträngige lineare DNA. Im Genus der Mastadenoviren sind die sechs Subgenera A–F mit den zunächst serologisch definierten humanpathogenen Virustypen 1–49 (HAdV 1, … 49) gebildet worden (Genome 34–36 kbp). Später wurde auch eine genotypische Abgrenzung gegeneinander durch die Homologie der Nukleotidsequenz festgelegt (> 50 % Homologie = gleicher Subtyp). Durch Röntgenstrukturanalyse und Elektronenmikroskopie sind sehr viele Strukturdetails genau bekannt. Mit HAdV 12, das beim Menschen keine Tumoren hervorruft, konnten zum ersten Mal bei Nagern experimentell ein Tumor erzeugt und in Zellkulturen Transformation herbeigeführt werden. Daraus entwickelte sich ein sehr erfolgreiches onkologisches Modellsystem. Der Prozess des Spleißens von hochmolekularer Kern-RNA wurde bei Untersuchungen zur Vermehrung von Adenoviren entdeckt.

Epidemiologie Humane Adenoviren kommen weltweit vor, sowohl endemisch (sporadisch) als auch epidemisch. Tierische Adenoviren können den Menschen infizieren und umgekehrt. Der Durchseuchungsgrad hängt von den Serotypen und vom Alter ab. Die fäkal-orale Übertragung hat die größte Bedeutung, vor allem da die Adenoviren im Gastrointestinaltrakt lange persistieren. Die aerogene Übertragung, die Kontaktinfektion („Türklinken") und die nosokomiale Übertragung sind ebenso möglich und für die epidemische Keratokonjunktivitis geradezu typisch. Man rechnet damit, dass ca. 3 % aller Infektionen durch

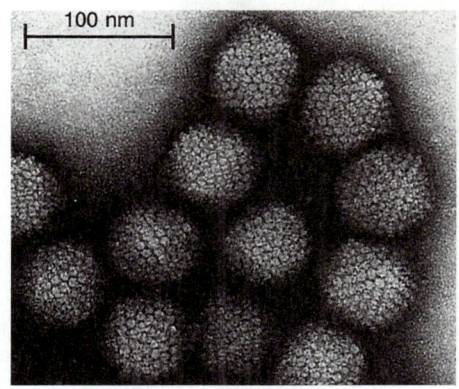

Abb. 11.28 Adenoviren (Vergrößerung × 200 000).

Adenoviren verursacht werden (5–10 % bei Kindern). Obgleich typenspezifische neutralisierende Antikörper gebildet werden, sind meist asymptomatische Reinfektionen möglich. Jahreszeitliche Häufungen kommen bei respiratorischen Infektionen im Winter und Frühjahr und bei pharyngokonjunktivalem Fieber im Sommer vor.

Pathogenese Beim Menschen können Adenoviren latente Infektionen (Tonsillen) hervorrufen (Primärisolierung aus Adenoiden). Inapparente Infektionen findet man bei respiratorischen und vor allem den gastrointestinal vorkommenden Serotypen 40 und 41. Im Tierversuch sind einige Adenoviren onkogen; beim Menschen ist ein Zusammenhang mit Tumoren nicht nachgewiesen worden.

Symptome, Verlauf und Prognose Adenoviren des Menschen verursachen Erkrankungen der Atemwege, des Gastrointestinalbereichs und der Bindehaut des Auges sowie Erkrankungen des ZNS (HAdV 3, 7, 21). Sie sind als Neugeboreneninfektion, bei Organtransplantationen (Subgenera B und C, Knochenmark, Leber, Niere) und im Zusammenhang mit AIDS von Bedeutung (HAdV 42–47). Adenoviren verursachen häufig (17 %) unklare fieberhafte Erkrankungen bei Kindern und führen zu Fieberkrämpfen.

Augen- und HNO-Erkrankungen Die **epidemische Keratokonjunktivitis** (HAdV 8, 19, 37) und **das pharyngokonjunktivale Fieber** (HAdV 3 und 7) sind klar definierte Krankheitsentitäten. Die „Epidemica" ist eine häufig einseitige, hartnäckige und hochinfektiöse, vielfach nosokomiale Infektion des Erwachsenenalters, die gelegentlich mit Allgemeinsymptomen und präaurikulärer Lymphknotenschwellung einhergeht. Sie kann durch ihre längere Inkubationszeit von der hämorrhagischen Konjunktivitis durch Enteroviren (s. dort) abgegrenzt werden. Selten kommt es zu einer Hornhauttrübung (Keratitis nummularis) mit Visuseinschränkung (s. Abb. 11.29).

Das pharyngokonjunktivale Fieber betrifft häufiger Kinder. Die Konjunktivitis ist meist sehr belästigend und dauert ein bis zwei Wochen.

Ein typisches Krankheitsbild ist die akute Tonsillitis mit glasigen Bläschen oder auch Belägen, die von einer durch Streptokokken verursachten Angina klinisch zu Beginn nicht zu unterscheiden ist. Adenoviren sind bei Kindern unter drei Jahren der häufigere Erreger, wohingegen zwischen fünf und 17 Jahren Streptokokken öfter vorkommen.

Respiratorische Erkrankungen Die **akuten respiratorischen Infektionen** von Kindern unter fünf Jahren sind zu etwa 5 % durch Adenoviren verursacht (HAdV 1, 2, 3, 5, 6 und 7; DD: Rhinoviren). Eine (u.U. einseitige) Konjunktivitis kann begleitend auftreten, ebenso wie eine Pneumonie, die bei Epidemien zu letalen Verläufen führen kann. 10–20 % der **Pneumonien** bei Kindern sind durch Adenoviren verursacht. Bei kleinen Kindern kommt es vor allem bei gleichzeitiger Maserninfektion zu bleibenden Lungenschäden. Epidemische Pneumonien sind auch bei eng zusammenlebenden Rekruten unter erheblicher körperlicher Anstrengung in den USA beobachtet worden. Ein **Pertussis-Syndrom** ist bei Kindern mit Nachweis von Adenoviren beschrieben worden, möglicherweise handelt es sich aber auch um Koinfektionen mit Bordetella pertussis.

Gastrointestinale Erkrankungen Adenoviren werden bei 4–15 % aller wegen Gastroenteritis hospitalisierten Kinder isoliert. So verursachen z. B. die HAdV 3 und 7 bei generalisierter Infektion sowohl respiratorische Symptome als auch Diarrhöen, während die schwer anzüchtbaren HAdV 40 und 41 eine wichtige Ursache für monosymptomatische kindliche Diarrhöen, gleich nach den Rotaviren, darstellen.

Erkrankungen der Nieren und Harnwege Die **akute hämorrhagische Zystitis** (HAdV 11, 21) wird – meist bei männlichen Kindern – in 20–70 % der Fälle durch Adenoviren verursacht. Sie tritt gehäuft auch bei KMT-Patienten auf.

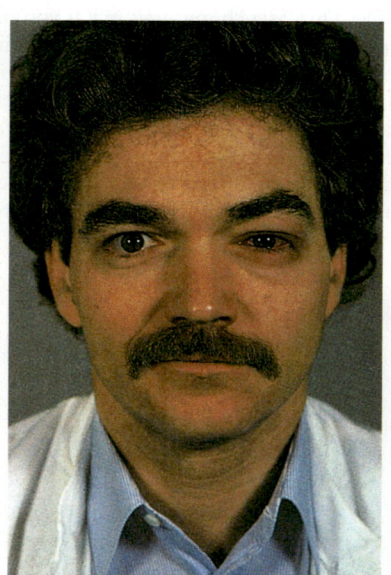

Abb. 11.29 Keratoconjunctivitis epidemica: Vollbild am zuerst befallenen Auge (links) mit Pseudoptose, Hyperämie vor allem medial (Plikaschwellung) und Chemose der Bindehaut. Beginnende Veränderungen am rechten Auge. (Die Abbildung wurde freundlicherweise zur Verfügung gestellt von B. Kühn, Remscheid.)

Diagnostik Je nach Manifestation (Auge, Gastrointestinaltrakt) müssen andere mikrobiologische Erreger abgegrenzt werden.

Die Diagnose stützt sich auf die Virusisolierung und die Serologie.

- **Virusnachweis:** Die meisten Adenoviren sind aus Rachenspülwasser, Augenabstrich, Stuhl, Urin, Liquor und anderen Proben leicht in Zellkulturen zu isolieren. Die schwer anzüchtbaren HAdV 40 und 41 können elektronenmikroskopisch oder im Antigen-ELISA nachgewiesen werden, der auch schon eine Subgenusdiagnose ermöglicht.
- **Nachweis viraler Genome:** Die PCR ermöglicht den Nachweis der Virus-DNA direkt aus klinischen Materialien und sogar eine genotypspezifische Diagnose.
- **Antikörpernachweis:** Die Serologie (Komplementbindungsreaktion, KBR) gestattet die Diagnose einer frischen Infektion bei Nachweis eines Antikörperanstiegs, allerdings kommt es bei gastrointestinalen Infektionen nicht immer zu einem solchen Antikörperanstieg.

Differentialdiagnose Die virologische Differentialdiagnose umfasst vor allem Picornaviren, aber auch andere respiratorische und gastrointestinale Viren. Wichtig ist die frühzeitige Abgrenzung von einer Streptokokkentonsillitis.

Therapie und Prophylaxe Bei schweren Adenoviruserkrankungen, vor allem auch bei Immunsupprimierten, ist ein Therapieversuch mit Cidofovir oder Ribavirin möglich und indiziert, wenngleich systematische Studien bislang nicht durchgeführt wurden.

Komplikationen Bei Patienten mit angeborenen oder erworbenen Immundefekten können Adenoviren auch sehr schwere disseminierte Infektionen induzieren, die Lunge, Gastrointestinaltrakt, Leber und auch das ZNS betreffen und fatal verlaufen.

Adeno- und Rotaviren können gelegentlich auch nach dem Ende einer akuten Infektion ausgeschieden und bei Gesunden nachgewiesen werden, teilweise gemeinsam mit Enteroviren. Adenovirusausbrüche auf Neugeborenenstationen können sehr schwer mit hoher Letalität verlaufen.

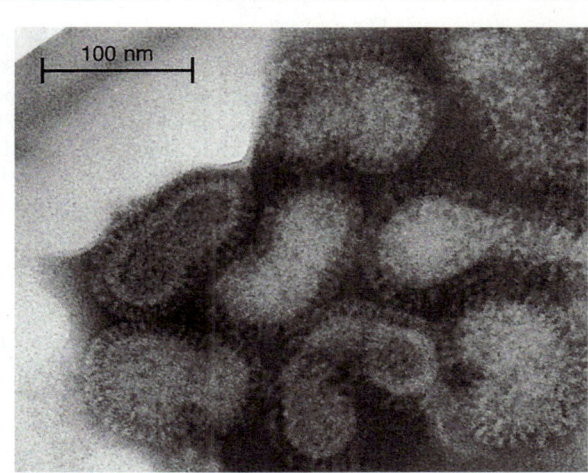

Abb. 11.30 Influenzaviren (Vergrößerung × 200 000).

Zusammenfassung

- Häufigste Infektionsursachen: fäkal-orale Übertragung, respiratorische Übertragung, Kontaktinfektion
- Wichtigste Symptome: respiratorische, gastrointestinale und okuläre Erkrankungen
- Wichtigste diagnostische Maßnahmen: Virusnachweis (Ag) und Serologie
- Wichtigste therapeutische Maßnahme: symptomatisch, bei schwerer Erkrankung oder Immunsupprimierten Therapieversuch mit Cidofovir oder Ribavirin

11.4.7 Orthomyxoviren

Beschreibung und Einteilung Orthomyxoviren (Influenzaviren, s. Abb. 11.30) sind umhüllte, teils sphärische, meist jedoch pleomorphe RNA-Viren mit helikalem Nukleokapsid (Abmessungen 80–120 nm). Die einzelsträngige, negativ orientierte RNA besteht je nach Spezies aus sechs bis acht Segmenten. Die Nukleotidsummen der im Virion jeweils in einer Kopie vorliegenden Segmente umfassen den Bereich 10,4–14,6 kb. Neben der auf Säuger beschränkten Gruppe A wurde ein 1965 in Kenia isoliertes Virus D (auch THOV, 10 kb in sechs Segmenten) den Orthomyxoviren zugeordnet. Es wird durch Zecken übertragen und ruft beim Menschen Fieber, Hepatosplenomegalie und neurologische Symptome hervor. Morphologisch (Elektronenmikroskop) sind die Gruppen A und B nicht unterscheidbar, C weicht bezüglich der Anordnung von Oberflächenproteinen davon ab, D-Virionen sind deutlich von beiden unterschieden.

Epidemiologie Die Influenzaviren werden durch Aerosole mit kleinen Tröpfchen effektiv (auf 70 % der Exponierten) übertragen. Die notwendige Infektionsdosis ist sehr gering, und Aerosole bleiben bei nicht zu hoher Luftfeuchtigkeit einige Stunden lang infektiös. Auf glatten Oberflächen bleiben die Viren ein bis zwei Tage lang infektiös. Die Virusausscheidung von der Schleimhaut beginnt sehr rasch (24 h nach Infektion) und kann eine Woche lang anhalten (kurze Generationszeit).

Antigendrift und Antigenshift **Influenza-A-Viren** haben die Fähigkeit, über verschiedene Mechanismen ihre Oberflächenglykoproteine und damit ihre Antigenität zu verändern: Unter **Antigendrift** versteht man die langsame Veränderung der Aminosäuresequenz der Oberflächenproteine des Virus (durch Punktmutationen in den Genen für Hämagglutinin [HA] und Neuraminidase [NA]) und Selektion unter dem Druck der Antikörperausstattung der Bevölkerung. Der **Antigenshift** verläuft dagegen sprunghaft, indem es bei der Doppelinfektion eines Wirts durch zwei verschiedene Influenza-A-Viren zum **genetischen Reassortment** kommt, d. h. zum Austausch der entsprechenden Genomsegmente und damit zu einem völlig neuen antigenen Make-up und neuem pathogenen Potential. Von den in Mischinfektionen ggf. untereinander austauschbaren RNA-Segmenten kodieren zwei für je eines der Oberflächenglykoproteine HA und NA. Beide haben wichtige biologische Funktionen, induzieren schützende Antikörper und sind für die Entstehung neuer pandemischer Stämme der Influenza A entscheidend. Bei den Influenza-A-Viren existiert daher eine Vielzahl von serologisch unterscheidbaren (HA, NA) Subtypen, von denen manche den Menschen und gleichzeitig viele Tierspezies infizieren können.

Die ebenfalls pathogenen **Influenza-B-Viren** infizieren, soweit bekannt, ausschließlich den Menschen. **Influenza-C-Viren,** beim Menschen und bei Schweinen isoliert, führen beim Menschen zu einer meist milden Erkältung.

Erfahrungsgemäß kommen neue Subtypen aus Asien, wo das enge Zusammenleben vieler Menschen und Tiere Doppelinfektionen fördert. Für das Reassortment, aber auch für den Transport und die Verbreitung der Viren spielen Tiere eine wichtige Rolle. Im ungünstigsten Fall besteht in der Bevölkerung überhaupt keine Immunität gegen eine neue Reassortante, was zu gewaltigen Pandemien mit Millionen von Toten geführt hat.

Influenza-B-Viren unterliegen auch einer Antigendrift, aber keinem Antigenshift, so dass zwar Antigenveränderungen, aber keine neuen pandemischen Stämme auftreten.

Serologische Charakterisierung In der Zusammenschau von historischen Berichten und serologischen Untersuchungen bei Menschen verschiedener Altersgruppen konnte man **„archäologische Epidemiologie"** betreiben (s. Tab. 11.26), die lange Zeit zurückreicht, bevor das erste Influenzavirus 1933 isoliert wurde. Das Genom des Virus der „Spanischen Grippe" von 1918/1919 konnte mittlerweile aus Grippetoten, die damals in Grönland im Dauerfrostbereich beerdigt wurden, rekonstruiert werden und soll auf seine Pathogenitätsfaktoren hin untersucht werden.

Weltweit werden Influenza-Referenzlaboratorien unterhalten, die Virusisolate typisieren, um Antigendrifts und neue pandemische Reassortanten zu erfassen. Jedes Prototypisolat wird durch eine Formel beschrieben, die Antigensubtyp, Isolierungsort und Isolierungszeitpunkt angibt (z. B. A/H2N2/Singapore/1/57).

Die WHO erlässt vor jeder Influenzasaison eine Empfehlung für die jeweilige Zusammensetzung des Impfstoffs. Bei der Untersuchung weltweit von Menschen und Tieren isolierter Influenza-A-Stämme hat man mittlerweile 14 verschiedene HA-Subtypen (H1–H14) und neun verschiedene NA-Subtypen (N1–N9) entdeckt.

Evolution von Virusstämmen Die Evolution der Influenza-A-Viren scheint im Wesentlichen auch von Viren des avianen Reservoirs (Vögel) beeinflusst zu sein. Die Genom- und Antigenanalyse einer Epidemie in Hongkong im Jahr 1997 beweist, dass aus den Viren A/Goose/H5N1/Guangdong/1/96 und A/Quail/H9N2/Hong Kong/G1/97 Reassortanten entstanden, die für Menschen pathogen waren und zum Auftreten der Viren A/Human/H5N1/Hongkong/165/97 bzw. A/Human/H9N2/Hongkong/1073/99 führten. Vermutlich ist es nur dem radikalen Vernichten von insgesamt 1,6 Mio. Stück Geflügel in Hongkong am 29. und 30. Dezember 1997 und der Tatsache, dass es offenbar keine Übertragbarkeit der genannten Reassortanten von Mensch zu Mensch gab, zu verdanken, dass der Ausbruch einer verheerenden Epidemie verhindert werden konnte. Die H5N1-Influenzaviren waren mit 70–100 % extrem pathogen für Geflügel, von den 18 infizierten Menschen verstarben sechs.

Übersterblichkeit Im Zusammenhang mit der Influenzaepidemiologie bedient man sich des sehr nützlichen Begriffs „Übersterblichkeit". Legt man die jahreszeitlichen Kurven nachgewiesener Influenzainfektionen (unabhängig vom klinischen Verlauf) und die Kurve der Sterbefälle der gleichen Bevölkerung zeitgleich übereinander, so findet man regelmäßig bei Influenzagipfeln einen Sterblichkeitsgipfel, der Aussagen über die Influenzamortalität zulässt, ohne genaue Kenntnis individueller Todesursachen.

Pathogenese Hämagglutinin und Neuraminidase (s. Antigendrift und Antigenshift) wirken einerseits als Antigene, gegen die die (subtypenspezifische) humorale Immunantwort gerichtet ist, andererseits vermittelt das **Hämagglutinin** die Adsorption des Virus an die Zielzelle mit anschließender Endozytose. Voraussetzungen dafür sind die Spaltung des Hämagglutinins in seine zwei Untereinheiten HA1 und HA2 sowie eine Konfigurationsänderung des HA, die im sauren Milieu des Lysosoms stattfindet. Die **Neuraminidase** auf dem Virion fördert den Infektionsprozess, indem sie die schützende muköse Schleimbarriere auf dem Epithel des Respirationstraktes abbaut. Erst nach Durchwandern dieser Barriere kann das Virus mit dem HA an die zellständigen Rezeptoren binden.

Das Vorhandensein von Antikörpern gegen HA ist entscheidend für die Immunität. Antikörper gegen NA sind in zweiter Linie auch am Schutz vor Infektion und Erkrankung beteiligt. Die Immunität ist damit subtypenspezifisch. Die Bedeutung zellulärer Immunmechanismen für den Schutz ist dagegen nicht geklärt.

Symptome, Verlauf und Prognose Die Pathogenität der Influenza-A-Viren ist am höchsten. Charakteristisch ist der plötzliche Erkrankungsbeginn bei kurzer Inkubationszeit (ein bis fünf Tage). Ohne Prodromi treten Fieber, Schüttelfrost, Kopf- und Muskelschmerzen auf. Symptome des Respirationstrakts können im Hintergrund stehen, bei Kleinkindern stellen Durchfall und Fieber gelegentlich die einzigen Symptome dar (s. Tab. 11. 27).

Diagnostik Für die Verdachtsdiagnose sind die epidemiologische Situation und Jahreszeit bedeutsam.
- Der **Antigennachweis** in Zellen aus Nasopharynxsekreten ist gut etabliert.
- **Virusnachweis:** Die Isolierung von Influenzaviren ist bei Anwendung geeigneter Techniken in Zellkulturen mit gleicher Empfindlichkeit möglich wie im Hühnerei. Als Material kommen vorwiegend Rachenabstriche oder Rachenspülflüssigkeit in Frage.
- Die **Überwachung** der Influenza erfolgt in Europa parallel auf zwei Ebenen.
  - Aus den Meldungen ausgewählter sog. **Sentinel-Arztpraxen,** welche zunächst nur die Häufigkeit „grippaler Infekte" melden, ergibt sich die Prävalenz akuter respiratorischer Infekte in der Bevölkerung, an denen die Influenza zunächst keinen Anteil haben muss. Ein Anstieg dieser Infekte weist jedoch auf epidemiologische Besonderheiten hin.

Tab. 11.26 Epidemiologie der Influenza-A-Subtypen beim Menschen.

Zeitraum	Subtyp	Pandemie/Epidemie – Bemerkungen
1900–1917	H3N8	Retrospektiv: vermutlich avianer (Gans, Wachtel, Ente) Herkunft
1918–1956	H1N1	Spanische Grippe (1918–1919), 40 Mio. Tote
1957–1968	H2N2	Asiatische Grippe
Seit 1968	H3N2	Hongkong-Grippe
Seit 1977	Parallel H1N1 und H3N2	Russische Grippe
1997	H5N1 H9N2	Beide ursprünglich avian H5N1, tödlich bei sechs von 18 infizierten Menschen H9N2 bei zwei Kindern nachgewiesen

– Aus dem Infektionsgeschehen werden **aktuelle Viren** isoliert und an die nationalen Referenzzentren zur Charakterisierung ihrer HA- und NA-Antigenstruktur gegeben. Mit Hilfe von Standardseren werden die Isolate vergleichend im Hämagglutinationshemmtest (HHT) untersucht. Die Feindiagnostik erfolgt heute mit der RT-PCR, bei der die interessierenden Teile des Virusgenoms in cDNA umgeschrieben und für die Sequenzierung amplifiziert werden.

- **Antikörpernachweis:** Die KBR ermöglicht an gepaarten Seren (Titeranstieg) die typenspezifische Antikörperbestimmung. Zur subtypenspezifischen Serodiagnostik werden HHT und radialer Hämolysetest eingesetzt.

Differentialdiagnose In Epidemiezeiten ist die klinische Verdachtsdiagnose leicht zu stellen. Bei sporadischen Fällen kommen viele andere Viren differentialdiagnostisch in Betracht, da die Symptome vielfältig und teilweise wenig charakteristisch sind.

Therapie und Prophylaxe Als spezifisches Therapeutikum gegen Influenza-A-Virus steht **Amantadin** zur Verfügung. Die Substanz kann prophylaktisch bei Epidemien, aber auch frühtherapeutisch eingesetzt werden. Ebenfalls zugelassen sind zwei **Neuraminidasehemmer,** die lokal bzw. systemisch angewendet werden (zur Influenza-Schutzimpfung s. Kap. 11.10).

Komplikationen

Komplikation	Häufigkeit
Otitis media	Gelegentlich
Sinusitis	Selten
Pseudokruppanfälle	Bei Disposition nicht selten
Interstitielle Pneumonie	Bis 10 %, vor allem bei Kindern
Sekundäre bakterielle Pneumonie (Streptococcus pneumoniae, Staphylococcus aureus, Haemophilus influenzae, s. Abb. 11.31)	Häufig, vor allem bei Risikopatienten
Perimyokarditis	Gelegentlich
Myositis, evtl. mit Myoglobinurie	Selten
Enzephalitis	Selten
Guillain-Barré-Syndrom	Selten
Reye-Syndrom (Enzephalopathie + Hepatopathie ohne Ikterus)	0,33–0,88 pro 100 000 Influenzaerkrankungen bei Kindern und Jugendlichen bei gleichzeitiger Einnahme von Acetylsalicylsäure; Letalität 22–42 %

Die Influenza verläuft **bei Schwangeren,** vor allem wegen pulmonaler Komplikationen, schwerer. Über eine mögliche Bedeutung des Virus für teratogene Schäden, Totgeburten oder spätere Erkrankungen (Leukämie, Schizophrenie) beim Kind ist immer wieder berichtet worden, aber gute epidemiologische Untersuchungen fehlen.

Tab. 11.27 Symptomatik bei der unkomplizierten Influenza (modifiziert nach Van Voris et al.).

Symptom	Influenza A (%)	Influenza B (%)
Kopfschmerzen	90	75
Schüttelfrost	70–90	55–80
Myalgien/Arthralgien	60–80	60–80
Husten	75	80–90
Halsschmerzen	45	40–70
Schnupfen	25	80
Gastroenteritis	10–25	10–45

Zusammenfassung

- Ursache: Tröpfcheninfektion mit Influenza-A- oder Influenza-B-Virus
- Wichtigste Symptome: abrupter Beginn mit Fieber, Schüttelfrost, Kopf- und Muskelschmerzen
- Wichtigste diagnostische Maßnahme: Virusnachweis
- Wichtigste therapeutische Maßnahmen: Neuraminidasehemmer, Amantadin, Prophylaxe durch Schutzimpfung

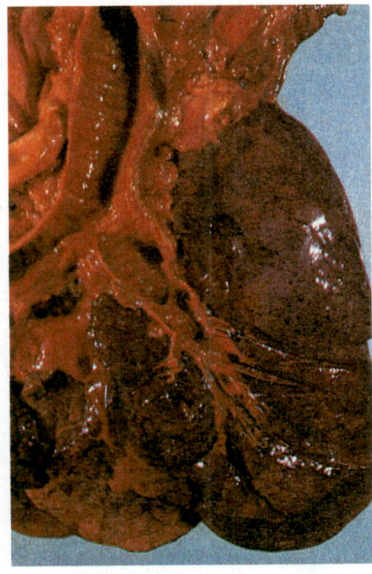

Abb. 11.31 Hämorrhagische und z.T. nekrotisierende Tracheitis und hämorrhagische Pneumonie bei Influenza. Beachte die flammende Röte der Trachealschleimhaut und die düsterrote Farbe des Lungenparenchyms. (Die Abbildung wurde freundlicherweise zur Verfügung gestellt von R. Fischer, Institut für Pathologie, Universität zu Köln.)

11.4.8 Paramyxoviren

Beschreibung und Einteilung Humanpathogene Paramyxoviridae (s. Abb. 11.32, Dünnschnitt) sind membranumhüllte, 150–350 nm große, sphärische (gelegentlich auch pleomorphe) RNA-Viren mit helikalem Nukleokapsid. Die einzelsträngige RNA liegt als Minusstrang vor und gehört mit 15–18 kb Länge zu den größten RNA-Genomen. Zu dieser Gruppe gehören die Genera
- Parainfluenzavirus
- Respiratory Syncytial Virus
- Masernvirus
- Mumpsvirus

Weiter werden hinzugerechnet die 1994 zuerst beschriebenen Hendraviren und Nipahviren (HEV bzw. NiV, 400–600 nm messende Partikel mit 18 kb langem Genom), die zu humanen Infektionen (1999: 100 Todesfälle durch NiV-Enzephalitis) führen können.

Pathogenese **Parainfluenzaviren** und das **Respiratory Syncytial Virus** (RSV) verursachen akute respiratorische Infektionen bei Kindern, RSV gelegentlich auch bei alten Menschen. Parainfluenzavirusinfektionen beginnen bei Kleinkindern häufig mit Kruppsymptomatik. Parainfluenzavirus-3-Infektionen sind häufig Ursache von (asthmoiden) Bronchitiden und Pneumonien (Letalität bei Kindern mit schweren Grunderkrankungen > 30 %).

Das **Masernvirus** ist hoch kontagiös und verursacht bei praktisch allen Infizierten eine generalisierte Virusinfektion mit typischem Exanthem. Verschiedene Organkomplikationen bis hin zur SSPE (Slow-Virus-Infektion, subakute sklerosierende Panenzephalitis) können auftreten.

Das **Mumpsvirus** verursacht ebenfalls eine generalisierte Infektion mit bevorzugtem Befall der Speicheldrüsen (Bild der klassischen Parotitis epidemica) und anderer Drüsen (spezifische Komplikationen: Innenohrschaden, Orchitis).

Parainfluenzaviren und RSV

Epidemiologie **Parainfluenzaviren** (Typ 1–4) sind weltweit verbreitet. Parainfluenzavirus Typ 3 kommt endemisch und epidemisch zu allen Jahreszeiten vor, während die übrigen Parainfluenzaviren und RSV meist zwischen Herbst und Frühjahr auftreten. Typ 4 wird seltener diagnostiziert, da das Virus schwer anzüchtbar ist. Die Übertragung geschieht durch Tröpfcheninfektion oder durch direkten Kontakt von Mensch zu Mensch. Das epidemiologische Verhalten der Parainfluenzaviren (vor allem Typ 3) zeigte in den letzten Jahren einen unregelmäßigen Wechsel in der jahreszeitlichen Häufung sowie zwischen epidemischem und endemischem Auftreten.

RSV kann nachweislich auch über die Hände und sogar Kleidungsstücke übertragen werden. Nach Einschleppung der Viren durch Kindergartenkinder in die Familien kommt es bei über 60 % der Familienangehörigen zu serologisch nachweisbaren Infektionen. Im Alter von zwei Jahren sind etwa 60 % der Kinder erstmals infiziert. Die Virusausscheidung beträgt durchschnittlich acht Tage, ist aber deutlich länger bei Immundefekten oder Patienten mit chronischen pulmonalen Grunderkrankungen.

Pathogenese Gegen **Parainfluenzaviren** und **RSV** besteht in den ersten Monaten eine passiv übertragene Teilimmunität, wodurch das typische Erkrankungsalter zwischen sechs Monaten und sechs Jahren – zu diesem Zeitpunkt ist eine weitgehende Durchseuchung erreicht – seine Erklärung findet. Asymptomatische Infektionen sind selten. Trotz vorhandener neutralisierender Antikörper kann es vor allem bei den Parainfluenzaviren zu einer Reinfektion kommen, die in der Regel leichter verläuft. Wahrscheinlich ist die lokale Virusvermehrung verantwortlich für das Krankheitsbild. Die Bedeutung der Virämie mit Disseminierung ist bei diesen Viruserkrankungen wahrscheinlich gering. Die Rolle der humoralen Immunität (IgG, IgA, sekretorisches IgA) sowie der zellvermittelten Immunität für die Beendigung der Infektion und für den Schutz vor schwerer Zweiterkrankung ist noch nicht völlig aufgeklärt. Ebenso ist eine Immunpathogenese weder bewiesen noch widerlegt.

Parainfluenzaviren und vor allem RSV spielen eine erhebliche Rolle als **Nosokomialerreger** in Kinderkliniken. Ältere Menschen können erneut schwer durch RSV erkranken.

Symptome, Verlauf und Prognose Die Inkubationszeit ist kurz (zwei bis sechs Tage), es kommt zu den Symptomen eines fieberhaften grippalen Infekts mit Pharyngitis, Husten und Bronchitis (s. Rhinoviren). Bei den Parainfluenzaviren verläuft die Erkrankung leichter (außer Typ 3). Für RSV und auch Parainfluenzavirus Typ 3 sind eine **Bronchiolitis** (DD: Rhinoviren) selten als Bronchiolitis obliterans mit letalem Verlauf sowie eine **atypische Pneumonie** charakteristisch.

Andere virale Erreger der atypischen Pneumonie sind das Masernvirus (sehr häufig bakterielle Superinfektion), Influenzaviren A und B, Adenoviren, Varizella-Zoster-Virus. Schwere und letale Erkrankungen sind bei immundefizienten Patienten zu beobachten (z. B. Organtransplantation, Zytomegalieviren).

Diagnostik Neben der klinischen Untersuchung sind abhängig von Schweregrad der Infektion und der Organ-

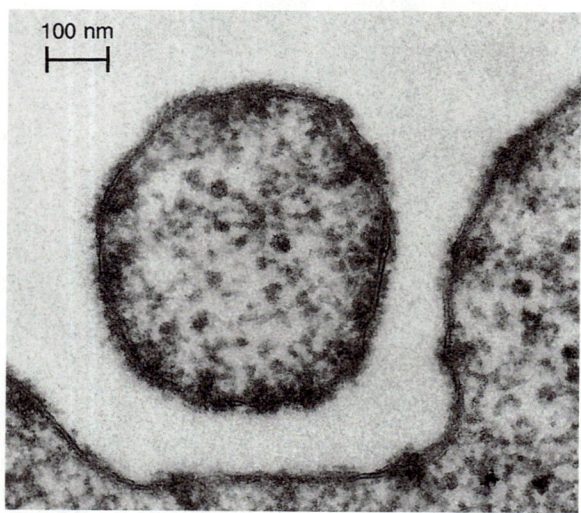

Abb. 11.32 Masernvirus (Vergrößerung × 80 000).

manifestation apparative (Röntgen) oder sogar invasive (Bronchoskopie) Untersuchungen nötig.

Die Verdachtsdiagnose ergibt sich aus der Klinik und der epidemiologischen Situation.

- **Virusnachweis:** Er ist durch Anzucht aus Rachen- und Nasenabstrichen (feuchtes Spezialabstrichbesteck) oder Rachenspülflüssigkeit prinzipiell möglich. Der immunologische Antigennachweis (Immunfluoreszenz und ELISA) wird zu wenig eingesetzt, obwohl eine gleichzeitige Untersuchung auf Adeno-, Influenza-, Parainfluenza- und RS-Viren in wenigen Stunden durchführbar ist.
- **Nachweis viraler Genome:** Die PCR-Methodik befindet sich für diese Viren im Aufbau, ist jedoch noch nicht allgemein verfügbar und bedarf der diagnostischen Evaluierung.
- **Antikörpernachweis:** Bei Untersuchung von Serumpaaren (Titeranstieg) ist die serologische Diagnostik aussagekräftig.

Therapie und Prophylaxe Die Therapie ist symptomatisch; bei Vorliegen von Immundefekten und schwersten, ätiologisch gesicherten RSV-Pneumonien bei Kindern kann **Ribavirin** als Aerosol Verwendung finden. Die Therapie ist in den USA zugelassen, an einen hohen apparativen Aufwand geknüpft und teuer, bei mäßiger Effektivität.

Komplikation	Häufigkeit
Pseudokruppanfall bei Laryngotracheobronchitis	Häufig bei entsprechender Disposition
Pertussisähnlicher Verlauf	Häufig

Zusammenfassung

- Ursache: Tröpfcheninfektion meist bereits in der frühen Kindheit
- Wichtigstes Symptom: fieberhafter grippaler Infekt mit Pharyngitis, Husten und Bronchitis
- Wichtigste diagnostische Maßnahmen: Klinik, ggf. Röntgen, Bronchoskopie, Virusdiagnostik
- Wichtigste therapeutische Maßnahme: symptomatisch, nur im Ausnahmefall Ribavirin

Masernvirus

Epidemiologie Das Masernvirus wird aerogen über die Schleimhäute des Nasopharynx übertragen, ist hochkontagiös, hat eine Manifestationsrate von praktisch 100 %. Es hinterlässt eine lebenslange Immunität, die vor Zweiterkrankung schützt (SSPE s. u.). Die **Infektiosität** ist während der Prodromalphase am höchsten, beginnt jedoch einige Tage vorher und nimmt nach Auftreten des Exanthems ab. Es existiert kein natürliches, extrahumanes Reservoir wie bei den Influenzaviren. Deswegen benötigt das Masernvirus eine Mindestgröße und Dichte einer Population, um sich in ihr endemisch halten zu können. Waren diese Voraussetzungen gegeben, machte in der Vor-Impfära praktisch jedes Kind die Masern durch und war dann lebenslang immun. Seit Einführung der Impfung (1963 in den USA) hat sich der Erkrankungsgipfel in das junge Erwachsenenalter verschoben.

Während sich die Erkrankung in der westlichen Welt zu leichteren Verlaufsformen gewandelt zu haben scheint, stellen die Masern in Entwicklungsländern, vor allem bei mangelernährten und sehr jungen Patienten (unter zwei Jahren) eine schwere und komplikationsreiche Erkrankung dar, die in ländlichen Regionen ein epidemisches, in den Städten ein hyperendemisches Muster zeigt. Bei einigen afrikanischen Völkern verlaufen die Masern – offenbar genetisch determiniert – generell deutlich schwerer als bei uns.

Pathogenese Zunächst kommt es zur Virusvermehrung in den Schleimhäuten des Oropharynx, danach über den Befall regionärer Lymphknoten und in einer zweiten virämischen Phase zur Beteiligung der Haut und des oberen Respirationstrakts. Mit dem **Exanthem** treten Antikörper auf (IgM, IgG), und es kommt zum Verschwinden des Virus aus dem Blut und den Körpersekreten sowie zur Beendigung der Riesenzellbildung.

Für die normale Beendigung der Maserninfektion ist die zellvermittelte Immunantwort entscheidend. Die Maserninfektion verursacht selbst eine **Störung der zellulären Immunität** mit T-Zell-Verminderung (z. B. Tuberkulintest wird vorübergehend negativ).

Schwere Masernverläufe wurden bei Kindern und Jugendlichen beobachtet, die vor Infektion mit einem ersten Masern-Totimpfstoff immunisiert worden waren. Wie sich später zeigte, induzierte dieser heute natürlich nicht mehr eingesetzte Impfstoff zwar deutlich messbare Antikörpertiter, diese Antikörper waren aber nicht gegen die Hüllproteine gerichtet und somit nicht in der Lage, vor einer Infektion zu schützen bzw. die synzytiale Ausbreitung des Virus zu verhindern.

Symptome, Verlauf und Prognose Zehn Tage nach der Infektion treten als Prodromalsymptome Husten, Schnupfen, Konjunktivitis und Fieber auf, am zwölften Tag kommt es bukkal, in der Schleimhaut der Unterlippe, zu dem typischen „Kalkspritzer"-ähnlichen Enanthem (sog. **Koplik-Flecken**) und kurz darauf (14. Tag) zum **makulopapulösen, konfluierenden Exanthem** (s. Abb. 11.33), das vom Kopf nach kaudal fortschreitet und nach ca. fünf Tagen in der gleichen Richtung abblasst. Die Inkubationszeiten und der Ablauf der Infektion gehorchen bei den Masern genauen zeitlichen Gesetzen, so dass im Hinblick auf den hohen Manifestationsindex gezielt nach Kontaktpersonen gefahndet werden kann bzw. ein Kontakt differentialdiagnostisch eine hohe Wertigkeit besitzt.

ZNS-Erkrankungen Im Zusammenhang mit einer Masernvirusinfektion können drei Enzephalitisformen beobachtet werden:
- Die **akute progressive virusbedingte Masernenzephalitis** tritt bei Immundefekten (Malignompatienten) früh auf und verläuft mit massiver Produktion von viralem Nukleoprotein im Gehirn.

Infektionskrankheiten

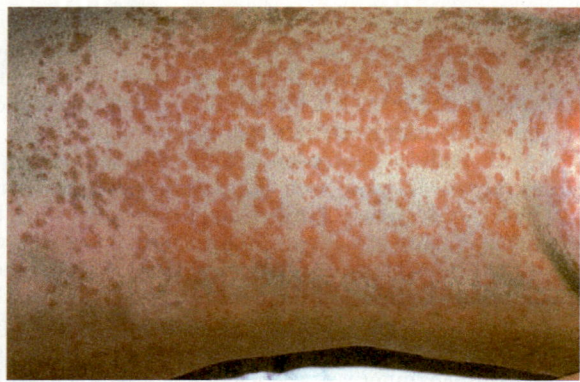

Abb. 11.33 Masernvirusexanthem am Stamm mit leicht erhabenen, teilweise konfluierenden Effloreszenzen. (Die Abbildung wurde freundlicherweise zur Verfügung gestellt von H. Rasokat, Klinik und Poliklinik für Dermatologie und Venerologie, Universität zu Köln.)

- Die **akute postinfektiöse Enzephalitis** (1 : 1 000 Masernkranke, die älter als ein Jahr sind) beginnt meist abrupt in der ersten Woche nach Exanthembeginn als Verschlechterung der Erkrankung mit mehr oder weniger ausgeprägten Zeichen einer Meningoenzephalitis. Ursache ist hier nicht eine Virusvermehrung im Gehirn, sondern ein gegen basisches Myelinprotein gerichteter Autoimmunprozess (perivaskuläre Entzündung und Demyelinisierung).
- Als dritte Form einer Enzephalitis tritt sehr selten die **subakute sklerosierende Panenzephalitis (SSPE)** auf, eine Slow-Virus-Erkrankung mit konventionellem Erreger. Die Pathogenese erklärt sich aus der Unfähigkeit eines an sich immunkompetenten Organismus, ein mutiertes Masernvirus zu eliminieren. Bei dieser Erkrankung sind extrem hohe Antikörpertiter gegen die meisten Strukturproteine des Masernvirus in Serum und Liquor nachweisbar (pathognomonisch). Histopathologisch handelt es sich um eine demyelinisierende Erkrankung.

Diagnostik Die Diagnose der typischen Masern ist klinisch relativ sicher möglich.
- **Antikörpernachweis:** Serologisch werden frische Masern an den spezifischen IgM-Antikörpern im Serum erkennbar. Immunität ist bei Nachweis spezifischer Antikörper im HHT oder IgG-ELISA gegeben. Bei der SSPE werden extrem hohe Antikörpertiter in Serum und Liquor gefunden.
- **Virusnachweis:** Das Virus kann in frühen Krankheitsphasen u.a. aus Rachenspülwasser, Lymphozyten und Urinsedimentzellen in Zellkulturen isoliert werden. Im Lichtmikroskop zeigen sich Riesenzellen, bei Immundefekten auch Einschlusskörperchen.

Differentialdiagnose	Differenzierungsmaßnahmen
Enanthem: ■ Steven-Johnson-Syndrom ■ Lyell-Syndrom	Morphologie des Enanthems, Lokalisation, weitere Symptomatik

Differentialdiagnose	Ausschlussmaßnahmen
Enanthem: ■ Röteln ■ Echo-virus-9-Infektion ■ Hand-Fuß-Mund-Krankheit ■ Herpangina ■ Windpocken ■ Scharlach ■ Lues	
Exanthem: ■ Röteln ■ ECHO-Virus-9-Infektion	Morphologie des Exanthems

Therapie und Prophylaxe Die Therapie mit **Ribavirin** ist in Einzelfällen beschrieben worden und kann bei Immundefekten sinnvoll sein.

Impfung Die **Masern-Lebendimpfung**, gemäß Impfkalender als Mumps-Masern-Röteln-Tripelvakzine (MMR) im zwölften bis 15. Lebensmonat und mit einer (nur selten realisierten) Wiederholung im sechsten Lebensjahr gegeben, hat die Zahl der Masernfälle in Deutschland im Jahr 1996 auf 520 zurückgehen lassen. Der Grad der Durchimpfung reicht mit 60 % jedoch nicht aus, um die Mensch-zu-Mensch-Übertragung völlig erlöschen zu lassen. Das Ziel der WHO, in Europa bis zum Jahr 2000 die Masern auf weniger als eine Erkrankung pro 100 000 Einwohner zu senken sowie den Tod an Masern auszurotten, erfordert jedoch Immunitätsraten von über 95 %, die mit einer einmaligen MMR-Impfung nicht erreicht werden können.

Bei Masernexposition ungeschützter Personen ist zusätzlich auch die **passive Immunisierung** mit Standard-Serum-Immunglobulin hilfreich (s.a. Kap. 11.10). Angesichts der Pathogenese ist es verständlich, dass die moderne Masern-Lebendimpfung auch vor der SSPE schützt.

Komplikation	Häufigkeit
Masernpneumonie (als direkte Folge der Masserninfektion oder als Folge einer bakteriellen Superinfektion des geschädigten Flimmerepithels)	1–7 %
Riesenzellpneumonie	Bei Immundefekt (sehr schlechte Prognose)
Masernkrupp (Laryngitis)	Bei disponierten Kindern
Otitis	5–9 %
Masernenzephalitis (Letalität 10–20%)	1 : 1 000
Subakute sklerosierende Panenzephalitis (SSPE), Auftreten nach sieben bis zehn Jahren, Verlauf unterschiedlich, bis zu drei Jahren mit psychischen und neurologischen Veränderungen	1 : 1 000 000

Zusammenfassung

- Infektionsursache: aerogene Übertragung
- Wichtigstes Symptom: makulopapulöses Exanthem
- Wichtigste diagnostische Maßnahmen: Klinik, Antikörperbestimmung
- Wichtigste therapeutische Maßnahme: symptomatisch, in Einzelfällen Ribavirin

Mumpsvirus

Epidemiologie Zwei epidemiologisch relevante Unterschiede zum Masernvirus sind
- die geringere Kontagiosität (Tröpfcheninfektion) und
- eine offenbar schwächere Immunität nach Infektion.

Auch bei Mumps ist der Mensch der einzige bekannte natürliche Wirt. Die Erkrankung ist im Frühjahr am häufigsten. Wenngleich das Mumpsvirus auch aus anderen Körperflüssigkeiten isolierbar ist, erfolgt die Übertragung durch Speichel, der eine Woche vor bis zwei Wochen nach Beginn der Parotisschwellung infektiös ist, mit einem Gipfel der Infektiosität am Anfang der Erkrankung.

Pathogenese Nach einer relativ langen Inkubationszeit von zwei bis drei Wochen tritt bei etwa 75 % der Infizierten die typische **Parotitis epidemica** auf (s. Abb. 11.34). Betroffen sind aber auch andere Drüsen.

Symptome, Verlauf und Prognose Die **Parotitis** ist meist schmerzhaft, die Mündung des Speicheldrüsengangs ist gerötet und geschwollen, es besteht Mundtrockenheit. Das Ohrläppchen steht charakteristischerweise etwas ab. Eine Allgemeinsymptomatik ist meist ebenfalls vorhanden.

In zwei Dritteln der Fälle wird innerhalb von vier bis fünf Tagen auch die **kontralaterale Seite** befallen. Manchmal sind auch nur die submaxillären und sublingualen Drüsen sichtbar entzündet.

Die Disseminierung während der Inkubation führt bei 50 % der Patienten zu einer klinisch und labormäßig fassbaren, aber prognostisch günstigen **aseptischen Meningitis** (DD: s. Poliomyelitis), gelegentlich auch zu einer **zerebellaren Ataxie**. Eine Enzephalitis ist selten (eine auf 6000 Erkrankungen) und geht mit psychiatrischen und neurologischen Spätschäden einher (Verhaltensstörungen, Krampfleiden, Taubheit, Retrobulbärneuritis, Hydrozephalus).

Diagnostik Durch den typischen Verlauf ergibt sich leicht die Verdachtsdiagnose Mumps.
- **Antikörpernachweis:** Serologisch lässt sich der Antikörperanstieg mit Hilfe der KBR nachweisen. Die „KBR-Antikörper" fallen allerdings sechs bis zwölf Monate nach der Erkrankung unter die Nachweisgrenze. Die KBR ist daher zur Immunitätsbestimmung ungeeignet. Die Frage der Immunität kann durch Nachweis von virushüllenspezifischen Antikörpern im Neutralisationstest oder im Mumps-IgG-ELISA beantwortet werden. Bei der Diagnose einer frischen Infektion ist heute die

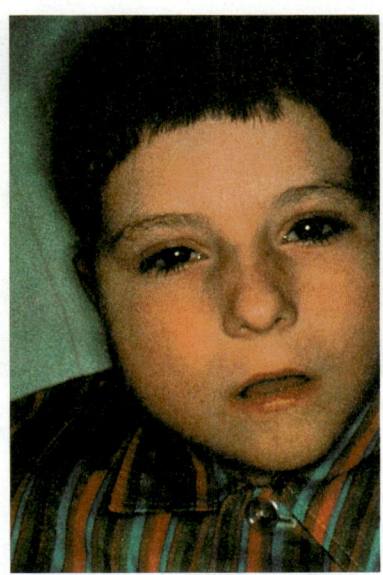

Abb. 11.34 Doppelseitige Parotisschwellung, rechts stärker als links, bei einem Jungen mit Mumps, ausgetrocknete Lippen. (Mit freundlicher Genehmigung von H. J. Cremer, Städtische Krankenanstalten Heilbronn.)

Untersuchung auf **Mumps-IgM-Antikörper** im ELISA die Methode der Wahl.
- **Virusnachweis:** Er erfolgt aus Liquor, Speichel und Urin Erkrankter in Zellkulturen.

Differentialdiagnose	Ausschlussmaßnahmen
Infektionen durch Influenza- oder Parainfluenzaviren, Coxsackie-, Zytomegalie- oder Epstein-Barr-Virus	Allgemeinsymptome, virologische Diagnostik
Bakterielle Infektion mit Staphylokokken, Streptokokken oder M. tuberculosis	Schweres Krankheitsgefühl, Fieber, Granulozytose
Beteiligungen im Rahmen eines Sjögren-Syndroms	Weitere Symptomatik
Heerfordt-Syndrom (bei Morbus Boeck)	Röntgen-Thorax, ggf. Histologie

Therapie und Prophylaxe Eine Therapie ist nicht möglich. Symptomatische Maßnahmen sind erforderlich und hilfreich. Die Therapie bei der Orchitis ist vielfach konservativ (auch mit Kortikosteroiden) und chirurgisch versucht worden, ohne klare Erfolge.

Impfung Der **Mumps-Lebendimpfstoff,** als MMR-Tripelvakzine im zwölften bis 15. Lebensmonat und mit einer Wiederholung im sechsten Lebensjahr gegeben, hat die Zahl der Mumpsfälle deutlich reduziert.

Auch Mumps steht auf dem Eradikationsprogramm der WHO für Europa. Wie bei den Masern muss auch hier der

11 Infektionskrankheiten

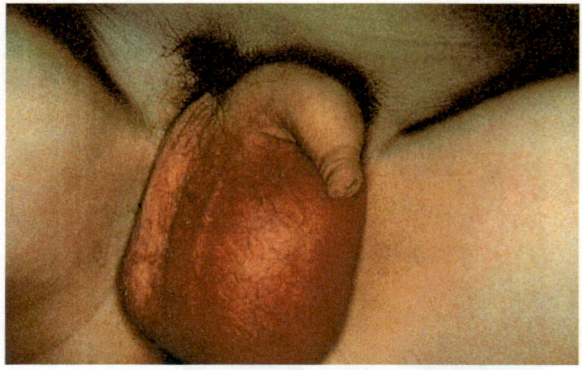

Abb. 11.35 Mumpsorchitis bei einem 12-jährigen Knaben. (Mit freundlicher Genehmigung von H. J. Cremer, Städtische Krankenanstalten Heilbronn.)

Komplikationen	Häufigkeit
Pankreatitis	Im Kindesalter häufig, 8–22 % der juvenilen Diabetiker hatten zuvor Mumps
Schwerhörigkeit durch Innenohrschaden (Spätkomplikation)	Gelegentlich
Meningitis	10–20 %

Zusammenfassung

- Häufigste Übertragungsursache: Tröpfcheninfektion
- Wichtigstes Symptom: schmerzhafte Speicheldrüsenentzündung
- Wichtigste diagnostische Maßnahmen: Klinik, Mumps-IgM-Antikörper
- Wichtigste therapeutische Maßnahme: symptomatisch

Durchimpfungsgrad von 60 auf über 95 % gesteigert werden. Die passive Immunisierung ist bei Mumps, anders als bei Masern, nicht zuverlässig.

Komplikationen	Häufigkeit
Orchitis (beim Mann, s. Abb. 11.35, kann zur Sterilität führen)	20–35 %, 3–17 % beidseitig
Myokarditis	Häufig, mild
Polyarthritis der großen Gelenke	Selten
Leber- und Nierenbeteiligung	Selten

11.4.9 Togaviren

Beschreibung und Einteilung Togaviren sind 60–70 nm große umhüllte RNA-Viren mit ikosaedrischem Nukleokapsid. Zu ihnen gehören die – teilweise humanpathogenen – Genera **Alphavirus** und **Rubivirus**. Rubellavirus ist das einzige humanpathogene Rubivirus und besitzt ein einzelsträngig positiv orientiertes Genom mit 9,7 kb; bei den Alphaviren sind es 11,8 kb (s. Abb. 11.36). Alphaviren vermehren sich sowohl in Vertebraten (Mensch, Pferd, Nager, Vögel, Fledermaus) als auch in Arthropoden (Moskito), die ihnen als Vektoren dienen. Viele Togaviren besitzen hämagglutinierende Eigenschaften, die diagnostisch genutzt werden können.

Epidemiologie Alphaviren (s. Tab. 11.28) führen in unterschiedlichen Regionen der Welt zu teilweise großen Epidemien. Im Gegensatz zu Rubellaviren ist für die Übertragung der Alphaviren ein **Vektor** (Moskitos) notwendig, in welchem sie sich auch vermehren. **Haupt-** und **Nebenwirte** verschiedener Alphaviren sind Vögel, Pferde, Esel, Nagetiere und der Mensch. Nach den Vertebratenwirten der verschiedenen Alphaviren, bei denen es zu hohen Virustitern im Blut kommt, sowie nach Art der übertragenden Insekten unterscheidet man verschiedene Infektionskreisläufe.

Wirte mit starker Virämie sind verantwortlich für den endemischen und epidemischen Erhalt der Infektion, da nur von diesen die Übertragung durch die Insekten möglich ist. Diese Einteilung bildet die Grundlage für die Bekämpfungsstrategien. Vor Enzephalitisviren, bei denen die Pferde die Infektion unterhalten, kann man z. B. den Menschen auch durch Impfung der Tiere schützen.

Das **Rötelnvirus** (Rubellavirus) kommt demgegenüber weltweit vor, ohne dass ein natürliches extrahumanes Reservoir bekannt wäre. Die Rötelnvirusinfektion zeichnet

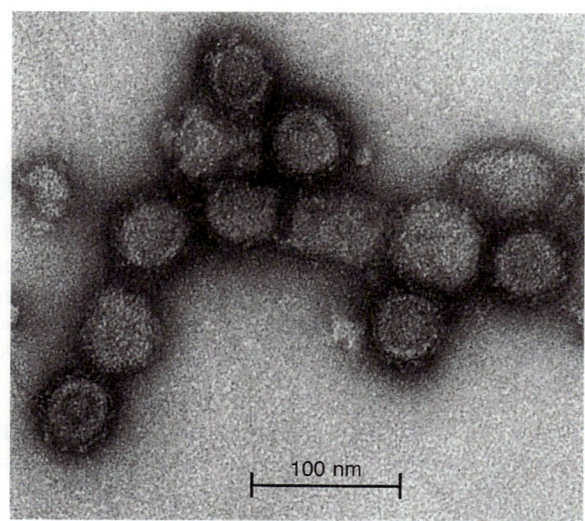

Abb. 11.36 Sindbisviren, typischer Vertreter der Togaviren (Vergrößerung × 200 000).

11.4 Infektionskrankheiten durch Viren

Tab. 11.28 Humanpathogene Togaviren.

Genus	Serogruppe, -typ	Vorkommen	Erkrankung
Alphavirus	Chikungunya	Afrika, Südostasien, Indien	Fieber, makulopapulöses Exanthem, Arthralgie, Kopfschmerz, Retrobulbärschmerz, Konjunktivitis, Lymphadenitis, Petechien, vesikuläres Exanthem
	O'Nyong-Nyong	Afrika	
	Mayaro	Südamerika	
	Ross River	Australien, Ozeanien	
	Sindbis	Afrika, Asien, Skandinavien	
	Östliche Pferdeenzephalitis EEE	USA, Atlantikküste, Karibik, Südkanada, Golf	Enzephalitis (Letalität 50–70 %)
	Westliche Pferdeenzephalitis WEE	Westliche USA, Kanada, Südamerika	Enzephalitis, meist Kinder (Letalität 3–5 %)
	Venezolanische Pferdeenzephalitis VEE	Süd- und Zentralamerika, Florida	„Grippe" (Gesamtletalität 1 %) bei 1–4 % der Infizierten Enzephalitis (Letalität 10–20 %), besonders Kinder
Rubivirus	Rötelnvirus	Ubiquitär	Exanthem, Arthralgien, teratogene Schäden

sich durch mittelgradige Übertragbarkeit mit Häufung in den Wintermonaten aus, was regelmäßig zu mehreren Infektionswellen und längerem Verweilen in einer Population führt (**endemischer Infektionstyp**).

Pathogenese Die Virämie der Alphaviren ist beim Menschen von kurzer Dauer und gering. Die Virusvermehrung dieser generell nicht persistierenden Infektionen geschieht im Zytoplasma der Wirtszelle. Die Ausschleusung neu gebildeter Viruspartikel erfolgt an der äußeren Wirtszellmembran, ohne dass die Zelle zugrunde gehen muss (nicht zytozidal). Nach einer Phase der Virämie kommt es besonders bei den Pferdeenzephalitiden zur Invasion des ZNS mit herdförmigem Gewebeuntergang.

Bei den Röteln beträgt die Inkubationszeit 16–21 Tage, die Virämie dauert vom achten Tag nach Infektion bis zum zweiten Tag des Exanthems. Eine geringgradige Virusausscheidung kann noch zwei bis drei Wochen anhalten. Die Infektion erfolgt über die Rachenschleimhaut oder diaplazentar.

Symptome, Verlauf und Prognose Manche **Alphaviren** können harmlose fieberhafte Erkrankungen auslösen, einige verursachen teils schwere Arthritiden, andere auch folgenschwere Enzephalitiden. In den meisten Fällen ist der Gewebstropismus unbekannt. Nur wenige der bekannten Alphaviren kommen in Westeuropa vor.

Das **Rötelnvirus** verursacht eine exanthematische milde Kinderkrankheit, ist aber ausgeprägt **teratogen**.

Asymptomatische Infektionen Etwa 50 % der Rötelnvirusinfektionen verlaufen asymptomatisch. Somit sind anamnestische Angaben über durchgemachte Röteln auch wegen des teilweise milden oder oligosymptomatischen Verlaufes unbrauchbar.

Haut- und Schleimhauterkrankungen Die postnatalen **Röteln** verlaufen mild und bei Kindern nur zu 50 % symptomatisch. Das fazial betonte, makulöse und selten konfluierende **Exanthem** (s. Abb. 11.37) geht mit Enanthem, mittelgradigem Fieber, nuchalen Lymphomen, Pruritus und Konjunktivitis einher. Die fehlenden Koplik-Flecken sowie der leichtere Verlauf von Fieber und Konjunktivitis unterscheiden die Röteln von den Masern. Des Weiteren kann es zu Arthralgien und Arthritiden, zu einer thrombozytopenischen Purpura, selten zu einer postinfektiösen Enzephalitis und zu anderen neurologischen Manifestationen kommen.

Erkrankungen von ZNS und Bewegungsapparat Nach Infektion durch **EEE**-(Eastern Equine Encephalitis-), **WEE**-(Western Equine Encephalitis-) oder seltener **VEE-Virus** (Venezuelan Equine Encephalitis) kommt es beim Menschen nach unterschiedlich langer Inkubationszeit (zwei bis elf Tage) zu einer Enzephalitis mit schlechter Prognose. Die anderen Alphavirusinfektionen führen neben Fieber, Kopfschmerzen, Konjunktividen und Exanthemen zu hochschmerzhaften Arthralgien und Arthritiden vorwiegend der großen Gelenke, die bis zur völligen Unbeweglichkeit führen können. Bei der **Sindbisvirusinfektion** können jahrelang anhaltende postinfektiöse rheumatische Beschwerden beobachtet werden.

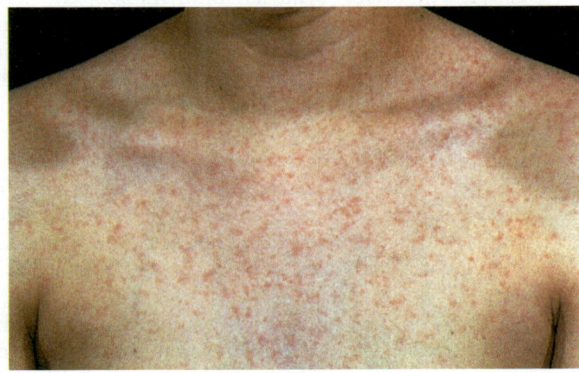

Abb. 11.37 Typisches Rötelnvirusexanthem am Stamm mit blassen, nicht erhabenen Effloreszenzen. (Die Abbildung wurde freundlicherweise zur Verfügung gestellt von H. Rasokat, Klinik und Poliklinik für Dermatologie und Venerologie, Universität zu Köln.)

Diagnostik

Alphaviren

- **Antikörpernachweis:** Die Verdachtsdiagnose einer **Alphavirusinfektion,** vielfach aufgrund epidemiologischer Angaben gestellt, lässt sich serologisch durch Komplementbindungsreaktion, Hämagglutinationshemmtest, Immunfluoreszenztest und IgM-ELISA erhärten.
- **Virusnachweis:** Bei einigen Alphaviren ist der **Virusnachweis** durch Isolierung, abhängig von der Viruskonzentration, leicht möglich (z. B. bei der VEE aus Blut, Speichel und Liquor). Bei anderen ist die Isolierung schwierig und gelingt meist nur aus Sektionsmaterial im Versuchstier.

Rötelnvirus

! Die Rötelnexposition einer Schwangeren erfordert eine optimale Diagnostik, um ggf. eine postexpositionelle passive Immunisierung durchführen zu können (s. u.).

- **Antikörpernachweis:** Die **Immunität** gegen Rötelnvirus wird durch Bestimmung rötelnspezifischer Antikörper im Hämagglutinationshemmtest (HHT: Titer 1 : > 16) oder ebenso zuverlässig durch ELISA oder radiale Hämolyse (HIG) ermittelt. Die Diagnose einer **frischen Infektion** kann durch Nachweis einer **Serokonversion** bei Untersuchung zweier Serumproben gestellt werden, wenn die erste Serumprobe innerhalb der ersten Tage nach Exanthembeginn abgenommen wurde. Ist dies wegen zu später Abnahme des Erstserums nicht mehr möglich, bestimmt man rötelnspezifische **IgM-Antikörper,** die bei guter Standardisierung des Testsystems mindestens zehn Wochen nachweisbar bleiben. Weitere Möglichkeiten zur Eingrenzung des Infektionszeitpunktes sind die Bestimmung der Avidität der virusspezifischen IgG-Antikörper und die Bestimmung von Antikörpern gegen separierte Virusantigene (hochavide IgG-Antikörper sprechen für eine länger zurückliegende Infektion).
- **Virusnachweis:** Beim Rötelnvirus ist die Virusisolierung in Zellkulturen aus Rachenabstrichen, Konjunktivalabstrichen, Urin, Synovia, Blutlymphozyten, kindlichem und mütterlichem Abortmaterial, Liquor und Sektionsmaterial möglich. In einzelnen Fällen sind Virusnachweise aus Synovia und Blutlymphozyten noch Wochen und Monate nach Infektion möglich gewesen. Bei einem Kind, das konnatal Zeichen einer **intrauterinen Infektion** aufweist, sollte eine Isolierung aus dem Urin angestrebt werden, da intrauterin infizierte Kinder auch Wochen nach der Geburt das Rötelnvirus noch ausscheiden können und eine Klärung auf serologischem Wege nicht immer möglich ist (s. u.).
- **Nachweis viraler Genome:** Im Rahmen der Pränataldiagnostik kann bei einer Schwangeren mit Verdacht auf eine frische Rötelninfektion der Nachweis von Rötelnvirus-RNA aus kindlichem Blut und/oder Fruchtwasser erfolgen.

! Fehlen rötelnspezifische IgM-Antikörper, schließt dies eine Infektion innerhalb der letzten zehn Wochen vor der Blutentnahme aus.
Umgekehrt ist jedoch durch den zufälligen Nachweis rötelnspezifischer IgM-Antikörper ohne weitere klinische und anamnestische Angaben die Diagnose „frische Infektion" nicht möglich, da IgM-Antikörper im Einzelfall lang (mehr als ein Jahr) nachweisbar bleiben können.

Postnatal sollte bei Verdacht auf intrauterine Infektion daher neben der Virusisolierung aus dem Urin (s. o.) sofort der Nachweis von IgM-Antikörpern beim Kind versucht werden, um den bestehenden Verdacht zu beweisen. Allerdings können auch tatsächlich intrauterin infizierte Kinder (Virusisolierung) schon sehr bald nach der Geburt Röteln-IgM-negativ sein und später gelegentlich sogar vollständig (auch Röteln-IgG) seronegativ werden.

Der Versuch eines Nachweises rötelnspezifischer IgM-Antikörper oder viraler RNA in intrauterin entnommenem kindlichem Blut (20.–22. Schwangerschaftswoche) kann als Ultima Ratio angesehen werden, um bei bestehendem Kinderwunsch und nachgewiesener mütterlicher Infektion in der Frühschwangerschaft (zur exakten Indikationsstellung einer Interruptio) eine Infektion des Kinds zu beweisen oder unwahrscheinlich zu machen.

Differentialdiagnose	Differenzierungsmaßnahmen
Enterovirusinfektionen (Exanthem)	Virologische Diagnostik
Allergische Reaktionen	
Intrauterin: Zytomegalievirusinfektion (hinsichtlich teratogener Schäden)	Unterschiedliches Schädigungsmuster, gelegentlich nur durch virologische Diagnostik unterscheidbar
Infektion mit Parvovirus B19 (Exanthema infectiosum, Ringelröteln)	Virologische Diagnostik, nicht teratogen

Therapie und Prophylaxe Es existiert keine kausale Therapie bei den **Alphaviren,** nichtsteroidale Antiphlogistika sind zur symptomatischen Therapie indiziert. Impfstoffe sind in der Erprobung.

Röteln: Die zweifache Grundimmunisierung von Kleinkindern mit einer Mumps-Masern-Röteln-Lebendvakzine (s. Kap. 11.10) und die Wiederimpfung aller Mädchen in der Präpubertät vermindern bei einem Durchimpfungsgrad von über 95 % das Risiko einer Rötelninfektion in der Frühschwangerschaft erheblich (bislang waren ca. 80 % der zwölf- bis 14-jährigen Schülerinnen seropositiv). Eine akzidentelle Impfung in der Frühschwangerschaft ist zu vermeiden, stellt aber bei einem Risiko von < 1 % keine Indikation zur Interruptio dar.

11.4 Infektionskrankheiten durch Viren

! Bei einer rötelnexponierten seronegativen Schwangeren ist die postexpositionelle passive Immunisierung indiziert.

Längstens bis zum fünften postexpositionellen Tag sollte die Gabe des i.m. applizierbaren Hyperimmunglobulins erfolgen, bei späterer Gabe evtl. kombiniert mit einem i.v. Immunglobulinpräparat, um die Resorptionszeit des i.m. Präparats zu überbrücken.

Komplikationen Das **Rötelnvirus ist teratogen.** Die Schädigungsrate sinkt von ca. 60 % im ersten Schwangerschaftsmonat auf ca. 10 % im vierten Schwangerschaftsmonat, Spätschäden (Rubella Expanded Syndrome) sind dabei nicht berücksichtigt. Bei jedem Symptom, das in der Schwangerschaft auf Röteln hinweist, ist bis zum Beweis des Gegenteils eine Rötelninfektion anzunehmen. Die Palette möglicher schwerer Schäden beim Kind umfasst neben der klassischen **Gregg-Trias**

- Katarakt,
- Innenohrschwerhörigkeit,
- Herzfehler

viele vorübergehende Symptome und postnatal persistierende Schäden sowie postnatal auftretende Schäden. Bei konnatal infizierten Kindern kann es nach Jahren zu einer tödlich verlaufenden **subakuten Panenzephalitis** kommen.

Zusammenfassung

- Häufigste Ursache: Infektion mit Alpha- bzw. Rubellaviren
- Wichtigste Symptome:
  – Alphavirusinfektion je nach Erreger unterschiedlich;
  – Röteln: fazial betontes, makulöses Exanthem
- Wichtigste diagnostische Maßnahme: Antikörpernachweis
- Wichtigste therapeutische Maßnahmen:
  – Alphavirusinfektion: symptomatisch
  – Röteln: in der Schwangerschaft Gabe von Hyperimmunglobulin; Prophylaxe durch konsequentes Impfen

11.4.10 Parvoviren

Beschreibung und Einteilung Zur Familie der Parvoviridae gehören viele kleine (18–26 nm Durchmesser) ikosaedrische Viren, die ausschließlich aus einzelsträngiger DNA und Proteinen bestehen und zu den kleinsten animalen Viren überhaupt gehören. Die Virusstruktur ist durch Kryoelektronenmikroskopie und Röntgenstrukturanalyse sehr gut bekannt. Das lineare DNA-Molekül der Größenordnung 4,6–5,1 kb enthält terminale palindromische (zueinander komplementäre invertierte) Nukleotidsequenzen, die für die Replikation ohne Primer notwendig sind. Wegen der geringen Kodierungskapazität des Genoms sind diese Viren in extremer Weise von der zellulären Synthesemaschine der Wirtszellen abhängig. So sind sie insbesondere nur in Zellen vermehrungsfähig, die sich in der S-Phase befinden. Jedes Partikel trägt entweder einen Plus- oder einen Minusstrang.

Zur Familie Parvoviridae gehört im Genus Erythrovirus das humanpathogene autonome **Parvovirus B19** (22–25 nm Durchmesser, 5 594 Nukleotide).

Einen anderen Genus der Parvoviridae stellen die **Dependoviren** (s. Abb. 11.38) dar: replikationsdefekte, helfervirusabhängige Viren (z. B. adenoassoziierte Viren, AAV1–6), die beim Menschen weit verbreitet sind (latente Infektionen), aber keine bekannte Pathogenität besitzen. Der wesentliche Unterschied scheint darin zu liegen, dass die autonomen Viren warten müssen, bis die Wirtszelle in die S-Phase gelangt, während AAV in ruhenden ausdifferenzierten Zellen auf ein Helfervirus warten müssen, das die Zellen in die S-Phase treibt.

Interessant sind die Dependoviren auch deshalb, weil sie im Tierversuch tumorsupprimierende Eigenschaften besitzen.

Für das **Dependovirus AAV2** ist bekannt, dass die primär einzelsträngige virale DNA als Doppelstrang in Abwesenheit eines Helfervirus innerhalb eines Integrationsbereichs (AAVS1) auf dem **menschlichen Chromosom 19** integriert wird. Nach Überinfektion mit dem Helfervirus kommt es zur Aktivierung des AVV2-Provirus, zur Expression viraler Gene und zur Partikelproduktion. Auf dieser Tatsache beruhen Strategien, AAV als Vektor für eine Gentherapie einzusetzen.

Epidemiologie **Parvovirus B19** wurde 1975 in England bei einem gesunden Blutspender entdeckt. Die Seroprävalenz zeigt einen altersabhängigen Anstieg von 2–15 % bei Ein- bis Fünfjährigen auf 60 % bei Jugendlichen und Erwachsenen. Die Übertragung des Erregers des Erythema infectiosum erfolgt durch Tröpfcheninfektion sowie durch Blut bzw. Blutprodukte. Die Kontagiosität ist mittelgradig (ca. 50 % bei Haushaltskontakten). Das Virus vermehrt sich lytisch in den Vorläuferzellen der Erythrozyten, wobei die produktive Infektion der Normoblasten zu einer hohen Virämie ($>10^{10}$/ml) führt.

Die Virusausscheidung bei Erythema infectiosum (Ringelröteln) dauert ebenso wie die Virämie vom fünften bis zum zehnten Tag nach Infektion; bei aplastischen Krisen hält sie länger an.

Pathogenese Parvovirus B19 verursacht eine exanthematische Erkrankung (Ringelröteln oder Erythema infectiosum) und daüber hinaus folgenschwere intrauterine In-

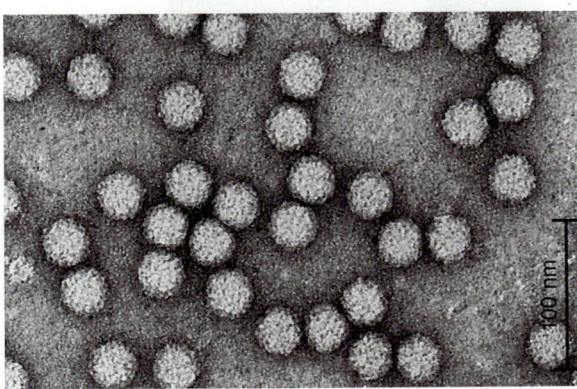

Abb. 11.38 Dependoviren (Vergrößerung × 200 000).

fektionen (**Hydrops fetalis**). Das Virus kann vor allem bei Patienten mit kongenitalen hämolytischen Anämien schwere aplastische Krisen hervorrufen. In den letztgenannten Situationen mit reduzierter Kompensationsfähigkeit kann die Schädigung der Erythroblasten zu einer schweren Anämie führen.

Symptome, Verlauf und Prognose Die **Manifestationsrate** beträgt ca. 80 %, aber auch asymptomatische Infektionen mit möglicher Virusübertragung auf Kontaktpersonen kommen vor.

Die Zeit bis zum Auftreten des **Exanthems** beträgt beim **Erythema infectiosum** 14–18 Tage nach Infektion. Nach den kurzen, unspezifischen Prodromi der Virämiephase (Fieber, Pharyngitis) erscheint parallel mit dem Auftreten virusspezifischer IgM-Antikörper das Exanthem im Gesicht und kurz danach oder gleichzeitig an den Armen und Beinen. Der Stamm ist normalerweise ausgespart, und der Ausschlag zeigt eine zentrale Aufhellung (s. Abb. 11.39). Im Exanthemstadium besteht nur leichtes Fieber, der Allgemeinzustand ist kaum reduziert.

Folge einer zytoziden, aber letztlich meist auch wieder vom Immunsystem limitierten Infektion der erythropoetischen Vorläuferzellen können eine **aplastische Anämie** sowie die aplastischen Krisen bei hämolytischen Anämien sowie die chronischen Anämien bei Immundefizienten sein.

Bei Immungesunden kann eine Infektion mit Parvovirus B19 zu anhaltenden **Arthralgien** führen. In Einzelfällen ist auch über eine **Myokarditis** berichtet worden.

Intrauterine und perinatale Infektionen Eine Infektion in der Schwangerschaft kann zum Frühabort oder intrauterinen Kindstod führen. Hinweise auf ein wesentliches teratogenes Potential des Virus gibt es nicht. Die Infektion des ungeborenen Kindes erfolgt diaplazentar mit einem noch nicht genau bekannten kindlichen Erkrankungsrisiko von 5–20 % (Abort mit und ohne Hydrops fetalis, Maximum im ersten und zweiten Trimenon).

Diagnostik Das B19-Virus ist bislang nur in primären Knochenmarkzellen oder fetalen Leberzellen züchtbar. IgM-Antikörper treten zusammen mit dem Exanthem in 90 % der Fälle auf, IgG ist eine Woche später im ELISA nachweisbar. Das Fehlen von IgM-Antikörpern schließt eine frische Infektion nicht immer aus. Der Nachweis von Virus-DNA ist in Serum, Leukozyten, respiratorischen Sekreten, Urin, Fruchtwasser und Geweben gelungen. Die PCR ist gut etabliert.

Differentialdiagnose	Differenzierungsmaßnahmen
Hydrops fetalis durch andere intrauterinen Infektionen (Zytomegalievirus)	Virologische Diagnostik pränatal
Hydrops fetalis durch nicht-infektiöse Ursachen (z.B. Rh-Inkompatibilität)	Labordiagnostik pränatal
Röteln	Virologische Diagnostik, keine ausgeprägten retroaurikulären Lymphknoten

Therapie und Prophylaxe Eine antivirale Therapie ist nicht möglich und ein Impfstoff nicht verfügbar. Die Möglichkeit einer postexpositionellen passiven Immunisierung ist nicht ausreichend untersucht.

Komplikationen Komplikationen sind bei der postnatalen Infektion immungesunder Menschen bis auf Arthralgien an Handgelenken und Knien selten. Die wesentliche Problematik liegt in der intrauterinen Infektion mit Hydrops fetalis, welche schnell diagnostiziert werden muss, da eine wirksame Therapieoption in einer intrauterinen Austauschtransfusion beim Kind besteht. Die erfolgreiche Behandlung der Anämie führt rasch zum Rückgang des Hydrops und zur Geburt gesunder Kinder.

Zusammenfassung

- Häufigste Übertragungsursache: Tröpfcheninfektion mit Parvovirus B19
- Wichtigstes Symptom: Exanthem bei Erythema infectiosum
- Wichtigste diagnostische Maßnahme: Antikörpernachweis
- Wichtigste therapeutische Maßnahme: keine Therapie bekannt, intrauterine Austauschtransfusion

11.4.11 Hepatitis-B-Virus

Zu Erkrankungen durch das Hepatitis-B-Virus siehe auch Kapitel 14.5.2.

Beschreibung und Einteilung Die Familie der **Hepadnaviridae** umfasst in einem einzigen Genus Hepadnavirus ein menschenpathogenes und mehrere tierpathogene He-

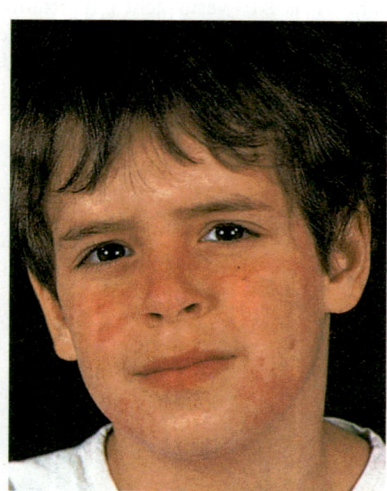

Abb. 11.39 Typisches Exanthem bei Parvovirus-B19-Infektion (Ringelröteln).

patitisviren. Das **Hepatitis-B-Virus** der Pekingente (DHBV) hat ganz besondere Bedeutung für die Erforschung dieser Hepatitiserreger, da sich mit dem Hepatitis-B-Virus des Menschen in biologischen Systemen nur sehr beschränkt arbeiten lässt: Es ist in Zellkulturen nicht züchtbar, humane Primärkulturen von adulten oder fetalen Hepatozyten erlauben nur die Untersuchung der ersten Schritte der Virus-Wirt-Wechselwirkung wie Anheftung, Adsorption, Penetration und Uncoating.

HBV ist neben dem Menschen, der das einzige natürliche Reservoir darstellt, nur für nichthumane Primaten infektiös. Durch den Einsatz molekulargenetischer Methoden konnten allerdings virale Gene exprimiert und für die Entwicklung von Impfstoffen eingesetzt werden. Hepadnaviren (s. Abb. 11.40) sind membranumhüllte Partikel. Die Elektronenmikroskopie partiell gereinigter Präparate zeigt drei Partikeltypen:

- sphärische, 42 nm im Durchmesser messende sog. **Dane-Partikel:** Sie sind das infektiöse Hepatitis-B-Virus HBV mit ikosaedrischem Nukleokapsid,
- sphärische, 20 nm großer Partikel (früher auch als **Australia-Antigen** bezeichnet), die ggf. in großer Menge vorhanden sein können,
- filamentöse Partikel mit 20 nm Durchmesser und variabler Länge.

Die beiden Letzteren sind wegen des Fehlens von Nukleinsäure nicht infektiös.

HBV enthält eine teilweise doppelsträngige DNA von ca. 3,2 kb. Hepadnaviren sind evolutionär mit den Retroviren verwandt, sie besitzen eine reverse Transkriptase (RT), die die prägenomische RNA in doppelsträngige DNA überführt. Diese kann in das Wirtsgenom integriert werden, Integration ist aber im Gegensatz zu den Retroviren nicht obligatorische Voraussetzung für die Virusvermehrung.

Epidemiologie Die HBV-Infektion erfolgt über virushaltiges Blut oder Blutprodukte, unter der Geburt, durch kontaminierte Instrumente oder auf sexuellem Weg. In vielen Gegenden Asiens und Afrikas ist die Prävalenz sehr hoch, erhalten durch perinatale Infektion. Es gibt HBV-Subtypen, die klinisch relevant sind, da sie bei chronisch HBV-Infizierten zu Zweitinfektionen führen können. Weltweit sind etwa 300 Mio. Menschen persistierend infiziert und damit von chronischer Hepatitis, Leberzirrhose und hepatozellulärem Karzinom bedroht.

Pathogenese Die HBV-Infektion führt in einem wechselnden Prozentsatz zu chronischer Infektion, mit der möglichen Folge lebenslanger Infektiosität, einer Leberzirrhose oder eines Hepatoms. Nach **perinataler Infektion** liegt die Rate der Chronizität bei ca. 95 %, bei der Infektion Erwachsener bei 5–10 %.

> ! Die Hepatitis ist nicht Folge einer zytozidalen Virusvermehrung, sondern der antiviralen T-Zell-Antwort des Infizierten.

11.4.12 Hepatitis-D-Virus

Zu Erkrankungen durch das Hepatitis-D-Virus siehe auch Kapitel 14.5.2.

Beschreibung Bei diesem Agens handelt es sich um ein defektes, membranumhülltes Partikel von 36–42 nm Durchmesser. Es enthält eine einzelsträngige zirkuläre RNA mit negativer Orientierung. Sie umfasst je nach Isolat zwischen 1 672 und 1 683 Nukleotide und ist mit Protein HDAg (Hepatitis-Delta-Antigen) komplexiert, das als einziges Genprodukt von der RNA kodiert wird.

Dieses Protein liegt in zwei Varianten vor (22 bzw. 24 kD), von denen das größere als Folge von RNA-Editing entsteht.

Das Delta-Antigen ist diagnostisch verwertbar. In die Membran sind Oberflächenproteine des Hepatitis-B-Virus (HBsAg) eingelagert, auf dessen Helferwirkung es angewiesen ist.

Ähnlichkeit mit Viroiden Die Nukleotidsequenz der zirkulären RNA erlaubt eine sehr ausgeprägte intramolekulare Basenpaarung, die zu einer stäbchenförmigen Struktur mit kovalent geschlossenen Enden führt. Diese hat eine formale Ähnlichkeit mit der Sekundärstruktur von **Viroiden,** kleinen Pflanzenpathogenen, die lediglich aus einer hochgradig basengepaarten zirkulären RNA bestehen, jedoch keine Helferviren benötigen. Viroide enthalten keine kodierte Information, das pathogene Prinzip liegt vielmehr in ihrer Konformation. HDV-RNA kann ebenfalls eine stäbchenförmige Struktur einnehmen, die zumindest partiell dem Bereich der zentralen konservierten Region der Viroide gleicht. Auch in Bezug auf die Replikation ergeben sich Analogien, so verfügen beide RNAs über eine Ribozymaktivität, mit deren Hilfe sie autokatalytisch das Prozessieren von molekularen Zwischenprodukten bewerkstelligen, die während der Replikation entstehen.

Epidemiologie Wie HBV wird das HDV **parenteral** übertragen. Es kommt in Deutschland nur selten vor, meist bei i.v. Drogensüchtigen. Für die produktive Vermehrung ist es auf die Koinfektion mit HBV angewiesen und erzeugt gelegentlich eine fulminante Hepatitis B. Bei Vorliegen einer chronischen Hepatitis B entsteht häufig auch eine chronische Hepatitis D, die in sehr vielen Fällen zur Leberzirrhose führt. Etwa 5 % aller HBs-Antigenträger sind auch mit HDV infiziert.

11.4.13 Hepatitis-E-Virus

Zu Erkrankungen durch das Hepatitis-E-Virus siehe auch Kapitel 14.5.2.

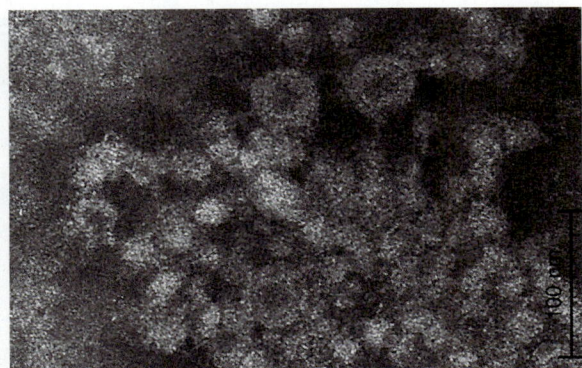

Abb. 11.40 Hepatitis-B-Viren (Vergrößerung × 200 000).

11 Infektionskrankheiten

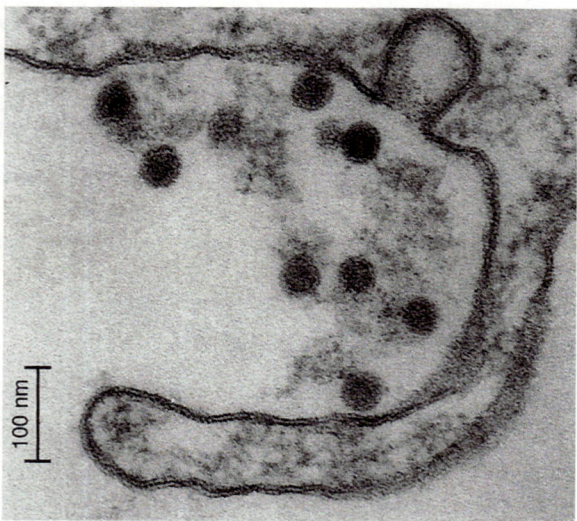

Abb. 11.41 Flaviviren (Vergrößerung × 130 000).

Beschreibung Das Hepatitis-E-Virus (HEV) ist ein kleines sphärisches Partikel mit einer einzelsträngigen, linearen, positiv orientierten RNA mit 7,2 kb. Wegen seiner morphologischen Ähnlichkeit zu den Caliciviren wurde HEV zunächst in diese Virusfamilie eingeordnet, später aber wegen der großen Unterschiede in der Genomorganisation wieder ausgegliedert. Vergleiche der Nukleotidsequenz zeigen bei moderater Heterogenität vier große geographische Haupt- und mehrere kleinere Untergruppen. Serologische Unterschiede entsprechen dem nicht streng, es scheint nur ein Serotyp zu existieren.

Epidemiologie, Symptome, Verlauf und Prognose HEV ist in Südostasien, im Mittleren Osten, in Afrika und Zentralamerika endemisch und wird **fäkal-oral**, meist durch kontaminiertes Trinkwasser übertragen: Nach Übelkeit, Erbrechen und Fieber kommt es zur akuten ikterischen Phase, die im Allgemeinen – wie bei der Hepatitis A – folgenlos ausheilt. Tödliche Verläufe sind selten; bei Schwangeren jedoch mit bis zu 20 % häufig.

11.4.14 Flaviviren

Beschreibung und Einteilung Flaviviren sind von einer Lipidmembran umhüllt und erscheinen daher als sphärische Partikel mit einem Durchmesser von 40–60 nm (s. Abb. 11.41). Das ikosaedrische Nukleokapsid (etwa 30 nm Durchmesser) enthält eine einzelsträngige, positiv orientierte RNA mit ca. 11 kb. Die Viren sind durch organische Lösungsmittel und Detergenzien leicht zu inaktivieren.

Diese Familie enthält in den drei Genera Flavivirus, Pestivirus (Haustiere wie Wiederkäuer, Schwein) und Hepacivirus (Hepatitis-C-Virus) über 70 für Mensch und Tier z. T. hochpathogene Viren, die meist durch Arthropoden übertragen werden. Viele der Flaviviren sind untereinander recht nahe verwandt (serologische Kreuzreaktionen).

Mit vielen hochpathogenen Flaviviren darf aus Sicherheitsgründen nur in Laboratorien der höchsten biologischen Sicherheitsstufe (L4) gearbeitet werden.

Epidemiologie Neben den eigentlichen humanpathogenen Flaviviren kann ca. die Hälfte aller bekannten Flaviviren zumindest gelegentlich Erkrankungen des Menschen hervorrufen. Bei **Gelbfieber** und **Frühsommer-Meningoenzephalitis (FSME)** sind epidemiologisch die extrahumanen Reservoire entscheidend.

Flavivirusinfektionen (s. Tab. 11.29) treten endemisch und epidemisch mit gewaltigen Infektions- und Erkrankungszahlen auf. Die meisten Flaviviren werden durch **Vektoren** (Zecken, Moskitos) auf ihre natürlichen Wirte (je nach Virus: Nager, Vögel, Schweine, Pferde und andere Vertebraten) und gelegentlich auf den Menschen übertragen, einige aber auch vektorfrei, z. B. durch Milch infizierter Tiere oder sogar durch direkten Kontakt mit infektiösem Material (wie das Omsker hämorrhagische Fieber).

Frühsommer-Meningoenzephalitis Die durch Zeckenbiss ausgelöste („Tick-Borne") Frühsommer-Meningoenzephalitis (FSME) ist in Deutschland nur in einigen Gebieten Bayerns und Baden-Württembergs endemisch. In Österreich, Tschechien, Russland, der Slowakei und Jugoslawien, aber auch in der Schweiz, Frankreich, Schweden und Finnland kommt FSME häufiger vor. Die Übertragung erfolgt durch eine Zecke (Ixodes ricinus), woraus sich eine saisonale Begrenzung der Übertragung zwischen

Tab. 11.29 Humanpathogene Flaviviren.

Genus	Viren/Vektor	Vorkommen	Erkrankung
Flavivirus	FSME/Zecke	Ost- und Zentraleuropa, Skandinavien	Unspezifische Symptome, Enzephalitis
	Japanische B-Enzephalitis/Moskito	Südostasien	Unspezifische Symptome, Enzephalitis
	Dengue/Moskito	Trop. Amerika, Australien, Afrika, tropisches Asien	Dengue-Fieber, zwei Formen (Exanthem und Arthralgie/hämorrhagisches Fieber)
	Gelbfieber/Moskito	Afrika, Südamerika	Hämorrhagisches Fieber, Hepatitis
	Hepatitis C/kein Vektor	Ubiquitär (Europa: 0,2–7 %)	Parenteral übertragene Hepatitis

11.4 Infektionskrankheiten durch Viren

Frühjahr und Spätherbst ergibt. Die Zecken infizieren sich ihrerseits bei Mäusen (natürliches Reservoir) und anderen Wildtieren. Im Vergleich zu Borrelia burgdorferi sind weniger Zecken infiziert.

Dengue-Fieber Die vier Dengue-Virus-Serotypen sind in Asien, Westafrika, Südamerika, in der Karibik und im Pazifik endemisch und werden durch Moskitos übertragen. Zu erwarten ist auch die zunächst sporadische Einschleppung in die USA und nach Europa im Rahmen von Klimaveränderungen (globale Erwärmung) und weiträumig intensivem Transportgeschehen. Mitte des 20. Jahrhunderts war die Eradikation von Aedes aegypti in Mittel- und Südamerika weit vorangeschritten. Nach dem Ende des Einsatzes von DDT kam es jedoch zu einer erneuten Besiedelung durch Moskitos. Durch Einschleppung asiatischer Dengue-Viren entwickelten sich große Epidemien. 1986 wurden allein in Amerika 88 000 (!) Dengue-Fälle gemeldet. Die tatsächlich angenommene Zahl betrug 1986 rund 2 Mio. Fälle; eine der letzten Epidemien in Peru umfasste 150 000 Infizierte. Ein extrahumanes Reservoir ist nicht bekannt.

Gelbfieber Gelbfiebervirus-Endemiegebiete liegen in Afrika und Südamerika im sog. **Gelbfiebergürtel** (Afrika: zwischen 15. nördlichem und zehntem bis 15. südlichem Breitengrad; Südamerika von Panama bis etwa zum 15. südlichen Breitengrad). Die Übertragung geschieht durch Moskitos (vor allem A. aegypti), wobei ein urbaner Zyklus (Übertragung Mensch – Mensch) von einem silvatischen Zyklus (Übertragung der Viren innerhalb von Affenpopulationen, aus denen der Mensch infiziert wird) unterschieden wird. Der Mensch ist in den ersten fünf Tagen der Erkrankung virämisch. Urbanes Gelbfieber kommt derzeit weltweit praktisch nicht vor.

! Moskitos bleiben lebenslang infiziert und können die Infektion vertikal in der Mückenpopulation weitergeben; explosionsartige Epidemien sind daher weiterhin zu erwarten (Nigeria 1986 mit 10 000 Fällen und einer Letalität von 50 %).

Pathogenese Neben den eigentlichen humanpathogenen Flaviviren können ca. die Hälfte aller bekannten Flaviviren zumindest gelegentlich Erkrankungen des Menschen hervorrufen. Bei Gelbfieber und Frühsommer-Meningoenzephalitis (FSME) sind epidemiologisch die extrahumanen Reservoire entscheidend. Viele der Flaviviren sind untereinander recht nahe verwandt (serologische Kreuzreaktionen). Klinisch lassen sich die humanpathogenen Flaviviren nach den Kardinalsymptomen bzw. -syndromen in vier Gruppen einteilen:
1. Enzephalitis (z. B. FSME)
2. Fieber, Arthralgie und Exanthem (z. B. Dengue-Fieber)
3. hämorrhagisches Fieber (z. B. Gelbfieber)
4. Hepatitis

Symptome, Verlauf und Prognose Die schwere **Gelbfiebererkrankung** ist gekennzeichnet durch einen abrupten Krankheitsbeginn (Inkubationszeit drei bis sechs Tage) mit Fieber, Myalgien, schwersten Kopfschmerzen, Lumbosakralschmerzen, Übelkeit, Erbrechen und Schleimhautblutungen. Die Pulsfrequenz ist trotz des hohen Fiebers inadäquat niedrig (**Faget-Zeichen,** z. B. auch bei Typhus, Brucellose, Leptospirose [DD!], Ornithose und Mykoplasmenpneumonie sowie beim Lassa-Fieber zu beobachten). Später treten Nierenversagen, Ikterus und ZNS-Symptome auf. 20–50 % der Erkrankten versterben zwischen dem siebten und zehnten Tag. Die Krankheitsverläufe können sehr unterschiedlich sein, von der asymptomatischen Infektion über den „banalen Infekt" bis hin zur tödlichen Erkrankung.

Primär ZNS-Erkrankungen Bei 70 % der **FSME-Virus**-Infizierten ist der Verlauf asymptomatisch; bei symptomatischer Infektion kommt es nach einer Inkubationszeit von fünf bis 14 Tagen zum typischen biphasischen Krankheitsgeschehen mit unspezifischen grippalen Symptomen. Die zweite Krankheitsphase (3–10 % der Infizierten) kann einen **benignen meningitischen** Verlauf nehmen, allerdings auch als **meningomyeloenzephalitische** Form auftreten.

Die Letalität beträgt in Westeuropa ca. 1–2 %; Defektheilungen kommen vor (10–20 %). Demgegenüber ist die Letalität der russisch-asiatischen Form deutlich höher (bis 20 %) und ebenso die Rate der Defektheilungen (30–60 %).

Das **klinische Bild** vieler Flavivirusenzephalitiden hängt auch vom Alter des Erkrankten ab. Kleinkinder leiden häufig nur unter hohem Fieber mit Krampfanfällen. In der Folge können beim Erwachsenen Krämpfe und zerebrales Koma auftreten (prognostisch ungünstig). Die Erkrankungen verlaufen nicht selten zweigipflig. Bei leichteren Verläufen ist die klinische Abgrenzung von einer Enterovirusmeningitis nicht möglich. Die Letalität ist je nach Virus, Alter der Betroffenen und Epidemie unterschiedlich (2–70 %).

Primär gastrointestinale Erkrankungen Siehe auch Kapitel 14.5.2.

Erst 1989 wurde der in Schimpansen experimentell propagierte Erreger einer **Non-A-non-B-Hepatitis** durch molekulargenetische Expression zugänglich zur weiteren Charakterisierung und zur Bereitstellung diagnostisch verwertbarer Reagenzien. Das als **Hepatitis-C-Virus** (HCV) bezeichnete Agens ist im Serum Infizierter oft mit Lipiden oder Antikörpern komplexiert. Es wird überwiegend **parenteral** durch Blut und Blutprodukte verbreitet – mit hoher Prävalenz bei den i.v. Drogenabhängigen. Sexuelle und Mutter-Kind-Übertragungen sind möglich, aber selten. In Deutschland gibt es etwa 5 000 Neuinfektionen pro Jahr bei 200 000–400 000 chronisch HCV-Infizierten. Die Infektion führt nur in 25 % zu einer klinischen, meist milden Symptomatik und einer Erhöhung der GOT/GPT-Leberenzyme – sie wird aber in mehr als 70 % aller Fälle persistent. Der chronisch HCV-infizierte Patient bleibt häufig über Jahrzehnte symptomlos, aber er ist als Virusträger potenziell infektiös. Die chronische Infektion kann zu Leberzirrhose und Leberkarzinom führen.

Zu den Flaviviren gehört aufgrund von Sequenzhomologien auch das 1995 beschriebene, in 1–5 % aller Blutspenden durch PCR nachweisbare **Hepatitis-G-Virus.** Die HGV-Infektion erfolgt primär durch Blut und Blutpro-

Infektionskrankheiten

dukte – gelegentlich auch durch Mutter-Kind-Übertragung – und führt zu meist asymptomatischen, durch Persistenz und Virämie gekennzeichneten Infektionen. Das pathogene Potential von HGV ist unklar (s. Kap. 14.5.2).

Primäre Erkrankungen des Bewegungsapparates Die **Dengue-Virus-Infektion** führt nach einer Inkubationszeit von fünf bis acht Tagen zu Fieber, schwersten Arthralgien und Myalgien (lumbal betont), Kopfschmerzen und ab dem dritten Tag zu einem Exanthem (u.U. vesikulär). Die Prognose ist insgesamt gut. Tritt jedoch bei der hämorrhagischen Verlaufsform in einer zweiten Krankheitsphase ein Schock mit Organversagen auf, sterben die Patienten häufig.

Diagnostik Die Laboruntersuchungen zeigen Thrombopenie und Leukopenie.

- **Antikörperbestimmungen:** Die serologische Antikörperbestimmung kann mittels der KBR, des HHT oder auch mit Hilfe eines ELISA durchgeführt werden. Der Nachweis spezifischer IgM-Antikörper kann auch hier bei der Bestimmung des Infektionszeitpunkts hilfreich sein, umso mehr, als eine Serokonversion häufig frühzeitig auftritt und somit schwer zu erfassen ist. Ein diagnostisches Problem liegt in der eingangs erwähnten **serologischen Kreuzreaktion** vieler Flaviviren.
- **Virusisolierung:** Je nach Flavivirus ist eine Isolierung z. B. aus dem Blut in Zellkulturen (von Vertebraten oder Insekten) oder in Versuchstieren zwar prinzipiell nicht schwer, problematisch ist jedoch die Sicherheit im Labor.
- **Nachweis viraler Genome:** Die RT-PCR ist zum Nachweis der HCV-RNA die Methode der Wahl und beweist die aktive Infektion.

HCV-spezifische Antikörper beweisen das Vorliegen einer akuten oder einer chronischen, möglicherweise auch ausgeheilten Infektion. Der Nachweis von **HCV-Genomen** zeigt eine frische Infektion, aber auch chronische Carrier-Zustände mit Virusreplikation an; bei ausgeheilten HCV-Infektionen wird die PCR negativ. Die akute HCV-Erkrankung ist meldepflichtig.

Eine **HGV-Infektion** wird über den Nachweis viraler Nukleinsäure durch RT-PCR oder im ELISA durch Antikörpernachweis diagnostiziert.

Therapie und Prophylaxe Die Therapie der **chronischen HCV-Infektion** durch Kombination von Interferonen mit Nukleosidanaloga ist heutzutage Standard (s. Kap. 14.5.2).

Durch Untersuchung von Blut- und Organspendern, ggf. auch von Angehörigen von Hochrisikogruppen auf HCV-Antikörper kann die Verbreitung des Virus eingeschränkt werden.

Ansonsten ist die **symptomatische Therapie** (Analgetika bei Arthralgien) durchaus möglich. **Impfungen** sind nur gegen Gelbfieber, FSME und die Japanische Enzephalitis verfügbar. Eine aktive FSME-Impfung ist für Risikogruppen (z. B. Waldarbeiter) in Endemiegebieten anzuraten. Nach Exposition ist eine frühe passive Immunisierung Erwachsener bei FSME möglich. Ein Impfstoff gegen Dengue-Virus müsste unbedingt alle vier Serotypen erfassen, da Teilimmunität gegen nur einen Typ negative Auswirkungen bei Wildvirusinfektion mit einem weiteren Serotyp haben kann.

Komplikationen Bei Dengue-Fieber kommt es besonders bei sequentieller Infektion durch verschiedene Serotypen zu schweren Krankheitsverläufen.

11.4.15 Bunyaviren (Hantaviren)

Beschreibung und Einteilung Die weltweit verbreiteten Bunyaviren stellen eine sehr große und pathogenetisch heterogene Virusfamilie mit großer medizinischer Bedeutung dar (s. Tab. 11.30). Bunyaviren sind sphärische, oft auch pleomorphe, membranumhüllte RNA-Viren mit 80–120 nm Durchmesser und helikalem Nukleokapsid.

Tab. 11.30   Humanpathogene Bunyaviren.

Genus	Serogruppe/Virus	Vorkommen	Erkrankung/Letalität
Bunyavirus	Bunyamwera LaCrosse California-Enzephalitis Tahynja	Zentralafrika Nördl. USA USA Europa	Fieberhafte Allgemeinerkrankungen mit Meningitis/Enzephalitis; Letalität ca. 1 %, aber 6–10 % Defektheilungen (Epilepsie) Fieber, Meningitis
Hantavirus	Hantaan Puumala Seoul Sin-Nombre-Virus 1993	Asien Skandinavien Korea USA	Hämorrhagisches Fieber mit renalem Syndrom, Nierenversagen; Letalität je nach Virus < 1–10 % Schwere pulmonale Infektion; Letalität 50 %
Nairovirus	Crimean-Congo HF	Asien, Europa	Hepatitis, hämorrhagisches Fieber; Letalität 10–50 %
Phlebovirus	Sandmückenfieber Phlebotomus Toskana Rift Valley Fever	Europa Neapel, Sizilien Toskana Ostafrika, Ägypten	Fieberhafte Allgemeinerkrankungen, selten Meningitis Fieber, Enzephalitis, hämorrhagische Retinitis

11.4 Infektionskrankheiten durch Viren

Das virale Genom ist einzelsträngig und besteht aus drei linearen Segmenten L, M, S, wodurch genetische Reassortanten bei Mischinfektionen entstehen können. Die Größenordnung der Gesamtnukleotidzahl der humanpathogenen Genera beträgt für **Bunyavirus** 12,5 kb, für **Hantavirus** 11,8–12,3 kb, für **Nairovirus** 20–22 kb und für **Phlebovirus** 12,0–12,5 kb. Bis auf das kleine (S) der Phleboviren haben alle Teilgenome negative Polarität. Das Phlebo-S-Segment wird als ambisense bezeichnet, es enthält zwei Leseraster, von denen eines direkt vom 5'-Ende des viralen Teilgenoms lesbar ist.

Epidemiologie Epidemiologisch relevant ist, dass viele dieser Viren durch Insekten übertragen werden, die persistierend infiziert sind. Das Wirtsspektrum bei den Insekten ist meist eng, demgegenüber können eine ganze Reihe von Vertebraten (veterinärmedizinische Bedeutung) und auch der Mensch infiziert werden.

Das **Hantaanvirus** wurde während des Koreakrieges isoliert, als natürlicher Wirt konnte die Feldmaus Apodemus agrarius identifiziert werden. Die Übertragung auf den Menschen erfolgt durch Kontakt mit deren Ausscheidungen.

In Südeuropa, aber auch in Asien und Nordafrika, kommt das **Sandmückenfiebervirus** in vier serologisch differenten Stämmen (u.a. Neapel und Sizilien) vor. Das Virus wird von Phlebotomus pappataci übertragen, daher **Pappataci-Fieber** (Toskana-Virus).

Die Erkrankungen kommen vorwiegend im Frühsommer und Herbst vor, der Verlauf ist gutartig.

Von zunehmender Bedeutung sind die Hantaviren, die auch in Mitteleuropa endemisch sind und zur benignen **Nephropathia epidemica,** aber auch zu einem **akuten Nierenversagen** mit **hämorrhagischer Diathese** führen können. Diese Viren sind weit verbreitet. Sie werden ohne Vektoren durch Aspiration getrockneten, virushaltigen Staubs übertragen (Kot und Urin von Mäusen). Weltweit sind verschiedene Virustypen mit jeweils engem Nagetier-Wirtsspektrum beschrieben:

- Hantaanvirus (klassisches Koreanisches hämorrhagisches Fieber)
- Seoul-Virus (mildere Verlaufsform)
- Puumalavirus (Nephropathia epidemica)
- Dobrava-Belgrad-Virus (Balkan: hämorrhagisches Fieber mit renalem Syndrom [HFRS])
- Sin-Nombre-Virus (USA: hämorrhagisches Fieber mit pulmonalem Syndrom [HFPS])
- Prospect-Hill-Virus (USA, keine Krankheitsfälle)

In Europa liegt die Seroprävalenz je nach Region und Risiko (Land- und Waldarbeiter) zwischen 1 und 30 % mit deutlicher Betonung des männlichen Geschlechts. In Deutschland (z.B. Schwäbische Alb) ist die milde nordeuropäische Form (Puumala) mit Nephropathia epidemica in einer Seroprävalenz zwischen 1 und 4 % vertreten. Auf dem Balkan sind sowohl die Puumalaform als auch die asiatische Form (Typ Hantaan und Seoul) zu beobachten. In den USA kam es 1992/1993 zu einem Ausbruch eines HFPS, verursacht durch das hier erstmals beschriebene Sin-Nombre-Hantavirus. Über 350 weitere Fälle mit einer Letalität von 45 %, bemerkenswerterweise z.T. auch mit Mensch-zu-Mensch-Übertragung, wurden 1997 aus den USA und Südamerika berichtet.

Pathogenese In mehreren Genera findet sich auch eine Reihe humanpathogener Viren, die für die Tropenmedizin (Reisemedizin) sehr bedeutsam sind. Die Viren dieser Familie verursachen beim Menschen fieberhafte, z.T. hämorrhagische Erkrankungen, Enzephalitiden und renale Syndrome. Grundlage der Pathogenese bei Puumalavirus ist der Befall von Gefäßendothelien, die direkt sowie durch immunpathologische Vorgänge geschädigt werden.

Symptome, Verlauf und Prognose Die in Deutschland bei Nagern nachweisbaren Hantavirusinfektionen (Puumala, Seoul) haben oft einen leichten Verlauf. Von schweren Verläufen sind dann besonders Niere und Lunge betroffen. Häufig ergeben sich dabei eine interstitielle Nephritis und Thrombozytopenie infolge von Verbrauchskoagulopathie. Wird die Lunge zum Zielorgan – besonders ausgeprägt bei Sin-Nombre-Hantavirus-Infektionen –, stehen die pulmonale Symptomatik, Lungenödem und Atemstresssyndrom im Vordergrund.

Das vom Sin-Nombre-Hantavirus verursachte und erstmals 1993 in den USA beschriebene Pulmonalsyndrom (HFPS) weist eine Letalität von bis zu 66 % auf.

Erkrankungen der Nieren und Harnwege Nach einer längeren Inkubationszeit (neun bis 35 Tage) kommt es bei der durch den Puumalatyp ausgelösten **Nephropathia epidemica,** die im Allgemeinen leicht verläuft (Letalität < 1 %) und nicht zu anhaltendem Nierenversagen führt, zu folgenden Stadien:

- Stadium I (Tag 1–4): Fieber, Pharyngitis, Kopfschmerzen, Myalgien, Erythem,
- Stadium II (Tag 4–7): lumbale und abdominelle Schmerzen, Übelkeit, Oligurie, Thrombopenie,
- Stadium III (ab Tag 7): Niereninsuffizienz mit Proteinurie.

Beim schwerer verlaufenden **Koreanischen hämorrhagischen Fieber** (Hantaan oder Seoul) treten akutes Nierenversagen und Verbrauchskoagulopathie mit Thrombopenie hinzu. Es kommt zu ausgedehnten Blutungen, des Weiteren zu Myokarditis und im Zusammenhang mit der interstitiellen Nephritis zur Hypertonie. Die wichtigste Differentialdiagnose (auch hinsichtlich Übertragung und Risikogruppen) ist die Leptospirose.

Diagnostik Die Diagnostik umfasst alle Aspekte des akuten Nierenversagens, ggf. bis hin zur Biopsie.

Über ELISA können virusspezifische IgM- und IgG-Antikörper nachgewiesen werden. Die Zellkulturanzucht von Hantaviren aus Patientenmaterial ist schwierig, etwas leichter nach einer Passage im Nagetierhirn und gelingt am ehesten aus Urin. Die RT-PCR ermöglicht den Nachweis gruppen- oder speziesspezifischer Genomanteile.

Differentialdiagnose Die Differentialdiagnosen entsprechen denen des hämorrhagischen Fiebers, siehe Tabelle Differentialdiagnose im Kapitel Flaviviren.

Therapie und Prophylaxe Eine bunyavirusspezifische Therapie existiert nicht. Verdachts- und Erkrankungsfälle von Hantavirusinfektionen sollten wegen der Möglichkeit der Mensch-zu-Mensch-Übertragung isoliert werden. Bei HFRS erfolgen Dialyse und Volumensubstitution, bei HFPS Atemunterstützung.

Prophylaktisch ist der Kontakt mit Nagern und deren Ausscheidungen zu meiden. In Endemiegebieten: Kontrolle der spezifischen Nagetierpopulationen. Generell: Staub vermeiden und Tragen von Atemschutzmasken beim Reinigen von Räumen, die mit Exkrementen von Mäusen und Ratten belastet sind, evtl. Vorabdesinfektion.

Zusammenfassung

- Häufigste Ursache: Infektion durch Aspiration getrockneten, virushaltigen Staubs (Kot, Urin)
- Wichtigste Symptome: häufig leichter Verlauf mit Fieber, Pharyngitis, Kopfschmerzen; bei schwereren Verläufen vor allem Niere und Lunge betroffen
- Wichtigste diagnostische Maßnahme: Nachweis virusspezifischer IgM- und IgG-Antikörper per ELISA
- Wichtigste therapeutische Maßnahme: symptomatisch

11.4.16 Filoviren (Marburg-Virus, Ebola-Virus)

Beschreibung Filoviren sind pleomorphe filamentöse, z. T. verzweigte oder ring- bzw. U-förmige, membranumhüllte RNA-Viren mit helikalem Nukleokapsid mit großer Heterogenität der Partikellängen (800–14 000 nm). In Zellkulturen vermehrte Partikel zeigten bei den beiden Spezies **Marburg-Virus** und **Ebola-Virus** (s. Abb. 11.42) ein Maximum an Infektiosität für die „Einheitslänge" von 860 nm bzw. 1 200 nm. Die einzelsträngige lineare RNA besteht aus ca. 19 kb und ist negativ orientiert.

Epidemiologie 1967 kam es in Marburg, Frankfurt und Belgrad zu 31 Erkrankungen mit sieben Todesfällen. 25 der Betroffenen hatten sich direkt bei der Betreuung von Grünen Meerkatzen aus Zentralafrika oder im Labor infiziert. Dabei gab es auch sechs Mensch-zu-Mensch-Übertragungen, davon eine durch sexuellen Kontakt mit einem bereits Genesenen. Alle Sekrete von Infizierten sind virushaltig – andererseits gibt es keine Hinweise auf eine Übertragung durch Aerosole oder Insekten. Das **Marburg-Virus** führte noch zu weiteren kleinen Ausbrüchen. Insgesamt wurden fünf Ausbrüche bekannt, der letzte 1999/2000 in Zaire-Kongo. 1976 verursachte dann in Sudan und Zaire-Kongo das dem Marburg-Virus verwandte **Ebola-Virus** (ZEBOV) erstmals zwei Ausbrüche mit über 600 Erkrankten und einer Letalität von über 60 %. Ein Großteil dieser Infektionen muss auf unzureichende Hospitalhygiene zurückgeführt werden. Die nächsten größeren, ebenfalls nosokomialen Ebola-Ausbrüche ereigneten sich 1995 und 1996 in Zaire und Gabun mit insgesamt über 400 Erkrankten und über 70 % Letalität, ein weiterer (1994) an der Elfenbeinküste (CIEBOV) und ein letzter vom Typ Sudan (SEBOV) im Jahr 2000 in Uganda. Endemiegebiete scheinen an den Regenwaldgürtel Afrikas gebunden zu sein. Ein natürlicher Wirt ist in keinem Fall bekannt. Zur Epidemiologie der humanen Infektion ist wenig bekannt. Alle Ausbrüche scheinen aber jeweils auf die Erkrankung einer Einzelperson zurückführbar zu sein. Serologische Untersuchungen zeigten, dass Goldwäscher in Gabun und Landarbeiter in Zaire im ELISA-Test Antikörper aufweisen (ca. 10 %). Es scheint also, dass Ebola-Infektionen in bestimmten ländlichen Gebieten Afrikas vermutlich mit nichtpathogenen Virusstämmen relativ häufig auftreten.

Pathogenität Offensichtlich sind nicht alle Filoviren für den Menschen pathogen: So wurde 1989 und 1990 in den USA und 1992 in Italien in mehreren Affentransporten aus den Philippinen das Ebola-Reston-Virus (REBOV) entdeckt. Die Transporte waren jeweils durch ihre hohe Zahl verendeter Tiere aufgefallen. Das Pflegepersonal entwickelte zum Teil REBOV-spezifische Antikörper als Zeichen einer asymptomatisch überwundenen Infektion mit diesem asiatischen Filovirus.

Symptome, Verlauf und Prognose Die Erkrankung (**hämorrhagisches Fieber**) befällt nach einer mittleren Inkubationszeit von fünf Tagen (drei bis 16) zunächst die **Leber** und kann nahezu alle Organe betreffen. Bei den schweren, meist tödlichen Verläufen stehen am Ende Blutungen, intravasale Gerinnungsstörungen und ZNS-Symptome.

Diagnostik Meist wird die Verdachtsdiagnose klinisch und aufgrund der epidemiologischen Situation gestellt. Die virologische Diagnostik ist weltweit nur in einigen Laboratorien möglich.

- **Virusnachweis:** Das Virus lässt sich mit Beginn der Erkrankung elektronenoptisch und durch Immunfluoreszenz (Gewebe) in Blut, Sekreten, Exkreten und Geweben nachweisen. Eine Virusisolierung ist in der Zellkultur und im Meerschweinchen möglich (Hochsicherheitslabor L4).
- **Antikörpernachweis:** IgM- und IgG-Antikörper lassen sich mittels Immunfluoreszenz und ELISA nachweisen und die Ergebnisse durch Westernblot und Immunpräzipitation bestätigen.

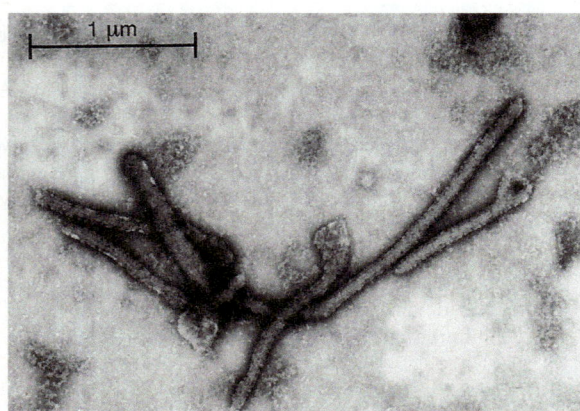

Abb. 11.42 Ebola-Virus (Vergrößerung × 22 000).

Therapie und Prophylaxe Nötig sind eine ausreichende Überwachung und Quarantäne von Affentransporten. Die nosokomiale Ausbreitung von Filovirus-Infektionen des Menschen wird durch gute Krankenhaushygiene verhindert: Gebrauch von sterilen Instrumenten und Spritzen, Handschuhen, Gesichtsmaske, rigorose Desinfektion von Körperflüssigkeiten! Kontaktpersonen sollten 17 Tage beobachtet, fieberhaft Erkrankte strikt im Einzelzimmer gepflegt werden.

Eine spezifische Therapie ist noch nicht möglich.

Zusammenfassung

Mit Ausnahme des **Ebola-Reston-Virus** sind Filoviren für den Menschen hochpathogen (Hochsicherheitslabor L4 entsprechend WHO-Stufe 4). Bei Verdacht auf hämorrhagisches Fieber sollten sofort die Gesundheitsbehörden eingeschaltet werden.

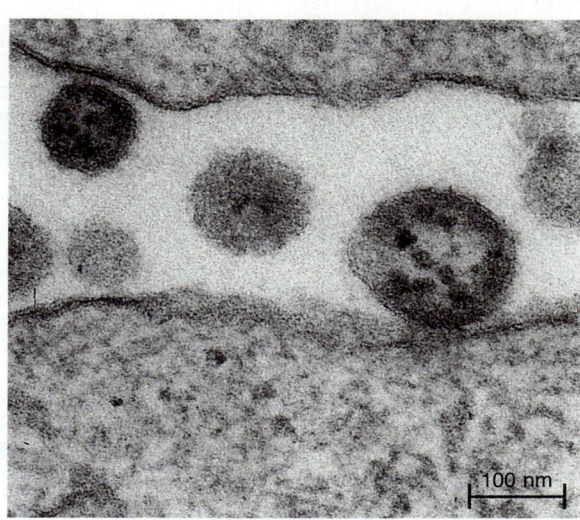

Abb. 11.43 Arenaviren (Vergrößerung × 130 000).

11.4.17 Arenaviren (Lassavirus)

Beschreibung und Einteilung Die Familie der Arenaviridae besitzt nur das Genus Arenavirus mit den unten genannten Vertretern.

Es handelt sich um membranumhüllte, sphärische oder pleomorphe RNA-Viren mit 62–200 nm Partikeldurchmesser und helikalem Nukleokapsid. Der Dünnschnitt der Abbildung 11.43 zeigt verschiedene Partikel, die in unterschiedlichen Ebenen getroffen sind, daher die Unterschiede in Größe und Detailreichtum. Das mittlere Partikel macht die Namensgebung plausibel, Arena – lat. Sand – beschreibt das körnige Aussehen, das durch im Partikel artifiziell mitverpackte Ribosomen der Wirtszelle entstanden ist. Das einzelsträngige Genom besteht aus zwei linearen Segmenten mit einer Nukleotidsumme von 11 kb. Jedes Segment enthält zwei Leseraster, die jeweils zueinander gegenläufig orientiert sind, was durch die Bezeichnung ambisense beschrieben wird.

Epidemiologie Die Inzidenz von **Lassa-Fieber** in Westafrika wird mit 1–100 pro 1 000 Einwohner, je nach lokaler Situation, angegeben und ist abhängig vom Vorhandensein der persistent infizierten Nager in der direkten Umgebung des Menschen (Häuten von Ratten zum Verzehr, Kontakt von Rattenurin mit Hautverletzungen). Übertragungen von Mensch zu Mensch (auch nosokomial) sind möglich, jedoch sind diese Infektionen meist kurz. Man rechnet mit bis zu 300 000 Lassa-Fällen in Westafrika pro Jahr und zusätzlich mit einem ähnlich hohen Anteil asymptomatischer Infektionen. Die Fallzahlen beim Argentinischen hämorrhagischen Fieber schwanken zwischen 100 und 4 000 pro Jahr. Alle Arenaviren bilden stabile infektiöse Aerosole.

1970 wurde in der Bundesrepublik über einige Fälle der lymphozytären Choriomeningitis (LCM-Fälle) durch Übertragung von Hamstern berichtet.

Pathogenese Zu dieser Familie gehören mehrere Viren, die für den Menschen hochpathogen sind (**Lassa-Virus, Machupo-Virus, Junin-Virus**, s. Tab. 11.31) und auch das weniger pathogene Virus der **lymphozytären Choriomeningitis LCM**. Die Viren verursachen in ihren natürlichen Wirtstieren (Hamster, Maus, Ratte) häufig persistierende Infektionen mit chronischer Virämie und Virurie und können so auf den Menschen übertragen werden (z. B. durch kontaminierte Nahrung oder bei der Ernte).

Die Klinik der hochpathogenen Arenaviren wird durch den Befall des retikuloendothelialen Systems, durch Abwehrschwäche und Kapillarschäden bestimmt, die zu Hämorrhagien und Schock führen. Die Arbeiten mit pathogenen Arenaviren müssen in Laboratorien der höchsten biologischen Sicherheitsstufe erfolgen (L4).

Symptome, Verlauf und Prognose Bei Lassa handelt es sich um eine systemische Infektion mit Befall aller Organsysteme. Nach einer Inkubationszeit von sieben bis 18 Tagen beginnt die Erkrankung langsam und unspezifisch mit steigendem Fieber, lumbal betonten Myalgien und Gelenkbeschwerden. Am dritten bis vierten Tag setzt bei 75 % ein trockener Husten mit heftigen Halsschmerzen und schwerer Pharyngitis mit gelblichem Belag ein, gefolgt von heftigen frontalen Kopfschmerzen, Thoraxschmerzen und abdominellen Krämpfen. Das Auftreten einer hämorrhagischen Konjunktivitis und eines Gesichts- und Nackenödems ist prognostisch ungünstig. Es kann zum Schock kommen, Nierenversagen ist häufig. Der Tod oder die Wende in der Erkrankung ist zwischen der zweiten und dritten Krankheitswoche zu erwarten. Als prognostische Laborparameter können das in der Praxis schwer zu bestimmende Ausmaß der Virämie und der Anstieg der GOT herangezogen werden. Bei Kindern beträgt die Letalität 12–14 %, bei Schwangeren ist die Prognose besonders ungünstig.

ZNS-Erkrankungen Die **LCM** verläuft recht häufig asymptomatisch (35 %); die Erkrankung beginnt nach einer längeren Inkubationszeit (eine bis mehrere Wochen) grippeähnlich und kann in einer zweiten Krankheitsphase zu einer prognostisch günstigen aseptischen Meningitis mit mäßiggradiger lymphozytärer Pleozytose führen. Nur

Infektionskrankheiten

Tab. 11.31 Humanpathogene Vertreter des Genus Arenavirus (modifiziert nach McCormick).

Virus	Vorkommen	Übertragung	Erkrankung/Symptomatologie	Manifestationsrate (%)	Letalität (%)
LCM	Westl. Hemisphäre Europa	Nager–Mensch	Fieber, Meningitis Myalgie, Leukopenie	65	< 1
Lassa	Westafrika	Nager–Mensch Mensch–Nager	Fieber, Hämorrhagie Enzephalopathie, Pharyngitis, Nephropathie, Schock, Pleuritis	10–25	4–16
Junin	Argentinien	Nager–Mensch (Erntemaschine)	Fieber, Hämorrhagie, Erythem, Ataxie, Knochenmarkdepression, Schock	66	10–16
Machupo	Bolivien	Nager–Mensch	Ähnlich wie Junin	100?	15

selten entsteht eine schwere Meningoenzephalitis. Leukopenie, Thrombopenie, Hepatitis und andere Organmanifestationen können ebenfalls auftreten.

Diagnostik Klinische und apparative neurologische Diagnostik müssen je nach Symptomatologie durchgeführt werden.
- **Virusnachweis:** Die Virusisolierung (Sicherheitslabor) ist in Zellkulturen und saugenden Mäusen sowie in Meerschweinchen aus dem Blut Erkrankter vom ersten bis 20. Krankheitstag möglich. Bei Lassa-Fieber ist auch die PCR-Diagnostik erfolgreich.
- **Antikörpernachweis:** Ab dem dritten Krankheitstag kann der Nachweis spezifischer IgM- und IgG-Antikörper durch ELISA oder Immunfluoreszenz gelingen.

Differentialdiagnose Die Differentialdiagnosen entsprechen denen des hämorrhagischen Fiebers, siehe Tabelle Differentialdiagnose im Kapitel Flaviviren.

Therapie und Prophylaxe Vermeiden von Kontakten mit infizierten Nagetieren (Kontrolle von Laboratoriumstierzuchten auf LCM; Lassa: Verzicht auf Ratten als Nahrungsmittel; Junin: Schutz vor virushaltigem Staub bei der Maisernte). Bereits bei Lassa-Verdacht sollte eine Chemotherapie mit Ribavirin, möglichst i.v., eingeleitet werden. Bei Therapiebeginn innerhalb der ersten sechs Krankheitstage kann man die Letalität bei oraler Gabe um den Faktor 3 und bei i.v. Gabe um den Faktor 10 senken. Eine deutliche Besserung des Verlaufs ist bei Lassa-Fieber wie auch bei den südamerikanischen Formen des hämorrhagischen Fiebers durch hoch dosierte i.v. Gabe von Rekonvaleszentenserum möglich.

Komplikation	Häufigkeit
Perikarditis	20 %

Komplikation	Häufigkeit
Schwere Blutungen	15–25 %
Enzephalopathie mit Schädigung des VIII. Hirnnervs (Taubheit)	Häufig

Zusammenfassung

- Wichtigste Symptome: zunächst unspezifisch mit trockenem Husten, heftigen Halsschmerzen und schwerer Pharyngitis
- Wichtigste diagnostische Maßnahme: Virusnachweis
- Wichtigste therapeutische Maßnahmen: bereits bei Lassa-Verdacht Chemotherapie mit Ribavirin, Isolierungsmaßnahmen

11.4.18 Poxviren

Beschreibung und Einteilung Bei den Poxviren (s. Abb. 11.44) handelt es sich um die größten bekannten Viruspartikel. Sie haben eine äußerst komplexe Struktur, die sie morphologisch von allen anderen Viren unterscheidet. Ihre Gestalt ist quaderförmig mit z. T. deutlich erkennbaren, oft tubulären Oberflächenstrukturen. Die lineare doppelsträngige DNA ist mit viralen Proteinen in einem Komplex verbunden, der vom sog. Core umgeben ist. Core und proteinhaltige, vorwiegend elektronenmikroskopisch definierte Lateralkörper sind von der 30 nm dicken inneren Hülle umgeben. In dieser Struktur liegt das Partikel intrazellulär vor. Extrazelluläre Virionen weisen eine zusätzliche äußere Membran auf, in der virale Proteine verankert sind. Beide Partikel sind infektiös. Als Gesamtgröße ergeben sich Abmessungen von 270 × 350 bis 160 × 190 nm. Die lineare DNA (130 kbp bei Parapoxvirus bis 230 kbp bei Avipoxviren) weist an ihren Enden eine unübliche Struk-

11.4 Infektionskrankheiten durch Viren

tur auf. Die komplementären Stränge sind kovalent geschlossen, das Gesamtgenom weist sog. Inverted Terminal Repeats (ITR) auf.

Die Vermehrung der Viren findet ausschließlich im Zytoplasma statt. Daher müssen alle Enzyme und Faktoren für die Makromolekularsynthesen der Replikation und Transkription nicht nur viral kodiert, sondern auch im infizierenden Partikel vorhanden sein und in die Zelle eingeschleust werden. Der Zusammenbau erfolgt in sog. Virusfabriken, bestimmten Arealen innerhalb des Zytoplasmas.

Die Subfamilie der **Chordopoxviridae** beinhaltet acht Genera, von denen vier humanpathogene Viren enthalten:
1. Orthopoxvirus: Variolavirus, Vacciniavirus, Affenpockenvirus, Kuhpockenvirus
2. Parapoxvirus: Orf-Virus, Melkerknotenvirus
3. Molluscipoxvirus: Molluscum-contagiosum-Virus
4. Yatapoxvirus: Der Name ist ein Kunstwort aus Yaba (Yaba Monkey Tumor Virus) und Tana (Tana-River-Valley, Kenia).

Epidemiologie Ursprünglich aus Asien eingeschleppt, waren die **humanen Pocken (Variola major)** etwa seit dem 15. Jahrhundert auch in ganz Europa endemisch. Die Infektion wurde aerogen über den Oropharynx übertragen, das Virus war hochkontagiös, die Manifestationsrate hoch. Die Letalität betrug zwischen 20 und 30 %.

Die Pocken haben bereits vor Hunderten von Jahren den Menschen grundsätzliche Einsichten in das Wesen der Infektionskrankheiten ermöglicht (Übertragbarkeit, Immunität, Kreuzimmunität zwischen **Kuhpocken** und **Variola major**). Darüber hinaus hat es ebenfalls seit Jahrhunderten Versuche gegeben, durch Impfung vor der Erkrankung zu schützen – zunächst durch **Variolisation** (Inokulation von Pustelschorf Pockenkranker: Letalität ca. 1 %), später durch **Vakzination** (Edward Jenner, 1798) mit dem weitgehend apathogenen **Vacciniavirus (Impfvirus)**. Die Herkunft des Vacciniavirus ist bis heute unklar. Molekularbiologisch deutlich vom Kuhpockenvirus unterschieden, handelt es sich entweder um eine relativ junge Kombinante oder um ein menschheitsgeschichtlich altes, „übrig gebliebenes" Virus.

Das **Affenpockenvirus (MPXV)** kommt in West- und Zentralafrika in Affen- und Baumhörnchenpopulationen vor. Der Mensch ist durch Tierkontakte infizierbar und erkrankt unter einem Variola-ähnlichen Bild. Zwischen 1970 und 1986 wurden gut 400 Fälle von Affenpocken beim Menschen beschrieben. 1996/1997 kam es in Kongo-Zaire zu einem größeren Ausbruch mit über 500 Erkrankungen.

Das **Molluscum-contagiosum-Virus** ist ubiquitär und wird durch direkten Kontakt (ggf. Sexualkontakt) von Mensch zu Mensch übertragen.

! Die Welt ist frei von humanen Pocken!

In einer bislang einmaligen Initiative ist es der WHO gelungen, durch konsequente Impfung zwischen 1958 und 1977 die Pocken weltweit auszurotten (letzter Pockenfall am 26. Oktober 1977, feierliche Erklärung der WHO am 8. Mai 1980).

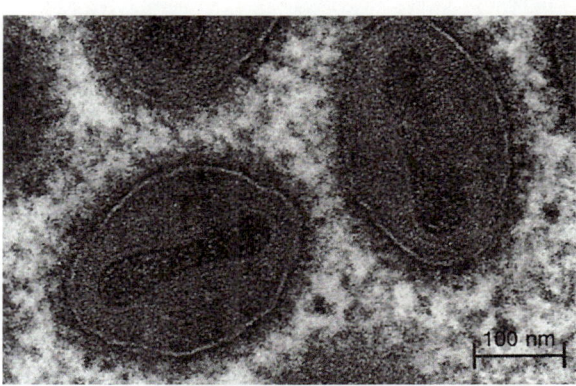

Abb. 11.44 Pockenviren, Variola major (Vergrößerung × 125 000).

Die Pocken waren mit Pest und Cholera eine der drei gefürchtetsten Menschheitsseuchen. Sie sind die erste und bislang einzige Infektionskrankheit, die durch Impfung weltweit ausgerottet wurde. Leider eignet sich Variola major als biologischer Kampfstoff, und es bleibt zu hoffen, dass es nicht auf diesem Weg, durch die Unvernunft des Menschen, zu einer Rückkehr des Erregers kommt.

Symptome, Verlauf und Prognose Alle humanpathogenen **Chordopoxviridae** verursachen Hautmanifestationen, die bei **Variola major** generalisiert auftraten und von schwerer systemischer Infektion begleitet waren.

Die **Affenpocken** verlaufen klinisch beim Menschen ähnlich, meist mit einer wesentlich ausgeprägteren Lymphadenopathie. Bei dem Ausbruch 1996/1997 in Kongo-Zaire waren von insgesamt 511 Erkrankungen etwa 80 % durch sekundäre Mensch-zu-Mensch-Infektionen verursacht. Das Virus kann sich offenbar doch für eine begrenzte Zeit in der fremden Spezies Mensch ausbreiten. Andererseits war die Rate an Todesfällen unter den Infizierten mit 1,5 % erheblich niedriger als die noch in den 80er Jahren beobachtete Rate von 10 %, so dass die WHO gegenwärtig einer Wiederaufnahme der auch vor Affenpocken schützenden Vakzinierung ablehnend gegenübersteht.

Haut- und Schleimhauterkrankungen Das **Molluscum contagiosum** (Dellwarze) ist eine harmlose, auf den Menschen beschränkte Infektion der Epidermis, die kaum mehr als kosmetische Bedeutung besitzt. Nach einer Inkubationszeit von ein bis 30 Wochen wachsen meist multiple, wachsfarbene Papeln von 3–8 mm Durchmesser heran, die bindegewebig gut abgegrenzt sind und nach zwei bis zwölf Monaten spontan zurückgehen. Die voll ausgebildeten Knötchen haben zentral eine Pore, aus der sämiges, weißliches Material ausgepresst werden kann. Dieses enthält die elektronenoptisch nachweisbaren Viren. Besonders häufig erkranken Kinder und Immunsupprimierte (AIDS). Die Übertragung, auch Autoinokulation, erfolgt durch direkten Kontakt oder durch gemeinsame Handtuchnutzung. Bei Kindern findet man die Veränderungen meist im Gesicht und an den Extremitäten (s. Abb. 11.45), bei Erwachsenen angesichts der sexuellen Übertragung am Genitale und in dessen Umgebung. Dellwarzen mit längerer Persistenz werden mittlerweile häufig bei AIDS-Patienten beobachtet.

Infektionskrankheiten

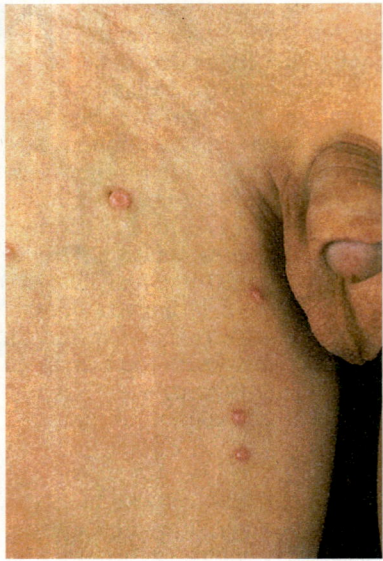

Abb. 11.45 Derbe Papeln mit zentraler Eindellung als Hautmanifestationen des Molluscum-contagiosum-Virus (Dellwarzen). (Die Abbildung wurde freundlicherweise zur Verfügung gestellt von H. Rasokat, Klinik und Poliklinik für Dermatologie und Venerologie, Universität zu Köln.)

Melkerknotenvirus (Kuh) und **Orf-Virus** (Schaf) sind primär tierische Poxviren, mit denen sich andere Tierspezies und – meist bei beruflicher Exposition – auch Menschen infizieren können. **Kuhpocken-** und **Melkerknotenvirus** (beide sind nicht antigenverwandt) werden von Tieren durch direkten Kontakt auf den Menschen übertragen. Betroffen sind meist die Hände, wobei das Kuhpockenvirus vesikuläre Veränderungen, das Melkerknotenvirus hingegen derbe, oft geschwürig zerfallende Knoten verursacht. Allgemeinsymptome und Lymphangitis sind bei den Kuhpocken häufiger.

Diagnostik Bei klinischem Verdacht auf eine pockenvirusverursachte Infektion kann der Erreger leicht elektronenmikroskopisch als Quadervirus aus der Vesikelflüssigkeit dargestellt werden. Vaccinia-, Affen- und Kuhpockenvirus lassen sich gut auf der Chorioallantoismembran anzüchten und differenzieren.

Der Nachweis von Dellwarzen bei Erwachsenen ist ungewöhnlich und weist auf eine Störung der Immunabwehr hin; ggf. sollte eine HIV-Infektion ausgeschlossen werden.

Therapie und Prophylaxe Eine spezifische antivirale Therapie ist nicht bekannt. Die Pockenimpfung gegen Variola major ist nach Ausrottung der humanen Pocken weltweit ausgesetzt worden.

Zusammenfassung

Die Pocken waren eine der großen Menschheitsseuchen und stellen die erste Infektionskrankheit dar, die durch den Menschen weltweit ausgerottet wurde. Leider eignet sich Variola major als biologischer Kampfstoff, und es bleibt zu hoffen, dass es nicht auf diesem Weg, durch die Unvernunft des Menschen, zu einer Rückkehr des Erregers kommt.

11.4.19 Papillomviren und Polyomaviren

Beschreibung und Einteilung Die ehemalige Familie der **Papovaviridae** (s. Abb. 11.46) wurde in zwei selbstständige Virusfamilien aufgeteilt, die **Papillomaviridae** (Durchmesser 55 nm, Genom 8 kb) und **Polyomaviridae** (Durchmesser 45 nm, Genom 5 kb). Es handelt sich bei beiden um nackte, ikosaedrische Partikel. Sie enthalten eine doppelsträngige zirkuläre, superhelikale DNA. Einige tierische Papillomviren vermögen Tumoren zu induzieren, vor allem wenn sie in Spezies inokuliert werden, die nicht die natürlichen Wirte sind.

Besonderer Hinweis Polyomaviren sind wegen ihres onkogenen Potentials seit den 70er Jahren von besonderer Bedeutung. Sie sind leicht vermehrbar und haben eine überschaubare DNA-Menge. Die DNA zeigt darüber hinaus das Strukturphänomen der Superhelizität, das als Modell diente und letztlich zur Aufklärung der Organisation eukaryonter Chromosomen beitrug. So ist die superhelikale Virus-DNA mit Histonproteinen in Nukleosomen organisiert und bildet sog. Minichromosomen. Untersuchungen am Simian-Virus 40 (SV40), dem animalen Prototypvirus, brachten wesentliche Erkenntnisse über die Mechanismen der eukaryontischen DNA-Replikation, der Transkriptionsregulation (Enhancer), das alternative Splicing, die Zellzyklusregulation, Onkogene und Tumorsuppression.

Epidemiologie Die Erforschung der Papillomviren und deren Epidemiologie war dadurch behindert, dass eine Vermehrung in konventionellen Zellkulturen nicht möglich ist und auch eine typenspezifische Serologie nicht möglich war. Lange war hingegen bekannt, dass sie übertragbare Warzen des Menschen verursachen (s. Abb. 11.47).

Erst die molekulare Genetik hat pathogenetische Untersuchungen und molekulare Epidemiologie ermöglicht. Die Papillomvirustypen sind somit von vornherein als Geno-

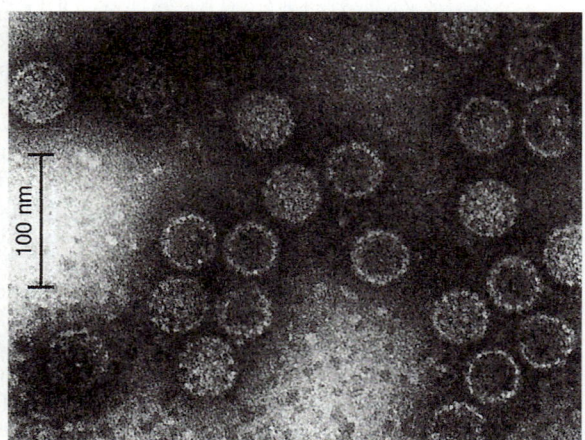

Abb. 11.46 Papovaviridae (Vergrößerung × 180000).

typen definiert (< 50 % Sequenzhomologie = neuer Typ). Bisher wurden > 100 HPV-Genotypen unterschieden, die in vielen Fällen bestimmten Krankheitsbildern zugeordnet werden können. So werden plantare, vulgäre und die planen, juvenilen Warzen überwiegend durch die Typen 1, 2, 3, 4 und 10 verursacht. Bestimmte Präkanzerosen und Malignome sind andererseits eindeutig mit anderen HPV assoziiert. Bei Larynxpapillomen werden die Typen HPV 6 und 11 gefunden. Von den HPV-Typen, die Haut und Schleimhäute im Anogenitalbereich infizieren, sind die Typen 6 und 11 mit den noch gutartigen Condylomata acuminata, die Typen HPV 16, 18 und 45 mit besonders schweren Dysplasien und anogenitalen Karzinomen assoziiert.

Polyomaviren sind in Form einer latenten Infektion bei den meisten Menschen vorhanden.

Pathogenese Die **humanen Papillomviren (HPV)** verursachen persistierende Infektionen, teils mit, teils ohne Integration des viralen Genoms. Die ätiologische Beteiligung bestimmter HPV-Typen an der Entstehung anogenitaler Malignome ist gesichert. So ist es experimentell gelungen, mit Papillomvirus-DNA in vitro menschliche Zellen zu transformieren, zum anderen findet man immer wieder bestimmte HPV-Genome in entsprechenden menschlichen Tumoren. Schließlich erzeugen die viralen Nichtstrukturproteine E6 und E7 von HPV 16 und 18 in der infizierten Zelle einen Zustand erhöhter genetischer Instabilität, indem sie zelluläre Tumorsuppressorproteine (p53 und p105^{RB}) inaktivieren und über diesen Mechanismus, durch gehäufte Mutation, die maligne Entartung der Wirtszelle vorantreiben.

Die primäre Infektion mit den **Polyomaviren BKV** und **JCV** bleibt meist unerkannt. Sie verläuft häufig als milder respiratorischer Infekt und führt bei BKV zur Latenz in der Niere, während das eher neurotrope JCV im ZNS – weniger ausgeprägt auch in der Niere – latent wird.

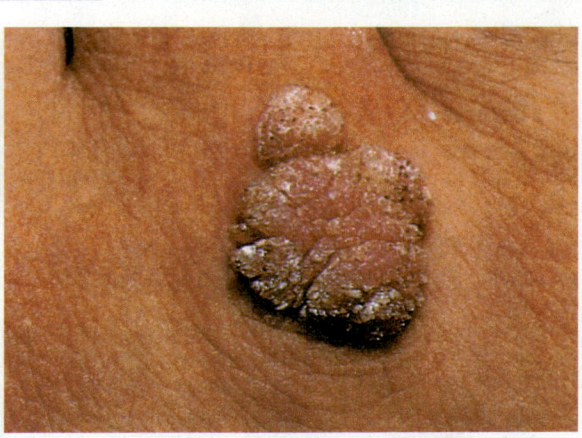

Abb. 11.47 Über dem Grundgelenk des rechten Mittelfingers ein ca. 1 × 1,5 cm großer, derber, keratotischer Tumor mit verruköser Oberfläche und punktförmigen Hämorrhagien, verursacht durch Papillomaviren. (Aus: Rassner, G.: Dermatologie, 7. Aufl. 2002.)

Symptome, Verlauf und Prognose Asymptomatische Primärinfektionen mit Polyomaviren sind die Regel und mit Papillomaviren sehr häufig.

Haut- und Schleimhauterkrankungen Warzen entstehen nach relativ langer Inkubationszeit durch produktive Virusinfektion mit HPV in den Epithelzellen, wobei die Virusvermehrung an Differenzierung und Keratinisierung der Zellen gebunden ist. Die normalen Hautwarzen sind eine selbstlimitierende Erkrankung. Die seltene, familiär gehäuft auftretende Epidermodysplasia verruciformis, assoziiert mit HPV 20 und 36, zeigt beetartig verschiedene Warzenformen, die in 30–60 % in ein Plattenepithelkarzinom übergehen.

HNO-Erkrankungen Die juvenile Larynxpapillomatose (HPV 6, 11) ist eine hartnäckige und gefürchtete Erkrankung, die möglicherweise auf einer Infektion im infizierten Geburtskanal der Mutter beruht.

ZNS-Erkrankungen Die durch JCV bedingte **progressive multifokale Leukoenzephalopathie (PML)** tritt bei schwer Immunsupprimierten (maligne Lymphome, insbesondere Morbus Hodgkin, AIDS, Transplantationspatienten) auf und spielt eine Rolle in der Differentialdiagnose der zerebralen Non-Hodgkin-Lymphome sowie anderer demyelinisierender Erkrankungen (multiple Sklerose, Lupus erythematodes mit ZNS-Befall). Es kommt an mehreren Orten zu Herden, die meist keine Verdrängungserscheinungen verursachen, die aber zu großen Entmarkungsherden zusammenfließen können. Die Patienten zeigen zunehmende Wesensveränderungen und kognitive Störungen, die Erkrankung führt sechs Monate nach den ersten neurologischen Ausfällen zum Tode.

Weitere Erkrankungen Schwere Immundefekte können zur Virurie und Zystitis durch BKV führen.

Papillomavirusinfektionen führen zu spitzen Kondylomen (HPV 6, 11, 42 u.a.) und intraepithelialen Dysplasien der Cervix uteri und der Vagina (HPV 6, 11, 16). Vergleichbare Dysplasien können auch am Penis auftreten.

Diagnostik Warzen und Kondylome werden klinisch leicht erkannt. Anders ist es mit den **HPV-assoziierten Präkanzerosen,** die als Epitheldysplasien charakteristische zytologische Veränderungen im Abstrichpräparat ergeben (s. Abb. 11.48). Hier können DNA- und RNA-Hybridisierung Hinweise für eine latente oder aktive Infektion durch bestimmte HPV-Typen geben.

Eine **PML** wird zunächst nach Kernspintomographie vermutet und virologisch durch JCV-PCR im Liquor oder sicherer im Biopsat durch PCR oder Elektronenmikroskopie diagnostiziert.

BKV-Infektionen sind häufig mit Nierenerkrankungen assoziiert und können durch PCR leicht und spezifisch im Urin nachgewiesen werden, so dass eine Partikelisolierung entbehrlich ist.

Therapie und Prophylaxe Die Therapie der noch nicht maligne transformierten **HPV-Manifestationen** ist auf lokale Maßnahmen beschränkt. Zu berücksichtigen ist, dass Warzen und Papillome zur spontanen Rückbildung

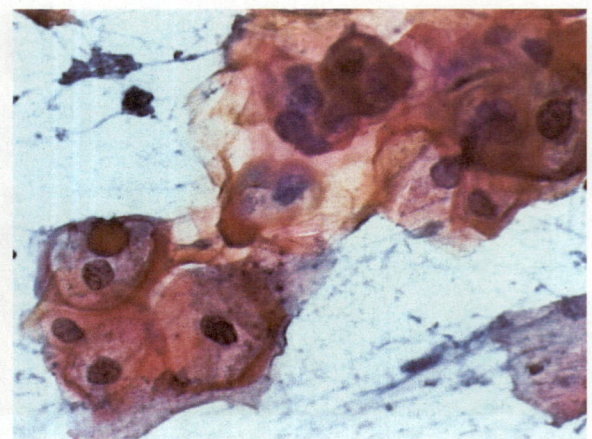

Abb. 11.48 Koilozyten (große ballonierte Zellen) im Zervixabstrich als Zeichen einer HPV-Infektion. (Dankenswerterweise zur Verfügung gestellt durch Herrn Dr. Herting, Wuppertal.)

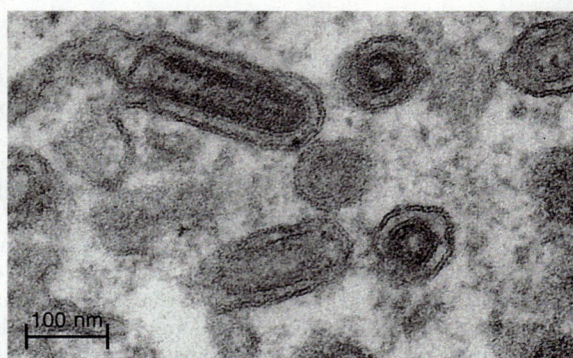

Abb. 11.49 Rhabdoviren (Vergrößerung × 120 000).

neigen. Neben der Kürettage und der Laser- bzw. Kryotherapie sind die lokale Anwendung von 5-Fluorouracil und von Interferon zu diskutieren. Bei juvenilen **Larynxpapillomen** und **Genitalkondylomen** sind Therapieversuche mit Interferon und ggf. Cidofovir angezeigt. Impfstoffe gegen HPV sind in Entwicklung.

Bei der **PML** kann eine niedrig dosierte Chemotherapie mit Cytosinarabinosid zu einem Rückgang der Symptome führen, das aber nur bei relativ intakter zellvermittelter Immunität. Bei Transplantierten mit PML ist deshalb die therapeutische Immunsuppression zurückzunehmen – die Prognose der PML bleibt insgesamt schlecht.

Komplikationen Die hohe Assoziation bestimmter HPV-Genotypen (z.B. HPV 16, 18) mit weiblichen Genitalkarzinomen hat dazu geführt, dass die HPV-Diagnostik zunehmend Eingang in die Vorsorgeuntersuchung bei der Frau gefunden hat. Der Nachweis von HPV-Genotypen der Hochrisikogruppe führt zumindest zur engmaschigen Kontrolle oder zum aktiven Vorgehen bei gleichzeitigen zytologischen Veränderungen.

Zusammenfassung

Papillomviren und Polyomaviren haben eine große Bedeutung als Tumorviren des Menschen und als Krankheitserreger bei immunsupprimierten Patienten.

11.4.20 Rhabdoviren (Tollwutvirus)

Beschreibung und Einteilung Rhabdoviren (s. Abb. 11.49, Ultradünnschnitt) sind membranumhüllte RNA-Viren mit geschossähnlicher Morphologie (Bullet-Shaped Viruses). Das interne helikale Nukleoprotein enthält ein einzelsträngiges Negativstrang RNA-Genom von 11–12 kb. Die Abmessungen der Partikel variieren stark für die humanpathogenen Genera **Vesiculovirus** (45–100 nm Durchmesser und 100–430 nm Länge) und **Lyssavirus** (60–110 nm Durchmesser und 130–200 nm Länge). Die

Tollwut ist eine der ältesten bekannten Infektionskrankheiten. Schilderungen und auch Darstellungen aus dem Kontext der Tollwut sind uns auch aus dem Altertum überliefert.

Epidemiologie Innerhalb der Genera Lyssavirus und Vesiculovirus finden sich humanpathogene Vertreter. Das zu den Lyssaviren gehörende Rabiesvirus (Tollwutvirus) kann Warmblüter infizieren, aber unter natürlichen Bedingungen sind nur Mammalia epidemiologisch relevante Wirte mit unterschiedlicher Suszeptibilität für das Virus. Es gibt mehrere unterscheidbare Virusstämme. Hauptüberträger der bei uns vorherrschenden Wildtollwut ist der Fuchs, der auch für die Infektion von Haustieren (Rinder, Katzen, Hunde) verantwortlich ist. Während in Deutschland weniger als ein Fall, in Europa etwa 30 Fälle pro Jahr auftreten, ist die Tollwut in Asien (35 000, davon Indien 30 000) und Afrika nicht nur ein Gesundheitsproblem, sondern auch ökonomisch wegen der Verluste unter den Rindern von Bedeutung. Weltweit wird die Übertragung durch den Hund häufiger, weitere Überträger (Stinktier, Fledermaus) sind regional (USA) unterschiedlich bedeutsam. Einige Länder und Inseln gelten als tollwutfrei (z.B. Portugal, Malta, Großbritannien, Norwegen, Schweden, Finnland, Island, Australien, Neuseeland, Japan, Hawaii und die Bermudas). Die Reduktion der Fuchspopulation und die flächenhafte Ausbringung von Tollwut-Lebendvakzine als Köder haben in Europa zu einem wesentlichen Rückgang der Fuchstollwut geführt. Dies ergab hier – zusammen mit der Tollwutimpfung der Hunde – einen wesentlichen Schutz. Die Tollwut wird fast ausschließlich (99,8 %) durch Biss infizierter Tiere auf den Menschen übertragen und dringt nicht über unverletzte Haut ein. Sie ist als Wildtollwut in Deutschland endemisch, ihr Reservoir stellt der Fuchs dar. In sehr seltenen Fällen sind andere Übertragungswege gesichert worden, so bei Höhlenforschern durch Aerosole (infektiöse Fledermäuse) und in einem Fall durch Hornhauttransplantation.

> **!** Der Speichel ist bereits eine Woche vor Erkrankung des Tiers infektiös. Das Virus ist relativ empfindlich gegenüber Hitze und Austrocknung, kann aber unter bestimmten Umständen (feucht, kalt, dunkel) über mehrere Tage infektiös bleiben.

Die in der westlichen Hemisphäre bei Pferd, Rind und Schwein vorkommenden Vesiculoviren können als Zoonose beim Menschen zu grippeähnlichen Infekten, Myalgien und auf Schleimhäuten zu herpetiformen Bläschen mit hoher Partikelzahl führen.

Pathogenese Das Tollwutvirus bleibt nach der Infektion zunächst für Stunden bis Wochen im Bereich der Eintrittspforte in der Peripherie; es kann sich wahrscheinlich auch in den Zellen der quergestreiften Muskulatur vermehren oder in Makrophagen persistieren. Es kommt hierbei nicht zu einer nennenswerten protektiven Immunantwort. Nach dem Eindringen in die peripheren Nervenendigungen gelangt es mit dem Axoplasmastrom (ca. 3 mm/h) in das ZNS. Nach Erreichen des Gehirns verursacht es eine Enzephalitis, die histologisch (**Negri-Körperchen**) nicht sehr ausgeprägt sein muss, und kehrt dann in verschiedene Organe in der Peripherie „zurück" (z. B. Speicheldrüsen) und auch in verschiedene periphere Nervenzellen. Durch die intrazelluläre Entwicklung innerhalb des Nervensystems kommt es erst sehr spät zu einem effektiven Kontakt mit dem Immunsystem, so dass neutralisierende und diagnostisch verwertbare Antikörper in Serum und Liquor anfangs fehlen können. Die Inkubationszeit ist umso kürzer (Spanne zwischen sieben Tagen und mehreren Jahren; Durchschnitt: ein bis zwei Monate) und die Wahrscheinlichkeit einer Erkrankung umso höher, je näher die Verletzung am ZNS liegt (Bein: 10 %, Gesicht: 80 %) und je schwerer diese ist.

Symptome, Verlauf und Prognose Die Erkrankung kann in drei Abschnitte eingeteilt werden:
- Die **Prodromalphase** (zwei bis zehn Tage) ist gekennzeichnet durch unspezifische Symptome wie Übelkeit, Schüttelfrost, Kopfschmerzen, Lichtscheu, Appetitlosigkeit, Erbrechen und Durchfall, aber auch Halsschmerzen und Husten. Initial treten an der Inokulationsstelle Schmerzen, Parästhesien und Muskelschmerzen auf.
- In der zweiten Phase treten **neurologisch-psychiatrische Symptome** auf wie verstärkte Speichelsekretion und Reizbarkeit. Die „**stille Wut**" ist durch eine aufsteigende Paralyse charakterisiert, die „**wilde Wut**" durch eine starke Unruhe und die charakteristische Hydrophobie in 17–80 % (Muskelspasmen im Mund-, Rachen- und Larynxbereich), anfangs beim Versuch zu trinken, später sogar schon bei der visuellen Wahrnehmung von Wasser oder anderen akustischen und taktilen Reizen. Der Verlauf der wilden Wut ist rascher progredient (zwei bis sieben Tage) als bei der stillen Wut (bis 30 Tage).
- Im natürlichen Verlauf kommt es danach zum **präfinalen Koma** (drei bis sieben Tage). Bei intensivmedizinischer Versorgung mit Beatmung kann der Verlauf wesentlich länger sein.

Inwieweit unterschiedliche Virusstämme für unterschiedliche Verläufe verantwortlich sind, ist noch unklar. Es gibt vier Berichte über überlebte Erkrankungen, wobei alle Patienten vorgeimpft waren, so dass es sich eher um Impfversagen handelte. Die Rate tatsächlich erfolgter, aber asymptomatischer Infektionen ist nicht bekannt.

Diagnostik
- **Virusnachweis:** Eine Methode ist der Immunfluoreszenznachweis des Virusantigens in einem Abdruckpräparat der Kornea. Postmortal wird die Diagnose histopathologisch am Gehirn (Negri-Körperchen) oder durch die Immunhistologie gestellt. Die Virusisolierung in Mäusen und Neuroblastomzelllinien aus Speichel ist möglich.
- **Nachweis des viralen Genoms:** Der hochempfindliche Nachweis über RT-PCR ist in größeren diagnostischen Zentren etabliert.
- **Antikörpernachweis:** Die serologische Diagnose der Tollwut (IFT, ELISA) ist unzuverlässig.

Therapie und Prophylaxe Die Inkubationszeit ist extrem variabel und kann Jahre betragen. Jede Tollwutexposition bedeutet Lebensgefahr und erfordert beim Ungeimpften eine sofortige postexpositionelle, kombinierte aktive und passive Immunisierung.

Nach Ausbruch der Erkrankung gibt es keine spezifische Therapie – die Rabies des Menschen verläuft tödlich. Virostatika zeigten keinen Einfluss, doch sind Zytokine wie IL-12 möglicherweise interessant. Das hypoxische ZNS-Ödem und die gestörte Thermoregulation machen intensivmedizinische Maßnahmen unumgänglich.

Für beruflich gefährdete Personen (u. a. Tierärzte, Förster) ist die aktive Schutzimpfung indiziert. Biss- und Kratzwunden mit vermuteter Tollwutexposition müssen chirurgisch gereinigt, gründlich desinfiziert und mit Rabies-Immunglobulin umspritzt werden. Präventiv lebenswichtig ist die schnelle Postexpositionsimpfung (s. dazu Kap. 6.6U). Zur Impfung stehen inaktivierte Vakzinen und demnächst möglicherweise gentechnologisch erzeugte Impfstoffe zur Verfügung.

Zusammenfassung
- Häufigste Ursache: Infektion durch Biss eines tollwutinfizierten Tiers
- Wichtigstes Symptom: nach unterschiedlich langer Inkubationszeit zunächst unspezifische Prodromalphase
- Wichtigste diagnostische Maßnahme: Virusnachweis
- Wichtigste therapeutische Maßnahme: sofortige postexpositionelle aktive und passive Impfung

11.4.21 Retroviren

Siehe auch Kapitel 11.3.

Beschreibung und Einteilung Retroviren (s. Abb. 11.50) sind sphärische Partikel mit 100–120 nm Durchmesser. Sie sind von einer Lipidmembran umhüllt, die von der Wirtszellmembran abgeleitet ist und viral kodierte Glykoproteine enthält. Zwei homologe, einzelsträngige, lineare Plusstrang-RNA-Moleküle sind eng mit Proteinen assoziiert und bilden das Nukleocore, das wiederum vom Nukleokapsid umgeben ist. Die retrovirale RNA ist somit diploid (der einzige bekannte Fall). Die Nukleotidzahlen

schwanken zwischen 7 und 11 kb. Das Nukleokapsid enthält zusätzlich mehrere Kopien dreier viraler Enzyme:
- reverse Transkriptase (RT)
- Protease (PR)
- Integrase (IN)

Mit Hilfe der RT wird das RNA-Genom im Verlauf der Virusvermehrung zunächst in doppelsträngige DNA umgeschrieben, welche dann von der viralen IN als DNA-Provirus in das Genom der Wirtszelle integriert wird. Das Nukleokapsid ist von einer sphärischen Hülle aus Matrixproteinen umgeben und weist für bestimmte Virusfamilien charakteristische isometrische, zylindrische bzw. konische Strukturen auf. Auf der Grundlage der im Wesentlichen in Ultradünnschnitten elektronenmikroskopisch definierten morphologischen Kriterien und zusammen mit genetischen Merkmalen werden die Retroviridae in sieben Genera eingeteilt. Bekannte exogene humanpathogene Vertreter finden sich bei den **Deltaretroviren** (HTLV-1 und HTLV-2, humane T-Zell-Leukämie-Viren) sowie bei den **Lentiviren** (HIV-1 und HIV-2, humane Immundefizienzviren).

Besonderer Hinweis Das retrovirale Enzym reverse Transkriptase besitzt drei verschiedene Funktionen (RNA-abhängige DNA-Polymerase, RNase H und DNA-abhängige DNA-Polymerase), welche zentrale Reaktionen auf dem Gebiet der molekularen Genetik und Gentechnologie ermöglichen, auch im Rahmen der Diagnostik und Gentherapie.

Epidemiologie Einige Retroviren wurden schon früh aufgrund ihrer malignomerzeugenden Wirkung bei Tieren beschrieben (Pferdeanämie 1904; Hühnerleukose 1908; Rous-Sarkomvirus 1912). **HTLV-1** kommt weltweit beim Menschen vor, allerdings mit sehr unterschiedlicher Häufigkeit von 0,003–9%. Die Gesamtzahl Infizierter wird auf 15–25 Mio. geschätzt. Die Prävalenz ist am höchsten in einigen Gebieten Japans (max. 35 %) > Uganda > Ghana > Zaire > Dominikanische Republik > Mashhad (Iran, 3 %). Die Durchseuchung scheint weltweit zuzunehmen und ist in einigen Risikopopulationen in den USA und Europa bereits recht hoch. Das Auftreten von **HTLV-2** ist insgesamt wesentlich seltener und weniger geographisch bestimmt als durch bestimmte Verhaltensweisen (intravenöser Drogengebrauch).

Die Übertragung von HTLV erfolgt ähnlich wie bei HIV von Mutter zu Kind (intrauterin und durch Brustmilch, Infektionsrate 16 %), bei Geschlechtsverkehr sowie durch Blut und Blutprodukte. Allerdings werden HTLV praktisch nur lymphozytenassoziiert übertragen und nicht zellfrei, was die weitgehend gerichtete Übertragung vom Mann auf die Frau bei Sexualkontakten erklärt.

Weitere Informationen siehe Kapitel 11.3.

Pathogenese Retroviren erzeugen ein breites Spektrum an Wechselwirkungen mit ihren Wirtszellen und Organismen, da die Virusvermehrung obligatorisch über eine Integration der proviralen DNA in das Wirtschromosom und daher zu mannigfachen Mutationen führt. Als Folge davon kann es zu Zelltransformation, Tumorgenese und Zelltod kommen. Prinzipiell sind endogene von exogenen Retroviren zu unterscheiden: Erstere werden aufgrund ihrer inkompletten Genomausstattung nur als retrovirale genetische Elemente, integriert in die Keimbahn, auf die nächste Generation weitergegeben und nur gelegentlich – während der Ontogenese – exprimiert. Durch Rekombination mit exogenen Retroviren können die endogenen Genomelemente bei Mäusen und Hühnern Sarkome und Leukosen induzieren. Retroelemente machen beim Menschen etwa 1 % des Genoms aus, doch ist unklar, ob sie beim Menschen eine vergleichbar pathogene Rolle spielen.

Symptome, Verlauf und Prognose Die Bedeutung von HTLV-2 für Erkrankungen des Menschen ist noch unklar, wenngleich einiges für eine Beteiligung bei Leukämien spricht.

HIV-1 und -2 sind die ätiologischen Agenzien des AIDS (s. Kap. 11.3).

Das Risiko eines HTLV-1 infizierten Menschen, einen Tumor zu entwickeln, liegt bei etwa 1 % (5–10 % bekommen insgesamt Symptome der Infektion).

Hautmanifestationen im Sinne eines kutanen Lymphoms sind häufig im Rahmen einer adulten T-Zell-Leukose (ATL), an deren Entstehung HTLV-1 häufig beteiligt ist. Allerdings ist die Inkubationszeit der ATL lang: Sie liegt bei 20–30 Jahren. Die ATL geht einher mit opportunistischen Infektionen durch Immunsuppression, Lymphadenopathie, Hepatosplenomegalie, Lungeninfiltraten und Osteolysen. Das Zellbild im peripheren Blut kann sehr unterschiedlich sein. Bei einigen Patienten verläuft die Erkrankung eher unter dem Bild eines Lymphoms.

HTLV-1 ist seltener Ursache der **tropischen spastischen Paraparese,** einer langsam fortschreitenden Myelopathie mit Pyramidenbahnzeichen.

Diagnostik Die virologische Diagnostik kann analog zu HIV durch Antikörpernachweis und Nachweis viraler

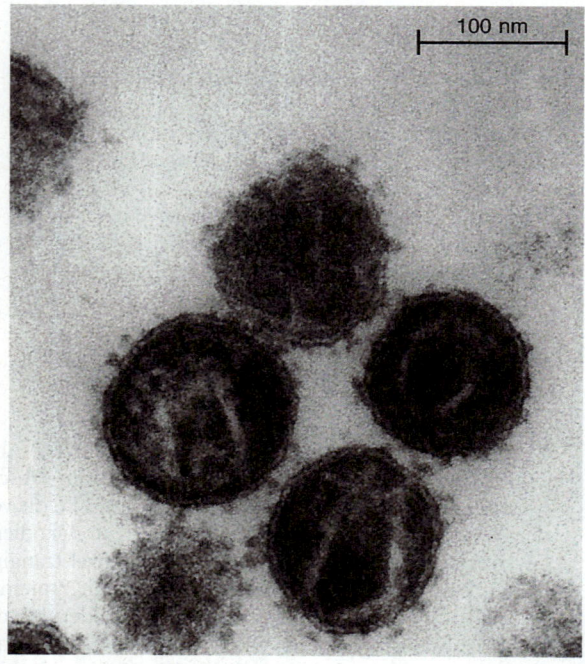

Abb. 11.50 HIV (Vergrößerung × 200000).

RNA durchgeführt werden. Antikörper treten möglicherweise erst spät nach Infektion auf. Die Differenzierung zwischen HTLV-1 und HTLV-2 bedarf manchmal zusätzlicher Tests.

Die Frage, inwieweit und in welchen Ländern eine generelle Testung der Blutspender auf HTLV-1 erfolgen sollte, muss immer wieder aufgrund der epidemiologischen Situation geprüft werden.

Therapie und Prophylaxe Insgesamt sind die therapeutischen Optionen bei der adulten T-Zell-Leukose sehr begrenzt. Die Prognose ist schlecht, und die Überlebenszeiten sind kurz. Die Bedeutung antiretroviraler Medikamente ist noch nicht klar, aber eine Kombinationstherapie mit Zidovudin, α-IFN und anderen Substanzen erscheint hoffnungsvoll. Eine Langzeittherapie bei asymptomatischer Infektion ist angesichts der geringen Manifestationsrate sicher höchst problematisch.

Zusammenfassung

- HTLV-1 ist das erste bekannt gewordene RNA-Tumorvirus des Menschen und als solches Verursacher der prognostisch ungünstigen ATL, von Lymphomen und der tropischen spastischen Paraparese.
- Ein wesentliches Problem kann angesichts steigender Infektionszahlen auf Dauer die Notwendigkeit der allgemeinen Testung von Blutspendern werden.
- Wichtigste diagnostische Maßnahme: Antikörpernachweis im Serum
- Wichtigste therapeutische Maßnahme: Kombinationstherapie mit Zidovudin, α-IFN

Zur weiteren Information

Weiterführende Literatur
Haller, O. A., T. Mertens: Diagnostik und Therapie von Viruskrankheiten. Urban & Fischer, München 1999.
Knipe, D. M., P. M. Howley (eds.): Fields Virology. Lippincott, Williams & Wilkins, Philadelphia 2001.
Marre, R., T. Mertens, M. Trautmann, E. Vanek: Klinische Infektiologie. Urban & Fischer, München 2000.
Riochman D. D., R. J. Whitley, F. G. Hayden: Clinical Virology. Churchill Livingston, Edinburgh 1997.
Tidona, C.A., Darai, G., The Springer Index of Viruses. Springer, Berlin–Heidelberg 2002.

Internet-Links
www.g-f-v.org
www.rki.de
www.dvv.de

IMPP-Statistik
Enterovirus ♦ **Coxsackie-Erkrankungen** ♦ **Röteln** ♦ **Dengue-Virus** ♦ **Flavivirus** ♦ **Tollwut** ♦ **Mumps** ♦ **VZV** ♦ **EBV** ♦ **Dreitagefieber** ♦ Picornavirus-Erkrankungen ♦ Lassa-Virus ♦ Parvovirus ♦ Herpes-Virus-Erkrankungen ♦ Molluscum contagiosum

---

11.5 Durch Prionen verursachte Erkrankungen

G. KLOTZ, T. MERTENS

Synonym: Transmissible spongiforme Enzephalopathien (TSE)
Engl. Begriff: Transmissible Spongiform Encephalopathy

Einführung

In Abbildung 11.10 ist der Verlauf einer Infektionskrankheit schematisch auf einer Zeitskala durch die Begriffe **Infektion** und **Beginn der Erkrankung** veranschaulicht. Die zeitliche Differenz ist die **Inkubationszeit**, die bei vielen Infektionskrankheiten ein charakteristisches Merkmal darstellt. Im Allgemeinen ist die Inkubationszeit kurz, d.h. Tage, höchstens Wochen. Bei manchen Erkrankungen jedoch beträgt sie mehrere Monate oder gar Jahre und Jahrzehnte. Ist der kausale Zusammenhang mit dem Infektionsereignis bekannt oder noch erkennbar und handelt es sich bei dem infektiösen Agens tatsächlich um ein Virus, dann spricht man mit Recht von sog. **Slow virus-Infektionen.** Es wurden jedoch frühzeitig Erkrankungen des Zentralnervensystems beschrieben, bei denen es nicht gelang, ein Viruspartikel oder endogene virale Nukleotidsequenzen zu identifizieren. Die Bezeichnung **„unkonventionelle Langsam-Viren"** (Unconventional Slow Viruses) war nicht mehr als eine verlegene Ausrede dafür, dass man so gut wie nichts wusste.

Prionen als Krankheitserreger

Diese Situation hat sich in den letzten Jahren entscheidend verändert. Heute gilt als sicher: Prionen sind Erreger von **übertragbaren, chronischen, degenerativen, stets letalen Erkrankungen des zentralen Nervensystems.** Sie kommen mit ähnlichen Erscheinungsformen als subakute Enzephalopathien bei Menschen und anderen Wirbeltieren (Rind, Schaf, Ziege, Katze, Hirsch, Nerz u.a.) vor. Beim Menschen unterscheidet man folgende Krankheitsbilder:
- Creutzfeldt-Jakob-Disease (CJD)
- neue Variante Creutzfeldt-Jakob-Disease (vCJD)
- Gerstmann-Sträussler-Scheinker-Syndrom (GSS)
- fatale familiäre Insomnie (FFI)
- Kuru

Bei Tieren sind hier insbesondere Scrapie beim Schaf und die bovine spongiforme Enzephalopathie (BSE) beim Rind aufzuführen.

> ! Allen Krankheiten ist gemeinsam:
> - Es werden keine entzündlichen Prozesse, kein Fieber und keine Immunantwort beobachtet.
> - Es gibt ein breites Spektrum von Symptomen, das für das jeweilige Krankheitsbild einen charakteristischen Schwerpunkt hat.
> - Eine Therapie ist gegenwärtig nicht verfügbar, alle Erkrankungen führen zum Tod.

Als Versuchstiermodell stehen gegenwärtig Nager zur Verfügung.

Beschreibung der Erreger

Prionen sind nach Ansicht der weitaus meisten Forscher **nukleinsäurefreie Proteine.** Der Name Prion wurde 1982 von Stanley Prusiner aus der Bezeichnung **„Proteinaceous Infectious Particles"** abgeleitet, um eine deutliche Abgrenzung gegenüber Viruspartikeln herzustellen. Der Grund dafür war die Erkenntnis, dass alle physikalischen und chemischen Methoden, von denen bekannt war, dass sie Nukleinsäuren zerstören oder zumindest verändern, wirkungslos gegenüber dem Erreger der Scrapie-Erkrankung des Schafes waren und dass Methoden, die Proteine abbauen oder verändern, den Scrapie-Erreger inaktivieren können.

Dies war die Grundlage für Prusiners Protein-only-Hypothese. Die Assoziation von Prionprotein als wesentlichem Bestandteil des infektiösen Agens ist zweifelsfrei bewiesen. Eine alternative Vorstellung geht von einer konzeptionell noch unklaren Beteiligung von Nukleinsäuren aus, um die Existenz von Varianten sowie hereditäre Aspekte analog zur genetisch determinierten Situation etwa in viralen Systemen zu erklären.

Aus physikalisch-chemischen Untersuchungen wurde geschlossen: Falls eine infektiöse Prioneneinheit eine Nukleinsäurekomponente enthielte, kann diese aus nicht mehr als 50 Nukleotiden bestehen. In infektiösen Prionpräparationen wurden tatsächlich geringe Nukleinsäureanteile nachgewiesen. Da jedoch keine einheitlichen Basensequenzen erkennbar sind und mit 50 Nukleotiden nur sehr kleine Proteine mit wenigen Aminosäuren kodierbar wären, handelt es sich dabei nicht um ein genetisches Programm entsprechend dem klassischen Modell, sondern eher um unspezifische Kontaminationen.

Prionen verschiedener Wirtsspezies

Allen bisher bekannten Prionen ist gemeinsam, dass es sich um glykosylierte Proteine mit ca. 250 Aminosäuren, entsprechend Molekülmassen von 33–35 kD handelt, die von zellulären Genen kodiert werden. Sie unterliegen im Normalfall einem zellulären Turnover. Transkription und Translation sind im gesunden wie im krankhaften Zustand unverändert. Gegenwärtig werden Einflüsse auf die synaptische Übertragung, den apoptotischen Untergang von Nervenzellen, Metallbindungsfähigkeit (Cu) wie auch toxische Aspekte (in vitro) diskutiert. Soweit Sequenzdaten vorliegen, handelt es sich um ein evolutionär insgesamt hoch konserviertes Molekül insbesondere im Bereich der Aminosäurepositionen 124–226.

Die tatsächlich vorhandenen **Abweichungen in der Aminosäuresequenz** von Prionen verschiedener Spezies definieren zusammen mit anderen Faktoren (s.u.) die sog. **Speziesbarriere** für eine heterologe Infektion. Die Höhe der Übertragungsbarriere ist für sequenzierte Prionen im Vergleich zueinander zumindest abschätzbar (Unterschiede ausgedrückt als Zahl der voneinander abweichenden Aminosäuren: Schaf – Rind 7, Rind – Mensch > 30, Maus – Mensch 28).

Die Effizienz der Auslösung einer Erkrankung durch heterologe Prionen ist sicherlich nicht nur vom zahlenmäßigen Ausmaß der Homologie, sondern auch von der Position und der Art von Aminosäureaustauschen abhängig. Falls bestimmte Bereiche des Prionproteins für die Überwindung der Artenbarriere bei solchen Infektionen besonders relevant sind und sich in ihnen Aminosäureaustausche befinden, könnten diese von entscheidendem Einfluss sein.

Prionen des Menschen

Das Gen für das menschliche Prion (PRNP) befindet sich auf dem kurzen Arm von Chromosom 20 und kodiert für ein primäres Genprodukt PrP^C mit 253 Aminosäuren. Der Index C steht für cellular. Das Protein trägt am N- wie auch am C-Terminus Signalsequenzen (22 bzw. 23 Aminosäuren), die posttranslational durch zelluläre Peptidasen entfernt werden. An das C-terminale Ende wird anschließend ein GPI-Anker (Glykosylphosphatidyl-Inositol) für die Befestigung in der Zellmembran angehängt. Diese Form des Prionproteins ist durch zelluläre Proteasen leicht abbaubar.

Im Gegensatz dazu lassen sich aus Gehirnen von an übertragbarer spongiformer Enzephalopathie (TSE) erkrankten Menschen und Tieren Isoformen des Prionproteins PrP^{Sc} (Sc: Scrapie, nach der so bezeichneten Kratzkrankheit der Schafe) oder PrP^{res} (res: proteaseresistent) oder PrP^{TSE} (Transmissible Spongiform Encephalopathy) isolieren, die trotz ihrer mit PrP^C identischen Aminosäuresequenz wegen der **spezifischen Faltung** unlöslich und in vitro auch in Gegenwart des denaturierten SDS (Natriumdodecylsulfat) durch Proteinase K nur bis auf den C-terminalen Rest von 142 Aminosäuren (Positionen 90–231) abbaubar sind. Dieses Restmolekül wird auch als PrP27–30 bezeichnet und stellt den proteaseresistenten, aber immer noch infektiösen Anteil von PrP^{TSE} dar.

Die räumliche Struktur von PrP^C enthält nach Modellrechnungen drei α-Helices und nur geringe β-Faltblattbereiche, während der nicht spaltbare PrP^{Sc}-Anteil bis zu 30 % β-Faltblätter und nur einen geringen Gehalt an α-Helices aufweist.

Klassifizierungsmodelle

Eine Klassifizierung der Prionen analog oder ähnlich derjenigen der Viren gibt es gegenwärtig nicht. Sinnvoll ist zurzeit lediglich die Unterscheidung aufgrund der betroffenen Wirte unter Beachtung der Tatsache, dass in Tiermodellen mehr als 20 verschiedene Stämme von PrP^{Sc} identifizierbar sind, die sich durch die Inkubationszeit, den von der Krankheit betroffenen Bereich der Gehirne und das Spektrum der klinischen Symptome unterscheiden. Es werden daher neben dem Wirtsorganismus primär
- Genort,
- Nukleotid- bzw. Aminosäuresequenz,
- Position sowie Zahl und Typus von Mutationen
zum Vergleich herangezogen.

> **!** Die zur Dokumentation der relevanten Codonpositionen bzw. Aminosäurepositionen im Priongen verwendete Schreibweise wird an folgenden Beispielen erläutert. Glu200Lys bedeutet, dass an der Position 200 die Aminosäure Lysin anstelle von Glutaminsäure eingebaut ist (gCJD). Pro102Leu beschreibt den „Wechsel" von Prolin zu Leucin (GSS).

Interessant ist der Befund, dass sich verschiedene klinisch definierte Phänotypen von CJD verschiedenen Fragmentierungsmustern nach unvollständiger Proteinase-K-Spaltung zuordnen ließen. Fragment- und Glykosylierungsmuster von CJD und BSE lassen nach experimentellen Übertragungen auf transgene Mäuse eine Definition von Prionenstämmen zu. Insbesondere ergaben sich nach Inokulation von Wildtypmäusen mit vCJD bzw. BSE identische Glykosylierungsmuster, d. h., die beiden Krankheiten wurden mit hoher Wahrscheinlichkeit durch den gleichen Prionenstamm hervorgerufen. Insgesamt scheint die Glykosylierung von spezies-, stamm- und gewebespezifischen Bedingungen abzuhängen.

In **Pilzen** (Saccharomyces cerevisiae und Podospora) wurden ebenfalls Proteine gefunden, die in zwei Konformationen, einer löslichen, funktionellen und einer unlöslichen, potentiell pathogenen Isoform, vorliegen können. Im unlöslichen Zustand findet Aggregatbildung analog zu PrP^{Sc} statt.

Pathogenese

Aggregatbildung und Ablagerung der proteaseresistenten PrP^{Sc}-Moleküle werden als pathogenes Prinzip angesehen, das mit dem Krankheitsbild der spongiformen Enzephalopathie assoziiert ist. Als Mechanismus der Aggregation wird spontane autokatalytische bzw. durch PrP^{Sc} vermittelte **Umfaltung** zellulärer „gesunder" PrP^{C}-Moleküle in die schwer abbaubaren, aggregierenden TSE-Prionen angenommen.

Aus diesem Vorgang resultiert zwar eine zahlenmäßige Nettozunahme der Moleküle in der proteaseresistenten Isoform PrP^{Sc}, es handelt sich dabei aber nicht um eine replikative Vermehrung von „infektiösen" Molekülen im klassischen Sinne. Im Gegensatz zu Viruserkrankungen kommt es nicht zum Einbringen, Exprimieren und Vervielfältigen eines genetischen Programms, sondern zur kumulativen Ausbreitung einer Strukturform innerhalb einer Population bereits bestehender Moleküle. **Die Prionenstruktur macht krank!** Dies ist ein grundsätzlich neues pathogenes Prinzip, das am ehesten noch vergleichbar ist mit demjenigen der Viroiderkrankungen der Pflanzen, bei denen eine kleine, nicht kodierende, einzelsträngige, zirkuläre RNA mit 300–500 Nukleotiden das pathogene Agens darstellt, das keinerlei genetische, wohl aber krank machende strukturelle Information enthält.

Erkrankungen, Symptome, Diagnose, Epidemiologie

Creutzfeldt-Jakob-Disease (CJD)

CJD ist die am besten bekannte TSE-Erkrankung, die 1920 von Hans G. Creutzfeldt bzw. 1921 von Alfons Jakob beschrieben wurde. Gegenwärtig wird sie unter vier Aspekten der Entstehung diskutiert als
- sporadisch auftretend (spCJD),
- genetisch beeinflusst (gCJD),
- iatrogen hervorgerufen (iCJD) und neuerdings als
- variante Form (nvCJD), durch Aufnahme boviner Prionen erzeugt.

Sporadische Creutzfeldt-Jakob-Krankheit (spCJD)

Sporadisch kommt CJD weltweit mit einer Inzidenz von etwa einem Fall pro einer Million Einwohner pro Jahr vor. Abweichungen resultieren vornehmlich aus der Nichtvergleichbarkeit der Erhebungsmethoden in den einzelnen Ländern. Die Altersgruppe der 70- bis 80-Jährigen ist am häufigsten betroffen. Der bisher jüngste Patient in Deutschland war 23 Jahre alt, der älteste 88 Jahre, niemals jedoch war ein Kind erkrankt. Beide Geschlechter scheinen gleichermaßen betroffen zu sein. Nach dem Auftreten erster **Symptome** (Kopfschmerz, Müdigkeit, Schlaf- und Appetitlosigkeit, Depression) folgt das Bild einer rasch voranschreitenden generellen Enzephalopathie mit Verlust der Bewegungskoordination sowie mit Demenz. Die Krankheitsdauer beträgt in etwa 65 % der Fälle weniger als sechs Monate. Eine sichere Diagnose kann bislang letztlich nur durch neuropathologische Untersuchungen gestellt werden.

Genetisch bedingte Creutzfeldt-Jakob-Krankheit (gCJD)

Familiäre Häufungen von CJD sind bereits in den 30er-Jahren des vorigen Jahrhunderts beobachtet worden. Aus Sequenzanalysen ergaben sich Mutationen, die die Codons 129 und 178 bzw. 200 betreffen und an den entsprechenden Positionen zu speziellen Aminosäureaustauschen führen. Von zentraler Bedeutung scheint der Polymorphismus 129 zu sein, der durch das Vorkommen der Aminosäuren Methionin (M) oder Valin (V) an der Aminosäureposition 129 im Prionprotein charakterisiert ist. In England liegt bei 80 % der spCJD-Fälle Homozygotie 129MM vor, im Gegensatz zu 40 % in der Normalbevölkerung. Dagegen sind nur 10 % der Erkrankten heterozygot MV bei einem 50%igen Anteil in der Normalbevölkerung. Alle bekannten nvCJD-Fälle sind 129MM-homozygot (s.u.)! Die Aminosäureposition 129 befindet sich innerhalb des Prionmoleküls an einer Übergangsstelle zwischen der zweiten α-Helix und dem β-Faltblatt und könnte daher von wesentlichem Einfluss auf die Faltung des Moleküls sein.

Das klinische Bild wird bezüglich Krankheitsbeginn und -dauer stark von der genetischen Disposition in Bezug auf die Codons 129, 178 und 200 geprägt. Weitere Punktmutationen und Insertionen mit verschieden häufigen kleinen Wiederholungen im Bereich des Codons 53 sind ebenfalls von Bedeutung. In den familiären Fällen ist die Inzidenz der Erkrankung stark erhöht und geographisch auf bestimmte Regionen begrenzt. So findet sich eine jüdische, aus Libyen stammende Population in Israel mit 50fach häufigerem Auftreten von CJD. Charakteristisch ist hier der Aminosäureaustausch Glu200Lys.

Neben der histopathologischen Abklärung ist die Sequenzierung des PRNP-Gens zur Sicherung der Diagnose gCJD erforderlich.

Iatrogen übertragene Creutzfeldt-Jakob-Krankheit (iCJD)

Iatrogene Übertragung erfolgte nach neurochirurgischen Eingriffen, durch Verwendung unvollständig sterilisierter chirurgischer Geräte und Elektroden, nach Transplantationen von Kornea und Dura mater von Verstorbenen sowie nach der Verwendung von aus Leichen gewonnenem humanem Wachstumshormon (hGH) bzw. Hypophysen-Gonadotropin. Das klinische Bild entspricht demjenigen von spCJD, in die Diagnose ist die Krankengeschichte einzubeziehen.

Neue Variante Creutzfeldt-Jakob-Krankheit (nvCJD)

Im Jahr 1995 trat der erste Todesfall auf, der einer neuen Variante der CJD zuzuordnen ist. Bezüglich des Krankheitsbildes liegen ähnliche Symptome wie bei den anderen Formen vor, jedoch sind das niedrige Patientenalter (28 als medianes Alter für den Krankheitsbeginn, Gesamtintervall 14–53 Jahre) sowie die epidemiologisch wichtige Erkenntnis der fast ausschließlichen geographischen Beschränkung auf Großbritannien hervorzuheben. Im Mai 2002 waren weltweit 111 Fälle bekannt, davon 107 in Großbritannien, drei in Frankreich und einer in Irland.

Klinisch stehen bei Krankheitsbeginn hier eher psychiatrische als neurologische Symptome im Vordergrund, wie Depression, Angst, Erregung, Halluzinationen und Schmerz, aber auch neuropsychologische Auffälligkeiten wie Aphasie oder Alexie. Später kommen die üblichen sensorischen Symptome wie Ataxie, Parese und Demenz hinzu. Im Gegensatz zu spCJD finden sich neuropathologische Besonderheiten. Die plaqueförmigen Ablagerungen von nicht abbaubarem PrP^{Sc} kommen im gesamten Gehirn vor und sind durch dichte eosinophile Bereiche, umgeben von spongiformem Material, gekennzeichnet. Die Erscheinungen werden als **floride Plaques** bezeichnet. Die genetische Disposition ist ebenfalls auffällig, in allen untersuchten Fällen lag **Homozygotie für Methionin an der Aminosäureposition 129** im Prionprotein vor, während dies nur in 40 % der Normalbevölkerung auftritt. Es liegen keinerlei Hinweise auf familiäre Häufungen vor. Gegenwärtig gibt es keine sichere Grundlage, um die epidemiologische Entwicklung von nvCJD in Großbritannien zu beurteilen.

Die Übertragung erfolgt mit großer Wahrscheinlichkeit durch den Genuss von Nahrungsmitteln, die aus vorwiegend nervösem und lymphatischem Gewebe, aber auch aus inneren Organen von Rindern hergestellt wurden. Durch die normale Zubereitung von Speisen werden Prionen vermutlich nur unvollständig inaktiviert.

Biochemische Untersuchungen, insbesondere Fragmentierungs- und Phosphorylierungsmuster von infektiösem BSE- und nvCJD-Material deuten auf eine gemeinsame Ursache beider Erkrankungen hin (s. o.). Diese Muster sind für nvCJD deutlich von denen der sporadischen, iatrogenen und genetisch determinierten CJD-Erkrankungen verschieden. Das Auftreten von nvCJD-Prionen im Gehirn und in den Tonsillen ist ein sicheres diagnostisches Merkmal. Biologische Typisierungen von Prionen in Versuchstieren sind zeitaufwändig und teuer und nicht für diagnostische Zwecke geeignet.

Epidemiologische Untersuchungen zeigten, dass bislang keine Risikofaktoren wie Berufszugehörigkeit (Landwirte, Veterinäre, Schlachter, Abdecker etc), Essgewohnheiten oder geographische Nähe zu BSE-belasteten landwirtschaftlichen Betrieben erkennbar sind.

Gerstmann-Sträussler-Scheinker-Syndrom (GSS)

Diese TSE-Erkrankung ist mit der Inzidenz von einem Fall unter zehn Millionen Einwohnern pro Jahr äußerst selten und mit wenigen sporadischen Ausnahmen wohl ausschließlich genetisch determiniert. Der Erbgang ist **autosomal-dominant**. Im Vordergrund steht eine Punktmutation mit der Konsequenz des Aminosäureaustausches von Prolin durch Leucin (Pro102Leu). Hinzu kommen weitere Punktmutationen und ein Spektrum von Oktapeptid-Insertionen, die in Zusammenwirken mit dem Polymorphismus an der Position 129 Einfluss auf die klinisch-pathologischen Aspekte der Amyloidbildung im Gehirn haben. Interessant ist die Existenz eines hydrophoben palindromischen Oktapeptids an den Positionen 113–120 innerhalb des Fragments PrP106–126, das auf den β-Faltblattgehalt, auf die Aggregatbildung und damit auf die Fibrillogenese Einfluss hat. Darin ähnelt dieses Fragment dem βA4-Bereich des Alzheimer-Peptids, das mit Amyloidbildung und spongiformer Enzephalopathie dieser Krankheit in Verbindung gebracht wird.

Erste **Symptome** von GSS sind uncharakteristische Beschwerden, wie Schlafstörungen, psychische Veränderungen, Gedächtnisverlust, Aphasie und Alexie, gefolgt von dem Spektrum der anderen TSE-Symtome, die nach völliger Dezerebration einige Monate bis zwei Jahre nach Auftreten der ersten Symptome zum Tode führen. Das Erkrankungsalter liegt zwischen 30 und 50 Jahren.

Die **Diagnose** erfolgt anhand der neuropathologischen Befunde und ggf. durch Sequenzanalysen des PRNP-Gens.

GSS ist ausschließlich als hereditär anzusehen, die vertikale Weitergabe des GSS-spezifischen PRNP-Gens sollte nicht als Übertragung eines Krankheitserregers bezeichnet werden.

Fatale familiäre Insomnie (FFI)

Es handelt sich um eine äußerst seltene genetisch bedingte Erkrankung, die 1986 zuerst bei fünf Mitgliedern einer italienischen Familie entdeckt wurde. Der Erbgang ist **autosomal-dominant,** scheint jedoch nur eingeschränkt penetrant zu sein, da mehrere Familienmitglieder die entscheidende PRNP-Mutation mit der Folge des Aminosäureaustausches Asp178Asn aufwiesen, jedoch symptomlos blieben. Die gleiche Mutation ist auch bei der familiären Form der Creutzfeldt-Jakob-Krankheit (gCJD) von zentraler Bedeutung, was zu intensiver Diskussion der beiden klinisch-pathologisch sehr unterschiedlichen Situationen geführt hat. Auch hier ist das Codon 129 von Bedeutung.

Das zentrale **klinische Bild** der FFI ist geprägt durch einen stark gestörten Schlafrhythmus und entsprechende Veränderungen in EEG-Schlafmustern und endokrinen zirkadianen Stoffwechselleistungen. Die Erkrankung tritt zwischen dem 40. und 60. Lebensjahr auf und führt nach sieben bis 18 Monaten zu Tode. Nach zunächst uncharakteristischen Stadien liefert die neuropathologische Untersuchung Astrogliose, Vakuolenbildung und Amyloidablagerungen.

Kuru

Kuru ist der klassische Fall einer horizontal übertragenen spongiformen Enzephalopathie. Sie wurde zuerst 1957 von Gajdusek und Zigas beschrieben als eine degenerative Krankheit des Zentralnervensystems in isolierten Populationen in Neuguinea. Kuru ist ausschließlich auf das Siedlungsgebiet einiger Bergstämme im östlichen Hochland beschränkt. Seit dem Verbot des dort praktizierten rituellen **Kannibalismus** Ende der 50er Jahre ist die Erkrankung im Verschwinden begriffen und heute praktisch ausgelöscht. Homozygotie für Methionin an der Codonposition 129 des PRNP-Gens ist charakteristisch für die Erkrankung, die mit hoher Wahrscheinlichkeit durch die **horizontale Übertragung** von infektiösem Material eines an spontaner Creutzfeldt-Jakob-Krankheit Verstorbenen entstanden und durch die kannibalistischen Beerdigungsriten epidemisch verbreitet wurde. Die Infektion ist vermutlich über den Intestinaltrakt verlaufen. Eindringen der Kuru-Prionen durch Verletzungen während des Eröffnens des Leichnams und damit verbundene Hautkontaminationen sowie konjunktivale und nasale Schmierinfektionen sind als Übertragungswege ebenso denkbar.

Die Krankheit beginnt mit unspezifischen Beschwerden und führt nach neurologischen Ausfällen mit Ataxie, schweren Lähmungen, damit verbundener Unterernährung und letztlich völliger motorischer Unfähigkeit zum Tode.

Übertragung

Im Fall von iatrogener CJD, Kuru und nvCJD ist die Übertragbarkeit von infektiösen Prionen sehr wahrscheinlich bzw. nachgewiesen. Experimentell wird meist eine Injektion in das ZNS des Versuchstieres vorgenommen. Intestinale Aufnahme wird durch die Übertragung von TSE auf Nerze durch Verfütterung von Schafskadavern, durch das 1990 diagnostizierte Auftreten von TSE bei Wildkatzen (FSE) in zoologischen Gärten in Großbritannien nach Verfütterung von rohen Schlachtabfällen und nicht zuletzt durch das Auftreten von nvCJD beim Menschen als der wesentliche Infektionsweg angesehen. Daten zur spezifischen Infektiosität von Prionen sind mit großen Unsicherheiten versehen und zwischen verschiedenen humanmedizinischen und tierexperimentellen Situationen kaum vergleichbar.

Maßnahmen zur Inaktivierung von Prionen

Seit Jahrzehnten wird Tiermehl weltweit als Zuschlagstoff in der Tierfütterung eingesetzt. Übliche Verfahren zur Herstellung beinhalten Erhitzen unter Normal- bzw. Überdruck, Vorbehandlung mit organischen Lösungsmitteln zur Abtrennung von Talg und Fett und die Durchführung im Batchverfahren oder im kontinuierlichen Prozess. In Großbritannien wurden Ende der 70er- bis Anfang der 80er Jahre in verschiedenen Produktionsanlagen unterschiedliche Änderungen des Herstellungsprozesses vorgenommen, die offensichtlich eine Minderung der Inaktivierungseffizienz zur Folge hatten. Heute wird unter dem Eindruck der BSE-Epidemie eine 20-minütige Erhitzung auf 133 °C bei 3 bar Überdruck als Norm gefordert. Zur Inaktivierung von Prionen an chirurgischen Instrumenten, die nicht autoklavierbar sind, wird eine einstündige Behandlung mit Natronlauge oder Natriumhypochlorid empfohlen. Um Risiken inadäquater Dekontaminierung zu vermeiden, wird die Benutzung von lediglich einmal zu verwendendem Material empfohlen.

Therapie und Prognose

Mit zunehmendem Verständnis der Pathogenitätsmechanismen ergeben sich Hinweise auf mögliche Therapiestrategien. So ist es denkbar, in den Umwandlungsprozess der PrP^C-Konformation oder in die PrP^{Sc}-Konformation direkt einzugreifen. Dies ist durch Stabilisierung von PrP^C, durch Destabilisierung von PrP^{Sc} oder durch Komplexierung evtl. beteiligter Faktoren, sog. **Chaperone**, denkbar. Behinderung von Eintritt in den Wirtsorganismus und Transport von PrP^{Sc} in das ZNS ist eine weitere Möglichkeit.

Im Fall tierischer Erkrankungen wären genetische und züchterische Maßnahmen denkbar, etwa die Aufzucht von Tieren, die von Individuen abstammen, die künstlich negativ homozygot für das Priongen ($PrP^{-/-}$) gemacht wurden. Diese Tiere sind nicht infizierbar, da sie selbst keine zellulären Prionen synthetisieren können, die dann nach dem Eindringen von PrP^{Sc} in die pathogene Konformation umgefaltet werden könnten. Dieser tierexperimentelle Befund war ein sehr wesentliches Argument für die These, dass die Vermehrung von krankheitsassoziierten Prionen nicht durch molekulare Synthese derselben, sondern durch Umfaltung bereits vorhandener zellulärer Prionmoleküle erfolgt. Da die natürliche Funktion des Genproduktes des zellulären PrP-Gens und damit die Folgen seines Verlustes jedoch nicht bekannt sind, ist dieser Weg risikoreich und daher nicht gangbar; beim Menschen ist er sowieso ausgeschlossen. Die konventionelle Züchtung nicht erkrankender Schafe ist gelungen und hat wohl dazu geführt, dass mittlerweile England, Neuseeland und Australien scrapiefrei sind.

Zusammenfassung

- Einzige Ursache: Körpereigene zelluläre Prionproteine (PrP^c) erleiden spontan oder durch Wechselwirkung mit fremden Prionen (PrP^{sc}) eine initiale Umfaltung in eine nicht abbaubare Konformation. Durch einen katalytischen Prozess werden solche Umfaltungen fortgesetzt, bis durch Akkumulation von PrP^{sc} metabolische zelluläre Prozesse verändert werden und der Zelltod eintritt.
- Wichtigste Symptome: neurologische sensorische Symptome wie Ataxie, Parese und Demenz und auch neuropsychiatrische Symptome wie Depression, Angst, Erregung, Halluzinationen und Schmerz.
- Wichtigste diagnostische Maßnahmen: neuropathologische und immunhistochemische Nachweise in Hirn- und Tonsillenmaterial, direkter Nachweis von Prionprotein durch Westernblot und Kapillarelektrophorese im Blut in Entwicklung
- Wichtigste therapeutische Maßnahme: gegenwärtig keine bekannt, stets letal

> **Zur weiteren Information**
>
> **Weiterführende Literatur**
> Prusiner, S.: Prions. In: B. N. Fields, D. M. Knipe, P. M. Howley (eds.): Virology. Lippincott-Raven, Philadelphia–New York 1995, p. 2901.
> Rabenau, H. F., J. Cinatl, H. W. Doerr (eds.): Prions, a Challenge for Science, Medicine, and Public Health System. Karger, Basel 2001.
>
> **Internet-Links**
> www.kcom.edu/faculty/chamberlain/website/LECTS/PRIONS.htm
> www.priondata.org
>
> **Keywords**
> Spongiforme Enzephalopathie ♦ Amyloid Plaques ♦ „infektöses", nukleinsäurefreies Prionprotein
>
> **IMPP-Statistik**
> Prione

11.6 Infektionskrankheiten durch Pilze

H. Schütt-Gerowitt, G. Peters

Synonym: Mykosen
Engl. Begriff: Mycoses

Die für den Internisten bedeutungsvollen Infektionskrankheiten durch Pilze, die **Mykosen,** sind überwiegend opportunistischer Art. Voraussetzung für ihre Entwicklung sind somit prädisponierende Faktoren, z. B. Zerstörung der normalen Flora durch eine Breitspektrum-Antibiotikatherapie, Herabsetzung der lokalen oder allgemeinen Abwehr durch therapeutische Maßnahmen (Kortikosteroide, Immunsuppressiva, Zytostatika), maligne bzw. konsumierende Grunderkrankungen (Malignome, Leukämien, AIDS, Diabetes mellitus) sowie Transplantationen und liegende Katheter.

Definition Außer als Infektionserreger spielen Pilze auch als Allergene und als Toxinbildner eine Rolle; die entsprechenden Erkrankungen werden als **Mykoallergosen** bzw. **Mykotoxikosen** bezeichnet. Alle drei möglichen Erkrankungen lassen sich unter dem Oberbegriff **Mykopathien** zusammenfassen.

Von den über 100 000 bekannten Pilzarten, die neben dem Tier- und dem Pflanzenreich ein weiteres Reich der eukaryoten Organismen darstellen, kommen nur ca. 100 als Krankheitserreger bei Mensch und Tier vor. Diese wurden unter klinischen Aspekten im **„DHS"-System** klassifiziert:
- **D: Dermatophyten,** die nur die Haut und die Hautanhangsgebilde befallen (werden hier nicht besprochen)
- **H: Hefen** (= Sprosspilze)
- **S: Schimmelpilze**

In dieser Klassifizierung sind die obligat pathogenen dimorphen Pilze nicht enthalten, die fast nur in außereuropäischen Endemiegebieten vorkommen und dort eine große Rolle als Krankheitserreger spielen.

Epidemiologie Die meisten Pilze leben saprophytär in der freien Natur. Einige können aber in geringer Zahl auf der Haut und auf den Schleimhäuten sowie im Darmtrakt des Menschen vorhanden sein, ohne Krankheitserscheinungen hervorzurufen. Bei einem Pilznachweis in Materialien aus den genannten Bereichen stellt sich daher oft die Frage nach ihrer Relevanz als Erreger. Die individuelle Interpretation der Befunde unter Berücksichtigung prädisponierender Faktoren ist daher von besonderer Bedeutung.

Ätiologie und Pathogenese Die Entstehung einer Mykose ist von den Pathogenitäts- bzw. Virulenzfaktoren der Pilze und vor allem von der Wirtsabwehr abhängig.

Bei den **Pathogenitätsfaktoren** handelt es sich zunächst um die **Adhärenz** der Pilze an die Wirtszellen als notwendige, jedoch nicht hinreichende Bedingung für eine Pilzinfektion. Für die Adhärenz sind verschiedene Wechselwirkungen zwischen Kohlenhydrat- und Proteinstrukturen der Pilzzellwand und der Wirtszelle verantwortlich. Weitere Pathogenitätsfaktoren sind **sekretorische Proteine** (Proteasen, Phospholipasen), die in unterschiedlicher Zusammensetzung und Menge von den Pilzen abgegeben werden und eine zell- und gewebsschädigende Wirkung ausüben. Außerdem spielen spezielle morphologische Eigenschaften der Pilze eine Rolle, wie z. B. das **„Switching"** (Übergang von der Sprosspilzform in die Hyphenform) bei den dimorphen Pilzen.

Für die **Wirtsabwehr** gegen die meisten opportunistischen Pilze – insbesondere bei den am häufigsten vorkommenden Gattungen Candida und Aspergillus – sind Zahl und Funktion der Granulozyten entscheidend, während die T-Zell-vermittelte Immunität für die Abwehr der obligat pathogenen Pilze und von Cryptococcus die Hautprolle spielt.

Diagnostik Da das klinische Bild der meisten Pilzinfektionen uncharakteristisch ist, kommt dem **Erregernachweis** entscheidende Bedeutung zu. Er erfolgt histologisch an Paraffinschnitten, in denen die Pilze mittels Perjodsäure-Schiff-Färbung (PAS-Färbung), Methamin-Silber-Färbung nach Grocott-Gomori oder Mucicarmin-Färbung dargestellt werden können. In allen Materialien lassen sich Pilze mit optischen Aufhellern (Blankophoren), nach Giemsa-Färbung und natürlich auch mittels Gram-Färbung, in der sie sich grampositiv darstellen, nachweisen.

Eine Aussage über die **Invasivität** einer Pilzinfektion ist allerdings nur durch den histologischen Nachweis im Gewebe möglich. Es ist zu bedenken, dass für den mikroskopischen Nachweis mindestens 1 000 Pilzzellen pro Gramm bzw. Milliliter Untersuchungsmaterial vorhanden sein müssen, damit man sie finden kann.

Für die genaue Identifizierung der Pilze ist die **kulturelle Anzüchtung** erforderlich. Hierfür werden als selektive Medien z. B. Sabouraud-Agar und Chrom-Agar verwendet.

Als weitere diagnostische Möglichkeiten gibt es für einige Pilze **Antigennachweismethoden** sowie serologische Untersuchungsverfahren zum **Nachweis von spezifischen**

Antikörpern. Zurzeit werden immer häufiger auch moderne molekulare Techniken – insbesondere die PCR – zum Nachweis und/oder zur Identifizierung von Pilzen eingesetzt.

Therapie Pilze sind – wie bereits erwähnt – Eukaryonten. Daher ähneln die Zielstrukturen der Antimykotika teilweise den Bestandteilen menschlicher Zellen, was z. T. die toxischen Wirkungen mancher Antimykotika erklärt und die Entwicklung neuer Antimykotika erschwert.

Die wenigen Präparate, die zur Therapie systemischer Pilzinfektionen zur Verfügung stehen, gehören chemisch zu sechs verschiedenen Substanzklassen:
- Polyene (Amphotericin B)
- Fluoropyrimidine (5-Fluorcytosin)
- Imidazole (Miconazol, Ketoconazol)
- Triazole (Fluconazol, Itraconazol, Voriconazol)
- Allylamine (Terbinafin)
- Echinocandine (Caspofungin)

Polyene Die Polyene bilden Komplexe mit dem Ergosterol der Pilzzellmembran und führen so zu Permeabilitätsänderungen. Der resultierende Substanzaustritt bewirkt schließlich den Zelltod. Da das Cholesterin, wie es in Membranen menschlicher Zellen vorkommt, dem Ergosterol ähnelt, kann es durch die Polyene auch geschädigt werden. Für die systemische Gabe steht aus dieser Gruppe nur Amphotericin B zur Verfügung.

Amphotericin B wurde 1953 aus Streptomyces nodosus isoliert. Es hat von allen Antimykotika das breiteste Wirkungsspektrum, welches fast alle Sprosspilze (Ausnahme: Candida lusitaniae), die meisten Schimmelpilze (Ausnahmen: Fusarium- und Scedosporium-Arten) sowie überwiegend die dimorphen Pilze umfasst.

Als **Nebenwirkungen,** die seine Anwendung einschränken, sind Nephro-, Hepato- und Myelotoxizität zu nennen; außerdem kommen Thrombophlebitis, Fieber und allergische Reaktionen vor, und eine Hypokaliämie kann auftreten.

Da Amphotericin B oral nicht resorbiert wird, kann es nur parenteral oder lokal gegeben werden. Man beginnt die i.v. Therapie in der Regel mit einer Testdosis von 0,1 mg/kg KG und steigert dann die Dosierung auf maximal 1 mg/kg KG. In neuerer Zeit wurden **Lipidpräparationen** von Amphotericin B entwickelt (liposomales Amphotericin B). Der Vorteil dieser sehr teuren Präparationen liegt in der höheren Dosierbarkeit (mit 1 mg/kg KG beginnen und auf 3 mg/kg KG steigern) und der geringeren Nephrotoxizität. Ihre Anwendung ist auf Problemfälle beschränkt. Sekundäre Resistenzen kommen aufgrund des oben beschriebenen Wirkungsmechanismus selten vor; eine In-vitro-Testung der Empfindlichkeit für Amphotericin B wird daher normalerweise nicht durchgeführt.

Fluoropyrimidine 5-Fluorcytosin (**Flucytosin**) wurde 1970 als Zytostatikum entwickelt. Es ist ein Antimetabolit des Cytosins und wirkt über die Hemmung der DNA- und RNA-Synthese. In der Regel wird es in Kombination mit Amphotericin B in einer Tagesdosis von 100–200 mg/kg KG in vier Einzeldosen oral oder parenteral gegeben. Es kann **myelotoxisch** wirken. Die Wirksamkeit von Flucytosin muss in vitro geprüft werden. Ist es als wirksam getestet, kann die Dosierung von Amphotericin B geringer gehalten werden. Von eventueller klinischer Bedeutung ist seine gute Liquorgängigkeit. Als Monotherapie wird es nur bei der Chromoblastomykose eingesetzt.

Imidazole und Triazole Die Imidazole und die Triazole greifen in das **Cytochrom-P450-System** ein und hemmen dadurch die Ergosterolsynthese der Pilzzellen. Aufgrund dieses Wirkungsmechanismus sind u.U. Auswirkungen auf die Steroidsynthese des Menschen möglich. Als Nebenwirkungen der Azole können gastrointestinale Störungen, Erhöhung der Leberwerte, Thrombopenie, Leukopenie und Hautreaktionen auftreten. Alle Azole sind teratogen. Itraconazol darf bei lebertransplantierten Patienten nicht gegeben werden.

- **Imidazole:** Mit der Einführung der systemisch wirksamen Imidazole **Miconazol** und **Ketoconazol** wurde in den 80er Jahren vor allem durch Ketoconazol auch eine orale Therapie von Pilzinfektionen möglich. Diese Präparate spielen heute kaum noch eine Rolle.
- **Triazole: Fluconazol** und **Itraconazol** wurden Anfang der 90er Jahre entwickelt und stellten einen großen Fortschritt in der Therapie der systemischen Pilzinfektionen dar. Ein weiteres Triazol, das **Voriconazol,** wurde erst im Jahre 2002 zugelassen. Fluconazol und Voriconazol können parenteral und oral, Itraconazol nur oral gegeben werden. Bei Itraconazol können Resorptionsprobleme eine Rolle spielen. Das Wirkungsspektrum der Triazole umfasst – mit Ausnahmen – Sprosspilze und dimorphe Pilze sowie Dermatophyten. Gegen Schimmelpilze ist Fluconazol nicht wirksam, während Itraconazol eine begrenzte Wirksamkeit gegen Aspergillus aufweist. Für Voriconazol wurde in Studien eine gute Wirkung gegen Aspergillus festgestellt, und es ist auch gegen die Fluconazol-resistenten Candida-Arten wirksam.

Der Einsatz der Triazole zur Therapie und zur Prophylaxe hat bereits zum Auftreten von **sekundär resistenten Pilzstämmen** geführt. Eine In-vitro-Testung wäre daher wünschenswert, sie ist aber in ihrem Aussagewert eingeschränkt, da die Testergebnisse oft nicht mit der klinischen Wirksamkeit korrelieren.

Allylamine Terbinafin ist bisher nicht für systemische Pilzinfektionen, sondern nur für Dermatomykosen zugelassen. Einzelfallbeobachtungen zeigen aber eine Wirksamkeit gegen manche opportunistischen Pilze, gegen die die anderen Präparate unwirksam waren.

Echinocandine Echinocandine sind eine neue Gruppe von Antimykotika. Sie greifen in die D-Glucansynthese der Pilze ein und hemmen dadurch die Zellwandsynthese. Bisher ist nur **Caspofungin** im Handel.

Im Spektrum dieses Präparates liegen die meisten Sprosspilze der Gattung Candida einschließlich der Fluconazol-resistenten Arten sowie Aspergillus, nicht jedoch Cryptococcus, Mucorales und Fusarium.

Das Präparat steht nur für die parenterale Anwendung zur Verfügung. Nach einer einmaligen Dosis von 70 mg werden pro Tag 50 mg gegeben. Als **Nebenwirkungen** können Fieber, Kopfschmerzen, Übelkeit und Phlebitis auftreten. Dieses sehr teure Präparat ist eine Alternative zu Amphotericin B bzw. dessen Lipidformulierungen.

Kombinationstherapien Außer für die Kombination von Amphotericin B mit Flucytosin (s. o.), die auch heute noch der „Goldstandard" zur Therapie schwer verlaufender invasiver Mykosen ist, gibt es keine einheitlichen Empfehlungen. Für Amphotericin B plus Fluconazol wurde aufgrund theoretischer Erwägungen sogar ein antagonistischer Effekt angenommen, der sich allerdings in der klinischen Anwendung nicht bestätigt hat. Es wurden auch Studien zur Kombination von Antimykotika mit Immuntherapeutika (γ-Interferon, GM-CSF) durchgeführt, die aber keine allgemein gültigen Aussagen zulassen.

11.6.1 Erkrankungen durch Sprosspilze

Aus der Gruppe der Sprosspilze kommen Krankheitserreger vor allem in den Gattungen Candida, Trichosporon und Blastoschizomyces vor. Sie verursachen bei Schleimhautbefall weißliche Beläge, den Soor (engl.: Thrush) und können zu systemischen Infektionen (Organbefall, Sepsis) führen. Eine weitere Sprosspilzart, Cryptococcus neoformans, ist als Meningoenzephalitis-Erreger bei abwehrgeschwächten Patienten gefürchtet.

Erkrankungen durch Candida und verwandte Gattungen

Synonym: Candidiasis
Engl. Begriff: Candidiasis

Praxisfall

Bei einem 56-jährigen Mann wird die Erstdiagnose einer akuten myelomonozytären Leukämie gestellt. Unter Chemotherapie mit Thioguanin, Ara-C und Daunoblastin (TAD) wird eine Vollremission erreicht. Ca. zwei Jahre später wird nach Diagnose eines Knochenmarkrezidivs eine Chemotherapie mit Hochdosis-Ara-C und Mitoxantron (HAM) durchgeführt.
Drei Tage nach Beginn der durch die Chemotherapie bedingten Aplasie entwickelt der Patient Fieber bis 39,5 °C und Schüttelfrost ohne Organbefund. Die entnommenen Blutkulturen bleiben steril. In der Mundhöhle zeigt sich ein massiver Soor, verursacht durch Candida albicans. Es wird mit einer antibiotischen Therapie mit 3 × 2 g Cefotaxim plus 3 × 80 mg Tobramycin begonnen, außerdem wird eine lokale antimykotische Therapie mit Amphotericin-B-Mundspülungen durchgeführt. Da nach drei Tagen keine Entfieberung eintritt, erfolgt eine Umstellung der antibiotischen Therapie auf 4 × 1 g Imipenem/Cilastatin plus 2 × 1 g Vancomycin. Nach zwei weiteren Tagen tritt auch unter dieser Kombination keine Entfieberung ein; deshalb wird zusätzlich eine antimykotische Therapie mit Amphotericin B in ansteigender Dosierung (Enddosis 0,8 mg/kg KG) plus 4 × 2,5 g Flucytosin eingeleitet. Unter dieser Therapie entfiebert der Patient innerhalb von zwei Tagen; drei Tage später ist auch die Phase der Aplasie beendet.

Definition Candidiasis ist der Oberbegriff für Erkrankungen durch Sprosspilze der Gattung Candida, wobei es sich um oberflächliche oder tiefe Prozesse handeln kann.

Epidemiologie Die am häufigsten nachgewiesene Art der Gattung Candida ist C. albicans; außerdem kommen C. glabrata, C. tropicalis, C. guilliermondii, C. krusei und C. parapsilosis in klinischen Materialien vor. Wegen ihrer **Resistenz gegen Fluconazol** ist C. krusei von besonderer Bedeutung. Gleichfalls häufig Fluconazol-resistent sind Stämme von Candida dubliniensis, einer neu beschriebenen, bei AIDS-Patienten gehäuft nachgewiesenen Spezies. Eine eingeschränkte Empfindlichkeit für Fluconazol weisen Candida glabrata sowie Pilze der Gattungen Trichosporon und Blastoschizomyces auf. Seitdem Fluconazol häufig verwendet wird, kommen die resistenten bzw. eingeschränkt empfindlichen Sprosspilze in zunehmender Häufigkeit vor. Resistenz gegen Amphotericin B kennzeichnet die selten nachgewiesene Art C. lusitaniae.

Ätiologie und Pathogenese Die von Sprosspilzen hervorgerufenen Infektionen entstehen meist **endogen,** da Sprosspilze bei vielen Menschen in geringer Zahl in der normalen Flora vorkommen. Es sind aber auch Erkrankungsfälle mit exogenem Infektionsmodus möglich. Insbesondere auf Intensivstationen nehmen **nosokomiale Sprosspilzinfektionen** zu, wobei man immer mehr auch Non-albicans-Candida-Spezies findet.
In der Regel besiedeln die Sprosspilze zunächst Schleimhäute, Haut oder Darm, ohne Krankheitserscheinungen hervorzurufen. Bei Änderungen des lokalen Milieus können sie die normale Flora überwuchern; es kommt es zu einer lokalen Infektion, die sich auf den Schleimhäuten als Soor (s. Abb. 11.51) und auf der Haut als Rötung manifestiert. Verschlechtert sich die lokale oder allgemeine Abwehrlage, können die Pilze invasiv werden:
Eine Herabsetzung der T-Zell-Immunität bewirkt eine mukokutane Candidiasis, während bei Granulozytopenie eher disseminierte Candida-Infektionen auftreten. Eine systemische Candida-Infektion kann auf **direktem Wege** entstehen:

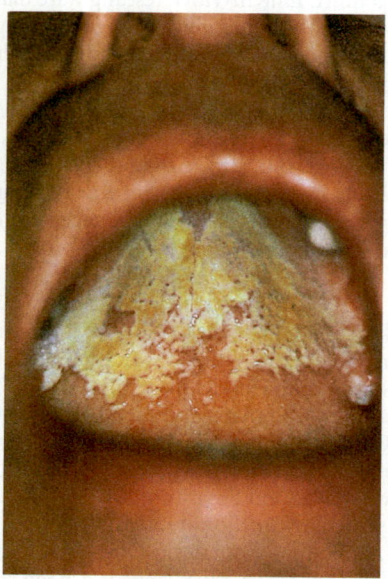

Abb. 11.51 Candida-Soor im Gaumenbereich.

- als Infektion der Lunge von einem besiedelten Tubus ausgehend,
- als aufsteigende Infektion bei liegendem Blasenkatheter,
- durch direkte Einschwemmung ins Blut von einem infizierten Katheter aus.

Außerdem ist eine **hämatogene Infektion** möglich, z. B. wenn die Pilze vom überwucherten Darmtrakt aus in das Blut eindringen und dann sekundär Organe befallen.

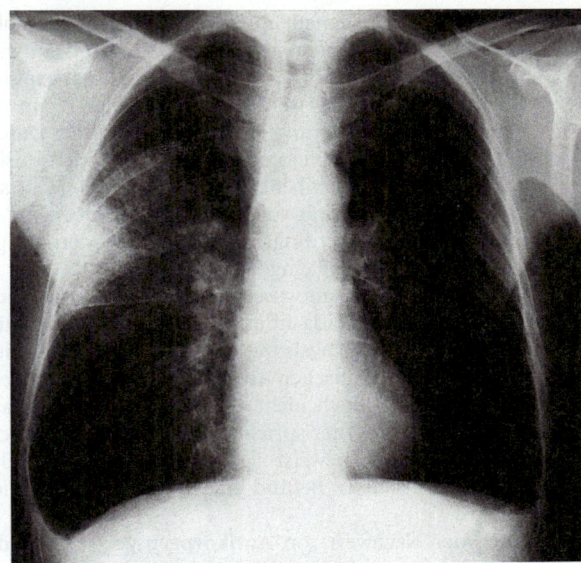

Symptome Der **Schleimhautbefall** äußert sich in Form von weißen Belägen der Zunge, des Gaumens oder der Vagina. Auf der **Haut** kommt es zu einer diffusen Rötung. In beiden Fällen spürt der Patient Jucken und Brennen als lästige Symptome.

Zur mukokutanen Candidiasis zählt außer dem Schleimhautbefall die Soor-Ösophagitis, eine der **„Indikatorkrankheiten"** für AIDS. Die Beschwerden durch diesen Befall können dazu führen, dass eine normale Nahrungsaufnahme unmöglich wird.

Das klinische Bild der **Candida-Pneumonie** kann der Tuberkulose ähneln (s. Abb. 11.52), beim Nierenbefall kommt es zu einer klinisch uncharakteristischen, protrahiert verlaufenden Pyelonephritis. Im Verlauf der hämatogenen Streuung können sich die Pilze auch in der Netzhaut absiedeln (s. Abb. 11.53).

Eine weitere Komplikation der septischen Ausbreitung kann die Bildung von Mikroabszessen in Niere, Leber, ZNS oder Myokard sein; es kann sich eine Endophthalmitis oder eine Osteomyelitis entwickeln. Als wichtiges Symptom der septischen Ausbreitung sind multiple bräunlich gefärbte Herde in der Haut zu deuten. Die schlimmste Komplikation – insbesondere bei künstlichen Herzklappen – ist die Entwicklung einer Endokarditis.

Bei systemischen Pilzinfektionen gibt es keine hinweisende klinische Symptomatik; insbesondere kommt es nicht zu einer hochfieberhaften Reaktion.

Abb. 11.52 Candida-Pneumonie (Röntgenthorax).

kennen lassen. Besondere Vorkehrungen für den Transport des Materials sind bei Abstrichen nicht erforderlich; flüssige Materialien und Stuhlproben sollten gekühlt werden, um eine sekundäre Vermehrung der Pilze zu verhindern.

Die **exakte Speziesbestimmung** muss durchgeführt werden, weil
- die bereits erwähnten **Artresistenzen** (Fluconazol-Resistenz von C. krusei, eingeschränkte Fluconazol-Empfindlichkeit von C. glabrata sowie von Trichosporon- und Blastoschizomyces-Arten, Amphotericin-B-Resistenz von C. lusitaniae) für die einzuleitende Therapie eine entscheidende Rolle spielen,

Diagnostik Bei Verdacht auf Candida-Befall der Hautoberfläche oder der Schleimhäute werden **Abstriche** abgenommen. Invasives Wachstum ist nur durch die histologische Untersuchung von **Organbiopsien** zu erkennen. Zur Diagnostik einer systemischen Candida-Infektion kann die **Spiegelung des Augenhintergrundes** herangezogen werden (s. Abb. 11.53). Ferner müssen mehrere **Blutkulturen** untersucht werden, die an aufeinander folgenden Tagen abgenommen werden. Da arteriell entnommenes Blut keinen zusätzlichen diagnostischen Gewinn bringt, sollte die Blutentnahme venös erfolgen. Bei Verdacht auf Nierenbeteiligung ist **Urin** zu untersuchen; der Nachweis von Candida im Urin kann evtl. sogar der erste Hinweis auf eine systemische Candida-Infektion sein, wenn ein Soor der Schleimhäute ausgeschlossen wurde.

Für die **kulturelle Anzüchtung** stehen selektive Kulturmedien zur Verfügung, auf denen die Pilze nach ein bis zwei Tagen wachsen. Die wichtigsten Arten können auf einem chromogenen Medium bereits an der Farbe ihrer Kolonien erkannt werden. Die hin und wieder geforderte genaue zahlenmäßige Quantifizierung ist nicht erforderlich, da auch semiquantitative Untersuchungen von Stuhlproben und Rachenspülwasser eine Überwucherung er-

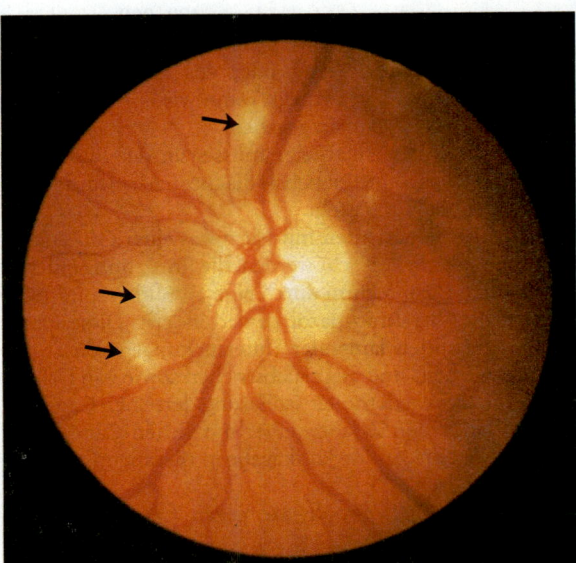

Abb. 11.53 Veränderungen des Augenhintergrundes bei Candida-Sepsis. Zwei benachbarte Candida-Herde liegen nasal der Papille und ein weiterer Herd kranial (Pfeile).

- nur mit Hilfe der genauen Artbestimmung **epidemiologische** und **krankenhaushygienische Fragen** beantwortet werden können sowie der mögliche **Ausgangspunkt der Infektion** erkannt werden kann. Beispiel: Wenn von einem Venenkatheter und aus der Blutkultur des Patienten dieselbe Pilzart nachgewiesen wird, handelt es sich mit hoher Wahrscheinlichkeit um eine Kathetersepsis.

Um die **klonale Identität** von Stämmen derselben Art zu erkennen, müssen allerdings moderne Methoden der genomischen Typisierung eingesetzt werden.

Eine zusätzliche diagnostische Möglichkeit bei Verdacht auf systemische Candida-Infektionen ist der **quantitative Candida-Antigennachweis** im Serum des Patienten. Hierbei können mit spezifischen Antikörpern lösliche Antigene der wichtigsten, jedoch nicht aller Candida-Arten erfasst werden. Ein hoher Titer spricht zwar für eine systemische Candida-Infektion, beweist sie jedoch nicht. Umgekehrt schließt ein negativer Befund eine systemische Infektion nicht aus.

Auch der Nachweis von **Antikörpern gegen Candida-Arten** wird für die Diagnostik herangezogen. Als Techniken benutzt man hierfür die indirekte Hämagglutination, mittels deren überwiegend IgM-Antikörper nachgewiesen werden, sowie den Enzymimmunoassay (EIA), mit dem IgM-, IgG- und IgA-Antikörper nachgewiesen werden können. Nur wenn diese Tests zur engmaschigen Überwachung von Risikopatienten eingesetzt werden, haben sie einen Stellenwert in der Diagnostik.

Therapie und Prophylaxe   Für die lokale Behandlung werden Nystatin und Amphotericin B (nicht resorbierbare Polyenantimykotika) sowie die lokal anwendbaren Azolverbindungen (z.B. Clotrimazol) genutzt. Eventuell kommt auch die orale Gabe von Azolen (Fluconazol, Itraconazol) in Betracht.

Bei Patienten mit Candida-Sepsis bzw. systemischer Candida-Infektion kann die Therapie mit **Fluconazol** begonnen werden (Anfangsdosis 400–800 mg/d, weiter 200–400 mg/d) außer wenn resistente Arten zu erwarten bzw. nachgewiesen sind oder das klinische Bild einer schweren Infektion vorliegt. Dann wird primär **Amphotericin B plus Flucytosin** gegeben.

Liegende **Venenkatheter** müssen in der Regel entfernt werden, wenn eine Pilzsepsis diagnostiziert wurde bzw. der Verdacht darauf besteht.

Bei **Risikopatienten** mit Nachweis einer Candida-Kolonisation kann versucht werden, die Entstehung einer systemischen Pilzinfektion durch eine „Frühtherapie" mit Fluconazol oder Itraconazol zu verhindern. Diese Patienten werden mittels laufender Untersuchungen von Stuhlproben, Rachen- und Vaginalabstrichen sowie von Urin überwacht. Bei wiederholter Isolierung derselben Candida-Art und klinischen Zeichen einer möglichen Candida-Infektion wird die Antimykotikagabe in therapeutischer Dosierung eingeleitet.

Eine spezielle Prophylaxe gegen Candida-Infektionen gibt es nicht.

Verlauf und Prognose   Trotz der besprochenen Maßnahmen haben die systemischen Infektionen durch Sprosspilze eine hohe Letalität. Dies ist sicher vor allem durch die Grundkrankheiten der Patienten bedingt, zum anderen aber auch durch die oftmals – auch aus Furcht vor Nebenwirkungen – zu spät begonnene antimykotische Therapie. Damit wird nochmals die Notwendigkeit neuer Antimykotika unterstrichen, zumal die Sprosspilze jetzt schon an dritter bis vierter Stelle in der Nachweishäufigkeit von Erregern aus Blutkulturen stehen.

Erkrankungen durch Cryptococcus neoformans

Synonym: Kryptokokkose, früher auch als Europäische Blastomykose bezeichnet
Engl. Begriff: Cryptococcosis

Epidemiologie   Cryptococcus ist ein in der Umwelt verbreiteter Pilz, der im Vogelmist, auf Pflanzen und im Boden vorkommt. Infektionen entstehen meist aerogen durch Inhalation von verstäubtem Vogelkot oder anderem infektiösem Staub.

Ätiologie und Pathogenese   Bei Patienten mit abgeschwächter zellulärer Immunität – überwiegend bei AIDS-Patienten – kommt es zunächst zu einer klinisch meist nicht erkannten Lungensymptomatik. Von diesem primären Infektionsort ausgehend werden hämatogen die Meningen und das ZNS befallen. Es entwickelt sich eine schleichend verlaufende Meningoenzephalitis.

Symptome   Die Symptome des pulmonalen Befalls sind so uncharakteristisch, dass sie in der Regel nicht erkannt bzw. als „Bronchitis" gedeutet werden.

Auch die sich allmählich entwickelnde Meningoenzephalitis zeigt zu Beginn nur eine geringe klinische Symptomatik: leichte Kopfschmerzen, Schwindel, Übelkeit. Im Verlauf der Disseminierung kann sich der Pilz auch in der Haut und in der Prostata absiedeln.

Diagnostik   Bei Verdacht auf Kryptokokkose ist die Diagnose leicht zu sichern, denn bei genügend hoher Keimzahl sieht man im **Tuschepräparat** vom Liquor typische runde Gebilde mit einer Schleimkapsel, dem für diesen Pilz typischen Strukturelement und Virulenzfaktor. Die **kulturelle Anzüchtung** ist unproblematisch, der Pilz wächst innerhalb von zwei bis fünf Tagen. Ferner steht mit dem **Nachweis des Kapselantigens** aus Liquor und Serum eine sichere diagnostische Methode zur Verfügung. Für den Versuch, Cryptococcus aus Sputum oder Stuhl nachzuweisen, müssen selektive Kulturmedien eingesetzt werden.

Therapie und Prophylaxe   Die Therapie erfolgt mit **Amphotericin B plus Flucytosin** über vier bis sechs Wochen. Danach muss bei AIDS-Patienten lebenslang Fluconazol bzw. Itraconazol als Suppressionstherapie gegeben werden. Eine spezielle Prophylaxe gibt es nicht; abwehrgeschwächte Patienten müssen unbedingt vermeiden, mit Vogelkot in Kontakt zu kommen.

Pneumocystis carinii

Ein weiterer Mikroorganismus, der bis vor kurzem als Protozoon galt, jetzt aber aufgrund moderner Verfahren (Analyse der Gensequenzen der ribosomalen RNA) den „hefeähnlichen Pilzen" zugeordnet wird, ist Pneumocystis carinii. Er ist bei immunkompetenten Menschen ein harmloser Kommensale, jedoch bei Früh- und Neugeborenen, insbesondere aber bei AIDS-Patienten ein wichtiger Pneumonieerreger. Klinik, Diagnostik und Therapie werden unter den opportunistischen Infektionen besprochen.

11.6.2 Erkrankungen durch Schimmelpilze

Engl. Begriff: Moulds

Schimmelpilze sind ubiquitär verbreitete Hyphenpilze. Auf ihre Einteilung und die etwas verwirrende Nomenklatur wird hier nicht eingegangen. Medizinische Bedeutung haben vor allem Aspergillus-Arten (A. fumigatus, A. flavus, A. niger), Scedosporium- und Fusarium-Arten, Pilze aus der Ordnung der Mucorales sowie „Dematium"-Arten: Das sind Pilze mit pigmentierten Zellwänden, z.B. Exophiala und Cladosporium. Auch seltenere Pilze – z.B. Penicillium marneffei – werden neuerdings öfter in klinischem Material gefunden, so dass der Begriff **„Emerging Pathogens"** auf diese Mikroorganismen zutrifft.

Erkrankungen durch Aspergillus-Arten

Synonym: Aspergillose
Engl. Begriff: Aspergillosis

Epidemiologie Aspergillus-Sporen kommen in der Außen- und Raumluft vor, in Belüftungsanlagen, an Feuchtstellen, in der Umgebung von Kartons, in Blumenerde und auf Trockenblumen sowie in Gewürzen. In Krankenhäusern ist besonders bei Baumaßnahmen mit der Freisetzung der Sporen zu rechnen. Bei 90 % der Isolate aus klinischem Material handelt es sich um Aspergillus fumigatus.

Ätiologie und Pathogenese Da Aspergillus-Sporen nur 2–3 µm groß sind, können sie nach Inhalation bis in die Alveolen vordringen. Dennoch kommt es bei immunkompetenten Menschen nur bei Aufnahme sehr hoher Sporenmengen zur Erkrankung der Lunge. Allerdings kann Aspergillus bei immunkompetenten Menschen **Ohrmykosen** oder **Endophthalmitiden** hervorrufen, Verbrennungswunden infizieren und sogar zur postoperativen Infektion von Herzklappen führen.

Nach inhalativer Aufnahme können sich die Sporen zunächst klinisch stumm in den Nasennebenhöhlen festsetzen. Von dort aus ist bei Immunsuppression ein Befall der Orbita möglich. In der Lunge kommt es je nach Abwehrlage zu verschiedenen Erkrankungsformen:
- Bei vorbestehenden Kavernen oder Bronchiektasen kann sich ein **Aspergillom** (engl.: Fungus Ball) entwickeln, welches röntgenologisch an der typischen Luftsichel erkennbar ist (s. Abb. 11.54).
- Bei Patienten mit vorgeschädigter Lunge, z.B. Mukoviszidose- und COPD-Patienten führt der Aspergillus-Befall entweder nur zu einer saprophytären Besiedlung oder zu einer **allergischen bronchopulmonalen Apergillose** (ABPA), die durch flüchtige Infiltrate und das Aushusten von Schleimpfröpfen gekennzeichnet ist.
- Bei hochgradiger Abwehrschwäche – besonders gefährdet sind neutropenische Patienten – entwickelt sich eine **Aspergillus-Pneumonie,** die klinisch und röntgenologisch wie eine Miliartuberkulose in Erscheinung treten kann.

Sowohl beim Aspergillom als auch bei der Pneumonie treten infarzierende Gefäßverschlüsse auf, die Hämoptysen oder sogar massive, evtl. tödliche Blutungen auslösen können. Bei der disseminierten Aspergillose können schwärzliche Hautherde auftreten; die Inspektion der Haut ist somit auch hier eine wichtige diagnostische Maßnahme. Intra vitam oft unerkannt bleibt der ZNS-Befall, der in der Regel eine infauste Prognose hat.

Diagnostik Die Diagnose ist schwierig. Aufgrund des histopathologischen Nachweises von Pilzhyphen und typischen Konidiophoren (Strukturelemente der Sporenbildung) kann die Verdachtsdiagnose Aspergillose gestellt werden. Zur eindeutigen Bestimmung gehört aber die **kulturelle Anzüchtung.** Die anspruchslosen Pilze wachsen auf allen Kulturmedien; problematisch ist ihr ubiquitäres Vorkommen, so dass Kontaminationen in Betracht gezogen werden müssen. Somit bedarf der kulturelle Nachweis immer der Interpretation im Einzelfall. Trotz der häufig auftretenden Disseminierung lässt sich Aspergillus aus Blutkulturen nur sehr selten anzüchten. Eine zusätzliche diagnostische Möglichkeit ist der Antigennachweis (Galaktomannan) im Serum. Der Antikörpernachweis spielt vor allem bei Patienten mit Aspergillom eine Rolle.

Therapie und Prophylaxe Zur Therapie kommt primär Amphotericin B, evtl. in Form der Lipidpräparationen, in Frage. Fluconazol wirkt gegen Aspergillus nicht. Itraconazol hat zwar eine geringe Wirksamkeit, kann aber nur oral gegeben werden. Voriconazol zeigte in der klinischen Prüfung gute Erfolge.

Zur Prophylaxe sollten immunsupprimierte Patienten gegen Aspergillus-Sporen abgeschirmt werden. Das gilt auch für AIDS-Patienten, bei denen neuerdings eine Zunahme der Aspergillus-Infektionen zu verzeichnen ist. Im Krankenhaus müssen diese Patienten bei Baumaßnahmen verlegt werden. Auch bei Gegenständen des täglichen Lebens (Gewürze, Topfpflanzen, Biotonne) ist an Aspergillus-Sporen zu denken.

Erkrankungen durch andere Schimmelpilze

Alle genannten Pilze kommen nur bei definitiv immunsupprimierten Patienten als Erreger vor. Ihre zunehmende Bedeutung ist eine „Nebenwirkung" der modernen Medizin, insbesondere der aggressiven Chemotherapie von Leukämien und der immunsuppressiven Therapie der Transplantationspatienten.

Scedosporium

Bei Scedosporium (auch mit dem Namen seiner sexuellen Fortpflanzungsform als Pseudoallescheria bezeichnet) ent-

Infektionskrankheiten

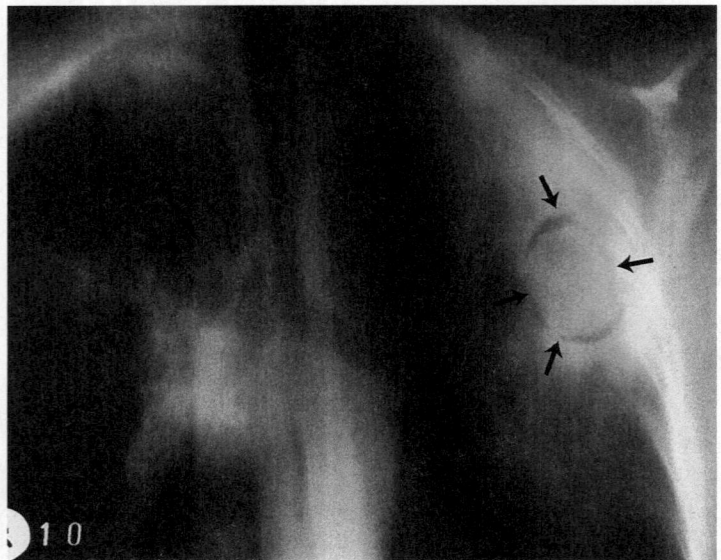

Abb. 11.54 Aspergillom („Pilzball", meist in bereits bestehender Höhle wie z.B. tuberkulöser Kaverne) mit typischen Lufteinschlüssen.

sprechen Infektionsmodus und klinische Manifestationen denen von Aspergillus. Problematisch ist seine Resistenz gegen Amphotericin B, was die Notwendigkeit der genauen Erregeridentifizierung unterstreicht.

Fusarium

Disseminierte/invasive Infektionen durch Fusarium-Arten zeigen sich in der Haut als makuläre Exantheme und hämorrhagische Nekrosen, aus denen der Pilznachweis gelingt. Im Gegensatz zu Aspergillus kann Fusarium in der Hälfte der Fälle aus Blutkulturen angezüchtet werden. Der Pilz ähnelt im primären histologisch-mikroskopischen Bild den Aspergillus-Arten, seine kulturellen Eigenschaften sind aber so typisch, dass er nach Anzüchtung leicht identifiziert werden kann. Zur Therapie wird Amphotericin B eingesetzt.

Mucorales

In der Ordnung Mucorales (Köpfchenschimmel) sind Pilze der Gattungen **Mucor, Rhizopus, Absidia** und andere vertreten. Sie sind in der Umwelt weit verbreitet. Wegen ihrer geringen Virulenz erlangen sie aber nur selten Relevanz als Erreger. Ihre Sporen können in die Nasennebenhöhlen eindringen und von dort aus eine Orbitaphlegmone hervorrufen. Beim Lungenbefall kommt es wie bei Aspergillus zur Arrosion von Gefäßen und somit zur Lungenblutung. Ferner können die Mucorales auch den Gastrointestinaltrakt, die Haut und das ZNS befallen. Typische klinische Symptome gibt es nicht. Eine Besonderheit ist die Affinität der Mucorales zu Blutgefäßen, in denen es zu thrombotischen Verschlüssen kommen kann. Risikofaktor für eine Mukormykose ist die **Desferoxamin-Therapie,** da Mucorales den Siderophor als Wachstumsfaktor verwenden können.

Für die Therapie der Mukormykose kommt nur Amphotericin B in Frage.

Dematium-Arten

Dematium-Arten, die durch Einlagerung von Melanin in den Zellwänden dunkel aussehen, rufen in tropischen und subtropischen Ländern die Chromoblastomykose hervor, eine chronische granulomatöse Entzündung, die meist nach Verletzungen entsteht und sich bis in die Lymphbahnen ausbreitet. Andererseits können diese Pilze auch bei uns immunsupprimierte Patienten infizieren.

Primärer Befallsort ist die **Lunge,** von wo sie sich hämatogen ausbreiten und andere Organe, insbesondere das **ZNS,** befallen. Die Diagnose wird durch den mikroskopischen Nachweis typischer Strukturelemente dieser Pilze oder durch ihre kulturelle Anzüchtung gestellt. Die Therapie ist schwierig; Amphotericin B ist nur eingeschränkt wirksam. Nur bei dieser Pilzgruppe kommt ein Therapieversuch mit 5-Fluorcytosin als Monotherapie in Frage.

Penicillium marneffei

Aus der Gattung Penicillium hat nur Penicillium marneffei eine – allerdings zunehmende – Bedeutung als Erreger systemischer Infektionen. Der Pilz kommt in Südostasien in Erdhöhlen von Bambusratten vor und wird aerogen aufgenommen. Bei immunsupprimierten Patienten, vor allem bei AIDS-Patienten, treten dann zunächst pulmonale Infiltrate auf. Hämatogene Streuung führt zu generalisierter Lymphadenopathie, Hepatosplenomegalie und zu hämorrhagischen Hautläsionen. Im mikroskopischen Präparat aus dem Gewebe oder aus Blutkulturen sieht man Sprosspilze, kulturell zeigt sich jedoch ein Schimmelpilz, der einen roten Farbstoff in das Kulturmedium abgibt. Es handelt sich somit um einen dimorphen Pilz, der aufgrund der angegebenen Eigenschaften leicht zu erkennen ist. Die Therapie wird mit Amphotericin B versucht.

Verlauf und Prognose der Schimmelpilzinfektionen

Aufgrund der primären Grunderkrankungen, die eine

Schimmelpilzinfektion überhaupt erst möglich machen, ist die Prognose schlecht; die Letalität liegt auch bei adäquater Therapie über 80 %.

Unabhängig vom Immunstatus können Schimmelpilze als **Allergieauslöser** bei allen Menschen eine Rolle spielen und z. B. für ein allergisches Asthma verantwortlich sein.

Die Bedeutung von **Mykotoxinen** wurde in den 60er-Jahren bei Aspergillus flavus durch den Nachweis seiner Toxinbildung zuerst erkannt. Dieses **Aflatoxin** genannte Pilzgift ist in hoher Dosis akut hepatotoxisch; wenn jedoch häufig geringe Mengen aufgenommen werden, wirkt es kanzerogen (Leberkrebs). Inzwischen weiß man, dass Aflatoxine auch von anderen Schimmelpilzen gebildet werden können und dass es viele andere Mykotoxine gibt. Von diesen sind z. B. die im Kaffee enthaltenen nephrotoxischen **Ochratoxine** zu nennen.

11.6.3 Erkrankungen durch dimorphe Pilze

Während Infektionen mit den bisher besprochenen Pilzen eine Abwehrschwäche voraussetzen, sind die dimorphen Pilze, die Erreger der „klassischen" Systemmykosen, **obligat pathogen.** Sie leben temperaturabhängig in zwei Formen:
- Bei 37 °C liegt die **parasitäre Sprosspilzform** vor.
- Bei Temperaturen unter 30 °C nehmen sie die **saprophytäre Schimmelpilzform** an, deren in Arthrosporen zerfallende Hyphen das infektiöse Agens darstellen.

Die dimorphen Pilze kommen nur in bestimmten Endemiegebieten vor, wo die Infektion meist durch **Einatmen von sporenhaltigem Staub** erfolgt. Da eine Übertragung von Mensch zu Mensch nicht beschrieben ist, kann die Infektion nur in den Endemiegebieten erworben werden. Eine entsprechende Reiseanamnese kann also den Verdacht auf die Erkrankung richten (s. Tab. 11.32).

Tab. 11.32 Erkrankungen durch dimorphe Pilze.

Erkrankung	Erreger	Vorkommen	Klinische Erscheinungen	Diagnose	Therapie
Kokzidioidomykose	Coccidioides immitis	Südstaaten der USA, bes. Arizona, Kalifornien; Mittel- und Südamerika	1–3 Wochen nach Erregeraufnahme: Husten, Auswurf, Fieber, Pneumonie, Pleuritis, Arthralgien; immunsupprimierte Patienten höher gefährdet; Disseminierung mit Befall aller Organe möglich; häufig asymptomatischer oder grippeähnlicher Verlauf	Mikroskopischer Nachweis der typischen Sphärulen; kulturelle Anzüchtung (Vorsicht: Laborinfektionen!); serologische Reaktionen; Hauttest	Amphotericin B, Lipid-Amphotericin B, Itraconazol, (Ketoconazol); jedoch überwiegend Spontanheilung
Histoplasmose	Histoplasma capsulatum	Südstaaten und mittlerer Westen der USA (Mississippi-Becken), bes. in Vogel- und Fledermauskot	Bei nicht Immunsupprimierten: primärer Verlauf subklinisch oder Tb-ähnlich oder als akute Pneumonie (Fieber, Hypoxie, Infiltrate); chronischer Verlauf über Jahre möglich (Schwäche, Müdigkeit, Gewichtsverlust, Ulzera im Mund); Bei Patienten mit vorgeschädigter Lunge (Emphysem): chronisch kavitäre Form; Bei Patienten mit zellulärem Immundefekt (bes. AIDS): Disseminierung mit Befall von Knochenmark, Leber, Milz, Lymphknoten, Herzklappen, ZNS	Mikroskopischer Nachweis (nativ oder Giemsa-Färbung) von Hefezellen in Makrophagen; kulturelle Anzüchtung (5–14 Tage); histologisch (Grocott-Gomori-Färbung); Antigennachweis	Itraconazol, (Ketoconazol), in schweren Fällen Amphotericin B, primäre Form: häufig Spontanheilung
„Afrikanische Histoplasmose"	Histoplasma capsulatum var. duboisii	Zentralafrika	Aufnahme wahrscheinlich oral, kein Lungenbefall; granulomatöse Veränderungen im Mund, subkutane Herde, Läsionen in Schädel- und Röhrenknochen	Wie oben	Itraconazol, (Ketoconazol), in schweren Fällen Amphotericin B

Infektionskrankheiten

Tab. 11.32 Fortsetzung

Erkrankung	Erreger	Vorkommen	Klinische Erscheinungen	Diagnose	Therapie
Nordamerikanische Blastomykose (Gilchrist-Erkrankung)	Blastomyces dermatitidis	USA: zentrale, südöstliche, südliche Staaten, bes. Mississippi- und Ohio-Gebiet; selten in Südamerika und Afrika	Pulmonal: akute Pneumonie (hohes Fieber, Husten, Auswurf, lobäre Infiltrate); chronisch: wie Tbk oder Ca; extrapulmonal: verruköse oder ulzerative Hautläsionen; Befall von Knochen, Prostata, Leber, Milz, ZNS	Mikroskopischer Nachweis; kulturelle Anzüchtung (10–14 Tage)	Itraconazol, (Ketoconazol), in schweren Fällen Amphotericin B
Südamerikanische Blastomykose (Parakokzidioidomykose)	Paracoccidioides brasiliensis	Südamerika	Ulzera im Mund, Zahnausfall, sekundärer Befall von Haut, Lymphwegen, Milz, Leber, Knochenmark; Symptome oft erst nach langer Zeit (10 Jahre); primärer Lungenbefall meist unerkannt, sekundärer Lungenbefall (hämatogen) unbehandelt infaust	Mikroskopischer Nachweis; kulturelle Anzüchtung	Itraconazol, (Ketoconazol), in schweren Fällen Amphotericin B

Zur weiteren Information

Weiterführende Literatur
Calderone, R. A. (ed.): Fungal Pathogenesis. Marcel Dekker, New York 2002.
Jehn, U. (Hrsg): Klinische Mykologie. ecomed, Landsberg 1997.
Köhler, W. (Hrsg): Medizinische Mikrobiologie. Urban & Fischer, München 2001.
Kwon-Chung, K. J., J. E. Bennett: Medical Mycology. Lea & Febiger, Philadelphia 1992.

Keywords
Candidiasis ♦ Kryptokokkose ♦ Aspergillose

IMPP-Statistik
Sprosspilze ♦ Candida ♦ Cryptokokkose ♦ Aspergillose

11.7 Durch Protozoen und Helminthen verursachte Krankheiten, Tropenkrankheiten

H. M. Seitz, R. Heller

11.7.1 Erkrankungen durch Protozoen

Synonym: Protozoonosen
Engl. Begriff: Protozoa

Tabelle 11.33 git einen Überblick über Krankheiten, die von Protozoen verursacht werden.

Flagellaten

Giardiasis

Synonym: Lambliasis
Engl. Begriff: Giardiasis

Definition Der Flagellat Giardia lamblia (syn. G. intestinalis, G. duodenalis) kommt als Dünndarmparasit beim Menschen und bei einigen Säugetieren vor. Giardien treten in Form von **Trophozoiten** (Vegetativform, 5–9 × 12–18 µm groß, mit zwei Zellkernen und vier Geißelpaaren) und **Zysten** (im Stuhl ausgeschiedene Dauerform, 7–9 × 8–12 µm groß mit vier Zellkernen) auf. Die Zysten können im externen Milieu monatelang infektionstüchtig bleiben und spielen somit eine große Rolle bei der Verbreitung der Infektion.

Epidemiologie Giardien sind ubiquitär verbreitet. In Entwicklungsländern ist die Prävalenz allerdings deutlich höher als in Ländern mit hohem Hygienestandard. Hierzulande werden Giardieninfektionen hauptsächlich bei Tropenrückkehrern gefunden. Manchmal treten sie in kleinen Epidemien auf.

Ätiologie und Pathogenese Die Infektion kommt durch die orale Aufnahme von Zysten in kontaminiertem Wasser oder auch Nahrungsmitteln zustande. Die Parasiten sind nicht invasiv. Vermehren sie sich jedoch stärker, können sie, mit Hilfe einer Saugscheibe an das Epithel angeheftet, größere Darmflächen regelrecht auskleiden und zu wässrigen, aggressiv säuerlich riechenden Durchfällen führen (s. Abb. 11.55).

11.7 Durch Protozoen und Helminthen verursachte Krankheiten, Tropenkrankheiten

Tab. 11.33 Protozoen und Krankheiten, die von ihnen hervorgerufen werden.

Erreger	Krankheitsbezeichnung	Präpatenz/Inkubation (kürzeste Zeit in Tagen)
■ Sporozoen		
Plasmodium falciparum	Malaria tropica	6/7
P. vivax	Malaria tertiana	10/12
P. ovale	Malaria tertiana	10/12
P. malariae	Malaria quartana	/20
Toxoplasma gondii	Toxoplasmose	/7
Cryptosporidium spp.	Kryptosporidiose	/4
Isospora belli	Kokzidiose	/1
Sarcocystis bovihominis, S. suihominis	Sarkosporidiose	15/1
■ Amöben		
Entamoeba histolytica	Amöbenruhr	/6
E. dispar, E. coli, E. hartmanni	Apathogene Amöben	–/–
Naegleria fowleri u.a.	Primäre Amöbenmeningoenzephalitis	/3
■ Flagellaten		
Giardia lamblia	Lamblienruhr	/3
Trypanosoma brucei gambiense	Schlafkrankheit	/5
T. b. rhodesiense	Schlafkrankheit	/5
T. cruzi	Chagas-Krankheit	/7
Leishmania donovani mit Unterarten	Kala-Azar (viszerale Leishmaniose)	/10
L. tropica, L. major	Hautleishmaniose	/6
L. brasiliensis und verwandte Arten	Schleimhautleishmaniose	/10
■ Ziliaten		
Balantidium coli	Balantidienruhr	/–

Symptome Das Spektrum des klinischen Erscheinungsbildes reicht von völliger Symptomlosigkeit bis zu schweren Durchfällen mit deutlichem Malabsorptionscharakter, Erbrechen und starken abdominellen Schmerzen.

Diagnostik Bei akutem Durchfall können im frischen, mikroskopisch untersuchten Stuhl die beweglichen Trophozoiten, meist zusammen mit dem Zystenstadium des Parasiten, nachgewiesen werden. Bei Patienten mit weniger ausgeprägter Symptomatik sowie im nicht frischen Stuhl werden nur Zysten gefunden. Gelingt der Parasitennachweis im Stuhl nicht, so kann er mit Hilfe von endoskopisch abgesaugtem Dünndarminhalt oder von Dünndarmbiopsien versucht werden.

Therapie und Prognose Mittel der Wahl sind **5-Nitroimidazole** (z.B. Metronidazol, Tinidazol). Der Behandlungserfolg muss nach drei bis vier Wochen durch Stuhluntersuchungen kontrolliert werden. Mehrfache Kuren können erforderlich sein. Die Prognose ist gut, allerdings können in manchen Fällen auch nach erfolgreicher Therapie noch eine Zeit lang intestinale Symptome wie z.B. Laktoseintoleranz bestehen.

Komplikation	Häufigkeit
Post-Giardia-Laktoseintoleranz	20–40 % der symptomatischen Fälle
Malabsorptionssyndrom	Bei stark exponierten Kindern häufig

Zusammenfassung

- Häufigste Ursache: Aufnahme der Zysten durch kontaminiertes Wasser oder Nahrungsmittel
- Wichtigste Symptome: Durchfälle, Erbrechen, abdominelle Schmerzen
- Wichtigste diagnostische Maßnahme: Nachweis von Trophozoiten und/oder Zysten im Stuhl
- Wichtigste therapeutische Maßnahmen: Gabe von 5-Nitroimidazol, Stuhlkontrolle nach drei bis vier Wochen

Viszerale Leishmaniose

Synonym: Kala-Azar, Dumdum-Fieber
Engl. Begriff: Leishmaniasis

Definition Die Leishmaniosen sind überwiegend Anthropozoonosen, die durch Hämoflagellaten der Gattung

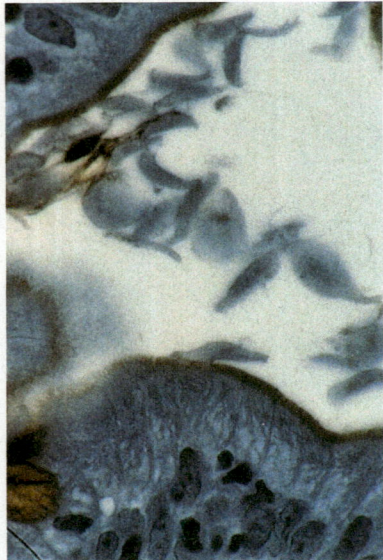

Abb. 11.55 Giardia lamblia, Dünndarmbiopsie, Hämatoxylin-Färbung. Festgesaugt auf dem Bürstensaum bzw. in unmittelbarer Nähe zahlreiche strich- bis sichelförmige Gebilde, z.T. ist auch die typische Lamblienform angedeutet.

Leishmania hervorgerufen werden. Verschiedene Spezies von Phlebotomus-Mücken übertragen diese Parasiten auf den Menschen. Es gibt mindestens 30 verschiedene Leishmanienspezies, die in unterschiedlichen Regionen vorkommen und unterschiedliche Krankheitsbilder auslösen können. Neben der viszeralen Leishmaniose gibt es auch kutane und mukokutane Formen, auf die hier aber nicht näher eingegangen werden soll.

Epidemiologie Die viszerale Leishmaniose ist in zahlreichen tropischen und subtropischen Gebieten endemisch, so auch im Mittelmeerraum. Der Mensch und verschiedene Säugetiere fungieren als Erregerreservoir, im Mittelmeerraum sind dies vor allem Hunde.

Ätiologie und Pathogenese Die Parasiten vermehren sich intrazellulär in den Zellen des retikuloendothelialen Systems. Besonders betroffen sind Leber, Milz und Knochenmark. Mit fortschreitender Erkrankung entwickelt sich eine Hepatosplenomegalie durch die Vergrößerung des histiozytären Anteils in diesen Organen. Im Knochenmark drängen die proliferierenden Retikulumzellen die übrigen Komponenten stark zurück, so dass Anämie, Granulozytopenie und Thrombopenie entstehen.
Der Schweregrad der Erkrankung ist variabel, hier spielt die genetische Disposition der Infizierten bezüglich ihrer zellvermittelten, leishmanienspezifischen Immunantwort eine Rolle. Auch eine generelle Immunsuppression wie bei der HIV-Infektion (auch Krebserkrankungen, immunsuppressive Therapie, Mangelernährung) begünstigt die Entwicklung einer viszeralen Leishmaniose. Der Befall des retikuloendothelialen Systems durch die Parasiten bedingt wiederum eine weitere Verschlechterung der Immunitätslage.

Symptome Nach einer sehr variablen Inkubationszeit (drei Wochen bis zu zwei Jahre, im Durchschnitt zwei bis vier Monate; auch jahrelange Inkubationszeiten sind möglich) entwickelt sich in der Regel schleichend eine fieberhafte Erkrankung mit Anämie, Hepatosplenomegalie und Gewichtsverlust. Milzinfarkte sowie Nekrosen innerhalb der Leber können vorkommen, ebenso interstitielle Pneumonien.
Häufig steht eine durch die zunehmende Abwehrschwäche bedingte Zweiterkrankung im Vordergrund des klinischen Bilds, z.B. eine Tuberkulose. Aus diesen Gründen haben Leishmaniosepatienten nicht selten eine lange Vorgeschichte mit Fehldiagnosen bzw. ohne befriedigende Diagnose.
Bei **HIV-infizierten Patienten** kann die Symptomatik verändert sein. Lymphadenopathien und Ulzera der Schleimhäute treten häufiger auf, Hepatosplenomegalien dagegen nicht immer. Leishmanienspezies, die beim Immunkompetenten lediglich eine kutane Leishmaniose auslösen, können bei Patienten mit AIDS auch für eine viszerale Form der Erkrankung verantwortlich sein.

Diagnostik Wecken Anamnese und klinisches Bild den Verdacht auf eine viszerale Leishmaniose, wird die Diagnose durch den Nachweis von Leishmanien im Knochenmark- oder Milzpunktat gestellt (s. Abb. 11.56). Zu Beginn der Erkrankung sind nur wenige Parasiten vorhanden, so dass eine sorgfältige und zeitaufwändige Durchmusterung der Präparate erforderlich ist. In Spezialmedien können die Erreger auch kultiviert werden.
Die klassischen **Laborbefunde** sind Panzytopenie mit relativer Lymphozytose und Monozytose, Hypergammaglo-

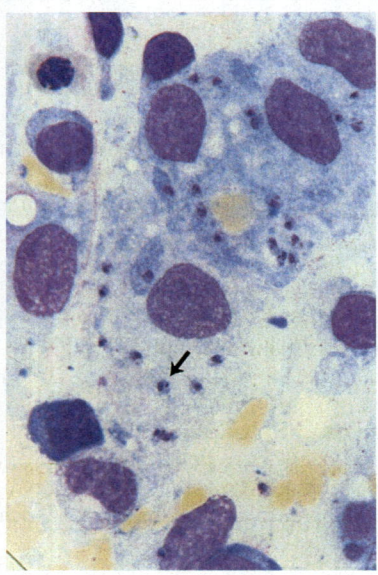

Abb. 11.56 Viszerale Leishmaniose (Kala-Azar), Knochenmarkausstrich (Giemsa-Färbung): Neben den Zellen des Knochenmarks eine Anzahl von Leishmanien. Diese eigentlich intrazellulär gelegenen Parasiten können durch Zerreißen der Zelle beim Ausstreichen freigesetzt werden und deshalb im Präparat extrazellulär liegen. Entscheidend für die Diagnose von Leishmanien ist, dass neben dem Zellkern der Kinetoplast als separates Organell sicher erkannt wird (Pfeil).

11.7 Durch Protozoen und Helminthen verursachte Krankheiten, Tropenkrankheiten

bulinämie und Hypalbuminämie. Leberwerte und Prothrombinzeit sind in der Regel normal; Nierenfunktionsstörungen können vorkommen. Bei florider Kala-Azar ist der Leishmanintest (Intrakutantest) negativ (T-Zell-Anergie), einige Monate nach Ausheilung wird er positiv.

Als sehr wertvoll hat sich die **serologische Diagnostik** erwiesen. Der Nachweis von Antikörpern im indirekten Immunfluoreszenztest ist nach dem direkten Parasitennachweis die zuverlässigste Methode. Nur immunsupprimierte Patienten (vor allem Patienten mit AIDS) bilden gelegentlich keine ausreichenden Antikörpertiter aus.

Differentialdiagnose	Ausschlussmaßnahmen
Leukämie, Lymphome	Knochenmarkpunktion, evtl. Lymphknotenbiopsie
Malaria	Anamnese, Dicker Tropfen
Brucellose	Anamnese, Blutkultur, Serologie
Typhus	Anamnese, Blutkultur, Stuhl, Serologie
Miliartuberkulose	Tine-Test, Sputum, Röntgendiagnostik, PCR

Therapie Die klassische Therapie besteht aus einer mehrwöchigen Therapie mit 5-wertigen **Antimonverbindungen** (z. B. Pentostam®, Glucantime®). Aufgrund von Resistenzen (vor allem in Indien) und Nebenwirkungen wird inzwischen häufig alternativ **Amphotericin B** oder das besser verträgliche liposomale Amphotericin B gegeben. Vorteil ist ein kürzeres Behandlungsschema, Nachteil sind deutlich höhere Kosten.

Pentamidin ist eine andere, allerdings nebenwirkungsreiche Alternative. Derzeit laufende Studien mit neuen Medikamenten (Miltefosine, Sitamaquine) sind z. T. Erfolg versprechend.

Bei **immunsupprimierten Patienten** ist die viszerale Leishmaniose häufig therapieresistent oder durch Rezidive gekennzeichnet. Hier sollte die Behandlung verlängert werden, in einigen Fällen ist auch eine Erhaltungstherapie indiziert.

Prognose Eine klinisch manifeste Kala-Azar führt stets zum Tode, wenn nicht rechtzeitig und ausreichend behandelt wird. In diesem Fall ist die Prognose allerdings in der Regel ausgezeichnet.

Komplikation	Häufigkeit
Sekundärinfektionen, besonders Tuberkulose	Häufig
Hämorrhagien	Häufig
Milzinfarkt	Bei längerem Verlauf
Immunkomplexnephritis, -uveitis	Selten

Zusammenfassung

- Ursache: verschiedene Leishmanienspezies, im Mittelmeerraum L. infantum
- Wichtigste Symptome: Fieber, Panzytopenie, Hepatosplenomegalie
- Wichtigste diagnostische Maßnahmen: Knochenmarkpunktion, Serologie
- Wichtigste therapeutische Maßnahme: 5-wertige Antimonverbindungen oder Amphotericin B

Trypanosomeninfektionen

Synonyme: Schlafkrankheit, Chagas-Krankheit
Engl. Begriff: African bzw. American Trypanosomiasis

Ätiologie und Epidemiologie Krankheitserreger aus der Gruppe der Trypanosomen sind beim Menschen Trypanosoma brucei gambiense und T. b. rhodesiense, die in Endemiegebieten West- und Zentralafrikas (T. b. g.) bzw. Zentral- und Ostafrikas (T. b. r.) die Schlafkrankheit verursachen, des Weiteren T. cruzi, das die in Süd- und Mittelamerika vorkommende Chagas-Krankheit auslöst. Die afrikanischen Trypanosomen werden durch den Stich der Tsetsefliege übertragen, die amerikanischen durch Raubwanzen. Diese setzen beim Blutsaugen flüssigen Kot ab, der die infektiösen Trypanosomenstadien enthält. Die Parasiten dringen über den Stichkanal oder über Schleimhäute, z. B. die Bindehaut des Auges, ein. Als Erregerreservoir fungieren häufig Tiere, bei T. b. gambiense und T. cruzi auch der Mensch.

Pathogenese und Symptome
- **Schlafkrankheit:** Die Trypanosomen vermehren sich zunächst an der Einstichstelle (**Trypanosomenschanker**), dann generalisiert im Blut und in der Lymphe (**hämolymphatisches Stadium** mit unregelmäßigem Auftreten von Fieber, Kopf- und Gliederschmerzen, Lymphknotenvergrößerungen, Ödemen, Hepatosplenomegalie, Hautveränderungen, Herzrhythmusstörungen u. a.). Schließlich dringen die Erreger in das zentrale Nervensystem ein. Sie führen über ein meist monatelanges Siechtum zu zunehmender Erschöpfung, neurologischen Störungen, Bewusstseinstrübung und Auszehrung des Kranken (**meningoenzephalitisches Stadium**).
- **Chagas-Krankheit:** Das klassische **Romaña-Syndrom** (Konjunktivitis und Lidödem) kann auftreten, wenn der trypanosomenhaltige Kot der Raubwanzen in das Auge gelangt. Die Symptome der akuten Phase sind sehr variabel (Fieber, Lymphadenopathien, Tachykardien u. a.). Sie werden nicht immer beobachtet. Die Trypanosomen

Infektionskrankheiten

sind anfangs zwar im Blut zu finden, vermehren sich jedoch ausschließlich intrazellulär als amastigote (geißellose) Formen unter langsamer Zerstörung der befallenen Wirtszellen. Besonders betroffen ist das Herz. Schleichend über Monate, meist sogar Jahre, entwickelt sich eine Herzinsuffizienz, an der möglicherweise nicht nur die direkte Zerstörung der Muskelzellen durch Parasiten, sondern auch Autoimmunvorgänge beteiligt sind. In anderen muskulären Organen wie Ösophagus, Magen und Darm führt die Zerstörung der Ganglienzellen zu Megaorganen mit den entsprechenden Komplikationen.

Diagnostik
- **Schlafkrankheit:** Der direkte Parasitennachweis im Blut (mittels verschiedener Anreicherungsmethoden), Lymphknotenpunktat oder Liquor sollte angestrebt werden, wobei betont werden muss, dass die Parasitendichte im Blut und vor allem im Liquor äußerst niedrig sein kann. Ein negativer Befund schließt die Diagnose Schlafkrankheit also nicht aus. Indirekte Hinweise geben serologische Verfahren (ELISA, Fluoreszenztests, Agglutinationstests) und charakteristische Laborbefunde wie z. B. die Gesamt-IgM-Erhöhung in Blut und Liquor.
- **Chagas-Krankheit:** Nur in der akuten Phase sind die Parasiten direkt im Blut zu finden. In der chronischen Phase spielen serologische Tests die größte Rolle. Nach einer Infektion bleibt die Serologie lebenslang positiv.

Differentialdiagnose	Ausschlussmaßnahmen
Schlafkrankheit	
Malaria	Anamnese, Dicker Tropfen
Viszerale Leishmaniose	Anamnese, Knochenmarkpunktion
Tuberkulose	Anamnese, Röntgen, Tine-Test, Sputum, PCR
Lymphome	Anamnese, Knochenmarkpunktion, Lymphknotenbiopsie
Brucellose	Anamnese, Blutkultur, Serologie
Virusinfektionen	Anamnese, Serologie
Enzephalitiden anderer Genese	Anamnese, CT, Liquorpunktion
Chagas-Krankheit	
Herzinsuffizienz anderer Genese	Kardiologische Abklärung

Therapie
- Die **Schlafkrankheit** wird je nach Stadium mit Suramin (nicht liquorgängig) oder Pentamidin bzw. Melarsoprolol oder Eflornithin behandelt.
- Zur Behandlung der **Chagas-Krankheit** stehen Nifurtimox und Benznidazol zur Verfügung.

Die Behandlung aller Trypanosomiasen ist schwierig und sollte Erfahrenen vorbehalten bleiben.

Zusammenfassung
- Häufigste Ursachen: Trypanosoma brucei gambiense/rhodesiense bzw. Trypanosoma cruzi
- Wichtigstes Symptom: Enzephalitis bzw. Herzinsuffizienz
- Wichtigste diagnostische Maßnahmen: Parasitennachweis, Serologie
- Wichtigste therapeutische Maßnahme: Behandlung in Absprache mit Spezialisten

Rhizopoden

Amöbiasis

Synonym: Amöbenruhr
Engl. Begriff: Amoebiasis

Definition Infektion mit der Ruhramöbe Entamoeba histolytica.

Der **Trophozoit** als einkernige Vegetativform kann sich mittels Pseudopodien aktiv fortbewegen; im externen Milieu ist er nicht überlebensfähig. Es existieren zwei Formen:
- **Magnaform:** Erythrozyten phagozytierend, gewebeinvasiv,
- **Minutaform:** Darmlumenform, kleiner, nichtinvasiv, kann sich aber in die Magnaform umwandeln. Mikroskopisch nicht von der apathogenen Amöbe E. dispar zu unterscheiden!

Die reife **Zyste** stellt die vierkernige Dauerform dar; sie ist auch im externen Milieu relativ resistent.

Epidemiologie Die Ruhramöbe ist weit verbreitet, invasive Infektionen sind jedoch, von Ausnahmen abgesehen, auf tropische und subtropische Länder beschränkt.

Ätiologie und Pathogenese Werden die gegen Umwelteinflüsse recht resistenten Amöbenzysten mit fäkal verunreinigtem Trinkwasser oder kontaminierter Nahrung aufgenommen, so vermag die Zyste der Verdauung im Magen zu widerstehen. Die dann im Darm freigesetzten Amöben führen zur Infektion. Zunächst entsteht die **Minutaform**, die entweder nichtinvasiv bleiben oder sich in die **invasive Magnaform** umwandeln kann (s. Abb. 11.57). Hier spielen verschiedene Faktoren eine Rolle, die einerseits in der unterschiedlichen Pathogenität der Amöbenstämme zu suchen sind, andererseits im Darmmilieu. So fördern **bakterielle Diarrhöen** eine invasive Amöbiasis.

Symptome Die Krankheitsbezeichnung „Amöbenruhr" kann irreführend sein, denn wirklich ruhrartige Durchfälle sind eher selten. Abhängig von Lokalisation und Ausdehnung der Darmulzera sind halbflüssige oder breiige Stühle mit festen Bestandteilen und Blut-Schleim-Beimengungen typisch.

Die Schmerzen im Bereich der befallenen Kolonpartien sind meist mittelgradig. Das Abdomen ist bei Palpation druckschmerzhaft, vor allem über dem Kolon. Die Körpertemperatur ist nicht oder nur wenig erhöht.

11.7 Durch Protozoen und Helminthen verursachte Krankheiten, Tropenkrankheiten

Diagnostik
- **Mikroskopische Stuhluntersuchung:** Die Probe muss gezielt aus den blutig-schleimigen Anteilen des frisch abgesetzten Stuhls entnommen und innerhalb 1 h mikroskopiert werden (nicht eigens warm halten!). Die typischen beweglichen hämatophagen Trophozoiten sind dann im Nativpräparat leicht zu erkennen (s. Abb. 11.58). Werden im Stuhl nur **Minutaformen und/oder Zysten** gefunden, so ist die Diagnose schwieriger, da Minutaformen und Zysten von E. histolytica sich mikroskopisch nicht von jenen der apathogenen Amöbe E. dispar unterscheiden lassen. Um eine behandlungsbedürftige Infektion zu identifizieren, helfen Anamnese, wiederholte Stuhluntersuchungen und/oder ein ELISA, mit dem die spezifischen Antigene von E. histolytica im Stuhl erkannt werden können, sowie Rekto- oder Koloskopien.
- **Rekto-/Koloskopie:** Typisch sind Ulzera mit zackiger Begrenzung und hämorrhagischen Rändern, die von makroskopisch normal wirkender Mukosa umgeben sind. Wenn der mikroskopische Amöbennachweis im Stuhl oder im rektoskopisch gewonnenen Schleim nicht gelingt, können aus dem Geschwürsrand gewonnene Gewebeproben direkt oder histologisch untersucht werden.
- **Serologie:** Bei der invasiven Amöbiasis, vor allem bei extraintestinalem Befall, sind spezifische Serum-Antikörper nachzuweisen, die man bei der reinen Darmlumeninfektion nur in Ausnahmefällen findet.

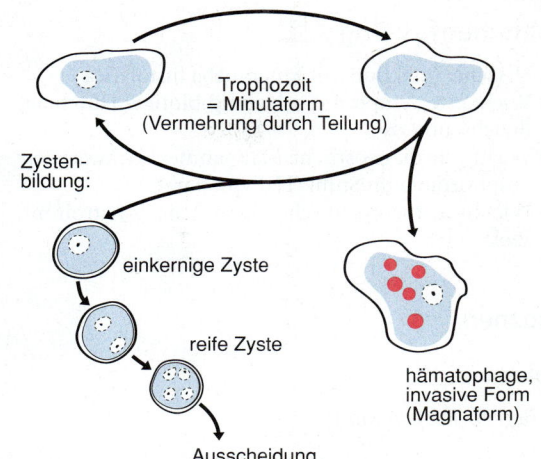

Abb. 11.57 Entamoeba histolytica: Entwicklung im Darm.

nen alle Schichten der Darmwand durchsetzen, auch eine hämatogene Verschleppung der Amöben, vor allem in die Leber, ist möglich. Dort führen sie dann zur Bildung von Nekrosen, die klinisch als Abszesse in Erscheinung treten. Unbehandelt entwickeln bis zu 30 % der Patienten mit manifester Darmamöbiasis Leberabszesse, diese können aber auch vorkommen, ohne dass zuvor ein intestinaler Befall klinisch manifest geworden ist.

Differentialdiagnose	Ausschlussmaßnahmen
Bakterielle Diarrhöen (Shigellose, Salmonellose, Yersiniose, Campylobacter-, EHEC-Infektion u.a.)	Klinik, mikrobiologische Stuhluntersuchung
Giardiasis	Mikroskopische Stuhluntersuchung
Morbus Crohn, Colitis ulcerosa	Koloskopie mit Histologie
Dickdarmkarzinom	Koloskopie mit Histologie

Komplikation	Häufigkeit
Perforation von Ulzera, Peritonitis	Relativ selten
Leberabszess	Bis zu 30 %
Abszesse in anderen Organen	Selten
Hautamöbiasis	Selten

Therapie Mittel der Wahl sind die **5-Nitroimidazole** (z. B. Metronidazol). Diese Medikamente werden ausgezeichnet resorbiert und wirken vor allem auf die Gewebsformen. Zur Behandlung der Darmlumenformen kann zusätzlich **Diloxanidfuroat** gegeben werden (über Auslandsapotheke erhältlich).

Nach der klinischen Heilung einer Amöbenerkrankung sollte der Stuhl nach etwa vier Wochen nochmals auf Amöben untersucht werden, da zurückgebliebene Darmlumenformen zu einem Rezidiv führen können.

Verlauf und Prognose Eine Darmamöbiasis kann sich über mehrere Monate hinziehen. Charakteristisch ist der Wechsel zwischen stärkeren Beschwerden und weitgehender Beschwerdefreiheit. Die entstehenden Geschwüre kön-

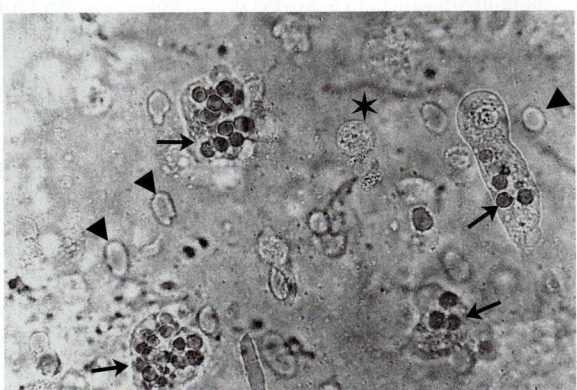

Abb. 11.58 Entamoeba histolytica (Stuhlpräparat, nativ): Vier Magnaformen mit phagozytierten roten Blutkörperchen (Pfeile) sind zu erkennen, außerdem enthält der Stuhl freie rote Blutkörperchen (stark deformiert, Pfeilköpfe) und wenige Leukozyten (Sternchen).

Zusammenfassung

- Ursache: Infektion mit Entamoeba histolytica
- Wichtigste Symptome: schleimig-blutiger Durchfall, Bauchschmerzen
- Wichtigste diagnostische Maßnahme: Nachweis der Trophozoiten im Stuhl (Nativpräparat)
- Wichtigste therapeutische Maßnahme: 5-Nitroimidazole

Sporozoen

Toxoplasmose

Engl. Begriff: Toxoplasmosis

Definition Eine Toxoplasmose ist die Infektion mit dem Kokzidium Toxoplasma gondii. Leider führt diese undifferenzierte Definition leicht zur Verwirrung. Es ist zu empfehlen, den Begriff **„Toxoplasmose"** nur dann zu verwenden, wenn tatsächlich eine Infektion mit Krankheitswert vorliegt. In der Regel fehlen jedoch klinische Erscheinungen, man sollte dann von einer **„Toxoplasma-Infektion"** sprechen.

Epidemiologie Toxoplasmen können fast alle Säugetiere, u. a. den Menschen, und Vögel als Zwischenwirt nutzen, obligate Endwirte sind Katzen. Die Prävalenz der Infektion mit T. gondii nimmt mit steigendem Lebensalter zu. Hierzulande haben etwa 30 % der Frauen im gebärfähigen Alter Antikörper gegen Toxoplasmen.

Ätiologie und Pathogenese Frisch infizierte Katzen scheiden mit ihrem Kot **Oozysten** aus, die nach einer Reifungszeit von wenigen Tagen für den Zwischenwirt infektiös werden. Menschen nehmen sie über Salate, Rohkost, Erdbeeren etc. auf, Tiere auch direkt aus dem Erdboden oder über Gras. Eine weitere wichtige Infektionsquelle für den Menschen sind die sog. **Gewebszysten** in rohem oder ungenügend gegartem Fleisch von Schlachttieren (vor allem Schweine- und Schaffleisch).

Nach oraler Aufnahme vermehren sich die Toxoplasmen als sich schnell teilende sog. **Tachyzoiten** mehrere Wochen lang in verschiedenen Körperzellen, vorrangig des retikuloendothelialen Systems (s. Abb. 11.59). Sie verursachen einen mäßig ausgeprägten Zelluntergang mit einer zunächst geringgradigen Entzündungsreaktion. Bereits etwa eine Woche nach der Infektion beginnt das Immunsystem auf die Infektion zu reagieren. Die Parasitenvermehrung wird innerhalb weniger Wochen deutlich verlangsamt. Die Parasiten kommen dann im Wesentlichen nur noch in Zysten vor, in denen sie vor dem Angriff von Immunfaktoren geschützt sind.

Die **Zysten** werden bevorzugt im Gehirn, in der Retina und in der Muskulatur gebildet (s. Abb. 11.60). Die Parasiten in den Zysten bleiben jahrelang lebensfähig und verursachen in der Regel keine Symptome.

Liegt eine Schwäche der Immunabwehr vor, wie z. B. beim Fetus oder im Verlauf einer HIV-Infektion oder immunsuppressiven Behandlung, proliferieren die Parasiten ungehemmt und führen zu ausgedehnten Zerstörungen in den befallenen Organen, vor allem im Gehirn, seltener im Myokard, in der Retina und in der Leber.

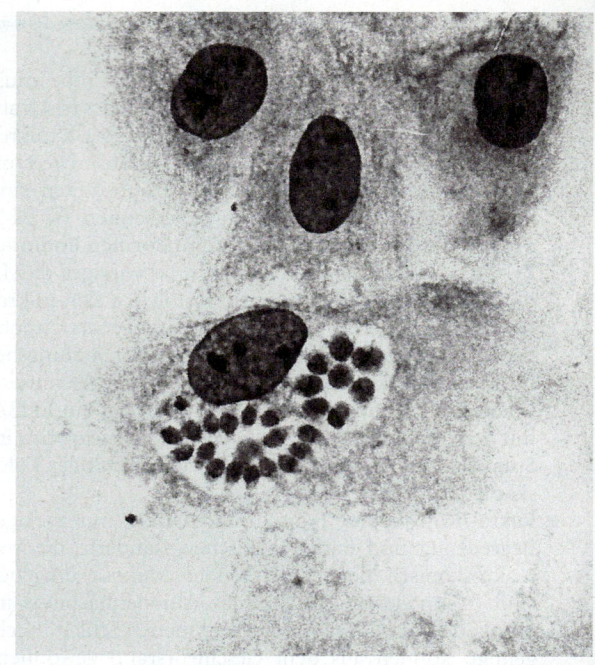

Abb. 11.59 Toxoplasma gondii, Zellkultur (Giemsa-Färbung): In einer Zelle zwei sog. parasitophore Vakuolen mit zahlreichen Trophozoiten von T. gondii.

Symptome

- **Toxoplasmose beim Immunkompetenten:** Die Infektion verläuft in der Regel symptomlos. Gelegentlich tritt ein grippeähnliches Krankheitsgefühl mit geringfügig erhöhter Körpertemperatur auf, manchmal sind vergrößerte Lymphknoten, vor allem am Hals, tastbar. In seltenen Fällen kommt es zu regelrechten fieberhaften Erkrankungen mit generalisierter, nicht schmerzhafter Lymphadenopathie, geringfügiger Hepatosplenomega-

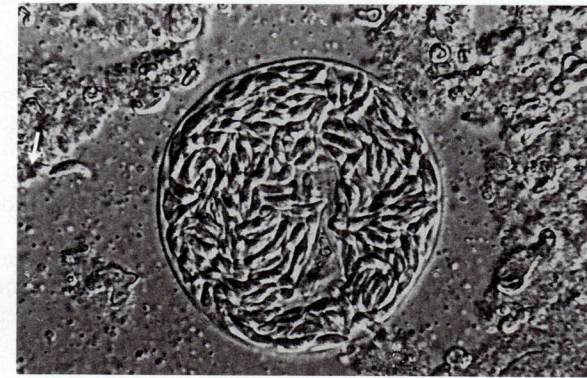

Abb. 11.60 Toxoplasma gondii, Gehirn (Nativ-Quetschpräparat): eine große Zyste mit zahlreichen Einzelparasiten. Die Zyste ist durch Druck auf das Deckglas bereits gesprengt. Ein freigesetzter Einzelparasit befindet sich links neben der Zyste (Pfeil).

lie und erhöhten Entzündungsparametern. Organmanifestationen wie Chorioretinitiden sind selten.
- **Toxoplasmose beim Immunsupprimierten:** Bei AIDS-Patienten manifestiert sich die Toxoplasmose typischerweise als Enzephalitis mit einzelnen oder multiplen Herden, auch generalisierte Infektionen kommen vor.
- **Pränatale Toxoplasmose:** Infiziert sich eine Frau erstmals während einer Schwangerschaft, können Toxoplasmen in die Plazenta einwandern, die Plazentaschranke durchdringen und das Ungeborene befallen. Abhängig vom Zeitpunkt, zu dem der Fetus infiziert wird, entwickelt sich das Krankheitsbild unterschiedlich schwer mit ZNS- und Organschäden. Sehr frühe Infektionen führen häufig zum Tod des Kindes, späte können klinisch zunächst unauffällig sein oder sich nur in Chorioretinitiden und geringfügigen Entwicklungsverzögerungen manifestieren.

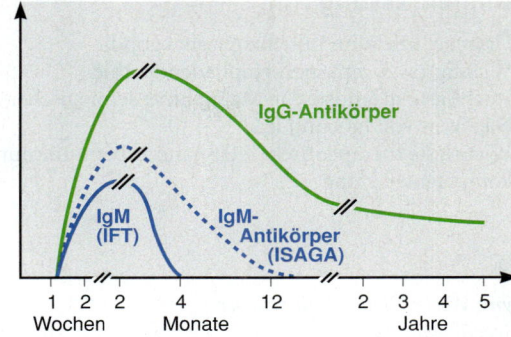

Abb. 11.61 Titerverlauf bei Toxoplasma-Infektion. IgG-Antikörper bleiben jahrelang, wahrscheinlich lebenslang nachweisbar (Tests: Sabin-Feldman-Test, indirekte Immunfluoreszenz, verschiedene Enzymimmunoassays). Positive IgM-Antikörper sind je nach verwendeter Nachweismethode (Immunfluoreszenztest oder Immunosorbent Agglutination Assay) drei bis zwölf Monate fassbar. Erhebliche individuelle Abweichungen von diesem allgemeinen Schema kommen vor.

Diagnostik
- **Serologie:** Zur Diagnostik einer Toxoplasmose sind mindestens zwei Antikörpernachweise durchzuführen, einer für IgG- und der andere für IgM-Antikörper (s. Abb. 11.61). Sind beide negativ, so liegt keine Toxoplasma-Infektion vor.
  - Bei positivem IgG und negativem IgM ist eine länger zurückliegende, nicht mehr aktive Infektion wahrscheinlich. Sind beide positiv, so spricht dies für eine frische Infektion. Da es aber auch IgM-Persistenzen bei länger zurückliegender Infektion gibt, müssen bei dieser Konstellation weitere Tests (IgA) durchgeführt werden.
  - Im fetalen oder Neugeborenenblut ist der Nachweis von IgM oder IgA beweisend für eine Toxoplasmose.
  - Bei immunsupprimierten Toxoplasma-infizierten Patienten ist die Serologie fast immer positiv, die Dynamik der Antikörperentwicklung lässt eine Beurteilung des Infektionsstatus aber nicht zu.
- **Histologie:** Im Lymphknotenbiopsat (oft zum Ausschluss anderer Ursachen gewonnen) sind meist keine Toxoplasmen nachzuweisen, die Verdachtsdiagnose einer Toxoplasmose kann aber häufig anhand des typischen histologischen Bildes gestellt werden (sog. Piringer-Kuchinka-Lymphadenitis mit kleinherdiger Epitheloidzellreaktion).

Differentialdiagnose	Ausschlussmaßnahmen
Lymphom	Lymphknotenbiopsie
Infektiöse Mononukleose und andere Virusinfektionen	Serologie, Blutbild
Lymphadenopathien bakterieller Genese	Fokussuche, Blutbild

Therapie
- **Beim Immunkompetenten:** In der Regel ist keine Therapie nötig.
- **Beim Immunsupprimierten:** Klassischerweise kommt eine Kombinationstherapie mit Pyrimethamin (plus Folinsäure) und einem Sulfonamid zur Anwendung. Anschließend sollte eine Sekundärprophylaxe erfolgen (s. Kap. 11.3).
- **Schwangerschaft:** Eine nachgewiesene oder wahrscheinliche Erstinfektion während der Schwangerschaft ist eine **absolute Therapieindikation.** Mindestens vier Wochen lang wird eine Kombination von Pyrimethamin (plus Folinsäure) und einem Sulfonamid (vor der 16. Woche Spiramycin, ab der 16. Schwangerschaftswoche meist Sulfadiazin) verabreicht. Die in den Zysten eingeschlossenen Parasiten sind chemotherapeutisch kaum zu beeinflussen, d.h., auch eine lange fortgeführte Behandlung vermag die Erreger nicht zu eliminieren; die Serologie bleibt positiv.

Verlauf und Prognose Die Lymphknotenschwellungen können Wochen, u.U. Monate bestehen. Bei Immunkompetenten ist die Prognose sehr gut. Die Infektion hinterlässt lebenslangen Schutz (Ausnahme: neu eintretende Immunschwäche). Bei Immunsupprimierten hängt die Prognose von Art, Schwere und Dauer der zugrunde liegenden Immunsuppression ab, bei pränatal erworbener Toxoplasmose vor allem vom Zeitpunkt der Infektion sowie von der konsequenten Durchführung der Therapie.

Komplikationen Bei immunkompetenten Infizierten sind Komplikationen sehr selten. Treten sie auf, sollten sie immer den **Verdacht auf eine Immunschwäche** wecken.

Komplikation	Häufigkeit
Zerebrale oder disseminierte Toxoplasmose	25–50 % der HIV-Infizierten ohne Prophylaxe
Konnatale Toxoplasmose	Ca. 0,35 % der Schwangerschaften
Chorioretinitis toxoplasmotica	Beim Immunkompetenten selten

Zusammenfassung

- Ursache: Infektion mit Toxoplasma gondii
- Wichtigstes Symptom: Lymphadenopathie
- Wichtigste diagnostische Maßnahme: serologischer Nachweis von IgG und IgM
- Wichtigste therapeutische Maßnahme: beim Immunkompetenten keine

Malaria

Synonym: Wechselfieber, Sumpffieber
Engl. Begriff: Malaria

Für die Länder der Dritten Welt ist die Malaria unter vielen Tropenkrankheiten von überragender Bedeutung. Durch Touristen, Geschäftsreisende und Besucher wird sie in die Länder der gemäßigten Zonen mitgebracht. Nicht selten stellt sie dann ein großes Problem für den Arzt dar; besonders bei der häufigsten Form, der gefährlichen Malaria tropica, sind schnelle Diagnostik und gezielte Behandlung lebensrettend.

Praxisfall

Ein 55-jähriger Mann ohne Vorerkrankungen wird vom Notarzt in die Klinik gebracht, da er 40 °C Fieber hat und deutlich verlangsamt wirkt. Er sei zehn Tage zuvor mit seiner Frau von einer Kenia-Reise zurückgekommen. Eine Malariaprophylaxe wurde nicht eingenommen. Vier Tage nach der Rückkehr hätten beide Fieber entwickelt, gepaart mit Kopfschmerzen und Erkältungssymptomen. Der Hausarzt habe ihnen Antibiotika verschrieben. Bei seiner Frau trat bald darauf eine Besserung ein, bei dem Patienten nicht. Einige Tage später zeigten sich bei weiterhin hohem Fieber deutliche Zeichen einer Bewusstseinstrübung. Im Krankenhaus wird im sofort hergestellten Ausstrich Plasmodium falciparum in einer Dichte von 26 % gefunden. Im Blutbild zeigen sich eine deutliche Anämie und Thrombozytopenie; LDH, Bilirubin, Transaminasen und Nierenretentionswerte sind stark erhöht. Der Patient wird auf der Intensivstation mit Chinin i.v. behandelt und ist innerhalb von drei Tagen parasitenfrei. Die zerebrale Symptomatik bessert sich zwar, die Zeichen des Multiorganversagens sind aber zunächst noch progredient, insbesondere entwickelt sich eine komplette Anurie, die sich erst nach mehreren Wochen zurückbildet.

Definition Der Begriff Malaria umfasst mehrere durch parasitische Protozoen der Gattung Plasmodium verursachte fieberhafte Erkrankungen:
- Malaria tropica (Plasmodium falciparum),
- Malaria tertiana (P. vivax, P. ovale),
- Malaria quartana (P. malariae).

Die Malaria tropica ist eine unmittelbar lebensbedrohliche Infektion.

Epidemiologie Die Malaria ist in fast allen tropischen und in vielen subtropischen Ländern verbreitet, ausgenommen sind, je nach Breitengrad, Höhenlagen über 2 200 m NN, am Äquator über 3 000 m NN. Neben Afrika südlich der Sahara (90 % aller Fälle) liegt ein weiterer Schwerpunkt der Malariaverbreitung in Südostasien.

In Europa gibt es keine autochthone Malaria mehr, ebensowenig in Nordamerika und Australien. Von Europa aus gesehen am nächsten kommt die Malaria an der nordafrikanischen Küste und in der asiatischen Türkei vor. In erster Linie ist dort P. vivax zu finden. Auch in Georgien, Armenien und Aserbaidschan gibt es noch vereinzelt Malariaherde.

Insgesamt leben etwa 40 % der Weltbevölkerung in Malariagebieten. Pro Jahr treten nach einer Schätzung der WHO 300–500 Mio. Erkrankungen auf, wenigstens eine Million davon verläuft tödlich. In Endemiegebieten kann die Malaria zwischen 10 und 30 % der Kindersterblichkeit (Ein- bis Vierjährige) verursachen.

Ätiologie und Pathogenese Die für den Menschen infektiösen Stadien der Malariaparasiten entwickeln sich ausschließlich in Stechmückenweibchen der Gattung Anopheles. Die Sichelkeime (**Sporozoiten**) werden beim Blutsaugen mit dem Speichel übertragen, den der Moskito in die Stichwunde injiziert. Die Sporozoiten dringen in Leberzellen ein und vermehren sich dort. Nach einer Entwicklungszeit von sechs oder mehr Tagen verlassen sie die zerstörte Leberzelle, treten in das Blut über und befallen die roten Blutkörperchen. Dort kommt es wiederum zu Wachstum und Vermehrung durch Teilung (s. Abb. 11.62). Dabei wird das rote Blutkörperchen aufgebraucht, schließlich aufgelöst. Die frei werdenden Einzelparasiten (**Merozoiten**) penetrieren in weitere rote Blutkörperchen. Nur diese Vermehrung im Blut (**Blutschizogonie**) führt zu den klinischen Erscheinungen einer Malaria. Bei der Lyse der roten Blutkörperchen freigesetzte Stoffwechselprodukte der Parasiten wirken als pyrogene Faktoren.

Malaria tertiana und quartana Bei P.-vivax-, P.-ovale- und P.-malariae-Infektionen kommt es ungefähr eine Woche nach Krankheitsausbruch zur **Synchronisation** der Parasitenvermehrung im Blut, d.h., die Parasiten wachsen synchron heran und zerstören gleichzeitig ihre Wirtserythrozyten (P. vivax und P. ovale an jedem zweiten, P. malariae an jedem dritten Tag). Diese Synchronisation bedingt die regelmäßigen und charakteristischen Fieberanfälle. P. vivax und P. ovale hinterlassen sog. **Hypnozoiten** in der Leber, die Monate und Jahre später zu Rezidiven

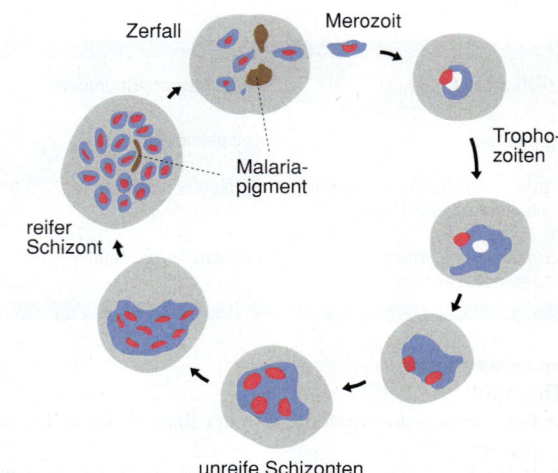

Abb. 11.62 Zyklus der Malariaerreger im Blut (Blutschizogonie).

11.7 Durch Protozoen und Helminthen verursachte Krankheiten, Tropenkrankheiten

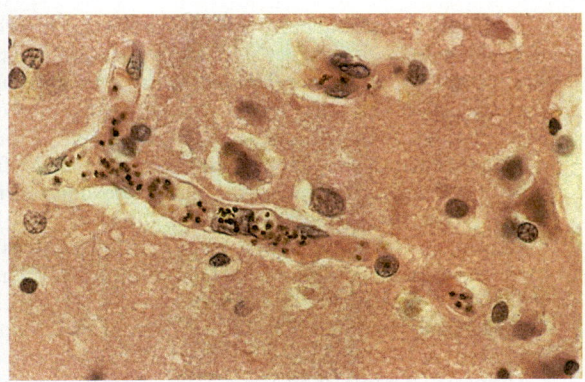

Abb. 11.63 Malaria tropica, Gehirn (Histologie, HE-Färbung): Kapillare mit zahlreichen parasitierten roten Blutkörperchen, die vor allem an den dunklen Pigmentkörpern (Malariapigment) zu erkennen sind.

führen können. Auch bei einer P.-malariae-Infektion kann es zu Rezidiven kommen, die jedoch wahrscheinlich nicht auf Leberformen zurückgehen.

Malaria tropica P. falciparum neigt nicht zur synchronisierten Vermehrung. Eine weitere wichtige Besonderheit der Malaria tropica ist die Veränderung der Erythrozytenoberfläche durch die heranwachsenden Formen von P. falciparum. Die befallenen roten Blutkörperchen gewinnen dadurch eine besondere Affinität zum Gefäßendothel. Vor allem in den Kapillaren bleiben sie am Endothel „kleben" (Sequestration) und verstopfen sie. Die Folge sind Hypoxie und Metabolitenstau im abhängigen Gewebebezirk (s. Abb. 11.63). Diese einzigartige Eigenschaft der Tropica-Parasiten bedingt die Gefährlichkeit der Malaria tropica, die infolge der zunehmenden Ischämie in wichtigen Organen (Gehirn, Lunge, Niere, Herz) innerhalb weniger Tage zum Tod führen kann.

Symptome und Verlauf Häufig setzt eine Malaria nach einer Inkubationszeit von einer oder mehreren Wochen schlagartig mit Kopf- und Rückenschmerzen, vor allem aber mit deutlichem Fieber ein. Frösteln und Hitzegefühl wechseln einander ab. Der Beginn einer Malariaerkrankung ist völlig uncharakteristisch und unterscheidet sich z. B. nicht von einer Grippe. Auch die physikalischen Untersuchungsbefunde bei Malariakranken im Initialstadium lassen keine spezifische Diagnose zu.

Malaria tertiana und quartana Nach einem einige Tage dauernden Initialfieber ohne Periodizität kommt es zu Fieberschüben, die jeweils 3–4 h dauern und nach einem fieberfreien Intervall von ein oder zwei Tagen wiederkehren. Der Fieberanstieg ist von ausgeprägtem Schüttelfrost und schwerem Krankheitsgefühl begleitet. Als Folge der Hämolyse entwickelt sich bei längerem Verlauf regelmäßig eine Anämie.

Malaria tropica Diese gefährliche Malariaform weist in der Regel wegen der fehlenden Synchronisation keine rhythmische Fiebercharakteristik auf, die unmittelbar auf die Krankheitsursache schließen ließe. Nicht selten besteht eine Kontinua. Je schneller daran gedacht wird, dass eine Malaria tropica vorliegen könnte, und die notwendige

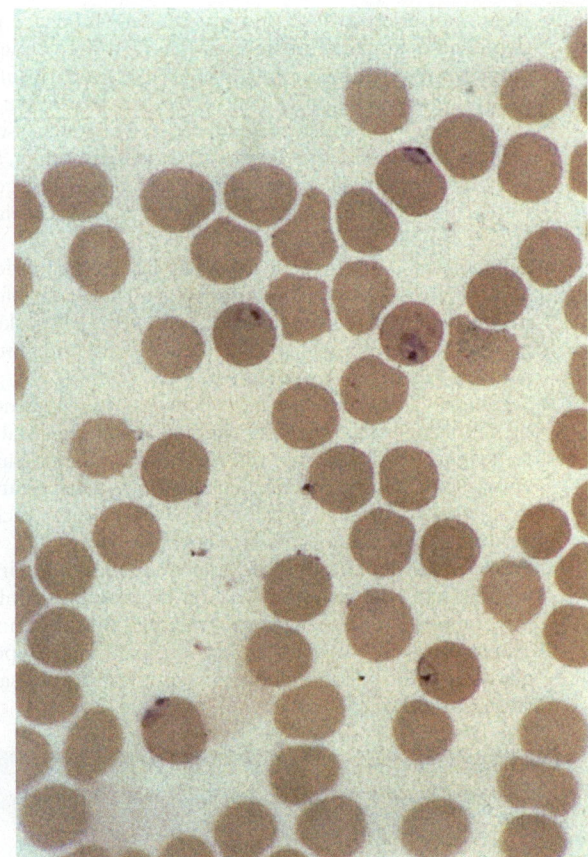

Abb. 11.64 Malaria tropica (Blutausstrich, Giemsa-Färbung): mehrere rote Blutkörperchen mit Trophozoiten von Plasmodium falciparum (sog. Tropica-Ringe). Im Ausstrich sind bei korrekter Färbung die Zellkerne (Chromatinkörperchen) rot, das etwa sichelförmige Zytoplasma blau.

Diagnostik (s. u.) durchgeführt wird, umso geringer ist die Wahrscheinlichkeit einer Organkomplikation durch die Sequestration. Gefürchtet ist besonders die sog. **zerebrale Malaria** mit zunehmender Benommenheit, die in ein Koma übergeht, das schließlich irreversibel wird und zum Tod führen kann. Eine Beeinträchtigung der Nierenfunktion ist bei allen Tropica-Fällen zu beobachten. Kardiovaskuläre Manifestationen mit zunehmendem Herzversagen, gastrointestinale Beteiligung mit Erbrechen und schweren Durchfällen sowie ein Lungenödem können auftreten. Besonders zu erwähnen ist die sog. **algide Form** der Malaria mit schwerem Schockzustand. Sie wird leicht verkannt, weil das Fieber in vielen Fällen nur einen geringen Grad erreicht; auch „normale" Körpertemperaturen sind beobachtet worden.

Diagnostik
- **Mikroskopie:** Im Blutausstrich, wie er für ein Differentialblutbild angefertigt wird, lassen sich die Malariaparasiten erkennen, allerdings nur bei relativ hoher Parasitendichte, d. h. bei fortgeschrittener Krankheit (s. Abb. 11.64). Sensitiver ist die Untersuchung des **„Dicken Tropfens":** Ein Tröpfchen Blut wird auf einem Objektträger mindestens ½ min lang verrührt, so dass ein im

Durchmesser etwa 10–12 mm messender Blutfleck entsteht. Dieses Präparat muss wenigstens 20 min trocknen, dann kann es unfixiert mit Giemsa-Gebrauchslösung gefärbt werden. Es empfiehlt sich, stets mehrere Präparate anzufertigen. Findet ein erfahrener Untersucher im sachgemäß angefertigten Präparat keine Plasmodien, so kann mit hoher Wahrscheinlichkeit davon ausgegangen werden, dass der Patient keine Malaria hat, sondern eine andere fieberhafte Erkrankung.

- **Schnelltests:** Verschiedene Malariaschnelltests werden kommerziell angeboten. Sie können den Dicken Tropfen nicht ersetzen, sind aber sinnvoll, wenn keine mikroskopische Diagnostik möglich ist. Falsch positive und falsch negative Ergebnisse kommen vor!
- **Serologie:** Der serologische Nachweis von Plasmodienantikörpern hat in der Diagnostik der akuten Malaria keinen Platz, weil sich die Antikörper nur langsam entwickeln. Selbst bei bedrohlichem Krankheitszustand des Patienten können noch niedrige, diagnostisch nicht verwertbare Antikörpertiter bestehen.
- **Sonstige Laborbefunde:** Die folgenden Befunde sind möglich und bei schwerer Malaria die Regel: Anämie, Thrombozytopenie, Erhöhung von LDH, Bilirubin und Transaminasen, Nierenfunktionseinschränkung, Hypoglykämie, CRP-Erhöhung, evtl. disseminierte intravasale Gerinnung (DIC).

Differentialdiagnose	Ausschlussmaßnahmen
Typhus	Anamnese, Blutkultur, Stuhl, Serologie
Sepsis	Anamnese, Blutkultur
Viszerale Leishmaniose	Anamnese, Knochenmarkpunktion, Serologie
Bei zerebraler Malaria: Meningitis, Enzephalitis	Liquorpunktion
Im Anfangsstadium: banaler fieberhafter Infekt	Anamnese, Klinik

Therapie und Prophylaxe

Malaria tertiana und quartana Malaria tertiana und quartana können mit **Chloroquin** ausreichend behandelt werden. Vereinzelt wird aus Südostasien und Südamerika über das Auftreten resistenter P.-vivax-Stämme berichtet, die mit **Mefloquin** behandelt werden sollten. Bei einer Malaria tertiana kann durch die Gabe von **Primaquin** (Wirkung auf zurückgebliebene Leberformen des Parasiten) nach der Behandlung der klinischen Erkrankung dem Auftreten von Rückfällen vorgebeugt werden.

Malaria tropica Die Behandlung muss so früh wie möglich begonnen werden. Wenn ein mikroskopischer Parasitennachweis aus technischen Gründen nicht möglich ist, andererseits der Verdacht auf Malaria besteht, muss ebenfalls sofort behandelt werden, nachdem Präparate zur Sicherung der Diagnose angefertigt worden sind.

Sofern keine Resistenzen vorliegen und noch keine Komplikationen eingetreten sind, kann auch die Malaria tropica mit **Chloroquin** behandelt werden. Ist aufgrund der Reiseanamnese oder der vorherigen Medikamenteneinnahme anzunehmen, dass eine Infektion mit Chloroquin-resistenten Malariaerregern vorliegt, gibt man **Mefloquin, Arthemeter/Lumefantrin** oder **Atovaquon/Proguanil** (wirkt etwas langsamer als Mefloquin).

Chinin, als Infusion gegeben, ist der stationär-intensivmedizinischen Behandlung der Malaria tropica vorbehalten. Häufig wird zusätzlich noch **Doxycyclin** verabreicht. **Sulfadoxin/Pyrimethamin** wird vor allem in Afrika noch eingesetzt, in Deutschland ist es nicht mehr zugelassen.

Die orale Therapie ist die Regel, solange der Patient noch keine Bewusstseinstrübung erkennen lässt oder erbricht. Ist dies jedoch der Fall, muss unverzüglich intravenös behandelt werden (nur mit Chloroquin oder Chinin möglich).

Es ist ein guter Grundsatz, Patienten mit Malaria tropica stets stationär zu betreuen. In jedem Fall muss eine Malaria tropica, bei der sich Komplikationen andeuten, z. B. Bewusstseinstrübung, Niereninsuffizienz oder exzessive Hämolyse, intensivmedizinisch behandelt werden. Besondere Aufmerksamkeit erfordern die Flüssigkeits- und Elektrolytbalance, da eine Neigung zum Lungenödem besteht.

Einen Überblick über die Therapie der Malaria gibt auch Tabelle 11.34.

Prophylaxe Bei einem Aufenthalt in Malariagebieten kann durch regelmäßige Einnahme einer Chemoprophylaxe der Ausbruch einer Malaria verhindert werden, allerdings nicht mit absoluter Zuverlässigkeit. Auf Einzelheiten kann hier nicht näher eingegangen werden, da sich durch die Resistenzentwicklung der Erreger die Gegebenheiten rasch ändern können. Zurzeit wird z. B. diskutiert, ob die Kombination aus Chloroquin und Proguanil noch zur Prophylaxe verwendet werden soll. Im Einzelfall muss Rat von kompetenter Stelle eingeholt werden.

Nachdrücklich ist jedoch darauf hinzuweisen, dass den alten Mitteln der Moskitoabwehr (Tragen von langen Hosen bzw. langen Ärmeln nach Einbruch der Dunkelheit, Repellents, Moskitonetz, Verdrahtung von Türen und Fenstern) nach wie vor große Bedeutung zukommt.

Prognose Gar nicht oder zu spät behandelt hat die Malaria tropica eine Letalität von etwa 30 %. Die rechtzeitige und ausreichende Behandlung dagegen beseitigt die Infektion vollständig.

Todesfälle aufgrund einer Malaria tertiana oder quartana sind äußerst selten. Beide Malariaformen heilen bei adäquater Behandlung aus; auch ohne Behandlung kommt es in praktisch allen Fällen nach zwei bis drei Jahren zum spontanen Erlöschen der Erkrankung.

Komplikationen der Malaria tropica	Häufigkeit
Zerebrale Malaria Schwere Anämie	Abhängig vom Zeitpunkt des Behandlungsbeginns

11.7 Durch Protozoen und Helminthen verursachte Krankheiten, Tropenkrankheiten

Tab. 11.34 In Deutschland zur Behandlung der Malaria zugelassene Medikamente.

Medikament	Therapie	Prophylaxe	Bemerkungen
Chloroquin	■ Tag 1: 600 + 300 mg Base ■ Tag 2–4: je 300 mg	300 mg Base/Woche, bei > 75 kg KG 450 mg Base/Woche, 1 Woche vor bis 4 Wochen nach Aufenthalt in Malariagebiet	Bei P. falciparum Resistenzen unterschiedlichen Grades
Chinin	30 mg/kg/d bis max. 2 g/d über 7 Tage	∅	P. falciparum: Resistenzen selten
Mefloquin	750 + 500 (+ 250) mg im Abstand von je 8 h	250 mg/Woche, 1–3 Wochen vorher bis 4 Wochen nachher	Resistenzen in Gebieten Nordthailands bekannt, evtl. neuropsychiatrische NW
Atovaquon/Proguanil	1000/400 mg (4 Tbl.)/d über 3 Tage	250/100 mg (1 Tbl.)/d, 1–2 Tage vorher bis 7 Tage nachher	Evtl. gastrointestinale NW
Arthemeter/Lumefantrin (Riamet®)	80 mg/480 mg (4 Tbl.) initial, nach 8 h weitere 4 Tbl., dann 2× tgl. 4 Tbl. an Tag 2 und 3	Nicht geeignet	Bei Herzerkrankungen kontraindiziert, bisher nur für Pat., die älter als 12 sind und mehr als 35 kg wiegen, zugelassen
Proguanil	∅	200 mg/d, 1 Woche vorher bis 4 Wochen nachher	Nur in Kombination mit Chloroquin
Primaquin	∅	15 mg/d über 2 Wochen	Rezidivprophylaxe bei M. tertiana; cave: bei G-6-PDH-Mangel
Doxycyclin	200 mg/d über 7 Tage	100 mg/d, nur in Ausnahmefällen, 1–2 Tage vorher bis 4 Wochen nachher	Zur Therapie nur in Kombination mit Chinin

Komplikationen der Malaria tropica	Häufigkeit
Niereninsuffizienz Hypoglykämie Azidose ARDS Schwerer Ikterus Spontanblutungen Schock Algide Malaria	
Splenomegalie mit Milzruptur	Sehr selten
Schwarzwasserfieber	Sehr selten, Sensibilisierung durch vorherige Chinineinnahme

Zusammenfassung

- Häufigste Ursache: Infektion mit Plasmodium falciparum
- Wichtigste Symptome: Fieberanämie, Kopfschmerzen, Benommenheit (zerebrale Malaria!)
- Wichtigste diagnostische Maßnahme: Ausstrich/Dicker Tropfen
- Wichtigste therapeutische Maßnahme: schneller Therapiebeginn mit Chloroquin, Mefloquin, Atovaquon/Proguanil, Arthemeter/Lumefantrin oder Chinin, je nach Spezies, Resistenzlage und Klinik

11.7.2 Erkrankungen durch Helminthen

Synonym: Würmer
Engl. Begriff: Helminths

Tabelle 11.35 gibt eine Überblick über Krankheiten, die durch Helminthen verursacht werden.

Trematoden (Saugwürmer)

Bilharziose

Synonym: Schistosomiasis
Engl. Begriff: Schistosomiasis

Praxisfall

Der Vertreter einer namhaften deutschen Autofirma hat Geschäftsfreunde in Westafrika besucht. Knapp fünf Wochen nach seiner Rückkehr beginnt er sich krank zu fühlen. Es treten leichtere Gelenkbeschwerden und Fieber auf. Die Körpertemperatur steigt täglich an. Außerdem besteht eine geringfügige Neigung zu Durchfällen (drei bis vier Entlee-

Infektionskrankheiten

Tab. 11.35 Helminthen und Krankheiten, die von ihnen hervorgerufen werden.

Erreger	Krankheitsbezeichnung	Präpatenz/Inkubation (kürzeste Zeit in Tagen)
■ Nematoden		
Enterobius vermicularis	Madenwurmbefall	35/–
Ascaris lumbricoides	Spulwurmbefall	58/10
Trichuris trichiura	Peitschenwurmbefall	30/–
Ancylostoma duodenale	Hakenwurmbefall	35/–
Necator americanus	Hakenwurmbefall	35/–
Strongyloides stercoralis	Zwergfadenwurmbefall	17/–
Trichinella spiralis	Trichinellose	/5
Wuchereria (Brugia)	Lymphatische Filariosen	250/90
Onchocerca volvulus	Onchozerkose (Flussblindheit)	360/–
Loa-Loa	Loiasis (Calabar-Schwellung)	180/60
Dracunculus medinensis	Medinawurmbefall	360/360
■ Zestoden (Bandwürmer)		
Taenia saginata	Rinder(finnen)bandwurmbefall	21/–
T. solium	Schweine(finnen)bandwurmbefall, Zystizerkose	60/–
Echinococcus granulosus	Zystische Echinokokkose	–/–
E. multilocularis	Alveoläre Echinokokkose	–/–
Diphyllobothrium latum	Fisch(finnen)bandwurmbefall	21/–
■ Trematoden		
Schistosoma haematobium	Blasenbilharziose (urogenitale Schistosomiasis)	70/50
S. mansoni	Darmbilharziose	40/15
S. japonicum	Darmbilharziose	20/14
Fasciola hepatica	Leberegelbefall	60/30
Opisthorchis felineus	Leberegelbefall	21/–
Clonorchis sinensis	Leberegelbefall	21/–
Paragonimus-Arten	Lungenegelbefall	65/–

rungen pro Tag). Da eine regelrechte Chemoprophylaxe gegen Malaria mit Chloroquin durchgeführt wurde, ergibt sich zunächst der Verdacht auf eine Chloroquin-resistente Malaria. Im sorgfältig durchgemusterten Dicken Tropfen sind keine Malariaparasiten zu erkennen, doch fällt eine hohe Zahl von Eosinophilen auf. Außerdem entwickelt der Patient ein diskretes Exanthem am Körperstamm. Die **parasitologische Untersuchung** von Stuhl und Urin ist zunächst negativ. Eine genauere Befragung über die näheren Umstände seines Afrika-Aufenthaltes ergibt, dass der Patient vor genau 40 Tagen bei einem Ausflug ins Landesinnere in einem klaren, sauber erscheinenden Fluss gebadet hat. Die Stuhluntersuchung wird drei Tage später wiederholt, dann werden einige Eier von Schistosoma mansoni gefunden. Eine dritte Stuhluntersuchung nach einer Woche zeigt die gleichen Eier, nun in großer Anzahl. Die **Diagnose** einer frischen Bilharziose steht damit fest. Der Patient wird mit **Praziquantel** behandelt. Er ist nach kurzer Zeit beschwerdefrei. Eine Kontrolluntersuchung des Stuhls nach drei Wochen ist negativ und bestätigt den Behandlungserfolg.

Definition Die Bilharziose gehört zu den wichtigsten tropischen Wurmerkrankungen und wird durch Saugwürmer der Gattung Schistosoma hervorgerufen. Es gibt zwei große Erkrankungsgruppen:

- die **Blasenbilharziose,** hervorgerufen durch Schistosoma haematobium,
- die **Darmbilharziose,** hervorgerufen durch Schistosoma mansoni, Schistosoma japonicum und andere Schistosomenarten, die epidemiologisch von geringerer Bedeutung sind.

Epidemiologie Nach Schätzungen der Weltgesundheitsorganisation gibt es über 200 Mio. Bilharzioseinfizierte auf der Welt, 600 Mio. leben unter dem Risiko, sich eine solche Infektion zuzuziehen. Mit landwirtschaftlichen Bewässerungsprojekten und Dammbauten in den Tropen wird für die Parasiten neuer Lebensraum geschaffen, weshalb die Verbreitung der Schistosomiasis in vielen tropischen Ländern zunimmt.

Ätiologie und Pathogenese Hauptendwirt der Schistosomen ist der Mensch. Infizierte scheiden Eier aus, die, wenn sie ins Wasser gelangen, ein sog. **Mirazidium** freigeben, welches einen spezifischen Zwischenwirt (Wasserschnecken unterschiedlicher Spezies) infiziert und sich dort zu **Zerkarien** (Larven) weiterentwickelt. Der Mensch infiziert sich durch zerkarienhaltiges Wasser. Die Zerkarien können die unverletzte Haut des Menschen durchdringen, wandern in die Blutgefäße ein, reifen zunächst in der Lunge, später in Lebergefäßen heran und paaren sich hier. Die nun adulten Würmer gelangen schließlich in die Venen, die die Harnblase umgeben (S. haematobium), oder in die Venen des Mesenterialgebietes (S. mansoni: V. mesenterica inferior, S. japonicum: V. mesenterica superior).

Das eigentliche pathogene Agens sind die von den Wurmweibchen im Laufe ihres langen Lebens in reicher Zahl produzierten Eier. Sie gelangen z. T. in das umliegende Gewebe und führen dort zu einer Entzündung der Blasen- bzw. Darmwand. Zum Teil werden sie vom venösen Blutstrom erfasst und nach zentral mitgenommen (s. Abb. 11.65). Die Eier von S. haematobium werden dann im Wesentlichen in der Lunge, die von S. mansoni und S. japonicum in der Leber abgefangen. Um die in die verschiedenen Organe eingeschwemmten Eier entwickelt sich jeweils eine granulomatöse Entzündung. Das Ausmaß dieser Veränderungen hängt von der Zahl der vorhandenen Würmer und deren Produktivität ab.

Blasenbilharziose Durch die Granulome in der Blasenwand können sich eine generalisierte Blasenfibrose und Kalzifizierungen ausbilden, ebenso können die Harnleiter befallen sein und Abflussstörungen und Stenosen entwickeln, die schließlich zu Dilatationen und letztlich zur Hydronephrose mit all ihren Komplikationen führen. Auch in den Genitalorganen, im Gastrointestinaltrakt sowie in anderen Organen lassen sich entsprechende Granulome nachweisen, diese sind aber seltener von klinischer Bedeutung. Die in die Lunge eingeschwemmten Eier bedingen durch Granulom- und Narbenbildung den Verschluss von kleinen Gefäßen mit der Folge einer Widerstandserhöhung im kleinen Kreislauf und im Extremfall eines Cor pulmonale.

Darmbilharziose Die in der Darmwand angesiedelten Eier führen vor allem im distalen Dickdarm zu Granulomen, die fibrosieren und somit Funktionsstörungen auslösen können. Auch in anderen Organen können Eier nachweisbar sein. Am gravierendsten sind aber die Folgeerscheinungen der in die Lebervenen eingeschwemmten Eier. Sie bilden hier zunächst Granulome, später Narben, die die kleinen Gefäße obliterieren lassen. Da der Eizustrom in die Leber anhält, werden immer mehr Anteile der Organstrombahn verschlossen. Im weiteren Verlauf bildet sich eine periportale Leberfibrose mit portalem Hochdruck und seinen Folgen (Aszites, Ösophagusvarizen, Caput medusae, Splenomegalie).

Symptome Die Penetration der Zerkarien durch die Haut kann sich zunächst in einer stark juckenden **Zerkariendermatitis** manifestieren. Bei schweren Infektionen, d.h. mit hohen Wurmzahlen, tritt noch vor Erreichen der Geschlechtsreife der Würmer (**Präpatenzzeit**, bei S. mansoni 38–40 Tage, bei S. haematobium 70 Tage), ein fieberhaftes Krankheitsbild mit Exanthemen und Erhöhung der Eosinophilen im peripheren Blut auf, das sog. **Katayama-Syndrom**. Fieber und Eosinophilie gehören auch zum weiteren Verlauf der Bilharziose.

Das charakteristische Symptom der S.-haematobium-Infektion ist die **Hämaturie**. Je nach Schwere der Infektion ist sie geringgradig bis massiv. Dysurische Beschwerden sind eher selten. Die allgemeinen Krankheitserscheinungen sind bei der Darmbilharziose stärker ausgeprägt als bei der Blasenbilharziose: Fieber, Durchfälle, nicht selten mit Blut durchmischt, gelegentlich auch Leibschmerzen. Die S.-japonicum-Infektion verursacht die am schwersten verlaufende Erkrankung mit hoher Komplikationsrate.

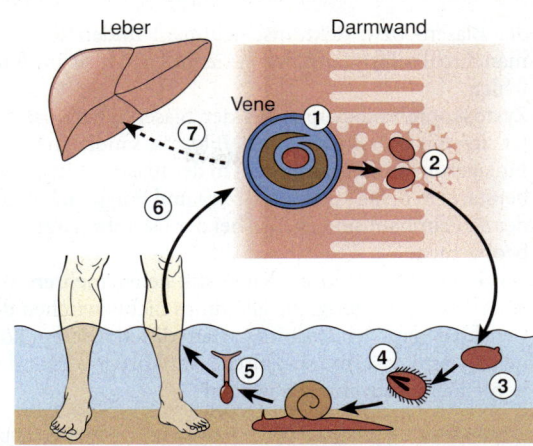

Abb. 11.65 Entwicklungszyklus von Schistosoma mansoni (Darmbilharziose). (1) Adultwürmer als Pärchen in einer Vene der Darmwand. Eier im Gewebe der Darmwand, ein Teil erreicht durch entzündliche Schleimhautdefekte das Darmlumen (2). Gelangen sie ins Wasser (3), schlüpft aus den Eiern eine frei schwimmende Larve, das Mirazidium (4). Dieses dringt in Wasserschnecken ein, wo es sich entwickelt und vermehrt. Von den Schnecken werden infektiöse Larven (5, Zerkarien) abgegeben, die die Haut des Menschen bei Wasserkontakt durchdringen. Die juvenilen Würmer erreichen nach einer Wanderung durch verschiedene Gewebe (6) des Menschen schließlich wieder die Venen der Darmwand, wo sie zu adulten Würmern heranwachsen. Ein Teil der Eier, die die Adultwürmer produzieren, gelangt über den Portalkreislauf in die Leber (7).

Diagnostik
- **Mikroskopie:** Die Eier der Würmer lassen sich nach Ablauf der Präpatenz mikroskopisch im Urinsediment (s. Abb. 11.66) bzw. im Stuhl nachweisen. Auch in Biopsien

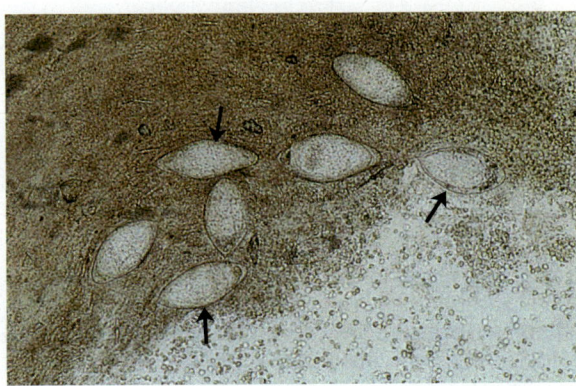

Abb. 11.66 Blasenbilharziose, Urinsediment. Nativ: Zusammen mit Schleim, Leukozyten und roten Blutkörperchen finden sich insgesamt sieben Eier (Pfeile) von Schistosoma haematobium (Maße: 110–170 × 50–70 μm). Charakteristisch für die Eier ist der Besitz eines sog. Endstachels, d.h. einer spitzen Ausziehung der Eihülle an einem Ende.

der Blasen- bzw. Rektumschleimhaut finden sich Eier, manchmal selbst dann, wenn sie im Urin bzw. im Stuhl fehlen.
- **Zystoskopie/Koloskopie:** Bei der Blasenbilharziose bietet sich ein charakteristisches Bild mit sandkornartigen Einlagerungen (Eigranulome) in der Blasenschleimhaut, bei starkem Befall auch mit Ulzera und Polypen. Polypen der Schleimhaut sind ebenso bei der Darmbilharziose zu beobachten.
- **Serologie:** In der Routinediagnostik stehen mehrere Verfahren zur Verfügung, die allerdings nicht zwischen den verschiedenen Schistosomenarten differenzieren können. In der Regel sind spezifische Antikörper vorhanden, bevor Eier ausgeschieden werden.

Differentialdiagnose	Ausschlussmaßnahmen
Fieber: Malaria	Dicker Tropfen
Fieber, Durchfälle: Typhus	Blutkultur, Stuhl, Serologie
Blutige Durchfälle: Amöbiasis	Stuhlmikroskopie
Hämaturie: Blasenkarzinom	Zystoskopie, Histologie

Therapie Eine Reihe von Chemotherapeutika steht zur Verfügung. Wegen seiner guten Verträglichkeit und ausgezeichneten Wirksamkeit hat sich als letzte Entwicklung das **Praziquantel** durchsetzen können. Es wirkt auf alle menschenpathogenen Schistosomen. Bei der S.-japonicum-Infektion ist eine höhere Dosierung notwendig.

Verlauf und Prognose Beim Europäer, der sich eine Schistosomeninfektion meist bei einer einmaligen Exposition erwirbt und der in der Regel frühzeitig behandelt wird, ist nicht mit Komplikationen oder mit bleibenden Schäden zu rechnen. Bei den Bewohnern von Endemiegebieten bestimmen verschiedene Faktoren die Prognose, z.B. die Pathogenität der lokal vorkommenden Schistosomenstämme und vor allem die Häufigkeit der Exposition.

Komplikationen	Häufigkeit
Darmbilharziose	
Portale Hypertonie, Leberfibrose	Bei jahrelangem Bestehen der Infektion in manchen Regionen häufig
ZNS-Befall	Selten
Blasenbilharziose	
Cor pulmonale	Bei jahrelangem Bestehen der Infektion, selten
Blasenkarzinom	Kausaler Zusammenhang umstritten
ZNS-Befall	Selten

> **Zusammenfassung**
> - Häufigste Ursache: Infektion mit Schistosoma mansoni/Schistosoma haematobium
> - Wichtigste Symptome: blutige Stühle bzw. Hämaturie, Eosinophilie
> - Wichtigste diagnostische Maßnahmen: Einachweis in Stuhl bzw. Urin, Serologie
> - Wichtigste therapeutische Maßnahme: Praziquantel

Zestoden

Synonym: Bandwürmer
Engl. Begriff: Cestodes, Tapeworms

Definition Der Mensch kann einer Reihe von Bandwürmern als Endwirt oder als Zwischenwirt dienen. Im ersten Fall sind die Bandwürmer als geschlechtsreife Tiere Darmparasiten, im zweiten Fall als Larven Gewebsparasiten. Ausschließlich Endwirt ist der Mensch für den **Rinderbandwurm** Taenia saginata und den **Fischbandwurm** Diphyllobothrium latum. Der **Schweinebandwurm** Taenia solium kann den Menschen nicht nur als Adultwurm (Mensch ist Zwischenwirt), sondern auch als Larve (Mensch ist Fehlzwischenwirt) befallen. Für die **Hunde-** bzw. **Fuchsbandwürmer** Echinococcus granulosus bzw. Echinococcus multilocularis ist er Fehlzwischenwirt.

Zestoden des Darmes

Epidemiologie Taenia saginata und T. solium sind weltweit verbreitet, in Europa ist die Prävalenz aber durch Fleischbeschau und Hygienemaßnahmen deutlich gesunken. Die häufigste Bandwurminfektion des Menschen ist die Infektion mit Hymenolepis nana, dies betrifft vor allem Länder in warmen Regionen und hier insbesondere Kinder. Der Fischbandwurm D. latum kommt gehäuft, aber nicht ausschließlich in Nordeuropa und Sibirien vor.

Ätiologie und Pathogenese Der Mensch infiziert sich durch die Aufnahme von ungenügend gegartem Schweinefleisch (T. solium), Rindfleisch (T. saginata) oder Fisch (D. latum), in denen die Finnen der entsprechenden Bandwürmer enthalten sind. H.-nana-Infektionen werden wohl meist als Schmierinfektion von Mensch zu Mensch weitergegeben. Die sich dann im Gastrointestinaltrakt des Menschen entwickelnden geschlechtsreifen Rinderbandwürmer (bis 10 m lang), Schweinebandwürmer (bis 4 m) und Fischbandwürmer (bis 10 m) leben im Dünndarm. Sie bestehen aus dem Kopf (**Skolex**) und einer langen Kette von Gliedern (**Proglottiden**), die im kopfnahen Bereich undifferenziert sind, am anderen Ende des Wurms dagegen als sog. gravide Proglottiden große Eizahlen enthalten. Lösen sich die Proglottiden im Darm auf, werden die Eier mit dem Stuhl ausgeschieden. Vor allem bei T. saginata erscheinen aber meist ganze Proglottiden im Stuhl, die noch längere Zeit, u.U. Tage, eine Eigenbeweglichkeit zeigen können (s. Abb. 11.67). Der

11.7 Durch Protozoen und Helminthen verursachte Krankheiten, Tropenkrankheiten

Zyklus der genannten Bandwürmer setzt einen **obligaten Wirtswechsel** voraus (Zwischenwirte sind Rinder, Schweine bzw. Fische). Im Gegensatz dazu kann der gesamte Zyklus von Hymenolepis nana (ca. 6 cm lang) im Darm des Menschen ablaufen. Dadurch sind **endogene Autoinfektionen** möglich und vor allem bei Kindern häufig.

Symptome Uncharakteristische abdominelle Beschwerden können auftreten, vor allem bei einer Zwergbandwurm-Infektion auch Bauchkrämpfe, Durchfälle und Anorexie. Meist führt ein Befall mit Bandwürmern im Darm aber nicht zu Krankheitserscheinungen. Auch die beim Fischbandwurm berichtete Vitamin-B_{12}-Mangelanämie kommt nur ausnahmsweise vor.

Diagnostik In der Regel werden Bandwurminfektionen zufällig entdeckt beim Abgang von Proglottiden oder durch den Nachweis von Eiern bei mikroskopischen Stuhluntersuchungen.

Therapie Die Behandlung erfolgt oral mit Praziquantel, alternativ mit Niclosamid:
- T. solium, T. saginata, D. latum: Praziquantel 10 mg/kg KG oder Niclosamid 2 g als Einzeldosis,
- H. nana: Praziquantel 25 mg/kg KG als Einzeldosis oder Niclosamid 2 g/d über sieben Tage, evtl. Wiederholung nach drei Wochen.

Verlauf und Prognose Die Prognose der Zestodeninfektionen ist nach der fast immer erfolgreichen Therapie sehr gut. Die einzig wichtige Komplikation ist die im Folgenden beschriebene Zystizerkose.

Zystizerkose

Zu ernster Erkrankung kann ein Befall des Menschen mit den Larven des Schweinebandwurms (Zystizerken) führen. Wenn Eier von T. solium aufgenommen werden (bei Schweinebandwurmträgern besteht die Gefahr einer fäkal-oralen Eigeninfektion durch z. B. unter den Fingernägeln haftende Eier), schlüpfen die in ihnen enthaltenen Larven im Darm des Menschen, bohren sich in die Darmwand und werden hämatogen bevorzugt in die Muskulatur, aber auch in andere Gewebe, z. B. das Zentralnervensystem, verschleppt. Ein Muskelbefall durch diese Parasiten verursacht gewöhnlich keine Beschwerden. Die Parasiten verkalken nach einigen Monaten und werden vielleicht zufällig bei einer Röntgenaufnahme entdeckt. Ein gefährliches Krankheitsbild ist dagegen die **Neurozystizerkose.** Eine oder mehrere der blasenförmigen Bandwurmfinnen (Durchmesser bis etwa 20 mm) entwickeln sich im Zentralnervensystem und führen je nach Lokalisation zu Verdrängungserscheinungen oder fokalen Zeichen wie Krampfanfällen oder Erblindung. Vor allem in Südamerika und Südostasien ist diese Erkrankung ein schwerwiegendes Problem.

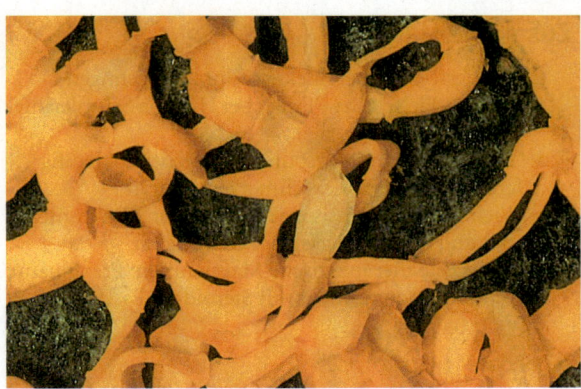

Abb. 11.67 Taenia saginata: Teile einer Proglottidenkette des Rinderbandwurms, die nach Behandlung im Stuhl abgegangen sind. Kleinere derartige Verbände gehen auch spontan ab und sind dann Hinweis für eine Bandwurminfektion (Maßstab etwa 1:1).

Diagnostik Der Verdacht auf eine Neurozystizerkose ergibt sich bei neurologischer Symptomatik häufig aus einem Computertomogramm oder einer Magnetresonanztomographie des Schädels. Eine ophthalmologische Untersuchung sollte zum Nachweis bzw. Ausschluss okulärer Zystizerken durchgeführt werden. Der Nachweis spezifischer Antikörper, vor allem im Liquor (Immunoblot), sichert die Diagnose.

Differentialdiagnose	Ausschlussmaßnahmen
Zerebraler Tumor oder Metastase	CT, MRT, Liquor, Histologie, evtl. Primärtumorsuche
Zerebrale Foci anderer Ursache	Anamnese, CT, MRT, Liquor
Zerebrale Toxoplasmose	Anamnese, CT, MRT, Liquor, Immunstatus

Therapie Gegen Zystizerken haben sich Praziquantel und Albendazol als wirksame Chemotherapeutika erwiesen. Allerdings wird in letzter Zeit diskutiert, wie viele Patienten wirklich von einer solchen Therapie profitieren, denn wahrscheinlich wird ein Parasitenbefall nicht selten erst dann entdeckt, wenn die Bandwurmlarven abgestorben sind und eine Chemotherapie ins Leere geht.

Bei aktiver Zystizerkose entstehen zu Beginn der Behandlung nicht selten Komplikationen durch ein Gehirnödem bzw. vermehrte Entzündungserscheinungen, die wahrscheinlich von Antigenen verursacht werden, die der angeschlagene Parasit freisetzt. Bewährt hat sich in diesen Fällen die zusätzliche Gabe von Kortikosteroiden.

Prognose und Verlauf Je nach Lokalisation und Aktivität der Zystizerken können dauerhafte neurologische Defekte auftreten, Krampfanfälle und die Ausbildung eines Hydrozephalus sind möglich.

Zusammenfassung

- Häufigste Ursache: Infektion durch ungenügend gegartes Fleisch bzw. Fisch, bei H. nana Schmierinfektion
- Wichtigste Symptome: uncharakteristisch, häufig fehlen sie, evtl. Bauchschmerzen, Diarrhö
- Wichtigste diagnostische Maßnahmen: Stuhluntersuchung mit Nachweis der Proglottiden
- Wichtigste therapeutische Maßnahmen: Praziquantel, wenn nötig zusammen mit Steroiden

Echinokokkosen

Synonym: Hydatidose, Fuchs- bzw. Hundebandwurmbefall, zystische Echinokokkose, alveoläre Echinokokkose
Engl. Begriff: Echinococcosis

Definition „Echinokokkose" ist ein Oberbegriff für zwei Erkrankungen des Menschen, die zwar von nahe verwandten Bandwürmern verursacht werden, die aber hinsichtlich Pathogenese und Klinik so verschieden sind, dass auf eine klare Trennung Wert gelegt werden muss. Der Kleine Hundebandwurm **Echinococcus granulosus** (Darmparasit beim Hund, bis zu 6 mm lang) verursacht die **zystische Echinokokkose,** der Kleine Fuchsbandwurm **E. multilocularis** (Darmparasit beim Fuchs, bis zu 4 mm lang) die **alveoläre Echinokokkose.** Natürliche Zwischenwirte für E. granulosus sind v. a. Wiederkäuer, für E. multilocularis vor allem Nager. Der Mensch ist für beide Parasiten ein Fehlzwischenwirt.

Epidemiologie Der Hundebandwurm ist weltweit verbreitet, tritt aber vorrangig im Mittelmeerraum, in Asien, Ostafrika, Südamerika und Australien auf. In Mitteleuropa kommt er so gut wie nicht mehr vor.

Der Fuchsbandwurm ist in der Paläarktis weit verbreitet, Endemiegebiete sind z. B. Süddeutschland, Österreich und die Schweiz. Sporadische Fälle wurden auch aus anderen Teilen der Welt gemeldet.

Ätiologie und Pathogenese Der Mensch wird durch die orale Aufnahme von Eiern infiziert, die aus Hunde- oder Fuchskot stammen (Abb. 11.68). Aus den Eiern werden im Dünndarm Larven freigesetzt, sie dringen in die Darmwand ein und gelangen durch hämatogene Verschleppung in die Organe. Die häufigste Lokalisation für beide Bandwurmlarven (oft auch Metazestoden genannt) ist die Leber. An zweiter Stelle steht die Lunge. Prinzipiell können jedoch viele Organe befallen werden.

Die **E.-granulosus-Larve** bildet in der Regel eine mit Flüssigkeit gefüllte Zyste (Abb. 11.69), die langsam verdrängend wächst und einen Durchmesser von 20 cm und mehr erreichen kann: zystische Echinokokkose (Tochterzysten in einer umhüllenden Primärzyste können vorkommen).

Im Gegensatz dazu bildet die **E.-multilocularis-Larve** komplizierte, schwammartige, gallertig gefüllte Schläuche und Hohlräume von wenigen Millimetern Durchmesser: alveoläre Echinokokkose. Der Parasit wächst infiltrativ destruktiv, ähnlich wie ein bösartiger Tumor; lymphogene und hämatogene Metastasierungen in alle Organe können vorkommen.

Symptome Für beiden Echinokokkosen werden Inkubationszeiten von mehreren Jahren, bei der alveolären Echinokokkose sogar von mehr als zehn Jahren angenommen. Die Symptome sind von der Ausdehnung des Organbefalls und von der Wachstumsgeschwindigkeit des Parasiten abhängig. Häufig sind Oberbauchschmerzen, tastbarer Tumor im Bereich der Leber mit Verdrängungsgefühl oder Schmerzen, seltener Gallenstau und Aszites. Oft werden die Zysten auch nur zufällig entdeckt (s.a. Abb. 14.128). Bei Lungenbefall kommt es zu Hämoptyse, Atelektasen und Bronchiektasen. Nicht selten sind allergische Reaktionen an Haut und Schleimhäuten, gelegentlich Asthma bronchiale.

Die Symptomatik der **alveolären Echinokokkose** ähnelt der eines bösartigen Lebertumors. Abhängig vom Befall weiterer Organe können z.B. Krampfanfälle, Lähmungen, Spontanfrakturen auftreten.

Diagnostik Für die Diagnostik der beiden Echinokokkoseformen sind vor allem die Sonographie und die Computertomographie von großer Bedeutung. Werden zystische Veränderungen in der Leber oder Lunge festgestellt, muss durch Anwendung serologischer Verfahren versucht werden, eine Diagnose zu stellen. Werden zwei Antikörperbestimmungen unterschiedlichen Aufbaus nebeneinander verwandt, so lässt sich in den meisten Fällen eine Klärung erreichen. Bei ausschließlichem Lungenbefall ist die Trefferquote allerdings niedriger als beim Leberbefall. Die alveoläre Echinokokkose lässt bei den verschiedenen bildgebenden Verfahren in der Regel keine zystische Struktur erkennen, zentrale Nekrosen im Parasitengewebe können diese allerdings vortäuschen. Verkalkungen werden nicht selten gesehen.

Differentialdiagnose	Verifizierungmaßnahmen
Dysontogenetische Leberzysten	Anamnese, Sono/CT, Verlaufskontrolle
Leberabszess	CT, mikrobiologische Untersuchungen, Amöbenserologie
Leberkarzinom	CT, Histologie

Therapie

Operation Bei geeigneter Lage kommt bei solitären Leberzysten auch das sog. PAIR-Verfahren zur Anwendung (Punktion – Aspiration – Injektion von 95%igem Alkohol über 15 min Reaspiration, in Operationsbereitschaft). Symptomlose Zysten von gleich bleibender Größe können auch ausschließlich medikamentös behandelt werden, manchmal ist auch gar keine Therapie erforderlich.

Bei **E.-granulosus-Befall** ist eine Operation in vielen Fällen indiziert, zu prüfen ist allerdings, ob der Parasit nicht

11.7 Durch Protozoen und Helminthen verursachte Krankheiten, Tropenkrankheiten

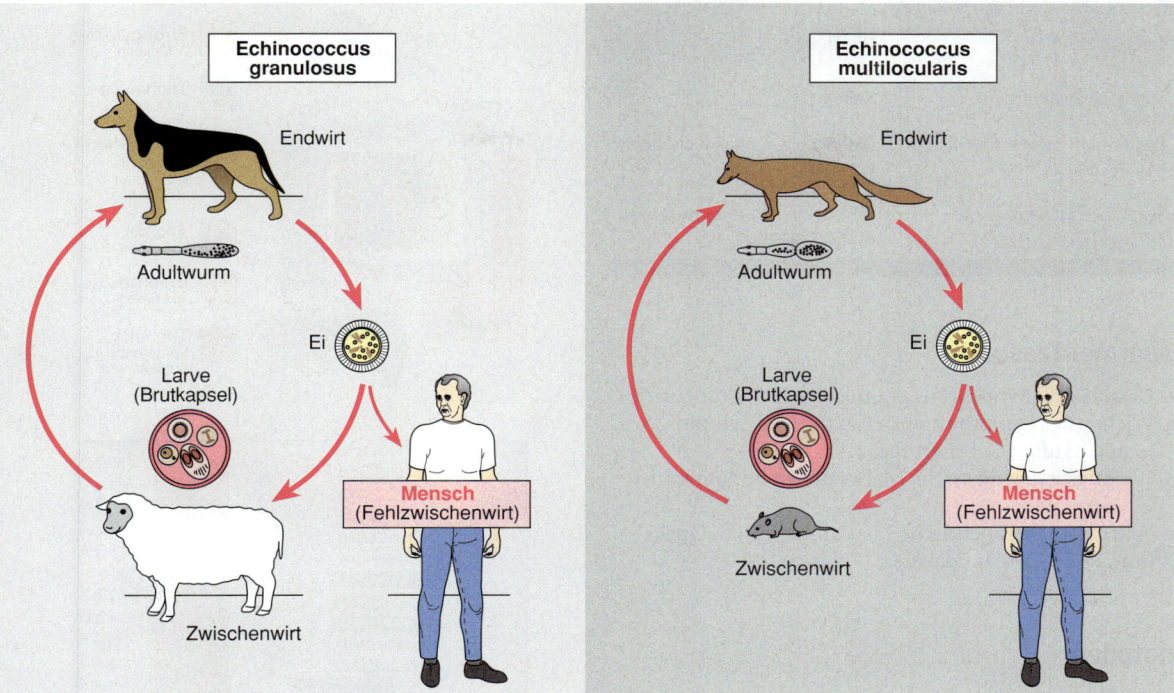

Abb. 11.68 Vergleichende Darstellung der Lebenszyklen der beiden Echinococcus-Arten, E. granulosus und E. multilocularis. Als Larve (syn. Metazestode) ist jeweils nur eine Brutkapsel dargestellt, diese haben etwa 1 mm Durchmesser. Die Zysten von E. granulosus oder die schwammartigen Tumoren bei E. multilocularis können viele Tausende solcher Brutkapseln enthalten.

abgestorben ist und ob auf eine Therapie ganz verzichtet werden kann. Des Weiteren gibt es Patienten, die ausschließlich medikamentös behandelt werden sollten. Schließlich besteht die Möglichkeit, dass PAIR-Verfahren anzuwenden (Punktion – Aspiration – Injektion von 95%igem Alkohol über 15 min – Reaspiration, in Operationsbereitschaft). Die operative Entfernung einer **E.-multilocularis-Larve** gelingt nur ausnahmsweise. Auch bei zunächst radikal erscheinender Operation stellen sich fast immer Rezidive ein.

Chemotherapie Die Benzimidazole Mebendazol und Albendazol sind gegen beide Parasitenarten wirksam, sie führen in der Regel zu einem Wachstumsstillstand, bei Echinococcus granulosus auch zu einem Absterben des Parasitengewebes, was bei Echinococcus multulocularis jedoch nur sehr selten der Fall ist. Die Chemotherapie sollte je nach Lage des Falles peri- und postoperativ durchgeführt werden (bei E. multilocularis mindestens über zwei Jahre, evtl. lebenslang, bei E. granulosus mindestens drei Monate). In jedem Fall ist eine Überwachung durch serologische und bildgebende Verfahren erforderlich.

Verlauf und Prognose Bei der **alveolären Echinokokkose** ist eine Heilung nur bei kurativer Operation solitärer Läsionen zu erreichen. Eine Langzeitchemotherapie kann ein Weiterwachsen der Echinococcus-Larven meist verhindern, manchmal ist ein maligner Verlauf mit infiltrativem Wachstum und Metastasierungen aber nicht aufzuhalten.

Die Prognose der **zystischen Echinokokkose** ist bei adäquater Therapie gut, die Benzimidazole wirken hier in der Regel parasitozid. Rezidive können aber vorkommen.

! Da der Mensch prinzipiell ein wenig geeigneter Zwischenwirt für die Echinococcus-Larven ist, können diese vor allem im Frühstadium auch spontan absterben, so dass völlig symptomlose Verläufe möglich sind.

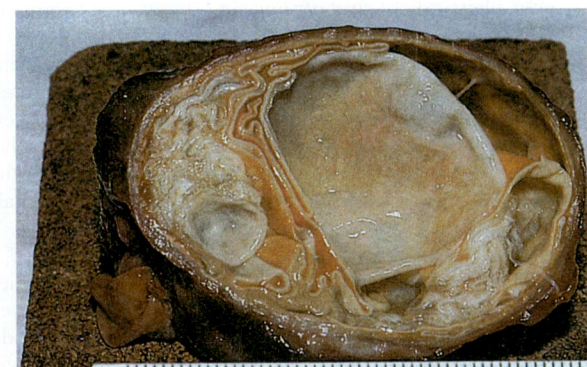

Abb. 11.69 Echinococcus granulosus: aus der Leber entfernte Zyste mit mehrfacher Kammerung und zahlreichen laminierten Membranen. In diesem Fall eine sog. sterile Zyste, d.h., es waren keine Kopfanlagen der Bandwurmlarve ausgebildet. Durchmesser des Präparats 5 cm.

Infektionskrankheiten

Komplikation	Häufigkeit
Spontane Zystenruptur	Selten (ZE)
Budd-Chiari-Syndrom und/oder biliäre Leberzirrhose	Bei langem Verlauf (vor allem einer AE)
Sekundäre Echinokokkose	Iatrogen durch intraoperative Aussaat möglich

Zusammenfassung

- Ursachen: Echinococcus granulosus/E. multilocularis
- Wichtigstes Symptom: uncharakteristische Symptomatik, häufig wie Lebertumor
- Wichtigste diagnostische Maßnahmen: Sonographie, CT, Serologie
- Wichtigste therapeutische Maßnahmen: evtl. Operation, PAIR, Benzimidazole

Nematoden

Synonym: Rundwürmer
Engl. Begriff: Nematodes, Roundworms

Einen Überblick über wichtige Nematodeninfektionen des Menschen gibt Tabelle 11.36.

Darmnematoden

Definition Infektion mit Rundwürmern, die im Darm leben und deren Eier oder Larven mit dem Stuhl ausgeschieden werden.

Epidemiologie Infektionen mit Darmwürmern aus der Gruppe der Nematoden sind in Mitteleuropa selten geworden, allerdings nicht ganz verschwunden. Am häufigsten, vor allem in der pädiatrischen Praxis, ist der Befall mit **Madenwürmern** (Enterobius vermicularis, syn. Oxyuris), manchmal in großer Anzahl. Vom **Spulwurm** (Ascaris lumbricoides, im erwachsenen Zustand bis zu 30 cm lang, etwa bleistiftdick) sind oft nur ein oder wenige Exemplare vorhanden, so dass die Infektion nicht selten erst dann bemerkt wird, wenn der tote Wurm am Ende seines etwa einjährigen Lebens abgeht. Selten sind **Peitschenwurminfektionen** (Trichuris trichiura) geworden. Von Bewohnern tropischer Länder oder von Urlaubern werden gelegentlich **Zwergfadenwurminfektionen** (Strongyloides stercoralis) und **Hakenwurminfektionen** (Ancylostoma duodenale, Necator americanus) mitgebracht (s. Abb. 11.70).

Ätiologie und Pathogenese Der Mensch wird infiziert durch die orale Aufnahme von Eiern (z. B. Enterobius vermicularis, Trichuris trichiura, Ascaris lumbricoides) oder durch Larven, die durch die unverletzte Haut eindringen (z. B. Strongyloides stercoralis, Ancylostoma duodenale, Necator americanus).

Einmal im Körper des Menschen angelangt, erreichen Askaridenlarven (s. Abb. 11.71) und auch andere Nemato-

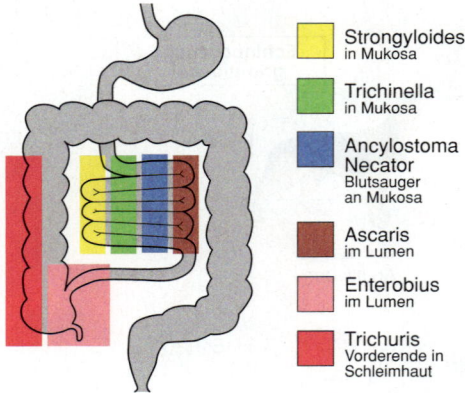
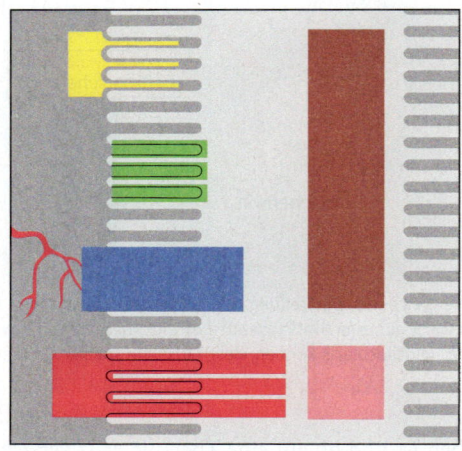

Abb. 11.70 Darmnematoden des Menschen.

den (Hakenwürmer, Strongyloides stercoralis) etwa zehn Tage nach der Infektion hämatogen oder lymphogen die Lunge, treten dort in die Luftwege über und wandern via Bronchien, Trachea, Ösophagus und Magen zu ihrer endgültigen Lokalisation im Darm.

Hakenwürmer und Zwergfadenwürmer können sich an die Mukosa anheften und Ulzera verursachen. Hakenwürmer ernähren sich vom Blut des Wirtes. Eine Besonderheit des Zwergfadenwurmes ist die Möglichkeit einer kontinuierlichen endogenen Autoinfektion. Bei Madenwurmbefall kommt es hingegen durch orale Aufnahme der an der Analhaut abgelegten Eier, die sich nach Kratzen unter den Fingernägeln befinden, sehr häufig zu einer Reinfektion.

Symptome Die Beschwerden bei den Wurminfektionen hängen in der Regel von der Zahl der vorhandenen Parasiten ab. Bei der Lungenwanderung (vor allem bei der Askaridiasis) kann es, verbunden mit mäßig erhöhter Körpertemperatur, zu einem flüchtigen pneumonischen Infiltrat kommen, dem einige Tage später eine Erhöhung der eosinophilen Leukozyten im peripheren Blut folgt (sog. **flüchtiges eosinophiles Lungeninfiltrat nach Löffler**).

11.7 Durch Protozoen und Helminthen verursachte Krankheiten, Tropenkrankheiten

Tab. 11.36 Wichtige Nematodeninfektionen des Menschen.

Wurmart	Lokalisation der erwachs. Parasiten	Größe[1] (Länge)	Morphologische Charakteristika	Symptome	Therapie
Enterobius vermicularis (Oxyuris) Madenwurm Pfriemenschwanz	Zäkum, Appendix, Colon ascendens	Bis 10 mm	Weiße Würmer mit spitz ausgezogenem Schwanzende, meist dem Stuhl aufgelagert	Juckreiz am After	Mebendazol Albendazol
Ascaris lumbricoides Spulwurm	Dünndarm	Bis 300 mm	Großer runder elfenbeinfarbiger Wurm, geht meist tot ab	Fehlen meist (Proteinentzug? Intoxikation?) chirurg. Komplikationen: z.B. Ileus bei Massenbefall (Kinder)	Mebendazol Albendazol
Trichuris trichiura Peitschenwurm	Kolon	Bis 50 mm	Haarfeines Vorderteil in die Schleimhaut eingebettet, dickeres Hinterende (40 % der Gesamtlänge) im Darmlumen	Meist keine Symptome, bei Massenbefall Anämie, Rektumprolaps möglich	Mebendazol Albendazol
Ancylostoma duodenale, Necator americanus Hakenwürmer	Dünndarm	Bis 13 mm	Mundhöhle mit zahnartigem Halteapparat	Blutungsanämie, Schmerzen im Oberbauch	Mebendazol Albendazol
Strongyloides stercoralis Zwergfadenwurm	Dünndarm (auch Dickdarm und Magen bei Massenbefall)	Bis 27 mm		Hämorrhagische Gastroenteritis bei Massenbefall, Hautmaulwurf	Tiabendazol[2] (Mebendazol) (Albendazol)

[1] Die männlichen Würmer sind meist wesentlich kleiner
[2] In der Bundesrepublik nicht mehr im Handel. Besorgung aus dem Ausland (z.B. Portugal) notwendig. Mebendazol ist weniger wirksam bei dieser Infektion

Allgemein gilt, dass Nematodeninfektionen mit wenigen Parasiten symptomlos verlaufen. Bei großer Wurmzahl werden aber gastrointestinale Beschwerden wie Übelkeit, Erbrechen, Durchfall und Koliken beobachtet.

- **Askariden** bilden manchmal Knäuel, die Darmverschlüsse auslösen. Außerdem können sie durch die Papilla Vateri in die Gallenwege eindringen und so zu Stauungsikterus oder Abszessbildungen im Bereich der Leber führen.
- **Hakenwurminfektionen** mit hoher Wurmzahl führen zu einer langsam zunehmenden Blutungsanämie, vor allem bei knapper Eisenzufuhr in der Nahrung, wie sie bei Bewohnern tropischer Gebiete nicht selten vorliegt.
- **Madenwurminfektionen** können zu Juckreiz in der Analgegend führen.
- Bei der **Strongyloidiasis** sind an der Eintrittspforte gelegentlich flüchtige, juckende Hautveränderungen (Larva currens) zu sehen. Beim sog. **Hyperinfektionssyndrom** (z.B. bei Immunsuppression) liegt ein massiver generalisierter Befall vor.

Diagnostik Die Diagnose der Wurminfektionen im Darm wird fast stets durch den mikroskopischen Nachweis der Eier im Stuhl gestellt (s. Abb. 11.72a, b). Bei Strongyloides-Infektionen lassen sich Larven im Stuhl nachweisen.

Da die Wurmeier nicht kontinuierlich ausgeschieden werden, sollten **drei Stuhluntersuchungen** durchgeführt werden, wobei es zweckmäßig ist, zwischen den einzelnen Probeentnahmen ein Intervall von ein bis zwei Tagen einzuhalten. Wichtig ist außerdem, die sog. **Präpatenzzeiten** zu beachten (s. Tab. 11.35): Alle Würmer brauchen eine gewisse Zeit, um sich im Menschen zum geschlechtsreifen, d.h. Eier produzierenden Parasiten zu entwickeln. Vor Ablauf dieser Zeitspanne sind keine Eier nachzuweisen. Die Präpatenzzeit für die oben genannten Wurminfektionen beträgt etwa fünf Wochen, eine Ausnahme ist Ascaris, bei dem mit wenigstens zwei Monaten zu rechnen ist.

Allen Wurminfektionen ist gemeinsam, dass sie häufig mit einer Erhöhung der **Eosinophilenzahl** im peripheren Blut einhergehen. Diese kann besonders hohe Werte erreichen, wenn die Parasiten intensiven Kontakt zum Gewebe haben, wie z.B. bei der Lungenwanderung der Askariden.

Madenwürmer fallen meist als 5–10 mm lange, weißliche Gebilde auf frisch abgesetztem Stuhl auf, der Einachweis erfolgt durch ein **Abklatschpräparat** (Tesafilm auf die Analhaut, anschließend auf einen Objektträger aufkleben und mikroskopieren).

11 Infektionskrankheiten

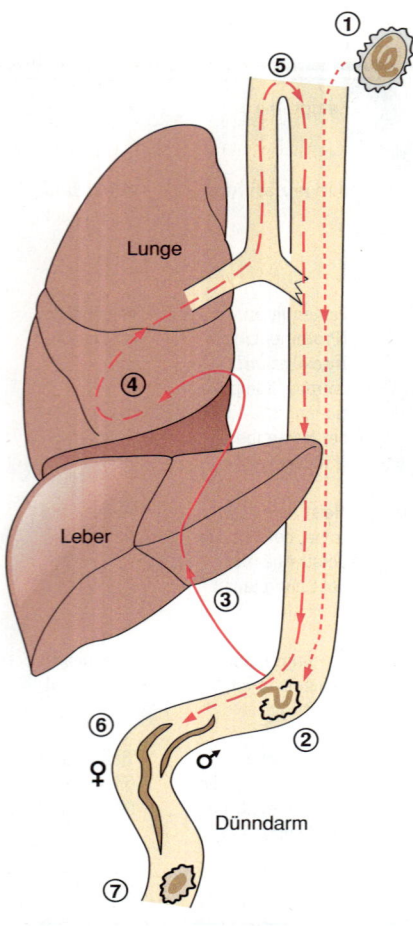

Abb. 11.71 Entwicklungsgang des Spulwurms (Ascaris lumbricoides). 1. Orale Aufnahme embryonierter Eier, ·····> 2. Schlüpfen der Larven (ca. 260 µm lang) im Dünndarm, Penetration in die Schleimhaut, 3. → hämatogene Einschwemmung in die Leber → via Herz zur Lunge (etwa 7.–14. Tag nach Infektion), 4. Verlassen der Alveolarkapillaren (Länge: 1,5 mm), ---> Wanderung im Bronchial- und Tracheallumen Richtung Epiglottis, 5. Überwechseln in den Ösophagus, erneute Magenpassage. Ankunft im Dünndarm und 6. Heranwachsen innerhalb von 60 Tagen. 7. Erste Eiausscheidung 60–65 Tage nach Infektion.

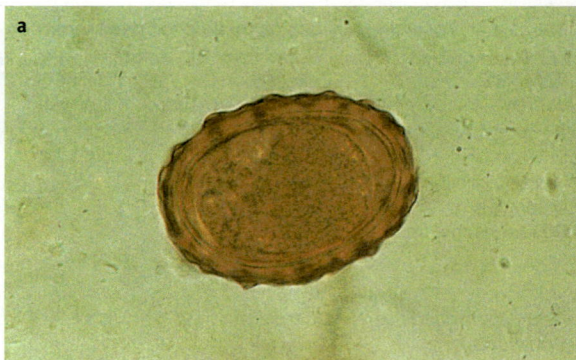

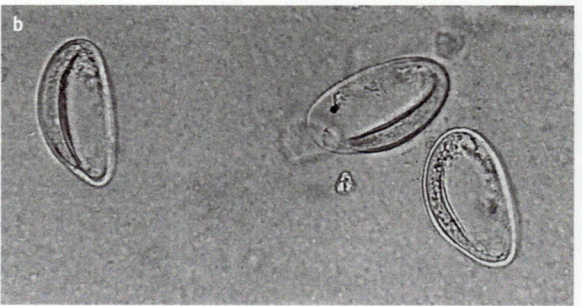

Abb. 11.72

a) Spulwurm, Ascaris lumbricoides, Ei (Maße: 50–75×40–60 µm): Charakteristisch ist die unregelmäßige, recht dicke Außenhülle.

b) Madenwurm, Enterobius vermicularis, Eier (Maße: 50–60×20–30 µm) von einem Tesafilm-Abklatschpräparat: Die Eier sind asymmetrisch und enthalten in der Regel je eine gut erkennbare Larve.

Therapie Für die Behandlung der genannten Nematoden stehen Präparate aus der Gruppe der **Benzimidazole** (Mebendazol) zur Verfügung.

Verlauf und Prognose Bei adäquater Behandlung ist die Prognose aller intestinalen Nematodeninfektionen gut, es sei denn, es kommt bei massivem Befall zu Komplikationen. Bei Immunsupprimierten kann ein Hyperinfektionssyndrom bei Strongyloidiasis letal verlaufen.

Komplikation	Häufigkeit
Askariasis: Ileus, Cholangitis, Pankreatitis, Hepatitis	Bei massivem Befall, vor allem bei mangelernährten Kindern
Hakenwurminfektionen: Anämie	Bei längerem Verlauf, vor allem bei Eisenmangel
Strongyloidiasis: Hyperinfektionssyndrom	Vor allem bei Immunsuppression

Differentialdiagnose	Ausschlussmaßnahmen
Protozoeninfektion	Mikroskopische Stuhluntersuchung
Gastrointestinale Beschwerden anderer Ursache	Atemtests, Gastro-/Koloskopie etc.
Eosinophilie anderer Ursache	Anamnese, Serologie, Knochenmarkpunktion etc.
Larva currens bei Strongyloidiasis; Larva migrans bei Hautbefall mit tierischen Hakenwürmern	Anamnese, zeitlicher Ablauf

Zusammenfassung

- Häufigste Ursachen: in Europa Madenwürmer, in wärmeren Regionen Askariden, Hakenwürmer

11.7 Durch Protozoen und Helminthen verursachte Krankheiten, Tropenkrankheiten

- Wichtigste Symptome: abhängig von der Art der Nematoden Juckreiz am After, unspezifische gastrointestinale Beschwerden, Eosinophilie
- Wichtigste diagnostische Maßnahmen: bei Madenwürmern Einachweis im Abklatschpräparat, bei anderen intestinalen Nematoden Einachweis im Stuhl
- Wichtigste therapeutische Maßnahmen: Mebendazol, Albendazol

Trichinellose

Synonym: Trichinose
Engl. Begriff: Trichinosis

Definition Infektion mit Larven von Trichinella spiralis.

Epidemiologie Dank der weitgehend konsequenten Untersuchung der Schlachtschweine ist die Trichinellose beim Menschen selten geworden. Trotzdem kommen gelegentlich Infektionen zustande, meist in Form kleiner Epidemien durch den Verzehr von rohem oder nicht ausreichend erhitztem Schweinefleisch (Mett) oder Pferdefleisch, in dem sich die Larven des Parasiten als sog. Muskeltrichinen befinden. In Osteuropa und Nordamerika ist auch Bärenfleisch eine Infektionsquelle.

Ätiologie und Pathogenese Im Darmtrakt des Menschen entwickeln sich aus den aufgenommenen Larven innerhalb von zwei bis drei Tagen geschlechtsreife Würmer. Die weiblichen Trichinen bohren sich in die Dünndarmschleimhaut ein und geben für vier bis sechs Wochen Larven ab. Diese zirkulieren wenige Tage im Blut, dringen in quergestreifte Muskelfasern ein und wachsen dort schnell heran. Dabei veranlassen sie die Muskelfaser, eine Kapsel zu bilden. Als spiralig aufgerollte Larve liegen sie dann in die Muskulatur des Menschen eingebettet. Das Wachstum der Larven, das mit einer lebhaften Stoffwechseltätigkeit und offensichtlich starker Antigenproduktion einhergeht, ist mit lokalen und generalisierten Entzündungserscheinungen verbunden.

Symptome Bei schweren Infektionen, d.h. nach der Aufnahme stark larvenhaltigen Fleisches, kann es bereits zur Zeit des Heranwachsens der Darmtrichinen, d.h. am dritten oder vierten Tag, zu schweren gastroenteritischen Erscheinungen kommen. Bei Infektionen mit geringen Larvenzahlen fehlt diese Phase. Die Hauptsymptome einer Trichinellose sind die **Muskelschmerzen** (ab dem zehnten Tag nach der Infektion), verursacht durch die Einwanderung der Larven und die damit verbundene Entzündung, des Weiteren Fieber und Ödeme im Gesicht, vor allem periorbital. Infektionen mit hohen Parasitenzahlen können in drei bis vier Wochen zum Tod führen (Myokarditis, Enzephalitis, Meningitis).

Diagnostik Die Diagnose ist bei sporadisch auftretenden Einzelfällen sehr schwierig, bei Epidemien, wenn sie erkannt sind, dagegen relativ einfach. Die Erreger lassen sich erst in der Phase des Muskelbefalls in Biopsien nachweisen (s. Abb. 11.73). In der Migrationsphase findet man sie manchmal im Blut (Membranfiltration), in der gastroenteritischen Phase sind sie nicht nachweisbar. Im peripheren Blut ist eine Vermehrung der Eosinophilen häufig, ebenso eine Erhöhung von CPK und LDH. Antikörper gegen Trichinellen werden frühestens in der dritten, nicht selten erst in der vierten Woche nach der Infektion gefunden. Dies erschwert eine Diagnose in der frühen Phase zusätzlich.

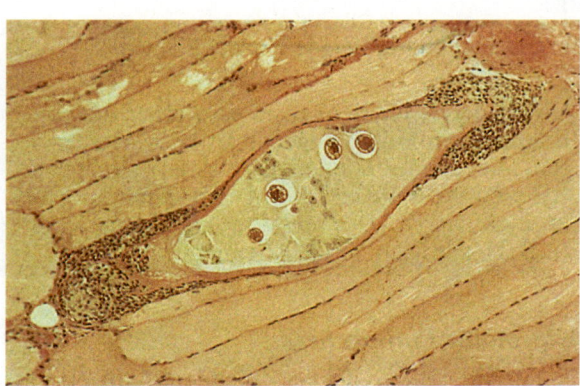

Abb. 11.73 Trichinella spiralis, Muskelbiopsie (HE-Färbung): 70 Tage nach Infektion. In einer umgewandelten, als Kapsel ausgebildeten Muskelfaser vier Anschnitte einer Wurmlarve. An den Polen der Kapsel Reste des entzündlichen Infiltrats.

Differentialdiagnose	Ausschlussmaßnahmen
Polymyositis, Kollagenosen	Autoantikörper, Biopsie
Enzephalitis, Meningitis	Liquordiagnostik
Katayama-Syndrom (Bilharziose)	Anamnese

Therapie Eine befriedigende Behandlung gibt es nicht. Benzimidazolpräparate (z.B. Mebendazol) wirken zwar auf die Darmtrichinellen, die Larven in den Muskelzellen können jedoch beim Menschen durch Chemotherapeutika offensichtlich nur schwer beeinflusst werden. Bei schweren Infektionen und ausgeprägter Symptomatik in der Migrationsphase der Larven sollten zusätzlich Kortikosteroide gegeben werden. In der Regel wird die Diagnose jedoch so spät gestellt, dass eine Chemotherapie nur noch wenig wirksam ist.

Verlauf und Prognose Letale Verläufe sind bei schweren Infektionen mit Komplikationen möglich, im Allgemeinen klingen die Symptome aber nach einem halben Jahr ab. Die im Muskelgewebe enzystierten Larven verursachen in der Regel keine Beschwerden. Es gibt aber Berichte über noch Jahre nach der Infektion anhaltende neuropsychiatrische und auch rheumaähnliche Symptome, die aber ätiologisch schwer zuzuordnen sind.

Komplikationen Schwere Komplikationen treten vorrangig in der Migrationsphase der Larven auf.

Infektionskrankheiten

Komplikation	Häufigkeit
Herzrhythmusstörungen, Perikarderguss, Herzinsuffizienz	Bei schweren Infektionen
Meningitis, Enzephalitis	Bei schweren Infektionen
Seh- und Hörstörungen	Bei schweren Infektionen

Zusammenfassung

- Ursache: orale Aufnahmen von Larven der Trichinella spiralis
- Wichtigste Symptome: Ödeme, Muskelschmerzen
- Wichtigste diagnostische Maßnahme: Serologie
- Wichtigste therapeutische Maßnahme: Benzimidazole plus Kortikoide

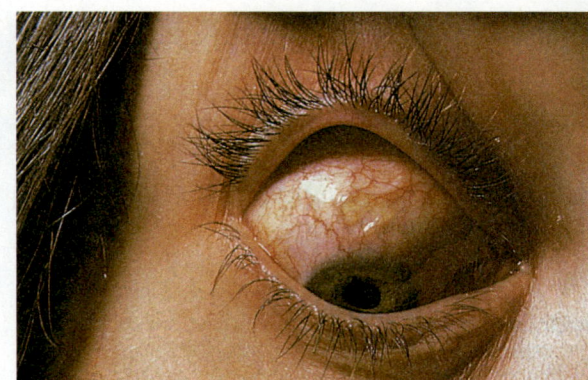

Abb. 11.74 Loa-Loa. Erwachsenes Weibchen bei der Wanderung durch die Konjunktiva des Auges.

Filariosen

Synonym: Filarieninfektionen
Engl. Begriff: Filariases

Definition Erkrankungen durch gewebebewohnende Nematoden, z. B. Wuchereria bancrofti oder Brugia malayi (lymphatische Filariosen), Loa-Loa (Kalabar-Schwellung) und Onchocerca volvulus (Flussblindheit). Adulte Filarien besiedeln das Lymphsystem oder das Bindegewebe des Menschen, ihre infektiösen Stadien werden durch Insekten übertragen.

Epidemiologie Die lymphatischen Filariosen kommen in Afrika, Südostasien und wenigen Regionen Südamerikas vor, die Loiasis in Zentralafrika und den östlichen Teilen Westafrikas und die Onchozerkose in einigen Regionen Afrikas, Mittel- und Südamerikas.

Pathogenese und Symptome Der Mensch ist Endwirt, d. h., er beherbergt die geschlechtsreifen Würmer. Infiziert wird der Mensch durch den Stich der Überträgerinsekten, in diesen Insekten hat sich das dritte Larvenstadium des Parasiten, die sog. **metazyklische Larve,** entwickelt.

Lymphatische Filariosen Die 5–11 cm langen Adultwürmer sitzen im Bereich der Lymphgefäße. Sie führen dort zu Entzündungen, denen Lymphstau, Lymphödem und später eine manchmal monströse Vermehrung des subkutanen Bindegewebes folgen können. So entsteht das Bild der **Elephantiasis,** von der meist die Extremitäten, das Skrotum und die Mammae betroffen sind. Es muss jedoch betont werden, dass viele dieser Filarieninfektionen ohne solche Folgen ablaufen.

Loiasis Die 5–7 cm langen erwachsenen Würmer wandern im subkutanen Bindegewebe umher. Wahrscheinlich durch die von ihnen abgegebenen Stoffwechselprodukte kommt es zu flüchtigen Schwellungen des Unterhautgewebes (**Kalabar-Schwellungen**). Die wandernden Würmer sind manchmal unter der Haut sichtbar, vor allem im Bereich der Stirn und der Nasenwurzel. Gelegentlich wandert ein Wurm auch durch die Bindehaut (s. Abb. 11.74), ohne das Augeninnere zu penetrieren. Die Erkrankung ist verhältnismäßig harmlos, es sei denn, wandernde Würmer verursachen im Bereich der Epiglottis Schwellungen mit der Gefahr der Erstickung.

Onchozerkose oder Flussblindheit Die erwachsenen Onchocerca-Weibchen, die bis 50 cm lang werden können, liegen meist aufgeknäuelt in bindegewebigen Knoten der Subkutis. Sie setzen **Mikrofilarien** (Länge: 250–330 µm) frei, die in die oberen Hautschichten einwandern und dort zu Dermatitis, Verhornungsstörungen und quälendem Juckreiz führen. Mikrofilarien dringen auch in das Auge ein, vor allem wenn die Adultwürmer am Kopf oder kopfnah lokalisiert sind. Sie verursachen eine Keratitis und Iridozyklitis, die bei schleichender, jahrelanger Entwicklung schließlich zur Erblindung führen.

Nach neueren Erkenntnissen sind in erster Linie die in den Mikrofilarien lebenden Bakterien der Gattung Wolbachia für die ausgeprägte Immunreaktion verantwortlich.

Diagnostik Die Diagnose einer Filarieninfektion wird im Allgemeinen durch den **Nachweis der Mikrofilarien** gestellt. Diese finden sich im Blut (Ausnahme: Onchozerkose), und zwar bei Wuchereria und Brugia fast ausschließlich nachts, bei Loa-Loa (s. Abb. 11.75) dagegen tagsüber um die Mittagszeit. Mit Hilfe von Konzentrations- und Filtrationsmethoden kann die Empfindlichkeit des Mikrofilariennachweises im Blut verbessert werden. Für den Nachweis von Onchocerca volvulus müssen kleine Hautbiopsien entnommen und auf Mikrofilarien untersucht werden.

Antikörperbestimmungen können Hinweise auf das Vorhandensein einer Filarieninfektion geben, eine Speziesdifferenzierung ist jedoch nicht möglich. Fast immer sind die Filarieninfektionen, vor allem zu Beginn, von ausgeprägten Erhöhungen der Eosinophilenzahl im peripheren Blut begleitet.

11.7 Durch Protozoen und Helminthen verursachte Krankheiten, Tropenkrankheiten

Differentialdiagnose	Ausschlussmaßnahmen
Lymphödem: Hernie, Tumor, Bestrahlungsfolge	Anamnese, Tumorsuche
Onchodermatitis: Ekzem, Krätze, Lepra	Erregersuche
Kalabar-Schwellung: Allergische Reaktion	Anamnese, Allergensuche

Therapie In der Chemotherapie spielen **Ivermectin** und **Diäthylcarbamazin (DEC)** eine besondere Rolle. Beide Medikamente wirken allerdings hauptsächlich auf die Mikrofilarien. Die Adultwürmer von W. bancrofti, B. spp. und Loa-Loa werden durch DEC z. T. beeinflusst, die von O. volvulus nicht. Ivermectin wirkt nicht auf Adultwürmer der lymphatischen Filariosen und wohl kaum auf Adulte von Loa-Loa, beeinträchtigt aber wahrscheinlich die Reproduktionsfähigkeit von O. volvulus. In einigen Endemiegebieten wird im Rahmen von Onchozerkoseprogrammen regelmäßig (alle sechs bis zwölf Monate) Ivermectin gegeben, um die Übertragung der Parasiten und damit die Flussblindheit zu verhindern.

Ein neuerer Therapieansatz ist die zusätzliche Gabe von Doxycyclin gegen die endosymbiontischen Bakterien der Gattung Wolbachia.

Verlauf und Prognose
- **Lymphatische Filariose:** Bestehende Lymphödeme sind nur durch physikalische und chirurgische Maßnahmen, durch die Chemotherapie nicht mehr zu beeinflussen. Die Prognose ist gut, kann aber bei manifester Elephantiasis durch Sekundärinfektionen verschlechtert werden.
- **Onchozerkose:** Vor der recht erfolgreichen Bekämpfung war sie in den Endemiegebieten eine der häufigsten Ursachen für Blindheit. Beim Tropenrückkehrer ist die Infektion selten. Die Prognose ist bei adäquater Therapie gut.
- **Loiasis:** Sofern keine Komplikationen auftreten, ist die Prognose auch ohne Behandlung gut.

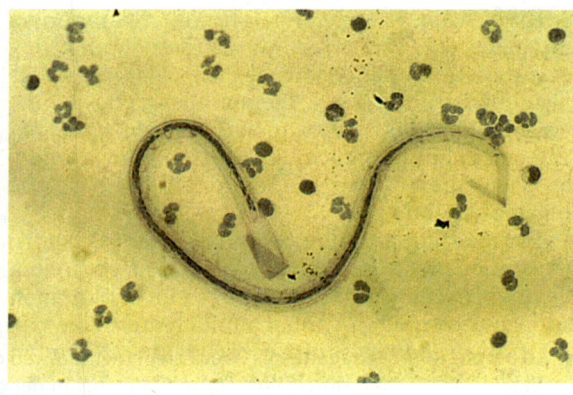

Abb. 11.75 Mikrofilarie von Loa-Loa. Dicker Tropfen, Hämatoxylin-Färbung nach Hämolyse. Die Färbung lässt neben den Zellkernen der Mikrofilarie (Länge: etwa 270 µm) die sog. Scheide, d.h. die Eihaut der Mikrofilarie, erkennen. Diese ist nach Giemsa-Färbung bei Loa-Loa-Mikrofilarien meist nicht zu sehen. In der Umgebung Kerne von Leukozyten.

Komplikation	Häufigkeit
Lymphatische Filariose	
Funikulitis	Bei längerem Verlauf
Hydrozele	Bei längerem Verlauf
Elephantiasis	Bei längerem Verlauf
Chylurie	Bei längerem Verlauf
Onchozerkose	
Iritis, Keratitis, Chorioretinitis, Erblindung	Bei längerem Verlauf
Loiasis	
ZNS-Befall	Sehr selten
Epiglottisbefall	Sehr selten

Zusammenfassung

- Ursachen: durch Insekten übertragene Filarien
- Wichtigste Symptome: Eosinophilie, Erblindung (O. volvulus), Lymphödeme (W. bancrofti)
- Wichtigste diagnostische Maßnahmen: Anamnese, Mikrofilariennachweis, Serologie
- Wichtigste therapeutische Maßnahmen: Ivermectin, DEC, bei O. volvulus zusätzlich Doxycyclin

---

Zur weiteren Information

Internet-Links
www.cdc.gov
www.who.int
www.dgparasitologie.de
www.dtg.mwn.de

IMPP-Statistik
Amöbenruhr ♦ Malaria ♦ **Lambliasis** ♦ **Leishmaniose** ♦ **Kalar Azar** ♦ **Chagas** ♦ **Toxoplasmose** ♦ **Bandwurminfektion** ♦ **Echinokokkose** ♦ **Darmnematoden** ♦ **Ascaris lumbricoides**

11 Infektionskrankheiten

11.8 Erkrankungen durch Ektoparasiten

B. SALZBERGER, G. FÄTKENHEUER, V. DIEHL

Ektoparasiten sind Erreger, die auf der Haut oder in den oberen Hautschichten vorkommen und nicht invasiv werden. Die medizinisch wichtigsten Ektoparasiten sind Läuse, Milben, Wanzen, Zecken und Fliegen, deren Larven in nekrotischen Hautarealen nisten können. Genau genommen gehören in die Klasse der Ektoparasiten auch sämtliche Insekten, die Blut saugen. Sie sind weniger selbst Pathogene als vielmehr Vektoren für eine große Anzahl von Infektionskrankheiten, z.B. Gelbfieber, Malaria, Pest, Leishmaniose, Borreliose.

Komplikation	Häufigkeit
Superinfektion der aufgekratzten Effloreszenzen	Selten, bei längerem Verlauf
Durch Ektoparasiten verbreitete Erkrankungen: ■ Fleckfieber (verursacht durch Rickettsia prowazeki, s. Kap. 11.9.26) ■ Rückfallfieber (verursacht durch Borrelia recurrentis, s. Kap. 11.9.21) ■ Schützengrabenfieber (verursacht durch Bartonella quintana, s. Kap. 11.9.27)	Sehr selten

Läuse

Synonym: Kopfläuse, Filzläuse
Engl. Begriff: Lice, Pediculosis

Definition Die medizinisch wichtigen Läuse sind
- Pediculus humanus var. corporis: Körperlaus,
- Pediculus humanus var. capitis: Kopflaus,
- Phthirus pubis: Filzlaus.

Epidemiologie Läuse sind weltweit verbreitet. Epidemien mit diesen Erregern treten vor allem während Kriegszeiten auf. Übertragungen erfolgen von Mensch zu Mensch.

Ätiologie und Pathogenese Läuse werden durch direkten Kontakt übertragen, Kopfläuse auch durch gemeinsame Nutzung von Kopfbedeckung oder Kämmen, Körperläuse über die Kleidung und Filzläuse über sexuellen Kontakt. Läuse beißen durch die Haut, saugen Blut und legen bei der Nahrungsaufnahme Fäkalien ab. Die juckenden Papeln sind eine Immunreaktion auf den Insektenspeichel.

Symptome Das Hauptsymptom **Juckreiz** wird durch das Blutsaugen der Parasiten hervorgerufen und kann zu massiven Sekundäreffloreszenzen führen. Klinisch sichtbar sind bei Kopf- und Filzläusen vor allem die Nissen an den Haaren, seltener die Parasiten selbst. Die Effloreszenzen sind stammbetonte gerötete Maculae und Papeln.

Diagnostik Die Diagnose wird gestellt durch den Erregernachweis mit einer Lupe. Körperläuse sind in der Kleidung zu finden. Bei Kopf- und Filzläusen ist der Nachweis der Nissen (Läuseeier), die fest an den jeweiligen Haaren haften, oft viel leichter als der Nachweis der Läuse.

Therapie **Körperläuse** werden abgetötet, wenn man die Kleidung mit Hitze oder 1%igem Malathion-Puder behandelt, bei **Kopf- und Filzlausbefall** erfolgt eine lokale Therapie mit 1%iger Lindan-Lösung, Permethrin-Lösung oder -Creme). Bei Kopf-, vor allem aber bei Filzläusen müssen Kontaktpersonen untersucht und ggf. behandelt werden.

Verlauf und Prognose Die Therapie führt zur raschen Abtötung, ggf. ist eine kurzfristige Wiederholung nötig.

Zusammenfassung

- Häufigste Ursache: Übertragung der Läuse durch direkten Kontakt
- Wichtigstes Symptom: Juckreiz
- Wichtigste diagnostische Maßnahme: Erregernachweis mit der Lupe respektive Nachweis der Nissen im Haar
- Wichtigste therapeutische Maßnahmen: Lindan, Permethrin

Skabies

Synonym: Krätze
Engl. Begriff: Scabies

Definition Der Befall mit Milben der Spezies **Sarcoptes scabiei** wird auch Krätze genannt.

Epidemiologie Die Erreger kommen weltweit vor, treten vor allem in Gebieten oder Zeiten von sozialen Unruhen auf und werden bei engem Kontakt von Mensch zu Mensch übertragen.

Ätiologie und Pathogenese Der Erreger wird durch direkten Kontakt und durch Kontakt mit Wäsche, in der die Milben einige Tage überleben können, übertragen. Die weiblichen Milben graben Gänge in das Stratum corneum der Haut und legen dort ihre Eier ab.

Symptome Beim Infizierten treten Symptome in der Regel nach vier bis sechs Wochen auf: Der initiale, vor allem nächtliche **Juckreiz** wird durch Wärme verstärkt. In der Haut, vor allem interdigital, im Bereich der Beugeseiten der Handgelenke und Ellenbogen und genital sind die typischen Gänge zu beobachten. Sekundär entstehen **Kratzeffloreszenzen**.

Eine Sonderform der Skabies ist die **Scabies norvegica**, die bei immunsupprimierten Patienten, vor allem bei HIV-Infizierten, beobachtet wird. Die Haut ist massiv von Milben befallen, kann sich erythrodermieähnlich verändern, und es bilden sich ausgeprägte Krusten. Diese Form der Skabies ist vor allem durch nosokomiale Epidemien mit häufiger Ansteckung von Pflegepersonal bekannt geworden.

Diagnostik Die Diagnose kann durch die mikroskopische Untersuchung einer Hautschuppe (mit dem Skalpell abgeschabt) in Mineralöl gesichert werden.

Therapie Behandelt wird die Skabies durch lokale Applikation einer Lindan-Lösung, die Scabies norvegica wird zusätzlich systemisch mit Ivermectin therapiert.

Verlauf und Prognose Die Therapie führt zu einer raschen und sicheren Ausheilung.

Komplikation	Häufigkeit
Bakterielle Superinfektion	Selten
Sepsis	Sehr selten

Zusammenfassung

- Häufigste Ursache: Infektion mit den Milben durch engen Kontakt
- Wichtigstes Symptom: Juckreiz interdigital und in den Beugen, vor allem nachts
- Wichtigste diagnostische Maßnahme: Erregernachweis durch mikroskopische Untersuchung einer Hautschuppe
- Wichtigste therapeutische Maßnahme: Lindan-Lösung lokal

Myiasis

Engl. Begriff: Myiasis

Definition Myiasis ist eine Erkrankung durch die Entwicklung von Fliegenlarven in der Haut. Dieses Syndrom kann durch viele Fliegenarten hervorgerufen werden.

Epidemiologie Die verursachenden Fliegen kommen weltweit vor, allerdings tritt die Myiasis vor allem in den Tropen auf.

Ätiologie und Pathogenese Fliegen können Eier in Hautläsionen oder auf der Haut deponieren. Die Fliegenlarven können bei der Entwicklung auch unverletzte Haut durchdringen und sich dort weiterentwickeln. Vor allem in nekrotischem Gewebe kann der Larvenbefall massiv sein.

Symptome Als klinische Manifestationen kommen furunkelähnliche Hautbeulen, Infektionen der Konjunktiven – beide nahezu ausschließlich als tropische Infektionen – und diffuse Infektionen im Bereich von Hautwunden oder -nekrosen vor.

Diagnostik Die Larven sind mit bloßem Auge oder mittels Lupe zu diagnostizieren.

Therapie Lokales Débridement ist die Therapie der Wahl, Furunkel können auch durch luftdichte Abdeckung z. B. mit Petroleum-Gel behandelt werden.
Die Therapie führt zur raschen Abheilung.

Erkrankungen durch Wanzen, Milben und Zecken

Wanzen, Milben und Zecken verursachen kaum eigenständige Erkrankungen. Sie sind als Blut saugende Parasiten vor allem **Vektoren** für Infektionskrankheiten (z. B. Rickettsiosen, s. Kap. 11.9.26). Hausstaubmilben sind vor allem als **Allergene** bedeutsam.

Zeckenbisse einiger Spezies in den USA und Australien können bei längerer Anhaftung (fünf bis sieben Tage) durch ein Neurotoxin eine aufsteigende rasche Lähmung auslösen. Die Therapie der Wahl ist Entfernung der Zecke.

Durch Zeckenbisse werden auch die FSME (s. Kap. 11.4.14) und Borrelien (s. Kap. 11.9.22) übertragen.

Zur weiteren Information

Literatur
Braun-Falco, O., G. Plewig, H. H. Wolff: Dermatologie und Venerologie. Springer, Berlin – Heidelberg 1996.

Internet-Links
www.cdc.gov/ncidod/dpd
www.headlice.org
www.cdfound.to.it/

Keywords
Ektoparasiten ◆ Kopfläuse ◆ Krätze ◆ Skabies

11.9 Erkrankungen durch Bakterien

G. Peters, G. Pulverer

11.9.1 Erkrankungen durch Staphylokokken

Engl. Begriff: Staphylococcal Diseases

Staphylococcus aureus kann
- lokale oberflächliche Infektionen,
- invasive Infektionen mit septischem Bild sowie
- toxinvermittelte Erkrankungen

verursachen. Die Diagnosesicherung erfolgt durch den kulturellen Erregernachweis. Beim „Toxic Shock Syndrome" sind der Nachweis der Toxinbildungsfähigkeit des isolierten Stammes und der Nachweis von Antikörpern gegen das Toxin von Bedeutung. Bei abszedierenden Prozessen ist häufig eine kombinierte chirurgische und chemotherapeutische Intervention erforderlich. Bei der kalkulierten Chemotherapie von S.-aureus-Infektionen ist der hohe Anteil von Penicillinase bildenden Stämmen zu beachten.

Bei den **koagulasenegativen Staphylokokken** ist die Novobiocin-resistente Spezies S. saprophyticus ein möglicher Erreger urogenitaler Infektionen, vor allem bei geschlechtsaktiven jüngeren Menschen. Die Novobiocin-empfindlichen koagulasenegativen Staphylokokkenspezies, insbesondere S. epidermidis, sind bedeutende opportunistische Infektionserreger:
- Rechtsherzendokarditis bei parenteral Drogenabhängigen,
- Septikämie bei unreifen Frühgeborenen und onkohämatologischen Patienten in der Aplasie,
- bei polymerassoziierten Infektionen (Fremdkörperinfektionen).

Definition Die Gattung Staphylococcus umfasst grampositive, katalasepositive, aerob und fakultativ anaerob wachsende Kokken. Die humanmedizinisch wichtigste Spezies S. aureus unterscheidet sich durch ihre Fähigkeit zur Koagulasebildung von den koagulasenegativen Spezies wie S. epidermidis, S. haemolyticus. „Stomatokokken" und „Mikrokokken" wurden früher mit den Staphylokokken in einer Familie zusammengefasst. Sie werden heute taxonomisch völlig anders eingeordnet, aus klinisch-praktischen Gründen jedoch hier mit besprochen.

Staphylococcus aureus

Epidemiologie S. aureus ist als Kommensale der physiologischen Körperflora von Mensch und Tier anzusehen. Dabei gibt es deutliche Standortvarietäten. Man findet ihn beim Menschen auf der Schleimhaut des Rachens, der Ausführungsgänge der Brustdrüse und auch im Darm. Auf der Hautoberfläche kommt S. aureus vor allem im Bereich des **Nasenvorhofs,** der Perinealregion und der Achselhöhlen vor. Infektionen mit S. aureus können sowohl endogen aus der eigenen Flora als auch exogen durch Schmutz-Schmierinfektionen erfolgen.

Die Keimträgerrate von S. aureus ist insbesondere bei Langzeitpatienten und bei medizinischem Personal in Krankenhäusern hoch. Bestimmte S.-aureus-Stämme haben eine besonders ausgeprägte Epidemietendenz. Innerhalb eines Krankenhauses können Ausbrüche durch einen Stamm mit besonderen Eigenschaften auftreten. Bei solchen nosokomialen Infektionen ist die Ansteckungsquelle zunächst immer bei menschlichen Trägern (Patienten, Personal) zu suchen. Ein erhebliches Problem ist die auch in Deutschland zunehmende Verbreitung von Stämmen, die gegen Isoxazolylpenicillin (z. B. Methicillin) resistent sind (methicillinresistente S. aureus, MRSA, s. u.).

Pathogenese Bei **invasiven** S.-aureus-Prozessen kommt es nach der Infektion und der In-situ-Vermehrung durch die Gesamtaktivität der Virulenzfaktoren (Zellhüllbestandteile, extrazelluläre Produkte) zur fortschreitenden Schädigung des Gewebes. Die Schwere der letztlich resultierenden Erkrankung wird festgelegt durch:
- den Infektionsort,
- die Virulenz des Infektionsstammes,
- die Abwehrlage des Patienten.

Ausgehend von lokal invasiven Infektionsprozessen kann es zur septischen Streuung und damit zur Sepsis kommen. Bei den **toxinvermittelten** Erkrankungen kommt dagegen einem bestimmten Toxin die entscheidende pathogenetische Bedeutung zu. Dabei kann der eigentliche Infektionsherd, in dem die Toxinproduktion stattfindet, klinisch sogar inapparent bleiben. Im Fall der enterotoxinbedingten Gastroenteritis findet die Toxinproduktion sogar meist außerhalb des Patienten statt, das Toxin wird dann über Lebensmittel aufgenommen.

Invasive Erkrankungen Man unterscheidet lokale, oberflächliche von tiefen, systemischen Prozessen. Eine typische lokal-oberflächliche S.-aureus-Entzündung ist der **Furunkel,** ein von Talgdrüsen oder Haarbälgen der Haut ausgehender Miniabszess. Einen Zusammenfluss mehrerer Furunkel bezeichnet man als **Karbunkel.** Die generalisierte **Pyodermie** (Impetigo contagiosa), die meist im Säuglings- oder Kleinkindalter bei unzureichenden hygienischen Verhältnissen auftritt, ist überwiegend eine Folgeinfektion nach primärer Streptococcus-pyogenes-Infektion. S. aureus ist zudem einer der häufigsten Erreger von Wundinfektionen.

Die **eitrige Parotitis,** häufig beidseitig, ist fast pathognomonisch mit S. aureus als Erreger verbunden. Die **Mastitis puerperalis** sowie die **primäre hämatogene Osteomyelitis,** vor allem im Kindesalter, sind überwiegend durch S. aureus hervorgerufene, z. T. schwer verlaufende Allgemeinerkrankungen (s. Abb. 11.76a, b). Aber auch bei der sekundären – postoperativen, posttraumatischen – Osteomyelitis dominiert S. aureus als Erreger.

Eine gefürchtete invasive S.-aureus-Erkrankung ist die **Pneumonie,** die meist sekundär nach Viruspneumonien (Influenza!) auftritt. Auch bei der Aspirationspneumonie ist S. aureus ein bedeutender Erreger. S.-aureus-Pneumonien neigen zur Abszedierung und haben auch heute noch eine relativ hohe Letalität. Abszesse durch S. aureus können in Weichteilen, aber auch in Organen auftreten sowie als Empyeme in Körperhöhlen und Gelenken.

Sämtliche oberflächlichen bzw. tiefen Prozesse können zur Einschwemmung der Erreger in die Blutbahn und damit zur **Endokarditis** oder dem Vollbild der **Sepsis** führen. Die akute, überwiegend ulzeröse S.-aureus-Endokarditis verläuft z. T. foudroyant mit der Gefahr der rasch progredienten Klappenzerstörung. Sekundäre Organmetastasierungen, z. B. in Milz, Lunge, Niere und ZNS (Herdenzephalitis!), sind möglich. Jede S.-aureus-Sepsis kann zum irreversiblen Schock führen. Dabei spielen Zellwandbestandteile (Peptidoglykan), Zellwandtoxine und Enterotoxine bzw. TSST-1 (s. u.) als **„Superantigene"** durch ihre Fähigkeit zur direkten T-Zell-Stimulation eine entscheidende pathogenetische Rolle. So bindet Peptidoglykan – ähnlich wie Endotoxin aus gramnegativen Bakterien – an den CD14-Rezeptor und Toll-like-Rezeptoren; TSST-1 und die Enterotoxine führen als Superantigene durch direkte T-Zell-Stimulation zur exzessiven Produktion proinflammatorischer Zytokine und anderer biologisch aktiver Mediatoren.

Eine „moderne" Infektionsform sind S.-aureus-Infektionen von **implantierten Fremdkörpern.** Typischerweise betreffen sie Gefäßprothesen und Hämodialyse-Shunts.

Toxinvermittelte Erkrankungen

Staphylococcal Scalded Skin Syndrome Verantwortlich für das Staphylococcal Scalded Skin Syndrome (**SSSS**) sind **Exfoliativtoxin A** bzw. **Exfoliativtoxin B.** Durch die Wirkung des dermatotropen Toxins kommt es zur intraepidermalen Spaltbildung. Die generalisierte Form dieses Krankheitsbildes tritt vorwiegend bei Säuglingen (Morbus Ritter von Rittershain) und Kleinkindern auf.

Die Krankheit ist durch den abrupten Beginn mit einem generalisierten Erythem und Fieber charakterisiert (**erythematöses Stadium**). Schon nach wenigen Stunden kommt es zur großflächigen Epidermolyse mit Blasenbildung (**epidermolytisches Stadium**), hierbei ist das Nikolski-Zeichen in allen Hautbereichen positiv. Nach vollständiger Ablösung der oberen Epidermisschichten verkrusten die befallenen Hautareale zusehends, es erscheinen die neu gebildeten oberen Epidermisanteile (**regeneratives Stadium**).

Die Erkrankung verläuft überwiegend gutartig; wenn Komplikationen auftreten, sind sie bedingt durch Flüssigkeits- und Elektrolytverlust mit folgendem Volumenmangel. Das bei abwehrgeschwächten Patienten auftretende generalisierte SSSS hat eine Letalität von etwa 50 %. Bei nur lokal begrenzter Toxinproduktion und/oder Verhinderung der Toxingeneralisation durch schon vorhandene spezifische Antikörper kommt es zur lokalisierten Verlaufsform des SSSS: **bullöse Impetigo, Pemphigus neonatorum.**

Toxic Shock Syndrome Das Toxic Shock Syndrome (**TSS**) ist eine erstmals 1978 als eigenständige Krankheitsentität beschriebene S.-aureus-Erkrankung. Da die menstruelle Vagina ein optimales Milieu für die Produktion von Toxic Shock Syndrome Toxin 1 (**TSST-1**) bietet, tritt TSS bevorzugt bei jüngeren Frauen ohne protektiven Antikörpertiter im Zusammenhang mit der Menstruation auf. Das menstruelle TSS ist mit ca. 90 % wesentlich häufiger als das nichtmenstruelle TSS. Verantwortlich ist das von etwa 25–30 % aller aus klinischem Material stammenden S.-aureus-Stämme produzierte Toxin TSST-1. Aber auch Enterotoxine (s. u.), vor allem Enterotoxin B, können ein TSS verursachen. Die Toxinwirkung führt letztlich zu einem protrahierten Schockzustand mit Gewebehypoxie.

Das Vollbild des TSS ist charakterisiert durch die obligaten **Leitsymptome** Fieber, Hypotonie und Exanthem in der Akut- sowie Desquamation in der Rekonvaleszenzphase.

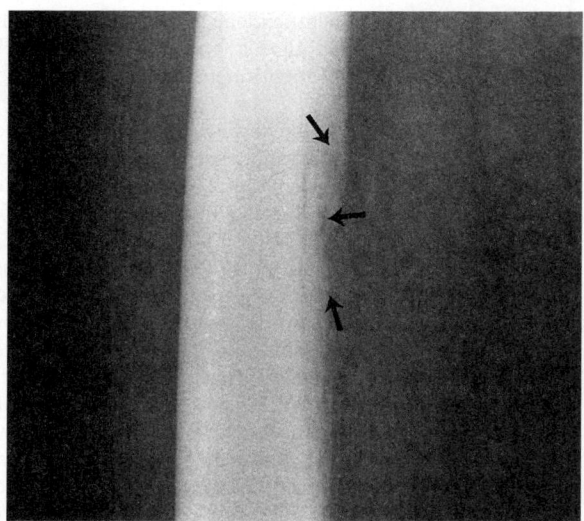

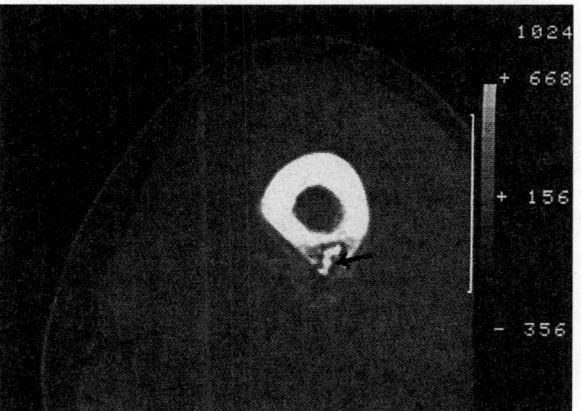

Abb. 11.76 Osteomyelitis.
a) Röntgenbild, Periost: Die Pfeile zeigen die Zerstörung von Kortikalis und Periost.
b) Computertomogramm: Der Pfeil zeigt den Sequester.

Das feinfleckige skarlatiniforme Exanthem kann sich bis hin zur Erythrodermie ausweiten und tritt bevorzugt an Stamm, Schultergürtel und Extremitäten auf. In der Rekonvaleszenzphase ist eine groblamelläre Schuppung vor allem an den Palmar- bzw. Plantarflächen von Händen und Füßen ausgeprägt. Des Weiteren obligat ist die Beeinträchtigung mindestens zweier weiterer Organsysteme. Dadurch entsteht ein symptomreiches klinisches Bild bis hin zum Multiorganversagen. Die Letalität des menstruellen TSS liegt bei 5–8 %, die des nichtmenstruellen TSS bei bis zu 15 %. Häufige **Spätfolgen** sind die chronische Niereninsuffizienz, die Extremitätengangrän, das Karpaltunnelsyndrom und Verhaltensstörungen.

Die klinische **Diagnose** des Vollbildes ist relativ einfach, die von milden Verlaufsformen (Prä-TSS) nur sehr schwer möglich. Die klinisch-chemischen Parameter sind sehr unspezifisch. Hinweisend kann eine Hypokalzämie (ionisiertes Kalzium) bei gleichzeitiger Hyperkalzitoninämie sein. Spezifische Antikörper spielen offenbar eine bedeutende Rolle in der Protektion gegen das TSS. Die Anzahl von Individuen mit ausreichend hohem TSST-1-Antikörpertiter steigt mit zunehmendem Alter in der Normalbevölkerung exponentiell an. Das menstruelle TSS betrifft nahezu ausschließlich Patientinnen ohne bzw. mit zu niedrigem Antikörpertiter.

Der sog. **Staphylokokkenscharlach** wird heute nicht mehr als eigenständige Krankheitsentität angesehen, sondern als milde Verlaufsform des SSSS (ohne Schleimhautbeteiligung) oder des TSS (mit Schleimhautbeteiligung).

Staphylococcus-aureus-Enterotoxikose Bei der S.-aureus-bedingten **Lebensmittelvergiftung** handelt es sich meist um eine hochakute Enterotoxikose, da überwiegend präformiertes Enterotoxin in verdorbenen Lebensmitteln (Milch-, Eiprodukte, Fleisch) aufgenommen wird. Lediglich bei Säuglingen wird auch die Möglichkeit der In-situ-Produktion angenommen. Am wichtigsten und häufigsten sind die **Enterotoxine A, B und C**. Wenige Stunden nach der Toxinaufnahme kommt es in Abhängigkeit von der aufgenommenen Dosis zu massivem Erbrechen, Fieber, starkem allgemeinen Krankheitsgefühl und in Einzelfällen zur Diarrhö. Bei Säuglingen und Kleinkindern sowie bei älteren Patienten kann es, bedingt durch den Elektrolyt- und Wasserverlust, zur Kreislaufdysregulation kommen. Normalerweise klingt die Symptomatik nach 24–48 h ohne Spätfolgen ab.

Diagnostik und Differentialdiagnose Die klinische Diagnose der oberflächlichen invasiven S.-aureus-Erkrankungen lässt sich schon durch die eingehende körperliche Inspektion bzw. Untersuchung stellen. Tiefe invasive S.-aureus-Prozesse zeigen entsprechende organtypische klinische Befunde, die durch moderne bildgebende Verfahren und allgemeine klinisch-chemische Laborparameter (BSG-Erhöhung, Leukozytose mit Linksverschiebung etc.) erhärtet werden. Entscheidend ist die mikrobiologische Absicherung der **Diagnose** durch den **Erregernachweis** aus Blutkulturen, Abszess- bzw. Empyempunktaten, intraoperativ gewonnenem Material oder Wundabstrichen. **Differentialdiagnostisch** kommen alle Erreger in Betracht, die unspezifische pyogene bzw. nosokomiale Infektionen verursachen können (z. B. S. pyogenes, Enterobacteriaceae).

Zur Diagnosesicherung von toxinvermittelten S.-aureus-Erkrankungen ist nicht nur der Erregernachweis selbst, sondern auch der Nachweis der **Toxinbildungsfähigkeit** entscheidend. Eine sichere und schnelle Methode ist hier der Toxingen-Nachweis durch PCR. Zusätzlich kommen hier Antikörperuntersuchungen zur Anwendung. Speziell bei der S.-aureus-Enterotoxikose kann der Nachweis von Enterotoxinen im „angeschuldigten" Lebensmittel versucht werden. Die wichtigste Differentialdiagnose zum **SSSS** ist das **Lyell-Syndrom,** die schwerste Form des Arzneimittelexanthems. Hier kommt es jedoch zur subepidermalen Spaltbildung (Hautbiopsie!). Bei abwehrgeschwächten Patienten muss ein generalisierter Zoster ausgeschlossen werden. Beim **TSS** müssen alle hochakuten klinischen Syndrome mit Fieber, hypotoner Kreislaufdysregulation, Exanthem und Multiorganbeteiligung in die Differentialdiagnose einbezogen werden: Meningokokkensepsis, Scharlach und Puerperalsepsis (S. pyogenes), Leptospirose, Rickettsiosen, fulminante virale Erkrankungen und das Kawasaki-Syndrom.

Therapie und Prophylaxe

Invasive S.-aureus-Infektionen Bei vielen invasiven, vor allem abszedierenden S.-aureus-Infektionen sind **chirurgische Interventionen** indiziert, wie die Eröffnung, Drainage und Ausräumung von Empyemen und Abszessen, die Entfernung von Sequestern und Fremdkörpern. In der **Chemotherapie** sind Benzylpenicilline Mittel der Wahl gegen nicht Penicillinase bildende S.-aureus-Stämme und Isoxazolylpenicilline und Cephalosporine der zweiten Generation gegen Penicillinasebildner, bei schweren Infektionen jeweils kombiniert mit einem Aminoglykosid. Wegen des hohen Anteils von Penicillinase bildenden Stämmen im klinischen Material (70–80 %) muss in der kalkulierten Chemotherapie (vor Erregernachweis) primär ein Isoxazolylpenicillin oder ein Cephalosporin der zweiten Generation eingesetzt werden.

Infektionen mit den zunehmend häufiger auftretenden **Isoxazolylpenicillin(= Methicillin)-resistenten Stämmen (MRSA)** erfordern ein individuelles Therapieregime nach Antibiogramm; Glykopeptide (z. B. Vancomycin) sind hier Mittel der ersten Wahl. Glykopeptide sind ebenfalls die Alternativantibiotika bei Penicillinallergie, während Clindamycin ein Mittel der ersten Wahl bei Osteomyelitis und Pneumonie ist. Erythromycin, Fusidinsäure, Fosfomycin und Rifampicin sind weitere Reserveantibiotika. Neue auch gegen MRSA wirksame Antibiotika sind die Kombination Quinupristin/Dalfopristin und Linezolid. Diese Substanzen wirken auch gegen die bei uns noch sehr seltenen **Glykopeptid-intermediärempfindlichen Stämme (GISA)**.

Toxinvermittelte S.-aureus-Erkrankungen In der Therapie von toxinvermittelten S.-aureus-Erkrankungen stehen die **symptomatische** und die **intensivmedizinische** Behandlung im Vordergrund. Eine spezifische antitoxische Therapie gibt es bisher nicht. Die Antibiotikatherapie hat die Elimination des Herdes, vor allem aber den schnellen **Stopp der Toxinproduktion** zum Ziel. Mittel der Wahl, zumindest in einer Kombinationstherapie, ist Clindamycin, da diese Substanz schon in subinhibitorischen Dosen die Toxinbildung hemmt und in den meisten Fällen (mehr als 95 % aller S.-aureus-Stämme sind empfindlich!) zur Elimination des Herdes führt. Der Wert einer frühzeitigen, einmaligen und hoch dosierten Gabe von Kortikosteroiden beim TSS ist bisher nicht gesichert.

Bei der **Enterotoxikose** ist – mit Ausnahme von Säuglingen (eventuelle In-situ-Produktion) – eine Antibiotikatherapie sinnlos. Therapie der Wahl sind Volumen- und Elektrolytersatz. Eine **Impfprophylaxe** gegen S. aureus, auch der toxinvermittelten Erkrankung, gibt es bisher nicht. Zur **Prävention** von invasiven S.-aureus-Infektionen, vor allem nosokomialen Infektionen, sind hospitalhygienische Maßnahmen entscheidend.

Koagulasenegative Staphylokokken

Engl. Begriff: Coagulase-Negative Staphylococci

Klinische Bedeutung Koagulasenegative Staphylokokken gehören zur normalen Haut- und Schleimhautflora des Menschen. Für den Bereich der Humanmedizin unterscheidet man heute die Gruppen der Novobiocin-resistenten **S. saprophyticus** von den Novobiocin-empfindlichen **S. epidermidis**:

- S. saprophyticus kann bei jungen, geschlechtsaktiven Frauen und Männern unspezifische Urethritiden, Zystitiden, aber auch eine Pyelonephritis bis zur Urosepsis verursachen.
- Die Staphylokokken aus der S.-epidermidis-Gruppe – wichtig sind hier vor allem die Spezies **S. epidermidis** und **S. haemolyticus** – sind normalerweise für den Menschen nicht pathogen. Es gibt jedoch eine zunehmend große Patientengruppe, die für solche Infektionen besonders empfänglich ist: abwehrgeschwächte Patienten, vor allem unreife Frühgeborene und onkohämatologische Patienten in der Aplasie. Bei diesen Patienten können die genannten Staphylokokken eine Septikämie verursachen, die überwiegend chronisch-larviert verläuft. Eine besondere Bedeutung haben die Staphylokokken der S.-epidermidis-Gruppe auch als Erreger der Rechtsherzendokarditis bei parenteral Drogenabhängigen. Sie dominieren als Erreger von Infektionen, die assoziiert sind mit implantierten Fremdkörpern und intravasalen oder anderen Kathetern aus Plastikmaterial (z. B. Liquorableitungssysteme, Herzklappen, Schrittmacherelektroden, CAPD-Katheter, Venenkatheter, Gelenkprothesen etc.). Der zugrunde liegende **Pathomechanismus** ist die Fähigkeit dieser Staphylokokken, irreversibel an Plastikoberflächen zu adhärieren, sich dort zu vermehren und eine extrazelluläre Schleimsubstanz zu bilden, durch die sie gegen Wirtsabwehrmechanismen und Chemotherapeutika geschützt werden.

Diagnostik Die Diagnosesicherung erfordert den **kulturellen Erregernachweis** vor allem aus Blutkulturen und von explantierten Polymerfremdkörpern. Bei der Interpretation der kulturellen Befunde ist die hohe **Kontaminationsgefahr** (Haut, Schleimhäute!) zu beachten.

Therapie Die Therapie von Infektionen durch koagulasenegative Staphylokokken folgt im Grundsatz der Chemotherapie für Staphylococcus aureus. Wegen der höheren Neigung zur Multiresistenz ist jedoch häufiger der Einsatz von **Vancomycin** erforderlich. Bei polymerassoziierten Infektionen ist in den meisten Fällen die **Entfernung des infizierten Fremdkörpers** erforderlich, da eine alleinige Chemotherapie größtenteils nicht zum Erfolg führt.

Mikrokokken und Stomatokokken

Mikrokokken gehören ebenfalls zur normalen Haut- und Schleimhautflora des Menschen, Stomatokokken zur physiologischen Mund- und Rachenflora. Deshalb und wegen ihrer morphologischen Ähnlichkeit können sie mit den Staphylokokken verwechselt werden, obwohl sie taxonomisch völlig anders einzuordnen sind. Diese Bakterien treten sehr selten als Krankheitserreger auf. **Mikrokokken** wurden aus Blutkulturen von abwehrgeschwächten Patienten mit Fieber isoliert, aber auch als Erreger von Prothesenendokarditis beschrieben. Auch **Stomatokokken** wurden als Endokarditiserreger beschrieben, in diesen Fällen handelte es sich überwiegend um eine Rechtsherzendokarditis bei parenteral Drogenabhängigen. Zur **Chemotherapie** wird überwiegend Ampicillin oder Vancomycin, jeweils evtl. in Kombination mit Rifampicin, empfohlen.

11.9.2 Erkrankungen durch Streptokokken und Enterokokken

Engl. Begriff: Streptococcal/Enterococcal Diseases

- **Streptococcus pyogenes** ist ein wichtiger Erreger pyogener Infektionen. Typische Erkrankungen sind die akuteitrige Pharyngitis, der Scharlach, das Erysipel und die Fasciitis necroticans. Weitere Erkrankungen sind Pyodermien, bei Kindern in Form der Impetigo contagiosa. Die gefährlichste Komplikation ist die Sepsis, die überwiegend fulminant verläuft. Folgeerkrankungen einer S.-pyogenes-Infektion sind das akute rheumatische Fieber und die akute Glomerulonephritis.
- **Streptococcus agalactiae** ist der wichtigste Erreger der Neugeborenensepsis in den ersten zwei Tagen post partum.
- **Vergrünende Streptokokken** oder nicht hämolysierende Streptokokken sind die bedeutendsten Erreger der nativen Klappenendokarditis.
- **Pneumokokken** als klassische Erreger der Lobärpneumonie verursachen vor allem ambulant erworbene Bronchopneumonien sowie Otitis media und Meningitis.
- **Enterokokken** gehören zur normalen Dickdarmflora und können Harnwegsinfektionen und seltener auch Endokarditiden verursachen.

Die wichtigste Untersuchung zur Diagnosesicherung ist der kulturelle Erregernachweis. In der Diagnostik von Streptokokken-Folgeerkrankungen sind serologische Untersuchungen (ASL/ADB, s. u.) von Bedeutung. Bei allen Streptokokkeninfektionen ist Penicillin Mittel der Wahl. Ausnahmen sind Enterokokken, bei denen Aminopenicilline bzw. Acylureidopenicilline Mittel der Wahl sind.

Definition Bakterien der Gattung Streptococcus sind grampositive, aerob wachsende Kokken, die mikroskopisch überwiegend als **Kettenkokken** imponieren. Die weitere Einteilung erfolgt aufgrund ihres Hämolyseverhaltens und ihres Gruppenantigens. Daher unterscheidet man die hämolysierenden Streptokokken der serologischen Gruppen A (S. pyogenes), B (S. agalactiae), C und G von den vergrünenden oder nicht hämolysierenden „oralen" Streptokokken.

Eine besondere Spezies ist S. pneumoniae, die früher als eigene Gattung „Pneumokokken" geführt wurde. Sie imponieren mikroskopisch als ovale, lanzettförmige Diplokokken. Die Enterokokken werden heute taxonomisch als eigene Gattung betrachtet mit den wichtigsten Spezies Enterococcus faecalis und Enterococcus faecium.

Streptococcus pyogenes

Synonym: A-Streptokokken
Engl. Begriff: Group A Streptococci

Epidemiologie Das wichtigste Reservoir für S. pyogenes ist der menschliche Oropharynx. Von Bedeutung sind dabei nicht nur erkrankte – die Streptokokkenangina ist eine der häufigsten Infektionskrankheiten vor allem im frühen Schulkindalter –, sondern auch gesunde Keimträger. Die Übertragung erfolgt meist durch Tröpfcheninfektion. Die **Streptokokkeninfektionen des Rachens** treten vor allem im Winter und Frühjahr auf. Sie kommen gehäuft in gemäßigten und kalten Zonen vor. **Streptokokken-Hautinfektionen** sind dagegen in subtropischen und tropischen Gebieten häufiger und treten vor allem im Spätsommer und Frühherbst auf. Betroffen sind besonders Kinder im Vorschulalter. Es bestehen wohl eindeutige stammspezifische Unterschiede bezüglich ihrer Potenz, Folgekrankheiten hervorrufen zu können.

Die Inzidenz der **A-Streptokokken-Sepsis** ist in der Ära der Penicillintherapie drastisch zurückgegangen. Aus bisher ungeklärten Gründen ist in letzter Zeit wieder eine Häufigkeitszunahme zu beobachten.

Pathogenese Die Pathogenese von S.-pyogenes-Infektionen muss als komplexes Geschehen aufgefasst werden. Eine Vielzahl von zellulären, aber auch extrazellulären Faktoren wirkt hier zusammen. Der wohl wichtigste Virulenzfaktor ist das **M-Protein,** das eine starke phagozytosehemmende Wirkung besitzt. Zellwandbestandteile spielen ebenfalls eine wichtige Rolle. Des Weiteren sind **Exoenzyme** von Bedeutung, wie vor allem die Streptolysine O (Poren bildendes Toxin) und S, die Streptokinase und die Desoxyribonuklease (Streptodornase). Die **pyrogenen Exotoxine A und C** haben Superantigencharakter und spielen daher eine entscheidende Rolle in der Pathogenese des streptokokkenassoziierten Toxic Shock Syndrome; sie sind darüber hinaus verantwortlich für das typische Scharlachexanthem. Die Pathogenese der Streptokokken-Folgeerkrankungen (rheumatisches Fieber, akute Glomerulonephritis, s.u.) wird heute durch Immunphänomene erklärt.

Klinische Bilder

Infektionen des Respirationstraktes Die wichtigste S.-pyogenes-Infektion ist die akute **Pharyngitis,** meist in Form einer hochfieberhaften exsudativen Tonsillitis (Angina lacunaris), aus der sich auch ein Peritonsillarabszess entwickeln kann. Weitere klinische Manifestationen im Respirationstrakt sind die akute **Sinusitis,** die akute **Otitis media** und selten die **Pneumonie.** Betroffen sind vor allem Schulkinder und jüngere Erwachsene.

Der **Scharlach** ist eine Sonderform der Streptokokkenpharyngitis, bei der die verursachenden A-Streptokokken zumindest eines der pyrogenen (= erythrogenen) Toxine produzieren, gegen die der betroffene Patient keine Immunität besitzt. Neben hohem Fieber und Angina treten ein typisches kleinfleckiges Exanthem sowie ein Enanthem auf (s. Kap. 14.1.7).

Infektionen der Haut Zweitwichtigster Manifestationsort von A-Streptokokken-Erkrankungen ist die Haut:
- Die **Pyodermie** betrifft nur die Epidermis. Sie kann in Form der Impetigo contagiosa vor allem bei Kleinkindern epidemisch auftreten. Häufig sind hier auch sekundäre Mischinfektionen mit S. aureus.
- Das **Erysipel** ist ein pathognomonisches A-Streptokokken-Krankheitsbild, bei dem auch tiefere Hautschichten betroffen sind. Die Erkrankung beginnt mit einem lokalisierten Erythem mit Schwellung, das sich rasch ausbreitet und klar vom normalen umgebenden Gewebe abgrenzen lässt. Begleitend treten hohes Fieber, Schüttelfrost und ein allgemeines toxisches Krankheitsgefühl auf. Das Erysipel im Gesichtsbereich ist überwiegend selbstlimitierend, während Erysipele anderer Lokalisation nur durch eine gezielte Therapie geheilt werden können.
- Auch **Wundinfektionen** können durch A-Streptokokken verursacht werden.
- Ausgehend von Mikrotraumen kann eine **Phlegmone** entstehen, bei der sich die Infektion subkutan oder subfaszial rasch ausbreitet. Entscheidend hierbei ist die massive Enzymaktivität der involvierten Streptokokken (z. B. Streptodornase, Hyaluronidase).
- Eine besondere Form ist die **Fasciitis necroticans,** bei der es bei fulminantem Verlauf zur raschen Zerstörung von Faszien und Muskelgewebe kommt.

Sepsis Aus allen genannten pyogenen Streptokokkeninfektionen kann sich, vor allem bei nicht rechtzeitiger zielgerichteter Therapie, eine **Streptokokkensepsis** entwickeln. Die A-Streptokokken-Sepsis ist durch eine besondere Fulminanz im Verlauf chrakterisiert und kann sehr rasch aufgrund einer Verbrauchskoagulopathie (Purpura fulminans) zum Tode führen. Eine Sonderform ist die **Puerperalsepsis,** die bei Frauen peri- bzw. postnatal auftritt.

Toxinvermittelte Erkrankungen Bestimmte A-Streptokokken-Stämme (pyrogene Toxine mit Superantigencharakter, s. o.) können ein **Toxic Shock Syndrome** auslösen, das dem nichtmenstruellen S.-aureus-TSS klinisch und pathogenetisch sehr ähnlich ist.

Streptokokken-Folgeerkrankungen Von den genannten A-Streptokokken-Erkrankungen müssen zwei Syndrome abgegrenzt werden, die als Streptokokken-Folgeerkrankungen bezeichnet werden:
- Mit einer durchschnittlichen Latenzzeit von etwa 18–20 Tagen kann nach einer durchgemachten Streptokokkenpharyngitis das **akute rheumatische Fieber** auftreten. Neben Fieber kommt es hierbei zu schmerzhaften Schwellungen überwiegend der großen und mittleren Gelenke sowie einer Pankarditis, die vor allem als Endokarditis (Endocarditis verrucosa) imponiert. Nach wesentlich längerer Latenzzeit kann es zu einem Syndrom im ZNS-Bereich, der **Chorea minor,** kommen. Andere mögliche Spätfolgen sind das **Erythema nodosum** und das **Erythema anulare rheumaticum.** Dieser Gesamtkomplex des rheumatischen Fiebers wird heute auf eine **Immunpathogenese** zurückgeführt. Anscheinend können nur bestimmte M-Typen von A-Streptokokken diese Folgeerkrankung verursachen. Solche Stämme kommen offensichtlich in unseren Breiten nicht mehr häufig vor, die Inzidenz des autochthonen rheumatischen Fiebers ist daher sehr gering. Häufiger betroffen sind jedoch Patienten aus dem mediterranen Bereich, bei uns überwiegend türkische Patienten.

- Die **akute Glomerulonephritis** kann im Gegensatz zum rheumatischen Fieber auch nach Hautinfektionen auftreten. Diese Erkrankung hat, anders als das rheumatische Fieber, vor allem bei Kindern eine gute Prognose.

Diagnostik Einige der vorgenannten A-Streptokokken-Erkrankungen sind schon von ihrer Klinik her pathognomonisch, wie z. B. das Erysipel und der Scharlach. Die wichtigste mikrobiologisch-diagnostische Maßnahme ist der **Erregernachweis** aus Abstrich- und Punktionsmaterialien sowie aus der Blutkultur.

Im Verlauf lässt sich bei den meisten A-Streptokokken-Infektionen serologisch eine **Titerbewegung** der Antikörper gegen Streptolysin O (ASO-, ASL-Titer) und/oder bei Antikörpern gegen DNAse B (ADB-, Streptodornase-Titer) feststellen. Als Faustregel gilt, dass der ASL-Titer überwiegend bei Infektionen im Respirationstrakt und der ADB-Titer vornehmlich bei Hauterkrankungen ansteigen.

Während ASL in der Diagnostik des rheumatischen Fiebers nur eine eingeschränkte Rolle spielt, kommt dem **ADB** in der **Diagnostik der akuten Glomerulonephritis** eine größere Bedeutung zu. Die ADB-Werte können hier extrem hoch ansteigen. Zu beachten ist differentialdiagnostisch, dass extrem hohe ASL- bzw. ADB-Werte auch bei Plasmozytomen mit entsprechender Antikörperspezifität auftreten können.

Differentialdiagnose Differentialdiagnostisch kommen bei den pyogenen A-Streptokokken-Infektionen vor allem Infektionen durch S. aureus in Frage. Dies gilt auch für das Toxic Shock Syndrome. Beim Erysipel muss, vor allem bei immunsupprimierten Patienten, eine Aeromonas-spp.-Ätiologie ausgeschlossen werden (cave: andere Antibiotikatherapie!). Bei den Streptokokken-Folgeerkrankungen müssen auch Autoimmunerkrankungen in die Differentialdiagnose einbezogen werden, die mit Fieber und Gelenkschwellungen einhergehen.

Therapie und Prophylaxe Das Mittel der Wahl in der Therapie von A-Streptokokken-Infektionen ist **Penicillin G**. Dosierung und Dauer der Penicillintherapie sind abhängig von der Manifestation und der klinischen Fulminanz. So ist bei der Streptokokkenpharyngitis eine orale Therapie über zehn Tage mit Tagesdosen zwischen 6 und 12 Mega ausreichend, während bei der fulminanten Sepsis Tagesdosen bis zu 40 Mega erforderlich sind. Penicillinresistente Stämme gibt es bisher offensichtlich nicht, auch tolerante Stämme kommen nicht vor.

Bei Vorliegen einer Penicillinallergie sind **Makrolidantibiotika** bzw. **Vancomycin** Alternativpräparate. Bei einigen Krankheitsbildern, wie z. B. der Phlegmone und der Fasciitis necroticans, können auch adjuvante chirurgische Maßnahmen erforderlich sein.

In der Therapie der Streptokokken-Folgeerkrankungen spielt neben Penicillin die antiphlogistische Behandlung eine wichtige Rolle, evtl. auch die Gabe von Kortikosteroiden. Des Weiteren wird heute davon ausgegangen, dass eine **Rezidivprophylaxe** mit Penicillin oder Erythromycin für mindestens ein bis zwei Jahre indiziert ist. Bei den übrigen A-Streptokokken-Erkrankungen sind spezifische prophylaktische Maßnahmen nicht erforderlich. Dies gilt auch für die Expositionsprophylaxe mit Antibiotika bei Scharlachausbrüchen.

Streptococcus agalactiae

Hämolysierende Streptokokken der **serologischen Gruppe B** (S. agalactiae) müssen im Rahmen der **Perinatologie** beachtet werden: Besonders bei Frühgeborenen, aber auch bei prädisponierten Neugeborenen (z. B. Geburtskomplikationen, vorzeitiger Blasensprung) kann es zur eitrigen Meningitis und/oder Sepsis kommen. Die Infektion erfolgt hierbei meist durch Vaginalbesiedlung der Schwangeren mit B-Streptokokken. Eher selten verursacht S. agalactiae Harnwegsinfektionen, Sepsis oder Meningitis.

Hämolysierende Streptokokken der Gruppen C und G

Auch hämolysierende Streptokokken der serologischen Gruppen C (S. equisimilis) und G können eine **Pharyngitis** oder **Wundinfektion** verursachen. Systemisch-septische Infektionen durch diese Streptokokken kommen fast ausschließlich bei abwehrgeschwächten Patienten vor. Das Auftreten eines akuten rheumatischen Fiebers nach solchen Infektionen wird nicht beobachtet. Unsicher ist bisher, ob diese Streptokokken Scharlach oder eine akute Glomerulonephritis verursachen können. Bezüglich Diagnostik und Therapie gelten die für A-Streptokokken gemachten Aussagen.

„Orale" Streptokokken

Vergrünende bzw. nicht hämolysierende Streptokokken haben ihren natürlichen Standort im Oropharynx des Menschen, S. bovis im Darm von Mensch und Tier. Daher werden diese Streptokokken auch als orale Streptokokken zusammengefasst. Dazu gehören die Spezies S. bovis, S. sanguis, S. salivarius, S. mutans, S. mitior und S. milleri. Vor allem S. milleri kann dentogene Abszesse verursachen. Des Weiteren wird eine Rolle dieser Streptokokken in der Karies- und Parodontosegenese diskutiert. Ihre eigentliche medizinische Bedeutung liegt jedoch darin, dass sie eine **bakterielle Endokarditis** verursachen können (s. Kap. 5.10). Sie sind für mehr als die Hälfte der Fälle von natürlicher Herzklappenendokarditis verantwortlich, sind aber auch wichtige Erreger von Spät-Prothesenendokarditiden.

Da man davon ausgehen muss, dass laufend Bakteriämien mit diesen Streptokokken aus dem Oropharynx ablaufen können, muss bei gefährdeten Patienten und definierten Eingriffen eine prophylaktische Antibiotikagabe als **Endokarditisprophylaxe** durchgeführt werden (s. Kap. 5.10). Bei Nachweis von **S. bovis** in der Blutkultur muss eine **Kolonerkrankung**, z. B. Karzinom oder Divertikulitis, ausgeschlossen werden!

Pneumokokken

Synonym: Streptococcus pneumoniae
Engl. Begriff: Pneumococci

Definition Die Pneumokokken wurden früher als eigene Gattung geführt, gelten heute aber als eine besondere

Spezies innerhalb der Gattung Streptococcus. Im mikroskopischen Bild stellen sich Pneumokokken als **lanzettförmige Diplokokken** dar. Häufig lässt sich schon im Gram-Präparat ohne Zusatz von spezifischem Antiserum (Kapsel-Quellungsreaktion) die Kapsel darstellen.

Epidemiologie Einzig relevanter Wirt ist der Mensch, wo sie in der Oropharynxflora vorkommen. Infektionen entstehen daher von hier aus endogen-hämatogen, meist aber exogen durch Tröpfcheninfektion.

Pathogenese Die **Polysaccharidkapsel** ist für die Pathogenität der Pneumokokken entscheidend. Nur bekapselte Stämme sind für Mensch und Tier virulent. Immunologisch gibt es viele verschiedene Polysaccharidkapseltypen und damit unterschiedliche Serotypen der Pneumokokkenstämme (> 80); dies ist auch im Sinne der Protektion von Bedeutung.

Ähnlich wie bei S. aureus gibt es eine Reihe von prädisponierenden Faktoren, die das Angehen einer Pneumokokkeninfektion begünstigen. Dazu gehören vor allem Prozesse, die die Phagozytosekapazität beeinträchtigen: maligne Grunderkrankungen wie Leukämien und Granulozytopenien verschiedenster Ursachen. Besonders anfällig sind auch Patienten mit nephrotischem Syndrom, massivem Alkoholabusus und Sichelzellanämie. Eine besondere Gefährdung besteht für **splenektomierte Patienten**.

Klinische Bilder Die **Lobärpneumonie** war früher die typischste und wichtigste Pneumokokkenerkrankung. Sie wird heute deutlich seltener gesehen. Dagegen ist die **Bronchopneumonie** durch Pneumokokken heute wesentlich häufiger. Pneumokokken sind die mit Abstand wichtigsten Erreger von ambulant erworbenen Bronchopneumonien. Die akute Sinusitis und die akute Otitis media sind weitere typische Pneumokokkeninfektionen. Ein schweres Krankheitsbild ist die **Pneumokokkenmeningitis**, die in jedem Lebensalter auftreten kann. Bei Patienten über 40 Jahre ist sie die häufigste bakterielle Meningitis.

Diagnostik Die Diagnostik von Pneumokokkeninfektionen erfolgt über den Erregernachweis in den entsprechenden Materialien. Zu beachten ist dabei, dass Pneumokokken wegen ihres starken Autolysesystems auf dem Transport rasch absterben können. Wichtig sind – vor allem bei Pneumonie – **Blutkulturen.** In der Meningitis-Diagnostik spielen der mikroskopische Erreger- und der spezifische Antigennachweis (Kapselpolysaccharid) eine zunehmende Rolle in der spezifischen Schnelldiagnostik. Dagegen ist der Antigennachweis aus Sputum oder Trachealsekret wegen möglicher Unspezifität sehr kritisch zu beurteilen.

Therapie **Penicillin G** ist in unseren Breiten weiterhin Therapie der Wahl bei Pneumokokkeninfektionen. Andernorts schon sehr häufig (Spanien!) isolierte Penicillin-G-resistente Pneumokokken wurden bei uns bisher nur selten gefunden. Dagegen werden Stämme mit nur mäßiger Empfindlichkeit gegen Penicilline auch bei uns schon häufiger angetroffen. Eine Resistenztestung sollte daher in jedem Fall durchgeführt werden. Alternative Substanzen sind **Cephalosporine** der dritten Generation (z. B. Cefotaxim) oder **Carbapeneme.** Diese sind zwingend in der Behandlung der Meningitis.

Es besteht die Möglichkeit zur **aktiven Immunisierung** gegen Pneumokokken. Die Vakzine beinhaltet die wichtigsten, vor allem bei septischen Verlaufsformen vorkommenden Kapseltypen. Sie sollte bei allen Risikopatienten erwogen werden, insbesondere bei Patienten, bei denen eine Splenektomie geplant ist (Immunisierung vor der Splenektomie). Durch die Immunisierung wird zwar keine Pneumokokkeninfektion verhindert, jedoch der Verlauf deutlich gemildert. Zu beachten ist aber, dass nicht sämtliche Kapseltypen in der Vakzine enthalten sind.

Enterokokken

Engl. Begriff: Enterococci

Definition Die Enterokokken wurden früher zur Gattung Streptococcus gerechnet. Aufgrund neuerer taxonomischer Daten werden sie jetzt als eigenständige Gattung Enterococcus mit den wichtigsten Spezies **Enterococcus faecalis** und **Enterococcus faecium** geführt.

Epidemiologie Der natürliche Standort der Enterokokken ist der Darm von Mensch und Tier. Am häufigsten wird aus menschlichem Untersuchungsmaterial die Spezies E. faecalis, weit seltener die Spezies E. faecium angezüchtet.

Der Infektionsweg kann endogen-hämatogen nach Translokation aus dem Darm sein, aber auch exogene Schmutz-Schmierinfektionen sind möglich.

Klinische Bilder E. faecalis spielt eine Rolle als Erreger akuter Harnwegsinfektionen sowie Adnexitiden (innerhalb einer Mischinfektion) der Frau. Von größerer medizinischer Bedeutung ist jedoch die **Enterokokkenendokarditis** (ca. 10 % der Fälle).

Bezüglich des klinischen Verlaufs muss die Enterokokkenendokarditis zwischen der akut-fulminanten S.-aureus-Endokarditis und der Endokarditis vom Lenta-Typ durch vergrünende bzw. nicht hämolysierende Streptokokken eingeordnet werden. Ansonsten wird Enterokokken auch eine Rolle als Wundinfektionserreger zugesprochen.

Diagnostik Die Diagnostik von Enterokokkeninfektionen erfolgt durch den Erregernachweis in entsprechenden Materialien, vor allem in der **Blutkultur** (Endokarditis).

Therapie Die Therapie von Enterokokkeninfektionen, speziell der Enterokokkenendokarditis, ist wesentlich problematischer als die der Streptokokkeninfektionen. Enterokokken sind Penicillin-G- und Isoxazolylpenicillin-resistent, aber überwiegend Aminopenicillin-empfindlich. Bei Enterokokken-Harnwegsinfektionen sind daher **Aminopenicilline** Mittel der Wahl. Bei der Behandlung der

Enterokokkenendokarditis wird dem Acylureidopenicillin **Mezlocillin** der Vorzug gegeben, da die klinische Effektivität höher zu sein scheint als die von Ampicillin. Grundsätzlich wird immer in den ersten zwei Wochen mit **Gentamicin** kombiniert behandelt.

Die Therapiedauer wird auf vier bis sechs Wochen veranschlagt. Bei Penicillinallergie oder bei Stämmen mit „High-Level"-Resistenz (> 2 000 mg/l MHK) gegen Gentamicin sind **Glykopeptide,** vor allem Teicoplanin, Mittel der Wahl. Ein großes therapeutisches Problem stellen glykopeptidresistente Enterokokken (in Deutschland noch selten) dar. Gegen diese Stämme wirken Quinupristin/Dalfopristin (nur bei E. faecium!) und Linezolid.

11.9.3 Erkrankungen durch gramnegative Kokken

Die klassischen gramnegativen Kokken sind Meningokokken und Gonokokken, die zur Gattung Neisseria gehören. Sie sind für relativ einheitliche Krankheitsentitäten (Meningitis/Sepsis und Gonorrhö) ursächlich verantwortlich.

Branhamella catarrhalis (früher Neisseria catarrhalis, kokkoide Stäbchen) gehört zur physiologischen Rachenflora, kann aber unter bestimmten Umständen Infektionen des oberen und unteren Respirationstrakts verursachen. Moraxella- und Kingella-Arten (kokkoide Stäbchen) können gelegentlich als opportunistische Infektionserreger isoliert werden. Veillonellen (anaerob) werden in seltenen Fällen aus pyogenen Mischinfektionen isoliert.

Meningokokkenmeningitis/-sepsis

Engl. Begriff: Meningococcal Meningitis/Sepsis

Epidemiologie Die Meningokokkenmeningitis, häufig kombiniert mit Sepsis, ist ein weltweit vorkommendes Krankheitsbild, das durch **Neisseria meningitidis** verursacht wird. Die Erkrankung tritt hierzulande sporadisch auf und wird überwiegend durch Neisseria meningitidis hervorgerufen; Epidemieartige Ausbrüche, für die meist der Serotyp C verantwortlich ist, sind bei uns sehr selten. Vorherrschend ist hierzulande der Serotyp B, der für sporadische Fälle verantwortlich ist. Etwa die Hälfte der Erkrankungen trifft Kinder bis zu fünf Jahren. Das einzige **Erregerreservoir** ist der Mensch, die Übertragung von Meningokokken erfolgt durch Tröpfcheninfektion. Der Manifestationsindex ist allerdings gering, symptomloses Keimträgertum daher nicht selten.

Pathogenese Voraussetzungen für das Entstehen einer **systemischen Meningokokkeninfektion** sind die Besiedelung des Rachenraumes mit virulenten Meningokokken (Pharyngitis) und die Möglichkeit zum Eindringen in die Blutbahn durch das Fehlen von Antikörpern gegen das Kapselpolysaccharid als entscheidendem Virulenzfaktor.

Bei der **Sepsis** stehen massive Blutungen im Vordergrund, die pathogenetisch mit einer endotoxinbedingten Verbrauchskoagulopathie sowie mit einer direkten Gefäßschädigung in Verbindung gebracht werden. Diese Blutungen können die Haut, aber auch innere Organe, vor allem die Nebennieren betreffen.

Symptome Die Klinik der **Meningokokkenmeningitis** ist durch plötzlichen Beginn und foudroyanten Verlauf charakterisiert. Nach kurzer Inkubationszeit von wenigen Tagen wird die akut-eitrige Meningitis manifest mit den klassischen Symptomen
- starke Kopfschmerzen,
- Erbrechen,
- hohes Fieber
- Nackensteifigkeit.

Dazu kommen je nach Ausdehnung der Meningitis weitere neurologische Symptome (Bewusstseinstrübung, Fazialisparese etc.).

Die Erkrankung kann jedoch auch als **foudroyante Allgemeininfektion** verlaufen, bei der die Patienten an Sepsis mit Schock versterben, bevor sich überhaupt eine Meningitis ausbilden kann.

Eine besondere Form der foudroyant verlaufenden Meningokokkensepsis ist das **Waterhouse-Friderichsen-Syndrom,** das durch Einblutungen in Haut und innere Organe gekennzeichnet ist und bei dem es zusätzlich zum Nebennierenversagen kommt (hohe Letalität!).

Diagnostik Besonders bei den foudroyanten Verläufen muss die Verdachtsdiagnose mit entsprechender therapeutischer Konsequenz schon klinisch gestellt werden. Eine sichere Diagnose ist jedoch nur über den **kulturellen Erregernachweis** aus Liquor oder Blutkultur möglich. Zwingende Methoden der Frühdiagnostik sind auch die mikroskopische Untersuchung des eitrigen Liquors im Grampräparat (s. Abb. 11.77) und der Versuch des Antigennachweises im Liquor. Die übrigen laborchemischen Befunde von Liquor und Blut spiegeln die Befunde wider, die generell bei einer eitrigen Meningitis bzw. Sepsis erhoben werden (z.B. Meningitis: Zellzahlerhöhung [Granulozyten!] und Eiweißerhöhung; Sepsis: Leukozytose mit Linksverschiebung, CRP-, Procalcitoninerhöhung).

Therapie und Prophylaxe Entscheidend für Verlauf und Prognose ist der möglichst frühzeitige Beginn einer **Penicillin-G-Therapie** in hoher Dosierung (20–40 Mega Tages-

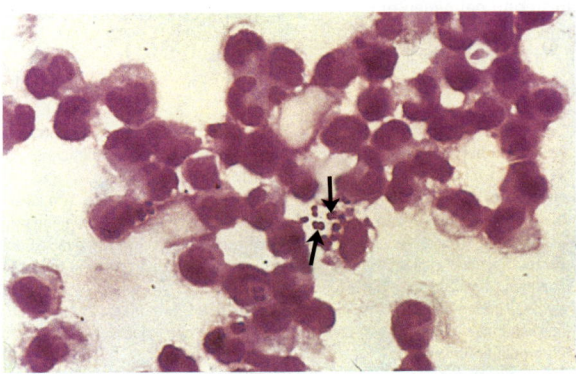

Abb. 11.77 Meningokokken (Pfeile) im Liquor, umgeben von Granulozyten (aus Thomas, C.: Infektionskolleg in Wort und Bild. Schattauer, Stuttgart 1986).

dosis). Alternativpräparate, vor allem bei Penicillinallergie, sind Carbapeneme oder Cephalosporine der dritten Generation. Für die Therapiedauer müssen mindestens zehn bis 14 Tage veranschlagt werden, von Anfang an durchgeführte Liquorkontrollen müssen sicher keimfrei werden.

Tab. 11.37 Nach § 6 Abs. 1 Nr. 1 Infektionsschutzgesetz (IfSG) meldepflichtige bakteriell verursachte Erkrankungen[1].

Erkrankung[2]	Krankheits-verdacht	Erkrankung	Tod
Botulismus	X	X	X
Cholera	X	X	X
Diphtherie	X	X	X
Enteropathisches hämolytisches Syndrom (HUS)	X	X	X
Meningokokkenmeningitis oder -sepsis	X	X	X
Milzbrand	X	X	X
Pest	X	X	X
Typhus abdominalis/ Paratyphus	X	X	X
Behandlungsbedürftige Tuberkulose, auch wenn ein bakteriologischer Nachweis nicht vorliegt[3]	–	X	X
Mikrobiell bedingte Lebensmittelvergiftung oder akute infektiöse Gastroenteritis wenn eine Personen betroffen ist, die Lebensmittel herstellt, behandelt oder inverkehrbringt (§ 42 IfSG)[4]	X	X	–
zwei oder mehr gleichartige Erkrankungen auftreten, bei denen ein epidemischer Zusammenhang wahrscheinlich ist oder vermutet wird	X	X	–

[1] Dem Gesundheitsamt ist unverzüglich das gehäufte Auftreten nosokomialer Infektionen, bei denen ein epidemischer Zusammenhang wahrscheinlich ist oder vermutet wird, als Ausbruch nichtnamentlich zu melden

[2] Meldepflichtig ist das Auftreten einer bedrohlichen Krankheit oder von zwei oder mehr gleichartigen Erkrankungen, bei denen ein epidemischer Zusamenhang wahrscheinlich ist oder vermutet wird, wenn dies auf eine schwerwiegende Gefahr für die Allgemeinheit hinweist und Krankheitserreger als Ursache in Betracht kommen, die nicht in § 7 IfSG gennant sind

[3] Dem Gesundheitsamt ist darüber hinaus mitzuteilen, wenn Personen, die an einer behandlungsbedürftigen Lungentuberkulose leiden, eine Behandlung verweigern oder abbrechen

[4] Eine Meldepflicht besteht ebenso für Beschäftigte in Küchen von Gaststätten und sonstigen Einrichtungen mit oder zur Gemeinschaftsverpflegung. Sie gilt nicht für den privaten hauswirtschaftlichen Bereich

Eine Prävention durch **Schutzimpfung** ist für die Serotypen A und C zur Eindämmung von Großepidemien möglich (Ausnahme: Säuglinge). Eine Impfung gegen Neisseria meningitidis Typ B, der für die sporadische Meningitis im europäischen Bereich verantwortlich ist, gibt es bisher nicht. Eine **Expositionsprophylaxe** mit Rifampicin wird nur für Personen empfohlen, die intensiven Kontakt zu einem Erkrankten hatten (Familie, Kindertagesstätten). Die Erkrankung ist **meldepflichtig** (s. Tab. 11.37).

Gonorrhö

Synonym: Tripper
Engl. Begriff: Gonorrhoea

Epidemiologie Die Gonorrhö, verursacht durch **Neisseria gonorrhoeae** (Gonokokken), ist die häufigste bakterielle Geschlechtskrankheit. Die Morbidität wird für die Bundesrepublik Deutschland auf etwa 1 : 1 000 Einwohner geschätzt.

Pathogenese Die Infektion mit Gonokokken erfolgt nahezu ausschließlich durch **Geschlechtsverkehr.** Außerhalb der Genitalschleimhaut sterben die Bakterien relativ schnell ab. Nach Infektion und Adhäsion an die Schleimhaut werden sie von Epithelzellen phagozytiert und so zur Basalmembran verbracht. Im subepithelialen Gewebe verursachen sie dann eine eitrige Entzündung mit Infiltration polymorphkerniger Granulozyten. Durch einen genetisch gesteuerten häufigen und schnellen **Wechsel der Antigenstruktur** (Pili, äußere Membran) können die Gonokokken Wirtsabwehrmechanismen entgehen. Dadurch sind höchstwahrscheinlich auch die häufig möglichen Reinfektionen erklärbar.

Klinische Bilder Die Inkubationszeit ist kurz. Bei der genitalen Infektion des **Mannes** entwickelt sich nach zwei bis fünf Tagen eine Urethritis mit Rötung, Schwellung und Brennen beim Wasserlassen sowie eitrigem Ausfluss. Von da aus kann es zur Aszension und Manifestation einer Prostatitis bis hin zur Gonokokkensepsis kommen.

Die genitale Infektion der **Frau** betrifft vor allem die Zervix, weniger die Urethra. Insgesamt ist die Klinik der akuten Gonorrhö bei der Frau wesentlich blander als beim Mann. Daher ist hier der Übergang in das chronische Stadium wesentlich häufiger.

Extragenitale Infektionen sind möglich, z. B. Mund- und Darminfektionen oder Augenbeteiligung: die Ophthalmoblennorrhö.

Die **chronische Gonorrhö** manifestiert sich beim Mann als Prostatitis, Epididymitis und evtl. als Harnröhrenstriktur, bei der Frau als Adnexitis und im Extremfall als Douglas-Abszess mit Peritonitis. Selten geht eine Monarthritis (rechtes Kniegelenk) oder Endokarditis auf eine Gonokokkeninfektion zurück.

Diagnostik Die Diagnostik erfolgt durch kulturellen Erregernachweis im speziellen Transportmedium.

Therapie Therapie der Wahl bei Erwachsenen ist die Gabe von **Penicillin** oder **Chinolonen** (evtl. nur eine Dosis!), bei Kindern Cephalosporinen der dritten Generation. Eine **Impfprophylaxe** gibt es bisher nicht. Wichtigste Maßnahme zur Eindämmung der Gonorrhö ist die Aufdeckung und Sanierung von Infizierten in bestimmten Risikogruppen (Prostituierte, HIV-Infizierte etc.).

11.9.4 Erkrankungen durch sporenlose grampositive Anaerobier

Peptococcaceae

Die Taxonomie der anaeroben Kokken dieser Familie befindet sich in ständigem Fluss. Zurzeit werden die drei Gattungen **Peptostreptococcus, Peptococcus** und **Atopobium** unterschieden. Sie kommen physiologischerweise in der normalen Flora des Oropharynx, des oberen Respirationstraktes und vor allem des Dickdarms und der Vagina vor. Ihre mögliche pathogene Bedeutung als Erreger von **pyogenen Infektionen** ist unumstritten. Sie werden überwiegend in **abszedierenden Eiterprozessen** gefunden: odontogene, pleuropulmonale oder intraabdominale Abszesse, (abszedierende) Adnexitiden. Peptococcaceae sind Penicillin-G-empfindlich, die Gabe von **Penicillin G** ist daher bei der Monoinfektion Therapie der Wahl.

Propionibakterien

Die grampositiven, anaeroben Stäbchenbakterien der Gattung Propionibacterium – P. acnes, P. granulosum und P. avidum – gehören zur anaeroben Mikroflora der menschlichen Haut und des Dickdarms. Die ätiopathogenetische Bedeutung von **P. acnes** bei der Entstehung der Akne vulgaris wird z. T. kontrovers diskutiert. Infektionen durch Propionibakterien sind überwiegend beschrieben im Zusammenhang mit implantierten Polymermaterialien, wie z. B. Hüftgelenkprothesen und Herzklappen. Therapeutisch ist das Mittel der Wahl **Penicillin G**, als Alternativpräparat steht Clindamycin zur Verfügung.

Eubacterium

Die obligat anaeroben, grampositiven Stäbchen der Gattung Eubacterium gehören zur normalen Dickdarmflora, möglicherweise auch zur normalen Mundflora. Eine Beteiligung dieser Bakterien bei pyogenen anaeroben Mischinfektionen, vor allem im gynäkologischen und abdominalchirurgischen Bereich, wird diskutiert. Es sind wenige Fälle von Eubacterium-Endokarditis beschrieben. Die Chemotherapie besteht entweder in der Gabe von **Penicillin G** bzw. anderen Penicillinen oder von Clindamycin.

11.9.5 Erkrankungen durch grampositive Stäbchen

Diphtherie

Definition Erreger der Diphtherie ist **Corynebacterium diphtheriae**, und zwar ausschließlich solche Stämme, die zur Bildung des Diphtherietoxins fähig sind. Das Krankheitsbild der Diphtherie wird geprägt von der lokalen Infektion mit charakteristischen Pseudomembranen, überwiegend im Bereich des Rachens. Die damit einhergehende Toxinämie führt zu sekundären toxischen Schädigungen an anderen Organen (Myokarditis).

Epidemiologie Generell unterliegt das Auftreten der Diphtherie säkularen Wellenbewegungen von rund 30 Jahren und auch saisonalen Schwankungen mit Bevorzugung der Winter- und Frühjahrsmonate. 1975 traten in Deutschland zum bisher letzten Mal Gruppenerkrankungen bzw. Kleinepidemien auf. Einzelfälle (meist eingeschleppt aus Epidemiegebieten, zurzeit Russland, Ukraine) kommen jedoch auch in Deutschland immer wieder vor. Da bei unserer Bevölkerung der durch die aktive Impfung erreichte Impfschutz bei älteren Jugendlichen und Erwachsenen (nicht durchgeführte Wiederimpfungen) stark abnimmt, ist ein epidemieartiges Auftreten der Diphtherie auch bei uns jederzeit möglich.

Die Übertragung erfolgt überwiegend durch Tröpfcheninfektion oder direkten Kontakt mit erkrankten oder gesunden Keimträgern. Manifest erkranken etwa nur 20 % der Infizierten.

Pathogenese Das beherrschende pathogenetische Prinzip bei der Entstehung der Diphtherie ist das **Diphtherietoxin**, das aus den beiden Untereinheiten A und B besteht. Es wird nur gebildet, wenn ein bestimmter Prophage anwesend ist; daher gibt es nichtlysogene, toxinfreie Diphtheriebakterien.

- Das **A-Fragment** bewirkt eine Blockierung der Proteinbiosynthese an den Ribosomen und hat so den Tod der betroffenen Zelle zur Folge.
- Das **B-Fragment** hat wahrscheinlich die Funktion der spezifischen Bindung an die Zytoplasmamembran und ermöglicht damit die Einschleusung des A-Fragments in das Zytoplasma.

Das Diphtherietoxin wird am Ort der Infektion produziert und kann dann per continuitatem oder hämatogen zu anderen Gewebsbereichen bzw. Organen gelangen und diese toxisch schädigen.

Klinische Bilder

Rachendiphtherie Hauptsächliche Manifestation ist die Rachendiphtherie. Nach einer Inkubationszeit von bis zu fünf Tagen kommt es zur Rötung und Schwellung der Rachenschleimhaut bzw. der Tonsillen, begleitet von schwerem allgemeinem Krankheitsgefühl. Hohes Fieber ist selten, dann oft Zeichen einer **primär-toxischen Diphtherie**. Im weiteren Verlauf kommt es schon nach wenigen Stunden zur Ausbildung von weißen Belägen auf der Schleimhaut, aus denen dann die bräunlichen **Pseudomembranen**, bestehend aus Fibrin, Entzündungszellen und nekrotischen Epithelzellen, gebildet werden (s. Abb. 11.78). Diese Pseudomembranen haften fest auf den Wundflächen. Der Versuch, sie instrumentell abzulösen, führt deshalb zu Blutungen (wichtiges diagnostisches Kriterium!). Von diesen Pseudomembranen kann ein fötid-süßlicher Geruch ausgehen, der sehr charakteristisch, aber nicht obligatorisch ist. Die zugehörigen regionären Lymphknoten sind deutlich geschwollen. Nach vier bis fünf Tagen erreicht die lokale Diphtherie ihren klinischen Höhepunkt. Dieses Krankheitsbild kann in einen **sekundär-toxischen Verlauf** mit Spätkomplikationen, aber auch unter Entfieberung in die Heilungsphase übergehen. Eine hämatogene Metastasierung der Erreger kommt nur selten vor.

Weitere primäre Manifestationen Andere Manifestationen einer lokalisierten Diphtherie sind die **Nasendiphtherie** mit eitrig-blutiger Sekretion, die **Augendiphtherie** (Konjunktivitis) und die **Nabeldiphtherie.** Diese Formen betreffen vorrangig Säuglinge. Eine weitere Form ist die primäre **Kehlkopfdiphtherie,** die mit Heiserkeit und bellendem Krupphusten beginnt und sehr schnell durch ein Ödem der Larynxschleimhaut zur Stenosierung der Atemwege führen kann. Wenn Wunden die Eintrittspforte darstellen, kann es zur **Wunddiphtherie** kommen, die besonders dadurch charakterisiert ist, dass es nach anfänglicher Heilung immer wieder zum erneuten Aufbrechen des Prozesses kommt. Als besondere Verlaufsform kann sich aus der primär-lokalisierten Diphtherie eine rasch progrediente Diphtherie der tieferen Atemwege entwickeln. Dieser **deszendierende Krupp** führt sehr schnell zur Stenosierung durch ein Schleimhautödem im Trachea- und Bronchialbereich.

Maligne Diphtherie Bei primär-toxischem foudroyantem Verlauf der Diphtherie (maligne Diphtherie) dominieren von Anfang an die durch die Toxinämie verursachten Allgemeinsymptome, die vor einem lokalen Infektionsprozess auftreten. Die charakteristischen Schleimhautzeichen (Pseudomembranen) können hier anfangs völlig fehlen. Klinisch im Vordergrund stehen dann Myokarditis und toxisches Herz-Kreislauf-Versagen, Haut- und Schleimhautblutungen, Niereninsuffizienz und unstillbares Erbrechen. Bedingt durch ein massives Ödem im Bereich der Halsweichteile kommt es zum sog. **Cäsarenhals.**

Sekundäre Organschädigungen Toxisch bedingte Sekundärschädigungen anderer Organe können bei allen Formen der Diphtherie nach Abklingen der akuten Infektion auftreten. Hier ist die diphtherische **Myokarditis** klinisch am bedeutsamsten.

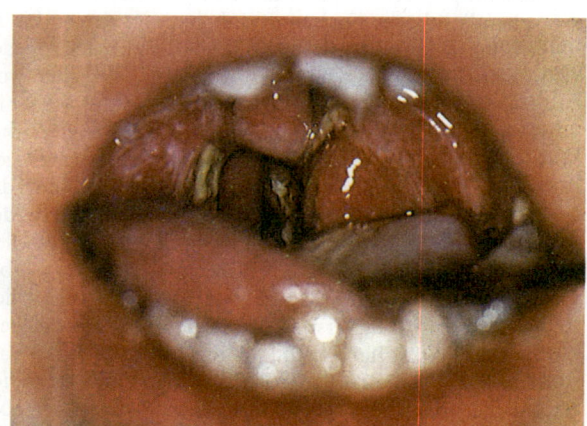

Abb. 11.78 Pharynx bei Rachendiphtherie.

> ! Regelmäßige EKG-Kontrollen sind unabdingbar! Es kommt überwiegend zu Überleitungsstörungen bis hin zum totalen AV-Block. Die diphtherische Myokarditis ist die häufigste Ursache von plötzlichen Todesfällen in der Rekonvaleszenzphase.

Weitere Spätschäden sind die toxische **Nephropathie** und die **Polyneuritis diphtherica,** die sich überwiegend als Lähmung des Gaumensegels bzw. der Schlundmuskulatur manifestiert, aber in Form von Paresen auch andere Muskelbereiche betreffen kann.

Diagnostik Die Diagnose bzw. Verdachtsdiagnose Diphtherie muss in jedem Fall klinisch, d. h. aufgrund der **Anamnese** (Umgebungsanamnese) und des **klinischen Bildes,** gestellt werden. Wichtige Kriterien sind der lokale Befund mit Pseudomembranen, der süßliche Foetor ex ore und die toxischen allgemeinen Krankheitserscheinungen. **Differentialdiagnostisch** müssen die infektiöse Mononukleose (monozytäres Blutbild), die schwere Streptokokkenangina (keine Pseudomembranen), die Plaut-Vincent-Angina (nekrotisch, meist einseitig), Epiglottitis durch Haemophilus oder S. aureus (hellrot ohne Membranauflagerungen) und Mumps (keine Beläge im Rachen) abgegrenzt werden.

Die **mikrobiologische Diagnosesicherung** erfolgt durch den Erregernachweis und den Nachweis der Toxinbildungsfähigkeit. Der mikroskopische verdachtsmäßige Erregernachweis spielt keine Rolle, da das Vorkommen von nichttoxigenen Korynebakterien in der Nasen- und Rachenschleimhaut möglich ist.

Therapie Die ursächliche Therapie der Diphtherie stützt sich auf zwei Säulen:
- Wichtigste Maßnahme ist die sofortige Gabe von **Antitoxin** (Toxinneutralisation!), das auch heute noch nur in Form eines Pferdeimmunserums zur Verfügung steht. Dies hat für entsprechende allergische Reaktionen Bedeutung. In Zukunft soll auch humanes Hyperimmunglobulin zur Verfügung stehen.
- Zweite wichtige konservative Maßnahme ist die **Chemotherapie** mit **Penicillin G** oder, bei Vorliegen einer Penicillinallergie, mit Erythromycin. Ziele der Chemotherapie sind die möglichst schnelle Proliferationshemmung und folgende Eliminierung der Keime. Sie hat naturgemäß keinen Einfluss auf die pathogenetische Wirkung von bereits vorgebildetem Toxin.

Entsprechend der jeweiligen Organschädigung sind weitere, z.T. intensivmedizinische Therapiemaßnahmen erforderlich. Eine oft notwendige Maßnahme ist z.B. die rechtzeitige **Intubation,** evtl. über ein Tracheostoma. In einzelnen Fällen kann auch die bronchoskopische Entfernung von Pseudomembranen aus der Trachea bzw. den größeren Bronchien notwendig werden.

Prophylaxe Nach einer durchgemachten Diphtherie besteht eine lang dauernde, aber nicht unbedingt lebenslange Immunität. Eine **passive Immunisierung** von disponierten Personen mit Pferdeserum führt nur zu einer etwa zweiwöchigen Immunität und ist nicht wiederholbar. Dies wäre durch ein humanes Diphtherie-Immunglobulin möglich. Daher ist die wichtigste prophylaktische Maßnahme die **aktive Schutzimpfung** mit einem **Toxoidimpfstoff**. Die dadurch erworbene antitoxische Immunität verhindert die Diphtherieinfektion zwar nicht, mildert aber auf jeden Fall den Krankheitsverlauf. Wichtig ist auch, die Diphtherieimpfung in entsprechenden Abständen (ungefähr zehn Jahre) bis in das Erwachsenenalter hinein zu wiederholen. Verdacht, Erkrankung und Tod an Diphtherie sind **meldepflichtig** (s. Tab. 11.37). Die betroffenen Patienten müssen isoliert werden; Umgebungsuntersuchungen sind zwingend.

Verlauf und Prognose Die maligne Diphtherie hat eine hohe Letalität, alle anderen Diphtherieformen haben bei entsprechender Therapie eine gute Prognose.

Zusammenfassung

- Häufigste Ursache: Tröpfcheninfektion mit Corynebacterium diphtheriae (toxinogene Stämme)
- Wichtigstes Symptom: bräunliche Pseudomembranen auf der Rachenschleimhaut
- Wichtigste diagnostische Maßnahme: Klinik!
- Wichtigste therapeutische Maßnahme: Gabe von Antitoxin und Penicillin G

Erkrankungen durch andere Korynebakterien

Eine Reihe anderer Spezies der Gattung Corynebacterium kann gelegentlich humanmedizinische Bedeutung haben. **C. ulcerans** und **C. pseudotuberculosis** produzieren ein diphtherietoxinähnliches Toxin, das – zwar weniger schwer – ebenfalls diphtherieähnliche Schleimhautveränderungen verursachen kann. Bedeutungsvoller sind aber Korynebakterien wie **C. equi** und **C. bovis** sowie **Korynebakterien der Gruppe JK**, die in der normalen Haut- und Schleimhautflora vorkommen und gerade bei abwehrgeschwächten Patienten, bei Patienten mit großen Schleimhautläsionen und mit implantierten Fremdkörpern systemische Infektionen wie Endokarditis, Pneumonie und Septikämie verursachen können. Sie haben daher eine Bedeutung als nosokomiale opportunistische Erreger.

Die **Diagnosestellung** erfolgt über den Erregernachweis. Voraussetzung für die **Chemotherapie** ist das Antibiogramm, da insbesondere Keime der JK-Gruppe multiresistent sein können. **Vancomycin** ist in solchen Fällen Therapie der Wahl.

Das frühere Corynebacterium haemolyticum wird heute als Arcanobacterium haemolyticum und das frühere Corynebacterium pyogenes als Actinomyces pyogenes nicht mehr der Gattung Corynebacterium zugeordnet. Diese Bakterien können als Zoonosen ulzerierende Wundinfektionen verursachen, werden aber auch aus Abszesseiter, z. B. bei Hirnabszess, isoliert.

Schweinerotlauf

Synonym: Erysipeloid
Engl. Begriff: Swine Erysipelas; Erysipeloid

E. rhusiopathiae ist ein grampositives sporenloses Stäbchen, das die einzige Spezies der Gattung Erysipelothrix bildet. Der Erreger des Schweinerotlaufs kann auch entsprechende Infektionen bei anderen Haustieren und frei lebenden Tieren verursachen.

Das durch E. rhusiopathiae beim Menschen verursachte Erysipeloid (es besteht Ähnlichkeit mit dem Erysipel durch A-Streptokokken) ist in erster Linie eine Berufskrankheit, vor allem von Tierärzten und Schlachtern. Die **Infektion** des Menschen erfolgt über Kontakt mit infizierten Tieren oder Materialien von infizierten Tieren, über kleine Verletzungen und Hautläsionen, vornehmlich an den Händen. Nach einer **Inkubationszeit** von bis zu vier Tagen kommt es am Infektionsort zu einer blaurötlichen Schwellung, verbunden mit Juckreiz und lokalen Schmerzen. Auch unbehandelt heilt diese kutane Verlaufsform nach etwa zwei Wochen unter Schuppung ab. Nach oraler Aufnahme des Erregers kann die sehr seltene septische Verlaufsform des Erysipeloids entstehen, in deren Folge sich auch eine Endokarditis manifestieren kann.

Die **Verdachtsdiagnose** wird klinisch aufgrund der beruflichen Exposition in der Anamnese, der Lokalisation und Morphe der Hautveränderung sowie der Schmerzen im benachbarten Gelenkbereich gestellt. Die **Erregerdiagnose** ist aus dem Biopsiematerial vom Rand eines betroffenen Hautareals kulturell möglich. **Antibiotikum** der Wahl ist Penicillin G, das bei Rotlaufsepsis oder Endokarditis in hoher Dosierung langfristig gegeben werden muss.

Listeriose

Engl. Begriff: Listeriosis

Definition Listerien sind grampositive kokkoide Stäbchen. Menschenpathogen sind die Arten Listeria monocytogenes und Listeria ivanovii. Die durch L. monocytogenes verursachte Listeriose verläuft beim Tier und beim Menschen unter verschiedenen klinischen Erscheinungsbildern. Pathohistologisch unterscheidet man die akut-eitrige von der granulomatösen Verlaufsform.

Epidemiologie Listerien sind ubiquitär in der Natur verbreitet. Sie kommen physiologischerweise und als Krankheitserreger bei einer Reihe von Tieren vor. Der Mensch kann sich durch direkten Kontakt mit Tieren, aber auch über Tierprodukte, z. B. Milch und Milchprodukte (besonders Camembert) infizieren. Eine Besonderheit der Listerien ist ihre **Vermehrung bei niedrigen Temperaturen** bis zu +4 °C (Wachstum im Kühlschrank).

Pathogenese Die den verschiedenen Verlaufsformen der Listeriose zugrunde liegenden Pathomechanismen sind bis heute noch relativ ungeklärt. Neben der Fähigkeit zur **extrazellulären Aggression** können Listerien Zellen, vor allem Makrophagen, invadieren und intrazellulär persistieren. In der Abwehr spielt die T-Zell-vermittelte Immunität wohl die wichtigste Rolle, obwohl zunehmend auch die Bedeutung der Granulozyten diskutiert wird. Pathohistologisch lassen sich zwei verschiedene Verlaufsformen unterscheiden:

- die **akut-eitrige Entzündung,** z. B. an Bindehaut und Meningen, wobei neben Granulozyten auch mononukleäre Zellen vorkommen,

- die **granulomatösen Verlaufsform,** bei der sich granulomatöse Entzündungsherde mit Zentralnekrose und Abszessherden (**Listeriome**) ausbilden.

Im **Erwachsenenalter** sind insbesondere ältere Patienten mit konsumierenden Grunderkrankungen oder abwehrgeschwächte Patienten betroffen. Bei **Schwangeren** kann die Listeriose zwar zu jeder Zeit der Schwangerschaft, vorwiegend aber im letzten Trimenon auftreten und zur diaplazentaren und damit intrauterinen Infektion des Fetus führen. Für die **Neugeborenen-Listeriose** ist aber neben dem intrauterinen auch der perinatale Infektionsweg aus dem besiedelten Geburtskanal beschrieben.

Klinische Bilder Wichtigste klinische Manifestationen der Listeriose beim Menschen sind Sepsis, Meningitis, Enzephalitis, selten auch Endokarditis, Konjunktivitis, Endometritis und die sog. Lymphadenitis.

Bei der Sepsis lässt sich meist ein Infektionsfokus feststellen.

Der Krankheitsverlauf bei der Schwangeren-Listeriose kann grippal-mild bis septisch sein mit Fieber und Schüttelfrost. Bei schweren Verlaufsformen kann es zum Abort bzw. zur Frühgeburt kommen. Die schwerste Manifestation einer Neugeborenen-Listeriose ist die **septische Neugeborenen-Granulomatose.**

Diagnostik und Differentialdiagnose Bei den meisten Infektionen im Erwachsenenalter ist die Klinik uncharakteristisch. Die Diagnose „Listeriose" wird hier nur nach **Erregernachweis** in der Blutkultur, aus Liquor oder evtl. Biopsien gestellt.

Entsprechend breit ist das Spektrum der möglichen Differentialdiagnosen. Bei fieberhaften Erkrankungen während der Schwangerschaft muss, auch im Hinblick auf den Fetus, immer eine Listeriose ausgeschlossen werden. Ebenso muss bei septischen Krankheitsbildern in Kombination mit Meningoenzephalitis bei älteren Patienten mit entsprechenden Prädispositionen frühzeitig an eine Listeriose gedacht werden. Die serologische Diagnostik spielt eine untergeordnete Rolle, nur deutlich steigende Antikörpertiter gegen H-Antigene können verwertet werden (breite Durchseuchung der Bevölkerung).

Therapie und Prophylaxe Therapie der Wahl ist die Gabe von **Aminopenicillinen,** evtl. in Kombination mit **Aminoglykosiden.** Bei Vorliegen einer Penicillinallergie ist Chloramphenicol eine mögliche Alternative. Cephalosporine sind unwirksam. Bei der Listerienmeningitis wird die kombinierte Gabe von Aminopenicillinen und Chloramphenicol bevorzugt.

Die bisher einzig zuverlässige **Prophylaxe** gegen Listerieninfektionen ist die fachgerechte Behandlung von Tierprodukten, z. B. ausreichende Pasteurisierung der Milch. Schwangere sollten auch zur Prophylaxe gegen Listerien Tierkontakte meiden. Eine prophylaktische Antibiotikagabe kann bei symptomloser Besiedlung des Geburtskanals mit Listerien bei Schwangeren erwogen werden.

11.9.6 Erkrankungen durch Aktinomyzeten

Die menschliche **Aktinomykose** ist immer eine endogene Mischinfektion. Leitkeime sind Aktinomyzeten. Zur obligaten Begleitflora gehören verschiedene Arten aerob wachsender Bakterien sowie Anaerobier, die alle in der normalen Oropharynxflora vorkommen können. Hauptmanifestation ist die zervikofaziale Aktinomykose; thorakale und abdominale Aktinomykosen sowie Aktinomykosen der Haut sind selten.

Unter **Nokardiosen** werden Erkrankungen zusammengefasst, die durch aerobe Aktinomyzeten der Gattung Nocardia verursacht werden. Wichtige Manifestationen sind die Bronchopneumonie mit oder ohne Abszess, der Hirnabszess und gelegentlich Haut- und Schleimhautinfektionen.

Definition Aktinomyzeten sind grampositive Fadenbakterien, die in verzweigten Geflechten wachsen können (daher der Name Strahlenpilze). Man unterscheidet die **anaeroben** Aktinomyzeten der Gattung Actinomyces und Arachnia von der **aerob** wachsenden Gattung Nocardia. Nokardien kommen hauptsächlich im Erdboden vor, die anaeroben Aktinomyzeten sind normale Bewohner der menschlichen Oropharyngealschleimhaut.

Aktinomykose

Synonym: Strahlenpilzkrankheit
Engl. Begriff: Actinomycosis

Die menschliche Aktinomykose in ihren verschiedenen Manifestationsformen ist eine **obligate endogene Mischinfektion.** Leitkeime sind meist **Actinomyces israelii** oder A. gerencseriae. Hinzu kommt eine evtl. umfangreiche Begleitflora, überwiegend typische Vertreter der normalen Mundflora. Die **Pathogenese** ist gekennzeichnet durch die Invasion der Aktinomyzeten aus dem Schleimhautbereich in das Gewebe (z. B. Wange). Dort entsteht bei Vorliegen anaerober bzw. mikroaerophiler Bedingungen zunächst ein entzündliches Granulationsgewebe, das eitrig einschmilzt. Dadurch kommt es zur multiplen Abszessbildung und parallel zur Bindegewebsproliferation. Häufig kommt es zur Fistelung nach außen. Im Eitermaterial kann man die pathognomonischen Strahlenpilzdrusen finden, etwa stecknadelkopfgroße, derbe gelbliche bis rötliche Körnchen, die aus einem Konglomerat myzelialer Aktinomyzetenkolonien, Begleitbakterien und Leukozyten bestehen. Gemäß dem endogenen **Infektionsweg** vom Oropharynx aus manifestiert sich die Aktinomykose bevorzugt in schleimhautnahen Geweben, es entsteht die zervikofaziale Aktinomykose. Dieser Prozess kann sich per continuitatem ausbreiten und dann den ganzen Halsbereich umfassen, aber auch hämatogen andere Organe erreichen. Zugrunde liegen überwiegend Verletzungen oder Manipulationen im Gesichtsschädelbereich wie Zahnextraktionen, Kieferbrüche, Fremdkörperverletzung etc. Nach einem akuten Initialstadium geht die Erkrankung meist in einen subakuten bis chronischen Verlauf über. Möglich ist auch eine primär chronische Form.

Die typische lokale **Symptomatik** besteht im Nebeneinander von Eiter- und Vernarbungsprozessen. Es entstehen fortlaufend harte Infiltrate mit neuen Einschmelzungen und Fistelbildungen, aus denen sich drusenhaltiger Eiter entleert. Thorakale Aktinomykosen, meist entstanden durch Aspiration von erregerhaltigem Material aus dem Oropharynx, sind wesentlich seltener und können in der **Differentialdiagnose** zur Lungentuberkulose oder zum Bronchialkarzinom Schwierigkeiten bereiten. Ebenfalls sehr selten sind abdominale Aktinomykosen und Aktinomykosen der Haut.

Bei entsprechendem Verdacht aufgrund von Anamnese und lokaler Symptomatik wird die **Diagnose** durch den **Erregernachweis** gesichert. Hierbei ist es wichtig, die Aktinomyzeten selbst, aber auch ihre aerobe/anaerobe Begleitflora nachzuweisen. Bei Vorliegen typischer Drusen im Eiter kann eine mikroskopische Verdachtsdiagnose sehr schnell gestellt werden. Die endgültige kulturelle Diagnose kann bis zu zwei Wochen erfordern.

Die **Behandlung** der Aktinomykose ist heute an sich eine Domäne der konservativen **Chemotherapie;** bei fortgeschrittenen Prozessen mit multiplen Eiterherden und Fistelungen kann eine zusätzliche chirurgische Therapie notwendig werden. Bei der Chemotherapie ist zu beachten, dass es sich immer um eine aerobe/anaerobe Mischinfektion handelt; d. h., die Therapie in Richtung der Aktinomyzeten allein, die gut penicillinempfindlich sind, reicht oft nicht aus. Mögliche Antibiotika sind Aminopenicillin/β-Lactamase-Inhibitor-Kombinationen oder die Kombinationstherapie von Breitspektrumpenicillinen mit Clindamycin oder Metronidazol.

Nokardiose

Engl. Begriff: Nocardiosis

Aerobe Aktinomyzeten der Gattung Nocardia mit den wichtigsten Spezies N. asteroides, N. farcinica, N. nova und N. abscessus sind opportunistische exogene Krankheitserreger. So treten Nokardiosen überwiegend bei Patienten mit prädisponierenden Grunderkrankungen, besonders bei Abwehrschwäche, auf. Im Gegensatz zu den Aktinomykosen ist die Nokardiose eine Monoinfektion. Des Weiteren gelangen die Nokardien aus der Umwelt exogen in den menschlichen Organismus. Klinisch unterscheidet man eine **pulmonale Nokardiose,** überwiegend charakterisiert durch Bronchopneumonie mit oder ohne Abszedierungsstendenz, von **systemischen Nokardiosen,** gekennzeichnet durch Abszessbildungen in verschiedenen Organen (Hirnabszess!) bis hin zur Sepsis, und von **Haut- und Schleimhautnokardiosen.**

Die Erkrankung ist ausgesprochen bösartig, auch bei frühzeitiger Diagnose und entsprechender Therapie liegt die Letalität immer noch bei etwa 50 %. Entscheidend ist die klinische **Verdachtsdiagnose** bei auftretenden Hirnabszessen bzw. abszedierenden Pneumonien bei Patienten, die eine entsprechende Prädisposition bieten. Eine primäre Verdachtsdiagnose kann der mikroskopische Nachweis von relativ säurefesten Stäbchen zulassen, hier ist aber die Differentialdiagnose zu Mykobakterien wichtig. Der **Erregernachweis** muss unter allen Umständen angestrebt werden, obwohl Anzüchtung und weitere Differenzierung der Nokardien schwierig sind. Die **Therapie** der Wahl besteht in der Chemotherapie mit Imipenem in Kombination mit Amikacin oder einer Kombination aus Amoxicillin und Clavulansäure zusammen mit Amikacin. Wichtig ist auch eine ausreichend lange Therapiedauer, um Frührezidive zu vermeiden. Haut- und Schleimhautnokardiosen kommen überwiegend in tropischen und subtropischen Regionen vor, Haupterreger ist N. brasiliensis.

Aktinomyzetom

Engl. Begriff: Mycetoma

Eine ganze Reihe verschiedener **Nocardia-,** aber auch **Actinomadura-** und **Streptomyces-**Arten ist in der Lage, chronisch-granulomatöse, eitrige Infektionen der Haut und des subkutanen Bindegewebes zu verursachen. Sie entstehen durch kleine Hautverletzungen, der Prozess breitet sich dann ähnlich wie bei der Aktinomykose per continuitatem aus mit multipler Abszess- und Fistelbildung.

Diese „Aktinomyzetome" genannten Prozesse haben eine starke Tendenz, **Periost und Knochen** zu befallen. Im Eiter der Herde finden sich typische drusenartige Gebilde wie bei der Aktinomykose.

Eine konservative **Chemotherapie** führt nur im Frühstadium zur Ausheilung. Gegen Nokardien sind die oben beschriebenen Substanzen wirksam, sonst ist Co-trimoxazol Mittel der Wahl. Im fortgeschrittenen Stadium ist die radikale **chirurgische Sanierung** notwendig. Klinisch ähnliche Veränderungen können auch von Streptomyzeten verursacht werden.

Von den Aktinomyzetomen ist eine exsudativ-pustulöse Hauterkrankung, die **Streptotrichose,** zu unterscheiden, die durch Dermatophilus congolensis hervorgerufen wird. Diese Erkrankung verläuft beim Menschen sehr gutartig und heilt meist innerhalb weniger Wochen spontan ab. Sie tritt nur nach sehr engem Kontakt mit Tieren auf.

Allergische Alveolitis

Engl. Begriff: Allergic Alveolitis

Eine ganze Reihe verschiedener Aktinomyzeten kann allergische Lungenerkrankungen auslösen. Nach Inhalation von Aktinomyzetenkonidien kommt es zur Sensibilisierung; erneuter Kontakt führt dann zur Manifestation der Allergie. Konidien der Aktinomyzeten befinden sich überwiegend in landwirtschaftlichen Produkten. Die bekannteste Krankheitsentität der allergischen Alveolitis ist die sog. **Farmerlunge** (als Berufskrankheit anerkannt). Die **Therapie** besteht in der Gabe von Antiallergika, evtl. auch von Kortikosteroiden, und in der Vermeidung der weiteren Exposition.

11.9.7 Erkrankungen durch Mykobakterien

Zur Gattung Mycobacterium gehören die Erreger der klassischen Tuberkulose, M. tuberculosis und M. bovis, die sog. atypischen Mykobakterien sowie Mycobacterium leprae als Erreger der Lepra.

Die Mykobakterien zählen zu den grampositiven Bakterien, zeichnen sich aber durch eine besondere Eigenschaft, die **Säurefestigkeit,** aus. Sie lassen sich daher mikroskopisch mit einem besonderen Färbeverfahren (Ziehl-Neelsen-Färbung) darstellen.

Tuberkulose

Synonym: Schwindsucht
Engl. Begriff: Tuberculosis

Definition M. tuberculosis ist der Erreger der klassischen Tuberkulose, mit der Lungentuberkulose als häufiger Manifestation. **M. bovis** ist der Erreger der klassischen Darmtuberkulose. Eine weitere Spezies, **M. africanum**, ist eine taxonomisch zwischen M. tuberculosis und M. bovis stehende Spezies, die ausschließlich in Afrika vorkommt und auch eine typische Tuberkulose verursachen kann. Die durch die klassischen Mykobakterien (M.-tuberculosis-Komplex) hervorgerufenen Krankheitsbilder sind an anderer Stelle des Buches eingehend dargestellt (s. Kap. 8.5). Hingewiesen sei an dieser Stelle nur auf die mikrobiologischen Besonderheiten dieser Bakterien.

Diagnostik Neben ihrer speziellen Anfärbbarkeit (s. Abb. 11.79) zeichnen sie sich durch eine lange Generationszeit aus. Dies bedeutet, dass der konventionelle kulturelle Erregernachweis vier bis sechs Wochen erfordern kann. Der heute nur noch in seltenen Ausnahmefällen durchgeführte Tierversuch in Meerschweinchen erfordert normalerweise sechs bis acht Wochen. Weitergehende Differenzierungsmaßnahmen sowie Antituberkulotika-Empfindlichkeitsprüfungen können dann noch zusätzlich Zeit beanspruchen. Die mikroskopische Nachweisbarkeitsgrenze von säurefesten Stäbchen liegt bei 10^4–10^5 Bakterien/ml Untersuchungsmaterial.

Moderne, teilautomatisierte kulturelle Nachweisverfahren ermöglichen heute die Diagnose schon in wesentlich kürzerer Zeit (ca. fünf bis 20 Tage), inkl. der Speziesdiagnose mit Gensonden. Zusätzlich besteht die Möglichkeit des PCR-Nachweises aus Sputum und evtl. auch aus anderen Materialien.

Therapie Auch die Chemotherapie der Tuberkulose unterscheidet sich von der „normalen" antibakteriellen Behandlung. Sie erfordert ein lang dauerndes kombiniertes Regime von mehreren Tuberkulostatika, um Resistenzentwicklungen und Selektion vorzubeugen. Dennoch sind bereits multiresistente M.-tuberculosis-Klone beschrieben worden (vor allem in den USA), die nicht mehr therapierbar sind. Näheres zu den Erscheinungsbildern einer Tuberkulose siehe Kapitel 8.5.

Atypische Mykobakteriosen

Definition Bezüglich ihrer klinischen Bedeutung werden die opportunistisch-pathogenen Mykobakterien von den klassischen Tuberkuloseerregern abgegrenzt. Diese Gruppe von Mykobakterien zeichnet sich durch eine Vielzahl von Spezies aus, die z. T. in der Normalflora, z. B. des Urogenitaltraktes, überwiegend aber ubiquitär (z. B. Wasser, Boden, Tiere) vorkommen können. Man unterscheidet schnell wachsende (wie „normale" Bakterien) von langsam wachsenden (wie „Tbk-Mykobakterien") Arten.

Klinische Bilder Bei nicht abwehrgeschwächten Patienten können einige der atypischen Mykobakterien langwierige Weichteilinfektionen nach Minimalverletzungen verursachen. Sonst liegt ihre humanmedizinische Bedeutung darin, dass abwehrgeschwächte Patienten, und hier insbesondere HIV-Patienten, betroffen sind. Gerade bei diesem Patientenkreis spielt die Spezies M. avium intracellulare eine wichtige Rolle.

Diagnostik Die mikrobiologische Diagnose der atypischen Mykobakterien ist über den kulturellen Erregernachweis möglich. Die Differenzierung stellt hohe Anforderungen an das diagnostische Labor. Klinik, Diagnostik und Therapie sind in Kapitel 11.3 dargestellt.

Lepra

Synonym: Aussatz
Engl. Begriff: Leprosy

Mycobacterium leprae ist der Erreger der Lepra (Aussatz). Die Lepra zählt zu den am längsten bekannten Infektionskrankheiten. M. leprae ist ein obligat intrazellulärer Parasit, mit besonderer Affinität zu Makrophagen und zu den Schwann-Zellen der Nerven.

Klinisch werden eine tuberkuloide Form und eine lepromatösen Form unterschieden. Zusätzlich gibt es klinische Verläufe vom Borderline-Typ. Klinik, Diagnostik und Therapie der Lepra sind eine primäre Domäne der Dermatologie. Daher muss auf entsprechende Werke dieses Fachgebietes verwiesen werden. Die mikrobiologische **Diagnostik** wird dadurch erschwert, dass ein Erregernachweis mittels Kultur derzeit noch nicht möglich ist. Auch der Tierversuch am Gürteltier ist sehr limitiert. Die Diagnostik muss daher molekularbiologisch erfolgen (PCR).

11.9.8 Erkrankungen durch Sporenbildner

Hautmilzbrand, Gasbrand und Tetanus sind klassische chirurgische Infektionen. Aus Sicht der Inneren Medizin

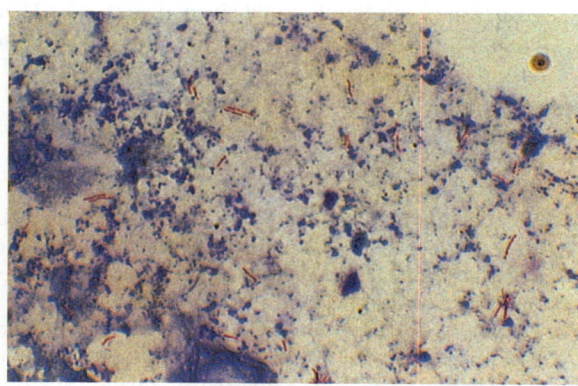

Abb. 11.79 Tuberkulose: Mycobacterium tuberculosis (Sputum; Ziehl-Neelsen-Färbung).

klassische Krankheitsbilder wie Lungen- und Darmmilzbrand oder Botulismus kommen nur noch sehr selten vor. Dagegen spielen einige Bacillus-Arten, vor allem Bacillus cereus, zunehmend eine Rolle als opportunistische Erreger von pyogenen Infektionen wie Meningitis, Sepsis und Endokarditis, vor allem bei Intensivpflege- und abwehrgeschwächten Patienten.

Aerobe Sporenbildner

Milzbrand

Synonym: Anthrax
Engl. Begriff: Anthrax

Definition Der Milzbrand ist eine Zoonose und wird durch **Bacillus anthracis** hervorgerufen.

Epidemiologie Der Milzbrand ist in Ländern der Dritten Welt noch ein sehr großes Problem, in der Bundesrepublik Deutschland dagegen selten und betrifft fast ausschließlich Menschen, die einen sehr engen Kontakt mit potentiell kranken Tieren haben. Erst in letzter Zeit hat der Milzbrand im Rahmen bioterroristischer Diskussionen an Beachtung gewonnen.

Klinische Bilder Die häufigste Form ist der **Hautmilzbrand.** Hierbei gelangen Milzbrandsporen in kleinere oberflächliche Hautverletzungen. Nach kurzer Inkubationszeit entsteht eine rote Papel mit schwarzem Zentrum, die sich zu einer Pustel mit serös-blutiger Flüssigkeit weiterentwickelt (**Pustula maligna**). Bei weiterer Ausdehnung treten neue Bläschen auf, die miteinander verschmelzen können (**Milzbrandkarbunkel**).
Werden die Sporen eingeatmet, entsteht **Lungenmilzbrand**, der in Form einer atypischen hämorrhagischen Bronchopneumonie verläuft. Der reichliche blutige Auswurf ist hochinfektiös. Unbehandelt führt die Erkrankung in wenigen Tagen zum Tod.
Bei Aufnahme der Milzbrandsporen mit der Nahrung kann ein **Darmmilzbrand** entstehen mit blutigem Erbrechen und blutigen Stühlen.
Aus allen drei Organmanifestationen kann eine **Milzbrandsepsis** hervorgehen, die mit Fieber, Schüttelfrost, Hautblutungen, Splenomegalie und Schock sehr foudroyant verläuft und rasch zum Tode führt.

Diagnostik Die Verdachtsdiagnose wird durch Anamnese und klinischen Befund gestellt und mikrobiologisch durch die mikroskopische und kulturelle Untersuchung von entsprechenden Körpersekreten bzw. Abstrichen abgesichert.

Therapie Therapie der Wahl ist die möglichst frühzeitige und hoch dosierte Penicillin-G- bzw. Chinolongabe. Chirurgische Eingriffe (Hautmilzbrand) sind immer kontraindiziert, da sie sehr schnell zur Milzbrandsepsis führen können (zur Meldepflicht s. Tab. 11.37).

Zusammenfassung

- Häufigste Ursache: Infektion mit Bacillus anthracis durch engen Kontakt mit erkrankten Tieren
- Wichtigstes Symptom: rote Papel mit schwarzem Zentrum, entwickelt sich zur serös-blutigen Pustula maligna
- Wichtigste diagnostische Maßnahmen: Erregernachweis mikroskopisch und kulturell
- Wichtigste therapeutische Maßnahme: hoch dosiert Penicillin G; chirurgische Eingriffe sind kontraindiziert!

Opportunistische Bacillus-Infektionen

Engl. Begriff: Opportunistic Bacillus Infections

Bei Intensivpflegepatienten, Patienten mit großflächigen Wunden oder Verbrennungen, Patienten mit schweren konsumierenden Grunderkrankungen sowie bei abwehrgeschwächten Patienten können andere Bacillus-Spezies als **opportunistische Infektionserreger** auftreten. Sie können dabei schwere Infektionen wie Endokarditis, Meningitis und Sepsis verursachen.
Anders als beim Milzbrand gibt es hier keine erregertypische Klinik. Die **Erregerdiagnose** ist daher entscheidend, sie ist auch Voraussetzung für die Therapie, da sich die einzelnen Spezies in ihrer Antibiotikaempfindlichkeit z. T. sehr unterscheiden. So ist die Spezies B. cereus fast immer penicillinresistent, während für die anderen Bacillus-Spezies Penicilline Mittel der Wahl sind. Häufig muss daher bei B.-cereus-Infektionen auf Reserveantibiotika wie z. B. Vancomycin zurückgegriffen werden.
Einige Stämme von B. cereus können aufgrund ihrer hohen proteolytischen Aktivität **lebensmittelbedingte Enterotoxikosen** verursachen.

Anaerobe Sporenbildner

Gasbrand

Synonym: Gasödem
Engl. Begriff: Gas Gangrene/Edema

Der Gasbrand oder das Gasödem ist eine wichtige chirurgische Infektionskrankheit, die durch anaerobe Sporenbildner der Gattung Clostridium hervorgerufen wird.
Schon Stunden nach der Infektion kommt es beim Extremitäten- bzw. Weichteilgasbrand zu Ödembildung, Verfärbung der Haut, Gasbildung im Gewebe und massiver Schmerzhaftigkeit. Sobald die von den Clostridien im Wundbereich gebildeten Toxine in die Blutbahn gelangen, kommt es zu **systemischen Zeichen** wie hohem Fieber, Unruhe und Kreislaufstörungen bis zum Schock. Nach dickdarmchirurgischen Eingriffen, Abdominalverletzungen mit Dickdarmläsion oder auch bei nicht kunstgerechtem Abort kann der **Darmgasbrand** entstehen. Er verläuft meist sehr foudroyant und hat auch bei adäquater Therapie eine sehr hohe Letalität.
Häufigster **Erreger** des Gasbrandes ist **Clostridium perfringens**. Andere Gasödemerreger sind C. novyi, C. septicum und C. histolyticum.
Bei internistischen Patienten kann ein Gasödem auf dem Boden einer arteriellen Verschlusskrankheit mit Ulkus vor

allem im Bereich der unteren Extremitäten auftreten. Die Infektion erfolgt hierbei überwiegend aus der normalen Hautflora der Zwischenzehenräume.

Clostridien – meist **C. septicum** – können auch ein **allgemein-septikämisches** Krankheitsbild verursachen, ohne die sonst typische Gasbrandsymptomatik. Dies geschieht nicht selten bei Patienten mit anderen Grunderkrankungen im Bereich des Dickdarms wie Divertikulitis und Dickdarmkarzinom. Die Klostridien können dabei in der Blutkultur nachgewiesen werden. Die Therapie besteht in der Gabe von Penicillin G (20–30 Mega), evtl. kombiniert mit Metronidazol.

Tetanus

Synonym: Wundstarrkrampf
Engl. Begriff: Tetanus

Der Tetanus ist eine klassische chirurgische Infektionskrankheit, die nach jeder Art von Verletzung bei Patienten auftreten kann, die keinen ausreichenden Antikörperschutz besitzen. Erreger ist Clostridium tetani.

Pathogenetisch verantwortlich für das Krankheitsbild ist das Tetanustoxin – Tetanusspasmin –, das am Ort der Infektion (Wunde) gebildet wird. Von da wandert es entlang den Nervenbahnen – eine Verbreitung über das Gefäßsystem ist wohl sehr selten – zu den Vorderhörnern des Rückenmarks, die normalerweise erregungsmodulierend auf motorische Neurone wirken. Dort blockiert es die Freisetzung der Transmittersubstanzen Glycin und γ-Aminobuttersäure. Daher kommt es zu unkontrollierten Fortsetzungen der Erregerimpulse aus dem zentralen Nervensystem (Spastik).

Daraus erklärt sich die vielfältige **Symptomatik** des Tetanus mit tonisch-klonischen Krämpfen und vegetativen Erscheinungen. Nach einer Inkubationszeit von gewöhnlich vier bis 14 Tagen kommt es zunächst zu einer Tonuserhöhung der Muskulatur, vor allem im Bereich der Kaumuskulatur (Trismus). Der Befall der mimischen Muskulatur führt zu einem grinsend-weinerlichen Gesichtsausdruck (Risus sardonicus), ein Befall der Nacken- und Rückenmuskulatur zum charakteristischen Opisthotonus. Schon durch geringste Außenreize kommt es zur Auslösung der tonisch-klonischen Krämpfe, dabei ist das Bewusstsein des Patienten nicht getrübt. Unbehandelt führt die Lähmung der Schlundmuskulatur, des Zwerchfells und der Glottis letztlich zum Erstickungstod.

Die mikrobiologische **Diagnostik** besteht im kulturellen Erregernachweis (gelingt nur selten!), wichtiger aber im Toxinnachweis durch Tierversuch aus dem Wundexzidat.

Die wichtigste **Therapie** besteht in der sorgfältigen Wundtoilette, einer Penicillin-G-Gabe zur Verhinderung der weiteren Vermehrung und der dadurch bedingten Toxinbildung, vor allem aber in der Gabe von Antitoxin. Diese muss möglichst frühzeitig erfolgen, da das Antitoxin gegen schon im zentralen Nervensystem gebundenes Tetanustoxin nicht mehr wirksam ist. Zusätzlich ist im Vollbild der Erkrankung eine z. T. lang dauernde intensivtherapeutische Behandlung notwendig, mit Sedierung, Muskelrelaxierung und dadurch bedingter Dauerbeatmung.

Eine ganz entscheidende Bedeutung kommt daher der **Tetanusprophylaxe** bei Verletzungen zu, hierzu gehören die ausreichende Grundimmunisierung mit einem Tetanustoxoidimpfstoff, Auffrischungsimpfungen in gewissen Zeitabständen und eine zusätzliche Gabe von Tetanushyperimmunglobulin immer dann, wenn kein ausreichender Impfstoff besteht bzw. nicht sicher nachgewiesen werden kann. Die Letalität ist beim Vollbild der Erkrankung hoch (s.a. Kap. 11.10).

Antibiotikaassoziierte pseudomembranöse Kolitis

Synonym: Clostridium-difficile-Infektion
Engl. Begriff: Antibiotic Associated Colitis

Epidemiologie Eine weitere Clostridienart, **Clostridium difficile**, ist ätiopathogenetisch verantwortlich für die antibiotikaassoziierte Diarrhö bzw. für die antibiotikaassoziierte pseudomembranöse Kolitis. Diese Krankheitsbilder treten überwiegend infolge einer längeren Antibiotikatherapie (Ausnahmen bisher nur Vancomycin, Teicoplanin und Metronidazol) auf. Zunehmend werden auch nosokomiale Fälle beobachtet, vor allem unter geriatrischen Patienten.

Die pseudomembranöse Kolitis ist eine insgesamt seltene Erkrankung, larvierte Verläufe oder die antibiotikaassoziierte Diarrhö sind wesentlich häufiger und entgehen oft der Diagnose.

Pathogenese Pathogenetisch kann es durch die Antibiotikatherapie zu einer Umstellung in der Dickdarmflora kommen, die durch selektive Keimabtötung zum Überwuchern oder sekundären Einwandern von Clostridium difficile führt. Dieser Sporenbildner produziert zwei verschiedene Toxine, die einen zytotoxischen Effekt auf die Mukosa des Darms bzw. eine enterotoxische Wirkung haben.

Symptome Klinisch imponieren gehäufte, teils blutige Durchfälle und kolikartige Mittel- und Unterbauchschmerzen, die z. T. so stark sein können, dass der Eindruck eines akuten Abdomens entsteht. Gleichzeitig besteht Fieber mit oder ohne Schüttelfrost.

Diagnostik Klinisch-chemisch finden sich Leukozytose, BSG-Erhöhung, Thrombopenie und Hypalbuminämie. Methoden der Wahl zur Diagnosesicherung sind Koloskopie und Toxinnachweis im Stuhl (ELISA), evtl. zusätzlich ein kultureller Erregernachweis. Die Morphologie der Mukosa in diesem Zustand reicht von einem Ödem über Auflagerung von weißlichen Plaques bis hin zur Bildung von Pseudomembranen, die aus Fibrin, neutrophilen und eosinophilen Granulozyten und Nekrosen bestehen.

Therapie Erste und wichtigste therapeutische Maßnahme ist das sofortige Absetzen der Antibiotika, gefolgt von der oralen Gabe von **Vancomycin** (oral nicht resorbierbar) oder Metronidazol (leichte Fälle).

Verlauf und Prognose Seltene, aber schwerwiegende Komplikationen sind das toxische Megakolon, die spontane Dickdarmperforation und dadurch entstehende Peritonitis und Sepsis.

11.9 Erkrankungen durch Bakterien

> **Zusammenfassung**
> - Häufigste Ursache: Störung der Darmflora durch lang dauernde Antibiotikatherapie begünstigt die Ausbreitung von Clostridium difficile
> - Wichtigste Symptome: blutige Durchfälle, kolikartige Bauchschmerzen
> - Wichtigste diagnostische Maßnahmen: Anamnese, Koloskopie und Toxin- und/oder Erregernachweis im Stuhl
> - Wichtigste therapeutische Maßnahmen: Vancomycin oder Metronidazol oral, Absetzen der systemischen Antibiotikatherapie

Botulismus

Synonym: Allantiasis
Engl. Begriff: Botulism

Definition Der Botulismus ist keine eigentliche Infektionskrankheit, sondern eine **Intoxikation** mit dem von **Clostridium botulinum** produzierten Toxin, das in sieben verschiedene Typen unterteilt werden kann. Es ist nach heutigem Kenntnisstand das stärkste bakterielle Toxin (s. Tab. 11.37).

Pathogenese, Diagnostik und Therapie Botulinumtoxin ist hitzelabil und wird durch längeres Kochen zerstört. Es wird unter geeigneten anaeroben Bedingungen von C. botulinum vor allem in verdorbenen Lebensmitteln (Gemüse, Fisch, Fleisch) produziert und wirkt **neurotoxisch**. Angriffspunkte sind die Nervenendplatten des peripheren Nervensystems, wo die Freisetzung von Acetylcholin verhindert wird. Dadurch kommt es zur Lähmung der betroffenen Muskulatur, der Tod erfolgt durch Paralyse der Atemmuskulatur. **Mikrobiologisch-diagnostisch** kann man versuchen, das Toxin aus dem Lebensmittel, Erbrochenen oder Serum durch Tierversuch nachzuweisen. Die **Therapie** der Wahl besteht in der frühzeitigen Gabe von Antitoxin. Eine Antibiotikagabe ist sinnlos (s. Kap. 25.6).

11.9.9 Erkrankungen durch Salmonellen

Bei den durch Salmonellen verursachten Erkrankungen werden klinisch die zyklischen Allgemeininfektionen Typhus (S. Typhi) und Paratyphus (S. Paratyphi A, B, C) von den lokalen Enteritissalmonellosen (z.B. S. typhimurium, S. enteritidis) abgetrennt. Als dritte Form können gelegentlich septische Krankheitsbilder, vor allem bedingt durch Enteritissalmonellen, vorkommen, die sich dann jedoch nicht von der gramnegativen Sepsis durch andere Erreger unterscheiden. Die Übertragung erfolgt überwiegend auf dem oralen Infektionsweg. Das Vollbild eines Typhus oder Paratyphus zeigt klinisch ein charakteristisches Bild. Hauptsymptom bei der Enteritissalmonellose sind z.T. heftige Durchfälle. Die Sicherung der Diagnosen Typhus und Paratyphus erfolgt über die Blutkultur, später auch serologisch. Die Diagnose einer Enteritissalmonellose wird durch Erregernachweis im Stuhl gestellt. Bei typhösen Verläufen einer Salmonellose sind die modernen Chinolone Mittel der Wahl. Alternativsubstanzen sind Co-trimoxazol und Chloramphenicol, bei Kindern u.U. auch Ampicillin.

Definition Die Gattung Salmonella zeichnet sich durch einen sehr großen Arten- bzw. Serovarreichtum aus. Nach der heutigen exakten Taxonomie besteht die Gattung nur aus einer Spezies, **S. enterica**. Humanmedizinisch bedeutsam ist nur eine Subspezies (S. enterica, Subspezies enterica) mit einer großen Vielfalt von Serovaren (zur Abgrenzung von Speziesnamen werden die Serovare mit Großbuchstaben gekennzeichnet).

Unter klinischen Gesichtspunkten hat sich folgende Einteilung bewährt: S. Typhi ist der klassische Erreger des Typhus, S. Paratyphi Erreger des Paratyphus, unterteilt in die Gruppen A, B und C. Die wichtigsten Erreger von Enteritissalmonellosen sind S. Typhimurium und S. Enteritidis. Die übrigen Enteritissalmonellen werden aufgrund ihrer Oberflächenantigene (O-Gruppen) und ihrer Geißelantigene (H-Gruppen) typisiert. Sie können dann aufgrund der Antigenformel benannt werden oder mit einem speziellen Namen, der meist nach dem ersten Nachweisort erfolgt (z.B. S. Coeln). Diese repräsentieren dann Serovare und **keine** (!) Spezies oder Subspezies.

Typhus abdominalis

Synonym: Typhus
Engl. Begriff: Typhoid Fever

Epidemiologie Typhus wird durch Salmonella Typhi hervorgerufen und kommt weltweit vor, obwohl autochthone Typhusfälle bei uns jetzt extrem selten sind. Meist handelt es sich hier um eingeschleppte Fälle (Reisemedizin). Der Mensch ist das einzige Erregerreservoir für S. Typhi, die Bakterien werden überwiegend mit dem Stuhl ausgeschieden.

Die wichtigste **Infektionsquelle** sind nicht Patienten mit akuter Erkrankung, sondern sog. **Dauerausscheider**, die nach durchgemachter manifester Infektion oder nach inapparent verlaufender Infektion weiter S. Typhi ausscheiden. Die **Übertragung** erfolgt überwiegend indirekt durch Trinkwasser oder kontaminierte Lebensmittel über den oralen Infektionsweg. Eine direkte Schmutz-Schmierinfektion ist wesentlich seltener.

Pathogenese Nach oraler Aufnahme gelangen die Typhusbakterien in den Darm. Da nur ein Teil im sauren Milieu des Magens überlebt, sind zur Infektion hohe Keimzahlen erforderlich. Vom Darm aus gelangen sie über die Lymphgefäße und den Ductus thoracicus in die Blutbahn. Durch die Bakteriämie kann es dann zur Manifestation in vielen Organen und Gewebsbereichen kommen. Die genauen Pathomechanismen sind bis heute noch nicht völlig geklärt. Besonders angeschuldigt werden das Salmonellenendotoxin und das Vi-Oberflächenantigen.

Klinische Bilder Nach einer Inkubationszeit von normalerweise ein bis drei Wochen – bei geringerer Infektionsdosis auch wesentlich länger – beginnt die Erkrankung zunächst mit uncharakteristischen **katarrhalischen Beschwerden**, gefolgt von einem typischen Krankheits- und Fierberverlauf:

965

Infektionskrankheiten

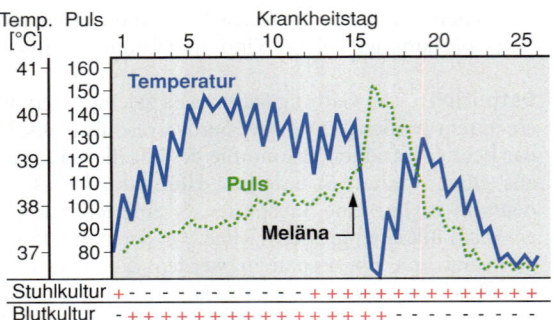

Abb. 11.80 Typischer klinischer Verlauf während einer 26-tägigen Erkrankung an Typhus/Paratyphus bei fehlender spezifischer antibiotischer Behandlung. Unten sind die Tage angegeben, an denen Erregernachweise im Stuhl und Blut geführt werden können.

- **Erste Krankheitswoche:** Typischerweise kommt es zum **stufenförmigen Fieberanstieg**, bis eine Plateauphase von etwa 40 °C erreicht wird (s. Abb. 11.80). Des Weiteren klagen die Patienten in dieser ersten Woche über abdominelle Schmerzen, Kopfschmerzen und Obstipation. Meist findet sich eine relative Bradykardie.
- **Zweite Krankheitswoche:** Es bildet sich die typische **Kontinua** mit Temperaturen zwischen 39 und 41 °C aus.

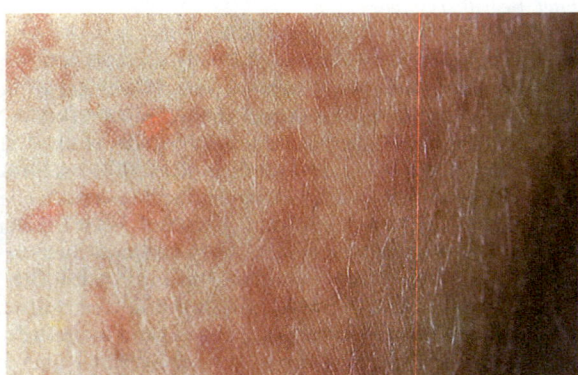

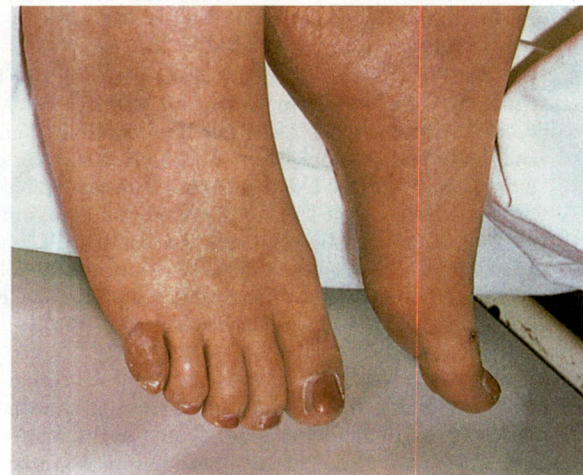

Abb. 11.81 Typhus abdominalis.
a) Makulopapulöses Exanthem,
b) Roseolen.

Splenomegalie tritt hinzu. Die Patienten fühlen sich schwer krank. Zusätzlich entwickelt etwa jeder dritte Patient einen typischen Hautausschlag (**Roseolen**, s. Abb. 11.81a, b).
- **Dritte Krankheitswoche:** Delirante Zustände treten auf. Zusätzlich kommt es zu erbsbreiartigen Durchfällen. Durch den Befall des lymphozytären Gewebes der Lymphfollikel bzw. der Peyer-Plaques können zusätzliche intestinale Blutungen auftreten, in Einzelfällen eine Perforation des Darmes mit folgender Peritonitis.
- **Vierte Krankheitswoche:** Entfieberung.

Zu betonen ist jedoch, dass dieser typische Fieberverlauf heute normalerweise nicht mehr gesehen wird, da auch ohne die Diagnose „Typhus" meist eine kalkulierte, breite antibakterielle Chemotherapie begonnen wird, die auch S. Typhi einschließt!

Diagnostik Bei entsprechender Anamnese (Reiseanamnese) und typischem Verlauf lässt sich häufig schon klinisch die Verdachtsdiagnose „Typhus abdominalis" stellen. Richtungweisend sind das Auftreten von **Roseolen**, das Fehlen jeglicher eosinophiler Leukozyten in mehreren Blutausstrichen, Leukopenie trotz septisch-toxischen Krankheitsbildes und eine relative Bradykardie. Die **Erregerdiagnose** gelingt im sehr frühen Krankheitsstadium evtl. noch im Stuhl, in der ersten und zweiten Krankheitswoche ausschließlich in der Blutkultur.

Am Ende der zweiten Krankheitswoche lässt sich der Erreger dann meist wieder aus dem Stuhl isolieren. Wegen der schwierigen Isolierungsbedingungen – Selektivnährböden sind notwendig – kann dies mehrere Tage erfordern. Ab Ende der ersten bzw. Beginn der zweiten Krankheitswoche kommt es zur messbaren Antikörperbildung, hohe Titer werden ab der dritten Krankheitswoche erreicht. Zu diesem Zeitpunkt kann die Diagnose „Typhus" serologisch (**Widal-Reaktion**) zusätzlich abgesichert werden. Zu berücksichtigen ist jedoch, dass bei sehr früh begonnener antibiotischer Therapie der Antikörpernachweis negativ bleiben kann. Zur Differentialdiagnose siehe auch Tabelle 11.38.

Therapie und Prophylaxe Therapie der Wahl beim Typhus sind, zumindest bei Erwachsenen, die modernen **Chinolone**. Alternativsubstanzen sind **Chloramphenicol** und, speziell bei Kindern, **Co-trimoxazol** bzw. **Ampicillin**. Ein durchgemachter Typhus verleiht normalerweise eine länger dauernde Immunität. Eine **aktive Schutzimpfung** steht zur Verfügung (Reiseimpfung). Der Typhus gehört zu den nach dem Infektionsschutzgesetz **meldepflichtigen Infektionskrankheiten**.

Entscheidende Maßnahmen zur Verhütung und Bekämpfung von Typhus sind in unseren Breiten die Einhaltung von hohen Standards in der **Lebensmittel- und Wasserhygiene**. Durch suffiziente Meldesysteme müssen Ausbrüche frühzeitig erkannt werden. Dauerausscheider unterliegen der regelmäßigen Überwachung durch die Gesundheitsbehörden (s. Tab. 11.37). Erkrankte sollen im Krankenhaus isoliert werden, die entsprechenden Vorschriften zur laufenden Desinfektion müssen beachtet werden.

Verlauf und Prognose **Komplikationen** sind eine wahrscheinlich toxisch bedingte Kreislaufdepression, vor allem in der ersten Krankheitswoche, aber auch Herzversagen als Folge einer typhösen Myokarditis. Bedingt durch die Bakteriämiephase kann es zur Absiedlung von Typhusbakterien in anderen Organen und Gewebsbereichen mit entsprechender Infektionssymptomatik kommen: Meningitis, Pneumonie, Arthritis, Spondylitis, Osteomyelitis, Cholezystitis. Ohne Behandlung oder bei insuffizienter chemotherapeutischer Behandlung kann es nach fieberfreien Intervallen oft mehrmals zu Rezidiven kommen.

Zusammenfassung

- Ursache: Infektion mit Salmonella Typhi durch kontaminiertes Trinkwasser; besondere Ansteckungsgefahr durch Dauerausscheider!
- Wichtigste Symptome: stufenförmiger Fieberanstieg bis 40 °C, dann Kontinua, Bauch- und Kopfschmerzen, relative Bradykardie, später Roseolen
- Wichtigste diagnostische Maßnahmen: Reiseanamnese, Klinik, Blutbild (Leukopenie, keine Eosinophilen), Erregernachweis aus der Blutkultur, später aus dem Stuhl
- Wichtigste therapeutische Maßnahme: Chinolone oder Chloramphenicol

Tab. 11.38 Spektrum wichtiger invasiver und nichtinvasiver bakterieller Enteritiserreger.

	Nichtinvasiv	Invasiv
Lokalisation:	Proximaler Dünndarm	Distaler Dünndarm + Kolon
Klinik:	(Wässrige) Diarrhö	Dysenterie
Leukozyten im Stuhl:	–	+
Erreger:	V. cholerae E. coli (ETEC, EPEC) S. aureus B. cereus C. perfringens Salmonella spp. (?)	S. Typhi/Paratyphi* S. Enteritidis Shigella spp. V. parahaemolyticus E. coli (EIEC, EHEC) C. difficile (?) Campylobacter (?) Y. enterocolitica*

? nicht eindeutig; Mischformen möglich
* auch Penetration möglich (systemische Infektion, z.B. Typhus abdominalis)

Paratyphus

Der Paratyphus A, hervorgerufen durch S. Paratyphi A, und der Paratyphus C, verursacht durch S. Hirschfeldii (früher S. Paratyphi C), kommen ausschließlich in tropischen und subtropischen Ländern und vereinzelt in Regionen des Mittelmeerraumes vor. Der von S. Schottmuelleri (früher S. Paratyphi B) ausgelöste Paratyphus B kommt dagegen auch bei uns vor.

Das **klinische Bild** des Paratyphus B ist dem des Typhus abdominalis sehr ähnlich, obwohl generell die Verläufe weniger schwer sind. Auch für Diagnostik und Therapie gilt das für Typhus abdominalis Gesagte.

Enteritissalmonellose

Synonym: Salmonellenenteritis
Engl. Begriff: Salmonella Foodborne Disease

Obwohl S. typhimurium und S. enteritidis zu den häufigsten und klinisch bedeutsamsten Erregern von Enteritissalmonellosen gehören, können etwa weitere 120 sog. Enteritissalmonellen eine lokale Infektion des Dünndarms und des oberen Dickdarms verursachen. Die **Klinik** ist vor allem geprägt durch abdominelle Schmerzen, Diarrhöen und in einigen Fällen Erbrechen. Fieber muss nicht auftreten. Die Enteritissalmonellen werden bei uns als die wichtigsten Erreger von bakteriell bedingten Gastroenteritiden angesehen. Die **Diagnosesicherung** erfolgt über den **Erregernachweis** im Stuhl. Wegen der erschwerten Isolierungsbedingungen kann dies mehrere Tage erfordern.

Bis auf wenige Ausnahmefälle ist die **Therapie** rein symptomatisch: antidiarrhoisch sowie Volumen- und Elektrolytsatz. Nur bei Säuglingen und Kleinkindern kann die Gabe von Antibiotika, meistens Co-trimoxazol oder Ampicillin, indiziert sein. In Ausnahmefällen können Enteritissalmonellen auch septikämische bzw. septische Krankheitsbilder verursachen, die sich dann nicht von der Sepsis durch andere gramnegative Erreger unterscheiden. Eine Ausnahme bilden HIV-Patienten, bei denen die Salmonellenseptikämien, wie die Sepsis generell, deutlich blander verlaufen.

Bezüglich Epidemiologie und Prävention der Enteritissalmonellosen gilt das für Typhus abdominalis Gesagte.

11.9.10 Erkrankungen durch Shigellen

Synonym: Bakterielle Ruhr
Engl. Begriff: Bacillary Dysentery

Shigellen sind Erreger der bakteriellen Ruhr. Die schwerste Ruhrform durch S. dysenteriae Typ I tritt in Europa nicht auf. Bei uns werden leichtere Ruhrformen durch S. flexneri und S. sonnei verursacht. Die bakterielle Ruhr ist klinisch charakterisiert durch sehr häufige und schmerzhafte Stuhlentleerungen mit Beimengungen von Schleim, Eiter und Blut. Volumen- und Elektrolytverlust, aber auch die direkte Wirkung des Shiga-Toxins können zu einem toxischen Krankheitsbild mit Herz-Kreislauf-Depression führen. Darmblutungen und -perforationen sind schwere Komplikationen. Eine chronische Verlaufsform ist möglich.

Praxisfall

Ein 21-jähriger deutscher Student wird mit kolikartigen Mittel- und Unterbauchschmerzen in die Klinik eingewiesen. Bei der **Anamnese** gibt er an, vor zwei Tagen von einer vierwöchigen Rundreise durch die Türkei zurückgekehrt zu sein. Hier habe er dann gleich Durchfälle bekommen, die schnell an Stärke und Frequenz zugenommen hätten. Dabei sei jede Stuhlentleerung mit stärksten Bauchschmerzen verbunden. **Klinisch** ist die produzierte Stuhlmenge sehr gering und zeigt Auflagerungen von Schleim und Blut. Der gesamte Mittel- und Unterbauch ist stark druckschmerzhaft, keine Resistenzen tastbar. Im **Ultraschall** lassen sich außer einer vermehrten Luftfüllung des Darms keine Auffälligkeiten nachweisen. Bei der **Koloskopie**, die wegen der sehr starken Schmerzen nach kurzer Zeit abgebrochen werden muss, zeigt sich eine stark entzündlich veränderte Dickdarmschleimhaut im einsehbaren sigmoidalen Bereich mit Rötung, Ödem und beginnenden vereinzelten ulzerösen Aufwerfungen. Mit der **Verdachtsdiagnose** Ruhr wird körperwarmer Stuhl zur Untersuchung auf Amöben entnommen sowie ein Rektalabstrich zum Nachweis von Shigellen angefertigt. Nach zwei Tagen wird **Shigella boydii** im Rektalabstrich identifiziert und wegen der schweren Klinik eine Therapie mit modernen **Gyrasehemmern** eingeleitet.

Definition Shigellen sind unbewegliche gramnegative Stäbchen, die zur Familie der Enterobacteriaceae gehören. Erreger der klassischen bakteriellen Ruhr ist **S. dysenteriae Typ I**. Weitere Spezies sind S. flexneri, S. sonnei und S. boydii.

Epidemiologie Shigella dysenteriae kommt nahezu ausschließlich in tropischen und subtropischen Gebieten von Mittel- und Südamerika vor, sicher nicht in Europa. S. boydii hat als hauptsächliche Verbreitungsgebiete Vorderasien und Nordafrika. S. flexneri und S. sonnei kommen weltweit und damit auch bei uns vor. Der Mensch ist das einzige **Erregerreservoir** der Shigellen. Sie werden mit dem Stuhl ausgeschieden. Die **Infektion** erfolgt überwiegend oral durch Wasser oder kontaminierte Lebensmittel. Vor allem in Ländern mit niedrigem Hygienestandard spielen Fliegen eine wichtige Rolle bei der Kontamination von Wasser und Lebensmitteln. Neben klinisch manifest Erkrankten sind Dauerausscheider ein wichtiges Erregerreservoir. Die bakterielle Ruhr ist eine Erkrankung der warmen Jahreszeiten. Dementsprechend sind Länder in warmen Klimazonen besonders betroffen. Autochthone Ruhrfälle treten bei uns selten, dann meist ausbruchsartig auf Säuglingsstationen, in Kinder- und in Altenheimen auf.

Pathogenese Nach oraler Aufnahme gelangen die Shigellen in den Darm, bei schweren Ruhrverläufen manifestiert sich die Erkrankung vorwiegend am Dickdarm. Pathogenetisch entscheidend sind neben den Endotoxinen verschiedene, von den Shigellenspezies unterschiedlich gebildete Exotoxine. Das von S. dysenteriae Typ I gebildete **Shiga-Toxin** ist eines der potentesten bakteriellen Toxine mit neurotoxischer und zytotoxischer Wirkung. Bei schweren Verlaufsformen kommt es in der Mukosa des Dickdarms zu Nekrosen und Geschwürsbildung.

Klinische Bilder Nach einer Inkubationszeit von zwei bis sieben Tagen beginnt die Erkrankung mit zunehmender Stuhlentleerungsfrequenz. Daraus entwickelt sich ein **wässriger Durchfall**, der bei schweren Verläufen durch Beimengungen von Schleim, Eiter und Blut gekennzeichnet ist. Charakteristisch sind dann sehr häufige (bis zu 40 pro Tag) Stuhlentleerungen, die mit schmerzhaften **Tenesmen** verbunden sind. Fieber tritt fakultativ auf. Die weitere Symptomatologie ist bedingt durch den Flüssigkeits- und Elektrolytverlust.

Bei der Infektion mit stark toxinbildenden Stämmen kommen **allgemein-toxische Erscheinungen** hinzu, von denen vor allem Herz-Kreislauf- und Zentralnervensystem betroffen sind.

In manchen Fällen kann sich an das akute Krankheitsbild eine **chronisch-subakute Verlaufsform** mit wechselnden Durchfällen anschließen. Im Gefolge von Shigellosen wurde das Auftreten eines **Reiter-Syndroms** bzw. eines **hämolytisch-urämischen Syndroms** (s. Kap. 18.7.5) beschrieben.

Die durch S. flexneri und S. sonnei in unseren Breiten verursachte Ruhr verläuft überwiegend mild; hier stehen gastroenteritische Beschwerden mit Durchfall im Vordergrund, während eine kolitische Komponente fehlen kann. Bei Patienten mit gastroenteritischen Beschwerden mit oder ohne Fieber nach Auslandsaufenthalt müssen Shigellen in die Differentialdiagnose mit einbezogen werden.

Diagnostik Schwere Verlaufsformen der bakteriellen Ruhr sind häufig schon klinisch durch die vielen schmerzhaften Stuhlentleerungen mit Schleim- und Blutbeimengungen diagnostizierbar. Die **endoskopische Diagnose** einer ulzerierenden Kolitis kann weiter richtungweisend sein. Die Sicherung der Diagnose erfolgt durch den **Erregernachweis** im Stuhl oder besser im Rektalabstrich. Die Stuhlprobe bzw. der Rektalabstrich muss möglichst ohne lange Transportzeit in das diagnostische Institut verbracht werden, da die Erreger relativ umweltempfindlich sind.

Bei schweren Verlaufsformen müssen **differentialdiagnostisch** eine antibiotikaassoziierte pseudomembranöse Kolitis und schwere Colitis-ulcerosa-Verlaufsformen ausgeschlossen werden, bei Fällen nach bestimmten Auslandsaufenthalten auch eine Amöbenruhr. Bei leichteren, überwiegend enteritischen Verlaufsformen müssen Enteritiden, bedingt durch andere bakterielle Erreger (Campylobacter, Yersinien, Salmonellen), sowie eine antibiotikaassoziierte Diarrhö in die Differentialdiagnose einbezogen werden (s.a. Tab. 11.38).

Therapie und Prophylaxe Bei leichten enteritischen Verlaufsformen ist meist nur eine symptomatische Therapie erforderlich. Bei schweren Verlaufsformen einer bakteriellen Ruhr sind **Chloramphenicol** bzw. moderne **Chinolone** Mittel der Wahl.

Eine **Impfprophylaxe** ist nicht möglich. Die wichtigste Präventivmaßnahme besteht wie bei der Bekämpfung der Salmonellosen in der Verbesserung der persönlichen allgemeinen Hygiene, aber auch in der Einhaltung der entsprechenden **Lebensmittel- und Wasserhygiene.** In Endemiegebieten spielt auch die **Fliegenbekämpfung** eine wichtige Rolle. Bei Auslandsreisen, vor allem in subtropische und tropische Gebiete, müssen entsprechende Vorsichtsmaßnahmen ergriffen werden. Dauerausscheider unterliegen der entsprechenden Überwachung durch die Gesundheitsbehörde. Meldepflicht gemäß Tabelle 11.37.

Verlauf und Prognose Darmblutungen und Darmperforationen mit folgender Peritonitis (und Sepsis) sind seltene, aber oft tödliche Komplikationen bei schweren Ruhrverläufen.

> **Zusammenfassung**
> - Ursache: Shigelleninfektion durch kontaminiertes Wasser oder Nahrungsmittel
> - Wichtigste Symptome: sehr häufige Stuhlentleerungen, teilweise mit Schleim-, Eiter- oder Blutbeimengungen, Tenesmen
> - Wichtigste diagnostische Maßnahmen: Klinik, Erregernachweis im Stuhl oder Rektalabstrich, Rektoskopie
> - Wichtigste therapeutische Maßnahme: symptomatisch, bei schwerem Verlauf Gabe von Chinolonen (oder Chloramphenicol)

11.9.11 Yersiniosen

Engl. Begriff: Yersiniosis

Definition Die Gattung Yersinia gehört zur Familie der Enterobacteriaceae. Die historisch bedeutsamste Spezies ist Y. pestis, Erreger der Pest. Die beiden Spezies Y. enterocolitica und Y. pseudotuberculosis kommen weltweit vor. Sie verursachen altersabhängig unspezifische Infektionssyndrome, vor allem Enterokolitiden, mesenteriale Lymphadenitis und Pseudoappendizitis.

Von beiden Yersinienspezies gibt es unterschiedliche Serotypen. Die wichtigsten sind die Serovare O3, O5,27 und O9 für Y. enterocolitica und die Serovare OI, OII und OIII für Y. pseudotuberculosis.

Yersinia enterocolitica

Epidemiologie Yersinia enterocolitica kommt ubiquitär vor. Als für den Menschen wichtigste Infektionsquellen werden keimtragende Haustiere bzw. Nahrungsmittel tierischer Herkunft angesehen. Die **Infektion** erfolgt überwiegend peroral (s. Tab. 11.38).

Pathogenese Von besonderer Bedeutung ist die Fähigkeit der Yersinien, an Mukosaepithel zu haften, aber auch in lymphoretikuläres Gewebe einzuwandern. Gesichert ist die Bedeutung eines **plasmidkodierten äußeren Membranproteins (YOP)** für die Humanpathogenität. Für Enterobacteriaceae ungewöhnlich, spielt offenbar die zelluläre Immunabwehr eine wichtige Rolle, was auch einige der speziellen Entzündungsphänomene erklärt.

Klinische Bilder Mehrere klinische Verlaufsformen sind bekannt:
- Am häufigsten ist die **akute Enteritis** bzw. **Enterokolitis**, die überwiegend Säuglinge und Kleinkinder bis zu sechs Jahren und dann wieder Erwachsene über 30 Jahre betrifft. Es imponieren Fieber, Erbrechen, allgemeines Krankheitsgefühl und breiige bis wässrige Stühle – selten mit Schleim- oder Blutbeimengungen –, die mit kolikartigen abdominellen Schmerzen einhergehen. Der Beginn der Erkrankung ist meist akut. Von der Schwere her gibt es deutlich unterschiedliche Verläufe. Spätestens nach zwei Wochen kommt es zum Sistieren der Symptome.
- Bei Patienten zwischen dem zehnten und 30. Lebensjahr imponiert die Yersiniose überwiegend als akute bis subakute **Appendizitis**, als akute **terminale Ileitis** oder als **mesenteriale Lymphadenitis.** Hier kann das klinische Erscheinungsbild von einer leichteren abdominellen Schmerzsymptomatik mit leichten Durchfällen bis hin zum Bild des akuten Abdomens reichen.
- Ein **septikämischer Verlauf** ist sehr selten und kommt nahezu ausschließlich bei Patienten mit konsumierenden Grundleiden wie Leberzirrhose, Diabetes, chronischem Alkoholabusus, malignen Tumoren etc. vor. Besonders häufig entwickeln Dialysepatienten unter Desferoxamin-B-Therapie eine Yersinia-Sepsis, da dieses **Eisenkomplexion** von den Yersinien als enterale „Eisenquelle" genutzt werden kann.

Bei allen Verlaufsformen können reaktiv-immunpathologisch **Para- oder Postinfektionssyndrome** auftreten. Die wichtigsten sind Arthritis, Arthralgien, Erythema nodosum, Morbus Reiter, Uveitis, Urtikaria, Sweet-Syndrom und Guillain-Barré-Syndrom. Das Auftreten der Postinfektionssyndrome ist signifikant mit dem Histokompatibilitätsantigen **HLA-B27** assoziiert; das Erythema nodosum betrifft vorwiegend Frauen im jungen bis mittleren Erwachsenenalter.

Diagnostik Wegen der nicht erregertypischen Klinik ist die Diagnosesicherung durch den **Erregernachweis** entscheidend. Dieser lässt sich aus Stuhl, Operationsmaterial und evtl. aus der Blutkultur einfach führen. Antikörpernachweisverfahren wie Makro-, Mikroagglutination und ELISA spielen in der Diagnostik der akuten Enterokolitiden keine Rolle. Bei subakut oder chronisch verlaufenden Pseudoappendizitisformen und in der Diagnostik der Postinfektionssyndrome sind sie dagegen von ausschlaggebender Bedeutung (Titerverlauf!).

Therapie Normalerweise ist sowohl beim enteritischen als auch beim pseudoappendizitischen Krankheitsverlauf eine antibakterielle Chemotherapie nicht erforderlich. Sie ist dagegen zwingend bei rezidivierenden abdominellen Verläufen, bei septikämischen Verläufen und vor allem bei den reaktiven Folgesyndromen. Therapie der Wahl sind Cephalosporine der dritten Generation – evtl. in Kombination mit Aminoglykosiden – Chinolone, Tetrazykline und Co-trimoxazol.

Yersinia pseudotuberculosis

Erkrankungen durch Y. pseudotuberculosis sind ebenfalls Zooanthroponosen, die Infektkette ist aber bis heute ungeklärt. Auch hier wird ein oraler Infektionsweg angenommen, die weitergehende **Pathogenese** ist noch sehr unklar. Eine Besonderheit scheint die Affinität von Y. pseudotuberculosis zum lymphatischen Gewebe im abdominellen Bereich zu sein.

Im Gegensatz zur Yersiniose durch Y. enterocolitica ist die wichtigste klinische Manifestation die **Pseudoappendizitis** – mesenteriale Lymphadenitis, akute terminale Ileitis,

"Appendizitis" –, die ihren Häufigkeitsgipfel in der Altersgruppe von sechs bis 18 Jahren hat. Wesentlich seltener ist der Verlauf als Enteritis bzw. Enterokolitis, betroffen sind dann nahezu ausschließlich Erwachsene über 18 Jahre. Ebenfalls extrem selten ist ein septikämischer Verlauf, betroffen sind dann wiederum stark abwehrgeschwächte Patienten.

Begleitende Krankheitserscheinungen sind die reaktive Arthritis und das Erythema nodosum. Die **Erregerdiagnose** aus Schleimhautbiopsien, Operationsmaterial, seltener aus Stuhl, ist möglich. Bei Y.-pseudotuberculosis-Infektionen spielt jedoch die **serologische Diagnose** (Titerverlauf im Mikroagglutinationstest) eine wichtigere Rolle.

Bei den meisten pseudoappendizitischen und auch enteritischen Verlaufsformen ist keine antibakterielle Chemotherapie erforderlich. Nur bei schwerem Verlauf, Septikämie und Folgeerkrankungen ist eine **Antibiotikatherapie** mit Tetrazyklinen, Ampicillin oder Co-trimoxazol indiziert.

Pest

Engl. Begriff: Plague

Die Pest, hervorgerufen durch **Y. pestis,** ist eine der ältesten und auch gefährlichsten Zooanthroponosen. Nagetiere, vor allem Ratten, bilden das wichtigste Erregerreservoir, Flöhe die wichtigsten Vektoren. Die Pest kommt bei uns autochthon nicht mehr vor. Wegen der relativ kurzen Inkubationszeit sind auch touristisch eingeschleppte Fälle extrem selten (s. Tab. 11.37). Die Bedeutung der Pest könnte im Rahmen der Bioterrorismusdiskussion wieder steigen.

Tab. 11.39 Fakultativ pathogene gramnegative Stäbchen der Familie Enterobacteriaceae.

Gattung	Häufige Arten
Escherichia	E. coli
Klebsiella	K. pneumoniae
	K. oxytoca
Citrobacter	C. freundii
	C. diversus
Enterobacter	E. cloacae
	E. aerogenes
Serratia	S. marcescens
	S. liquefaciens
Proteus	P. mirabilis
	P. vulgaris
Providencia	P. stuartii
Morganella	M. morganii
Hafnia	H. alvei
Erwinia	E. herbicola

11.9.12 Erkrankungen durch fakultativ pathogene Enterobacteriaceae

Definition Die Familie der Enterobacteriaceae zeichnet sich durch sehr großen Artenreichtum aus. Viele Gattungen besitzen auch humanmedizinische Bedeutung. Während den Salmonellen, Shigellen und Yersinien überwiegend spezielle Krankheitsentitäten zugeordnet werden können, ist dies bis auf wenige Ausnahmen für die meisten anderen Gattungen nicht möglich. Daher werden diese Enterobacteriaceae-Arten als fakultativ pathogene Erreger gesondert betrachtet. Die humanmedizinisch bedeutsamsten Gattungen mit ihren häufigen Arten sind in Tabelle 11.39 aufgeführt.

Die große Bedeutung dieser gramnegativen Stäbchen liegt heute darin, dass sie zusammen mit S. aureus die wichtigsten Erreger **nosokomialer Infektionen** sind. Dies betrifft vor allem Harnwegsinfektionen, Pneumonien, Wundinfektionen und Peritonitiden. In ihren schwersten Verlaufsformen kann aus den vorgenannten Erkrankungen jeweils die gefürchtete gramnegative Sepsis, evtl. mit Endotoxinschock, entstehen. Diese Bakterien tragen daher entscheidend zur Morbidität und Mortalität von hospitalisierten Patienten bei. An dieser Stelle kann nicht im Detail auf die speziellen Krankheitsentitäten eingegangen werden, hier ist auf die einzelnen Organkapitel zu verweisen.

Neben ihrer Bedeutung als Erreger nosokomialer Infektionen können die Bakterien einiger Gattungen auch für ambulant erworbene Erkrankungen verantwortlich sein, z. B. E. coli als der wichtigste Erreger von Harnwegsinfektionen und Klebsiella pneumoniae als Erreger ambulant erworbener Pneumonien (Friedländer-Pneumonie, heute selten).

Epidemiologie Die natürlichen Standorte der einzelnen Gattungen sind z. T. sehr unterschiedlich, dadurch bedingt unterscheiden sich die möglichen Infektionswege und ihre Epidemiologien. So ist z. B. der natürliche Standort von Escherichia coli der Darm von Mensch und Tier, dies gilt z. T. auch für die Gattungen Klebsiella, Enterobacter und Proteus. Dagegen kommt die Gattung Serratia ubiquitär im Boden, an Pflanzen und in Feuchträumen vor, die Infektion im Krankenhaus erfolgt daher überwiegend aus Nassbereichen. Die anderen Enterobacteriaceae-Gattungen werden überwiegend über Nahrungsmittel im weitesten Sinne oral aufgenommen, können so transient den Oropharynx besiedeln und von dort unter bestimmten Bedingungen Infektionskrankheiten – vor allem Pneumonien – auslösen. Andere Eintrittspforten (Schmutz-Schmierinfektion) sind z. B. Wunden, Drainagen, intravasale Katheter und Harnableitungssysteme.

Diagnostik Die Diagnostik von Infektionskrankheiten, hervorgerufen durch fakultativ pathogene Enterobacteriaceae, muss im Einzelfall über die kulturelle Erregerdiagnose aus den verschiedensten Körpermaterialien erfolgen. Aus der Klinik allein lässt sich keine richtungsweisende Verdachtsdiagnose stellen, dies gilt natürlich vor allem für die erregertypische Diagnose. Aufgrund der klinischen Empirie müssen aber bei Auftreten der oben genannten Infektionskrankheiten im Krankenhaus Enterobacteriaceae wegen ihrer Häufigkeit als potentielle Erreger angesehen werden.

Therapie und Prophylaxe Grundlage für eine zielgerichtete **Chemotherapie** ist die Antibiotikaempfindlichkeitsprüfung, da sich die einzelnen Gattungen und Arten, aber auch die einzelnen Stämme innerhalb der Arten in ihrer Antibiotikaempfindlichkeit sehr unterscheiden können. Hinzu kommt das zunehmende Auftreten von Stämmen, die „Extended Spectrum"-Betalactamasen (ESBLS) bilden (z.B. Ceftazidimasen und Carbapenemasen).

In der kalkulierten Chemotherapie von nosokomialen Infektionen müssen Enterobacteriaceae immer mit eingeschlossen sein. Dies bedeutet in Abhängigkeit von der Schwere des klinischen Bildes meist eine Kombinationstherapie aus einem β-**Laktam-Antibiotikum** und einem **Aminoglykosid** (s. Kap. 3.4.1). Andere, spezifische Therapiemaßnahmen, z.B. die Gabe von Antikörpern oder TNF-Antagonisten, speziell bei der gramnegativen Sepsis bzw. dem gramnegativen septischen Schock, befinden sich zurzeit noch im Stadium zwischen experimenteller Untersuchung und erster klinischer Erprobung.

Die bisherigen klinischen Ergebnisse sind hier aber eher enttäuschend. Speziell beim **gramnegativen septischen Schock** ist eine ganze Reihe von intensivmedizinischen therapeutischen Maßnahmen erforderlich. Die Gabe von Kortikosteroiden beim gramnegativen septischen Schock wird zurzeit eher kontrovers diskutiert. Es ist zu hoffen, dass sich aus der modernen Grundlagenforschung des Endotoxinschocks demnächst alternative Therapieansätze ergeben.

Spezifische **Präventionsmaßnahmen** gibt es bisher nicht. Die Verhinderung von nosokomialen Infektionen durch fakultativ pathogene Enterobacteriaceae beruht daher heute immer noch wesentlich auf präventiven **hospitalhygienischen Maßnahmen**.

Darmerkrankungen durch Escherichia coli

Engl. Begriff: Enteric E. Coli Infections

Bestimmte E.-coli-Stämme können Enteritiden bzw. Kolitiden verursachen (s. Tab. 11.38). Dabei gibt es sowohl vom klinischen Bild als auch von der Pathogenese her z.T. wesentliche Unterschiede. Heute unterscheidet man mehrere Gruppen von E.-coli-Stämmen, die aufgrund unterschiedlicher Pathomechanismen auch unterschiedliche Krankheitsentitäten verursachen können. Diese unterschiedlichen E.-coli-Stämme lassen sich mit Hilfe der Serotypisierung in verschiedene O-Gruppen (Oberflächenantigen) unterteilen und damit unterschiedlichen Pathovaren zuordnen.

- **Enteropathogene E.-coli-Stämme** (**EPEC**) können bei Säuglingen und Kleinkindern eine Diarrhö verursachen. Es handelt sich hier um Stämme z.B. der O-Gruppen 111, 125 oder 128. Diese Stämme wurden früher als „Dyspepsie-Coli" bezeichnet. Sie spielen in unterentwickelten Ländern eine große Rolle als Ursache frühkindlicher Diarrhöen. Sie können aber auch bei uns ausbruchsartig auf Säuglingsstationen vorkommen. Die Diagnose erfolgt über den Erregernachweis im Stuhl, gefolgt von entsprechender Serotypisierung. Unter Umständen kann neben einer Flüssigkeits- und Elektrolytersatztherapie in Einzelfällen eine antibiotische Therapie (Antibiogramm) erforderlich werden.

- **Enterotoxische E.-coli-Stämme** (**ETEC**) sind eine Hauptursache der sog. Reisediarrhö. Hier handelt es sich um E.-coli-Stämme bestimmter Serogruppen (z.B. O 6, O 128, F 2), die bei uns normalerweise nicht vorkommen und vor allem in mediterranen, subtropischen und tropischen Gebieten bei Reisenden heftigen Brechdurchfall hervorrufen können. Dem liegt pathogenetisch **Toxinbildung** zugrunde. Die einheimische Bevölkerung besitzt offensichtlich eine lokale mukosale Immunität, die den Reisenden fehlt. Eine gezielte Erregerdiagnostik erübrigt sich zum großen Teil, da die Patienten mit der Erkrankung überwiegend im Reiseland konfrontiert werden. Neben unspezifischen Maßnahmen zur Eindämmung der Diarrhö und Volumenersatz kann eine frühzeitig begonnene orale Antibiotikatherapie mit Co-trimoxazol oder den modernen Chinolonen den Verlauf deutlich mildern.

- **Enteroinvasive E.-coli-Stämme** (**EIEC,** O 28, O 112, O 124, O 144) können durch entsprechende Adhäsions- und Invasionsmechanismen in die Mukosa einwandern und verursachen dann klinisch ein **ruhrähnliches Bild** (**Kolitis**). Entscheidend ist hier die Erregerdiagnose aus Stuhl und Schleimhautabstrichen. Bei schweren Verläufen ist eine antibakterielle Chemotherapie nach Antibiogramm erforderlich.

- Eine weitere, zunehmend häufiger auftretende Gruppe von E.-coli-Stämmen sind die **enterohämorrhagischen E. coli** (**EHEC**). Diese Stämme produzieren **Shiga-Toxin-ähnliche Toxine** („**Verotoxin**"), die hochpotent sind. Sie können zu einer hämorrhagischen Kolitis führen. Entsprechend imponieren Durchfälle mit Schleim- und Blutauflagerungen. Es besteht heute kein Zweifel mehr daran, dass Infektionen mit enterohämorrhagischen E.-coli-Stämmen – klinisch manifest oder inapparent – in pathogenetischem Zusammenhang mit dem Auftreten eines **hämolytisch-urämischen Syndroms** (**HUS**) oder einer **thrombotisch-thrombozytopenischen Purpura** (**Moschcowitz-Syndrom**) stehen (s. Kap. 18.7.5). Hier sind vor allem E.-coli-Stämme der Serogruppe O 157 verantwortlich zu machen. Entscheidend sind die Erregerdiagnose aus dem Stuhl mit Festlegung der Serogruppe sowie der Nachweis der spezifischen **Toxinbildungsfähigkeit.** Die Verotoxinbildung kann in der Zellkultur oder durch spezifische ELISA-Systeme nachgewiesen werden. Obwohl noch nicht viele Erfahrungen vorliegen, ist anscheinend im akuten Stadium der Kolitis eine Therapie mit modernen **Chinolonen** möglich. Die Gabe von Co-trimoxazol ist dagegen kontraindiziert, da offensichtlich dadurch die Toxinbildung verstärkt werden kann. Eine Antibiotikatherapie bei Vorliegen eines HUS wird dagegen nach heutigem Wissensstand als nicht sinnvoll angesehen. Das enteropathische HUS ist nach § 6 IfSG meldepflichtig.

- **Enteroaggregative E.-coli-Stämme** (**EAEC**) können Durchfallerkrankungen bei Neugeborenen und Kleinkindern, auch ausbruchsartig, verursachen, ähnlich wie EPEC.

- Eine neue Gruppe, die sog. **diffus adhärierenden E. coli (DAEC)**, verursacht wässrige Durchfälle bei Kindern.

11.9.13 Erkrankungen durch Vibrionaceae

Definition Vibrio cholerae O: 1 ist Erreger der echten Cholera. Man unterscheidet die Biovare **cholerae** und **eltor**. Diese lassen sich zusätzlich in weitere Serovare aufteilen. Die derzeitige Pandemie wird durch die Biovarietät eltor verursacht. Die Vibrionen der Spezies V. cholerae, die nicht mit dem Antiserum gegen das O: 1-Gruppenantigen agglutinieren, werden heute als V. cholerae non-O: 1 bezeichnet (früher NAG-Vibrionen = Non-Agglutinable Germs). Sie bilden die Serovare O: 2–O: 138. Weitere medizinisch bedeutsame Spezies sind V. parahaemolyticus, V. mimicus und V. fluvialis, die Diarrhöen verursachen und dementsprechend aus Stuhl isoliert werden können (s. Tab. 11.38). Differentialdiagnostisch von den Vibrionen abzutrennen sind Bakterien der Gattung Aeromonas und Plesiomonas, die Durchfallerkrankungen, je nach Eintrittspforte aber auch andere Infektionen verursachen können.

Cholera

> **Praxisfall**
>
> Ein 38-jähriger Marokkaner, der seit 20 Jahren in der Bundesrepublik lebt, wird in schwer reduziertem Allgemein- und Ernährungszustand mit drohendem Kreislaufversagen in die Notfallambulanz einer Medizinischen Klinik eingeliefert. Aus der Anamnese ergibt sich, dass er vor fünf Tagen von einem Verwandtenbesuch aus Marokko zurückgekehrt ist. Er hat schon dort ca. vier Tage vor dem Rückflug über Übelkeit und leichten Durchfall geklagt. Nach Rückkehr in die Bundesrepublik hat sich dieser Durchfall massiv verstärkt. Hinzu kam ein stark rezidivierendes Erbrechen. Zunächst wurde der Patient innerhalb der Familie gepflegt, im Verlauf von wenigen Tagen kam es jedoch zu einem massiven Gewichtsverlust von ca. 15 kg. Der hinzugezogene hausärztliche Notdienst veranlasste die sofortige Einweisung in die Klinik. Bei der **Aufnahmeuntersuchung** findet sich ein schwer kranker Patient in stark reduziertem und exsikkiertem Zustand. Der systolische Blutdruck liegt bei 90 mmHg bei Tachykardie. Wegen der ungewöhnlichen Anamnese mit der unverständlich langen Verweildauer im häuslichen Milieu wird zunächst der Verdacht auf eine Erkrankung im Rahmen einer HIV-Infektion gestellt, wegen der Reiseanamnese und des massiven Flüssigkeitsverlusts durch Erbrechen und Durchfall aber auch eine mögliche Choleraerkrankung in die Differentialdiagnose einbezogen. Der wässrige, helle, schlierige Stuhl wird sofort untersucht und nach 8 h der Verdacht auf Choleravibrionen geäußert. Nach **massiver parenteraler Flüssigkeits- und Elektrolytzufuhr** und intensivmedizinischer Überwachung bessert sich das Krankheitsbild innerhalb weniger Tage ohne antibiotische Therapie.

Epidemiologie Autochthone Cholerafälle, bedingt durch V. cholerae O: 1, Biovarietät eltor, kommen in den westeuropäischen Ländern nicht mehr vor. Dennoch muss im Rahmen des modernen Massentourismus oder bei der Rückkehr von Gastarbeitern aus länger dauerndem Heimaturlaub stets mit der Möglichkeit der Einschleppung der Erkrankung gerechnet werden, vor allem in der Hauptrückreisezeit (Spätsommer und Herbst). In Indien ist ein neuer V.-cholera-Typ aufgetreten, der **nicht** zur Serogruppe O: 1 gehört, aber die gleiche Pathogenität besitzt (Serovar O: 139). Die Infektion erfolgt oral über Trinkwasser und Lebensmittel (z. B. Meeresfrüchte).

Pathogenese Die Pathogenese der Cholera ist verknüpft mit der spezifischen Wirkung des **Cholera-Enterotoxins** an der Dünndarmschleimhaut. Nach der primären Aktivierung des Enzyms Adenylatzyklase kommt es zum Anstieg der cAMP-Konzentration in der Darmschleimhaut. Daraus resultiert eine massive Hypersekretion von Anionen mit passivem Ausstrom von Wasser in das Darmlumen. Es kommt zu massivem Wasser- und Elektrolytverlust durch unstillbares Erbrechen und exzessive Durchfälle. Neben dem Enterotoxin sind wohl noch weitere Virulenzfaktoren der toxigenen Vibrionenstämme erforderlich, wie Adhärenzmechanismen und Neuraminidasebildung, um einen entsprechend engen Kontakt zur Schleimhaut zu gewährleisten.

Klinische Bilder Die Klinik der Cholera ist durch einen z. T. foudroyanten Verlauf geprägt. Nach einer relativ kurzen Inkubationszeit von wenigen Stunden bis zu wenigen Tagen kommt es ohne Prodromalerscheinungen zum Einsetzen des wässrigen Durchfalls mit kleinen Schleimflocken (**Reiswasserstuhl**). Kurz danach setzt auch das unstillbare Erbrechen ein. Dadurch kann es im Vollbild zu Volumenverlusten von 20 l oder mehr pro Tag kommen. Die Folge ist ein ausgeprägtes **Dehydratationssyndrom**, das schnell kreislaufwirksam wird mit Blutdruckabfall und Tachykardie bis hin zum Schock. Dadurch bedingt entwickelt sich auch sehr schnell ein **prärenales Nierenversagen** mit Oligurie bis Anurie. Weitere charakteristische Symptome sind der stark reduzierte Hautturgor und Untertemperatur.

Diagnostik Die Sicherung der Diagnose, vor allem in der Abgrenzung zu choleraähnlichen Durchfallerkrankungen, kann ausschließlich durch die kulturelle **Erregerdiagnose** aus Stuhl, aber auch aus Erbrochenem erfolgen. Vibrionen sind gegenüber Austrocknung oder pH-Verschiebungen sehr anfällig, daher muss im Verdachtsfall das native Material innerhalb von 3 h in das diagnostische Institut gelangen. Sonst ist die Verwendung eines speziellen Transportmediums (z. B. alkalisches Peptonwasser) zwingend erforderlich. Eine mikrobiologische Schnelldiagnose kann über den **spezifischen Immobilisationstest** mit O: 1-Antiserum in der Dunkelfeldmikroskopie versucht werden. Dies ist nach einer etwa sechsstündigen Vorkultur möglich. Der kulturelle Erregernachweis mit der vorläufigen Diagnosestellung (serologisch) benötigt im Normalfall 24 h, die biochemische Absicherung weitere 24 h. Antikörpernachweise spielen naturgemäß keine Rolle.

Therapie und Prophylaxe Die entscheidende Therapiemaßnahme besteht in der parenteralen bzw. oralen **Elek-**

trolyt- und Volumensubstitution. Ein zusätzlicher Ansatz ist die Blockade der cAMP-abhängigen Hypersekretion z. B. durch Chlorpromazin oder Acetylsalicylsäure. Die antibakterielle Chemotherapie hat nur eine adjuvante Funktion. Tetrazykline als Mittel der Wahl können die Intensität der Erregerausscheidung mindern und die Dauer der Erregerausscheidung verkürzen, was von epidemiologischer Bedeutung ist. Sie können möglicherweise auch über Hemmung der Toxinproduktion (Proteinbiosynthesehemmung) eine gewisse ursächliche Wirkung haben. Die Indikation zu weiteren, vor allem intensivtherapeutischen Maßnahmen ergibt sich aus den jeweiligen dehydratationsbedingten Einschränkungen von Organfunktionen, z. B. Dialyse.

Entscheidende Maßnahmen zur Eindämmung der Cholera sind Verbesserungen der **Lebensmittel-** und **Trinkwasserhygiene** sowie der Abwasserbeseitigung in Ländern der Dritten Welt. Da autochthone Fälle in westeuropäischen Ländern nicht vorkommen, ist hier die sehr rasche Erkennung von eingeschleppten Fällen aus seuchenhygienischen Gründen essentiell. Die Cholera gehört zu den Seuchen, bei denen nach WHO bereits **im Verdachtsfall Meldepflicht** besteht (s. Tab. 11.37). Im einzelnen Erkrankungsfall müssen hierzulande die Gesundheitsbehörden entscheiden, welche Maßnahmen außer Isolierung des Erkrankten noch notwendig sind, um eine Weiterverbreitung zu verhindern. Bei Reisen in endemische Choleraländer (Asien, aber auch zunehmend Afrika und einige Mittelmeer-Anrainer) ist eine vorherige **aktive Immunisierung** mit einem V.-cholerae-Impfstoff zu empfehlen.

Verlauf und Prognose In vielen Fällen, vor allem aber bei foudroyantem Verlauf führt die Erkrankung innerhalb weniger Stunden oder Tage durch Kreislaufversagen zum Tode.

Andererseits ist bei spontaner Überwindung der Schockphase oder bei adäquater Behandlung eine schnelle Restitutio ad integrum die Regel. Eine überstandene Cholera hinterlässt vollständige und lang andauernde Immunität durch sekretorische IgA-Antikörper.

Zusammenfassung
- Ursache: Infektion mit Vibrio cholerae über kontaminiertes Trinkwasser oder Lebensmittel
- Wichtigste Symptome: exzessive wässrige Durchfälle (Reiswasserstuhl) und unstillbares Erbrechen
- Wichtigste diagnostische Maßnahme: mikroskopischer oder kultureller Erregernachweis aus Stuhl oder Erbrochenem
- Wichtigste therapeutische Maßnahme: Substitution von Volumen und Elektrolyten parenteral oder oral

Choleraähnliche Erkrankungen

Vibrionen der Serovare V. cholerae non-O: 1/O: 139 können auch in unseren Breiten, z. B. aus Abwässern, aber auch aus stark verschmutzten Flüssen, isoliert werden. Sie können nach oraler Aufnahme Durchfälle mit Erbrechen hervorrufen, die in Einzelfällen choleraähnlich verlaufen können. Die **Erregerdiagnose** erfolgt aus dem Stuhl. Die **Therapie** besteht, falls überhaupt erforderlich, in der Substitution von Elektrolyten und Volumen. Diese Erkrankungen unterliegen nicht der Choleramedepflicht.

Auch andere Vibrionenspezies, z. B. die halophile Spezies V. parahaemolyticus, können Diarrhöen bzw. Gastroenteritiden hervorrufen. Meist handelt es sich dann um Lebensmittelinfektionen (Fisch, Meeresfrüchte). In seltenen Fällen können diese Vibrionen auch pyogene Infektionen hervorrufen.

Aeromonas/Plesiomonas

Die Bakterien der Gattung Aeromonas oder Plesiomonas können in der mikrobiologischen Routinediagnostik erhebliche Schwierigkeiten in ihrer Abgrenzung zu Vibrionen bereiten. Sie kommen normalerweise ubiquitär in Oberflächengewässern vor. **A. hydrolytica, A. sobria** und **A. caviae** können nach oraler Aufnahme eine Enterokolitis hervorrufen. In seltenen Fällen können sie aber auch Wundinfektionen (mit erysipelähnlichem Bild), Tonsillitis und Hornhautulzera verursachen, vereinzelt auch Aspirationspneumonien. Die Infektion erfolgt hier immer über das erregerhaltige Wasser (z. B. Aspiration). Die Spezies **Plesiomonas shigelloides** kann bei Gastroenteritis bzw. Kolitis (ruhrähnlich) aus dem Stuhl isoliert werden. Die Enteritiden durch die genannten Bakterien verlaufen meist **selbstlimitierend,** ansonsten sind moderne **Chinolone** wirksam.

11.9.14 Campylobakteriosen

Definition Bakterien der Gattung Campylobacter sind gramnegative, schlanke, S-förmig gebogene Stäbchen. C. fetus, Subspezies fetus, verursacht eine primär systemische Infektion. C. jejuni, C. coli, C. laridis und andere Spezies verursachen eine Enteritis bzw. Enterokolitis.

Campylobacter-Enteritis

Campylobacter-Spezies sind in unseren Breiten als Enteritiserreger nahezu gleichbedeutend wie Salmonellen. Zu ihrem natürlichen Reservoir gehören wahrscheinlich auch Tiere. Die Infektion erfolgt überwiegend oral durch erregerhaltige Nahrungsmittel tierischen Ursprungs. Ausgeschieden werden sie – auch beim Menschen – mit den Fäzes. Im Gegensatz zu den Salmonellosen ist die krankheitsauslösende Infektionsdosis deutlich geringer. Die Pathogenese der Campylobacter-Enteritis bzw. -Enterokolitis ist noch überwiegend ungeklärt.

Pathogenese Die **Adhäsionsfähigkeit** an Epithelzellen und die **Invasion** in die Lamina propria der Mukosa sowie in die regionären Lymphknoten sind wichtige Virulenzeigenschaften. Viele Stämme bilden sowohl **Zytotoxine** als auch **Enterotoxine** (ein hitzelabiles Enterotoxin ist immunologisch mit dem Cholera-Toxin verwandt).

Klinische Bilder Klinisch kommt es nach einer **Inkubationszeit** von zwei bis zehn Tagen zunächst zu einem etwa halb- bis eintägigen Vorstadium mit allgemeinem Krankheitsgefühl, Kopfschmerzen und hohem Fieber bis 40 °C.

Bei etwa einem Viertel der Patienten kommt es zu heftigem Erbrechen. In der zweiten Phase treten zunächst periumbilikal, dann im gesamten Abdomenbereich kolikartige Schmerzen auf. Diese können wegen ihrer Heftigkeit ein akutes Abdomen vortäuschen. Die Durchfälle sind überwiegend wässrig, später mit Schleim und Blut vermengt. Die Stuhlfrequenz kann bis zu 20 Entleerungen pro Tag erreichen. Neben der häufigeren kolitischen Verlaufsform kann sich eine Campylobacter-Infektion auch rein enteritisch manifestieren, d.h. als Durchfallerkrankung mit Wasser- und Elektrolytverlust ohne entzündliche Mukosakomponente. Ein bis zwei Wochen nach Beginn einer Campylobacter-Erkrankung kann es zum Auftreten einer wahrscheinlich reaktiven Arthritis in einem oder mehreren Gelenken kommen. Auch ein Erythema nodosum kann auftreten. Arthritis und Erythema nodosum können mehrere Wochen manifest bleiben.

Diagnostik Klinisch-diagnostisch hinweisend für das Vorliegen einer Campylobacter-Enteritis sind ein plötzlicher Beginn der Durchfälle und die Beimengung von Blut und Schleim zum Stuhl in der späteren Krankheitsphase. Die Sicherung der Diagnose erfolgt über den **Erregernachweis** im Stuhl. Bei einem septischen Krankheitsbild in der Anfangsphase kann der Nachweis von Campylobacter auch aus der Blutkultur gelingen. Der Antikörpernachweis spielt eine zunehmende Rolle in der Diagnostik von Postinfektionssyndromen, vor allem des Campylobacter-assoziierten Guillain-Barré-Syndroms.

Therapie und Prophylaxe Die Campylobacter-Enteritis bzw. -Enterokolitis verläuft selbstlimitierend. Bei leichten und mittelschweren Verläufen reicht daher eine symptomatische Therapie aus. Nur bei schweren Verläufen ist eine frühzeitig beginnende Antibiotikatherapie mit Makroliden, z.B. Erythromycin, alternativ mit Chinolonen, erforderlich. Wichtig ist, dass häufig bei Salmonellosen angewandte Mittel wie Co-rimoxazol, Cephalosporine, aber auch Ampicillin nicht wirksam sind.

Die wichtigsten Maßnahmen zur **Prophylaxe** betreffen Lebensmittelherstellung bzw. Lebensmittelkontrolle.

Zusammenfassung

- Ursache: Infektion mit Campylobacter sp. durch kontaminierte tierische Nahrungsmittel
- Wichtigste Symptome: plötzlicher Beginn mit kolikartigen Bauchschmerzen, wässrige, teils schleimige Durchfälle, Erbrechen
- Wichtigste diagnostische Maßnahme: Erregernachweis aus dem Stuhl
- Wichtigste therapeutische Maßnahme: symptomatisch, bei schwerem Verlauf Chinolone oder Makrolide

Campylobacter fetus

Die Epidemiologie dieser Campylobacter-Infektion ist noch weitgehend ungeklärt (s. Helicobacter, Kap. 14.3). Infektionen durch C. fetus, Subspezies fetus, sind durch ihren **systemischen Verlauf** gekennzeichnet. Durch die Septikämie und Absiedelung von Bakterien in verschiedenen Organen des Körpers kommt es zu unterschiedlichen klinischen Krankheitsbildern: Endokarditis, Meningitis, Arthritis, Phlebitis, Abszesse, septischer Abort. Alle Erkrankungen gehen mit z.T. hohem Fieber einher. Fast alle Patienten haben eine konsumierende, überwiegend maligne Grunderkrankung, die mit Abwehrschwäche einhergeht. Insgesamt ist die Infektion mit Campylobacter fetus selten. Der Nachweis wird überwiegend akzidentell in der Blutkultur geführt. Als **Therapie** der Wahl wird empirisch eine Kombination aus Erythromycin und Gentamicin empfohlen.

11.9.15 Erkrankungen durch nicht fermentierende gramnegative Stäbchen

Pseudomonas aeruginosa, seltener auch andere Pseudomonas-Spezies, sind wichtige opportunistische Erreger pyogener Infektionen. Überwiegend sind Patienten im Krankenhaus mit schweren Grunderkrankungen betroffen (**nosokomiale Infektionen**). Die Erregerdiagnose muss in jedem Fall angestrebt werden, da die individuelle Antibiotikaempfindlichkeit der Pseudomonaden sehr unterschiedlich ist. Weitere wichtige opportunistische Krankheitserreger sind nicht fermentierende gramnegative Stäbchen der Gattungen **Stenotrophomonas (S. maltophilia), Burkholderia (B. cepacia) und Acinetobacter,** seltener solche der Gattung Flavobacterium. Auch hier ist die Erregerdiagnose für die Festlegung der spezifischen Antibiotikatherapie entscheidend.

Definition Bakterien der Gattungen Pseudomonas, Stenotrophomonas, Burkholderia, Acinetobacter und Flavobacterium sind nährstoffanspruchslose, nicht fermentierende gramnegative Stäbchen. Vor allem die Spezies **P. aeruginosa** und Acinetobacter sind Erreger von nosokomialen Infektionen. B. cepacia hat eine besondere Bedeutung bei Mukoviszidosepatienten.

Pseudomonaden

Epidemiologie Die medizinisch bedeutsamste Pseudomonas-Spezies ist P. aeruginosa, die anderen werden in menschlichem Untersuchungsmaterial seltener gefunden. Der natürliche Lebensraum der Pseudomonaden sind Böden und Oberflächenwasser, aber auch häusliche Feuchträume wie Waschbecken, Toiletten und Duschen. Überwiegend sind Patienten im Krankenhaus betroffen, besonders solche mit schweren Grunderkrankungen oder mit großflächigen Hautwunden, z.B. nach **Verbrennungen** oder bei **Ulcus cruris.** Eine weitere Risikogruppe stellen langzeitbeatmete Patienten dar, die besonders gefährdet sind, eine Pseudomonas-Pneumonie zu entwickeln.

Pathogenese und Klinik Die Virulenz der einzelnen Pseudomonas-Stämme sowie ihre Antibiotikaempfindlichkeit sind sehr unterschiedlich. Die Pseudomonaden können im Prinzip pyogene Infektionen in Form exsudativer oder ulzerös-nekrotisierender Entzündungen, z.T. mit septischer Streuung, in allen Organen und Geweben verursachen.

Eine besondere Disposition für das Angehen einer Pseudomonas-Infektion stellt die **Mukoviszidose** dar. Hier finden sich vorwiegend mukoide Stämme, die eine aus Alginat bestehende Schleimkapsel besitzen. Ebenfalls besonders empfänglich sind abwehrgeschwächte Kleinkinder und Frühgeborene, die nach aerogener Infektion eine nekrotisierende Bronchitis bzw. Pneumonie oder nach oraler Aufnahme eine schwere Enterokolitis entwickeln können. Von besonderer Bedeutung ist auch die **Pseudomonas-Endokarditis** bzw. **-Sepsis** bei parenteral Drogenabhängigen. Eine weitere gefürchtete nosokomiale Pseudomonas-Infektion ist die **Osteomyelitis**, vor allem die Sternum-Osteomyelitis nach kardiochirurgischen Eingriffen.

Außerhalb des Krankenhauses erworbene Pseudomonas-Infektionen sind seltener und betreffen dann vorwiegend Patienten mit vorbestehenden Grunderkrankungen. Beispiele sind hier die akute, aber vor allem die chronische Otitis media, die chronisch-rezidivierende Pyelonephritis und die akut-eitrige Exazerbation einer chronischen Bronchitis auf dem Boden eines Emphysems oder von Bronchiektasen.

Diagnostik Die **Verdachtsdiagnose** einer Pseudomonas-Infektion lässt sich meist aufgrund der Klinik allein nicht stellen, obwohl das Vorliegen einer der oben genannten besonderen Dispositionen richtungsweisend sein kann. Der kulturellen **Erregerdiagnose** kommt daher sehr große Bedeutung zu. Sie kann aus sämtlichen betroffenen Patientenmaterialien erfolgen. Zu beachten ist, dass Pseudomonaden als **obligate Aerobier** in Transportmedien mit einem strikten anaeroben Milieu absterben können. Die Erstellung eines umfangreichen **Antibiogramms** ist zwingend notwendig, da die individuelle Antibiotikaempfindlichkeit sehr unterschiedlich und die Resistenzquote lokal sehr hoch sein können (cave: Bildung von „Extended Spectrum"-Betalactamasen).

Therapie Die gezielte **Chemotherapie** von Pseudomonas-Infektionen ist schwierig. Es ist immer eine ausreichend hoch dosierte und lang dauernde Kombinationstherapie mit einem Pseudomonas-wirksamen β-Lactam-Antibiotikum und einem Pseudomonas-wirksamen Aminoglykosid erforderlich. Bei bestimmten Krankheitsentitäten, wie z. B. der Pseudomonas-Sepsis bei Verbrennungen oder der -Endokarditis, kann die zusätzliche kurzfristige Gabe von **Pseudomonas-Hyperimmunglobulin** sinnvoll sein, obwohl bisher keine eindeutigen Effektivitätsbeweise vorliegen.

! Von entscheidender Bedeutung sind krankenhaushygienische Maßnahmen zur Prävention von Pseudomonas-Infektionen, vor allem bei entsprechend disponierten Patienten.

11.9.16 Erkrankungen durch sporenlose gramnegative Anaerobier

Gramnegative obligate Anaerobier der Gattungen Bacteroides, Prevotella und Porphyromonas kommen in der Normalflora sowohl des Oropharynx als auch des Dickdarms und der Vagina vor. Über einen endogenen Infektionsmechanismus können sie an pyogenen Mono- bzw. Mischinfektionen vieler Gewebe und Organe beteiligt sein. Der kulturelle Erregernachweis erfordert entsprechende Vorkehrungen beim Transport sowie bei der Anzüchtung. Ein großer Teil der Bacteroides-Stämme sind β-**Lactamase-Bildner,** allen Stämmen gemeinsam ist die **Aminoglykosidresistenz.**

Fusobacterium nucleatum ist zusammen mit Borrelia vincentii Erreger der ulzerösen einseitigen **Plaut-Vincent-Angina.** Ansonsten können Fusobakterienspezies an pyogenen Infektionen beteiligt sein. Fusobakterien sind keine Beta-Lactamase-Bildner und bieten daher keine Therapieprobleme.

Definition nur Familie Bacteroidaceae gehören die medizinisch bedeutsamen Gattungen **Bacteroides, Prevotella, Porphyromonas, Fusobacterium** und **Leptotrichia.** Es handelt sich um obligat anaerobe, sporenlose, gramnegative Bakterien. Sie gehören zur Normalflora des Menschen, der Infektionsweg ist wohl ausschließlich endogen.

Bacteroides, Prevotella und Porphyromonas

Definition Innerhalb dieser Gattungen unterscheidet man zwei unterschiedliche Gruppen von medizinisch bedeutsamen Spezies:
- die **B.-fragilis-Gruppe** mit den saccharolytischen Spezies B. fragilis, B. thetaiotaomicron, B. vulgatus, B. distasonis und B. ovatus, die zur normalen Darm-, besonders Dickdarmflora gehören;
- daneben die **oralen, pigmentbildenden Spezies,** vor allem Prevotella melaninogenica, Prevotella intermedia, Porphyromonas asaccharolytica und Porphyromonas gingivalis; ihr natürlicher Standort ist die Oropharynxflora.

Pathogenese und Klinik

Bacteroides fragilis Die Virulenz der einzelnen Bacteroides-Stämme ist sehr unterschiedlich und wird durch verschiedene Faktoren bestimmt. In ihrer jeweiligen Standortflora sind sie nicht pathogen. Nach Eindringen in andere Gewebebereiche können sie **pyogene Infektionen** verursachen. Entsprechend der Lokalisation der Eiterbildung werden vorwiegend die Bacteroides-Spezies gefunden, die in der jeweils nächsten Körperstandortflora vorherrschen. Eine besondere Bedeutung kommt anscheinend **B. fragilis** zu. Es ist die aus abdominellen, aber auch genitalen Infektionsprozessen am häufigsten isolierte Bacteroides-Spezies. Hierbei handelt es sich überwiegend um abszedierende Infektionsprozesse; aber auch für die generalisierte Peritonitis nach traumatischen oder operativen Koloneröffnungen wird eine B.-fragilis-Beteiligung angenommen. Bei **Genitalinfektionen** der Frau, speziell bei der Adnexitis, besitzen Anaerobier der B.-fragilis-Gruppe eine erhebliche Bedeutung.

Andere Bacteroides-Infektionen Ausgehend vom Oropharynxbereich kann es zu anderen typischen Infektionsprozessen mit Bacteroides-Beteiligung kommen: Gingivitis, Sinusitis, Otitis media, Mastoiditis und Hirnabszess.

Anteilsmäßig überwiegen deutlich die anaeroben bzw. aerob-anaeroben polymikrobiellen Mischinfektionen, es ist aber auch eine Monoinfektion mit Bacteroides-Arten möglich, zumindest kann in etwa einem Viertel der Fälle aus dem jeweiligen klinischen Untersuchungsmaterial nur Bacteroides in Reinkultur angezüchtet werden. Alle genannten Prozesse können bei Nichtbehandlung in eine septische Verlaufsform übergehen.

Diagnostik Diagnostisch ist bei allen pyogenen abszedierenden Infektionen auch eine mögliche Beteiligung von Anaerobiern einzukalkulieren. Ein Hinweis kann der typische **putride Eiter** sein, der bei Beteiligung von pigmentbildenden Bacteroides-Arten zudem einen sehr unangenehmen fötiden Geruch hat. Die Sicherung der Diagnose erfolgt durch den kulturellen **Erregernachweis**. Das zu untersuchende Patientenmaterial sollte sofort in spezielle Anaerobiertransportmedien verbracht werden, um eine möglichst lang anhaltende Anaerobiose zu gewährleisten. Die Kultur ist entsprechend schwierig und kann mehrere Tage benötigen. Bei allgemein septischen Prozessen erfolgt der Nachweis in der anaeroben Blutkultur. Generell sollte bei Verdacht auf ein septisches Krankheitsbild immer eine anaerobe Blutkultur zusammen mit einer aeroben Blutkultur entnommen werden.

Therapie Zwar sind nicht alle Spezies – wie z. B. die der P.-melaninogenica-Gruppe – Beta-Lactamase-Bildner und deshalb gut empfindlich für β-Lactam-Antibiotika; dennoch ist die Chemotherapie der Wahl bei Anaerobierinfektionen mit Bacteroides-Beteiligung **Metronidazol** oder **Clindamycin**. Reservemittel sind Carbapeneme und β-Lactam-/β-Lactamase-Inhibitor-Kombinationen. Zu beachten ist aber, dass, bedingt durch die häufig polymikrobielle Natur der pyogenen Infektionsprozesse, eine Kombinationstherapie erforderlich sein kann.

Fusobacterium

Auch Fusobakterien sind normalerweise apathogene Bakterien der normalen physiologischen Flora von Mensch und Tier, insbesondere der Darmflora und der oropharyngealen Flora. Die wichtigsten Spezies sind F. nucleatum und F. necrophorum. Wie die vorgenannten Bacteroides-Arten kommen Fusobakterien überwiegend als Erreger pyogener Infektionsprozesse in Frage, vornehmlich bei Mischinfektionen.

Bakterien der Spezies Leptotrichia buccalis aus der Gattung Leptotrichia werden auch als Erreger pyogener Prozesse vornehmlich im orozervikofazialen Bereich angesehen. Des Weiteren wird ihnen eine Rolle bei der Genese der Parodontitis und der Karies zugesprochen.

Ein spezielles Krankheitsbild ist die **Plaut-Vincent-Angina** (s. Abb. 11.82), eine einseitige, ulzerös-nekrotisierende Tonsillitis mit fauligem Mundgeruch bei völligem Wohlbefinden des Patienten, der ätiopathogenetisch eine Mischinfektion von F. nucleatum mit Borrelia vincentii zugrunde liegt.

Die Diagnose wird mikroskopisch in einer speziellen Färbung gestellt.

Therapie der Wahl sind **Penicilline**, dies gilt auch für die übrigen Fusobakteriosen. Zu beachten ist hierbei aber wiederum das evtl. Vorliegen einer Mischinfektion.

11.9.17 Erkrankungen durch hämophile gramnegative Bakterien

Bekapselte Haemophilus-influenzae-Stämme vom Typ B sind wichtige Erreger der bakteriellen Meningitis, akuten Epiglottitis, Pneumonie, Zellulitis und der septischen Arthritis bzw. Osteomyelitis im Kleinkindalter. Nicht bekapselte H.-influenzae-Stämme können bei Kindern, aber auch zunehmend bei Erwachsenen Erkrankungen wie Otitis media, Sinusitis, Konjunktivitis und akut-eitrige Exazerbation einer chronischen Bronchitis sowie einer ambulant erworbenen Bronchopneumonie verursachen.

Die Sicherung der Diagnose erfolgt über den Erregernachweis. Therapie der Wahl sind Aminopenicilline, bei Beta-Lactamase-Bildnern Aminopenicillin/β-Lactamase-Inhibitor-Kombinationen oder Cephalosporine der dritten Generation. Andere Haemophilus-Spezies können in seltenen Fällen ähnliche Krankheitsbilder verursachen. Eine besondere Rolle spielen sie als Erreger der sog. kulturnegativen Endokarditis. Haemophilus ducreyi ist Erreger der Geschlechtskrankheit Ulcus molle.

Definition Die gramnegativen Stäbchen der Gattung Haemophilus benötigen bestimmte Wachstumsfaktoren, die im Blut vorkommen, daher die Bezeichnung „hämophile Bakterien". Die medizinisch bedeutsamste Spezies ist H. influenzae, von besonderer Bedeutung sind bekapselte Stämme. H. aegypticus (epidemische Konjunktivitis) stellt keine eigene Spezies dar, sondern gehört als Subtyp zu H. influenzae. H. ducreyi ist der Erreger des Ulcus molle. Gardnerella vaginalis ist wachstumsfaktorunabhängig und bildet eine eigene Gattung.

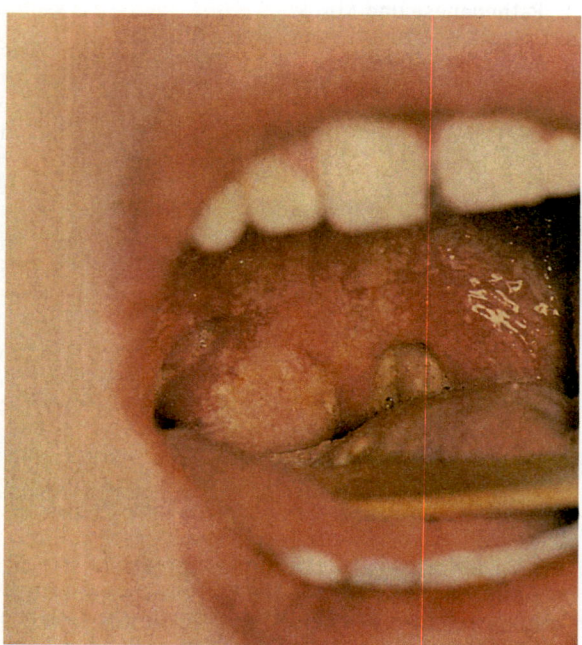

Abb. 11.82 Plaut-Vincent-Angina.

Haemophilus influenzae

Epidemiologie H.-influenzae-Stämme vom Kapseltyp B sind wichtige Erreger septischer Allgemeininfektionen im Kleinkindesalter, während ältere Kinder, Jugendliche und Erwachsene seltener betroffen sind, wahrscheinlich weil mit zunehmendem Alter die Anzahl der Personen mit protektivem Antikörpertiter gegen das Kapselpolysaccharid (**P**oly**r**ibitol**p**hosphat = PRP) zunimmt. Die Infektion erfolgt endogen aus der eigenen Nasopharynxflora oder durch Tröpfcheninfektion.

Pathogenese Wichtige Virulenzfaktoren sind die Kapsel, Proteasen und Adhäsine.

Klinische Bilder

Erkrankungen im Kindesalter Die wichtigsten Erkrankungen im Kindesalter durch H. influenzae Typ B sind die eitrige Meningitis, die perakute Epiglottitis, Pneumonie, Zellulitis (vor allem periorbital) und die septische Arthritis bzw. Osteomyelitis. Eine besondere Form bei ein- bis dreijährigen Kleinkindern ist auch die kryptogene Sepsis ohne lokalisierbaren Herd.

Erkrankungen des Erwachsenen Meningitis und Pneumonie durch H. influenzae Typ B werden jetzt zunehmend auch bei Erwachsenen berichtet, vor allem bei Patienten über 55 Jahre mit konsumierenden Grunderkrankungen. Die sonst bei Erwachsenen aus Infektionsprozessen isolierten Haemophilus-Stämme sind überwiegend unbekapselt. Ihre ätiopathogenetische Einordnung ist manchmal schwierig, da sie auch in der Normalflora des Oropharynx vorkommen können. Sie werden aber auch als häufige Erreger der eitrigen Otitis media und von eitrigen Infektionen des Respirationstraktes gefunden. So sind sie eine der am häufigsten isolierten Bakterienarten bei Patienten mit akut-eitriger Exazerbation einer chronischen Bronchitis, vor allem bei zugrunde liegenden pulmonalen Erkrankungen wie Bronchiektasen, Emphysem usw. Sie spielen ebenfalls eine Rolle als Erreger der ambulant erworbenen Pneumonie.

Diagnostik Die Diagnostik stützt sich auf den kulturellen **Erregernachweis,** der sich jedoch schwierig gestalten kann. Zum einen ist H. influenzae sehr umweltempfindlich und stellt hohe Nährstoffansprüche, zum anderen wird er häufig von der oropharyngealen Begleitflora unterdrückt. Bei Isolaten aus Blutkultur oder Liquor sollte immer eine **Typenspezifizierung** erfolgen.
Bei der **Meningitisdiagnostik** ist die mikroskopische Verdachtsdiagnose aus dem Gram-Präparat möglich, auch der Kapselantigennachweis hat sich hier zur Frühdiagnostik bewährt. Der Erregernachweis muss heute auch deshalb gefordert werden, um die Antibiotikaempfindlichkeit bestimmen zu können, da lokal mit unterschiedlicher Häufigkeit Beta-Lactamase bildende Stämme vorkommen.

Therapie und Prophylaxe Die Chemotherapeutika der Wahl bei H.-influenzae-Infektionen sind **Aminopenicilline,** bei Vorliegen von Beta-Lactamase bildenden Stämmen kombiniert mit β-Lactamase-Inhibitoren oder Cephalosporinen der dritten Generation (Meningitis!). Bei der kalkulierten Chemotherapie müssen die jeweiligen örtlichen Raten von Beta-Lactamase bildenden Stämmen berücksichtigt werden.
Bei der Therapie der **Meningitis** sollte in der kalkulierten Chemotherapie die Kombination von Chloramphenicol und Ampicillin gewählt werden, alternativ ein Cephalosporin der dritten Generation.
Seit einigen Jahren gibt es eine wirksame **Prophylaxe** gegen H. influenzae Typ B in Form einer aktiven Impfung (HiB, s. Kap. 11.10) im Kleinkindalter. Dies hat in den USA und vielen europäischen Ländern schon zu einem signifikanten Rückgang der Meningitis und Sepsis durch H. influenzae bei Kindern geführt.

Zusammenfassung

- Ursache: Infektion mit H. influenzae (Tröpfcheninfektion)
- Wichtigstes Symptom: abhängig von der Lokalisation der Infektion
- Wichtigste diagnostische Maßnahme: kultureller Erregernachweis mit Resistogramm und Typenbestimmung
- Wichtigste therapeutische Maßnahme: Aminopenicilline, evtl. kombiniert mit β-Lactamase-Inhibitoren

Haemophilus-parainfluenzae-Gruppe

Mehrere andere Haemophilus-Spezies konnten aus Infektionsprozessen, vor allem bei Erwachsenen, isoliert werden: H. parainfluenzae, H. aphrophilus, H. paraphrophilus, H. haemolyticus, H. parahaemolyticus. Diese Haemophilus-Spezies können selten bei Sinusitis und Infektionen des oberen Respirationstraktes isoliert werden. Ihre hauptsächliche Bedeutung liegt aber darin, dass sie offensichtlich zu einem nicht geringen Anteil für die sog. **kulturnegative Endokarditis** verantwortlich sind. Die Anzüchtung dieser Bakterien ist anspruchsvoll und misslingt häufig in der Routinediagnostik. Die Therapie einer durch diese Erreger verursachten Endokarditis kann sich ebenfalls schwierig gestalten, da ein nicht geringer Anteil von Stämmen der H.-parainfluenzae-Gruppe Beta-Lactamase-Bildner sind.

11.9.18 Erkrankungen durch Bordetella

Synonym: Keuchhusten, Pertussis
Engl. Begriff: Pertussis, Whooping Cough

Der **Keuchhusten (Pertussis),** verursacht durch Bordetella pertussis, ist vorwiegend eine Erkrankung des Kindesalters, Erwachsene sind deutlich seltener betroffen. Die Übertragung erfolgt durch Tröpfcheninfektion. Die **Klinik** ist – nach einer ein- bis zweiwöchigen Inkubationszeit – durch einen zweiphasigen Verlauf gekennzeichnet, wobei die charakteristischen Hustenanfälle im zweiten Stadium auftreten.
Die Sicherung der **Diagnose** kann durch den immunfluoreszenzmikroskopischen, sicherer durch den kulturellen Erregernachweis erfolgen.

Therapie und Prophylaxe Die **Chemotherapie** mit Erythromycin bzw. Aminopenicillinen hat nur einen geringen Einfluss auf den Krankheitsverlauf, verkürzt aber entscheidend die Erregerausscheidungsdauer. Nach durchgemachter Erkrankung besteht eine lang dauernde, aber nicht unbedingt lebenslange **Immunität**. B. parapertussis und B. bronchiseptica können keuchhustenähnliche Erkrankungen, aber auch „normale" Infektionen des unteren Respirationstrakts verursachen.

Es besteht die Möglichkeit der **Impfung** (aktive Immunisierung) mit klassischem „Ganzzell"-Impfstoff sowie mit unterschiedlichen „azellulären" Impfstoffen (attenuierte Toxine), die bei hoher Effektivität offensichtlich nicht mehr die bisherigen Impfrisiken (vor allem Enzephalitis!) haben (s. Kap. 11.10).

Infektionen mit B. parapertussis sind bei Erwachsenen sehr selten, sie imponieren als Infektionen des oberen Respirationstraktes mit Husten und Auswurf.

11.9.19 Brucellose

Synonym: Morbus Bang, Maltafieber
Engl. Begriff: Brucellosis

Definition Die Brucellose ist eine weltweit bei Haustieren – Rindern, Ziegen, Schafen, Schweinen, Hunden – vorkommende Infektion mit einer besonderen Affinität zu den Geschlechtsorganen. Als Anthropozoonose verläuft sie beim Menschen als zyklische Allgemeininfektion. Je nach Erreger unterscheidet man die Bang-Erkrankung (Brucella abortus Bang), das Maltafieber (B. melitensis), die Schweinebrucellose (B. suis) und die Hundebrucellose (B. canis).

Epidemiologie Man geht von weltweit ca. 500 000 Brucellose-Fällen pro Jahr aus. Die häufigste Brucellose-Art ist dabei das **Maltafieber**, hervorgerufen durch Brucella melitensis. Auch in Mitteleuropa, die Bundesrepublik Deutschland eingeschlossen, sind insbesondere die Schafbestände nicht generell bruzellenfrei, wie dies für die Rinderbestände überwiegend gilt. Die Brucellose ist vorrangig eine Berufsinfektion in der Landwirtschaft, Veterinärmedizin und der Fleisch verarbeitenden Industrie. Eine weitere Verbreitung (ausbruchsartig) ist aber durch Rohmilch und Milchprodukte sowie rohe Fleischprodukte möglich. Dennoch ist die autochthone Brucellose bei uns sehr selten und überwiegend eine importierte Infektionskrankheit (Tourismus, Mittelmeerraum).

Ätiologie und Pathogenese Die Erreger der Brucellose sind gramnegative, kurze, unbewegliche und sporenlose Stäbchenbakterien. Für den Menschen sicher pathogen sind B. abortus (primärer Standort: Rind), B. melitensis (Ziege und Schaf), B. suis (überwiegend Schwein) und B. canis (Hund). Bruzellen sind **fakultativ intrazelluläre Erreger**, die über Haut- und Schleimhautverletzungen, Konjunktiven und den Magen-Darm-Kanal in den Menschen gelangen. Nach der Bakteriämie kommt es vorzugsweise zur Besiedelung von makrophagenreichen Geweben wie Leber, Milz und Knochenmark. Nach intrazellulärer Vermehrung vorrangig in Makrophagen entstehen in den befallenen Organen epitheloidzellige Granulome. In den Epitheloidzellen sind die Erreger lange überlebensfähig.

Klinische Bilder Die Brucellose ist eine zyklische Allgemeininfektion. Nach einer **Inkubationszeit** von ein bis drei Wochen kommt es zu einem uncharakteristischen Krankheitsbild mit Kopf-, Gelenk- und Gliederschmerzen, Schweißausbrüchen und Fieber, teilweise mit Schüttelfrost. Das mäßig hohe Fieber klingt meist nach zwei bis drei Tagen wieder ab und kann sich dann in unbehandelten Fällen wiederholen, teilweise auch noch nach Monaten und Jahren. Dieser charakteristische undulierende Fiebertyp tritt besonders häufig beim Maltafieber auf. Beim Maltafieber kann auch ein typhöses Krankheitsbild mit lang anhaltendem Fieber und Verwirrtheitszuständen vorherrschen. Im Stadium der **Organmanifestation** kommt es vorrangig zum Befall von Milz und Leber, angezeigt durch eine mittelgradige Hepatosplenomegalie. Es können aber auch andere Organsysteme betroffen sein, wie Knochen, Gelenke, das Zentralnervensystem und das Endokard. Hier zeigen sich dann jeweils organspezifische Symptome.

Diagnostik und Differentialdiagnose Wichtig ist die gezielte **Anamneseerhebung**: berufliche Disposition, Ernährungsweise, Auslandsaufenthalte. Das **Blutbild** ist relativ uncharakteristisch, im akuten Stadium zeigt sich eine mäßige Leukozytose mit relativer Lymphozytose und Neutropenie, in den späteren Stadien liegt eine Leukopenie vor. Die Blutsenkung ist anfangs nur gering beschleunigt. Entsprechend der jeweiligen Organmanifestation können **Laborwerte** wie z. B. Bilirubin und Transaminasen ansteigen. Im akuten Stadium spielt der **kulturelle Erregernachweis** eine entscheidende Rolle. Hierzu kommen wiederholte Blutkulturen während des Fieberanfalls in Frage, aber auch Knochenmark- und Gelenkpunktate, u. U. auch Organpunktate (z. B. Leber).

Die **mikrobiologische** Diagnostik von Bruzellen erfordert ein spezielles Vorgehen, daher ist die vorherige Rücksprache mit dem diagnostischen Institut dringend zu empfehlen. Das Ergebnis der kulturellen Diagnostik liegt im positiven Fall frühestens nach einer Woche, ein negatives Ergebnis oft erst nach zwei bis drei Wochen vor. Häufig einfacher und schneller ist der **Nachweis von spezifischen Antikörpern** im Serum der Patienten, von Bedeutung sind hier die Agglutinationsreaktion (Widal-Reaktion) und eine Komplementbindungsreaktion. Zu beachten ist jedoch, dass mit den Agglutinationsreaktionen wegen kreuzreagierender Antigene eine differentialdiagnostische Abgrenzung zu einer Infektion mit Yersinia enterocolitica, Serovar O9, nicht möglich ist.

Das klinische Bild der menschlichen Brucellose kann sehr vielgestaltig sein. Daher sind **differentialdiagnostisch** alle unklaren Fieberzustände mit uncharakteristischen Entzündungszeichen, vor allem aber zyklisch-typhöse Infektionskrankheiten (z. B. Typhus, Yersiniose) sowie Miliartuberkulose, Malaria und Mononukleose auszuschließen.

Therapie und Prophylaxe Als Standardtherapie gilt heute die kombinierte Gabe von Tetrazyklinen (z. B. Doxycyclin) mit einem Aminoglykosid. Alternativ zur Aminoglykosidgabe kann auch Rifampicin gegeben werden (einzelne B.-abortus-Stämme sind aber rifampicinresistent!). Wenn eine Tetrazyklintherapie nicht möglich ist, stehen als Alternativpräparate Co-trimoxazol oder Chinolone zur Verfügung. Eine schon im Akutstadium begonnene Therapie muss über mindestens drei Wochen durchgeführt werden, im Organstadium mindestens vier bis acht Wochen. Im akuten Stadium mit hyperergischen Reaktionen kann die Indikation für die gleichzeitige Gabe von Kortikosteroiden gegeben sein.

Anders als bei Tieren ist eine **Impfprophylaxe** beim Menschen noch nicht möglich. Daher kommt der Ausrottung der Erregerreservoire in erkrankten Tieren sowie der Ausschaltung der Übertragungsmöglichkeiten durch tierische Produkte entscheidende Bedeutung zu (s.a. Tab. 11.37).

Verlauf und Prognose Die möglichen **Komplikationen** resultieren aus dem Befall von Organen. Besonders gefürchtet sind Endokarditis, Osteomyelitis und Meningoenzephalitis mit der Folge einer Vielzahl von Symptomenkomplexen wie Herdsymptomatik und Psychosen. Weitere Komplikationen bestehen in Chorioretinitis, Akustikus- und Olfaktoriusstörungen. Eine sehr seltene Komplikation ist die späte Leberzirrhose.

Bei rechtzeitiger Diagnosestellung und Beginn der Behandlung noch im akuten Stadium – individuell stark unterschiedlich während der vierten bis achten Krankheitswoche – gelingt die Ausheilung bei einem hohen Anteil der Fälle. Bei späterem Therapiebeginn sinkt die Erfolgsquote deutlich, und die Erkrankung wird chronisch. Chronische Verläufe bis hin zu 20 Jahren sind beschrieben.

Zusammenfassung

- Ursache: Infektion mit Brucella melitensis durch infizierte Rohmilch oder Milchprodukte, rohe Fleischprodukte von Schafen/Ziegen
- Wichtigstes Symptom: undulierendes Fieber
- Wichtigste diagnostische Maßnahmen: Anamnese, kultureller Erregernachweis aus der Blutkultur im Fieberanfall
- Wichtigste therapeutische Maßnahme: Tetrazyklin plus Aminoglykosid

11.9.20 Legionellose

Synonym: Legionärskrankheit, Pontiac-Fieber
Engl. Begriff: Legionellosis, Legionnaires Disease, Pontiac Fever

Praxisfall

Ein 52-jähriger Mann mit bekanntem Diabetes mellitus und bekannter Alkoholleber wird unter der Diagnose einer atypischen Pneumonie in die Klinik eingewiesen. Aus der **Anamnese** ergibt sich, dass der Patient vor sieben Tagen aus Wohlbefinden heraus plötzlich zunehmendes Fieber, Schüttelfrost, Kopfschmerzen, Bauchschmerzen mit Übelkeit und Erbrechen entwickelte. Gleichzeitig traten ein trockener Reizhusten mit Brustschmerzen und Tachypnoe auf. Der vom Hausarzt durchgeführte **Röntgen-Thorax** zeigte pulmonale Infiltrate im Bereich der gesamten rechten Lunge. Demgegenüber erbrachten Auskultation und Perkussion keinen eindeutigen Befund. Unter der **Verdachtsdiagnose** atypische Pneumonie wird der Patient zunächst vom Hausarzt mit Tetrazyklinen behandelt.

Bei der **Aufnahmeuntersuchung** in der Klinik zeigte das Röntgenbild einen deutlich progredierenden Befund mit multifokal konfluierenden Infiltraten im Bereich der gesamten rechten Lunge. Beginnende Infiltrate zeigen sich auch im Unterlappenbereich der linken Lunge. Der Auskultationsbefund bleibt hingegen undeutlich. Der Patient ist zusätzlich deutlich verwirrt, desorientiert und klagt über schwere Kopfschmerzen. Die **klinisch-chemischen Laborbefunde** zeigen eine leichte Leukozytose mit Linksverschiebung bei Lymphopenie, eine mäßige Erhöhung der Transaminasen und des Bilirubins sowie ein leicht erhöhtes Kreatinin. Die sofort eingeleitete breite antibiotische Therapie mit einem Cephalosporin der dritten Generation und einem Aminoglykosid führt zu keiner Besserung des Krankheitsbildes. Drei Tage nach Klinikaufnahme wird in der akut durchgeführten fiberbronchoskopischen bronchoalveolären Lavage Legionella pneumophila Typ I nachgewiesen. Die daraufhin sofort eingeleitete Kombinationstherapie mit Erythromycin und Rifampicin, die über vier Wochen durchgeführt wird, führt zu einer langsamen, aber stetigen Besserung des klinischen Bildes.

Definition Die Legionellose ist eine sowohl epidemisch als auch sporadisch auftretende Infektionskrankheit.

Legionellen sind gramnegative, stäbchenförmige Bakterien. Mittlerweile sind innerhalb der einzigen Gattung Legionella 40 verschiedene Spezies beschrieben, 18 davon wurden bei Menschen isoliert. Von der wichtigsten Spezies Legionella pneumophila existieren mehrere Serovare, die wichtigste ist Serovar I.

Die Legionellosen lassen sich klinisch und auch epidemiologisch in zwei Gruppen einteilen:
- die **Legionärskrankheit,** bei der hauptsächlich eine Pneumonie vorliegt,
- das **Pontiac-Fieber,** das ohne Pneumonie grippeähnlich verläuft.

Die Legionellose kann auch als nosokomiale Pneumonie verlaufen. L. pneumophila, aber auch andere Spezies können alle genannten Verlaufsformen verursachen, wobei das Übergewicht in der Ätiologie der Pneumonie bei L. pneumophila liegt.

Epidemiologie Legionellen sind Umweltkeime. Ihr bisher bekanntes wichtigstes natürliches Reservoir sind Wasserleitungen, vor allem Warmwasserleitungen (35–45 °C Vermehrungsoptimum), aber auch Klimaanlagen und Kühltürme. Die an sich anspruchsvollen Bakterien können dort in Amöben intrazellulär persistieren. Die Infektion des Menschen erfolgt über legionellenhaltige Aerosole.

Epidemische Ausbrüche entstehen durch die Freisetzung von großen Aerosolschwaden, z. B. aus Kühltürmen oder über Wasserhähne und Duschköpfe aus Warmwasseranlagen.

Die Legionellose tritt im Spätsommer und Herbst gehäuft auf und betrifft vorrangig die Altersgruppe über 50 Jahre, Männer zwei- bis dreimal häufiger als Frauen.

Pathogenese Voraussetzungen für das Entstehen einer Legionellose sind neben der Virulenz der Erreger, die je nach Spezies und Stamm unterschiedlich sein kann, die Bildung von lungengängigen Aerosolen, die Höhe der aufgenommenen Infektionsdosis und eine lokale oder systemische Abwehrschwäche. Von besonderer Bedeutung für die Pathogenese ist offensichtlich die Fähigkeit von Legionellen, intrazellulär zu wachsen, vor allem in Makrophagen.

Klinische Bilder

Legionärskrankheit Der klinische Verlauf der Legionärskrankheit ist in seiner Symptomatologie sehr variabel. Nach einer Inkubationszeit von zwei bis zehn Tagen kommt es relativ rasch aus Wohlbefinden heraus zu hohem Fieber, Schüttelfrost, einem trockenen Reizhusten und Kopfschmerzen. Der Husten ist anfangs wenig produktiv, nach drei bis fünf Tagen kommt es zur Produktion von Sputum, das aber in der Regel nicht eitrig ist. Der Husten ist oft begleitet von starken Brustschmerzen und Tachypnoe. Häufig klagen die Patienten über gastrointestinale Beschwerden, Übelkeit und Erbrechen. Symptome wie Verwirrtheit und Desorientierung zeigen die Beteiligung des ZNS an. Die Hauptorganmanifestation der Legionärskrankheit ist aber die „atypische" Pneumonie. Bei schwerem Verlauf der Legionärskrankheit kann sich ein septischer Zustand entwickeln mit allen Folgen wie Nierenversagen, Verbrauchskoagulopathie etc. Insgesamt ist das klassische Bild der Legionärskrankheit geprägt durch den **sehr raschen Beginn** und den **hochakuten Verlauf.**

Pontiac-Fieber Die zweite Verlaufsform der Legionellose, das Pontiac-Fieber, lässt sich von der Legionärskrankheit relativ sicher abgrenzen. Hier sind sporadisch auftretende Fälle wesentlich seltener, Kleinepidemien herrschen vor. Hauptsymptome sind Fieber und Schüttelfrost, kombiniert mit Muskelschmerzen, allgemeinem Krankheitsgefühl und Kopfschmerzen. Dieses Krankheitsbild entwickelt sich sehr rasch über 12 h. Trockener Reizhusten, entzündete Schleimhäute im Mundbereich und eine Konjunktivitis können bei etwa der Hälfte der Patienten gefunden werden. Viele Patienten klagen auch über Lichtscheu, Verwirrtheitszustände und Meningismus. Diese akute Krankheit dauert nur wenige Tage (zwei bis sieben Tage) und heilt dann komplikationslos ab.

Diagnostik und Differentialdiagnose Schwere Verläufe der Legionärskrankheit, ausgehend von einer Pneumonie mit gastrointestinalen und neurologischen Symptomen, können zur klinischen Verdachtsdiagnose führen. Dafür sprechen auch der rasche Beginn aus relativer Gesundheit heraus und die Progredienz des Krankheitsverlaufes bis hin zu septischen Zuständen. Entscheidend sind auch eine sorgfältige **Anamnese** und die Eruierung von besonderen **Prädispositionen.** Betroffen sind vor allem Männer zwischen 50 und 70 Jahren mit Vorerkrankungen wie Leberzirrhose, Alkoholabusus, Diabetes mellitus, Nikotinabusus und degenerativen Lungen- und Herzerkrankungen.

Im **Röntgen-Thorax** (s. Abb. 11.83) zeigt sich ein atypisches Pneumoniebild mit pulmonalen Infiltraten, die multifokal konfluieren und ganze Lungenlappen erfassen können. Die **klinisch-chemischen Laborbefunde** sind unspezifisch, deuten aber auf den multiplen Organbefall hin durch Erhöhung von Transaminasen, Bilirubin, alkalischer Phosphatase und Retentionswerten. Das **Blutbild** zeigt eine Leukozytose mit Linksverschiebung und Lymphopenie. Bei Vorliegen einer Rhabdomyolyse können auch die CPK-Werte extrem hoch ansteigen.

Differentialdiagnostisch müssen alle foudroyant verlaufenden bakteriellen Pneumonien ausgeschlossen werden. Das klinische Bild des Pontiac-Fiebers ist weit unspezifischer, differentialdiagnostisch kommen virale Infektionen des Respirationstraktes und Mykoplasmeninfektionen in Betracht.

Die **Diagnosesicherung** gelingt durch den kulturellen Erregernachweis aus Sputum, Trachealsekret oder Bronchiallavage. Er stellt jedoch Anforderungen an das diagnostische Labor und kann bis zu einer Woche dauern. Die direkte Immunfluoreszenz im Nativmaterial wird durch die Vielzahl der möglichen Serovare erschwert und kann zudem Spezifitätsprobleme bieten. Der Antigentest (Enzymimmunassay) aus Urin ist schnell (ca. 4 h) und sensitiv, weist aber fast ausschließlich die Serogruppe 1 von L. pneumophila nach. Der Nachweis von Antikörpern (indirekte Immunfluoreszenz, ELISA) gelingt in etwa 70–80 % der Fälle. Auch der serologische Nachweis wird durch die Vielzahl der Spezies und Serotypen erschwert.

Therapie und Prophylaxe Legionellen sind gegenüber der Mehrzahl der sonst gebräuchlichen Antibiotika **resistent.** Dies gilt vor allem für Cephalosporine und Penicilline, die in erster Linie in der kalkulierten Chemotherapie von Pneumonien verwandt werden. Mittel der Wahl ist **Erythromycin,** bei schweren Verläufen kombiniert mit **Rifampicin.** Als Alternativsubstanzen stehen heute die modernen Chinolone zur Verfügung. Entscheidend in der Therapie der Legionellose ist eine ausreichend lange **Behandlungsdauer** von mindestens drei bis vier Wochen.

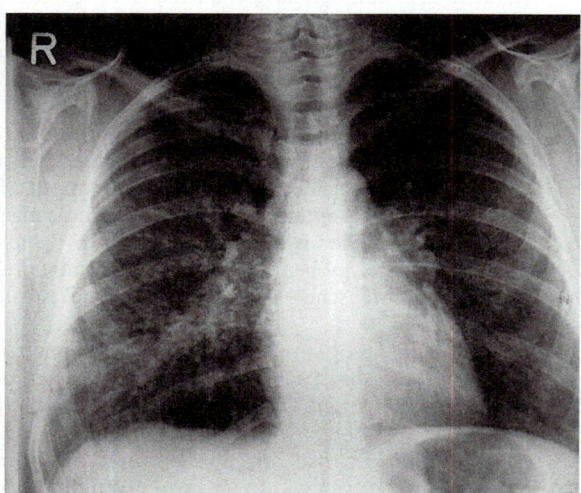

Abb. 11.83 Röntgen-Thorax bei Legionellose.

Speziell bei schweren Verläufen mit Leberbeteiligung kann die Therapie die hepatobiliäre Situation verschärfen, da alle drei indizierten Antibiotika eine potenzielle hepatotoxische Aktivität besitzen. Des Weiteren sind entsprechende intensivmedizinische Maßnahmen erforderlich, von der künstlichen Beatmung bis zur Dialyse.

Eine spezifische **Prophylaxe,** z. B. mittels einer Impfung gegen Legionellose, gibt es nicht. Das Problem der Bekämpfung von Legionellen in der Wasserversorgung ist bisher nicht gelöst.

Verlauf und Prognose Die Letalität der ambulant erworbenen **Legionellenpneumonie** liegt zwischen 15 und 25 %. Patienten mit einer nosokomialen Legionellose zeigen eine weitaus höhere Letalität (60–70 %). Der Grund hierfür liegt vor allem darin, dass überwiegend abwehrgeschwächte Patienten betroffen sind.

Das **Pontiac-Fieber** heilt hingegen im Allgemeinen nach einigen Tagen komplikationslos ab.

Zusammenfassung

- Häufigste Ursache: Infektion durch legionellenhaltige Aerosole aus Warmwasseranlagen
- Wichtigstes Symptom: plötzlicher Beginn mit Fieber, gastrointestinalen und zentralnervösen Symptomen
- Wichtigste diagnostische Maßnahmen: Klinik, Röntgen-Thorax und Erregernachweis aus Sputum oder Bronchiallavage
- Wichtigste therapeutische Maßnahme: Erythromycin, evtl. kombiniert mit Rifampicin oder Chinolon

11.9.21 Erkrankungen durch Spirochäten

Definition Spirochäten sind gramnegative Schraubenbakterien. Sie besitzen keine Geißeln, sind aber dennoch flexibel und beweglich, da Fibrillen das Zytoplasma umschlingen. Sie haben dadurch im Bakterienreich eine Sonderstellung. In der Familie Spirochaetaceae gibt es drei für die Humanmedizin wichtige Gattungen:
- Treponema (Lues, Frambösie, Pinta)
- Borrelia (Rückfallfieber, Lyme-Borreliose)
- Leptospira (Leptospirose)

Diese Bakterien sind entweder gar nicht oder nur schwer auf künstlichen Nährböden züchtbar.

Syphilis

Synonym: Lues
Engl. Begriff: Syphilis

Definition Das durch Treponema pallidum verursachte Krankheitsbild Syphilis ist eine wichtige Geschlechtskrankheit, die in ihrem drei Stadien umfassenden Verlauf ein vielgestaltiges klinisches Bild bieten kann. Sie muss daher bei vielen Infektionskrankheiten differentialdiagnostisch bedacht werden. Die Diagnose wird allein serologisch gestellt, ebenfalls die Indikation zur Behandlung, die in der möglichst frühzeitigen Gabe von Penicillinen besteht.

Epidemiologie Die Syphilis wird überwiegend durch Geschlechtsverkehr oder durch Blutkontakt (Bluttransfusionen) übertragen. Je nach Sexualpraktiken sind auch extragenitale Primärläsionen möglich. Die größte Ansteckungsgefahr besteht im Stadium I, die tertiäre Lues ist nur noch selten infektiös. Da nach durchgemachter Infektion keine Immunität besteht, sind Reinfektionen möglich. Genaue Zahlen über ihre Inzidenz liegen für Deutschland nicht vor, man rechnet jedoch mit einer hohen Dunkelziffer. Besonders häufig sind junge Erwachsene betroffen; Risikogruppen sind vor allem Prostituierte und deren Umfeld, Homosexuelle und parenteral Drogenabhängige. Eine besondere Form ist die pränatale Lues, bedingt durch eine intrauterine Infektion mit Lues in der Schwangerschaft. Die Untersuchung auf Lues gehört daher zu den obligatorischen Schwangeren-Vorsorgeuntersuchungen.

Klinische Bilder Eintrittspforten für die Erreger sind normalerweise Minimalverletzungen von Haut oder Schleimhaut, vor allem im Genitalbereich.

Primärstadium Bis zu fünf Wochen nach der Infektion kommt es an der Eintrittsstelle zur Ausbildung eines **Primäraffektes** (s. Tab. 11.40), eines fast kreisrunden schmerzlosen Geschwürs mit harten Rändern (Ulcus durum). Begleitend finden sich eine nicht schmerzhafte Schwellung

Tab. 11.40 Symptomatologie der Lues in ihren Stadien.

Stadien	Symptomatologie
■ Primärstadium: (Lues I)	– Ulcus durum (Eintrittsstelle) – Nicht schmerzhafte, harte Schwellung der regionären Lymphknoten
■ Sekundärstadium: (Lues II)	– Roseolenartiges Exanthem (generalisiert) – Makulopapulöses Exanthem (Stamm) – Condylomata lata (intertriginöse Bereiche) – Angina specifica – Lymphadenitis (generalisiert) – Alopecia luetica (diffus, kleinfleckig) – Spezifische Meningitis, Pneumonie, Hepatitis
■ Tertiärstadium: (Lues III)	– Tertiäres Syphilid (derbe, braunrote Hautknoten) – Gummen (subkutane spezifische Granulome) Spätfolge: z.B. Sattelnase durch Knochenzerstörung – Mesaortitis syphilitica Spätfolge: z.B. Koronarsklerose, A.-ascendens-Aneurysma
■ Quartärstadium: (Lues IV, besonders Spätfolgen am ZNS)	– Progressive Paralyse (chronische Enzephalitis) Spätfolge: Demenz – Tabes dorsalis (Hyporeflexie, Ataxie, Analgesie)

und Induration der regionären Lymphknoten (**syphilitischer Primärkomplex,** s. Abb. 11.84a). Nach etwa zwei bis sechs Wochen kommt es zur Abheilung des Primäraffektes auch ohne Behandlung. Schon während des Primärstadiums beginnt die Generalisierung der Erreger auf dem Lymph- bzw. Blutweg; nahezu alle Organe und Gewebe können betroffen werden.

Sekundärstadium Etwa acht Wochen nach Auftreten des Primäraffektes setzt das zweite Stadium ein. Das Eruptionsstadium kann sich mit freien Intervallen über Jahre hinziehen. Wichtigstes Symptom sind **multimorphe Exantheme** (s. Abb. 11.84b). Zunächst imponiert ein den ganzen Körper befallendes roseolenartiges Exanthem. Die Schleimhäute sind mit betroffen (**Angina specifica**), des Weiteren ist eine **generalisierte Lymphknotenschwellung** charakteristisch. Die folgenden Rezidivexantheme treten bevorzugt grob makulopapulös am Stamm auf. Besonders in den intertriginösen Bereichen kommt es zum Auftreten von nässenden Papeln (**Condylomata lata**), die hochinfektiös sind. In diesem Stadium können bereits Organe wie Leber, Lunge, Meningen und vor allem das Knochensystem betroffen sein. Häufig tritt im zweiten Stadium ein diffuser kleinfleckiger Haarausfall auf (**Alopecia areata,** s. Abb. 11.84c).

Tertiärstadium Nach einer Latenzzeit von einigen Monaten kann die Lues in das dritte Stadium (Spätstadium) eintreten. Manifestation an der Haut ist das sog. **tertiäre Syphilid,** das aus Gruppen von derben braunroten Knoten besteht, die ulzerieren und dann narbig abheilen können.

Subkutan auftretende Granulome werden als **Gummen** bezeichnet. Diese können jahrelang fortbestehen und einen gewebsverstümmelnden Charakter haben, besonders im Knochenbereich (**Sattelnase**). Bedingt durch einen spezifischen Befall der Gefäße kann es zur kardiovaskulären Syphilis kommen (**Mesaortitis syphilitica**). Besondere klinische Manifestationen dieser gefährlichen Lues-Späterkrankung sind Koronarinsuffizienz durch Ostiumstenose, Aneurysma der Aorta ascendens und Aortenklappeninsuffizienz.

Quartärstadium Besondere Spätformen der Lues (quartäre Syphilis) betreffen das ZNS: Die **progressive Paralyse** ist eine chronische Enzephalitis vor allem des Stirnhirnbereiches mit entsprechenden psychisch-intellektuellen Folgen bis hin zur Demenz. Durch Degeneration der Hinterstränge des Rückenmarks und anderer Nervenbereiche (Nervus opticus) kommt es zur **Tabes dorsalis,** die durch Hyporeflexie, Ataxie und plötzlich auftretende Schmerzen gekennzeichnet ist.

Differentialdiagnostisch muss an eine funikuläre Spinalerkrankung bei der megaloblastären Anämie (Vitamin-B_{12}-Mangel) gedacht werden.

Lues connata Ein besonderes Krankheitsbild stellt die **angeborene Lues** dar. Die spezielle Betrachtung dieses Krankheitsbildes bleibt perinatologischen bzw. pädiatrischen Lehrbüchern vorbehalten.

> **!** Gehäuftes Auftreten der Lues mit atypischem Verlauf bei HIV-Patienten!

Diagnostik Wegen des Verlaufs in mehreren Stadien und der möglichen Betroffenheit von nahezu allen Geweben und Organen kann das klinische Bild von einer sehr typischen, aber auch untypischen Symptomatologie geprägt sein. Normalerweise wird die Lues in unseren Breiten spätestens im zweiten Stadium diagnostiziert. Dies fällt überwiegend in das Fachgebiet des Dermatologen. Dennoch kommen auch heute noch immer wieder Fälle vor, die spätere Stadien der Lues repräsentieren. Bei entsprechenden

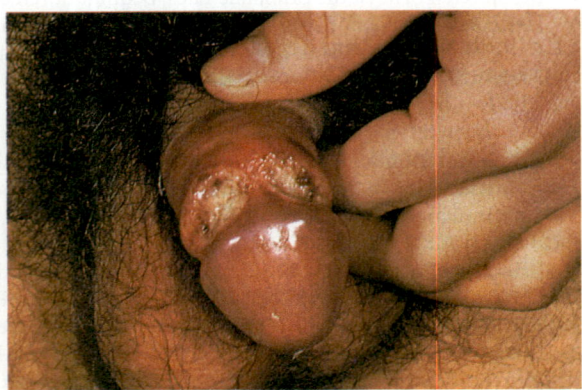

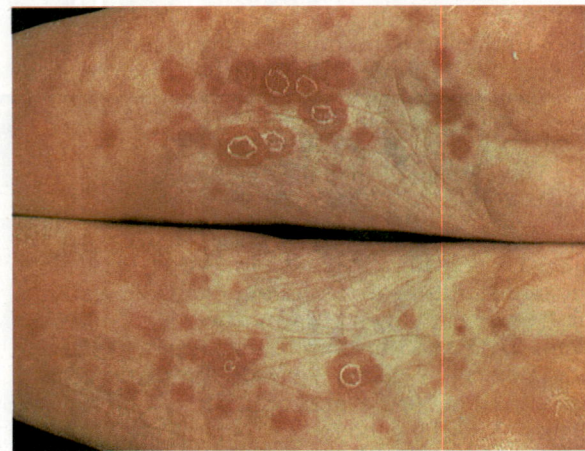

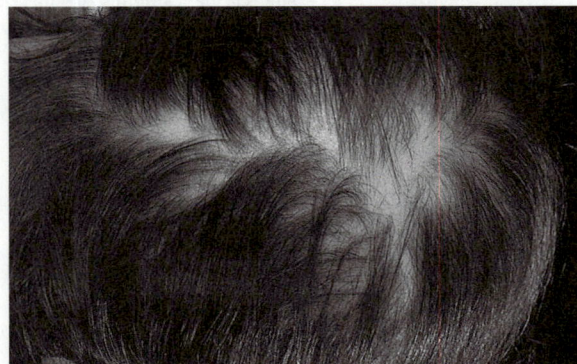

Abb. 11.84 Syphilis.
a) Primäraffekt an der Glans penis.
b) Luesexanthem im Stadium II an den Fußsohlen.
c) Alopecia areata, ebenfalls Stadium II.

neurologischen und internistischen, vor allem kardiovaskulären Erkrankungen muss daher die Lues in die Differentialdiagnose mit einbezogen werden.

Serologische Untersuchungen Treponema pallidum lässt sich auf künstlichen Nährböden nicht anzüchten, auch der direkte Erregernachweis aus treponemeninfizierten Gewebsbereichen in der Dunkelfeldmikroskopie spielt keine Rolle. Die Diagnose der Lues wird heute ausschließlich serologisch abgesichert. In Deutschland werden der **Treponema-pallidum-Hämagglutinationstest (TPHA)** bzw. der **Treponema-pallidum-Partikelagglutinationstest (TPPA)** als Suchtest und der **Fluoreszenz-Treponema-Antikörper-Absorptionstest** (indirekte Immunfluoreszenz, **FTA-Abs-Test**) als Bestätigungsreaktion durchgeführt.

Da diese Tests nach einer durchgemachten Lues je nach Therapiebeginn u.U. lebenslang positiv bleiben (vor allem der TPHA), müssen weitere Tests durchgeführt werden, die die Aktivität des Krankheitsprozesses und damit die Behandlungsindikation festlegen. Normalerweise reicht hierfür die **Cardiolipin-Komplementbindungsreaktion** oder der häufiger durchgeführte **VDRL-Test** (Mikroflockungsreaktion) aus.

In speziellen Fällen kann der **Nachweis spezifischer IgM-Antikörper** nach vorheriger Serumfraktionierung in der indirekten Immunfluoreszenz erforderlich werden. Dies ist z.B. für die sichere Diagnose der **Lues connata** notwendig, aber auch dann, wenn aufgrund der fehlenden Klinik die Spezifität der Cardiolipin-KBR bzw. des VDRL-Tests angezweifelt wird (unspezifischer Ausfall z.B. bei Lebererkrankungen etc.). In Spezialfällen können auch Westernblot-Untersuchungen durchgeführt werden.

Therapie und Prophylaxe Von entscheidender Bedeutung für die Ausheilung der Lues sind die **frühzeitige** Diagnosestellung und der **frühzeitige** Therapiebeginn, möglichst noch im ersten, spätestens im zweiten Stadium.

Therapie der Wahl ist **Penicillin,** ersatzweise bei Vorliegen einer Penicillinallergie Erythromycin oder Cephalosporine. Die Therapie der Lues im Spätstadium erfordert, vor allem bei neurologischer Manifestation (Blut-Liquor-Schranke), wesentlich höhere Penicillindosierungen und eine längere Therapiedauer. Dennoch ist hier eine sichere Beeinflussung des Krankheitsverlaufes nicht in allen Fällen zu erwarten. Der Verlauf der Erkrankung und vor allem der Effekt der Therapie müssen durch regelmäßige serologische Aktivitätskontrollen (VDRL-Test, Cardiolipin-KBR) überprüft werden.

Eine **Impfprophylaxe** gegen Lues gibt es nicht. Prophylaktische Maßnahmen beschränken sich daher auf die Eindämmung der Übertragungswege. Voraussetzung dafür ist eine möglichst lückenlose Überwachung der Risikogruppen. Wichtig ist auch die Vermeidung beruflicher Infektionen bei Ärzten, Zahnärzten, Pflegepersonal und Hebammen.

Frambösie

Synonym: Framboesia tropica
Engl. Begriff: Yaws

Die Frambösie ist eine ausschließlich in tropischen Ländern endemisch vorkommende, nichtvenerische Hautkrankheit, die durch **Treponema pertenue** hervorgerufen wird.

Pinta

Synonym: Carate
Engl. Begriff: Pinta

Die Pinta ist eine überwiegend in tropischen Gebieten Zentral- und Südamerikas vorkommende endemische Hautkrankheit, die durch **Treponema carateum** verursacht wird.

Rückfallfieber

Englischer Begriff: Relapsing Fever

Das Rückfallfieber ist eine durch Borrelien ausgelöste und durch Arthropoden übertragene Infektionskrankheit, die klinisch durch rezidivierende Fieberattacken gekennzeichnet ist. Man unterscheidet zwei Formen des Rückfallfiebers: das durch **Läuse übertragene epidemische Rückfallfieber** und das durch **Zecken** der Gattung Ornithodorus **übertragene endemische Rückfallfieber.**

Nach Eindringen durch die Haut gelangen die Erreger auf dem Blut- und Lymphweg in verschiedene parenchymatöse Organe, wo sie mehrere, von Fieberattacken begleitete Vermehrungszyklen durchlaufen. Die genauen Patho- und Immunmechanismen sind noch ungeklärt.

Das klinische Bild beider Rückfallfieberarten ist gleich. Nach einer **Inkubationszeit** von vier bis zwölf Tagen beginnt die Erkrankung aus voller Gesundheit mit hohem Fieber und Schüttelfrost. Nach etwa sieben Tagen, beim endemischen Rückfallfieber weniger, kommt es zum kritischen Temperaturabfall. Danach treten immer wieder Fieberrezidive auf, deren Dauer und Intensität jeweils abnehmen. Während der Fieberattacken besteht ein allgemeines Krankheitsgefühl mit Kopf-, Muskel- und Gliederschmerzen sowie teilweise abdominellen Beschwerden. Hepatosplenomegalie, Subikterus und petechiale Hautblutungen als Zeichen einer hämorrhagischen Diathese sind weitere Symptome. Im weiteren Verlauf kann es zu Anämie und Komplikationen wie Bronchopneumonie, Nephritis und Arthritis sowie Erkrankungen des zentralen und peripheren Nervensystems kommen. Bei Nichtbehandlung kann die Letalität bis zu 5 % betragen.

Die einzige relativ sichere Methode zur Diagnosesicherung bei klinischem Verdacht besteht im Nachweis der Borrelien im Blut zu Beginn der Fieberattacken in der Dunkelfeldmikroskopie.

Die **Antibiotikatherapie** der Wahl besteht in der Gabe von Tetrazyklinen, ersatzweise Erythromycin.

Das epidemische Rückfallfieber ist eine typische Erkrankung der Notzeiten in Ländern mit kühlem oder gemäßigtem Klima.

11.9.22 Lyme-Borreliose

Engl. Begriff: Lyme Disease

Praxisfall

Eine 42-jährige Patientin bemerkt während eines Spaziergangs mit ihrem Hund im Wald, dass sich auf ihrer Schulter eine Zecke festgebissen hat. Durch den Hausarzt erfolgt kurze Zeit später die komplikationslose Extraktion in toto. Nach drei Tagen bemerkt sie ein handtellergroßes wanderndes Exanthem, das sich vergrößert. Da diese Veränderung nach zwei Tagen abblasst, schenkt die Patientin ihr keine weitere Beachtung. Ca. sechs Wochen später treten Beschwerden der großen Gelenke auf, die asymmetrisch sind und von Gelenk zu Gelenk „springen". Gleichzeitig bestehen Fieber, Kopfschmerz und Muskelschmerzen.

Körperlicher Untersuchungsbefund: Lymphknotenschwellung zervikal, nuchal und axillär, sonst im Wesentlichen unauffällig.

Labor: BSG 50 mm in der 1. Stunde, Leukozyten 7 600/µl (7,6 G/l), geringe normochrome, normozytäre Anämie, sonst ohne Beschwerden, negative Rheumaserologie. Grenzwertig positiver Titer für Borrelia burgdorferi im IgM-Bereich.

Verlauf: Anbehandlung mit Penicillin i.v. über 14 Tage führt zur Besserung der Beschwerden. Ein Kontrolle zeigt am dritten Tag einen hochpositiven Antikörpertiter gegen Borrelia burgdorferi (IgM 1 : 512, IgG 1 : 256). Kontrolle des Wertes am 14. Tag zeigt einen Abfall des IgM-Titers (1 : 128) und einen Anstieg des IgG-Titers (1 : 1024), die übrigen Werte normal.

Definition Die Lyme-Borreliose ist eine erst in den letzten Jahrzehnten neu beschriebene, auch in Deutschland sehr wichtige Infektionskrankheit, die ähnlich wie die Lues in Stadien verläuft. Sie wird durch eine neu entdeckte Borreliengruppe verursacht und durch Zecken übertragen. Bis heute werden aufgrund genomischer Untersuchungen die Spezies B. burgdorferi, B. afzelii und B. garinii vorgeschlagen. Abhängig vom Stadium wird das klinische Bild durch besondere Manifestationen geprägt. Anders als bei den Treponemen ist die kulturelle Erregerdiagnose prinzipiell möglich, obwohl die Diagnosesicherung überwiegend serologisch erfolgt. Im Frühstadium sind Penicilline, Tetrazykline und Makrolide, z. B. Erythromycin, Mittel der Wahl, in Spätstadien bietet anscheinend die Therapie mit einem Cephalosporin der dritten Generation, z. B. Ceftriaxon, Vorteile.

Epidemiologie Diese Erkrankung wurde erstmalig 1976 in Lyme County, USA, beschrieben. Der Hauptvektor für die Lyme-Borrelien ist in Europa die **Zecke Ixodes ricinus.**
Das Verbreitungsgebiet innerhalb der deutschsprachigen Länder ist unterschiedlich. Bedingt durch den Übertragungsmodus gibt es saisonale Häufungen im Auftreten der Lyme-Borreliose. In Mitteleuropa beginnt die Zeckensaison etwa im Frühjahr und endet meist Anfang November, nach trockenen Sommern früher. Die Erkrankung tritt gehäuft im Bereich von Feuchtgebieten auf, dies können auch Naherholungsgebiete großer Städte sein. Beruflich besonders stark zeckenexponiert sind Forstarbeiter.

Pathogenese Die Pathogenese der Lyme-Borreliose ist noch wenig aufgeklärt. Die Streuung vom Infektionsherd nach Zeckenbiss erfolgt wohl überwiegend hämatogen, es wird aber auch ein neuraler Ausbreitungsweg diskutiert. Wichtige Virulenzfaktoren sind Oberflächenproteine (Adhäsine, z. B. OpsA), Penetrationsfähigkeit, Serumresistenz und Membranproteine mit „Immune Escape"-Funktion.

Klinische Bilder

Frühmanifestation (Stadium I) Nach einer **Inkubationszeit** von Tagen bis wenigen Wochen nach dem Zeckenbiss beginnt die Frühmanifestation in Form des **Erythema chronicum migrans** (s. Tab. 11.41). Im Bereich der Bissstelle entsteht eine makulopapulöse Effloreszenz, die später zentral abblasst (s. Abb. 11.85). Dadurch entsteht ein peripher wanderndes Ringerythem. Dieses Symptom ist pathognomonisch für das Frühstadium der Borreliose. Gleichzeitig können im Rahmen der wahrscheinlichen Spirochätämie Allgemeinsymptome wie Fieber, Muskel- und Kopfschmerzen, in seltenen Fällen auch ein Meningismus auftreten. Auch das Auftreten multipler Eritheme ist wohl hämatogen erklärbar.

Stadium II Wochen bis Monate nach dem Zeckenbiss kann es zum zweiten Stadium kommen. Die wichtigste klinische Manifestation in Europa ist die sog. **lymphozytäre Meningoradikulitis Bannwarth.**

Leitsymptom hierbei sind quälend starke radikuläre Schmerzen, die vor allem nachts auftreten. Dabei lässt sich überwiegend eine topographische Beziehung zum vorausgegangenen Zeckenbiss herstellen. Hirnnervenparesen, vor

Tab. 11.41 Stadienverlauf der Borreliose.

Stadium	Inkubationszeit	Klinische Manifestation[1]	Serodiagnostik[2]
I	Tage bis Wochen	**Erythema migrans** Arthralgie, Myalgie, Fieber, Kopfschmerzen	20–50 % (überwiegend IgM)
II	Wochen bis Monate	**Meningoradikulitis** Lymphozytom, Karditis, Iritis, Arthralgie	50–90 % (IgM und IgG)
III	Monate bis Jahre	**Arthritis, Akrodermatitis chronica atrophicans** Enzephalomyelitis, Polyneuropathie, Arthropathie	90–100 % (überwiegend IgG)

[1] Leitsymptom bzw. häufigste Manifestation halbfett
[2] Seropositiv in %, abhängig von vorausgegangener antibiotischer Therapie, Schwere und Dauer des Krankheitsverlaufs

allem Fazialisparesen, sind weitere häufige Leitsymptome. Bei Kindern kommen gehäuft meningitische Verläufe vor, gelegentlich auch enzephalitische Verläufe. Eine seltene, aber dann typische Hautmanifestation ist das **Lymphozytom,** charakterisiert durch lymphoretikuläre Infiltrate. An typischer Lokalisation wie Mamille, Skrotum und Ohrläppchen erscheint ein rötlich-livider Tumor. Eine weitere wichtige und sehr schwerwiegende Manifestation der Borreliose im Stadium II ist die **Lyme-Karditis** mit gelegentlichem Übergang in eine Kardiomyopathie.

Stadium III Die **Spätmanifestationen** (Stadium III) treten nach einer variablen, meist langen Inkubationszeit auf. In vielen Fällen ist die Anamnese mit Zeckenbiss und Erythema chronicum migrans unsicher. Wichtigste Manifestationen sind die **Akrodermatitis chronica atrophicans** und die **Lyme-Arthritis.** Die Akrodermatitis tritt vorwiegend an den Extremitäten auf mit einer Fältelung der dünnen Haut, livider Verfärbung und Hervortreten der Gefäße. Begleitsymptome sind gelenknahe Knoten sowie Arthropathie und Polyneuropathie. Die Lyme-Arthritis ist vorwiegend eine Monarthritis oder Oligoarthritis, am häufigsten betroffen sind die Kniegelenke. Eine bei uns sehr seltene Manifestation des dritten Stadiums ist die chronische Borrelienenzephalomyelitis mit z. T. ausgeprägten Para- und Tetraparesen. Eine seltene Manifestation ist die Augenborreliose. Extrem selten sind wohl auch konnatale Fälle.

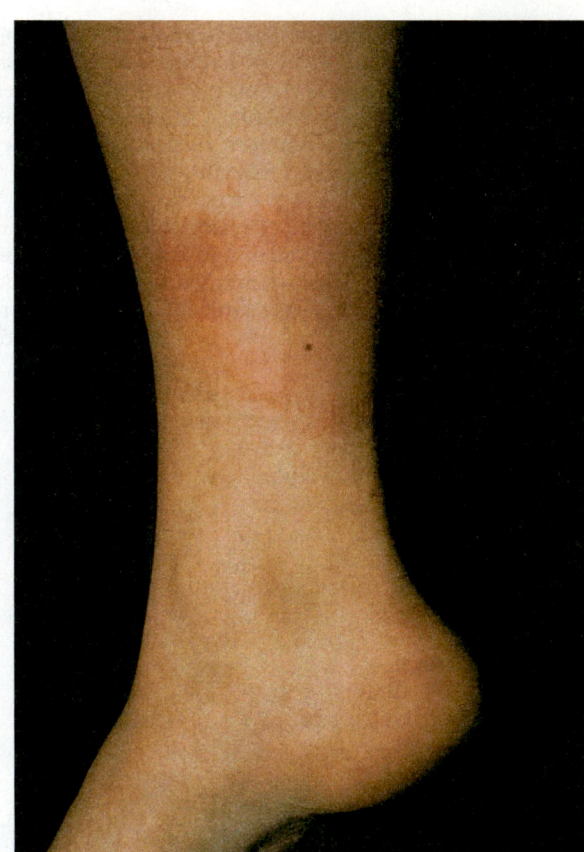

Abb. 11.85 Erythema chronicum migrans.

Diagnostik Dermatologische Manifestationsformen der Lyme-Borreliose in den jeweiligen Stadien gehen mit einer sehr charakteristischen Morphologie einher. Hier lässt sich die Diagnose schon rein klinisch stellen. Bei der **Neuroborreliose** des zweiten Stadiums zeigt der Liquor einen charakteristischen Befund, gekennzeichnet durch eine lymphozytäre Pleozytose und Eiweißerhöhung. Die Diagnose der progressiven Neuroborreliose des dritten Stadiums ist dagegen häufig schwierig. Ähnliches gilt für die Karditis und die Arthritis, für die differentialdiagnostisch natürlich eine ganze Reihe anderer Erreger in Frage kommt.

Anders als bei den Treponemen ist der **kulturelle Nachweis** der Borrelien prinzipiell möglich. Dies gilt vor allem für das Frühstadium der Borreliose, wo in Hautbiopsien aus dem Bereich des Erythema chronicum migrans, aus Liquor, Punktaten und selten auch Blut in Spezialuntersuchungen der Erreger nachgewiesen werden kann. Das Verfahren des kulturellen Erregernachweises ist sehr komplex und kann bis zu fünf Wochen beanspruchen. Der PCR-Nachweis aus Punktaten und Liquor gewinnt immer größere Bedeutung.

Von erheblich größerer klinisch-praktischer Bedeutung ist aber immer noch der **serologische Nachweis,** obwohl eine nicht zu unterschätzende Anzahl von klinisch-symptomatischen Fällen in allen Stadien serumnegativ bleiben kann („Immune Escape", s. o.). Andererseits können signifikante Titererhöhungen den klinischen Verlauf einer Borreliose anzeigen.

Wichtig ist vor allem für die serologische Diagnostik im Frühstadium, dass die durchgeführten Tests **IgM-Antikörper** mit einschließen, da in dieser Phase IgG-Antikörper völlig fehlen können.

Besondere Schwierigkeiten bereitet die serologische Diagnostik der Neuroborreliose. Hier kommt dem Nachweis der ortsspezifischen IgM-Produktion sowie der Differentialuntersuchung im Serum und Liquor besondere Bedeutung zu. Die wichtigsten zurzeit angewandten Testsysteme sind die indirekte Immunfluoreszenz, der Westernblot und ELISA-Tests. Wegen möglicher Kreuzreaktionen muss bei positiver Borrelienserologie der TPHA bzw. TPPA (s. o.) durchgeführt werden. Entscheidend bei der Borreliose sind auch serologische **Verlaufsuntersuchungen** in Abständen von etwa zwei bis sechs Wochen. Ein weiteres Problem besteht darin, dass signifikant erhöhte IgG-Titer noch Monate bis Jahre nach Abklingen der Klinik vorhanden sein können.

Therapie und Prophylaxe Therapie der Wahl in den Frühstadien der Lyme-Borreliose sind Penicillin G, Tetrazykline und Erythromycin. Nach neueren Erkenntnissen bietet offensichtlich eine Behandlung mit Ceftriaxon vor allem im Spätstadium Vorteile. Entscheidend sind wie bei der Lues ein möglichst **frühzeitiger Beginn** der Behandlung sowie eine ausreichende Behandlungsdauer.

Hier müssen individuelle Therapieregimes festgelegt werden. Die Gabe von Kortikosteroiden bei bestimmten Manifestationen (Karditis, Arthritis, Neuroborreliose) kann aufgrund einer diskutierten Autoimmunkomponente erwogen werden.

Eine spezifische **Immunisierungsprophylaxe** gibt es bisher nicht. Die wichtigste Prophylaxemaßnahme ist daher der Schutz vor Zeckenexposition, z. B. durch entsprechende Kleidung. Eine prophylaktische Antibiotikagabe nach Zeckenbiss wird nicht empfohlen, da der Anteil an manifesten Erkrankungen nach Zeckenbiss sehr gering ist.

Verlauf und Prognose Die klinische Manifestation kann mit jedem Stadium beginnen, und langwierige Verläufe sind möglich. Obwohl die Gesamtprognose gut ist, können selten schwerwiegende Folgen, z. B. Kardiomyopathie, resultieren. Mit 10 % häufig ist eine persistierende Arthritis.

Zusammenfassung

- Ursache: Infektion mit Borrelia burgdorferi durch Zeckenbiss
- Wichtigstes Symptom: Erythema chronicum migrans
- Wichtigste diagnostische Maßnahmen: Klinik, Nachweis der IgM-Antikörper im Blut
- Wichtigste therapeutische Maßnahme: Penicillin G, Tetrazyklin oder Erythromycin

11.9.23 Leptospirose

Synonym: Morbus Weil
Engl. Begriff: Leptospirosis, Weil's Disease

Praxisfall

Während eines Campingurlaubs an einem Nebenarm des Mains, in dem er mehrfach badete, erkrankt ein 36-jähriger Patient mit Hals- und Gliederschmerzen, Fieberanstieg auf 40 °C ohne Schüttelfrost, aber mit schwerem Krankheitsgefühl. Drei Tage später bemerkt er die Dunkelfärbung des Urins und hellen Stuhl. Wenig später tritt Ikterus auf. In die Klinik kommt er als schwer kranker Patient mit allen Zeichen des akuten oligurischen Nierenversagens (Kreatinin 8,0 mg/dl [704 µmol/l], Harnstoff 110 mg/dl [38,5 mmol/l], Bilirubin 22,6 mg/dl [40,68 µmol/l]). GOT, GPT und alkalische Phosphatase sind normal. Temperatur 39 °C. Sofort wird er auf die **Intensivstation** verlegt, wo er dreimal dialysiert wird. Dann folgt der Übergang in Polyurie mit Normalisierung der Nierenfunktion. Im **EKG** zeigen sich Überleitungsstörungen mit Sinusarrest, so dass bei Verdacht auf Myokarditis eine passagere Schrittmacherbehandlung notwendig wird. Die **Diagnose** wird durch eine Agglutination auf Leptospirose mit einem Titeranstieg von 1 : 8 auf 1 : 32 gesichert. Danach wird eine Therapie mit Penicillin G eingeleitet.

Zwölf Tage nach Beginn der Erkrankung langsame Besserung der Nierenfunktion und Abfall des Serum-Bilirubins, der Patient kann 18 Tage nach Beginn der Erkrankung in sein Heimatkrankenhaus verlegt werden. Ansteckungsquelle: entweder kontaminiertes Wasser (Baden im Fluss) oder der familieneigene Hund, der wenige Tage vor Beginn der Erkrankung an „Herzschwäche" plötzlich verstorben war.

Definition Leptospirosen sind weltweit verbreitete Zooanthroponosen, die durch die Spezies Leptospira interrogans verursacht werden. Die Gattung Leptospira wird heute in die **apathogene saprophytäre Spezies L. biflexa** und in die **pathogene Spezies L. interrogans** unterteilt. Innerhalb der Spezies L. interrogans gibt es viele verschiedene Serovare. Die wichtigsten sind L. icterohaemorrhagiae, L. canicola und L. grippotyphosa. Anders als früher angenommen, lässt sich den einzelnen Serovaren keine typisch klinische Verlaufsform zuordnen.

Die Erkrankung verläuft beim Menschen überwiegend zweiphasig als zyklische Allgemeininfektion. Vorherrschend sind zwei Verlaufsformen:
- **anikterisch** mit relativ blandem grippalen Verlauf,
- **ikterisch**, kann schwer verlaufen mit Ikterus, Nierenversagen, Blutungen.

Epidemiologie Das Erregerreservoir für alle pathogenen Leptospiren sind warmblütige Tiere, die die Erreger mit ihrem Urin ausscheiden. Dabei lässt sich keine typenspezifische Wirtsbeziehung herstellen. Wichtige Träger bei uns sind Mäuse und Ratten. Die Übertragung erfolgt durch direkten, intensiven Kontakt von Menschen mit infizierten Tieren, häufiger aber auch durch indirekten Kontakt mit durch tierischen Urin verseuchtem Wasser (stehende Gewässer!). Hier sind die Leptospiren im warmen Feuchtmilieu längere Zeit überlebensfähig. Dies gilt auch für Leptospiren, die durch Düngung mit Tierkot oder Tierurin in den Boden gelangt sind.

Personen mit entsprechend engem Tierkontakt bzw. mit sonstiger beruflicher Exposition (Landwirte, Kanalreinigung, Tierpfleger) können im Sinne einer Berufskrankheit betroffen sein.

Pathogenese und Klinik

Ikterische Leptospirose Die Infektion mit Leptospiren erfolgt durch kleine Haut- bzw. Schleimhautdefekte. Die Klinik ist durch den typischen **zweiphasigen Verlauf** geprägt:
- Nach einer Inkubationszeit von fünf bis 14 Tagen beginnt die Erkrankung aus vollem Wohlbefinden mit hochfebrilen Temperaturen und Schüttelfrost. Weitere allgemeine Krankheitssymptome sind z. T. heftige Muskelschmerzen, vor allen in den Waden, Kopfschmerzen, in manchen Fällen auch Konjunktivitis und Episkleritis. Weitere mögliche, aber nicht obligate Symptome sind Hypotonie und relative Bradykardie sowie ein gegen Ende der ersten Woche auftretendes flüchtiges makulöses Exanthem. Diesem ersten Krankheitsstadium, das drei bis acht Tage andauern kann, liegen pathogenetisch die **transitorischen Bakteriämien** zugrunde.
- Nach einem kurzen afebrilen Intervall tritt erneut Fieber auf, sehr häufig verbunden mit beginnendem Meningismus, wodurch der Beginn der zweiten Krankheitsphase angekündigt wird. In diesem **Stadium der Organmanifestation** treten je nach Organschädigung entsprechende Spätsymptome auf. Mit entscheidend ist zwar auch der verursachende Leptospira-Serotyp, grundsätzlich können aber sämtliche Leptospiren alle Verläufe bewirken. Die wichtigsten betroffenen Organe sind Leber, Niere sowie Gefäßendothel und Meningen. Symptomatisch resultieren daraus ein hepatogener Ikterus, eine Nephritis mit graduell unterschiedlicher Einschränkung der Nierenfunktion, z. T. umfangreiche Blutungen und eine seröse Meningitis.

11.9 Erkrankungen durch Bakterien

Anikterische Leptospirose Wesentlich häufiger, aber in ihrer Klinik auch uncharakteristisch sind leichtere ikterische Erkrankungen bzw. die anikterischen Leptospirosen. Hier fehlen sowohl der abrupte Beginn als auch die Multiorganbeteiligung. Im Vordergrund stehen mehr die uncharakteristischen Krankheitszeichen der ersten Phase, die sich von vielen anderen „grippeähnlichen" Infektionskrankheiten differentialdiagnostisch schwer abgrenzen lassen.

Diagnostik Eine klinische Diagnosestellung ist nur bei schweren ikterischen biphasischen Verläufen möglich. In den meisten Fällen ist daher die Klinik für die Verdachtsdiagnose nicht hinreichend spezifisch. Deshalb muss auch in unseren Breiten mit einer hohen Dunkelziffer nicht diagnostizierter leichterer Leptospirosen gerechnet werden. Die kulturelle **Erregerdiagnose** gelingt nur aus Blut oder Liquor in der ersten Krankheitswoche (Leptospirämie), sie ist methodisch sehr schwierig und auch sehr langwierig. Der kulturelle Erregernachweis spielt daher klinisch-praktisch keine Rolle. **Serologisch** lässt sich im Titerverlauf durch die Agglutinationsreaktion und die Komplementbindungsreaktion die Diagnose auch typenspezifisch absichern. Dies ist aber erst zwei bis drei Wochen nach Krankheitsbeginn möglich. Ein neuer Enzymimmunoassay steht seit kurzem zur Verfügung, ist aber noch nicht abschließend beurteilbar.

Therapie und Prophylaxe Das Problem in der Leptospirosebehandlung besteht darin, dass eine antibiotische Therapie nur dann mildernd auf den Krankheitsverlauf einwirken kann, wenn sie bis spätestens drei Tage nach Beginn der Erkrankung begonnen wird. Dies ist bei leichten bis mittelschweren Verläufen selten der Fall, bei schweren Verläufen nur dann möglich, wenn eine kalkuliert begonnene Chemotherapie mit Penicillinen durchgeführt wurde. Mittel der Wahl ist das **Penicillin G**. Die wichtigsten therapeutischen Maßnahmen sind daher heute immer noch symptomatischer Natur bis hin zu intensivmedizinischen Maßnahmen. Der Beginn einer Antibiotikatherapie ab Ende der ersten Krankheitswoche ist unsinnig.

Eine aktive **Immunisierung** mit Totimpfstoffen ist prinzipiell möglich, wird aber nur in Ausnahmefällen bei besonders exponierten Personen vorgenommen. Zu den wichtigsten **prophylaktischen Maßnahmen** gehört derzeit die Reduzierung des tierischen Reservoirs, vor allem durch Bekämpfung von Nagerbeständen. Wichtig ist ferner eine persönliche Expositionsprophylaxe bei Berufstätigen mit einem hohen Expositionsrisiko (Landwirte, Kanalarbeiter etc.); das Tragen von Gummistiefeln, Handschuhen und anderer Schutzkleidung sollte daher obligatorisch sein. Problematisch kann auch das Baden oder Schwimmen in stehenden Oberflächengewässern sein, besonders in Naturgebieten mit einem wahrscheinlich hohen Vorkommen von Nagetieren.

Verlauf und Prognose Schwere ikterische Verlaufsformen der Leptospirose haben eine Letalität bis zu 25 %, sind aber bei uns selten. Sie wurden früher als **Morbus Weil** bezeichnet.

Die blanden, anikterischen Krankheitsverläufe haben eine sehr gute Prognose, die Letalität liegt immer unter 1 %. Nach durchgemachter Leptospirose besteht eine langjährige, allerdings nur typenspezifische Immunität.

Eine spezielle **Spätkomplikation** der Leptospirose, unabhängig von der Schwere des Verlaufes, ist die nach einem mehrmonatigen Intervall auftretende chronisch-rezidivierende Iridozyklitis.

Zusammenfassung

- Häufigste Ursache: Infektion mit Leptospiren durch direkten Kontakt mit erkrankten Tieren oder indirekten Kontakt mit deren Urin
- Wichtigstes Symptome: plötzlicher Beginn mit hohem Fieber, später bei der ikterischen Form Ikterus und Blutungen
- Wichtigste diagnostische Maßnahme: serologische Antikörpertiterbestimmung
- Wichtigste therapeutische Maßnahme: frühzeitige Gabe von Penicillin G, sonst symptomatisch

11.9.24 Erkrankungen durch Mykoplasmen

Definition Mykoplasmen sind Prokaryonten, die sich von den „normalen" Bakterien vor allem durch das Fehlen der Zellwand und das kleinere Genom unterscheiden. Sie sind in ihrem natürlichen Vorkommen auf einen Wirtsorganismus angewiesen, auf dessen Schleimhäuten sie als extrazelluläre Parasiten leben. Medizinisch bedeutsam sind M. pneumoniae, M. hominis und M. genitalium aus der Gattung Mycoplasma und die Spezies U. urealyticum aus der Gattung Ureaplasma.

Mycoplasma pneumoniae ist der Erreger der primär atypischen Pneumonie und von Infekten des oberen Respirationstrakts. M. hominis, M. genitalium und Ureaplasma urealyticum verursachen Urogenitalinfektionen.

Erkrankungen des Respirationstrakts

Epidemiologie Mycoplasma pneumoniae ist weltweit verbreitet, das ausschließliche Reservoir ist der Mensch. Die Übertragung erfolgt durch **Tröpfcheninfektion.** Bedingt durch die Empfindlichkeit des Erregers und die geringe Infektiosität ist meist ein intensiver Kontakt notwendig, die Infektion breitet sich daher am häufigsten in der Familie, in Kindergärten usw. als Kleinepidemie aus. Der Erkrankungsgipfel liegt etwa zwischen fünf und 15 Jahren. Der Anteil von M.-pneumoniae-bedingten ambulant erworbenen Pneumonien wird auf etwa 15 % geschätzt.

Pathogenese Pathogenetisch liegt eine besondere Affinität von M. pneumoniae zum Epithel des Respirationstraktes zugrunde. Die auf der Epithelzelloberfläche haftenden Mykoplasmen zerstören zunächst den Ziliarapparat und im weiteren Verlauf die Epithelzellen. Es kommt zur Ausbildung eines peribronchialen entzündlichen Infiltrats, überwiegend zusammengesetzt aus Lymphozyten und Plasmazellen.

Klinische Bilder Die klassische, durch M. pneumoniae verursachte Infektionskrankheit ist eine **interstitielle Pneumonie**. Diese beginnt nach einer Inkubationszeit von zwölf bis 20 Tagen mit Fieber, allgemeiner Abgeschlagenheit, Kopfschmerzen und einem hartnäckigen trockenen Husten, meist ohne starke Sekretproduktion. Viele Patienten klagen außerdem über starke Ohrenschmerzen als Zeichen einer Myringitis.

Es können jedoch auch nur Bereiche des oberen Respirationstraktes betroffen sein: Sinusitis, Pharyngitis, Bronchitis. Im Vordergrund steht dann eine mehr katarrhalische Symptomatik. In seltenen Fällen kann es zu einer Pleuritis sowie einer Otitis media kommen.

Diagnostik Bei der primär atypischen Pneumonie durch M. pneumoniae ist schon die Diskrepanz zwischen der relativ milden Klinik mit häufig fehlendem Auskultationsbefund und dem **Röntgenthoraxbefund** (s. Abb. 11.86) richtungweisend. Das Röntgenbild zeigt eine meist einseitige, segmental begrenzte, diffuse Bronchopneumonie mit interstitieller Komponente („milchglasartige" oder „schleierförmige" Trübung). In etwa einem Viertel der Fälle können kleinere Pleuraergüsse nachgewiesen werden. Laborchemisch kann nur eine diskrete Leukozytose (Granulozytose) vorliegen, Leukozytenzahlen bis zu 15 000/μl bzw. 15 G/l sind eher selten. Die Linksverschiebung ist auch selten ausgeprägt. Die **Blutsenkungsbeschleunigung** kann dagegen hohe Werte erreichen. Häufig sind **Kälteagglutinine** nachweisbar, ferner Autoantikörper gegen Gewebe verschiedener Organe.

Die Anzüchtung von M. pneumoniae auf künstlichen Nährmedien ist grundsätzlich möglich. Daher kann der **kulturelle Erregernachweis** aus Rachenabstrich, Sputum oder Bronchialsekret versucht werden. Die kulturelle Anzüchtung mit folgender Identifizierung ist jedoch langwierig und kann bis zu zwei Wochen erfordern. Für die Routinediagnostik haben deshalb **serologische Nachweisverfahren** wie die passive Hämagglutination und speziell die Komplementbindungsreaktion größere Bedeutung. Sie können schon ab Beginn der zweiten Krankheitswoche positiv werden.

Differentialdiagnostisch kommen vor allem Viruspneumonien, Ornithose und Q-Fieber in Frage. Schwierig ist die ätiologische Einordnung von extrapulmonalen Syndromen vor allem dann, wenn keine atypische Pneumonie vorliegt oder vorausgegangen ist.

Therapie und Prophylaxe Die Chemotherapie der Wahl bei M.-pneumoniae-Infektionen sind **Tetrazykline** (Doxycyclin) oder – besonders bei Kindern – **Makrolide** (z. B. Erythromycin). Eine weitere Alternativtherapie steht mit den modernen **Chinolonen** für Erwachsene zur Verfügung. Nach einer durchgemachten M.-pneumoniae-Infektion besteht etwa ab dem fünften Lebensjahr eine begrenzte Immunität. Dennoch sind mehrfache Reinfektionen möglich, eine Impfprophylaxe gibt es bisher nicht.

Verlauf und Prognose Die meisten Infektionsverläufe sind gutartig und selbstlimitierend. Am häufigsten sind pulmonale Komplikationen. Bei ausgedehntem Befall, vor allem wenn beide Lungen betroffen sind, kann es zu einer **respiratorischen Insuffizienz** kommen. Vorübergehende Atelektasen und Pleuraergüsse können als Komplikation auch bei milderen Verläufen auftreten. Zu Mittelohrkomplikationen kommt es nahezu ausschließlich bei jüngeren Patienten. Eine ganze Reihe **extrapulmonaler Komplikationen** wurde im Zusammenhang mit einer M.-pneumoniae-Infektion beschrieben (ohne ortsspezifischen Erregernachweis!): ein flüchtiges makulopapulöses, manchmal vesikuläres Exanthem, Erythema nodosum und Erythema exsudativum multiforme (Stevens-Johnson-Syndrom); hämolytische Anämien und thrombozytopenische Purpura, Kälteagglutinationskrankheit, Enzephalitis, Meningitis, Polyneuritis, Guillain-Barré-Syndrom und Psychosen; Perikarditis, Myokarditis, Arthralgien, Arthritis und Polymyositis. Da bei den genannten extrapulmonalen Komplikationen, die während oder nach dem respiratorischen Infekt auftreten können, nie ein ortsspezifischer Erregernachweis geführt werden konnte, der Nachweis von mit dem Wirtsgewebe reagierenden Antikörpern dagegen häufig gelingt, sind diese sehr unterschiedlichen Komplikationen und Folgeerkrankungen höchstwahrscheinlich durch pathologische Immunreaktionen des Wirtes bedingt.

Zusammenfassung

Ursache: Infektion mit Mykoplasma pneumoniae durch Tröpfcheninfektion
Wichtigstes Symptom: hartnäckiger trockener Husten
Wichtigste diagnostische Maßnahmen: Röntgenthorax und serologischer Nachweis
Wichtigste therapeutische Maßnahme: Tetrazykline, Erytrhomycin oder Chinolone

Erkrankungen des Urogenitaltrakts

M. hominis, M. genitalium und **U. urealyticum** sind fakultativ pathogene Mykoplasmen, die häufig den Urogenital-

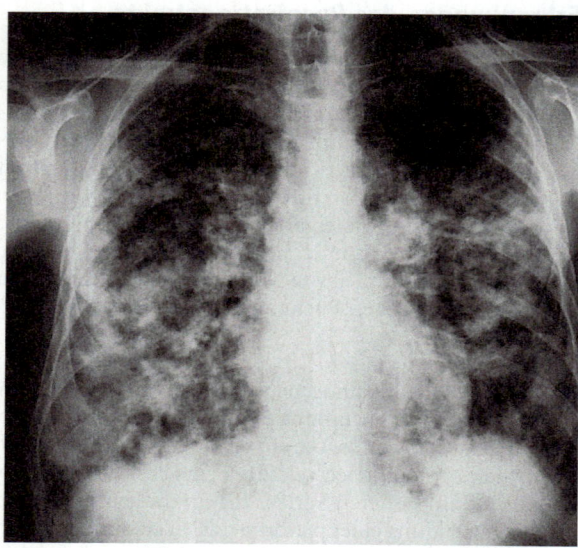

Abb. 11.86 Mykoplasmenpneumonie, Röntgen-Thorax. Typisch sind die fleckförmigen alveolären Infiltrate.

trakt besiedeln. Sie können dort unspezifische Erkrankungen hervorrufen, deren Pathogenese noch unbekannt ist. Sie werden im Genitaltrakt des Mannes als Erreger der nichtgonorrhoischen Urethritis bzw. Prostatitis, im weiblichen Genitaltrakt als Erreger des Adnexitiskomplexes (Bartholinitis, Salpingitis, Tuboovarialabszess etc.) gefunden. Diese Mykoplasmenspezies können offensichtlich durch eine peripartale Infektion bei Früh- und Neugeborenen systemische Infektionen (Pneumonie) verursachen. Peri- oder postpartal werden auch milde Verläufe von Puerperalsepsis beschrieben. Dagegen sind Mykoplasmen als ursächliche Erreger bei Aborten und bei Fertilitätsstörungen umstritten. **Differentialdiagnostisch** kommen alle anderen Erreger von unspezifischen Urogenitalinfektionen, vor allem aber Chlamydien und Herpesviren, in Frage.

M. hominis und U. urealyticum lassen sich gut auf künstlichen Nährböden anzüchten, die **Erregerdiagnose** ist meist innerhalb von vier Tagen möglich. Entscheidend ist aber nicht der qualitative Nachweis, sondern die Keimzahl. Das zu untersuchende Material muss daher mit einer kalibrierten Öse (10 µl) entnommen werden. Ab Keimzahlen von > 10^4/ml Sekret ist die ätiologische Bedeutung bei entsprechender Klinik wahrscheinlich. Serologische Nachweisverfahren spielen keine Rolle.

Chemotherapie der Wahl bei Urogenitalinfektionen durch Mykoplasmen sind Tetrazykline; von Vorteil ist dabei, dass sie auch gegen Chlamydien wirken. Bei einer nachgewiesenen U.-urealyticum-Infektion kann auch ein Makrolid eingesetzt werden, nicht aber bei M.-hominis-Infektionen. Auch hier sind anscheinend die modernen Chinolone im Erwachsenenalter gute Alternativsubstanzen. Von entscheidender Bedeutung ist, dass auch eine **Partnerbehandlung** durchgeführt wird, da die Infektion nahezu ausschließlich durch sexuellen Kontakt übertragen wird und daher über diesen Mechanismus Reinfektionen möglich sind.

11.9.25 Erkrankungen durch Chlamydien

Engl. Begriff: Chlamydial Diseases

Chlamydia psittaci ist Erreger der Ornithose, einer durch Vögel übertragenen Zoonose. Die wichtigste Manifestation dieser systemischen Infektion ist eine primär atypische Pneumonie.

Die verschiedenen Serovare von **Chlamydia trachomatis** können so unterschiedliche Krankheitsbilder wie urogenitale Infekte, Trachom und das Lymphogranuloma inguinale verursachen.

Die neu definierte Spezies **Chlamydia pneumoniae** verursacht vorrangig Infektionen des Respirationstraktes (Pneumonie). Die Diagnose kann über den Erregernachweis und serologisch erfolgen. Therapie der Wahl sind Tetrazykline.

Definition Chlamydien sind **obligat intrazellulär** wachsende Bakterien, deren Zellwand gramnegativ reagiert. Der Grund für den obligaten Zellparasitismus ist der unvollständige Apparat für den Energiestoffwechsel. Sie werden ohne Zwischenwirt von Mensch zu Mensch oder von Tier zu Mensch übertragen. Die infektiöse Form ist das **Elementarkörperchen**. Nach Aufnahme durch Phagozytose in die Wirtszelle durchlaufen die Chlamydien einen Zyklus, der mit der Exozytose oder Ruptur der Wirtszelle endet, wobei wieder neue Elementarkörperchen in den Extrazellulärraum gelangen. Man unterscheidet heute die Spezies C. psittaci, C. trachomatis und C. pneumoniae. C. trachomatis kann in zahlreiche Serovare unterteilt werden.

Ornithose

Synonym: Papageienkrankheit, Psittakose
Engl. Begriff: Ornithosis, Psittacosis

Epidemiologie Bei der Ornithose handelt es sich um eine weltweit verbreitete, durch **C. psittaci** verursachte **Zoonose**. Papageien, papageienähnliche Vögel, letztlich alle frei fliegenden Vogelarten stellen die Infektionsquelle für den Menschen dar.

Die Erreger werden im Kot, aber auch in anderen Sekreten der infizierten Vögel z. T. jahrelang ausgeschieden und vom Menschen mit dem Staub eingeatmet. Personen mit entsprechender Exposition (Geflügelfarmer) sind besonders gefährdet.

Pathogenese Die menschliche Ornithose ist eine systemische Erkrankung, die zweiphasig verläuft: Nach der Inhalation erfolgt die Invasion über den Respirationstrakt, von dort aus gelangen die Chlamydien hämatogen in die retikuloendothelialen Zellen von Leber und Milz, wo die Vermehrung stattfindet. Danach erfolgt die Organmanifestation mit bevorzugtem Befall der Lunge.

Klinische Bilder Das klinische Bild der Ornithose kann in der Intensität sehr variieren. Der **Krankheitsbeginn** erfolgt nach einer ein- bis dreiwöchigen Inkubationszeit mit plötzlich auftretendem Schüttelfrost, hohem Fieber und allgemeinem Krankheitsgefühl. Ein weiteres Leitsymptom ist der starke, diffuse Kopfschmerz. Häufig treten auch Muskel- und Gelenkschmerzen auf. Im Verlauf entwickelt sich meist ein nichtproduktiver hartnäckiger Husten. Gelegentlich finden sich Blutbeimengungen in einem stark muköses Sputum. Die Symptomatik kann gelegentlich auch die Betroffenheit anderer Organsysteme wie Leber, Milz und ZNS anzeigen.

Diagnostik Wichtig für die klinische Verdachtsdiagnose ist die Kombination aus Pneumonie und Hepatosplenomegalie. Ähnlich wie bei der Mykoplasmenpneumonie imponiert die Diskrepanz zwischen Auskultationsbefund und Röntgen-Thoraxbild (s. Abb. 11.87). Hier zeigen sich fleckförmig über mehreren Lungenabschnitten alveoläre und interstitielle Infiltrate, die z. T. konfluieren können. Die laborchemischen Befunde sind mit Ausnahme einer diskreten Leukopenie bzw. Leukozytose unauffällig. In der Akutphase tritt bei den meisten Patienten eine Proteinurie auf, im Serum kann eine leichte Erhöhung der Leberenzyme festgestellt werden. Der Erregernachweis ist zwar prinzipiell durch Anzüchtung im Hühnerei oder in der Gewebekultur möglich, ist aber u. a. auch wegen der hohen Laborinfektionsgefahr Speziallaboratorien vorbehalten. Die routinemäßige Absicherung erfolgt serologisch. Ein Anstieg in der Komplementbindungsreaktion, aber auch

Infektionskrankheiten

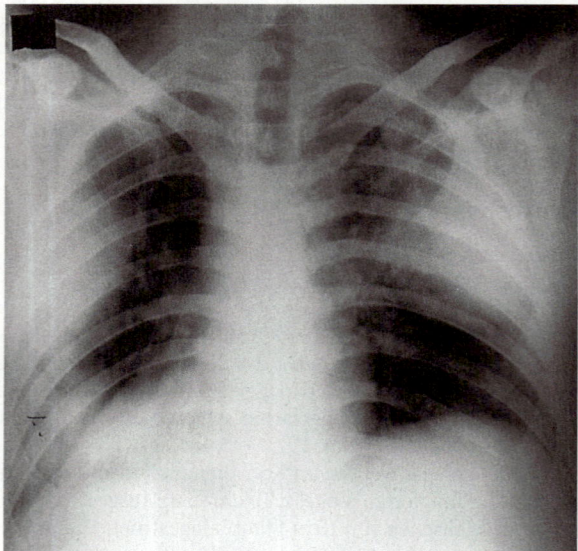

Abb. 11.87 Ornithose, Röntgen-Thorax. Typisch sind die milchglasartigen Verschattungen an beiden Lungenflügeln.

ein einzelner Titer von 1 : 32 oder größer in einer Probe und der entsprechenden Klinik ist beweisend.

Andere **Organmanifestationen** der Ornithose sind sehr selten, einzelne Fälle einer Chlamydienendokarditis bei Patienten mit rheumatischen oder kongenitalen Herzvorerkrankungen wurden berichtet.

Therapie Die Ornithose kann mit **Tetrazyklinen** (Doxycyclin) erfolgreich behandelt werden. Entscheidend ist eine ausreichende Therapiedauer von mindestens zwei Wochen, um die Gefahr eines Rückfalls zu minimieren. Eine Alternative bilden die **Chinolone** beim Erwachsenen und **Erythromycin** bei Kindern.

Eine **Prophylaxe** durch Impfung ist nicht möglich. Die Erkrankung selbst hinterlässt nur eine teilweise und zeitlich begrenzte Immunität. Daher kommt **hygienischen Maßnahmen**, z. B. der veterinärpolizeilichen Begrenzung von Erregerreservoiren, vor allem im urbanen Bereich (Tauben!), eine große Bedeutung zu, obwohl eine völlige Sanierung nicht möglich ist (Vögel!).

Verlauf und Prognose Bei richtiger Antibiotikatherapie ist die **Prognose** sehr gut, verglichen mit einer Letalitätsquote von 20–40 % in der Vor-Antibiotika-Ära.

Zusammenfassung

- Ursache: Infektion mit C. psittaci über erregerhaltigen Vogelkot
- Wichtigste Symptome: plötzlich einsetzendes Fieber mit Schüttelfrost, starken Kopfschmerzen; hartnäckiger trockener Husten
- Wichtigste diagnostische Maßnahmen: Anamnese, Röntgenthorax, Antikörpertiter in KBR
- Wichtigste therapeutische Maßnahme: Tetrazykline, alternativ Erythromycin oder Chinolone

Erkrankungen durch Chlamydia pneumoniae

Die neu etablierte Spezies C. pneumoniae kann Infektionen des Respirationstraktes verursachen – bis zum Vollbild einer primär atypischen Pneumonie.

Im Gegensatz zu C. psittaci ist der Mensch das einzige Erregerreservoir für C. pneumoniae. Die Übertragung erfolgt durch Tröpfcheninfektion. Der Erreger kommt weltweit vor, nach seroepidemiologischen Untersuchungen liegt die Durchseuchung bei 40–70 % der Erwachsenen. Bei ambulant erworbenen Pneumonien gilt er heute als dritt- bis vierthäufigster Erreger.

Die **Pathogenese** ist noch weitgehend ungeklärt. Die mikrobielle **Diagnostik** fußt auf der Zellkultur, PCR-Verfahren und der Serologie. Allein der Mikroimmunfluoreszenztest ist hier C.-pneumoniae-spezifisch.

Die **Therapie** entspricht der Ornithosetherapie. Die mögliche ätiopathogenetische Bedeutung von C. pneumoniae bei der Entstehung arteriosklerotischer Gefäßerkrankungen und Folgekrankheiten wie z. B. KHK und Herzinfarkt wird immer noch kontrovers diskutiert. Eine Rolle in der Kopathogenese (Entzündung!) erscheint möglich, eine monospezifische Bedeutung wohl sehr unwahrscheinlich. Auf jeden Fall rechtfertigt die bisher vorliegende Studienevidenz keine spezifischen therapeutischen Konsequenzen (Antibiotikatherapie).

Okulogenitale Infekte

Engl. Begriff: Oculo-Genital Infections

Epidemiologie Die Serovare D–K von C. trachomatis haben ihr natürliches Reservoir im Genitaltrakt, in der Zervix der Frau und der Urethra des Mannes. Die Infektionen erfolgen daher stets von dort aus, entweder perinatal oder durch Geschlechtsverkehr.

Infektionen des Urogenitaltrakts Die durch sie verursachten Krankheitsbilder sind ebenfalls vorwiegend Infektionen des Genitaltraktes: beim Mann die nichtgonorrhoische und postgonorrhoische Urethritis. Die **Symptome** dieser milden Urethritis sind Dysurie, Urethralschmerzen und Urethralausfluss. Komplizierend kann eine Prostatitis bzw. Epididymitis hinzukommen. Bei der Frau verlaufen C.-trachomatis-Infektionen häufig symptomlos bzw. als Urethralsyndrom oder Dysuriesyndrom, mehr durch Unpässlichkeit denn als richtige Krankheit gekennzeichnet. Daraus kann aber eine Adnexitis entstehen bis hin zum Tuboovarialabszess. Ausgehend von einer Adnexitis kann sich eine Perihepatitis (Fitz-Hugh-Curtis-Syndrom) entwickeln mit einer entsprechenden Oberbauchsymptomatik. Als Folge einer Adnexitis kann es durch Verwachsungen zum Tubenverschluss mit Sterilität bzw. zur Extrauteringravidität kommen.

Perinatale Infektionen Nach einer perinatalen Infektion beim Passieren des chlamydienbesiedelten Geburtskanals kann es zur typischen Chlamydienerkrankung des **Neugeborenen** kommen, der sog. Einschluss(körperchen)konjunktivitis. Sie beginnt fünf Tage bis zwei Wochen nach der Geburt als eitrige Konjunktivitis, die sehr hartnäckig und meist erst nach Monaten vollkommen abgeklungen ist. Die entsprechende Erkrankung des Erwachsenen

(Schwimmbadkonjunktivitis) ist heute wesentlich seltener (Chlordesinfektion der Schwimmbäder). Bei schweren Verläufen kann die Differentialdiagnose zum Trachom (s. u.) schwierig sein.

Eine Chlamydieninfektion kann sich beim Neugeborenen auch in einer afebrilen Pneumonie manifestieren. Auffällig ist hierbei die relativ geringe klinische Symptomatik bei meist ausgedehnter Verschattung im Röntgen-Thoraxbild. Die **Prognose** dieser Erkrankung ist überwiegend sehr gut, auch unbehandelt heilt sie meist folgenlos aus. Die Möglichkeit einer C.-trachomatis-Pneumonie wird auch bei schwer immunsupprimierten Patienten angenommen. Als postinfektiöse **Komplikation** gilt eine reaktive Arthritis bei bevorzugter Betroffenheit von HLA-B27-Trägern.

Diagnostik Für die Sicherung der **Diagnose** eignet sich vor allem der Erregernachweis über die Darstellung der Elementarkörperchen mit der direkten Immunfluoreszenz oder durch die Anzüchtung der Erreger in der Zellkultur. Hierzu sind zellreiche Abstriche bzw. Abschabungen geeignet, die, in spezielle Transportpuffer verbracht, etwa 24 h untersuchungsfähig bleiben. Serologische Nachweise spielen in der Diagnostik okulogenitaler C.-trachomatis-Infektionen eine geringere Rolle (Kreuzreaktionen, z. B. mit C. pneumoniae, hohe Durchseuchung). Von zunehmender Bedeutung sind moderne Antigentests, In-situ-Hybridisierung mit spezifischen Gensonden, in Einzelfällen auch die PCR.

Differentialdiagnostisch kommen sämtliche unspezifischen und spezifischen Genitalinfektionen, vor allem aber solche durch Mykoplasmen und Herpesviren, in Frage. Zu beachten ist auch die Möglichkeit der Mischinfektion mit Gonokokken.

Therapie Die Chemotherapie der Wahl besteht aus **Tetrazyklinen,** bei Kindern aus **Erythromycin.** Bei Erwachsenen kommen auch die Chinolone in Frage. Entscheidend ist wegen des Infektionsweges (Sexualverkehr) die **Partnerbehandlung.** Die Einschlusskonjunktivitis wird lediglich oral durch Tetrazykline behandelt.

Trachom

Epidemiologie Das Trachom ist weltweit verbreitet, aber besonders häufig in warmen Gebieten anzutreffen. Entscheidend sind die sozialen und hygienischen Verhältnisse. Die Übertragung findet besonders innerhalb der engeren Familie über **Tröpfcheninfektion** statt, vor allem gehäuft im Kindesalter. Eine **Schmutz-Schmierinfektion** ist ebenfalls möglich.

Laut WHO ist das Trachom die häufigste Einzelursache der Blindheit weltweit.

Ätiologie und Pathogenese Ursächliche Erreger sind die C.-trachomatis-Serovare A–C, die das Epithel der Bindehaut infizieren und dann zur entzündlichen Reaktion führen. Entscheidend ist der Verlauf über narbige Degenerationen, Vaskularisierung der Kornea und Bildung des Pannus.

Klinische Bilder Das Trachom ist eine Keratokonjunktivitis, die akut oder chronisch verlaufen kann. Sie beginnt nach einer Inkubationszeit von etwa fünf bis sieben Tagen mit milden Symptomen wie Jucken, Brennen oder Tränen im Konjunktivalbereich. Nach der WHO-Einteilung gibt es vier Stadien:
- **Stadium I:** beginnendes Trachom (unreife Follikel, leichte Papillenhypertrophie, beginnende Keratitis)
- **Stadium II:** manifestes Trachom (Hypertrophie der Follikel und Papillen, Läsionen des Bindehautepithels, Pannusbildung)
- **Stadium III:** narbiges Trachom (Erosionen der Kornea, Entropium, Trichiasis)
- **Stadium IV:** abgeheiltes Trachom (Narbenbildung)

Diagnostik Die Diagnostik gelingt schon rein mikroskopisch in Abstrichen, besser Abradaten, durch Auffinden der typischen Einschlusskörperchen. Des Weiteren sind Antigennachweis, Anzüchtung und Antikörpernachweis möglich.

Therapie Eine lang dauernde Therapie mit **Tetrazyklinen** oder **Sulfonamiden,** lokal möglichst frühzeitig im Stadium I gegeben, kann den Verlauf stoppen. Entscheidend ist jedoch die Prophylaxe durch Hygienemaßnahmen (s. Tab. 11.37).

Lymphogranuloma venereum

Das Lymphogranuloma venereum ist eine Geschlechtskrankheit, die durch die besonders invasiven und verschiedene Zellarten befallenden C.-trachomatis-Serovare L1–L3 verursacht wird. Das **Erregerreservoir** ist der Genitaltrakt des Menschen, die Übertragung erfolgt ausschließlich durch sexuellen Kontakt. Die Erkrankung ist vorherrschend in Gebieten mit sehr schlechten hygienischen Verhältnissen und gleichzeitig hoher Promiskuität.

Am Ort der Infektion, nahezu ausschließlich im Genitalbereich, entsteht nach einer Inkubationszeit von drei bis 20 Tagen zunächst eine Papel, die sich dann zum Bläschen und weiter zum oberflächlichen Geschwür entwickelt. Von da aus gelangen die Erreger über die Lymphbahn in die regionären Lymphknoten, die Wochen danach schmerzhaft anschwellen und z. T. eitrig einschmelzen. Die meist schmerzlose Primärläsion kann zu diesem Zeitpunkt schon ausgeheilt sein. Weitere Stadien sind die granulomatöse Entzündung und die bindegewebige Vernarbung. Die Züchtung des Erregers ist in der Zellkultur möglich, jedoch wird die **Diagnose** überwiegend serologisch (Komplementbindungsreaktion) gestellt. Eine Kreuzreaktion mit C. psittaci ist möglich. **Differentialdiagnostisch** müssen andere Geschlechtskrankheiten ausgeschlossen werden. **Therapie** der Wahl sind Tetrazykline oder Erythromycin.

11.9.26 Erkrankungen durch Rickettsien

Synonym: Rickettsiosen
Engl. Begriff: Rickettsial Diseases

Die wichtigste Rickettsiose ist das Q-Fieber, hervorgerufen durch Coxiella burnetii, das sich überwiegend als atypische Pneumonie manifestiert. Die Diagnose wird serologisch durch Komplementbindungsreaktion gesichert. Tetrazykline sind hochwirksam und Therapie der Wahl. Die übrigen Rickettsiosen, wie z. B. das Fleckfieber, verlaufen als zyklische Allgemeininfektionen mit mehr oder weniger periodischem Fieber und/oder Exanthem. Sie werden nahezu ausschließlich durch Ektoparasiten von Mensch zu Mensch bzw. von Tier zu Mensch übertragen und sind daher heute fast ausschließlich Erkrankungen der Dritten Welt.

Definition Rickettsien sind kokkoide Zellen oder kurze Stäbchen, die sich wie gramnegative Bakterien verhalten. Bis auf eine Ausnahme sind sie **obligat intrazelluläre Parasiten.** Sie werden mit Ausnahme von Coxiella burneti, dem Erreger des Q-Fiebers, durch Arthropoden übertragen. Man unterscheidet heute drei medizinisch bedeutsame Gattungen:
- Rickettsia (z. B. Fleckfieber)
- Ehrlichia (Ehrlichiose)
- Coxiella (Q-Fieber)

Q-Fieber

Epidemiologie Erreger des Q-Fiebers ist **Coxiella burnetii. Erregerreservoir** sind symptomlos erkrankte Haustiere, vor allem Rinder, Schafe und Ziegen, die den Erreger in großer Zahl mit Kot, Urin, Milch und anderen Exkreten, aber auch durch Aborte ausscheiden. In diesen Materialien bleibt C. burnetii auch in getrocknetem Zustand über Monate infektiös. Zur Infektion kommt es durch Einatmen des erregerhaltigen Staubes, daher ist ein direkter Kontakt zu Tieren nicht unbedingt notwendig. Das Q-Fieber tritt weltweit auf; es verläuft als systemische Infektion.

Klinische Bilder Nach einer Inkubationszeit von durchschnittlich 20 Tagen kommt es zu einem relativ plötzlichen Beginn der Erkrankung mit schweren Kopfschmerzen, häufig retrobulbär, sehr hohem Fieber, Schüttelfrost und Muskelschmerzen.

Die wichtigste Organmanifestation ist eine **atypische Pneumonie.** Monate bis Jahre nach der primären Infektion mit C. burnetii kann auch eine **Endokarditis** manifest werden. Diese Patienten imponieren mit Fieber, Abgeschlagenheit, Luftnot, Herzgeräuschen und rezidivierenden Thrombembolien. Eine gleichzeitig bestehende Hepatomegalie und das Vorkommen einer thrombozytopenischen Purpura können die Q-Fieber-Endokarditis gegenüber den anderen bakteriellen Endokarditiden abgrenzen. Ist die Leber betroffen, kann eine Hepatitis imponieren.

Diagnose und Differentialdiagnose Die **Diagnosesicherung** erfolgt unter Routinebedingungen rein serologisch. Beweisend ist der Titeranstieg in der Komplementbindungsreaktion.

Differentialdiagnostisch kommen bei einem akuten systemischen Verlauf mit Multiorganbeteiligung andere systemische Erkrankungen wie Influenza, Brucellose, Leptospirose und Typhus in Frage. In der Differentialdiagnose der atypischen Pneumonie spielen die Mykoplasmenpneumonie, Ornithose und Legionellose die wichtigste Rolle, bei der Endokarditis andere Formen der sog. kulturnegativen Endokarditis.

Therapie **Tetrazykline** sind bei allen Rickettsiosen hochwirksam und daher Therapie der Wahl. Als Alternativen kommen Chloramphenicol und die Chinolone in Frage. In der Behandlung der Q-Fieber-Endokarditis kann eine lang dauernde Therapie mit Tetrazyklinen, evtl. in Kombination mit Rifampicin, erforderlich sein, in einigen Fällen auch der operative Klappenersatz.

Die **Prognose** der Erkrankung ist mit Ausnahme der Endokarditis in nahezu allen Fällen gut.

Die Erkrankung hinterlässt eine länger dauernde **Immunität.** Die mögliche Impfung wird nur noch selten, und dann bei exponierten Berufsgruppen empfohlen. Da eine Übertragung von Mensch zu Mensch sehr selten ist, ist keine Isolierung erforderlich.

Zusammenfassung

- Ursache: Inhalation von Coxiella-burnetii-haltigem Staub (aus tierischem Kot)
- Wichtigstes Symptome: plötzlicher Beginn mit hohem Fieber, schweren, retrobulbären Kopfschmerzen, Muskelschmerzen
- Wichtigste diagnostische Maßnahmen: Serologie, PCR
- Wichtigste therapeutische Maßnahme: Tetrazyklin, Chinolon

Fleckfieber

Engl. Begriff: Epidemic Typhus

Der Erreger des Fleckfiebers ist **Rickettsia prowazekii** und wird durch die **Kleiderlaus von Mensch zu Mensch übertragen.**

Das Auftreten von Fleckfieber ist daher an das Vorhandensein der Kleiderlaus gebunden, d. h., eine Verbreitung findet nur bei sehr engem Zusammenleben unter ungünstigen Bedingungen (z. B. Krieg) statt. Daher kommt die Erkrankung bei uns nahezu nicht mehr autochthon vor.

Das Fleckfieber ist eine systemische Infektionskrankheit, die nach einer **Inkubationszeit** von zehn bis 14 Tagen plötzlich mit Fieber, Schüttelfrost, Kopf-, Muskel-, Gelenk- und Gliederschmerzen beginnt. Das Fieber bleibt dabei für viele Tage kontinuierlich hoch, z. T. bei 40 °C. Nach vier bis sieben Tagen tritt das charakteristische **makulopapulöse Exanthem** auf, das sich vom Stamm her schnell auf die Extremitäten ausbreitet, Kopf sowie Hände und Füße bleiben ausgespart. Zusätzlich treten **zerebrale Symptome** (Somnolenz, Stupor) auf. Bei unbehandeltem Fleckfieber sind Kreislauf- und Nierenversagen die häufigsten Todesursachen (Letalität ca. 50 %). Eine besondere Verlaufsform des Fleckfiebers ist die **Brill-Zinsser-Krankheit,** die bei solchen

Menschen auftreten kann, die schon einmal an Fleckfieber erkrankt waren und deren Immunität nachgelassen hat. Im Körper persistierende Rickettsien können dann erneut zu einer generalisierten Infektion führen. Der klinische Verlauf dieser Zweiterkrankung ist überwiegend sehr mild.

Die **Diagnose** wird serologisch mit der Rickettsien-Komplementbindungsreaktion bzw. der Weil-Felix-Agglutination gestellt. Bei der Weil-Felix-Reaktion wird die Antigengemeinschaft dieser Rickettsien mit einem Proteus-Stamm ausgenutzt.

Die **Therapie** besteht in der Gabe von Tetrazyklinen, vor allem Doxycyclin. Entscheidend sind aber die **Prävention** des Fleckfiebers durch Beseitigung der Kleiderläuse und eine generelle Verbesserung der hygienischen Verhältnisse.

Eine klinisch dem epidemischen Fleckfieber ähnlich verlaufende Erkrankung ist das sog. **murine endemische Fleckfieber**, das durch **R. typhi** verursacht wird, dessen natürliches Reservoir die Ratte ist und das von dort durch Rattenflöhe auf den Menschen übertragen wird. Infektionen mit beiden Rickettsien hinterlassen eine lang andauernde Kreuzimmunität.

Andere Rickettsiosen

Eine Gruppe von Rickettsien, als bedeutendste R. rickettsii, die durch Zecken übertragen werden, verursacht das **Zeckenbissfieber**. Das wichtigste Zeckenbissfieber ist das „Rocky Mountain Spotted Fever", das in allen Teilen des amerikanischen Kontinents auftritt. Der Krankheitsverlauf ähnelt dem des epidemischen Fleckfiebers, auch hier ist unbehandelt die Letalität sehr hoch.

R. tsutsugamushi ist Erreger des gleichnamigen Fiebers, auch **Milbenfleckfieber** oder **Buschfieber** genannt. Überträger sind hier Milben, das Erregerreservoir ist die Feldmaus. Bei dieser Erkrankung ist wie beim Zeckenbissfieber und beim Fleckfieber die Weil-Felix-Reaktion positiv.

Eine weitere, meist gutartig verlaufende Rickettsiose sind die **Rickettsienpocken**, hervorgerufen durch R. akari. Sie werden ebenfalls durch Milben von der Hausmaus auf den Menschen übertragen. Klinisch imponiert ein makulopapulöses Exanthem (windpockenähnlich). Hier ist die Weil-Felix-Reaktion negativ.

Ehrlichiosen

Ehrlichien sind gramnegative kokkoide Stäbchen, die durch Zecken übertragen werden. Sie vermehren sich nach Phagozytose durch die Wirtszelle (Granulozyten, Monozyten, Makrophagen) in kleinen Vakuolen (Morulae). Der genaue Entwicklungszyklus ist noch nicht bekannt. E. chaffeensis als bisher einzige sicher definierte Spezies kommt in Makrophagen aller Organe vor und führt dort zu Nekrosen, perivaskulärer Lymphohistiozytose und Granulomen.

Klinisch imponiert eine systemische Erkrankung mit grippeähnlicher Symptomatik. Wichtige Komplikationen sind Meningoenzephalitis, ARDS und Schock. Die Erkrankung tritt gehäuft im höheren Lebensalter auf und hat eine Letalität von 2–3 %. Das Vorkommen in Mitteleuropa ist (bisher!) selten.

Diagnostisch werden PCR-Verfahren und serologische Tests verwandt, die bisher bei uns aber noch nicht standardisiert sind. An mögliche Doppelinfektionen denken (Borreliose, FSME, Zecken!).

Therapeutisch wirksam sind Tetrazykline, vor allem Doxycyclin, und Rifampicin.

11.9.27 Erkrankungen durch Bartonellen

Bartonellen sind gramnegative pleomorphe Stäbchenbakterien, die früher z. T. als Gattung Rochalimaea in der Familie Rickettsiaceae geführt wurden. Sie werden heute in einer eigenständigen Familie (Bartonellaceae) als Gattung Bartonella eingeordnet. Im Gegensatz zu den klassischen Rickettsien (s. o.) können sie auf Spezialmedien in etwa einer Woche kulturell angezüchtet werden.

Die Spezies **B. quintana** verursacht das klassische **Wolhynische Fieber** oder „Fünftagefieber", eine gutartige selbstlimitierende Erkrankung, die klinisch durch periodische Fieberschübe charakterisiert ist. Übertragung durch die Kleiderlaus. B. bacilliformis ist Erreger des **Oroyafiebers**, das bisher nur in den Kordilleren in Südamerika beobachtet wurde.

Dagegen kommt B. henselae auch bei uns häufig vor. Der wichtigste natürliche Wirt ist offensichtlich die Katze (meist nicht erkrankt!), die Übertragung erfolgt direkt oder durch den Katzenfloh auf den Menschen. Die wichtigste klinische Manifestation ist die **Katzenkratzkrankheit** oder **Fellinose**. Sie ist klinisch charakterisiert durch Fieber, Lymphadenopathie (!) und – nicht obligat – eine kutane Läsion. Die **mikrobiologische Diagnose** kann durch den mikroskopischen und kulturellen Erregernachweis im Spezialverfahren gestellt werden. Wichtiger ist die serologische Diagnose durch Immunfluoreszenz- und ELISA-Verfahren. Erste Untersuchungen deuten darauf hin, dass eine substantielle Durchseuchung der Bevölkerung vorliegt, möglicherweise in Abhängigkeit von häufigen Kontakten mit Hauskatzen.

Eine weitere wichtige Manifestation ist die **bazilläre Angiomatose mit Sepsis**, die wohl ausschließlich bei Patienten mit Immundefekten (HIV!) auftritt. **Klinisch** charakteristisch sind generalisierte Gefäßproliferationen an Haut und Schleimhäuten, kombiniert mit septischen Zuständen. Eine weitere seltene Manifestation ist die **bazilläre Peliosis**, gekennzeichnet durch zystische, mit Blut gefüllte Läsionen in Leber und Milz.

Die **Pathogenese** von Bartonella-Infektionen ist noch weitgehend unbekannt, in der **Therapie** sind Tetrazykline und Makrolide wirksam.

11 Infektionskrankheiten

Zur weiteren Information

Literatur

Bales, S., H. G. Bauman, N. Schnitzler: Infektionsschutzgesetz: Kommentar und Vorschriftensammlung. Kohlhammer, Stuttgart – Berlin – Köln 2001.

Mandell, G. L., J. E. Bennett, R. Dolin: Principles and Practice of Infectious Diseases, 5th edn., 2 vols. Churchill Livingstone, Edinburgh 2000.

Marre, R., T. Mertens, M. Trautmann, E. Vanek: Klinische Infektiologie. Urban & Fischer, München – Jena 2000.

Köhler, W., H. J. Eggers, B. Fleischer, R. Marre, H. Pfister, G. Pulverer: Medizinische Mikrobiologie, 8. Aufl. Urban & Fischer, München – Jena 2001.

Simon, C., W. Stille: Antibiotikatherapie in Klinik und Praxis, 10. Aufl. Schattauer, Stuttgart – New York 2000.

Internet-Links

http://www.bmgesundheit.de/rechts/k-bek/infekt/ifsg.htm
http://www.cdc.gov/health/diseases.htm
http://www.rki.de/GESUND/GESUND.htm

IMPP-Statistik

Pneumokokken ◆ Tuberkulose ◆ Typhus ◆ Shigellen ◆ fakultativ pathogene Enterobacteracea ◆ Infektionen durch Staphylokokken ◆ Infektionen durch Streptokokken ◆ Gonorrhoe ◆ Diphtherie ◆ Listeriose ◆ Aktinomykose ◆ Tetanus ◆ Botulismus ◆ Salmonellose ◆ Enteritissalmonellose ◆ Yersiniose ◆ Cholera ◆ Pseudomonas ◆ Haem. Influenzaerkrankungen ◆ Legionärskrankheit ◆ Lyme-Borreliose-Stadien ◆ Leptospirose ◆ Mykoplasmenübertragung ◆ HWI ◆ Ornithose ◆ Rickettsien ◆ Q-Fieber ◆ Bartonellenerkrankungen

11.10 Impfungen

T. Mertens, B. Reinhardt

Die Impffreudigkeit der Bevölkerung hängt entscheidend von der Einstellung der Ärzte ab. Diese darf kritisch, aber nicht indifferent sein. Die erforderlichen Kenntnisse betreffen die Impfstoffe, die Impfstrategien, die öffentliche Impfpolitik, die Indikationen, Kontraindikationen sowie mögliche Nebenwirkungen. Unbeschadet mancher technischer und immunologischer Probleme bietet das Konzept der Immunisierung die Möglichkeit einer nahezu idealen Krankheitsvorbeugung. In der Praxis sind entscheidende Erfolge bei der Bekämpfung von Infektionskrankheiten auch tatsächlich durch Impfungen erreicht worden (z. B. Pocken, Poliomyelitis, Gelbfieber, Hepatitis B, Tetanus, Diphtherie).

11.10.1 Impfstoffe

Verfügbare Zubereitungsformen Tabelle 11.42 gibt einen Überblick über die vielen, sehr unterschiedlichen Präparationen, die unter dem Begriff Impfstoffe zusammengefasst werden. Unter **Aktivimpfstoffen** versteht man alle, die in dem Geimpften zu einer erregerspezifischen humoralen und/oder zellvermittelten Immunantwort führen.

- Die **humorale Immunantwort** lässt sich leicht durch Bestimmung spezifischer Antikörper testen, und sie vermag bei einigen Impfungen wesentlichen Schutz vor Erkrankung zu verleihen.
- Die **zellvermittelte Immunantwort** ist routinemäßig schwer zu testen. Ihre Bedeutung für den Schutz des Geimpften ist nicht in allen Fällen ganz klar.

Aktive Immunisierung Die praktisch wichtigste Unterscheidung bei den verfügbaren aktiven Impfstoffen ist die zwischen Tot- und Lebendimpfstoff.

- **Lebendimpfstoffe** enthalten vermehrungsfähige, fast immer attenuierte (abgeschwächte, nicht krank machende) Erreger. In einigen Versuchsimpfstoffen sind tierpathogene Erreger enthalten, die beim Menschen keine Erkrankungen hervorrufen, aber Kreuzimmunität bewirken.
- **Totimpfstoffe** enthalten demgegenüber entweder „abgetötete", aber komplette Viruspartikel oder Mikroorganismen (**Vollkeim-Impfstoff**) oder in mehr oder minder reiner Form die immunologisch relevanten Antigene des Erregers (**Spalt-Impfstoff, Extrakt-Impfstoff, Toxoid-Impfstoff, Subunitvakzine**). Die Antigene für Subunitvakzine können entweder präparativ aus den Erregern gereinigt oder gentechnisch hergestellt werden. Um bessere Immunogenität zu erreichen, werden viele Totimpfstoffe an einen Immunverstärker (Aluminiumhydroxid) adsorbiert (**Adsorbatimpfstoffe**). Auch wenn die Gentechnologie bei der Herstellung von sicheren Subunitvakzinen – bei gleichzeitiger Entwicklung wirksamerer Immunverstärker – an Bedeutung gewinnen wird, ist es unsinnig, davon auszugehen, dass alle Entwicklungen mittelfristig diesen Weg gehen werden. Jeder Erreger stellt andere Anforderungen an einen Impfstoff.

Passive Immunisierung Eine passive Immunisierung beruht stets auf der Gabe von präformierten Immunglobulinen. Hier ist die bedeutsamste Unterscheidung die zwischen **heterologen** (vom Tier) und **homologen** (vom Menschen) **Immunglobulinpräparationen**. Heterologe Antiseren sind nur bei wenigen Erregern noch in Gebrauch (z. B. Diphtherie). Die heterologen Immunglobulinpräparationen beinhalten das Risiko der Anaphylaxie bzw. Serumkrankheit (s. Kap. 12).

Herstellungsbedingt ist bei den homologen Immunglobulinen zu unterscheiden zwischen intravenös und intramuskulär applizierbaren Präparaten.

Je nach Auswahl des Spenderkollektivs erhält man **Standardimmunglobulin** (i.v. oder i.m.) mit einem Durchschnittsgehalt an spezifischen Antikörpern bei standardisiertem Immunglobulin- und Proteingehalt oder **Hyperimmunglobulin** mit definiertem, garantiertem Mindestantikörpergehalt gegen einen bestimmten Erreger.

Die Hersteller müssen durch geeignete Spenderkontrolle, Herstellungsverfahren und **Inaktivierungsschritte** dafür sorgen, dass Immunglobuline für den Empfänger infektionssicher sind. Insbesondere muss natürlich die Übertragungsmöglichkeit von HIV-1 und -2, Hepatitis B und C ausgeschlossen werden. Diesbezügliche Probleme hat es bislang sehr selten und nur bei der Hepatitis C gegeben (s. Kap. 14.5.2).

Tab. 11.42 Impfstoffe.

Impfstoffe zur aktiven Immunisierung	Antigene, die im Geimpften eine schützende Immunantwort erzeugen
Lebendimpfstoffe ■ Nicht attenuierte ■ Attenuierte/Viren oder Bakterien	Vermehrungsfähige Viren oder Bakterien ■ Für den Menschen apathogene, tierpathogene Erreger mit Kreuzimmunität zu humanpathogenen Erregern (Affen-Rotavirus, Kuhpockenvirus) ■ Durch besondere Verfahren attenuierte Erreger
Rekombinante Lebendimpfstoffe	Gentechnisch modifizierter Lebendimpfstoff-Erreger, der Antigene eines weiteren Erregers exprimiert

Totimpfstoffe
■ Vollkeim-Impfstoffe
■ Subunitvakzine
  – Spalt-Impfstoffe
  – Extrakt-Impfstoffe
  – Toxoid-Impfstoffe
  – Gentechnische Impfstoffe
	Enthalten keine vermehrungsfähigen Viren oder Bakterien
	■ Vollständige, inaktivierte Viren oder Bakterien
	■ Nur immunologisch relevante Antigene von Erregern
	  – Durch Spaltung viraler Hüllen gewonnen
	  – Durch Extraktion aus Bakterien gewonnen
	  – Erregerfreie, inaktivierte bakterielle Toxine (Toxoide)
	  – Gentechnisch produzierte Antigene (erregerfrei)

Impfstoffe zur passiven Immunisierung	**Enthalten präformierte Antikörper und vermitteln einen kurzfristigen Schutz vor einem Erreger oder Toxin**
Heterologe Immunglobuline ■ Fermoserum	Antikörper von immunisierten Tieren (Heilseren) ■ Durch spezielle Präparation verträglichere tierische Antiseren
Homologe Immunglobuline ■ Standardimmunglobuline i.v./i.m. ■ Hyperimmunglobuline i.v./i.m. bestimmte Erreger	Antikörperpräparationen aus menschlichen Seren ■ Mit Durchschnittsgehalt an spezifischen Antikörpern ■ Durch Spenderauswahl besonders reich an Antikörpern gegen
Monoklonale Antikörper	In vitro gewonnene tierische oder menschliche Antikörper (identische Moleküle)

Mittlerweile lassen sich sogar humanisierte oder humane monoklonale Antikörper in vitro herstellen. Diese haben vereinzelt bereits Eingang in Prophylaxe und Therapie von Infektionskrankheiten gefunden. Ihre Bedeutung wird sicherlich zunehmen, weil sie kein Infektionsrisiko darstellen.

11.10.2 Impfstrategien

Die Indikationen für eine Impfung und die Empfehlungen für ein allgemeines Impfvorgehen hängen von dem in einer gegebenen epidemiologischen Situation erreichbaren Ziel ab. Ziele können sein:
■ Ausrottung eines Erregers (z. B. Pocken)
■ Herdimmunität
■ Individualschutz

Unter **Herdimmunität** versteht man die Tatsache, dass manche Erreger in einer Bevölkerung nicht epidemisch auftreten, wenn ein bestimmter Mindestanteil der Bevölkerung ausreichend immun ist.

11.10.3 Impfpolitik

Die Impfpolitik eines Landes hängt von den epidemiologischen Verhältnissen, der Verfügbarkeit von Impfstoffen und der Impfstrategie ab. Sie führt in Deutschland zu den öffentlich empfohlenen Impfungen und damit zur Definition von **Regel-** oder **Standardimpfungen.** Dies besagt, dass nach Möglichkeit jeder diese Regelimpfungen nach einem jeweils aktualisierten Impfplan bereits in der Kindheit (meist ab dem dritten Lebensmonat; s. Tab. 11.43) erhalten sollte. Eingeschlossen sind Impfungen gegen Tetanus, Diphtherie, Poliomyelitis, Pertussis, Haemophilus influenzae, Hepatitis B, Masern, Mumps und Röteln. In den neuesten Empfehlungen der Ständigen Impfkommission am Robert-Koch-Institut (STIKO, Stand 7/2002) wird für alle Erwachsenen nach Erreichen des 60. Lebensjahres standardmäßig eine Immunisierung gegen Influenza und Pneumokokken empfohlen. Implikationen dieser Regelung sind die Kostenübernahme durch die öffentliche Hand sowie eine Entschädigung im Fall eines anerkannten **Impfschadens.** Die Tuberkulose-(BCG)-Schutzimpfung mit dem derzeit verfügbaren Impfstoff wird bereits seit mehren Jahren nicht mehr empfohlen. Der Tetanus- und Diphtherieimpfschutz sollte auch im Erwachsenenalter etwa alle zehn Jahre aufgefrischt werden. Für Personen ohne besonderes individuelles Risiko wird in Deutschland eine routinemäßige Auffrischung der Poliomyelitisimpfung nach dem 18. Lebensjahr jedoch nicht mehr empfohlen.

Tab. 11.43 Impfkalender für Kinder und Jugendliche nach den Impfempfehlungen der Ständigen Impfkommission des Bundesgesundheitsamts (STIKO) – Stand: 2002.

Lebensalter	Impfungen gegen	Personenkreis
Ab 3. Lebensmonat	**Diphtherie – Pertussis – Tetanus (DaPT)** 3 × im Abstand von 4 Wochen	Alle Säuglinge und Kleinkinder
	Haemophilus influenzae Typ B (HIB) 2 Impfungen im Abstand von mindestens 6 Wochen oder simultan mit der 1. und 3. DaPT-Impfung (kontralaterale Injektion) oder 3 Impfungen mit kombiniertem DaPT-HIB-Impfstoff im Abstand von 4 Wochen	Alle Säuglinge und Kleinkinder
	Poliomyelitis Polioimpfstoff (IPV, Salk) soll als Regelimpfstoff Verwendung finden, mit der DaPT-Impfung oder Teilnahme an Impfaktion der Gesundheitsämter	Alle Säuglinge und Kleinkinder
	Hepatitis B 3 Impfungen: 3. Monat, 5. Monat	Alle Säuglinge und Kleinkinder
12.–15. Lebensmonat	**Diphtherie-Pertussis-Tetanus,** 4. Impfung (Abschluss der Grundimmunisierung) **Haemophilus influenzae Typ B** 3. Impfung, ggf. simultan mit der 4. DaPT-Impfung oder 4. Impfung mit kombiniertem DaPT-HIB-Impfstoff **Poliomyelitis** 3. trivalente Impfung (Abschluss der Grundimmunisierung) **Hepatitis B** 3. Impfung **Masern, Mumps und Röteln** (Kombinationsimpfstoff) 1. Impfung	Alle Kleinkinder
	Masern, Mumps und Röteln (Kombinationsimpfstoff) 2. Impfung (frühestens 4 Wochen nach 1. Impfung)	Alle Kinder
Ab 6. Lebensjahr	**Tetanus-Diphtherie** Auffrischimpfung mit Td-Impfstoff	
Ab 10. Lebensjahr	**Poliomyelitis** Auffrischimpfung	Alle Kinder
	Tetanus-Diphtherie Auffrischimpfung mit Td-Impfstoff	Alle Kinder und Jugendlichen
	Hepatitis B Komplettierung von unvollständigen Grundimmunisierungen	

Jedenfalls gehören die Impfungen gegen Diphtherie, Poliomyelitis und Tetanus durchaus auch zu den **Reiseimpfungen,** was sehr häufig vergessen wird.

11.10.4 Allgemeine Indikationen und Kontraindikationen

Bei den **Regelimpfungen** ist die Indikation generell gestellt. **Indikationsimpfungen** erfolgen zum Individualschutz prä- oder postexpositionell, also vor oder kurz nach einer möglichen Infektion. Als Domäne der postexpositionellen Impfung wird üblicherweise die **passive Immunisierung** Empfänglicher (nicht Immuner) angesehen, z. B. Standardimmunglobulingabe nach Masernexposition oder Hyperimmunglobulingabe nach Röteln- (Schwangere), Varizellen- (Immunsupprimierte) oder Hepatitis-B-Virus-Exposition.

Postexpositionelle aktive Impfungen (**Inkubationsimpfungen**) bei Immungesunden sind durchaus denkbar und werden allein (z. B. Masern, Influenza, Hepatitis A, Varizellen) oder als kombinierte Aktiv-/Passivimmunisierungen erfolgreich praktiziert (z. B. Tollwut, Hepatitis B, Tetanus, ggf. Hepatitis A oder Varizellen). Die verbreitete Furcht vor Inkubationsimpfungen hat ihre Wurzeln weniger in der Immunologie als vielmehr in der Sorge um Schadenersatzansprüche bei trotz Impfung schwer verlaufenden Erkrankungen.

Impfabstände Zeitliche Abstände zwischen Impfungen mit Totimpfstoffen sind nicht erforderlich. Lebendimpfungen hingegen müssen entweder simultan verabreicht werden oder mit einem Abstand von drei bis vier Wochen.

Die Empfehlungen zu zeitlichen Abständen zwischen **Auffrischimpfungen** sollte man als sinnvolle Richtschnur sehen, aber in Anbetracht der individuellen immunologischen Reaktion eines jeden Organismus nicht „sklavisch" befolgen. Eine begonnene, jedoch nicht vollständig durchgeführte Grundimmunisierung, z. B. gegen Tetanus, kann jederzeit fortgeführt werden und muss nicht von neuem begonnen werden.

Kontraindikationen Als generelle Kontraindikationen gelten
- akute Infektionskrankheiten,
- akute hämatologische Erkrankungen,
- angeborene und erworbene Immundefekte (bedingt).

Eine Allergie gegen Impfstoffbestandteile stellt ebenfalls ein Impfhindernis dar.

Die Indikation für Totimpfstoffe kann großzügig gestellt werden. Indikation und Kontraindikation sollen in jedem Einzelfall abgewogen werden. So hat sich z. B. gezeigt, dass Masern bei AIDS-kranken Kindern häufig deletär verlaufen, was durch eine rechtzeitige Lebendimpfung (während der noch asymptomatischen HIV-Infektion) u. U. verhindert werden kann.

Alle Lebendimpfungen mit Ausnahme der Polio-Lebendimpfung (Picornaviren sind diaplazentar nicht übertragbar) sind in der **Schwangerschaft** primär kontraindiziert (nur relevant in Entwicklungsländern, WHO-Impfprogramm). Dies gilt auch für Totimpfstoffe, die häufiger zu heftigen Impfreaktionen führen (z. B. Choleraimpfung). Auch hinsichtlich der Schwangerschaft gilt, dass Nutzen und möglicher Schaden im Einzelfall abgewogen werden müssen.

Umgang mit Impfstoffen Die korrekte Lagerung von Impfstoff ist unbedingt einzuhalten. Insbesondere Lebendimpfstoffe sind sehr **temperaturempfindlich,** eine geschlossenen Kühlkette für Transport und Lagerung muss gewährleistet sein. Der Impfstoff darf nicht mit Desinfektionsmitteln in Kontakt kommen. Die **Applikation,** mit trockener Kanüle, erfolgt in der Regel bei Adsorbatimpfstoffen intramuskulär, bei Lebendimpfungen subkutan, intrakutan oder oral, bei allen übrigen subkutan.

Zur leichteren Einordnung des bislang Gesagten sind die üblichen Impfungen in Tabelle 11.44 mit Angaben zu Impfstoffen, Indikationen und Schutzwirkungen zusammengefasst.

Im Folgenden wird nur auf die Impfungen eingegangen, die als **Reiseimpfungen** oder sonstige **Indikationsimpfungen** besondere Relevanz besitzen; ggf. wird auf die entsprechenden Spezialkapitel verwiesen.

11.10.5 Besondere Indikationen

Die schnellstmögliche und adäquate antitoxische Behandlung des **Botulismus** und der **Diphtherie** muss bereits bei klinischem Verdacht sichergestellt werden. Da heterologe Immunglobuline zum Einsatz kommen, sind konjunktivale Vortestung durch Einträufeln in den Bindehautsack und Bereitschaft zur Schocktherapie unerlässlich.

Eine gesicherte Möglichkeit der passiven Immunisierung gegen **Zytomegalievirus** (s. Kap. 11.4.1) besteht zurzeit nur bei präexpositioneller Prophylaxe (seronegative Immunsupprimierte, Frühgeborene) vor Infektion (z. B. auch durch Transplantat oder Blut).

Tab. 11.44 Schutzimpfungen gegen Infektionserreger und Toxine.

Erreger	Indikation	Dosis/Applikation	Schutzdauer/Anmerkung
Passive Impfungen gegen bakterielle Erreger/Toxine mit heterologen Antiseren			
Cl. botulinum	Botulismus-Erkrankung	500–750 ml i.v.	
Cl. perfringens	Gasbrand	20–ca. 150 ml i.v.	
Coryn. diphtheriae	Diphtherieverdacht	3 000 IE i.m.	
	Diphtherie	500–2 000 IE/kg KG i.m. + i.v.	
Passive Impfungen gegen bakterielle Erreger/Toxine mit homologen Antikörperpräparationen			
Cl. tetani	Nach Exposition	250–500 IE i.m.	
	Tetanuserkrankung	5 000–20 000 IE i.m.	
Passive Impfungen gegen Viren mit homologen Antikörperpräparationen			
FSME-Virus	Nach Exposition Tag 1–4	0,2 ml/kg KG i.m.	Hyperimmunglobulin
Hepatitis-A-Virus	Vor/nach Exposition	0,02–0,06 ml/kg KG i.m.	Ca. 3 Monate Standardimmunglobulin
Hepatitis-B-Virus	Nach Exposition (anti-HBs-negativ)	0,1 ml/kg KG i.m.	I.m. Präparat! Simultanimpfung
		0,2 ml/kg KG i.v.	I.v. Präparat!
Masernvirus	Nach Exposition	0,2–0,5 ml/kg KG i.m.	Standardimmunglobulin
Rötelnvirus	Nach Exposition (Schwangere)	0,3 ml/kg KG i.m.	Hyperimmunglobulin, ggf. +
		Ggf. + 3 ml/kg KG i.v.	Standardimmunglobulin i.v.
Tollwutvirus	Nach Exposition	20 IE/kg KG i.m.	Immer aktive/passive Simultanimpfung!
Varizellenvirus	Nach Exposition Schwangere, Immundefiziente	0,2 ml/kg KG i.m.	Hyperimmunglobulin i.m.
		1 ml/kg KG i.v.	Hyperimmunglobulin i.v.
Zytomegalievirus	Immunsupprimierte, Frühgeborene	0,2 ml/kg KG i.m.	Hyperimmunglobulin i.m.
		1 ml/kg KG i.v.	Hyperimmunglobulin i.v
Lebendimpfstoffe (aktiv) gegen bakterielle Erkrankungen			
M. tuberculosis	vor Exposition, Tuberkulinnegative	0,1 ml i.c.	Relativer Schutz 3–5 Jahre
S. typhi	1–2 Jahre, Indikationsimpfung (Reise)	3 Kapseln oral, Tag 1, 3, 5	Indikationsimpfung 1–2 Jahre

Tab. 11.44 Fortsetzung

Erreger	Indikation	Dosis/Applikation	Schutzdauer/Anmerkung
Lebendimpfstoffe (aktiv) gegen Viruserkrankungen			
Gelbfiebervirus	Vor Exposition, Indikationsimpfung (Reise)	0,5 ml s.c.	10 Jahre, Impfstoffversand in Tiefkühlkette
Masernvirus	Vor (ggf. nach) Exposition, Regelimpfung	0,5 ml s.c./i.m.	Lebenslang (?)
Mumpsvirus	Vor Exposition, Regelimpfung	0,5 ml s.c./i.m.	Lebenslang (??)
Polioviren 1–3	Vor und nach Exposition	1 Dosis Trivalent, oral	10 Jahre, Impfung in Epidemien indiziert
Rötelnvirus	Vor Exposition, Regelimpfung	0,5 ml s.c./i.m.	6 Jahre – lebenslang (?),
Varizellenvirus	Vor Exposition, Indikationsimpfung (Immunsuppression)	0,5 ml s.c.	Lebenslang (?)
Totimpfstoffe (aktiv) gegen bakterielle Erkrankungen			
Vibrio cholerae	Vor Exposition, Indikationsimpfung (Reise)	0,5/1,0 ml s.c. (2×)	Relativer Schutz 3–6 Monate, Vollkeim-Impfstoff
S. typhi	Vor Exposition, Indikationsimpfung (Reise)	0,5/1,0 ml s.c./i.m.	Schutzdauer ca. 1–3 Jahre
Cl. tetani	Vor und nach Exposition, Regelimpfung	0,5 ml i.m. (Grundimmunisierung: 4×)	10 Jahre, Toxoid-Impfstoff
Corynebacterium diphtheriae	Vor und nach Exposition, Regelimpfung	0,5 ml i.m. (Grundimmunisierung: 4×)	10 Jahre, Toxoid-Impfstoff
Haemophilus influenzae	Kinder > 2 Monate < 5 Jahre, Regelimpfung	0,5 ml i.m. (Grundimmunisierung: 3×)	Schutzdauer unklar, Extrakt-Impfstoff
N. meningitidis	Vor Exposition, Indikationsimpfung (Reise)	0,5 ml s.c.	Schutzdauer 3–5 Jahre, Extrakt-Impfstoff
Pneumokokken	Vor Exposition, besondere Indikationsgruppen	0,5 ml s.c./i.m.	3–5 Jahre, Extrakt-Impfstoff
B. pertussis	Regelimpfung	0,5 ml i.m. (Grundimmunisierung: 4×)	Wahrscheinlich 10 Jahre
Totimpfstoffe (aktiv) gegen Viruserkrankungen			
FSME-Virus	Vor Exposition, Indikationsimpfung	0,5 ml i.m. (Grundimmunisierung: 3×)	3–5 Jahre, Vollkeim-Impfstoff
Hepatitis-A-Virus	Vor Exposition, Indikationsimpfung	0,5 ml i.m. (Grundimmunisierung: 2× für Langzeitschutz) Kinder- und Erwachsenendosis!	Schutzdauer ca. 10 Jahre, Vollkeim-Impfstoff
Hepatitis-B-Virus	Vor und nach Exposition, Regelimpfung	1 ml i.m. (Grundimmunisierung: 3×) Kinder- und Erwachsenendosis!	abhängig vom Antikörpertiter, Simultanimpfung
Influenzaviren A/B	Vor und nach Exposition, Indikationsimpfung	0,5 ml i.m./s.c.	1 Jahr
Polioviren 1–3	Vor und nach Exposition, Erwachsene, Immunsuppression, Regelimpfung	0,5 ml i.m./s.c. (Grundimmunisierung 3×)	10 Jahre
Tollwutvirus	Vor und nach Exposition, Indikationsimpfung	1 ml i.m. (Grundimmunisierung: 3×)	3–5 Jahre, nach Exposition: Simultanimpfung

Hepatitis-A-Impfung (aktiv, bei besonderem Risiko auch aktiv/passiv) und **Hepatitis-B-Impfung** (aktiv/passiv) können als Indikationsimpfung – auch postexpositionell – bei entsprechender beruflicher oder sonstiger Exposition indiziert sein.

! Seit einer Dekade wird die Impfung gegen Hepatitis B für alle Säuglinge und Kinder als Regelimpfung empfohlen.

Eine aktive **Mumpsimpfung** kann als Indikationsimpfung bei einem seronegativen Mann (nach der Pubertät) vor familiärer oder beruflicher Exposition durchaus angezeigt sein, da im Erkrankungsfall relativ häufig mit einer Mumpsorchitis zu rechnen ist. Die postexpositionelle Prophylaxe mit Immunglobulinen ist nicht sicher möglich.

Jede Frau sollte vor der Konzeption natürliche oder durch aktive **Rötelnimpfung** erworbene Antikörper besitzen (Rötelnembryopathie!).

11.10.6 Einzelne Impfungen

Diphtherie-Schutzimpfung

Der Erreger Corynebacterium diphtheriae kommt weltweit vor (s. Kap. 11.9.5).

Indikationen (Regelimpfung)
- Eine möglichst vollständige Immunisierung der Bevölkerung ist anzustreben (Auffrischimpfungen!), um ein Wiederauftreten der Diphtherie zu vermeiden.

- Wichtig ist die Impfung für Reisende in Endemiegebiete.
- Beim Auftreten von Diphtheriefällen müssen neben der Impfung auch Antibiotika gegeben werden.

Eine durchgemachte Diphtherie stellt keine Kontraindikation für eine „Auffrischung" nach zehn Jahren dar, vielmehr ist diese sinnvoll. Der Diphtherietoxoidgehalt muss ab dem fünften bzw. sechsten Lebensjahr (Herstellerangaben beachten) reduziert werden.

Durchführen der Impfung

! Eine in der Kindheit versäumte Grundimmunisierung kann in jedem Alter mit Erwachsenenimpfstoff – auch in Kombination mit Tetanusimpfstoff – nachgeholt werden.

Die im dritten Lebensmonat beginnende Grundimmunisierung umfasst drei i.m. Injektionen im Abstand von vier Wochen, die vierte Injektion erfolgt sechs bis zwölf Monate später. Auffrischimpfung etwa alle zehn Jahre mit Erwachsenenimpfstoff.

Die erfolgreiche Impfung führt zu einem deutlichen Erkrankungsschutz und verhindert letale Ausgänge. Eine Infektion mit Diphtheriebakterien ist weiterhin möglich, ebenso die inapparente Bakterienausscheidung durch einen Geimpften. Die Bestimmung des individuellen Antitoxinspiegels ist möglich, jedoch routinemäßig nicht notwendig.

Aussagekraft des Antitoxinspiegels:
< 0,01 IE Antitoxin/ml Serum = kein Schutz
0,01–0,09 IE Antitoxin/ml Serum = Basisimmunität mit relativer Schutzwirkung
> 0,1 IE Antitoxin/ml Serum = sicher schützender Antikörpertiter

---

Nebenwirkungen Ähnlich wie bei Tetanusimpfungen kann es zu lokalen Reaktionen (Rötung, Infiltration) kommen, vor allem bei zu flacher (subkutaner) Injektion. Eine regionale, kurzfristige Lymphknotenschwellung ist möglich. Allgemeinsymptome mit Fieber sind selten. Ganz vereinzelt ist über zentrale oder periphere neurologische Symptome (Hirnnervenparesen) berichtet worden (ca. 1 : 1 Mio. Impfungen) sowie über vorübergehende Nephrosen, thrombozytopenische Purpura und Hämaturie. Solche Komplikationen sind fast ausschließlich bei älteren (> zwölf Jahre) Impflingen beobachtet worden, wenn mit zu hoher Toxoiddosis geimpft wurde. Die neuen Erwachsenenimpfstoffe mit stark reduziertem Toxoidgehalt (5 IE) sind außerordentlich gut verträglich.

Passive Immunisierung Bei jedem klinischen Diphtherieverdacht muss nach Materialentnahme für die bakteriologische Untersuchung (Nasen- und Rachenabstriche) sofort mit der Serumbehandlung begonnen werden. Der frühzeitige Behandlungsbeginn entscheidet über das Schicksal des Patienten, da bereits an toxinempfindliche Zellen gebundenes Toxin nicht mehr neutralisierbar ist.

! Die aktive Tetanus-, Diphtherie- und Polioimpfung ist Regelimpfung, Indikationsimpfung (bei Verletzungen oder Exposition) und Reiseimpfung in einem.

Tetanus-Schutzimpfung

Die Erregerübertragung erfolgt parenteral. Besonders gefährdet sind tiefe, verschmutzte Wunden oder solche mit Fremdkörpereintritt (anaerobe Bedingung), Patienten mit Verbrennungen sowie Nabelschnurinfektionen bei Babys in Entwicklungsländern. Der Erreger ist ubiquitär und kommt besonders regelmäßig in tropischen Gebieten vor (s. Kap. 11.9.8).

Indikationen (Regelimpfung)

- Nach Möglichkeit sollten alle Menschen bereits in der frühen Kindheit eine Tetanus-Grundimmunisierung erhalten.
- Bei Versäumen des frühkindlichen Impfzeitpunktes ist eine Grundimmunisierung in jedem Alter möglich.
- Auffrischimpfungen in zehnjährigen Abständen, im Verletzungsfall und ggf. bei Auslandsreisen.

Die Grundimmunisierung erfolgt üblicherweise durch dreimalige Impfung im Abstand von vier Wochen; eine vierte Impfung folgt im Abstand von sechs Monaten bis zu einem Jahr. Die vierte Impfung kann jedoch auch noch in größerem Abstand nachgeholt werden.

Im Verletzungsfall empfiehlt sich das Vorgehen nach Tabelle 11.45.

Die Grundimmunisierung führt bei über 90 % der Geimpften zu einem ein bis zwei Jahrzehnte anhaltenden

Tab. 11.45 Tetanusprophylaxe nach Verletzungen (mod. nach Spiess).

Impfanamnese	Art der Verletzung	
	Saubere, oberflächliche Bagatellverletzungen	Tiefe verschmutzte, ausgedehnte Wunden
1. Vollständige Grundimmunisierung oder Auffrischung < 5 Jahre	–	–
2. Vollständige Grundimmunisierung oder Auffrischung > 5, < 10 Jahre	–	A
3. Unvollständige (2 Impfungen) Grundimmunisierung < 10 Jahre	A	A/(P)
4. Alle übrigen: 1 × geimpft, ungeimpft, unbekannte Impfanamnese	G	G/P

A: aktive Auffrischimpfung, ggf. mit Diphtherieanteil
G: aktive Grundimmunisierung, ggf. mit Diphtherieanteil
P: zusätzliche passive Immunisierung (1×) = Simultanimpfung
(P): je nach Ausmaß der Verletzung und Abstand der Impfungen

protektiven Antitoxintiter (> 0,1 IE Antitoxin/ml Serum). Auch bei niedrigen Antitoxinspiegeln führen einmalige Auffrischimpfungen zu erneutem Antikörperanstieg.

Nebenwirkungen Lokale Rötung, Schwellung, Induration und Schmerzhaftigkeit sowie Anschwellen regionärer Lymphknoten kommen vor. Diese Lokalreaktionen dürfen nicht mit einem Spritzenabszess verwechselt werden (keine Fluktuation). Nach Möglichkeit sollte das entzündete Areal ruhig gestellt und mit Alkoholumschlägen behandelt werden. In schweren Fällen sind antiphlogistische Medikamente notwendig.

Derartige Nebenreaktionen kommen auch bei zu häufig durchgeführter Tetanusimpfung vor (**Hyperimmunisierung**). Sehr selten sind Mono- oder Polyneuritiden. Schwere Allgemeinreaktionen mit Exanthem bis hin zum anaphylaktischen Schock sind nur vereinzelt beschrieben worden.

Passive Immunisierung Die passive Immunisierung mit homologem Hyperimmunglobulin ist im Verletzungsfall wichtig (s. Tab. 11.45). Noch heute ist unklar, inwieweit Immunglobulingabe den Verlauf einer einmal ausgebrochenen Tetanuserkrankung entscheidend beeinflussen kann; die Letalität liegt auch behandelt noch bei ca. 50 %.

Poliomyelitis-Schutzimpfung

Impfstoffe Lagerung und Transport sind beim Lebendimpfstoff kritisch (Kühlkette 4 °C); bei der inaktivierten Salk-Vakzine (IPV) sind sie wesentlich unproblematischer. Die drei Lebendimpfstoffviren können sich im Darm des Geimpften mehrere Wochen lang vermehren und werden mit dem Stuhl ausgeschieden (die drei Serotypen gelegentlich zeitlich nacheinander).

Indikationen (Regel- und Indikationsimpfung)
- Eine möglichst vollständige Impfung der Bevölkerung ist anzustreben, um das Wiederauftreten von Wildvirusinfektionen zu verhindern. Die Einschleppung aus Afrika oder Asien ist immer möglich.
- Vor Reisen in Wildvirusendemiegebiete besteht Indikation zur Reiseimpfung.
- Für Aussiedler, Flüchtlinge und Asylbewerber sollte die Notwendigkeit einer Auffrischimpfung überprüft werden.
- In Polio-Wildvirusepidemien soll massiv eingeimpft werden (Verdrängungsimpfung, die Durchführung von Abriegelungsimpfungen mit dem Lebendimpfstoff sowie die Festlegung zusätzlicher Maßnahmen werden von den Gesundheitsbehörden angeordnet).

Nach den Empfehlung der Ständigen Impfkommission (STIKO) sollen in Deutschland die Grundimmunisierung sowie notwendige Auffrischimpfungen wieder mit der inaktivierten Salk-Vakzine erfolgen. Somit hat der Totimpfstoff wieder ganz erheblich an Bedeutung gewonnen. Lebendimpfstoff sollte in Deutschland nur noch im Rahmen von Abriegelungsimpfungen eingesetzt werden. Ein sehr erfolgreiches WHO-Programm zu weltweiter Eradikation der Polioviren läuft noch.

Durchführen der Impfung Die **Grundimmunisierung** mit Polio-Totimpfstoff (offizielle Impfempfehlung der STIKO) erfolgt durch zwei i.m. Injektionen im Abstand von vier bis acht Wochen und eine dritte Injektion nach sechs bis zwölf Monaten. Bei Verabreichung von Kombinationsimpfstoffen sollte den Angaben der Herstellerinformationen Folge geleistet werden. Die Fortsetzung einer durch Lebendimpfstoff begonnenen Immunisierung mit Totimpfstoff ist unbedenklich. Routinemäßige Auffrischimpfungen nach dem 18. Lebensjahr werden nach vollständiger Grundimmunisierung in Deutschland derzeit nicht empfohlen. Bei Reisen in Länder mit Infektionsrisiko sollte eine Auffrischimpfung alle zehn Jahre durchgeführt werden.

Nebenwirkungen Sowohl der Lebend- als auch der Totimpfstoff ist gut verträglich. Bei Verdacht auf eine der extrem seltenen (ca. 1 : 3 Mio. Lebendimpfungen) Impf-Poliomyelitiden nach Lebendvirusimpfung (Meningitis, Paresen, hohes Fieber, anhaltende Durchfälle) ist eine stationäre Einweisung mit intensiver virologischer Diagnostik (Virusisolierung, Serologie) und Meldung des Falles unbedingt angezeigt (Versorgungsleistungen, s.o.).

Passive Immunisierung Eine passive Immunisierung ist allenfalls indiziert bei Kontakt mit einem an paralytischer Poliomyelitis Erkrankten bei gleichzeitiger Schluckimpfung.

Influenza-Schutzimpfung

In der Bundesrepublik sind Spalt- und Subunit-Impfstoffe zugelassen. Die immunologisch bedeutsamen Oberflächenantigene der epidemiologisch relevanten Influenza-A- und -B-Stämme müssen im Impfstoff vertreten sein (jährliche Empfehlungen der WHO). Das Impfvirus wird in Hühnereiern vermehrt, daher kann der Impfstoff neben Konservierungsstoffen auch geringe Mengen Hühnereiweiß enthalten (**allergische Reaktionen** möglich).

Indikationen Die Influenzaimpfung ist eine Standard- und Indikationsimpfung, d.h., sie sollte für jeden erhältlich sein, der es wünscht. Vordringlich geimpft sein sollten:
- Erwachsene und Kinder mit chronischen, funktionell bedeutsamen Organerkrankungen (besonders Herz, Lunge, Diabetes)
- Patienten mit angeborener oder erworbener Immunschwäche, solange mit der regulären Bildung humoraler Antikörper zu rechnen ist
- Menschen jenseits des 60. Lebensjahres
- beruflich Exponierte (z.B. medizinisches Personal, aber auch Angehörige von Behörden mit Publikumsverkehr)
- Berufsgruppen mit besonderer Bedeutung für die öffentliche Sicherheit und Versorgung (Polizei, Feuerwehr etc.)

Eine Impfung in der Schwangerschaft ist möglich.

Durchführen der Impfung Bei bisher nicht geimpften Kindern sind zwei Impfungen im Abstand von vier Wochen sinnvoll (u.U. halbe Dosis). Die Dauer des Impfschutzes ist nur relativ kurz, so dass die Impfung jährlich wiederholt werden muss, möglichst kurz vor der Influenzasaison, die bei uns in Deutschland häufig erst im Januar oder Februar beginnt. Die Influenzaimpfung ist fraglos wirksam, natürlich nicht gegen alle sog. grippalen Infekte (s. Tab. 11.44 und Kap. 3.4.1).

Nebenwirkungen Gelegentlich treten Schmerzen und Rötung an der Injektionsstelle auf. Allgemeinsymptome sind selten und von kurzer Dauer. Ein zeitweilig vermuteter Zusammenhang zwischen der Influenzaimpfung und dem Auftreten eines Guillain-Barré-Syndroms besteht nach neueren Erhebungen **nicht**.

Varizellen-Schutzimpfung

Es handelt sich um eine attenuierte Lebendvakzine (s. Tab. 11.44).

Indikationen Die Varizellenimpfung ist eine Indikationsimpfung, die folgende Personen erhalten sollten:
- seronegative Menschen (vorwiegend Kinder) vor einer geplanten Immunsuppression, aber auch bei bestehender Immunsuppression, wenn die Lymphozyten nicht unter 1 200/µl liegen,
- nichtimmune Frauen im gebärfähigen Alter vor einer geplanten Schwangerschaft,
- evtl. beruflich exponierte, seronegative Personen,
- zwölf- bis 15-jährige Jugendliche ohne Varizellenanamnese,
- seronegative Patienten mit schwerer Neurodermitis,
- seronegative Personen mit engem Kontakt zu empfänglichen Risikopatienten.

Bei exzessiver Immunsuppression sollte die Impfung auf ein chemotherapiefreies Intervall verschoben werden. Zwischen passiver Hyperimmunglobulingabe und aktiver Varizellen-Schutzimpfung sollten mindestens drei Monate liegen. Für Personen mit negativer Varizellenanamnese und Kontakt zu Risikopatienten sollte ggf. eine postexpositionelle Impfung mit dem Lebendimpfstoff erwogen werden.

Durchführen der Impfung Die Impfung Exponierter verhindert bei postvakzinaler Serokonversion in etwa 80 % der Fälle eine Erkrankung. Doch sind auch nach erfolgreicher Impfung leichter verlaufende Varizellen und nachfolgende Fälle von Zoster beschrieben worden. Es handelt sich bei dieser Impfung bislang um eine Indikationsimpfung, auch in Anbetracht der unklaren Schutzdauer. In den USA soll die Varizellen-Schutzimpfung zu einer Routineimpfung erklärt werden.

Nebenwirkungen Neben seltenen lokalen Reaktionen kommt es in etwa 5 % der Fälle zu leichteren generalisierten Nebenwirkungen mit kurzfristigem Exanthem. Erstaunlicherweise ist die Komplikationsrate auch bei immunsupprimierten Kindern entgegen anfänglichen Befürchtungen nicht wesentlich höher.

Passive Immunisierung Die postexpositionelle passive Immunisierung (innerhalb von 96 h) bei seronegativen Immunsupprimierten, seronegativen Frauen in der Frühschwangerschaft und perinatal ist mit einem homologen Hyperimmunglobulin möglich und spielt derzeit in der Praxis eine größere Rolle als die aktive Immunisierung. Auch bei immundefizienten Patienten ohne Varizellenanamnese sollte eine postexpositionelle passive Immunisierung durchgeführt werden.

Tollwut-Schutzimpfung

Die Übertragung geschieht ganz vorwiegend durch den Biss infizierter Tiere. Der Speichel ist ab ca. einer Woche vor Erkrankung des Tieres infektiös. Das Virus ist umhüllt und daher empfindlich gegenüber Licht, Hitze und Austrocknung, kann aber unter bestimmten Umständen über mehrere Tage infektiös bleiben (s. Kap. 11.4.20).

Impfstoff Wie erwartet, zeigt der aus menschlichen Fibroblasten gewonnene Impfstoff eine besonders gute Verträglichkeit. Der Hühnerfibroblasten-Impfstoff bewirkt jedoch möglicherweise (bei ebenfalls sehr guter Verträglichkeit) eine bessere Interferoninduktion beim Geimpften, was einen Vorteil bei der postexpositionellen Prophylaxe bedeuten würde (s. Tab. 11.44). Es bleibt zu bedenken, dass in vielen Entwicklungsländern mit älteren, schlecht verträglichen Vakzinen geimpft wird und dort auch keine homologen Immunglobuline zur Verfügung stehen.

Indikationen Eine präexpositionelle Prophylaxe ist als Indikationsimpfung angezeigt bei Menschen mit erhöhtem Expositionsrisiko (Jäger, Abdecker, Tierärzte, Laborpersonal und ggf. Reisende in manche Entwicklungsländer).

Durchführen der Impfung Die prophylaktische Impfung wird z. B. durch Injektion an den Tagen 0, 7, 21 und 28 durchgeführt. Bei der Indikation zur postexpositionellen Prophylaxe ergeben sich häufig Probleme, weil das in Frage stehende Tier nicht bekannt ist und somit nicht nachbeobachtet werden kann. Die postexpositionelle Prophylaxe erfolgt durch aktive Impfung an den Tagen 0, 3, 7, 14, 28 oder neuerdings durch zwei kontralaterale Injektionen (Deltoidei) am Tag 0 sowie nachfolgend die Gabe einer einfachen Dosis an den Tagen 7 und 21. Bei gleichzeitiger passiver Immunisierung werden 20 IE/kg Körpergewicht eines homologen Hyperimmunglobulins i.m. an anderer Stelle zum Zeitpunkt der ersten aktiven Impfung verabreicht. Ein Schema zur Entscheidungshilfe bei Expositionsfällen ist in Tabelle 11.46 wiedergegeben.

Der Impfschutz ist ausgezeichnet. Die Serokonversionsrate liegt praktisch bei 100 %.

Nebenwirkungen Lokale Nebenwirkungen kommen vor, ebenso gelegentlich geringfügige systemische Nebenwirkungen wie Fieber, Kopfschmerzen. In wenigen Fällen ist über vorübergehende periphere Neuropathien berichtet worden.

Frühsommer-Meningoenzephalitis-Schutzimpfung

Die Frühsommer-Meningoenzephalitis (FSME) ist in der Bundesrepublik in einigen Gebieten Bayerns, Baden-Württembergs und Hessens sowie in Rheinland-Pfalz und Thüringen endemisch (s. Kap. 11.4.14). Ein Übertragungsrisiko besteht saisonal hauptsächlich zwischen April und November.

Infektionskrankheiten

Tab. 11.46 Postexpositionelle Tollwutprophylaxe (mod. nach STIKO-Emfehlungen 7/2002).

Expositionsgrad	Exposition mit infiziertem Tier	Exposition mit infiziertem Impfmaterial	Impfempfehlung
I	Belecken von intakter Haut	Berühren von Impfstoffködern mit intakter Haut	Keine Impfung
II	Belecken von nicht intakter Haut, nicht blutende kleinere Kratzer	Kontakt mit der Impfflüssigkeit bei nicht intakter Haut	Aktive Impfung
III	Bissverletzung oder Kratzwunden, Kontamination von Schleimhäuten mit Speichel	Schleimhautkontamination oder Kontamination von frischen Hautverletzungen mit Impfflüssigkeit	Aktive und passive Simultanimpfung

Indikationen Die Indikationsimpfung (s. Tab. 11.44) ist empfohlen bei Aufenthalt in Endemiegebieten mit Zeckenexposition (z. B. auch Waldarbeiter).

Durchführen der Impfung Die Grundimmunisierung erfolgt durch dreimalige i.m. Injektion einer Impfstoffdosis im Abstand von ein bis zwei und sechs bis zwölf Monaten. Auffrischimpfungen werden bei fortbestehender oder erneuter Exposition nach drei Jahren empfohlen. Der Impfschutz ist gut. Eine Serokonversion ist in vielen Fällen (über 80 %) bereits nach der zweiten Injektion nachweisbar. Nach der dritten Impfung lässt sich eine Serokonversion bei praktisch allen Geimpften nachweisen. Zur passiven Immunisierung siehe Tabelle 11.44.

Auch für Kinder steht seit Ende 2001 wieder ein Impfstoff zur Verfügung. Innerhalb von 96 h nach Zeckenbiss kann eine postexpositionelle Gabe von spezifischen Immunglobulinen bei Personen nach Vollendung des 14. Lebesjahrs in Erwägung gezogen werden.

Nebenwirkungen Die lokalen Nebenwirkungen entsprechen etwa denen anderer Adsorbatimpfstoffe (z. B. Tetanus und Diphtherie). Systemische Nebenwirkungen wie Fieber, Kopf- und Gliederschmerzen sind in seltenen Fällen möglich.

Pneumokokken-Schutzimpfung

Impfstoffe Sinnvoll können nur polyvalente Extrakt-Impfstoffe sein, welche gereinigte Kapselpolysaccharide von möglichst vielen relevanten Kapseltypen enthalten (s. Tab. 11.44).

Indikationen Die Verabreichung des Pneumokokken-Polysaccharid-Impfstoffes (Immunantwort T-Zell-unabhängig) an Personen über 60 Jahre gilt seit kurzem als Standardimpfung. Säuglinge und Kleinkinder bis zum zweiten Lebensjahr erhalten den Pneumokokken-Konjugat-Impfstoff (besser immunogen, T-Zell-abhängige Immunantwort). Im Sinne einer Indikationsimpfung sollte bei Kindern und Erwachsenen mit erhöhter Morbidität und Mortalität durch Pneumokokken eine Immunisierung durchgeführt werden. Besonders gefährdet sind Patienten mit folgenden Grunderkrankungen:
- Asplenie oder nach Splenektomie
- chronische Hämodialyse
- Zustand nach Organtransplantation
- Sichelzellenanämie
- multiples Myelom
- Frühgeborene
- Kinder mit niedrigem Geburtsgewicht.

Darüber hinaus kann die Impfung bei allen Patienten mit chronischen Organerkrankungen mit Resistenzminderung, bei Immunmangelzuständen, Heimbewohnern und Alkoholikern erwogen werden.

Menschen nach schweren Pneumokokkeninfektionen und vorangegangener Pneumokokkenimpfung innerhalb der letzten sechs Jahre sowie Schwangere sollten nicht geimpft werden.

Durchführen der Impfung Abhängig vom Lebensaltern zu Beginn der Immunisierung erhalten Säuglinge und Kleinkinder drei bzw. vier Immunisierungen mit dem Konjugat-Impfstoff. Bei ca. 90 % der vollständig immunisierten Kindern in den USA lag eine schützende Immunantwort gegen alle sieben verabreichten Serotypen vor. Aufgrund der epidemiologischen Verbreitung unterschiedlicher Serotypen ist in Europa eine verminderte Schutzrate vor invasiven Infektionen zu erwarten.

Kinder über zwei Jahre und Erwachsene erhalten einmalig 0,5 ml (eine Dosis) s.c. oder i.m. Die im Polysaccharid-Impfstoff repräsentierten Pneumokokkentypen sind je nach Altersgruppe für 80–90 % aller schweren Pneumokokkeninfektionen verantwortlich. Die Schutzrate der Impfung dürfte bei ca. 90 % liegen. Sie schützt wirksamer vor schweren invasiven Infektionen als vor lokalen Infektionen wie Otitis media, Sinusitis oder Pneumonie.

Nebenwirkungen Die Verträglichkeit der Impfung ist insgesamt gut. Bleibende Schäden nach Verabreichung des Konjugat-Impfstoffes sind bisher nicht berichtet worden. Vereinzelt wurden Fieberkrämpfe infolge eines raschen Temperaturanstieges beobachtet. Lokale Schmerzen an der Injektionsstelle wurden von ca. 20 % der Geimpften beklagt.

Meningokokken-Schutzimpfung

Von den drei in der Bundesrepublik relevanten Serogruppen A, B und C können nur A und C bei uns durch einen Impfstoff erfasst werden. Eine Impfung gegen die Serogruppe B ist zurzeit nicht möglich (s. Kap. 11.9.3).

Indikationen Eine Impfung (Indikationsimpfung) ist denkbar:
- als Ergänzung zur Chemoprophylaxe in epidemischen Situationen,
- bei Reisen in Endemiegebiete (Entwicklungshelfer, medizinisches Personal, Pilger).

Die Bedeutung der Impfung liegt in der Anwendung bei Epidemien in Endemiegebieten. Für Kinder unter zwei Jahren steht mittlerweile ein besser immunogener, konjugierter Meningitis-C-Impfstoff zur Verfügung. Nach Vollendung des zweiten Lebensjahres kann ein viervalenter Polysaccharid-Impfstoff verabreicht werden.

Nebenwirkungen Die Impfung wird insgesamt gut vertragen, gelegentlich treten Lokalreaktionen und selten Fieber auf.

Gelbfieber-Schutzimpfung (Flavivirus)

Impfstoff (Kühlkettenversand!) Der Impfstoff wird in embryonierten Hühnereiern hergestellt und enthält demzufolge Hühnereiweiß (Hühnereiweißallergie!).

Indikationen Die Indikationsimpfung wird von einigen afrikanischen Ländern für Reisen in Endemiegebiete zwingend vorgeschrieben. Für Reisende nach Asien, die aus Endemiegebieten einreisen wollen, besteht ebenfalls Impf- oder Quarantänezwang.

Die Impfung von Kindern unter sechs Monaten gilt als kontraindiziert. Schwangere dürfen, insbesondere im ersten Trimenon, nur bei strenger Indikationsstellung geimpft werden. Eine Allergie gegen Hühnereiweiß stellt eine Kontaindikation dar, evtl. kann bei Verdacht auf Hühnereiweißallergie eine Vortestung durch die intrakutane Gabe von 0,1 ml des Lebendimpfstoffes erfolgen. Der Impfschutz ist hervorragend (100 %) und hält wahrscheinlich lebenslang an. Das internationale Impfzertifikat ist jedoch nur zehn Jahre gültig, d.h., bei Reisen in entsprechende Länder ist eine Wiederimpfung nach zehn Jahren notwendig, um den rechtlichen Vorschriften zu genügen.

Neben der Bekämpfung der Vektoren (Insekten) ist die Impfung der einzige Schutz vor Gelbfieberepidemien und urbanem Gelbfieber. Des Weiteren wird mit ihr eine Wiedereinschleppung des Gelbfiebers aus Endemiegebieten in gelbfiebergefährdete Gebiete vermieden. Ohne Impfschutz in Gelbfieberendemiegebiete zu reisen, ist persönlich und epidemiologisch verantwortungslos.

Nebenwirkungen Die Verträglichkeit ist sehr gut. Lokale Rötungen kommen gelegentlich vor, und einzelne Impflinge berichten über kurzfristige grippeähnliche Symptome am vierten bis sechsten Tag nach der Impfung.

Typhus-Schutzimpfung

Die derzeit in Deutschland zugelassenen Impfstoffe zur oralen oder parenteralen Applikation vermitteln eine Schutzrate von 60–90 % (kein Schutz gegen Paratyphusinfektionen). Die Schutzdauer beträgt ein bis drei Jahre.

Indikationen Eine Indikation für die Impfung besteht bei
- Reisen in Endemiegebiete,
- beruflichem Umgang mit Infizierten oder dem Erreger.

Kontraindikationen für den oralen Lebendimpfstoff sind gegeben bei
- Darminfektionen zum Zeitpunkt der Impfung,
- Antibiotikaeinnahmen vor dem dritten Tag nach Beendigung der Impfung,
- Kindern im ersten Lebenshalbjahr (Kapsel).

Geimpfte scheiden für einige Tage den Impfstamm aus. Die gleichzeitige Einnahme von Malariaprophylaxe, Antibiotika oder Laxanzien kann den Impfschutz beeinträchtigen.

Nebenwirkungen Abgesehen von gelegentlichen leichten gastrointestinalen Beschwerden oder Kopf- und Gliederschmerzen nach den Einnahmen ist die Impfung ausgezeichnet verträglich.

Cholera-Schutzimpfung

Indikationen Impfindikation besteht
- für Reisen (Entwicklungshelfer) in Endemiegebiete,
- bei Choleraepidemien.

Die Indikation sollte von Fall zu Fall, je nach Art der Reise, gestellt werden. Selten ist die Vorlage eines gültigen Impfzertifikates bei Einreise in Endemieländer notwendig.

Die derzeit in Deutschland zugelassene Impfung erfolgt subkutan mit einer altersabhängigen Dosis. Es werden zwei Impfungen im Abstand von ein bis zwei Wochen gegeben. Erwachsene erhalten 0,5 ml; bei der zweiten Impfung kann auch 1,0 ml gegeben werden.

Alternativ ist in allen Altersgruppen, vor allem bei Revakzinationen und Patienten, die heftig auf den Impfstoff reagiert haben, eine zweimalige intrakutane Impfung mit 0,1 ml möglich. Bei fortbestehender Exposition erfolgen Auffrischimpfungen im Abstand von drei bis sechs Monaten.

Dauer und Schutzwirkung der zugelassenen Choleraimpfung sind begrenzt: Der Schutz beträgt zwischen 40 und 80 % und währt ca. drei Monate. Damit ist die Choleraimpfung keine sehr gute Impfung; deshalb wurde sie von der WHO aus den internationalen Gesundheitsvorschriften im Reiseverkehr herausgenommen. Über die internationale Apotheke kann bei Bedarf ein neuerer, deutlich besser immunogener Impfstoff bezogen werden.

Nebenwirkungen Heftige lokale Beschwerden (Rötung, Schwellung, Schmerzhaftigkeit) sind häufig, systemische Reaktionen mit Fieber, Kopfschmerzen, gastrointestinalen Beschwerden dagegen selten.

11.10.7 Impfpläne für Auslandsreisende

Die Indikationen für einzelne Impfungen ergeben sich aus dem Reiseziel und den hygienischen Verhältnissen unterwegs. Für die Zeitplanung ist entscheidend, ob Lebendimpfungen und Grundimmunisierungen nötig sind: Ein Beispiel für einen Impfplan mit Lebendimpfungen und Grundimmunisierungen, wenn mäßig viel Zeit zur Verfügung steht, zeigt Tabelle 11.47.

Natürlich kann und soll man, falls viele Grundimmunisierungen anstehen und genug Zeit gegeben ist, die Ter-

Infektionskrankheiten

Tab. 11.47 Impfplan mit Lebendimpfungen und Grundimmunisierungen.

	Lebendimpfstoffe		Totimpfstoffe/passive Impfung
1. Termin:	Gelbfieber	und/oder und/oder und/oder und/oder Ggf.	1. Inj. Diphtherie/Tetanus (Erwachsenenimpfstoff) 1. Inj. Hepatitis-B-Impfstoff 1. Inj. Polio-Salk-Impfstoff 1. Inj. FSME-Impfstoff 1. Inj. Hepatitis-A-Impfstoff* 1. Inj. Thyphus parenteral
2. Termin: 2 Wochen später	Ggf. Typhoral L®	Ggf.	1. Choleraimpfung (Malariaprophylaxe besprechen)
3. Termin: 2 Wochen später (ca. 4 Tage vor Abreise) Grundimmunisierungen später vervollständigen (s. Text)		 und/oder und/oder und/oder und/oder	2. Choleraimpfung 2. Inj. Diphtherie/Tetanus (Erwachsenenimpfstoff) 2. Inj. Hepatitis-B-Impfstoff 2. Inj. Polio-Salk-Impfstoff 2. Inj. FSME-Impfstoff 2. Inj. Hepatitis-A-Impfstoff*

* ggf. als Kombinationsimpfstoff auch gegen Hepatitis B

Tab. 11.48 Impfplan bei vorhandenen Grundimmunisierungen.

	Lebendimpfstoffe	Totimpfstoffe/passive Impfung
1. Termin	Gelbfieber	1. Choleraimpfung Ggf. Hepatitis-B-Auffrischung Ggf. Typhus parenteral Ggf. Hepatitis-A-Auffrischimpfung
2. Termin 2 Wochen später	Ggf. Typhoral L®	2. Choleraimpfung Ggf. Diphtherie- und/oder Tetanus-Auffrischimpfung (Malariaprophylaxe besprechen) Hepatitis-A-Prophylaxe*

* falls keine aktive Hepatitis-A-Impfung gewünscht, passive Immunisierung am letzten Termin (der aktiven Impfung ist unbedingt der Vorzug zu geben)

mine für die Injektionen der Totimpfstoffe entflechten. Die dritte Injektion der Grundimmunisierung kann nach der Rückkehr oder im Reiseland erfolgen.

Tabelle 11.48 zeigt einen üblichen Impfplan bei vorhandenen Grundimmunisierungen und ohne Hepatitis-B- und FSME-Impfung.

Zur weiteren Information

Weiterführende Literatur
Kaufmann, S. H. E.: Concepts in Vaccine Development. de Gruyter, Berlin 1996.
Knipe, D. M., P. M. Howley, B. N. Fields: Fields Virology. Lippincott, Williams & Wilkins, Baltimore 2000.
Plotkin, S. A., W. A. Orenstein: Vaccines, 3rd edn., Saunders, Philadelphia 1999.

Internet-Links
www.cdc.gov/mmwr/
www.rki.de/gesund/impfen/sti_neu.htm
www.who.int/int

Keywords
Prävention ◆ Immunisierung ◆ Reisemedizin

IMPP-Statistik
Schutzimpfungen allgemein ◆ Varizellenschutzimpfung ◆ FSME-Schutzimpfung

FRAGEN

1 Ein junger Mann wird in die Krankenhausaufnahme gebracht. Er klagt darüber, dass er seit mehreren Tagen krank sei und vor allem, dass er zunehmend unerträgliche Kopfschmerzen habe und immer wieder, mehrmals am Tag, unter Schüttelfrost leide. Der die Vorgeschichte aufnehmende Arzt bemerkt, dass der Patient eine ungewöhnliche Hautbräune aufweist und ein auffallendes, exotisch anmutendes Armband trägt.
- Welche beiden Fragen sind dem Patienten zu stellen?
- Welche beiden Untersuchungen werden dann als Erstes veranlasst?
- Wo und wie wird der Patient behandelt?

2 Vier Monate nach der oben geschilderten Erkrankung wird der Patient wiederum mit Fieber im Krankenhaus aufgenommen. Er berichtet von seiner damaligen Erkrankung und der erfolgreichen Behandlung. Jetzt sei er seit vier Tagen krank. Die Körpertemperatur sei jeden Tag etwas höher gewesen, kurz vor Krankenhausaufnahme habe er rektal 39,2 °C gemessen.
- Welche Untersuchung wird sofort veranlasst?
- Welche Behandlung wird vorgenommen?

3 Ein junger Mann berichtet, dass er seit vier Wochen unter Leibschmerzen und Durchfällen, gelegentlich auch unter Obstipation leide. Die Beschwerden seien das erste Mal aufgetreten, als er noch in Brasilien war, wo er für seine ethnologische Doktorarbeit bei Urwaldindianern Material gesammelt habe. Auf Befragen gibt er an, dass er unter recht primitiven Umständen gelebt habe.
- Welche Frage ist zunächst zu stellen?
- Welche Untersuchungen werden durchgeführt?
- Wie wird der Patient behandelt?
- Was wird dem Patienten gesagt?

4 Bei einem Südeuropäer ohne irgendwelche Beschwerden wird für eine Einstellungsuntersuchung eine Röntgenaufnahme der Lunge angefertigt. Dabei ist im Bereich des rechten Unterlappens ein zystisches Gebilde von etwa 10 cm Durchmesser zu erkennen.
- Welche Verdachtsdiagnose ergibt sich?
- Welche Untersuchungen werden durchgeführt?
- Welche weiteren Untersuchungen sind nach Klärung der Diagnose durchzuführen?
- Welcher Therapieplan ist zu empfehlen?

5 Ein 32-jähriger Patient kommt in Ihre Sprechstunde und gibt an, seit ca. drei Wochen unter Fieber bis 38,5 °C und trockenem Husten zu leiden. Seine körperliche Leistungsfähigkeit habe abgenommen, vor allem beim Treppensteigen komme er leicht „aus der Puste". Er wisse seit 1½ Jahren, dass er HIV-positiv sei, habe sich aber bislang nicht weiter untersuchen lassen.
- Wie lautet Ihre Verdachtsdiagnose?
- Welche Untersuchungen veranlassen Sie?
- Welche Therapie ist angezeigt?
- Welche weiteren Maßnahmen empfehlen Sie dem Patienten nach erfolgreichem Abschluss der Therapie?

6 Ein 25-jähriger Mann kommt zu Ihnen in die Sprechstunde und klagt über seit etwa einer Woche bestehende brennende Schmerzen hinter dem Sternum, besonders beim Schlucken. Heute habe er deswegen kaum noch etwas zu sich nehmen können. Bei der körperlichen Untersuchung fällt Ihnen auf, dass der Rachen des Patienten weiße Beläge aufweist, die teilweise abstreifbar sind. Am Hals finden sich beidseits mehrere, bis zu 2 cm im Durchmesser große indolente Lymphknoten, von denen der Patient angibt, dass diese schon seit einem Jahr unverändert bestünden.
- Wie lautet Ihre Verdachtsdiagnose, und welche gezielten Fragen stellen Sie dem Patienten?
- Welche diagnostischen Maßnahmen veranlassen Sie, und was ist hierbei besonders zu beachten?
- Ihr Verdacht bestätigt sich. Was empfehlen Sie dem Patienten?

A. Gause, G. R. Burmester

12 Klinische Immunologie

12.1	Zelluläre und molekulare Grundlagen des Immunsystems	1008
12.1.1	Erkennungsstrukturen des angeborenen Immunsystems	1008
12.1.2	Muster-Erkennungsrezeptoren (Pattern-Recognition Receptors)	1009
	Sezernierte Muster-Erkennungsrezeptoren	1009
	Endozytotische Muster-Erkennungsrezeptoren	1009
	Signalgebende Muster-Erkennungsrezeptoren	1009
12.2	Lymphatische Organe und immunkompetente Zellen	1009
12.2.1	Primäre und sekundäre lymphatische Organe	1010
	Primäre lymphatische Organe	1010
	Sekundäre lymphatische Organe	1010
12.2.2	Die immunkompetenten Zellen der Immunantwort	1010
	T-Zellen	1010
	B-Lymphozyten	1011
	Immunglobuline	1012
	Null-Zellen / NK-Zellen	1013
	Akzessorische Zellen	1013
12.3	Das Komplementsystem	1016
	Komplementaktivierungswege	1016
12.4	Immungenetik	1018
12.4.1	Histokompatibilitätsantigene und Immunantwortgene	1018
12.4.2	Diversifizierung der Immunantwort	1019
	B-Zell-Rearrangement	1019
	T-Zell-Rezeptor (TZR)	1019
12.5	Regulationsmechanismen des Immunsystems	1020
	Prinzipielle Funktion des adaptiven Immunsystems	1020
	Interaktionen von immunkompetenten Zellen	1021
	Zielgerichtete Migration von Lymphozyten	1021
	Lymphozyten-Homing	1022
	Lymphozytenmigration im Rahmen einer Immunantwort	1022
	Homing in nicht lymphatische Gewebe	1024
12.5.1	Antigenprozessierung	1024
	HLA-abhängige Rekrutierung von T-Zell-Subpopulationen	1024
12.5.2	Aktivierung und Deaktivierung immunkompetenter Zellen	1025
	Die Rolle der T-Helfer-Zellen	1025
	Die Rolle von Adhäsionsmolekülen bei der Zell-Zell-Interaktion	1025
12.5.3	Zytokine	1025
	Funktion der Zytokine	1025
	Interferone	1026
	Inflammatorische Zytokine	1026
	Suppressive Zytokine	1027
	Hämatopoetische Wachstumsfaktoren	1027
	Zytokinantagonisten	1027
	Chemokine	1027
12.5.4	Regulation des Immunsystems über Apoptose	1028
	Mechanismus der Apoptose im Immunsystem	1028
	Funktion	1028
12.6	Wertung und Differentialdiagnose pathologischer immunologischer Parameter	1028
12.6.1	Nachweis von Autoantikörpern	1028
12.6.2	Hypergammaglobulinämie und Antikörpermangel	1029
12.6.3	Erhöhte Zytokinspiegel	1030
12.6.4	Veränderungen der Komplementkonzentrationen	1030
12.6.5	Nachweis von zirkulierenden Immunkomplexen	1030
12.6.6	Lymphozytose und Lymphopenie	1031
12.6.7	Verschiebungen der Lymphozytensubpopulationen	1031
12.6.8	Eosinophilie	1032
12.7	Immundefekte	1032
12.7.1	Diagnostik bei Verdacht auf Immundefekt	1032
12.7.2	Angeborene Immundefekte	1033
	Antikörpermangelsyndrome	1033
	Defekte des zellulären Immunsystems	1036
	Kombinierte Immundefekte	1036
	Störungen des Komplementsystems	1037
12.7.3	Erworbene Immundefekte	1038
12.8	Autoimmunerkrankungen	1039
12.8.1	Einteilung der Autoimmunerkrankungen	1039
	Organspezifische Autoimmunerkrankungen	1039
	Systemisch verlaufende Autoimmunerkrankungen	1039
12.8.2	Multifaktorielle Genese der Autoimmunerkrankungen	1039

12 Klinische Immunologie

HLA-System und genetische Disposition	1039
Molekulare Mimikry	1040
Autoantikörper	1041
Immunkomplexvermittelte Erkrankungen	1042
Bedeutung des programmierten Zelltodes für die Pathogenese von Autoimmunerkrankungen	1042
12.9 Allergische Erkrankungen	**1043**
12.10 Therapieprinzipien in der Immunologie, Immunsuppression	**1046**
12.10.1 Kortikosteroide	1046
12.10.2 Immunsuppressiva und Zytostatika	1046

Zur Orientierung

Was bedeutet klinische Immunologie? Die **klinische Immunologie beschäftigt sich mit den Phänomenen Autoimmunität und Allergie** und ist damit ein interdisziplinäres Fach, das wichtige Erkenntnisse zur Pathophysiologie verschiedenster Erkrankungen beiträgt. Sie ist vorrangig eine klinische Wissenschaft, basiert jedoch auf der experimentellen Immunologie als Grundlagenwissenschaft. Die **experimentelle Immunologie** beschäftigt sich mit den Mechanismen der Abwehr von körperfremden Agenzien, einer essenziellen Lebensfunktion, die die Integrität und die Homöostase eines Lebewesens sichert. Als regulatorisches System der Abwehr wirkt das Immunsystem auf den gesamten Organismus, vergleichbar mit dem Nervensystem oder dem endokrinen System.

Grundlagen der klinischen Immunologie Die **Immunantwort** läuft in interagierenden Kaskaden ab: Am Anfang steht die Erkennung des Fremden, in der Regel eines Infektionserregers, das durch organisierte Interaktionen von Zellen und Molekülen eliminiert wird. Hier gibt es zwei grundsätzlich verschieden organisierte Systeme: das **„natürliche" oder angeborene (engl. innate) Immunsystem,** das immer in derselben Weise funktioniert, und das **erworbene (engl. adaptive) Immunsystem,** das bei wiederholter Exposition mit demselben Erreger effektiver funktioniert. Beide Systeme greifen auf verschiedene spezialisierte Zelltypen, Entzündungsmediatoren und Zytokine zurück, die im Folgenden genauer beschrieben werden. Die Interaktionen beider Systeme sind vielfältig.

Prinzipiell können alle Schritte der Immunantwort gestört sein. Solche **Störungen** der normalen **Immunantwort** resultieren in den verschiedenen immunologischen und rheumatologischen Krankheitsbildern, die in den jeweiligen Kapiteln dargestellt sind.

12.1 Zelluläre und molekulare Grundlagen des Immunsystems

Das **angeborene unspezifische Immunsystem** geht in der Evolution auf multizelluläre Organismen zurück. Homologe Gene, die angeborene Immunfunktionen kodieren, werden bereits bei wirbellosen Tieren und Pflanzen gefunden. Es beruht auf Wechselwirkungen eindeutiger Erkennungsstrukturen pathogener Mikroorganismen mit Rezeptoren von Effektorzellen, die ohne Zeitverzögerung eine Abwehrreaktion auslösen. Allerdings ist die Zahl der Erkennungsstrukturen beschränkt.

Dagegen hat das **erworbene Immunsystem** die Fähigkeit, kombinatorisch ein unterschiedliches Repertoire an Erkennungsstrukturen zu erzeugen. Dies hat allerdings den Nachteil einer zeitlichen Verzögerung. Außerdem besteht die Möglichkeit, gegen nicht pathogene Antigene, d.h. auch des eigenen Organismus, eine Immunreaktion auszulösen. Zum unspezifischen Abwehrsystem gehören:
- Effektorzellen
- Barrieren der gesunden Haut und Schleimhaut
- das Bakterien zerstörende Enzym Lysozym
- der Lektinweg und der alternative Weg des Komplementsystems
- Akute-Phase-Proteine (z. B. CRP)
- Granulozyten und Makrophagen (gleichzeitig akzessorische Zellen des spezifischen Abwehrsystems, s.u.)

12.1.1 Erkennungsstrukturen des angeborenen Immunsystems

Das angeborene Immunsystem ist darauf ausgerichtet, bestimmte konservierte Strukturen auf Gruppen pathogener Mikroorganismen zu erkennen. Diese werden als **pathogenassoziierte molekulare Muster** bezeichnet (Pathogen-Associated Molecular Patterns = **PAMP**), mit denen bestimmte Rezeptoren des angeborenen Immunsystems reagieren. Die bekanntesten sind bakterielles Lipopolysaccharid (LPS), Peptidoglykan, Lipoteichoylsäure, Mannan, bakterielle DNA, doppelsträngige RNA und Glucan. Diese chemisch unterschiedlichen Substanzen haben folgende für das angeborenen Immunsystem wichtige Eigenschaften gemeinsam: Sie sind nur bei mikrobiellen Pathogenen und nicht beim Wirtsorganismus (d.h. in unserem Fall beim Menschen) vorhanden, sie sind für das Überleben oder die Pathogenität des Mikroorganismus essenziell, und sie kommen als invariante Strukturen bei einer ganzen Gruppe von Erregern vor. Ein gutes Beispiel ist das oben erwähnte LPS: Es ist essenziell für alle gramnegativen Erreger und kommt beim Menschen nicht vor.

12.1.2 Muster-Erkennungsrezeptoren (Pattern-Recognition Receptors)

Die Erkennungsrezeptoren des angeborenen Immunsystems unterscheiden sich in vielfacher Hinsicht von den Antigenrezeptoren des spezifischen Immunsystems. Sie werden auf vielen Effektorzellen des Immunsystems, vor allem den antigenpräsentierenden Zellen (APZ, s.u.), Makrophagen, dendritischen Zellen und B-Lymphozyten, exprimiert. Ihre Expression kommt bei allen Zellen vor, und es ist keine klonale Proliferation erforderlich. Diese Eigenschaften begründen die rasche effektive Kinetik der angeborenen Immunreaktionen. Von ihrer Struktur her gehören die Muster-Erkennungsrezeptoren verschiedenen Proteinfamilien an, funktionell kann man sie in drei Klassen einteilen: sezernierte, endozytotische und signalgebende.

Sezernierte Muster-Erkennungsrezeptoren

Diese Rezeptoren fungieren als **Opsonine**, indem sie an Bakterienwände binden und die Bakterien dadurch der Erkennung und Vernichtung durch das Komplementsystem oder durch Phagozyten zuführen. Das Mannan bindende Lektin beispielsweise wird als Akute-Phase-Protein von der Leber gebildet. Es bindet an gramnegative und grampositive Bakterien, Hefen, einige Viren und Parasiten. Durch seine Bindung an mikrobielle Kohlenhydrate aktiviert es den Lektinweg der Komplementaktivierung (s. Komplementaktivierungswege).

Endozytotische Muster-Erkennungsrezeptoren

Sie kommen auf **Phagozyten** vor. Durch Erkennung einer Struktur auf einem mikrobiellen Pathogen vermitteln sie dessen Aufnahme und Zerstörung in Lysosomen. Die Proteine des Pathogens werden in Peptide zerlegt und können mit Molekülen des Haupthistokompatibilitätskomplexes auf der Zelloberfläche zur Erkennung durch T-Lymphozyten präsentiert werden. Beispiele sind der Makrophagen-Mannose-Rezeptor und der Makrophagen-Scavenger-Rezeptor.

Signalgebende Muster-Erkennungsrezeptoren

Diese aktivieren **Signaltransduktionswege**, die eine Vielzahl von Immunantwortgenen, u.a. inflammatorische Zytokine (s. Kap. 12.4.1), aktivieren. Von hauptsächlicher Bedeutung scheinen die erst kürzlich identifizierten **Toll-Rezeptoren** zu sein.

Toll-Rezeptoren

Die Mitglieder der Toll-Rezeptor-Familie führen zur Aktivierung von Transkriptionsfaktoren der NF-κB Familie, die hauptsächlich an der Induktion von Immun- und Entzündungsreaktionen beteiligt sind. Sie wurden ursprünglich bei Drosophila identifiziert. Beim Menschen sind bislang zwei verwandte Rezeptoren, TLR2 (Toll-Like Receptor 2) und TLR4 (Toll-Like Receptor 4), beschrieben. TLR4 ist ein signalgebender Rezeptor für LPS. Polymorphismen des humanen TLR4 sind wahrscheinlich mit einer erhöhten Empfänglichkeit für gramnegative Sepsis korreliert (Abb. 12.1).

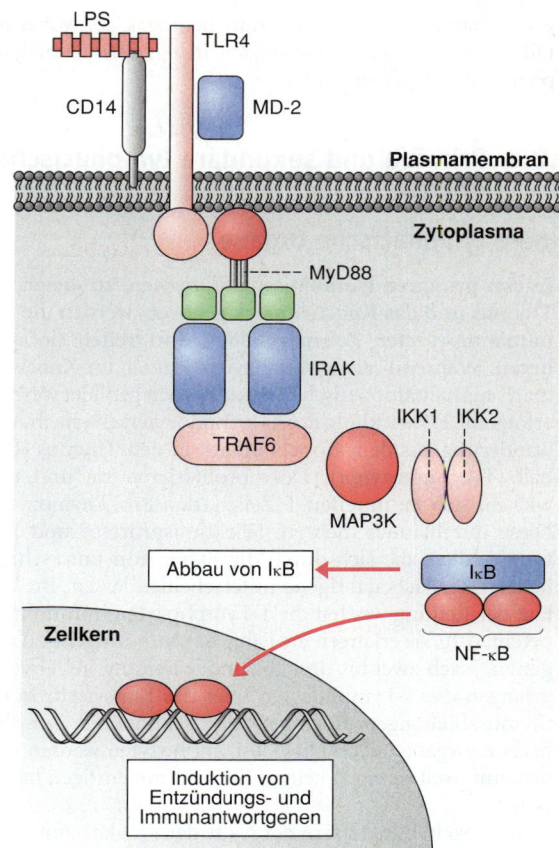

Abb. 12.1 Die Signalübermittlung über Toll-ähnliche Rezeptoren wie hier am Beispiel von LPS und CD14 erfolgt über mehrere Assoziations- und Aktivierungsschritte verschiedener Kinasen und Faktoren bis zur Freisetzung von NF-κB, der letztendlich Entzündlich- und Immunantwortgene induziert (modifiziert nach: Advances in Immunology, Figure 2, Vol. 343, Number 2)
IRAK = Interleukin-1-Rezeptor-assoziierte Kinase; TRAF6 = tumornekrosefaktorassoziierter Faktor 6; MAP3K = mitogenaktivierte Proteinkinase-Kinase-Kinase; IκB = Inaktivator von NF-κB; IKK1, IKK2 = IκB-Kinase 1 und 2; MyD 88 und MD2 Adaptorproteine.

12.2 Lymphatische Organe und immunkompetente Zellen

Das spezifische Immunsystem setzt sich zusammen aus den primären und sekundären lymphatischen Organen, Ansammlungen lymphatischen Gewebes in nicht lymphatischen Organen sowie den lymphatischen Zellen in den verschiedenen epithelialen und mesenchymalen Geweben (s.u.). Die **spezifischen**, immunologisch aktiven **Zellen** sind die **Lymphozyten**; außerdem sind für die Funktion des spezifischen Immunsystems **akzessorische Zellen** nötig, zu denen Monozyten, Makrophagen, Neutrophile, Eosinophile, Basophile und Mastzellen sowie Thrombozyten gehören. Lymphozyten stammen von den hämato-

Klinische Immunologie

poetischen Stammzellen im Knochenmark ab, wobei die Differenzierung zu Lymphozyten in den primären lymphatischen Organen erfolgt.

12.2.1 Primäre und sekundäre lymphatische Organe

Primäre lymphatische Organe

In den primären lymphatischen Organen, zu denen der Thymus und das Knochenmark gehören, werden die immunkompetenten Zellen gebildet; dort reifen sie auch heran. Während alle Lymphozyten primär im Knochenmark aus hämatopoetischen Stammzellen gebildet werden, erfolgt die Entwicklung der T-Lymphozyten erst nach Auswanderung aus dem Knochenmark in den Thymus (deshalb T-Lymphozyten). Dort proliferieren sie und entwickeln sich zu unreifen T-Zellen, den Pro-Thymozyten. Diese durchlaufen mehrere Selektionsprozesse und Reifungsstadien, die sich durch die Expression unterschiedlicher Oberflächenantigene unterscheiden lassen. Im Verlauf der Reifung werden die T-Lymphozyten immunkompetent, d. h., sie erlangen die Fähigkeit, auf Antigene zu reagieren. Nach zwei bis drei Tagen der Reifung im Thymus gelangen die T-Lymphozyten über das Blutsystem in die thymusabhängigen Regionen der sekundären lymphatischen Organe (s.u.). Diese T-Lymphozyten werden naiv genannt, weil sie noch keinen Kontakt mit Antigen hatten (s.u.).

Bei Vögeln bildet die in der Nähe der Kloake befindliche **Bursa Fabricii** das zweite primäre lymphatische Organ, in dem die Reifung der B-Lymphozyten erfolgt. Bei **Säugetieren** findet die **B-Zell-Reifung im Knochenmark** (Bone Marrow) statt, das deshalb als funktionelles Bursa-Äquivalent gilt.

Sekundäre lymphatische Organe

Zu diesen gehören die Lymphknoten, die Tonsillen, die Milz sowie das mukosaassoziierte lymphatische Gewebe (MALT), das sich im Respirations-, Gastrointestinal- und Urogenitaltrakt findet. Manche Autoren unterscheiden hier noch darmassoziiertes lymphatisches Gewebe = GALT (Gut-Associated Lymphoid Tissue, z. B. Peyer-Plaques) und bronchialsystemassoziiertes lymphatisches Gewebe = BALT.

Ein **Lymphknoten** ist zonenartig aufgeteilt in die Keimzentren (Follikel) mit lokal proliferierenden B-Lymphozyten, die parakortikalen Areale mit stark migrierenden T-Zellen, die an Makrophagen reichen Sinus und das retikuläre Netzwerk dendritischer Zellen. Dies erlaubt die **mannigfachen Interaktionen zwischen den verschiedenen Zellen**, welche für eine funktionierende Immunantwort von Bedeutung sind. Die Mehrzahl der B-Lymphozyten findet sich in den Keimzentren der subkapsulären Rinde der Lymphknoten. In den Keimzentren finden sich dendritische Follikelzellen, die ihre Ausläufer zwischen die B-Zellen ausstrecken. Sie sind reich an Rezeptoren für C3-Komplement und den Fc-Teil von IgG und binden Antigen in Form von Antigen-Antikörper-C3-Komplexen für mehrere Monate an ihrer Oberfläche. Die interdigitierenden Zellen finden sich in den parakortikalen Gebieten des Lymphknotens. Sie exprimieren MHC-Klasse-II-Antigene und können somit den T-Zellen Antigen präsentieren.

> ❗ Die Lymphknoten stellen somit organisierte Strukturen der Infektabwehr in den Lymphabflussgebieten dar. Vergleichbare Strukturen finden sich in der weißen Milzpulpa als zentralem Abwehrorgan von im Blut auftretenden Erregern, in den Tonsillen und im MALT an den „Eintrittspforten" des Nasenrachenraums bzw. der Schleimhäute.

Außer der Migration der T-Zellen vom Thymus und der B-Zellen vom Knochenmark in die sekundären lymphatischen Organe findet eine ständige Rezirkulation von Lymphozyten aus den sekundären lymphatischen Organen in das Blut und zurück statt. Gereifte antigenspezifische (Effektor-)T- und (Effektor-)B-Zellen migrieren schließlich in Entzündungsgebiete, um z. B. eingedrungene Fremdorganismen zu eliminieren oder ein transplantiertes Organ abzustoßen. Für die kontrollierte Migration der Lymphozyten sind Interaktionen zwischen Zytokinen und Zytokinrezeptoren sowie Chemokinen und Chemokinrezeptoren erforderlich.

12.2.2 Die immunkompetenten Zellen der Immunantwort

Zu den immunkompetenten Zellen gehören die T- und B-Lymphozyten sowie sog. Null-Zellen. Morphologisch lassen sich diese drei Zelltypen nicht unterscheiden, wohl aber aufgrund ihrer Funktionen und der Expression von Oberflächenmarkern. Die **T-Zellen** regulieren die Immunantwort, vermitteln zelluläre Immunantworten und induzieren die Antikörperproduktion von B-Zellen. **B-Zellen** differenzieren zu Antikörper produzierenden Plasmazellen aus. Wichtige Stimulation erhalten beide Zelltypen durch dendritische Zellen, die über kostimulatorische Moleküle die spezifische Zellaktivierung vermitteln (sie gehören deshalb zu den akzessorischen Zellen, s.o.). Die **Null-Zellen** sind überwiegend die sog. natürlichen Killerzellen, die ohne Interaktion mit anderen Zellen Tumorzellen oder fremde Zellen töten können.

T-Zellen

Synonym: T-Lymphozyten
Engl. Begriff: T-Cells, T-Lymphocytes

Ursprünglich wurden menschliche T-Zellen durch ihre Fähigkeit entdeckt, mit Schaferythrozyten Rosetten zu bilden. Der Rezeptor für Schaferythrozyten ist identisch mit dem **CD2-Antigen**, das sich wie alle anderen T-Zell-Marker mit monoklonalen Antikörpern nachweisen lässt. Alle T-Lymphozyten exprimieren darüber hinaus den **CD3-Komplex**, der die Signalvermittlung in die Zelle vermittelt, wenn es zur Antigenbindung an den T-Zell-Antigenrezeptor kommt.

Reife T-Lymphozyten exprimieren außerdem entweder **CD4** (Helferzellen; 50–65 % der Lymphozyten des peripheren Blutes) oder **CD8** (Suppressor-/zytotoxische T-Zellen; 25–35 %). In Abhängigkeit von ihrem Aktivierungszu-

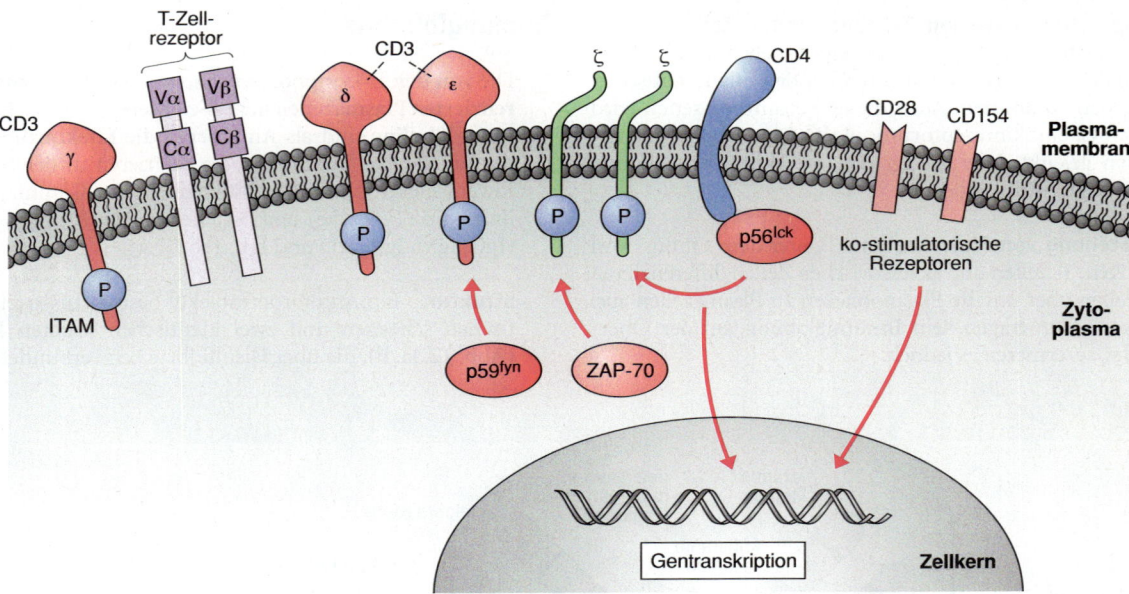

Abb. 12.2 Aktivierung von T-Zellen: Die Antigenrezeptoren von T-Zellen sind mit den Signaltransduktionsmolekülen CD3 und ζ assoziiert, die zytoplasmatische Aktivierungsmoleküle haben (ITAM = Immunoreceptor Tyrosine-Based Activation Motifs), die durch Proteinkinasen wie p56^{lck}, p59^{fyn} und ZAP-70 phosphoryliert werden. Initial wird auch p56^{lck} an den zytoplasmatischen Anteil von CD4 (bei Helferzellen) und CD8 (bei zytotoxischen Zellen) gebunden. Diese Aktivierungswege führen über verschiedene biochemische Schritte schließlich zur Transkription von Proliferations- und Differenzierungsgenen. Gleichzeitig müssen Signale der kostimulatorischen Rezeptoren CD28 und CD154 eintreffen, um den Lymphozyten zu aktivieren. Fehlen diese, kommt es zur Anergie oder Apoptose (modifiziert nach: Advances in Immunology, Figure 2, Vol. 343, Number 2).

stand sezernieren T-Lymphozyten verschiedene Zytokine, die die Immunantwort regulieren (Abb. 12.2).

Funktionen der T-Zell-Subpopulationen

! Aufgabe der antigenpräsentierenden Zellen ist es, den CD8-positiven T-Zellen endogene Proteine (z. B. Viren, Tumorantigene) und den CD4-positiven T-Zellen exogene Proteine (Bakterienantigene) anzubieten.

CD8-positive T-Zellen sind oft zytotoxisch (Cytotoxic T-Lymphocytes, CTL) und eliminieren infizierte Zellen. CD4-positive Zellen dagegen wirken vor allem immunmodulierend (T-Helfer-Zellen). Durch geeignete Signale (z. B. Zytokine, Adhäsionsmoleküle) werden T-Zellen aktiviert, die ihrerseits andere Immunzellen, z. B. B-Zellen, rekrutieren. Es gibt T-Helfer-Zell-Populationen, die sich durch verschiedene Immunantwortprofile und bestimmte Zytokinmuster charakterisieren lassen (s. u.).

Die T-Helfer-Zellen werden nach dem **Muster der sezernierten Zytokine in Th1 und Th2 eingeteilt** (s. u.). Klinische Beispiele für eine Th1-vermittelte Reaktion sind Lepra und organspezifische Autoimmunerkrankungen (z. B. Hashimoto-Thyreoiditis), für eine Th2-vermittelte Reaktion Typ-I-Allergien wie allergisches Asthma und atopische Dermatitis.

Migration reifer Lymphozyten Reife T-Zellen des Th1- oder Th2-Typs unterliegen unterschiedlichen Wanderungssignalen, indem sie unterschiedliche Chemokinrezeptoren exprimieren. So exprimieren **Th1-Zellen CCR5 und CXCR3**. T-Zellen mit diesen Markern werden vermehrt bei rheumatoider Arthritis und multipler Sklerose gefunden. Mutationen des CCR5-Gens scheinen eine verminderte Empfänglichkeit für rheumatoide Arthritis zu bedeuten.

Ein charakteristischer Chemokinrezeptor auf **Th2-Zellen ist CCR3**, der Eotoxinrezeptor. CCR3 wird auch auf Eosinophilen, Basophilen und Mastzellen exprimiert. Hierdurch können alle an allergischen Reaktionen beteiligten Leukozyten am Ort der Eotoxinproduktion akkumuliert werden. Auch die Wanderungen zytotoxischer CD8$^+$ Effektorzellen werden durch entzündliche Chemokine gelenkt. Gleichzeitig werden weitere Entzündungszellen wie Neutrophile und Monozyten rekrutiert.

B-Lymphozyten

Synonym: B-Zellen
Engl. Begriff: B-Cells, B-Lymphocytes

Oberflächenmarker von B-Lymphozyten Reife B-Lymphozyten tragen Immunglobulin (Ig) auf ihrer Zelloberfläche und lassen sich daher mit Antiseren gegen Immunglobulin nachweisen. Diese Ig tragenden Lymphozyten machen 5–15 % der Lymphozyten des peripheren Blutes aus. Die meisten B-Zellen tragen sowohl IgM als auch IgD, während IgG und IgA nur von wenigen peripheren B-Lymphozyten exprimiert werden. Außerdem exprimieren B-Zellen den Komplementrezeptor C2 und den Rezeptor für den Fc-Teil von IgG und Rezeptoren für das Epstein-Barr-Virus. B-Zellen können außerdem mit monoklonalen Antikörpern gegen eine Reihe von B-Zell-spezifischen Oberflächenantigenen (CD19, CD20, CD22, CD23) identifiziert werden.

Klinische Immunologie

Kooperation zwischen T-Zellen und B-Zellen Nach Antigenstimulation treffen T- und B-Zellen an den Rändern der B-Zell-Follikel in den sekundären lymphatischen Organen zusammen. Auch dieses Zusammentreffen wird durch Chemokinrezeptorproduktion von CD4⁺ T-Helfer-Zellen gelenkt. Hier erfolgt die Interaktion zur Bildung spezifischer Antikörper.

Entstehung von Plasmazellen Unter dem Einfluss von Antigen, T-Zellen und akzessorischen Zellen differenzieren B-Zellen über unreife Plasmoblasten zu Plasmazellen aus. Plasmazellen tragen kein Immunglobulin auf der Oberfläche, sezernieren es jedoch.

Immunglobuline

Die von den B-Lymphozyten und vor allem von **ausdifferenzierten Plasmazellen** in großen Mengen gebildeten **Immunglobuline** sind als **Antikörper die Effektormoleküle** der humoralen Immunität. Sie migrieren in der Serum-Eiweiß-Elektrophorese größtenteils in der Gammaglobulinfraktion (γ-Zacke) und bestehen aus fünf Hauptklassen (IgG, IgM, IgA, IgD und IgE, Tab. 12.1).

Struktur Ein Antikörpermolekül besteht aus zwei identischen schweren und zwei identischen leichten Ketten (Abb. 12.3a, b), die über Disulfidbrücken verbunden sind.

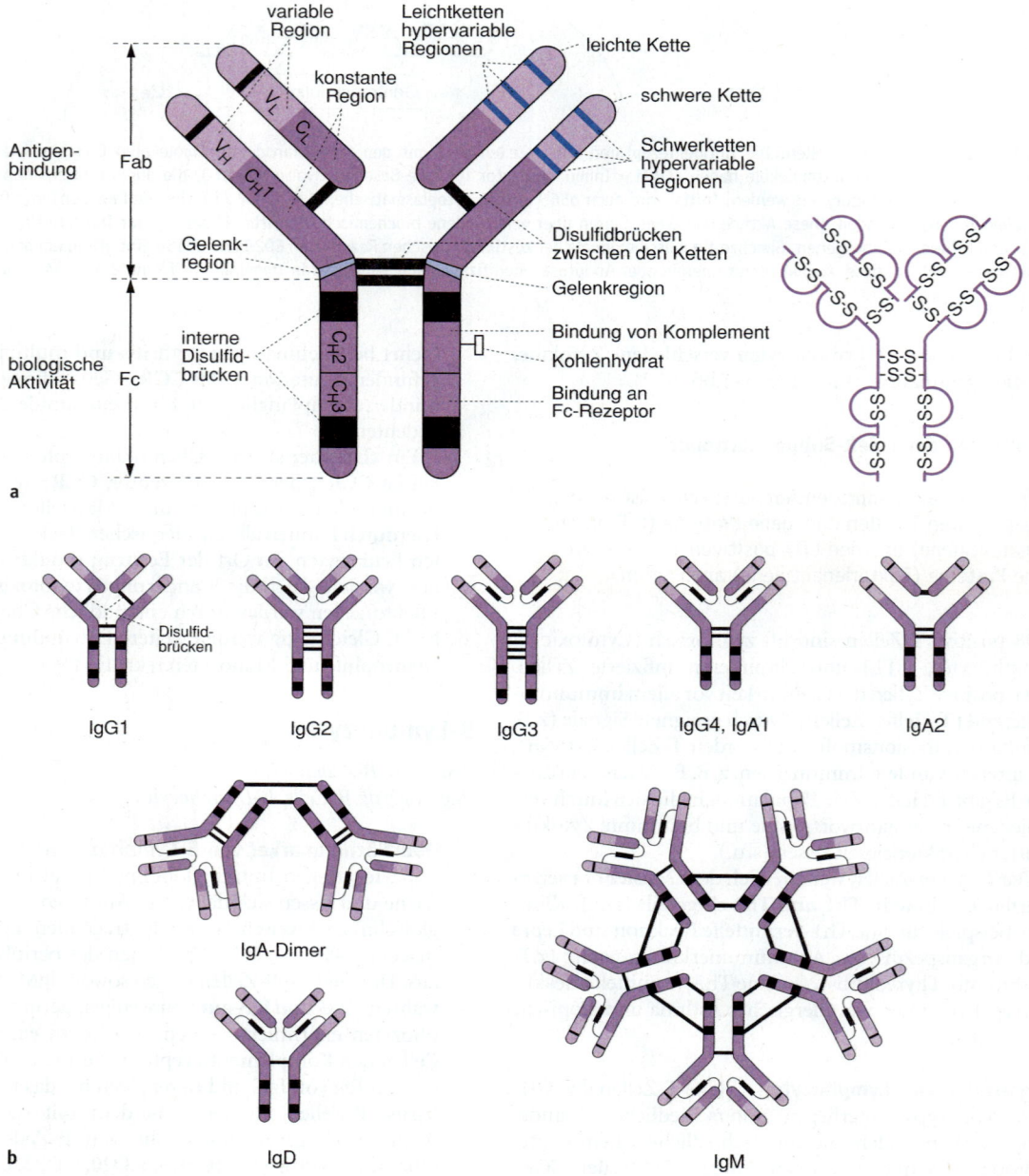

Abb. 12.3 Der Aufbau der einzelnen Immunglobuline.

12.2 Lymphatische Organe und immunkompetente Zellen

Tab. 12.1 Besonderheiten der einzelnen Immunglobulinklassen.

Klasse bzw. Subklasse	Anteil am Gesamt-Ig	Eigenschaften	Beispiele
IgG	75 %	Plazentagängig, vom Feten nicht gebildet, erscheint nach wiederholter Antigenstimulation	Opsonisierende (d. h. Mikroorganismen phagozytierbar machende) Antikörper, neutralisierende Antikörper (z. B. gegen Diphtherietoxin oder Viren)
IgG1	70 % des IgG	Vor allem gegen Proteinantigene und Viren	
IgG2	20 % des IgG	Vor allem gegen Polysaccharidantigene	
IgG3	6 % des IgG	Vor allem gegen Proteinantigene und Viren, stärkste Komplementaktivierung	
IgG4	4 % des IgG	Protrahierte Immunantworten	
IgA	15 %	Vorherrschend in Sekreten, Subklassen IgA1 und IgA2, kommt als Monomer und Dimer* vor, Aktivierung des alternativen Komplementwegs	
IgM	10 %	Pentamer, Bildung beim Feten, erstes Ig nach Antigenstimulation	Agglutinierende Antikörper
IgD	Spur	Früher Antigenrezeptor auf B-Zellen (?)	
IgE	< 0,005 %	Mastzelldegranulation	Allergie

* Dimeres IgA wird über einen Mukosa-Transport-Rezeptor von Drüsenepithelzellen aus dem Blut und der Lymphe aufgenommen und in das Sekret (z. B. Speichel, Tränenflüssigkeit) abgegeben. Während des Transports durch die Zelle wird der Mukosa-Transport-Rezeptor gespalten. Das durch Disulfidbrücken an die konstante Region gebundene verbleibende Stück wird als „sekretorisches Stück" bezeichnet. Es kennzeichnet das sekretorische IgA und macht das IgA-Molekül resistent gegen proteolytische Enzyme.

Jede **Proteinkette** ist aus **Strukturuntereinheiten**, den Domänen, aufgebaut, die im Bereich der konstanten (C-) Region am carboxyterminalen Ende sehr ähnliche Aminosäuresequenzen haben (C-Region), in den aminoterminalen Regionen jedoch stark variieren (variable oder V-Region). Die V-Regionen einer leichten und einer schweren Kette bilden die Bindungsstelle für ein Antigen. Durch charakteristische Unterschiede in den C-Regionen lassen sich zwei Typen von leichten Ketten (κ und λ) sowie fünf Klassen von schweren Ketten unterscheiden. Die Zugehörigkeit zu einer bestimmten Immunglobulinklasse wird durch die schweren Ketten bestimmt.

Beziehung zwischen Struktur und Aktivität Ein Immunglobulinmolekül kann durch proteolytische Enzyme in Fragmente gespalten werden. Bei Verdauung mit Papain entstehen zwei Fab-Teile und ein Fc-Teil (Abb. 12.4). Bei Behandlung mit Pepsin entstehen ein F(ab')2-Fragment und multiple Fc-Bruchstücke.

> ! Der Fc-Teil eines Antikörpermoleküls bestimmt seine biologischen Eigenschaften, d. h. seine Aktivität innerhalb der Immunreaktionen (Komplementbindung, Bindung an zelluläre Fc-Rezeptoren, Plazentagängigkeit).

Null-Zellen / NK-Zellen

Engl. Begriff: NK-Cells, Natural Killer Cells

Der überwiegende Teil der Null-Zellen sind NK-Zellen. Daneben findet sich unter den Null-Zellen auch noch ein geringer Teil myeloischer und lymphatischer Vorläuferzellen.

Immunphänotypisch sind NK-Zellen durch die Marker $CD16^+$, $CD2^+$, $CD56^+$ charakterisiert. Morphologisch sind sie als Lymphozyten mit großen Granula gekennzeichnet, sog. **LGL-Formen** (Large Granular Lymphocytes). Sie machen ca. 10 % der peripheren Blutlymphozyten aus und exprimieren keine spezifischen T-Zell-Rezeptoren. Sie können ohne vorherige Aktivierung oder Immunisierung fremde Zellen, Tumorzellen oder virusinfizierte Zellen töten. In vitro sind sie durch Abtötung bestimmter Tumorzelllinien charakterisiert.

Akzessorische Zellen

Engl. Begriff: Accessory Cells

Neben den bereits erwähnten follikulären dendritischen und interdigitierenden Retikulumzellen, die im Lymphknoten den B- bzw. T-Zellen Antigen präsentieren, zählen Monozyten, Makrophagen, Neutrophile, Eosinophile, Ba-

Klinische Immunologie

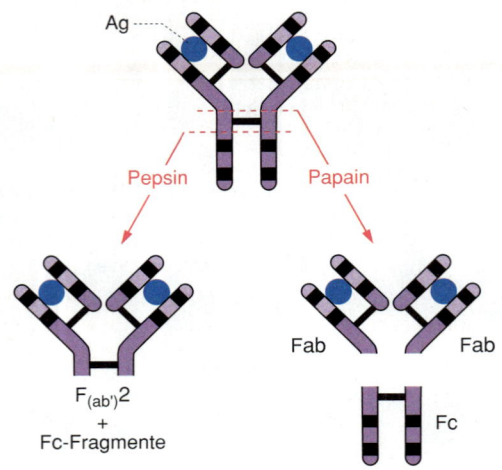

Abb. 12.4 Enzymatische Spaltung eines Immunglobulinmoleküls. Bei Behandlung mit Pepsin erhält man F$_{(ab')}$2- und Fc-Teil; bei Behandlung mit Papain erhält man F(ab)-Fragmente sowie Fc-Bruchstücke.

Phagozytierende Zellen Monozyten und Makrophagen können (als Effektorzellen) Mikroorganismen, maligne Zellen und Fremdkörper eliminieren. Zudem exprimieren sie Rezeptoren für den Fc-Teil von IgG1 und IgG3, die Komplementrezeptoren 1 und 3 und HLA-Klasse-II-Antigene. Außerdem besitzen sie Rezeptoren für bestimmte Zytokine und produzieren ein breites Spektrum von Zytokinen selbst, u. a. Interleukin-1 und Tumor-Nekrose-Faktor (Tab. 12.2). Die **Hauptaufgabe** der Neutrophilen besteht in der **Phagozytose** von Mikroorganismen. Daneben spielen sie aber auch über ihre Fc- und Komplementrezeptoren eine wichtige Rolle bei bestimmten, vor allem immunkomplexvermittelten Reaktionen. Die Aufnahme antikörperumhüllter Bakterien löst die Aktivierung und Freisetzung vieler bakterizider Agenzien aus (toxische Sauerstoffradikale und Stickoxide, pH-Wert-Erniedrigung, antimikrobielle Peptide, Enzyme und Kompetitoren). Einige dieser Substanzen sind toxisch, andere wie z. B. Laktoferrin wirken durch Aufnahme von essenziellen Nährstoffen, die die Bakterien für ihr Wachstum benötigen. Sie wirken nicht nur intrazellulär, sondern werden bei Interaktion der Phagozyten mit großen antikörperbehafteten Oberflächen ausgeschüttet (z. B. Parasiten); hierbei kann es auch zu einer Gewebeschädigung des Wirts kommen.

sophile und Mastzellen sowie Thrombozyten zu den akzessorischen Zellen des Immunsystems (s. Abb. 10.1, Schema der Hämatopoese).

Professionelle antigenpräsentierende Zellen B-Lymphozyten selbst, Makrophagen und dendritische Zellen werden auch als professionelle antigenpräsentierende Zellen (APZ) bezeichnet, da sie den T-Lymphozyten sowohl Antigen präsentieren als auch das kostimulierende Signal übermitteln, das für die T-Zell-Aktivierung erforderlich ist (s.a. Kap. 12.1).

Eosinophile Eosinophile können über ihren FCε-Rezeptor II eine **antikörpervermittelte zelluläre Zytotoxizität** ausüben. Man nimmt an, dass sie über diesen Mechanismus zur Abwehr gegen Parasiten beitragen. Außerdem exprimieren einige Eosinophile Rezeptoren für Fc und C3b. So können sie an Antigen-Antikörper-Komplexe binden oder an Organismen, die den alternativen Weg der Komplementaktivierung getriggert haben und deshalb mit

Tab. 12.2 Zytokine und andere Immunmodulatoren (ohne hämatopoetische Wachstumsfaktoren).

Immunmodulator	Synonym	Ursprung	Zielzelle	Wirkung
Interleukin-1	BCDF	Monozyten, MØ, DC, Astrozyten, NK-Zellen, EC, B-Zellen, Fibroblasten	T-Zellen, B-Zellen, EC, Leber, Knochen	Aktivierung, Entzündungsförderung
Interleukin-2	TCGF	T-Zellen (Th1)	T-Zellen, MØ, NK-Zellen, B-Zellen, Monozyten, Oligodendrozyten	Aktivierung, Wachstum
Interleukin-3	Multi-CSF	T-Zellen, Monozyten NK-Zellen, Endothelien	Hämatopoetische Zellen Keratinozyten	Wachstum
Interleukin-4	BCGF-1 BCSF-1	T-Zellen (Th2) Mastzellen Basophile, Eosinophile	B-Zellen T-Zellen Makrophagen	Switching, Aktivierung TNF-Inhibition Zytokininhibition Zytotoxizitätserhöhung
Interleukin-5	BCGF-2	T-Zellen (Th2)	Eosinophile	IL-2-Rezeptor-Expression Wachstum, Differenzierung
Interleukin-6	BSF-2 Hybridoma-GF	T-, B-Zellen Monozyten Fibroblasten Endothelien	B-Zellen Makrophagen T-Zellen Hepatozyten	Differenzierung, Aktivierung Stimulation Aktivierung, Differenzierung Aktue-Phase-Protein-Stimulierung

12.2 Lymphatische Organe und immunkompetente Zellen

Tab. 12.2 *Fortsetzung*

Immunmodulator	Synonym	Ursprung	Zielzelle	Wirkung
Interleukin-7	Lymphopoetin	Stromazellen KM, Thymus, Milz	Prä-B-Zellen, Prä-T-Zellen	Proliferation + Reifung
Interleukin-8 s. Chemokine	Chemotaxis-F	T-Zellen, Knochenmark, Keratinozyten	Neutrophile, T-Zellen, Epidermis	Chemotaxis, Aktivierung, Chemotaxis, Mitogen (Psoriasis)
Interleukin-9	TCGF-3, Mastzell-GF	T-Zellen (Th2)	T-Zellen, Mastzellen	Wachstumsfaktor, Wachstumsfaktor
Interleukin-10	CSIF	T-Zellen (Th0/Th2), Monozyten, DC, MØ	T-Zellen (Th1), B-Zellen, Mastzellen, Thymozyten, NK	Zytokininhibition, Wachstum, Zytokininhibition, Proliferation
Interleukin-11		Stromazellen, KM, Fibroblasten	B-Zellen, Plasmazellen, Adipozyten	Wachstumsfaktor, Adipozyteninhibition
Interleukin-12	CLMF, NKSF	B-Zellen, DC, MØ	CTL, NK-Zellen, Th1-Zellen	Differenzierung, Aktivierung
Interleukin-13	P600	aktivierte T-Zellen	B-Zellen, Monozyten	B-Zell-Proliferation + Differenzierung, IgE-Sekretion
Interleukin-14	HMW-BCGF	T-Zellen, B-Zellen	Aktivierte B-Zellen	stimuliert Proliferation von aktivierten B-Zellen, hemmt Immunglobulinsynthese
Interleukin-15		TBMC, Plazenta, Skelettmuskulatur, Niere, Lunge, Herz	T-Zellen, lymphokinaktivierte Killer-Zellen	T-Zell-Wachstumsfaktor
Interleukin-16	LCF	CD8$^+$ T-Zellen	Eosinophile Granulozyten, CD4$^+$ T-Zellen, Monozyten	Chemotaxis
Interleukin-17	CTLA-8	CD4$^+$ T-Zellen	Stromazellen, Fibroblasten	Proinflammatorische Wirkung wie TNF oder Lymphotoxin
Interleukin-18	IGIF	Kupferzellen, Keratinozyten, Osteoklasten	T-Zellen, NK-Zellen	Induktion von IFN-γ
Interferon-α		Virusinfizierte Zellen, Lymphozyten, Monozyten, MØ	Multiple	Antiviral, antiproliferativ, MHC-I-Induktion
Interferon-β		Virusinfizierte Zellen	Multiple	Ähnlich Interferon-α
Interferon-γ		Th1-Zellen + NK-Zellen	B-Zellen, T-Zellen, Makrophagen, NK-Zellen, Granulozyten	Proliferation, Zytokininduktion, Aktivierung, Zytokininduktion, Aktivierung, Phagozytoseaktivierung
TNFα	Kachektin	Makrophagen, T-Zellen, NK-Zellen, B-Zellen	hämatopoet. Zellen, Endothel, Tumorzellen, Neutrophile, Makrophagen	Suppression, Adhäsion, Zytotoxizität, Adhäsion, Migration, Phagozytose
TNFβ	Lymphotoxin	Aktivierte T-Zellen + B-Zellen	Ähnlich TNFα	Ähnlich TNFα

MØ Makrophagen; **DC** dendritische Zellen; **KM** Knochenmark; **EC** Endothelzellen

Klinische Immunologie

C3b beladen sind. Daneben werden Eosinophile durch den Eosinophilen-Chemotaxis-Faktor aktiviert, der von IgE-beladenen Mastzellen freigesetzt wird.

Basophile und Mastzellen Basophile und Mastzellen **haben ähnliche Funktionen,** obwohl sie von unterschiedlichen Vorläuferzellen abstammen. Sie tragen Fc-Rezeptoren für IgE und IgG, Mastzellen zusätzlich für C3b. Die Kombination von Antigen und IgE triggert die Degranulierungsreaktion von Mastzellen. Dabei werden Mediatoren freigesetzt, die an der **Überempfindlichkeitsreaktion vom Soforttyp** beteiligt sind. Basophile haben eine Bedeutung bei der **zellvermittelten Immunreaktion vom verzögerten Typ,** z. B. bei Kontaktekzem, Hauttransplantat- und Tumorabstoßung und Überempfindlichkeitsreaktion gegen bestimmte Mikroorganismen.

Thrombozyten Neben ihrer Hauptaufgabe bei der Blutgerinnung sind Thrombozyten an sekundären Immunphänomenen beteiligt. Sie besitzen Fc-Rezeptoren für IgG und IgE und Rezeptoren für HLA-Klasse-I-Antigene. Nach Thrombozytenadhäsion kommt es zur Freisetzung verschiedener komplementaktivierender Faktoren.

12.3 Das Komplementsystem

Das Komplementsystem setzt sich aus mehr als 30 Proteinen im Plasma und auf Zelloberflächen zusammen. Es ist der wirksamste humorale Effektormechanismus der immunologischen Entzündungsreaktion und hat eine entscheidende Bedeutung bei der natürlichen und erworbenen Abwehr gegen Infektionen und Gewebsschädigung.

> **!** Aktivierte Komplementkomponenten bewirken die Freisetzung von Mediatoren aus Mastzellen, erhöhen die Gefäßpermeabilität, bewirken die Kontraktion glatter Muskelzellen und induzieren die Chemotaxis von Neutrophilen, mononukleären Zellen und Eosinophilen sowie die Phagozytose.

Außerdem sind Komplementfaktoren an der Elimination von Immunkomplexen aus dem Plasma, der Lyse von Zellmembranen, der Neutralisierung von Viren und der Abtötung bestimmter Bakterien beteiligt. Die Gesamtmenge an Komplement im Serum wird durch seine hämolytische Aktivität gemessen.

Komplementaktivierungswege

Die Aktivierung des Komplementsystems kann über den klassischen, den alternativen oder den zuletzt entdeckten sog. Lektinweg erfolgen (Abb. 12.5). Auf allen Wegen kommt es über eine Kaskade begrenzter proteolytischer Reaktionen letztlich zur Aktivierung von C3, das durch nachfolgende Anlagerung weiterer Komponenten und Bildung eines membrangebundenen Komplexes die Zelllyse induziert. Dennoch haben alle Wege ihre besondere Rolle beim Schutz gegen Autoimmunerkrankungen und Infektionen. Patienten mit genetischen Defekten im klassischen Weg erkranken vor allem an Immunkomplexerkrankungen, während Defekte im alternativen Weg und im Lektinweg zu bakteriellen Infekten prädisponieren.

Nomenklatur im Komplementsystem Die Komponenten des klassischen Weges werden mit C1–C9 bezeichnet, die Komponenten des alternativen (Properdin-)Weges mit den Buchstaben P (Properdin), B und D. Spaltprodukte erhalten ein Suffix, bestehend aus einem Kleinbuchstaben (z. B. C3a und C3b).

Kontrollfaktoren der Komplementaktivierung Da übermäßige Komplementaktivität zu Gewebsschädigung führen kann, unterliegt das Komplementsystem **verschiedenen Kontrollmechanismen.** Hierzu gehören die Kurzlebigkeit der Enzyme, die C3 und C5 aktivieren (C3- und C5-Konvertase), sowie verschiedene inhibitorische Proteine. Der C1-Esterase-Inhibitor (C1INH) ist ein Serumprotein, das durch Bindung die Aktivität des aktivierten C1r bzw. C1s kontrolliert, während das C4-bindende Protein (C4-bp) die C3-Konvertase (= C4b2a) durch Bindung von C4b inaktiviert. Die Faktoren I (C3bINH) und H (β1H) inaktivieren aktiviertes C3 und kontrollieren dadurch den terminalen Aktivierungsschritt. Das S-Protein oder Vitronektin bindet an C5b6-Komplexe und verhindert damit deren Anlagerung an die Membran. Neben den löslichen Proteinen haben auch membranständige Proteine Regulatorfunktionen für das Komplementsystem: z. B. das MCP (Membrane Cofactor Protein), der C3-Rezeptor (CR1) und der DAF (Decay Accelerating Factor = CD55).

> **!** Beispiele für Krankheiten, die mit Fehlfunktionen dieser Proteine assoziiert sind, sind das angioneurotische Ödem durch C1-Esterase-Inhibitor-Mangel und die paroxysmale nächtliche Hämoglobinurie, bei der es u. a. durch Defekte des DAF auf Erythrozyten zur unkontrollierten Komplementaktivierung und Hämolyse kommen kann.

Auslöser der Komplementkaskade Beim klassischen Weg findet die Komplementaktivierung über Antigen bindendes IgM oder IgG1–3 statt. Da zur Bindung von C1 zwei Fc-Teile Voraussetzung sind, ist das Pentamer IgM ein wesentlich effizienterer Komplementaktivator als IgG. Die Aktivierung von C3 über den **alternativen** Weg kann durch Inkubation frischen Serums mit einer Reihe von Bakterien, Hefen, Parasiten, infizierten Zellen oder unlöslichen Immunkomplexen erfolgen. Da dieser Weg antikörperunabhängig ist, wird ihm eine wichtige Rolle bei der unspezifischen Abwehr gegen Infekte zugeschrieben. Die Aktivierung des Lektinwegs als Komplementaktivierungsweg des unspezifischen Immunsystems erfolgt über die Bindung des Mannan bindenden Lektins, das als Akute-Phase-Protein in der Leber gebildet wird, an Mannose in Bakterienzellwänden (s. Abb. 12.5a, b).

Biologische Funktion des Komplementsystems Spaltprodukte des Komplementsystems haben als Entzündungsmediatoren eine große Bedeutung. Am wichtigsten

12.3 Das Komplementsystem

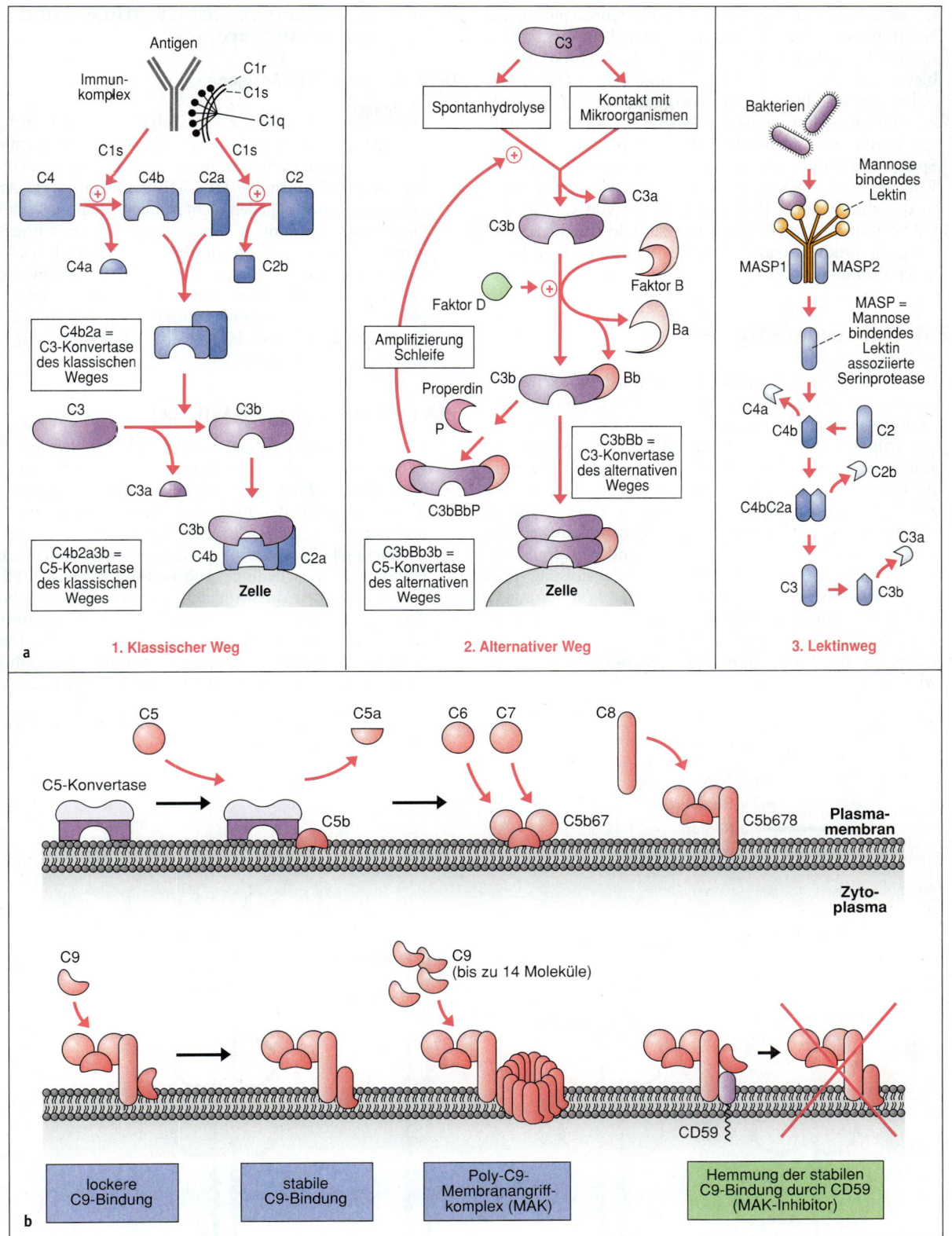

Abb. 12.5 Die drei Aktivierungswege für Komplement (a) und die gemeinsame Endstrecke der Komplementaktivierung (b), die zur Lyse führt (modifiziert nach: Burmester/Pezzuto, Taschenatlas der Immunologie, Thieme, und Medzhitov/Janeway, N Engl J Med 2000).

Klinische Immunologie

ist das C5a, das an spezifische Oberflächenrezeptoren auf Neutrophilen, Monozyten und anderen Leukozyten bindet, sie aktiviert und zur Migration in das Entzündungsgebiet veranlasst. C5a und C3a stimulieren Gewebsmastzellen zur Ausschüttung von Histamin und anderen Entzündungsmediatoren, die eine Migration von Neutrophilen durch die Gefäßendothelien stimulieren. C3e, ein Spaltprodukt des C3b, mobilisiert Neutrophile aus dem Knochenmark und aus den Gefäßwänden (Marginalpools) in das zirkulierende Blut. Die Bindung von C3b an die CR1-Rezeptoren auf B-Zellen induziert deren Differenzierung, die Bindung von C3d an C2-Rezeptoren beeinflusst deren Proliferation.

12.4 Immungenetik

Die Immungenetik beschäftigt sich mit den genetischen Grundlagen der Immunantworten. Das erste immungenetische System war das von Karl Landsteiner definierte AB0-Blutgruppensystem. Am bedeutendsten ist das System des Haupthistokompatibilitätskomplexes (Major Histocompatibility Complex = MHC), da von ihm letztlich fast alle zellulären Interaktionen des adaptiven Immunsystems abhängen. Die Erforschung seiner Polymorphismen ist von Bedeutung für die Entwicklung und Antigenerkennung durch T-Zellen, die Transplantatabstoßung und die Prädisposition für immunologische Erkrankungen. Schließlich sind für die klonale Entwicklung der B- und T-Lymphozyten charakteristische Veränderungen ihres Genoms für die Ausprägung ihrer Oberflächenrezeptoren wichtig.

12.4.1 Histokompatibilitätsantigene und Immunantwortgene

Definition HLA/MHC-Antigene

Die Moleküle („Antigene") des MHC wurden ursprünglich durch Transplantationsexperimente bei Inzuchtstämmen von Mäusen definiert. **Beim Menschen werden Histokompatibilitätsantigene HLA (Human Leukocyte Antigens) genannt.** Sie spielen nicht nur eine wichtige Rolle bei Organtransplantationen, sondern auch bei der Antigenerkennung und Vermittlung der Immunantwort. Jedes Individuum hat zwei Haplotypen des HLA, d. h. auf den beiden Chromosomen 6 je einen von jedem Elternteil. Jeder Haplotyp besteht aus einem besonderen Satz von Antigenen, die durch die Genloci HLA-A, HLA-B, HLA-C, HLA-D und andere definiert werden.

HLA der Klasse I (Klasse-I-Antigene)

HLA der Klasse I (Klasse-I-Antigene) bestehen aus zwei Ketten (Abb. 12.6), einer schweren Kette und einer leichten Kette, dem β_2-Mikroglobulin. Beim Menschen werden die schweren Ketten der Klasse-I-Antigene durch Gene der drei Loci HLA-A, HLA-B und HLA-C kodiert. Für jeden Genlocus gibt es zahlreiche Allele, was einen beträchtlichen Polymorphismus bedingt. Die meisten Allele des HLA-Systems wurden ursprünglich serologisch oder durch Analyse des Restriktionsfragmentlängenpolymorphismus (RFLP) identifiziert. Bei dieser Methode werden DNA-Fragmente nach enzymatischer Verdauung elektrophoretisch aufgetrennt. Seit einigen Jahren werden HLA auch

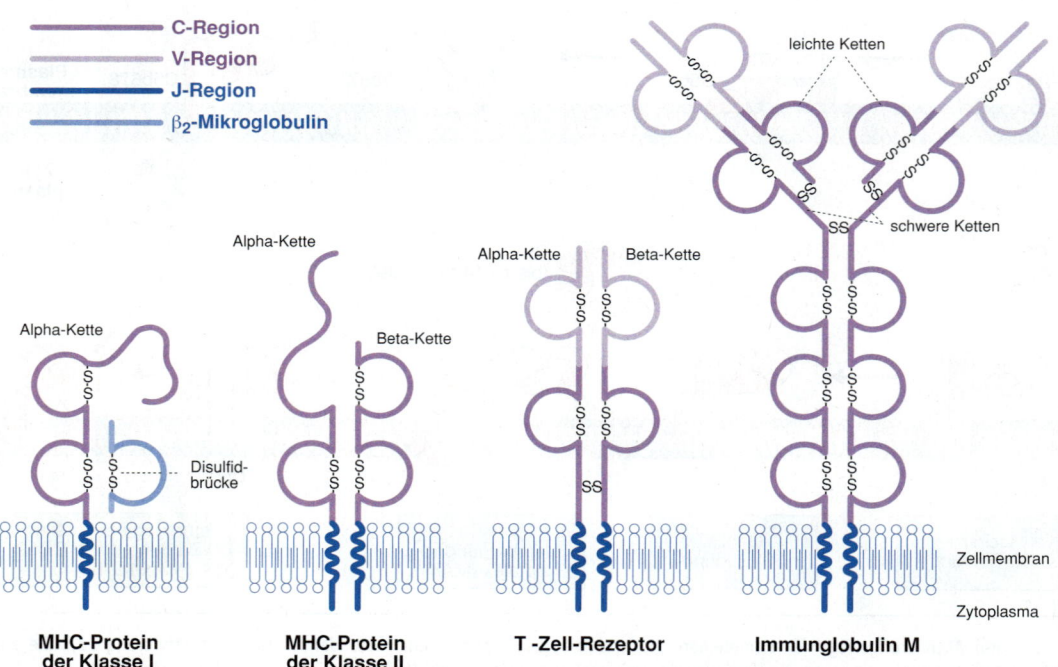

Abb. 12.6 Die Immunglobulingen-Superfamilie: Die Antigenerkennungsstrukturen des Immunsystems zeigen alle einen ähnlichen Aufbau. In dieser Abbildung sind die HLA-Klasse-I-Moleküle und -Klasse-II-Moleküle, der T-Zell-Rezeptor sowie das Immunglobulinmolekül gezeigt, weitere Adhäsionsmoleküle (s. Abb. 12.8) haben eine ähnliche Struktur mit je zwei Ketten, die sich in Untereinheiten, die sog. Domänen, gliedern.

durch PCR nachgewiesen. Klasse-I-Antigene werden von allen menschlichen Zellen außer Erythrozyten und Trophoblasten exprimiert.

HLA der Klasse II (Klasse-II-Antigene)

Klasse-II-Antigene enthalten zwei glykosylierte Polypeptidketten, die beide einen transmembranösen Anteil haben (s. Abb. 12.5). Sie werden kodiert durch die HLA-D-Region, die zumindest drei Subregionen enthält (HLA-DP, HLA-DQ, HLA-DR). Klasse-II-Antigene werden besonders von B-Zellen, Monozyten, dendritischen Zellen und aktivierten T-Zellen exprimiert. Allerdings können andere Zellen unter bestimmten Umständen (z.B. bei Entzündung) ebenfalls Klasse-II-Antigene exprimieren (s.a. Autoimmunität).

Immunantwortgene

Primär wurden bei Mäusen autosomal-dominant vererbte Immunantwort- und Immunsuppressionsgene definiert. Vieles spricht dafür, dass beim Menschen Immunantwortgene mit dem MHC-Locus assoziiert sind und dass z.T. MHC-Klasse-II-Antigene die Genprodukte sowohl für Immunantwort- als auch für Immunsuppressionsgene sind. Beispielsweise liegen die mit der Immunantwort assoziierten Gene für Komplementfaktoren und TNFα ebenfalls auf Chromosom 6. Weitere für die Immunantwort wichtige Gene finden sich auf dem X-Chromosom, Chromosom 2 und Chromosom 11 (s. Kap. 12.7).

12.4.2 Diversifizierung der Immunantwort

B-Zell-Rearrangement

Synonym: Immunglobulingen-Umlagerung
Engl. Begriff: B-Cell Rearrangement

Keimbahngene und somatische Rekombination In der Keimbahn, d.h. der genetischen Ausstattung der Keimzellen, sind die für die Immunglobuline kodierenden Gene in weit auseinander liegenden Gruppen von DNA-Segmenten lokalisiert, die für die unterschiedlichen Regionen (V-Region, D-Region, J-Region, C-Region) der schweren und leichten Ketten kodieren. In der B-Zelle kommt es im Verlauf ihrer Entwicklung zu einer somatischen Rekombination, d.h. zur Umlagerung dieser Gene (Gen-Rearrangement) mit dem Ergebnis eines zusammenhängenden DNA-Abschnitts, der für eine Kette mit einer bestimmten Spezifität kodiert (Abb. 12.7).

Variabilität des Antikörperrepertoires Die große Vielfalt der Antikörperspezifitäten (das „Antikörperrepertoire") ergibt sich aus den zahlreichen Rekombinationsmöglichkeiten bei der Umlagerung der Immunglobulingene. Weitere Variabilität wird durch die Kombination einer schweren Kette mit einer Leichtkette erreicht. Somatische Mutationen in den Genen für die variablen Regionen sorgen für zusätzliche Vielfalt. Diese Mutationen werden durch Antigenkontakt begünstigt und führen zu einer höheren Affinität des Antikörpers für das Antigen („Reifung" der Immunantwort).

Klonalitätsanalyse Liegt ein klonales Wachstum vor, z.B. bei einem malignen B-Zell-Lymphom, so lässt sich eine klonale Umlagerung der Immunglobulingene mit molekularbiologischen Methoden (z.B. Southern-Blot oder Polymerase-Kettenreaktion) nachweisen. Klinisch ist dies bei der Differentialdiagnose zwischen reaktiven Lymphknotenveränderungen und malignen Lymphomen von Bedeutung.

Differentialdiagnose	Maßnahme zum Ausschluss
Lymphom	Histologie: ausschließlich κ- oder λ-Ketten in der Immunhistologie = Leichtkettenrestriktion Immunglobulingen-Polymerase-Kettenreaktion: monoklonale Bande
Lymphadenitis bei chronischer Entzündung	Histologie: Färbung auf κ- und λ-Ketten, beide Ketten vorhanden Immunglobulingen-Polymerase-Kettenreaktion: polyklonales Muster

T-Zell-Rezeptor (TZR)

Engl. Begriff: T-Cell Receptor (TCR)

Struktur des TZR Der TZR bindet das Antigen über zwei unterschiedliche Polypeptidketten, die ähnlich dem Immunglobulinmolekül aus konstanten und variablen Regionen aufgebaut sind. Der TZR der meisten T-Zellen besteht aus je einer α- und β-Kette. Anstelle der α- und β-Ketten haben manche T-Zellen je eine γ- und δ-Kette (γδ-T-Zellen), denen wahrscheinlich eine besondere Bedeutung bei Autoimmunerkrankungen zukommt. Der Aufbau der Gene, die für den T-Zell-Rezeptor kodieren, entspricht dem der Immunglobuline. Die Gene für T-Zell-Rezeptor-α- und -β- bzw. -γ- und -δ-Ketten setzen sich aus Segmenten zusammen (V-, J-, C- und z.T. D-Gene), die im Verlauf der T-Zell-Entwicklung somatisch rekombiniert werden. Ähnlich wie bei den malignen B-Zell-Lymphomen kann auch beim malignen T-Zell-Lymphom in einem befallenen Lymphknoten molekularbiologisch ein klonales Rearrangement der TZR-Gene nachgewiesen werden. Die beiden Ketten des TZR sind eng mit dem CD3-Molekül verbunden, das aus sechs Polypeptidketten aufgebaut ist (je eine γ- und eine δ-Kette mit zwei ε-Ketten und einem ζ-Ketten-Homodimer (nicht zu verwechseln mit den Ketten des TZR!).

Funktion des TZR TZR und CD3-Molekül bilden zusammen den T-Zell-Rezeptor-CD3-Komplex (TCR/CD3; Abb. 12.8). Dieser aggregiert nach Antigenerkennung über die Ketten des TZR mit dem CD4-Molekül (bei Helfer-T-Zellen) bzw. dem CD8-Molekül auf der Oberfläche der T-Zelle und übermittelt dann ein Signal in das Innere der T-Zelle.

HLA-Restriktion Der TZR kann (als Antigenrezeptor auf den T-Zellen) Antigen nur erkennen, wenn es ihm von

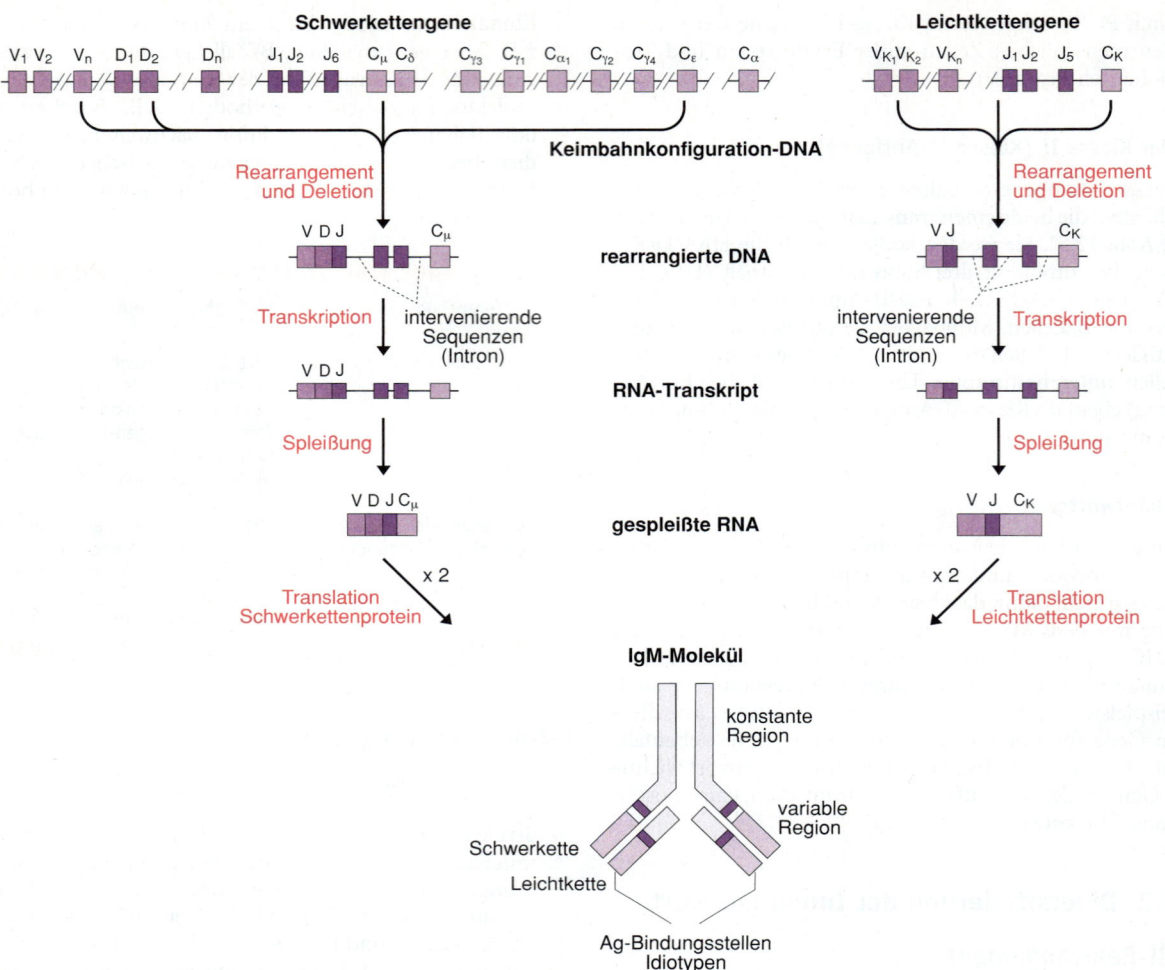

Abb. 12.7 In der Keimbahn, d. h. der genetischen Ausstattung der Keimzellen, werden die Immunglobuline durch mehrere Gensegmente kodiert. Jedes Gensegment ist mehrfach vorhanden: Es gibt ca. 50 V_H-Gensegmente, d. h. Gene für die variable Region der Schwerkette (= Heavy Chain), mindestens 20 D-Segmente (= Diversity Segment), das sind kleine Segmente der variablen Region der Schwerkette, von denen eines mit einem V_H-Segment kombiniert wird, und sechs J_H-Segmente (= Joining Segment), von denen eines mit einem V_HD-Segment kombiniert wird. Die Umlagerung (= Rearrangement) dieser Gensegmente auf dem Chromosom 14 erfolgt während der B-Zell-Entwicklung. Ein entsprechender Prozess findet für die hier gezeigte Kappa(κ)-Leichtkette auf dem Chromosom 2 statt. Eine κ-Leichtkette wird von einem von ca. 70 V_L-Genen in Kombination mit einem von fünf Jκ-Segmenten kodiert. In dem Prozess der Transkription wird das V-Segment mit dem Gensegment für die konstante Region (= C-Segment) in RNA umgeschrieben. Auf RNA-Ebene wird das V-Segment durch Spleißen mit dem C-Segment zusammengebracht. Diese gespleißte RNA wird in eine Kette von Aminosäuren übersetzt. Durch Assoziation von zwei μ-Schwerketten und zwei κ-Leichtketten entsteht ein monomeres IgM-Molekül. Die Antikörperbindungsstellen werden durch die V-Regionen determiniert. Bestimmte Idiotypen (= antigene Determinanten auf den Antigenbindungsstellen) charakterisieren bestimmte Keimbahngene.

einer antigenpräsentierenden Zelle auf einem autologen bzw. HLA-identischen Molekül präsentiert wird. Im Gegensatz dazu können die Antigenrezeptoren (Immunglobulinmoleküle) auf B-Zellen Antigene in freier Form erkennen. Einer CD4+ T-Helfer-Zelle muss also das Antigen von einer APZ auf einem HLA-Klasse-II-Molekül, einer CD8+ T-Suppressor-/zytotoxischen Zelle auf einem HLA-Klasse-I-Molekül präsentiert werden. Dieses Phänomen wird als HLA-Restriktion bezeichnet.

12.5 Regulationsmechanismen des Immunsystems

Prinzipielle Funktion des adaptiven Immunsystems

Während der gesamten Lebensspanne setzt sich das Immunsystem mit einer Vielzahl antigener Substanzen auseinander. Hierbei kommt es ständig zur Aktivierung von T- und B-Zellen, Makrophagen und antigenpräsentierenden Zellen.

12.5 Regulationsmechanismen des Immunsystems

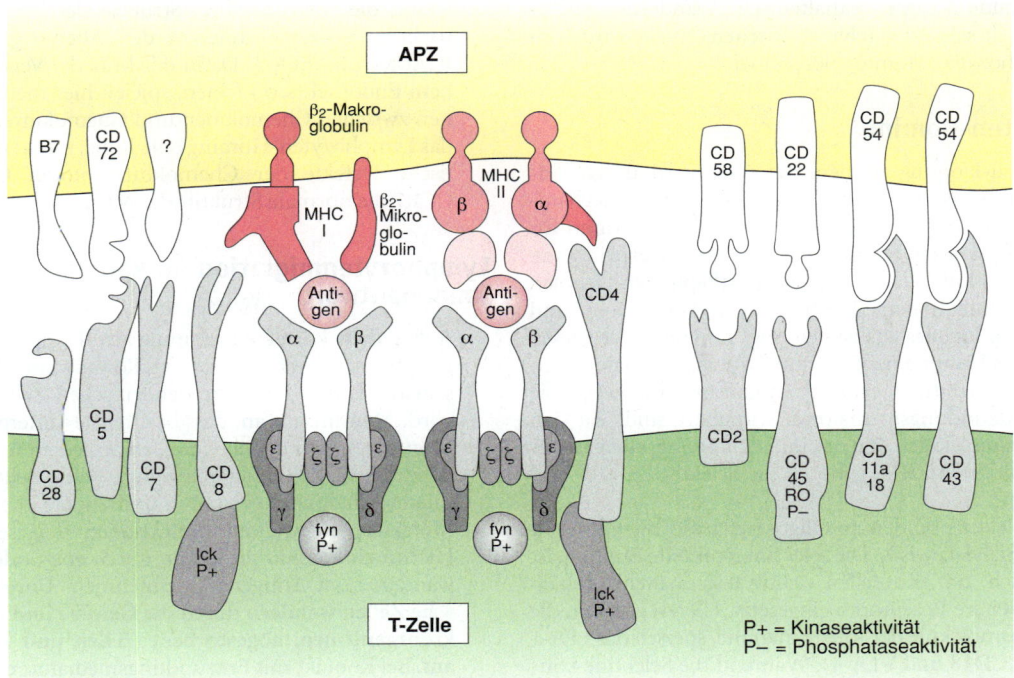

Abb. 12.8 Die Aktivierung einer T-Zelle durch eine antigenpräsentierende Zelle (APZ). Am Beginn der Aktivierung steht ein zunächst noch loser Kontakt zwischen APZ und T-Zelle, der durch weit aus der Membran herausragende Adhäsionsmoleküle (CD11a/CD18 mit CD54 = ICAM-1; CD43 mit CD54; CD45RO mit CD22) hergestellt wird und dann über weitere Adhäsionsmolekülpaare (CD2 mit CD58, CD5 mit CD72, CD28 mit B7) zu einem engen Kontakt führt. Dadurch kann die T-Zelle über ihren TZR mit dem Antigen auf dem MHC-Molekül der APZ in Verbindung treten. Gleichzeitig kommt es zur lokalen Aggregation des TZR/CD3-Komplexes mit dem CD4-Molekül auf der Oberfläche der Helfer-T-Zelle bzw. mit dem CD8-Molekül auf der Oberfläche der Suppressor-/zytotoxischen T-Zelle. CD4 bildet ein Adhäsionsmolekülpaar mit MHC-II-Molekülen, CD8 mit MHC-I-Molekülen. Sind diese Bedingungen erfüllt, so führt die Bindung des Antigens auf dem TZR über den TZR/CD3-Komplex zur Signalübermittlung in den Kern der T-Zelle, die dadurch aktiviert wird. An der Signalübermittlung sind u.a. Protoonkogenprodukte wie z.B. lck, fyn beteiligt, die Kinase(P+)- oder Phosphatase(P−)-Aktivität haben. Die Aktivierung der T-Zelle äußert sich in Proliferation, Lymphokinproduktion und Zytotoxizität.

> **!** Entscheidend für die Funktion des Immunsystems ist, dass die Aktivierung und Proliferation immunkompetenter Zellen einer strengen Überwachung unterliegen, die eine Selektion der effektivsten Abwehrzellen bewirkt.

Dies geschieht durch antigenabhängige Proliferation hochspezifischer Zellen und durch Elimination nicht effektiver Zellen mit unzureichender Spezifität. Nach erfolgreicher Immunabwehr wird die Expansion der spezifischen Immunzellen beendet. Lediglich ein kleiner Pool von Lymphozyten mit Gedächtnisfunktion verbleibt, um einer nochmaligen Exposition mit dem fremden Antigen erneut und schneller entgegenzuwirken.

Interaktionen von immunkompetenten Zellen

In den lymphatischen Organen oder auch an Orten der Entzündung kommt es zu einer komplexen Interaktion zwischen Antigen (z.B. infizierte oder transformierte Zellen) und Immunzellen. Im Zentrum der spezifischen Immunantwort steht die T-Zelle, die nach Kontakt mit antigenpräsentierenden Zellen aktiviert wird und die Immunantwort durch stimulierende oder suppressive Signale an andere Zellen steuert. In den Keimzentren der sekundären lymphatischen Gewebe (Lymphknoten und Milz) kommt es zu einer Vielzahl von Zellteilungen und genetischen Veränderungen in den Lymphozyten. Hierdurch entstehen in der Mehrzahl nutzlose, wenig spezifische Lymphozyten, die durch Apoptose (programmierter Zelltod) eliminiert werden. **Resultat** ist jedoch eine Lymphozytenpopulation, die eine hochspezifische und affine Immunantwort auf das Pathogen bzw. auslösende Antigen vermittelt. Direkte Zell-Zell-Kontakte über Adhäsionsmoleküle, Zytokinrezeptoren und Zytokine regulieren die Aktivierung, Differenzierung und Apoptose der Immunzellen. Eine Störung der Regulationsmechanismen führt zum Verlust der Homöostase zwischen den Effektorzellen und potentiell zur chronischen Entzündung, Autoimmunerkrankung oder ungebremsten Proliferation (z.B. Lymphomentstehung).

Zielgerichtete Migration von Lymphozyten

Am Anfang der Immunantwort steht die naive T-Zelle (d.h. die aus dem Knochenmark gekommene, im Thymus selektionierte T-Zelle, die noch keinen Kontakt mit einem Fremdantigen gehabt hat), die ein Antigen im Körper aufspüren und als fremd erkennen muss. Diese Funktion wird durch die follikulären dendritischen Zellen in den sekundären lymphatischen Organen erfüllt, die jedes im Körper

Klinische Immunologie

auftauchende Antigen festhalten. Die Wanderung der T-Zellen in die sekundären lymphatischen Organe wird auch als Lymphozyten-Homing bezeichnet.

Lymphozyten-Homing

Das T-Zell-Homing in den Geweben wird durch Adhäsionsmoleküle kontrolliert, die nicht nur als mechanischer Anker, sondern auch als Erkennungsstrukturen für die T-Lymphozyten fungieren. Beispielsweise exprimieren spezielle Endothelzellen, die die postkapillären Venolen (Venolen mit hohem Epithel) in Lymphknoten und Peyer'schen Plaques auskleiden, sog. Adressine. Sie unterstützen das Homing naiver Lymphozyten. Normale Endothelzellen vermitteln Leukozytenbindung nur, wenn sie durch Entzündungsmediatoren stimuliert sind. Zu den Adhäsionsmolekülen, die das initiale Entlangrollen an der Gefäßwand vermitteln, gehören die Selektine (L-, P- und E-Selektin).

Alle Selektine binden an Oligosaccharide, die verwandt sind mit Sialyl-Lewis X. Die selektinvermittelte Bindung ist zu schwach, um die Zellen richtig festzuhalten; deshalb werden weitere Rezeptoren eingesetzt. Hierzu gehören die Adhäsionsmoleküle der Integrinfamilie, speziell das LFA-1 (CD11A, CD18 und VLA-4). Während die Selektine konstitutiv exprimiert werden, müssen die Integrine aktiviert werden. Dies geschieht durch Signale von Chemokinen auf Endothelzellen. Außer den Integrinen für festere Wechselwirkungen zwischen Zellen gibt es weitere Adhäsionsmoleküle, die aufgrund ihrer Struktur der Immunglobulinsuperfamilie zugerechnet werden. Hierzu gehören CD2, ICAM-1 und LFA-3. Da in der Milz die Venolen mit hohem Endothel (s. o.) fehlen, spielen hier mehr Interaktionen zwischen Chemokinen und Chemokinrezeptoren für das Lymphozyten-Homing eine Rolle; z. B. zerstören genetische Defekte der Chemokinrezeptoren CXCR5 und CCR7 die normale Struktur der Milz.

Lymphozytenmigration im Rahmen einer Immunantwort

Außer dem korrekten Homing der Lymphozyten in die lymphatischen Organe ist der Kontakt mit Antigen entscheidend, der durch die dendritischen Zellen vermittelt wird. Man nimmt an, dass bestimmte Untergruppen von Monozyten sich in den Geweben absiedeln und in unreife dendritische Zellen differenzieren. Beide Zelltypen exprimieren Chemokinrezeptoren und andere chemotaktische Moleküle, die während Infektionen freigesetzt werden. Hierdurch können die Zellen durch entzündetes Gewebe wandern, um Antigene aufzunehmen. **Unreife dendritische Zellen wandern durch die Gewebe und nehmen Mikroorganismen, abgestorbene Zellen und Zelltrümmer auf.** Bei Kontakt mit Entzündungsmediatoren wandern sie zu dem nächsten lokalen Lymphknoten und reifen weiter, indem sie ihre Rezeptoren für inflammatorische Chemokine verlieren und die Expression für lymphatische Chemokine heraufregulieren (Tab. 12.3). Auf diese Weise gelangen

Tab. 12.3 Chemokine und ihre Wirkungen.

Chemokin	Synonym	Ursprung	Ziel	Wirkung	Rezeptor
Interleukin-8	NAP-1, NAF, LAI, GCP	Epithelzellen, EC, Lymphozyten, Monozyten, DC	Neutrophile Granulozyten, kapillare EC	Chemotaxis und Aktivierung von neutrophilen Granulozyten, Angiogenese	CXC-CKR1,2
Gro (α, β, γ)		EC, Epithelzellen, aktivierte Monozyten, Fibroblasten	Neutrophile Granulozyten, kapillare EC	Chemotaxis, angiostatisch	CXC-CKR2
NAP2		Epithelzellen, EC	Neutrophile Granulozyten	Chemotaxis	CXC-CKR2
ENA-78		Epithelzellen	Neutrophile Granulozyten	Chemotaxis	CXC-CKR2
PF-4		Blutplättchen	Kapillare EC	Chemotaxis, Angiogenesehemmung	?
IP-10	CRG-2	Lymphozyten, Monozyten, aktivierte Keratinozyten, EC	Lymphozyten	Chemotaxis, in vivo Antitumoraktivität	CXC-CKR3
SDF-1	PBSF	Knochenmark, Stromazellen	Neutrophile Granulozyten, Monozyten, Lymphozyten	Chemotaxis, HIV-Suppressionsfaktor	CXC-CKR4
GCP-2	LIX	Fibroblasten, Epithelzellen	Neutrophile Granulozyten	Chemotaxis, Aktivierung neutraler Granulozyten	CXC-CKR2
MIG		Makrophagen, EC	T-Zellen	Chemotaxis	CXC-CKR3

12.5 Regulationsmechanismen des Immunsystems

Tab. 12.3 *Fortsetzung*

Chemokin	Synonym	Ursprung	Ziel	Wirkung	Rezeptor
BLC	BCA-1	Peyer-Plaques, Milz, Lymphknoten	Hauptsächlich B-Zellen	Leitet B-Zellen in die Follikel der sekundären lymphatischen Organe (Homing)	CXCR5 (BLR1)
MCP-1	MCAF	Epithelzellen, EC	Monozyten, T-Zellen, basophile + eosinophile Granulozyten	Chemotaktische Wirkung auf Monozyten, aktiv auf Monozyten und Basophile	CC-CKR2A,2B,4
MCP-2		Epithelzellen, EC	Monozyten, T-Zellen, eosinophile Granulozyten	Chemotaxis	CC-CKR1,2A,2B
MCP-3		Epithelzellen, EC	Monozyten, T-Zellen, eosinophile Granulozyten	Chemotaxis	CC-CKR1,2A,2B,3
MCP-4		aktivierte. EC, Makrophagen	Monozyten, eosinophile + basophile Granulozyten, $CD4^+$ $CD8^+$ T-Zellen	Chemotaxis	CC-CKR2,3
RANTES		T-Zellen, Makrophagen, Blutplättchen, Fibroblasten, EC	Monozyten, T-Zellen, basophile + eosinophile Granulozyten	Chemotaxis	C-CKR1,3,4,5
MIP-1α		Neutrophile, Fibroblasten, EC	Monozyten, T-Zellen, eosinophile Granulozyten	Chemotaxis, HIV-Suppressionsfaktor für Makrophagentrope HIV-Stämme	CC-CKR1,5
MIP-1β		Neutrophile, Fibroblasten, EC	Monozyten, T-Zellen, eosinophile Granulozyten	Chemotaxis, HIV-Suppressionsfaktor für Makrophagentrope HIV-Stämme	CC-CKR8,5
MIP-3α	LARC/Exodus-1	Leber, Lymphknoten, Appendix	Lymphozyten, DC, Monozyten	Chemotaxis	CC-CKR6
MIP-3β	ELC	Thymus, Lymphknoten, Appendix	T- + B-Lymphozyten	Chemotaxis, Induktion von MIP-3b in B-Zellen durch EBV in T-Zellen durch Herpesviren	CC-CKR7
SLC	6Ckine/Exodus-2	Lymphknoten, Milz, Appendix, lymphatisches Endothel	B-Zellen, T-Zellen	leitet naive T-Zellen in die sekundären lymphatischen Organe	CC-CKR7
Eotaxin		Epithel- u. EC	Eosinophile Granulozyten	Chemotaxis	CC-CKR3
Eotaxin-2	MPIF-2/CKb6	Monozyten, T-Zellen	Eosinophile + basophile Granulozyten, ruhende T-Zellen	Chemotaxis	CC-CKR3
TARC		Thymus, Lunge, Darm	T-Zellen, basophile Granulozyten	Chemotaxis	CC-CKR4
TECK		Thymus, Dünndarm	Aktivierte Makrophagen, DC-Thymozyten	Chemotaxis	?
DC-CK-1		DC	Naive T-Zellen	?	?
Ltn	Lymphotaktin	$CD8^+$, T-Zellen	Lymphozyten	Chemotaxis	?
Fraktalkine		Gehirn, Herz	Lymphozyten, Monozyten	Chemotaxis, Adhäsion an Fraktalkin exprimierende Zellen	CX3CR

Klinische Immunologie

die reifenden dendritischen Zellen in die T-Zell-Zone der Lymphknoten, wo sie über lymphoide Chemokine mit T-Zellen in Kontakt treten.

Homing in nicht lymphatische Gewebe

Antigenspezifische Memory-T-Zellen werden oft in spezifischen Geweben gefunden. Dies vergrößert ihre Chance, ein spezifisches Antigen anzutreffen; z. B. migrieren T-Zellen, die für kutane Pathogene spezifisch sind, bevorzugt in die Haut, während Effektorzellen, die in den Peyer'schen Plaques aufgrund von Kontakt mit Enteroviren entstehen, sich vorwiegend im Darm finden. Diese spezifischen Homing-Wege sind bisher im Wesentlichen für die Haut und den Gastrointestinaltrakt untersucht, andere sind denkbar für die Lungen, die Gelenke und das Zentralnervensystem.

12.5.1 Antigenprozessierung

Die Erkennung eines Antigens erfordert die Aufnahme und Prozessierung durch APZ (antigenpräsentierende Zellen), die T-Zellen zu aktivieren vermögen. Eine T-Zelle kann nur mit Hilfe des HLA-Systems eine antigenspezifische Immunantwort auslösen.

HLA-abhängige Rekrutierung von T-Zell-Subpopulationen

Die Antigenpräsentation führt je nach Beteiligung der HLA-Klasse-I- oder -II-Moleküle zur Rekrutierung CD8-positiver oder CD4-positiver Zellen. Als APZ fungieren Makrophagen, dendritische Zellen, folliküläre dendritische Zellen in den Keimzentren und B-Zellen. Prinzipiell kann jedoch jede Zelle Antigene präsentieren, vorausgesetzt, sie exprimiert an ihrer Oberfläche HLA-Moleküle.

Funktion der HLA-Klasse-I-Moleküle bei der Antigenprozessierung Antigene, die mit HLA-Klasse-I-Molekülen exprimiert werden, induzieren CD8-positive T-Zellen. Die Koppelung des Antigens an HLA geschieht in definierten Zellkompartimenten. Ein als Antigen wirkendes endogenes Peptid (körpereigene oder fremde, z. B. virale, Peptide) wird an der HLA-Klasse-I-Kette zusammen mit β_2-Mikroglobulin im endoplasmatischen Retikulum (ER) gebunden und über den Golgi-Apparat schließlich an der Zelloberfläche exprimiert. Der Klasse-I-Peptidkomplex interagiert mit dem TZR und CD8-Molekülen auf T-Zellen (Abb. 12.9a).

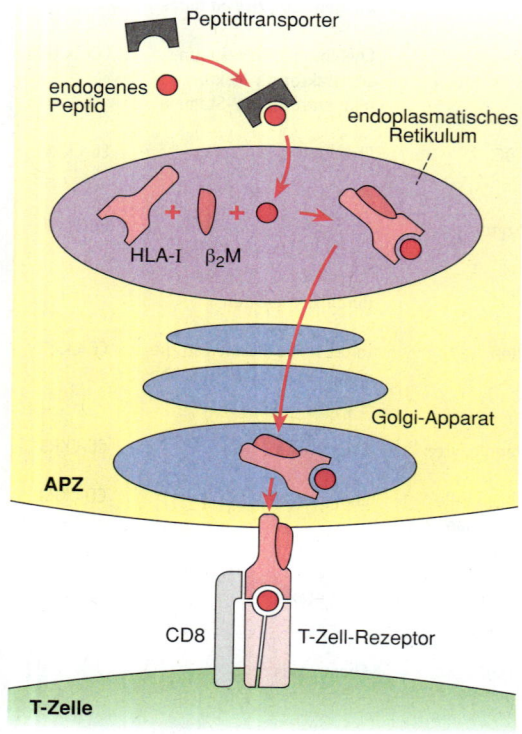
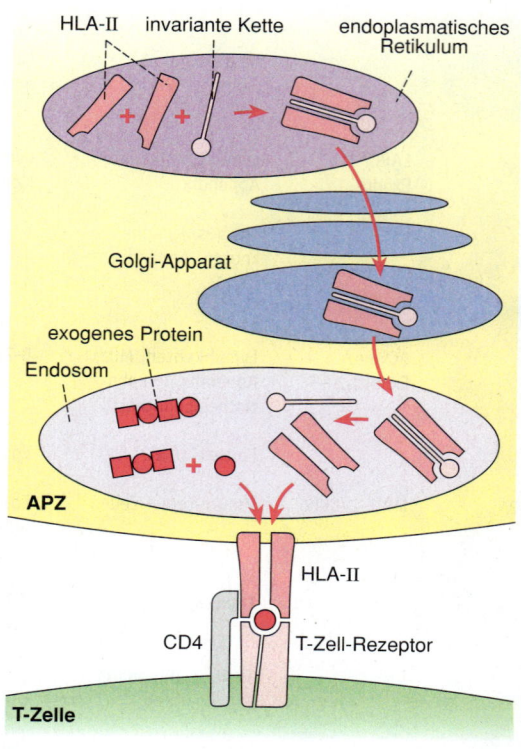

Abb. 12.9 Antigenprozessierung.
Der HLA-Klasse-I-Peptidkomplex interagiert mit dem TZR und CD8 auf T-Zellen (a). Der Peptidtransporter bindet endogene Peptide (körpereigene, fremde, virale) und transportiert sie in das endoplasmatische Retikulum. Dort binden diese an HLA-I. Der Komplex aus Antigen, HLA-I und β_2-Mikroglobulin wird an der Zelloberfläche exprimiert. Der HLA-Klasse-II-Peptidkomplex interagiert mit dem TZR und CD4 auf T-Zellen (b). Die α- und β-Kette des HLA-II werden durch Bindung der invarianten Kette vor dem Zugriff endogener Peptide geschützt. Erst im Endosom werden Fragmente von exogenen Peptiden (z. B. prozessierte Bakterienantigene) an HLA-II gebunden und auf der Zelloberfläche exprimiert.

Funktion der HLA-Klasse-II-Moleküle bei der Antigenprozessierung Die Bildung und der Transport von Klasse-II-Molekülen in APZ verlaufen anders. Nach Synthese in den Ribosomen werden die HLAα- und -β-Kette im ER an eine dritte Kette, die invariante Kette, gebunden. Die invariante Kette verhindert, dass endogene Peptide an Klasse-II-Moleküle binden. Nach dem Transport in das saure Milieu der Endosomen (über den Golgi-Apparat) wird dort die invariante Kette abgespalten. Somit können teilweise verdaute, in der Regel exogene, fremde Proteine bzw. Antigene dann an die HLA-Klasse-II-Moleküle gebunden werden. Nach Expression an der Zelloberfläche aktivieren die Peptide, die an HLA-Klasse-II-Moleküle (HLA-DR) assoziiert sind, CD4-positive T-Helfer-Zellen mit dem zum jeweiligen Antigen passenden TZR (Abb. 12.9b).

12.5.2 Aktivierung und Deaktivierung immunkompetenter Zellen

Die Rolle der T-Helfer-Zellen

T-Helfer-Zellen stehen im Zentrum der Immunantwort, sie werden durch APZ aktiviert und regulieren über Zytokine die Aktivität der anderen immunkompetenten Zellen. Hierbei können je nach Erreger bzw. Antigen verschiedene Effektormechanismen ausgelöst werden:

1. Induktion zytotoxischer CD8-positiver T-Zellen (CTL)
2. Induktion von spezifischen Antikörpern über B-Zellen
3. Aktivierung und Degranulation von Mastzellen und Eosinophilen
4. Makrophagenaktivierung und „Delayed Hypersensitivity".

Diese verschiedenen Effektormechanismen werden über die Expression eines differenzierten Zytokinmusters von T-Helfer-Zell-Subpopulationen induziert (Abb. 12.10).

Th0-Zellen

Th0-Zellen werden als Vorläufer von Th1- und Th2-Zellen angesehen, sie produzieren das Zytokinspektrum beider Helferzellpopulationen. Th-V-Zellen sind die Vorläufer von Th0-Zellen und sezernieren lediglich IL-2.

Th1-Zellen

Th1-Zellen zeichnen sich durch die Sekretion von Interferon-γ, IL-2 und in geringerem Ausmaß TNFβ aus. Sie aktivieren über Interferon-γ vorwiegend Makrophagen und induzieren dadurch zytotoxische und inflammatorische Reaktionen sowie „Delayed-Type"-Hypersensitivitätsreaktionen (DTH). Entsprechend findet sich an Orten einer starken DTH eine starke Expression von Interferon-γ. B-Zell-Antworten werden durch starke Th1-Prozesse inhibiert.

Th2-Zellen

Th2-Zellen produzieren vor allem IL-4, IL-5, IL-6, IL-10 und IL-13. Sie aktivieren dadurch Eosinophile, Mastzellen und B-Zellen, steigern die Antikörperproduktion einschließlich IgE. Somit werden vor allem die Immunant-

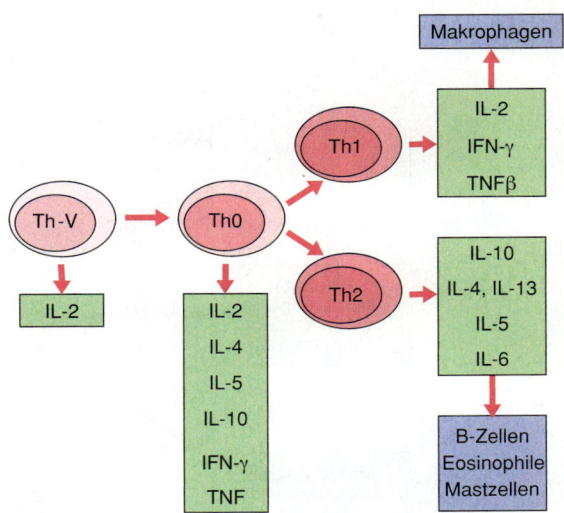

Abb. 12.10 Zytokinexpression in T-Helfer-Zellen. Th1- und Th2-Zellen weisen ein unterschiedliches Zytokinprofil auf; hieraus resultieren unterschiedliche Effektormechanismen, die entweder Makrophagen oder B-Zellen, Mastzellen und Eosinophile aktivieren. Th0-Zellen und Th-V-Zellen sind Vorläuferzellen und weisen ebenfalls ein eigenes Zytokinspektrum auf.

wort der B-Zellen (Antikörper) und die allergischen Reaktionen über Th2-Zellen gesteuert.

Die Rolle von Adhäsionsmolekülen bei der Zell-Zell-Interaktion

Die Kooperation zwischen APZ und T-Helfer-Zellen erfordert eine enge Koppelung dieser Zellen. Dies wird durch Oberflächenmoleküle auf beiden Zellarten ermöglicht, sog. Adhäsionsmoleküle. Für die T-Zell-Aktivierung sind folgende Paare komplementärer Oberflächenmoleküle besonders wichtig: zum einen das ICAM-1/CD54 (Intercellular Adhesion Molecule-1) und das LFA-1 (Lymphocyte-Functional Antigen-1), zum anderen das CD2, welches auf T-Zellen exprimiert wird und an LFA-3/CD58 bindet.

12.5.3 Zytokine

Zytokine sind niedermolekulare Proteine, meist Glykoproteine, die als lösliche Botenstoffe vor allem von immunkompetenten Zellen gebildet werden und die Interaktionen dieser Zellen regulieren. Auch andere Zellen wie z.B. Endothelien, Hepatozyten und Gliazellen im ZNS produzieren Zytokine. Heute sind mehr als 30 verschiedene Zytokine bekannt (s. Tab. 12.2). **Nahezu alle Zellsysteme weisen Rezeptoren für Zytokine auf und werden in ihrer Funktion durch diese Substanzen beeinflusst.** Somit stellen diese humoralen Faktoren die Basis für den systemischen Charakter immunologischer Reaktionen dar.

Funktion der Zytokine

Die physiologische, z.B. im Rahmen eines Infekts, und die pathologische Immunstimulation führen zu einer Dys-

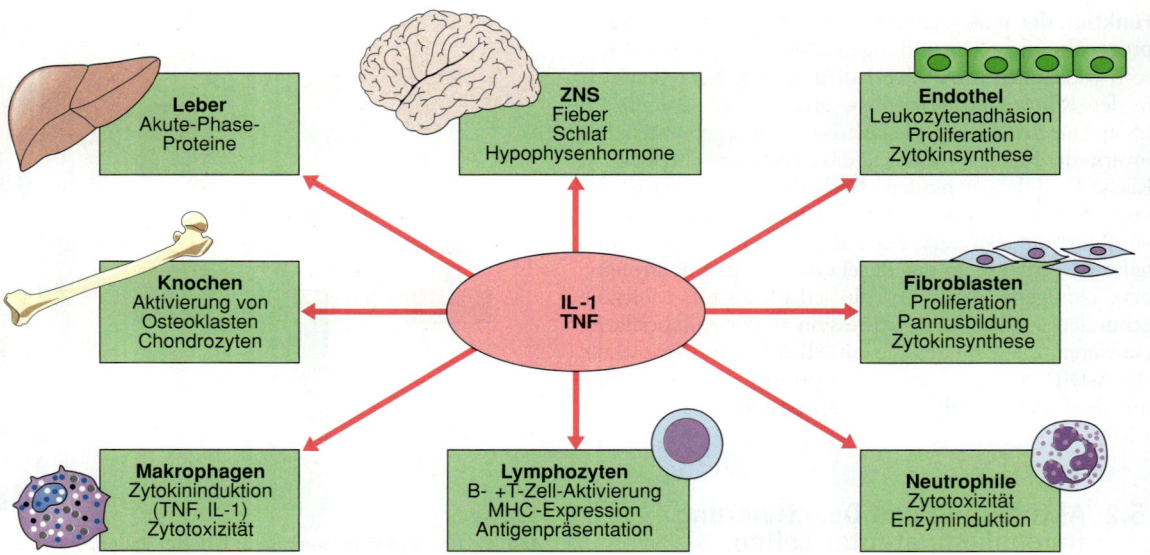

Abb. 12.11 Interleukin-1 (IL-1) und Tumor-Nekrose-Faktor (TNF) sind Schlüsselzytokine der Entzündung und wirken auf verschiedene Organsysteme.

balance der Zytokinsysteme mit Auswirkungen auf nahezu alle Organsysteme, einschließlich des ZNS. Abbildung 12.11 zeigt dies exemplarisch für Interleukin-1 und TNF, die wichtigsten proinflammatorischen Zytokine.

Zytokine weisen, wie am Beispiel von IL-1 und TNFα dargestellt, oft pleiotrope Wirkungen auf verschiedene Organsysteme auf (s. Abb. 12.11). Die biologischen Effekte sind abhängig von dem Ausgangszustand und der Aktivierung der Zellen, z.T. entfaltet ein Zytokin verschiedene, sogar entgegengesetzte Wirkungen. Die biologische Wirkung von Zytokinen wird außerdem auch durch das Gleichgewicht zwischen Zytokin und zytokinantagonistischen Proteinen bestimmt. Häufig sind dies lösliche Formen der Zytokinrezeptoren, welche freie Zytokine binden und neutralisieren. Daneben gibt es auch echte Antagonisten wie den IL-1-Rezeptor-Antagonisten, der an den Rezeptor bindet, jedoch keine intrinsische Aktivität entfaltet. Trotz Überschneidung verschiedener Wirkungen können die Zytokine in verschiedene funktionelle Gruppen eingeteilt werden:
1. Interferone
2. Zytokine mit überwiegend inflammatorischer Wirkung
3. Zytokine mit überwiegend suppressiver Wirkung
4. Hämatopoetische Wachstumsfaktoren
5. Zytokin-Antagonisten
6. Chemokine

Interferone

Engl. Begriff: Interferon

Interferone wurden ursprünglich als potente antivirale Proteine charakterisiert. Man unterscheidet drei Gruppen: Interferon-α, Interferon-β und Interferon-γ, die nach Virusstimulation sezerniert werden. Als natürliche und rekombinante Interferone werden sie therapeutisch eingesetzt:

Substanz	Zellulärer Ursprung	Anwendung
Interferon-α	Virusinfizierte Lymphozyten, Monozyten, Makrophagen	Haarzellleukämie, Lymphome, chronische myeloische Leukämie (CML), Hepatitis B und C, Nierenzellkarzinom
Interferon-β	Virusinfizierte Fibroblasten	Multiple Sklerose
Interferon-γ	T-Zellen und NK-Zellen	Chronische Granulomatose

Inflammatorische Zytokine

Synonym: proinflammatorische Zytokine
Engl. Begriff: Inflammatory Cytokines

Interleukin-1 (IL-1) und Tumor-Nekrose-Faktor (TNF)

Diese zentralen Zytokine entzündlicher Prozesse werden vor allem von Makrophagen gebildet und überschneiden sich in ihren mannigfaltigen biologischen Wirkungen. Nahezu alle Zellen des Körpers weisen Rezeptoren für diese Zytokine auf, die praktisch bei allen entzündlichen Vorgängen am Anfang einer Zytokinkaskade stehen und dabei eine Reihe von Sekundärzytokinen (z.B. IL-6, IL-8, GM-CSF) induzieren. Eine besondere Bedeutung haben TNFα und IL-1 in der Pathophysiologie bestimmter Autoimmunerkrankungen, z.B. der rheumatoiden Arthritis. Durch Blockade bzw. Neutralisation der IL-1- oder TNFα-Wirkung kann, wie klinische Studien gezeigt haben, eine klinische Besserung der Arthritis erreicht werden.

Interleukin-6 (IL-6)
IL-6 wurde ursprünglich als B-Zell-stimulierender Faktor und als Hepatozyten stimulie-

render Faktor beschrieben. Viele Zellen einschließlich T-Zellen, Makrophagen, B-Zellen, Fibroblasten und Endothelzellen produzieren IL-6. Es induziert bei B-Zellen die Differenzierung zur Antikörperproduktion und in der Leber wird eine Reihe von Akute-Phase-Proteinen (CRP, Haptoglobin, Fibrinogen) aktiviert. Außerdem ist es ein autokriner Survivalfaktor für Plasmozytomzellen.

Interleukin-8 (IL-8) IL-8 ist ein Chemotaxisfaktor für die Migration von Granulozyten und T-Zellen an den Ort einer Entzündung. TNFα und IL-1 lösen die IL-8-Sekretion in Makrophagen und Endothelzellen aus. IL-8 gehört zu einer Gruppe von weiteren Zytokinen mit ähnlichen biologischen Eigenschaften, den Chemokinen (s. u.).

Suppressive Zytokine

Synonym: inhibitorische Zytokine
Engl. Begriff: Inhibitory Cytokines

Interleukin-10 (IL-10) IL-10 wurde ursprünglich als „Zytokinsynthese-inhibitorischer Faktor" bezeichnet. Es wird von Th2-Zellen gebildet und hemmt die Produktion von Interferon-γ, das von Th1-Zellen gebildet wird. Damit kommt diesem Zytokin eine besondere Bedeutung in der Balance zwischen Th1- und Th2-vermittelten Immunantworten zu. IL-10 inhibiert sehr wirksam die Schlüsselzytokine der Entzündungsreaktion, nämlich TNFα und IL-1. Gleichzeitig werden die Inhibitoren von TNF (lösliche TNF-Rezeptoren) und von IL-1 (IL-1-Rezeptor-Antagonist) in ihrer Synthese gesteigert. IL-10 vermittelt weitere immunsuppressive Effekte, indem es die Antigenpräsentation und die Produktion von IL-6 hemmt. Dieses Zytokin könnte als natürliches Immunsuppressivum therapeutische Bedeutung erlangen.

Transforming Growth Factor β, (TGFβ) TGFβ gehört zu einer Familie von fünf eng verwandten Zytokinen, die vor allem in Thrombozyten gefunden werden. TGFβ hemmt nahezu alle immunologischen Mechanismen und die Bildung vieler Zytokine einschließlich hämatopoetischer Wachstumsfaktoren, es stimuliert die Kollagensynthese und das Wachstum von Bindegewebe, beispielsweise bei der Wundheilung.

Hämatopoetische Wachstumsfaktoren

Synonym: Hämatopoetine
Engl. Begriff: Haematopoietic Growth Factors

Eine Reihe von Zytokinen beeinflusst die Hämatopoese. IL-1 und IL-6 wirken auf ruhende Stammzellen, so dass bei einer akuten entzündlichen Reaktion über diese Faktoren die Voraussetzung für eine gesteigerte Blutbildung geschaffen wird. IL-3 ist ein Faktor, der Vorläuferzellen der myeloischen, lymphatischen und erythropoetischen Reihe aktiviert. Darüber hinaus wird auch eine T-Zell-Subpopulation aktiviert. Der „Stem Cell Factor" induziert die Proliferation ruhender Stammzellen.

Seit einigen Jahren bekannt und bereits im klinischen Einsatz sind folgende hämatopoetische Wachstumsfaktoren:
- Der Granulozyten-Makrophagen-Kolonie-stimulierende Faktor (GM-CSF) stimuliert hauptsächlich myeloische Zellen (Granulozyten und Makrophagen). GM-CSF ist auch ein starker Induktor von HLA-Klasse-II-Molekülen und aktiviert B- und T-Zellen.
- Der Granulozyten-Kolonie-stimulierende Faktor (G-CSF) steigert die Granulopoese, ohne stärkere Effekte auf immunkompetente Zellen zu entwickeln.
- Das Erythropoetin (EPO) stimuliert die Bildung roter Blutzellen.
- Das Thrombopoetin steigert die Bildung von Megakaryozyten und Thrombozyten.

Gegen alle diese Wachstumsfaktoren können bei einem systemischem Lupus erythematodes Antikörper gebildet werden.

Zytokinantagonisten

Engl. Begriff: Cytokine Antagonists

> **!** Um die komplexen immunologischen Reaktionen der Zytokine zu kontrollieren, sind Gegenspieler und neutralisierende Mechanismen erforderlich, damit eine Zytokinwirkung zeitlich und räumlich begrenzt werden kann.

Gelingt dies (z. B. bei septischem Schock oder fulminanter Malaria) nicht, kommt es zu einem rapiden systemischen Anstieg inflammatorischer Zytokine wie TNFα und IL-1. Diese aktivieren dann in einer für den Gesamtorganismus letztlich schädlichen Weise andere Systeme. Eine TNFα- und IL-1-vermittelte generalisierte Aktivierung des Endothelsystems führt zur Dysregulation der Blutgerinnung bis hin zur disseminierten intravasalen Gerinnung (DIC). Bei der zerebralen Malaria sind im ZNS auftretende hohe TNFα-Konzentrationen für den komatösen Zustand und die hohe Letalität mit verantwortlich.

Prinzipiell gibt es verschiedene Möglichkeiten, die Wirkung von Zytokinen zu begrenzen: Zum einen haben die meisten Zytokine eine sehr kurze Halbwertszeit im Bereich von Minuten, zum anderen sind für alle bislang untersuchten Zytokine sog. zytokinbindende Proteine in Körperflüssigkeiten nachweisbar. Diese Bindungsproteine sind in der Regel lösliche Formen der entsprechenden Zytokinrezeptoren, die mit hoher Affinität freie Zytokine binden und neutralisieren. Da die Konzentrationen der löslichen Zytokinrezeptoren meist 100 bis 1 000fach höher liegen als die ihrer entsprechenden Zytokine, können überschüssige Zytokine rasch neutralisiert werden.

Chemokine

Engl. Begriff: Chemokines

Chemokine sind sezernierte Polypeptide, die spezifische Oberflächenrezeptoren binden, die wiederum Signale über kleine G-Proteine vermitteln. Einige Chemokine triggern die intravaskuläre Adhäsion, andere wiederum dirigieren die Migration von Leukozyten in spezifische Gewebe. Das Muster von Chemokinrezeptoren sowie der Typ und die Verteilung der Chemokine in Geweben beeinflussen die Verteilung der Lymphozyten in die Gewebe und damit die Immunantworten. Es sind inzwischen über 50 Chemokine und 18 Chemokinrezeptoren identifiziert (s. Tabelle 12.3). Chemokine werden einmal aufgrund ihrer Struktur mit der Lokalisation bestimmter Cysteine in vier Untergruppen eingeteilt. Des Weiteren werden Chemokine als entzündlich oder lymphoid eingestuft. Die entzündlichen mobilisieren primär Neutrophile, Monozyten und andere Zellen des unspezifischen Abwehrsystems. Sie werden nach Kontakt mit LPS oder inflammatorischen Zytokinen von zahlreichen Zellen produziert.

12.5.4 Regulation des Immunsystems über Apoptose

Mechanismus der Apoptose im Immunsystem

Die Apoptose, der programmierte Zelltod, ist ein ubiquitäres biologisches Prinzip. **Zellen, die ihre Aufgabe erfüllt haben (z. B. in der Embryogenese, Metamorphose oder im Immunsystem), sterben in der Apoptose, vergleichbar einem determinierten Selbstmordprogramm.** Beim apoptotischen Zelltod stirbt zuerst der Zellkern, wobei aktivierte Endonukleasen die DNA irreversibel denaturieren. Im Gegensatz zur Nekrose bleiben Zellorganellen und Kernmembran intakt, Fragmente des apoptotischen Zellkerns werden als „Apoptotic Bodies" in ihre zytoplasmatischen Proteine und Zellmembranen eingebettet und schließlich von Zellen des retikulohistiozytären Systems (RHS) phagozytiert. Ein Beispiel hierfür sind die LE-Zellen beim systemischen Lupus erythematodes.

Funktion

Der programmierte Zelltod ist ein wichtiger Mechanismus zur Beendung der Immunantwort. Die aktivierungsinduzierte Apoptose von Lymphozyten und Makrophagen scheint bei Autoimmunerkrankungen (z.B. systemischer Lupus erythematodes) alteriert. Der wichtigste Rezeptor, über den die Apoptose bei aktivierten T-Zellen, B-Zellen und auch Makrophagen ausgelöst wird, ist der Fas/ApoI/CD95-Rezeptor. Er gehört zur TNF-Rezeptorfamilie. Allen Mitgliedern dieser Familie von Oberflächenrezeptoren kommt eine wichtige Bedeutung in der Regulation von Zellaktivierung, Proliferation und Apoptoseinduktion zu. Welche Signale die jeweiligen Rezeptoren vermitteln, hängt von dem Ausgangszustand der Zelle ab. Während die Bindung des Liganden an den Fas/ApoI/CD95-Rezeptor bei aktivierten immunkompetenten Zellen Apoptose auslöst, kann über den gleichen Rezeptor bei manchen Lymphomzellen das Wachstum gefördert werden. Auch bei TNF sind je nach Zielzelle entgegengesetzte Wirkungen bekannt. So induziert TNF nach Bindung an seinen Rezeptor bei einer Reihe von Tumorzellen (z.B. Lymphomzellen) die Apoptose (ursprünglich als nekrotischer Zelltod angesehen, daher die Bezeichnung „Tumor-Nekrose-Faktor"); bei antigenstimulierten B-Zellen wirkt TNF jedoch aktivierend und steigert die Proliferation.

12.6 Wertung und Differentialdiagnose pathologischer immunologischer Parameter

Nicht selten werden Patienten mit auffälligen, d.h. von der Norm abweichenden immunologischen Laborparametern in Spezialambulanzen vorgestellt, um diese weiter diagnostisch klären zu lassen. Fehlt ein klinisches Korrelat oder eine richtungweisende klinische Symptomatik, stellt sich die Frage, mit welcher Indikation diese Parameter bestimmt wurden. Im Folgenden soll deshalb auf die Wertung immunologischer Laborbefunde und deren Differentialdiagnose eingegangen werden.

12.6.1 Nachweis von Autoantikörpern

Bei einer Vielzahl von Autoimmunerkrankungen kommt es zur Bildung von Antikörpern gegen körpereigene Strukturen oder Proteine, den sog. Autoantikörpern. In den meisten Fällen kommt Autoantikörpern keine pathophysiologische Bedeutung zu, sie sind lediglich als Begleitphänomen bei einer Immunantwort anzusehen, die sich gegen ein Organsystem richtet.

> **!** Der Nachweis eines Autoantikörpers ohne klinische Symptomatik bzw. ohne Zeichen einer Organstörung beweist nicht das Vorliegen einer Autoimmunerkrankung!

Die Suche nach Autoantikörpern sollte gezielt und nur bei hinreichendem Verdacht auf ein bestimmtes Krankheitsbild erfolgen. Bei allen krankhaften Zuständen, die mit einer erhöhten B-Zell-Aktivität einhergehen, wie akuten Virusinfekten, insbesondere durch Epstein-Barr-Virus, aber auch chronischen Infektionen und Tumorerkrankungen, können B-Zellen unspezifisch zur Produktion von Antikörpern gegen körpereigenes Gewebe stimuliert werden. Autoantikörper können im Rahmen der differentialdiagnostischen Abklärung eines Krankheitsbildes hilfreich sein, die Diagnose einer Autoimmunerkrankung stützt sich aber auf die Kombination von klinischen Symptomen und den serologischen Nachweis von Antikörpern.

RF und ANA (ANF)

Klinisch stellt sich häufig die Frage, inwieweit bei Patienten mit positiven Rheumafaktoren (RF) oder positiven antinukleären Antikörpern (ANA) bzw. syn. Faktoren (ANF) tatsächlich eine rheumatische Erkrankung vorliegt. Wichtig ist, dass die Normalwerte vom Alter abhängig sind. **So haben bis zu 25 % der Gesunden im Alter über 60 Jahre positive RF oder ANF.** Hinzu kommt, dass bei Erkrankungen, die mit einer Aktivierung des Immunsystems einhergehen, ANF und RF positiv werden können. Somit müssen zur Diagnose einer rheumatischen Erkrankung vorrangig klinische Befunde gewertet werden.

dsDNA-AK bei SLE

Der Nachweis von Doppelstrang-DNA-Antikörpern beim systemischem Lupus erythematodes korreliert mit der Schwere der Erkrankung und eignet sich daher als Verlaufsparameter während einer Therapie. Allerdings müssen auch hier das klinische Bild und die Bestimmungsmethode mit einbezogen werden; z.B. weisen manche ELISA-Tests auch Einzelstrang-DNA-Antikörper (ssDNA-AK) nach, die unspezifisch sind.

12.6 Wertung und Differentialdiagnose pathologischer immunologischer Parameter

Tab. 12.4 Normbereiche der Immunglobulinkonzentrationen.

Immunglobulin	Menge im Serum
IgG	8–17 g/l
IgA	0,85–4,5 g/l
IgM	0,6–3,7 g/l
IgE	0,00002–0,0005 g/l (20–50 µg/l)
IgD	0,003–0,140 g/l (3–140 mg/l)

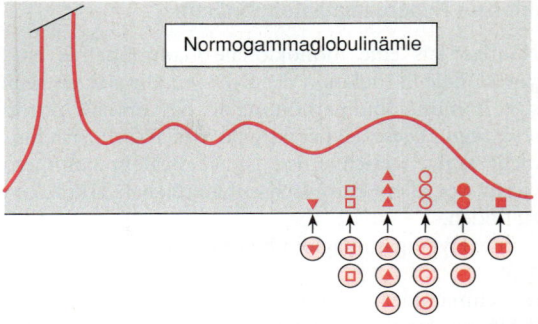

Funktionelle Autoantikörper

Eine direkte stimulierende oder blockierende biologische Wirkung haben TSH-Rezeptor-Antikörper bei der Autoimmunthyreoiditis bzw. Acetylcholin-Rezeptor-Antikörper bei der Myasthenia gravis.

12.6.2 Hypergammaglobulinämie und Antikörpermangel

Immunglobuline werden von reifen, differenzierten B-Lymphozyten gebildet. Eine Steigerung der B-Zell-Aktivität, insbesondere durch inflammatorische Zytokine wie IL-6, führt zu einer erhöhten Immunglobulinbildung und somit zur Hypergammaglobulinämie. Tabelle 12.4 zeigt die Normbereiche der Immunglobulinkonzentrationen.

Bei atopischen und allergischen Erkrankungen wie dem Asthma bronchiale und beim Hyper-IgE-Syndrom finden sich oft stark erhöhte IgE-Spiegel. Analog ist ein Hyper-IgD-Syndrom beschrieben, ein seltenes Krankheitsbild, das sich im Kindesalter manifestiert und häufig mit unklaren Fieberzuständen und Infektneigung einhergeht.

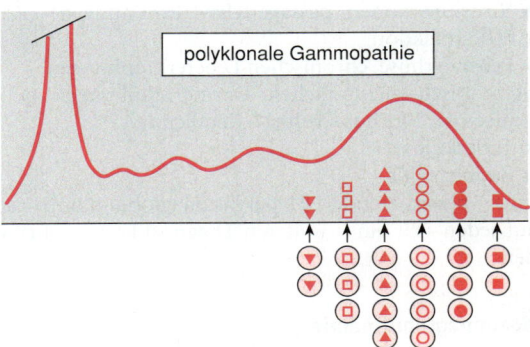

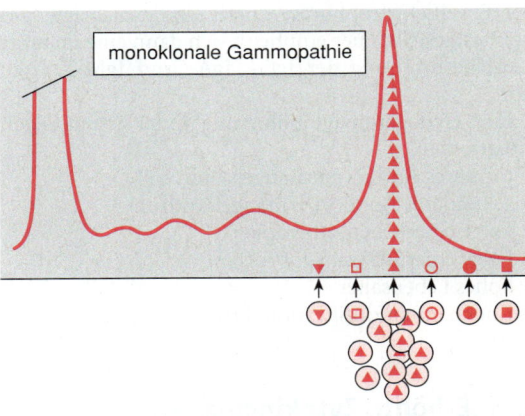

Monoklonale Hypergammaglobulinämie

Bei einer Erhöhung der Immunglobuline IgG, IgA und IgM ist zu prüfen, ob eine monoklonale Gammopathie vorliegt. Dies lässt sich in der Eiweißelektrophorese bereits an einer schmalbasigen Zacke zumeist in der Gammafraktion erkennen (Abb. 12.12).

Der definitive Nachweis eines monoklonalen Immunglobulins (oder Paraproteins) im Serum oder im Urin erfolgt durch die Immunfixation (s. Kap. Prinzipien der internistischen Diagnostik).

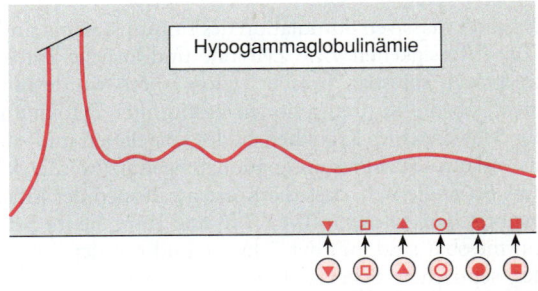

Abb. 12.12 Hyper- und Hypogammaglobulinämie (nach: Thomas, Proteindiagnostik, Behring Diagnostika, 1982).

> **!** Monoklonale Immunglobuline der Subklasse G sind am häufigsten und treten mit zunehmendem Alter auf; so sind bei ca. 5 % der über 80-jährigen Menschen monoklonale Immunglobuline nachweisbar, wohingegen bei unter 60-Jährigen der Anteil unter 1 % liegt.

Differentialdiagnostisch ist bei einer monoklonalen Gammopathie immer an das Vorliegen eines Plasmo- oder Immunozytoms zu denken und eine entsprechende Diagnostik einzuleiten. Transiente monoklonale Gammopathien können auch bei Infektionen auftreten.

Polyklonale Hypergammaglobulinämie

Häufiger als eine monoklonale Gammopathie ist eine polyklonale Stimulation der B-Zellen, die sich als breitbasige Immunglobulinerhöhung in der Eiweißelektrophorese zeigt. Diese Hyperaktivität des B-Zell-Systems, die nicht antigengerichtet ist, ist als Begleitphänomen bei vielen, vor allem chronisch-entzündlichen Erkrankungen zu finden.

Eine Hypergammaglobulinämie findet sich bei:
- SLE
- rheumatoider Arthritis
- Sjögren-Syndrom (s. dort)
- Virusinfektionen (passagere IgM-Erhöhungen)
- HIV-Infektion
- Leberzirrhose, chronischen Lebererkrankungen
- chronisch-entzündlichen Darmerkrankungen (Colitis ulcerosa, Morbus Crohn) – deutlich IgA
- Tuberkulose
- Endokarditis

Eine persistierende Hypergammaglobulinämie sollte auf jeden Fall einer weiteren Diagnostik zugeführt werden.

Hypogammaglobulinämie

Verminderte Immunglobulinspiegel werden in der Regel in der Eiweißelektrophorese durch eine erniedrigte γ-Fraktion festgestellt. Hier empfiehlt sich dann eine quantitative Einzelbestimmung der IgG-, IgA- und IgM-Konzentration.

Eine Hypogammaglobulinämie findet sich in folgenden Situationen:
- primäres Antikörpermangelsyndrom
- sekundäres Antikörpermangelsyndrom
- Folge einer Chemotherapie
- Folge einer Immunsuppression
- hohes Lebensalter
- Knochenmarkinfiltration durch Lymphom

12.6.3 Erhöhte Zytokinspiegel

Bei einer massiven Stimulation des Immunsystems sind in Körperflüssigkeiten viele Zytokine und lösliche Zytokinrezeptoren messbar. In den letzten Jahren wurde untersucht, ob die Konzentrationen bestimmter Zytokine mit der Schwere eines Krankheitsbildes korrelieren und somit als Verlaufs- oder Prognoseparameter genutzt werden können. So zeigte sich, dass die Konzentrationen der inflammatorischen Zytokine IL-1, TNF und IL-6, die im Serum gut messbar sind, mit der Schwere und mit der Prognose des septischen Schocks korrelieren. Bei verschiedenen Autoimmunerkrankungen wurden ebenfalls erhöhte Zytokinkonzentrationen im Serum gefunden. Die Bestimmung dieser Werte ist jedoch häufig gut durch einfachere und billigere Methoden, z. B. Messung der Blutsenkungsgeschwindigkeit und des C-reaktiven Proteins zu ersetzen, die gleiche Aussagekraft besitzen. Erhöhte Zytokinspiegel sind somit Ausdruck einer allgemeinen Aktivierung des Immunsystems und nach dem heutigen Kenntnisstand in der Differentialdiagnostik und der klinischen Praxis wenig hilfreich.

12.6.4 Veränderungen der Komplementkonzentrationen

Das Komplementsystem besteht aus einer Kaskade von Plasmaenzymen und regulatorischen Proteinen. Diese Proteine besitzen die Fähigkeit, im Zusammenspiel mit Antikörpern Zellen zu lysieren. Hauptsyntheseort der Komplementfaktoren ist die Leber. Eine Analyse des Komplementsystems wird häufig mit der Frage nach einem Komplementverbrauch durchgeführt. Die Messung der gesamthämolytischen Komplementaktivität CH50 gibt Aufschluss über die biologische Effektivität des gesamten Komplementsystems. Diese Messung sollte unter Berücksichtigung der entsprechenden Abnahmetechniken erfolgen. Eine Reihe von Komplementdefekten geht klinisch mit einer erhöhten Infektneigung oder auch Autoimmunphänomenen, z. B. Raynaud-Symptomatik oder SLE-ähnlichen Krankheitsbildern, einher.

Komplement bei SLE

Klinische Relevanz hat die Komplementbestimmung bei Patienten mit systemischen Autoimmunerkrankungen, insbesondere beim SLE. Ein Schub der Erkrankung, der mit Fieber und schweren Allgemeinsymptomen einhergeht, lässt sich nur schwer von einer infektiösen Komplikation unter Immunsuppression trennen. Eine Verminderung des Komplementspiegels deutet eher auf eine Exazerbation der Autoimmunerkrankung hin, während bei Infektionen häufig erhöhte Komplementspiegel zu messen sind.

Erhöhte Komplementspiegel

Erhöhten Komplementspiegeln kommt ansonsten wenig diagnostische oder differentialdiagnostische Bedeutung zu; sie werden häufig als unspezifische Entzündungszeichen bei Infektionen, Tumorerkrankungen und verschiedenen Autoimmunerkrankungen gefunden.

C1-Esterase-Inhibitor-Mangel

Die Bestimmung des C1-Esterase-Inhibitors ist indiziert bei Verdacht auf ein hereditäres angioneurotisches Ödem. Diese Patienten haben ein rezidivierendes Quincke-Ödem der Haut und der Schleimhäute. Nicht immer lässt sich ein Mangel an C1-Esterase-Inhibitor nachweisen, wobei ein kompletter Mangel nur bei Homozygoten auftritt. In einigen Fällen wird proteinchemisch eine normale C1-Esterase-Inhibitor-Aktivität gemessen, die entsprechenden biologischen Assays ergeben jedoch eine verminderte Funktion bzw. Unwirksamkeit des C1-Esterase-Inhibitors. Diese beruht wahrscheinlich auf einer Funktionsstörung bzw. einem genetischen Defekt des Proteins. Funktionsstörungen des C1-Esterase-Inhibitors u. a. auch durch Antikörper gegen dieses Protein können bei malignen Lymphomen vorkommen.

12.6.5 Nachweis von zirkulierenden Immunkomplexen

Die Elimination von Antigenen über Immunkomplexbildung und anschließende Phagozytose durch das RHS ist

12.6 Wertung und Differentialdiagnose pathologischer immunologischer Parameter

ein sehr effektiver Mechanismus des Immunsystems. In Abhängigkeit von der Menge des Antigens, der Affinität und der Menge der Antikörper entstehen Immunkomplexe, die unterschiedliche physiochemische Eigenschaften haben. Hierdurch können lösliche Antigen-Antikörper-Immunkomplexe entstehen, die nicht in regelrechter Weise von phagozytierenden Zellen aufgenommen werden und sich in der Endstrombahn, wie z.B. den Glomeruli der Nieren, ablagern. Bei der Serumkrankheit, bei Vaskulitiden, beim SLE und anderen Kollagenosen haben Ablagerungen von Immunkomplexen eine pathophysiologische Bedeutung. Die Messung von zirkulierenden Immunkomplexen ist für die Praxis nicht hilfreich. Der beste labortechnische Hinweis auf zirkulierende Immunkomplexe ist die Bestimmung des Komplementverbrauchs (CH50/CH100).

12.6.6 Lymphozytose und Lymphopenie

Die normale Lymphozytenzahl beim Erwachsenen liegt zwischen 1 500 und 4 000 Zellen/µl.

Lymphozytose

Eine Erhöhung der Lymphozytenzahl im peripheren Blut, eine Lymphozytose, findet sich häufig bei viralen Infektionen. Unter den akuten Infektionen zeigen Keuchhusten, Röteln und Mumps eine Neigung zur Lymphozytose. Bei solchen Infekten unterscheiden sich die Lymphozyten z.T. morphologisch, es treten Virozyten auf, die aktivierten Lymphozyten entsprechen. Eine persistierende Lymphozytose über 4 000/µl sollte durch Differenzierung der B- und T-Zell-assoziierten Oberflächenantigene weiter geklärt werden, da eine beginnende lymphoproliferative Erkrankung, z.B. eine chronische lymphatische Leukämie oder ein leukämisch ausschwemmendes malignes Lymphom, vorliegen könnte. Chronische Infektionserkrankungen wie Tuberkulose, Lues oder Brucellose können ebenfalls mit einer Lymphozytose einhergehen. Dagegen finden sich bei Autoimmunerkrankungen eher selten Lymphozytosen.

Lymphopenie

Eine Verminderung der Lymphozytenzahl im peripheren Blut, eine Lymphopenie, kann passager bei viralen Erkrankungen (z.B. Masern) auftreten, wobei sich die Werte in der Regel in wenigen Tagen normalisieren. Eine andauernde Lymphopenie kann Hinweis auf eine erworbene Immundefizienz sein, z.B. bei einer HIV-Infektion. Bei einer Lymphopenie mit Infektneigung seit Kindesalter sollte ein primärer Immundefekt ausgeschlossen werden.

Umverteilungsphänomene von Lymphozyten Verschiedene Autoimmunerkrankungen gehen paradoxerweise mit einer Verminderung der peripheren Lymphozytenzahlen einher. Ein Beispiel hierfür ist der systemische Lupus erythematodes; hier korreliert der Grad der Lymphopenie häufig auch mit der Schwere der Erkrankung. Ursache der Lymphopenie bei Autoimmunerkrankungen sind z.T. Umverteilungsphänomene, d.h., durch die Expression bestimmter Oberflächenmoleküle („Homing-Faktoren") werden die Lymphozyten in lymphatischen Organen, z.B. in der Milz oder in Lymphknoten, zurückgehalten oder reichern sich in den erkrankten parenchymatösen Organen an. Klinisch äußert sich dies in einer Splenomegalie oder in Lymphknotenvergrößerungen. Auch bei malignen Erkrankungen, insbesondere beim Morbus Hodgkin, kann eine Verringerung der Lymphozytenzahlen ein frühes Zeichen darstellen.

Lymphopenie unter immunsuppressiver Therapie Eine Lymphopenie unter immunsuppressiver Therapie ist diagnostisch nicht verwertbar. Abhängig von dem Grad der Immunsuppression und den eingesetzten Substanzen kann eine ausgeprägte Lymphopenie mit Werten unter 100 Zellen/µl auftreten. Bei diesen Patienten besteht ein erhöhtes Risiko gegenüber viralen Infektionen wie z.B. Herpes zoster oder opportunistischen Infektionen wie z.B. Pneumocystis carinii.

Idiopathische CD4-Lymphopenie Ein seltenes Krankheitsbild ist die idiopathische CD4-Lymphopenie, die erstmalig 1992 bei Risikogruppen für eine HIV-Infektion beschrieben wurde. Diese Patienten weisen eine erniedrigte T-Helfer-Zell-Zahl von meist unter 300/µl auf und entwickeln teilweise opportunistische Infektionen, ohne dass eine HIV-Infektion nachweisbar ist. Im Vergleich zur HIV-Infektion haben diese Patienten oft zusätzlich erniedrigte T-Suppressor-Zellen (CD8$^+$) und erniedrigte B-Zellen. Die Immunglobulinspiegel sind normal oder vermindert im Gegensatz zur typischen Hypergammaglobulinämie bei der HIV-Infektion. Die bisherigen epidemiologischen und serologischen Untersuchungen sprechen dagegen, dass es sich bei diesem Syndrom um eine übertragbare Erkrankung handelt.

12.6.7 Verschiebungen der Lymphozytensubpopulationen

Häufig werden bei Patienten mit unklaren Beschwerden Verschiebungen der CD4/CD8-Relationen gefunden. Die Wertung dieser Befunde ist oft schwierig. Prinzipiell sollte daher vor der Bestimmung eines „Immunstatus" mittels Messung bestimmter Oberflächenmarker auf Zellen des peripheren Blutes die Indikation geprüft werden. Hierbei ist zu beachten, dass allein schon Stresssituationen, z.B. im Rahmen eines interkurrenten Infektes durch die erhöhte endogene Steroidproduktion, eine Verschiebung von Lymphozytensubpopulationen bewirken können. Bei Infektionserkrankungen, insbesondere viralen Infektionen, ist häufig ein Übergewicht der CD8-positiven T-Zellen zu finden. Die Analyse der Expression von Aktivierungsantigenen, z.B. Zytokinrezeptoren wie CD25, Interleukin-2-Rezeptor oder von HLA-Klasse-II-Molekülen (HLA-DR), ist in der Regel nicht sinnvoll. Oft lassen sich diese Befunde schwer reproduzieren, da Verschiebungen der Lymphozytenpopulationen oder eine gesteigerte Expression von Aktivierungsantigenen nur passager sind und keine Zuordnung zu einem bestimmten Krankheitsbild erlauben.

T-Lymphozyten in der BAL Die Bestimmung der CD4/CD8-Relation in der bronchoalveolären Lavage (BAL) bei Patienten mit Verdacht auf eine Sarkoidose ist hilfreich, da hier eine Verschiebung der Ratio zugunsten der Helferzellen über 5 diagnostisch wegweisend ist und mit der Aktivität einer Sarkoidose korreliert.

12.6.8 Eosinophilie

Synonym: *Hypereosinophilie*
Engl. Begriff: *Hypereosinophilia*

Durchschnittlich finden sich im peripheren Blut ca. 150 Eosinophile/µl, der Normalwert liegt zwischen 0 und 700 Eosinophile/µl.

Ursachen für Eosinophilie

Eine Eosinophilie wird vor allem über zwei Zytokine, nämlich Interleukin-5 und GM-CSF, induziert.
Ursachen für Eosinophilie:
- Infektionen mit Parasiten und Würmern (z. B. Hakenwürmer, Schistosoma-Arten, Toxocara, Trichinen, Filarien, Echinococcus, Zystizerkarien u. a.)
- allergische Erkrankungen (Bronchialasthma, allergische Hauterkrankungen)
- Hypersensitivitätsreaktionen auf Medikamente (Sulfonamide, Nitrofurantoin, Penicilline, andere Antibiotika, Acetylsalicylsäure)

Eosinophilie bei Systemerkrankungen

Bei unklaren systemischen Krankheitsbildern mit Eosinophilie und Fieber sollte an eine primär systemische Vaskulitis (z. B. Churg-Strauss-Syndrom, Wegener-Granulomatose, Panarteriitis nodosa, s. dort) gedacht werden. Auch maligne Erkrankungen, insbesondere der Morbus Hodgkin, können mit einer Eosinophilie einhergehen. Bei der eosinophilen Fasziitis kommt es zu Hautinfiltraten und sklerodermieartigen Hautveränderungen. Immer sollte auch eine kardiale Beteiligung ausgeschlossen werden, da es bei Eosinophiliesyndromen zu einer Endokardfibrose (Löffler-Endokarditis) kommen kann. Bei sehr hohen Eosinophilenzahlen von über 50 000/µl müssen differentialdiagnostisch ein hypereosinophiles Syndrom sowie eine Eosinophilenleukämie abgegrenzt werden.

Eosinophilie-Myalgie-Syndrom In den 80er Jahren wurde erstmalig das Eosinophilie-Myalgie-Syndrom beschrieben. Bei diesem Krankheitsbild kam es nach Einnahme von L-Tryptophan-haltigen Produkten zu kutanen, hämatologischen und viszeralen Manifestationen, die bei einigen Patienten zum Tode führten. Nachdem diese Medikamente heute nicht mehr auf dem Markt sind, wird das Krankheitsbild nur noch selten gesehen.

Hiob-Syndrom oder Hyper-IgE-Syndrom Eine weitere seltene Erkrankung ist das Hiob- oder Hyper-IgE-Syndrom. Es wird mit variabler Ausprägung autosomal-dominant vererbt. Neben knöchernen Anomalien des Gesichtsschädels mit gestörtem Zahnwechsel findet sich neben einer Eosinophilie eine ausgeprägte IgE-Erhöhung, die Werte über 30 000 U/µl erreichen kann. Diese Patienten erkranken an rezidivierenden pulmonalen Infektionen und Pyodermien, wobei Staphylokokken die Haupterreger darstellen.

Eine Verminderung der Eosinophilen ist diagnostisch nicht verwertbar.

12.7 Immundefekte

Engl. Begriff: *Primary Immunodeficiency Disease, Secondary Imunodeficiency Disease*

Immundefekte äußern sich klinisch in einer erhöhten Infektanfälligkeit. Man unterscheidet **angeborene und erworbene Immundefekte.** Immundefektzustände, die sich primär im Erwachsenenalter manifestieren, sind in der Regel erworben, d. h. nicht genetisch bedingt. Wichtige Beispiele für erworbene Immundefekte sind die HIV-Infektion, lymphoproliferative und andere maligne Erkrankungen. Des Weiteren werden die Immundefekte nach der zugrunde liegenden Störung der Abwehrfunktion in **humorale** (Antikörpermangel), **zelluläre und kombinierte Immundefekte** eingeteilt.

12.7.1 Diagnostik bei Verdacht auf Immundefekt

Anamnese

Humoraler Immundefekt Die wichtigsten Hinweise auf einen Immundefekt ergeben sich aus der Anamnese. Bei Defekten des humoralen Immunsystems finden sich **vermehrt bakterielle Infektionen** vor allem der oberen Luftwege, aber auch Meningitiden, Bakteriämien und Pyodermien. Als Erreger finden sich am häufigsten Pneumokokken, Staphylokokken, Streptokokken und Haemophilus influenzae.

Zellulärer Immundefekt Bei einem Defekt der zellulären Immunität **dominieren Virusinfektionen** (z. B. Herpes simplex, Herpes zoster, Zytomegalie) und **Pilzinfektionen** (mukokutane Candidiasis, Pilzsepsis). Es kommt aber auch zu opportunistischen Infektionen, z. B. durch Pneumocystis carinii oder Toxoplasma gondii.

Kombinierter Immundefekt Bei kombinierten Immundefekten liegen alle genannten Infektionstypen vor.

Familienanamnese Zur Klärung eines angeborenen Immundefektes ist die Familienanamnese bezüglich im Kleinkindesalter verstorbener Geschwister und Blutsverwandtschaft der Eltern wichtig.

Klinische Untersuchung Bei der klinischen Untersuchung weisen rezidivierende Lymphadenitiden auf eine **chronische Granulomatose** hin, nicht tastbare Lymphknoten sind charakteristisch für kombinierte T-/B-Zell-Defektzustände. Lymphknotenschwellungen und Splenomegalie können auf ein **malignes Lymphom,** eine **Leukämie** oder auf eine gesteigerte Aktivität des retikuloendothelialen Systems hinweisen.

Als diagnostische Screeninguntersuchungen sollten durchgeführt werden:
- **klinisch-chemische Untersuchungen:** BSG, Gesamteiweiß mit Elektrophorese, C-reaktives Protein, Blutbild

der NK-Zellen, kommt auch durch Defekte der Janus-Kinase3 (Jak3), dem entscheidenden Signalvermittler von der γ-c-Kette zum Zellkern, vor. Dieser Gendefekt ist auf Chromosom 19p13.1 lokalisiert.

Defekte in der T-Zell-Aktivierung

Synonym: T-Zell-Defekt
Engl. Begriff: T-Cell Immunodeficiency

In einigen Fällen von kombinierten Immundefekten konnten als Ursache Störungen in der T-Zell-Aktivierung nachgewiesen werden, z. B. Defekte im Aufbau des TZR/CD3-Komplexes oder Störungen der Signaltransduktion.

Weitere angeborene Immundefekte betreffen die Expression der Haupthistokompatibilitätsantigene MHC I und MHC II, früher als „Syndrom der nackten Lymphozyten" oder „Bare Lymphocyte Syndrome" bezeichnet.

TZR/CD3-Defekte Es sind Immundefekte durch mutierte CD3γ- und CD3ε-Ketten beschrieben. Die CD3γ-Defekte verursachen einen selektiven Mangel an CD8-positiven, die CD3ε-Defekte einen selektiven Mangel an CD4-positiven T-Zellen. Defekte der ZAP70-Tyrosinkinase, dem entscheidenden Enzym der TZR/CD3-Signaltransduktion, führen in den seltenen Fällen der homozygoten Ausprägung zu einem schweren zellulären Immundefekt bei normalen T-Zell-Zahlen im Blut.

MHC-I-Defekte Die MHC-I-Defekte führen zu verminderten CD8-positiven T-Zellen. Genmutationen sind nachgewiesen in den Genen TAP1 und TAP2 auf Chromosom 6, die für die Antigenprozessierung in der Zelle wichtig sind. TAPs (= Transporters Associated with Antigen Processing) sind Proteine, die Peptide aus dem Zytoplasma durch den Golgi-Apparat transportieren, um diese dort mit der α-Kette des MHC-Komplexes und $β_2$-Mikroglobulin zu verbinden. Nur dann kann der Peptid-MHC-I-Komplex auf der Zelloberfläche exprimiert werden. TAP1-Defekte gehen mit einem der Wegener-Granulomatose ähnlichen Krankheitsbild („Wegener Like Syndrome") einher.

MHC-II-Defekte Die MHC-II-Defekte beruhen auf unterschiedlichen Störungen in ihrer Transkription, die von verschiedenen Promotoren (Y, X und S) und einem Klasse-II-Transaktivator abhängig ist. Vier verschiedene Gendefekte sind beschrieben.

Wiskott-Aldrich-Syndrom

Engl. Begriff: Wiskott-Aldrich Syndrome

Diese seltene, X-chromosomal-rezessiv vererbte Erkrankung ist charakterisiert durch Ekzeme, Thrombozytopenie, erhöhte Infektanfälligkeit und blutige Diarrhöen. Zugrunde liegt unter anderem ein funktioneller Defekt des CD43-Antigens, des Liganden CD54 (Intercellular Adhesion Molecule-1 oder ICAM-1). Serumspiegel für IgG sind normal, für IgA und IgE erhöht, aber für IgM erniedrigt. Thrombozyten und Lymphozyten sind morphologisch auffällig klein. Einige Patienten wurden erfolgreich mit einer Knochenmarktransplantation behandelt, ansonsten ist die Prognose jedoch schlecht. Die Patienten versterben in der Regel an einer Sepsis, an Blutungen oder Malignomen. Wegen der variablen Ausprägung des Krankheitsbildes gibt es jedoch Patienten, die das Erwachsenenalter erreichen.

Ataxia teleangiectatica

Engl. Begriff: Ataxia-Telangiectasia

Diese autosomal-rezessiv vererbte Krankheit äußert sich bereits im Kindesalter durch eine zerebellare Ataxie mit zunehmendem Tremor und Demenz. Der Immundefekt manifestiert sich klinisch in vermehrten Infekten der oberen Luftwege. 50–80 % der Patienten weisen einen IgA-Mangel auf; viele Patienten entwickeln maligne Lymphome und versterben meist im zweiten oder dritten Lebensjahrzehnt. Bei Patienten mit Ataxia teleangiectatica wurden verschiedene Mutationen in einem Gen (ATM) auf Chromosom 11q22.3 identifiziert, das Homologien zu DNA-Reparaturenzymen aufweist und möglicherweise die molekulare Ursache für diesen Immundefekt darstellt.

Immundefekte mit Lymphoproliferation

Immundefekte führen häufig gleichzeitig zu Autoimmunphänomenen. Einzelne sehr seltene Immundefekte mit ausgeprägter Lymphoproliferation sind beschrieben.

T-Zell-Defekt mit Autoimmunität Ein T-Zell-Defekt mit Autoimmunphänomenen kommt durch CD25-Mangel durch Mutation im Gen der α-Kette des IL-2-Rezeptors auf Chromosom 10p14-15 vor.

X-chromosomal vererbte Lymphoproliferation Diese Erkrankung manifestiert sich mit einer EBV-Infektion in Form einer schweren infektiösen Mononukleose, die in 80 % letal endet. Der Defekt liegt in einem Adaptorprotein auf T-Zellen und NK-Zellen, das mit SLAM („Signalling Lymphocyte Activation Molecule") auf T- und B-Zellen interferiert. Diejenigen Jungen, welche die EBV-Infektion überleben, leiden an einem zellulären Immundefekt mit Entwicklung von Hypogammaglobulinämie, aplastischer Anämie und Lymphomen. Die Erkrankung wird auch als Duncan-Syndrom bezeichnet.

Störungen des Komplementsystems

Angeborene Defekte sind für alle Komplementfaktoren beschrieben. Fehlen der frühen Komponenten C1qrs, C2 und C4 ist mit Immunkomplexerkrankungen wie SLE und anderen Vaskulitiden assoziiert. Defekte der späteren Komponenten C3, C3b-Inaktivator und C5-9 prädisponieren zu pyogenen Infektionen, insbesondere mit Neisserien.

Hereditäres Angioödem

Synonym: C1-Esterase-Inhibitor-(C1INH-)Mangel; angioneurotisches Ödem
Engl. Begriff: Hereditary Angioneurotic Edema

Pathogenese Dieser autosomal-dominant vererbten Störung des Komplementsystems liegt ein Mangel an C1-Inhibitor zugrunde, dessen Spiegel bei betroffenen Individuen 5–30 % der Norm beträgt. Während eines Anfalls, der durch Gewebsschädigung, häufig aber auch ohne erkennbare Ursache ausgelöst werden kann, kommt es zu einem weiteren Abfall von C1-Inhibitor, dem Nachweis von C1s im Serum sowie einer Erniedrigung von C4 und C2, welche die Substrate von C1s darstellen. Durch die Freisetzung eines vasoaktiven Peptids kommt es zur Permeabilitätserhöhung der Gefäße in Haut und Schleimhäuten.

Symptome Die rezidivierenden, 48–72 Stunden dauernden Anfälle des Angioödems können sich als Schwellungen im Gesicht, als Darmkrämpfe und Diarrhöen bei gastrointestinaler Manifestation oder auch als Larynxödem bei Befall des Respirationstrakts manifestieren.

Therapie Ein bereits entstandenes Angioödem ist therapeutisch schlecht zu beeinflussen. Eine Anfallsprophylaxe kann durch Proteaseninhibitoren bei unklarem Wirkungsmechanismus (z. B. ε-Aminocapronsäure oder Tranexamsäure) oder durch Anabolika (z. B. Danazol, Stanozolol) erfolgen, welche die Synthese von C1-Inhibitor stimulieren. Im Anfall kann mit gereinigtem C1-Inhibitor (Berinert®HS) substituiert werden. Wichtig zu erwähnen ist, dass die Gabe eines ACE-Hemmers beim hereditären Angioödem absolut kontraindiziert ist, da vermehrt Bradykinin gebildet wird und er möglicherweise vermehrt Anfälle auslöst.

Fehlen einzelner Komplementfaktoren

C3-Mangel Patienten mit homozygotem C3-Mangel oder I-Mangel (C3b-Inhibitor) leiden an häufigen eitrigen Infektionen durch grampositive und gramnegative Erreger, da funktionelles C3b für die Opsonierung von Bakterien fehlt und der Ablauf der C5b-9-Komplementkaskade nicht zustande kommt.

C5-, C6-, C7- und C8-Mangel Ein homozygoter Mangel an Properdin, C5, C6, C7 oder C8 macht die Betroffenen besonders empfindlich gegenüber Gonokokken und Meningokokken, woraus die besondere Bedeutung des alternativen Komplementaktivierungsweges für die Elimination von Neisserien ersichtlich wird. Die Vakzinierung von Patienten mit Properdinmangel mittels Meningokokken-Polysaccharid führt zur Bildung von spezifischen Antikörpern und kann – vermutlich über Aktivierung des klassischen Komplementweges – den Immundefekt ausgleichen.

C1-, C2- und C4-Mangel Assoziation mit rheumatischen Erkrankungen: Defekte der Komponenten C1, C2 und C4 des klassischen Weges der Komplementaktivierung führen in der Regel nicht zu einer verminderten Abwehr gegen bakterielle Infekte, da offenbar die Aktivierung über den alternativen Weg ausreicht. Individuen mit Defekten dieser Komplementkomponenten weisen jedoch eine erhöhte Inzidenz rheumatischer Erkrankungen auf. So ist z. B. bei Patienten mit SLE häufiger ein C4-Nullallel festzustellen. Pathogenetisch spielt eine verminderte Elimination von Immunkomplexen durch den klassischen Komplementweg beim SLE eine Rolle.

12.7.3 Erworbene Immundefekte

Unter den erworbenen Immundefekten hat in den letzten zehn Jahren die HIV-Infektion eine zentrale Bedeutung erlangt (s. Kap. 11.3.1).

Erworbene Defekte des B-Zell-Systems sind 50- bis 100fach häufiger als primäre bzw. angeborene Formen. Als Konsequenz tritt eine Hypogammaglobulinämie bzw. ein **sekundärer Antikörpermangel** auf, wobei die Serumspiegel der einzelnen Immunglobulinklassen in der Regel nicht so erniedrigt sind wie bei den primären Formen. So finden sich bei den erworbenen Hypogammaglobulinämien typischerweise Serumspiegel für IgG von 2–4 g/l, für IgA von 0,25–1,0 g/l und für IgM von 0,25–1,0 g/l.

Ursachen für sekundären Antikörpermangel Die Ursachen erworbener Ig-Mangelzustände sind vielfältig. Immunglobulinverlustsyndrome sowohl renaler als auch enteraler Genese, wie z. B. beim nephrotischen Syndrom oder bei Malabsorption bei Zöliakie, sind durch eine gleichzeitige Hypalbuminämie gekennzeichnet. Charakteristisch hierfür sind normale Zahlen der B-Lymphozyten, die funktionell nicht beeinträchtigt sind und in vitro nach Stimulation eine ungestörte Immunglobulinsynthese aufweisen. IgG ist bei Eiweißverlustsyndromen stärker erniedrigt als das höhermolekulare IgM und das durch eine kurze Halbwertszeit gekennzeichnete IgA. Bei enteralen Verlustsyndromen kommt es nicht nur zu einem Immunglobulinmangel, sondern häufig auch zu einem Lymphozytenverlust, so dass zusätzlich ein zellulärer Immundefekt bestehen kann.

Monoklonale Gammopathien Patienten mit **monoklonaler Gammopathie,** die klassischerweise beim multiplen Myelom und dem Morbus Waldenström nachweisbar ist, fallen klinisch in 60 % der Fälle durch **gehäufte und rezidivierende pyogene Infektionen** auf, insbesondere wenn **niedrige polyklonale Immunglobulinspiegel** vorliegen und die Antikörperantwort entsprechend funktionell eingeschränkt ist. **Der Reduktion polyklonaler Immunglobuline liegt sowohl eine verminderte Synthese als auch ein gesteigerter Katabolismus zugrunde.** Wenn diese Patienten normale oder erhöhte Ig-Spiegel aufweisen, sind diese häufig durch einen hohen Anteil des monoklonalen Immunglobulins bei gleichzeitig stark vermindertem Anteil von polyklonalen Immunglobulinen bedingt (s. Abb. 12.13).

Andere Lymphome Bei Patienten mit einer **CLL** finden sich ebenfalls ausgeprägte Hypogammaglobulinämien sowie funktionelle Beeinträchtigungen der humoralen und zellulären Immunantwort, was eine hohe Inzidenz von bakteriellen Infektionen wie Pneumonien und Bronchitiden sowie opportunistischen Infektionen zur Folge hat. Patienten mit einem **Hodgkin-Lymphom** sind dagegen vor allem durch Beeinträchtigungen des zellulären Immunsystems gekennzeichnet. Sie leiden deshalb auch häufiger an

Virusinfekten (z. B. Herpes zoster) und sind durch Pilzinfektionen gefährdet.

Immunsuppression Am häufigsten finden sich erworbene bzw. sekundäre Immundefekte bei Patienten mit hoch dosierter **Steroidtherapie** oder auch Steroid-Langzeittherapie. Da Steroide nicht nur immunsuppressiv, sondern auch antiinflammatorisch wirken, ist das klinische Erscheinungsbild vielfältig. So treten gehäuft bakterielle Infektionen durch Staphylokokken und gramnegative Erreger auf, für deren Abwehr ein intaktes Phagozytosesystem essentiell ist. Weitere wichtige und häufig verwendete Immunsuppressiva sind Azathioprin und Cyclophosphamid, welche die primäre und sekundäre Antikörperantwort hemmen und so zu vermehrten Infekten führen können. Auch Methotrexat hemmt die Antikörperantwort, während Ciclosporin A vor allem in Kombination mit anderen Immunsuppressiva zu einem verstärkten Immundefekt führt.

Transitorische Hypogammaglobulinämie Die transitorische Hypogammaglobulinämie bezeichnet einen **passageren Mangel** an **Immunglobulinen bei Säuglingen,** wenn die mütterlichen Antikörper abgebaut werden und die eigene Immunglobulinproduktion nicht ausreicht. Sie ist ein Krankheitsbild der Pädiatrie.

> **Zusammenfassung**
> - Häufigste Ursachen: bei Erwachsenen maligne Erkrankungen und/oder immunsuppressive Therapie
> - Wichtigste Symptome: vermehrte bakterielle Infekte bei Störungen des humoralen Systems und Virus- oder Pilzinfektionen bei Störungen des zellulären Systems
> - Wichtigste diagnostische Maßnahmen: S-Elektrophorese, Immunglobuline quantitativ, Immunfixation, Differentialblutbild, Lymphozytentypisierung, Multitest Merieux
> - Wichtigste therapeutische Maßnahmen: IgG-Substitution, Reduktion der Immunsuppression

12.8 Autoimmunerkrankungen

12.8.1 Einteilung der Autoimmunerkrankungen

Bei vielen Erkrankungen, u. a. auch Atherosklerose, Tumorerkrankungen und degenerativen Erkrankungen des Skeletts und Bindegewebsapparates, ist eine Beteiligung des Immunsystems nachweisbar. Dagegen führt bei Autoimmunerkrankungen die Immunantwort zur Zerstörung eines oder mehrerer Körpergewebe.

Über die Ätiologie von Autoimmunerkrankungen ist bislang wenig bekannt. Prinzipiell lassen sich drei Erklärungsmodelle unterscheiden:
1. Eine Autoimmunerkrankung ist eine Erkrankung des Immunsystems selbst, d. h., immunkompetente Zellen erkennen ein körpereigenes Antigen, es entsteht eine ungebremste immunologische Reaktion, die schließlich zur Zell- und Gewebedestruktion führt.
2. Die primäre Ursache liegt beim angegriffenen Organ; das Immunsystem erkennt lediglich kranke bzw. krankheitsassoziierte Strukturen auf betroffenen Körperzellen und attackiert diese.
3. Ein nicht bekannter Auslöser (z. B. ein exogener Erreger) bewirkt, dass sich körpereigene Strukturen oder auch das Immunsystem derart alterieren, dass Neoantigene exprimiert werden. Die Folge ist eine Aufhebung der immunologischen Toleranz mit Angriff des Immunsystems auf die jeweils betroffenen Körpergewebe.

Nach klinischen Gesichtspunkten ist es sinnvoll, Autoimmunerkrankungen in **organspezifische** und nicht organspezifische, d. h. **systemisch verlaufende Erkrankungen** zu unterteilen (Tab. 12.6a und b).

Organspezifische Autoimmunerkrankungen

Als typisches Beispiel einer organspezifischen Autoimmunerkrankung ist die **Hashimoto-Thyreoiditis** zu nennen. Hier liegen spezifische Antikörper gegen Schilddrüsenantigene vor, die durch ihre intrinsische biologische Aktivität direkt in den Pathomechanismus, d. h. die Entwicklung einer Hyperthyreose eingreifen. Andere **Beispiele** organspezifischer Erkrankungen sind die **perniziöse Anämie, der Morbus Addison oder der Diabetes mellitus Typ 1.** Allerdings kommt es auch bei den genannten Erkrankungen zu überlappenden immunologischen Phänomenen. So findet sich z. B. bei Patienten mit Autoimmunthyreoiditis oft zusätzlich eine perniziöse Anämie mit Nachweis von Parietalzellantikörpern. Umgekehrt haben Patienten mit perniziöser Anämie häufig Schilddrüsenautoantikörper mit oder ohne klinischen Befall dieses Organs.

Systemisch verlaufende Autoimmunerkrankungen

Systemisch verlaufende Autoimmunerkrankungen sind z. B. der Lupus erythematodes oder andere verwandte Kollagenosen. Bei diesen Erkrankungen werden viele Organsysteme befallen, z. B. Nieren, Herz, seröse Häute, Skelett und Muskelsystem, ZNS, Haut und Lungen. Je nach Manifestationsort und Schwere der Autoaggression können diese Erkrankungen lebensbedrohlich verlaufen. Ähnliches gilt für die systemischen Vaskulitiden. Sie können über eine inflammatorische Reaktion an den Gefäßen zu Funktionsstörungen bis hin zum Untergang von Organgeweben führen (s. Kap. Rheumatologie). Entscheidend für die Prognose und somit auch für die Therapiewahl ist das Ausmaß der Organmanifestation. Drohen Schäden von lebenswichtigen Organen bzw. irreversible Ausfälle (z. B. bei ZNS- oder kardialem Befall), sind aggressive Therapiestrategien notwendig.

12.8.2 Multifaktorielle Genese der Autoimmunerkrankungen

HLA-System und genetische Disposition

Verschiedene tierexperimentelle Studien zeigen, dass eine Autoimmunerkrankung durch ein exogenes Antigen ausgelöst werden kann; interessanterweise erkrankten jedoch

Klinische Immunologie

Tab. 12.6a Organspezifische Autoimmunerkrankungen.

Endokrines System	■ Hashimoto-Thyreoiditis ■ Morbus Basedow ■ Typ-1-Diabetes ■ Morbus Addison
Hepatobiliäres System, Gastrointestinaltrakt	■ Autoimmunhepatitis ■ Primäre biliäre Zirrhose ■ Sklerosierende Cholangitis ■ Glutensensitive Enteropathie ■ Perniziöse Anämie ■ Morbus Crohn, Colitis ulcerosa
Haut	■ Pemphigus vulgaris ■ Bullöses Pemphigoid ■ Dermatitis herpetiformis ■ Lineare IgA-Dermatose ■ Autoimmune Alopezie ■ Erythema nodosum ■ Kontaktdermatitis
Hämatologisches System	■ Autoimmunhämolytische Anämie ■ Autoimmune thrombozytopenische Purpura ■ Autoimmune Neutropenie
Neuromuskuläres System	■ Myasthenia gravis ■ Multiple Sklerose ■ Guillain-Barré-Syndrom

Tab. 12.6b Systemische Autoimmunerkrankungen.

Kollagenosen und entzündliche Arthritiden	■ Systemischer Lupus erythematodes ■ Systemische Sklerodermie ■ Polymyositis/Dermatomyositis ■ Mischkollagenose ■ Rheumatoide Arthritis ■ Reaktive Arthritis ■ Psoriasis-Arthritis ■ Sjögren-Syndrom
Vaskulitiden	■ Systemische nekrotisierende Vaskulitiden ■ Panarteriitis nodosa ■ Churg-Strauss-Vaskulitis ■ Wegener-Granulomatose ■ Overlap-Syndrom ■ Hypersensitivitätsvaskulitis ■ Behçet-Syndrom ■ Arteriitis temporalis ■ Takayasu-Arteriitis ■ Kawasaki-Erkrankung ■ ZNS-Vaskulitis ■ Thrombangitis obliterans
Sarkoidose	
Graft-versus-Host-Erkrankung	
Kryoglobulinämie	

nur Tiere, die einen bestimmten Haplotyp der MHC-Gene aufwiesen. Hieraus ergibt sich die Hypothese, dass die Autoimmunerkrankungen des Menschen ebenfalls eine immungenetische Grundlage über das HLA-System haben. Die HLA-Typisierung von großen Patientenkollektiven mit verschiedenen Autoimmunerkrankungen bestätigt, dass bestimmte Allele mit einem erhöhten Risiko für eine bestimmte Erkrankung assoziiert sind (Tab. 12.7).

HLA-B27 Bei den **rheumatischen Erkrankungen** kommt dem **HLA-B27** eine besondere Bedeutung zu. HLA-B27-Träger haben ein ca. 70fach erhöhtes relatives Risiko, einen Morbus Bechterew zu entwickeln (s. Kap. 3).

HLA-DR-Gene Individuen, die das DR4-Allel tragen, weisen statistisch ein erhöhtes relatives Risiko auf, verschiedene Autoimmunerkrankungen wie rheumatoide Arthritis, medikamenteninduzierten Lupus erythematodes, Typ-1-Diabetes oder Pemphigus vulgaris zu entwickeln.

HLA-Assoziation mit definierten Erkrankungen Das Vorliegen eines bestimmten HLA-Gens hat im Einzelfall keine diagnostische Bedeutung.

Trotzdem findet sich bei bestimmten Erkrankungen eine Häufung bestimmter HLA-Gene (s. Tab. 12.7).

Die Häufung bestimmter HLA-Allele bei Autoimmunerkrankungen hat zu verschiedenen Hypothesen geführt. Da HLA-Moleküle zusammen mit dem T-Zell-Rezeptor eine entscheidende Rolle in der Antigenerkennung haben, erscheint es plausibel, dass bestimmte HLA-Allele besser oder schlechter geeignet sind, antigene Strukturen bzw. exogene Erreger und Noxen zu erkennen. HLA-Moleküle können damit zu Erkrankungen disponieren, aber auch eine Schutzfunktion haben.

Molekulare Mimikry

Bei diesem Modell der Immunpathogenese wird eine Immunantwort postuliert, die gegen ein Pathogen (z. B. Bakterium) und im Sinne einer Kreuzreaktion gegen eine körpereigene Struktur (z. B. HLA-Antigen) gerichtet ist und dadurch eine Autoaggression auslöst. Im Fall von **Spondylarthritiden und reaktiven Arthritiden** wurde gezeigt, dass Yersinia enterocolitica, Klebsiella pneumoniae und Shigella flexneri antigene Strukturen aufweisen, die auch auf HLA-B27 nachweisbar sind. Dies wurde molekularbiologisch durch eine homologe Sequenz von sechs Aminosäuren auf der Nitrogenreduktase von Klebsiellen und dem HLA-B27 bestätigt.

Ein weiteres klinisches Beispiel der molekularen Mimikry zeigt sich bei der **rheumatoiden Arthritis**. Hier wurde gezeigt, dass ein Hexapeptid in der dritten hypervariablen Region des HLA-DR4 und -DR1 eine komplette Homologie zu dem gp110-Molekül des Epstein-Barr-Virus (EBV) aufweist. Eine weitere Homologie besteht zwischen dem sog. „Shared Epitope", d. h. dem spezifischen Aminosäuremotiv (QKRAA oder QRRAA) auf DR4/DR1 mit einem bestimmten DNA-Motiv (DNA-J) von E. coli.

Das klassische Modell der „Molecular Mimicry" wurde am Beispiel des **rheumatischen Fiebers** entwickelt. Als Ursache für das rheumatische Fieber wird heute eine immunologische Kreuzreaktion von Streptokokkenantigenen mit dem Sarkolemm des Herzmuskels angenommen. So konnte gezeigt werden, dass Streptokokken-M-Protein und Myosin eine immunologische Kreuzreaktion hervorrufen.

Autoantikörper

Engl. Begriff: Autoantibody

Bei einer Vielzahl von Autoimmunerkrankungen lassen sich Autoantikörper (Tab. 12.8) nachweisen. Wichtig ist, ob der Nachweis von Autoantikörpern lediglich ein Begleitphänomen der Autoimmunerkrankung ist oder ob diesen Antikörpern eine funktionelle Bedeutung zukommt.

Funktionelle Autoantikörper Funktionelle Autoantikörper binden beispielsweise an spezifische Rezeptoren (z.B. TSH-Rezeptor oder Acetylcholinrezeptor) und bewirken durch blockierende bzw. intrinsische Aktivität am Rezeptor eine entsprechende Funktionsstörung. Das Vorliegen eines bestimmten Antikörpers bzw. Antikörperprofils kann in der differentialdiagnostischen Einordnung des Krankheitsbildes von entscheidender Bedeutung sein.

Tab. 12.7 HLA und assoziierte Erkrankungen.

Erkrankung	HLA	Relatives Risiko
Rheumatische Erkrankung		
Morbus Bechterew	B27	69
Reaktive Arthritis	B27	18
Reiter-Syndrom	B27	37
Psoriasis-Arthritis	B27, B38	6–10
Juvenile rheumatoide Arthritis	B27, DR8	3–4
Rheumatoide Arthritis	DR4	4
Sjögren-Syndrom	Dw3	5
Systemischer Lupus erythematodes	DR3	2
	DR2	5
Medikamenteninduzierter SLE	DR4	5
Gastrointestinale Erkrankungen		
Zöliakie	DR3	11
Chronisch-aktive Hepatitis	DR3	6
Hämatologische Erkrankungen		
Hämochromatose	A3	7
	B14	26
	A3, B14	90
Perniziöse Anämie	DR5	5
Endokrine Erkrankungen		
Diabetes Typ 1	DR4	3
	DR3	5
	DR2	0,2
Autoimmunthyreoiditis	B8	3
	DR3	4
Neurologische Erkrankungen		
Myasthenia gravis	B8	3
	DR3	2–3
Multiple Sklerose	DR2	6
Narkolepsie	DR2	130
Schizophrenie	A28	2
Renale Erkrankungen		
Idiopathische membranöse Glomerulonephritis	DR3	6
Goodpasture-Syndrom	DR2	16
Minimal-Change-Glomerulonephritis	B12	4
Polyzystische Nierenerkrankung	B5	2,2
Gold-Nephritis	DR3	14
	DR4	0,3
Immundefekte		
IgA-Mangel	DR3	13
Hauterkrankungen		
Dermatitis herpetiformis	Dw3	17
Psoriasis	Cw6	7,5
Pemphigus vulgaris	DR4	14
Behçet-Syndrom	B51	12

Tab. 12.8 Autoantikörper.

Erkrankung	Spezifität des Antikörpers
Myasthenia gravis	Acetylcholinrezeptor
Morbus Basedow	TSH-Rezeptor
Juveniler insulinpflichtiger Diabetes mellitus	Inselzellen, Insulin
Perniziöse Anämie	Belegzellen des Magens, B12-Bindungsstelle des Intrinsic-Faktors
Morbus Addison	Nebennierenrinde
Idiopathischer Hyperparathyreoidismus	Nebenschilddrüse
Pemphigus	Interzellularsubstanz der Haut und Schleimhaut
Bullöses Pemphigoid	Basalmembran der Haut und Schleimhaut
Primäre biliäre Zirrhose	Mitochondrien
Hämolytische Anämie	Erythrozyten
Morbus Werlhof	Thrombozyten
Idiopathische Neutropenie	Neutrophile
Vitiligo	Melanozyten
Goodpasture-Syndrom	Basalmembran
Rheumatoide Arthritis	Rheumafaktoren, Antikollagenantikörper, EBV-Antigene
Sjögren-Syndrom	Rheumafaktoren, SS-A, SS-B
Systemischer Lupus	Antinukleäre Faktoren, Doppelstrang-DNA-Antikörper, Sm-Antigen
Sklerodermie	ANF, Scl-70, SS-A, SS-B, Zentromerantikörper
Polymyositis	ANF, Jo-1
Rheumatisches Fieber	Myokard-, Endokardantikörper
Morbus Wegener	ANCA

Autoantikörper gegen Zelloberflächenmoleküle Autoantikörper gegen zelluläre Oberflächenmoleküle auf Blutzellen sind ebenfalls pathophysiologisch relevant. Bei der **autoimmunhämolytischen Anämie** sind Antikörper gegen Oberflächenstrukturen auf Erythrozyten nachweisbar, wobei diese zur direkten, komplementvermittelten Lyse und zu einem verstärkten Abfangen der mit Antikörpern beschichteten Erythrozyten durch das retikuloendotheliale System von Milz und Leber führen. Bei der **Autoimmunthrombopenie** (Morbus Werlhof) sind ebenfalls Antikörper gegen verschiedene Oberflächenstrukturen der Thrombozyten nachweisbar, die wie bei der autoimmunhämolytischen Anämie zur Sequestration der Thrombozyten, vor allem in der Milz, führen. Autoantikörper gegen Leukozytenantigene finden sich gehäuft bei Patienten mit **SLE** und z. T. auch bei Patienten mit **Felty-Syndrom** (s. Kap. 13.2).

Antizytoplasmatische Antikörper (cANCA) besitzen eine hohe Spezifität bei der Diagnose eines **Morbus Wegener,** während pANCA bei verschiedenen Autoimmunerkrankungen mit geringer Spezifität nachweisbar sind. Die cANCA scheinen auch eine pathogenetische Bedeutung insofern zu haben, als nach Bindung des Antikörpers an Granulozyten eine Kaskade immunologischer Vorgänge eingeleitet wird, die schließlich zur Zytokinausschüttung, Endothelaktivierung und lymphozytären Infiltration der kleinen Gefäße mit konsekutiver Vaskulitis führt.

Immunkomplexvermittelte Erkrankungen

Immunkomplexvermittelte Erkrankungen entstehen durch Ablagerung von Immunkomplexen in Organen oder Geweben, z. B. in den Glomeruli der Nieren oder in Blutgefäßen. Immunkomplexe werden durch die Bindung von Antikörpern an ein Antigen gebildet, wobei in bestimmten Fällen die Immunkomplexe aus Autoantigenen und Autoantikörpern (z. B. beim SLE) gebildet werden. Immunkomplexe entstehen jedoch auch durch Koppelung von Antikörpern an Fremdantigene, z. B. bei der Hepatitis B und C (s. Polyarteriitis nodosa/Hepatitis B; „essentielle" Kryoglobulinämie/Hepatitis C). IgG und IgM enthaltende Immunkomplexe aktivieren den klassischen Komplementweg, während Immunkomplexe mit IgA den alternativen Komplementweg induzieren. Für Immunkomplexerkrankungen ist offenbar nicht nur die Ablagerung zirkulierender Immunkomplexe aus dem Blut von Bedeutung, sondern auch die In-situ-Bildung nach Deposition eines Antigens oder Antikörpers im Gewebe, z. B. DNA in Nierenglomeruli und Hepatitis-C-Antikörper in Hepatitis-C-infizierten Keratinozyten.

Serumkrankheit Die klassische Immunkomplexerkrankung ist die **Serumkrankheit.** Diese wurde erstmals von Pirquet und Schick bei Kindern, die mit Antidiphtherietoxin von Pferden behandelt wurden, beschrieben. Bei dem Krankheitsbild entwickeln die Patienten acht bis 13 Tage nach der Injektion von Pferdeserum Fieber, kutane Eruptionen, Arthralgien, eine Leukopenie sowie eine Lymphadenopathie und eine Albuminurie. Eine wichtige Rolle in der Pathogenese scheint die Clearance der zirkulierenden Immunkomplexe durch die Zellen des retikuloendothelialen Systems (RES) zu spielen. Die Immunkomplexe binden an die Komplementrezeptoren (CR1) auf Erythrozyten und werden durch die Zellen des RES in der Leber von der Erythrozytenoberfläche phagozytiert und metabolisiert.

Nachweis von zirkulierenden Immunkomplexen Zirkulierende Immunkomplexe finden sich beim SLE im Serum neben Ablagerungen von Immunglobulinen, Komplement und DNA in den Glomeruli. Pathogenetisch wird eine gestörte Funktion des Fc-Ig-Rezeptors auf Zellen des RES diskutiert, was zu einer verminderten Clearance der Immunkomplexe führt. Patienten mit SLE haben z. T. eine verminderte Expression des C3b-Rezeptors und des C1-Rezeptors auf ihren Erythrozyten, Polymorphismen des Fcγ-Rezeptors IIa sind mit SLE assoziiert. Dies könnte ebenfalls zur gestörten Immunkomplex-Clearance beitragen. Bei verschiedenen **Vaskulitiden** können ebenfalls Immunkomplexablagerungen nachgewiesen werden, z. B. bei der Hypersensitivitätsvaskulitis oder bei der kryoglobulinämischen Vaskulitis. Erkrankungen, die mit erhöhten zirkulierenden Immunkomplexen einhergehen, weisen im Schub häufig eine Verminderung der Komplementspiegel auf. Der Nachweis eines Komplementverbrauchs mittels der Bestimmung der Menge an hämolytischer Komplementaktivität im Serum (CH50/CH100) ist der beste Hinweis auf das Vorhandensein von Immunkomplexen.

Bedeutung des programmierten Zelltodes für die Pathogenese von Autoimmunerkrankungen

Tiermodelle Erste Hinweise, dass eine Störung der Apoptose immunkompetenter Zellen zu Autoimmunerkrankungen führt, ergaben sich aus verschiedenen tierexperimentellen Modellen. Transgene Mäuse, die das Onkogen bcl-2, das die Apoptose von Lymphozyten hemmt, in ihrer Keimbahn trugen, entwickelten ein dem SLE ähnliches Krankheitsbild mit Nephritis, Arthritis, positivem ANF. Sie starben nach wenigen Monaten. In zwei weiteren Mausstämmen kam es aufgrund eines Defektes des Fas-Rezeptors oder des Fas-Liganden zu schweren Autoimmunsyndromen. In beiden Situationen war die Funktion des Fas-Systems aufgehoben, die Lymphozytenapoptose wurde gestört, und Immunantworten verliefen ungezügelt weiter.

Apoptose bei humanen Autoimmunerkrankungen Beim Menschen ist ein seltenes immunologisches Krankheitsbild beschrieben, das durch einen genetischen Defekt des Fas-Gens hervorgerufen ist (Canale-Smith-Syndrom). Bei den Patienten kommt es bereits in der Kindheit zu einer generalisierten Lymphadenopathie mit Vermehrung von T-Lymphozyten und Autoimmunphänomenen.

Die Bindung des Liganden an den Fas/ApoI/CD95-Rezeptor führt normalerweise bei aktivierten Lymphozyten zur Induktion des apoptotischen Zelltodes. Bei verschiedenen Autoimmunerkrankungen, z. B. bei der rheumatoiden Arthritis, beim systemischen Lupus oder bei der Thyreoiditis, wurde gezeigt, dass der Fas/ApoI/CD95-Rezeptor heraufreguliert ist und gleichzeitig der Ligand in größeren Mengen exprimiert wird. Dennoch scheinen die Lymphozyten in den entzündeten Geweben bei den genannten Erkrankungen vor der Apoptose geschützt zu sein. Die Mechanismen, die zur Verhinderung der Apoptose der Lymphozyten, Granulozyten und Makrophagen führen, sind zurzeit Gegenstand intensiver Forschung im Bereich der Autoimmunerkrankungen. Verschiedene Zytokine und Medikamente wie Steroide, Immunsuppressiva und Zytostatika beeinflussen den Apoptosemechanismus immunkompetenter Zellen. Steroide sind in der Lage, direkt Apoptose zu induzieren, während z. B. Methotrexat indirekt über eine Steigerung der Synthese des Fas-Liganden die Apoptose auslösen kann.

12.9 Allergische Erkrankungen

Definition Ursprünglich wurde die Allergie 1906 von Pirquet definiert als veränderte Reaktion auf ein Antigen, die sowohl schützende Immunität als auch Überempfindlichkeitsreaktionen umfasste. Später wurden die vier Typen der Immunantwort von Coombs und Gell definiert (Tab. 12.9). Heute versteht man unter Allergie im Wesentlichen die IgE-vermittelten allergischen Erkrankungen (s. u.). Des Weiteren wird der Begriff Atopie ebenfalls für IgE-vermittelte Erkrankungen verwendet.

Häufigkeit Die allergische Rhinitis, Asthma und atopische Ekzeme gehören zu den häufigsten chronischen Erkrankungen, die außerdem in den letzten Jahren in allen Industrienationen ständig zunehmen.

Ätiologie und Pathogenese

Atopie und Th2-Helfer-Zell-Antwort Personen mit Atopie haben eine übersteigerte Produktion von IgE-Antikörpern auf allgegenwärtige inhalierbare Allergene von Pollen, Hausstaub und Tierhaaren. Gesunde Erwachsene und Kinder produzieren gegen diese Antigene spezifische Antikörper vom Typ IgG1 und IgG4. T-Lymphozyten aus dem Blut Gesunder zeigen auf diese Allergene in vitro eine Th1-gewichtete Immunreaktion mit Produktion von γ-Interferon, während die von Patienten eine Th2-gewichtete Immunreaktion mit Produktion von Interleukin-4, -5 und -13 aufweisen. Eines der Hauptkennzeichen immunpathologischer Reaktionen allergischer Erkrankungen ist die Infiltration der betroffenen Gewebe durch Th2-Zellen.

Atopie und Umweltfaktoren Bei Feten und Neugeborenen besteht primär ein Überwiegen von Zellen des Th2-Typs, die auf Umweltantigene reagieren. Nach der Geburt kommt es zu einer überwiegend protektiven Th1-vermittelten Reaktionslage, wahrscheinlich unter dem Einfluss von Bakterien. Durch Makrophagen, die Bakterien phagozytieren, wird Interleukin-12 ausgeschüttet, was eine Th1-gewichtete Immunreaktionen mit γ-Interferon-Produktion verursacht.

Die Zunahme der Allergien in den westlichen Industrienationen wird u. a. durch das Fehlen mikrobieller Stimuli im Kindesalter durch eine sehr saubere Umgebung und den häufigen Einsatz von Antibiotika erklärt. Weitere Th2-Phänotyp-begünstigende Faktoren sind in der Kindheit Nahrungsmittel und auch der Geburtszeitpunkt bei hoher Pollenexposition. Atopische allergische Erkrankungen sind bei Kindern mit drei oder mehr älteren Geschwistern bzw. durchgemachter Masern- und Hepatitis A-Infektion seltener. Kofaktoren für spezifische allergische Erkrankungen sind respiratorische Virusinfektionen, Allergenexposition, Tabakrauchexposition und Luftverschmutzung.

Allergene Viele Allergene sind lösliche Proteine, die natürlich als Enzyme vorkommen und z. B. proteolytisch wirken.

Genetik Atopische allergische Erkrankungen treten familiär gehäuft auf und haben eine genetische Grundlage. Allerdings kommen verschiedene Manifestationen der Atopie bei verschiedenen Familienmitgliedern vor, wodurch genetische Studien erschwert werden. Ein Polymorphismus des Fcε-RIβ kommt mit gleicher Häufigkeit bei schwerer Atopie, Asthma und Ekzemen vor. Des Weiteren sind offenbar Loci auf den Chromosomen 2q, 5q, 6q, 12q und 13q mit Asthma und Atopie assoziiert. Auch Polymorphismus des hochaffinen LPS-Rezeptors (CD14) ist assoziiert mit erhöhten Serum-IgE-Spiegeln. Weitere Polymorphismen verschiedener Gene sind beschrieben.

Tab. 12.9 Die vier Typen der Immunantwort nach Coombs und Gell.

Typ	Bezeichnung	Mechanismus	Beispiele
I	Sofortreaktion	IgE-vermittelte Freisetzung vasoaktiver Mediatoren	Asthma bronchiale, Urtikaria
II	Zytotoxische Antikörperreaktion	Zellschädigung direkt durch Antikörperbindung ausgelöst	Autoimmunhämolyse, Autoimmunthrombozytopenie
III	Immunkomplexreaktion	Zellschädigung durch Ablagerung von Antigen-Antikörper-Komplexen	DNA-Anti-DNA-Komplexe bei SLE
IV	Verzögerter Typ	Zellschädigung durch sensibilisierte T-Lymphozyten	Tuberkulinreaktion, Kontaktallergie

Klinische Immunologie

IgE und seine Rezeptoren Die akute allergische Reaktion entsteht durch die Freisetzung präformierter Mediatoren aus den Granula von Mastzellen oder Basophilen, wenn ein Antigen mit IgE interagiert, das durch die α-Kette des hochaffinen IgE-Rezeptors gebunden ist. Dieser Rezeptor kommt auch auf antigenpräsentierenden Zellen vor und vermittelt die IgE-abhängige Aufnahme und Präsentation von allergenen Agenzien. Interleukin-4 und Interleukin-13 sind die wichtigsten Zytokine, die IgE stimulieren. Des Weiteren ist die Produktion des IgE von zwei Transkriptionsfaktoren, NF-κB und STAT-6, abhängig.

Verschiedene Hypersensitivitätsreaktionen durch Bakterien Einige infektiöse Mikroorganismen wie z. B. Aspergillus fumigatus und Würmer sowie deren Allergene lösen Th2-Antworten aus, die hohes Serum-IgE verursachen, während andere bakterielle Antigene wie die von Lysteria monocytogenes und Mycobacterium tuberculosis eine Th1-Reaktion hervorrufen, die durch eine zelluläre Immunreaktion gekennzeichnet ist (zytotoxische T-Zellen und Hypersensitivität vom verzögerten Typ). Diese Bakterien enthalten sog. CpG-Motive, die wiederum andere Rezeptoren von antigenpräsentierenden Zellen binden und die Freisetzung von Interleukin-12 verursachen. Das durch aktivierte Th1-Zellen produzierte Interferon-γ sowie Interleukin-18 von Makrophagen unterdrücken zusammen ebenfalls die IgE-Antikörper-Bildung.

Symptomatik

Allergische Entzündung Bei Personen mit einer Atopie wird durch Exposition einer einzelnen Allergendosis auf die Haut, in die Nase oder die Luftwege innerhalb von Minuten eine Hauturtikaria, Rhinitis oder ein Bronchospasmus ausgelöst. Je nach der Allergenmenge werden diese sofortigen Hypersensitivitätsreaktionen durch eine Spätphase abgelöst, die ihren Höhepunkt sechs bis neun Stunden nach der Allergenexposition erreicht und dann langsam abklingt. Die Spätreaktionen der Haut sind charakterisiert durch rotes Hautödem und leichte indurierte Schwellung, die der Nase durch die sog. „verstopfte Nase" und die der Lunge durch anhaltende Spastik.

Sofortreaktion Die Sofortreaktion wird durch Freisetzung von Histamin, Tryptase, Leukotrienen, Prostaglandinen und plättchenaktivierendem Faktor (PAF) verursacht. Sie äußert sich als Rhinokonjunktivitis oder Urtikaria, im schwersten Fall als anaphylaktischer Schock mit Kreislaufversagen. Ausgelöst wird die Ausschüttung der Substanzen durch die Vernetzung von Allergen, IgE und Fcε-Rezeptor I auf der Oberfläche von Mastzellen und basophilen Granulozyten. Mastzellen sind die Hauptproduzenten der drei Cystinyl-Leukotriene C4, D4, E4, die Kontraktion der glatten Muskulatur, Vasodilatation, erhöhte vaskuläre Permeabilität und Schleimhypersekretion verursachen, wenn sie an spezifische Rezeptoren binden. Auch Eosinophile, Makrophagen und Monozyten bilden diese Cystinyl-Leukotriene. Mastzellen enthalten außerdem Tryptase, ein Enzym, das Rezeptoren auf Endothel- und Epithelzellen aktiviert, was wiederum zur Heraufregulation von Adhäsionsmolekülen führt.

Spätphase In der Spätphase haben sich in der Haut vermehrt Eosinophile und Neutrophile sowie CD4-positive Zellen und Basophile angesammelt. Auch Spätphasen der asthmatischen und nasalen Reaktion haben ähnliche zelluläre Infiltrate. Abhängig vom Zielorgan können die Spätreaktionen durch die Aktivierung von Mastzellen oder T-Zellen hervorgerufen werden. Bei Patienten mit atopischem Asthma können Spätreaktionen auch ohne eine Sofortreaktion unter Teilnahme von Mastzellen stattfinden. Auch bei der Initiierung und Kontrolle der allergischen Entzündung spielen antigenpräsentierende Zellen eine Rolle. Dendritische Zellen beim Asthma und kutane Langerhans-Zellen beim atopischen Ekzem präsentieren Antigene den CD4$^+$ Th2-Zellen in MHC-Klasse-II-restringierter Weise.

Gewebsschädigung durch Eosinophile Die infiltrierenden Eosinophilen können Schleimhautoberflächen schädigen, indem sie toxische basische Proteine, Cystinyl-Leukotriene und plättchenaktivierenden Faktor produzieren. Sie schädigen auch inhibitorische M2-Muskarinrezeptoren, die bei Patienten mit Asthma cholinerge Reaktionen fördern können. Andererseits können Eosinophile durch die Produktion fibrogener (fibrosefördernder) Wachstumsfaktoren und von Matrixmetalloproteinasen auch wieder zur Reparatur von kleineren Schäden beitragen.

Interleukin-5 (IL-5) verursacht die Freisetzung reifer und unreifer Eosinophiler aus dem Knochenmark, reguliert die Expression seines Rezeptors auf deren Oberflächen und ist für die terminale Differenzierung Eosinophiler essentiell.

Diagnostik Die Diagnostik soll eine **Sensibilisierung** mit einem Antigen nachweisen, gegebenenfalls zusammen mit einer **Risikoeinschätzung.** Hierzu dienen verschiedene Tests am Patienten und Laboruntersuchungen. Der sinnvolle Einsatz muss Treffsicherheit, Aussagekraft, Aufwand und Belastung des Patienten berücksichtigen (Tab. 12.10).

Allgemeines Vorgehen Am Anfang steht die Anamnese. Sie dient der Orientierung bezüglich des weiteren Vorgehens. Hier sind Untersuchungen am Patienten und im Labor verfügbar. Dabei haben Laboruntersuchungen den Vorteil, dass der Patient nicht belastet wird und Serumproben versandt werden können bei allerdings geringerer Zuverlässigkeit. Testungen am Patienten, insbesondere in Form der Provokation, können gefährlich sein, da sie potentiell einen allergischen Schock auslösen können.

- **Anamnese:** Die Vielfalt an Antigenen und Immunreaktionen zwingt zur äußerst genauen Erhebung der Vorgeschichte für die Ermittlung der verdächtigen Antigene und der verantwortlichen Immunreaktion. Angaben zur Berufstätigkeit und zu den Ernährungsgewohnheiten bis hin zu verwendeten Waschmitteln sind erforderlich.
- **In-vivo-Untersuchungen/Provokationstests:** Die einfachste, schnellste und ungefährlichste Form ist der **Hauttest** in seinen verschiedenen Varianten. Er dient der Erkennung der Sensibilisierung und zugleich des auslösenden Mechanismus: Eine sofortige Quaddelbildung ist einem IgE-vermittelten, ein nach Stunden auftretendes Knötchen einem IgG-vermittelten, eine nach Tagen

Tab. 12.10 Diagnostik hypersensitiver Immunopathien.

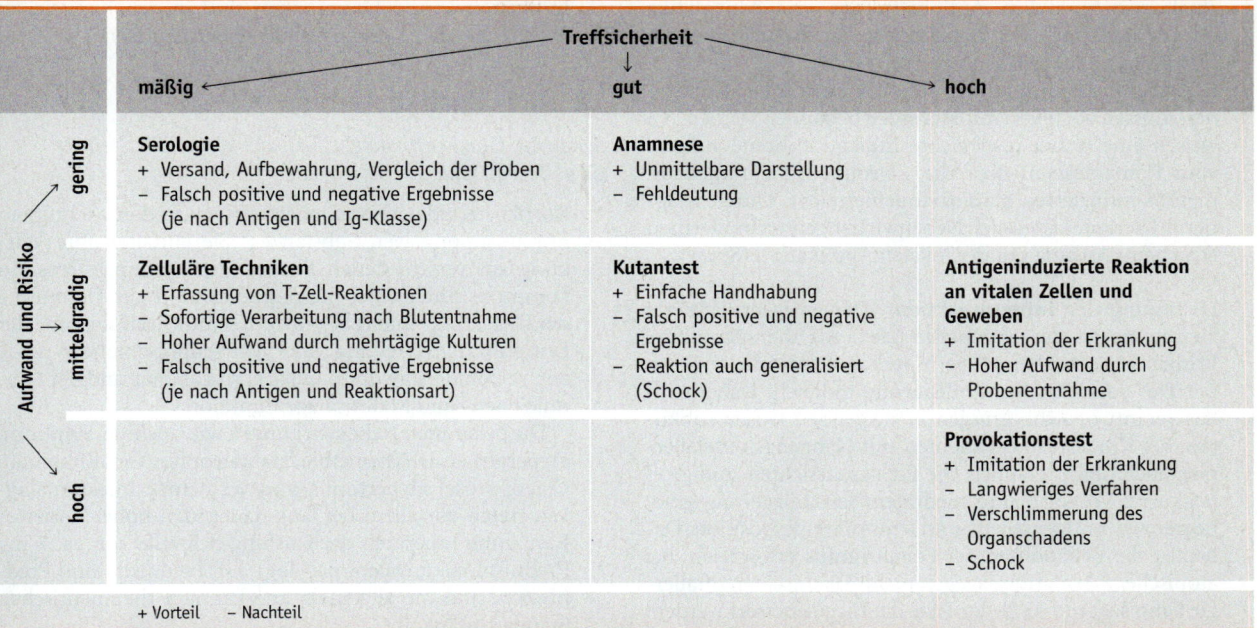

+ Vorteil – Nachteil

erkennbare Infiltration einem zellvermittelten Ereignis zuzuordnen.

Anders verhält es sich bei der **organbezogenen Provokation,** wie der inhalativen Form bei Beteiligung des Respirationstraktes und der oralen Form bei Beteiligung des Magen-Darm-Trakts. Stets sind Kontrollen vorzunehmen, die zugleich zur Ermittlung der allgemeinen Grundreaktivität des Organs dienen. Die eintretende Reaktion wird beispielsweise durch die Lungenfunktionsprüfung aufgezeigt. Der Patient muss beobachtet werden, bis die ausgelösten Symptome sich zurückgebildet haben. Bei heftiger Reaktion ist die Symptomatik medikamentös zu kupieren.

- **In-vitro-Untersuchungen/Labortests:** Zu unterscheiden sind globale (antigenunabhängige, unspezifische) von selektiven (antigenorientierten, spezifischen) Methoden. Des Weiteren gibt es Techniken zum Nachweis zellvermittelter und antikörpervermittelter Reaktionen („Serologie"). Globale Tests sind von geringem Wert; nur eine exzessive Erhöhung des IgE-Serumspiegels weist auf eine starke und meist vielfache Sensibilisierung („Atopie") hin, wobei solche Werte auch bei parasitären Erkrankungen (z. B. Wurmbefall) zu erwarten sind. Aussagekräftiger ist der Nachweis von IgE-Antikörpern gegen definierte Antigene.
  – Bezüglich zellvermittelter Immunreaktionen steht der **Lymphozytentransformationstest** zur Verfügung. Aus dem Blut isolierte Lymphozyten werden unter Kulturbedingungen mit dem fraglichen Antigen exponiert. Im Fall einer Sensibilisierung tritt eine Aktivierung des Zellstoffwechsels ein. Zuverlässigkeit ist nur bei Zugabe des auslösenden Antigens zu erwarten; doch gerade bei Medikamentenallergien, wo insbesondere bei Blutbildveränderungen nicht provoziert werden darf, liefert der Test falsche Resultate, wenn die Sensibilisierung gegen Metaboliten gerichtet ist.
- **Ex-vivo-Test:** Dieser Test stellt als funktionelle Variante einen Sonderfall dar. Er gleicht dem Lymphozytentransformationstest, nur wird vitales Gewebe exponiert und das Auftreten von Mediatorsubstanzen wie Histamin oder Eikosanoide gemessen. Dieser Test ist zwar sehr zuverlässig, wird aber wegen des Aufwandes und der erforderlichen Gewebeentnahme nur sehr selten vorgenommen.
- **Histologie:** Feingewebliche Untersuchungen kommen nur bei anderweitig nicht zu objektivierenden Prozessen in Betracht, etwa einer fraglichen hypersensitiven Vaskulitis.
- **Prognostische Tests:** Eine zuverlässige Ermittlung des Risikos der Allergieentwicklung gibt es nicht. Über die Messung des IgE-Spiegels im Nabelschnurblut kann das Risiko von Typ-I-Reaktionen grob abgeschätzt werden.

Therapie Der Idealfall der selektiven spezifischen Therapie, d. h. die antigenorientierte Hemmung (= Hyposensibilisierung, s. u.), lässt sich nur in engen Bereichen verwirklichen. Ganz überwiegend sind die Maßnahmen unspezifischer Natur, wenngleich abhängig von und abgestimmt auf Reaktionstyp und Erkrankung. So richtet sich das Vorgehen nach den Bedürfnissen des Patienten (z. B. Belastbarkeit, Lebensalter, andere Erkrankungen) und den Zugangsmöglichkeiten (z. B. Wirksamkeit, Nebenwirkungen, Anwendungsmöglichkeiten).

Hemmung der Folgereaktionen **Antiallergika** werden als Mittel der ersten Wahl eingesetzt. Bei IgE-vermittelten Reaktionen zeigen **Antihistaminika** und mastzellstabilisierende Substanzen (Dinatriumglycinsäure, Ketotifen u.a.) gute Wirkung. Sie genügen indes nicht bei Asthma bronchiale, wo zusätzlich Antiobstruktiva und Mukolytika erforderlich sind. Im anaphylaktischen Schock müssen Adrenalin und Steroide eingesetzt werden.

Zellvermittelte und durch IgG/IgM vermittelte Reaktionen müssen vor allem mit **Steroiden** behandelt werden. Sie weisen eine bisher unerreichte Indikationsbreite auf, die vom Kontaktekzem über die Alveolitis bis zur medikamentös induzierten Hämozytopenie reicht. Durch adaptierte Therapie lassen sich Nebenwirkungen verhindern, so etwa beim Asthma mit der lokalen Applikation (Spray).

Hemmung der Immunreaktion Die antigenorientierte Hemmung ist der eleganteste Weg. Als therapeutisches Prinzip ist sie nur bei IgE-vermittelten Reaktionen in Form der **De- oder Hyposensibilisierung** möglich. Dabei wird das verantwortliche Antigen in steigenden Dosen subkutan, bei Kindern und Patienten mit Nahrungsmittelallergien auch oral zugeführt. Die Erfolgsaussichten sind groß bei kurzer Vorgeschichte, niedrigem Sensibilisierungsgrad, begrenzter Antigenpalette und temporärer Exposition. Daher ist die Behandlung bei Pollenrhinitis erfolgreich, bei atopischer Dermatitis dagegen nicht. Die Insektengiftallergie kann sogar in 95 % der Fälle deutlich gebessert werden. Als Risiken sind vor allem systemische Effekte wie anaphylaktischer Schock zu fürchten. Mechanismen der spezifischen Immuntherapie beinhalten:
1. Bildung „blockierender" IgG-AK,
2. Stimulation spezieller Th1-Zellen,
3. Aktivierung IL-10 produzierender Zellen.

Die Mehrzahl der Fälle kann nur global unspezifisch behandelt werden. Hierfür steht der Begriff **Immunsuppression** (s. dort). Ein neuer Ansatz ist der Einsatz eines humanisierten monoklonalen Anti-IgE-Antikörpers.

Prophylaxe Der sicherste Weg zur Vermeidung einer Allergie ist das Unterbinden des Kontaktes zwischen Immunsystem und Antigen. Im Vordergrund steht immer die **Antigenkarenz**. Sie umfasst auch Maßnahmen wie Haarwäsche vor dem Zubettgehen bei Pollenallergie oder milbendichte Bezüge bei Milbenasthma. Des Weiteren ist rasche **Antigenelimination** anzustreben, z. B. prompte und konsequente Antibiotikabehandlung bei infektinduzierten hyperreaktiven Prozessen vor allem beim Asthma bronchiale.

12.10 Therapieprinzipien in der Immunologie, Immunsuppression

Eine Therapie von Erkrankungen aus dem immunologischen Formenkreis zielt auf die Beeinflussung eines hypo- oder hyperreaktiven Immunsystems ab, vor allem mit Impfstoffen und Medikamenten, aber auch durch prophylaktische Maßnahmen wie Allergenkarenz oder Diät sowie durch Faktoren des Immunsystems, z. B. Immunglobuline oder Zytokine. Mit einer Immunsuppression im engeren Sinne ist eine medikamentöse Dämpfung des Immunsystems beabsichtigt, um z. B. eine Transplantatabstoßung zu verhindern oder Autoimmunreaktionen abzuschwächen. Im Rahmen dieses Kapitels können nur die wichtigsten Grundlagen angesprochen werden. Es werden deshalb Wirkmechanismen und Nebenwirkungen aufgeführt. Die Indikationen und Dosierungen sind in den Kapiteln zu entsprechenden Krankheitsbildern nachzulesen.

12.10.1 Kortikosteroide

Synonym: Glukokortikoide, Glukokortikosteroide, Steroide
Engl. Begriff: Glucocorticosteroids

Kortikosteroide gehören nach wie vor zu den wichtigsten immunsuppressiven Substanzen. Sie entfalten ihre Wirkung auf verschiedenen Ebenen des Immunsystems. So kommt es unter einer Steroidmedikation zur Hemmung der IL-1-, IL-2- und IFN-γ-Synthese, zur Beeinflussung der Lymphozytenverteilung und Antigenpräsentation sowie zur Verminderung der Kapillarpermeabilität und der Granulozyten- und Makrophagenfunktion.

Die bekannten Nebenwirkungen wie Cushing-Syndrom, Hyperglykämie, Myopathie, Hautatrophie, Gefäßfragilität, Osteoporose, Hypertonus und vermehrte Infektanfälligkeit treten vor allem bei lang dauernder, höher dosierter Einnahme (oberhalb der Cushing-Schwelle von ca. 7 mg Prednisolonäquivalent pro Tag) auf. Prednison und Prednisolon sind die allgemein anerkannten therapeutischen Standardpräparate.

12.10.2 Immunsuppressiva und Zytostatika

Engl. Begriff: Immunosuppressive Drugs

Azathioprin und Methotrexat Als Immunsuppressiva werden am häufigsten die Antimetaboliten Azathioprin (AZA) und Methotrexat (MTX) eingesetzt. AZA wird in der Leber zu 6-Mercaptopurin, der eigentlichen Wirksubstanz, metabolisiert. Abgebaut wird es zu Harnsäure und akkumuliert folglich bei einer gleichzeitigen Therapie mit Allopurinol, wodurch die Gefahr einer schweren Knochenmarktoxizität besteht. Die Kombination von Azathioprin und Allopurinol sollte deshalb vermieden werden. Wenn sie absolut unumgänglich ist, muss die AZA-Dosis auf 25 % reduziert werden. MTX verdrängt Folsäure als Substrat für die Dihydrofolatreduktase und behindert damit die DNA-Synthese. Im Gegensatz zur Tumortherapie werden für die Immunsuppression sehr niedrige Dosen von MTX (Low-Dose-MTX-Therapie, 15–25 mg/Woche) eingesetzt. Die immunsuppressive Wirkung von MTX kommt über eine Veränderung des Adenosinstoffwechsels der Granulozyten und auch durch Hemmung der proinflammatorischen Zytokine TNFα, IL-1 und IL-8 zustande.

Cyclophosphamid Cyclophosphamid blockiert als alkylierende Substanz die DNA-Replikation in der S-Phase des Zellzyklus und wirkt damit antiproliferativ. Durch gleichzeitige Inhibition von Enzymen der inneren und äußeren Zellmembran kommt es zu einer raschen Hemmung der Proteinsynthese und damit der Antikörperbildung.

Antimalariamittel Chloroquin und **Hydroxychloroquin** lagern sich vor allem in Lysosomen ein, beeinträchtigen die Antigenprozessierung und Antigenpräsentierung an T-Zellen und wirken dadurch immunmodulierend.

Ciclosporin A Ciclosporin A wirkt über eine Hemmung der IL-2-Produktion von T-Zellen und unterdrückt besonders gut die immunologische Primärantwort. Weitere dem Ciclosporin wirkungsverwandte Substanzen sind FK506 (Tacrolimus), das bereits Anwendung findet und Rapamycin (Sirolimus), das in die Therapie der Transplantatabstoßung und von Autoimmunerkrankungen Eingang finden wird.

Leflunomid Leflunomid ist ein neues Immunsuppressivum, das über eine Hemmung der Pyrimidinsynthese vor allem proliferierende T- und B-Lymphozyten hemmt. Es ist für die Behandlung der RA zugelassen und hat Eingang in die Behandlung primär systemischer Vaskulitiden gefunden.

Mycophenolatmofetil Die pharmakologisch wirksame Substanz Mycophenolat wirkt durch Hemmung der eukaryotischen Inosinmonophosphatdehydrogenase auf die De-novo-Purinbiosynthese und damit besonders auf proliferierende B- und T-Lymphozyten. Außerdem wirkt es über den Glykoproteinstoffwechsel hemmend auf Adhäsionsmoleküle. Es wird routinemäßig zur Prophylaxe der akuten Nierentransplantatabstoßung verwendet. Studien sollen den Einsatz bei Autoimmunerkrankungen klären.

15-Deoxyspergualin (DSG) DSG ist in Japan zur Therapie der Nierentransplantatabstoßung zugelassen. Es wirkt intrazellulär durch Hemmung des für Immunreaktionen wichtigen Transkriptionsfaktors NF-κB. Es muss parenteral appliziert werden und wird derzeit als Alternative zu Cyclophosphamid bei Vaskulitiden untersucht.

TNFα-Blockade Eine Therapie mit Antikörpern gegen TNFα (Infliximab) sowie mit rekombinanten löslichen TNF-Rezeptoren (sTNF-R, Etanercept) ist für die Behandlung der RA zugelassen. Auch bei Spondylarthritiden und Vaskulitiden gibt es Erfolg versprechende Berichte. Thalidomid wirkt durch Hemmung des TNFα-Converting-Enzyme (TACE) auf die TNFα-Bildung. Der Wirkstoff ist aber nicht für die Behandlung von Autoimmunerkrankungen zugelassen, weitere TACE-Inhibitoren sind in der Entwicklung.

Weitere Antikörpertherapien Monoklonale Antikörper gegen das CD3-Molekül werden bei der Transplantatabstoßung und bei der Graft-versus-Host-Krankheit nach allogener Knochenmarktransplantation als etablierte Therapieformen eingesetzt. Anti-TAC-Antikörper, die gegen den hochaffinen IL-2-Rezeptor gerichtet sind, kommen bei der Nieren- und Lebertransplantation zum Einsatz. Anti-CD4-Antikörper wurden bei der rheumatoiden Arthritis und beim Morbus Crohn in Studien ohne durchgreifenden Erfolg angewendet.

Experimentelle Ansätze Chemokinrezeptoren und Adhäsionsmoleküle sind vielversprechende Ziele für neue antiinflammatorische Therapieansätze. Hier gibt es Ansätze, mit Antagonisten von Th2-Chemokinen und Integrinen Asthma zu behandeln. Weitere Antikörper, rekombinante lösliche Adhäsionsmoleküle, rezeptorblockierende mutierte Chemokine sowie kleine Moleküle sollen durch Interaktion der Adhäsionsmolekül-Rezeptor-Wechselwirkung zur Behandlung von Asthma, multipler Sklerose, entzündlichen Darmerkrankungen, Arthritis und Psoriasis eingesetzt werden.

Die wichtigsten Immunsuppressiva, ihre Nebenwirkungen und die entsprechend notwendigen Kontrolluntersuchungen sind in Tabelle 12.11 zusammengefasst.

Tab. 12.11 Übersicht über das Nebenwirkungsspektrum und die erforderlichen Kontrolluntersuchungen bei Einnahme der gängigen Immunsuppressiva.

Immunsuppressivum	Nebenwirkungen	Kontrolluntersuchungen	Frequenz der Kontrolluntersuchungen
Azathioprin	M, **B, GI, H**, T	BB, γ-GT, AP, GPT, Krea, Urinstatus/-sediment	Initial 1×/Woche, später 1–2×/Monat
MTX	M, B, **GI, H**, P	BB, Urinstatus/-sediment	Initial 1×/Woche, später 1–2×/Monat
Cyclophosphamid	**B, GI**, T	BB, Urinstatus/-sediment	
(Hydroxy-)Chloroquin	M, B, **GI**	BB, ggf. CK, Augenarzt	Alle 6 Monate
Ciclosporin A	B, **GI**, H, **R** (T?)	BB, AP, GPT, Krea, K, Urinstatus/-sediment, Blutdruckmessung	Initial 1×/Woche, später 1×/Monat

Die am häufigsten vorkommenden Nebenwirkungen sind fett gedruckt. **M** mukokutan (Exantheme, Schleimhautulzera); **B** Blutbildveränderungen (Leukopenie, Thrombopenie, Anämie); **GI** gastrointestinal (Übelkeit, Erbrechen, Bauchschmerzen, Durchfall); **H** hepatisch (Leberenzymerhöhungen, Leberfibrose); **R** renal (Proteinurie, Funktionseinschränkung, Hypertonus); **P** pulmonal (Pneumonitis, Lungenfibrose); **T** Tumorinduktion. Die angegebenen Kontrolluntersuchungen sollten initial engmaschig erfolgen und können nach Stabilisierung der Befunde in größeren Zeitabständen durchgeführt werden. Je nach dem individuellen Krankheitsbild sind evtl. zusätzliche Untersuchungen erforderlich. Das Blutbild (BB) sollte mit Thrombozyten und Differentialblutbild angefertigt werden.

Klinische Immunologie

Zur weiteren Information

Literatur zu 12.1–12.10

Andrian, U.H. von, C.R. Mackay: T-Cell Function and Migration. Two Sides of the Same Coin. N Engl J Med 2000;343:1020–34.

Buckley, R.H.: Advances in Immunology: Primary Immunodeficiency Diseases Due to Defects in lymphocytes. N Engl J Med 2000;343:1313–24.

Delves, P.J., I.M. Roitt: The Immune System. First of Two Parts. N Engl J Med 2000;343:37–49.

Delves, P.J., I.M. Roitt: The Immune System. Second of Two Parts. N Engl J Med 2000;343:108–17.

Drappa, J., A.K. Vaishnaw, K.E. Sullivan, J.L. Chu, K.B. Elkon. Gene Mutations in the Canale-Smith Syndrome. N Engl J Med 1996; 335:1643–9.

Gemsa, D., J. R. Kalden, K. Resch: Immunologie. Thieme, Stuttgart 1997.

Janeway, C. A. jr., P. Travers: Immunologie. Spektrum Akademischer Verlag, Heidelberg-Berlin-Oxford 1995.

Klein, J., A. Sato: The HLA System. First of Two Parts. N Engl J Med 2000;343:702–9.

Klein, J., A. Sato: The HLA System. Second of Two Parts. N Engl J Med 2000;343:782–6.

Mackay, I.R., F.Rosen: Advances in Immunology. Allergy and Allergic Diseases. First of Two Parts. N Engl J Med 2001; 334:30–37.

Mackay, I.R., F. Rosen: Advances in Immunology. Allergy and Allergic Disease. Second of Two Parts. N Engl J Med 2001; 344: 109–113.

Medzhitov, R., C. Janeway: Innate Immunity. N Engl J Med 2000; 343:338–44.

Peter, H. H., W. J. Pichler: Klinische Immunologie. Urban & Schwarzenberg, München-Wien-Baltimore 1996.

Roitt, I. M., J. Brostoff, D. Male: Immunology. Mosby, St. Louis 1993.

Walport, M.J. Complement. First of Two Parts. N Engl J Med 2001;344:1058–66.

Walport, M.J.Complement. Second of Two Parts. N Engl J Med 2001;344:1140–4.

Interessante Links

www.rheumanet.org
www.vasculitis.org
www.allergy.hno.akh-wien.ac.at/allergy
www.daab.de
www.allergie-info.de

Keywords

Immunosuppression

IMPP-Statistik

Immunreaktionstypen ♦ X-chromosomale Agammaglobulinämie ♦ angeborene Immundefekte ♦ Defekte in der T-Zell-Aktivierung ♦ hereditäres Angioödem ♦ Immundefekt unter Steroidtherapie ♦ Diagnostik bei Verdacht auf Immundefekt

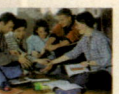

FRAGEN

1 Ein ansonsten beschwerdefreier junger Mann bekommt neuerdings nach Genuss von Krabben Bauchschmerzen mit Durchfall, Urtikaria und Herzklopfen. Die Symptome bilden sich spontan zurück.
- Wie lautet die Verdachtsdiagnose?
- Welche Diagnostik steht an?
- Welche Maßnahmen sind zu empfehlen?

2 Ein 70-jähriger Patient kommt mit hohem Fieber und einer Pneumonie zur Aufnahme. In den letzten sechs Monaten hat er 4 kg Gewicht verloren, er berichtet über verstärkte „rheumatische Beschwerden", bei Nachfrage bewegungsunabhängige, auch nächtliche Schmerzen im Rücken und an den Extremitäten.
- Wie lautet die Verdachtsdiagnose?
- Welche Diagnostik steht an?
- Welche Maßnahmen sind zu empfehlen?

W. L. Gross

13 Erkrankungen des rheumatischen Formenkreises

13.1	„Rheumatismus"	1050	13.5.2 Sjögren-Syndrom (SS)	1078
			13.5.3 Sklerodermie	1081
13.2	**Rheumatoide Arthritis (RA)**	1052	13.5.4 Polymyositis (PM) und	
	Sonderformen	1060	Dermatomyositis (DM)	1086
			13.5.5 Differentialdiagnosen der	
13.3	**Spondarthritiden (SPA)**	1061	Kollagenosen	1089
13.3.1	Ankylosierende Spondylitis (ASP)	1061		
13.3.2	Reaktive Arthritis (REA)	1066	13.6 **Primäre Vaskulitiden (PV)**	1089
	Sonderformen der REA bzw. Spond-		13.6.1 Riesenzell- bzw. Temporalarteriitis (TA)	
	arthritis mit peripherer Arthritis	1069	und Polymyalgia rheumatica (PMR)	1093
13.3.3	Differentialdiagnosen	1071	13.6.2 Pan- bzw. Polyarteriitis nodosa (PAN)	1096
	Spondylitis hyperostotica	1071	13.6.3 ANCA-assoziierte Kleingefäßvaskulitiden	
	Bakterielle Arthritiden	1071	(AAV)	1097
	Viral bedingte Arthritiden	1071	13.6.4 Nicht-ANCA-assoziierte Kleingefäß-	
	Chronisch-granulomatöse Erkrankungen	1072	vaskulitiden	1101
	Kristallarthropathien	1072	13.6.5 Differentialdiagnosen der Vaskulitiden	1104
	Synovitis villonodularis	1072		
			13.7 **(Poly-)Arthrose**	1104
13.4	**Rheumatisches Fieber (RF)**	1072		
			13.8 **Spondylarthrose und**	
13.5	**Kollagenosen**	1073	**Osteochondrose**	1107
13.5.1	Systemischer Lupus erythematodes			
	(SLE)	1074	13.9 **Weichteilrheumatismus**	1108

Zur Orientierung

Unter Erkrankungen des rheumatischen Formenkreises wird eine Vielzahl von zum Teil sehr verschiedenen Krankheiten zusammengefasst. Primär betreffen diese den Bewegungsapparat, doch gerade die **Mitbeteiligung** der inneren Organe bestimmt häufig den fatalen Verlauf.

So beginnt die **rheumatoide Arthritis** mit entzündlichen Gelenkveränderungen, die zur völligen Zerstörung der betroffenen Gelenke führen können. Die Mitbeteiligung von Herz, Lunge, Gefäßsystem und anderen Organen verkürzt die Lebenserwartung.

Auch die **Spondylarthritiden,** zu denen die ankylosierende Spondylitis, die reaktive Arthritis und einige Sonderformen gehören, weisen neben dem entzündlichen Befall des Achsenskeletts und/oder der peripheren Gelenke Manifestationen an Auge, Haut und seltener an den Gefäßen auf.

Beim **rheumatischen Fieber** springt die Arthritis typischerweise von Gelenk zu Gelenk und führt häufig zu einer Beteiligung des Herzens.

Kollagenosen sind chronisch-entzündliche Systemerkrankungen, die sowohl primär das Bindegewebe betreffen können wie bei der primären systemischen Sklerose als auch die quer gestreifte Muskulatur wie bei der Dermatomyositis/Polymyositis. Auch der systemische Lupus erythematodes, eine Systemerkrankung unklarer Ätiologie, wird zu den Kollagenosen gezählt. Bei allen Erkrankungen kann eine Mitbeteiligung innerer Organe zu finden sein.

Zwar kennzeichnen oft uncharakteristische rheumatische Beschwerden den Beginn der **primären Vaskulitiden,** doch entscheidend für den Krankheitsverlauf sind die Entzündungsprozesse in den Gefäßwänden.

Um rein **degenerative Erkrankungen** von Gelenken ohne Beteiligung innerer Organe handelt es sich bei der Arthrose, der Spondylarthrose und der Osteochondrose.

Ebenfalls ohne Organbeteiligung verlaufen degenerative Erkrankungen von Muskeln, Bändern, Sehnen, Sehnenscheiden und Bursae, die unter dem Oberbegriff **Weichteilrheumatismus** zusammengefasst werden. Hier wird auch das Fibromyalgiesyndrom eingeordnet.

13 Erkrankungen des rheumatischen Formenkreises

13.1 „Rheumatismus"

Engl. Begriff: Rheumatism, Rheumatic Diseases

Der Begriff „Rheumatismus" umfasst Krankheitsbilder, die sich am Bewegungsapparat, aber auch extraartikulär manifestieren können.

Man unterscheidet nach Ätiologie zwischen den **primären** (idiopathischen bzw. Rheumatismus im engeren Sinne) und **sekundären** Erkrankungen des rheumatischen Formenkreises, nach Pathogenese zwischen dem **entzündlichen** und **degenerativen** Rheumatismus und nach Lokalisation zwischen dem sich überwiegend **artikulär** manifestierenden Gelenkrheumatismus und den vorwiegend **extraartikulären** Bindegewebskrankheiten (Kollagenosen, Vaskulitiden).

Die **klinischen Entitäten** des entzündlichen Rheumatismus sind sehr **vielfältig**. Die Abgrenzung kann besonders im Anfangsstadium jeder Erkrankung schwierig sein. Deshalb versucht man bei Frühfällen zunächst eine „grobe" Zuordnung mit einer Arbeitsdiagnose, also einem klinischen Sammelbegriff für Krankheitsbilder, die sich klinisch, genetisch und immunologisch stark ähneln und z.T. ineinander übergehen.

Entscheidend für die nosologische Einteilung (Entität) und die konsekutiven Therapiemaßnahmen sind somit die klinische Symptomatik, der Verlauf, die Immundiagnostik und der morphologische Befund.

Definition Die WHO hat 1978 die rheumatischen Erkrankungen definiert als **„Erkrankungen des Bindegewebes und schmerzhafte Störungen des Bewegungsapparates,** die sämtlich potentiell zur Ausbildung chronischer Symptome führen können".

Epidemiologie Untersuchungen in der BRD haben gezeigt, dass Krankheiten des Skeletts, der Muskeln und des Bindegewebes in ihrer Häufigkeit mit **192 Fällen auf 100 000 Einwohner** an dritter Stelle hinter den Krankheiten des Kreislaufsystems (332) und der Atmungsorgane (317) und vor denen der Verdauungsorgane (134) stehen.

Rheumatische Erkrankungen variieren im Hinblick auf Häufigkeit und Schwere mit dem Alter, Geschlecht, genetischen und ethnischen Faktoren.

Ätiologie und Pathogenese Sowohl die Ätiologie als auch die Pathogenese unterscheiden sich von Krankheitsbild zu Krankheitsbild.

Diagnostik Der rheumatologische Status wird unter differentialdiagnostischen Gesichtspunkten erfasst, indem man zuerst die spezielle rheumatologische (Schmerz-) Anamnese erhebt. Erst dann erfolgt die Untersuchung des Bewegungsapparates mit Inspektion, Palpation und Funktionsprüfungen der einzelnen Gewebe bzw. Gewebestrukturen. Da bei vielen entzündlich-rheumatischen Erkrankungen weitere Organbeteiligungen (Herz, Lunge, Niere, ZNS) vorliegen können, sind stets eine komplette internistische sowie eine orientierende neurologische Anamnese und Untersuchung erforderlich.

Körperliche Untersuchung Der Untersuchungsgang für die **Gelenke** ist in Tabelle 13.1 skizziert.

Ein zentraler Bestandteil der Untersuchung im Gelenkbereich ist die **Palpation von Schwellungen.** Sie können Ausdruck einer Kapselschwellung durch eine Synovialitis, eines Gelenkergusses, einer Kapselfibrose (narbige Verdickung) oder einer knöchernen Konturvergröberung (Osteophytose) sein. Die Gelenksymptome bei der akuten und chronischen Arthritis sowie der Arthrose zeigt Tabelle 13.2.

Bei der Untersuchung der **Wirbelsäule** erfasst man zunächst die Haltung des Patienten als Globalfunktion der gesamten Wirbelsäule: aufrecht, funktionell elastisch, gebeugt oder erstarrt. **Inspektorisch** werden der Beckenstand (Schiefstand?) mit Beachtung der Beinlängen und die Muskulatur geprüft.

Palpatorisch sucht man nach Druckschmerzen, Schüttelschmerz (Fehlstellung einzelner Wirbel), druckdolenten Insertionsstellen und Mennell-Zeichen, d.h. Schmerzen im Iliosakralgelenk beim Überstrecken des Hüftgelenks.

Funktionell sind die Bewegungsmaße zu prüfen, wie der Finger-Boden-Abstand, das Schober- und Ott-Maß (Wirbelsäulenbeweglichkeit), Atembreite, Kinn-Jugulum-Abstand etc.

Bindegewebsstatus Bei der **Weichteiluntersuchung** sind **inspektorisch** folgende Zeichen zu beachten:
- juxtaartikuläre Schwellungen (Tendosynovitis, Bursitis)
- Hautverfärbungen (Gesichtserythem bei SLE oder Dermatomyositis)
- Hautveränderungen (skleroderme Nekrosen und Ulzera)
- Hautdurchblutung (Raynaud-Phänomen)
- Haarausfall (SLE)
- Erythema nodosum (REA, Löfgren-Syndrom)
- Haut- und Nagelpsoriasis (PSOA)

Die **palpatorische** Untersuchung der Weichteile erfasst die Dolenz von Sehnenansätzen (Enthesiopathien), sog.

Tab. 13.1 Untersuchungsgang für Gelenke.

Inspektion	- Hautverfärbung - Fehlstellung - Schwellung - Muskelatrophie
Palpation	- Überwärmung - Erguss - Druckschmerz - Kapselkonsistenz - Krepitation
Funktion	- Stabilität - Bewegungsausmaß - Bewegungsschmerz - Kraft
Röntgen	- Arthrose/Arthritis (vgl. Tab. 13.2)
Synoviaanalyse	- Farbe: blutig, eitrig-trübe, klar - Mikroskop: Kristall? - Bakterien? Zellen?

Tab. 13.2 Gelenksymptome bei Arthritis und Arthrose.

	Arthritis		Arthrose
	Akut	Chronisch	
Schwellung	Fluktuierend und weich		Derb
Schmerz	Spontan in Ruhe	Häufig morgens betont	Anlaufschmerz belastungsabhängig abends/nachts
Überwärmung	+	–/+	–
Rötung	+	–	–
Radiologie	–	Konzentrische Gelenkspaltverschmälerung, Arrosion der subchondralen Grenzlamelle, Erosion, Usur, Pseudozysten	Asymmetrische Gelenkspaltverschmälerung, Osteophytose, subchondrale Sklerose

Trigger-Points (Druckschmerzpunkte an Rumpf und Extremitäten bei Fibromyalgie, s. u.) und die Druckdolenz der Muskulatur (z. B. Polymyalgia rheumatica).

Labordiagnostik Je nach klinischer Aktivität finden sich bei entzündlichen Gelenkerkrankungen **erhöhte Werte für BSG** oder **Akute-Phase-Proteine** (z. B. C-reaktives Protein) und eine **Thrombozytose,** seltener auch eine Leukozytose.

Die verschiedenen Krankheitsbilder gehen mit typischen Immunphänomenen einher (Tab. 13.3). Diese Immunphänome sind immer nur richtungweisend und niemals spezifische Seromarker für die jeweiligen Erkrankungen! Finden sich **Autoantikörper (z. B. ANA, ANCA),** dann wird versucht, in einem weiteren Schritt die „Subspezifität" zu identifizieren (z. B. Anti-dsDNA bei ANA-positivem SLE). Darüber hinaus kann die **Komplementbestimmung** (C3, C4, gesamthämolytische Aktivität CH50) neben den **Antikörpertitern** zur Aktivitätsbeurteilung (z. B. beim SLE) herangezogen werden.

Synoviadiagnostik: Sie muss bei allen nosologisch nicht einzuordnenden Gelenkergüssen erfolgen. Dabei kommt nach der inspektorischen Einschätzung (Trübung, Viskositätsprüfung) speziell der mikroskopischen Analyse entscheidende Bedeutung zu:
- Leukozytenzahl (Norm < 200/µl; RA > 2 000/µl; bakterielle Infektion > 20 000/µl bzw. bis zu 100 000/µl; Reizerguss bei Arthrose < 2 000/µl)
- Kristallnachweis
- Bakteriennachweis (Gram-Färbung, Kultur)

Bildgebende Verfahren Bei der **Röntgendiagnostik** sucht man beim Gelenkrheumatismus zunächst nach **Arthritiszeichen** wie
- periartikuläre Weichteilschwellung (arthritisches Weichteilzeichen)
- gelenknahe, bandförmige Osteoporose (arthritisches Kollateralphänomen)
- Konturdefekt an Knorpel-Knochen-Grenze der Gelenkrezessus (Erosion, ausgedehnter: Destruktion als arthritische Direktzeichen)
- arthritische Verstümmelung (Mutilation)
- zystische Osteolyse des subchondralen Knochens (Geode)
- Gelenkfehlstellung: arthritische Deviation, Subluxation, Luxation

Die gleichmäßige Verschmälerung des röntgenologischen Gelenkspalts zeigt die Gelenkknorpelzerstörung an. Die arthritische Gelenkspaltverschmälerung tritt konzentrisch auf und verläuft reaktionslos, also ohne Randosteophyten und subchondrale Spongiosaverdichtung.

Arthrosezeichen sind (Abb. 13.1):
- exzentrische Gelenkspaltverschmälerung (kompartimentierter Knorpelschaden im Gegensatz zur gleichmäßigen, konzentrischen Verschmälerung bei der Arthritis)
- subchondrale Sklerosierung
- Osteophytenbildung
- Verknöcherung der Gelenkkapsel

Am Achsenskelett sucht man nach **entzündlichen** Veränderungen wie
- Spondylodiszitis
- Spondylitis anterior
- Sakroiliitis
- Syndesmophyten
- Parasyndesmophyten bei SPA

Tab. 13.3 Immunphänomene bei Entzündungsrheumatismus.

Spondarthritis	Antibakterielle Antikörper bzw. HLA-B27
Rheumatoide Arthritis	Rheumafaktor
Kollagenosen	Hypergammaglobulinämie (überwiegend Anstieg der IgG), ANA
Primäre Vaskulitiden	ANCA

13 Erkrankungen des rheumatischen Formenkreises

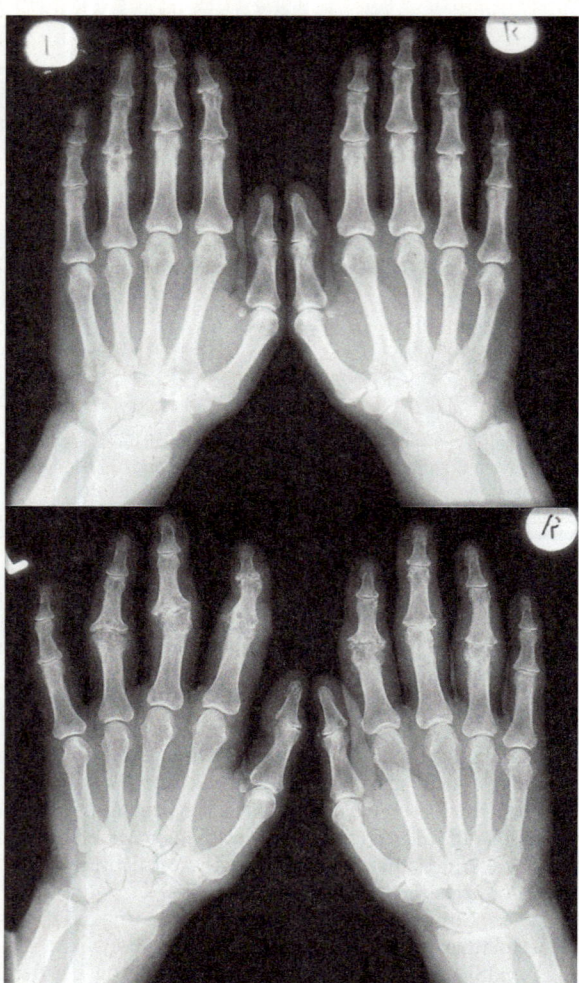

Abb. 13.1 Röntgenbild zur Differentialdiagnose Arthritis (oben) Arthrose (unten).

Zusammenfassung

- Häufigste Ursachen: idiopathisch (primäre Form); entzündlich oder degenerativ (sekundäre Form)
- Wichtigste Symptome: Gelenkschmerzen, Schmerzen des Bewegungsapparates
- Wichtigste diagnostische Maßnahmen: Immundiagnostik, Röntgendiagnostik
- Wichtigste therapeutische Maßnahme: je nach zugrunde liegender Erkrankung

13.2 Rheumatoide Arthritis (RA)

Synonyme: chronische Polyarthritis, progredient-chronische Polyarthritis
Engl. Begriff: Rheumatoid Arthritis

Unter dem klinischen Sammelbegriff der „RA" wird eine Gruppe von Erkrankungen zusammengefasst, die als **Multisystemerkrankungen unklarer Ätiologie** klinisch mit einer **chronisch-destruierenden Synovialitis** und labortechnisch mit dem **Rheumafaktor** (= seropositiv) einhergehen.

Klinisch präsentiert sich die RA als **destruierende Gelenkerkrankung** mit **entzündlicher Systemreaktion.** Sonderformen der RA gehen mit zusätzlichen Symptomen einher. So treten beim **Felty-Syndrom** Neutropenie und Splenomegalie sowie andere extraartikuläre Manifestationen und beim **adulten Still-Syndrom** Fieber, Exanthem und eine Reihe anderer extraartikulärer Manifestationen hinzu.

Subkutane (Rheuma-)Knoten, symmetrischer Befall von Hand-, Fingergrund- und Fingermittelgelenken sowie von Fuß-, Zehengrund- und Zehenmittelgelenken sprechen für das Vorliegen einer RA. Synovialitisch bedingte Läsionen wie Arthritis, Tendosynovialitis, Bursitis führen zur Destruktion. Darüber hinaus finden sich in variablem Umfang extraartikuläre Symptome, die die Sonderformen prägen. Es besteht eine **genetische Prädisposition** (familiäre Häufung, Assoziation zu HLA-DR4). Die Behandlungsstrategie konzentriert sich medikamentös neben der Schmerzlinderung auf die Hemmung der Zerstörung der Gelenkstrukturen durch sog. Basistherapeutika, auf die Mobilitätserhaltung durch physiotherapeutische Maßnahmen und auch auf die Therapie der extraartikulären Symptome.

Praxisfall

Bei einer 30-jährigen Lehrerin kommt es nach einer etwa zwei bis drei Monate anhaltenden uncharakteristischen Vorphase mit **allgemeiner Abgeschlagenheit, subfebrilen Temperaturen** und vermehrter Schweißneigung zu ausgeprägter **Morgensteifigkeit der Finger,** die an manchen Tagen über zwei bis drei Stunden zu einer fast kompletten Bewegungsunfähigkeit der Hände führt.

Inspektorisch fällt die **symmetrische Schwellung** der Hand- und Fingergrundgelenke (Metakarpophalangealgelenke = **MCP**), aber auch einzelner proximaler Interphalangealgelenke (**PIP**) auf. Palpatorisch ist der Gaenslen'sche Handgriff beiderseits positiv, d.h. es besteht **Druckschmerzhaftigkeit der MCP-Gelenke** bei Händedruck. Darüber hinaus sind synovialitische Schwellungen im Bereich der Handgelenke, der ECU-(Extensor-carpi-ulnaris-)Sehne und beider Kniegelenke tastbar. Ferner besteht ein

- Fehlstellungen (atlantodentale Dislokation, Spondylolisthesis)

Auch **degenerative** Veränderungen wie z.B. Spondylophyten oder Osteochondrose müssen beachtet werden.

Kalkablagerungen sieht man bei den Kristallarthropathien als Kalkimprägnierung des Gelenkknorpels (Chondrokalzinose) oder als periartikuläre Verkalkungen (Hydroxylapatitkrankheit) und bei Kollagenosen um Gelenke (Sklerodermie) oder in der Muskulatur (Dermatomyositis).

Mittels der **Arthrosonographie** kann zwischen Ergüssen und synovialen Verdickungen sowie zwischen einer Baker-Zyste und einer Phlebothrombose unterschieden werden. Ebenso werden Tendosynovialitiden und Bursitiden sichtbar gemacht.

Szintigraphisch lassen sich mittels ^{99m}Technetium-Pertechnetat entzündete Gelenke gut darstellen, während die Gelenke bei blander Arthrose keine pathologische Speicherung in der Frühaufnahme zeigen.

deutlicher Druckschmerz über den Metatarsophalangealgelenken (MTP).

Szintigraphisch findet sich neben den schon genannten klinisch auffälligen Gelenken eine **Mehrbelegung** im Bereich der Schulter- und auch der Sprunggelenke.

Röntgenologisch imponieren insbesondere die **arthritischen Weichteilzeichen**, z. B. die Schwellung von MCP II und III beiderseits durch den Gelenkerguss sowie durch das kapsuläre und periartikuläre Ödem. Ferner zeigt sich eine gelenknahe Entkalkung (**Kollateralphänomen**) über nahezu allen MCP-Gelenken. Darüber hinaus finden sich aber auch schon eine konzentrische Gelenkspaltverschmälerung im MCP II links, eine sichtbare Entkalkung der subchondralen Grenzlamelle und im Bereich der MTP-Gelenke gut erkennbare Erosionen (arthritische Direktzeichen) an den Insertionen der Gelenkkapseln.

Labortechnisch zeigen sich **hochtitrige Rheumafaktoren** neben einer mittelgradig **erhöhten Blutsenkungsreaktion** (BSG 29/42 mm n.W.) und **niedertitrigen antinukleären Antikörpern** (1 : 40), die eine weitere Typendifferenzierung nicht zulassen.

Angesichts des rasch progredienten Verlaufs (Gelenkspaltverschmälerung = Knorpeldestruktion) und der zumindest vormittags völlig immobilisierenden Krankheitsaktivität wird unter stationären Bedingungen sofort mit einer Basistherapie mit Methotrexat in einer Dosis von 25 mg/Woche sowie einer **Kortikosteroidmedikation** („**Pulstherapie**": ca. 50 mg Prednisolon-Äquivalent morgens vor 8 Uhr für drei Tage) begonnen, die bis zum Eintritt der Wirksamkeit von Methotrexat nach ca. drei bis vier Wochen in einer Dosis von 7,5–10 mg, je nach klinischem Effekt, beibehalten wird. Durch dieses therapeutische Prozedere können sofort die **physiotherapeutischen Maßnahmen** in Angriff genommen werden: Die Krankengymnastik sorgt für eine Durchbewegung der erkrankten Gelenke und für den Wiederaufbau der schon atrophierten Muskulatur. Gleichsinnig kommt die **Ergotherapie** zum Einsatz. Ihre Ziele sind Informationen über Gelenkschutz und Möglichkeiten von Hilfsmitteln. Ferner wird mit physikalischen Maßnahmen wie z. B. Kaltgas oder kaltem Moor eine Lokalbehandlung der am schlimmsten betroffenen Gelenke durchgeführt.

In einem ärztlich geleiteten Seminar wird die Patientin zusammen mit anderen Betroffenen über die Natur der Erkrankung sowie die Wirkung und Nebenwirkung der verordneten Medikamente geschult. Sie wird auf Selbsthilfegruppen („**Rheumaliga**") hingewiesen. Anlässlich der Entlassung nach 21 Tagen wird eine Röntgenkontrolle für einen Termin in ca. zwölf Monaten verabredet. Der Hausarzt wird über ein Informationsblatt bezüglich der Methotrexat-Nebenwirkungen und der Therapieüberwachung informiert.

Definition Bei der RA handelt es sich um eine **chronische Entzündung der Synovialmembran** in den Gelenken, Sehnenscheiden und Bursae. Zudem liegen allgemeine Krankheitszeichen vor, und es kann zu **extraartikulären Manifestationen** kommen:
- subkutane Rheumaknötchen
- Vaskulitis (kleine, selten mittelgroße Arterien)
- Lungenbeteiligung
- Herzbefall

Tab. 13.4 ACR-Kriterien* (American Rheumatism Association) zur Klassifikation der RA (1987).

Kriterium	Definition
Morgensteifigkeit**	Wenigstens 1 Stunde
Arthritis in 3 (oder mehr) Gelenken	Fluktuierende Kapselschwellung 14 mögliche Gelenkregionen: PIP, MCP, Hand-, Ellenbogen-, Knie-, Sprung-, Metatarsophalangealgelenke
Arthritis an Hand- oder Fingergelenken**	Schwellung von Handwurzelgelenken, PIP, MCP
Symmetrische Arthritis**	
Rheumaknoten	Subkutane Knoten über Knochenvorsprüngen der gelenknahen Streckseiten
Rheumafaktor	Rheumafaktornachweis im Serum (IgM-anti-IgG)
Typische Röntgenveränderungen	Dorsovolare Handaufnahme: gelenknahe Osteoporose an Händen und/oder Erosionen

* 4 der 7 Kriterien müssen erfüllt sein
** Kriterien müssen mindestens 6 Wochen bestehen
PIP proximale Interphalangealgelenke; **MCP** Metakarpophalangealgelenke

Die Klassifikationskriterien des ACR (American College of Rheumatology) zeigen die Charakteristika der RA und erleichtern die Abgrenzung von anderen Rheumaformen (s. Tab. 13.4).

Epidemiologie Die RA kommt bei ca. **1–2 % der Bevölkerung** vor. **Frauen** erkranken **viermal häufiger** als Männer. Der Erkrankungsgipfel liegt im vierten Lebensjahrzehnt. Die Prävalenz nimmt mit dem Alter zu und erreicht bei Frauen bzw. Männern über 55 Jahre etwa 5 % bzw. 2 %! Die jährliche Inzidenz liegt bei ca. 1 ‰.

Die familiäre Häufung der RA spricht für wichtige **genetische Determinanten**. So haben ca. 3 % der Patienten mit leichtem und intermediärem Krankheitsverlauf einen erstgradigen Verwandten mit RA, bei Patienten mit schwerer Erkrankung steigt diese Zahl auf ca. 15 % (im Gegensatz zur Prävalenz von 1–2 % in der Gesamtbevölkerung). Die Prävalenz von HLA-DR4 beträgt 70 % bei RA-Patienten, im Gegensatz zu 28 % in der Gesamtbevölkerung. Das relative Risiko eines DR4-Merkmalträgers, an einer RA zu erkranken, ist ca. fünfmal so hoch wie das Erkrankungsrisiko eines DR4-Negativen.

Ätiologie und Pathogenese

Genetik Die Ätiologie der RA ist unklar. Für die MHC-II-Genprodukte, zu denen HLA-DR4 gehört, ist ein **ausgeprägter Polymorphismus** charakteristisch, der vor allem auf die **Diversität im Bereich der dritten hypervariablen Region des HLA-DRB1-Locus** zurückzuführen ist. Von insgesamt elf Allelen des HLA-DR4-Haplotyps sind nur drei (HLA-DRB1*0401, *0404 und *0408) mit einer erhöhten Prädisposition für die RA assoziiert. Die mit der RA assoziierten Allele des Gens DRB1 zeigen in einem sonst besonders variablen Abschnitt des Moleküls große Ähnlichkeiten. Diese Sequenz wird als „gemeinsames" Epitop (oder: Shared Epitope) bezeichnet. Man findet sie hauptsächlich innerhalb der serologisch definierten Gruppe DR4, aber auch bei DR1 und DRw6. Ihr Vorhandensein ist im Hinblick auf den Verlauf bedeutsam: Patienten, die zwei dieser Allele besitzen, zeigen einen aggressiveren Krankheitsverlauf (s. Tab. 13.5).

Infektiöse Genese Die postulierte infektiöse Genese durch Mykoplasmen, Epstein-Barr-Virus etc. bleibt **unbewiesen.** Verschiedene natürliche (z.B. Mykoplasma- und Erysipelothrix-Arthritis bei Schweinen) und experimentelle Tiermodelle zeigen, dass vitale Infektionserreger wie Mykoplasmen, aber auch deren devitale Zellbestandteile (z.B. Peptidoglykan) Arthritiden auslösen können. Bei der **Adjuvans-Arthritis** ist das Peptidoglykan im Tierversuch die auslösende Biostruktur.

Serologie Im Gelenk und auch systemisch (Blut) lässt sich eine Reihe von **immunpathologischen Befunden** nachweisen. **Rheumafaktoren** (RF) sind Anti-Immunglobuline. Der IgM-Antikörper mit Bindungsaffinität zum Fc-Fragment von IgG, kurz **Anti-IgG-IgM-Rheumafaktor,** ist der **„Seromarker"** der RA. Er findet sich bei ca. 70 % der Patienten und ist bei hohen Titern mit einem **aggressiven Verlauf** (rapid progressive Gelenkdestruktion, extraartikuläre Manifestationen) assoziiert. Bei den Anti-IgG-IgM-negativen Patienten („seronegative RA") finden sich häufig Rheumafaktoren anderer Isotypen. Rheumafaktoren erscheinen aber auch bei anderen entzündlich-rheumatischen Erkrankungen mit Polyarthritis (z.B. Kollagenosen, Vaskulitiden) oder bei Krankheitsbildern, die mit rheumatischen Beschwerden einhergehen können, z.B. Sarkoidose, Tuberkulose, Hepatitis-B/C-Virusinfektion, subakuter bakterieller Endokarditis, und gelegentlich bei Gesunden. RF sind somit **keine spezifischen Marker** der RA. Ein sehr spezifischer Marker der RA sind Antikörper gegen zyklische citrullinierte Peptide (sog. anti-CCP-Antikörper), die schon in der Frühphase der Erkrankung bei über 50 % der Patienten nachweisbar sind.

Histopathogenese Der charakteristische morphologische Befund ist die **Synovialitis.** Mikroskopisch zeigt die Synovialis eine Hyperplasie. Die normalerweise nur ein- bis zweizellige Deckzellschicht aus makrophagenartigen A- und fibroblastenartigen B-Synoviozyten ist dabei vielschichtig.

Während sich in der normalen Synovialmembran keine lymphozytären Zellelemente finden, kommt es bei der RA zu einer starken diffusen, z.T. auch **lymphfollikelähnlichen Infiltration.** Die diffusen Infiltrate bestehen praktisch nur **aus T-Zellen,** die perivaskulären Infiltrate überwiegend aus T-Zellen und Monozyten und die Keimzentren aus B-Zellen im Zentrum mit dazwischen liegenden T-Zellen. Diese T-Zellen gehören der antigenerfahrenen („Memory"-Subpopulation: $CD45R0^+$ und CD29 „bright") Helferzellfraktion ($CD4^+$) an. Die Expression von HLA-II-Antigenen und Integrin-Molekülen (VLA-1) deutet darauf hin, dass eine **lokale Aktivierung** erfolgt. Werden T-Zellen durch therapeutische Maßnahmen (z.B. Anti-CD4-Antikörper-Therapie) oder im Rahmen einer Infektion mit HIV eliminiert oder reduziert, kommt es zu einem abgeschwächten Krankheitsverlauf. Die in den fibroblastenreichen Zonen liegenden Zellen zeigen ebenfalls Aktivierungsantigene. Darüber hinaus besteht eine intensive Vaskularisation. Die so verdickte Synovialmembran (**Pannus**) überwächst und zerstört den Knorpel, unterminiert ihn und führt dabei auch zum **Knochensubstanzverlust** (Röntgen: Usur!). Die vaskulitisch verursachten Gewebsläsionen entstehen auf dem Boden einer IgG-Rheumafaktor-Immunkomplex-Genese.

Mediatoren Die reifen „Memory"-Zellen proliferieren kaum und sezernieren nur minimale Mengen von T-Zell-Lymphokinen (z.B. IL-2, IFN-γ). Andererseits propagieren sie die **Monokinproduktion** (IL-1, TNFα, GM-CSF, IL-6, IL-8, IL-10, PDGF, TGFβ) und die **Antikörperproduktion von B-Zellen.** Die proinflammatorischen Zytokine stammen somit überwiegend von Zellen der Monozyten-Makrophagen-Reihe. Diese Beobachtung wird dahin gehend interpretiert, dass diesen Zellen die entscheidende Effektorzellfunktion beim gelenkzerstörenden Prozess der RA zukommt. Über die genannten Zytokine und verschiedene andere Faktoren (z.B. Chemokine, aktivierte Komplementfaktoren) kommt es zur **Invasion von Entzündungszellen.** In der Hierarchie der Zytokinkaskade steht der **Tumor-Nekrose-Faktor** α neben **Interleukin-1** (IL-1) sehr weit oben und ist aktuelles Zielmolekül von sog. „Biologicals", das sind die humanisierten Antikörper (Infliximab), oder eines TNF-Rezeptor-Fusionsproteins (Etarnercept).

Immunkomplexe aktivieren die **Komplementkaskade.** Chemotaxine führen zur **Einwanderung von Granulozyten,** die bei hoher Krankheitsaktivität die dominante Zellpopulation in der Synovialflüssigkeit darstellen und u.a. RF-haltige Immunkomplexe phagozytieren (Rhagozyten). Auch die Synovialisdeckzellen (Typ A) beteiligen sich an der Phagozytose der klassischen RA. Monozyten, Makrophagen und Neutrophile setzen **knorpelaggressive**

Tab. 13.5 Faktoren, die auf eine schlechte Prognose der „klassischen" RA hinweisen.

Geschlecht:	Männer (jüngere Männer, < 50 J.)
Genetik:	HLA-DRB1 *0401/0401[1] 0401/0404 0401/0401
Klinik:	1. Extraartikuläre Manifestationen 2. Polyartikulärer Beginn (> 20 Gelenke) 3. Radiologisch erkennbare Erosionen in den ersten 3 Jahren
Labor:	Hohe RF-Konzentration, persistierende hohe Entzündungsaktivität

[1] sog. „Double-Dose Patient" (PCR-Oligonukleotidanalysen)

Enzyme wie Endopeptidasen frei (z. B. Kollagenase, Elastase, Kathepsin G, Plasmin) außerdem **Eikosanoide** und **aktive Sauerstoffradikale**.

Die verdickte Synovialmembran (Pannus) überwächst und zerstört den Knorpel und arrodiert speziell im Bereich der Knorpel-Knochen-Grenze die Knochensubstanz.

Symptome

Beschwerden im Frühstadium der „klassischen" RA Bei ca. zwei Drittel der Patienten beginnt die Erkrankung schleichend mit zunehmender schmerzhafter Steife der Finger am Morgen („**Morgensteifigkeit**") oder **Schmerzen im Vorfußbereich**. **Allgemeinsymptome** wie die leichte Ermüdbarkeit, Gewichtsabnahme, subfebrile Temperaturen und die Schweißneigung weisen auf die **Systemreaktion** hin. Im weiteren Verlauf kommt es zu weitgehend symmetrisch verteilten, schmerzhaften **Gelenkschwellungen**, die charakteristischerweise die kleinen Gelenke an Händen und Füßen betreffen. Bei ca. 20 % beginnt die Krankheit akut. Eine Erstmanifestation mit isoliertem Befall von Sehnenscheiden (Extensor carpi ulnaris) ist ebenfalls möglich.

Befunde im Frühstadium
- Teigige Schwellung z. B. über den Fingergrundgelenken (s. Abb. 13.2)
- Funktionseinbußen: fehlender Faustschluss, herabgesetzte Griffstärke
- Streckdefizit im Ellenbogen- oder Kniegelenk (cave: falsche Lagerung des Kniegelenks in Beugestellung)
- Tendosynovitis der langen Fingerstrecker
- Karpitis mit konsekutivem Karpaltunnelsyndrom
- Gonitis mit Baker-Zyste (cave: Ruptur, dann DD Phlebothrombose)

Beschwerden im fortgeschrittenen Stadium Durch die andauernde chronische Entzündung, die mit schwerer Abgeschlagenheit und Schmerz einhergeht, und die Gelenkzerstörung nehmen die Funktionseinbußen zu. Damit können oftmals (reaktive) Verstimmungszustände verbunden sein, welche die klinische Situation bestimmen.

Befunde im fortgeschrittenen Stadium
- Im Bereich der Hand
  - Ulnardeviation (s. Abb. 13.2)
  - Schwanenhalsfinger (überstreckte PIP und gebeugte DIP)
  - Knopflochdeformität (gebeugte PIP und überstreckte DIP)
  - Atrophie des Daumenballens und Sensibilitätsstörungen der Finger I–III durch eine Medianuskompression (Karpaltunnelsyndrom)
  - Strecksehnenruptur durch eine Tendosynovialitis der Hand
- Abweichung der Zehen nach lateral und kranial (Krallen- und Hammerzehen)
- Baker-Zysten (Hernie der Kniegelenkkapsel)
- Zervikalarthritis mit der atlantoaxialen Dislokation (Halsmarkkompression)

Klinisches Frühzeichen der zervikalen Beteiligung ist der in das Hinterhaupt ausstrahlende Schmerz (nächtlicher Ruheschmerz) mit Akzentuierung beim Blick nach oben.

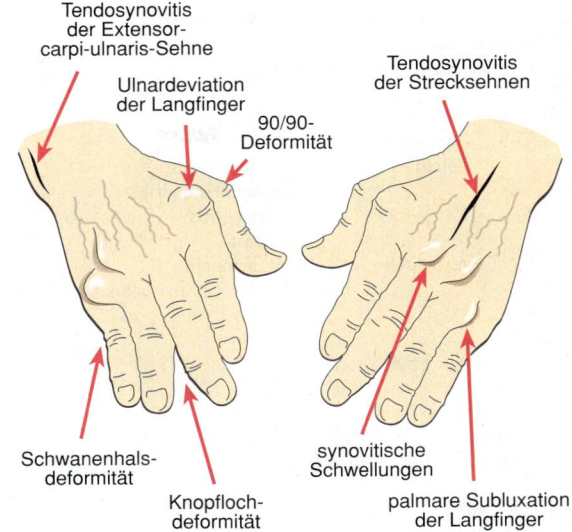

Abb. 13.2 Rheumatische Handdeformität.

Neurologische Symptome wie Parästhesien, Bewegungsstörungen der Hände, Gangstörungen und/oder Blasenentleerungsstörungen und Inkontinenzerscheinungen sind gefürchtet und können auch eine neurochirurgische Intervention erfordern.

Extraartikuläre Manifestationen Die extraartikulären Manifestationen sind in Tabelle 13.6 aufgeführt. U.a. gehören die **Rheumaknoten** dazu. Sie entstehen bei 20 % der Patienten vorzugsweise an druckexponierten Stellen wie den Ellenbogen, Fingern und Füßen und signalisieren in der Regel einen schweren Krankheitsverlauf. **Pleuritiden** und **Perikarditiden** treten bei bis zu 50 % der Patienten auf.

Gravierender sind Lungenparenchym- und Myokardbeteiligungen. Klinisch relevante **interstitielle Lungenerkrankungen** betreffen überwiegend rauchende Männer und können einen progredienten Verlauf bis zur terminalen Lungenfibrose nehmen. Einzelne oder multiple pulmonale Rheumaknoten müssen insbesondere von neoplastischen Rundherden abgegrenzt werden. **(Peri-)Myokarditiden** mit Erregungsleitungsstörungen, u.U. **malignen Extrasystolien** und **Herzdilatation** sind insbesondere dann bedrohlich, wenn sie im Rahmen der rheumatoiden Vaskulitis (RV) auftreten.

Die häufigste **okuläre Manifestation** ist die Keratoconjunctivitis sicca im Rahmen eines sekundären Sjögren-Syndroms. Weniger häufig sind (Epi-)Skleritiden und Korneomalazien.

Die RV ist bestimmt durch die **nicht nekrotisierende Arteriitis der kleinen Endarterien** mit periungualen Mikronekrosen (Nagelfalzläsion) oder die **nekrotisierende Arteriitis** bei der malignen RA. Die häufigsten Manifestationen letzterer Erkrankung sind vaskulitische Purpura, Hautulzerationen und eine akrodistal symmetrische Neuropathie oder Schwerpunktneuropathie.

Vitale Bedrohung geht insbesondere von neurogenen Paresen, der vaskulitischen Myokarditis und Herdenzephalitis, vaskulitischen Verschlüssen mittelgroßer Arterien

Tab. 13.6 Extraartikuläre Manifestationen der „klassischen" RA.

- Rheumaknoten (bei ca. 20 %)
- Gefäße (Immunkomplexvaskulitis)
  - kleine:
    - Nagelfalzinfarkte
    - Mononeuritis multiplex
    - Hautvaskulitis
    - Episkleritis
  - mittelgroße:
    - Digitalgangrän
    - große Hautulzerationen
    - Myokardischämie
- Auge
  - Keratoconjunctivitis sicca
- Lunge
  - Pleuraerguss
  - Fibrosierende Alveolitis
  - (Rheuma-)Knoten („Rundherd")
- Herz
  - Perikarditis
  - Mitralklappenerkrankung
  - Reizleitungsstörungen
- Haut
  - (Rheuma-)Knoten
  - Kutane Vaskulitis (s.o.)
  - Pyoderma gangraenosum
- peripheres Nervensystem
  - Karpaltunnelsyndrom
- Knochen
  - Osteoporose

Tab. 13.7 Nebenwirkungen bei „Basistherapeutika" und (■) experimentelle Therapieansätze bei der RA.

Antimalariamittel	Sehstörungen (Kristalleinlagerungen in Kornea, Netzhautschädigung), ZNS-Symptome, Myopathie, Exanthem
Sulfasalazin	Gastrointestinale Störungen, Zephalgien, Hautallergien (Desensibilisierung möglich!), seltener Knochenmarks- und Lebertoxizität, Oligospermie
Goldverbindungen	Dermatitis, Nierenschädigung, Knochenmarksdepression, Goldkolitis, Metallgeschmack (bei oralem Gold: Durchfälle)
D-Penicillamin (wird heute nur noch selten eingesetzt!)	Allergische Hautreaktionen, Glomerulonephritis, Induktion von Kollagenosen (z.B. SLE, DM/PM), Myasthenia gravis, Knochenmarksdepressionen, Cholestase, Geschmacksverlust
Methotrexat	Gastrointestinale Störungen, Blutbildstörung (cave: gleichzeitige Therapie mit Folsäureantagonisten z.B. Co-trimoxazol, alte Patienten, Niereninsuffizienz), Leberenzymerhöhung, „MTX-Pneumopathie", Schleimhautläsionen, teratogen!
Azathioprin	Blutbild (cave: Interferenz mit Allopurinol!), cholestatische Hepatopathie, „Azathioprin-Fieber", Spätkomplikation: Lymphomentwicklung
Cyclophosphamid	Blutbild! Myelodysplastisches Syndrom! Hämorrhagische Zystitis! Harnblasenkarzinom! Karzinogen!
Ciclosporin A	40%iges Risiko für Hypertonus und/oder Nierenfunktionseinschränkung!
■ Zytokininhibitoren	Infektionen, insbes. Reaktivierung von Tuberkulosen

(Koronariitis, zerebraler Territorialinfarkt) sowie der progredienten fibrosierenden Alveolitis aus. Nach längerem Verlauf kann eine **Amyloidose** als Komplikation auftreten.

Diagnostik Die Diagnostik kann sich an den ACR-Kriterien zur Klassifikation der RA (s. Tab. 13.4) orientieren. Klinisch ist über den Gelenkstatus hinaus stets nach extraartikulären Manifestationen wie Rheumaknoten oder periungualer Vaskulitis zu suchen. Ferner müssen stets die vielfältigen Nebenwirkungen der medikamentösen Therapie in Betracht gezogen werden (s. Tab. 13.7).

Labor Labordiagnostisch (s. Tab. 13.8) ist der **Rheumafaktor** zu suchen. Die Akute-Phase-Parameter wie BSG, C-reaktives Protein (CRP) u.a. helfen bei der Aktivitätsabschätzung. Die molekularbiologische Bestimmung des **„Shared Epitope"** wird aufgrund der prognostischen Bedeutung empfohlen (s.o. und Tab. 13.5).

Ebenfalls unspezifisch sind die histologische Untersuchung der Synovialis und die Analyse der Synovialflüssigkeit (**„Synoviaanalyse"**); Letztere dient somit im Wesentlichen der Ausschlussdiagnostik (vgl. Differentialdiagnose).

Bildgebung Röntgendiagnostisch findet sich in den Frühstadien nur die **periartikuläre Weichteilschwellung** neben der **gelenknahen Osteoporose**. Später kommt es durch den Knorpelabbau zur gleichmäßigen **Gelenkspaltverschmälerung** und zu den charakteristischen **Usuren** an den Rändern der Gelenkflächen. In den Spätstadien sieht man die Folgen der Gelenkzerstörung: **Fehlstellungen** durch Zerstörung des Gelenkhalteapparats, **Sekundärarthrose** und **Ankylosen** (s. Abb. 13.3 und 13.4). Die **Skelettszintigraphie** kann in sog. röntgenlatenten Frühstadien hilfreich sein. Mittels der **Arthrosonographie** lassen sich Gelenkergüsse und das Ausmaß der synovialitischen Schwellung beurteilen.

Tab. 13.8 Laborparameter bei der „klassischen" RA.

- Blutsenkungsreaktion (BSG) ↑
- Akute-Phase-Protein (z.B. C-reaktives Protein) ↑
- Rheumafaktor ↑, anti-CCP-Antikörper ↑
- Thrombozytose
- Serumeisen ↓
- Ferritin ↑ (wenn ↓ cave: Blutungsquelle!)
- Anämie (normochrom, normozytär)

13.2 Rheumatoide Arthritis (RA)

Differentialdiagnose	Ausschlussmaßnahmen
Fingerpolyarthrose (Heberden-Arthrose, Bouchard-Arthrose)	■ Verteilungsmuster: Aussparung der MCP-Gelenke ■ Klinik: Anlaufschmerz, keine signifikante Morgensteife, geringere Weichteilbeteiligung ■ Röntgen: sklerosierende, produktive Veränderungen ■ Synoviaanalyse: < 1 000 Leukozyten/µl
Uratarthropathie (Gicht)	■ Verteilungsmuster: Beginn als Mon-/Oligoarthritis, fakultativ Übergang in polyartikuläre Gicht ■ Klinik: Anfallsauslösung durch übermäßiges Essen oder Alkoholgenuss ■ Labor: Hyperurikämie ■ Leukozytenreicher Erguss mit doppeltbrechenden Harnsäurekristallen
Kalziumpyrophosphat-krankheit	■ Verteilungsmuster: rezidivierende Oligoarthritis oder schwer verlaufende Osteoarthrose (insbesondere Hand-, Knie-, MCP-Gelenke) ■ Röntgen: Chondrokarzinose, Meniskus-, Diskusverkalkungen ■ Leukozytenreicher Erguss mit Kalziumpyrophosphatkristallen ■ Assoziation mit Stoffwechselerkrankungen wie Hyperparathyroidismus, Hämochromatose, Uratgicht
Hydroxylapatitkrankheit	■ Verteilungsmuster: meist Monarthritis (Glenohumeralgelenk) ■ Klinik: Sehnenverkalkungen, Verlauf als Pseudogicht oder destruierende Arthritis/Periarthritis (Milwaukee Shoulder)
Psoriasis-Arthritis	■ Verteilungsmuster: Arthritis mit Transversal- und Strahlbefall (Wurstfinger), häufig auch DIP-Gelenk betroffen, Oligo- und Polyarthritis möglich. ■ Klinik: Psoriasis der Haut, Enthesiopathien, Nagelveränderungen ■ Röntgen: Protuberanzen und Osteolysen („Pencil in cup")
Metabolische Arthropathien ■ Hämochromatose ■ Ochronose	■ Verteilungsmuster: polyartikuläres Verteilungsmuster (häufig MCP-II- und -III-Befall ■ Klinik: Assoziation mit weiteren Organschäden (u.a. Haut, Leber, Endokrinopathie) ■ Labor: erhöhte Eisenbindungskapazität, erhöhtes Serumferritin

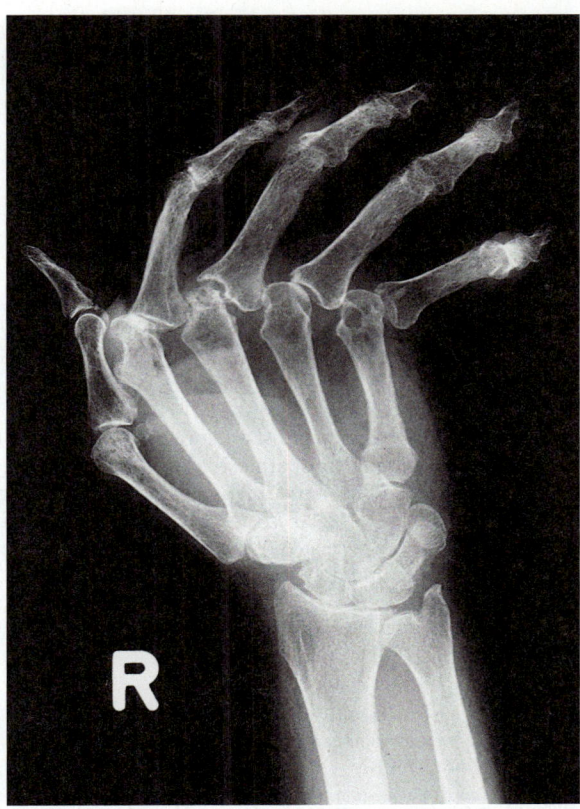

Abb. 13.3 Rheumatoide Arthritis im Handskelettbereich mit Ulnardeviation und Subluxationsstellung.

Differentialdiagnose	Ausschlussmaßnahmen
■ Ochronose	■ Ablagerung polymerisierter Homogentisinsäure mit ockerfarbener Pigmentierung (z.B. Sklera, Ohrknorpel) im Rahmen der Alkaptonurie

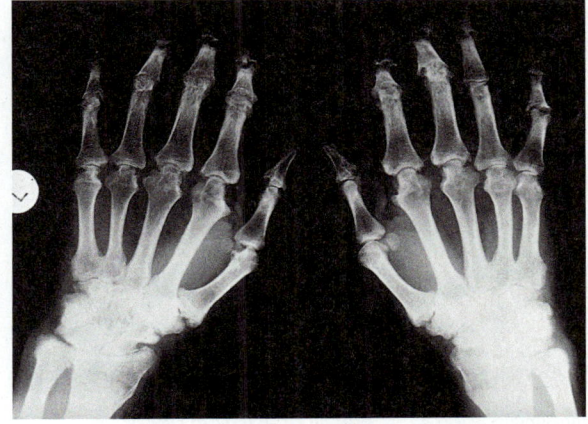

Abb. 13.4 Psoriasis-Arthritis mit Beteiligung der Metakarpophalangeal-, der proximalen und auch distalen Interphalangealgelenke.

Erkrankungen des rheumatischen Formenkreises

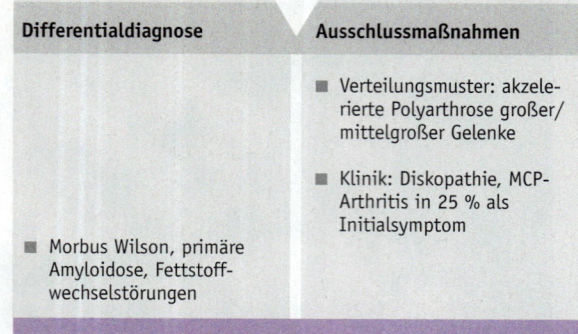

Weitere Differentialdiagnosen sind Arthropathien bei Neoplasien, Osteoarthropathie Marie-Bamberger, Sweet-Syndrom, Sarkoidose, rheumatisches Fieber, Kollagenosen, Vaskulitiden, HLA-B27-assoziierte Spondylarthritis, Lyme-Arthritis, Brucella-Arthritis, akuter Morbus Boeck, Morbus Behçet und die Fibromyalgie.

Tab. 13.9 „Basistherapeutika" der RA (wegen gravierender Nebenwirkungen sind engmaschige Kontrollen notwendig).

Substanz	Dosis
Chloroquin	250 mg/d p.o.
Hydroxychloroquin	200–400 mg/d p.o.
Sulfasalazin	2–3 g/d p.o. (z.B. 3 × 1 g/d)
Auranofin	2 × 3 mg/d p.o.
Aurothioglukose	1. Woche 10 mg i.m.
Na-Aurothiomalat	2. Woche 20 mg i.m. 3.–23. Woche 20 mg i.m. Alle 2–4 Wochen 50 mg i.m. (Erhaltungsdosis)
Methotrexat	7,5–25 mg/1 × wöchentlich i.v.
Azathioprin	2 (–3) mg/kg/d p.o.
Cyclophosphamid	2 mg/kg/d p.o.
Ciclosporin A	2–5 mg/kg/d p.o.
Leflunomid	20 mg/d p.o.
Adalimunab	40 mg alle 2 Wochen p.o.
Etanercept	2 × 25 mg/Woche s.c.
Sufliximab	3–5 mg/kg alle 6–8 Wochen i.v.
Anakinra	100 mg/d s.c.

Therapie Für die RA gibt es **keine kausale Therapie**. Die Behandlungsstrategie zielt darauf ab, den Entzündungsprozess zu stoppen und damit Schmerz, Bewegungseinschränkung (durch die Synovialitis) und vor allem die Gelenkzerstörung zu verhindern. Dies gelingt medikamentös zunächst symptomatisch mit NSAR oder Glukokortikoiden (GC), bis die langsamer wirksame sog. „**Basistherapie**" greift. Diese Therapie mit Antirheumatika (DMARD = Disease-modifying antirheumatic Drugs) kann den destruierenden Prozess verlangsamen, manchmal sogar stoppen (s. Tab. 13.9). Bei gesicherter Diagnose wird wegen der in den ersten drei bis fünf Jahren besonders aggressiven und gelenkzerstörenden Tendenz sofort eine Basistherapie eingeleitet.

Aktivitätsassoziierte Therapieeinstellung (s. Tab. 13.10) Bei **blandem Beginn** setzt man **Sulfasalazin**, seltener **Antimalariamittel** (Chloroquin, Hydroxychloroquin) oder auch „orales" Gold (Auranofin) ein. Bei **aktivem Beginn** ist **Methotrexat** (MTX) das Basistherapeutikum der ersten Wahl. Aufgrund der guten Wirksamkeit (Wirkungseintritt nach ca. drei bis vier Wochen) und Verträglichkeit von Low-Dose-MTX wird die Basistherapie in mittlerer Dosierung (15 mg MTX als „Pulse" einmal pro Woche parenteral oder oral) zusammen mit sehr niedrigen GC-Dosen (**Prednisolon** < 7,5 mg/d) begonnen. Mit dem Wirkungseintritt des Basistherapeutikums reduziert man die GC-Therapie, wobei 1–3 mg Prednisolon/d klinisch noch effektiv sind. Parenteral applizierte **Goldpräparate** sind bezüglich ihrer therapeutischen Effizienz durchaus mit MTX vergleichbar. Der sehr späte Wirkungseintritt nach ca. vier bis sechs Monaten und das Nebenwirkungspotential haben jedoch dazu geführt, dass diese Substanzen seltener verabreicht werden. Das Gleiche gilt für **D-Penicillamin**. Das Nebenwirkungsspektrum der Antirheumatika ist in Tabelle 13.7 aufgelistet.

Therapieresistenz Bei Hinweisen auf eine schlechte Prognose der RA (s. Tab. 13.5) oder bei Therapieresistenz, also einer klinisch weiterhin deutlichen Aktivität und radiologischen Progredienz unter MTX, muss **additiv Hydroxychloroquin** oder **Sulfasalazin** gegeben werden.

Weiter **therapierefraktäre** Patienten werden mit noch aggressiverer Kombination (**MTX plus Ciclosporin A oder plus Leflunomid**), **TNFα-Blockern** (Infliximab, Etarnecept, Adalimunab oder mit Interleukin-1-Rezeptorantagonisten [Anakinra]) behandelt. Bei schweren systemischen Manifestationen z.B. im Rahmen einer systemischen Vaskulitis wird **Cyclophosphamid** verwandt (vgl. Abschnitt 13.6).

Lokale Maßnahmen Weitere Möglichkeiten sind lokale Maßnahmen, z.B. die **intraartikuläre Injektion** eines Kortikosteroids unter absolut sterilen Bedingungen oder unter bestimmten Umständen eines Radionuklids (**Radiosynoviorthese**). Wenn konservative Maßnahmen keine reellen Erfolgsaussichten haben, können **rheumachirurgische Eingriffe** indiziert sein: Gelenk- und Tendosynovektomie, Resektionsarthroplastiken, Arthrodese oder alloplastischer Gelenkersatz (Endoprothetik).

Physikalische Maßnahmen Die **Kryotherapie** soll die entzündliche Reaktion unterdrücken, die **Bewegungstherapie**

13.2 Rheumatoide Arthritis (RA)

Tab. 13.10: Aktivitätsassoziierte RA-Therapie.

Initialtherapie	MTX (0,3 mg/kg KG i.v.)	„Goldstandard"
	Sulfasalazin (2–3 g/d p.o.)	Bei nichterosivem Verlauf
	Hydroxychloroquin (200–400 mg/d p.o.)	Bei leichtem, nichterosivem Verlauf
	MTX + Hydroxychloroquin	
Kombinationstherapie	Dreierkombination: MTX + Sulfasalazin + Hydroxychloroquin	Bei unzureichendem Effekt der Einzelsubstanzen
	MTX + Ciclosporin A (3–5 mg/kg KG p.o.)	Bei Versagen der Dreierkombination
	MTX + Leflunomid /20 mg/d	
Alternativen (Toxizität oder Versagen der Primärtherapie)	Leflunomid	Bei Versagen von Sulfasalazin (in der Dreierkombination)
	TNF-Blocker, Anakinra	Bei Versagen der Dreierkombination
	Cyclophosphamid/Azathioprin	Bei Vaskulitis

die Gelenkfunktion erhalten, indem sie Bewegungseinschränkungen, Fehlstellungen und Muskelatrophien zu verhindern versucht. Zudem dient sie der psychischen Stabilisierung. Auch die **Ergotherapie** stellt mit dem Gelenkschutz, der Hilfsmittelanpassung und dem Selbsthilfetraining eine Säule der Behandlung dar. Durch die Vermittlung von Hilfen für das tägliche Leben in Zusammenarbeit mit der **Rheumaliga** (Selbsthilfegruppen) kann dem chronisch Kranken wirkungsvoll geholfen werden. In Tabelle 13.11 sind die verschiedenen Behandlungsmöglichkeiten dargestellt.

Verlauf und Prognose Das Krankheitsspektrum reicht von blanden remittierenden Formen bis zu rasch progredienten Verläufen mit erhöhter Mortalität (s. Tab. 13.5). Die ersten Erosionen der Gelenkoberfläche werden auf konventionellen Röntgenaufnahmen innerhalb der ersten sechs bis zwölf Monate sichtbar. Vielfach verläuft die radiologisch erkennbare Progression in den ersten ein bis zwei Jahren besonders rasch. Die RA-bedingten **Arbeitsausfallzeiten** sind im ersten und zweiten Krankheitsjahr mit durchschnittlich 135 Tagen pro Patient und Jahr **sehr hoch**. Bei einem Viertel bis einem Drittel der Kranken ist innerhalb dieses Zeitraumes mit einer **Frühberentung**, d.h. meist dauerhafter Erwerbsunfähigkeit, zu rechnen. Die **Lebenserwartung** ab dem Beginn der RA ist **um ca. 20 % verkürzt**. Infektionen, kardiovaskuläre Erkrankungen, die Amyloidose und lymphoproliferative Erkrankungen gehören zu den Todesursachen.

Speziell die in der Regel im späteren Krankheitsverlauf auftretende Vaskulitis geht mit einer **erhöhten Mortalität** einher. Aber auch die Lungenbeteiligung mit fibrosierender Alveolitis, die Amyloidose mit Darmbeteiligung und die atlantodentale Dislokation mit den Symptomen der Myelopathie sind ungünstige Prognoseindikatoren.

Komplikationen	Häufigkeit
Artikulär/synovialitisch:	
■ Deformierungen (Ulnardeviation der Finger, Knopfloch- und Schwanenhalsdeformität)	■ Häufig
■ Gelenkinstabilität (Atlantookzipitalgelenk, A.-vertebralis-/basilaris-Einengung)	■ Häufig
■ Funktionsverlust von Gelenken	■ Häufig
■ Tendosynovialitis z.T. mit Sehnenruptur	■ Häufig
■ Bursitis z.T. mit Popliteal-(Baker-)Zysten-bildung	■ Häufig
■ Infektionen (z.B. septische Arthritis)	■ Selten
Extraartikulär:	
■ Blutbildveränderungen, z.B. Anämie, Leukopenie	■ Häufig
■ Sekundäres Sjögren-Syndrom	■ Häufig
■ Vaskulitis z.B. mit Hautulzera, Polyneuropathie, Episkleritis	■ Selten
■ Kardiorespiratorische Insuffizienz, z.B. bei Peri(Karditis), Pneumonitis	■ Selten
■ Reaktive sekundäre Amyloidose	■ Selten
■ Lymphoproliferatives Syndrom	■ Selten

Tab. 13.11 Behandlungsmöglichkeiten bei der RA.

Medikamente	Nichtsteroidale Antirheumatika (NSAR), Glukokortikoide (GC), **Basistherapeutika** (vgl. Tab. 13.9)
Physikalische Therapie	Krankengymnastik, Ergotherapie, Kältetherapie (Kaltgas, Moor etc.)
Konservative Maßnahmen	Lagerungsschienen, Orthesen, orthopädische Schuhe, Hilfsmittel
Lokaltherapie	Glukokortikoide, Radiosynoviorthesen, „chemische" Synovektomien
Operationen	Synovektomien, Arthroplastik, Arthrodese, Gelenkersatz, Nervendekompression

Sonderformen

Seronegative RA

In einem Beobachtungszeitraum von drei Jahren müssen bei der seronegativen RA mindestens **drei Tests auf Rheumafaktoren negativ** sein. Sie unterscheidet sich von der „klassischen" RA durch eine bessere Prognose, atypischen Beginn und Gelenkbefall (nicht immer symmetrisch).

Maligne RA

Charakteristika der malignen RA sind **rapid progressiv destruierende Gelenkveränderungen,** massiv erhöhte humorale Entzündungsparameter (BSG, Rheumafaktortiter, C-reaktives Protein, Hypergammaproteinämie, Leukozytose) und vaskulitisch induzierte **extraartikuläre Symptome** wie Polyneuritis, Hautulzera, Digitalgangrän, Episkleritis („rheumatoide Vaskulitis").

Alters-RA

Synonyme: „Late-Onset" RA, „Elderly-Onset" RA

Die Alters-RA beginnt definitionsgemäß **nach dem 60. Lebensjahr** und betrifft Männer und Frauen gleich häufig. **Mon- und oligoartikuläre,** häufig mit Befall der Schultergelenke (DD Polymyalgia rheumatica), und asymmetrische Gelenkbefallsmuster stellen zusammen mit den **schweren Allgemeinsymptomen** und dem oft **rasch progredienten Verlauf** (mit konsekutiven schweren funktionellen Behinderungen) therapeutische Probleme dar.

Juvenile RA (JRA)

Synonym: juvenile chronische Polyarthritis

Die JRA ist definitionsgemäß eine Erkrankung, die Kinder und Jugendliche betrifft (Alter bei Krankheitsbeginn < 16 Jahre) und länger als sechs Wochen dauert. Sie manifestiert sich in vier Hauptverlaufsformen:
- **rheumafaktorpositive Polyarthritis,** die aufgrund vieler Ähnlichkeiten mit der klassischen RA auch als „adulte Polyarthritis" (oder Erwachsenenform) bezeichnet wird,
- **systemische Polyarthritis (= Still-Syndrom, s.u.),** die akut beginnt mit schweren Allgemeinsymptomen, extraartikulären Begleiterscheinungen und destruierender Arthritisform,
- **frühkindliche Oligoarthritis (Typ 1),** die ANA-assoziiert im Vorschulalter („Kleinmädchenform") auftritt und nur bei ca. 10–30 % einen destruktiven Verlauf nimmt, aber mit einer chronischen Iridozyklitis (Uveitis anterior) einhergeht, die in 60–70 % zu bleibenden Schäden (Visusverlust bei ca. 20 %) führt,
- **spätkindliche Oligoarthritis (Typ 2),** die HLA-B27-assoziiert der erwachsenen Spondarthritis-Gruppe zuzuordnen ist (s. u.) und bei der ein Übergang in einen Morbus Bechterew möglich ist.

Sekundäres Sjögren-Syndrom (sSS)

Im Rahmen der RA und anderer entzündlich-rheumatischer Erkrankungen kann es zu **sterilen Entzündungen exkretorischer Drüsen** kommen: Trockenheit aller Schleimhäute (Mundtrockenheit, Achylie), Tränenlosigkeit (Schirmer-Test, s. u.) mit konsekutiver Keratokonjunktivitis und Erlöschen der Schweißsekretion (Xerodermie) treten als Folge der Drüsenatrophie in den Vordergrund des klinischen Bildes. Die extraartikulären Organmanifestationen des primären SS (Raynaud-Syndrom, Lymphadenopathie, Splenomegalie etc.) werden beim sSS seltener beobachtet.

Felty-Syndrom

Kennzeichnend für das Felty-Syndrom ist die **Trias seropositive RA, Splenomegalie** und **Neutropenie** (< 2000/µl). Gelegentlich tritt auch eine generalisierte **Lymphadenopathie** auf. **Extraartikuläre Manifestationen** wie Vaskulitis der Haut, Fieber, Episkleritis, Pleuro- und Perikarditis sind häufig. Hervorzuheben sind die erhöhte **Infektanfälligkeit,** besonders die Neigung zu septischen Infektionen, und die **erhöhte Inzidenz von Malignomen** (besonders Non-Hodgkin-Lymphome). Laborchemisch finden sich oft hochtitrige RF und große Mengen zirkulierender Immunkomplexe und Kryoglobuline. Granulozytenspezifische ANA (GS-ANA) bzw. ANCA vom pANCA-Typ (s. u.) und Antikörper gegen G-CSF sind bei 85 % nachweisbar. Die Neutropenie ist überwiegend Folge eines verstärkten peripheren Abbaus (Immunkomplexe) und teils Folge einer Reifungsstörung (Dysgranulopoese). Die Granulozytopenie kann bei schweren antibiotikabedürftigen Infektionen den Einsatz von G-CSF erfordern.

Still-Syndrom

Es handelt sich um eine bei Jugendlichen und seltener bei Erwachsenen („adultes" Still-Syndrom) auftretende **Form der juvenilen chronischen Arthritis (JCA) mit ausgeprägten extraartikulären Manifestationen** wie z. B. Fieber (> 39 °C länger als eine Woche), Arthralgien oder Arthritiden (> 2 Wochen), typischem Exanthem (lachsfarben, bevorzugt an Stamm und proximalen Extremitäten), Rachenentzündung, Lymphadenopathie, Splenomegalie und Hepatomegalie. Auch kommt es zu Polyserositis von Perikard und Pleura. Labortechnisch fehlen RF und ANA oder ANCA. Es besteht eine Leukozytose (> 10 000/µl, > 80 % Granulozyten).

Caplan-Syndrom

Man spricht von einem Caplan-Syndrom, wenn eine RA im Rahmen einer **Pneumokoniose** (z. B. Silikose) mit **multiplen (Lungen-)Rundherden** auftritt.

Zusammenfassung

- Häufigste Ursache: unklare Ätiologie
- Wichtigste Symptome: Morgensteifigkeit, Schmerzen im Vorfußbereich, Finger und Händen
- Wichtigste diagnostische Maßnahmen: Röntgendiagnostik, Labordiagnostik (Akute-Phase-Reaktionen, Rheumafaktor)
- Wichtigste therapeutische Maßnahmen: „Basistherapie" (Methotrexat, Gold, Prednisolon), Analgetika

13.3 Spondarthritiden (SPA)

Synonym: seronegative HLA-B27-assoziierte Spondylarthritis
Engl. Begriff: Spondylarthropathies

Unter dem klinischen Sammelbegriff „SPA" wird die zweite Hauptgruppe der entzündlich-rheumatischen Erkrankungen zusammengefasst. Die klinischen Überlappungsphänomene der einzelnen Entitäten werden bestimmt durch den **entzündlichen Befall des Achsenskeletts und/oder der peripheren Gelenke,** wobei bevorzugt eine **Sakroiliitis** und meist eine **asymmetrische Mon-/Oligoarthritis** der unteren Extremitäten sowie eine **Spondylitis** auftreten. Besonders **Enthesiopathien,** also Entzündungen der Sehnenansatzpunkte, wie der Fersenschmerz und andere extraartikuläre Manifestationen an Auge, Haut, Schleimhäuten und seltener an Gefäßen kennzeichnen das klinische Bild.

Bei der **ankylosierenden Spondylitis,** zu der die chronisch-progrediente ossifizierende Sakroiliitis und die Spondylitis gezählt werden, sind Ätiologie und Pathogenese unbekannt.

Dagegen handelt es sich bei der **reaktiven Arthritis (REA)** um eine periphere Arthritis, die nach intestinalen und urogenitalen Infektionen mit überwiegend gramnegativen Erregern auftritt („Nacherkrankung").

Treten zu der reaktiven Arthritis eine Urethritis und eine Konjunktivitis hinzu, spricht man vom **Reiter-Syndrom.**

Auch bei den verschiedenen Psoriasisformen treten periphere Arthritiden in Form von Mon-, Oligo- und Polyarthritiden auf **(Arthritis psoriatica).** Daktylitis und z.T. Spondylitis werden beobachtet.

Bei der **enteropathischen Arthritis** handelt es sich um peripher auftretende Arthritiden, z.T. mit einer Spondylitis, z.B. beim Morbus Crohn und bei der Colitis ulcerosa.

Es besteht eine **genetische Prädisposition,** die sich in familiärer Häufung und Assoziation zu **HLA-B27** ausdrückt. **Bakterielle Vorerkrankungen** wie Enteritis oder Urethritis sind als Auslöser bekannt. Bei den chronischen Verlaufsformen finden sich oft Haut- und Nagelveränderungen (z.B. Psoriasis) oder Schleimhautläsionen (z.B. Kolitis). Laborchemische Untersuchungen sind eher unergiebig. **Rheumafaktoren** fehlen, weshalb man von einer „seronegativen" SPA spricht. Die europäischen Klassifikationskriterien zeigen die Charakteristika der SPA-Gruppe und dienen zur Abgrenzung anderer Rheumaformen (s. Tab. 13.12). Die Behandlungsart richtet sich nach dem jeweiligen Subtyp der SPA.

13.3.1 Ankylosierende Spondylitis (ASP)

Synonyme: Spondylitis ankylopoetica, Pierre-Marie-Strümpell-Bechterew-Krankheit, Morbus Bechterew
Engl. Begriff: Ankylosing Spondylitis

> **Praxisfall**
>
> Ein 25-jähriger Student mit vielerlei sportlichen Aktivitäten wacht zunehmend häufiger in den frühen Morgenstunden wegen **tief sitzender Rückenschmerzen** auf und hat dann im weiteren Verlauf auch Schmerzen, die ischialgiform, z.T. symmetrisch bis zu den Knien ausstrahlen. Nach dem Aufstehen bessern sich die Beschwerden. Ferner besteht seit geraumer Zeit rechtsseitig ein **Fersenschmerz,** der an manchen Tagen ein regelrechtes Auftreten unmöglich macht. Nachdem diese Beschwerden über mehrere Jahre symptomatisch als „Ischialgien" behandelt wurden, hat nun der Augenarzt wegen der immer wieder auftretenden Regenbogenhautentzündung (**Uveitis anterior,** s. Abb. 13.5) den Verdacht auf eine entzündliche rheumatische Erkrankung ausgesprochen.
>
> Bei der **körperlichen Untersuchung** zeigen sich rechtsseitig eine abklingende **Iritis,** eine **Einschränkung der Ventralflexion der Lendenwirbelsäule** (Schober-Maß: 10/12) und ein erhöhter Finger-Boden-Abstand (FBA) bei maximal gebeugter Wirbelsäule und gestreckten Beinen im Stehen von 30 cm. Die Atembreite beträgt über 6 cm und ist damit noch normal. Das **Mennell-Zeichen** ist **positiv.** Der Kalkaneus- und Achillessehnenbereich sind druckschmerzhaft.
>
> **Laborchemisch** bestehen eine BSG von 30/50 mm n.W. und ein C-reaktives Protein von 20 mg/dl. Das **HLA-B27-Antigen** ist nachweisbar, Rheumafaktoren oder antinukleäre Antikörper sind nicht dokumentierbar. Die Antikörper gegen „arthritogene Erreger" (z.B. gegen Yersinia enterocolitica etc.) sind sämtlich negativ.
>
> **Knochenszintigraphisch** zeigen sich **Mehrbelegungen der Sakroiliakalgelenke** und im Bereich des klinisch auffälligen Kalkaneus, diskret auch über der gesamten Wirbelsäule. **Röntgenologisch** zeigen die Sakroiliakalfugen das sog. **„bunte Bild"** (s.u.). Ferner findet sich im Bereich des **Fersenbeins** ein entzündlicher **Knochensporn.** Am thorakolumbalen Übergangsbereich der Wirbelsäule besteht der Verdacht auf sog. glänzende Ecken. Die **Gelenksonographie** zeigt ferner beiderseits eine Bursitis subachillea (**Romanus-Läsion**).
>
> Nach der **Diagnose Morbus Bechterew** wird der Patient im ausführlichen ärztlichen Gespräch auf die Pathodynamik der Erkrankung (Tendenz zur zunehmenden Versteifung) aufmerksam gemacht und einer gezielten Krankengymnastik (Gymnastik in sog. Bechterew-Gruppen der Rheumaliga) zugeführt. Zusätzlich zu der schon länger durchgeführten medikamentösen **Schmerzbehandlung mit nichtsteroidalen Antirheumatika** wird wegen der systemischen und persistierenden Aktivität eine ergänzende Therapie mit **Salazosulfapyridin** (Azulfidine®) eingeleitet. Die Beschwerden durch den Fersensporn werden zunächst mit Spezialeinlagen, später durch Lokalbehandlungen mit einer Kortikosteroidinfiltration, dann mit einer Röntgenbestrahlung behandelt.

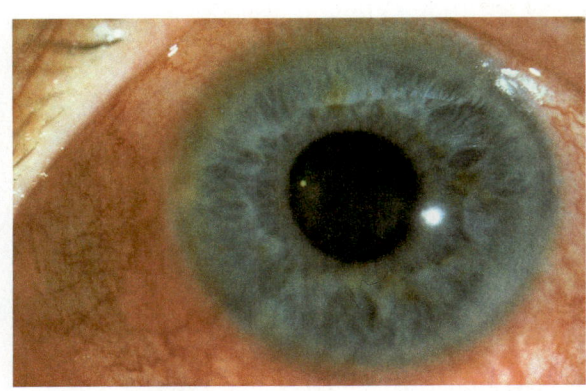

Abb. 13.5 „Rotes Auge" bei ASP.

Erkrankungen des rheumatischen Formenkreises

Tab. 13.12 Spondarthritis: europäische (ESSG) Klassifikationskriterien.

Entzündlicher Rückenschmerz	oder	Synovialitis asymmetrisch untere Extremität
und	■ positive Familienanamnese ■ Psoriasis ■ Entzündliche Darmerkrankung ■ Urethritis; Zervizitis, akute Diarrhö ■ Enthesiopathie („Fersenschmerz") ■ Sakroiliitis (radiologisch)	

Definition Die ASP ist eine **chronisch-entzündliche rheumatische Erkrankung,** bei der neben destruierenden auch proliferative, ankylosierende Veränderungen des Achsenskeletts, der Iliosakralgelenke und der Wirbelsäule ablaufen. Sie kann auch mit einer Oligo- und (seltener) Polyarthritis der Extremitätengelenke (Schulter- und Hüftgelenke) und mit Enthesiopathien (Achillodynie) einhergehen. Extraartikuläre Manifestationen am Auge (Uveitis), selten am Herzen (Aorteninsuffizienz) und an der Lunge (Oberlappenfibrose) kommen vor.

Epidemiologie Die **Prävalenz** der ASP wird mit **0,5 %** angegeben. Sie findet sich **häufiger bei Männern** (4 : 1). Bei bestimmten ethnischen Gruppen (z.B. Indianer in Nordamerika) ist die Erkrankung häufiger, vermutlich wegen des gehäuften Auftretens von HLA-B27.

Die ASP manifestiert sich vorwiegend zwischen dem 20. und 40. Lebensjahr.

Ätiologie und Pathogenese Verschiedene Evidenzen belegen heute die lange gehegte Vermutung, dass nicht wie z.B. bei der RA primär das Synovium, sondern der **Sehnen- (Bänder-, Aponeurosen-)Ansatzbereich** mit seinem Knorpel **primärer Ort der Entzündung** ist (Abb. 13.6).

Sowohl **Ätiologie** als auch **Pathogenese** der ASP sind bis heute weitgehend **unbekannt.** Da sich ein Großteil der ASP nach Jahren aus einer reaktiven Arthritis (REA) entwickelt, muss von einem sehr ähnlichen immunpathologischen Prozess (s.u.) ausgegangen werden.

Genetische Prädisposition Der **HLA-B27-Phänotyp** findet sich bei über 90 % der ASP, aber nur bei ca. 8 % der Gesunden (Tab. 13.13). Die serologisch definierte Spezifität des HLA-B27-Antigens umfasst neun verschiedene Subtypen (HLA-B*2701–B*2709), die sich durch Oligonukleotidtypisierung mittels Polymerase-Kettenreaktion differenzieren lassen. Bei eineiigen Zwillingen kommt es jedoch nicht in jedem Fall bei beiden zur ASP, da **zusätzlich exogene Auslöser,** beispielsweise **mikrobielle** (s.u.), möglicherweise aber auch **weitere genetische** und **geschlechtsspezifische Faktoren** zur Entwicklung einer klinisch manifesten ASP erforderlich sind. Aktuell diskutierte Hypothesen zur Rolle des HLA-B27 in der Pathogenese der ASP finden sich in Tabelle 13.14. Aufschluss über das HLA-Vorkommen bei den verschiedenen Formen der Spondarthritis gibt Tabelle 13.13.

Mikrobielle und immunologische Faktoren Speziell **Klebsiella pneumoniae** kommt aufgrund der Partialantigengemeinschaft mit Epitopen von HLA-B27 („molekulare Mimikry") wissenschaftliches Interesse zu. **Serum-IgA** (Hauptimmunglobulinklasse im Bereich der Schleimhäute) und IgA-Antikörper-Titer gegen K. pneumoniae sind fast immer erhöht. Endoskopische Untersuchungen des Kolons und Ileums haben in ca. einem Drittel der ASP makroskopisch erkennbare **entzündliche Darmschleimhautläsionen** und in ca. zwei Drittel der Fälle histologische Veränderungen wie bei einer Kolitis gezeigt.

In diesem Zusammenhang scheint das experimentelle Modell der ASP in Form der **HLA-B27-transgenen Ratte** interessant. Diese Tiere entwickeln regelmäßig nach zehn

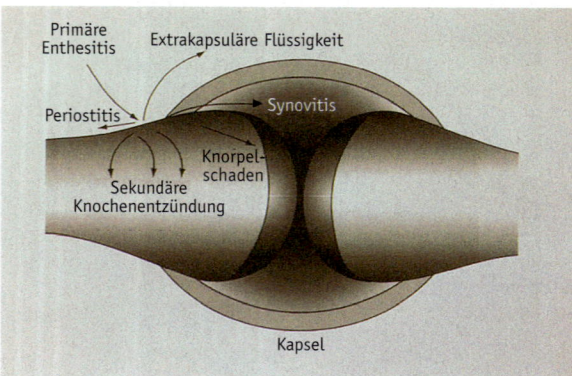

Abb. 13.6 Schematische Darstellung der Enthesitis.

Tab. 13.13 HLA-B27 bei Spondarthritis und Kontrollen*.

Ankylosierende Spondylitis	> 90 %
Morbus Reiter	70–90 %
Reaktive Arthritiden nach ■ Yersinia enterocolitica ■ Campylobacter fetus ■ Neisseria gonorrhoeae ■ Salmonella typhimurium	 60–90 % 60–70 % 60–90 % > 60 %
Psoriasis-Arthritis ■ mit Sakroiliitis ■ ohne Sakroiliitis	 40–90 % 10–20 %
Enterohepatische Arthritis ■ mit Sakroiliitis ■ ohne Sakroiliitis	 50–70 % ≈ 8 %
Allgemeinbevölkerung	≈ 8 %
Rheumatisches Fieber	≈ 8 %
Rheumatoide Arthritis	≈ 8 %

* Die serologisch definierte Spezifität umfasst 9 verschiedene Subtypen (HLA-B*2701–HLA-B*2909)

Tab. 13.14 Hypothesen zur Rolle des HLA-B27 in der Pathogenese der ASP (modifiziert nach Märker-Hermann, 1996).

1. Persistenz enterobakterieller Erreger infolge HLA-B27-modulierter bakterieller Zellinvasion.
   B27 interagiert mit enterobakteriellem Invasin und bewirkt eine verminderte Aufnahme von Bakterien. Dementsprechend eliminieren B27 exprimierende Schleimhäute gramnegative Pathogene weniger effektiv.

2. Infektinduzierte Expansion HLA-B27-restringierter (antibakterieller) CD8+ T-Zellen.
   Eine bakterielle Infektion kann über ein arthritogenes Peptid T-Zellen propagieren, die ein autologes (Selbst-)Peptid erkennen und mit einer autoreaktiven zytotoxischen (B27-restringierten) Reaktion lädieren.

3. Molekulare Mimikry zwischen HLA-B27 und Enterobacteriaceae.
   Die Partialantigengemeinschaft zwischen Enterobakterien und HLA-B27 führt zum Bruch der immunologischen Toleranz: Autoimmunität.

4. HLA-B27 als Autoantigen für CD4+ T-Zellen.
   Peptide aus polymorphen Regionen des HLA-B27-Antigens werden über den HLA-Klasse-II-Weg intrazellulär prozessiert und autoreaktiven CD4+ T-Zellen präsentiert.

bis 20 Wochen Durchfälle, urogenitale Entzündungen sowie psoriasiforme Haut- und Klauenveränderungen und Arthritiden. Werden sie in keimfreier Umgebung aufgezogen oder mit Metronidazol behandelt, dann entwickeln sich diese Symptome nicht.

Wie andere MHC-I-Moleküle präsentiert HLA-B27 dem **Rezeptor der CD8+ T-Zelle** Oligopeptide intrazellulär gelegener Mikroorganismen, z.B. auch Peptide von Enterobacteriaceae. Lösliche CD8-Moleküle (sCD8) werden in erhöhter Menge im peripheren Blut bei ASP beobachtet und als Hinweis auf eine verstärkte Aktivierung dieser Zellreihe angesehen. Bei T-Zell-defizienten athymischen Ratten kommt es nicht zu diesen Veränderungen. Das spricht ebenfalls dafür, dass die Krankheitsentstehung an T-Zellen gebunden ist.

Die morphologischen und immunhistologischen Analysen an den befallenen Gelenken erbrachten jedoch **weder** einen direkten **Erregernachweis noch** Hinweise auf eine **besondere Immunreaktion** wie z.B. einen indirekten Nachweis einer Erregerpersistenz durch Immunkomplexe. Pathologisch-anatomisch fällt bei dem entzündlich veränderten Gewebe die **Tendenz zur Ossifizierung** auf.

Symptome

Leitsymptome Die ASP manifestiert sich im Frühstadium durch meist am frühen Morgen auftretende und den Schlaf störende **tief sitzende Rückenschmerzen** durch die Sakroiliitis, die sich bei Bewegungen bessern, in Ruhe aber nicht nachlassen (entzündlicher Rückenschmerz). Diese Schmerzen strahlen häufig bis in beide Kniekehlen („**Pseudoischias**") aus. Initial sind die Funktionseinbußen, die zunächst den thorakolumbalen Übergang betreffen, kaum nachweisbar. Dann tritt die **zunehmende Bewegungseinschränkung der Wirbelsäule** als Folge der Arthritis der Wirbelbogengelenke, der entzündlichen Einbeziehung der paraartikulären Strukturen (Wandverkalkungen bzw. Verknöcherung) und der reflektorischen Muskelreaktionen gegenüber dem Kreuzschmerz immer mehr in den Vordergrund (s. Tab. 13.15).

Enthesiopathien Die durch Enthesiopathien verursachten Beschwerden sind Folge von Entzündungsreaktionen im Bereich der Sehnen- und Ligamentansätze am Periost (Insertionstendinitiden, ossifizierende Periostitiden). Subjektiv empfinden die Patienten Schmerzen im Bereich des Fersenbeins (**Kalkaneodynie**, s. Abb. 13.7), am Sitzbein oder auch parasternal (**Thorakodynie**). Bei etwa einem Drittel kommt es zudem zu einer **Oligo-** und seltener zu einer asymmetrischen **Polyarthritis** im Bereich der unteren Extremitäten. Leitsymptome sind in Tabelle 13.16 aufgeführt.

Extraartikuläre Organmanifestationen Darüber hinaus sieht man extraartikuläre und extravertebrale Organmanifestationen wie die **vordere Uveitis** (gute Prognose) oder die **sterile Urethritis**. Selten tritt eine **Kardiopathie** auf, die

---

Tab. 13.15 Klassifikationskriterien des Morbus Bechterew (ankylosierende Spondylitis).

1. Schmerzhaftigkeit und Steifheit der Lendenregion > 3 Monate, im Ruhestadium nicht verschwindend (morgendlicher Ruheschmerz im Bett)
2. Schmerzhaftigkeit und Steifheit im Bereich der Brustwirbelsäule
3. Verminderte Beweglichkeit im Bereich der Lendenwirbelsäule
4. Verminderte respiratorische Beweglichkeit des Brustkorbs
5. Augenbeteiligung im Sinne einer akuten, rezidivierenden Iritis (anamnestisch oder aktuell)
6. Röntgenologischer Nachweis bilateral-symmetrischer Veränderungen der Sakroiliakalgelenke im Sinne einer Sakroiliitis (Schichtaufnahmen!)

Die Diagnose gilt als gesichert, wenn entweder 4 der klinischen Zeichen 1.–5. oder das Röntgenzeichen 6. sowie 1 klinisches Zeichen nachweisbar sind.

Tab. 13.16 Leitsymptome beim Morbus Bechterew (ankylosierende Spondylitis).

- Nächtlich exazerbierender Kreuzschmerz („entzündlicher Rückenschmerz")
- Symmetrischer Motilitätsverlust des Achsenskeletts
- Enthesiopathien (z.B. entzündlicher Fersensporn, Synchondritis)
- BSG ↑; HLA-B27 + (> 95%)
- Röntgen: symmetrische Sakroiliitis, Syndesmophyten, Kastenwirbel, Synchondritis (Symphyse, Sternum), Spondylitis anterior („Romanus-Läsion"), Spondylodiszitis („Andersson-Läsion")

Erkrankungen des rheumatischen Formenkreises

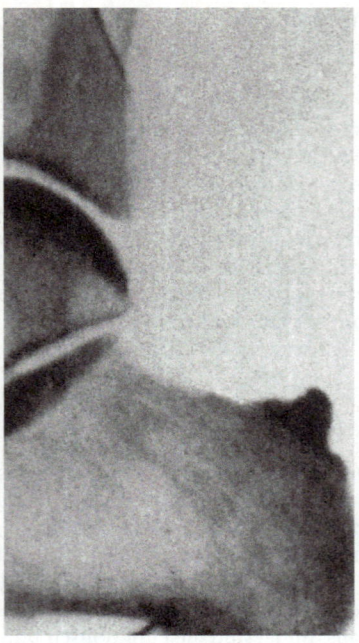

Abb. 13.7 Fersensporn bei ASP.

sich in **Reizleitungsstörungen** (meist AV-Block I. Grades) oder einer **Aortitis** mit konsekutiver Aortenklappeninsuffizienz äußert.

Symptome im Spätstadium Im Spätstadium kommt es infolge der zunehmenden Fibrosierungs- und Ossifikationstendenzen zu einer zunehmenden **Deformierung und Versteifung mit fixierter Fehlhaltung der Wirbelsäule**, wobei der Brustteil in kyphotischer und der Halsteil in lordotischer Stellung einsteifen. Durch die starke Rumpfbeugung nach vorn wird das Blickfeld des Kranken trotz seiner in den Nacken geschlagenen Kopfhaltung stark behindert.

Bei etwa einem Drittel der Patienten tritt schon früh eine Arthritis von Schulter- und/oder Hüftgelenken auf. In den Endstadien können auch **Hüft- und Schultergelenke** in chronisch-deformierender Entzündung **ankylosieren** und völlige Bettlägerigkeit verursachen. Die **exspiratorische Brustkorbstarre** behindert die Atmung stark. Die spätere Einbeziehung der oberen Halswirbelsäule sowie des atlantookzipitalen Gelenks kann zu ähnlichen neurologischen Problemen wie bei der RA führen. Gefürchtet ist in diesem Stadium die **Fraktur**, die selbst nach einem Minimaltrauma an der rigiden und osteoporotischen Wirbelsäule (z. B. HWS) zu schweren neurologischen Komplikationen (**Tetraplegie**) führen kann. Neurologische Komplikationen sind vertebragen und gehen meist vom Rückenmark aus (pseudobasiläre Impression, lumbale Diskushernien, Schädigung der Cauda equina).

Noch seltener ist die Lungenmanifestation in Form einer **Lungenoberlappenfibrose**.

Diagnostik Die Sakroiliitis ist durch den **lokal auslösbaren Klopfschmerz** oder den mechanisch bedingten **Verschiebeschmerz** (Stuhlsteigeversuch, Mennell-Zeichen) zu diagnostizieren. Über den Grad der Lenden- und Brustwirbelsäulen-Inklinationseinschränkung gibt das **Schober-** bzw. das **Ott-Maß** Auskunft. Dabei wird beim stehenden Patienten von S1 aus eine Distanz von 10 cm nach kranial bzw. von von C7 aus eine Distanz von 30 cm nach kaudal eingezeichnet. Diese Distanz soll nach maximaler

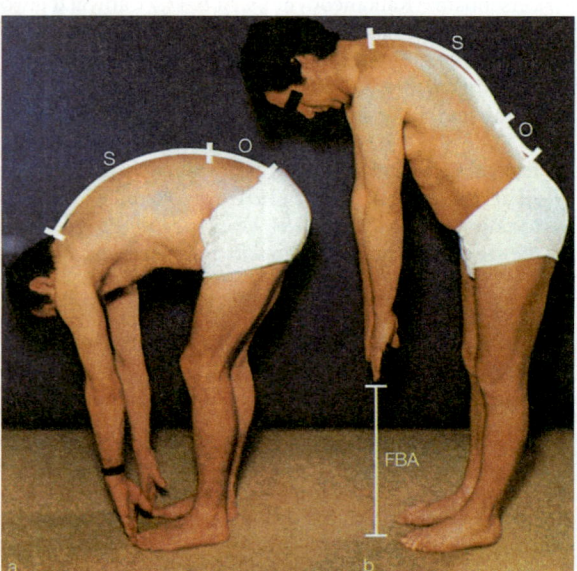

Abb. 13.8 Schober-Zeichen (S) und Ott-Zeichen (O) beim Gesunden (a) und bei ankylosierender Spondylitis (b). FBA = Finger-Boden-Abstand.

Tab. 13.17 Typische Symptome der ankylosierenden Spondylitis gemäß der ROM-Klassifikation.

1.	Tief sitzende Kreuzschmerzen, die zu nächtlicher Ruhestörung führen und sich nach Bewegung bessern
2.	Schmerzen und Steifigkeit der LWS
3.	Schmerzen und Steifigkeit der BWS
4.	Einschränkung der Atembreite
5.	Rezidivierende Iritis
6.	HLA-B27-positiv
7.	Röntgenologisch bilaterale Iliosakralarthritis
8.	Röntgenologischer Nachweis von Syndesmophyten der Brust- und/oder Lendenwirbelsäule
Verdachtsdiagnose	zwei klinische Symptome, die länger als drei Monate bestehen, unterstützt durch Vorliegen von HLA-B27
Sichere Diagnose	ein Röntgenkriterium in Kombination mit zwei klinischen Symptomen 2–4

Beugung nach ventral lumbal mindestens um 4 cm und thorakal mindestens um 2 cm verlängert sein (s. Abb. 13.8). Das Versteifungs- und Fehlhaltungsausmaß wird des Weiteren durch den **Kinn-Sternum-Abstand** und den **Flèche** (Abstand Hinterkopf-Wand, an der der Proband steht) sowie die Atembreite bestimmt.

Bildgebende Verfahren Radiologisch gelingt eine Früherfassung der **bilateralen Sakroiliitis** mit **Sakroiliakaltomographie** oder Computertomographie in über 85 % der Fälle, mit der konventionellen Röntgentechnik nur in ca. 50 %. Das sensitivste Verfahren in der Frühdiagnostik ist die Kernspintomographie der Sakroiliakalgelenke. Auch die **Skelettszintigraphie** kann weiterführen, ist aber weniger spezifisch. Die ASP-typische Sakroiliitis basiert auf der **Trias Destruktion, subchondrale Sklerose und knöcherne Ankylose** (Typ „buntes Bild", s. Abb. 13.9). An der Wirbelsäule beobachtet man die Bildung von **Syndesmophyten** (s. Abb. 13.10) und **Kastenwirbeln,** die im Röntgenbild zunächst als „**glänzende Ecken**" (Kantensklerosierung) imponieren. Diese entstehen aufgrund einer Enthesitis am Ansatz des Anulus fibrosus der Bandscheibe, gehen in der Mehrzahl der Fälle von der Lendenwirbelsäulenregion aus und führen im Endstadium zum knöchern eingemauerten Achsenskelett, der „**Bambuswirbelsäule**". Ferner fällt die Verkalkung des Wirbelkörperbandapparates bei Erhaltung der Bandscheibenhöhe auf. Dazu kommt die **knöcherne Ankylosierung** der chronisch entzündeten **Intervertebralgelenke.** Röntgenologisch (tomographisch) als **Spondylodiszitis** imponierende Phänomene entstehen auf dem Boden von Destruktionen der Bandscheibenregion und sind häufig Ursache ausgeprägter lokaler Schmerzsyndrome. Zeichen der Spondylarthrose und Symphysitis können ebenfalls auftreten.

Röntgenveränderungen findet man auch bei der Thorakodynie, und zwar an den Sternoklavikulargelenken und/oder an der manubriosternalen Synchondrose („**manubriosternales Syndrom**"). Das manubriosternale Syndrom kann u. a. auch beim Morbus Reiter, der pustulösen Arthroostitis (akquiriertes Hyperostosesyndrom) und anderen Formen der SPA auftreten.

Labor Der Nachweis von **HLA-B27** stützt lediglich die klinische Diagnose (s. Tab. 13.13), da auch 8 % der gesunden Normalbevölkerung HLA-B27-positiv sind. Bei der ASP finden sich meist nur **mäßige humorale Entzündungszeichen.** Bei ca. 25 % der Patienten zeigt sich eine normale BSG. Eine hohe BSG weist zusammen mit einer Hypergammaglobulinämie auf eine aggressive Verlaufsform hin.

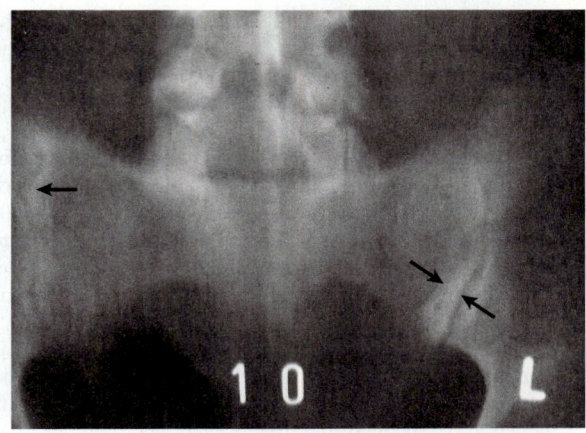

Abb. 13.9 Sakroiliitis bei ASP. Man erkennt deutlich die subchondrale Sklerose und Destruktion (Pfeile).

Differentialdiagnose	Ausschlussmaßnahmen
Spondylitis hyperostotica (s. Kap. 13.3.3)	Labordiagnostik (keine systemischen Entzündungszeichen) Röntgendiagnostik (diffuse Skeletthyperostose)
Infektiöse Spondylitis bzw. Sakroiliitis (s. Kap. 13.3.3)	Untersuchung (mechanisch nicht beeinflussbarer Nachtschmerz) Röntgendiagnostik (rasche röntgenologische Progredienz)
Ostoporose	Röntgendiagnostik (häufig Wirbelkörperfrakturen)
Wirbelsäulentumor ■ Primäre Neoplasien (Hämangiom, Chordom) ■ Metastasen	Röntgendiagnostik

Therapie Bei der ASP muss dem Schmerz- und Entzündungsprozess sowie der Ossifikations- und Deformationstendenz entgegengetreten werden. Medikamentös wird mit **nichtsteroidalen Antirheumatika** (NSAR) und (bei peripherer Gelenkbeteiligung) mit **Sulfasalazin** (2 × 1 bis 3 × 1 g/d) symptomatisch behandelt. **Therapieresistente**

Differentialdiagnose	Ausschlussmaßnahmen
Spondarthritiden ■ Chronisches Reiter-Syndrom ■ Psoriasis ■ Intestinale Arthropathien	Anamnese Untersuchung ■ Urethritis und Konjunktivitis beim Reiter-Syndrom ■ Typische Hautveränderungen bei der Psoriasis ■ Endoskopischer und histologischer Befund bei intestinalen Arthropathien

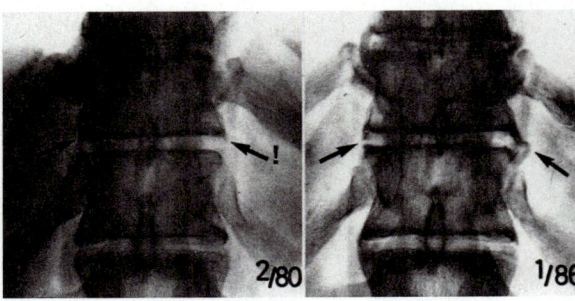

Abb. 13.10 Syndesmophyten bei ASP.

Formen bedürfen in Schubsituationen passager **hoher Glukokortikoiddosen,** manchmal zur Glukokortikoideinsparung auch **Methotrexat** (wie bei der RA).

Therapierefraktäre Verlaufsformen können erfolgreich mit **TNFα-Blockern** behandelt werden.

Alternativ ist auch eine niedrig dosierte **Röntgenbestrahlung** der befallenen Wirbelsäulenabschnitte oder auch eine systemische Behandlung mit **Thorium X (Radium-224)** Erfolg versprechend, aber wegen der bekannten Nebenwirkungen einer Strahlentherapie kritisch zu sehen. Bei extremen Wirbelsäulenfehlstellungen sind **operative Eingriffe** zur Aufrichtung indiziert.

Neben der medikamentösen Behandlung ist die **Krankengymnastik** zur Erhaltung der Mobilität des Achsenskeletts und zur Stärkung der Rücken- und Atemmuskulatur neben anderen physiotherapeutischen Maßnahmen unabdingbar. Eine spezielle Krankengymnastik und Bewegungstherapie („Bechterew-Gymnastik") zielen darauf ab, die zunehmende Versteifung aufzuhalten. Regelmäßige sportliche Betätigung (z. B. Schwimmen) muss gefördert werden.

Verlauf und Prognose Der Verlauf erfolgt meist **in Schüben.** Bei kaum eingeschränkter Lebenserwartung stellen sich nach ca. zehn Jahren z. T. schwere Mobilitätseinbußen ein: Versteifung und charakteristische Umformung der gesamten Wirbelsäule, Atrophie der Rückenmuskulatur, Thoraxstarre mit Reduktion der Vitalkapazität, vorspringendes Abdomen, fakultative Ankylosen peripherer Gelenke. Allerdings ist der **Verlauf sehr variabel** und bei frühzeitigem (adoleszentem) Beginn ungünstiger.

Bei ca. 1 % der Patienten erschwert die **Nierenamyloidose** den weiteren Verlauf. Die ASP der Frau verläuft milder. Zu verstärkten Beschwerden kommt es während der Gravidität und post partum. Eine Invalidisierung kann durch Umschulung oder Berufswechsel in der Regel vermieden werden. 70–90 % der Männer und 95 % der Frauen bleiben voll erwerbstätig.

Komplikationen	Häufigkeit
Extraartikulär	
• Uveitis	Häufig
• Aortenklappenerkrankung	Selten
• Amyloidose	Selten
• Lungenfibrose	Sehr selten
Skelettal (Wirbelkanalstenose, Cauda-Equina-Sydrom)	Sehr selten

Zusammenfassung

- Häufigste Ursache: unbekannt
- Wichtigste Symptome: nächtlicher Kreuzschmerz, morgendliche Steife des Achsenskeletts
- Wichtigste diagnostische Maßnahme: Röntgendiagnostik
- Wichtigste therapeutische Maßnahmen: NSAR, Salazosulfapyridin, Krankengymnastik

13.3.2 Reaktive Arthritis (REA)

Engl. Begriff: Reactive Arthritis

> **Praxisfall**
>
> Ein 21-jähriger Student kommt von einem Ferienaufenthalt in Tunesien mit **schweren Gelenkbeschwerden** im Bereich der unteren Extremität zurück. In Tunesien hatte er eine mehrtägige **Durchfallerkrankung.** Diese sei mittlerweile ausgeheilt. Ca. zehn Tage nach dem Durchfall sei es zunächst zu schmerzhaften **Augenbeschwerden,** dann zu Schmerzen im Bereich des rechten Knie- und linken oberen Sprunggelenks gekommen. Seit einigen Tagen bestehen auch Schmerzen und eine Schwellung im Bereich des rechten Großzehengrundgelenks. Bei der **Inspektion** fallen Schwellungen im Bereich aller genannten Gelenke auf. Ferner finden sich drei bis vier ca. 2-Euro-Stück-große, rote, heiße und schmerzhafte Hauterhebenheiten über den Schienbeinkanten (**Erythema nodosum**).
>
> Die **körperliche Untersuchung** zeigt palpatorisch im Kniegelenk einen deutlichen Erguss. Das Mennell-Zeichen ist fraglich positiv. Im Bereich der oberen Extremität besteht ein völlig unauffälliger Gelenkbefund.
>
> **Laborchemisch** imponiert eine **Erhöhung der Akute-Phase-Proteine** mit einer BSG von 25/63 mm n.W. und einem CRP von 3 mg/dl. HLA-B27 ist negativ, Rheumafaktoren und andere humorale Autoimmunphänomene sind nicht nachweisbar. Die mikrobielle Serodiagnostik zeigt **Antikörper gegen Yersinien** vom IgG- und IgA-Isotyp. Das Gelenkpunktat erbringt 3 000 Zellen/µl (vorwiegend Neutrophile) und ist steril. Die **mikrobiologische Untersuchung** kann keinen direkten Erregernachweis mehr im Stuhl führen.
>
> **Radiologisch** weisen die mitgebrachten knochenszintigraphischen Aufnahmen nicht nur eine Nuklidmehrbelegung im Bereich der klinisch auffälligen Gelenke, sondern auch im Bereich der Sakroiliakalgelenke auf. Die daraufhin durchgeführten Nativ-Röntgenaufnahmen zeigen, abgesehen von den Weichteilzeichen, keine weiteren Veränderungen.
>
> Dem Patienten wird erklärt, dass er unter einer **reaktiven Arthritis** leidet, die in der überwiegenden Zahl der Fälle einen selbstlimitierenden Verlauf nimmt. Er wird mit **nichtsteroidalen Antirheumatika** versorgt und stellt sich nach Ablauf eines Vierteljahres beschwerdefrei vor.

Definition Unter dem Begriff „REA" werden **entzündliche Gelenkerkrankungen** zusammengefasst, die **im Anschluss an** bakteriell induzierte gastrointestinale oder urogenitale **Infektionen** auftreten und häufig mit Enthesiopathien und Uveitiden einhergehen. Es handelt sich bei der REA (im Gegensatz zur bakteriellen Arthritis) um eine **sterile Synovialitis,** wobei der krankheitsauslösende Erreger kulturell nicht im Gelenkpunktat angezüchtet werden kann. Es besteht eine Assoziation zu HLA-B27. Rheumafaktoren fehlen, weshalb es sich um eine seronegative SPA handelt.

Epidemiologie Zur REA kommt es bei ca. 5 % der Patienten mit bestimmten bakteriellen Infektionen im Darm (Gastroenteritis, Enterokolitis) oder Urogenitalbereich (Urethritis, Zervizitis), die auch asymptomatisch verlaufen können.

Ätiologie und Pathogenese Entscheidend für das Verständnis der Pathogenese der Spondarthritiden ist die **Interaktion zwischen Bakterien und HLA-B27.** Während eine REA auch ohne Anwesenheit von HLA-B27 auftreten kann, ist bei den spinalen Manifestationen bei der überwiegenden Anzahl der Fälle die Anwesenheit von HLA-B27 erforderlich. So entwickeln ca. 40 % der HLA-B27-positiven REA-Patienten nach zehn bis 20 Jahren das Vollbild einer ASP, HLA-B27-negative Patienten demgegenüber aber nur sehr selten.

Die **Ätiologie der REA** ist eng verbunden mit den krankheitsauslösenden Bakterien (s. Tab. 13.18).

REA-Pathogenese: Erregerpersistenz Bis zu vier Wochen nach vorausgegangenen **Infektionen des Darms** mit z. B. **Yersinien** oder des **Urogenitaltrakts** mit **Chlamydien** kann es zur REA kommen. Die Chlamydien existieren in lebender Form im Gelenk selbst, da sowohl Chlamydien-DNA als auch -RNA im Gelenk nachweisbar sind. Hingegen gelingt der Nachweis von Yersinien- oder Salmonellen-DNA nur sehr selten. **Bakterienspezifische IgA-Antikörper** als Ausdruck einer persistierenden Infektion in der Mukosa und der Nachweis von Yersinien in peripheren Blutmonozyten über Monate bis Jahre bei REA-Patienten lassen vermuten, dass bakterielle Bestandteile in das Gelenk transportiert werden. Diese lassen sich dort nachweisen und üben eine phlogistische Wirkung aus. Eine mögliche Erklärung für die Persistenz der Bakterien erbringt der Nachweis einer insuffizienten Immunantwort mit einem **relativen Mangel an sog. Th1-Zytokinen.**

Rolle von HLA-B27 in der Pathogenese Die **genetische Prädisposition** ist eng an HLA-B27 gekoppelt. Die immunpathologische Reaktion ist noch weitgehend unklar. Viele der krankheitsauslösenden Bakterien verfügen über **Zellwandbestandteile,** die eine **Partialantigengemeinschaft zu HLA-B27** aufweisen. So reagieren selbst monoklonale Antikörper gegen HLA-B27-positive Zellen auch mit Yersinia pseudotuberculosis und vice versa. Möglicherweise trägt diese Partialantigengemeinschaft dazu bei, dass die Immunantwort abgeschwächt wird und eine über längere Zeit **persistierende Infektion** zulässt, die mit zirkulierenden Immunkomplexen zur Synovialitis (und Uveitis etc.) führt. Darüber hinaus verfügen diese nachkrankheitsauslösenden Bakterien über Zellwandkomponenten, die vielfältige immunologische Reaktionen unspezifisch stimulieren (z. B. polyklonale B-Zell-Aktivatoren).

Bruchstücke von Chlamydien und Yersinien sind in einzelnen Phagozyten der Synovialflüssigkeit nachweisbar. Allerdings ist bislang kein direkter Erregernachweis gelungen. Es wird vermutet, dass die **Bakterienfragmente** über zirkulierende Immunkomplexe, z. B. mit Yersinia-Zellfragment als Antigen, **in die Synovialis** gelangt sind. In tierexperimentellen Modellen können freie Zellwandpartikel verschiedener Bakterien Synovialitiden auslösen (vgl. Adjuvans-Arthritis). Bei der Pathogenese ist zu berücksichtigen, dass in der Mehrzahl nur ein **zeitlich beschränkter synovialitischer Prozess** induziert wird. Bei diesen, aber auch bei den wesentlich selteneren chronischen Verlaufsformen ist mit den herkömmlichen histologischen Techniken die Synovialitis nicht eindeutig von der RA zu unterscheiden. Bei den chronischen Verlaufsformen ähnelt die Morphologie stark der der ankylosierenden Spondylitis.

Tab. 13.18 Bakterielle Krankheitsauslöser bei reaktiver Arthritis (und Morbus Reiter).

Primärort der Infektion	Infektionserreger
Urethritis	▪ Chlamydia trachomatis ▪ Neisseria gonorrhoeae ▪ Ureaplasma urealyticum ▪ Mykoplasmen
Enteritis	▪ Yersinia spp. ▪ Campylobacter jejuni ▪ Salmonella spp. ▪ Shigella spp. ▪ Entamoeba histolytica ▪ Giardia lamblia ▪ Clostridium difficile

Symptome

Frühsymptome Bereits wenige Tage – meist innerhalb von zwei bis vier Wochen – nach einer Urethritis oder Enteritis tritt häufig ein **schweres Krankheitsbild** mit **Fieber** und **Oligo- oder asymmetrischer Polyarthritis** auf. Kommt es zusätzlich zur Konjunktivitis/Iritis (Trias) oder auch noch zu Hautveränderungen (Keratoderm), dann spricht man vom Reiter-Syndrom.

Spätsymptome Nach dem meist schon überstandenen Infekt, der in bis zu 25 % der Fälle asymptomatisch bleiben kann und dann nur über serologische Analysen erkannt wird, kommt es zu Schmerzen und Bewegungseinschränkung der großen Gelenke im Bereich der unteren Extremität (**asymmetrische Mon-/Oligoarthritis**). Oftmals treten gleichzeitig **extraartikuläre Symptome** auf: im Bereich des Auges z. B. Schmerzen bei Augenrötung und Photophobie (**anteriore Uveitis**), im Bereich der Haut prätibiale **Effloreszenzen** (**Erythema nodosum,** s. Abb. 13.11) oder auch psoriasiforme Effloreszenzen und im Bereich der Schleimhäute schmerzhafte Symptome durch aphthöse Mundschleimhautveränderungen. Nicht selten findet sich auch eine **Balanitis circinata.**

Darüber hinaus bestehen Schmerzen an Sehnen- und Ligamentansatzpunkten (**Enthesiopathie**), wie z. B. Schmerzen beim Auftreten im Bereich der Ferse (Kalkaneodynie) oder der Achillessehne.

Diagnostik Über den Gelenkstatus hinaus ist in klinischer Hinsicht besonders auf die extraartikulären Symptome (Enthesiopathie, Haut-, Schleimhaut- und Augenbeteiligung) zu achten.

Labordiagnostisch fallen **erhöhte Entzündungsparameter** auf. Wie in Tabelle 13.19 aufgeführt, muss nach **HLA-B27** und bei REA (Morbus Reiter) nach **krankheitsaus-**

Erkrankungen des rheumatischen Formenkreises

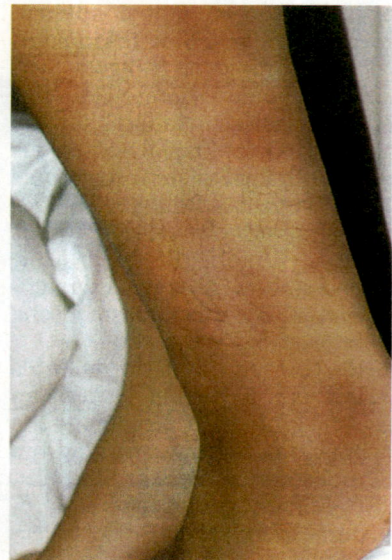

Abb. 13.11 Erythema nodosum bei REA.

lösenden Bakterien (s. Tab. 13.18) gefahndet werden. Die konventionellen diagnostischen Verfahren (Widal-Reaktion) sind häufig nicht sensitiv genug. Bei der Vielzahl der verschiedenen Serotypen allein bei der Gattung Yersinia ist eine serologische Diagnostik mittels Agglutinationsreaktion oder ELISA unter Verwendung der jeweiligen O-Antigene ein mühsames Verfahren.

Bei den enteropathogenen Yersinien gibt es vermutlich ein gemeinsames Pathogenitätsprinzip: Ein Plasmid, das bei allen humanpathogenen Yersinien vorkommt, vermittelt offenbar wichtige Pathogenitätsfaktoren wie Serumresistenz, Zelladhärenz, Phagozytoseresistenz und Zytotoxizität. Diese Pathogenitätseigenschaften werden im Wesentlichen von einem 200 kD großen Membranprotein (**YOP 1**) und durch **plasmidkodierte sezernierte Proteine** (20–67 kD) vermittelt. Mit Hilfe des **Immunoblots** können Antikörper der Klasse IgG/IgA gegen die plasmidkodierten sezernierten Proteine den indirekten Nachweis einer abgelaufenen Yersinia-Infektion besser führen als o.g. Serovafahren.

Bei urogenitalen Infekten kommt der **immunfluoreszenzmikroskopischen Beurteilung** des Urethral- oder Zervikalabstrichs große Bedeutung zu. Dabei ist zu bedenken, dass oftmals klinisch inapparente Darminfektionen (z.B. mit Yersinia) die REA induziert haben und die (sekundäre) urethrale Schleimhautreaktion steril ist. **Koloskopische Untersuchungen** decken auch bei fehlender Vorgeschichte entzündliche Darmschleimhautveränderungen (s. o.) auf. Diese sind manchmal auf eine chronisch-entzündliche Darmerkrankung (Colitis ulcerosa, Morbus Crohn) zurückzuführen und weisen damit das Bild als enteropathische Arthritis aus. Gelegentlich finden sich auch die bakteriellen Auslöser (bei entsprechender Suche) in den Darmschleimhautbiopsaten.

Bei der radiologischen Diagnostik zeigt sich im **Knochenszintigramm** eine Mehrbelegung in den klinisch auffälligen Gelenken, oft auch in den Sakroiliakalgelenken. Die **Nativ-Röntgenaufnahmen** weisen nur Weichteilzeichen und keine knöchernen Veränderungen auf.

Tab. 13.19 Labordiagnostik bei reaktiver Arthritis.

Entzündungsparameter	BSG und CRP (+ bis ++)
Genetik	HLA-B27 (bei ca. 60–80 % +)
Mikrobiologie: ■ direkter Erregernachweis	**Stuhl:** oft negativ[3] **Urethra-/Zervixabstrich:** Chlamydien? Ureaplasma urealyticum? **Kolon/Ileum:** Yersinien? Campylobacter? **Gelenk:** immer negativ
■ Serologie	**Blut:** agglut. Antikörper; Antikörper gegen virulenz-assoziierte Antigene[1] **Gelenk:** avitale Zellfragmente von Yersinien, Salmonellen, Chlamydien[2]

[1] z.B. Antikörper gegen plasmidkodierte sezernierte Proteine von humanpathogenen Yersinien
[2] keine Routineuntersuchung!
[3] Campylobacter bis ca. 4 Wochen nach Gastroenteritis nachweisbar

Differentialdiagnosen	Ausschlussmaßnahmen
Septische Arthritis	Erregernachweis im Gelenkpunktat
Löfgren-Syndrom	Nachweis der bihilären Lymphadenopathie
Aktivierte Arthrose	„Reizerguss" im Gelenkpunktat
Kristallarthropathie	Kristalle im Gelenkpunktat
Rheumatisches Fieber	A-Streptokokken-Nachweis im Rachenabstrich, starke Titerbewegung im Streptolysin-O-Titer
Lyme-Borreliose	Anamnese: Zeckenbiss? Erythema migrans? Diagnostik neurologischer Manifestationen
Virale Arthritiden	Nachweis von Röteln, Parvovirus B19, Mumps, Hepatitis B und C, HIV oder VZV
Morbus Whipple	Tiefe Dünndarmbiopsie (PAS-Färbung und ggf. PCR)
Synovitis villonodularis	Hämorrhagischer Erguss: Mikroskopie

13.3 Spondarthritiden (SPA)

Tab. 13.20 Behandlung der Spondarthritis.

Antibiotika, z.B. Tetrazykline	Akute Infektion im Genitaltraktbereich (z.B. Chlamydien), Partnerbehandlung	Mikrobiologischer Befund
NSAR	Reaktive Arthritis nach Enteritis (meist selbstlimitierend ca. 6 Monate) Antibiotikatherapie nicht (mehr?) effektiv	GI-Nebenwirkung!
Lokale GC-Injektion	Mon-/oligoartikuläre Arthritis	Cave: Infektion des Gelenks
Physiotherapie	Krankengymnastik: spinale Mobilisation (cave: Einsteifungstendenz), Hydrotherapie (z.B. Moorbewegungsbad)	Einsteifung verhindern
Sulfasalazin	Persistierende Beschwerden bei REA (> 3 Monate)	Dosis wie bei RA
Systemische Glukokortikoide	Auf NSAR ungenügendes Ansprechen, Uveitis, Karditis	Bei Psoriasis-Arthritis möglichst meiden! cave: Exazerbation der Psoriasis bei Absetzen
Methotrexat	Persistierend aggressiver Verlauf mit peripherer Gelenkbeteiligung trotz Sulfasalazin bzw. lokaler Maßnahmen	Dosis wie bei RA
Röntgentherapie	Röntgenbestrahlung Iliosakralgelenke, Kalkaneus und Sternoklavikulargelenke bei sonst therapierefraktärem Verlauf	Bei Unverträglichkeit medikamentöser Therapien
Operationen	Aufrichtungsoperationen am Achsenskelett, Spondylodese bei Morbus Bechterew	Extreme Fehlhaltung, Spondylodiskopathie

Therapie Bei gesicherter **Chlamydieninfektion** mittels Abstrich empfiehlt sich eine länger dauernde Therapie über ca. vier Wochen mit **Tetrazyklinen**, in die natürlich auch der Partner einbezogen wird.

Die Therapie der anderen REA (s. Tab. 13.20) erfolgt lediglich **symptomatisch mit NSAR** und mit konsequenter **physikalischer Therapie** (auch Kryotherapie), da eine Antibiotikatherapie zum Zeitpunkt der Zweiterkrankung nicht mehr effektiv erscheint, allenfalls bei Erregerpersistenz. Um die Gelenkbeweglichkeit zu erhalten und Muskelatrophien zu verhindern, wird eine **krankengymnastische Behandlung** durchgeführt. Eine strikte Ruhigstellung eines Gelenks ist auf jeden Fall zu vermeiden. Wegen der extraartikulären Komplikationen (Iridozyklitis) und bei erheblichen exsudativen Verlaufsformen der Arthritis kann für kurze Zeit eine **systemische Kortikosteroidmedikation,** bei Monarthritiden auch eine **lokale Kortikoidinstillation** durchgeführt werden.

Bei den **chronischen Verlaufsformen** ist **Sulfasalazin** erforderlich, manchmal sogar Methotrexat (s. u.). Die Übergangsformen zur ankylosierenden Spondylitis werden wie diese selbst behandelt.

Verlauf und Prognose Mehr als ein Drittel der Patienten mit REA (oder akutem Morbus Reiter) ist nach sechs Monaten und mehr als zwei Drittel sind nach einem Jahr beschwerdefrei. Vor allem bei Patienten mit Polyarthritis und den oftmals klinisch im Vordergrund stehenden extraartikulären Problemen persistiert die Erkrankung länger als ein Jahr: Damit hat auch das **Reiter-Syndrom** (als Vollausprägung des Krankheitsbildes) langfristig eine **schlechtere Prognose** als die oligosymptomatische REA. Chronische Verlaufsformen treten deutlich häufiger auf. In ca. 10 % der Fälle kann es sogar zu einem aggressiv-destruktiven Gelenkprozess (Metatarsophalangealgelenke) kommen.

HLA-B27-positive Patienten können nach Jahren das Bild einer ankylosierenden Spondylitis zeigen.

Sonderformen der REA bzw. Spondarthritis mit peripherer Arthritis

Morbus Reiter

Synonyme: Reiter-Syndrom, okulourethrosynoviales Syndrom

Finden sich die **Trias** bzw. Tetrade **Urethritis, Konjunktivitis (Iritis), Arthritis** und „**Reiter-Dermatose**" (Balanitis circinata; Keratodermie, s. Abb. 13.12, Onychopathie, psoriasiforme Hautveränderungen) und die **Begleitsymptome der entzündlichen Enthesiopathie** wie Fieber und seltener Kreuzschmerz, dann spricht man auch von dem Reiter-Syndrom, der klinischen Vollausprägung einer REA (s. Tab. 13.21).

Psoriasis-Arthritis (PsA)

Synonym: Psoriasis-Arthropathie

Der Psoriasis-Arthritis kommt klinisch und epidemiologisch eine wichtige Bedeutung zu. Die Gelenkmanifestationen bei ca. 5 % der Patienten mit Schuppenflechte (Arthritis psoriatica) sind vielgestaltig. Neben dem überwiegend milden, wenig destruierenden Verlauf kommt es bei ca. 10 % zu einer deformierenden Polyarthritis („mutilierende PsA") und – wenn HLA-B27 vorliegt – zu einem dem Morbus Bechterew ähnlichen Bild. Charakteristisch ist das klinische Bild der **Daktylitis** (Befall der verschiedenen Gelenke in einem Strahl; „Wurstfinger"). Bei der klinischen Untersuchung eines jeden unklaren arthritischen Beschwerdebildes muss nach der **Nagelpsoriasis** (Tüpfelnägel, Onycholyse), aber auch nach anderen versteckten psoriatischen Läsionen z.B. auf der behaarten Kopfhaut, in

Erkrankungen des rheumatischen Formenkreises

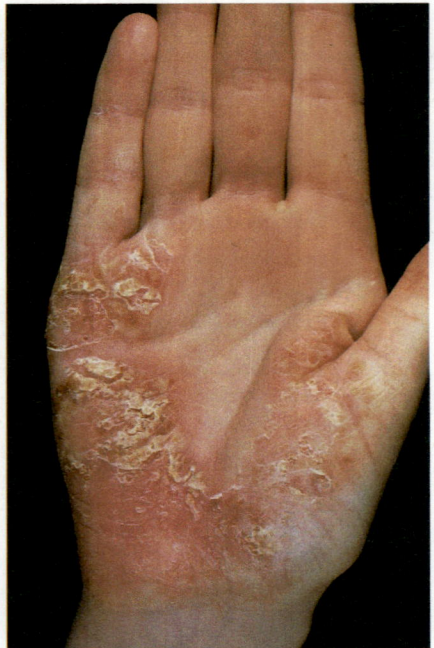

Abb. 13.12 Keratodermie bei REA.

der Nabelregion und in der Rima ani gefahndet werden. Gelegentlich gehen die Gelenkmanifestationen jedoch den Hautveränderungen der Psoriasis vulgaris zeitlich voraus. Dann kann der charakteristische kapillarmikroskopische Befund am Nagelfalz weiterhelfen.

Bildgebende Verfahren Röntgenologisch findet sich entsprechend den verschiedenen Typen eine Vielfalt an Phänomenen. Charakteristisch sind jedoch die **produktiven und arrosiven Kapselansatzläsionen,** die zu den typischen Protuberanzen, aber auch zu den osteolytischen Veränderungen führen können. Mutilationen und Ankylosen sind nicht selten. Typisch ist auch ein „Strahlbefall" mit Einbeziehung der DIP-Gelenke (Abb. 13.4).

Tab. 13.21 Klassifikationskriterien: Reiter-Syndrom.

Hauptsymptome
- Urethritis (Urogenitalentzündung)
- Konjunktivitis (Iritis)
- Arthritis (Oligoarthritis)
- Reiter-Dermatose (Balanitis, Keratodermie etc.)

Begleitsymptome
- Fieber
- Systemische Entzündungszeichen
- Iliosakralarthritis
- Innere Organbeteiligung (Karditis, Pleuritis etc.)

Laborchemisch fehlen: Rheumafaktor, ANA, Antistreptolysintiter. Bakteriologisch-serologisch findet sich: Hinweis auf abgelaufene Infektion, z.B. des Darmes oder des Urogenitalsystems. Immungenetisch häufig Assoziation mit HLA-B27.

Labor Labordiagnostisch wird neben der Bestimmung der klassischen Entzündungsparameter eine Ausschlussdiagnostik durchgeführt. Die psoriasisassoziierten HLA-Antigene (B13, B17 und Cw6) spielen diagnostisch keine Rolle. Bei der Psoriasis-Spondylitis (Differentialdiagnose zur ASP) findet sich fast stets das HLA-B27.

Therapie Therapeutisch steht die **antipsoriatische Therapie** im Vordergrund, da sich die Gelenkmanifestationen häufig unter einer effektiven Behandlung bessern. Falls die Therapie mit **NSAR** nicht ausreicht, ist eine Basistherapie mit **Sulfasalazin** (bei erosivem Verlauf mit Methotrexat) erforderlich.

SAPHO-Syndrom

Andere, z.T. ähnliche Hauterkrankungen (Pustulosis plantopalmaris; Acne conglobata etc.) induzieren manchmal das **„akquirierte Hyperostosesyndrom"** (Synonyme: SAPHO = Syndrom der Akne-Pustulose-Hyperostose-Ostitis; pustulöse Arthroostitis). Hier bestehen klinisch eine schmerzhafte Schwellung der sternalen Schlüsselbeinpartien, radiologisch eine zunehmende Ankylose des Sternoklavikulargelenks („sternoklavikuläre Hyperostose") und laborchemisch eine Erhöhung allgemeiner Entzündungsparameter.

Enteropathische Arthritiden

Zu meist chronischen Gelenk- und Achsenskelettentzündungen kommt es in ca. 10–20 % bei chronisch-entzündlichen Darmerkrankungen, der **Colitis ulcerosa** und dem **Morbus Crohn.** Die meist akut imponierenden Oligoarthritiden können seltener (ca. 10 %) auch schon vor der klinisch manifesten Darmerkrankung auftreten. Die konsequente Behandlung der Grunderkrankung führt bei entsprechendem therapeutischen Erfolg am Darm häufig auch zu einem Rückgang der rheumatischen Beschwerden.

Nach Anlegen eines jejunokolischen (jejunoilealen) Bypass zur Fettsuchtbehandlung kommt es in ca. 10–20 % zur **„intestinalen Bypass-Arthritis".**

Spätkindliche Oligoarthritis Typ 2

Bei der spätkindlichen Oligoarthritis (s. Kap. 13.1) kommt es im Schulalter („Schuljungenform") zu der postenteritischen und HLA-B27-assoziierten asymmetrischen Oligoarthritis.

Zusammenfassung

- Häufigste Ursache: bakteriell induzierte gastrointestinale oder urogenitale Infektionen
- Wichtigste Symptome: Mon- bis Oligoarthritis und Enthesiopathie
- Wichtigste diagnostische Maßnahme: direkter Erregernachweis (z. B. Chlamydien im Urethralabstrich)
- Wichtigste therapeutische Maßnahme: symptomatische bzw. bei Erregernachweis antibiotische Therapie

13.3.3 Differentialdiagnosen

Spondylitis hyperostotica

Synonyme: Morbus Forrestier, diffuse idiopathische Skeletthyperostose = DISH

Die Spondylosis hyperostotica ist eine **nichtentzündliche ankylosierende Wirbelsäulenerkrankung**, die ca. zehnmal häufiger als die ankylosierende Spondylitis auftritt und bei 5 % der Menschen über 40 Jahre anzutreffen ist. Sie geht auf die konstitutionelle Neigung (**„osteoblastische Diathese"**) zurück, straffes fibröses Bindegewebe (Bänder, Gelenkkapseln, Sehnen) überschießend zu verknöchern. Charakteristisch sind mächtige **hyperostotische Spondylophyten**.

Die Spondylitis hyperostotica wird als Variante der Spondylitis deformans angesehen. Das metabolische Syndrom gilt als wichtiger Realisationsfaktor. Klinisch kommt es zu einer **zunehmenden Versteifung der BWS** in Hyperkyphose bei meist gut erhaltener LWS-Beweglichkeit. Schwere Hyperostosen können zur **Spinalkanalstenose** und zu **(pseudo)radikulären Symptomen** führen. Bei ca. einem Drittel der Patienten kommt es zu groben **ossifizierenden Enthesiopathien** im Bereich des Fersenbeins und/oder des Beckens. Die Röntgenbefunde mit ventral und rechtslateral ausgeprägten hyperostotischen Knochenbrücken im Bereich der BWS in Form der **„Zuckergusswirbelsäule"** sind pathognomonisch. Auch die Iliosakralgelenke können „schalenartig" verknöchern (Kapselverkalkung).

Bakterielle Arthritiden

Synonyme: septische Arthritiden, purulente Arthritiden

REA sind streng von den bakteriellen Arthritiden abzugrenzen, bei denen **vitale Infektionserreger im Gelenk** nachweisbar sind. Die bakterielle eitrige Arthritis entsteht meist **hämatogen**. Chronische Krankheiten (speziell RA), Drogenabusus, Alkoholismus und Abwehrstörungen (primäre und sekundäre Immundefekte) sind maßgebliche Risikofaktoren. Natürlich kann auch eine unsachgemäß durchgeführte Gelenkpunktion zu einer eitrigen Arthritis führen! Bei der Synoviaanalyse ist neben dem **Gram-Präparat** und der **mikrobiologischen Kultur** (Erregernachweis) die **Leukozytenzahl** der wichtigste diagnostische Parameter für die bakterielle Arthritis: > 50 000/µl Granulozyten müssen stets an eine bakterielle Arthritis denken lassen! Häufigste Erreger sind **Staphylococcus aureus, Haemophilus influenzae, gramnegative Stäbchen** und koagulasenegative **Staphylokokken.**

Gonokokken können sowohl eine **reaktive Arthritis** als auch eine **eitrige Arthritis** induzieren. Auf jeden Fall wird hier eine antibiotische Therapie eingeleitet.

Tuberkulöse Arthritiden beginnen meist allmählich und imponieren als **Monarthritis** (90 %), z. B. im Bereich der Hüftgelenke (40 %).

Bei einer einseitigen Sakroiliitis ist stets an eine infektiöse Ursache zu denken, z. B. durch **Brucellen**, wobei oft auch Wirbelkörper und/oder Bandscheiben (Diszitis) betroffen sind.

Bei bakteriellen Arthritiden kommt es meist **rasch** zu einer **Gelenkzerstörung**! Deshalb müssen notfallmäßig ein orthopädisches Konsil (Gelenkspülung, Synovektomie?) eingeholt und natürlich eine lokale, ggf. systemische Antibiose durchgeführt werden.

Lyme-Arthritis

Bei der durch **Spirochäten** (Borrelia burgdorferi) ausgelösten Lyme-Arthritis (**Borreliose**, vgl. auch Lyme-Borreliose, Kap. 11.9.22) ist in mehr als zwei Drittel der Fälle ein **Erythema chronicum migrans** anamnestisch eruierbar. Die Bezeichnung der Erkrankung erfolgte nach der Ortschaft Lyme in Connecticut, USA, wo zuerst eine epidemische Häufung beobachtet wurde. Überträger sind verschiedene Zeckenarten (Ixodes ricinus, I. damnii). Neurologische Symptome (Bannwarth-Syndrom u. a.) und kardiale Probleme wie Perikarditis können den Gelenksymptomen vorausgehen. Serologisch wird nach Antikörpern gegen Borrelien gefahndet. Die antibiotische Therapie (Penicillin, Tetrazykline, Cephalosporine) über einen Zeitraum von ca. vier Wochen führt in den meisten Fällen zu einem Schwinden der Beschwerden.

Lues

Auch bei der Lues kann es während des Sekundär- und Tertiärstadiums im Rahmen der **Arthropathia syphilitica** z. B. zu (Poly-)Arthritiden, Periostitiden und auch den Zeichen einer entzündlichen Systemerkrankung kommen. Bei den Letzteren ist stets daran zu denken, dass bei Kollagenosen (z. B. SLE) falsch positive Lues-Seroreaktionen auftreten können (vgl. auch Phospholipid- oder Cardiolipin-Antikörper-Syndrom). Sehr selten ist heute die spätsyphilitische **Arthropathia tabica** der Knie-, Hüft-, Fußgelenke, die als neuropathische Gelenkerkrankung auf dem Boden einer gestörten Oberflächen- und Tiefensensibilität sowie nerval bedingter trophischer Störungen auftritt (ähnlich bei Syringomyelie etc.).

Bei der durch **Tropheryma whippelii** ausgelösten **Whipple-Erkrankung** (vgl. Kap. 14.4.2) steht die **Trias Malabsorption, Gewichtsverlust** und **asymmetrische Oligo-/Monarthritis** klinisch im Vordergrund. Die Biopsie aus dem oberen Dünndarm sichert die Diagnose. Eine antibiotische Behandlung (z. B. Tetrazykline) sollte über mindestens drei Monate durchgeführt werden.

Viral bedingte Arthritiden

Bei **Hepatitis-B- und -C-Virusinfektion** finden sich **parainfektiöse Arthritiden** und auch Vaskulitiden (s. u.). **Röteln** und **Mumps** können bei extraartikulärem Erkrankungsschwerpunkt eine **Begleitarthritis** aufweisen. **Parvo-B19-Virusinfektionen** (Erythema infectiosum), **Alphaviren** (Tropenheimkehrer?) und **Retroviren** können zu **Virusarthritiden** mit artikulärem Erkrankungsschwerpunkt führen. Bei der **HIV-Infektion** kann es zu verschiedenartigen rheumatischen Beschwerden kommen: Häufiger sind Reiter-Syndrom-ähnliche Bilder, aber auch Myopathien oder systemische Vaskulitiden (s. u.) treten auf. Teilweise werden diese durch Begleitinfektionen (opportunistische Infektionen) wie z. B. die oben genannten oder auch durch die Kokzidioidomykose, Candidiasis, Kryptokokkose oder durch Parasiten (Filariose) ausgelöst.

Erkrankungen des rheumatischen Formenkreises

Chronisch-granulomatöse Erkrankungen

Im Rahmen chronisch-granulomatöser Erkrankungen, wie z. B. der **akuten Sarkoidose (Löfgren-Syndrom),** aber auch bei der akuten **Wegener-Granulomatose** und anderen **primären Vaskulitiden** kann es sowohl zu einem sehr ähnlichen Gelenkbefallsmuster als auch zu einem Teil der extraartikulären Symptome kommen. Im Thorax-Röntgenbild kann eine bizyklische Hilusverbreiterung auf eine Sarkoidose hindeuten, eine einschmelzende Rundherdbildung auf Morbus Wegener. Labordiagnostisch weisen bei Sarkoidose das erhöhte ACE (Angiotensin converting Enzyme) und bei M. Wegener die cANCA in die entscheidende Richtung.

Das **Löfgren-Syndrom** tritt im Rahmen des akuten Stadiums der Sarkoidose auf und manifestiert sich klinisch akut mit **symmetrischen Arthritiden** (Oligo-/Polyarthritis) meist im Bereich der Sprung- oder Kniegelenke. Klinische Zeichen sind Schwellung, Rötung und starke Druckdolenz, in ca. zwei Drittel der Fälle sieht man ein **Erythema nodosum,** und manchmal treten auch **schwere Allgemeinsymptome** wie Fieber und Abgeschlagenheit auf. Die auffällige **bihiläre Lymphadenopathie** im Thorax-Röntgenbild ist wegweisend. Meist reicht die symptomatische **Therapie mit NSAR** aus. Ansonsten muss vor allem bei Zeichen einer Lungenfibrose vorübergehend (ca. sechs bis acht Wochen) mit absteigenden Kortikosteroiddosen behandelt werden.

Kristallarthropathien

Zur Differentialdiagnostik der Mon- und Oligoarthritis gehören neben den genannten infektiösen und parainfektiösen Arthritiden auch die kristallinduzierten Formen (s. Kap. 13.1). Letztere manifestieren sich zunächst fast immer monartikulär: bei der **Arthritis urica acuta** z. B. im Großzehengrundgelenk (Podagra), bei **Pseudogichtanfall** z. B. im Bereich des Kniegelenks und bei der durch Hydroxylapatitablagerung induzierten akuten **Periarthritis calcarea** (Apatit-Rheumatismus) z. B. im Bereich des Schultergelenks.

Synovitis villonodularis

Synonyme: Arthritis villonodularis pigmentosa, benignes Synovialom

Bei jeder Monarthritis ist auch an die Synovitis villonodularis zu denken. Dabei handelt es sich um eine durch **tumorähnliche Proliferation der Synovialis** mit charakteristischer rotbrauner Verfärbung der Gelenkinnenhaut (Hämosiderin) einhergehende Monarthritis. Sie tritt überwiegend bei jüngeren Erwachsenen auf, zeigt in der Synoviaanalyse einen **hämorrhagischen Erguss** und arthroskopisch zottige, rotbraune Veränderungen. Eine möglichst **radikale Synovektomie,** ggf. mit nachfolgender Radiosynoviorthese, ist anzustreben.

13.4 Rheumatisches Fieber (RF)

Synonym: Rheumatismus verus
Engl. Begriff: Rheumatic Fever

Praxisfall

Ein 22 Jahre alter persischer Student, vor ca. zehn Jahren mit den Eltern aus dem Iran eingewandert, kommt mit einer **asymmetrischen Polyarthritis,** die große und auch kleine Gelenke im Bereich der unteren und oberen Extremität betrifft, unter heftigen Schmerzen zur stationären Aufnahme. Die Polyarthritis geht mit **febrilen Temperaturen** um 38,5 °C einher. **Anamnestisch** ist zu eruieren, dass er im Kindesalter zwei bis drei ähnliche Episoden im Iran erlebt hatte, und dass es nach der letzten Episode unter einer Penicillin-Sekundärprophylaxe (Tardocillin®) über viele Jahre hinaus zur Beschwerdefreiheit gekommen war.

Bei der **Inspektion** findet sich im Bereich der Brusthaut eine girlandenförmige Effloreszenz, die vom Dermatologen als **Erythema anulare** bezeichnet wird. Bei der **Palpation** finden sich im Bereich der Streckseite der Unterarme subkutan linsen- bis erbsgroße Knotenbildungen. Die Gelenke sind heiß, geschwollen und schmerzen schon bei Erschütterung. Es fällt auf, dass im weiteren Verlauf wechselnde Gelenke betroffen sind, d. h. die Arthritis von Gelenk zu Gelenk springt. **Auskultatorisch** hört man über der Herzspitze ein bandförmiges, in die Axilla ausstrahlendes Geräusch, dem echokardiographisch eine **Mitralklappeninsuffizienz** entspricht. Daneben besteht im **EKG** ein AV-Block ersten Grades bei einer Sinustachykardie um 100/min.

Labortechnisch findet sich eine **maximale Entzündungsreaktion** im Blut: BSG 90/130 mm n.W., CRP 110 mg/l. Die **Synoviaanalyse** zeigt 20 000 Zellen/µl (überwiegend Granulozyten) und ist steril. Mehrere an konsekutiven Tagen angelegte Blutkulturen sind steril. Der **Rheumafaktor** und andere humorale Autoimmunänomene (inkl. ANA) sind auch bei wiederholter Untersuchung **negativ.** Demgegenüber findet sich ein **Antistreptolysintiter** von zunächst 1 : 800, nach acht Tagen von 1 : 3 200. Die daraufhin ergänzend durchgeführten Antikörpertiterbestimmungen gegen weitere extrazelluläre Streptokokkenprodukte (z. B. anti-DNAse B) sind ebenfalls erhöht. Die Intrakutantestung mit mehreren ubiquitären Antigenen (Multi-Mérieux-Teststempel®) zeigt eine isoliert verstärkte Reaktion vom verzögerten Typ gegenüber Streptokinase-Streptodornase. Der beim nüchternen Patienten (morgens nach dem Aufwachen und vor dem Zähneputzen) entnommene Rachenabstrich enthält β-**hämolysierende Streptokokken der Gruppe A** vom Serotyp 12. Die erweiterte Autoantikörpersuche erbringt **herzreaktive Autoantikörper.**

Es wird eine **Penicillinbehandlung** eingeleitet, die ein Jahr mit einer monatlichen Depotgabe (z. B. Tardocillin®) fortgesetzt wird. Gleichzeitig werden **hoch dosiert Salicylate** (2–3 g/d) und wegen der wahrscheinlich rheumatischen Karditis **Kortikosteroide** im Cushing-Schwellen-Dosisbereich verabreicht. Dadurch gehen die kardialen Probleme zurück, so dass auf die weitere Glukokortikoidtherapie verzichtet werden kann.

Epidemiologie Das RF war bis in die 60er Jahre neben der RA der wichtigste Entzündungsrheumatismus. In den **Entwicklungsländern** ist das RF mit der rheumatischen Karditis heute noch eine **Haupttodesursache im Kindesalter**. In den Industrienationen ist das RF heutzutage selten. Es gibt jedoch wieder Berichte über eine **Virulenzzunahme der A-Streptokokken** und auch über ein Wiederauftreten des RF.

Ätiologie und Pathogenese Nur **A-Streptokokken** können über eine Halsinfektion ein RF induzieren. Die schon länger bekannte genetische Prädisposition ist heute über ein **B-Zell-Alloantigen** markierbar. Der Partialantigengemeinschaft von Zellmembranbestandteilen der A-Streptokokken mit humanen Gewebedeterminanten (z. B. Sarkolemm oder neuronale Strukturen des Gehirns) kommt für die Immunpathogenese wohl die entscheidende Bedeutung zu. Im Serum finden sich Antikörper und im Blut T-Zellen, die sowohl an sarkolemmale und neuronale als auch an Biostrukturen von Streptokokken („**kreuzreagierende Antikörper**") binden. Damit stellt das RF den **Prototyp einer infektinduzierten, sekundären Autoimmunkrankheit** dar. Nach Elimination des Auslösers kommt der Autoimmunprozess zum Stillstand.

Symptome Charakteristischerweise kommt es zehn Tage nach einer Racheninfektion zu Gelenkbeschwerden: Die **Arthritis** springt innerhalb von Tagen vom einen zum anderen Gelenk. Oftmals leiden die meist jugendlichen Kranken unter heftigsten Schmerzen, speziell bei Berührung. In einem Drittel der Fälle kommt es zur **Karditis**. Typisch sind des Weiteren das am Stamm auftretende **Erythema anulare** und die etwa erbsengroßen subkutanen **Rheumaknoten** z. B. über den Strecksehnen oder den Wirbeldornfortsätzen. Die **Chorea minor** als neurologische Komplikation ist beim Erwachsenen eher selten. Die **Jones-Kriterien** für die Diagnosestellung zeigt Tabelle 13.22. Die Post-Streptokokken-Nephritis gehört nicht zum Bild des RF!

Diagnostik Die klinische Diagnostik umfasst den **Gelenkstatus** und die Suche nach den extraartikulären Manifestationen. Hierbei ist aufgrund der drohenden rheumatischen Karditis die **tägliche Auskultation** wichtig.

Labortechnisch fallen maximal **erhöhte humorale Entzündungsreaktionen** auf. Rheumafaktoren und das HLA-B27-Antigen sind nicht nachweisbar. Demgegenüber findet sich ein Titeranstieg der gegen die Extrazellulärprodukte von Streptokokken gerichteten Antikörper (**z. B. Antistreptolysin-O-Titer**). Der **Rachenabstrich** ist bei einem Drittel der Fälle für A-Streptokokken positiv. Der Nachweis von **herzreaktiven Autoantikörpern** im Serum ist richtungsweisend, aber nicht beweisend für eine Karditis.

Therapie Die Bekämpfung der A-Streptokokken-Infektion und der davon ausgehenden Rezidivgefahr muss durch eine **Langzeittherapie** mit **Penicillin** („**Sekundärprophylaxe**") Vorrang haben. In der akuten Phase des RF bewirkt die Penicillingabe natürlich nichts mehr. **Salicylate** (Beginn mit 5 g/d) stellen das Standardmedikament dar; **Kortikosteroide** werden zur Hemmung der mesenchymalen Entzündung und der überschießenden Antikörperbildung bei der akuten Karditis additiv verabreicht.

Tab. 13.22 Rheumatisches Fieber (Kriterien nach Jones).

Hauptkriterien	Nebenkriterien
Karditis	Fieber
Polyarthritis	Arthralgien
Chorea minor	
Erythema anulare	BSG-Erhöhung
Subkutane Knötchen	Leukozytose
	CRP positiv
	EKG: PQ-Verlängerung

Außerdem: Hinweise auf vorangegangene A-Streptokokken-Infektion (Rachenabstrich, Anstieg von Antikörpern gegen Streptokokkenantigene!)

2 Haupt- oder 1 Haupt- und 2 Nebenkriterien: hohe Wahrscheinlichkeit für rheumatisches Fieber, wenn eine vorausgehende Streptokokkeninfektion nachweisbar ist

Komplikationen Der Ausspruch von Lasègue, „das rheumatische Fieber beleckt die Gelenke und das Gehirn, aber es beißt das Herz", umreißt treffend die gesamte klinische Pathologie des RF. Oft werden die kardialen Komplikationen erst nach Jahrzehnten manifest: in Form der Herzklappenerkrankungen, besonders im Bereich der Mitralklappe.

! „Das rheumatische Fieber beleckt die Gelenke und das Gehirn, aber es beißt das Herz" (Lasègue).

Zusammenfassung

- Häufigste Ursache: nichteitrige Nacherkrankung einer Hals- bzw. Racheninfektion mit β-hämolysierenden Streptokokken
- Wichtigstes Symptom: sehr schmerzhafte Polyarthritis
- Wichtigste diagnostische Maßnahmen: klinisches Bild, Immundiagnostik (herzreaktive Autoantikörper)
- Wichtigste therapeutische Maßnahmen: symptomatische Maßnahmen, Langzeittherapie mit Penicillin

13.5 Kollagenosen

Synonym: generalisierte Autoimmunerkrankungen
Engl. Begriff: Collagen Vascular Diseases

Unter dem **klinischen Sammelbegriff** „Kollagenosen" wird eine Gruppe von Erkrankungen zusammengefasst, die als **chronisch-entzündliche Systemerkrankungen** klinische und immunologische Überlappungsphänomene zeigen. Die **Ätiologie** all dieser Erkrankungen ist **ungeklärt**. Durch bisher unbekannte Triggermechanismen kommt es bei genetisch empfänglichen Individuen zu einer Störung der Immunregulation mit **polyklonaler B-Zell-Aktivierung** und dem Durchbrechen der „immunologischen Toleranz". Dies führt zur Produktion von **Autoantikörpern gegen**

Erkrankungen des rheumatischen Formenkreises

Kernantigene (ANA), zytoplasmatische oder zellmembranständige Antigene, also einem gemeinsamen Charakteristikum dieser Erkrankungen. Die hierdurch in Gang gesetzten immunologischen Effektormechanismen führen typischerweise zu Funktionsbeeinträchtigungen verschiedenster Organsysteme. Häufig zeigen sich eine **nicht destruierende Polyarthritis** und morphologisch im Gewebe neben einer **Vaskulopathie** die **fibrinoide Nekrose**.

Im klinischen Sprachgebrauch wird der Begriff „Kollagenose" häufig bei Frühformen im Sinne einer **Arbeitsdiagnose** verwendet, bei denen eine klare nosologische Einordnung vom weiteren Verlauf abhängig gemacht werden muss.

Beim **systemischen Lupus erythematodes** (SLE) liegt eine Störung der Immunregulation mit einer Vielzahl von Autoimmunreaktionen und konsekutiven Organ-(Gewebs-)Schädigungen vor. Bei der **primären systemischen Sklerose** (PSS) handelt es sich um eine generalisierte Entzündung des Bindegewebes mit stark fibrosierender Tendenz besonders im Bereich der Haut, aber auch der Lungen, des Gastrointestinaltrakts und anderer Organe. Das **Sjögren-Syndrom** ist eine chronisch-entzündliche Erkrankung der Tränen- und Speicheldrüsen auf dem Boden von Autoimmunreaktionen („autoimmune Exokrinopathie") mit progredientem Funktionsverlust der Drüsen und konsekutiven Schäden der zu versorgenden Oberflächen. Unter **Dermatomyositis/Polymyositis** versteht man chronisch-entzündliche Erkrankungen der quer gestreiften Muskulatur und, in Abhängigkeit vom Subtyp, viszeraler Organe wie der Lunge, die jeweils mit charakteristischen Autoantikörperprofilen assoziiert sind.

13.5.1 Systemischer Lupus erythematodes (SLE)

Synonym: Lupus erythematodes disseminatus
Engl. Begriff: Systemic Lupus Erythematosus

Praxisfall

Eine 28 Jahre alte Patientin kommt wegen einer neu aufgetretenen **symmetrischen Polyarthritis** zur Vorstellung. **Anamnestisch** ist zu erfahren, dass vor dem jetzigen Beschwerdebild ganz offenbar schon eine längere Erkrankungsphase liegt: Seit mehreren Jahren kommt es zu periodischer Abgeschlagenheit, Krankheitsgefühl, subfebrilen Temperaturen, z.T. aber auch zu regelrechten Fieberschüben bis zu 40 °C. Ferner habe sie kurzzeitig auch dermatologisch behandelt werden müssen, weil es im Bereich des Kopfes zu einer diffusen Alopezie gekommen sei, die sich spontan zurückgebildet habe. Ferner habe sie unabhängig von den jetzt genannten Beschwerden auch wiederholt unter depressiven Verstimmungen gelitten.

Inspektorisch fällt ein **klassisches Schmetterlingserythem** auf, das nach dem Sonnenbad aufgetreten ist. Bei der körperlichen Untersuchung findet sich eine **Polyarthritis**, die sowohl kleine als auch große Gelenke asymmetrisch betrifft. Ferner fallen **periphere Ödeme** auf: In die Tibiakante sind mit dem Daumenballen gut sichtbare Dellen zu drücken.

Labortechnisch finden sich eine mittelgradige BSG (25/40 mm n.W.), ein normales CRP und im Blutbild eine Trizytopenie (Anämie, Leukopenie, Thrombozytopenie). In der Serumelektrophorese fällt eine breitbasige Hypergammaglobulinämie von 25 % auf.

Klinisch-immunologisch sind **antinukleäre Antikörper** in einem Titer von 1 : 3 200 nachgewiesen. Das Fluoreszenzmuster ist ringförmig. Ergänzend werden **Doppelstrang-DNA-Antikörper** nachgewiesen. Die gesamthämolytische Aktivität CH50 ist deutlich vermindert. Die Komplementeinzelkomponenten C3 und C4 sind ebenso deutlich erniedrigt. Es finden sich **Autoantikörper** gegen Granulozyten, Thrombozyten und auch Erythrozyten (direkter und indirekter Coombs-Test positiv). Weitere Laboruntersuchungen zeigen einen mit 1,8 mg/dl leicht erhöhten Kreatininwert; das Urinsediment weist eine Erythrozyturie aus. Es findet sich eine Eiweißausscheidung von etwa 1,5 g/d.

Sonographisch sind die Nieren vergrößert und zeigen einen leicht verbreiterten Parenchymsaum, wie z.B. bei Glomerulonephritis. In der daraufhin durchgeführten **Nierenbiopsie** findet sich das Bild einer **mesangioproliferativen Glomerulonephritis** mit deutlichen Aktivitätszeichen.

Unter einer kurzfristig höheren und dann im Cushing-Schwellen-Dosisbereich liegenden **Kortikosteroidmedikation** kommt es rasch zu einem Rückgang der arthritischen Symptomatik, aber nicht zur Normalisierung der Nierenfunktionsparameter und des Harnbefundes. Deshalb wird eine **additive Cyclophosphamid-Stoßtherapie** (800 mg Cyclophosphamid als Infusion einmal monatlich) durchgeführt, unter der sich innerhalb von drei Monaten Nierenfunktion und Harnsediment normalisieren. Diese letztere Therapie wird nach einem halben Jahr abgeschlossen. Die Patientin bleibt die nächsten Monate unter der weiter reduzierten Kortikosteroidmedikation (4 mg Prednisolon/d) beschwerdefrei.

Es wird eine Behandlung mit **Chloroquin** begonnen und nach dem erwarteten Einsetzen der Effektivität nach ca. drei bis fünf Monaten die Kortikosteroidmedikation abgesetzt. Die Patientin wird auf die Notwendigkeit regelmäßiger Kontrollen (**Rezidivgefahr**) hingewiesen und vor Sonnenlichtexposition gewarnt. Der jungen Patientin wird als **Verhütungsmittel** die Spirale oder die „Mini-Pille" (reines Gestagenpräparat) empfohlen, da eine Kontrazeption mit einem östrogenhaltigen Präparat evtl. den Krankheitsverlauf des SLE verschlechtern kann.

Definition Der SLE ist eine **Systemerkrankung unklarer Ätiologie**, bei dem es durch **pathogene Autoantikörper** und/oder **Immunkomplexe** zu einer Vielzahl pathologischer Konsequenzen wie z.B. zu Zell- und Gewebsschädigungen kommt. Von den Antikörpern gegen Zellkernsubstanzen sind diejenigen gegen native Doppelstrang-DNA hochspezifisch.

Epidemiologie Man rechnet mit einer Prävalenz von ca. 50 Fällen bei 100 000 Einwohnern. Die Inzidenzrate wird auf 1–10/100 000 geschätzt. Der SLE betrifft **überwiegend Frauen zwischen dem 25. und 35. Lebensjahr** (Geschlechtsverteilung 10 : 1).

Ätiologie und Pathogenese Der SLE wird in seinen vielfältigen Pathomechanismen durch exogene (UV-Licht, Medikamente) und endogene Faktoren (genetische Komponenten) geprägt.

Endogene Auslöser Neben einer familiären Häufung von SLE-Patienten findet sich eine Häufung von (noch) nicht pathogenen Immunreaktionen bei Familienmitgliedern. Ferner besteht eine Assoziation mit den HLA-Merkmalen B7-DR2 und B8-DR3. Darüber hinaus werden bei einem Teil der SLE-Patienten genetische Defekte wie z. B. Komplementdefekte (C1-, C4-Defizienz: assoziiert mit schwerem Verlauf), Fc-γ-Rezeptor-III- oder Komplementrezeptor-3-Mangelzustände beobachtet, die u. a. für die Clearance von Immunkomplexen mitverantwortlich sind.

Exogene Auslöser Charakteristische Auslöser eines Krankheitsschubs sind z. B. **UV-Licht-Exposition, hormonelle Umstellungsphasen** (Schwangerschaft, Östrogenapplikation) oder **Medikamente** (vgl. Tab. 13.23). Die frühe Pathogenese führt man auf eine **defekte Apoptose**, also den programmierten Zelltod, zurück, bei dem es zu einem erhöhten Chromatinkatabolismus, besonders der Nukleosomen, kommt. Beim SLE finden sich im Blut T-Helfer-Zellen, die durch diese Kernantigene aktiviert werden und als **Th2-Zellen** (wahrscheinlich durch die Überproduktion von IL-10) autoreaktive B-Zellen zur **Produktion von z. B. Anti-ds-DNA-Antikörpern** veranlassen.

Autoantikörper Die Pathogenese wird aber nicht nur durch die Kernantikörper, sondern ganz wesentlich durch die **Vielzahl der Autoantikörper** bestimmt (s. Tab. 13.24). Somit findet sich nicht nur eine Fülle von Autoantikörperspezifitäten, sondern auch eine Reihe von höher titrigen Antikörpern gegen zahlreiche ubiquitäre Antigene. Die Autoantikörper führen im Wesentlichen über die histiozytotoxische (Typ II) bzw. Immunkomplexreaktion (Typ III) nach Gell und Coombs mit den nachfolgenden unspezifischen entzündlichen Sequenzprozessen zu der **bunten klinischen Symptomatik:** Antikörper gegen zirkulierende Blutzellen können zu **Zytopenie** (z. B. autoimmunhämolytische Anämie, Leuko- und Thrombozytopenie) führen, solche gegen Plasmaproteine (z. B. Hemmkörperhämophilie bei Autoantikörpern gegen Faktor VIII oder Thrombosen bei Cardiolipin-Antikörpern) oder Gewebsantigene zur **Immunkomplexbildung.**

Immunkomplexablagerung Immunkomplexe können sich in der Zirkulation oder in situ bilden. Kationische Histone aus Nukleosomen binden dabei an anionisches Heparansulfat und vermitteln damit die Bindung von Autoantikörpern an glomeruläre Strukturen. Die Antikörper induzieren über die subendotheliale Deposition (Komplementaktivierung) im Glomerulus den Entzündungsvorgang, indem sie Zellen der myelomonozytären Reihe anlocken und aktivieren. Die im Rahmen der Phagozytose frei werdenden Entzündungsmediatoren führen dann z. B. zur Glomerulonephritis.

Symptome

Akuter SLE Das klinische Bild und der Verlauf sind ausgesprochen variabel (s. Tab. 13.25).

Beim akuten SLE wird über ätiologisch unklares, plötzlich auftretendes **Fieber** ohne Erkältungssymptome bei zunehmender Adynamie geklagt. Oftmals gesellen sich Gelenkschmerzen (Arthralgien) dazu, vielfach tritt auch eine nicht destruierende **Polyarthritis** auf. Es kann aber auch

Tab. 13.23 Medikamentös induzierter SLE1*.

Antiarrhythmika	■ Procainamid ■ Chinidin
Antihypertensiva	■ Hydralazin ■ α-Methyldopa ■ Reserpin
Antiepileptika	■ Carbamazepin ■ Phenytoin ■ Primidon
Tuberkulostatika	■ Isoniazid
Thyreostatika	■ Propylthiouracil ■ Methylthiouracil

* klinisch milder Verlauf (z. B. Arthralgien), serologisch meist Histon-Antikörper (selten: DNA-Antikörper)

primär zu atemabhängigen thorakalen Schmerzen aufgrund einer **Pleuritis** oder präkordialen Sensationen durch eine **Perikarditis** kommen. Wegweisend sind oftmals auffallende **Hautläsionen,** z. B. das schmetterlingsförmige Erythem im Gesicht, das häufig bei Sonneneinwirkung auftritt (s. Abb. 13.13). Manchmal weisen auch ein hoher Blutdruck und Ödeme aufgrund eines nephrotisches Syndroms auf die **Lupusnephritis** hin. Diese kann bei perakuten Verlaufsformen unter dem Bild eines pulmorenalen Syndroms imponieren. Die parenchymatöse Lungenbeteiligung ist dann Folge einer akuten Pneumonitis (s. Tab. 13.26).

Chronisch-rezidivierender SLE Bei der häufig auftretenden chronisch-rezidivierenden Verlaufsform können praktisch alle genannten Beschwerden in meist milderer Form bestehen. Führend ist oft die allgemeine Abgeschlagenheit. Anamnestisch lässt sich bei diesen Formen häufig das auslösende Moment leichter erkennen: Sonnenexposition, auch Solarium, hormonelle Veränderungen, z. B. Beendigung der Schwangerschaft, Beginn einer Ovulationshemmereinnahme oder mentale Stresssituationen. In jedem Fall muss eine Medikamentenanamnese erfolgen, da eine ganze Reihe von Pharmaka zu dem **medikamentös indu-**

Tab. 13.24 Autoantikörper bei SLE.

- Gegen Zelloberflächenantigene: Lymphozyten, Erythrozyten, Thrombozyten, Granulozyten
- Gegen Zellkernsubstanzen (antinukleäre Antikörper): DNA, RNA, Histon, extrahierbare nukleäre Antigene (Sm-Protein, Ribonukleoproteine etc.)
- Gegen Zytoplasmakomponenten: Mitochondrien, Ribosomen, Lysosomen, zytoplasmatisches Glykoprotein (SS-A), zytoplasmatisches RNA-Protein (SS-B)
- Gegen Serumeiweißkörper: Immunglobuline („Rheumafaktoren"), Gerinnungsfaktoren (pro- und antikoagulatorisch wirksam)

Erkrankungen des rheumatischen Formenkreises

Tab. 13.25 Revidierte Kriterien für die Klassifikation des SLE (ACR 1982, mod. 1997).

Kriterium	Definition
Schmetterlingserythem	Erythem, flach oder erhaben über Wangen und Nasenrücken mit Aussparung der Nasolabialfalten
Diskoide Hautveränderungen	Erhabene gerötete, hyperkeratotische Effloreszenzen mit anhaftenden Schuppen; evtl. atrophische Narben nach Abheilung
Photosensibilität	Hautefflorenszenzen als gesteigerte Reaktion auf Sonnenlichtexposition
Schleimhautulzera	Orale oder nasopharyngeale Ulzerationen
Arthritis	Nichterosive Arthritis von zwei oder mehr peripheren Gelenken
Serositis	a) Pleuritis – anamnestisch Schmerzen, Pleurareiben oder Erguss b) Perikarditis – dokumentiert (EKG, echokardiographisch) oder Perikardreiben
Nierenbeteiligung	a) Persistierende Proteinurie > 0,5 g/24 h b) Zylindrurie (Erythrozyten-, Hämoglobin-, granuläre oder gemischte Zylinder)
ZNS-Beteiligung	a) Krampfanfälle oder metabolische Störungen b) Psychosen ohne auslösende Medikamente
Hämatologische Beteiligung	a) Hämolytische Anämie mit Retikulozyten b) Leukopenie < 4 000/μl c) Lymphopenie < 1 500/μl d) Thrombopenie < 100 000/μl ohne auslösende Medikamente
Immunologische Befunde	a) Anti-Phospholipidantikörper positiv b) Antikörper gegen doppelsträngige DNA c) Nachweis von Antikörpern gegen ds-Sm-Nukleoprotein
Antinukleäre Antikörper	Erhöhter Titer in der indirekten Immunfluoreszenz ohne auslösende Medikamente

Es müssen vier oder mehr Kriterien erfüllt sein.

Tab. 13.26 Organbeteiligung bei SLE (%).

Gelenke	> 80	Herz	> 60
Pleura	> 70	Nervensystem	> 50
Haut	> 70	Lunge	> 40
Nieren	> 70	Leber	> 40

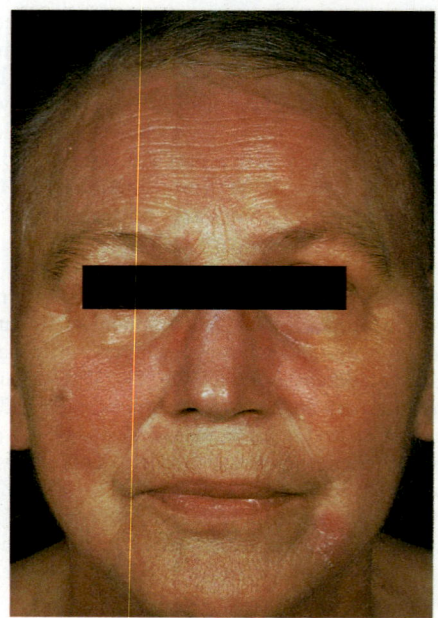

Abb. 13.13 Schmetterlingserythem und Alopezie bei SLE.

zierten SLE führen kann, der ein milderes klinisches Bild erkennen lässt und sich nach Absetzen des Medikaments in aller Regel völlig zurückbildet (s. Tab. 13.23).

Klinisch besteht ein Auf und Ab. **Krankheitsschübe** wechseln mit mehr oder weniger lang anhaltenden **Remissionen.** Nicht selten bestehen nur leichte Beschwerden wie rezidivierend auftretendes Fieber, Arthralgien, Myalgien und/oder verschiedene Hautmanifestationen. Ein zunehmender Haarausfall zeigt eine aktive Erkrankung an und kann zur **Alopezie** führen. **Aphthen und Ulzerationen im Mund,** seltener in der Nase oder auch in der Vagina können rezidivierend auftreten und manchmal sehr schmerzhaft, manchmal blande verlaufen. Beeinträchtigend sind sehr oft die **schwere Abgeschlagenheit** und die **chronische Müdigkeit.**

„Major Organ Involvement" Als „Major Organ Involvement" werden vor allem die Nieren-, Herz- und ZNS-Beteiligung gewertet. Zu einer **Lupusnephritis** kommt es bei 20–50 % der Patienten im Verlauf der Erkrankung. Urinanalysen (s. u.) sind deshalb bei jeder Kontrolluntersuchung zu beachten. Der **ZNS-Lupus** mit neuropsychiatrischen Manifestationen reicht in seiner Symptomatik von der „harmlosen" Migräne über depressive Verstimmungszustände bis zu psychotischen Episoden oder Grand-Mal-Anfällen. Hirninfarkte (Cardiolipin-Antikörper?) können zur Hemiplegie führen. Extrapyramidale Bewegungsstörungen (z. B. Chorea) oder auch aseptische Meningitiden sind seltener.

Buntes klinisches Bild Auch die **kardiopulmonalen Manifestationen** sind vielfältig und reichen von der Pleuritis bis zur Lungenfibrose und/oder pulmonalen Hypertonie bzw. von der Perikarditis bis zur Myokarditis oder Endokarditis. **Hämatologisch** können alle drei Zellreihen zusammen oder einzeln reduziert imponieren (Anämie, Leuko-[Lympho-] und Thrombozytopenie) und zu korres-

13.5 Kollagenosen

pondierenden Symptomen führen: Abgeschlagenheit, Infektanfälligkeit und hämorrhagische Diathese (Purpura). Darüber hinaus kann es zu (Poly-)Arthritiden, Muskelschmerzen und Kraftlosigkeit durch eine begleitende Myositis und das Raynaud-Syndrom kommen. Die Arthritiden sind zwar nicht destruierend, aber durch Weichteilveränderungen können in ca. 20 % Gelenkdeformationen („Jaccoud-Arthritis") auftreten.

SLE-Vaskulitis Plötzliche, aber auch allmählich auftretende **Parästhesien im distalen Extremitätenbereich** und/oder z. B. die Fußheberschwäche aufgrund einer **Peroneusparese** können als polyneuropathische Komplikationen der **begleitenden Vaskulitis** (Vasa nervorum) das klinische Bild prägen.

Cardiolipin-Antikörper-Syndrom Das sekundäre **Antiphospholipidsyndrom** (Synonym: Cardiolipin-Antikörper-Syndrom) wurde zunächst beim SLE beobachtet, kommt aber auch isoliert in primärer Form vor. Es ist durch das Auftreten von rezidivierenden venösen und/oder arteriellen **Thrombosen, Thrombozytopenie** und Tendenz zu **wiederholten Aborten** klinisch gekennzeichnet und geht mit Autoantikörpern gegen Phospholipide und dem sog. Lupusantikoagulans (s. u.) einher.

Diagnostik Besonders bei den Frühformen kann die Beteiligung unterschiedlicher Organsysteme die diagnostischen Überlegungen in ganz unterschiedliche Richtungen lenken. Deshalb ist speziell in dieser Situation die Labordiagnostik eine nicht wegzudenkende Stütze.

Labordiagnostik Im Vordergrund der Labordiagnostik stehen die **erhöhten humoralen Entzündungszeichen,** wobei im Gegensatz zu den übrigen entzündlichen Systemerkrankungen das CRP häufig nicht synchron mit z. B. der BSG erhöht ist. Fast ausnahmslos findet sich demgegenüber eine breitbasige (polyklonale) Hypergammaglobulinämie.

Autoantikörper Im Serum von Patienten mit SLE findet sich eine ganze Reihe von Autoantikörpern, welche oft pathogene Wirkung (vgl. Tab. 13.24) und diagnostische Bedeutung (s. Tab. 13.27) haben.

Der wichtigste Befund sowohl für die Primärdiagnostik als auch für die spätere Aktivitätsdiagnostik ist der Nachweis der **antinukleären Antikörper (ANA).** Hierbei handelt es sich um ein ganzes Bündel von Antikörpern gegen verschiedene Zellkernbestandteile. Während die ANA keine hohe Spezifität für den SLE erkennen lassen, da sie auch bei anderen Autoimmunerkrankungen wie z. B. der chronisch-aktiven Hepatitis und gelegentlich bei insbesondere älteren Gesunden vorkommen, besitzen **Antikörper gegen Doppelstrang-DNA** (anti-ds-DNA) oder gegen nukleäres Glykoprotein **(Sm-Antigen)** eine **hohe Spezifität** für den SLE. Allerdings schränkt die Sensitivität (anti-ds-DNA ca. 50 %, anti-Sm ca. 25 %) die diagnostische Bedeutung ein.

In der Praxis wird im Allgemeinen so vorgegangen, dass bei der klinischen Arbeitsdiagnose „Kollagenose" zunächst mittels der **indirekten Fluoreszenztechnik** nach ANA gesucht wird. Sind diese positiv, kann schon das **Kernfluoreszenzmuster** richtungsweisend für das weitere diagnostische Prozedere sein: Bei ringförmiger Fluoreszenz werden Anti-ds-DNA-Antikörper bestimmt, bei gesprenkeltem Muster wird nach extrahierbaren Kernantigenen (ENA) gesucht, bei nukleolärer Fluoreszenz werden die Nukleolus-RNA-Antikörper analysiert.

Die Assoziation bestimmter Autoantikörper mit besonderen SLE-Verlaufsformen zeigt Tabelle 13.27.

Aktivitätsdiagnostik Bei der Aktivitätsbeurteilung kommt dem **klinischen Befund,** dem **Titer der Anti-ds-DNA-Antikörper** und der **Komplementkonzentration** (C3, C4 und C3d, gesamthämolytische Aktivität: CH50) Bedeutung zu. Angeborene oder erworbene Defekte der Komplementkomponenten C1r, C1s, C2 und C4 können mit einem SLE assoziiert sein und über Komplementanalysen bestimmt werden.

Hämatologische Befunde Hämatologisch können eine normochrome **Anämie** (verminderte Erythropoese bei Autoantikörpern gegen Erythropoetin), **Leuko-(Lympho-) und Thrombopenie** zusammen oder einzeln auftreten. Es lassen sich die entsprechenden Antikörper nachweisen (s. Tab. 13.24).

Patienten mit **sekundärem Antiphospholipidsyndrom** weisen, bedingt durch Cardiolipin-reaktive Antikörper, laborchemisch einen **falsch positiven Lues-Suchtest** auf, eine

Tab. 13.27 Assoziation von ANA-Subspezifitäten zum klinischen Bild bei SLE.

Antikörper gegen	klinische Symptomatik
Native (ds) DNA	Bei hoher Aktivität und IgG: Nierenbeteiligung!
P (ribosomale Proteine)	ZNS-Lupus (Depression, Psychosen etc.)
Cardiolipin	Thrombosen, Aborte, Thrombozytopenie, Migräne
Sm (Spliceosom-Proteinkomponenten)	Isolierter ZNS-Lupus; Nephritis
mRNP (Ribonukleoprotein)	Meist keine Nieren-/ZNS-Beteiligung, Myositis, Raynaud-Syndrom
SS-A (Ro, zytoplasmatisches Antigen)	Sjögren-Syndrom Nierenbeteiligung! Neonataler SLE mit Herzblock, subakuter kutaner Lupus
SS-B (La, zytoplasmatisches Antigen)	Sjögren-Syndrom
MA-1 (saures Kernantigen)	Akute, schwere Verlaufsform
Histon	Medikamentös induzierter SLE
G-CSF	Neutropenie

durch das sog. „Lupusantikoagulans" hervorgerufene **verlängerte PTT** in der Gerinnungsanalyse und manchmal eine **Thrombozytopenie.** Die Diagnose basiert somit auf dem klinischen Bild und hochtitrigen IgG- oder IgM-Cardiolipin-Antikörpern.

Therapie Eine kausale Therapie gibt es nicht. Die **symptomatische** Therapie hat sich der Aktivität des Krankheitsbildes anzupassen, die anhand klinischer und immunologischer Daten ermittelt wird. Eine übertriebene Behandlung kann den Patienten z. B. durch opportunistische Infektionen stärker gefährden als die Grunderkrankung!

Neben den **NSAR** (cave: Nierenbeteiligung) stellen **Chloroquinderivate** eine Basis für die Dauertherapie leichterer Verlaufsformen dar. Mildere Schübe werden mit vorübergehender **Kortikosteroidmedikation** kupiert: zunächst mit 50 mg/d Prednisolon-Äquivalent, nach wenigen Wochen mit einem Kortikosteroid in Cushing-Schwellen-Dosis, z. B. mit 7,5 mg/d Prednison-Äquivalent. Ist die Erkrankung längerfristig so nicht einzustellen, dann kann z. B. zur Kortikosteroideinsparung **Azathioprin** (z. B. 2 mg/kg Körpergewicht) verordnet werden. Bei der aktiven Lupusnephritis, dem aktiven ZNS-Lupus, der Myokarditis und bei Erkrankungen mit im Vordergrund stehender Vaskulitis ist die Behandlung mit Cyclophosphamid indiziert, z. B. mit einer monatlichen Applikation von **Cyclophosphamid** (ca. 10 mg/kg Körpergewicht). Die Ergänzung dieser Cyclophosphamid-Bolustherapie durch die **Plasmaseparation** bringt in der Regel keinen additiven Effekt. Das symptomatische Antiphospholipidsyndrom wird mit **Acetylsalicylsäure** (ASS) oder Antikoagulanzien behandelt.

Neuere Immunsuppressiva wie z. B. **Mycophenolatmofetil** (MMF) zeigen auch bei der Lupusnephritis beeindruckende Ergebnisse bei geringerer medikamentöser Toxizität. Vielversprechende Ergebnisse bei einzelnen schweren Verläufen wurden durch Versuche zur immunologischen Rekonstitution nach ablativer Chemotherapie mit anschließender Gabe von autologen peripheren CD34-angereicherten Zellen (**autologe Stammzelltransplantation**) beschrieben.

Verlauf und Prognose Aufgrund von amerikanischen Studien ist davon auszugehen, dass zehn Jahre nach Beginn der ersten Symptome noch ca. 70 % der Patienten leben. Patienten mit Nieren- und ZNS-Beteiligung haben eine schlechtere Prognose.

Schwangerschaft und SLE Der Eintritt einer Schwangerschaft birgt beim milden oder stabilen SLE keine Gefahr für Mutter und Kind. Allerdings können sich eine Lupusnephritis verstärken und ein sich einstellender Hochdruck schwer behandelbar sein. Generell muss mit einer **erhöhten Abortrate** meistens im zweiten Trimester gerechnet werden, nicht dagegen mit einer verstärkten Neigung zu Fehlbildungen. Antimetaboliten sollten natürlich nicht verabreicht werden. Bei einem kleinen Teil der Neugeborenen kommt es zum **neonatalen Lupussyndrom** mit Hauteffloreszenzen und/oder Reizleitungsstörungen im Herzen. Dieses Syndrom scheint insbesondere **bei Kindern von Müttern mit SS-A-Autoantikörpern** vorzukommen.

Komplikationen	Häufigkeit
Nephritis	> 50 %
ZNS, z. B. Krampfanfälle, Psychosen	> 10 %
Hämatologisch: ■ Anämie ■ Leukopenie ■ Thrombozytopenie	■ > 10 % ■ > 40 % ■ 30 %
Serositis	> 50 %
Infektionen	> 50 %

Zusammenfassung

- Häufigste Ursachen: unklare Ätiologie; Autoimmunreaktionen und Immunkomplexreaktionen bei genetischer Prädisposition
- Wichtigste Symptome: Arthritis, Nephritis, viszerale Manifestationen, Schmetterlingserythem
- Wichtigste diagnostische Maßnahme: Labordiagnostik (ANA, ds-DNA-Antikörper, Komplementanalysen)
- Wichtigste therapeutische Maßnahme: symptomatische und immunsuppressive Therapie

13.5.2 Sjögren-Syndrom (SS)

Synonyme: Autoimmunexopathie, Dacryosialadenopathia atrophicans
Engl. Begriff: Sjögren's Syndrome

Praxisfall

Bei einer 60-jährigen Patientin, die seit mehreren Jahren über eine **zunehmende Trockenheit der Augen, des Mundes,** aber auch der Scheide klagt, kommt es plötzlich zu einer **Polyarthritis,** die mit einem allgemeinen Krankheitsgefühl und einer Temperaturerhöhung bis 38,5 °C einhergeht. Anamnestisch ist zu eruieren, dass vor einigen Jahren regelrechte **„Hamsterbacken"** (Parotisschwellungen) bestanden hätten und dass sie seit längerem ein Fremdkörpergefühl im Auge (**Keratoconjunctivitis sicca**) habe. Im Rahmen der Mundtrockenheit (**Xerostomie**) sei nicht nur das Schlucken trockener Nahrungsbestandteile erschwert, sondern es sei auch zu einer extrem starken Neigung zur Karies gekommen.

Inspektorisch und **palpatorisch** zeigt sich eine derbe indolente Parotisschwellung beiderseits. Bei der **körperlichen Untersuchung** ist der Schirmer-Test (Benetzung eines in den Konjunktivalsack eingelegten Filterpapierstreifens < 10 mm in fünf Minuten) pathologisch. Die Konsiliaruntersuchung durch den Ophthalmologen lässt die Keratitis erkennen. Hornhautdefekte werden durch Fluorescein sichtbar gemacht. Von Seiten der HNO-Klinik wird mittels der Sialographie das rarefizierte Gangsystem der Speicheldrüsen dargestellt und über die **Biopsie einer Lippenspeicheldrüse** die Diagnose „Sjögren-Syndrom" auch histologisch gesichert. Der Gelenkstatus zeigt eine Polyarthritis, die symmetrisch zu synovialitischen Schwellungen, z.T. auch zu Ergussbildungen geführt hat. Lymphome bzw. Pseudolymphome finden sich nicht.

Radiologisch zeigen sich im Bereich der erkrankten Gelenke keine Erosionen oder Usuren („nicht destruierende Arthritis").

Labortechnisch fallen eine deutlich erhöhte Blutsenkung (70/105 mm n.W.), eine breitbasige Hypergammaglobulinämie (29 %) und ein positiver Rheumafaktor auf.

Klinisch-immunologisch zeigt sich ein Titer von 1 : 160 der antinukleären Antikörper (ANA; gesprenkeltes Fluoreszenzmuster), die Feinspezifitätenanalyse erbringt Anti-SS-B(La)-Antikörper. Anti-SS-A (Ro) ist nicht nachweisbar (Befund wie bei primärem SS). Darüber hinaus lassen sich Antikörper gegen Epithelzellen der interlobulären Duktuli von Speicheldrüsen nachweisen.

Die **Therapie** orientiert sich zunächst an der Behandlung der Symptome: Künstliche Tränenflüssigkeit und Speichel werden der Patientin angeboten, und sie wird auf eine besondere Mundhygiene hingewiesen. Die Polyarthritis spricht gut auf nichtsteroidale Antiphlogistika an. Wegen des Fehlens weiterer extraglandulärer Organsymptome bzw. einer komplizierenden Vaskulitis wird auf eine Kortikosteroidmedikation verzichtet. Die Patientin wird auf Komplikationsmöglichkeiten leichterer Art wie Karies und schwerer Art wie Vaskulitisentstehung und/oder Lymphomentwicklung hingewiesen und darauf aufmerksam gemacht, dass eine stetige ärztliche Überwachung z.B. in vierteljährlichen Abständen sinnvoll ist.

Definition Das SS ist eine chronische Entzündung exokriner Drüsen, die für sich allein stehen kann (**primäres SS**) oder im Sinne eines Overlap-Syndroms mit anderen Kollagenosen auftritt (**sekundäres SS**). Sie führt letztlich zu einem Versiegen der Drüsensekretion und Schleimhauttrockenheit (Sicca-Syndrom: Xerostomie und Xerophthalmie).

Beim primären SS treten bei ca. einem Drittel der Patienten auch extraglanduläre systemische Symptome wie z.B. eine Arthritis auf. Charakteristisch sind die assoziierten Autoantikörper SS-A und SS-B. Ein kleiner Prozentsatz der Patienten entwickelt ein malignes Lymphom.

Epidemiologie Exakte Zahlen liegen nicht vor. Nach der RA soll es sich beim SS um die zweithäufigste Autoimmunerkrankung handeln. Frauen um das 50. Lebensjahr sind wesentlich häufiger betroffen als Männer (9 : 1).

Ätiologie und Pathogenese Die **Ätiologie** ist **unbekannt**. Beim primären Sjögren-Syndrom erkennt man den genetischen Hintergrund in der **Assoziation zu den HLA-Antigenen B8 und DR3**. Das morphologische Bild wird durch die **lymphozytäre Infiltration der Drüsen und die B-Zell-Hyperaktivität** geprägt. Im fortgeschrittenen Stadium erscheint das histologische Bild einer Speicheldrüse wie ein Befund aus einem lymphatischen Gewebe mit Lymphfollikeln, z.T. mit Keimzentren. Es besteht die Gefahr der malignen Entartung mit einem lokal entstehenden malignen Lymphom (cave: monoklonale Gammopathie). Histopathologische Analysen zeigen, dass zunächst lymphozytäre Infiltrate fokal die Drüsenausführungsgänge lokalisiert sind. Duktale und azinäre Epithelzellen exprimieren Aktivierungsmarker wie z.B. HLA-DR und imponieren so wie antigenpräsentierende Zellen. Expressionsanalysen von Protoonkogen mRNA zeigen eine auf c-myc beschränkte Überexpression. Azinäre Epithelzellen koexprimieren ferner Adhäsionsmoleküle (LFA-1 und CD2) für Lymphozyten und die Autoantigene SS-A und SS-B, Kernantigene, die offenkundig an die Zelloberfläche transloziert wurden.

Inwieweit die verschiedenen Autoantikörper nur als Epiphänomene zu verstehen oder auch von immunpathogenetischer Relevanz für die zunehmende Drüsenfunktionsstörung sind, ist unklar. Sicherlich trägt die Hypergammaglobulinämie über die **Bildung von zirkulierenden Immunkomplexen** (Kryopräzipitate) zu den systemischen Reaktionen bei, wie z.B. der oftmals begleitenden (sekundären) Vaskulitis.

Die **extraglanduläre, lymphozytäre Infiltration von Nieren, Lunge und Muskulatur** wird seltener klinisch manifest. Morphologisch findet sich im Bereich der Niere eine interstitielle Nephritis, seltener eine Glomerulonephritis. Zu dyspnoischen Beschwerden kann es über eine diffuse interstitielle Pneumonitis und – später – über eine Lungenfibrose kommen.

Symptome Das klassische Bild ist durch das „Sicca-Syndrom" charakterisiert. Das trockene Auge (**Xerophthalmie**), der trockene Mund (**Xerostomie**) und die Trockenheit anderer Schleimhäute beeinträchtigen den Patienten. Nicht selten kommt es auch zur Erkrankung anderer exokriner Drüsen, z.B. im Bereich der Schleimhäute. Dies führt zur Trockenheit in Nase, Pharynx, Larynx, Tracheal- und Bronchialsystem sowie im Bereich des Genitaltraktes. **Heiserkeit, Hustenreiz** und **Sexualfunktionsstörungen** sind die Konsequenzen. Seltener kommt es auch zu einer **Pankreatitis.**

Lymphome können entstehen. Über ein Lymphadenopathiestadium mit Splenomegalie und einem neu auftretenden monoklonalen IgM kann das Vollbild eines Non-Hodgkin-Lymphoms entstehen.

Neben dem Sicca-Syndrom bestehen oftmals **Arthritiden,** die im Gegensatz zur RA ohne Gelenkdestruktion verlaufen. Häufiger sind es aber nur **Arthralgien,** eine manchmal schwere **Adynamie** und ein **Raynaud-Syndrom,** die den Sicca-Komplex begleiten. Tabelle 13.28 fasst die klinischen Manifestationen zusammen.

Diagnostik

Ophthalmologische Untersuchung

Der **Schirmer-Test** gibt eine grobe Orientierung über die Tränensekretion. Mittels der **Spaltlampenbetrachtung** werden die Keratitis punctata und die filamentäre Keratitis gesichert, welche Folgen der Xerophthalmie sind.

HNO-Untersuchung Über die Speichelsekretion gibt die **szintigraphische Untersuchung** mit ^{99m}Tc-Pertechnetat Auskunft, also eine semiquantitative Beurteilung der Speicheldrüsenfunktion.

Bioptische Untersuchungen Kommt es bei der Verlaufsbeobachtung zu einer plötzlichen Größenzunahme einer der Speicheldrüsen, so ist eine bioptische Kontrolle

Erkrankungen des rheumatischen Formenkreises

Tab. 13.28 Klinische Symptome beim Sjögren-Syndrom neben dem Sicca-Komplex.

- Respirationstrakt:
  oberer: Schleimhauttrockenheit
  unterer: chronische Bronchitis, interstitielle Pneumonitis
- Gastrointestinaltrakt:
  Dysphagie, seltener exokrine Pankreasinsuffizienz
  Assoziation mit primärer biliärer Zirrhose
- Renal:
  interstitielle Nephropathie; Diabetes insipidus renalis; Nephrokalzinose etc.; Glomerulonephritis
- Dermal:
  Vitiligo
- Muskulär/artikulär:
  (Poly-)Myositis, (Poly-)Arthritis
- Neurologisch:
  Polyneuropathie, zerebrale Zirkulationsstörungen (vaskulitisch!)

Differentialdiagnose	Ausschlussmaßnahmen
Sicca bei Viruserkrankungen	Labordiagnostik: Virologie und Serologie von HIV und Hepatitis C
Sarkoidose (Heerfordt-Syndrom)	Erhebung des klinischen Befundes: Parotitis mit Fazialisparese und Uveitis
Mikulicz-Syndrom	Nachweis von Erkrankungen, bei denen dieses Syndrom auftritt: - Tbc - Leukämie - Morbus Hodgkin
Sicca als Medikamentennebenwirkung (z. B. Psychopharmaka)	Erhebung einer Medikamentenanamnese

durchzuführen, um kein lokal entstandenes Lymphom zu übersehen.

Die chronische Entzündung der exokrinen Drüsen kann durch eine **Biopsie der Labialdrüsen** bewiesen werden.

Biopsien sind auch notwendig, um das gleichzeitige Bestehen einer zweiten Kollagenose aufzuzeigen und das Vorliegen einer lymphoproliferativen Erkrankung auszuschließen.

Labor Labortechnisch finden sich eine deutlich **erhöhte Blutsenkungsgeschwindigkeit** und eine **breitbasige Hypergammaglobulinämie**. Gelegentlich ist der Rheumafaktor vorhanden. **Autoantikörper** gegen Epithelzellen der interlobulären Ausführungsgänge von Speicheldrüsen weisen wie die Autoantikörper gegen extrahierbare nukleäre Antigene (**SS-A und SS-B**) auf das Vorliegen eines SS (s. Tab. 13.29) hin. Geht die Hypergammaglobulinämie zurück, ist mit der Frage nach einer lymphoproliferativen Erkrankung unbedingt nach monoklonalen Immunglobulinen (Paraprotein) zu fahnden.

Therapie Die Therapie des SS beschränkt sich auf symptomatische Maßnahmen wie viel trinken, hohe Luftfeuchtigkeit, zuckerfreier Kaugummi, **künstliche Tränen- und Speichelflüssigkeit** (Bromhexin), solange extraglanduläre Organsymptome und vaskulitische Beschwerden fehlen. Eine ausgeprägte Sicca-Symptomatik kann durch Cholinergika (z.B. Pilocarpin) gebessert werden. Die Arthritiden werden mit **NSAR** und bei ungenügendem Ansprechen auch mit **Chloroquin/Hydroxychloroquin** behandelt. Bei Therapieresistenz ist – auch in Hinsicht auf die mit dem SS assoziierte Lymphomgenese – eine milde Immunsuppression, z. B. mit Glukokortikoiden, indiziert.

Verlauf und Prognose Die Prognose wird wesentlich durch die extraglandulären Probleme der begleitenden Kollagenose, der sekundären Vaskulitis und des malignen Lymphoms bestimmt.

Tab. 13.29 Erweiterte Autoantikörperdiagnostik.

AK gegen	Klinische Bedeutung
Native DNS	SLE
Histon	Medikamentös induzierter SLE
Nukleolus-RNS	Systemische Sklerose
Zentromer	CREST-Syndrom
Extrahierbare Kernantigene (ENA) - nRNP - Sm - Ro (SS-A) - La (SS-B)	Sharp-Syndrom SLE Sekundäres Sjögren-Syndrom Primäres Sjögren-Syndrom

Komplikationen	Häufigkeit
Durch Sicca-Problematik: - Karies - Eitrige Infektionen am Auge - Eitrige Parotitis - Kornealdefekte	Häufig
Vaskulitisch: - Myositis - Mono-, Polyneuritis - Purpura	Eher häufig
Viszerale Mitreaktionen (Pankreatitis, Achlorhydrie, primär biliäre Zirrhose, interstitielle Nephritis, Pneumonitis)	Sehr selten
Neoplastisch (maligne Lymphome, aplastische Anämie)	Sehr selten

Tab. 13.30 Sjögren-Syndrom: diagnostische Kriterien (modifiziert nach Talal, 1987).

Primäres SS
Keratoconjunctivitis sicca Schirmer-Test: < 5 mm/5 min Spaltlampenbefund
Fokale Sialoadenitis (bioptischer Befund)
Sekundäres SS
Kriterium 1 und/oder 2 des primären SS
Rheumatoide Arthritis oder Kollagenose

Zusammenfassung

- Häufigste Ursachen: unbekannte Ätiologie; Assoziation zu den HLA-Antigenen B8 und DR3
- Wichtigste Symptome: Trias Xerophthalmie, Xerostomie und Arthritis
- Wichtigste diagnostische Maßnahmen: Schirmer-Test, ggf. Spaltlampenuntersuchung, Autoantikörperbestimmung (anti-SS-A und -SS-B, Antikörper gegen Epithelien von Speichelausführungsgängen)
- Wichtigste therapeutische Maßnahme: symptomatisch; verlaufsabhängig milde Immunsuppression

13.5.3 Sklerodermie

Synonyme: progressive generalisierte Sklerose, systemische Sklerodermie, progressive systemische Sklerose
Engl. Begriff: Scleroderma, Systemic Sclerosis

Praxis

Eine 35-jährige Patientin klagt seit mehreren Jahren über eine durch Kälteeinwirkung provozierbare **schmerzhafte Abblassung mit anschließender Lividität der Finger** (Raynaud-Phänomen). Vor etwa einem Jahr kam es dann zusätzlich zu einer ödematösen Schwellung der Finger und auch der Hände, der im Laufe der Zeit eine nicht mehr eindrückbare Induration folgte. Die Hautfalten ließen sich nicht mehr abheben, und es entstand das Gefühl des zu eng gewordenen Integuments. Nachdem sich nun auch im Bereich der Fingerspitzen schmerzhafte „Dornen" bildeten, die nach Extraktion bluteten, stellt sich die Patientin vor.
Inspektorisch zeigt sich eine **Sklerodaktylie**. Im Bereich der Fingerspitzen finden sich Nekrosen („**rattenbissähnliche Läsionen**"). Das Gesicht ist gezeichnet durch Teleangiektasien, eine periorale Fältelung („**Tabaksbeutelmund**"), eine **Mikrostomie** und einen **maskenhaften Gesichtsausdruck** mit reduzierter Mimik. Das Zungenbändchen erscheint zu kurz.
Palpatorisch sind die distalen Extremitäten von derber Konsistenz; Hautfalten lassen sich vom Handrücken nicht mehr abheben. **Auskultatorisch** hört man über beiden Lungenunterfeldern ein Knistern.
Röntgenologisch findet sich in der p.a. Thoraxaufnahme eine verstärkte interstitielle Zeichnung in den beschriebenen Arealen. Das Herz imponiert vergrößert und ist zeltförmig konfiguriert.
Echokardiographisch finden sich ein etwa 1 cm breiter Perikarderguss und die Zeichen einer Rechts- und Linksherzhypertrophie.
Lungenfunktionsanalytisch zeigen sich eine restriktive Ventilationsstörung und eine reduzierte CO_2-Diffusionskapazität. In der bronchoalveolären Lavage sieht man eine neutrophile Alveolitis als Zeichen der persistierenden Aktivität.
Labortechnisch finden sich mittelgradig erhöhte humorale Entzündungsparameter (BSG 40/65 mm n.W.), in der indirekten Immunfluoreszenztechnik antinukleäre Antikörper mit einem grobschollingen Kernmuster. Als Feinspezifität können Antikörper gegen Scl-70 nachgewiesen werden.
Therapeutisch kann das Raynaud-Phänomen mit **Nifedipin** günstig beeinflusst werden. Über prophylaktische Maßnahmen (Auslassen von „Auslösern") wie Vermeidung von Kälteeinwirkung und vorsichtige krankengymnastische Übungen kann es des weiteren zur Reduktion des Beschwerdebildes kommen.
Prostaglandin-E_1-Infusionen führen zur Abheilung der Nekrosen im Fingerkuppenbereich. Wegen der Herz- und Lungenmanifestation wird zunächst eine **Kortikosteroid-Stoßtherapie** über drei Tage mit 250 mg Prednisolon-Äquivalent/d durchgeführt, und für weitere acht Tage werden 40 mg Prednisolon/d und 2 mg/kg KG **Cyclophosphamid** appliziert. Hierunter verschwindet der Perikarderguss, ebenso gehen die Diffusionsstörungen innerhalb von wenigen Wochen zurück. Nach der dritten Woche werden die Cyclophosphamidtherapie unverändert für sechs Monate (Leukozytenkontrollen!) und die **Kortikosteroidmedikation im „Cushing-Schwellen-Bereich"** weitergeführt. Bei kontinuierlicher Besserung der pulmonalen und kardialen Situation (Normalisierung der Herzgröße) wird das Kortikoid in 14-tägigen Abständen um 2 mg reduziert.
Während der stationären Behandlungsphase werden im Rahmen der **physikalischen Therapie** besonders hauthyperämisierende Maßnahmen (Bindegewebsmassage, CO_2-Bäder und niederfrequente Stromformen) durchgeführt. Krankengymnastisch müssen auch nach der stationären Entlassung die Mobilisation und Kontrakturbehandlung beachtet werden.

Definition Bei der Sklerodermie kommt es infolge einer chronischen Entzündung anfangs zu einer ödematösen Schwellung der Haut meist im Bereich der Akren (z. B. der Finger) und im Verlauf durch den zunehmenden Kollagenüberschuss und die obliterierende Angiopathie zu einer diffusen Fibrose der Haut, der Synovialis und innerer Organe (Gastrointestinaltrakt, Lunge, Herz und Niere).

Epidemiologie Frauen sind häufiger als Männer betroffen (10:1). Die Krankheit manifestiert sich im Erwachsenenalter zwischen dem dritten und fünften Lebensjahrzehnt. Es wird von 20 Neuerkrankungen pro Jahr auf 1 Mio. Einwohner ausgegangen.

Ätiologie und Pathogenese Die **Ätiologie** ist **unbekannt**. Für einen genetischen Hintergrund sprechen nur eine leichte familiäre Häufung und eine eher **schwache Assoziation mit HLA-DR3 und -DR5**.

Erkrankungen des rheumatischen Formenkreises

Tab. 13.31 Sklerodermie(S): Autoantikörper und Assoziation zum klinischen Bild.

■ *Limitiert-kutane S:* bei „overlap":	Anti-Zentromer-AK – ACA Anti-PM-Scl (Assoz. zu: Myositis) Anti-U1-RNP (Assoz. zu: Alveolitis, Arthritis, Neuropathie)
■ *Diffus-kutane S:* bei Herz- und Nierenmanifestation:	Anti-Topoisomerase (Scl-70) Anti-RNA-Polymerase
bei Lungen- und Herzbeteiligung:	Anti-U3-RNP (Fibrillarin)

Tab. 13.33 Raynaud-Phänomen: Definition/Prävalenz bei Kollagenosen/Therapie.

- **Definition:** Episodisch in Phasen auftretender Farbwechsel im Bereich der Akren:
  a) weiß: Ischämie
  b) blau: Stase
  c) rot: reaktive Hyperämie
- **Prävalenz:** SLE ca. 30 %
  Sjögren-Syndrom ca. 30 %
  Poly-/Dermatomyositis 30 %
  Sklerodermie > 95 %
- **Therapie:**
  Provokationsfaktoren (Kälteexposition, Rauchen etc.) meiden, Kalziumantagonisten; bei Ulzerationen/Gangrän: Prostaglandin-Infusionen

Tab. 13.32 Sklerodermie: Subtypen der systemischen Sklerose nach Hautbefallsmuster.

Limitiert-kutane Sklerodermie	(= Hautveränderungen distal von Ellenbogen und Knie; mit und ohne Gesichtsbeteiligung; früher CREST-Syndrom)
Haut:	Meist nur Sklerodaktylie und Mikrostomie mit minimaler Progressionstendenz. **C**alcinosis, **R**aynaud-Phänomen, Ö**E**sophagus-Motilitätsstörung, **S**klerodaktylie und **T**eleangiektasien (CREST)
Extradermal (systemisch):	Keine „konstituierenden" Symptome. Spät (> 10 Jahre) viszerale Probleme: Ösophagusstrikturen, Malabsorption, pulmonale Hypertonie
Immunologisch:	> 80 % Anti-Zentromer-Antikörper (ACA)
Diffus-kutane Sklerodermie	(= ausgedehnte und rasch [2–3 Jahre] progrediente Hautmanifestation mit Neigung zu schwerer Organbeteiligung)
Haut:	Das gesamte Integument erfassende Manifestation; „je ausgedehnter der Hautbefall, umso intensiver die Organbeteiligung". 3 Stadien: ödematös, indurativ, atrophisch
Extradermal:	Schwere Allgemeinsymptome, interstitielle Lungenerkrankung, renale Krise
Immunologisch:	Anti-Topoisomerase-Autoantikörper (früher Scl-70)

Bei der Sklerodermie führt zunächst eine **chronische Entzündung mit entzündlichem Ödem** zu einer Zunahme des Bindegewebes und zu den charakteristischen Hautverdickungen, bevor die später zunehmende **Fibrose** zur harten Induration und Atrophie der Haut und ggf. der Viszera führt. Aufgrund einer **Angiopathie** kommt es zu schmerzhaften Mikronekrosen im Bereich des Integuments, aber auch zu entsprechenden Veränderungen in verschiedenen inneren Organen. Insbesondere sind der Magen-Darm-Kanal, die Lunge, die Nieren, das Herz und der Bewegungsapparat betroffen.

Morphologische Veränderungen Die morphologischen Veränderungen sind sowohl auf die **Überproduktion von Kollagen und anderen extrazellulären Matrixproteinen** als auch auf die **obliterierende Erkrankung der kleinen Gefäße** zurückzuführen. Die frühesten Veränderungen lassen sich an den Arteriolen und Kapillaren von Haut, GI-Trakt, Niere und Lunge beobachten. Dennoch ist der pathogenetische Weg bis hin zur Kollagenanhäufung wenig übersichtlich.

Bei der rasch progredienten Form lassen sich **drei Stadien** erkennen: das ödematöse, das indurative und das atrophische Stadium.

Die im erkrankten Gewebe nachweisbaren Rundzellen sind überwiegend **aktivierte T-Zellen (meist CD4-Zellen)**, aber auch aktivierte Monozyten/Makrophagen. Aller Wahrscheinlichkeit nach regen **Zytokine** wie z. B. der Transforming Growth Factor β (TGFβ) die Fibroblasten zur Proliferation und gesteigerten Kollagensynthese an. Zudem schädigen Zytokine die Endothelzellen und führen damit zur **Intimaproliferation**, welche die Initialzündung für die obliterierende Vaskulopathie darstellt. Während das „Zuviel" an Kollagen zur diffusen Sklerosierung des Bindegewebes führt, stellt die okkludierende Gefäßerkrankung das pathologisch-anatomische Substrat für die konsekutiven Infarkte dar, etwa im Bereich der Niere (Interlobulärarterien und Arteriae arcuatae) oder auch der Haut („Rattenbissnekrosen" der Fingerkuppen). Eine wichtige diagnostische, aber vermutlich keine pathogene Rolle spielen die mit der Sklerodermie assoziierten Autoantikörper (s. Tab. 13.31).

Symptome Von den unterschiedlichen Sklerodermieformen sind zunächst **zwei Subtypen** zu differenzieren, nämlich die **limitiert-kutane** Sklerodermie und die **diffuskutane** Sklerodermie.

Frühsymptome Besonders bei der „limitiert-kutanen" Sklerodermie (früher: CREST-Syndrom, s. Tab. 13.32) kommt es zunächst oft zu der **Raynaud-Symptomatik** (s. Tab. 13.33). Bei den kälteprovozierten, anfallsweise auftretenden Gefäßspasmen der Fingerarterien wird die Haut plötzlich blass, später zyanotisch. Die Farbveränderungen gehen mit einem Taubheitsgefühl und später mit brennenden Schmerzsensationen einher. Diese an der Haut so auffälligen Veränderungen können auch an inneren Organen (z. B. Herz: vasospastische Angina) auftreten und werden dann häufig verkannt.

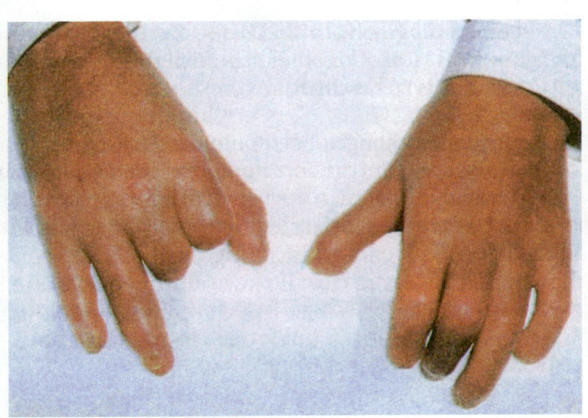

Abb. 13.14 Finger bei Sklerodermie.

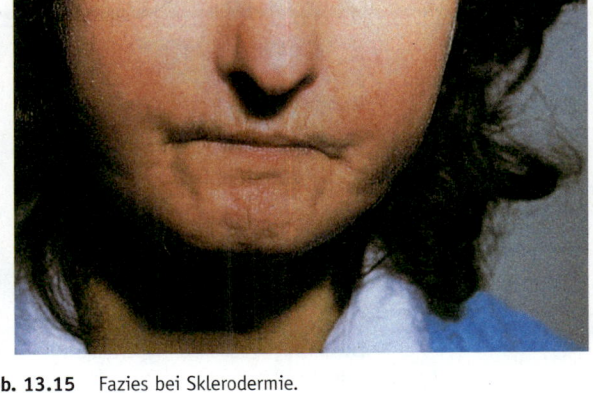

Abb. 13.15 Fazies bei Sklerodermie.

Hautsymptome Diesen funktionellen Gefäßveränderungen stehen morphologische Charakteristika gegenüber, die sich frühzeitig kapillarmikroskopisch (am Nagelfalz, s. u.) erkennen lassen. Später bemerkt der Patient, wie sich die Haut an den Händen infolge eines **schmerzlosen Ödems** verdickt. Mit zunehmender Hautverdickung kommt es zu einer derben Induration und später zu einer Hautschrumpfung, z. B. an den Fingern: **Sklerodaktylie**. Diese führt häufig zu einer Bewegungseinschränkung z. B. umschlossener Gelenke. Im Bereich der Finger- und Fußspitzen finden sich „rattenbissartige", schmerzhafte gangränöse Veränderungen (s. Abb. 13.14).

Es fallen z. B. im Gesicht **Teleangiektasien** auf, d. h. Erweiterungen und Schlängelungen der Kapillaren, Venolen und Arteriolen. Mit weiterem Fortschreiten der Erkrankung und Einbeziehung der Gesichtshaut kommt es zur Mikrostomie und perioralen Fältelung (s. Abb. 13.15). Bei Befall des Zungenbändchens lässt sich die Zunge nicht mehr regelrecht heben (s. Abb. 13.16).

Symptome der inneren Organe Schluckstörungen deuten auf die herabgesetzte Motilität des Ösophagus hin. Selten ist der gesamte Intestinaltrakt durch Malabsorption oder Ileus infolge von Wandstarre betroffen. Die zunehmende **Luftnot** ist Folge der interstitiellen Lungenerkrankung mit konsekutiv auftretender restriktiver Atemstörung (Lungenfibrose). Der arterielle **Hypertonus** ist in aller Regel renaler Genese und deutet damit auf die Nierenbeteiligung hin, die oft den weiteren Krankheitsverlauf bestimmt.

Symptome des Bewegungsapparates Eine **symmetrische Polyarthritis** ohne Tendenz zur Gelenkdestruktion tritt häufiger auf. Auch eine begleitende, meist klinisch **blande Myositis** ist oft mit der Sklerodermie assoziiert.

Spätsymptome Vor der Einführung der ACE-Hemmer kam es häufig zur progredienten Niereninsuffizienz. Diese als „**sklerodermale Nierenkrise**" bezeichnete Komplikation äußert sich in einer akzelerierten Hypertonie, einem rasch progredientem Nierenversagen, einer mikroangiopathischen Hämolyse und einem Thrombozytenverbrauch bei schwerer Hyperreninämie. Es kann durch vaskuläre, mikrovaskuläre, vasospastische Reaktionen (Prinzmetal-

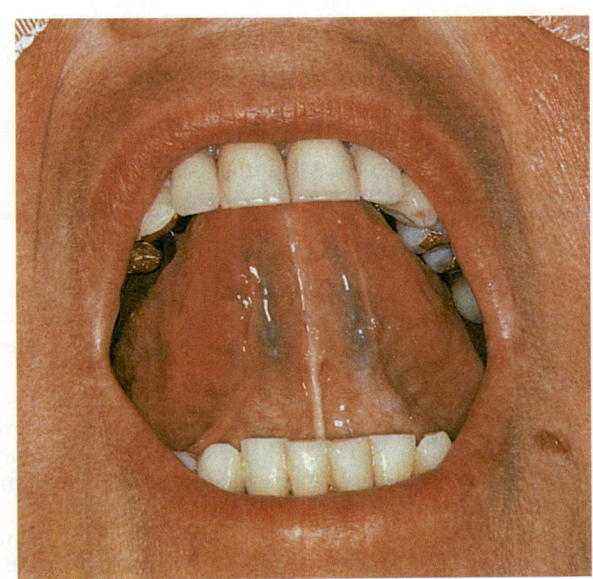

Abb. 13.16 Verkürztes Zungenfrenulum bei Sklerodermie.

Angina, s. o.) und durch eine interstitielle Fibrose zur **Herzmanifestation** kommen. Oftmals werden jedoch die pathologisch-anatomischen Veränderungen am Herzen durch Auswirkungen der Grunderkrankung an anderen Organen bestimmt. Das **Cor pulmonale** ist Folge der zunehmenden Lungenfibrose, die **Linksherzhypertrophie** Konsequenz der Nierenproblematik (renale Hypertonie).

Eine Zusammenfassung der Symptome findet sich in Tabelle 13.34.

Diagnostik Im Vordergrund der Diagnostik steht die **subtile klinische Untersuchung** einschließlich **dermatologischer Untersuchung**. Der Ausbreitungstyp der Haut (s. Tab. 13.32) korreliert mit dem Verlauf der Erkrankung (rapid progressiv vs. indolent, lokalisiert) und der Mitreaktion innerer Organe. Auch die **Blutdruckmessung** ist wegen des progredienten Hypertonus infolge der Niereninsuffizienz bei jeder Untersuchung erforderlich.

Erkrankungen des rheumatischen Formenkreises

Tab. 13.34 Sklerodermie: klinisches Bild.

Hände	Raynaud-Symptomatik Sklerodaktylie Mikronekrosen: Fingerkuppen
Gesicht	Mikrostomie Teleangiektasien
Magen-Darm	Sklerose d. Zungenbändchens Ösophagushypomotilität Adynamischer Ileus
Lunge	Lungenfibrose/interstitielle Erkrankung, pulmonale Hypertonie Pleuritis
Niere	Vaskulopathie → Mikroinfarkte → 1. Hypertonie („renale Krise") 2. Niereninsuffizienz
Herz	1. Sekundärbelastung durch: a) Lunge und b) Niere 2. Perikarditis, Myokardfibrose
Gelenke	Nichterosive Polyarthritis

Autoantikörper Autoantikörper (s. Tab. 13.31) finden sich **schon in den frühesten Stadien** und sind fester Bestandteil bei der Diagnosestellung. Ihr Titer spielt offenkundig für die Verlaufsbeobachtung keine Rolle.

Die verschiedenen Spezifitäten sind jedoch mit den verschiedenen klinischen Subtypen assoziiert, z.B. die limitiert-kutane Form mit **Anti-Zentromer-Antikörpern** und die prognostisch ungünstigere diffus-kutane Sklerodermie mit **Topoisomerase-Antikörpern.**

Bei der Sklerodermie findet sich mittels der Intravitalmikroskopie ein charakteristischer **kapillarmikroskopischer Befund,** der jedoch auch bei „Overlap-Syndromen" beobachtet werden kann.

Über 90 % der Patienten weisen **Megakapillaren** und **avaskuläre Felderungen** auf. Durch zusätzliche Farbstoffapplikation zeigt sich die **Permeabilitätsstörung** der geschädigten Gefäße. Die Treffsicherheit des kapillarmikroskopischen Befundes übertrifft in der Frühphase immunserologische und bioptische Methoden.

Technische Untersuchungen Wichtig sind die **Thorax-Röntgenaufnahme** sowie die Lungenfunktionsprüfung zum Nachweis bzw. Ausschluss einer Lungenbeteiligung.

Die Motilitätsstörung des Ösophagus kann man röntgenologisch per **Ösophagusbreischluck,** aber auch über die Ösophagusmanometrie eruieren. Die **Lungenfunktionsdiagnostik** zeigt bereits vor der Röntgenmorphologie die Mitbeteiligung der Lunge: eine chronisch-interstitielle Lungenerkrankung (**„Lungengerüsterkrankung"**), die zur **Lungenfibrose** führen kann. In der Frühdiagnostik fällt bei der BAL (bronchoalveoläre Lavage) möglicherweise eine **neutrophile Alveolitis** auf. Auch das hochauflösende Computertomogramm (HR-CT) kann aussagekräftig sein (Fibrose und/oder „Milchglasinfiltrate").

Echokardiographisch sind die sekundären Auswirkungen auf das Herz (Cor pulmonale, Linksherzhypertrophie, Perikarditis?) zu beachten.

Laboruntersuchungen In Routineuntersuchungen muss man vor allem auf erhöhte **humorale Entzündungsparameter** und im Rahmen der manchmal rapid voranschreitenden Niereninsuffizienz auf **harnpflichtige Substanzen** achten.

Differentialdiagnose	Ausschlussmaßnahmen
Zirkumskripte Sklerodermien ■ Morphaea	Klinischer Befund (zirkumskripte Sklerodermien sind herdförmig umschrieben) Borrelia-burgdorferi-Serologie
Systemische Sklerodermien ■ Limitiert-kutan ■ Diffus-kutan	Klinischer Befund Immunologische Diagnostik: ■ Anti-Zentromer-Antikörper (ACA) bei limitiert-kutaner Sklerodermie ■ Anti-Topoisomerase-Autoantikörper bei diffus-kutaner Sklerodermie
■ Eosinophile Fasziitis (Shulman-Syndrom)	Sonographie MRT-Analyse (Befund reicht bis in den Faszienbereich)
■ Eosinophilie-Myalgie-Syndrom	Anamnese (Einnahme von L-Tryptophan) Biopsie
■ Exogen induzierte sklerodermiforme Bilder	Anamneseerhebung zum Ausschluss von verursachenden Substanzen wie z.B.: ■ Polyvinylchlorid ■ Bleomycin ■ Silikon
■ Akute Pannikulitis	Ausschluss verursachender Erkrankungen: ■ Lymphoproliferative Erkrankung ■ Pankreaskarzinom ■ α_1-AT-Mangel
Lokalisierte Sklerodermien ■ Viszeral: Morbus Ormond ■ Pulmonale Fibrose ■ Perikardfibrose ■ Dupuytren-Kontraktur	CT bzw. MRT Klinische Diagnostik

Therapie Bislang ist für kein Medikament eine sichere Wirkung auf den Grundprozess erwiesen. In der ödematösen Frühphase sind **Glukokortikoide** effektiv. Ein schweres Raynaud-Syndrom (z.B. mit akralen Nekrosen) kann durch Prostaglandin E2 günstig beeinflusst werden. Bei schwerer pulmonaler Hypertonie ist die Gabe von Endothelin-/-Rezeptorantagonisten (z.B. Bosentan) möglich (s. Tab. 13.35). Bei fibrosierender Alveolitis hoher Aktivität (Neutrophile in der BAL > 5 %) wird in vielen Zentren mit **Cyclophosphamidboli** (ca. 15 mg/kg/Monat) behandelt. Möglicherweise kann der Lungenprozess auch – wie bei

13.5 Kollagenosen

Tab. 13.35 Sklerodermie: therapeutische Angriffspunkte.

Blutgefäße	Immunsystem	Fibroblasten
ASS	Azathioprin	
Bosentan	Methotrexat	
Ca-Antagonisten	Cyclophosphamid	Interferon-γ Griseofulvin*
Prostaglandin E₁	Photopherese**	Isotretinoin*

* experimentelle Therapie (z.B. bei therapierefraktärer Situation)
** extrakorporales photoaktiviertes 8-Methoxypsoralen zur Hemmung aktivierter T-Zellen

der idiopathischen Lungenfibrose – mit Interferon-γ verlangsamt bzw. sogar gestoppt werden.

Da die Prognose primär schwer zu beurteilen ist und die Sklerodermie sehr variabel verläuft, werden diese Medikamente nur bei prognostisch ungünstigen Verlaufsformen eingesetzt wie z. B. beim frühen Auftreten einer renalen Mitreaktion. Selbstverständlich sind allgemeine Maßnahmen, die eine **Schulung des Patienten** (Schutz vor Kälteeinwirkung) umfassen, sowie **Krankengymnastik** und die Behandlung des Raynaud-Syndroms mit **Kalziumantagonisten** und die der renalen Hypertonie mit **ACE-Hemmern** (s. Tab. 13.36).

Verlauf und Prognose Verlauf und Prognose der Sklerodermie sind **außerordentlich variabel.** Die Prognose wird maßgeblich von der viszeralen Beteiligung bestimmt, d. h. von der Entwicklungsgeschwindigkeit einer Lungenfibrose und/oder dem Auftreten einer renalen Krise. Die Komplikationen sind in Tabelle 13.36 im Rahmen der klinischen Manifestationen dargestellt. So zeigt die **ACA-(Anti-Zentromer-Autoantikörper-)** assoziierte **limitiert-kutane Sklerodermie** bei milderem Verlauf (meist ohne weitere Systemmanifestation) eine deutlich **bessere Prognose als** die **Anti-Topoisomerase-Autoantikörper-assoziierte Form** (früher: **anti-Scl70**). Indizes einer aktiven Erkrankung sind BSG-Erhöhung, sIL-2R (Entzündungsparameter), Von-Willebrand-Faktor-Serumspiegel (aktive Gefäßerkrankung) und Prokollagen-III-Aminopeptid-Spiegel (aktive Kollagensynthese). Letztere sind in der klinischen Routine nicht notwendigerweise zu analysieren.

Komplikationen	Häufigkeit
Haut ■ Mikrostomie ■ Fingerkuppennekrosen ■ Gelenkkontrakturen	 ■ 80 % ■ 70 % ■ 50 %
Gastointestinale Motilitätsstörungen, Dysphagie	70 %
Lungenfibrose	50 %
Myokardfibrose	25 %
Renale Krise	10 %

Zusammenfassung

- Häufigste Ursachen: unbekannte Ätiologie, schwache Asoziation mit HLA-DR3 und -DR5
- Wichtigste Symptome: Hautsymptome: anfangs Raynaud-Symptome, schmerzlose Ödeme, später Sklerodaktylie
- Wichtigste diagnostische Maßnahmen: subtile klinische Untersuchung; Bestimmung der Autoantikörper
- Wichtigste therapeutische Maßnahme: bei Alveolitis immunsuppressiv, sonst symptomatisch

Tab. 13.36 Sklerodermie: Behandlung viszeraler Manifestationen.

Organ	Lokalisation	Klinische Manifestation	Therapie
Lunge	Interstitium Vaskulär	Entzündung, Fibrose Pulmonaler Hochdruck	Glukokortikoide plus Cyclophosphamid; „Pulse" i.v. Prostazyklin (Iloprost), ggf. orale Antikoagulation, kontinuierliche O₂-Therapie (pO₂ < 55 mmHg), Bosentan
Darm	Ösophagus Magen-Darm-Kanal	Spasmen, Refluxösophagitis Diarrhö (bakterielle Fehlbesiedlung)	H2-Blocker Doxycyclin, Somatostatinanaloga (Octreotid)
Niere	Vaskulär	Renale Krise	ACE-Inhibitoren (z.B. Captopril), Prostaglandin-Infusionen (s.o.)
Herz	Perikard Reizleitung Vaskulär Myokard	Perikarditis Palpitationen Angina pectoris Entzündung, Fibrose	Glukokortikoide Antiarrhythmika Funktionell vs. morphologisch: Koronarangiogramm, dann entsprechende Therapie; Raynaud-Äquivalent? Vaskulopathie? Glukokortikoide

13.5.4 Polymyositis (PM) und Dermatomyositis (DM)

Engl. Begriff: Polymyositis, Dermatomyositis; „Idiopathic Inflammatory Myopathy"

Praxisfall

Bei einer 18 Jahre alten Patientin kommt es akut innerhalb weniger Tage zu einem schweren Krankheitsbild mit **febrilen Temperaturen** (38–39 °C), erheblichem allgemeinen Krankheitsgefühl und einer **schweren Muskelschwäche** im Bereich der **proximalen Extremitätenmuskulatur**. Das Aufstehen aus dem Sitzen ist kaum noch möglich, Treppensteigen fällt extrem schwer. Die Patientin kann die Arme nur unter größter Anstrengung in Kopfhöhe heben. Es besteht **kein Muskelschmerz**.

Inspektorisch finden sich ödematöse Schwellungen mit livider Verfärbung im Bereich der Periorbitalregion („**Lilakrankheit**"). Das Gesicht erscheint insgesamt verquollen. Ferner sind Teleangiektasien im Gesicht und lokale Erytheme um das Nagelbett zu beobachten. **Palpatorisch** besteht keine Druckdolenz über der erkrankten Muskulatur, aber es finden sich Ergüsse im Bereich der Kniegelenke.

Auskultatorisch ist bei tachykarder Herzaktion ein **bandförmiges Systolikum** mit Punctum maximum über der Herzspitze zu hören.

Röntgenologisch finden sich im Thoraxbild ein **global vergrößertes Herz** und in den Gelenkaufnahmen eine paraartikuläre Verkalkung.

Labortechnisch sind im Serum praktisch alle „**Muskelenzyme**" erhöht (CK 7512 U/l, Aldolase, aber auch LDH, GOT/GPT). Die CK-MB ist auf 12 % der Gesamt-CK erhöht. Im Urin zeigen sich eine leichte Kreatin- und Myoglobinurie. Ferner sind die humoralen **Entzündungsparameter** (BSG und CRP) **maximal erhöht** („Sturzsenkung": BSG 90/135 mm n.W.). Die Gammaglobulinfraktion ist in der Serumelektrophorese breitbasig auf 25 % erhöht.

Klinisch-immunologisch findet sich neben positiven Rheumafaktoren der **antinukleäre Antikörper Jo-1**.

Elektromyographisch sieht man ein myopathisches Muster. Das EKG zeigt außer einer Sinustachykardie keinen pathologischen Befund.

Die nach elektromyographischer Lokalisationsdiagnostik entnommene **Muskelbiopsie** bestätigt die klinische Diagnose einer Dermatomyositis.

Unter der daraufhin eingeleiteten **Therapie** mit **Glukokortikoiden** (60 mg Prednison/d) kommt es innerhalb von Tagen zu einer langsamen, aber kontinuierlichen klinischen Besserung, einem drastischen Rückgang der Muskelenzyme und einer Normalisierung der Herzgröße (Herzbeteiligung). Die Polyarthritis muss ebenfalls als Symptom der Dermatomyositis gewertet werden. Die Kortikosteroidmedikation wird innerhalb von zwei Monaten (nach klinischem Effekt und unter Beachtung der CK-Werte) in den „Cushing-Schwellen-Bereich" gebracht. Lässt sich die Remission mit dieser Steroiddosis (< 10 mg Prednison/d) nicht aufrechterhalten, dann muss zur „Cortisoneinsparung" **Azathioprin** (2 mg/kg/d) eingesetzt werden.

Da anti-Jo-1 (assoziiert mit der Polymyositis) mit einem erhöhten Risiko einer Lungenfibrose einhergeht, muss die Patientin regelmäßig auf Hinweise für eine interstitielle Lungenerkrankung oder eine Rechtsherzbelastung untersucht werden. Finden sich sichere Hinweise für eine beginnende Lungenfibrose, ist die Immunsuppression zu intensivieren (z. B. Cyclophosphamid, s. u.).

Definition Bei der Polymyositis und der Dermatomyositis handelt es sich um eine **chronisch-entzündliche Erkrankung** sowohl der **quer gestreiften Muskulatur** mit Paresen und nachfolgenden Atrophien (Polymyositis) als auch der **Haut** mit symmetrischem heliotropfarbenem Erythem im Gesicht (Dermatomyositis). Die Erkrankung geht mit einer erhöhten Kreatinkinaseaktivität im Serum, myopathischen Veränderungen im EMG und myositisassoziierten Autoantikörpern (Jo-1, Mi-2) einher.

Sonderformen Die noch heute gültige Einteilung von DM, PM und Subtypen stammt von Bohan (s. Tab. 13.37). Darüber hinaus lassen sich andere Formen abtrennen, wobei myositisspezifische Autoantikörper teilweise besondere Manifestationsformen markieren.

Als **Anti-Synthetase-Antikörper-Syndrom** (z. B. **Jo-1-Syndrom**) bezeichnet man eine Myositis, die mit einer interstitiellen Lungenerkrankung, Fieber, Arthritis, Raynaud-Phänomen und Hautveränderungen an den Händen („Mechanikerhände") einhergeht und Antikörper gegen Jo-1 (Anti-Histidyl-tRNA-Synthetase) und gegen PL-7 (Anti-Threonyl-tRNA-Synthetase) etc. aufweist.

Als **Anti-SRP-Syndrom** (Autoantikörper gegen die intrazellulär gelegenen „Signal Recognition Particles") bezeichnet man eine akut auftretende schwere Myositis mit starken Muskelschmerzen und Herzbeteiligung.

Als **Anti-Mi-2-Syndrom** wird auch die klassische Dermatomyositis mit den heliotropen Hautreaktionen bezeichnet.

Die **Einschlusskörpermyositis** verläuft schleichend. Bei meist asymmetrischem Verteilungstyp sind oft distale Muskeln mitbetroffen. Die Erkrankung befällt vorwiegend Männer im mittleren Alter. Schwache bis fehlende Muskeldehnungsreflexe sowie entsprechende Mischbilder im EMG weisen auf eine Mitbeteiligung des peripheren Ner-

Tab. 13.37 Dermatomyositis (DM) und Polymyositis (PM) und Subtypen: Klassifikation (modifiziert nach Bohan).

Typ	Klinik	Frequenz %
I	PM	34
II	DM	29
III	PM/DM bei malignen Neoplasien	9
IV	PM/DM im Kindesalter	7
V	Mischkollagenosen	21
VI	Medikamentös induzierte PM/DM	?
VII	Sekundäre Myositiden (infektiöse Toxoplasmose, Trichinose, Zystizerkose; bei Sarkoidose)	?

vensystems hin. Bioptisch finden sich in den Muskelfasern Vakuolen. Bei der Elektronenmikroskopie zeigen sich filamentäre Einschlüsse (Virionen?). Das Krankheitsbild spricht auf übliche therapeutische Maßnahmen (s. u.) nicht oder nur geringfügig an.

Die bei der Sarkoidose auftretende **Polymyositis granulomatosa** geht oft mit einer Fasziitis einher und führt zu Kontrakturen.

Epidemiologie Das Krankheitsbild ist **sehr selten.** Pro Jahr erkranken etwa 5 pro 1 Mio Einwohner (= Inzidenz). Die Prävalenz beträgt ca. fünf (2,4–10,7) Fälle pro 100 000. Dabei ist die Polymyositis etwas verbreiteter als die Dermatomyositis (s. Tab. 13.37). **Frauen** sind etwa **doppelt so häufig** betroffen wie Männer.

Ätiologie und Pathogenese Die Ätiologie ist **unbekannt.** Im Experimentaltier können Coxsackie-Viren eine ähnliche Erkrankung induzieren. Die Prädisposition ist durch **HLA-B8 und -DR3** markierbar. Es findet sich **keine familiäre Häufung.** Für eine **Immunpathogenese** sprechen zahlreiche Immunphänomene. Bei der PM umgeben CD8+ aktivierte Lymphozyten endomysial (noch nicht) nekrotische Muskelfasern entsprechend den zytotoxischen T-Zellen bei einer antigenspezifischen Immunreaktion. Bei der DM finden sich immunhistochemisch die späten Komponenten des Komplementsystems (C5–9: „**Membranangriffskomplex**") im Bereich der später lädierten intrafaszikulären Kapillaren. Damit scheint bei der DM primär der intramuskuläre mikrovaskuläre Bereich die Zielstruktur für einen antikörper- und komplementvermittelten Schädigungsweg zu sein. Myositis-„spezifische" **Autoantikörper (MSA)** sind ganz überwiegend **Anti-Synthetase-Antikörper.** Zielantigene sind verschiedene zytoplasmatische Ribonukleoproteine, die im Translationsprozess von Bedeutung sind, wie z. B. die Histidyl-tRNA-Synthetase, gegen die der sog. Jo-1-Antikörper gerichtet ist. Es gibt Hinweise dafür, dass die Antikörper infolge einer Kreuzreaktivität zwischen Viren und diesen Enzymen entstehen. MSA haben diagnostische Bedeutung, aber vermutlich keine pathogenetische Relevanz. Wahrscheinlich markieren die Anti-Synthetase-Antikörper eher die begleitende interstitielle Lungenerkrankung als die entzündliche Muskelerkrankung.

Tab. 13.38 Dermato-(DM) und Polymyositis (PM).

Muskelschwäche	Proximal-symmetrisch, evtl. Schluckstörungen, Atemmuskulatur?
Muskelenzyme	CK, GOT/GPT, LDH, Aldolase in Abhängigkeit vor der Krankheitsaktivität
Elektromyogramm	Kombination von myopathischen mit Denervierungszeichen
Muskelbiopsie	Interstitielle und perivaskuläre Rundzellinfiltration; degenerative Muskelfaserveränderungen
Hautbefund (bei DM)	Periorbitales Ödem mit rötlich-livider Verfärbung
Autoantikörper	Anti-Jo-1; anti-PM-1

symptom ist folglich die **Muskelschwäche,** nicht der Schmerz! Nicht selten besteht auch ein **Raynaud-Syndrom.** Arthralgische und arthritische Beschwerden können hinzutreten, ferner kann es zu schweren Allgemeinreaktionen mit Gewichtsverlust, Abgeschlagenheit und Fieber kommen.

Befunde Neben den typischen Hautveränderungen (**heliotropfarbenes Erythem, ödematöse Schwellung,** z. B. im Gesicht, Augenlider, s. Abb. 13.17) finden sich auch andere Veränderungen: Rötungen und Teleangiektasien im Bereich der Lider, erythematöse Effloreszenen über den MCP- und PIP-Gelenken der Hände (**Gottron-Zeichen**), multifokale Hyperpigmentierungen, Vitiligo und pseudoekzematöse Alterationen („**Mechanikerhände**"). Werden Verkalkungen im Bereich der Subkutis und Muskulatur transepidermal eliminiert, entstehen Ulzerationen. Im Bereich des Nagelfalzes finden sich Teleangiektasien und auch Blutungen. Bei einem Teil der Patienten kommt es zu **Schluckstörungen.** Die Belastungsdyspnoe kann Folge einer **kardialen Beteiligung** (Myokarditis) oder auch einer **interstitiellen Lungenerkrankung** sein.

Symptome

Beschwerden (s. Tab. 13.38) Charakteristisch ist die subakut innerhalb von Wochen bis Monaten zunehmende **Muskelschwäche,** die symmetrisch auftritt und vorwiegend die **proximale Extremitätenmuskulatur** im Bereich des Becken- oder Schultergürtels betrifft. Das Aufstehen aus sitzender Haltung fällt schwerer, einfache Überkopfarbeiten wie z. B. Kämmen werden zunehmend schwieriger, und das Treppensteigen erweist sich bald als unmöglich. Typisch und differentialdiagnostisch wichtig ist die Mitbeteiligung der Nackenbeuger sowie der Schluckmuskulatur. Ein Übergreifen auf die distalen Muskeln kommt in ca. einem Drittel der Fälle vor. Nur bei einem Viertel der Erkrankten kommt es zu muskelkaterartigen Schmerzen. Dabei handelt es sich dann meist um akute Formen. Das **Leit-**

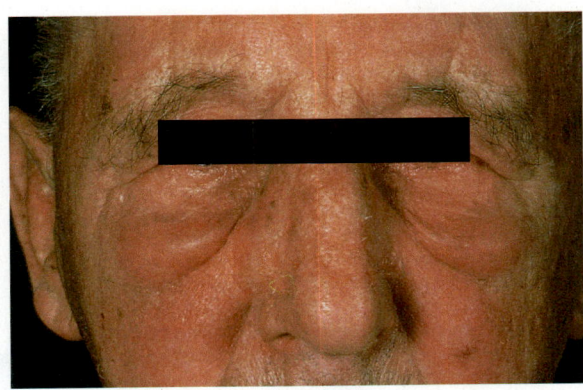

Abb. 13.17 Lila-rötliches Erythem und ödematöse Schwellung bei Dermatomyositis.

Erkrankungen des rheumatischen Formenkreises

Tab. 13.39: Diagnostisch wichtige Autoantikörper bei Myositis.

Zielantigene	%	Klinik
Aminoacyl-tRNA-Synthetasen	Ca. 40	Alveolitis, Polyarthritis, Raynaud-Syndrom
„Signal Recognition Particle" (SRP)	< 10	Akuter/subakuter Verlauf
Mi-2	Ca. 10	Dermatomyositis
PM-Scl	< 20	„Overlap Syndrome"
Ku	< 10	(Sklerodermie/Myositis)

Diagnostik

Labor Labortechnisch wegweisend sind die **erhöhte Blutsenkung**, die **veränderte Serumelektrophorese** (α_2-Erhöhung, γ-Globulin-Vermehrung) und der Nachweis antinukleärer Antikörper. Die **myositisassoziierten Autoantikörper** haben eine hohe diagnostische Spezifität und weisen auf bestimmte klinische Verlaufsformen hin (s. Tab. 13.39). Insbesondere beim älteren Menschen muss stets eine ausgiebige Allgemeindiagnostik zum Ausschluss einer neoplastischen Grunderkrankung durchgeführt werden (paraneoplastische PM oder DM).

Weg zur Biopsie Nach dem Status praesens muss labortechnisch die Erhöhung der **muskulären Serumenzyme** nachgewiesen und elektromyographisch im **EMG** nach **myopathischen Veränderungen** gesucht werden. Im erkrankten Gewebe ist **histologisch** das myositische Syndrom zu dokumentieren. Die Immunhistologie gibt erweiterten Aufschluss im Hinblick auf die Feindiagnose. Häufig muss der Biopsieort über ein **Muskel-MRT** lokalisiert werden.

Differentialdiagnose	Ausschlussmaßnahmen
Infektiöse Myositiden • Viral: Coxsackie, EBV, HIV • Bakteriell: Staphylokokken • Protozoen: Toxoplasmen • Andere: Trichinen	• Serologisch/PCR • Bioptisch/chirurgisch • Serologisch • Serologisch
Granulomatöse Myositiden	Histologische Untersuchung zum Nachweis eines Morbus Crohn oder Morbus Boeck
Myositiden bei Immunvaskulitiden	Bestimmung der Autoantikörper (s.u.)
Toxisch-medikamentöse Myositiden	Anamnese: Chloroquin, Statine, Zidovudin, Kortikoide, Alkohol u.a.m.
Myopathien bei Stoffwechselerkrankungen • Morbus Addison • Morbus Cushing • Schilddrüsenüber-/-unterfunktion	Hormonanalytik
Neuromuskuläre Erkrankungen • Myasthenia gravis • Muskeldystrophien	Neuromuskuläre Analytik, z.B. EMG

Therapie Bei **leichten und mittelschweren** Fällen wird ein Behandlungsversuch allein mit **Prednison** durchgeführt, beginnend mit 1 mg/kg/d. Sind unter dieser Therapie keine klinische Besserung und kein Rückgang der Serumenzyme zu verzeichnen oder kommt es bei Dosisreduktion zum Rezidiv, muss – wie bei anderen Kollagenosen zur GC-Einsparung – zusätzlich **Azathioprin** oder **Methotrexat** verabreicht werden. Bei der Dosisreduktion wird angestrebt, innerhalb von acht bis zwölf Wochen die „Cushing-Schwellen-Dosis" von ca. 7,5–10 mg Prednison zu erreichen.

Bei **schwerstem** Krankheitsverlauf, z.B. einer interstitiellen Lungenerkrankung im Rahmen eines Jo-1-Syndroms, erzielt die Behandlung mit **Cyclophosphamid** gute Ergebnisse. In einer randomisierten Doppelblindstudie konnte gezeigt werden, dass bei **therapierefraktärer DM** die **Immunglobulin-Hochdosisbehandlung** remissionsinduzierend wirkt. Bei der sog. ivIg-Behandlung werden 2 g einer kommerziellen IgG-Präparation in fünf aufgeteilten Dosen à 400 mg/kg/d infundiert. Der Erfolg dauert allerdings mit ca. acht Wochen nur kurz an, die kostenintensive zyklische ivIg-Therapie muss dann fortgesetzt werden. Der Wirkungsmechanismus ist unklar.

Verlauf und Prognose Die Erkrankung verläuft in Schüben, kommt aber meist nach fünf bis zehn Jahren zum Stillstand. Nach fünf Jahren sind etwa 20 % der Patienten verstorben.

Ursache sind Herzinfarkte, Komplikationen durch pharyngeale und respiratorische Lähmungen und Malignome. Von ca. 70 % der Erkrankten wird nach zweijähriger Behandlung eine 100 %ige Arbeitsfähigkeit wiedererlangt.

Komplikationen	Häufigkeit
Störung des Schluckaktes – Aspirationspneumonie	30 % – seltener
Lungenfibrose mit respiratorischer Insuffizienz	Häufig
Herzrhythmusstörungen infolge Myositis	Eher selten
Maligne Neoplasien	Eher selten
Rhabdomyolyse mit sekundärer Niereninsuffizienz	Ganz selten

Zusammenfassung

- Häufigste Ursache: unbekannte Ätiologie; wahrscheinlich Immunregulationsstörung
- Wichtigste Symptome: progrediente symmetrische Muskelschwäche im Bereich der Becken- und/oder Schultergürtelmuskulatur; Erythem
- Wichtigste diagnostische Maßnahmen: klinischer Befund, myositisassoziierte Autoantikörper, gezielte Biopsie (nach Muskel-MRT)
- Wichtigste therapeutische Maßnahmen: Glukokortikoide, Immunsuppressiva

13.5.5 Differentialdiagnosen der Kollagenosen

Sharp-Syndrom

Innerhalb der Gruppe der Kollagenosen, die sich untereinander mehr oder weniger klinisch und serologisch unterscheiden, hat man längere Zeit das **Sharp-Syndrom** als eigene Entität abgetrennt. Hierbei handelt es sich um eine **Mischkollagenose** (Mixed Connective Tissue Disease = MCTD), die mit Symptomen eines SLE, einer Dermato-/Polymyositis und/oder einer Sklerodermie einhergeht. Charakteristisch ist das Auftreten hochtitriger **Anti-RNP-Antikörper**. Aufgrund des zunächst als benigne angenommenen Verlaufs erschien eine Abtrennung von den klassischen Entitäten sinnvoll. Neuere Daten zeigen jedoch, dass die Mehrzahl der Fälle in einen SLE oder eine andere der klassischen Kollagenoseformen einmündet.

Antiphospholipid-Antikörper-Syndrom

Das Antiphospholipid-Antikörper-Syndrom (APS) oder **primäre Cardiolipin-Antikörper-Syndrom** wurde zunächst beim SLE (sekundär) beobachtet, tritt aber offenbar auch isoliert in Form des primären Antiphospholipidsyndroms auf. Dieses Syndrom ist klinisch durch **rezidivierende Thrombosen und/oder Aborte**, labortechnisch durch eine Thrombozytopenie, PTT-Verlängerung und erhöhte Antiphospholipid-Antikörper-Spiegel charakterisiert (vgl. Kap. 13.5.1). Die Thrombosen können praktisch in jedem Venenbereich, aber auch arteriell auftreten. Im letzteren Fall ist besonders der Hirninfarkt gefürchtet. Es kann aber in den verschiedensten Bereichen zu arteriellen Thrombosen kommen, z.B. in den Retina-, Koronar-, Tracheal- und Mesenterialgefäßen. Bei arteriellen Verschlüssen im jugendlichen Alter und bei fehlenden Hinweisen für eine Arteriosklerose oder Vaskulitis sollte stets an ein APS gedacht werden. Die häufig rezidivierenden Aborte, Frühgeburten und andere fetale Komplikationen entstehen ebenfalls auf dem Boden von **thrombotischen Okklusionen in den Plazentargefäßen**.

Therapeutisch wird man bei Thrombosen im arteriellen Bereich einen Behandlungsversuch mit Aspirin (325 mg/d) und im venösen Bereich mit oraler Antikoagulation (Marcumar®) unternehmen. Bei rezidivierenden Aborten wird eine subkutane Heparinisierung mit 5 000 IE/d empfohlen. Eine immunsuppressive Therapie beeinflusst die Thromboseneigung meist nicht wesentlich und wird nur bei lebensbedrohlichen Verläufen („Catastrophic APS") empfohlen (z.B. Cyclophosphamid).

Akute Pannikulitis

Bei der akuten Pannikulitis (Synonym: **Weber-Christian-Syndrom**) kann es besonders im Bereich der unteren Extremität rezidivierend zu schmerzhaften subkutanen Knoten infolge von **entzündlich entstandenen Fettgewebsnekrosen** kommen. Histologisch zeigt sich die Fettzellnekrose mit umgebender Rundzellinfiltration. Manche Patienten entwickeln neben den lokalen Beschwerden ein allgemein-entzündliches Syndrom mit Fieber, Leukozytose etc.

Das Weber-Christian-Syndrom kann primär entstehen, aber auch sekundär im Rahmen von Kollagenosen (z.B. SLE), lymphoproliferativen Erkrankungen (z.B. malignen Non-Hodgkin-Lymphomen), α_1-Antitrypsin-Mangel (s. Kap. 8.3.2), Pankreaserkrankungen (z.B. auch Karzinomen). Die Behandlungsart richtet sich bei den sekundären Formen nach der Grunderkrankung und bei der primären Form nach der klinischen Aktivität (Kortikosteroide, ggf. Azathioprin).

Familiäres Mittelmeerfieber

Beim familiären Mittelmeerfieber handelt es sich um eine **autosomal-rezessiv** vererbte Krankheit von Mittelmeeranwohnern meist des östlichen Mittelmeerraums, bei der es schubweise zu **fieberhaften Arthritiden mit Pleuritis und Peritonitis** kommen kann. Die Dauer der Anfälle ist meist auf eine Woche beschränkt. In ca. 40 % der Fälle kommt es langfristig zur Amyloidose. Prophylaktische Colchicingaben (1–2 mg/d) verhindern die Anfälle und wahrscheinlich auch die Amyloidose. Ursache sind mehrere Mutationen des Pyrin-Gens. Eine genetische Analyse (Mutationsnachweis) kann die Diagnose sichern.

Endokrinopathien (Schilddrüsenfunktionsstörungen, Cushing-Syndrom) sind ebenso wie die **Alkoholmyopathie** und die **medikamentös induzierten Myopathien** (D-Penicillamin, Clofibrat, Chloroquin, Lovastatin, Kortikosteroide, Colchicin u.a.m.) differentialdiagnostisch zu berücksichtigen.

Auch **Infektionen** – speziell Parasitosen – können differentialdiagnostisch eine Rolle spielen. Bei der **Trichinose** zeigt sich eine **Eosinophilie**, bei der **Zystizerkose** eine **Pseudohypertrophie der Muskulatur**. Im Rahmen der **HIV-Infektion** kann es zu einer PM-ähnlichen Myositis kommen; ferner kann die Zidovudintherapie zu einer Myopathie führen.

13.6 Primäre Vaskulitiden (PV)

Synonyme: primär systemische Vaskulitiden, primäre Immunvaskulitiden
Engl. Begriff: Primary Vasculitis, Idiopathic Vasculitis

Unter dem klinischen Sammelbegriff „PV" werden Krankheitsbilder zusammengefasst, die auf dem Boden von **Entzündungsprozessen in Gefäßwänden** unterschiedlich großer Blutgefäße entstehen und zu charakteristischen klinischen Syndromen führen. Man spricht deshalb von klinisch-pathologischen Entitäten. Bei der primären Vaskuli-

Erkrankungen des rheumatischen Formenkreises

Tab. 13.40 Nekrotisierende Vaskulitis: direkte Hinweise.

Gefäßtyp	Klinisches Problem
Klein	Episkleritis, Hörsturz, Vertigo, Hämoptysen, Meläna, Mikrohämaturie (GN), (Mono-, Poly-) Neuritis, palpable Purpura, Perimyokarditis etc.
Mittelgroß	Infarkte: Hirn, Herz, Niere, Darm, Extremitäten etc. Blutung (Ruptur: Mikroaneurysma)
Groß	Stenosen: z.B. Subclavian-Steal-Syndrom oder Aortenbogensyndrom, Venen: z.B. Thrombosen

Cave: Überlappung der Gefäßtypen sehr häufig!

Tab. 13.42 Sekundäre Vaskulitiden: Gefäßentzündung im Rahmen einer anderen Erkrankung.

Bei entzündlichen Erkrankungen unklarer Ätiologie	■ Systemische Autoimmunerkrankungen (z.B. Lupusvaskulitis, rheumatoide Vaskulitis, Sjögren-Syndrom-assoziierte Vaskulitis, Behçet-Syndrom etc.) ■ Organbezogene chronisch-entzündliche Erkrankungen (z.B. Colitis ulcerosa) ■ Chronisch-granulomatöse Entzündungen (Morbus Crohn, Morbus Boeck)
Bei Infektionen	■ Viren (HIV, CMV) ■ Bakterien (Spirochäten, Mykobakterien, Streptokokken, Tropheryma whippelii) ■ Parasitosen (Ascaris) ■ Pilze (Aspergillus)
Bei Neoplasien	■ Non-Hodgkin-Lymphome ■ Myeloproliferative Erkrankungen ■ Solide Tumoren
Bei Intoxikationen	■ Rauschgifte (Cocain, Morphin)
Bei Medikamenten	■ Antihypertensiva (Hydralazin) ■ Thyreostatika (Propylthiouracil) ■ Antibiotika ■ Blutprodukte (Antikörper)

tis ist die Ätiologie unbekannt, pathogenetisch liegt eine **immunologische Überempfindlichkeitsreaktion** zugrunde. Autoantikörper gegen Neutrophile und/oder Endothelzellen (ANCA/AECA) und immunhistologische Untersuchungen helfen bei der weiteren Differenzierung der Entitäten (**allergieassoziierte Vaskulitis, Immunkomplexvaskulitis, pauciimmune Vaskulitis, T-Zell-vermittelte granulomatöse Vaskulitis**).

Im Vordergrund des Beschwerdebildes stehen zu Beginn der PV oft vage Allgemeinsymptome wie bei einem konsumierenden Prozess und **uncharakteristische rheumatische Beschwerden** mit (Poly-)Arthralgien, Arthritiden oder (Poly-)Myalgien, seltener Myositiden. PV imponieren im Verlauf als **chronisch-entzündliche Systemerkrankungen** mit facettenreichen Syndromen. Die Leitsymptome sind durch den betroffenen Gefäßtyp und die involvierten Organe geprägt (s. Tab.13.40).

Im klinischen Alltag wird der Begriff „Vaskulitis" im Sinne einer „Arbeitsdiagnose" dann verwendet, wenn für das jeweilig vorliegende Krankheitsbild noch keine nosologische Zuordnung möglich ist. Die definitive Diagnose einer Vaskulitisentität basiert auf der klinischen Diagnose, den immunologischen Befunden (möglichst im Blut und im Gewebe) und dem histologischen Befund. Da die Prognose der verschiedenen PV variabel ist, muss sich die Therapie (s. Tab. 13.41) an der definitiven Diagnose orientieren.

Definition Unter dem Begriff PV subsumiert man **entzündliche Gefäßerkrankungen,** deren klinisches Bild

Tab. 13.41 Primäre Vaskulitiden: Einteilung und Therapie.

Hauptsächlich betroffene Gefäße	Namen nach der Chapel Hill Conference 1992	Standardprotokoll
Große Arterien	Riesenzellarteriitis, Takayasu-Arteriitis	GC-Monotherapie
Mittelgroße Arterien	Polyarteriitis nodosa HBV-assoziierte Polyarteriitis Kawasaki-Syndrom	GC-Monotherapie Interferon-α plus Vidarabin i.v. Immunglobulin plus ASS
Kleine Gefäße und mittelgroße Arterien	Wegener-Granulomatose Mikroskopische Polyangiitis Churg-Strauss-Syndrom	GC plus CYC (Fauci-Schema)* GC-Monotherapie
Kleine Gefäße	Schoenlein-Henoch-Purpura Kutane leukoklastische Angiitis Essentiell kryoglobulinämische Vaskulitis	GC-Monotherapie GC-Monotherapie, wenn lokale Maßnahmen nicht ausreichen Interferon-α plus Ribaverin

GC = Glukokortikoid; **CYC** = Cyclophosphamid; **ASS** = Aspirin
* ggf. mit Co-trimoxazol

13.6 Primäre Vaskulitiden (PV)

entscheidend von den Auswirkungen der Gefäßläsionen bestimmt wird. Bei den PV handelt es sich um „Immunvaskulitiden", allerdings mit heterogener Immunpathogenese: **Immunkomplexe, Autoantikörper gegen Neutrophile (ANCA)** und **T-Zell-vermittelte (granulomatöse) Immunreaktionen** sind zu unterscheiden.

Die definitive Diagnose („Feindiagnose" oder klinische Entität) ergibt sich aus der Beobachtung klinischer, immunologischer und pathologisch-anatomischer Charakteristika. Im klinischen Alltag helfen die neuen Krankheitsdefinitionen der Chapel-Hill-Konferenz von 1992, welche sich u. a. an dem bevorzugten Befall von Blutgefäßbereichen orientieren (s. Tab. 13.43). Demgegenüber ist bei den **sekundären Vaskulitiden** (Tab. 13.42) das auslösende Agens bekannt.

Ätiologie und Pathogenese Prinzipiell wird aus ätiologischer Sicht zwischen primären und sekundären Vaskulitiden unterschieden. Die Ätiologie der primären PV ist unbekannt. Zu sekundären Gefäßentzündungen kann es im Rahmen verschiedener Grunderkrankungen kommen, z.B. bei Infektionskrankheiten (Aortitis luica, s. Tab. 13.40). Die Systematik **primärer Vaskulitiden** orientiert sich am Befallsmuster der Gefäße und an immunpathologischen Merkmalen. Man geht von einer **sterilen Entzündung** (= Immunvaskulitis) aus. Wie in Tabelle 13.44 dargestellt, unterscheidet man pathogenetisch bei der Immunvaskulitis vier Formen:

- Der **allergieassoziierte Vaskulitistyp** geht mit klinischen Zeichen einer Atopie und immunologischem Reaktionstyp I mit **Eosinophilie** und **erhöhtem IgE-Spiegel** einher und zeigt in der Gefäßwand und/oder dem betroffenen Gewebe eine eosinophile Infiltration.
- Der **ANCA-assoziierte Vaskulitistyp** lässt keine oder nur minimale Immundepots in der Gefäßwand („**pauciimmune" Vaskulitis**) und ANCA im Serum erkennen.
- Der **Immunkomplexvaskulitistyp** zeigt In-situ-Ablagerungen von **Antigen-Antikörper-Komplement-Komplexen** und geht oft mit einer **Hypergammaglobulinämie** und einem Komplement-C-Verbrauch einher.
- Der **granulomatöse (T-Zell-vermittelte) Vaskulitistyp** weist **mononukleäre (Riesenzell-)Infiltrate** in der Gefäßwand auf und lässt im Blut keine Autoantikörper und keine Hypergammaglobulinämie bzw. Hypokomplementämie erkennen.

Symptome Aus klinischer Sicht ist zuerst zu entscheiden, ob es sich um eine lokalisierte oder – was meistens der Fall ist – um eine generalisierte Form handelt (s.

Tab. 13.43 Krankheitsdefinitionen primärer Vaskulitiden (gemäß der Chapel Hill Consensus Conference 1992).

Vaskulitis großer Gefäße	
Riesenzell-/Temporalarteriitis	Granulomatöse Arteriitis der Aorta und deren größerer Äste mit Prädilektion für die extrakraniellen Äste der A. carotis; Temporalarterie häufig betroffen; üblicherweise Patienten jenseits des 40. Lebensjahrs; häufig assoziiert mit Polymyalgia rheumatica
Takayasu-Arteriitis	Granulomatöse Entzündung der Aorta und ihrer Hauptäste; üblicherweise Patienten vor dem 40. Lebensjahr
Vaskulitis mittelgroßer Gefäße*	
Polyarteriitis nodosa**	Nekrotisierende Entzündung der mittelgroßen oder kleinen Arterien (klassische Panarteriitis nodosa) ohne Glomerulonephritis oder ohne Vaskulitis der Arteriolen, Kapillaren und Venolen
Kawasaki-Erkrankung	Arteriitis der großen, mittelgroßen und kleinen Arterien; häufig assoziiert mit dem mukokutanen Lymphknotensyndrom; Koronararterien häufig, Aorta und Venen z.T. betroffen; üblicherweise im Kindesalter
Vaskulitis kleiner Gefäße*	
Wegener-Granulomatose***	Granulomatöse Entzündung des Respirationstrakts und nekrotisierende Vaskulitis kleiner bis mittelgroßer Gefäße, z.B. der Kapillaren, Venolen, Arteriolen und Arterien; meist nekrotisierende Glomerulonephritis
Churg-Strauss-Syndrom***	Eosinophilenreiche und granulomatöse Entzündung des Respirationstrakts und nekrotisierende Vaskulitis der kleinen bis mittelgroßen Gefäße, die mit Asthma und einer Bluteosinophilie assoziiert sind
Mikroskopische Polyangiitis**/*** (mikroskopische Panarteriitis)	Nekrotisierende Vaskulitis kleiner Gefäße (z.B. Kapillaren, Venolen, Arteriolen) mit fehlenden bzw. minimalen Immundepots in situ; z.T. nekrotisierende Arteriitis der kleinen und mittelgroßen Arterien; meist nekrotisierende Glomerulonephritis; häufig pulmonale Kapillariitis
Schoenlein-Henoch-Purpura	Vaskulitis der kleinen Gefäße, z.B. der Kapillaren, Venolen, Arteriolen, mit überwiegend IgA-haltigen Immundepots in situ; betroffen charakteristischerweise Haut, Gastrointestinaltrakt und Glomeruli; Arthralgien und/oder Arthritiden
Essentielle kryoglobulinämische Vaskulitis	Vaskulitis der kleinen Gefäße, z.B. Kapillaren, Venolen, mit Kryoglobulindepots in situ und mit Kryoglobulinen im Serum; Haut und Glomeruli häufig betroffen
Kutane leukozytoklastische Angiitis	Isolierte leukozytoklastische Angiitis der Haut ohne systemische Vaskulitis oder Glomerulonephritis

* Als große Arterien sind definiert: Aorta und die größten Äste, die zu den Hauptkörperregionen (z.B. zu den Extremitäten oder dem Kopf) führen. Als mittelgroße Arterien gelten die viszeralen Arterienstämme, z.B. der Niere, der Leber, des Herzens oder des Mesenterialbereichs
** bevorzugter Terminus
*** starke Assoziation mit antineutrophilen zytoplasmatischen Autoantikörpern (ANCA)

Tab. 13.44 Mechanismen der Gefäßschädigung bei Immunvaskulitiden.

1. Pauciimmune Vaskulitis
   - **Autoantikörperassoziiert** (induziert?)
     ANCA: Morbus Wegener,
     mikroskopische Polyangiitis,
     Churg-Strauss-Syndrom
     AECA: Morbus Kawasaki

2. Immunkomplexvaskulitis:
   - **Autoantigen-/antikörperassoziiert**
     DNA-AK: SLE
   - **Infektassoziiert**
     Hepatitis-B-Antigene/DNA: cPAN
     Hepatitis-C-DNA/M-Gradient: Kryoglobulinämien
   - **Tumorassoziiert**
     Kryoglobulinämie Typ I

3. Granulomatöse Vaskulitis:
   - **CD4-Lymphozyten-assoziiert**
     $CD4^+/DR^+$ Zellen: Riesenzellarteriitis

Tab. 13.43). Es muss auch bei den (primär) lokalisierten Formen (z. B. der Initialphase bei Morbus Wegener) stets zu Beginn der Erkrankung und im weiteren Verlauf eine Generalisation ausgeschlossen werden.

In den meisten Fällen sind die Symptome einer PV in der sog. Prodromalphase eher vage und uncharakteristisch und stellen „indirekte Hinweise" dar: Adynamie, Fieber, Nachtschweiß und Gewichtsverlust, sog. **Allgemeinsymptome**

Tab. 13.45 Laborparameter bei Vaskulitiden.

Diagnoseassoziiert	Hinweis auf
Bluteosinophilie > 10%	CSS
Hepatitis-Bs-Ag	PAN
Anti-Hepatitis-C	Kryoglobulinämie
cANCA (PR3-ANCA)	Morbus Wegener
pANCA (MPO-ANCA)	mPAN
Kryoglobuline	Kryoglobulinämie
Endothelzell-AK	Morbus Kawasaki, rheumatoide Vaskulitis, SLE

Aktivitätsassoziiert	Hinweis auf
Komplementverbrauch	Immunkomplexvaskulitis
ANCA-Titer	Pauciimmune Vaskulitis (AAV)
F-VIII-ass. Antigen	Alle Vaskulitiden
Leuko- und Thrombozytose	Alle außer SLE
BSG ↑, CRP ↑ etc.	Alle Vaskulitiden

Organbezogen	Hinweis auf
Hämaturie	Glomerulonephritis
Proteinurie	(Cyclophosphamidzystitis)
Kreatinin erhöht	Glomerulonephritis
CK erhöht, Aldolase erhöht	Myositis, Myokarditis DD: Vaskulitis

---

mit wechselndem „rheumatischem Beschwerdekomplex". Sie lassen durchaus primär an einen infektiösen oder neoplastischen Prozess denken. Die Schlüsselsymptome der Vaskulitis (Tab. 13.41) geben direkte Hinweise auf eine Gefäßschädigung und führen zusammen mit den Leitsymptomen der jeweils zugrunde liegenden Entität zur klinischen Diagnose und zur histologischen Sicherung, also zur histologischen Diagnose. So finden sich z. B. bei Morbus Wegener typische Symptome aufgrund des granulomatösen Prozesses im oberen (HNO) und unteren Respirationstrakt.

Diagnostik

Labor PV gehen fast immer mit **Akute-Phase-Reaktionen** (hohe BSG, CRP, Leuko- und Thrombozytose) einher. Diese Reaktionen korrelieren meist mit der klinischen Aktivität. Daneben sind die diagnose- und organassoziierten Laborwerte zu beachten (s. Tab. 13.45).

Labortechnisch gibt es **keinen** eine PV beweisenden **„Marker"**.

Autoantikörper wie **ANCA** oder **ANA** sind sowohl aktivitäts- als auch diagnoseassoziiert (s. Tab. 13.46) und damit nicht nur initial richtungweisend, sondern auch im weiteren Verlauf hilfreich bei der Therapieplanung. Immunologische und molekularbiologischen Techniken spielen beim **Nachweis zugrunde liegender Virusinfektionen** (Hepatitis-B- und -C-Virus bei der Panarteriitis nodosa und der essentiellen Kryoglobulinämie) eine zunehmend bedeutendere Rolle.

Immunparameter Die aktivitätsassoziierten Parameter sind zur weiteren Verlaufsbeobachtung wichtig. Bei dem allergieassoziierten Vaskulitistyp zeigen sich – im Ausmaß abhängig von der klinischen Aktivität – eine starke Eosinophilie (**Hypereosinophilie**) und ein **erhöhter IgE-Spiegel**.

Bei den Immunkomplexvaskulitiden signalisiert **erniedrigtes Komplement** (CH50, C3, C3d, C4) die fortbestehende Krankheitsaktivität, sofern ein kongenitaler Komplementdefekt ausgeschlossen ist. Ein persistierender oder sogar ansteigender **ANCA-Titer** deutet auf eine gleich bleibend oder zunehmend aktive pauciimmune Vaskulitis hin. In der kompletten Remission lässt sich dagegen häufig kein ANCA mehr nachweisen. Da in beiden Fällen Klinik und Laborwerte nicht absolut korrelieren, müssen andere Parameter die Aktivitätsbeurteilung ergänzen. So erhöhen sich bei der Endothelzellschädigung beispielsweise das **Faktor-VIII-assoziierte Antigen** und das **lösliche Thrombomodulin**. Auch **lösliche Zytokinrezeptoren** wie z. B. der sIL-2-Rezeptor oder Rezeptoren für Adhäsionsmoleküle werden zunehmend als Aktivitätsparameter beschrieben. Selbstverständlich werden auch die Blutbildveränderungen (Leukozytose, Thrombozytose) und die klassischen Entzündungsparameter (BSG, CRP) untersucht, obwohl diese Werte relativ unspezifisch sind.

Organdiagnostik Die organbezogene Diagnostik richtet sich nach dem **klinischen Befallsmuster.** Man muss aber stets – auch bei klinisch unauffälligem Befund – nach einer **Nierenbeteiligung** suchen. Somit müssen immer die Nierenfunktionsparameter und das Urinsediment geprüft werden. Ferner ist immer nach diskreten **neurologischen**

Symptomen, auch einer peripheren Neuropathie, oder nach Manifestationen im **HNO- und ophthalmologischen Bereich** zu fahnden.

Bildgebende Verfahren unterstützen die stets notwendige interdisziplinäre Diagnostik. Dabei kommt der **Sonographie** eine zunehmende Bedeutung zu, z. B. bei der Glomerulonephritis (Organgröße? Parenchymsaumbreite?) oder der Temporalarteriitis.

Mittels der **kraniellen Kernspintomographie** überblickt man weite Teile des bei ANCA-assoziierten Vaskulitiden erkrankten Bereichs (HNO-Region und intrazerebral).

Therapie Siehe Tabelle 13.41.

Zusammenfassung

- Häufigste Ursache: unbekannte Ätiologie bei primären Vaskulitiden; verschiedene Grunderkrankungen bei sekundären Vaskulitiden (z. B. Infektionen, Kollagenosen)
- Wichtigstes Symptome: Allgemeinsymptome mit wechselndem „rheumatischem Beschwerdekomplex"
- Wichtigste diagnostische Maßnahme: Labordiagnostik (Akute-Phase-Reaktionen)
- Wichtigste therapeutische Maßnahme: je nach zugrunde liegender Erkrankung

13.6.1 Riesenzell- bzw. Temporalarteriitis (TA) und Polymyalgia rheumatica (PMR)

Synonyme: Morbus Horton (TA), Polymyalgia arteriitica (PMR)
Engl. Begriff: Temporal Arteritis, Giant Cell Arteritis

Praxisfall

Bei einer 70-jährigen Patientin kommt es „von heute auf morgen" zu **heftigsten Schmerzen im Bereich des Schulter- und Beckengürtels**. Nur mit Mühe und mit fremder Hilfe ist sie in der Lage, aus dem Bett zu steigen.

Anamnestisch ist zu eruieren, dass sie vor ca. einem halben Jahr plötzlich einen **Visusverlust im Bereich des linken Auges** erlebt hatte, der ätiologisch unklar blieb. Allerdings habe sie in den letzten zwei bis drei Wochen eine Abgeschlagenheit und einen ihr unbegreiflichen Gewichtsverlust von 4 kg erlebt. Sie habe nun Angst, dass diesen Symptomen ein Tumorleiden zugrunde liege.

Inspektorisch fällt bei der Patientin eine Schwellung im Bereich beider Schläfen auf, die **palpatorisch** eine sehr **druckschmerzhafte Temporalarterie** erkennen lässt. Ferner ist die gesamte Muskulatur (speziell im Oberarmbereich) druckdolent. Ein Gelenkstatus lässt sich praktisch nicht erheben, da die Patientin infolge der Schmerzen keine Untersuchung zulässt.

Labortechnisch finden sich eine **Sturzsenkung** (BSG 90/140 mm n.W.) und ein entsprechend **maximal erhöhtes CRP** (11 mg/dl). Das Blutbild zeigt mit einer **Thrombozytose** von 565 000/µl (565 G/l) den akut-entzündlichen Prozess. Weitere Laborparameter inkl. der sog. Muskelenzyme und auch der Tumormarker (konsumierender Prozess?) bleiben negativ.

Tab. 13.46 ANCA-Subtypen, Zielantigene und assoziierte Erkrankungen.

Akronym	Zielantigen(e)	Assoziierte Erkrankungen
a. cANCA	Proteinase-3 = PR3	Morbus Wegener; Minderheit von mikr. Polyangiitis, Churg-Strauss-Syndrom
pANCA	Myeloperoxidase (MPO)	mikr. Polyangiitis, renale Vaskulitis (idiopath. rapid progressive GN), Churg-Strauss-Syndrom
b.	Laktoferrin, Kathepsin G, Elastase, Lysozym	Entzündlich-rheumatische Erkrankungen wie rheumatoide Arthritis und Vaskulitis, SLE, Sjögren-Syndrom
a/pANCA	BPI (= CAP57)?	Colitis ulcerosa, primär sklerosierende Cholangiitis, 10–20 % Morbus Crohn

a. Antikörper mit starker Assoziation zu Vaskulitiden, speziell AAV
b. Antikörper, die bei Vaskulitiden, aber auch bei anderen Erkrankungen auftreten

Klinisch-immunologisch finden sich keine Autoantikörper (ANA, ANCA etc.), der Rheumafaktor ist nicht nachweisbar. Die Komplementkomponenten sind eher erhöht (Akute-Phase-Proteine).

Bioptisch lässt sich aus einer Temporalarterie das Bild einer **Riesenzellarteriitis** histologisch sichern. Damit sprechen Klinik, Laborchemie und Histologie für eine Polymyalgia arteriitica. Da die Patientin Blut im Stuhl (Haemoccult positiv) hat, wird zum sicheren Ausschluss eines paraneoplastischen Prozesses auch eine endoskopische Diagnostik mit Gastroskopie, Koloskopie und Abdominalsonographie durchgeführt. Es ergibt sich kein Hinweis für einen okkulten Tumor.

Unter der **Therapie** mit zunächst höher dosierten **Kortikosteroiden** (50 mg Prednisolon-Äquivalent für acht Tage) bessert sich das Beschwerdebild „schlagartig". Innerhalb der nächsten vier Wochen kann diese Medikation bis in den Bereich der Cushing-Schwellen-Dosis (7,5 mg Prednisolon-Äquivalent) reduziert werden, ohne dass sich der Zustand der Patientin verschlechtert bzw. die humoralen Entzündungsparameter erneut ansteigen.

Definition Bei der TA handelt es sich um eine **Vaskulitis mit Riesenzellen beim älteren Menschen,** die vorwiegend die Aorta und deren größere Äste befällt. Die Bezeichnung „Temporalarteriitis" lässt erkennen, dass die Temporalarterien häufig betroffen sind, allerdings können auch andere extrakranielle Gefäße und sogar Äste distal des Aortenbogens beteiligt sein. Oft besteht gleichzeitig eine Polymyalgia rheumatica (PMR).

Bei der **PMR** kommt es zu **symmetrischen Muskelschmerzen** im Bereich des Schulter- und Beckengürtels. Die Erkrankung geht ohne Muskelenzymerhöhung und ohne histopathologischen Befund einher. Sowohl die TA als auch die PMR können isoliert oder – evtl. im weiteren Verlauf – in Kombination auftreten.

Erkrankungen des rheumatischen Formenkreises

Tab. 13.47 Riesenzell-/Temporalarteriitis: Diagnosekriterien ACR 1990.

Patient > 50 Jahre
Neu aufgetretene Kopfschmerzen
Klinische Auffälligkeit der Temporalarterien (Druckschmerz, Pulslosigkeit)
Stark erhöhte BSG
„Positive" Arterienbiopsie
Mindestens 3 dieser Kriterien sollten erfüllt sein.

Epidemiologie Man geht von einer durchschnittlichen jährlichen Inzidenz von 17,8 pro 100 000 Personen über 50 Jahre und einer Prävalenz von 200 pro 100 000 Personen aus.

Ätiologie und Pathogenese Die Ätiologie ist **nicht geklärt**. Eine **Assoziation mit vorausgegangenen Infekten** wird postuliert. Zyklische Fluktuationen der Inzidenz der TA korrelierten mit epidemischen Zyklen von Parvovirus-B19-Infektionen. Auch ein vermehrtes Auftreten der TA in Zusammenhang mit Chlamydia-pneumoniae-Infektionen wurde beobachtet. In Temporalarterienbiopsaten wurden Parvovirus B19 und Chlamydien-DNA nachgewiesen.

Genetik Es besteht eine **familiäre Häufung**. HLA-Analysen zeigen eine signifikante Assoziation mit HLA-DR4 (überwiegend: B1*0401).

Immunologie Bei der TA handelt es sich um eine **Vaskulitis**, die durch die **granulomatöse Entzündung** geprägt ist.

Tab. 13.48 Polymyalgia rheumatica (Diagnosekriterien nach Bird).

Beidseitiger Schulterschmerz (± Steifheit)
Beidseitige Druckempfindlichkeit (Oberarm- und Oberschenkelmuskulatur)
Gewichtsverlust; Depression
Krankheitsentwicklung 2 –4 Wochen
Alter > 65 Jahre
Morgensteifigkeit > 1 h
BSG > 50 mm n.W./1 h
Promptes Ansprechen auf Kortikosteroide

Die oligoklonale Expansion der Lymphozyten spricht für einen **antigengetriebenen Prozess**. Die in der Adventitia gelegenen Interferon-γ produzierenden CD4$^+$- Zellen weisen auf das Überwiegen des Th1-Zytokinprofils hin. Diese Zellen sind vermutlich über die Vasa vasorum invadiert. Die Mediaschädigung scheint durch Makrophagen induziert. Auch die Intimaproliferation wird von diesen und den Riesenzellen induziert.

Symptome Neben Allgemeinsymptomen der Vaskulitis (s.o.) finden sich als Beschwerden charakteristischerweise **bitemporale Kopfschmerzen**.
Gefürchtet sind die regionalen Ischämien am Auge (**Visusminderung bis Amaurosis**), am Integument (**Skalpnekrosen**) oder auch am Gehirn infolge von zerebrovaskulären Durchblutungsstörungen mit flüchtigen, aber auch bleibenden **Hirninfarkten** (z.B. Hemiparese!) und **Augenmuskelparesen**.
Seltener kommt es zur Erkrankung der Aorta und deren großkalibriger Äste, zum sog. **Aortenbogensyndrom** (vgl. Takayasu-Arteriitis, Kap. 13.6.4). Ferner finden sich **Zeichen einer konsumierenden Allgemeinerkrankung** wie Fieber, Adynamie und Gewichtsverlust. Zusätzlich treten bei der PMR symmetrische Schulter- und/oder Beckengürtelschmerzen auf, verbunden mit Morgensteifigkeit und Schwäche der stammnahen Muskulatur. Flüchtige Synovialitiden finden sich meist im Bereich großer Gelenke. Diagnosekriterien sind in Tabellen 13.47 und 13.48 aufgeführt.
Manchmal fällt die **Schwellung der A. temporalis** inspektorisch auf (s. Abb. 13.18); häufig ist diese druckschmerzhaft. Bei entsprechenden Symptomen ist fundoskopisch nach einer **ischämischen Optikusneuritis** zu fahnden. Pulsdruckverminderungen (z.T. Pulsverlust) und **Blutdruckdifferenzen** an den oberen Extremitäten können ebenso wie auskultatorisch eruierbare **Stenosegeräusche** in den Supraklavikulargruben auf ein Aortenbogensyndrom hinweisen. Die Muskulatur im Bereich des Schulter- und/oder Beckengürtels ist bei gleichzeitiger PMR druckdolent und bei der elektromyographischen Untersuchung ohne pathologischen Befund. Wenn gelegentlich Arthritiden auftreten, ist das Gelenkbefallsmuster oligoartikulär (z.B. Schultergelenke).

Diagnostik Labordiagnostisch zeigen sich eine **erhöhte BSG** und deutlich **vermehrte Akute-Phase-Proteine (CRP)**, eine zumeist geringgradige hypochrome Anämie, eine leichte Leukozytose und eine meist ausgeprägte **Thrombozytose**. Die Muskelenzyme sind auch bei gleichzeitig bestehender PMR nicht erhöht. Autoantikörper spielen bei der Diagnostik keine Rolle. Die Diagnose sollte bei einem entsprechenden klinischen Befund bzw. nach Doppler-Sonographischer Lokalisation eines erkrankten Segments („Halo"-Nachweis) durch die **Biopsie der Arteria temporalis** histologisch gesichert werden. Wegen des segmentalen Befalls werden stets größere Gefäßabschnitte entnommen und untersucht. Muskelbiopsien erbringen bei der PMR keinen pathologischen Befund.

Therapie

Polymyalgia rheumatica Das gute Ansprechen der PMR auf **Kortikosteroide** ist so charakteristisch, dass es in den Kriterienkatalog für die Polymyalgia rheumatica aufgenommen wurde. Therapieziele sind Beschwerdefreiheit und Prophylaxe arteriitischer Gefäßkomplikationen.

Zunächst wird mit 30–40 mg/d Prednison (0,5 mg/kg/d) begonnen. Im weiteren Verlauf orientiert sich die Dosierung am klinischen Bild und an den Entzündungsparametern (BSG, CRP). Man strebt innerhalb von ca. drei Monaten eine langsame und kontinuierliche Reduktion in den Bereich unterhalb der „Cushing-Schwellen-Dosis" an. Die Erhaltungsdosis sollte dann möglichst unter 7,5 mg/d Prednison liegen. Ist diese Reduktion wegen fortbestehender Krankheitsaktivität nicht möglich, muss rechtzeitig eine „kortikosteroideinsparende Medikation" z. B. mit **Azathioprin** (Dosis und Nebenwirkungen: s. Tab. 13.9 und 13.7) eingeleitet werden. Bei älteren Menschen dienen Ca-Brausetabletten, auch in Kombination mit Vitamin D, der Osteoporose-Prophylaxe. Nach einem komplikationsfreien Verlauf von ein bis zwei Jahren wird man versuchen, die Steroidmedikation abzusetzen. Anschließend müssen die Patienten wegen der Rückfallgefahr mindestens für die Dauer eines Jahres überwacht werden.

Temporalarteriitis Das Risiko der unbehandelten TA ist hoch! Bei nicht rechtzeitiger Therapie droht eine häufig irreversible, meist einseitige Erblindung oder auch ein zerebraler Insult. Durch den Einsatz der **Glukokortikoide** (GC) hat sich die Prognose deutlich verbessert.

Bei unkompliziertem Verlauf wird 1 mg/kg KG Prednisolon empfohlen. Die Steroidreduktion richtet sich nach dem klinischen Bild, der Entzündungskonstellation (CRP quantitativ!) und orientiert sich am oben für die PMR gegebenen Schema.

Bei drohenden oder bereits manifesten ischämischen Komplikationen sind initial 250–500 mg Prednisolon i.v. täglich über drei Tage zu applizieren, anschließend erfolgt eine orale Therapie (s.o.).

Die Dauer der GC-Therapie sollte ein Jahr nicht unterschreiten. Wird eine Prednisolondosis von maximal 7,5 mg/d innerhalb von ca. drei Monaten nicht erreicht, dann ist eine **GC-einsparende Therapie** indiziert. In der klinischen Praxis zeigen **Azathioprin** (2 mg/kg KG/d) und **Methotrexat** (0,3 mg/kg KG/Woche i.v.) einen solchen einsparenden Effekt.

Therapierefraktäre Fälle sind selten und bedürfen der **erneuten Diagnostik** (DD andere primäre Vaskulitiden), bevor eine aggressivere Behandlung z. B. mit **Cyclophosphamid** nach dem Fauci-Schema (s. Tab. 13.41) begonnen wird.

Verlauf und Prognose Der Verlauf zeigt einen Wechsel von Remissionen und Rezidiven. Bei Symptomfreiheit nach Glukokortikoidtherapie ist eher von einer Remission als von einer Heilung auszugehen. Die mittlere Erkrankungsdauer liegt bei vier Jahren. Das klinische Bild kann, auch mit jedem Rezidiv, komplett unterschiedlich sein. Einmal stehen mehr die Beschwerden der PMR, einmal mehr die der TA im Vordergrund. Bei der TA sind die Augenkomplikationen (Erblindung) gefürchtet.

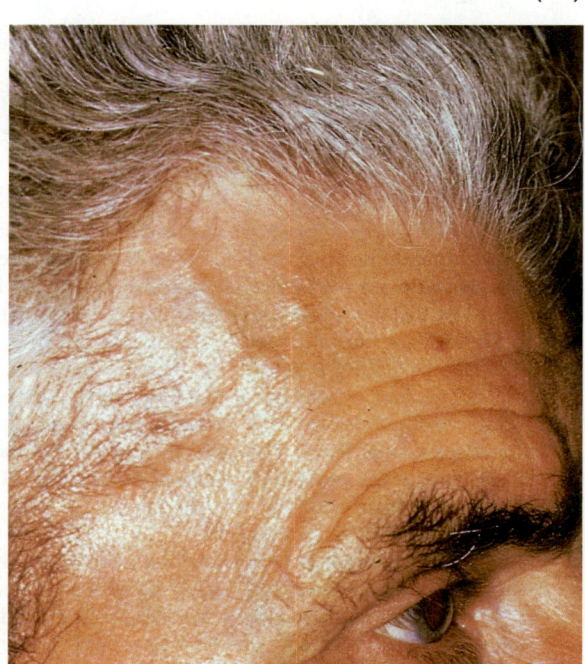

Abb. 13.18 Temporalarterienschwellung bei PMR.

Komplikationen	Häufigkeit
Regionale Ischämien	
■ Optikusneuropathie	Häufiger und gefährlich
■ Aortenbogensyndrom	Häufig
■ Zungen- oder Skalpnekrosen	Selten
■ Koronarinsuffizienz	Seltener
■ Aortenaneurysma	Seltener
Polymyalgia rheumatica	Häufig
Iatrogenes Cushing-Syndrom	Ganz selten

Zusammenfassung

- Häufigste Ursache: unbekannte Ätiologie; Assoziation mit vorausgegangenen Infekten?
- Wichtigste Symptome: Kopfschmerzen, schwere Allgemeinsymptome, Visusverlust
- Wichtigste diagnostische Maßnahme: Biopsie der Temporalarterie
- Wichtigste therapeutische Maßnahme: Glukokortikoid-Monotherapie

13.6.2 Pan- bzw. Polyarteriitis nodosa (PAN)

Synonyme: Periarteriitis bzw. Polyarteriitis nodosa, „klassische" Panarteriitis nodosa Kussmaul-Maier
Engl. Begriff: Polyarteritis Nodosa

Praxisfall

Bei einem 75-jährigen Juristen treten innerhalb eines Jahres zunehmende Beschwerden durch **Parästhesien, brennende Sensationen** und **ziehende Missempfindungen** im Bereich der distalen Abschnitte der unteren Extremitäten auf. Diese Missempfindungen sind so quälend, dass er wegen der Hoffnungslosigkeit – er konsultiert erfolglos verschiedene Ärzte – suizidale Gedanken hat. Im weiteren Verlauf kommen motorische Ausfälle im Sinne einer **Peroneuslähmung**, ferner Nasenbluten und Kopfschmerzen als Folge eines **exzessiven Bluthochdrucks** (RR 200/120 mmHg) hinzu. Das Bild wird durch heftige Muskel- und Gelenkschmerzen kompliziert.

Inspektorisch imponiert ein kachektisch wirkender alter Mensch (**Gewichtsverlust** von fast 10 kg in 6 Monaten), der aufgrund der Peroneusparese im Steppergang auf den Arzt zutritt. Die Haut wirkt marmoriert (**Livedo reticularis**, s. Abb. 13.19).

Bei der **körperlichen Untersuchung** fallen neben neurologischen Störungen (distale Polyneuropathie) und Bluthochdruck (RR 200/120 mmHg) an verschiedenen Stellen **hirsekorngroße subkutane Knötchen** auf. Aus diesen Arealen wird eine Biopsie entnommen, die **histologisch** das Bild einer Panarteriitis nodosa im subkutanen Fett- und benachbarten Muskelgewebe zeigt.

Bei den **labortechnischen Befunden** imponieren die deutliche **BSG-Erhöhung** (40/63 mm n.W.) und das **CRP** (3,0 mg/dl), ferner eine **Leuko- und Thrombozytose** (15 000 bzw. 65 000/μl).

Klinisch-immunologisch zeigt sich ein **hochtitriger Rheumafaktor**. Die erniedrigten Komplementkomponenten (C3, C4) und der CH50-Wert (gesamthämolytische Aktivität) signalisieren einen **Komplementverbrauch**. Die „Hepatitisserologie" ist positiv (HBsAg, HBeAg).

Nierenangiographisch sieht man im Bereich der Interlobararterien eine Reihe von Mikroaneurysmen.

Bei der **Sonographie** sind höckrige Nierenkonturen erkennbar, vereinbar mit wiederholt abgelaufenen **Niereninfarkten**.

Unter der **Therapie** mit **Glukokortikoiden** (40 mg Prednisolon-Äquivalent bis zum Wirkungseintritt von Cyclophosphamid) und einer **Cyclophosphamid-Dauertherapie** (2 g/kg Körpergewicht/d = ca. 150 mg/d) bessern sich die rheumatischen Beschwerden rasch, sukzessive nimmt auch die quälende Polyneuropathie ab. Nach einem Jahr täglicher Cyclophosphamid-Dauertherapie wird zur Therapie mit Interferon-α (3 × 3 Mio. E/Woche) übergegangen. Unter dieser Therapie ist das HBeAg nicht mehr nachweisbar, und die Remission bleibt erhalten. Nach sechs Monaten kann jegliche Therapie beendet werden.

Definition Die PAN ist eine **systemisch nekrotisierende Vaskulitis mittelgroßer Gefäße**, vor allem der Nieren-, Mesenterial-, Muskelgefäße und der Vasa nervorum. Eine Glomerulonephritis (= Kleingefäßvaskulitis) kommt nicht vor.

Epidemiologie Epidemiologische Analysen gehen von einer Inzidenz der PAN von **4,6 pro 1 Mio. Personen** in GB bzw. 9 pro 1 Mio. Personen in den USA aus.

Ätiologie und Pathogenese Häufig ist die Ätiologie nicht zu eruieren. In bis zu einem Drittel der Fälle scheint die **Hepatitis-B-Infektion** als Auslöser zu fungieren. Histologisch werden in den charakteristischerweise segmental und z.T. fokal betroffenen mittelgroßen muskulären Arterien fibrinoide Nekrosen und polymorphkernige Infiltrate gefunden, die sämtliche Gefäßwandschichten durchsetzen. Immunpathogenetisch findet sich dann der **Immunkomplexreaktionstyp**. Immunhistologisch zeigen sich in der Gefäßwand Ablagerungen von **Antigen-Antikörper-Komplement-Komplexen** (z.B. mit Hepatitisantigen als dem Antigenbestandteil) und im Blut ein **Komplementverbrauch** (Komplementkomponenten C3 und C4 sind erniedrigt; die gesamthämolytische Aktivität CH50 ist herabgesetzt). Oft besteht eine Hypergammaglobulinämie.

Bei einem Teil der Fälle fehlen immundiagnostische Hinweise, und bei einem kleinen Teil finden sich **ANCA** (s.u.). Hierbei sind die **Autoantikörper gegen Myeloperoxidase** (MPO) gerichtet und zeigen im Fluoreszenzbild ein perinukleäres Muster (pANCA). Damit erscheint die Immunpathogenese der PAN heterogen.

Der Ort der Gefäßläsion wird u.a. durch physikalische Momente (Scherkräfte) mitbestimmt: Nach Gefäßaufzweigungen finden sich häufiger Krankheitsmanifestationen.

Symptome

Beschwerden Die meist schwere Erkrankung äußert sich anfangs mit den Allgemeinerscheinungen wie **schwerer Adynamie, Myalgien, Arthralgien,** Fieber und Gewichtsverlust. Mit dem Eintritt einer Organmanifestation klärt sich das zunächst diffuse klinische Bild. **Kopfschmerzen** durch den renalen Hypertonus, **kolikartige Abdominalschmerzen** als Folge von Mesenterialarterienverschlüssen, **pektanginöse Beschwerden** bei nekrotisierender Entzündung der Koronararterien oder **Parästhesien** und **motorische Ausfälle** aufgrund der Polyneuropathie stehen im Vordergrund der klinischen Symptomatik. Inspektorisch ist die **Livedo reticularis** zu beachten, palpatorisch sind die

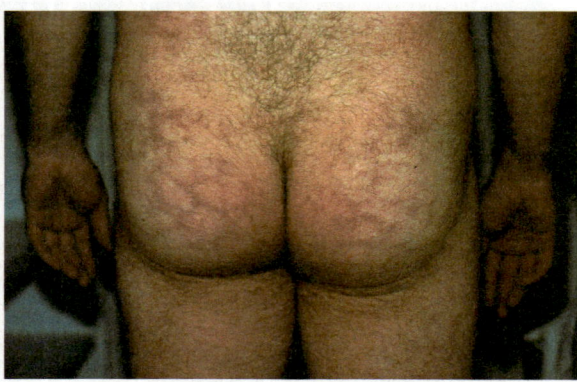

Abb. 13.19 Livedo reticularis bei PAN.

subkutan gelegenen, durch Aneurysmen bedingten Knötchen (P. „nodosa") nur selten zu tasten.

Diagnostik

Körperliche Untersuchung Neurologische Manifestationen (Sensibilitätsprüfung, Muskeleigenreflexe) sind zu suchen! Die Kombination von **Allgemeinsymptomen** und **gefäßbezogener Symptomatik** muss zusammen mit den uncharakteristischen Laborbefunden zu der Arbeitsdiagnose PV führen.

Labor Labortechnisch zeigen sich **erhöhte unspezifische humorale Entzündungsparameter** und häufig eine Blutbildveränderung mit **Leukozytose** (Neutrophilie) und **Thrombozytose.** Ferner ist nach dem Hepatitis-B-Oberflächenantigen, Komplementverbrauch und antineutrophilen Antikörpern (pANCA) zu suchen.

Bildgebung Die weitere **angiographische Abklärung** orientiert sich am Organbefall. Bei rezidivierenden Abdominalbeschwerden wird eine **Zöliakographie,** beim renalen Hypertonus eine **Nierenangiographie** (Mikroaneurysmen?) durchgeführt.

Histologie Biopsien sollten nur aus klinisch betroffenen Bereichen entnommen werden. Damit gelingt die histologische Sicherung der klinischen Diagnose. Der alleinige histologische Befund einer Panarteriitis (ohne klinisches Bild, s. u.) reicht nicht für die definitive Diagnose PAN aus, da dieser auch bei anderen Vaskulitiden (z.B. rheumatoide Vaskulitis bei rheumatoider Arthritis) auftreten kann. Immunhistochemische Analysen sind ergänzend zum Nachweis einer Immunkomplexvaskulitis anzustreben.

Therapie

Induktionstherapie bei schwerem Verlauf Lebensbedrohliche Manifestationen oder ein rasch progredienter und organbedrohender Verlauf erfordern eine **immunsuppressive Therapie. Glukokortikosteroide** (wie bei den Kollagenosen) und **Cyclophosphamid** (2–3 mg/kg Körpergewicht/d) können das Krankheitsbild in die Remission bringen.

Nach der Induktionstherapie, z.B. nach dem Fauci-Schema, wird nach ca. sechs bis zwölf Monaten eine remissionserhaltende Therapie mit **Methotrexat** oder **Azathioprin** (vgl. TA) für ein weiteres Jahr durchgeführt.

Leichter Verlauf Bei leichteren Fällen kann man versuchen, eine **alleinige Glukokortikoidmedikation** zu wagen, wenn eine engmaschige Kontrolle gewährleistet ist. Liegt eine chronische Hepatitis-B-Virusinfektion vor (HBsAg$^+$, HBeAg$^+$, HBV-PCR$^+$), dann kann auch mit Interferon-α und/oder Lamivudin behandelt werden.

Verlauf und Prognose Die PAN kann sowohl perakut einsetzen als auch chronisch schleichend beginnen und ist im weiteren **Verlauf unberechenbar.** Die PAN wird häufig auch als „Single-Hit"-Erkrankung angesehen, d.h., nach einer akut verlaufenden Phase kommt es zur kompletten Remission ohne Rezidivneigung. Mögliche Komplikationen sind gastrointestinaler Art (Mesenterialinfarkt, Gastrointestinalblutung, Darmperforation), Myokardinfarkt und Ruptur von Mikroaneurysmen mit schwerer Blutung.

Zusammenfassung

- Häufigste Ursache: Immunkomplexpathogenese?
- Wichtigste Symptome: Allgemeinerscheinungen (schwere Adynamie, Myalgien, Arthralgien)
- Wichtigste diagnostische Maßnahmen: klinische Befunderhebung, angiographischer und histologischer Befund
- Wichtigste therapeutische Maßnahmen: Glukokortikoide und Cyclophosphamid (Fauci-Schema)

13.6.3 ANCA-assoziierte Kleingefäßvaskulitiden (AAV)

Synonym: ANCA-assoziierte Vaskulitis
Engl. Begriff: ANCA-Associated Vasculitis

Zu den ANCA-assoziierten Kleingefäßvaskulitiden rechnet man die **Wegener- oder rhinogene Granulomatose (WG), die mikroskopische Polyangiitis (MPA) und das Churg-Strauss-Syndrom (CSS).** Unter dem Sammelbegriff AAV zeigen sich klinisch bei diesen miteinander verwandten Krankheitsbildern neben der meist erst im Verlauf auftretenden **Kleingefäßvaskulitis** Symptome im Bereich des Respirationstrakts, der Nasennebenhöhlen und der Lunge. Bei der WG und dem CSS findet sich dort eine granulomatöse Entzündung. In den erkrankten Blutgefäßen zeigen sich immunhistochemisch keine Antikörper- oder Immunkomplexablagerungen, die Vaskulitis wird deshalb auch als **„pauciimmun"** bezeichnet.

Die Wegener-Granulomatose ist stark mit cANCA bzw. PR3-ANCA, die mikroskopische Polyangiitis mit pANCA bzw. MPO-ANCA assoziiert.

Beim CSS finden sich weniger häufig cANCA- bzw. auch pANCA-Befunde. Der häufig vital bedrohliche Verlauf erfordert zumeist eine immunsuppressive Behandlung.

Praxisfall

Ein 45-jähriger Lehrer bemerkt im Februar erstmals eine **verstopfte Nase.** Als diese Symptome innerhalb von vier Wochen nicht rückläufig sind, sondern eher zunehmen, stellt er sich bei einem HNO-Arzt vor. Unter der Vorstellung einer **„allergischen Rhinitis"** wird eine breite Testung bei einem Allergologen durchgeführt, die jedoch komplett negativ ausfällt. In dieser Zeit entwickelt sich das Krankheitsbild weiter, die Nasenatmung wird praktisch unmöglich, und bei einer erneuten Kontrolle finden sich nun auch verschattete Kieferhöhlen. Nach etwa acht Wochen kommt es zu einer **Hörminderung rechts.** Da im April auch noch Allgemeinbeschwerden mit **Abgeschlagenheit, febrilen Temperaturen** und **Muskelschmerzen** hinzutreten, sucht der Patient einen Internisten auf.

Inspektorisch fallen ein „rotes Auge" links und eine angedeutete Sattelnasenbildung auf (s. Abb. 13.20). Ferner bestehen im Bereich der unteren Extremität flohstichartige Blutungen (**„palpable Purpura"**), die z.T. von einem roten entzündlichen Hof umgeben sind.

Erkrankungen des rheumatischen Formenkreises

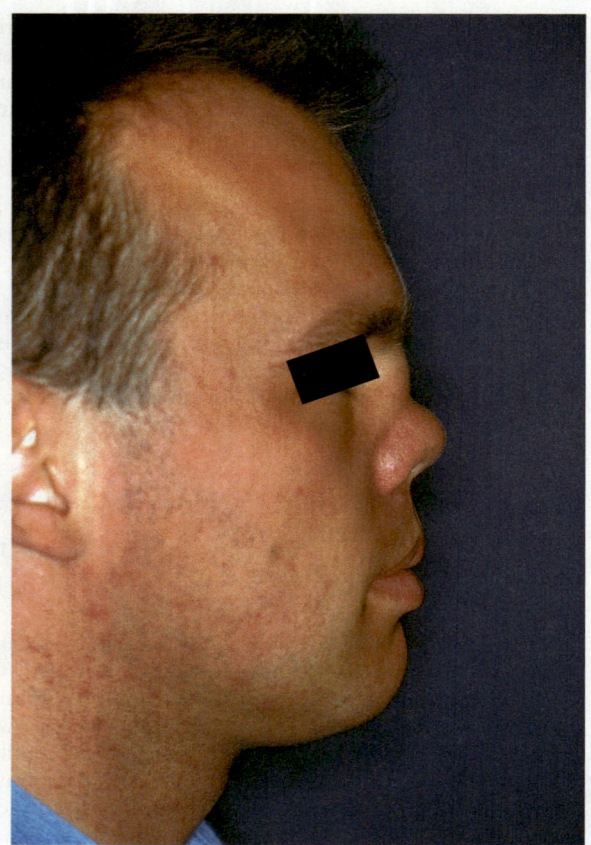

Abb. 13.20 Sattelnase.

Der hinzugezogene Dermatologe geht von einer Vasculitis allergica (histologisch: leukozytoklastische Vaskulitis), der Ophthalmologe von einer Episkleritis aus. Der HNO-Kollege sieht im Bereich der Nasenhaupthöhle eine ulzerierende Veränderung.

Das Biopsat erbringt den **histologischen Befund** einer **granulomatösen Entzündung,** die mit einer Vaskulitis einhergeht und mit einer Wegener-Granulomatose vereinbar ist. Daraufhin wird der Patient stationär eingewiesen.

Bei der jetzt durchgeführten **Röntgenuntersuchung** des Thorax zeigt sich keine Veränderung, wie z. B. ein zur Einschmelzung neigender Rundherd.

Labortechnisch findet sich eine eher **leichtgradige BSG-Beschleunigung** (35/65 mm n.W.) bei unauffälligem Blutbild (keine Thrombozytopenie, s.o.) und unauffälliger „Rheumaserologie". Insbesondere sind auch die sog. Nierenwerte und die Harnanalyse völlig unauffällig, so dass den die WG-Trias (oberer Respirationstrakt, Lunge und Niere) fordernden Kliniker Unsicherheit befällt.

Klinisch-immunologisch zeigt sich dann aber ein **cANCA-Titer** von 1 : 64. Mittels Subspezifitätenanalyse (s. Tab. 13.46) erkennt man Antikörper gegen Proteinase 3 (= PR3-ANCA), welche die cANCA-Fluoreszenz verursachen. Damit sprechen der klinische Befund, die Histologie und die Serologie für eine WG. Insbesondere die vaskulitischen Läsionen (Episkleritis, leukozytoklastische Vaskulitis) deuten auf ein aktives Generalisationsstadium und stellen die Indikation für das klassische „Fauci-Schema" (**Kortikosteroide plus Cyclophosphamid-Dauertherapie**). Unter dieser **Therapie** kommt es innerhalb von zwei bis drei Wochen zu einer deutlichen Besserung. Eine komplette Remission wird nach einem dreiviertel Jahr erreicht. Es sind weder klinisch noch radiologisch Hinweise für eine fortbestehende Krankheitsaktivität zu erkennen. Die Autoantikörper (cANCA) sind nicht mehr nachweisbar („Seronegativität"). Der Patient wird nun noch für ein halbes Jahr mit einer Cyclophosphamid-Stoßtherapie behandelt und ist dann über mehrere Jahre in einer kompletten Remission.

Definition Das Vollbild der cANCA/PR3-ANCA assoziierten **WG** wird durch die **granulomatöse Entzündung** im Bereich des oberen Respirationstrakts und der Lunge, die **Glomerulonephritis** und die systemisch nekrotisierende **Vaskulitis** bestimmt. Neuerdings werden auch Abortivformen und Frühstadien erkannt.

Die **mikroskopische Polyangiitis (MPA)** zeigt auch Symptome im Bereich des oberen Respirationstraktes und der Lunge, die allerdings nicht durch eine granulomatöse Entzündung verursacht sind. Die Niere ist in Form einer **nekrotisierenden Glomerulonephritis** betroffen. Es besteht eine Assoziation zu pANCA bzw. MPO-ANCA.

Das **Churg-Strauss-Syndrom (CSS)** geht klinisch mit einem **Asthma bronchiale** und einer **starken Eosinophilie** (> 10 % im Blut) einher und zeigt auch Symptome im Bereich des oberen Respirationstraktes, der Lunge, aber seltener der Niere. Eine Assoziation zu cANCA/PR3-ANCA oder zu pANCA/MPO-ANCA findet sich nur bei ca. der Hälfte der Patienten.

Wahrscheinlich stellen die MPA und das CSS Varianten der WG dar.

Epidemiologie Die jährliche Inzidenz der **WG** beträgt ca. 10 pro 1 Mio. Einwohner und Jahr. Als Prävalenz wird in Deutschland von 50 pro 1 Mio. Einwohner ausgegangen. Die meisten Neuerkrankungen treten **zwischen dem 40. und 50. Lebensjahr** auf, dabei sind beide **Geschlechter** etwa **gleich häufig** betroffen. Die mittlere jährliche Inzidenz des **CSS** beträgt 2 pro 1 Mio. Einwohner, die Prävalenz 0,1 Patient/1 Mio. Einwohner. Die Inzidenz der **MPA** beträgt 4 pro 1 Mio. Einwohner und Jahr.

Ätiologie und Pathogenese Die **Ätiologie** ist bei allen AAV **unbekannt,** die Pathogenese lückenhaft. Man geht davon aus, dass die **WG** zunächst mit einer granulomatösen Entzündung im Respirationstrakt beginnt und sich erst im Verlauf eine Vaskulitis entwickelt. Auch dem **CSS** geht eine Prodromalphase mit Polypenbildung in der Nase und Asthma bronchiale voraus.

Granulomatöse Entzündung Im Wegener-Granulom finden sich neben **Nekrosezonen** palisadenförmig aufgereihte **Histiozyten, Makrophagen** und z.T. auch **Riesenzellen** neben Lymphozyten. Letztere zeigen als CD4+ T-Zellen das Zytokinprofil der Th1-Zellen. Die Spezifität dieser Zellen ist unbekannt. Demgegenüber zeigt die gra-

13.6 Primäre Vaskulitiden (PV)

nulomatöse Entzündung des CSS eine Vielzahl von Eosinophilen. Die CD4⁺ T-Zellen zeigen dementsprechend ein Th1-Zytokinprofil.

Vaskulitisgenese Zahlreiche Untersuchungsergebnisse haben gezeigt, dass die vaskulitisassoziierten antizytoplasmatischen Antikörper (z.B. Proteinase-3-Antikörper) im Hinblick auf die Vaskulitisgenese immunpathogenetisch relevant sind. Hier wird heute allgemein das sog. **ANCA-Cytokin-Sequenzmodell** (s. Abb. 13.21) akzeptiert. Als Zielantigen konnte die Proteinase-3 von neutrophilen Granulozyten (PMN) identifiziert werden. Funktionelle Untersuchungen mit F(ab)$_2$-Fragmenten von Proteinase-Antikörpern haben dokumentiert, dass diese Granulozyten aktivieren können. Die Aktivierung wird allerdings erst durch den primären Effekt proinflammatorischer Zytokine (z.B. Tumor-Nekrose-Faktor α) möglich („PMN-Priming"). Über die Freisetzung von Sauerstoffradikalen und lysosomalen Enzymen aus den am Endothel haftenden Neutrophilen kommt es zur Gefäßläsion. Im Tierexperiment können Proteinase-3-Antikörper bei sensibilisierten Tieren (Vorimmunisierung) zur pauciimmunen Vaskulitis führen (Vaskulitis ohne Immunkomplexablagerung, s.o.).

Symptome

Initialphase der WG bzw. Prodromalphase des CSS Symptome im Bereich des Kopfes („Kopfklinik") bestimmen das klinische Bild der Initialphase. Nicht selten führt die **verstopfte Nase** zur **Epistaxis,** die Nebenhöhlenerkrankung durch die Verbindung zum Mittelohr zu **Schwerhörigkeit** und **Kopfschmerzen,** die Erkrankung beim Fortschreiten bis zum Tränennasengang über Verstopfung des Ductus lacrimalis zum **Tränenträufeln.** Seltener können retroorbitale Granulommassen zu einer Protrusio bulbi führen. Bei weiterer Ausdehnung der Erkrankung kann es zu Ulzerationen im Bereich des Mundes, zur subglottischen Stenose, aber auch zu Bronchusstenosen mit konsekutiven Atelektasen kommen.

Während der Initialphase gehen die Beschwerden – wenn überhaupt – mit nur diskreten Zeichen der Vaskulitis einher. Dementsprechend sind auch die Laborparameter nur leicht verändert.

Beim CSS kommt es Monate und z.T. Jahre vor der Vaskulitis zu allergischen Reaktionen im oberen Respirationstrakt und in der Lunge. Meist findet sich kein spezifisches Allergen.

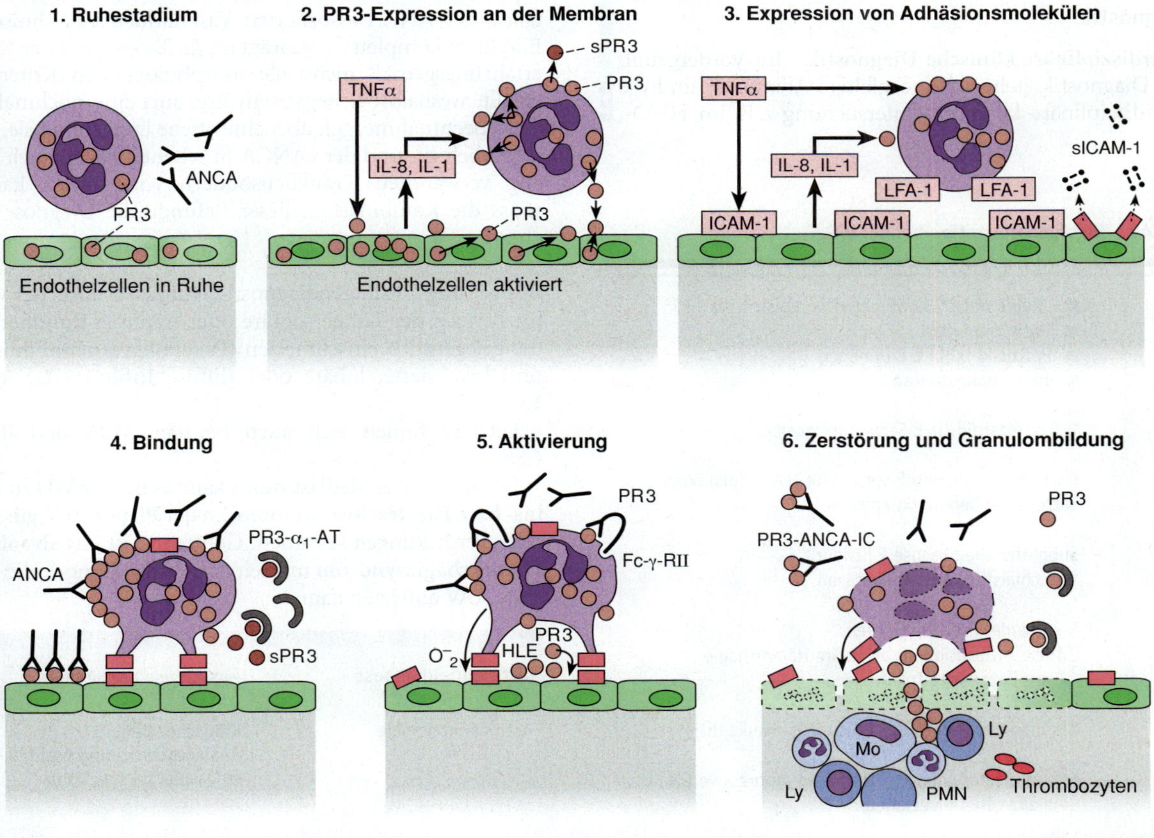

Abb. 13.21 Modell für die ANCA-induzierten Vaskulitiden – ANCA-Zytokin-Sequenztheorie: (1) In ruhenden, polymorphnukleären neutrophilen Granulozyten (PMN) ist die Proteinase-3 (PR3) in den Granula lokalisiert und somit nicht zugänglich für zirkulierende ANCA (2/3). Die Voraktivierung durch proinflammatorische Zytokine bewirkt die Expression von Adhäsionsmolekülen auf PMN und Endothelzellen (EC) und die Translokation der intrazytoplasmatischen PR3 auf die Zellmembran (4/5). Adhäsion der PMN an EC; PMN werden durch die Bindung von ANCA an die (membranständige) PR3 zusätzlich aktiviert und degranulieren. Sie setzen dabei in unmittelbarer Nähe der EC-Membran toxische Sauerstoffradikale und lysosomale Proteine frei, die von α$_1$-Antitrypsin (α$_1$-AT) nicht gebunden werden können. Dies führt zur Lyse der Endothelzellen und schließlich zur nekrotisierenden Vaskulitis (6).

Generalisationsphase ("Vaskulitisphase") In der Generalisationsphase treten die systemischen Manifestationen zunehmend in den Vordergrund. **Abgeschlagenheit, Gewichtsverlust, Fieber** und Nachtschweiß gehen oftmals mit den verschiedensten Beschwerden im Bereich des Bewegungsapparates einher, wie **Arthralgien, Myalgien, Arthritiden** und **Myositiden**. Die **Entzündungsparameter** sind nun deutlich oder sogar **maximal erhöht**. Die Patienten werden stark beeinträchtigt bzw. vital bedroht durch die verschiedenen vaskulitisch verursachten Organmanifestationen (s. Tab. 13.49).

Bei der **MPA** stellt eine Entzündung der kleinsten Arterien das pathologisch-anatomische Substrat dar. Beteiligte Organe sind Haut (palpable Purpura), Niere (Glomerulonephritis) und Lunge (alveoläres Hämorrhagie-Syndrom).

Es kommt zu einem der WG klinisch sehr ähnlichen Krankheitsbild. Bei dieser **„Wegener-Granulomatose *ohne* granulomatöse Entzündung"** können die in der Generalisationsphase der WG auftretenden Symptome ebenso beobachtet werden.

Beim **CSS** findet sich ein mit extravaskulären Granulomen dem Morbus Wegener ebenfalls sehr ähnliches klinisches Bild, bei dem aber zusätzlich ein **allergisches Asthma bronchiale** und eine **allergische Rhinitis/Sinusitis** auftreten.

Diagnostik

Interdisziplinäre klinische Diagnostik Im Vordergrund der Diagnostik stehen die sorgfältige Anamnese und die interdisziplinäre klinische Untersuchung z. B. im HNO-, ophthalmologischen und neurologischen Bereich (vgl. Tab. 13.41) sowie beim Nachweis von makropathologischen Veränderungen, z. B. im HNO-Bereich, die **bioptische Diagnosesicherung**.

Labor Eine Übersicht zum sog. „Vaskulitis-Laborprofil" gibt Tabelle 13.45.

Eine besondere Gefährdung des Patienten mit WG oder MPA geht von der Glomerulonephritis (GN) aus, die nicht selten rapid progressiv verlaufen kann. Dementsprechend ist der **Urin** mit **Sedimentanalysen** bezüglich einer (Mikro-)Hämaturie und/oder Proteinurie kontinuierlich zu analysieren. Ferner sind die **harnpflichtigen Substanzen** im Serum wie z. B. Kreatinin und Harnstoff bei GN in kurzen Abständen zu kontrollieren.

Die besondere Gefährdung des **CSS**-Patienten geht von der **Absolutzahl der Eosinophilen** im peripheren Blut aus, da diese als Effektorzellen für die pathologischen Veränderungen verantwortlich sind.

ANCA-Diagnostik Bei klinischem Verdacht wird nach dem **antizytoplasmatischen Antikörper** (ANCA; s. Tab. 13.46) gefahndet. Während dieser bei aktiven generalisierten Fällen der WG oder MPA stets nachweisbar ist, findet er sich in der Initialphase nur bei ca. 50 % der Patienten (Spezifität ca. 95 %, Sensitivität ca. 50 %). Da in den Frühfällen der ANCA-assoziierten Vaskulitiden das klinische Bild nicht komplett ausgeprägt ist, die Biopsie aus der Nase erfahrungsgemäß nicht alle morphologischen Kriterien erfüllt, weshalb bei negativem Ergebnis eine nochmalige Gewebeentnahme, ggf. über eine offene Lungenbiopsie, erforderlich ist, und der cANCA in seltenen Fällen auch bei eng verwandten Krankheitsbildern vorkommen kann, muss die Kombination dieser Befunde die Diagnose sichern.

Bildgebung Röntgendiagnostisch finden sich bei der WG im Bereich der Lunge solitäre oder multiple **Rundherde**, die gelegentlich einschmelzen (**Pseudokavernenbildung**), und lokalisierte, lobäre oder diffuse **Infiltrate** (s. Abb. 13.22).

Letztere finden sich auch bei der MPA und dem CSS.

Im Bereich des Mediastinums kann es bei der WG zu **Hilus- bzw. Paratrachealtumoren**, an der **Pleura** zu **Ergüssen** oder Verdickungen kommen. Gefürchtet ist das **alveoläre Hämorrhagiesyndrom** mit seiner „weißen Lunge", die bei allen AAV auftreten kann.

Tab. 13.49 Organmanifestation bei der WG.

Auge	▪ „Rotes Auge", Konjunktivitis, Episkleritis ▪ Optikusneuritis ▪ Protrusio bulbi E Erblindung ▪ Tränengangstenose
Ohr	Otitis, Mastoiditis E Schwerhörigkeit
Nase	Borkige Entzündung E verstopfte Nase; Epistaxis; Sattelnase; Nebenhöhlenmitbefall
Trachea Bronchien	Subglottische Stenose E Stridor Bronchialstenose E Atelektasen
Lunge	Rundherde, Pseudokavernen, diffuse Infiltrationen, alveoläre Hämorrhagie → respiratorische Insuffizienz
Herz	Koronariitis, Valvulitis, Perikarditis, Pankarditis
Niere	Fokale Glomerulonephritis E rapid progressive GN → akutes Nierenversagen
Haut	Palpable Purpura, Ulzera
Rheuma	Arthralgien, Myalgien und Arthritiden und Myositiden
Nerven	Polyneuropathie; zerebrale Durchblutungsstörungen

Differentialdiagnose	Ausschlussmaßnahmen
Asthma bronchiale	Klinischer Befund Anamneseerhebung bezüglich einer allergischen Vorgeschichte
Polyposis nasi	Klinischer Befund HNO-Inspektion
Erkrankungen, die mit einer Eosinophilie einhergehen, wie Wurmerkrankungen	

Therapie Heute orientiert sich die Therapie nicht nur an der Diagnose, sondern auch am Stadium der Erkrankung und am klinischen Bild. Zunächst wird bei der WG und der MPA meist eine **remissionseinleitende Induktionstherapie** z. B. nach dem **Fauci-Schema** begonnen (Cyclophosphamid 2–3 mg/kg/d plus Prednison wie bei Kollagenosen, s. o.) und ca. sechs bis zwölf Monate durchgeführt. Dann wird zur Konsolidierung eine **remissionserhaltende Therapie** mit „leichteren" Immunsuppressiva (z. B. Azathioprin 2 mg/kg KG/d oder Methotrexat 0,3 mg/kg KG/Woche zusammen mit Low-Dose-Glukokortikoiden) durchgeführt. Das CSS lässt sich mit Kortikosteroiden allein oft günstig beeinflussen. Schwerere Verlaufsformen (z. B. mit Herzbeteiligung) müssen meist zytotoxisch (Cyclophosphamid) behandelt werden.

Verlauf und Prognose Unbehandelt ist die Prognose für WG-Patienten in der Generalisationsphase **außerordentlich schlecht.** Nach älteren Studien leben nach zwei Jahren nur noch 10–50 % der Patienten. Andererseits hat die Behandlung mit Cyclophosphamid zu einer starken Verbesserung der Prognose beigetragen. In ca. 90 % der Fälle wird eine Remission erzielt. Die Langzeitprognose wird allerdings auch von den Komplikationen durch diese zytotoxische Substanz mitbestimmt (s. Tab. 13.7). Der Krankheitsverlauf des **CSS** ist meist weniger dramatisch.

Gefürchtet ist der Übergang der WG von der Initial- in die Generalisationsphase, weil es bei einem **fulminanten Verlauf** durch vaskulitische Läsionen, z. B. die schwere Kapillaritis der Lunge (alveoläres Hämorrhagiesyndrom) und die Kapillaritis der Niere (**rapid progressive Glomerulonephritis**), innerhalb kürzester Zeit zu einem **pulmorenalen Syndrom** (PRS) kommen kann (mit Bluthusten, Luftnot, Nierenversagen).

Auch im Rahmen der **MPA** kann beim gefürchteten Vollbild ein PRS auftreten.

Mögliche Komplikationen sind Nierenversagen infolge rapid progressiver Nephritis, Lungenversagen infolge alveolären Hämorrhagiesyndroms, pulmorenales Syndrom (= Nieren- und Lungenversagen) und iatrogene Schädigung durch immunsuppressive Behandlung.

Zusammenfassung

- Häufigste Ursache: unbekannte Ätiologie
- Wichtigste Symptome: verstopfte Nase, Schwerhörigkeit
- Wichtigste diagnostische Maßnahme: Biopsie, ANCA
- Wichtigste therapeutische Maßnahmen: Glukokortikoide, Cyclophosphamid

13.6.4 Nicht-ANCA-assoziierte Kleingefäßvaskulitiden

Engl. Begriff: Small Vessel Vasculitis

Die **Schoenlein-Henoch-Purpura**, die **essentielle kryoglobulinämische Vaskulitis (ECV)** und die **kutane leukozytoklastische Angiitis** (KLA; Synonyme: Vasculitis allergica, Hypersensitivitätsvaskulitis) werden der Gruppe der Kleingefäßerkrankungen zugerechnet, die keine Assoziation zu antineutrophilen Antikörpern (ANCA) erkennen lassen. Immunpathogenetisch gesehen gehören sie zu den **Immunkomplexvaskulitiden.** Früher wurden sie auch zu den sog. **Hypersensitivitätsvaskulitiden** (Vasculitis allergica) gerechnet.

Die **Schoenlein-Henoch-Purpura** ist durch die **Trias palpable Purpura, abdominelle Koliken und Arthritiden** charakterisiert. Die Vaskulitis zeigt IgA-haltige Immundepots in situ.

Die **ECV** zeigt typischerweise die **Meltzer'sche Trias** (Purpura, Arthralgie und Adynamie) plus Polyneuropathie.

Die **KLA** beschränkt sich definitionsgemäß auf die Haut z. B. mit dem Bild einer **Purpura**.

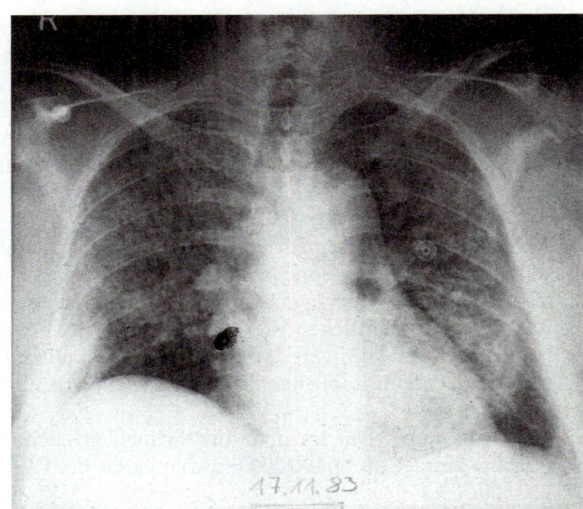

Abb. 13.22 Diffuse Infiltrate bei der WG (beginnende „weiße Lunge").

Praxis

Bei einem 19-jährigen Schüler kommt es nach einem Infekt zunächst zu einer persistierenden **Abgeschlagenheit**, dann zu einem **symmetrisch angeordneten hämorrhagischen Exanthem**, das die Streckseiten der Extremitäten und auch das Gesäß befällt und später zu Ödemen an Hand- und Fußrücken und zu Ergüssen in mehreren großen Gelenken führt. **Anfallsartige Bauchkoliken** mit blutig-schleimigem Stuhl veranlassen notfallmäßig zur Krankenhausaufnahme.

Inspektorisch findet sich eine **grobfleckige Purpura**.

Der **histologische Befund** erbringt eine **leukozytoklastische Vaskulitis.** Immunhistologisch besteht eine Immunkomplexvaskulitis, die vorherrschende Immunglobulinklasse ist IgA.

Labortechnisch finden sich eine **hochgradige BSG-Beschleunigung** (65/95 mm n.W.) und im Blutbild eine leichte Leuko- und Thrombozytose. Die **Nierenretentionswerte** sind **erhöht** (Kreatinin 2,5 mg/dl), und im Urinsediment finden sich viele Erythrozyten und Erythrozytenzylinder.

Klinisch-immunologisch lässt sich kein ANCA nachweisen. Es besteht lediglich eine isolierte Serum-IgA-Erhöhung. Ferner gelingt der Nachweis **IgA-haltiger Immunkomplexe** im Serum. Es wird ein **Schoenlein-Henoch-Syndrom** diagnostiziert.

Erkrankungen des rheumatischen Formenkreises

Aufgrund des dramatischen Bildes (Abdominalkoliken, Niereninsuffizienz) werden **Glukokortikoide** verabreicht. Unter dieser **Therapie** kommt es innerhalb von zwei bis drei Wochen zum Rückgang sämtlicher Symptome und zur Normalisierung sämtlicher Laborwerte. Auf eine weitere medikamentöse Therapie kann verzichtet werden.

Definition Die verschiedenen Krankheitsbilder manifestieren sich klinisch besonders an der Haut und entstehen durch den überwiegenden **Befall der kleinen Gefäße** im Rahmen der systemischen Vaskulitis (Ausnahme KLA). Es handelt sich stets um eine **Immunkomplexvaskulitis**, die häufig mit einer Komplementerniedrigung einhergeht.

Epidemiologie Die Inzidenz der Schoenlein-Henoch-Purpura beträgt ca. 14/100 000 Einwohner, die der KLA 3/100 000.

Ätiologie und Pathogenese

Schoenlein-Henoch-Purpura Die Ätiologie der Schoenlein-Henoch-Purpura ist unbekannt. Häufig gehen der Erkrankung **Infekte (z. B. A-Streptokokken)** voraus. Bei der Vaskulitis liegen IgA-haltige Immunkomplexe vor. Die Immunhistologie der Niere ist praktisch nicht von der sog. IgA-Nephritis zu unterscheiden.

Tab. 13.50 Assoziierte Erkrankung und Diagnostik bei kutaner leukozytoklastischer Angiitis (Vasculitis allergica).

Erkrankung	Diagnostik
Streptokokkeninfektion	Rachenabstrich, ASL, ASD
SLE	ANA, anti-DNA
Hämolytische Anämie	Blutbild (Retikulozyten)
Kryoglobulinämie	Kryoglobuline
Plasmozytom	Serumelektrophorese
Morbus Hodgkin	Thorax-Röntgenaufnahme
Non-Hodgkin-Lymphome	Knochenmarksuntersuchung
Rheumatoide Arthritis	Rheumafaktor
Komplementdefekte	C2, C3, BSG
Hepatitis B, C	Hepatitis-B, -C-Serologie
Serumkrankheit	Anamnese
Arzneimittelallergie (Acetylsalicylsäure, Phenacetin, Sulfonamide, Penicillin, Phenothiazine etc.)	Epikutantest (einschl. 6-h-Ablesung); Pricktest, Intrakutantest

Essentiell-gemischte Kryoglobulinämie Bei der essentiell-gemischten Kryoglobulinämie (ECV) findet sich neuerdings mit den optimierten Nachweismethoden vielfach eine **chronische Hepatitis (meist Hepatitis C)**. **Kältelabile Bluteiweiße** können bei einer Abkühlung auf 30 °C die Blutviskosität erhöhen, mit dem monoklonalen IgM-Rheumafaktor und dem polyklonalen IgG plus Komplement **Immunkomplexe** (gemischte Kryoglobulinämie) bilden und zur **Endothelzellschädigung** führen.

Aufgrund verschiedener Präzipitationseigenschaften bei der Abkühlung unterscheidet man heute drei Typen von Kryoglobulinämien:
- **Typ-I-Kryoglobuline** setzen sich allein aus monoklonalen Proteinen zusammen und treten bei den verschiedenen monoklonalen Gammopathien (z. B. Plasmozytom) auf.
- **Typ-II-Kryoglobuline** bestehen aus mehreren Immunglobulinklassen (Mixed Cryoglobulins), wobei neben polyklonalen Anteilen auch eine monoklonale Komponente vorliegt.
- **Typ-III-Kryoglobuline** sind rein polyklonal aufgebaut.

Bei den Kryoglobulinen Typ II und III hat eine dieser Immunglobulinklassen stets Rheumafaktoreigenschaft (IgM-anti-IgG). Im Rahmen von viralen (Hepatitis B, C), bakteriellen oder auch parasitären Infektionen und bei Kollagenosen (z. B. SLE, Sjögren-Syndrom) kommt es zu Typ-II-Kryoglobulinämien, teilweise auch zu Typ-III-Kryoglobulinämien.

Kutane leukozytoplastische Angiitis Bei der kutanen leukozytoklastischen Angiitis (KLA) handelt es sich ebenfalls um eine **Immunkomplexvaskulitis,** die im Rahmen von verschiedenen Grunderkrankungen oder allergisch (s. Tab. 13.50) auftreten kann. So folgt diese Vaskulitis häufig äußeren Anlässen wie z. B. einer Medikamenteneinnahme. Deshalb sprach man früher auch von der **„Hypersensitivitätsvaskulitis"**.

Symptome Klinisch imponiert stets die **„palpable Purpura"**, z. B. im Bereich der unteren Extremität, aber auch an den Streckseiten der oberen Extremität bzw. am Gesäß. Die Gelenkbeschwerden sind sehr variabel. Es kann eine Polyarthritis vorliegen.

Bei der **Schoenlein-Henoch-Purpura** sind die **Bauchschmerzen** und/oder die **gastrointestinale Blutung** charakteristisch. Bei der Hälfte der Fälle tritt eine **Glomerulonephritis** mit Mikrohämaturie und leichter Proteinurie auf. Seltener kann es auch bei der Schoenlein-Henoch-Purpura zu einer rapid progressiven Glomerulonephritis kommen.

Bei der **KLA** ist die **palpable Purpura** definitionsgemäß das alleinige klinische Symptom (s. Tab. 13.43).

Bei der **ECV** führen die Kryoglobuline oftmals zu einer schweren, akral betonten, kutanen **Purpura** und systemischen vaskulitischen Läsionen wie **Glomerulonephritis** oder **Polyneuropathie,** manchmal auch zu Zeichen einer Hepatitis. Häufig kommen rheumatische Beschwerden wie **Arthralgien** oder Arthritiden vor.

Diagnostik Eine Übersicht zum sog. „Vaskulitis-Laborprofil" gibt Tabelle 13.45.

Differentialdiagnostische Unterscheidungskriterien zeigt Tabelle 13.51.

Schoenlein-Henoch-Purpura Die klinische und labortechnische **Überwachung der viszeralen Manifestationen** steht hier im Vordergrund. Speziell die **Nierenfunktion** bei der IgA-Glomerulonephritis (Kreatinin, Sediment) muss überwacht werden.

ECV Hohe **Rheumafaktoren** (gegen humanes IgG) und eine **Komplementverminderung** im Serum (C4, C3, CH50) weisen primär in die diagnostische Richtung. **Kryoglobuline** sind nachzuweisen und zu differenzieren (Typ I–III nach Bronet). Auch bei unauffälligen Leberwerten ist nach dem Hepatitis-C-Virus zu suchen.

Die weitere Diagnostik ergibt sich aus der klinisch führenden Symptomatik.

KLA Bei der rein kutanen Vaskulitis muss neben einer ausführlichen **Anamnese (Medikamente!)** auch eine **labortechnische Ausschlussdiagnostik** (s. o.) erfolgen.

Therapie Aufgrund der guten Prognose wird die **Schoenlein-Henoch-Purpura** zunächst rein **symptomatisch** und bei schwerer Nierenbeteiligung mit **Glukokortikoiden** behandelt.

Die Therapie der **KLA** richtet sich nach der Grunderkrankung bzw. dem Auslöser (s. Tab. 13.50) und ist in der Regel **symptomatisch** (z. B. Absetzen des auslösenden Medikamentes).

Auch bei der **ECV** erfolgt die Therapie prinzipiell im Hinblick auf die Grunderkrankung. Oft ist eine Plasmaseparation notwendig. Bei leichteren Verlaufsformen, d. h. keiner schweren Organbeteiligung, kann primär ein Behandlungsversuch mit Interferon-α (3 × 3 Mio. E/Woche) und Ribaverin unternommen werden, insbesondere wenn eine Hepatitis C zugrunde liegt.

Bei schwerem Verlauf (z. B. mit Nierenfunktionsstörung) führt man im akuten Stadium eine **Immunsuppression** und eine **Plasmaseparation** durch (wie bei der PAN, s. o.). Mit **Interferon-α2a** kann die Typ-II-Kryoglobulinämie infolge einer Hepatitis-B- oder -C-Infektion erfolgreich behandelt werden. Die übrigen Formen bedürfen der Kombinationstherapie mit **Glukokortikoiden** und zytotoxischen Substanzen (**Cyclophosphamid**).

Verlauf und Prognose Die meisten Patienten mit **Schoenlein-Henoch-Purpura erholen sich vollständig.** Einige müssen nicht einmal weiterbehandelt werden. Ist eine Glukokortikoidbehandlung notwendig wie z. B. bei der rapid progressiven Glomerulonephritis, bei der additiv auch zytotoxische Substanzen eingesetzt werden, so wird 1 mg/kg/d Prednison verabreicht. Bei klinischem Ansprechen wird die Dosis sofort zügig reduziert.

Verlauf und Prognose richten sich bei der Hautaffektion nach der Grunderkrankung. Bei der **KLA** (= nur Hautvaskulitis!) ist die **Prognose gut.**

Die Prognose der **ECV** ist maßgeblich **abhängig von der Mitbeteiligung der Nieren** (Schweregrad der Glomerulonephritis) und von der zugrunde liegenden Erkrankung (z. B. Plasmozytom).

Zusammenfassung

- Häufigste Ursachen: Infektionen mit z. B. Streptokokken A bei der Schoenlein-Henoch-Purpura; fraglich Hepatitis C bei der ECV; allergische Immunkomplexvaskulitis bei der KLA
- Wichtigstes Symptom: „palpable Purpura"
- Wichtigste diagnostische Maßnahme: „Vaskulitis-Laborprofil"
- Wichtigste therapeutische Maßnahme: bei der Schoenlein-Henoch-Purpura und der KLA symptomatisch; bei der ECV Therapie der Grunderkrankung

Tab. 13.51 Differentialdiagnostische Unterscheidungskriterien bei Kleingefäßvaskulitiden.

	Schoenlein-Henoch-Purpura	Kryoglobulinvaskulitis	Mikroskopische Polyangiitis	Wegener-Granulomatose	Churg-Strauss-Syndrom
IgA-Ablagerung in Gefäßen	+	–	–	–	–
IgG-Ablagerung in Gefäßen	–	+	–	–	–
Kryoglobuline im Blut **und** Gefäß	–	+	–	–	–
Asthma/Eosinophilie	–	–	–	–	+
Hepatitis-C-Virusgenom im Blut **und** Gefäß	–	HCV-RNA	–	–	–
ANCA im Blut	–	–	MPO-ANCA	PR3-ANCA	(+) in 30%
Keine Ig-Ablagerungen im Gefäß („pauciimmun")	–	–	+	+	+/–
Nekrotisierende Granulome	–	–	–	+	+

13.6.5 Differentialdiagnosen der Vaskulitiden

Das pulmorenale Syndrom (PRS) kann bei allen ANCA-assoziierten Vaskulitiden (AAV) und bei anderen entzündlichen Systemerkrankungen (z. B. Goodpasture-Syndrom, SLE) auftreten und ist klinisch nur unter Berücksichtigung weiterer Symptome (z. B. HNO-Symptomatik beim Morbus Wegener) bzw. über das Autoantikörperprofil (cANCA bzw. PR3-ANCA beim Morbus Wegener; Antibasalmembranantikörper: Goodpasture-Syndrom; Anti-ds-DNA-Antikörper: SLE) oder das Biopsat zu differenzieren. Uncharakteristische Beschwerden der systemischen Vaskulitis und entsprechende Laborveränderungen erfordern in aller Regel eine bioptische Abklärung.

Die **lymphomatoide Granulomatose** kann zu einem der WG sehr ähnlichen klinischen Bild in der Lunge, aber auch zu Manifestationen im Bereich der Niere, der Haut und des Zentralnervensystems führen. Die ANCA sind immer negativ. Für die Diagnose ist der bioptische Befund unabdingbar. Dabei handelt es sich offenbar um keine Vaskulitis, sondern lediglich um eine Gefäßwandinfiltration durch neoplastische (lymphomatoide) Zellen.

DD zu Kleingefäßvaskulitis

Die **rezidivierende Polychondritis (RP)** führt zu einer schubförmig verlaufenden **Entzündung des Knorpels.** Dabei kann es zur beidseitigen Ohrknorpelentzündung mit hochgradiger Schwellung und Rötung im akuten Schub bzw. zu abknickenden Ohrmuscheln im chronischen Verlauf, Nasenknorpelentzündung (Sattelnase) und seltener zur Tracheal-, Bronchial- und Rippenknorpelentzündung kommen. Häufig tritt additiv eine **Kleingefäßvaskulitis** (mit Episkleritis, Tinnitus und Schwindel, Glomerulonephritis etc.) auf. Andererseits wurde eine RP auch bei chronisch-entzündlichen Erkrankungen wie dem SLE oder der Colitis ulcerosa beschrieben (= sekundäre RP). Vermutlich handelt es sich um eine **Autoimmunerkrankung,** der evtl. das Kollagen Typ II als Autoantigen zugrunde liegt. Meist erfolgt promptes Ansprechen auf Glukokortikoide.

DD zu PAN

Beim **Morbus Behçet,** der überwiegend Patienten aus dem östlichen Mittelmeerraum betrifft, finden sich als obligates Symptom rezidivierende **orale Aphthen,** darüber hinaus häufig **genitale Ulzera.** Vaskulitische **Hautveränderungen** (inkl. Erythema nodosum), rezidivierende **Thrombophlebitiden** und eine **Vaskulitis der Vasa vasorum** großer Blutgefäße, die zu Aneurysmen der Aorta und deren abgehenden großen Arterien (Aa. carotis, femoralis etc.) führen, reihen den Morbus Behçet in die Gruppe der sekundären Vaskulitiden ein. Ferner finden sich rezidivierende **Oligo- und Polyarthritiden.**

Die gefürchtete Augenbeteiligung in Form einer **Uveitis/Iritis** mit der „Hypopyon-Iritis" oder einer Retinitis hat in ca. 20 % einen schweren Sehverlust bzw. eine Erblindung zur Folge. Neben den schweren Augenläsionen sind die neurologischen Komplikationen („**Neuro-Behçet**") gefürchtet. Dabei können die neurologischen Beschwerden von meningealen Reizzeichen bis hin zu ZNS-Ausfällen reichen. Dementsprechend ist eine immunsuppressive Therapie indiziert, wenn eine schwere Augenbeteiligung oder eine ZNS-Reaktion erkennbar wird. Effektiv sind Azathioprin und neuerdings auch Ciclosporin A im Niedrigdosisbereich zusammen mit Kortikoiden. Bei Therapieresistenz kann Thalidomid oder Interferon-α wirksam sein.

DD zur TA

Bei den Beschwerden durch die Temporalarteriitis ist zu bedenken, dass es – heute sehr selten – auch zu einem ähnlichen Bild bei der **Aortitis luica,** einer tertiärluetischen Erscheinung, kommen kann. Letztere findet sich charakteristischerweise im proximalen Teil der Aorta ascendens und führt dort zu einem Aneurysma. Die initiale Läsion bei der syphilitischen Aortitis ist die **obliterative Endarteriitis der Vasa vasorum,** besonders im Bereich der Adventitia. Dabei handelt es sich um eine Entzündungsreaktion gegen dort vorliegende **Spirochäten.**

Ferner ist die **rheumatoide Aortitis,** die bei der rheumatoiden Arthritis, den Spondarthritiden oder auch dem Behçet-Syndrom auftreten kann, als Ursache für eine **kranielle Vaskulitis** zu beachten.

Von diesen sekundären Vaskulitisformen ist die **Takayasu-Arteriitis** abzutrennen. Hierbei handelt es sich ebenfalls um eine **granulomatöse Entzündung der Aorta** und ihrer Hauptäste, üblicherweise bei überwiegend asiatischen Patientinnen vor dem 40. Lebensjahr. Stenosen in von der Aorta abgehenden Ästen führen zu dem sog. **Aortenbogensyndrom,** welches sich in Claudicatio-Beschwerden im Bereich der oberen Extremitäten, vermindertem Brachialarterienpuls (Blutdruckdifferenz zwischen beiden Armen > 10 mmHg) und einem Geräusch über der A. subclavia äußert. Da die Pulsationen der Beinarterien gut sind und der Blutdruck im Gegensatz zum erniedrigten arteriellen Druck der oberen Extremitäten normal ist, spricht man auch von der „**umgekehrten Aortenisthmusstenose**".

Die **juvenile Polyarteriitis nodosa** (Synonym: Morbus Kawasaki, mukokutanes Lymphknotensyndrom) ist eine akute **fiebrige Erkrankung von Kleinkindern,** bei der neben der **Konjunktivitis,** den trockenen aufgesprungenen Lippen und der **Erdbeerzunge** die überwiegend zervikal lokalisierten, schmerzhaften **Lymphome** imponieren. Die systemische Vaskulitis prägt den Verlauf der Kawasaki-Erkrankung. Ihre Hauptkomplikation besteht darin, dass sich im Bereich der Koronararterien Aneurysmen entwickeln (**Koronariitis**). Die Herzkomplikationen lassen sich therapeutisch mit einer Kombination von Immunglobulinen (ivIg-Hochdosistherapie: Immunglobulin fünf Tage à 400 mg/kg i.v.) und Acetylsalicylsäure (10 mg/kg/d) reduzieren.

13.7 (Poly-)Arthrose

Synonyme: Arthrosis deformans, Osteoarthrosis
Engl. Begriff: Osteoarthritis

Bei der Polyarthrose handelt es sich um eine **degenerative Knorpelerkrankung,** die fast alle Menschen mit zunehmendem Alter betrifft. Die Erkrankung kann mit ausgeprägten **Schmerzzuständen** einhergehen und je nach Gelenkbefall den Patienten in seiner **Beweglichkeit sehr**

13.7 (Poly-)Arthrose

einschränken. Besonders bei der **Koxarthrose** (Arthrose des Hüftgelenks) und der **Gonarthrose** (Arthrose des Kniegelenks) bietet sich therapeutisch der Gelenkersatz durch Endoprothesen an. Eine Sonderform der Erkrankung stellt die Polyarthrose der Hände dar. Man unterscheidet je nach Befall der Gelenke die **Heberden-, die Bouchard- und die Rhizarthrose.**

Definition Degenerative Gelenkerkrankungen sind **primäre Erkrankungen des Knorpels,** deren Ursache unklar ist und in **Strukturänderungen des Knorpels** vermutet wird. Dadurch kommt es zum Schwund von Knorpel und zu reaktiven proliferativen Veränderungen am umgebenden Knochen.

Epidemiologie **Fast alle Menschen über 65 Jahre** weisen röntgenologisch Zeichen der Arthrose auf, ohne dass klinische Symptome bestehen müssen. Ein Beginn in jungen Jahren ist möglich. Dabei beobachtet man eine familiäre Häufung.

Ätiologie und Pathogenese Absolute und relative Überbelastung bzw. **Fehlbelastung eines Gelenks** führt zum Knorpelschaden. Viele Arthrosen sind somit sekundärer Natur (s. Tab. 13.52).
Der bradytrophe Knorpel ernährt sich durch druckinduzierte Aufnahme und Abgabe von Flüssigkeiten. Dabei spielen die **Glukosaminoglykane** wegen ihres hohen Wasserbindungsvermögens eine zentrale Rolle. Eine gestörte Textur dieser Substanzen leitet den degenerativen Knorpelprozess ein. Die Chondrozyten sind zu keiner Regeneration ihrer selbst oder der Knorpelsubstanz fähig.
Pathologisch-anatomisch sieht man zunächst **demaskierte Kollagenfibrillen.** Später fasert sich der Knorpel auf bis hin zu einer „Knochenglatze", der Markraum öffnet sich unter Entwicklung von **Geröllzysten,** und **osteophytärer Knochen** bildet sich neu. Der Detritus wird durch Phagozyten und lysosomale Enzyme abgebaut, so dass dadurch der Zustand der **„aktivierten Arthrose"** (Detritussynovitis) mit Entzündungszeichen entsteht. Auch neurogene Ursachen wie Morbus Sudeck, Tabes dorsalis, Syringomyelie und diabetische Neuropathie führen zur Destruktion von Knorpel.

Symptome Schmerz- und Bewegungseinschränkungen (s. Tab. 13.53) sind Hauptsymptome der Arthrosis deformans, fakultativ werden sie von **Krepitation** und **Deformität** begleitet. Initial bestehen **Anlaufschmerz, Kälteempfindlichkeit** und zunehmender **Schmerz unter Belastung.** Ruheschmerz tritt nur phasenweise als aktivierte Arthrose auf (schmerzhafte Gelenkschwellung, meist mit Erguss). Die Arthrose erzeugt **lokale Beschwerden.** Entsprechend der statischen Belastung sind an peripheren Gelenken vorwiegend die Hüftgelenke mit Koxarthrose, die Kniegelenke mit Gonarthrose und das Großzehengrundgelenk befallen.
Bei der **Koxarthrose** bestehen Schmerzen im Bereich der Leiste, des Oberschenkels und häufig auch des Knies. Zunächst zeigt sich eine **kombinierte Abduktions-/Außenrotations-** sowie **Innenrotations- und Extensionsstörung.**

Tab. 13.52 Die wichtigsten Ursachen sekundärer Arthrosen.

1. Überlastung bei Gelenkdysplasien, Gelenkfehl- und Achsenfehlstellung, Adipositas
2. Akute und chronische Traumen Meniskusläsionen, habituelle Luxationen, Gelenkblutungen, Mikrotraumen bei neuropathischen Arthropathien
3. Erworbene Formstörungen knöcherner Gelenkanteile Aseptische Nekrosen, Osteochondritis dissecans, Morbus Paget etc.
4. Folgezustand entzündlicher Gelenkprozesse Rheumatoide Arthritis, bakterielle Arthritis etc.
5. Stoffwechselerkrankungen Gicht, Pseudogicht, Ochronose etc.
6. Ruhigstellung Nach Trauma, bei Lähmungen

Bei der **Gonarthrose** sind die **Schmerzen subpatellar, peripatellar** und **periartikulär** lokalisiert und strahlen in den Unterschenkel und die Oberschenkelrückseite aus.
Aber auch alle anderen Gelenke können betroffen sein, vor allem bei Fehlstellungen oder Instabilität durch Trauma.
Die **kleinen Wirbelgelenke** erkranken vorwiegend an den hochbelasteten Stellen am lumbosakralen Übergang und in der mittleren und unteren Halswirbelsäule.

Polyarthrose der Fingergelenke Als **Sonderform** ist die Polyarthrose der Hände zu erwähnen. Sie gilt als primäre Arthrose und betrifft vorwiegend **Frauen mit Beginn der Menopause** (erbliche Häufung) um das 50. Lebensjahr. Die Polyarthrose der Hände zeigt sich häufig in folgenden drei Formen:
- als **Heberden-Arthrose** mit Befall der distalen Interphalangealgelenke,
- als **Bouchard-Arthrose** mit Befall der proximalen Interphalangealgelenke,
- als **Rhizarthrose** mit Befall des Daumensattelgelenkes.

Das produktive Knochenwachstum führt zu den druckdolenten Bouchard- und Heberden-Knötchen. Aktivierte,

Tab. 13.53 Symptomatologie der Arthrosen.

Subjektiv	Anlaufschmerz, Belastungsschmerz, im Reizstadium („aktivierte" Arthrose*) Auch: Ruheschmerz
Objektiv	Knirschen, Bewegungseinschränkung, Fehlstellung, Instabilität, ggf. („aktivierte" Arthrose*): lokale Entzündung

* im englischen Schrifttum deshalb „Osteoarthritis"

Erkrankungen des rheumatischen Formenkreises

Tab. 13.54 Röntgenmorphologische Elemente der Arthrose.

1. Asymmetrische Gelenkspaltverschmälerung
2. Knochenanbau: Osteophytose, Kapselverknöcherung
3. Subchondrale Knochenverdichtung („Sklerose")
4. Zystoide Spongiosadefekte („Geröllzysten")

hochschmerzhafte Formen der Polyarthrose kommen relativ häufig vor. Die Genese ist unbekannt.

Startschmerz und ein belastungsabhängiger Schmerz charakterisieren die Arthrose.

Diagnostik Neben Anamnese und Klinik (Bewegungsschmerz, Krepitation, Deformität und eingeschränkte Beweglichkeit) ist die **Röntgenaufnahme** (s. Tab. 13.54, Abb. 13.23 und 13.24) ausschlaggebend.

Man sieht
- eine **asymmetrische** („exzentrische") **Gelenkspaltverschmälerung** durch den Knorpelschwund
- **Geröllzysten**
- eine **subchondrale Sklerose**
- **Osteophytenbildung** als Reaktion des Knochens

In schweren Fällen zeigen sich grobe Deformierungen. Das Röntgenbild und die Beschwerden des Patienten korrelieren nicht.

Differentialdiagnose Differentialdiagnostisch ist bei einer Arthrose natürlich auch an eine Stoffwechselstörung wie Hämochromatose, Ochronose, Akromegalie oder hereditäre Typ-II-Kollagenose zu denken.

Therapie

Konservative Maßnahmen Wegen des chronischen Verlaufs ist eine konservative Therapie angezeigt. Adipöse Patienten müssen ihr Gewicht reduzieren. Gehhilfen und orthopädische Schuhzurichtung, ggf. Ausgleich einer Beinverkürzung können hilfreich sein. Physikalische Maßnahmen jeder Art kommen zur Anwendung: Wärmepackungen, Elektrotherapie (Kurzwellen, Dezimeterwellen, Magnetwellen, Interferenzströme, Galvanisation) und gymnastische Maßnahmen (Bewegungsbad, Trockengymnastik) spielen eine fundamentale Rolle.

Medikation Medikamentöse **Analgesie** oder die Gabe von **nichtsteroidalen Antiphlogistika** bei Aktivierungszuständen ist wesentlicher Bestandteil der Langzeittherapie. Die neueren **Knorpelschutzpräparate,** die vor allem den Stoffwechsel der Glukosaminoglykane regulieren sollen, sind noch in der Erprobung. Erst nach Ausschöpfung aller konservativen Maßnahmen kommen **invasive Eingriffe** in Frage:
- lokale Instillation von Glukokortikosteroiden oder Antioxidanzien

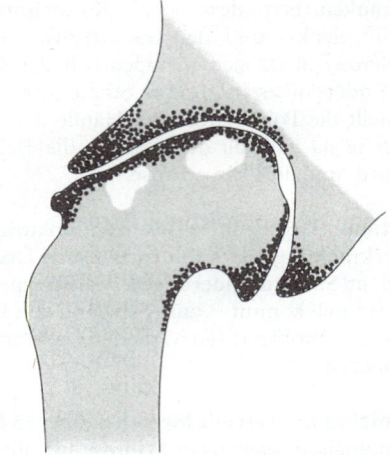

Abb. 13.23 Schematische Darstellung der Röntgenbefunde bei Arthrose: Hüftgelenk mit Verengung des Gelenkspalts, reaktive Osteosklerose druckbelasteter Gelenkstrukturen, exophytische Randreaktionen, subchondrale Signalzysten und Abflachung des Femurkopfs.

- Arthrodesen
- Umstellungsosteotomien
- Arthroplastik
- kompletter oder partieller Gelenkersatz

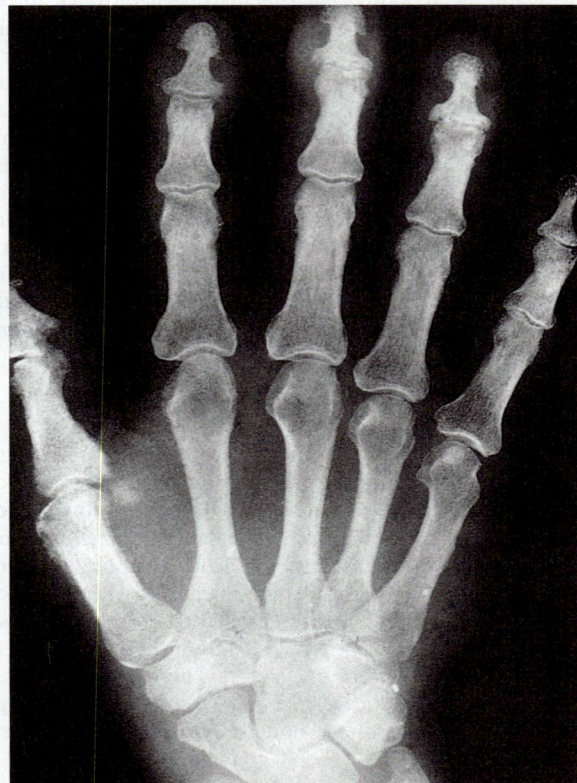

Abb. 13.24 Röntgenbefund bei destruierender Heberden'scher Arthrose. Man erkennt Gelenkspaltverschmälerungen, reaktive subchondrale Sklerosen und Weichteilschwellungen im Bereich der Fingerendgelenke.

Zusammenfassung

- Häufigste Ursache: Knorpeldestruktion infolge Fehlbelastung eines Gelenks
- Wichtigstes Symptom: Anlauf- und Belastungsschmerz des betroffenen Gelenks
- Wichtigste diagnostische Maßnahme: Röntgendiagnostik
- Wichtigste therapeutische Maßnahmen: physikalische Therapie, Analgetika

13.8 Spondylarthrose und Osteochondrose

Engl. Begriff: Disorders of the Spine

Degenerative Veränderungen an der Wirbelsäule finden sich insbesondere an Orten stärkster Beanspruchung an der mittleren Hals- und unteren Lendenwirbelsäule und am thorakolumbalen Übergang. Sie imponieren als Verschmälerung des Bandscheibenraumes (Chondrose) mit zusätzlicher Sklerosierung der Abschlussplatte und osteophytärer Reaktion der Wirbelkörperränder (**Osteochondrose** mit Spondylophytenbildung) sowie als Gelenkspaltverschmälerung der kleinen Wirbelgelenke mit benachbarter Sklerose und osteophytärer Ausziehung (**Spondylarthrose**). Der degenerativ bedingte Wirbelsäulenschmerz ist in erster Linie ein **„mechanischer Schmerz"**, d. h., er tritt bei mechanischer Beanspruchung auf.

Definition Bei der **Osteochondrose** handelt es sich um eine **degenerative Knochen-Knorpel-Veränderung** im Bereich von Gelenken.

Die **Spondylarthrose** bezeichnet die **degenerative Wirbel- bzw. Wirbelsäulenerkrankung.** Den Gelenkveränderungen liegt primär eine Strukturveränderung des Knorpels zugrunde.

Epidemiologie Spondylotische Veränderungen finden sich **mit zunehmendem Alter gehäuft.** Bei 40-Jährigen sind ca. 50 % und bei 60-Jährigen ca. 90 % davon betroffen. Die pathologisch-anatomischen Veränderungen sind aber nicht gleichbedeutend mit einem klinischen Krankheitsbild und stellen zunächst nur ein **Krankheitspotential** dar. „Rückenschmerzen" finden sich bei nahezu 80 % einer Durchschnittspopulation zwischen dem 30. und 60. Lebensjahr.

Ätiologie und Pathogenese Die ätiologischen Faktoren entsprechen denen der Arthrose (s. o.). **Chondrose, Osteochondrose** und **Spondylarthrose** führen einzeln oder zusammen zu einem Verlust der Stabilität im Bewegungssegment. Die **Insuffizienz der Bewegungssegmente** mit daraus resultierenden Wirbelverschiebungen kann, begünstigt durch plötzliche Bewegungen, zu einem vertebralen Syndrom, einem spondylogenen Syndrom und zu einem Kompressionssyndrom führen (s. u.).

Symptome

Degenerativer Wirbelsäulenschmerz Der „degenerative" Wirbelsäulenschmerz tritt **besonders bei mechanischer Beanspruchung,** d. h. beim Heben, Aufrichten, Drehen, bei Fehlhaltung etc. auf. Charakteristisch ist auch ein Auftreten der Beschwerden bei übersteigerter Haltearbeit (langes Sitzen oder Stehen), der die überanstrengte Muskulatur nicht mehr gewachsen ist, sowie ein Gefühl der abnormen Ermüdung oder **Haltlosigkeit im Rücken. Akute Blockierungen** in den Wirbelgelenken des gelockerten Bewegungssegmentes können zu plötzlichen schweren Schmerzanfällen führen.

Die klinischen Leitsymptome werden allgemein zu drei Syndromen zusammengefasst:

- **vertebrales Syndrom:** Kennzeichen sind eine **umschriebene Haltungsveränderung** (z. B. Kyphose, Hyperlordose, abnorme gerade Haltung), **segmentale Funktionsstörung** (Bewegungseinschränkung: Blockierung) und reaktive **paravertebrale Weichteilveränderungen** (z. B. Periostosen, Myogelosen, Tendomyosen).
- **spondylogenes Syndrom:** Ursache ist die unmittelbare Beziehung des Bewegungssegmentes zum Nervensystem (Mark, Nervenwurzeln) und den Blutgefäßen (z. B. A. vertebralis). Es bestehen dann klinische Mischbilder von **weichteilrheumatischen Syndromen** (multiple Tendomyosen: „Kettentendomyosen") **mit vaskulären Manifestationen** (vasomotorische Störungen) **und neurogenen Problemen.** Die neurogenen Erscheinungen können diffuse Dysästhesien, teils periphere, teils spinalradikuläre, teils vegetative (Sympathikus-)Störungen sein. Beim **zervikozephalen Syndrom** stehen meist sympathische Irritationsphänomene wie z. B. die Migraine cervicale oder der Morbus Menière im Vordergrund.
- **Kompressionssyndrom:** Durch mechanischen Druck im Raum eines Bewegungssegmentes auf die Medulla oder die Nervenwurzeln kommt es **je nach Segment** zu **neurologischen Ausfällen bzw. Irritationen.**

Auf die Sonderform der Spondylose, die **Spondylosis hyperostotica,** wird in Abschnitt 13.3.3 eingegangen.

Diagnostik

Neben der **klinischen Symptomatik** mit dem Lokalsyndrom (vertebrale Symptomatik), den „pseudoradikulären" Symptomen und radikulären (oder medullären) Kompressionssyndromen sind die **Röntgenbefunde** (auch CT und MRT) für das therapeutische Prozedere wegweisend. Man sieht folgende Zeichen:

- die **Chondrose** als reaktionslose Zwischenwirbelraumverschmälerung
- die **Osteochondrose** mit zusätzlich sklerosierten Wirbelkörperabschlussplatten
- die **Spondylose** mit Osteophyten (von den Wirbelkörpern ausgehende Zacken)
- die **Unkovertebralarthrosen,** evtl. mit Einengung von Zwischenwirbellöchern
- die **Spondylarthrose** als eine Form der Wirbelgelenksarthrose
- das **Baastrup-Phänomen,** bei dem es durch Aufeinanderreiben der Wirbelkörper zu Schleifspuren an den sich berührenden Dornfortsätzen in der LWS kommt

Therapie Die **physikalische Therapie** führt im akuten Stadium mit der Ruhigstellung und Kälteanwendung zur Schmerzstillung. Später kann die aktive Bewegungstherapie zur Kräftigung der Muskulatur, Förderung der Koordination und zur Besserung der Beweglichkeit beitragen.

Die **medikamentöse Therapie** nutzt systemisch Entzündungshemmer, Muskelrelaxanzien und Analgetika sowie lokal z. B. die paraspinale und interspinale Infiltrationstherapie.

Die **operative Behandlung** mit der Spondylodese als letztem Ausweg kann bei unerträglichen und invalidisierenden Beschwerden aufgrund einer segmentalen Instabilität notwendig werden.

Zusammenfassung

- Häufigste Ursache: Fehlbelastung eines Gelenks
- Wichtigstes Symptom: Wirbelsäulenschmerz besonders bei mechanischer Beanspruchung
- Wichtigste diagnostische Maßnahmen: klinische Befunderhebung, Röntgendiagnostik
- Wichtigste therapeutische Maßnahmen: physikalische Therapie, Analgetika und entzündungshemmende Medikation

13.9 Weichteilrheumatismus

Engl. Begriff: Fibromyalgia

Unter weichteilrheumatischen Syndromen fasst man Erkrankungen der Muskeln, Bänder, Sehnen, Sehnenscheiden und Bursae sowie das Fibromyalgiesyndrom zusammen. Bisher sind die Ursachen dieser degenerativen schmerzhaften Erkrankungen nicht geklärt. Leitsymptom ist zumeist der lokalisierte Schmerz mit Bewegungseinschränkung. Die Therapie umfasst physikalische und analgetische sowie reaktivierende Maßnahmen. Der Verlauf ist zumeist chronisch-rezidivierend.

Definition Unter Weichteilrheumatismus versteht man Erkrankungen der Muskeln, des Stütz- und Bindegewebes sowie der Sehnen und Sehnenscheiden, der Bänder und Schleimbeutel. Sie werden meist **durch nichtentzündliche Vorgänge** verursacht und häufig von entzündlichen oder degenerativen Gelenkerkrankungen begleitet.

Epidemiologie Weichteilrheumatische Syndrome sind häufig und kommen **in jedem Lebensalter** vor, wenngleich Patienten im mittleren und höheren Alter überwiegen.

Ätiologie und Pathogenese Zu den degenerativen Erkrankungen zählen **Tendinosen** und **Pannikulosen.**

Bei Tendinosen finden sich Schmerzhaftigkeiten mit fehlender oder minimaler entzündlicher Veränderung. Die Sehnen weisen ein Infiltrat mit Fibroblasten auf, die sich in Chondrozyten umwandeln und nachfolgend verkalken.

Pannikulosen sind Erkrankungen der Subkutis.

Symptome

Periarthritis humeroscapularis Die **schmerzhafte Schulter** oder Periarthropathia (Periarthritis) humeroscapularis betrifft hauptsächlich die **Rotatorenmanschette** und die **Bursa subacromialis.** Häufig sind die lange Bizepssehne und die Sehne des Musculus supraspinatus einbezogen. Der Patient klagt über Schmerzen bei der Abduktion (80–120°), d. h. beim sog. **schmerzhaften Bogen,** und beim Griff mit dem Daumen zwischen die Schulterblätter. Im Spätstadium wird das Heben des Armes infolge der Kapselschrumpfung ganz unmöglich. **Rotatorenmanschettenrupturen** können auftreten.

Epikondylopathien Die **Epikondylopathie des Ellenbogens** bezeichnet Tendinosen am medialen oder lateralen Epicondylus humeri mit typischer **lokaler Schmerzhaftigkeit.**

Periarthropathie Die **Periarthropathie der Hüftgelenke** befällt die Sehnen der Hüftgelenkabduktoren und die unterhalb des Trochanter major liegenden Bursae. Der Patient klagt über **Spontan-, Druck- und Abduktionsschmerz am Trochanter major.**

Schmerzhafte Wirbelsäule Die **schmerzhafte Wirbelsäule** betrifft insbesondere die HWS und LWS und ist charakterisiert durch **Nacken- und/oder Lumbalschmerz.** Die Beschwerden sind assoziiert mit **Myalgien** und **Myogelosen** und fast immer begleitet von weiteren Wirbelsäulenveränderungen wie Spondylose, Osteochondrose, Spondylarthrose oder Wirbelsäuleninstabilität.

Primäres Fibromyalgiesyndrom Das primäre Fibromyalgiesyndrom (= generalisiertes Fibrositissyndrom oder generalisierte Tendomyopathie) ist eine **generalisierte schmerzhafte Krankheit unklarer Ursache,** bei der eine **psychosomatische Komponente** beteiligt zu sein scheint. Möglicherweise handelt es sich um die Folge einer schweren **Schlafstörung** mit konsekutiver Veränderung zentraler Schmerzverarbeitungsmechanismen. Ohne klinischen oder pathologisch-anatomischen Befund größeren Ausmaßes wird über folgende Symptome geklagt: Müdigkeit, Schlafstörungen, Körperschwäche und Steifigkeit, Schmerzen am ganzen Körper, Insertionstendopathien und Muskelschmerzen, chronischen Kopfschmerz, Benommenheit und Zeichen des irritablen Kolons. Weitgehend symmetrisch verteilte Druckschmerzpunkte (**Trigger Points** = **Tender Points**) an Rumpf und Extremitäten, die unabhängig von Spontanschmerzen sind, vervollständigen das Bild. Bei einer ganzen Reihe von Kollagenosen kommt es **sekundär** zu einem Fibromyalgiesyndrom. Die Therapie ist häufig unbefriedigend und orientiert sich primär an der Schlafregulierung. Entspannungstraining, Induktion körperlicher Müdigkeit durch sportliche Betätigung, Amitriptylin und Psychotherapie kommen zum Einsatz.

Bei der **Pannikulose („Cellulitis")** handelt es sich um eine häufige, nichtentzündliche und **harmlose Fettverteilungsstörung bei Frauen.** Inspektorisch fällt das charakteristische Hautrelief („Apfelsinenhaut", „Matratzenhaut" etc.) auf. Gewichtsregulierende Maßnahmen und Muskeltraining helfen.

Diagnostik Typische Röntgenzeichen der rezidivierenden oder chronischen Periarthropathia humeroscapularis sind Kalkablagerungen in der Sehne des Musculus supraspinatus sowie am Tuberculum majus.

Die Epicondylitis medialis oder lateralis humeri wird rein klinisch diagnostiziert.

Therapie Alle weichteilrheumatischen Syndrome mit Ausnahme der akuten Schultersteife (Kryotherapie und Ruhigstellung) sind der **Wärmeanwendung in jeder Form** und einer **Bewegungstherapie** zugänglich. Die Behandlung besteht im Wesentlichen aus lokal injizierten oder parenteral verabreichten **Analgetika** und aus **nichtsteroidalen Antiphlogistika**. Chirurgische Eingriffe sind relativ selten indiziert (z. B. bei Epikondylitis oder Rotatorenmanschettenruptur). Grundsätzlich müssen begleitende oder zugrunde liegende Erkrankungen der Gelenke adäquat behandelt werden.

Verlauf und Prognose Die Prognose der weichteilrheumatischen degenerativen Erkrankungen ist gut, auch wenn sie sehr zu Chronizität und Residuen neigen. Wirtschaftlich stellen sie eine erhebliche Belastung durch Arbeitsausfall und rehabilitierende Maßnahmen dar.

Zur weiteren Information

Literatur

Epplen, J.T., E. Märker-Herrmann, I. Melchers: Zur Immungenetik entzündlich-rheumatischer Erkrankungen. Internist (Berl) 2001; 42.

Sieper, J., H. Burkhardt, W. L. Gross: Immunpathogenetische Vorstellungen bei entzündlich-rheumatischen Erkrankungen. Internist (Berl) 2001; 42.

Zink, A., W. Mau, M. Schneider: Epidemiologische und sozialmedizinische Aspekte. Internist (Berl) 2001; 42.

Gromnica-Ihle, E., G. Ganser, E. Genth: Neue erkenntnisse zum klinischen Verlauf („outcome") rheumatischer Erkrankungen. Internist (Berl) 2001; 42.

Gause, A., B. Manger, J. R. Kalden, G. R. Burmester: Therapie: Vom Standard in die Zukunft. Internist (Berl) 2001; 42.

Klippel, Dieppe: Rheumatology. Mosby, London 1998.

Internet-Adressen

www.ilar.org (International League of Associations for Rheumatology)

www.rheumatology.org (American College of Rheumatology)
www.rheumatology.org.uk (British Society for Rheumatology)
www.citi2.fr/rhumato (Societé Française de Rhumatologie)
www.dgrh.de (Deutsche Gesellschaft für Rheumatologie)
www.arthritisrheum.org (Arthritis&Rheumatism)

Keywords

Rheumatoide Arthritis ◆ chronische Polyarthritis ◆ Arthrose ◆ Kollagenose ◆ Vaskulitis ◆ Weichteilrheumatismus ◆ rheumatisches Fieber ◆ Spondarthritis

IMPP-Statistik

rheumatoide Arthritis ◆ **reaktive Arthritis** ◆ **rheumatisches Fieber** ◆ **Riesenzellarteriitis und Polymyalgia rheumatica** ◆ **ankylosierende Spondarthritis** ◆ **SLE** ◆ **ANCA-assoziierte Vaskulitiden** ◆ **Polyarthrose** ◆ juvenile Arthritis ◆ Felty-Syndrom ◆ Löfgren-Syndrom ◆ Sjögren-Syndrom ◆ Sklerodermie ◆ Dermatomyositis/Polymyositis ◆ Sharp-Syndrom ◆ Nicht-ANCA-Vaskulitiden ◆ Spondylarthrose ◆ Weichteilrheumatismus

Erkrankungen des rheumatischen Formenkreises

FRAGEN

1 Bei einer 35-jährigen Frau kommt es zu einem beidseitigen Karpaltunnelsyndrom. Im Rahmen des Laborscreenings fallen eine leichtgradige BSG-Beschleunigung und ein Rheumafaktor auf.
- Wie lautet die Verdachtsdiagnose?
- Welche weiteren diagnostischen Maßnahmen sind erforderlich?

2 Bei einer 45-jährigen Patientin mit einer seit drei Jahren bestehenden chronischen Polyarthritis kommt es zu einer zunehmenden Trockenheit der Schleimhäute, insbesondere der Augen mit Tränenlosigkeit und konsekutiver Keratokonjunktivitis.
- Wie heißt das Krankheitsbild?
- Wie ist es zu sichern?

3 Ein 23-jähriger Mann klagt über nächtlich auftretende Rückenschmerzen. Die vom Orthopäden durchgeführten bildgebenden Verfahren zum Ausschluss einer Bandscheibenproblematik sind durchweg negativ.
- Wie lautet die Verdachtsdiagnose?
- Wie erfolgt die Sicherung der Diagnose?

4 Eine 25-jährige Patientin mit Schmetterlingserythem, Raynaud-Phänomen, Polyarthritis, Glomerulonephritis und einer Panzytopenie kommt zum Ausschluss eines systemischen Lupus erythematodes (SLE). Anti-Doppelstrang-DNA-Antikörper sind nicht nachweisbar.
- Kann die Diagnose „SLE" auch ohne Anti-Doppelstrang-DNA-Antikörper gestellt werden?
- Welche Therapie ist indiziert?

5 Bei einer 70 Jahre alten Patientin mit heftigsten Muskelschmerzen, nahezu kompletter Bewegungsunfähigkeit und maximal erhöhter BSG findet sich im Serum keine Erhöhung von „Muskelenzymen" (CK, Aldolase etc.).
- Ist damit eine Polymyalgia rheumatica bzw. arteriitica ausgeschlossen?
- Müssen die Autoantikörper gegen PM-1 und Jo-1 gesucht werden?

14 Erkrankungen des Gastrointestinalsystems

14.1	**Krankheiten des Mundes, des Rachens und der Speicheldrüsen** ... 1112		
14.1.1	Foetor ex ore, Halitosis 1112		
14.1.2	Cheilitis 1113		
14.1.3	Veränderungen der Zunge 1113		
14.1.4	Aphthen 1114		
14.1.5	Störungen des Speichelflusses 1115		
14.1.6	Pharyngitis 1115		
14.1.7	Tonsillitis 1115		
14.1.8	Tumoren der Mundhöhle 1116		

14.2 Erkrankungen der Speiseröhre 1117
- 14.2.1 Funktionelle Störungen der Speiseröhre 1117
- 14.2.2 Hiatushernien 1122
- 14.2.3 Divertikel 1124
- 14.2.4 Ringe und Webs 1128
- 14.2.5 Refluxkrankheit, Ösophagitis 1129
- 14.2.6 Infektiöse Ösophagitis 1136
- 14.2.7 Chemische Ösophagusschäden 1137
- 14.2.8 Tumoren des Ösophagus 1139

14.3 Erkrankungen des Magens 1143
- 14.3.1 Erkrankungen der Magenschleimhaut .. 1143
  - Schleimhautschädigung durch Helicobacter pylori 1143
  - Gastropathie durch nichtsteroidale antiinflammatorische Drogen (NSAID-Gastropathie) 1145
  - Gastritis 1146
  - Riesenfalten 1150
- 14.3.2 Peptisches Ulkus 1151
- 14.3.3 Funktionelle Dyspepsie 1164
- 14.3.4 Magentumoren 1166
  - Benigne Magentumoren 1166
  - Magenkarzinom 1167
  - Maligne Lymphome des Magens 1171
  - Seltene maligne Tumoren 1172
- 14.3.5 Folgezustände nach Magenoperationen 1173
  - Syndrome nach PGV 1173
  - Syndrome nach distaler Magenresektion 1173
  - Probleme nach totaler Gastrektomie .. 1175

14.4 Krankheiten des Dünn- und Dickdarms 1175
- 14.4.1 Pathophysiologie von Krankheiten des Dünn- und Dickdarms 1175
  - Störungen der Resorption und Sekretion 1175
  - Bakterielle Einflüsse im Dünn- und Dickdarm 1177
  - Motilitätsstörungen 1178
- 14.4.2 Primäre und sekundäre Malassimilationssyndrome 1181
  - Grundlagen 1181
  - Primäre Malabsorption 1186
  - Sekundäre Malassimilation 1187
  - Sekundäre Malabsorption 1190
- 14.4.3 Nahrungsmittelunverträglichkeiten .. 1198
  - Nahrungsmittelunverträglichkeit bei funktionellen Magen-Darm-Krankheiten 1198
  - Nahrungsmittelintoleranz bei organischen Krankheiten des Magen-Darm-Trakts 1200
- 14.4.4 Infektiöse Enteritis und Kolitis 1200
  - Grundlagen 1201
  - Spezielle Krankheitsbilder: Bakterielle Infektionen 1204
  - Spezielle Krankheitsbilder: Virusinfektionen 1209
  - Spezielle Krankheitsbilder: Pilzinfektionen 1209
  - Spezielle Krankheitsbilder: Infektionen durch Protozoen 1209
  - Spezielle Krankheitsbilder: Wurminfektionen 1211
- 14.4.5 Chronisch-entzündliche Darmerkrankungen 1214
- 14.4.6 Akute Appendizitis 1223
- 14.4.7 Irritabler Darm – Reizdarmsyndrom .. 1226
- 14.4.8 Divertikel des Dünn- und Dickdarms .. 1227
- 14.4.9 Tumoren des Dünn- und Dickdarms .. 1233
- 14.4.10 Anorektale Erkrankungen 1241
  - Anatomische Grundlagen 1241
  - Erkrankungen der Anal- und Perianalregion 1242
  - Erkrankungen des Analkanals 1245
  - Erkrankungen des Rektums 1247
- 14.4.11 Kurzdarmsyndrom 1249
- 14.4.12 Ischämische Darmerkrankungen ... 1257

14.5 Erkrankungen der Leber 1259
- 14.5.1 Reaktionsformen und Symptome der Leber 1259
  - Entzündung 1259
  - Verfettung 1260
  - Fibrose – Zirrhose 1262
  - Portale Hypertonie 1265
  - Aszites 1268
  - Ikterus und Cholestase 1269
- 14.5.2 Virushepatitis 1272
  - Akute Virushepatitis 1272
  - Chronische Virushepatitis 1274
  - Virushepatitiden im Einzelnen 1277

Erkrankungen des Gastrointestinalsystems

14.5.3	Autoimmunhepatitis	1288
14.5.4	Akutes Leberversagen	1293
14.5.5	Leberzirrhose	1296
14.5.6	Primäre biliäre Zirrhose und primäre sklerosierende Cholangitis	1302
14.5.7	Fettleber	1311
14.5.8	Leberschäden durch Alkohol	1316
14.5.9	Leberschäden durch Fremdstoffe einschließlich Medikamenten	1321
	Formen der akuten fremdstoffbedingten Lebererkrankung	1324
	Formen der chronischen fremdstoffbedingten Lebererkrankung	1325
14.5.10	Hepatopathien in der Schwangerschaft	1329
14.5.11	Nichtneoplastische fokale Leberläsionen	1333
14.5.12	Lebertumoren	1340
	Benigne Lebertumoren	1340
	Seltene benigne Lebertumoren	1344
	Maligne Lebertumoren	1344
14.6	**Erkrankungen der extrahepatischen Gallenwege**	**1350**
14.6.1	Cholelithiasis	1350
14.6.2	Entzündungen der Gallenwege	1358
14.6.3	Tumoren der Gallenwege	1363
14.6.4	Anomalien und Motilitätsstörungen	1367
14.7	**Erkrankungen der Bauchspeicheldrüse**	**1369**
14.7.1	Akute und chronische Pankreatitis	1369
14.7.2	Pankreastumoren	1384
	Exokrine Pankreastumoren	1384
	Endokrine Pankreastumoren	1390
14.8	**Notfälle**	**1399**
14.8.1	Gastrointestinale Blutung	1399
14.8.2	Akutes Abdomen	1405

Zur Orientierung

In diesem Kapitel werden Erkrankungen des Gastrointestinalsystems erläutert. Als Erstes erfolgt die Darstellung von Krankheiten des Magen-Darm-Traktes, beginnend mit dem Mund-Rachen-Raum, über Ösophagus, Magen und Dünn- und Dickdarm bis hin zum Analbereich. Es folgen Erkrankungen der Leber, der Gallenwege sowie der Bauchspeicheldrüse. Der letzte Abschnitt befasst sich mit gastrointestinalen Notfällen und dabei mit den beiden wesentlichen Manifestationsformen Blutung und akutes Abdomen.

14.1 Krankheiten des Mundes, des Rachens und der Speicheldrüsen

M. CLASSEN, G. BIRKENFELD, V. IVASHKIN

Die genaue Betrachtung des Mundes, des Rachens und der Speicheldrüsen gehört zu den wichtigen Bestandteilen der körperlichen Untersuchung, da die Mundhöhle als Pforte der Verdauungsorgane, als Sinnes- und Kommunikationsorgan, als vorgeschobene Region der immunologischen Auseinandersetzung mit Krankheitserregern eine oft unterschätzte Bedeutung besitzt. Wir konzentrieren uns in dieser Darstellung auf die für den Internisten besonders wichtigen Leitsymptome und Krankheiten.

14.1.1 Foetor ex ore, Halitosis

Engl. Begriff: Fetor, Halitosis

Definition
- Foetor ex ore, übler Mundgeruch, entsteht durch lokale Veränderungen in der Mundhöhle selbst.
- Halitosis ist der üble Geruch der Atemluft, der auch bei geschlossenem Mund des Patienten wahrzunehmen ist.

Ätiologie und Pathogenese Beim **Foetor ex ore** verbreiten nicht entfernte, bakteriell zersetzte Nahrungsmittelreste, Epithelien und Gewebsteile an Zahnbelägen, kariösen Zähnen und Periodontaltaschen einen üblen Geruch. Auch langes Nüchternbleiben und Breikost (fehlender Epithelabrieb) und verminderter Speichelfluss (Vermehrung der Bakterien) führen zu Foetor ex ore.

Entzündungen wie Tonsillitis, Angina Plaut-Vincent, Diphtherie oder Avitaminosen lösen ebenso Mundgeruch aus wie Blutungen in die Mundhöhle oder zerfallende Tumoren.

Eine alltägliche Ursache von Foetor ex ore ist die Geruchshaftung z. B. von Nikotin oder Zwiebeln.

Verantwortlich für die **Halitosis** sind vor allem Erkrankungen der Atemwege wie Bronchiektasen, eitrige Bronchitis oder Pneumonien. Auch Erkrankungen des Verdauungstraktes wie Retentionsdivertikel, Achalasie oder Magenausgangsstenose führen zu Halitosis.

Besonders prägnant ist die Halitosis bei Stoffwechselentgleisungen, so beim Coma diabeticum, Coma hepaticum oder in der Urämie. Auch zahlreiche Nahrungsmittel wie Knoblauch oder Alkohol, die aus dem Blut in die Atemluft übergehen, verursachen Halitosis.

14.1.2 Cheilitis

Engl. Begriff: Cheilitis

Definition Die Cheilitis ist eine Entzündung der Lippen. Sie weist eine Schuppung, Erythem, Ödem, Fissuren oder Blasenbildung auf und kann durch bakterielle, virale oder mykotische Erreger hervorgerufen werden; auch können thermische oder lokal toxische Einflüsse das Bild einer Cheilitis hervorrufen. Schließlich kann bei zahlreichen internistischen Erkrankungen (z. B. Sklerodermie, Hypovitaminosen) begleitend eine Cheilitis auftreten (s. Abb. 14.1).

Ätiologie und Pathogenese Die **Cheilitis simplex** kann durch mechanische oder traumatische Irritation bedingt sein.

Die **allergische Kontaktcheilitis** wird vor allem durch Allergene in Lippenstiften, z.T. auch erst in Verbindung mit Sonnenlicht ausgelöst. Auch Medikamente, Früchte, Blasinstrumente, Kugelschreiber (Nickel) etc. können zu allergischer Kontaktcheilitis führen. Eine Sonderform ist die Leckcheilitis bei Kindern.

Vergleichsweise häufig ist die **Cheilitis angularis (Perlèche, Mundwinkelrhagaden)**, auch „Faulecken" genannt (s. Abb. 14.2). Bei Erwachsenen stellt die Perlèche eine intertriginöse Dermatitis mit regelmäßiger, sekundärer Candida-Besiedlung dar; bei Kindern lassen sich oft Staphylokokken oder Streptokokken isolieren. Die Ursachen der Cheilitis angularis sind vielfältig:

- atopisches Ekzem
- orale Candida-Infektionen
- verstärkte Faltenbildung im Alter
- chronisches Tabak- oder Kaugummikauen
- Diabetes mellitus
- Eisenmangelanämie
- Vitamin-A-, -C- oder -B_6-Mangel
- chronische Intoxikation (Quecksilber)

Eine **Makrocheilie**, eine Vergrößerung einer oder beider Lippen, kann „histaminvermittelt" somit flüchtig, als Angioödem (**Quincke-Ödem**) analog zur Urtikaria auftreten (s. Abb. 14.3). Selten ist das hereditäre Angioödem, das bei kongenitalem C1-Esterase-Inhibitor-Mangel auftritt, zusammen mit gastrointestinalen Störungen wie abdominellen Schmerzen, Erbrechen und Subileus oder Diarrhö. Die Therapie besteht in Substitution des Inhibitors.

Eine Makrocheilie ist auch als Anfangssymptom der Cheilitis granulomatosa im Rahmen des Melkersson-Rosenthal-Syndroms zu beobachten.

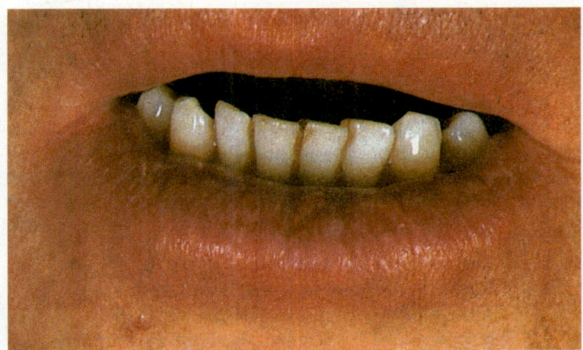

Abb. 14.1 Cheilitis actinica.

14.1.3 Veränderungen der Zunge

Definition Ein Grauschimmer der Zungenoberfläche ist physiologisch. **Zungenbelag** entsteht durch stärkeres Wachstum der Sekundärpapillen und kann verstärkt werden durch Zelldetritus, Speisepartikel, Schleim, bakterielle Mikroorganismen und Pilze. Die Art des Zungenbelags lässt in aller Regel keinen Rückschluss auf Veränderungen des Gastrointestinaltrakts zu. Feste Kost und ausreichendes Kauen reiben die Sekundärbakterien ab, während flüssige Kost und Inappetenz den Belag steigern. Mundhygiene, Nikotinabstinenz und Kauen von trockenem Brot verstärken den physiologischen Abrieb der Sekundärpapillen.

Glatte, rote Zunge

Eine glatte rote Zunge findet sich bei Vitamin B_2-, -B_6-, -B_{12}-, Folsäure-, Nikotinsäure- (Pellagra) und Eisenmangel.

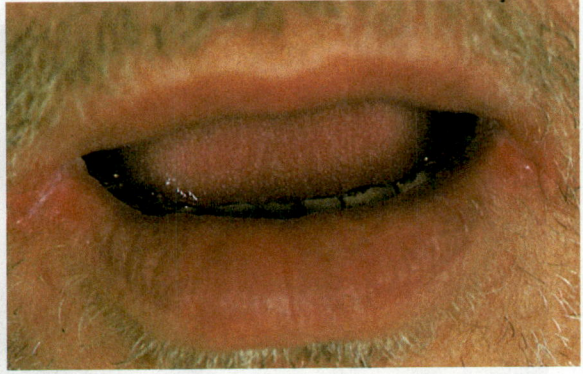

Abb. 14.2 Mundwinkelrhagaden (Perlèche).

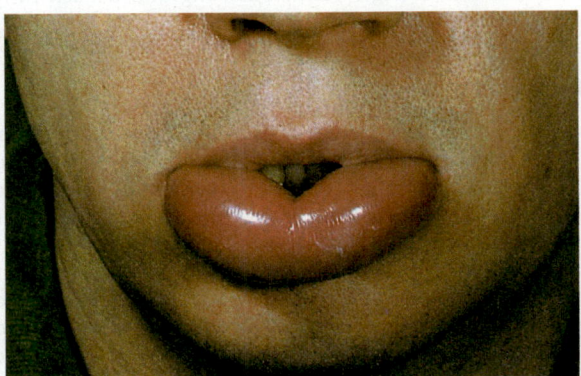

Abb. 14.3 Quincke-Ödem (angioneurotisches Ödem) der Unterlippe (Rüssellippe).

14 Erkrankungen des Gastrointestinalsystems

Vitamin-Mangel	Ursachen
B_2	Anazidität, Hepatopathie, Diabetes mellitus
Nikotinsäure (Pellagra)	Alkoholismus (im Spätstadium in der angelsächsischen Literatur „die vier D": **D**iarrhea, **D**ermatitis, **D**ementia, **D**eath)
B_6	INH-Therapie
B_{12} (Möller-Hunter-Glossitis)	Mangelnde Zufuhr Chronische atrophische Gastritis durch Antiparietalzell-Antikörper Fehlende Rückresorption im terminalen Ileum/Magenoperationen Verbrauch durch Fischbandwurm (Diphyllobothrium latum)
Folsäure	Verminderte Zufuhr, Einsatz von Folsäureantagonisten (Methotrexat, Pyrimethamin)

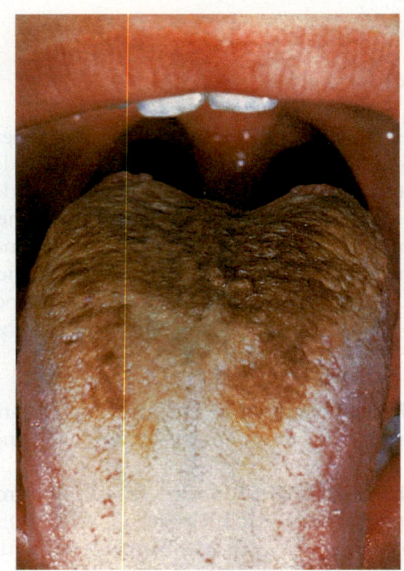

Abb. 14.4 Schwarze Haarzunge.

Lingua geographica

Die Lingua geographica (Exfoliatio areata linguae) findet sich bei 2 % der Bevölkerung; Jugendliche weisen sogar in bis zu 15 % eine Landkartenzunge auf. Sie ist eine harmlose entzündliche Erkrankung des Zungenrückens mit zentraler Atrophie und randständiger Verhornung der filiformen Papillen mit Hervortreten der roten, nicht beteiligten fungiformen Papillen. Die Lingua geographica ist zumeist schmerzlos, nur selten vergesellschaftet mit Zungenbrennen bei sauren Speisen. Sie tritt über Jahre in rezidivierenden Schüben auf und bedarf keiner Therapie.

Lingua villosa nigra

Die Lingua villosa nigra (schwarze Haarzunge, s. Abb. 14.4) wird durch eine passagere Hyperplasie eines Teils der filiformen Papillen auf dem Zungenrücken hervorgerufen. Pathogenetisch erfolgt die Färbung durch pigmentbildende Bakterien, Zellabschilferungen und Einlagerung exogener Pigmente (Tabak, Nahrungsmittel). Therapeutisch empfehlenswert ist die Pinselung des betroffenen Zungenareals mit 40%iger Harnstofflösung und danach Abrieb mit einer weichen Zahnbürste.

Leukoplakie

Die Leukoplakie, der weiße Schleimhautfleck, wird häufig als Präkanzerose angesehen, doch sind etwa 90 % der Leukoplakien gutartig. Nur 10 % können als Präkanzerose eingestuft werden, von denen etwa 3 % karzinomatös entarten.

Als exogene Ursachen sind Tabakgenuss und mechanische Irritationen durch kariöse Zähne, Zahnlücken oder Zahnersatz verantwortlich. Die überwiegende Anzahl der Leukoplakien ist nach Wegfall des lokalen Auslösers rückbildungsfähig. Eine bioptische Klärung ist bei Präkanzeroseverdacht unabdingbar. Die Differentialdiagnose umfasst zahlreiche Ursachen, u.a. die Candida-Leukoplakie und die orale **Haarleukoplakie,** die u.a. im Spätstadium der AIDS-Erkrankung am lateralen Zungenrand auftritt (s. Abb. 14.5). Sie ist Epstein-Barr-Virus-induziert und spricht auf Aciclovir an. Da subjektive Beschwerden im Allgemeinen fehlen, ist eine Therapie selten nötig.

14.1.4 Aphthen

Engl. Begriff: Aphthae, Aphthous Ulcers

Diese ätiologisch ungeklärten schmerzhaften, rundlich-ovalen Schleimhauterosionen oder -ulzera sind zumeist nur linsengroß. Sie heilen im Allgemeinen binnen weniger Tage bis Wochen narbenlos ab. Mit Abstand am häufigsten sind die sog. habituellen, nichtinfektiösen, rezidivierenden Aphthen (s. Abb. 14.6).

Mit Aphthen assoziierte internistische Erkrankungen sind v.a. der **Morbus Behçet** (Aphthen an Mund- und Genitalschleimhaut, Iritis, Hypopyon, Arthritiden, Erythema nodosum), **Morbus Crohn** und **Colitis ulcerosa** sowie die **glutensensitive Enteropathie.**

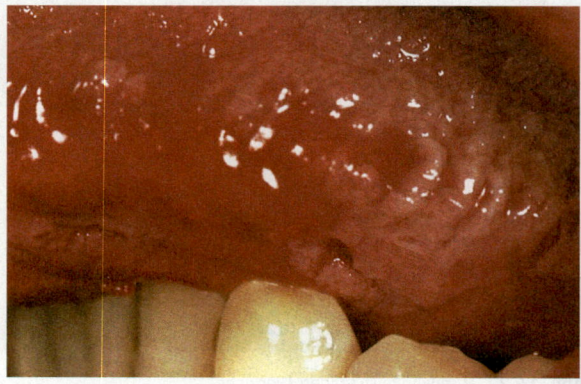

Abb. 14.5 Haarleukoplakie der Zunge (AIDS).

14.1.5 Störungen des Speichelflusses

Verminderter Speichelfluss

Hauptursache eines verminderten Speichelflusses ist eine eingeschränkte Sekretion der großen Speicheldrüsen (Sialopenie) im Rahmen einer Exsikkose jedweder Genese. Auch Medikamente wie Antihistaminika, Spasmolytika, Antidepressiva, Atropinderivate und Vitamin A in Überdosierung führen zu Sialopenie.

Beim primären **Sjögren-Syndrom** und dessen sekundären Formen (**Sicca-Syndrom**), der rheumatoiden Arthritis oder anderen Kollagenosen, gehört die eingeschränkte Sekretion der großen Speicheldrüse – bedingt durch autoimmun vermittelte, chronisch-entzündliche Destruction – zu den Leitsymptomen.

Gesteigerter Speichelfluss

Gesteigerter Speichelfluss, Sialorrhö oder Hypersalivation, tritt auf bei ausgeprägter Stomatitis und bei neurologischen Krankheiten wie Fazialisparese, Epilepsie und bei Tollwut. Relativ häufig können auch Medikamente wie Parasympathomimetika, Pilocarpin, Ipecacuanha (als Expektorans), Tobramycin, Valproinsäure und Benzodiazepine zu Sialorrhö führen. Auch Intoxikationen mit Insektiziden, Kampfstoffen und Quecksilber führen zu ausgeprägter Hypersalivation.

Störungen des Speichelflusses

Ein gestörter Speichelfluss kann sowohl mechanisch (Speichelsteine), als auch nichtinfektiös, infektiös oder tumorös bedingt sein:

- **Speichelsteine**, meist aus Kalziumphosphat oder -karbonat, entstehen als Folge einer veränderten Speichelzusammensetzung und führen bevorzugt in der Glandula submandibularis zu schmerzhafter Schwellung.
- **Nicht infektiös** bedingt ist die Störung des Speichelflusses bei verminderter Kautätigkeit; hierdurch kommt es zu einer Entzündung der Ausführungsgänge mit Schwellung der Speicheldrüsen (Sialadenose). Beim Heerfordt-Syndrom der Sarkoidose sind beide Parotiden (und die Tränendrüsen) meist symmetrisch geschwollen.
- **Infektionskrankheiten** wie Parotitis epidemica (Mumps) oder Aktinomykose verursachen Schwellungen der Speicheldrüsen.
- **Tumoröse Schwellungen** der Parotis werden zu 80 % durch den Parotismischtumor verursacht, der in 15 % maligne entartet. An die karzinomatöse Entartung ist vor allem zu denken, wenn gleichzeitig eine Fazialisparese vorliegt. Das Mikulicz-Syndrom ist durch symmetrische Parotis- und Tränendrüsentumoren gekennzeichnet. Es tritt bei Leukämien und malignen Lymphomen auf und ist durch Drüseninfiltration mit leukämischen Zellen bedingt.

14.1.6 Pharyngitis

Engl. Begriff: Pharyngitis

Virale oder bakterielle Allgemeininfektionen, besonders in „Grippezeiten" in epidemieartigen Schüben auftretend,

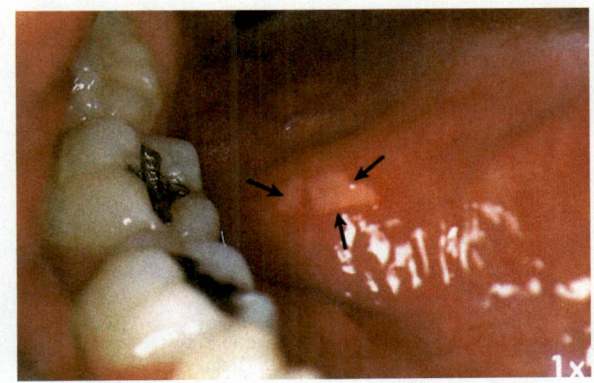

Abb. 14.6 Aphthen der Mundschleimhaut.

beginnen oft mit einer Rhinitis und breiten sich über die Schleimhaut des Respirationstraktes aus. Klinisch imponieren **Rötung, Schwellung der Seitenstränge** und gelegentlich sog. „**Eiterstraßen**" an der Rachenhinterwand. Die Patienten klagen über Kratzen im Hals, Schluckschmerzen und Trockenheitsgefühl im Rachen.

Ursächlich kommen neben den Infekten durch Viren und Bakterien lokale Reizungen durch Gase und Dämpfe, Hitze und verschluckte Ätzmittel in Frage. Anamnese und klinisches Bild, ggf. ergänzt durch Abstrich und HNO-Konsilium, klären die Diagnose. Die einfache Pharyngitis wird symptomatisch mit Lutschtabletten, Halswickeln und mild desinfizierenden oder adstringierenden Gurgellösungen behandelt. Ansonsten wird die Grundkrankheit behandelt.

14.1.7 Tonsillitis

Synonym: Mandelentzündung
Engl. Begriff: Tonsillitis

Ätiologie Die akute Angina tonsillaris, eine Tröpfcheninfektion, wird meist durch β-hämolysierende Streptokokken der Gruppe A, seltener durch Staphylokokken, Pneumokokken oder Viren verursacht.

Symptome Die Erkrankung beginnt akut mit hohem Fieber, Schüttelfrost, Kopfschmerzen und schwerem Krankheitsgefühl sowie Schmerzen beim Schlucken mit Ausstrahlung in das Ohr bei gleichzeitig vermehrtem Speichelfluss. Anfangs sind die Tonsillen gerötet und geschwollen. Später finden sich Beläge auf den Tonsillen. Bei einem mehr als dreimaligen Auftreten einer eitrigen Tonsillitis kann man von einer Chronifizierung ausgehen.

Differentialdiagnose	Ausschlussmaßnahmen
Scharlachangina	Abstrich
Rachendiphtherie	Fest haftende Pseudomembranen mit Blutungsneigung, Rachenabstrich (keulenförmige Coryne-Bakterien)

Erkrankungen des Gastrointestinalsystems

Differentialdiagnose	Ausschlussmaßnahmen
Herpangina	Primäraspekt (schmerzhafte Bläschen und Erosionen in der gesamten Mundhöhle)
Infektiöse Mononukleose (Pfeiffer'sches Drüsenfieber)	Langes Prodromalstadium Generalisierte Lymphadenopathie Atypische Lymphozytose Positiver Paul-Bunnell-Test KBR, IFT
Plaut-Vincent-Angina	Einseitige Tonsillitis Abstrich (Treponema vincentii und Fusobacterium fusiforme)

Therapie Die Therapie besteht aus Bettruhe, Gabe von Penicillin und Analgetika. Lokale Maßnahmen wie Halswickel und Mundspülung können die Beschwerden lindern. Die Erkrankung ist normalerweise nach drei bis sechs Tagen abgeklungen.

Die chronische Tonsillitis ist medikamentös nicht zu beeinflussen. Die Tonsillektomie im entzündungsfreien Intervall unter Penicillinschutz ist die Therapie der Wahl.

Komplikationen Eitrige Komplikationen wie Otitis media, Sinusitis und Peritonsillarabszess sind unter der heute üblichen, früh einsetzenden antibiotischen Therapie selten geworden.

Die allergisch-hypergischen Spätkomplikationen, die zwei bis drei Wochen nach einer unbehandelten Angina auftreten, sind gefürchtet. Dazu gehören das akute rheumatische Fieber mit Polyarthritis, Pankarditis und Chorea minor sowie die akute Glomerulonephritis.

14.1.8 Tumoren der Mundhöhle

Definition Umschriebene Verdickungen, Farbveränderungen mit grauweißlicher Tönung und samtartiger Aufrauung in der Mund- und Rachenschleimhaut bedürfen der histologischen Untersuchung, weil eine chronische Entzündung, eine Leukoplakie und ein Karzinom nicht immer makroskopisch voneinander zu unterscheiden sind. Bei Vorhandensein eines Malignoms ist eine systematische Endoskopie von Bronchialsystem und Ösophagus unabdingbar, da in etwa 15–20 % synchrone bzw. metachrone Mehrfachkarzinome vorkommen. Karzinome der Mundhöhle, des Rachens und des Kehlkopfes machen etwa 16 % aller Karzinome des Menschen aus.

Maligne Lymphome

Maligne Lymphome in der Mundhöhle sind selten. Von klinischer Bedeutung ist nur das strahlensensible **Lymphosarkom**; es infiltriert Gaumen, Gingiva, Zunge und Tonsillen und wächst flach infiltrierend bis ulzerierend.

Burkitt-Lymphom

Das in tropischen Ländern häufige Epstein-Barr-Virus-induzierte Burkitt-Lymphom, ein B-Zell-Lymphom von hohem Malignitätsgrad, wächst großflächig verdrängend an der Mundschleimhaut und spricht gut auf Chemotherapie (Cyclophosphamid und Methotrexat) an.

Kaposi-Sarkom

Das mit dem humanen Herpesvirus 8 assoziierte Kaposi-Sarkom, das fast ausschließlich bei HIV-positiven männlichen Homosexuellen auftritt, ist ein proliferierender Tumor der Gefäßendothelien und kann schon bei relativ gutem Immunstatus an Haut und Schleimhäuten nachweisbar sein. Es ist gekennzeichnet durch initial flache, blaurote Flecken, die sich in der Mundhöhle vorzugsweise im Bereich des Gaumens zu lividen, leicht ulzerierenden und blutenden Tumoren entwickeln (s. Abb. 14.7).

Therapie der Wahl ist die Optimierung des Immunstatus durch eine hochaktive antiretrovirale Kombinationstherapie, worunter fast alle Kaposi-Sarkome verschwinden. Bei den medikamentös kaum noch therapierbaren Patienten im Endstadium der AIDS-Erkrankung können die Läsionen in der Mundhöhle mit Kobalt bestrahlt werden (GHD: 20 Gy). Alternativ ist eine Tumorinfiltration mit Vinblastin oder, sofern es der Immunstatus des Patienten noch erlaubt, eine systemische Chemotherapie möglich (Adriamycin, Bleomycin, Vincristin).

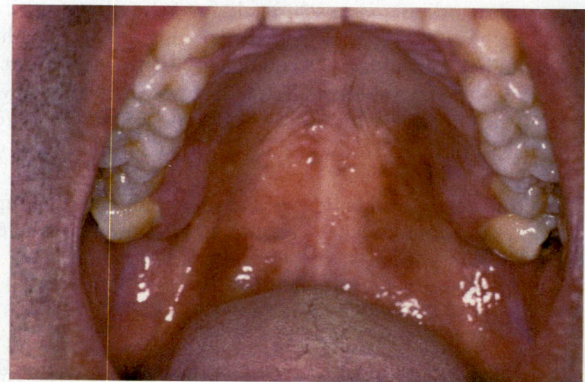

Abb. 14.7 Kaposi-Sarkom der Zunge (AIDS).

Zur weiteren Information

Weiterführende Literatur
Arnold, W., H. Ganzer: Checkliste HNO-Heilkunde. Thieme, Stuttgart – New York 1990.
Hornstein, O. P.: Erkrankungen des Mundes. Kohlhammer, Stuttgart 1996.
Reichart, P.: Orale Manifestationen von AIDS. In: Jäger, H. (Hrsg.): AIDS und HIV-Infektionen. Ecomed, Landsberg 1989.

Für die liebenswürdige Überlassung von Abbildungen danken wir Herrn Prof. Dr. Dr. Siegfried Borelli, ehem. Direktor der Dermatologischen Klinik und Poliklinik der Technischen Universität München.

IMPP-Statistik
Veränderungen der Zunge ♦ Tonsillitis

14.2 Erkrankungen der Speiseröhre

14.2.1 Funktionelle Störungen der Speiseröhre

S. Milhorst, H. Neuhaus

Der normale Schluckakt läuft nach willkürlicher Initiierung unter autonomer Kontrolle in peristaltischen Wellen ab. Die koordinierte Erschlaffung des oberen und unteren Ösophagussphinkters erfolgt unwillkürlich. Patienten, die über Schluckstörungen bei fester und flüssiger Nahrung klagen und bei denen eine Obstruktion des Lumens ausgeschlossen werden konnte, leiden wahrscheinlich unter einer funktionellen Störung des Nahrungstransports durch die Speiseröhre. Diese Motilitätsstörungen des Ösophagus können auf verschiedenen neuromuskulären Erkrankungen beruhen, deren wichtigster Vertreter die Achalasie ist.

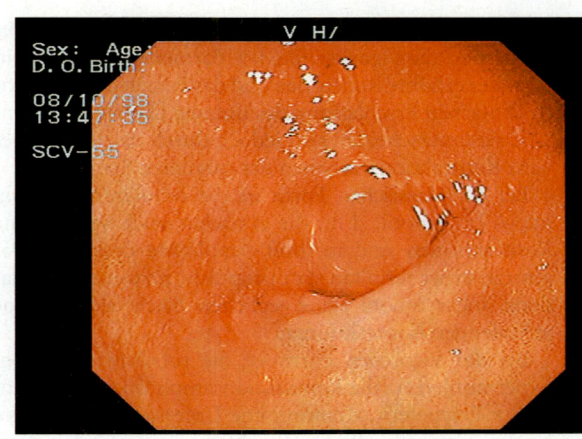

Abb. 14.8 Erweiterter distaler Ösophagus bei Achalasie.

Achalasie

Engl. Begriff: Achalasia

Praxis

Ein 58-jähriger Patient klagt über eine seit Jahren progrediente Dysphagie zunächst für feste, dann auch für flüssige Nahrung. Seit drei Monaten habe sich die Symptomatik verstärkt mit regelmäßigem postprandialem Erbrechen, einhergehend mit einem Gewichtsverlust von 10 kg. Klinisch ergeben sich keine Hinweise auf nächtliche Aspirationen. Der Röntgen-Thorax zeigt einen normalen kardiopulmonalen Befund mit einem flüssigkeitsgefüllten unteren Ösophagus und Luftspiegeln oberhalb davon. Der daraufhin durchgeführte **Ösophagusbreischluck** zeigt einen massiv erweiterten Ösophagus mit einem maximalen Durchmesser von 7 cm, wobei die untere Ösophagushälfte mit Flüssigkeit und Speiseresten gefüllt ist. Der untere Anteil läuft spitz zu. Das Kontrastmittel entleert sich verzögert, so dass sich das klassische Bild einer Achalasie ergibt. Die Diagnose muss jedoch manometrisch bestätigt werden und bedarf des Ausschlusses eines malignen Befundes durch Endoskopie.

Endoskopisch fällt ein konzentrisch dilatiertes Ösophaguslumen im mittleren und unteren Drittel mit erheblichen Mengen von Speise- und Sekretresten auf, die nicht abgesaugt werden können (s. Abb. 14.8). Nach einmaliger **pneumatischer Dilatationsbehandlung** ist der Patient zunächst beschwerdefrei. Nach zwei Tagen stellen sich erneut dysphagische Beschwerden mit starkem retrosternalem Brennen und rezidivierendem Erbrechen ein. Nach radiologischem Ausschluss einer Ösophagusperforation nach Dilatationsbehandlung zeigt sich endoskopisch als Komplikation der pneumatischen Dilatation ein flaches Ulkus im gastroösophagealen Übergangsbereich, welches mit hoch dosierten Protonenpumpenhemmern therapiert wird (s. Abb. 14.9 und 14.10).

Definition Die Achalasie ist eine Motilitätsstörung des Ösophagus, gekennzeichnet durch den Verlust der propulsiven Peristaltik des tubulären Ösophagus und durch einen erhöhten Ruhedruck des unteren Ösophagussphinkters sowie Verlust der schluckreflektorischen Relaxation des unteren Sphinkters.

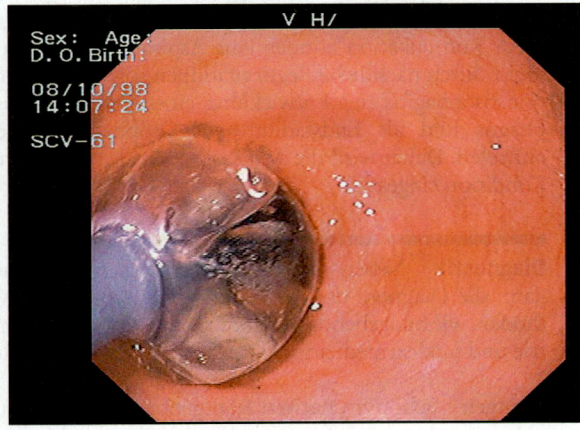

Abb. 14.9 3-cm-Ballon vor Insufflation in situ; Endoskop in paralleler Position zur Lagekontrolle.

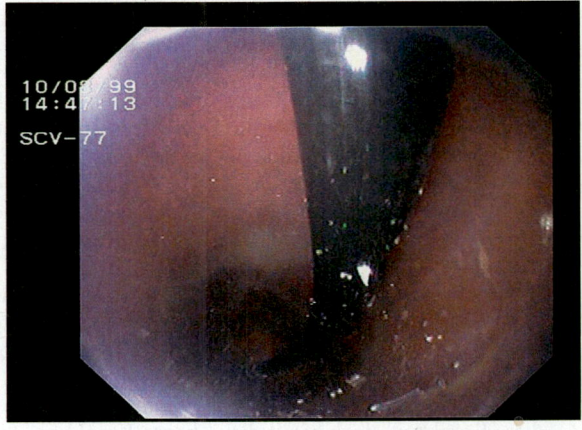

Abb. 14.10 Blick durch den insufflierten Ballon: Am ösophagokardialen Übergang abgeblasste Mukosa infolge der Wandkompression während der Dilatation.

Man unterscheidet zwei Formen der Achalasie: die **klassische** und die **vigoröse**. Beiden Formen gemeinsam sind zwar der erhöhte Ruhetonus und das Fehlen der schluckreflektorischen Erschlaffung des unteren Ösophagussphinkters, sie unterscheiden sich jedoch durch das unterschiedliche Kontraktionsverhalten der tubulären Speiseröhre.

Bei der klassischen Form ist die tubuläre Speiseröhre hypo- bis amotil, d. h., die zunächst noch vorhandenen Kontraktionen sind in ihrer Amplitude deutlich herabgesetzt, meist simultan statt propulsiv, im weiteren Verlauf dann sogar amotil ohne jeglichen Nachweis von noch ablaufenden Kontraktionen.

Bei der vigorösen Form ist die tubuläre Speiseröhre hypermotil, d. h., die Kontraktionsamplituden sind erhöht und z. T. repetitiv. Anatomische Untersuchungen zeigten hierbei unterschiedliche Wanddicken im distalen Anteil des Ösophagus mit deutlicher Wandverdickung. Einige Autoren sehen die hypermotile Form der Achalasie auch als ein Frühstadium der klassischen Achalasie an, die im weiteren Verlauf dann in eine hypo- und zuletzt in die amotile Form übergeht mit dem Endstadium des **Megaösophagus,** einer atonischen, massiv erweiterten, starren Speiseröhre.

Epidemiologie Das Manifestationsalter bei dieser Erkrankung liegt überwiegend zwischen dem dritten und sechsten Lebensjahrzehnt und betrifft Frauen und Männer gleich häufig. Die Prävalenz beträgt ca. 10/100 000 Einwohner. Ob genetische Faktoren eine wesentliche Rolle spielen, ist noch nicht eindeutig geklärt; die Achalasie tritt jedoch überwiegend bei Menschen weißer Hautfarbe auf.

Ätiologie und Pathogenese Die Ätiologie der Achalasie ist unklar. Es werden unterschiedliche Faktoren diskutiert, wie eine familiäre Disposition, eine infektiöse, entzündliche oder autoimmune Genese mit Nachweis von Antikörpern gegen Ganglienzellen des Auerbach'schen Plexus aber auch eine Assoziation zu degenerativen neurologischen Erkrankungen wie z. B. dem Morbus Parkinson oder der zerebellären Ataxie. Einige Autoren vermuten eine infektiöse Schädigung des Auerbach'schen Plexus durch eine Infektion, insbesondere mit Masern, aber auch mit humanen Herpesviren, Varizellen und Mycobacterium fortuitum, da eine gehäufte Koinzidenz zwischen Achalasie und Antikörpern gegen oben genannte Erreger festgestellt wurde. In einigen Fällen ließen sich Erregerbestandteile im Plexus selbst nachweisen.

Auch die Pathogenese bleibt letztendlich unklar. Beobachtet wird eine Degeneration des Plexus myentericus im unteren Ösophagus, die mit zytoplasmatischen Einschlüssen (Lewy-Körperchen) in den Ganglienzellen des Plexus einher geht. Ebenso werden degenerative Veränderungen des N. vagus und der dorsalen motorischen Vaguskerne beobachtet.

Die physiologischen Abläufe der neuronalen Kontrolle der Ösophagusperistaltik sind noch nicht genau aufgeklärt. Deshalb können klare Aussagen zur Pathophysiologie der Achalasie zurzeit noch nicht gemacht werden.

Es gibt derzeit kein gutes experimentelles Modell für diese Krankheit, doch bietet die „Chagas-Krankheit" ätiologische Hinweise. Bei dieser durch Trypanosoma cruzi hervorgerufenen Infektionskrankheit treten u. a. die gleichen klassischen Symptome und pathomorphologischen Veränderungen wie bei der Achalasie auf. So spielt offensichtlich eine Verminderung oder ein völliger Verlust von Ganglienzellen im Auerbach-Plexus, teilweise kombiniert mit chronisch-entzündlichen Veränderungen, eine wesentliche Rolle.

Bei beiden Krankheitsbildern kann die Ösophagusmuskulatur durch cholinerge Substanzen besonders gut stimuliert werden. Da Gewebe, die nicht mehr von autonomen Nerven versorgt werden, besonders sensitiv auf den fehlenden Neurotransmitter reagieren, spricht dies dafür, dass degenerative, zur intramuralen Denervation führende Faktoren an der Krankheitsentstehung beteiligt sind.

Insgesamt führen diese Veränderungen zu Koordinationsstörungen der Ösophagusmotilität: Die Kontraktionen des distalen Ösophagus sind abgeschwächt oder aufgehoben und erfolgen simultan, ohne die für den Nahrungstransport wichtigen peristaltischen Wellen. Darüber hinaus erschlafft der untere Ösophagussphinkter nur unvollständig und kürzer als normal. Er bildet damit eine Engstelle für den Übertritt von Nahrung aus der Speiseröhre in den Magen und trägt zur dilatativen Aufweitung des tubulären Ösophagus bei.

Symptome Die Beschwerden entwickeln sich langsam über Wochen bis Jahre. Leitsymptome sind die Dysphagie, meist erst für feste, im weiteren Verlauf dann auch für flüssige Nahrung, und die Regurgitation, das Hochwürgen bzw. auch passives Hochlaufen unverdauter Nahrungsbestandteile nach dem Essen. Häufig regurgitieren die Patienten ein weißes, zähes, schaumiges Sekret, das dem Speichel entspricht, den die Patienten nicht mehr schlucken können. Essensreste sind häufig morgens auf dem Kopfkissen des Patienten zu finden, bedingt durch nächtliche Regurgitationen.

Typischerweise nehmen die dysphagischen Beschwerden bei hastigem Essen, Verzehr von harten Nahrungsmitteln wie Brot, Äpfeln und Fleisch und psychischem Stress zu. Das Nachtrinken und der Genuss von Alkohol verbessern häufig die Beschwerden, da Alkohol die Relaxation des Sphinkters steigert. Retrosternale Schmerzen bestehen oft zu Beginn und nehmen im Laufe der Erkrankung ab. Gewichtsabnahme und Mangelerscheinungen bis zum Marasmus sind Spätsymptome bei fehlender Therapie.

Als Komplikation können eine Aspirationspneumonie, meist durch nächtliche Regurgitationen sowie eine Retentionsösophagitis mit Entwicklung eines Endobrachyösophagus und als Endstadium ein Ösophaguskarzinom auftreten. Daher wird die Achalasie auch als präkanzeröse Kondition eingestuft.

Diagnostik Neben der charakteristischen Anamnese kann die Diagnose der Achalasie mit verschiedenen Methoden, wie bildgebende Verfahren, Endoskopie, Manometrie und nuklearmedizinische Verfahren, gesichert werden.

Röntgen Schon im nativen Röntgenbild kann eine zum „Megaösophagus" aufgeweitete Speiseröhre als Mediastinalverbreiterung imponieren. Die **Röntgenkontrastdarstellung,** der Ösophagusbreischluck, zeigt dann das Bild eines z.T. monströs dilatierten, S-förmig gekrümmten Ösophagus, der sich nach distal konisch filiform verengt („Weinglasform"), im Gegensatz zum Ösophaguskarzinom glattwandig (s. Abb. 14.11). Die radiologische Diagnostik bietet darüber hinaus gleichzeitig den Vorteil einer funktionellen Aussage zur Ösophagusmotorik. Durch Hochfrequenz- oder Videokinematographie, eine sehr schnelle Abfolge von Röntgenaufnahmen, lassen sich die einzelnen Phasen des Schluckakts analysieren und Normabweichungen dokumentieren.

Manometrie Die Manometrie hat in der Diagnose und Differentialdiagnose der funktionellen Motilitätsstörungen die größte Aussagekraft, da eine radiologische Diagnose nicht immer gelingt. Bei dieser Untersuchung werden die Druckverhältnisse zwischen oberem und unterem Ösophagussphinkter gleichzeitig an verschiedenen Punkten kontinuierlich registriert. So können die Effektivität und Koordination der Peristaltik analysiert und abnorme Kontraktionen nachgewiesen werden. Bei der Achalasie fehlt die Relaxation des unteren Ösophagussphinkters, der Ruhetonus ist erhöht bei gleichzeitiger Aperistaltik.

Endoskopie Auf die Endoskopie sollte bei dysphagischen Beschwerden nie verzichtet werden. Bei der Achalasie ist diese Methode zwar der Manometrie und der Röntgenuntersuchung zur Diagnosesicherung unterlegen, sollte aber insbesondere zum Karzinomausschluss immer erfolgen. Um eine genaue Beurteilung der Schleimhautverhältnisse zu ermöglichen, ist zuvor eine gründliche Entfernung der Speisereste notwendig. Der hypertonisierte untere Ösophagussphinkter lässt sich gewöhnlich mit dem Endoskop unter moderatem Druck passieren. Eine Dilatationsbehandlung kann direkt angeschlossen werden.

Nuklearmedizinische Verfahren Von eher untergeordneter Bedeutung bei der Abklärung von Motilitätsstörungen sind nuklearmedizinische Verfahren, bei denen die Passage von radioaktiv markierten Flüssigkeiten oder festen Nahrungsmitteln durch den Ösophagus aufgezeichnet wird.

Differentialdiagnose Wie bei allen Schluckstörungen muss das primäre Ösophagus- oder Kardiakarzinom an erster Stelle der differentialdiagnostischen Überlegungen stehen. Rasche Verschlechterung der Symptomatik mit frühzeitigem Gewichtsverlust und höheres Alter sprechen eher für ein Karzinom. Hierunter ist auch die **Pseudoachalasie** einzuordnen, ein achalasietypisches Beschwerdebild mit einer klar definierbaren Genese, wie z.B. Infiltration des unteren Ösophagus durch benachbartes Tumorgewebe (z.B. beim Magenfunduskarzinom) oder infiltrierend wachsendes Bronchialkarzinom, Lymphome etc. Diese Form der Achalasie wurde auch als paraneoplastisches Korrelat ohne Nachweis einer Stenose beobachtet. Mechanische Obstruktionen wie z.B. Pankreaspseudozysten können sich in der gleichen Form äußern. Auch die Chagas-Krankheit wird dazugezählt. **Benigne Strikturen** können ebenfalls ein achalasieähnliches Krankheitsbild hervorrufen. Bei der endoskopischen Untersuchung lässt sich eine Striktur jedoch nicht mühelos passieren. Da die klassische Achalasie nur zu Beginn mit retrosternalen Schmerzen einhergeht, liegt beim Persistieren der Schmerzen wahr-

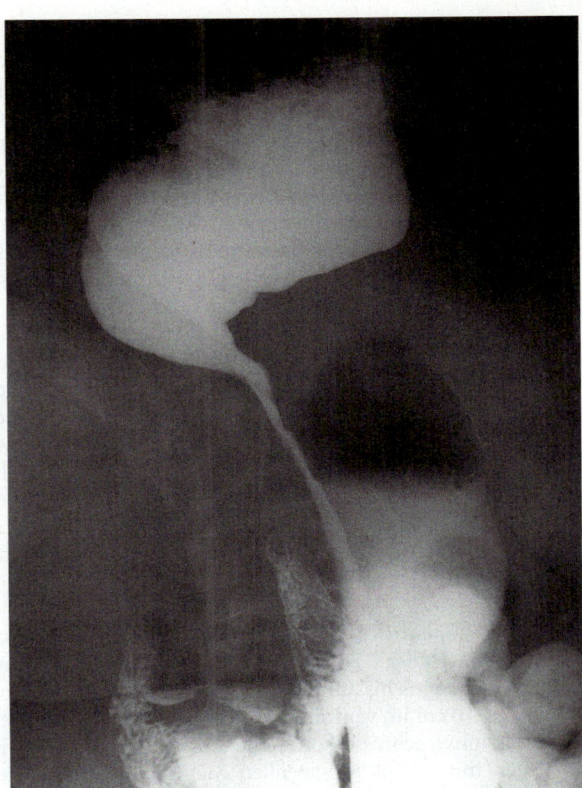

Abb. 14.11 Ausgeprägte Achalasie mit extremer Dilatation und Elongation des Ösophagus. Nebenbefundlich Kyphose der Wirbelsäule.

scheinlich eine atypische Form der **primären Motilitätsstörungen**, wie z.B. der hyperkontraktile Ösophagus, vor. Ringe und Webs (s. Kap. 14.2.4) sowie sekundäre ösophageale Motilitätsstörungen (s.u.) runden die differentialdiagnostischen Erwägungen ab.

Dysphagische Beschwerden verschlimmern sich oft in Zusammenhang mit psychischen Belastungen. Durch diese Feststellung darf man sich nie von einer sorgfältigen und umfassenden Diagnostik abhalten lassen. Somit bleiben psychogene Schluckstörungen wie der „Globus hystericus" immer Ausschlussdiagnosen.

Differentialdiagnose	Ausschlussmaßnahmen
Ösophagus-, Kardiakarzinom	Endoskopie mit Biopsie
Benigne Strikturen	Endoskopie mit Biopsie
Ringe und Webs	Endoskopie mit Biopsie
Divertikel	Ösophagusbreischluck, Endoskopie
Primäre und sekundäre Motilitätsstörungen	Endoskopie und Manometrie
Psychogene Schluckstörung	Endoskopie und Manometrie
Pseudoachalasie	Endoskopie, Endosonographie, CT, MRT

Erkrankungen des Gastrointestinalsystems

Therapie Es gibt verschiedene etablierte Therapieansätze mit allerdings unterschiedlichen Langzeiterfolgen, wobei alle Methoden das Herabsetzen des Ruhedrucks des unteren Ösophagussphinkters zum Ziel haben. Die laparaskopische oder laparatomische Myotomie weist die besten Langzeitergebnisse auf, gefolgt von der pneumatischen Dilatation des unteren Ösophagussphinkters, einer neueren Methode mit Botulinumtoxininjektion in den unteren Ösophagussphinkter und der medikamentösen Therapie mit Kalziumantagonisten oder Nitraten.

Aufgrund der geringen Invasivität erfolgt in den meisten Zentren zunächst eine Ballondilatation, die eine Langzeiterfolgsrate von ca. 60–70 % aufweist. Erst nach häufigem Wiederholen oder Versagen dieser Methode kommt die operative Therapie mit einer Remissionserfolgsrate von 90–95 % zum Einsatz. Patienten mit hohem Komplikationsrisiko sowohl für die Ballondilatation als auch für die Myotomie sollten alternativ mit Botulinumtoxininjektionen therapiert werden, allerdings liegt hier die Langzeiterfolgsrate nur bei 25 %.

Laparaskopische oder laparatomische Myotomie nach Gottstein-Heller Hierbei wird die Muskulatur des unteren Ösophagus bis auf die Mukosa in einem Längsschnitt von ca. 10 cm im ventralen Anteil gespalten. Die Langzeitremissionsergebnisse sowie die Erfolgsrate des Eingriffs liegen mit ca. 90 % von allen Methoden am höchsten. Alllerdings treten bis zu 20 % Refluxbeschwerden mit Refluxösophagitis auf.

Pneumatische Dilatation Bei der pneumatischen Dilatation wird ein Ballon mit einem Durchmesser von 30–35 mm unter Durchleuchtung oder endoskopischer Kontrolle in den Bereich des unteren Ösophagussphinkters vorgeschoben und über etwa 3 min unter manometrischer Kontrolle aufgeblasen. Mit Drücken von 300–400 mmHg können die Muskelfasern überdehnt werden, so dass der Tonus im Sphinkterbereich sinkt und eine Nahrungspassage wieder möglich wird. Die Patienten berichten während der Behandlung über einen kurzen, retrosternalen Schmerz. Bei ungenügendem Erfolg kann diese Therapie zwei- bis dreimal wiederholt werden. Als Folge kann es zur Perforation (1–2 %) oder zu massiven Blutungen kommen. Kleine Perforationen schließen sich in der Regel unter konservativer Therapie spontan nach wenigen Tagen. Bei großen freien Perforationen ist eine sofortige operative Intervention erforderlich. Zum Ausschluss von Perforationen sollte anschließend stets eine Röntgenkontrolle mit wasserlöslichem Kontrastmittel erfolgen.

Nach erfolgreicher Therapie kann eine Kardiainsuffizienz mit den Symptomen der Refluxkrankheit auftreten.

Botulinumtoxin Bei dieser Methode werden 80 IE eines Neurotoxins in den unteren Ösophagussphinkter, jeweils 20 IE in jeden Quadranten, injiziert. Gewonnen wird das Toxin aus dem Bakterium **Clostridium botulinum**, einem sporenbildenden, anaerob wachsenden, grampositiven Stäbchen. Das Toxin hemmt die Freisetzung von Acetylcholin aus der präsynaptischen Membran und damit die neuromuskuläre Übertragung mit Schwächung und Atrophie der Muskulatur mit daraus resultierender Tonusminderung des unteren Ösophagussphinkters. Leider ist die Erfolgsrate im Langzeitverlauf gering, sie beträgt ca. 25 %, und die Remissionszeit liegt im Mittel lediglich bei drei bis sechs Monaten, etwas länger bei höherer Dosierung des Toxins. Daher sollte diese Methode nur bei Patienten mit hohem Komplikationsrisiko für die pneumatische Dilatation oder Myotomie angewendet werden. Die Nebenwirkungen, die in bis zu 5 % auftreten können, sind die einer neuromuskulären Blockade wie Schwächegefühl, Kurzatmigkeit, Schluck- und Sprachstörung, Seh- und Akkomodationsstörung.

Pharmakologische Therapie Zum Einsatz kommen Medikamente mit relaxierender Wirkung auf die glatte Muskulatur, wodurch der Tonus des unteren Ösophagussphinkters herabgesetzt wird. Dazu zählen die Nitrate und Kalziumkanalblocker, wobei die beste Wirkung für Isosorbiddinitrat nachgewiesen ist. Der Nachteil beider Medikamente ist jedoch die kurze Wirkdauer von max. 90–120 min, daher sollten die Medikamente jeweils ca. ½ h vor den Mahlzeiten eingenommen werden. Bei den Nitraten ist der durch Tachyphylaxie eintretende Wirkungsverlust zu berücksichtigen. Die pharmakologische Therapie eignet sich nur für leichtere Formen der Achalasie. Unangenehme Nebenwirkungen sind insbesondere bei Nitrat Kopfschmerzen, Hypotonie und eine Reflextachykardie.

Verlauf und Prognose Die Achalasie kann von einer hypermotilen Form zu Beginn der Erkrankung typischerweise über hypo- zu amotilen Formen übergehen. Das therapeutische Vorgehen ist jedoch in jedem Stadium prinzipiell gleich und mehr vom subjektiven Beschwerdebild abhängig. Eine wirksame Behandlung zielt auf die Vermeidung von Komplikationen und eine regelmäßige Überwachung der Patienten. Unter optimaler Therapie ist die Lebenserwartung nahezu normal.

In Zusammenhang mit dieser Erkrankung wird eine bis zu zehnfach höhere Inzidenz von Ösophagusneoplasien beschrieben. Ob die Achalasie an sich tatsächlich eine Präkanzerose darstellt oder ob diese Häufung durch karzinominduzierte, achalasieähnliche Syndrome vorgetäuscht wird, ist nicht endgültig geklärt.

Komplikationen	Häufigkeit
Husten, bronchopulmonale Infektionen durch Speisereste	Häufig
Ösophagitis, Erosionen, Ulzerationen	Selten

Zusammenfassung

- Häufigste Ursache: ungeklärt
- Wichtigste Symptome: Dysphagie und Regurgitation
- Wichtigste diagnostische Maßnahmen: Manometrie, Endoskopie
- Wichtigste therapeutische Maßnahmen: Ballondilatation, bei Versagen Myotomie, alternativ Botulinumtoxin

Diffuser Ösophagusspasmus und Nussknacker-Ösophagus

Engl. Begriff: Diffuse Esophageal Spasm, Nutcracker Esophagus

Definition Der **diffuse Ösophagusspasmus** ist eine Motilitätsstörung, die durch folgende Kennzeichen charakterisiert ist:
- repetitive, simultane, nichtperistaltische Kontraktionen mit hoher Druckamplitude und verlängerter Dauer neben regelrechten peristaltischen Wellen,
- ungestörte Sphinkterfunktion.

Der **hyperkontraktile Ösophagus** ist gekennzeichnet durch:
- Kontraktionen mit sehr hoher und verlängerter Amplitude bei erhaltener Peristaltik wobei ein Druck von mehr als 180 mmHg auftritt,
- thorakale Schmerzen.

Bei dieser hyperkontraktilen Form spricht man sehr anschaulich auch vom **„Nussknacker-Ösophagus"**.

Symptome Thoraxschmerzen sind neben Schluckstörungen das Leitsymptom dieser seltenen Erkrankungen. Ihre Ursache ist unbekannt; im Gegensatz zur Achalasie konnten bislang keine spezifischen Veränderungen der myenterischen Neurone entdeckt werden.

Die pektanginösen Beschwerden treten intermittierend auf und werden in Einzelfällen durch heiße oder kalte Getränke ausgelöst. Die Schmerzen können in ihrer Lokalisation und Charakteristik denen einer kardialen Ischämie gleichen. Da manche Patienten zudem nach Gabe von Nitraten oder Kalziumantagonisten Besserung verspüren, fällt die Differentialdiagnose zur koronaren Herzkrankheit oft nicht leicht.

Neben der radiologischen Diagnostik hilft hier vor allem die Ösophagusmanometrie weiter.

Therapie Als Therapie stehen, wie bei der Achalasie, zunächst medikamentöse Ansätze zur Diskussion. Die Besserung nach Gabe von Nitraten und Kalziumantagonisten weist in Einzelfällen auf eine therapeutische Möglichkeit hin. Beim diffusen Ösophagusspasmus zeigten im Einzelnen auch Antidepressiva therapeutische Erfolge. Außerdem scheint hierbei auch die noch in Studien laufende Therapie mit Botulinumtoxininjektion in die tubuläre Speiseröhre Erfolg versprechend. Bezüglich der Beeinflussung des Thoraxschmerzes zeigt eine neuere Studie mit L-Arginin, dem NO-Vorläufer, ein positives Ergebnis, wobei die Motilität jedoch unbeeinflusst bleibt. Daneben kann mit Bougierung (Dehnungsbehandlung mit flexiblen Stäben) und pneumatischer Dehnungsbehandlung häufig Linderung erzielt werden, so dass operative Verfahren (Myotomie) nur in schweren Fällen empfohlen werden.

Varianten und Kombinationen dieser primären Ösophagusmotilitätsstörungen lassen sich nicht weiter klassifizieren und erfordern nach exakter Dokumentation eine individuelle Therapie.

Sekundäre Ösophagusmotilitätsstörungen

Einige **systemische Erkrankungen** können sekundär über eine verminderte Ösophagusmotorik ebenfalls zu funktionellen Schluckbeschwerden führen. Hier zählen die Sklerodermie und der Diabetes mellitus zu den bekanntesten Beispielen.

Generalisierte Erkrankungen können sekundär auch den Ösophagus betreffen, wobei sich motorische Dysfunktionen in dysphagischen Beschwerdebildern manifestieren können.

Die progressive systemische Sklerose (**Sklerodermie,** s. Kap. 13.5.3) weist in 80–90 % eine Ösophagusbeteiligung auf. Neben der Dysphagie gilt Sodbrennen als Leitsymptom. Die Atrophie der glatten Muskulatur des Magen-Darm-Trakts führt zur Hypoperistaltik des distalen Ösophagus und zu hypotonen Funktionsstörungen des unteren Ösophagussphinkters. Daraus resultiert ein gastroösophagealer Reflux, verbunden mit der allmählichen Ausbildung narbiger, distaler Ösophagusstrikturen. Dadurch wird die Abgrenzung gegenüber der Achalasie schwierig (s. Abb. 14.12). Therapeutische Möglichkeiten beschränken sich auf eine konsequente prophylaktische Antirefluxbehandlung. Neben der Sklerodermie können auch andere generalisierte Bindegewebserkrankungen wie **Sharp-Syndrom, CREST-Syndrom, Polymyositis** oder **systemischer Lupus erythematodes** (s. Kap. 13.5.1) hypoperistaltische Schluckbeschwerden zur Folge haben.

Die beim **Diabetes mellitus** auftretende autonome Neuropathie kann auch den Ösophagus betreffen. Die Schluckstörungen werden durch eine verringerte oder fehlende Peristaltik, einen herabgesetzten Tonus des unteren Ösophagussphinkters und die sich daraus ergebende Refluxsymptomatik mit ihren Komplikationen hervorgerufen.

Primäre Muskelerkrankungen (Myopathien, Muskeldystrophien) oder **Erkrankungen des ZNS** können sekundär Schluckstörungen verursachen. Die neuromuskulären Erkrankungen betreffen dabei hauptsächlich den oberen Ösophagus.

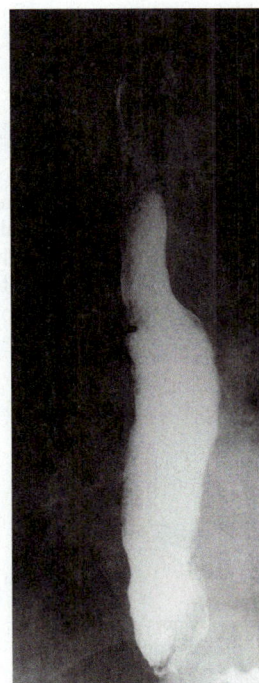

Abb. 14.12 Lange bestehende Sklerodermie bei einer 58-jährigen Patientin. Im Bereich des unteren Ösophagussphinkters narbige Stenosierung durch gastroösophagealen Reflux und zunehmende Dilatation des tubulären Ösophagus.

Erkrankungen des Gastrointestinalsystems

Zur weiteren Information

Weiterführende Literatur

Clouse, R. E., N. E. Diamant: Motor Physiology and Motor Disorders of the Esophagus. In: Sleisenger, Fordtran (eds.): Gastrointestinal and Liver Disease, 6th edn. 1998, pp. 467–93.

Eckardt, V. F.: Achalasia: which therapy for the future? Endoscopy 2000; 32 (Suppl. I): E17.

Favara, C., et al.: Long-term outcome of esophageal achalasia pneumatic dilatation. Gut 2000; 47 (Suppl. III): A67

Hirofumi, N., et al.: Are human herpes viruses or measles virus associated with esophageal achalasia? Dig Dis Sci 1995; 40: 859–64.

Kahrilas, P. J.: Motility Disorder of the Esophagus. In: Yamada, T. (ed.): Textbook of Gastroenterology, 3rd edn. 1999, pp. 1199-234.

Kenet, G., et al.: Esophageal wall thickness in patients with idiopathic classical and vigorous achalasia. Gut 2000; 47 (Suppl. III): A66.

Looze, D. D.: Better efficacy with higher dose of botulinum toxin in the treatment of achalasia. Gut 2000; 47 (Suppl. III): A67.

Malekzadeh, R., et al.: Classic and vigorous achalasia: comparison of clinical and manometric findings. Gut 1999; 45 (Suppl. V): A164.

Mendoza, J. L.: Autoantibodies to Auerbach's plexus in patients with idiopathic esophageal motility disorder. Gut, 1999; 45 (Suppl. V): A164.

Mikaeli, J.: Long-term follow-up of pneumatic dilatation in the treatment of achalasia. Gut 2000; 47 (Suppl. III): A67.

Nebendahl, J. C., et al.: Endoscopic botulinum toxin injection for treatment of diffuse esophageal spasm. Endoscopy, 1999; 31 (Suppl. I): E36.

Robertsen, C. S., et al.:Varicella virus in achalasia. Gastroenterol 1993; 4: 1254–55.

Robertson, C. S., et al.: Varicella-zoster virus DNA in the oesophageal myenteric plexus in achalasia. Gut 1993; 34: 299–302.

Storr, M.: Treatment of achalasia: pneumatic ballon dilatation versus botulinum toxin injection. Gut 2000; 47 (Suppl. III): A68.

Storr, M., H. D. Allescher: Motilitätsmodifizierende Pharmaka. Internist (Berl) 2000; 4: 1318–30.

Trukhmanov, A.: Cultures of the esophagus in achalasia. Gut 1999; 45 (Suppl. V): A324.

Varannes des, S. B., J. P. Galmiche: Botulinus toxin: reassesment in the treatment of achalasia. Endoscopy 2000; 32 (Suppl. I): E17.

IMPP-Statistik

Achalasie ◆ sek. Ösophagusmotilitätsstörungen (Sklerodermie)

14.2.2 Hiatushernien

Die Kardia liegt als anatomische Verbindung von Ösophagus und Magen normalerweise am oder wenige Zentimeter unterhalb des Hiatus oesophageus. Aufgrund unterschiedlicher Bedingungen können sich Magenanteile durch diese Zwerchfellöffnung in den Thoraxraum verlagern. Man unterscheidet die überwiegend symptomlosen **axialen Gleithernien** (ca. 90 %) von den komplikationsträchtigen **paraösophagealen Hernien** (ca. 10 %). Selten treten Mischformen auf (s. Abb. 14.13).

Axiale Gleithernien

Synonym: Gleitbrüche
Engl. Begriff: Axial or Sliding Hiatal Hernia

Definition   Eine Verlagerung von Kardia und Magenfundusanteilen von mehr als 2 cm in den Thoraxraum hinein wird als Hiatushernie bezeichnet. Der Begriff der **axialen Gleithernie** verdeutlicht, dass diese entlang der Ösophaguskorpusachse verlaufende Verlagerung von Magenanteilen nach kranial ohne echten Bruchsack gleitend erfolgt und reversibel ist.

Der Unterschied zwischen einem echten und unechten Bruchsack ist folgender:
- Der echte Bruchsack besteht aus Peritoneum viscerale und Peritoneum parietale, wie bei der paraösophagealen Hernie.
- Beim unechten Bruchsack fehlt das Peritoneum parietale, d. h., bei der Hiatushernie ist der nur von Peritoneum viscerale überzogene Magenanteil nach thorakal verlagert. Diese anatomische Konstellation hat an sich noch keinen Krankheitswert.

Epidemiologie   Die überwiegend erworbenen Hiatushernien sind in der westlichen Welt sehr häufige Erscheinungen. Die Inzidenz nimmt mit steigendem Lebensalter zu. Bei den über 70-Jährigen erreichen sie eine Prävalenz von über 60 %. Unterschiedliche Untersuchungsmethoden und diagnostische Kriterien erschweren eine einheitliche Beurteilung der Häufigkeit, dennoch scheint die Inzidenz für Hiatushernien in Afrika und Asien deutlich geringer (1–5 %). Neben habituellen Unterschieden mögen Ernährungs- und Lebensgewohnheiten dafür verantwortlich sein. Eine eindeutige Genese besteht nicht.

Ätiologie und Pathogenese   Unter normalen Bedingungen befindet sich die Magen-Ösophagus-Grenze in Höhe des Zwerchfells. Sie kann sich in Abhängigkeit von Körperlage, intraabdominellem Druck und Atemphase um 2–3 cm verschieben. Die Kardia wird von einer ösophagodiaphragmalen Membran fixiert, die einerseits die notwendige Beweglichkeit ermöglicht und gleichzeitig ein nach kranial gerichtetes Gleiten durch den diaphragmalen Hiatus verhindert. Der Hiatusdurchmesser selbst begrenzt die Beweglichkeit weiter. Mehrere pathogenetische Faktoren sind denkbar:
- ein erhöhter intraabdomineller Druck durch Adipositas, Obstipation oder Gravidität,
- Lockerung der bindegewebigen Fixierung der Kardia und Atrophie der Zwerchfellmuskulatur im Alter,

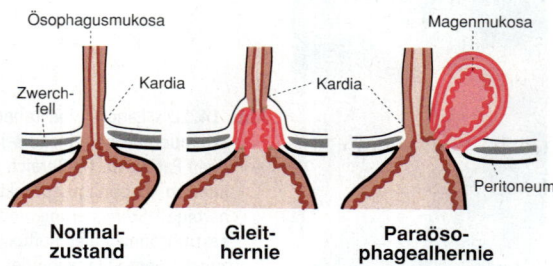

Abb. 14.13   Hiatushernientypen.

- der beim Schluckakt durch Kontraktion der Ösophagusmuskulatur nach kranial gerichtete Zug,
- sekundäre Ösophagusschrumpfungen oder
- eine beliebige Kombination dieser Faktoren.

Bei jahrelang bestehenden, großen Gleithernien sind spontane Repositionen nur noch selten möglich.

Symptome Die meisten axialen Gleithernien verursachen selbst keine Symptome.

Ihre Relevanz erhalten sie als wesentlicher Dispositionsfaktor beim gastroösophagealen Reflux (s. Kap. 14.2.5). Verbunden mit Refluxkrankheit sind Sodbrennen – besonders im Liegen und postprandial –, retrosternales Druckgefühl und, bei großen Hernien, dysphagische Beschwerden die Leitsymptome.

Diagnostik Zum Nachweis einer Gleithernie haben Endoskopie und Röntgen bei sorgfältiger Durchführung eine gleich gute Treffsicherheit. Röntgenologisch kann der Befund oft erst in Kopftieflage oder bei Kompression in Bauchlage gestellt werden. Mittels prograder Endoskopie wird eine Hernie diagnostiziert, wenn das distale Ende des röhrenförmigen Ösophagus oberhalb der durch den Hiatus diaphragmaticus hervorgerufenen Impression gelegen ist. Darüber hinaus sind die in die Hernie verlaufenden Falten der Magenschleimhaut erkennbar. Retrograd ist eine Hernie in Abhängigkeit von der Größe der Lücke zwischen dem Endoskop und dem Hiatus einsehbar (s. Abb. 14.14).

Zum Nachweis einer gleichzeitig bestehenden Refluxösophagitis ist die Endoskopie der radiologischen Untersuchung überlegen. Ein saurer pathologischer Reflux kann in einer 24-h-pH-Metrie mit Ermittlung der Intensität und der zeitlichen Intervalle verifiziert werden.

Differentialdiagnose Im Rahmen der Oberbauchdiagnostik ist die axiale Hiatushernie ein häufiger Zufallsbefund und darf nicht überbewertet werden. Differentialdiagnostisch sollten bei der oft unspezifischen Symptomatik insbesondere kardiale und andere gastrointestinale Erkrankungen ausgeschlossen werden.

Differentialdiagnose	Ausschlussmaßnahmen
Koronare Herzkrankheit	Ergometrie, Stressechokardiographie, Koronarangiographie
Motilitätsstörungen, u.a. Achalasie	Manometrie, Endoskopie
Refluxösophagitis, Gastritis, Ulkus, Magen- oder Ösophaguskarzinom	Manometrie, Endoskopie

Therapie Als symptomlose Nebenbefunde bedürfen axiale Gleithernien keiner Therapie. Bei gleichzeitiger Refluxerkrankung wird eine Behandlung erforderlich (s. u.), wobei in leichten Fällen konservative Maßnahmen wie Gewichtsabnahme, kleine Mahlzeiten, Schlafen mit erhöhtem Oberkörper, Meiden von Fett, Nikotin und Alkohol und Antazidatherapie ausreichen (s.a.Kap. 14.2.5). Bei häufigeren Refluxbeschwerden oder bei einer Refluxösophagitis werden nach einer entsprechenden Diagnostik Protonenpumpeninhibitoren zur Langzeitbehandlung erforderlich. Bei Versagen dieser Maßnahmen, fehlender Akzeptanz oder Compliance des Patienten stehen als operative Verfahren die **Gastropexie** und die **Fundoplicatio nach Nissen** zur Verfügung, die auf laparoskopischem Weg erfolgen kann. Bei der Gastropexie wird der verlagerte Magenanteil in die Bauchhöhle reponiert und dort an der vorderen Bauchwand fixiert. Bei der Fundoplicatio wird durch Anlage einer Fundusmanschette um den distalen Ösophagus ein Ersatzsphinkter gebildet. Als alternative oder ergänzende Methoden werden derzeit endoskopische Antirefluxtherapien evaluiert. Hierzu zählen das Nähverfahren zur Valvuloplastie, die Injektion eines speziellen Polymers in den unteren Ösophagussphinkter oder die Radiofrequenzapplikation über Nadeln, die in den Sphinkter eingeführt werden.

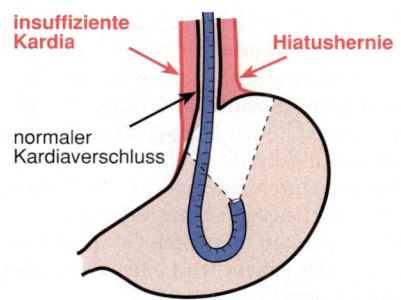

Abb. 14.14 Position des Endoskops im Magen beim Blick auf die insuffiziente Kardia. Die normale Kardia würde das Endoskop fest umschließen (Pfeil).

Komplikationen Komplikationen können durch Folgen der Refluxösophagitis entstehen wie die peptische Stenose, Ulkus mit möglicher Blutungskomplikation und der Barrett-Ösophagus als Präkanzerose (s.a. Kap. 14.2.5). Inkarzerationen treten bei dieser Form der Hernie so gut wie nicht auf.

Zusammenfassung

- Häufigste Ursache: unklar; Kombination aus intraabdomineller Druckerhöhung und Lockerung des bindegewebigen Fixierungsapparates vermutet
- Wichtigste Symptome: oft asymptomatisch, Sodbrennen, Dysphagie, retrosternale Schmerzen
- Wichtigste diagnostische Maßnahmen: Endoskopie, Röntgen, Manometrie
- Wichtigste therapeutische Maßnahme: je nach Schwere des Refluxes

Paraösophageale Hernien

Engl. Begriff: Paraesophageal or Rolling Hernia

Praxis

Ein 52-jähriger Mann klagt seit einigen Wochen über zunehmende Beklemmung in der Herzgegend und ein heftiges Druckgefühl im Oberbauch nach dem Essen. Ihm wird dann rasch übel. **Anamnestisch** lassen sich Dysphagien erfragen, die kardiologische Diagnostik war unauffällig. In der **Thoraxübersichtsaufnahme** projiziert sich ein großer Flüssigkeitsspiegel in den Herzschatten. Die **Röntgenkontrastuntersuchung** bestätigt den Verdacht einer Paraösophagealhernie. Durch eine endoskopische Untersuchung werden sicherheitshalber zusätzliche Läsionen wie ein Ulkus oder Karzinom im oberen Gastrointestinaltrakt ausgeschlossen. Der Patient wird einer Gastroskopie unterzogen und ist seitdem beschwerdefrei.

Definition Die paraösophageale Hernie ist eine echte Hernie mit Bruchsack. Zusammen mit den Mischhernien macht sie nur ca. 10 % aller behandlungsbedürftigen Zwerchfellhernien aus. Bei fixierter, regelrechter subdiaphragmaler Lage der Kardia haben sich Magenanteile **neben** dem Ösophagus durch den erweiterten Hiatus in den Thoraxraum hineinverlagert. Im Extremfall kann sich der gesamte Magen oberhalb des Diaphragmas befinden; dann spricht man vom **„Upside-Down Stomach"**.

Bei den Mischformen gleitet bei einer paraösophagealen Hernie die Kardia sekundär zusätzlich in den Thoraxraum.

Symptome Die Refluxerkrankung steht bei dieser Hernienform im Hintergrund. Die Patienten beschreiben häufig ein Völlegefühl z. T. mit postprandialer Übelkeit oder sogar Erbrechen, von dysphagischen Beschwerden wird ebenfalls berichtet. Durch Ulzerationen der hernierten Magenschleimhaut, meist ischämischer Genese, kann es zu chronischen Sickerblutungen und daraus entstehender Eisenmangelanämie mit entsprechenden Symptomen wie Schwäche, Ohrensausen, Schwindel und Dyspnoe kommen. Dabei lässt sich im Stuhl mit dem Haemoccult®-Test okkultes Blut feststellen. Bei größeren, akuten Blutungen lässt sich Teerstuhl nachweisen. Nicht selten wird der Verdacht einer koronaren Herzerkrankung geäußert, da die Patienten pektanginöse Beschwerden angeben.

Diagnostik Auch hier wird die Diagnose durch den Bariumbreischluck gestellt. Die Endoskopie hat hierbei nicht so einen hohen Stellenwert, wird aber heute aufgrund der zunächst unklaren dysphagischen Beschwerden häufig als primäres Verfahren eingesetzt. Bei größeren paraösophagealen Hernie sieht man häufig schon in einem Röntgen-Thorax eine Verschattung mit Spiegelbildung, die der Hernie entspricht.

Komplikationen Im Gegensatz zur axialen Gleithernie handelt es sich um eine komplikationsträchtige Erkrankung, die nach Diagnose immer einer Therapie bedarf. Nicht selten entstehen aus uncharakteristischen, vornehmlich nach dem Essen auftretenden Symptomen wie Völlegefühl oder Übelkeit plötzlich lebensbedrohliche Komplikationen wie Strangulation, Inkarzeration mit Infarzierung und akute Blutung. Aufgrund dieser schwerwiegenden Komplikationen sollten auch zufällig entdeckte Hernien immer operiert werden.

Therapie Chirurgisch: Laparatomie, aber auch Laparaskopie (s. Lehrbücher der Chirurgie).

Zur weiteren Information

Weiterführende Literatur
Boyce, G. A., H. W. Boyce jr.: Esophagus: Anatomy and Structural Anomalies. Yamada, T. (ed.): Textbook of Gastroenterology, 3rd edn. 1999, pp. 1180–99.
Long, J. D., R. C. Orlando: Anatomy and Developmental and Acquired Anomalies of the Esophagus. In: Sleisenger, Fordtran (eds.): Gastrointestinal and Liver Disease, 6th edn. 1998, pp. 457–66.

IMPP-Statistik
Axiale Gleithernien

14.2.3 Divertikel

Ösophagusdivertikel sind Aussackungen der Ösophaguswand. Man unterscheidet echte von falschen Divertikeln. Bei den echten Divertikeln liegt eine Aussackung aller drei Wandschichten (Mukosa, Submukosa und Muskularis) vor, bei den falschen Divertikeln prolabieren nur die Mukosa und Submukosa durch eine Muskellücke. Nach ihrer Lage unterscheidet man **Hypopharynx-** (ca. 60 %), **epiphrenale** (ca. 20 %) und **epibronchiale** (ca. 20 %) Divertikel. Ihre unterschiedlichen Entstehungsmechanismen lassen eine weitere pathogenetisch orientierte Differenzierung sinnvoll erscheinen: Das Hypopharynx- oder „Zenker-Divertikel" gehört ebenso wie das epiphrenale Divertikel zu den **Pulsionsdivertikeln.** Sie entwickeln sich durch hohen Druck im Ösophagusinneren. Die in der Ösophagusmitte auftretenden **Traktionsdivertikel** dagegen entstehen durch Zug von außen, meist entzündlich bedingt. Darüber hinaus werden intramural gelegene **Pseudodivertikel** beschrieben.

Hypopharynxdivertikel

Synonym: Zenker-Divertikel
Engl. Begriff: Pharyngeal, Hypopharyngeal, Parapharyngeal Diverticula, Zenker's Diverticula

Praxis

Ein 71-jähriger Mann klagt seit mehreren Monaten über Schwierigkeiten beim Schlucken, die während der Mahlzeit an Intensität zunehmen. In der letzten Zeit kommen beim Liegen „die Speisen wieder hoch". Ein seit Jahren bestehendes Fremdkörper- und Rauheitsgefühl im Rachen konnte bisher nicht geklärt werden. Der Patient hat allmählich an Gewicht verloren und ist untergewichtig. Bei der **Röntgenkontrastuntersuchung** stellt sich nicht die Speiseröhre, sondern zunächst ein rundlicher Hohlraum am Ösophaguseingang dar, der die Speiseröhre komprimiert. Die operative Abtragung des Hypopharynxdivertikels führt zu Beschwerdefreiheit.

Definition Pharyngoösophageale Divertikel wurden bereits 1769 erstmals beschrieben. Die systematische Erfassung durch Zenker 1877 verband diese Krankheit mit seinem Namen. Das Zenker-Divertikel ist eine Aussackung von Mukosa und Submukosa an der Hypopharynxhinterwand oberhalb des oberen Ösophagussphinkters.

Epidemiologie Obgleich ösophageale Divertikel bereits bei Kindern beschrieben werden, sind sie gewöhnlich eine Erkrankung des höheren Lebensalters. Dies lässt sich dadurch erklären, dass das Zenker-Divertikel erst mit zunehmender Größe Beschwerden verursacht und die pathophysiologischen Vorstellungen zu seiner Entstehung mit zunehmendem Alter an Bedeutung gewinnen. Die Häufigkeit der Erkrankung beträgt 0,1 %. Sie tritt bei Männern dreimal häufiger als bei Frauen auf.

Ätiologie und Pathogenese Im Pharynxbereich gelegene Divertikel sind echte Pulsionsdivertikel, die sich durch Ausstülpung von Mukosa und Submukosa durch eine Muskellücke bilden können. Beim Schluckakt öffnet sich der obere Ösophagussphinkter nicht koordiniert, so dass im Hypopharynx unphysiologisch hohe Drücke entstehen. Durch Störungen der neuromuskulären Koordination der unwillkürlichen Ösophagusmuskulatur und den dadurch entstehenden hohen intraluminalen Druck während des Schluckakts gibt der schwächste Punkt der Ösophaguswand nach. Dieser dreieckige Bereich an der Hypopharynxhinterwand wird von den schräg verlaufenden Anteilen des M. cricopharyngeus und dem M. constrictor pharyngis gebildet und wird auch als „Killian'sches Dreieck" bezeichnet.

In Abbildung 14.15 ist die Entwicklung der Schluckstörung schematisch dargestellt. Mit zunehmender Größe imprimiert und verdrängt das Divertikel die Speiseröhre, bis schließlich eine physiologische Passage nahezu unmöglich ist. Die Speise gelangt vornehmlich in das Divertikel, das in gefülltem Zustand dann das Ösophagusrestlumen noch weiter verengen und vollständig verlegen kann.

Symptome Gemäß den pathophysiologischen Vorstellungen zur Entstehung der Pulsionsdivertikel entwickelt sich das Beschwerdebild langsam über Wochen bis Jahre. Zunehmende Dysphagie und dadurch bedingter Gewichtsverlust gelten als Leitsymptome. Wenn der Divertikelsack größer wird, kommen Druckschmerz und Schwellung im Halsbereich hinzu. Typischerweise werden ein gurgelndes Geräusch beim Schlucken von Flüssigkeiten, Regurgitation nichtsaurer, unverdauter Speisen und fauliger Mundgeruch angegeben. Nächtlicher Hustenreiz weist auf Aspiration des im Liegen auslaufenden Divertikelinhalts hin.

Diagnostik Zenker-Divertikel werden durch Röntgenkontrastuntersuchungen dargestellt. Aufgrund der Aspirationsgefahr sollten nur wasserlösliche Kontrastmittel zur Anwendung kommen (s. Abb. 14.16). Kleine Divertikel entgehen oft der Routinediagnostik und werden erst nach gezielter Suche entdeckt. Große Vorsicht ist bei Endoskopien wegen des erhöhten Perforationsrisikos geboten. Bei sorgfältiger Inspektion findet sich das Ösophaguslumen als schmaler Schlitz am proximalen Divertikelrand (s. Abb. 14.17). Eine Endoskopie ist zum Ausschluss begleitender Erkrankungen, vor allem bei uncharakteristischen Beschwerden im Anfangsstadium, indiziert und zur Inspektion des Divertikels selbst, zum Ausschluss maligner Entartung (s. u.).

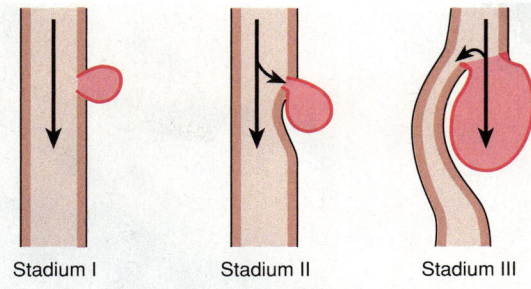

Abb. 14.15 Entwicklungsstadien des Zenker-Divertikels.

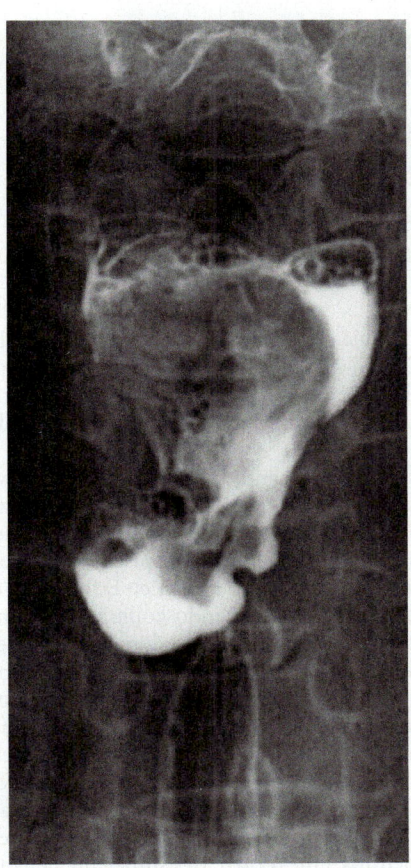

Abb. 14.16 Darstellung eines Zenker-Divertikels mittels Röntgenkontrastuntersuchung.

14 Erkrankungen des Gastrointestinalsystems

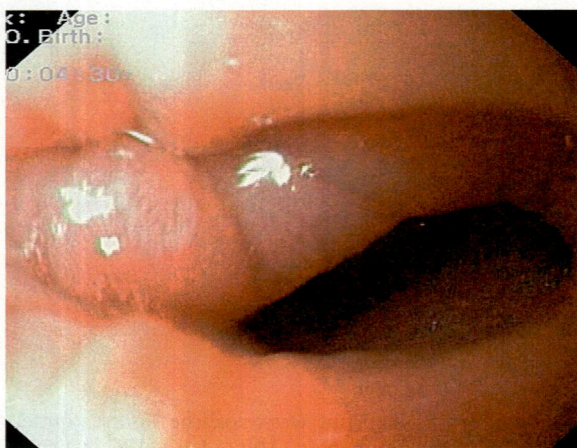

Abb. 14.17 Endoskopische Darstellung des Zenker-Divertikels (großes Lumen rechts unten), wobei sich das eigentliche Ösophaguslumen als schmaler Schlitz oberhalb des Divertikels darstellt.

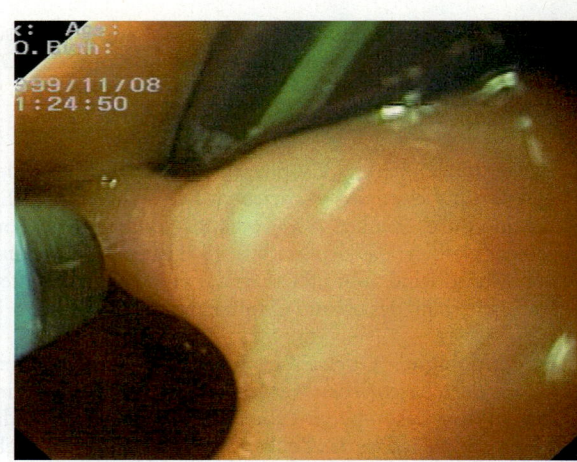

Abb. 14.18 Darstellung des Divertikels (links) mit Divertikelsteg, der mit Argonplasmakoagulation durchtrennt wird. Der Ösophagus wird dabei durch eine zuvor über einen Führungsdraht platzierte Magensonde geschützt (rechts).

Differentialdiagnose An erster Stelle der Differentialdiagnosen der Dysphagie stehen maligne Tumoren, zum einen des Hypopharynx, aber auch der Speiseröhre selbst. Bei Dysphagie mit langsam verlaufendem Gewichtsverlust sind weiter die Motilitätsstörungen wie die Achalasie zu berücksichtigen.

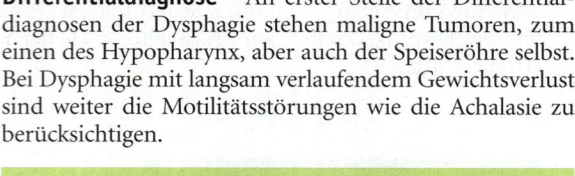

Differentialdiagnose	Ausschlussmaßnahmen
Maligne Tumoren des Pharynx	Endoskopie mit Biopsie
Maligne Tumoren des Ösophagus	Endoskopie mit Biopsie
Motilitätsstörung wie Achalasie	Manometrie

Therapie Therapie der Wahl ist die Operation. Dabei werden der Divertikelsack abgetragen und die Passagekontinuität wiederhergestellt. Dieses Verfahren kann mit einer Myotomie des oberen Ösophagussphinkters kombiniert werden.

Neue endoskopische Techniken eröffnen weniger invasive Behandlungsmöglichkeiten. Eine vom Lumen aus durchgeführte krikopharyngeale Myotomie durch Diathermie oder Laser unter starrer endoskopischer Kontrolle scheint bei weniger ausgeprägten Befunden Erfolg versprechend zu sein. Mit flexibler Videoendoskopie kann alternativ der Divertikelsteg zum Ösophaguslumen mit einem Nadelmesser oder Argonplasmakoagulation durchtrennt werden (s. Abb. 14.18 und 14.19). Die kontralaterale Wand der Speiseröhre wird dabei durch eine zuvor über einen Führungsdraht platzierte Magensonde geschützt. Gelegentlich sind für dieses Verfahren mehrere Sitzungen erforderlich, wobei eine klinische Besserung jedoch schon nach partieller Myotomie erwartet werden kann. Langzeitergebnisse stehen noch aus. Eine rechtzeitige suffiziente Behandlung ist bei symptomatischen Patienten zur Verhinderung bedrohlicher Komplikationen in jedem Fall anzustreben.

Verlauf und Prognose Bei rechtzeitiger Diagnosesicherung kann diese Erkrankung gut behandelt werden, und Komplikationen lassen sich somit vermeiden. Eine ursächliche Therapie der neuromuskulären Koordinationsstörung ist bislang nicht möglich. Ein erhöhtes Karzinomrisiko kann bei sehr lange bestehenden Divertikeln gegeben sein.

Komplikationen Durch Aspiration entstehende sekundäre pulmonale Mitbeteiligungen, wie rezidivierende Pneumonien und Lungenabszesse, sind wie bei der unbehandelten Achalasie, ernsthafte Komplikationen. Ebenso können durch Fistelentstehung Aspirationen auftreten. Ulzerationen im Divertikelsack durch faulige Nahrungsreste können zu Blutungen oder Perforationen mit lebensbedrohlichen Folgen führen. Vereinzelt ist auch die Entstehung von Plattenepithelkarzinomen sowie Spindelzellsarkomen, aber auch benignen Tumoren beschrieben.

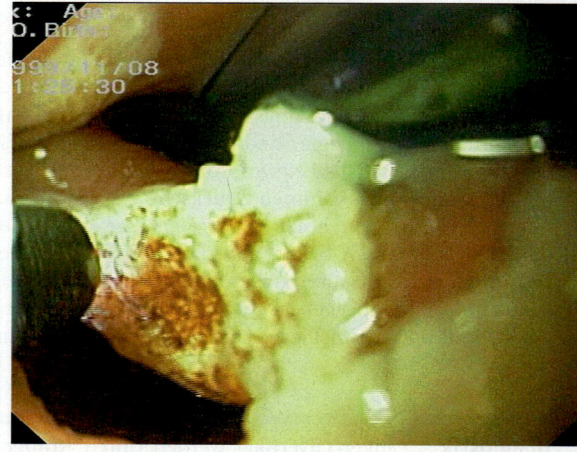

Abb. 14.19 Weitgehend abladierter Divertikelsteg.

Zusammenfassung

- Häufigste Ursache: zu hoher intrapharyngealer Druck
- Wichtigste Symptome: Dysphagie, Regurgitation und Gewichtsverlust
- Wichtigste diagnostische Maßnahme: Röntgenkontrastdarstellung (möglichst mit wasserlöslichem Kontrastmittel)
- Wichtigste therapeutische Maßnahme: Divertikelektomie, häufig in Kombination mit Myotomie des oberen Ösophagussphinkters; alternativ: endoskopische Durchtrennung des Steges zwischen Divertikel und Ösophaguslumen

Epiphrenale Divertikel

Engl. Begriff: Epiphrenic Diverticula

Ätiologie und Pathogenese Ähnlich wie bei den pharyngoösophagealen Divertikeln liegt diesen zwerchfellnahen Pulsionsdivertikeln eine gestörte Ösophagusmotilität einschließlich der Achalasie zugrunde. Die fehlende Koordination von Sphinkterrelaxation und Ösophagusperistaltik führt zu einer pathogenetisch bedeutsamen intraluminalen Druckerhöhung mit nachfolgender Taschenbildung. Hierbei handelt es sich wiederum um ein falsches Divertikel, wobei Mukosa und Submukosa durch eine Muskellücke meist rechtsseitig ca. 1–4 cm proximal des unteren Ösophagussphinkters prolabieren. Dies tritt häufig kombiniert mit Hiatushernien und Achalasie auf. Einige Autoren gehen neben der Motilitätstörung von einer altersbedingten Schwäche der Ösophagusmuskulatur oder Schwächung der Muskulatur durch Refluxösophagitis aus. Kongenitale Divertikel sind eine Rarität.

Symptome Die wenig charakteristischen Beschwerden mit Dysphagie, epigastrischen und thorakalen Schmerzen und nächtlichen Regurgitationen erfordern nur in seltenen Fällen eine über konservative Maßnahmen hinausgehende interventionelle Therapie.

Diagnostik Die Diagnose wird durch Röntgenuntersuchungen mit Kontrastmittel gesichert (s. Abb. 14.20). Wie bei allen Erkrankungen, die mit Dysphagien einhergehen, sollte zum Ausschluss begleitender Erkrankungen (wie peptische Stenosen oder Karzinome) auf eine endoskopische Sicherung nicht verzichtet werden. Unter Beachtung möglicher Komplikationen ist dies eine risikoarme Untersuchung mit hohem Aussagewert.

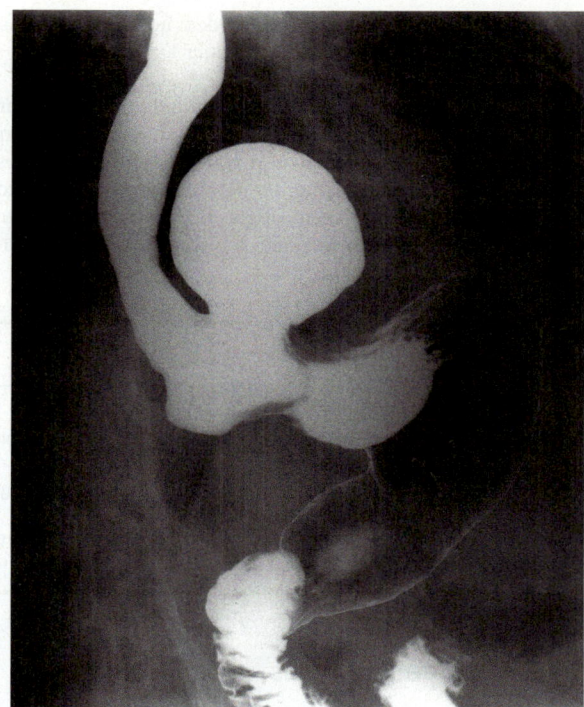

Abb. 14.20 Kontrastmitteldarstellung eines großen epiphrenalen Divertikels.

Traktionsdivertikel

Synonym: Epibronchiale Divertikel
Engl. Begriff: Epibronchial Diverticula

Definition Hierbei handelt es sich um ein weitlumiges Ösophagusdivertikel in Höhe der Trachealbifurkation.

Ätiologie und Pathogenese Traktionsdivertikel entstehen überwiegend durch Narbenzug von außen. Mediastinale Entzündungsherde und mit dem Ösophagus verbackene benachbarte Lymphknoten führen zu zipfelförmigen Ausziehungen aller drei Wandschichten der Speiseröhre im Sinne eines echten Divertikels. Diskutiert wird auch eine kongenitale Genese, wobei das Divertikel Restbestand einer unvollständigen Separation des Verdauungstraktes vom Respirationstrakt sein soll. Als weitere Entstehungsmöglichkeit werden Motilitätsstörungen der Speiseröhre diskutiert.

Symptome und Therapie Epibronchiale Divertikel sind fast ausnahmslos symptomlos und bedürfen als röntgenologische Zufallsbefunde keiner Therapie.

Komplikationen Bei gleichzeitiger entzündlicher Infiltration des Bronchialsystems kann die Grunderkrankung in seltenen Fällen zu ösophagobronchialen Fisteln führen. Diese sehr ernsthafte Komplikation bedarf dann allerdings einer unmittelbaren therapeutischen Intervention. Der notwendige Fistelverschluss kann chirurgisch oder versuchsweise auf endoskopischem Weg durch Verklebung mit Fibrin erreicht werden.

Pseudodivertikel

Engl. Begriff: Pseudodiverticula

Definition Intramurale ösophageale Pseudodivertikel sind eine seltene Sonderform der Divertikelkrankheit. Röntgenologisch stellen sich zahlreiche kleine Aussackungen in der Ösophaguswand dar; häufig bestehen gleichzeitig Ösophagusstrikturen und Motilitätsstörungen. Die

Erkrankungen des Gastrointestinalsystems

Pseudodivertikel bilden sich in den aufgeweiteten Ausführungsgängen submukös gelegener Drüsen.

Pathogenese Da die meisten Patienten unter chronischen Schluckstörungen leiden und ösophagomanometrische Auffälligkeiten aufweisen, scheint auch dieser Erkrankung eine Störung der Koordination des Schluckaktes zugrunde zu liegen, obgleich grundlegende Kenntnisse zur Pathogenese noch fehlen. Auffallend ist ihre häufige Assoziation mit einer Reflux- und Soorösophagitis. Diabetes mellitus soll ein prädisponierender Faktor sein.

Therapie Die Therapie erfolgt symptomatisch mit Dilatation von Strikturen, Kalziumkanalblockern bei Motilitätsstörungen, Antirefluxtherapie oder Eradikation von Infektionen.

Zur weiteren Information

Weiterführende Literatur

Dohlman, G., O. Mattson: The endoscopic operation for hypopharyngeal diverticula. Arch Otolaryngol 1960; 71: 744–52.
Gregoire J., A. Duranceau: Surgical mangement of Zenker's diverticulum. Hepatogastroenterology 1992; 39: 132–8.
Knegt, P. P., et al.: Endoscopic treatment of the hypopharyngeal diverticulum with the CO_2-laser. Endoscopy 1985; 17: 205–6.
Mulder, C. J. J., et al.: Flexible endoscopic treatment of Zenker's diverticulum: a new approach. Endoscopy 1995; 6: 438–42.
Overbeck, J. J. M., et al.: Microendoscopic surgery of the hypopharyngeal diverticulum using electrocoagulation or carbon dioxide laser. Ann Otol Rhinol Laryngol 1984; 93: 34–6.
Wouters, B., J. J. M. Overbeck: Endoscopic treatment of the hypopharyngeal (Zenker's) diverticulum. Hepatogastroenterology 1992; 39: 105–8.

IMPP-Statistik
Divertikel ◆ Traktionsdivertikel

14.2.4 Ringe und Webs

Definition **Webs** sind dünne, asymmetrische, diaphragmatische Membranen aus Plattenepithel. Sie können einzeln oder gehäuft im gesamten Verlauf des Ösophagus auftreten, finden sich jedoch überwiegend in den oberen Anteilen, häufig postkrikoidal, und sind vornehmlich semilunar an der Vorderwand des zervikalen Ösophagus gelegen.

Als **Ringe** werden dagegen konzentrische Ösophaguseinengungen bezeichnet. Man unterscheidet mukosale Ringe und muskuläre Ringe. Die **mukosalen Ringe** befinden sich distal an der Schleimhautübergangszone, sind bis zu 3 mm dick und bestehen aus Mukosa und Submukosa. Sie werden auf ihrer proximalen Seite von Plattenepithel, auf der zum Magen hin gelegenen Unterseite von Zylinderepithel bedeckt und nach ihrem Erstbeschreiber auch als **Schatzki-Ring** bezeichnet.

Die breiteren, 4–5 mm dicken **muskulären Ringe** finden sich im Bereich des unteren Ösophagussphinkters, bestehen aus einem ringförmigen Wulst hypertrophierter und hypertonisierter Muskulatur und werden, entsprechend ihrer Lage im distalen Ösophagus, von Plattenepithel bedeckt. Eine einheitliche Definition und Abgrenzung der Begriffe besteht leider nicht.

Epidemiologie und Pathogenese Webs sind überwiegend angeboren. Ihre Häufigkeit wird mit bis zu 7 % angegeben. Darüber hinaus besteht eine Assoziation von postkrikoidalen Webs mit einer Eisenmangelanämie, einhergehend mit Dysphagie und Symptomen der Eisenmangelanämie wie Hohlnägeln und Hautveränderungen. Außerdem geht dieses sog. **Plummer-Vinson-Syndrom** mit einer erhöhten karzinomatösen Entartungsrate für das Plattenepithel des Ösophagus und Pharynx einher.

Die Entstehung von Ringen ist ätiologisch nicht geklärt. Ihre Häufigkeit nimmt mit dem Alter zu, der typische Patient ist älter als 40 Jahre. Die mukosalen Ringe, und insbesondere der Schatzki-Ring an der Schleimhautgrenze des distalen Ösophagus, sind mit einer axialen Hiatushernie vergesellschaftet. Einige Autoren sehen einen Zusammenhang mit dem sauren gastroösophagealen Reflux. Echte Ringe sind keine Entzündungsfolge und müssen von ringartigen Strikturen als Folge von Säurereflux aus dem Magen abgegrenzt werden. Sie sind häufig bei Motilitätsstörungen des Ösophagus vorhanden.

Symptome Die meisten Ringe und Webs bereiten keine Beschwerden und werden zufällig als Nebenbefund bei Röntgenkontrastuntersuchungen oder Endoskopien festgestellt. Bei einem freien Lumen von mehr als 20 mm bestehen gewöhnlich keinerlei Beschwerden, zwischen 13 und 20 mm beginnen, abhängig von den Ernährungsgewohnheiten, intermittierende Dysphagien; konstante Dysphagie besteht dann, wenn der Durchmesser unter 13 mm liegt.

Diagnostik Die Diagnose wird gewöhnlich durch Röntgenkontrastuntersuchung mit Barium als Ösophagusbreischluck gesichert; die feinen Webs kommen dabei am deutlichsten in seitlicher Projektion zur Darstellung. Manchmal lassen sich diese feinen Strukturen erst durch die Röntgenkinematographie, einer sehr schnellen Abfolge von Röntgenbildern während des Schluckakts, nachweisen. Beim Versuch der ösophagoskopischen Darstellung können die Webs unbemerkt reißen; Ringe werden bei geringer Ausprägung gelegentlich übersehen.

Bei dysphagischen Beschwerdebildern muss in jedem Fall eine endoskopische Abklärung erfolgen. Zum einen können bei akuten Obstruktionen das Ausmaß der Enge abgeschätzt und ein vorliegender Bolus entfernt werden, zum anderen lassen sich andere Ursachen ausschließen. Hierzu gehören insbesondere maligne Tumoren. Peptische Strikturen sind im Gegensatz zu den Ringen mit dem Endoskop nicht zu passieren.

Differentialdiagnosen	Ausschlussmaßnahmen
Ösophaguskarzinom	Endoskopie
Peptische Strikturen	Endoskopie
Achalasie	Manometrie
Motilitätsstörung	Manometrie

Therapie Die klassische Therapie symptomatischer mukosaler und muskulärer Ringe erfolgt mit einem Bougierungsstab nach Maloney mit einem Durchmesser von 16,5–20,0 mm (50–60 French). Alternativ stehen Bougierungskatheter nach Savary zur Verfügung, die ebenfalls unter Durchleuchtungskontrolle über zuvor endoskopisch platzierte Führungsdrähte vorgeschoben werden. Pneumatische Dilatationen wie bei der Achalasie kommen ebenfalls zum Einsatz, werden aber aufgrund einer wahrscheinlich höheren Perforationsgefahr des Ösophagus nur als Alternativtherapie bei erfolgloser Bougierung angesehen. Bei muskulären Ringen gibt es auch Therapieansätze mit Botulinumtoxin, jedoch auch hier nur von kurzer Erfolgsdauer. Eine neue, insbesondere beim Schatzki-Ring angewendete, Methode ist die Argonplasmakoagulation. Sie befindet sich zurzeit noch in Erprobung, genauere Langzeitergebnisse liegen noch nicht vor. Bei den Webs wird in gleicher Weise therapeutisch vorgegangen. Transendoskopische, elektrochirurgische Inzisionen oder gar chirurgische Resektion sind nur in den seltensten Fällen indiziert und notwendig.

Verlauf und Prognose Die Prognose dieser Erkrankung ist im Allgemeinen gut. Es sollte jedoch bedacht werden, dass bei Patienten mit Plummer-Vinson-Syndrom ein erhöhtes Risiko für pharyngeale Karzinome und zervikale Ösophaguskarzinome diskutiert wird.

Komplikationen Bei Einengungen des Lumens auf weniger als 13 mm bestehen anhaltende Beschwerden bei der Nahrungsaufnahme und ein zunehmendes Risiko für akute Obstruktionen durch Nahrungsboli und Aspirationsgefahr.

Komplikationen	Häufigkeit
Akute Obstruktion	Gelegentlich
Aspiration	Selten
Karzinomatöse Entartung bei Plummer-Vinson-Syndrom	Selten

Zusammenfassung

- Häufigste Ursache: Webs: überwiegend angeboren; Ringe: unklar
- Wichtigstes Symptom: Dysphagie (Lumen < 13 mm)
- Wichtigste diagnostische Maßnahmen: Röntgenkontrastuntersuchung, Endoskopie
- Wichtigste therapeutische Maßnahme: Bougierung, alternativ: pneumatische Dilatation

---

Zur weiteren Information

Weiterführende Literatur
Boyce, G. A. and H. W. Boyce jr.: Esophagus: Anatomy and Structural Anomalies. Yamada, T. (ed.): Textbook of Gastroenterology, 3rd edn. 1999, pp. 1180–98.
Long, J. D., R. C. Orlando: Anatomy and Developmental and Acquired Anomalies of the Esophagus. In: Sleisenger, Fordtran (eds.): Gastrointestinal and Liver Disease, 6th edn. 1998, pp. 457–66.

IMPP-Statistik
Ringe und Webs

14.2.5 Refluxkrankheit, Ösophagitis

H.-D. ALLESCHER

Synonym: Gastroösophageale Refluxkrankheit
Engl. Begriff: Gastro-Esophageal Reflux Disease (GERD), Esophagitis

Praxis

Ein 45-jähriger Akademiker klagt seit ca. acht Monaten über rezidivierendes retrosternal aufsteigendes Brennen und saures Aufstoßen, das er bisher symptomatisch mit Antazida behandelt hat. **Endoskopisch** finden sich im distalen Ösophagus längliche, streifige, zirkulär konfluierende Erosionen. Unter einer Behandlung mit Protonenpumpenhemmer (PPI) klingen die Beschwerden ab, und bei einer endoskopischen Kontrolle nach acht Wochen sind keine Entzündungszeichen aber rötliche Schleimhautzungen an der Z-Linie nachweisbar, die 4 cm oberhalb der letzten Magenfalten liegen. Die bioptische Kontrolle ergibt ein spezialisiertes intestinales Barrett-Epithel ohne Dysplasien. Der Patient erhält PPI zur Rezidivprophylaxe, und es werden halbjährliche endoskopisch-bioptische Kontrollen vereinbart.

Definition Unter **gastroösophagealem Reflux (GÖR)** versteht man ein Zurückfließen von Mageninhalt in den Ösophagus. Der Reflux kann sowohl sauer (Magensäure) als auch alkalisch (Galle, Duodenal- bzw. Pankreassekret) sein. Gastroösophagealer Reflux kommt in geringem Maß bereits physiologisch, hauptsächlich postprandial vor. Geht der gastroösophageale Reflux jedoch über das physiologische Maß hinaus, kann es zu einer Reizung der Ösophagusschleimhaut mit schmerzhaftem retrosternalem Brennen (Sodbrennen) oder auch zu einer Entzündung der Ösophagusschleimhaut (Refluxösophagitis) kommen. Führt der gastroösophageale Reflux zu typischen klinischen Beschwerden (Sodbrennen, saures Aufstoßen) oder zu einer **Refluxösophagitis,** so spricht man auch von **Refluxkrankheit (GERD = Gastro-Esophageal Reflux Disease).** Diese kann durch eine Funktionsstörung der Speiseröhre (primäre Refluxösophagitis) bedingt sein oder als Folge anderer Störungen (Magenentleerungen) oder Systemerkrankungen (Kollagenosen, sekundäre Refluxösophagitis) auftreten.

Der **Barrett-Ösophagus** wird als eine Langzeitfolge der Refluxösophagitis angesehen. Durch eine Schleimhautmetaplasie im distalen Ösophagus kommt es zu einer Umwandlung des Plattenepithels in ein spezialisiertes intestinalisiertes Zylinderepithel (**Barrett-Epithel**). Das Barrett-Epithel weist ein deutlich gesteigertes Risiko für die Entwicklung eines **Adenokarzinoms der Speiseröhre** auf.

Epidemiologie Refluxsymptome gehören zu den häufigsten gastrointestinalen Beschwerden. Tägliches Sodbrennen berichten 5–7 % der Allgemeinbevölkerung, gelegentliches Sodbrennen tritt bei bis zu 30 % aller befragten Personen auf. Die Prävalenz einer Ösophagitis beträgt 1–3 %. Ein typisches Erkrankungsalter besteht nicht. Die Refluxkrankheit tritt bei Frauen und Männern in gleicher Häufigkeit auf, eine erosive Ösophagitis und ein Barrett-Ösophagus sind jedoch bei Männern zwei- bis dreimal häufiger anzutreffen.

Ätiologie und Pathogenese Die genaue Ätiologie der gastroösophagealen Refluxerkrankung ist unbekannt. Für die Pathogenese entscheidend ist generell ein Ungleichgewicht zwischen den aggressiven (z. B. Säure) und protektiven Faktoren, die zu einer Schädigung der Ösophagusschleimhaut führen.

Mechanismen, die einen gastroösophagealen Reflux begünstigen, sind:
- gestörte Barrierefunktion,
- reduzierte Reinigungsfunktion der Speiseröhre (Clearance),
- verminderte Neutralisation,
- Schleimhautfaktoren (Mukosaresistenz),
- gastrale Funktionsstörungen,
- genetische Faktoren.

Gestörte Barrierefunktion Zwischen Magen und Ösophagus befindet sich eine Hochdruckzone, die das Magen-gegen das Ösophaguslumen wie ein Ventil abtrennt und nur beim Schluckakt, Aufstoßen oder Erbrechen die Passage freigibt. Diese Antirefluxbarriere wird beeinträchtigt, wenn der untere Ösophagussphinkter (UÖS) einen erniedrigten Ruhetonus (Basaldruck) aufweist oder spontane, nicht schluckinduzierte Erschlaffungen (transiente inadäquate Sphinkterrelaxationen) aufweist (TLESR). Zusätzlich tragen die Zwerchfellzwinge, die intraabdominelle Lage des Sphinkters, die phrenoösophageale Membran und der His'sche Winkel zur Hochdruckzone bei. Bei der axialen Hiatushernie, die bei einer Refluxkrankheit sehr häufig anzutreffen ist, fallen diese verstärkenden Mechanismen weg und können so Reflux begünstigen.

Reduzierte Reinigungsfunktion Normalerweise wird die Speiseröhre durch die schluckinduzierte Peristaltik (primäre Peristaltik) entleert. Durch den Reflux wird ein Dehnungsreiz induziert, der eine sekundäre Peristaltik (d. h. nicht schluckinduzierte propulsive Kontraktionen) auslöst, die den sauren Ösophagusinhalt wieder in den Magen entleert. Bei Kontraktilitätsstörungen der Speiseröhre verbleibt saurer Reflux über einen längeren Zeitraum in der Speiseröhre.

Verminderte Neutralisationsfunktion Kleine im Ösophagus verbliebene Säuremengen werden durch den Speichel neutralisiert (7 ml Speichel neutralisieren ca. 1 ml HCl pH 1). Ist die Speichelproduktion reduziert, so ist auch die Neutralisationskapazität vermindert.

Mukosaresistenz Die Ösophagusschleimhaut weist einen epithelialen Schutzfilm (Schleimschicht, Glykoproteine), mukosale und zelluläre Abwehrmechanismen auf. Durch die Säureeinwirkung werden die interzellulären Räume erweitert, und die Säure kann so afferente Nervenfasern erreichen und dadurch Schmerzen auslösen. Durch diese Veränderungen kann auch die Sensitivität für eine Säureexposition verstärkt werden.

Gastrale Funktionsstörungen Verstärkte Säureproduktion und eine gestörte Magenentleerung können den gastroösophagealen Reflux begünstigen. Die Helicobacter-pylori-Infektion ist nicht gehäuft mit gastroösophagealem Reflux assoziiert, sondern es wird sogar eine protektive Wirkung der H.-p.-Infektion diskutiert. Ein duodenogastraler Reflux, der weiter in den Ösophagus zurückfließt, wird als synergistisch bei der Entzündungsentstehung und bei der Entwicklung des Barrett-Ösophagus betrachtet. Eine Verzögerung der Magenentleerung durch funktionelle oder organische Veränderungen kann zu einer sekundären Refluxerkrankung führen. Die Rolle des duodenogastralen Refluxes (galliger Reflux), der dann durch weiteren Reflux in den Ösophagus gelangt, ist bei der Pathogenese der Refluxösophagitis und des Barrett-Ösophagus umstritten. Insbesondere bei postoperativen Zuständen (Z.n. Gastrektomie) kommt diesem nichtsauren galligen Reflux eine pathogenetische Bedeutung zu.

Genetische Faktoren Eine genetische Prädisposition scheint eine Rolle zu spielen, da Verwandte von Reflux- bzw. Barrett-Patienten häufiger ebenfalls Refluxbeschwerden aufweisen.

Symptome Leitsymptome des GÖR sind: Sodbrennen, saures Aufstoßen oder Regurgitationen, epigastrische Schmerzen, Aerophagie und Übelkeit.

Sodbrennen ist ein retrosternal aufsteigender, brennender Schmerz. Er wird durch eine Reizung von afferenten Nervenendigungen in der Speiseröhre ausgelöst. Die Abgrenzung von Symptomen einer Angina pectoris kann u. U. schwierig sein.

Unter saurem Aufstoßen und Regurgitation versteht man das Aufstoßen, Zurückfließen bzw. Hochwürgen von saurem oder bitterem Magensaft in den Mund ohne Erbrechen. Durch kleine Mikroaspirationen oder durch Reflexe zwischen der Speiseröhre und dem Bronchialsystem können daraus Atemnot- und Asthmaanfälle resultieren. Auch das gehäufte Aufstoßen von Luft wird vor allem in aufrechter Position berichtet und ist mit gehäuften transienten Sphinkterrelaxationen verbunden.

Epigastrische Schmerzen sind ein häufiges, aber uncharakteristisches Symptom. Diese epigastrischen Beschwerden können mit Übelkeit und selten auch Erbrechen verbunden sein.

Weitere Symptome sind eher atypisch: raue belegte bzw. heisere Stimme, chronischer Husten, Schluckbeschwerden, Globusgefühl, Atemnot und asthmaähnliche Anfälle. Gerade bei den atypischen Beschwerden ist eine ätiologische Zuordnung oft schwierig und erfordert evtl. zusätzliche Untersuchungen.

Die Entwicklung eines **Barrett-Ösophagus** verursacht keine klinischen Beschwerden und ist häufig sogar mit einem Rückgang der Refluxbeschwerden verbunden, da das Zylinderepithel eine höhere Säureresistenz aufweist.

Tab. 14.1 Einteilung der Refluxösophagitis modifiziert nach Savary-Miller bzw. Siewert-Ottenjahn.

Stadium	Schleimhautbefund
0	Normale Schleimhaut
I	Fleckförmige rote Läsionen ■ Ohne Fibrinbelag ■ Mit Fibrinbelag
II	Streifenförmige rote Läsionen/Erosionen ■ Ohne Fibrinbelag ■ Mit Fibrinbelag
III	Befall der gesamten Zirkumferenz
IV	Komplikation: Ulkus, Stenose

Diagnostik Bei typischen Refluxbeschwerden kann die Diagnose meist schon aufgrund der Anamnese vermutet und bei Patienten < 45 Jahre durch eine probatorische Therapie mit Protonenpumpeninhibitoren (PPI) untermauert werden. Bei Patienten > 45 Jahre und bei allen Patienten mit schweren und länger dauernden Beschwerden ist es stets notwendig, eine weitere diagnostische Klärung durch eine Endoskopie vorzunehmen.

Bei der initialen Diagnose sind mehrere Fragen zu beantworten:
1. Sind die klinischen Beschwerden wirklich durch GÖR verursacht?
2. Liegt eine (erosive) Refluxösophagitis vor?
3. Bestehen bereits eine Barrett-Metaplasie oder andere Komplikationen?
4. Bestehen refluxbegünstigende Erkrankungen?

Die Ösophagogastroduodenoskopie (ÖGD) ist von zentraler Bedeutung bei der klinischen Beurteilung, da sie nicht nur den Nachweis einer erosiven Refluxösophagitis, sondern auch eine Probenentnahme zur histologischen Beurteilung ermöglicht. Die erosive Refluxösophagitis verursacht pathognomonische Schleimhauterosionen im distalen Ösophagus (s. Abb. 14.21a–d), die nach dem Ausmaß der Erosionen in die Stadien I–IV nach Savary-Miller (s. Tab. 14.1) eingeteilt werden. Andere Klassifikationssysteme wie die MUSE-Klassifikation oder die Los-Angeles-Klassifikation sind weniger gebräuchlich. Weitere endoskopische Auffälligkeiten stellen die axiale Hiatushernie (s. Abb. 14.21e) und ein Schleimhautring am Oberrand einer Hiatushernie (Schatzki-Ring s. Abb. 14.21f) dar.

Schleimhautläsionen: Der Reflux verursacht bei den vielen Patienten Beschwerden, jedoch keine Ösophagitis oder

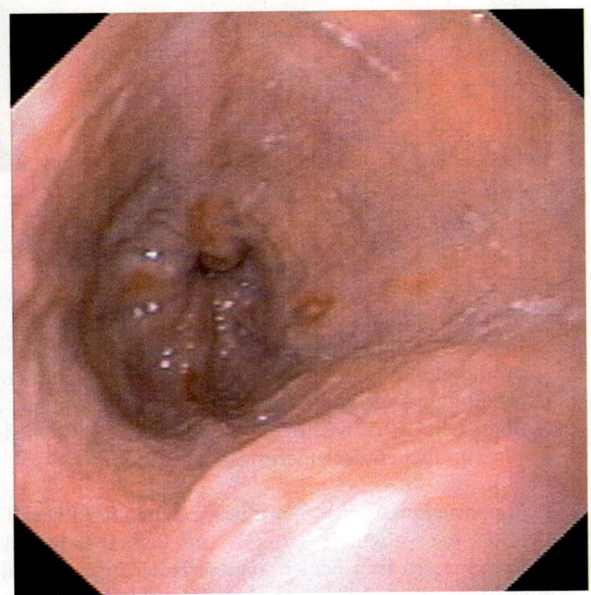

Abb. 14.21a Refluxösophagitis I.

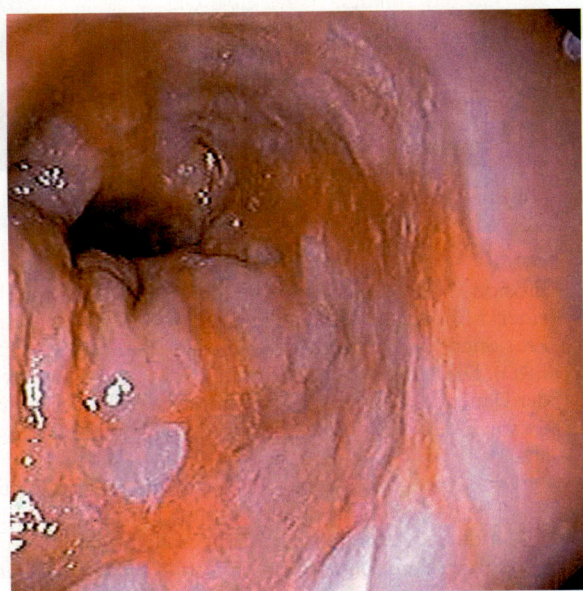

Abb. 14.21b Refluxösophagitis II.

Erkrankungen des Gastrointestinalsystems

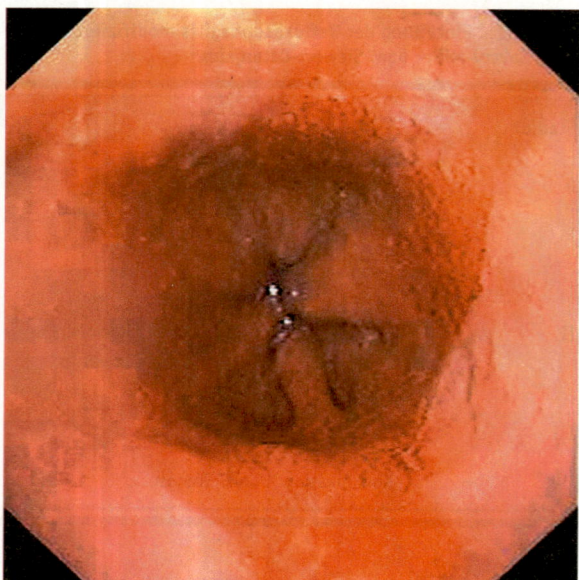

Abb. 14.21c Refluxösophagitis III.

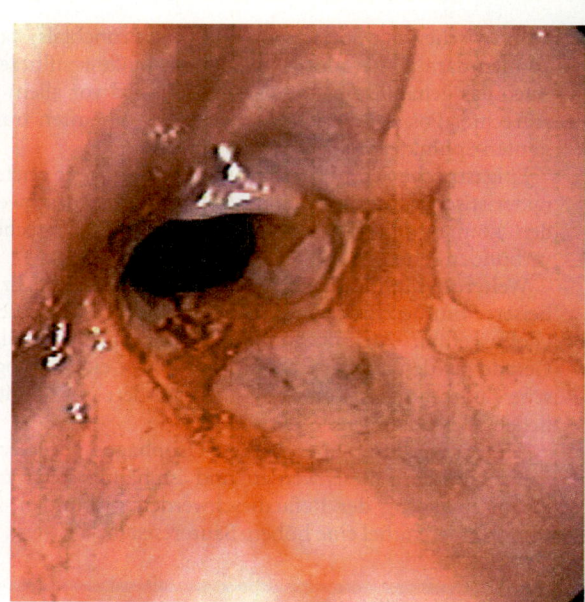

Abb. 14.21d Refluxösophagitis IV. Peptische Stenose mit Ulkus.

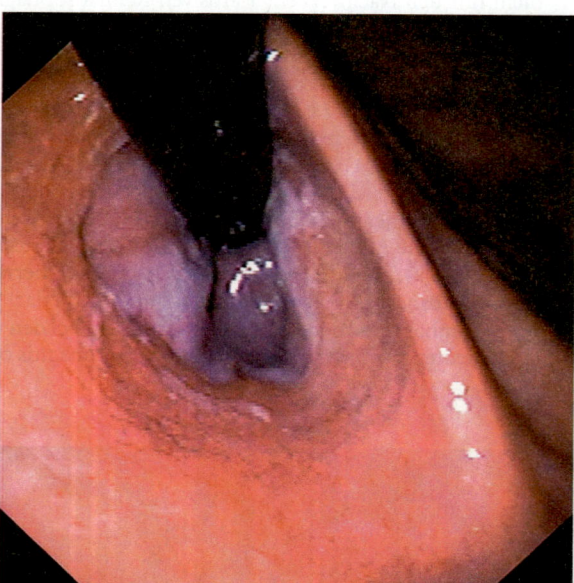

Abb. 14.21e Endoskopischer Aspekt einer Hiatushernie in Retroflexion.

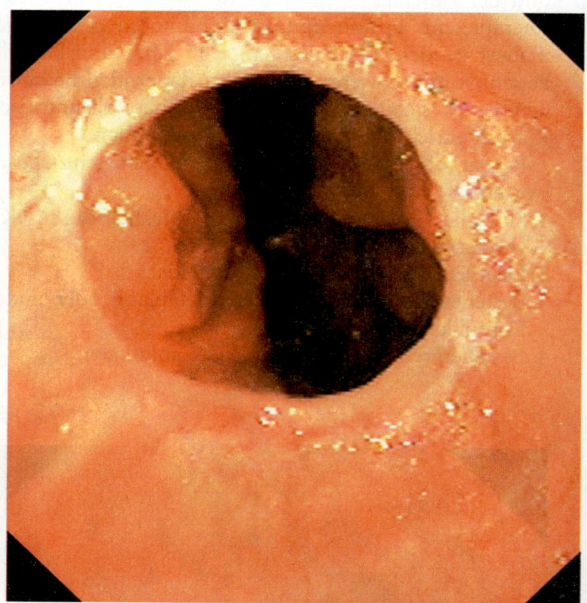

Abb. 14.21f Schatzki-Ring.

Erosion (NERD). Stärkere Säureeinwirkungen führen bei einer Minderzahl der Patienten (25 %) zu peptischen Erosionen der Schleimhaut (erosive Refluxösophagitis, ERD). Die Schwere der Schleimhautschädigung hängt von der Dauer des Refluxes, der Zusammensetzung des Refluates sowie der Wirksamkeit defensiver Schleimhautfaktoren ab.

Der **Barrett-Ösophagus** wird nicht zur erosiven Refluxösophagitis gerechnet, da das Barrett-Eptihel auch ohne entzündliche Veränderungen vorliegen kann. Der Barrett-Ösophagus kann endoskopisch aufgrund rötlicher Schleimhautzungen oder -veränderungen vermutet werden, stellt aber letztendlich eine histologische Diagnose dar (s. Abb. 14.22a, b). Durch den Einsatz von Farbstoffen (Methylenblau) ist es möglich, die resorptive Funktion der intestinalen Metaplasie des Barrett-Epithels nachzuweisen (Chromoendoskopie Abb. 14.22a). Um eine eindeutige Beurteilung gerade von dysplastischen Veränderungen zu ermöglichen, ist es wichtig, Biopsien erst nach Abheilen der entzündlichen Veränderungen zu entnehmen.

Refluxpatienten ohne Entzündungszeichen (NERD) Ein Großteil der Patienten (ca. 2/3) mit Refluxbeschwerden weist keine erosiven Schleimhautveränderungen auf und entgeht so einer endoskopischen Diagnostik. Bei diesen Patienten bieten sich zwei diagnostische Möglichkeiten an:

14.2 Erkrankungen der Speiseröhre

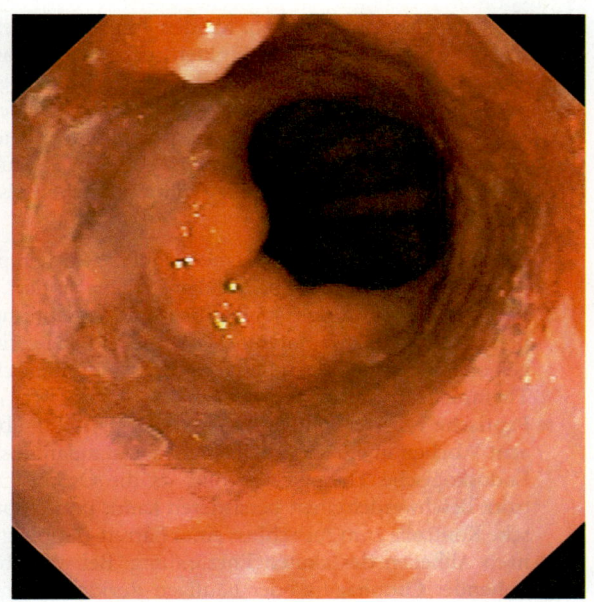
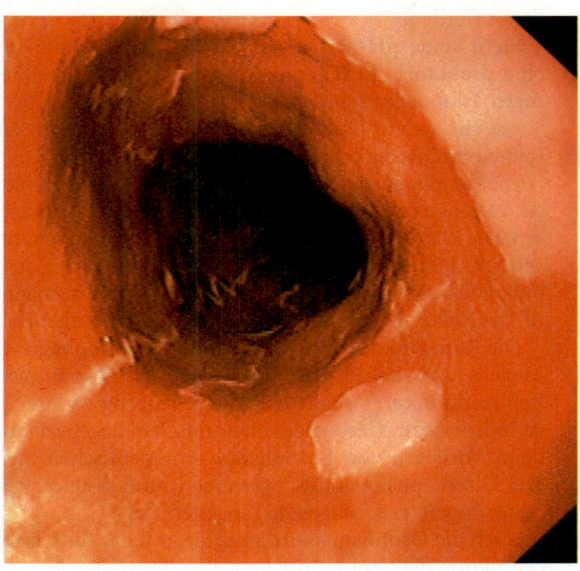

Abb. 14.22 Barrett-Ösophagus.
a) Zungenförmige Ausläufer.
b) Flächige Schleimhautmetaplasie.

- die Langzeit-pH-Metrie
- probatorische Therapie mit hoch dosierten PPI.

Mit der **Langzeit-pH-Metrie** wird die Säurekonzentration im distalen Ösophagus mit einer pH-Sonde kontinuierlich über 24 h gemessen und aufgezeichnet (s. Abb. 14.23 a, b). Als Grenzwert der Säurekonzentration wird ein pH < 4 zugrunde gelegt. Ein pathologischer Reflux liegt vor, wenn die Gesamtdauer der Refluxperioden in 24 h mit einem pH < 4 über 5 %, im Liegen über 4 % oder in aufrechter Körperposition über 7 % beträgt. Andere Kriterien (Anzahl und Dauer der Refluxepisoden, DeMeester-Score aus sechs Einzelparametern), die von den digitalen Auswertesystemen automatisch erstellt werden, können zusätzliche Hinweise liefern. Der Patient kann seine Beschwerden durch einen Auslöser am pH-Metrie-Speichergerät dokumentieren, wodurch sich eine Assoziation zu den Refluxepisoden herstellen lässt. Die pH-Metrie ist sinnvoll bei endoskopisch negativer Refluxkrankheit, vor operativen Interventionen (Fundoplicatio) und bei atypischen Refluxbeschwerden.

Da individuelle Unterschiede in der Sensitivität gegenüber ösophagealer Säureexposition bestehen, kann aber im Einzelfall auch eine normale Säureexposition Beschwerden verursachen.

Neben der Säure kann bei bestimmter Fragestellung auch galliger Reflux in die Speiseröhre mit einer speziellen

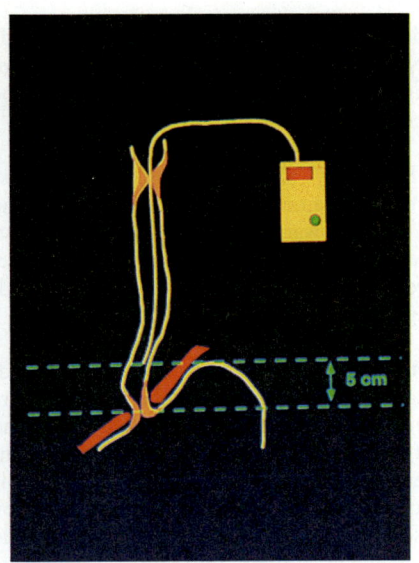
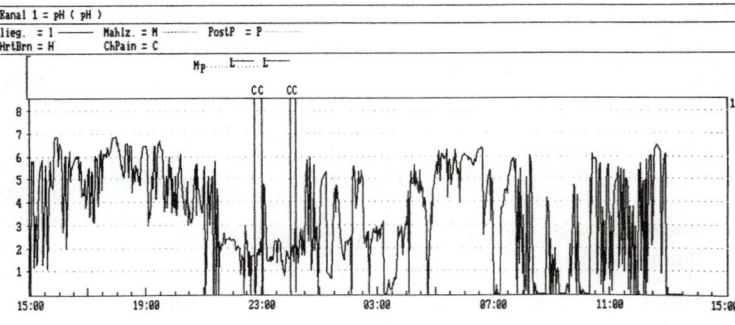

Abb. 14.23 Prinzip der pH-Metrie (a) und 24-h-Aufzeichnung der pH-Werte bei ausgeprägtem gastroösophagealem Reflux (b).

photometrischen Sonde (z. B. Bilitec®) erfasst und quantifiziert werden.

Steht keine pH-Metrie zur Verfügung, so kann durch eine **probatorische Therapie** mit Protonenpumpenhemmern (doppelte Standardtagesdosis über sieben bis 14 Tage) ein diagnostischer Hinweis für das Vorliegen einer Refluxerkrankung erhalten werden.

Die **Ösophagusmanometrie** kann inadäquate Sphinkterrelaxationen oder einen erniedrigten Sphinkterdruck erfassen. Die Manometrie ist sinnvoll vor einer operativen Intervention (Fundoplicatio), um eine Funktionsstörung der tubulären Speiseröhre auszuschließen. In der Routinediagnostik der Refluxerkrankung ist die Manometrie entbehrlich.

Die **Röntgenkontrastuntersuchung** des Ösophagus und Magens hat in der Primärdiagnose der gastroösophagealen Refluxerkrankung weitgehend an Bedeutung verloren. Sie ist indiziert zur Klärung der anatomischen Lagebeziehung, beim Vorliegen von Komplikationen (peptischen Stenosen, Ulzera, postoperative Störungen) und distalen Passagestörungen (z. B. Magenausgangsstenose).

Auch die **Ösophagusszintigraphie,** mit der die Clearancefunktion der Speiseröhre quantifiziert werden kann, hat in der Routinediagnostik keine Bedeutung.

Differentialdiagnostik Die wichtigste Differentialdiagnose stellt der kardial bedingte Thoraxschmerz im Rahmen einer KHK (Angina pectoris, Myokardinfarkt) dar. Je nach Symptomatik kann zum Ausschluss ein EKG, Labor, eine Belastungs-EKG, die Thalliumszintigraphie oder eine Koronarangiographie notwendig sein.

Differentialdiagnosen	Ausschlussmaßnahmen
Angina pectoris, KHK	EKG, Labor, Belastungs-EKG (Ergometrie) Thalliumszintigraphie, Koronarangiographie Endoskopie, pH-Metrie
Funktionelle Dyspepsie	Endoskopie, pH-Metrie, evtl. Provokationstest (Ballondehnung)
Ulcus ventriculi	Endoskopie
Hyperkontraktiler Ösophagus	Manometrie
Achalasie	Röntgenkontrastuntersuchung des Ösophagus, Endoskopie, Manometrie
Magenausgangsstenose, Subileus	Röntgenkontrastuntersuchung, Endoskopie
Vertebragene Beschwerden	Körperliche Untersuchung, manuelle Provokation, Skelett-Röntgen

Therapie

Allgemeinmaßnahmen Zur Minderung des pathologischen Refluxes werden zunächst mehrere nur teilweise bewiesene Allgemeinmaßnahmen empfohlen wie Gewichtsreduktion bei adipösen Patienten, viele kleine Mahlzeiten, kein spätes Abendessen, Meiden von Medikamenten, Senkung des Ösophagussphinkterdrucks (Kalziumantagonisten, Anticholinergika, β-Adrenergika, α-Blocker, Theophyllin), Hochstellen des Kopfendes beim Schlafen, Vermeiden von Auslösern wie Pfefferminz, Kaffee, fetten Speisen, Süßigkeiten und Alkohol (Weißwein!). Damit lassen sich in vielen Fällen bereits symptomatische Besserungen erzielen.

Medikamentöse Therapie Die medikamentöse Therapie der peptischen Refluxkrankheit erfolgt stadienadaptiert.
- **Refluxkrankheit ohne Ösophagitis (NERD):** Säuresuppression mit H_2-Rezeptor-Blockern oder PPI, bei geringen oder bei nur seltenen Beschwerden symptomatische Therapie.
- **Peptische erosive Refluxösophagitis (ERD):** PPI über acht Wochen in ein- bis zweifacher Tagesstandarddosis. Endoskopische Therapiekontrolle, da die Ösophagitis trotz Beschwerdefreiheit persistieren kann, und bioptische Kontrolle zum Ausschluss eines Barrett-Ösophagus nach Abheilen der akuten Entzündung. Bei weiterbestehender Ösophagitis oder häufigen Rezidiven Langzeitprophylaxe mit PPI.
- **Therapierefraktäre schwere peptische Refluxösophagitis:** Ausschluss einer sekundären Refluxerkrankung (Magenausgangsstenose, Zollinger-Ellison-Syndrom, Sklerodermie etc.), Adaptation der medikamentösen Therapie unter pH-metrischer Kontrolle. Schwere erosive Veränderungen und Ulzera werden ebenfalls durch hoch dosierte PPI behandelt. Bei persistierenden nächtlichen Refluxbeschwerden, evtl. Kombination der PPI-Therapie mit einem H_2-Rezeptor-Blocker abends.
- Insbesondere bei jungen Patienten, bei Patienten mit großen Refluatmengen oder großer axialer Hiatushernie oder bei Unverträglichkeit der medikamentösen Therapie sollte die Möglichkeit einer **chirurgischen Antirefluxtherapie** (z. B. laparoskopische Fundoplicatio) erwogen werden. Die Fundoplicatio ermöglicht eine gute Refluxkontrolle und klinische Wirksamkeit, kann aber in seltenen Fällen mit Komplikationen und postoperativen Störungen (z. B. Dysphagie, Gas-Bloat-Syndrom) einhergehen.
- Neuere endoskopische Antirefluxverfahren (z. B. endoskopische Naht, Hochfrequenzapplikation) sind in der Entwicklung, ihr klinischer Stellenwert ist derzeit noch nicht anzugeben.

Verlauf und Prognose Die Refluxkrankheit ohne Ösophagitis nimmt meist einen gutartigen aber chronischen Verlauf. Die Lebenserwartung ist bei unkomplizierter GERD nicht eingeschränkt. Beschwerderezidive wechseln oft mit längeren Remissionen ab. Die Komplikationen der Refluxösophagitis haben eine schlechtere Prognose.

Komplikationen Die peptischen Läsionen bei der Refluxösophagitis sind überwiegend oberflächliche Erosionen im Bereich des Plattenepithelbereichs, es können jedoch auch tiefe **Ulzera** vorkommen und Ursache einer Blutung oder Perforation sein. Entzündlich-narbige Schrumpfung führt zu kurz- bis mittelstreckigen **peptischen Stenosen,** die ausgeprägte Schluckbeschwerden (Dysphagie) bedingen können und differentialdiagnostisch von einem Malignom abgegrenzt werden müssen.

14.2 Erkrankungen der Speiseröhre

Im Rahmen von starkem Würgen und Erbrechen (mit oder ohne gastroösophagealen Reflux) kann es im Bereich der Kardia zu einem Einriss der Schleimhaut (Mallory-Weiss-Einriss) oder im seltenen Extremfall sogar zu einer kompletten Ruptur der Speiseröhre kommen (Boerhaave-Sydrom).

Barrett-Ösophagus Als langfristige Folge einer chronischen Refluxerkrankung kann es zu einem Ersatz des Plattenepithels im distalen Ösophagus mit einem **metaplastischen spezialisierten intestinalisierten Zylinderepithel** kommen (Abb. 14.22a, b). Die Diagnose kann nur histologisch durch Biopsie gestellt bzw. bestätigt werden. Das Barrett-Epithel weist das Risiko der Entwicklung eines Adenokarzinoms der Speiseröhre auf (Präkanzerose). Daher muss bei Vorliegen länger dauernder Refluxbeschwerden endoskopisch-bioptisch nach einem Barrett-Epithel gefahndet werden. Patienten mit histologisch nachgewiesenem Barrett-Ösophagus sollten in ein- bis zweijährigen Abständen endoskopiert werden, um die Entwicklung von dysplastischen Veränderungen oder Frühkarzinomen frühzeitig zu erkennen (s. Abb. 14.24a, b). Das Risiko, ein Adenokarzinom der Speiseröhre zu entwickeln, wird durch das Vorliegen von leichten bzw. schweren Refluxbeschwerden nach einem Zeitraum von 20 Jahren acht- bzw. 40fach erhöht. Trotzdem muss man hierbei bedenken, dass das Adenokarzinom der Speiseröhre eine niedrige Inzidenz aufweist und dass bei 40 % aller Patienten mit Adenokarzinom der Speiseröhre keine Refluxsymptome vorlagen. Patienten mit einem Barrett-Ösophagus ohne Dysplasien haben ein jährliches Risiko von ca. 0,3 %, ein Adenokarzinom zu entwickeln, während das jährliche Risiko beim Vorliegen von hochgradigen Dysplasien auf 2,3 % ansteigt.

Therapie der Komplikationen

Narbige Stenose Narbige (peptische) Stenosen werden durch Bougierung (Kunststoff- oder Gummibougies) oder Dilatation (Ballonkatheter) über einen Führungsdraht gedehnt. Anschließend ist eine konsequente, lang dauernde Säuresuppression (PPI) oder chirurgische Antirefluxtherapie notwendig, um die sonst häufigen Rezidive zu vermeiden.

Barrett-Ösophagus Liegt einmal ein Barrett-Ösophagus vor, so bildet er sich weder durch konsequente Säuresuppression noch durch eine Antirefluxtherapie komplett zurück. Eine endoskopische Entfernung des Barrett-Epithels (z. B. Argonplasmabeamer, photodynamische Therapie) kann derzeit nicht empfohlen werden, da bei diesen Verfahren kleine Epithelnester verbleiben, die weiter maligne entarten können. Beim unkomplizierten Barrett-Ösophagus wird daher eine konsequente Langzeit-Säuresuppression mit PPI durchgeführt, um die Entwicklung dysplastischer Veränderungen zu reduzieren. Liegen im Barrett-Epithel dysplastische Veränderungen vor, so hängt die weitere Therapie von deren Schweregrad ab. Bei niedrigem Dysplasiegrad wird eine engmaschige Kontrolle durchgeführt. Bei hochgradiger Dysplasie (oder nach neuer Nomenklatur Mukosakarzinom) kann entweder eine lokale endoskopische Therapie (Mukosektomie) oder lokale Resektion mit Dünndarminterponat (Operation nach Me-

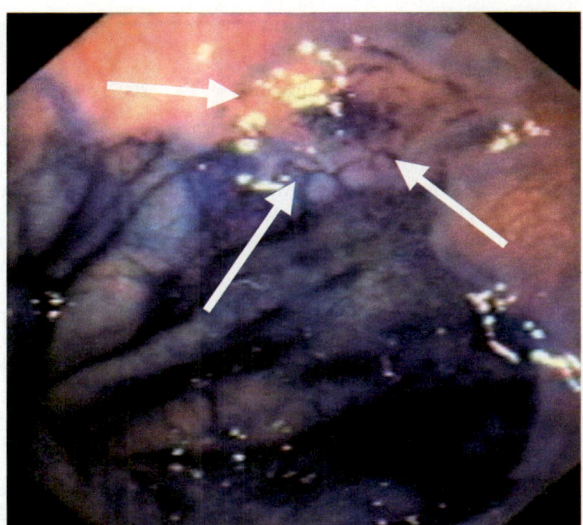

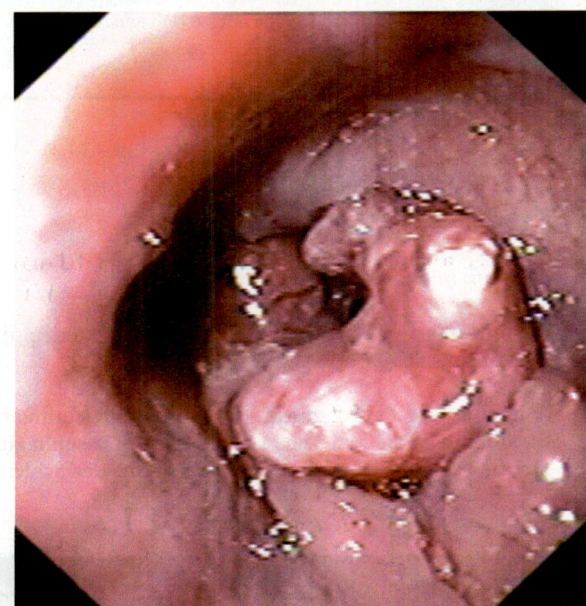

Abb. 14.24 Endoskopischer Aspekt eines Adenokarzinoms der gastroösophagealen Übergangsregion als (a) Frühkarzinom in einem mit Chromoendoskopie (Methylenblau) gefärbten Barrett-Segment und (b) fortgeschrittenes Karzinom auf dem Boden eines Barrett-Ösophagus.

rendino) notwendig sein. Beim Vorliegen eines invasiven Adenokarzinoms ist eine Ösophagusresektion indiziert.

Zusammenfassung

- Häufigste Ursache: Funktionsstörung im Bereich des unteren Ösophagussphinkter.
- Wichtigste Symptome: retrosternal aufsteigendes Brennen (Sodbrennen) und saures Aufstoßen
- Wichtigste diagnostische Maßnahme: Endoskopie
- Wichtigste therapeutische Maßnahme: Säuresuppression mit Protononpumpenhemmern.

Erkrankungen des Gastrointestinalsystems

Zur weiteren Information

Weiterführende Literatur

Dent J.: Management of reflux disease. Gut. 2002; 50 (Suppl. 4): 67–71.

DeVault, K. R., D. O. Castell: Updated guidelines for the diagnosis and treatment of gastroesophageal reflux disease. The Practise Parameters Committee of the American College of Gastroenterology. Am J Gastroenterol 1999; 94:1434–42.

Katelaris, P., R. Holloway, N. Talley, D. Gotley, S. Williams, J. Dent: Gastro-oesophageal reflux disease in adults: guidelines for clinicians. J Gastroenterol Hepatol 2002; 17: 825–33.

Klinkenberg-Knol, E. C., F. Nelis, J. Dent et al.: Long-term omeprazole treatment in resistant gastroesophageal reflux disease: efficacy, safety, and influence on gastric mucosa. Gastroenterology 2000; 188: 661–9.

Sampliner, R. E.: Updated guidelines for the diagnosis, surveillance, and therapy of Barrett's esophagus. Am J Gastroenterol 2002; 97: 1888–95.

Shaheen, N., D. F. Ransohoff: Gastroesophageal reflux, barrett esophagus, and esophageal cancer: scientific review. JAMA 2002; 287: 1972–81.

Spechler, S. J.: Clinical practise. Barrett's esophagus. N Engl J Med 2002; 346: 836–42.

Storr, M., A. Meining, H. D. Allescher: Pharmacoeconomic issues of the treatment of gastroesophageal reflux disease. Expert Opin Pharmacother 2001; 2: 1099–108.

Internet-Links

Leitlinien DGVS. http://www.AWMF.org
Klinikmanual Rechts der Isar: http://www.klinikmanual.de/KLIFI28.HTM
http://www.gerd.com
http://www.reflux.org
http://www.heartburn-help.com
http://www.bdf.org.uk/leaflets/oesoph.html

Keywords

Refluxösophagitis ◆ Sodbrennen ◆ Refluxkrankheit ◆ Ösophagitis ◆ Sphinkterrelaxationen ◆ Regurgitationen ◆ Dysphagie ◆ Motilitätsstörungen ◆ Barrett-Ösophagus ◆ Adenokarzinom der Speiseröhre ◆ pH-Metrie ◆ Protonenpumpenhemmer ◆ pH ◆ peptische Stenose ◆ sekundärer Reflux

IMPP-Statistik

Refluxösophagitis ◆ Achalasie ◆ Ösophagusulzera ◆ Barrett-Syndrom ◆ Varizenblutung

14.2.6 Infektiöse Ösophagitis

T. ARENDT, S. LIEBE

Engl. Begriff: Infectious Esophagitis

Definition Ösophagitis, die durch Viren, Bakterien oder Pilze verursacht wird.

Ätiologie und Pathogenese Die größte Bedeutung hat die durch Candida albicans verursachte **Soorösophagitis**. Der bei vielen Gesunden als Saprophyt auf der Schleimhaut lebende Pilz kann in die Schleimhaut eindringen und damit pathogen werden. Die Schleimhautinvasion wird oft erst durch eine Abwehrschwäche ermöglicht, so dass die Soorösophagitis häufig nur als Begleiterkrankung auftritt. **Virale Ösophagitiden** werden durch Zytomegalie- (CMV) oder Herpes-simplex-Viren (HSV) verursacht. Die HSV-Ösophagitis kommt auch bei immunkompetenten Patienten vor. **Bakterielle Ösophagitiden** sind absolute Raritäten. Sie entstehen nur bei granulozytopenischen Patienten oder als begleitend bei Infektion angrenzender Organe (z.B. Tuberkulose, Diphtherie).

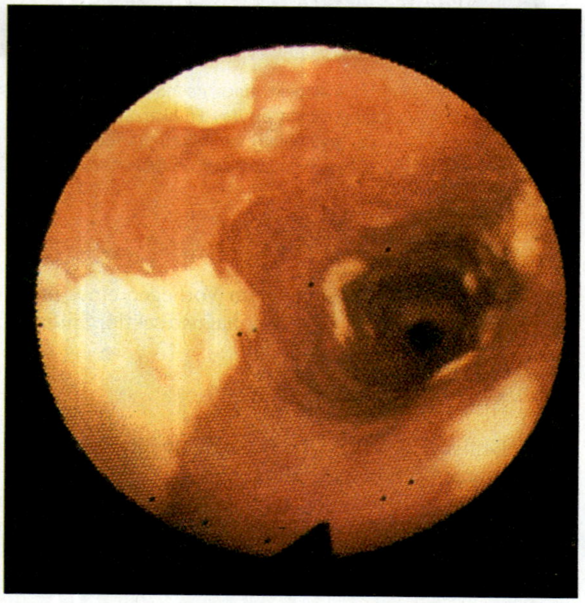

Epidemiologie Die Prävalenz der Soorösophagitis ist bei immunkompetenten Patienten niedrig (< 5 %), bei Immunkompromittierten dagegen hoch (z.B. bei AIDS: 50 %). Infektiöse Ösophagitiden durch andere Erreger sind Raritäten.

Symptome Viele Patienten mit Soorösophagitis sind asymptomatisch. Treten Beschwerden auf, so sind Schmerzen beim Schlucken (Odynophagie) das Leitsymptom. Auch Fieber kann auftreten. Virale Ösophagitiden manifestieren sich oft als obere Gastrointestinalblutung (Teerstuhl, Abfall des Hämoglobins im Serum, Hämatemesis).

Diagnostik Die Diagnose einer **Soorösophagitis** ist endoskopisch sehr wahrscheinlich, wenn weißliche Beläge einer hochroten vulnerablen Schleimhaut anhaften (nicht jedoch bei reiner Auflagerung; s. Abb. 14.25). Die Sicherung der Diagnose erfolgt mikroskopisch (s. Abb. 14.26). Um zwischen Kolonisierung und Infektion unterscheiden zu können, müssen Hyphen (nicht nur Hefen) nachgewiesen werden. Am aussagekräftigsten ist der histologische Befund der Gewebeinvasion (s. Abb. 14.26). Bei der **CMV-Ösophagitis** finden sich endoskopisch wenige große, flache

Abb. 14.25 Soorösophagitis: weißliche, fest haftende Beläge.

Ulzera, bei der **HSV-Ösophagitis** dagegen multiple kleine Ulzerationen der Ösophagusschleimhaut. Der Virusnachweis erfolgt im Biopsiematerial (Kultur, Histologie, Immunhistologie, Antigen- oder Nukleinsäurenachweis).

Differentialdiagnosen	Ausschlussmaßnahmen
Refluxösophagitis	Ösophagoskopie, Ösophagus-pH-Metrie
Medikamentöse Ösophagusschäden	Ösophagoskopie, Anamnese

Therapie
- **Soorösophagitis:** Lokalbehandlung mit Amphotericin-B-Lutschtabletten (4 × 10 mg/d) oder Fluconazol p.o. (100–200 mg/d). Bei schweren und generalisierten Verlaufsformen: i.v. Applikation
- **CMV-Ösophagitis:** Ganciclovir oder Foscarnet
- **HSV-Ösophagitis:** Aciclovir oder Foscarnet

! Rezidivhäufigkeit und Abheilungsgeschwindigkeit infektiöser Ösophagitiden hängen von der Reversibilität der oft zugrunde liegenden Abwehrschwäche ab. Bei persistierendem Immundefekt (wie z. B. bei AIDS) muss der Patient u. U. eine lebenslange medikamentöse Soorprophylaxe betreiben.
Die Abheilung viral bedingter Ulzera des Ösophagus kann protrahiert, gelegentlich über mehrere Wochen verlaufen. Die Schluckbeschwerden sind bei Ansprechen auf die antivirale Medikation dagegen spätestens nach einer Woche abgeklungen.

Prognose Die Soorösophagitis bewirkt bei Schwerkranken immer eine Verschlechterung des Allgemeinzustandes. Bei adäquater Therapie heilt sie meist ab. Entwickelt sich jedoch eine hämatogene Aussaat (Candida-Sepsis), führt sie bei den meist abwehrgeschwächten Patienten häufig unmittelbar zum Tod.

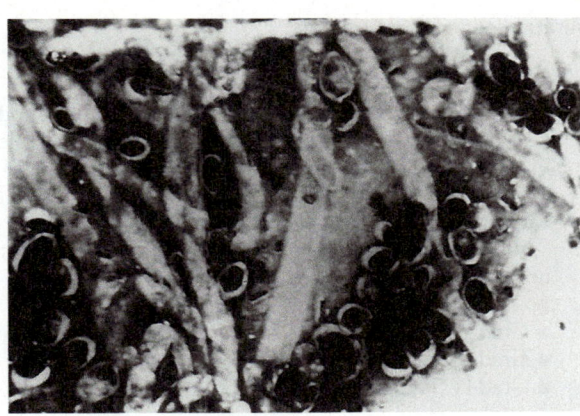

Abb. 14.26 Hefen und Hyphen von Candida albicans im Quetschpräparat.

Komplikationen	Therapeutische Maßnahme
Ösophagusblutung	Blutstillung (endoskopisch)
Ösophagusstriktur	Bougierung
Candida-Sepsis	Amphotericin B intravenös

Zusammenfassung
- Häufigste Ursache: Candida albicans
- Wichtigstes Symptom: Odynophagie
- Wichtigste diagnostische Maßnahme: Ösophagoskopie mit Biopsie
- Wichtigste therapeutische Maßnahme: Amphotericin-B-Lutschtabletten oder Fluconazol p.o.

Zur weiteren Information

Weiterführende Literatur
Sutton, M., D. Y. Graham, R. W. Goodgame: Infectious esophagitis. Gastrointest Endosc Clin North Am 1994; 4: 713–729.
Wilcox, C. M, D. A. Schwartz, W. S. Clark: Esophageal ulceration in human immunodeficiency virus infection. Causes, response to therapy, and long-term outcome. Ann Intern Med 1995; 123: 143–9.

Internet-Links
www.arznei-telegramm.de/register/9608080.pdf
www.infomed.org/pharma-kritik/pk13c-96.html
www.nlm.nih.gov/medlineplus/ency/article/000643.htm

Keywords
Soorösophagitis ♦ Zytomegalievirus ♦ Herpes-simplex-Virus ♦ Odynophagie ♦ Ösphagusulkus

14.2.7 Chemische Ösophagusschäden

T. Arendt, S. Liebe

Das Spektrum entzündlicher Veränderungen der Speiseröhre durch Medikamente oder Chemikalien ist groß. Es reicht vom leichten, keiner Behandlung bedürfenden Erythem der Schleimhaut bis zur tiefen, ausgedehnten Wandnekrose bei schwerster Verätzung, die einen lebensbedrohlichen medizinischen Notfall darstellt. In der Frühphase stellen Blutung und Perforation, in der Spätphase die Strikturentwicklung die wesentlichen organbezogenen Komplikationen dar.

Erkrankungen des Gastrointestinalsystems

Verätzungen

Engl. Begriff: Caustic Injury

Ösophagusverätzungen entstehen durch absichtliches oder versehentliches Trinken von Säuren oder Laugen, vor allem in Form von Haushaltsreinigern. Laugen dringen tiefer in das Gewebe ein und verursachen schwerere Läsionen als Säuren.

Vier **Schweregrade** der Verätzung werden endoskopisch unterschieden:
- Grad I: Ödem und Erythem
- Grad II: Erosionen oder oberflächliche Ulzerationen
- Grad III: tiefe Ulzera, Perforation
- Grad IV: Perforation

Symptome Die Symptome sind heftige, anhaltende Dauerschmerzen im Rachen und hinter dem Brustbein sowie Schmerzen beim Schlucken (Odynophagie) bis zur Schluckunfähigkeit.

Diagnostik Die Diagnose ergibt sich aus der Anamnese und dem Befund der Ösophagusschleimhaut. Vor der endoskopischen Beurteilung des Ösophagus müssen eine Laryngoskopie zur Beurteilung der Intubationsnotwendigkeit und eine Röntgen-Thoraxuntersuchung zum Perforationsausschluss vorgenommen werden.

Therapie Vitalfunktionen sichern (Intubation? Schocktherapie, Intensivtherapie ab Grad II). Niemals Erbrechen auslösen. Neutralisation der Ätzflüssigkeit mit Wasser. Intravenöse Ernährung, Schmerztherapie (Opiate), Breitbandantibiotika. Steroide zur Prophylaxe von Strikturen sind ohne gesicherten Wert. Frühzeitige Dilatation oder Bougierung.

Prognose Die Prognose hängt im Frühstadium vom Schweregrad der Verätzung ab und ist bei höhergradiger Verätzung unsicher. Strikturen in der Spätphase erfordern wiederholte Bougierungen. Es besteht später ein erhöhtes Risiko, dass sich ein Ösophaguskarzinom entwickelt.

Komplikation	Wichtige Maßnahmen	Häufigkeit
Erstickung (Schleimhautödem der oberen Atemwege in der Frühphase)	Laryngoskopie zur Beurteilung des Ödems der oberen Atemwege vor allen weiteren Maßnahmen, ggf. Intubation	Selten
Hypovolämischer Schock (Gefäßarrosion mit Blutung in der Frühphase)	Kreislaufstabilisierung (intravenöse Gabe von Elektrolyten, Plasmaexpandern, Blut)	Selten
Ösophagusperforation (Frühphase)	Röntgen (Thorax- und Abdomen-Übersicht) zum Perforationsnachweis, Operation	Selten
Ösophaguskarzinom (Spätfolge)	S. Kapitel 14.2.8	Selten
Narbenstriktur (Spätfolge)	Bougierung	Häufig

Zusammenfassung

- Häufige Ursache: Ingestion von Haushaltsreinigern
- Wichtigstes Symptom: Odynophagie
- Wichtigste diagnostische Maßnahmen: Anamnese und Ösophagoskopie
- Wichtigste therapeutische Maßnahme: Vitalfunktionen sichern

Arzneimittelschäden des Ösophagus

Synonym: Medikamenteninduzierte Ösophagitis, Tablettenösophagitis
Engl. Begriff: Drug-Induced Esophagitis, Pill Esophagitis

Ätiologie und Pathogenese Medikamente können im Ösophagus bei längerem Schleimhautkontakt entzündliche Veränderungen und Ulzera hervorrufen. Tabletten bleiben an den physiologischen Ösophagusengen vor allem dann stecken, wenn sie vor dem Schlafengehen mit zu wenig Flüssigkeit eingenommen werden: Im Liegen ist die Clearance der Speiseröhre, nachts die Salivation herabgesetzt. Motilitätsstörungen des Ösophagus sind ein zusätzlicher Risikofaktor. Zahlreiche Pharmaka (**Tetrazykline, Kaliumchlorid, Bisphosphonate, nichtsteroidale Antirheumatika und Eisenpräparate**) führen bei Freisetzung im Ösophagus zu umschriebenen Nekrosen. Auch bei einer **Sklerosierungsbehandlung** von Ösophagusvarizen entstehen nach Injektion des Sklerosierungsmittels in die Schleimhaut regelhaft Ulzera.

Symptome Als charakteristisch gelten in den frühen Morgenstunden einsetzende heftige und brennende Schmerzen hinter dem Brustbein, verbunden mit Odynophagie.

> **!** Thoraxschmerzen bei akuten Arzneimittelschäden des Ösophagus sind wegen ihrer meist nur mäßigen Intensität und zeitlichen Begrenztheit bei symptomatischer Therapie gut tolerabel. Lediglich bei hochgradigen Verätzungen treten schwerste Schmerzen auf, die selbst mit hoch dosierter Opiattherapie schwer zu beherrschen sein können. Diese schwer kranken Patienten sind in der Frühphase durch zahlreiche Komplikationen vital gefährdet.

Diagnostik Tablettenösophagitis und -ulkus lassen sich am zuverlässigsten endoskopisch nachweisen. Röntgenologisch sind die Ösophagitis kaum und das Ulkus nicht zuverlässig darstellbar. Die Läsionen finden sich vor allem im mittleren Drittel des Ösophagus, in Höhe der Aortenimpression.

Nach einer Sklerosierungsbehandlung von Ösophagusvarizen zeigen sich die Ulzera unmittelbar oberhalb des unteren Ösophagussphinkters. Differentialdiagnosen (s. Kap. 14.2.6).

Therapie Symptomatisch mit Lokalanästhetika. Verordnung alternativer Darreichungsformen. Instruktion des Patienten über ausreichende Flüssigkeitszufuhr zur Medikamenteneinnahme. Innerhalb von ein bis sechs Wochen nach Absetzen der Medikation normalisiert sich der Schleimhautbefund. Komplikationen werden eher nach endoskopischer Sklerosierungstherapie als nach Tabletteneinnahme beobachtet.

! Langfristig beeinträchtigend ist die mögliche Entwicklung postentzündlicher Strikturen (vor allem nach Verätzungen) mit resultierender Dysphagie. Die Dehnung der Strikturen durch regelmäßige Bougierung bindet den Patienten u.U. jahrelang an den Gastroenterologen. Nur wenige Patienten lernen, die Bougierung ohne Hilfe medizinischen Personals selbst durchzuführen.

Komplikation	Häufigkeit	Therapeutische Maßnahmen
Blutung	Selten	Endoskopische Blutstillung
Perforation	Selten	Konservative Behandlung (Nahrungskarenz, Antibiotika, Magensonde), evtl. Operation
Strikturen	Selten	Bougierung

Zusammenfassung

- Häufigste Ursache: Tabletteneinnahme
- Wichtigstes Symptom: Odynophagie
- Wichtigste diagnostische Maßnahmen: Ösophagoskopie und Anamnese
- Wichtigste therapeutische Maßnahmen: Absetzen oder Wechsel der Medikation, Instruktion des Patienten (Flüssigkeitszufuhr bei Medikamenteneinnahme!)

Zur weiteren Information

Weiterführende Literatur
Karjoo, M.: Caustic ingestion and foreign bodies in the gastrointestinal system. Curr Opin Pediatr 1998; 10: 516–22.
Kikendall, J. W.: Pill esophagitis. J Clin Gastroenterol 1999; 28: 298–305.

Internet-Links
www.gi.vghtc.gov.tw/Teaching/Eso/EsoAGA/130.htm
www.gihealth.com/html/education/esophagitis.html
www.gastroresource.com/G/Textbook/En/Chapter5/5-8.htm

Keywords
Arzneimittelschaden ◆ Haushaltsreiniger ◆ Medikamente ◆ Odynophagie ◆ Ösophagusvarizensklerosierung ◆ Verätzung ◆ Ösophagusulkus

14.2.8 Tumoren des Ösophagus

T. Arendt, S. Liebe

Das Ösophaguskarzinom ist der häufigste Tumor der Speiseröhre. Da es keine Frühsymptome gibt, wird die Diagnose gewöhnlich erst in einem fortgeschrittenen Stadium gestellt. Verschiedene Therapieverfahren (kurative Resektion mit oder ohne multimodale – radiologische und chemotherapeutische – Vorbehandlung, palliative endoskopische Tubusimplantation und/oder endoskopische Ablation des Tumors, endoskopische oder chirurgische Anlage eines Gastrostomas) stehen zur Verfügung. Der komplexe Einsatz dieser Behandlungsmöglichkeiten in Abhängigkeit von der lokalen und systemischen Ausbreitung des Tumors und dem Allgemeinzustand des Patienten stellt eine der größten Herausforderungen an die interdisziplinäre Zusammenarbeit von Onkologen, Gastroenterologen, Chirurgen und Strahlentherapeuten dar.

Mesenchymale Tumoren

Benigne epitheliale und mesenchymale Tumoren der Speiseröhre sind selten. 99 % aller Tumoren sind maligne. Die Symptomatik der Tumoren leitet sich von der Passagebehinderung ab, die sie verursachen.

Ösophaguskarzinom

Synonym: Speiseröhrenkrebs
Engl. Begriff: Esophageal Carcinoma

Praxis

Ein 64-jähriger Mann bemerkte vor acht Wochen erstmals, dass ein großer Fleischbissen vorübergehend hinter dem Brustbein stecken blieb. Danach war der Patient wieder völlig beschwerdefrei. Erst seit zwei Wochen stellt sich das Gefühl des Steckenbleibens der Nahrung häufiger ein, der Patient nimmt deshalb pürierte und flüssige Kost zu sich. Geringe Gewichtsabnahme. Bei der Endoskopie zeigt sich

Erkrankungen des Gastrointestinalsystems

im Ösophagus ein exophytisch wachsender Tumor, der das Lumen stark einengt. Die Biopsie ergibt ein Plattenepithelkarzinom. Aufgrund von Fernmetastasen besteht keine kurative Operationsmöglichkeit. Nach endoskopischer Implantation eines Tubus zur Überbrückung der Tumorstenose erfolgt die Nahrungspassage wieder ungehindert. Sechs Monate später stirbt der Patient durch das progrediente Tumorwachstum.

Definition Das Ösophaguskarzinom ist ein früh lokal infiltrierender und metastasierender Tumor. 65–90 % sind **Plattenepithelkarzinome,** 10–35 % **Adenokarzinome.** Symptome treten erst in der Spätphase auf. Die weitaus meisten Patienten können deshalb nur palliativ behandelt werden, und die Prognose ist ungünstig.

Epidemiologie Das Erkrankungsrisiko weist regional auffallend große Unterschiede auf. Gegenden geringer und um 500fach höherer Inzidenz können eng beieinander liegen. Dies ist ein Hinweis auf die Bedeutung von Umwelt- und Ernährungsfaktoren. In Deutschland ist die Inzidenz des Ösophaguskarzinoms eher niedrig (2–5/100 000 Einwohner). Der Erkrankungsgipfel liegt in der siebten Dekade, Männer sind dreimal häufiger betroffen als Frauen.

Ätiologie und Pathogenese An der Entstehung des **Plattenepithelkarzinoms** des Ösophagus sind Umweltfaktoren entscheidend beteiligt. Die Häufigkeit der Erkrankung in Hochrisikoregionen korreliert mit dem Karzinogengehalt von Nahrungsmitteln oder Zubereitungen. In Europa sind Nikotin- und Alkoholabusus die wesentlichen Risikofaktoren: 80 g Äthanol/d und 20 g Tabak/d steigern das Erkrankungsrisiko um die Faktoren 18 bzw. 44. Zur Karzinomentstehung prädisponieren auch die Schleimhautveränderungen bei Achalasie und Laugenverätzung. Für die Bedeutung genetischer Faktoren spricht das Auftreten des Ösophaguskarzinoms bei der Tylosis, einer seltenen autosomal-dominant vererbten Hyperkeratose der Hände und Füße, mit einer Häufigkeit von 100 %. Das **Adenokarzinom** des Ösophagus entsteht als Folge einer gastroösophagealen Refluxkrankheit mit Entwicklung von Zylinderepithelmetaplasien im Ösophagus. Diese sog. Barrett-Schleimhaut ist eine Präkanzerose. Die Metastasierung erfolgt früh, am häufigsten lymphogen (75 %). Fernmetastasen werden vor allem in Lunge (52 %), Leber (47 %) und Skelett (5–15 %) nachgewiesen.

Symptome

Beschwerden Die Dysphagie ist das Leitsymptom: Zuerst ist das Schlucken fester Nahrung, dann auch weicher Speisen gestört, schließlich kann nur noch getrunken werden, bis die Passage vollständig blockiert ist. Odynophagie ist ein weiteres Symptom. Alle Symptome sind Zeichen einer fortgeschrittenen Erkrankung und zeigen mit einer Wahrscheinlichkeit von 90 % einen inkurablen Zustand an. Frühsymptome gibt es nicht. Bei Befall angrenzender Strukturen können sich Heiserkeit (N. laryngeus), Schluckauf (Zwerchfell) und Husten (Tracheobronchialsystem) entwickeln.

Befunde Mäßiger Gewichtsverlust und eine Anämie werden häufig gefunden. Palpable Lymphknoten am Hals weisen auf eine Metastasierung hin.

Diagnostik
Die Diagnostik umfasst neben der Diagnosesicherung ein Staging des Tumors nach der TNM-Klassifikation (s. Tab. 14.2).

Die **Endoskopie** zeigt meist ein Einwachsen des Tumors in das Lumen (exophytisches Wachstum, s. Abb. 14.27). Seltener wächst der Tumor ulzerös oder unterhalb des intakten Epithels (szirrhös). Die Biopsie kann die Diagnose in 95 % der Fälle sichern, im Zweifelsfall hilft die Bürstenzytologie.

Die **Röntgenkontrastuntersuchung** erlaubt – darin ist sie der Endoskopie überlegen – den Nachweis von Fisteln

Tab. 14.2 Die TNM-Klassifikation des Ösophaguskarzinoms.

T	Primärtumor
TX	Primärtumor nicht beurteilbar
T0	Kein Anhalt für Primärtumor
Tis	Carcinoma in situ
T1	Tumorinfiltration: Lamina propria und Submukosa
T2	Tumorinfiltration: Muscularis propria
T3	Tumorinfiltration: Adventitia
T4	Tumorinfiltration: Nachbarorgane
N	**Regionäre Lymphknotenmetastasen**
NX	Regionäre Lymphknoten nicht beurteilbar
N0	Keine regionären Lymphknotenmetastasen
N1	Regionäre Lymphknotenmetastasen
M	**Fernmetastasen**
M0	Keine Fernmetastasen
M1	Fernmetastasen vorhanden

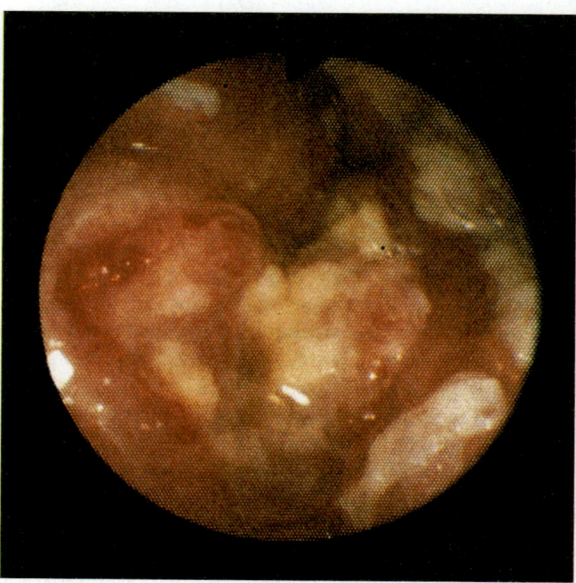

Abb. 14-27 Ösophaguskarzinom (endoskopischer Aspekt): exophytischer, stenosierender Tumor mit Verlegung des Lumens.

sowie bei langstreckigen, das Lumen hochgradig einengenden Tumoren eine Abschätzung der Längsausdehnung der Stenose (s. Abb. 14.28). Der primäre röntgenologische Verdacht eines Ösophaguskarzinoms erfordert immer die anschließende endoskopische/bioptische Sicherung der Diagnose.

Die **endoskopische Sonographie** ist die Methode der Wahl zur Beurteilung der Tiefenausdehnung des Ösophaguskarzinoms (s. Abb. 14.29).

Das Staging wird komplettiert durch Untersuchungen, bei denen durch Nachweis eines organübergreifenden Befalls definitiv die Inoperabilität festgestellt wird. Obligat sind die **Computertomographie** (Fernmetastasen?), die **Bronchoskopie** (Infiltration des Tracheobronchialbaums?) sowie die **Laparoskopie** (Lebermetastasen? Peritonealkarzinose?).

Differentialdiagnose	Ausschlussmaßnahmen
Ösophagitis	Ösophagoskopie
Ösophagusstriktur	Ösophagoskopie mit Biopsie
Ringe, Webs, Divertikel	Ösophagoskopie oder Röntgenkontrastuntersuchung
Kardiakarzinom	Ösophagogastroskopie mit Biopsie
Bronchialkarzinom mit Ösophagusinfiltration	Bronchoskopie mit Biopsie

Therapie Eine **kurative** Therapieoption besteht in den Stadien T1 und T2, bei Tumoren unterhalb der Trachealbifurkation auch im Stadium T3 (jeweils = N1 M0). Diese Patienten werden primär operiert (Ösophagektomie mit Interponation von Magen-, Dünndarm- und Kolonsegmenten).

Patienten mit einem lokal weiter fortgeschrittenen, aber noch lokal begrenzten Tumor werden in Abhängigkeit vom histologischen Typ behandelt, Adenokarzinome nur palliativ (s. u.) therapiert. Patienten mit einem Plattenepithelkarzinom werden einer kombinierten Radiochemotherapie zugeführt und, wenn diese zu einem Downstaging bis zu den o. g. Stadien führt, sekundär operiert. Der Nutzen dieses multimodalen Therapieverfahrens bei nicht primär operablen Patienten ist jedoch nicht überzeugend belegt.

! Die Ösophagusresektion bietet in der Frühphase der Erkrankung die einzige Aussicht auf ein rezidivfreies Überleben. Der Eingriff weist allerdings eine erhebliche Mortalität (bis 15 %) auf. Der Versuch, bei lokal inoperablen Plattenepithelkarzinomen durch eine präoperative (neoadjuvante) Radiochemotherapie Operabilität zu erreichen, ist zusätzlich mit erheblichen, in Abhängigkeit von den gewählten Zytostatika unterschiedlichen Nebenwirkungen behaftet. Ein guter Allgemeinzustand und eine hohe Motivation des Patienten sind Voraussetzung für diese belastenden Therapieoptionen.

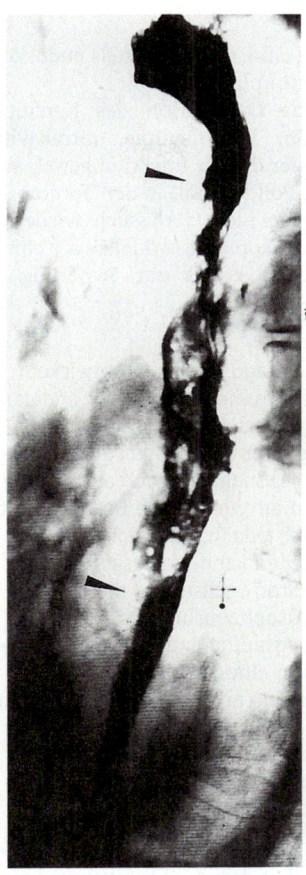

Abb. 14.28 Ösophaguskarzinom (zwischen oberem und unterem Pfeil): Konturunregelmäßigkeiten und Lumeneinengungen.

Inoperable Patienten erhalten eine **palliative** Behandlung, deren Ziel die Wiederherstellung der Nahrungsmittelpassage ist. Verschiedene, miteinander kombinierbare Therapieverfahren stehen zur Verfügung:

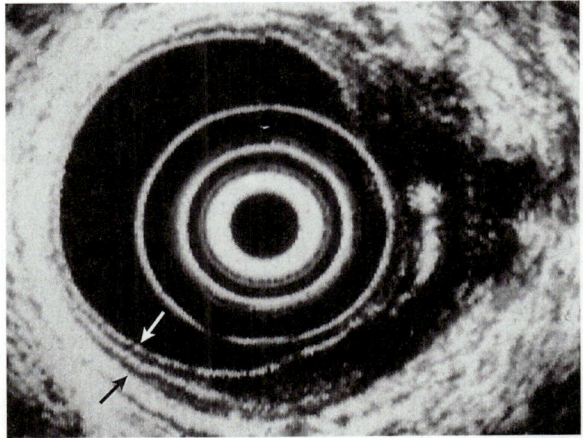

Abb. 14.29 Ösophaguskarzinom (endosonographischer Aspekt). Dicker Pfeil: wassergefüllter Gummiballon im Ösophaguslumen, der den Schallkopf umgibt und rechts der Ösophaguswand anliegt. Zwischen kurzen Pfeilen: normale Ösophaguswand mit typischer Schichtung (von innen nach außen: helle Linie = Mukosaeintrittsreflex, dunkle Linie = Mukosa, helle Linie = Submukosa, dunkle Linie = Muscularis propria). Pfeilköpfe: Tumor mit Zerstörung der normalen Wandschichtung und Einbruch in die Umgebung.

Erkrankungen des Gastrointestinalsystems

- 1. Bougierung
- 2. Überbrückung der Tumorstenose mittels endoskopischer Tubus- oder Stentimplantation
- 3. lokale endoskopische Destruktion des Karzinoms durch Elektroresektion, Lasertherapie, intrakavitäre Strahlenbehandlung oder direkte Injektion gewebetoxischer Substanzen (z. B. Polidocanol) in den Tumor

Kann die Nahrungspassage nicht verlässlich wiederhergestellt werden, ist die endoskopische (notfalls auch chirurgische) Anlage einer Gastrostomie zur Sicherung der Ernährung erforderlich.

> **!** Bei einem inkurablen Ösophaguskarzinom entwickeln sich Komplikationen, die sich nicht von denen anderer unheilbarer Tumorleiden unterscheiden (Kachexie, Anämie, Schmerzen, Angst vor absehbarem Tod) und entsprechende palliative Maßnahmen nach allgemeinen onkologischen Richtlinien erfordern. Eine Besonderheit von Ösophagustumoren ist jedoch, dass sich eine Kachexie sehr schnell einstellen kann, da zusätzlich zur tumorbedingt katabolen Stoffwechsellage die progrediente Stenosierung des Ösophaguslumens eine meist nur unzureichende Nahrungsaufnahme erlaubt. Wird der Zeitpunkt verpasst, an dem eine palliative Wiederherstellung der Nahrungspassage noch möglich ist, stellen die Abhängigkeit von der dann notwendigen perkutanen gastralen Sondenernährung und die Unfähigkeit, Speichel und Nahrung zu schlucken, eine erhebliche Verschlechterung der Lebensqualität dar.

Verlauf und Prognose Die meisten Ösophaguskarzinome (95 %) sind zum Zeitpunkt der Diagnose nicht mehr kurativ behandelbar. Diese Patienten haben eine mittlere Überlebenszeit von acht Monaten. Die palliativen Therapiemaßnahmen zur Erhaltung der Passage stellen eine wesentliche Verbesserung der Lebensqualität dar.

Frühe Karzinome (= T2 = N1 M0), die nur zufällig oder durch regelmäßige Überwachung von Risikopatienten (Endobrachyösophagus, Achalasie, Verätzung) entdeckt werden, haben eine bessere Prognose. Die 5-Jahres-Überlebensrate beträgt bis zu 85 %. Die Mehrzahl (75 %) der präoperativ als Frühkarzinome eingestuften Tumoren erweist sich intraoperativ oder nach pathologischer Untersuchung des Resektats als doch nicht kurativ operabel. Deshalb liegt die 5-Jahres-Überlebensrate aller mit kurativer Intention operierten Patienten unter 25 %.

Komplikation	Häufigkeit	Therapeutische Maßnahmen
Ösophagusobstruktion	Häufig	Tubusimplantation (endoskopisch), lokale Tumordestruktion (endoskopische Laser- oder Injektionstherapie), Gastrostomieanlage (endoskopisch oder chirurgisch)
Rekurrensparese	Selten	Keine
Tumorblutung	Selten	Tumorkoagulation (endoskopisch)
Ösophagotrachealfistel	Selten	Tubusimplantation (endoskopisch)

Zusammenfassung

- Häufigste Ursachen: Nikotin- und Alkoholabusus, gastroösophageale Refluxkrankheit
- Wichtigstes Symptom: Dysphagie
- Wichtigste diagnostische Maßnahme: Ösophagoskopie mit Biopsie
- Wichtigste therapeutische Maßnahmen: Resektion (kurativ), Tubusimplantation (palliativ)

Zur weiteren Information

Weiterführende Literatur
Lambert, R.: Treatment of esophagogastric tumors. Endoscopy 2000; 32: 322–30.
Lightdale, C. J: Esophageal cancer. Am J Gastroenterol 1998; 94: 20–9.
Rice, D., A. Geller, C. E. Bender, C. J. Gostout, J. H. Donohue: Surgical and interventional treatment of upper gastrointestinal malignancies. Eur J Gastroenterol Hepatol 2000; 12: 403–8.

Internet-Links
www.uni-duesseldorf.de/www.AWMF/ll/cho-oesk.htm
www.nlm.nih.gov/medlineplus/esophagealcancer/html
www.gi.vghtc.gov.tw/teaching/Eso/EsoAGA/79.htm

Keywords
Ösophaguskarzinom ◆ Plattenepithelkarzinom ◆ Adenokarzinom ◆ Dysphagie ◆ Ösophagoskopie ◆ Barrett-Ösophagus ◆ Ösophagektomie

IMPP-Statistik
Ösophaguskarzinom

14.3 Erkrankungen des Magens

14.3.1 Erkrankungen der Magenschleimhaut

M. Classen

Synonym: Gastropathie

Schleimhautschädigung durch Helicobacter pylori

Synonym: H.-p.-Gastritis

Definition Helicobacter pylori (H. p.) ist ein spiralförmiges, gramnegatives Bakterium (s. Abb. 14.30), das im menschlichen Magen eine Existenznische gefunden hat. Helicobacter pylori kommt auch auf dystoper Magenschleimhaut im Ösophagus, Duodenum, Meckel-Divertikel und sogar im Rektum vor.

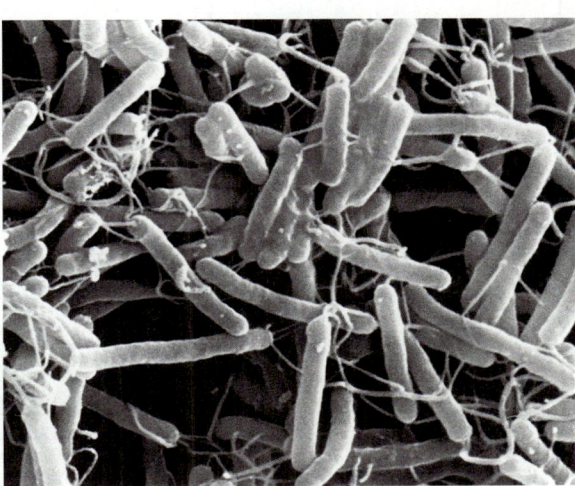

Abb. 14.30 Stereomikroskopisches Bild von Helicobacter pylori (aus: Ulcers in a new light, Sparre Medical AB 1997, 25–26).

Epidemiologie In den entwickelten Ländern liegt die Prävalenz einer Helicobacter-pylori-Infektion bis zum 20. Lebensjahr unter 20 %, danach steigt sie auf 50 % an. In den Entwicklungsländern sind bereits bis zu 80 % der Kinder unter dem zehnten Lebensjahr infiziert. Als Faustregel kann gelten, dass die Prävalenz einer Helicobacter-pylori-Infektion umso höher ist, je ärmer das Land ist. Das sozioökonomische Gefälle innerhalb eines Landes und der niedrige Bildungsstand stehen mit der Prävalenz einer Helicobacter-pylori-Infektion in direkter Beziehung.

Ätiologie Die Ursachen der Helicobacter-Infektion sind in verschiedenen Übertragungswegen zu suchen. Die Übertragung von Mensch zu Mensch erfolgt auf oralem, aber auch fäkal-oralem Weg. Helicobacter pylori wird bei der überwiegenden Mehrzahl der mageninfizierten Patienten auch im Mundspeichel, in dentalen Plaques und vermutlich auch in periodontalen Taschen beobachtet. Infektionshäufungen in bestimmten Familien und bei Heiminsassen wurden beschrieben. Keimübertragungen durch die Endoskopie sind möglich, können jedoch durch konventionelle Reinigung und Desinfektion der Endoskope sicher vermieden werden.

Pathogenese Durch Flagellen an einem Körperende ist H. p. mobil und vermag dem Angriff der starken Magensäure zu entgehen. Mit diesen durchdringt es die Schleimschicht und verschafft sich mit Hilfe seines Enzyms **Urease** durch Bildung von Ammoniak (NH_3) ein **alkalisches Mikromilieu** im periplasmatischen Raum, wo es die H^+-Ionen des sauren Magensaftes abpuffert. Harnstoff gelangt durch spezielle Transporter (sog. Urease-I-Transporter) in das Innere der Bakterien und wird dort durch das Enzym Urease zu NH_3 umgewandelt. NH_3 diffundiert in den periplasmatischen Raum und wird dort zum Abpuffern benötigt. Das Besondere an diesem Mechanismus ist, dass der Harnstofftransport pH-abhängig ist und nur bei einem pH-Wert von 3–6 stattfindet; oberhalb oder unterhalb dieses Wertes sind eine Vermehrung und ein Säureschutz nicht möglich, der Keim wird kokkoid (s. Abb. 14.31).

Eine exzessive, für Helicobacter pylori ebenfalls schädliche Alkalisierung wird durch eine **P-Typ-ATPase** des Bakteriums mit der Fähigkeit, NH_4^+ und H^+ auszutauschen, verhindert. Vereinfachend könnte man sagen: Helicobacter pylori benötigt Säure und Alkali, aber von beiden nicht zu viel. Dieses Enzym könnte daher durchaus Ziel neuartiger Therapieansätze werden. Ist Helicobacter pylori schließlich unter der Schleimschicht in eine „sichere" neutrale Umgebung gelangt, bindet es über seine Adhäsionsmoleküle an die Epithelzellen des Magens (**„Gewebstropismus"**). Die enge Verbindung von Helicobacter pylori mit der Epithelzelle ermöglicht erst die toxische Wirkung der bakteriellen Produkte, die zum Untergang der Epithelzelle führen. Ob Helicobacter pylori tief zwischen oder sogar in die Magenepithelien penetrieren und sich auf diese Weise „verstecken" kann, ist noch unklar.

Der Anstieg des pH an der Schleimhautoberfläche des Magens durch bakterielles Ammoniak und verminderte Säuresekretion verursacht die Hypergastrinämie bei mit Helicobacter pylori infizierten Personen. Ammoniak dient dem Bakterium möglicherweise als Stickstoffquelle für die Proteinsynthese. Ob Ammoniak durch direkte Schädigung der Schleimhaut die Entstehung einer chronisch-atrophischen Gastritis mitverursacht und bei Patienten mit Leberzirrhose eine portosystemische Enzephalopathie begünstigen kann, ist Gegenstand der Diskussion.

Pathogenität Der Gewebstropismus wird entscheidend durch das blutgruppenantigenbindende Adhäsin BabA von Helicobacter pylori vermittelt, das in bestimmten Stämmen exprimiert wird. Dadurch wird eine Bindung an Lewis[b]-Oberflächenmoleküle erreicht und ein festes Anhaften ermöglicht. Keime, die diese Adhäsion besitzen, sind besonders häufig mit Ulzera, aber auch Adenokarzinomen assoziiert. Die Pathogenität verschiedener Helicobacter-pylori-Stämme wird durch ihre Fähigkeit definiert, **Zytotoxine** (vakuolisierendes Zytotoxin, **VacA**) zu bilden und **Oberflächenantigene** (zytotoxinassoziiertes Antigen A, **CagA**) zu exprimieren. CagA-positive Helicobacter-pylori-Stämme weisen Regionen im Genom auf, die Pic A und Pic B genannt werden und für das hohe entzündliche Potential des betreffenden Helicobacter-pylori-Stamms verantwortlich zu sein scheinen. Die meisten Patienten mit aktiver Gastritis, peptischen Ulzera und präkanzerösen

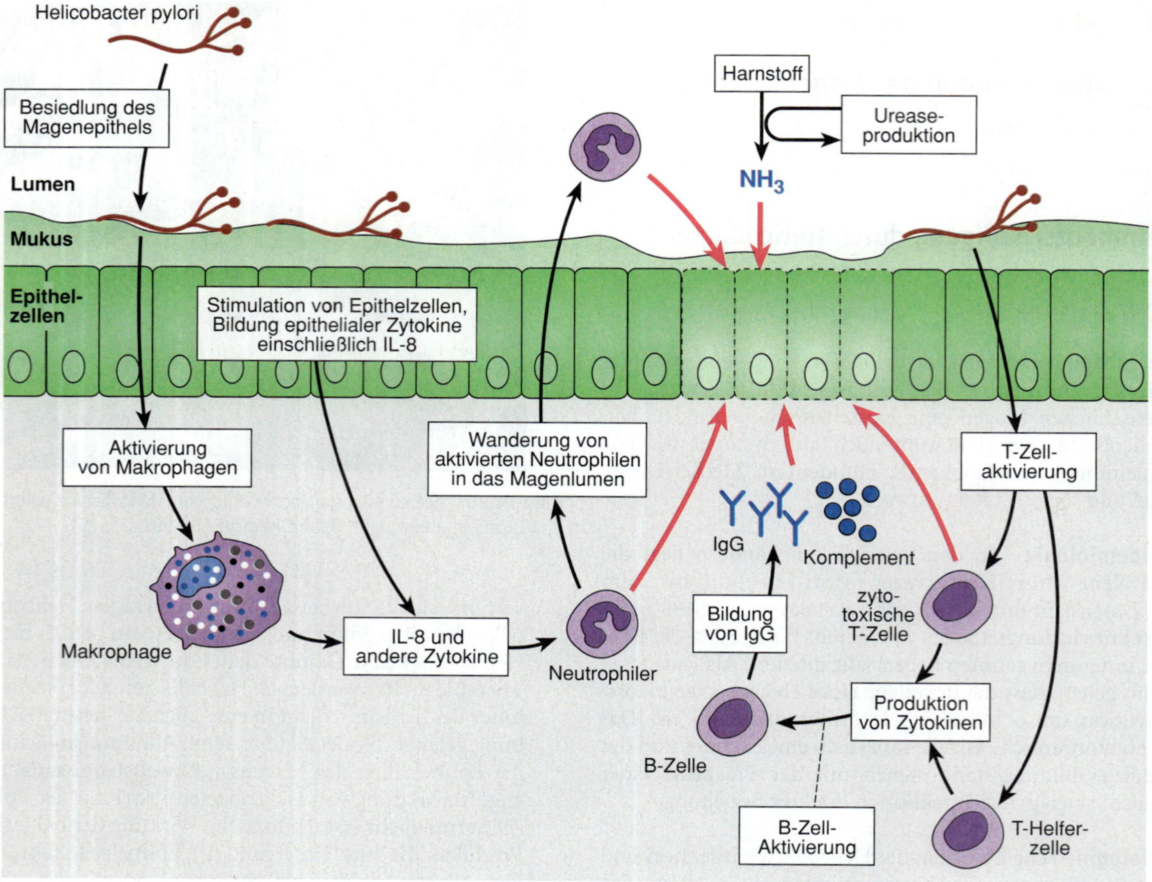

14 Erkrankungen des Gastrointestinalsystems

Abb. 14.31 Wichtige pathogenetische Faktoren für die Entstehung einer Helicobacter-pylori-induzierten Gastritis.

oder karzinomatösen Schleimhautläsionen sind mit VacA- und CagA-positiven Stämmen infiziert, Patienten mit MALT-Lymphomen des Magens hingegen nicht.

Neben CagA und VacA werden Helicobacter pylori weitere Pathogenitätsfaktoren zugeschrieben, wie z. B. wachstumshemmender Faktor **GIF, Hämolysin**, die Enzyme **Urease** und **Neuraminidase** sowie **Heat Shock Proteins**.

Ferner finden sich in der Hülle von Helicobacter pylori **Lipopolysaccharide** mit toxischen Eigenschaften sowie **Oberflächenproteine** mit chemotaktischen Eigenschaften zur Rekrutierung und Aktivierung von monozytären und neutrophilen Blutzellen in der Lamina propria. Helicobacter pylori erzeugt ferner **Fettsäuren**, welche die Protonenpumpe hemmen und ähnlich wie pharmakologische Protonenpumpenhemmer wirken. Plättchenaktivierender Faktor (**PAF**) reagiert zytotoxisch auf die Magenepithelien, wirkt chemotaktisch auf die Neutrophilen und die Eosinophilen, induziert die Bildung von TNF und ist an der Regulation der Lymphozytenproliferation beteiligt.

Die Bindung von Helicobacter pylori an das Epithel aktiviert die Produktion epithelialer **Zytokine** einschließlich IL-8 (s. Abb. 14.32). Die Entzündung des Magenepithels regt weiße Blutzellen dazu an, TNF-α, IFN-γ, IL-1, IL-6 und IL-8 freizusetzen. Diese Mediatoren rekrutieren und aktivieren ihrerseits Neutrophile sowie andere Entzündungszellen. Mikrobielle Antigene an der Oberfläche der Epithelzellen werden von B-Zellen und T-Helferzellen erkannt, die ebenfalls Zytokine bilden. Diese stimulieren die B-Zellen zur Transformation in Plasmazellen und zur Bildung von spezifischen **IgG- und IgA-Antikörpern**, welche die mikrobiellen Antigene auf der Oberfläche des Epithels erkennen. Die vermehrte Antikörperbildung (insbesondere IgG) führt zur Reaktion zwischen Antikörpern und Epithel und damit zur Epitheldestruktion. Aktivierte Neutrophile produzieren **proteolytische Enzyme** sowie **Sauerstoffmetaboliten**, die ebenfalls die Epithelzellen schädigen. Aus den Zellmembranen aktivierter Granulozyten entstehen **Leukotriene**, die als Entzündungsmedia-

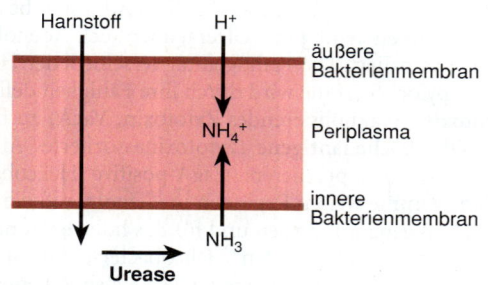

Abb. 14.32 Ureaseproduktion und -wirkung.

toren eine wichtige Rolle spielen. Sie unterhalten die chronisch-aktive Gastritis. Die lokale Entzündungs- und Immunreaktion der Magenschleimhaut als Folge der Helicobacter-pylori-Infektion ist für das histologische Bild der chronisch-aktiven Gastritis verantwortlich.

Zusammenfassung

- Ursache: Infektion mit Helicobacter pylori
- Wichtigstes Symptom: Schleimhautschädigung
- Wichtigste diagnostische Maßnahme: Nachweis mittels Urease-Schnelltest
- Wichtigste therapeutische Maßnahme: Helicobacter-Eradikation

Gastropathie durch nichtsteroidale antiinflammatorische Drogen (NSAID-Gastropathie)

Synonym: NSAR-Gastropathie
Engl. Begriff: NSAID Gastropathy

Definition Nichtsteroidale antiinflammatorische Medikamente sind die meistverordneten Medikamente. Sie wirken nicht nur antiinflammatorisch, sondern auch antipyretisch und analgetisch. Ihr Wirkungsspektrum auf menschliche Krankheiten ist ungewöhnlich breit. Unerwünscht ist die potentiell den Magen-Darm-Trakt schädigende Wirkung (s. Kap. 14.3.2).

Ätiologie und Pathogenese NSAID vermögen akute Magenerosionen und/oder subepitheliale punktförmige oder flächige Hämorrhagien hervorzurufen. Die Prädilektionsstellen sind Fundus und Korpus, das Antrum kann ebenfalls betroffen sein. Patienten mit ausgeprägten endoskopischen Befunden sind oft völlig beschwerdefrei, andere klagen über epigastrische Beschwerden, Hämatochezie, Meläna oder Hämatemesis. Die NSAID-Gastropathie wird morphologisch von der akuten Gastritis getrennt, weil ihr das entzündungstypische Infiltrat nahezu vollständig fehlt. Der Begriff NSAID-Gastropathie ist daher nicht von der Kausalität her korrekt. Neben diesen oberflächlichen und **schnell heilenden Läsionen** induzieren NSAID allerdings eine **„chronische Gastritis"** (s. u.) und **Geschwüre in Magen und Zwölffingerdarm** (s. Kap. 14.3.2). Hingewiesen sei noch einmal darauf, dass diese Substanzgruppe für Ulzera und Strikturen auch in der Speiseröhre, in Dünndarm und Dickdarm verantwortlich sein kann.

NSAR wie auch ASS hemmen verschiedene Isoenzyme der Cyclooxygenasen (COX). Dabei handelt es sich um membranständige Enzyme, welche aus der ungesättigten Fettsäure Arachidonsäure Prostaglandine synthetisieren. Diese Enzyme regulieren den lokalen Blutfluss, schützen Zellen vor Apoptose und rufen Entzündungsreaktionen hervor. Es gibt zwei Isoenzyme der COX, die an verschiedenen Prozessen beteiligt sind. Die COX-2 ist ein induzierbares Enzym, das vor allem bei entzündlichen Prozessen und auch bei Schmerzen hochreguliert und exprimiert wird. Dagegen ist die COX-1 ein ubiquitäres Enzym, das sich sich vor allem im Magen und in der Niere findet. Neben lokalen Funktion ist dieses Enzym verantwortlich für die Synthese von PGE$_2$. PGE$_2$ wird in verschiedenen Zellen der Magenmukosa, u. a. in ECL-Zellen (enterochromaffine Zellen) synthetisiert. Die neueren, selektiven COX-2-Inhibitoren wie Celecoxib oder Rofecoxib hemmen etwa 3 000fach stärker das COX-2-Isoenzym und sind daher in den Nebenwirkungen am Magen einem Plazebopräparat gleichzusetzen. Die Induktion der Erosionen und Ulzera kommt daher wahrscheinlich durch die Hemmung der COX-1-Isoenzyme zustande, die in therapeutischer Dosierung bei ASS und NSAR vorhanden ist und bei etwa 10–20 % der behandelten Patienten nachweisbare Läsionen verursacht.

Komplikationen Die Einnahme von nichtsteroidalen Antirheumatika (NSAR) ist mit beträchtlichen Nebenwirkungen assoziiert. Etwa 10 % der Patienten entwickeln Magenulzera, die typischerweise in der Histologie durch ischämische Nekrosen gekennzeichnet sind. Wiederum 10 % hiervon zeigen klinisch relevante Blutungen. Einer von 1 000 behandelten Patienten stirbt an den Nebenwirkungen der Therapie. Epidemiologische Untersuchungen haben nachgewiesen, dass es durch die Nebenwirkungen im Rahmen dieser Therapie zu mehr als 4 000 Todesfällen pro Jahr in Deutschland kommt; damit findet sich die Todesursache „NSAR-NW" in Deutschland unter den 15 häufigsten Todesursachen. Die Verordnung von NSAR ist besonders problematisch bei gleichzeitiger Einnahme von ASS und/oder Dicoumarol (Marcumar®), welche die Blutungsneigung verstärken. Bereits kurz nach der Einnahme von ASS, Diclofenac, Ibuprofen und anderen NSAR kommt es bei der Mehrzahl der Patienten (> 50 %) zu Oberbauchschmerzen. Diese sog. dyspeptischen Beschwerden stehen jedoch nicht in unmittelbarem Zusammenhang mit der Entstehung von Ulzera. Vielmehr hat ein Teil der Patienten, die unter kontinuierlicher Therapie Ulzera entwickeln, zunächst keine Beschwerden (5–10 %). Erst die Komplikation durch Blutung oder Perforation führt die Patienten zum Arzt (s. Abb. 14.33).

Therapie Das **Risiko** einer gastroduodenalen Blutung ist auch bei einer sog. Low-Dose-Medikation von 75 mg ASS täglich signifikant erhöht. Cortison erhöht bei Patienten mit rheumatischen Erkrankungen und bei Patienten mit Ulkusanamnese das Risiko einer NSAR-Gastropathie oder eines Ulkus. Weitere Risiken einer NSAR-Gastro-

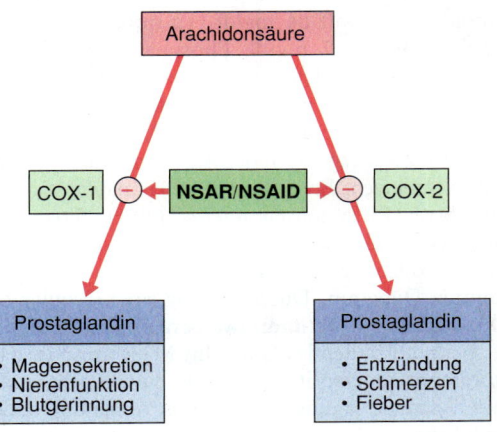

Abb. 14.33 COX-1- und COX-2-Freisetzung durch NSAID/NSAR.

pathie stellen neben der Ulkusanamnese ein Alter über 65 Jahre, höhere NSAID-Dosen und Rauchen dar. Diese Patienten sollten zur **Prävention** einen H$_2$-Blocker, Misoprostol oder Protonenpumpenhemmer erhalten. Blutungen aus Erosionen kommen oft spontan zum Stillstand, wenn das NSAID-Präparat abgesetzt und ein Protonenpumpenhemmer zur Säuresuppression gegeben wird. Säureblocker bewähren sich zur Prävention der NSAID-Gastropathie, wenn diese wie z. B. bei der rheumatoiden Arthritis unbedingt gegeben werden müssen.

Zusammenfassung

- Ursache: Einnahme von NSAR
- Wichtigste Symptome: Schleimhautschädigung, Blutungen unterschiedlichen Schweregrads
- Wichtigste diagnostische Maßnahme: Gastroskopie
- Wichtigste therapeutische Maßnahmen: Absetzen des NSARs, Säureblocker

Gastritis

Synonym: Magenschleimhautentzündung
Engl. Begriff: Gastritis

Bei der Gastritis wird unterschieden in akute/chronische Gastritis und Erosionen.

Akute Gastritis

Synonym: Akute hämorrhagische Gastritis, Stressläsion, Stressulkus, akute gastrische Schleimhautläsion
Engl. Begriff: Acute Gastritis

> **Praxis**
>
> Eine 64-jährige Patientin wird wegen des Verdachts auf renale Osteopathie im Rahmen einer chronischen Niereninsuffizienz stationär aufgenommen. Seit der Kindheit sind rezidivierende Pyelonephritiden beidseits bekannt. Mit 58 Jahren wurde eine terminale Niereninsuffizienz bei pyelonephritischen Schrumpfnieren manifest. Seither erfolgt eine Hämodialyse dreimal pro Woche. **Medikamente:** β-Blocker, Phosphatbinder. **Körperliche Untersuchung:** reduzierter Allgemeinzustand. RR 180/100. Fußpulse nicht tastbar. **Laborbefunde:** Kreatinin vor Dialyse 11 mg/dl (968 µmol/l), Harnstoff 84 mg/dl (12 mmol/l), Kalium 5,8 mmol/l, Kalzium 7 mg/dl, Phosphat 6 mg/dl (1,9 mmol/l), AP 250 U/l. Metabolische Azidose mit pH 7,3, BE –8 mmol/l, HCO$_3$ 15 mmol/l. **Blutbild:** normochrome Anämie mit Hb 9,0 g/l (5,4 mmol/l) und 3,1 Mio. Erythrozyten. Verlauf: Zwei Tage nach der Aufnahme mäßige epigastrische Schmerzen. Etwa 6 h später Hämatemesis mit Blutungsschock (RR systolisch unter 60 mmHg, Frequenz 140/min). Nach Gabe von vier Erythrozytenkonzentraten und unter medikamentöser Kreislaufstützung (20 % Humanalbumin, Dopamin) Durchführung einer Ösophagogastroduodenoskopie. **Befund:** etwa 1 cm im Durchmesser großes, spritzend blutendes Ulkus im Magenfundus, das mit Suprarenin unterspritzt wird, bis die Blutung zum Stillstand kommt. **Diagnose:** Stressulkus, Abheilung ohne Rezidivblutung.

Definition Bei der akuten Gastritis handelt es sich um eine akute Magenschleimhautschädigung als Folge schwerer Traumen, Verbrennungen (Curling-Ulkus) und Erkrankungen, z. B. Sepsis, Blutung, Schock, Urämie, Azidose, Ikterus, nach Operationen (Cushing-Ulkus) und nach Einnahme schleimhautschädigender Medikamente, z. B. NSAID oder Alkohol. Eine Sonderform ist die Ätzgastritis nach Einnahme von Säuren und Laugen.

Die akute Phase der Helicobacter-pylori-Infektion wird selten und eher zufällig diagnostiziert, da sie der Patient in der Regel nicht bemerkt.

Pyogene Bakterien rufen eine vorwiegend in der Submukosa ausgeprägte, auf die gesamte Magenwand übergreifende eitrige Entzündung hervor (phlegmonöse/suppurative Gastritis), meist im Rahmen einer letal verlaufenden Sepsis.

Die akute Helicobacter-pylori-Gastritis und die suppurative Gastritis werden hier nicht weiter besprochen.

Epidemiologie Stressulzera sind akute Schleimhautschädigungen im oberen Gastrointestinaltrakt. Typischerweise finden sich diese akuten Läsionen bei Patienten unter intensivmedizinischen Bedingungen, insbesondere nach Verbrennungen sowie nach schweren traumatischen Ereignissen. Unter diesem Oberbegriff sind u. a. die akute hämorrhagische Gastritis, das akute Ulkus und auch akute Erosionen zusammengefasst. Stressulzera sind häufig. Diese Läsionen werden bei 5–25 % der Patienten unter intensivmedizinischen Bedingungen beobachtet. Endoskopisch werden folgende Lokalisationen unterschieden: 60 % sind Ulcera ventriculi, wobei das Antrum meist ausgespart bleibt. Die Ulzerationen sind in der Regel kleiner als 2 cm, und an mehreren Stellen im Magen sichtbar. 30 % sind Ulcera duodeni, und in 10 % finden sich gleichzeitig Läsionen in Magen und Duodenum. Bei 5–15 % kommt es zu klinisch relevanten Schleimhautblutungen aus diesen Läsionen, die zu bedrohlichen Blutverlusten und Kreislaufinstabilitäten führen.

Ätiologie und Pathogenese Für die Entstehung der meisten akuten Schleimhautläsionen ist die **Anwesenheit von Säure** im Magenlumen von Bedeutung. Die Rolle des Pepsins ist weniger klar. Zum Schutz der Schleimhaut vor der Autodigestion produziert der Magen eine **alkalische Schutzschicht** (Schleimhautbarriere; s. Abb. 14.34), bestehend aus Schleim und Bikarbonat, die nur eine begrenzte Rückdiffusion von luminalen H$^+$-Ionen in die Mukosa zulässt. Verschiedenartige Substanzen, z. B. Gallensäuren, Harnstoff und Medikamente (NSAID) oder Äthanol, können diese Schutzbarriere zerstören und die Rückdiffusion größerer Mengen von H$^+$-Ionen in die Mukosa zulassen.

Die Pathophysiologie der schweren akuten Gastritis mit Stressläsionen beruht auf dem **Zusammenbruch der Schleimhautbarriere** des Magens und der Störung der Mikrozirkulation der Schleimhaut mit Ischämie. Die Läsionen entstehen im Bereich der Säure produzierenden Schleimhaut.

NSAID (z. B. Salicylate) schädigen die Magenschleimhaut über Mechanismen, die in Tabelle 14.3 aufgeführt sind. Das Risiko einer gastroduodenalen Blutung ist auch bei der niedrigen Dosierung von 50 mg/d ASS signifikant erhöht. Die Wirkung von Alkohol auf die Magenschleim-

14.3 Erkrankungen des Magens

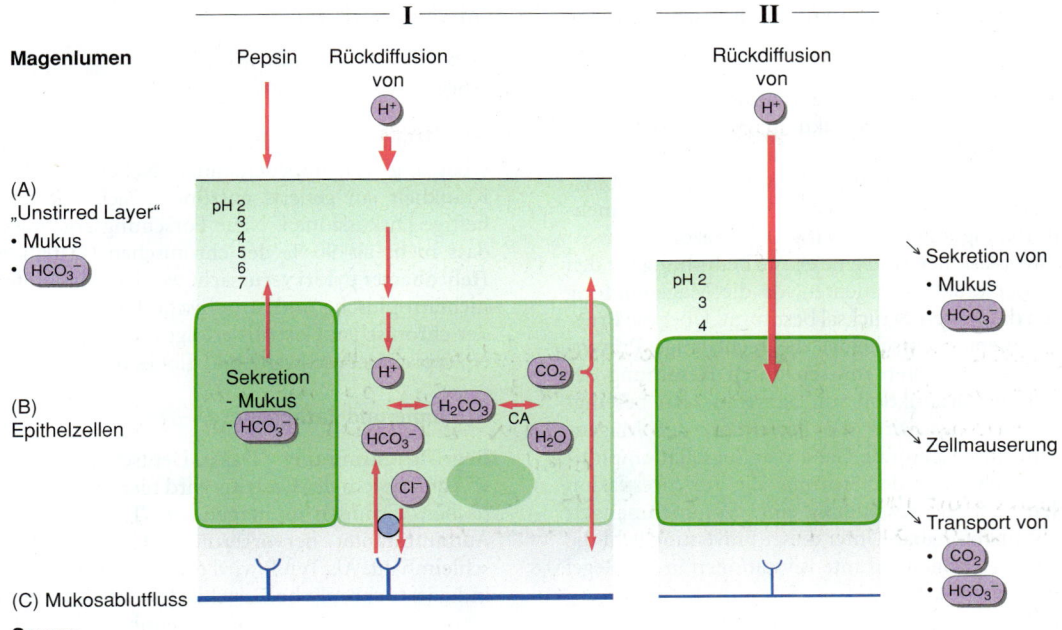

Abb. 14.34

I. Die intakte Mukosabarriere des Magens. Ein Teil der in das Lumen sezernierten Protonen diffundiert in die unbewegte Schleimschicht (Unstirred Layer, A) zurück. Diese Protonen werden dort teilweise durch HCO_3^- neutralisiert, welches zusammen mit dem Schleim aus den Epithelzellen (B) abgegeben wird. Hierdurch werden die sauren pH-Werte des Magenlumens an der Zelloberfläche bis zum Neutralwert angehoben. Protonen, die bis in die Epithelzellen gelangen, verbinden sich mit intrazellulärem HCO_3^- zu H_2CO_3. Dieses wird unter dem Einfluss der Carboanhydrase (CA) zu CO_2 und H_2O gespalten. HCO_3^- wird den Epithelzellen im Austausch gegen Cl^- aus dem Kapillarbett der Mukosa (C) zur Verfügung gestellt. Zusätzlich wird durch den Mukosablutfluss CO_2 abtransportiert.

II. Ein Zusammenbruch der Mukosabarriere ist die Folge einer verminderten Sekretion von Schleim und HCO_3^- aus den Epithelzellen. Infolgedessen ist die Pufferwirkung der Schleimschicht reduziert. Dies führt zu einer vermehrten Rückdiffusion von Protonen, wodurch der pH-Wert an der luminalen Zelloberfläche in den sauren Bereich absinkt. Weitere Faktoren, die zu einer Schwächung der Mukosabarriere beitragen, sind die Verminderung der Zellmauserung und der Schleimhautdurchblutung. Letztere führen zu einer Reduktion der intrazellulären Pufferkapazität, da weniger HCO_3^- aus dem Blut bereitgestellt bzw. weniger CO_2 abtransportiert wird.

haut hängt von dessen Konzentration ab, ist nicht pH-abhängig, und die Anwesenheit von Magensäure ist nicht erforderlich. Cortison erhöht bei Patienten mit rheumatischen Erkrankungen (Kombination mit NSAID) und bei Patienten mit Ulkusanamnese das Risiko hinsichtlich der Entstehung eines medikamentös induzierten Ulkus.

Symptome Das wichtigste Symptom der akuten Gastritis ist die Blutung aus Erosion oder Ulkus, die mit oder ohne epigastrische Beschwerden auftritt. Die Blutung kann lebensbedrohlich sein.

Diagnostik Die Diagnose wird mit Hilfe der notfallmäßigen Gastroskopie gestellt. Unklare epigastrische Beschwerden, die länger als zwei bis drei Wochen andauern, müssen durch eine Ösophagogastroduodenoskopie geklärt werden.

Differentialdiagnose Schwierig ist die Differentialdiagnose, wenn neben akuten Läsionen ein peptisches Ulkus im Antrum oder im Bulbus duodeni vorliegt.

Therapie Die Behandlung besteht bei einer spritzenden arteriellen Blutung in lokalen Maßnahmen durch das Endoskop (Unterspritzung mit Noradrenalinlösung, Fibrinkleber, Laserapplikation). Ferner werden Säureblocker – zunächst als Infusion, später als Tabletten – gegeben. Protonenpumpenhemmer hemmen die Magensäureproduktion besonders wirksam. Versagt die konservative Behandlung, d.h., ist mit den genannten Maßnahmen ein Stillstand der Blutung nicht zu erreichen, dann muss die chirurgische Behandlung (Teil-

Tab. 14.3 Mechanismen der akuten Magenschleimhautschädigung durch Salicylate.

↑ Rückdiffusion von H^+-Ionen (pH-abhängig)
↓ Prostaglandinsynthese
↓ Schleim- und Bikarbonatproduktion
↓ ATP der Mukosa
↓ Zellerneuerung
↓ Durchblutung

resektion, totale Gastrektomie) in Betracht gezogen werden.

Prognose und Prävention Als Risikofaktoren für eine NSAID-Gastropathie gelten Ulkusanamnese, Alter > 65 Jahre, höhere NSAID-Dosen und Rauchen. Patienten mit diesen Risikofaktoren sollten zur Prävention in Kombination mit dem NSAID-Präparat einen Säureblocker einnehmen (z. B. 150 mg Ranitidin, 20 mg Omeprazol).

Akute Stressläsionen sind eine ernste Bedrohung für den bereits schwer kranken Patienten, da die Magenblutung nicht selten das weitere Schicksal bestimmt. Über die **Prognose** des Patienten entscheidet die rechtzeitige Prävention. Aggressive Faktoren müssen durch Hemmung der Wasserstoffionenproduktion mit Säureblockern beseitigt werden. Neuerdings wird die Protektion der Magenschleimhaut durch perorale Gabe von Sucralfat empfohlen. Die Ausschaltung der Störung, die zur Stressläsion geführt hat (z. B. die Beseitigung eines Volumenmangelschocks) ist unabdingbar. Unter dieser Prävention geht die Zahl von Stressläsionen auf Intensivstationen in der Regel um 80–90 % zurück.

Wenige Stunden nach einem schweren Trauma oder einer Verbrennung finden sich zunächst hyperämische Herde in der Schleimhaut. Innerhalb von 12–14 h treten dann Schleimhautblutungen und Erosionen auf. Bei der hämorrhagischen Gastritis handelt es sich um Blutungen in die Schleimhaut. Erosionen können zur Entstehung von Ulzera führen, heilen allerdings meist komplikationslos ab. Wichtig ist, dass das ganze Spektrum dieser Läsionen je nach Entwicklungsstadium gleichzeitig auftreten kann, meist wird sich endoskopisch ein buntes Bild mit Hämorrhagien, Erosionen, Ulzera und frischen Blutungen im Magen dieser Patienten zeigen.

Eine generelle Prophylaxe von Stressulzera kann bei Patienten einer chirurgischen Intensivstation nicht empfohlen werden. Von einer Säuresekretionshemmung profitieren jedoch Patienten mit Risikofaktoren. Dazu zählen insbesondere Polytraumata, Verbrennungen und neurochirurgische Eingriffe. Stressulzera werden wie unkomplizierte Ulzera des oberen GIT therapiert; Blutungen können endoskopisch gestillt werden. Bei der Primärprophylaxe sind Histamin H$_2$-Rezeptor-Antagonisten (z. B. Ranitidin 300 mg i.v.) der Behandlung mit Sucralfat (Ulcogant®) oder Antazida überlegen und werden in der Regel bei leichteren Fällen eingesetzt. Patienten mit hohem Risiko profitieren von der Behandlung mit PPI (40 mg/d), da sich diese in aktuellen Studien als effektiver erwiesen haben. Bisherige Studien zeigen kein eindeutig erhöhtes Risiko für die Entstehung noskomialer Pneumonien durch alkalinisierende Protonenpumpenhemmer auch in höheren Dosierungen.

Zusammenfassung

- Ursache: sehr unterschiedlich, Zusammenbruch der Schleimhautbarriere
- Wichtigstes Symptom: Blutung
- Wichtigste diagnostische Maßnahme: Gastroskopie
- Wichtigste therapeutische Maßnahmen: Blutungsstillung, verantwortliche Ursache ausschalten

Chronische Gastritis

Synonym: Typ-A/B/C-Gastritis
Engl. Begriff: Chronic Gastritis

Definition An der chronischen Gastritis und ihrer Einschätzung als unbedeutender Nebenbefund oder als Krankheit sui generis entzünden sich seit Jahrzehnten heftige Diskussionen. Neue Forschungsergebnisse zeigen, dass mehr als 90 % der chronischen Gastritiden durch **Helicobacter pylori** verursacht werden. Man unterscheidet nichtatrophische und atrophische Formen. Die Diagnose der chronischen Gastritis erfolgt mit Hilfe der Histologie, ein typisches Beschwerdebild gibt es nicht.

Ätiologie und Pathogenese

Begriffsbestimmung Das in Deutschland weit verbreitete ABC-System der Gastritis wird hier nur noch aus didaktischen Gründen weitergeführt. Typ A ist die durch Autoimmunität hervorgerufene Gastritis der Korpusschleimhaut. Als Typ B wird die durch Helicobacter pylori induzierte chronische Gastritis des Antrums mit häufigem Übergang auf die Korpusschleimhaut bezeichnet. Das Präfix C bezieht sich auf die Pathogenese der chemischen Irritation durch Galle und weitere fragliche Noxen. Diese Form betrifft die Anastomosenregion nach der Magenresektion oder die Antrumschleimhaut.

Autoimmungastritis („Typ A") Die A-Gastritis ist überwiegend in Fundus und Korpus lokalisiert, sie führt zur Atrophie des Drüsenkörpers. Es handelt sich um eine Autoimmunerkrankung mit Bildung von Antikörpern gegen Protonenpumpe, Parietalzelle, Hauptzelle, Pepsinogen und gegen den Intrinsic-Faktor. Die Atrophie des Säure bildenden Drüsenkörpers führt zu Achlorhydrie und Hypergastrinämie und bei einigen Patienten zu perniziöser Anämie. Bei der ausgebrannten A-Gastritis finden sich gehäuft intestinale Metaplasien, die morphologische und funktionelle Ähnlichkeiten mit dem Darmepithel aufweisen. Ferner sieht man neuroendokrine Zellkomplexe, aus denen sich mikronoduläre neuroendokrine Hyperplasien, Dysplasien und Neoplasien (Mikrokarzinoide, ECL-Zell-Karzinoide) entwickeln können (s. Tab. 14.4). ECL-Zell-Karzinoide treten in 3–6 % der Fälle auf. Sie führen nicht zu Metastasierung in die Leber und den Symptomen des Karzinoidsyndroms. Die Antrumschleimhaut kann normal sein, weist jedoch oft auch entzündliche Veränderungen wie nach einer Helicobacter-pylori-Infektion auf, so dass eine Mischform von A- und B-Gastritis vorliegt. Die für die A-Gastritis typischen Antikörper im Serum bilden sich erst, wenn die Atrophie der Magenschleimhaut bereits eingesetzt hat. Möglicherweise erkennen die immunkompetenten Zellen sie nicht mehr als eigenes Gewebe. Außerdem findet man bei Verwandten 1. Grades hohe Titer von Serumantikörpern nicht nur gegen sekretorische Elemente und Intrinsic-Faktor, sondern auch gegen Helicobacter pylori. Die pathogenetische Kette bei Helicobacter-pylori-seropositiven Patienten beginnt mit einer schweren Helicobacter-pylori-induzierten Gastritis und Atrophie, die ihrerseits Autoimmunvorgänge mit der Entwicklung einer perniziösen Anämie in Gang setzen.

14.3 Erkrankungen des Magens

Gastritis Typ B Sie wird durch **Helicobacter pylori** hervorgerufen. Helicobacter pylori wurde erst 1983 als Erreger einer charakteristischen chronisch-aktiven Gastritis in Antrum und Korpus entdeckt. Die höchste Aktivität der B-Gastritis findet sich vorwiegend im Antrum (s. Tab. 14.4). Bei der Typ-B-Gastritis handelt es sich meist um chronisch-aktive Formen mit wechselnd ausgeprägtem Gehalt an Neutrophilen. Bei der chronischen Gastritis ohne Neutrophilie, jedoch mit lymphozytärer Infiltration kann eine nur fleckförmige Helicobacter-pylori-Infektion, ein Zustand nach Eradikation oder Spontanheilung vorliegen. Umstritten ist, ob die Helicobacter-pylori-Gastritis zu einer Atrophie des Drüsenkörpers führen kann oder nicht. Die intestinale Metaplasie entsteht als Regenerationsmechanismus nach Heilung eines Schleimhautdefekts.

Gastritis Typ C Die toxisch induzierte chronische Gastritis wird durch den **Reflux von Galle** ausgelöst (s. Tab. 14.4). Sie ist nach Stolte charakterisiert durch ein leichtes apikales Ödem mit diskreter Fibrose, geringgradige foveoläre Hyperplasie, Kapillarektasie, diskrete Infiltrationen von Lymphozyten und Vermehrung der glatten Muskulatur. Gallereflux führt besonders in der Nähe des Pylorus oder einer chirurgisch hergestellten gastrointestinalen Anastomose zu einer Gastritis Typ C.

Sonderformen Hierzu zählen die lymphozytäre Gastritis, die granulomatöse Gastritis (idiopathische Formen, Morbus Crohn, Morbus Boeck, Tuberkulose, Syphilis und andere seltene Erkrankungen mit Granulombildung) und die seltene eosinophile Gastritis, die insbesondere die tieferen Wandschichten des Magens betrifft.

Eine durch Helicobacter pylori, Zytomegalievirus (CMV) und andere Erreger hervorgerufene Gastritis findet sich häufig in den fortgeschrittenen Stadien einer HIV-Infektion (ARC, Vollbild AIDS). CMV ruft sowohl Gastritis als auch Erosionen und scharf ausgestanzt erscheinende Ulzera ohne Randwall hervor.

Symptome Die Klinik der A-Gastritis ist ohne eigenständige Symptome. Durch die Achlorhydrie des Magens werden Keime in der Nahrung nicht mehr beseitigt, die verminderte „Desinfektion" des oberen Verdauungstrakts kann zu bakterieller Besiedlung, Blähungen und Durchfällen führen.

Bislang ist es nicht gelungen, der Typ-B-Gastritis „typische" Symptome zuzuordnen, obwohl bei akuter Infektion mit Helicobacter pylori über Dyspepsie und Meteorismus berichtet wurde.

Der Typ-C-Gastritis fehlt ebenfalls das klinische Bild.

Diagnostik Entscheidend für die Diagnose und die Differentialdiagnose sind endoskopische und bioptische Untersuchungen (s. Tab. 14.5). Die Biopsate können histologisch und mikrobiologisch u.a. auf die Anwesenheit von Helicobacter pylori untersucht werden (s. Kap. 14.3.2).

Differentialdiagnose Weitergehende Untersuchungen sind erforderlich, um übergeordnete Krankheitsbilder (perniziöse Anämie, Morbus Crohn, Lymphom, Karzinom) zu differenzieren.

Tab. 14.4 Klassifikation der chronischen Gastritis nach ätiologischen, morphologischen und topographischen Kriterien*.

Ätiologie	Typ	Synonyma
„Typ A" Autoimmunität	Atrophisch	Diffuse Korpusgastritis Perniziöse Antrumgastritis
„Typ B" Helicobacter pylori (bakteriell)	Nichtatrophisch Multifokalatrophisch	Oberflächengastritis Antrumgastritis
„Typ C" Chemische Irritation Galle NSAID Andere	Chemisch	Reaktive Gastritis Reflux- oder NSAID-Gastropathie
Spezielle Formen		
Strahlenschäden	Bestrahlung	
Idiopathisch Immunmechanismen Gluten, Ticlopidin Helicobacter pylori	Lymphozytär	Varioliform (endoskopisch) Sprueassoziiert
Morbus Crohn Sarkoidose Vaskulitiden (u.a. Morbus Wegener) Fremdkörper Idiopathisch	Nichtinfektiös Granulomatös	
Nahrungsmittel U.a. Allergien	Eosinophil	Allergie
Bakterien (andere als H.p.) Viren, Pilze, Parasiten	Andere infektiöse Gastritiden	

* modifiziert nach Dixon, M. F. et al., Am Surg Pathol 1996; 20: 1161–81

Differentialdiagnose	Ausschlussmaßnahmen
Perniziöse Anämie	Blutbild
Morbus Crohn	Gastroskopie, Biopsie
Lymphom	Gastroskopie, Biopsie
Karzinom	Gastroskopie, Biopsie

Therapie Eine Behandlung der Typ-A-Gastritis existiert nicht, behandelt werden die Symptome. Mangel an Vitamin B_{12} kann zu hämatologischen (perniziöse Anämie, s. Kap. 10.3.4) und neuropsychiatrischen Störungen (Schwäche, funikuläre Myelose, periphere Polyneuropathie, Depression) führen.

Erkrankungen des Gastrointestinalsystems

Tab. 14.5 Diagnostik einer Helicobacter-pylori-Infektion.

	Sensitivität (%)	Spezifität (%)	Kommentar
Atemtest mit ^{13}C	90–98	95–99	Nichtradioaktiv, verlässlich
Serologie (IgG)	91–100	94–99	Keine sichere Unterscheidung zwischen alter und frischer Infektion
Endoskopiegestützte Methoden ■ Schnelltest (CLO, HUT) ■ Histologie ■ Kultur	 75–95 85–95 50–95	 75–100 85–100 100	 Schnelle Orientierung „Goldstandard" je 1 Biopsie aus Korpus und Antrum Bei V.a. resistenten Helicobacter-pylori-Stamm

Die Beziehungen zwischen dem Befall des Magens mit Helicobacter pylori, chronisch-aktiver Gastritis und peptischen Ulzera lässt die Frage nach der Kausalität und der Notwendigkeit der Behandlung entstehen. Da die meisten Patienten mit einer chronischen Gastritis beschwerdefrei sind und kein Ulkus entwickeln, wird die Notwendigkeit einer „präventiven" Therapie der chronisch-aktiven Gastritis gegenwärtig verneint. Es könnte sich als sinnvoll erweisen, bei Kindern und Jugendlichen aus Magenkarzinomfamilien Helicobacter pylori präventiv mit einer Kombination von Omeprazol und Amoxicillin zu eradizieren. Die gleiche Therapie scheint auch bei den durch Helicobacter pylori induzierten Riesenfalten des Magens wirksam zu sein.

Verlauf Die akute, durch Helicobacter pylori induzierte Gastritis kann ausheilen oder in die chronisch-aktive Gastritis übergehen. Die chronische Gastritis ist in der Bevölkerung weit verbreitet. Sie nimmt mit dem Alter zu. Etwa 50 % der 50-Jährigen weisen histologisch eine Gastritis (zumeist Typ B) auf. Es besteht eine Tendenz zur Progression. Genetische Faktoren sind für die Prädisposition, Umgebungsfaktoren für das Auftreten und den Verlauf verantwortlich. Bei Personen mit langjähriger Gastritis vom Typ A treten häufiger Magenkrebs und ECL-Zell-Karzinoide auf. Mehrere retrospektive Studien lassen auch die durch Helicobacter pylori induzierte B-Gastritis als präkanzeröse Kondition erscheinen. Die WHO hat die Helicobacter-pylori-Gastritis als Präkanzerose der Klasse 1 klassifiziert.

Zusammenfassung

- Häufigste Ursachen: autoimmulogische Vorgänge, Helicobacter pylori, Gallereflux
- Wichtigstes Symptom: unspezifische Beschwerden
- Wichtigste diagnostische Maßnahmen: Endoskopie, Biopsie
- Wichtigste therapeutische Maßnahme: je nach Ursache verschieden

Erosionen

Engl. Begriff: Erosion

Definition Erosionen der Magenschleimhaut sind oberflächliche, lediglich auf die Schleimhaut begrenzte Defekte.

Man unterscheidet **akute** und **chronische** Erosionen. Letztere besitzen einen Randwall (foveoläre Hyperplasie), der ihnen das Aussehen eines Napfkuchens gibt. Erosionen sind Symptome unterschiedlicher Schädigungen oder Krankheiten. Hauptursachen der Erosionen im Antrum sind die Einnahme von **NSAID** und die Infektion mit **Helicobacter pylori**. Die im Rahmen einer akuten Schleimhautschädigung auftretenden Erosionen heilen nach Beseitigung der Ursache innerhalb von 24–48 h ab. Oft bleibt die Ursache ihres Entstehens unklar. Der Begriff „erosive Gastritis" sollte zu Gunsten der Beschreibung als akute oder chronische Erosion mit Ortsangabe (z.B. Erosion im Antrum) entfallen.

Magenfalten mit einer Breite > 10 mm bezeichnet man als **Riesenfalten.**

Das **Mallory-Weiss-Syndrom** ist durch Längseinrisse am ösophagokardialen Übergang charakterisiert. Alkoholkonsum gilt als disponierender Faktor. Erbrechen führt zum Schleimhauteinriss, der heftig bluten kann (ca. 10% der Magenblutungen). Die Diagnose wird endoskopisch gestellt.

Riesenfalten

Synonym: Morbus Ménétrier
Engl. Begriff: Giant Fold Gastritis

Magenfalten haben normalerweise eine Breite von bis zu 5 mm. Riesenfalten dagegen sind hirnwindungsartige Falten mit einer Breite von über 10 mm. Man unterscheidet **entzündliche, hyperplastische** und **neoplastische** Riesenfalten. Die hyperplastischen Formen werden in foveoläre und glanduläre Formen unterteilt; Erstere sind durch eine Vermehrung und Schlängelung der Grübchen, Letztere durch eine Vermehrung der Drüsen gekennzeichnet.

Symptome Das klinische Bild reicht von völliger Symptomlosigkeit über uncharakteristische Oberbauchbeschwerden bis hin zu schweren Durchfällen mit Eiweißverlust (exsudative Gastroenteropathie, Morbus Ménétrier).

Diagnostik Die Diagnose wird durch Endoskopie, Biopsie und ggf. durch Nachweis des Eiweißverlustes im Stuhl (Gordon-Test) gestellt.

Therapie Erste Versuche, entzündliche Riesenfalten durch eine Eradikation von **Helicobacter pylori** zu behandeln, verliefen erfolgreich. Die Resektion umschriebener Riesenfalten mit schwerem Eiweißverlust muss in Betracht gezogen werden. Ein Zusammenhang von Morbus Ménétrier und Karzinom ist nicht belegt.

Bei der **glandulären Hyperplasie** handelt sich um eine Zunahme der Drüsenzellen des Magens mit Ausdehnung der Korpusschleimhaut in Richtung auf den Pylorus. Als Ursache kommt die massive **Gastrinüberproduktion** durch einen Tumor (Gastrinom, Zollinger-Ellison-Syndrom) in Betracht. Das klinische Bild wird von der Hypersekretion der Salzsäure, Nüchternschmerzen, multiplen Ulzera und Diarrhö bestimmt (zur Diagnose s. Kap. 14.3.2). Die Therapie besteht in der Unterdrückung der Hyperchlorhydrie mit hohen Dosen von H_2-Blockern oder Protonenpumpeninhibitoren, ggf. in der Beseitigung des Tumors oder der Gastrektomie.

Die **G-Zell-Hyperplasie** (oder Überfunktion) des Antrums ist ein sehr seltenes Syndrom mit erhöhtem Gastrinspiegel im Serum und Ulcus duodeni und geht nicht mit Riesenfaltenbildung einher.

Bei neoplastischen Riesenfalten handelt es sich um **MALT-Lymphome** und **diffus wachsende Karzinome.** Die Differentialdiagnose wird histologisch am Biopsat gestellt, u.U. am Makropartikel, der durch eine Schlingenbiopsie entnommen wird, oder am Resektat.

Zusammenfassung

- Häufigste Ursache: unbekannt
- Wichtigstes Symptom: von asymptomatisch bis schwere Durchfälle alles möglich
- Wichtigste diagnostische Maßnahmen: Endoskopie, Biopsie
- Wichtigste therapeutische Maßnahme: Behandlung der Grundkrankheit

Zur weiteren Information

Literatur

Cook, D. J., H. D. Fuller, G. H. Guyatt, J. C. Marshall, D. Leasa, R. Hall, T. L. Winton, F. Rutledge, T. J. Todd, P. Roy: Risk factors for gastrointestinal bleeding in critically ill patients. canadian critical care trials group. N Engl J Med 1994; 330: 377–81.

Cook, D. J., B. K. Reeve, G. H. Guyatt, D. K. Heyland, L. E. Griffith, L. Buckingham, M. Tryba: Stress ulcer prophylaxis in critically ill patients. resolving discordant meta-analyses. JAMA 1996; 275: 308–14.

Gerhard, M., N. Lehn, N. Neumayer, T. Boren, R. Rad, W. Schepp, S. Miehlke, M. Classen, C. Prinz: Clinical relevance of the helicobacter pylori gene for blood-group antigen-binding adhesin. Proc Natl Acad Sci USA 1999; 96: 12778–83.

Hotz, J.: Gastritis. In: Goebell, H. (Hrsg.): Gastroenterologie. Urban & Schwarzenberg, München – Wien – Baltimore 1992.

Prinz, C., M. Schoniger, R. Rad, I. Becker, E. Keiditsch, S. Wagenpfeil, M. Classen, T. Rosch, W. Schepp, M. Gerhard: key importance of the helicobacter pylori adherence factor blood group antigen binding adhesin during chronic gastric inflammation. Cancer Res 2001; 61: 1903–9.

Stolte, M.: Neue Klassifikation und Graduierung der Gastritis. Was bringt das aktualisierte Sydney-System? Leber Magen Darm 1997; 29 (Suppl. II): 1–19.

Stolte, M., C. Bätz, S. Eidt: Giant fold gastritis. Z Gastroenterol 1993; 31: 289–93.

Tryba, M., D. Cook. Current guidelines on stress ulcer prophylaxis. Drugs 1997; 54: 581–96.

Weeks, D. L., S. Eskandari, D. R. Scott, G. Sachs. A H^+-gated urea channel: the link between helicobacter pylori urease and gastric colonization. Science 2000; 287: 482–5.

IMPP-Statistik

Schleimhautschäden durch Helicobacter pylori ◆ Morbus Ménétrier ◆ Zollinger-Ellison-Syndrom ◆ Gastritis ◆ Erosionen

14.3.2 Peptisches Ulkus

P. Malfertheiner, C. Knippig, M. Classen

Praxis

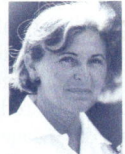

Frau Müller, 52 Jahre alt, stellt sich in der Notaufnahme einer internistischen Klinik vor, da sie sich zunehmend schwach und abgeschlagen fühlt. Bei geringer Belastung gerät sie außer Atem, und seit dem frühen Morgen seien Schwindelgefühl, Kaltschweißigkeit und Herzrasen dazugekommen. Bei gezielter Befragung gibt Frau Müller an, erstmalig vor etwa zehn Tagen Oberbauchschmerzen gehabt zu haben. Am Morgen der Aufnahme habe sie schwarzen Stuhl abgesetzt. In der Vorgeschichte berichtet sie auch, bis vor fünf Jahren häufig über einen längeren Zeitraum unter wiederkehrenden Oberbauchschmerzen gelitten zu haben. Der klinische Aufnahmebefund weist einen schockartigen Zustand nach (RR 80/60 mmHg, Herzfrequenz 120/min), und es wird ein Abfall des Hb auf 4,5 mmol/l festgestellt. Frau Müller wird nach Kreislaufstabilisierung einer Notfallgastroskopie unterzogen. Der endoskopische Befund lautet: blutendes Ulcus ventriculi von 1,2 cm Größe an der Angulusfalte im Forrest-Stadium Ib. Die Blutung wird endoskopisch mit einer verdünnten Adrenalinlösung unterspritzt und komplett zum Stillstand gebracht. Zwei Biopsien aus dem Korpusbereich für den Helicobacter-Urease-Schnelltest (HUT) und Histologie werden entnommen, Frau Müller erhält dann eine PPI-Therapie i.v. über 48 h. Aufgrund einer Kontrollgastroskopie nach 48 h ohne weitere Blutungsstigmata und anhaltender Kreislaufstabilität wird die orale Nahrungsaufnahme wieder aufgenommen. Bei nachgewiesener H.-pylori-Infektion wird jetzt eine siebentägige Tripeltherapie begonnen und die PPI-Gabe über vier Wochen fortgeführt. In der Kontrollgastroskopie nach vier Wochen ist das Ulkus mit feiner streifiger Narbenbildung abgeheilt. Biopsien werden erneut entnommen, um ein Karzinom auszuschließen. Die Therapie wird beendet, und nach weiteren vier Wochen wird ein ^{13}C-Atemtest durchgeführt, um die Heilung der H.-pylori-Infektion zu bestätigen.

Erkrankungen des Gastrointestinalsystems

Definition

Das peptische Ulkus (peptisches Geschwür) ist durch einen Defekt der Schleimhaut des Magens (Ulcus ventriculi) oder des Duodenums (Ulcus duodeni), der über die Muscularis mucosae hinausgeht, charakterisiert und hat einen Durchmesser von ≥ 5 mm. Die Tiefe des Schleimhautdefektes und der Durchmesser ≥ 5 mm erlauben eine Abgrenzung des Ulkus von der Erosion.

Epidemiologie

Das Magenulkus als Krankheitsentität wurde erstmals von Jean Cruveilhier im Jahr 1835 beschrieben. Im 19. Jahrhundert wurden Magenulzera wesentlich häufiger als Duodenalulzera diagnostiziert und traten häufig bei Frauen unter 30 Jahren in sozial schwächer gestellten Schichten auf. Zu Beginn des 20. Jahrhunderts stieg die Prävalenz peptischer Ulzera drastisch an mit einer Lebenszeitprävalenz der Duodenalulzera von etwa 10 % bei Männern und 4 % bei Frauen in den industrialisierten Ländern. Zum Ende des 20. Jahrhunderts sank die Ulkusinzidenz in den westlichen Industrienationen wieder stark ab, während in asiatischen Ländern ein Anstieg der Erkrankung vermerkt wurde. Aktuell geht man in westlichen Industrieländern von einer Jahresinzidenz von 100 Patienten mit Ulcus duodeni und von 50 Patienten mit Ulcus ventriculi pro 100 000 Einwohner aus. Die wandelnden epidemiologischen Trends der Ulkuserkrankung über die Zeit seit Erstbeschreibung werden durch verschiedene Umgebungsfaktoren erklärt. So wurde **Aspirin** (1833 synthetisiert) 1902 auf den Markt gebracht und damit ein Faktor mit vielfältigem heilsamem Einsatz, aber auch mit erhöhtem ulzerogenem Potential. Der **Zigarettenkonsum** stieg im frühen 20. Jahrhundert dramatisch an, und die Industrialisierung sowie der hiermit verbundene **Stress** (s. u.) sind als weitere Einflussfaktoren auf die Ulkuskrankheit zu sehen. Mit den verbesserten Lebensbedingungen, der Umstellung des **Ernährungsverhaltens** (Wechsel von tierischen zu nichttierischen Fetten) und nicht zuletzt durch einen abnehmenden Zigarettenkonsum ist der starke Rückgang der Ulzera in der Folge zu erklären. Allerdings ist der entscheidende Faktor für die Reduktion der Ulkuskrankheit die abnehmende Durchseuchung der Bevölkerung mit H. pylori, die ihrerseits an die verbesserten **hygienischen** Bedingungen gebunden ist. Ein weiterer wichtiger Faktor für die fallende Inzidenz ist die seit 1984 breit verfügbare Behandlung mit H_2-Blockern.

Der Einfluss des Geschlechts auf die Entstehung des peptischen Ulkus variiert in verschiedenen Ländern sehr stark. So liegt die Ratio männlich zu weiblich für das duodenale Ulkus bei 18 : 1 in Indien, 9 : 1 in afrikanischen Ländern und Bangladesch, 4 : 1 in Dänemark, England und Wales und sogar 1 : 1 in den USA. Gerade dieser Aspekt unterstreicht die Bedeutung der unterschiedlich begünstigenden exogenen Einflüsse für die Ulkuspathogenese.

Ätiologie und Pathogenese

Die Ulkusentstehung bleibt das Resultat einer multifaktoriellen **pathogenetischen Kaskade,** hat aber zwei Hauptfaktoren, von denen die H.-pylori-Infektion die entscheidende Grundbedingung darstellt. Das klassische Postulat „ohne Säure kein Ulkus" hat alle neueren Entwicklungen überdauert und in sich integriert, aber ist durch ein zweites Postulat „ohne H. pylori kein Ulkus" komplettiert worden. Damit bleibt es unbenommen, dass das Zusammentreffen von Veränderungen der Säuresekretion, Schwächung der gastroduodenalen Mukosabarriere sowie die begünstigende Wirkung verschiedener Risikofaktoren für die Entstehung eines Ulkus verantwortlich sind.

Die **H.-pylori-Infektion** als entscheidendes Grundleiden für die Entstehung des Magen- und Zwölffingerdarmgeschwürs ist die bahnbrechende Erkenntnis in der Ulkusforschung, die sich in den Jahren 1983–1994 etabliert hat. Schließt man die selteneren und anderweitig definierten Ursachen des Ulkus aus, so entstehen etwa 95 % der Duodenalulzera auf dem Boden einer H.-pylori-Infektion. Aufgrund der häufigen NSAR-bedingten Induktion von Magenulzera ist die H.-pylori-Infektion beim Magengeschwür mit etwa 70 % seltener als das primäre Grundleiden. Weitere Ursachen der Ulkuserkrankung wie die Einnahme nichtsteroidaler Antirheumatika (NSAR) und von Aspirin, das Zollinger-Ellison-Syndrom sowie eine Reihe weiterer seltener Ursachen, die zu Magen- und Duodenalulzera führen können, sind in Tabelle 14.6 aufgeführt.

Störungen der Magensäuresekretion Die Säurebildung bleibt ein Kernfaktor für die Entstehung des peptischen Ulkus. Beim Ulcus duodeni ist die Säuresekretion häufig im normalen bis leicht erhöhten Bereich angesiedelt. Selten ist sie extrem erhöht und nur unter diesen Bedingungen allein für das Ulkus verantwortlich. Aber auch eine reduzierte Säureproduktion, wie häufig im Fall des Magenulkus, ist noch essentiell.

Regulation der Säuresekretion Der Magen sezerniert täglich 2–3 l eines aus Ionen und verschiedenen Makromolekülen bestehenden Sekretgemisches in das Lumen. Die wichtigsten Bestandteile sind H^+-Ionen, Pepsinogen und Intrinsic-Faktor. Aber auch andere Faktoren wie das Leptin mit Einfluss auf das Sättigungsgefühl und die intestinale Nahrungsverwertung werden im Magen gebildet und sezerniert. Die Magensäure wird konstant gebildet,

Tab. 14.6 Ursachen der Ulkuskrankheit.

Ursachen
Störungen der Magensäuresekretion
H.-pylori-Infektion
Risikofaktoren:
■ Medikation (z.B. NSAR)
■ H. pylori + NSAR
Glukokortikoide
Seltene Ursachen:
■ Gastrinom (Zollinger-Ellison-Syndrom)
■ Idiopathisches Ulkus (keine bekannte Ätiologie, H.-pylori- und NSAR-negativ)
■ Anastomosenulkus (nach Magenoperation)
■ Tumoren (z.B. Lymphom, Magenkarzinom)
■ Systemische Erkrankungen (z.B. Morbus Crohn)

wobei eine nüchterne (basale, interdigestive) und eine stimulierte (digestive) Phase der Sekretion unterschieden werden. Während der Nüchternphase wird die Magensekretion von einer „biologischen Uhr" unter dem Einfluss des Vagus zur zyklischen Bildung von Sekret, die an die interdigestive Hormonfreisetzung gekoppelt ist, angeregt. Die Stimulation der Magensekretion durch die Nahrungsaufnahme wird in die regulatorischen Komponenten der kephalen, gastralen, intestinalen und postabsorptiven Stimulation unterteilt, wobei diese Phasen miteinander vernetzt sind und z. T. durch Überlagerung von neuronalen und hormonalen Mechanismen kontrolliert werden. Während in der **kephalen** Phase **Acetylcholin** und **Gastrin** ausgeschüttet werden, erfolgt in der **gastralen** Phase über die Dehnung des Magens sowohl vagal als auch über Chemorezeptoren die Freisetzung von **Gastrin** aus den G-Zellen des Antrums. Die nahrungsvermittelte Säuresekretion wird durch das Gastrin direkt oder histaminvermittelt an der **Belegzelle** (Parietalzelle) reguliert. Diese produziert **HCl** in hoher Konzentration und gibt sie in das Lumen ab, wobei eine H^+-Konzentrierung um den Faktor 1 Mio. und mehr gegenüber dem Blut erzielt wird (s. Abb. 14.35). Als Schaltstelle für die Regeneration der Belegzelle ist die intestinale Phase anzusehen, bei der vermehrt Hormone und postabsorptiv Stoffe die Säuresekretion herunterregulieren. Ein weiteres im Magen gebildetes Hormon, das **Somatostatin**, übt eine antagonistische Wirkung auf die Säuresekretion aus, indem es sowohl direkt auf die Belegzelle, aber verstärkt auf parakriner Ebene durch Hemmung der Gastrinfreisetzung agiert. Durch Distension aktivierte VIP-Neurone inhibieren die Gastrinsekretion durch Stimulation der Somatostatinfreisetzung.

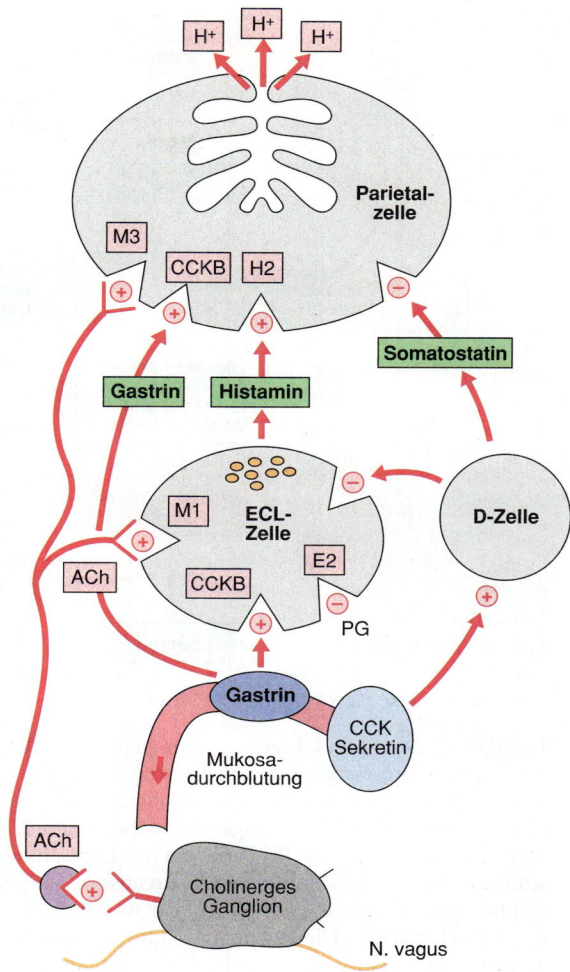

Abb. 14.35 Regulation der Säuresekretion.

> **Molekulare Mechanismen der Belegzellfunktion**
>
> Der spezifische Ort der Säuresekretion im Magen ist die Belegzelle. Faktoren, die zur Stimulation der Belegzelle führen, sind:
> - **Neurotransmitter**, z. B. Acetylcholin, welches von intramuralen postganglionären Nervenendigungen (neurokrin) freigesetzt wird,
> - **Hormone** mit endokriner und parakriner Wirkung. Unter den Hormonen nehmen **Gastrin** und **Histamin** die wichtigste Rolle ein. Gastrin wird von den antralen G-Zellen über den Blutfluss (hormonal), Histamin von den enterochromaffinen Zellen und mukosalen Mastzellen parakrin freigesetzt.
>
> Die Belegzelle besitzt G-Protein-gebundene Rezeptoren für Histamin, Gastrin, Acetylcholin und Somatostatin. Bei Aktivierung durch einen Agonisten werden Effektorenzyme (Adenylatcyclase, Phospholipase C) aktiviert, die eine Ausschüttung der H^+-Ionen in das gastrale Lumen bewirken. Gastrin und Acetylcholin steigern das zytosolische Kalzium durch Bindung an Membranrezeptoren, die ebenso an G-Protein gebunden sind und führen so zur Aktivierung von Phospholipase C und damit zur Aktivierung der H^+-K^+-ATPase, während Somatostatin über eine Reduktion von cAMP durch Bindung an inhibitorische Membranproteine die Adenylatcyclase hemmt.
> Die H^+-Sekretion erfolgt über Aktivierung der (H^+-K^+-)Austauschpumpe (**Protonenpumpe**), die in der Bürstensaummembran in den kanalikulären Membranen lokalisiert ist. Aufgrund der H^+-Freisetzung wird luminales K^+ mit hoher Affinität gebunden und in das Zellinnere geschleust, welches eine Dephosphorylisierung der Phosphoenzyme induziert. Über den H^+ und K^+-Austausch, werden kanalikuläre K^+- und Cl^--Kanäle aktiviert, die die Außenpassage dieser Ionen erlauben. In der Regel diffundiert ein Teil der H^+-Ionen durch die Schleimschicht in das Gewebe zurück. Dabei werden diese Protonen vor ihrer möglichen Rückdiffusion durch HCO_3^- neutralisiert, teilweise gelangen sie in das Innere der Epithelzelle und werden hier mittels HCO_3^- zu H_2CO_3 neutralisiert und durch die Carboanhydrase zu H_2O und CO_2 gespalten.

Methoden zur Bestimmung der Magensekretion Bis Ende der 80er-Jahre war die Bestimmung der basalen und stimulierten Magensekretion noch von Bedeutung, da die Hauptursache der Ulkuserkrankung vor allem in der gestörten Säuresekretion des Magens gesehen wurde. Für die Planung einer chirurgischen Therapie der Ulkuserkrankung, insbesondere der proximal gastralen Vagotomie (PGV), war die Magensekretionsanalyse bedeutsam, ebenso deren postoperative Wiederholung zur Qualitätsprüfung des chirurgischen Eingriffs.

Aus heutiger Sicht ist die Analyse der Magensäuresekretion für die Diagnose und Behandlung der Ulkuserkrankung nicht mehr von Bedeutung. Die grundlegende Veränderung des pathophysiologischen Konzeptes der Ulkusentstehung durch die Entdeckung der H.-pylori-Infektion erfordert keine speziellen Informationen über das Säuresekretionsverhalten mehr.

Testdurchführung Die Basalsekretion (**BAO** = Basal Acid Output) wird mittels kontinuierlicher Absaugung von Magensekret über eine transnasale Magensonde bestimmt. Sie liegt bei 2–3 mmol H^+/h. Der maximal stimulierte Säureausstoß (**MAO** = Maximal Acid Output, ca. 17 mmol H^+/h) sowie die Peak-Säuresekretion (**PAO** = Peak Acid Output, ca. 15–25 mmol H^+/h), werden nach Gabe von 6 µg/kg Pentagastrin, einem synthetischen Gastrinanalogon, objektiviert. Patienten mit Duodenalulkus haben zumeist einen höheren MAO.

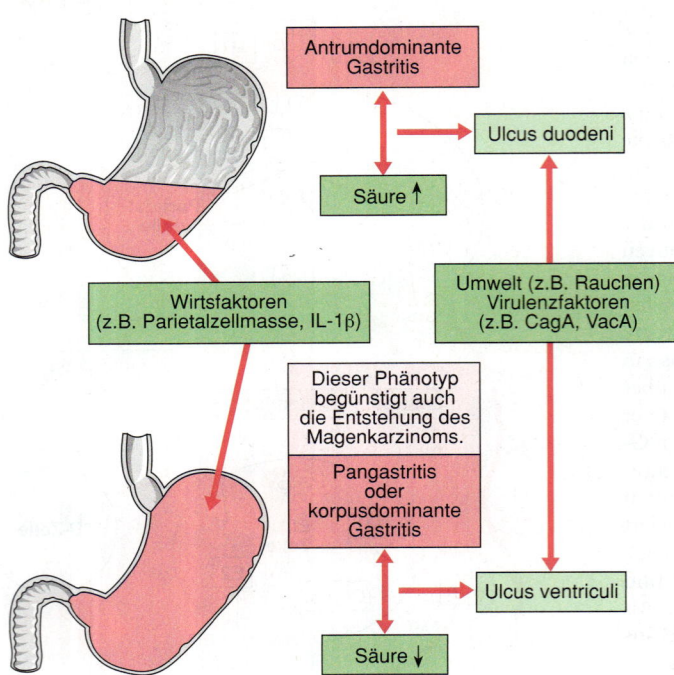

Abb. 14.36 Säuresekretion beim Ulcus duodeni und Ulcus ventriculi.

Regulation der Säuresekretion beim peptischen Ulkus
Die basale Säuresekretion und die maximal stimulierbare Säuresekretion sind beim Ulcus duodeni häufig leicht erhöht, aber normal oder sogar erniedrigt beim Ulcus ventriculi (s. Abb. 14.36). Bei Patienten mit Ulcus duodeni sind der basale und stimulierte Säureausstoß häufiger unproportional erhöht, bezogen auf die maximale Säuresekretionskapazität. Die maximale Säuresekretionskapazität reflektiert die Parietalzellmasse. Familiär gehäuft auftretende Ulcera duodeni sind mit einer erhöhten Gastrinsekretion und einem erhöhten Säureausstoß assoziiert. Chronische Zigarettenraucher mit Ulcera duodeni haben ebenfalls einen erhöhten maximalen Säureausstoß. Die unverhältnismäßige Säure- und Gastrinsekretion sowie eine erhöhte Gastrinsensitivität bei Patienten mit Ulcus duodeni werden als Folge einer erhöhten kephalischen oder Vagusaktivität interpretiert, auch als Folge von Stress. Gastrin produzierende Tumoren können den basalen Säureoutput auf das Zehn- bis 20fache steigern. Die Hypersekretion reicht unter dieser besonderen Bedingung als alleinige Ursache der Schleimhautschädigung aus und führt häufig zu multiplen Ulzera.

Heute können die Veränderungen der Säuresekretion mit ihrem Beitrag zur Ulkuspathogenese jedoch nur in Zusammenschau mit den entzündlichen Veränderungen der Magenschleimhaut durch die H.-pylori-Infektion verstanden und erklärt werden.

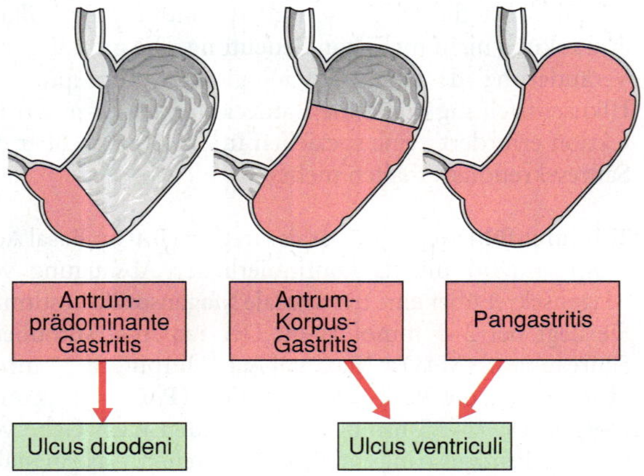

Helicobacter-pylori-Infektion Auf dem Boden der epidemiologischen Betrachtung ist das Risiko, an einem Ulkus zu erkranken, durch das Vorliegen einer H.-pylori-Infektion mindestens um das Vierfache erhöht. Dieses Risiko steigt um ein Vielfaches (25fach), wenn die Infektion im Antrum prädominant ist und zudem mit einer ausgeprägten Entzündungsaktivität der Schleimhaut in diesem Magenabschnitt einhergeht. Der Ablauf der einzelnen Schritte, über die es durch die H.-pylori-Infektion zur Ulkusläsion kommt, ist sehr komplex und differiert zwischen Ulcus duodeni und Ulcus ventriculi bis auf die gemeinsame Endstrecke der Mukosaschädigung.

Ulcus duodeni Das phänotypische Muster der H.-pylori-induzierten Gastritis beim Ulcus duodeni ist die vorwiegend antrale Ausprägung mit hoher Entzündungsaktivität bei weniger starker Entzündungsreaktion der Korpus- und Fundusmukosa (s. Abb. 14.37). Als Folge des Ausprägungsmusters der Gastritis findet sich bei Patienten mit Duodenalulkus häufig eine gesteigerte und stimulierte basale Magensäuresekretion. Durch die H.-pylori-Infektion kommt es zu einer Abnahme der Bildung und einer verminderten Freisetzung von Somatostatin in der Antrumschleimhaut. Durch den Wegfall des inhibitorischen

Abb. 14.37 Einfluss der H.-pylori-induzierten Topographie der Gastritis auf die Ulkuslokalisation.

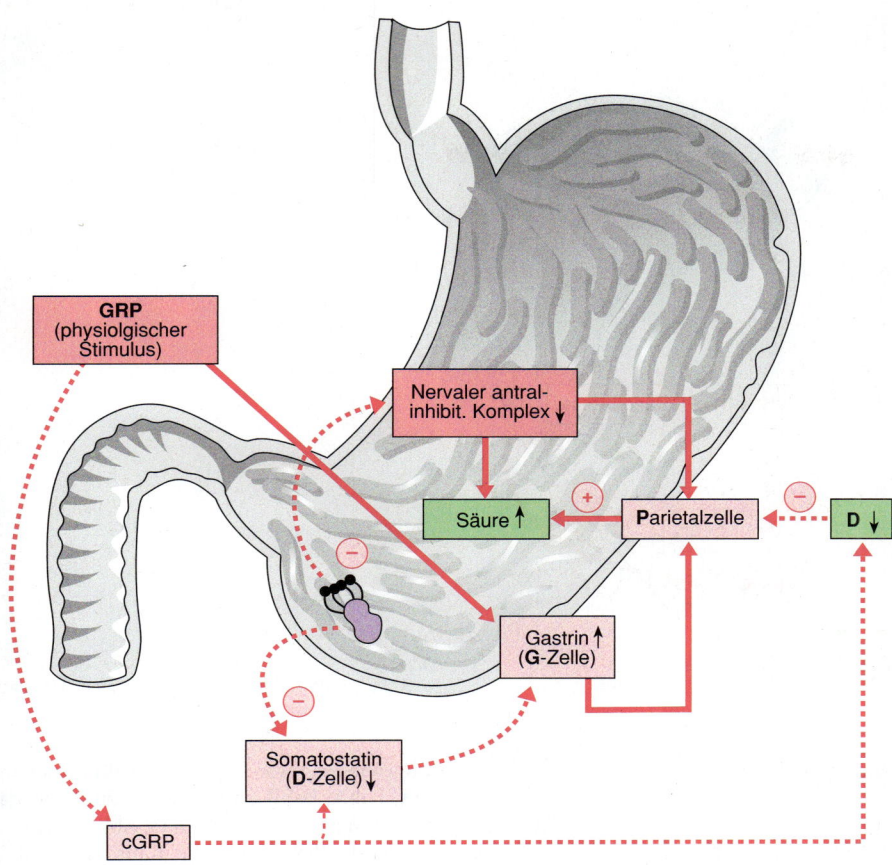

Abb. 14.38 Entstehung der Hypergastrinämie bei der H.-pylori-Infektion (gestrichelter Pfeil: Hemmung, durchgehender Pfeil: Stimulation/Steigerung).

Effektes von Somatostatin, das auf parakrinem Weg die G-Zellen des Antrum hemmend reguliert, folgt eine überschießende Freisetzung von Gastrin (**Hypergastrinämie**, vorwiegend Gastrin 17, s. Abb. 14.38). Die Vermittler dieses Effektes sind die im Entzündungsprozess freigesetzten Mediatoren Interleukin-1 und TNF-α.

Neben der hormonal gesteigerten Magensäuresekretion setzt die antrale H.-pylori-Infektion auch ein nervales „Feedback"-System außer Gefecht. Dies trägt zur verstärkten Säuresekretion und zur beschleunigten Magenentleerung mit daraus resultierender erhöhter Säurebelastung des Duodenums bei. Als Folge einer verstärkten Säurebelastung des Duodenums kommt es zur Ausbildung der **gastralen Metaplasie** (s. Abb. 14.39) und damit zur essentiellen Voraussetzung, dass H. pylori das Duodenum besiedeln und die Entzündungskaskade auch im Duodenum in Gang setzen kann (**Duodenitis**).

Damit ist die Prädisposition für den weiteren Schädigungsablauf, der zum Ulkus führt, geschaffen (s. Abb. 14.40). Durch **Kofaktoren** wie Umweltfaktoren sowie in Abhängigkeit von der Virulenz des besiedelnden H.-pylori-Stammes findet sich hier die Basis für die Mukosaschädigung und damit für das Ulcus duodeni.

Ulcus ventriculi Im Gegensatz zum Duodenalulkus ist beim Magenulkus die topographische Ausprägung der chronisch-aktiven Gastritis durch eine eher gleichmäßig starke Miteinbeziehung der Korpusschleimhaut gekennzeichnet. Somit fehlt auch die für das Ulcus duodeni beschriebene Säurehypersekretion, es kommt zur Hypochlorhydrie als Folge der Magenatrophie. Die Kombination aus Infektion, resultierender Inflammation und lokalen bakteriellen Faktoren führt zur Zerstörung der Mukosabarriere und somit zur Entstehung des Ulcus ventriculi (s. gemeinsame Endstrecke).

Gemeinsame Endstrecke der H.-pylori-Infektion beim peptischen Ulkus (Magen- und Duodenalulkus) Die H.-pylori-Infektion greift die Mukosabarriere vielschichtig an. Einen wichtigen Schädigungsfaktor stellt die Urease dar. Bei dichter Besiedlung mit H. pylori und ausreichender Menge des üblicherweise physiologisch vorliegenden Substratangebotes (Harnstoff) wird übermäßig viel Ammoniak (NH_3) gebildet. Die dabei anfallende Verschiebung des pH-Profils erlaubt die Bildung von Reaktionsprodukten wie NH_4 und NH_4-Cl, die direkt toxisch auf die Schleimhautstellen wirken. Eine weitere Enzymgruppe stellen die Phospholipasen, im Besonderen die Phospholipase A_2 dar. Diese Enzyme metabolisieren Phospholipidkomponenten der Schleimhautbarriere mit Bildung toxischer Produkte wie dem Lysolecithin. Folgen sind eine Reduktion der Hydrophobizität und Schädigung der Mukosabarriere. Eine H.-pylori-Alkoholdehydrogenase kann durch Bildung des toxischen Acetaldehyds ebenfalls

Erkrankungen des Gastrointestinalsystems

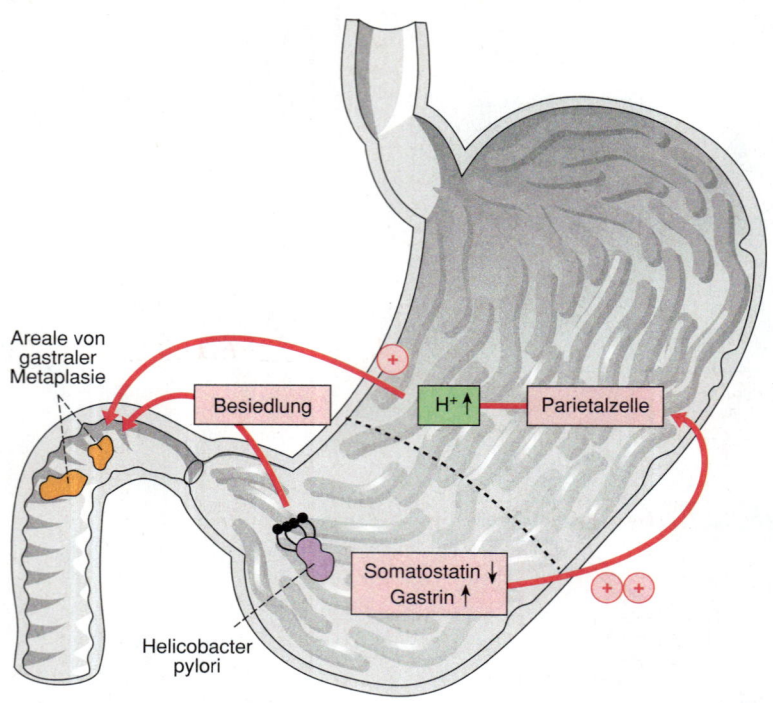

Abb. 14.39 Entstehung der gastralen Metaplasie.

zur Schädigung beitragen, während Proleukin nicht freigesetzt wird.

In der Pathogenese ist auf die unterschiedliche Virulenz der H.-pylori-Stämme zu achten. Die am besten charakterisierten Faktoren mit erhöhter **Virulenz** sind das Zytotoxin sowie das zytotoxinassoziierte Antigen (**CagA**). Neben dem CagA sind noch über 30 weitere Pathogenitätsfaktoren nachgewiesen, wie z. B. das vakuolisierende Zytotoxin, IceA, BabA, BabB und NAP, die zu einer Stärkung der Entzündungsreaktion führen (s. Abb. 14.41).

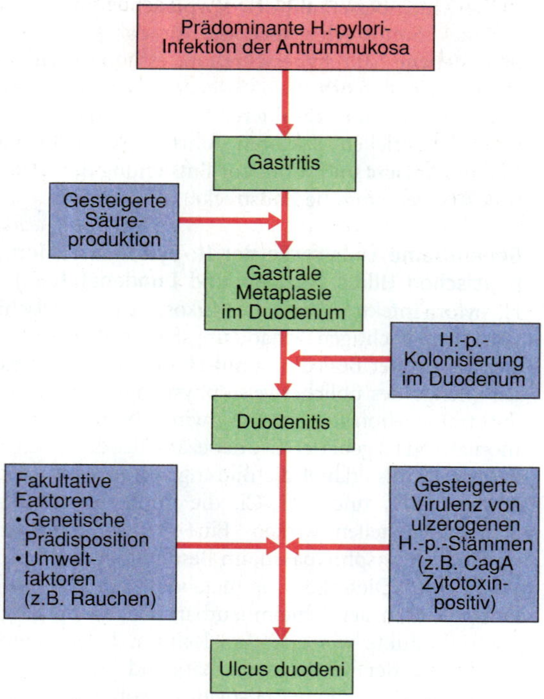

Der entscheidende Beweis für die Kausalität von H. pylori in der Ulkusentstehung liegt darin, dass eine erfolgreiche Behandlung der H.-pylori-Infektion das Ulkusleiden heilt und Rezidive ebenso wie Komplikationen fern hält. Dies gilt gleichermaßen für das Magen- wie für das Duodenalulkus.

> ! H. pylori führt zu einer Veränderung der regulatorischen Homöostase der gastralen Hormone mit Abnahme des Somatostatins (D-Zelle) und Zunahme von Gastrin (G-Zelle), woraus eine gesteigerte Säuresekretion resultiert. Ein Beitrag dazu wird auch durch den Wegfall des neural-antral-inhibitorischen Komplexes geliefert, der Bremsfunktion auf die Parietalzelle ausübt. Entscheidend für die Ulkusentstehung ist die Schädigung der Mukosabarriere.

Risikofaktoren

Nach wie vor bestehen in der Ulkusprävalenz regionale Unterschiede, die auf ethnische und genetische Unterschiede, kulturelle Gewohnheiten und Hygiene zurückgeführt werden. Auch bei gleicher H.-pylori-Durchseuchung in verschiedenen Ländern wird die unterschiedliche Häufigkeit der Ulkuskrankheit durch diese begünstigenden Begleitfaktoren erklärt.

Genetische Faktoren Aus Zwillingsstudien weiß man, dass für die Ausbildung der Ulkuskrankheit immungenetische Faktoren wie z. B. die **Blutgruppe 0** mit einem erhöhten Risiko behaftet sind. Die H.-pylori-Adhäsion an

Abb. 14.40 Von der H.-pylori-Infektion bis zum Ulcus duodeni.

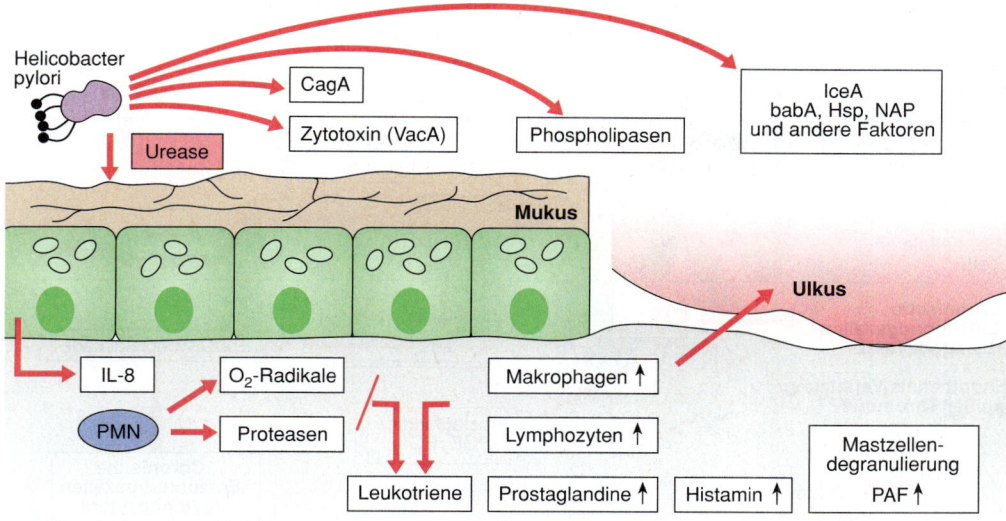

Abb. 14.41 Zerstörung der Mukosabarriere bei der H.-pylori-Infektion.

PMN = polymorphonukleäre Zellen
PAF = plättchenaktivierender Faktor

die Magenschleimhaut wird durch **Lewis b-Blutgruppenantigene** begünstigt. Diese These ist jedoch kontrovers diskutiert. Japanische Arbeitsgruppen sehen bei spezifischen **HLA**-Typen (DQA 1 301) eine Häufung der Ulkuskrankheit.

Exogene Risikofaktoren Exogene Faktoren, die die Magensäuresekretion triggern, sind vor allem der zunehmende Nikotinabusus, Stress, übermäßiger Alkoholkonsum sowie die Umstellung des Ernährungsverhaltens, z. B. der Wechsel von tierischen zu nichttierischen Fetten. Des Weiteren bilden die medikamentös induzierten Ulzera eine wichtige Entität. Hier sind vor allem Aspirin und Glukokortikoide zu nennen.

Den hauptsächlichen exogenen Risikofaktor stellt jedoch die Einnahme von **NSAR** dar.

NSAR-assoziierte Ulzera treten gehäuft beim älteren Patienten auf. Diese Patienten brauchen häufig aufgrund rheumatologischer Erkrankungen NSAR, welche zu einer Mukosaschädigung im gesamten Gastrointestinaltrakt führen können. Hierbei sind lokal direkte wie auch indirekte Schädigungen zu berücksichtigen. Lokal ist die Schädigung aufgrund der physikochemischen Eigenschaften der NSAR zu erklären. Saure Antiphlogistika, vor allem Salicylate, akkumulieren in den Magenepithelzellen, beeinträchtigen deren oxidativen Stoffwechsel und führen somit zur direkten Zellschädigung. Indirekt ist die Schädigung auf die Hemmung der endogenen Prostaglandinsynthese (Hemmung der Cyclooxygenase-1) zurückzuführen.

Ansatzpunkt der NSAR ist die Inhibition der Cyclooxygenase/Prostaglandin-Synthese. Hierdurch wird die Transformation der Arachidonsäure zu Prostaglandin, Prostazyklin und Thromboxan verhindert. Zwei Isoformen der Cyclooxygenase sind beschrieben worden: COX-1 und COX-2. COX-1 ist für die Zytoprotektion des Magens entscheidend, so dass deren Inhibition zur Mukosaschädigung führt, wohingegen die Inhibition der COX-2 für den gewünschten analgetischen Effekt verantwortlich ist (s.

Abb. 14.42). Basierend auf der hohen Toxizität unselektiver NSAR wurden neuere selektive COX-2-Inhibitoren entwickelt: Celecoxib, Rofecoxib und Valdecoxib haben bislang die FDA-Zulassung erhalten. Basierend auf der selektiven COX-2-Hemmung bleibt ihnen die analgetische Wirkung erhalten, die Magentoxizität ist reduziert, jedoch nicht komplett behoben. Die Toxizität der einzelnen NSAR ist in Abbildung 14.43 festgehalten. Bedacht werden muss allerdings, dass bei bereits bestehender Ulzeration, die COX-2-Hemmung den Heilungsprozess behindert.

Helicobacter pylori und NSAR Nachdem ursprünglich beide Faktoren unabhängig in ihrer ulzerogenen Pathogenese diskutiert wurden, werden jetzt eine Verstärkung der beiden schleimhautpathogenen Faktoren H. pylori und NSAR/Aspirin und ein erhöhtes Ulkusrisiko bei gleichzeitiger Präsenz angenommen. Wird vor Beginn einer NSAR-Therapie die H.-pylori Infektion erfolgreich behandelt, treten Ulzera viel seltener auf. Eine besondere Rolle scheint das Aspirin einzunehmen, da eine H.-pylori-infizierte Magenschleimhaut bei Aspirinexposition vermehrt zu Ulzera und Ulkuskomplikationen führt.

Generell scheinen NSAR-assoziierte Magenläsionen weniger von der H.-pylori-Infektion abhängig zu sein, während Läsionen im Duodenum bei gleichzeitigem Vorliegen beider Faktoren eher durch H. pylori bedingt sind. Die Stimulation der Prostaglandinsynthese im Rahmen der H.-pylori-Infektion des Magens (chronische Gastritis) und die höhere Effizienz von Säureblockern bei gleichzeitiger Helicobacter-pylori-Infektion lassen bei ohnedies notwendiger Dauerbehandlung mit einem Säuresekretionshemmer keinen Vorteil für die H.-pylori-Sanierung erkennen.

Glukosteroide Eine weitere seltene, eigenständige medikamentös induzierte Ulkusentität basiert auf der Einnahme von Glukokortikosteroiden in sehr hoher Dosierung. Für Prednisolon in den üblichen Dosierungen besteht kein

Erkrankungen des Gastrointestinalsystems

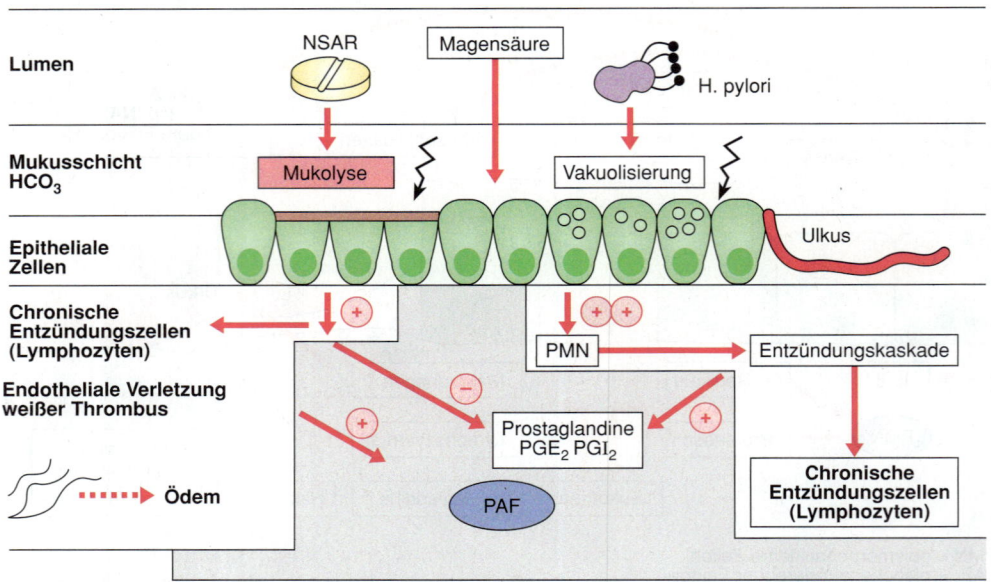

Abb. 14.42 NSAR und H. pylori: Interaktion in der Ulkuspathogenese.

erhöhtes Risiko, auch höhere Dosen allein erhöhen das Risiko für das Auftreten eines Ulkus nur gering. Nur bei Kombination mit NSAR ist das Ulkusrisiko stark erhöht.

Seltene Ursachen

Gastrinom (Zollinger-Ellison-Syndrom) Beim Gastrinom handelt es sich um einen, zumeist malignen (70–80 %), Gastrin produzierenden Tumor, der in ca. 80 % im Pankreas lokalisiert ist, aber auch im Duodenum, Antrum o.a. lokalisiert sein kann. In ca. 20 % findet sich das Gastrinom im Rahmen einer multiplen endokrinen Neoplasie (MEN-1), assoziiert mit anderen endokrinen Tumoren. Aufgrund der Hypergastrinämie kommt es zur exzessiven Stimulation der Säuresekretion. Es finden sich häufig multiple, sehr große (> 2 cm) Ulzera, die im Magen, im Bulbus duodeni, aber auch in atypischen Lokalisationen, wie z.B. im Ösophagus, distalen Duodenum oder Jejunum, auftreten können. Diese Ulzera sind säurebedingt und sind nicht durch eine gleichzeitig bestehende H.-pylori-Infektion getriggert.

Magenkarzinome/-lymphome Sie können sich als Ulkus „tarnen". Alarmsymptome wie Gewichtsabnahme, Anämie oder Nachtschweiß können auf diese Erkrankungen hinweisen. Diese Differentialdiagnose ist jedoch immer gefragt und erfordert die ausgiebige Biopsieentnahme in allen Fällen eines Magenulkus.

H.-pylori- und NSAR-negatives idiopathisches Ulkus Etwa 10 % der peptischen Ulzera im Magen und Duodenum müssen nach ausgiebiger Diagnostik als idiopathisch eingeordnet werden. Eine der wesentlichen Hypothesen dieser Ulkusentität ist die Imbalance einer leicht erhöhten Säuresekretion und mukosaprotektiver Faktoren. Dabei könnte auch eine vorangegangene, nicht mehr nachweisbare H.-pylori-Infektion der initiale Faktor gewesen sein, mit nachhaltigem Effekt. Aber auch eine okkulte, anamnestisch nicht eruierbare Einnahme von NSAR oder Aspirin muss diskutiert werden.

Rezidivulkus nach Vagotomie Ursache des Rezidivulkus nach Vagotomie ist zumeist die mangelhafte Säureblockade aufgrund kompensatorischer Hypergastrinämie bei fortbestehender H.-pylori-Gastritis. Das Operationsprinzip hat seinen historischen Auftrag erfüllt und wird bei künftigen Patienten generell keine Bedeutung mehr haben.

Morbus Crohn Der Morbus Crohn ist eine seltene Ursache für Ulzerationen im Magen und Duodenum, ebenso die **Zytomegalie**. Beide Entitäten werden durch die histologische Beurteilung der Biopsien erkannt.

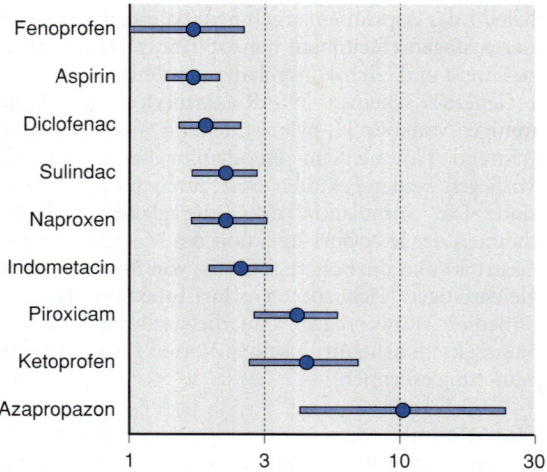

Abb. 14.43 NSAR und das relative Risiko, ein Ulkus zu entwickeln (nach: Mawkey, J. Gastroenterology 2000; 119:521–35).

14.3 Erkrankungen des Magens

Sonderform – Stressulkus Extreme Stresssituationen sowie Polytrauma, Verbrennungen oder operative Eingriffe mit extrakoporaler Zirkulation sind Risikofaktoren für das Auftreten eines Stressulkus. Es kommt letztlich zur Entstehung einer Schleimhauthypoxie und in deren Folge zu einer Schleimhautschädigung. Die Säuresekretion ist bei diesen Ulzera nicht gesteigert. H. pylori ist auch bei Intensivpatienten ein zusätzlicher Risikofaktor. Der psychische Stress als Ulkusursache ist heute als Grundvoraussetzung in die Kategorie „begünstigte Faktoren" bei erforderlicher H.-pylori-Infektion einzuordnen.

Weitere Hypothesen Aufgrund der topographischen Prädilektion von Magenulzera im Angulusbereich werden weitere Faktoren dieses Locus minoris resistaentiae im junktionalen mukosalen Übergang (Korpus-Antrum-Schleimhaut), in der besonderen **Gefäßversorgung** und einer verstärkten **mechanischen Belastung** während der Magenkontraktionen gesehen.

Symptomatik

Das markante und häufigste Symptom bei Ulcera ventriculi und duodeni sind Oberbauchschmerzen, häufig epigastral hin zum rechten und linken Hypochondrium. Schmerzintensität, Zeitpunkt des Auftretens der Schmerzen (Bezug zur Nahrungsaufnahme), Unabhängigkeit der Schmerzen von der Nahrung, Ausstrahlung der Schmerzen in den Rücken, Übelkeit, Erbrechen stellen das Spektrum der Symptome dar, ohne Differenzierung zwischen Ulkus, Reizmagen oder sogar Karzinom. Letzteres macht häufig erst durch Alarmsymptome auf sich aufmerksam (s. Tab. 14.7).

Für ein **Ulcus duodeni** sprechen eher Nüchternschmerzen und nächtlich epigastrische Schmerzen mit Besserung nach Nahrungsaufnahme. Das NSAR- bzw. Aspirin-induzierte Ulkus ist in vielen Fällen symptomfrei und wird erst im Rahmen lebensbedrohlicher Komplikationen wie einer Blutung oder selten Perforation diagnostiziert.

Erbrechen kann die Folge einer funktionellen Magenausgangsstenose aufgrund eines floriden oder narbig abgeheilten Ulkus sein. Ein progredienter Gewichtsverlust wie auch Inappetenz können die Folge eines floriden peptischen Ulkus, differentialdiagnostisch aber auch einer konsumierenden Grunderkrankung sein.

Hämatemesis, Teerstuhl oder, noch gravierender, das Auftreten einer Schocksymptomatik sind Anzeichen für eine Komplikation des Ulkusleidens, ebenso stärkste epigastrische Schmerzen bei Ausbildung einer Peritonitis als Zeichen einer Perforation.

Tab. 14.7 Alarmsymptome.

- Gewichtsabnahme
- Schluckstörungen
- Rezidivierendes Erbrechen
- Appetitlosigkeit
- Anämie
- Zeichen der gastrointestinalen Blutung
- Fieber

Besonders zu beachten ist, dass Ulzera symptomfrei sein können, besonders bei NSAR-Einnahme. Im Falle eines Blutungsschocks ohne Schmerzen und ohne Hämatemesis muss eine Gastroduodenoskopie zum Nachweis postpylorischer oder sogar postbulbärer Duodenalulzera durchgeführt werden.

Bei anhaltender epigastrischer Schmerzsymptomatik ist die Frage nach der Einnahme von NSAR und Aspirin, früheren Oberbauchbeschwerden oder Vorgastroskopien unverzichtbar.

Diagnostik

Grundsätzlich müssen vier Wochen oder länger anhaltende Beschwerden abgeklärt werden.

Die Diagnose „Ulcus duodeni" bzw. „Ulcus ventriculi" wird endoskopisch gestellt. Röntgenuntersuchungen zur Primärdiagnostik sind heute obsolet. Bei der **Endoskopie** werden die Größe, Lokalisation und der morphologische Charakter des Ulkus beschrieben. Eine etwaige Ulkusblutung wird nach der **Forrest-Klassifikation** graduiert. Wichtig ist, die Dignität des Ulkus mittels Biopsie zu klären.

„Test and Treat" hat sich als neue diagnostische Strategie bei Patienten mit Oberbauchschmerzen ohne Alarmsymptome, wie Gewichtsverlust oder Teerstuhl, bei Patienten unter 40 Jahren nach negativer H.-pylori-Testung mit symptomatischer Therapie etabliert. Bei positivem H.-pylori-Befund wird eine primäre Eradikationstherapie durchgeführt. Gründe für eine sofortige Endoskopie bleiben:

- Ausschlussdiagnostik einer funktionellen Dyspepsie bei rezidivierenden bzw. anhaltenden Symptomen
- Verdacht auf GERD

Histologische Diagnostik Die Histologie ist zwingend, um zwischen benignem und malignem Ulkus zu entscheiden. Hierzu sind ausreichende (sechs bis zwölf) Biopsien aus Ulkusgrund und -rand sowie Antrum und Korpus notwendig. Des Weiteren ist die Überprüfung des H.-pylori-Status mittels Histologie, Kultur und/oder Urease-Schnelltests hilfreich.

Kontrollgastroskopie Eine Wiederholung der Gastroskopie ist bei klinisch unkompliziertem Verlauf nach sechs bis acht Wochen (mindestens vier Wochen nach H.-pylori-Eradikation) beim Ulcus ventriculi zwingend zu fordern, um die Ulkusausheilung sowie die Dignität zu beurteilen. Hierbei sind Biopsien auch beim narbig abgeheilten Ulkus zu entnehmen, da auch bei narbiger Abheilung ein Karzinom ausgeschlossen werden muss. Bei kompliziertem Ulkus, z.B. Blutung oder fehlendem Ansprechen der Symptome auf die Therapie, werden engmaschigere Kontrollen empfohlen.

Weiterführende Diagnostik Die klinische Chemie bei der Ulkuskrankheit kommt nur im Fall einer Komplikation, der Blutung, zum Tragen. Der Abfall des **Hämoglobins** wird als Maß für die Blutungsaktivität und ggf. Transfusionsbedürftigkeit des Patienten herangezogen. Bei multiplen Ulzerationen ± Diarrhö muss ein **Gastrinom** als Ursache des Ulkusleidens in Betracht gezogen werden.

Erkrankungen des Gastrointestinalsystems

Hierzu wird der Serum-Gastrin-Spiegel bestimmt. Differentialdiagnostisch können erhöhte Serum-Gastrin-Spiegel bei atrophischer Gastritis, Niereninsuffizienz sowie unter hoch dosierter säureblockierender Therapie auftreten. Es kommt jedoch hier häufig nur zu Werten des Zwei- bis Dreifachen der Norm. In der Regel sind beim Gastrinom die Serum-Gastrin-Spiegel mindestens um das Fünffache erhöht. Bei normalen bis leicht erhöhten Gastrinwerten bei Patienten mit H.-pylori-negativem Ulkus sollte zum sicheren Ausschluss eines Gastrinoms ein **Sekretintest** durchgeführt werden. Während im Normalfall der Gastrinspiegel nach Sekretin unverändert oder nur leicht ansteigt oder abfällt, ist ein 50%iger Anstieg des Gastrinspiegels nach i.v. Injektion von 1–2 IE Sekretin/kg KG ein sensitives Indiz für das Vorliegen eines Gastrinoms. Die **Octreotidrezeptorszintigraphie** ist eine sehr sensitive Methode zum Nachweis und zur Lokalisierung eines Gastrinoms.

Die transabdominelle **Sonographie** hat ihren Stellenwert in der Ausschlussdiagnostik begleitender bzw. differentialdiagnostisch abzugrenzender gastrointestinaler, hepatischer und pankreatischer Erkrankungen. Die **Endosonographie** wird nur in besonderen Fällen zur Differentialdiagnose eines Magenulkus gegenüber einem Karzinom herangezogen. Die Bedeutung der Endosonographie liegt in der präoperativen Beurteilung der Tiefeninfiltration und Längenausdehnung von Magenneoplasien.

> **!** Ein therapierefraktäres Ulcus ventriculi muss differentialdiagnostisch bis zum Beweis des Gegenteils immer als Karzinom angesehen werden.

Therapie

Die Ziele der Ulkustherapie sind Symptombefreiung, Heilung der Läsion und Vermeidung von Rezidiven und Komplikationen. Wir verfügen heute über die Möglichkeit, in den meisten Fällen die auslösende Ursache zu identifizieren und das Ulkus der jeweils spezifischen Therapie zuzuführen.

Die **Umstellung der Lebensgewohnheiten** ist eine begleitende Maßnahme ohne Anspruch auf eine wesentliche Beeinflussung der Ulkusheilung. Dazu gehören das **Rauchverbot**, Einschränkung alkoholischer Getränke, Beratung zur gesunden Lebensführung und nach Möglichkeit Elimination medikamentöser Noxen. Der negative Effekt von Rauchen auf die Ulkusheilung ist in früheren Untersuchungen zwar belegt, aber bei den heute extrem wirksamen Therapien nicht mehr von primärer Relevanz.

Vor 100 Jahren stellte die Behandlung peptischer Geschwüre durch Neutralisation der Magensäure einen entscheidenden Durchbruch dar. Heute sind differenzierte medikamentöse Therapien der Standard. Die chirurgische Therapie ist nur noch bei Komplikationen indiziert, die nicht endoskopisch interventionell beherrschbar sind.

> **Säureproduktion: historischer Rückblick**
>
> Anfänglich standen zur Säurereduktion Antazida, später Parasympatholytika sowie chirurgische Verfahren, wie die Vagotomie in verschiedenen Variationen bis hin zur ausgefeilten superselektiven Vagotomie zur Verfügung. Ziel der Vagotomie war es, die vagusvermittelte Stimulation der Magensäuresekretion zu reduzieren. 1974 wurden erstmals H_2-Rezeptor-Antagonisten eingesetzt, die durch die wirkungsvolle Säuresekretion einen ersten entscheidenden Durchbruch in der Ulkustherapie ermöglicht haben. H_2-Rezeptor-Antagonisten der Belegzelle blockieren den einen Rezeptor einer Rezeptorgruppe, können aber die Aktivierung der Protonenpumpe über den Gastrin- und Acetylcholinrezeptor nicht kontrollieren. Auch eine über die Standarddosierung hinausgehende Dosierung der H_2-Blocker konnte nur eine unwesentliche Steigerung der Sekretionshemmung und damit geringen therapeutischen Gewinn erzielen. Dazu kommt, dass H_2-Blocker bei kontinuierlicher Einnahme ihre Wirkung im Sinne der „Tachyphlaxie" verlieren. Es bleibt festzuhalten, dass mit den H_2-Blockern erstmals ein bedeutender Erfolg in der Therapie des Ulkusleidens erzielt wurde und aufgrund der einfachen Handhabung in Form einer einzelnen Tablette abends einen hohen Akzeptanzgrad bei den Patienten erfuhr.

Säurereduktion durch Protonenpumpenhemmer Mit dem 1989 eingeführten Omeprazol und den nachfolgenden Protonenpumpeninhibitoren (PPI) konnte aufgrund einer über die H_2-Rezeptor-Antagonisten hinausgehenden effizienten Säureblockade eine noch raschere Ulkusheilung erzielt werden. Während die 4-Wochen-Heilungsrate von Duodenalulzera unter Standarddosierung der H_2-Rezeptor-Antagonisten bei 70 % lag, konnte sie durch Anwendung der Protonenpumpenhemmer in Standarddosierung auf 90 % angehoben werden. Auf Grundlage der Therapiestudien ließ sich in einem analytischen Modell das Axiom begründen, dass die Geschwindigkeit der Ulkusheilung abhängig vom Grad der Säuresuppression ist. Dabei ist es entscheidend, wie lang über den Zeitraum von 24 h der pH-Wert über 3,5 angehoben wird. Ab einem pH von 3,5 wird Pepsinogen nicht mehr in das enzymatisch aktive Pepsin umgewandelt, und somit fällt ein wesentlicher Aggressionsfaktor für die Magenschleimhaut weg.

Die heute verfügbaren PPI werden als Monotherapie nur bei H.-pylori-negativen bzw. NSAR-induzierten Ulzera angewandt und zwar in folgender Tagesdosierung: Omeprazol 20 mg, Lansoprazol 30 mg, Pantoprazol 40 mg, Rabeprazol 20 mg. Eine Weiterentwicklung bei den PPI stellt Esomeprazol dar, der erste isomere PPI als linksdrehendes Enantiomer des Racemats Omeprazol. Aufgrund der verbesserten Pharmakokinetik ist Esomeprazol im direkten Vergleich mit Omeprazol rascher hinsichtlich des Wirkungseintritts und erlaubt, über längere Zeit den therapeutischen pH-Wert > 3,5 zu halten.

Trotz der hohen Effizienz für die Abheilung des Ulkus im floriden Stadium ist der säuresupprimierenden Therapie eine wesentliche Grenze dahingehend gesetzt, dass sie die Ulkuskrankheit nicht heilen kann und auch bei kontinuierlicher Anwendung Rezidive der Ulzera (Magen- u. Duodenalulzera) nicht zu verhindern vermag.

Weder für die Abheilung des floriden peptischen Ulkus noch zur Langzeitbehandlung wird heute noch auf Wirkprinzipien zurückgegriffen, die ihren primären Effekt über eine Stärkung der Mukosaresistenz bzw. über die Reparatur von Mukosaläsionen ausüben. Zu diesen Wirkprinzipien zählen Prostaglandinanaloga, Sucralfat und Bismutsalze, die noch verfügbar gehalten werden, aber zur Therapie der Ulkuskrankheit in der Regel nicht mehr beitragen.

H.-pylori-Eradikation Die Heilung der H.-pylori-Infektion stellt die primäre Therapie bei der Ulkuskrankheit dar.

Die effektive H.-pylori-Eradikation hat eine permanente Heilung des Ulkus mit einer Rezidivrate von weniger als 5 % ermöglicht und macht eine Dauertherapie mit Säuresekretionshemmern heute in der Regel überflüssig. Die derzeit gültige Therapieempfehlung zur H.-pylori-Eradikation ist eine kurzzeitige Tripeltherapie über mindestens sieben Tage (bis max. zehn Tage) mit PPI und als Antibiotika Clarithromycin in Kombination mit Amoxicillin oder Metronidazol (s. Tab. 14.8). Beide PPI-basierende Kombinationstherapien führen zu Heilungsraten von mehr als 80 % unter Zugrundelegung einer Intention-to-treat-Analyse. Hierbei hat sich in der Kombination Clarithromycin/Metronidazol eine Therapieoptimierung in der höheren Clarithromycindosis mit 2 × 500 mg gezeigt.

Für die Entscheidung zwischen Clarithromycin/Amoxicillin vs. Clarithromycin/Metronidazol sind zwei Gesichtspunkte maßgeblich: C/M verursacht seltener (10 %) weichen Stuhl oder Diarrhö als C/A (20 %), ist jedoch im Fall eines Therapieversagens ungünstiger als Primärtherapie, da man sich fast immer eine Metronidazol-Resistenz von H. pylori damit erkauft.

Für das Therapieversagen sind vor allem die schlechte Compliance bei der Medikamenteneinnahme, vorbestehende mikrobielle Resistenz gegen die verwendeten Antibiotika und unzureichende Säuresuppression verantwortlich. Wenn die „Second-Line"-Therapie (s. Tab. 14.9) auch versagt, sollte eine Resistenztestung erfolgen. In Deutschland sind vor der ersten Therapie Resistenzen von 2–4 % vs. Clarithromycin, 15–30 % vs. Metronidazol bekannt. Eine Metronidazol-Resistenz reduziert den Therapieerfolg der C/M-Kombination auf etwa 60–70 %, eine Clarithromycin-Resistenz vermindert die Erfolgsrate sogar auf 30–50 %. Posttherapeutisch betragen die Resistenzraten gegen Metronidazol ca. 80 %, gegen Clarithromycin ca. 50 %.

Auch das Reserveschema der Quadrupeltherapie wird durch eine Metronidazol-Resistenz belastet, allerdings hält sich die Reduktion der Eradikationsraten auf 70–80 %. In Kenntnis der Resistenztestung kann nach Tabelle 14.10 vorgegangen werden. Eine fehlgeschlagene Therapie sollte nicht wiederholt werden.

Das unkomplizierte Ulcus duodeni bedarf keiner über die sieben Tage hinausgehenden säurereduzierenden Therapie. Beim Ulcus ventriculi, beim komplizierten Ulkus mit stattgehabter Blutung und beim Ulcus duodeni mit einem Durchmesser von mehr als 2 cm ist über die H.-pylori-Therapie hinaus eine Säuresuppression mit PPI bis zur endoskopisch dokumentierten Abheilung der Läsion notwendig. Die Kontrolle des Eradikationserfolges sollte auch bei unkompliziertem Ulkus in jedem Fall vier Wochen nach Therapieende erfolgen. Ein H.-pylori-negativer ^{13}C-Harnstoff-Atemtest (oder H.-pylori-Stuhl-Antigen-Test) nach Therapie ist ein guter und ausreichender Parameter für die Ulkusheilung, so dass, Beschwerdefreiheit vorausgesetzt, auf eine Kontrollendoskopie verzichtet werden kann.

Tab. 14.8 Standardtherapie der H.-pylori-Infektion.

	Clarithromycin	Metronidazol	Amoxicillin
Option 1	2 × 500 mg		2 × 1 000 mg
Option 2	2 × 500 (250) mg	2 × 400 mg	

Therapiedauer jeweils sieben Tage.
Jeweils in Kombination mit einer zweimal täglichen Standarddosis eines PPI
(alternativ: Omeprazol 2 × 20 mg, Lansoprazol 2 × 30 mg, Pantoprazol 2 × 40 mg, Rabeprazol 2 × 20 mg, Esomeprazol 2 × 20 mg)

Therapie des NSAR-assoziierten Ulkus NSAR-assoziierte Ulzera sind häufiger im Magen als im Duodenum lokalisiert und neigen öfter zu Komplikationen wie Perforation und Blutung als Ulzera anderer Genese. Sie haben ein etwa vierfach erhöhtes Risiko für schwere Komplikationen. Erste therapeutische Strategie ist nach Möglichkeit der künftige Verzicht auf NSAR. Analgetische Ersatztherapie wie Paracetamol oder Opiatanaloga sind ohne ulzerogenes Potential. Neue COX-2-selektive NSAR haben nach bisheriger begrenzter Erfahrung kein erhöhtes Risiko und sind somit eine Therapiealternative.

Bei unabdingbarer Fortsetzung der NSAR-Therapie wird die Abheilung mit PPI gefördert und in den meisten Fällen erreicht. Für eine höhere Dosierung als einfache Standarddosis gibt es bislang keine Studiendaten, die ein größeren Nutzen belegen würden.

Auch zur Sekundärprophylaxe, d.h., nach Abheilung der NSAR-assoziierten Ulzera und unter Fortsetzung der NSAR-Therapie, hat sich die Gabe von PPI als Standardtherapie etabliert und dem Prostaglandinanalogon Misoprostol als überlegen erwiesen. Auch für die Primärprophylaxe von NSAR-induzierten Ulzera sind PPI indiziert und sollten bei Risikofaktoren (s. Tab. 14.11) zum Einsatz kommen.

Die neuen „selektiven" COX-2-Inhibitoren führen nicht zu erhöhter Ulkusbildung, wenn man einen Beobachtungszeitraum von sechs Monaten zugrunde legt. Allerdings behindern COX-2-Inhibitoren die Ulkusheilung. Der „magenfreundliche" Effekt ist vollständig aufgehoben, wenn Aspirin, auch in niedriger Dosierung, zu den COX-2-Inhibitoren eingenommen wird.

Tab. 14.9 Second-Line-Therapie der H.-pylori-Infektion nach Therapieversagen.

Bismut	PPI in 2facher Standarddosierung	Tetracyclin-Hydrochlorid	Metronidazol
Bismutsubzitrat 4 × 100 mg (Telen") oder Bismutsubsalicylat 4 × 600 mg (Steigerwald)	Omeprazol 2 × 20 mg, oder: Lansoprazol 2 × 30 mg, oder: Pantoprazol 2 × 40 mg, oder: Rabeprazol 2 × 20 mg, oder: Esomeprazol 2 × 20 mg	4 × 500 mg	3 × 500 mg (oder 3 × 400 mg)

Therapiedauer sieben Tage

Tab. 14.10 Third-Line-Therapie nach Resistogramm.

Nitroimidazol	Makrolid	Empfohlene Therapie
Empfindlich	Empfindlich	PPI-C-M oder PPI-C-A
Resistent	Empfindlich	PPI-C-A
Empfindlich	Resistent	PPI-Bismut-M-T
Resistent	Resistent	Omeprazol 3 × 40 mg-A 3 × 1 g über zwei Wochen oder: PPI-Rifabutin 2 × 150 mg-A 2 × 1 g über eine Woche (experimentell)

PPI: Protonenpumpeninhibitor; C: Clarithromycin; A: Amoxicillin; M: Metronidazol; T: Tetrazyklin

Therapie bei H.-pylori-Infektion und NSAR-assoziiertem Ulkus Die Interaktionen beider ulzerogener Faktoren sind komplex, und die Datenlage ist kontrovers. Es gibt sowohl synergistische als auch antagonistische Effekte hinsichtlich der Schleimhautschädigung beider Faktoren. Aus dieser Situation kann man zurzeit folgende Empfehlungen ableiten. Zur Primärprophylaxe von Exposition auf NSAR ist die H.-pylori-Eradikation ratsam, da die Ulkushäufigkeit dadurch auf seltene Ereignisse reduziert wird. Bei Patienten mit hohem Risiko für Komplikationen der NSAR-Therapie ist die Eradikation allein jedoch keine ausreichende Prophylaxe, so dass eine Dauermedikation mit PPI angeschlossen werden soll.

Betrachtet man die Ulkusheilungsraten unter PPI-Therapie und fortgesetzter NSAR-Gabe, so findet sich ein schwacher Trend zu geringerer Heilungsrate innerhalb von acht Wochen bei H.-pylori-negativen Patienten. Dieser Effekt ist auf eine etwas verstärkte Wirksamkeit der Säuresekretionshemmer bei gleichzeitig bestehender H.-pylori-Infektion zurückzuführen. Diese pharmakologische Besonderheit mit geringfügigem Benefit für die Akutabheilung sollte Patienten mit H.-pylori-positivem, NSAR-assoziierten Ulkus nicht die H.-pylori-Therapie vorenthalten. Spätestens nach erfolgter Abheilung ist die Eradikation von H. pylori auch in dieser Situation ratsam.

Tab. 14.11 Indikation zur Primärprophylaxe gastroduodenaler NSAR-Komplikationen mit PPI.

Anamnese für peptisches Ulkus
Vorangegangene gastrointestinale Blutung
Alter > 60 Jahre
Hohe NSAR-Dosis
Begleitende Antikoagulanzien- oder Kortikosteroidtherapie
Schwere Komorbidität

Therapie seltener Ursachen der Ulkuskrankheit Neben der säuresuppressiven und H.-pylori-Therapie muss bei Identifizierung einer anderweitigen seltenen Ursache der Ulkuskrankheit diese der jeweiligen spezifischen Therapie zugeführt werden. Dies schließt die Kombination von PPI mit immunsuppressiver Therapie bei Morbus-Crohn-induzierten Magen- und Duodenalulzera ebenso wie die kontinuierliche Säurehemmung als Monotherapie bei Gastrinom ein.

Therapierefraktäres Ulkus Nur selten kommt es zur Therapieresistenz. Gründe hierfür können in einer inadäquaten Säuresuppression unter vorgegebener Dosierung oder in einer Incompliance bei der Medikamenteneinnahme liegen. Weitere Kofaktoren sind fortgesetztes Rauchen oder Einnahme von NSAR ohne Magenschutztherapie. Seltenere Gründe sind genetische Variationen, die zu einer fehlenden Wirkung der PPI führen können. Gegebenenfalls ist die säuresuppressive Therapie mittels pH-Metrie des Magens zu überprüfen. Bei Therapieresistenz ist eine erneute Überprüfung der Ätiologie des Ulkus notwendig (wurden alle Risikofaktoren berücksichtigt?).

In seltenen Fällen sollte nach Ausschöpfung aller konservativen Möglichkeiten die Magenoperation erwogen werden. Insbesondere bei therapierefraktärem Ulcus ventriculi muss stets an die Möglichkeit einer zugrunde liegenden Neoplasie gedacht werden.

Komplikationen

Zu den Komplikationen der Ulkuskrankheit zählen zwei akute Komplikationen, die **Ulkusblutung** und die **Ulkusperforation,** und eine sowohl akut als auch chronisch verlaufende Komplikation, die **Ulkuspenetration** (häufig das Pankreas penetrierend). Die Komplikation mit chronischem Verlauf ist die **Magenausgangsstenose.**

Ulkusblutung Die Jahresinzidenz der Ulkusblutung ist trotz der insgesamt rückläufigen Inzidenz der Ulkuskrankheit nach wie vor gleich bleibend hoch mit 0,3–0,8/1 000. Unter allen akuten gastrointestinalen Blutungen nimmt die peptische Ulkuskrankheit mit 55 % den ersten Rang ein (s. Tab. 14.12). 75 % der Ulkusblutungen sistieren spontan, 25 % bluten erneut. Die klinischen Manifestationen können sich als Erbrechen von frischem Blut (Hämatemesis), kaffeesatzartiges Erbrechen (Ausdruck der stattgehabten Blutung), als perianale Abgänge von altem Blut (Meläna) und bei besonders massiven Blutungen sogar als frische Blutabgänge präsentieren.

Die Behandlung der akuten Ulkusblutung muss nach folgendem Ablauf erfolgen:
- Kreislaufstabilisierung (falls erforderlich),
- endoskopische Untersuchung zur Ursachenfindung,
- Blutstillung und Risikoabschätzung für Blutungsrezidive,
- nach Blutstillung kausale Therapie; im akuten Stadium durch Infusion von Protonenpumpenhemmer (z. B. Omeprazol i.v. mit Tagesdosierung von 240 mg: 80 mg als Kurzinfusion, gefolgt von 8 mg/h).

Die endoskopische Beurteilung der Ulkusblutung bedient sich der Forrest-Kriterien (Abb. 14.44), anhand derer die Entscheidung über die endoskopische Blutstillung, die prognostische Einschätzung für eine Rezidivblutung und

Entscheidung über Art der Überwachung einschließlich der Notwendigkeit und Zeitpunkt der endoskopischen Kontrollen, getroffen wird. Abhängig von den endoskopischen Stigmata liegt das Risiko für die Rezidivblutung zwischen 4 % (keine aktiven Blutungszeichen mehr) und 80 % bei Nachweis einer aktuellen Blutung aus einem Gefäß oder bei noch sichtbarem Gefäßstiel.

Die Therapie der Ulkusblutung erfolgt endoskopisch bei noch aktiver Blutung oder endoskopischer Einschätzung einer hohen Gefährdung für die Rezidivblutung. Behandelt wird entweder durch Unterspritzung mit Suprarenin in Kochsalzlösung (1 : 10 000) oder mittels Fibrinkleber oder über eine mechanische Applikation von Clips (s. Abb. 14.45). Diffus-flächige Blutungen sind auch der Plasmakoagulation mittels Argonbeamer zugänglich. Unmittelbar an die Endoskopiemaßnahmen schließt sich eine hoch dosierte PPI-Therapie an. Die Indikation zur Bluttransfusion ist abhängig vom hämodynamischen Status der Blutungsrate und Komorbidität. Als Faustregel gilt die Notwendigkeit einer Bluttransfusion bei Abfall des Hb-Wertes unter 8 g/dl, bei Patienten mit Komorbidität, insbesondere Herzerkrankungen, bereits bei einem Abfall des Hb unter 10 g/dl. Gleichzeitig ist die Korrektur von Koagulationsstörungen (Vitamin K, PPSB, FFP, Thrombozytenkonzentrate) notwendig.

Der chirurgische Eingriff ist heute nur noch in seltenen Fällen (in weniger als 5 %) erforderlich, wenn die endoskopische Blutstillung versagt bzw. wenn aufgrund der Schwere und Lokalisation der Ulkusblutung (Bulbushinterwand) die endoskopische Versorgung als nicht ausreichend einzuschätzen ist. Die Behandlung der akuten Ulkusblutung erfordert das harmonische Zusammenspiel von Gastroenterologen (Endoskopie) und Chirurgen (Indikation und Zeitpunkt sowie Durchführung der Operation). Chirurgisch sollte nach Möglichkeit auf eine lokale Maßnahme in Form der Umstechung zurückgegriffen werden. Von vordergründiger Bedeutung ist, dass die Ursache der Ulkuskrankheit beseitigt wird. Bei H.-pylori-Positivität muss bei Wiederaufnahme der oralen Ernährung die H.-pylori-Eradikation nach Standarddosierung erfolgen. Bei Medikamenten-(NSAR-)induzierter Ulkusblutung ist die kontinuierliche Weiterführung einer PPI-Therapie notwendig. Bei gleichzeitig bestehender H.-pylori-Infektion und Einnahme von NSAR sind die Eradikationstherapie und Weiterführung der PPI-Behandlung notwendig. Diesbezüglich nimmt das aspirininduzierte Ulkus eine Sonderstellung ein, da durch alleinige H.-pylori-Eradikation das Risiko einer erneuten Ulkusblutung sehr gering ist und sich nicht von einer Dauerbehandlung mit PPI unterscheidet (s. Abb. 14.46).

Ulkusperforation Die Ulkusperforation ist klassisch durch ein akutes Abdomen und das Auftreten freier Luft im Röntgenbild zu diagnostizieren, kann aber auch bei einer gedeckten Perforation maskiert werden. 70 % der Patienten, die durch eine Ulkusperforation diagnostiziert werden, sind H.-pylori-positiv, unabhängig von der NSAR-Einnahme. Hier ist neben der sofortigen chirurgischen Versorgung des Patienten die effektive H.-pylori-Therapie Grundvoraussetzung für die Rezidivprophylaxe.

Ulkuspenetration Die Ulkuspenetration, z.B. in das Pankreas ist eine eher seltene Komplikation. Wie auch die Ulkusperforation bedarf sie der chirurgischen Notfalltherapie.

Tab. 14.12 Ursachenhäufigkeit der akuten gastrointestinalen Blutung.

Ursache	Häufigkeit (%)
Peptische Ulkuserkrankung	55
Gastroösophageale Varizen	14
Arteriovenöse Malformationen	6
Mallory-Weiss-Läsionen	5
Tumoren und Erosionen	Je 4
Dieulafoy-Ulcus	1
Andere	11

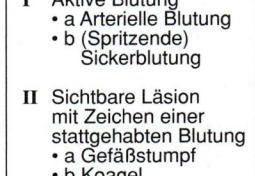
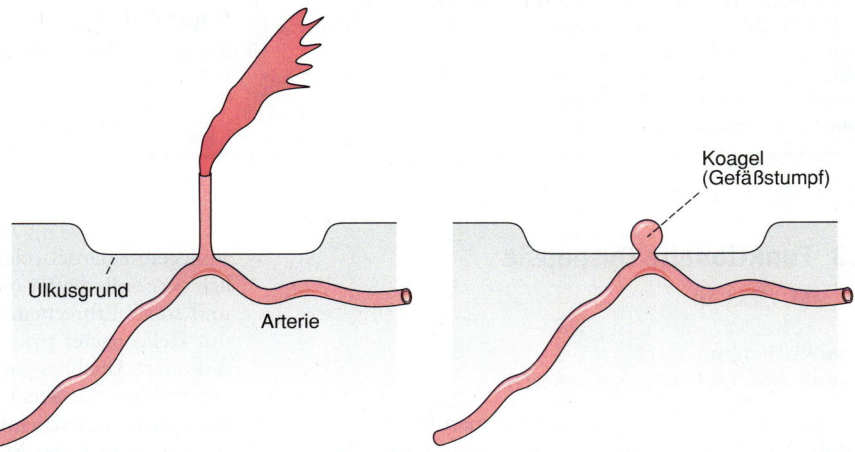

Abb. 14.44 Forrest-Klassifikation.

I Aktive Blutung
 • a Arterielle Blutung
 • b (Spritzende) Sickerblutung

II Sichtbare Läsion mit Zeichen einer stattgehabten Blutung
 • a Gefäßstumpf
 • b Koagel
 • c Hämatin

III Läsion **ohne** Zeichen einer stattgehabten Blutung

Erkrankungen des Gastrointestinalsystems

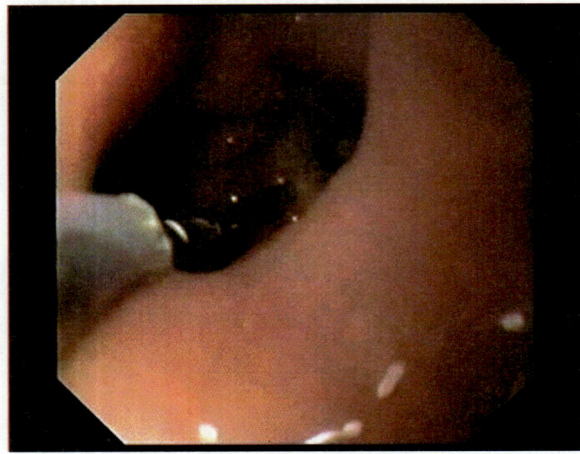

Abb. 14.45 Clip beim Ulcus duodeni.

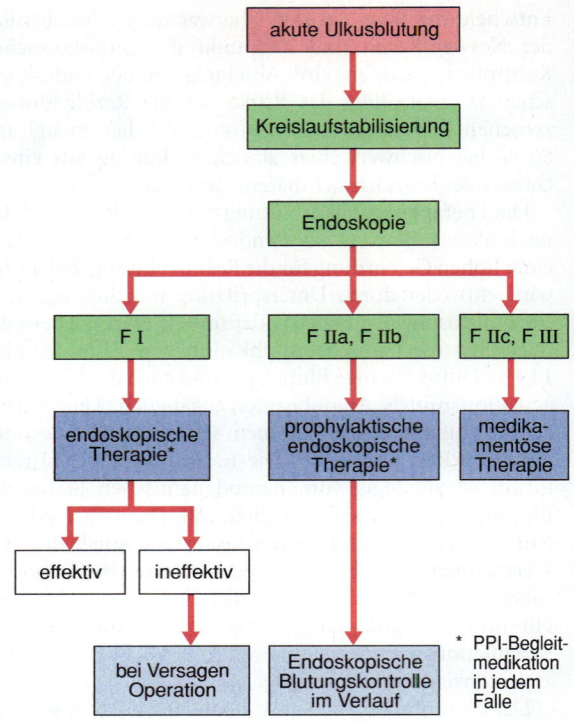

Abb. 14.46 Therapie der akuten Ulkusblutung.

Nach Abheilung eines Ulkus kann es zum Auftreten eines **Narbenbulbus** bis hin zur Stenose, die chirurgisch interveniert werden muss, kommen.

Chirurgische Therapie Domäne der Chirurgie sind derzeit ausschließlich **Komplikationen,** wie die endoskopisch nicht kontrollierbare Blutung, die Perforation oder ein rezidivierendes Ulkus in einem Narbenareal, z.B. in einer Anastomose.

Zusammenfassung

- Häufigste Ursachen: Stress, Rauchen, Medikamenteneinnahme (z.B. NSAR), Helicobacter-pylori-Befall, Ernährungsgewohnheiten
- Wichtigstes Symptom: Oberbauchschmerzen
- Wichtigste diagnostische Maßnahmen: Endoskopie, Biopsie
- Wichtigste therapeutische Maßnahme: je nach Ursache

Zur weiteren Information

Literatur

Malfertheiner, R.: Helicobacter pylori in der Ulkusgenese In: Malfertheiner, R. (Hrsg.): Helicobacter pylori. Von der Grundlage zur Therapie, Thieme, New York 2000.

Schmidt, W. E.: Peptische Ulkusarbeit: Ulcus duodeni, Ulcus ventriculi. In: Fölsch, U. R., K. Kochsiek, R. F. Schmidt (Hrsg.): Pathophysiologie, Springer 2000.

Shamburek, R. D., M. L. Schubert: Structure and Function of the Stomach. In: Hunt, R. H. (ed.): Proton Pump Inhibitors and Acid Related Disorders. Adis, Osaka 1994.

Sleisenger, Fordtrans: Gastrointestinal and Liver Disease. Saunders, Philadelphia 1993.

Tytgat, C.: Peptic Ulcer Disease. Clinical Gastroenterology. Bailler`s Best Practice and Research 2000.

IMPP-Statistik

Ulcus duodeni ◆ Ulcus ventriculi

14.3.3 Funktionelle Dyspepsie

M. CLASSEN

Synonym: Reizmagen
Engl. Begriff: Non-Ulcer Dyspepsia (NUD)

Als funktionelle Dyspepsie bezeichnet man Beschwerden im Oberbauch, denen ein objektiver organischer Befund nicht zugeordnet werden kann. Der Patient klagt über Völlegefühl, Druck oder Krampf im Epigastrium, gelegentlich vergesellschaftet mit Inappetenz, Übelkeit, Aufstoßen und sogar Erbrechen. Eine Infektion der Magenmukosa mit Helicobacter pylori (s. Kap. 14.3.1) wird als Ursache diskutiert. Unabhängig davon sind bei manchen Patienten psychogene Ursachen oder eine gestörte Schmerzperzeption wahrscheinlich. In einigen Fällen sind motorische Störungen des Magens, Intoleranzen oder Allergien gegen Nahrungsmittel zu vermuten oder sicher zu eruieren.

14.3 Erkrankungen des Magens

Epidemiologie Die Prävalenz der dyspeptischen Beschwerden (> 1×/Woche) beträgt in Deutschland wie in anderen westlichen Ländern 20–30 %.

In Deutschland suchen 50 % der Patienten wegen dyspeptischer Beschwerden den Arzt auf. Diese Patientengruppe klagt signifikant häufiger auch über andere Schmerzen, insbesondere im Unterbauch und bei der Defäkation.

Ätiologie und Pathogenese Bei einigen Patienten mit funktioneller Dyspepsie wurde eine Besiedlung der Magenschleimhaut mit Helicobacter pylori nachgewiesen. Die Eradikation des Keims führt allerdings nur bei einer Minorität der Patienten zu Beschwerdefreiheit.

Als weitere Ursachen werden **Nahrungsmittelintoleranzen** angegeben, häufig gegen Kaffee, scharfe Gewürze und Fette. Hinzu kommt die Möglichkeit einer **Nahrungsmittelallergie,** beispielsweise gegen Milch und Milchprodukte, Früchte, Ei, Meerestiere und Gemüse.

Bei manchen Patienten bestehen Zusammenhänge mit endogener oder reaktiver Depression sowie Konfliktsituationen.

Tab. 14.13 Symptom oder Symptomkombination bei funktioneller Dyspepsie (Leitlinien der Deutschen Gesellschaft für Verdauungs- und Stoffwechselkrankheiten 2001).

- Epigastrischer Schmerz, oft nach dem Essen
- Druck
- Völlegefühl
- Frühzeitiges Sättigungsgefühl
- Geblähter Leib (Meteorismus, Aufgeblähtsein*)
- Aufstoßen
- Retrosternales Brennen (Sodbrennen*)
- Übelkeit, Brechreiz
- Erbrechen, gelegentlich*

* nur in Kombination mit anderen Symptomen

Symptome Typisch sind Schmerzen im Epigastrium, die als Druck- oder Völlegefühl beschrieben werden, und andere in Tabelle 14.13 aufgeführte Symptome. Kombinationen dieser Symptome sind beliebig und häufig:

Die enge Verflechtung von psychischen und vegetativen Symptomen bei einer Patientengruppe wird auch als **psychovegetatives Syndrom** bezeichnet.

Patienten mit funktioneller Dyspepsie bzeichnen die Einschränkung der Lebensqualität als stark.

Alarmsymptome, die auf eine ernste organische Grunderkrankung hinweisen können und eine eingehende und zielgerichtete Diagnostik nach sich ziehen müssen, sind:

- Gewichtsabnahme
- Schluckstörungen
- rezidiverendes Erbrechen
- Appetitlosigkeit
- Anämie
- gastrointestinale Blutung
- Fieber

Bei Patienten unter 45 Jahren mit dyspeptischen Beschwerden ohne Alarmsymptome und ohne ASS/NSAR-Einnahme kann eine probatorische Therapie (Säurehemmer/Prokinetika max. über vier Wochen) versucht werden. Die frühzeitige Endoskopie (ÖGD) gilt als kosteneffektiver (Leitlinien), beruhigt jedoch den Patienten, dass eine organische Erkrankung ausgeschlossen ist.

Diagnostik Von Bedeutung ist die exakte **Anamnese** über Art und Auftreten der Symptome, frühere Erkrankungen, diätetische Gewohnheiten, Medikamenteneinnahme, Lebensumstände, Konfliktsituationen und Psyche.

Bei über drei bis vier Wochen persistierenden Beschwerden muss die Diagnostik zum Ausschluss organischer und anderer funktioneller Störungen geführt werden. Orientierende **Laboruntersuchungen** (kleines Blutbild, BSG oder CRP, γ-GT, GOT, GPT, Lipase, Kreatinin) dienen der Suchdiagnostik, eine umfangreichere Labordiagnostik wird am klinischen Bild und an den Ergebnissen der „kleinen Labordiagnostik" orientiert. Die **Ultrasonographie** des Abdomens gibt in erster Linie Aufschluss über Veränderungen der Leber, der Gallenwege und des Pankreas. Die **Ösophagogastroduodenoskopie** (ÖGD), ergänzt durch die Biopsie mit histologischer und/oder bakteriologischer Suche nach Helicobacter pylori (Schnelltest CLO, HUT), ist die wichtigste apparative Untersuchung zur Evaluation von Patienten mit dyspeptischen Beschwerden.

Die **Endoskopie** von Speiseröhre, Magen und Duodenum sollte unverzüglich erfolgen bei:

- Alarmsymptomen (s.u.)
- Ulkusanamnese
- ASS/NSAR-Einnahme
- Zustand nach Magenoperation
- Ikterus
- Raumforderung/Resistenz im Oberbauch, Eradikation von H. p. bei positivem nichtinvasivem Test (s.Kap. 14.3.1)
- Beschwerdepersistenz im Oberbauch (Alter > 45 Jahre)

Selten werden Sekretionsanalyse des Magens, Röntgenuntersuchung, 24-h-pH-Metrie im terminalen Ösophagus, Entleerungsszintigramm des Magens mit technetiummarkiertem Nahrungsbrei zum Ausschluss einer organischen Störung oder der Lactosetoleranztest nötig sein.

Der Nachweis einer gastrointestinalen Nahrungsmittelallergie ist schwierig und nicht unumstritten. In der Regel darf eine Überempfindlichkeit gegen bestimmte Nahrungsmittel als sicher bezeichnet werden, wenn gleichzeitig extraintestinale Manifestationen, wie Urtikaria, Quincke-Ödem, Konjunktivitis, Schnupfen, Asthma, Migräne oder Gelenkschmerzen, auftreten. Der Nachweis erfolgt durch Karenz- und Reexpositionsversuche mit dem vermuteten Allergen. Ein positiver Hauttest (Pricktechnik) weist aber lediglich die Gegenwart von Antikörpern und nicht unbedingt die einer klinisch relevanten Nahrungsmittelüberempfindlichkeit nach. In-vitro-Nachweise von allergenspezifischem IgE im Serum werden empfohlen (RAST, ELISA).

Therapie Viele Patienten werden durch das ausführliche ärztliche Gespräch beruhigt, andere fühlen sich besser, wenn organische Erkrankungen ausgeschlossen werden konnten. Einige Patienten mit einer Helicobacter-assoziierten Infektion des Magens werden durch eine **Eradikationstherapie** beschwerdefrei (s. Leitlinien DGVS).

Die **diätetische** Beratung berücksichtigt offensichtliche Intoleranzen und Allergien. Kaffee, scharfe Gewürze, blähende Speisen, Alkoholika sollten zeitweilig, Allergene vollständig aus der Kost eliminiert werden. Eine spezifische Diät gibt es jedoch nicht.

Weitere **medikamentöse** Maßnahmen sind empirisch und können sich an den Leitsymptomen orientieren. Medikamente zur Beschleunigung der Magenentleerung (Prokinetika) oder Säurehemmer, deren Wirksamkeit von der säuresupprimierenden Potenz abhängt, stehen im Vordergrund. Vegetative Störungen können mit Bellergal® behandelt werden. Weitere Medikamente, die bei funktioneller Dyspepsie mit Erfolg eingesetzt werden sind Iberogast®, Sulpirid und Dimeticon. Antidepressiva und Psychotherapie sind dann indiziert, wenn eine depressive Morbidität besteht. Von entscheidender Bedeutung ist das ärztliche Gespräch, in dem der Patient über die gutartige Natur der Erkrankung aufgeklärt wird.

Differentialdiagnose Ausgeschlossen werden alle organischen, strukturellen oder funktionellen Erkrankungen der terminalen Speiseröhre, des Magens, des Zwölffingerdarms und der Nachbarorgane, insbesondere gastroösophageale Refluxkrankheit, peptisches Ulkus, Malignome, aber auch Erkrankungen der Nachbarorgane wie z. B. Pankreatitis und Cholelithiasis. Systemische Erkrankungen wie Kollagenosen, Stoffwechselerkrankungen (Gastropathie bei Diabetes mellitus), endokrine Erkrankungen, z. B. exzessive Hyperchlorhydrie durch Hypergastrinämie bei Gastrinom, Karzinoid, Hypo-/Hyperthyreose und Hyperparathyroidismus sind ebenfalls zu nennen.

Die Definition der funktionellen Dyspepsie mit ihren unterschiedlichen Symptomen umfasst möglicherweise eine Sammlung unterschiedlicher organischer, vegetativer und psychischer Störungen, die derzeit noch nicht gut verstanden, diagnostiziert und behandelt werden können.

Zusammenfassung

- Häufigste Ursachen: Nahrungsmittelintoleranzen, Nahrungsmittelallergien, Helicobacter-Befall
- Wichtigstes Symptom: Schmerzen im Epigastrium (wie Druck- oder Völlegefühl)
- Wichtigste diagnostische Maßnahmen: Anamnese, Labor, Gastroskopie, Sonographie
- Wichtigste therapeutische Maßnahme: je nach Ursache

Zur weiteren Information

Literatur

Malferteiner, R., G. Holtmann, U. Peitz, et al: Leitlinien der Deutschen Gesellschaft für Verdauungs- und Stoffwechselkrankheiten zur Behandlung der Dyspepsie. Z Gastroenterol 2001; 39: 937–56.

14.3.4 Magentumoren

T. Südhoff, W. Schmiegel

Benigne Magentumoren sind etwa zu gleichen Teilen **epithelialen** und **mesenchymalen** Ursprungs. In der Regel verursachen sie keine Beschwerden, werden als Zufallsbefund bei einer Endoskopie entdeckt und bedürfen keiner Therapie. Bei polypoiden Tumoren ist die histologische Diagnosesicherung eines Adenoms notwendig, da Adenome als Präkanzerose einzustufen sind und komplett abgetragen werden sollten.

Trotz rückläufiger Inzidenz hat das **Magenkarzinom** weiterhin eine sehr schlechte Prognose (5-Jahres-Überleben < 15 %), da der überwiegende Anteil der Karzinome sich auch heute noch bei Erstdiagnose in bereits fortgeschrittenen Tumorstadien befindet. Einzige kurative Therapieoption ist die chirurgische R0-Resektion; beim Frühkarzinom vom Mukosatyp (T1a) ist wahrscheinlich auch eine endoskopische Mukosektomie ausreichend. Neoadjuvante und adjuvante Therapiestrategien (Chemotherapie ± Radiatio) sind klinischen Studien vorbehalten. Voraussetzung für eine Prognoseverbesserung beim Magenkarzinom ist, die Indikation für eine endoskopische Untersuchung großzügiger zu stellen, um den Anteil von Frühkarzinomen (5-Jahres-Überleben ca. 90 %) bei Erstdiagnose von gegenwärtig < 20 % zu steigern.

Primäre **Magenlymphome** machen 3–5 % der malignen Magentumoren aus. Der überwiegende Anteil entsteht aus mukosaassoziiertem lymphatischem Gewebe. Für die Entstehung und Progression dieser Lymphome spielt Helicobacter pylori eine entscheidende Rolle. Folgerichtig ist auch eine Eradikationsbehandlung für frühe Stadien niedrigmaligner Lymphome etabliert. Für fortgeschrittene Stadien niedrigmaligner und alle Stadien hochmaligner Magenlymphome stehen mit Operation, Bestrahlung und systemischer Chemotherapie wirksame Behandlungsoptionen zur Verfügung.

Benigne Magentumoren

Definition

Benigne Magentumoren werden bei bis zu 1 % der Bevölkerung gefunden und verteilen sich etwa gleichmäßig auf Tumoren epithelialen und mesenchymalen Ursprungs.

Epitheliale Tumoren **Fundusdrüsenpolypen, foveoläre Hyperplasien** und **hyperplastische Polypen** sind gutartige Magenschleimhauttumoren, die häufig mit entzündlichen Veränderungen der Mukosa einhergehen und nicht als Präkanzerosen einzustufen sind.

Hamartomatöse Polypen sind selten und betreffen in der Regel den gesamten Gastrointestinaltrakt. Sie werden bei Polyposissyndromen, wie dem Peutz-Jeghers-Syndrom (zusätzlich typische periorale Hyperpigmentierung der Patienten) und der familiären juvenilen Polyposis gefunden. Beide Syndrome zeigen ein autosomal-dominantes

Vererbungsmuster und weisen ein erhöhtes Risiko für Magenkarzinome auf.

Adenome finden sich bevorzugt im Antrum und kommen sporadisch und auch im Rahmen von familiären Polypsissyndromen vor. Sporadische Adenome kommen im Magen deutlich seltener vor als im Dickdarm (nur 1–2 % aller polypoiden Magenschleimhautläsionen). Nach histologischen Kriterien werden tubuläre, villöse und tubulovillöse Adenome unterschieden.

Mesenchymale Tumoren Im Gegensatz zu epithelialen gehen mesenchymale Tumoren von den submukös gelegenen Wandschichten aus und zeigen gewöhnlich einen intakten Schleimhautüberzug. Entsprechend den anderen Abschnitten des Gastrointestinaltraktes finden sich im Magen **Lipome, Leiomyome, Hämangiome** und **neurogene Tumoren**, die im Einzelfall wegen schwer festzulegender Dignität therapeutische Probleme aufwerfen können.

Symptome

Gutartige Magentumoren rufen in der Regel keine Beschwerden hervor. In Abhängigkeit von Größe und Lage können sie selten Schmerzen, Blutungen oder Passagestörungen verursachen.

Diagnostik

Meist werden benigne Magentumoren zufällig bei einer endoskopischen Untersuchung entdeckt. Für die histologische Zuordnung ist die Gewinnung von ausreichendem Biopsiematerial notwendig. Bei submukös gelegenen Tumoren wird entsprechendes Material gewöhnlich mit der sog. Knopflochbiopsie gewonnen. Hierbei wird zunächst intakter Schleimhautüberzug mit Hilfe einer Schlinge abgetragen, damit mittels Zangenbiopsie anschließend Tumorgewebe in der Tiefe erfasst werden kann. Die endosonographische Untersuchung liefert zusätzliche Informationen über die intramurale Tumorausdehnung.

Differentialdiagnose

Abzugrenzen sind die nicht seltenen, vom endoskopischen Aspekt charakteristischen **Korpusdrüsenzysten,** die meist als multiple Läsionen auftreten. Hierbei handelt es sich um eine zystische Erweiterung der Korpusdrüsen nach Sekretion, die keiner Therapie bedarf, und nicht um einen Tumor.

Therapie

In den meisten Fällen ist bei Beschwerdefreiheit nach histologischer Diagnosesicherung keine weitere Therapie notwendig. Ausnahmen bilden Adenome und große mesenchymale Tumoren:
- Wenngleich sich nur eine geringe Anzahl von Magenkarzinomen aus Adenomen entwickelt, müssen Adenome im Magen als Präkanzerosen eingestuft werden und sollten daher endokopisch komplett abgetragen werden. Dies gilt insbesondere für Adenome mit schweren dysplastischen Veränderungen. Auch nach kompletter Abtragung sind regelmäßige endoskopische Kontrollen indiziert.
- Große mesenchymale Tumoren, insbesondere mit zentraler Nekrose, sollten wegen Blutungs- und Perforationsgefahr chirurgisch angegangen werden.

Magenkarzinom

Epidemiologie und Ätiologie Die Inzidenz des Magenkarzinoms ist in Deutschland stetig rückläufig und liegt bei 20–30/100 000/Jahr. In einigen Ländern der Welt, wie Japan und Finnland, ist dagegen das Magenkarzinom der häufigste maligne Tumor. Epidemiologische Untersuchungen favorisieren sowohl ethnische Faktoren als auch spezielle Ernährungsgewohnheiten als mögliche Ursachen für die regional unterschiedliche Inzidenz. So findet sich bei Japanern nach Übersiedlung in Niedrigrisikoländer, wie die USA, eine abnehmende Tumorinzidenz. Diskutiert wird z. B. die verstärkt karzinogene Wirkung von Nitrosaminen nach regelmäßiger Aufnahme von geräucherten oder gepökelten Speisen. Der Nachweis einer kausalen Beziehung konnte bisher aber nur im Tiermodell geführt werden. Die WHO hat des Weiteren Helicobacter pylori aufgrund der Assoziation mit der chronischen atrophischen Gastritis, die bei der Mehrzahl von Patienten mit Magenkarzinom nachweisbar ist, als karzinogen eingestuft. So scheint auch eine Eradikation von Helicobacter pylori die Inzidenz von Magenkarzinomen zu senken. Ein erhöhtes Risiko für die Entstehung eines Magenkarzinoms ist zudem gegeben bei:
- chronisch atrophischer Gastritis (Typ A und Typ B),
- Magenadenom,
- Morbus Ménétrier,
- reseziertem Magen (ab 15 Jahre nach Resektion),
- genetischen Faktoren: Verwandte von Magenkarzinompatienten und Patienten mit Blutgruppe A haben signifikant häufiger Magenkarzinome.

Der Altersmedian bei Patienten mit Magenkarzinom liegt bei > 60 Jahren, Männer sind häufiger betroffen als Frauen (2 : 1).

Histologische und klinische Klassifizierung Bei der histologischen Einteilung hat sich die WHO-Klassifikation durchgesetzt (s. Tab. 14.14). Zusätzlich werden nach Laurén zwei Typen beim Adenokarzinom (häufigstes Karzinom mit ca. 90 %) unterschieden: der intestinale und der diffuse Typ; in 15–20 % handelt es sich um einen Mischtyp, der dem diffusen Typ zugeordnet wird. Da beim diffusen Typ die makroskopisch feststellbare meist nicht der mikroskopisch verifizierten Tumorausbreitung entspricht (weit verstreute Tumorzellen), ist die Laurén-Klassifikation für das operative Vorgehen maßgeblich. Eine Übersicht über die gültige TNM- und UICC-Klassifikation gibt Tabelle 14.15. Etwa 60 % aller Magenkarzinome haben bei Erstdiagnose die Serosa bereits infiltriert, bei 70 % der resezierten Magenkarzinome finden sich bereits Lymphknotenmetastasen.

In den letzten Jahren ist eine Zunahme der proximalen Adenokarzinome des Magens zu verzeichnen, die heute häufig mit den Adenokarzinomen des distalen Ösophagus als Adenokarzinome des ösophagogastralen Übergangs (AEG) zusammengefasst werden:
- AEG I: Karzinome des distalen Ösophagus
- AEG II: Karzinome der Kardia
- AEG III: subkardiale Magenkarzinome

Erkrankungen des Gastrointestinalsystems

Tab. 14.14 WHO-Klassifikation (1990) des Magenkarzinoms.

Subtypen
Adenokarzinom ■ Papillär ■ Tubulär ■ Muzinös
Siegelringzellkarzinom
Adenosquamöses Karzinom
Plattenepithelkarzinom
Kleinzelliges Karzinom
Undifferenziertes Karzinom
Andere

Tab. 14.15 TNM-Klassifikation (2002) des Magenkarzinoms mit AJCC Stadiengruppierung.

T	Primärtumor		
TX	Primärtumor kann nicht beurteilt werden		
T0	Kein Anhalt für Primärtumor		
Tis	Carcinoma in situ: intraepithelialer Tumor ohne Infiltration der Lamina propria		
T1	Tumor infiltriert Lamina propria oder Submukosa		
T2	Tumor infiltriert Muscularis propria (T2a) oder Subserosa (T2b)		
T3	Tumor penetriert Serosa (viszerales Peritoneum), ohne Infiltration benachbarter Strukturen		
T4	Tumor infiltriert benachbarte Strukturen		
N	**Regionäre Lymphknoten**		
NX	Regionäre Lymphknoten können nicht beurteilt werden		
N0	Keine regionären Lymphknotenmetastasen		
N1	Metastasen in 1–6 regionären Lymphknoten		
N2	Metastasen in 7–15 regionären Lymphknoten		
N3	Metastasen in > 15 regionären Lymphknoten		
M	**Fernmetastasen**		
MX	Fernmetastasen können nicht beurteilt werden		
M0	Keine Fernmetastasen		
M1	Fernmetastasen		
Stadiengruppierung (AJCC 2002)			
Stadium 0	Tis	N0	M0
Stadium IA	T1	N0	M0
Stadium IB	T1	N1	M0
	T2a/b	N0	M0
Stadium II	T1	N2	M0
	T2a/b	N1	M0
	T3	N0	M0
Stadium IIIA	T2a/b	N2	M0
	T3	N1	M0
	T4	N0	M0
Stadium IIIB	T3	N2	M0
Stadium IV	T1–3	N3	M0
	T4	N1–3	M0
	Jedes T	Jedes N	M1

Abbildung 14.47 gibt einen schematischen Überblick über die Eindringtiefe des Magenkarzinoms in den verschiedenen T-Stadien.

Symptome Leider bleiben Magenkarzinome gewöhnlich längere Zeit symptomfrei. So werden Frühkarzinome außerhalb von Japan eher als Zufallsbefunde entdeckt. Unspezifische epigastrische Beschwerden (Druck, Völlegefühl, Übelkeit, Erbrechen) werden aber bei gezielter Anamnese von einem Großteil der Patienten in späteren Tumorstadien angegeben. Hämatemesis wird als Primärsymptom eher selten gefunden. Größere Kardiakarzinome führen gewöhnlich zu Schluckstörungen, Karzinome im Pylorusbereich zu schwallartigem Erbrechen. Bei fortgeschrittenen Magenkarzinomen findet sich in bis zu 80 % der Fälle eine ausgeprägte Tumorkachexie mit Leistungsknick und raschem Gewichtsverlust.

Diagnostik Die großzügige Indikationsstellung für eine **Gastroskopie** ist für die Früherkennung von entscheidender Bedeutung. Die Endoskopie erlaubt eine genaue Tumorlokalisation, die Angabe der Ausdehnung in cm sowie eine Beschreibung des makroskopischen Wachstumstyps nach Borrmann:
■ I: polypös
■ II: polypös-ulzerierend
■ III: ulzerierend-infiltrativ
■ IV: infiltrativ

Empfohlen wird die Entnahme von mindestens fünf bis zehn Gewebeproben, die bevorzugt aus den Randarealen zu gewinnen sind. Frühkarzinome können mit Hilfe der Chromoendoskopie leichter abgegrenzt werden (Abb. 14.48). Möglicherweise lässt sich die endoskopische Diagnostik mit Einführung neuer Technologien, wie der Zoomendoskopie und elektronischer Strukturverstärkung, weiter verbessern.

Die **Endosonographie** (Abb. 14.49) ergänzt das lokale präoperative Staging. Von geübter Hand gelingt die Festlegung der Eindringtiefe gemäß der TNM-Klassifikation in > 80 %; die Treffsicherheit bezüglich lokaler Lymphknotenmetastasen (Kompartiment I + II) liegt bei 66–75 %. Auch Infiltrationen in Nachbarorgane, insbesondere Leber und Pankreas, werden sicher erfasst.

Die **Oberbauchsonographie** erlaubt den Ausschluss von Leberfiliae oder Metastasen im kleinen Becken und eignet sich zum Nachweis von Aszites und paraaortal gelegenen Lymphknotenmetastasen. Bei unklaren Befunden oder lokal fortgeschrittenen Tumoren bietet sich ergänzend die CT-Untersuchung des Abdomens an. Im Ausschluss von Leberfiliae scheint das MRT überlegen zu sein. Ohne begleitenden Aszites entgeht das Vorliegen einer Peritonealkarzinose nicht selten der bildgebenden Diagnostik. So gelingt die korrekte präoperative Bestimmung des TNM-Stadiums mit Hilfe der Computertomographie nur in etwa der Hälfte der Fälle.

Die **Laparoskopie** mit Lavage sollte bei lokal fortgeschrittenen Tumoren (T3, T4) zum Ausschluss einer Peritonealkarzinose durchgeführt werden (obligat bei Studien zur neoadjuvanten Chemotherapie).

14.3 Erkrankungen des Magens

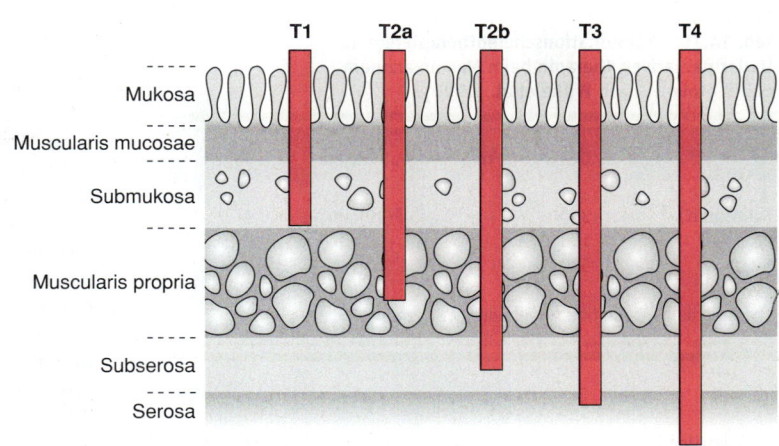

Abb. 14.47 T-Stadium beim Magenkarzinom in Abhängigkeit von der intramuralen Tumorausbreitung.

Zum Ausschluss von pulmonalen Filiae ist eine **Röntgenaufnahme des Thorax** obligat, die röntgenologische Untersuchung des Magens in Doppelkontrasttechnik hat an Bedeutung verloren.

Bei Schmerzen im Bereich des knöchernen Skeletts und lokal fortgeschrittenen Tumoren empfiehlt sich eine **Skelettszintigraphie**.

Die **Bestimmung von Tumormarkern** (CEA, CA 19-9, CA 72-4) ist für die Primärdiagnose unerheblich, ermöglicht aber ggf. die Identifizierung eines zusätzlichen Parameters für die postoperative Nachsorge.

Komplikationen Komplikationen wie Blutungen, Passagestörungen oder Perforation sind – abhängig von Lage und Größe – häufig, paraneoplastische Syndrome wie das Trousseau-Syndrom (thrombembolisch) oder das hämolytisch-urämische Syndrom sind selten.

Therapie

Chirurgische Therapie Die operative Therapie ist die einzige kurative Behandlungsoption des Magenkarzinoms. Die primäre Resektion ist immer dann indiziert, wenn je nach Ergebnis der Staginguntersuchungen eine R0-Resektion möglich erscheint. Beim Frühkarzinom vom Mukosatyp (Wahrscheinlichkeit von Lymphknotenmetastasen < 5 %, beim Frühkarzinom vom Submukosatyp dagegen 20 %) ist in Einzelfällen eine endoskopische Mukosaresektion möglich. Für alle anderen Tumorstadien müssen die totale Gastrektomie, ggf. mit organüberschreitender En-bloc-Resektion und die subtotale Magenresektion (⁴/₅-Resektion) als operative Standardverfahren angesehen werden. Die perioperative Mortalität liegt in erfahrenen Zentren deutlich unter 5 %. Während die subtotale Resektion eine proximale Resektionsgrenze unmittelbar subkardial vorsieht, liegt der proximale Resektionsrand bei der totalen Magenresektion im Bereich der anatomischen Kardia. In beiden Fällen schließt sich eine systematische Lymphadenektomie an. Zur suffizienten Festlegung des pathologischen TNM-Stadiums wird die Entnahme von mindestens 15 Lymphknoten empfohlen. Für Karzinome des ösophagogastralen Übergangs (AEG II + III) ist zusätzlich eine transhiatale Resektion des distalen Ösophagus vorgesehen. Bei Karzinomen mit intestinalem Wachstumstyp nach Laurén ist ein Sicherheitsabstand von 5 cm einzuhalten, beim diffusen Karzinom wird ein Sicherheitsabstand von wenigstens 8 cm empfohlen (Hermanek, 2000). Zeigt sich

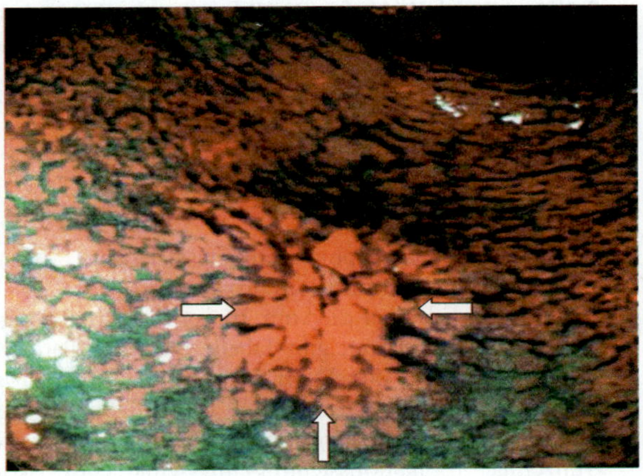

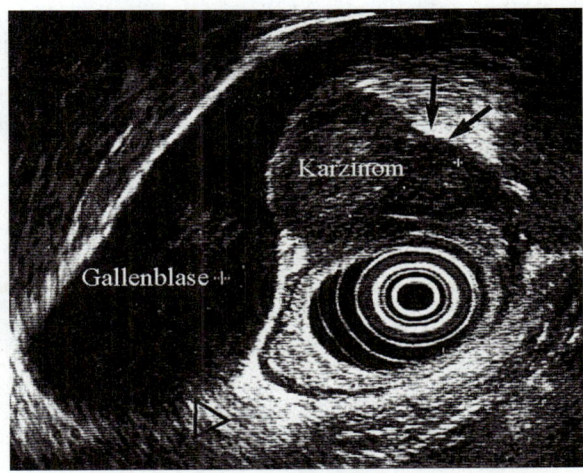

Abb. 14.48 Chromoendoskopie mit Indigokarmin, Frühkarzinom des Magens.

Abb. 14.49 Endosonographie eines fortgeschrittenen Magenkarzinoms im Antrum mit Infiltration der Gallenblasenwand.

Tab. 14.16 Kombinationschemotherapieregime in der palliativen Therapie beim Magenkarzinom. ELF-Protokoll (nach Wilke et al., 1990).

	Dosis (mg/m²)	Applikation	Tag
Folinsäure	300	i.v. (10 min)	1–3
Etoposid	120	i.v. (50 min)	1–3
5-FU	500	i.v. (Bolus)	1–3
Therapieplan: Wiederholung alle drei Wochen			

histologisch eine R1-Situation, ist eine Nachresektion anzustreben.

Neoadjuvante Chemotherapie Verschiedene Phase-II-Studien haben in den letzten Jahren ein „Downstaging" nach neoadjuvanter Chemotherapie berichtet. So konnte durch eine vorgeschaltete Chemotherapie mit EAP (Etoposid/Doxorubicin/Cisplatin) bei 35 Patienten mit lokal fortgeschrittenen, irresektablen Magenkarzinomen in fast der Hälfte der Fälle eine sekundäre R0-Resektion mit einer 5-Jahres-Überlebensrate von 20 % erzielt werden (Wilke et al., 1989). Daher sollten jüngere Patienten in gutem Allgemeinzustand mit nicht sicher resektablen fortgeschrittenen, aber lokal begrenzten Tumoren in laufende Phase-II-Studien zur neoadjuvanten Chemotherapie eingeschlossen werden. Außerhalb von Studien kann dieses Vorgehen jedoch nicht empfohlen werden.

Adjuvante Radiochemotherapie Kürzlich wurde hierzu eine Phase-III-Studie der Intergroup vorgelegt (MacDonald et al., 2001). Eingeschlossen waren 556 Patienten mit Magenkarzinom nach R0-Resektion. Die Hälfte der Patienten erhielt eine adjuvante Radiochemotherapie. Im Studienarm mit adjuvanter Radiochemotherapie wurde ein signifikant verbessertes medianes Überleben (36 vs. 27 Monate) festgestellt. Allerdings war die operative Lymphknotendissektion bei 54 % der Patienten unzureichend, d.h. entsprach nicht einmal einer D1-Dissektion. Aufgrund dieser suboptimalen chirurgischen Vorgehensweise müssen die Ergebnisse dieser Untersuchung kritisch betrachtet werden, so dass derzeit außerhalb von Studien weiterhin keine Empfehlung für eine adjuvante Radiochemotherapie ausgesprochen werden kann.

Tab. 14.17 ECF-Protokoll (nach Findlay et al., 1993).

	Dosis (mg/m²)	Applikation	Tag
Epirubcin	50	i.v. (Bolus)	1
Cisplatin	60	i.v. (60 min)	1
5-FU	200	i.v. (kontinuierlich)	1–21
Therapieplan: Wiederholung alle drei Wochen			

Palliative Chemotherapie Das Magenkarzinom ist als chemotherapieempfindlicher Tumor einzustufen, wobei eine große Tumormasse und das Vorliegen einer Peritonealkarzinose die Aussicht auf einen Therapieerfolg schmälern. Unbehandelt beträgt die mittlere Lebenserwartung für Patienten mit inoperablem/metastasiertem Magenkarzinom drei bis fünf Monate. Es ist davon auszugehen, dass die palliative Chemotherapie das mediane Überleben dieser Patienten um drei bis sechs Monate verlängert. Die 1-Jahres-Überlebensraten betragen unter Chemotherapie 35–40 %, im Vergleich zu 10 % unter Best Supportive Care (BSC). Die mitgeteilten Remissionsraten unter Chemotherapie zeigen in den unterschiedlichen Studien eine breite Streuung und liegen zwischen 10 und 40 %, das mediane Überleben beträgt sechs bis zwölf Monate. Komplette Remissionen wurden vereinzelt beschrieben, sind aber nicht anhaltend. Auch der überwiegende Anteil der tumorassoziierten Beschwerden zeigt unter palliativer Chemotherapie eine signifikante Rückbildung (Findlay et al., 1994) und führt so zu einer Besserung der Lebensqualität. Eine kürzlich abgeschlossene Phase-III-Studie der EORTC hat nochmals eindrucksvoll belegt, dass eine Standardchemotherapie für die palliative Situation nicht etabliert ist. Außerhalb von Studien kommt bei älteren Patienten mit Komorbidität häufig das ELF-Protokoll (s. Tab. 14.16), das auch ambulant verabreicht werden kann, zur Anwendung. Auch Kombinationstherapien aus Leucovorin und 5-FU sind wegen guter Verträglichkeit für die Palliation dieser Patientengruppe geeignet. Bei jüngeren Patienten in gutem Allgemeinzustand werden meist aggressivere und technisch aufwendigere Regime, wie z. B. das ECF-Protokoll (s. Tab. 14.17), appliziert. Kombinationstherapien mit neueren Substanzen, wie Irinotecan und Taxane, befinden sich in klinischen Studien.

Sonstige palliative Maßnahmen Ausreichende Analgesie, Parazentese bei malignem Aszites und die endoskopische Therapie von Stenosen bei proximalem Magenkarzinom spielen eine wichtige Rolle. Die Anlage einer perkutanen endoskopischen Gastrostomie (PEG) kann bei Kardiakarzinomen hilfreich sein. Bei tiefer gelegenen Stenosen kann über eine Gastroenterostomie die Nahrungspassage gesichert werden. Der Stellenwert der palliativen Magenresektion ist umstritten.

Prognose und Verlauf Die Prognose des Magenkarzinoms in den westlichen Instudrieländern ist schlecht, auch nach R0-Resektion.

Ungünstige Prognosefaktoren für diese Patientengruppe sind:
- diffuser Wachstumstyp nach Laurén
- schlechte Differenzierung
- Infiltration der Serosa
- Nachweis einer Lymphknotenmetastasierung
- Lokalisation des Tumors im proximalen Drittel

Einen Überblick über die vom Tumorstadium abhängige 5-Jahres-Überlebensrate gibt Tabelle 14.18. Bei Patienten, bei denen die R0-Resektion nicht gelingt, beträgt das mediane Überleben nur etwa acht Monate. Entscheidend für die Prognoseverbesserung beim Magenkarzinom ist die frühzeitige Indikationsstellung für eine Gastroskopie schon bei Verdacht auf Vorliegen einer Magenerkrankung. Nur so lässt sich der Anteil von prognostisch günstigen

Frühkarzinomen bei Erstdiagnose von gegenwärtig 10–20 % steigern. Regelmäßige Vorsorgeuntersuchungen sind indiziert bei:
- chronisch-atrophischer Gastritis
- Zustand nach Magenresektion
- vorbekanntem Ulkusleiden ab dem 40. Lebensjahr
- Morbus Ménétrier
- Zustand nach Abtragung eines Adenoms

Tab. 14.18 5-Jahres-Überlebensrate nach UICC-Stadien beim Magenkarzinom.

UICC-Stadien	I	II	IIIA	IIIB	IV
5-Jahres-Überlebensrate (%)	70–80	40–50	30–40	20	< 5

Zusammenfassung

- Häufigste Ursachen: genetische Disposition, Helicobacter-Befall, Ernährungsgewohnheiten, Vorerkrankungen wie chronisch-atrophische Gastritis (Typ A und Typ B), Magenadenom, Morbus Ménétrier und resezierter Magen (ab 15 Jahre nach Resektion), Blutgruppe A
- Wichtigste Symptome: lange symptomfrei, unspezifische epigastrische Beschwerden (Druck, Völlegefühl, Übelkeit, Erbrechen), später Tumorkachexie mit Leistungsknick und raschem Gewichtsverlust
- Wichtigste diagnostische Maßnahmen: Gastroskopie, Endosonographie, Oberbauchsonographie
- Wichtigste therapeutische Maßnahme: Tumorresektion

Maligne Lymphome des Magens

Definition Primär gastrointestinale Lymphome gehören zu den extranodalen Non-Hodgkin-Lymphomen (NHL) und müssen gegen eine Sekundärmanifestation bei nodalen NHL, die z. B. im Bereich des oberen GI-Trakts bei bis zu 25 % der Patienten mit nodalen niedrigmalignen NHL beschrieben wurden, abgegrenzt werden. Es handelt sich bei den primären Magenlymphomen in > 90 % um einen B-Zell-Typ.

Epidemiologie Epidemiologische Daten zeigen eine zunehmende Inzidenz von primären gastrointestinalen Lymphomen. Die Hauptlokalisation ist mit 60–70 % der Magen. Der Anteil an den malignen Magentumoren beträgt ca. 3–5 %. Männer sind etwas häufiger betroffen als Frauen, das mediane Erkrankungsalter liegt zwischen der sechsten und siebten Lebensdekade.

Ätiologie und Pathogenese Der überwiegende Anteil von Magenlymphomen entsteht aus mukosaassoziiertem lymphatischen Gewebe, das primär im Magen im Gegensatz zu Dünn- und Dickdarm nicht angelegt ist. Daher muss das Lymphgewebe im Magen sekundär erworben werden. Für die Generierung und Transformation des Lymphgewebes und schließlich Lymphomprogression im Magen spielt nachweislich die Infektion mit Helicobacter pylori eine entscheidene Rolle. Die kausale Beziehung konnte tierexperimentell nachgewiesen werden.

Histologie und Stadieneinteilung Histologisch werden hoch- und niedrigmaligne Lymphome unterschieden, wobei Letztere im Magen überwiegen.

Niedrigmaligne Lymphome vom MALT-Typ (Marginalzonenlymphom) Der Anteil der kleinzelligen Lymphome beträgt etwa 40–60 %. Zunächst sind niedrigmaligne MALT-Lymphome kaum von normalem mukosaassoziiertem lymphatischem Gewebe zu unterscheiden. Charakteristisch sind B-Zell-Follikel mit Keimzentren, die von kleinen Tumorzellen umgeben sind. Im Verlauf entstehen die typischen lymphoepithelialen Läsionen, die durch das aggressive Wachstum der intraepithelialen Lymphomzellen hervorgerufen werden. Später breitet sich das Lymphom in die tieferen Wandschichten aus. Wegweisend für die Diagnose ist neben dem Wachstumstyp der Nachweis der Klonalität, z. B. mittels Leichtkettenrestriktion. Mit der Translokation (11/18) wurde erstmals auch eine spezifische chromosomale Aberration beim niedrigmalignen NHL vom MALT-Typ beschrieben (Ott et al., 1997).

Hochmaligne Lymphome Etwa 40 % der Magenlymphome sind großzellig. Rund ein Drittel dieser Lymphome weist histologisch Charakteristika von Marginalzonenlymphomen auf und wird daher als hochmaligne NHL vom MALT-Typ bezeichnet. Der Übergang von einem niedrig- in ein hochmalignes Magenlymphom ist umstritten und wird in der aktuellen WHO-Klassifikation auch nicht mehr berücksichtigt. In etwa 3 % finden sich Burkitt-Lymphome.

Die klinische Stadieneinteilung wird nach der modifizierten Klassifikation von extranodalen Lymphomen nach Musshoff vorgenommen, die sog. Lugano-Klassifikation konnte sich bisher nicht entscheidend durchsetzen.

Symptome Leitsymptome bei Magenlymphomen sind uncharakteristische Oberbauchschmerzen, Übelkeit, Erbrechen und Blutungen. Bei der Anamnese der B-Symptomatik kommt dem Gewichtsverlust, der häufig direkte Folge der Lymphomlokalisation ist, nicht die gleiche Bedeutung zu wie bei den nodalen NHL.

Diagnostik Die **Endoskopie** zeigt keinen typischen Befund. Magenlymphome können als polypoide Läsionen, Erosionen oder Ulzera imponieren. Grundsätzlich sind multiple Biopsien zu entnehmen, um Anteile mit unterschiedlichem Malignitätsgrad zu erfassen. Zusätzlich sollten zum Ausschluss eines multifokalen Befalls Stufenbiopsien entnommen werden, die auch das Duodenum mit einbeziehen. Des Weiteren sind aus gesunder Schleimhaut Proben für den Nachweis von Helicobacter pylori (Histologie und Urease-Schnelltest) zu gewinnen.

Die **Endosonographie** ist obligat zur Abschätzung eines möglichen intramuralen Wachstums und zur Bewertung des lokalen Lymphknotenstatus.

Erkrankungen des Gastrointestinalsystems

Um bei fortgeschrittenen Stadien eine sekundäre Beteiligung des Magens im Rahmen eines primär nodalen Lymphoms auszuschließen, orientiert sich das weitere Vorgehen an den **Staginguntersuchungen bei nodalen Lymphomen** (s. dort).

Da GI-Lymphome multifokal auftreten können, sind **HNO-** und **Dünndarmuntersuchungen** von Bedeutung.

Therapie und Prognose Das therapeutische Vorgehen richtet sich nach histologischem Befund und Ausbreitungsstadium. Bei niedrigmalignen MALT-Lymphomen im Stadium IE ist bei positivem Nachweis der Versuch einer Eradikation von H. p. indiziert. Die Regressionsraten nach Eradikation betragen bei diesem Lymphom 60–90 %. Engmaschige endoskopische Verlaufskontrollen sind bei diesem Vorgehen unverzichtbar. Ob durch Eradikation eine Heilung erzielen werden kann, ist aufgrund der vorliegenden kurzen Nachbeobachtungszeiten nicht sicher zu beurteilen.

Grundsätzlich stehen mit Operation, Strahlen- und Chemotherapie sehr wirksame Behandlungsoptionen zur Verfügung. Mit Ausnahme der fortgeschrittenen niedrigmalignen Magenlymphome (Stadien III und IV), die erst bei Symptomen mit systemischer Chemotherapie behandelt werden, besteht eine gute Chance auf Heilung. Kürzlich wurden Daten der Deutschen GIT-NHL-01/92-Studie vorgestellt, die für die Stadien IE + IIE keinen Unterschied zwischen primär operativ und primär konservativ behandelten Magenlymphomen zeigen konnten (5-Jahres-Überlebensrate 82 % vs. 84 %, Koch et al., 2001). Es fanden sich ebenfalls keine Unterschiede bei Vergleich von niedrig- und hochmalignen Magenlymphomen. Damit ist zu erwarten, dass die bisher vielerorts favorisierte initiale Operation in den Hintergrund tritt. Entsprechend ist in der aktuellen Studie der Deutschen Studiengruppe (DSLG, Studienzentrale Wilhelms-Universität Münster) eine primäre Operation nicht mehr vorgesehen. Um diese seltene Krankheitsentität nicht vom Therapiefortschritt abzuschneiden, sollten möglichst alle Patienten mit Magenlymphomen im Rahmen von Studien der DSLG behandelt werden.

Zusammenfassung

- Häufigste Ursache: Infektion mit Helicobacter pylori
- Wichtigste Symptome: uncharakteristische Oberbauchschmerzen, Übelkeit, Erbrechen und Blutungen
- Wichtigste diagnostische Maßnahmen: Biopsie, Endosonographie
- Wichtigste therapeutische Maßnahmen: Eradikation von Helicobacter pylori, Strahlentherapie, Chemotherapie, Operation

Seltene maligne Tumoren

Zu den seltenen malignen Tumoren des Magens gehören Sarkome (< 1 % der malignen Magentumoren). Am häufigsten sind **Leiomyosarkome**, die zu heftigen Blutungskomplikationen führen können. Die primäre Therapieoption ist die Chirurgie, da gastrointestinale Weichteilsarkome generell schlecht auf Strahlentherapie oder systemische Chemotherapie ansprechen. In Einzelfällen wird allerdings nach anthrazyklin- oder ifosfamidhaltigen Chemotherapieprotokollen ein dramatisches Ansprechen beobachtet. Eine seltene Variante der Sarkome stellt der gastrointestinale Stromazelltumor (GIST) dar, der sich von den interstitiellen Cajal-Zellen ableitet, zu 70 % im Magen lokalisiert ist und mittels Immunhistochemie mit Nachweis einer Expression von c-KIT (CD117) gegen Leiomyosarkome abgegrenzt werden kann. Bei GIST-Tumoren lässt sich generell eine Mutation der KIT-Rezeptor-Tyrosinkinase nachweisen, die mit einer konstitutiven Aktivierung verbunden ist. Diese aggressiven Tumoren lassen sich nach vorläufigen Berichten sehr effektiv mit dem spezifischen Tyrosinkinaseinhibitor STI571 (Imatinib, Glivec®) behandeln (Van Osterom et al., 2001).

Selten kann sich auch eine Manifestation eines Karzinoids im Magen finden (s. Kap. 14.4.9). Sekundäre Metastasen im Magen werden insbesondere beim Melanom gefunden und sind mit einer sehr schlechten Prognose verknüpft.

Zur weiteren Information

Literatur

Findlay, M., D. Cunningham, A. Norman, et al.: A phase II study in advanced gastroesophageal cancer using epirubicin and cisplatin with continuous infusion of 5-fluorouracil. Ann Oncol 1994; 5: 609–16.

Hermanek, P.: Für die Deutsche Krebsgesellschaft. Kurzgefasste Interdisziplinäre Leitlinien. Zuckschwerdt, München 2000, pp. 1–395.

Koch, P., F. del Valle, W. E. Berdel, et al.: Primary gastrointestinal non-hogkin`s lymphoma: combined surgical and conservative or conservative management only in localized gastric lymphoma – results of the prospective german multicenter study GIT NHL 01/92. J Clin Oncol 2001; 18: 3874–83.

MacDonald, J. S., S. R. Smalley, J. Benedetti, et al.: Chemoradiotherapy after surgery compared with surgery alone for adenocarcinoma of the stomach or gastroesophageal junction. N Engl J Med 2001; 345: 725–30.

Ott, G., T. Katzenberger, A. Greiner, et al.: The t(11;18)(q21;q21) chromosome translocation is a frequent and specific aberration in low-grade but not high-grade non-hodgkins lymphomas of the mucosa-associated lymphoid tissue (malt-) type. Cancer Res 1997; 57: 3944–8.

Uemura, N., S. Okamoto, S. Yamamoto, et al.: Helicobacter pylori infection and the development of gastric cancer. N Engl J Med 2001; 345: 784–9.

Van Osterom, A. T., I. Judson, J. Verweij, et al.: STI571, an active drug in metastatic gastrointestinal stromal tumors (gist), an eortc phase 1 study. Proc Am Soc Clin Oncol 2001; 3 (abstr.).

Vanhöfer, U., P. Rougier, H. Wilke, et al.: Final results of a randomized phase iii trial of sequential high-dose methotrexat, fluorouracil and doxorubicin versus etoposide, leucovorin and fluorouracil versus infusional fluorouracil and cisplatin in advanced gastric cancer: a trial of the European Organization for Research and Treatment of Cancer Gastrointestinal Tract Cancer Cooperative Group. J Clin Oncol 2000; 14: 2648–57.

Wilke, H., P. Preusser, U. Fink, et al.: Preoperative chemotherapy in locally advanced and nonresectable gastric cancer. a phase ii study with etoposid, doxorubicin and cisplatin. J Clin Oncol 1989; 7: 1318–26.

Zur weiteren Information

Internet-Links
www.dgvs.de/ago/startframe.html
www.uni-duesseldorf.de/AWMF/II/index.html
www.nlm.nih.gov/medlineplus/stomachcancer.html

Keywords
Stomach Cancer ◆ Gastric Cancer ◆ Esophagogastric Cancer ◆ Gastrointestinal Lymphoma ◆ Gastrointestinal Stromal Tumor ◆ GIST

14.3.5 Folgezustände nach Magenoperationen

M. CLASSEN

Engl. Begriff: Syndromes after Stomach Operation

Operationen am Magen dienen der Behandlung von Tumoren oder von peptischen Ulzera. Die chirurgische Ulkustherapie dient der Verminderung der Säure- und Pepsinsekretion; die gängigen Methoden dazu sind die Vagotomie und die Resektion nach Billroth I oder Billroth II. Heute wird in Europa überwiegend die proximal-gastrische Vagotomie (PGV) angewendet.

Postoperative Syndrome nach PGV sind Funktionsstörungen der Speiseröhre, des Magens und des Darms. Nach der distalen Resektion mit Billroth-Anastomose werden sturzartige Magenentleerungen (Dumping-Syndrom), mechanische Probleme (Stenose, Syndrom der zuführenden Schlinge), metabolische Störungen (Anämie, Osteoporose) und das Magenstumpfkarzinom beobachtet. Die Frequenz von Magenoperationen wegen peptischer Ulzera ist durch Verbesserung der modernen Pharmakotherapie stark rückläufig.

Syndrome nach PGV

Synonym: Syndrome nach proximal-gastrischer Vagotomie
Engl. Begriff: Syndromes after Proximal Gastric Vagal Denervation

Folgezustände nach proximal-gastrischer Vagotomie verschwinden häufig einige Monate nach der Operation. Die Angaben über die Häufigkeit persistierender Beschwerden schwanken in der Literatur z. T. beträchtlich: Diarrhöen 1–2 %, Dumping-Syndrom 2–7 %, gelegentliches Erbrechen 0–10 %, Magenentleerungsstörungen 3 %, vorübergehende Dysphagien 5–19 %.

Eine **Dysphagie** durch traumatisches Ödem bzw. Hämatom im Bereich des distalen Ösophagus klingt etwa zwei Monate nach der Operation vollständig ab. Persistierende Funktionsstörungen des terminalen Ösophagus durch die Denervation sind selten.

Selten kommt es zu beschleunigter Entleerung von Flüssigkeiten (Mageninkontinenz) oder verzögerter Magenentleerung mit **Erbrechen** und **Völlegefühl**.

Durchfall tritt nach PGV in 1–4 % der Fälle auf. Der Durchfall kann kontinuierlich (mehr als drei ungeformte oder wässrige Entleerungen pro Tag) oder episodisch (heftiger Stuhldrang, explosionsartige Entleerung) auftreten. Die Ursache der Postvagotomie-Diarrhö ist unklar. Neben der Mageninkontinenz und einem Dumping-Syndrom werden Störungen der intestinalen Motorik, der enterohepatischen Gallensäurezirkulation und der Dünndarmflora diskutiert.

Rezidivulzera werden nach PGV wegen Ulcus duodeni in 15–30 % der Fälle beobachtet. Mit zunehmendem zeitlichem Abstand von der Operation steigt die Rezidivquote. Diese Rezidivulzera sprechen in der Mehrzahl gut auf die konservative Therapie mit dem K^+-H^+-ATPase-Hemmstoff Omeprazol an.

Die Frage, ob die Vagotomie die Entstehung von Magenkarzinomen begünstigt, ist offen.

Syndrome nach distaler Magenresektion

Engl. Begriff: Syndromes after Distal Gastric Resection

Nach operativer Entfernung des unteren Magenanteils kann es zu folgenden Störungen, kommen:

Allgemeine Störungen	Spezielle Störungen
■ Gewichtsabnahme ■ Durchfall ■ Osteoporose ■ Anämie	■ Ulcus pepticum jejuni ■ Dumping-Syndrom ■ Syndrome der zuführenden Schlinge, der blinden Schlinge, des zu kleinen Magens ■ Magenstumpfkarzinom

Bei 80 % der Patienten tritt nach einer Billroth-II-Resektion eine Gewichtsabnahme auf. Als ursächlich werden eine Beschleunigung von Passage und Absorption der Nahrung im Dünndarm sowie eine pankreozibale Asynchronie, d. h. eine zeitliche Entkoppelung von Nahrungsaufnahme und Pankreassekretion, angeschuldigt. Die häufig auftretende Anämie ist zumeist eine Folge von Eisenmangel (60 % der Patienten), von Vitamin-B_{12}-Mangel (Magenschleimhautatrophie), selten von Folsäuremangel. Zusammenhänge zwischen Magenresektion und Osteomalazie sowie Osteoporose sind unsicher.

Rezidivulkus, Ulcus pepticum jejuni

Engl. Begriff: Relapse Ulcer, Peptic Ulcer

Definition Das Rezidivulkus ist im Allgemeinen in der anastomosennahen Dünndarmschleimhaut lokalisiert. Ursachen sind: ungenügendes Ausmaß der Resektion, Antrumrest am verschlossenen Duodenalstumpf und das Gastrinom. Häufigkeit: ca. 5 % der wegen Ulcus duodeni magenresezierten Patienten. Zur Pathogenese siehe Abbildung 14.50.

Symptome Dauerschmerz im Epigastrium, der durch Nahrungsaufnahme oder Antazida nicht gelindert wird; Stenosezeichen und Blutung.

Erkrankungen des Gastrointestinalsystems

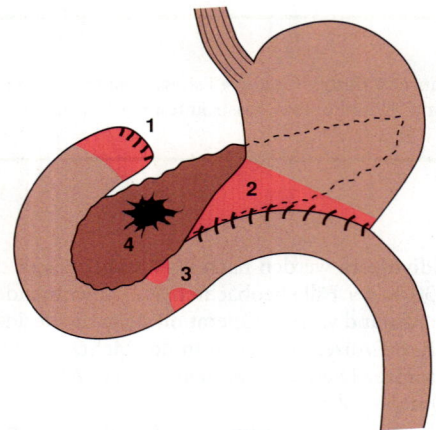

Abb. 14.50 Ursachen des Anastomosenulkus (1 = Antrumrest am verschlossenen Duodenalstumpf, 2 = ungenügende Resektion, 3 = Duodenalstenose mit Retention, 4 = Gastrinom).

Diagnostik Endoskopischer Nachweis.

Therapie und Verlauf Protonenpumpenhemmer sind angezeigt, wenn nicht Komplikationen wie Stenose, Blutung oder Penetration vorliegen. Eine Blutung kann auf endoskopischem Weg durch Unterspritzung oder Laser zum Stillstand gebracht werden. Falls diese Maßnahmen nicht zur Verfügung stehen oder erfolglos bleiben, ist die operative Therapie angezeigt. Stets sollte eine Revision des Duodenalstumpfs erfolgen und nach einem Gastrinom gefahndet werden. Dauermedikation mit Säureblockern reduziert die Rate von Rezidivulzera um 50 %.

Komplikation	Häufigkeit
Ulkusblutungen	20–40 %
Gastroenterologische Fisteln mit massiven Diarrhöen und fäkulentem Mundgeruch	Selten, ca. 5 %

Dumping-Syndrom

Engl. Begriff: Dumping Syndrome

Definition Nach dem Essen tritt ein Symptomenkomplex aus abdominellen Beschwerden (Leibschmerz, Durchfall) mit vasomotorischen Störungen (Tachykardie, Kollapsneigung) auf. Ursachen sind die rasche Entleerung des Magens (Inkontinenz) durch Verlust der Pylorusfunktion sowie hyperosmolares Speiseangebot. Besonders häufiges Auftreten nach Billroth-II-Resektion und Gastrektomie. Das Frühdumping-Syndrom tritt kurz nach der Nahrungsaufnahme auf, während eine reaktive Hypoglykämie 2–3 h nach der Mahlzeit zum Spätdumping-Syndrom führt.

Epidemiologie Nach Billroth-II-Resektion in ca. 15 %, nach Billroth-I-Resektion in ca. 5 %.

Pathogenese Die rasche Dehnung der abführenden Schlinge durch hyperosmolare Nahrung bewirkt einen Flüssigkeitseinstrom in die Darmlichtung und eine Auslösung vasomotorischer Störungen mit Kollapszeichen. Die reaktive Hypoglykämie beim Spätdumping stellt eine Gegenregulation nach unphysiologisch rascher Hyperglykämie mit vermehrter Insulinfreisetzung dar.

Symptome Kurz nach der Nahrungsaufnahme kommt es zum Auftreten von krampfartigen Schmerzen, Magengluckern, Übelkeit, Druck und Völlegefühl, Brechreiz, Stuhldrang oder plötzlichen Durchfällen. Wenig später treten Kreislaufsymptome (Tachykardie, Kollapsneigung, Schwitzen und Schwächegefühl) auf. Das Spätsyndrom, etwa 2–3 h nach dem Essen, macht sich in Hunger und Schwächegefühl bemerkbar. Der Blutdruck ist niedrig.

Diagnostik Die typische Anamnese und Bestimmungen des Blutzuckers werden ggf. ergänzt durch den röntgenologischen oder nuklearmedizinischen Nachweis einer sturzartig beschleunigten Magenentleerung.

Therapie und Verlauf Allgemeine Maßnahmen: langsames Essen, nichts oder nur wenig trinken beim Essen, Vermeidung leicht aufschließbarer Kohlenhydrate, häufige kleine Mahlzeiten und Ruhen nach dem Essen. Medikamentös können Anticholinergika, β-Rezeptoren-Blocker und Sedativa versucht werden. Auch beim Spätdumping helfen häufige kleine Mahlzeiten, die hypoglykämischen Phasen zu vermeiden. Guarpräparate hemmen die Glukoseabsorption. Bei schweren Symptomen und Versagen konservativer Maßnahmen ist eine Umwandlungsoperation (Billroth-II- in Billroth-I-Anastomose oder Interposition einer anisoperistaltischen Dünndarmschlinge) indiziert. Eine partielle oder vollständige Remission sechs bis zwölf Monate nach der Operation ist möglich.

Mechanische Probleme

Eine verzögerte Magenentleerung kann durch eine Stenose der Anastomose bedingt sein. Meist liegt ein Rezidivulkus mit Schrumpfung der Anastomose vor. Symptom ist das Erbrechen alter Nahrungsreste. Der Nachweis der Stenose, des Ulkus und eines u.U. vorliegenden Bezoars (Haarball) wird endoskopisch geführt. Die konservativ nicht behebbare Stenose wird chirurgisch behandelt. Beim **Syndrom der blinden Schlinge** liegt eine pathologische Ansammlung von Sekreten des oberen Verdauungstrakts in der afferenten Schlinge vor. Galliges Erbrechen entleert die Schlinge und verschafft dem Patienten Erleichterung. Beim **Syndrom der zuführenden Schlinge** erfolgt das Erbrechen typischerweise postprandial und explosionsartig (s. Abb. 14.51a, b).

Magenstumpfkarzinom

Engl. Begriff: Stomach Cancer

Der distal resezierte Magen gilt als Risikokondition für die Entstehung eines Karzinoms. Bei Patienten, die vor mehr als 20 Jahren einer Magenresektion unterzogen wurden, findet sich endoskopisch eine auffallend hohe Karzinomhäufigkeit. Besonders groß ist die Gefahr eines Magenstumpfkarzinoms bei Patienten, die wegen eines Ulcus ventriculi reseziert wurden. Der Zusammenhang zwischen Magenresektion und Magenkarzinom ist jedoch nicht unumstritten.

Probleme nach totaler Gastrektomie

Das Gewicht der Patienten kann um 15–20 % unter das Normalgewicht abfallen. Als Ursache werden ungenügende Kalorienzufuhr und Absorptionsstörungen diskutiert. Dumping-Frühbeschwerden treten bei bis zu 30 % der Patienten auf. Die alkalische Refluxösophagitis ist bei moderner Verfahrenswahl selten geworden. Anämie und sonstige Störungen entsprechen denen nach partiellen Magenresektionen.

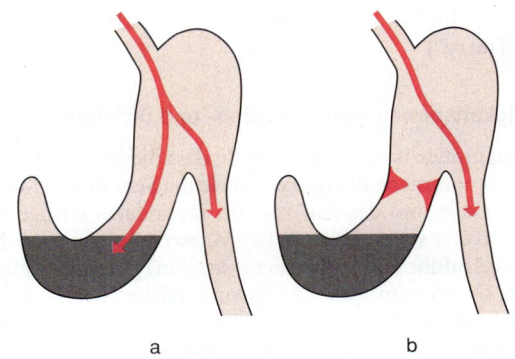

Abb. 14-51 Syndrom der zuführenden Schlinge:
a) ohne Stenose mit Retention von Sekret und Speise;
b) mit Stenose und Retention von Sekret.

Zur weiteren Information

Literatur
Bauernfeind, P., J. R. Siewert, A. L. Blum: Ulkusalmanach 2. Springer, Berlin – Heidelberg – New York 1987.
Siewert, J. R.: Chirurgie. Springer, Berlin – Heidelberg – New York 2002.

IMPP-Statistik
Dumping-Syndrom

14.4 Krankheiten des Dünn- und Dickdarms

14.4.1 Pathophysiologie von Krankheiten des Dünn- und Dickdarms

W. F. Caspary

Angeborene oder erworbene **Störungen der Resorption** von Nahrungsprodukten wie Kohlenhydraten, Proteinen und Fetten im Dünndarm sowie Störungen der intestinalen Sekretion von Wasser und Elektrolyten im Dünn- und/oder Dickdarm führen zu Durchfällen (osmotische bzw. sekretorische Diarrhö).

Infektionen des Dünn- oder Dickdarms wie auch chronisch-entzündliche Darmkrankheiten (Morbus Crohn, Colitis ulcerosa) bewirken über unterschiedliche Mechanismen (Hemmung der Resorption, Steigerung der Sekretion, Motilitätsstörungen) Durchfälle, die wässrig oder blutig sein können.

Störungen der Darmmotilität vermögen primär Durchfälle oder Obstipation hervorzurufen, Motilitätsstörungen können jedoch auch sekundär über eine Beeinflussung der Sekretion oder Resorption zu Durchfällen führen.

Störungen der Resorption und Sekretion

Die wichtigste Aufgabe des Dünndarms ist die **Resorption der Nahrung**. Nach pankreatischer Vorverdauung erlaubt die große Resorptionsfläche des Dünndarms eine effektive Resorption der Nahrung über verschiedene spezifische Transportprozesse, die im Dünndarm teils unterschiedliche Lokalisationen haben. Die Wasser- und Elektrolytresorption sind überwiegend an die Resorption der Nahrungsbestandteile gekoppelt.

Damit der Dünndarm postprandial nicht mit Nahrung überschwemmt wird, spielt die Motorik (Motilität) des Gastrointestinaltrakts eine wichtige Rolle. Zum einen bremst die Magenentleerung den Weitertransport in den Dünndarm, zum anderen fördert die Eigenmotorik des Dünndarms den Transport des Nahrungsbreis durch diesen Darmabschnitt. Störungen der Motilität (z. B. diabetische Gastroparese = neurogene Magenentleerungsstörung bei lange bestehendem Diabetes mellitus Typ 1), Fehlen von Magenanteilen nach Operation (Magenresektion nach Billroth II) können somit zu Störungen der Resorption führen (Postgastrektomie-Malabsorption mit Steatorrhö, Anämie, Osteomalazie, Osteoporose).

Eine **unvollständige Resorption** von Nahrungsbestandteilen (Kohlenhydraten, Fetten, Proteinen), aber auch von Vitaminen, Eisen, Kalzium und Spurenelementen (Selen, Zink, Magnesium) aus dem Dünndarm kann vorkommen bei:

- Störungen der exokrinen Pankreasfunktion (z. B. chronische Pankreatitis)
- Reduktion der Gallesekretion in das Darmlumen (Cholestase)
- zu kurzem Darm (Darmresektion, Kurzdarmsyndrom)
- morphologischen Veränderungen des Dünndarms (z. B. Zottenverlust und damit Oberflächenverlust)
- genetisch bedingtem Fehlen spezifischer Transportprozesse oder Enzyme der Endverdauung in der Mukosazelle (z. B. Laktasemangel)
- Abflussbehinderung im Lymphsystem (Fettmalabsorption)

Erkrankungen des Gastrointestinalsystems

- zu schneller Passage durch den Dünndarm („Intestinal Hurry")

Flüssigkeitsbewegungen im Dünn- und Dickdarm

Von großer Bedeutung ist auch, dass die mit der Nahrung aufgenommene **Flüssigkeit** sowie die **Sekrete** des Magens, der Galle und des Pankreas im Dünndarm wieder rückresorbiert werden. Ca. **8–10 l Wasser** (aus exogener Nahrungszufuhr und endogener Sekretion) gelangen täglich in das Duodenum. Nur 1,5 l davon erreichen den Dickdarm, und nur ca. 100 ml (d. h. 1 % der exogenen und endogenen Zufuhr) werden mit dem Stuhl ausgeschieden. Dieser Konzentrationseffekt entspricht fast exakt dem der Niere.

Adaptation des Dünndarms

Nach **Dünndarmresektionen** hat der untere Dünndarm (Ileum) eine erheblich höhere Adaptationspotenz und kann alle Funktionen des oberen Dünndarms bald übernehmen. Der obere Dünndarm (Jejunum) vermag jedoch nicht die spezifischen Mechanismen der Gallensäurenrückresorption und der Vitamin-B_{12}-Resorption des terminalen Ileums zu erwerben. Deshalb tritt nach Resektionen von mehr als 40–50 cm terminalen Ileums ein enteraler Gallensäureverlust auf, der im Kolon durch seine membranschädigende Wirkung wässrige Durchfälle bewirkt (chologene Diarrhö). Die durch Gallensäuren bedingte Permeabilitätssteigerung im Kolon bewirkt eine Hyperresorption von Oxalsäure, die zur enteralen Hyperoxalurie und Bildung von Nierensteinen (Oxalatsteine) führen kann.

Ebenso kann es nach ausgedehnter **Ileumresektion** durch defekte Resorption des IF-Vitamin-B_{12}-Komplexes zu einem Vitamin-B_{12}-Mangel kommen mit den Folgen einer perniziösen (megaloblastären) Anämie sowie den entsprechenden neurologischen Veränderungen (Parästhesien und Hyperästhesie der Extremitäten, gestörtes Vibrationsempfinden, Muskelschwäche, Ataxie, Areflexie, Paresen), die als funikuläre Myelose zusammengefasst werden.

Osmotische und sekretorische Diarrhö

Definition Akute oder chronische Durchfälle entstehen durch Störungen der Resorption (z. B. Malabsorption bei Sprue, Gabe von Laktose bei Laktoseintoleranz) oder durch eine gesteigerte Sekretion im Dünn- und/oder Dickdarm (z. B. bei den meisten bakteriell oder viral bedingten akuten Durchfallkrankheiten).

Krankheiten des Dünn- und Dickdarms gehen häufig mit Durchfällen einher. Eine Diarrhö kann durch folgende pathophysiologische Mechanismen entstehen (s. Abb. 14.52):
- abnorme Resorption → osmotische Diarrhö
- abnorme Sekretion → sekretorische Diarrhö
- abnorme Motilität → motorisch bedingte Diarrhö.

Eine Unterscheidung zwischen osmotisch und sekretorisch bedingter Diarrhö ist häufig durch klinische Beobachtung und durch Stuhlanalyse möglich.

> ! Bei der osmotischen Diarrhö (z. B. durch fehlerhafte Resorption aus dem Dünndarm = Malabsorption) sistieren die Durchfälle, wenn der Patient keine Nahrung mehr zu sich nimmt, eine sekretorische Diarrhö hält aber auch nach Nahrungskarenz unvermindert an.

Osmotische Lücke – wichtiger Parameter für osmotische und sekretorische Diarrhö Normalerweise beträgt die **Osmolalität** des frischen Stuhls 290 mosmol/kg H_2O und entspricht damit der Osmolalität des Plasmas, d. h., der Stuhl ist **isoton**. Die Konzentrationen von Na^+ und K^+ determinieren wesentlich die Stuhlosmolalität.

Um die obligaten, meist organischen Anionen im Stuhl zu bestimmen, muss man die Konzentrationen von Natrium und Kalium bestimmen und mit 2 multiplizieren: $2 \times (Na^+ + K^+)$.

Die Differenz zwischen Stuhlosmolalität (290 mosmol/l) und $2 \times (Na^+ + K^+)$-Konzentration sollte < 100 mosmol/kg H_2O sein.

Als **osmotische Lücke** („Osmotic Gap") bezeichnet man die Differenz der immer vorhandenen Stuhlosmolalität (290 mosmol/kg H_2O) und der durch Messung von Kalium und Natrium im Stuhl ermittelten Osmolalität.

Sind das Stuhl-Na^+ > 90 mmol/l und die osmotische Lücke < 50 mosmol/kg H_2O, handelt es sich um eine **sekretorische Diarrhö**.

Betragen das Stuhl-Na^+ < 60 mmol/l und die osmotische Lücke > 100 mosmol/kg H_2O, liegt eine **osmotische Diarrhö** vor, d. h., unter diesen Bedingungen wird das Natrium unter Wahrung der Isotonie durch fehlresorbierte Nahrung (z. B. Kohlenhydrate) oder deren Fermentationsprodukte (kurzkettige Fettsäuren) ersetzt bzw. verdrängt. (Abb. 14.53).

Pathophysiologische Mechanismen der Sekretion im Darm

Erst nach 1965 wurde entdeckt, dass der Dünndarm nicht nur Wasser und Elektrolyte resorbiert, sondern auch

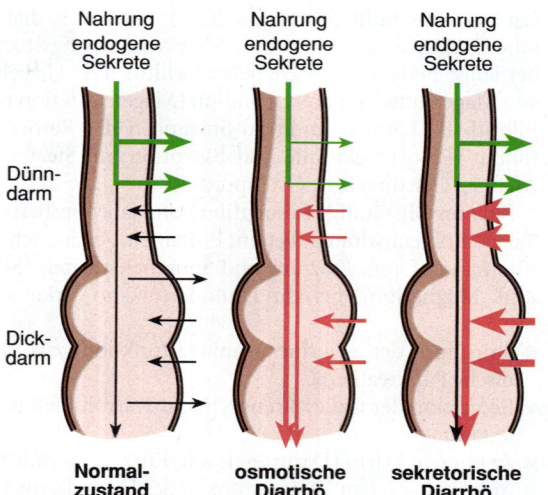

Abb. 14.52 Resorption von Nahrungsprodukten und endogenen Sekreten (Speichel, Magensaft, Gallenflüssigkeit, Pankreassekret) sowie Sekretion von Wasser und Elektrolyten im Dünn- und Dickdarm im Normalzustand, bei sekretorischer und osmotischer Diarrhö. Eine Motilitätsstörung mit sehr schneller Darmpassage („Intestinal Hurry") wirkt sich wie eine osmotische Diarrhö aus.

Wasser und Elektrolyte zu sezernieren vermag. Michael Field entdeckte 1968 die Bedeutung der intrazellulären zyklischen Nukleotide für die Sekretion von Chlorid und Wasser. Später kam hinzu, dass sowohl Neurotransmitter wie Hormone, Bakterientoxine und auch verschiedene Laxanzien die Sekretion von Chlorid und Wasser durch Veränderungen von intrazellulärem cAMP, cGMP oder ionisiertem Ca^{2+} induzieren.

Bei zahlreichen bakteriellen oder viralen Infektionen wie auch bei Vorliegen von hormonproduzierenden Tumoren (Karzinoid, VIPom) treten sekretorische Durchfälle auf. Während die Sekretionsmechanismen im Dünndarm in der Kryptenregion lokalisiert sind, findet die Resorption an der Oberfläche der Mikrozotten statt. Sekretorische Diarrhöen werden durch spezifische Veränderungen der Mechanismen des Wasser- und Elektrolyttransports, meist durch Stimulation der Chlorid- und Bikarbonatsekretion und Hemmung der Natrium- und Chloridresorption, induziert. Die Sekretion wird am häufigsten durch intrazelluläre Messenger (cAMP, intrazelluläres Ca^{2+}) vermittelt (Abb. 14.54a, b).

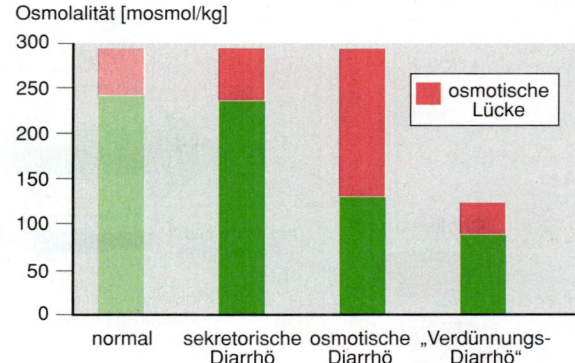

Abb. 14.53 Osmolalität des Stuhls und osmotische Lücke im Normalzustand, bei sekretorischer, osmotischer Diarrhö und „Verdünnungsdiarrhö" (Patient hat seinen Stuhl mit Wasser versetzt, um eine Diarrhö vorzutäuschen). Die Osmolalität des Stuhls ist immer konstant, sie wird im Normalzustand wie bei der sekretorischen Diarrhö überwiegend durch die Elektrolyte Kalium, Natrium und Chlorid bestimmt. Bei der osmotischen Diarrhö wird der Anteil dieser Elektrolyte durch nicht resorbierte Substanzen (roter Säulenanteil) ersetzt.

Orale Rehydratation – Basistherapie bei akuten Durchfallkrankheiten

Die unterschiedliche Lokalisation von Resorptions- und Sekretionsmechanismen im Dünndarm lässt es auch zu, den bei sekretorischen Durchfällen übermäßigen **Flüssigkeitsverlust** durch optimale Resorption wieder auszugleichen. Bei sekretorischen Durchfällen ist die Resorption z. B. für Kohlenhydrate, Wasser und Elektrolyte nicht gestört, es besteht lediglich eine massiv gesteigerte Sekretion. Optimal für die Resorption – und damit Therapie der Wahl zur oralen Rehydratation bei sekretorischen Durchfällen – eignet sich eine Lösung, die Na^+ und Glukose im stöchiometrischen Verhältnis von 2 0:1 enthält (WHO-Lösung: Na^+ 90, K^+ 20, Cl^- 80, $Citrat^{3-}$ 30, Glukose 111 mmol/l; in Deutschland: Elotrans®). Eine Nahrungskarenz ist deshalb bei bakteriell bedingten sekretorischen Durchfällen nicht sinnvoll. Die Rehydratation kann daher – wenn der Patient nicht erbricht – durchaus oral mit der WHO-Lösung erfolgen.

Enterales Nervensystem – Bedeutung für Resorption, Sekretion und Motilität

Die Vorgänge der Resorption, Sekretion und Motilität des Dünndarms stehen eng mit dem **enteralen Nervensystem** („Darmgehirn") in Verbindung und werden dadurch reguliert. Neurotransmitter des „Darmgehirns" im Plexus myentericus beeinflussen die Motilität, Neurotransmitter im Plexus submucosus die Sekretion und auch die Resorption von Wasser und Elektrolyten. Bei der **diabetischen Enteropathie** (Durchfälle nach lang bestehendem Diabetes mellitus) ist die α-adrenerge Innervation im Dünndarm gestört. Da die α-adrenerge Wirkung zur Steigerung der Resorption von Wasser und Elektrolyten aus dem Dünndarm beiträgt, überwiegt bei der diabetischen Diarrhö die Sekretion von Wasser und Elektrolyten in das Darmlumen. Durch medikamentöse Gabe von α-Adrenergika (Clonidin) lässt sich über eine Resorptionssteigerung der Sekretion entgegenwirken; somit können sekretorische Durch-

fälle bei der diabetischen Diarrhö effektiv mit Clonidin behandelt werden. Durchfälle und Steatorrhö (= erhöhte Stuhlfettausscheidung) bei der diabetischen Enteropathie können jedoch auch durch eine bakterielle Überbesiedlung des Dünndarms verursacht sein, die durch Motilitätsstörungen im Dünndarm hervorgerufen wird. Antibiotika (Metronidazol, Doxycyclin, Norfloxacin) sind dann die Therepeutika der Wahl.

Bakterielle Einflüsse im Dünn- und Dickdarm

Definition Die physiologische Bakterienflora des Dickdarms mit 10^{12} Keimen/ml Darminhalt erfüllt wichtige Funktionen im Dickdarm (z. B. Fermentation von Kohlenhydraten und damit Energierückgewinnung). Gelangen vermehrt Bakterien aus dem Dickdarm in den Dünndarm, der normalerweise kaum bakteriell besiedelt ist, können Durchfälle durch Bakterienstoffwechselprodukte auftreten oder eine Steatorrhö (Stuhlfettausscheidung über 7 g/Tag).

Malabsorption von Kohlenhydraten – Ursache für Durchfälle und übermäßige Gasbildung Im Dünndarm nicht resorbierte Kohlenhydrate (z. B. Laktose bei Laktasemangel) gelangen in den Dickdarm, in dem sie bakteriell durch anaerobe Fermentation abgebaut werden.

Die durch Fermentation entstehenden kurzkettigen Fettsäuren (Laktat, Acetat, Butyrat, Propionat) bewirken eine Steigerung der Osmolalität im Dickdarm und führen zu osmotisch bedingten Durchfällen, die mit einem sauren Stuhl-pH einhergehen. Die im Dickdarm entstehenden kurzkettigen Fettsäuren können dort jedoch wieder rückresorbiert werden, so dass trotz Malabsorption im Dünndarm ein Teil der zugeführten Kalorien noch im Dickdarm energetisch verwertet werden kann. Außerdem entstehen bei der bakteriellen Fermentation Gase (H_2, CH_4, CO_2), die zu den klinischen Symptomen Meteorismus und Flatulenz führen.

Triglyzeride, die aus dem Dünndarm bei fehlender Resorbierbarkeit in den Dickdarm gelangen, werden dort

Erkrankungen des Gastrointestinalsystems

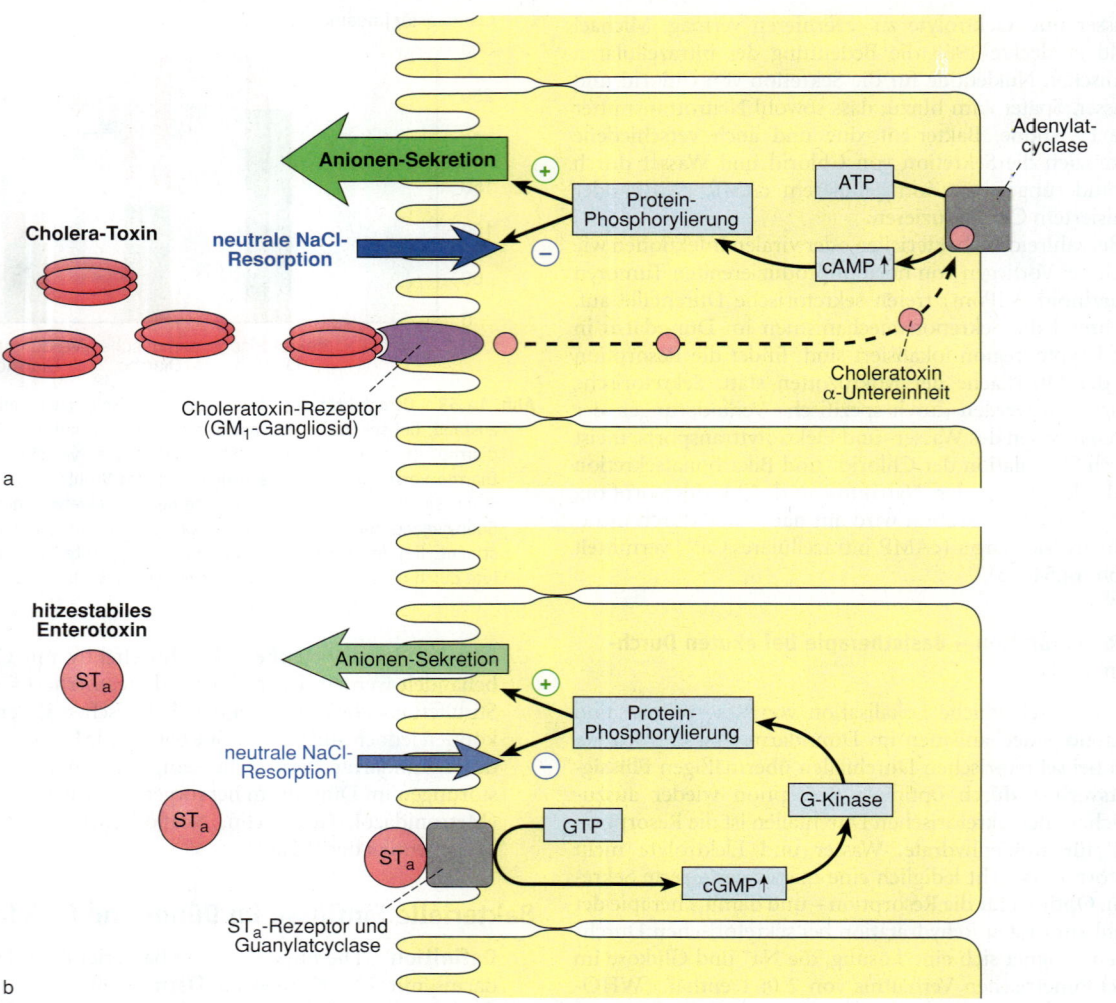

Abb. 14.54 Wirkungsmechanismen bakterieller Enterotoxine auf Sekretion und Resorption im Darm.
a) Choleratoxin bindet an einen spezifischen Membranrezeptor (GM1-Gangliosid-Rezeptor), tritt in die Zelle ein und bewirkt durch die Stimulation der Adenylatcyclase einen Anstieg von cAMP, dem Second Messenger für die Steigerung der Chlorid-sekretion. Gleichzeitig bewirkt die Proteinphosphorylierung (Proteinkinase) eine Hemmung der neutralen Elektrolytresorption, was zur gesteigerten Nettosekretion mit der klinische Konsequenz von Durchfällen führt.
b) Das hitzestabile Enterotoxin von E. coli bewirkt Durchfälle über eine Stimulation der Guanylatcyclase und eine Erhöhung des zellulären cGMP. ST_a = hitzestabiles Enterotoxin von E. coli (nach Chang, E. B. et al. 1995).

bakteriell zu freien Fettsäuren und Hydroxyfettsäuren abgebaut, wobei Letztere insbesondere laxativ wirken.

Bakterielle Überbesiedlung des Dünndarms – Ursache eines Vitamin-B$_{12}$-Mangels Vitamin B$_{12}$ (Cobalamin) kann von anaeroben Bakterien im Darmlumen zu unwirksamen Metaboliten verstoffwechselt werden. Eine pathologische Vitamin-B$_{12}$-Resorption ist deshalb die Regel bei einer bakteriellen Überbesiedlung des Dünndarms und kann diagnostisch genutzt werden (Schilling-Test ohne und mit Antibiotika).

Normalerweise findet sich nur eine geringe Anzahl von Bakterien im Dünndarm (0–10^4 Keime/ml im Jejunum, 10^4–10^8 Keime/ml im Ileum). Bei verminderter Dekontaminationsfähigkeit, Motilitätsstörungen oder auch anatomischen Veränderungen des Dünndarms (Divertikel, Fisteln, Stenosen) kann es zu einer Aszension von Bakterien aus dem Dickdarm in die oberen Dünndarmabschnitte kommen.

Die bakterielle Überbesiedlung der oberen Dünndarmabschnitte kann zu Durchfällen und zahlreichen klinischen Folgen führen (s. Tab. 14.19).

Motilitätsstörungen

Definition Die motorische Funktion des Dünndarms bewirkt:
1. eine koordinierte Durchmischung des Chymus mit den Pankreasenzymen und der Galle,
2. die zeitgerechte Exposition des Darminhalts gegenüber der intestinalen Resorptionsfläche,
3. den aboralen Transport des Chymus und unverdaulicher Nahrungsbestandteile (z. B. „Ballaststoffe", Zell- und Bakteriendetritus) in das Zäkum.

Tab. 14.19 Folgen eines gesteigerten bakteriellen Metabolismus im Dünndarm.

Substrat	Produkt	Bedeutung für den Patienten
Kohlenhydrate	Organische Säuren Wasserstoff (H_2) Methan D-Laktat	Resorption im Kolon, energetische Verwertung, osmotische Diarrhö H_2-Atemtest für Malabsorption Ursache der Implosion bei Koloskopie Störung der zerebralen Funktion
Triglyzeride	Fettsäuren Hydroxyfettsäuren	Diarrhö Diarrhö
Proteine	Ammoniak, Amine Indole, Skatole	Metabolische Enzephalopathie Fraglich
Vitamin B_{12}	Cobamine	Vitamin-B_{12}-Mangel
Gallensäuren (GS)	Dekonjugierte GS Dehydroxylierte GS	Durchfälle, gestörte Mizellenbildung Durchfälle, gestörte Mizellenbildung Steigerung der Mukosapermeabilität, Hyperresorption von Oxalsäure, Hyperoxalurie, Nierensteine

Im Nüchternzustand verhindert die Eigenmotilität eine Keimaszension aus dem Dickdarm in den Dünndarm. Störungen der Motilität bewirken somit eine Störung der Resorption und begünstigen eine bakterielle Keimüberbesiedlung des Dünndarms mit aus dem Dickdarm aufsteigenden Bakterien.

Eigenmotilität des Dünndarms – Reinigungswirkung auf den Dünndarm Im Dünndarm existiert eine Eigenmotilität in der Nüchternperiode, der sog. migrierende myoelektrische (= Motor) Komplex (MMC). Dabei handelt es sich um ein zyklisches motorisches Muster, das mit Regelmäßigkeit im Nüchternzustand abläuft, durch Nahrungszufuhr aber unterbrochen wird. Man unterscheidet vier Phasen:

- **Phase I** = Ruhephase (40–60 % der Zykluslänge)
- **Phase II** = zunehmende, aber unregelmäßige Kontraktionen (20–30 % der
- Zykluslänge)
- **Phase III** = maximale Kontraktionsfrequenz (11–12/min im Duodenum, 7–
- 8/min im Ileum)
- **Phase IV** = Übergangsphase zur Ruhephase

Der **Phase III** kommt dabei die wichtige propagatorische Funktion zu. Nach Nahrungszufuhr ändert sich das motorische Verhalten abrupt: Es treten kräftige Kontraktionen (1–3/s) auf, die durch Ruhephasen von 5–40 s unterbrochen werden. Die Eigenmotilität im Nüchternzustand hat offenbar eine wichtige Funktion für die **Dekontamination des Dünndarms** von Bakterien des Dickdarms und wird deshalb auch als **intestinaler „Housekeeper"** bezeichnet. Bei Störungen der Nüchternmotilität (z. B. bei diabetischer Neurogastroenteropathie) kommt es zu einer bakteriellen Aszension von Keimen aus dem Dickdarm in den Dünndarm (bakterielle Überbesiedlung). Störungen der Dünndarmmotilität können Durchfälle oder auch eine Obstipation bewirken. In der Regel führen die Motilitätsstörungen jedoch zu einer bakteriellen Überwucherung mit den o. g. klinischen Konsequenzen. Motilitätsstörungen des Dünndarms können primär (selten) oder sekundär als Spätfolgen anderer Krankheiten vorkommen.

Epitheliale Barrieren und ihre Beeinflussung

Definition Die epitheliale Barriere hat im Dünn- und Dickdarm eine wichtige Funktion in der Verhinderung des Eindringens von Bakterien, Viren und größeren Molekülen. Zerstörungen der Barriere (z. B. durch nichtsteroidale Antiphlogistika [NSAR]) kann somit zu einem Eindringen von Produkten aus dem Darm führen, gegen die das Immunsystem aktiviert werden muss. Verschiedene Entzündungsmediatoren (z. B. Zytokine) können ebenfalls zu einer Störung der Barrierefunktion des Darms führen.

Intakte Barrierefunktion – wichtiger Abwehrmechanisms Von Bedeutung für den Abwehrmechanismus und die Entstehung von Krankheiten durch Bakterien, Viren, Protozoen, Toxine oder aber auch Antigene ist eine intakte Barrierefunktion des Dünndarmepithels. Die epitheliale Dünndarmbarriere ist komplex und dynamisch. Sie verhindert eine passive Permeation von Substanzen, die sich nach Eindringen in die Mukosa schädlich auswirken könnten. Die Aufrechterhaltung einer „gesunden" Barriere hängt von der Integrität der Zellmembranen, von den „Tight Junctions" (epitheliale Schlussleisten) sowie von den epithelialen sekretorischen Produkten (z. B. Bikarbonat, IgA) ab (Tab. 14.20).

Die **Zerstörung der Barriere** führt zu einem vermehrten Eindringen von schädlichen luminalen Bestandteilen wie Antigenen (z. B. α-Gliadin bei Sprue/Zöliakie), Proteasen, H^+ oder Faktoren, die chemotaktisch auf Entzündungszellen wirken. Eine so hervorgerufene Entzündung kann durch Beeinflussung subepithelialer Gewebe sekundär den epithelialen Transport und die Barrierefunktion beeinflussen. Die **Reparaturmechanismen** der Mukosa sind kom-

Erkrankungen des Gastrointestinalsystems

Tab. 14.20 Epitheliale Barrieren – Schutzmechanismen gegen Permeationen aus dem Dünndarm.

- **Extrinsische Barrieren** (dem Epithel vorgelagert)
  - Mukus: Barriere gegen Bakterien
  - „Unstirred Layer": Barriere unbekannter physiologischer Bedeutung
  - Sekretorisches IgA: Barriere gegen Antigene
  - Bikarbonat: Pufferbarriere gegen H^+-Ionen
  - Hydrophobe Schicht: Barriere gegen Ionen in wässrigen Lösungen
- **Intrinsische Barrieren:** Epithel
  - Transzellulärer Weg
  - Parazellulärer Weg („Tight Junction")

plex; Erneuerung und gesteigerte epitheliale Zellproliferation spielen dabei eine wichtige Rolle.

Die **Beeinflussung der Barrierefunktion** lässt sich besonders gut bei der Entstehung akuter Durchfälle darstellen. Dabei können durch ein infektiöses Agens die Epithelzellen direkt geschädigt (E. histolytica, Rotavirus, Shigella) oder nur durch Toxine subzelluläre Mechanismen (Sekretion) beeinflusst werden (E. coli, Lamblien, Kryptosporidien, Helminthen).

Tab. 14.21 Wichtigste Ursachen der chronischen Obstipation.

Neurogene Störungen	Metabolische/hormonelle Störungen
Peripher	- Hypothyreose
- Morbus Hirschsprung	- Hyperkalzämie
- Chagas-Krankheit	- Hypokalzämie
- Autonome Neuropathie	- Schwangerschaft
- Intestinale Pseudoobstruktion	- Porphyrie
- Diabetes mellitus	- Panhypopituitarismus
Zentral	- Systematische Sklerose
- Multiple Sklerose	- Myotone Dystrophie
- Rückenmarksläsionen	- Schwermetallintoxikation
- Morbus Parkinson	
Medikamente	**Idiopathische Obstipation**
Analgetika	Normaler Kolontransit
Anticholinergika	Langsamer Kolontransit
- Spasmolytika	Auslassobstruktion
- Antidepressiva	
- Antipsychotika	
Kationenhaltige Medikamente	
- Eisenpräparate	
- Antazida	
- Sucralfat	
Neuronal wirksame Medikamente	
- Opiate	
- Antihypertensiva	
- Ganglienblocker	
- Vinca-Alkaloide	
- Kalziumantagonisten	
- $5-HT_3$-Antagonisten	
Irritables Darmsyndrom	**Obstruktive Darmerkrankungen**
	Dickdarm-, Rektumkarzinom

Schädigung der Barrierefunktion durch Permeabilitätsmarker erfassbar Eine Schädigung der Epithelzellen kann jedoch auch durch eine Aktivierung des Immunsystems, durch eine Hypersensitivitätsreaktion (z.B. Sprue/Zöliakie) oder idiopathisch/autoimmun bei Colitis ulcerosa und Morbus Crohn entstehen.

Störungen der Barrierefunktion unterschiedlicher Genese lassen sich diagnostisch durch eine erhöhte Permeabilität der Dünndarmmukosa nachweisen. Hierzu appliziert man oral kleinmolekulare Substanzen (Lactulose, Rhamnose, Mannit, ^{51}Cr-EDTA), die normalerweise die Darmmukosa kaum durchdringen können, und wertet deren erhöhtes Erscheinen im Urin als Hinweis für eine gesteigerte Permeabilität. Es handelt sich hierbei jedoch nur um einen unspezifischen Parameter, der zwar Auskunft über die Permeabilitätsstörung gibt, jedoch nicht über deren Genese. Nichtsteroidale Antirheumatika bewirken insbesondere im Dickdarm eine Permeabilitätssteigerung, die zum Ausbruch einer Colitis ulcerosa führen kann.

Obstipation

Definition Unter Obstipation verstehen wir eine Störung der Stuhlpassage durch das Kolon und/oder Anorektum, wobei in der Regel eine normale Passage durch den Dünndarm erfolgt.

Bei einer neu aufgetretenen Obstipation ist in erster Linie an ein mechanisches Hindernis zu denken. Es kann eines der ersten Zeichen für das Vorliegen eines Kolon- oder Rektumkarzinoms sein.

Störungen der Dickdarmmotilität Da eine detaillierte Untersuchung der Dickdarmmotilität erst in den letzten Jahren technisch möglich wurde, ist bisher nur sehr wenig über spezifische Veränderungen bei Krankheiten bekannt.

Hingegen kann eine chronische Obstipation auch durch eine funktionelle Auslassobstruktion des Anorektums bedingt sein, die zuverlässig mittels anorektaler Manometrie identifiziert werden kann. So lässt sich bei Kindern mit Morbus Hirschsprung (angeborene Aganglionose des Rektums) regelhaft ein Fehlen der Internusrelaxation nachweisen. Selten führt eine erworbene Verhaltensstörung, der sog. Anismus im Erwachsenenalter, zur Obstipation. Hierbei wird während der Defäkation paradoxerweise die Puborektalismuskulatur kontrahiert (statt relaxiert), wodurch eine Behinderung der rektalen Entleerung verursacht wird.

Ursachen Pathophysiologisch unterscheiden wir zwischen einer **primären** motorischen Störung und **sekundären motorischen Ursachen** in Verbindung mit anderen Grundkrankheiten oder Medikamenteneinnahme (s. Tab. 14.21).

Komplikationen Auch chronische Krankheiten mit physischer und geistiger Inaktivität können Ursache hartnäckiger Obstipation sein. Dabei kann die Stuhlretention zu einem Megarektum führen, zu verminderter rektaler Sensitivität und schließlich zur Stuhlausmauerung des Rektums, die nur durch manuelle Ausräumung beseitigt werden kann.

Habituelle Obstipation Die pathophysiologische Ursache der idiopathischen (habituellen) Obstipation ist nicht klar.

Man unterscheidet zwischen einer sog. **Slow Transit Constipation** (gestörte Stuhlpropagation durch das Kolon) und einer **Beckenbodendysfunktion** (Störung der Stuhlevakuation aus dem Rektum, sog. Outlet Obstruction). Beide Motilitätsstörungen können auch kombiniert auftreten.

Wenn sie mit Schmerzen verbunden sind, liegt in der Regel ein Reizdarmsyndrom vor.

Patienten mit chronischer Obstipation haben auch häufiger Symptome und Beschwerden in anderen Organregionen: Ösophagusdysmotilität, verlangsamter Dünndarmtransit, Blasenbeschwerden. Diese Störungen lassen eine neurogene Ursache vermuten; der pathophysiologische Mechanismus, der zur chronischen Obstipation führt, ist noch nicht exakt definiert.

Zur weiteren Information

Literatur
Caspary, W. F.: Diarrhö. In Hahn, E. G., J. F. Riemann (Hrsg.): Klinische Gastroenterologie. Thieme, Stuttgart 1996, S. 352–63.
Caspary, W. F., J. Stein (Hrsg.): Darmkrankheiten. Springer, Berlin 1999.
Chang, E. B., M. D. Sitrin, D. D. Black (eds.): Gastrointestinal, Hepatobiliary and Nutritional Physiology. Lippincott Raven, Philadelphia 1995.
Fine, K. D.: Diarrhea. In: Feldman, M., B. F. Scharschmidt, M. V. Sleisenger: Gastrointestinal and Liver Disease. Saunders, Philadelphia 1997, pp. 128–52.
Madara, J. L.: Epithelia: Biologic Principles of Organization. In: Yamada, T. (ed.): Textbook of Gastroenterology. Lippincott, Philadelphia 1999, pp. 141–56.
Montrose M. H., S. J. Keely, K. E. Barrett: Electrolyte secretion and absorption: small intestine and colon. In: Yamada, T. (ed.): Textbook of Gastroenterology. Lippincott, Philadelphia 1999, pp. 320–55.
Vantrappen, G., J. Janssens, J. Hellemans, Y. Ghoos: The interdigestive motor complex of normal subjects and patients with bacterial overgrowth of the small intestine. J Clin Invest 1977; 59: 1158–66.

Keywords
Diarrhö ◆ Obstipation ◆ Malabsorption ◆ Resorption ◆ Sekretion ◆ osmotische Lücke ◆ Motilität

IMPP-Statistik
Obstipation ◆ Morbus Hirschsprung

14.4.2 Primäre und sekundäre Malassimilationssyndrome

W. F. CASPARY

Unter Malassimilationssyndromen versteht man zahlreiche Krankheitsbilder, bei denen eine **Störung der Digestion oder Resorption** der Nahrungsendprodukte vorliegt. Die wichtigsten klinischen Syndrome des Malassimilationssyndroms sind **Durchfälle** und **Gewichtsverlust.** Ein **primäres** Malassimilationssyndrom entsteht durch einen meist angeborenen Defekt funktioneller Elemente der Digestion oder Resorption (z. B. Laktasemangel), während ein **sekundäres** Malassimilationssyndrom im Rahmen zahlreicher Krankheiten des Pankreas, der Gallenwege, des Dünndarms, bei Immunmangelsyndromen und bei Systemerkrankungen auftritt, aber auch nach operativen Eingriffen und durch Medikamente.

> **Praxis**
>
> Eine 30-jährige Patientin hat seit mehreren Jahren eine unklare Eisenmangelanämie, die in den letzten Monaten zugenommen hat.
>
> Zudem haben sich in den letzten Wochen breiige Stühle und ein Gewichtsverlust von 5 kg eingestellt. Die **Laboruntersuchungen** beim Hausarzt ergaben ein Hämoglobin von 9,5 g/dl, bei einer Erythrozytenzahl von 4 Mio./mm³. Eine Eisensubstitution brachte keine Besserung der Anämie. Wegen Zunahme der Durchfälle und des Gewichtsverlustes erfolgt die Einweisung in die Klinik. Aufgrund des Gewichtsverlustes und der Eisenmangelanämie wird eine Tumorsuche durchgeführt. **Rektoskopie** und **Koloskopie** zeigen einen Normalbefund, die **Gastroskopie** ebenfalls. Serumeiweiß, β-Karotin, Serum-Kalzium, Prothrombinzeit (Quick-Wert) und Cholesterin im Serum sind erniedrigt, neben der Eisenmangelanämie besteht eine Thrombozytose von 550 000 Thrombozyten/nl. Das Stuhlgewicht beträgt im Mittel 440 g/d, die Stuhlfettausscheidung ist mit 42 g/d deutlich erhöht. Jetzt erst wird an die Notwendigkeit der endoskopischen Entnahme einer **Biopsie** aus dem distalen Duodenum gedacht. Bereits bei der Lupenbetrachtung des Biopsats findet sich ein völliger Zottenverlust, der Pathologe bestätigt einen totalen Zottenverlust und eine vermehrte Kryptenbildung. Die IgA-Gliadin-Antikörper und IgA-Antikörper gegen Gewebstransglutaminase (t-TG) sind positiv. Damit ist die **Diagnose** einer Sprue gesichert. Die Patientin nimmt innerhalb von vier Wochen nach Beginn einer glutenfreien Diät wieder 5 kg zu und hat keine Durchfälle mehr, das Hämoglobin normalisiert sich.

Grundlagen

Definition

Unter einem **Maldigestionssyndrom** versteht man eine Störung der Verdauungsfunktion als Folge einer Krankheit oder Anomalie, bei der durch eine angeborene (primäre) oder erworbene Erkrankung die Aktivität pankreatischer Verdauungsenzyme, die Gallensäurenkonzentration oder die Aktivitäten digestiver Dünndarmmukosa-Enzyme erniedrigt sind oder fehlen.

Malabsorption ist eine Störung der Resorption (engl. Absorption) digestiver Nahrungsprodukte, die durch eine Störung der Membrantransportvorgänge in der Dünndarmschleimhaut ohne morphologische Veränderungen (**primäre Malabsorption**), durch eine Verminderung des Resorptionsepithels bei oft gleichzeitig nachweisbaren

14 Erkrankungen des Gastrointestinalsystems

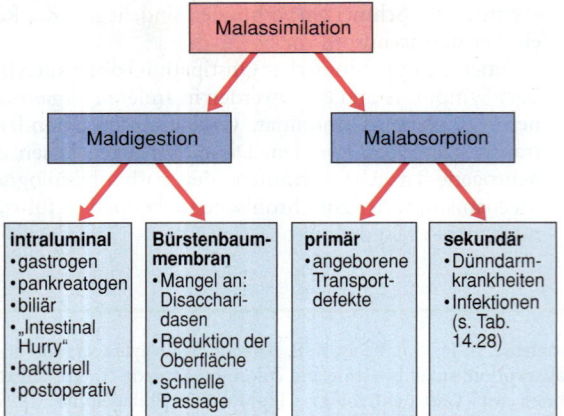

Abb. 14.55 Malassimilation als Oberbegriff für Maldigestion und Malabsorption. Störungen der Digestion treten überwiegend im Darmlumen, aber auch durch einen Mangel endverdauender Enzyme an der Oberfläche der Dünndarmepithelzellen auf. Eine primäre Malabsorption ist in der Regel durch einen angeborenen Transportdefekt in der Dünndarmmukosa bedingt, während erworbene Dünndarmkrankheiten eine sekundäre Malabsorption hervorrufen können.

morphologischen Veränderungen der Mukosa (**sekundäre Malabsorption**) oder durch eine Abflussbehinderung aus dem Darmtrakt bedingt ist.

Beide Syndrome, Maldigestion und Malabsorption, sind oft eng miteinander verknüpft, da eine Maldigestion meist auch eine Malabsorption nach sich zieht, und werden unter dem Oberbegriff **Malassimilationssyndrom** zusammengefasst (s. Abb. 14.55).

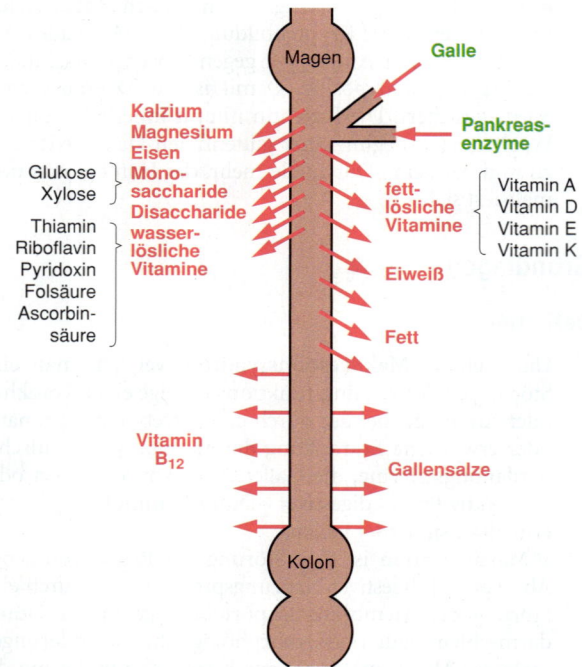

Abb. 14.56 Topographie der Resorption im Dünndarm.

Ätiologie und Pathogenese

Fast alle Nahrungsprodukte werden nach entsprechender Digestion durch intraluminale Enzyme des Pankreas (α-Amylase, Lipase, Proteinasen) im oberen Dünndarm resorbiert. Die Ausnahme bilden Vitamin B_{12} und Gallensäuren, die durch spezifische Transportsysteme des unteren Dünndarms (Ileum) aufgenommen werden (s. Abb. 14.56).

Fettmalabsorption Der komplizierteste Mechanismus der Digestion und Resorption besteht für die Nahrungsfette, die zusätzlich Gallensäuren zur Emulgierung und – nach dem Schritt der hydrolytischen Spaltung durch die Lipase – für die Mizellenbildung benötigen. Zudem müssen die Spaltprodukte pankreatischer Lipaseeinwirkung (2-Monoglyzeride und freie Fettsäuren) in den Epithelzellen wieder resynthetisiert werden, um dann als Chylomikronen mit einer Proteinhülle „verpackt" die Zelle auf dem „trägen" Lymphwege zu verlassen.

Auch die fettlöslichen Vitamine (Vitamin A, D, E, K) und das Cholesterin der Nahrung benötigen zur optimalen Resorption Gallensäuren zur Mizellenbildung.

Störungen der **Fettdigestion** und **Fettresorption** können bei jedem der geschilderten physiologischen Schritte auftreten: Ein Mangel an Lipase und Bikarbonat bei Pankreasinsuffizienz bedingt eine Störung der intraluminalen lipolytischen Spaltung. Da hydrolytische Lipasespaltung eine Vorbedingung für die Fettsäureresorption ist, entsteht eine erhöhte Stuhlfettausscheidung (**Steatorrhö**); ein Mangel an Gallensäuren führt zu einer Störung der Emulgierung und der Mizellenbildung, eine verminderte Resorptionsfläche kann eine Malabsorption von Fetten bewirken, wie z. B. intrazelluläre Störungen der Reveresterung der Fettsäuren und eine Verlegung der Lymphabflusswege.

Mittelkettige Triglyzeride (MCT) unterliegen diesen Restriktionen bedeutend weniger und können deshalb bei den unterschiedlichsten Störungen der Fettresorption therapeutisch eingesetzt werden.

Kohlenhydratmalabsorption Kohlenhydrate der menschlichen Nahrung, die überwiegend aus Polysacchariden (Stärke), zum geringeren Anteil aus Disacchariden (Saccharose, Laktose) und nur relativ selten aus freien Monosacchariden (Glukose, Fruktose, Galaktose) bestehen, werden nach pankreatischer Verdauung durch die Pankreasamylase (α-Amylase) an der Oberfläche der Dünndarmepithelzellen durch die Disaccharidasen (Maltase, Saccharase, Glukoamylase = γ-Amylase, Laktase, Trehalase spaltet Trehalose = Disaccharid in Pilzen) zu Monosacchariden aufgespalten und von dem in unmittelbarer Nachbarschaft der Enzyme liegenden Carrier zusammen mit Natrium in die Zelle aufgenommen (aktiver, carriervermittelter Transport).

Fermentation von Kohlenhydraten im Dickdarm Im Dünndarm nicht resorbierte Kohlenhydrate der Nahrung – dazu gehören auch die pflanzlichen Polysaccharide der sog. Ballaststoffe – werden im Dickdarm weiter bakteriell abgebaut durch Hydrolasen, Disaccharidasen und anaerobe Fermentation. Produkte der bakteriellen Fermentation sind kurzkettige Fettsäuren (Acetat, Propionat, Butyrat, Laktat) sowie Gase (CO_2, H_2, CH_4). Während die Gase energetische Endprodukte sind, können die kurzkettigen Fettsäuren durch einen effektiven Rückresorptionsmechanismus im Kolon noch vom Körper energetisch verwertet werden. Die bakterielle H_2-Produktion aus Kohlenhydraten macht man sich diagnostisch in Form der sog. H_2-Atemtests zunutze, mit denen man auf sehr sensitive und nichtinvasive Weise eine Kohlenhydratmalabsorption erfassen kann (s. Abb. 14.57).

Proteinmalabsorption Proteine der Nahrung werden – nach intraluminaler pankreatischer Digestion im oberen Dünndarm durch Proteasen – an der Oberfläche der Epithelzellen durch Peptidhydrolasen in freie Aminosäuren gespalten und gelangen dann über spezifische Transportsysteme in die Mukosazellen. Alternativ besteht aber auch die Möglichkeit, dass kleine Peptide (aus maximal drei Aminosäuren) direkt in die Zelle über ein Peptidtransportsystem gelangen, um dann intrazellulär in freie Aminosäuren aufgespalten zu werden. Die Existenz dieses Peptidtransportsystems ist die Erklärung dafür, dass bei Krankheiten mit einem genetisch determinierten Defekt des neutralen Aminosäurentransportsystems (Hartnup-Syndrom) überhaupt neutrale Aminosäuren resorbiert werden können.

Lokalisation der Resorptionsstörung – Adaptationsfähigkeit des Dünndarms

Eine Reihe von Faktoren ist von Bedeutung für Geschwindigkeit und Ausmaß der Resorption. Sie zeigen zugleich an, wo die Ursachen für Störungen der Resorption liegen können (Tab. 14.22).

Von großer Bedeutung für den Ablauf einer ungestörten Resorption von Nahrungsprodukten ist die Adaptationsfähigkeit des Dünndarmes. Der **untere Dünndarm** kann nach Ausfall des oberen Dünndarmes (z.B. durch chirurgische Resektion) dessen Funktionen adaptativ voll erwerben, umgekehrt ist der **obere Dünndarm** nicht in der Lage, die spezifischen Funktionen des unteren Dünndarmes zu übernehmen. Deshalb wirkt sich eine Resektion des unteren Dünndarmes für den Patienten gravierender aus als eine Resektion des oberen Dünndarmes.

Symptome **Durchfälle** und **Gewichtsverlust** sind die klinischen Leitsymptome eines Malabsorptionssyndroms. Der Gewichtsverlust ist meist nicht allein durch einen fäkalen Kalorienverlust bedingt, sondern vielmehr auch durch eine Reduktion der Nahrungszufuhr. Der Patient hat selbst erfahren, dass die durch die Malabsorption hervorgerufenen osmotischen Durchfälle drastisch zurückgehen, wenn er weniger isst.

Globales und oligosymptomatisches Malabsorptionssyndrom

Das Vollbild eines Malabsorptionssyndroms kommt heute weniger häufig vor, da die Krankheiten oft schon früh erkannt werden. Betrachtet man das Krankheitsbild der Sprue, das häufig mit einem globalen Malabsorptionssyndrom einhergeht, findet man heute eher oligosymptomatische Formen der Malabsorption: Im Vordergrund steht oft nur ein unklarer Eisenmangel bzw. eine Eisenmangelanämie oder auch eine Erniedrigung des

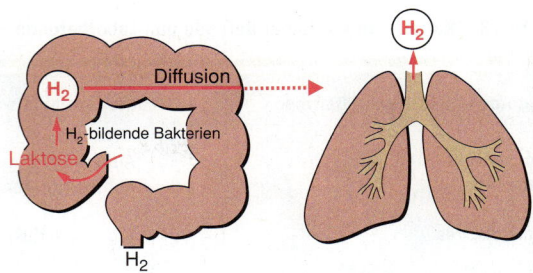

Abb. 14.57 Prinzip des H_2-Atemtests: Kohlenhydrate werden im Dickdarm zu kurzkettigen Fettsäuren, Kohlendioxid (CO_2) und Wasserstoff (H_2) fermentiert, der in der Ausatmungsluft nach Diffusion durch die Darmwand erfassbar wird. Eine erhöhte H_2-Exhalation zeigt somit eine gesteigerte bakterielle Fermentation von Kohlenhydraten an.

Serum-Kalziums und eine Osteomalazie mit Knochenschmerzen, die den Patienten zum Orthopäden geführt haben.

Mangelsymptomatik bei Malabsorption Bei einer seit längerem bestehenden Malabsorption können Mangelsymptome auftreten, die teils klinisch, teils nur labormäßig erfasst werden können (s. Tab. 14.23).

Nicht selten findet man bei Patienten mit einem Malabsorptionssyndrom Trommelschlegelfinger. Außer den klinischen Leitsymptomen Durchfall und Gewichtsverlust ist das Malabsorptionssyndrom häufig durch das zusätzliche Bestehen einer Anorexie und von Muskelschwund gekennzeichnet.

Fettstühle fallen meist schon als glänzende, helle, schmierige, auf Wasser schwimmende Stühle auf. Oft setzen sich große Öltropfen von der Hauptmasse des Stuhles ab, die nach Erkalten talgartig erhärten. Letzteres kann als pathognomonisch für eine pankreatogene Steatorrhö (gestörte lipolytische Fettspaltung) angesehen werden.

Diagnostik Im Vorfeld der Diagnostik sollte man sich bei einem vermuteten Malabsorptionssyndrom drei wichtige Fragen stellen:

Tab. 14.22 Geschwindigkeit und Ausmaß der Resorption in Abhängigkeit von:

Ingestionsmodus
Verdaulichkeit
Magenentleerung
Digestionskapazität des Pankreas und der Galle
Kontaktzeit für Digestion (Passagezeit)
Kontaktfläche: ■ Darmlänge   ■ Zottenoberfläche   ■ Bürstensaumenzymgehalt   ■ Carrierfunktion
Kontaktzeit für Resorption (Passagezeit)
Dicke der Diffusionsbarriere des Resorptionsepithels („Unstirred Layer")

Erkrankungen des Gastrointestinalsystems

Tab. 14.23 Korrelation klinischer Befunde und Laborbefunde beim Malassimilationssyndrom.

Symptome und klinische Befunde	Pathophysiologische Befunde	Laborbefunde
Gewichtsverlust, Steatorrhö	↓ Aufnahme, ↓ Assimilation von Fett, Kohlenhydraten, Protein	↑ Stuhlfett, ↓ β-Karotin
Ödeme, Aszites	↑ Albuminverlust, (exsudative Enteropathie) ↓ Proteinassimilation	↓ Albumin ↓ Gesamteiweiß
Osteomalazie, Tetanie, Parästhesien	↓ Resorption von Vitamin D, Kalzium, Magnesium	↓ Kalzium, ↑ alk. Phosphatase
Ekchymosen, Petechien, Hämaturie, Hämatome Hyperkeratosen	↓ Resorption von Vitamin K	↓ Prothrombinzeit
Anämie mit Blässe, Müdigkeit, Dyspnoe	↓ Resorption von Folsäure und Vitamin B^{12} ↓ Resorption von Eisen	Makrozytose, ↓ Folsäure und Vitamin B_{12} Mikrozytose, ↓ Eisen und Ferritin
Geblähtes Abdomen, laute Darmgeräusche Flatulenz, Durchfälle	↓ Spaltung von Disacchariden und ↓ Resorption von Monosacchariden ↓ Resorption von Aminosäuren ↑ Fermentation im Kolon ↑ Gasproduktion (H_2)	↓ Laktosetoleranz, ↓ D-Xylose-Resorption, ↑ H_2 in der Atemluft ↓ Stuhl-pH
Polyneuritis, Depression	Vitamin-B_1-Mangel (Thiamin)	
Konjunktivitis, Cheilosis, Glossitis, schuppendes Exanthem	Vitamin-B_2-Mangel (Riboflavin)	
Pellagraähnliche Hautveränderungen	Nikotinsäuremangel	
Nierensteine bei Morbus Crohn oder Ileumresektion	↑ Resorption von Oxalsäure	↑ Oxalsäureausscheidung im Urin

↓ erniedrigt; ↑ erhöht

Liegt ein Malabsorptionssyndrom vor? Hinweise für das Vorliegen eines Malabsorptionssyndroms können verschiedene Parameter aus der Routinelabordiagnostik liefern (s. Tab. 14.24). Dabei handelt es sich um **statische**

Tab. 14.24 Malabsorption.

Hinweise aus der Routinediagnostik
Anämie: ↓ Hb, ↓ Ery, ↓ oder ↑ Hb_E, ↓ oder ↑ MCH
Serum-Eisen ↓
Serum-Ferritin ↓
Serum-Folat ↓
Serum-Vitamin B_{12} ↓
Serum-Kalzium ↓
Serum-Magnesium ↓
Alkalische Phosphatase ↑
Serum-Cholesterin ↓
β-Karotin im Serum ↓
Serum-Eiweiß ↓
Serum-Albumin ↓
Prothrombin ↓
Oxalsäure im Urin ↑

↓ erniedrigt; ↑ erhöht

Laborparameter, die bereits die Auswirkungen eines länger bestehenden Malabsorptionssyndroms anzeigen können: Anämie (meist hypochrom und mikrozytär), Erniedrigungen von Kalzium, Gesamteiweiß, Albumin, β-Karotin, Prothrombinzeit, Vitamin B_{12} und Folsäure, Ferritin und Eisen im Serum. Bei Veränderung eines oder mehrerer Serumparameter kann ein Malabsorptionssyndrom vermutet werden.

„Stuhlvisite" Allein die Inspektion des Stuhls kann wesentliche Informationen liefern (Farbe, Konsistenz, Geruch, Ölauflagerungen). Der typische Stuhl beim Malabsorptionssyndrom erscheint hell, schmierig, übel riechend, seltener wässrig.

Gewöhnlich enthält er kein Blut, es sei denn, dass es schon durch einen Vitamin-K-Mangel zu einer ausgeprägten Hypoprothrombinämie gekommen ist. Die Untersuchung des Stuhls auf Lamblien (native Stuhlprobe) und auf pathogene Keime ist bei einer länger bestehenden Durchfallsymptomatik immer notwendig.

Eine erhöhte Stuhlfettausscheidung (quantitativ im 72-h-Stuhl bestimmt) zeigt mit größter Verlässlichkeit eine Malabsorption an, wobei jedoch die Ursache der Steatorrhö unklar ist: pankreatogen, biliär, Dünndarmkrankheit.

14.4 Krankheiten des Dünn- und Dickdarms

Wo ist die Ursache der Malabsorption zu suchen? Zunächst ist, entsprechend der Häufigkeit, an eine Erkrankung des Pankreas zu denken. Die **Pankreasfunktionsdiagnostik** (s. Tab. 14.25) steht deshalb im Vordergrund der diagnostischen Abklärung. Die Bestimmung von Chymotrypsin oder Elastase im Stuhl reicht aus. Die Durchführung des sensitiven, aber technisch aufwendigen Sekretin-Pankreozymin-Tests ist nicht erforderlich, da erst bei einer ca. 90%igen Funktionseinschränkung des Pankreas eine Steatorrhö auftritt.

Dünndarmfunktionstests – oberer Dünndarm Im zweiten Schritt wird man entsprechend der topographischen Vermutung Funktionstests des Dünndarmes einsetzen (s. Tab. 14.26). Der **D-Xylose-Test** mit simultaner Bestimmung der D-Xylose-Konzentration im Serum (nach 0, 15, 30, 60, 120 min) und im Urin nach oraler Gabe von 25 g D-Xylose ist der wichtigste Test zur Ermittlung der Funktionsfähigkeit des oberen Dünndarmes.

Mit dem **Laktosetoleranztest** (Blutglukosebestimmung zum Zeitpunkt 0, 60, 120 min) nach Gabe von 50 g Laktose und (fakultativ) simultaner H_2-Bestimmung in der Atemluft kann auf einfache Weise die häufigste Form der Malabsorption, eine Laktoseintoleranz, erfasst werden. Steigt die Blutglukose um < 20 mg/dl an und ergibt sich ein H_2-Anstieg von > 20 ppm, so liegt mit Sicherheit eine Laktoseintoleranz vor.

Atemtests mit Erfassung von H_2 oder $^{13}CO_2$ in der Atemluft haben wegen ihres nichtinvasiven Testcharakters einen wichtigen diagnostischen Stellenwert. H_2-Atemtests erfassen die Folgesymptomatik einer Malabsorption: bakterielle Fermentation im Dickdarm oder im bakteriell überwucherten Dünndarm, während bei den $^{13}CO_2$-Atemtests die Resorption eines enteral zugeführten ^{13}C-markierten Substrats gemessen wird. Tests mit stabilen Isotopen (^{13}C) bewirken keine Strahlenbelastung und sind auch bei Kindern einzusetzen (s. ^{13}C-Harnstoff-Atemtest zur Diagnostik der Helicobacter-pylori-Infektion).

Dünndarmfunktionstests – unterer Dünndarm Die wichtigsten Tests zur Erfassung der Funktionstüchtigkeit des unteren Dünndarms sind der **Schilling-Test** und der **SeHCAT-Test**:
- Mit dem **Schilling-Test** wird die Resorption von Vitamin B_{12} gemessen. Ein pathologischer Schilling-Test ist jedoch nicht beweisend für das Vorliegen einer Resorptionsstörung des unteren Dünndarms, da die Vitamin-B_{12}-Resorption auch bei einem Mangel an Intrinsic-Faktor (chronische atrophische Gastritis), bei bakterieller Überwucherung des Dünndarms und bei Pankreasinsuffizienz erheblich gestört sein kann. Bleibt ein Schilling-Test auch nach Gabe von Intrinsic-Faktor abnorm, ist eine Funktionsstörung des Dünndarmes wahrscheinlich, wenn eine bakterielle Überbesiedlung des Dünndarmes ausgeschlossen werden konnte. Normalisiert sich ein pathologischer Schilling-Test nach Behandlung mit Antibiotika, dann liegt mit an Sicherheit grenzender Wahrscheinlichkeit eine **bakterielle Überbesiedlung** vor.
- Mit dem **SeHCAT-Test** steht eine nuklearmedizinische Möglichkeit zur Verfügung, einen gesteigerten enteralen Verlust von Gallensäuren als mögliche Ursache einer chologenen Diarrhö festzustellen. Bei diesem Test wird nach oraler Verabreichung einer synthetischen, Tc-markierten Gallensäure (^{75}Selen-Homotaurocholsäure) deren Verbleiben mittels Ganzkörperzähler oder Gammakamera gemessen. Dieser Test hat andere aufwändige diagnostische Verfahren verdrängt.

Spezialtests Für Spezialfragen stehen noch weitere Testmöglichkeiten zur Verfügung. Ein gesteigerter enteraler Verlust von Eiweiß ist mit dem nuklearmedizinischen Verfahren des ^{51}**Chromalbumin-Tests** möglich. Als nichtradioaktives Verfahren hat sich die **α1-Antitrypsin-Clearance** bewährt. Diese wird aus der Konzentration von $α_1$-Antitrypsin im Stuhl (vollständige Stuhlsammlung über drei Tage) und im Serum in Analogie zur Kreatinin-Clearance berechnet. Bei massiven enteralen Eiweißverlusten ist es auch möglich, nuklearmedizinisch mittels der Gammakamera nach Gabe Tc-markierten Albumins den Proteinverlust aus dem Darm zu orten.

Welche Erkrankung liegt dem Malabsorptionssyndrom zugrunde? Insbesondere zur Erfassung der Art einer Dünndarmerkrankung, die ein Malabsorptionssyndrom bewirkt, ist die Dünndarmbiopsie als wichtigste diagnostische Methode anzusehen. Eine unter endoskopischer Sicht entnommene Biopsie aus dem distalen Duodenum ist meist ausreichend, um eine Sprue oder einen Morbus Whipple zu diagnostizieren.

Bei bestimmten, mehr disseminiert auftretenden Krankheiten des Dünndarmes (z. B. intestinale Lymphangiektasie, Morbus Crohn, intestinale Lymphome) kann es erforderlich sein, eine bzw. mehrere Biopsien entlang dem

Tab. 14.25 Diagnostische Tests zur Pankreasfunktion.

Sekretin-Pankreozymin-(Ceruletid-)Test
Pankreolauryltest
Chymotrypsinbestimmung im Stuhl
Elastasebestimmung im Stuhl
H_2-Atemtest nach Gabe von Reis
Quantitative Stuhlfettbestimmung

Tab. 14.26 Topographische Diagnostik bei Verdacht auf Dünndarmerkrankungen.

Oberer Dünndarm:
▪ D-Xylose-Test (Serum und Urin)
▪ Laktosetoleranztest
▪ H_2-Atemtest nach Laktosegabe
Unterer Dünndarm:
▪ Schilling-Test
▪ SeHCAT-Test
Spezialfragen:
▪ $α_1$-Antitrypsin-Clearance
▪ Chromalbumintest
▪ Gammakamerauntersuchung nach Gabe Tc-markierten Albumins
Globaltest:
▪ Quantitative Stuhlfettbestimmung

Erkrankungen des Gastrointestinalsystems

Tab. 14.27 Diagnostische Wertigkeit der Dünndarmbiopsie.

Diagnostisch spezifisch (pathognomonisch):
Morbus Whipple
Abetalipoproteinämie
Kollagene Sprue
Primäre intestinale Lymphome
Immunmangelsyndrome
Eosinophile Enteritis
Parasitäre Erkrankungen:
- Lambliasis
- Kokzidiose
- Strongyloidiasis
- Schistosomiasis
- Histoplasmose

Primäre intestinale Lymphangiektasie

Charakteristische, aber nicht pathognomonische Biopsiebefunde:
Sprue
Autoimmunenteropathie
Dermatitis herpetiformis Duhring
Unklassifizierbare Sprue
Mauriac-Syndrom (infantiler Diabetes mellitus, Glykogenose)
Kwashiorkor
Milcheiweißintoleranz
Sojaproteinintoleranz

gesamten Dünndarm aus verschiedenen „Etagen" zu gewinnen. Im Einzelnen sind die durch Dünndarmbiopsie erfassbaren Krankheiten in Tabelle 14.27 aufgeführt.

Bei Betrachtung der Wertigkeit der Dünndarmbiopsie unterscheidet man zwischen Krankheiten mit diagnostisch spezifischen (pathognomonischen) Biopsiebefunden und Krankheiten mit charakteristischen, aber nicht pathognomonischen Biopsiebefunden.

Bildgebende Verfahren Röntgenuntersuchungen des Dünndarms (Enteroklysma) sowie neuerdings die Hydro-MRT können sowohl einen Hinweis auf das Bestehen eines Malabsorptionssyndroms wie auch gelegentlich definitive Informationen über die Art der Erkrankung geben.

Unspezifische röntgenologische Hinweise sind sog. enteritische Zeichen:
- Hypotonie der Darmschlingen
- „Moulage"-Phänomen (Kontrastmittelausflockungen)
- Syndrom der „geschichteten Teller"

Diese Veränderungen sind das röntgenologische Korrelat der Hypotonie, Hypomotilität und Dilatation vermehrt flüssigkeitsgefüllter Dünndarmschlingen.

Durch Feststellung granulomatös-polypöser Veränderungen, Tumoren, Fisteln, Strikturen, Divertikel und Kalzifizierungen – einschließlich der Durchführung einer Angiographie – kann der Röntgenologe wesentlich zur Abklärung der Ursache eines Malabsorptionssyndroms beitragen. Das Enteroklysma hat dabei heute weitgehend die früher übliche Dünndarmpassage ersetzt.

Sonographie Auch die Sonographie hat einen wichtigen Platz in der Diagnostik erobert, denn zahlreiche, früher oft nur röntgenologisch erfassbare Veränderungen des Dünndarmes sind auch sonographisch darstellbar: vermehrt flüssigkeitsgefüllte Darmschlingen, Wandverdickungen, Ileussymptomatik, Strikturen, Fistelbildungen und Konglomerattumoren. Das sog. Waschmaschinenphänomen (sonographischer Wirbel von Darminhalt in weiten und flüssigkeitsgefüllten Dünndarmschlingen) ist ein nahezu pathognomonisches sonographisches Zeichen für die Sprue.

Differentialdiagnosen	Ausschlussmaßnahmen
Exokrine Pankreasinsuffizienz	Fehlende Steatorrhö, Chymotrypsin und/oder Elastase im Stuhl normal
Gallensäuremangel	Cholestase: Bilirubin, alkalische Phosphatase Gallensäurenverlust: SeHCAT-Test, Therapieversuch mit Colestyramin
Kompensierte chologene Diarrhö	Stuhlgewicht, Stuhlfett, SeHCAT-Test, therapeutischer Colestyraminversuch
Dekompensierte chologene Diarrhö	Stuhlgewicht, Stuhlfett, SeHCAT-Test
Laktoseintoleranz	Laktosetoleranztest mit H_2-Bestimmung
Sprue	Biopsie aus dem distalen Duodenum, Endomysium (EMA) und/oder Gewebstransglutaminase-Antikörper
Morbus Whipple	Biopsie aus dem distalen Duodenum, Lumbalpunktion (zerebraler Befall)
Intestinale Lymphangiektasie	Serumprotein und Serumalbumin, Differentialblutbild (Lymphopenie?), α_1-Antitrypsin-Clearance

Primäre Malabsorption

Angeborene Krankheiten mit selektivem Ausfall einzelner funktioneller Elemente der Mukosazellen („Bürstensaummembran-Erkrankung") bedingen eine primäre Malabsorption.

Laktoseintoleranz

Die häufigste Form der primären Malabsorption ist der Laktasemangel. Die Mehrheit der gesamten Weltbevölkerung – insbesondere Bewohner Südostasiens – hat einen Laktasemangel und leidet nach Genuss von Milch oder Milchprodukten an Durchfällen, Blähungen und Meteorismus.

Bei der häufigsten Form der Laktoseintoleranz ist das Enzym bei Kindern noch vorhanden, die Aktivität geht aber im Adoleszentenalter zurück und ist auch durch häufigen Genuss von Milch nicht induzierbar. Bei zahlreichen infektiösen Durchfallkrankheiten kann das Enzym Laktase, das auch beim Laktosetoleranten das schwächste Glied in der Kohlenhydratverdauung darstellt, vermindert sein (sekundäre Laktoseintoleranz).

Diagnostik Die Diagnose der Laktoseintoleranz wird mittels des Laktosetoleranztests oder des H_2-Atemtests nach Gabe von 50 g Laktose gestellt. Morphologische Veränderungen der Dünndarmmukosa bestehen beim isolierten Laktasemangel wie auch bei allen anderen sog. Bürstensaummembran-Krankheiten nicht. Elimination von Milch und Milchprodukten ist die Therapie der Wahl. Joghurt wird wegen des darin vorhandenen Enzyms Laktase von Laktoseintoleranten meist vertragen. In einigen Ländern mit hoher Inzidenz eines Laktasemangels stehen auch orale Laktasepräparate zur Substitutionsbehandlung zur Verfügung (Lactrase, Laluc).

Saccharose- und Glukose-Galaktose-Intoleranz

In Analogie zum Laktasemangel kann auch das Enzym **Saccharase** in der Dünndarmmukosa fehlen, so dass die Ingestion des Rohrzuckers (Saccharose) gleiche Symptome wie Laktose beim Laktoseintoleranten hervorruft.

Ein **Trehalasemangel** ist von geringerer Bedeutung, da dieses Disaccharid in bedeutender Nahrungskonzentration nur in Pilzen vorkommt.

Fehlen des Glukosecarriers bedingt die **Glukose-Galaktose-Intoleranz,** die sich allerdings schon unmittelbar nach der Geburt bemerkbar macht. Hinsichtlich seltener isolierter Aminosäurenresorptionsstörungen (z.B. Hartnup-Krankheit, „Blue-Diaper"-Syndrom, Oasthouse-Syndrom) sei auf die Spezialliteratur (Pädiatrie) verwiesen.

Fruktose- und Sorbitintoleranz

Eine Intoleranz nach Verzehr von Fruktose (Fruchtzucker) sowie von Sorbit (enthalten in zahlreichen kalorienverminderten Lebensmitteln wie Marmeladen, Bonbons und Kaugummis) ist physiologisch. Bei Verzehr von mehr als 25 g Fruktose kommt es bei den meisten Menschen zu Meteorismus und Flatulenz, bei höheren Dosen zu osmotischen Durchfällen. Fruktose wird im Dünndarm nur sehr langsam resorbiert, Sorbit überhaupt nicht. Der Übertritt von Fruktose und Sorbit in den Dickdarm führt dort zur Fermentation von Fruktose und Sorbit, wobei kurzkettige Fettsäuren und Gase (CO_2, Methan und H_2) entstehen.

Abetalipoproteinämie

Von klinischer Bedeutung ist die sehr selten vorkommende Abetalipoproteinämie (Bassen-Kornzweig-Syndrom), die mit der Dünndarmbiopsie eindeutig diagnostiziert werden kann. Klinisch imponiert die Erkrankung mit einer atypischen Retinitis pigmentosa, Ataxie, Vitamin-E-Mangel und einer Akanthozytose der Erythrozyten. Laborchemisch fallen eine Hypocholesterinämie, Hypotriglyzeridämie und völliges Fehlen des Low-Density-Lipoproteins (LDL) sowie der Chylomikronen des Very-Low-Density-Lipoproteins (VLDL) auf. In der Dünndarmbiopsie findet man nach Fasten in den Epithelzellen massenhaft Fetttröpfchen.

Sekundäre Malassimilation

Es handelt sich dabei fast überwiegend um Krankheiten des biliopankreatischen Systems, die zu einer Störung der intraluminalen Digestion von Fetten, Proteinen oder Kohlenhydraten führen.

Störungen der pankreatischen Verdauung

Das Vorkommen verschiedener Krankheiten mit einem Malassimilationssyndrom soll im Folgenden entsprechend den pathophysiologischen Ursachen besprochen werden (s. Tab. 14.28).

Störungen der pankreatischen Verdauung: exokrine Pankreasinsuffizienz

Bei der Digestionsstörung ist in erster Linie an eine exokrine Pankreasinsuffizienz zu denken. Ursachen dafür können sein: eine chronische Pankreatitis, Z.n. Pankreasresektion, Mukoviszidose, Pankreaskarzinom, Zollinger-Ellison-Syndrom, der seltene kongenitale Lipasemangel sowie postoperative Zustände mit postzibaler pankreatobiliärer Asynchronie (Sekrete der Galle und des Pankreas laufen bei Umgehung des Duodenums und mangelhafter Freisetzung gastrointestinaler Hormone dem Nahrungsbrei hinterher).

Diagnostik Die Vorgeschichte gibt oft den Hinweis (rezidivierende Pankreatitisschübe, Alkoholismus) auf eine chronische Pankreatitis. Sonographische und endoskopische Veränderungen des Pankreasgangsystems (ERP), Verkalkungen des Pankreas auf der Röntgenleeraufnahme oder der Sonographie sollten dann zu einer Pankreasfunktionsdiagnostik (Chymotrypsin- oder Elastasebestimmung im Stuhl) wie auch einer quantitativen Stuhlfettbestimmung führen.

Die **Mukoviszidose** (zystische Fibrose) dürfte dem erwachsenen Patienten schon lange bekannt sein. Da heute viele Patienten mit Mukoviszidose das Erwachsenenalter erreichen, muss vom Internisten an die bei diesen Patienten immer vorliegende exokrine Pankreasinsuffizienz gedacht werden. Entsprechend der Menge der Nahrungszufuhr müssen Pankreasenzyme in hoher Dosierung substituiert werden.

Gastrinom Chronische Durchfälle und eine Steatorrhö können auch beim Gastrinom (Zollinger-Ellison-Syndrom) auftreten. Die hohen Sekretvolumina der Magensäure bedingen ein Unterschreiten der für die Fettdigestion notwendigen kritischen mizellaren Gallensäurenkonzentration wie auch eine Inaktivierung der Lipase durch die Magensäure. Die Diagnose wird durch die Gastrinbestimmung im Serum, den zusätzlichen Sekretintest (Sekretin bewirkt vermehrte Freisetzung von Gastrin aus dem Gastrinom) und eine Magensekretionsanalyse (hohe Basalsäuresekretion) gestellt.

Störungen der pankreatischen Verdauung: Malabsorption nach operativen Eingriffen

Postoperative Zustände (Magenresektion nach Billroth II, Vagotomie, Whipple-Operation) können trotz normaler

Erkrankungen des Gastrointestinalsystems

Tab. 14.28 Durchfälle (mehr als 200 g Stuhl pro Tag, mehr als drei Entleerungen pro Tag) und Gewichtsverlust sind Leitsymptome von Dünndarmerkrankungen. Bedingt sind diese Symptome häufig durch eine Malabsorption von Fett, Protein, Kohlenhydraten, aber auch von Vitaminen und Mineralien.

- **Mangel oder Inaktivierung intraluminaler pankreatischer Enzyme (= pankreatische Phase)**
  Chronische Pankreatitis
  Pankreasresektion
  Pankreaskarzinom
  Zystische Fibrose
  Zollinger-Ellison-Syndrom (Säureinaktivierung der Lipase)

- **Mangel intraluminaler Gallensäuren (= biliäre Phase) – Maldigestion**
  Verschlussikterus
  Intrahepatische Cholestase
  Primäre biliäre Zirrhose
  Bakterielle Überwucherung des proximalen Dünndarms (Blind-Loop-Syndrom, Fistelbildungen, Strikturen, Divertikel, Afferent-Loop-Syndrom, Motilitätsstörungen bei Sklerodermie und diabetischer Neurogastroenteropathie)
  Ileumresektion
  Morbus Crohn des Ileums (= Ileitis regionalis)

- **Dünndarmerkrankungen (= intestinale Phase) – Maldigestion/Malabsorption**
  1. Primäre Malabsorption; angeborene Erkrankungen mit selektivem Ausfall einzelner funktioneller Elemente der Mukosazellen (Bürstensaumerkrankungen):
  Saccharose-Isomaltose-Intoleranz
  Laktoseintoleranz
  Trehaloseintoleranz
  Enterokinasemangel
  Glukose-Galaktose-Intoleranz
  Hartnup-Erkrankung
  Zystinurie
  Tryptophanmalabsorption („Blue-Diaper"-Syndrom)
  Methioninmalabsorption (Oasthouse-Syndrom)
  Lowe-Syndrom (okulozerebrorenales Syndrom)
  Vitamin-B_{12}-Malabsorption (angeborenes Fehlen von Intrinsic-Faktor oder Vitamin-B_{12}-IF-Rezeptor-Mangel)
  Abetalipoproteinämie (Bassen-Kornzweig-Syndrom)
  2. Sekundäre Malabsorption: erworbene Dünndarmerkrankungen:
  Sprue (Zöliakie)
  Autoimmunenteropathie
  Tropische Sprue
  Morbus Whipple
  Primäres intestinales Lymphom
  Intestinale Lymphangiektasie
  Hypogammaglobulinämie
  Dermatitis herpetiformis Duhring
  Eosinophile Gastroenteritis
  Mastozytose
  Amyloidose
  Parasiten (Lamblien, Strongyloiden, Askariden, Ancylostoma duodenale)
  Tuberkulose
  Lymphogranulomatose (Morbus Hodgkin)
  Kwashiorkor
  Darmresektion
  Intestinale Ischämie
  Strahlenenteritis

- **Erkrankungen mit verschiedenen Störungen der Digestions- oder Resorptionsphasen**
  Postgastrektomiesyndrom
  Diabetes mellitus (diabetische Neurogastroenteropathie)
  Endokrinopathien, Hyper-, Hypothyreose, Hypoparathyroidismus
  Glukagonom, Zollinger-Ellison-Syndrom, Morbus Addison, Karzinoid
  Verner-Morrison-Syndrom (= VIPom)
  Sklerodermie
  Lupus erythematodes visceralis
  Perniziosa
  p-Aminosalicylsäure (PAS)
  Biguanide (Vitamin-B12-Resorptionsstörung)
  Acarbose

Tab. 14.28 Fortsetzung.

■ **Pharmaka**
Colestyramin
Abführmittel (diphenolische Laxanzien)
Colchicin
Zytostatika (Methotrexat und andere)
Neomycin
p-Aminosalicylsäure (PAS)
Biguanide (Vitamin-B_{12}-Resorptionsstörung)
Acarbose

Funktionsleistung des exokrinen Pankreas auf eine maximale Stimulation funktionell mit einer Störung der Digestionsphase einhergehen.

Durch das Operationsverfahren bedingt, gelangt die Nahrung rasch in den Dünndarm und bewirkt eine zu schwache und verspätete endogene Hormonausschüttung, die eigentlich das Pankreas und die Gallenblasenkontraktion stimulieren sollte. Dadurch wird zu wenig Pankreassekret zu spät produziert, die Gallenblase entleert sich zu spät. Pankreasenzyme und Galle laufen somit der Nahrung hinterher (postzibale pankreatobiliäre Asynchronie). Nachweisbar ist diese pankreatogene Funktionsstörung ebenfalls mit der Chymotrypsin- oder Elastasebestimmung im Stuhl und dem Lundh-Test (erfasst die endogene Stimulation des Pankreas durch Testmahlgabe), nicht jedoch mit dem Sekretin-Pankreozymin-Test. Substitution mit pankreatinhaltigen Präparaten ist die adäquate Therapie beim Vorliegen einer Pankreasinsuffizienz. Spricht die Substitutionstherapie nicht an, kann ein Versuch mit zusätzlicher Gabe eines H_2-Rezeptoren-Blockers (Ranitidin) oder Protonenpumpenhemmers (Esomeprazol, Omeprazol, Lansoprazol, Pantoprazol) gemacht werden. Beim Gastrinom ist diese Zusatztherapie unumgänglich.

Störungen der biliären Verdauungsphase

Ein Maldigestionssyndrom kann auch bei einem Unterschreiten der kritischen mizellaren Konzentration von Gallensäuren auftreten:
- wenn zu wenig Gallensäuren in das Duodenum sezerniert werden, wie beim Vorliegen eines Verschlussikterus, einer intrahepatischen Cholestase oder einer primären biliären Zirrhose,
- durch einen gesteigerten enteralen Verlust von Gallensäuren, der die Funktionsreserve der Leber übertrifft,
- durch eine vorzeitige intraluminale Metabolisierung konjugierter Gallensäuren bei einer bakteriellen Überwucherung des Dünndarms.

Verschlussikterus, intrahepatische Cholestase, primär sklerosierende Cholangitis und primäre biliäre Zirrhose werden an anderer Stelle besprochen.

Enteraler Gallensäurenverlust – chologene Diarrhö

Kompensierte chologene Diarrhö Ein gesteigerter enteraler Gallensäurenverlust kommt am häufigsten bei Morbus Crohn mit Befall des Ileums sowie nach Ileumresektion vor. Wurde weniger als 1 m Dünndarm entfernt oder funktionsuntüchtig, entsteht eine kompensierte chologene Diarrhö (der gesteigerte enterale Gallensäurenverlust wird durch Synthesesteigerung der Leber ausgeglichen, s. Abb. 14.58). Diese Diarrhö ist durch Gabe von Ionenaustauschern (Colestyramin, Colestipol) effektiv zu behandeln. Die Durchfälle sind meist wässrig und werden durch die laxierende Wirkung der Gallensäuren im Dickdarm hervorgerufen. Die Diagnostik erfolgt mittels SeHCAT-Test.

An das Vorliegen eines **gesteigerten Gallensäurenverlustes** ist auch bei Durchfällen nach Vagotomie oder Cholezystektomie zu denken, möglicherweise auch beim Colon irritabile. Das Ansprechen auf Colestyramin kann dabei sowohl diagnostisch wie auch therapeutisch genutzt werden.

Dekompensierte chologene Diarrhö Übersteigt – meist bei Resektion von mehr als 1 m Länge des Ileums – der enterale Gallensäurenverlust die maximale Steigerung der Resynthesekapazität der Leber (Faktor 6–8), tritt auch noch durch Unterschreiten der kritischen mizellaren Konzentration von Gallensäuren im Duodenum eine Fettdigestionsstörung hinzu (Fettsäurediarrhö). Es handelt sich dann um eine dekompensierte chologene Diarrhö, die durch Behandlung mit Ionenaustauscherharzen nur noch verschlimmert würde. Das Therapieprinzip der Wahl ist der Ersatz des Nahrungsfettes durch mittelkettige Triglyzeride (MCT), die auch ohne Gallensäuren noch resorbiert werden können.

Enterale Hyperoxalurie – Auftreten von Nierensteinen bei Darmkrankheiten Als Folge der chologenen Diarrhö – z. B. bei Morbus Crohn des Ileums oder Ileumresektion – können gehäuft Nierensteine auftreten. Dabei handelt es sich fast ausschließlich um Oxalatsteine, die durch eine „enterale" Hyperoxalurie bedingt sind. Ursache für das Entstehen von Oxalatsteinen bei Patienten mit chronisch-entzündlichen Darmkrankheiten ist eine Hyperabsorption von Oxalsäure, die zum einen durch eine Permeabilitätssteigerung – durch Gallensäuren – im Dickdarm für Oxalat, zum anderen durch die im Dünndarm verminderte Kalziumkonzentration bei Steatorrhö bedingt ist. Normalerweise trägt intraluminales Kalzium durch Bildung unlöslichen Kalziumoxalats zur Resorptionshemmung von Oxalat bei.

Therapie Therapie und Prophylaxe der Oxalatsteine bei chologener Diarrhö bestehen in diätetischer Beratung

Erkrankungen des Gastrointestinalsystems

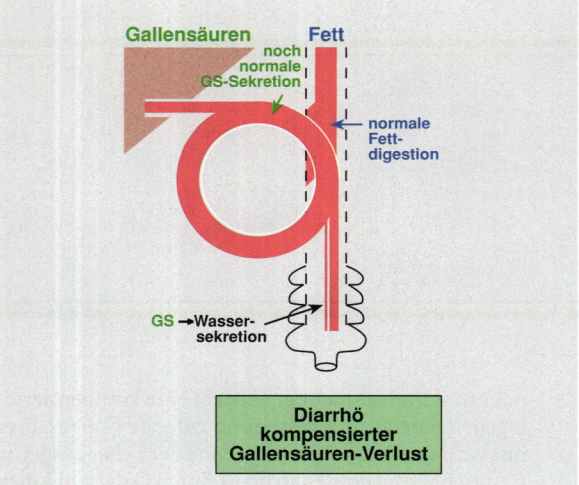 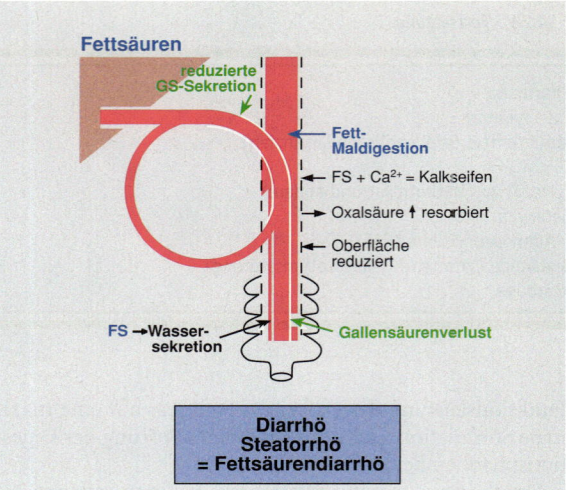

Abb. 14.58 Enterohepatischer Kreislauf der Gallensäuren bei kompensiertem enteralem Gallensäurenverlust (links) und dekompensiertem enteralem Gallensäurenverlust (rechts). Gallensäuren führen im Kolon zu einer Sekretion von Wasser und Elektrolyten. Solange der enterale Verlust von Gallensäuren durch eine Steigerung der hepatischen Gallensäurensynthese ausgeglichen wird, ist die Fettverdauung noch ungestört.
Übersteigt der enterale Verlust die maximale Synthesefähigkeit der Leber für Gallensäuren, dann kommt es zum dekompensierten Gallensäurenverlustsyndrom mit Diarrhö und Steatorrhö.
FS: Fettsäuren; GS: Gallensäuren.

(oxalatarme Diät), Gabe von Colestyramin (verhindert permeabilitätssteigernden Effekt von Gallensäuren im Kolon, indiziert bei kompensierter chologener Diarrhö), fettarmer Kost, mittelkettigen Triglyzeriden (bei dekompensierter chologener Diarrhö) und oraler Gabe von Kalzium (bindet Oxalat im Darm).

Bakterielle Überwucherung des Dünndarmes

Schwieriger gestaltet sich die Diagnostik einer bakteriellen Überwucherung des Dünndarmes, die häufig mit Durchfällen und einem Malabsorptionssyndrom einhergeht.

Vorkommen Eine bakterielle Überwucherung des Dünndarmes mit konsekutiv gesteigerter Dekonjugation von Gallensäuren kommt nicht nur bei Divertikelbildungen des Dünndarmes, Strikturen, Fistelbildungen und blinden Schlingen vor, sondern auch bei Motilitätsstörungen des Dünndarmes im Rahmen von Systemerkrankungen: Diabetes mellitus, Sklerodermie, Amyloidose.

Diagnostik Zur Diagnostik gibt es die direkte Keimzahlbestimmung sowie indirekte Tests. Die direkte Bestimmung der Keimzahl aus dem Dünndarm ist wegen Kontamination durch den Nasen-Rachen-Raum problematisch. Indirekte Tests (Glukose-H_2-Atemtest, Nüchtern-H_2-Bestimmung in der Atemluft) sind zu bevorzugen. Bei einer bakteriellen Überwucherung des Dünndarmes bestehen meist eine erhöhte Stuhlfettausscheidung, ein pathologischer D-Xylose-Test und ein pathologischer Schilling-Test.

Therapie Eine Normalisierung letzterer Tests in Zusammenhang mit einer klinischen Besserung nach einer Behandlung mit Antibiotika (Doxycyclin, Norfloxacin, Metronidazol) kann sowohl therapeutisch wie auch diagnostisch genutzt werden, wenn keiner der o. g. Tests zur Verfügung steht oder der Patient sich einer Diagnostik entzieht. Intermittierende Behandlung mit Antibiotika oder chirurgische Korrektur anatomischer Anomalien (blinde Schlingen, Fistelbildungen, einzelne große Divertikel, Striktur) ist die Therapie der Wahl.

Sekundäre Malabsorption

Eine sekundäre Malabsorption tritt bei akuten oder chronischen Krankheiten des Dünndarms auf. Je nach Ausmaß der morphologischen Dünndarmveränderungen kann ein globales oder nur ein partielles Malabsorptionssyndrom auftreten. Von klinisch größerer Bedeutung als primäre sind die sekundären Malabsorptionssyndrome, die auch häufig mit morphologisch fassbaren Veränderungen der Dünndarmanatomie einhergehen.

Einheimische Sprue

Definition Die Sprue/Zöliakie (engl. Celiac Disease oder Gluten-sensitive Enteropathy) ist eine Krankheit mit Malabsorption und charakteristischer, aber nicht spezifischer Schädigung der Dünndarmschleimhaut. Die Sprue entsteht durch eine inadäquate T-Zell-vermittelte Immunreaktion gegen verzehrtes Gluten bei genetisch prädisponierten Menschen. Nach Elimination glutenhaltiger Getreideprodukte – Weizen, Gerste und Roggen – aus der Nahrung kommt es prompt zu einer klinischen Besserung.

Epidemiologie Die Prävalenz des Vollbildes der Sprue mit massiven Durchfällen und Gewichtsverlust betrug in den 50er Jahren in Europa 1 : 4000 bis 1 : 8000. Durch Erfassung von Patienten mit der heute viel häufiger vorkommenden oligosymptomatischen Sprue, verfeinerter Diagnostik und Einsatz von Antikörpertestung liegt die Prävalenz der Sprue heute zwischen 1 : 300 bis 1 : 500. In Europa ist die Sprue in Irland am häufigsten.

Ätiologie Das Krankheitsbild der Sprue (Zöliakie bei Manifestation im Kindesalter) wurde erstmals klinisch detailliert von dem Engländer Samuel Gee 1888 beschrieben. Die Erkrankung ist durch eine hyperregeneratorische Schleimhautumformung des Dünndarmes mit Zottenreduktion und vermehrter Kryptentiefe bedingt. Man spricht auch histologisch von einer „Kolonisation" der Dünndarmmukosa, d.h., die Dünndarmmukosa erscheint so flach wie die Dickdarmschleimhaut.

Als Ursache konnte eine T-Zell-vermittelte Überempfindlichkeit gegenüber dem Weizenkleberprotein Gluten gefunden werden. Die Elimination von glutenhaltigen Mehlprodukten aus Weizen, Gerste und Roggen führt in der Regel zur anatomischen Normalisierung der Dünndarmmukosa und Wiederherstellung der Resorptionsfunktion.

Pathogenese Die Interaktion des wasserunlöslichen Weizenproteins Gluten mit der Dünndarmschleimhaut ist entscheidend für die Entstehung der Sprue. Das Einbringen von Mehl aus Weizen, Roggen und Gerste in histologisch normal erscheinenden Dünndarm von Patienten mit Sprue unter glutenfreier Kost führt innerhalb weniger Stunden zu Gasbildung, Durchfällen, Bauchkrämpfen sowie den charakteristischen Schleimhautveränderungen der Dünndarmmukosa. Prolamine (= alkohollösliche Proteine aus den Getreiden) sind die toxischen Komponenten. Die speziellen Prolamine in Weizen, Roggen und Gerste nennt man Gliadine. Der exakte Mechanismus der Entstehung der hyperregeneratorischen Schleimhautatrophie ist nicht genau bekannt. Genetische Faktoren sowie T-Zell-vermittelte Autoimmunmechanismen spielen eine wichtige Rolle.

Symptome Die wichtigsten klinischen Symptome, die auf das Vorliegen einer einheimischen Sprue hindeuten, sind: Durchfälle, Gewichtsverlust, Minderwuchs, Anämie, Schwäche, Zungenbrennen, Meteorismus, Flatulenz, Abdominalschmerz, Parästhesien, Tetanie, Knochenschmerzen, Blutungsneigung.

Bei der **körperlichen Untersuchung** imponieren beim Vollbild der Sprue folgende Befunde: Auszehrung, Mazies mit faltiger Haut infolge Schwundes des subkutanen Fettgewebes und der Muskulatur, aufgetriebenes tympanisches Abdomen, generalisierte Pigmentierung, trockene Haut mit Schuppung (selten mit pellagraähnlichen Veränderungen), Uhrglasnägel, Koilonychie (Hohlnägel), Rhagaden (Cheilose) der Mundwinkel, Stomatitis aphthosa, Hämatombildungen, rachitische Deformierungen und Frakturneigung, Reduktion der Körpergröße infolge Zusammensinterung der Wirbelkörper, pathologische Frakturen, Karpopedalspasmen, positives Trousseau-Zeichen (Anlegen einer Blutdruckmanschette am Oberarm löst Pfötchenstellung aus) und Chvostek-Zeichen (Beklopfen des N. facialis im Bereich der Wange löst Zucken der Mundwinkel aus), Ödeme, Neuropathien.

Weit häufiger als das eben geschilderte Vollbild der Sprue kommen in der Praxis jedoch **oligosymptomatische Formen** vor. Aus diesem Grund ist die Diagnostik auch schwieriger geworden. Bei den oligosymptomatischen Verlaufsformen steht am häufigsten eine **unklare Eisenmangelanämie** im Vordergrund, häufig bei fehlender Durchfallsymptomatik; auch Symptome von Seiten des Kalziumstoffwechsels stehen oft im Vordergrund: Knochenschmerzen, Osteomalazie, pathologische Frakturen.

Diagnostik Beim Vollbild der Sprue werden fast alle für ein Malabsorptionssyndrom typischen statischen Laborparameter infolge der globalen Malabsorption pathologisch sein (s. Tab. 14.24). Im Blutbild imponieren meist eine Eisenmangelanämie und eine Thrombozytose. Serum-Eisen und Ferritin sind erniedrigt, ebenso Serum-Folat und Vitamin B_{12}. Das Gesamteiweiß ist infolge Hypalbuminämie erniedrigt, bei ca. 90 % der symptomatischen Patienten besteht ein enteraler Eiweißverlust. Das proteingebundene und ionisierte Kalzium ist erniedrigt und geht mit der Hypalbuminämie einher. Auch Magnesium im Serum ist erniedrigt. Die alkalische Phosphatase ist bei Bestehen einer Osteomalazie erhöht. Eine Hypoprothrombinämie infolge Vitamin-K-Mangels führt im Zusammenhang mit einer Steatorrhö zu erniedrigten Prothrombinwerten und kann die Ursache von Blutungskomplikationen sein. Vitamin-A-Spiegel, β-Karotin und Serum-Cholesterin sind bei einer Steatorrhö ebenfalls erniedrigt. Der Stuhl imponiert pastös, fettig glänzend, die Bestimmung der Stuhlfettausscheidung im 72-h-Stuhl ergibt eine Steatorrhö (= Stuhlfettausscheidung von > 7 g/d).

Der wichtigste Funktionstest nach der Stuhlfettausscheidung ist der **D-Xylose-Test** (s. Tab. 14.26).

Da beim Vollbild der Sprue fast immer auch ein Laktasemangel besteht, sind der Laktosetoleranztest und der H_2-Atemtest nach Gabe von Laktose pathologisch. Die Permeabilität der Dünndarmmukosa ist verändert: Kleine Moleküle wie Mannit und L-Rhamnose durchdringen die Mukosa schlechter, während für größere Moleküle (z.B. Laktulose) eine gesteigerte Permeabilität besteht. Die Bestimmung des Laktulose/Rhamnose-Quotienten wird sich als möglicherweise bester diagnostischer Test in der Zukunft durchsetzen.

Bei der **Antikörperdiagnostik** kommen die höchste Sensitivität und Spezifität den IgA-Endomysium-Antikörpern (EMA) und den IgA-Gewebstransglutaminase-Antikörpern (anti-t-TG) zu. Weniger spezifisch und sensitiv, aber billiger ist die Bestimmung der IgA-Gliadin-Antikörper (AGA). Beide Tests haben – besonders im Kindesalter – eine hohe diagnostische Treffsicherheit und eignen sich als Screeningtests.

Von entscheidender diagnostischer Bedeutung ist der Nachweis einer **zottenlosen** oder auch zottenreduzierten **Dünndarmschleimhaut** mit verlängerten Krypten, abgeflachtem Oberflächenepithel und vermehrter Rundzellenbildung. Immer ist die Anzahl intraepithelialer Lymphozyten vermehrt (> 40 Zellen/100 Epithelzellen. Die lupenmikroskopische Betrachtung der Biopsie erlaubt unmittelbar nach der Probengewinnung eine Reliefbeurteilung (s. Abb. 14.59a, b). Die völlig flache Schleimhaut spricht in unseren Breiten statistisch gesehen bis zum Beweis des

Erkrankungen des Gastrointestinalsystems

Gegenteils für eine einheimische Sprue, während partielle Zottenverkürzungen mit gyriformen Zottenformationen auch häufiger anderen Störungen zugrunde liegen können. Sind die Antikörper EMA oder anti-t-TG positiv und die Biopsie pathologisch, ist eine Sprue gesichert. Negative Antikörper und normale Histologie schließen eine Sprue aus. Sind EMA und/oder anti-t-TG positiv und die Histologie normal, besteht eine Glutenüberempfindlichkeit, die zur Sprue führen kann (potentielle Sprue). Sind EMA und/oder anti-t-TG negativ, die Histologie aber positiv, muss an andere Krankheiten gedacht werden, die ein der Sprue ähnliches Schleimhautbild haben können.

Differentialdiagnose	Ausschlussmaßnahmen
Dermatitis herpetiformis Duhring	EMA und anti-t-TG positiv, Hautbiopsie: granuläre IgA-Ablagerungen in der Subepidermis
Tropische Sprue	Anamnese, Aufenthalt in Endemiegebieten, Megaloblastäre Anämie, Folsäure- und Vitamin-B_{12}-Mangel, verkürzte Dünndarmzotten. Tropische Darminfektionen sind auszuschließen
Lambliasis	Nachweis von Lamblien in der Dünndarmbiopsie oder im Stuhl
Intestinales Lymphom	Sonographie, Enteroklysma, CT, diagnostische Laparotomie
Autoimmunenteropathie	EMA und anti-t-TG negativ, Dünndarmbiopsie: Veränderungen wie bei Sprue, Antikörper gegen Dünndarmmukosa, klinisches Ansprechen auf Ciclosporin
Zollinger-Ellison-Syndrom	Basale Säuresekretion, Serumgastrin, leichte Zottenreduktion

Therapie Die Therapie besteht in der strikten Einhaltung einer **glutenfreien Diät:** Elimination von Produkten aus Weizen, Roggen und Gerste. Erlaubt sind Mehlprodukte aus Hirse, Reis und Mais. Auch Weizenstärke ist erlaubt, wenn der Reinheitsgrad des Produktes gewährleistet ist. Nach neueren Untersuchungen führen Haferprodukte zu keiner Dünndarmschädigung. Da Hafer aber oft mit Mühlen gemahlen wird, mit denen auch Weizenmehle hergestellt wurden, sind Verunreinigungen zu befürchten. Aus diesem Grund sollte der Spruepatient auch Hafer meiden.

Milchzucker sollte in der Initialphase der Behandlung ebenfalls vermieden werden, da meist eine Laktoseintoleranz besteht. Wichtige Hilfen bei der Einhaltung und Durchführung der glutenfreien Diät liefert die **Deutsche Zöliakie-Gesellschaft (DZG),** Stuttgart.

Nach Restitution der Schleimhaut unter einer glutenfreien Kost können Milch und Milchprodukte wieder erlaubt werden. Die glutenfreie Diät muss lebenslang eingehalten werden, da im Gegensatz zum Kindesalter beim Erwachsenen keine sog. transiente Form der Sprue existiert. Zudem konnte nachgewiesen werden, dass das Malignomrisiko bei Patienten, die eine glutenfreie Kost strikt einhalten, niedriger ist als bei Patienten, die nur gelegentlich oder auch keine Diät einhalten. Das fehlende Ansprechen auf eine glutenfreie Diät ist meist durch bewusste oder unbewusste Diätfehler zu erklären.

In der Initialphase der Erkrankung kann es notwendig sein, Vitamine (Vitamin A, D, E, K und B-Vitamine), Mineralien (Kalzium) und Albumin parenteral zu substituieren. Auch ist bei ausgeprägter Fettresorptionsstörung der Einsatz mittelkettiger Triglyzeride (MCT) zu erwägen. Bei dem seltenen Nichtansprechen auf eine glutenfreie Diät (therapierefraktäre Sprue) ist ein Therapieversuch mit Prednison gerechtfertigt.

Verlauf und Prognose Über 90 % der Patienten mit Sprue sprechen auf eine glutenfreie Kost an. In der Regel hat die Therapie lebenslang zu erfolgen. Bei Nichtansprechen der Diät oder Wiederauftreten von Symptomen unter glutenfreier Diät ist in erster Linie an Diätfehler – insbesondere bei Kindern oder Jugendlichen – zu denken. Bei wenigen Patienten spricht die Diät nicht an (sog. refraktäre Sprue). Die Therapie mit Steroiden (Prednison, Prednisolon) führt bei diesen Patienten häufig zur klinischen Remission.

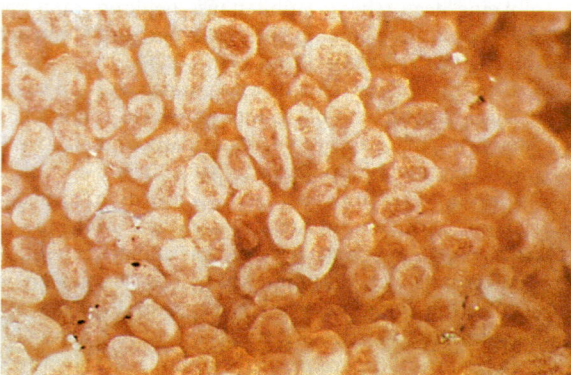
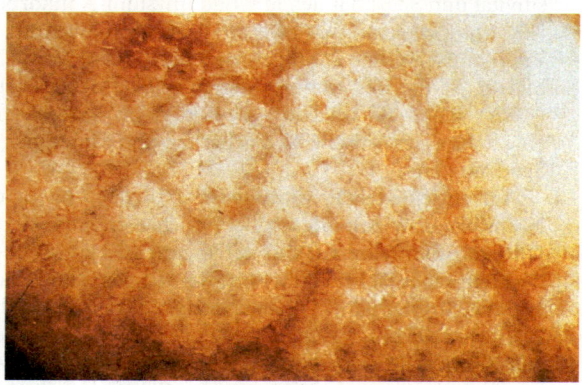

Abb. 14.59 Normale Dünndarmschleimhaut mit gut erkennbaren Zotten (a) und Dünndarmschleimhaut bei Sprue mit Fehlen von Zotten und erkennbar tiefen Krypten (b).

14.4 Krankheiten des Dünn- und Dickdarms

Komplikationen Nach längerer Krankheitsdauer und Nichteinhalten einer glutenfreien Diät treten gehäuft maligne Tumoren, insbesondere maligne Lymphome auf, selten auch Dünndarmulzera. In seltenen Fällen können Patienten mit einer gesicherten glutensensitiven Sprue im Laufe ihrer Erkrankung gegen das diätetische Regime refraktär werden. Es ist unsicher, ob das durch fehlende Ansprechbarkeit auf glutenfreie Nahrung und eine flache Dünndarmschleimhaut mit subepithelialer Kollageneinlagerung gekennzeichnete Spruesyndrom als Komplikation der glutensensitiven Sprue aufgefasst werden kann.

Komplikation	Häufigkeit
Refraktäre Sprue	Ca. 5 %, Therapieversuch mit Steroiden
Kollagensprue	Selten
Malignes Lymphom	Selten, aber häufiger bei Nichteinhalten einer glutenfreien Diät
Strikturen und Ulzerationen im Dünndarm	Selten

Zusammenfassung

- Häufigste Ursache: Unverträglichkeit von glutenhaltigen Mehlprodukten
- Wichtigste Symptome: Durchfälle und Gewichtsverlust
- Wichtigste diagnostische Maßnahmen: Bestimmung von Sprueantikörpern (EMA, anti-t-TG) und Biopsie aus dem distalen Duodenum
- Wichtigste therapeutische Maßnahme: strikte Elimination von Getreideprodukten aus Weizen, Hafer und Gerste aus der täglichen Nahrung

Tropische Sprue

Definition Bei der tropischen Sprue handelt es sich um ein Malabsorptionssyndrom, das bei Bewohnern bestimmter tropischer Regionen sowie bei Personen, die diese Gegenden besuchen oder besucht haben, klinisch manifest wird und in seinem klinischen Bild einerseits von der Dauer der Störung, andererseits von den körperlichen Reserven des Betroffenen wesentlich bestimmt wird. Dabei wird heute angenommen, dass der Dünndarm dieser Patienten chronisch mit enteropathogenen Keimen kontaminiert ist, die Erkrankung unbehandelt progredient verläuft und auf Folsäure- und/oder Tetrazyklinbehandlung anspricht.

Diagnostik In der **Dünndarmbiopsie** findet man meist nur diskrete Veränderungen des Zottenreliefs. Befunde können variieren zwischen total flacher Schleimhaut, verdickten und plumpen Zotten, breiten Blattformen mit gyriformem Relief.

Symptome Im Vordergrund der klinischen Symptomatik stehen: Durchfälle (94 %), Blähungen (88 %), Anorexie (84 %), abdominelle Distension (75 %), Übelkeit (46 %), Erbrechen (30 %), Fieber (30 %).

Therapie Die Therapie besteht in der Gabe von Folsäure (5–15 mg/d), worunter sich sowohl die megaloblastäre Anämie wie auch die gastrointestinalen Störungen prompt bessern. Die Wirksamkeit von Antibiotika wurde von Engländern bereits während des Zweiten Weltkrieges in Indien belegt. Die Dosierung beträgt viermal 250 mg/d eines Tetrazyklins. Andere Antibiotika sind sicher ebenfalls wirksam, der Beweis hierfür steht jedoch aus.

Morbus Whipple

Definition Der Morbus Whipple ist eine seltene systemische Krankheit, die fast alle Organe des Körpers befallen kann. Ursache ist der Befall mit einem grampositiven Bakterium (Tropheryma whippelii). Am häufigsten ist der Dünndarm befallen. Die Whipple-Erkrankung wurde 1907 erstmals von dem Pathologen G. H. Whipple in den USA beschrieben und intestinale Lipodystrophie genannt.

Epidemiologie Die Erkrankung ist relativ selten und kann ab dem dritten Monat bis zum 80. Lebensjahr vorkommen. Männer sind viel häufiger betroffen als Frauen, der Häufigkeitsgipfel liegt im Alter zwischen 30 und 60 Jahren.

Pathologie Der Morbus Whipple ist durch eine Gewebsinfiltration mit großen polygonalen **Makrophagen** gekennzeichnet, die körnige oder sichelförmige Plasmaeinschlüsse enthalten, sog. **SPC-Zellen** (Sickle-Form Particles-Containing Cells). Sie sind pathognomonisch für den Morbus Whipple. Die Einschlüsse färben sich mit PAS leuchtend rot. Elektronenoptisch lassen sich stäbchenförmige Bakterien von 1,5–2,5 μm Länge und 0,2–0,3 μm Breite in den Makrophagen nachweisen, die erst kürzlich, mittels molekularbiologischer Technik, als **Tropheryma whippelii** identifiziert werden konnten. Die stäbchenförmigen Bakterien finden sich nicht nur in den Makrophagen, sondern auch in einer Reihe von anderen Zellen: Enterozyten, Plasmazellen, Leukozyten, Kupffer-Sternzellen, Glia-, Ependym- und Ganglienzellen, glatte Muskulatur.

Folgende **Organe** können befallen sein: Dünndarm, Lymphknoten, Peritoneum, Pleura, Perikard, Herz, Blutgefäße, Gelenke, Zentralnervensystem, Lunge, Leber, Milz, Gallenblase, Pankreas, Niere, Nebenniere, Ösophagus, Magen, Kolon, Rektum und Knochenmark.

Symptome und Befunde Die einzelnen Symptome der Erkrankung sind unspezifisch mit Ausnahme mancher neurologischer Erscheinungen. An Allgemeinsymptomen stehen Fieber, uncharakteristische Bauchschmerzen (64 %), Appetitlosigkeit, Übelkeit, Gewichtsabnahme (96 %) im Vordergrund. Häufig kommen Lymphknotenschwellungen, Hautpigmentierungen, Ödeme und Splenomegalie vor. Rötung und schmerzhafte Bewegungseinschränkung sind oft früheste Symptome der mit einer Polyarthralgie, Oligo- oder Polyarthritis einhergehenden Erkrankung. Die Gelenksymptomatik geht der intestinalen Symptomatik oft bis zu zwei Jahre voraus.

Chronische Durchfälle, meist mit Steatorrhö, werden bei 80 % der Patienten beobachtet und stellen meist ein Spätsymptom dar. Gelegentlich finden sich ein Aszites, Pleura- und/oder Perikarderguss, die entweder im Rahmen der Polyserositis, einer Hypalbuminämie oder einer Lymphbahnblockade entstehen. Reizhusten, Bronchitis und Pleuritis können ebenfalls auftreten. Herzbeteiligungen mit Nachweis einer Herzinsuffizienz, Perikarditis, Kardiomegalie, eines Galopprhythmus und einer Aorteninsuffizienz sind beschrieben worden. Dem Befall des Zentralnervensystems wird zunehmend Aufmerksamkeit geschenkt. Folgende neurologische Symptome lassen bei entsprechender klinischer Symptomatik an einen Morbus Whipple denken: amnestisches Syndrom, Blicklähmung nach oben, Myoklonus, tonisch-klonische Anfälle, Pyramidenbahnzeichen, gestörter Schlaf-Wach-Rhythmus, meningitische Zeichen, Amaurose.

Diagnostik Es gibt keinen **Laborwert**, der für die Diagnose beweisend wäre. BSG-Beschleunigung, hypochrome Anämie, Leukozytose, erniedrigtes Serum-Eisen, Hypalbuminämie und Steatorrhö kommen praktisch immer vor. Der Morbus Whipple ist endoskopisch im Duodenum erkennbar und imponiert häufig durch zahlreiche weißliche, punktförmige Lymphzystchen (Abb. 14.60).

Wenn ein Morbus Whipple vermutet wird, ist immer eine **Biopsie** aus dem oberen Dünndarm indiziert. Die Jejunalbiopsie ist aussagekräftiger als die Duodenalbiopsie. Bei Verdacht auf zerebralen Befall ist die Liquorgewinnung mit entsprechender zytologischer Untersuchung angezeigt. Es steht eine PCR-Methode zur Diagnostik zur Verfügung.

Ihr Einsatz ist bei der Liquordiagnostik indiziert, die histologischen Veränderungen der Dünndarmbiopsie sind jedoch so charakteristisch, dass eine PCR-Diagnostik nicht erforderlich ist.

Therapie Die Therapie der Wahl besteht in der Gabe von Antibiotika (s. Tab. 14.29): Co-trimoxazol oder Tetrazyklin (Doxycyclin). Unter Doxycyclin wurde allerdings bis zu 35 % Rezidive beobachtet. Bei zerebralem Befall sind liquorgängige Antibiotika vorzuziehen: Chloramphenicol, Minocyclin und Co-trimoxazol als Dauertherapie. Die antibiotische Behandlung sollte über mindestens zwölf Monate erfolgen.

Differentialdiagnose	Ausschlussmaßnahmen
Mycobacterium avium intracellulare (MAI)	Färbung der Biopsie auf säurefeste Bakterien, Ausschluss HIV-Infektion
Histoplasmose	PAS-positive Einschlüsse nicht rund, Fehlen von Bakterien, Färbung auf Pilze, Serologie
Makroglobulinämie	Elektrophorese (M-Gradient), Immunelektrophorese

Zusammenfassung

- Ursache: Befall mit dem Bakterium Tropheryma whippelii
- Wichtigste Symptome: Gewichtsabnahme, uncharakteristische Bauchschmerzen, Gelenkbeschwerden
- Wichtigste diagnostische Maßnahme: Jejunalbiopsie
- Wichtigste therapeutische Maßnahme: Gabe von Co-trimoxazol oder Doxyzyklin

Lymphome des Dünndarms

Zu unterscheiden ist das primäre vom sekundären Lymphom des Gastrointestinaltrakts. Siehe dazu Kapitel 14.4.9.

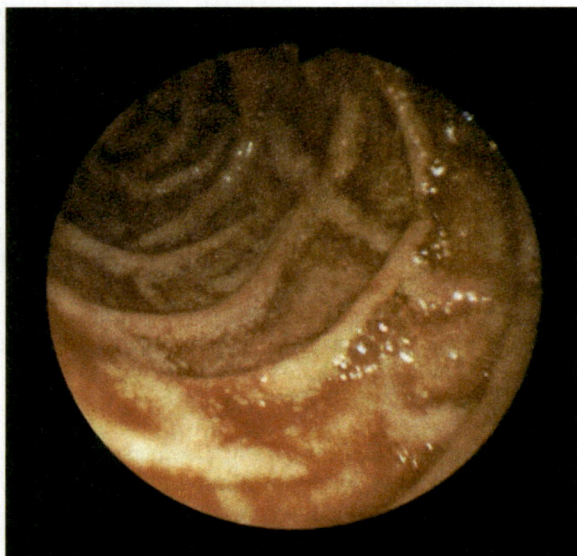

Abb. 14.60 Morbus Whipple des Duodenums mit körnigen Schleimhautveränderungen, die zu größeren Flächen konfluieren. Die aufgequollenen Zotten sind dick mit PAS-positivem Material angefüllt.

Tab. 14.29 Therapie des Morbus Whipple.

Antibiotika oral, 1 Jahr lang:
- Trimethoprim-Sulfamethoxazol (TMP/SMX) 160/800 mg 2 x/d

Wenn Antibiotikum oral nicht möglich, oder bei Sulfonamid-Allergie:
- Penicillin G 1,2 Mio. IE/d parenteral 10–14 Tage
- Streptomycin 1 g/d, 10–14 Tage lang, dann
- Penicillin 250 mg 4¥/d, ein Jahr lang, oder
- Ceftriaxon (Rocephin®)

Weder Penicillin noch Streptomycin penetrieren die Blut-Hirn-Schranke, aber TMP/SMX!

14.4 Krankheiten des Dünn- und Dickdarms

Intestinale Lymphangiektasie

Unter diesem Krankheitsbild versteht man eine Störung des lymphatischen Systems, deren auffälligstes pathologisch-anatomisches Substrat eine abnorme Erweiterung der Lymphgefäße der Submukosa sowie der Serosa und des Mesenteriums des Dünndarms ist (s. Abb. 14.61). Sie geht mit einem enteralen Eiweißverlust einher, der zu einer Hypoproteinämie führt, aus der Ödeme resultieren. Diese imponieren oft als klinisches Leitsymptom. Die **Diagnose** sollte unbedingt histologisch durch eine Biopsie aus dem Dünndarm abgesichert werden, da ein enteraler Eiweißverlust nicht nur bei der intestinalen Lymphangiektasie, sondern auch bei mehr als 40 verschiedenen gastrointestinalen Krankheiten dokumentiert wurde (s. Tab. 14.30).

Angeborene und erworbene Lymphangiektasie

Man unterscheidet zwischen einer angeborenen Fehlbildung der Lymphgefäße, wobei Patienten schon seit der Geburt symptomatisch sind, und einer erworbenen Form.

Die Fehlbildung des lymphatischen Systems ist bei der **angeborenen Form** nicht nur auf den Gastrointestinaltrakt beschränkt; es finden sich auch Hypoplasien der Lymphgefäße der unteren Extremitäten – ähnlich wie beim Lymphödem – sowie eine partielle Obstruktion oder völliges Fehlen des Ductus thoracicus.

Bei der **erworbenen Form** liegt wahrscheinlich eine Störung im intestinalen Lymphabfluss vor. Die erworbene Form der intestinalen Lymphangiektasie findet man bei chronischer kardialer Stauung, Pericarditis constrictiva, Budd-Chiari-Syndrom, Sarkoidose, Morbus Whipple, retroperitonealer Fibrose, Tumoren im Retroperitoneum und der Sklerodermie. Der intestinale Eiweißverlust kann durch Ruptur eines oder mehrerer ektatischer Lymphgefäße bedingt sein, durch die sich die eiweißreiche Lymphe in das Darmlumen entleert.

Symptome Klinisch treten fast immer generalisierte Ödeme auf. Fast jeder zweite Patient weist einen chylösen Aszites oder Pleuraerguss auf. Sehstörungen sind durch ein Makulaödem bedingt. Gastrointestinale Symptome sind wechselhaft: Durchfälle, Steatorrhö, Erbrechen und Bauchschmerzen.

Tab. 14.30 Häufige Ursachen eines enteralen Eiweißverlustes.

Entzündliche Exsudation durch Erosionen oder Ulzerationen der Mukosa	Entzündliche Darmerkrankungen ■ Morbus Crohn ■ Colitis ulcerosa Malignome ■ Magenkarzinom ■ Lymphom ■ Kaposi-Sarkom Alphakettenkrankheit Kolitis durch Clostridium difficile Gastritis und multiple Magenulzera NSAR-Enteropathie Nach Chemotherapie
Lymphatische Abflussstörung – direkter intestinaler Lymphverlust	Intestinale Lymphangiektasie Rechtsherzinsuffizienz ■ Herzinsuffizienz ■ Pericarditis constrictiva ■ Angebore Herzkrankheiten ■ Fontan-Operation bei fehlender Ventrikeltrennung Leberzirrhose Lebervenenverschluss (Budd-Chiari-Syndrom) Enterolymphatische Fistel Mesenteriale Tuberkulose oder Sarkoidose Intestinales Lymphom Chronische Pankreatitis mit Pseudozyste(n) Morbus Crohn Morbus Whipple
Erhöhte Permeabilität der Mukosa ohne Erosionen oder Ulzerationen	Sprue Tropische Sprue Riesenfaltengastritis (Morbus Ménétrier) Lymphozytäre Gastritis Sekretorische hypertrophe Gastropathie Amyloidose Infektionen Bakterielle Überbesiedlung ■ Akute Virusinfektionen ■ Parasitäre Infektionen ■ Morbus Whipple Rheumatische Krankheiten ■ Systemischer Lupus erythematodes ■ Rheumatische Arthritis ■ Mixed Connective Tissue Disease Allergische Gastroenteropathie Eosinophile Gastroenteritis Kollagenkolitis

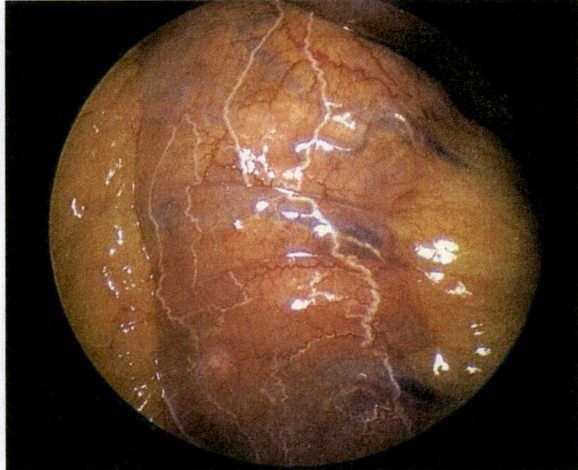

Abb. 14.61 Intestinale Lymphangiektasie. (Aus: Ottenjann, R., M. Classen [Hrsg.]: Gastroenterologische Endoskopie und Biopsie. 2. Aufl., Enke, Stuttgart 1991.)

Erkrankungen des Gastrointestinalsystems

Diagnostik Im Labor sind eine Verminderung des Gesamteiweißes und des Albumins im Serum sowie eine fast immer bestehende Lymphozytopenie (Lymphozyten werden über den Darm verloren) hervorzuheben. Die Sicherung der Diagnose erfolgt durch eine **Dünndarmbiopsie,** wobei in den meisten Fällen Biopsien aus verschiedenen „Etagen" des Dünndarms entnommen werden sollten, da häufig nur bestimmte Teile des Dünndarms betroffen sind; zudem ergibt sich bei ausgeprägter klinischer Symptomatik und umschriebenem Befall die kurative Möglichkeit der Operation. Die Quantifizierung des intestinalen Eiweißverlustes (s. Tab. 14.31) erfolgt entweder nuklearmedizinisch mit dem ^{51}Chromalbumin-Test oder mit der α_1-Antitrypsin-Clearance. Auch nuklearmedizinisch ist eine Lokalisation unter Gabe von Tc-markiertem Albumin und Erfassung des Austritts des markierten Albumins in den Darm mit der Gammakamera möglich.

Therapie Die Therapie besteht in der Behandlung der Grunderkrankung beim Vorliegen einer sekundären Lymphangiektasie, bei ausgeprägter klinischer Symptomatik und umschriebenem Befall in der chirurgischen Resektion des befallenen Segmentes. Bei diffusem Befall ist der diätetische Einsatz mittelkettiger Triglyzeride (MCT-Produkte) sinnvoll, da durch diese diätetische Maßnahme das Lymphsystem entlastet wird und weniger Eiweiß in den Darm verloren wird. Intravenöse Gabe von Humanalbumin wird initial erforderlich sein; eine proteinreiche Kost sollte verordnet werden.

Immunmangelsyndrome

Die primären Immunmangelsyndrome umfassen eine Vielzahl von Erkrankungen, die auf Störungen des B- und/oder T-Zell-Systems zurückzuführen sind.

Im Rahmen von primären oder sekundären Immunopathien kann es zu vielfältigen Störungen der Dünndarmfunktion kommen. Zu unterscheiden sind Immunopathien, die mit einem Antikörpermangel (B-Lymphozyten-Defekte) einhergehen, von solchen, die auf eine gestörte zelluläre Immunität zurückzuführen sind.

IgA-Mangel Der zu den Antikörpermangelsyndromen zählende selektive IgA-Mangel (Häufigkeit 1 : 600) zeichnet sich durch Serum-IgA-Spiegel von weniger als 0,05 g/l aus. Die zelluläre Immunität ist ungestört. Etwa 15 % der betroffenen Patienten leiden an rezidivierenden oder chronischen Durchfällen. Es findet sich eine gehäufte Assoziation zwischen IgA-Mangel und Sprue bzw. Zöliakie, der sog. nodulären lymphatischen Hyperplasie (NLH), chronisch-entzündlichen Darmkrankheiten (Colitis ulcerosa, Morbus Crohn) sowie Disaccharidasedefekten.

Der IgA-Mangel prädisponiert zu einer bakteriellen Überbesiedlung des Dünndarms sowie zu einer Lambliasis, die wohl am ehesten für die bei IgA-Mangel beobachtete Steatorrhö verantwortlich sind.

Agammaglobulinämie und Hypogammaglobulinämie
Die X-Chromosom-assoziierte **Agammaglobulinämie,** die durch ein Fehlen von B-Lymphozyten und Plasmazellen im peripheren Blut und Knochenmark gekennzeichnet ist, tritt klinisch schon während des Säuglingsalters in Erscheinung:
- gehäufte Infekte
- Symptome der Malassimilation mit Laktoseintoleranz und Disaccharidasemangel
- Infektionen mit Lamblien

Von der X-Chromosom-assoziierten Agammaglobulinämie ist die erworbene („Common Variable Late Onset") **Hypogammaglobulinämie** zu unterscheiden, die in jedem Alter auftreten kann. Die Anzahl der B-Lymphozyten ist normal, sie sind jedoch nicht in der Lage, in vitro Antikörper zu produzieren. Dies führt zu einer Erniedrigung der Serum-IgG-Spiegel unter 0,5 g/l bei gleichzeitiger Reduktion der IgA-Spiegel.

Klinisch bestehen – ausgeprägter als beim selektiven IgA-Mangel – Zeichen der Malassimilation mit Steatorrhö und Lamblieninfektionen.

AIDS Isolierte Defekte der T-Lymphozyten wie beim „Acquired Immune Deficiency Syndrome" (AIDS), das durch das „Human Immunodeficiency Virus" (HIV) verursacht wird, sowie kombinierte B- und T-Lymphozyten-Defekte können zu schweren Veränderungen des Darms mit bakterieller und parasitärer Fehlbesiedlung führen.

Dünndarmbefall bei Systemerkrankungen

Eine Vielzahl systemischer Krankheiten manifestiert sich am Gastrointestinaltrakt. Auch nichtsystemische extraintestinale Krankheiten können funktionelle und morphologische Veränderungen des Dünndarmes zur Folge haben. Derartige intestinale „Begleiterscheinungen" beherrschen gelegentlich das Beschwerdebild, sind aber auch oft nur von untergeordneter klinischer Bedeutung. In den meisten Fällen sind die Symptome im Gastrointestinaltrakt durch eine Störung der nervalen Innervation bedingt, die zu Motilitätsstörungen, einer gesteigerten Sekretion und reduzierten Resorption führen kann.

Tab. 14.31 Intestinaler Eiweißverlust.

Hinweise
Ödeme
Hypoproteinämie
Hypalbuminämie
Hypokalzämie
Fehlende Proteinurie
Lymphozytopenie

Sicherung der Diagnose
^{51}Cr-Albumin-Test
α_1-Antitrypsin-Clearance

Lokalisations- und Artdiagnostik
Biopsien aus verschiedenen „Etagen" des Dünndarms mit hydraulischer Quinton-Kapsel
Nuklearmedizinisch mit Tc-markiertem Albumin und Erfassung des Erscheinens im Darm mit der Gammakamera

Diabetische Neurogastroenteropathie Bei den endokrinen und metabolischen Krankheiten steht der Diabetes mellitus im Vordergrund. Die diabetische Neurogastroenteropathie ist Ausdruck der Neuropathie des vegetativ-autonomen peripheren Systems, die unter dem Begriff der viszeralen Neuropathie von der diabetischen Neuropathie des motorischen und sensiblen Systems abgegrenzt wird.

Magenentleerungsströrung (Gastroparese) und Diarrhöen Im Vordergrund stehen klinisch eine Entleerungsstörung des Magens (Gastroparesis diabeticorum) sowie eine Motilitätsstörung des Dünndarms, die zu Diarrhöen führen. Häufig kommt es dabei zu unfreiwilligem nächtlichem Stuhlabgang, da auch eine rektale Sensibilitätsstörung besteht. Das Fehlen einer geordneten Dünndarmmotilität auch in der Nüchternphase kann zu einer bakteriellen Aszension vom Dickdarm in den Dünndarm und damit zu einer bakteriellen Überbesiedlung führen. Andererseits weist das gute therapeutische Ansprechen wässriger Durchfälle auf einen α_2-Agonisten (Clonidin) darauf hin, dass eine Verminderung der α-adrenergen Innervation der Dünndarmmukosa vorliegt. Besteht eine Steatorrhö, ist die Antibiotikabehandlung (Doxycyclin) indiziert, sind die Durchfälle wässrig, sollte ein Therapieversuch mit Clonidin oder mit einem Somatostatinanalogon (Sandostatin® 50–100 µg subkutan alle 8 h) oder lediglich eine symptomatische Therapie mit Loperamid erfolgen.

Schilddrüsen- und Nebenschilddrüsenkrankheiten Bei der **Hyperthyreose** sind gastrointestinale Symptome häufig, aber nicht obligat. Die Diarrhö ist typisch, sie ist oft mit einer Steatorrhö assoziiert. Die Durchfälle müssen als motilitätsbedingt angesehen werden. Morphologisch zeigt die Dünndarmmukosa keine Veränderungen. Die Behandlung der Hyperthyreose beseitigt die Symptome.

Bei der **Hypothyreose** steht als Leitsymptom eine ebenfalls motilitätsbedingte Obstipation im Vordergrund. Malabsorption kann bei der Hypothyreose ebenfalls auftreten. Die Behandlung besteht wie bei der Hyperthyreose in der Korrektur der Grunderkrankung.

Beim **medullären Schilddrüsenkarzinom** werden in den C-Zellen Calcitonin und Prostaglandine gebildet, die zu profusen sekretorischen wässrigen Durchfällen führen können.

Der **Hyperparathyroidismus** manifestiert sich am Verdauungssystem in vielfältiger Weise: Anorexie, Übelkeit, Erbrechen, Oberbauchschmerzen, Durchfall und Obstipation. Übelkeit und Erbrechen können allein durch Hyperkalzämie bedingt sein. Bei einer kleinen Anzahl von Patienten besteht ein Malabsorptionssyndrom, dessen Pathogenese nicht geklärt ist.

Auch beim **primären Hypoparathyroidismus** können eine Steatorrhö und eine Malabsorption vorkommen, bei morphologisch unauffälliger Dünndarmmukosa.

Amyloidose und Sklerodermie Amyloidose und Sklerodermie können ebenfalls mit einem Malabsorptionssyndrom einhergehen. Die Ursache ist zumindest teilweise in einer motilitätsbedingten bakteriellen Überbesiedlung des Dünndarmes zu sehen.

Dünndarmfunktionsstörungen durch Pharmaka und Strahlentherapie

Zu den Pharmaka, die ein Malassimilationssyndrom induzieren können, gehören so unterschiedliche Substanzen wie Colestyramin, Neomycin, Paromomycin, Kanamycin, Chlortetracyclin, Colchicin, Biguanide, Paraaminosalicylsäure (PAS) sowie der α-Glukosidase-Hemmer Acarbose.

Colestyramin Obwohl Colestyramin das Mittel der Wahl bei der Behandlung der kompensierten chologenen Diarrhö ist, kann es aufgrund seiner ausgeprägten Gallensäurenbindungskapazität diese so stark im Dünndarm reduzieren, dass eine Störung der mizellaren Phase der Fettdigestion auftritt.

Antibiotika und Colchicin Neomycin und Kanamycin bewirken dagegen in unterschiedlicher Ausprägung eine Reduktion der Resorption von Fetten, Eiweiß, Karotin, Vitamin B_{12} und Glukose. Typisch ist ein durch Neomycin induzierter Laktasemangel.

Colchicin beeinträchtigt bzw. reduziert die Aktivität membranständiger Digestionsenzyme (Disaccharidasen) und führt u.a. zu Vitamin-B_{12}-Malabsorption und Steatorrhö.

Antidiabetika Neben den oralen Antidiabetika vom Typ der **Biguanide,** die zu einer verminderten Resorption von Kohlenhydraten, Aminosäuren, Gallensäuren und Vitamin B_{12} (Metformin) führen, hat auch das Pseudotetrasaccharid **Acarbose** (Glucobay®), das die α-Glukosidasen in der Dünndarmmukosa kompetitiv hemmt, eine Malassimilation von Kohlenhydraten zur Folge (Meteorismus, Flatulenz, evtl. Diarrhö).

Tuberkulostatika und Strahlenschädigung Im Rahmen einer tuberkulostatischen Behandlung mit Paraaminosalicylsäure (PAS) konnten eine Steatorrhö sowie eine Resorptionsstörung für Vitamin B_{12}, Folsäure und Eisen beobachtet werden.

Strahlenschäden betreffen den Dünndarm seltener als den Dickdarm. Adhäsionen im Ileozäkalbereich können auch bei gynäkologischer Strahlentherapie zu einer Funktionseinschränkung des Ileums mit wässrigen Durchfällen führen.

Erkrankungen des Gastrointestinalsystems

Zur weiteren Information

Literatur

Bai, J. C.: Malabsorption syndromes. Digestion 1998; 59: 530–46.
Caspary, W. F.: Dünndarmkrankheiten. Dtsch Ärztebl 1995; 92: A2991–9.
Caspary, W. F., J. Stein: Krankheiten des Dünn- und Dickdarms. Springer, Berlin 1999.
Erckenbrecht, J. F., S. Flesch, T. Frieling, D. Ziegler, M. Wienbeck, W. F. Caspary: Die autonome diabetische Neuropathie des Gastrointestinaltraktes. Dtsch Ärztebl 1996; 93: A1831–5.
Farrell, R.J., C.P. Kelly: Celiac sprue. New Engl J Med 2002; 346: 180–8.
Holtmeier, W., W. F. Caspary: Diagnostik der Sprue/Zöliakie. Dtsch Med Wochenschr 1998; 123: 338–9.
Oberhuber, G., W. F. Caspary, T. Kirchner, F. Borchard, M. Stolte: Arbeitsgemeinschaft für Gastroenterologische Pathologie der Deutschen Gesellschaft für Pathologie. Empfehlungen zur Zöliakie/Spruediagnostik. Z Gastroenterol 2001; 39: 157–68.
Powell, D. W., Approach to the Patient with Diarrhea. In: Yamada, T. (ed.): Textbook of Gastroenterology. Lippincott Williams & Williams, Philadelphia 1999: pp. 858–909.
Relman, D. A., T. M. Schmidt, R. P. MacDermott, S. Falkow: Identification of the uncultured bacillus of Whipple's disease. New Engl J Med 1992; 327: 293–301.
Strygler, B., M. J. Nicar, W. C. Santangelo, J. L. Porter, J. S. Fordtran: α_1-Antitrypsin excretion in stool in normal subjects and in patients with gastrointestinal disorders. Gastroenterol 1990; 99: 1380–7.

Keywords

Sprue ◆ Morbus Whipple ◆ Malabsorption ◆ Lymphangiektasie ◆ intestinaler Proteinverlust ◆ Laktoseintoleranz ◆ Dünndarmkrankheiten

IMPP-Statistik

Primäre Malabsorptionssyndrome ◆ Sekundäre Malabsorptionssyndrome ◆ Sprue ◆ Morbus Whipple

14.4.3 Nahrungsmittelunverträglichkeiten

W. F. CASPARY

Synonym: fälschlich häufig: „Nahrungsmittelallergie"
Engl. Begriff: Food Intolerance

Nahrungsmittelunverträglichkeiten werden insbesondere von Patienten mit funktionellen Beschwerden (funktionelle Dyspepsie, Reizdarmsyndrom) sehr oft angegeben. Eine häufig vorkommende Nahrungsmittelunverträglichkeit ist nicht mit der sehr seltenen Nahrungsmittelallergie zu verwechseln. Sorbit- und fruktosehaltige kalorienverminderte Lebensmittel (z. B. Diabetikermarmelade, Bonbons) führen regelhaft entsprechend der aufgenommenen Menge zu Symptomen wie Flatulenz und Meteorismus oder sogar zu Durchfällen. Stachyose und Raffinose in den „Häutchen" verschiedener Hülsenfrüchte sind verantwortlich für die sprichwörtlich auftretende Flatulenz nach Genuss von Bohnen („Jedes Böhnchen gibt ein Tönchen"). Spezifische Nahrungsmittelintoleranzen ergeben sich bei organischen Krankheiten, z. B. Ingestion von Milchzucker bei Laktoseintoleranz.

Definition Das Vorliegen einer gastrointestinalen Nahrungsmittelunverträglichkeit kann angenommen werden, wenn regelmäßig ein zeitlicher Zusammenhang zwischen der **Aufnahme bestimmter Nahrungsmittel** und **Beschwerden** von Seiten des **Verdauungstraktes** festgestellt werden kann. Ein kausaler Zusammenhang besteht aber nur dann, wenn die zeitliche Latenz der Symptome 24 h nicht überschreitet. Keinesfalls ist die Nahrungsmittelunverträglichkeit mit der Nahrungsmittelallergie zu verwechseln.

Epidemiologie Zahlreiche Gesunde zeigen gegenüber verschiedenen Nahrungsmitteln eine Unverträglichkeit. Aus der Häufigkeit der Unverträglichkeiten hat sich im Krankenhaus die leichte Vollkost (Schonkost oder gastroenterologische Basisdiät) entwickelt, in der die Nahrungsmittel eliminiert sind, die bei einer Umfrage relativ häufig (> 10 % der Befragten) Beschwerden verursachen (Tab. 14.32).

Symptome Aus der Art der Beschwerden lässt sich häufig auf den betroffenen Abschnitt des Magen-Darm-Traktes schließen:

- Reaktionen im Bereich des Mundes und der Lippen sind direkt erkennbar.
- Schluckstörungen und Sodbrennen weisen auf die Speiseröhre hin.
- Übelkeit, Aufstoßen, Völle- und Druckgefühl oder epigastrische Schmerzen treten auf, wenn Magen oder Duodenum betroffen sind.
- Flatulenz, Durchfälle und krampfartige abdominelle Schmerzen sind Anzeichen für eine Beteiligung des Dünn- oder Dickdarmes.

Nahrungsmittelunverträglichkeit bei funktionellen Magen-Darm-Krankheiten

Engl. Begriff: Food Intolerance

Bei dieser Art der Nahrungsmittelunverträglichkeit handelt es sich um eine Unverträglichkeitsreaktion, die auf dem Boden primär funktioneller Störungen, z. B. eines Reizmagens oder eines Reizdarmsyndroms, entsteht. Es muss angenommen werden, dass die Unverträglichkeitsreaktionen am ehesten durch eine Beeinflussung der Motilität des Gastrointestinaltraktes hervorgerufen werden. Die Einstufung anhaltender, in ihrer Intensität wechselnder Beschwerden als funktionell ist nur dann erlaubt, wenn mit allen derzeit zur Verfügung stehenden diagnostischen Methoden eine organische Erkrankung ausgeschlossen werden konnte.

Fette

Viele Patienten bringen ihre Beschwerden mit der Aufnahme bestimmter Nahrungsmittel in Verbindung. So können Fette zum sog. **Fettunverträglichkeitssyndrom** führen, das durch folgende Beschwerden gekennzeichnet ist:

Tab. 14.32 Häufigkeit von Lebensmittelintoleranzen bei nicht selektierten Krankenhauspatienten (n = 1918) in verschiedenen Regionen der Bundesrepublik (nach einer Erhebung der Deutschen Arbeitsgemeinschaft für Ernährung und Diätetik, 1978).

Intoleranzen	%	Intoleranzen	%	Intoleranzen	%
Hülsenfrüchte	30,1	Mayonnaise	11,8	Buttermilch	4,5
Gurkensalat	28,6	Kartoffelsalat	11,4	Orangensaft	4,5
Frittierte Speisen	22,4	Geräuchertes	10,7	Vollmilch	4,4
Weißkohl	20,2	Eisbein	9,0	Kartoffelklöße	4,4
CO_2-haltige Getränke	20,1	Sehr stark Gewürztes	7,7	Bier	4,4
Grünkohl	18,1	Zu heiße oder zu kalte Speisen	7,6	Schwarzer Tee	3,5
Fette Speisen	17,2	Süßigkeiten	7,6	Apfelsinen	3,4
Paprikagemüse	16,8	Weißwein	7,6	Honig	3,1
Sauerkraut	15,8	Rohes Stein- und Kernobst	7,3	Speiseeis	2,4
Rotkraut	15,8	Nüsse	7,1	Schimmelkäse	2,2
Süße + fette Backwaren	15,8	Sahne	6,8	Trockenfrüchte	2,2
Zwiebeln	15,8	Paniert Gebratenes	6,8	Marmelade	2,2
Wirsing	15,6	Pilze	6,1	Tomaten	1,9
Pommes frites	15,3	Rotwein	6,1	Schnittkäse	1,6
Hart gekochte Eier	14,7	Lauch	5,9	Camembert	1,3
Frisches Brot	13,6	Spirituosen	5,8	Butter	1,2
Bohnenkaffee	12,5	Birnen	5,6		
Kohlsalat	12,1	Vollkornbrot	4,8		

- Sodbrennen (bedingt durch fettinduzierte Erschlaffung des unteren Ösophagussphinkters)
- Völlegefühl, Aufstoßen (bedingt durch fettinduzierte Entleerungsverzögerung des Magens)
- Schmerzen im rechten Oberbauch (durch Gallenkolik bei Gallensteinleiden)
- Durchfälle (bei exokriner Pankreasinsuffizienz, Malassimilationssyndrom)

Kohlenhydrate

Zahlreiche Kohlenhydrate vermögen auch beim Gesunden Beschwerden in Form von Meteorismus, Flatulenz und Durchfällen hervorzurufen. Es kann sich dabei zum einen um kleinmolekulare, schwer oder nicht verdauliche Kohlenhydrate handeln, zum anderen aber auch um großmolekulare pflanzliche Polysaccharide, die im Dünndarm nicht resorbiert werden können und in den Dickdarm gelangen, wo sie zu kurzkettigen Fettsäuren sowie Gasen (Kohlendioxid, Methan, Wasserstoff) bakteriell fermentiert werden. Zahlreiche Stärkeprodukte enthalten unterschiedliche Anteile nichtresorbierbarer Stärke (sog. Unavailable Starch), die ebenfalls in das Kolon gelangen und dort der bakteriellen Fermentation mit Entwicklung von Gasen (H_2, CO_2, CH_4) unterliegen. Das Wirkungsprinzip des α-Glukosidase-Hemmers Acarbose, der in der Diabetestherapie verwendet wird, besteht in einer Resorptionsverzögerung von Kohlenhydraten. Unter Acarbose-Therapie treten deshalb gehäuft Meteorismus (Blähbauch) und Flatulenz auf.

Sorbit und Fruktose

Insbesondere bei sog. **kalorienverminderten Lebensmitteln** (zahlreiche Produkte für Diabetiker) ist daran zu denken, dass Saccharose durch die sog. Zuckeraustauschstoffe Sorbit oder Fruktose ersetzt sind. Fruktose wird im Dünndarm nur sehr langsam resorbiert, Sorbit praktisch überhaupt nicht. Sorbit ist nicht nur in saccharosefreien Süßigkeiten, sondern auch in Obstsäften in relativ hohem Prozentsatz vorhanden. Messungen der Wasserstoffkonzentration in der Atemluft und klinische Angaben von Patienten ergaben, dass bei fünf von sieben Patienten bereits nach Ingestion von 10 g des Zuckeralkohols Sorbit milde intestinale Symptome mit Flatulenz auftraten. Eine Dosis von 20 g löst bei vier von sieben gesunden Versuchspersonen bereits heftige abdominelle Krämpfe und Durchfälle aus. Aus diesem Grund können saccharosefreie oder -arme Lebensmittel mit sog. Zuckeraustauschstoffen bei jedem Menschen Blähbeschwerden hervorrufen.

Hülsenfrüchte

Die sprichwörtliche Blähbauch- und Flatulenzwirkung zahlreicher Hülsenfrüchte (Linsen, Bohnen) hat ihre Ursache im Gehalt an **Raffinose** und **Stachyose,** die in der Schale der Hülsenfrüchte vorkommen. Es handelt sich dabei um Tri- oder Tetrasaccharide, die die Dünndarmenzyme ähnlich wie Laktulose nicht zu spalten vermögen.

Laktulose und Lactitol

Verschiedene Arten von Kohlenhydraten, die Unverträglichkeiten in Form von Blähungen, Flatulenz und sogar Durchfällen hervorrufen, sind in Tabelle 14.33 zusammengefasst. Dazu gehören auch die synthetischen Disaccharide Laktulose und Lactitol, die zur Stuhlregulation oder zur Behandlung der portalen Enzephalopathie bei Leberzirrhose eingesetzt werden. Auch zahlreiche, insbesondere zur Stuhlregulation benutzte pflanzliche Polysaccharide (sog. Ballaststoffe), wie z. B. Weizenkleie, können häufig zu Meteorismus und Flatulenz führen.

Erkrankungen des Gastrointestinalsystems

Tab. 14.33 Nahrungsmittelunverträglichkeit von Kohlenhydraten der menschlichen Ernährung oder synthetischen, kohlenhydratähnlichen Substanzen.

Art der Nahrung	Zusammensetzung	Wirkprinzip
Früchte, Fruchtsäfte	Fruktose, Sorbit	Langsame oder fehlende Resorption im Dünndarm
Mehle	Nicht verfügbare Stärke	Fermentation im Kolon
Milch	Laktose	Bei „Laktaseschwäche" Fermentation im Kolon
Kalorienverminderte Lebensmittel (Diabetikermarmeladen etc.)	Sorbit, Fruktose	Fermentation im Kolon
Hülsenfrüchte	Raffinose Stachyose	Im Dünndarm nicht verdaulich, Fermentation im Kolon
Laktulose	Galaktose, Fruktose	Im Dünndarm nicht verdaulich, Fermentation im Kolon
Laktitol = synthet. Disaccharid	Galaktose, Sorbit	Im Dünndarm nicht verdaulich, Fermentation im Kolon
Pflanzliche Polysaccharide: Guar, Pektin, Lignin, Kleie	β-glykosidische Bindungen, Pentosen, Zuckeralkohole	Im Dünndarm nicht verdaulich, Fermentation in unterschiedlichem Ausmaß im Kolon

Nahrungsmittelintoleranz bei organischen Krankheiten des Magen-Darm-Trakts

Synonym: Nahrungsmittelunverträglichkeit
Engl. Begriff: Food Intolerance

Man unterscheidet zwischen einer **spezifischen** und einer **unspezifischen Nahrungsmittelintoleranz:**

Bei der spezifischen Form der Nahrungsmittelintoleranz wird eine Erkrankung nur durch einen einzigen Nahrungsbestandteil ausgelöst. Hierzu gehören spezifische Formen der Kohlenhydratintoleranz wie z. B. die **Laktoseintoleranz** (Auslöser: Laktose) oder auch die **Zöliakie/Sprue** (Auslöser: Gluten).

Am häufigsten ist hierbei sicher die Laktoseintoleranz zu nennen, die in Deutschland bei ca. 10 % der Bevölkerung vorkommt. Ein sekundärer und passagerer Laktasemangel kann aber auch nach einer infektiös bedingten Durchfallerkrankung im Kindes- und Erwachsenenalter vorkommen.

Auch bei zahlreichen selteneren Kohlenhydratintoleranzen (Saccharase-Isomaltase-Mangel, Trehalasemangel, Glukose-Galaktose-Intoleranz) können spezifische Unverträglichkeiten nach Zufuhr eines bestimmten Kohlenhydrats auftreten.

Zur Gruppe der unspezifischen Nahrungsmittelintoleranzen gehören die verschiedenen Formen von Maldigestions- und Malabsorptionssyndromen (s. Kap. 14.4.2). Vorwiegend ist die Unverträglichkeit von Fett und Kohlenhydraten zu nennen, die bei Malabsorption Meteorismus, Flatulenz und osmotisch bedingte Durchfälle induzieren.

Zur weiteren Information

Literatur
Lee, A., A. Zumbe, D. Storey: Breath hydrogen after ingestion of the bulk sweeteners sorbitol, isomalt and sucrose in chocolate. Br J Nutr 1994; 71: 731–7.
Steggarda, F. R., Gastrointestinal gas following food consumption. Ann NY Acad Sci 1968; 150: 57–65.
Strocchi, A., M. D. Levitt: Intestinal Gas. In Feldman, M., B. F. Scharschmidt, M. H. Sleisenger (eds): Gastrointestinal and Liver Disease. Saunders, Philadelphia 1998; pp. 153–60.
Wolter, F., W. F. Caspary, J. Stein: Nahrungsmittelunverträglichkeiten. Intern Prax 2000; 40: 271–80.

Keywords
Sorbit ◆ Fruktose ◆ Meteorismus ◆ Flatulenz ◆ Nahrungsmittelunverträglichkeit

14.4.4 Infektiöse Enteritis und Kolitis

S. Hollerbach

Synonym: Infektiöse Durchfallerkrankungen
Engl. Begriff: Infectious Enterocolitis

Praxis

Ein bis drei Tage nach einem Gesellschaftsessen in einem Restaurant erkrankt die Mehrzahl der Teilnehmer mit epigastrischen Schmerzen und wässrigen Durchfällen. Der Verlauf ist bei den einzelnen Personen unterschiedlich: Einige klagen lediglich über kurzzeitige Missempfindungen und einige dünne Stuhlentleerungen; andere sind für eine Woche schwer erkrankt mit Fieber bis 40 °C, Koliken, Somnolenz, choleraähnlichen Durchfällen und Exsikkose. Als Erreger findet sich in den Stuhlkulturen in allen Fällen Salmonella enteritidis Gärtner. Bei allen Personen heilt die Erkrankung nach wenigen Tagen spontan aus, bei zwei wird jedoch Wochen nach dem Ereignis immer noch Salmonella enteritidis im Stuhl nachgewiesen (Dauerausscheider). Das Gesundheitsamt wird eingeschaltet. Es entdeckt als Infektionsquelle kontaminiertes Eipulver, das für die Ummantelung eines Lachsgerichts verwendet worden war.

Grundlagen

Definition Infektiöse Darmentzündungen sind häufige Erkrankungen und durch akute Durchfälle, begleitet von Erbrechen, Bauchkrämpfen und Fieber, charakterisiert. Die Symptome entstehen zumeist als Folge einer Besiedelung der Darmschleimhaut mit pathogenen Erregern wie Bakterien, Viren oder Parasiten. Sie können aufgrund unterschiedlicher Pathophysiologie mit Schleimhautveränderungen einhergehen, bei vielen Erkrankungen entstehen die Durchfälle aber durch gesteigerte Sekretion infolge Toxinwirkung.

Epidemiologie Die Häufigkeit der Darminfektionen ist insgesamt schwer abzuschätzen, da die Mehrzahl der Erkrankungen unentdeckt bleibt. Wohl jeder Mensch dürfte im Laufe seines Lebens bakterielle oder virale Infekte erleiden; beispielsweise erkrankt in manchen warmen Ländern (Indien, Mexiko) jeder zweite Reisende an akuter infektiöser Diarrhö („Montezumas Rache"). In den USA erkranken jährlich bis zu 2 % der Bevölkerung an akuter infektiöser Diarrhö, und bis zu 10 000 Personen pro Jahr versterben infolge einer derartigen Erkrankung. Parasitäre Erkrankungen sind dagegen in Mitteleuropa vergleichsweise selten. Auch hier ist wegen der in der Regel geringen Beschwerden die Dunkelziffer eher hoch. Pilzenteritiden dagegen sind selten und erscheinen meist bei immunsupprimierten Patienten als Sekundärerkrankung.

Ätiologie und Pathogenese Darminfektionen verlaufen entsprechend der Vielgestalt ihrer Erreger sehr unterschiedlich. In Mitteleuropa sind die häufigsten Keime nichttyphöse Salmonellen, Campylobacter jejuni, enteropathogene E. coli sowie Viren wie z. B. enteropathogene Rotaviren. Hinzu kommen individuelle Wirtsfaktoren und eine verschieden starke Virulenz der Erreger, so dass in manchen Fällen schwerste Krankheitserscheinungen zu beobachten sind, während andere Patienten nur über geringe Beschwerden klagen und bei manchen Betroffenen Symptome gänzlich fehlen. In tropischen Ländern dagegen finden sich in erster Linie Erreger wie enterotoxische E. coli, Shigellen, Vibrio cholerae, Typhus-Salmonellen und Vibrio cholerae der Serogruppe 01 als Ursache schwerer Darminfektionen. Der Nahrungsmittelanamnese kommt dabei eine entscheidende Bedeutung vor, um Quellen für Epidemien frühzeitig erfassen und den Gesundheitsbehörden melden zu können.

Erregerspektrum, Mechanismen der Toxizität Bakterien sind die häufigsten Erreger von Darminfektionen. Voraussetzung für ihre Pathogenität ist die Fähigkeit, sich an der Darmoberfläche anheften zu können (**Adhärenz**). Beispielsweise sind nur diejenigen Kolibakterien gefährlich, die – bei im Übrigen vergleichbarer Toxinausstattung – zur Adhärenz befähigt sind. **Enterotoxizität** beschreibt die Fähigkeit von Bakterientoxinen, Rezeptoren der Enterozyten so zu stimulieren, dass eine sekretorische Diarrhö resultiert. Beispiele sind Choleravibrionen, enterotoxigene Kolibakterien (ETEC), Staphylokokken, Shigellen und Klebsiellen: Ihre Gifte führen zu einer Aktivierung der intrazellulären Adenylcyclase und damit zu einer vermehrten Sekretion von Flüssigkeit und Elektrolyten. Ähnliche Wirkungen können auch langkettige Fettsäuren, Gallensäuren, Prostaglandine sowie vasoaktives intestinales Polypeptid entfalten. Kennzeichnend sind wässrige Durchfälle (bis zu 20 l täglich) ohne Blut- und Schleimbeimengungen, wobei die Osmolalität des Stuhlwassers etwa zur Hälfte durch Na^+- und K^+-Ionen eingestellt wird, sowie das Fehlen von Schäden an den betroffenen Zellen. Bedrohliche Folgen können Austrocknung, Schock und Azidose sein. **Zytotoxizität** beschreibt die Fähigkeit von Bakterientoxinen zur direkten Zerstörung von Enterozyten. **Invasivität** kennzeichnet Bakterien, die die intestinale Epitheloberfläche durchdringen können. Beide bewirken eine Zerstörung der Schleimhaut, die an Blut- und evtl. Eiterbeimengungen im Stuhl (bakterielle Ruhr, Dysenterie) erkennbar wird. Weitere Reaktionen sind andere Organsymptome, sofern die Erreger oder deren Toxine in den Körper gelangen. Beispiele sind Shigellen, invasive Kolibakterien, Salmonellen, Campylobacter jejuni, Yersinia enterocolitica.

Übertragung, Risikogruppen Fast alle Diarrhökeime werden **fäkal-oral** übertragen und mit der Nahrung oder dem Trinkwasser aufgenommen. Dabei hängt die Pathogenität der Keime von der Menge und Virulenz der übertragenen Keime ab. Abwehrgeschwächte Patienten werden besonders leicht infiziert, aber auch Patienten unter Antazida, Protonenpumpenhemmern (PPI) oder nach Magenresektion erleiden häufiger infektiöse Diarrhöen wegen der fehlenden Barriere der Magensäure. Die Diarrhö kann je nach der Wirkungsweise des auslösenden Erregers verschiedene pathophysiologische Ursachen haben: **bakterielle Toxine** (Enterotoxin, Zytotoxine, Neurotoxine), **enteropathogene** und **enteroadhärente Keime** sowie **enteroinvasive Keime**. Keime, die Enterotoxine bilden, kolonisieren häufig den Dünndarm und sind vorwiegend die klassischen Vibrio-cholerae-Erreger der Serogruppe 01, enterotoxinbildende E. coli (ETEC), Salmonellen, Clostridium perfringens und Bacillus cereus. Die Toxine bewirken über eine Adenylatcyclaseaktivierung im Darmepithel eine starke Zunahme der aktiven Sekretion (z. B. Choleratoxin), indem aktiv Chlorid und Bikarbonat in das Darmlumen abgegeben und gleichzeitig die Resorption von Wasser und Natrium gebremst werden. **Zytotoxine** erzeugen häufig eine hämorrhagische Enterokolitis. Dies sind vor allem das Shiga-Toxin der Shigellen, das Staphylokokkentoxin von S. aureus, die Clostridientoxine A und B und das Verotoxin der enterohämorrhagischen E. coli (EHEC). **Neurotoxine** (wie Botulinumtoxin) werden von Clostridium botulinum, Staphylococcus aureus (Enterotoxin B) und Bacillus cereus gebildet. Typisch invasive Keime sind Shigellen und enteroinvasive E. coli (EIEC). Sie durchdringen die Schleimhautbarriere im Darm und vermehren sich intrazellulär in den Epithelzellen. Durch Nekrose der befallenen Zellen kommt es zu hämorrhagisch-eitrigen Enterokolitiden. Tabelle 14.34 zeigt die wichtigsten invasiven und nichtinvasiven Erreger und deren Charakteristika.

Erkrankungen des Gastrointestinalsystems

Tab. 14.34 Charakteristika der infektiösen Diarrhö.

Invasive Keime	Nichtinvasive Keime
■ Kleine Stuhlvolumina	■ Große Volumina
■ Stuhl oft blutig	■ Stuhl wässrig
■ Tenesmen	■ Selten Schmerzen
■ Fieber	■ Kein Fieber
■ Kolon, Ileum	■ Dünndarm
■ Salmonellen	■ Viren
■ Shigellen	■ Kryptosporidien
■ Invasive E. coli	■ Giardia lamblia
■ Clostridium difficile	■ Vibrio cholerae
	■ Enterotoxinbildende E. coli
	■ Bacillus cereus

Symptome Aus praktischen Gründen unterscheidet man eine akute Erkrankung, die innerhalb weniger Tage abklingt, und eine chronische Erkrankung, die länger als zwei Wochen anhält. Das Beschwerdebild ist sehr variabel und reicht von leichten abdominellen Missempfindungen bis zu fulminant verlaufenden, lebensbedrohlichen Krankheitsbildern. Spezifische Symptome, die mit Sicherheit eine bestimmte Infektion charakterisieren, gibt es nicht. Das **Leitsymptom** ist der **Durchfall**.

Wichtige Informationen sind vor allem die Häufigkeit der Stühle, Aussehen, Beimengungen von Blut, Schleim, Eiter, Parasiten; Störungen im Schlaf durch Stuhldrang, Fieber und blutige Diarrhöen. Beim Cholerasyndrom finden sich gehäuft wässrige Stühle ohne Schleim, bei der Ruhr dagegen blutig-eitrige Entleerungen. Weitere Symptome sind Leibschmerzen, Übelkeit, Brechreiz, Erbrechen, Durst und orthostatische Erscheinungen. Spezielle Organsymptome sind Husten, Auswurf, Kopfschmerzen, Somnolenz und Herzrhythmusstörungen.

Diagnostik

Anamneseerhebung Diese Maßnahme ist oft die wichtigste und entscheidende Diagnostik, da das zu erwartende Erregerspektrum und die Erkrankungsschwere durch eine genaue Anamnese oft schon gut abgeschätzt werden können. Insbesondere ist nach kürzlichem Auslands- und Tropenaufenthalt, Genuss von Meeresfrüchten, aktueller Antibiotikaexposition, Immunsuppression, HIV-Wahrscheinlichkeit, blutigen Diarrhöen, Tenesmen und Fieber zu fahnden. Lässt sich eine Ansteckungsquelle vermuten, so ist sie auch im Hinblick auf die Inkubationszeit zu untersuchen. Schließlich sind Umgebungserkrankungen, Reisen in Endemiegebiete und frühere ähnliche Erkrankungen von Interesse.

Körperlicher Befund In jedem Fall ist eine gründliche **internistische Untersuchung** einschließlich Integument, Abdomen, Nervensystem, Lungen, Herz und Augenhintergrund notwendig. Besondere Aufmerksamkeit kommt dem Hydratationszustand zu: Bei einer raschen **Gewichtsabnahme** von weniger als 3 % ist das alleinige Zeichen der Durst; Verluste von 3–10 % zeigen sich an trockenen Schleimhäuten, geringer Tachykardie und Oligurie; bei stärkeren Verlusten beobachtet man weitere Austrocknungserscheinungen mit Fehlen der Hautelastizität und des Turgors, eingesunkenen Augäpfeln, Zentralisation des Kreislaufs, Apathie oder Somnolenz; ein Kreislaufzusammenbruch ist ab einer Gewichtsabnahme von 15 % zu erwarten. Beim Typhus sind Fieber, Bradykardie und Leukopenie charakteristisch. Bedeutungsvoll kann der **Bauchbefund** sein, beispielsweise das Darmgeräuschbild, Meteorismus, Leber- und Milzgröße. Aufmerksam wird man schließlich nach Hautveränderungen suchen, u.a. einem Erythema nodosum oder Typhusroseolen.

Spezielle Diagnostik

> ■ „Banale" Diarrhöen, die nicht länger als drei Tage dauern, bei Patienten ohne erhöhtes Risiko, Fieber oder blutige Stühle erfordern keine weitere Abklärung.
> ■ Mittels Nachweis von **Leukozyten im Stuhl** kann eine gute Differenzierung zwischen banaler und komplizierter Diarrhö erfolgen.
> ■ Ein **Erregernachweis** sollte bei Risikofaktoren (s.o.), komplizierter Diarrhö, bei Personen in der Nahrungsmittelverarbeitung und bei Epidemien erfolgen.
> ■ Der **Erregernachweis** ist am einfachsten durch mikrobiologische Untersuchungen im Stuhl möglich.
> ■ Spezialuntersuchungen sind der Erregernachweis im Blut sowie in Darmschleimhautproben, die **endoskopisch** entnommen werden; eine weitere Möglichkeit sind serologische Tests im Blut, die allerdings erst nach einigen Tagen bis Wochen Ergebnisse erwarten lassen.die Durchfälle, wenn der Patient keine Nahrung mehr zu sich nimmt, eine sekretorische Diarrhö hält aber auch nach Nahrungskarenz unvermindert an.

Vorgehen bei bakteriellen und parasitären Infektionen
Bakterien werden am besten in **Stuhl**- oder **Schleimhautkulturen** entdeckt; das Resultat liegt in der Regel erst nach zwei Tagen vor, was bei bedrohlichen Zuständen nachteilig ist. Zum Nachweis von enteropathogenen Kolibakterien, Plesiomonas und Aeromonas sind Spezialverfahren nötig.

Einen raschen Hinweis erhält man aus dem Vorhandensein von Leukozyten in einer Stuhl- oder Schleimprobe. Ein einfaches Verfahren hierfür ist die Anfärbung mit zwei Tropfen Loeffler-Methylenblau-Lösung und die Betrachtung im Mikroskop. Leukozyten finden sich regelmäßig bei Infektionen mit Shigellen, Campylobacter und invasiven Kolibakterien sowie auch bei florider Colitis ulcerosa oder allergischer Kolitis, in wechselnder Häufigkeit bei Salmonellen, Yersinien, V. parahaemolyticus sowie Clostridium difficile (antibiotikaassoziierte Kolitis), niemals jedoch bei Befall mit V. cholerae, enteropathogenen Kolibakterien, Norwalk-Virus, Lamblien, Amöben sowie Toxinen aus Nahrungsmittelvergiftungen.

Bei Antibiotikaexposition sollte stets der Nachweis von Clostridium-difficile-Toxin im Stuhl erfolgen. Durch

Endoskopie allein lassen sich zwar keine eindeutigen Aussagen über die Ursache einer Durchfallerkrankung machen, doch ist der Befund von Pseudomembranen typisch für eine antibiotikaassoziierte Kolitis und kann durch gleichzeitig entnommene mikrobiologische Proben bzw. Toxinnachweis aus den Läsionen bewiesen werden.

Parasiten, d.h. Zysten, Wurmeier, Wurmlarven, werden im **Stuhl** am besten nach **Anreicherung**, z.B. mit Merthiolat-Jod-Formaldehyd (MIF-Anreicherung), entdeckt. Durch mehrmalige Untersuchung lässt sich die Nachweisempfindlichkeit steigern, beispielsweise gelten für Entamoeba histolytica sechs Proben als üblich. Lamblien lassen sich in endoskopisch gewonnenen Duodenalschleimhautproben oder im Duodenalsaft finden.

Viren können zwar direkt durch Elektronenmikroskopie oder radioimmunologische Techniken entdeckt werden, für die Routinediagnostik sind diese Verfahren aber in der Regel zu aufwendig. Wertvoll sind **endoskopisch** entnommene Schleimhautproben zur histologischen Untersuchung mit Nachweis von bei Virusinfektionen durch Einschlusskörper veränderten Epithelzellen (z.B. bei CMV-Infektion), die sich als sog. „Eulenaugenzellen" bei unklaren Fällen mit chronischer Kolitis manifestieren können. Derartige Infektionen treten vor allem bei immunkompromittierten Patienten auf (HIV/AIDS, Chemotherapie, immunsuppressive Behandlung).

Laboruntersuchungen Allgemeine Blutuntersuchungen (Blutbild, Elektrolyte im Serum, Kreatinin, Säure-Basen-Parameter) dienen zuerst zur Abschätzung der Schwere von Wasser- (Hämatokrit) und Elektrolytverlusten (Na$^+$, K$^+$, Cl$^-$, Bikarbonat, Blutgase). Eine Eosinophilie im Differentialblutbild ist oft das einzige Zeichen einer Wurmerkrankung.

Spezialuntersuchungen sind zumeist serologischer, elektronenmikroskopischer oder molekularbiologischer (PCR) Art und bestimmen das Vorhandensein erregerspezifischer Antigene, DNA oder/und Antikörper im Serum und/oder Urin. Typhus und Amöbenruhr lassen sich in manchen Fällen ab dem vierten Erkrankungstag anhand von Serumantikörpern entdecken. Bei allen unklaren Fällen sollte serologisch auch nach einer HIV-Infektion gefahndet werden.

Differentialdiagnose Da die klinischen Symptome vielfältig und unspezifisch sein können, sind vor allem bei chronischer Diarrhö viele verschiedene Erkrankungen in Erwägung zu ziehen. Betrachtet man nur das Leitsymptom Durchfall, so gibt es allein bei **infektiösen Enteritiden** die unten aufgeführten Differentialdiagnosen. Ein eigenes Problemfeld wird durch sexuell übertragbare Krankheiten (Analverkehr, Fellatio) abgesteckt. Im Bereich des Oropharynx und des Rektums sind dies vor allem Gonorrhö, Syphilis, Chlamydieninfektionen, Herpes und Kondylome. Hinzu kommen die intestinalen Infektionskrankheiten (Amöbiasis, Lambliasis, Salmonellose, Shigellose, Campylobacter-Enteritis). Im Rahmen der Immunschwächekrankheit AIDS werden häufig besonders zu beachtende Infektionen, u.a. mit Kryptosporidien, Mikrosporidien, Zytomegalievirus, Isospora belli oder auch atypischen Mykobakterien, gesehen.

Organismus	Symptom
Vibrio cholerae Giardia lamblia Enterotoxinbildende E. coli (ETEC) Aeromonas Kryptosporidien Isospora belli Strongyloides Rotavirus Norwalk-Virus	Wässrige Diarrhö
Salmonellen Yersinia enterocolitica	Diarrhö, Fieber, Krämpfe
Shigella Campylobacter Entamoeba histolytica Zytomegalievirus (CMV)	Blutige Diarrhö, Fieber
Gonorrhö Herpes simplex CMV	Tenesmus

Therapie

Allgemeine Prinzipien Generell besteht die Behandlung von Enteritiden und Kolitiden zunächst aus der raschen und effizienten Beseitigung der Symptome der Darminfektion, nämlich der **Dehydratation, Elektrolytentgleisung** und **Schmerzen** (z.B. Cholera). So können die wichtigsten therapeutischen Ziele, nämlich Linderung der Beschwerden und Vermeidung von lebensbedrohlichen Komplikationen wie eines akuten Nierenversagens sowie einer Herz-Kreislauf-Insuffizienz erreicht werden. Nur in speziellen Fällen (z.B. anhaltende blutige Durchfälle, vor allem Typhus, Nachweis von Problemkeimen, Parasiten, Immunsuppression) sollte sich die Therapie mit Antibiotika rasch und direkt gegen den Erreger richten.

Orale Rehydratationslösungen Für die orale Substitutionsbehandlung gibt es speziell abgestimmte Elektrolyt-Zucker-Lösungen, z.B. Elotrans®, die bei Cholerasyndrom trotz der Diarrhö absorbiert werden. Alternativen sind schwarzer Tee oder Tomatensaft (Reisedurchfall!). Antidiarrhoika wie Loperamid (Imodium®) sollten mit Zurückhaltung eingesetzt werden, da sie die Elimination der Erreger mit dem Stuhl behindern können. Aktivkohle bindet keine Toxine und ist von geringem therapeutischem Wert.

Bei **bakteriellen Infektionen** werden Antibiotika (Ampicillin, Co-trimoxazol, Gyrasehemmer) nur in lebensbedrohlichen Fällen mit Fieber und Alarmsymptomen empfohlen, da eine ungünstige Resistenzentwicklung der Bakterien gefördert werden kann. Ausnahmen sind vor allem Typhus und Paratyphus (Chloramphenicol, Ampicillin), schwer verlaufende Shigellosen (Ampicillin), Cholera (Tetrazykline, Co-trimoxazol), Clostridium-difficile-Infektionen (Metronidazol, Vancomycin p.o. und i.v.). Der Wert einer Umstimmung der Darmflora durch Bakterienpräparate ist umstritten; Lactulose führt zu einem sauren Milieu im Dickdarm, in dem das Wachstum von Laktobazillen be-

Erkrankungen des Gastrointestinalsystems

günstigt wird. Möglicherweise wird so die Elimination von Salmonellen beschleunigt.

Virusinfektionen sind bislang nicht spezifisch therapierbar.

Parasitosen müssen nach Möglichkeit behandelt werden: Lamblieninfektionen und Amöbiasis werden vor allem mit Metronidazol therapiert. Bei Wurminfektionen ist als Breitspektrum-Anthelminthikum Mebendazol gebräuchlich, das bei geringen Nebenwirkungen gegen Madenwürmer, Spulwürmer, Peitschenwürmer, Hakenwürmer und Zwergfadenwürmer eingesetzt werden kann.

Prophylaxe Zur Prophylaxe von Reisedurchfällen werden neben hygienischem Verhalten („boil it, peel it, or forget it") vor allem Diätmaßnahmen wie das Meiden von möglicherweise durch Fäzes kontaminierten Nahrungsmitteln wie eisgekühlten Getränken, ungekochtem Wasser, Salaten, ungeschältem Obst, rohem Fleisch und Muscheln sowie von ungewohnten alkoholischen Getränken empfohlen. In verschiedenen Studien konnten Antibiotika (Bismutsubsalicylat, Doxycyclin, Neomycin, Co-trimoxazol) die Häufigkeit von Durchfallerkrankungen um bis zu 90 % vermindern. Wegen der möglichen Nebenerscheinungen sowie der Entwicklung von Resistenzen werden sie jedoch nur in Ausnahmefällen, d.h. besonderen Risikopatienten, empfohlen.

> **Meldepflichtig sind in der Bundesrepublik Deutschland nach dem Bundesseuchengesetz bei den Gesundheitsämtern:**
> - Krankheitsverdacht, Erkrankung und Tod: Cholera, Enteritis infectiosa (Salmonellosen, übrige Formen einschließlich bakteriell bedingter Lebensmittelvergiftungen), Shigellenruhr
> - Erkrankung und Tod: aktive Tuberkulose
> - Dauerausscheidung: Salmonellen

Verlauf und Prognose Die meisten Darminfekte heilen ohne spezifische Therapie innerhalb weniger Tage spontan und vollständig aus. Bedrohliche massive Flüssigkeitsverluste, wie sie vor allem bei der Cholera auftreten, oder generalisierte systemische Erkrankungen, wie Typhus, Paratyphus, Yersiniose oder Amöbiasis, sind heute mit den erwähnten medizinischen Mitteln beherrschbar, sofern jene Diagnosen rechtzeitig gestellt und Maßnahmen unverzüglich getroffen werden. Erwähnenswert ist in diesem Zusammenhang die hohe Säuglings- und Kindersterblichkeit in Entwicklungsländern, die im Wesentlichen Folge von unzureichend behandelten Infektionskrankheiten mit Diarrhö ist.

Komplikation	Häufigkeit
Dehydratation	Häufig
Elektrolytentgleisung mit neurologischen Störungen	Häufig
Infektionen, Sepsis	Häufig
Prärenales Nierenversagen	Mäßig häufig
Toxisches Megakolon	Selten

Zusammenfassung

- Häufige Ursache: pathogene Bakterien, enteropathogene Viren; selten Pilze, Parasiten
- Häufige Symptome: akute Diarrhö, Schmerzen, dyspeptische Beschwerden, Fieber
- Wichtigste diagnostische Maßnahmen: Anamnese, Stuhlproben, Serologie, Schleimhautbiopsien
- Wichtigste therapeutische Maßnahmen: Flüssigkeits- und Elektrolytersatz, bei Bedarf Antibiotikatherapie

Spezielle Krankheitsbilder: Bakterielle Infektionen

Synonym: Bakterielle Gastro-Entero-Kolitiden
Engl. Begriff: Bacterial Enterocolitis

Die folgenden wichtigsten bakteriellen gastroenterologischen Infektionen werden im Einzelnen besprochen:
- Salmonellosen
- Cholerasyndrom
- Dysenterie, Ruhr
- hämorrhagische Kolitis
- bakteriell-toxische Erkrankungen
- Tuberkulose

Salmonellosen

Synonym: Salmonellenerkrankung
Engl. Begriff: Salmonellosis

Ätiologie und Pathogenese Salmonellen sind häufig vorkommende Bakterien, die sich sowohl aerob als auch anaerob vermehren können. Da sie sich mit der Gram-Färbung nicht anfärben, bezeichnet man sie als gramnegativ. Sie sind nach dem amerikanischen Bakteriologen Daniel E. Salmon (1850–1914) benannt. Die Gattung Salmonella zeichnet sich durch einen sehr großen Artenreichtum aus. Es sind ca. 2 000 Arten bekannt, die sich durch die Analyse bestimmter Antigene differenzieren lassen. Beeindruckend ist deren Vielfalt: Aufgrund von antigenen Eigenschaften konnten ca. 1 400 Untertypen charakterisiert werden, von denen etwa 120 für den Menschen pathogen sind. Sie besitzen O-Antigene, von denen die häufigsten den Serogruppen A–E angehören, sowie H- und V_i-Antigene mit mehr als 1 200 Stämmen. Sie verursachen Infektionskrankheiten, die auch als Salmonellosen bezeichnet werden. Für diese gibt es verschiedene Einteilungsschemata. Bewährt hat sich die Einteilung nach den klinischen Krankheitsbildern.

Risikogruppen, Verlaufsformen Prädisponierende Faktoren sind Immunsuppression, Achlorhydrie (PPI), maligne Neoplasien, Hämolysen, Schistosomiasis und Colitis ulcerosa.

Für eine Erkrankung müssen ca. 10^6–10^9 Keime aufgenommen werden, wobei vom sauren Milieu des Magens bakterizide Eigenschaften ausgehen. Personen mit **Achlorhydrie**, **ältere Personen** oder **Kinder** sind in diesem Zusammenhang besonders gefährdet. Die Inkubationszeit reicht von 8–48 h bei akuter Gastroenteritis bis zu drei bis 60 Tagen (Durchschnitt: sieben bis acht Tage) beim Typhus.

Die **Verlaufsformen** sind in Tabelle 14.35 dargestellt.

Enteritissalmonellen

Ätiologie Es können schwere Allgemeininfektionen wie **Typhus** oder **Paratyphus** und auf den Magen-Darm-Trakt beschränkte Entzündungen, also **Enteritiden**, unterschieden werden. Berichte über Salmonellenenteritiden erscheinen in regelmäßigen Abständen in den Medien. Oft sind ganze Kindergärten oder Altenheime betroffen. In diesen Fällen handelt es sich fast immer um Lebensmittelvergiftungen mit kontaminierten Nahrungsmitteln, die durch mangelnde Hygiene verursacht werden. Salmonellosen gehören zu den meldepflichtigen Erkrankungen. Nach oraler Aufnahme (kontaminiertes Essen, Person-zu-Person-Kontakt, Haustiere) gelangen die Salmonellen in den Darm.

Symptome und Therapie Die Besiedelung der Darmschleimhaut führt zu Erbrechen, Übelkeit, später krampfartigen Leibschmerzen, Durchfall und häufig Fieber mit Bakteriämie. Hierbei werden alle möglichen Arten von Diarrhö – von einigen dünnen Stühlen bis zu massiven, choleraähnlichen wässrigen Entleerungen oder blutigen und eitrigen Stühlen – beobachtet. Die Dauer beträgt in der Regel drei Tage, Fieber wird bei der Hälfte der Patienten beobachtet; eine Persistenz spricht hier für eine **Bakteriämie** oder für eine **lokale Infektion.** Diese Sepsis kann grundsätzlich wie bei anderen gramnegativen Erregern alle Organe betreffen, z. B. Meningen, Herzklappen, Lungen, Knochenmark, Gelenke. **Komplikationen** der hämatogenen Aussaat sind Abszesse, Meningitis, Osteomyelitis, Arteriitis, Pneumonie und Pyelonephritis. Die primäre Gabe von Antibiotika kürzt den Krankheitsverlauf nicht ab und erhöht das Risiko der Dauerausscheidung. Antibiotika (TMP/SMZ, Ciprofloxacin) sollten daher nur bei schwerer Erkrankung, hohem Risiko und Komplikationen verabreicht werden.

Typhussalmonellen

Auch Typhuserkrankungen treten meist gleichzeitig bei mehreren Personen auf. Im Folgenden soll auf das Krankheitsbild des Typhus eingegangen werden. Da der Paratyphus diesem in vielem ähnelt, wird er am Ende näher erläutert. Typhus kommt weltweit vor, in Deutschland ist er jedoch selten. Hier handelt es sich meist um eingeschleppte Fälle von Fernreisenden (Tropenmedizin). Der Begriff Typhus ist von dem griechischen Wort „Typhos" abgeleitet, der soviel bedeutet wie „Dunst" oder „Nebel". Quellen sind Urin und Fäzes von erkrankten Personen oder asymptomatischen Dauerausscheidern, wobei die Ansteckung über die Aufnahme von kontaminierten Speisen oder Trinkwasser erfolgt. Nichttyphöse Salmonellosen werden bevorzugt durch Geflügel und Eier übertragen.

Pathogenese Da nur ein Teil im sauren Milieu des Magens überlebt, sind für eine krankheitsauslösende Infektion hohe Keimzahlen erforderlich. Nachdem die Typhussalmonellen die Darmwand durchdrungen haben, erreichen sie über den Lymphweg Lymphknoten, in denen sie sich vermehren. Von dort gelangen sie über die großen Lymphgefäße des Körpers in die Blutbahn und können dann mit dem Blutstrom in alle Organe verteilt werden. Dabei befallen sie bevorzugt das lymphatische Gewebe des Darmes. Die **Inkubationszeit** beträgt im Mittel zehn Tage, kann aber zwischen drei und 60 Tagen variieren. Die Inkubationszeit ist von der Infektionsdosis abhängig und umso kürzer, je höher die primäre Keimzahl ist und umgekehrt.

Typhus und **Paratyphus** bezeichnen die gefährlichen Infektionen mit Salmonella typhi bzw. Salmonella paratyphi (drei Stämme). Da die Betroffenen zumeist auch ohne Diagnose frühzeitig Antibiotika erhalten, sieht man kaum einmal den charakteristischen vierwöchigen Verlauf (s. Abb. 11.80): In der ersten Woche findet man als Folge der raschen Penetration des Erregers durch die Dünndarmschleimhaut eine Bakteriämie mit Fieber, Leibschmerzen, Kopfschmerzen sowie eine **relative Bradykardie,** die meisten Patienten klagen über Verstopfung. Im Labor (Blutbild) findet sich zumeist eine **Leukopenie.** Am Übergang zur zweiten Woche entwickeln sich infolge eines Befalls der Makrophagen und Monozyten des retikuloendothelialen Systems ein weicher Milztumor sowie ein Hautausschlag (Roseolen). Das Fieber ist nun kontinuierlich hoch, die Patienten sind schwer krank. In der dritten Woche sind die Patienten somnolent; mit dem Befall der intestinalen Lymphfollikel bzw. der Peyer-Plaques entwickeln sich erbsenbreiartige Durchfälle, in manchen Fällen auch intestinale Blutungen oder Perforationen. In der vierten Woche kommt es schließlich zur Besserung. Komplizierte Verläufe entstehen bei Bakteriämie durch Organinfektionen: Pneumonie, Meningoenzephalitis, Cholezystitis, Arthritis, Hepatitis usw. Erregernachweise gelingen am Anfang vorzugsweise im Blut, ab der zweiten Woche im

Tab. 14.35 Verlaufsformen der Salmonelleninfektion.

Verlaufsform	Häufigkeit (%)
Akute Gastroenteritis	75
Bakteriämie mit und ohne intestinale Begleiterscheinungen	10
Typhus bzw. typhoides Fieber	8
Lokale Infektionen, beispielsweise der Knochen, Gelenke und Meningen	5
Asymptomatischer Trägerstatus, wobei die Erreger länger als 1 Jahr – zumeist in der Gallenblase – gefunden werden	< 1

Stuhl (s. Abb. 11.80). Ab der dritten Woche ist auch ein serologischer Nachweis (Gruber-Widal-Test) möglich.

Dysenterie, Ruhr, Shigellose

Engl. Begriff: Dysenteria

Erreger der sog. bakteriellen Ruhr mit blutigen und schleimigen Entleerungen sind **Shigella, Campylobacter jejuni, Yersinia** sowie – neuerdings nachgewiesen – enteroinvasive Escherichia coli (**EIEC**), verozytotoxinproduzierende E. coli (**VTEC**), **Aeromonas, Plesiomonas.** Ein gleichartiges Krankheitsbild wird auch durch Amöben hervorgerufen (vgl. Amöbenruhr).

Shigellose

Erreger Es handelt sich beim Krankheitserreger **Shigella dysenteriae** um gramnegative, unbewegliche, sporenlose Bakterien, die Shiga-Toxine produzieren und gegen Austrocknung sehr empfindlich sind. Weitere Erreger sind S. flexneri, S. boydii und S. sonnei (Serogruppen A–D).

Infektionspforte Die Aufnahme der Erreger erfolgt fäkal-oral mit kontaminiertem Trinkwasser und Speisen; bereits zehn Keime können genügen, um eine Erkrankung zu verursachen. Darüber hinaus ist auch eine direkte Ansteckung von erkrankten Personen möglich. Die Infektionsquelle ist der Stuhl akut erkrankter Personen oder symptomloser Patienten, welche dennoch Bakterien im Stuhl haben, sog. Ausscheider.

Vorkommen und Durchseuchung Die Ruhr ist generell weltweit verbreitet. Schlechte sanitäre Verhältnisse und warmes Klima begünstigen jedoch die Ausbreitung, wodurch sie in erster Linie in Entwicklungsländern vorkommt.

Symptome und Verlauf Die Shigellen gelangen über infizierte Gegenstände, Hände, Trinkwasser, Nahrungsmittel oder Fliegen in den Mund. Die Inkubationszeit beträgt 6–48 h. Sie vermehren sich zunächst im unteren Jejunum und Ileum. Während der ersten zwei Krankheitstage treten Fieber, Übelkeit, Erbrechen, Kopfschmerzen, Bauchkrämpfe und wässrige Durchfälle auf. Typischerweise beginnt die Erkrankung plötzlich.

Im Dickdarm dringen die Shigellen in die Schleimhaut ein und führen zu einer fibrinös-geschwürigen Entzündung. Nach 24–48 h beginnen oft bedrohliche Erscheinungen mit massiven, meist blutigen Durchfällen (Ruhr) mit Schleimabgängen, Fieber, krampfartigen Leibschmerzen, evtl. auch Allgemeinerscheinungen mit Schnupfen, Husten, Brustschmerzen oder Sepsis. Diese Durchfälle treten zehn- bis 40-mal täglich auf und werden von schweren Krämpfen (Tenesmen) begleitet. Anfangs sind noch Stuhlpartikel enthalten, später nur noch glasiger Schleim, Blut und bei Geschwüren Eiter.

Die Durchfälle sind bei immunkompetenten zumeist selbstlimitierend, doch verkürzt die Gabe von Antibiotika die erheblichen Krankheitserscheinungen deutlich. Besonders bei alten Menschen, Kleinkindern und geschädigtem Immunsystem treten schwere Verläufe mit Bewusstseinsverlust, Meningismus, hohem Fieber bis zum Tod auf. Außer der geschilderten schweren Form gibt es aber auch mildere Verläufe bis zum symptomlosen Ausscheider. Die Erreger verschwinden nach vier Wochen spontan aus dem Stuhl oder siedeln sich auf Dauer im Dickdarm an, was sog. Langzeitausscheider zur Folge hat.

Komplikation	Häufigkeit
Nekrotisierende Kolitis	Unbehandelt häufig
Reiter-Syndrom (Arthritis, Konjunktivitis, Urethritis)	Häufiger
Toxisches Megakolon	Seltener
Hämolytisch-urämisches Syndrom	Selten
Epileptische Anfälle	Selten
Perforation mit Peritonitis	Selten

Diagnostik Eine **mikroskopische Stuhluntersuchung** nativ oder mit Methylenblau gefärbt zeigt massenhaft weiße Blutkörperchen. Wegen der Empfindlichkeit der Erreger sollten lange Wege zum Untersuchungslabor vermieden werden („dampfender Stuhl"). Die Kultur wird auf Selektivnährböden angelegt. Die Klassifizierung erfolgt anhand der biochemischen Eigenschaften („bunte Reihe") und durch Antigenseren gegen bestimmte Eiweiße an der Erregeroberfläche. Nach einer durchgemachten Erkrankung besteht eine gewisse, zeitlich begrenzte Immunität gegenüber einer Neuinfektion.

Therapie Basis der Behandlung ist auch bei dieser Infektionskrankheit die orale oder intravenöse **Rehydratation.** Die Gabe von Loperamid ist wegen der Gefahr des toxischen Megakolons bzw. einer Darmperforation absolut kontraindiziert.

Auch bei leichten Verläufen sollte zur Verkürzung des Krankheitsverlaufes und zur Unterbrechung der Infektionskette eine antibiotische Therapie durchgeführt werden. Da gegen Ampicillin, Tetrazykline und Bactrim Resistenzen in unterschiedlichem Maße bestehen, sollten sie nicht ohne vorherige Testung eingesetzt werden. Mittel der Wahl sind Ampicillin, TMP/SMZ und Chinolone (Ciprofloxacin, Norfloxacin, Ofloxacin) 2 × 500 mg über fünf Tage.

Prognose Bei rechtzeitiger Behandlung Heilung, sonst schwere Verläufe bis hin zum Tod besonders bei Kleinkindern, alten Menschen und immungeschwächten Patienten.

Besonderheiten Es besteht nach dem Infektionsschutzgesetz eine Meldepflicht für Verdacht, Erkrankung, Ausscheider und Todesfall.

Zusammenfassung

- Ursache: Infektion mit Shigella dysenteriae
- Wichtigste Symptome: erst Fieber, Übelkeit, Erbrechen, Kopfschmerzen, Bauchkrämpfe und wässrige Durchfälle; später massive, meist blutige Durchfälle (Ruhr) mit Schleimabgängen, Fieber, krampfartigen Leibschmerzen
- Wichtigste diagnostische Maßnahme: mikroskopische Stuhluntersuchung
- Wichtigste therapeutische Maßnahmen: Rehydratation, Antibiotika

Komplikation	Häufigkeit
Gallenblasenentzündung, Pankreatitis	Gelegentlich
Extraintestinal: Sepsis, Meningitis, Pneumonie, Endokarditis	Selten
Arthritis, Guillain-Barré-Syndrom	Selten
Aborte	Sehr selten

Cholerasyndrom

Synonym: Cholerakrankheit
Engl. Begriff: Cholera

Pathogenese Infektionen mit **Choleravibrionen** und **enterotoxigenen Kolibakterien** (**ETEC**) sind insofern ähnlich, als bei beiden das Krankheitsbild durch die Enterotoxizität der Erreger bestimmt wird. Dies hat eine sekretorische Diarrhö und bedrohliche Wasser- und Elektrolytverluste zur Folge, wobei morphologisch fassbare Schleimhautveränderungen fehlen (sog. **Cholerasyndrom**). Choleravibrionen existieren allein im menschlichen Gastrointestinaltrakt; die Übertragung erfolgt durch kontaminierte Speisen und durch Wasser, wo die Erreger lange persistieren, oder durch den direkten Kontakt zu erkrankten Personen. In Endemiegebieten, z. B. Bangladesch oder der Sahelzone, rechnet man bei 1 % der Bevölkerung mit asymptomatischer Ausscheidung. Die Inkubationszeit hängt von der Anzahl der aufgenommenen Erreger ab und reicht von wenigen Stunden bis zu sechs Tagen. Bei der häufigeren leichten Verlaufsform besteht ein wenige Tage anhaltender Brechdurchfall mit Flüssigkeitsverlusten von etwa 1 l/d. Enterotoxigene Kolibakterien sind vor allem die Erreger der Reisediarrhö (s. u.).

Die **Campylobacter-Enteritis** ist erst in den letzten Jahren bekannt geworden und gilt weltweit als häufigste bakterielle Darminfektionserkrankung. Von den verschiedenen Spezies sind vor allem **Campylobacter jejuni** und **Campylobacter coli** für den Menschen pathogen. Der Infektionsweg verläuft wahrscheinlich über Kontakte mit infizierten Personen oder Tieren sowie über das Trinkwasser. Manifestationsorte sind der untere Dünndarm oder das Rektum, wobei eine Abflachung der Zotten im Ileum sowie Ulzerationen gefunden werden. Da die Erkrankung nach einer Inkubationszeit von zwei bis fünf (bis zehn) Tagen über Wochen und Monate verlaufen kann, sind Verwechslungen mit chronisch-entzündlichen Darmerkrankungen möglich.

Symptome Charakteristisch ist in vielen Fällen ein kurzes Prodromalstadium mit Fieber bis 40° C, Kopf-, Kreuz- und Gliederschmerzen, Benommenheit und Schüttelfrost. In der Folge entwickeln sich Durchfälle mit in der Regel heftigen Leibschmerzen; diese können zum rechten Unterbauch wandern und als Zeichen einer Appendizitis fehlgedeutet werden.

Yersiniosen

Erreger der Yersiniosen des Gastrointestinaltrakts sind **Yersinia enterocolitica** und **Yersinia pseudotuberculosis**. Erstere werden als fäkal-orale Infektion übertragen, die Inkubationszeit beträgt vier bis zehn Tage. Es kommt zu einer Invasion der Ileum- und Kolonschleimhaut mit Ausbildung kleiner Ulzera.

Symptome Als Zeichen der Allgemeinreaktion finden sich Fieber, Leukozytose und Blutsenkungsbeschleunigung, in manchen Fällen auch ein Erythema nodosum. Selten ist die Ausbreitung der Infektion auf Gelenke, Leber und Gehirn mit Bildung von Mikroabszessen. Erkrankungen durch Y. pseudotuberculosis – nach einer Inkubationszeit von sieben bis 21 Tagen – verlaufen ähnlich: Ein Kennzeichen sind eitrige Entzündungen der Mesenteriallymphknoten mit epitheloidzelligen Granulomen im histologischen Bild. Während bei Kleinkindern Durchfälle – evtl. mit Blut – beobachtet werden, finden sich bei Kindern und Erwachsenen vor allem Schmerzen im rechten Unterbauch. Besondere Verlaufsformen sind fokale Infektionen mit intraabdominellen Abszessen, Pseudoappendizitis (Schmerzen/Abwehr rechter Unterbauch), eitriger Arthritis, Hepatitis, Urethritis, Cholangitis, Osteomyelitis, Endokarditis, Meningitis.

Hämorrhagische Kolitis (EHEC)

Engl. Begriff: Hemorrhagic Colitis

Wie bereits erwähnt, werden schwer verlaufende hämorrhagische Kolitiden durch **E. coli O157:H7** aufgrund einer besonderen Toxinausstattung ausgelöst. Sie werden als enteroinvasive E. coli (EIEC) und verotoxinproduzierende E. coli (VTEC) klassifiziert. Die schwerste Komplikation mit bis zu 25%iger Letalität (vor allem bei geriatrischen Patienten) ist das hämolytisch-urämische Syndrom (HUS). Ursächlich liegen eine disseminierte intravasale Koagulopathie mit Hämolyse und Thrombozytopenie sowie eine Schädigung kleiner Blutgefäße zugrunde. Der Erregernachweis erfordert spezielle Verfahren (Gensonden, PCR) und ist bis zu acht Tage nach Erkrankungsbeginn sinnvoll. Andere Möglichkeiten sind der Nachweis von Verotoxin im Stuhl und von spezifischen Antikörpern im Blut (Immunoblot). Die Behandlung erfolgt symptomatisch, bei Nierenversagen mittels Dialyse.

Bakteriell-toxische Erkrankungen

Synonym: Nahrungsmittelvergiftungen
Engl. Begriff: Food Poisoning, Food Intoxication

Ätiologie und Pathogenese Von bakteriell-toxischen Erkrankungen spricht man, wenn ein von Mikroben gebildetes Toxin pathogen ist. Wichtigste Beispiele sind bestimmte Stämme von Staphylococcus aureus, die so eine **Staphylokokkenenteritis** auslösen. Quellen sind u. a. Salate, die von Keimen bei längerem Stehen in der Wärme überwuchert werden, wobei diese ihr Toxin im Übermaß bilden.

Symptome und Therapie Wenige Stunden nach dem Genuss treten explosionsartige Durchfälle auf. Da hierbei zugleich das Toxin eliminiert wird, sind die Betroffenen nach diesem Ereignis symptomfrei. Nahrungsmittelvergiftungen können auch durch Toxine von **Bacillus cereus, Clostridium perfringens** und **Proteus spp.** sowie **Clostridium botulinum** ausgelöst werden. Im letzteren Fall spricht man auch von Botulismus. Die Toxine, die sich z. B. in Gemüsekonserven bilden können, führen infolge einer Nervenschädigung u. a. zu Lähmungen der Hirnnerven, woraus Sehstörungen mit Doppelbildern sowie Schluckbeschwerden resultieren.

Die **Therapie** dieser bedrohlichen Infektionskrankheit ist durch die Gabe von Antitoxin möglich.

Pseudomembranöse Kolitis

Ätiologie und Pathogenese Eine iatrogene Erkrankung ist die **antibiotikaassoziierte (pseudomembranöse) Kolitis**. Im Zusammenhang mit einer antibiotischen Therapie sind häufiger dünne Stühle zu beobachten, ohne dass besondere Konsequenzen gezogen werden. Nicht selten entwickelt sich jedoch ein bedrohliches Krankheitsbild mit Fieber, Leibschmerzen und evtl. blutigen Durchfällen, Schock, Nierenversagen und toxischem Megakolon. Die Ursache sind zwei Toxine von Clostridium difficile. Nach neueren Erkenntnissen spielen orale Infektionen mit Sporen von besonders virulenten Stämmen die entscheidende Rolle; das bei etwa 3 % der Erwachsenen in der Kolonflora vorkommenden C. difficile ist dagegen wenig pathogen. Eine Übertragung kann auch durch infiziertes Gerät (Bettschüsseln, Koloskope etc.) erfolgen. Die Kolonisation wird durch die Elimination der anderen Keime in der Darmflora infolge der Antibiotikatherapie gefördert. Am häufigsten wurden Erkrankungen nach oraler Gabe von Lincomycin, Ampicillin und Cephalosporinen beobachtet; grundsätzlich kommen jedoch alle Präparate in Betracht, sofern sie nicht allein gegen Pilze, Parasiten oder Mykobakterien wirksam sind.

Diagnostik und Therapie Die Latenzzeit bis zum Auftreten von Erscheinungen beträgt in der Regel vier bis zehn Tage ab Beginn der antibiotischen Behandlung; es wurden allerdings Fälle mitgeteilt, die erst vier bis sechs Wochen nach Absetzen des Medikaments auftraten. Charakteristisch, jedoch nicht beweisend ist der Befund von hellen **Pseudomembranen,** die der entzündeten Schleimhaut aufliegen (s. Abb. 14.62). Im Stuhl findet man **Clostridium difficile;** beweisend für die Pathogenität ist der Nachweis von Toxin. Die Behandlung erfolgt nach Absetzen aller Antibiotika mit Vancomycin oder Metronidazol (p.o.) bzw. mit Metronidazol (i.v.). Eine Besserung ist nach drei bis zehn Tagen zu erwarten, allerdings gibt es bei 10–20 % der Fälle Rezidive.

Tuberkulose

Synonym: Morbus Koch
Engl. Begriff: Gastrointestinal Tuberculosis

Epidemiologie und Pathogenese Die klassische **Darmtuberkulose** tritt häufig in den Entwicklungsländern auf und wird heute in den westlichen Ländern durch multikulturelle Vermischung und das Fortschreiten der HIV/AIDS-Erkrankung wieder häufiger mit typischen und atypischen Darmtuberkulosen beobachtet. Eine abdominelle Tuberkulose bei immunkompetenten Patienten ist in den westlichen Ländern selten und wird vornehmlich bei Immigranten und Asylanten gesehen.

Die Darmtuberkulose kann primär oder sekundär nach dem pulmonalen Befall auftreten. Zumeist ist **Mycobacterium tuberculosis** der Erreger, nur selten wird M. bovis gefunden. Bevorzugter Erkrankungsort ist in etwa drei Viertel der Fälle der Ileozäkalbereich, wo eine Verdickung der Darmwand, Ulzerationen oder Stenosen gefunden werden.

Symptome Die Beschwerden sind zumeist unspezifisch und werden von der Lokalisation oder vom Lokalbefund bestimmt: Schmerzen im rechten Unterbauch, Subileus, chologene Diarrhö infolge Gallensäurenmalabsorption im terminalen Ileum. Weitere Symptome sind Fieber, Nachtschweiß, Gewichtsabnahme und Anorexie. Bei 50 % der Patienten findet sich eine Resistenz im rechten Unterbauch. Als Komplikationen können Blutungen und eine Darmobstruktion auftreten.

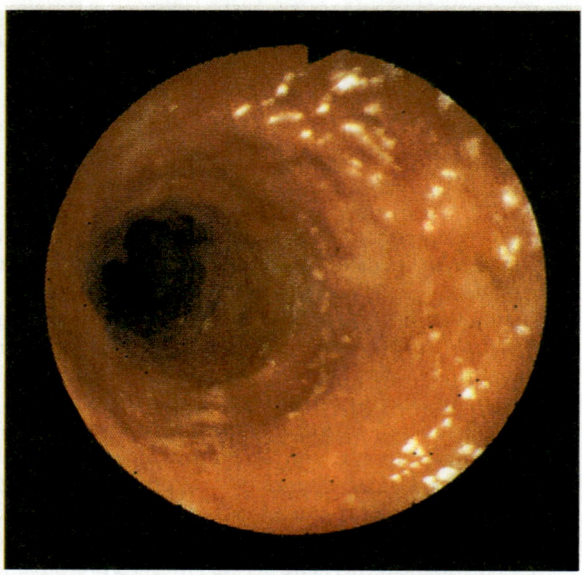

Abb. 14.62 Endoskopisches Bild bei antibiotikaassoziierter Kolitis mit weißen fibrinösen Schleimhautbelägen („Pseudomembranen") und Blutungen.

Diagnostik und Therapie Ein Erregernachweis im Stuhl ist nur ausnahmsweise zu führen, die Diagnosesicherung muss durch Biopsie der befallenen Gebiete und Nachweis der Erreger sowie verkäsender epitheloidzelliger Granulome (Mikroskopie, PCR, Kultur) erfolgen.

Die Therapie besteht aus der Standard-Vierfach-Therapie mit Pyrazinamid, Isoniazid, Rifampicin und Myambutol.

Neuerdings werden gehäuft **atypische Tuberkulosen** bei AIDS-Patienten diagnostiziert; beispielsweise findet man bei fortgeschrittener Krankheit und therapieresistenter Diarrhö eine Infektion des gesamten Trakts mit Mycobacterium avium intracellulare. Der Nachweis kann durch positive Blutkulturen bei Bakteriämie, durch PAS-Färbung von Schleimhautbiopsien oder kulturell-histologisch geführt werden. Granulome fehlen oft. Die Therapie erfolgt mit einer Kombination aus Clarithromycin, Ethambutol und Rifabutin.

Spezielle Krankheitsbilder: Virusinfektionen

Engl. Begriff: Viral Infection, Virus Infection

Gastrointestinale Symptome werden im Verlauf vieler allgemeiner Virusinfektionen beobachtet (z. B. Poliomyelitis, Virushepatitis, Influenza, Zytomegalie). In den letzten Jahren gelang es, Viren zu identifizieren, die allein eine Gastroenteritis hervorrufen. Sie sind vor allem bei **Kindern** pathogen (**Rotaviren, Adenoviren**). Beim **Erwachsenen** werden Durchfallerkrankungen durch **Norwalk-Viren** ausgelöst. Es handelt sich dabei um kleine, runde Erreger; der Durchmesser beträgt 22–25 μm. Nach einer Inkubationszeit von 4–6 h kommt es zu Fieber, Übelkeit, Erbrechen, Durchfall, Leibschmerzen, Myalgien oder Schwindel. Die Dauer dieser selbstlimitierten Infektion beträgt wenige Tage. Die Ansteckung erfolgt durch kontaminierte Speisen (Fisch), Trinkwasser oder durch direkten Kontakt mit den erkrankten Personen. Der Erregernachweis ist durch Radioimmunoassay oder Immunelektronenmikroskopie möglich.

Zytomegalievirus (CMV)

Immunsupprimierte Patienten (AIDS, Malignome, Steroide, Organtransplantation) erkranken häufig an CMV-Infektionen. Neben der Retina kann bei diesen Patienten, vorwiegend im Rahmen einer **generalisierten CMV-Erkrankung,** auch der Intestinaltrakt befallen werden. Diese Infektion findet sich zumeist im distalen Dünndarm und Kolon, seltener im Ösophagus und proximalen Dünndarm. Leitsymptom sind wässrige, z. T. blutige Durchfälle. Weitere unspezifischen Symptome umfassen Fieber, abdominelle Schmerzen und Gewichtsabnahme.

Diagnostik und Therapie Die Diagnosestellung erfolgt endoskopisch-histologisch. Dabei finden sich oberflächliche Erosionen oder tiefe Ulzerationen von bis zu mehreren Zentimeter Größe. Diese Läsionen können einer chronisch-entzündlichen Darmerkrankung ähneln, die Sicherung beruht auf dem Nachweis von intranukleären Einschlusskörpern. Die konventionelle Histologie kann durch Immunhistochemie oder In-situ-Hybridisierung ergänzt werden, die beide eine höhere Sensitivität für den Nachweis von CMV-infizierten Zellen aufweisen.

Die Therapie erfolgt intravenös mittels Gabe von Ganciclovir 5 mg/kg KG alle 12 h für 14–21 Tage. Alternativ kann auch Foscarnet (200 mg/kg KG/d) verabreicht werden.

Spezielle Krankheitsbilder: Pilzinfektionen

Engl. Begriff: Fungal Enteric Infections

Pathogenese Pilze, vor allem auch Candida albicans, gehören zu den **physiologischen** Bewohnern des Gastrointestinaltrakts. Die alleinige Anwesenheit dieser mit dem Menschen für gewöhnlich im Einklang lebenden Organismen auf gastrointestinalen Schleimhäuten ist nicht krankhaft. Die Konzentration von Candida albicans beträgt normalerweise bis zu 10^3/g Stuhl. Pathogen können Sprosspilze im GI-Trakt erst bei Vorliegen einer deutlichen Immunsuppression werden, wie sie vor allem bei längerer Gabe von Steroiden, Antibiotika, HIV-Erkrankung und Immunsuppressiva vorkommen. In diesen Fällen lassen sich intestinale Mykosen endoskopisch-bioptisch am Auftreten von Soorbelägen oder Kolitiden diagnostizieren. Primäre Erkrankungen zählen zu den Seltenheiten. Häufiger sind sekundäre Mykosen bei Resistenzminderung infolge von AIDS, sonstigen konsumierenden Erkrankungen, Diabetes mellitus oder massiver antibiotischer Therapie.

Diagnostik und Therapie Bei den sekundären Mykosen droht die Gefahr der Sepsis, so dass hier frühzeitig eine systemische antimykotische Therapie (z. B. mit Fluconazol, Amphotericin B) begonnen werden muss. Bei einer generalisierten Infektion kann der Nachweis auch serologisch (Candida-Antigen und Antikörper im Serum) geführt werden.

Spezielle Krankheitsbilder: Infektionen durch Protozoen

Engl. Begriff: Protozoiasis

Epidemiologie Es gibt eine Vielzahl von Parasiten, die sich im menschlichen Gastrointestinaltrakt ansiedeln und zu Krankheitserscheinungen führen können. Betroffen werden vor allem Bewohner und Touristen in tropischen und subtropischen Ländern sowie Patienten mit AIDS. Durch die steigende Zahl von Reisen in Länder mit hoher Erkrankungshäufigkeit nimmt aber auch in Mitteleuropa die Zahl der Infektionen mit Protozoen (**Lamblien, Amöben, Kryptosporidien, Isospora belli und Blastocystis hominis**) zu.

Lamblien

Ätiologie und Pathogenese Infektionen mit Giardia lamblia werden weltweit beobachtet, wobei Kinder häufiger betroffen sind. Die Übertragung erfolgt hauptsächlich über das kontaminierte Trinkwasser, in das der Erreger aus dem Stuhl, z. B. von niederen Säugetieren, gelangt. Epidemisches Auftreten wird aus Krankenhäusern, Kindergärten oder Schulen berichtet. Der Erreger ist **Giardia lamblia,** ein

Erkrankungen des Gastrointestinalsystems

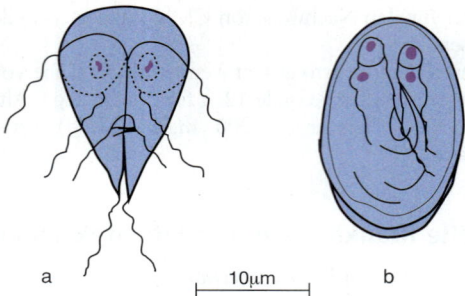

Abb. 14.63 Giardia lamblia. Trophozoit (a); Zystenform (b).

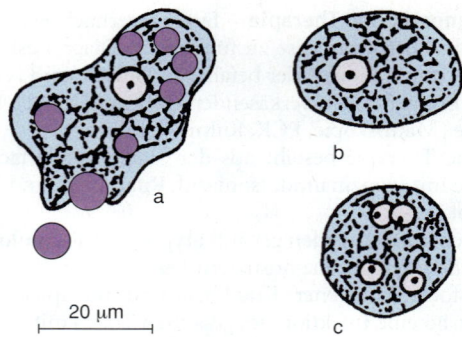

Abb. 14.64 Entamoeba histolytica. Magnaform, pathogen, enthält Erythrozyten (a); Minutaform, apathogen, existiert im Darmlumen (b); Zyste, Übertragungsform, wird mit dem Stuhl ausgeschieden (c).

10–20 µm großer Parasit, der im vegetativen Stadium einer abgeflachten Birne gleicht und sich mit einer Art Saugnapf an die Oberfläche des Dünndarms und der Gallenwege anheftet (s. Abb. 14.63a, b). Auf diese Weise entstehen dichte Parasitenbeläge, die die Nährstoffabsorption blockieren. Die Fortbewegung erfolgt durch vier Paar Geißeln, zwei Zellkerne geben dem Parasiten ein charakteristisches gesichtsähnliches Aussehen mit „Augen". Als Dauerform gibt es vierkernige, längsovale, 8–14 µm große Zysten, die auch im Stuhl erscheinen. Die Inkubationszeit beträgt im Durchschnitt acht Tage (drei bis 42 Tage).

Klinik, Diagnostik, Therapie Die Beschwerden reichen von geringen Allgemeinerscheinungen mit Übelkeit, Appetitlosigkeit und Meteorismus bis zu schwereren enterokolitischen Krankheitserscheinungen mit epigastrischen Schmerzen, Fieber und Durchfällen. Die Erreger können endoskopisch in tiefen Dünndarmbiopsien oder Dünndarmsekret sowie bei manchen Patienten im Stuhl nachgewiesen werden. Die Infektion ist häufig selbstlimitierend, kann aber chronifizieren. Besteht sie in seltenen Fällen über Monate oder Jahre, so sind Malabsorptionsfolgen möglich. Die Behandlung erfolgt mit Metronidazol. Nach durchgemachter Lambliasis scheint eine begrenzte Immunität zu bestehen.

Amöben

Epidemiologie Infektionen mit Entamoeba histolytica werden weltweit beobachtet, besonders in warmen Gegenden (Tropen, Subtropen). Am häufigsten ist das latente Trägerstadium; symptomatische Erkrankungen erscheinen als Amöbenruhr oder – extraintestinal – als Abszessbildung in Leber, Lunge oder Gehirn. Die Durchseuchung der Bevölkerung in den warmen Ländern liegt in der Größenordnung von 5–30 %.

Pathogenität Bei Entamoeba histolytica handelt es sich um einen fakultativ pathogenen Parasiten, der zur Familie der Protozoen und der Untergruppe der Rhizopoden gehört. Protozoen sind einzellige Lebewesen, die ihre DNA zusammen mit Histonen in einem membranumschlossenen Zellkern enthalten. Sie verändern rasch ihre äußere Form und können sich durch sog. Pseudopodien, vorübergehende Ausstülpungen der Zellwand, bewegen. Das Protozoon lebt im Dickdarm und vermehrt sich ungeschlechtlich durch Zellteilung. Ohne Krankheitswert ist die sog. **Minutaform**, die sehr resistente Zysten bilden kann. Diese verbleiben jahrelang ohne Krankheitszeichen im Dickdarm und werden auch als Quelle neuer Infektionen mit dem Stuhl ausgeschieden. Der Infizierte ist also gleichzeitig Überträger. Aus noch unbekannten Gründen entstehen virulente Stämme mit veränderter DNA und verändertem Enzymmuster. Die Minutaform kann dann in die **Magnaform** übergehen. Die **akute Amöbenruhr** wird allein durch die Magnaform (Größe 20–50 µm) ausgelöst (s. Abb. 14.64a–c und 14.65). Durch die Ausbildung von zersetzenden Enzymen dringen die Amöben in die Schleimhaut ein. In diesem Stadium kommt es zum Ausbruch der Erkrankung.

Infektionswege Die Infektion erfolgt oral über verunreinigtes Wasser, Speisen, Darmsekrete und fäkal-anal.

Inkubationszeit Bereits 24–90 h nach Aufnahme von Zysten (Größe 10–15 µm) sind Kolitiden beobachtet worden; die Inkubationszeit beträgt jedoch in der Regel ein bis vier Wochen.

Symptome und Klinik Risikopersonen sind bei uns vorwiegend alte und immunsupprimierte Patienten, vor allem in Pflege- und Altenheimen.

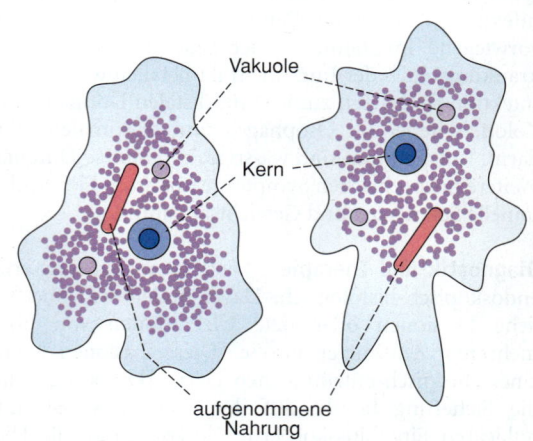

Abb. 14.65 Eine Amöbe in zwei verschiedenen Momenten des Herumkriechens.

14.4 Krankheiten des Dünn- und Dickdarms

In den meisten Fällen bilden sich nach Aufnahme des Erregers apathogene Minutaformen (Größe 10–20 μm). Die Bedingungen für die Umwandlung zu Magnaformen sind nicht bekannt; möglich ist eine Mitwirkung von Bakterien. Man unterscheidet den **symptomlosen Befall** (Darmlumeninfektion) von der **invasiven Amöbiasis** (intestinale Amöbiasis, Amöbenruhr) und der **extraintestinalen Amöbiasis** (Leber-, Hirnabszesse). Die symptomlose Form wird allenfalls zufällig entdeckt. Eine Behandlung ist aber notwendig, weil der Übergang in die manifeste Erkrankung nicht absehbar ist und die infizierte Person Ausscheider ist.

Bei der invasiven Amöbiasis kommt es zu Bauchschmerzen, Krämpfen, Durchfällen, Schleimabgängen und Blutbeimengungen im Stuhl. Dem liegt eine ulzeröse Entzündung des Dickdarms zugrunde. Am Anfang stehen Leibschmerzen, Durchfälle und Tenesmen. Blutige Durchfälle treten erst später und nur bei einem Teil der Infizierten auf. Als charakteristisch gilt die Beimengung von Blut und blutig tingiertem Schleim („Himbeergelee"). **Chronische Verläufe** sind gekennzeichnet durch Episoden mit relativer Symptomfreiheit, Gewichtsabnahme, Obstipation oder diskreten Leibschmerzen.

Komplikation	Häufigkeit
Amöbom	Mäßig oft
Darmperforation	Selten
Leberabszesse durch hämatogene Verschleppung	1–3 %
Sepsis	Selten
Hirnabszesse	Selten
Perforation, Striktur	Selten

Diagnostik Diese erfolgt am einfachsten mittels Nachweis der Erreger im Stuhl oder in bioptisch gewonnenen Schleimhautproben. Da es sich zumeist um eine Dauerform handelt, kann die Untersuchung mit Abstand zur Probengewinnung stattfinden (z. B. Postweg). Bei Verdacht auf eine Erkrankung dagegen muss der Stuhl sofort mikroskopisch untersucht werden, weil die bewegliche Magnaform empfindlich ist. Bei der endoskopischen Untersuchung des Darmes finden sich Zeichen der Dickdarmentzündung und Geschwüre. Die extraintestinale Manifestation in Form von Abszessen kann sonographisch oder computertomographisch nachgewiesen werden. Außerdem können Antikörper mit verschiedenen Methoden im Serum nachgewiesen werden, die aber häufig erst etwa 14 Tage nach Infektionsbeginn bei der invasiven Erkrankung oder bei Vorhandensein von Leberabszessen positiv werden.

Therapie Die Behandlung der Amöbeninfektionen erfolgt mit Metronidazol, beim Leberabszess auch mit Chloroquin. Eine chirurgische Behandlung ist nur ausnahmsweise notwendig, weil sie oft zu Komplikationen und Verlängerung des Heilungsverlaufes führt. Im Vordergrund steht die Behandlung mit amöbiziden Mitteln wie Tetrazyklinen, 5-Nitroimidazole, Chloroquin und Metronidazol (Clont®). Bei der invasiven Amöbiasis ist eine Kombinationstherapie notwendig.

Prophylaxe Zur Prophylaxe einer Infektion gehören allgemeine hygienische Maßnahmen, Vermeidung von kopfgedüngtem Gemüse und fäkal-oraler Kontakte.

Prognose Die Prognose der manifesten Erkrankung hängt von der möglichst frühzeitigen Diagnose ab. Andernfalls können schwere Krankheitszustände auftreten, die zum Tode führen können.

Zusammenfassung

- Ursache: Infektion mit Entamoeba histolytica
- Wichtigstes Symptom: Darmlumenbefall: symptomlos; invasive Amöbiasis: Bauchschmerzen, Krämpfe, Durchfälle, Schleimabgänge und Blutbeimengungen im Stuhl
- Wichtigste diagnostische Maßnahme: Nachweis des Erregers im Stuhl
- Wichtigste therapeutische Maßnahme: Tetrazykline, 5-Nitroimidazole, Chloroquin und Metronidazol

Weitere Protozoen

Kryptosporidien sind als Erreger von Durchfallerkrankungen erst seit wenigen Jahren bekannt. Sie finden sich weltweit im Gastrointestinaltrakt von Reptilien, Vögeln und Säugetieren, können aber auch Trinkwasserreservoirs kontaminieren. Pathogen sind die Trophozoiten, die im Epithel des Gastrointestinaltakts siedeln und sich dort zu Geschlechtszellen weiterentwickeln. Die entstehenden Zygoten werden mit dem Stuhl und damit zur Weiterverbreitung abgegeben. Befallen werden vor allem Kinder, Touristen und immungeschwächte Personen (AIDS-Patienten).

Symptome Bei den meisten Fällen sind die Symptome nach einer Inkubationszeit von fünf bis 14 Tagen gering und dauern nicht länger als fünf Tage: dünne Stühle, Übelkeit, Leibschmerzen, subfebrile Temperaturen. AIDS-Patienten erkranken dagegen schwer und langfristig mit bis zu 25 Stühlen täglich.

Spezielle Erreger wie **Blastocystis hominis** und **Isospora belli** führen in seltenen Fällen (vor allem bei Immunsupprimierten) zu Gastroenteritiden.

Therapie intestinaler Protozoeninfektionen (Tab. 14.36)

Spezielle Krankheitsbilder: Wurminfektionen

Engl. Begriff: Parasitic Intestinal Infections

Epidemiologie und Pathogenese Infektionen mit Würmern werden weltweit beobachtet. Besonders in den

Erkrankungen des Gastrointestinalsystems

Tab. 14.36 Behandlung der intestinalen Protozoeninfektionen in Mitteleuropa.

Erreger	Medikament	Dosierung
Entamoeba histolytica ■ Asymptomatisch ■ Amöbenkolitis	Kontaktamöbizide: ■ Diloxanidfuorat/Paromomycin ■ Metronidazol	3 × 500 mg für 10 Tage 3 × 500 mg für 10 Tage 3 × 750 mg p.o./i.v für 5–10 Tage + Kontaktamöbizid
Giardia lamblia	Metronidazol	2 × 500 mg für 5 Tage
Isospora belli	Co-trimoxazol	4 × 1 Tablette für 10 Tage, dann 2 × 1 Tablette für 3 Wochen
Cryptosporidium parvum	Keine spezifische Therapie	
Mikrosporidium	Keine spezifische Therapie	
Balantidium coli	Tetrazyklin	4 × 500 mg für 10 Tage
Cyclospora	Co-trimoxazol	3 × 750 mg für 5–10 Tage

Entwicklungsländern bedeuten sie ein erhebliches gesundheitliches Problem. Die Beschwerden sind in der Regel nur gering. Das klinische Bild wird zum einen vom Ernährungszustand bzw. von der Widerstandsfähigkeit des Betroffenen, zum anderen von der Anzahl, Virulenz, dem Ort der Besiedlung, sonstigen Begleitinfektionen und – da sich Würmer im Wirt nicht vermehren – der Lebensdauer der Parasiten bestimmt. Durch den Entzug von Nährstoffen resultieren Mangelerscheinungen; am häufigsten ist eine **Eisenmangelanämie**. Die oftmals zu beobachtende **Eosinophilie** wird auf Wurmtoxine zurückgeführt. Mechanische Komplikationen durch Verschlüsse des Darmtrakts, der Gallenwege oder des Pankreasgangs (Askariden), die einen chirurgischen Eingriff erfordern, sind dagegen selten. Eine Immunität nach durchgemachter Infektion ist allenfalls im beschränkten Maß möglich. In Mitteleuropa spielen die im folgenden Abschnitt aufgeführten Würmer die bedeutendste Rolle.

Ascaris lumbricoides

Spulwürmer (Ascaris lumbricoides) besitzen eine regenwurmähnliche Gestalt und werden bis zu 35 cm lang (s. Abb. 14.66a). Man schätzt, dass etwa ein Viertel der Weltbevölkerung infiziert ist. Die Parasiten besiedeln den oberen Gastrointestinaltrakt, wo sie oftmals zufällig im Röntgenkontrastbild entdeckt werden. Ein erwachsenes Weibchen produziert bis zu 200 000 Eier täglich, die im Boden lagernd bis zu neun Jahre vital bleiben. Unter geeigneten Umweltbedingungen entwickeln sich aus den Eiern innerhalb von neun bis zwölf Tagen Larven: Dies geschieht beispielsweise nach der Ingestion im menschlichen Gastrointestinaltrakt, wo unter der Einwirkung von Magensaft und Bauchspeichel die Kapsel aufgelöst wird. Die Larven wandern durch die Schleimhaut und gelangen über die Pfortader und Leber bzw. den Ductus thoracicus mit dem Blut in die Lungen. Dort verbleiben sie und entwickeln sich weiter (Infiltrat im Röntgenbild, wobei das Blut eine Eosinophilie aufweist, „eosinophiles Infiltrat"). Schließlich werden die Larven ausgehustet und heruntergeschluckt. Krankheitserscheinungen fehlen, allenfalls klagen die Patienten über bronchitische Zeichen für ca. sieben bis zehn Tage. Des Weiteren sind mechanische Komplikationen möglich.

Enterobius vermicularis

Madenwürmer, Oxyuren (Enterobius vermicularis), werden bis zu 1 cm lang und siedeln im Dickdarm (s. Abb. 14.66b). Beschwerden entstehen durch perianalen Juckreiz, wenn bevorzugt in der Nacht die Weibchen ihre Eier dort ablegen. Die weitere Übertragung erfolgt über verunreinigte Hände (Kratzen!) und den Mund, insbesondere bei Kindern. Komplikationen sind selten (Ileus, Appendizitis, Vaginitis, Endometritis). Evtl. findet man an den Stellen, wo die Würmer sich am Dickdarm anheften, kleine Ulzerationen.

Taenia saginata

Pathogenese Bandwürmer (Rinder-, Fisch-, Zwergbandwurm) sind Parasiten und gehören zur Gruppe der Plattwürmer. Sie leben im Darm ihrer Endwirte und kön-

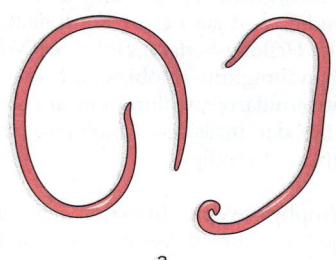
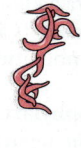

Abb. 14.66 Spulwürmer (a): Sie besiedeln den Dünndarm und erreichen eine Länge von bis zu 35 cm, wobei die Männchen kleiner sind und ein eingerolltes Ende besitzen (rechts). **Madenwürmer** (b): Man findet diese im Gegensatz zu den Spulwürmern im Dickdarm; ihre Größe beträgt bis zu 1 cm. Perianaler Juckreiz wird durch Reizerscheinungen von dort abgelegten Eiern erklärt.

nen dort von wenigen Millimetern bis zu mehreren Metern lang werden. Der Entwicklungszyklus der Bandwürmer ist durch Wirtswechsel geprägt, wobei sich die Namengebung der einzelnen Bandwürmer an den Wirten orientiert, wie z. B. Fisch-, Hunde-, Rinder- oder Schweinebandwurm. Der Mensch kann durch die Aufnahme von Eiern oder Larven sowohl zum Zwischen- als auch Endwirt im Entwicklungszyklus der Bandwürmer werden. Bandwürmer heften sich mit ihrem Kopf, dem Skolex, an der Darmwand des Endwirtes fest. Er hat eine Lebensdauer von bis zu 25 Jahren. Dazu tragen sie am Kopf Sauggruben, Saugnäpfe oder einen Hakenkranz. An den Kopf schließen sich die Bandwurmglieder an, die als Proglottiden bezeichnet werden. Proglottiden gehen als bewegliche, bandnudelähnliche, weiße Gebilde mit dem Stuhl ab. Diese Bandwurmglieder enthalten sowohl männliche als auch weibliche Keimdrüsen. Bandwürmer sind also Zwitter. Die Eier reifen nach der Befruchtung im Wurm heran. Bandwurmglieder, die reife Eier enthalten, lösen sich vom Wurm ab und werden mit dem Stuhl ausgeschieden. Diese Eier werden dann von einem Zwischenwirt aufgenommen. Im Darm des Zwischenwirtes schlüpfen Larven, die sog. Onkosphären, aus den Eiern. Diese Larven durchbohren die Darmwand und werden mit dem Blutkreislauf im Körper verteilt. Im Zielorgan setzten sie sich fest und bilden dort eine Finne, also eine Zweitlarve, aus. Durch den Verzehr von finnenhaltigen Fleisch kommt es dann zur Infektion des Endwirtes mit dem Bandwurm. Im Darm des Endwirtes entwickelt sich aus der Finne der Wurm, und der Entwicklungszyklus beginnt von vorn.

Erreger Erreger der Erkrankung ist der Rinderbandwurm Taenia saginata. Er ist weltweit verbreitet, ca. 1,5 cm breit und kann zwischen 4 und 10 m Länge erreichen. Am Kopf des Rinderbandwurmes befinden sich lediglich vier Saugnäpfe, jedoch keine Haken. Die Lebensdauer des geschlechtsreifen Wurmes beträgt bis zu 20 Jahre.

Infektionswege Das Rind nimmt die Eier des Rinderbandwurms auf. Die Larven schlüpfen im Dünndarm und durchbohren die Darmwand. Über das Blut gelangen sie in die Muskulatur des Rindes und bilden dort eine Finne, den sog. Zystizerkus. In dieser flüssigkeitsgefüllten Blase befindet sich eine Kopfanlage des Wurmes. Durch den Verzehr von rohem Fleisch, z. B. Rindergehacktem, gelangen die Larven in den Dünndarm des Menschen. Aus der Kopfanlage bildet sich ein Kopf, der sich mit vier Saugnäpfen an der Darmwand anheftet und zum erwachsenen Tier ausreift. Das Auswachsen der Gliederkette benötigt mehrere Wochen. Die Körpersegmente des Rinderbandwurms besitzen eine erhebliche Eigenbeweglichkeit, selbst nachdem sie sich vom übrigen Wurmkörper getrennt haben.

Inkubationszeit Die Eier sind für das Rind sofort ansteckend. Die Entwicklung der Finne aus dem Ei dauert ca. zwei bis vier Monate. Nach dem Verzehr von finnenhaltigem Fleisch wächst der Rinderbandwurm in ca. drei bis vier Monaten zur Geschlechtsreife heran.

Symptome Der Bandwurmbefall macht meist keine Beschwerden. Gelegentlich berichten die Patienten über Juckreiz am After und Leibschmerzen. Häufig sind dem Stuhl aufgelagerte Bandwurmglieder (Proglottiden) die ersten Zeichen einer Erkrankung.
Fischbandwurmbefall soll mit einem **Vitamin-B$_{12}$-Mangel** einhergehen, weil der Parasit das Vitamin aus seiner Bindung an Intrinsic-Faktor herauslösen kann.

Diagnostik Die Bandwurmglieder sind oft mit bloßem Auge zu erkennen. Unter dem Mikroskop lässt sich aus der Zahl der Gebärmutteräste auf den Parasiten schließen. Mehr als zwölf Seitenäste sprechen für Taenia saginata.

Therapie Wahlweise können Praziquantel oder Niclosamid verwendet werden.

Prophylaxe Die Erkrankung lässt sich durch Verzicht auf den Verzehr von rohem oder ungenügend erhitztem Rindfleisch vermeiden. Wird das Fleisch für mindestens zehn Tage eingefroren, besteht ebenfalls keine Ansteckungsgefahr. Außerdem werden die Schlachttiere im Rahmen der Fleischbeschau auf das Vorhandensein von Finnen in der Muskulatur begutachtet.

Prognose Die Prognose der Erkrankung ist gut, solange es zu keiner Finnenbildung im menschlichen Körper kommt, was aber ausgesprochen selten geschieht.
Die Erkrankung bzw. der Erregernachweis ist nach dem Infektionsschutzgesetz vom 1. Januar 2001 nicht meldepflichtig.

Zusammenfassung

- Ursache: Infektion mit Taenia saginata
- Wichtigstes Symptom: oft asymptomatisch, Juckreiz am After
- Wichtigste diagnostische Maßnahme: Stuhldiagnose (Eier sichtbar)
- Wichtigste therapeutische Maßnahme: Praziquantel, Niclosamid

---

Zur weiteren Information

Keywords
Parasiten ◆ Parasitose ◆ Hygiene ◆ Eosinophilie ◆ B$_{12}$-Mangel

IMPP-Statistik
Bakterielle Infektionen ◆ Wurminfektionen

14.4.5 Chronisch-entzündliche Darmerkrankungen

C. von Tirpitz, M. Reinshagen, G. Adler

Synonym: Morbus Crohn, Colitis ulcerosa, CED
Engl. Begriff: Inflammatory Bowel Disease (IBD)

Unter dem Begriff chronisch-entzündliche Darmerkrankungen (CED) werden die beiden Erkrankungen Morbus Crohn und Colitis ulcerosa zusammengefasst. Obwohl in den meisten Fällen eine eindeutige Zuordnung zu Morbus Crohn oder Colitis ulcerosa gelingt, ist dies bei etwa 10 % aller Patienten nicht möglich („indeterminierte Kolitis"). Die in den letzten Jahrzehnten kontinuierlich ansteigende Prävalenz liegt nicht zuletzt auch an Verbesserungen der diagnostischen Möglichkeiten (Endoskopie, Radiologie). Auf der anderen Seite steht heute eine Vielzahl an verschiedenen therapeutischen Optionen zur Verfügung, durch die sich in den meisten Fällen ein subjektiv befriedigender Zustand erzielen lässt. Einen wichtigen Stellenwert nehmen Komplikationen ein, die entweder intestinal oder extraintestinal auftreten können und sowohl durch die Erkrankung selbst, aber auch durch die Therapie bedingt sein können.

Epidemiologie Der Begriff ulzerative Kolitis wurde 1859 erstmals von Wilks benutzt und hat sich dann im Sprachgebrauch durchgesetzt, obwohl die Schleimhautulzeration keine Grundbedingung ist. Das Krankheitsbild einer regionalen Ileitis wurde 1932 von Crohn, Ginsburg und Oppenheimer beschrieben, wobei heute die Bezeichnung „Morbus Crohn" für Manifestationen in allen Abschnitten des Magen-Darm-Traktes benutzt wird.

Die Inzidenz der Colitis ulcerosa schwankt sehr stark in Abhängigkeit vom untersuchten Patientenkollektiv zwischen drei und 14 erstdiagnostizierten Erkrankungen pro 100 000 Einwohner und Jahr. Die Inzidenz des Morbus Crohn stieg bis in die 70er Jahre kontinuierlich an und liegt seither ebenfalls bei vier bis 15 jährlichen Neuerkrankungen pro 100 000 Einwohner. Die Zahlen zur Prävalenz sind bei beiden Erkrankungen ähnlich und schwanken zwischen 50 und 169 pro 100 000 Einwohner.

Aufgrund des oft milden Verlaufs einer Colitis ulcerosa bei ausschließlichem Befall des Rektums werden auch heute noch Erkrankungen nicht diagnostiziert, so dass die Prävalenzzahlen wahrscheinlich noch höher liegen.

Für beide Erkrankungen besteht eine geographische und ethnische Häufung mit Bevorzugung von Nordeuropäern und Nordamerikanern sowie bestimmten jüdischen Volksgruppen (Aschkenasim). Der Inzidenzgipfel beider chronisch-entzündlichen Darmerkrankungen liegt in der dritten Lebensdekade, wobei sich mit zunehmendem Alter das Gleichgewicht zu Gunsten der Colitis ulcerosa verschiebt.

Die Erkrankungen treten bei beiden Geschlechtern etwa gleich häufig auf. Die Wahrscheinlichkeit, an einem Morbus Crohn oder einer Colitis ulcerosa zu erkranken, ist für Verwandte ersten Grades um das Vier- bis Zehnfache im Vergleich zur Normalbevölkerung erhöht. Leiden beide Eltern an einer entzündlichen Darmerkrankung, liegt die Wahrscheinlichkeit für ein Kind, ebenfalls daran zu erkranken, bei 50 %.

Colitis ulcerosa

Synonym: Ulzerative Kolitis
Engl. Begriff: Ulcerative Colitis (UC)

Definition Die Colitis ulcerosa ist eine entzündliche Erkrankung der Kolonmukosa, die sich überwiegend im distalen Kolon manifestiert. Sie beginnt im Rektum, breitet sich kontinuierlich nach proximal aus und befällt in 10–20 % das gesamte Kolon. Die Erkrankung ist durch eine Kolektomie prinzipiell heilbar.

Ätiologie und Pathogenese Der entscheidende Faktor in der Ätiopathogenese der chronisch-entzündlichen Darmerkrankungen ist bisher nicht bekannt. Die Erkrankungen werden wahrscheinlich bei bestehender **genetischer Prädisposition** durch **exogene Faktoren** getriggert, was zu einer pathologischen Aktivierung des mukosalen Immunsystems führt. Als auslösendes Agens wurden verschiedene bakterielle, virale oder Nahrungsantigene diskutiert.

Die bei der Colitis ulcerosa von den T-Lymphozyten und Makrophagen freigesetzten Zytokine IL-4, IL-5 und IL-6 sprechen bei gleichzeitig oft erniedrigtem IL-2 für eine vorwiegend von Th-2-Helferzellen vermittelte Erkrankung.

Psychische Faktoren haben für die Entstehung einer Colitis ulcerosa keine Bedeutung, können jedoch den weiteren Krankheitsverlauf beeinflussen.

Epidemiologische Studien konnten zeigen, dass eine Colitis ulcerosa bei **Rauchern** seltener auftritt als bei **Nichtrauchern**, der genaue pathophysiologische Zusammenhang ist jedoch unklar.

Für Patienten, die aufgrund einer **Blinddarmentzündung** appendektomiert wurden, nimmt das Risiko ab, an einer Colitis ulcerosa zu erkranken, was die Bedeutung der Appendix im mukosalen Immunsystem unterstreicht.

Pathologie Die Colitis ulcerosa ist eine kontinuierlich entlang der Oberfläche ausgedehnte chronisch-hämorrhagische Entzündung, die fast immer vom Rektum ausgeht und sich nach proximal ausdehnen kann (s. Abb. 14.67).

Sie ist vorwiegend auf die Mukosa begrenzt, und dehnt sich nur in aktiven Krankheitsphasen bis in die Submukosa aus. Tiefere Darmwandschichten bleiben vom Entzündungsprozess ausgespart.

Histomorphologisch ist die Colitis ulcerosa charakterisiert durch eine Hyperämie der Schleimhaut, dichte zelluläre Infiltration des Schleimhautstromas und einer unregelmäßigen Kryptenarchitektur. Der Nachweis eines Kryptenabszesses gilt in der Differentialdiagnose zum Morbus Crohn als charakteristisch für die Colitis ulcerosa.

Symptome **Leitsymptom** der Colitis ulcerosa sind blutige Durchfälle. Bei einem ausschließlich im Rektum lokalisierten Befall findet sich das Blut überwiegend an der Oberfläche eines häufig normal geformten Stuhls, bei ausgedehntem Befall des Kolons ist das Blut mit dem Stuhl durchmischt. Die Beteiligung des Rektums bewirkt einen ständigen Stuhldrang und eine schmerzhafte Stuhlentleerung (Tenesmen). Bauchschmerzen treten je nach Ausbreitung der Entzündung meist im linken Unterbauch auf. Eine aktive Sekretion von Flüssigkeit in das Darmlumen bewirkt nächtliche Stuhlentleerungen und eine Gewichtsabnahme, die zusammen mit der chronischen Entzündungsaktivität zu Müdigkeit und verminderter Leistungsfähigkeit führen kann. In seltenen Fellen kann der starke intestinale Flüssigkeitsverlust Verschiebungen im Flüssigkeits- und Säure-Basen-Haushalt des Organismus bewirken. Insgesamt können die Symptome der Colitis ulcerosa sehr variabel sein, wobei die Symptomatik häufig nicht mit objektivierbaren Befunden (Endoskopie, Labor) korreliert.

Extraintestinale Manifestationen Als extraintestinale Manifestation der Haut können ein **Erythema nodosum** oder ein **Pyoderma gangraenosum** bei ca. 4 % aller Patienten mit Colitis ulcerosa beobachtet werden. Das Erythema nodosum ist eine entzündliche Reaktion des Bindegewebes, die sich als eine überwärmte, rote, leicht erhabene und schmerzhafte Hautläsion meist prätibial manifestiert und auch als unspezifische allergische Reaktion auch bei verschiedenen anderen Erkrankungen auftreten kann (Tuberkulose, Sarkoidose). Die Pathogenese des Pyoderma gangraenosum ist unbekannt. Aus einer eitrigen Pustel entsteht ein steriler Abszess, der in ein schmerzhaftes Ulkus übergeht und sich ebenfalls meist an den Streckseiten der unteren Extremitäten findet (s. Abb. 14.68).

Bis zu 25 % aller Patienten leiden an **Arthropathien,** wobei überwiegend Knie- und Sprunggelenke betroffen sind und weder bei der körperlichen Untersuchung noch radiologisch oder szintigraphisch pathologische Befunde erhoben werden können.

Entzündliche Augenveränderungen sind bei der Colitis ulcerosa insgesamt selten und manifestieren sich als Episkleritis und Iridozyklitis.

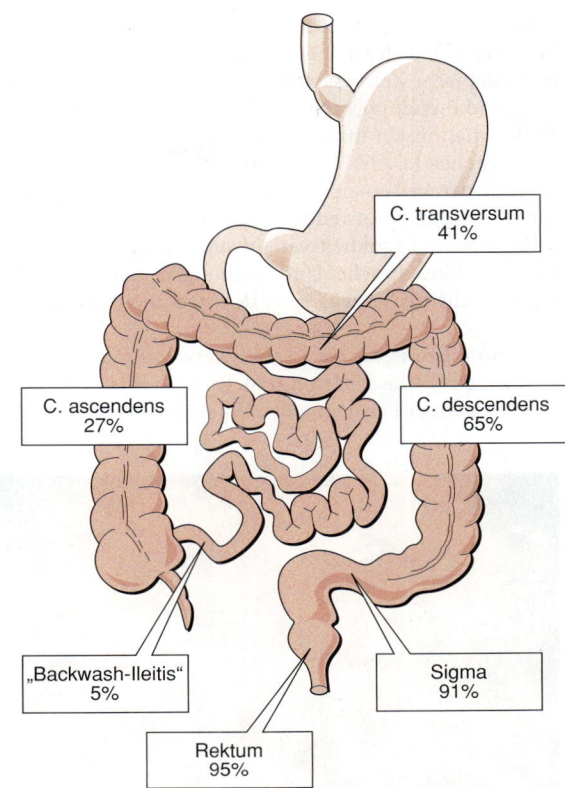

Abb. 14.67 Befallsmuster der Colitis ulcerosa.

Diagnostik

Anamnese Neben den aktuellen Symptomen sind auch immer länger zurückliegende Beschwerden zu erfragen, die vom Patienten nicht wahrgenommen wurden, aber bereits für einen längeren Krankheitsverlauf sprechen können. Eine positive Familienanamnese und das Vorhandensein extraintestinaler Manifestationen (s. u.) können bereits bei der Anamneseerhebung wertvolle differentialdiagnostische Hinweise liefern.

Körperliche Untersuchung Eine Blässe der Haut und Schleimhäute wird häufig infolge des intestinalen Blutverlustes beobachtet, dagegen werden Symptome einer Exsikkose nur selten gefunden. Die Hauptschmerzlokalisation bei der Palpation liegt im linken Unterbauch. Patienten im schweren akuten Schub (z.B. toxisches Megakolon, s.u.) weisen gelegentlich ein gespanntes und druckschmerzhaftes Abdomen auf.

Labor Entzündungsanzeigende Laborparameter (BSG, Leukozyten, C-reaktives Protein) können bei einer aktiven Colitis ulcerosa nachgewiesen werden, korrelieren jedoch häufig nicht mit den klinischen Beschwerden. Bei einem schweren Krankheitsverlauf können Störungen im Wasser- und Elektrolythaushalt (Kaliumverlust) auftreten. Cholestaseparameter weisen auf eine primär-sklerosierende Cholangitis als Komplikation hin. Die Bestimmung von Tumormarkern als Screeninguntersuchung zur Tumor-

früherkennung ist nicht sinnvoll und kann die endoskopische Vorsorgeuntersuchung nicht ersetzen.

Endoskopie Die Endoskopie des gesamten Kolons mit Intubation des terminalen Ileums und Gewebeentnahme aus Dünn- und Dickdarm ist Goldstandard in der Diagnostik und daher zur Diagnosestellung unabdingbar. Eine partielle Endoskopie reicht nicht aus.

In aktiven Krankheitsphasen ist die entzündete Schleimhaut stark hyperämisch mit Kontaktblutungen nach Berührung mit dem Endoskop. Bei einem Voranschreiten der zunächst oberflächlichen Erosionen in die Submukosa

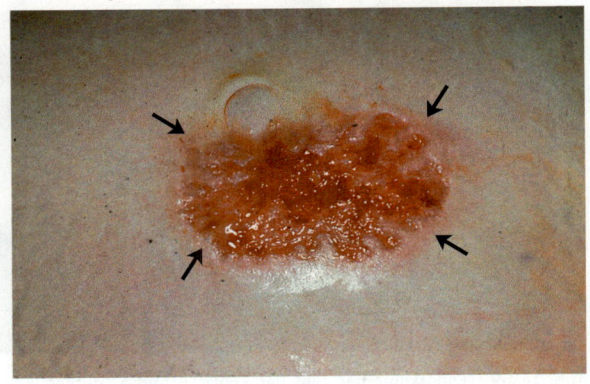

Abb. 14.68 Pyoderma gangraenosum. 81-jährige Patientin, Colitis ulcerosa.

entstehen die namengebenden Ulzerationen, die aber nur bei einem Teil der Patienten nachweisbar sind. Weitere endoskopische Zeichen sind die Aufhebung der Haustrierung und Pseudopolypen, die aus verbleibenden restlichen Schleimhautinseln inmitten von ausgedehnten Ulzerationen enstehen (s. Abb. 14.69a, b).

Nach der Erstuntersuchung sind Kontrollendoskopien nicht zwingend notwendig. Allerdings müssen nach ca. zehnjährigem Krankheitsverlauf aufgrund des Entartungsrisikos endoskopische Untersuchungen mit Biopsieentnahmen alle ein bis zwei Jahre durchgeführt werden.

Darmwandsonographie Unter Verwendung von hochfrequenten Ultraschallscannern (bis 12 MHz) ist es bei entsprechender Erfahrung des Untersuchers möglich, eine Darmwandverdickung als Zeichen der Entzündung darzustellen. Die Darmwandsonographie hat als Screeningmethode eine Sensitivität von 90 %, sie kann aber die Ileokoloskopie mit Biopsieentnahme im Rahmen der Primärdiagnose und im Verlauf zum Nachweis von Dysplasien nicht ersetzen. Im Verlauf der Erkrankung kann die Darmwandsonographie Hinweise auf die Ausbreitung der Colitis ulcerosa liefern, sie korreliert jedoch nicht mit der Krankheitsaktivität.

Andere bildgebende Verfahren Vor Einführung der modernen flexiblen Endoskope wurde die Röntgenuntersuchung des Kolons nach Kontrasteinlauf häufig durchgeführt. Heute gilt dieses Verfahren als obsolet, da es bei einer hohen Strahlenbelastung des Patienten keine Entnahme von Gewebe ermöglicht und damit Dysplasien nicht erfasst werden können.

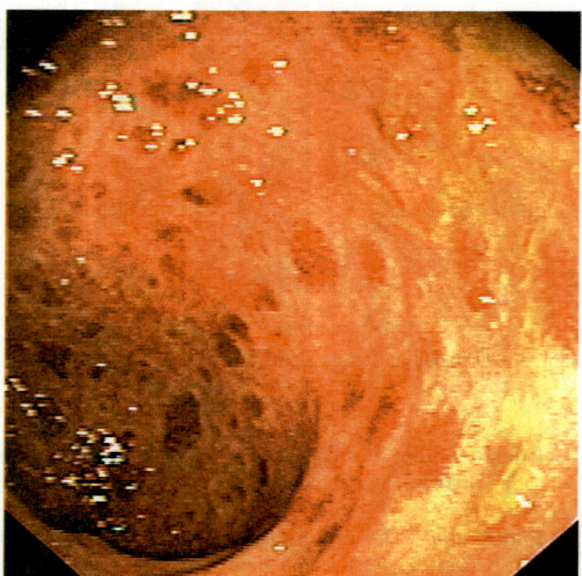

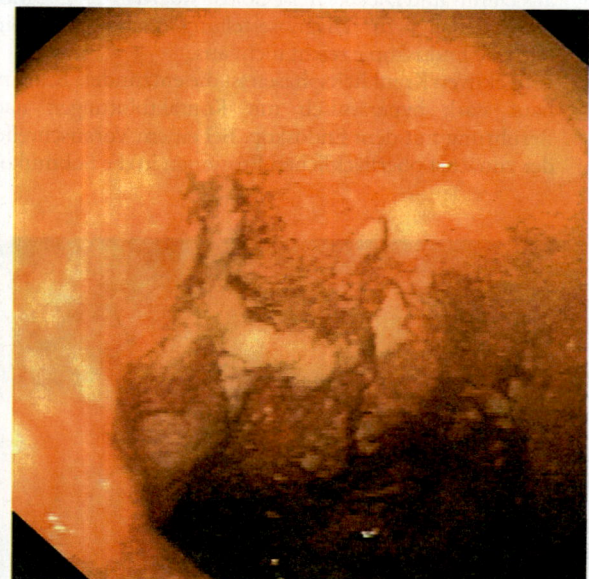

Abb. 14.69 Endoskopisches Bild der Colitis ulcerosa. Aufhebung der Haustrierung, petechiale Einblutungen und fibrinbelegte Ulzerationen.

Differentialdiagnose	Ausschlussmaßnahmen
Morbus Crohn	Typischer endoskopischer und histologischer Befund
Infektiöse Durchfallerkrankungen	Stuhlkulturen
Ischämische Kolitis	Patientenalter, Begleiterkrankungen (Arteriosklerose), endoskopisch-histologischer Befund
Pseudomembranöse Kolitis	Vorhergegangene Antibiotikaeinnahme, Clostridium-difficile-Nachweis
Kollagene Kolitis	Histologischer Nachweis von subepithelialen Kollagenbanden
Strahlenkolitis	Anamnese, vor allem nach Bestrahlung im Beckenbereich
Rheumatoide Arthritis	Unauffälliger endoskopischer Befund
Hämorrhoiden	Oft ähnliche klinische Beschwerden, Proktoskopie

Therapie Die Wahl des richtigen Medikamentes und die Applikationsform richten sich nach der Entzündungsaktivität und dem Befallsmuster der Erkrankung. Grundsätzlich sollten topisch wirksame Medikamente (Einläufe, Suppositorien) eingesetzt werden, wenn es die Entzündungslokalisation erlaubt (Befall vom Rektum bis zum Sigma).

Im **akuten Schub** kommen meist systemische Glukokortikosteroide (oral oder i.v.) zum Einsatz. Bei einer **fulminanten Kolitis** mit schwerem Blutverlust wird zusätzlich mit Ciclosporin i.v. therapiert. Bei therapierefraktären schweren Verläufen kann eine Kolektomie als einzige Möglichkeit indiziert sein. In der **Erhaltungstherapie** oder bei geringer Krankheitsaktivität sind 5-Aminosalicylsäure-Präparate (Salofalk®, Claversal®) in Tablettenform oder als Klysmen wirksam.

Tab. 14.37 Therapie der Colitis ulcerosa in Abhängigkeit von der Krankheitsaktivität und dem Befallsmuster.

Medikament	Aktive Erkrankung			Remissionserhaltung
	Distale Kolitis	Geringe Aktivität	Hohe Aktivität	
5-ASA:				
Klysmen	+	+	–	+
Oral	+	+	–	+
Antibiotika	–	–	–	–
Glukokortikosteroide (systemisch/topisch)				
Klysmen	+	+	–	–
Oral	+	–	+	–
Intravenös	+	–	+	–
Azathioprin/6-Mercaptopurin	+	–	+	+
Methotrexat	–	–	–	–
Ciclosporin	+	–	+	–

Eine topische Therapie ist darüber hinaus auch noch mit steroidhaltigen Klysmen (Colifoam®, Entocort® rektal) möglich. Zur Einsparung von systemischen Steroiden kommen bei einer chronisch erhöhten Krankheitsaktivität zunehmend immunmodulatorische Substanzen (Azathioprin) zum Einsatz (s. Tab. 14.37).

Es gibt keine „Kolitisdiät"; die Patienten werden aufgefordert, darauf zu achten, welche Lebensmittel sie nicht vertragen, und diese zu meiden. Häufig handelt es sich hierbei um blähende Nahrungsmittel (Bohnen, Krautarten) oder Zitrusfrüchte.

Ergänzend ist bei einigen Patienten eine psychotherapeutische Behandlung indiziert.

Chirurgische Therapie Eine Colitis ulcerosa ist im Gegensatz zum Morbus Crohn grundsätzlich durch eine Operation heilbar. Die Indikation zur Proktokolektomie mit ileoanaler Pouchanlage (IAP) wird bei Patienten gestellt, bei denen histologisch Dysplasien im Kolon nachgewiesen wurden, und bei therapierefraktären Krankheitsverläufen. Nach Kolektomie bestehen durch den Wegfall der Resorptionsfunktion des Dickdarmes ca. sechs bis acht Stuhlgänge pro Tag. Eine partielle Kolektomie wird nicht durchgeführt. Als Komplikation kann es im Verlauf zu einer z. T. rezidivierenden Entzündung im Pouch (Pouchitis) kommen.

Verlauf und Prognose Der Verlauf der Erkrankung ist individuell sehr verschieden und lässt sich für den einzelnen Patienten nicht vorhersagen. Er wird beeinflusst von äußeren Faktoren (Privat- und Berufsleben). Man unterscheidet einen chronisch-aktiven Verlauf mit dauernden Beschwerden und einen rezidivierenden Verlauf mit einzelnen aktiven Krankheitsschüben und dazwischen symptomarmen Zeiträumen. Da die Erkrankung prinzipiell durch eine Operation geheilt werden kann, hängt die Letalität von der Früherkennung der Dysplasien und der Operationsletalität selbst ab.

Komplikationen Die wichtigsten krankheitsassoziierten Komplikationen sind das **toxische Megakolon**, das **kolitisassoziierte Karzinom** und die **primär sklerosierende Cholangitis** (s. Abb 14.70–72).

Das toxische Megakolon ist Folge einer schweren transmuralen Entzündung mit sich daraus ergebender Paralyse der glatten Muskelzellen und Einschwemmung von intestinalen Bakterien und Toxinen in den Kreislauf.

Die Malignominzidenz hängt von der Erkrankungsdauer und dem Befallsmuster ab. Das Karzinomrisiko steigt nach einer Krankheitsdauer von zehn Jahren an, wobei Karzinome auch schon nach kürzerer Krankheitsdauer auftreten können. Patienten mit einer totalen Kolitis haben ein höheres Risiko als solche mit einer Proktitis. Die derzeit

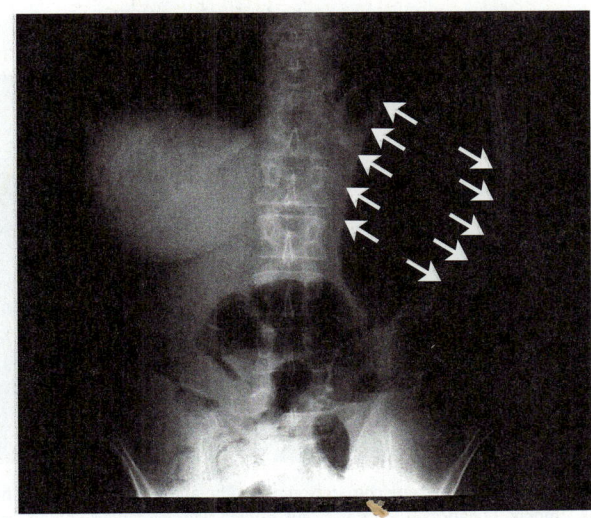

Abb. 14.70 Röntgenaufnahme einer Patientin (43 Jahre) mit toxischem Megakolon bei Colitis ulcerosa.

14 Erkrankungen des Gastrointestinalsystems

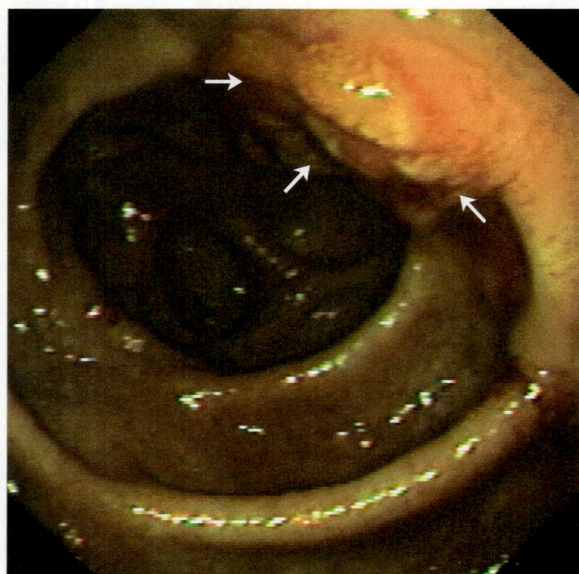

Abb. 14.71 Adenokarzinom im Colon ascendens bei einer 27-jährigen Patientin mit Colitis ulcerosa seit elf Jahren.

einzige präventive Maßnahme ist eine regelmäßige Koloskopie mit Biopsienentnahme alle ein bis zwei Jahre nach zehnjährigem Krankheitsverlauf.

Die primär sklerosierende Cholangitis (PSC) manifestiert sich mit Einengungen und Stenosen der extra- und intrahepatischen Gallenwege und kann zu Ikterus und Pruritus beim Patienten führen. Durch den Einsatz von Ursodesoxycholsäure lassen sich die Laborparameter bessern, diese Therapie hat jedoch keinen Einfluss auf den Verlauf der Erkrankung. Durch endoskopische Dilatation und Stenteinlage lässt sich der Galleabfluss aufrechterhalten. Bei fortgeschrittener PSC ist die Lebertransplantation die einzige Therapieoption. Patienten mit PSC haben ein erhöhtes Risiko für Gallengangs- und Kolonkarzinome.

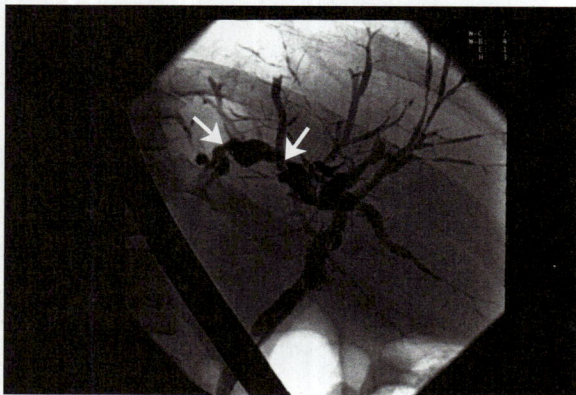

Abb. 14.72 Endoskopische retrograde Cholangiographie (ERC) bei einem 31-jährigen Patienten mit primär sklerosierender Cholangitis. Intra- und extrahepatisch stellen sich rarefizierte Gallengänge mit deutlichen Kaliberschwankungen dar.

Komplikation	Häufigkeit (%)
Toxisches Megakolon	0,5–1
Karzinom	9–16
Primär sklerosierende Cholangitis (PSC)	2–7,5
Arthralgien	1,4–25
Pyoderma gangraenosum	0,8–5
Osteoporose	15–20
Thrombosen, Embolien	1–6

Zusammenfassung

- Häufigste Ursache: exakte Pathogenese bislang nicht geklärt
- Wichtigste Symptome: sehr variabel, neben intestinalen Beschwerden oft Folgeerscheinungen
- Wichtigste diagnostische Maßnahme: Ileokoloskopie mit Biopsieentnahme
- Wichtigste therapeutische Maßnahme: je nach Aktivität und Befallsmuster Einsatz von Immunsuppressiva (z.B. Azathioprin) oder Steroiden

Morbus Crohn

Engl. Begriff: Crohn's Disease (CD)

Praxis

Bei einer heute 19-jährigen Patientin wurde vor zwei Jahren eine Appendektomie unter dem Verdacht einer „Appendizitis" durchgeführt. Nach der Operation bestanden rezidivierende Bauchschmerzen, Übelkeit und gelegentlich Diarrhöen, die jedoch nicht weiter abgeklärt wurden, da sie von der Familie als psychogen interpretiert wurden. Es kam zusätzlich zu einer Gewichtsabnahme von 7 kg und zu einer eingeschränkten Leistungsfähigkeit. Die Patientin wird aktuell mit einem periproktitischen Abszess aufgenommen. Das Körpergewicht beträgt 45 kg bei 170 cm Körpergröße. Die weitere Abklärung ergibt einen Morbus Crohn mit ausgeprägtem Befall des terminalen Ileums und des Rektums. Bei der Durchsicht des ehemaligen OP-Berichts zeigt sich, dass die Appendix nicht entzündet war.

Definition Es handelt sich um eine entzündliche Darmerkrankung, bei der alle Wandschichten betroffen sind und der gesamte Gastrointestinaltrakt befallen sein kann. Charakteristischerweise liegt ein diskontinuierlicher Befall vor, häufig ist das terminale Ileum mitbetroffen. Der Morbus Crohn ist nicht operativ heilbar.

Ätiologie und Pathogenese Wie bei der Colitis ulcerosa ist auch die Ursache des Morbus Crohn eine pathologische Aktivierung des mukosalen Immunsystems, wobei die von den T-Lymphozyten freigesetzten Zytokine (IL-2 und

TNF-α) für eine vorwiegend Th-1-gewichtete entzündliche Erkrankung sprechen.

Pathologie Der Morbus Crohn tritt diskontinuierlich und segmental auf, wobei ein Nebeneinander von gesunden und erkrankten Darmabschnitten charakteristisch ist. Obwohl das terminale Ileum am häufigsten betroffen ist, kann der gesamte Magen-Darm-Trakt befallen sein. Die Entzündung befällt alle Darmschichten von der Mukosa bis zur Muscularis propria und Serosa (s. Abb. 14.73).

Histomorphologisch gilt der Nachweis von Epitheloidzellgranulomen als ein Charakteristikum des Morbus Crohn, diese werden allerdings nur bei ca. 40 % aller Patienten gefunden. Entsprechend der transmuralen Entzündung sind histologisch in allen Wandschichten entzündliche Veränderungen nachweisbar.

Symptome Leitsymptome des Morbus Crohn sind Diarrhöen (z. T. schleimig) und Bauchschmerzen. Das klinische Bild ist von Patient zu Patient sehr variabel und wird von der Lokalisation der Erkrankung und dem Ausmaß der Entzündung bestimmt. Durch die transmurale Entzündung kann es im akuten Schub zu einer entzündlichen Verschwellung der Darmwand und einer daraus resultierenden Stenosesymptomatik kommen. Da bei diesen Patienten häufig eine Linderung der Beschwerden durch Einschränkung der Ernährung erfolgt, ist die Gewichtsabnahme ein weiteres Leitsymptom der Erkrankung. Malnutrition sowie perianale und extraintestinale Symptome sind häufig nachzuweisen.

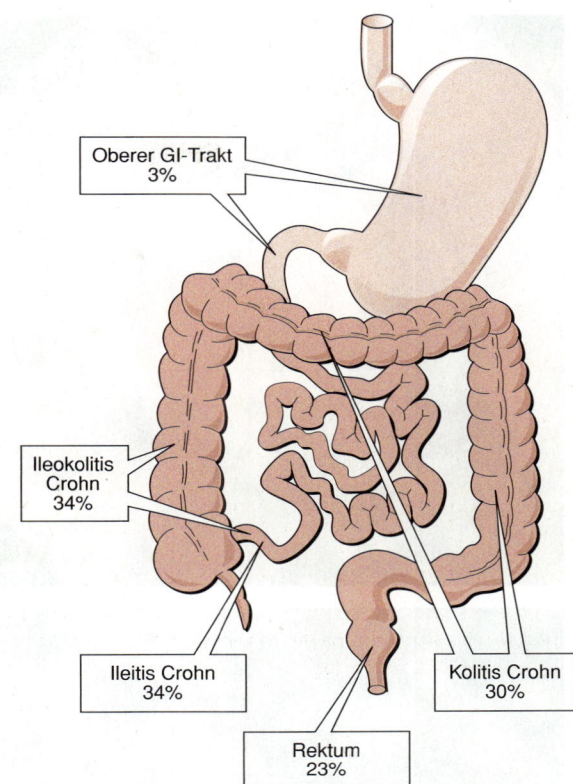

Abb. 14.73 Befallsmuster des Morbus Crohn.

Diagnostik

Anamnese Eine positive Familienanamnese und länger zurückliegende Beschwerden weisen auf eine bereits länger bestehende subklinische Erkrankung hin. Bei einigen Patienten wurde in der Vergangenheit eine Appendektomie durchgeführt, der zu diesem Zeitpunkt aber bereits bestehende Morbus Crohn jedoch nicht diagnostiziert. Gelegentlich führen extraintestinale Manifestationen, vor allem Arthralgien, eine Anämie oder erhöhte Entzündungsparameter zur Diagnosestellung.

Körperliche Untersuchung Bei Patienten mit Befall des terminalen Ileums ist im rechten Unterbauch häufig ein lokaler Druckschmerz auslösbar oder eine Walze palpabel. Bei einer intestinalen Stenose finden sich klinische Zeichen des mechanischen Ileus (hoch gestellte Darmgeräusche, prall gespanntes Abdomen). Von besonderer Bedeutung ist die perirektale Inspektion, bei der Fisteln und Fissuren nachgewiesen werden können.

Als extraintestinale Manifestationen treten Arthralgien, Hautveränderungen (Erythema nodosum, Pyoderma gangraenosum) und entzündliche Augenveränderungen auf.

Endoskopie Die Ileokoloskopie mit Biopsieentnahme ist beim Verdacht auf Morbus Crohn unbedingt erforderlich. Typische endoskopische Veränderungen bei Morbus Crohn sind die diskontinuierliche Ausbreitung, aphthoide Läsionen, die zu länglichen fissuralen Ulzerationen („Schneckenspurulzerationen") konfluieren können (s. Abb. 14.74a, b). Da die Veränderungen häufig das terminale Ileum befallen, ist eine endoskopische Intubation der Ileozäkalklappe obligat. Im Rahmen der Endoskopie können auch Komplikationen wie Fistelgänge und Stenosen nachgewiesen werden. Kurzstreckige Stenosen können endoskopisch dilatiert werden. Eine Endoskopie des oberen Gastrointestinaltraktes sollte im Rahmen der Erstdiagnostik zum Ausschluss einer Beteiligung von Magen oder Duodenum durchgeführt werden (s. Abb. 14.75a, b).

Darmwandsonographie Die Darmwandsonographie mit hochauflösenden Ultraschallköpfen spielt eine große Rolle als Screeningmethode und in der Verlaufskontrolle. Das Verfahren ist vor allem geeignet zur Beurteilung der Ausbreitung, sowie um Komplikationen (Stenosen, Fisteln, Abszesse) zu diagnostizieren (s. Abb. 14.76). Aufgrund der geringen Spezifität reicht die Ultraschalluntersuchung im Rahmen der Erstuntersuchung zur Diagnosestellung nicht aus.

Das Ausmaß der Darmwandverdickung korreliert kaum mit dem klinischen Beschwerdebild, so dass der erhobene Befund nur selten als Kriterium zu einzelnen Therapiemaßnahmen herangezogen werden kann.

Endosonographie Mit Hilfe der rektalen Endosonographie lassen sich perianale Fisteln und Abszesse sowie deren Beziehung zu umgebenden Strukturen (Vagina, Schließmuskulatur) gut darstellen.

14 Erkrankungen des Gastrointestinalsystems

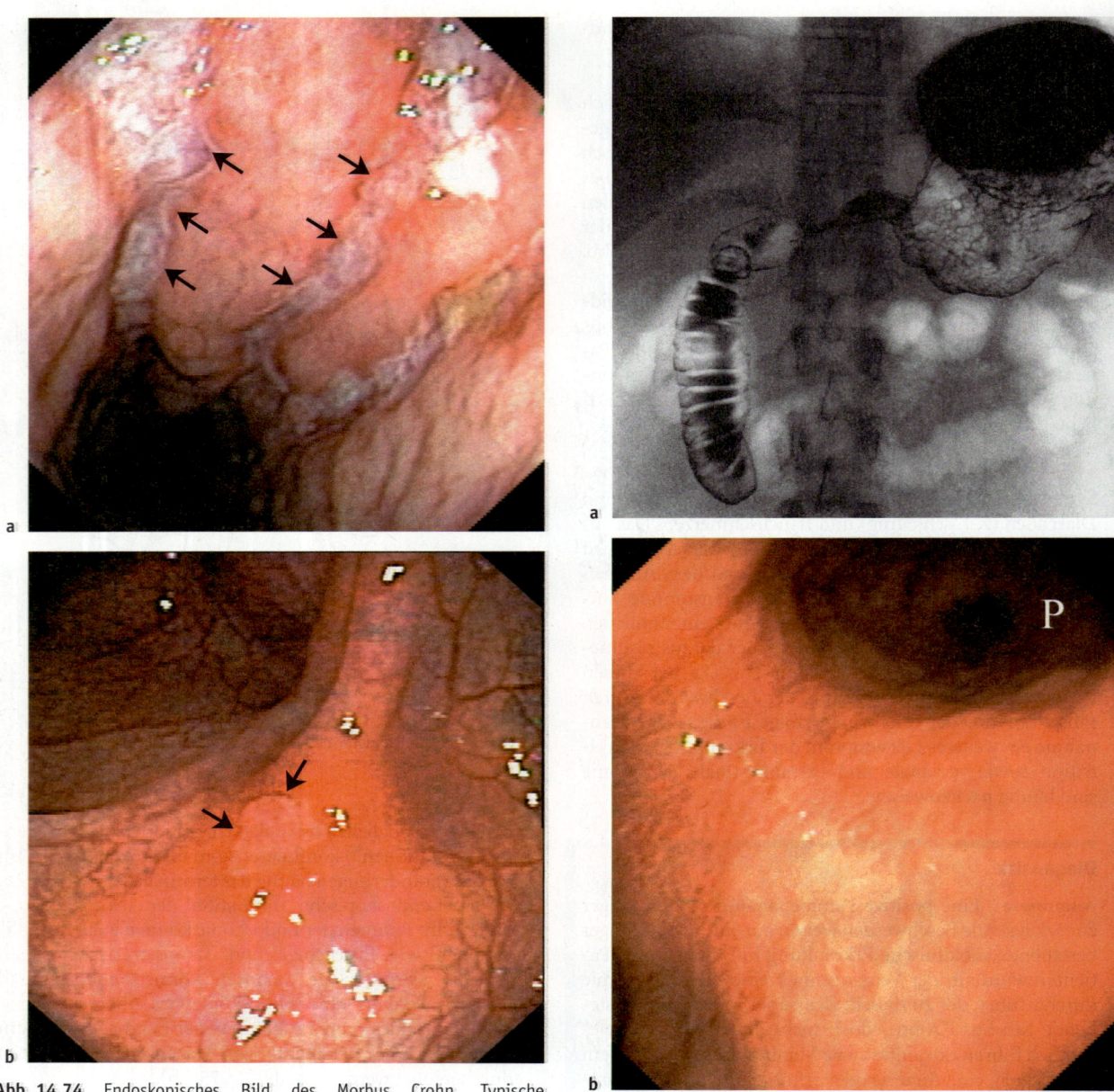

Abb. 14.74 Endoskopisches Bild des Morbus Crohn. Typische „Schneckenspurulzerationen" im Sigma (a) und einzelne Aphthe in einer entzündungsfreien Umgebung (b).

Abb. 14.75 Radiologisches und endoskopisches Bild einer 32-jährigen Patientin mit Morbus Crohn: Befall des Magens und Magenausgangsstenose.

Andere bildgebende Verfahren Mit Hilfe der Röntgenuntersuchung nach Sellink lassen sich auch proximal lokalisierte entzündliche Veränderungen des Dünndarms nachweisen (s. Abb. 14.77). Im Rahmen der Erstdiagnose kann eine Röntgenuntersuchung zur Evaluierung des Befallsmusters indiziert sein. Sie besitzt außerdem eine hohe Sensitivität beim Nachweis von Stenosen und enteroenteralen Fisteln. In den letzten Jahren konnte mit Verbesserung der Gerätetechnik die strahlenbelastende Röntgenuntersuchung durch die strahlenfreie Magnetresonanztomographie (MRT) ersetzt werden. Hierbei lassen sich intestinale sowie perianale Fisteln und Abszesse sensitiv erfassen (s. Abb. 14.78 und 14.79).

Labor Aufgrund der systemischen Entzündung sind beim Morbus Crohn meist die entsprechenden Laborparameter (BSG, Leukozyten, CRP) erhöht. Zum Nachweis eines Eisenmangels ist die Bestimmung von Ferritin sinnvoll, während eine Verminderung des Serumalbumins, Vitamin B_{12} und Vitamin D im Rahmen einer intestinalen Malabsorption nachgewiesen wird.

14.4 Krankheiten des Dünn- und Dickdarms

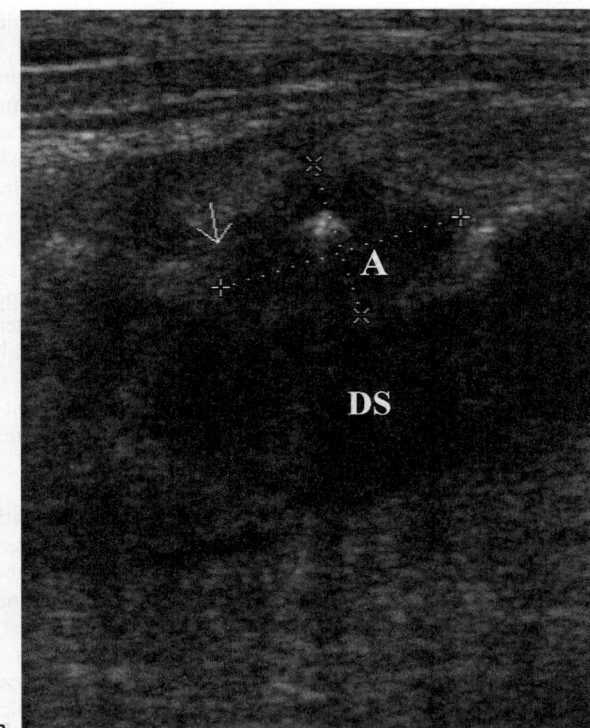

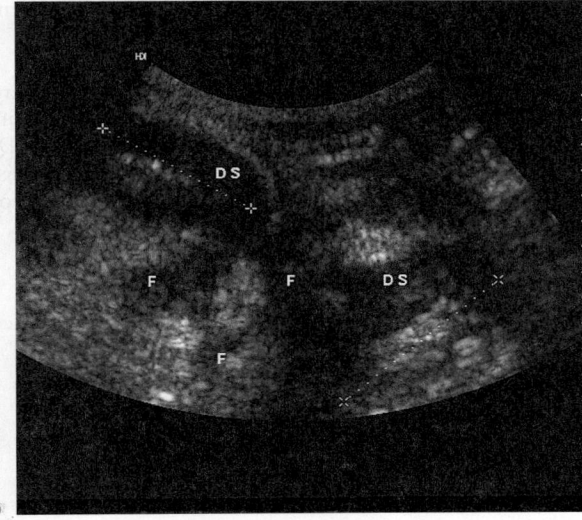

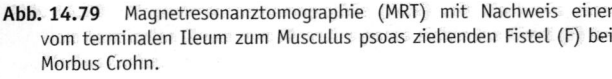

Abb. 14.76 Darmwandsonographie mit Nachweis eines 1,2 cm großen Abszesses (A) mit einem hochauflösenden 12-MHz-Ultraschallkopf (a) und Nachweis von Fisteln (F) bei einem Patienten mit Morbus Crohn (b). DS = Darmschlinge.

Abb. 14.79 Magnetresonanztomographie (MRT) mit Nachweis einer vom terminalen Ileum zum Musculus psoas ziehenden Fistel (F) bei Morbus Crohn.

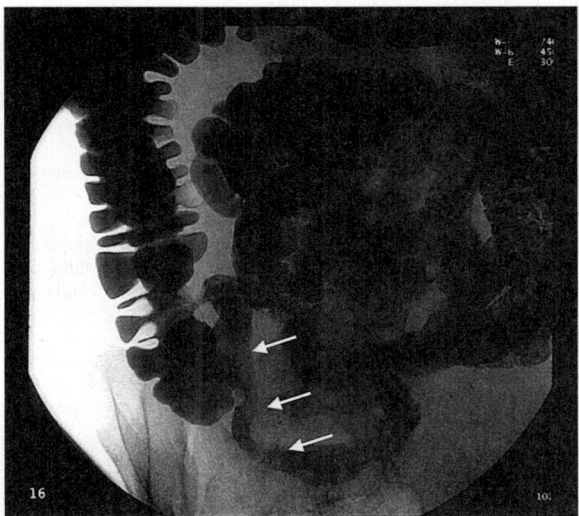

Abb. 14.77 Röntgenuntersuchung des Dünndarms nach Sellink. Entzündliche Veränderung mit stenotischer Einengung im terminalen Ileum bei Morbus Crohn.

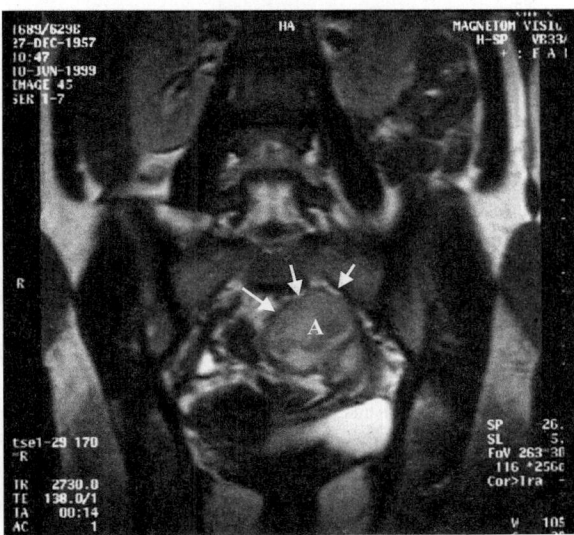

Abb. 14.78 Magnetresonanztomographie (MRT) mit Nachweis eines links vor dem Os sacrum gelegenen Abszesses (A) bei Morbus Crohn.

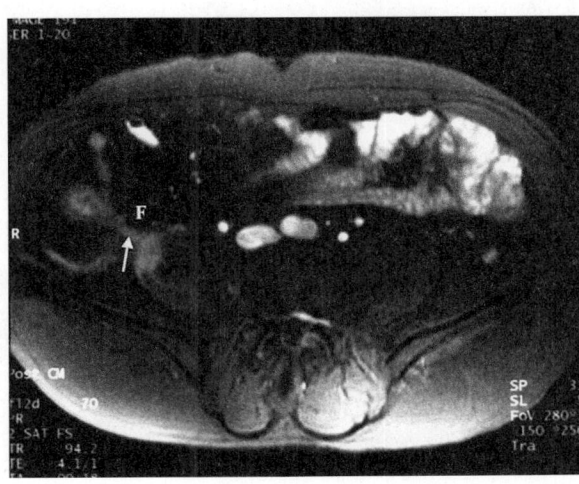

Erkrankungen des Gastrointestinalsystems

Differentialdiagnose	Ausschlussmaßnahmen
Colitis ulcerosa	Typischer endoskopischer und histologischer Befund
Infektiöse Durchfallerkrankungen, vor allem Yersiniose	Stuhlkulturen, Yersinienserologie
Sprue	Dünndarmbiopsie (Zottenatrophie), Bestimmung der spezifischen Antikörper gegen Gliadin
Morbus Whipple	Nachweis von PAS-positiven Glykoproteinen oder direkter elektronenmikroskopischer Nachweis
Laktasemangel	Gehäuft bei Patienten mit Morbus Crohn, Laktosetoleranztest
Bakterielle Fehlbesiedelung	Gehäuft bei Patienten mit Morbus Crohn, H_2-Glukose-Atemtest
Exokrine Pankreasinsuffizienz	Steatorrhö, Elastase im Stuhl ↓
Gallensäureverlustsyndrom	Gehäuft bei Morbus Crohn nach Darmresektionen

Therapie Wie bei der Colitis ulcerosa richten sich die Wahl des Medikamentes und die Applikationsform nach der Entzündungsaktivität und dem Befallsmuster der Erkrankung (s. Tab. 14.38). Im akuten Schub kommen systemische Glukokortikosteroide und Antibiotika zum Einsatz, beim Vorliegen einer Komplikation, z.B. einer intestinalen Stenose, wird komplett parenteral ernährt.

Bei einer mäßigen Entzündungsaktivität ist meist eine Therapie mit 5-ASA oder Budesonid (topisch wirksames Glukokortikosteroid) ausreichend, wobei nach Erreichen der klinischen Remission diese Medikation keine Wirksamkeit in der Rezidivprophylaxe aufweist. Bei chronischer Entzündungsaktivität hat sich dagegen eine Immunsuppression (z.B. mit Azathioprin) als Langzeittherapie bewährt.

Seit 1999 ist in Deutschland ein gegen den Tumornekrosefaktor (TNF-α) gerichteter monoklonaler Antikörper (Infliximab) zur Therapie des Morbus Crohn zugelassen. Insbesondere einzelne Patienten mit schwerem Krankheitsverlauf und Fisteln scheinen von dieser Therapie zu profitieren. Aufgrund der bislang geringen (Langzeit-)Erfahrungen kommt sie jedoch nicht als Standardbehandlung in Frage.

Chirurgische Therapie Der Morbus Crohn kann operativ nicht geheilt werden. Darmresektionen sind bei narbigen Stenosen oder enteralen Abszessen/Fisteln indiziert; dabei muss so sparsam wie möglich reseziert werden. Als Alternative bieten sich bei kurzstreckigen Stenosen Strikturoplastiken an, wodurch eine Resektion vermieden werden kann.

Periproktitische Abszesse und Fisteln werden lokal exzidiert, zur Förderung der Granulation werden gelegentlich Fäden in die Fisteln eingelegt. Bei schweren perianalen Komplikationen kann die Anlage eines künstlichen Darmausgangs (Stoma) indiziert sein.

Verlauf und Prognose Der Morbus Crohn ist eine chronische Erkrankung, die auf alle vitalen, psychischen und sozialen Funktionen und Kontakte Einfluss nimmt. Die Krankheit ist bislang nicht heilbar, sie verläuft schubweise, ohne dass man Zeitpunkt und Häufigkeit der Schübe vor-

Tab. 14.38 Therapie des Morbus Crohn in Abhängigkeit von der Krankheitaktivität und dem Befallsmuster.

Medikament	Aktive Erkrankung			Remissionserhaltung	
	Fisteln	Geringe Aktivität	Hohe Aktivität	Medikamentöse Remission	Chirurgische Remission
5-ASA: Klysmen Oral	- -	+ +	- -	- ±	- +
Antibiotika	+	+	+	?	±
Glukokortikosteroide (systemisch/topisch) Klysmen Oral Intravenös	- - -	+ + -	- + +	- - -	- - -
Azathioprin/6-Mercaptopurin	+	-	+	+	+
Methotrexat	?	-	+	?	?
Cyclosporin	+	-	+	-	-
Infliximab	+	-	+	-	-

hersagen kann. Es gibt jedoch auch sehr milde Verläufe mit nur geringen Beschwerden. Eine Prognose über den weiteren Verlauf der Erkrankung ist nicht möglich.

Komplikationen Es werden intestinale und extraintestinale Komplikationen sowie indirekte Folgeerkrankungen unterschieden. Die wichtigsten intestinalen Komplikationen sind Stenosen, Strikturen, Fisteln und Abszesse, während Leber-Galle-Manifestationen und Arthralgien zu den häufigsten extraintestinalen Manifestationen zählen. Eine große Bedeutung für die diagnostischen und therapeutischen Maßnahmen spielen die indirekten Folgeerkrankungen, die insbesondere durch Malabsorption bedingt sind.

Komplikation	Häufigkeit (%)
Perianale Komplikationen	20–40
Abszesse	12
Fisteln	15
Intestinale Stenosen	35
Anämie	60
Eisenmangel	39
Vitamin-B_{12}-Mangel	20

Komplikation	Häufigkeit (%)
Hypoalbuminämie	25
Zinkmangel	5–10
Primär sklerosierende Cholangitis (PSC)	2
Arthralgien	25
Nierensteine	10
Osteoporose	30

Zusammenfassung

- Häufigste Ursache: exakte Pathogenese bislang nicht geklärt
- Wichtigste Symptome: sehr variabel, neben intestinalen Beschwerden oft Folgeerscheinungen
- Wichtigste diagnostische Maßnahmen: Ileokoloskopie mit Biopsieentnahme
- Wichtigste therapeutische Maßnahmen: je nach Aktivität und Befallsmuster Einsatz von Immunsuppressiva (z.B. Azathioprin) oder Steroiden

---

Zur weiteren Information

Literatur
Adler, G.: Morbus Crohn, Colitis ulcerosa, 2. Aufl. Springer, Berlin 1996.

Internet-Links
www.ccfa.org (Homepage der amerikanischen Crohn/Colitis-Gesellschaft)

IMPP-Statistik
Colitis ulcerosa ◆ Morbus Crohn

14.4.6 Akute Appendizitis
W. E. Hansen

Synonym: Akute Appendizitis
Engl. Begriff: Appendicitis

Praxis

Eine 22-jährige Studentin bemerkt in Zusammenhang mit der Menstruation Leibschmerzen, Übelkeit, Erbrechen und Durchfall. Unter dem Verdacht einer Adnexitis wird sie in eine Frauenklinik eingewiesen. Hier findet man eine umschriebene Druckschmerzhaftigkeit des rechten Unterbauchs (McBurney-Punkt) mit Abwehrspannung, leichtem Fieber (38,0 °C, rektal gemessen) sowie eine mäßige Leukozytose von 12 100/µl (12,1 G/l) im Blut (Normalwerte: 4 000–10 000/µl; 4–10 G/l). Bei der unverzüglich vorgenommenen Laparotomie bestätigt sich die Diagnose einer akuten Appendizitis.

Definition Die Appendizitis ist eine lebensbedrohliche bakterielle Entzündung, die in der Schleimhaut des Wurmfortsatzes beginnt und sich ungezügelt bis zur Serosa fortsetzt. Sie kann in die Bauchhöhle perforieren oder – selten – in die Pfortaderäste überwandern. Bei der sich dabei einstellenden Entzündung der Pfortadergefäße spricht man von einer Pylephlebitis. Die Behandlung liegt in der möglichst frühzeitigen operativen Entfernung des Wurmfortsatzes.

Epidemiologie Die Appendizitis ist häufigste bedrohliche Baucherkrankung. In den westlich-zivilisierten Ländern erkranken zwischen 7 und 12 % der Bevölkerung, wobei die zweite und dritte Lebensdekade bevorzugt werden.

Ätiologie und Pathogenese Die Ursache der akuten Appendizitis ist letztlich unklar: Neben lokalen Faktoren (Durchblutungsstörungen, Kotsteine, Strangulation, Schleimhautschwellung mit Retention des Darminhalts) werden auch allergische und nervöse Einflüsse diskutiert. Pathologisch-anatomisch steht am Anfang eine Leukozyteninfiltration der Krypten, die sich zunächst unter die Schleimhaut fortsetzt und innerhalb von 48 h die Serosa

Erkrankungen des Gastrointestinalsystems

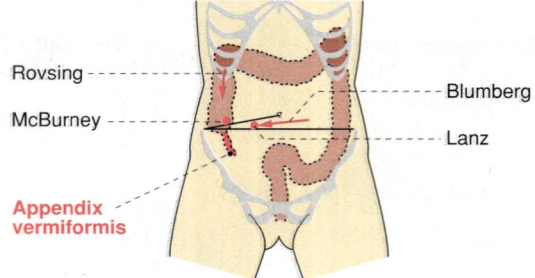

Abb. 14.80 Lage der Schmerzpunkte bei der akuten Appendizitis.

erreicht. Bei Übergreifen der Entzündung auf das Peritoneum parietale wird der Schmerz deutlicher wahrnehmbar, gleichzeitig werden Reflexe aktiviert, was an einer Zunahme der Bauchdeckenspannung zu erkennen ist (Peritonismus). Dies ist ein bedrohliches Zeichen. Das klinische Erscheinungsbild kann aufgrund von Lagevarianten der Appendix unterschiedlich sein und die Diagnosestellung erschweren.

Symptome Das Leitsymptom sind **Leibschmerzen**. Wegen der nicht selten atypischen Symptomatik kann die rechtzeitige Erkennung der Appendizitis zu den schwierigsten Aufgaben des Arztes gehören.

In der Initialphase klagen die Betroffenen unterschiedlich über Schmerzen vorwiegend im Epigastrium mit einer begleitenden vegetativen Symptomatik, d.h. Appetitlosigkeit, Übelkeit, Brechreiz, Erbrechen, Verstopfung oder Durchfall. Innerhalb von wenigen Stunden folgen im Zusammenhang mit einer Durchwanderungsperitonitis und der Irritation des Peritoneum parietale helle, im rechten Unterbauch lokalisierbare Schmerzen.

Kennzeichnende Symptome sind auch **Fieber**, das selten 38 °C überschreitet; zwischen der rektalen und axillären Temperatur liegt meist eine Differenz von über 1 °C.

Palpatorische Untersuchung des Bauches Das Ergebnis der Tastuntersuchung des Bauches ist oftmals für die Diagnose entscheidend. Charakteristisch sind ein Druck- und Klopfschmerz am **McBurney-Punkt**, der als Grenze zwischen mittlerem und äußerem Drittel auf der Verbindungslinie zwischen Nabel und rechter Spina iliaca anterior superior festgelegt ist, bzw. am **Lanz-Punkt**, dem rechten Drittelpunkt einer beide Spinae iliacae anteriores superiores verbindenden Linie (s. Abb. 14.80). Zum Nachweis einer erhöhten Bauchdeckenspannung beginnt man am besten in der weiteren Umgebung des Schmerzpunktes. Werden der linke Unterbauch tief eingedrückt und der Koloninhalt durch Verschieben der Hand in das rechte Kolon bewegt, so lässt sich oftmals ein Fernschmerz im Wurmfortsatz provozieren (**Rovsing-Zeichen**, s. Abb. 14.80). Entsteht ein Loslassschmerz nach dem Eindrücken des linken Unterbauchs, so liegt das **Blumberg-Zeichen** (s. Abb. 14.80) vor. Zur vollständigen Diagnostik gehört die rektale, evtl. vaginale Untersuchung auf Druckschmerzhaftigkeit: Liegt der Wurmfortsatz im kleinen Becken, so ist die Region rechts neben dem Enddarm schmerzhaft. Bei retrozäkaler Lage findet man einen „Psoasschmerz", wenn – im Liegen – das gestreckte Bein gegen einen Widerstand angehoben wird; der Schmerz tritt dabei im rechten Unterbauch auf.

Atypische Beschwerden und Befunde zeigen sich bei kleinen Kindern, die bekanntlich aus den verschiedensten Gründen über Bauchschmerzen klagen, bei älteren Personen, wo die Symptome oft gering sind oder fehlen, sowie bei retrozäkaler (20 %) oder medialer (10 %) Lage des Wurmfortsatzes.

Diagnostik Wegen der knappen Zeit für die Diagnostik einer akuten Appendizitis wird lediglich bei etwa vier von fünf operierten Patienten die Diagnose richtig gestellt. Führend sind die **Beschwerden** und der **Befund** bei der körperlichen Untersuchung. Zur Ergänzung werden **Körpertemperatur** (rektal, axillär, Differenz größer als 1 °C) sowie die **Leukozytenzahlen** (ca. 10 000–15 000/μl; 10–15 G/l) ermittelt. Bestehen noch Unklarheiten, wird zunächst eine **Sonographie** durchgeführt. Dabei zeigt sich die akute Appendizitis als „**Target-Zeichen**", wie in Abbildung 14.81 zu erkennen ist (eine gesunde Appendix ist sonographisch nicht darstellbar). In unklaren Fällen wird auch eine diagnostische **Computertomographie** zur eingesetzt.

Differentialdiagnose Hier muss eine Vielzahl sehr unterschiedlicher Krankheiten als Ursache erwogen werden. Da nur wenig Zeit für die Diagnostik zur Verfügung steht und die Patienten sehr beeinträchtigt sind, wird man nicht alle möglichen Maßnahmen durchführen können und im Zweifelsfall rasch operieren.

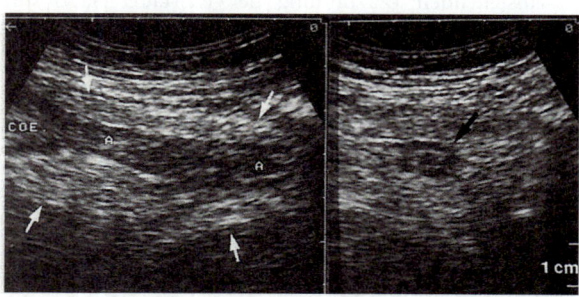

Abb. 14.81 Sonographischer Längsschnitt (links) und Querschnitt der Appendix bei Appendizitis. Durch die unterschiedliche Echogenität der entzündlich transformierten Wandschichten der Appendix entsteht im Querschnittbild das charakteristische „Target-Zeichen". Die weißen Pfeile markieren die echodichte Netzkappe (= transmurale Entzündungsreaktion) um die Appendix (A); COE = Zäkum. (Die Aufnahmen wurden freundlicherweise von Prof. Dr. W. Schwerk zur Verfügung gestellt.)

Differentialdiagnose	Ausschlussmaßnahmen
Adnexerkrankung, Tubarabort, stielgedrehte Zyste	Gynäkologische Untersuchung, vaginaler Ultraschall
Cholezystitis, Gallensteinkolik	Sonographie, Ansprechen der Schmerzen auf Butylscopolamin i.v.

14.4 Krankheiten des Dünn- und Dickdarms

Differentialdiagnose	Ausschlussmaßnahmen
Gastroenteritis	Zeitliche Entwicklung, Blutbild
Ileitis terminalis (Morbus Crohn, Tbc, Yersiniose)	Koloskopie, bakteriologische Untersuchung
Entzündung, Meckel-Divertikel	Atypisches Bild einer Appendizitis, entscheidend Befund bei Laparotomie
Reizdarm	Normalbefund/Ausschlussdiagnose
Darmperforation	Abdomenübersichtsaufnahme (freie Luft im Bauchraum)
Rechtsseitige Nieren-/Uretersteinkolik	Urinstatus (Hämaturie), Sonographie, Röntgen-Abdomenübersichtsaufnahme, Ansprechen der Schmerzen auf Butylscopolamin i. v.
Pankreatitis (Pankreaskopf!)	Amylase, Lipase, „Gummibauch", Sonographie
Rechtsbasale Pneumonie	Klinischer Untersuchungsbefund der Lunge, Thorax-Röntgenaufnahme
Interkostalneuralgie Th9–Th12	Schmerzen lageabhängig; die Lokalisation folgt den Nerven und reicht dabei nicht über die Mittellinie, keine vegetativen Begleiterscheinungen, Fehlen von Fieber und Entzündungszeichen
Bleivergiftung	Basophile Tüpfelung der Erythrozyten, Bleispiegel im Blut, Deltaaminolävulinsäure im Urin
Porphyrie	Nachweis von Porphyrinen in Erythrozyten, Stuhl und Urin

Differentialdiagnose	Ausschlussmaßnahmen
Harnwegsinfekt	Urinstatus
Leibschmerzen infolge Drogenentzugs	Anamnese, Einstichstellen, Palpation und Labor unauffällig

Therapie Die Therapie der Wahl ist unbestritten die Appendektomie zu einem möglichst frühen Zeitpunkt. Neben der offenen Laparotomie werden auch minimal invasive Verfahren (laparoskopische Appendektomie) eingesetzt.

Verlauf und Prognose Verlauf und Prognose sind bei unkomplizierter akuter Appendizitis und bei rechtzeitiger operativer Therapie günstig (Mortalität 0–0,3 %). Nach eingetretener Perforation steigt das Risiko mit einer Mortalität von 1–15 %. Betroffen sind hier vor allem alte Menschen!

Komplikation	Häufigkeit (%)
Peritonitis	20 (alte Menschen über 65 Jahre: 60–70)

Zusammenfassung

- Häufigste Ursache: lebensbedrohliche bakterielle Entzündung des Wurmfortsatzes
- Wichtigstes Symptom: Schmerz, anfangs diffus, später im rechten Unterbauch
- Wichtigste diagnostische Maßnahmen: rasche Diagnosestellung! Palpatorische Untersuchung des Abdomens, vergleichende Körpertemperaturmessung, erhöhte Leukozytenzahl und abdominelle und ggf. transvaginale Ultraschalluntersuchung
- Wichtigste therapeutische Maßnahme: möglichst frühzeitige operative Entfernung des Wurmfortsatzes

---

Zur weiteren Information

Literatur

Classen, M., et al: Rationelle Diagnostik und Therapie in der inneren Medizin. Loseblattsammlung, Kap. A Erkrankungen der Verdauungsorgane, A 4.5 Akute Appendizitis. Urban & Fischer, München – Jena 2001.

Hansen, W. E., M. Classen: Leibschmerzen. In: Classen, M., V. Diehl, K. M. Koch, K. Kochsieck, D. Pongratz, P. Scriba: Differentialdiagnose Innere Medizin. Urban & Schwarzenberg, München – Wien – Baltimore, 1998: S. 595–618.

Rao, P. M., et al: Effect of computed tomography of the appendix on treatment of patients and use of hospital resources. N Engl J Med 1998; 338: 141–6.

Internet-Links

Deutsche Zentralbibliothek für Medizin: www.zbmed.de
U.S. National Library of Medicine: www.nlm.nih.gov/
Ärztliche Zentralstelle Qualitätssicherung: www.leitlinien.de

Keywords

Appendizitis ♦ Leibschmerzen ♦ akutes Abdomen

14.4.7 Irritabler Darm – Reizdarmsyndrom

W. KRUIS

Synonym: Colon irritabile
Engl. Begriff: Irritable Bowel Syndrome

Praxis

Erster Arztbesuch einer Patientin wegen Unterleibsschmerzen im Alter von 27 Jahren; in den nächsten zwölf Jahren zunehmende Schmerzen im ganzen Abdomen mit kolikartigem Charakter. Schwere Schmerzattacken führen zu notfallmäßigen Krankenhausaufnahmen. Daneben bestehen Stuhlunregelmäßigkeiten mit Durchfall und Obstipation sowie Blähungen. Extraintestinale Symptome existieren in Form von Kopfschmerzen und Miktionsunregelmäßigkeiten. Mehrere **Durchuntersuchungen** in verschiedenen Universitätskliniken einschließlich wiederholter Laparoskopien, Motilitäts- und Allergieuntersuchungen sowie aller biochemischen und bildgebenden Verfahren haben keinerlei Krankheitsbefund ergeben. Die Patientin sieht blendend aus und hat zwischenzeitlich zwei gesunde Kinder geboren. Sie arbeitet erfolgreich als selbständige Unternehmerin. Allerdings leidet sie weiterhin stark unter ihren Beschwerden.

Definition Das Reizdarmsyndrom zählt zu den funktionellen Magen-Darm-Erkrankungen. Diese sind gekennzeichnet durch eine meist charakteristische Symptomenkonstellation bei fehlendem Nachweis biochemischer oder struktureller Normabweichungen unter Verwendung routinemäßig verfügbarer Untersuchungsverfahren.

> ! Per definitionem können akut auftretende Symptome, monosymptomatische Beschwerden und pathologische Organbefunde nicht mit der Diagnose Reizdarmsyndrom erklärt werden.

Epidemiologie Das Reizdarmsyndrom kommt weltweit vor. In westlichen Industrieländern berichten 8–19 % der Bevölkerung über Beschwerden, die mit diesem Krankheitsbild vereinbar sind. In den USA ist das Reizdarmsyndrom die häufigste gastroenterologische Diagnose. Der Altersgipfel besteht im vierten und fünften Lebensjahrzehnt; Frauen sind etwa doppelt so häufig betroffen.

Ätiologie und Pathogenese Die Ursache des Reizdarmsyndroms ist nicht bekannt. Verschiedene Faktoren wie Ernährungsgewohnheiten, psychische Einflüsse und Störungen der viszeralen Perzeption und/oder der intestinalen Motilität werden diskutiert. Trotz vieler neuer Erkenntnisse hat keine dieser Überlegungen zu einer Erklärung des Krankheitsbildes geführt.

Symptome Die Klinik ist besonders uncharakteristisch. Aber gerade das bunte, **ständig wechselnde Bild** und die häufig beredt und dramatisch vorgetragenen Klagen sind typisch. Die **Trias Bauchschmerzen, Stuhlunregelmäßigkeiten** und **Blähungen** ist fast immer vorhanden. Schmerzen unterschiedlicher Art werden an verschiedenen, meist mehreren Stellen lokalisiert und stehen häufig im Zusammenhang mit dem Stuhlgang. Obstipation und Diarrhö werden im Wechsel genannt. Bei der Defäkation besteht das Gefühl der unvollständigen Entleerung, und die Konsistenz des Stuhls wechselt (Schafkot, Schleimbeimengungen). Blähungen sind einerseits mit krampfartigen Schmerzen verbunden, andererseits führen sie zu dem Gefühl eines aufgetriebenen Leibs.

Häufig bestehen extraintestinale Beschwerden wie Kopf- und Herzschmerzen, Pulsunregelmäßigkeiten, rheumatische und Menstruationsbeschwerden sowie Miktions- und Schlafstörungen. Fast immer ist der Patient nachts beschwerdefrei.

Diagnostik Die Diagnose wird durch eine gezielte **Anamnese** und wenige Basisuntersuchungen gestellt. Dieses Vorgehen sollte nur beim Auftreten neuer Symptome im Krankheitsverlauf geändert werden.

Oft wird eine Ausschlussdiagnose empfohlen, für die es jedoch keine wissenschaftliche Begründung gibt. Das Ausschlussverfahren führt zu unnötigen Kostensteigerungen und zur Gefährdung von offensichtlich organisch gesunden Patienten.

Aufgrund der Symptome kann zwischen Patienten mit **funktionellen** und **organischen Erkrankungen** unterschieden werden. Eine gezielte Anamnese ergibt die Verdachtsdiagnose Reizdarmsyndrom. Zum weiteren Ausschluss organischer Erkrankungen s. Tabelle Differentialdiagnose.

Die initiale Diagnose Reizdarmsyndrom hat eine sehr hohe Treffsicherheit. Ein Wechsel der Symptome im weiteren Verlauf sollte als Alarmzeichen einer sich zusätzlich entwickelnden organischen Erkrankung betrachtet werden und zu erneuten diagnostischen Überlegungen führen.

Differentialdiagnose Differentialdiagnostisch kommen viele organische Erkrankungen in Betracht. Ein mitunter kaum zu unterscheidendes anderes funktionelles Krankheitsbild ist das Syndrom des Reizmagens, das durch den Zusammenhang der Beschwerden mit der Nahrungsaufnahme besonders gekennzeichnet ist.

Differentialdiagnose	Ausschlussmaßnahmen
Allgemein: Erkrankungen sämtlicher Abdominalorgane	Anamnese, körperliche Untersuchung, Blutbild, BSG, CRP, Haemoccult®-Test Initial: Ileokoloskopie, Sonographie
Speziell: Laktoseintoleranz Bakterielle Überwucherung des Dünndarms Lambliasis Slow-Transit-Obstipation	H_2-Test mit Laktose H_2-Test mit Glukose Duodenalsaft-/histologie, Stuhl Markeruntersuchung (Hinton-Methode)
Beckenbodendysfunktion	Rektal-digitale und proktoskopische Funktionsuntersuchung; bei Verdacht spezielle Verfahren
Hyper-/Hypothyreose	TSH basal

Therapie Eine kausale Therapie ist nicht möglich. In obiger Tabelle sind verschiedene symptomatische Behandlungsmaßnahmen aufgelistet. Wahrscheinlich ist die intensive Zuwendung durch den Arzt (sog. kleine Psychotherapie) die wirksamste Therapie. Der Patient muss das Gefühl haben, dass seine Beschwerden vom Arzt nicht nur geglaubt, sondern auch erklärt werden können. Es muss ihm klar gemacht werden, dass auch bei fehlenden organischen Erkrankungen Schmerzen bestehen können.

Die häufig verordneten Spasmolytika, Psychopharmaka oder Laxativa sind wissenschaftlich umstritten. Sie führen zu unerwünschten Wirkungen oder Abhängigkeiten.

Wichtig ist die **diätetische Beratung**. Allgemeinmaßnahmen wie kleine und häufige Mahlzeiten, reichliche Trinkmengen, verminderte Kohlenhydrate und eine kalorienreduzierte „gesunde" Mischkost sowie das Weglassen unverträglicher Speisen scheinen sinnvoll und können nicht schaden. Ballaststoffe wie Weizenkleie, Leinsamen oder Plantago haben in den meisten Studien nicht überzeugen können. In der Praxis wird man jedoch einem Teil der Patienten damit helfen können.

Verlauf und Prognose Die Prognose quoad vitam sowie das Risiko für organische Erkrankungen sind nicht verändert. Schlecht ist hingegen die Aussicht für den Patienten, beschwerdefrei zu werden. Meist bestehen die Symptome chronisch oder intermittierend über Jahre und Jahrzehnte.

Komplikationen Komplikationen des Reizdarmsyndroms sind nicht bekannt.

Zusammenfassung

- Häufigste Ursache: unbekannt, funktionelles gastrointestinales Krankheitsbild
- Wichtigste Symptome: chronische intestinale Beschwerden wie Schmerzen, Stuhlunregelmäßigkeiten und Blähungen
- Wichtigste diagnostische Maßnahmen: gezielte Anamnese, Ausschluss organischer Erkrankungen
- Wichtigste therapeutische Maßnahmen: intensive ärztliche Zuwendung, symptomatische Behandlung

Zur weiteren Information

Literatur

Kruis, W., C. Thieme, M. Weinzierl, P. Schüssler, J. Holl, W. Paulus: A diagnostic score for the irritable bowel syndrome. Gastroenterology 1984; 87: 1–7.

Manning, A. P., W. G. Thompson, K. W. Heaton, A. F. Morris: Towards positive diagnosis of the irritable bowel. Br Med J 1978; 2: 653–4.

Thompson, W. G., G. Dotevall, D. Drossmann, K. W. Heaton, W. Kruis: Irritable Bowel Syndrome. Guidelines for the Diagnosis. Gastroenterol Int 1989; 2: 92–5.

Internet-Links

www.romecriteria.org
www.reizdarmhilfen.de

Keywords

Reizdarmsyndrom ◆ funktionelle intestinale Beschwerden

IMPP-Statistik

Irritables Kolon

14.4.8 Divertikel des Dünn- und Dickdarms

J. Willert, S. Hollerbach

Synonym: Divertikelkrankheit
Engl. Begriff: Diverticular Disease

Divertikel sind entweder angeborene oder erworbene sackartige Ausstülpungen der Darmwand. Sie kommen mit steigendem Lebensalter sehr häufig im Dickdarm, aber auch im Dünndarm vor. Die Diagnose von Dünn- oder Dickdarmdivertikeln wird meist zufällig im Rahmen endoskopischer oder radiologischer Diagnostik gestellt und ist häufig bedeutungslos, da etwa 80 % der Divertikelträger zeitlebens asymptomatisch bleiben.

Bei **Dickdarmdivertikeln** erstreckt sich das klinische Spektrum von gelegentlichen Abdominalschmerzen, Stuhlunregelmäßigkeiten über Fieber und Koliken bis zu schweren septischen Krankheitsbildern mit Schock und Peritonitis. Hierfür verantwortlich sind die Komplikationen wie Divertikulitis, Blutung, Ileus und Perforation.

Dünndarmdivertikel werden entweder wegen ihrer Nähe zu funktionell wichtigen anatomischen Strukturen (Papilla vateri) oder selten durch Komplikationen wie Blutung, Entzündung und Perforation klinisch relevant (Ausnahme: Meckel-Divertikel mit häufig Komplikationen). Bei multiplen Dünndarmdivertikeln kann es zu Malabsorption, bakterieller Überwucherung und Vitamin-B_{12}-Mangel kommen.

Wegen der hohen Inzidenz schwerer Komplikationen (Ulzeration, Blutung, Perforation) beim Meckel-Divertikel im Kindesalter wird sogar der Zufallsbefund operiert. Ansonsten reicht bei symptomatischer Divertikulose/Divertikulitis in den meisten Fällen zunächst ein konservatives Vorgehen aus.

Definition Divertikel sind Hernienbildungen der Darmwand. Generell unterscheidet man zwischen falschen und echten Divertikeln.

Falsche Divertikel kommen häufiger vor und sind erworben. Hierbei herniiert lediglich die Schleimhautschicht entlang von Lücken der Muskelwandschicht, meist an Gefäßdurchtrittsstellen. Sie werden deshalb auch als Pseudodivertikel bezeichnet und sind die häufigsten im Kolon gefundenen Divertikel.

Echte Divertikel sind angeboren und Hernienbildungen sämtlicher Wandschichten (s. Abb. 14.82). Dazu gehört als häufigste Anomalie des Darmtraktes das Meckel-Divertikel des Dünndarms, ein darmnahes Rudiment des Ductus omphaloentericus, welches in etwa der Hälfte der Fälle ektopes Gewebe (Magen-, Pankreasgewebe u. a.) enthält.

Erkrankungen des Gastrointestinalsystems

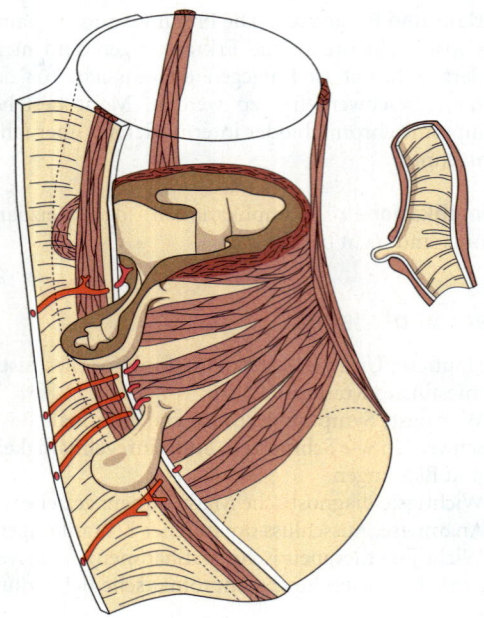

Abb. 14.82 Schematische Darstellung von Kolondivertikeln: Die asymmetrische Kontraktur der Darmwand führt zum Klaffen der Ringmuskulatur dort, wo Blutgefäße vom Mesenterium aus die Schleimhaut erreichen.

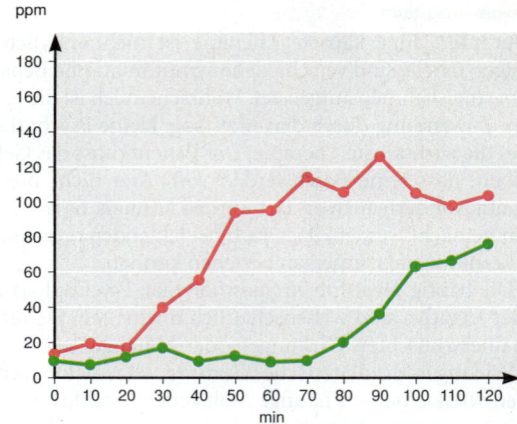

Abb. 14.83 H_2-Atemtest bei pathologischer Dünndarmbesiedlung: Die Lactulose erreicht bei Gesunden (grüne Kurve) nach einem Mittel von etwa 90 min den Dickdarm und wird dort bakteriell gespalten. Das frei werdende H_2 wird in den Kreislauf aufgenommen und über die Lunge ausgeschieden und ist dort messbar. Bei pathologischer Besiedlung des Dünndarms mit Bakterien vom Typ der Kolonflora (sog. bakterielle Überwucherung, rote Kurve) wird die Lactulose wesentlich früher, nämlich bereits im Dünndarm gespalten, und es kommt zu einem früheren Anstieg der H_2-Exhalation.

Inkomplette Divertikel dringen in die Darmwand vor, überschreiten sie jedoch nicht. **Traktionsdivertikel** kommen durch Adhäsionen mit Nachbarorganen zustande.

Dünndarmdivertikel

Synonym: Dünndarmdivertikulose
Engl. Begriff: Diverticular Disease of the Small Bowel

Praxisfall

Eine 53-jährige Patientin leidet seit mehreren Monaten an starkem Meteorismus und voluminösen Durchfällen und hat 5 kg an Gewicht abgenommen. Sie wird zur Klärung einer gleichzeitig bestehenden **makrozytären** Anämie (Hb 10,1 g/dl, Erythrozyten 3,5 Mio., MCV 107) vom Hausarzt eingewiesen.

Weitere **Laborbefunde** bei Aufnahme: Prothrombinzeit 45 %, Gesamtprotein 5,2 g/dl, Kalzium 7,8 mg/dl, Gastro- und Koloskopie ergeben keine Befunde. Der H_2-Exhalationstest mit Lactulose zeigt einen deutlich verfrühten Anstieg (s. Abb. 14.83), was auf eine bakterielle Fermentation und Fehlbesiedlung schließen lässt. Das daraufhin durchgeführte **Dünndarm-Doppelkontrast-Röntgen** (sog. Enteroklysma) zeigt mehrere Divertikel im mittleren Jejunum (s. Abb. 14.84). Nach Antibiotikagabe bessern sich Beschwerden und Befunde.

Definition Dünndarmdivertikel – mit Ausnahme des Meckel-Divertikels – sind meist im Duodenum und Jejunum lokalisiert und sind überwiegend **Pseudodivertikel** (s. o.).

Das **Meckel-Divertikel**, ein persistierender Ductus omphaloentericus, ist etwa 1–25 cm lang und 60–100 cm proximal der Ileozäkalklappe gelegen. Es enthält in 50 % der Fälle ektopes Gewebe. Hierbei handelt es sich zu ca. 80 % um Magenschleimhaut, welche für die peptischen Ulzera und seltene schwere Komplikationen (Perforation oder Blutungen) verantwortlich ist. Darüber hinaus werden ektope Dünndarmschleimhaut, Pankreasgewebe, Kolonschleimhaut, aber auch Tumoren wie Karzinoide oder Sarkome gefunden.

Das intraluminale **Duodenaldivertikel** stellt ebenfalls eine angeborene, wenn auch sehr seltene Anomalie dar und resultiert aus einer inkompletten Rekanalisierung des Duodenallumens während der Embryonalzeit. Häufige Komplikationen sind Ileus und Pankreatitiden.

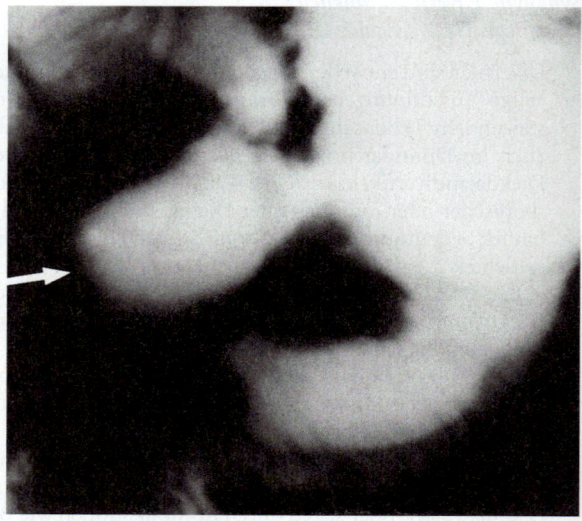

Abb. 14.84 Radiologische Darstellung eines größeren Divertikels (Pfeil) im Jejunum.

Epidemiologie In größeren klinischen und pathologischen Statistiken findet man bei bis zu 20 % Duodenaldivertikel, bei 0,5–2 % Jejunum- oder Ileumdivertikel.

Das Meckel-Divertikel ist mit einer Inzidenz von 0,5–3 % für etwa die Hälfte der Blutungen aus dem unteren Verdauungstrakt im Kindesalter verantwortlich.

Ätiologie und Pathogenese Dünndarmdivertikel sind in aller Regel Pseudodivertikel, welche entlang muskulären Gefäßlücken durch die Darmwand „herniieren". Als Ursachen werden intraluminale Druckerhöhung und muskuläre Insuffizienz angenommen.

Das juxtapapilläre Duodenaldivertikel ist häufig mit Steinen in den Gallenwegen assoziiert und kann eine extrahepatische Cholestase verursachen.

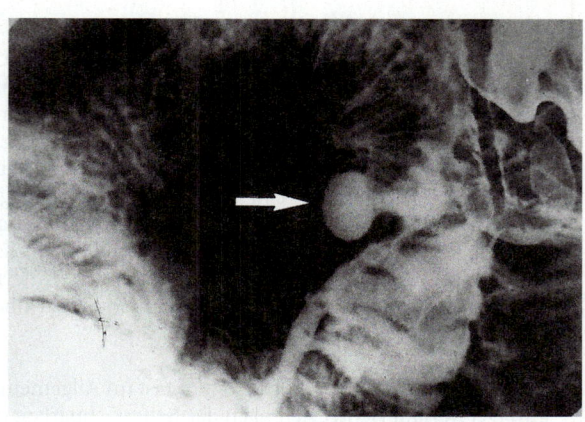

Abb. 14.85 Meckel-Divertikel (Pfeil) im Dünndarm.

Symptome Das klinische Bild variiert von völliger Symptomfreiheit (überwiegende Zahl der Divertikelträger) über chronische Symptome (uncharakteristische, z. T. kolikartige Abdominalschmerzen und Völlegefühl, Malabsorption) bis hin zu teilweise schweren akuten Beschwerden (Blutung, Entzündung, Ileus, Perforation, Bild des akuten Abdomens).

Folgen der Stase des Chymusbreis in den Divertikeln können die bakterielle Besiedlung und übermäßige bakterielle Dekonjugation von Gallensäuren mit dadurch beeinträchtigter Absorption von Fett sowie fettlöslichen Vitaminen sein, was klinisch mit chronischer Steatorrhö einhergeht. Außerdem verbrauchen die Bakterien Vitamin B_{12} und Folsäure mit der Folge der für eine megaloblastäre Anämie typischen Symptome (Müdigkeit, Blässe, Gangunsicherheit).

Die selten in den Divertikeln lokalisierten Tumoren sowie das sog. intraluminale Duodenaldivertikel oder die teilweise assoziierten Motilitätsstörungen können akut oder chronisch zu einer (Sub-)Ileussymptomatik führen

Beim Meckel-Divertikel (s. Abb. 14.85) treten die aufgeführten akuten Symptome überwiegend im Kindesalter auf.

Pankreatitiden/Cholangitiden sind häufig mit einem juxtapapillären oder intraluminalen Duodenaldivertikel assoziiert.

Differentialdiagnose In Betracht kommen alle Krankheiten mit Malabsorption sowie alle Erkrankungen mit den o. g. akuten Komplikationen. Beim Meckel-Divertikel sind in erster Linie eine Appendizitis, Ileus, inkarzerierte Hernie und Darmperforation zu bedenken.

Differentialdiagnose	Ausschlussmaßnahmen
Malabsorptionssyndrome (z.B bei Sprue, Parasitosen, Morbus Whipple, Morbus Crohn etc.)	Endoskopie mit Dünndarmbiopsie, Stuhlkulturen, Rö.-Sellink
Tumoren	Endoskopie, Rö.-Sellink, CT Abdomen
Ulzera, Angiodysplasie und andere Blutungsquellen	Endoskopie, Angiographie
Biliäre Pankreatitis	Sonographie, ERCP, MRCP
Appendizitis, Perforation, Morbus Ortner	Laparotomie

Diagnostik Die Diagnose von Dünndarmdivertikeln wird zumeist durch eine **Röntgenuntersuchung mit Kontrastmittel** (Dünndarm-Doppelkontrastverfahren) gestellt. Ausnahmen sind die Duodenaldivertikel, welche zumeist **endoskopisch-radiologisch** (ERCP), insbesondere in ihrer anatomischen Beziehung zu den hier mündenden Gallen- und Pankreaswegen, dargestellt werden (s. Abb. 14.86). Das Meckel-Divertikel wird oft erst intraoperativ diagnostiziert. Da häufig eine ulzerierende ektope Magenschleimhaut vorliegt, kann eine Szintigraphie mit Technetiumpertechneat (^{99m}Tc) bei entsprechendem Verdacht ein Meckel-Divertikel aufdecken. Die Blutungsquelle in einem Divertikel wird durch die **Angiographie** (Erfolg nur bei Blutverlust von mindestens 1 ml/min) oder durch die **Szintigraphie** (minimale Blutungsmenge: 3 ml/min, ^{99m}Tc-markierte Erythrozyten) lokalisiert.

H_2-Atemtests können bei der Diagnose einer bakteriellen Fehlbesiedlung hilfreich sein.

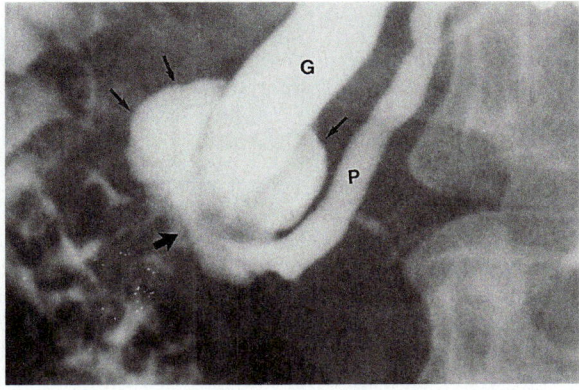

Abb. 14.86 Kontrastmittelfüllung im Rahmen der ERCP von Gallengang (G) und Pankreasgang (P), die beide in Höhe der Papille (dicker Pfeil) münden. Des weiteren zeigt sich (kleine Pfeile) ein juxtapapilläres, mit Kontrastmittel gefülltes Duodenaldivertikel.

Therapie Die meisten Divertikel des Dünndarms bedürfen keiner Behandlung. Die bakterielle Besiedlung mit Malabsorption, Steatorrhö und Anämie wird durch eine antibiotische Behandlung (z.B. mit Metronidazol, SMP/TMZ oder Tetrazyklinen) beseitigt. Schwere akute Komplikationen werden chirurgisch behandelt. Wegen des hohen Risikos schwerer Komplikationen (Ulzeration, Blutung, Perforation) beim Meckel-Divertikel im Kindesalter wird sogar der Zufallsbefund operativ entfernt. Beim Erwachsenen ist dieser Schritt individuell zu überlegen.

Prognose und Verlauf Die Prognose ist im Allgemeinen gut. Der Verlauf richtet sich nach der Beherrschbarkeit der auftretenden Komplikationen.

Komplikationen Komplikationen sind allgemein selten: Darmverschluss, Entzündung des Divertikels (Divertikulitis) und dessen Nachbarschaft mit Bildung von Fisteln, Perforation, Abszedierung und Peritonitis, ferner Blutungen.

Komplikation	Häufigkeit
Perforation, Blutung, Ileus, Entzündung	Selten

Zusammenfassung

- Häufigste Ursache: unbekannt, überwiegend Pseudodivertikel
- Wichtigstes Symptom: meist asymptomatisch
- Wichtigste diagnostische Maßnahme: Zufallsdiagnose in endoskopischer oder radiologischer Untersuchung (Doppelkontrastdarstellung)
- Wichtigste therapeutische Maßnahmen: spezielle Behandlung meist nicht notwendig, nur Behandlung der Komplikationen (chirurgisch)

Dickdarmdivertikel

Synonym: Dickdarmdivertikulose, Divertikelkrankheit
Engl. Begriff: Diverticular Disease

Praxis

Ein 67-jähriger Patient kommt mit linksseitigen Unterbauchschmerzen, leichtem Fieber und Obstipation in die Klinik. Bei der **körperlichen Untersuchung** lässt sich eine stark druckschmerzhafte Walze im linken Unterbauch palpieren. Unter den **Laborbefunden** fällt eine Leukozytose von 14 500 auf, die Blutsenkung ist mit 30/59 ebenfalls erhöht. Erst auf ausdrückliches Befragen berichtet der Patient, vor Jahren seien bei einem Dickdarm-Röntgen (Kontrasteinlauf mit Bariumbrei) Divertikel festgestellt worden. Sie hätten aber nie Beschwerden verursacht. Da in der Computertomographie kein Abszess nachgewiesen wird, wird der Patient konservativ mit dünndarmresorbierbarer Nahrung und Antibiotika behandelt, worauf die Beschwerden abklingen. Die eine Woche nach der Aufnahme durchgeführte flexible **Koloskopie** zeigt Hinweise auf eine stattgehabte Divertikulitis mit entzündlicher Faltenschwellung, ein Malignom kann ausgeschlossen werden.

Definition Dickdarmdivertikel sind meist Pseudodivertikel, die durch die Serosa an den Durchtrittsstellen der Gefäße in das Mesenterium austreten. Als Divertikulose bezeichnet man das Vorliegen multipler Divertikel. Eine Divertikulose muss nicht zwingend einen Krankheitswert besitzen, kann jedoch zu unspezifischen Symptomen wie Stuhlunregelmäßigkeiten und Abdominalschmerz führen (symptomatische Divertikulose). Der Begriff der Divertikelkrankheit umfasst
- die symptomatische Divertikulose,
- die Divertikulitis und
- die Divertikelblutung.

Die Divertikulitis ist die entzündliche Komplikation einer vorbestehenden Divertikulose. In der Regel bleibt die Entzündung lokal begrenzt (Peridivertikulitis), kann jedoch mit einer Häufigkeit von etwa 5–10 % Komplikationen wie Abszesse, Fisteln und Rupturen in die freie Bauchhöhle nach sich ziehen. Zur Divertikelblutung kommt es meist infolge einer Arrosion der in der dünnen Divertikelwand gelegenen Blutgefäße.

Epidemiologie Die Inzidenz der Divertikelkrankheit in den letzten Jahren in den westlichen Industrieländern deutlich gestiegen (etwa 10/100 000 Einwohner). Sie ist altersabhängig. Die Häufigkeit steigt von 10 % in der fünften Dekade auf über 70 % in der neunten Lebensdekade an. In Asien und Afrika ist die Inzidenz erheblich niedriger, hier herrscht vor allem die rechtsseitige Divertikulosis vor. Bei Einwanderern aus diesen Gebieten in westliche Gemeinschaften erreicht die Häufigkeit von Kolondivertikeln innerhalb von zehn Jahren das westliche „Niveau". Man schätzt, dass ungefähr 80 % der Divertikelträger zeitlebens beschwerdefrei bleiben.

Ätiologie und Pathogenese Die exakte Ätiologie der Divertikulose ist unbekannt, Der Zusammenhang zwischen faserarmer Ernährung und gehäufter Inzidenz der Divertikelkrankheit ist jedoch gesichert, zumal die Erkrankung in Ländern mit einem hohen Faseranteil der Nahrung (Afrika) sowie bei Vegetariern deutlich seltener vorkommt. Außerdem soll regelmäßige körperliche Betätigung, insbesondere Jogging, protektiv auf eine symptomatische Divertikulose wirken.

Zwei **pathogenetische Faktoren** sind bedeutsam:
- segmentale Wandschwäche
- erhöhter intraluminaler Druck

Die lokale Wandschwäche ist praktisch durch die Muskellücken an den Gefäßdurchtrittsstellen anatomisch vorgegeben. Hinzu kommt vermutlich die altersbedingte allgemeine Bindegewebsschwäche.

Der intraluminale Druck ist abhängig von der Motorik des Darms und der Dehnung durch Darminhalt und Gas. Bei zahlreichen Patienten mit Dickdarmdivertikeln findet man eine gesteigerte Darmmotorik mit erhöhtem intraluminalem Druck. Bei diesen Personen sieht man im Röntgenbild Kontraktionen der Ringmuskulatur, welche kleine Abschnürungen mit hohem Innendruck (röntgenologisch sog. Feigenkranz) bilden. Faserarme Kost erhöht, tierexperimentell nachgewiesen, ebenfalls den intraluminalen Druck.

Die Vermutung, dass zwischen dem irritablen Darmsyndrom und der Divertikulose ein ursächlicher Zusammenhang besteht, ließ sich in längerfristigen Untersuchungen von Patienten mit irritablem Kolon nicht eindeutig bestätigen.

Symptome Etwa 20 % der Patienten mit Kolondivertikeln entwickeln Symptome; am häufigsten ist der **Schmerz im linken Unterbauch,** der kolikartigen Charakter aufweist und über Stunden und Tage anhalten kann. Der Schmerz wird durch Essen gelegentlich verstärkt und nach Entweichen/Entleerung von Gas oder Stuhl häufig gebessert. Meteorismus, Flatulenz, Verstopfung und/oder Durchfall können vorhanden sein. Patienten mit einer Divertikulitis klagen meist zusätzlich über Fieber oder Schüttelfrost. Eine Abwehrspannung im Sinne einer Peritonitis sowie Fäkalurie oder Pneumaturie lassen an eine kompliziert verlaufende Divertikulitis denken und erfordern dringende Krankenhausaufnahme zur weiteren gezielten Abklärung.

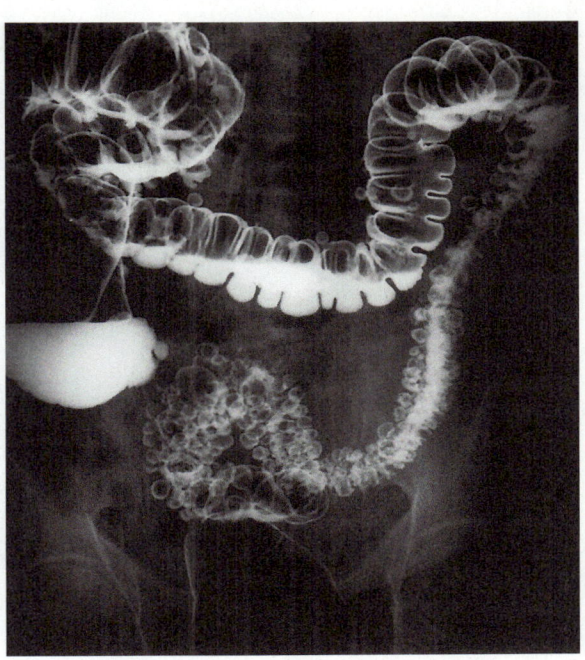

Abb. 14.87 Ausgeprägte Divertikulose von Sigma und Colon descendens im Kolon-Doppelkontrasteinlauf.

Diagnostik Die **Anamnese** ist entscheidend für die rasche Diagnosestellung. Durch den **klinischen Untersuchungsbefund** (tastbare Walze im linken Unterbauch, „Linksappendizitis") und **laborchemische Entzündungsparameter** (Leukozytose und Linksverschiebung im Blutbild) kann klinisch nicht nur zwischen einer harmlosen Divertikulose und Divertikulitis, sondern auch zwischen komplizierter und unkomplizierter Divertikulitis unterschieden werden.

Bei fehlenden Entzündungszeichen können die Diagnose einer symptomatischen Divertikulose mittels **Endoskopie** oder – etwas treffsicherer – **Dickdarm-Doppelkontrast-Röntgen** (s. Abb. 14.87) gesichert bzw. andere Ursachen ausgeschlossen werden. Lokale oder diffuse Abwehr, hohes Fieber, Sepsiszeichen, Fäkalurie oder Pneumaturie weisen auf eine kompliziert verlaufende Divertikulitis hin. Zeigt in diesen Fällen die **Röntgen-Abdomenleeraufnahme** keine Zeichen für eine Perforation (freie Luft), ist eine morphologische Diagnostik zur Klärung von Komplikationen (Abszess, Fistel etc.; s. Abb. 14.88) angezeigt. Hier hat die **Spiralcomputertomographie (mit oraler und rektaler Kontrastmittelfüllung)** eine höhere Treffsicherheit als die Ultraschalluntersuchung. Eine Endoskopie sollte bei der akuten Divertikulitis wegen der Gefahr der Perforation möglichst erst im entzündungsfreien Intervall erfolgen. Hilfreicher ist hier ein vorsichtig durchgeführter **Röntgen-Kontrasteinlauf mit wasserlöslichem Kontrastmittel** (s. Abb. 14.89).

Bei einer rektalen Blutung klärt die Endoskopie zumeist die Blutungsquelle. Gelingt dies nicht, können **Arteriographie** oder die **Radionuklidsequenzszintigraphie** mit ^{99}Tc-markiertem Schwefelkolloid oder Erythrozyten weiterhelfen.

Differentialdiagnose Die Differentialdiagnose der Divertikulose ist in erster Linie das **funktionelle Reizdarmsyndrom,** darüber hinaus jedoch ein weites Spektrum intestinaler, gynäkologischer und urologischer Erkrankungen. Die Blutung aus Kolondivertikeln ist abzugrenzen von den häufig assoziierten **Angiodysplasien** und den anderen Blutungsquellen des unteren Verdauungstrakts. Besonders wichtig ist die differentialdiagnostische Abgrenzung der Divertikulitis vom Kolonkarzinom, zumal das Kolonkarzinom eine höhere Inzidenz trägt und beide Krankheiten auch gemeinsam auftreten können. Aus diesem Grund sollte immer eine Koloskopie nach Abklingen der akuten Beschwerden erfolgen.

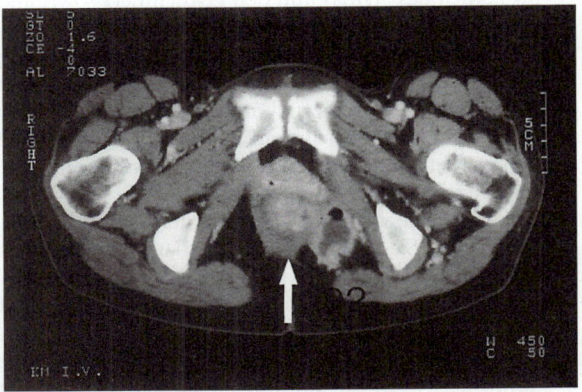

Abb. 14.88 Computertomographie des Beckens; im Bereich des Rektums zeigt sich eine echoinhomogene pararektale Raumforderung (Pfeil), die einem Abszess bei Divertikulitis entspricht.

Erkrankungen des Gastrointestinalsystems

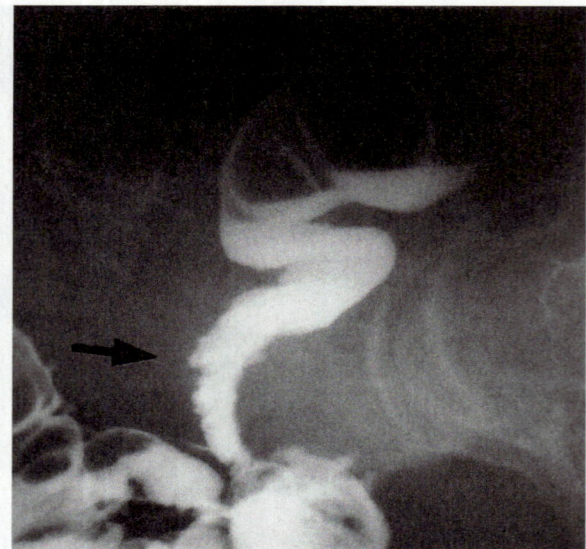

Abb. 14-89 Divertikulitische Sigmastenose (Pfeil) im Kolon-Doppelkontrasteinlauf.

Differentialdiagnose	Ausschlussmaßnahmen
Kolonkarzinom	Koloskopie
Inkarzerierte Hernie	Untersuchungsbefund, Laparotomie
Appendizitis	Laparotomie
CED, infektiöse Kolitis, Morbus Ortner	Koloskopie
Reizdarmsyndrom	Ausschlussdiagnose

Therapie Zur Behandlung der **symptomatischen Divertikulose** wird in erster Linie die Aufnahme faserreicher Kost mit ausreichender Zufuhr von Flüssigkeit empfohlen: Zellulose vermehrt die Stuhlmasse, vermindert den Druck im Lumen des Sigmas und den Leibschmerz sowie andere Symptome der Divertikulose. Etwa 10–25 g grobe Weizenkleie in reichlich Flüssigkeit erfüllen diese Anforderung.

Eine symptomatische Behandlung wird durch Spasmolytika erzielt. Schmerzen können durch Analgetika wie Paracetamol, Pentazocin und Pethidin (Dolantin®) gelindert werden (Morphin sollte wegen der Steigerung des intraluminalen Drucks gemieden werden).

Die Initialbehandlung der **akuten Divertikulitis** ist konservativ. Sie reicht bei etwa 70–80 % der Patienten aus. Patienten mit Schmerzen, Fieber und Analgetikabedarf sollten im Krankenhaus therapiert und überwacht werden. Eine antibiotische Behandlung (z.B. Metronidazol in Kombination mit Mezlocillin, Piperacillin oder Cefotiam; das bakterielle Spektrum umfasst vor allem gramnegative E. coli und anaerobe Bacteroides fragilis) wird über sieben bis zehn Tage fortgeführt. Nur die antibiotische Therapie ist nach strengen Kriterien wissenschaftlich evidenzbasiert.

Zum besseren Patientenkomfort sollten diätetische Maßnahmen wie eine flüssige enterale Kost (leichte bis mittelschwere Divertikulitis) oder die totale parenterale Ernährung (TPN) bei schwerer Divertikulitis bzw. Komplikationen eingesetzt werden. Zusätzliche sinnvolle Maßnahmen sind die Schmerzreduktion mit Eisblase und Analgetika sowie die interdisziplinäre Überwachung der Patienten in OP-Bereitschaft.

Die **komplizierte Divertikulitis** erfordert stets ein interdisziplinäres Konzept (Internist, Chirurg, Radiologe). Ziel ist die Vermeidung einer Notfall-OP, denn die Letalität sinkt dadurch von etwa 15 % auf 0 % bei einer elektiven OP. Größere Abszesse (> 5 cm im Durchmesser) sollten heute primär perkutan ultraschall- oder CT-gesteuert drainiert werden. Indikationen für die chirurgische Intervention (bei ca. 15–20 % der Patienten mit Divertikulitis) sind der persistierende Darmverschluss, die Darmblasenfistel, die Perforation sowie die nicht beherrschbare Blutung und nicht beherrschbare Sepsis. Das Spektrum chirurgischer Maßnahmen reicht von der Resektion bis zur Anlage eines doppelläufigen Anus praeter und späterer Resektion mit Reanastomosierung.

Verlauf und Prognose Bei 80 % der Patienten mit Divertikulose treten keinerlei Symptome auf. Im natürlichen Verlauf der symptomatischen Divertikelkrankheit sind Rezidive nicht selten.

Eine Prävention von Symptomen und möglicherweise auch von Komplikationen durch eine faserreiche Kost erscheint möglich. Beobachtungen an Vegetariern weisen in diese Richtung. Vor Übertreibungen und ausschließlichem Konsum einer sog. Vollwertkost ist indessen zu warnen: Faserreiche Kost steigert die fäkale Ausscheidung von Kalzium, Magnesium und Zink; schwerere Störungen, wie sekundärer Hyperparathyroidismus und Malnutrition, wurden bereits beobachtet.

Komplikationen Die wichtigste Komplikation der Divertikulose ist die **untere gastrointestinale Blutung.** Sie ist bei 10–30 % der Patienten mit Divertikulose zu erwarten; schwere Formen des Blutverlustes ereignen sich bei 3–5 %. Die Divertikelblutung gilt als häufigste Ursache der schweren Blutung aus dem unteren Gastrointestinaltrakt bei älteren Patienten. Die Blutungsquelle ist meist ein gefäßarrodierendes, solitäres, nicht entzündetes Divertikel. Die Blutung kann andauernd oder intermittierend erfolgen; sie kommt in 80 % der Fälle spontan zum Stillstand, rezidiviert jedoch in 20–25 %. Therapeutisch kommen endoskopische Verfahren (subaquale Blutungslokalisation bei der Koloskopie) in Betracht, bei Versagen sollte im Rezidivfall die Operation erwogen werden.

Die akute **Divertikulitis** ist die häufigste Komplikation der Divertikulose. Etwa 10–20 % der Patienten mit Divertikeln müssen mit einer akuten Divertikulitis rechnen. Die Entzündung beginnt meist an der Divertikelspitze, hervorgerufen durch fest sitzendes fäkales Material, und breitet sich um das Divertikel herum auf die anliegende Kolonwand oder in das umgebende Gewebe (Peridivertikulitis) aus. Die Folge können Mikro- oder (seltener) Makroabszesse mit eventueller Fistelbildung sein. Wiederholte Schübe können zu narbiger Stenosierung der Kolonwand führen (Therapie s.o.). Bei der **akuten Divertikulitis** sind

Schmerzen und Fieber die wichtigsten Symptome. Der zumeist linksseitige Unterbauchschmerz strahlt in den Rücken aus. Es wird über Appetitlosigkeit, Übelkeit und Erbrechen geklagt. Dysurie und Schmerzen in der suprapubischen Region weisen auf eine Einbeziehung der Blase hin.

Komplikation	Häufigkeit (%)
Divertikelblutung	10–30
Divertikulitis	10–20
Ileus, Perforation, Fistel, Abszess	Etwa 5

Zusammenfassung

- Häufigste Ursache: Pseudodivertikel entlang vorgegebenen Gefäßlücken im Kolon
- Wichtigste Symptome: oft völlige Beschwerdefreiheit, häufig „funktionelle Beschwerden"; bei Divertikulitis meist linksseitig lokalisierter Unterbauchschmerz, akutes Abdomen
- Wichtigste diagnostische Maßnahmen: Anamnese, körperliche Untersuchung, Labor, Endoskopie, Röntgen
- Wichtigste therapeutische Maßnahmen: Ballaststoffe, Stuhlregulierung; spezielle Therapie vor allem bei Komplikationen notwendig: dann primär antibiotisch, weitere Maßnahmen (Drainage, OP) abhängig von Beherrschbarkeit der Komplikationen

Zur weiteren Information

Literatur
Chiu, E.J., Y. M. Shyr, C. H. Su, et al: Diverticular disease of the small bowel. Hepatogastroenterol 2000; 47: 181–4.
Ferzoco, L. B., V. Raptopoulos, W. Silen: Acute diverticulitis. N Engl J Med 1998; 338: 1521–6.
Jensen, D. M., A. M. Gustavo, R. Jutaba, et al: Urgent colonoscopy for diagnosis and treatment of severe diverticular hemorrhage. N Engl J Med 2000; 342: 78–82.
Le Neel, J. C., F. Denimal, E. Letessier, et al: Complicated colonic diverticulosis. Results of surgical treatment between 1981 and 1998 in 370 patients. Ann Chir 2000; 124: 334–9.
Nathens, A. B., O. D. Rotstein: Antimicrobial therapy for intraabdominal infection. Am J Surg 1996; 172: 1S–6S.
Vogt, W., J. Schölmerich: Divertikelkrankheit. Dtsch Med Wochenschr 1996; 121: 411–5.

Internet-Links
www.almeda.de
www.medizin-netz.de
www.ahc-consilium.at

Keywords
Divertikel ◆ Divertikulitis ◆ Meckel-Divertikel ◆ Divertikelblutung

IMPP-Statistik
Meckel-Divertikel ◆ Dickdarmdivertikel

14.4.9 Tumoren des Dünn- und Dickdarms

U. GRAEVEN, W. SCHMIEGEL

Lymphome des Dünn- und Dickdarms

Synonym: Intestinale Lymphome
Engl. Begriff: Intestinal Lymphoma

Epidemiologie und Ätiologie Der Gastrointestinaltrakt ist der häufigste Sitz primär extranodaler Lymphome. Lymphome des Darms sind im Vergleich zu Lymphomen des Magens wesentlich seltener. Der überwiegende Anteil der Lymphome im Darmbereich wird zu den primär gastrointestinalen, extranodalen Lymphomen gerechnet. Hiervon sind die seltener vorkommenden primär nodalen Lymphome mit sekundärer Ausweitung auf den Darm zu unterscheiden. Die Einteilung erfolgt nach der WHO-Klassifikation. 80 % der Dünndarmlymphome sind B-Zell-Lymphome. Im Duodenum und Jejunum findet sich gehäuft das IPSID-Lymphom (Immunoproliferative Small Intestinal Disease), das gehäuft im Mittelmeerraum auftritt. Es ist durch das klinische Bild einer schweren Malabsorption gekennzeichnet, synthetisiert IgA-Schwerketten und spricht in frühen Stadien gut auf eine Antibiotikatherapie an. Als Ursache für das IPSID-Lymphom werden ähnlich wie bei den MALT-Lymphomen des Magens chronische Entzündungsprozesse angenommen. Ebenfalls im distalen Dünndarm finden sich die selteneren intestinalen T-Zell-Lymphome, von denen die enteropathieassoziierten T-Zell-Lymphome (EATL) gehäuft bei der einheimischen Sprue auftreten. Das Risiko einer EATL-Entwicklung liegt bei 6 %, lässt sich aber durch konsequente glutenfreie Diät deutlich senken. Die Stadieneinteilung der Darmlymphome richtet sich nach der sog. Lugano-Klassifikation, einer Modifikation der Ann-Arbor-Klassifikation.

Symptome Leitsymptome der Darmlymphome sind abdominelle Schmerzen, Erbrechen, Durchfälle und Gewichtsverlust.

Diagnostik und Therapie Zur Diagnosestellung sind häufig eine Laparotomie und Resektion erforderlich, darüber hinaus besteht die Behandlung je nach Ausbreitungsstadium aus einer Chemotherapie und/oder Strahlentherapie.

Näheres zu den Lymphomen siehe Kapitel 10.5.1 bis 10.5.2.

Nichtendokrine Tumoren des Dünndarms

Synonym: Karzinoid
Engl. Begriff: Carcinoid

Epidemiologie Neubildungen des Dünndarms sind selten und machen 2–5 % aller Geschwülste des Gastrointestinaltrakts aus.

Erkrankungen des Gastrointestinalsystems

Die häufigsten benignen Tumoren des Dünndarms sind Adenome (25–40 %), Leiomyome (25 %) und Lipome (15 %). Wesentlich seltener sind Hämangiome, neurogene Tumoren, Fibrome und Polypen bei der juvenilen Polyposis und beim Peutz-Jeghers-Syndrom (s. Tab. 14.39). 85 % aller Adenome sind im Duodenum lokalisiert, während Leiomyome sich vermehrt im Jejunum finden und Lipome gehäuft im Ileum auftreten.

Maligne Neubildungen des Dünndarms machen ca. 1–2 % der Malignome des gesamten Gastrointestinaltraktes aus. Die Inzidenz liegt bei 1/100 000. Die häufigsten malignen Tumoren sind das Adenokarzinom, das Karzinoid (s. u.), Lymphome und Leiomyosarkome. Bei den Polyposissyndromen (s. u.) treten auch vermehrt Polypen im Dünndarm auf, die ebenso wie Dickdarmpolypen über die Adenom-Karzinom-Sequenz entarten können und daher der regelmäßigen Kontrolle und ggf. Abtragung bedürfen.

Symptome Die **Klinik** der meisten benignen und malignen Dünndarmtumoren ist unspezifisch. Eine Ausnahme bildet das Karzinoid, welches im metastasierten Stadium zu einer Flush-Symptomatik mit Rötung der Wangen führen kann. Bei den anderen Tumoren kann es zu Blutungen, abdominellen Schmerzen, Inappetenz, Gewichtsverlust und Störungen des Allgemeinbefindens sowie zu Zeichen eines Subileus oder Ileus kommen. Das vieldeutige und unspezifische klinische Bild führt häufig zu einer Verzögerung der Diagnosestellung.

Diagnostik Die Diagnostik basiert auf **endoskopischen** (Gastroduodenoskopie, Push-Enteroskopie, Kapselendoskopie) sowie **radiologischen** (Kontrastmitteldarstellung des Dünndarms nach Sellink, Angiographie der Mesenterialgefäße, Computertomographie) Untersuchungsverfahren. Hierbei ist zu beachten, dass sich 50 % der Dünndarmveränderungen innerhalb der Reichweite des Standardgastroskops befinden.

Therapie Die Therapie besteht bei Adenomen nach Möglichkeit in der endoskopisch durchgeführten kompletten Abtragung. Bei malignen Tumoren wird mit Ausnahme der malignen Lymphome in der Regel eine komplette Tumorresektion angestrebt. Je nach Histologie und Ausbreitungsstadium kann auch eine Chemotherapie erforderlich sein.

Karzinoid

Ätiologie und Pathogenese Das Karzinoid gehört zur Gruppe der gastroenteropankreatischen endokrinen (GEP) Tumoren. Diese Tumoren zeichnen sich durch die autonome Produktion gastrointestinaler Peptidhormone aus, die für die unterschiedliche Symptomatik verantwortlich sind. Daher werden diese Tumoren häufig auch nach ihrer Hormonproduktion benannt (z. B. Insulinom, Gastrinom). Der Begriff Karzinoid wird sowohl als Überbegriff für GEP-Tumoren verwandt als auch im engeren Sinne für Tu-

Tab. 14.39 Seltene erbliche Tumorsyndrome des Kolons.

Erbliche Syndrome	Histologischer Befund	Manifestationsort	Extraabdominale Befunde	Malignitätsrisiko	Erbgang
Juvenile Polyposis	Hamartom	Kolon, Dünndarm, Magen		Vermehrt – offenbar infolge gehäufter Assoziation mit karzinomatös entartenden adenomatösen Polypen	
Peutz-Jeghers-Syndrom	Hamartom	Magen, Dünndarm, Kolon	Pigmentierungen der Mundschleimhaut und perioral	Malignität wird beobachtet – vermutlich ausgehend von assoziierten Adenomen	Autosomal-dominant mit variabler inkompletter Penetranz
Familiäre Polyposis coli	Adenom	Kolon		Zwangsläufig	Autosomal-dominant
Gardner-Syndrom	Adenom	Kolon	Subkutane Fibrome, Lipome, Osteome, Desmoidtumoren, Epidermoidzysten, Fibrosarkome, Karzinome (Duodenum, Harnblase, Nebennieren, Schilddrüse)	Zwangsläufig	Autosomal-dominant
Turcot-Syndrom	Adenom	Kolon	Medulloblastom, Glioblastoma multiforme	Wahrscheinlich hoch	Autosomal-dominant, möglicherweise Teil der familiären Polyposis coli oder des Gardner-Syndroms

moren, die aus enterochromaffinen Zellen hervorgehen und über die Sekretion von Serotonin zu dem charakteristischen klinischen Bild des Karzinoidsyndroms führen. Entsprechend ihrem Ursprungsort werden Karzinoide auch in Vorderdarm- (Respirationstrakt, Magen, Duodenum, Jejunum), Mitteldarm- (Ileum, Appendix, Colon ascendens) und Hinterdarmtumoren (Colon descendens, Rektum) eingeteilt. 85 % der Karzinoidtumoren entwickeln sich im Gastrointestinaltrakt, die häufigste Lokalisation ist im Appendix, gefolgt von Ileum und Rektum. 90 % der Tumoren gehen von der Appendix, ca. 8 % vom Dünndarm aus. Andere Lokalisationen sind Magen, Kolon, Pankreas, Bronchialsystem und Ovar.

Das **Karzinoidsyndrom** entsteht bei ausgeprägter Metastasierung oder/und wenn das Tumorgewebe vasoaktive Substanzen wie Serotonin, Bradykinin und Tachykinine produziert. Es tritt überwiegend bei Karzinoiden mit Ursprung im Ileum auf.

Symptome Die Symptome des Karzinoidsyndroms sind paroxysmaler Flush (94 %), Diarrhö (78 %), Leibschmerzen (50 %), Endokardfibrose (40 %) Teleangiektasien (25 %), Dyspnoe (18 %), gastrointestinale Blutung, Zeichen von Rechtsherzinsuffizienz und eine pellagraähnliche Dermatose.

Diagnostik Die Diagnose wird durch den Nachweis erhöhter Urinausscheidung des Serotoninmetaboliten 5-Hydroxyindolessigsäure gestellt. Die Lokalisation der oft weniger als 1 cm großen Tumoren ist auch unter Einsatz von CT und MRT häufig schwierig.

Die Szintigraphie mit ^{111}In-Octreotid zum Nachweis des Somatostatinrezeptors und die ^{131}Jod-Meta-Jodobenzyl-Guanidin-(MIBG-)Szintigraphie sind zusätzliche Untersuchungsmöglichkeiten.

Therapie Therapeutisch sollte eine komplette chirurgische Resektion angestrebt werden. Das Vorliegen eines Karzinoidsyndroms weist in der Regel auf eine fortgeschrittene Erkrankung mit ausgedehnter Lebermetastasierung hin. Inoperable Leberfiliae können chemoembolisiert werden. Als medikamentöse Therapie stehen α-Interferon und Octreotid sowie Yttrium, konjugiertes Octreotid zur Verfügung; hiermit lässt sich eine Tumorregression nur in wenigen Fällen erzielen, bei 75 % der Patienten kommt es aber zu einem deutlichen symptomatischen Ansprechen. Primärtumor und Metastasen sollten möglichst immer chirurgisch entfernt werden. Im Einzelfall kann auch eine Chemotherapie mit 5-FU und Streptozotocin ± Adriamycin oder eine Monotherapie mit Dacarbazin (DTIC) sinnvoll sein.

Gutartige Tumoren des Kolons

Synonym: Dickdarmpolypen, Adenome
Engl. Begriff: Colon Polyps

Definition 90 % der gutartigen Kolontumoren sind Polypen (s. Abb. 14.90b). Dabei handelt es sich um breitbasige oder gestielte Schleimhauterhabenheiten. Histologisch werden neoplastische (adenomatöse) von nichtneoplastischen (hyperplastische sowie hamartöse) Polypen unterschieden. Die neoplastischen Kolonpolypen (Adenome) sind Vorläuferläsionen des kolorektalen Karzinoms. Hamartöse Polypen haben ein geringes Entartungsrisiko, während hyperplastische Polypen keine Entartungstendenz zeigen.

Findet sich eine Vielzahl von Polypen, so liegt eine Polyposis coli vor. Die Polyposissyndrome sind autosomal vererbte Erkrankungen, zu denen die familiäre adenomatöse Polyposis (FAP) mit ihren Varianten, dem Gardner- und Turcot-Syndrom, die attenuierte FAP sowie die hamartösen Polypensyndrome, juvenile Polyposis, Peutz-Jeghers- und Cowden-Syndrom, gehören. **Pseudopolypen** finden sich typischerweise bei chronisch-entzündlichen Darmerkrankungen und sind aus entzündlichem Granulationsgewebe aufgebaut.

Epidemiologie Das Vorkommen der Polypen zeigt geographische Unterschiede: In Europa, den USA, Kanada und Australien ist die Prävalenz hoch, in Asien und Afrika niedrig. Mit zunehmendem Alter steigt sie ebenfalls an. Gleiches gilt für die Prävalenz kolorektaler Adenome; so finden sich bei etwa 33 % der 50-Jährigen und bei 50 % der 70-Jährigen sporadische Adenome. Eine positive Familienanamnese für kolorektale Karzinome oder Adenome ist mit einer erhöhten Prävalenz verbunden. Neben dieser genetischen Prädisposition werden Umweltfaktoren wie ballaststoffarme, fettreiche Ernährung, Konsum roten Muskelfleisches sowie Nikotin- und Alkoholabusus für das Auftreten kolorektaler Adenomen verantwortlich gemacht. Das Geschlecht scheint eine untergeordnete Rolle zu spielen.

Ätiologie und Pathogenese Histologisch werden kolorektale Adenome in tubuläre, villöse und tubulovillöse Adenome unterteilt (s. Tab. 14.40).

Kolorektale Adenome sind prämaligne Läsionen, die sich über die Adenom-Karzinom-Sequenz zu einem Karzinom entwickeln können. Diese Sequenz ist molekularbiologisch durch eine Akkumulation von Alterationen in verschiedenen Tumorsuppressor- und Onkogenen charakterisiert. Die Entwicklung eines kolorektalen Karzinoms aus einem kolorektalen Adenom benötigt zwischen fünf und

Tab. 14.40 Histologische Einteilung der Adenome.

Adenomart	Häufigkeit (%)	Größe (cm)	Histologie
Tubulär	50	Selten > 2	Mukosaähnliches Kryptenmuster
Villös	15	Häufig > 2	Fingerförmig aufgezweigtes Stroma mit Schleim bildendem Epithel
Tubulovillös	35		Tubulärer und villöser Aufbau

zehn Jahren. Adenome > 1 cm, villöse Adenome und Adenome mit höhergradigen Epitheldysplasien haben ein erhöhtes Entartungsrisiko.

> **Sonderform: Familiäre adenomatöse Polyposis (FAP)**
>
> Die FAP ist eine autosomal-dominant vererbte Erkrankung, die mit einer Prävalenz von 1/10 000 auftritt. Patienten mit einer FAP tragen eine Keimbahnmutation des auf Chromosom 5q liegenden APC-Gens. Diese Inaktivierung des APC-Gens führt zu einer beschleunigten Abfolge der Adenom-Karzinom Sequenz. Die FAP ist eine obligate Präkanzerose und findet sich bei etwa 1 % der kolorektalen Karzinome. Das Gardner- und Turcot-Syndrom sowie die attenuierte FAP (AAPC) sind keine eigenständigen Entitäten, sondern phänotypische Varianten der FAP.
>
> Hamartöse Polypen bestehen aus baumartigen Verästelungen der Muscularis mucosae, die von einem glandulären Epithel bedeckt werden. Obwohl hamartöse Polypen zu den nichtneoplastischen Neubildungen gezählt werden, weisen sie ein erhöhtes Karzinomrisiko auf. Hierbei scheinen die Karzinome aus Foci adenomatösen Gewebes innerhalb der Hamartome hervorzugehen. Beim Peutz-Jeghers-Syndrom liegt eine Mutation einer Serin-Threonin-Kinase (STK11) vor. Weniger gut charakterisiert ist das Krankheitsbild der juvenilen Polyposis. Dieses Syndrom tritt in 20–50 % der Fälle familiär auf und ist mit einem Verlust des Tumorsuppressorgens SMAD4 (DPC4) assoziiert. Bei Patienten mit Cowden-Syndrom wird eine Keimbahnmutation einer regulatorischen Phosphatase (PTEN) auf Chromosom 10 angenommen.

Symptome Kolonpolypen verursachen meist keinerlei Beschwerden. Selten führen Bauchschmerzen oder Stuhlunregelmäßigkeiten zur Diagnose. Villöse Polypen können zu sekretorischer Diarrhö und Kaliumverlusten führen. Nur 5 % aller Kolonadenome verursachen okkulte Blutbeimengungen im Stuhl.

Diagnostik Der Nachweis von Polypen erfolgt am besten endoskopisch, wobei die komplette Koloskopie die höchste Sensitivität beitzt. Darüber hinaus bietet die endoskopische Untersuchung als einzige Methode auch die Möglichkeit zur diagnostischen Biopsie oder Abtragung der Polypen. Die Röntgen-Doppelkontrastuntersuchung sollte nur dann eingesetzt werden, wenn eine komplette Koloskopie nicht durchgeführt werden kann. Die sog. virtuelle Koloskopie mittels CT-Untersuchung hat ebenfalls eine hohe Sensitivität, kann aber als indirekte Untersuchungsmethode nicht zur histologischen Abklärung der Befunde beitragen. Die Sensitivität für die Erkennung von Polypen mittels der Testung auf okkultes Blut im Stuhl ist insgesamt gering, erreicht aber bei Polypen > 1 cm bis zu 50 %. Bei Verdacht auf das Vorliegen einer familiären Polyposis besteht nach vorausgegangener humangenetischer Beratung die Möglichkeit zur molekularbiologischen Diagnostik.

Therapie Werden bei der Endoskopie Polypen festgestellt, sollten Polypen > 5 mm durch Polypektomie mittels elektrischer Schlinge abgetragen werden. Polypen von 5 mm Größe sollten mit der Zange komplett entfernt werden. Durch die Polypektomie von Adenomen lässt sich die Inzidenz kolorektaler Karzinome um bis zu 90 % reduzieren. Bei ungefähr 5 % der Adenome finden sich karzinomatöse Anteile mit Durchbruch der Muscularis mucosae in die Submukosa (= pT1). Zur Risikostratifizierung sollte für diese Karzinome eine Einteilung in „Low Risk"- (G1, G2 und keine Lymphgefäßeinbrüche) oder „High Risk"-Läsionen (G3, G4 oder Lymphgefäßinvasion) erfolgen. Da „High Risk"-Adenome mit Karzinomanteilen gehäuft mit Lymphknotenmetastasierungen einhergehen, ist in diesen Fällen eine chirurgische Resektion entsprechend onkologischen Standards erforderlich. Für „Low Risk"-Läsionen ist bei sicherer Abtragung im Gesunden keine zusätzliche chirurgische Intervention erforderlich. Patienten mit klassischer FAP sollten prophylaktisch proktokolektomiert werden. Dieser Eingriff soll vor dem 20. Lebensjahr und wenn möglich nach Abschluss der Pubertät erfolgen. Die Therapie der attenuierten FAP richtet sich nach der Lokalisation und Anzahl der Polypen, ggf. muss auch hier eine Proktokolektomie vorgenommen werden.

Prognose Die Prognose der nichterblichen Polypen ist bei rechtzeitiger Entfernung gut. Nach kompletter Abtragung kolorektaler Adenome ist das Karzinomrisiko in den folgenden drei Jahren äußerst gering. Das Risiko, in der Folgezeit neue Adenome zu entwickeln, liegt bei 40 %, so dass eine Kontrollkoloskopie nach drei Jahren empfohlen wird. Bei unauffälliger Kontrolluntersuchung erfolgen die weiteren Kontrollen alle fünf Jahre.

Ohne prophylaktische Kolektomie beträgt das Risiko, ein Kolonkarzinom zu entwickeln 100 % für FAP-Patienten. Nach prophylaktischer Kolektomie sind Dünndarmkarzinome mit 10 % und progressiv wachsende Desmoidtumoren wesentliche Todesursachen für FAP-Patienten. Patienten mit Peutz-Jeghers-Syndrom haben neben dem Risiko der intestinalen Karzinomentwicklung auch ein erhöhtes Risiko für das Auftreten von Mamma-, Cervixuteri-, und Pankreastumoren.

Zusammenfassung

- Häufigste Ursache: genetische Prädisposition und/oder Umweltfaktoren, Ernährungsgewohnheiten
- Wichtigstes Symptom: unspezifisch, Blut im Stuhl
- Wichtigste diagnostische Maßnahme: Koloskopie
- Wichtigste therapeutische Maßnahme: Polypenabtragung entweder bioptisch oder mit der elektrischen Schlinge

Kolonkarzinom

Synonym: Dickdarmkrebs
Engl. Begriff: Colon Cancer

Definition Über 90 % der malignen Tumoren des Dickdarms sind epithelialen Ursprungs, wobei es sich fast ausschließlich um Adenokarzinome handelt. Die restlichen malignen Tumoren des Dickdarms entfallen auf Karzinoidtumoren und nichtepitheliale Tumoren wie Lymphome und Leiomyosarkome. Obligate Vorstufen der Adenokarzinome sind, sowohl bei den sporadischen wie auch bei den hereditären Karzinomen, Adenome in Dickdarmpolypen.

Epidemiologie Das kolorektale Karzinom (KRK) ist der häufigste Tumor des Gastrointestinaltraktes und mit einer Inzidenz von ca. 50/100 000 einer der häufigsten Tumoren in der westlichen Welt. In Deutschland erkranken jährlich ungefähr 50 000 Menschen an einem kolorektalen Karzinom. Bei Männern ist es das zweithäufigste und bei Frauen das dritthäufigste Karzinom überhaupt. Das Lebenszeitrisiko der Allgemeinbevölkerung, an einem kolorektalen Karzinom zu erkranken, liegt bei 7 %. Der Altersgipfel der Erkrankung liegt jenseits des 50. Lebensjahres. Ein erhöhtes Risiko weisen Patienten mit einer hereditären Veranlagung zur Entstehung kolorektaler Karzinome auf, insbesondere beim familiären adenomatösen Polyposissyndrom (FAP) oder dem hereditären nichtpolypösen kolorektalen Karzinomsyndrom (HNPCC) (s. Tab. 14.41).

Ebenfalls ein erhöhtes Risiko liegt bei der langjährigen Colitis ulcerosa vor. Für das sog sporadische kolorektale Karzinom gelten eine ballaststoffarme Ernährung sowie ein hoher Fettkonsum und in geringerem Maße auch der Nikotin und Alkoholkabusus als exogene Risikofaktoren.

Ätiologie und Pathogenese Die Entwicklung eines Kolonkarzinoms aus einem Adenom wird als Adenom-Karzinom-Sequenz bezeichnet. Die molekularbiologische Analyse dieses Tumorprogressionsmodells hat wesentlich zum Verständnis der sporadischen und hereditären Kolonkarzinome beigetragen. Die erste Phase in der Entstehung von Neoplasien des Dickdarms ist durch die Inaktivierung des Tumorsuppressor-APC-Gens (Adenoma Polyposis Coli) gekennzeichnet. Die APC-Mutation führt bei Verlust beider Allele zu einem veränderten Expressionsprofil anderer Gene bzw. Proteine wie z.B. des Cadherin-Catenin-Komplexes. Morphologisch ist dieses Stadium durch aberrante und dysplastische Krypten gekennzeichnet und findet sich bereits in frühen Adenomen. In der zweiten Phase, dem intermediären Stadium, kommt es zu aktivierenden Mutationen von K-ras, einem Onkogen, und zu Veränderungen auf dem langen Arm von Chromosom 18. Hierbei sind insbesondere die Gene SMAD4, SMAD2 und DCC betroffen. Histomorphologisch zeigen sich auf dieser Stufe Adenome mit niedrig- bis mittelgradigen Dysplasien. Die dritte Phase, der Übergang zu hochgradig dysplastischen Adenomen bzw. Karzinomen, wird durch Mutationen im Gen des Tumorsuppressors p53 auf Chromosom 17p eingeleitet. Diese Veränderungen werden bei sporadischen wie auch bei hereditären Kolonkarzinomen gefunden. Allerdings wird bei der FAP dieser Prozess dadurch beschleunigt, dass durch eine Keimbahnmutation bereits ein Allel des APC-Gen mutiert ist und nur noch ein Allel durch exogene Einflüsse mutiert werden muss. Dies hat zur Folge, dass die Tumorinitiierung häufiger und beschleunigt abläuft. Bei der HNPCC liegt keine Keimbahnmutation eines Tumorsuppressorgens vor, sondern es bestehen Defekte in sog. Reperaturgenen, den „Mismatch Repair"-Genen. Diese Gene haben die Funktion, DNA-Replikationsfehler zu korrigieren. Durch diese genetische Instabilität können die obigen für die Karzinomentstehung erforderlichen genetischen Veränderungen schneller akkumulieren.

Kolonkarzinome zeigen ein ungleiches Verteilungsmuster auf die unterschiedlichen Darmabschnitte. Im Zäkum und Colon ascendens finden sich ungefähr 35 %, im Colon transversum 15 %, im Colon descendens 10 % und im Sigma 40 % der Kolontumoren. In den letzten Jahren ist eine Zunahme der rechtsseitigen Kolonkarzinom zu verzeichnen. Daneben können auch synchron mehrere Karzinome auftreten. Dies ist mit ein Grund, weshalb bei Nachweis z.B. eines Sigmakarzinoms der gesamte Restdarm bis zum Zäkum untersucht werden muss.

Tumorausbreitung Die Tumorausbreitung erfolgt in der Regel lokal per continuitatem durch die Darmwand in das

Tab. 14.41 Risikofaktoren für die Entstehung eines KRK.

Syndrom	% der KRK	KRK-Risiko	Mutationsnachweis (%)	Gen	Chromosom	Extrakolische Manifestation
FAP	1	Bis 100	70–80	APC	5q21	Augenhintergrundveränderungen (CHRPE), Dünndarm-, Magenadenome
HNPCC	5–7	80		MLH1 MSH2 MSH6 PMS2 PMS1	3p21 2p16 2p16 2q32 7q22	Endometrium-, Ovarial-, Magen-, Choledochus-, Dünndarm-, Transitionalzellkarzinome
Juvenile Polyposis coli	0,1	20–60	30	SMAD4 PTEN	18q21.2 10q23	
Peutz-Jeghers-Syndrome	0,1	40	> 90	STK11	19p13.3	Melanotische Pigmentflecken der Lippen und Wangenschleimhaut, Keimstrangtumoren

Erkrankungen des Gastrointestinalsystems

Tab. 14.42 Dukes-Klassifikation.

A	Begrenzung des Tumors auf die Mukosa
B1	Penetration der Muscularis propria
B2	Penetration der Darmwand, ohne Lymphknotenbefall
C	Wandbefall mit regionärem Lymphknotenbefall

parakolische Fettgewebe oder Nachbarorgane. Die Metastasierung läuft über die regionalen Lymphabflusswege, die der arteriellen Versorgung entsprechen, und führt zu einem Befall der regionären Lymphknoten. Eine hämatogene Ausbreitung erfolgt überwiegend über den venösen Abfluss in das Pfortadersystem und führt primär zu einer Metastasierung in die Leber. Bei metastasierten Kolonkarzinomen finden sich bei 70–80 % Lebermetastasen, gefolgt von Lungenmetastasen (bis 35 %) und Skelettmetastasen sowie Peritonealmetastasen. Abweichend hiervon kann es beim Vorliegen eines Rektumkarzinoms im unteren Rektum über die mittleren Hämorrhoidalvenen sowie die V. cava inferior zu einer primären Metastasierung in die Lunge kommen. Das obere Rektumdrittel wird wieder in das Pfortadersystem drainiert, so dass es zur hämatogenen Streuung in die Leber kommt. Daneben finden sich beim Rektumkarzinom gehäuft mikroskopische Tumorabsiedlungen im perirektalen Fettkörpers des Mesorektums.

Klassifikation Die bereits 1929 von Dukes beschriebene und von Astler und Coller (1954) modifizierte sog. Dukes-Klassifikation (A-C) sollte heute keine Anwendung mehr finden, wird aber z.T noch in den USA eingesetzt (s. Tab. 14.42).

Die heute gebräuchliche Einteilung des Ausbreitungsgrades der kolorektalen Karzinome erfolgt nach der 1987 von der UICC (International Union against Cancer) erarbeiteten und 1997 überarbeiteten **TNM-Klassifikation** und Stadieneinteilung (s. Tab. 14.43). Diese Einteilung stützt sich sowohl auf klinisch-diagnostische als auch histopathologische Kriterien, wobei, bei Vorliegen letzterer

Tab. 14.43 TNM-Klassifikation der Kolonkarzinome.

T	**Primärtumor**
T1	Tumor beschränkt auf Submukosa
T2	Tumor reicht bis zur Muscularis propria
T3	Tumor erreicht Subserosa, aber nicht perikolisches/ perirektales Gewebe
T4	Tumor erreicht viszerales Peritoneum bzw. andere Organe
N	**Lymphknotenmetastasen**
pN0	keine regionären Lymphknotenmetastasen
pN1	Metastasen in 1–3 regionären Lymphknoten
pN2	Metastasen in 4 oder mehr regionären Lymphknoten
M	**Fernmetastasen**
M0	Keine Fernmetastasen
M1	Fernmetastasen vorhanden

die TNM-Formel durch ein „p" (pathohistologisch) ergänzt wird (pTNM).

Symptome Die Symptome des kolorektalen Karzinom sind häufig unspezifisch. Befindlichkeitsstörungen treten meist spät in Erscheinung, da der Tumor langsam wächst und für Jahre klinisch stumm bleiben kann. Warnzeichen können Stuhlunregelmäßigkeiten (Änderungen der Stuhlbeschaffenheit, Wechsel von Obstipation und Durchfall), Müdigkeit, Schwäche und Atemnot als Ausdruck einer Anämie sowie eine Verschlechterung des Allgemeinzustandes und eine ungeklärte Gewichtsabnahme sein. Ein stenosierendes Tumorwachstum kann zu Schmerzen von oft kolikartigem Charakter bis hin zum Vollbild des akuten Abdomens bei mechanischem Ileus führen.

Befunde Im asymptomatischen Stadium kann als früher Befund der okkulte Blutnachweis positiv sein. Dieser Befund wird umso häufiger erhoben, je größer und ulzerierter der Tumor ist. Bei fortgeschrittenen distalen, insbesondere Rektumkarzinomen können auch makroskopisch sichtbare Blutauflagerungen und -abgänge auftreten. Die Palpation der Bauchdecken kann gelegentlich, vorzugsweise bei hohem Sitz und fortgeschrittenem Stadium, den Tumor als Masse nachweisen lassen. Bei rektaler Lokalisation lässt sich der Prozess bei nicht zu hohem Sitz digital tasten. Auskultatorisch finden sich bei stenosierendem Wachstum hoch gestellte Darmgeräusche.

Diagnostik Bei jeder unklaren Symptomatik mit Tumorverdacht sollte eine komplette Koloskopie angestrebt werden. Nur sie erlaubt den direkten Nachweis von Läsionen (s. Abb. 14.90a) mit der Möglichkeit der Biopsiegewinnung und ggf. Abtragung von Polypen (s. Abb. 14.90b). Aufgrund der Zunahme der rechtsseitigen Kolonkarzinome sollte immer eine komplette Koloskopie durchgeführt werden. Ist dies aus technischen Gründen nicht möglich (z.B. bei nicht passierbarer Stenose), ist die Röntgenuntersuchung im Doppelkontrastverfahren (Abb. 14.91), ggf. zukünftig auch die „virtuelle Kolondarstellung" mittels CT oder MRT notwendig.

Zur weiteren Diagnostik im Rahmen des Tumorstagings gehören der Röntgen-Thorax in zwei Ebenen sowie die Sonographie des Abdomens. Bei unklaren Befunden können zusätzlich Thorax- und Abdomen-CT indiziert sein. Bei Verdacht auf Infiltration von Nachbarorganen kann ein urologische oder gynäkologische Untersuchung erforderlich werden. Der Tumormarker CEA sollte initial einmalig bestimmt werden und dient dann als Referenzwert für Nachsorgeuntersuchungen.

Screening An Screeningmaßnahmen für die asymptomatische Bevölkerung stehen der fäkale okkulte Bluttest (FOBT), die Sigmoidoskopie und die Koloskopie zur Verfügung.

Für den FOBT-Einsatz konnte in mehreren randomisierten Studien eine Senkung der tumorbedingten Mortalität um durchschnittlich 23 % nachgewiesen werden. Daher wird die jährliche Durchführung eines Tests auf okkultes fäkales Blut – bestehend aus drei Testbriefchen für drei

14.4 Krankheiten des Dünn- und Dickdarms

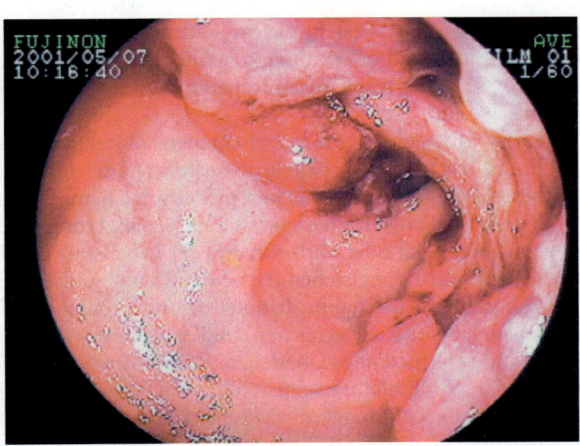
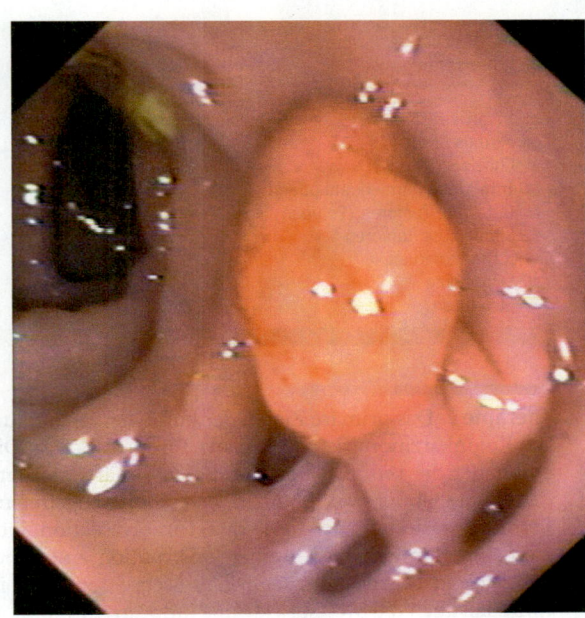

Abb. 14.90
a) Exulzeriertes Kolonkarzinom im endoskopischen Bild.
b) Gestielter Kolonpolyp im endoskopischen Bild. Er kann mit der elektrischen Schlinge abgetragen werden.

konsekutive Stühle – ab dem 45. Lebensjahr bei allen asymptomatischen Personen empfohlen. Ein positives Testergebnis erfordert die endoskopische Untersuchung des gesamten Dickdarms. Aufgrund einer höheren Rate falsch positiver Tests sollte keine Rehydrierung der Testbriefchen vorgenommen werden.

Die Effizienz der Sigmoidoskopie als Screeningmethode für das kolorektale Karzinom konnte durch mehrere Fall-Kontroll-Studien belegt werden. Die Senkung der Mortalität durch Tumoren im Rektosigmoid liegt bei 60–80 %.

Die komplette Koloskopie ist eine sinnvolle Alternative als alleinige Screeninguntersuchung. Die Koloskopie besitzt die höchste Sensitivität für die Detektion von Adenomen und Karzinomen des gesamten Kolons.

Die Altersverteilung der Erkrankung und der Übergang vom Adenom zum Karzinom lassen vermuten, dass das 55. Lebensjahr einen sinnvollen Beginn für das Screening mittels Koloskopie darstellt. Schätzungen, die auf Untersuchungen zur Proktosigmoidoskopie beruhen, lassen vermuten, dass bei unauffälligem Untersuchungsbefund erst nach Ablauf von zehn Jahren eine erneute Kontrolle erforderlich ist.

Verwandte ersten Grades eines Patienten mit einem kolorektalen Karzinom weisen im Vergleich zur asymptomatischen Bevölkerung ohne positive Familienanamnese ein nahezu verdoppeltes Karzinomrisiko auf. Eine weitere drei- bis vierfache Risikosteigerung besteht, wenn der Indexpatient (der Familienangehörige, der an einem kolorektalen Karzinom erkrankte) das Karzinom vor dem 60. Lebensjahr entwickelt hat und/oder mehr als ein Verwandter ein kolorektales Karzinom hatte.

Auch Verwandte ersten Grades von Patienten mit Nachweis eines kolorektalen Adenoms vor dem 60. Lebensjahr haben ein erhöhtes Kolonkarzinomrisiko. Wurde das Adenom vor dem 60. Lebensjahr diagnostiziert, ist das Risiko 2,6fach, bei Diagnose vor dem 50. Lebensjahr 4,4fach erhöht. Verwandte ersten Grades von Patienten mit Nachweis eines Adenoms nach dem 60. Lebensjahr besitzen kein statistisch erhöhtes Risiko.

Verwandte ersten Grades von Patienten mit kolorektalem Karzinom oder kolorektalen Adenomen sollten erstmals spätestens zehn Jahre vor dem Erkrankungsalter des betroffenen Familienmitglieds koloskopiert werden.

Differentialdiagnose Die Differentialdiagnose ist bei fehlender Spezifität der Symptome sehr breit und beinhaltet insbesondere entzündliche Darmerkrankungen, obstruktive Läsionen und andere tumoröse Läsionen.

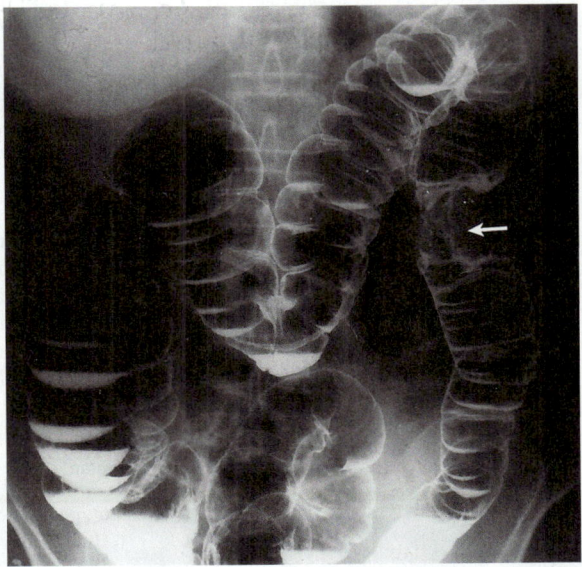

Abb. 14.91 Ausgedehntes, stenosierendes Karzinom im Colon ascendens (→), Röntgenkontrastdarstellung.

Erkrankungen des Gastrointestinalsystems

Differentialdiagnose	Ausschlussmaßnahmen
■ Divertikulitis	■ Koloskopie
■ Morbus Crohn	■ Biopsie
■ Colitis ulcerosa	■ Mikrobiologie
■ Infektiöse Darmerkrankungen	
■ Gutartige Tumoren (Polypen)	
■ Submuköse Tumoren	
■ Stromatumoren	
■ Lymphome	
■ Strikturen	

Therapie Das primäre Ziel in der kurativen Behandlung des Kolonkarzinoms ist die radikale Tumorresektion. Dies beinhaltet die En-bloc-Entnahme des Primärtumors mit den Lymphabflusswegen. Auch bei schon eingetretener Fernmetastasierung ist die lokale Tumorresektion indiziert, um Komplikationen einer Obstruktion zu vermeiden. Bei Vorliegen von synchronen Metastasen kann im Einzelfall auch die Metastasektomie indiziert sein.

Trotz kurativ intendierter Operation erleiden bis zu 50 % der Patienten im Stadium III nach UICC ein Rezidiv der Erkrankung (Lokalrezidiv oder Fermetastasierung). Das Risiko der Metastasierung wird maßgeblich vom Tumorstadium zum Zeitpunkt der Primäroperation bestimmt. Adjuvante Therapieverfahren sollen hier das Risiko sowohl der Lokal- als auch der Fernrezidive senken. Voraussetzungen für eine adjuvante Therapie sind die R0-Resektion und die exakte Bestimmung des Tumorstadiums, insbesondere ob ein Befall der Lymphknoten vorliegt.

Für das Kolonkarzinom im Stadium III (jedes pTpN1–2M0) gilt eine adjuvante Chemotherapie mit 5-Fluorouracil und Folinsäure über ein halbes Jahr als Standard und kann das 5-Jahres-Überleben um bis zu 15 % verbessern.

Im Stadium II ist der zusätzliche Nutzen einer adjuvanten Chemotherapie nicht sicher belegt, und sie sollte daher außerhalb klinischer Studien nicht erfolgen.

Bei Vorliegen eines Rektumkarzinoms besteht im Vergleich zu Kolonkarzinomen insgesamt ein höheres Risiko für Lokalrezidive. Eine deutliche Verbesserung der Ergebnisse kann durch eine Optimierung des chirurgischen Vorgehens mit konsequenter totaler Mesorektumentfernung (TME) erzielt werden. Darüber hinaus besteht beim Rektumkarzinom die Indikation für eine adjuvante kombinierte Radiochemotherapie im Stadium II und III. Durch die Kombination von Chemotherapie und lokaler Strahlentherapie kann die Rate der Lokal- und Fernrezidive gesenkt werden. Wenn die präoperative Diagnostik eines T4-Rektumkarzinoms eine R0-Resektion nicht erreichbar erscheinen lässt, besteht die Indikation zu einer sog. neoadjuvanten Radiochemotherapie, die den Tumor präoperativ verkleinern soll und somit eine R0-Resektion ermöglichen kann.

Bei Vorliegen eines fortgeschrittenen kolorektalen Karzinoms, d.h. entweder primär metastasiert oder rezidiviert, besteht die Indikation zu einer palliativen Chemotherapie. Ziel der palliativen Therapie ist eine Verlängerung des Lebens bei Erhalt oder Verbesserung der Lebensqualität. Mit den zur Verfügung stehenden Chemotherapeutika (5-FU/Folinsäure, Capecitabin, Irinotecan und Oxaliplatin) lassen sich beide Ziele erreichen, und es kann trotz Metastasierung ein medianes Überleben von 20 Monaten erreicht werden. Vor Einleitung einer palliativen Chemotherapie ist zu überprüfen, ob ggf. die Möglichkeit zur Metastasektomie besteht, da die R0-Resektion von Metastasen die Prognose der Patienten wesentlich verbessern kann.

Verlauf und Prognose Die Prognose der kolorektalen Karzinome zeigt eine strenge Korrelation mit dem Ausbreitungsstadium bei Diagnosestellung.

Weitere Prognosekriterien sind das histologische Tumorgrading, der Grad der Tumorinvasion in venöse und lymphatische Gefäße sowie der Residualtumorstatus nach Resektion (R0: Resektionsränder mikroskopisch tumorfrei, R1: Resektionsränder mikroskopischer Tumornachweis, R2: makroskopisch residueller Tumor). 70–80 % der Patienten können primär kurativ operiert werden, 50 % der Patienten erleiden im weiteren Verlauf ein Rezidiv der Erkrankung. Hierbei treten 70–80 % der Rezidive in den ersten beiden Jahren nach Operation auf (s. Tab. 14.44).

Eine Verbesserung der Heilungschancen des kolorektalen Karzinoms kann derzeit neben einer konsequenten Indikationsstellung zur adjuvanten Therapie vor allem durch eine Verbesserung der Früherkennung und Vorsorge erreicht werden. Da über 90 % der Karzinome aus neoplastischen Polypen (Adenomen) entstehen und dieser Prozess bei Personen mit einem Durchschnittsrisiko ca. zehn Jahre benötigt, könnten bei konsequenter Polypendiagnostik und -abtragung bis zu 90 % der kolorektalen Karzinome verhindert werden. Von Bedeutung ist neben dem Screening der Allgemeinbevölkerung die Identifikation von Risikogruppen mit erhöhtem Karzinomrisiko.

Darüber hinaus konnte in mehreren Studien belegt werden, dass die Erfahrung des Chirurgen ebenfalls ein entscheidender prognostischer Faktor ist.

Komplikationen Direkte Komplikationen des Kolonkarzinoms sind vor allem der mechanische Ileus infolge Verlegung des Lumens oder Stenosierung durch den Tumor und der chronische Blutverlust mit Anämie sowie sehr viel seltener die akute untere gastrointestinale Blutung.

Zusammenfassung

- Häufigste Ursache: genetische Disposition
- Wichtigstes Symptom: keine spezifischen Frühsymptome, Stuhlunregelmäßigkeiten, Anämie
- Wichtigste diagnostische Maßnahme: Koloskopie
- Wichtigste therapeutische Maßnahme: Operation, Chemotherapie

Tab. 14.44 5-Jahres-Überlebensrate bei Kolonkarzinom.

UICC-Stadien	I	II	III	IV
5-Jahres-Überlebensrate (%)	85–95	65–80	45–55	5–10

Zur weiteren Information

Literatur

Piedbois, P., M. Buyse: Recent meta-anaylses in colorectal cancer. Curr Opin Oncol 2000; 12: 362.

Skibber, J. M., B. D. Minsky, P. M. Hoff: Cancer of the Colon. In: DeVita, V. T., S. Hellmann, S. A. Rosenberg (ed.): Cancer Principle and Practice of Oncology. Lippincott Williams & Wilkins, Philadelphia – Baltimore – New York – London 2001: pp. 1216–70.

Schölmerich, J, W. Schmiegel (Hrsg.): Leitfaden kolorektales Karzinom. UNI-MED, Bremen – London – Boston 2001.

Internet-Links

www.Krebsgesellschaft.de/ISTO/Standards/Kolon.PDF
www.ruhr-uni-bochum.de/meduni-kkh/koloinfo.htm
www.asco.org

Keywords

Colorectal Cancer ◆ Polypes ◆ Polyposis

IMPP-Statistik

Karzinoid ◆ Gutartige Tumoren ◆ Nicht-endokrine Tumoren ◆ Kolonkarzinom

14.4.10 Anorektale Erkrankungen

G. POMMER

Engl. Begriff: Anorectal Disease

Anatomische Grundlagen

Das Anorektum ist eine Funktionseinheit, bestehend aus Perianalregion, Anus, Analkanal, anorektale Übergangszone und Rektum (s. Abb. 14.92). Seine Funktion ist die Kontinenzerhaltung mit der Möglichkeit der willkürlich gesteuerten Entleerung des Darminhalts.

Einige anatomische Besonderheiten sind hervorzuheben, da sie die Kontinenz des Systems gewährleisten:

- **das horizontale Tragesystem,** bestehend aus der inneren Beckenfaszie, dem Levator ani, der äußeren Beckenfaszie und der Fascia transversalis pelvis
- **der muskuläre Verschlussapparat** mit innerem und äußerem Sphinkter sowie puborektaler Schlinge (s. Abb. 14.93)
- **der sensible Verschlussapparat** in der anorektalen Übergangszone Linea dentata mit Krypten, die den Eingang zu den Proktodealdrüsen darstellen (Beteiligung an der Entstehung von Abszessen und Fisteln s. Abb. 14.94).
- **das Schwellkörpersystem,** Corpus cavernosum recti, oberhalb der anorektalen Übergangszone mit einem arteriovenösen System aus A. rectalis superior und V. rectalis superior

Der **M. sphincter ani internus** übernimmt mit seinen unwillkürlichen Dauerkontraktionen 85 %, der **M. sphincter ani externus** ca. 10–15 % der Halteleistung. Die **Puborektalschlinge** übt bei willkürlicher Betätigung zusätzlichen schlingenförmigen Zug auf das Rektum durch den M. levator ani mit Abflachung des anorektalen Winkels aus.

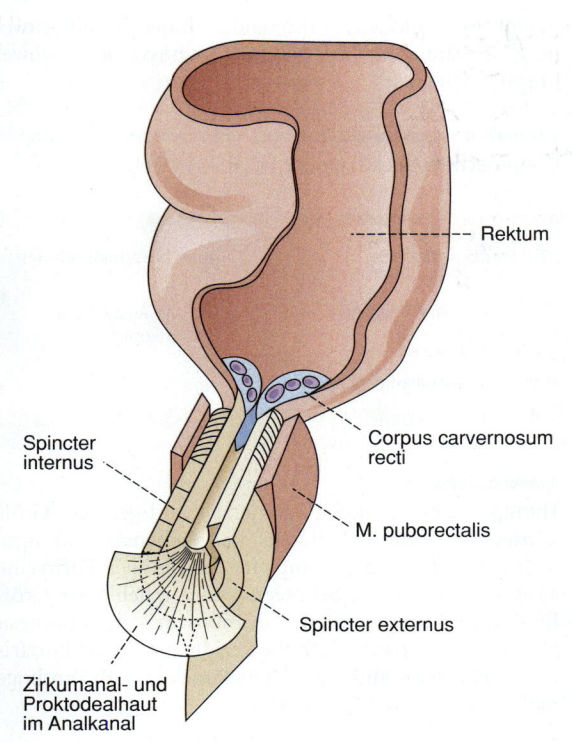

Abb. 14.92 Das Kontinenzorgan.

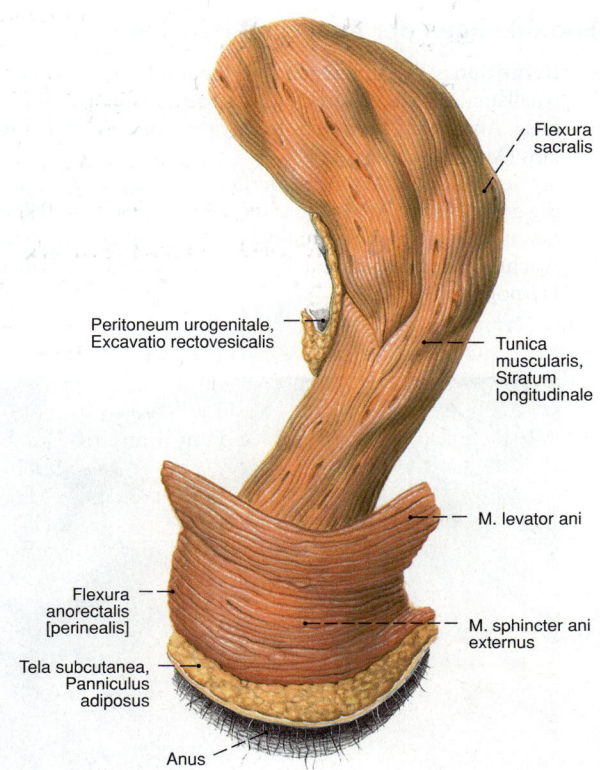

Abb. 14.93 Der muskuläre Apparat des Anorektums (aus Sobotta: Atlas der Anatomie, 21. A., Band 2, Urban & Fischer Verlag, 1999).

Erkrankungen des Gastrointestinalsystems

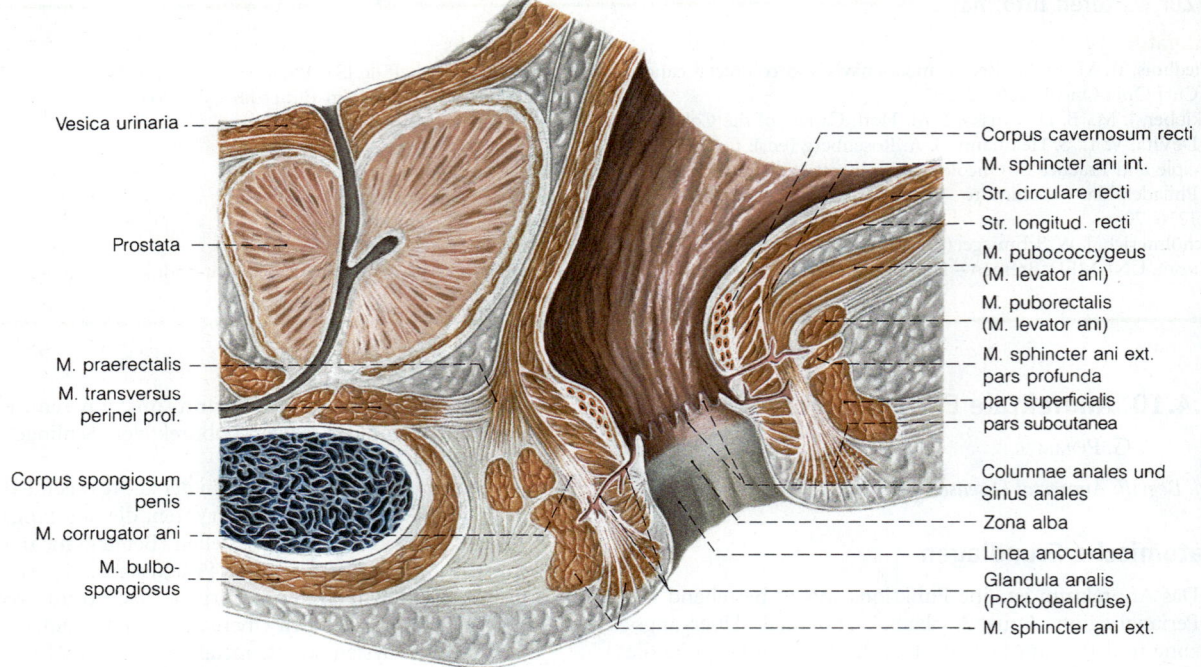

Abb. 14.94 Der Analkanal und seine Strukturen (aus Benninghoff, Drenckhahn: Anatomie, 16. A., Band 1, Urban & Fischer Verlag, 2002).

Es wird je nach Lokalisation in Erkrankungen der Anal- und Perianalregion, des Analkanals und der anorektalen Übergangszone sowie des Rektums unterschieden.

Erkrankungen der Anal- und Perianalregion

Definition Erkrankungen der Haut und des Analrandes/Analkanals. Dazu gehören Dermatosen, perianale Thrombose, Analfissur, Marisk012, Kondylome und der Analprolaps (Mukosaprolaps).

Die anatomischen Besonderheiten dieser Region sind die geschlossene Analspalte, Retention des Sekretes ekkriner und apokriner Schweißdrüsen mit Entstehung einer feuchten Kammer und die subanodermalen Gefäße (nicht Hämorrhoiden).

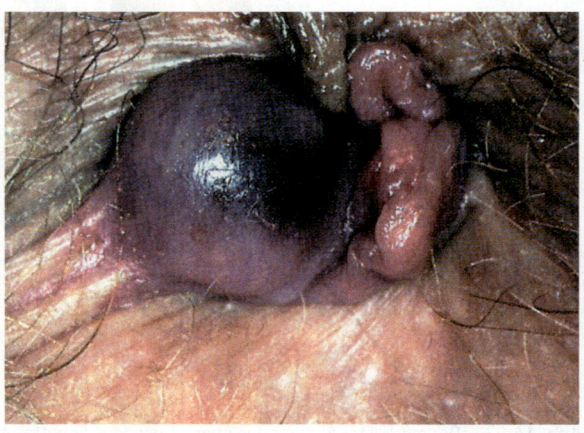

Abb. 14.95 Analthrombose.

Analthrombose

Ätiologie Unklar, häufigeres Auftreten bei festem Stuhlgang, Genussmittelmissbrauch (Alkohol, Kaffee) und in der Schwangerschaft.

Symptome Plötzlich auftretende Schmerzen mit Schwellung als bläulichrote, bis zu einer walnussgroßen Schwellung.

Diagnostik Blickdiagnose (s. Abb. 14.95).

Differentialdiagnose	Ausschlussmaßnahmen
Analprolaps mit inkarzerierter Hämorrhoide	Digitale Austastung, Proktoskopie
Selten: anales malignes Melanom	

Therapie Bei geringen Schmerzen und geringer Größe konservativ mit Antiphlogistika, Salbenanwendungen, warme Bäder, häufig inkomplette Abheilung in Form einer Mariske. Bei starken Schmerzen und erheblicher Größe Entfernung des gesamten Thrombus in Lokalanästhesie. Die Stichinzision hat eine hohe Rezidivquote. Evtl. kurzfristige Nachbehandlung mit Salbenläppchen, z. B. Panthogenat.

Verlauf und Prognose Gut.

Komplikationen Evtl. Spontanperforation mit Blutung.

Anale Dermatose (Analekzem)

Definition Es handelt sich um keine eigenständige Krankheitseinheit, sondern um Folgeerscheinungen verschiedenartigster proktologischer, allergologischer und dermatologischer Erkrankungen.

Epidemiologie Eine der häufigsten anorektalen Erkrankungen.

Ätiologie und Pathogenese Die anatomische Besonderheit mit Bildung einer feuchten Kammer und Begünstigung der Entstehung von Hautkrankheiten durch Sekret der Schweißdrüsen schaffen die Voraussetzung zur Analekzementwicklung.
Es werden nach Ursachen folgende Ekzemformen unterschieden:
- das irritativ-toxisch oder kumulativ-toxische Ekzem (30 %)
- das allergische Kontaktekzem (40 %)
- das atopische Ekzem (Neurodermitis, endogenes Ekzem)

Symptome Juckreiz, Brennen, Nässen, hellrote Blutungen am Toilettenpapier.

Diagnostik Neben einer typischen Anamnese, die die Verhältnisse der Analhygiene und der Konsistenz des Stuhls klärt, Ausschluss einer proktologischen Ursache oder eines allergischen Kontaktekzems durch den Nachweis des Allergens im Epikutantest. Nach Kontakt mit dem auslösenden Stoff erfolgt eine charakteristische Reaktion 48–72 h nach Auftragen der Substanz. Die Diagnose einer Atopie ist einfach bei Befall des Körpers in mehreren Regionen, bei ausschließlicher analer Manifestation evtl. positive Familienanamnese, weißer Dermographismus bei nahezu 80 % aller Atopiker, wichtige Hinweise durch Atopie-Patch-Test.

Differentialdiagnose Die drei häufigsten Krankheitsbilder müssen gegen folgende Differentialdiagnosen abgegrenzt werden.

Differentialdiagnose	Ausschlussmaßnahme
Psoriasis inversa	Pathognomonische Rhagade in der Rima ani, evtl. Histologie
Anale Candidose	Hautabstrich, Stuhluntersuchung
Morbus Bowen	Probebiopsie und Histologie
Perianale Streptokokkendermatitis	Erregernachweis in der Kultur
Morbus Paget (Schweißdrüsenkarzinom des höheren Lebensalters)	Probeexzision + Histologie; bei positivem Befund: Ausschluss Rektumkarzinom

Bei der analen Candidose handelt es sich in der Regel um eine mykotische Superinfektion der vorgeschädigten Haut, die dann die Anwendung nystatinhaltiger Pasten oder Lotionen erfordert. Untersuchungen des Stuhls oder Anwendungen von systemischen Antimykotika sind nur bei immunsupprimierten Patienten, z. B. HIV-Infektion notwendig.

Therapie Tabelle 14.45 gibt eine Übersicht über die verschiedenen Therapieformen.

Tab. 14.45 Verschiedene Therapieformen.

Ekzemform	Ursache	Therapie
Irritativ-toxisches oder kumulativ-toxisches Ekzem	Hämorrhoiden, Schließmuskelschwäche, Kondylome, Hautschädigung durch fehlerhafte Analhygiene, Seife, Feuchttücher, Toilettenpapier, Zustände nach Operationen im Analbereich mit Feinkontinenzstörungen, Prolapsformen, Fistelleiden, evtl. anale Manifestation einer chronisch-entzündlichen Darmerkrankung, große Analläppchenbildung	Beseitigung der proktologischen Ursache (s. dort)
Atopisches Kontakekzem	Typische Anamnese mit Anwendung von Hautpflegemitteln, Hämorrhoidalsalben, Toilettenpapier, Feuchtpapier	Absetzen aller Externa, Anwendung von indifferenten Pasten, z.B. Past. zinc. mollis (DAB 10). Bei sehr starkem Juckreiz kurzfristig kortikoidhaltige Externa
Atopisches Ekzem	Atopische Diathese, Überempfindlichkeit der Haut und Schleimhaut gegen verschiedene Stoffe	Kurzfristige Applikation eines Kortikoids, später teerhaltige Zubereitungen, evtl. UVA-Licht. Wegen der häufigen Rezidive Hinweis auf die Rezidivfreudigkeit und Einweisung in eine Intervalltherapie

Erkrankungen des Gastrointestinalsystems

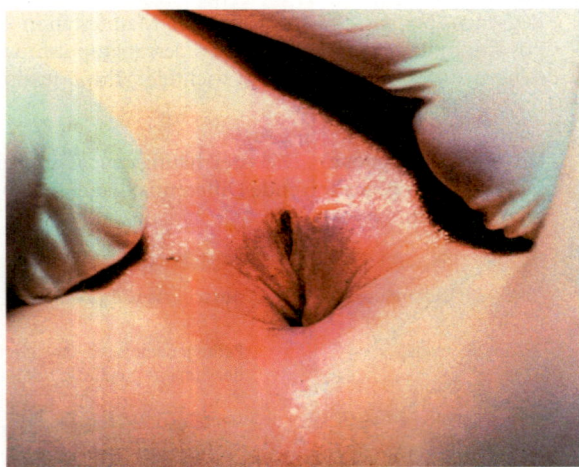

Abb. 14.96 Akute Analfissur.

Analfissuren (Fissura ani)

Definition Einrisse im Analkanal, in der Regel in typischer posteriorer Position in Form einer Rhagade, Erosion oder Ulkus (s. Abb. 14.96).

Ätiologie Harter Stuhlgang, gelegentlich auch bei Durchfall, mechanische Verletzung.

Symptome Blutung, Schmerz während oder nach der Defäkation, z. B. von erheblichem Ausmaß. Bei längerem Bestehen häufig auch Entwicklung einer chronischen Fissur mit inkompletter Fistel.

Diagnostik Per Blickdiagnose bei Spreizen des Analringes und digitaler Austastung. Diese ist oft mit erheblichen Schmerzen verbunden, bei sehr alten chronifizierten Fissuren gelegentlich kein Schmerz.

Differentialdiagnose	Ausschlussmaßnahmen
Chronisch-entzündliche Darmerkrankungen, z.B. Morbus Crohn	Häufig Schmerzfreiheit, fehlender Sphinkterhypertonus, atypische Position der Fissur, mehrfache Fissuren nebeneinander

Therapie

Akute Fissur
- 0,2–0,5%ige Glycerol-Trinitrat-Salbe 3–4×/d intraanal
- Botulinumtoxin 2 × 5–10 E Botox® intrasphinktär; Nebenwirkung: gelegentlich etwas länger dauernde Inkontinenzerscheinung
- Nach Rückbildung evtl. kurzfristige Anwendung eines Analdehners

Chronische Fissur
- Bei Narbenbildung einschließlich einer Vorpostenfalte ist die komplette chirurgische Exzision indiziert. Die laterale und posteriore Sphinkterotomie sind obsolet, da nicht selten eine spätere Kontinenzstörung resultiert (s. Abb. 14.97).
- Zusatzmaßnahmen: Ernährungsberatung, evtl. nach Abheilung kurzfristige Anwendung eines Analdehners.

Verlauf und Prognose Durch chirurgische Eingriffe Schlüssellochdefekte mit Feinkontinenzstörungen bei nicht ausreichender Entfernung der koexistierenden inkompletten Fistelbildung: Rezidivneigung.
Wichtig sind:
1. die Unterscheidung zwischen akuter und chronischer Fissur,
2. die Differenzierung gegenüber einer Morbus-Crohn-Fissur, da chirurgische Maßnahmen beim Morbus Crohn nicht selten einen krankheitsverschlimmernden Verlauf induzieren.

Marisken (Analläppchen)

Definition Hautfalten ohne Krankheitswert.

Epidemiologie Häufiger bei Frauen, insbesondere postpartal.

Ätiologie und Pathogenese Unzureichend behandelte Thrombosen.

Symptome Juckreiz, Schwierigkeit der vollständigen Säuberung des Afters.

Diagnostik Blickdiagnose, digitale Austastung.

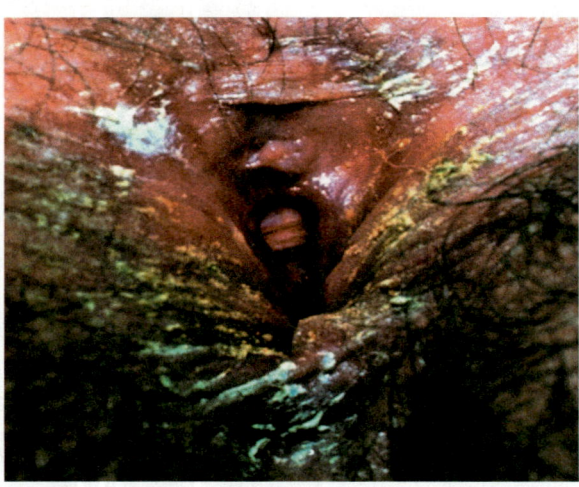

Abb. 14.97 Chronische Analfissur.

14.4 Krankheiten des Dünn- und Dickdarms

Differentialdiagnose	Ausschlussmaßnahmen
Morbus Crohn	Anamnese, zusätzliche Befunde im Analkanal und Rektum
Analkarzinom	Tastbefund: derb, Histologie
Häufig Verwechslung mit Hämorrhoiden	Proktoskopie, Spekulumuntersuchung

Therapie Hygieneberatung. Vermeidung von Seifen, Lotionen, Intimsprays, Duschgels, Feuchtigkeitstüchern, Anwendung einer indifferenten Paste, z.B. Pasta zinc. moll. (DAB 10). Bei Therapieversagen wegen erheblicher Größe evtl. operative Sanierung (im Zusammenhang mit einem Hämorrhoidalleiden und analplastischen Maßnahmen).

Feigwarzen (Condylomata acuminata, spitze Kondylome)

Definition Kleine stecknadelkopfgroße, helle, z.T. etwas dunklere, multiple, gelegentlich auch solitär auftretende, bis beetartig konfluierende, papulöse Erhabenheiten.

Epidemiologie Häufig bei Homosexualität. Häufigste sexuell erworbene Krankheit zwischen dem 20. und 40. Lebensjahr, in den USA 0,1 % der Bevölkerung mit zunehmender Tendenz.

Ätiologie und Pathogenese Virusinduziert, HPV-6 oder HPV-11, selten HPV-16, häufiger im sexuell aktiven Alter. Begünstigung der Analregion durch warmes und feuchtes Milieu sowie durch mechanische Verletzungen als Eintrittspforte.

Symptome Sekret, keine Schmerzen, Juckreiz, Blutungen. Veränderungen am Toilettenpapier, je nach Lokalisation (perianal, intraanal, selten intrarektal).

Diagnostik Inspektion und Palpation. Wichtig: Ausschluss intraanaler, ggf. auch intrarektaler Kondylome. Bei fraglichem Befund: Betupfen mit 5%iger Essigsäure; nach 5 min weißliche Anfärbung der Kondylome, evtl. Biopsie bei unklarem Befund.

Differentialdiagnose	Ausschlussmaßnahmen
Morbus Bowentisch	Typischer Aspekt, sonst bioptisch-histologischer Ausschluss
Morbus Paget	
Warzen (vulgäre)	
Condylomata lata bei Lues-Erkrankung	

Therapie Nach Ausdehnung und Größe:
- singuläre Kondylome: Betupfen mit Podophyllotoxin drei Tage/Woche, zweimal täglich über vier Wochen (Wartec®), Podophyllin ist obsolet. Imiquimod (Aldara®) 5 % Creme, dreimal wöchentlich vor dem Schlafengehen,
- ausgedehnte Kondylome: elektrochirurgische Abtragung unter gleichzeitiger Wasserapplikation (Wet-Shaving).

Verlauf und Prognose Hohe Rezidivquote 15–40 %. Interferontherapie nur gelegentlich zur Unterstützung. Die photodynamische Therapie befindet sich in Erprobung.

Häufige Erkrankung, die sehr spät erkannt wird, mit hoher Rezidivrate. Die Krankheit lässt sich mit den o.g. Therapieverfahren recht gut behandeln.

Mukosaprolaps, Analprolaps

Definition Partielles bzw. zirkuläres Hervortreten des Analringes vor den After.

Ätiologie Obstipation, Beckenbodenschwäche, postoperativ nach chirurgischen Eingriffen.

Epidemiologie Häufiger mittleres Lebensalter und weibliches Geschlecht. Kombinierte Erkrankungen: Hämorrhoidalleiden, innerer Rektumschleimhautvorfall, vorderer Mukosaprolaps.

Therapie In der Regel bei Kombination mit einem Hämorrhoidalleiden entsprechende Behandlung (s. dort). Bei Versagen der konservativen Therapie operative Entfernung mit einer Analplastik.

Verlauf und Prognose Häufige Rezidive bei nicht ausreichender Sanierung eines Hämorrhoidalleidens. Der Analprolaps besteht häufig im Zusammenhang mit einer übergeordneten Krankheit: Hämorrhoiden, Beckenbodenstörungen. Bei isolierter Betrachtung des Analprolapses ohne Ausschluss einer der o.g. Erkrankungen ist die Therapie häufig nicht in der Lage, eine dauerhafte Sanierung zu erzielen.

Komplikationen Bei unsachgemäßer Entfernung gelegentlich Feinkontinenzstörungen.

Erkrankungen des Analkanals

Zu den Erkrankungen des Analkanals und der anorektalen Übergangszone gehören die Kryptitis, die Analfisteln und die Hämorrhoiden.

Kryptitis

Definition Entzündungen der Krypten und in der Folge häufig auch der Proktodealdrüsen.

Ätiologie Stuhlentleerungsprobleme mit Durchfall, aber auch Stuhleinpressen in die Drüsen mit reaktiver

Hypertrophie der Papillen und Ausbreitung der Entzündung in die Tiefe.

Symptome Analschmerz wie bei einer Fissur mit Verstärkung durch die Defäkation, gelegentlich auch Juckreiz, seltener Blutungen.

Diagnostik Digitale Untersuchung, Proktoskopie /Spreizspekulum.

Differentialdiagnose	Ausschlussmaßnahmen
Fissur	Läsion immer im Analkanal
Beginnender periproktitischer Abszess	Hohes Fieber, Verlaufskontrolle

Therapie Bei häufiger Kryptitis evtl. Spaltung mittels Hakensonde, Einbringung von Hämorrhoidalsalben evtl. über einen Analdehner, Stuhlregulierung.

Analfisteln

Definition Erworbenes abnormes Gangsystem, häufiger über Kryptitis und Entzündung der Proktodealdrüse, die den Sphinkter durchsetzen. Unterscheidung zwischen inkompletter und kompletter Fistel.

Epidemiologie Sehr widersprüchliche Aussagen, da Zahlen häufig aus hoch spezialisiertem Krankengut stammen. Frauen sind in der Regel häufiger betroffen als Männer.

Ätiologie und Pathogenese Bei ca. 90 % bakterielle Kryptitis, Entzündung der Proktodealdrüsen mit Durchsetzung der Entzündung und Abszedierung. Einteilung nach Lage (s. Fistelschema Abb. 14.98).
- intersphinktär
- transsphinktär
- suprasphinktär
- extrasphinktär
- submukös

Symptome Gelegentlich eitrig-blutige Sekretion ohne weitere Allgemeinsymptome. Bei Verschluss der Fistelöffnung treten Schmerzen auf mit Rötung, Schwellung und Abszedierung.

Diagnostik Typischer Aspekt im perianalen Bereich bzw. bei Proktoskopie (Spreizspekulum), Eiteraustritt. Bei Schmerzhaftigkeit erfolgt die Untersuchung in Narkose. Fistelsondierung, Fisteldarstellung mit Kontrastmittel oder gefärbten Lösungen, Nachweis mittels bildgebender Verfahren, z. B. Sonographie, MRT. Letzteres Verfahren ist insbesondere geeignet bei schwierigen anatomischen Verhältnissen nach Operationen oder zusätzlichen entzündlichen Darmerkrankungen, z. B. Morbus Crohn.

Differentialdiagnose	Ausschlussmaßnahmen
Morbus Crohn	Anamnese, Zusatzbefunde, z.B. Koloskopie
Aknetetrade	Befallsmuster: inguinal, skrotal, labial, Gesäßbacken

Therapie Grundsätzlich operativ im Sinne der Fistelsanierung mit radikaler Exzision der Quellfistel. Nur bei Crohnfisteln Fadendrainage oder vor Einleitung einer Fistelsanierung nach Spaltung eines großen Abszesses.

Verlauf und Prognose Bei radikaler Fistelsanierung kaum Rezidive. Eine Spontanheilung der Fistel ist selten zu erwarten. Nach Diagnosestellung ist ein chirurgisches Vorgehen mit radikaler Exzision der Fistel indiziert. Die Besonderheiten bei Crohn-Fisteln sind zu beachten und bedürfen einer Betreuung durch spezialisierte Abteilungen (hohe Gefahr der Zerstörung des Kontinenzorgans).

Komplikationen Komplikationen je nach Fistelart bei trans-, supra- und extrasphinktären Fisteln, Kontinenzprobleme postoperativ aufgrund der Größe des Befundes und evtl. erforderlichen Opfers der Muskulatur durch die Operation.

Hämorrhoiden

Definition Arteriovenöser Schwellkörper oberhalb der Linea dentata, der die Feinkontinenz unterstützt. Die Hämorrhoiden werden durch Äste der A. rectalis superior versorgt, die an drei Punkten oberhalb der Linea dentata die Rektumwand durchsetzt. Der Abfluss erfolgt über Venengeflechte in die Submukosa des anodermalen Bereichs.

Epidemiologie Ca. 80 % der erwachsenen Bevölkerung haben in ihrem Leben sog. Hämorrhoidalbeschwerden.

Ätiologie Vermutet werden Stuhlregulierungsprobleme, starkes Pressen im Zusammenhang mit der Erschlaffung des Bindegewebes und einer Veränderung des Tonus

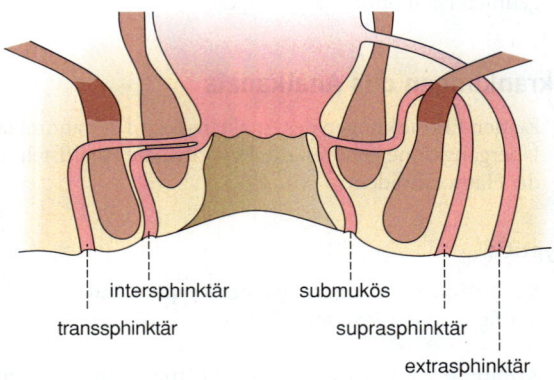

Abb. 14.98 Fistelschema.

14.4 Krankheiten des Dünn- und Dickdarms

des Schließmuskels (Druckerhöhung) mit Stauung und Behinderung des venösen Abflusses.

Symptome Blutung, Feuchten, Nässen, Gefühl der nicht vollständigen Entleerung des Stuhls. Folgeerkrankungen mit Pruritus ani, je nach Stadium der Erkrankung (Hämorrhoiden 3. Grades, Prolapssymptomatik).

Diagnostik Diagnose mittels rektal-digitaler Austastung und Proktoskopie mit Einstellung des Analkanals und des anorektalen Übergangs mit dem vorne offenen Proktoskop. In der Regel wird die Diagnostik wegen der Blutung zum Ausschluss höher gelegener Blutungsquellen erweitert. Rekto-/Sigmoidoskopie und Koloskopie.

Differentialdiagnose	Ausschlussmaßnahmen
Analprolaps	Sensibles Anoderm
Rektumprolaps (innerer Prolaps der vorderen Rektumwand)	Funktionelle Proktoskopie, evtl. Defäkographie
Chronisch-entzündliche Darmerkrankung	Typisches Schleimhautbild mit Entzündungen
Tumoröse Erkrankung des Analkanals oder des Analrandes	Makroskopisch und digital typischer Aspekt plus Histologie

Therapie Die Hämorrhoiden werden aus therapeutischen Gründen in drei verschiedene Schweregrade eingeteilt (s. Abb. 14.99).
- **Hämorrhoiden 1. Grades:** Vorwölbung in das Lumen mit Platzierung oberhalb der Linea dentata,
- **Hämorrhoiden 2. Grades:** Prolaps mit spontaner Retraktion,
- **Hämorrhoiden 3. Grades:** Prolaps unter Defäkation, partiell bzw. komplett mit fehlender Retraktion. Digitale Reposition erforderlich.

Therapeutische Maßnahmen
- **Hämorrhoiden 1. Grades:** Stuhlregulierung, Beratung, bei anhaltender Blutung: Sklerosierung; evtl. in Ausnahmefällen bei Überempfindlichkeitsreaktion: Infrarotkoagulation,
- **Hämorrhoiden 2. Grades:** Gummibandligatur, Vorsicht bei Marcumarisierung, Gabe von ASS und blutverdünnenden Mitteln, evtl. ersatzweise Sklerosierung,
- **Hämorrhoiden 3. Grades:** Versuch einer konservativen Therapie, sofern Operation abgelehnt wird bzw. Kontraindikationen bestehen.

Operationsverfahren
- nach Milligan-Morgan
- nach Parks (zusätzliche Analplastik, geschlossen oder halb offen)
- Stapler-Hämorrhoidektomie nach Longo

Verlauf und Prognose Bei Hämorrhoiden 1. und 2. Grades günstig, jedoch Rezidivmöglichkeit, bei Hämorrhoiden 3. Grades gute Möglichkeiten der operativen Sanierung mit dauerhafter Abheilung. Die Stapler-Hämorrhoidektomie nach Longo stellt ein neues Verfahren dar, über das noch keine Langzeitergebnisse vorliegen.

Komplikationen Hämorrhoiden sind eine der häufigsten Blutungsquellen. Nach exakter differentialdiagnostischer Abklärung ist eine differenzierte Therapie stadiengerecht möglich. Es bestehen verschiedene Komplikationsmöglichkeiten der Behandlung: Allergisierung gegen Injektionsmittel, Blutungsgefahr und Schmerzen bei der Ligaturbehandlung. Die Komplikationen bei Operationen sind abhängig von der Erfahrung des Chirurgen, insbesondere bei der etwas aufwendigeren Operation nach Parks mit einer Analplastik. Die Ergebnisse sind in der Hand des erfahrenen Operateurs sehr gut.

Erkrankungen des Rektums

Zu den Erkrankungen des Rektums zählen der Rektumprolaps, entzündliche Darmerkrankungen (s. dort), neoplastische Veränderungen (s. dort), das Ulcus recti simplex und andere Störungen der Kontinenz.

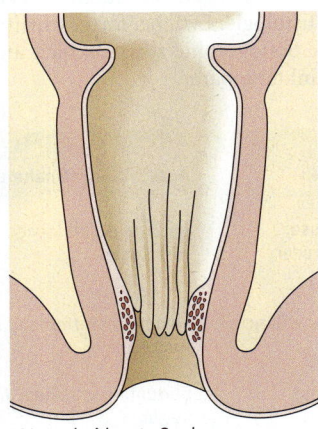
Hämorrhoiden 1. Grades

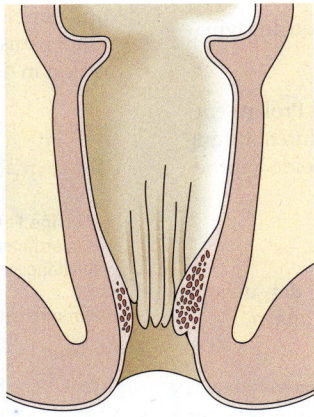
Hämorrhoiden 2. Grades

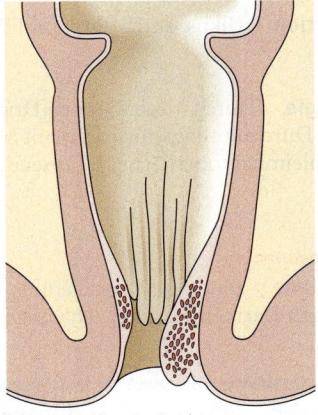
Hämorrhoiden 3. Grades

Abb. 14.99 Schema Hämorrhoiden.

Erkrankungen des Gastrointestinalsystems

Rektumprolaps

Definition Vorfall des gesamten Darmes, wobei zunächst die Vorderwand, dann häufig auch der gesamte Darm bei der Defäkation prolabieren.

Epidemiologie Erwachsene jenseits des 50. Lebensjahres, Frauen : Männer = 5 : 1.

Ätiologie Es gibt verschiedene Ursachen des Rektumprolapses. Er kann angeboren sein und schon im Kindesalter auftreten. Als mögliche Folge einer Beckenbodeninsuffizienz, begünstigend hierbei ist die Herabsetzung der Schließmuskelfunktion. Postoperativ oder postpartal auftretende Herabsetzung des Schließmuskeltonus.

Symptome Blutungen, Abgang von Schleim, Nässen, Schmieren, Inkontinenzprobleme, fehlende Schmerzen.

Diagnostik Inspektion nach Defäktion. Funktionelle Proktoskopie.

Differentialdiagnose	Ausschlussmaßnahmen
Blutungsquelle	Defäkographie, funktionelle Proktoskopie, Endoskopie
Beckenbodenfunktionsstörung	

Therapie Maßnahmen der Stuhlregulierung nach Ausmaß des Prolapses.
Operationsverfahren:
- Mukosektomie nach Rehn-Delorme
- posteriore transanale Operationsverfahren mit Fixation und Beckenbodenplastik
- Resektion des Rektums mit Beckenbodenplastik

Ulcus recti simplex

Synonym: Proctitis cystica profunda

Definition Ulkus durch Prolapsbildung und Invagination.

Ätiologie Durch mechanischen Druck und Prolaps entstehen Durchblutungsstörungen mit Minderdurchblutung der Schleimhautoberfläche, z. T. pseudopolypoide Regeneration.

Symptome Blutung, Druckgefühl, Gefühl der unvollständigen Darmentleerung, Schleimabsonderungen.

Diagnostik Rektoskopie, Rektosigmoidoskopie, sicherer Ausschluss höhergelegener Blutungsquellen.

Differentialdiagnose	Ausschlussmaßnahmen
Atypische Colitis ulcerosa/Proktitis	Histologie, Anamnese mit Einführen ergotaminhaltiger Suppositorien
Morbus Crohn	Aspekt und Histologie

Therapie Versuch der Stuhlregulierung mit Vermeiden des Pressens (Biofeedback-Training), evtl. probatorischer Einsatz von 5-ASA. Bei Versagen der Therapie passageverbessernde Operation (Resektion).

Verlauf und Prognose Häufig therapieresistent, Prognose günstig. Komplikationen sind nicht zu erwarten.

Bösartige Neubildungen

Analkarzinom (Analrand- und Analkanalkarzinom)

Definition Das Analrandkarzinom geht vom Plattenepithel aus, das Analkanalkarzinom vom Übergangsepithel bzw. von der Rektummukosa (Adenokarzinom).

Epidemiologie Das Vorkommen ist sehr selten mit 0,03 pro 100 000 Einwohner.

Ätiologie Sichere ätiologische Faktoren sind nicht bekannt. Beim Analrandkarzinom ist die Prognose aufgrund der Gewebetypisierung besser. Das Analkanalkarzinom hat mehrere Metastasierungswege (mesorektal, iliakal, inguinal).

Symptome Häufig uncharakteristisches Beschwerdebild mit Blutungen, seltener Schmerzen, Knotenbildungen, Juckreiz, Kontinenzstörungen.

Diagnostik Einfache Diagnostik durch Blickdiagnose und beweisende Histologie. Evtl. bei fortgeschrittenen Befunden zusätzliche Sonographie zur Einschätzung der Invasion in den Sphinkterapparat.

Differentialdiagnose	Ausschlussmaßnahmen
Häufige Fehldiagnose: Hämorrhoidalleiden oder Analläppchen	Im Zweifelsfall immer Histologie
Chronifizierte alte Analfissur	Komplette Entfernung mit Histologie
Venerische Erkrankung	Blutuntersuchungen, Abstrich: Kultur

Therapie Bei kleinen Tumoren Exzision, sonst nur Gewebeentnahme zur Diagnosesicherung. Standardtherapie: Kombinierte Radiochemotherapie (Standard 50 Gy, 5-FU und Mitomycin C).

Verlauf und Prognose Bei geringer Tumorgröße (< 2 cm) etwa 80 % Heilung. Tumorgröße < 5 cm: 50 % Heilung. Die Prognose der kleineren Analkarzinome ist mit der Standardtherapie sehr gut, bedauerlicherweise häufig späte Erkennung durch nicht rechtzeitige Untersuchung.

Komplikationen Bei großen Tumoren Metastasierung bzw. Rezidiv. Bei großzügiger Exzision evtl. Inkontinenz, selten Bestrahlungsfolgen perianal mit Hautproblemen.

Varia: Kokzygodynie

Definition Schmerzen in den Beckenboden und im Bereich des Steißbeins, häufig intermittierend.

Epidemiologie Bevorzugung des weiblichen Geschlechts im mittleren Lebensalter.

Ätiologie Unklar, evtl. traumatisches Ereignis im Bereich des Steißbeins. Häufige Vergesellschaftung mit psychischen Erkrankungen, z. B. larvierte Depression.

Symptome Ziehende Schmerzen, insbesondere bei längerem Sitzen, in den Mastdarmbereich, gelegentlich auch in die Hüften einstrahlend.

Diagnostik Anamnese und digitale bzw. bimanuelle Untersuchung des Steißbeins. Zusatzuntersuchungen (Röntgen, Szintigraphie) nicht aussagekräftig.

Therapie Keine gesicherten Empfehlungen, weiches Sitzen, Vermeidung von Kälte, Injektion von Lokalanästhetika, evtl. Antirheumatika. Bei psychischer Überlagerung evtl. Antidepressiva.

Varia: Proctalgia fugax

Definition Plötzlich, insbesondere nachts auftretende Schmerzen im Analkanal von krampfartigem Charakter.

Epidemiologie Bevorzugung der Frau mittleren Lebensalters, Frauen : Männer = 2 : 1.

Ätiologie Unbekannt, evtl. Gefäßkrampf oder vegetative funktionelle Störungen. Häufige Assoziation mit hormonellen Störungen, gelegentlich auch Migräne.

Diagnostik und Differentialdiagnose Abklärung anderer Schmerzursachen, z. B. Analfissur, entzündliche Prozesse. Die Anamnese und der unauffällige Lokalbefund sprechen für sich.

Therapie Aufklärung über die Harmlosigkeit, evtl. Versuch mit Nitrosalben, gelegentlich Symptombesserung und Erniedrigung der Anfallsfrequenz nach Hämorrhoidalbehandlung.

Die Therapie mit Arzneimitteln ist schwierig, da die Anfälle häufig nur sehr kurz andauern. In der Regel ist die Wärmeapplikation schmerzlindernd, selten auch Kälte.

Verlauf und Prognose Günstig. Es gibt keine Komplikationen.

Zur weiteren Information

Literatur
Akerut, L.: Coloproctology 1995; 17: 73–86.
Brühl, W., R. Schmauz: Coloproctology 1999; 21: 147–454.
Hahn, E. G., F. Riemann: Klinische Gastroenterologie, 2 Bände. Aufl. Thieme, Stuttgart – New York 1996.
Heroldt, A., H.-P. Bruch: Coloproctology 1996; 18: 204–9.
Hohenberger, W., et al.: Klinische Gastroenterologie. Springer, Berlin – Heidelberg – New York 2000.
Lundt, J. N., et al.: Lancet 1997; 349: 11.
Nicholls, J., R. Glass: Coloproktologie, Diagnose und ambulante Therapie. Springer, Berlin – Heidelberg – New York 1988.
Proktologische Leitlinien der Deutschen Gesellschaft für Coloproctologie, Juli 2001.
Staude, G.: Hämorrhoidektomie mit dem Cirkular-Stapler. Coloproctology 1999; 21: 130.
Wienert, Coloproctology 1998; 20: 247.
Winkler, R., P. Otto: Proktologie – Ein Leitfaden für die Praxis. Thieme, Stuttgart – New York 1997.

IMPP-Statistik
Hämorrhoiden

14.4.11 Kurzdarmsyndrom

S. HOLLERBACH

Engl. Begriff: Short Bowel Syndrome

Praxis

Eine 80-jährige Frau erkrankt schlagartig mit schweren Leibschmerzen, die vorwiegend um den Nabel lokalisiert sind. Die Patientin hat eine absolute Tachyarrhythmie und befindet sich im Schockzustand, die Bauchdecken sind meteoristisch aufgetrieben und bei Palpation eindrückbar. Darmgeräusche sind nicht auskultierbar (Paralyse). Im Serum sind die LDH und das Laktat massiv erhöht. Nach Stabilisierung des Kreislaufes mittels Infusions- und Schmerzbehandlung wird die Patientin sofort **laparotomiert,** wobei sich eine subtotale Dünndarmnekrose bei embolischem Mesenterialarterienverschluss findet. Nach

Erkrankungen des Gastrointestinalsystems

Resektion der nekrotischen Anteile verbleiben 40 cm proximales Jejunum und 15 cm terminal Ileum in situ, die miteinander verbunden werden. Postoperativ entsteht zunächst ein schweres globales Malabsorptionssyndrom mit zehn bis 15 Entleerungen pro 24 h, das zu einer Gewichtsabnahme von 14 kg führt. Es gelingt schließlich, die Patientin unter **parenteraler Ernährung** und **diätetischen Maßnahmen** bei einem Körpergewicht von 48 kg und sechs bis acht breiigen Stühlen pro Tag zu stabilisieren. Sechs Jahre nach dem Eingriff hat sie heute mit diätetischen Maßnahmen (40 g Neutralfett, 40 g MCT-Fette bei 2 000 kcal/d in acht Mahlzeiten appliziert) ein Körpergewicht von 45 kg, weist aber weiterhin eine erhöhte Stuhlfrequenz von fünf bis acht Entleerungen pro 24 h auf. Um dieses Ergebnis zu erreichen, musste die Patientin in vier- bis fünfmonatigen Abständen jeweils einige Wochen stationär zum Ausgleich des Gewichtsverlustes durch parenterale hochkalorische Substitutionsbehandlung aufgenommen werden.

Tab. 14.46a Ursachen für ein Kurzdarmsyndrom beim Erwachsenen.

Vaskuläre Schädigungen
- Thrombose oder Embolie der A. mesenterica superior
- Thrombose der V. mesenterica superior
- Volvulus des Dünndarms
- Strangulation

Postoperative Schädigungen
- Abdominelles Trauma mit Dünndarmresektion
- Jejunoilealer Bypass (Adipositaschirurgie)
- Versehentlicher gastrokolischer/ilealer Bypass

Verschiedenes
- Morbus Crohn, mit oder ohne chirurgische Resektion
- Bestrahlungsenteropathie
- Primäre oder sekundäre maligne Neubildungen (Tumoren) mit Beteiligung des Gastrointestinaltrakts (Dünndarmkarzinom, Karzinoid, Lymphom)

Tab. 14.46b Ursachen für ein Kurzdarmsyndrom beim Säugling/Kleinkind.

Pränatal
- Vaskuläre Schädigung
- Intestinale Atresie
- Volvulus
- Defekte der vorderen Bauchwand

Postnatal
- Nekrotisierende Enterokolitis
- Trauma
- Arterielle Thrombosen oder Embolien
- Venöse Thrombosen
- Morbus Crohn
- Volvulus
- Morbus Hirschsprung
- Bestrahlungsenteropathie

Definition Das Kurzdarmsyndrom ist ein Zustand der Malabsorption von Nahrungsbestandteilen. Dieser ist zumeist Folge einer massiven Dünndarmresektion, bei der funktionell nicht kompensierbare Darmabschnitte und/oder große Anteile des Dünndarms entfernt werden und die zu einer kritischen Unterschreitung der Resorptionsfläche führt.

Je nach der **Lokalisation der Resektion** unterscheidet man:
- ein proximales bzw. **jejunales Kurzdarmsyndrom** bei Entfernung von mehr als 50 % des Jejunums mit Resorptionsstörungen, Durchfall und Gewichtsverlust. Diese sind Folge des Verlusts der großen absorptiven Oberfläche des Jejunums, welches die meisten konzentrierten Verdauungsenzyme und viele Transportproteine enthält.
- ein distales bzw. **ileales Kurzdarmsyndrom** bei Resektion von mehr als 30 cm des Ileums oder des gesamten Ileums mit schwer behandelbaren Durchfällen und Steatorrhö. Diese sind primär die Folge des enormen Flüssigkeits- und Elektrolytverlusts, welche nach Entfernung des rückresorptiven Ileums auftreten.
- Von **massiver Dünndarmresektion** spricht man, wenn mehr als 75 % des Organs reseziert werden.

Epidemiologie Ausgeprägte Kurzdarmsyndrome sind selten. Präzise Erhebungen zur Inzidenz und Prävalenz fehlen.

Ätiologie Beim Erwachsenen sind ausgedehnte Dünndarmresektionen beim Morbus Crohn, maligne Tumoren, Bestrahlungsfolgen oder die vaskuläre Insuffizienz die häufigsten Ursachen eines Kurzdarmsyndroms (s. Tab. 14.46a), während im Säuglings- und Kindesalter Ursachen wie die nekrotisierende Enterokolitis, Mekoniumileus und kongenitale Anomalien (Inkarzeration, Hernien) verantwortlich sind (s.Tab. 14.46b). Beim geriatrischen Patienten sind **zirkulatorische Störungen in den Mesenterialgefäßen** führend.

Pathophysiologie des Kurzdarmsyndroms Mehrere verschiedene Faktoren sind bei der Entwicklung eines Kurzdarmsyndroms beteiligt:
- das Ausmaß bzw. die Länge des resezierten Darmsegments
- die spezielle Lokalisation der Resektion
- das Vorhandensein einer intakten Ileozäkalklappe
- das Ausmaß der körpereigenen intestinalen Anpassung (Adaptation) des verbleibenden Dünndarmrests und Kolons

Ausmaß der Resektion Generell besteht eine Assoziation zwischen dem Ausmaß der Resektion und dem Verlust der spezifischen Dünndarmfunktionen, denn die Menge des verbleibenden Dünndarms mit seiner Resorptionsfläche, Transitzeit und Sekretionsleistung bestimmt entscheidend die weitere Prognose. Beim Erwachsenen können bis zu 50 % (2–3 m) des Dünndarms entfernt werden, ohne dass es zu signifikanten Elektrolyt- oder Nährstoffverlusten kommt. Bei Entfernung von 75 % (> 4 m) tritt praktisch immer ein Kurzdarmsyndrom auf, welches parenterale oder enterale Ersatztherapien erfordert.

Bedeutung der Lokalisation der intestinalen Resektion
Dieser Faktor ist im Zusammenhang mit den metabolischen Konsequenzen von großer Bedeutung. Die mit der Dünndarmresektion assoziierten Symptome hängen hochgradig von den physiologischen Verhältnissen in den verbleibenden Dünndarmabschnitten ab.

Bei einer **jejunalen Resektion** führen Symptome wie Resorptionsstörungen, Durchfall und Gewichtsverlust die klinische Symptomatik an, da das Jejunum mit seinen langen Villi, der großen absorptiven Oberfläche, den hoch konzentrierten Verdauungsenzymen und zahlreichen Transportträgerproteinen die erste und wichtigste digestive und absorptive Station im Darm für die meisten Nährstoffe darstellt. Daher kommt es bei Verlust größerer Flächen nach einer Dünndarmresektion zunächst zu einer temporären Reduktion der Absorption der meisten Nährstoffe, die aber meist allmählich durch kompensatorische Mechanismen der „ilealen Adaptation" (s. u.) ausgeglichen werden. Zusätzlich entstehen Rückwirkungen auf Magen, Pankreas und Kolon. Die Funktionen des proximalen Dünndarms können aber im klinischen Verlauf oft weitgehend vom distalen Dünndarm und – soweit es die Kalium-, Natrium- und Wasserresorption anbelangt – vom Kolon übernommen werden.

Dagegen kommt es bei vorwiegend **ilealer Resektion** (50–100 cm) zu einer stark verminderten Rückresorption von Wasser und Elektrolyten, welche unter physiologischen Bedingungen vor allem vom Ileum und weniger vom Kolon aufgenommen werden. Die Folge sind massive Flüssigkeits- und Elektrolytverluste. Patienten mit dieser Form des Kurzdarmsyndroms beklagen oft die Intoleranz von größeren Nahrungsboli oder von Nahrung, welche hoch konzentrierte Konzentrate von rasch resorbierbaren Kohlenhydraten enthält. Allerdings kann das Ileum ziemlich massive Adaptationsleistungen nach Eingriffen erbringen (= **ileale Adaptation**), vor allem in Form einer Längenzunahme und hinsichtlich seiner Villusfunktionen. Dadurch kommt es bei einer Jejunumresektion und nicht zu großen Ileumverlusten zu einer allmählichen Verbesserung der Absorption von Makronährstoffen. Diese Adaptationsvorgänge in Form von epithelialer Hyperplasie der verbleibenden Dünndarmabschnitte setzen bei Versuchstieren bereits 24–48 h nach Dünndarmresektion ein. Dadurch können die Länge der Mikrovilli und die absorptive intestinale Fläche zunehmen, was wiederum zu einer allmählichen Zunahme der digestiven Funktion von Nährstoffen und der Absorption von Flüssigkeit und Elektrolyten führen kann.

Das Ileum ist der einzige Ort, der Gallensäuren aktiv rückresorbieren kann. Bei der Ileumform des Kurzdarmsyndroms kommt es daher häufig zu einem Gallensäurenverlustsyndrom, bei dem die vermehrt im Darm anfallenden sekundären Gallensäuren von Bakterien zu tertiären Gallensäuren dekonjugiert werden, welche wiederum im Kolon zu einer verstärkten Sekretion von Wasser und Elektrolyten führen und dadurch wässrige Durchfälle erzeugen. Bei großen Ileumverlusten entsteht durch die Gallensäureverluste schließlich auch ein verminderter Gehalt an körpereigenen Gallensalzen und damit eine Beeinträchtigung der intestinalen Mizellenbildung, die aber für die Verdauung von Fett und fettlöslichen Vitaminen (A, D, E, K) absolut notwendig ist. Klinische Folge ist die Steatorrhö, die ebenfalls verstärkte Durchfälle bewirkt, da Fettmetaboliten ähnlich den Gallensäuren die propulsive motorische Aktivität im Kolon anregen und die Sekretion von Wasser und Elektrolyten gefördert wird.

Das Ileum ist auch der wichtigste Resorptionsort für Vitamin B_{12}. Bei Ileumverlusten > 60 cm kommt es sehr häufig zu einer Malabsorption von Vitamin B_{12}, die nicht durch das Jejunum oder Restileum ausgeglichen werden kann. Die Folge ist die Entwicklung einer makrozytären Vitamin-B_{12}-Mangelanämie bis hin zum Auftreten einer funikulären Myelose, die aber heute dank verbesserter Ernährungsmethoden beim Kurzdarmsyndrom sehr selten geworden ist.

Die motorischen Störungen bei Ileumverlusten sind bisher nur schlecht charakterisiert. Sicher entsteht bei Verlust der „Ileumbremse" eine beschleunigte Transitzeit, was die Malabsorption beim Kurzdarmsyndrom weiter verstärkt.

Vorhandensein der Ileozäkalklappe Die Ileozäkalklappe ist eine spezielle glattmuskuläre Struktur, die das Ileum vom Zäkum abtrennt. Sie kann den Druckgradienten zwischen Ileum und Kolon erhöhen und wirkt dadurch als Druckklappe. Ihre Funktion besteht aus einer abgestuften Erhöhung der intestinalen Transitzeit, d.h. sie verlängert die Kontaktzeit für luminale Nährstoffe mit dem Bürstensaumepithel des Dünndarms. Auf diese Weise wird die Absorptionsleistung des Dünndarms für Nährstoffe (vor allem von komplexen Substanzen wie Fetten), Elektrolyte und Flüssigkeiten verbessert. Eine Resektion der Ileozäkalklappe geht meist mit einem größeren Risiko der Entwicklung eines Kurzdarmsyndroms einher, da der Verlust dieser Barriere häufig eine bakterielle Überwucherung des Dünndarms und ein Gallensäurenverlustsyndrom zur Folge hat. Die Bakterienüberbesiedelung führt zur Dekonjugation von Gallensalzen mit gestörter Mizellenbildung und dadurch reduzierter Resorption von Fett und fettlöslichen Vitaminen im Dünndarm. Das vermehrte Abfallen tertiärer Gallensäuren im Kolon löst zusätzlich durch die direkte Stimulation der Sekretion von Wasser und Elektrolyten im Kolon Durchfälle aus, so dass das Kurzdarmsyndrom unterstützt wird. Die bakterielle Fehlbesiedelung des Dünndarms bedingt schließlich auch noch einen starken Verlust von Vitamin B_{12} mit der Ausbildung eines entsprechenden Vitaminmangels.

Spezielle Mangelzustände und Veränderungen trophischer Hormone/Faktoren Die spezifischen Leistungen des Ileums, die Vitamin-B_{12}- und Gallensäureabsorption, können nicht vom Duodenum und Jejunum erfüllt werden. Die Folgen sind **Diarrhö** und **Steatorrhö** sowie Störungen des Gallensäuren- und Oxalsäurestoffwechsels. Liegt die Resektionslänge des Ileums unter 100 cm, stehen wässrige Durchfälle im Vordergrund. Liegt sie darüber, so tritt eine Steatorrhö hinzu. Pathophysiologisch liegen diesen Symptomen verschiedene Störungen zugrunde (s. Abb. 14.100):

- eine **kritische Unterschreitung der Gallensäurenkonzentration** infolge Dekompensation des enterohepatischen Kreislaufs der Gallensäuren
- die bakterielle Dekonjugation konjugierter Gallensäuren mit Bildung toxischer, unkonjugierter Gallensäuren

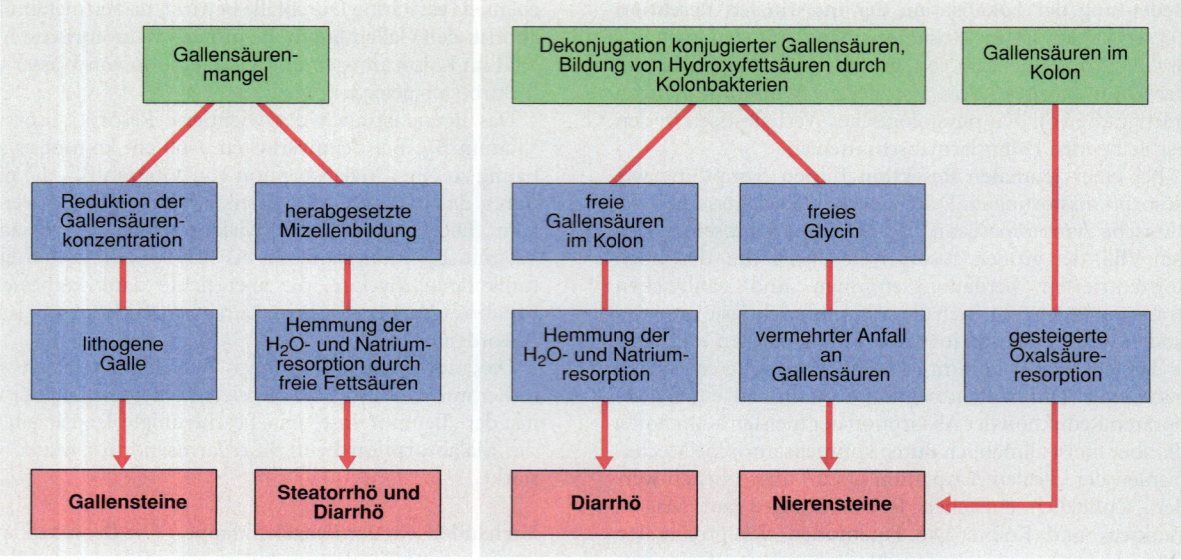

Abb. 14.100 Pathophysiologie der klinischen Störungen beim Kurzdarmsyndrom.

Die entstehende übersättigte Galle kann zur **Gallensteinbildung** führen und die im Kolon resultierende **Oxalsäurehyperabsorption** zur Nierensteinbildung.

Häufig besteht beim Kurzdarmsyndrom eine ursächlich unklare Erhöhung des Gastrinspiegels im Blut, die infolge Hypersekretion des Magens zur vorübergehenden Ulkusbildung führen kann. Die Dünndarmschleimhaut im Duodenum zeigt vermehrtes **Wachstum** mit Zunahme des Darmumfangs sowie in begrenztem Maße der Darmlänge, was aber leider nicht im Jejunum und Ileum beobachtet wird. Zahlreiche weitere **trophische Hormone** und Wachstumsfaktoren sind beim Kurzdarmsyndrom vermehrt nachweisbar. Das Pankreas zeigt postoperativ eine Größenzunahme, wahrscheinlich durch vermehrte Stimulation der Gallen- und Pankreassekretion durch Cholezystokinin. Enteroglukagon und Polyamine tragen zur Entwicklung der epithelialen Hyperplasie bei der intestinalen Adaptation bei. Neurotensin verstärkt die Neubildung bzw. Hyperplasie von Mikrovilli, da es das zirkulierende Enteroglukagon stimuliert. Ähnliche Effekte werden den insulinähnlichen Wachstumsfaktoren (z. B. IGF-1) zugeschrieben. Weitere und in der Zukunft möglicherweise für die Therapie des Kurzdarmsyndroms interessante trophische Substanzen sind die Prostaglandine, Glutamin, Arginin und kurzkettige Fettsäuren.

Symptome Das klinische Bild des Kurzdarmsyndroms ist variabel, da im Lauf der Zeit eine allmähliche Adaptation des verbliebenen Dünndarms einsetzt und der betroffene Patient drei verschiedene Phasen durchläuft:

- **Phase 1:** Sie dauert üblicherweise ein bis zwei Wochen und ist durch massive wässrige Diarrhöen mit Flüssigkeits- und Elektrolytverlusten gekennzeichnet. Die Intensität dieser Diarrhöen lässt häufig in den folgenden Wochen allmählich nach. Während der Phase 1 ist zumeist eine volle parenterale Führung der Patienten erforderlich.
- **Phase 2:** Sie ist die Zeit der intestinalen Adaptationsvorgänge, während der die orale Ernährung langsam wieder begonnen und allmählich weiter aufgebaut werden kann. Diese Phase dauert zwischen mehreren Monaten bis zu einem Jahr.
- **Phase 3:** Während dieser Phase wird schließlich das volle Ausmaß der intestinalen Adaptation erreicht, und in vielen Fällen kann jetzt eine fast normale orale Ernährung und Flüssigkeitsaufnahme erfolgen.

Die klinische Symptomatik kann bestehen aus:
- wässriger Diarrhö
- Anämie
- Steatorrhö
- Adynamie und Gewichtsverlust
- neuromuskulären Störungen (Tetanie)
- Osteopathie
- peptischem Ulkus
- hämorrhagischer Diathese
- Gallensteindiathese
- Oxalatsteindiathese

Initial durch Flüssigkeits- und Elektrolytverluste hervorgerufene klinische Manifestationen sind vor allem die Hypovolämie, Hypotonie, Hyponatriämie und Hypokalzämie. Die Hypotonie kann ein **prärenales Nierenversagen** hervorrufen. Bei sehr ausgedehnter Dünndarmresektion treten **Steatorrhö** und **Gewichtsverlust** hinzu.

Die initial häufige Hypergastrinämie ruft in manchen Fällen peptische Läsionen wie Ulcera ventriculi und duodeni hervor.

Bei insuffizienter parenteraler Therapie kommt es zu einer deutlichen globalen Malabsorption mit massigen Stühlen, wie wir sie von der einheimischen Sprue kennen. Steatorrhö, Kreatorrhö (erhöhte N_2-Ausscheidung), Elektrolyt- (Kalzium, Kalium, Magnesium) und Vitaminmalabsorption (Vitamin A, D, E, K) sowie gestörte Aufnahme von Spurenstoffen (u. a. Zink, Selen) führen zu Adynamie, Gewichtsverlust bis hin zu Auszehrung. Weitere Komplikationen sind Störungen des Kalziumstoffwechsels mit Knochenschmerzen, neuromuskulären Störungen wie Tetanie, Anämie, Blutungsneigung und Ödemen. Durch die Kalziumverluste kann sich ein sekundärer Hyperparathyroidismus entwickeln, vor allem, wenn gleichzeitig enterale Vitamin-D-Verluste auftreten.

Langfristig kann es zu Gallenstein- und Nierensteinbildung mit Koliken kommen.

Diagnostik Eine invasive Diagnostik des Kurzdarmsyndroms ist zumeist nicht erforderlich, da in den meisten Fällen eine gründliche Anamnese, die körperliche Untersuchung und der klinische Verlauf die wesentlichen Informationen der Patienten vermitteln.

Weiterhelfende **Laborbefunde** sind: Hypogammaglubulinämie, Hypokomplementämie, Hypomagnesiämie, Hypokalzämie (Serum) und Hyperoxalurie (Urin).

Einige klinische Symptome, vor allem die Diarrhö, sind aber häufig multifaktoriell bedingt (s.o.) und erfordern daher bei einigen Patienten weiterführende diagnostische Maßnahmen.

Differentialdiagnose	Ausschlussmaßnahmen
Bakterielle Fehlbesiedelung	Glukose-H_2-Atemtest, ^{13}C-D-Xylose-Atemtest, Dünndarmaspirationskultur
Gallensäurenverlustsyndrom	75SeHCAT-Test; alternativ Therapieversuch mit Colestyramin
Infektiöse Gastroenteritis (Superinfektion)	Stuhlbakteriologie, Parasiten, Wurmeier; ggf. Virologie, Endoskopie mit Kolonbiopsien, Serologie
Malabsorption/Maldigestion infolge Pankreasinsuffizienz	Ultraschall, ggf. MRCP oder ERCP, Pankreasfunktionstests (indirekt/direkt)
Motilitätsstörungen	Diabetesausschluss, intestinale Transitzeit (H_2-Atemtest, MDP), Magenentleerung (Szintigraphie, ^{13}C-Oktanoat-Atemtest), Kolonszintigraphie

Therapie

Frühes Management In der Frühphase (**Phase 1**) nach ausgedehnter Resektion besteht das Therapieziel in einer suffizienten totalen parenteralen Ernährung (**TPN**) sowie einer Vermeidung von Flüssigkeits- und Elektrolytverlusten. Daher ist die bilanzierte Gabe von Glukose, Aminosäuren, Spurenelementen, fett- und wasserlöslichen Vitaminen sowie Elektrolyten notwendig. Dazu ist es wichtig, auch Flüssigkeitsverluste über ein Stoma und das Kolon mit zu bilanzieren und im Infusionsplan zu berücksichtigen. Natriumverluste von 80–120 mmol/l sind dabei nicht ungewöhnlich. In dieser Phase sollte keine orale Nahrungszufuhr erfolgen. Ein H_2-Blocker (z.B. Zantic® i.v.) oder Protonenpumpeninhibitor (z.B. Antra®, Pantozol®) sollte zur Vermeidung der Hypersekretion des Magens routinemäßig i.v. verabreicht werden.

> **Phase I:**
> - totale parenterale Ernährung (**TPN**); nihil per os
> - Ziele:
>   – Ersatz der Ernährung
>   – Stabilisierung der Flüssigkeits- und Elektrolytbilanz
>   – Vitamin- und Mineralsalzersatz
>   – schrittweise Reduktion der parenteralen Ernährung mit Einführung der enteralen Ernährung

Weiteres therapeutisches Management Sobald sich der Patient stabilisiert, sollte so früh wie möglich mit der enteralen Ernährung überlappend entweder oral oder über eine dünnlumige Magen- oder Duodenalsonde mit isoosmolaren, chemisch definierten Elementar- bzw. Oligopeptiddiäten (z.B. Survimed® OPD, Salvipeptid®) begonnen werden. Höher konzentrierte Lösungen bewirken oft eine osmotische Diarrhö, vor allem solche mit höher konzentrierten Kohlenhydraten. Insbesondere bei Kindern sollten Lösungen mit einem höheren Fett- als Kohlenhydratgehalt verabreicht werden. Dabei ist aber auch die alleinige Anwendung von frei resorbierbaren mittelkettigen Triglyzeriden (MCT) zu vermeiden, da MCT-Fette selbst eine osmotische Wirkung haben können und viele Patienten auch komplexe Fettsäuren durchaus noch resorbieren können. Meist liegt keine begleitende Pankreas- oder Gallensäureninsuffizienz vor, so dass viele Patienten auch längerkettige Fettsäuren resorbieren können. Zu Beginn dieser Therapie ist eine kontinuierliche Pumpenapplikation von großem Vorteil, da dieses Regime eine ständige Sättigung der „Carrier"-Proteine im Dünndarm bewirkt und damit die gesamte noch zur Verfügung stehende Absorptionsfläche ausnutzt.

Der Sinn der frühzeitigen enteralen Ernährung liegt darin, die Adaptation der Dünndarmmukosa zu verbessern bzw. eine Mukosaatrophie zu verhindern. Hier könnte der Einsatz von rekombinantem Wachstumshormon zunehmende Bedeutung erlangen (s.u.). Die enterale Ernährung ist sehr langsam, entsprechend dem Ausmaß der Stuhlvolumina, zu steigern. Der Genuss von Milch bzw. laktosehaltigen Produkten ist zu empfehlen, obwohl bei manchen Patienten mit ausgedehnter Resektion ein sekundärer Laktasemangel vorliegen kann. In den meisten Fällen aber stellt Milch eine gute Quelle für Fett, Kalorien und Kalzium dar. Daher sind laktosefreie Elementardiäten nur bei Patienten mit nachgewiesener Intoleranz angezeigt.

Die Substitution von Vitaminen (A, D, E, K, B_{12} und Folsäure), Kalzium, Magnesium, Eisen, Zink, Phosphat und essentiellen Fettsäuren sowie auf lange Sicht auch weiterer Spurenelemente darf nicht versäumt werden, vor allem wenn der Patient ausschließlich mittelkettige Triglyzeride einnimmt.

Durchführung des enteralen Kostaufbaus Anfangs ist eine kontinuierliche Applikation der enteralen Ernährung über eine Sonde mit Ernährungspumpe zu bevorzugen, besonders bei Kindern. Alternativ können häufige, kleinvolumige Bolusgaben eingesetzt werden. Eine bewährte Faustregel ist, anfangs mit 5 % der benötigten Kalorienmenge als enterale Sondenkost zu beginnen, die dann alle drei bis sieben Tage langsam weiter je nach individueller Toleranz aufgebaut wird. Die enterale Ernährung sollte sehr langsam weiter aufgebaut werden, während gleichzeitig die parenterale Ernährung überlappend allmählich zurückgefahren wird. Wichtig ist es, keine aggressiven Fortschritte erzwingen zu wollen, sondern kleine, häufige Zulagen der enteralen Ernährungsmenge anzusetzen, während sich der Dünndarm an die neuen Resorptionsverhältnisse adaptiert. Meist kann in der Phase der Adaptation im Lauf von Wochen eine zunehmend normale orale Kost verabreicht werden. Häufige, kleine Mahlzeiten (alle 2–3 h) haben sich dabei besonders bewährt. Die Nahrung sollte ausgewogen sein und idealerweise aus bis zu 40 % Fetten, 30 % Kohlenhydraten und 30 % Proteinen bzw. Aminosäuren bestehen.

Der Erfolg der enteralen Ernährung kann durch Messung der enteralen Flüssigkeitsverluste objektiviert werden, da diese den Grad an Kohlenhydratmalabsorption widerspiegeln. Deutliche Zunahmen des Flüssigkeitsvolumens signalisieren praktisch immer eine bedeutsame Malabsorption der Kohlenhydrate, so dass derartige Veränderungen im Verlauf des enteralen Kostaufbaus zumeist das Maximum der Verdauungskapazität anzeigen.

Phase II und III:
- schrittweise Einführung der enteralen Ernährung:
  - kontinuierlich isotonische Flüssigkeit
  - zunächst per Magen- oder Gastrostomiesonde, dann per os (kleine Mengen alle 2–3 h)
  - mittelkettige Triglyzeride (cave: selbst osmotische Wirkung!) bei ausgeprägter Steatorrhö und/oder Pankreasinsuffizienz
  - komplexe Kohlenhydrate besser als einfache Zucker, nicht mehr als 30 % der täglichen Kalorienmenge
  - Vermeiden stark zuckerhaltiger und hypertoner Getränke (z. B. Säfte)
- Vitamin- und Mineralsalzersatz
  - Vit. B_{12} (bei Verlust eines großen Anteils des Ileums) lebenslang (!)
  - Vit. D (zur Vorbeugung der Rachitis)
  - Vit. K (bei erhöhter INR/erniedrigtem Quick)
- weitere Erhöhung der enteralen/oralen Ernährung, wenn:
  - Stuhl-pH > 5,5
  - keine voluminösen Stühle mehr

Ist die erforderliche Nährstoffzufuhr trotz dieser Maßnahmen nicht zu erreichen, so kommt die unterstützende **heimparenterale Ernährung** zur Anwendung, bei der über ein implantiertes Kathetersystem während der Nachtruhe Nährlösungen parenteral appliziert werden. Dies ist vor allem bei Patienten, die weniger als 1 m verbliebenen Dünndarm besitzen und/oder einer Kolektomie unterzogen wurden, langfristig notwendig. Indikationen der heimparenteralen Ernährung sind rascher Gewichtsverlust und exzessive Flüssigkeits- und Elektrolytverluste, die nicht oral kompensiert werden können. Allerdings können einige Patienten durch langsame intestinale Adaptation auch noch nach zwei bis drei Jahren eine verbesserte Absorptionsleistung aufbauen.

Pharmakologische Therapie des Kurzdarmsyndroms
Zahlreiche Medikamente wurden getestet, um sekretorische Verluste beim Kurzdarmsyndrom zu reduzieren. Dazu zählt neben den bereits oben genannten H_2- Blockern und PPI die Substanz Octreotid (Sandostatin®), die in verschiedenen Untersuchungen mit unterschiedlichem Erfolg eine überschießende Pankreassekretion reduzieren half, jedoch durch eine verminderte Proteinsynthese im Splanchnikusgebiet den Prozess der intestinalen Adaptation verzögern kann. Für den Routineeinsatz ist Octreotid daher derzeit nicht geeignet. Rekombinantes **Wachstumshormon** wurde in einer plazebokontrollierten Studie bei Patienten mit Kurzdarmsyndrom infolge Morbus Crohn eingesetzt, um die Adaptation zu beschleunigen. Das Körpergewicht und die Körpermasse nahmen zwar zu, aber ein Effekt auf die Nährstoffaufnahme konnte nicht gesichert werden. Die Kombination aus Wachstumshormonen und der oral verabreichten Aminosäure **Glutamin** zusammen mit einer kohlenhydratreichen und fettarmen Diät konnte in einer unkontrollierten Studie das Körpergewicht steigern und erlaubte bei 40 % der Patienten ein Absetzen der parenteralen Ernährung. Diese Resultate konnten aber in randomisierten doppelblinden klinischen Studien bisher noch nicht bestätigt werden, so dass hierzu weitere kontrollierte Ergebnisse abzuwarten bleiben.

Dünndarmtransplantation Die Dünndarmtransplantation kommt erst seit wenigen Jahren als Therapieoption in ausgewählten Zentren für bestimmte Patienten mit Kurzdarmsyndrom in Frage, die für eine parenterale Langzeittherapie nicht geeignet sind und bei denen keine adäquate intestinale Adaptation zu erwarten ist. Erste größere Studien hierzu haben gezeigt, dass etwa 50–60 % der transplantierten Patienten länger als zwei Jahre damit ohne parenterale Ernährung überleben können. Komplikationen sind vor allem Sepsis, Abstoßungsreaktionen, CMV-Infektionen und lymphoproliferative Erkrankungen. Die Diagnose der Abstoßung kann sehr schwierig sein, sie wird aber am ehesten mittels endoskopisch gewonnener Biopsien gestellt. Das typische histologische Bild der Transplantatabstoßung ist dabei das der Kryptitis. Mit weiteren Fortschritten dieser Therapie ist in den nächsten Jahren zu rechnen. Die Erfolge der reinen Dünndarmtransplantation sind bisher besser als diejenigen der kombinierten Leber-Dünndarm-Transplantation, welche bei Patienten mit Langzeit-TPN-induzierter Lebererkrankung beim Kurzdarmsyndrom eingesetzt wurde.

Derzeit kommt diese Therapie in Deutschland nur optional in ausgewiesenen Transplantationszentren für Patienten in Frage, die unerträglich schwere Symptome bei Versagen aller o. g. Therapiemaßnahmen haben, und für Patienten, bei denen sich eine rezidivierende Kathetersepsis entwickelt hat und denen ein venöser Dauerkatheter nicht mehr zumutbar ist.

Supportive Therapie Die Diarrhö kann in vielen Fällen durch Loperamid (Imodium®) reduziert werden. Bei Ver-

14.4 Krankheiten des Dünn- und Dickdarms

dacht auf oder nachgewiesener chologener Diarrhö (s.o.) ist ein Therapieversuch mit Colestyramin (z.B. Quantalan®) aussichtsreich, da damit Gallensalze gebunden und die Diarrhö vermindert werden können. Kommt es darunter nicht zu einer Besserung, so ist der Gallensäurenverlust wahrscheinlich nicht der wichtigste Grund für die Diarrhöen.

Ein Urinfluss von > 2 l/d sollte gewährleistet sein. Zur Optimierung der Pankreasfunktion ist bei Pankreasinsuffizienz die Gabe von pankreatinhaltigen Präparaten in Granulatform sowie die Gabe eines H_2-Rezeptor-Blockers angezeigt.

Besondere Aufmerksamkeit erfordert die sekundäre **enterale Hyperoxalurie,** die als Folge der Dünndarmresektion auftritt, wenn das Kolon noch erhalten ist. Die Therapie und die Prophylaxe der zum Auftreten von Nierensteinen führenden Hyperoxalurie bestehen in der Gabe einer oxalsäurearmen Diät (Meiden von Kakao, Schokolade, Cola-Getränken, Rhabarber, Roter Bete), Gabe von Colestyramin und Kalzium, das die Oxalsäure im Darm bindet (Kalziumoxalat).

Die unter parenteraler Langzeit-therapie vor allem bei Säuglingen und Kleinkindern in bis zu 20 % der Fälle auftretende **Cholestase** (s.u.) ist gefährlich, da sie zu einer irreversiblen Fibrose und später zur Zirrhose mit letalen Verläufen führen kann. Zwei Pilotstudien bei Kindern mit TPN-assoziierter cholestatischer Lebererkrankung fanden heraus, dass eine kurzzeitige Therapie mit Ursodesoxycholsäure (UDCA; z.B. Ursofalk®) eine deutliche Senkung der biochemischen Entzündungsparameter der Lebererkrankung bewirkte und möglicherweise die Progression der Fibrose verzögern kann. Bei einer Arbeit an sieben Kindern führte die Gabe von UDCA zu einer Normalisierung der biochemischen Zeichen der Cholestase, bei drei Kindern kam es nach Absetzen der UDCA zu einem Wiederauftreten der Cholestase, die sich aber nach Wiederansetzen der Therapie erneut verbessern ließ. Nach Wechsel zur enteralen Ernährung konnte bei allen Kindern UDCA ohne weitere Rückfälle abgesetzt werden.

Alternativ zur medikamentösen Erhöhung der Nahrungskontaktzeit ist die Anlage eines **antiperistaltischen Segments** versucht worden. Dies besitzt jedoch zusätzlich zum Risiko eines Stasesyndroms den Nachteil einer weiteren operativen Intervention mit möglichen Komplikationen. Von besonderer Bedeutung ist in diesem Zusammenhang auch, dass Drainageoperationen des Magens bei peptischen Magen- und Duodenalgeschwüren ebenso wie die Vagotomie das Kurzdarmsyndrom drastisch verschlechtern können und deshalb, wenn irgend möglich, vermieden werden sollten. Ein Organersatz ist zurzeit noch nicht etabliert, obgleich einzelne Dünndarmtransplantationen mit mehrmonatiger Überlebenszeit gelungen sind.

Prognose Die Prognose von Patienten mit Kurzdarmsyndrom wird von der Länge des Restdarms, dem Ort der Resektion sowie dem Zustand des Restdarms bestimmt, d.h. schließlich von der Dauer bis zur vollständigen intestinalen Adaptation, aber auch vom Schweregrad der Cholestase. Werden mehr als 70 % des Dünndarms reseziert, sind die Morbidität hoch und die Lebenserwartung verkürzt. Einige Kinder mit einem Kurzdarmsyndrom sterben noch wegen eines Leberversagens, das durch die parenterale Langzeiternährung induziert wurde (Cholestase). Bei Bilirubinwerten über 30 mg/dl scheint keine Reversibilität mehr möglich. Aus diesem Grund gehen auch die Anstrengungen dahin, neben der Beschleunigung der intestinalen Adaptation die häufig auftretende Cholestase durch Medikamente wie Ursodeoxycholsäure (UDCA) positiv zu beeinflussen. In einer Studie wurde der Langzeitverlauf des Kurzdarmsyndroms in einer Gruppe von 124 Erwachsenen mit nichtmalignen Erkrankungen und Dünndarmresektion, die eine heimparenterale Ernährung benötigten, verfolgt. Die Überlebensrate nach zwei und fünf Jahren betrug 86 % und 49 %. 55 % der überlebenden Patienten benötigten weiterhin parenterale Ernährung nach fünf Jahren. In der Multivarianzanalyse wurde das Überleben nachteilig vom Vorhandensein einer endständigen Enterostomie, einem Dünndarmrest von < 50 cm und von arteriellem Infarkt als Ursache des Kurzdarmsyndroms identifiziert. Eine postduodenale Länge des verbleibenden Dünndarms von < 100 cm ist besonders häufig mit einer Dauerabhängigkeit von TPN assoziiert. Weitere Risikofaktoren dafür sind Verlust der Ileozäkalklappe und/oder des Kolons. Fast alle Patienten (94 %), die eine TPN länger als zwei Jahre benötigen, können im weiteren Verlauf niemals mehr ausschließlich enteral ernährt werden.

Komplikation	Prophylaxe /Therapie	Häufigkeit
Cholestatische Lebererkrankung	Sepsis-/Cholangitisprophylaxe/Ursodesoxycholsäure (z.B. Ursofalk®)	Häufig
Cholelithiasis, ca. 30 %	Ggf. prophylaktische Cholezystektomie bei Langzeit-TPN	30–40 %
Bakterielle Dünndarmfehlbesiedelung	Antibiotikatherapie, ggf. wiederholt oder zyklisch; bei Kolitis Kombination mit Mesalazin	Häufig
Enterogene Osteopenie	Vitamin D und Kalzium, körperliche Bewegung	Häufig
Nährstoffmangelerkrankungen	Korrektur der Vitamin- und Spurenelement-Mangelzustände, Vermeidung einseitiger Kostformen, kompetente Ernährungsberatung	Häufig
Hyperoxalurie/Nephrolithiasis, ca. 9 %	Kalziumkarbonat oral (1–4 g/d), hohe Flüssigkeitsaufnahme, Colestyramin, bei Azidose zusätzlich Kaliumzitrat, evtl. fettreduzierte Diät	Selten
D-Laktatazidose	Natriumbikarbonat i.v., orale Antibiotika (Metronidazol, Neomycin, Vancomycin), kohlenhydratärmere Diät	Selten

Erkrankungen des Gastrointestinalsystems

Komplikation	Prophylaxe/Therapie	Häufigkeit
Kathetersepsis	Portanlage, Antibiotikaprophylaxe der Septikämie vor Eingriffen („Endokarditisprophylaxe")	Selten

Die vollständige parenterale Ernährung hat aber zahlreiche Komplikationen. Die für diese Ernährungsform notwendigen zentralvenösen Katheter (ZVK) prädisponieren zu septikämischen Komplikationen. Die Sepsisrate unter parenteraler Ernährung bei Patienten mit einem Kurzdarmsyndrom ist deutlich höher als bei Patienten mit anderen Diagnosen und scheint vor allem durch eine bakterielle Translokation bedingt zu sein. Neben der bakteriellen Sepsis fürchtet man besonders die Pilzsepsis, die nach längerer antibiotischer Therapie auftreten kann, oft zu einem Multiorganversagen führt und invasiv behandelt werden kann. Aus diesen Gründen ist es bei jedem Patienten geboten, die Zeit der initial absolut notwendigen parenteralen Ernährung auf ein Minimum, d.h. auf den kürzestmöglichen Zeitraum zu beschränken.

Die hepatobiliären Erkrankungen beginnen oft unter der parenteralen Langzeittherapie als schleichend progrediente **Cholestase**, Cholelithiasis und/oder Hepatitis. Die Veränderungen reichen von einer asymptomatischen Steatosis (vor allem bei exzessiver Kalorienzufuhr) bis hin zur Steatohepatitis (NASH) und Cholestase, welche ein bedeutsames Problem werden können. Bei einigen Patienten führt die cholestatische Leberfunktionsstörung zur Zirrhose mit portaler Hypertonie und stellt im Extremfall eine mögliche Indikation zur kombinierten Transplantation von Leber und Dünndarm dar. Diese Erkrankung tritt vor allem bei Patienten mit der Kombination aus Kurzdarmsyndrom und Langzeit-TPN auf, wichtige ursächliche Faktoren sind dabei rezidivierende Septikämie einschließlich Kathetersepsis, bakterielle Translokationen aus dem Darm bei bakterieller Fehlbesiedelung und rezidivierender Cholangitis. Des Weiteren führt der Mangel an enteraler Ernährung zu einer reduzierten Sekretion von Darmhormonen, reduziertem Gallefluss und biliärer Stase.

Die Inzidenz von Lebererkrankungen bei Erwachsenen mit Kurzdarmsyndrom unter Langzeit-TPN ist nicht genau in Zahlen anzugeben. Risikofaktoren für die Entwicklung einer schweren Leberfibrose oder -zirrhose mit weiteren Komplikationen der portalen Hypertonie wie Enzephalopathie und Varizenblutung sind besonders eine Dünndarmlänge < 50 cm und eine parenterale Lipidzufuhr > 1 g/kg KG/d, aber auch nicht ernährungsbezogene Probleme wie Bluttransfusionen, rezidivierende Sepsis und Nebenwirkungen von verabreichten Medikamenten. Optimale Präventionsmechanismen konnten noch nicht ermittelt werden, aber die Förderung der intestinalen Motilität und die Reduktion bakterieller Translokationen aus dem Darmlumen können vor allem durch aggressiven Gebrauch der enteralen Ernährung, Kontrolle der bakteriellen Fehlbesiedelung, reduzierte Zufuhr von langkettigen Omega-6-Fettsäuren und Prävention einer Kathetersepsis deutlich reduziert werden.

Zusammenfassung

- Häufigste Ursache: operative intestinale Eingriffe mit Unterschreitung der kritischen Resorptionsfläche, d.h. mehr als 50–75 %.
- Wichtigste Symptome: massive Durchfälle, Gewichtsverlust bis hin zur schweren Malabsorption, Anämie
- Wichtigste diagnostische Maßnahmen: ausführliche Anamnese, Labor
- Wichtigste therapeutische Maßnahmen: (par)enteraler Ersatz der wichtigsten fehlenden Nährstoffe, Vitamine und Spurenelemente. Bei ausgewählten Patienten auch Dünndarmtransplantation

Zur weiteren Information

Literatur

Beau, P., J. Labat-Labourdette, P. Ingrand, M. Beauchant: Is ursodeoxycholic acid an effective therapy for total parenteral nutrition-related liver disease ? J Hepatol 1994; 202: 240–4.

Byrne, T. A., R. L Persinger, L. S. Young, et al: A new treatment for patients with short bowel syndrome. Growth hormone, glutamine and a modified diet. Ann Surg 1995; 222: 243–7.

Ellegard, L, I. Bosaeus, S. Nordgren, B. A. Bengston: Low dose recombinant human growth hormone increases body weight and lean body mass in patients with short bowel syndrome. Ann Surg 1997; 225: 88–93.

Feldman, E. J., R. H. Dowling, J. McNaughton: Effects of oral versus intravenous nutrition on intestinal adaptation after small bowel resection in the dog. Gastroenterology 1976; 70: 712.

Feldmann, M. B., F. Scharschmidt, M. H. Sleisenger: Gastrointestinal and Liver Disease. Saunders, Philadelphia 1998, pp. 1548–1556.

Kurkchubasche, A., M. I. Rowe, S. D. Smith: Adaptation in short-bowel syndrome: Reassessing old limits. J Pediatr Surg 1993; 28: 1069.

Lennard-Jones, J. E.: Review article: Practical management of the short bowel. Aliment Pharmacol Ther 1994; 8: 563.

Riecken, E. O., J. D. Schulzke: Zustand nach Resektion des Dünndarms. In: Goebell, H. (Hrsg.): Innere Medizin der Gegenwart. Gastroenterologie, Teil D. Urban & Schwarzenberg, München – Wien – Baltimore 1992.

Scolapio, J. S., M. Camilleri, C. R. Fleming, et al: Effect of growth hormone, glutamine, and diet on adaptation in short-bowel-syndrome: a randomized, controlled study. Gastroenterology 1997; 113: 1074–9.

Spagnuolo, M. I., R. Iorio, A. Vegnente, A. Guarino: Ursodeoxycholic acid for treatment of cholestasis in children on long-term total parenteral nutrition: a pilot study. Gastroenterology 1996; 111: 716.

Vanderhoof, L. A., A. N. Langnas, L. W. Pinch, et al: Invited review: Short bowel syndrome. J Pediatr Gastroenterol Nutr 1992; 14: 359.

Internet-Links

http://www.medizin.uni-halle.de/kai/intern/ernaehrung/
http://www.enterale-ernaehrung.de/
http://www.niddk.nih.gov/health/digest/summary/shortbo/shortbo.htm
Selbsthilfegruppe in den USA: http://www.noguts.com/

Keywords

Kurzdarmsyndrom ◆ Malabsorption ◆ Resorptionsstörungen ◆ Elektrolyt- und Flüssigkeitsverluste ◆ enterale Ernährung ◆ parenterale Ernährung ◆ Dünndarmtransplantation ◆ Cholestase ◆ Sepsis

14.4.12 Ischämische Darmerkrankungen

W. E. Hansen

Synonyme: Mesenteriale Durchblutungsstörungen, akute mesenteriale Ischämie, ischämische Kolitis
Engl. Begriff: Mesenteric Ischemia

Intestinale Ischämien erscheinen je nach dem betroffenen Gefäßgebiet (Abb. 14.101) als plötzliche, oftmals lebensbedrohliche Ereignisse (akute Ischämie, ischämische Kolitis) oder als chronische Leiden (Angina abdominalis). Das Krankheitsbild wird von Leibschmerzen und – abhängig vom Ausmaß der Gewebeschädigung – Übelkeit, Erbrechen, Durchfällen (evtl. blutig), paralytischem Ileus und Peritonitis bestimmt. Die Diagnose ist durch Angiographie und Probelaparotomie, bei der ischämischen Kolitis durch Endoskopie und Kontrasteinlauf möglich. Die Laboruntersuchungen erbringen vor allem Entzündungszeichen (Leukozytose). Die Behandlung erfolgt in Abhängigkeit vom Krankheitsbild chirurgisch oder konservativ.

Definition Akute symptomatische Gefäßverschlüsse betreffen vor allem die A. mesenterica superior bzw. die A. colica media; 10–15 % sind akute Venenverschlüsse. Am Ende steht die ischämische Gangrän. Die ischämische Kolitis ist eine Sonderform der arteriellen Durchblutungsstörung, bei der kleinere Segmente am Kolon bzw. an der Kolonschleimhaut erkranken und dementsprechend die Prognose günstiger ist. Chronische Durchblutungsstörungen entstehen bei allmählicher Verlegung von zwei Arterienhauptstämmen, wobei Nekrosen fehlen.

Ätiologie und Pathogenese Zirkulationsstörungen sind die Folge von Thrombembolien aus dem Herzen und der Aorta, von lokalen Thrombosen, Vaskulitiden und Arteriosklerosen sowie von nichtokklusiven Verminderungen des Perfusionsdrucks infolge Herzkreislaufinsuffizienz oder Schock. In der Frühphase entstehen schmerzhafte Kontraktionen der Muskulatur, nach 60–90 min folgen Mukosaschäden. Am Ende, d. h. nach ca. 4 h, beginnen Darmatonie, Ödem, Nekrose und bakterielle Durchwanderung. Eine besondere Schwachstelle ist die linke Kolonflexur, wo sich die Versorgungsgebiete der A. mesenterica superior und A. mesenterica inferior treffen (Riolan'sche Anastomose). Hier entwickeln sich relativ häufig auf kleinere Bezirke – z. B. die Mukosa – begrenzte Ischämien (ischämische Kolitis).

Epidemiologie Ischämische Darmerkrankungen sind seltene Ereignisse. Unter den Patienten, die wegen akuter Bauchschmerzen eingewiesen werden, beträgt die Häufigkeit etwa 0,4–1 %.

Symptome Die Symptome des akuten Gefäßverschlusses erscheinen unter dem Bild des „akuten Abdomens" mit plötzlich einsetzenden, heftigsten viszerale Schmerzen, Übelkeit, Brechreiz, Erbrechen und Kreislaufdepression. Nach etwa 4 h entwickelt sich oft ein „stilles Intervall" mit geringeren Beschwerden und evtl. dünnen, blutigen Stühlen. Innerhalb von 24 h erscheint dann ein schwerstes Krankheitsbild mit den Zeichen der Durchwanderungsperitonitis (Peritonismus, Fehlen der Darmgeräusche).

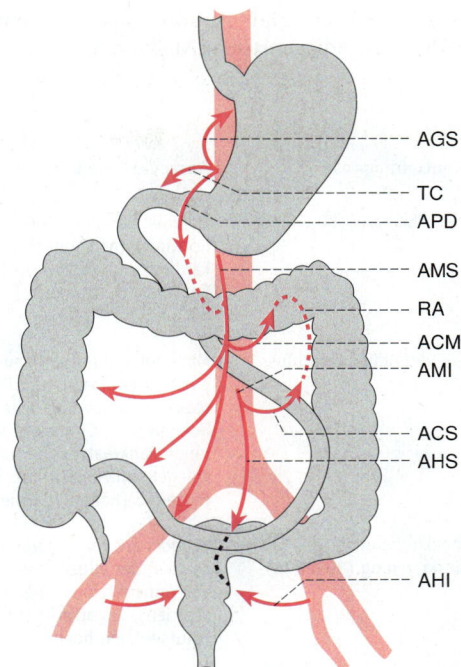

Abb. 14.101 Arterielle Gefäßversorgung des Gastrointestinaltrakts. AGS: A. gastrica sinistra; TC: Truncus coeliacus; APD: A. pancreaticoduodenalis; AMS: A. mesenterica superior; ACM: A. colica media; RA: Riolan-Arkade; AMI: A. mesenterica inferior; ACS: A. colica sinistra; AHS: A. haemorrhoidalis superior; AHI: A. haemorrhoidalis inferior.

Kennzeichen der Angina abdominalis sind postprandiale Schmerzen, Gewichtsverlust und Stuhlunregelmäßigkeit; bei der Bauchauskultation findet man manchmal ein Strömungsgeräusch.

Die ischämische Kolitis befällt, vor allem ältere Menschen. Im Vordergrund stehen Schmerzen im Bereich der linken Flexur und blutige Stühle. Die Ausprägung ist variabel, sie reicht von leichten, wechselnden, rückbildungsfähigen Beschwerden bis zum bedrohlichen Krankheitsbild mit Zeichen der Entzündung und Subileus.

Diagnostik Die Diagnostik der akuten Darmischämie erfolgt wie beim akuten Abdomen. Entscheidend können hier die Ergebnisse der Angiographie, Peritoneallavage oder der Probelaparotomie sein. Labortests erbringen unspezifische Resultate mit Entzündungszeichen (Blut: Leukozytose, erhöhtes CRP, bei Blutverlust der Abfall von Hb und Hkt, metabolische Azidose mit erhöhten Laktatspiegeln). Unspezifisch erhöhte Pankreasenzyme können zur Fehldiagnose einer Pankreatitis führen.

Die ischämische Kolitis lässt sich endoskopisch oder durch einen Kontrasteinlauf anhand der charakteristischen, ödematös verdickten Schleimhautpolster („Thumb Prints"), später evtl. am Auftreten von Geschwüren oder Stenosen diagnostizieren.

Differentialdiagnose der akuten mesenterialen Ischämie Die Patienten erscheinen im fortgeschrittenen Stadium unter dem Bild des „akuten Abdomens" mit

Erkrankungen des Gastrointestinalsystems

Schmerzen, Schock und Peritonismus. Die entscheidende differentialdiagnostische Maßnahme ist die Angiographie.

Differentialdiagnose	Ausschlussmaßnahmen
Arterielle Embolie (80–90 %)	Herzdiagnostik: EKG (Vorhofflimmern? Infarkt), Echokardiogramm (Endokarditis?), Enzyme (CK, Troponin T, SGOT)
Lokaler vaskulärer Verschluss (selten)	Malignomsuche (paraneoplastisches Syndrom?); Pankreasenzyme, abdominelle Sonographie/CT (nekrotisierende Pankreatitis?); Blutspiegel von AT-III, Protein C, Protein S (Koagulopathie?)
Nicht okkludierende Gefäßerkrankung (10–20 %)	Schock, z. B. bei Operation, Zeichen der allgemeinen Vasokonstriktion (Fingerarterien), Panarteriitis nodosa (Blutsenkung hoch)

Differentialdiagnose der ischämischen Kolitis In der Regel ist der Verlauf weniger dramatisch und kaum bedrohlich, insbesondere fehlen die Kriterien des „akuten Abdomens" mit Schock und Peritonismus. Die Angiographie ist hier unergiebig, entscheidend sind neben dem klinischen Bild Kolonkontrasteinlauf und koloskopischer Befund.

Differentialdiagnose	Ausschlussmaßnahmen
Morbus Crohn	Entzündungszeichen, Endoskopie
Bakterielle/parasitäre Darmentzündung	Endoskopie, Erregernachweis
Antibiotikaassoziierte Kolitis	Endoskopie, Toxin von Clostridium difficile im Stuhl
Divertikulitis	Entzündungszeichen, Kontrasteinlauf

Differentialdiagnose	Ausschlussmaßnahmen
Akute Pankreatitis	Pankreasenzyme, Sonographie/Computertomographie
Reizdarm	Normalbefunde (Ausschlussdiagnose)

Therapie Die Therapie der akuten mesenterialen Ischämie ist bei arteriellen Verschlüssen chirurgisch, durch eine Operation des verschlossenen Gefäßes oder bei Gangrän durch Resektion des nekrotischen Darmabschnitts. Nur in Ausnahmefällen ist eine Thrombolyse möglich. Liegt kein voller Verschluss vor (Nonocclusive Disease) wird man eine Operation vermeiden und möglichst selektiv in die betroffene Arterie vasodilatatorische Substanzen (z. B. Prostavasin®) infundieren.

Verlauf und Prognose Die Letalität der akuten mesenterialen Ischämie beträgt nach einer Ischämiezeit von 12 h etwa 30 %, nach 24 h über 85 %. Die Prognose der ischämischen Kolitis ist günstig.

Komplikation	Häufigkeit
Darmnekrosen, Peritonitis	90–95 %
Anastomoseninsuffizienz nach Darmresektion	40–50 %
Kurzdarmsyndrom	Je nach Ausmaß der Darmresektion (weniger als 1,20 m Restdünndarm)

Zusammenfassung

- Häufigste Ursachen: Zirkulationsstörungen, Herz-Kreislauf-Insuffizienz, Schock
- Wichtigste Symptome: erst Zeichen des akuten Abdomens, später Zeichen einer Durchwanderungsperitonitis
- Wichtigste diagnostische Maßnahmen: Untersuchung, bildgebende Verfahren, Labor
- Wichtigste therapeutische Maßnahme: Resektion des betroffenen Darmabschnitts

Zur weiteren Information

Literatur
Classen, M., et al: Rationelle Diagnostik und Therapie in der Inneren Medizin. Loseblattsammlung, Kapitel E 8 Erkrankungen der Viszeralarterien, 8.1 Akute intestinale Ischämie. Urban & Fischer, München – Jena 2001.
Foitzik, T., E. Klar: Vaskuläre Notfälle des Darms. In: Winkeltau, Lerch (Hrsg.): Gastroenterologische Notfalltherapie. Wissenschaftliche Verlagsgesellschaft, Stuttgart 1996, S. 239–43.
Scheppach W., et al.: Nicht-okklusive Mesenterialischämie – ein diagnostisches Problem der internistischen Intensivmedizin. Gastroenterol 1995; 33: 214–8.

Internet-Links
Deutsche Zentralbibliothek für Medizin: www.zbmed.de
U.S. National Library of Medicine: www.nlm.nih.gov/
Ärztliche Zentralstelle Qualitätssicherung: www.leitlinien.de

Keywords
Mesenteriale Ischämie ◆ akutes Abdomen ◆ ischämische Kolitis

IMPP-Statistik
Ischämische Darmerkrankungen

14.5 Erkrankungen der Leber

14.5.1 Reaktionsformen und Symptome der Leber

W. E. FLEIG

Die Leber reagiert auf verschiedene Noxen wie z. B. Infektionen, Alkohol und Fremdstoffe, Sauerstoffmangel mit relativ einheitlichen, wenig spezifischen Mustern: **Unspezifische und granulomatöse Entzündungen,** insbesondere im Bereich der Periportalfelder, sind die Folgen von viralen und nichtviralen Infektionen, Sarkoidose, parasitären Erkrankungen, Autoimmunprozessen und hyperergischen Reaktionen auf Medikamente und Chemikalien. Die Hauptursache der **Fettleber** ist der chronische Alkoholabusus. Eine Verfettung von Leberzellen tritt jedoch auch bei Diabetes mellitus, Hyperalimentation und Hypoxie auf. Zahlreiche Noxen, insbesondere Medikamente, führen auch zu einer **intrahepatischen Cholestase.** Chronische Schädigungen jeder Art können langfristig durch Aktivierung der sog. hepatischen Sternzellen eine Ablagerung von Bindegewebsfasern (Fibrogenese) verursachen, die – je nach Lokalisation der Fasern in Beziehung zur Struktur des Leberazinus – in eine **Fibrose** oder **Zirrhose** mündet. Als Folge dieser Alteration der Leberbinnenstruktur entwickelt sich ein **Pfortaderhochdruck,** dessen wesentliche Komplikationen die **gastrointestinale Blutung** und, durch das zusätzliche Auftreten von Nierenfunktionsstörungen, die Ausbildung von **Aszites** sind.

Entzündung

Synonym: Hepatitis
Engl. Begriff: Inflammation, Inflammatory Response

Definition Unter Entzündung versteht man eine unspezifische oder granulomatöse Infiltration des Lebergewebes mit Entzündungszellen (Granulozyten, Lymphozyten, Makrophagen, Plasmazellen) im Rahmen einer Immunreaktion auf exogene oder endogene Antigene oder einer Ausschüttung entzündungsfördernder Zytokine und Chemokine aus ortsständigen Zellen der Leber durch exogene oder im Stoffwechsel entstehende toxische Substanzen. Sie kann auf die Strukturen des Periportalfeldes begrenzt sein oder auf das Parenchym übergreifen. Grundsätzlich sind histopathologisch bei jeder Art von „Hepatitis" die Grundprozesse **Nekrose und/oder Apoptose, Entzündung** und **Regeneration** von Lebergewebe in unterschiedlicher Ausprägung zu beobachten.

Ätiologie und Pathogenese Eine etablierte Einteilung der entzündlichen Lebererkrankungen nach einheitlichen Kriterien existiert u.a. deshalb nicht, weil sehr verschiedene ätiologische Agenzien identische klinische und pathomorphologische Bilder verursachen können. Dies bedeutet, dass man – bei aller Wichtigkeit der bioptischen Diagnostik – vom Pathologen keine Artdiagnose der Entzündung erwarten kann.

Die Pathogenese der Entzündung ist abhängig von der jeweiligen Ätiologie. Bei einer Infektion mit dem Hepatitis-B-Virus beispielsweise (s.a. Kap. Virushepatitis) spielt die Lyse virusinfizierter Hepatozyten durch HLA-restringierte zytotoxische T-Lymphozyten mit den diese Immunreaktion modulierenden Zytokinen die entscheidende Rolle. Bei der Alkoholhepatitis stehen die Produktion freier Radikale durch Cytochrom P450 2E1 im Rahmen des Alkoholstoffwechsels sowie die durch vermehrte portalvenöse Spiegel von Endotoxin aus dem Darm verursachte Erhöhung der Konzentration entzündungsfördernder Zytokine, vor allem Tumor-Nekrose-Faktor-α (TNF-α) und verschiedener Interleukine im Vordergrund. Auch bei der Entstehung einer nichtalkoholischen Fettleberhepatitis („Nonalcoholic Steatohepatitis", NASH) haben die Lipidperoxidation, der oxidative Stress und die o.g. proinflammatorischen Zytokine wesentlichen Anteil an der Entzündungspathogenese.

Verlauf und Ausmaß der Entzündung Die Unterscheidung zwischen unvermittelt auftretenden, häufig selbstlimitierenden Entzündungen und Prozessen und solchen, die länger als sechs Monate ohne Besserungstendenz anhalten und häufig einen sehr wechselhaften Spontanverlauf mit „Remissionen" und „Schüben" aufweisen, führte zu den Begriffen der **akuten** und der **chronischen** Leberentzündung. Bei der chronischen Hepatitis wurde früher zusätzlich zwischen einer chronisch-persistierenden (Begrenzung des Entzündungsprozesses auf das Periportalfeld) und einer chronisch-aktiven Form unterschieden, bei der die Entzündungszellen die Grenzlamelle zum Parenchym überschreiten und sog. Mottenfraßnekrosen entstehen. Da sich jedoch herausgestellt hat, dass die Aktivität des Entzündungsprozesses sowohl über die Zeit schwanken als auch in verschiedenen Periportalfeldern und größeren Bereichen der Leber unterschiedlich ausgeprägt sein kann („Sammelfehler"), wurde diese strikte und prognostisch suggestive (chronisch-persistierend: kein Zirrhoserisiko; chronisch-aktiv: Zirrhoseentwicklung wahrscheinlich) Trennung aufgegeben zu Gunsten eines Beurteilungssystems, bei dem das Ausmaß der Entzündung präziser beurteilt und zusätzlich eine Graduierung der Fibroseentwicklung vorgenommen wird.

Art des entzündlichen Infiltrates Nach der histopathologischen Charakterisierung des entzündlichen Infiltrates können **granulozytäre Entzündungsprozesse** (z. B. eine Pericholangitis im Rahmen einer eitrigen bakteriellen Cholangitis oder eine Alkoholhepatitis) von den diffusen **Infiltraten mit** überwiegend **mononukleären Zellelementen** unterschieden werden (z. B. bei akuter Virushepatitis oder bei toxischer Hepatitis etwa durch Methyldopa).

Die unterschiedliche Lokalisation des neutrophilen Infiltrates in Bezug zum Leberazinus kann eine Differenzierung verschiedener Ätiologien manchmal ermöglichen: zentrolobulär betonte Infiltration bei Alkoholhepatitis mit Hepatozytennekrosen, Mallory-Körperchen und perizellulärer Fibrose; auf die kleinen Gallengänge des Periportalfeldes beschränkte Infiltration bei der Pericholangitis. Im Gegensatz dazu können eine akute Virushepatitis B und eine akute toxische Hepatitis durch Medikamente sowohl histopathologisch als auch im klinischen Bild und Verlauf völlig identisch sein. Die Ätiologien der wichtigsten akuten und chronischen Leberentzündungen sind in Tabelle 14.47 zusammengefasst.

Granulome sind herdförmige, noduläre Ansammlungen verschiedener Zelltypen (Epitheloidzellen, Makrophagen,

Erkrankungen des Gastrointestinalsystems

Tab. 14.47 Ätiologie entzündlicher Lebererkrankungen.

Akute Entzündungen
- Virushepatitis (Hepatitis-A-, -B-, -C-, -D-, -E- und andere NANB-Viren)
- Andere Viren (Herpes-simplex-Virus, Zytomegalievirus, Epstein-Barr-Virus, Gelbfieber u.a.)
- Bakterielle und andere Infektionen (z.B. pyogene Abszesse; bakterielle Cholangitis und Pericholangitis; Leptospiren, Salmonella typhi, Rickettsien etc.; Pilze; Amöbenabszesse)
- Alkohol
- Medikamente (Methyldopa, Isoniazid, Oxyphenisatin, Nitrofurantoin, Halothan u.a.)
- Akute Organabstoßung nach Lebertransplantation und akute Abstoßung des Wirtsgewebes (Graft-versus-Host-Disease, GvHD) nach Knochenmarktransplantation

Chronische Entzündungen
- Virushepatitis (Hepatitis-B-, -D-, -C- und andere NANB-Viren)
- Andere Viren (s.o.)
- Bakterielle und andere Infektionen (Tuberkulose, Leptospirose, Brucellose, Rickettsiosen, Pilze, Parasiten wie z.B. Schistosoma)
- Alkohol
- Medikamente (s.o.)
- Primäre biliäre Zirrhose (chronische, nichteitrige, destruierende Cholangitis)
- Primär sklerosierende Cholangitis
- Sarkoidose
- Mitbeteiligung und Mitreaktion bei nichthepatischen entzündlichen Erkrankungen (chronisch-entzündliche Darmerkrankungen, Kollagenosen etc.)
- Chronische Organabstoßung nach Lebertransplantation und chronische GvHD nach Knochenmarktransplantation

Tab. 14.48 Ursachen von granulomatösen Hepatitiden und Lebergranulomen.

Infektion
- Bakterien (Tuberkulose, Typhus, Aktinomykose, Lues, Listeriose, Brucellose, Lepra etc.)
- Pilze
- Viren (Epstein-Barr-Virus, Zytomegalievirus)
- Parasiten (z.B. Schistosomiasis, Toxokariasis)

Medikamente
- (z.B. Hydralazin, Phenylbutazon, Sulfonamide, Penicillin, Isoniazid, Chlorpropamid, Allopurinol u.v.a.)

Fremdkörper
- (z.B. verunreinigte Injektionen bei Drogenabhängigen, früher Schlauchabrieb bei Dialysepflichtigen)

Sonstige Ursachen
- Kollagenosen (z.B. Lupus erythematodes visceralis, Wegener-Granulomatose, Panarteriitis nodosa)
- Morbus Hodgkin und Non-Hodgkin-Lymphome
- Sarkoidose
- Morbus Crohn
- Primäre biliäre Zirrhose u.a.

Lymphozyten, Plasmazellen, Riesenzellen), die mit oder ohne zentrale Nekrose (Verkäsung) auftreten können. Während verkäsende Granulome nahezu diagnostisch beweisend für eine Tuberkulose sind, kommen als Ursache einer granulomatösen Hepatitis mit nicht verkäsenden Granulomen neben einer Sarkoidose auch ein Morbus Crohn, eine primäre biliäre Zirrhose, Medikamente und Infektionen in Betracht (s. Tab. 14.48). Granulomatöse Hepatitiden sind keine eigenständigen, auf die Leber beschränkten Krankheitsbilder, sondern Organmanifestationen einer meist systemischen Erkrankung.

Klinische Symptome und Zeichen Spezifische Symptome und Zeichen einer Entzündung der Leber existieren nicht. Sie kann in vielen Fällen völlig symptomlos ablaufen. Ab einem gewissen Schweregrad der Entzündung werden **unspezifische Symptome** wie Müdigkeit, Abgeschlagenheit, Leistungsschwäche beobachtet. Bei einer akuten Hepatitis kann oft eine **Lebervergrößerung** (Hepatomegalie) getastet oder mit Hilfe der Ultraschalluntersuchung nachgewiesen werden; bei fulminanter Hepatitis mit weitgehender Zerstörung des Leberparenchyms kann die Leber jedoch auch verkleinert sein. Das laborchemische Äquivalent einer Leberentzündung ist eine durch Störung der Membranintegrität und komplette Zerstörung von Hepatozyten hervorgerufene Erhöhung der Konzentration zytosolischer und mitochondrialer Enzyme im Serum (**Leberwerte:** Aminotransferasen, SGOT/ASAT, SGPT/ALAT, GLDH). In vielen Fällen korreliert das Ausmaß der Enzymerhöhung im Serum gut mit dem Ausmaß der histologisch nachweisbaren Entzündung im Lebergewebe; in solchen Fällen können die Aminotransferasen als Verlaufsparameter benutzt werden. Eine **Gelbsucht** (Ikterus/Cholestase) tritt durch die Entzündung selbst erst dann ein, wenn so viele Leberparenchymzellen zugrunde gehen, dass das funktionell intakte restliche Leberparenchym mit der Ausscheidung des Bilirubins überfordert ist. Auch Aszites, Pfortaderhochdruck und Enzephalopathie etc. sind nicht Symptome der Entzündung selbst, sondern entweder des völligen Zusammenbruchs der Leberfunktion bei fulminanter Hepatitis (selten) oder der Entwicklung einer Leberzirrhose durch Zerstörung der Feinstruktur (häufig, s.u.).

Zusammenfassung

- Häufigste Ursache: verschiedenste Noxen (Alkohol, Medikamente und Toxine, Viren, Bakterien, Gallestau, Stoffwechselprodukte)
- Wichtigstes Symptom: unspezifisch
- Wichtigste diagnostische Maßnahme: Labor
- Wichtigste therapeutische Maßnahmen: Meiden der Noxe, sonst je nach Noxe spezifische Therapie

Verfettung

Synonym: Steatose
Engl. Begriff: Steatosis, Fatty Liver

Definition Als Leberverfettung bezeichnet man eine histologisch sichtbare Verfettung von mehr als 5 % der Hepatozyten oder ein Überschreiten der oberen Normgrenze des chemisch analysierten Lipidanteils von 5 g/100 g Lebergewebe. Ist im histologischen Schnitt mehr als die Hälfte der Hepatozyten verfettet, spricht man von einer **Fettleber**.

Ätiologie und Pathogenese Die Ätiologie der Leberverfettung ist wie die der Entzündung vielfältig. Die wichtigsten Ursachen sind in Tabelle 14.49 aufgeführt.

Eine sinnvolle Einteilung der Leberverfettung existiert nicht. Morphologisch kann zwischen klein- und großtropfiger Verfettung der einzelnen Zelle unterschieden werden. Auf der Ebene des Leberazinus wird neben einer diffusen Verfettung häufig eine Begrenzung der Störung auf die Läppchenperipherie oder das Läppchenzentrum beobachtet. Schließlich sind aufgrund der unterschiedlichen Blutversorgung verschiedener Anteile des Gesamtorgans, insbesondere im Bereich der Leberpforte, des Gallenblasenbettes und des Lobus caudatus, gelegentlich fokale Verfettungen bei ansonsten normaler Leber oder fokale Nichtverfettungen in einer Fettleber möglich. Im Regelfall ist eine Leberverfettung allerdings uniform in der ganzen Leber anzutreffen.

Die häufigsten Ursachen der Leberverfettung in hoch zivilisierten Gesellschaften sind **Alkohol, Diabetes mellitus** und **Überernährung.** Die Pathogenese ist in den meisten Fällen komplex und resultiert unter „buchhalterischen" Gesichtspunkten aus einem Ungleichgewicht zwischen der hepatischen Aufnahme von Lipiden in Form von Low-Density-Lipoproteinen (LDL) und Chylomikronen-Remnants, der Lipogenese, der Fettsäureoxidation und der Ausschleusung neu synthetisierter Very-Low-Density-Lipoproteine (VLDL).

Alkohol Im Fall der alkoholischen Leberverfettung führt die dominante Alkoholoxidation, die mehr als zwei Drittel der hepatischen Sauerstoffaufnahme verbrauchen kann, durch eine Anhebung des Redoxpotentials zu einer Hemmung des Zitratzyklus und damit zu einer Hemmung der β-Oxidation von Fettsäuren und der Glukoneogenese. Dies kann zum einen schwere Hypoglykämien verursachen, zum anderen steht vermehrt Acetyl-Coenzym A zur Fettsäuresynthese zur Verfügung. Schließlich ist die Sekretion der vermehrt neu synthetisierten VLDL-Partikel gestört. Histologisch wird bei Alkoholabusus eine läppchendiffuse, manchmal auch zentrolobulär betonte, großtropfige Leberverfettung beobachtet; bei starker Ausprägung werden die Zellkerne regelrecht an den Rand gedrängt.

Nichalkoholische Leberverfettung Als „nichtalkoholische Leberverfettung" oder „nichtalkoholische Fettleber" (Nonalcoholic Fatty Liver Disease, **NAFLD**) sowie, im Fall von hinzutretender Entzündung, nichtalkoholische Fettleberhepatitis (Nonalcoholic Steatohepatitis, **NASH**) werden histologische Veränderungen wie bei alkoholischer Verfettung (großtropfige, diffuse bis zentrolobuläre Verfettung) und alkoholischer Fettleberhepatitis bei Patienten bezeichnet, bei denen anamnestisch ein relevanter Alkoholgenuss oder andere positiv identifizierbare Ursachen (chronische Leberstauung, Medikamente etc., s. Tab. 14.49) nicht nachgewiesen werden können. Sie kommt gehäuft bei Patienten mit **Adipositas, Dyslipidämie** (speziell Hypertriglyzeridämie), **Diabetes mellitus Typ 2** und **metabolischem Syndrom** vor. Im Zentrum der Pathogenese stehen hier die vermutlich durch eine chronische Aktivierung von IKK-β, einer den nukären Faktor β induzierenden Kinase, verursachte Insulinresistenz, die exogene Lipidzufuhr und die durch vermehrte Lipolyse in den peripheren und intraabdominellen Fettdepots zusätzlich erhöhten sinusoidalen Fettsäurespiegel. In der Diskussion ist auch eine vermehrte Empfindlichkeit adipöser Individuen gegenüber normalerweise belanglosen Mengen von Alkohol und anderen Fremdstoffen. Die nichtalkoholische Leberfettung ist häufig und stellt vermutlich den Löwenanteil der Ursache der früher als „kryptogen" eingestuften Leberzirrhosen dar.

Chronische Leberstauung Bei schwerer Leberstauung kommt es durch die zentrolobulär betonte Hypoxie zu einem Stillstand des Zitratzyklus und damit ähnlich wie bei der alkoholischen Verfettung zu einer Blockierung der Fettsäureoxidation. Dementsprechend ist die Verfettung histologisch läppchenzentral bzw. an der Grenze zwischen noch intaktem Parenchym und zentrolobulärer Stauungsnekrose lokalisiert.

Sonstige Ursachen Bei der durch **Tetrazykline**, durch **Proteinmangelernährung** (Kwashiorkor) sowie durch **Toxine** wie Tetrachlorkohlenstoff und gelben Phosphor verursachten Leberverfettung besteht der wesentliche Pathomechanismus in der durch den Fremdstoff gehemmten bzw. durch Substratmangel reduzierten Apolipoproteinsynthese. Während beim Kwashiorkor die großtropfige Verfettung mit peripher gelegenem Zellkern periportal betont ist, sind bei Tetrazyklinfettleber das Fett feintropfig im Hepatozyten suspendiert, der Zellkern zentral gelegen und die Verteilung verfetteter Zellen im Azinus diffus. Eine ähnliche Histologie wird beim sog. Reye-Syndrom und bei der pathogenetisch unklaren und prognostisch ebenfalls sehr ungünstigen akuten Schwangerschaftsfettleber beobachtet.

Klassifikation Eine Klassifikation der Fettleber nach Kalk in
- **Stadium I** (reine Verfettung ohne Entzündung)
- **Stadium II** (mit hepatitischen Veränderungen)
- **Stadium III** („Fettzirrhose")

ist eigentlich nur für die alkoholische Fettleber möglich. Doch wird sie heute besser durch die Begriffe Alkohol-

Tab. 14.49 Ursachen der Leberverfettung.

- Alkohol
- Nichtalkoholische Fettlebererkrankung, Diabetes mellitus Typ 2, Adipositas, Hyperalimentation, Hyperlipoproteinämien, parenterale Ernährung, Dyslipoproteinämien
- Leberstauung
- Eiweißmangelernährung, Langzeitfasten
- Tetrazykline, verschiedene Medikamente, Chlorkohlenwasserstoffe, gelber Phosphor
- Schwangerschaft
- Glukokortikoide (Cushing-Syndrom)
- Jejunoilealer Bypass
- Partielle Hepatektomie

Erkrankungen des Gastrointestinalsystems

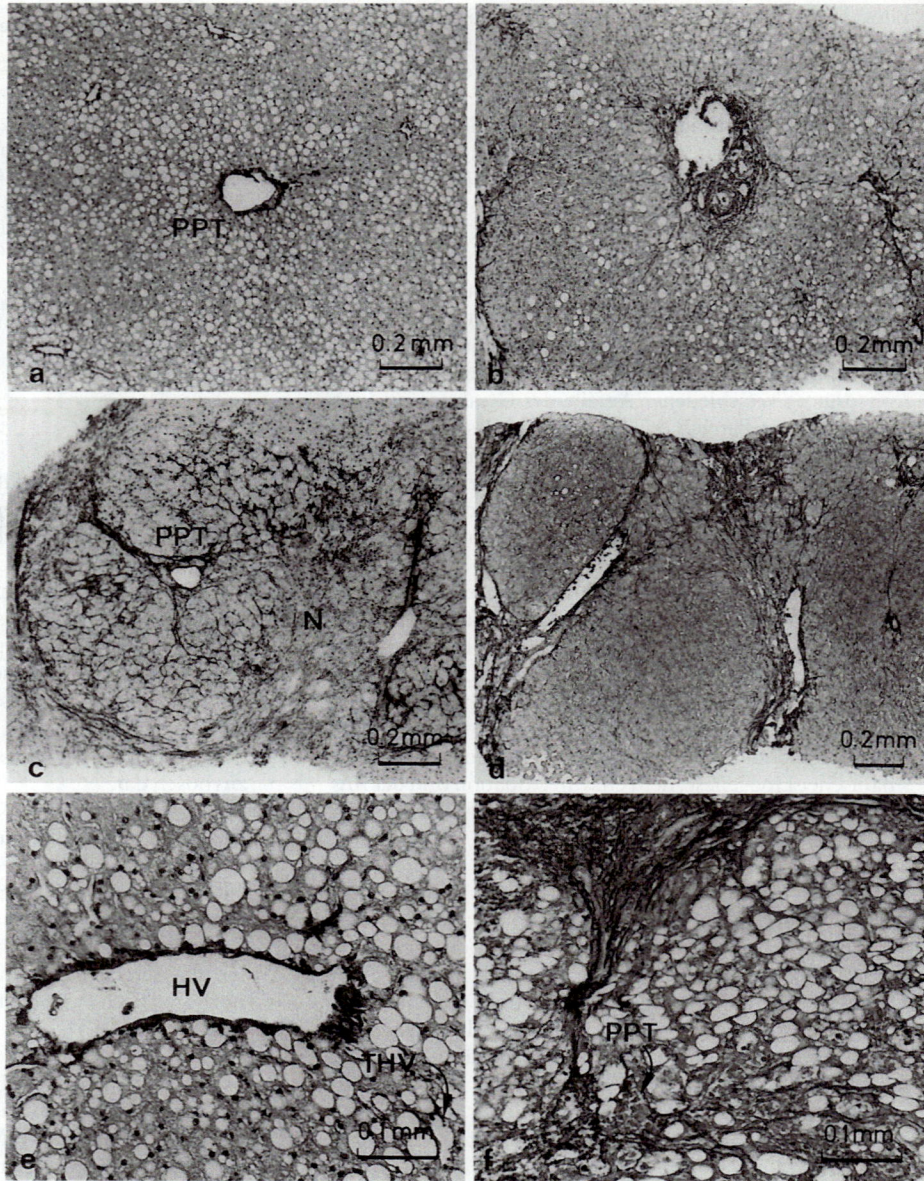

Abb. 14.102 Progression einer alkoholischen Fettleber in Alkoholzirrhose.
- a) Alkoholische Fettleber (60fache Vergrößerung).
- b) Alkoholische Fettleber mit mäßiggradiger perivenöser, perizellulärer und periportaler Fibrose (60fache Vergrößerung).
- c) Alkoholhepatitis mit ausgeprägter Nekrose und Fibrose in der Zone 3 sowie starker perizellulärer Fibrose (60fache Vergrößerung).
- d) Alkoholzirrhose (gleicher Patient wie in c, ein Jahr später, 60fache Vergrößerung).
- e) Alkoholische Fettleber (gleiche Biopsie wie in a; 150fache Vergrößerung; HV: normale Lebervene; THV: normale terminale Lebervene).
- f) Alkoholhepatitis mit ausgeprägter Verfettung, starker Fibrose der Zone 3 (perivenös) und mäßiggradiger perizellulärer Fibrose (150fache Vergrößerung; PPT: präterminaler Portaltrakt; N: Nekrose; HV: Lebervene; THV: terminale Lebervene).

fettleber, Alkoholhepatitis und Alkoholzirrhose beschrieben. Sowohl im Fall der Alkoholschädigung als auch bei anderer Ätiologie einer Fettleber gilt, dass hepatitische Veränderungen (mit der Ausnahme sog. Lipogranulome als Fremdkörperreaktion auf Fett, das aus Lecks in großen Fettzysten nach extrazellulär gelangt ist) und Fibrogenese (s. Abb. 14.102a–f) nicht Folge der Verfettung sind, sondern parallele Reaktionen auf die schädigende Noxe darstellen.

Zusammenfassung

- Häufigste Ursachen: Alkohol sowie eine Reihe von Konditionen (Adipositas, Dyslipoproteinämie, Diabetes mellitus Typ 2, alle assoziiert mit Insulinresistenz)
- Wichtigstes Symptom: Hepatomegalie
- Wichtigste diagnostische Maßnahmen: körperliche Untersuchung, Sonographie
- Wichtigste therapeutische Maßnahmen: Alkoholkarenz, Gewichtsreduktion

Fibrose – Zirrhose

Engl. Begriff: Fibrosis, Cirrhosis

Definition Als **Leberfibrose** bezeichnet man eine Bindegewebsvermehrung, die die von der azinären Struktur des Leberparenchyms vorgegebenen Bahnen einhält. Sie zerstört daher weder die Läppchenarchitektur noch die Gefäßversorgung des Parenchyms. Demgegenüber ist die **Leberzirrhose** als chronische, die gesamte Leber betreffende Erkrankung durch eine Kombination von Parenchymuntergang (Nekrose – Apoptose), Regeneration und Bindegewebsvermehrung charakterisiert. Sie zerstört die azinäre Struktur und dadurch auch die Mikrozirkulation. Durch Regeneration in diesem abnormen Bindegewebskorsett kommt es zur Ausbildung von Pseudolobuli (Regeneratknoten). Das Ausmaß von Zelltod, Regeneration und Fibrogenese kennzeichnet die Aktivität des zirrhotischen Prozesses und kann mit fortschreitender Erkrankung erheblich wechseln.

Ätiologie und Pathogenese Die vorherrschende Ätiologie der Leberzirrhose in der westlichen Welt ist der **Alkohol**. Der kausale Zusammenhang von Alkoholabusus und der Entwicklung einer Leberzirrhose ist sowohl tierexperimentell als auch epidemiologisch nachgewiesen. In verschiedenen konsekutiven Serien von Patienten in Westeuropa liegt der Anteil von Alkoholzirrhosen zwischen 50 und 80 %, während in den Entwicklungsländern die Virushepatitis die häufigste Ursache einer Zirrhose darstellt.

Auch wenn sich eine **nichtalkoholische Fettleber** nur bei einem Bruchteil der betroffenen Individuen zu einer nichtalkoholischen Steatohepatitis entwickelt, stellt sie aufgrund ihrer hohen Prävalenz (in Industrieländern wahrscheinlich um 10 % der erwachsenen Bevölkerung) ebenfalls eine häufige Ursache für die Leberzirrhose dar und erklärt vermutlich die meisten Fälle von sog. kryptogener Leberzirrhose (s.u.).

Die **Virushepatitiden** vom Typ B, D und C können über eine chronisch-aktive Hepatitis zur Zirrhose führen. Dies ist bei der Hepatitis C wesentlich häufiger der Fall als bei der Hepatitis B. Insgesamt dürfte eine Virushepatitis aber nur bei weniger als 1 % der Patienten zu einer Zirrhose führen.

Andere Ätiologien einer Leberzirrhose (s. Tab. 14.50) sind Autoimmunerkrankungen, chronische Cholestase mit Cholangitis, Behinderungen des lebervenösen Blutflusses, Arzneimittel und Stoffwechseldefekte. Trotz intensiver Diagnostik bleibt die Ätiologie eines Teils der Zirrhosen ungeklärt (kryptogene Zirrhose).

Klassifikationen der Zirrhosen nach nichtätiologischen Gesichtspunkten berücksichtigen makroskopisch-morphologische (klein-, grobknotig, gemischt) oder histologische Kriterien (portale, postnekrotische, hepatitische, biliäre, Stauungszirrhose).

Eine **Leberfibrose** kann ein Vorstadium einer Leberzirrhose (wie z.B. die perivenöse und perisinusoidale Fibrose für die Alkoholzirrhose) sein, muss aber nicht notwendigerweise darin münden. Zahlreiche Erkrankungen wie z.B. die **Schistosomiasis** und andere „granulomatöse Hepatitiden" oder auch die **Proteinmangelernährung** (Kwashiorkor) führen nur zu einer Leberfibrose (bei Beseitigung der Mangelernährung völlig reversibel).

Entsprechend der Definition von Zirrhose als Kombination von **Parenchymuntergang** (Zelltod), **Regeneration** und **Fibrogenese** ist die Pathogenese dieser drei Vorgänge wichtig. Sie kann bei verschiedenen Ätiologien unterschiedlich ablaufen und ist in ihren Einzelheiten häufig noch unbekannt.

Parenchymzelluntergang Ein Hepatozytenuntergang durch Nekrose oder Apoptose ist oft bei Diagnosestellung einer Zirrhose kaum noch nachweisbar. Seine kontinuierliche Anwesenheit über Monate und Jahre ist jedoch eine Vorbedingung für die Ausbildung einer Zirrhose.

Bei **Virus-B-Hepatitis** wird die Lyse virustragender Hepatozyten durch eine HLA-restringierte zelluläre Immunreaktion verursacht. Das Hepatitis-B-Virus selbst ist in der Regel nicht zytotoxisch. Der Mechanismus des Zelltods bei **Hepatitis C** ist noch nicht genau bekannt. Das unterschiedliche Ansprechen der chronischen Hepatitis B und C auf eine Behandlung mit α-Interferon legt jedoch auch Unterschiede im Pathomechanismus der Zytotoxizität beider Infektionen nahe.

Der Mechanismus des Leberzelltods bei **chronischem Alkoholabusus** beruht wahrscheinlich auf einer durch die vermehrte Einschwemmung von Endotoxin aus dem Darm (erhöhte Permeabilität durch Alkohol) verursachten Kupffer-Zell-Aktivierung. Diese führt u.a. zur Ausschüttung von TNF-α, der über den TNF-Rezeptor auf Hepatozyten direkt Caspasen aktivieren oder durch die Stimulation von NFκB die Fas/Fas-Ligand-vermittelte Apoptose induzieren kann. Frühere Annahmen einer Immunreaktion gegen das „alkoholische Hyalin" (die sog. Mallory-Körperchen) haben sich nicht bestätigt. Mallory-Körperchen, die nur bei 30–50 % der Patienten mit Alkoholhepatitis gefunden werden, bestehen aus kondensierten Intermediärfilamenten des Zytoskeletts und enthalten vermutlich präkeratinartige Polypeptide. Sie kommen selten auch bei anderen Lebererkrankungen wie z.B. der primären biliären Zirrhose und dem Morbus Wilson (Kupferspeicherkrankheit) vor und sind somit nicht spezifisch für die alkoholinduzierte Leberschädigung. Das entzündliche Infiltrat mit neutrophilen Granulozyten ist eher Folge als Ursache des Zelltods.

Die Pathogenese des Hepatozytenuntergangs bei **Cholestase** und **Cholangitis** (atypische, zytotoxische Gallensäuren? Akkumulation von zytotoxischen Leukotrienen?) ist nicht ausreichend geklärt. Nach intestinalen Bypass-Operationen (Bakterientoxine? zytotoxische Gallensäuren?) spielen vermutlich TNF-α vermittelte Mechanismen eine wesentliche Rolle. Bei einer **Störung des venösen Blutabflusses** ist die Hypoxie der am meisten betroffenen zentrolobulären Hepatozyten als Nekrosemechanismus akzeptiert. Bei **Stoffwechseldefekten** liegt dem Zelltod meist eine Überladung der Zellen mit Stoffwechselprodukten zugrunde, die entweder nicht metabolisiert oder nicht ausge-

Tab. 14.50 Ursachen der Leberzirrhose.

- Alkohol
- Nichtalkoholische Fettlebererkrankung (NAFLD)
- Hepatitis-B-, -D-, -C- und andere NANB-Viren
- Autoimmunerkrankungen (Autoimmunhepatitis, primäre biliäre Zirrhose)
- Chronische Cholestase mit Cholangitis
- Arzneimittel und andere Fremdstoffe (s. Tab. 14.47)
- Stoffwechselerkrankungen (Morbus Wilson, Hämochromatose, α$_1$-Antitrypsin-Mangel, Mukoviszidose, Typ-IV-Glykogenose u.a.)
- Blockade des lebervenösen Blutflusses (kardial, Budd-Chiari-Syndrom, Veno-Occlusive disease)
- Intestinaler Bypass

schleust werden können. **Arzneimittel** zerstören Hepatozyten entweder durch direkte toxische Wirkungen oder durch eine bestehende immunologische oder metabolische Idiosynkrasie gegen das auslösende Agens (z. B. bei Halothan).

Regeneration Auch wenn wesentliche Aspekte der Pathophysiologie der Regeneration in den letzten Jahren in experimentellen Modellen geklärt werden konnten, so sind zahlreiche Mechanismen der in verschiedenen klinischen Zusammenhängen (Resektion, immunologisch vermittelter, entzündlicher oder toxischer Zelltod) auftretenden Leberregeneration unklar. Üblicherweise geht die Wiederherstellung der normalen Masse an Leberparenchym von den übrig gebliebenen differenzierten **Hepatozyten** aus. Die Rekrutierung von sog. Leberstammzellen, über deren Natur noch diskutiert wird, ist vermutlich extremen Ausnahmefällen bei weitestgehender Zerstörung des Parenchyms vorbehalten.

Wichtige wachstumsstimulierende Faktoren sind der sog. **Hepatozytenwachstumsfaktor** (Hepatocyte Growth Factor, HGF), der mit dem in der embryonalen Organogenese zentralen Scatter Factor (SF) identisch ist und keinesfalls spezifisch nur auf Hepatozyten wirkt, sowie der **transformierende Wachstumsfaktor α** (Transforming Growth Factor α, TGFα) und der den gleichen Rezeptor (EGF-Rezeptor) nutzende **Epidermiswachstumsfaktor** (EGF). Ein wichtiger **wachstumshemmender Faktor** für Hepatozyten in der Beendigung des Regenerationsvorgangs ist der transformierende Wachtumsfaktor β (**TGFβ**). Diese Faktoren steuern die **Zellzyklusprogression**. Für die Initiierung der Parenchymregeneration sind die Aktivierung verschiedener Transkriptionsfaktoren wie NFκB, STAT3 sowie Zytokine wie Interleukin-6 und wiederum TNF-α bedeutsam. Nach Leberteilresektion, toxischer Leberschädigung und bei fulminanter Hepatitis nimmt die Konzentration solcher Faktoren zu. Es ist davon auszugehen, dass unterschiedliche Mechanismen des Parenchymverlustes (z. B. chirurgische Resektion versus chronische Entzündung oder fulminanter toxischer Zelltod) auch zu unterschiedlichen Mechanismen der Regeneration führen.

Histologisch manifestiert sich die Regeneration durch ein vermehrtes Auftreten mehrkerniger Hepatozyten und eine Zunahme der Kernpolyploidie. Bei Zerstörung des Azinus durch Faserbildung verlieren die resultierenden Hepatozytenplatten ihre für eine normale Funktion essentielle Ausrichtung auf die mikrozirkulatorische Struktur der Leber. Das Ergebnis ist die **Ausbildung von Pseudolobuli.**

Fibrogenese Der augenfälligste Prozess in der Ausbildung einer Leberfibrose oder Leberzirrhose ist die **Bindegewebsbildung.** 80 % des Volumens einer normalen Leber werden durch Zellen, nur 20 % durch Extrazellulärraum und Bindegewebe beansprucht. Gemessen als Masse, bestehen nur 1–2 % der Leber aus Matrix. Das von Zellen ausgefüllte Volumen geht zu 80 % zu Lasten von **Hepatozyten,** zu 20 % von **nichtparenchymalen Zellen,** die aber wegen ihres kleineren Zellvolumens fast ein Drittel der Zellzahl einer normalen Leber ausmachen. Bei Leberzirrhose nimmt die Zahl der Hepatozyten ab, die der nichtparenchymalen Zellen bis zum Fünffachen zu. Ebenso kommt es zu einem Anstieg des Anteils der extrazellulären Matrix am Gesamtvolumen bis zum Sechsfachen des Normalzustands (Zunahme der absoluten Masse der Matrix auf das Zwei- bis Fünffache).

- **Zelluläre Quelle der Fibrosierung:**
  Im Zentrum der Fibroseentwicklung stehen die hepatischen Sternzellen (Ito-Zellen, Fettspeicherzellen, Lipozyten). Sie finden sich in der gesunden Leber als Vitamin A speichernde Zellen im Disse'schen Raum. Auf bestimmte Reize hin wandeln sie sich in Myofibroblasten um (Verlust der Vitamin-A-Speicherung, Expression von Matrixproteinen und Kontraktilität), proliferieren und beginnen mit der Produktion der verschiedenen Matrixkomponenten. Die Signalkette zwischen Leberzelluntergang und Fibrogenese umfasst chemotaktisch wirksame Substanzen, die Entzündungszellen (Lymphozyten, Granulozyten, Kupffer-Sternzellen) in den Bereich der Nekrosen locken. Diese sowie Hepatozyten und Thrombozyten wiederum setzen Mediatoren wie reaktive Sauerstoffspezies und Zytokine frei, die die Umwandlung der Sternzellen in Myofibroblasten (v. a. TGFβ1, EGF, plättchenabgeleiteter Wachtumsfaktor, Platelet-Derived Growth Factor, PDGF]), deren Proliferation (vor allem PDGF, aber auch Endothelin-1, Thrombin, IGF und Fibroblastenwachstumsfaktor) und die Matrixsynthese stimulieren (TGFβ, vor allem aus den Myofibroblasten selbst sowie aus Kupffer-Zellen und Thrombozyten). Die Kontraktilität der die Sinusoide zirkulär umfassenden Myofibroblasten trägt nicht unwesentlich zur Entwicklung des Pfortderhochdrucks bei.

- **Matrixsynthese und ihre Folgen:**
  Im Laufe der Fibrosierung ändert sich die quantitative Zusammensetzung der Einzelbestandteile der extrazellulären Matrix (Kollagene, Glykoproteine und Proteoglykane) drastisch. Dies ist funktionell besonders bedeutsam im Disse-Raum zwischen den Hepatozyten und den Sinusendothelien, der normalerweise von einem feinsten Geflecht vor allem der nichtfibrillären Basalmembrankollagene vom Typ IV, VI und XIV so strukturiert wird, dass ein ungehinderter Austausch von Mikro- und Makromolekülen sowie kleinen Partikeln wie z. B. Chylomikronen-Remnants oder Low-Density-Liproteinen (LDL) zwischen Blut und Hepatozyten gewährleistet ist. Im Laufe der Fibrosierung nehmen alle Matrixproteine und die Proteoglykane auf ein Mehrfaches zu. Besonders kritisch ist jedoch das Auftreten von fibrillärem Kollagen Typ I im Disse-Raum. Dies führt zusammen mit dem für Basalmembranen charakteristischen Kollagen Typ IV und dem Strukturprotein Laminin zu einer histologisch als „Kapillarisierung der Sinusoide" bezeichneten Veränderung, die nicht nur den für eine regelrechte Leberfunktion essentiellen Stoffaustausch stört, sondern auch den Phänotyp der im Disse-Raum angesiedelten hepatischen Sternzellen (Ito-Zellen, Fettspeicherzellen, s. u.) verändert. Zusammen mit dem gleichzeitig auftretenden Verlust der siebplattenartigen Fenestrierung der Sinusendothelien verursacht diese „Kapillarisierung" der Sinusoide außerdem eine Zunahme des Strömungswiderstands und trägt damit zur Entwicklung eines Pfortaderhochdrucks bei. Undulin, Fibronektin und Elastin, das normalerweise nur im Be-

reich der Periportalfeder auftritt, nehmen ebenfalls zu und werden auch in den Bindegewebssepten nachgewiesen.

- **Matrixdegradation:**
  Die Nettoablagerung von extrazellulärer Matrix ist das Ergebnis von Neusynthese (Fibrogenese) und Matrixdegradation (Fibrolyse). Bei der Ausbildung einer Leberzirrhose nimmt offensichtlich nicht nur die Neusynthese von Matrix zu. In fortgeschritteneren Stadien der Fibrosierung ist auch die Aktivität der matrixdegradierenden, von Kupffer-Zellen und hepatischen Sternzellen produzierten Metalloproteinasen vermindert, sehr wahrscheinlich durch die vermehrte Expression von sog. Gewebsinhibitoren der Metalloproteinasen (Tissue Inhibitors of Metalloproteinases, TIMPs).

Reversibilität von Fibrose Der aktuelle Fibrosierungsgrad der Leber stellt damit das Integral der Bilanz von Fibrogenese und Fibrolyse über die Jahre des Krankheitsprozesses dar. Das aktuelle Ausmaß der Fibrosierung muss deshalb nicht mit der aktuellen Aktivität der Fibrogenese korrelieren: Es kann eine ausgeprägte Leberzirrhose ohne wesentliche aktuelle Matrixproduktion vorliegen, und eine ausgeprägte Fibrogenese kann bei gleichzeitig gesteigerter Fibrolyse ohne nennenswerte Bindegewebsablagerung vorkommen. Darüber hinaus zeigt diese Betrachtungsweise, dass eine Fibrose und vielleicht sogar frühe Stadien der Zirrhose reversibel sein können, wenn nach Ausschaltung der ursächlichen Noxe (Alkohol durch Alkoholkarenz, Virushepatitis durch spontane Viruselimination oder antivirale Therapie, Eisen durch Aderlasstherapie) die Fibrogenese sistiert und die Fibrolyse überwiegt. Ab welchem Punkt die Fibrose/Zirrhose irreversibel wird, ist bislang nicht geklärt. Die verstärkte Quervernetzung des Typ-I-Kollagens spielt dabei vermutlich ebenso eine Rolle wie eine fehlende Elimination der zu Myofibroblasten aktivierten hepatischen Sternzellen. Die aus der Pathophysiologie abgeleitete therapeutische Forschung zielt derzeit auf die Abschaltung der Matrixsynthese in den aktivierten Sternzellen (z.B. durch Neutralisierung von TGFβ oder durch Störung der Interaktion der Zellen mit der Matrix), die Förderung der Matrixdegradation sowie, idealerweise, die gezielte, spezifische Auslösung einer Apoptose aktivierter hepatischer Sternzellen.

Morphogenese der Zirrhoseentwicklung Die Morphogenese der Fibrose und Zirrhose ist je nach Ätiologie unterschiedlich. Exemplarisch belegt Abbildung 14.102 den schrittweisen Übergang einer alkoholischen Fettleber über verschiedene Stadien der Fibrosierung in eine komplette feinknotige Zirrhose.

Folgen der Fibrose bzw. Zirrhose Während die Funktion der Leber beim Vorliegen einer Fibrose nicht nennenswert gestört ist, können die **Sklerosierung der Zentralvenen** (Alkohol) oder die Fibrose und entzündliche Infiltration des Periportalfelds (z.B. Schistosomiasis) durchaus zu einem erheblichen **Pfortaderhochdruck** führen.

Die Störung der Mikrozirkulation, die Reduktion der Leberzellmasse und eventuelle Funktionsdefekte der einzelnen Leberzellen bei Leberzirrhose verursachen neben einer portalen Hypertonie zahlreiche Störungen des **Intermediärstoffwechsels,** des Endokriniums, der Nierenfunktion, der Hirnfunktion (hepatische Enzephalopathie) und der Lungenfunktion (hepatopulmonales Syndrom).

Portale Hypertonie

Synonym: Pfortaderhochdruck
Engl. Begriff: Portal Hypertension

Definition Bei einer Erhöhung des portalvenösen Druckes über den Normbereich von 2–6 mmHg spricht man von einer portalen Hypertension. Für die Ausbildung gastroösophagealer Varizen ist ein Druckanstieg auf mindestens 12 mmHg erforderlich.

Ätiologie und Pathogenese Die Höhe des Pfortaderdruckes (bezogen auf den freien Lebervenendruck oder V.-cava-inferior-Druck als Referenz) entspricht dem Produkt aus dem transhepatischen Blutfluss (Q) und dem Strömungswiderstand (R) im hepatischen Gefäßbett:

> **Formel für die Berechnung des Pfortaderdrucks:**
> $p = Q \times R$

Demnach kann ein Pfortaderhochdruck Folge sowohl einer Fluss- als auch einer Widerstandszunahme sein. Ursprünglich wurde die portale Hypertonie als eine reine **Widerstandserhöhung** erklärt („Back-Flow"-Theorie). Untersuchungen bei Patienten mit Alkoholhepatitis und Alkoholzirrhose haben jedoch zweifelsfrei gezeigt, dass auch ein **erhöhter portaler Blutfluss** vorliegt. Eine hyperdyname Zirkulation insbesondere im Splanchnikusgebiet bei Patienten mit Leberzirrhose ist bekannt. Sie ist vermutlich Folge der initialen Pfortaderdruckerhöhung und durch eine vermehrte Synthese oder Freisetzung vasodilatatorischer Faktoren, wie Stickoxid (NO), Substanz P, Calcitonin-Gen-bezogenes Peptid, in den splanchnischen Arteriolen bedingt. Dementsprechend kann auch eine „Forward-Flow"-Theorie formuliert werden. Vermutlich tragen beide Mechanismen bei verschiedenen Ursachen des Pfortaderhochdrucks und in verschiedenen Stadien einer Erkrankung in unterschiedlichem Maße zur portalen Hypertonie bei: Während in den Anfangsstadien einer Leberzirrhose die Flusserhöhung durchaus eine wichtige Rolle spielen kann, wird bei fortschreitender Erkrankung die Widerstandserhöhung im Vordergrund stehen.

Ursachen der intrahepatischen Widerstandserhöhung bei Zirrhose Die Widerstandserhöhung hat bei Leberzirrhose sowohl hepatozelluläre als auch interstitielle und endotheliale Ursachen. Unter den **hepatozellulären Ursachen** sind die Ballonierung der Hepatozyten, z.B. bei Alkoholzirrhose, und die Ausbildung von Regeneratknoten von Bedeutung, da sie zur Kompression der Sinusoide führen. Unter den **interstitiellen Ursachen** sind die Kapillarisierung der Sinusoide mit Behinderung des Übertritts von Plasma in den Disse-Raum und Kompression der Sinusoide, die Unterbrechung des portalvenösen sinusoidalen Flusses durch Bindegewebszüge und die Ausbildung von arterioportalen Shunts zu nennen. In diesem Zusammenhang ist auch die Kompression der Sinusoide durch die aus den hepatischen Sternzellen hervorgegangenen kontraktilen Myofibroblasten wichtig. Zu den **endothelialen Ursachen** zählen die Rarefizierung und Verkleinerung der Fenestrae, vermutlich durch vasoaktive Mediatoren wie Serotonin, Norepinephrin, Prostaglandine und Leukotriene sowie Endotoxin. Diese endotheliale und myofibroblastische Komponente des transhepatischen Widerstandes ist von besonderem Interesse, da sich hier Möglichkeiten einer pharmakologischen Intervention abzeichnen.

Klassifikation des Pfortaderhochdrucks Die herkömmlichen Klassifizierungen der portalen Hypertonie gliedern in prä-, intra- und posthepatische Ursachen des Pfortaderhochdrucks, wobei intrahepatisch wiederum zwischen präsinusoidalen, sinusoidalen und postsinusoidalen Widerstandserhöhungen unterschieden wird (s. Tab. 14.51). Eine genaue Zuordnung verschiedener Grunderkrankungen zu jeweils einer dieser intrahepatischen Blockformen ist nicht möglich. Bei Zirrhosen unterschiedlicher Ätiologie sind alle drei Formen in wechselndem Maße beteiligt. Während die Widerstandserhöhung bei der Alkoholzirrhose vorwiegend auf der Ebene der Sinusoide lokalisiert ist, liegt bei hepatitischer Zirrhose – durch die Infiltration im Bereich des Periportalfeldes – im Wesentlichen eine präsinusoidale Komponente vor.

Folgen der portalen Hypertonie Die unmittelbare Folge des Pfortaderhochdruckes ist die Ausbildung eines portosystemischen Blutflusses in Gefäßen, die einen Anschluss an die obere oder untere Hohlvene unter Umgehung der Leber ermöglichen (s. Abb. 14.103).

Solche **Kollateralkreisläufe** entstehen vor allem im proximalen Magen und distalen Ösophagus (in der Submukosa und periösophageal mit Anschluss an die V. azygos), in der Submukosa des Rektums (nicht zu verwechseln mit Hämorrhoiden), im Bereich von Milz und Niere mit Ausbildung eines spontanen **splenorenalen Shunts,** im Bereich des Retroperitoneums und Zwerchfells, in der vorderen Bauchwand durch Wiedereröffnung der im Ligamentum teres hepatis gelegenen Nabelvene und periumbilikalen Anschluss an die Vv. epigastricae superiores et inferiores (**Caput medusae**).

Insbesondere nach abdominalen Voroperationen können portosystemische Anastomosen auch in Verwachsungssträngen zwischen Darm, großem Netz und Bauchwand entstehen.

Varizenblutung Die gefährlichste Komplikation solcher Kollateralen ist die **gastrointestinale Blutung** aus Ösophagus- und Fundusvarizen. Das Risiko einer Ruptur solcher Varizen korreliert mit der Höhe der Wandspannung (T), die nach dem Gesetz von Laplace eine Funktion von transmuralem Varizendruck (P_{tr}), Varizenradius (r) und Dicke der Varizenwand (w) darstellt.

> **Gesetz von Laplace:**
>
> $T = P_{tr} \times (r : w)$

Bei gleichem Varizendruck wird also die Wandspannung in großkalibrigen und dünnwandigen Gefäßen größer sein als in kleinen mit kräftiger Wand. Folgerichtig konnten in prospektiven Studien die Varizengröße und endoskopische Zeichen einer Verdünnung der Varizenwand als prognostische Kriterien für das Risiko einer Varizenblutung gesichert werden. Demgegenüber kommt der lange diskutierten Möglichkeit einer peptischen Schädigung der Varizenwand durch gastroösophagealen Reflux keine pathogenetische Bedeutung für die Auslösung der Varizenblutung zu.

Einschränkung metabolischer Leberfunktionen Weitere Folgen der Ausbildung portosystemischer Kollateralen sind die Einschränkung von Entgiftungsfunktionen, Hormon-, Fremdstoff- und Arzneimittelmetabolisierung in der Leber durch den weitgehenden Verlust der „First-Pass"-Elimination solcher Substanzen. Dies hat sowohl metabolische als auch pharmakokinetische Konsequenzen. So können z. B. beim Lebergesunden ungefährliche orale Dosen von Secale-Alkaloiden zur Therapie eines schweren Migräneanfalls beim Vorliegen eines ausgeprägten portosystemischen Umgehungskreislaufes und besonders nach therapeutischer Anlage eines portosystemischen Shunts zu schwersten Vasokonstriktionen in Extremitätenarterien bis hin zur Ausbildung einer Gangrän führen.

Hyperspleniesyndrom Eine Splenomegalie ist bei Pfortaderhochdruck regelmäßig vorhanden. Eine meist leichte Anämie sowie eine deutlichere Leukopenie und Thrombo-

Tab. 14.51 **Klassifikation des Pfortaderhochdrucks.**

Posthepatisch	Intrahepatisch			Prähepatisch
	Postsinusoidal	Sinusoidal	Präsinusoidal	
Budd-Chiari-Syndrom Konstriktive Perikarditis Rechtsherzinsuffizienz	Venookklusive Erkrankung	Leberzirrhosen	Arterioportale Shunts Schistosomiasis Sarkoidose Hämatologische und lymphatische Systemerkrankungen Kongenitale Leberfibrose	Pfortaderthrombose Angeborene Pfortaderanomalien

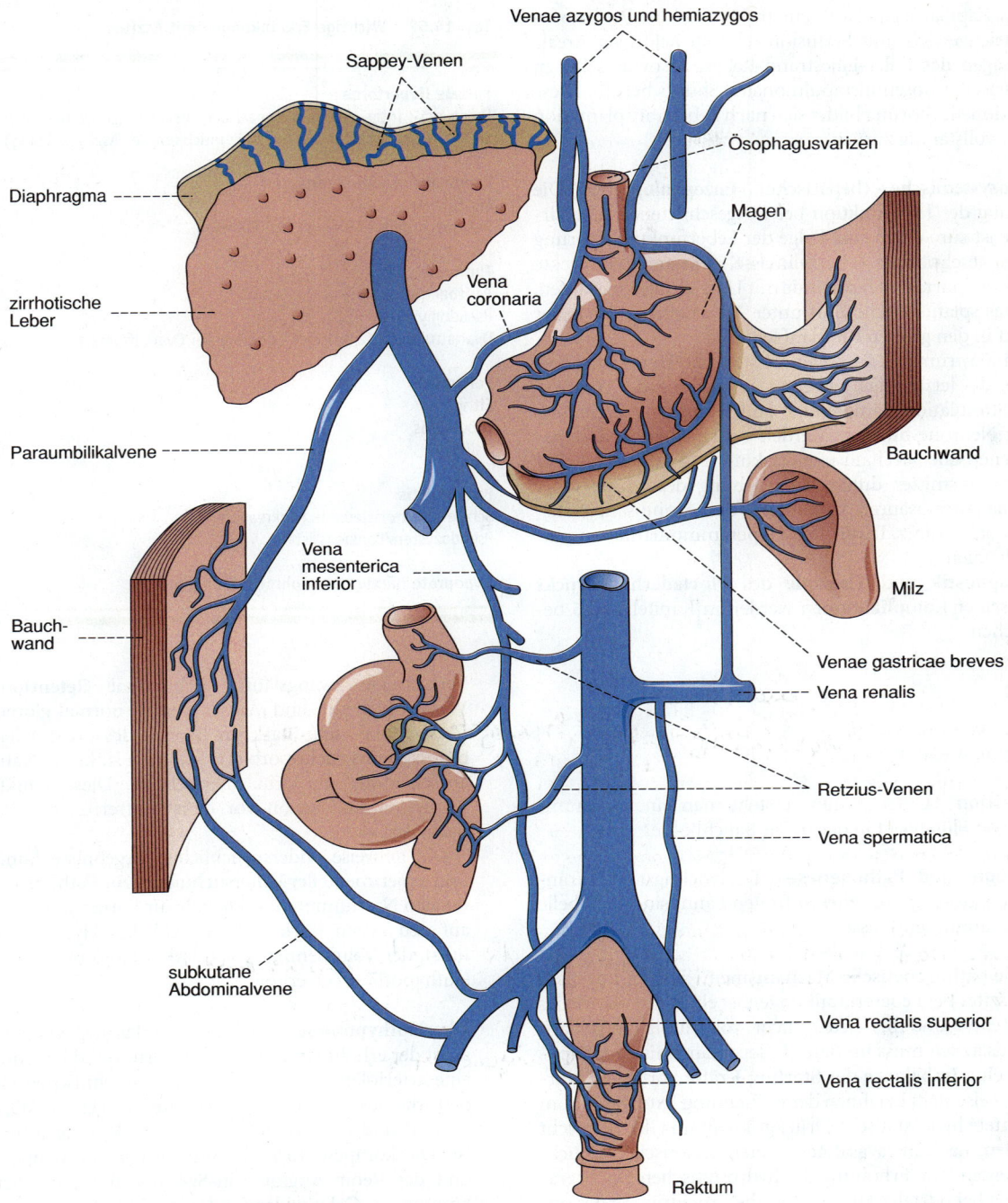

Abb. 14-103 Portosystemische Umgehungskreisläufe bei portaler Hypertension durch Leberzirrhose (nach Sherlock).

penie werden als „Hyperspleniesyndrom" bezeichnet. Eine Splenektomie führt allerdings nur bei einer Minderheit der Patienten zu einem Verschwinden des Syndroms und sollte deshalb wegen des Risikos einer Verschlimmerung des Aszites in der Regel nicht durchgeführt werden. Stattdessen scheint insbesondere die Thrombopenie auf Reduktion der arteriellen Milzdurchblutung durch Blockade kleiner Milzarterien („partielle Milzembolisation" mittels angiographischer Einbringung kleiner Partikel) oder eine perkutane Bestrahlung anzusprechen.

Aszites und Nierenfunktionsstörung Die Ausbildung von Aszites ist ebenfalls eine Folge der portalen Hypertonie. Sie hängt aber auch von anderen pathogenetischen Faktoren ab (s. u.).

Hepatopulmonales Syndrom Neben seltenen Fällen von pulmonaler Hypertonie kommt bei Patienten mit Leberzirrhose in ca. 10 % eine zentrale arterielle Hypoxie vor, die nicht durch genuine Lungen- oder Herzerkrankungen verursacht ist und auf einer erheblichen Dilatation des pulmonalen Kapillarbetts (NO), einem Ventilations-Perfusions-Ungleichgewicht mit Perfusion schlecht belüfteter Areale (Versagen des Euler-Liljestrand-Reflexes) sowie, seltener, auf arteriovenösen intrapulmonalen Shunts beruht. Diese funktionelle Störung bildet sich nach Lebertransplantation meist vollständig zurück.

Portosystemische (hepatische) Enzephalopathie Die Störung der Hirnfunktion bei fortgeschrittener Leberzirrhose ist zum einen eine Folge der Leberfunktionsstörung bei eingeschränkter Leberzellmasse, zum anderen direkte Folge der portalen Hypertonie mit Umgehungskreisläufen, die das splanchnische Blut unter Ausschaltung der Leber direkt in den großen Kreislauf leiten.

Im Zentrum der Pathogenese steht die **Hyperammoniämie,** die letztendlich zu einer Schwellung der Astrozyten, Stimulation dämpfender und Hemmung exzitatorischer Neurone führt. Es werden verschiedene andere pathogenetische Mechanismen diskutiert (Synthese falscher Neurotransmitter durch Verschiebung des Musters der Plasma-Aminosäuren, Störungen des Aminosäuretransports etc.), die z. T. mit der Hyperammoniämie zusammenhängen.

Diagnostik und **Therapie** des **Pfortaderhochdrucks** und seiner **Komplikationen** werden in Kapitel 14.5.6 besprochen.

Aszites

Synonym: Bauchwassersucht
Engl. Begriff: Ascites

Definition Unter Aszites versteht man eine Ansammlung von Flüssigkeit in der freien Bauchhöhle.

Ätiologie und Pathogenese Die wichtigsten Erkrankungen, bei denen Aszites auftreten kann, sind in Tabelle 14.52 zusammengefasst.

Lokale pathogenetische Mechanismen Die Pathogenese des Aszites bei Lebererkrankungen ist ein multifaktorielles Geschehen und bis heute nicht vollständig aufgeklärt. Grundsätzlich muss im Bereich der splanchnischen Kapillaren eine **Imbalance der Starling-Kräfte** vorliegen. Normalerweise steht bei ihnen der in Richtung Extravasalraum gerichtete hydrostatische Druckgradient im Gleichgewicht mit dem nach intravasal gerichteten onkotischen Druckgradienten. Die Erhöhung des hydrostatischen Druckgradienten bei portaler Hypertonie, die Erniedrigung des onkotischen Gradienten durch einen reduzierten Proteingehalt des Blutes (Hypalbuminämie) und eine verstärkte Kapillarpermeabilität können zur Ausbildung von Aszites führen. Zusätzlich ist eine vermehrte Lymphproduktion, die die Transportkapazität der hepatischen Lymphgefäße übersteigt, von Bedeutung. Insbesondere beim **Budd-Chiari-Syndrom** trägt dieser Mechanismus wesentlich zur Aszitesbildung bei.

Renale Natriumretention Neben diesem lokalen Mechanismus sind zwei systemische Faktoren für die Pathogenese essentiell: die gesteigerte renale Retention von Natriumionen und die mit ihr aufgrund der osmotischen Verhältnisse zwangsläufig verbundene **Retention von Wasser.** Natrium und Wasser werden normal glomerulär filtriert, aber sehr stark im Bereich des proximalen Tubulussystems rückresorbiert. Dadurch sinkt die Natriumausscheidung im Urin drastisch ab. Diese Funktionsstörungen sind schon vor dem Auftreten eines Aszites nachweisbar.

Die teilweise widersprüchlichen Ergebnisse klinischer und experimenteller Untersuchungen zur Pathogenese der renalen Natriumretention haben zur Formulierung zweier auf den ersten Blick widersprüchlicher Hypothesen geführt, der Volumenmangel- (Underfilling) und der Überlaufhypothese (Overflow).

Überlaufhypothese Nach der Überlaufhypothese verursacht der erhöhte transhepatische Druckgradient zunächst eine arterioläre Vasodilatation im splanchnischen Gefäßbett, die vermutlich durch erhöhte Spiegel an NO, Substanz P und Calcitonin Gene-Related Peptide verursacht ist. Die kompensatorische Aktivierung des Sympathikus und des Renin-Angiotensin-Systems führt zu einer Erhöhung des Gefäßwiderstandes in Muskulatur, Haut, Gehirn und Nieren, während die splanchnischen Arteriolen gegenüber diesen vasokonstriktorischen Reizen resistent sind. Darüber hinaus wird im Bereich der proximalen Tubuli vermehrt Natrium und damit auch Flüssigkeit retiniert. Das so ausgedehnte effektive Plasmavolumen wird dann aufgrund der gestörten Balance der Starling-Kräfte in das Interstitium abgepresst. Wenn die Rückresorption der Lymphe in das Lymphgefäßsystem und ihre Rückführung in den Blutkreislauf über den Ductus thoracicus die Kapazität dieses Systems (8–9 l/d) überschreitet, entsteht Aszites. Schließlich wird die Vasodilatation auch auf die Arteriolen der Muskulatur und der Haut ausgedehnt (periphere Vasodilatation), während die Nierengefäße nach wie vor

Tab. 14.52 Wichtige Erkrankungen mit Aszites.

Portale Hypertonie
Durch prä-, intra- oder posthepatische Ursachen (je weiter „prähepatisch", desto geringer die Wahrscheinlichkeit der Aszitesbildung)

Lymphabflussbehinderungen
Peritonealkarzinose
Retroperitoneale Tumoren und Fibrosen

Tumoren
Peritonealkarzinome
Pseudomyxom
Ovarialtumoren (z.B. Meigs-Syndrom bei Ovarialfibrom)

Peritonitis
Eitrig
Tuberkulös
Gallig

Pankreatitis
Schwere nekrotisierende Pankreatitis
Pseudozysten/Pankreasfisteln

Hypoproteinämie bei nephrotischem Syndrom

14.5 Erkrankungen der Leber

auf die kompensatorischen Vasokonstriktoren reagieren. Endstadium dieser Entwicklung ist das sog. hepatorenale Syndrom mit progredientem Versagen der Nierenfunktion.

Volumenmangelhypothese Die Volumenmangelhypothese hingegen postuliert als initialen Schritt die Sequestration von Flüssigkeit in das Abdomen. Zusammen mit anderen Mechanismen führt dies zu einem verminderten effektiven Plasmavolumen, zur Stimulation des Renin-Angiotensin-Aldosteron-Systems und schließlich zur vermehrten Natriumrückresorption. Vermutlich sind diese postulierten Mechanismen nicht exklusiv, sondern tragen beide in jeweils unterschiedlichen Erkrankungsstadien zur Pathogenese des Aszites bei: im Frühstadium das Overflow-Konzept, wenn dann Aszites aufgetreten ist, auch der Underfilling-Mechanismus. Auf diese Weise kommt ein Circulus vitiosus in Gang.

Störung der Wasserdiurese Neben der passiven Wasserrückresorption im Gefolge der Natriumretention ist bei den meisten Patienten im weiteren Verlauf der Erkrankung (Monate nach Beginn von Natriumretention und Auftreten des Aszites) auch die Wasserdiurese gestört. Ursache hierfür kann zum einen das – durch die starke Salz- und Wasserretention im proximalen Tubulus – unzureichende Flüssigkeitsangebot an den distalen Tubulus sein, zum anderen aber vor allem eine nichtosmotische Hypersekretion von antidiuretischem Hormon (ADH) und eine gestörte renale Synthese des ADH-Antagonisten Prostaglandin E$_2$. Diese Mechanismen sind die Basis für die Empfehlung, nichtsteroidale Antirheumatika bei solchen Patienten zu meiden, und für die Entwicklung synthetischer ADH-Rezeptor-Antagonisten für die Aszitestherapie.

Entzündlicher und maligner Aszites Die Pathogenese des entzündlichen Aszites wird durch eine Permeabilitätsstörung der splanchnischen Kapillaren mit Ausbildung eines proteinreichen Exsudates beschrieben. Beim malignen Aszites im Rahmen einer Peritonealkarzinose besteht der entscheidende Pathomechanismus in einer Verlegung des Lymphabflusses.

Differentialdiagnose

Differentialdiagnose	Wegweisende Befunde			
Ursache	Makroskopischer Aspekt	Eiweißgehalt	Zytologie	Sonstiges
Leberzirrhose	Klar, grüngelb bis bernsteinfarben	Praktisch immer Transsudat	Praktisch nie Erythrozyten, wenig Mesothelien	
Pankreatitis, Pseudozyste, Fistel	Trüb oder hämorrhagisch oder chylös	Oft Exsudat	Wechselnd, evtl. Erythrozyten*	Amylase und Lipase erhöht
Tuberkulöse Peritonitis	Oft trüb und hämorrhagisch, selten klar oder chylös	Meist Exsudat	Meist über 1000 Leukozyten/µl, überwiegend Lymphozyten, bei 10 % Erythrozyten	Ziehl-Neelsen, Kultur
Eitrige Peritonitis	Trüb oder eitrig	Exsudat	Immer reichlich Granulozyten, keine Erythrozyten	Gram-Färbung, Kultur, pH, Laktat
Tumoren	Bernsteinfarben oder schleimig oder chylös oder hämorrhagisch	Bei ca. 50 % Exsudat	In ca. 20 % Erythrozyten, bei ca. 50 % > 1000 Leukozyten	Fibronektin > 75 mg/dl, Cholesterin > 50 mg/dl, Zytologie
Rechtsherzversagen	Bernsteinfarben	Meist Transsudat	Bei 10% Erythrozyten, meist wenig Mesothelien	
Nephrotisches Syndrom	Bernsteinfarben oder chylös	Immer Transsudat	Keine Erythrozyten, sehr wenig Mesothelien	Wenn chylös: Lipide

* > 10000 Erythrozyten/µl

Klinik, Komplikationen (spontane bakterielle Peritonitis) und **Therapie** des Aszites bei Lebererkrankungen werden in Kapitel 14.5.6 beschrieben.

Ikterus und Cholestase

Synonym: Ikterus = Gelbsucht
Engl. Begriff: Icterus, Cholestasis

Definition Ein **Ikterus** ist definiert als eine Gelbfärbung der Skleren und der Haut, die ab einer Erhöhung der Bilirubinkonzentration im Serum über ca. 2 mg/dl (34 µmol/l) auftritt. Als **Cholestase** bezeichnet man eine Störung des Galleflusses mit Anstieg der Konzentration gallepflichtiger Substanzen im Blut.

Prinzipien des Bilirubinstoffwechsels Bilirubin entsteht beim Abbau von Häm, das in den Hämproteinen, vor allem im Hämoglobin, vorkommt. 80–85 % des Bilirubins stammen aus dem Hämoglobin alternder Erythrozyten. Häm wird vom Globin getrennt und zu Biliverdin oxidiert, dieses dann zu Bilirubin reduziert. 15–20 % des Bilirubins stammen aus ineffektiver Erythropoese und aus dem Abbau anderer Hämproteine wie Myoglobin und der Zytochrome (sog. Shuntbilirubin oder früh markiertes Bilirubin).

Bilirubintransport, Aufnahme in Hepatozyten, Glukuronidierung und Ausscheidung in die Galle Im Plasma wird Bilirubin fest an Albumin gebunden; jedes Albuminmolekül besitzt zwei Bindungsstellen. In der Leber wird

Erkrankungen des Gastrointestinalsystems

Bilirubin vom Albumin abgekoppelt und durch erleichterte Diffusion in Abhängigkeit von der Präsenz anorganischer Anionen wie z. B. Chlorid von den Hepatozyten aufgenommen. Vermutlich ist daran das Organische-Anionen-Transportprotein-1 (oatp-1) beteiligt, das auch Gallensäuren transportiert. In den Hepatozyten wird Bilirubin vorwiegend an Ligandin, ein ebenfalls nicht bilirubinspezifisches Transportprotein, gebunden und im endoplasmatischen Retikulum durch UDP-Glukuronyltransferasen mono- und diglukuronidiert. Das jetzt wasserlösliche konjugierte Bilirubin wird dann in einem geschwindigkeitsbegrenzenden Schritt galleflussabhängig gegen ein hohes Konzentrationsgefälle (bis 150fach) durch den kanalikulären, multispezifischen, Organische-Anionen-Transporter (cMOAT, identisch mit dem Multidrug Resistance-Related Protein MRP2) in die Gallenkanalikuli ausgeschieden.

Weiterer Bilirubinstoffwechsel Das polare Bilirubinkonjugat kann in den Gallenwegen und im Darm nicht mehr reabsorbiert werden. Es wird entweder als Bilirubinkonjugat ausgeschieden oder durch bakterielle Degradation zu Urobilinogen und weiteren Metaboliten (Sterkobilin) abgebaut. Polymere von Urobilin und Sterkobilin sind Stuhlpigmente. Urobilinogen kann wieder reabsorbiert werden, so dass eine geringe enterohepatische Zirkulation dieses Moleküls existiert. Ein kleiner Teil des reabsorbierten Urobilinogens erscheint wieder in der Galle, der größte Teil wird über die Niere ausgeschieden.

Mit Hilfe der Van-den-Bergh-Reaktion wird im klinisch-chemischen Labor zwischen direkt und indirekt reagierendem Bilirubin unterschieden. Diese Kategorien entsprechen in etwa dem konjugierten und unkonjugierten Bilirubin.

Ätiologie und Pathogenese der Hyperbilirubinämie

Eine Hyperbilirubinämie kann prinzipiell durch Störungen auf jeder Stufe zwischen Bilirubinproduktion und Bilirubinausscheidung in den Darm entstehen. Ein vermehrter Anfall von Bilirubin durch Hämolyse oder Dyserythropoese kann die Kapazität der Leber übersteigen und führt dann zu einer Hyperbilirubinämie vorwiegend des unkonjugierten Bilirubins. Ebenfalls vorwiegend unkonjugiertes Bilirubin entsteht bei Verdrängung des Moleküls vom Albumin durch Fettsäuren oder Medikamente (z. B. Sulfonamide, Ampicillin, Salicylate, Indometacin u. a.) oder vom hepatozellulären Bilirubintransporter in der sinusoidalen Membran (oatp-1) durch Gallensäuren, Antiarrhythmika (Chinidin und Ajmalin) oder anionische Farbstoffe. Ein genetischer Defekt dieses Transporters in der sinusoidalen Hepatozytenmembran oder eine Mutation der Bilirubin-Uridindiphosphoglukuronat-Glukuronosyltransferase (UGT1A1; s. u.) ist die Ursache des nicht krankheitswertigen Gilbert-Meulengracht-Syndroms. Beim Rotor-Syndrom liegt wahrscheinlich ein Defekt der intrazellulären Transport- und Speicherproteine (Ligandin) vor. Eine Störung der Bilirubinglukuronierung tritt auf beim kompletten oder partiellen Defekt der UGT1A1 (Crigler-Najjar-Syndrom I und II), beim Neugeborenenikterus (anfänglicher UGT1A1-Mangel) und bei Konkurrenz mit anderen glukuronidierungspflichtigen Substanzen um das Enzym. Vermehrt konjugiertes Bilirubin wird bei Störungen der Bilirubinsekretion in die Galle auftreten, wie bei Hepatitis, Leberzirrhose, beim erblichen Dubin-Johnson-Syndrom (Mutationen des MRP2/cMOAT-Gens [kanalikulärer Transporter organischer Anionen] auf Chromosom 10q24), bei bestimmten Formen der erblichen progressiven familiären intrahepatischen Cholestase (PFIC). Schließlich wird der extrahepatische Gallengangsverschluss zu einer vorwiegend direkten Hyperbilirubinämie führen.

Mechanistisch kann je nach Lokalisation des Defektes ist auch eine Klassifikation des Ikterus in prä-, intra- und posthepatische Formen möglich. Die funktionellen Hyperbilirubinämien werden davon unterschieden.

Ein **prähepatischer Ikterus** ist in aller Regel durch eine Hämolyse verursacht. Die Bilirubinerhöhung ist vorwiegend vom nicht konjugierten Typ. Hämolysezeichen sind positiv. Bilirubin im Urin ist nicht nachweisbar. Eine Anämie tritt erst auf, wenn die Kapazität der Erythropoese durch den hämolytischen Prozess überschritten wird.

Ein **intrahepatischer Ikterus** kann bei allen Erkrankungen des Leberparenchyms, z. B. bei Hepatitis oder Leberzirrhose, auftreten und ist meist die Folge einer gestörten Sekretion konjugierten Bilirubins in die Galle (MRP2). Das im Blut vermehrt auftauchende konjugierte Bilirubin wird über die Niere ausgeschieden und verfärbt den Urin braun. Der Nachweis von Urobilinogen im Urin ist ebenfalls positiv. Der Grad der Stuhlentfärbung hängt vom Ausmaß der Sekretionsstörung ab.

Beim **posthepatischen oder Verschlussikterus** liegt eine Blockierung des Galleflusses im Bereich der größeren Gallengänge vor. Der Stuhl ist beim kompletten Verschluss entfärbt, der Urin durch die Ausscheidung konjugierten Bilirubins braun, Urobilinogen fehlt. Bei partiellem oder intermittierendem Verschluss bestehen Befundüberschneidungen mit dem hepatozellulären Ikterus.

Differentialdiagnose Die Differentialdiagnose der verschiedenen Formen der funktionellen Hyperbilirubinämien ist in der nachfolgenden Tabelle dargestellt. Diese Erkrankungen zeichnen sich bis auf das Gilbert-Meulengracht-Syndrom durch die genetische Fixierung eines punktuellen Defektes im Bilirubinstoffwechsels aus. Sie besitzen mit Ausnahme des Crigler-Najjar-Syndroms vom Typ I und den verschiedenen Formen der progressiven intrahepatischen Cholestase (PFIC) über den Ikterus hinaus keine wesentliche klinische Symptomatik und eine gute Prognose.

Bei der Differentialdiagnose des Ikterus ist wegen der therapeutischen Konsequenzen zunächst die Unterscheidung zwischen einem obstruktiven und einem nichtobstruktiven Geschehen vordringlich.

Pathogenese und Pathophysiologie der Cholestase

Die in der wässrigen Galle gelösten Substanzen bestehen zu zwei Dritteln aus Gallensäuren. Das restliche Drittel teilen sich Cholesterin, Phospholipide, Bilirubin und Proteine. Die Gallensäuren, Cholesterin und Phospholipide bilden gemischte Mizellen.

Physiologie der Gallebildung Die Galleproduktion ist ein äußerst komplexer Prozess. Der transzelluläre Transport von Gallensäuren ist für den sog. gallensalzabhängi-

14.5 Erkrankungen der Leber

Differentialdiagnose	Charakteristische Befunde				
Störung	Genetische Fixierung	Defekt	Serumbilirubin	Manifestationsalter	Sonstiges
Gilbert-Meulengracht	Unklar	Verminderte hepatische Aufnahme, Hämolyse, Glukuronierungsstörung	1–5 mg/dl 17–85 µmol/l indirekt	Variabel	Nach Fasten oder Nikotinsäure: Bilirubinanstieg, nach Phenobarbital: Normalisierung
Crigler-Najjar I	Autosomal-rezessiv	Keine Bilirubin-UDP-Glukuronyltransferase	> 20 mg/dl 342 µmol/l indirekt	Tage postpartal	Phenobarbital ineffektiv auf Bilirubin
Crigler-Najjar II	Autosomal-dominant	Verminderte Bilirubin-UDP-Glukuronyltransferase	5–20 mg/dl 85–342 µmol/l	1–20 Jahre	Phenobarbital senkt Bilirubin
Dubin-Johnson	Autosomal-rezessiv	Bilirubinexkretion in die Galle gestört	2–5 mg/dl 34–85 µmol/l	Variabel, Gipfel in der 2. Dekade	Schwarzbraunes Pigment perikanalikulär in Hepatozyten; Bromsulphthaleintest: verzögerte Elimination, 2. Peak
Rotor	Autosomal-rezessiv	Bilirubinspeicherung und -exkretion gestört	2–5 mg/dl 34–85 µmol/l	Variabel, Gipfel in der 1. Dekade	Bromsulphthaleintest: verzögerte Elimination, kein 2. Peak

gen Anteil der Gallebildung verantwortlich. Die Gallensäuren werden an der basolateralen Membran in die Hepatozyten aufgenommen; das Haupttransportprotein für konjugierte Gallensäuren ist dabei der Natrium-Taurocholat-Cotransporter (NTCP). Daneben existieren nicht natriumabhängige Transportproteine für organische Anionen (OATPs), die eine zentrale Rolle in der Ausscheidung von Medikamenten spielen.

Die Ausscheidung der Gallensäuren in den Gallecanaliculus findet energieabhängig durch die in der kanalikulären Membran befindliche Gallensalzexportpumpe (Bile Salt Export Pump, BSEP) statt. Die Hemmung der BSEP ist die Basis der cholestatischen Nebenwirkungen zahlreicher Medikamente und von Östrogenen.

Daneben besteht noch eine gallensalzunabhängige Fraktion der Galle. Ihre Ausscheidung basiert teilweise auf dem osmotischen Gradienten, der von den verschiedenen Ionentransportsystemen der kanalikulären, sinusoidalen und lateralen Membran generiert wird. Mikrofilamente in den Hepatozyten tragen durch rhythmische Kontraktionen der Gallencanaliculi zum Abtransport der kanalikulären Galle in die größeren Gallenkanälchen bei. Hier bestehen Möglichkeiten einer Funktionsstörung durch Medikamente.

Pathogenese der nichtobstruktiven Cholestase Die Pathogenese der nichtobstruktiven Cholestase ist komplex. Änderungen der Eigenschaften der Hepatozytenmembran, der Abschlussleisten, der Carrierproteine für den Gallensäurentransport und der Ionenpumpen spielen ebenso eine Rolle wie eine Verschiebung der Relation der cholestatisch wirksamen Monohydroxygallensäuren wie Litholcholsäure und Taurolithocholsäure zu den choleretisch wirkenden Di- und Trihydroxygallensäuren.

Die Folgen einer länger dauernden Cholestase sind determiniert durch eine mangelhafte Ausscheidung gallepflichtiger Substanzen wie Bilirubin (Ikterus), Gallensäuren (Juckreiz, Zellmembrantoxizität), Cholesterin (Xanthelasmen) und metabolisierter Fremdstoffe sowie durch die Symptome des Mangels an Gallensäuren im Darm (Fettfehlverdauung, Malabsorption der fettlöslichen Vitamine A, D, E und K).

Systematik der nichtobstruktiven Cholestasen Bei den nichtobstruktiven Cholestasen werden primäre von sekundären Formen unterschieden. Die primären Formen sind meist durch Arzneimittel verursacht (s.o. und Kap. 14.5.9). Als sekundär gilt die nichtobstruktive Cholestase im Rahmen verschiedener Lebererkrankungen wie Hepatitis, Zirrhose u. a.

Daneben existiert eine kleine Gruppe von seltenen Erkrankungen, bei denen eine nichtobstruktive Cholestase mit familiärer Häufung beobachtet wird. Die **idiopathische Schwangerschaftscholestase** tritt im letzten Trimenon auf und kann vom leichten Juckreiz bis zum schweren Ikterus reichen. Nach der Entbindung verschwindet die Symptomatik. Die Pathogenese ist nicht einheitlich geklärt; es werden jedoch gehäuft Schwangerschaftscholestasen in Familien mit mit progressiver intrahepatischer Cholestase sowie bei MDR3-Mutationen beobachtet. Die **benigne rekurrente intrahepatische Cholestase** zeichnet sich durch rezidivierende Juckreiz- und Ikterusepisoden aus, zwischen denen monate- bis jahrelange Intervalle liegen können. Der Erbgang ist autosomal-rezessiv. Das beteiligte Gen wurde dem FIC1-Locus (s.o. progressive familiäre intrahepatische Cholestase) auf Chromosom 18 q21-q22 zugeordnet. Die Leberhistologie zeigt lediglich eine Cholestase. Die Therapie ist symptomatisch. Die differentialdiagnostischen Charakteristika des **Dubin-Johnson-** und des **Rotor-Syndroms** sind oben bereits beschrieben.

Obstruktive Cholestase Eine lang andauernde Cholestase durch Obstruktion der abführenden Gallenwege (Steine, gutartige und maligne Gangstenosen), möglicherweise mit rezidivierenden Cholangitisschüben, führt durch die Detergenswirkung der Gallensäuren, Störungen der

Erkrankungen des Gastrointestinalsystems

intrazellulären Kalziumhomöostase, Mitochondrienschädigung und ATP-Mangel sowie durch Lipidperoxidation und die Bildung reaktiver Sauerstoffspezies zum Tod von Hepatozyten, zur Einwanderung von neutrophilen Granulozyten und Makrophagen sowie zur Aktivierung von hepatischen Sternzellen (s. o. Fibrogenese). Wird die Cholestase nicht beseitigt, kommt es innerhalb weniger Jahre zur Ausbildung einer sekundären biliären Zirrhose.

Zur weiteren Information

Literatur

Albanis, E., S. L. Friedman: Hepatic fibrosis. Pathogenesis and principles of therapy. Clin Liv Dis 2001; 5: 315–34.
Clark, J. M., L. Brancati, A. M. Diehl: Nonalcoholic fatty liver disease. Gastroenterology 2002; 122: 1649–57.
Groszmann, R. J., M. R. Loureiro-Silva, M. H. Tsai: The Biology of Portal Hypertension. In: Arias, I., et al. (eds.): The Liver: Biology and Pathobiology, 4th edn. Lippincott Williams & Wilkins, Philadelphia 2001, pp. 679–97.
Kullak-Ublick, G. A., P. A. Meier: Mechanisms of cholestasis. Clin Liv Dis 2000; 4: 357–85.
Lieber, C. S.: Alcoholic liver injury: pathogenesis and therapy in 2001. Pathol Biol 2001; 49: 738–52.
Pinzani, M.: Liver Fibrosis. Springer Semin Immunopathol 2000; 21: 475–90.
Uriz, J., A. Cárdenas, V. Arroyo: Pathophysiology, diagnosis and treatment of ascites in cirrhosis. Balliere's Clin Gastroenterol 2000; 14: 927–43.

Keywords

Leber ◆ Entzündung ◆ Verfettung ◆ Fibrogenese ◆ Fibrose ◆ Zirrhose ◆ portale Hypertonie ◆ Aszites ◆ Ikterus ◆ Cholestase

IMPP-Statistik

Verfettung ◆ Fibrose/Zirrhose ◆ Aszites ◆ Ikterus/Cholestase

14.5.2 Virushepatitis

C. Jochum, G. Gerken, M. Reiser, W. Schmiegel

Akute Virushepatitis

C. Jochum, G. Gerken

Synonym: Akute Gelbsucht
Engl. Begriff: Acute Viral Hepatitis

Praxisfall

Ein 32-jähriger Patient klagt seit einigen Tagen über Müdigkeit, Abgeschlagenheit, Widerwillen gegen Fleisch und fette Speisen und eine dauernde leichte Übelkeit ohne Erbrechen oder Durchfall. Innerhalb von 48 h verfärbt sich der Urin zunehmend dunkel, der Stuhl wird hell, die Skleren und danach die Haut werden gelb. Laborparameter: SGPT: 1 233 U/l, SGOT: 845 U/l, Bilirubin: 15,3 mg/dl, Prothrombinzeit (Quick): 33 %. Der Patient wird stationär aufgenommen. Die weitere Diagnostik ergibt einen positiven Nachweis für anti-HAV-IgG und -IgM. Bei negativen Befunden für HBsAg, Anti-HBc-IgM und Anti-HCV wird die Diagnose einer akuten Hepatitis A gestellt. Nach einwöchiger Behandlung mit unterstützender Therapie und Überwachung fallen Transaminasen und Bilirubin. Die Gerinnung erholt sich wieder. Der Patient wird mit noch leicht erhöhtem Bilirubin und gering erhöhten Transaminasen entlassen. Übelkeit und Appetitlosigkeit sind verschwunden. Für einige Zeit besteht eine gewisse Abgeschlagenheit.

Definition Als akute Virushepatitis wird eine plötzlich einsetzende, durch ein Virus ausgelöste Entzündung der Leber bezeichnet, die längstens sechs Monate andauert.

Epidemiologie Exakte Daten über die Inzidenz der akuten Hepatitis existieren nicht. Laut statistischem Jahrbuch wurden 1996 16 174 Fälle einer Virushepatitis gemeldet, das entspricht 19,7 je 100 000 Einwohner. Die tatsächliche Zahl dürfte jedoch höher liegen.

Ätiologie Ursache einer akute Virushepatitis sind die Infektion mit einem hepatotropen Virus und die durch die Abwehrreaktion des Körpers ausgelöste Entzündung mit Untergang von funktionellem Lebergewebe. Weltweit häufigste Ursache ist eine Hepatitis-A-Infektion. Es folgen die Hepatitis B und C, wobei die Hepatitis C selten eine schwere akute Hepatitis verursacht. Die Hepatitis E spielt in Asien eine Rolle. Die Hepatitis D verursacht nur bei simultaner Infektion mit Hepatitis B eine akute Hepatitis. EBV und selten CMV können eine akute Virushepatitis auslösen.

Symptome Die akute Hepatitis hat einen variablen Verlauf. Die Erkrankung kann völlig symptomlos, anikterisch mit nur leichten Allgemeinsymptomen oder ikterisch, in seltenen Fällen sogar fulminant bis zum Leberversagen verlaufen.

Nach einer Inkubationszeit, deren Dauer von Virus zu Virus variiert, kommt es üblicherweise zu einer wenige Tage andauernden **Prodromalperiode.** Diese ist durch allgemeines Krankheitsgefühl (Schwäche, leichte Ermüdbarkeit und Fieber) und Appetitlosigkeit gekennzeichnet. Die Appetitlosigkeit kann von Geschmacks- oder seltener Geruchsstörungen begleitet sein. Eine Aversion gegen gebratene und fette Speisen und gegen Zigaretten ist häufig. Übelkeit und Erbrechen können auftreten. Epigastrische Beschwerden oder Schmerzen im rechten Oberbauch sind häufig. Durchfall oder Verstopfung können auftreten. Kopfschmerzen bestehen in 20–60 %, Gelenkbeschwerden in 10–30 %. Vorübergehend kann ein makulopapulöses „masernähnliches" Exanthem auftreten. Eine Hepatosplenomegalie zeigt sich in etwa 10 % der Fälle.

Nach der Prodromalphase kommt es zur **ikterische Phase.** Der Urin färbt sich dunkel, der Stuhl wird hell, lehmfarben. Nach Auftreten des Ikterus bessern sich die Prodromalsymptome rasch. Wiederkehrender Appetit und

Verschwinden der Übelkeit zeigen die Heilung der Erkrankung an. Der Ikterus hält etwa zwei bis drei Wochen an. In den meisten Fällen kommt es abhängig vom auslösenden Virus nach etwa vier bis zwölf Wochen zu einer kompletten klinischen und biochemischen Ausheilung.

Bei einer Reihe der Patienten können Müdigkeit und Schwäche für Wochen und Monate bestehen bleiben und von einer Depression begleitet sein (sog. **Posthepatitissyndrom**).

In etwa 5 % der Fälle kann es zu einer cholestatischen Hepatitis kommen Der Ikterus ist hier stärker und länger andauernd, oft verbunden mit einem deutlichen Juckreiz.

Diagnostik

Virologie Bestimmung von viralen Antigenen und Antikörpern gegen Virusantigene im Serum sowie direkte Bestimmung der viralen RNA und DNA sind erforderlich, um die Art der Hepatitis zu klären.

Klinische Chemie Bei den biochemischen Befunden steht eine Erhöhung der **Transaminasen** SGOT und SGPT auf Werte bis 4 000 U/l (Normwert 18 bzw. 22 U/l) im Vordergrund. Es besteht keine Korrelation zwischen der Höhe der Transaminasen und der Schwere und Prognose der Erkrankung. γ-GT und alkalische Phosphatase sind häufig nur leicht erhöht (Ausnahme: cholestatische Verlaufsform, protrahierter Verlauf). Die **Bilirubinwerte** (normal unter 1,1 mg/dl bzw. 18,8 μmol/l) liegen selten über 40 mg/dl (720 μmol/l), steigen meist einige Tage nach den Transaminasen und kennzeichnen die ikterische Phase. Konjugiertes und nicht konjugiertes Bilirubin sind in der Regel gleichermaßen erhöht. Das Auftreten einer Hämolyse ist im Rahmen der akuten Virushepatitis selten und sollte an andere Erkrankungen (z.B. Morbus Wilson) denken lassen. Eine schwere akute Hepatitis kann eine transiente portalen Hypertonie verursachen.

Blutbild Neutro- und Lymphopenien treten selten auf.

Eisenstoffwechsel Serum-Eisen und Ferritin sind gelegentlich sehr stark erhöht.

Serumelektrophorese Hier ist meist nur eine geringe Erhöhung der γ-Globuline zu beobachten, die quantitative Bestimmung der Immunglobuline zeigt vor allem bei der Hepatitis A einen Anstieg von IgM. Ist bei einer Hypergammaglobulinämie auch die IgG-Fraktion deutlich erhöht, muss an eine chronische Lebererkrankung anderer Genese gedacht werden.

Gerinnungsparameter Zum Monitoring der Lebersynthesefunktion dienen die Prothrombinzeit nach Quick sowie die einzelnen in der Leber synthetisierten Gerinnungsfaktoren. Bei protrahiertem Verlauf kann nicht nur die kombinierte Synthese, sondern auch eine verminderte Vitamin-K-Resorption zu veränderten Werten beitragen.

Blutzucker Als Zeichen einer verminderten Glykogenreserve oder einer verminderten Glykogenolyse können Blutzuckerschwankungen auftreten.

Histologie Eine Leberbiopsie wird heute nicht mehr regelmäßig für die gesicherte akute Virushepatitis eingesetzt. Die Biopsie erfolgt lediglich bei akuter Hepatitis unklarer Ätiologie. Histologische Zeichen einer akuten Virushepatitis sind ballonierte Leberzellen, Einzelzellnekrosen (Councilman-Körperchen), Proliferation der Kupffer-Sternzellen und eine mononukleäre portale Infiltration. Nach der Abräumphase bleiben oft Anhäufungen von Ceroidpigment und Eisen in Phagozyten zurück. Je nach Schwere der Entzündung bilden sich Brückennekrosen oder gar massive, panlobuläre Nekrosen mit großem Parenchymverlust. Nur selten kommt es dann zur völligen Wiederherstellung des Lebergewebes, oft bleiben knotige Regenerate zurück.

Endoskopische Verfahren Eine ERCP kann beim cholestatischen Verlauf zum Ausschluss von Pankreas- und Gallenwegserkrankungen erforderlich sein.

Sonographie Es zeigen sich eine Hepato- und evtl. auch Splenomegalie sowie perihepatische Lymphknotenvergrößerungen als Zeichen des Entzündungsprozesses. Die Binnenstruktur ist meist echovermehrt. Bei länger währendem Verlauf lassen sich auch Zeichen der portalen Hypertonie wie Erweiterung der Pfortader oder verminderter portalvenöser Fluss nachweisen.

Differentialdiagnose der akuten Virushepatitis Sollte ein **Virusnachweis nicht gelingen,** kommen folgende Differentialdiagnosen in Betracht.

Differentialdiagnose	Ausschlussmaßnahmen
Autoimmune Hepatitis	Erhöhtes IgG, Autoantikörper (ANA, SMA, LKM, SLA etc.) positiv, Leberbiopsie
Toxische Hepatitis	Anamnese, Medikamente, Anabolika (Fitnessstudios!), Drogen (z.B. Ecstasy) oder Nahrungsgifte (z.B. hohe Dosis Aflatoxin B1, Knollenblätterpilz), Histologie
Fettleberhepatitis	Anamnese, Alkohol (!), Sonographie, Histologie
Morbus Wilson	Erhöhte Kupferausscheidung im Urin, Kayser-Fleischer-Kornealring (Spaltlampe), vermindertes Coeruloplasmin, Leberbiopsie mit erhöhtem Kupfergehalt der Leber
Bakterielle Infektionen	Mikrobiologie, Anamnese

Therapie

Allgemeine Maßnahmen Da eine effektive medikamentöse Therapie der akuten Virushepatitis nicht zur Verfügung steht, sind allgemeine und symptomatische Maßnahmen einzig sinnvoll. Je nach subjektiver Symptomatik kann **Bettruhe** indiziert sein, die von den meisten Patienten in der Frühphase der Erkrankung ohnehin vorgezogen wird. Bei unkompliziertem Verlauf ist jedoch kein wesentlicher Nutzen einer Bettruhe zu erwarten. Eine **Isolierung** sollte bei Hepatitis A und E – vor allem bei Kindern – in der akuten Phase erfolgen, ist meist jedoch nur kurze Zeit erforderlich. Eine spezifische Diät ist nicht notwendig, natürlich sollte Alkohol für mindestens ein halbes Jahr gemieden werden. Bei einem Transaminasenanstieg über 2 000 U/l oder einer Störung der Synthesefunktion der Leber ist eine **stationäre Aufnahme** zur Überwachung indiziert.

Symptomatische Therapie Starker Juckreiz der Haut wird durch Gallensäuren ausgelöst. Hier kann mit **Colestyramin** behandelt werden, Antihistaminika sind oft nur wenig wirksam. Ölbäder können auch Linderung verschaffen.

Medikamentöse Therapie Kortikosteroide haben ausschließlich bei der cholestatischen protrahierten Verlaufsform einen Platz, da sie die körpereigene Viruselimination behindern. Bei einer akuten Hepatitis B kann Lamivudin bei drohendem fulminantem Verlauf eingesetzt werden. Die akute Hepatitis C sollte frühzeitig mit Interferon behandelt werden, da sich so die Chronifizierungsrate senken lässt.

Lebertransplantation Bei einem Abfall der Synthesefunktion sollte der Patient frühzeitig in ein Zentrum mit Möglichkeit zur Lebertransplantation verlegt werden. Bei Progredienz der Symptomatik, insbesondere bei Bewusstseinsstörungen und steigendem Ammoniak, ist die Indikation hierzu evtl. stündlich zwischen Internisten und Chirurgen zu überprüfen. Sind die Transaminasen rückläufig, ist meist eine Besserung zu verzeichnen, und der Patient kann früh in das Heimatkrankenhaus zurückverlegt werden. Geht der Transaminasenrückgang aber mit einer weiteren Verschlechterung der Synthese einher, ist dies ein prognostisch ungünstiges Zeichen.

Prophylaxe Die begrenzten therapeutischen Möglichkeiten erfordern, dass alle Prophylaxemöglichkeiten der Prophylaxe der Virushepatitiden genutzt werden. Dazu gehört die Einhaltung von **Hygienerichtlinien** bei Reisen in tropische Regionen und im Umgang mit Hepatitiskranken. Für die enteral übertragenen **Hepatitiden A und E** betrifft dies die Nahrungsmittelhygiene: „peel it, cook it or forget it." Eine eigene Toilette ist für den Patienten bei Hepatitis A zu fordern. Gegen die parenterale Übertragung reicht die Einhaltung einer üblichen Hygiene aus. An die Möglichkeit der sexuellen Übertragung sollte vor allem bei der Hepatitis B gedacht werden. Dies gilt auch für die Hepatitis C, wenngleich hier dem Geschlechtsverkehr wahrscheinlich nur eine untergeordnete Rolle bei der Übertragung zukommt. Die Verwendung von **Kondomen** ist erforderlich. Für Hepatitis A und B stehen **aktive und passive Immunisierungen** zur Verfügung.

Verlauf und Prognose Allgemein ist die Letalität der akuten Hepatitis mit etwa 1 % gering. Hepatitis A und E heilen immer aus, mit Ausnahme der wenigen Fälle, in denen die Hepatitis nach Übergang in ein akutes Leberversagen nicht überlebt wird. Bei einer vorbestehenden Leberschädigung kann die Hepatitis A allerdings in bis zu 11 % der Fälle Ursache eines Leberversagens sein. Von **protrahierten Verläufen** spricht man bei einem Krankheitsverlauf von länger als drei Monaten. Rezidivierende Verläufe kommen bei der Hepatitis A mit einem erneuten Transaminasenanstieg und Virusausscheidung im Stuhl in bis zu 5 % vor. Die **Chronifizierung** hängt bei der Hepatitis B vom Lebensalter ab. Im Erwachsenenalter entwickeln sich chronische Verläufe bei 5–10 %, bei Neugeborenen hingegen bei über 90 %. Bei der Hepatitis-D-Simultaninfektion wird der Verlauf von der Hepatitis B bestimmt, bei Superinfektion sieht man eine dauerhafte Hepatitis D in über 90 % der Fälle. Die posttransfusionelle Hepatitis C nimmt bei 50–90 % der Betroffenen einen chronischen Verlauf.

Komplikation	Häufigkeit
Akutes Leberversagen	Abhängig vom Virus und bereits vorhandener Lebererkrankung zwischen 0,1 und 20 %, allgemein: HAV: 0,1 %, HBV 1–2 %, HEV: Schwangere im 3. Trimenon 20 %
Arthralgien	> 10 %
Pankreatitis	Selten (transiente Amylase- und Lipaseerhöhung häufiger)
Vaskulitis	Einzelfälle
Glomerulonephritis (Kinder)	Einzelfälle
Myokarditis	Einzelfälle
Neuropathien, Guillain-Barré-Syndrom	Einzelfälle
Atypische Pneumonie	Einzelfälle

Zusammenfassung

- Häufigste Ursache: Hepatitis-A-Virusinfektion
- Wichtigstes Symptom: Ikterus
- Wichtigste diagnostische Maßnahmen: Bestimmung der GOT und GPT (erhöht), virologische Untersuchungen, die Gerinnung ist wichtiger prognostischer Verlaufsparameter
- Wichtigste therapeutische Maßnahme: symptomatisch; bei fulminanten Verlauf ist Lebertransplantation lebensrettend

Chronische Virushepatitis

C. Jochum, G. Gerken

Synonym: Infektiöse Gelbsucht
Engl. Begriff: Chronic Viral Hepatitis

Definition Die chronische Hepatitis ist ein **ätiologisch heterogenes Syndrom**, das sich durch einen klinischen

Verlauf von mehr als sechs Monaten und charakteristische histologische Merkmale auszeichnet. Die **histologischen Veränderungen** äußern sich in fokaler Nekrose des Parenchyms, größeren Regionen konfluierender Leberzellnekrosen mit oder ohne Brückenbildung sowie in periportalen Mottenfraßnekrosen. Das entzündliche Infiltrat wird von Lymphozyten dominiert. Die früher getroffene Einteilung in chronisch-persistierende Hepatitis und chronisch-aktive Hepatitis (charakterisiert durch ein entzündliches Infiltrat, welches über das Portalfeld hinausgeht: „Mottenfraßnekrosen") ist verlassen worden. Heute werden ein **„Grading"** der entzündlichen Aktivität und ein **„Staging"** des fibrotischen Umbaus gefordert (s. Abb. 14.104).

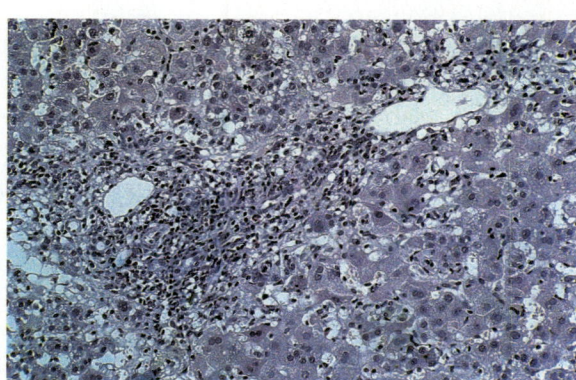

Abb. 14-104 Typisches histologisches Bild einer chronischen Hepatitis mit lymphozellulärer Infiltration der Portalfelder und Penetration der Lymphozyten durch die Grenzlamelle des Portalfelds in das Parenchym (Mottenfraßnekrosen).

Symptome Die Symptomatik der chronischen Hepatitis ist zumeist unabhängig von der Ätiologie und kann sehr variabel sein. Nicht selten sind die Patienten beschwerdefrei. Die geäußerten Symptome sind meist **uncharakteristisch.** Dazu gehören Müdigkeit, Abgeschlagenheit, allgemeine Leistungsminderung, Gelenk- und Muskelschmerzen sowie häufig Meteorismus. Oft geben die Patienten ein Druckgefühl und Ziehen im rechten Oberbauch an. Eine chronische Hepatitis kann auch Ursache einer extrahepatischen Erkrankung sein. Hier sind Hautveränderungen wie der Lichen ruber, Exantheme, die akropapulöse Dermatitis (Gianotti-Syndrom), Vaskulitiden und die Panarteriitis nodosa, die membranöse Glomerulonephritis, Arthritiden, das Sicca-Syndrom und eine Uveitis oder eine (Auto-)Immunthyreoiditis zu nennen. Gemeinsamer Pathomechanismus ist meist die andauernde Stimulierung des Immunsystems. Kryoglobuline und Immunkomplexe sind Komplexe aus Virusmaterial und Antikörpern, die sich in verschiedenen Organen ablagern und Immunreaktionen auslösen können. Schreitet die Lebererkrankung zur Zirrhose fort, findet man die allgemeinen Symptome einer Lebererkrankung: Leberhautzeichen, portale Hypertonie mit Splenomegalie und Thrombozytopenie, Aszites, hormonelle Störungen.

Diagnostik Neben einer virologischen Diagnostik erfolgt die Diagnose durch den Nachweis erhöhter Werte der **Transaminasen** SGPT und SGOT. Alkalische Phosphatase und γ-GT müssen obligat mitbestimmt werden. Die **Cholinesterase** zeigt neben der Prothrombinzeit (**Quick-Test**) am besten die Lebersynthesefunktion an, kann allerdings auch bei Mangelernährung erniedrigt sein. Längerfristig erhöhtes **Bilirubin**, verminderte **Albumin**synthese und eine polyklonale Vermehrung der **Immunglobuline** können ebenfalls Ausdruck eines zirrhotischen Umbaus oder einer länger dauernden chronischen Hepatitis sein. Die charakteristischen **Autoantikörper** müssen zum Ausschluss einer primären biliären Zirrhose oder einer begleitenden Autoimmunhepatitis mitbestimmt werden (s. Kap. 14.5.3). Zur Diagnose und vor einer Therapie sollte noch eine **Leberhistologie** gewonnen werden, die durch eine Laparoskopie oder durch eine sonographisch kontrollierte Leberpunktion erfolgen kann.

Bildgebende Verfahren haben nur einen eingeschränkten Stellenwert bei der Diagnostik der chronischen Hepatitis. Sie dienen mehr zur Verlaufsuntersuchung und zum Screening von Komplikationen (Leberzellkarzinom – HCC). Mit der **Sonographie** und insbesondere der **Farb-Doppler-Sonographie** lassen sich Hinweise auf Leberparenchymveränderungen gewinnen und Zeichen der portalen Hypertension (Umgehungskreisläufe, Veränderungen des Pfortaderflusses, Splenomegalie, Pfortaderthrombose, Lebervenenthrombose, Aszites) nachweisen. Die **ERCP** oder die **MRCP (Magnetresonanz-Cholangiopankreatikographie)** hilft, bei cholestatischem Verlauf eine primär sklerosierende Cholangitis bzw. eine Choledocholithiasis auszuschließen.

Differentialdiagnose	Ausschlussmaßnahmen
Autoimmunhepatitis	Erhöhtes IgG, Autoantikörper (ANA, SMA, LKM, SLA etc.) positiv, Leberbiopsie: Plasmazellen und lymphyozytäres Infiltrat
Primäre biliäre Zirrhose (PBC)	Antimitochondriale Antikörper (AMA) Subtyp M2, IgM-Erhöhung, Histologie: entzündliche Duktitis (kleine Gallengänge), Granulome und Gallengangsproliferate
Primär sklerosierende Cholangitis (PSC)	ERCP und Histologie: entzündliche Duktitis, Gallengangsproliferate, Fibrosierung um Gallenwege
Alkoholische oder nichtalkoholische Fettleberhepatitis	Anamnese, Triglyzeriderhöhung, MCV-Erhöhung (Alkohol), Histologie: Mallory-Bodies, granulozytäres Infiltrat, Fetteinlagerung in Hepatozyten
Toxische Hepatitis	Anamnese (Medikamente), Histologie: lymphozytäres Infiltrat und Plasmazellen, Einzelzellnekrosen

Differentialdiagnose	Ausschlussmaßnahmen
α₁-Antitrypsin-Mangel	Serumelektrophorese, α₁-Antitrypsin, Genotypisierung
Hereditäre Hämochromatose	Ferritin, Transferrinsättigung, Bildgebung (CT oder MRT), Genotypisierung, Eisenüberladung in der Leberbiopsie
Morbus Wilson	Erhöhte Kupferausscheidung im Urin, Kayser-Fleischer-Kornealring (Spaltlampe), vermindertes Coeruloplasmin, Leberbiopsie mit erhöhtem Kupfergehalt der Leber
Granulomatöse Hepatitis	Verschiedene Grundkrankheiten (Infektionen mit Parasiten, Mykobakterien u. a. spezifische Erreger), Sarkoidose, Arzneimittel u. v. a. Ursachen, Histologie

Tab. 14.53 α-Interferon: Nebenwirkungen und Kontraindikationen.

Nebenwirkungen
- Grippale Nebenwirkungen
  Fieber
  Arthralgien
  Allgemeine Abgeschlagenheit
- Blutbildveränderungen
  Thrombozytopenie
  Leukozytopenie
- Neurologische Nebenwirkungen
  Myalgien
  Polyneuropathien
  Neuritiden
  Krampfanfälle
- Psychiatrische Nebenwirkungen
  Depressionen
  Suizidgedanken
  Aggressivität
  Psychosen
- Demaskierung latenter Autoimmunerkrankungen
  Cave: z.T. schwere Thyreopathien in bis zu 10 % unter α-Interferon
- Tachykardien
- leichter Haarausfall
- Hypo- und Hyperglykämien

Kontraindikationen
- Schwere kardiovaskuläre Erkrankungen
- Thrombozyten < 50 000/μl, Leukozyten < 3 000/μl
- Epilepsien, vorhergegangenes schweres Schädel-Hirn-Trauma
- Vorbestehende psychiatrische Erkrankungen
- Autoimmunerkrankungen, u.a.:
  Thyreoiditiden
  Schwere Psoriasis
  Morbus Crohn, Colitis ulcerosa
- Schlecht eingestellter Diabetes mellitus
- Drogenabusus (inkl. Alkohol)

Therapie Grundsätzlich sollten alle lebertoxischen Substanzen vermieden werden (Alkohol, Nikotin und wenn möglich Medikamente). Humanes rekombinantes **α-Interferon** ist sowohl für die Behandlung der chronischen Hepatitis B als auch der chronischen Hepatitis C zugelassen. Das synthetische Interferonanalogon Consensus-Interferon ist zur Therapie der chronischen Hepatitis C zugelassen. Die zahlreichen möglichen Nebenwirkungen und Kontraindikationen von α-Interferon sind in Tabelle 14.53 aufgeführt. **Nukleosidanaloga** wie **Lamivudin** können bei der Hepatitis B die Replikation des Virus hemmen, führen aber nicht zu einer Elimination des HBsAg. Bei der Hepatitis C wird durch Veränderungen der Dosierung, der Therapiedauer und der Pharmakokinetik des α-Interferons wie auch durch Kombinationen mit verschiedenen anderen Substanzen (z. B. Ribavirin oder Amantadin) versucht, die doch sehr niedrigen langfristigen Ansprechraten zu verbessern.

Verlauf und Prognose Grundsätzlich entwickelt sich nach fünf bis 40 Jahren Krankheitsverlauf in etwa 10–30 % aller unbehandelten chronischen Virushepatitiden eine **Leberzirrhose**. Das Risiko hierfür ist insbesondere bei der Hepatitis C abhängig von Kofaktoren, insbesondere dem Alkoholkonsum. Mehr als 50 g reiner Alkohol pro Tag (ungefähr ein großes Bier und 2 cl Schnaps) führen zu einem 30fach erhöhten Risiko für die Entstehung einer Leberzirrhose. Histopathologische Veränderungen wie der Grad der Entzündung und das Stadium der Fibrose geben Hinweise auf die Progression der Erkrankung.

Eine Hepatitis-D-Superinfektion eines chronischen Hepatitis-B-Trägers bedeutet einen rascheren Verlauf der Erkrankung. Virale chronische Hepatitiden sind in Europa in mehr als 50 % der Fälle Ursache für die Entstehung eines **Leberzellkarzinoms (HCC)**. Bei der Hepatitis C tritt ein HCC fast ausschließlich auf dem Boden einer Leberzirrhose auf, bei der Hepatitis B sind auch direkte onkogene Eigenschaften bekannt. Besonders in Asien und Afrika kann man ein HCC bei klinisch gesunden, oft perinatal infizierten HBsAg-Trägern sehen. Durch Impfprogramme, die vor 15 Jahren begonnen wurden, ließ sich in Taiwan die Inzidenz des primären Leberzellkrebses bei Kindern um 60 % reduzieren.

Verlaufsuntersuchungen bei chronischen Hepatitiden Verlaufsuntersuchungen sollten alle drei Monate durchgeführt werden und umfassen die Bestimmung der **laborchemischen Marker** der Gewebeschädigung (Transaminasen, γ-GT, alkalische Phosphatase) und Syntheseleistungen der Leber (Prothrombinzeit, Cholinesterase, Albumin). Die **Virusparameter** sind im Verlauf zu kontrollieren. Wegen der Gefahr des primären Leberzellkarzinoms sollten möglichst engmaschig abdominelle **Sonographien** und Bestimmungen des α-**Fetoproteins** erfolgen: wenn bereits eine Zirrhose vorliegt, in jedem Fall alle drei Monate. Histologische Verlaufskontrollen sind im Abstand von drei bis fünf Jahren indiziert, wenn der initiale Befund so mild ausgefallen war, dass auf eine Therapie verzichtet wurde.

Komplikation	Häufigkeit (%)
Leberzirrhose	5–30
Leberzellkarzinom (HCC)	5 pro Jahr bei Leberzirrhose

Zusammenfassung

- Häufigste Ursache: Infektion mit Hepatitis-B- und Hepatitis-C-Virus
- Wichtigste Symptome: uncharakteristisch; Müdigkeit, Hautjucken und Druckgefühl im rechten Oberbauch
- Wichtigste diagnostische Maßnahmen: Bestimmung der virologischen Parameter und der Transaminasen, Histologie
- Wichtigste therapeutische Maßnahmen: Interferon und Lamivudin bei Hepatitis B, Interferon und Ribavirin bei Hepatitis C

Virushepatitiden im Einzelnen

Hepatitis A

C. JOCHUM, G. GERKEN

Definition Durch das Hepatitis-A-Virus (HAV) ausgelöste akute Entzündung der Leber.

Epidemiologie Die Epidemiologie hat sich in den letzten Jahren gewandelt. In tropischen Regionen findet immer noch eine Durchseuchung der Bevölkerung von nahezu 100 % im Kleinkindesalter statt. Die Infektion verläuft in der Regel ohne klinische Symptome, und es entwickelt sich eine lebenslange Immunität. Demgegenüber hat die Durchseuchung der Bevölkerung in den Industriestaaten ständig nachgelassen (20-Jährige sind nur noch zu 10 % mit dem HAV in Berührung gekommen). Dadurch verschiebt sich die Infektion in das Erwachsenenalter, und die Erkrankung verläuft schwerwiegender. Die Hepatitis A gehört heute zu den häufigsten **Reisekrankheiten**. Besonders gefährdet sind Touristen, die ohne Schutz gegen das Virus in tropische und subtropische Länder mit niedrigem Hygienestandard oder nach Osteuropa reisen. Weitere Risikogruppen sind Angestellte in Kindertagesstätten, Kanalarbeiter, Küchenpersonal, Homosexuelle und medizinisches Personal. Besonders häufig wurde hierzulande die Erkrankung in den Herbst- und Wintermonaten beobachtet. Neben dem endemischen Vorkommen in Ländern mit niedrigem Hygienestandard kommen auch Epidemien vor. Zuletzt sind 1987 in Shanghai 300 000 Menschen an Hepatitis A erkrankt, wobei die häufigste Komplikation die cholestatische Verlaufsform war.

Ätiologie und Pathogenese Der Erreger der Virus-A-Hepatitis ist ein RNA-Virus, das zu den **Picornaviren** gehört. Es ist das kleinste der fünf wesentlichen hepatotropen Viren. Weltweit wird nur ein Serotyp beschrieben. Die Hepatitis wird **fäkal-oral** übertragen. Die Ausscheidung erfolgt bereits vor Beginn der klinischen Erkrankung und dauert noch einige Tage nach Krankheitsausbruch an. Die Zerstörung virusinfizierter Zellen erfolgt wahrscheinlich durch zytotoxische T-Lymphozyten (**CTL**). Zytokinen und vor allem Interferon kommt für die Elimination eine große Bedeutung zu.

Symptome Die Inkubationszeit beträgt vier bis acht, im Mittel sechs Wochen. Die Symptome der Hepatitis A sind die der akuten Hepatitis. In etwa 50 % der Fälle verläuft die Hepatitis A unbemerkt. In etwa 5 % entwickelt sich eine cholestatische Verlaufsform (s.a. akute Virushepatitis). In seltenen Fällen (< 0,1 %) entwickelt sich ein fulminanter Verlauf mit akutem Leberversagen, das Risiko ist bei vorgeschädigter Leber höher (bis 11 %).

Diagnostik Zum Screening werden in einem Globaltest alle Anti-HAV-Antikörper (IgM und IgG) erfasst. Erst der Nachweis spezifischer **IgM-anti-HAV-Antikörper** bestätigt die Diagnose einer akuten Hepatitis A. Diese persistieren für zwei bis sechs Monate. IgG-anti-HAV bleibt lebenslang nachweisbar und schützt dauerhaft gegen eine Infektion (s. Abb. 14.105).

Differentialdiagnose	Ausschlussmaßnahmen
Akute Virushepatitis durch andere Hepatitis-Viren	Virologische Untersuchungen
EBV Hepatitis	Virologische Untersuchungen
CMV-Hepatitis	Virologische Untersuchungen, Immunsuppression

Sollte kein Virusnachweis gelingen, sind die weiteren Differentialdiagnosen einer akuten Hepatitis in Erwägung zu ziehen (s. akute Virushepatitis).

Therapie Eine spezifische Therapie steht nicht zur Verfügung und ist meist auch nicht erforderlich.

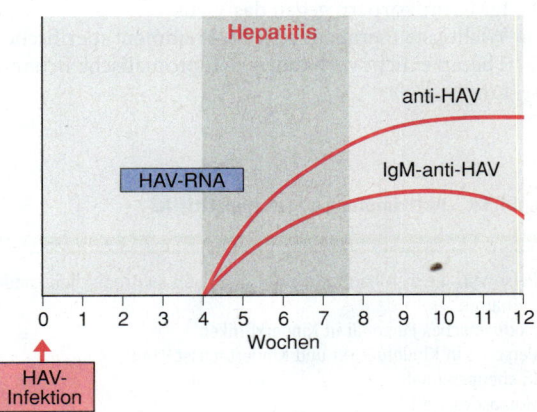

Abb. 14-105 Akute Hepatitis A. IgM-anti-HAV kann bis über sechs Monate nach Krankheitsbeginn persistieren und ist wesentlicher Marker für die Diagnose einer akuten Hepatitis A.

Erkrankungen des Gastrointestinalsystems

Symptomatische Maßnahmen wie Bettruhe, Schonkost und Alkoholkarenz reichen meist aus. Bei drohenden Leberversagen sollte eine stationäre Überwachung erfolgen.

Prophylaxe Für die Hepatitis A gibt es **Aktivimpfstoffe**, die aus einem abgetöteten Virus bestehen. Eine Impfstoffdosis wird in zwei Gaben, in den Monaten 0 und 6, i.m. (Oberarm) injiziert. Bereits nach der ersten Injektion ist in über 95 % ein Impferfolg nachweisbar. Es gibt bei sehr guter Verträglichkeit praktisch keine Impfversager. Der Impfschutz hält mindestens fünf bis zehn Jahre an. Die gleichzeitige Gabe von anti-HAV-haltigem Immunglobulin ist nur noch in Einzelfällen bei akuter Exposition, z.B. bei HBsAg- oder anti-HCV-positiven Patienten, zeitgleich mit der ersten Impfung notwendig. Neben den genannten **Risikogruppen** sollten **Kontaktpersonen** und **alle Patienten mit chronischen Lebererkrankungen** gegen Hepatitis A geimpft werden, insbesondere Patienten mit chronischer Hepatitis B oder C (s. Tab. 14.54).

Verlauf und Prognose Es entwickelt sich eine **akute Hepatitis**, die bei Kindern oft unbemerkt verläuft. Die Prognose ist in der Regel gut. Selten kommt es zu einem fulminanten Verlauf.

Komplikation	Häufigkeit (%)
Leberversagen	0,1–0,6, bei vorbestehender Leberschädigung und älteren Patienten häufiger (2–3)
Cholestatische Verlaufsform	5
Posthepatitissyndrom	1–2

Zusammenfassung

- Ursache: Infektion mit dem Hepatitis-A-Virus
- Wichtigste Symptome: Ikterus, Müdigkeit, Appetitlosigkeit
- Wichtigste diagnostische Maßnahme: Nachweis von IgM-Antikörpern gegen das Virus
- Wichtigste therapeutische Maßnahmen: spezifische Therapie nicht vorhanden, symptomatische Behandlung

Tab. 14.54 Aktivimpfung gegen Hepatitis A.

- Personen, die sich häufig in tropischen und subtropischen Ländern aufhalten
- Medizinisches Personal in Kinderkliniken
- Personal in Kindergärten und Kindertagesstätten
- Küchenpersonal
- Homosexuelle
- Kanalarbeiter
- Alle Patienten mit chronischen Lebererkrankungen

Hepatitis B

C. Jochum, G. Gerken

Definition Als Hepatitis B wird die durch das Hepatitis-B-Virus (HBV) hervorgerufene akute oder chronische Entzündung der Leber bezeichnet.

Epidemiologie Die Hepatitis B kommt weltweit vor, regional gibt es z.T. erhebliche Unterschiede in der Prävalenz. In Deutschland kommt es jährlich zu 30 000–50 000 Neuinfektionen, etwa 0,3–0,5 % der deutschen Bevölkerung sind chronische HBsAG-Träger. Weltweit sind mehr als 300 Mio. Menschen mit dem Hepatitis-B-Virus infiziert, wobei das männliche Geschlecht häufiger betroffen ist. In Mitteleuropa breitet sich das Virus vorwiegend horizontal durch **parenterale** Übertragung in Risikogruppen aus (Drogenabhängige, medizinisches Personal, promiskuitive Personen). Bis zu 50 % der Hepatitis-B-Infektionen werden sexuell übertragen. In China, Ostasien und Zentralafrika erfolgt die Übertragung außerdem **vertikal** von chronisch infizierten Müttern auf das Neugeborene, hier sind 5–15 % der Bevölkerung chronische Virusträger.

Ätiologie Das Hepatitis-B-Virus ist im Gegensatz zu allen anderen Hepatitisviren ein **DNA-Virus**. Es gehört zur Gruppe der **Hepadnaviren**. Die Leber bildet nicht nur ein komplettes Virus und gibt dieses in die Blutbahn ab, sondern es wird im Überschuss von ca. 1 000 : 1 ein nichtinfektiöses Hüllprotein gebildet, welches früher als Australia-Antigen und heute als **HBsAG** bezeichnet wird. 1966 zuerst von Blumberg entdeckt, war es Ausgangspunkt der ersten HBV-Vakzine im Jahr 1980.

Virusaufbau Das komplette 42 nm große Virus wurde erstmals von Dane beschrieben und wird seither als **Dane-Partikel** bezeichnet. Das Hepatitis-B-Virus besteht aus einer partiell doppelsträngigen **DNA** von nur 3 200 Basenpaaren, einer viralen **DNA-Polymerase** sowie einem Nukleokapsid, dem **HBcAg**. Die Hülle des Virus besteht aus kleinen, mittleren und großen Hüllproteinen. Das Hepatitis-Be-Antigen (**HBeAg**) kommt im Serum als lösliches Protein vor und ist von der Präcore-Gensequenz abgeleitet (s. Abb. 14.106). Noch nicht genau geklärt ist die Bedeutung des Hepatitis-Bx-Antigens (**HBxAg**), das möglicherweise über eine Interaktion mit dem Tumorsuppressorgen p53 eine Rolle bei der Entstehung des hepatozellulären Karzinoms spielt.

Replikationsmodus Nach Infektion der Leberzelle wird das Virus zunächst in eine RNA-Kopie umgeschrieben und dann mittels einer viruseigenen reversen Transskriptase (= Viruspolymerase) in DNA zurückgeschrieben. Dies erklärt die Wirksamkeit mancher HIV-Medikamente gegen HBV. Das Virus wird in den Zellkern integriert.

Pathogenese Das HBV ist im Allgemeinen nicht zytopathogen. Die Schädigung der Leberzellen entsteht vor allem durch körpereigene Abwehr. α-**Interferon** spielt bei der Viruselimination eine große Rolle. Bei Patienten mit ausgeheilter Hepatitis B lässt sich eine hohe endogene α-Interferon-Produktion nachweisen. Außerdem wird eine starke Reaktion zytotoxischer T-Lymphozyten (**CTL**) gesehen. Sie

14.5 Erkrankungen der Leber

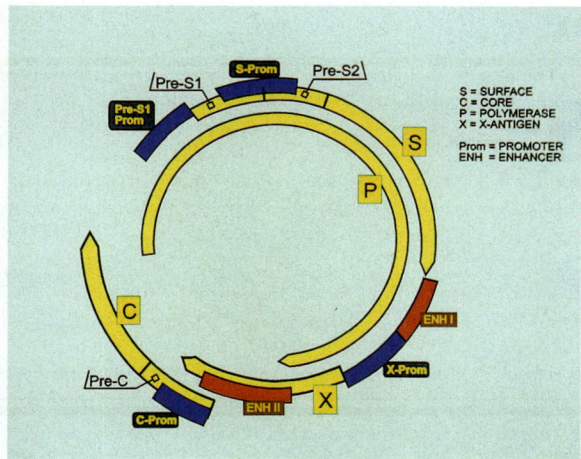

Abb. 14.106 Schematische Darstellung des Hepatitis-B-Virus-Genoms.

Tab. 14.55 Extrahepatische Manifestationen chronischer Virushepatitiden.

Hepatitis B	Hepatitis C
Panarteriitis nodosa	Gemischte Kryoglobulinämie
Exanthematische Hautveränderungen	Lichen ruber
Membranoproliferative Glomerulonephritits	Membranoproliferative Glomerulonephritis
Gianotti-Syndrom (akropapulöse Dermatitis)	Sicca-Syndrom, Uveitis
Arthritis, Arthralgien	Porphyria cutanea tarda
Vaskulitis Kryoglobulinämie	Arthritis, Arthralgien Immunthyreoiditis, Vaskulitits

erkennen auf der Oberfläche der Hepatozyten Hepatitis-B-Core-Antigen-spezifische Peptide, die von HLA-Klasse-I-Molekülen präsentiert werden. Patienten, die eine chronische Hepatitis entwickeln, weisen diese Reaktionen des Immunsystems nicht auf.

Symptome Die Symptome der akuten und chronischen Hepatitis B sind die der akuten und chronischen Hepatitis (s. dort). **Extrahepatische Manifestationen** sind zahlreich und vor allem bei der chronischen Hepatitis B vorhanden (s. Tab. 14.55). Ursache sind meist Immunkomplexe aus Antikörpern und Viruspartikeln und Teilen, die sich in den verschiedenen Organen ablagern und dort lokale Immunreaktionen auslösen.

Diagnostik Für die Diagnose der **akuten Hepatitis B** ist der Nachweis von **HBsAg, HBeAg** und vor allem **IgM-anti-HBc** charakteristisch (s. Abb. 14.107a, b). In der Regel ist auch die **HBV-DNA** positiv. In etwa 10 % der Fälle mit akuter Hepatitis B lässt sich HBsAg nicht im Serum nachweisen. In diesem Fall und in der Phase des „diagnostischen Fensters" (HBsAg schon negativ, anti-HBs noch nicht positiv) kann IgM-anti-HBc den einzigen Beweis für eine akute Hepatitis B darstellen. IgM-anti-HBc kann 12 Monate persistieren. Bei der **chronischen Hepatitis B** persistiert das HBsAg über viele Jahre oder Jahrzehnte mit oder ohne Serokonversion von HBeAg zu anti-HBe. Die HBV-DNA ist meist im Serum nachweisbar. Die **Transaminasen** können erhöht oder auch normal sein. Tabelle 14.56 zeigt die verschiedenen Konstellationen bei der akuten und chronischen Hepatitis B.

Differentialdiagnose	Ausschlussmaßnahmen
Akute und chronische Virushepatitis durch andere Hepatitisviren	Virologische Untersuchungen

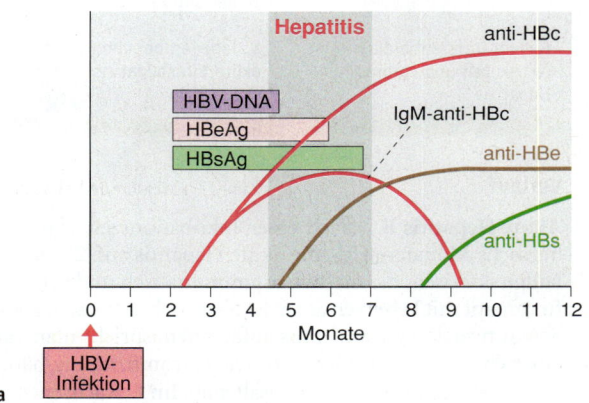

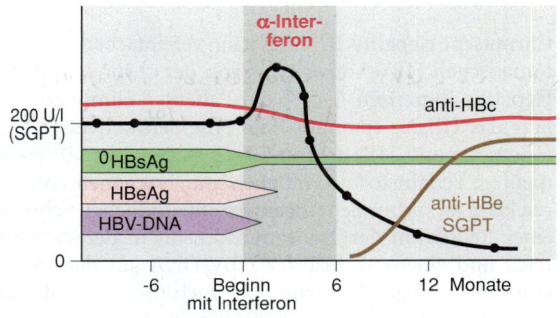

Abb. 14.107
a) Serologisches Profil der akuten Hepatitis B. Charakteristisch ist das aufeinander folgende Verschwinden von HBV-DNA, HBeAg und HBsAg aus dem Serum. Mit Verzögerung erscheint anti-HBs im Serum, womit sich eine Heilung andeutet.
b) Serokonversion von HBeAg zu anti-HBe. Sie geht häufig mit einem entzündlichen Schub, erkennbar an einem Transaminasenanstieg, und einem Verlust von HBV-DNA im Serum einher, bei gleichzeitiger Persistenz des HBsAg. Anschließend kommt es häufig zur Normalisierung der Transaminasen und Besserung des histologischen Befunds.

Erkrankungen des Gastrointestinalsystems

Tab. 14.56 Markerkonstellationen bei akuter oder chronischer Hepatitis B.

Hepatitis B	HBsAg	Anti-HBs	Anti-HBc	Anti-HBc-IgM	HBeAg	Anti-HBe	HBV-DNA	GPT
Akut	+	−	+	+	+	−	+	↑↑↑
Ausgeheilt	−	+	+	−	−	±	−	Normal
Chronisch	+	−	+	±	+	−	+	Normal/↑
Asymptomatischer Träger	+	−	+	−	−	+	−/(+)	Normal/(↑)
HBe-Minus-Variante	+	−	+	±	−	±	+	↑↑

Differentialdiagnose	Ausschlussmaßnahmen
EBV-Hepatitis	Virologische Untersuchungen
CMV-Hepatitis	Virologische Untersuchungen, Immunsuppression
Andere Differentialdiagnosen der akuten und chronischen Hepatitis	S. Tabellen bei chronische und akute Virushepatitis

Verlauf

Akute Hepatitis B Nach einer Inkubationszeit von zwei bis sechs Monaten tritt eine akute Hepatitis auf. 25 % verlaufen ikterisch, die meisten asymptomatisch und 0,1–1 % fulminant mit Leberversagen. Ist nach sechs Monaten keine Serokonversion zu Anti-HBs aufgetreten, spricht man von einer chronischen Hepatitis B. Die Chronifizierung hängt bei der Hepatitis B vom Lebensalter ab. Im Erwachsenenalter entwickeln sich chronische Verläufe bei 5–10 %, bei Neugeborenen hingegen in über 90 % der Fälle.

Chronische Hepatitis B Man kann vereinfacht den asymptomatischen HBV-Trägerstatus von der chronisch-aktiven Hepatitis abgrenzen. 1–5 % der Patienten eliminieren pro Jahr das HBsAg spontan. Eine **HBe-Serokonversion** von HBeAg zu anti-HBe tritt in 10–15 % pro Jahr auf, wobei mehrere Verlaufsformen möglich sind: Nach mehreren Jahren kann es, verbunden mit einem entzündlichen Schub, zu einer Reduktion der Transaminasen bis in den Normbereich und einem Verlust der HBV-DNA aus dem Serum kommen. Gelegentlich wird aber auch nur eine transiente HBeAg-Elimination gesehen, die in zeitlichem Abstand von einer Reaktivierung gefolgt wird. Schließlich gibt es HBe-Serokonversionen bei der Entwicklung von sog. **Präcore-Stopp-Codon-Mutanten („HBeAg-Minusmutante")**, die zwar weiter HBsAg- und HBV-DNA-positiv sind und eine chronische Hepatitis unterhalten, jedoch kein HBeAg mehr bilden können. Entgegen ersten Vermutungen scheint diese Mutante nicht mit einem schwerwiegenderen klinischen Verlauf verbunden zu sein. Das Ansprechen auf eine Interferontherapie ist aber möglicherweise schlechter als bei HBeAg-positiven Patienten (s. Tab. 14.53).

Therapie Die Therapie der akuten Hepatitis B ist **symptomatisch**. Bei schwerem Verlauf kann eine Behandlung mit Lamivudin den Verlauf günstig beeinflussen. Für die chronische Hepatitis B stehen bisher zwei Therapien zur Verfügung α-Interferon und Lamivudin. Durch α-Interferon werden durch eine Behandlung mit 3 × 5 bis 3 × 10 Mio. IE pro Woche über vier bis sechs Monate HBe-Serokonversionen mit Normalisierungen der Transaminasen in 40–50 % der Fälle und HBsAg-Eliminationen bei 10 % erreicht. Positive prädiktive Parameter für das Ansprechen sind u. a. eine hohe entzündliche Aktivität (d. h. SGPT über 200 U/l) und eine niedrige Replikation der HBV-DNA. Im Gegensatz zu α-Interferon ist das **Nukleosidanalogon Lamivudin** gut verträglich und kann auch bei Kontraindikationen gegen Interferon, beim akuten Leberversagen oder bei der dekompensierten Leberzirrhose angewendet werden. Hiermit wird die Replikation des Virus gehemmt, bei langfristiger Anwendung kommt es zu zunehmender Serokonversion, die Erfolgsraten können durch die Kombination mit α-**Interferon** noch gesteigert werden. Allerdings kann das Virus durch Mutation im Polymerasegen resistent gegen Lamivudin werden. Neue, nicht kreuzresistente Substanzen aus der Gruppe der Nukleosidanaloga sind in der Erprobung, was die Aussichten der Therapie der chronischen Hepatitis B mittelfristig weiter verbessern wird.

Prophylaxe HBeAg- und HBV-DNA-positive Personen sind als hochinfektiös anzusehen. Sorgfältige **Hygienemaßnahmen** sind in allen medizinischen Einrichtungen zu gewährleisten. Die Verwendung von **Kondomen** zur Vermeidung einer Übertragung durch Sexualkontakt ist unbedingt erforderlich.

Die **Hepatitis-B-Impfung** erfolgt heute durch die Verwendung eines rekombinanten HBs-Antigens. Sie wird in den Monaten 0, 1 und 6 durchgeführt. Die Impfung wird u. a. für Angehörige von chronischen HBsAg-Trägern, Personen in Pflege- und Heilberufen, Reisende in Länder mit hoher Hepatitis-B-Prävalenz, Dialysepatienten, Kandidaten für Organtransplantationen und alle Patienten mit chronischen Lebererkrankungen empfohlen (s. Tab. 14.57). Die Impfversagerquote ist mit 5–10 % hoch. Hier scheinen neue Impfstoffe der dritten Generation, die als Antigene nicht nur die S-Region, sondern auch die Prä-S1- und Prä-S2-Region enthalten, bessere Ergebnisse zu liefern. Virusmutanten, Verlust der antigenen Determinante in der S-Region können trotz der Präsenz von Anti-HBs-Antikörpern zu einer HBV-Infektion führen.

Impfempfehlungen Seit 1995 ist die **generelle Impfung** aller Kinder und Jugendlichen in Deutschland in die Impfempfehlungen der Ständigen Impfkommission (STIKO) aufgenommen, wie es von der WHO gefordert worden war. Nach einmal erfolgreicher Grundimmunisierung besteht wahrscheinlich lebenslang ein ausreichender Schutz, sicherheitshalber sollte aber nach zehn Jahren eine Auffrischungsimpfung erfolgen. Eine **simultane aktive** und **passive Hepatitis-B-Immunisierung** sollte bei zuvor nicht geimpften Personen durchgeführt werden, die nachweislich eine parenterale Exposition (z.B. Nadelstich) durch einen gesichert HBsAg-positiven Patienten hatten, und unbedingt bei Neugeborenen von HBsAg-positiven Müttern (s. Tab. 14.58). Liegt eine Exposition bei einem Anti-HBs-Titer < 100 vor, so reicht eine erneute aktive Impfung aus.

Prognose Hauptrisiken der chronischen Hepatitis B sind die Leberzirrhose und das hepatozelluläre Karzinom (HCC). Die chronisch replikative Hepatitis B geht nach 20–40 Jahren in eine Zirrhose über, 5 % der Zirrhosekranken entwickeln ein HCC. Beim asymptomatischen Träger nimmt einen gutartigen Verlauf, eine Therapie ist hier auch nicht erforderlich.

Komplikation	Häufigkeit
Leberversagen	0,1–1 % der akuten Infektionen, bei vorbestehender Leberschädigung häufiger
Leberzirrhose	Unbehandelt im Laufe der Zeit alle Patienten mit replikativer Hepatitis
HCC	5 % pro Jahr bei Patienten mit virusassoziierter Leberzirrhose.

Zusammenfassung

- Ursache: Infektion mit dem Hepatitis-B-Virus
- Wichtigste Symptome: akut: Ikterus; chronisch: uncharakteristisch: Müdigkeit, Hautjucken und Druckgefühl im rechten Oberbauch
- Wichtigste diagnostische Maßnahmen: HBsAg, HbeAg, IgM-anti-HBc, HBV-DNA
- Wichtigste therapeutische Maßnahmen: Interferon- und Lamivudingabe; Impfstoff zur Prophylaxe

Hepatitis D

C. Jochum, G. Gerken

Definition Als Hepatitis D wird die durch die simultane oder zusätzliche Infektion eines mit dem Hepatitis-B-Virus Infizierten mit dem Hepatitis-D-Virus (HDV) ausgelöste akute oder chronische Entzündung der Leber bezeichnet.

Tab. 14.57 Indikationen zur aktiven Impfung gegen Hepatitis B.

- Medizinisches Personal
- Dialysepatienten
- Kontaktpersonen von HBsAg-Trägern, die im gleichen Haushalt leben
- Kinder in Gebieten mit hoher Rate von HBsAg-Trägern
- Drogenabhängige
- Homosexuelle
- Promiskuitive Personen
- Personen, die häufig oder lange in Endemiegebiete der Hepatitis B reisen
- Geistig Behinderte
- Alle Patienten mit chronischen Lebererkrankungen

Epidemiologie Die Hepatitis D ist weltweit verbreitet, die Prävalenz ist vor allem im Mittelmeerraum, in Rumänien, auf der Arabischen Halbinsel sowie in Teilen Afrikas und Mittel- und Südamerikas groß. In Deutschland betrifft die Hepatitis D vor allem Hämophiliepatienten und Drogenabhängige. Erstaunlicherweise ist die Hepatitis D nicht in die asiatische Bevölkerung vorgedrungen. Die Übertragungswege sind mit denen der Hepatitis B identisch.

Ätiologie und Pathogenese Das Hepatitis-D-Virus ist ein **inkomplettes RNA-Virus,** das für seine Replikation das HBsAg benötigt. Sequenzanalysen haben eine ausgesprochene **genetische Heterogenität** gezeigt, die möglicherweise auch für unterschiedliche klinische Verläufe und Therapieerfolge verantwortlich ist.

Die Hepatitis D kann durch **Superinfektion** eines chronischen HBsAg-Carriers oder aber durch **Simultaninfektion mit HBV** entstehen. Das Hepatitis-D-Virus supprimiert zumeist die Hepatitis-B-Replikation. So sind nach Organtransplantation Hepatitis-B-Reinfekte bei HDV-Koinfektion seltener.

Symptome Die Inkubationszeit beträgt wie bei der Hepatitis B zwei bis sechs Monate. Die Symptome gleichen der der akuten und chronischen Hepatitis B (s.a. dort).

Diagnostik **Anti-HDV** und **HDV-RNA** stellen ausreichende diagnostische Marker dar (s. Abb. 14.108). Bei gleichzeitigem **IgM-anti-HBc**-Nachweis liegt meist eine Simultaninfektion vor.

Tab. 14.58 Indikationen zur simultanen aktiven und passiven Immunisierung gegen Hepatitis B.

- Nach Stichverletzungen mit Nadeln, die für HBsAg-positive Personen benutzt wurden (aber innerhalb der ersten 12–24 h!)
- Nach Schleimhautkontakt mit Material von HBsAg-positiven Personen
- Neugeborene von HBsAg-positiven Müttern
- Sexualpartner von HBsAg-positiven Personen

Erkrankungen des Gastrointestinalsystems

Differentialdiagnose	Ausschlussmaßnahmen
Akute und chronische Virushepatitis durch andere Hepatitisviren	Virologische Untersuchungen
EBV-Hepatitis	Virologische Untersuchungen
CMV-Hepatitis	Virologische Untersuchungen, Immunsuppression
Andere Differentialdiagnosen der akuten und chronischen Hepatitis	S. Tabellen bei chronische und akute Virushepatitis

Verlauf, Therapie und Prognose Bei einer Hepatitis-D-Simultaninfektion ist ein akutes Leberversagen häufiger (> 2 %). Die Hepatitis-D-Superinfektion verläuft fast immer **chronisch** und bedeutet in der Regel einen rascheren Progress der Erkrankung, was das um zehn Jahre jüngere Durchschnittsalter der Patienten mit Leberzirrhose im Vergleich zu Patienten mit einer alleinigen Hepatitis-B-Infektion erklärt. Weder die Therapie mit α-Interferon noch mit Lamivudin haben bisher Erfolg gezeigt, eine wirksame Therapie steht nicht zur Verfügung.

Prophylaxe Eine erfolgreiche **aktive Impfung gegen Hepatitis B** schützt auch gegen eine Infektion mit dem Hepatitis-D-Virus.

Komplikation	Häufigkeit (%)
Fulminante Hepatitis	> 2 bei Simultaninfektion
Leberzirrhose	10–15 in 2 Jahren
HCC	5 pro Jahr bei Zirrhose

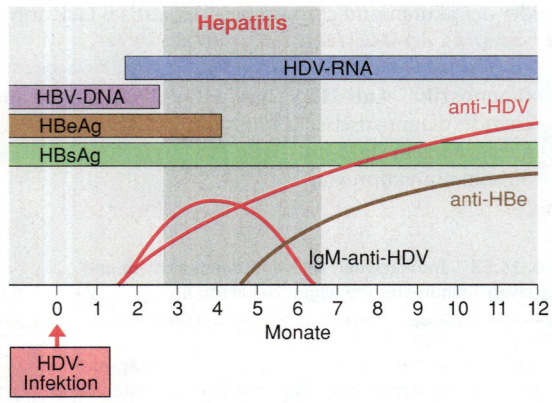

Abb. 14.108 Serologisches Profil der HBV/HDV-Superinfektion. Charakteristisch ist die Suppression der Hepatitis-B-Infektion. Häufig werden HBV-DNA und HBeAg negativ, anti-HDV erscheint im Serum. In Speziallaboratorien ist auch die Hepatitis-D-RNA direkt nachweisbar.

Zusammenfassung

- Ursache: Hepatitis-D-Infektion, nur bei gleichzeitiger oder vorbestehender Infektion mit dem HBV
- Wichtigste Symptome: wie Hepatitis B
- Wichtigste diagnostische Maßnahmen: anti-HDV, HDV-RNA
- Wichtigste therapeutische Maßnahme: keine Erfolg versprechenden Maßnahmen, nach Lebertransplantation Reinfektionsrate geringer als bei Hepatitis B

Hepatitis C

M. REISER, W. SCHMIEGEL

> **Praxis**
> Bei einem 37-jährigen Patienten fallen im Rahmen einer Einstellungsuntersuchung erhöhte Transaminasen (SGPT 57 U/l, SGOT 33 U/l) auf. 16 Jahre zuvor hatte er nach einem Fahrradunfall mit Milzruptur mehrere Bluttransfusionen erhalten. Die sonstige Anamnese ist leer. Subjektiv besteht bis auf eine schnelle Ermüdbarkeit Wohlbefinden. Der Hepatitis-C-Antikörper-Suchtest (EIA 3.0) ist positiv, HBs-Antigen und HBc-Antikörper sind negativ. Der Nachweis der HCV-RNA im Serum mittels Polymerase-Kettenreaktion bestätigt das Vorliegen einer chronischen Hepatitis-C-Virusinfektion. Die Genotypanalyse ergibt den Typ 1b, die Viruslast beträgt 3,4 Mio. IU/ml. Die Leberbiopsie zeigt das Bild einer chronischen Hepatitis mit mäßiggradiger Entzündungsaktivität und periportaler Fibrose mit einzelnen Septen. Das TSH ist normwertig, ANA, TPO- und Thyreoglobulin-Antikörper sind negativ. Bei einem Körpergewicht von 80 kg wird eine Kombinationstherapie mit Peg-Interferon α-2b in einer Dosis von 120 µg/Woche und Ribavirin 1000 mg/d (verteilt auf zwei Dosen) eingeleitet. Grippeartige Symptome werden mit Paracetamol gut kontrolliert. Nach zwölfwöchiger Therapie wird die HCV-RNA im Serum mit 2600 IU/ml bestimmt; SGPT und SGOT sind normwertig. Nach 24-wöchiger Therapie ist der HCV-RNA-Nachweis mittels TMA (Nachweisgrenze 5–10 IU/ml) negativ. Die Therapie wird nach 48 Wochen bei negativem HCV-RNA-Nachweis planmäßig beendet. Sechs Monate nach Therapieende ist der HCV-RNA-Nachweis im Serum bei normwertigen Transaminasen weiterhin negativ.

Definition Als Hepatitis C wird die durch das Hepatitis-C-Virus (HCV) verursachte akute oder chronische Entzündung der Leber bezeichnet.

Epidemiologie Das Hepatitis-C-Virus wurde 1989 als Haupterreger der **Non-A/non-B-Posttransfusionshepatitis** mit Hilfe aufwendiger molekularbiologischer Methoden isoliert. Erste Antikörpertests wiesen bei 0,5 % (Mittel- und Nordeuropa) bis > 5 % (Zentralafrika) „gesunder" Blutspender Antikörper gegen HCV nach. Heute wird die Prävalenz weltweit auf 170 Mio. (3 % der Weltbevölkerung), für Deutschland auf 500 000 (0,63 %) HCV-Infektionen geschätzt. Da davon ausgegangen werden muss, dass eine große Zahl infizierter Personen bisher nicht untersucht wurde (Dunkelziffer), jedoch im Laufe der nächsten zehn Jahre mehr Infektionen durch verbesserte

Screeningstrategien diagnostiziert werden, wird mit einer deutlichen Zunahme der Zahl chronisch HCV-infizierter Patienten bis 2015 gerechnet.

Übertragungsrisiken Hauptrisikoquellen für die Übertragung der Hepatitis C waren Transfusionen von Blutprodukten vor 1992. Durch Einführung des HCV-Screening konnte das Risiko für die Übertragung des Hepatitis-C-Virus durch **Blutprodukte** auf weniger als 1 : 100 000 zurückgedrängt werden. Als weitere Übertragungsrisiken gelten **intravenöser Drogenabusus, Hämodialysebehandlung und sexuelle Kontakte** mit häufig wechselnden Partnern. Insgesamt ist das Übertragungsrisiko des HCV durch Intimkontakte gering und wird bei monogamen Partnern auf 0–0,6 % pro Jahr geschätzt. Die gemeinsame Benutzung kontaminationsgefährdeter Hygieneartikel wie **Rasierklingen** oder **Zahnbürsten** sollte jedoch vermieden werden. Das perinatale Übertragungsrisiko ist ebenfalls gering und bewegt sich in der Größenordnung von 2–6 %. Obwohl das Hepatitis-C-Virus mit hoch sensitiven Assays in der Muttermilch nachgewiesen wurde, gilt die Übertragung durch stillende Mütter als Rarität. Eine HCV-Infektion wird von den europäischen und amerikanischen Fachgesellschaften im Allgemeinen nicht als Kontraindikation für eine Schwangerschaft oder das Stillen der Neugeborenen angesehen. Für Angehörige des Gesundheitswesens ist das Risiko, sich im Rahmen der Berufsausübung mit HCV zu infizieren, deutlich geringer als für eine HBV-Infektion. Die HCV-Seroprävalenz liegt zwischen 1 und 2 % und damit nur gering über der Normalbevölkerung. Piercing und Tätowierungen stellen ein potentielles Infektionsrisiko dar, wenn kontaminierte Instrumente verwendet werden; insgesamt wird das Übertragungsrisiko durch Piercing und Tätowierung jedoch als gering eingeschätzt. Bei etwa 30 % der HCV-Infektionen bleibt der Übertragungsweg trotz intensiver Nachforschungen unklar.

Ätiologie

Virologie Das Hepatitis-C-Virus (HCV) gehört zur Familie der **Flaviviridae** in der Spezies **Hepacivirus**. Elektronenmikroskopisch konnte das HCV bisher nur in artifiziellen Zellkultursystemen als 55–65 nm große Partikel dargestellt werden. Außer auf den Menschen kann das HCV nur auf Schimpansen übertragen werden. Erst kürzlich gelang die Etablierung eines Zellkulturmodells mit einer stabilen Replikation eines genetisch modifizierten Hepatitis-C-Virus, welches sich insbesondere bei der Testung neuer antiviraler Substanzen als hilfreich erweisen könnte.

Genomorganisation und Struktur Das Hepatitis-C-Virus ist ein Einzel-(Plus-)Strang RNA-Virus mit einer Länge von ca. 9 600 Nukleotiden (s. Abb. 14.109). Das HCV-Genom wird in einem Nukleokapsid (Core) verpackt, welches wiederum von einer Hülle (Envelope) umgeben wird. Die HCV-RNA kodiert für ein ca. 3 000 Aminosäuren großes Polyprotein, welches nach Translation in die einzelnen HCV-Proteine gespalten wird. An dieser proteolytischen Spaltung sind sowohl wirtszellspezifische (Spaltung der strukturellen Core- und Envelopeproteine) als auch virusspezifische (Spaltung der Nichtstrukturproteine) Proteasen beteiligt. Der für das HCV-Polyprotein kodierende Leserahmen der HCV-RNA wird von komplexen nicht kodierenden Regionen flankiert. Diese RNA-Strukturen sind für die Replikation und Initiierung der Translation von Bedeutung. Die Replikation des HCV erfolgt über eine intermediäre Minus-Strang-RNA, die wiederum als Matrize für die Synthese neuer Plus-Strang-HCV-RNA dient. Die RNA-Synthese erfolgt durch eine viruskodierte RNA-abhängige RNA-Polymerase (Abb. 14.109).

Die Replikationsungenauigkeit der HCV-RNA-Polymerase hat zur Entwicklung von bisher sechs bekannten **HCV-Genotypen** geführt. Diese HCV-Genotypen sind durch eine Übereinstimmung der Aminosäuresequenz von weniger als 72 % definiert. Innerhalb eines Genotyps können weitere **HCV-Subtypen** unterschieden werden (z. B. Genotyp 1, Subtypen 1a, 1b, 1c); diese Subtypen weisen eine Aminosäuresequenzhomologie von 75–86 % auf. Die verschiedenen HCV-Genotypen und -Subtypen zeigen eine typische geographische Verteilung: In Deutschland fallen 60–80 % der Infektionen auf den Genotyp 1b, in den

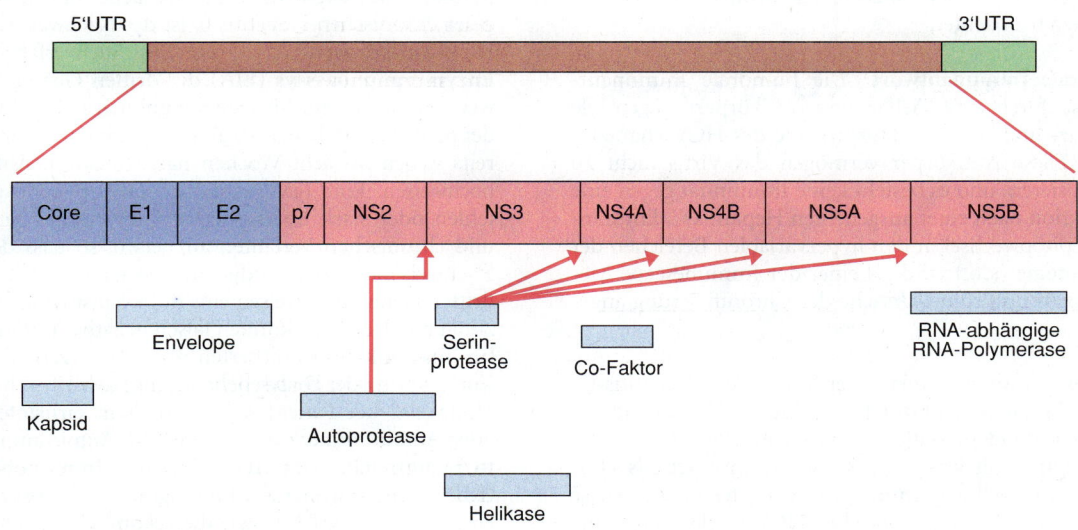

Abb. 14.109 Genomische Organisation des HCV.

USA stellt der Typ 1a den vorherrschenden HCV-Genotyp dar. In Ägypten, dem Land mit der weltweit höchsten HCV-Prävalenz von ca. 25 %, wird bei mehr als 80 % der Infektionen der HCV-Genotyp 4 angetroffen. Der Genotyp 3a wird bei Patienten, die über Drogenkonsum infiziert wurden, signifikant häufiger nachgewiesen. Die einzelnen HCV-Genotypen unterscheiden sich nicht bezüglich Virulenz oder Krankheitsverlauf, stellen jedoch wichtige prädiktive Marker für den Erfolg eine antiviralen Therapie dar. Während HCV-Genotyp und Subtyp innerhalb eines Individuums stabil sind, führen Mutationen in kurzen **hypervariablen Regionen (HVR)** zur Ausbildung verschiedener, gleichzeitig im Individuum vorkommender HCV-Isolate, die sich nur geringfügig in ihrer Aminosäuresequenz unterscheiden (**Quasi-Spezies**). Zwei hypervariable Regionen wurden im Hüllprotein E2 des HCV identifiziert und scheinen eine Rolle bei der Chronifizierung der Infektion zu spielen.

Pathogenese Die Mechanismen der durch das HCV verursachten Zellschädigung und hohen Chronifizierungsrate sind unvollständig verstanden. Die Hepatozyten stellen die hauptsächlichen Zielzellen des HCV dar, jedoch wurde HCV-Minusstrang-RNA (als Hinweis für virale Replikation) auch in mononukleären Zellen des hämatopoetischen Systems inkl. der Mikroglia des zentralen Nervensystems sowie in anderen Organen nachgewiesen. Die hierbei eingesetzten Nachweismethoden, die eine strangspezifische Umschreibung der viralen RNA in DNA mit anschließender Amplifikation mittels PCR (s. u.) erfordern, sind jedoch kontaminationsanfällig und häufig schwer zu interpretieren. Als ein möglicher zellulärer HCV-Rezeptor wurde der Oberflächenmarker CD81, ein auf Hepatozyten und B-Lymphozyten exprimiertes Tetraspanin, identifiziert. Die Replikationsrate des HCV („Virus Turn-Over") ist mit mehr als 10^{12} Viruspartikeln pro Tag sehr hoch. Das HCV scheint nur eine geringe oder gar fehlende Zytotoxizität aufzuweisen. Der Virustiter zeigt keine Korrelation mit der Höhe der Transaminasen oder histologischen Entzündungsaktivität, und chronische Virämien mit normwertigen Transaminasen und normaler Leberhistologie werden in etwa 20 % der chronischen HCV-Infektionen beobachtet.

Humorale Immunantwort Die humorale Immunantwort ist durch eine Vielfalt von Antikörpern gegen alle Struktur- und Nichtstrukturproteine des HCV charakterisiert. Diese Antikörper vermögen das Virus nicht zu neutralisieren, und es besteht keine Immunität gegen eine Reinfektion nach einer ausgeheilten Hepatitis C. Ein ständiger Epitopwechsel in den hypervariablen Bereichen der Hüllproteine (s. o.) wird als einer der Immunescape-Mechanismen und somit Ursache der Chronifizierung angesehen.

Zelluläre Immunantwort Der Verlauf der Hepatitis-C-Virusinfektion scheint durch die zelluläre Immunantwort in entscheidendem Maße bestimmt zu werden. Das Leberparenchym infiltrierende Lymphozyten werden als Hinweis für eine zelluläre Immunantwort interpretiert. Diese scheint im Fall einer chronischen HCV-Infektion für eine Viruselimination unzureichend zu sein, jedoch auszureichen, um das Leberparenchym über lange Zeiträume zu schädigen. Eine Ausheilung der Virushepatitis C ist mit Entwicklung einer starken und anhaltenden virusspezifischen Aktivierung zytotoxischer und Helfer-T-Lymphozyten assoziiert. Hierbei wird der T-Helferzell-Antwort eine vorrangige Rolle beigemessen, da ein Verlust dieser Zellen mit einer Reaktivierung der Virämie einhergeht. Eine genaue Analyse der zellulären Immunantwort mit Kartierung sämtlicher immundominanter Epitope wird derzeit mit dem Ziel der therapeutischen Impfstoffentwicklung verfolgt.

Symptome Die Hepatitis-C-Virusinfektion wird nur selten im akuten Stadium (innerhalb von sechs Monaten nach Infektion) diagnostiziert. Klinische Symptome können innerhalb der Inkubationszeit von sieben bis acht Wochen (maximal zwei bis 26 Wochen) auftreten und beinhalten **Ikterus, Abgeschlagenheit und Übelkeit.** Der überwiegende Anteil (> 80 %) akuter Infektionen verläuft jedoch ohne oder nur mit milden, unspezifischen Symptomen, so dass ein hohes Maß an Aufmerksamkeit und Intuition für die Diagnose einer akuten Hepatitis C erforderlich sind. Ein meist moderater Anstieg der Transaminasen wird vier bis zwölf Wochen nach Infektion beobachtet. Fulminante Verläufe wurden nur in Einzelfällen beschrieben. 60–80 % der akuten Infektionen nehmen einen chronischen Verlauf, der durch ein meist langjähriges symptomfreies Intervall gekennzeichnet ist. Schwerwiegende Komplikationen wie die Entwicklung eines Leberversagens oder hepatozellulären Karzinoms treten in der Regel nur bei Patienten mit Leberzirrhose auf.

Diagnostik

Spezielle Labordiagnostik Bei den zur Diagnose der Hepatitis-C-Virusinfektion verwendeten Verfahren werden indirekte serologische Tests zum Nachweis von Antikörpern und direkte molekularbiologische Tests zum Nachweis von Viruspartikeln unterschieden.

Serologische Diagnostik Bei Verdacht auf das Vorliegen einer chronischen Hepatitis C ist der Nachweis von **anti-HCV-Antikörpern** das klassische Suchverfahren. Die **Enzymimmunoassays** (EIA) der dritten Generation verwenden hierzu verschiedene rekombinante HCV-Proteine der Struktur- und Nichtstrukturregionen und können bereits sieben bis acht Wochen nach Infektion Antikörper nachweisen. Eine IgM-Antikörperantwort kann gänzlich fehlen oder stark überlappende Titerverläufe bei akuten und chronischen Verläufen aufweisen, so dass der IgM-Nachweis nicht zur Frühdiagnose geeignet ist. Die EIA der dritten Generation weisen eine hohe Sensitivität und Spezifität auf. Dennoch können falsch negative Testergebnisse bei immunkompromittierten Patienten (z. B. bei HIV-Koinfektion oder Dialysebehandlung) sowie falsch positive Nachweise bei Patienten mit anderen Virusinfektionen oder Autoimmunerkrankungen (z. B. Autoimmunhepatitis!) auftreten. Der **rekombinante Immunoblotassay** (RIBA) wurde früher zur Bestätigung eines positiven EIA eingesetzt. Im RIBA liegen die rekombinanten HCV-Proteine einzeln in einem Immunoblotformat vor, so dass

Reaktionen gegen spezifische HCV-Proteine erkannt werden können. Das Vorliegen einer HCV-Infektion wird heute durch den direkten molekularbiologischen Nachweis des Virusgenoms im Serum bestätigt.

Molekularbiologische Diagnostik Bereits Anfang der 90er Jahre wurden molekulare Methoden zum direkten Nachweis des HCV-Genoms im Serum entwickelt. Hierbei werden qualitative und quantitative Nachweismethoden unterschieden.

Qualitative Verfahren Die **Polymerase-Kettenreaktion** (PCR) zur Amplifikation von HCV-cDNA nach reverser Transkription der HCV-RNA (RT-PCR) ist das am weitesten verbreitete Verfahren. Mit Hilfe der RT-PCR kann die HCV-RNA innerhalb der ersten Wochen nach einer akuten Infektion nachgewiesen werden. 1993 wurde der erste standardisierte HCV-PCR-Test (Amplicor HCV, Roche Diagnostics) mit einer Nachweisgrenze zwischen 100 und 1 000 Virusäquivalenten (Kopien) pro ml Serum eingeführt. Kürzlich wurde ein weiteres Amplifikationsverfahren, welches auf einer zyklischen Synthese von RNA-Transkripten aus HCV-cDNA beruht, entwickelt. Die Nachweisgrenze dieses **„Transcription-Mediated Amplification"**-Tests liegt zwischen 10 und 50 Virusäquivalenten/ml.

Quantitative Verfahren Die **RT-PCR** wurde Mitte der 90er Jahre für die quantitativen Bestimmung der Viruslast weiterentwickelt (Amplicor HCV-Monitor, Roche Diagnostics, und HCV-Superquant, National Genetics Institute). Im Bereich zwischen 10^3 und 10^6 Virusgenomen/ml ist der Messbereich dieser PCR-Verfahren linear, bei höheren Viruslasten flacht der Messbereich jedoch ab, so dass hochvirämische Seren falsch niedrig bestimmt werden können.

Im Gegensatz zu den PCR-basierten Nachweisverfahren wird beim branched DNA-Hybridisierungsassay (Quantiplex HCV, Bayer Diagnostics) die HCV-RNA durch mehrere aneinander gekoppelte Hybridisierungsreaktionen detektiert. Die untere Nachweisgrenze des bDNA-Assays beträgt 200 000 Virusäquivalente/ml, jedoch reicht der lineare Messbereich bis 40×10^6 Kopien/ml, so dass gerade höhere Viruslasten mit größerer Genauigkeit bestimmt werden können.

Wegen schwieriger Vergleichbarkeit der Viruslasten zwischen verschiedenen Laboratorien und Testsystemen wurde kürzliche ein HCV-RNA-Standard von der WHO eingeführt. Die Virusmenge wird hierbei nicht mehr in Kopien, sondern in internationalen Units (IU) pro ml Serum angegeben.

HCV-Typisierungsverfahren Zur Bestimmung des HCV-Genotyps stehen ebenfalls verschiedene Verfahren zur Verfügung. Zu den häufigsten zählen die indirekte **Serotypisierung,** die auf dem Nachweis HCV-typspezifischer Antikörper im Serum des Patienten beruht, sowie die direkten molekularbiologischen Verfahren wie **Sequenzierung,** Restriktionsfragment-Längenpolymorphismus (**RFLP-Analyse**) und die HCV-typspezifische **Hybridisierung** (Inno LiPA, Innogenetics).

Die Bestimmung der HCV-Viruslast und des HCV-Typs ist für eine prädiktive Einschätzung eines Therapieansprechens relevant und stellt heute essentielle Parameter bei der Therapieplanung dar.

Leberbiopsie Eine Aussage über das Ausmaß der Leberentzündung und des Leberumbaus im Rahmen einer chronischen Hepatitis C kann einzig durch eine Leberbiopsie getroffen werden. Die Höhe der Transaminasen weist dagegen eine schlechte Korrelation mit dem histologischen Bild auf. Die Leberbiopsie dient zum Staging der entzündlichen Aktivität und des Fibrosestadiums und erlaubt so eine Abschätzung des Progressionsrisikos der Erkrankung. Insbesondere bei schwierigen biochemischen und virologischen Befundkonstellationen stellt die Leberbiopsie eine wichtige Entscheidungshilfe bezüglich des therapeutischen Vorgehens dar.

Differentialdiagnose	Ausschlussmaßnahmen
Virushepatitis A, B, D oder virale Begleithepatitis (EBV, CMV, HSV u.a.)	Serologische Laboruntersuchungen
Autoimmunhepatitis	Autoimmunmarker (ANA, ASMA, LKM)
Toxische Hepatitis (Medikamente, Alkohol)	Anamnese, ggf. Drogenscreening
Speichererkrankungen (Steatohepatitis, HFE, Morbus Wilson, Morbus Gaucher)	Leberbiopsie, Kupfer im Serum und Urin, Transferrinsättigung, HFE-Mutationsanalyse

Therapie

Antivirale Substanzen: Interferone Zu den Substanzen mit bewiesener Wirksamkeit zählen die α-Interferone und das Ribavirin. In Deutschland sind Interferon α-2a, α-2b und Konsensusinterferon zur Therapie der Hepatitis C zugelassen. α-Interferone sind natürlich vorkommende Glykoproteine, die in erster Linie von monozytären Zellen produziert werden. Die antiviralen Wirkungsmechanismen sind komplex und beinhalten eine direkt antivirale Aktivität (Hemmung der Virusreplikation) und immunmodulatorische Effekte (Induktion von Zytokinen, Aktivierung von Lymphozyten, vermehrte HLA-Expression). Das **Konsensusinterferon** ist ein nicht natürlich vorkommendes (synthetisches) Interferon, welches aus den Sequenzen 14 natürlicher Typ-1-Interferone hergeleitet wurde. Hinsichtlich der dauerhaften virologischen Ansprechraten sind alle drei Interferone äquivalent, obwohl keine direkt vergleichenden Studien existieren. Wegen der kurzen Halbwertszeiten von ca. 4–8 h müssen diese Interferone jeden zweiten Tag (bzw. dreimal/Woche) s.c. injiziert werden. Mit dem Ziel, die Halbwertszeit zu verlängern und so gleichmäßigere Wirkspiegel zu erzeugen, wurden die Interferone α-2a und α-2b mit Polyethylenglykol (Peg) konjugiert. Peg ist ein hydrophobes Polymer, welches die renale Clearance des Interferons verringert und so die Eliminationshalbwertszeit deutlich verlängert. Die pegylierten Interferone, **Peg-Interferon α-2a und -2b,** werden nur einmal pro Woche appliziert. Eine pegylierte Version des

Erkrankungen des Gastrointestinalsystems

Tab. 14.59 Pharmakologische Eigenschaften der Interferone.

	Peg-Interferon α-2a	Peg-Interferon α-2b	Konsensusinterferon
Größe des Peg-Moleküls	40 kDa	12 kD	–
Peg-Struktur	Verzweigt	Linear	–
Eliminationshalbwertszeit	75 h	31 h	0,5–7 h
Dosis	180 µg/Woche	1,5 µg/kg/Woche	9 µg jeden 2. Tag
Clearance	Hepatisch	Renal	Renal

Konsensusinterferons wurde bisher nicht eingeführt. Die pharmakologischen Eigenschaften sind in Tabelle 14.59 zusammengefasst. Zu den häufigsten Nebenwirkungen einer Interferontherapie zählen grippeartige Symptome wie Kopf- und Gliederschmerzen. Des Weiteren können Gewichtsabnahme, Hauttrockenheit, Alopezie, Schlafstörungen, psychische Labilität bis hin zur Depression beobachtet werden. Durch Interferon α können Autoimmunerkrankungen verschlechtert oder induziert werden. Laborchemisch wird regelhaft ein Abfall der Leukozyten- und Thrombozytenzahl beobachtet.

Antivirale Substanzen: Ribavirin Ribavirin ist ein vom Guanosin abgeleitetes Nukleosidanalogon mit einer antiviralen Aktivität gegen verschiedene Viren. Ribavirin wurde primär zur Behandlung viraler Pneumonien (z. B. RSV-Infektion) eingesetzt. In der Behandlung der Hepatitis C zeigt Ribavirin als Einzelsubstanz zwar einen Effekt auf die Transaminasen, nicht jedoch auf die Höhe der HCV-RNA im Serum. In Kombination mit Interferon α wird ein synergistischer antiviraler Effekt mit einer Verdopplung der anhaltenden virologischen Antwortraten beobachtet. Als Wirkmechanismen werden immunmodulatorische Effekte sowie eine Depletion der intrazellulären Triphosphatpools diskutiert. Ribavirin ist gut verträglich. Zu den Nebenwirkungen zählen eine dosisabhängige Hämolyse (Hb-Abfall) und eine potentielle Teratogenität. Ribavirin zeigt eine gute orale Bioverfügbarkeit und wird körpergewichtsabhängig dosiert (s. Tab. 14.60).

Tab. 14.60 Dosierung von Ribavirin.

Körpergewicht	Ribavirindosis/d*
< 65 kg	800 mg
65–84 kg	1 000 mg
> 85 kg	1 200 mg

* verteilt auf zwei Dosen (morgens und abends)

Varia **Amantadin** zeigte in Kombination mit Interferon α bzw. Interferon α/Ribavirin in kleineren Studien verbesserte Ansprechraten. Auch wird eine verbesserte Verträglichkeit der Therapie unter zusätzlicher Einnahme von Amantadin diskutiert. Weitere Ergebnisse aus kontrollierten Studien müssen abgewartet werden, um die Bedeutung des Amantadins in der Behandlung der chronischen Hepatitis C abschließend beurteilen zu können; bis dahin kann der allgemeine Einsatz von Amantadin nicht empfohlen werden.

Erste **Inhibitoren der HCV-Protease und -Helikase** befinden sich in der vorklinischen und frühen klinischen Evaluation. Immuntherapien in Form therapeutischer Impfstoffe und molekulare Therapieansätze (z. B. Ribozyme) sind derzeit Gegenstand intensiver Forschungsbemühungen.

Therapie der akuten Hepatitis C Bedingt durch die schwierige Diagnose der akute Hepatitis C liegen nur wenige Daten aus unkontrollierten Studien mit kleinen Fallzahlen zur Therapie der akuten HCV-Infektion vor. Dennoch zeigen alle bisher verfügbaren Studien unter einer sechsmonatigen Interferon-Monotherapie hohe Ausheilungsraten (83–100 %) unabhängig von HCV-Genotyp und Viruslast. Auf dem Boden dieser Daten wird die Behandlung der akuten Hepatitis C allgemein empfohlen, obgleich eine spontane Ausheilung bei 30–40 % der akuten Hepatitis-C-Infektionen auch ohne Behandlung erwartet werden kann. Therapiedaten liegen derzeit nur für die „Standard-Interferone" (Interferon α-2a und α-2b) vor. Die Wirksamkeit der neueren pegylierten Interferone (Peg-Interferon α-2a und α-2b) ist in der Behandlung der akuten HCV-Infektion noch nicht belegt, der Einsatz erscheint jedoch sinnvoll.

Therapie der chronischen Hepatitis C (unvorbehandelte Patienten) Eine spontane Ausheilung der Hepatitis C im chronischen Stadium wird nicht beobachtet. Prinzipiell ist bei allen Patienten mit einer chronischen Hepatitis C die Indikationsstellung zur antiviralen Therapie individuell zu prüfen. Die Behandlung von Patienten mit einem hohen Progressionsrisiko hinsichtlich der Entwicklung einer Leberzirrhose ist vorrangig. Bei Patienten mit reproduzierbar normwertigen Transaminasen, geringer entzündlicher Aktivität und fehlender Leberfibrose kann eine Verlaufsbeobachtung ohne antivirale Behandlung vertreten werden. Weitere zu berücksichtigende Faktoren sind Alter des Patienten, Begleiterkrankungen, HCV-Genotyp (und Viruslast), Krankheitsdauer und Therapiewunsch.

Die **Kombinationstherapie** mit einem pegylierten Interferon und Ribavirin stellt heute die Standardtherapie für unvorbehandelte Patienten dar. Günstige Prädiktoren für eine anhaltende Therapieantwort (dauerhafte Viruselimination) sind Genotyp 2 oder 3, niedrige Viruslast vor Therapie, junges Alter, kurze Krankheitsdauer und fehlende oder milde Fibrose. Dauerhafte virologische Therapieantworten können bei 42–46 % der Patienten mit HCV-Genotyp-1-Infektion erwartet werden. Patienten mit Genotyp 2 oder 3 zeigen in 76–82 % eine Ausheilung der Hepatitis C. Eine Abfall der Viruslast von zwei Log-Stufen in den ersten zwölf Therapiewochen ist eine Voraussetzung für eine anhaltende Therapieantwort. Wird kein entsprechender Abfall der HCV-RNA-Spiegel dokumentiert, ist die Wahrscheinlichkeit einer erfolgreichen Viruselimination extrem gering, so dass die Therapie in diesem Fall abgebrochen werden sollte. Ansonsten sollten Patienten mit HCV-Typ-1-Infektion über 48 Wochen, Patienten mit Typ-2- oder 3-Infektion über 24 Wochen behandelt werden.

Die **Kontrolle der HCV-RNA** im Serum 24 Wochen nach Abschluss der Therapie dient zur Beurteilung der anhaltenden Therapieantwort. Ein negativer Nachweis wird im Sinne einer permanenten Viruselimination gewertet und ist mit einer Normalisierung der Transaminasen und Resolution der histologischen Leberschädigung assoziiert.

Therapie der chronischen Hepatitis C (vorbehandelte Patienten) Patienten, die auf eine Interferon-Monotherapie initial angesprochen haben, nach Beendigung der Therapie jedoch eine Reaktivierung erlitten (Relaps), sollten eine **Retherapie** mit einem pegylierten Interferon und Ribavirin erhalten. Die Therapierichtlinien entsprechen denen für nicht vorbehandelte Patienten.

Patienten, die auf eine Interferon-Monotherapie nicht angesprochen haben (**Nonresponder**), sollten in Abhängigkeit vom individuellen Progressionsrisiko ggf. im Rahmen kontrollierter Studien (strenge Indikationsstellung) behandelt werden. Für diese Patientengruppen eingesetzte Therapieregime beinhalten die Kombination pegylierter Interferone oder Konsensusinterfon plus Ribavirin. Patienten, die auf Kombinationstherapien nicht oder nicht anhaltend angesprochen haben, sollten ebenfalls nur nach strenger Indikationsstellung in kontrollierten Studien behandelt werden. Da eine dauerhafte Viruselimination in diesen Patientengruppen häufig nicht erreicht werden kann, sind auch Therapien mit dem Ziel der Fibroseprogressionshemmung zu diskutieren.

Prophylaxe Eine Impf- oder auch Postexpositionsprophylaxe existiert nicht. Langfristig werden Hoffnungen in die Entwicklung von T-Zell-Vakzinen gesetzt. Bis dahin bleibt einzig, Infektionen durch allgemeine **Vorsichtsmaßnahmen** zu vermeiden. HCV-positive Patienten sollten Zahnbürsten und Rasierutensilien nicht mit anderen teilen. Die Benutzung von **Kondomen** wird für monogame Paare wegen der geringen Wahrscheinlichkeit der sexuellen Übertragung im Allgemeinen nicht empfohlen.

Verlauf und Prognose 60–80 % der akuten HCV-Infektionen nehmen einen chronischen, in der Regel symptomarmen Verlauf. Das Stadium der Leberzirrhose wird bei 15–20 % aller chronischen HCV-Infektionen, meist nach mehr als 20-jährigem Krankheitsverlauf erreicht. Bestehen zusätzliche Faktoren wie Alkoholabusus, HBV- oder HIV-Koinfektion, ist die chronische Hepatitis regelhaft durch einen schwereren und beschleunigten Krankheitsverlauf charakterisiert. Im Stadium der Leberzirrhose beträgt das Leberkarzinomrisiko 1–4 % pro Jahr. HCV-Genotyp und Viruslast haben keinen Einfluss auf die Krankheitsprogression, sind jedoch wichtige prädiktive Parameter eines Therapieansprechens (s.o.). Der insgesamt variable Krankheitsverlauf der chronischen Hepatitis C ist in Abbildung 14.110 dargestellt.

Hepatische Komplikationen	Häufigkeit
Fulminante Hepatitis	Einzelfälle
Leberzirrhose	15–20 % nach > 20 Jahren; Kofaktoren können den Verlauf akzelerieren
Hepatozelluläres Karzinom	1–4 % pro Jahr bei Zirrhose
Extrahepatische Komplikationen	
Etablierter Zusammenhang: Essentielle gemischte Kryoglobulinämie Typ II und III*	50 %
Membranoproliferative Glomerulonephritis*	Extrem selten
Porphyria cutanea tarda**	Extrem selten
Wahrscheinlicher Zusammenhang Immunthyreopathien**	Extrem selten
Sjögren-Syndrom**	Extrem selten
Lichen ruber planus**	Extrem selten
Mooren Korneaulkus**	Extrem selten
Möglicher, bisher nicht gesicherter Zusammenhang Arthritis* Panarteriitis nodosa* Erythema nodosum** Psoriasis** Urtikaria** Non-Hodgkin-Lymphome** Myokarditis**	Häufigkeitsangabe nicht möglich

* immunkomplexvermittelt; ** nicht immunkomplexvermittelt

Zusammenfassung

- Ursache: Infektion mit dem Hepatitis-C-Virus
- Wichtigste Symptome: Ikterus, Abgeschlagenheit, Müdigkeit
- Wichtigste diagnostische Maßnahme: Nachweis von HCV-Antikörpern im Serum.
- Wichtigste therapeutische Maßnahmen: Interferon α und Ribavirin

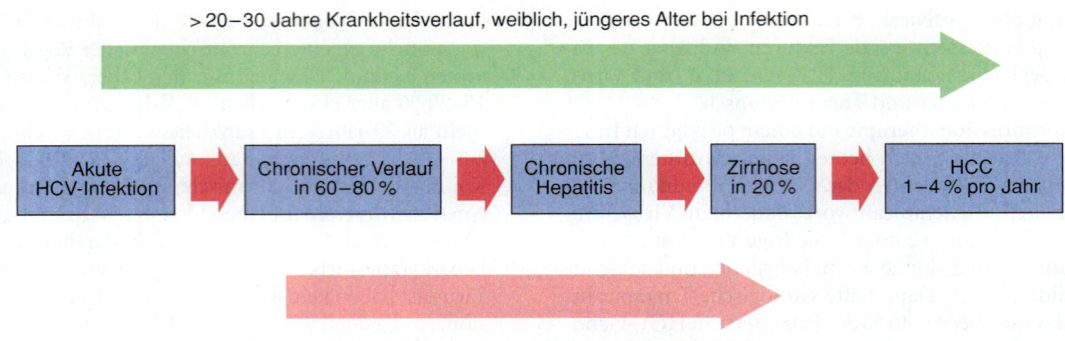

Abb. 14.110 Natürlicher Verlauf der Hepatitis C.

Zur weiteren Information

Literatur

Alexander, G., K. Walsh: Chronic viral hepatitis. Int J Pract 2000; 54: 450–6.
Böker, K. H., M. P. Manns: Therapy of chronic viral hepatitis. Internist 1999; 40: 1275–87.
Cuthbert, J. A: Hepatitis A: old and new. Clin Microbiol Rev 2001; 14: 38–58.
Farrell, G. C.: Acute viral hepatitis. Med J Aust 1998; 168: 565–70.
Gerken, G.: Standardtherapie der Hepatitis B. Schweiz Rundsch Med Prax 2000; 89: 1283–6.
Gerken, G., D. Falke: Die neuen Hepatitisviren – Hepatitis E, G und das TT-Virus. Internist Prax 2001; 41: 547–56.
Heintges, T., A. Erhardt, S. Abdurrahman, D. Häussinger: Kombinationstherapie der chronischen Hepatitis C – Pegyliertes (PEG)-Interferon und Ribavirin. Dtsch Ärztebl 2002; 99: A1239–41.
Jochum, C., G. Gerken: Chronic Hepatitis Type B and C: Recent Progress in Antiviral Therapy. In: Dienes, H. P., P. Schirmacher, C. Brechot, K. Okuda (eds.): Chronic Hepatitis – New concepts of Pathogenesis, Diagnosis and Treatment. Kluwer Academic, Dordrecht – Boston – London 2000.
Krawczynski, K., R. Aggarwal, S. Kamili: Hepatitis E. Infect Dis Clin North Am 2000; 14: 669–87.
Maier, K. P.: Hepatitis – Hepatitisfolgen. Thieme, Stuttgart 2000.
Pianko, S., J. G. McHutchinson: Treatment of hepatitis c with interferon and ribavirin. J. Gastroenterol Hepatol 2000; 15: 581–6.
Reiser, M., W. Schmiegel: Chronische Hepatitis C – Fortschritt durch Kombinationstherapie mit Interferon α und Ribavirin. Dtsch Ärztebl 1999; 96: 195–9.
Zeuzem, S.: Chronische Virushepatitiden – Biologie, Diagnostik und Therapie. UNI-MED, Bremen 2000.

Internet-Links

www.nih.gov
www.hep-net.de
www.hivandhepatitis.com
www.hepatitis-abc.de
www.hepfinder.de

Keywords

Acute Viral Hepatitis ◆ Hepatitis A ◆ Hepatitis B ◆ Hepatitis C ◆ Hepatitis D ◆ Hepatitis E ◆ Chronic Viral Hepatitis

IMPP-Statistik

Akute Virushepatitis ◆ **Chronische Virushepatitis** ◆ Hepatitis A ◆ Hepatitis B ◆ Hepatitis C ◆ Hepatitis D

14.5.3 Autoimmunhepatitis

C. P. Strassburg, M. P. Manns

Synonym: Autoimmune Hepatitis, lupoide Hepatitis
Engl. Begriff: Autoimmune Hepatitis, Lupoid Hepatitis

Praxis

Eine 47-jährige Frau sucht ihren Hausarzt wegen Antriebslosigkeit, Müdigkeit und Appetitlosigkeit auf. Seit einem halben Jahr sei es zu unregelmäßigen Regelblutungen gekommen. Seit Jahren besteht eine Autoimmunthyreoiditis, die medikamentös gut kontrolliert ist. Bei der Untersuchung fallen ein leichter Sklerenikterus und ein Druckschmerz im Bereich des rechten Oberbauchs auf. Die Sonographie ergibt eine vergrößerte Milz, eine wellige Leberoberfläche mit abgerundetem kaudalen Rand, verzogene Lebervenen sowie Parenchyminhomogenitäen. Das Labor zeigt eine Erhöhung der GPT auf 150 U/l, der GOT auf 75 U/l, ein Serum-Bilirubin von 49 μmol/l. Das Immunglobulin G ist auf 30 g/dl erhöht, die Serologie für Hepatitis B und Hepatitis C ist negativ. Die Autoantikörper-Diagnostik ergibt einen antinukleären Antikörper mit homogener Kernimmunfluoreszenz und einem Titer von 1 : 320 sowie Antikörper gegen glattes Muskelaktin. Die Leberbiopsie zeigt eine periportale Hepatitis mit lymphoplasmazellulären Infiltraten und „Piecemeal"-Nekrosen. Eine Kombinationstherapie mit Prednison und Azathioprin wird begonnen, und die Aminotransferasen normalisieren sich innerhalb von drei Wochen, die Symptome der Patientin verbessern sich deutlich.

Definition Die Autoimmunhepatitis ist eine ätiologisch unklare, chronisch-entzündliche Erkrankung der Leber, die durch einen immunologischen Toleranzverlust gegenüber den Hepatozyten zur Gewebedestruktion, zur Leberzirrhose und zum Leberversagen führt. Sie gehört systematisch betrachtet zu den chronischen Hepatitiden, mit denen sie die symptomatische Präsentation teilt. Die Autoimmunhepatitis ist eine überwiegend in der Histologie periportal ausgeprägte Hepatitis mit Hypergammaglobulinämie und zirkulierenden Autoantikörpern, einer weiblichen Prädisposition, assoziierten extrahepatischen Autoimmun- oder Immunsyndromen sowie einer genetischen Assoziation mit den für autoimmune Erkrankungen typischen humanen Leukozytenantigenen (HLA) HLA-A1-B8-DR3 oder -DR4. Diese unspezifische Definition bedingt es, dass die Diagnose der Autoimmunhepatitis eine Ausschlussdiagnostik erfordert, deren Ziel die Exklusion anderer Ursachen einer chronischen Hepatitis ist (vgl. Differentialdiagnose). Die Diagnose der Autoimmunhepatitis wird international standardisiert durch den Autoimmunhepatitis-Score abgesichert, der die verschiedenen Kennzeichen der Erkrankung nutzt, um die Krankheitswahrscheinlichkeit zu beschreiben. In diesem Score erhalten Befunde wie eine Virushepatitis, Alkoholkonsum sowie Hinweise auf Gallenwegserkrankungen einen negativen Punktwert und reduzieren die Wahrscheinlichkeit des Vorliegens einer Autoimmunhepatitis (s. Tab. 14.61).

Epidemiologie Die Prävalenz der Autoimmunhepatitis wird in Westeuropa und Nordamerika auf 0,1–1,2 Fälle pro 100 000 Einwohner, in Japan aber nur auf 0,08–0,015 Fälle pro 100 000 Einwohner geschätzt. Die Autoimmunhepatitis macht in Europa und Nordamerika ungefähr 20 % aller chronischen Hepatitiden aus. Bei ungefähr 25 % wird ein akuter Beginn der Erkrankung beschrieben, fulminante Verläufe sind allerdings sehr selten.

Immunserologische Subklassifikation der Autoimmunhepatitis Autoantikörper stellen die wichtigsten diagnostischen Marker der Autoimmunhepatitis dar, die neben der Ausschlussdiagnostik in den meisten Fällen entscheidend zur Diagnosefindung beitragen. Für die immunoserologische Diagnostik der Autoimmunhepatitis werden antinukleäre Antikörper (ANA), Antikörper gegen glattes Muskelaktin (SMA), Leber-Niere-mikrosomale Antikörper gegen Antigene des endoplasmatischen Retikulums (LKM) und Antikörper gegen lösliches Leberantigen (SLA/LP) unterschieden, zur Abgrenzung gegenüber der primär biliären Zirrhose zusätzlich Autoantikörper gegen mitochondriale Antigen (AMA; s. Tab. 14.62). Basierend auf diesen Autoantikörpern werden drei serologische Typen der Autoimmunhepatitis unterschieden:

Die **Autoimmunhepatitis Typ 1** wurde auch als „klassische" oder „lupoide" Autoimmunhepatitis bezeichnet und ist mit 80 % der Fälle die häufigste Form der Erkrankung. Sie betrifft in 70 % der Fälle Frauen. Das Altersmaximum liegt zwischen 16 und 30 Jahren, wobei 50 % der Patienten älter als 30 sind. Bei 48 % zeigt sich eine Assoziation mit extrahepatischen Immunerkrankungen, darunter die Immunthyreopathie, die Synovitis und die Colitis ulcerosa. Die klinische Präsentation ist oft inapparent, und akute Fälle sind sehr selten. Bei 25 % der Patienten besteht bei Diagnosestellung bereits eine Leberzirrhose.

Die **Autoimmunhepatitis Typ 2** zeichnet sich durch LKM-1-Autoantikörper gegen Cytochrom P450 2D6 aus und ist in Europa für 20 %, in den USA nur für 4 % der Fälle verantwortlich. Frauen sind bevorzugt betroffen, und extrahepatische Immunsyndrome wie die Immunthyreopathie, der Diabetes mellitus und Vitiligo sind häufiger als

Tab. 14.61 Autoimmunhepatitis-Score nach Alvarez et al. 1999.

Parameter	Punktwert
Geschlecht	
■ Weiblich	+ 2
■ Männlich	0
Klinische Chemie Verhältnis von alkalischer Phosphatase und Aminotransferasen	
> 3,0	– 2
1,5–3	0
< 1,5	+ 2
Serum-Globuline, Gammaglobulin oder IgG Vielfaches des oberen Normbereichs	
> 2,0	+ 3
1,5–2,0	+ 2
1,0–1,5	+ 1
< 1,0	0
Autoantikörper (Titer in der Immunfluoreszenz) Erwachsene; ANA, SMA oder LKM-1	
> 1 : 80	+ 3
1 : 80	+ 2
1 : 40	+ 1
< 1 : 40	0
Antimitochondriale Antikörper (AMA)	
■ Positiv	– 4
■ Negativ	0
Virushepatitismarker	
■ Negativ	+ 3
■ Positiv	– 3
Andere Genesen Drogenabusus anamnestisch	
■ Ja	– 4
■ Nein	+ 1
Alkohol (durchschnittlicher Gebrauch)	
< 25 g/d	+ 2
> 60 g/d	– 2
Genetische Faktoren: HLA-DR3 oder -DR4	+ 1
Andere Autoimmunerkrankungen	+ 2
Ansprechen auf Therapie	
■ Komplett	+ 2
■ Rückfall	+ 3
Leberhistologie	
■ „Interface-Hepatitis"	+ 3
■ Lymphoplasmazelluläre Infiltrate	+ 1
■ Rosettenphänomen der Leberzellen	+ 1
■ Keines der genannten	– 5
■ Gallenwegsveränderungen	– 3
■ Andere Veränderungen	– 3
Seropositivität für andere definierte Autoantikörper	+ 2
Interpretation: Definitive AIH: mehr als 15 Punkte vor Behandlung, mehr als 17 Punkte nach Behandlung Wahrscheinliche AIH: 10–15 Punkte vor Behandlung, 12–17 Punkte nach Behandlung	

bei der Autoimmunhepatitis Typ 1. Das mittlere Erkrankungsalter liegt bei zehn Jahren, die Typ-2-Autoimmunhepatitis wird insbesondere in Europa auch bei Erwachsenen angetroffen. Das Zirrhoserisiko ist höher und ein fulminanter Verlauf häufiger.

Die **Autoimmunhepatitis Typ 3** zeichnet sich durch SLA-Autoantikörper aus. Anders als bei den ANA, SMA und LKM-1-Autoantikörpern zeichnen sich SLA-Autoantikörper durch eine hohe Krankheitsspezifität aus. Klinisch unterscheidet sich die Autoimmunhepatitis Typ 3 nicht wesentlich vom Typ 1, daher wird die Subklassifikation dieses Typs kontrovers diskutiert.

Genetische Subklassifikation der Autoimmunhepatitis

Die Bestimmung genetischer Marker hat zurzeit für die Diagnostik und Therapie der Autoimmunhepatitis keine praktische Relevanz. Immungenetische Analysen haben gezeigt, dass der **HLA-DR3**-Haplotyp mit einer niedrigeren Remissionsrate unter Therapie, häufigeren Rückfällen sowie einer höheren Wahrscheinlichkeit einer Lebertransplantation assoziiert ist. Das **HLA-DR4**-Allel hingegen findet sich bei Patienten, die bei Diagnosestellung älter sind und einen milderen Krankheitsverlauf aufweisen. Immungenetische Analysen aus Südamerika haben im Unterschied zu Europa eine Assoziation mit dem HLA-DR13-Allel gezeigt, was auf evolutionäre Unterschiede hinweist und die Tatsache stützt, dass die Autoimmunhepatitis eine polygene Erkrankung ist.

Eine weitere Subklassifikation ergibt sich hinsichtlich des **autoimmunen polyendokrinen Syndroms Typ 1** (APECED, APS-1), das durch mukokutane Candidiasis, Hypothyreose, Morbus Addison und weitere endokrine Diathesen gekennzeichnet ist. Bei diesen Patienten tritt in 10 % der Fälle eine Autoimmunhepatitis auf, die durch mikrosomale Autoantikörper gegen Cytochrom P450 1A2 und 2A6 gekennzeichnet ist. Sie unterscheidet sich von der idiopathischen Autoimmunhepatitis Typ 1–3 dadurch, dass beim APECED-Syndrom genetische Defekte des Autoimmun-Regulator-Gens 1 (AIRE-1) auf Chromosom 21 vorliegen.

Ätiologie und Pathogenese der Autoimmunhepatitis

Die Ätiologie der Autoimmunhepatitis ist unbekannt. Die Ursachen werden im Bereich immungenetischer Prädisposition und viraler Induktion vermutet. Neben den humanen Leukozytenantigenen (HLA-Antigenen), für die eine Assoziation mit dem HLA-A1-B8-DR3/DR3-Haplotyp belegt ist, wurden Polymorphismen immunologisch relevanter Moleküle wie des Komplementfaktors C4AQ0, der Promotorregion des Tumor-Nekrose-Faktors α (TNF-α2) und des zytotoxischen T-Lymphozyten-Antigens 4 (CTLA-4) gezeigt, die auf eine polygenetische Ätiologie schließen lassen. Das Auftreten von LKM-1-Autoantikör-

Tab. 14.62 Autoantikörperdiagnostik bei der Autoimmunhepatitis.

Antikörper	Abkürzung	Zielstruktur	Methode	Erkrankung
Antinukleärer Antikörper	ANA	Diverse Zellkernantigene	Immunfluorezenz: Gewebeschnitte und Hep-2-Zellen	Autoimmunhepatitis Typ 1
Antikörper gegen glattes Muskelaktin	SMA	Aktin	Immunfluoreszenz auf Gewebeschnitten	Autoimmunhepatitis Typ 1
Leber-Niere-mikrosomale Antikörper	LKM-1	Cytochrom P450 2D6	Immunfluoreszenz auf Gewebeschnitten (Screening) Westernblot, Enzyme-Linked Immunosorbent Assay (ELISA)	Autoimmunhepatitis Typ 2 (selten Hepatitis C)
Leber-Niere-mikrosomale Antikörper	LKM-2	Cytochrom P450 1A2	Immunfluoreszenz auf Gewebeschnitten (Screening) Westernblot, Enzyme-Linked Immunosorbent Assay (ELISA)	Autoimmunhepatitis bei autoimmunem polyendokrinen Syndrom Typ 1
Antikörper gegen lösliches Leberantigen	SLA	UGA-Repressor-t-RNA-assoziiertes Protein	Westernblot, Enzyme-Linked Immunosorbent Assay (ELISA)	Autoimmunhepatitis Typ 3
Antimitochondriale Antikörper	AMA	Pyruvatdehydrogenase (PDH-E2), Verzweigtketten-dehydrogenase (BCKD-E2)	Immunfluoreszenz auf Gewebeschnitten (Screening) Westernblot, Enzyme-Linked Immunosorbent Assay (ELISA)	Primär biliäre Zirrhose

pern bei der chronischen Hepatitis-C-Virusinfektion führte zur Untersuchung einer viralen Induktion der Erkrankung. Zusätzlich konnte gezeigt werden, dass Epitope, die von LKM-Autoantikörpern erkannt werden, mit Proteinsequenzen des Herpes-simplex-Virus Typ 1 homolog sind, so dass eine virale Mimikry diskutiert wurde. Der wissenschaftliche Beweis einer viralen Ätiologie der Autoimmunhepatitis steht jedoch aus und ist nicht wahrscheinlich.

Symptome

Autoimmunhepatitis Charakteristische Symptome der Autoimmunhepatitis werden nicht beobachtet, vielmehr handelt es sich um Symptome, die bei der chronischen Hepatitis (s. Kap. 14.5.2) anzutreffen sind. Im Unterschied zu anderen Formen der chronischen Lebererkrankungen zeichnet sich insbesondere die Autoimmunhepatitis Typ 2 durch extrahepatische Immunsyndrome aus (s. Tab. 14.63). Nach Erreichen einer Leberzirrhose stehen die typischen Komplikationen der portalen Hypertonie, der Enzephalopathie sowie der Lebersyntheseeinschränkung im Vordergrund, die für den Verlauf bestimmend sind.

Überlappungssyndrome ("Overlap Syndromes") In 20 % der Fälle kommt es zu überlappenden Syndromen der Autoimmunhepatitis mit den cholestatischen Autoimmunerkrankungen der Leber: der **primär biliären Zirrhose (PBC)** und der **primär sklerosierenden Cholangitis (PSC**; s. Kap 14.5.6). Symptomatisch zeigt sich in Fällen von Überlappungssyndromen eine cholestatischen Enzymprofil mit Erhöhung der γ-Glutamyltransferase, der alkalischen Phosphatase und des Serum-Bilirubins, die zu Ikterus, Pruritus und in schweren Fällen zu Vitamin- und Knochenstoffwechselstörungen führen.

Diagnostik

Die Diagnose der Autoimmunhepatitis ist eine Ausschlussdiagnostik anderer Ursachen einer chronischen Lebererkrankung (s. Differentialdiagnose). Entscheidend ist der Ausschluss einer Hepatitis-A-, -B- und -C-Virusinfektion. Der Ausschluss anderer Infektionen, die zur Hepatitis führen können und Infektionen durch das Epstein-Barr-Virus (EBV), das Herpes-simplex-Virus (HSV), das Varicella-Zoster-Virus (ZVZ), das Zytomegalievirus (CMV) und die Toxoplasmose einschließen, erfolgt nur im Verdachtsfall. Gegen eine Autoimmunhepatitis spricht ebenfalls das Vorliegen cholestatischer Erkrankungen, medikamenten- oder ethanolinduzierter sowie genetischer Lebererkrankungen. Wichtigste Leitsymptome sind eine Erhöhung der GPT und der Gammaglobuline, der Nachweis typischer Serum-Autoantikörper und das prompte Ansprechen auf eine Steroidgabe. Die Autoantikörperdiagnostik sollte unter Verwendung molekular definierter Antigene erfolgen (s. Tab. 14.62). In schwierigen Fällen wird die Diagnose durch Anwendung des Autoimmunhepatitis-Scores abgesichert (s. Tab. 14.61).

Differentialdiagnose Die Differentialdiagnose der Autoimmunhepatitis ist entscheidend, da die Diagnose durch Ausschluss anderer Ursachen einer chronischen Lebererkrankung erreicht wird.

Differentialdiagnose	Ausschlussmaßnahmen
Hepatitis-C-Infektion (HCV)	Anti-HCV (HCV-RNA)
Hepatitis B und D (HBV, HDV)	HBsAg, anti-HBc (HBV-DNA), anti-HDV, HDV-RNA nur wenn HBsAg positiv ist
Hepatitis-A-Virus (HAV)	Antikörper, Serologie: IgG, IgM
Hepatitis-E-Virus (HEV)	Nur im Verdachtsfall
Epstein-Barr-Virus (EBV)	Nur im Verdachtsfall
Herpes-simplex-Virus (HSV)	Nur im Verdachtsfall
Zytomegalievirus (CMV)	Nur im Verdachtsfall
Varicella-Zoster-Virus (VZV)	Nur im Verdachtsfall
Medikamenten-/toxisch induzierte Hepatitis	Anamnese, Auslassversuch, LKM-2, LM-Autoantikörper in seltenen Fällen
Primär biliäre Zirrhose (PBC)	Antimitochondriale Antikörper (AMA) Spezifität: PDH-E2, BCKD-E2, Leberhistologie: Kupferablagerung in den Gallenwegen, Kein Ansprechen auf Steroide
Primäre sklerosierende Cholangitis (PSC)	Cholangiographie, Klinik, Biopsie
Morbus Wilson	Kupfer im Urin (Coeruloplasmin), Augenuntersuchung, Kupfer quantitativ in der Leberbiopsie
Hämochromatose	Serumferritin, Serumeisen, Transferrinsättigung Leberhistologie: Eisenfärbung, Eisen quantitativ Genetik: C282Y, H63D-Mutationen des HFE-Gens bei Kaukasiern
α_1-Antitrypsin-Mangel	Gentypanalyse: PiZZ/PiSS/PiMZ/PiSZ

Tab. 14.63 Extrahepatische Immunsyndrome der Autoimmunhepatitis.

Häufige Assoziationen
- Autoimmunthyreopathie
- Colitis ulcerosa
- Synovitis

Seltene Assoziationen oder Kasuistiken
- Rheumatoide Arthritis
- Lichen planus
- Diabetes mellitus
- CREST-Syndrom
- Autoimmun-thrombozytopenische Purpura
- Vitiligo
- Nageldystrophie
- Alopezie

Erkrankungen des Gastrointestinalsystems

Therapie

Medikamentöse Therapie Es werden zwei therapeutische Strategien verfolgt, die Induktion einer Remission und deren Erhaltung. Zur Induktion der Remission werden zwei gleich effektive Strategien eingesetzt, die Prednison-Monotherapie oder die Prednison/Azathioprin-Kombinationstherapie. In der Regel wird die Kombinationstherapie bevorzugt, da sie zur Vermeidung von Steroidnebenwirkungen beiträgt, deren kosmetische Effekte die Patientencompliance deutlich mindern können. Die Entscheidung für eine der Varianten ist jedoch von prinzipiellen Überlegungen geleitet (s. Tab. 14.64). Bei jungen Patienten mit Kinderwunsch wird eher eine Prednison-Monotherapie angewandt, bei älteren Patientinnen mit Osteoporoserisiko wird die Kombinationstherapie bevorzugt. Eine Indikation zur Therapie besteht bei Aminotransferasenerhöhungen um das Fünf- bis Zehnfache der Norm und histologischen Zeichen einer deutlichen Entzündungsaktivität. Bei niedriger Aktivität der Aminotransferasen und histologisch inaktiven zirrhotischen Veränderungen muss die Indikation zur Behandlung gegen das individuelle Risiko der Nebenwirkungen abgewogen werden.

Die Kombinationstherapie beginnt mit 30 mg Prednison/d p.o., das im Verlauf von vier Wochen auf 10 mg oder niedriger reduziert wird, während die Azathioprindosis bei 50 mg/d p.o. unverändert bleibt. Die Monotherapie beginnt mit 50–60 mg Prednison/d p.o. und einer nachfolgenden Reduktion auf 20 mg oder niedriger über vier Wochen. Die Erhaltungsdosen für Prednison liegen oft unter 10 mg/d.

Bei Erreichen einer Remission kann zur Steroidersparnis eine Azathioprin-Monotherapie (2 mg/kg KG/d p.o.) begonnen werden, mit der eine Remissionserhaltung möglich ist. Eine Induktionsbehandlung mit Azathioprin-Monotherapie gelingt nicht.

Experimentelle Ansätze Bei Nichterreichen einer Remission können im Rahmen von Studien Immunsuppressiva der Transplantationsmedizin eingesetzt werden, die allerdings ein höheres Nebenwirkungsprofil aufweisen. Dazu zählen: Ciclosporin A, Tacrolimus (FK506), Cyclophosphamid und Mycophenolsäure.

Therapie der Komplikationen Die immunsuppressive Therapie wird von einer Behandlung der Komplikationen chronischer Lebererkrankungen begleitet, die Vitamin-D- und Kalziumsubstitution für die Knochenhomöostase sowie Vitamin K und Multivitaminpräparate einschließen sollte.

Lebertransplantation Fortschreitende Leberinsuffizienz, multilobuläre Nekrose, steigendes Bilirubin sowie das Nichterreichen einer Remission innerhalb von vier Jahren bilden die Indikationen für eine Lebertransplantation.

Verlauf und Prognose Die Prognose der unbehandelten Autoimmunhepatitis ist schlecht. Bei einer fünf- bis zehnfachen Erhöhung der Aminotransferaseaktivitäten und zweifachen Gammaglobulinerhöhung beträgt die 10-Jahres-Mortalität ohne Behandlung 90 %. Patienten mit histologischem Nachweis von Brückennekrosen entwickeln in 82 % der Fälle innerhalb von fünf Jahren eine Leberzirrhose. Im Gegensatz dazu haben Patienten, die eine Remission erreichen, eine annähernd normale Lebenserwartung.

Ziel der Behandlung ist eine biochemische und histologische Remission der entzündlichen Aktivität. Diese wird innerhalb von drei Jahren bei 87 % der Behandelten erreicht. Nach drei Jahren erreichen nur 7 % pro weiteres Behandlungsjahr eine Remission. Das größte Problem ist die Rezidivrate, die sechs Monate nach Therapieausschleichen 50 % und nach drei Jahren 70 % beträgt. Nur 17 % der Patienten erreichen eine dauerhafte Remission, so dass in der überwiegenden Anzahl der Fälle eine lebenslange Therapie notwendig ist. Wenn histologisch eine komplette Normalisierung der Leberarchitektur erreicht wird, beträgt die Rezidivrate allerdings nur 20 %. Da der Therapieentzug das Risiko eines Krankheitsschubes birgt, wird die Frage nach einem Therapieabsetzen kontrovers diskutiert. In keinem Fall sollte dies ohne Nachweis einer kompletten histologischen Remission erfolgen, die der biochemischen Remission drei bis sechs Monate nachlaufen kann.

In Problemfällen, in denen eine Remission nicht erreicht wird und die Erkrankung fortschreitet, bleibt die Lebertransplantation als definitive Behandlungsoption. In Europa hat die Autoimmunhepatitis einen Anteil von 4 % an allen Lebertransplantationen mit 5-Jahres-Überlebensraten von 80–90 %. Die Rekurrenz der Erkrankung nach Transplantation beträgt 11–35 %.

Tab. 14.64 Nebenwirkungen der Standardtherapie der Autoimmunhepatitis.

Nebenwirkungen von Prednison	Nebenwirkungen von Azathioprin
- Mondgesicht - Striae - Büffelnacken - Gewichtszunahme - Hypertonie - Osteoporose - Aseptische Knochennekrose - Psychische Symptome - Diabetes mellitus - Katarakt - Akne	- Übelkeit - Erbrechen - Abdominelle Beschwerden - Hepatotoxizität - Hautausschlag - Arthralgie - Myalgie - Leukozytopenie - Lymphadenopathie - ? Teratogenität - ? Onkogenität

Komplikation	Häufigkeit
Leberzirrhose	25 % bei Diagnosestellung 82 % bei Brückennekrosen, unbehandelt 10 % Therapieversager

Komplikation	Häufigkeit
Fulminante Hepatitis	Vor allem Typ 2, selten
Immunthyreopathie, Autoimmunsyndrome	10–50 %
Rückfall nach Therapieende	70 %
Wiederauftreten nach Lebertransplantation	11–35 %

Zusammenfassung

- Häufigste Ursache: ungeklärte immunologische Mechanismen
- Wichtigste Symptome: Symptome wie chronische Hepatitis, zusätzlich extrahepatische Symptome wie Immunthyreopathie, Colitis ulcerosa, Hauterscheinungen, Diabetes mellitus
- Wichtigste diagnostische Maßnahmen: Laborparameter: GPT und g-Globuline erhöht, Serum-Antikörper: ANA, SMA, SLA, LKM
- Wichtigste therapeutische Maßnahme: Immunsuppression mit Prednison oder Prednison/Azathioprin

---

Zur weiteren Information

Literatur
Siehe Kapitel 14.5.4

Internet-Links
www.dgvs.de/index_8.htm
www.mh-hannover.de/kliniken/gastro/gastro.htm

Keywords
Autoimmunhepatitis ◆ Autoantikörper ◆ Lebertransplantation ◆ Immunsuppression ◆ Extrahepatische Syndrome ◆ Rekurrenz ◆ Immunologie ◆ Autoimmune Hepatitis ◆ Autoantibodies ◆ Liver Transplantation ◆ Immunosuppression ◆ Extrahepatic Manifestations ◆ Recurrence ◆ Immunology

---

14.5.4 Akutes Leberversagen

D. HÄUSSINGER

Synonym: Akute Leberdystrophie
Engl. Begriff: Acute Liver Failure

Definition Das akute Leberversagen (ALV) ist ein lebensbedrohliches Krankheitsbild mit Ausfall oder schwerer Störung der metabolischen Leberfunktion und Auftreten einer hepatischen Enzephalopathie. Je nach Intervall zwischen Ikterusbeginn und Auftreten der Enzephalopathie wird das Leberversagen als **hyperakut** (Latenz < sieben Tage), **akut** (Latenz acht bis 28 Tage) oder **subakut** (Latenz 29–72 Tage) bezeichnet.

Nach früherer Definition bezeichnete der Begriff akutes Leberversagen eine akut aufgetretene schwere Lebererkrankung mit Absinken der Faktor-V-Aktivität um mehr als 50 %. Trat zusätzlich eine Enzephalopathie innerhalb der ersten zwei Wochen oder zwei bis zwölf Wochen nach Ikterusbeginn auf, so sprach man von einem fulminanten oder subfulminanten Leberversagen.

Epidemiologie In den USA werden pro Jahr etwa 2 000 Fälle von ALV beobachtet, die Prävalenz ist regional unterschiedlich und beträgt etwa 5–17/100 000 Einwohner. Häufig sind jüngere Patienten betroffen.

Ätiologie und Pathogenese Häufigste Ursachen des ALV sind Virushepatitiden, Medikamente und Vergiftungen. Es können aber auch andere Infektionen, kardiovaskuläre und metabolische Ursachen zu einem akuten Leberversagen führen (s. Tab. 14.65). Insgesamt verlaufen aber weniger als 1 % aller Virushepatitiden so schwer, dass ein ALV auftritt. In den westlichen Ländern sind 30–70 % der Fälle von ALV auf eine akute Hepatitis-B-Infektion bzw. eine HBV-/HDV-Superinfektion und 20–50 % auf Non-A-non-B-Virusinfektionen zurückzuführen. Lediglich 1–2 % der Fälle beruhen auf Intoxikationen mit Paracetamol (Dosis meist > 8 g) oder dem Knollenblätterpilz (letale Dosis 10–50 g). Es finden sich jedoch auch regionale Unterschiede: So gehört in England die Paracetamol-Vergiftung zu den häufigsten Ursachen eines ALV.

Pathologisch-anatomisch finden sich ausgedehnte, z. T. konfluierende Nekrosen in der Leber. Die Pathogenese ist entsprechend der Vielfalt der auslösenden Agenzien unterschiedlich (s. Tab. 14.65). In jedem Fall führt der rasche Untergang von funktionstüchtigem Lebergewebe zur kritischen Verminderung der verschiedenen Leberfunktionen mit Rückwirkung auf die Funktionen extrahepatischer Organe.

Tab. 14.65 Ursachen des akuten Leberversagens.

- **Infektionen**
  Virushepatitis A –E, Gelbfieber, Zytomegalie, Epstein-Barr-Virusinfektion, Tuberkulose, Q-Fieber, Sepsis
- **Umweltgifte, Chemikalien und Medikamente**
  Knollenblätterpilz, Alkohol, Designerdrogen („Ecstasy"), Tetrachlorkohlenstoff, gelber Phosphor, Halothan, Paracetamol, Isoniazid, Ketoconazol, Tetrazykline, Valproat, nichtsteroidale Antirheumatika
- **Kardiovaskuläre Ursachen**
  Budd-Chiari-Syndrom, Kreislaufschock, Pfortaderthrombose, Rechtsherzversagen
- **Metabolische Ursachen**
  Morbus Wilson, akute Schwangerschaftsfettleber, Reye-Syndrom, hereditäre Fruktoseintoleranz, Galaktosämie
- **Andere Ursachen**
  Massive Lebermetastasierung, Autoimmunhepatitis, Leberteilresektion

Symptome Nach unspezifischem Krankheitsgefühl bei zuvor lebergesunden Patienten kommt es innerhalb von Tagen zum Auftreten eines Ikterus, zu süßlichem Geruch der Ausatemluft („Foetor hepaticus"), Gerinnungs- und Bewusstseinsstörungen, Hypoglykämieneigung, einer respiratorischen und/oder metabolischen Alkalose, Infektanfälligkeit und ausgeprägter Transaminasenerhöhung. Die Leber ist in der Regel wenig schmerzhaft und von variabler Größe. Ein rascher Rückgang der Lebergröße ist als ungünstiges Zeichen zu werten. Trotz ausgeprägter Gerinnungsstörungen sind lebensbedrohliche Blutungen eher selten. Bei vielen Patienten sind geringe Mengen von Aszites als Ausdruck einer leichten bis mäßigen portalen Hypertonie nachweisbar. Letztere entsteht durch Verminderung des intrahepatischen Gefäßraums durch kollabierende Sinusoide. Da sich der klinische Zustand des Patienten rapide verschlechtern kann, sind eine sorgfältige intensivmedizinische Überwachung und eine frühzeitige Kontaktaufnahme mit einem Lebertransplantationszentrum erforderlich.

> ! Da im Anfangsstadium noch relatives Wohlbefinden besteht, fällt es dem Patienten zunächst schwer, die Ernsthaftigkeit des Krankheitsbilds zu erkennen.

Diagnostik Die Diagnose des ALV erfolgt aufgrund des **klinischen Bildes** (Ikterus, Enzephalopathie, Fehlen von Leberhautzeichen als Hinweis auf eine vormals gesunde Leber) und **laborchemischer Veränderungen.**

Die Transaminasenerhöhung ist obligat, jedoch unterschiedlich stark ausgeprägt. Als Ausdruck einer eingeschränkten hepatischen Syntheseleistung kommt es zu einem raschen Abfall der Prothrombinzeit nach Quick sowie der Plasmakonzentrationen von Fibrinogen, Faktor V und anderer Gerinnungsfaktoren, während der Serum-Albumin-Spiegel aufgrund der langen Halbwertszeit (ca. zehn Tage) zunächst noch normal ist. Die Hyperbilirubinämie zeichnet sich durch einen hohen Anteil an konjugiertem Bilirubin aus. Die Blut-Ammoniak-Spiegel sind häufig erhöht. Die Aktivität der alkalischen Phosphatase im Serum ist normal oder leicht erhöht (Ausnahme: erniedrigte Werte bei ALV bei Morbus Wilson).

Differentialdiagnose	Ausschlussmaßnahmen
Leberversagen bei chronischer Leberkrankung	Anamnese, Zirrhosenachweis mit Biopsie, Sonographie, Leberhautzeichen
Bewusstseinstrübung bei: ■ Intrazerebraler Blutung ■ Intoxikation ■ Sepsis	Anamnese, Schädel-CT Anamnese, Giftnachweis Blutkultur

Therapie

Basisversorgung Das ALV erfordert intensivmedizinische Maßnahmen mit engmaschiger Überwachung und Sicherstellung der Vitalfunktionen (Atmung, Kreislauf, Hirnfunktion, Bilanzierung, Elektrolythaushalt). Von besonderer Bedeutung sind das frühzeitige Erkennen sich entwickelnder Komplikationen und deren rasch einsetzende rigorose Behandlung.

Spezifische Maßnahmen Ein engmaschiges Infektmonitoring erlaubt die frühzeitige gezielte **antibiotische** und **antimykotische Behandlung.** Bei Blutungskomplikationen ist die Gabe von Fresh Frozen Plasma (FFP) indiziert; zur Therapie weiterer Komplikationen s.u. Abgesehen von **Antidotgaben** bei ALV infolge von Intoxikationen ist eine spezifisch kausale medikamentöse Therapie nicht möglich. Glukokortikoidgaben, Plasma- und Blutaustausch oder Kohleperfusion haben sich nicht bewährt. Methoden für einen vorübergehenden künstlichen Leberersatz (Hepatozytentransplantation, Bioreaktoren) befinden sich noch im frühen Erprobungsstadium.

Lebertransplantation Eine definitive Behandlung des ALV ist heute nur durch **Lebertransplantation** möglich. Kontraindikationen (z.B. Sepsis, Begleiterkrankungen, irreversible Hirnschädigung) und die individuelle Prognoseabschätzung müssen bei der Indikationsstellung berücksichtigt werden. Diese kann schwierig sein, da trotz massiven Leberzelluntergangs bei ALV gleichzeitig eine Leberregeneration einsetzt, die das ALV zu einem potentiell reversiblen Krankheitsbild macht. Es ist daher im Einzelfall oft schwer voraussagbar, ob sich der Patient spontan erholen oder im Leberversagen versterben wird. Nur in letzterem Fall ist die Lebertransplantation von Nutzen für den Patienten. Daher wurden aufgrund retrospektiver Analysen Kriterien zur Prognoseabschätzung im Hinblick auf die Transplantationsnotwendigkeit erarbeitet (sog. King's-College-Kriterien), bei welchen neben ätiologischen Faktoren das Ausmaß der Enzephalopathie, die Nierenfunktion, der pH-Wert des Bluts, die PTT und der Bilirubinspiegel Berücksichtigung finden (s. Tab. 14.66). In jedem Fall muss frühzeitig Kontakt mit einem hepatologischen Zentrum aufgenommen und die Transplantationsindikation engmaschig (bisweilen stündlich) überprüft werden. Keinesfalls darf die Entscheidung zur Transplantation bis zum Auftreten schwerer oder gar irreversibler Hirnschäden hinausgezögert werden.

Verlauf und Prognose Das ALV kann innerhalb weniger Tage zum Tode, aber auch zur fast völligen Restitutio ad integrum führen. In Abhängigkeit von der Ätiologie beträgt die Mortalität ohne Lebertransplantation allerdings 50–90 %. Das paracetamolinduzierte ALV (Mortalität 50 %) ist prognostisch günstiger als das ALV bei Virushepatitis (Mortalität 80–90 %). Das ALV bei Morbus Wilson oder bei Budd-Chiari-Syndrom verläuft ohne Lebertransplantation fast immer tödlich. Die Prognose des hyperakuten Leberversagens ist günstiger als die des akuten und subakuten Leberversagens. Durch Lebertransplantation steigt die 1-Jahres-Überlebensrate auf 65 % an.

Komplikationen Die Komplikationen bestimmen Klinik und Verlauf des ALV und umfassen Störungen der Blutgerinnung, der Hirn-, Kreislauf-, Lungen- und Nierenfunktion sowie Infektionen.

14.5 Erkrankungen der Leber

Komplikationen	Häufigkeit
Zentralnervös: ■ Hepatische Enzephalopathie (Stadium I–IV) ■ Hirnödem	ca. 80 % der Patienten im Komastadium IV
Gesteigerte Blutungsneigung durch: ■ Gestörte Gerinnungsfaktorsynthese ■ Thrombozytopenie	Selten lebensbedrohliche Blutungen
Infektionen (Störung der Immunität, Kupffer-Zell-Defekt, Opsonierungsdefekt der Leukozyten): ■ Bakteriell (z.B. durch Katheter) ■ Pilze	Häufig
Kreislauf: ■ Hyperdyname Zirkulation mit Hypotonie und Tachykardie durch generalisierte Vasodilatation ■ Septischer Schock	Häufig
Renal: ■ Hepatorenales Syndrom ■ Akute Tubulusnekrose	Häufig
Respiratorisch: ■ Hyperventilation ■ Interstitielles Lungenödem ■ AV-Shunts	Häufig
Metabolisch: ■ Hypoglykämie ■ Laktazidose	Häufig

Tab. 14.66 Indikation zur Lebertransplantation bei akutem Leberversagen (King's-College-Kriterien).

Ursachen des akuten Leberversagens	Kriterien für Transplantationindikation
Paracetamol	pH < 7,3 (unabhängig vom Grad der Enzephalopathie) oder Enzephalopathiegrad III-IV, PTT > 100 s (INR > 7,7) und Serum-Kreatinin > 3,4 mg/dl
Alle anderen Ursachen	PTT > 100 s (unabhängig vom Grad der Enzephalopathie) oder drei der fünf folgenden Kriterien (unabhängig vom Grad der Enzephalopathie): 1. Alter < 10 oder > 40 Jahre 2. Ursache: Halothan, NANB-Hepatitis, idiosynkratische Medikamentenreaktion, Morbus Wilson 3. Intervall zwischen Ikterus und Enzephalopathie > sieben Tage 4. PTT > 50 s 5. Bilirubin > 17 mg/dl

Die Symptome der **hepatischen Enzephalopathie** sind variabel und lassen sich in vier Stadien einteilen:
- **Stadium I** ist charakterisiert durch Schlaf- und Konzentrationsstörungen sowie eine veränderte Stimmungslage.
- Im **Stadium II** treten Desorientiertheit und der Flapping-Tremor hinzu. Die Patienten sind müde,
- werden im **Stadium III** soporös und
- im **Stadium IV** komatös.

Die Stadieneinteilung der hepatischen Enzephalopathie bei ALV entspricht der bei chronischen Lebererkrankungen. Auch die Symptomatik ist ähnlich, jedoch finden sich bei ALV gehäuft Krämpfe und Agitiertheit, während das klinische Bild der hepatischen Enzephalopathie bei chronischen Lebererkrankungen eher durch Adynamie gekennzeichnet ist.

Die schwerwiegendste Komplikation ist das **Hirnödem** mit der Gefahr einer Hirneinklemmung. Es ist von der hepatischen Enzephalopathie abzugrenzen, findet sich aber bei 80 % der Patienten im Komastadium IV. Das Hirnödem beruht auf einer Gliaschwellung, die u. a. Folge einer durch Hyperammoniämie induzierten Glutaminakkumulation in den Astrozyten ist. Das Hirnödem kann durch intrakranielle Drucksteigerung zur kritischen Abnahme der Hirndurchblutung führen. Mit einer **zerebralen Ischämie** ist zu rechnen, wenn die Differenz zwischen mittlerem arteriellem Blutdruck und intrakraniellem Druck 40–50 mmHg unterschreitet. Der intrakranielle Druck kann mittels einer epiduralen Drucksonde gemessen werden. Klinische Zeichen des Hirnödems sind arterielle Hypertonie, Bradykardie, gesteigerter Muskeltonus, Papillenödem, Pupillendilatation, Atmungsstörungen bis hin zur Apnoe.

Zusammenfassung

- Häufigste Ursachen: Virushepatitis, Medikamente und Intoxikationen
- Wichtigste Symptome: starke Transaminasenerhöhung, Ikterus, Gerinnungsdefekte, Bewusstseinstrübung
- Wichtigste diagnostische Maßnahme: Anamnese, Sonographie mit Biopsie
- Wichtigste therapeutische Maßnahmen: intensivmedizinische Überwachung, Lebertransplantation

---

Zur weiteren Information

Literatur
O'Grady, J. G., G. J. Alexander, K. M. Hayllar, R. Williams: Early indicators of prognosis in fulminant hepatic failure. Gastroenterology 1989; 97: 439.
O'Grady, J. G., S. W. Schalm, R. Williams: Acute liver failure: redefining the syndromes. Lancet 1993; 342: 273.

Internet-Links
http://liver cancer.stanford.edu
http://www.uk.cambridge.org

Keywords
Akutes Leberversagen ◆ fulminante Hepatitis ◆ hepatische Enzephalopathie ◆ Hirnödem ◆ Lebertransplantation

14.5.5 Leberzirrhose

G. RAMADORI, W. NOLTE, T. SAUERBRUCH

Synonym: Cirrhosis hepatis
Engl. Begriff: Hepatocirrhosis

Praxisfall

Ein 54-jähriger Patient wird wegen Bauchschmerzen, Übelkeit und Erbrechen in der Notaufnahme vorstellig. Bei dem Patienten ist eine Leberzirrhose bei chronisch replizierender Hepatitis-B-Infektion vorbekannt. Eine α-Interferon-Behandlung wurde 18 Monate zuvor wegen einer Leuko- und Thrombopenie abgesetzt. Der Patient nimmt jedoch 100 mg Lamivudin ein.

Bei der körperlichen Untersuchung sind ein Ikterus sowie ein druckschmerzhaftes und gespanntes Abdomen mit ausgeprägter Flankendämpfung auffällig.

Die Laboruntersuchungen ergeben folgende pathologischen Werte: Quick 56 %, Bilirubin 13 mg/dl, Albumin 2,9 g/dl, GOT 428 U/l, GPT 290 U/l und venöses Ammoniak 221 µg/dl.

Dia Abdomensonographie bestätigt einen ausgeprägten Aszites bei zirrhosetypisch veränderter Leber. Im Aszitespunktat sind 900 Leukozyten/µl nachweisbar. Gastroskopisch liegen zweitgradige Ösophagusvarizen vor.

Die Diagnose lautet: Leberzirrhose bei chronischer Hepatitis-B-Virusinfektion, jetzt Dekompensation mit Ikterus und Aszites mit spontan-bakterieller Peritonitis.

Therapeutisch wird eine intravenöse Antibiose mit einem Cephalosporin begonnen. Humanalbumin wird substituiert. Vitamin B wird oral gegeben. Zur Vorbeugung einer klinisch manifesten hepatischen Enzephalopathie wird Lactulose verordnet. Eine Lebendspende-Transplantation wird diskutiert. Eine Schwester erklärt sich bereit, einen Teil ihrer Leber zu spenden.

Im weiteren Verlauf verschlechtert sich der Zustand des Patienten. Der Quick-Wert fällt auf 19 % ab, der Bilirubinspiegel steigt auf 32 mg/dl. Ein hepatorenales Syndrom mit Anurie entwickelt sich. Hämatemesis tritt im Rahmen einer weiteren Verschlechterung der Gerinnungsfunktion auf. Ein Multiorganversagen entsteht, an dessen Folgen der Patient schließlich trotz intensivmedizinischer Betreuung verstirbt.

Definition Die Leberzirrhose ist die Folge eines diffusen **Vernarbungsprozesses,** der durch kontinuierlichen Zelluntergang bei chronischen Lebererkrankungen unterhalten wird. Dieser Vernarbungsprozess führt zur **fibrotischen Brückenbildung** zwischen Portalfeldern und Zentralvenen. Daraus resultiert eine strukturelle und funktionelle Veränderung des Parenchyms. Des Weiteren kommt es zur Bildung von sog. **Regeneratknoten.** Solange keine klinischen Folgen vorhanden sind, wird die Leberzirrhose als kompensiert bezeichnet.

Epidemiologie Gesicherte Daten zur Prävalenz der Leberzirrhose existieren für die Bundesrepublik Deutschland nicht. Es handelt sich jedoch um eine häufige Erkrankung (ca. 200–300 Fälle pro 100 000 Einwohner). Männer sind weitaus häufiger betroffen als Frauen. Die altersbezogene Sterblichkeit aufgrund einer Leberzirrhose hat in den letzten Jahren zugenommen. Geographische Unterschiede insbesondere bezüglich Alkoholkonsums und Virusinfektionen sind zu berücksichtigen.

Ätiologie und Pathogenese

Noxen Grundsätzlich kann eine Vielzahl von schädigenden Agenzien, z.B. erhöhter Alkoholkonsum, Hepatitisviren, Toxine oder abnormale Stoffwechselprodukte, die zum chronischen Leberzelluntergang führen, eine Leberzirrhose verursachen (s. Tab. 14.67).

In Nordeuropa und Nordamerika ist der **Alkoholgenuss** (für Männer mehr als 60 g/d, für Frauen mehr als 20–30 g/d über fünf Jahre) die häufigste Ursache einer Leberzirrhose. An zweiter Stelle sind **Hepatitisviren** (HBV, HCV, Delta) zu nennen. Seltenere Ursachen sind Autoimmunmechanismen und angeborene Stoffwechselerkrankungen (Morbus Wilson, Hämochromatose, α_1-Antitrypsin-Mangel). Aufgrund verbesserter diagnostischer Methoden wird die Zahl der sog. kryptogenen Leberzirrhosen immer geringer.

Mechanismus der Zirrhoseentstehung Die durch toxische, virale oder immunologische Mechanismen induzierte Zellnekrose führt, wie bei einer Hautverletzung, zur lokalen Aktivierung von Gerinnungsvorgängen mit einer Art Gerinnselbildung. Es kommt zur Freisetzung von Botenstoffen durch Thrombozyten, aber auch durch eingewanderte Entzündungszellen. Diese Mediatoren (u.a. Transforming Growth Factor® Platelet-Derived Growth Factor) führen zur „Aktivierung" der Ito-Zellen und möglicherweise der Sinusendothelzellen. Die **aktivierte Ito-Zelle** synthetisiert alle bisher bekannten Matrixproteine (Kollagene, Proteoglykane, Fibronektin, Entaktin, Tenascin, Undulin, Laminin). Lebermyofibroblasten aus dem Portalfeld sowie aus dem perivenösen Bereich können auch eine Rolle spielen. Bei chronischem Fortbestehen schädigender Einflüsse (Noxen) ist eine Restitutio ad integrum nicht

Tab. 14.67 Ätiologie der Leberzirrhose.

- **Toxine und Medikamente**
  Alkohol
  Fremdstoffe und Arzneimittel (z.B. CCl_4, Methotrexat)
- **Infektionen**
  Hepatitis-B-, -C-, -D-Viren
- **Autoimmunität**
  Autoimmune (lupoide) chronische Hepatitis
  Primär biliäre Zirrhose
- **Gallenwegserkrankungen**
  Atresie, Stenosierungen, Choledocholithiasis
  Primär sklerosierende Cholangitis
- **Stoffwechselerkrankungen**
  Morbus Wilson, Hämochromatose, α_1-Antitrypsin-Mangel, Glykogenose Typ IV, Galaktosämie, Tyrosinose, hereditäre Fruktoseintoleranz, Mukoviszidose, intestinale Bypassoperation, Porphyrien
- **Vaskuläre Lebererkrankungen**
  Budd-Chiari-Syndrom, venookklusive Erkrankung
  Chronische Lebervenenstauung bei Perikarditis und bei Rechtsherzinsuffizienz
- „Kryptogene Zirrhosen"

mehr möglich. Der Prozess der Bindegewebsablagerung findet entlang einem Sinusoid zwischen Portalfeldern oder zwischen Portalfeld und Zentralvene statt. Der erste Schritt zur Bildung eines fibrotischen Septums ist die „Kapillarisierung" des Sinusoids, d. h., die Sinusoide zeigen eine basalmembranähnliche Struktur. Die Bildung von Bindegewebssepten führt zur Veränderung der Leberstruktur und zum Bild der sog. Regeneratknoten. Der Begriff ist insofern irreführend, als solche Knoten allein durch die Bildung der Bindegewebssepten entstehen und nicht als Folge einer echten Regeneration anzusehen sind. Die Geschwindigkeit der Bildung einer Leberzirrhose ist unterschiedlich. Je massiver der nekrotische Prozess, umso schneller kann sie ausgebildet sein. Bei einer chronischen Hepatitis-C-Virusinfektion z. B. beträgt die Dauer des Prozesses bis zu 15–20 Jahren oder länger, da das Ausmaß der Zellnekrose vermutlich relativ gering ist.

Funktionelle Bedeutung der Leberzirrhose Infolge der Leberzirrhose kommt es zu einem zunehmenden Verlust von funktionstüchtigem Lebergewebe auf der einen Seite sowie zur Entwicklung eines portalen Hypertonus auf der anderen Seite. Schon im präaszitischen Stadium findet sich eine erhöhte Natriumresorption im distalen Nierentubulus, die für eine verminderte Natriumausscheidung beim Natriumbelastungstest verantwortlich ist.

Pathologie Pathologisch-anatomisch wird eine **mikronoduläre** von einer **makronodulären Form** der Leberzirrhose unterschieden. Eine ätiologische Zuordnung ist nur mit Einschränkung vorzunehmen, d. h., eine alkoholtoxische Zirrhose ist eher mikronodulär, eine posthepatitische Zirrhose eher makronodulär ausgebildet. Beide Formen können auch nebeneinander vorkommen. Abbildung 14.111a–c zeigt beispielhaft den makroskopischen und den histologischen Befund einer Zirrhose. Im vorliegenden Beispiel bestehen nebeneinander kleinere und größere Parenchymknoten sowie breite Bindegewebssepten in einer insgesamt erheblich geschrumpften Leber.

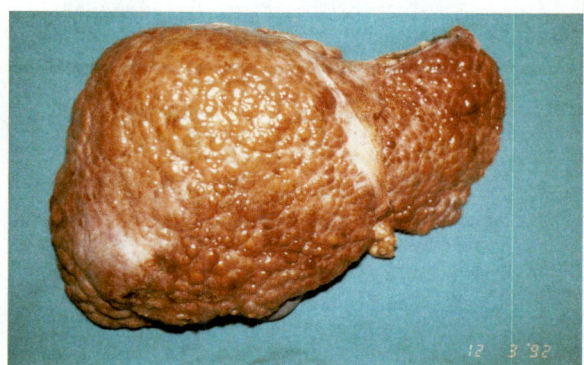
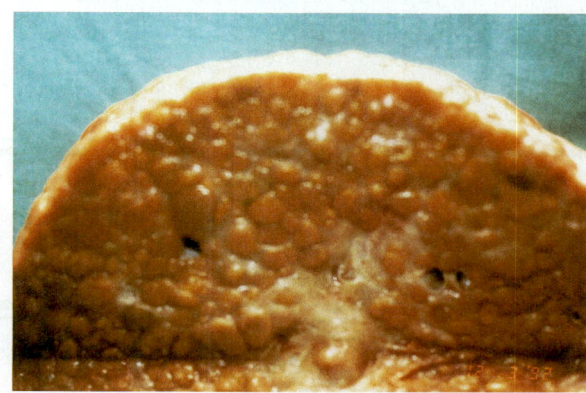
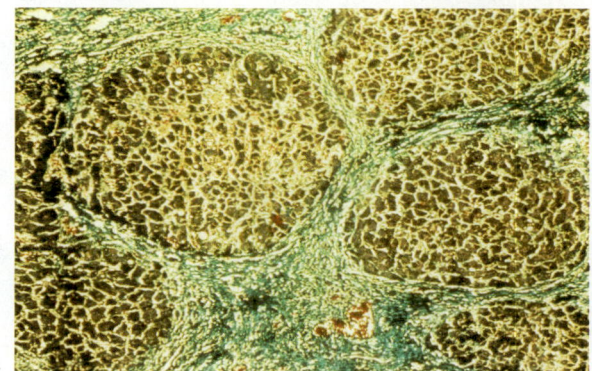

Abb. 14.111 Makroskopische (a, Oberfläche und b, Schnittfläche) und mikroskopische Aspekte (c) einer Leberzirrhose. Man erkennt größere und kleinere Parenchymknoten (a und b) sowie breite Bindegewebssepten (c) in einer geschrumpften Leber.

Symptome Die klinische Symptomatologie von Patienten mit einer Leberzirrhose ist sehr variabel. Im kompensierten Stadium können lediglich diskrete Hinweise, wie Minderung der allgemeinen Leistungsfähigkeit, vermehrte Müdigkeit und Abgeschlagenheit, bestehen. Bei 15–30 % von zirrhosekranken Patienten bleibt die Leberzirrhose zu Lebzeiten klinisch stumm und wird lediglich post mortem diagnostiziert. Die Diagnose erfolgt häufig erst im Stadium der klinischen Dekompensation, z. B. bei Auftreten von Ikterus, Aszites, intestinaler Blutung oder portosystemischer Enzephalopathie. Der Schweregrad einer Leberzirrhose kann nach der Klassifizierung von **Child-Pugh** in drei Stadien eingeteilt werden (Tab. 14.68). Diese Klassifikation wird zur Abschätzung der Prognose sowie bei der Indikationsstellung zur medikamentösen und operativen Therapie herangezogen.

Diagnostik Die Diagnose einer **Leberzirrhose** stützt sich neben **anamnestischen Angaben** und **körperlichen Untersuchungsbefunden** im Wesentlichen auf den **morphologi-** **schen Nachweis** des Strukturumbaus (s. Tab. 14.69). Dieser Nachweis kann einerseits makroskopisch (mittels laparoskopischer Inspektion), andererseits mikroskopisch (durch histologische Untersuchungen) erbracht werden. Liegen ausgeprägte Komplikationen einer Leberzirrhose vor, z. B. Aszitesbildung, Ösophagusvarizen etc., kann die Diagnose einer Leberzirrhose auch ohne morphologische Verifizierung gestellt werden. Zu den klinischen Symptomen gehören auch charakteristische Hautveränderungen (s. Abb. 14.112). Diese sind in Tabelle 14.70 aufgeführt. In späteren Stadien der Zirrhose sind Aszites, Zeichen der Enzephalopathie, hämorrhagische Diathese, sekundärer Hypersplenismus, Infektionsneigung und Varizenblutung diagnostisch wegweisend.

Erkrankungen des Gastrointestinalsystems

Tab. 14.68 Child-Pugh-Klassifikation.

Parameter	Punktezahl		
	1	2	3
Aszites	Kein	Wenig	Moderat
Enzephalopathie	Keine	1–2	3–4
Serumbilirubin (mg/dl)	< 2	2–3	> 3
■ bei primär biliärer Zirrhose	< 4	4–10	> 10
Serumalbumin (g/dl)	> 3,5	2,8–3,5	< 2,8
Quick-Wert (%)	> 50	30–50	< 30
Klasse	**Punktezahl**		
A	Bis 6		
B	Bis 9		
C	Bis 15		

Tab. 14.69 Diagnostik der Leberzirrhose.

- **Klinische Befunde**
  Leberhautzeichen
  Ikterus
  Aszites
  Foetor hepaticus
  Kollateralzirkulation
- **Klinisch-chemische und immunologische Befunde**
  Transaminasen, γ-GT, alkalische Phosphatase
  Serum-Bilirubin, Serum-Albumin, Quick-Wert
  Virusantikörper und Autoantikörper
- **Morphologische Untersuchungsverfahren**
  Laparoskopie
  Leberblindpunktion
- **Bildgebende Untersuchungsverfahren**
  Sonographie
  Dopplersonographie
  Computertomographie
  Endoskopie

Tab. 14.70 Hautveränderungen bei Leberzirrhose.

- Ikterus
- Xanthelasmen
- Teleangiektasien
- Gefäßspinnen (Spider-Nävi)
- Glatte rote Zunge (Lackzunge)
- Gynäkomastie
- Fehlen männlicher Schambehaarung (Abdominalglatze)
- Striae
- Kollateralvenen
- Palmarerythem
- Dupuytren-Kontraktur
- Weißnägel
- Uhrglasnägel

Laboruntersuchungen mit diagnostischem Wert umfassen Parameter, die eine fortgeschrittene Funktionsstörung der Leber anzeigen, z.B. eine Erhöhung des Bilirubins (Ausscheidungsfunktion), eine Erniedrigung der Serum-Albumin- und Gerinnungsfaktorenkonzentration (Synthesefunktion) und eine Thrombozytopenie als Zeichen eines Hypersplenismus. Die Bestimmung des Ammoniakspiegels zur Diagnostik einer Enzephalopathie ist von nachgeordneter Bedeutung. Weitere Laboruntersuchungen werden mit dem Ziel durchgeführt, die Ätiologie der Zirrhose zu erkennen, z.B. serologische Untersuchungen zum Nachweis einer chronischen Virusinfektion der Leber oder immunologische Testverfahren zur Erkennung von Autoantikörpern (s. Tab. 14.69).

Die **Sonographie** ist zu einer wichtigen nichtinvasiven Methode bei Patienten mit Leberzirrhose geworden. Die zirrhotische Leber ist typischerweise durch ein vergröbertes und inhomogenes Reflexmuster, eine unregelmäßige Leberoberfläche und einen hypertrophierten Lobus caudatus gekennzeichnet. Die sonographischen Zeichen einer portalen Hypertonie bei Leberzirrhose umfassen eine erweiterte und reduziert atemvariable Pfortader, eine verdickte Gallenblasenwand, erweiterte Milzgefäße und evtl. sichtbare Kollateralgefäße (z.B. eine rekanalisierte Umbilikalvene), Aszites und eine Splenomegalie. Ein Portalvenendurchmesser von über 13 mm, verbunden mit einer aufgehobenen Atemvariabilität der Milz- und der Mesenterialvene, kann als Screeningparameter für große Varizen gewertet werden. So haben zwei Drittel der Patienten mit einem Portalvenendurchmesser von über 13 mm große Varizen. Patienten mit einem Portalvenendurchmesser unter 13 mm bei erhaltener Atemvariabilität der Mesenterialgefäße besitzen hingegen nur zu 10 % endoskopisch große Varizen. Ergänzend zur B-Bild-Sonographie kann die **Doppler-Sonographie** in der Diagnostik der Leberzirrhose eingesetzt werden. Die Doppler-Sonographie ermöglicht eine Bewertung der Fließverhältnisse (Fließrichtung, Fließgeschwindigkeit und Flussvolumen) in den Mesenterialgefäßen (z.B. Leberarterie und Pfortader) und den Lebervenen. So findet sich bei der Leberzirrhose infolge des Pfortaderhochdrucks typischerweise eine erniedrigte maximale Strömungsgeschwindigkeit in der Pfortader

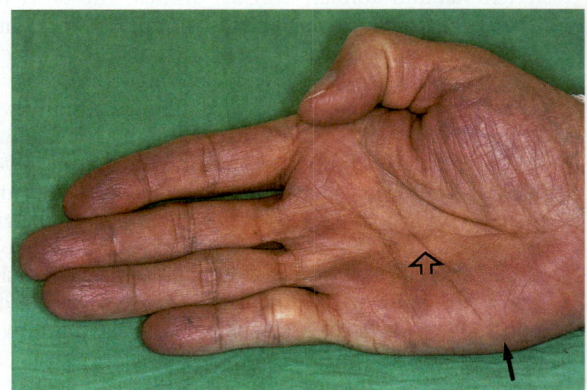

Abb. 14.112 Palmarerythem (Rötung der Handinnenseite, schwarzer Pfeil); Dupuytren-Kontraktur (Beugekontraktur des 4. und 5. Fingers infolge Vehärtung und Schrumpfung der Palmaraponeurose, Doppelpfeil).

14.5 Erkrankungen der Leber

(< 20 cm/s). Mittels Ultraschall können auch Lebertumoren (> 1 cm) erkannt werden. Darüber hinaus eröffnet die Sonographie die Möglichkeit zur gezielten **Feinnadelpunktion** und damit zur zytologisch-diagnostischen Abklärung tumorverdächtiger Anteile der Leber.

Andere bildgebende Untersuchungsverfahren wie die **Computertomographie** und die **Kernspintomographie** sind zur Diagnostik einer Leberzirrhose von untergeordneter Bedeutung. Mit ihrer Hilfe können jedoch Tumoren der Leber besser als mit dem Ultraschall allein erkannt werden.

Differentialdiagnose	Ausschlussmaßnahmen
Hepatitis	Laparoskopie und Histologie
Metastasenleber	Sonographie und Punktion
Gallenwegsobstruktion	Sonographie
Budd-Chiari-Syndrom (Verschluss der Lebervenen)	Doppler-Sonographie
Portalvenenthrombose	Doppler-Sonographie
Tumorbedingte Lebererkrankung	Sonographie, CT

Therapie Auch wenn ein kompletter zirrhotischer Umbau der Leber bereits besteht, ist eine **teilweise Rückbildung** der Zirrhose möglich, wenn es gelingt, die schädigende Noxe zu eliminieren. Aus diesem Grund sollte der Versuch unternommen werden, die Ursache zu beseitigen, um eine weitere Zellschädigung zu verhindern. Am einfachsten gelingt dies, wenn toxische Einflüsse für die Entwicklung der Leberzirrhose verantwortlich sind. Wenig problematisch ist auch die Behandlung einer autoimmunen aktiven Zirrhose mit Immunsuppressiva, wie z.B. Kortikosteroiden und evtl. Azathioprin.

Zur Behandlung der aktiven **virusbedingten Lebererkrankung** im Stadium der kompensierten Zirrhose (Child A) sollte ein antivirale Therapie versucht werden. Im Fall des Hepatitis-B-Virus (HBV) werden α-Interferon und Lamivudin bzw. bei Vorliegen einer Hepatitis-C-Virus- (HCV-)Infektion, α-Interferon und Ribavirin eingesetzt. Hierunter kann es zur Elimination von HBV und HCV kommen. Auf der anderen Seite ist die Ansprechrate auf eine Interferontherapie bei bestehender Zirrhose geringer als im Stadium der chronischen Hepatitis. Eine Interferontherapie kann u.U. auch zu einer klinischen Dekompensation der Leberzirrhose führen. Da aber eine evtl. Viruselimination für eine Lebertransplantation günstig ist, sollte der Versuch einer antiviralen Therapie im Einzelfall unternommen werden.

Die Behandlung eines **hepatozellulären Karzinoms (HCC)** bei bestehender Leberzirrhose stellt ein noch ungelöstes Problem dar. Wenn keine **chirurgische Therapie** (Resektion oder Lebertransplantation) durchgeführt werden kann, sollte eine lokale Behandlung (z.B. durch Alkoholinjektion, laser- oder hochfrequenzinduzierte Thermoablation) durchgeführt werden. Die Chemotherapie befindet sich noch in einem experimentellen Stadium.

Verlauf und Prognose Die Prognose der Leberzirrhose wird durch das Stadium der Erkrankung, d.h. durch das Ausmaß der Funktionseinschränkung und das Vorliegen von Komplikationen bestimmt. Wenn bereits eine hepatische Dekompensation z.B. in Form von Aszites, Ikterus, Varizenblutung oder einer hepatischen Enzephalopathie aufgetreten ist, verschlechtert sich die Prognose quoad vitam deutlich. Die **Child-Pugh-Klassifikation** ermöglicht unter Berücksichtigung klinischer und laborchemischer Parameter eine relativ zuverlässige prognostische Aussage. So schwankt die mittlere Überlebensrate zwischen fünf und zehn Jahren bei Patienten mit guter Leberfunktion (Child A) und bisher fehlenden Komplikationen sowie mehreren Monaten bei Patienten mit schlechter Leberfunktion (Child C) und Auftreten von Komplikationen. Die Prognose ist zudem abhängig von der Ätiologie der Zirrhose. Die Child-Pugh-Klassifikation erlaubt immer noch die beste Prognoseaussage. Ein neues Prognosemodell (Model for Endstage Liver Disease, **MELD**) versucht, eine bessere Quantifizierung der Prognose zu erreichen. Dabei wird die Albuminkonzentration des Child-Pugh-Score durch den Kreatininwert ersetzt. Auch das Risiko einer Ösophagusvarizenblutung kann abgeschätzt werden. Mit Hilfe prognostischer Parameter kann auch die Indikationsstellung zur Lebertransplantation erleichtert werden.

Komplikationen Im Rahmen der **portalen Hypertonie** kann sich auch ein **Hypersplenismus** entwickeln. Infolge der fortschreitenden Leberfunktionseinschränkung können ein **Ikterus** sowie periphere **Ödeme** auftreten. Die Leberzirrhose ist zudem der wichtigste Risikofaktor für das **hepatozelluläre Karzinom.**

Komplikation	Häufigkeit (%)
Aszites mit Peritonitis	80
Ösophagusvarizenblutung	30
Portosystemische Enzephalopathie	20
Hepatozelluläres Karzinom	20
Hepatorenales Syndrom	18

Aszites Der Aszites ist eine ernste Komplikation der Leberzirrhose. Er weist auf eine deutlich eingeschränkte Lebenserwartung des Patienten hin (im Mittel knapp zwei Jahre). Daher sollte auch hier immer die Indikation zur Lebertransplantation geprüft werden. Wesentliche Ursachen eines Aszites sind eine vermehrte renale Natriumretention bei portaler Hypertonie, gleichzeitiger hyperdynamer Zirkulationsstörung (niedriger Blutdruck, hohes Herzminutenvolumen) und gegenregulatorische Aktivierung vasoaktiver Hormone mit intrarenaler Vasokonstriktion und einer reduzierten glomerulären Filtrationsrate (GFR). Man unterscheidet einen komplizierten (spontan-bakterielle Peritonitis, hepatorenales Syndrom) von einem unkomplizierten Aszites. Letzterer kann leicht bis mäßig (GFR kaum eingeschränkt, nur leichte Natriumretention, erhaltene Ausscheidung von freiem Wasser) oder stark ausgeprägt sein (deutlich gespanntes Abdomen, tägliche Natriumausscheidung häufig unter 10 mval, GFR deutlich eingeschränkt). Letztere Situation geht häufig in ein hepatorenales Syndrom über (s. u.).

Darüber hinaus haben Patienten mit Aszites die o. g. Zeichen einer hyperdynamen Zirkulationsstörung.

- **Diagnostik:** Neben der physikalischen Untersuchung (Zunahme des Bauchumfanges, Flankendämpfung, Knöchelödeme, von der lateralen Bauchdecke auslösbare Flüssigkeitswelle) ist der Ultraschall die diagnostische Maßnahme der Wahl. Sonographisch können schon geringe Mengen Aszites (< 500 ml) festgestellt werden. Grundsätzlich sollte jeder Aszites punktiert werden, auch um andere Ursachen, wie z. B. eine Tuberkulose oder Peritonealkarzinose, auszuschließen. Enthält der Aszites > 250 Granulozyten/µl, so handelt es sich um eine spontan-bakterielle Peritonitis.
- **Therapie:** Ziel der Therapie ist es, den Patienten Erleichterung zu verschaffen. Die Therapie führt nicht zur Lebensverlängerung. Dies erreicht nur die Lebertransplantation. Der unkomplizierte, leicht bis mäßige Aszites wird durch eine moderate Natriumrestriktion (3–5 g/d) und Spironolacton (100–200 mg/d) unter der Kontrolle von Gewicht, Serum-Elektrolyten und Kreatinin behandelt. Die zusätzliche Gabe von Furosemid beschleunigt die Beseitigung des Aszites. Bei ungenügender Gewichtsabnahme (< 500 g/d) wird die Dosis schrittweise (alle vier bis fünf Tage) bis auf maximal 400 mg Spironolacton und 80 mg Furosemid täglich erhöht. Dabei ist zu beachten, dass es nicht zu einer Verschlechterung der Nierenfunktion oder Elektrolytentgleisung kommt. Hat der Patient einen unkomplizierten ausgeprägten Aszites, so gelingt es häufig nicht, diesen ohne Nebenwirkungen mit Diuretika zu behandeln. Bei diesen Patienten erfolgt eine therapeutische Parazentese (bis zu 10 l/Sitzung). Allerdings sollte bei einer abpunktierten Menge von > 5 l Aszites nach Beendigung der Parazentese Albumin substituiert werden (8 g/l Aszites). Sprechen die Patienten auf eine Diuretikagabe nicht an und sind wiederholte Aszitespunktionen notwendig, so sollte alternativ der Einsatz eines transjugulären intrahepatischen Stentshunt (TIPS) erwogen werden. Er bewirkt einerseits eine Senkung des portalen Hypertonus und andererseits eine Deaktivierung des Renin-Angiotensin-Systems mit einer Verbesserung der renalen Natriumausscheidung. Hierdurch sprechen 60–80 % der Patienten wieder auf Diuretika an. Allerdings darf eine solche Maßnahme nicht bei dekompensierter Leberzirrhose (Bilirubin > 5 mg/dl, mehr als 12 Child-Pugh-Punkte) eingesetzt werden.

Gastrointestinale Blutungen bei Leberzirrhose Patienten mit Leberzirrhose haben immer eine portale Hypertonie. Dies führt zu pathophysiologischen Veränderungen, die potentielle Blutungsquellen darstellen können:

Ausbildung von Ösophagus- und Fundusvarizen, Ausbildung von extraösophagealen und extragastralen Kollateralen (z. B. Kolonvarizen) und Ausbildung einer sog. hypertensiven Gastropathie. Zum Zeitpunkt der Diagnose einer Leberzirrhose hat gut die Hälfte der Patienten Ösophagusvarizen. Die Mehrzahl dieser Patienten zeigt auch eine sog. hypertensive Gastropathie (vergrößertes Schleimhautmosaik in Magenfundus, teilweise mit punktförmigen intramukosalen Blutungen). Hat ein Patient zum Zeitpunkt der Diagnose einer Zirrhose keine Ösophagusvarizen, so beträgt das Risiko 5 %/Jahr, Varizen auszubilden.

Die gastrointestinale Blutung bei Leberzirrhose ist ein gefürchtetes Ereignis. Die meisten Patienten bluten aus Ösophagusvarizen, seltener sind Magenfundusvarizen, die hypertensive Gastropathie oder auch peptische Ulzera die Blutungsursache. Die Letalität der Varizenblutung ist hoch (ca. 30 %).

- **Symptome und klinische Zeichen:** Das wesentliche Symptom der Varizenblutung ist das Erbrechen von Blut und Blutkoageln, häufig bestehen zuvor Übelkeit und Unwohlsein. Viele Patienten haben die klinischen Zeichen der Leberzirrhose (Ikterus, Aszites, Leberhautzeichen). Verlieren die Patienten über 20 % des Blutvolumens, so kommt es zu entsprechenden hämodynamischen Zeichen (orthostatische Hypotonie, Tachykardie).
- **Diagnostik:** Bei klinischen Zeichen einer oberen intestinalen Blutung und Verdacht auf eine Leberzirrhose ist die möglichst rasche Ösophagogastroduodenoskopie die entscheidende diagnostische Maßnahme. Sie erlaubt auch eine sofortige Blutstillung (Injektion der Varizen oder endoskopische Gummibandligatur).
- **Therapie und Prophylaxe der Varizenblutung:** Die Therapie der Varizenblutung unterteilt sich in drei Schritte:
 – primäre Blutungsprophylaxe
 – Behandlung der akuten Blutung
 – Rezidivblutungsprophylaxe.

Eine **primäre Blutungsprophylaxe** ist vor allem bei großen Ösophagusvarizen indiziert. Die Therapie der Wahl ist die Gabe eines nichtselektiven Betablockers (z. B. Propranolol). Bei Propranolol-Unverträglichkeit kann eine prophylaktische endoskopische Ligaturbehandlung erwogen werden.

Schon bei klinischen Zeichen einer **akuten Varizenblutung** sollte noch vor der Endoskopie mit der Gabe sog. vasoaktiver Substanzen begonnen werden (Vasopressin- oder Somatostatinanaloga). Diese Peptide drosseln die Splanchnikusdurchblutung, senken leicht den portalen Hypertonus und vermindern die Perfusion gastroösophagealer Varizen. Es folgt dann so rasch wie möglich die Notfallendoskopie (s. o.). Daneben erhalten die Patienten über mindestens fünf Tage eine antibiotische Therapie (z. B. mit einem Gyrasehemmer oder einem β-Laktam-Antibiotikum).

Nach beherrschter akuter Varizenblutung ist das Risiko einer neuerlichen Blutung aus Ösophagusvarizen hoch. Das heißt, es muss eine **Rezidivblutungsprophylaxe** vorgenommen werden. Verschiedene Therapiestrategien werden eingesetzt: die lokale Eradikation der Ösophagusvarizen durch wiederholte Ligaturbehandlung, eine medikamentöse Portaldrucksenkung durch eine Langzeitbehandlung mit Propranolol oder der Einsatz eines Shunts (entweder offen operativ im Sinne eines portokavalen Shunts oder interventionell radiologisch durch transhepatische Platzierung eines intrahepatischen Stentshunts, TIPS, zwischen einem

Pfortader- und einem Lebervenenast). Die Entscheidung zu dem jeweiligen Verfahren hängt von der Situation des einzelnen Patienten ab. Meist beginnt man mit einer wiederholten Ligaturbehandlung (ggf. unter gleichzeitiger Gabe von Propranolol). Hat der Patient darüber hinaus Aszites oder kommt es zu wiederholten Blutungen, so kann auch ein Shuntverfahren eingesetzt werden. Allerdings ist darauf zu achten, dass keine schwer dekompensierte Leberzirrhose (Bilirubin > 5 mg/dl) vorliegt. Bei allen Patienten mit intestinaler Blutung und Zeichen der beginnenden Leberdekompensation (Bilirubinerhöhung, Aszitesbildung) muss in Zusammenarbeit mit den Chirurgen die Indikation zur Lebertransplantation besprochen werden.

Portosystemische hepatische Enzephalopathie Die **Diagnose** einer hepatischen Enzephalopathie stützt sich im Wesentlichen auf die klinische Beurteilung am Krankenbett. In die Bewertung der Enzephalopathie gehen der **mentale Status** und die neuromuskuläre Funktion ein (s. Tab. 14-71). Der mentale Status umfasst die Beurteilung der Bewusstseinslage, der intellektuellen Funktion und des Verhaltens (Persönlichkeit). Ausschlaggebend für die Stadieneinteilung ist das Ausmaß der Vigilanzstörungen. Unter den messbaren **neuromuskulären Veränderungen** sind eine gestörte Handschriftenprobe und der Flapping-Tremor (Asterixis) von besonderer Bedeutung.

In der **Behandlung** der hepatischen Enzephalopathie stellt die Gabe von **Lactulose** die wichtigste Maßnahme dar. Lactulose ist ein nicht resorbierbares Disaccharid, das die Produktion und Resorption bestimmter Toxine im Darm, insbesondere des Ammoniaks, vermindert. Auf eine ausreichende Dosis sollte geachtet werden. So werden als Ziel einer effektiven Lactulosedosis mindestens zwei bis drei breiige Stühle pro Tag angestrebt. Im Weiteren umfasst die Therapie der hepatischen Enzephalopathie neben Allgemeinmaßnahmen (z. B. Flüssigkeitsgabe bei Exsikkose) die passagere Gabe nicht resorbierbarer Antibiotika (z. B. Paromomycin) und eine ebenfalls nur vorübergehende Proteinbeschränkung.

Hepatorenales Syndrom
- **Definition:** Unter dem hepatorenalen Syndrom (HRS) versteht man ein **progressives reversibles oligurisches Nierenversagen** bei Patienten mit eingeschränkter Leberfunktion und portaler Hypertonie. Nach einer neueren Definition sollte das Serum-Kreatinin > 1,5 mg/dl bzw. die Kreatinin-Clearance < 40 ml/min liegen. Die Natriumausscheidung ist hierbei oft erniedrigt (< 10 mmol/l).
- **Ätiologie und Pathogenese:** Das HRS stellt eine Sonderform des refraktären Aszites dar. Durch ein Überwiegen vasokonstriktorischer Hormone bei Leberzirrhose kommt es zu einer Minderung der arteriellen Nierenperfusion und einer deutlichen Reduktion der glomerulären Filtrationsrate. Hierbei sind die Natrium- und Wasserretention stark gesteigert. Mögliche Auslöser des HRS sind eine Verschlechterung der Leberfunktion, eine spontan-bakterielle Peritonitis, eine zu aggressive Diuretikatherapie (z. B. Furosemid) sowie der Gebrauch nierentoxischer Medikamente.
- **Symptome:** Führend ist der ausgeprägte Aszites, der zu Spannungsgefühl, Inappetenz und Luftnot führt. In der Regel bestehen weitere Zeichen einer ausgeprägten Leberinsuffizienz, z. B. eine Muskelatrophie oder Einblutung in die Haut bei schlechter Gerinnung sowie Zeichen einer hepatischen Enzephalopathie. Die Leistungsfähigkeit ist stark eingeschränkt.
- **Diagnostik:** Klinisch kann ein HRS angenommen werden, wenn bei einem Patienten mit gesicherter Leberzirrhose eine Oligurie/Anurie mit Erhöhung der harnpflichtigen Substanzen bei niedrigem Urin-Natrium auftritt. Differentialdiagnostisch muss das HRS vom prärenalen Nierenversagen (z. B. bei Volumenmangel), von einer organischen Nierenschädigung (z. B. bei Diabetes mellitus) sowie einem postrenalen Nierenversagen (z. B. bei obstruktiver Uropathie) abgegrenzt werden.
- **Therapie:** Flüssigkeits- und Natriumzufuhr sind auf ein Minimum zu beschränken. Nierentoxische Medikamente (z. B. NSAID) und eine aggressive Diuretikatherapie müssen abgesetzt werden. Ein medikamentöser Therapieversuch mit Vasopressinanaloga und Plasmaexpandern wie Albumin ist angeraten. Der Wirkmechanismus

Tab. 14-71 Einteilung der Schweregrade einer hepatischen Enzephalopathie anhand des mentalen Status und neuromuskulärer Zeichen.

Grad	Bewusstsein	Intellektuelle Funktion	Verhalten/ Persönlichkeit	Neuromuskuläre Zeichen
0	Normal	Normal	Normal	Normal
I	Geistesabwesend, Schlafstörungen	Verminderte Aufmerksamkeit	Euphorie, Ängstlichkeit	Gestörte Handschrift, Tremor
II	Somnolenz	Desorientierung für Zeit und Ort	Deutliche Verhaltensstörung	Asterixis, Ataxie, Hyporeflexie
III	Stupor	Grobe Desorientierung (zur Person)	Massive Persönlichkeitsveränderungen	Hyperreflexie, Rigor, positiver Babinski
IV	Koma	–	–	Fehlende Antwort

scheint auf einer Korrektur der neurohumoralen Dysbalance zu liegen. Auch ein Therapieversuch mit N-Acetylcystein, dessen genauer Wirkmechanismus unbekannt ist (wahrscheinlich nephroprotektiv durch Verminderung freier Radikale), erscheint gerechtfertigt. Bei terminalem Nierenversagen ist die Hämodialyse notwendig. Dekomprimierende Verfahren wie TIPS, die zu einer Senkung des portalen Hypertonus führen, scheinen bei einem Teil der Patienten ebenfalls erfolgreich zu sein.

Die einzig sicher erfolgreiche Therapie des HRS besteht in der Lebertransplantation. Hierdurch normalisiert sich die Nierenfunktion, und 5-Jahres-Überlebensraten von 60 % werden erzielt.

Zusammenfassung

- Häufigste Ursache: übermäßiger Alkoholgenuss
- Wichtigste Symptome: kompensiert: Müdigkeit, Abgeschlagenheit; dekompensiert: Ikterus, Aszites, intestinale Blutung
- Wichtigste diagnostische Maßnahmen: Anamnese, Laboruntersuchungen, Sonographie
- Wichtigste therapeutische Maßnahmen: Eliminieren der Ursache, symptomatische Therapie, evtl. Lebertransplantation

---

Zur weiteren Information

Literatur

Biecker, E., K.-A. Brensing, J. Perz, R. Woitas, T. Sauerbruch: Therapie des hepatorenalen Syndroms bei Leberzirrhose. Dtsch Med Wochenschr 1999; 124: 1039.

Bircher, J., J.-P. Benhamou, N. McIntyre, M. Rizzetto, J. Rodes: Oxford Textbook of Clinical Hepatology. Oxford University Press, Oxford 1999.

Garcia-Tsao: Current management of the complications of cirrhosis and portal hypertension: variceal hemorrhage, ascites and spontaneous bacterial peritonitits. Gastroenterology 2001; 120: 726–48.

Kamath, P. S., R. H. Wiesner, M. Malinchoc, W. Kremers, T. M. Therneau, C. L. Kosberg, G. D'Amico, E. R. Dickson, W. R. Kim: A model to predict survival in patients with end-stage liver disease. Hepatology 2001; 33: 464.

Lebrec, D: Drug therapy for portal hypertension. Gut 2001; 49: 441.

Neubauer, K., B. Saile, G. Ramadori: Liver fibrosis and altered matrix synthesis. Can J Gastroenterol 2001; 15:187.

Nolte, W., G. Ramadori: Therapie der hepatischen Enzephalopathien. Dtsch Med Wochenschr 1996; 121: 699.

Pagliaro, L., G. D'Amico, A. Luca, L. Pasta, F. Politi, E. Aragona, G. Malizia: Portal hypertension: diagnosis and treatment. J Hepatol 1995; 23: 36.

Scheuer, P. J., J. H. Lefkowitch: Liver Biopsy Interpretation. Saunders, London 2000.

Schindler, C., G. Ramadori: Albumin substitution improves urinary sodium excretion and diuresis in patients with liver cirrhosis and refractory ascites. J Hepatol 1999; 311: 132.

Keywords

Leberzirrhose ◆ portosystemische Enzephalopathie ◆ hepatorenales Syndrom

IMPP-Statistik

Leberzirrhose

14.5.6 Primäre biliäre Zirrhose und primäre sklerosierende Cholangitis

S. KANZLER, P. R. GALLE

Die primäre biliäre Zirrhose (**PBC**) ist eine chronisch-entzündliche Erkrankung der kleinen und mittleren intrahepatischen Gallenwege, die überwiegend Frauen befällt. Sie schreitet nur langsam fort. Ihr Endstadium ist durch die vollständige Zerstörung der Gallenwege mit konsekutiver biliärer Zirrhose gekennzeichnet.

Die primäre sklerosierende Cholangitis (**PSC**) ist eine chronisch-cholestatische Lebererkrankung unklarer Ätiologie. Sie ist charakterisiert durch eine fibrosierende entzündliche Destruktion der intra- und extrahepatischen Gallenwege. Häufig besteht eine Assoziation mit chronisch-entzündlichen Darmerkrankungen, insbesondere der Colitis ulcerosa.

Primäre biliäre Zirrhose

Synonym: Chronische nichteitrige destruierende Cholangitis
Engl. Begriff: Primary Biliary Cirrhosis

Praxis

Eine 42-jährige, bislang gesunde, adipöse Frau wird vom Internisten wegen Schmerzen, Rötung und Schwellung des rechten Kniegelenks mit nichtsteroidalen Antirheumatika behandelt.

Die Beschwerden und Symptome klingen nach einigen Wochen ab, wiederholen sich jedoch wenige Monate später am linken Sprunggelenk.

Die weiterführende **Diagnostik** erbringt jetzt den Befund positiver antimitochondrialer Antikörper (Titer: 1 : 320). Bei der **klinischen** Untersuchung sind die Leber und das Abdomen unauffällig. Im **Labor** fallen eine auf das Fünffache der oberen Normgrenze erhöhte alkalische Phosphatase und eine siebenfach erhöhte γ-GT auf. Das Bilirubin ist normal. Im **Ultraschall** des Abdomens zeigt sich eine minimale Echoverdichtung der normal großen Leber, die Gallenwege erscheinen unauffällig. In der **Leberbiopsie** finden sich vereinzelte Granulome in den Periportalfeldern sowie Gallengangsläsionen, daneben aber auch eine deutliche Infiltration der Periportalfelder mit mononukleären Zellen, die an manchen Stellen trotz erhaltener Grenzlamelle auch in das Leberparenchym hineinreicht.

Es wird die Diagnose einer primären biliären Zirrhose gestellt, die mit Ursodeoxycholsäure behandelt wird. Nach zwei Monaten kommt es zu einer Verminderung der pathologischen Cholestaseparameter auf die Hälfte.

Definition Die primäre biliäre Zirrhose ist eine wahrscheinlich durch einen Autoimmunmechanismus ausgelöste Erkrankung der interlobulären Gallengänge, die zu einer chronischen Cholestase führt. Der Begriff der PBC wurde von Ahrens et al. (1950) geprägt. Eine Einteilung des histologischen Schweregrades erfolgt nach Scheuer (1980). Obwohl der Begriff PBC das Vorliegen einer Zirrhose impliziert, ist diese nur in den Endstadien der Erkrankung vorhanden.

Epidemiologie Die PBC kommt weltweit vor und kann alle ethnischen Gruppierungen befallen. Epidemiologische Daten zur Prävalenz und Inzidenz sind außerordentlich heterogen. In verschiedenen Publikationen aus den Jahren 1980–1995 lag die Prävalenz zwischen zwei und 150 pro 1 Mio. Einwohner. In der Subgruppe der Frauen über 40 Jahre liegt die Prävalenz bei bis zu 1 000 pro 1 Mio. Die Ursache für diesen großen Unterschied liegt teilweise an methodischen Problemen wie z. B. der unterschiedlichen Verfügbarkeit entsprechender diagnostischer Tests (Antikörper gegen Mitochondrien), aber auch an der zunehmenden diagnostischen Erfassung asymptomatischer Patienten durch den höheren Bekanntheitsgrad der Erkrankung. Die höchsten Prävalenzraten werden in Nordeuropa, die niedrigsten in Afrika, im Mittleren Osten und in Asien gefunden. Eine methodisch sehr sorgfältige Untersuchung aus der Region von Newcastle upon Tyne in England berichtete über einen Anstieg der Prävalenz von 134 pro 1 Mio. Einwohner im Jahr 1987 auf 235 pro 1 Mio. Einwohner im Jahr 1994 sowie über eine jährliche Inzidenz von 28 pro 1 Mio. Einwohner. Diese Zahlen übersteigen die bisher vermuteten Erkrankungshäufigkeiten erheblich.

In allen bisherigen Untersuchungen findet sich eine starke Bevorzugung des weiblichen Geschlechts: Frauen sind etwa zehnmal häufiger betroffen als Männer. Auch eine familiäre Häufung wurde beschrieben. Der Erkrankungsgipfel liegt in der fünften und sechsten Lebensdekade. Die Krankheit kann sich allerdings auch im jugendlichen und im hohen Alter erstmals manifestieren.

Ätiologie und Pathogenese

Genetik Es wurde eine familiäre Häufung der Erkrankung mit gleichzeitigem Befall von Zwillingen, Geschwistern sowie von Mutter und Tochter beschrieben. Sofern Mutter und Tochter betroffen sind, manifestiert sich die PBC in der zweiten Generation in der Regel früher. Inwieweit spezifische Umweltfaktoren als Auslöser in Frage kommen, ist bislang ungeklärt. Die Prävalenz zirkulierender antimitochondraler Antikörper ist bei gesunden Angehörigen von Patienten erhöht.

HLA-Typisierung Eine Assoziation mit dem Histokompatibilitätsantigen (HLA) DRw8 wurde mehrfach beschrieben. Bei japanischen Patienten wurde darüber hinaus eine Assoziation mit HLA-DRB1*0803 gefunden, bei deutschen Patienten mit DPB1*0301. Auch wurde eine erhöhte Inzidenz von C4AQ0-Allelen, insbesondere in Assoziation mit DRw8, beschrieben. Von diesen Beobachtungen ausgehend erscheint es derzeit noch schwierig, eine präzise Immunpathogenese der PBC zu formulieren. Die Befunde sprechen allerdings für einen immungenetischen Hintergrund der Erkrankung innerhalb von Familien.

Des Weiteren werden bakterielle, virale und Pilzinfektionen als Auslöser der Autoimmunmechanismen bei der PBC diskutiert, ohne dass hierfür schlüssige Beweise vorliegen. Es existieren Homologien zwischen mitochondrialen Antigenen und bakteriellen antigenen Epitopen. Vermutlich können exogene Faktoren bei genetisch prädisponierten Patienten die Erkrankung auslösen.

Antimitochondriale Antikörper (AMA) Obwohl die Pathogenese der PBC nicht eindeutig geklärt ist, spricht doch eine Reihe von Befunden für einen gegen die interlobulären Gallengänge gerichteten Autoimmunprozess. Als Zielantigen der bei ca. 95 % der Patienten mit PBC nachweisbaren antimitochondrialen Antikörper (AMA) wurden die E2-Untereinheiten von 2-Oxoaciddehydrogenase-Multienzymkomplexen identifiziert. Das dominante Autoepitop der B-Zellen ist die innere Liponsäure bindende Domäne der E2-Untereinheit des Pyruvatdehydrogenasekomplexes. Wie derart ubiquitäre, auf der inneren Mitochondrienmembran lokalisierte und in der Evolution hochgradig konservierte Antigene zu zytotoxischen Autoimmunvorgängen ausgerechnet an den kleinen Gallengängen führen können, ist unklar. Möglicherweise spielt eine aberrante Expression dieser E2-Epitope oder kreuzreagierender Moleküle auf der Zellmembran der Gallengangsepithelien von PBC-Patienten eine Rolle. Wie es zu dieser aberranten Expression kommt und wie PBC-Patienten die Toleranz gegen dieses Eigenepitop verlieren, ist ebenfalls unbekannt. Der aberranten Expression von Epitopen der inneren Mitochondrienmembran auf den Gallengangsepithelien ist vermutlich die zytokinvermittelte Expression von MHC-Klasse-II-Antigenen und Adhäsionsmolekülen nachgeschaltet. Sowohl in mononukleären Zellen aus Lebergewebe als auch im peripheren Blut werden spezifisch gegen die E2-Untereinheit des Pyruvatdehydrogenasekomplexes gerichtete autoreaktive $CD4^+$-Lymphozyten gefunden, die wiederum die Proliferation von spezifischen $CD8^+$- zytotoxischen Effektorzellen induzieren können. Die pathogenetische Bedeutung der antimitochondrialen Antikörper selbst ist nach wie vor unbekannt. Bemerkenswerterweise entwickeln AMA-positive Geschwister von PBC-Patienten mehrheitlich eine PBC.

Symptome Das klinische Bild der PBC hat sich seit der Erstbeschreibung im Jahr 1851 und der Formulierung der Krankheitsbezeichnung „primäre biliäre Zirrhose" komplett gewandelt. Während damals die Patienten mangels adäquater Labordiagnostik erst im Stadium der klinisch apparenten Cholestase oder aufgrund von Komplikationen der Leberzirrhose zur Diagnose kamen, wird heute die Mehrzahl der Patienten im präzirrhotischen Stadium diagnostiziert. Häufiges Erstsymptom ist ein **Pruritus,** der viele Patienten zunächst zu einem Dermatologen führt. Darüber hinaus wird die Diagnose zunehmend häufig auch bei klinisch völlig **asymptomatischen Patienten** gestellt, bei denen im Rahmen einer Routinekontrolle erhöhte Cholestaseparameter im Blut aufgefallen waren. In verschiedenen klinischen Studien war ca. ein Drittel der Patienten bei Diagnosestellung asymptomatisch. Die Anzahl der im asymptomatischen Stadium diagnostizierten Patienten hängt von der Aggressivität der Diagnostik und der Definition der Symptomlosigkeit ab.

Weitere typische Befunde sind Xanthelasmen (flächige Cholesterineinlagerungen im Bereich der Augenlider) und lokale Hyperpigmentationen der Haut. Klinische Symptome fortgeschrittener Stadien der PBC sind **Ikterus, Splenomegalie** und **portale Hypertonie** (Ösophagusvarizenblutung). Da die portale Hypertonie bei der PBC im Wesentlichen präsinusoidal lokalisiert ist, kann sie auftreten, bevor sich eine Leberzirrhose ausgebildet hat. **Aszites** und **Enzephalopathie** hingegen sind Hinweise auf ein Spätstadium der Erkrankung. Verlässliche Parameter, die das spätere Auftreten von Symptomen und damit eine schlechtere Prognose vorhersagen könnten, existieren nicht.

Unspezifische Allgemeinsymptome Müdigkeit, Übelkeit und diffuse „Oberbauchbeschwerden" können sowohl durch die PBC verursacht als auch Ausdruck extrahepatischer organischer Erkrankungen oder Funktionsstörungen sein. Obwohl gerade die Müdigkeit bei Patienten mit PBC sehr ausgeprägt sein kann, korreliert sie keineswegs mit dem Schweregrad der Lebererkrankung. Ihre Entstehung ist nicht erklärt.

Extrahepatische Symptome Die **Osteopenie** bzw. **Osteoporose** (verminderte Knochendichte bzw. pathologischer Knochenschwund) hängt unmittelbar mit der PBC zusammen und beruht sowohl auf vermehrter osteoklastischer als auch verminderter osteoblastischer Aktivität. Das Problem kann durch eine postmenopausale, hormonal bedingte Osteoporose aggraviert werden. Diese betrifft vor allem das Achsenskelett. Knochendichtemessungen am Unterarm sind deshalb weniger aussagekräftig. Wirbel- und Schenkelhalsfrakturen sind nicht selten. Eine **Osteomalazie** (Knochenerweichung) aufgrund einer Vitamin-D-Malabsorption infolge der chronischen Cholestase (geringere Aufnahme fettlöslicher Vitamine!) wird heute nur noch selten nach langen Ikterusphasen gesehen.

Assoziation mit anderen Erkrankungen Fast alle als autoimmun klassifizierten Erkrankungen können bei PBC-Patienten angetroffen werden. Kollagenosen, besonders die **rheumatoide Arthritis**, die **Dermatomyositis** und der systemische **Lupus erythematodes**, sind häufig. Etwa ein Viertel der PBC-Patienten weist einen **positiven Rheumafaktor** auf. Daneben werden auch Assoziationen mit einem **Raynaud-Phänomen** (akrale Durchblutungsstörungen an Händen und Füßen), **Sicca-Syndrom** (trockene Schleimhäute, bei bis zu 70 % der Patienten!) und **CREST-Syndrom** (Kalzinose, Raynaud-Phänomen, Ösophagusmotilitätsstörungen, Sklerodaktylie, Teleangiektasien) beschrieben.

Zu den häufigsten mit der PBC assoziierten Erkrankungen gehört die **Autoimmunthyreoiditis** (ca. 20 % der PBC-Patienten). Sie manifestiert sich vorwiegend in Form einer Hypothyreose, gelegentlich aber auch als Hyperthyreose. Bei 15–25 % der PBC-Patienten finden sich Schilddrüsenantikörper. Obwohl eine Hyperthyreose wesentlich seltener ist, sollte ggf. das TSH kontrolliert werden. Eine Hypothyreose kann die Cholestase verschlimmern und die Müdigkeit verstärken.

Nach langjähriger Cholestase mit daraus resultierender Kupferretention kann eine **renale tubuläre Azidose** auftreten. **Immunkomplexglomerulonephritiden** und vermehrte **Harnwegsinfekte** sind ebenfalls bekannt.

Die PBC kann gelegentlich auch in der **Lunge** zu **Granulomen** führen; die Assoziation mit einer **Sarkoidose** ist eher selten. Im Zusammenhang mit einem Sjögren-Syndrom kann sich eine **Lungenfibrose** entwickeln.

Im Bereich des **Gastrointestinaltraktes** ist eine Assoziation mit der einheimischen **Sprue** und der Colitis ulcerosa beschrieben.

Diagnostik Da die klinischen Zeichen keinesfalls spezifisch sind, beruht die endgültige Diagnose auf einer **Kombination von Laborparametern und Leberhistologie**.

Labordiagnostik Im klinisch-chemischen **Labor** ist eine Cholestasekonstellation mit deutlich erhöhter alkalischer Phosphatase und γ-GT bei nicht oder gering erhöhten Transaminasen charakteristisch. Das Bilirubin ist bei asymptomatischen Patienten in der Regel normal. Die PBC wird charakterisiert durch den Nachweis **antimitochondrialer Antikörper (AMA)**, die dem Subtyp M2 angehören und gegen E2-Untereinheiten des Pyruvatdehydrogenasekomplexes der inneren Mitochondrienmembran gerichtet sind. Sie kommen bei 95 % aller PBC-Patienten vor. Daneben können auch AMA der Subtypen M4, M8 und M9 vorkommen, die jedoch teilweise unspezifisch sind.

Eine Erhöhung der **Immunglobuline vom Typ M** ist häufig. Durch die Cholestase ist die Cholesterinausscheidung gestört, so dass das **Serum-Cholesterin** erhöht sein kann; zumindest zu Erkrankungsbeginn überwiegt dabei das HDL-Cholesterin. In Spätstadien können die für fortgeschrittene Zirrhosen charakteristischen Störungen der Synthesefunktion der Leber hinzukommen. Sofern sich sonographisch kein Anhalt für eine Cholestase ergibt, kann auf eine radiologische Darstellung der Gallenwege (ERC, MRC) verzichtet werden.

Leberhistologie Die Befunde der Leberhistologie werden nach Scheuer (1980) in **vier Stadien** eingeteilt (s. Tab. 14.72). Bei einem Teil der Patienten kann ein Überlappungssyndrom einer PBC und einer autoimmunen Hepatitis (AIH) vorliegen. In diesem Fall lassen sich meist lymphozytäre oder plasmazelluläre Infiltrate nachweisen, die auf das Leberparenchym übergreifen. Da histologische

Tab. 14.72 Histologische Stadien der PBC nach Scheuer (1980).

Stadium I	Gallengangsläsionen, portale/periportale entzündliche Reaktionen (Lymphozyten, Granulozyten, Eosinophile, Mastzellen, dendritische Zellen) mit und ohne Bildung von Granulomen
Stadium II	Gallengangsproliferation, floride Schädigung der interlobulären Gallengänge
Stadium III	Fibrose, Verlust der Gallengänge, Rückgang der entzündlichen Infiltrate, periportale Cholestase, Mottenfraßnekrosen
Stadium IV	Leberzirrhose als Endstadium

Veränderungen jedoch häufig nur fokal sind und sich mehrere Stadien parallel in der Leber nachweisen lassen können, ist die Stadieneinteilung mit Vorsicht zu interpretieren (s. Abb. 14.113a, b). Durch eine (mini)laparoskopische Leberpunktion kann vermutlich die diagnostische Sicherheit bezüglich des Fibrose- bzw. Zirrhosegrades erhöht werden. Zum einen kann der am stärksten geschädigte Bereich der Leber für die Punktion ausgesucht werden, zum anderen erhält man Zusatzinformation bezüglich Leberfarbe, Gewebetextur und Zeichen der portalen Hypertonie.

Als **klassische Diagnosekriterien** einer PBC gelten somit das Vorliegen einer typischen **Cholestasesituation, AMA und einer „mit PBC zu vereinbarenden" Histologie.** Da 5 % der PBC-Patienten keine AMA aufweisen, ist auch die Kombination einer laborchemischen Cholestase mit einer „typischen" Histologie diagnostisch beweisend. In Fällen von positiver Histologie und AMA kann eine PBC auch dann angenommen werden, wenn laborchemisch noch keine Cholestase vorliegt (s. Tab. 14.73).

Differentialdiagnose Differentialdiagnostische Probleme treten eigentlich nur bei fehlenden AMA und nicht aussagefähiger Histologie auf.

Differentialdiagnose	Ausschlussmaßnahmen
Primäre sklerosierende Cholangitis	ERC bzw. MRC
Cholestatische Sarkoidose	Leberbiopsie, ACE-Spiegel
Überlappungssyndrom PBC/AIH	Autoantikörper (ANA, SMA, LKM, anti-SLA/LP); Leberbiopsie
Cholestatische Erkrankungen der ableitenden Gallenwege (Steinleiden, Tumor, Stenose)	Bildgebende Verfahren (Sonographie, ggf. ERC oder MRC, CT)
Medikamentös bedingte Cholestase	Detaillierte Medikamentenanamnese; Leberbiopsie (mononukleäre Zellen, Eosinophile, Granulome, Verfettung)

Therapie Eine **kausale Therapie** der PBC ist nicht bekannt. Trotz der Annahme einer Autoimmunpathogenese waren Therapieversuche mit Immunsuppression (z. B. Kortikosteroide, Azathioprin, Methotrexat, Ciclosporin A) bislang entweder nicht erfolgreich oder zu nebenwirkungsträchtig. Auch Colchicin und D-Penicillamin weisen kein akzeptables therapeutisches Profil auf. Als am effektivsten und gleichzeitig praktisch nebenwirkungsfrei hat sich die Gabe von **Ursodesoxycholsäure, UDCA** (10–15 mg/kg Körpergewicht/d), erwiesen. Unter dieser Therapie bessern sich die Cholestaseparameter und bei manchen Patienten auch die Müdigkeit und der Juckreiz. Ob das Fortschreiten der Erkrankung verhindert oder zumindest verlangsamt werden kann, ist umstritten. Histologische Besserungen unter einer Langzeittherapie mit UDCA sind nicht in allen kontrollierten Studien beobachtet worden und beziehen sich vorwiegend auf das Ausmaß der Entzündung.

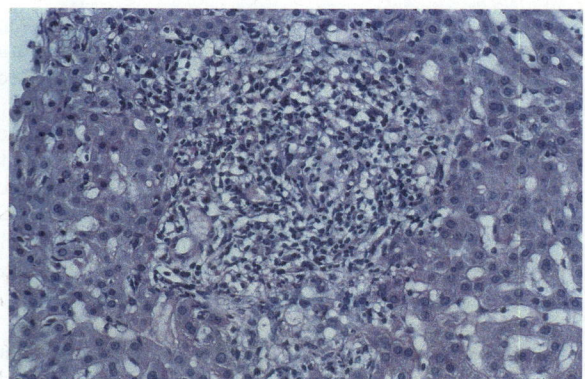
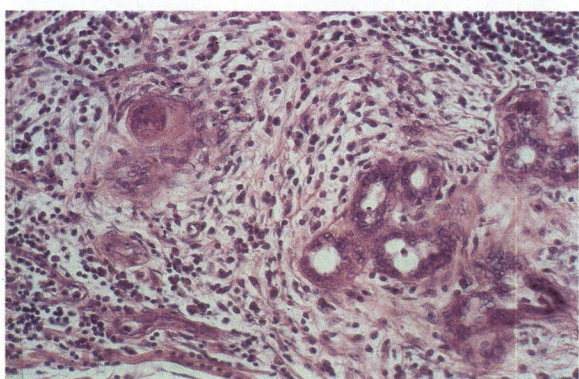

Abb. 14-113 Histologisches Bild der primären biliären Zirrhose mit
a) Gallengangsläsionen und Mikrogranulom (Stadium I),
b) Granulom und Gallengangsproliferaten (Stadium II).

Die Wirkung von UDCA beruht vermutlich auf einer Kombination choleretischer, immunmodulatorischer und physikalisch-chemischer Effekte (Verringerung des Anteils membrantoxischer hydrophober Gallensäuren im Gallensäurenpool). Vielversprechende Ergebnisse einer Pilotstudie zur Kombination von Budesonid (16α-Hydroxyprednisolon mit hohem First-Pass-Effekt) und Ursodesoxycholsäure stellen noch keine Basis für eine generelle Therapieempfehlung dar. Eine kombinierte immunsuppressive Therapie (Cortison + Azathioprin + Ursodesoxycholsäure) scheint gerade bei Überlappungssyndromen einer PBC und einer autoimmunen Hepatitis vielversprechend.

Symptomatische Therapie Die symptomatische Therapie umfasst die Behandlung des oft außerordentlich quälenden Juckreizes (Ursodesoxycholsäure und Colestyramin, Verabreichung 3–4 h zeitversetzt), in seltenen Fällen

Tab. 14.73 Klassische Diagnosekriterien für die PBC.

Die Diagnose einer PBC kann dann zuverlässig gestellt werden, wenn folgende Kriterien erfüllt sind:
- Erhöhte Cholestaseparameter (AP und g-GT)
- Positive antimitochondrale Antikörper (AMA)
- Erhöhte IgM-Werte
- Leberbiopsie vereinbar mit PBC

Erkrankungen des Gastrointestinalsystems

auch Rifampicin, Naloxon, Serotonin-3-Rezeptorantagonisten wie Ondansetron) und die parenterale Substitution fettlöslicher Vitamine (Vitamin A, D, E, K alle vier bis sechs Wochen i.m.) bei Zeichen der Malabsorption.

Eine spezifische Behandlung oder Prophylaxe der Osteopenie bei PBC ist nicht bekannt. Wie bei anderen Patienten mit Osteoporoserisiko wird die Einnahme von Kalzium (1500 mg/d) in Kombination mit Vitamin D empfohlen. Bei manifester Osteoporose kann eine Therapie mit Bisphosphonaten erwogen werden, obwohl eine Verringerung der Frakturrate bisher nicht belegt werden konnte.

Lebertransplantation Wenn die Lebensqualität aufgrund der Lebererkrankung trotz therapeutischer Maßnahmen schlecht ist (Pruritus, Müdigkeit) oder wenn Komplikationen auftreten (schwere Osteoporose, Mangelernährung, hepatozelluläres Karzinom, Leberversagen), stellt die Lebertransplantation die Therapie der Wahl dar. Aufgrund hervorragender postoperativer Ergebnisse mit 5-Jahres-Überlebensraten um 80 % und guter Lebensqualität gehört die PBC zu den besten Transplantationsindikationen. Die Indikationsstellung zur Lebertransplantation wird durch Prognosemodelle erleichtert, in die verschiedene Prädiktoren eines schlechten Verlaufs eingehen. In der Praxis hat ein Bilirubinwert über 150 µM bzw. 7 mg/dl die größte prognostische Aussagekraft.

Verlauf und Prognose Die Lebenserwartung von dauerhaft asymptomatischen Patienten mit PBC unterscheidet sich nicht von der einer altersentsprechenden gesunden Kontrollgruppe. Die meisten asymptomatischen Patienten entwickeln jedoch innerhalb von fünf bis 20 Jahren klinische Symptome. Das Auftreten eines **Ikterus** ist als ungünstiges prognostisches Zeichen zu werten. Durch die Analyse möglicher Prognosefaktoren in prospektiven Studien konnten sehr zuverlässige, aus verschiedenen Parametern zusammengesetzte Prognoseindizes formuliert werden. Das **Serum-Bilirubin** hat in diesen Indizes die größte Gewichtung. Sofern ein Spätstadium der PBC mit Leberzirrhose vorliegt, kann der Krankheitsverlauf durch das Auftreten eines hepatozellulären Karzinoms (HCC) kompliziert werden. Das Risiko der Entwicklung eines HCC auf dem Boden einer PBC ist allerdings als gering einzustufen (Floreani et al. 1999). Frühere Untersuchungen, die den Verdacht auf eine erhöhte Inzidenz von Mammakarzinomen bei PBC-Patientinnen ergaben, konnten in neueren Untersuchungen nicht bestätigt werden (Floreani 1999).

Nach Lebertransplantation bessern sich die klinischen Symptome der PBC und ihre Komplikationen wie die Osteopenie dauerhaft. Einschränkend muss allerdings hinzugefügt werden, dass sich der Knochenstatus bei transplantierten PBC-Patienten in den ersten Wochen und Monaten nach Transplantation aufgrund von Bettlägerigkeit und höherer Steroiddosen dramatisch verschlechtern kann. Eine möglichst rasche Mobilisierung und Reduktion der Steroidmedikation nach Transplantation sind deshalb wünschenswert. Die Diagnose eines Rezidivs der PBC im transplantierten Organ ist nicht zuletzt wegen der schwierigen Abgrenzung von chronischen Abstoßungsprozessen problematisch. Es herrscht jedoch mittlerweile Konsens darüber, dass zahlreiche Patienten nach Transplatation ein Rezidiv erleiden, das allerdings klinisch bei Nachbeobachtungszeiten von 15–20 Jahren keine relevante Rolle zu spielen scheint. Bezüglich einer Ursodesoxycholsäuretherapie in dieser Situation liegen keine Daten vor.

Komplikation	Häufigkeit
Schwere Osteoporose, pathologische Frakturen	Häufig, insbesondere bei ausgeprägter Cholestase und langem Verlauf
Fettmalassimilation, Steatorrhö	Häufig
Gallensteine	Sehr häufig, meist asymptomatisch
Ösophagusvarizenblutung	Häufig
Aszites	Häufig, meist im Endstadium der Erkrankung
Enzephalopathie	Selten, im Endstadium der Erkrankung
Hepatozelluläres Karzinom	Sehr selten, nur in Spätstadien

Zusammenfassung

- Häufige Ursache: nicht geklärt, gilt als Autoimmunkrankheit
- Wichtigste Symptome: Pruritus, Müdigkeit
- Wichtigste diagnostische Maßnahmen: Nachweis von antimitochondrialen Antikörpern, laborchemische Cholestase, erhöhte IgM, Leberhistologie
- Wichtigste therapeutische Maßnahmen: Ursodesoxycholsäure, Immunsuppression (Kortikosteroide und Azathioprin), insbesondere bei Überlappungssyndrom einer AIH und PBC. Im Endstadium Lebertransplantation

Primäre sklerosierende Cholangitis

Synonym: Idiopathische sklerosierende Cholangitis
Engl. Begriff: Primary Sclerosing Cholangitis

Praxisfall

Ein 26-jähriger Patient mit chronischem Juckreiz und Leistungsabfall wird dem Dermatologen zur ambulanten Diagnostik vorgestellt. Außer Kratzspuren am Stamm ergibt die klinische Untersuchung keinen pathologischen Befund. Bei den Suchtests im **Labor** findet man eine leicht beschleunigte BSG sowie eine auf das Sechsfache der oberen Normgrenze erhöhte γ-GT. Die alkalische Phosphatase liegt im Bereich der oberen Normgrenze, die Transaminasen und das Bilirubin sind normal. Der Patient wird zum Hepatologen überwiesen. Die Alkohol- und Medikamentenanamnese ist leer. Im **Ultraschall** sind Leber, Milz und extrahepatische Gallenwege unauffällig, die intrahepatischen Gallenwege nicht gestaut. Der Juckreiz bessert sich unter **Colestyramingabe**. Bei nach drei Monaten unveränderten Laborwerten wird eine **ERC** durchgeführt, die den typischen Befund einer primären sklerosierenden Cholangitis mit Befall der intrahepatischen Gallenwegen ergibt. Unter einer Therapie mit **Ursodesoxycholsäure** normalisieren sich die Cholestaseparameter, nicht jedoch die BSG. Drei Jahre später tritt erstmals eine blutige Diarrhö auf; es wird die Diagnose einer Colitis ulcerosa gestellt und eine Therapie mit Kortikosteroiden und Mesalazin eingeleitet.

Definition Die PSC ist eine vermutlich durch Autoimmunprozesse vermittelte, segmentale, fibrosierende Entzündung der intra- und/oder extrahepatischen Gallengänge. Die progressive chronische Cholestase führt zur biliären Zirrhose. Die PSC ist häufig mit einer chronisch-entzündlichen Darmerkrankung assoziiert, in der Regel einer Colitis ulcerosa. Von der PSC müssen die „sekundären" sklerosierenden Cholangitiden abgegrenzt werden. Diese weisen dieselben klinischen, laborchemischen, radiologischen und u. U. auch histologischen Befunde auf. Allerdings lassen sich bestimmte auslösende Ursachen finden (infektiös, mechanisch, toxisch oder kongenitale Abnormalitäten des Gallenwegssystems).

Epidemiologie Epidemiologischen Daten zur Prävalenz der PSC beruhen im Wesentlichen auf Informationen zur Prävalenz der Colitis ulcerosa und der bekannten Häufigkeit der PSC in diesem Patientenkollektiv. Da die PSC auch ohne gleichzeitige entzündliche Darmerkrankung vorkommt und in frühen Stadien dabei möglicherweise nicht diagnostiziert wird, dürfte die Häufigkeit des Krankheitsbildes unterschätzt werden. In einer schwedischen Untersuchung wurde bei 2,3 % aller Patienten mit Colitis ulcerosa eine PSC diagnostiziert; bei ausgedehnter Colitis ulcerosa war die Prävalenz höher (5,5 %). Umgekehrt liegt bei 70–80 % der Patienten mit PSC eine Colitis ulcerosa vor, nur selten ein Morbus Crohn (ca. 4–13 %). Bei einer Prävalenz der Colitis ulcerosa von etwa 400–1000 pro 1 Mio. Einwohner dürfte die Prävalenz der PSC mindestens bei zehn bis 50 pro 1 Mio. Einwohner liegen.

Während die Colitis ulcerosa zwischen Männern und Frauen etwa gleich verteilt ist, bevorzugt die PSC das männliche Geschlecht in einem Verhältnis von 2 : 1 bis 5 : 1. Der Erkrankungsgipfel liegt zwischen der dritten und fünften Lebensdekade.

Ätiologie und Pathogenese Ätiologie und Pathogenese der PSC sind **nicht geklärt.** Eine familiäre Häufung und eine Assoziation mit HLA-B8, -DR3 und -DRw52a legen allerdings **immungenetische Einflüsse** nahe. HLA-DR4 scheint mit einem schnellen Progress der Erkrankung assoziiert zu sein. Neben einer genetischen Prädisposition bestehen zahlreiche weitere Theorien zur Ätiopathogenese. Diese umfassen eine portale Bakteriämie, Absorption von Toxinen aus dem Kolon, ischämische Gallengangsschädigung, virale Infektion sowie toxische Gallensäuren. Allerdings konnte bislang für keine dieser Theorien ein schlüssiges Konzept nachgewiesen werden.

Ein direkter pathogenetischer Zusammenhang der PSC mit chronisch-entzündlichen Darmerkrankungen ist nicht erkennbar. So kann die PSC lange vor einer Colitis ulcerosa auftreten, und ihr Progress korreliert nicht mit der Aktivität der Darmerkrankung. Darüber hinaus nimmt die PSC nach Proktokolektomie einen unveränderten Verlauf.

Autoantikörper Es werden zahlreiche **immunologische** Veränderungen beobachtet, deren pathogenetische Bedeutung offen ist. So weisen PSC-Patienten häufig erhöhte sekretorische Immunglobuline und Serum-Immunglobuline auf, einschließlich einer Vielzahl organunspezifischer Autoantikörper. Antinukleäre Antikörper (ANA) und Antikörper gegen glatte Muskulatur (SMA = Smooth Muscle Antibody) werden bei zahlreichen PSC-Patienten meist niedrigtitrig beobachtet. Antimitochondriale Antikörper (AMA) sind dagegen selten. Am häufigsten sind antineutrophile zytoplasmatische Antikörper mit einem perinukleären Verteilungsmuster **(p-ANCA)**, die bei etwa 75 % der Patienten mit PSC nachgewiesen werden können. Allerdings lassen sich diese auch häufig bei der autoimmunen Hepatitis finden, so dass es sich möglicherweise nur um ein Epiphänomen handelt. Ähnlich wie bei der PBC wird eine aberrante Expression von MHC-Klasse-II-Antigenen und Adhäsionsmolekülen auf der Zellmembran der Gallengangsepithelien beschrieben.

Als Zeichen einer gestörten zellulären Immunantwort ist die Zahl zirkulierender T-Zellen erniedrigt, jedoch in den Portalfeldern erhöht. Das Verhältnis von $CD4^+/CD8^+$-Lymphozyten in der Zirkulation ist ebenso erhöht wie die absolute Zahl und der Prozentsatz von B-Zellen.

Symptome Ähnlich wie bei der PBC reicht das Spektrum der Symptomatologie von völlig asymptomatischen Patienten, die nur anhand von pathologischen Laborwerten auffallen, über Allgemeinsymptome wie Müdigkeit, Juckreiz und Gewichtsabnahme bis hin zu rechtsseitigem Oberbauchschmerz, rezidivierendem Ikterus, Fieber bei komplizierender bakterieller Cholangitis und Zeichen der dekompensierten biliären Zirrhose. Die Zeitdauer vom Auftreten der ersten Symptome bis zur Diagnosestellung ist mit durchschnittlich zwei Jahren immer noch recht lang, obwohl mit dem zunehmenden Einsatz der endoskopischen retrograden Cholangiographie (ERC) oder auch Magnetresonanzcholangiographie (MRC) der Anteil von Diagnosen im asymptomatischen Krankheitsstadium zunimmt. Immer noch weist ein erheblicher Anteil der Patienten bereits bei Diagnosestellung eine Hepatosplenomegalie als Zeichen der fortgeschrittenen Lebererkrankung auf.

Diagnostik „Goldstandard" der Diagnostik der PSC ist die **ERC,** eine endoskopisch gesteuerte Röntgendarstellung der Gallenwege, in der die typischen Veränderungen der intra- und/oder extrahepatischen Gallengänge abgebildet werden. Es finden sich multiple kurzstreckige Stenosen mit dazwischen liegenden normalen oder etwas erweiterten Gangabschnitten (Abb. 14.114), die zusammen im Idealfall ein **klassisches perlschnurartiges Bild** ergeben. Meist sind sowohl die intra- als auch die extrahepatischen Gallenwege befallen, bei 10–15 % der Patienten nur die intrahepatischen, in über 5 % der Fälle nur die extrahepatischen Gallenwege. Auch der Ductus cysticus und die Gallenblase können in das Krankheitsgeschehen einbezogen sein. Bei

Erkrankungen des Gastrointestinalsystems

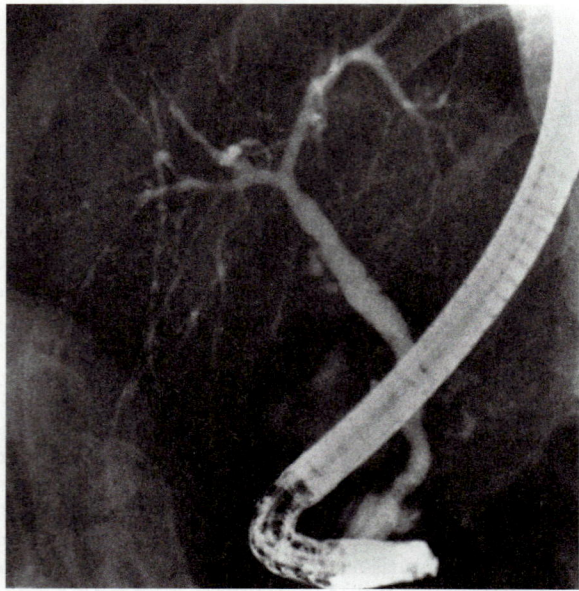

Abb. 14-114 ERC-Bild der primären sklerosierenden Cholangitis mit multiplen Stenosen und dazwischen geschalteten normalen oder leicht dilatierten Abschnitten.

Strikturen insbesondere der Ductus-hepaticus-Gabel ist die Differentialdiagnose zum Gallengangskarzinom oft schwierig. PSC-typische Gallengangsveränderungen in der ERC können bereits vor entsprechenden Laborveränderungen nachweisbar sein.

Durch stetige Verbesserung der Bildqualität in der Kernspinresonanztomographie steht mit der **MRC** mittlerweile eine nichtinvasive diagnostische Alternative zur Verfügung. Vorteil der ERC bleibt jedoch die Möglichkeit weitergehender Diagnostik mit Gallensaftaspiraten, Bürstenzytologien sowie Gewebsbiopsien. Darüber hinaus besteht die Möglichkeit, therapeutische Eingriffe (z. B. Gallengangsdilatationen) der Diagnostik anzuschließen. Eine perkutane transhepatische Gangdarstellung ist bei der PSC schwierig und nur in Ausnahmefällen indiziert (therapeutische Drainage, Dilatation sofern kein Zugang über ERC möglich).

Laborparameter Das Labor weist ein **Cholestaseprofil** mit Erhöhung vor allem der γ-GT, aber meist auch der alkalischen Phosphatase auf. Die Transaminasen sind demgegenüber nur gering erhöht oder normal. Das Bilirubin ist bei der Hälfte der Patienten leicht erhöht, bei der anderen Hälfte entweder normal oder massiv pathologisch (> 10 mg/dl bzw. 220 μM). Das Serum-Kupfer ist wie bei allen cholestatischen Lebererkrankungen als Folge der biliären Ausscheidungsstörung erhöht. Antinukleäre Antikörper und Antikörper gegen glatte Muskulatur werden gelegentlich in niedrigen Titern gefunden; sie sind diagnostisch wenig hilfreich. Dagegen sind die p-ANCA, die bei 75 % der Patienten gefunden werden, sehr charakteristisch für eine PSC (s. o.). Serum-IgG und -IgM sind bei 40–50 % der Patienten erhöht. Unspezifische Entzündungszeichen wie eine Erhöhung der BSG und eine Anämie sind als Parameter der Krankheitsaktivität einzustufen.

Leberhistologie Nach Etablierung der Diagnose einer PSC mittels ERC ist die Leberhistologie zur Beurteilung des Schweregrades der Erkrankung sinnvoll. Cholangiographie und Leberbiopsie sind folglich komplementäre Untersuchungen, die für sich allein betrachtet nicht ausreichen, um Diagnose und Schweregrad der Erkrankung vollständig zu erfassen. In frühen Stadien finden sich periduktal ein Ödem und eine Ablagerung von Bindegewebsfasern, daneben Gallengangsproliferate und ein entzündliches Infiltrat aus Rundzellen und Granulozyten. Bei fortschreitender Erkrankung nimmt die Fibrosierung des Portalfeldes zu. Das entzündliche Infiltrat greift auf das benachbarte Lebergewebe über. Die Zahl der Gallengänge ist bereits reduziert. Mit weitergehender Fibrosierung entsteht das **„typische" zwiebelschalenartige Bild einer dichten konzentrischen Fibrose um die Gallengänge.** Die Fibrosierung führt zu Bindegewebsbrücken zwischen verschiedenen Portalfeldern und schließlich zur biliären Zirrhose (s. Tab. 14.74). Es muss berücksichtigt werden, dass die histologischen Veränderungen in der Leber oftmals fokal angeordnet sind. Möglicherweise wird die diagnostische Sicherheit in der Beurteilung des Schweregrades der Erkrankung durch eine laparoskopische Inspektion und Punktion der Leber erhöht.

Die transpapillär durchgeführte **Biopsie** der Gallenwege trägt zur Diagnostik nichts bei. Die transpapilläre Bürstenzytologie und Biopsie verdächtiger Stenosen können jedoch in der Differentialdiagnose zum Gallengangskarzinom wichtig sein.

> **Sonderform: PSC der kleinen Gallenwege („Small Duct PSC")**
>
> Ca. 5 % der Patienten mit PSC und chronisch-entzündlicher Darmerkrankung weisen bei normalem Cholangiogramm eine laborchemische Cholestasesituation und eine PSC-typische Histologie auf. In dieser Situation wird von einer **PSC der kleinen Gänge** gesprochen, die offenbar bei der ERC nicht mehr dargestellt werden können.

Zusammenfassend wird die Diagnose einer PSC aus der **Kombination** von **röntgenologischem Gallengangsbild**, **(laborchemischer) Cholestase** und ggf. einer passenden **Histologie** gestellt, wenn mögliche Ursachen einer sekundären sklerosierenden Cholangitis ausgeschlossen sind.

Tab. 14.74 Histologische Stadieneinteilung der PSC.

Stadium I	Portale Cholangitis (Ödem, Entzündung, Fibrose im Portalfeld)
Stadium II	Periportale Hepatitis und/oder Fibrose (Proliferation und Fibrosierungen der Gallengänge, periportale Entzündung und Fibrose)
Stadium III	Septale Fibrose und/oder „Brückennekrosen" (periportale Nekrosen, beginnender Verlust der Gallengänge, Ausbildung von Bindegewebssepten)
Stadium IV	Biliäre Leberzirrhose als Endstadium (Verlust der Gallengänge)

Differentialdiagnose Die Diagnose einer PSC ist meist unproblematisch. Ursachen einer sekundären sklerosierenden Cholangitis sind auszuschließen. Wichtig und schwierig ist die Differentialdiagnose zum **Gallengangskarzinom** bzw. die frühzeitige Erkennung des Gallengangskarzinoms im Verlauf der PSC. Kein diagnostisches Verfahren (ERC, MRC, CT, MRT, Bürstenzytologie, Biopsie, intraluminaler Ultraschall) weist bisher eine ausreichende Sensitivität auf. Eine Kombination der Tumormarker CEA und Ca 19-9 soll bei zwei Drittel der Patienten mit Gallengangskarzinomen bei PSC pathologisch und hochspezifisch sein. Nach derzeitiger Empfehlung sollte in etwa zweijährigen Intervallen mit Hilfe der ERC nach verdächtigen Veränderungen im Gangbild gesucht werden. Trotz der verschiedenen Möglichkeiten ist die nicht zu frühe, jedoch rechtzeitige Indikationsstellung zur Transplantation vor Auftreten eines Cholangiokarzinoms schwierig.

Differentialdiagnose	Ausschlussmaßnahmen
PBC	ERC, Leberbiopsie, AMA bzw. p-ANCA
Entzündliche Strikturen, z.B. Stein oder Tumor	ERC
Ischämische Gallengangsläsionen, insbesondere nach chirurgischen Eingriffen	Anamnese, ERC
HIV-Cholangiopathie	ERC, Leberbiopsie, HIV-Test
Arzneimittelinduzierte Cholestase	Anamnese, ERC
Sarkoidose	ERC, Leberbiopsie, ACE-Wert im Serum
Alkoholische Hepatitis	Anamnese, ERC
Autoimmunhepatitis	ERC, Leberbiopsie, Autoimmunserologie

Therapie Eine kausale Therapie der PSC ist nicht bekannt. In der medikamentösen **symptomatischen** Therapie ist bislang nur **Ursodesoxycholsäure** an nennenswerten Patientenzahlen in kontrollierten Studien untersucht worden. Sie bessert zumindest zeitweise die Laborparameter, kann jedoch das klinische und histologische Fortschreiten der Erkrankung nicht verhindern. Da sie ein günstiges Nebenwirkungsprofil aufweist, kann ein Therapieversuch mit 10–15 mg/kg Körpergewicht/d zur Besserung der Symptomatik in Erwägung gezogen werden. Allerdings kann bei fehlender Wirksamkeit in Bezug auf das Überleben keine generelle Therapieempfehlung gegeben werden. Eine hoch dosierte Ursodesoxycholsäuretherapie wird derzeit in kontrollierten Studien evaluiert. Zur Wirksamkeit anderer Medikamente wie z.B. Methotrexat, Ciclosporin A, Tacrolimus, Colchicin und D-Penicillamin liegen nur anekdotische Berichte vor. Sie können somit nicht empfohlen werden. Die Ergebnisse aus Pilotstudien zu einer Kombinationstherapie mit Kortikosteroiden und Azathioprin sind bisher widersprüchlich. Ergebnisse an einer größeren Patientenzahl stehen hierbei ebenfalls noch aus. Die Therapie bzw. Prophylaxe der Komplikationen der chronischen Cholestase (Osteopenie, Fettmaldigestion etc.) entspricht derjenigen bei der PBC (s.o.).

Behandlung von Infektionen PSC-Patienten mit akuter bakterieller Cholangitis sollten mit Antibiotika behandelt werden, die gramnegative Keime, Enterokokken, Bakteroides und Clostridien abdecken (z.B. Gyrasehemmer). Bei chronisch-rezidivierenden Cholangitiden muss ggf. eine orale Dauerantibiose durchgeführt werden. Hierzu sollten verschiedene Antibiotika im drei- bis vierwöchigen Wechsel verabreicht werden (Gyrasehemmer, Cefalexin, Trimethropim/Sulfamethoxazol oder Ampicillin). Darüber hinaus ist in jedem Fall die Indikation zur Lebertransplantation zu überprüfen.

Endoskopische Therapie Obwohl keine kontrollierten Studien vorliegen, scheinen eine **Dilatation** und ggf. kurzfristige Drainage dominanter Stenosen mit Hilfe von **Kunststoffendoprothesen (Stents)** den Verlauf günstig zu beeinflussen. Bei geeigneten Patienten führt dies zu einer deutlichen Verbesserung der Cholestase und der Symptomatik (Abb. 14.115a–c). Diese Vorgehensweise scheint das 5-Jahres-Überleben der Patienten im Vergleich zu dem mit Hilfe des Mayo-Risikomodells vorhergesagten Überleben zu verbessern. Operative Eingriffe an den Gallenwegen sollten bei PSC-Patienten, gerade auch in Hinblick auf eine mögliche spätere Lebertransplantation, vermieden werden.

Lebertransplantation Bei späten Stadien einer PSC ist die Lebertransplantation die **Therapie der Wahl.** Die Ergebnisse sind ähnlich günstig wie bei der PBC (80%ige 5-Jahres-Überlebensrate). Die Indikationstellung zur Transplantation ist allerdings nicht immer einfach. Komplikationen der Leberzirrhose (Aszites, portale Hypertonie mit Blutungen etc.), aber auch Schübe bakterieller Cholangitiden können auch bei vorher lange stabilem Krankheitsbild zu einer raschen Dekompensation der Leberfunktion führen und sollten Anlass sein, den Patienten in einem Transplantationszentrum vorzustellen. Auch aufgrund des Karzinomrisikos wird man die Transplantationsindikation eher früher stellen, obwohl eine rein karzinomprophylaktische Transplantation ohne Vorliegen anderer Indikationen nicht gerechtfertigt ist. In einer Studie zur Prävalenz von Cholangiokarzinomen in explantierten Lebern von PSC-Patienten fanden sich bei elf von 216 Patienten zuvor nicht diagnostizierte Cholangiokarzinome. Die betroffenen Patienten hatten ein deutlich schlechtere 5-Jahres-Überlebensrate (45 %). Dies unterstreicht nochmals die Notwendigkeit einer rechtzeitigen Indikationsstellung zur Transplantation.

Verlauf und Prognose Die Angaben über den natürlichen Verlauf sind sehr unterschiedlich. So werden mittlere Überlebenszeiten zwischen sechs und 21 Jahren nach Diagnosestellung angegeben. Die Uneinheitlichkeit der prognostischen Daten hängt maßgeblich vom Zeitpunkt der Diagnosestellung ab, insbesondere da der natürliche Verlauf der Erkrankung nicht durch eine effektive Therapie beeinflusst werden kann. Die Prognose wird bestimmt vom Risiko der bakteriellen Superinfektion mit septischen Komplikationen, von der zunehmend dekompensierenden

14 Erkrankungen des Gastrointestinalsystems

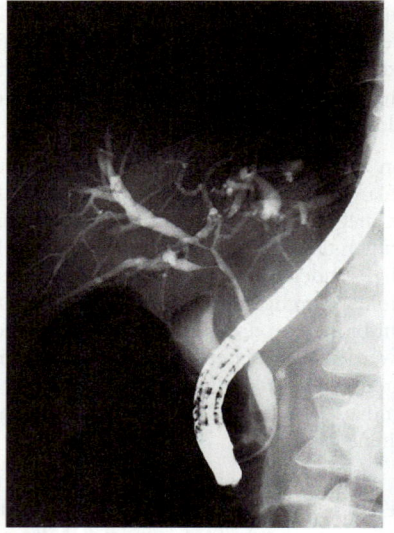 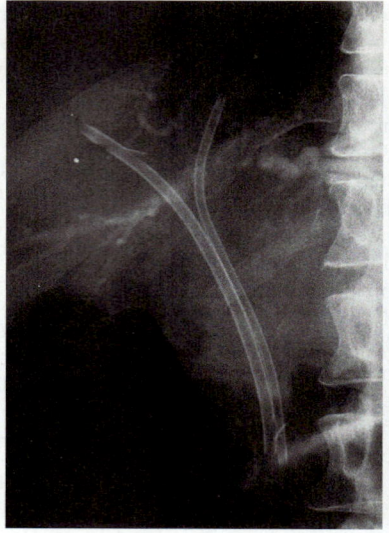 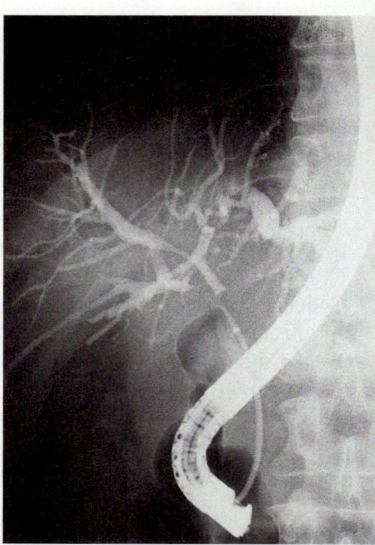

Abb. 14.115 Therapie führender, z.T. langstreckiger Stenosen in Leberpforte, Ductus choledochus und Ductus hepaticus communis (a) durch Dilatation und dreimonatige Stenteinlage (b) mit deutlicher Besserung von ERC-Befund (c) und Klinik (Normalisierung des Bilirubins und der alkalischen Phosphatase; Besserung der Müdigkeit und des Juckreizes) bei einem 32jährigen Patienten mit PSC.

Leberfunktion und vom Risiko der Entwicklung eines Gallengangskarzinoms. Die Prognose der Patienten mit PSC und Cholangiokarzinom ist sehr schlecht. Die meisten Patienten sind ein Jahr nach Diagnosestellung verstorben. Bei den **prognostischen Indizes** sind das **Serum-Bilirubin**, eine **Splenomegalie** und das **histologische Stadium** der Lebererkrankung von entscheidender Bedeutung. Da der Verlauf der Erkrankung jedoch individuell stark variiert, kann die Entscheidung zur Lebertransplantation nur in der Zusammenschau der verschiedenen Probleme und Risiken des individuellen Patienten getroffen werden.

Nach Transplantation ist der Verlauf ähnlich günstig wie bei der PBC. Ein spezifisches Problem der Lebertransplantation bei der PSC ist die Neigung zur Ausbildung von Strikturen an den Gallenganganastomosen. Aus diesem Grund sollten keine biliobiliären, sondern biliodigestive Anastomosen mit langen ausgeschalteten Darmschlingen angelegt werden. Rezidive der PSC in der transplantierten Leber sind wie bei der PBC beschrieben.

Komplikationen In etwa 10 % der bei Lebertransplantation explantierten Lebern entdeckt der Pathologe vorher unerkannte Gallengangskarzinome, und dies, obwohl die Patienten im Rahmen der Transplantationsvorbereitung intensiv durchuntersucht wurden. Die PSC muss deshalb als **Präkanzerose** betrachtet werden.

Darüber hinaus können bei der PSC sämtliche Folgeerscheinungen einer chronischen Cholestase auftreten, wie sie oben für die PBC beschrieben wurden.

Komplikation	Häufigkeit
Progredientes Leberversagen bei biliärer Zirrhose	Häufig
Rezidivierende bakterielle Cholangitiden	Häufig
Schwere Osteoporose/ pathologische Frakturen	Häufig, insbesondere bei ausgeprägter Cholestase und langem Verlauf
Ösophagusvarizenblutung	Häufig
Bei Z.n. Proktokolektomie aufgrund einer Colitis ulcerosa mit Ileostoma: peristomale Varizen	Selten
Aszites	Häufig, meist im Endstadium der Erkrankung
Enzephalopathie	Selten, im Endstadium der Erkrankung
Hepatozelluläres Karzinom	Sehr selten, nur in Spätstadien

Komplikation	Häufigkeit
Gallengangskarzinom	Im Verlauf bei 4–20 % der Patienten

Zusammenfassung

- Häufigste Ursache: nicht geklärt, Autoimmunerkrankung
- Wichtigste Symptome: häufig asymptomatisch, Müdigkeit, Cholestasezeichen
- Wichtigste diagnostische Maßnahmen: ERC, Leberbiopsie
- Wichtigste therapeutische Maßnahmen: symptomatisch, Lebertransplantation

Zur weiteren Information

Literatur

Ahrens, E. H. jr., M. A Payne, H. G. Kunkel: Primary biliary cirrhosis. Medicine (Baltimore) 1950; 29: 299.

Angulo, P., K. D. Lindor: Primary Sclerosing cholangitis. Hepatology 1999; 30: 325–32.

Beuers, U., K. H. Wiemann, G. Kleber, W. E. Fleig: Therapie der autoimmunen Hepatitis, primär biliären Zirrhose und primär sklerosierenden Cholangitis. Konsensus der Deutschen Gesellschaft für Verdauungs- und Stoffwechselkrankheiten. Gastroenterol 1997; 35: 1041–9.

Floreani, A., A. Baragiotta, V. Baldo et al.: Hepatic and extrahepatic malignancies in primary biliary cirrhosis. Hepatology 1999; 29: 1425–8.

Heathcote, E. J.: Management of primary biliary cirrhosis. The American Association for the Study of Liver Diseases Practice Guidelines. Hepatology 2000; 31: 1005–13.

Lee, Y. M., M. M. Kaplan: Primary sclerosing cholangitis. Review. N Engl J Med 1995; 332: 924–33.

Lindor, K. D.: Ursodiol for primary sclerosing cholangitis. N Engl J Med 1997; 336: 691–5.

Metcalf, J., O. James: The geoepidemiology of primary biliary cirrhosis. Sem Liv Dis 1997; 17: 13–22.

Neuberger, J.: Transplantation for primary biliary cirrhosis. Sem Liv Dis 1997; 17: 137–46.

Scheuer, P. J.: Liver Biopsy Interpretation, 3rd edn. Ballière, Tindall & Cossell, London 1980, p. 36.

Internet-Links

www.liverfoundation.org
www.aafp.org
www.members.aol.com/leberty/home.htm

Keywords

Primary Biliary Cirrhosis ◆ Bilirubin ◆ Primary Sclerosing Cholangitis ◆ Cholangiocarcinoma ◆ Liver Transplantation

IMPP-Statistik

Primäre biliäre Zirrhose

14.5.7 Fettleber

S. Kanzler, P. R. Galle

Synonym: Steatosis hepatis, nichtalkoholische Steatohepatitis (NASH)
Engl. Begriff: Fatty Liver, Nonalcoholic Steatohepatitis (NASH), Nonalcoholic Fatty Liver Disease (NAFLD)

Definition Definitionsgemäß liegt eine Fettleber vor, wenn mehr als die Hälfte aller Hepatozyten Fettablagerungen, meist Neutralfette (Fettsäureester des Glyzerols, Triglyzeride), aufweisen oder Fett mehr als 5 % des Lebergewichtes ausmacht. In ausgeprägten Fällen kann das Fett 30–40 % des Gesamtlebergewichtes ausmachen. Speichern weniger als 50 % der Leberparenchymzellen Fett, wird von einer **Leberverfettung** gesprochen (Abb. 14.116). Ätiopathogenetisch wird zwischen einer alkoholischen Steatohepatitis (ASH, s. Kap. 14.5.8) und der nichtalkoholischen Steatohepatitis (NASH) bzw. Nonalcoholic Fatty Liver Disease (NAFLD) unterschieden.

Epidemiologie Exakte Angaben zur Inzidenz und Prävalenz der Fettleber in der Bevölkerung liegen nicht vor. In der Bundesrepublik Deutschland leidet ca. ein Drittel aller erwachsenen Männer und Frauen an Fettsucht. Von diesen haben 60–90 % eine unterschiedlich stark ausgeprägte Leberzellverfettung. Etwa 25–40 % der Typ-2-Diabetiker haben eine Leberverfettung, beim Typ-1-Diabetes tritt sie seltener (ca. 5 %) auf. Kontinuierlicher und übermäßiger Alkoholkonsum führt regelmäßig zu einer Leberverfettung, ggf. auch Fettleber. Am anderen Ende des Ernährungsspektrums tritt eine Fettleber bei extremer Malnutrition auf.

Ätiologie und Pathogenese Die Leber nimmt eine zentrale Stellung im **Lipid- und Lipoproteinstoffwechsel** ein. So können Erkrankungen der Leber zu Veränderungen der Plasma-Lipide führen. Umgekehrt kann eine geänderte Zusammensetzung zirkulierender Lipide ihren Niederschlag in einer Verfettung von Hepatozyten finden. Zur Verfettung der Hepatozyten kommt es, wenn die Synthese oder Zufuhr von Neutralfetten deren hepatischen Abbau oder Abtransport übersteigt. In Abbildung 14.117 ist die zentrale Bedeutung der Leber im Fettstoffwechsel skizziert.

Fettstoffwechsel Aus der Nahrung gelangen kurz- und mittelkettige Fettsäuren, gebunden an Albumin, über die Pfortader zur Leber. Langkettige Fettsäuren werden hingegen als Triglyzeride in den Chylomikronen zur Leber transportiert. Über den Apolipoprotein-E-Rezeptor der Leberzellen werden die Chylomikronen-Remnants in die Leber aufgenommen. Des Weiteren können in der Leber aus Glukose Triglyzeride synthetisiert werden, wobei Fettsäuren mit Glyzerol esterartig verknüpft werden. Hierfür muss das Glyzerol als Glyzerol-3-Phosphat vorliegen. Letzteres entsteht zum einen durch die Phosphorylierung des durch enzymatische Spaltung vorhandener Triglyzeride – z.B. aus dem Fettgewebe – anfallenden Glyzerols, zum anderen als Zwischenprodukt des anaeroben Glukoseabbaus in der Leber, durch Reduktion von Dihydroxyacetonphosphat.

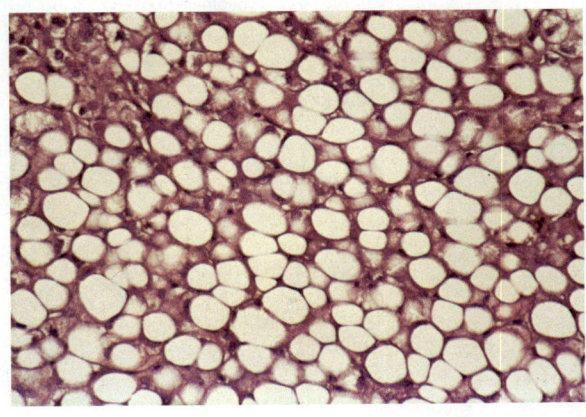

Abb. 14.116 Großtropfige Leberzellverfettung.

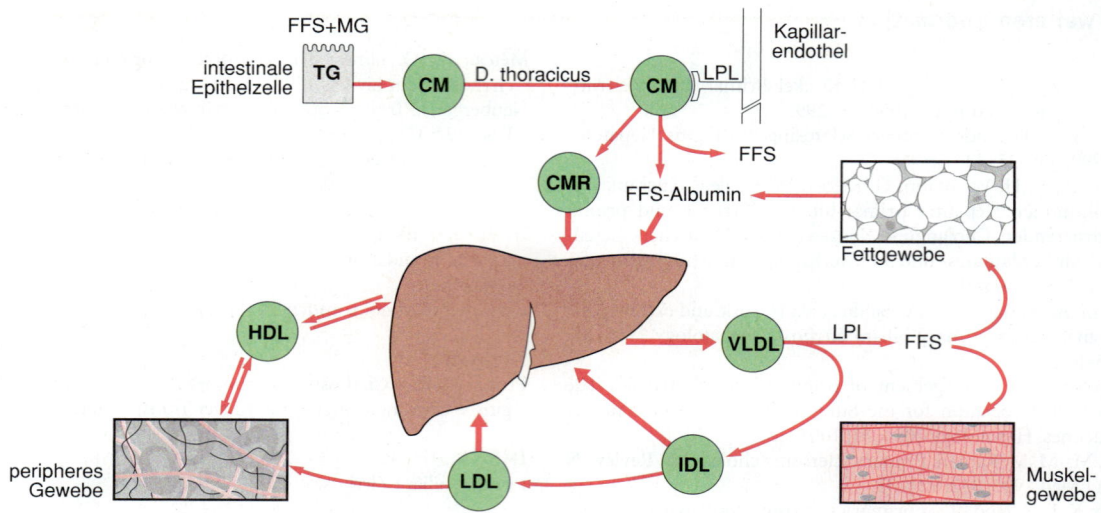

Abb. 14.117 Die zentrale Bedeutung der Leber im Fettstoffwechsel (TG: Triglyzeride; FFS: freie Fettsäuren; CMR: Chylomikronen-Remnants; VLDL: Very-Low-Density-Lipoproteins; LDL: Low-Density-Lipoproteins; MG: Monoglyzeride; CM: Chylomikronen; LPL: Lipoproteinlipase; IDL: Intermediate-Density-Lipoproteins; HDL: High-Density-Lipoproteins).

Für die Veresterung mit Glyzerol-3-Phosphat müssen die Fettsäuren als Acyl-CoA-Verbindungen vorliegen. Über einen Zwischenschritt der Bildung von Diglyzeriden erfolgt schließlich, nach hydrolytischer Entfernung des Phosphorsäurerests, die Veresterung mit der dritten Fettsäure zu Triglyzeriden (Abb. 14.118).

Lipoproteinstoffwechsel Leberfett weist den höchsten Gehalt an ungesättigten Fettsäuren auf. Die in der Leber synthetisierten Triglyzeride werden als VLDL in das Blut abgegeben. Durch die Aktivität der Lipoproteinlipase entstehen aus ihnen freie Fettsäuren und IDL, die zu den LDL, der Hauptquelle des Cholesterins, umgebaut werden.

Die entscheidenden pathogenetischen Faktoren, die in unterschiedlichem Ausmaß zur Entstehung einer Fettleber beitragen können, sind demnach:
- Zunahme der Anflutung endogen synthetisierter Fettsäuren aus dem Fettgewebe

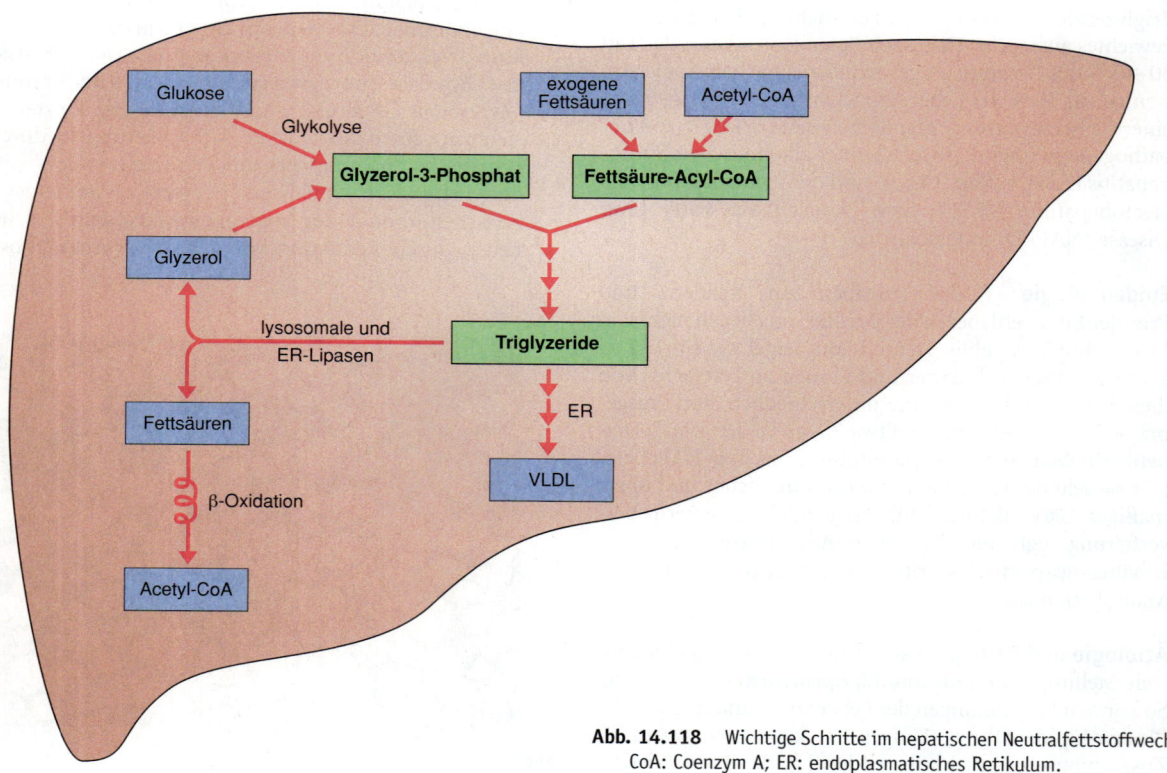

Abb. 14.118 Wichtige Schritte im hepatischen Neutralfettstoffwechsel. CoA: Coenzym A; ER: endoplasmatisches Retikulum.

- Zunahme exogen zugeführter Fettsäuren
- verstärkte hepatische Fettsäuresynthese oder ihre verminderte Oxidation
- verminderte Apoproteinsynthese mit nachfolgend reduzierter Bildung von Lipoproteinen oder ihr gestörter hepatozellulärer Transport

Prädisponierende Erkrankungen In Tabelle 14.75 sind die wichtigsten ätiologischen Faktoren einer hepatischen Verfettung bzw. Fettleber zusammengestellt. Dem Übergewicht, chronischem Alkoholabusus, Typ-2-Diabetes und den Hyperlipoproteinämien kommt hierbei in der Praxis die weitaus größte Bedeutung zu. Darüber hinaus können Toxine, auch Endotoxine, bei bakterieller Fehlbesiedlung des Dünndarms oder Medikamente zur Leberverfettung führen. Bei totaler parenteraler Ernährung führt insbesondere die Zufuhr von großen Glukosemengen und Fettemulsionen zur Entwicklung einer Fettleber. Jejunoileale Bypässe können ebenfalls eine Leberverfettung bedingen. Die grobtropfige ist häufiger als die feintropfige Verfettung (s. Abb. 14.119). Letztere führt in der Regel zu einem wesentlich schwereren Krankheitsbild.

Symptome Die Symptome hängen von den Grunderkrankungen, vom Ausmaß der Verfettung sowie von der Geschwindigkeit der Fetteinlagerung ab.

Die unkomplizierte Fettleber ist meist **asymptomatisch** oder verursacht nur ein leichtes, uncharakteristisches, **rechtsseitiges Druck- oder Völlegefühl**. Tritt die Fetteinlagerung rasch auf, kann es durch Dehnung der Leberkapsel zu vorübergehend stärkeren rechtsseitigen Oberbauchschmerzen kommen. Bei toxisch bedingter, mikrovesikulärer Fettleber findet man klinisch Übelkeit, Erbrechen und Ikterus. Je nach Ausmaß der Leberzellschädigung lassen sich zentralnervöse metabolische Störungen beobachten. Die Patienten können entsprechend leicht benommen bis komatös sein. Zeichen der Niereninsuffizienz sowie einer disseminierten intravasalen Gerinnung können dazukommen.

> **Erkrankung aus Patientensicht**
>
> Die Diagnose einer Fettleber ist in der Regel eine Ausschlussdiagnose, die gestellt wird, nachdem bei einem asymptomatischen Patienten erhöhte Leberwerte festgestellt wurden. Die initiale Phase der Diagnostik, also des Ausschlusses anderer Lebererkrankungen, die für die Leberwerterhöhung verantwortlich gemacht werden können, wird von den Patienten aufgrund der diagnostischen Unsicherheit als sehr belastend empfunden.
>
> **Alltag** Die Fettleber macht für sich genommen keine Beschwerden. Die Veränderung der Lebensumstände, die zur Fettleber geführt haben, sind für die meisten Patienten allerdings ein gravierender Einschnitt in das tägliche Leben. Diese Maßnahmen können eine komplette Umstellung der Ernährung auf eine fett- und cholesterinarme Reduktionskost bedeuten. Darüber hinaus sind Verzicht auf alkoholische Getränke sowie Steigerung der körperlichen Aktivität erforderlich.

Komplikationen In den letzten Jahren hat es zahlreiche Berichte gegeben, die über ein Fortschreiten der

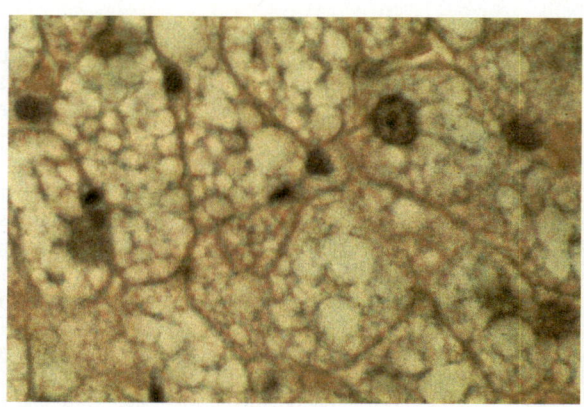

Abb. 14.119   Feintropfige Verfettung von Leberzellen.

Tab. 14.75   Ursachen der Leberverfettung.

Großtropfig (makrovesikulär)
1. Medikamentös-toxische Ursachen
   Alkohol
   Kortikosteroide
   Zytostatika (Bleomycin, Methotrexat)
   Amiodaron
   Östrogene (hoch dosiert)
   Chlorierte Kohlenwasserstoffe
   Cumarinderivate
   Phosphor
2. Ernährungsbedingte Ursachen
   Übergewicht
   Hunger, Malnutrition, Proteinmangelernährung
   Totale parenterale Ernährung
   Jejunoileale Bypassoperation
3. Endokrine und Stoffwechselursachen
   - Erworben
     Diabetes mellitus (Typ 2 > Typ 1)
     Hyperlipidämie
   - Angeboren
     Galaktosämie
     Fruktoseintoleranz
     Typ-I-Glykogenose
     Morbus Wilson (Frühstadien)
     Tyrosinämie, Homozystinurie
     Abetalipoproteinämie
     Morbus Refsum (autosomal-rezessiv vererbte Lipoidose)
4. Sonstige Ursachen
   Entzündliche Darmerkrankungen
   Pankreaserkrankungen
   Leberteilresektion
   Ausgeprägte Anämie und Kachexie
   Fieber
   Virale Infektionen
   Idiopathisch

Feintropfig (mikrovesikulär)
   Akute Schwangerschaftsfettleber
   Reye-Syndrom (hepatozerebrales Syndrom bei Kindern, s.u.)
   Tetrazykline
   Salicylate
   Angeborene Defekte im Harnstoffzyklus
   Angeborene Defekte der mitochondrialen Fettsäureoxidation
   Alkoholische „schaumige Degeneration"
   Fulminante Hepatitis D (Sonderformen im Norden Südamerikas)

Fettleber zur Fettleberzirrhose berichteten. Warum und bei wem die Erkrankung einen komplizierten Verlauf nimmt, ist bislang nicht hinreichend geklärt. Für Arzt und Patient bleibt so eine gewisse Restunsicherheit bezüglich des Verlaufes.

Hilfestellung Sofern alle relevanten anderen Lebererkrankungen ausgeschlossen sind und die Diagnose der Fettleber bleibt, gilt es zunächst einmal, dem Patienten die Harmlosigkeit des Befundes klar zu machen. Einschränkend muss hinzugefügt werden, dass einzelne Verläufe mit einem narbigen Umbau der Leber einhergehen. Anschließend muss intensiv auf die zugrunde liegenden Probleme (Adipositas, schlecht eingestellter Diabetes mellitus, Alkohol) eingegangen werden und Lösungsvorschläge sind gemeinsam zu erarbeiten. Auf entsprechende Hilfsorganisationen, wie z. B. Diätberater, kann verwiesen werden.

Diagnostik **Anamnese** und **körperlicher Befund** liefern bereits in den meisten Fällen deutliche Hinweise auf eine alimentäre und/oder alkoholtoxische Genese der Fettleber. Die Leber ist **palpatorisch vergrößert**, ihr Rand abgerundet, ihre Oberfläche weich und eindrückbar.

Laborchemische Befunde geben keinen verlässlichen Hinweis auf das Ausmaß der Fetteinlagerung. Geringe unspezifische Erhöhungen der Transaminasen (< 100 U/l) und der γ-GT werden am häufigsten beobachtet, sind allerdings nicht diagnostisch. Liegt der Fettleber eine alkoholische Genese zugrunde, so ist meist GOT > GPT (V. a. alkoholische Fettleberhepatitis). Ist dies nicht der Fall, so liegt der GPT-Wert häufig höher als der GOT-Wert, der auch normwertig sein kann (nichtalkoholische Steatohepatitis).

Sonographisch zeigt sich eine plumpe, vergrößerte Leber, deren Binnenstruktur eine homogene Reflexverdichtung aufweist. Das sonographische Reflexmuster gestattet allerdings keine Rückschlüsse auf die Genese der Fettleber. Verfettungen unter 10–20 % können nicht sicher erfasst werden. Im **Computertomogramm** weisen die verfetteten Bezirke eine Dichteänderung auf. Beide bildgebenden Verfahren gestatten auch die Abgrenzung diffuser von fokalen Verfettungen. Gerade fokale Verfettungen geben gelegentlich Anlass zur Sorge, da sich neoplastische Erkrankungen ähnlich darstellen können.

Leberbiopsie Durch nichtinvasive Diagnostik kann mit hoher Wahrscheinlichkeit eine Fettleber diagnostiziert werden. Die definitive Diagnosesicherung kann jedoch nur durch eine Leberbiopsie, die als Blindpunktion oder im Rahmen einer (Mini-)Laparoskopie durchgeführt werden kann, gestellt werden. Die Indikation zur Punktion sollte allerdings streng gestellt werden und auf Patienten beschränkt bleiben, bei denen Anamnese, körperliche Untersuchung, zeitlicher Verlauf der Laborparameter und Bildgebung keine ätiologische Zuordnung der Lebererkrankung gestatten. Eine Leberpunktion kann auch in wenigen Fällen nötig sein, wenn mit nichtinvasiven Methoden keine eindeutige Differenzierung zwischen herdförmigen Verfettungen und neoplastischen Veränderungen gelingt. In der Beurteilung des Biopsiepräparates weisen Mallory-Körper (alkoholisches Hyalin) und eine maschendrahtartige, perizelluläre Bindegewebsvermehrung, vorzugsweise um die Zentralvenen, auf eine alkoholische Genese des Leberschadens hin. Glykogenablagerungen in den Leberzellkernen (sog. Lochkerne) sind bei Diabetes mellitus häufig, kommen aber auch bei anderen Störungen vor. Histologisch lässt sich die nichtalkoholische Steatohepatitis (NASH) nicht von der alkoholischen Steatohepatitis (ASH) unterscheiden. Darüber hinaus besteht keine Korrelation zwischen den Symptomen des Patienten oder der Höhe der Laborwerte und dem Ausmaß der histologischen Schädigung.

Differentialdiagnose Die verschiedenen Ursachen der Fettleber sind in Tabelle 14.75 dargestellt. Der zeitliche Verlauf der Laborparameter ist ein wichtiges differentialdiagnostisches Kriterium: Bei der unkomplizierten alkoholtoxischen Fettleber bessern sich die Leberwerte innerhalb weniger Tage nach Alkoholabstinenz. Die unregelmäßige Verfettung der Leber kann im sonographischen Bild zur Verwechslung mit Metastasen führen.

Differentialdiagnose	Ausschlussmaßnahmen
Ernährungsbedingt (Adipositas, Diabetes mellitus, Hyperlipidämie, parenterale Ernährung, intestinale Bypassoperation, Kwashiorkor)	Anamnese, Untersuchung
Medikamente und Toxine (Alkohol, Methotrexat, Salicylate, Tetrachlorkohlenstoff, Kortikosteroide u.v.m.)	Anamnese
Schwangerschaft (Hyperemesis gravidarum, akute Schwangerschaftsfettleber)	Anamnese, Untersuchung, Schwangerschaftstest
Seltene Systemerkrankungen bei Kindern (Reye-Syndrom, Galaktosämie, Fruktoseintoleranz u.v.m.)	Anamnese, Untersuchung, Biopsie
Virushepatitis, insbesondere Hepatitis C	Virusserologie
Chronisch-entzündliche Darmkrankung	Anamnese
Morbus Wilson	Coeruloplasmin im Serum, Kupfer im Urin, Leberbiopsie (Kupfergehalt in Leber)

Therapie Eine spezifische medikamentöse Prophylaxe oder Therapie der Fettleber existiert nicht. Lipotrope Substanzen, wie z. B. Cholin oder sog. Leberschutzpräparate, haben keinen Platz in der Behandlung der Fettleber.

Das Vermeiden auslösender Noxen wie beispielsweise eine Alkoholabstinenz und eine Gewichtsreduktion sind die wichtigsten Behandlungsmaßnahmen. Beim Vorliegen einer Fettstoffwechselstörung sollte diese durch diätetische Maßnahmen oder ggf. medikamentös eingestellt werden. Da übergewichtige Patienten häufig neben der Fehl-

14.5 Erkrankungen der Leber

ernährung gleichzeitig an Bewegungsarmut leiden, sollte zu einer entsprechenden Diät und vermehrter körperlicher Aktivität aufgefordert werden.

Sonderformen

Reye-Syndrom Das Reye-Syndrom tritt ausschließlich bei Kindern bis zum 15. Lebensjahr auf. Typisch ist die Vorgeschichte mit einem banalen Infekt des oberen Respirationstraktes und der Einnahme von salicylsäurehaltigen Präparaten. Nach ein bis zwei Tagen tritt heftiges Erbrechen auf. Unter den Zeichen einer hepatischen Enzephalopathie entwickelt sich eine zunehmende Bewusstseinstrübung, die bis zum Koma fortschreiten kann.

Hypoglykämie, zerebrale Krampfanfälle und eine Niereninsuffizienz (Verfettung der Tubulusepithelien) sind weitere typische klinische Zeichen. Ein Ikterus tritt in der Regel nicht auf. Die Leber zeigt eine diffuse kleintropfige Verfettung. Die Mortalitätsrate beträgt 50 %. Bei Überlebenden bleiben keine funktionellen Leberschäden zurück.

Akute Schwangerschaftsfettleber Die akute Schwangerschaftsfettleber tritt selten (etwa 1 : 15 000 Entbindungen) aus unbekannter Ursache im letzten Trimenon der Schwangerschaft auf. Symptome sind Oberbauchschmerzen, Übelkeit, anhaltendes, z.T. blutiges Erbrechen und Ikterus. Unter den Zeichen eines fulminanten Leberversagens mit Niereninsuffizienz kann es zu fortschreitenden Bewusstseinstrübungen und häufig zum postpartalen Tod im Leberkoma kommen. Bilirubinanstiege bis 10 mg/dl, Erhöhungen der alkalischen Phosphatase auf das Zwei- bis Vierfache der Norm, mittelgradige Anstiege der Transaminasen (SGOT > SGPT; < 300 U/l) sowie eine ausgeprägte Leukozytose, Thrombozytopenie und eine zunehmende Azotämie charakterisieren die laborchemischen Abweichungen. Histologisch liegt eine diffuse, läppchenzentral betonte, plurivesikuläre, kleinvakuoläre Verfettung der Hepatozyten ohne begleitende Entzündungsreaktion vor. Die Mortalität hat sich dank rechtzeitiger Diagnosestellung und rascher Entbindung für die Mütter deutlich gebessert (0–22 %). Die kindliche Mortalität bleibt allerdings mit 40–50 % sehr hoch.

Verlauf und Prognose Bei Alkoholabstinenz bilden sich die Veränderungen der alkoholischen Fettleber in der Regel vollständig zurück. Auch leichtere Fibrosegrade sind rückbildungsfähig (s. Kap. 14.5.8).

Zur Prognose der NASH liegen bislang keine prospektiven Studien vor. Die publizierten Fallserien legen nahe, dass Patienten mit einer NASH ohne Zeichen einer Leberfibrose oder Entzündungsreaktion eine gute Prognose aufweisen. In Einzelfällen kann jedoch, über die Entwicklung einer nichtalkoholischen Fettleberhepatitis mit Fibrose, ein progredientes Krankheitsbild bis hin zur Leberzirrhose entstehen.

Komplikationen Nimmt die Fettbeladung der Leberzellen drastisch zu, können einzelne Hepatozyten rupturieren und zu „Fettzysten" zusammenfließen. Diese führen über eine entzündliche Zellinfiltration zur Bildung sog. **Lipogranulome.**

Bei der akuten Schwangerschaftsfettleber und beim Reye-Syndrom entwickeln sich häufig Zeichen der Leberzellinsuffizienz.

Komplikation	Häufigkeit
Fettleberhepatitis, zunehmende Fibrose/Zirrhose, portale Hypertonie	Bei fortgesetztem übermäßigem Alkoholkonsum häufig
Nichtalkoholische Fettleberhepatitis mit zunehmender Fibrose/Zirrhose	5 (–10 %)?
Akute Schwangerschaftsfettleber	Sehr selten
Reye-Syndrom (bei Kindern)	Sehr selten

Zusammenfassung

- Häufigste Ursachen: Adipositas, Alkoholabusus, Diabetes mellitus Typ 2, Medikamente und Hyperlipidämien
- Wichtigste Symptome: meist asymptomatisch
- Wichtigste diagnostische Maßnahmen: Anamnese, körperliche Untersuchung, Labor, Sonographie, Leberhistologie
- Wichtigste therapeutische Maßnahmen: Alkoholabstinenz, Gewichtsreduktion, Einstellung von Diabetes mellitus und Hyperlipidämie

Zur weiteren Information

Literatur
Alpers, D. H., S. M. Sabesin, H. M. White: Fatty Liver: Biochemical and Clinical Aspects. Schiff, L., E. R. Schiff,: Diseases of the Liver, 8th edn. Lippincott, Philadelphia, 1998, pp. 825–55.
Fong, D. G., V. Nehra, K. D. Lindor, A. L. Buchman: Metabolic and nutritional considerations in nonalcoholic fatty liver. Hepatology 2000; 32: 3–10.
Kumar, K. S., P. F. Malet: Nonalcoholic steatohepatitis. Mayo Clin Proc 2000; 75: 733–9.
Sherlock, S.: Nutritional and Metabolic Liver Diseases. In: Sherlock, S. (ed.): Diseases of the Liver and Biliary System, 10th edn. Blackwell Scientific, Oxford 1997, 427–33.

Internet-Links
www.liverfoundation.org
www.aafp.org
cpmcnet.columbia.edu/dept/gi/disliv.html

Keywords
Fatty Liver ◆ Adipositas ◆ Alcohol ◆ Exercise ◆ Diabetes ◆ Cirrhosis

IMPP-Statistik
Fettleber

14.5.8 Leberschäden durch Alkohol

S. Kanzler, P. R. Galle

Dieser Begriff umfasst alle durch das Trinken von Alkohol bedingten Formen der Leberschädigung. Aufgrund histomorphologischer Kriterien unterscheidet man derzeit in der Klinik drei Krankheitsbilder, die im Grunde verschiedene Stadien der gleichen Erkrankung sind:
- **alkoholische Fettleber** (vermehrte hepatozelluläre Fetteinlagerung)
- **alkoholische Hepatitis** (Fetteinlagerung und entzündliche Mitreaktion des Parenchyms)
- **alkoholische Leberzirrhose** (meist mikronodulär; narbiges Endstadium der alkoholischen Lebererkrankung)

Diese Diagnosen sind nicht streng voneinander abgrenzbar, denn nicht selten können Kriterien für alle drei Krankheitsbilder bei ein und demselben Patienten gefunden werden.

Definition Eine Leberschädigung durch Alkohol ist zwar auch bei einmaliger akuter Exposition möglich, doch sind alkoholinduzierte Lebererkrankungen meist Folge eines **chronischen Alkoholkonsums.** Es handelt sich um Lebererkrankungen infolge Überschreitens einer sog. **Schwellenwertdosis** der täglichen Alkoholzufuhr. Diese Schwellenwertdosis ist nicht exakt definiert, sondern nur epidemiologisch abgesichert. Bei täglichem Konsum liegt sie für Frauen bei ca. 20–40 g, für Männer bei ca. 60–80 g Alkohol (¼ l Wein bzw. ½ l Bier entsprechen in etwa 25 g Alkohol).

Epidemiologie Zahlreiche epidemiologische Studien zeigen eine sehr enge Beziehung zwischen **Pro-Kopf-Alkoholkonsum** und **Mortalität infolge Leberzirrhose.** Ähnliche Untersuchungen über die Fettleber liegen nicht vor, doch werden in einigen Studien positive Korrelationen zwischen der Schwere der Leberschädigung, der konsumierten Alkoholdosis und der Dauer des Alkoholismus aufgezeigt. Da laut Angaben der Deutschen Hauptstelle gegen die Suchtgefahren der tägliche Verbrauch an reinem Alkohol in der Bundesrepublik Deutschland 25 g pro Bundesbürger beträgt (inkl. aller Kinder, Greise und Antialkoholiker) und man mit ca. 1,5–1,8 Mio. Alkoholabhängigen rechnet, wird verständlich, dass Alkohol zu den häufigsten Ursachen einer chronischen Leberschädigung zählt und ein großes sozioökonomisches Problem darstellt.

Alkoholische Fettleber

Synonym: Steatosis hepatitis
Engl. Begriff: Alcoholic Fatty Liver

Definition Der Begriff „alkoholische Fettleber" wird definiert als eine lichtmikroskopisch sichtbare diffuse, grobtropfige Verfettung von **mehr als 50 % des Leberparenchyms** infolge überhöhten Alkoholgenusses. Geringgradigere Fetteinlagerungen werden als **Leberverfettung** bezeichnet.

Epidemiologie Bereits drei bis vier Wochen nach täglichem Alkoholgenuss jenseits des Schwellenwertes kann eine Verfettung der Lebergewebes nachgewiesen werden. Bei über 90 % aller alkoholkranken Patienten findet sich eine Fettleber.

Ätiologie und Pathogenese Der chronische, mäßiggradige Alkoholkonsum als Ursache der alkoholischen Fettleber ist unbestritten. Die Alkoholtoleranz der Leber weist allerdings erhebliche individuelle Unterschiede auf, die sicher z. T. auf verschiedenen Eliminationsraten des Alkohols durch abbauende Enzyme beruhen.

Alkoholmetabolismus Der Abbau des Alkohols in der Leber erfolgt zu 90–95 % durch Alkohodehydrogenasen (ADH), die Alkohol zu Acetaldehyd abbauen (s. Abb. 14.120). Acetaldehyd ist stark toxisch und kann zu Membranschäden, Zellnekrosen und Induktion der Kollagensynthese führen. Acetaldehyd wird seinerseits von Aldehyddehydrogenasen (ALDH) zu Acetat abgebaut, welches in den Energiestoffwechsel eingeschleust und zu Kohlendioxid und Wasser oxidiert oder über den Zitratzyklus z. B. zu Fettsäuren umgebaut werden kann (1 g Alkohol = 7 Kalorien!). Bei kontinuierlichem Alkoholkonsum wird ein erheblicher Energiebedarf der Leber durch den Alkoholabbau gedeckt, so dass physiologischerweise aufgenommene Fette als Energieträger nicht in den Energiestoffwechsel eingeschleust werden und sich so in den Leberzellen ablagern (Reduktion der Fettsäureoxidation). Im geringeren Maße wird Alkohol in der Leber auch über das mikrosomale alkoholoxidierende System (MEOS) und über Katalasen abgebaut.

Geschlechtsspezifische Unterschiede im Alkoholstoffwechsel Unterschiedlichen Alkoholeliminationsraten können genetische Polymorphismen in den Enzymsystemen (Promotorbereiche der Gene) zugrunde liegen, die interindividuell zu unterschiedlichen Enzymexpressionsmustern bzw. -aktivitäten führen. Darüber hinaus konnte gezeigt werden, dass Alkohol ebenfalls durch Alkoholdehydrogenasen der Magenschleimhaut abgebaut wird („gastraler First-Pass-Effekt"). Hierdurch kann die Rate der gesamten Alkoholelimination um bis zu 20 % gesteigert werden. Die Aktivität dieser Alkoholdehydrogenasen ist bei Frauen generell deutlich geringer ist als bei Männern, was z. T. die geringere Alkoholtoleranz von Frauen erklärt.

Symptome Es bestehen meist keine Symptome. Palpatorisch erscheint die Leber **vergrößert, stumpfrandig** und **konsistenzvermehrt.** Die Patienten werden meist vorstellig zur Abklärung erhöhter Leberwerte oder einer zufällig diagnostizierten Hepatomegalie. In seltenen Fällen bestehen leichte Übelkeit und Erbrechen sowie ein Druckgefühl im Epigastrium oder rechtem Oberbauch.

Diagnostik Die Diagnose wird meist aufgrund einer entsprechenden Alkoholanamnese, einer erhöhten γ-GT

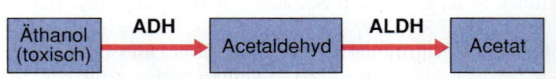

Abb. 14.120 Alkoholmetabolismus in der Leber. ADH: Alkoholdehydrogenase; ALDH: Aldehyddehydrogenase.

sowie eines typischen sonographischen Befundes (erhöhte Echodichte der Leber) gestellt. Die Serum-Transaminasen sind meist nur geringfügig erhöht oder normal. Teilweise findet sich eine Erhöhung der Cholinesterase (CHE). Besteht der Verdacht auf einen fortgesetzten Alkoholabusus, steht mit dem kohlenhydratdefizienten Transferrin (CDT) ein Marker zur Verfügung, der bei Patienten mit chronischem Alkoholkonsum erhöht ist. Einschränkend ist allerdings zu bedenken, dass erhöhte CDT-Spiegel auch bei Patienten mit Leberzirrhose (auch nichtalkoholischer Genese) gefunden werden.

Leberhistologie Kommt es nach Alkoholkarenz zu keiner Besserung der Laborwerte und des sonographischen Leberbefundes, ist eine Leberbiopsie indiziert: Leberzellverfettung (großtropfig) bei erhaltener Läppchenstruktur macht eine alkoholinduzierte Fettleber wahrscheinlich. Die Leberbiopsie erlaubt überdies Aussagen bezüglich einer evtl. schon bestehenden Leberfibrose oder einer asymptomatischen Alkoholhepatitis (Abb. 14.121). Die diagnostische Sicherheit bezüglich einer fortgeschrittenen Lebererkrankung kann durch eine (mini)laparoskopische Beurteilung der Leber erhöht werden.

Differentialdiagnose Sofern es nach zwei- bis dreimonatiger glaubhafter Alkoholkarenz zu keiner Rückbildung der Fettleber gekommen ist, muss nach einer anderen Genese gesucht werden. Die differentialdiagnostischen Überlegungen sind in Tabelle 14.75 dargestellt.

Therapie Entscheidend ist einzig und allein eine strikte Alkoholabstinenz. Eine medikamentöse Therapie ist nicht verfügbar und auch nicht erforderlich.

Verlauf und Prognose Bei Alkoholabstinenz bessern sich die Laborparameter mitunter nach einigen Tagen bis Wochen. Die sonographisch dokumentierte Leberverfettung ist ebenfalls vollständig reversibel. Bei Fortsetzen des Alkoholkonsums ist mit einem Übergang in eine Alkoholhepatitis und/oder Leberzirrhose sowie dem Eintreten weiterer Folgeschäden zu rechnen.

Komplikation	Häufigkeit
Alkoholische Hepatitis	10–30 % der schweren Trinker
Alkoholische Leberzirrhose	10–15 % der schweren Trinker (bei Autopsiestudien)
Zerebrale und pulmonale Fettembolien	Selten
Hypoglykämie (Erschöpfung der Glykogenspeicher der Leber)	Selten
Zieve-Syndrom (Fettleber, hämolytische Anämie mit Ikterus, Hyperlipidämie Typ IV nach Fredrickson)	Selten

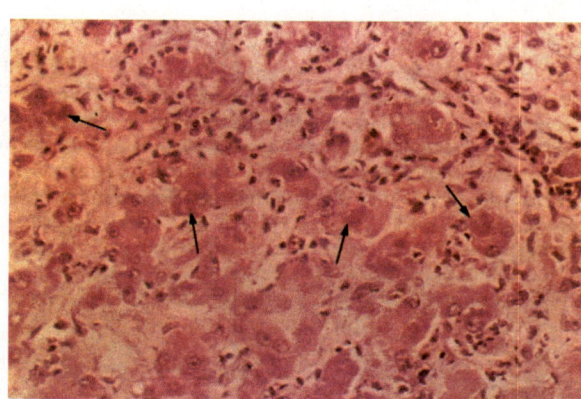

Abb. 14.121 Alkoholische Hepatitis, Mallory-Körperchen-Zellnekrosen (Pfeile).

Komplikation	Häufigkeit
Andere Organsysteme ■ Alkoholische Kardiomyopathie ■ Pankreatitis ■ Neurologische Störungen (Korsakow-Syndrom) ■ Psychosoziale Probleme	Häufig nach langjährigem Alkoholabusus

Zusammenfassung

- Häufigste Ursache: Alkoholabusus
- Wichtigste Symptome: meist beschwerdefrei
- Wichtigste diagnostische Maßnahmen: Anamnese, körperliche Untersuchung, Labor
- Wichtigste therapeutische Maßnahme: Alkoholkarenz

Alkoholische Hepatitis

Synonym: Alkoholische Steatohepatitis
Engl. Begriff: Alcoholic Hepatitis

Praxis

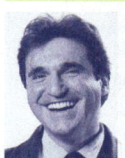

Herr Schmitt, ein 35-jähriger Gerichtsvollzieher ohne Vorkrankheiten, ist seit einigen Wochen zunehmend appetitlos und bemerkt ein Zittern der Hände. Nachts hat er plötzlich heftige Schmerzen im rechten Oberbauch, weshalb er selbst ein Krankenhaus aufsucht. Die **akute Symptomatik** klingt spontan ab, doch entwickelt Herr Schmitt in der Folge ein Alkoholentzugssyndrom. Darüber hinaus fallen hochgradig **pathologische Leberwerte** auf (g-GT: 1043 U/l, SGOT: 117 U/l, SGPT: 58 U/l, alkalische Phosphatase: 366 U/l, Serumbilirubin: 4,2 mg/dl (75,6 mmol/l). PTZ: 86 %. Gesamteiweiß: 75 g/l, Elektrophorese: a2-Globuline erhöht, sonst keine Abweichungen von der Norm). Geringfügiger Aszites, Leber vier Querfinger unter dem Rippenbogen zu tasten, von erhöhter Konsistenz und glatter Oberfläche.

Herr Schmitt gibt an, seit etwa zehn Jahren täglich 2–3 Liter Bier und zuletzt bis zu 1 l Schnaps oder Rum getrunken zu haben (entspricht etwa 300–500 g Alkohol). Unter strikter **Alkoholkarenz, Psychopharmakotherapie** und symptomatischer Behandlung stabilisiert sich der Zustand von Herrn Schmitt innerhalb von vier Wochen, die γ-GT fällt auf 242 U/l, SGOT auf 26 U/l, SGPT auf 30 U/l, Serumbilirubin auf 0,65 mg/dl (11,7 mmol/l). Er nimmt nach der Entlassung an einem ambulanten Alkohol-Entwöhnungsprogramm teil (Anonyme Alkoholiker).

Definition Das klinische Bild der Alkoholhepatitis ist variabel und reicht von asymptomatischen Erscheinungsformen, ähnlich einer Fettleber, bis hin zur fulminanten Hepatitis.

Epidemiologie Nicht jeder Alkoholabhängige trägt eine Leberschädigung davon. Mehr als 80 % der Patienten entwickeln die ersten Zeichen einer Lebererkrankung erst nach fünfjährigem Alkoholabusus. Schwere Trinker entwickeln in etwa 10–30 % eine alkoholische Hepatitis.

Ätiologie und Pathogenese Warum es in einem Fall zu einer Hepatitis, im anderen Fall zu einer Fettleber kommt, ist nicht bekannt. Man vermutet genetische Faktoren, die für eine besondere Empfänglichkeit für oder gegen eine alkoholinduzierte Leberschädigung prädisponieren können. Eine alkoholische Hepatitis manifestiert sich meist nach einer Phase besonders intensiven Trinkens. Hinsichtlich der Pathogenese konzentriert sich die Diskussion auf mehrere Mechanismen, die in der Summe das pathologische Substrat der alkoholischen Hepatitis schaffen:
- Eine durch den Alkoholmetabolismus in den Hepatozyten bedingte **Fettakkumulation** führt zu einer **Leberzellvergrößerung**.
- Durch Aggregation von Intermediärfilamenten des Zytoskeletts entstehen **Mallory-Körper**.
- Toxische Metaboliten des Alkohols (Acetaldehyd) führen zu **Leberzellnekrosen und -apoptosen**.
- Es folgt eine **entzündliche Reaktion** mit Infiltration mononukleärer Zellen, vor allem aktivierter Makrophagen. Diese synthetisieren Mediatormoleküle (Zytokine), die ihrerseits eine Transformation der hepatischen Sternzellen (= mesenchymale Zellen) in **Myofibroblasten** (= aktivierte Form der Sternzelle) bewirken.
- Zytokine stimulieren die **Kollagensynthese** durch Myofibroblasten.
- Folge ist die Entstehung einer **Leberfibrose/-zirrhose**.

Symptome In der mildesten Verlaufsform wird die Diagnose einer Alkoholhepatitis zufällig bei einem asymptomatischen Patienten mit Alkoholmissbrauch gestellt. Schwerere Verlaufsformen treten typischerweise nach einer Phase des intensiven Alkoholmissbrauchs auf, und es kommt zu Übelkeit, Erbrechen und Anorexie. Ikterus, Fieber und Bauchschmerzen können folgen (Abb. 14.122). Eine palpatorisch nachweisbare schmerzhafte Hepatomegalie, Splenomegalie und Aszites erhärten die Verdachtsdiagnose. Oft wird das klinische Bild auch noch von anderen Begleit- und Folgeerscheinungen des Alkoholismus wie Verwahrlosung, Mangelernährung, Infektionskrankheiten, Kardiomyopathie, Pankreatitis, Wernicke-Enzephalopathie (Verwirrtheit, Ataxie, Nystagmus, Ophthalmoplegie, periphere Neuropathie) geprägt.

Diagnostik Säulen der Diagnostik sind:
- Anamnese
- klinische Symptomatik
- Laborbefunde
- Sonographie (ggf. ERCP)

Im **Labor** zeigen sich häufig eine makrozytäre Anämie, oft eine Leukozytose und gelegentlich eine Thrombozytopenie. Je nach Verlaufsform finden sich Cholestaseparameter (erhöhtes Serum-Bilirubin, alkalische Phosphatase und γ-GT) sowie eine Erhöhung der Serum-Transaminasen, wobei typischerweise die SGOT höher liegt als die SGPT. Das Serum-Albumin ist vermindert, und die γ-Globuline sind vermehrt.

Leberhistologie Die Sicherung der Diagnose kann letztlich nur durch eine Leberbiopsie erfolgen. Vor Durchführung einer Leberbiopsie ist Klarheit über die (oft hochgradig verminderte) Blutgerinnung zu schaffen (**cave: Thrombozytopenie < 50 000, PTZ < 50 %**). Das Risiko einer Blutung nach Leberbiopsie kann durch eine (mini)laparoskopisch gesteuerte Punktion und ggf. Blutstillung (Argon-Plasma-Beamer oder Fibrinkleber) gemindert werden. In jedem Fall muss jedoch das Risiko einer diagnostischen Unsicherheit im Einzelfall abgewogen werden. Histologisch ist die alkoholische Hepatitis durch zahlreiche Nekrosen mit entzündlicher Reaktion sowie Ablagerung von alkoholischem Hyalin (Mallory-Körperchen) gekennzeichnet.

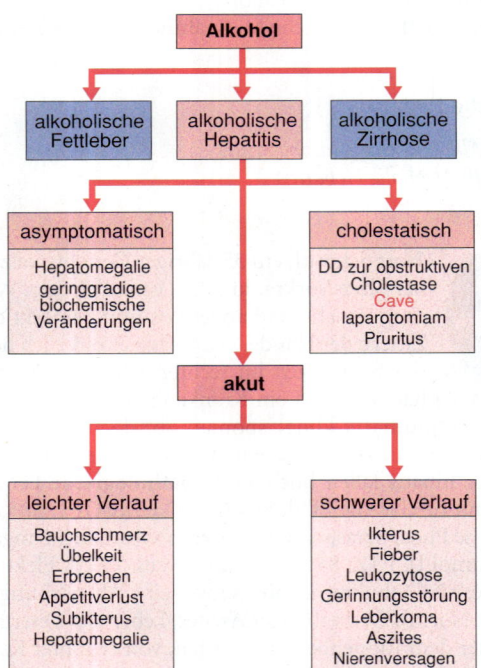

Abb. 14.122 Verlaufsformen und klinische Charakteristika der alkoholischen Hepatitis.

14.5 Erkrankungen der Leber

Differentialdiagnose	Ausschlussmaßnahmen
Virale Hepatitiden (A, B, C, D, E); EBV, CMV	Anamnese, Serologie, Histologie
Toxische Leberschädigungen (Medikamente, Arbeitsplatz etc.)	Anamnese, Histologie
Gallenwegserkrankungen (PSC, sekundäre Cholangitiden, Choledocholithiasis, Cholezystitis)	Sonographie, ERCP oder MRCP, Histologie
Autoimmune Lebererkrankungen (autoimmune Hepatitis, PBC)	Autoantikörper (ANA, SMA, LKM, anti-SLA/LP, AMA), Histologie
Morbus Wilson (Kupferspeichererkrankung)	Kupfer im Urin, Coeruloplasmin im Serum, Histologie, Kayser-Fleischer-Kornealring
α_1-Antitrypsin-Mangel	α_1-Antitrypsin im Serum, Histologie, Genetik
Maligne Erkrankungen an Leber und Galle	Sonographie, Computertomographie, Tumormarker (AFP, Ca 19-9)
Schwangerschaftsbedingte Hepatopathien	Anamnese, Schwangerschaftstest, Sonographie
Hämochromatose (Eisenspeichererkrankung)	Ferritin im Serum, Transferrin(-sättigung), Gentest, Histologie (Eisengehalt in der Leber)
Seltene Erkrankungen (z. B. Mukoviszidose etc.)	Anamnese, Histologie, Spezialdiagnostik (z. B. Schweißtest)

hepatitis, und etwa 20 % gehen in eine Zirrhose über. Bei fortgesetztem Alkoholabusus entwickelt sich in 40 % eine Leberzirrhose, und in 60 % besteht die Alkoholhepatitis weiter.

Komplikationen Komplikationen sind die einer dekompensierten Lebererkrankung und ergeben sich aus der portalen Hypertonie sowie der reduzierten Syntheseleistung und Entgiftungsfunktion der Leber. Alkoholspezifische Komplikationen sind Entzugserscheinungen wie ein Delirium tremens.

Komplikation	Häufigkeit
Portale Hypertonie mit Ösophagusvarizen-blutung, hypertensive Gastropathie	Bei fortgesetztem Alkoholkonsum häufig; hohe Mortalität
Hypersplenismus mit Panzytopenie	Häufig
Aszites, periphere Ödeme	Häufig
Delirium tremens	Häufig
Müdigkeit, Konzentrationsschwäche, Störungen des Schlaf-Wach-Rhythmus	Häufig
Enzephalopathie	Bei schweren und fortgeschrittenen Verläufen
Infektionen (z. B. spontanbakterielle Peritonitis)	Häufig
Hepatorenales Syndrom	Selten
Gerinnungsstörungen	Häufig

Therapie Die kausale Therapiemaßnahme besteht in der **völligen Alkoholabstinenz.**

Vor allem in der Phase der Anorexie gilt es, eine ausreichende **Zufuhr von Kalorien und Kohlenhydraten** sicherzustellen, um den endogenen Proteinkatabolismus zu stoppen und einer Hypoglykämie vorzubeugen. Eine totale parenterale Ernährung über einen Zentralvenenkatheter mit adäquater Flüssigkeits-, Elektrolyt- und Vitaminzufuhr (Folsäure, Vitamin-B-Komplex) ist je nach Schweregrad der Erkrankung indiziert.

Eine überzeugend wirksame medikamentöse Therapie gibt es nicht. Kortikosteroidbehandlung ist im Allgemeinen nicht indiziert (Verstärkung der katabolen Stoffwechsellage), für Einzelfälle mit schwerster Alkoholhepatitis wurde allerdings eine Verhinderung von Frühtodesfällen berichtet (Maddrey, 1990).

Verlauf und Prognose Verlauf und Prognose hängen von der Fortsetzung des Alkoholmissbrauchs ab. Die Letalität innerhalb des ersten Jahres liegt zwischen 10 und 30 %. Haupttodesursachen sind **Leberkoma, gastrointestinale Blutungen, hepatorenales Syndrom** und **Infektionen.** Bei strenger Alkoholkarenz kommt es in etwa 25 % der Fälle zur völligen Ausheilung, bei 55 % persistiert die Alkohol-

Zusammenfassung

- Häufigste Ursache: Alkohol
- Wichtigste Symptome: akut: Ikterus, Oberbauchschmerzen, Hämatememsis, Leberkoma; chronisch: asymptomatisch, cholestatische Symptome
- Wichtigste diagnostische Maßnahmen: Anamnese, Leberhistologie
- Wichtigste therapeutische Maßnahme: Alkoholabstinenz

Alkoholische Leberzirrhose

Synonym: Nutritiv-toxische Leberzirrhose
Engl. Begriff: Alcoholic Liver Cirrhosis

Definition Zirrhotischer Strukturumbau der Leber infolge eines meist jahrelangen Alkoholabusus.

Epidemiologie Die Entwicklung einer Leberzirrhose ist abhängig von der täglich konsumierten Alkoholdosis und der Dauer des Alkoholabusus:
- Beim Mann birgt der Konsum von weniger als 60 g reinem Alkohol täglich nur ein geringes Zirrhoserisiko.

Das Risiko verfünffacht sich bei Mengen zwischen 60 und 120 g, es ist 25fach bei 120–180 g und 50fach bei 180–240 g reinem Alkohol täglich.
- Bei Frauen ist das Zirrhoserisiko wesentlich höher: Tägliche Alkoholmengen bis 20 g gelten als gefahrlos, bei Mengen von täglich 40–80 g ist das Zirrhoserisiko 14fach und bei Mengen von 80–220 g auf das 285fache erhöht.

Die Beziehung zwischen der Dauer des Alkoholkonsums und dem Zirrhoserisiko ist weniger klar. Es zeigte sich, dass männliche Alkoholiker mit einer Leberzirrhose wesentlich länger getrunken hatten als solche ohne Leberzirrhose; für weibliche Alkoholiker konnte kein derartiger Unterschied festgestellt werden.

Obwohl eine sichere Beziehung zwischen Alkoholkonsum und der Entstehung einer alkoholischen Leberzirrhose besteht, gilt es auch als unbestritten, dass nur etwa ein Drittel der Alkoholabhängigen eine schwerwiegende alkoholische Lebererkrankung entwickelt. Die Bedeutung zusätzlicher genetischer, nutritiver und eventueller Umweltfaktoren oder Begleiterkrankungen (z.B. Hepatitis C) für die Entstehung einer schweren alkoholischen Leberkrankheit im Einzelfall muss daher noch weiter erforscht werden.

Ätiologie und Pathogenese Pathogenetisch sind die gleichen metabolischen Effekte des Alkohols wirksam wie bei der alkoholischen Fettleber und der alkoholischen Hepatitis, wobei für die Zirrhoseentstehung die zunehmende **Fibrosierung der Leber** und die **„Kapillarisierung" der Lebersinusoide** von besonderer Bedeutung sind. Die Tatsache, dass einige Patienten stärker zur Fibrose- bzw. Zirrhoseentstehung neigen als andere, kann an verschiedenen, genetisch determinierten Zytokinexpressionsmustern liegen (Promotorpolymorphismen von profibrogenetischen Zytokinen bzw. fibrolytischen Proteinasen).

Symptome Beschwerden fehlen im Frühstadium häufig; später gleichen sie denen bei anderen Formen der Leberzirrhose: Müdigkeit, Abnahme der körperlichen und geistigen Leistungsfähigkeit sowie der sexuellen Potenz, Abnahme der Verträglichkeit von Alkohol. Parästhesien und Schwäche der Beine infolge einer alkoholischen Neuropathie, Blutungsneigung infolge von Thrombozytopenie und Synthesestörung für Gerinnungsfaktoren, Zunahme des Bauchumfanges durch Meteorismus und Aszites, Katabolismus und Entwicklung von Ödemen prägen das Bild.

Körperliche Untersuchungsbefunde Typische Untersuchungsbefunde des Zirrhotikers sind Hautveränderungen wie **Akne rosaceae, Lacklippen, Spinnennävi, Palmarerythem, Weißnägel, subikterische Skleren** oder **Ikterus** sowie Dupuytren-Kontrakturen (Beugekontraktur der Finger). Aufgrund von Hormonstörungen (reduzierter Östrogenabbau) kommt es zu einem femininen Behaarungstyp („Bauchglatze"), Hodenatrophie bei Männern sowie irregulären Menses bei Frauen. Die Leber ist vergrößert oder geschrumpft, von knotiger Oberfläche und derber Konsistenz. Aufgrund der portalen Hypertonie kommt es zu Splenomegalie, Aszites, Beinödemen, Erweiterung und Schlängelung der Bauchdeckenvenen (Caput medusae; selten, s. Abb. 14.124). Polyneuropathie und Wernicke-Enzephalopathie, Muskelschwund und Kachexie sind weitere Folgen.

Labordiagnostik Im Blutbild zeigen sich eine Anämie, oft Hyperchromie infolge Folsäuremangels, Thrombozytopenie und evtl. Leukozytopenie als Ausdruck eines Hypersplenismus oder einer alkoholtoxischen Knochenmarksschädigung. Unterschiedlich stark ausgeprägte Hyperbilirubinämie und Erhöhung der Serum-Transaminasen, der γ-GT und alkalischen Phosphatase sowie Hypalbuminämie und Vermehrung der γ-Globuline können nachgewiesen werden. Eine Verlängerung der Prothrombinzeit und Verminderung der Pseudocholinesterase sind Ausdruck der gestörten Proteinsyntheseleistung der Leber.

Weitere Diagnostik Alkoholanamnese, klinische Symptome und typische Laborbefunde erlauben bereits die Verdachtsdiagnose mit hoher Wahrscheinlichkeit. Eine Sonographie der Oberbauchorgane, diagnostische Aszitespunktion (Bakterienkultur, Gesamteiweiß, Zytologie) und Ösophagogastroskopie (Varizen?) dienen der differentialdiagnostischen Absicherung ebenso wie die Hepatitisserologie, Bestimmung des α_1-Fetoproteins, des Ferritins und Coeruloplasmins. Ein Charakteristikum der alkoholischen Zirrhose ist das frühzeitige Auftreten einer portalen Hypertonie aufgrund der sinusoidalen und postsinusoidalen Fibrose. Im Zweifelsfall und bei differentialtherapeutischen Konsequenzen können Laparoskopie und Leberbiopsie die Diagnose sichern. Makroskopisch ist das Frühstadium der alkoholischen Zirrhose häufig mikronodulär. Die Größe der Leber variiert. Fortgeschrittene, postnekrotische Stadien sind durch eine makronoduläre Zirrhose mit tiefer Narbenbildung gekennzeichnet.

Differentialdiagnose Differentialdiagnostisch kommen alle Formen der Leberzirrhose (posthepatitisch, autoimmun, biliär und stoffwechselbedingt) in Betracht (s. Tab. Differentialdiagnose bei der alkoholischen Hepatitis). Ausnahme sind Hepatitis A und E sowie EBV- und CMV-Infektionen, die nicht zu chronischer Hepatitis mit Zirrhose als Endstadium führen.

Therapie Der einzige kausale Therapieansatz besteht in der absoluten **Alkoholabstinenz.** Alle sonstigen Therapiemaßnahmen unterscheiden sich nicht von der Therapie anderer Formen der Leberzirrhose (s. Kap. 14.5.5).

Verlauf und Prognose Verlauf und Prognose hängen vom weiteren Trinkverhalten ab. Bei Alkoholkarenz ist eine Stabilisierung des Krankheitsprozesses möglich. Die 5-Jahres-Überlebensrate bei Alkoholabstinenz wurde mit 63 %, bei fortgesetztem Alkoholismus mit 40 % angegeben. Die Prognose ist zweifellos auch vom Stadium der Leberzirrhose (s. Child-Klassifikation, Tab. 14.68, Kap. 14.5.5) abhängig, da bei Zeichen der Dekompensation (Ikterus, Aszites, Hämatemesis, Leberkoma), bei Sepsis oder hepatozellulärem Karzinom die Prognose wesentlich schlechter ist.

Lebertransplantation Kommt es nach dauerhafter und glaubhafter Alkoholabstinenz (> 6 Monate) zu keiner

14.5 Erkrankungen der Leber

Stabilisierung des Krankheitsprozesses bzw. erfahren die Patienten Komplikationen ihrer Zirrhose (Varizenblutung, Aszites, spontan-bakterielle Peritonitis, Enzephalopathie, hepatozelluläres Karzinom), so ist die Indikation zur Lebertransplantation kritisch zu prüfen. Bei der Evaluierung des Patienten für die Lebertransplantation ist auf alkoholbedingte Organschäden anderer Organe (Kardiomyopathie, zerebrale Ausfallserscheinungen etc.) besonders zu achten. Zur Evaluierung der psychosozialen Situation des Patienten und der zu erwartenden Compliance nach Transplantation empfiehlt es sich, frühzeitig einen Psychiater oder Psychosomatiker hinzuzuziehen. Die Ergebnisse nach Lebertransplantation sind für Patienten mit alkoholischer Leberzirrhose sehr ermutigend.

Komplikationen Komplikationen (s. Tab. bei alkoholischer Hepatitis) ergeben sich aus der zunehmenden portalen Hypertonie (Varizenblutung, hypertensive Gastropathie, Aszites, Splenomegalie mit Hypersplenismus), der eingeschränkten Syntheseleistung der Leber (Gerinnungsstörungen, Hypalbuminämie) sowie unzureichender Entgiftungsfunktion (Müdigkeit, Störungen des Schlaf-Wach-Rhythmus, Enzephalopathie). Zirka 5–15 % der Patienten mit alkoholischer Leberzirrhose entwickeln im Verlauf ein hepatozelluläres Karzinom, so dass die Leberzirrhose als Präkanzerose verstanden werden kann. Ein hepatorenales Syndrom oder infektiöse Komplikationen sind mit einer sehr schlechten Prognose assoziiert.

Zusammenfassung

- Häufigste Ursache: Alkohol
- Wichtigste Symptome: zu Beginn beschwerdefrei, Ösophagusvarizenblutung, Aszites, Ödeme, Enzephalopathie
- Wichtigste diagnostische Maßnahmen: Anamnese, Labor, Sonographie
- Wichtigste therapeutische Maßnahmen: Alkoholabstinenz, symptomatisch, evtl. Lebertransplantation

---

Zur weiteren Information

Literatur

Berk, P. D., C. S. Lieber, H. Popper, F. Schaffner, M. A. Rothschild, M. Oratz (eds.): Alcohol, alcoholism and alcoholic liver disease. Seminars in Liver Disease 1988; 8.

Lieber, C.S.: Alcoholic liver disease: new insights in pathogenesis lead to new treatments. Hepatology 2000; 32: 113–28.

Maddrey, W. C.: Alcoholic hepatitis: pathogenesis and approaches to treatment. Scand J Gastroenterol 1990; 25: 118–30.

Mezey, E.: Dietary fat and alcoholic liver disease. Hepatology 1998; 28: 901–5.

Poynard, T, S. Naveau, M. Doffoel et al.: Evaluation of efficacy of liver transplantation in alcoholic cirrhosis using matched and simulated controls: 5-year survival. Multi Centre Group. Hepatology 1999; 30: 1130–7.

Internet-Links

www.liverfoundation.org
www.hepfi.org
www.ohsu.edu/cliniweb/C6/C6.552.645.html

Keywords

Alcoholic Liver Disease ◆ Fatty Liver ◆ Alcoholic Hepatitis ◆ Liver Cirrhosis

IMPP-Statistik

Alkoholische Hepatitis ◆ Alkoholische Leberzirrhose

14.5.9 Leberschäden durch Fremdstoffe einschließlich Medikamenten

C. REICHEL, T. SAUERBRUCH

Die Leber ist das zentrale Organ des Fremdstoffmetabolismus. Leberschäden durch chemische Stoffe aus unserer natürlichen, häuslichen und industriellen Umwelt oder Medikamente sind daher häufig, werden jedoch oft verkannt und falsch behandelt. Epidemiologische Daten zeigen, dass insbesondere die **medikamenteninduzierten Leberschäden** mit der ansteigenden Zahl der jährlich neu entwickelten und vermarkteten Medikamente zunehmen. Bei der **fremdstoffinduzierten Leberschädigung** werden akut verlaufende Formen von chronischen Leberschädigungen unterschieden.

Je nach Auslöser und Schädigungsmechanismus kann das klinische Bild der Leberschädigung durch Fremdstoffe sehr vielfältig sein. Ein hepatitisähnliches Bild wird ebenso beobachtet wie cholestatische Formen. Außerdem kann das Bild der Leberschädigung von zusätzlichen Symptomen der Hypersensitivitätsreaktion gegenüber Fremdstoffen oder Medikamenten begleitet werden. Fremdstoffbedingte Schädigungen des Gefäßsystems der Leber werden ebenso beobachtet wie das Entstehen von Lebertumoren und die Entwicklung einer Leberzirrhose.

Erstes Ziel der Behandlung von Leberschäden durch Fremdstoffe ist zunächst die korrekte Diagnose. Hierbei spielt die umfassende Expositionsanamnese eine entscheidende Rolle. Im Weiteren sollte die Diagnose durch zusätzliche diagnostische Schritte und durch die Beobachtung des Verlaufes der Erkrankung nach Absetzen oder Elimination des Medikamentes oder Fremdstoffes erhärtet werden. Eine gezielte Therapie ist selten möglich. Das Hauptziel muss daher die Prävention bleibender Schäden durch eine frühzeitige Diagnose sein.

Praxis

Eine 29-jährige Patientin aus Sri Lanka mit seit 20 Tagen bestehendem Hautausschlag und Fieber wird bei ansteigenden Leberwerten unter dem Verdacht einer akuten Hepatitis zur weiteren Diagnostik und Therapie zugewiesen.

Anamnese: Die Patientin leidet seit sieben Jahren an einer genuinen Grand-Mal-Epilepsie, die zunächst mit Valproat eingestellt worden war. Sechs Monate vor Beginn der Symptome war das Valproat wegen Kinderwunsches abgesetzt worden. Nach Absetzen des Valproats war es zu zwei Grand-Mal-Anfällen gekommen. Zwei Monate vor Beginn der Symptome war daraufhin mit einer Carbamazepintherapie begonnen worden. Die Patientin war noch in Sri Lanka unter dem Verdacht einer Pilzinfektion mit Antimykotika behandelt worden, weil zunächst Bläschen im Mund aufgetreten waren. Danach kam es zu einem zunehmenden Exanthem im Bereich der Arme und Schultern, das dann auf den gesamten Körper übergriff. Zehn Tage nach Beginn der Symptome nahm das papulopustulöse Hautexanthem weiter zu, und es traten subfebrile Temperaturen und generalisierte Lymphknotenvergrößerungen auf. Es wurde zusätzlich mit der Gabe von Antibiotika begonnen. Bei weiterer Verschlechterung entschloss man sich, die antivirale Therapie mit Aciclovir zu erweitern. Zwei Tage nach Beginn der Aciclovir Therapie wurde die Patientin in unsere Klinik verlegt.

Bei **Aufnahme** fanden sich eine erhöhte GPT von 145 U/l, eine AP von 1 027 U/l, eine γ-GT von 535 U/l und ein gering erhöhtes Bilirubin von 1,6 mg/dl. Des Weiteren zeigte sich bei ansonsten unauffälligem Blutbild eine ausgeprägte Eosinophilie von 30 %. Die Diagnostik auf virusbedingte und parasitologische Erkrankungen sowie wiederholte Blutkulturen blieben negativ. Aufgrund der erhöhten Leberwerte wurde eine **Leberpunktion** durchgeführt. Die gewonnene Histologie ergab den Befund einer hepatitisähnlichen Leberschädigung mit granulomatöser Entzündungsreaktion, diskret alterierten kleinen Gallengängen und Nachweis von Eosinophilen im entzündlichen portalen Infiltrat. Dieser Befund war vereinbar mit einer **Leberschädigung durch Fremdstoffe.**

Da die Symptomatik der Patientin und das Ergebnis der Leberhistologie mit hoher Wahrscheinlichkeit einer idiosynkratischen Reaktion auf Carbamazepin entsprachen, wurde das Carbamazepin auf Clobazam umgestellt, und es kam zu einer Entfieberung, einem Abfall der Eosinophilen, einer verzögerten Normalisierung der Leberwerte und einem Abblassen des Exanthems.

Die Patientin konnte nach einem 45-tägigen Krankenhausaufenthalt entlassen werden. Zusammenfassend lag bei der Patientin das Vollbild eines carbamazepininduzierten Hypersensitivitätssyndroms mit begleitender granulomatöser Hepatitis vor.

Definition

Arzneimittelnebenwirkung (WHO-Definition) Schädigender Effekt, der ungewollt bei einem Medikament auftritt, das in therapeutischer oder prophylaktischer Dosierung gegeben wird.

Medikamenten- oder fremdstoffinduzierte Leberschädigung Arzneimittelnebenwirkung oder Wirkung eines Fremdstoffes, die vorwiegend oder in auffälliger Weise die Leber betrifft.

Epidemiologie

Zunahme der gemeldeten Fälle insgesamt Exakte Daten zur Inzidenz und Prävalenz fremdstoffbedingter Leberschäden liegen derzeit nicht vor. Die Anzahl der dem Komitee für Arzneimittelnebenwirkungen in Dänemark gemeldeten Fälle von medikamenteninduzierter Hepatotoxizität stieg von 572 für den Zeitraum 1968–1978 auf 1 100 für den Zeitraum 1978–1987 (s. Tab. 14.76). Für Japan wird in vergleichbaren Zeiträumen eine bis zu elffache Zunahme der gemeldeten Fälle angegeben. Ob diese vermeintlich drastische Zunahme einer tatsächlichen Zunahme der absoluten Fälle beobachteter medikamenteninduzierter Hepatotoxizität oder nur ein verändertes Meldeverhalten widerspiegelt, ist unbekannt.

Abnahme der medikamenteninduzierten chronischen Hepatitis Bei der medikamenteninduzierten chronischen Hepatitis scheint sich ein gegenläufiger Trend abzuzeichnen. Früher wurden Medikamente als Auslöser einer chronische Hepatitis bei 30–70 % der neu diagnostizierten Fällen angesehen. Durch die Abnahme der Verschreibung der am häufigsten angeschuldigten Medikamente Nitrofurantoin und Methyldopa sowie die Verbesserung der Hepatitis-C-Diagnostik nach 1991 kam es zu einer drastischen Abnahme der vermeintlich medikamenteninduzierten chronischen Hepatitiden auf < 10 %.

Leberschäden durch gewerblich-chemische Noxen Aufgrund einer Studie aus Arztpraxen ergab sich, dass Leberschäden bei 7 % der Patienten vermutlich auf gewerblich-chemische Noxen zurückzuführen sind. Aus der allgemeinen klinischen Erfahrung erscheint diese Zahl hoch. In der ärztlichen Gutachtertätigkeit spielen die vermuteten beruflich bedingten Leberschädigungen allerdings vor allem in der Abgrenzung zu den alkoholischen Leberschäden eine große Rolle.

Ätiologie und Pathogenese Die meisten Fremdstoffe gelangen über den **Gastrointestinaltrakt,** selten parenteral oder transdermal in den Körper, werden in der Leber metabolisiert und über die Nieren oder über den Darm ausgeschieden. Für die renale Elimination oder biliäre Se-

Tab. 14.76 Anzahl der an das Dänische Komitee für Arzneimittelnebenwirkungen weitergeleiteten Meldungen einzelner ausgewählter Medikamente als Auslöser einer medikamenteninduzierten Lebererkrankung für den Zeitraum 1978–1987. Fallzahl insgesamt: 1 100.

Medikament	Fallzahl
Halothan	280 (25 %)
Carbamazepin	48 (4,4 %)
Co-trimoxazol	40 (3,6 %)
Disulfiram	35 (3,2 %)
Valproat	34 (3,1 %)
Chlorpromazin	24 (2,2 %)
Sulfasalazin	21 (1,9 %)
Ibuprofen	17 (1,5 %)
Sulindac	18 (1,6 %)

kretion müssen die meisten Fremdstoffe in wasserlösliche Metaboliten enzymatisch transformiert werden, und zwar durch Hydroxylierung, Oxidation, Reduktion oder Konjugation. Die vorwiegend lipidlöslichen Fremdstoffe werden über den Phase-I-Metabolismus (Oxidation, Reduktion, Hydroxylierung) und/oder im Rahmen des Phase-II-Metabolismus (Konjugation mit wasserlöslichen Substanzen, wie z. B. Glutathion oder Glukuronsäure) metabolisiert. **Der Phase-I-Metabolismus** wird vorwiegend durch das endoplasmatisch exprimierte **Cytochrom-P450-Isoenzym-System** vermittelt. Quantitativ am wichtigsten für den Fremdstoffmetabolismus ist das Isoenzym CYP3A4, das sowohl in der Leber als auch im Darm exprimiert wird. Exogene oder auch endogene Faktoren (z. B. der CYP2D6-Polymorphismus), die die CYP-Aktivitäten ändern, beeinflussen die Konzentration der Muttersubstanz bzw. ihrer Metaboliten und damit auch die Toxizität erheblich. So wird CYP3A4 durch **Antimykotika, Proteaseinhibitoren** oder **Makrolide** gehemmt, während Rauchen, bestimmte Antiepileptika wie Phenytoin oder Carbamazepin oder Tuberkulostatika wie Rifampicin das CYP3A4-Isoenzym induzieren können. Diese Interaktionen müssen bei der Beurteilung einer potentiellen Hepatotoxizität sowohl der Muttersubstanz als auch ihrer Metaboliten bedacht werden. Im **Phase-II-Metabolismus** werden die im Phase-I-Metabolismus modifizierten Fremdstoffe durch Konjugation zu gut wasserlöslichen, polaren Metaboliten konjugiert, und zwar vorwiegend im Zytosol des Hepatozyten. Dadurch wird die Ausscheidung möglich.

Die bekanntesten der bisher beschriebenen Mechanismen, die bei der Leberschädigung durch Fremdstoffe eine Rolle spielen, sind im Folgenden exemplarisch aufgeführt.

Lipidperoxidation Der Prototyp einer durch Lipidperoxidation verursachten Leberschädigung ist die Tetrachlorkohlenstoff-(CCl_4-)induzierte Hepatotoxizität. **Tetrachlorkohlenstoff** wurde bis in die 60er Jahre als Lösungsmittel z. B. im Straßenbau verwendet. CCl_4 wird durch die vorwiegend zentrilobulär im Lebersinus exprimierten P450-Isoenzyme IIBI und IIE1 zum Trichlormethylradikal CCL_3 reduziert. Dieses freie Radikal induziert eine Peroxidation der ungesättigten Fettsäuren des endoplasmatischen Retikulums und wird dabei selbst zu **Trichlormethan** oder **Chloroform** reduziert. In der Folge kommt es vor allem im Bereich der zentrilobulären Hepatozyten zu einer intrazellulären Triglyzeridakkumulation, mitochondrialen Schädigung, Schädigung von Plasmamembranen und Zelltod.

Oxidativer Stress, Glutathiondepletion und kovalente Bindung an zelluläre Makromoleküle Der Prototyp dieses Schädigungstyps ist die Leberschädigung durch das Schmerzmittel **Paracetamol**. Paracetamol wird durch die P450-Isoenzyme IA, IIIA oder IIE zu N-Acetyl-Benzochinon-Imin (**NABQI**) abgebaut. Dieser aktive Metabolit geht kovalente Bindungen mit verschiedenen Makromolekülen wie Enzymen ein und wird durch eine µ-Glutathiontransferase in ein Glutathionkonjugat umgewandelt, das renal eliminiert wird. Im Fall der Paracetamolintoxikation führt der starke Anfall an NABQI zu einer Glutathiondepletion der Hepatozyten und Schädigung der intrazellulären Makromoleküle bis hin zum Zelluntergang und Leberversagen.

Inhibition der mitochondrialen β-Oxidation Der Prototyp dieses Schädigungstyps ist die Leberschädigung durch **Amiodaron**. Amiodaron reichert sich in Mitochondrien der Leber an und führt zu einer Inhibition der mitochondrialen β-Oxidation von Fettsäuren. Diese Inhibition führt zu einer **Steatose**. Des Weiteren konnte gezeigt werden, dass die mitochondriale Anreicherung von Amiodaron zur vermehrten mitochondrialen Bildung von reaktiven Sauerstoffradikalen führt. Diese Radikale führen bei vorliegender Steatose zu einer Lipidperoxidation, die zum klinischen Bild der Steatohepatitis mit konsekutiver Leberfibrose und Zirrhose führen kann.

Inhibition der Proteinsynthese Der Prototyp dieses Schädigungstyps ist das Leberversagen nach Verzehr von Pilzen der grünen oder weißen Amanita-Spezies (**Knollenblätterpilz**). Von den in den Pilzen dieser Spezies vorhandenen Mykotoxinen **Phallotoxin** und **Amatoxin** sind die Amatoxine und hier besonders das α-Amanitin das potentere Toxin. Daher nimmt man an, dass die hepatotoxische Wirkung des α-Amanitins und nicht die cholestatische Wirkung des Phallotoxins im Wesentlichen für die Hepatotoxizität des Knollenblätterpilzes verantwortlich ist. Es konnte nachgewiesen werden, dass α-Amanitin ein sehr potenter Inhibitor der RNA-Polymerase II und III ist. Die dadurch verursachte Inhibition der mRNA- und tRNA-Synthese führt zu einer Unterbrechung der Proteinsynthese, insbesondere von Enzymen, strukturellen Proteinen und Apoproteinen in der Leber. Eine hepatozelluläre Fetteinlagerung und Nekrose sind die Folge.

Inhibition von hepatozellulären Transportvorgängen Das am besten beschriebene Beispiel einer fremdstoffinduzierten Inhibition von hepatozellulären Transportvorgängen sind die fremdstoffinduzierten Cholestasen. Während mehr als 100 Medikamente intrahepatische Cholestasen verursachen, bewirken auch industrielle Gifte wie Methylen, Dianilin und α-Naphthylisothiocyanat, die als Härter von Epoxyharzen eingesetzt werden, **intrahepatische Cholestasen**. Für die reine intrahepatische Cholestase ohne wesentliche zytolytische Beteiligung wie die östrogeninduzierte Cholestase konnte in den letzten Jahren gezeigt werden, dass die Inhibition des kanalikulären Gallensäurentransportes durch cholestatisch wirkende Östrogenglukuronide mitursächlich für das Auftreten einer hepatozellulären Gallensäureretention sein könnte. Diese Retention führt sekundär zu einer gallensäureninduzierten Schädigung der Hepatozyten. Die Pathophysiologie der fremdstoffinduzierten Cholestasen ist allerdings sehr vielfältig. So führt auch die im einleitenden Fallbericht beschriebene unvorhersehbare (idiosynkratische) Reaktion auf Carbamazepin zu einer intrahepatischen Cholestase. Hier dürften allerdings immunologische Prozesse mittelbar oder unmittelbar zur Inhibition der hepatozellulären Gallensäurentransportfunktionen führen.

Beeinträchtigung der Hämsynthese Durch die Beeinträchtigung der hepatischen Porphyrinsynthese können vor allem Chemikalien wie das früher als Fungizid eingesetzte **Hexachlorbenzen** die hepatische Koproporphyrinogen Oxidase und Uroporphyrinogen Decarboxylase inhibieren und zu einer sekundären Kopro- und Uropor-

Erkrankungen des Gastrointestinalsystems

phyrinurie bis hin zu einer **Porphyria cutanea tarda** führen.

Kovalente Bindung an DNA, somatische Mutation und Hepatokarzinogenese Fremdstoffe können selber hochaktiv sein oder metabolisch aktiviert werden und DNA-Addukte bilden, welche ihrerseits zu somatischen Mutationen führen können. Diese Mutationen können zur Entstehung von malignen Lebertumoren führen. Die Prototypen solcher Substanzen sind einmal das **Aflatoxin B_1**, das Mykotoxin des Aspergillus flavus, und das **Vinylchlorid**, das Monomer des Poly(vinyl)chlorids (PVC). Der karzinogene Metabolit von Aflatoxin B_1 ist dessen 8,9-Epoxid, welches mit dem Guanin-N^7 der DNA Addukte bildet. Vinylchlorid wird ebenfalls zu einem elektrophilen Epoxid gegiftet. Exposition gegenüber Aflatoxin B_1 kann zu hepatozellulären Karzinomen und Exposition gegenüber Vinylchlorid zu Angiosarkomen der Leber führen.

Immunoallergische fremdstoffinduzierte Reaktionen Das bekannteste Beispiel einer solchen Schädigung ist das auch heute noch teilweise hypothetische Konzept der **Halothanhepatitis**, der für lange Zeit häufigsten medikamenteninduzierten Leberschädigung (s. Tab. 14.76). Halothan wird durch P450-Enzyme in ein reaktives Acylchlorid (CF_3CACl) umgewandelt. Dieses Acylchlorid alkyliert hepatische Proteine. Diese chemisch modifizierten Peptide können als Neoantigene MHC-Klasse-II-gekoppelt, z.B. auf Kupffer-Zellen in den Lebersinusoiden, präsentiert werden. Hier werden sie nach der derzeitigen Hypothese von $CD4^+$-T-Helferzellen als Alloantigen identifiziert, und eine zytotoxische Immunantwort wird gegenüber solchen Hepatozyten ausgelöst, die die chemisch entstandenen Neoantigene auf ihrer Zelloberfläche MHC-Klasse-I-gekoppelt exprimieren. Zusätzlich könnten durch klonale Expansion unreifer Plasmazellen spezifische Antikörper gegen diese Neoantigene in größeren Mengen sezerniert werden. Dieser Mechanismus kann zu einer zusätzlichen antikörpervermittelten Schädigung der Hepatozyten führen, die diese Neoantigene an ihrer Zelloberfläche exprimieren.

Genetische Prädisposition Derzeit sind keine genetischen Risikofaktoren für das Auftreten medikamenteninduzierter Leberschäden sicher nachgewiesen. Dass genetische Faktoren eine Rolle spielen, ist allerdings zu vermuten. So konnte für die **Halothanhepatitis** in einzelnen Familien eine Häufung nachgewiesen werden. Die Vermutung, dass ein Polymorphismus im NAT2*-Gen, der mit einer verminderten Aktivität der hepatische N-Acetyltransferase Aktivität dem Phänotyp des sog. Langsam-Acetylierers einhergeht, mit einer erhöhten Anfälligkeit gegenüber der Isoniazidhepatitis assoziiert ist, konnte bis heute allerdings nicht zweifelsfrei bestätigt werden.

Formen der akuten fremdstoffbedingten Lebererkrankung

Zytotoxischer Schädigungstyp

Eine zytotoxische hepatozelluläre Schädigung beinhaltet hepatozelluläre Nekrosen und/oder eine Steatose mit Degeneration. Das klinische Syndrom sowie die biochemischen Veränderungen entsprechen dem Bild der akuten viralen Hepatitis (s. Tab. 14.77). In ausgeprägten Fällen kann es zu einer akuten oder subakuten hepatischen Nekrose kommen. Substanzen mit einer ausgeprägten intrinsischen Toxizität führen zu einer zonalen Nekrose. Ein Beispiel hierfür ist die Schädigung durch **CCl4** oder **Paracetamol**. Diese Substanzen induzieren primär in Zone 3 des Lebersinus (Hepatozyten um die Zentralvene) eine Nekrose. Hingegen führt die Eisenintoxikation zu einer vorwiegend in Zone 1 (periportal) auftretenden Nekrose. Weniger toxische Medikamente wie Methyldopa, Isoniazid und Diclofenac induzieren ein eher panazinäres Schädigungsmuster. Allerdings gibt es Ausnahmen. Das durch Halothan und Enfluran induzierte Schädigungsmuster ist ebenfalls zonal und histologisch nur schwer von der CCl_4-Intoxikation zu unterscheiden. Führt der hepatozelluläre Schädigungstyp zu einem Ikterus, so spricht man von einem hepatozellulären Ikterus. Herausragendes Merkmal dieser Form des Ikterus ist sein häufiger Übergang in ein fulminantes Leberversagen. So werden für den Ikterus durch Isoniazid, Methyldopa, Dantrolen, Diclofenac und Ticrynafen Mortalitätsraten von bis zu 10 % beschrieben. Im Fall von Halothan dürften die Raten sogar noch höher liegen.

Akute Steatose Die akute Steatose, z.B. durch parenterale Verabreichung von **Tetrazyklinen,** ähnelt klinisch der akuten Schwangerschaftshepatitis oder dem Reye-Syndrom. Die Steatose ist in der Regel mikrovesikulär. Das akute Syndrom ist selten und mit einer schlechten Prognose behaftet. Häufiger ist die chronische mikrovesikuläre Steatose durch **Valproat** oder nukleosidische Reverse-

Tab. 14.77 Formen der akuten fremdstoffbedingten Leberschädigung.

Schädigungstyp	Biochemische Veränderungen im Serum SGOT und SGPT*	Beispiel
Hepatozellulär Zytotoxisch		
■ Zonale Nekrose	20–1 000 ×	Paracetamol, Halothan
■ Nonzonale Nekrose	8–100 ×	Diclofenac
■ Steatose	8–20 ×	Tetrazyklin, Valproinsäure
Cholestase		
■ Hepatokanalikulär (cholangiolitisch)	< 8 ×	Augmentan, Sulindac, Chlorpromazin, Erythromycin
■ Kanalikulär	< 5 ×	Kontrazeptiva, Anabolika
Mischtyp (Zellnekrose und Cholestase)	8 ×	Phenytoin

* x bedeutet x-faches des Normbereichs

Transkriptase-Inhibitoren wie **Azidothymidin** (AZT) oder **Didanosin** (DdI).

Cholestatischer Schädigungstyp

Pruritus und Ikterus sind die wesentlichen klinischen Symptome. Die Transaminasen sind in der Regel nur geringgradig erhöht. Im Wesentlichen werden zwei Formen der fremdstoffbedingten Cholestase unterschieden. Der sog. hepatokanalikuläre cholangiolitische Typ und die kanalikuläre oder Steroidcholestase. Als Auslöser für den ersten Typ kommen Substanzen wie Chlorpromazin, Phenytoin oder Carbamazepin in Betracht. Die reine kanalikuläre Cholestase wird fast ausschließlich durch Steroide oder deren Konjugate hervorgerufen.

Extrahepatische Manifestationen als Begleitsymptome

Unter extrahepatischen Manifestationen versteht man vor allem Symptome, die auf eine generalisierte fremdstoffassoziierte **Hypersensitivität** hinweisen (s. Tab. 14.78). Das Auftreten dieser generalisierten fremdstoffassoziierten Hypersensitivität ist im Gegensatz zur intrinsischen Hepatotoxizität nicht vorhersagbar dosisabhängig. Vielmehr handelt es sich hierbei um das klassische Beispiel einer **idiosynkratischen Arzneimittelreaktion,** von der allerdings eine metabolisch bedingte Idiosynkrasie unterschieden wird (s. Tab. 14.79). Bei der vermutlich metabolisch bedingten Idiosynkrasie geht man davon aus, dass die ebenfalls nicht vorhersagbare Reaktion durch einen abnormen Metabolismus bei anfälligen Individuen nach längerer Einnahme des Medikamentes ausgelöst wird (Tab. 14.79). Ein Beispiel hierfür ist die Hepatotoxizität des **Bosentans,** eines neueren AT3-Inhibitors. Bei diesem Medikament kommt es Wochen nach Beginn der Einnahme bei wenigen Individuen zu einer Cholestase ohne Zeichen der Hypersensitivität. Bei der viel häufigeren Idiosynkrasie durch generalisierte Hypersensitivität handelt es sich um ein Syndrom, das je nach Auslöser sogar ganz ohne Leberschädigung auftreten kann. Tabelle 14.80 zeigt die je nach Substanzgruppe wechselnde Assoziation zwischen Leberschädigung und Hypersensitivität auf.

Formen der chronischen fremdstoffbedingten Lebererkrankung

Tabelle 14.81 gibt eine Übersicht über die Art der Leberschädigung und deren Auslöser.

Tab. 14.78 Systemische Symptome, die mit einer fremdstoffinduzierten Hepatotoxizität vergesellschaftet sein können.

Manifestation	Beispiel
Fieber, Exanthem, Eosinophilie	Chlorpromazin, Halothan, Phenytoin, Carbamazepin
Pseudomononukleose ■ Lymphknotenvergrößerung ■ Lymphozytose und atypische Lymphozyten	Phenytoin, Carbamazepin, Dapson
Autoantikörper, z.B. ANA	Methyldopa, Nitrofurantoin, Minocyclin, Oxyphenisatin, Ticrynafen, Dihydralazin, Halothan
Hämatologisch ■ Knochenmarksschädigung ■ Aplastische Anämie, Thrombozytopenie ■ Hämolytische Anämie	Phenylbutazon Phenytoin, Carbamazepin
Nierenschädigung Gastrointestinal (Ulkus, Pankreatitis)	Methoxyfluran, Sulindac Phenylbutazon, Tetrazyklin

Chronische Hepatitis

Wegen des schleichenden und klinisch meist unspektakulären Verlaufes werden die fremdstoffbedingten chronischen Lebererkrankungen deutlich seltener diagnostiziert. Ingesamt können aufgrund der Symptome und laborchemischen Parameter vier Typen der fremdstoffbedingten chronischen Hepatitis unterschieden werden (s. Tab. 14.82).

Symptome

Akute fremdstoffbedingte Lebererkrankung Das klinisch auffälligste Symptom der akuten fremdstoffbedingten Lebererkrankung ist der akut aufgetretene **Ikterus,** häufig begleitet von einem **cholestatischen Pruritus.** Weitere eher unspezifische Symptome einer akuten Leberschädigung sind akuter abdomineller Druckschmerz im rechten oberen Quadranten, akuter Oberbauchschmerz und Aszites

Tab. 14.79 Symptomatische Unterscheidung von Hepatotoxinen nach hervorgerufenen Schädigungstypen.

Schädigungstyp	Dauer der Exposition bis zum Auftreten der Symptome	Symptome der Hypersensitivität (Exanthem, Fieber, Eosinophilie)	Antwort auf Reexposition
Intrinsisch	Kurz	–	Direkt
Idiosynkratisch ■ Hypersensitivität ■ Metabolisch bedingt	1–5 Wochen Variabel, 1 Woche bis 12 Monate	+ –	Direkt nach 1–2 Dosen Verzögert nach vielen Tagen oder Wochen

Erkrankungen des Gastrointestinalsystems

Tab. 14.80 Spektrum der Assoziation zwischen systemischer Manifestation der Hypersensitivitätsreaktion und Leberschädigung anhand einzelner Medikamentengruppen.

	Charakter der Reaktion	Beispiel
Gruppe 1	Ausgeprägte systemische Hypersensitivität **selten** mit Leberschädigung assoziiert	Penicillin, Procainamid
Gruppe 2	Ausgeprägte systemische Hypersensitivität **normalerweise** mit Leberschädigung assoziiert	Phenytoin, Carbamazepin, Dapson, Sulfonamide
Gruppe 3	Systemische Hypersensitivität **und/oder** Leberschädigung	Chlorpromazin, Erythromycin, Amoxicillin, Clavulansäure, Sulindac
Gruppe 4	Leberschädigung **selten** mit systemischer Hypersensitivität assoziiert	Isoniazid, Diclofenac

bei toxisch bedingten Gefäßverschlüssen der Leber (**Budd-Chiari-Syndrom**), Dunkelfärbung des Urins, entfärbter Stuhl und Hepatomegalie. Je nach Verlauf und Schwere der akuten Lebererkrankung kann es im Fall des fulminanten Leberversagens zum Auftreten einer hepatischen Enzephalopathie kommen. Extrahepatische Symptome einer fremdstoffbedingten Leberschädigung können die Symptome einer immunallergischen fremdstoffinduzierten Reaktion sein. Diese sind im Wesentlichen Fieber, Pruritus, stammbetontes Exanthem und Lymphadenopathie.

Tab. 14.81 Chronische fremdstoffbedingte Lebererkrankungen.

Schädigungstyp	Biochemische Veränderungen im Serum		Beispiel
	SGOT und SGPT*	Alkalische Phosphatase*	
Hepatozellulär			
■ Hepatitis	3–50 ×	1–3 ×	Nitrofurantoin, Minocyclin, Methyldopa
■ Steatosis	1–3 ×	1–3 ×	Methotrexat, Glukokortikoide, Amiodaron, Perhexilin
Cholestatisch			
■ Cholangiodestruktiv	1–3 ×	3–20 ×	Chlorpromazin, Ajmalin
■ Biliäre Sklerose	1–5 ×	3–20 ×	5-FU intraarterielle Gabe
Granulome	1–3 ×	3–20 ×	Mehr als 100 Medikamente z.B. Carbamazepin, Indometacin
Gefäßläsionen			
■ Peliosis hepatis	1–3 ×	> 3 ×	Kontrazeptiva, Anabolika
■ Budd-Chiari-Syndrom	2–20 ×	variabel	Kontrazeptiva
■ Sinusoidale Dilatation		1–3 ×	
■ Sinusoidale Fibrose	1–3 ×	variabel	Vitamin A
■ Portale Hypertension	variabel	variabel	Vinylchlorid, Arsen
Neoplasien			
■ Adenom	Variabel	Variabel	Kontrazeptiva, Anabolika
■ HCC	Variabel	Variabel	Kontrazeptiva, Anabolika
■ Cholangiozelluläres Karzinom	Variabel	Variabel	Anabolika und Thorotrast
■ Angiosarkom			Vinvylchlorid

*: x bedeutet xfaches des Normbereiches
NASH: nichtalkoholische Steatohepatitis; HCC: hepatozelluläres Karzinom

14.5 Erkrankungen der Leber

Chronische fremdstoffbedingte Lebererkrankung Klassische Anzeichen der länger bestehenden chronischen Lebererkrankung sind der **zirrhotische Umbau** der Leber und die damit verbundenen Symptome wie Spinnennävi, die Verminderung der Körperbehaarung, Palmarerythem, Lackzunge, Hodenatrophie, Weißnägel, eine kleine Leber und intestinale Blutungen aufgrund einer portalen Hypertonie. In späten Stadien der Leberzirrhose sind Aszites, Zeichen der Enzephalopathie, hämorrhagische Diathese, sekundärer Hypersplenismus, Infektionsneigung und Varizenblutung diagnostisch wegweisend.

Diagnostik Die Diagnose einer fremdstoffinduzierten Leberschädigung folgt einem Stufenplan.

1. Stufe: Expositionsanamnese Im Fall von industriellen Giften muss evtl. unter Mithilfe des Technischen Aufsichtsdienstes (**TAD**) geprüft werden, gegenüber welchen Substanzen in welchem Umfang der Patient exponiert war. Bei einer vermuteten Arzneimittelnebenwirkung sollte eine genaue Liste der in letzter Zeit eingenommenen Medikamente erstellt werden.

- Die Chronologie der Einnahme eines jeden Medikamentes sollte zur Chronologie der Erkrankung in Relation gesetzt werden. Medikamente, die nach Beginn der Leberschädigung eingenommen wurden, können nicht für die Schädigung verantwortlich sein.
- Neu vor Beginn der Schädigung angesetzte Medikamente sollten als Erste verdächtigt werden.
- Neu am Markt eingeführte Medikamente sollten besonders kritisch geprüft werden, da ihr hepatotoxisches Potential meist noch nicht ausreichend bekannt ist.

2. Stufe: kritische Prüfung der Anhaltspunkte auf eine fremdstoffinduzierte Leberschädigung In dieser Stufe sollten konkurrierende Leberschädigungen ausgeschlossen werden. Die hierzu empfohlenen Untersuchungen sind in der Tabelle Differentialdiagnose aufgeführt.

Bei allen Fällen von Leberschädigungen, die aufgrund der vorliegenden Ergebnisse der differentialdiagnostischen Untersuchungen nicht eindeutig einer Diagnose zugeordnet werden können, spielt die **Leberbiopsie** eine entscheidende Rolle. Im oben aufgeführten Fallbeispiel einer carbamazepininduzierten Leberschädigung führte letztendlich der histologische Nachweis der intrahepatischen Granulome und der eosinophilen portalen entzündlichen Infiltrate zum Verdacht auf das Vorliegen einer medikamenteninduzierten Leberschädigung und damit zur Diagnose. Die in Tabelle 14.83 zusammengefassten histologischen Veränderungen sollten an das Vorliegen einer fremdstoffinduzierten Leberschädigung denken lassen.

3. Stufe: Vergleich der Erkrankung des Patienten mit dem bekannten Schädigungsmuster der verdächtigten Fremdstoffe oder Medikamente Die beim Patienten beobachteten Symptome sollten mit dem bei der verdächtigten Substanz zu erwartenden Schädigungstyp verglichen werden. Informationen über die zu erwartenden Symptome finden sich in der einschlägigen Literatur.

Als generelle Regel kann insbesondere für Arzneimittel gelten, dass alle verdächtigten Substanzen ohne Risiko für den Patienten sofort abgesetzt oder durch andere Medikamente ersetzt werden können. Ein wichtiges Diagnosekriterium ist, dass die Symptome des Patienten nach Absetzen oder Wechsel des Medikamentes verschwinden. Allerdings

Tab. 14.82 Einteilung der medikamenteninduzierten chronischen Hepatitis.

Medikamente	Serologische Marker
Typ 1: Syndrom entspricht der chronischen Typ-1-Autoimmunhepatitis	
Häufig	
■ Chlormetacin	SMA, anti-DNA
■ Methyldopa	ANA (16 %), SMA (35 %)
■ Minocyclin	ANA, anti-DNA
■ Nitrofurantoin	ANA (80 %), SMA (72 %)
■ Oxyphenisatin	ANA (67 %), SMA (67 %)
Selten	
■ Benzaron	SMA
■ Diclofenac	ANA
■ Ecstasy	
■ Fenofibrat	ANA
■ Papaverin	ANA, SMA
■ Propylthiouracil	ANA
Typ 2: Syndrom entspricht Typ-2-Autoimmunhepatitis (chronisch oder akut)	
■ Dihydralazin	Anti-P4501A2
■ Tienilat (Ticrynafen)	Anti-P4502C9 (LKM2)
■ Halothan	Anti-Carboxylesterase
	Anti-Proteindisulfid-Isomerase
Typ 3: Syndrom entspricht histologisch der chronischen Hepatitis **ohne serologische Marker**	
■ Lisinopril	
■ Sulfonamid	
■ Uracil (in Kombination mit Tegafur und Tamoxifen)	
■ Trazidon	
Typ 4: Syndrom der chronischen Toxizität	
■ Paracetamol	
■ Dantrolen	
■ Aspirin	
■ Isoniazid	

Tab. 14.83 Histologische Anhaltspunkte, die an das Vorliegen einer fremdstoffinduzierten Leberschädigung denken lassen sollten.

- Submassive zonale Nekrose
- Missverhältnis zwischen Ausmaß der gefundenen Nekrose und Schwere des Leberversagens
- Mikrovesikuläre Steatose, insbesondere wenn zonal ausgeprägt
- Nachweis von eosinophilen Leukozyten im entzündlichen Infiltrat
- Atypische Cholestase: periportale Cholestase im frühen Krankheitsverlauf und Cholestase mit Hepatitis
- Granulome mit Hepatitis oder Cholestase
- Destruktion der Gallengänge
- Ungewöhnliche vaskuläre Veränderungen wie venookklusive Erkrankung; Peliosis hepatis

Erkrankungen des Gastrointestinalsystems

ist hier zu berücksichtigen, dass als Ersatzmedikament nicht eine Substanz der gleichen Substanzklasse gewählt werden sollte. So darf z. B. Phenytoin nicht durch seinen Abkömmling Carbamazepin ersetzt werden, da die idiosynkratische Reaktion gegenüber Phenytoin durch Carbamazepin weiter unterhalten wird. Als weiteres Kriterium zur Diagnosesicherung wird häufig die Reexposition beschrieben. Dieser Versuch sollte aus ethischen Gründen nur bei für den Patienten absolut unverzichtbaren Medikamenten unter sehr engmaschiger Kontrolle durchgeführt werden. Die alleinige Diagnosesicherung rechtfertigt in der Regel keine Reexposition.

Differentialdiagnose	Ausschlussmaßnahme (diagnostischer Test)	Relevanz und Interpretation
Virale Hepatitis	IgM-HAV	Hepatitis A
	HBsAg; IgM-anti-HBc	Akute oder chronische Hepatitis B Hepatitis-D-Superinfektion
	Anti-HDV	
	Anti-HCV evtl. HCV-RNA	Hepatitis C
Andere Infektionen	IgM-CMV, IgM-EBV	Junger Erwachsener mit entsprechendem Syndrom
	HIV, Q-Fieber, Herpes simplex	Bei entsprechenden Risikofaktoren
Alkoholische Hepatitis	Anamnese	Chronische oder exzessive Alkoholeinnahme
Autoimmune Hepatitis	ANA, SMA, ANCAs	Autoimmunhepatitis Typ 1
	LKM-1	Autoimmunhepatitis Typ 2
	AMA	Primäre biliäre Zirrhose
Primär sklerosierende Cholangitis	ERCP	Begleitende chronisch-entzündliche Darmerkrankung
Metabolische Erkrankungen	Coeruloplasmin; Urin-Kupfer	Morbus Wilson
	Transferrinsättigung, Leber-Eisen	Hämochromatose
	α_1-Antitrypsin, Phänotyp	α_1-Antitrypsin
Lebererkrankung in der Schwangerschaft ■ Akute Fettleber ■ Präklampsie/Eklampsie	Leber-Ultraschall, Leberbiopsie	Interpretation im klinischen Kontext
Gefäßerkrankungen ■ Ischämische Hepatitis ■ Lebervenenverschluss	Herz- und Leber-Ultraschall CT oder Ultraschall-Doppler	Klinischer Kontext, Zeichen der Linksherzinsuffizienz Budd-Chiari-Syndrom Koagulopathien
Akute biliäre Obstruktion	Ultraschalluntersuchung	Beurteilung im klinischen Kontext
Cholezystitis	Ultraschalluntersuchung	Schmerz im rechten oberen Quadranten

HAV: Hepatitis-A-Virus; **HBsAg:** Hepatitis-B-Surface-Antigen; **HBc:** Hepatitis-B-Core-Antikörper; **HCV:** Hepatitis-C-Virus; **HIV:** humanes Immundefizienzvirus; **CMV:** Zytomegalievirus; **EBV:** Epstein-Barr-Virus; **ANA:** antinukleäre Antikörper; **SMA:** Smooth-Muscle-Antikörper; **LKM:** Liver-Kidney-Microsomal-Antikörper; **AMA:** Antimitrochondriale Antikörper; **CT:** Computertomographie; **ERCP:** endoskopische retrograde Cholangiopankreatikographie

Therapie

Absetzen der Noxe Selbstverständlich sollte die verdächtige Noxe abgesetzt werden. Nimmt der Patient mehrere möglicherweise für die Symptomatik verantwortliche Medikamente ein, so werden in der Regel unter stationären Bedingungen alle Medikamente abgesetzt. Im weiteren Verlauf werden dann, soweit notwendig und sehr zurückhaltend, die tatsächlich notwendigen Medikamente wieder eindosiert.

Entfernen eines Toxins aus dem Körper Die Entfernung eines Toxins aus dem Körper macht in der Regel nur in der Verteilungsphase Sinn und wenn es sich, wie bei Paracetamol, um ein dosisabhängig wirkendes direktes Hepatotoxin handelt. Allerdings sollte unabhängig von der eingenommenen Substanz eine endoskopisch kontrollierte Magenlavage erfolgen, da die Resorption unter Vergiftungsbedingungen im Vergleich zum Normalfall sehr verzögert ablaufen kann und häufig doch noch Tablettenreste geborgen werden können. Zur Indikation der Hämodialyse und Hämoperfusionsbehandlung sei auf Kapitel 25 in diesem Lehrbuch verwiesen.

Antidote Das bekannteste Beispiel eines wirksamen Antidots zur Therapie einer Vergiftung mit einem Hepatotoxin ist die Gabe von N-Acetylcystein bei Paracetamolvergiftung (s. Kap. 25). Ein weiteres Beispiel ist die Gabe des Chelatbildners Desferoxamin zur Behandlung der Eisenintoxikation. Die Gabe von Flavonoiden, z. B. Silibinin bei der Vergiftung mit Amanita phalloides, ist unter tierexperimentellen Bedingungen wirksam, für die Therapie beim Menschen steht der Beweis noch aus.

Therapie mit immunsuppressiven Medikamenten Insbesondere bei den Hypersensitivitätssyndromen, z. B. nach Gabe von Phenytoin, wird die Gabe von Prednison häufig erwogen. Allerdings ist die Wirksamkeit umstritten. In der Literatur ist lediglich im Fall der granulomatösen Hepatitis unter Allopurinol und der chronisch-aktiven Hepatitis unter Diclofenac eine Wirksamkeit von Prednison beschrieben.

Supportive Therapie Eine engmaschige Kontrolle des Flüssigkeitshaushaltes und der Elektrolytsituation ist in vielen Fällen sinnvoll. Insbesondere sollte bei lang anhaltenden cholestatischen Syndromen an die Vitamin-K-Substitution gedacht werden.

Lebertransplantation Bis zu 10 % der Lebertransplantationen, die wegen eines fulminanten Leberversagens durchgeführt werden müssen, gehen auf eine fremdstoffinduzierte Leberschädigung zurück. Bei den hypersensitivitätsassoziierten Leberschäden sollte daran gedacht werden, dass die gleiche Reaktion auch nach Transplantation erneut auftreten kann. Daher ist mit der Gabe von Medikamenten bei solchen Patienten besondere Vorsicht geboten. Die Differentialdiagnose zwischen Hepatotoxizität, der Immunsuppression und einer möglichen Abstoßung oder leberschädigenden Wirkungen anderer Arzneimittel kann im Einzelfall sehr schwierig sein.

Pruritus Die Gabe von Ursodesoxycholsäure, einer protektiven Gallensäure, wurde bei protrahiert verlaufenden fremdstoffinduzierten cholestatischen Syndromen mit Pruritus mehrfach durchgeführt. Aus pathophysiologischer Sicht ist sie sicherlich sinnvoll. Klinische Studien zur Wirksamkeit liegen allerdings kaum vor. Auch wird die Gabe von Rifampicin immer wieder erwogen. Allerdings sollte hier auf das Auftreten einer durch Rifampicin induzierten cholestatischen Hepatitis geachtet werden.

Verlauf und Prognose Es liegen nur wenige Daten über den natürlichen Verlauf von fremdstoffinduzierten Leberschäden vor. Diese Untersuchungen werden dadurch erschwert, dass insbesondere die chronischen wenig symptomatischen Leberschäden auch unter optimalen Bedingungen nur bei einem Bruchteil der Patienten als solche erkannt werden. In einer Studie von Aithal und Day an einem großen Universitätskrankenhaus konnte gezeigt werden, dass 21 % der retrospektiv anhand der Klinik und der Leberhistologie relativ sicher identifizierbaren Fälle von arzneimittelinduzierter Hepatotoxizität nicht erkannt wurden und die Patienten die schädliche Medikation fortführten. Bei immerhin einem Drittel der Patienten mit der Anamnese einer idiosynkratischen Arzneimittelhepatotoxizität wurden nach fünf Jahren weiterhin Zeichen der Leberschädigung festgestellt. Bei neun von 15 Patienten, die eine arzneimittelinduzierte chronische Hepatitis hatten, fanden sich nach fünf Jahren nach wie vor Entzündungszeichen in der Leberbiopsie. Diese Daten zeigen, dass die Prognose der fremdstoffinduzierten Leberschäden u. U. ernst sein kann.

Zusammenfassung

- Häufigste Ursache: Fremdstoffe (chem. Noxen, Medikamente)
- Wichtigste Symptome: akut: Ikterus, cholestatischer Pruritus, Hepatitis; chronisch: Leberzirrhose
- Wichtigste diagnostische Maßnahmen: Medikamenten- und Expositionsanamnese, Serologie, Sonographie, Leberbiopsie
- Wichtigste therapeutische Maßnahmen: Absetzen des Medikaments, Antidotgabe, evtl. Lebertransplantation

---

Zur weiteren Information

Literatur

Aithal, P. G., C. P. Day: The natural history of histologically proven drug induced liver disease. Gut 1999; 44: 731–5.
Farrell, G.: Drug Induced Liver Disease. Churchill Livingstone, Edinburgh – London – Madrid – Melbourne – New York – Tokyo 1994.
Pessayre, D., D. Larray, M. Biour: Drug-induced Liver Injury. In: Bircher, J., J.-P. Benhamou, N. McIntyre, M. Rizzetto, J. Rodés (eds.): Oxford Textbook of Clinical Hepatology, Vol II. Oxford Medical, Oxford 1999, pp. 1261–315.
Stricker, B. C. C.: Drug-induced Liver Injury. Elsevier, Amsterdam 1992.
Zimmerman, H. J.: Drug-Induced Liver Injury Clinical. (eds.): Postgraduate Course. Clinical and Pathological Correlations in Liver Disease: Approaching the Next Millennium, 1998, pp. 252–68.

Keywords

Medikamenteninduzierte Leberschäden ◆ fremdstoffinduzierte Leberschäden

---

14.5.10 Hepatopathien in der Schwangerschaft

S. Kanzler, P. R. Galle

Synonym: Schwangerschaftsbedingte Lebererkrankungen
Engl. Begriff: Liver Disease in Pregnancy

Praxis

Eine 36-jährige Erstgravida entwickelt in der 36. Schwangerschaftswoche ziehende Schmerzen im rechten Oberbauch, Unterschenkelödeme und rotbraunen Urin.

Sie sucht ihren Geburtshelfer auf, der eine intakte Schwangerschaft, aber hypertone Blutdruckwerte feststellt und die Patientin in eine perinatalmedizinische Abteilung einer Universitätsklinik überweist.

Bei der **klinischen Untersuchung** fallen Lid- und Unterschenkelödeme auf, RR 180/110 mmHg. Der Auskultationsbefund von Herz und Lungen ist unauffällig, das Abdomen ist weich, der Uterusfundus zwei Querfinger unter dem Rippenbogen tastbar.

Laborchemisch zeigen sich eine deutliche Proteinurie mit 3 g/24 h und eine Erythrozyturie. Im Serum fällt folgende Normabweichung auf: Bilirubin 5 mg/dl, LDH 1300 U/l, Thrombozyten 60 000 µl, SGOT 150 U/l, SGPT 410 U/l, Quick 65 %, Fibrinogen 250 mg/dl, PTT 35 s. Im Differentialblutbild finden sich Fragmentozyten. Haptoglobin und Hämopexin sind deutlich erniedrigt. Die übrigen Laborparameter, vor allem harnpflichtige Substanzen und Elektrolyte, sind normal. Die geburtshilfliche Diagnostik ergibt ansonsten keinen pathologischen Befund.

Die **Diagnose** HELLP-Syndrom gilt damit als weitgehend gesichert. Die Patientin wird per Sectio caesarea von einem relativ kleinen, aber gesunden Knaben (2 100 g, 48 cm) entbunden. Der weitere Verlauf ist komplikationslos, innerhalb von 72 h kommt es zu einer Normalisierung des Blutdrucks, die Ödeme sind deutlich rückläufig und die Laborbefunde normal.

Definition Hepatopathien in der Schwangerschaft werden unterteilt in:
- **schwangerschaftsspezifische** Erkrankungen wie Leberbeteiligung bei Hyperemesis gravidarum, die intrahepatische Schwangerschaftscholestase, die akute Schwangerschaftsfettleber sowie die schwangerschaftinduzierte Hypertonie (SIH, früher: EPH-Gestose, engl.: **E**dema, **P**roteinuria, **H**ypertension), Eklampsie und das HELLP-Syndrom (engl.: **H**aemolysis, **E**levated **L**iver Enzymes, **L**ow **P**latelets),
- **schwangerschaftsunabhängige** Lebererkrankungen, z. B. Virushepatitiden, medikamenten- und alkoholbedingte Lebererkrankungen, Autoimmunerkrankungen, angeborene Stoffwechselerkrankungen usw.,
- durch die Schwangerschaft **begünstigte** Erkrankungen wie Gallenblasen- und Gallengangsteine, Thrombosen des portalen Systems sowie Leberhämatome und -rupturen.

Schwangerschaftsspezifische Erkrankungen

Epidemiologie Von den schwangerschaftsspezifischen Erkrankungen ist das HELLP-Syndrom mit 1 : 150 bis 1 : 300 Geburten am häufigsten. Die Schwangerschaftsfettleber gilt mit einer Inzidenz von 1 : 15 000 hingegen als sehr selten. Die intrahepatische Schwangerschaftscholestase weist eine familiäre Häufung und erhebliche geographische Unterschiede auf (2 % in Skandinavien und Polen, 0,05 % im übrigen Europa und in den USA, 10 %! in Chile).

Bei der schweren Hyperemesis gravidarum treten bei 13–33 % der Patientinnen leichte Mitreaktionen der Leber auf. 5–10 % der Patientinnen mit Eklampsie haben eine geringe Erhöhung der Leberenzyme. Leberruptur und Lebereinblutungen sind ebenso wie Thrombosen des portalen Systems sehr seltene Ereignisse.

Da das Schwangerschaftsscreening nur die Hepatitisserologie und die Urobilinogenbestimmung vorsieht, bleibt für die schwangerschaftsunabhängigen Hepatopathien eine Lücke in der zahlenmäßigen Erfassung. Fortgeschrittene Lebererkrankungen führen allerdings zur Ovarialinsuffizienz. Naturgemäß ist dann die Inzidenz einer Schwangerschaft sehr selten.

Ätiologie und Pathogenese Als Ursache für die akute Schwangerschaftsfettleber wird ein mitochondrialer Defekt in den Hepatozyten angenommen, der über eine Störung des Energiestoffwechsel zur Fettakkumulation in der Leberzelle führt. Wodurch diese mitochondriale Zytopathie während der Schwangerschaft ausgelöst wird, ist ungewiss. Für schwangerschaftsbedingte Erkrankungen wie die schwangerschaftsinduzierte Hypertonie, die Eklampsie oder das HELLP-Syndrom scheinen plazentare Faktoren, die Vasospasmen auslösen können (z. B. Freisetzung von Prostazyklinen), eine wichtige Rolle zu spielen. Auch eine zytokinvermittelte Endothelschädigung wird diskutiert. Vaskuläre, endotheliale Schäden führen im Verlauf zu Hypertonie, Mikrothrombosierungen und ischämischen Organläsionen.

Die Ätiologie der Schwangerschaftscholestase ist unklar. Man vermutet, dass es bei genetisch prädisponierten Patientinnen zur einer hormonabhängigen Cholestase kommt. Die vermehrte Gallensteinbildung während der Schwangerschaft ist ebenfalls auf die hormonellen Veränderungen, die verminderte Gallenblasenkontraktilität sowie auf familiäre Faktoren zurückzuführen. Die schwangerschaftsunabhängigen Erkrankungen weisen während einer Schwangerschaft die gleiche Ätiologie und Pathogenese auf wie bei Nichtschwangeren.

Symptome Die akute Schwangerschaftsfettleber wird meist zwischen der 30. und 38. Schwangerschaftswoche symptomatisch. Es kommt dann zu allgemeinem Unwohlsein, Appetitlosigkeit, Übelkeit, Erbrechen sowie abdominellen, häufig rechtsubchondral lokalisierten Schmerzen. Ein bis zwei Wochen nach Beginn der ersten Symptome folgt ein Ikterus. Eine arterielle Hypertonie sowie periphere Ödeme sind ebenfalls beschrieben. Ein schweres HELLP-Syndrom präsentiert sich klinisch ähnlich. Ein Ikterus bildet sich allerdings nur selten aus. Milde Verläufe fallen u.U. nur durch entsprechende Laborveränderungen auf (leichte Erhöhung von Transaminasen und alkalischer Phosphatase, Thrombozytopenie). Die Schwangerschaftscholestase manifestiert sich in der Regel im letzten Trimenon (zu 70 %) durch einen zunehmenden Pruritus. Ca. 30 % der Fälle manifestieren sich allerdings bereits im ersten oder zweiten Trimenon. Aufgrund der Cholestase kommt es häufig zur Dunkelfärbung des Urins sowie Hellfärbung des Stuhls. Ein Ikterus ist meist nur geringfügig.

Diagnostik Jegliche Diagnostik bezieht sich immer auf Mutter und Kind. Deshalb ist es empfehlenswert, frühzeitig einen Neonatologen hinzuzuziehen. Die Diagnostik umfasst zunächst neben der klinischen Untersuchung und Anamnese (Blutdruck!) eine umfangreiche **Labordiagnostik** zum Ausschluss schwangerschaftsunabhängiger Lebererkrankungen (Hepatitisserologie für A, B, C, ggf. D und E, Autoimmunserologie, hereditäre und metabolische Lebererkrankungen). Für das HELLP-Syndrom ist die namengebende Laborkonstellation charakteristisch (Hämolysezeichen, erhöhte Transaminasen, niedrige Thrombozyten), wenn auch nicht beweisend (Tab. 14.84). Bei der Interpretation von Laborwerten ist zu berücksichtigen, dass es schwangerschaftsbedingt zu einem geringen Anstieg der Leukozytenzahl und der alkalischen Phosphatase kommen kann. a-Fetoprotein-Werte sind aufgrund der embryonalen Synthese von a-Fetoprotein in der Leber ebenfalls erhöht.

Bildgebung Die radiologische bildgebende Diagnostik sollte in der Frühschwangerschaft soweit wie möglich vermieden werden. In der Spätschwangerschaft sind bei strenger Indikation CT, MRT oder ERCP möglich. Die sonographische Untersuchung der Leber und der ableitenden

14.5 Erkrankungen der Leber

Tab. 14.84 Schwangerschaftsbedingte Hepatopathien.

Erkrankung	Erläuterung	Klinik	Diagnostik	Prozedere
Schwangerschaftsfettleber	Mikrovesikuläre Fettspeicherung	Rasch progrediente Leberinsuffizienz	Transaminasen↑ keine Hämolysezeichen, keine Cholestase, typisches MRT bzw. CT	Rasche Entbindung, hohes Risiko für Mutter und Kind
HELLP-Syndrom	Mikroangiopathische Hämolyse	Leberkapselschmerz (Ikterus), Ödeme, RR↑ möglich, blander oder foudroyanter Verlauf mit Multiorganversagen möglich	Proteinurie, LDH↑, Thrombozyten↑, Transaminasen↑, Haptoglobin↓, cave: weitere Organversagen	Meist rasche Entbindung, DD: Eklampsie mit Leberbeteiligung
Schwangerschaftscholestase	Intrahepatische, nicht-obstruktive, familiär gehäufte Cholestase	Juckreiz, Ikterus, guter AZ	Cholestase-Enzyme↑ Bilirubin↑, Transaminasen↑ OBS → Ausschluss von Konkrementen	Abwarten, Prognose gut
Leberruptur	Ruptur der Leberkapsel und Blutung in die freie Bauchhöhle	Schmerzen, Volumenmangelschock	(OBS) CT	Operation
Leberblutung	Häufung bei/nach Eklampsie, HELLP	Schmerzen, wenig typisches Labor, kein Schock	(OBS) CT	Bzgl. Leberblutung meist nur abwarten
Hyperemesis gravidarum	Plazentare und psychische Faktoren in der Diskussion	Erbrechen, keine adäquate Gewichtszunahme	Typische Anamnese, geringe Erhöhung der sog. Leberwerte, in der Regel Malnutrition	Bei schweren Verläufen parenterale Ernährung
Eklampsie SIH (EPH-Gestose)	Arterielle Hypertonie, Proteinurie, Ödeme	Meist nur diskrete Erhöhung der Leberwerte, Lidödeme, Hyperreflexie, RR↑	Ausschluss Hämolyse und Thrombopenie, Proteinurie	Meist rasche Entbindung, Risiko für Mutter und Kind erhöht

Gallenwege ist in der Frühschwangerschaft sehr aussagekräftig, mit zunehmender Kindsgröße naturgemäß technisch schwieriger. Eine Leberbiopsie ist meist nicht notwendig, kann jedoch ggf. transjugulär erfolgen.

Differentialdiagnose Foudroyant verlaufende **Virushepatitiden** können Schwierigkeiten in der Differentialdiagnose zur Schwangerschaftsfettleber bereiten. Mittels Labordiagnostik und Bildgebung ist allerdings in der Regel eine sichere Unterscheidung möglich. Schwangerschaftscholestase und **obstruktive Gallengangserkrankungen** sind meist durch Oberbauchsonographie, soweit erforderlich durch ERC, zu diagnostizieren. Zwischen HELLP-Syndrom und Eklampsie gibt es Übergangsformen, beim HELLP-Syndrom überwiegt laborchemisch die Hämolyse (Tab. 14.84).

Therapie Bei den schwangerschaftsbedingten Erkrankungen wie Schwangerschaftsfettleber und HELLP-Syndrom sowie bei der Mitbeteiligung der Leber im Rahmen einer EPH-Gestose wird meist die **rasche Entbindung** angestrebt. Studien mit konservativer Therapie laufen derzeit europaweit. Hauptgefahr besteht allerdings in der Zunahme der Verbrauchskoagulopathie.

Bei der Schwangerschaftscholestase ist **keine** spezifische Therapie erforderlich, allenfalls die symptomatische Gabe von Colestyramin bei starkem Juckreiz. Bei ausgeprägter Hyperemesis gravidarum kann neben einer antiemetischen Therapie bei schweren Verlaufsformen eine vorübergehende parenterale Ernährung zur Beseitigung der Dehydratation und des katabolen Stoffwechsels notwendig werden.

Die Therapie der schwangerschaftsunabhängigen Hepatopathien erfolgt ebenfalls in enger Kooperation mit den Neonatologen. Insbesondere sollte im Hinblick auf die Fetopathie auf die **Alkoholkarenz** streng geachtet werden.

Verlauf und Prognose Die **Schwangerschaftsfettleber** ist eine schwerwiegende Erkrankung des letzten Trimenons, die durch ein rasch progredientes Leberversagen mit einer hohen Mortalität für Mutter und Kind (14–66 %) gekennzeichnet ist. Eine frühzeitige Erkennung des Krankheitsbildes und rasche Entbindung haben die mütterliche Mortalität auf derzeit 0–22 % gesenkt. Die Mortalität der Kinder bleibt hoch. Milde Verläufe können zunächst stationär beobachtet werden. Sobald sich jedoch der Zustand der Mutter verschlechtert, sollte eine rasche Entbindung angestrebt werden. Folgende Schwangerschaften verlaufen in der Regel normal, obwohl in einzelnen Fällen das erneute Auftreten einer Schwangerschaftsfettleber beschrieben wurde. In ganz seltenen Fällen wurde bei fulminantem Verlauf einer Schwangerschaftsfettleber bei der Mutter eine Lebertransplantion notwendig. Das **HELLP-Syndrom** kann bei 3–8 % der Mütter zu Komplikationen im Sinne eines Multiorganversagens führen (disseminierte intravasale Gerinnung), teils mit Lebereinblutungen. Die kindliche Mortalität ist mit 12 % relativ hoch und überwiegend durch die Unreife des Neugeborenen bedingt. Nach Entbindung erholen sich die Mütter mit Schwangerschaftsfettleber und HELLP-Syndrom meist sehr rasch. Die intrahepatische Schwangerschaftscholestase hat für die Mutter ebenfalls eine gute Prognose, rezidiviert jedoch häufig bei weiteren Schwangerschaften. Kurz nach Geburt sistieren die Cholestasezeichen. Die Frühgeborenenrate sowie die kindliche Mortalität sind erhöht. Die Prognose und der Verlauf der Hyperemesis gravidarum sind gut. Die Inzidenz an Früh- und Totgeburten sowie die Fehlbildungsrate sind nicht erhöht.

> **Erkrankung aus Patientensicht:**
>
> Lebererkrankungen in der Schwangerschaft sind immer von der Sorge um Mutter und Kind begleitet. Bei vorbestehenden Lebererkrankungen gab es in der Regel ausreichend Gelegenheit, im Vorfeld wichtige Fragen bezüglich des Verlaufs der Lebererkrankung während und nach der Schwangerschaft zu klären. Tritt die Lebererkrankung schwangerschaftsinduziert auf, so präsentiert sie sich meist akut.
>
> **Alltag** Die allermeisten kompensierten Lebererkrankungen nehmen während der Schwangerschaft einen unkomplizierten Verlauf. Die Leberfunktion sollte allerdings engmaschig überwacht werden und eine ausreichende körperliche Schonung gewährleistet sein. Die meisten schwangerschaftsinduzierten Lebererkrankungen (Hyperemesis, akute Schwangerschaftsfettleber, SIH) nehmen dagegen aufgrund ihrer Klinik oder ihrer bedrohlichen Prognose für Mutter und Kind plötzlich eine dominante Rolle ein. Häufig sind eine Krankenhauseinweisung und intensive medizinische Betreuung unumgänglich.
>
> **Komplikationen** Bei chronischen Lebererkrankungen mit portaler Hypertonie besteht die Sorge, dass es aufgrund einer weiteren Steigerung des portalen Druckes zu lebensbedrohlichen Blutungen im Gastrointestinaltrakt, insbesondere aus Ösophagusvarizen kommt.
>
> Bei schwangerschaftsinduzierten Erkrankungen steht die Sorge der Fruchtschädigung aufgrund von Mangelernährung oder disseminierter intravasaler Gerinnung, insbesondere aber auch die Sorge um die Gesundheit der Mutter im Vordergrund. Wird eine frühzeitige Entbindung lebensrettend für die Mutter, so gilt die Sorge der Reife und der Überlebensfähigkeit des Kindes.
>
> **Hilfestellungen** Bei chronischen Lebererkrankungen kann die Schwangere durch intensive Beratung und Begleitung durch Gynäkologen und Hepatologen über Problemen während der Schwangerschaft aufgeklärt werden. Treten Hepatopathien schwangerschaftsinduziert auf, stehen medizinische Notwendigkeiten häufig im Vordergrund. Eine intensive Aufklärung über die jeweilige Situation ist hilfreich. Nach der Schwangerschaft sollte über das Wiederholungsrisiko bei weiteren Schwangerschaften informiert werden.

Schwangerschaftunabhängige Erkrankungen

Die **Virushepatitiden** A, B, C und D verlaufen in der Schwangerschaft für die Mutter in der Regel unkompliziert. Das Neugeborene sollte bei Hepatitis A und B postpartal kombiniert aktiv und passiv geimpft werden. Übertragungen von Hepatitis C von der Mutter auf das Kind können vor allem dann vorkommen, wenn die Mutter zu einer HIV-Risikogruppe gehört. Ist dies nicht der Fall, liegt die Übertragungswahrscheinlichkeit unabhängig vom Geburtsmodus (vaginal, Sectio) bei ungefähr 5 %. Die Hepatitis E ist in Ländern wie Indien, Nepal, Pakistan und im Mittleren Osten mit einer erheblichen Mortalität (17 %) für die Mutter behaftet.

Alle anderen **schwangerschaftsunabhängigen** Hepatopathien sollten engmaschig kontrolliert werden, mit Verschlechterungen muss während und nach der Schwangerschaft gerechnet werden. Bei Patientinnen mit Leberzirrhose und portaler Hypertonie ist die Zahl der Aborte und der Ösophagusvarizenblutungen hoch und häufig mit schlechter Prognose behaftet.

> ## Zusammenfassung
>
> - Häufigste Ursachen: mitochondriale Defekte, plazentare Faktoren, Virusinfektionen
> - Wichtigste Symptome: Unwohlsein, Oberbauchschmerzen, Ikterus, Juckreiz, Hypertonie
> - Wichtigste diagnostische Maßnahmen: Labor, Ultraschall
> - Wichtigste therapeutische Maßnahme: schnelle Entbindung

Zur weiteren Information

Literatur
Gerok, W., H. E. Blum: Hepatologie. Urban & Schwarzenberg, München – Wien – Baltimore 1995.
Knox, T. A., L. B Olans: Liver disease in pregnancy. N Engl J Med 1996; 335: 569–76.
Sherlok, S.: The Liver in Pregnancy. In: Sherlok, S., J. Dooley: Diseases of the Liver and the Biliary System, 10th edn. Blackwell Science, Oxford 1997, pp. 475–83.

Internet-Links
www.liverfoundation.org
www.aafp.org
www.milner-fenwick.com

Keywords
Pregnancy ◆ Liver Disease ◆ HELLP-Syndrome ◆ Acute Fatty Liver

14.5.11 Nichtneoplastische fokale Leberläsionen

S. KANZLER, P. R. GALLE

Synonym: Zystische Leberläsionen
Engl. Begriff: Cystic Lesions of the Liver

Nichtneoplastische fokale Leberläsionen umfassen verschiedene angeborene oder erworbene Hohlräume im Lebergewebe (zystische Strukturen). Diese sind:

- **Angeborene Leberzysten:** sie werden meist als Zufallsbefund im Rahmen einer bildgebenden Untersuchung diagnostiziert und enthalten seröse Flüssigkeit oder Galle. Die klinische Bedeutung von Leberzysten ist gering.
- **Echinokokkose:** eine parasitäre Erkrankung, ausgelöst durch Befall der Leber mit Echinokokken (Echinococcus granulosus oder alveolaris), die verdrängend und infiltrativ (pseudotumorös) wachsen können.
- **Pyogener Leberabszess:** bakterieller Abszess in der Leber, häufig bei intraabdominellem Focus.
- **Amöbenabszess:** Leberabszess durch Protozoen (Amöben), welche in tropischen und subtropischen Ländern endemisch vorkommen.

Leberzysten

Synonym: Kongenitale Leberzysten
Engl. Begriff: Hepatic Cysts

Definition Angeborene oder erworbene flüssigkeitsgefüllte Hohlräume in der Leber, die von Epithel ausgekleidet (**echte Zysten**) oder von Bindegewebe umgeben (**Pseudozysten**) sind.

Epidemiologie Leberzysten finden sich in Screeninguntersuchungen (Sonographie) bei etwa 3–7 % der deutschen Bevölkerung. Kongenitale Leberzysten treten zu 95 % solitär, meist im rechten Leberlappen auf. Frauen sind häufiger betroffen als Männer. Eine Zystenleber (polyzystische Lebererkrankung) wird bei bis zu 0,6 % der Autopsien angetroffen. Bei der Hälfte der Fälle sind gleichzeitig Zystennieren vorhanden. Seltener finden sich auch Zysten in anderen Organen (Pankreas, Milz).

Ätiologie und Pathogenese Siehe Tabelle 14.85.

Symptome Kleine kongenitale Leberzysten verursachen keine Beschwerden. Bei großen Zysten kann es zu Druck- und Völlegefühl im Oberbauch und zu Verdrängungserscheinungen an Nachbarorganen kommen. Eine Zystenleber kann mit fortschreitendem Alter zur Reduktion der Leberfunktion führen und ebenfalls Druck- und Völlegefühl auslösen.

Diagnostik Durch die verbreitete Anwendung der Sonographie werden heute oft Zysten ab einer Größe von 0,5 cm als Zufallsbefunde erkannt. Ein typischer Ultraschallbefund mit einer rundlich-ovalen, glatt begrenzten echofreien Raumforderung mit distaler Schallverstärkung bedarf keiner weiteren Klärung durch andere bildgebende Verfahren wie Computertomographie (CT) oder Kernspintomographie (MRT). Nur wenn die sonographischen Kriterien nicht eindeutig erfüllt sind oder der Befund sich im Verlauf ändert, sollte eine weitere Abklärung erfolgen. Laborveränderungen (Cholestase) finden sich selten und müssen an sekundäre Störungen oder an primär duktale Zysten oder Retentionszysten denken lassen.

Differentialdiagnose Das typische sonographische Bild bei einem asymptomatischen Patienten erlaubt die sichere Diagnose. Wegen therapeutischer Konsequenzen müssen Echinococcus-Zysten, Retentionszysten, Caroli-Syndrom (multiple intra- und extrahepatische Gallengangserweiterungen) und Leberabszesse abgegrenzt werden. Diese sind meist symptomatisch. Regressiv veränderte Neoplasien können zystisch erscheinen, weisen aber meist eine unscharfe Begrenzung auf. Die seltenen muzinösen Zystadenome finden sich nur bei Frauen und können bis zu 20 cm im Durchmesser und mehrere Kilogramm schwer werden.

Differentialdiagnose	Ausschlussmaßnahmen
Solitäre, benigne Leberzysten	Sonographie, selten Punktion notwendig
Polyzystische Lebererkrankung; meist, aber nicht immer assoziiert mit polyzystischer Nierenerkrankung	Familienanamnese (autosomal-dominanter Erbgang), Sonographie, CT (Nierenbeteiligung?), Punktion
Echinokokkosen (Hydatiden)	Sonographie, Serologie
Pyogener Leberabszess	Sonographie, Punktion
Amöbenabszess	Sonographie, Serologie, Punktion

Tab. 14.85 Einteilung der Leberzysten.

I. Kongenital
- Primär parenchymatös
  Solitär
  Multipel
  Polyzystische Erkrankung (Zystenleber)
- Primär duktal
  Solitäre Gallengangszyste
  Multiple zystische Erweiterung intrahepatischer Gallengänge (Caroli-Syndrom)

II. Erworben
- Posttraumatisch
- Entzündlich-infektiös
  Biliäre Retentionszysten bei Gallengangsobstruktion
  Echinokokken
    Unilokulär (Echinococcus granulosus)
    Multilokulär (Echinococcus alveolaris)
- Neoplastisch
  Dermoid
  Muzinöses Zystadenom
  Regressiv veränderte primäre oder sekundäre Tumoren

Erkrankungen des Gastrointestinalsystems

Differentialdiagnose	Ausschlussmaßnahmen
Maligne Leberläsionen (z.B. Zystadenome)	Sonographie, CT, Punktion
Bei immunsupprimierten Patienten: ungewöhnliche Erreger, inkl. Pilze (Candida albicans, Aspergillus fumigatus, Cryptococcus neoformans, Coccidioides immitis, Histoplasma capsulatum)	Sonographie, CT, Punktion mit Spezialfärbungen/Kultur, Serologie

Therapie Eine Therapie ist nur bei sehr großen Zysten erforderlich und zielt auf die Beseitigung von Beschwerden wie Druck- und Völlegefühl. Sie besteht in der gezielten Punktion und Instillation von Alkohol (Zystenverödung) oder in der operativen Entdachung.

Verlauf und Prognose In der Regel haben die Zysten keinerlei prognostische Bedeutung, und der Patient sollte entsprechend beruhigt werden. Bei Zystenleber und gleichzeitigen Zystennieren ist die Einschränkung der Nierenfunktion meist der prognosebestimmende Faktor. In ganz seltenen Fällen kann eine Zystenleber aufgrund der Größe und damit einhergehender Beschwerden eine Indikation für eine Lebertransplantation sein.

Komplikation	Häufigkeit
Akute peritoneale Reizungen durch: ■ Posttraumatische Einblutungen ■ Rupturen oberflächlicher Zysten	Selten

Zusammenfassung

- Ursache: angeboren oder erworben
- Wichtigstes Symptom: asymptomatisch
- Wichtigste diagnostische Maßnahme: Sonographie
- Therapeutische Maßnahme: selten notwendig

Echinokokkose

Synonym: Hydatiden der Leber
Engl. Begriff: Hydatid Disease

Definition Parasitäre perorale Infektion durch den Hundebandwurm **Echinococcus cysticus** (= **granulosus**), der unilokulare Zysten bildet, oder den Fuchsbandwurm **Echinococcus alveolaris** (= **multilocularis**), der infiltrativ wächst. Beide gehören zur Familie der Zestoden (= Bandwürmer). Die Infektion mit E. vogeli und E. oligarthros (Südamerika, Afrika) ist für den Menschen von untergeordneter Bedeutung.

Epidemiologie Echinokokken kommen weltweit vor:
- E. cysticus ist am weitesten verbreitet und kommt vor allem in Regionen mit Viehzucht vor. Hauptwirt ist der Hund. Zwischenwirte können Schaf, Schwein, Rind, Fuchs, Rotwild und der Mensch sein.
- E. alveolaris ist endemisch in umschriebenen Gebieten Süddeutschlands, der Schweiz, Frankreichs, des westlichen Österreichs, Italiens, Kanadas, der USA und Russlands. Endwirt ist der Fuchs, selten der Hund. Zwischenwirt ist die Feldmaus. Der Mensch kann als Zwischenwirt infiziert werden.

Weltweit sind Echinokokken die häufigste Ursache nichtkongenitaler Leberzysten. 70 % der Zysten von E. cysticus und 98 % der Zysten von E. alveolaris sind in der Leber lokalisiert.

Ätiologie und Pathogenese Die Übertragung auf den Menschen erfolgt durch den Kontakt mit eierhaltigem Kot und mit dem Speichel infizierter Hunde (E. cysticus) oder durch Verzehr kontaminierter Beeren und Gemüse (E. alveolaris). Die Eihülle wird durch Magensaft und Gallensäuren abgebaut. Die freigesetzten Onkosphären penetrieren die Darmwand und gelangen über das Portalvenensystem innerhalb von 3 h in die Leber, wo 70 % verbleiben.

Die Larven verkapseln sich und bilden bei **E. cysticus** flüssigkeitsgefüllte Zysten (Hydatiden) mit dicker, dreischichtiger Wand. Die äußere fibröse Wand wird vom Wirt gebildet, die mittlere Schicht ist eine hyaline Membran und die innere eine germinative Schicht, an der sich Skolizes (Larven), die zukünftigen Köpfe der adulten Würmer, bilden. In den Zysten können sich Tochterzysten abschnüren, außerdem finden sich freie Protoskolizes (Hydatidensand). Die Infektionskette schließt sich, wenn Hunde zystenhaltige Organe infizierter Tiere fressen. In ihrem Darm entwickeln sich aus den Skolizes adulte Würmer, deren Eier im Stuhl ausgeschieden werden.

E. alveolaris ist durch die Ausbildung multipler Kleinzysten gekennzeichnet, deren Inhalt geleeartig ist. Die Zysten wachsen infiltrierend.

Symptome Die Zysten von **E. cysticus** wachsen um etwa 0,5 cm pro Jahr und führen erst nach Jahren zu klinischen Symptomen. Selten verschwinden die Zysten spontan oder verharren auf gleicher Größe. Fünf bis 15 Jahre nach Aufnahme der Echinokokkeneier treten erste uncharakteristische Beschwerden wie Druck im Oberbauch und gelegentlich Fieber auf. Seltener sind kolikartige Schmerzen, Ikterus und Zeichen der Cholangitis, wenn die Zysten die Gallenwege komprimieren oder Anschluss an sie finden.

Bei **E. alveolaris** steht die Lebervergrößerung als Symptom im Vordergrund. Ein Ikterus tritt meist erst auf, wenn Zysten in die Gallenwege rupturieren.

Diagnostik Bei 10–20 % der Patienten findet sich eine Eosinophilie, häufig ist eine polyklonale Hypergammaglobulinämie. Immunglobuline der Klasse E sind bei 50 % der Patienten erhöht. Serologische Tests (indirekte Hämagglutination, Komplementbindungsreaktion und Enzymimmunoassay) mit gereinigten Echinokokkenantigenen erreichen eine Sensitivität von etwa 85 %. Insbesondere bei E. cysticus sind aber falsch negative Ergebnisse möglich. Der Hauttest mit Hydatidenflüssigkeit (Carsoni-Test) ist weitgehend verlassen worden.

Die Diagnose des **E. cysticus** wird meist sonographisch anhand des typischen Bildes (Abb. 14.123) gestellt. Das CT vermag die Wandverkalkung der Zyste besser darzustellen. Auch die Leeraufnahme des Abdomens ermöglicht gelegentlich die Diagnose. Die Diagnose des **E. alveolaris** ist schwieriger, er kann sonographisch wie ein Tumor imponieren, das CT lässt durch fehlende Kontrastmittelaufnahme das parasitäre Element erkennen.

Eine Punktion eines gesicherten Echinokokkus wird hierzulande vermieden, da über anaphylaktische Reaktionen bei Ausschüttung der Hydatidenflüssigkeit in die Peritonealhöhle und über die Verschleppung von Skolizes berichtet wurde. In den Ländern des Vorderen Orients stellt die diagnostische und therapeutische Punktion allerdings ein Standardverfahren dar.

Differentialdiagnose In erster Linie müssen Zysten anderer Genese abgegrenzt werden. Allerdings ist die Diagnose bei Vorliegen entsprechender anamnestischer Hinweise im Prinzip einfach zu stellen. Zur Differentialdiagnose s. Leberzysten.

Therapie Die Therapie der Wahl ist die **chirurgische Exstirpation**. Bei E. cysticus ist selten die Enukleation der Kutikula möglich, meist ist eine Perizystektomie erforderlich. Vor der operativen Entfernung sollte eine devitalisierende Lösung (Alkohol, Chlorhexidin, 0,5%ige Silbernitratlösung o.Ä.) in die Zyste installiert werden. Bei 20 % der Patienten kommt es zu Rezidiven, die Serologie kann postoperativ über Jahre positiv bleiben.

Bei **E. alveolaris** ist eine Operation nur in 30–60 % der Fälle möglich, eine Heilung sehr selten. In Ländern, in denen eine Leberchirurgie nicht in ausreichendem Maße zur Verfügung steht, konnten gute Ergebnisse mit alleiniger therapeutischer Zystenpunktion und gleichzeitiger Instillation einer parasitoziden Lösung erreicht werden. Diese Therapie kann auch bei inoperablen Patienten angewandt werden. Von palliativen, inkompletten Resektionen ist abzuraten. Da die Rezidivrate nach orthotoper Lebertransplantation sehr hoch ist (immunsuppressive Therapie), kann diese nach dem heutigen Kenntnisstand nicht empfohlen werden.

Bei E. cysticus sollte perioperativ und bei Inoperabilität eine **medikamentöse Therapie** mit **Mebendazol** in einer Dosierung von 40–100 mg/kg/d, verteilt auf drei Einzeldosen, für vier bis sechs Wochen unter Plasmaspiegelkontrolle (> 250 nmol/l 4 h nach Gabe) erfolgen. Ggf. Applikation mehrerer Zyklen. Alternativ kommt **Albendazol**, 200–400 mg/d für 28 Tage, in Frage. Die Resorption beider Substanzen wird deutlich erhöht, wenn diese mit einer fettreichen Mahlzeit verabreicht werden. Bei E. alveolaris erfolgt die medikamentöse Therapie wie bei E. cysticus; sie muss aber dauerhaft durchgeführt werden. Hier ist dann besonders auf die Nebenwirkungen (4 % Anämie, 25 % Leukozytopenie, 25 % Transaminasenerhöhung, 9 % Haarausfall) zu achten.

Prophylaxe Als prophylaktische Maßnahme ist auf Hygiene beim Umgang mit Hunden, Katzen und Füchsen sowie auf regelmäßige Wurmkuren für Haustiere hinzuweisen.

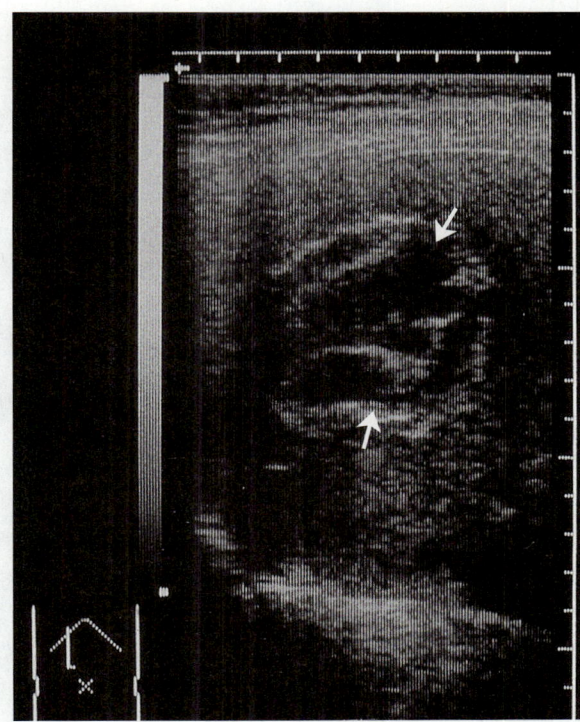

Abb. 14.123 Sonographisches Bild einer Zyste von E. cysticus mit „Tochterzysten".

Verlauf und Prognose Rezidive treten bis zu 25 Jahre später auf. Auch bei inoperablen Patienten können durch konsequente Chemotherapie 10-Jahres-Überlebensraten von 80 % erreicht werden. Vor der Chemotherapieära betrug die 10-Jahres-Überlebensrate ohne Radikaloperation 6–25 %.

Komplikationen Verschlussikterus, portale Hypertonie durch Kompression oder Pfortaderthrombose (Abb. 14.124), Fisteln, metastatische Absiedlungen (insbesondere im Peritoneum) und spontane Ruptur sind gefürchtete Komplikationen.

Komplikation	Häufigkeit
Portale Hypertonie	Im Verlauf häufig
Metastatische Absiedlungen	Häufig (insbesondere bei E. alveolaris)
Spontane Ruptur	Gelegentlich (hohe Mortalität!)
Verschlussikterus (Kompression, Einbruch in die Gallenwege)	Häufig
Bakterielle Superinfektion der Zysten	Gelegentlich
Fisteln zu Perikard und Lunge	Selten
Absiedlung in ZNS und Skelettsystem	Sehr selten

Erkrankungen des Gastrointestinalsystems

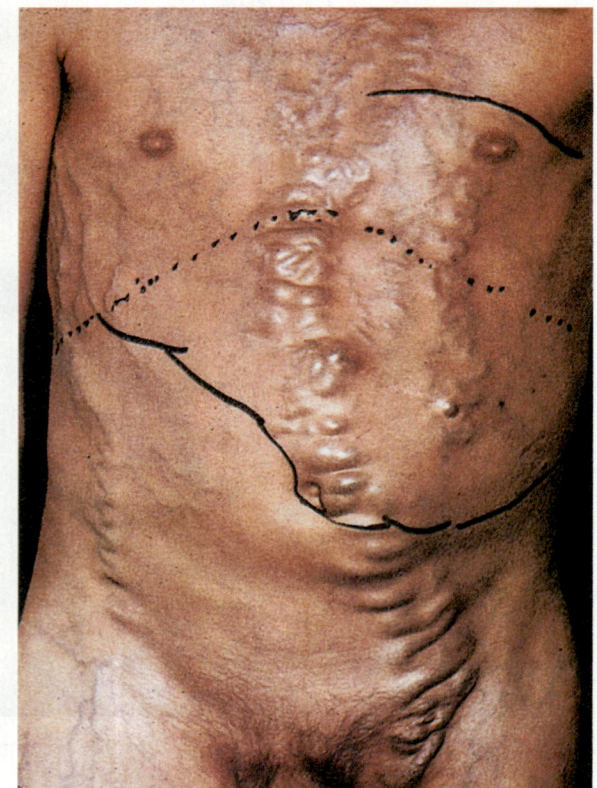

Abb. 14.124 Ausgeprägter Umgehungskreislauf bei portaler Hypertonie bei E. alveolaris.

Zusammenfassung

- Ursache: Infektion mit Echinococcus cysticus (= granulosus) oder Echinococcus alveolaris (= multilocularis)
- Wichtigste Symptome: lange asymptomatisch, im Verlauf Druck im Oberbauch und gelegentlich Fieber
- Wichtigste diagnostische Maßnahmen: Sonographie, CT, serologische Tests
- Wichtigste therapeutische Maßnahmen: operative Entfernung des befallenen Gewebes, Mebendazol oder Albendazol

Pyogener Leberabszess

Synonym: Abszedierende bakterielle Infektionen der Leber
Engl. Begriff: Pyogenic Liver Abscess

Definition Umschriebene eitrige Einschmelzung des Lebergewebes durch Einschwemmung von Bakterien auf dem Blutweg (Pfortader, A. hepatica), aufsteigend oder fortgeleitet über das Gallenwegssystem, posttraumatisch oder iatrogen (periinterventionell).

Epidemiologie Pyogene Leberabszesse sind selten (8–16 Fälle/100 000 Krankenhausaufnahmen). Zwei Drittel sind solitär, 60 % liegen im rechten Leberlappen. Eine Leberbeteiligung bei Sepsis in Form zahlreicher kleiner Absiedlungen findet sich bei weniger als 1 %.

Ätiologie und Pathogenese Die wichtigsten Erreger sind in Tabelle 14.86 aufgeführt. Oft lassen sich mehrere Erreger gleichzeitig nachweisen. E. coli und Klebsiella pneumoniae (60–70 %) dominieren, Anaerobier sind in bis zu 50 % der Fälle beteiligt.

Die Einschwemmung der Erreger erfolgt zu 40 % biliär. Cholezystitis, Cholangitis, Pankreatitis und maligne Erkrankungen der Gallenwege oder des Pankreas sind häufige Ursachen. Die hämatogene Entstehung auf dem Boden einer Bakteriämie ist im Kindes- und Jugendalter häufiger (10–20 %). In diesen Fällen finden sich meist multiple kleine (< 1 cm) subkapsuläre Abszesse.

Die portalvenöse Bakteriämie ist seit Einführung der Antibiotika seltener geworden. Als Ursache kommen Appendizitis, Divertikulitis, intraabdominelle Abszesse, chronisch-entzündliche Darmerkrankungen und Thrombophlebitiden der Pfortader in Betracht. Gallenblasenempyem, Pleuraempyem und subphrenische Abszesse können per continuitatem zu Leberabszessen führen. Gelegentlich entstehen Abszesse in nekrotischen Malignomen nach Chemotherapie oder Chemoembolisation, gelegentlich nach chirurgischen Eingriffen im Abdomen. In 15 % der Fälle lässt sich keine Ursache finden (kryptogener Abszess).

Symptome Das häufigste Symptom ist kontinuierliches oder intermittierendes Fieber. Meist bestehen Appetitlosigkeit, Gewichtsverlust, Oberbauchschmerzen (gelegentlich in die rechte Schulter ausstrahlend). Die Krankheit kann schleichend, aber auch akut und dramatisch verlaufen.

Die Leber ist vergrößert und palpatorisch druckschmerzhaft. Gelegentlich findet sich eine lokale Abwehrspannung. Häufig ist ein reflektorischer Zwerchfellhochstand mit reduzierter Beweglichkeit. Bei 20 % der Patienten findet sich ein Ikterus.

Diagnostik Bei Vorliegen der genannten Symptome und entsprechenden Laborveränderungen (BSG und CRP erhöht, Leukozytose, Anämie, bei biliärer Genese AP und Bilirubin erhöht) wird die Diagnose mittels bildgebender Verfahren (Sonographie und CT) gestellt und durch gezielte Punktion gesichert. Dabei wird gleichzeitig eine mikrobiologische Differenzierung der Erreger ermöglicht. Unter Beachtung der optimalen Wachstumsbedingungen verschiedener Keime lassen sich aus Blutkulturen und Abszesspunktaten von Patienten mit pyogenem Leberabszess in den allermeisten Fällen Keime isolieren (Erregerspektrum: s. Tab. 14.86).

Tab. 14.86 Häufige Erreger pyogener Leberabszesse.

- E. coli
- Klebsiella pneumoniae
- Enterokokken (Streptococcus faecalis, Streptococcus faecium)
- Mikroaerophile Streptokokken (Streptococcus milleri)
- Proteus vulgaris
- Pseudomonas aeruginosa
- Bakteroidesarten
- Staphylococcus aureus

14.5 Erkrankungen der Leber

Sonographisch zeigt sich eine echoarme Raumforderung (s. Abb. 14.125a, b), die oft unscharf begrenzt ist. Bei gasbildenden Erregern finden sich echogene Binnenreflexe. Im CT imponieren hypodense Areale ohne Kontrastmittelaufnahme. Bei Verdacht auf biliäre Genese kann eine ERCP die Kommunikation mit dem Gallenwegssystem nachweisen.

Differentialdiagnose Nach Diagnose des Leberabszesses müssen entzündliche oder maligne Erkrankungen im Zustromgebiet der Pfortader ausgeschlossen werden. Kommt differentialdiagnostisch eine Echinococcusinfektion in Betracht, sollte vor einer Punktion zunächst das Ergebnis der Echinokokkus-Serologie abgewartet werden, um eine intraperitoneale Verschleppung von Echinokokken zu vermeiden (s.o.). Bei immunsupprimierten Patienten muss auch an ungewöhnliche Erreger wie Pilze gedacht werden. Bei vorausgegangenem Aufenthalt in tropischen Ländern ist auch ohne Durchfall in der Anamnese an eine Amöbiasis (s.u.) zu denken. Siehe Tabelle zur Differentialdiagnose der Leberzysten.

Therapie Die Therapie erfolgt durch Abszesspunktion bzw. Drainage und durch systemische Antibiotikagabe. Dabei werden zumeist empirisch ein Cephalosporin der 3. Generation in Kombination mit Metronidazol eingesetzt. Nach Erhalt des mikrobiologischen Befundes und des Antibiogramms kann die Therapie entsprechend modifiziert werden. Die Drainage erfolgt sonographisch und CT-gesteuert. Die antibiotische Therapie sollte in der Regel wenigstens drei Wochen über die Drainagetherapie hinaus fortgeführt werden. Chirurgische Eingriffe sind nur sehr selten erforderlich, z.B. zur gleichzeitigen Sanierung eines intraabdominellen Focus als Ausgangsort der Infektion.

Verlauf und Prognose Die Prognose ist von der Grunderkrankung, vom Diagnosezeitpunkt (häufig verschleppte Erkrankungen), vom Allgemeinzustand und Alter des Patienten sowie von der Anzahl der Abszesse abhängig. Auch unter effektiver Therapie liegt die Mortalität bei 10–20 %.

Komplikationen Je nach Größe und Lokalisation kann es zur Ruptur in die Peritonealhöhle und selten in die Pleura oder das Perikard kommen. Ein Einbruch in die Lebervenen führt zur hämatogenen Sepsis.

Komplikation	Häufigkeit
Hämatogene Sepsis (hohe Mortalität)	Häufige Todesursache
Abszessruptur (hohe Mortalität)	Selten
Septische Embolien	Selten
Pfortaderthrombosen	Selten

Zusammenfassung

- Häufigste Ursache: Einschwemmung von Bakterien (E. coli, Klebsiella pneumoniae, Anaerobier)
- Wichtigste Symptome: kontinuierliches oder intermittierendes Fieber, Appetitlosigkeit, Gewichtsverlust
- Wichtigste diagnostische Maßnahmen: Labor, Sonographie, CT, Punktion
- Wichtigste therapeutische Maßnahmen: Punktion, Antibiose

Amöbenabszess

Engl. Begriff: Hepatic Amoebiasis

Praxis

Ein 36-jähriger Patient ist als Entwicklungshelfer in Afrika tätig. In dieser Zeit hat er gehäuft z.T. blutige Durchfälle, derzeit keine Diarrhö. Seit drei Wochen rezidivierende Fieberschübe bis 39,5 °C.

Die körperliche Untersuchung ergibt einen Klopfschmerz im Bereich der rechten unteren Thoraxapertur und leichten Druckschmerz bei Palpation unterhalb des rechten Rippenbogens. Die Leber ist 2 cm unterhalb des Rippenbogens tastbar, die weitere körperliche Untersuchung ergibt keinen pathologischen Befund.

Die BSG beträgt 35 mm in der ersten Stunde, Leukozyten 13 700/μl, davon 16 % Stabkernige. Hb 10,3 g/dl. In

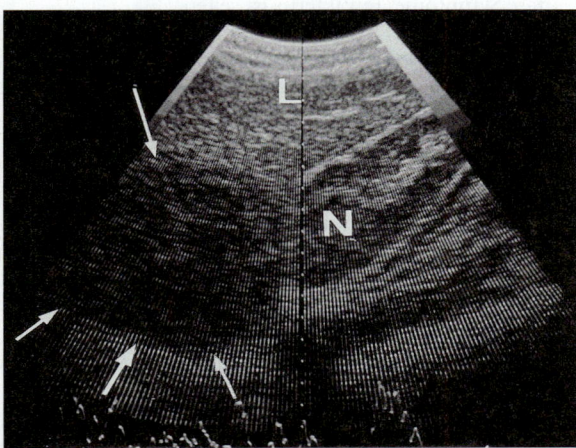
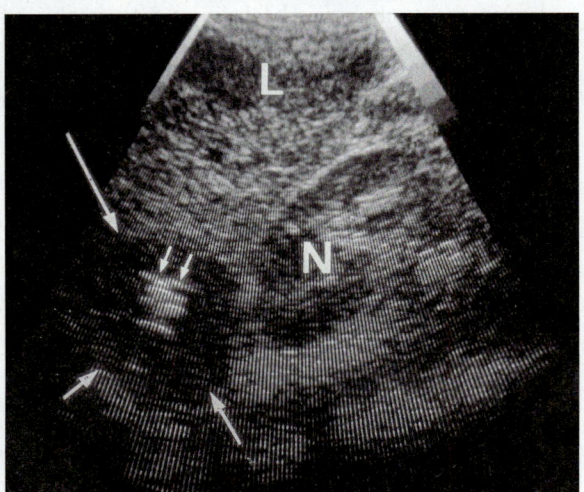

Abb. 14.125 Sonographisches Bild eines pyogenen Leberabszesses (Pfeile) vor (a) und nach Drainage (b); L: Leber; N: Niere.

mehreren Blutkulturen kein Erregernachweis, Amöbenserologie positiv, Echinokokkenserologie negativ.

Die sonographische Untersuchung des Abdomens ergibt eine im Durchmesser 4 cm große, weitgehend echofreie Raumforderung im rechten Leberlappen subkapsulär, deren Abgrenzung gegenüber dem umgebenden Parenchym etwas verwaschen wirkt.

Es wird eine Therapie mit 3 × 750 mg/d Metronidazol i.v. eingeleitet und 14 Tage lang durchgeführt. Darunter rasche Entfieberung. Bei Entlassung misst die Raumforderung nur noch 3 cm im Durchmesser, der Patient ist beschwerdefrei. Weitere ambulante sonographische Kontrollen zeigen eine kontinuierliche Größenabnahme und nach drei Monaten das Verschwinden des Abszesses.

Definition Infektiöse Lebererkrankung durch invasive Entamoeba histolytica.

Epidemiologie Weltweit sind 600 Mio. Menschen mit Amöben infiziert, vorwiegend in wirtschaftlich unterentwickelten Ländern. Der Erreger Entamoeba histolytica kommt gehäuft in tropischen und subtropischen Ländern vor, in denen 20–30 % der Bevölkerung infiziert sind. 50 000 bis 70 000 Todesfälle jährlich gehen auf eine invasive Amöbiasis zurück. In Mitteleuropa sind bis zu 3 % der Bevölkerung infiziert. Über 95 % der Infektionen verlaufen nicht invasiv, d. h., die Parasiten sind auf das Darmlumen beschränkt.

Die Inzidenz einer manifesten Erkrankung liegt weit unter der Prävalenz. Die meisten Fälle in Mitteleuropa werden aus tropischen und subtropischen Ländern importiert, es sind aber auch autochthone Infektionen möglich. Ein Amöbenabszess der Leber kann sich Jahre nach dem Aufenthalt in den Tropen manifestieren, die Abszesse sind bei Männern drei- bis zehnmal häufiger als bei Frauen.

Ätiologie und Pathogenese Die Übertragung erfolgt durch Aufnahme von Zysten mit Trinkwasser oder verunreinigten Lebensmitteln. Die reife vierkernige Zyste ist sehr widerstandsfähig gegenüber Magensäure. Nach Passage durch Magen und Dünndarm wandelt sich die Zyste zu vermehrungsfähigen vegetativen, mobilen Trophozoiten (Magnaform) um. Die sog. Minutaform stellt vermutlich primär apathogene Amöben dar. Diese sind auf den Darm beschränkt. Die Trophozoiten dringen in die Darmwand ein und verursachen dort durch eine Proteaseaktivität die typischen nekrotischen Ulzera. Nach Penetration in die venösen Gefäße gelangen die Amöben über die Pfortader in die Leber. Die Folgen können Hepatomegalie, periportale Entzündung, Fibrose und Leberabszesse sein. Eine Leberbesiedlung erfolgt nur bei bis zu 20 % der invasiven Amöbiasen. Aus kleinen nekrotischen Herden entwickeln sich bis zu doppelfaustgroße Abszesse mit orangebräunlichem Inhalt. In den äußeren Zonen lassen sich Amöben oder deren Reste nachweisen. Eine Kapsel findet sich nicht, die perifokale Entzündungsreaktion ist nur mäßig ausgeprägt.

Symptome Das klinische Spektrum umfasst asymptomatische Infektionen sowie invasive und auch disseminierte Erkrankungen. Nur jeder zehnte Patient mit Leberabszess hat auch eine Amöbenkolitis mit entsprechender Klinik. Eine Diarrhö kann Wochen bis Jahre vorausgehen und ist oft nicht erinnerlich. Die Beschwerden entwickeln sich langsam und hängen von der Größe und Lage des Abszesses ab. Die Leber ist oft druckschmerzhaft, es finden sich Zwerchfellhochstand, Pleuraschmerz und -erguss sowie Atelektasen. Wochen bis Monate anhaltende febrile und subfebrile Temperaturen und Nachtschweiß sind weitere Symptome. Ein Ikterus ist selten.

Diagnostik Laborbefunde sind unspezifisch (BSG-Erhöhung, Leukozytose, Anämie, β_1- und β_2-Globulin-Erhöhung, Hypalbuminämie, Transaminasenerhöhung bei der Hälfte der Patienten). Serologisch können Antikörper bei 95–99 % der Patienten nachgewiesen werden (Komplementbindungsreaktion, Latextest, indirekte Hämagglutination, indirekte Immunfluoreszenz). Amöben im Stuhl werden nur bei 10 % der Patienten mit Leberabszess gefunden, die Ausbeute steigt bei Untersuchungen von Biopsien aus der Darmschleimhaut geringfügig. Als ergänzende Diagnostik können Amöbenantigene im Abszesspunktat nachgewiesen werden.

Wegweisend sind bildgebende Verfahren (Sonographie, CT). 70 % der Abszesse sind solitär, 80 % im rechten Leberlappen, meist subphrenisch lokalisiert. Sonographisch findet sich eine echoarme Raumforderung, die häufig Binnenreflexe enthält (Detritus; s. Abb. 14.126). Im CT findet sich ein hypodenses Areal mit mäßig ausgeprägtem Randsaum (Abb. 14.127).

Differentialdiagnose Siehe auch differentialdiagnostische Tabelle unter Leberzysten.

Differentialdiagnose	Ausschlusskriterien/ -maßnahmen
Pyogener Leberabszess	Bildgebung (intraabdomineller Focus?), Echinokokkus-Serologie, Blutkultur, Abszesspunktat (Kultur!)
Echinococcus-Zysten	Bildgebung (Sono, CT), Serologie

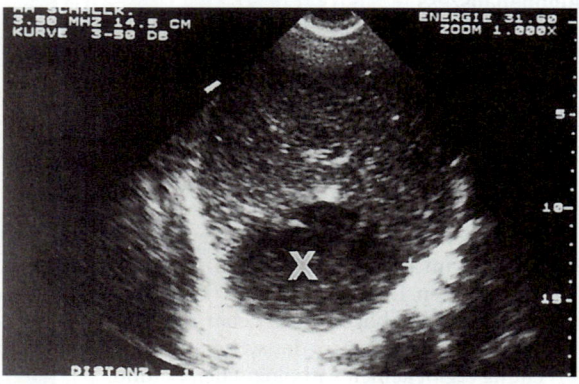

Abb. 14.126 Sonographisches Bild eines Amöbenabszesses. Der Binnenraum des Abszesses ist mit echogenem Material gefüllt.

14.5 Erkrankungen der Leber

Differentialdiagnose	Ausschlusskriterien/-maßnahmen
Dysontogenetische Zysten	Bildgebung, gleichzeitig Nierenzysten?
Eingeschmolzene Malignome	Bildgebung, Punktion (Histologie)

Therapie Meist ist eine medikamentöse Therapie ausreichend. Nitroimidazole wirken amöbizid. Medikament der Wahl ist Metronidazol, 3 × 750 mg/d p.o. oder 3–4 × 500 mg/d i.v. für fünf bis zehn Tage, ggf. auch länger. Alternativ kann Tinidazol, 1 × 2 g/d für drei Tage gegeben werden. Bei unzureichendem Ansprechen Kombination von Metronidazol mit Dehydroemetin in einer Dosierung von 1–1,5 mg/kg/d für 14 Tage (cave: kardiale Nebenwirkungen!). Die Therapie sollte in jedem Fall mit Paromomycin, 25–30 mg/kg verteilt auf drei Dosen, oder Diloxanidfuroat, 3 × 500 mg/d für zehn Tage kombiniert werden, um im Darmlumen evtl. noch vorhandene Parasiten zu eliminieren. Eine sonographisch oder computertomographisch gesteuerte Punktion und Einlage einer Drainage in den Abszess sind nur bei großen Abszessen (> 6 cm im Durchmesser), bei weiterer Größenzunahme unter Therapie oder drohender Ruptur, insbesondere bei perikardnaher Lage, indiziert. Ansonsten bringt die Drainage keinen zusätzlichen Vorteil gegenüber der alleinigen Chemotherapie. Eine Drainage sollte nur nach bereits eingeleiteter Pharmakotherapie erfolgen. Eine chirurgische Intervention ist nur bei Blutungen oder Ruptur erforderlich.

Verlauf und Prognose Auch größere Amöbenabszesse heilen unter Nitroimidazoltherapie nahezu ausnahmslos ab. Die Rückbildung kann jedoch Monate in Anspruch nehmen. Die Ausheilung erfolgt ohne Narbenbildung. Nach Abheilung sind sonographische Kontrollen, zunächst in dreimonatigen Abständen, erforderlich, um ein Rezidiv rechtzeitig zu erkennen.

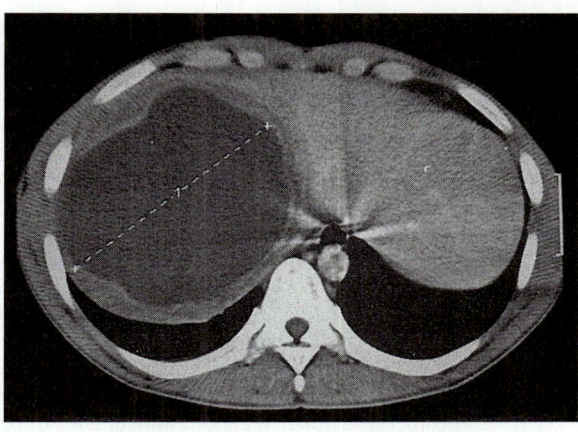

Abb. 14.127 Computertomographisches Bild eines Amöbenabszesses mit Randsaum.

Komplikation	Häufigkeit
Ruptur des Abszesses (intraabdominell, intrathorakal)	Selten
Hämatogene Aussaat mit Abszessen in Milz, Lunge, Gehirn und anderen Organen	Selten
Bakterielle Superinfektion des Amöbenabszesses	Selten

Zusammenfassung

- Häufigste Ursache: Infektion mit Entamoeba histolytica
- Wichtigste Symptome: asymptomatisch, sonst: rechtsseitige Oberbauchschmerzen, anhaltende febrile und subfebrile Temperaturen, Nachtschweiß
- Wichtigste diagnostische Maßnahmen: Amöbenserologie, Sonographie, CT
- Wichtigste therapeutische Maßnahmen: Chemotherapie mit Nitroimidazolen, Paromomycin

Zur weiteren Information

Literatur

Branum, G. T., G. S. Tyson, M. A. Branum et al: Hepatic abscess. Changes in etiology, diagnosis and management. Ann Surg 1990; 212: 655–62.
Fujihara, T., Y. Nagai, T. Kubo, S. Seki, K. Satake: Amebic liver abscess. Gastroenterology 1996; 31: 659–63.
Greenstein, A. J., D. B. Sachar: Pyogenic and amebic abscesses of the liver. Semin Liver Dis 1988; 8: 210–7.
Kern, P., W. Kratzer, S. Reuter: Alveolar echinococcosis: therapy. Dtsch Med Wochenschr 2000; 125: 87–9.
Kreisel, W., C. Spamer: Leber bei Infektionskrankheiten. In: Gerok, W., H. E. Blum (Hrsg.): Klinische Hepatologie. Urban & Schwarzenberg, München – Wien – Baltimore 1995.
Reed, S. L.: Amebiasis: an update. Clin Infect Dis 1992; 14: 385–93.
Tannich, E., M. Leippe, R. D. Horstmann: Aktuelle Befunde zur Pathogenität von Entamoeba histolytica. Immun Infekt 1992; 20: 146–50.
Treutzner, K. H., T. Treumann, G. Winkeltau, T. Schubert, V. Schumpelick: Die parasitäre Leberzyste. Leber Magen Darm 1989; 19: 111–24.
WHO: Arbeitsgruppe zur Echinokokkose: Richtlinien zur Behandlung der zystischen und der alveolären Echinokokkose. Chemother J 1997; 3: 111–9.

Internet-Links

www.liverfoundation.org
www.aafp.org
www.baylor.edu

Keywords

Hepatic Cysts ◆ Liver ◆ Hepatic Amoebiasis ◆ Pyogenic Liver Abscess ◆ Hydatid Disease

IMPP-Statistik

Echinokokkose ◆ pyogener Leberabszeß ◆ Amöbenabszeß

14.5.12 Lebertumoren

M. Müller-Schilling, W. Stremmel

Synonym: Raumforderungen der Leber
Engl. Begriff: Hepatic Tumors

Tumoren der Leber können benigne oder maligne Raumforderungen sein. Maligne Neoplasien sind primär hepatisch oder sekundär metastatische Absiedelungen eines extrahepatischen Primärtumors (s. Tab. 14.87). Die sichere diagnostische Zuordnung von Lebertumoren ist die Voraussetzung jeder Therapieentscheidung. Durch die Verbesserung der radiologischen Bildgebung und deren vermehrten Einsatz wird die Diagnose eines Lebertumors häufiger gestellt, und die primäre Aufgabe besteht in einer rationellen Diagnostik dieser fokalen Leberläsionen. Die Sonographie hat eine Screeningfunktion, die farbkodierte Duplexsonographie und die MR-Tomographie gelten als Methoden der Wahl zur diagnostischen Zuordnung. In der Regel erlauben die radiologischen Techniken eine genaue Bildgebung und eine gute Einschätzung der Malignität der Prozesse. Letztlich kann die Dignität einer fokalen Leberläsion oft aber nur durch die gezielte Biopsie gestellt werden.

Im Folgenden werden die häufigsten benignen und malignen primären Tumoren der Leber im klinischen Kontext dargestellt, um rasch deren Dignität und damit das weitere therapeutische Vorgehen klären zu können.

Benigne Lebertumoren

Synonym: Benigne Raumforderungen der Leber
Engl. Begriff: Benign Hepatic Tumors, Benign Tumors of the Liver

Die häufigsten benignen Raumforderungen der Leber sind:
- das Hämangiom
- die fokale noduläre Hyperplasie (FNH)
- das Leberadenom

! Die sichere diagnostische Zuordnung dieser Befunde ist wichtig, da das Gefahrenpotential und damit das therapeutische Vorgehen sehr unterschiedlich ist!

Hämangiom

Synonym: Gutartige Gefäßgeschwulst, kavernöses Hämangiom (KH)
Engl. Begriff: Haemangioma

Definition Gutartige geschwulstähnliche Neubildungen der Blutgefäße werden als Hamartome bezeichnet. Deskriptiv werden sie nach der jeweils vermehrten Gefäßart als kapilläre Hämangiome, bei starker Ausweitung der Bluthohlräume als kavernöse Hämangiome (KH) oder bei Entwicklung von Arterien als Angioma arteriale racemosum bezeichnet. Das kavernöse Hämangiom findet sich am häufigsten in der Leber, kommt aber auch im Knochenmark der Wirbelkörper vor. Hier sind weite, mit venösem Blut gefüllte Hohlräume entwickelt, zwischen denen an der Leber das Leberparenchym fehlt. Thrombosierungen des Blutes in den Bluthohlräumen können über eine Organisation zur Verödung, gelegentlich auch zur Verkalkung führen.

Epidemiologie Kavernöse Hämangiome sind die häufigsten benignen Lebertumoren. Ihre Inzidenz liegt bei 0,4–7 %. Sie liegen sowohl subkapsulär als auch im Inneren beider Leberlappen. Meist treten sie nur singulär (90 %) auf und sind klein. 7 % aller kavernösen Hämangiome sind „Riesenhämangiome", wobei der Durchmesser, ab dem diese Bezeichnung verwendet wird, nicht einheitlich definiert ist. Einige Autoren sprechen schon ab 4 cm, andere erst ab 10 cm Durchmesser von einem Riesenhämangiom.

Ätiologie und Pathogenese Die Ätiologie ist unbekannt. Ähnlich wie beim Leberzelladenom (s. u.) ist das Wachstum der kavernösen Hämangiome östrogen- bzw. progesteroninduziert. Der Tumor tritt etwas häufiger bei Frauen auf. Das kavernöse Hämangiom ist bei Mehrgebärenden häufiger und nimmt während der Schwangerschaft oder unter oraler Antikonzeption an Größe zu.

Symptome Hämangiome verursachen üblicherweise keinerlei Beschwerden und stellen den häufigsten Zufallsbefund bei der Lebersonographie dar. Beschwerden treten in der Regel nur ab einer Tumorgröße von 5–7 cm auf. Große Hämangiome können unspezifische Oberbauchbeschwerden, Völlegefühl, Appetitlosigkeit und Übelkeit verursachen. Akute Schmerzen treten bei Blutung in den Tumor, Thrombosierung des Hämangioms sowie bei Tumorruptur auf. Die Ruptur eines KH mit Auftreten eines Hämoperitoneums ist sehr selten.

In seltenen Fällen können vor allem bei Neugeborenen sehr große kavernöse Hämangiome aufgrund einer Verbrauchskoagulopathie mit einer Hypofibrinogenämie und einer Thrombozytopenie einhergehen (Kasabach-Merritt-Syndrom).

Diagnostik Ziel der weiterführenden Diagnostik ist die Sicherung der Diagnose – speziell der Ausschluss von Malignomen.

Sonographie Kleinere Hämangiome zeigen oft eine relativ typische Sonomorphologie mit homogener echoreicher Binnenstruktur, zu- und abführendem Gefäß und gut abgegrenztem Rand (s. Abb. 14.128). Bei typischer Echomorphologie, unauffälliger Anamnese und Symptomatik kann man sich auf eine sonographische Verlaufskontrolle beschränken. Die Sensitivität der Sonographie von KH liegt bei 77–84 %, bei Tumoren > 1 cm bei 90 %. Je größer die Läsion, desto komplexer die Binnenstruktur und desto weniger gelingt die sonographische Eingrenzung. Hier führt die kontrastverstärkte Computertomographie weiter.

Computertomographie Die Sensitivität des kontrastverstärkten CT liegt bei 90 %. Die Kontrastmittelaufnahme von kavernösen Hämangiomen wird als „Irisblendenphänomen" beschrieben, da in der arteriellen Phase die Anreicherung am Rand beginnt und zum Zentrum fortschreitet. Im weiteren Verlauf kommt es zu einer längeren Hyperdensität des Herdes im Vergleich zum umgebenden Lebergewebe. Bei Teilthrombosierung oder Hämangiomen mit engmaschigen Kavernen kann allerdings eine Abgrenzung gegenüber hyperperfundierten Metastasen schwierig sein.

Tab. 14.87 Einteilung und Differentialdiagnose der Lebertumoren.

	Benigne	Maligne
Primäre Tumoren Epithelial	- Leberzelladenom - Gellengangsadenom - Biliäres Zystadenom - Karzinoid	- Hepatozelluläres Karzinom - Cholangiokarzinom - Biliäres Zystadenokarzinom - Plattenepithelkarzinom - Mukoepidermoides Karzinom
Mesenchymal	- Kavernöses Hämangiom - Hämangioendotheliom - Fibrom - Lipom - Leiomyom - Benignes Mesenchymom	- Hämangiosarkom - Undifferenziertes Sarkom - Fibrosarkom - Leiomyosarkom - Malignes Mesenchymom
Gemischt	- Teratom	- Hepatoblastom - Gemischter Lebertumor - Karzinosarkom
Sekundäre Tumoren	- Parasitische Infektion	- Metastasen
Tumorartige Läsionen	- Zysten - Fokale noduläre Hyperplasie - Noduläre regenerative Hyperplasie - Mesenchymales Hamartom - Mikrohamartom (Meyenburg-Komplex)	

Kernspintomographie Hier ist die Kernspintomographie mit einer Sensitivität von 90 % und einer Spezifität von 92 % allen anderen Methoden überlegen. Ausschlaggebende Kriterien sind eine Hypointensität im T1- und eine sehr ausgeprägte Signalintensität im T2-gewichteten Bild.

Angiographien Sie werden meist nur noch vor Leberresektionen durchgeführt. Bei Verwendung markierter Kolloide imponieren die KH in der Szintigraphie als Speicherdefekt. Bei der Blutpool-Szintigraphie kommt es zu einer langsamen Anreicherung der markierten Erythrozyten im Tumor mit länger anhaltender Kontrastierung.

Von der perkutanen Biopsie von oberflächlich gelegenen Leberhämangiomen wird wegen der Blutungsgefahr abgeraten. Das Blutungsrisiko bei gezielter Feinnadelpunktion wird dann als gering eingeschätzt, wenn ausreichend Lebergewebe zwischen der Läsion und der Kapsel liegt.

Therapie Leberhämangiome haben normalerweise keinen Krankheitswert und erfordern keine Therapie. Resektionen der KH werden nur noch bei Komplikationen (rasche Größenzunahme, Schmerzen, Unsicherheiten bei der Diagnose) größerer Tumoren durchgeführt. In der geringen Gefahr einer Tumorruptur wird keine Indikation gesehen.

Verlauf und Prognose Der natürliche Verlauf ist benigne. Bei Verlaufsbeobachtungen bis zu 15 Jahren fand sich meist kein wesentliches Wachstum.

Komplikationen Sehr selten ist eine Ruptur des KH mit Blutung in die Bauchhöhle. Risikofaktoren für eine Ruptur sind die Größe des KH (bei 70 % der Rupturen > 5 cm), eine oberflächliche Lage, eine Zunahme ihres Durchmessers oder eine gerinnungshemmende Therapie. Vorboten einer drohenden Ruptur sind akute Bauchschmerzen, die einer Ruptur Stunden oder Tage vorausgehen können und wahrscheinlich bereits durch Blutungen in das Leberparenchym hervorgerufen werden. Die Ruptur eines KH hat auch heute noch eine Letalität von 50–70 %.

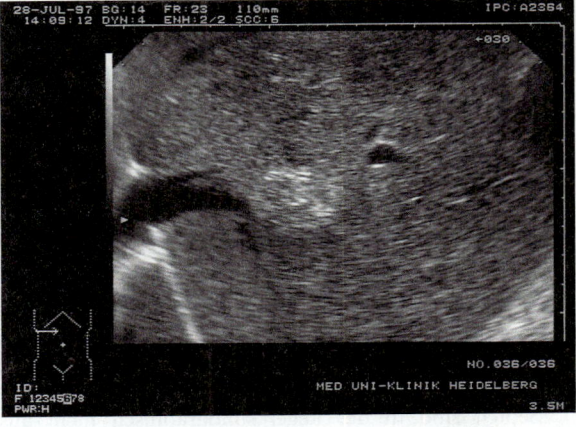

Abb. 14.128 Sonographischer Befund eines Leberhämangioms.

Erkrankungen des Gastrointestinalsystems

Zusammenfassung

- Häufigste Ursache: Ätiologie unbekannt
- Wichtigstes Symptom: Beschwerden erst ab ca. 5–7 cm Größe: Schmerzen im rechten Oberbauch
- Wichtigste diagnostische Maßnahmen: Sonographie, Kernspintomographie
- Wichtigste therapeutische Maßnahme: elektive Resektion nur bei sehr großen, symptomatischen Tumoren

Fokale noduläre Hyperplasie

Synonym: FNH
Engl. Begriff: Focal Nodular Hyperplasia

Definition Bei der FNH handelt es sich um eine meist solitäre, rundliche und feinknotige Läsion von 1–5 (15) cm Größe, die zumeist zentral eine sternförmige Narbe mit abnorm strukturierten Blutgefäßen einschließt. Mikroskopisch zeigen sich nicht lobulär angeordnete Hepatozyten, die durch bindegewebige Septen mit proliferierten Gallengängen untergliedert werden. Die FNH hat keine eigene Kapsel.

Epidemiologie Nach den Hämangiomen ist die FNH die zweithäufigste benigne Raumforderung der Leber. Die Prävalenz der FNH liegt bei etwa 2 %, und wie beim Leberadenom (s. u.) sind in der Mehrzahl Frauen betroffen (70–90 %). Die FNH tritt vermehrt bei Frauen in der zweiten bis vierten Lebensdekade auf. Mehrere FNH liegen bei etwa 20 % der Patienten vor, selten auch assoziiert mit Gefäßfehlbildungen in anderen Organen.

Ätiologie und Pathogenese Die FNH ist Teil eines Spektrums unterschiedlicher knotiger Veränderungen der Leberarchitektur, die sich bei Störungen der Leberdurchblutung entwickeln kann. Es ist bislang ungeklärt, ob es sich bei der FNH um ein Hamartom oder eine vaskuläre Fehlbildung mit arteriovenösen Anastomosen sowie lokaler regeneratorischer Proliferation der Leberzellen handelt. Orale Kontrazeptiva verursachen zwar keine FNH, können aber aufgrund eines trophischen Effektes ein weiteres Wachstum fördern. Nach Absetzen der Hormone und in der Menopause kommt es häufig zu Regressionen.

Symptome In mehr als 80 % der Fälle ist die FNH asymptomatisch und wird anlässlich einer Routinesonographie entdeckt. Die Symptomatik ist unspezifisch, der Abdominalschmerz steht im Vordergrund. Einblutungen sind eine Rarität. Im Labor findet man bei etwa zwei Drittel der Patienten eine leichte Erhöhung der γ-GT.

Diagnostik

Sonographie Sonographisch fällt die FNH als strukturveränderte abgegrenzte Raumforderung in der Leber auf. Die Echogenität ist meist etwas geringer als die des umgebenden Lebergewebes. Die zentrale Struktur und die Septen sind in der Regel sonographisch nicht auszumachen.

Computertomographie Computertomographisch ist die FNH iso- bis hypodens und zeigt eine typische rasche Kontrastmittelanreicherung über das Zentralgefäß in der arteriellen Phase. Während des An- und Abstroms des Kontrastmittelbolus stellt sich oft die zentrale Narbe dar. Aufgrund eines ausreichenden Besatzes mit Gallengängen und Kupffer-Sternzellen kommt es in der hepatobiliären Sequenzszintigraphie sowohl mit Kolloid als auch mit gallengängigem Nuklid zu einer Anreicherung. Allerdings ist keines der angegebenen radiologischen Verfahren pathognomonisch, da Metastasen und hepatozelluläre Karzinome sich ähnlich darstellen können. Für die definitive Diagnosestellung einer FNH und insbesondere zum Malignomausschluss ist eine Biopsie erforderlich.

Therapie Da das Risiko einer Blutung verschwindend gering ist und eine maligne Entartung nicht beobachtet wurde, erfordert die asymptomatische FNH keine Behandlung. Orale Kontrazeptiva sollten abgesetzt werden. Treten Symptome auf, muss eine Enukleation der FNH oder deren Entfernung durch eine Leberteilresektion erwogen werden.

Verlauf und Prognose Die FNH ist eine benigne Raumforderung. Bei Verlaufsbeobachtungen im Mittel über 49 und 57 Monate zeigte sich in der Regel kein Wachstum.

Komplikationen Nur bei etwa 10 % der Patienten ist die FNH symptomatisch mit intermittierenden oder chronischen Oberbauchbeschwerden, Appetitlosigkeit, Übelkeit und Brechreiz. Äußerst selten kommt es, überwiegend unter oraler Kontrazeption, zu einem akuten Abdomen durch Tumorruptur und Blutung in die freie Bauchhöhle.

Zusammenfassung

- Häufigste Ursache: Pathogenese unklar
- Wichtigste Symptome: nur ca. 10 % der Patienten symptomatisch (Oberbauchbeschwerden, Appetitlosigkeit, Übelkeit und Brechreiz)
- Wichtigste diagnostische Maßnahmen: Sonographie, Biopsie
- Wichtigste therapeutische Maßnahme: Absetzen oraler Kontrazeptiva, Resektion nur bei Symptomatik

Leberzelladenom

Synonym: LCA
Engl. Begriff: Adenoma

Definition 1–10 cm großer, gelbbraun gefärbter, scharf abgegrenzter Knoten in einer sonst regelhaften Leber mit einer Pseudokapsel durch Kompression des umgebenden Lebergewebes. Pathohistologisch sind Adenome durch eine Proliferation von fast regelrecht strukturierten Hepatozyten ohne normale azinäre Architektur der Leberläppchen sowie durch die Abwesenheit von Gallengängen, Portalgefäßen und Zentralvenen charakterisiert.

Epidemiologie Zur Häufigkeit von Adenomen gibt es keine sicheren Angaben. Vor Einführung der Kontrazeptiva waren sie Raritäten. Erst nach Einführung und breitem Gebrauch oraler Kontrazeptiva stieg ihre Inzidenz deutlich an.

Ätiologie und Pathogenese Leberzelladenome (LCA) sind seltener als die FNH und werden zu fast über 90 % bei Frauen im Alter zwischen 15 und 45 Jahren beobachtet, die orale Kontrazeptiva eingenommen haben. Baum et al. wiesen 1973 erstmals auf eine Assoziation zwischen Einnahme von Kontrazeptiva und der Entwicklung von Adenomen hin. Deren Häufigkeit steigt mit dem Hormongehalt der Medikamente, der Dauer ihrer Einnahme und dem Alter der Frauen. Das relative Risiko für die Entstehung von Adenomen wurde bei weniger als fünfjähriger Einnahme mit 1,4, bei fünf- bis achtjähriger mit 4,3 und bei mehr als neunjähriger Einnahme mit 3,6 ermittelt. Bei Einnahme von Kontrazeptiva steigt nicht nur die Inzidenz der Adenome, sondern auch die Häufigkeit von Komplikationen durch Blutungen in den Tumor oder durch Tumorrupturen in das Peritoneum. Obwohl eine direkte kausale Beziehung zwischen LCA-Entstehung und kontrazeptiven Steroiden bisher nicht nachgewiesen ist, zeigen klinisch-epidemiologische Studien, dass das Tumorwachstum hormoninduziert ist. Nach Absetzen der Hormontherapie kommt es zur Regression des LCA, während bei Fortsetzung der oralen Kontrazeption Tumorrezidive und in der Schwangerschaft eine Zunahme der Tumorgröße beobachtet wurden. Adenome werden ebenfalls bei Patienten mit Glykogenspeicherkrankheiten und selten bei Männern nach Einnahme von androgenen oder anabolen Steroiden gefunden.

Symptome Üblicherweise ist die Symptomatik unspezifisch mit Oberbauchbeschwerden, so dass die Verdachtsdiagnose meist aufgrund einer Routinesonographie gestellt wird. Wegen der nicht seltenen Einblutung in Adenome, u.U. sogar mit Ruptur in die freie Bauchhöhle, präsentiert sich etwa ein Drittel der Patienten mit stärkeren Abdominalschmerzen oder den Zeichen eines hämorrhagischen Schocks.

Diagnostik Größere Tumoren fallen bei der Palpation der Leber auf, bei kleineren Tumoren wird gelegentlich ein Druckschmerz über der Leber angegeben. Die klinische Chemie ist uncharakteristisch mit leichter Erhöhung der Leberenzyme.

Sonographisch imponiert das Adenom als eine etwas echoärmere, glatt berandete Struktur. In der **Computertomographie** erscheint der Herd iso- bis hypodens mit einzelnen mehr hypodensen Foci. In der hepatobiliären **Sequenzszintigraphie** mit gallengängigem Nuklid bleibt im Gegensatz zur FNH die Anreicherung aus. Mit all diesen Verfahren kann jedoch ein hepatozelluläres Karzinom nicht sicher ausgeschlossen werden, so dass im Zweifelsfall die Diagnose durch eine Biopsie gestellt werden muss.

Therapie Die Therapie des LCA ist primär chirurgisch. Aus folgenden Gründen sollten alle technisch resezierbaren LCA elektiv operiert werden:

- Gefahr der Tumorruptur mit Hämoperitoneum (ca. 20 %)
- Gefahr der Blutung in den Tumor oder Tumornekrose (ca. 20 %)
- gleichzeitiges Vorliegen eines hepatozellulären Karzinoms
- Gefahr der Entwicklung eines hepatozellulären Karzinoms, auch nach Regression des LCA

Orale Kontrazeptiva müssen abgesetzt werden, da sie ein weiteres Wachstum fördern und eine Rückbildung nach Absetzen beobachtet wird.

Verlauf und Prognose Die Prognose des LCA nach Resektion ist gut.

Komplikationen Aufgrund ihrer Hypervaskularität kann es in Adenome einbluten, und sie können rupturieren (s. Abb. 14.129). Obwohl LCA zu den benignen Tumoren gerechnet werden, fanden sich nach langjähriger Einnahme von Kontrazeptiva in einigen Adenomen Zelldysplasien und auch hepatozelluläre Karzinome. Die Inzidenz einer malignen Transformation wurde auf etwa 10 % geschätzt.

Zusammenfassung

- Häufigste Ursachen: Einnahme von Kontrazeptiva, Gabe von androgenen Steroiden, Glykogenspeicherkrankheit Typ I
- Wichtigste Symptome: meist Zufallsbefund, bei großen Adenomen Auftreten von Schmerzen bei Einblutung in den Tumor, cave: Entwicklung von Zelldysplasien und hepatozellulären Karzinomen
- Wichtigste diagnostische Maßnahmen: Sonographie und Feinnadelbiopsie
- Wichtigste therapeutische Maßnahme: absolute Operationsindikation

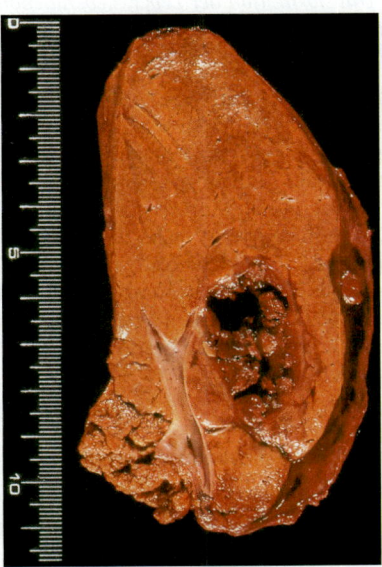

Abb. 14.129 Resektat eines Leberadenoms mit Einblutung.

Erkrankungen des Gastrointestinalsystems

Seltene benigne Lebertumoren

Synonym: Seltene benigne Raumforderungen der Leber
Engl. Begriff: Rare Benign Tumors of the Liver

Biliäre Zystadenome

Engl. Begriff: Biliary Cystadenoma

Diese seltenen Tumoren (bis 25 cm oder größer) finden sich nahezu ausschließlich bei Erwachsenen, vorzugsweise bei Frauen ab der vierten Lebensdekade, in der Regel in der Leber, weit weniger häufig in den extrahepatischen Gallengängen. Es wird angenommen, dass ihr Ursprung entweder kongenitale Gallengangsfehlbildungen oder versprengte Keimzellen sind. Die Tumoren enthalten gelbes oder braunes muzinöses Material und bestehen mikroskopisch aus multilokulären Zysten, die mit Gallengangsepithel ausgekleidet sind. Die maligne Transformation von Zystadenomen in Zystadenokarzinome ist beschrieben. Zystadenokarzinome entwickeln sich mit einer Häufigkeit von 5–10 % fast ausschließlich aus Zystadenomen. Wegen der Gefahr der malignen Transformation sollten Zystadenome reseziert werden.

Gallengangsadenome

Engl. Begriff: Cholangioma, Bile Duct Adenoma

Es sind seltene solitäre gutartige Tumoren, die meist eine Größe von 2 cm nicht überschreiten. Die Läsion ist häufiger bei Männern als bei Frauen (3 : 1) und findet sich in ca. 70 % der Fälle bei älteren Patienten (> 50 Jahre). Gallengangsadenome sind klinisch asymptomatisch. Sie werden meist akzidentell bei Laparotomien gefunden. Histologisch zeigen sich viele kleine Gallengänge mit regelrechtem Zylinderepithel ohne Atypien.

Noduläre regenerative Hyperplasie

Synonym: Noduläre Transformation der Leber, Leberadenomatose, diffuse noduläre Hyperplasie, nichtzirrhotische noduläre Leber

Die noduläre regenerative Hyperplasie kommt in Assoziation mit einer Vielzahl von Entitäten vor: Medikamenteneinnahme, Chemikalienexposition, bakterielle Infektionen, Gammopathien und Malignome, myeloproliferative Erkrankungen, Kollagenosen, Morbus Crohn und Diabetes mellitus. Die Pathogenese ist bisher unbekannt. Die wesentlichen Befunde sind Hepatosplenomegalie, Erhöhung der alkalischen Phosphatase und γ-GT, und klinisch am bedeutendsten die portale Hypertonie, die mit der Grunderkrankung die Prognose bestimmt. Die Diagnostik erfolgt bioptisch.

Gallengangshamartome (Von-Meyenburg-Komplexe)

Von-Meyenburg-Komplexe werden als Mikrohamartome betrachtet. Sie bestehen aus Ansammlungen von Gallengängen in einem fibrösen Gewebe. Das Lumen dieser Gänge, die mit dem normal entwickelten Gallengangssystem kommunizieren können, kann eingedickte Galle enthalten. Meist persistieren diese Komplexe unverändert, sie können jedoch bei Erweiterung und Füllung mit Flüssigkeit zum Erwachsenentyp einer polyzystischen Lebererkrankung führen. Sehr selten erfolgt die maligne Transformation in ein Cholangiokarzinom.

Adenomatöse Hyperplasie

Synonym: Adenomatoide Hyperplasie, makroregenerative Knoten, multiple noduläre Hyperplasie, zirrhotischer Pseudotumor

Diese seltene Erkrankung wurde bei Patienten beschrieben, bei denen nach schweren fulminanten Hepatitiden Lebernekrosen aufgetreten waren, sowie bei chronischen Lebererkrankungen. Vor allem in der Zirrhoseleber muss diese Veränderung als Präkanzerose mit häufiger Transformation in ein hepatozelluläres Karzinom eingeschätzt werden.

Infantiles Hämangioendotheliom

Der Tumor wird in den ersten sechs Lebensmonaten im Zusammenhang mit einer Hepatomegalie oder einer Herzinsuffizienz diagnostiziert. Häufig finden sich gleichzeitig kapilläre Hämangiome der Haut und der Schleimhäute. Die Hämangioendotheliome haben eine Größe bis zu 15 cm und treten sowohl solitär als auch multipel auf. Es können massive arteriovenöse Shunts vorliegen, die neben einer Volumenbelastung des Herzens auch zu einer Verbrauchskoagulopathie führen können. Ein hämolytischer Ikterus, eine Thrombopenie sowie eine Leukozytose werden bei einem Drittel der Fälle beobachtet. Das Hämangioendotheliom kann trotz benigner Histologie durch Herzversagen, Leberzellinsuffizienz oder Hämoperitoneum zum Tod führen. Daher ist bei symptomatischen Läsionen die Resektion indiziert.

Maligne Lebertumoren

Synonym: Primäre und sekundäre Lebertumoren, maligne Raumforderungen der Leber
Engl. Begriff: Malignant Liver Tumors

Primäre Lebertumoren können aus allen histogenetischen Zellelementen entstehen, die in der Leber vorkommen, wobei über 90 % aller bösartigen Lebertumoren im Erwachsenenalter **hepatozelluläre Karzinome** (HCC) sind, d.h. von transformierten Hepatozyten ausgehen. **Cholangiokarzinome** nehmen ihren Ausgang von den extrahepatischen sowie den großen und mittleren intrahepatischen Gangabschnitten. **Hepatoblastome** sind maligne Lebertumoren des frühen Kindesalters und stellen etwa 5 % aller kindlichen bösartigen Tumoren dar. Seltene bösartige Neubildungen der Leber gehen von den Gefäßstrukturen aus (**Angiosarkome**). **Leiomyo- oder Fibrosarkome** der Leber nehmen ihren Ursprung von glattmuskulären oder fibrösen Bestandteilen der Leber (s. Abb. 14.130). Mindestens 20-mal häufiger als primäre Neoplasien der Leber sind Lebermetastasen extrahepatischer Tumoren (sekundäre Lebermalignome).

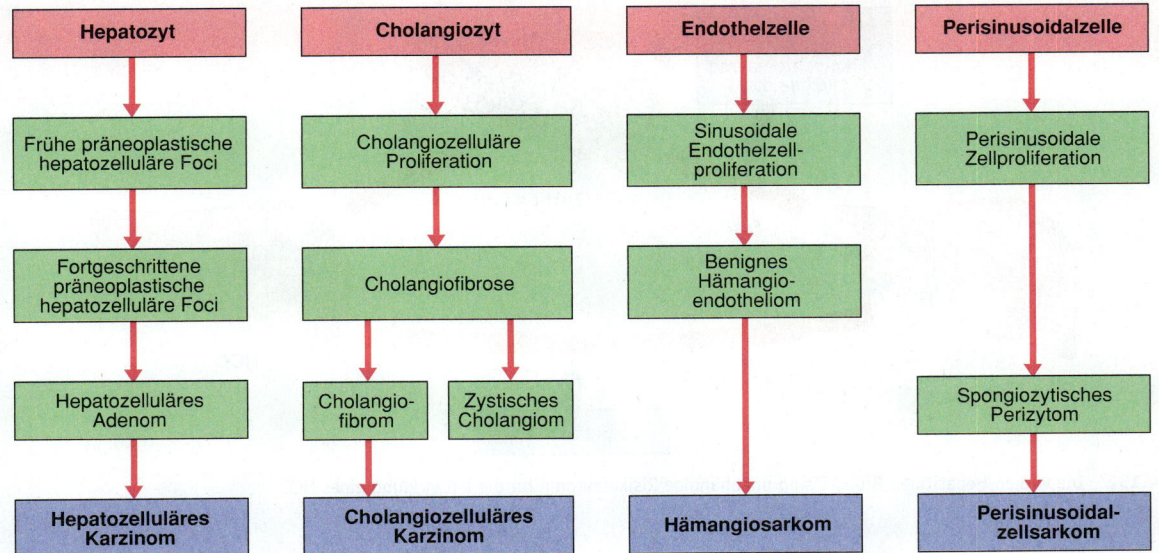

Abb. 14.130 Maligne Lebertumoren und ihr zellulärer Ursprung.

Hepatozelluläres Karzinom

Synonym: Leberzellkarzinom, malignes Hepatom, HCC
Engl. Begriff: Hepatocellular Carcinoma

Definition Das hepatozelluläre Karzinom (HCC) ist ein hochmaligner Tumor mit rascher Progredienz und limitierten therapeutischen Möglichkeiten.

Das HCC besteht aus hepatozytenähnlichen Zellen mit azidophilem Zytoplasma und unterschiedlichem Differenzierungsgrad. Zytologisch finden sich Varianten von hochdifferenzierten bis zu pleomorphen und klarzelligen Formen. Die Tumorzellen wachsen, mit Ausnahme von stark entdifferenzierten Malignomen, in Strängen oder Platten, begrenzt von Endothelzellen und weiten Sinusoiden. In 18–38 % der Fälle entwickelt sich ein HCC multifokal (s. Abb. 14.131a, b). Die metachrone multifokale Tumorentstehung ist neben der Ausbildung intrahepatischer Metastasen des Primärtumors Ursache der häufigen Tumorrezidive nach Leberresektion.

Epidemiologie Weltweit werden ca. 1 Mio. neu aufgetretene HCCs und 250 000 Todesfälle pro Jahr angenommen. Die Inzidenz des HCC zeigt deutliche geografische Unterschiede: In Nordamerika und Europa treten ein bis drei HCCs pro 100 000 Einwohner und Jahr auf, im Vergleich zu 50–150 HCCs pro 100 000 Einwohner und Jahr in Subsahara-Afrika und Südostasien. Die Inzidenz des HCC hat jedoch in Europa und den USA durch Zunahme der chronischen Infektionen mit HCV in den letzten Jahren zugenommen.

Ätiologie und Pathogenese Risikofaktoren für die Entwicklung eines hepatozellulären Karzinoms sind insbesondere virale Hepatitiden. Die chronische Hepatitis B mit HBs-Antigenpersistenz ist mit einem über 200fach erhöhten Risiko der Entwicklung eines hepatozellulären Karzinoms assoziiert. Untersuchungen zur chronischen Hepatitis-C-Infektion weisen auf ein noch höheres HCC-Risiko hin (s. Abb. 14.132). Ein ähnlich hohes Risiko für ein HCC

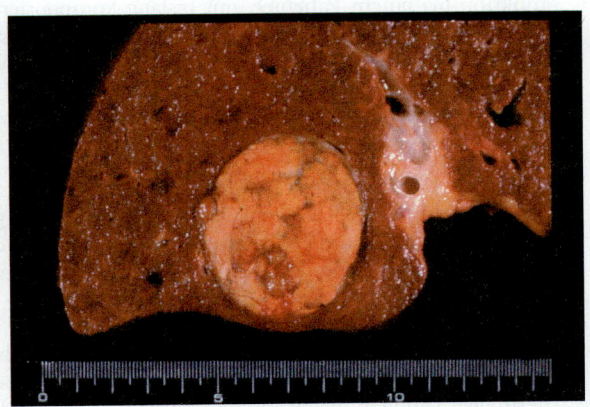
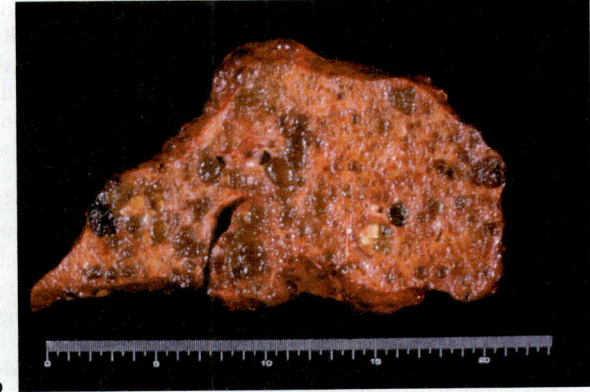

Abb. 14.131 Hepatozelluläres Karzinom – Pathologie: unilokuläre (a) und multilokuläre (b) Tumorentstehung.

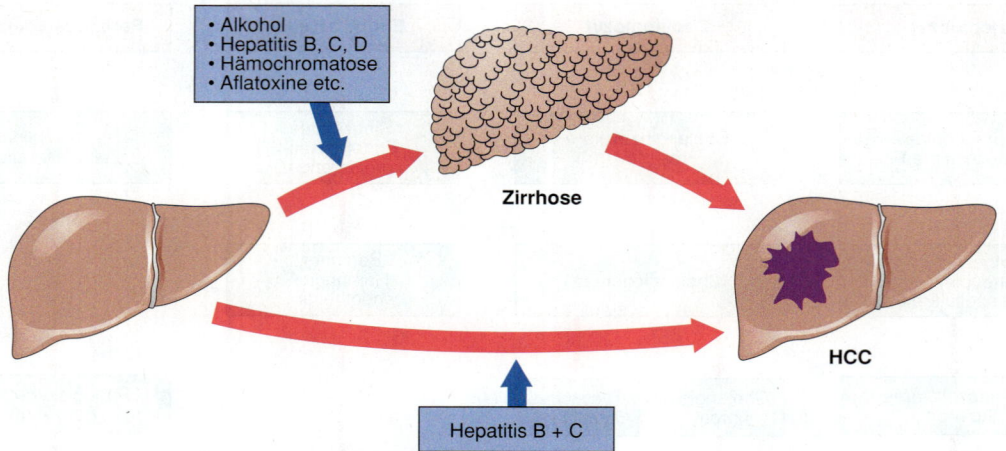

Abb. 14.132 Die viralen Hepatitiden B und C sind unabhängige Risikofaktoren für die Entwicklung eines HCC.

besteht beim Vorliegen einer Hämochromatose oder einer Porphyria cutanea tarda und einer Tyrosinämie (ca. 50 %).

Weitere Risikofaktoren sind chronische Lebererkrankungen bei Alkoholmissbrauch, Aflatoxinexposition, α_1-Antitrypsin-Mangel und Glykogenspeicherkrankheit Typ 1 (ca. 25 %).

Patienten mit primärer biliärer Zirrhose, primär sklerosierender Cholangitis, Morbus Wilson oder Autoimmunhepatitis entwickeln seltener ein HCC (ca. 5 %).

Mit Ausnahme des durch Aflatoxin induzierten HCC, das in Afrika und Südostasien auftritt, entwickelt sich ein HCC nur in Ausnahmefällen in einer gesunden Leber. In westlichen Ländern ist die Leberzirrhose die wichtigste Grunderkrankung für die Entwicklung eines HCC. Patienten mit Leberzirrhose haben, in Abhängigkeit von der Ätiologie der Zirrhose, ein jährliches Risiko von 0,5–5 %, ein HCC zu entwickeln. Grundsätzlich ist unabhängig von der Ätiologie jede Leberzirrhose als Präkanzerose anzusehen.

Molekulare Pathogenese Die molekulare Pathogenese des HCC ist bisher nicht geklärt. Es ist wahrscheinlich, dass die HBV-Infektion, ähnlich wie die HCV-Infektion, die Hämochromatose oder die alkoholtoxische Leberschädigung, via chronische Lebererkrankung und damit assoziiert eine erhöhte Mitoserate zu chromosomalen Rearrangements führt. Diese chromosomalen Alterationen oder Mutationen können wiederum die Aktivierung eines zellulären Onkogens, wie z. B. der myc-Genfamilie oder die Inaktivierung eines Tumorsuppressorgens, wie z. B. des p53-Gens, zur Folge haben und so in der malignen Transformation eines Hepatozyten resultieren.

Das hepatozelluläre Karzinom und p53 Das p53-Tumorsuppressorgen ist in über 50 % aller menschlichen Tumoren mutiert. Die hieraus resultierende funktionelle Inaktivierung seines Produktes, des p53-Proteins, bedingt den Verlust der Schlüsselkomponente des DNA-Damage-Sensors, der die apoptotische Effektorkaskade induzieren kann. Beim hepatozellulären Karzinom wurden in Endemiegebieten in bis zu 50 % der HCCs Mutationen des p53-Tumorsuppressorgens nachgewiesen.

Für das HCC wurde ein breites p53-Mutationsspektrum nachgewiesen. Eine spezifische Punktmutation (G→T Transversion am Codon 249) ist sowohl experimentell als auch epidemiologisch eindeutig auf eine Exposition mit Aflatoxin B1, dem Gift des Pilzes Aspergillus flavus, zurückzuführen. Aflatoxininduzierte hepatozelluläre Karzinome spielen vor allem in Südostasien und Afrika eine Rolle und tragen dazu bei, dass das hepatozelluläre Karzinom weltweit zu den häufigsten Tumoren zählt.

Symptome In Europa und Nordamerika entwickelt sich das HCC meist bei Patienten, bei denen eine chronische Lebererkrankung und häufig eine Zirrhose das klinische Bild bestimmen. Deshalb werden die HCCs oft erst in einem klinisch symptomatischen und damit weit fortgeschrittenen Stadium erkannt. Oft sind die Patienten, abgesehen von der meist vorliegenden Leberzirrhose, asymptomatisch, und die Verdachtsdiagnose wird anlässlich einer Routinesonographie gestellt. Die klinische Symptomatik des HCC ist sehr variabel. Häufig klagen die Patienten über Schmerzen oder Druckgefühl im Oberbauch, Appetitlosigkeit und Gewichtsabnahme, Müdigkeit und Abgeschlagenheit. Ein rascher Gewichtsverlust, Oberbauchschmerzen oder eine Verschlechterung der Leberfunktion bei einem Patienten mit bislang kompensierter Leberzirrhose sollten zu einer entsprechenden Diagnostik führen.

Diagnostik

Klinische Untersuchung Bei der klinischen Untersuchung können derbe Knoten in der zirrhotischen Leber getastet werden, und die Patienten geben oft einen Druckschmerz über der Leber an. Des Weiteren finden sich eine Hepatosplenomegalie, Ikterus und Aszites.

Klinisch-chemische Untersuchungen Im Routinelabor finden sich die durch die Leberzirrhose bedingten Veränderungen, lediglich die alkalische Phosphatase ist oft diskordant erhöht.

Tumormarker Eine besondere Bedeutung für die Diagnostik des HCC hat das α-Fetoprotein (AFP). AFP, ein Glykoprotein, ist ein onkofetales Antigen, das im Dottersack und während der Fetalzeit in Leber und Gastrointestinaltrakt gebildet wird. Das α-Fetoprotein ist bei etwa 70 % der Patienten erhöht. Werte über 500 mg/l sind ein sehr starker Hinweis auf ein HCC. Neben den absolut erhöhten AFP-Werten kann der kontinuierliche Anstieg des AFP bei Werten unter 100 mg/l Hinweis auf das Vorliegen eines HCC sein.

Eine sinnvolle und praktikable Strategie ist die sechsmonatige AFP-Bestimmung und Sonographie zum Screening von Risikopatienten.

Sonographie Sonographisch zeigt das HCC eine große Varianz von echoarmen Raumforderungen bis zu echoreichen Tumoren mit komplexen Binnenstrukturen. Beim einzelnen Patienten können die jeweiligen Tumorknoten eine unterschiedliche Echomorphologie aufweisen. Die Mehrzahl der HCC wird sonographisch entdeckt, allerdings ist die Abgrenzung zu Regeneratknoten schwierig, und beim diffus infiltrierenden Typ des HCC versagt die Sonographie.

MRT In der Detektion und Ausbreitungsdiagnostik hat gegenwärtig die MRT mit geeigneten Kontrastmitteln eine herausragende Stellung. Die Läsionen erscheinen hier zumeist hypointens in T1-gewichteten und hyperintens in T2-gewichteten Sequenzen mit einer Gadolinium-Kontrastanreicherung vor allem in der arteriellen Phase.

Die definitive Diagnose des HCC ist nur histologisch möglich.

Therapie

Chirurgische Therapie Die radikale Tumorentfernung durch Leberteilresektion oder Lebertransplantation ist eine Therapieoption mit kurativer Potenz, die allerdings nur in frühen Tumorstadien anwendbar sind. Die chirurgische Verfahrenswahl orientiert sich am Ausmaß des Tumors sowie am Grad der Leberzirrhose. Nur die Lebertransplantation stellt hierbei eine gleichzeitige Therapie des hepatozellulären Karzinoms sowie der Zirrhose als Grunderkrankung dar. Leider erfolgt die Diagnosestellung bei den meisten Patienten erst in einem späten Stadium des Tumorleidens, so dass das fortgeschrittene Tumorstadium, die ungünstige Lage der Herde oder eine assoziierte Leberzirrhose mit mangelnder funktioneller Reserve in ungefähr 80 % der Fälle eine Resektion unmöglich machen.

Sowohl Leberteilresektion als auch Lebertransplantation sind bei der Therapie kleiner HCC (< 5 cm) einsetzbar. Die Wahl des Verfahrens hängt vom Grad der Zirrhose ab. Bei Child-A-Patienten wird bei Tumorbefall eines einzelnen Segments eine Segmentresektion durchgeführt, bei Tumorbefall von mehr als einem Segment ist zumeist nur eine atypische Resektion des HCC möglich. Die Spätmortalität nach Leberteilresektion ist etwa in gleichem Maß durch Tumorrezidiv und Progress der Zirrhose bedingt. Nach Resektion liegt die 3-Jahres-Überlebensrate bei 80 %. Allerdings erleiden 60 % der Patienten Rezidive (karzinogenes Potential der Restleber!).

Liegt eine Child-B/C-Zirrhose vor, ist die Lebertransplantation die Behandlung der Wahl. Durch Lebertransplantation wird sowohl das Malignom wie auch die Zirrhose therapiert. Bei solitären HCC unter 5 cm Durchmesser führt dies zu einem signifikant längeren Überleben als nach Leberteilresektion (5-Jahres-Überlebensraten T1/2: Resektion 0–56 %, LTX 67–75 %).

Kontraindikationen für eine Resektion sind fortgeschrittenes Tumorstadium und damit Gefäßinvasion, schwere Begleiterkrankung, eingeschränkte Leberfunktion und Fernmetastasen. Daher wurden zahlreiche nichtoperative Therapieverfahren entwickelt, um die Prognose von HCC-Patienten zu verbessern.

Nichtchirurgische Therapieverfahren

- **Perkutane Alkoholinjektion** (engl.: Percutaneous Ethanol Injection = PEI): Inoperable Patienten mit kleinen HCC (< 5 cm) können mit intratumoralen Alkoholinjektionen behandelt werden. Dabei werden die Tumoren, sonographisch gesteuert, perkutan mit dünnen Nadeln (0,7–0,9 mm) punktiert und 1–10 ml 96%iges Äthanol intratumoral injiziert. Der 96%ige Alkohol induziert eine Tumornekrose, bedingt durch Proteindenaturierung, zelluläre Dehydratation und Thrombose der kleinen tumorversorgenden Gefäße mit konsekutiver Ischämie. PEI ist bei Patienten mit maximal drei Tumorherden mit einem Durchmesser < 5 cm (besser < 3 cm) bei guter Leberfunktion (Child-Pugh-Stadium A oder B) sinnvoll. Nach PEI betragen die 5-Jahres-Überlebenszeiten beim kleinen HCC ca. 50–60 % (Child A) und entsprechen denen nach Tumorresektion (s. Abb. 14.133).

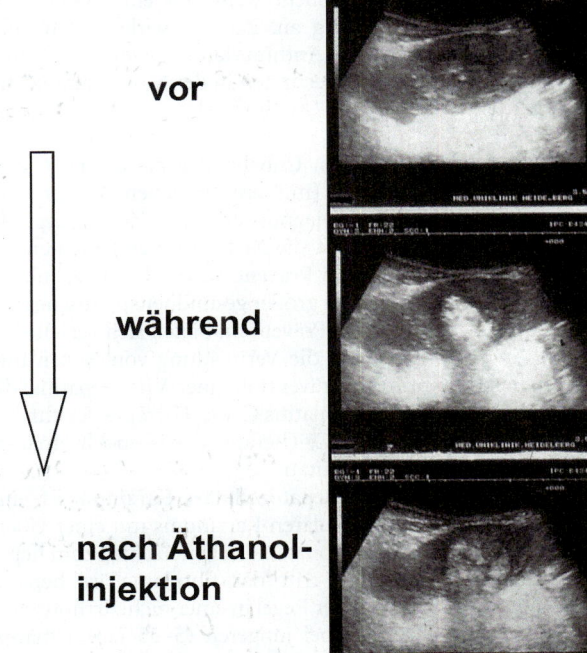

Abb. 14.133 Hepatozelluläres Karzinom (HCC): perkutane Alkoholinjektion (PEI) unter sonographischer Kontrolle. Oben: HCC mit intratumoraler Injektionsnadel. Mitte: Injektion von 96%igen Äthanol in den Tumor und Anreicherung des Äthanols im HCC. Unten: echoreiche Reflexe hervorgerufen durch intratumorales Äthanol.

Erkrankungen des Gastrointestinalsystems

- **Lokale In-situ-Thermoablationsverfahren:** Zu den lokal ablativen Thermotherapieverfahren zählen die Kryotherapie, die laserinduzierte Thermotherapie (LITT), die Mikrowellenkoagulation (MWK) und die Radiofrequenzthermoablation (RFTA). Bei der RFTA wird das HCC nach Lokalanästhesie US-gesteuert mit einer Nadelelektrode punktiert. Dann wird durch eine lokale Hyperthermie eine Thermoläsion erzeugt, die histologisch einer Koagulationsnekrose entspricht. Die RFTA zeigt eine hohe Effizienz und war in Studien der PEI bezogen auf das rezidiv- und ereignisfreie Überleben überlegen. Prospektiv-randomisierte Studien zum Vergleich der einzelnen Therapieverfahren werden aktuell durchgeführt.
- **Transarterielle Chemoembolisation:** Grundlage der transarteriellen Chemoembolisation ist die Tatsache, dass HCCs zu ca. 80 % arteriell mit Blut versorgt werden. Im Gegensatz dazu wird das Lebergewebe zu etwa 75 % aus der Pfortader und zu 25 % aus der Leberarterie mit Blut versorgt. Über einen transfemoralen Zugang können die tumorversorgende Arterie eines HCC via Truncus coeliacus und Arteria hepatica selektiv sondiert und eine Emulsion aus Lipiodol und Chemotherapeutikum injiziert werden (transarterielle Chemotherapie = TAC). Dann erfolgt die passagere Embolisation der tumorversorgenden Gefäße, z.B. mit kleinen Gelatinepartikeln (= TACE), um den Auswascheffekt zu minimieren. Die Behandlung des lokal fortgeschrittenen HCC mit TACE verlängert das Patientenüberleben (nach bisheriger Studienlage) nicht. Die TACE sollte deshalb nur im Rahmen von klinischen Studien (multimodale Therapieansätze) eingesetzt werden.
- **Systemisch-medikamentöse Therapie/Chemotherapie:** Das HCC spricht üblicherweise auf eine systemische Chemotherapie wenig an. Zu den wirksamsten Substanzen zählen die Anthrazykline Doxorubicin und Epirubicin mit Ansprechraten in der Monotherapie um 20 %.

Verlauf und Prognose Unbehandelt hat das HCC eine sehr schlechte Prognose (mittlere Überlebenszeit von etwa sechs Monaten nach Diagnosestellung). Zum Zeitpunkt der Diagnosestellung ist die Mehrzahl der Patienten inoperabel. Eine effektive **Prävention** des hepatozellulären Karzinoms ist daher von großer gesundheitspolitischer Bedeutung. Für die HCC-Prävention bieten sich verschiedene Angriffspunkte, wie die Vermeidung von Noxen und Toxinen, die primäre Prävention einer Virushepatitis, die Therapie der akuten Hepatitis C, die Therapie der chronischen Hepatitis B und C, Therapie der Hämochromatose sowie die Lebertransplantation.

Das **fibrolamelläre hepatozelluläre Karzinom** ist eine Variante des hepatozellulären Karzinoms mit einer Überlebenszeit von 35–70 Monaten. Im Unterschied zum hepatozellulären Karzinom tritt das fibrolamelläre hepatozelluläre Karzinom in der Regel in einer nichtzirrhotischen Leber auf. Es kommt bei jüngeren (5–35 Jahre) männlichen wie weiblichen Patienten vor und ist bei 50–80 % der Patienten resezierbar. Histologisch ist das fibrolamelläre hepatozelluläre Karzinom charakterisiert durch lamellär angeordnete neoplastische eosinophile Hepatozyten, die sich in einem dichten Kollagenbindegewebe befinden.

Komplikationen Das HCC wächst in der Regel invasiv in benachbarte Organe (Zwerchfell, Niere), in Gefäße (Pfortader, Lebervenen, Vena cava) und in die Gallenwege. Bei etwa 40 % der Patienten sind Lungenmetastasen nachzuweisen.

Zusammenfassung

- Häufigste Ursachen: chronische Hepatitis-C-Infektion (Industriestaaten), chronische Hepatitis-B-Infektion/Aflatoxinexposition (Endemiegebiete); weltweit: bestehende Leberzirrhose
- Wichtigste Symptome: Dekompensation einer bestehenden Leberzirrhose, sonst variable Beschwerden (z.B. Oberbauchbeschwerden, Gewichtsabnahme, Müdigkeit, Ikterus)
- Wichtigste diagnostische Maßnahmen: Sonographie, AFP-Bestimmung, Biopsie; bei Risikopatienten Sonographie/AFP-Bestimmung zum Screening
- Wichtigste therapeutische Maßnahmen: Resektion oder Lebertransplantation, PEI, neu: RFTA

Cholangiozelluläres Karzinom

Synonym: Cholangiokarzinom
Engl. Begriff: Cholangiocellular Carcinoma (CCC), Cholangiocarcinoma

Definition Cholangiokarzinome oder cholangiozelluläre Karzinome sind Tumoren des biliären Systems. Zum CCC zählen das periphere (intrahepatische) Cholangiokarzinom, das perihiläre Gallengangskarzinom, auch Klatskin-Tumor genannt, das Gallenblasenkarzinom, Karzinome der extrahepatischen Gallengänge sowie das periampulläre Karzinom oder Papillenkarzinom. Es tritt meist in nichtzirrhotischen Lebern auf. Das CCC entsteht aus dem intra- oder extrahepatischen Gallengangsepithel, wächst infiltrativ in das umgebende Lebergewebe ein und metastasiert oft entlang den Gallengängen. Das Cholangiokarzinom ist in der Regel ein Adenokarzinom mit reichlich fibrösem Stroma und produziert gelegentlich Schleim. Immunhistologisch kann dieser Tumor durch Antikörper gegen CA 19-9, CA 50 bzw. Keratin vom HCC abgegrenzt werden.

Epidemiologie Das cholangiozelluläre Karzinom (CCC) ist die zweithäufigste hepatobiliäre Neoplasie nach dem HCC. Mit einem Anteil von ca. 7 % unter den malignen Lebertumoren ist das CCC sehr viel seltener als das HCC. Der Altersgipfel liegt im siebten Lebensjahrzehnt. Die höchste Inzidenz findet sich in Südost- und Ostasien. Ursache hierfür sind vor allem Infektionen der Gallenwege.

Ätiologie und Pathogenese Als prädisponierende Faktoren werden chronische Cholangitiden (primär sklerosierende Cholangitis, Gallengangssteine), parasitäre Lebererkrankungen (Chinesischer Leberegel) und kongenitale Anomalien der Gallenwege diskutiert. Das Risiko eines Patienten mit primär sklerosierender Cholangitis (PSC), in den ersten zehn Jahren nach Diagnosestellung an einem CCC zu erkranken, liegt bei 30 % und rechtfertigt somit regelmäßige Kontrolluntersuchungen.

Symptome Der schmerzlose Ikterus ist das Leitsymptom des CCC. Ein CCC im Bereich der Hepatikusgabel bzw. der großen Gallengänge wird nach dem Erstbeschreiber Klatskin-Tumor genannt und macht sich durch einen frühzeitigen Ikterus bemerkbar.

Diagnostik Die Diagnosesicherung gelingt durch die üblichen bildgebenden Verfahren, die ERC und die Biopsie. Im Labor findet sich oft der Tumormarker CA 19-9 erhöht.

Therapie Mehrere Studien zeigen, dass die Resektion die einzige kurative Therapieoption darstellt. Therapie der Wahl ist die Leberteilresektion. Leider sind die meisten Patienten bei Diagnosestellung nicht mehr operabel, oder man findet intraoperativ eine ausgeprägte Metastasierung entlang denr Gallenwegen. Die Rezidivrate nach orthotoper Lebertransplantation ist hoch, weswegen das CCC bei der bestehenden Organknappheit keine Indikation zur Transplantation darstellt. Palliativ wirken externe und intrakavitäre Strahlentherapie. Eine wirksame Chemotherapie gibt es nicht. Wichtig zur Verbesserung der Lebensqualität ist die endoskopische (ERC), perkutane (PTCD) oder chirurgische (biliodigestive Anastomose) Intervention zur Beseitigung einer Cholestase, die hauptsächlich bei perihilären und extrahepatischen Cholangiokarzinomen auftritt und häufig zu einer Cholangitis führt. Das subjektive Befinden kann durch interne oder externe Gallengangsprothesen und Drainagen bzw. durch biliodigestive Anastomosen gebessert werden.

Verlauf und Prognose Die Prognose dieser Tumoren ist schlecht. Unbehandelt haben Patienten mit nichtresektablem CCC eine 1-Jahres-Überlebensrate von etwa 25 % und eine 5-Jahres-Überlebensrate von 3 %. Die durchschnittliche Überlebenszeit dieser Patienten liegt bei sechs bis acht Monaten.

Zusammenfassung

- Häufigste Ursachen: prädisponierende Faktoren: chronische Cholangitiden (primär sklerosierende Cholangitis, Gallengangssteine), parasitäre Lebererkrankungen (Chinesischer Leberegel), kongenitale Anomalien der Gallenwege
- Wichtigstes Symptom: schmerzloser Ikterus
- Wichtigste diagnostische Maßnahmen: ERC, CT, Biopsie, Tumormarker CA 19-9
- Wichtigste therapeutische Maßnahmen: Leberteilresektion, endoskopische Intervention zur Beseitigung einer Cholestase

Hepatoblastom

Synonym: Embryonaler Mischtumor der Leber
Engl. Begriff: Hepatoblastoma

Das Hepatobalastom ist ein maligner fetaler Lebertumor und ist der bei Kindern häufigste Lebertumor. Meist tritt er bei Kindern unter drei Jahren auf, nur 20 % sind älter als fünf Jahre. Jungen sind häufiger betroffen als Mädchen. Hepatoblastome im Erwachsenenalter sind besonders selten. Der Tumor tritt in der Regel in einer nichtzirrhotischen Leber auf, wächst meist im rechten Leberlappen und imponiert als singulärer Knoten mit 5–25 cm Größe. Das Hepatoblastom metastasiert in die infradiaphragmalen Lymphknoten, die Lunge und das Gehirn. Die definitive Diagnose wird durch Biopsie gestellt. Histologisch unterscheidet man den epithelialen Typ (epitheliale fetale Hepatozyten), den gemischtzelligen Typ (fetale Hepatozyten mit mesenchymalen Strukturen wie Osteoid, Knorpel, quergestreifte Muskulatur) und den anaplastischen Typ (undifferenzierte Zellen). Symptomatisch wird das Malignom mit einer Vergrößerung des Abdomens, Appetit- und Gewichtsverlust, Schmerzen, Fieber, Erbrechen, Diarrhö und weniger häufig auch mit einem Ikterus. Das AFP ist in 80–90 % der Fälle erhöht. Die einzige kurative Therapie ist die Resektion oder Lebertransplantation. Bei primär inoperablen Tumoren können durch eine aggressive Chemo-/Strahlentherapie in manchen Fällen eine Tumorverkleinerung und Resektabilität, zumindest aber eine Lebensverlängerung erreicht werden.

Lebersarkome

Engl. Begriff: Sarcoma of the Liver

Sarkome der Leber sind sehr selten. Das Hämangiosarkom der Leber wird vermehrt nach Exposition mit Karzinogenen beobachtet. Dazu zählen Thoriumdioxid, ein radioaktives Nuklid, das als Röntgenkontrastmittel (Thorotrast) eingesetzt wurde, Vinylchlorid (Kunststoffherstellung) und Arsen (früher im Weinbau eingesetzt), Radium, anorganisches Kupfer und Phenylhydrazin. Die einzig kurative Behandlung besteht in der Resektion oder Lebertransplantation.

Sekundäre Lebermalignome

Synonym: Lebermetastasen
Engl. Begriff: Hepatic Metastasis, Liver Metastasis

Ätiologie Metastasen sind der häufigste Tumorbefund in der Leber. Absiedelungen extrahepatischer Tumoren in der Leber finden sich etwa 20- bis 50-mal häufiger als primäre Lebermalignome. Meist handelt es sich um Karzinomabsiedelungen; hierbei überwiegen Adenokarzinome. Am häufigsten (48 %) siedeln sich Malignome aus dem Stromgebiet der Pfortader in der Leber ab, jedoch ist der Anteil von Tumoren aus anderen Regionen mit 33 % nicht wesentlich geringer. In abnehmender Häufigkeit stammen die Lebermetastasen von Primärtumoren der Bronchien, des Kolons, des Pankreas, der Mammae und des Magens. Warum sich besonders in der Leber Metastasen absiedeln, ist noch Gegenstand der Diskussion.

Diagnostik Sonographisch wird oft aufgrund der Echomorphologie (z.B. multiples Vorkommen, echoarmer Randsaum, zentrale echoarme Areale) der Verdacht auf eine Metastase erhoben. Letztendlich ist durch die Bildgebung keine eindeutige Abgrenzung gegenüber benignen Läsionen (z.B. Leberabszesse) oder primären Lebermalignomen möglich, so dass bei Malignitätsverdacht eine gezielte Biopsie und eine Primärtumorsuche erfolgen sollten. Durch die histomorphologische und immunhistologische Aufarbeitung des Biopsats gelingt in vielen Fällen eine Eingrenzung des Primärtumors.

Entwickeln sich die Lebermetastasen metachron, d. h. in zeitlichem Abstand nach Resektion des Primärtumors, sollten sie bei isoliertem Befall und Operabilität reseziert werden. Bei Inoperabilität orientiert sich die Chemotherapie am Primärtumor.

Zur weiteren Information

Literatur

Baum, J. K., F. Holtz, J. J. Bookstein, E. W. Kelin: Possible association between hepatomas, spontaneous liver rupture and oral contraceptives. Lancet 1973; 2: 926–9.

Blum, H. E.: Tumoren der Leber. In: Hahn, E. G., J. F. Riemann (Hrsg.): Klinische Gastroenterologie. Thieme, Stuttgart – New York 2000.

El-Serag, H. B., A. C. Mason: Rising incidence of hepatocellular carcinoma in the United States. N Engl J Med 1999; 340: 745–50.

Geier, A., C. Gartung, G. Staatz, H. N. Nguyen, S. Matern: Moderne Diagnostik benigner und maligner Raumforderungen der Leber. Dtsch Ärztebl 2001; 98: 2647–55.

Helmberger, T., M. Gregor, N. Holzknecht, J. Gauager, H. Rau, M. F. Reiser: Detektion und Charakterisierung fokaler Leberläsionen. Radiologe 1999; 39: 678–84.

Müller, M., P. H. Krammer: Mechanisms of Apoptosis. In: Boyer, J., F. Chisari, N. Fausto, D. Schachter, D. Schafritz, D. J. Schaid et al. (eds.): The Liver: Biology and Pathobiology. Lippincott, Williams & Wilkins, 2001, pp. 187–205.

Schafer, D. F., M. F. Sorrell: Hepatocellular carcinoma. Lancet 1999; 353: 1253–7.

Sherlock, S., J. Dooley (eds.): Diseases of the Liver and Biliary System. Blackwell Science, Oxford 2002.

Internet-Links

http://www.mic.ki.se/Disease/c4.html
http://www.vh.org/Providers/Textbooks/LiverPathology/Text/11BenignTumors.html
http://www.dgvs.de (Leitlinien)
http://www3.manderson.org/DEPARTMENTS/liver/carcinoma.htm

Keywords

Liver Tumors ◆ Hepatocellular Carcinoma ◆ Primary Liver Cancer ◆ Hepatocarcinogenesis ◆ Hepatic Meatastases ◆ Hepatic Metastases and Surgical Treatment ◆ Hepatic Metastases and Locoregional Treatment ◆ Liver Transplantation

IMPP-Statistik

Hämangiom ◆ hepatozelluläres Karzinom ◆ sekundäre Lebermalignome

---

14.6 Erkrankungen der extrahepatischen Gallenwege

J. Schölmerich

Die Erkrankungen der extrahepatischen Gallenwege lassen sich in vier große Gruppen gliedern. Das **Gallensteinleiden** wird nach der Lokalisation der Steine in die sehr häufige Cholezystolithiasis und die seltenere Choledocholithiasis, die zur biliären Pankreatitis führen kann, eingeteilt. Die **entzündlichen Erkrankungen** der Gallenwege wie die akute oder die chronische Cholezystitis oder die Cholangitis sind meist Folge des Gallensteinleidens. Selten sind parasitäre Erkrankungen der Gallenwege und als Folge von Entzündungen Gallengangsstrikturen. Die **Tumoren** der Gallenwege umfassen die gutartigen Polypen, die meist in der Gallenblase lokalisiert sind, das Gallenblasenkarzinom und die in Abhängigkeit von ihrer Lokalisation unterschiedlich benannten Gallengangskarzinome. Die vierte Gruppe umfasst **Anomalien** der Gallenwege wie Choledochozele und das Caroli-Syndrom sowie Motilitätsstörungen wie das Postcholezystektomie-Syndrom und verschiedene Formen der Gallenwegsdyskinesie.

14.6.1 Cholelithiasis

Synonym: Gallensteinleiden
Engl. Begriff: Gallstone Disease

Sowohl in der Gallenblase als auch in den Gallengängen finden sich unterschiedliche Steinarten. Am häufigsten sind reine oder gemischte **Cholesterinsteine** (ca. 70–80 %), seltener braune (15–20 %) oder schwarze (5 %) **Pigmentsteine**. Eine biliäre Pankreatitis entsteht durch Obstruktion im Bereich der Papilla Vateri durch Gallensteine oder -kristalle.

Cholezystolithiasis

Synonym: Gallenblasensteine
Englisch: Gallbladder Stones

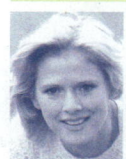

Praxisfall

Frau Meyer ist inzwischen 40 Jahre alt und Mutter von drei Kindern. Sie stellt sich wegen wiederholter rechtsseitiger Oberbauchschmerzen, die in die Schulter ausstrahlen und als krampfartig beschrieben werden, vor. Frau Meyer ist vor 8 Jahren wegen einer primären Varikosis rechts operiert worden (s. Kap. 6.2.1) und adipös. Die Mutter der Patientin ist an einem Gallenblasenkarzinom verstorben. Die Ultraschalluntersuchung zeigt zwei Steine im Gallenblasenhals (s. Abb. 14.134); andere Ursachen der Beschwerden werden durch Gastroduodenoskopie und Laboruntersuchungen ausgeschlossen. Angesichts der Adipositas der Patientin wird eine offene Cholezystektomie durchgeführt, wobei sich der sonographische Befund bestätigt.

Definition Unter Cholezystolithiasis versteht man die Bildung von Konkrementen (Steinen) in der Gallenblase. Es werden Cholesterinsteine von Pigmentsteinen (Cholesteringehalt < 50 %, Bilirubinatgehalt > 25 %) unterschieden. Die Cholesterinsteine sind in Deutschland mit 70–85 % am häufigsten.

14.6 Erkrankungen der extrahepatischen Gallenwege

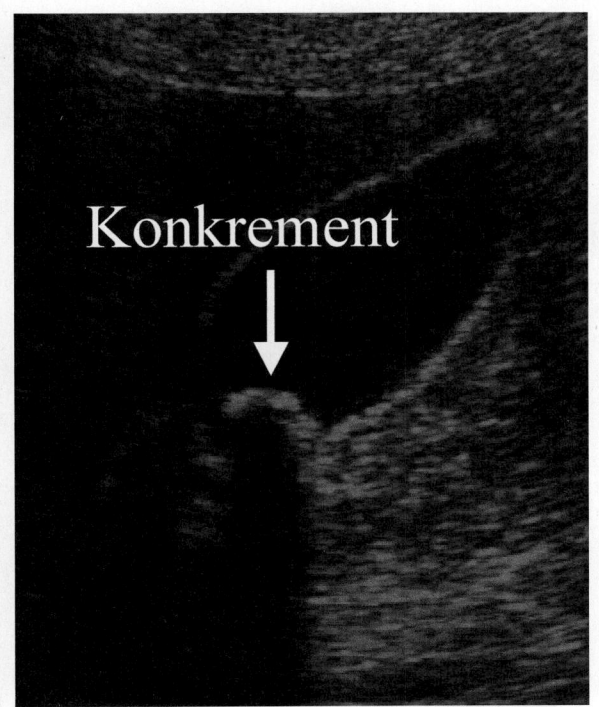
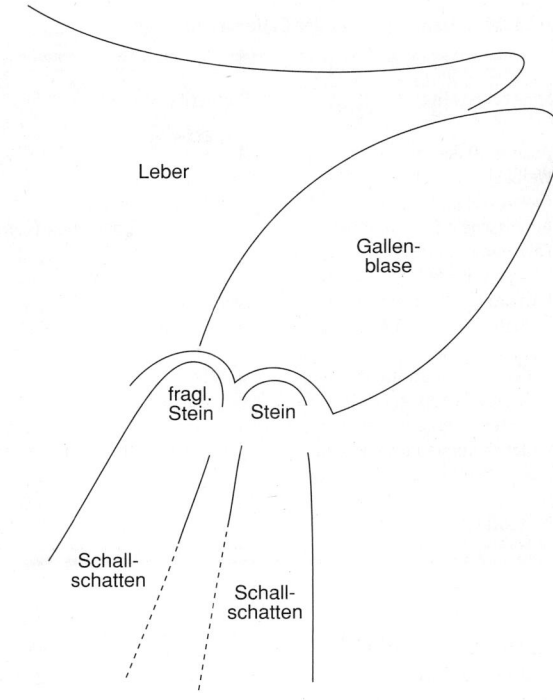

Abb. 14.134 a, b
Sonographie: Gallenblase mit einem eindeutigen und einem fraglichen Konkrement (a) Ultraschallbild, b) Schemazeichnung).

Epidemiologie Die Häufigkeit von Gallensteinen ist weltweit, regional und ethnisch sehr unterschiedlich. Es gibt ethnische Gruppen (Pimaindianer), bei denen bis zu 80 % der Mitglieder Gallenblasensteine aufweisen. In Deutschland finden sich etwa 10 Mio. Steinträger, das entspricht einer Prävalenz zwischen 10 und 15 %. Frauen sind zwei- bis dreimal so häufig betroffen wie Männer, der Unterschied wird mit dem Alter geringer. Insgesamt nehmen die Gallensteine mit dem Alter fast linear zu; **Übergewicht** ist der wesentliche assoziierte Risikofaktor. Die Inzidenz liegt bei 600/100 000/Jahr.

Ätiologie und Pathogenese Gallensteine entstehen, wenn bestimmte Gallebestandteile nicht mehr in Lösung gehalten werden können. Die Galle muss mit Kalzium und mit Cholesterin oder Pigment übersättigt sein. Im Fall der **Cholesterinsteine** führt ein Missverhältnis der Gallensäurenkonzentration und der Cholesterinkonzentration in der Galle zum Ausfallen von Cholesterin. In Abhängigkeit von der Proteinzusammensetzung der Galle (nukleationsfördernd: Muzine, inhibierend: Immunglobulin A) kommt es dann zur Bildung von Cholesterinkristallen (**Nukleation**), die als Nidus der Cholesterinsteine gelten. Die übersättigte Galle muss ausreichend lang in der Gallenblase verbleiben, damit es zur Ausreifung von Gallensteinen kommt. Störungen der **Gallenblasenmotilität** spielen daher eine wichtige ätiologische Rolle. Neuerdings werden genetische Grundlagen der Cholelithiasis gefunden, so beispielsweise Veränderungen des Apolipoprotein-E-Gens. Abbildung 14.135a, b zeigt die Entwicklung von Cholesterinsteinen.

Pigmentsteine bestehen aus Kalziumbilirubinat, -karbonat, -phosphat oder -palmitat. Schwarze Pigmentsteine

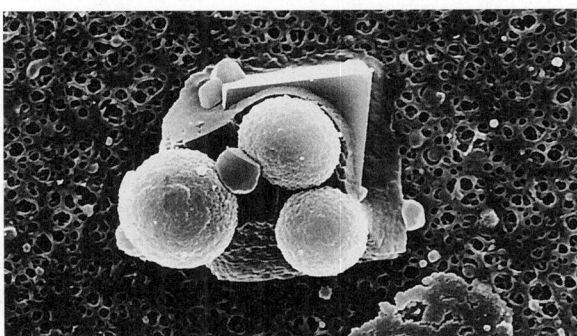
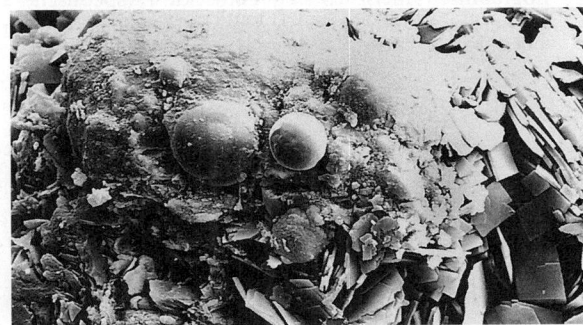

Abb. 14.135
a) Rasterelektronenmikroskopisches Bild von Cholesterin (Platten) und Kalziumkarbonatkristallen (Kugeln) in filtrierter Galle (der Hintergrund ist der Filter).
b) Rasterelektronenmikroskopisches Bild eines gemischten intakten Gallenblasensteins. Man sieht die aneinander gelagerten Cholesterinplatten, die mit Kalziumsalzen (Kalziumkarbonat und Kalziumbilirubinat) durchtränkt sind.

Erkrankungen des Gastrointestinalsystems

Tab. 14.88 Risikofaktoren der Gallensteinbildung.

Cholesterinsteine	Pigmentsteine
■ Alter > 40 Jahre ■ Weibliches Geschlecht (vor der Menopause) ■ Genetische oder ethnische Faktoren ■ Überkalorische Ernährung/Übergewicht ■ Diabetes mellitus Typ 2 ■ Hyperlipidämie ■ Gallenblasenmotilitätsstörung ■ Längeres Fasten, total parenterale Ernährung ■ Gallensäurenverlustsyndrome (Ileumresektion) ■ Östrogene (Schwangerschaft) ■ Octreotid	**Braune:** ■ Alter ■ Biliäre Infektionen ■ Gallenwegsanomalien (Caroli-Syndrom) **Schwarze:** ■ Chronische/rezidivierende Hämolyse ■ Alter ■ Leberzirrhose

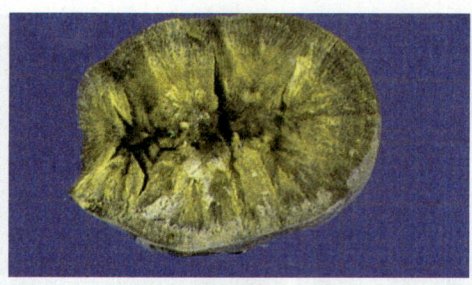

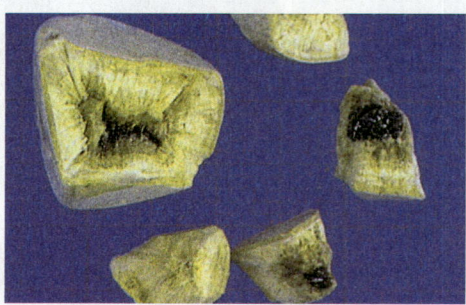

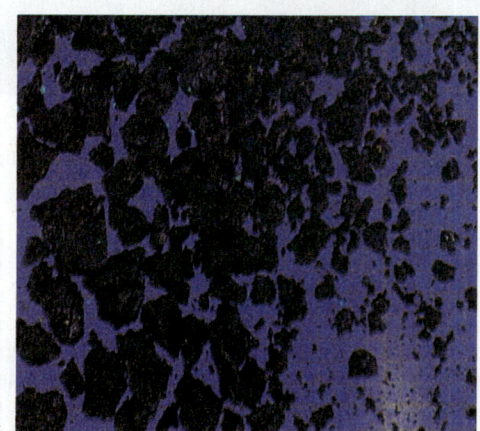

Abb. 14.136
a) Cholesterinstein mit typischer radiärer Struktur der aufgebrochenen Oberfläche.
b) Gemischter Cholesterinstein mit deutlicher weißlicher Kalkeinlagerung.
c) Schwarze Pigmentsteine der Gallenblase.

entstehen durch Ausfall übermäßig ausgeschiedenen Bilirubins (z. B. bei chronischer Hämolyse). Braune Pigmentsteine entwickeln sich im Wesentlichen in Gegenwart von Infektionen der Gallenwege, wobei wasserlösliche Bilirubinglukuronide bakteriell gespalten werden und wiederum Bilirubin ausfällt. Tabelle 14.88 zeigt die Risikofaktoren der Gallensteinbildung, Tabelle 14.89 die unterschiedliche Zusammensetzung verschiedener Gallensteine, Abbildung 14.136a–c stellt verschiedene Steinarten dar.

Symptome Das Leitsymptom der Cholezystolithiasis ist die **Gallenkolik** mit plötzlich auftretenden rechtsseitigen Oberbauchschmerzen, die gelegentlich in den Rücken und in die rechte Schulter ausstrahlen. Die Kolik tritt meist **postprandial** auf. Die Schmerzen halten mehrere Stunden an, die Mehrzahl der Patienten klagt über Übelkeit, die Hälfte über Erbrechen. Ein Großteil aller Gallensteinträger entwickelt aber keine Gallenkoliken, die Steine werden sonographisch meist zufällig entdeckt. Dyspeptische Beschwerden (Sodbrennen, Aufstoßen, Übelkeit, Meteoris-

Tab. 14.89 Charakteristika verschiedener Steinarten.

	Cholesterinsteine	Pigmentsteine schwarz	Pigmentsteine braun
Häufigkeit	75 %	5 %	20 %
Hauptbestandteil	Cholesterin 50–90 %	Bilirubin ca. 50 %	Bilirubin ca. 50 %
Farbe	Gelb	Dunkelbraun bis schwarz	Braun bis schwarz
Lokalisation	Gallenblase und Gallengänge	Gallenblase und Gallengänge	Gallengänge
Gallenwegsinfektion	Selten	Selten	Fast immer
Röntgen positiv	15 %	50–60 %	0 %

14.6 Erkrankungen der extrahepatischen Gallenwege

mus und Fettunverträglichkeit) können Symptome einer Cholezystolithiasis sein, werden aber auch bei zahlreichen anderen Ursachen gefunden.

> **Erkrankung aus Patientensicht**
>
> Die Bedeutung, die Gallensteine für Patienten haben, hängt von vielen verschiedenen Faktoren ab, beispielsweise dem Alter der Patienten und den dadurch verursachten Beschwerden.
>
> Angesichts der Häufigkeit des Gallensteinleidens ist insbesondere bei den asymptomatischen Steinträgern vor allem die Information über die relative Harmlosigkeit dieses Zustandes wichtig. Patienten, bei denen Gallensteine zufällig gefunden wurden, projizieren häufig Symptome auf diesen Befund und drängen dann auf Behandlung. Dies ist umso häufiger der Fall, seit die laparoskopischen Operationen verbreitet angewandt werden.
>
> Umgekehrt sind Patienten nach durchgemachter Cholangitis oder biliärer Pankreatitis, wenn es ihnen wieder gut geht, wenig geneigt, die Gallenblase entfernen zu lassen. Auch hier ist Aufklärungsarbeit nötig.
>
> Bei Patienten, die Symptome aufweisen, werden diese natürlich gern mit dann sonographisch gefundenen Gallensteinen in Bezug gebracht. Auch hier ist es wichtig, mit dem Patienten zu erörtern, dass andere Ursachen für die Beschwerden ausgeschlossen werden müssen, bevor eine operative Intervention erfolgt.

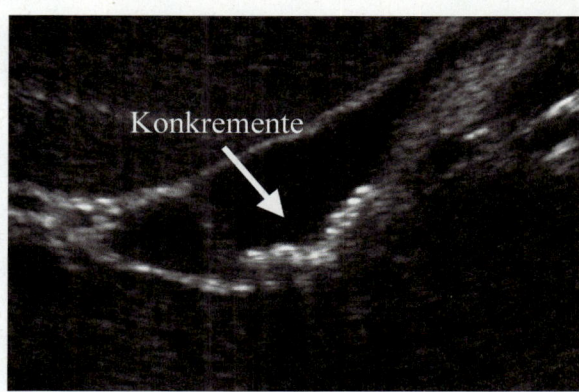

Abb. 14.137 Sonographie: Mehrere kleine Steine in der Gallenblase mit Schallschatten.

Diagnostik Während die Anamnese meist typisch ist, ist die klinische Untersuchung häufig unergiebig. Die **Ultraschalluntersuchung** weist Gallenblasensteine > 5 mm mit einer Sensitivität von 95 % fast immer nach. Auch kleinere Steine sind oft erfassbar (s. Abb. 14.137). Zusätzlich erhält man durch dieses Verfahren Informationen über Komplikationen (s. u.), und es besteht die Möglichkeit, die **Kontraktionsfähigkeit** der Gallenblase nach Reizmahlzeit zu prüfen. Röntgenverfahren spielen heute keine Rolle mehr.

Differentialdiagnose	Ausschlussmaßnahmen
Cholezystitis	Labor: Entzündungszeichen Sonographie
Choledocholithiasis	Sonographie, ERCP, MRCP
Akute Pankreatitis	Labor: Lipase
Nierenkolik	Urinbefund, Sonographie
Myokardinfarkt	EKG, Herzenzyme
Ulzera (Magen/Duodenum)	Gastroskopie
Rechtsbasale Pneumonie/Lungenembolie	Thorax-Röntgen, EKG, Echokardiographie
Appendizitis	Sonographie
Eingeklemmte Hernie	Sonographie, CT

Therapie Die akute Gallenkolik wird mit **Spasmolytika** und **Analgetika** behandelt: 1–4 × 20 mg Butylscopolamin i.v. und 30 mg Pentazocin oder 25–100 mg Pethidin langsam i.v. Die Therapie der symptomatischen Cholezystolithiasis besteht in der **Gallenblasenentfernung.** Diese wird heute meist laparoskopisch durchgeführt. Vorteile des laparoskopischen Verfahrens sind günstigere Narbenverhältnisse, Verkürzung der Hospitalisationsdauer und Verminderung der postoperativen Schmerzen. Eine Choledocholithiasis (s. u.) und andere Beschwerdeursachen (z. B. Ulcus duodeni) müssen präoperativ ausgeschlossen werden.

Alternative Therapieformen bei nichtoperablen Patienten sind die extrakorporale Stoßwellenlithotripsie (**ESWL**), die **orale Litholyse** mit Gallensäuren oder die **perkutane transhepatische Kontaktlyse** mit Methyl-Tert-Butyläther. Nachteil dieser Verfahren ist das Verbleiben der Gallenblase mit der Möglichkeit einer erneuten Steinbildung. Sie werden daher kaum noch angewandt.

Die asymptomatische Cholezystolithiasis wird in der Regel nicht behandelt. Lediglich Kinder mit Gallensteinen, die in der Regel kurzfristig symptomatisch werden, und Patienten, die aus anderen Gründen abdominell operiert werden, sowie besondere Risikogruppen (z. B. Missionare in abgelegenen Ländern) werden cholezystektomiert.

Verlauf und Prognose Zwischen 15 und 35 % initial beschwerdefreier Gallenblasensteinträger werden im weiteren Verlauf symptomatisch. Patienten mit **Diabetes mellitus** haben offenbar ein erhöhtes Risiko, Symptome zu entwickeln. Symptomatische Gallensteinträger werden in der überwiegenden Mehrzahl erneut Symptome bzw. Komplikationen aufweisen und sollten deswegen behandelt werden.

Komplikationen	Häufigkeit*
Akute Cholezystitis (Abszess, Empyem, Perforation)	Häufig
Choledocholithiasis	Häufig

Erkrankungen des Gastrointestinalsystems

Komplikationen	Häufigkeit*
Cholangitis	Häufig
Biliäre Pankreatitis	Häufig
Gallenblasenhydrops	Mäßig häufig
Biliodigestive Fistel	Selten
Gallensteinileus	Selten
Mirizzi-Syndrom	Selten
Porzellangallenblase	Selten
Gallenblasenkarzinom	Selten

*Die Häufigkeit der Komplikationen hängt davon ab, ob die Gallenblasensteine initial symptomatisch oder asymptomatisch sind.

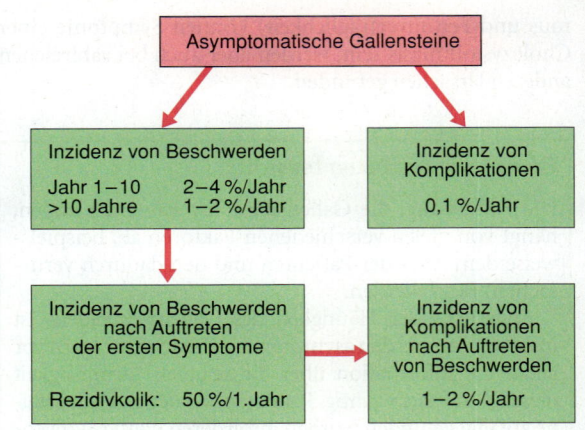

Abb. 14.138 Häufigkeit von Symptomen und Komplikationen der Cholezystolithiasis.

Zusammenfassung

Die Cholezystolithiasis ist mit einer Prävalenz von 10–20 % in den westlichen Industrieländern häufig. Die Inzidenz nimmt mit dem Alter zu. Frauen sind häufiger betroffen als Männer, Übergewicht ist ein wesentlicher Risikofaktor. Gallenblasensteine sind meist Cholesterinsteine, die aufgrund einer übersättigten Galle und Gallenblasenmotilitätsstörungen entstehen. Nur 20 % der Patienten haben Symptome. Leitsymptom ist die Gallenkolik, die akut medikamentös behandelt wird. Im Anschluss ist eine meist laparoskopische Cholezystektomie erforderlich. Selten kommen alternative Therapien zum Einsatz. Die wesentlichen Komplikationen sind Cholezystitis, Choledocholithiasis und Cholangitis sowie biliäre Pankreatitis.

führen zu Oberbauchbeschwerden und sind häufiger von Komplikationen begleitet.

Epidemiologie Bei 15 % der Patienten, die wegen Cholezystolithiasis operiert werden, finden sich Steine in den Gallenwegen. Die Häufigkeit nimmt mit dem Alter zu; sie steigt vom 30.–80. Lebensjahr von 5 auf 45 % an. Bei einer Choledocholithiasis findet man in 95 % der Fälle auch eine Cholezystolithiasis.

Ätiologie und Pathogenese Sekundäre Gallengangssteine sind meist Cholesterin- und schwarze Pigmentsteine, die in der Gallenblase entstehen (s. o.). Braune Pigmentsteine können sich primär im Gallengang bilden, dies vor allem bei Infektionen, meist durch **E. coli**, seltener durch andere Anaerobier. Bakterielle Hydrolasen spalten Phospholipide und setzen Bilirubin aus Bilirubinglukuroniden frei, so dass es zur Ausfällung und zur Steinbildung kommt. Duodenaldivertikel und Anomalien der Gallenwege prädisponieren zur Entstehung von primären Gallengangssteinen.

Choledocholithiasis

Synonym: Gallengangssteine
Engl. Begriff: Bile Duct Stones

Praxis

Ein 80-jähriger Patient stellt sich mit Fieber, Ikterus und seit mehreren Tagen anhaltenden rechtsseitigen kolikartigen Oberbauchschmerzen vor. Sonographisch finden sich eine Cholezystolithiasis und zusätzlich der Nachweis eines Konkrements im Ductus hepatocholedochus (s. Abb. 14.139a). Die daraufhin durchgeführte ERCP ergibt den Nachweis multipler Gallengangskonkremente (s. Abb. 14.139b). Nach Papillotomie wird mit Hilfe eines Dormia-Körbchens (s. Abb. 14.139c) eine Entfernung der Steine vorgenommen (s. Abb. 14.139d). Der Patient entfiebert rasch, der Ikterus verschwindet, und er ist schmerzfrei. Angesichts des guten Allgemeinzustandes wird elektiv eine laparoskopische Cholezystektomie erfolgreich durchgeführt.

Definition Gallengangssteine entstehen nur selten (2–3 %) **primär** in den Gallenwegen, häufiger wandern sie aus der Gallenblase ein (**sekundäre Gallengangssteine**). Sie

Symptome Leitsymptome der Choledocholithiasis sind **Ikterus** und **Gallenkolik.** Anders als bei der Cholezystolithiasis sind die Patienten häufig symptomatisch. Der Schmerz projiziert sich oft in das Epigastrium, weitere Symptome sind Fieber und Druckschmerz im Oberbauch bei sekundären Infektionen. Eine lang dauernde Gallenwegsobstruktion führt zu einer tastbar vergrößerten Gallenblase.

Diagnostik Die **Sonographie** kann nur erweiterte Gallengänge relativ sicher erkennen, Gallensteine lassen sich nur bei 50–80 % der Patienten in Abhängigkeit von Größe und Lokalisation nachweisen. **Laborchemisch** lassen eine erhöhte AP und/oder γ-GT mit hoher Sensitivität eine Erkrankung der Gallenwege annehmen. Nur bei Verschlussikterus findet sich auch ein wesentlich erhöhtes direktes Bilirubin.

Entscheidende Maßnahme zur Erkennung oder zum Ausschluss von Gallengangssteinen ist die endoskopische

14.6 Erkrankungen der extrahepatischen Gallenwege

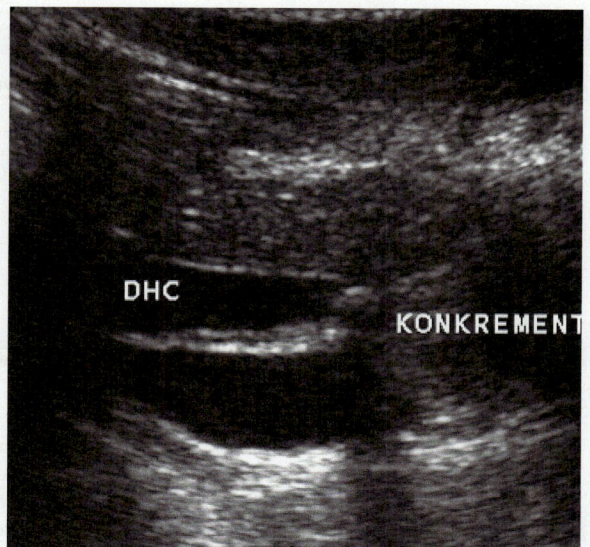

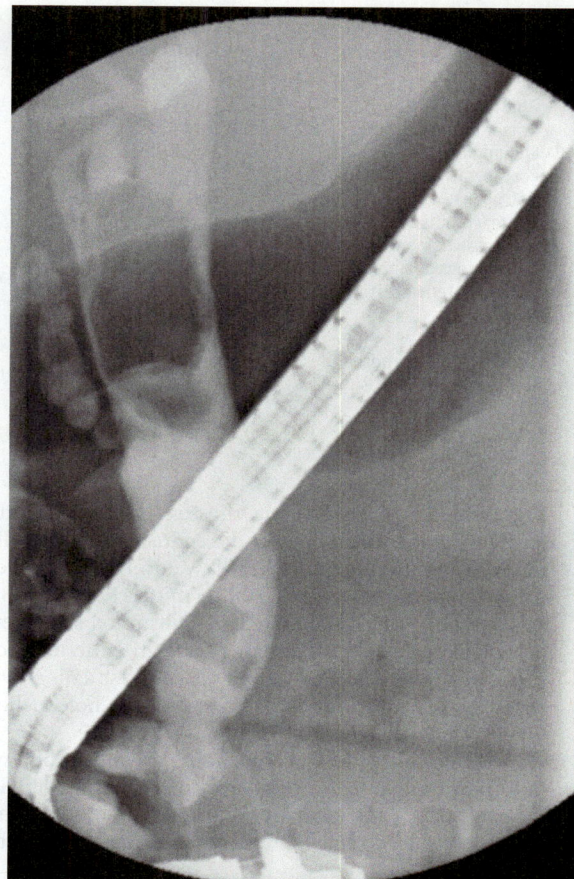

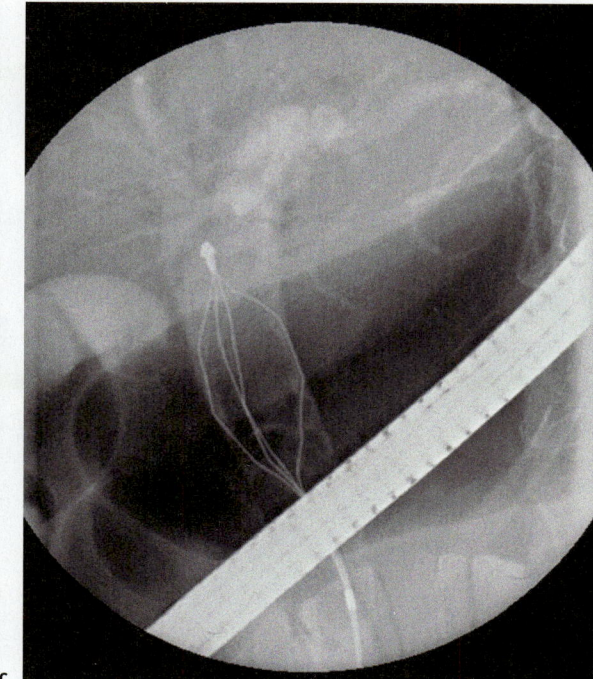

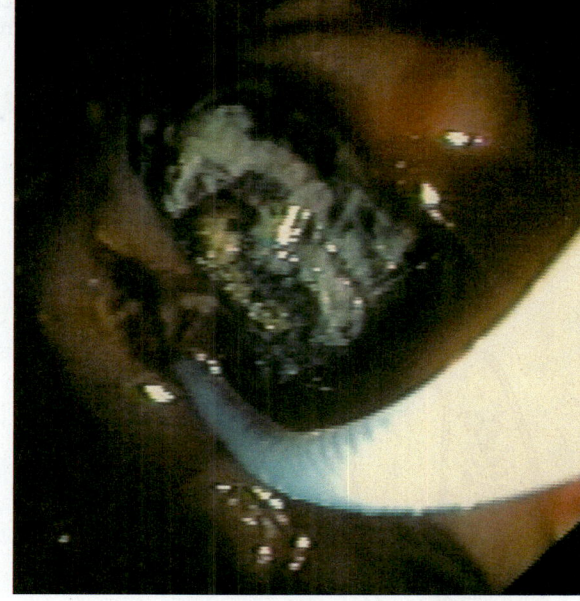

Abb. 14.139

a) Sonographie: Ductus choledochus (DHC) mit einem eindeutigen Konkrement mit Schallschatten ventral der Pfortader gelegen.
b) ERCP: Multiple Gallengangskonkremente.
c) Geöffnetes Dormiakörbchen im Gallengang.
d) Extrahierter Stein neben der geschlitzten Papille, Katheter noch im Gallengang liegend.

retrograde Cholangiopankreatikographie (**ERCP**). Sie hat eine Sensitivität und Spezifität von über 90 %. In jüngerer Zeit ist auch die **Magnetresonanzcholangiographie (MRCP)** als Alternative gebräuchlich, die den Vorteil hat, die Umgebung der Gallenwege mit abzubilden und viele Differentialdiagnosen zu erfassen (s. u. und Abb. 14.140). Die **Endosonographie** vermag Gallengangssteine ebenfalls mit hoher Sensitivität zu entdecken, ist aber noch nicht weit verbreitet.

Erkrankungen des Gastrointestinalsystems

Differentialdiagnose	Ausschlussmaßnahmen
Obstruktiv	
Primär sklerosierende Cholangitis	ERCP, MRCP
Postoperative Strikturen (iatrogen)	ERCP, MRCP
Akute/chronische Pankreatitis	Sonographie, ERCP, MRCP
Pankreaskarzinom	CT, MRCP
Gallengangskarzinom	ERCP, MRCP
Lymphknotenmetastasen	CT
Nichtobstruktiv	
Primär biliäre Zirrhose	Labor: AMA
Medikamentenikterus	Anamnese, Biopsie
Virushepatitis	Serologie

Tab. 14.90 Endoskopische Verfahren zur Therapie der Choledocholithiasis.

- Papillotomie
- Steinextraktion (Dormia-Körbchen)
- Mechanische Lithotripsie (Lithotripter)
- Chemische Litholyse (nasobiliäre Sonde)
- Laserlithotripsie (Farbstofflaser): cholangioskopisch, Steinerkennungssystem
- Elektrohydraulische Lithotripsie (EHL)
- Extrakorporale Stoßwellenlithotripsie (ESWL)
- Endoprotheseneinlage

Therapie Gallengangssteine müssen immer behandelt werden. Standardverfahren ist die **endoskopische Papillotomie** (Durchtrennung der Papilla Vateri mit einem elektrischen Draht) und Steinextraktion mittels Korb oder Ballon (s. Abb. 14.139). Verschiedene Hilfsmittel sind geeignet, primär nicht extrahierbare Steine zu entfernen oder zumindest den Gallefluss sicherzustellen (s. Tab. 14.90). Selten ist eine chirurgische Sanierung bei Choledocholithiasis erforderlich.

Patienten mit einer Choledocholithiasis und Cholezystolithiasis werden nach endoskopischer Therapie der Gallengangssteine durch laparoskopische Cholezystektomie behandelt, sofern keine besonderen Operationsrisiken bestehen.

Verlauf und Prognose Der natürliche Verlauf ist nicht ausreichend geklärt. Kleine Steine können spontan durch die Papille abgehen, ohne Beschwerden hervorzurufen. Man nimmt an, dass 20–50 % der Patienten mit Gallengangssteinen **asymptomatisch** bleiben können. Nach endoskopischer Papillotomie und Steinentfernung besteht nur ein **geringes Rezidivrisiko** (1 %).

Komplikation	Häufigkeit
Cholangitis	Häufig
Biliäre Pankreatitis	Häufig
Choledochusperforation	Selten
Leberabszess	Selten
Gallengangsstrikturen	Selten

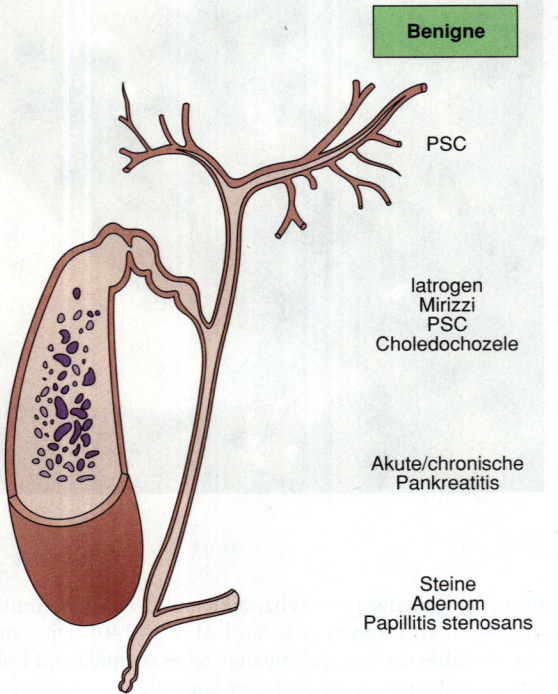

Abb. 14.140 Differentialdiagnose des obstruktiven Ikterus.

14.6 Erkrankungen der extrahepatischen Gallenwege

Zusammenfassung

- Häufigste Ursachen: zusammen mit Cholezystolithiasis, Anomalie der Gallenwege, Infektion
- Wichtigste Symptome: Ikterus, Koliken
- Wichtigste diagnostische Maßnahmen: Sonographie, ERCP
- Wichtigste therapeutische Maßnahmen: endokopische Papillotomie, Steinextraktion

Biliäre Pankreatitis

Synonym: Gallensteininduzierte Bauchspeicheldrüsenentzündung
Engl. Begriff: Biliary Pancreatitis

Definition Bei der Mehrzahl der Patienten mit akuter Pankreatitis (s. Kap. 14.7.1) findet sich eine vorübergehende oder anhaltende Verlegung der Papilla Vateri als Ursache einer ödematösen oder nekrotisierenden Entzündung der Bauchspeicheldrüse.

Epidemiologie Die Inzidenz beträgt 4/100 000/Jahr. Frauen sind häufiger als Männer betroffen, der Altersgipfel entspricht dem der Choledocholithiasis (50.–80. Lebensjahr).

Ätiologie und Pathogenese Die Verlegung der Papilla Vateri (s. Abb. 14.141a, b) und damit der gemeinsamen Ausflussbahn von Ductus choledochus und Ductus Wirsungianus führt entweder zu einem Rückstau des Pankreassekrets mit mechanischer druckabhängiger Destruktion oder zu einem Rückfluss von Galle in den Pankreasgang mit einer chemischen Destruktion der Zellen und ihrer Verbindungen. Durch die so bedingte Zerstörung der Kompartimentgrenzen kommt es zu einer intrapankreatischen Aktivierung von Verdauungsenzymen mit anschließender Schädigung der Pankreaszellen.

Symptome Siehe Kapitel 14.7.1.

Diagnostik Die **Sonographie** zeigt bei der Mehrzahl der Patienten eine Cholezystolithiasis, oft auch eine Dilatation des Gallengangs sowie Veränderungen der Echogenität und der Größe des Pankreas. Neben der üblichen Diagnostik bei Pankreatitis sind eine **Endoskopie** und bei Nachweis aufgestauter Gallengänge wie bei der Choledocholithiasis eine **ERCP** mit eventueller Steinentfernung nötig.

Differentialdiagnose Siehe Kapitel 14.7.1.

Therapie Zur Therapie der akuten Pankreatitis siehe Kapitel 14.7.1.
Bei biliärer Pankreatitis und schwerer Verlaufsform ist eine kurzfristige ERCP mit eventueller **Papillotomie** sinnvoll. Bei leichten Verlaufsformen kann diese mit zeitlicher Latenz erfolgen. Zur Rezidivprophylaxe ist eine **Cholezystektomie** erforderlich.

Verlauf und Prognose Die Mehrzahl der Fälle verläuft wenig dramatisch (ödematöse Verlaufsform), häufig kommt es offenbar spontan zur Steinpassage und dann zum Abklingen der Pankreatitis. Schwere Verlaufsformen haben auch heute noch eine nicht unerhebliche Mortalität.

Komplikationen Siehe Kapitel 14.7.1.

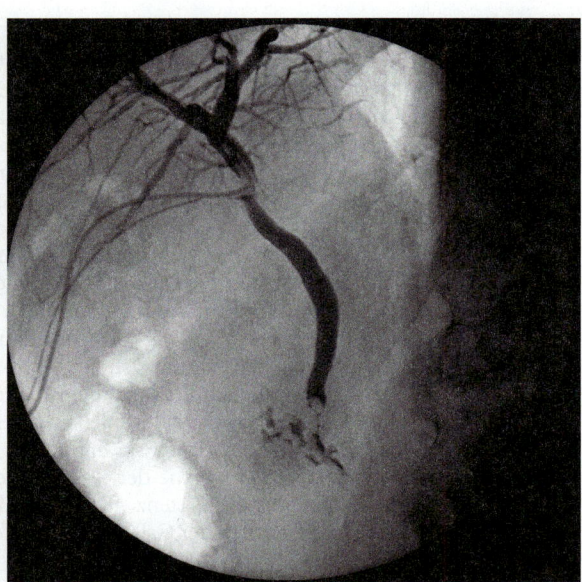
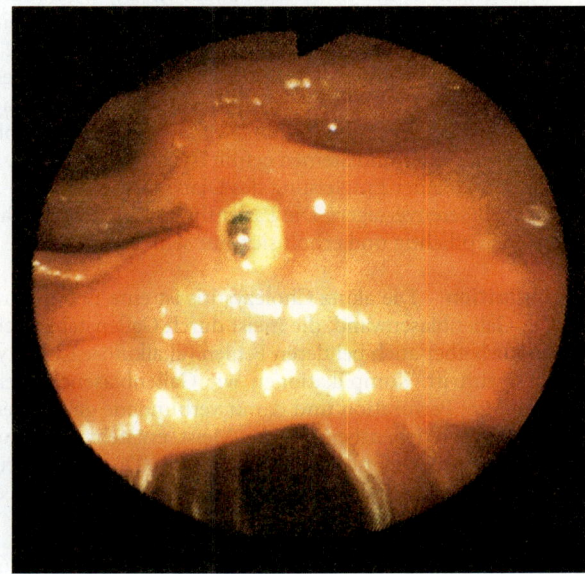

Abb. 14.141
a) Perkutane transhepatische Cholangiographie: Kleines präpapilläres Konkrement.
b) Endoskopisches Bild der Papilla Vateri bei einem 55 Jahre alten Patienten mit biliärer Pankreatitis. Im Papillenostium ist ein Stein eingeklemmt. Es bestand eine ödematöse Pankreatitis, die nach endoskopischer Steinentfernung abklang.

Zusammenfassung

- Häufigste Ursachen: Folge einer Choledocholithiasis, Obstruktion der Papilla vateri
- Wichtigste Symptome: starke Schmerzen, Erbrechen, Übelkeit
- Wichtigste diagnostische Maßnahme: ERCP
- Wichtigste therapeutische Maßnahme: Steinentfernung

14.6.2 Entzündungen der Gallenwege

Engl. Begriff: Inflammatory Biliary Disorders

Entzündungen finden sich sowohl in der Gallenblase als auch in den Gallengängen. Sie können akut wie bei der **akuten Cholezystitis** oder der Cholangitis oder chronisch wie bei der **chronischen Cholezystitis** und der primären sklerosierenden Cholangitis (s. Kap. 14.5.6) auftreten. Chronische Entzündungen können zu Gallengangsstrikturen führen. Hierzulande selten sind parasitäre Erkrankungen der Gallenwege, die in Ostasien sehr viel häufiger vorkommen.

Akute Cholezystitis

Synonym: Akute Gallenblasenentzündung
Engl. Begriff: Cholecystitis

Praxis

Eine 52-jährige Patientin mit Diabetes mellitus Typ 1 seit 30 Jahren kommt mit ausgeprägten Oberbauchschmerzen, Abwehrspannung, Fieber und Schüttelfrost zur Aufnahme. Es finden sich eine Leukozytose (18 000/µl) und ein deutlich erhöhtes CRP (240 mg/l). Die Transaminasen sind mäßig erhöht. Unter dem rechten Rippenbogen ist eine fragliche Resistenz schmerzhaft zu tasten. Die Oberbauchsonographie ergibt multiple Gallenblasensteine sowie eine mehrfach geschichtete Gallenblasenwand (s. Abb. 14.142a). Die Patientin wird mit Cefotaxim i.v., Nahrungskarenz und parenteraler Flüssigkeitszufuhr behandelt und nach 24 h operiert. Es findet sich eine wandverdickte Gallenblase, die mit Eiter und Steinen gefüllt ist (s. Abb. 14.142b). Es kommt zu einer Entgleisung des Diabetes mellitus und zu einem Nierenversagen. Die Patientin ist für mehrere Tage intensivpflichtig und erholt sich nur sehr langsam.

Definition Die akute Cholezystitis ist eine Entzündung der Gallenblasenwand, die meist durch Gallensteine, gelegentlich aber auch bei deren Fehlen (akalkulöse Cholezystitis) auftritt. Komplikationen wie Gallenblasenempyem, Gangrän, Perforation und damit verbundene gallige Peritonitis sind lebensbedrohlich. Meist entsteht die akute Cholezystitis durch eine Verlegung des Ductus cysticus. Eine positive Bakteriologie findet sich bei 43–72 % der Fälle in der Frühphase der Cholezystitis.

Epidemiologie Exakte Daten zur Häufigkeit liegen nicht vor, die Inzidenz liegt angesichts der Häufigkeit der Cholezystolithiasis um 250/100 000/Jahr. In Analogie zur Verteilung der Cholezystolithiasis sind Frauen häufiger als Männer betroffen, und die Inzidenz steigt mit dem Alter.

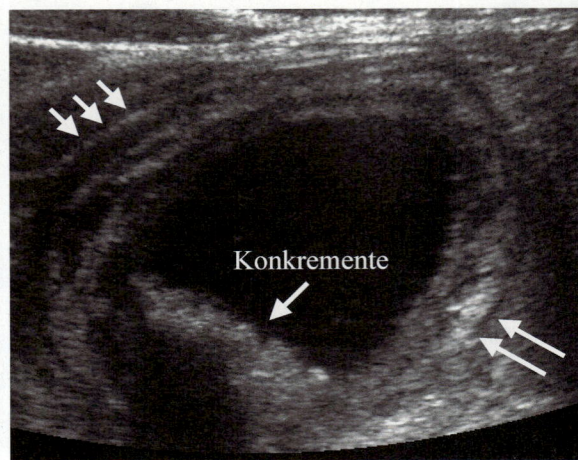
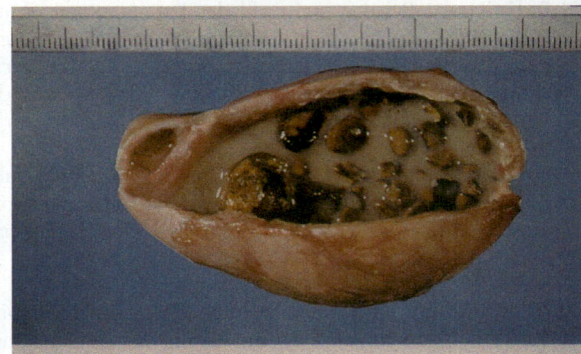

Abb. 14.142
a) Sonographie: Geschichtete Gallenblasenwand (Pfeile) mit vielen kleinen Konkrementen in der Gallenblase bei Cholezystitis.
b) Operationspräparat eines Gallenblasenempyems mit Eiter und Steinen.

Ätiologie und Pathogenese Bei 90–95 % der Patienten liegt eine **Cholezystolithiasis** vor. Kommt es zu einer Obstruktion des Ductus cysticus, erfolgen eine Eindickung der Galle und eine konsekutive Schädigung der Gallenblasenwand durch Gallensäuren und Lysolecithin. Dadurch induziert entstehen Prostaglandine E und F, die die übliche Flüssigkeitsabsorption durch die Gallenblasenschleimhaut in eine Sekretion umwandeln und den Entzündungsprozess weiter unterhalten. Initial ist die Galle oft steril, in der Folge kommt es zu **Erregereinwanderung** (vor allem E. coli, Klebsiellen, Enterobacter), die für die Ausbildung schwerer Komplikationen verantwortlich ist.

Die seltenere **akalkulöse Cholezystitis** tritt bei Patienten mit gestörter Hämodynamik nach abdominellen Operationen und anderen intensivpflichtigen Erkrankungen auf. Sie wird durch Ischämie und Hypoxie der Gallenblasenwand und damit verminderte Resistenz gegenüber den membrantoxischen Eigenschaften der Galle hervorgerufen.

Symptome Typisch für die akute Cholezystitis sind **kolikartige Oberbauchschmerzen** mit Ausstrahlung in den Rücken und die rechte Schulter, die im Gegensatz zur durch Cholezystolithiasis bedingten Kolik meist länger als

14.6 Erkrankungen der extrahepatischen Gallenwege

5 h anhalten und oft mit Übelkeit und Erbrechen, Fieber und einer Abwehrspannung einhergehen. Die Beschwerden ähneln denen einer akuten Appendizitis. Selten findet sich ein mäßiger **Ikterus** (20 %), häufiger sind bohrende Schmerzen im rechten Oberbauch mit Ausstrahlung zur rechten Schulter (**Boas-Zeichen**). Bei einem Drittel der Patienten ist die entzündete Gallenblase schmerzhaft tastbar, während der Palpation kommt es zu Schmerz und Anhalten der Inspiration (**Murphy-Zeichen**).

Diagnostik Die Diagnose wird aufgrund des klinischen Bildes gestellt. Die **Sonographie** sichert diese (s. Abb. 14.142). Es finden sich eine Verdickung der Gallenblasenwand (> 4 mm) und häufig ein Flüssigkeitssaum um die Gallenblase. **Laborchemisch** zeigen sich eine Leukozytose, eine Erhöhung von BSG und CRP sowie meist eine mäßige Erhöhung von AP und γ-GT, seltener eine Bilirubinerhöhung mäßigen Ausmaßes.

Eine Sonderform ist die emphysematöse Cholezystitis, die durch eine Gasansammlung in der Gallenblasenwand charakterisiert ist. Ursache ist die Infektion mit Clostridien, oft haben die Patienten einen Diabetes mellitus.

Differentialdiagnose	Ausschlussmaßnahmen
Perforiertes Ulkus (Magen/Duodenum)	Röntgenübersicht
Appendizitis	Sonographie/rektale Untersuchung
Leberabszess	Sonographie
Nierenabszess/Pyelonephritis	Urinbefund/Sonographie
Fettleberhepatitis (Alkohol)	Anamnese/Sonographie
Akute Virushepatitis	Serologie
Pankreatitis	Labor: Lipase
Myokardinfarkt	EKG/Herzenzyme
Rupturiertes Aortenaneurysma	Sonographie
Pneumonie/Lungenembolie	Thorax-Röntgen, EKG, Echokardiographie

Therapie Die Behandlung erfolgt **stationär**, da bei 25 % der Patienten Komplikationen auftreten, die eine Notfalloperation erfordern. Die Therapie beinhaltet Bettruhe, strikte Nahrungskarenz, parenterale Flüssigkeitszufuhr und spasmolytisch-analgetische sowie antibiotische Therapie (Cephalosporine oder Betalactame). Anzustreben ist eine frühzeitige Cholezystektomie, die innerhalb von 24–48 h nach Beginn der Symptome erfolgen sollte. Die OP-Letalität ist altersabhängig deutlich erhöht.

Verlauf und Prognose Die Prognose ist bei frühzeitiger Cholezystektomie gut, wenn unter Antibiotikaschutz operiert wird. Auch wenn die Beschwerden zunächst gebessert werden, sollten die Patienten unbedingt operiert werden.

Komplikation	Häufigkeit
Perforation	10 % (meist bei älteren Patienten)
Empyem (eitrige Abszedierung)	Selten
Bilidigestive Fistel	Selten
Biliöre Sepsis	Selten
Leberabszess	Selten
Paralytischer Ileus	Selten

Zusammenfassung

- Häufigste Ursache: Verlegung des Ductus cysticus
- Wichtigste Symptome: akut einsetzende Schmerzen, meist mit Fieber, allgemeine Krankheitszeichen
- Wichtigste diagnostische Maßnahmen: Klinik, Labor und Sonographie
- Wichtigste therapeutische Maßnahmen: Antibiotika, frühzeitige Operation

Chronische Cholezystitis

Synonym: Chronische Gallenblasenentzündung
Engl. Begriff: Chronic Cholecystitis

Definition Die chronische Cholezystitis ist durch Zeichen der chronischen Entzündung der Gallenblasenwand charakterisiert, die oft als Folge einer nicht vollständig ausgeheilten akuten Entzündung auftreten. Sie kann zur Schrumpfgallenblase oder zur Porzellangallenblase führen.

Epidemiologie Hier sind keine Zahlen bekannt.

Ätiologie und Pathogenese Bei chronischen Gallensteinträgern kann es zu chronisch-entzündlichen Veränderungen der Gallenblasenwand mit Fibrose und Rundzellinfiltration und mäßiger Verdickung der Wand kommen. Die Gallenblase kann dann weiter schrumpfen, es bilden sich **Rokitansky-Aschoff-Sinus** (intramurale Divertikel), und bei 10 % der Patienten findet sich eine chronische bakterielle Besiedlung. Bei Patienten nach überstandener akuter Cholezystitis ohne operative Sanierung kommt es prinzipiell zu ähnlichen Veränderungen.

Symptome Die Mehrzahl der Patienten ist **asymptomatisch**, anamnestisch finden sich meist **Gallenkoliken.** Bei der Mehrzahl der Patienten dominieren dyspeptische Beschwerden, die allerdings bei der Hälfte der Patienten auch nach einer Cholezystektomie weiter bestehen und somit nicht immer auf diese Veränderung zurückzuführen sind.

Diagnostik Die Diagnose ist wegen des Fehlens typischer Symptome schwierig zu stellen. Die **Sonographie** zeigt meist Gallenblasensteine und eine verdickte Gallenblasenwand. Die Schrumpfgallenblase äußert sich durch ein schwieriges Auffinden der Gallenblase bei der Sonographie, Verkalkungen finden sich oft nur bei **Röntgenaufnahmen** des Abdomens aufgrund anderer Indikationen. Laborparameter sind nicht hilfreich.

Differentialdiagnose	Ausschlussmaßnahmen
Funktionelle Beschwerden	Sonographie
Symptomatische Cholezystolithiasis	
Gallenblasenkarzinom	

Therapie Die Behandlung besteht in der **Cholezystektomie**, die Schwierigkeit liegt in der Indikationsstellung und der Trennung von Patienten mit asymptomatischen Gallensteinen, anderweitig bedingten oder funktionellen Oberbauchbeschwerden.

Verlauf und Prognose 25 % der Patienten mit Porzellangallenblasen entwickeln ein **Gallenblasenkarzinom**, ein chronisch im Ductus cysticus fixiertes Konkrement kann zum **Mirizzi-Syndrom** (s. u.) führen. Ansonsten ist zum Verlauf dieser schlecht definierten Erkrankung wenig bekannt.

Komplikationen
Schrumpfgallenblase
Gallenblasenhydrops
Leberabszess
Subphrenischer Abszess
Porzellangallenblase
Gallenblasenkarzinom
Mirizzi-Syndrom

Zusammenfassung

- Häufigste Ursache: nicht saniertes Gallensteinleiden
- Wichtigstes Symptom: asymptomatisch, „Dyspepsie", sonst Koliken
- Wichtigste diagnostische Maßnahme: Sonographie
- Wichtigste therapeutische Maßnahme: Cholezystektomie

Cholangitis

Synonym: Gallengangsentzündung
Engl. Begriff: Cholangitis

Definition Die akute Cholangitis ist eine in der Regel bakteriell bedingte Entzündung der Gallenwege, die durch Abflussbehinderung, zu 90 % durch Gallengangsteine, ausgelöst wird. Selten sind Tumoren, Stenosen oder Parasiten die Ursache.

Epidemiologie Hier liegen keine klaren Zahlen vor.

Ätiologie und Pathogenese Die Gallengangsobstruktion ist eine notwendige, aber nicht hinreichende Ursache der Cholangitis, da Patienten mit Choledocholithiasis oft, Patienten mit maligner Obstruktion aber sehr selten eine Cholangitis aufweisen. Eine inkomplette Obstruktion wie bei der Choledocholithiasis ist vermutlich deswegen häufiger Ursache der Cholangitis, da sie eine Aszension der Bakterien aus dem Darm zulässt. Die häufigsten Erreger sind E. coli, Klebsiellen, Pseudomonas und Streptococcus faecalis. Tabelle 14.91 gibt Ursachen der Cholangitis wieder.

Symptome **Leitsymptom** ist Fieber (oft mit Schüttelfrost), verbunden mit Ikterus und Schmerzen im rechten Oberbauch. Der Ikterus ist nicht obligat, die Leber ist oft vergrößert und druckschmerzhaft. Erfolgt eine bakterielle Streuung (s. Abb. 14.143c), kommt es zu klassischen Symptomen der Sepsis, die meist ältere Patienten betrifft. Hier treten neben der Charcot-Trias (Oberbauchschmerzen, Fieber, Ikterus) oft auch Hypotonie und Bewusstseinstrübung auf.

Diagnostik Die Diagnose wird durch **Anamnese** und **klinische Untersuchung** gestellt. Lebervergrößerung, Druckschmerz und tastbare Gallenblase sind häufig nachweisbar. **Laborchemisch** finden sich eine Leukozytose mit einer Linksverschiebung (bei eitriger Cholangitis > 20 000 Leukozyten/µl), eine Erhöhung von BSG und CRP sowie von AP, γ-GT und Bilirubin bei meist geringerer Erhöhung der Transaminasen. Blutkulturen sind bei 50 % der Patienten positiv. Die **Sonographie** zeigt oft dilatierte Gallenwege, häufig Steine in der Gallenblase, seltener im Gallen-

Tab. 14.91 Ursachen der Cholangitis.

Luminale Ursachen	Maligne Ursachen	Benigne Ursachen
- Gallensteine - Parasiten (Clonorchis sinensis, Askariden) - Gallengangsdrainagen - Blutkoagel	- Gallengangskarzinom - Papillenkarzinom - Pankreaskopfkarzinom - Lymphknotenmetastasen (Leberhilus)	- Papillitis stenosans - Mirizzi-Syndrom - Chronische/akute Pankreatitis

gang. Diagnostische Methode der Wahl ist die **ERCP** (s. Abb. 14.143a–c), die auch die Ursache der Obstruktion erfasst und eine Intervention erlaubt.

Differentialdiagnose	Ausschlussmaßnahmen
Akute Cholezystitis	Sonographie
Fettleberhepatitis	Sonographie
Leberabszess	Sonographie
Sepsis	Klinik
Akute Pankreatitis	Labor: Lipase
Divertikulitis (rechtsseitig)	CT
Appendizitis	Sonographie

Therapie Die Therapie besteht in der akuten notfallmäßigen Beseitigung der Obstruktion (meist **Papillotomie** und Steinextraktion), absoluter **Nahrungskarenz,** parenteraler Flüssigkeitszufuhr und der Gabe von **Antibiotika** nach Abnahme von Blutkulturen (Mezlocillin oder Piperacillin mit Metronidazol). Auch Chinolone (z. B. Ciprofloxazin) sind geeignet. Die Cholangiosepsis stellt bei den meist älteren Patienten einen Notfall dar und erfordert eine intensivmedizinische Überwachung und Behandlung.

Verlauf und Prognose Bei rein konservativer (nicht endoskopischer) Behandlung weist die **septische Cholangitis** eine Letalität von 60–80 % auf. Diese kann durch rechtzeitige endoskopische Therapie (ERCP mit Papillotomie) auf unter 8 % gesenkt werden.

Komplikationen
Cholangiosepsis
Leberabszesse
Paralytischer Ileus
Biliodigestive Fistel

Die verschiedenen Formen der chronischen Cholangitis, insbesondere die primär sklerosierende Cholangitis, werden in Kapitel 14.5.6 besprochen.

Zusammenfassung

- Häufigste Ursache: Gallengangsobstruktion ermöglicht Aszension von Darmbakterien
- Wichtigste Symptome: Fieber, Ikterus, Schmerzen
- Wichtigste diagnostische Maßnahmen: Untersuchung, Labor, ERCP
- Wichtigste therapeutische Maßnahmen: Papillotomie, Nahrungskarenz, Antibiotika

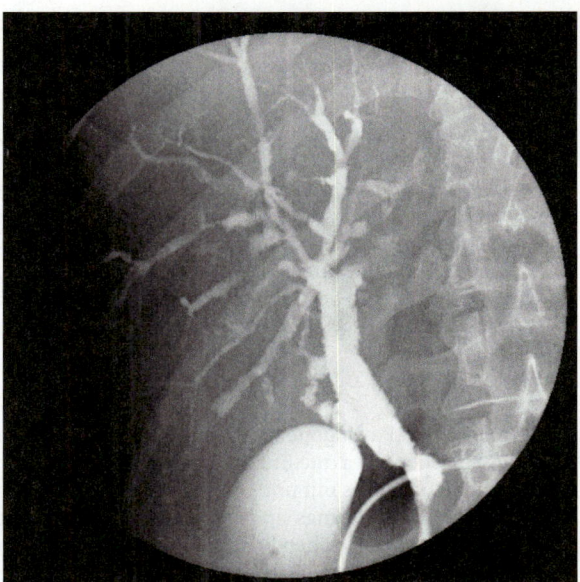

a

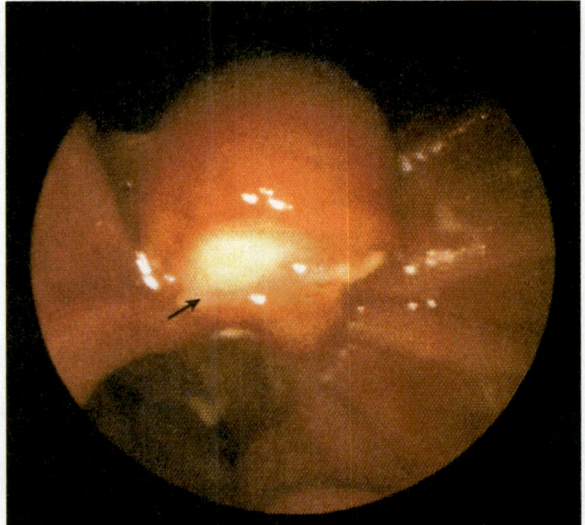

b

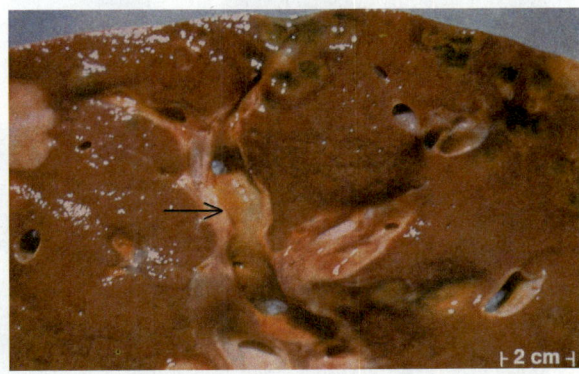

c

Abb. 14.143
a) ERCP: Unregelmäßige Kontur der Gallenwege bei schwerer eitriger Cholangitis.
b) Endoskopisches Bild der Papilla Vateri bei Cholangitis: Austritt von Eiter (Pfeil) aus der entzündlich geschwollenen Papille.
c) Abszesse in der Leber bei eitriger Cholangitis und Sepsis.

Strikturen der Gallenwege

Synonym: Gallenwegsverengungen
Engl. Begriff: Bile Duct Strictures

Definition Nichtmaligne Stenosen der ableitenden Gallenwege werden als Strikturen bezeichnet. Diese können entweder durch entzündliche Veränderungen um einen Ductus-cysticus-Stein, die auf den Ductus choledochus übergreifen (**Mirizzi-Syndrom**), oder als Folge von Gallengangsentzündungen bakterieller oder autoimmuner Ursache auftreten. Die entzündliche Papillenstenose nach Steinabgang oder nach Cholangitis ist am häufigsten.

Epidemiologie Zahlen liegen nicht vor.

Ätiologie und Pathogenese Die Mehrzahl der Papillenstenosen gehen auf akute Entzündungen zurück, die durch **Choledocholithiasis** mit und ohne spontanen Steinabgang bedingt sind. Neuerdings sind entsprechende Veränderungen auch nach technischen Problemen bei der laparoskopischen Cholezystektomie bekannt (s. Abb. 14.144). Beim **Mirizzi-Syndrom** entsteht eine Kompression des Ductus choledochus durch einen Stein im Gallenblasenhals oder im Ductus cysticus, meist findet sich auch eine **Schrumpfgallenblase**. Die primär sklerosierende Cholangitis wird in Kapitel 14.5.6 behandelt.

Symptome Das Mirizzi-Syndrom zeichnet sich durch eine chronische Cholestase mit **Ikterus** und erhöhten Entzündungswerten aus. Die entzündliche Papillenstenose äußert sich in **dyspeptischen Beschwerden,** Ikterus und gelegentlich auch in Koliken.

Diagnostik Die exakte Diagnose ist mit Hilfe der **ERCP** möglich. Sonographisch findet sich gelegentlich eine mäßige Erweiterung der Gallenwege. Beim Mirizzi-Syndrom sind sonographisch Veränderungen der Gallenblase sichtbar, die **Kernspintomographie** zeigt einen Pseudotumor. **Laborchemisch** finden sich die Zeichen der Cholestase mit erhöhter AP, γ-GT und erhöhten Entzündungsparametern.

Ursachen einer Papillenstenose	Ausschlussmaßnahmen
Entzündlich ■ Choledocholithiasis ■ Chronische Pankreatitis	Sonographie, ERCP, MRCP
Neoplastisch ■ Papillenkarzinom ■ Papillenadenom ■ Lymphknotenvergrößerung	Endoskopie, Histologie, Sonographie, CT
Funktionell ■ Gallengangsdyskinesie	Manometrie, ERCP
Anderes ■ Juxtapapilläres Duodenaldivertikel	Endoskopie, ERCP

Therapie Diese besteht in der Beseitigung der Ursache. Beim Mirizzi-Syndrom erfolgt eine Cholezystektomie mit Steinentfernung, die Papillitis stenosans wird durch Papillotomie, evtl. Ballondilatation und/oder Stenteinlage behandelt.

Verlauf und Prognose Bei adäquater Therapie ist die Prognose günstig. Die einmal eingetretene fibrosierende Papillenstenose neigt aber zu Rezidiven.

Komplikationen Die Komplikationen ähneln denen bei Choledocholithiasis und Cholangitis.

Zusammenfassung

- Häufigste Ursache: Folge von Komplikationen des Gallensteinleidens
- Wichtigste Symptome: Symptome einer Cholestase und einer entzündlichen Gallenwegserkrankung
- Wichtigste diagnostische Maßnahmen: ERCP in Verbindung mit Sonographie, gelegentlich Kernspintomographie
- Wichtigste therapeutische Maßnahmen: Operation bzw. endoskopische Intervention

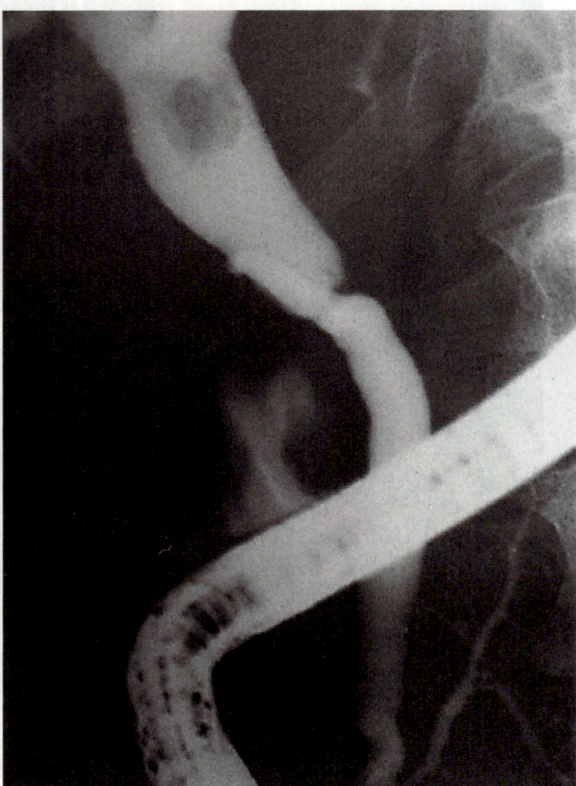

Abb. 14.144 Traumatische Striktur des D. choledochus in Höhe des Abganges des Ductus cysticus (hier Zystikusstumpf nach Cholezystektomie) bei einem 64 Jahre alten Patienten.

14.6 Erkrankungen der extrahepatischen Gallenwege

Parasitäre Erkrankungen der Gallenwege

Engl. Begriff: Biliary Parasite Infections

Parasitäre Erkrankungen durch Echinokokken, Fasciola hepatica, Clonorchis sinensis und Askariden können zu einer Verschlusssymptomatik führen. Ursache der parasitären Erkrankung ist die orale Aufnahme von infizierten Nahrungsmitteln. Diese Erkrankungen sind in Deutschland extrem selten und sollen daher hier nicht weiter erörtert werden. Die Echinokokkose wird in Kapitel 14.5.11 behandelt.

14.6.3 Tumoren der Gallenwege

Gutartige Tumoren der Gallenblase sind häufig, in der Mehrzahl aber keine echten Tumoren wie die **Cholesterinpolypen**. Bösartige Tumoren umfassen das **Gallenblasenkarzinom** und das **Gallengangskarzinom**, die beide eine außerordentlich schlechte Prognose haben.

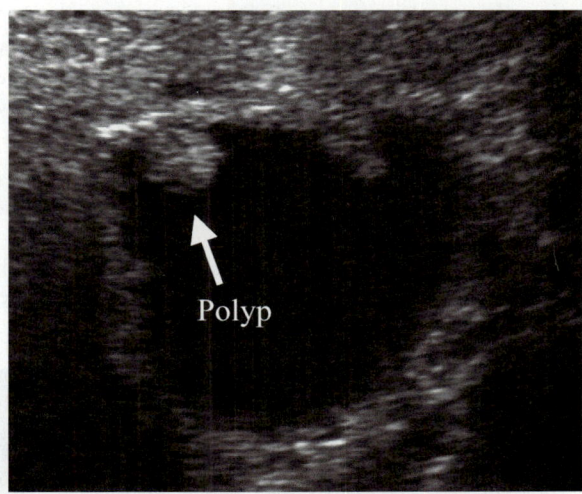

Abb. 14.145 Sonographie: Gallenblasenpolyp.

Gutartige Tumoren

Synonyme: Gallenblasenpolypen, benigne Gallenblasentumoren
Engl. Begriff: Benign Biliary Tumors

Definition Gutartige Tumoren sind meist Zufallsbefunde während der Sonographie oder intraoperativ. Echte Neoplasien sind lediglich die seltenen Adenome. Cholesterinpolypen sind hypertrophierte Villi, die mit Cholesterinestern beladen sind. Entzündliche Polypen bestehen aus Granulations- und Bindegewebe, das mit Lymphozyten und Plasmazellen infiltriert ist. Die Adenomyomatose entspricht einer harmlosen Proliferation des Oberflächenepithels.

Epidemiologie 1–4 % aller Menschen weisen einen oder mehrere der genannten „Tumoren" auf. Kleine, sonographisch nicht darstellbare Cholesterinpolypen finden sich in 80 % aller operierten Gallenblasen. Von den sichtbaren Läsionen sind 60 % Cholesterinpolypen, 25 % entsprechen einer Adenomyomatose, 10 % sind inflammatorische und nur 4 % echte Adenome.

Ätiologie und Pathogenese Die Entstehung der Cholesterinpolypen ist nicht geklärt, ebensowenig wie die der Adenomyomatose oder der inflammatorischen Polypen.

Symptome Die Tatsache, dass es sich um Zufallsbefunde handelt, zeigt, dass diese Veränderungen **keine klinischen Symptome** mit sich bringen.

Diagnostik Spezifische diagnostische Maßnahmen sind nicht erforderlich. Einmal gefundene Polypen sollen im **Verlauf sonographisch** beobachtet werden (s. Abb. 14.145), da bei Größenzunahme auch an einen malignen Tumor zu denken ist.

Therapie Lediglich bei den wenigen Patienten, bei denen kolikartige Beschwerden auftreten oder die Polypen größer als 10 mm sind, sollte eine **Cholezystektomie** erfolgen.

Verlauf und Prognose Adenome können maligne entarten, alle anderen genannten Läsionen sind harmlos.

Komplikationen Komplikationen treten in der Regel nicht auf.

Zusammenfassung

- Häufigste Ursache: unbekannt
- Wichtigstes Symptom: asymptomatisch
- Wichtigste diagnostische Maßnahme: keine, da meist sonographischer Zufallsbefund
- Wichtigste therapeutische Maßnahme: keine, Operation nur bei Obstruktion oder Größe > 10 cm

Gallenblasenkarzinom

Engl. Begriff: Gallbladder Carcinoma

Definition Gallenblasenkarzinome sind überwiegend (Schleim bildende) Adenokarzinome, weiter treten muzinöse Zystadenome, Adenoakanthome und squamöse Tumoren auf. Die Mehrzahl der Adenokarzinome ist infiltrierend, seltener sind papilläre Tumoren, die eher in das Lumen wachsen und weniger invasiv sind.

Epidemiologie Gallenblasenkarzinome werden bei etwa 1 % aller Gallenblasenoperationen gefunden. Sie stellen den sechsthäufigsten malignen Tumor des Gastrointestinaltraktes dar und treten zu 75 % bei Frauen auf.

Ätiologie und Pathogenese Bei 75 % der Patienten finden sich gleichzeitig Gallensteine (s. Abb. 14.146a). Bislang ist unklar, ob Gallensteine Karzinome induzieren oder Karzinome die Gallensteinbildung begünstigen. Eine Cholezystektomie als Karzinomprophylaxe ist daher bislang nicht gerechtfertigt. Bei Patienten mit chronischer Cholezystitis und daraus resultierender **Porzellangallenblase** ist das Karzinomrisiko erhöht.

Erkrankungen des Gastrointestinalsystems

Symptome Das häufigste Symptom ist der **Ikterus**. Abdominelle **Schmerzen**, auch **Koliken**, sind ebenfalls nicht selten. Ein Gewichtsverlust wird beobachtet, häufig findet sich eine tastbare Masse im rechten Oberbauch.

Praxis

Erkrankung aus Patientensicht

Die Bedeutung, die Gallenwegstumoren für Patienten haben, hängt von vielen verschiedenen Faktoren ab, beispielsweise dem Alter der Patienten, den dadurch verursachten Beschwerden und dem Erkrankungsstadium.

Bei Patienten mit **Gallenblasen- oder Gallengangskarzinomen** liegt das Problem in der schlechten Prognose. Es ist im Einzelfall zu entscheiden, inwieweit man den Patienten darüber aufklärt, zumal die palliativen endoskopischen Maßnahmen die Lebensqualität der Patienten durch Beseitigung der Leitsymptome Ikterus und Juckreiz deutlich bessern und diese dann die Grunderkrankung verdrängen.

Diagnostik Die Diagnose wird meist durch **Sonographie** gestellt (s. Abb. 14.146b). Bezüglich der Ausdehnung des Tumors sind **CT** und **MRT** aussagekräftiger. Die definitive Diagnose ist durch eine sonographisch gezielte Punktion und entsprechende histologische Untersuchung möglich, dies sollte aber nur bei inoperablen Patienten erfolgen.

Differentialdiagnose	Ausschlussmaßnahmen
Mirizzi-Syndrom	Sonographie, ERCP
Chronische Cholezystitis	Cholezystektomie
Leberzellkarzinom	Labor: AFP, CT
Lebermetastasen	Sonographie

Therapie Aufgrund der meist späten Diagnose und der bereits erfolgten Invasion des Tumors in die Leber ist nur bei 10–20 % der Patienten eine kurative Operation möglich. Weder Radio- noch Chemotherapie sind relevant wirksam. Bei Obstruktion des Gallengangs durch den Tumor werden endoskopisch oder radiologisch Endoprothesen in den Gallengang eingelegt.

Verlauf und Prognose Das mittlere Überleben beträgt weniger als sechs Monate, 5 % der Patienten überleben fünf Jahre, wobei bei der Mehrzahl von ihnen die Tumoren zufällig bei einer Cholezystektomie entdeckt wurden.

Komplikation	Häufigkeit
Lebermetastasen	Häufig
Lymphknotenmetastasen	Weniger häufig
Verschlussikterus	Selten
Perforation	Selten
Magenausgangsstenose	Sehr selten

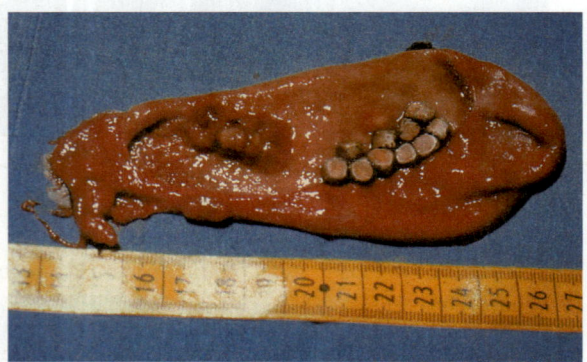
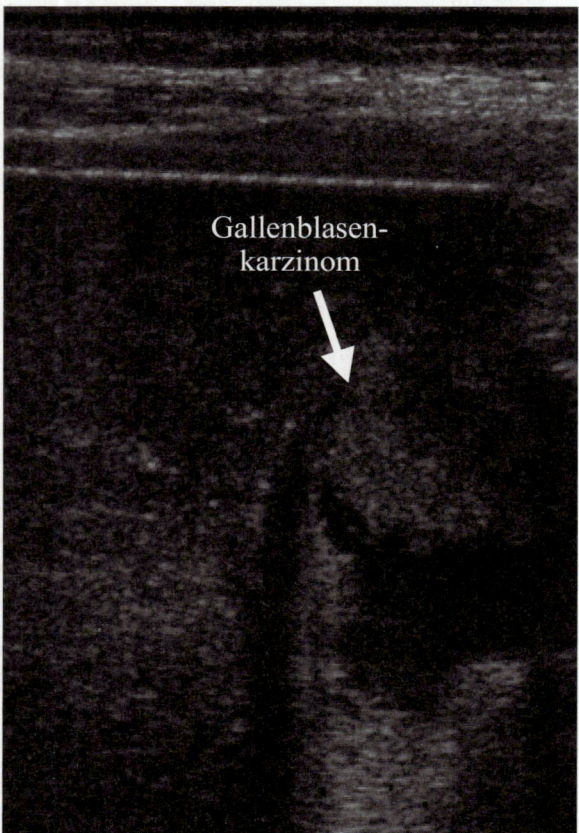

Abb. 14.146
a) Operationspräparat: Multiple Gallenblasensteine und Gallenblasenkarzinom.
b) Sonographie: Gallenblasenkarzinom, intraluminal und invasiv in die Leber wachsend.

Zusammenfassung

- Häufigste Ursache: gehäuft bei Cholezystolithiasis
- Wichtigste Symptome: Ikterus, Oberbauchschmerzen (Spätsymptome)

14.6 Erkrankungen der extrahepatischen Gallenwege

- Wichtigste diagnostische Maßnahme: keine, da oft sonographischer Zufallsbefund
- Wichtigste therapeutische Maßnahme: Operation

Gallengangskarzinom

Synonyme: Choledochuskarzinom, Klatskin-Tumor
Engl. Begriff: Bile Duct Carcinoma

Praxisfall

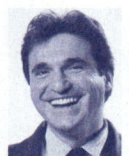

Herr Schmitt, inzwischen 56 Jahre alt, bemerkt beim Rasieren eine Gelbverfärbung der Augen. Es ist ein ausgeprägter Alkoholabusus bekannt, sodass zunächst der Verdacht auf eine alkoholische Leberschädigung gestellt wird. Laborchemisch findet sich ein Bilirubin von 10 mg/dl, eine alkalische Phosphatase von 890 U/l und mäßig erhöhte Transaminasen. Der behandelnde Arzt führt eine Oberbauchsonographie durch, die ein ihm unklares Bild ergibt, worauf eine Kernspintomographie erfolgt (s. Abb. 14.147a). Dabei finden sich intrahepatisch erweiterte Gallenwege bei normalen distalen Gallenwegen. Herr Schmitt wird zur weiteren Abklärung vorgestellt. Eine ERCP ergibt das Bild eines Klatskin-Tumors mit beidseits aufgestauten intrahepatischen Gallenwegen, es erfolgt zunächst eine Ableitung über eine nasobiliäre Sonde (s. Abb. 14.147b). Eine CT-Untersuchung zeigt die noch mit Kontrastmittel gefüllten intrahepatischen Gallenwege, lässt aber den Tumor selbst ebenfalls nicht erkennen (s. Abb. 14.147c). Das mit Hilfe einer Bürste im Rahmen der ERCP gewonnene Material zeigt maligne Zellen, womit die Diagnose des Gallengangstumors als gesichert gelten kann. Da eine weitere Charakterisierung des Tumors mit bildgebenden Verfahren nicht möglich ist, wird Herr Schmitt explorativ laparotomiert. Der Tumor erweist sich leider als lokal irresektabel, und es erfolgt endoskopisch eine Versorgung mit zwei Metallstents, die die beiden Hauptgallengänge drainieren. Herr Schmitt verstirbt nach 12 Monaten mit einer ausgeprägten Lebermetastasierung im Leberversagen.

Definition Man unterscheidet primäre Gallengangskarzinome von der sekundären Infiltration von außen wie

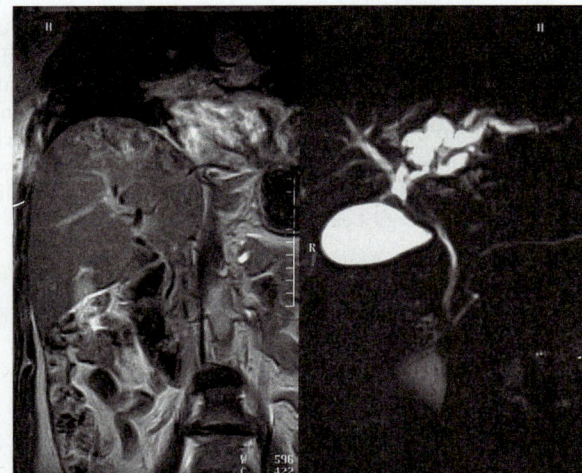

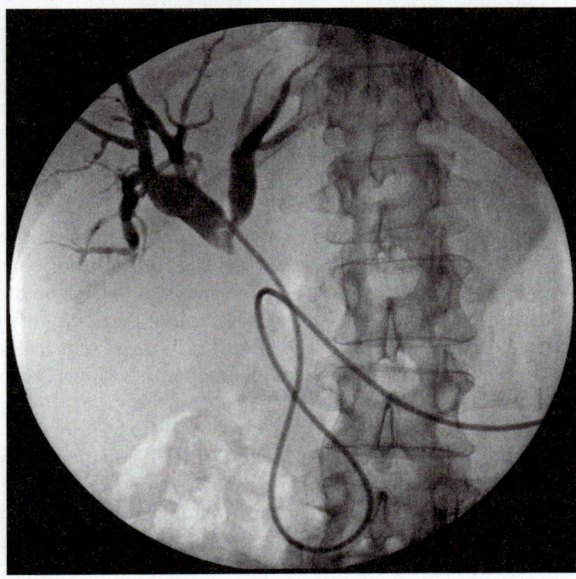

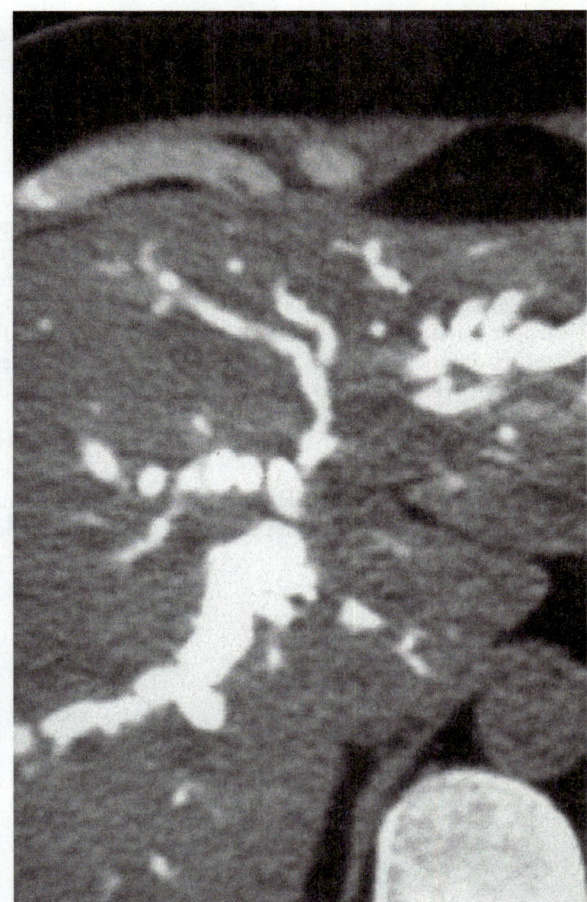

Abb. 14.147
a) MRC und MRCP bei Klatskin-Tumor.
b) ERCP und nasobiliäre Sonde bei Klatskin-Tumor.
c) Computertomographie (CT) bei Klatskin-Tumor, noch vorhandene Kontrastierung der Gallenwege nach vorangegangener PTC.

Erkrankungen des Gastrointestinalsystems

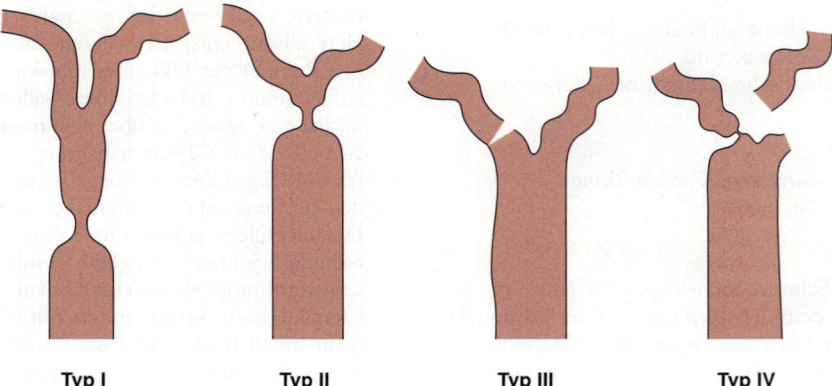

Abb. 14.148 Bismuth-Klassifikation von Gallengangskarzinomen.

beim Pankreaskopfkarzinom oder bei Metastasen anderer Tumoren. Das primäre Gallengangskarzinom, das die Gallengangsbifurkuation befällt, wird auch als Klatskin-Tumor bezeichnet und in verschiedene Typen je nach Beteiligung der Hauptgallengänge eingeteilt (s. Abb. 14.148).

Epidemiologie Gallengangskarzinome sind seltener als Gallenblasenkarzinome, Männer sind etwas häufiger als Frauen betroffen. Die Karzinome liegen zu drei Fünftel im oberen und zu je einem Fünftel im unteren und mittleren Drittel des Ductus choledochus.

Ätiologie und Pathogenese Gallengangskarzinome treten gehäuft bei Patienten mit chronischen Entzündungen der Gallenwege auf. Dies sind in Ostasien die Infektion mit **Clonorchis sinensis,** in den westlichen Ländern die **primär sklerosierende Cholangitis** und Malformationen des Gallengangssystems wie das **Caroli-Syndrom** (s. u.). Die Tumoren können auch bei geringer Größe die Gallenwege verschließen, was frühzeitig zu Ikterus und Cholestase führt.

Symptome Der **schmerzlose Ikterus** gilt als Leitsymptom. Ein typisches klinisches Zeichen ist die tastbare Gallenblase (**Courvoisier-Zeichen**) bei Patienten mit Gallengangskarzinom proximal der Einmündung des Ductus cysticus. Stuhlentfärbung, Juckreiz und Gewichtsverlust sind weitere typische Symptome.

Diagnostik Die Diagnose wird durch **ERCP** gestellt, die Ausdehnung zusätzlich durch **Sonographie, CT und MRT** erfasst. Bei Nichtgelingen der ERCP ist eine perkutane transhepatische Cholangiographie (**PTC**) oder neuerdings eine **MRCP** (s. Abb. 14.147a) hilfreich. Die histologische Sicherung erfolgt durch intraduktale Biopsie sowie Bürsten- und Aspirationszytologie. Die Kombination dieser Verfahren ergibt eine Sensitivität von etwa 70 %.

Differentialdiagnose	Ausschlussmaßnahmen
Choledocholithiasis	ERCP/MRCP
Pankreaskarzinom	Sonographie, CT
Papillenkarzinom	ERCP
Mirizzi-Syndrom	ERCP, Sonographie
Lymphknotenvergrößerung	Sonographie, CT
Primär sklerosierende Cholangitis	ERCP, Zytologie

Therapie Eine kurative Operation sollte angestrebt werden. Meist kommt jedoch nur noch eine palliative Behandlung mit **endoskopischer oder transhepatischer Stentanlage** in Betracht (s. Abb. 14.149). Therapeutisch günstiger ist das Papillenkarzinom, da dieses sich meist sehr früh bemerkbar macht und dementsprechend häufiger kurativ operabel ist (25 %).

Verlauf und Prognose Zwei Drittel der Patienten sind primär inoperabel, das mittlere Überleben liegt bei etwa acht Monaten. Nach kurativ intendierter Operation beträgt die mittlere Überlebenszeit 18 Monate, die 5-Jahres-Überlebensrate liegt bei distalen Tumoren bei 30 %.

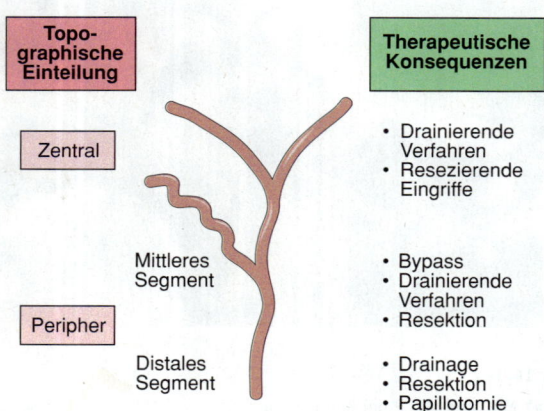

Abb. 14.149 Gallenwegserkrankungen. Abhängigkeit der therapeutischen Optionen von der Lokalisation.

Komplikation	Häufigkeit
Verschlussikterus	Häufig
Cholangitis	Weniger häufig
Gallenblasenhydrops	Weniger häufig

Zusammenfassung

- Häufigste Ursache: chronische Entzündungen
- Wichtigste Symptome: schmerzloser Ikterus, Cholestase
- Wichtigste diagnostische Maßnahme: Darstellung der Gallenwege mittels ERCP, PTC oder MRCP
- Wichtigste therapeutische Maßnahmen: kurativ: Resektion; palliativ: Einlage einer oder mehrerer Endoprothesen

14.6.4 Anomalien und Motilitätsstörungen

Caroli-Syndrom

Synonym: Zystische Dilatation der intrahepatischen Gallenwege
Engl. Begriff: Caroli's Syndrome

Praxis

Eine 24-jährige Patientin wird wegen unklarer rezidivierender Fieberschübe, die mit Ikterus und Anstieg der Leberenzyme verbunden sind, vorgestellt. Diese Attacken treten anamnestisch seit etwa fünf Jahren auf, die Frequenz hat zugenommen. Bei der körperlichen Untersuchung findet sich eine Patientin in reduziertem Allgemein- und Ernährungszustand, die Milz ist tastbar vergrößert, die Leber ebenfalls gut tastbar und druckschmerzhaft. Laborchemisch finden sich eine mäßige Leukozytose und erhöhte Transaminasen sowie eine deutlich erhöhte alkalische Phosphatase (936 U/l). Die Oberbauchsonographie zeigt ein unklares Bild mit echogenen Arealen in der Leber, die Schallschatten werfen, so dass der Verdacht auf verkalkte Hämangiome oder Metastasen oder auf intrahepatische Gallengangssteine geäußert wird. Eine entsprechend durchgeführte ERCP zeigt groteske Deformationen der Gallenwege mit Aussackungen und Höhlen, in denen wiederum Aussparungen zu finden sind, die zahllosen Konkrementen entsprechen (s. Abb. 14.150a,b). Wiederholte Versuche, die Steine endoskopisch zu extrahieren, gelingen nur partiell, die Symptomatik der Patientin verbessert sich dadurch nicht – es kommt sogar zu gehäuften, jetzt auch mit starken Schmerzen verbundenen Fieberschüben. Da angesichts der beide Leberlappen betreffenden Ausdehnung der Erkrankung auch ein operatives Vorgehen nicht möglich erscheint, wird die Indikation zur Lebertransplantation gestellt, die erfolgreich durchgeführt wird.

Definition Das Caroli-Syndrom ist eine angeborene zystische Erweiterung der intra- und extrahepatischen Gallenwege, die zu rezidivierenden Infektionen und zur Steinbildung prädisponiert. Aufgrund der rezidivierenden

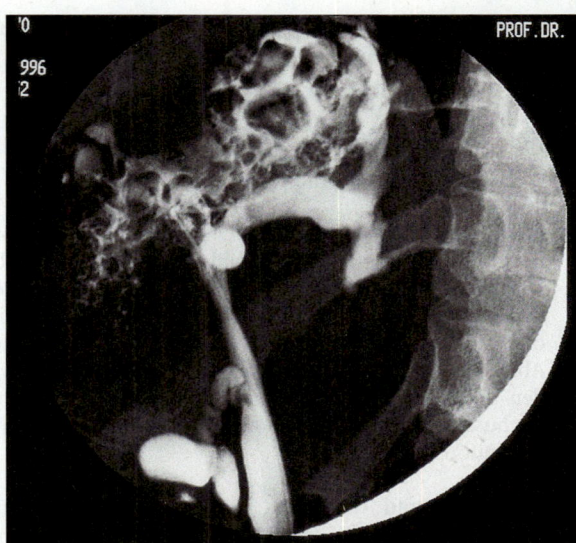

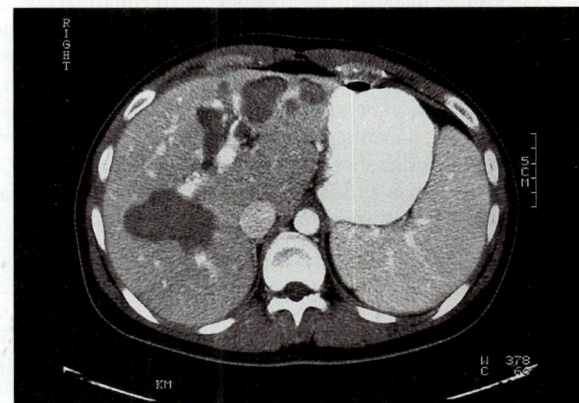

Abb. 14.150
a) ERCP bei Caroli-Syndrom und multiplen intrahepatischen Steinen in den zystischen Aussackungen der Gallenwege.
b) CT der zystischen Aussackungen in der Leber bei Caroli-Syndrom.

oder chronischen Entzündung der Gallenwege geht es mit dem Risiko eines **Gallengangskarzinoms** einher.

Symptome Die Erkrankung ist selten und macht sich durch rezidivierende **Fieberschübe** mit Ikterus und rechtsseitigen Oberbauchschmerzen bzw. Koliken bemerkbar.

Therapie Die Behandlung besteht in der **Resektion** bei begrenztem Befall und **Lebertransplantation** bei ausgedehntem Befall. Unbehandelt ist die Prognose ungünstig.

Choledochozele

Synonym: Gallengangszyste
Engl. Begriff: Bile Duct Cyst

Die Choledochozele stellt eine ebenfalls **angeborene Fehlbildung** des distalen Gallengangs dar. Sie kann zu rezidivierenden Verschlusssymptomen, zur Steinbildung und Cholangitis führen. Die Behandlung ist chirurgisch.

Postcholezystektomie-Syndrom

Engl. Begriff: Cystic Duct Stump Syndrome

Ätiologie und Pathogenese Die Existenz des Syndroms als eigenständiges Krankheitsbild wird angezweifelt. Die Ursachen fortbestehender Beschwerden nach Cholezystektomie liegen meist in einer falschen Operationsindikation oder in Operationsfolgen wie Hämatomen, Infektionen, Abszessen oder Wunddehiszenzen. Nur 5 % der Beschwerden haben eine biliäre Ursache wie übersehene Choledochussteine, Rezidivsteine oder Gallengangsstrikturen als Operationsfolge.

Symptome und Therapie Das sog. Postcholezystektomie-Syndrom wird seit der Beschreibung der ersten Cholezystektomie diskutiert. Es tritt bei bis zu einem Drittel der Patienten nach Cholezystektomie auf und macht sich durch abdominelle, überwiegend epigastrische Beschwerden, die postoperativ neu oder erneut auftreten, bemerkbar. Bei Nachweis organischer Ursachen wird endoskopisch durch Steinentfernung oder Protheseneinlage oder operativ durch biliodigestive Anastomose behandelt. Andere Ursachen der Beschwerden müssen durch entsprechende diagnostische Maßnahmen ausgeschlossen werden.

Erkrankung aus Patientensicht

Bei Patienten mit Postcholezystektomie-Syndrom wird aus verständlichem Kausalitätsbedürfnis die weitere Existenz oder das Neuauftreten der Beschwerden auf das Fehlen der Gallenblase projiziert. Hier bedarf es gründlicher Abklärung anderer Ursachen und bei Fehlen derselben einer intensiven Aufklärung des Patienten über die postoperative Situation und den Umgang damit.

Gallenwegsdyskinesie

Synonym: Gallenwegsmotilitätsstörungen
Engl. Begriff: Biliary Dyskinesia

Definition Motilitätsstörungen der Gallenwege sind selten und betreffen meist den Sphincter Oddi. Die Diagnose wird gestellt, wenn organische Papillenstenosen ausgeschlossen wurden. Die Existenz der Gallenwegsdyskinesie war lange umstritten, sie wird als Teilursache des Postcholezystektomie-Syndroms angesehen.

Symptome Die Beschwerden bestehen in rezidivierenden Oberbauchschmerzen mit kolikartigem Charakter.

Befunde Es finden sich assoziiert Erhöhungen von AP und γ-GT

Diagnostik Der Ductus choledochus ist in der Sonographie häufig erweitert. Die Diagnose lässt sich durch eine Druckableitung in der Papille nachweisen (basaler Tonus > 40 mmHg, gehäufte phasische Kontraktionen und paradoxe Kontraktionen nach Gabe von Cholezystokinin).

Therapie Die Therapie besteht in der Papillotomie oder einer Ballondilatation. Nitrate und Kalziumantagonisten führen zu einer Relaxation der glatten Muskulatur und zur Symptombesserung.

Zur weiteren Information

Literatur

Abraham, N. S., J. S. Barkun, A. N. Barkun: Palliation of malignant biliary obstruction: a prospective trial examining impact on quality of life. Gastrointest Endosc 2002; 56: 835–41.

Allescher, H. D.: Differentialtherapie der akuten und chronischen Cholangitis. Bay Internist 1996; 16: 29–36.

Banks, P. A.: Practice guidelines in acute pancreatitis. Am J Gastroenterol 1997; 92: 377–86.

Binkley, C. E., F. E. Eckhauser, L. M. Colletti: Unusual causes of benign biliary strictures with cholangiographic features of cholangiocarcinoma. J Gastrointest Surg 2002; 6: 676–81.

Cuschieri, A.: Management of patients with gallstones and ductal calculi. Lancet 2002; 360: 739–40.

De Vries, J. S., S. de Vries, D. C. Aronson et al.: Choledochal cysts: age of presentation, symptoms, and late complications related to Todani's classification. J Pediatr Surg 2002; 37: 1568–73.

Friedman, G. D., C. A. Raviola, B. Fireman: Prognosis of gallstones with mild or no symptoms: 25 years of follow-up in a health maintenance organization. J Clin Epidemiol 1989; 42: 127–36.

Glambek, I., B. Arnesjo, O. Soreide: Correlation between gallstones and abdominal symptoms in a random population. Results from a screening study. Scand J Gastroenterol 1989; 24: 277–81.

Koga, A., H. Watanabe, T. Fukuyama: Diagnosis and operative indication for polypoid lesions of the gallbladder. Arch Surg 1988; 123: 26–9.

Lammert, F., M. C. Carey, B. Paigen: Chromosomal organization of candidate genes involved in cholesterol gallstone formation: a murine gallstone map. Gastroenterology 2001; 120: 221–38.

Leitzmann, M. F., E. B. Rimm, W. C. Willet et al.: Recreational physical activity and the risk of cholecystectomy in women. N Engl J Med 1999; 341: 777–84.

Lowenfels, A. B., P. G. Lankisch, P. Maisonneuve: What is the risk of biliary pancreatitis in patients with gallstones? Gastroenterology 2000; 119: 879–80.

Lowenfels, A. B., C. G. Lindstrom, M. J. Conway, P. R. Hastings: Gallstone growth, size, and risk of gallbladder cancer: An interracial study. J Natl Cancer Inst 1985; 75: 77–80.

Majeed, A. W., G. Troy, J. P. Nicholl et al.: Randomised, prospective, single-blind comparison of laparoscopic versus small-incision cholecystectomy. Lancet 1996; 347: 989–94.

Maringhini, A., J. A. Moreau, L. J. D. Melton et al.: Gallstones, gallbladder cancer, and other gastrointestinal malignancies. An epidemiologic study in Rochester, Minnesota. Ann Intern Med 1987; 107: 30–5.

Neubrand, M., M. Sackmann, W. F. Caspary et al.: Leitlinien der Deutschen Gesellschaft für Verdauungs- und Stoffwechselkrank-

Zur weiteren Information

heiten zur Behandlung von Gallensteinen. Z Gastroenterol 2000; 38: 449–68.

Sackmann, M., U. Beuers, T. Helmberger: Biliary imaging: magnetic resonance cholangiography versus endoscopic retrograde cholangiography. J Hepatol 1999; 30: 334–8.

Sandler, R. S., J. E. Everhart, M. Donowitz et al.: The burden of selected digestive diseases in the United States. Gastroenterology 2002; 122: 1500–11.

Targarona, E. M., R. M. Ayuso, J. M. Bordas et al.: Randomised trial of endoscopic sphincterotomy with gallbladder left in situ versus open surgery for common bile duct calculi in high-risk patients. Lancet 1996; 347: 926–9.

Wenckert, A., B. Robertson: The natural course of gallstone disease: Eleven-year review of 781 non-operated cases. Gastroenterology 1966; 50: 376–81.

Wilson, R. G., I. M. Macintyre, S. J. Nixon et al.: Laparoscopic cholecystectomy as a safe and effective treatment for severe acute cholecystitis. BMJ 1992; 305: 394–6.

Keywords
Biliary Disorders ◆ Cholelithiasis ◆ Biliary Tumors

IMPP-Statistik
Cholezystolithiasis ◆ Cholezystitis ◆ Choledocholithiasis ◆ Cholangitis

14.7 Erkrankungen der Bauchspeicheldrüse

14.7.1 Akute und chronische Pankreatitis

J. MÖSSNER

Entzündliche Erkrankungen des Pankreas werden in **akute** und **chronische** unterteilt. Das Krankheitsbild der akuten Pankreatitis setzt plötzlich ein und verläuft entweder als ödematöse Pankreatitis mit Restitutio ad integrum oder als hämorrhagisch nekrotisierende Pankreatitis mit einem Letalitätsrisiko von 10–40 %. Das Krankheitsbild der chronischen Pankreatitis kann schleichend oder ebenfalls akut beginnen. Der Terminus „chronisch" besagt, dass auch nach Beseitigung der Ursache, d. h. des Alkoholkonsums, die Krankheit nicht zum Stillstand kommt, sondern in Schüben oder kontinuierlich fortschreitet. Im Endstadium sind exokrines und endokrines Gewebe zerstört, was Maldigestion und Diabetes mellitus zur Folge hat.

Akute Pankreatitis

Synonym: Akute Bauchspeicheldrüsenentzündung
Engl. Begriff: Acute Pancreatitis

Praxisfall

Eine 52-jährige Frau klagt nach einer üppigen Mahlzeit über plötzlich auftretende, starke, krampfartige Schmerzen mit Schwerpunkt unter dem rechten Rippenbogen. Hinzu treten Schweißausbruch und Erbrechen. Der Notarzt findet bei der übergewichtigen Patientin eine Druckschmerzhaftigkeit im rechten Oberbauch und im Epigastrium, die Bauchdecken sind aber weich und eindrückbar. Unter der Verdachtsdiagnose einer Gallensteinkolik verordnet er ein Spasmolytikum. Die Schmerzen bessern sich nur vorübergehend. Unter der Diagnose „akutes Abdomen" erfolgt die Klinikeinweisung. Der aufnehmende Arzt sieht eine schwer krank wirkende, von Schmerzen gezeichnete Frau. Er findet im Ober- und Mittelbauch eine prall-elastische Abwehrspannung („Gummibauch"). Darmgeräusche sind kaum noch zu hören. Die Pulsfrequenz ist erhöht (100/min), der Blutdruck erniedrigt (RR 100/65 mmHg).
Labor: Leukozytose von 16 000/μl, Hb 12,5 g/dl, Serumamylase 850 U/l, Serumlipase 1 000 U/l. Labor, Anamnese und Klinik erlauben die Diagnose einer akuten Pankreatitis.
Abdomensonographie: Die Gallenblase zeigt mehrere kleinere Konkremente, der Gallengang ist erweitert (14 mm) ohne sicheren Nachweis eines Steins. Das Pankreas ist im Kopfbereich ödematös vergrößert. Das übrige Pankreas lässt sich wegen Darmgasüberlagerung nicht darstellen.
Therapie: Die Patientin erhält über einen venösen Zugang Elektrolytlösungen und zur Therapie des drohenden paralytischen Ileus eine Magensonde. Die starken Schmerzen werden mit Procaindauerinfusion behandelt. Der Kreislauf wird überwacht. Blutgase, Säure-Basen-Haushalt, Elektrolyte, Kreatinin und Blutzucker sind noch normal. Weitere Laborparameter zeigen pathologisch erhöhte Werte für LDH, alkalische Phosphatase, γ-GT und eine leichte Bilirubinerhöhung (3,5 mg/dl). Bei fehlender Alkoholanamnese, Nachweis von Gallensteinen sowie laborchemischem und sonographischem Nachweis eines Galleabflusshindernisses wird die Diagnose einer biliären Pankreatitis gestellt. Die am nächsten Tag durchgeführte **endoskopisch-retrograde Cholangiographie** (ERC) bestätigt eine Cholangiolithiasis. Die beiden kleinen Gangsteine (Durchmesser 7 mm) werden endoskopisch nach Papillotomie mit dem Dormia-Körbchen entfernt. Die Patientin erholt sich innerhalb von einer Woche. Am achten Tag nach stationärer Aufnahme wird bei Beschwerdefreiheit der Patientin mit dem Kostaufbau begonnen. Die Patientin bleibt beschwerdefrei. Am zwölften Tag wird sie zur laparoskopischen Cholezystektomie verlegt.
Kommentar: typischer Verlauf einer biliären ödematösen Pankreatitis.

Definition Es handelt sich um eine plötzlich auftretende Entzündung des Pankreas mit Ödembildung des Organs. Die ödematöse Entzündung kann einen hämorrhagisch-nekrotisierenden Verlauf nehmen. Folgen sind Ausheilung, Defektheilung oder Tod. Wird die Ursache nicht beseitigt, kann es zu Rezidiven kommen. Die Selbstverdauung des Pankreas durch seine Digestionsenzyme gilt als Ursache der Organzerstörung.

Epidemiologie Die Inzidenz der akuten Pankreatitis beträgt fünf bis zehn Fälle pro 100 000 Einwohner. Der Häufigkeitsgipfel der Erkrankung liegt zwischen dem 40.

Erkrankungen des Gastrointestinalsystems

und 60. Lebensjahr. Frauen sind aufgrund des häufigeren Vorkommens einer Cholelithiasis auch häufiger von einer akuten Pankreatitis betroffen.

Ätiologie und Pathogenese In 60–70 % aller Fälle ist ein **Gallensteinleiden** die Ursache der akuten Pankreatitis. **Alkohol** ist ebenfalls ein bedeutender ätiologischer Faktor. Bei der alkoholinduzierten Pankreatitis handelt es sich allerdings oft nicht um eine akute Pankreatitis mit Restitutio ad integrum, sondern um den Schub einer chronischen Pankreatitis.

Zu den **selteneren** Ursachen zählen Medikamente (z. B. Azathioprin, Asparaginase), Kollagenosen, Sarkoidose, Morbus Crohn, Niereninsuffizienz, Stoffwechselstörungen (Hyperlipidämie, Hyperkalzämie), Infektionen durch Pilze (z. B. Aspergillose), Parasiten, Viren (Mumps, Zytomegalie), Neoplasien (primäre Pankreastumoren, Pankreasmetastasen), Pankreasanomalien (z. B. Pancreas divisum), Traumen, sowie die schlecht definierten sog. Begleitpankreatitiden. Iatrogene Eingriffe an der Papilla Vateri im Rahmen sowohl der diagnostischen endoskopisch retrograden Cholangiopankreatikographie (ERCP) als auch der Papillotomie sind eine nicht seltene Ursache der Pankreatitis (s. Tab. 14.92).

Das **Pancreas divisum** ist eine angeborene Entwicklungsstörung mit fehlender Verschmelzung der Gänge der ventralen und dorsalen Pankreasanlage. Als Folge werden der Pankreashauptgang, in diesem Fall der Ductus Santorini, über die Minorpapille und der aus der ventralen Anlage stammende Ductus Wirsungianus zusammen mit dem Ductus choledochus über die Majorpapille drainiert. Die Hauptmenge des Pankreassekrets muss daher über die Minorpapille drainiert werden. Ist sie zu eng, kann es zur Stauung und Entzündung kommen.

Bei bis zu 30 % findet sich keine Ursache. Bei dieser sog. **idiopathischen Pankreatitis** lassen sich nicht selten sonographisch „Gallenblasen-Sludge" und/oder eine Mikrolithiasis bei mikroskopischer Analyse des Gallensekrets nachweisen. Deshalb verbirgt sich hinter der idiopathischen Pankreatitis wahrscheinlich oft doch eine biliäre Genese.

Die genauen Schritte der **Pathogenese** sind nach wie vor unbekannt. Die **vorzeitige Aktivierung** proteolytischer Enzyme bereits innerhalb des Pankreas wird als entscheidend angesehen. Verschiedene Ursachen der akuten Pankreatitis können offensichtlich zum gleichen pathomorphologischen und klinischen Bild führen. Wir wissen nicht, wo die Pankreatitis beginnt, im Bereich der Gänge, im Interstitium oder in der Pankreasazinuszelle selbst. Welche Rolle spielt ein möglicher **Reflux von Galle** und/oder Chymus in das Gangsystem oder **Druckerhöhung** im Sphincter Oddi aufgrund eines dauerhaft oder auch nur passager eingeklemmten Gallensteins, wie bei der biliären Pankreatitis diskutiert (s. Abb. 14.151)? Führt Alkohol zu einer **vermehrten Durchlässigkeit** der **Gangepithelien** oder zu einer primär azinären Schädigung? Tritt der schädigende Mechanismus an die Zelle heran, oder entsteht er intrazellulär?

Es gibt zahlreiche tierexperimentelle Studien, die ein weites Spektrum ganz unterschiedlicher pathogenetischer Faktoren für bedeutsam halten: Überstimulation des Pankreas durch Sekretagoga wie Cholezystokinin, Zellschädigung durch freie Radikale, Durchblutungsstörung durch Prostaglandine, Trypsinaktivierung durch lysosomale Enzyme und Selbstverdauung des Pankreas durch die von der Pankreasazinuszelle synthetisierten proteolytischen und lipolytischen Verdauungsenzyme wie Trypsin, Chymotrypsin, Elastase, Phospholipase A_2 und Lipase. Als früheste Veränderungen werden in allen tierexperimentellen Modellen in der Azinuszelle eine **Störung des gerichteten Transports** der Digestionsenzyme zur apikalen Zellmembran und eine Störung der Sekretion via Exozytose gesehen. Zur **Stressantwort** der Azinuszelle gehören ein Stopp der weiteren Synthese von Digestionsenzymen. Dagegen kommt es zur Expression von sog. Akute-Phase-Proteinen, wie z. B. des pankreatitisassoziierten Proteins.

Eine Erhöhung des Drucks in den Pankreasgängen durch einen inkarzerierten Gallenstein könnte in der Azinuszelle zur gleichen Stressreaktion führen wie Schädigungen ihres Metabolismus durch Alkohol. Die gestörte Exozytose führt

Tab. 14.92 Ursachen einer akuten Pankreatitis.

Gallengangssteine	60–70 %
Alkoholabusus	20–40 %
Unbekannt (idiopathisch)	10–30 %

Seltene Ursachen:
- Autoimmunerkrankungen (Morbus Crohn, Lupus erythematodes, Panarteriitis nodosa u. a.)
- „Begleitpankreatitis" (z. B. penetrierendes Magen-/Duodenalulkus, bakterielle Cholangitis u. a.)
- Hereditär (sehr selten)
- Hyperkalzämie (Hyperparathyroidismus)
- Hyperlipidämie
- Infektionen (Viren: Mumps, Coxsackie, Hepatitis, HIV, Zytomegalie; Pilze)
- Medikamente (Asparaginase, Azathioprin, Chlorthiazid, Furosemid, Glukokortikoide, Östrogene, Tetrazykline u. a.)
- Obstruktion der Pankreasgänge (Narben, Tumoren, Pancreas divisum, Ascaris)
- Traumen der Bauchspeicheldrüse (Unfall, postoperativ, ERCP)
- Urämie

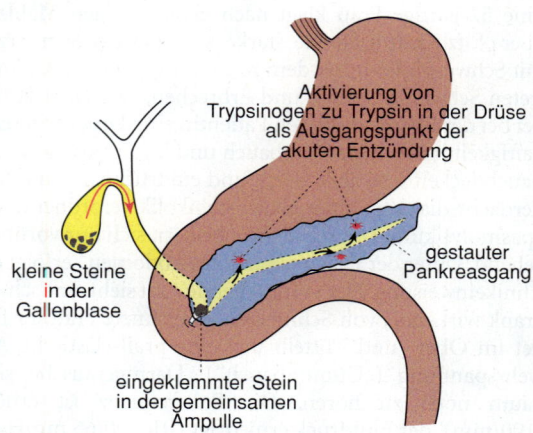

Abb. 14.151 Einklemmung eines Steines in der gemeinsamen Ampulle von Gallen- und Pankreasgang als Ursache einer akuten Pankreatitis.

14.7 Erkrankungen der Bauchspeicheldrüse

zu einem ungerichteten Übertritt der azinären Enzyme in das Interstitium.

Außer Lipase und Amylase werden alle anderen Digestionsenzyme als inaktive Vorstufen, sog. Zymogene, synthetisiert. Unter physiologischen Bedingungen erfolgt ihre Aktivierung durch Trypsin im Duodenum. Trypsin selbst wird durch die Dünndarmmukosaprotease Enterokinase unter proteolytischer Abspaltung eines Oligopeptids (Trypsin Activating Peptide, TAP) aktiviert. Wie es zur **vorzeitigen intrapankreatischen Aktivierung von Trypsin** kommt, ist unbekannt.

Gelangt Lipase in Kontakt mit Triglyzeriden, um nur als Beispiele Hyperlipidämie oder peripankreatisches Fettgewebe zu nennen, kommt es zur Freisetzung von **freien Fettsäuren** und Monoglyzeriden. Sie könnten intakte Zellmembranen aufgrund ihrer Detergenzienwirkung zerstören. Fettsäuren lösen auch Lecithin aus der Zellmembran, welches für ein weiteres fettspaltendes Enzym, Phospholipase A_2, als Substrat zur Verfügung steht. **Lysolecithin** ist äußerst toxisch und könnte die Ausbreitung der Organzerstörung begünstigen. Dieses Konzept schließt eine zusätzliche Rolle der Proteasen nicht aus, da zur Aktivierung der Phospholipase A_2 Trypsin erforderlich ist.

Bei der hämorrhagisch-nekrotisierenden Pankreatitis wird eine Insuffizienz der Schutzmechanismen diskutiert: gestörte Apoptose zur rechtzeitigen Beseitigung geschädigter Azinuszellen und Erschöpfung der Kapazität verschiedener Proteaseninhibitoren.

Die Kaskade der **Enzymaktivierung am falschen Ort** erklärt nicht nur die unterschiedlichen Grade der Pankreaszerstörung, sondern auch die extrapankreatischen Komplikationen wie Niereninsuffizienz, Verbrauchskoagulopathie, Pulmonalinsuffizienz (s. Abb. 14.152). Elastase zerstört Gefäße mit der Folge der Hämorrhagie. Fettgewebsnekrosen sind die Folge der Fettverdauung durch Lipase und Phospholipase A_2. Der Ablauf der Nekrotisierung kann auf jeder Stufe stehen bleiben. Im Pathomechanismus der extrapankreatischen Organkomplikationen spielen zusätzlich die pankreatogene Sepsis und das Immunsystem eine entscheidende Rolle (SIRS: Systemic Inflammatory Response Syndrome).

Ca. 60–80 % aller Pankreatitiden verlaufen relativ harmlos als ödematöse Entzündung, weitere 30 % mit partieller Nekrotisierung und bis zu 10 % mit schwerster Nekrotisierung. In der Regel korreliert die Schwere des Krankheitsbildes mit dem Ausmaß der Organzerstörung.

Die **Folgen** sind große Verluste von eiweißreicher Körperflüssigkeit einschließlich Blut in das Retroperitoneum mit Volumenmangelschock. Aktivierte Digestionsenzyme und vasoaktive Substanzen treten in den Kreislauf über und können zu multiplen Organschädigungen führen:

- **Niere:** prärenales und tubuläres Nierenversagen
- **Lunge:** Zerstörung des Surfactant-Faktors, interstitielles Ödem mit O_2-Diffusionsstörung
- **Herz:** Myokardnekrosen (selten)
- **Gehirn:** Ödem mit Enzephalopathie (selten)
- **Leber:** Zellnekrosen mit Transaminasenanstieg

Durch Übertritt von **Toxinen in die Peritonealhöhle** entsteht eine lokalisierte bis diffuse Peritonitis. Ein paralytischer Ileus ist bei der schweren Verlaufsform nahezu obligat. Der Ileus führt zu weiteren Flüssigkeits- und Elektrolytverlusten. Gefürchtet ist die Besiedlung der primär sterilen Nekrosen des Pankreas durch **Darmbakterien** (meist gramnegative Kolonbakterien). Der paralytische Ileus begünstigt die Durchwanderung der Bakterien. Infizierte Nekrosen und sich entwickelnde Pankreasabszesse sind die häufigste Ursache für eine Sepsis bei akuter Pankreatitis. Nach Infektion der Nekrosen und Sepsis steigt das Letalitätsrisiko erheblich!

Durch relativen und absoluten **Insulinmangel** (Zerstörung der β-Zellen) kommt es zur Kohlenhydratstoffwechselstörung mit Hyperglykämie und Glukosurie. Das Kalzium im Blut fällt ab durch Bindung an lipolytisch entstandene Fettsäuren (Kalkseifenbildung im Gewebe). Kalzium wird auch durch die erheblichen eiweißreichen Flüssigkeitsmengen im Retroperitonealraum gebunden.

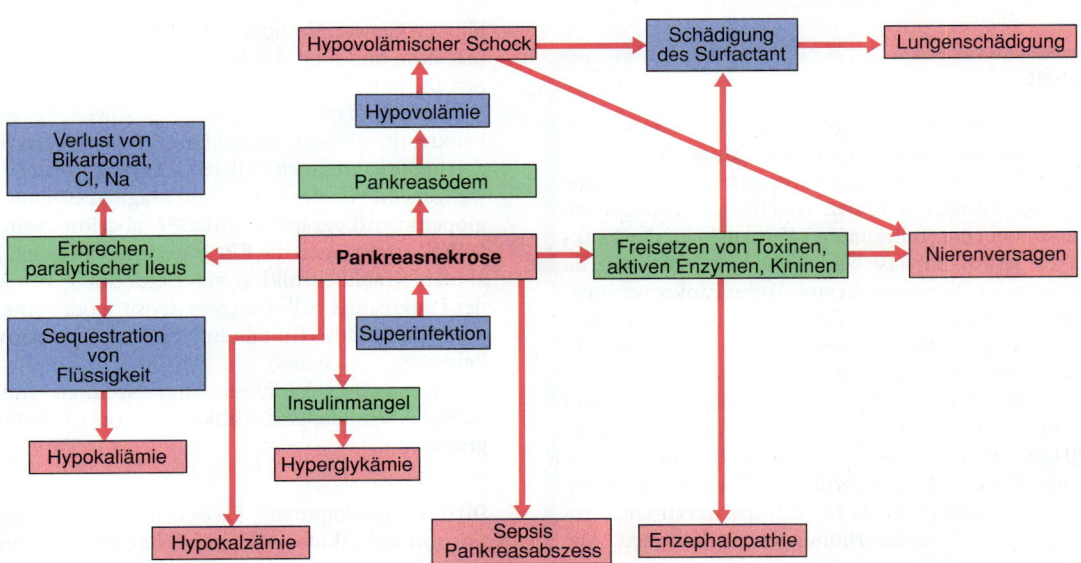

Abb. 14.152 Pathophysiologische Vorgänge bei akuter Pankreatitis.

Symptome Relativ plötzlich entstehen starke Ober- und Mittelbauchschmerzen mit Übelkeit und Erbrechen. Die Schmerzen können gürtelförmig in den Rücken ausstrahlen. Anfänglich sind sie kolikartig, später diffus. Herzklopfen, Tachykardie und Schwächegefühl können bereits Ausdruck des beginnenden Schocks sein. Das Gesicht ist oft gerötet (vasoaktive Substanzen).

Befunde Krankes bis schwer krankes Aussehen. Da bei einer Entzündung eines retroperitonealen Organs das parietale Peritoneum in der Regel nicht beteiligt ist, kommt es nicht zum Peritonismus, sondern eher zu einer prallelastischen, gummiartigen Abwehrspannung (**„Gummibauch"**). Bei Galleabflussbehinderung sind die Skleren leicht ikterisch.

Selten zu sehen, aber charakteristisch für schwerste nekrotisierende Verläufe ist eine bräunlich-grünliche Verfärbung der Haut durch Ausbreitung der Entzündung in die Flanken (**Grey-Turner-Zeichen**) und die Nabelregion (**Cullen-Zeichen**). Diese Hautzeichen weisen auf eine ungünstige Prognose hin.

Die Darmgeräusche sind spärlich als Hinweis auf den beginnenden **paralytischen Ileus.** Fieber ist möglich und anfänglich Ausdruck der aseptischen Entzündung, später der Infektion der Nekrosen. Infiziert sich das absterbende Pankreasgewebe, kann es zur **Sepsis** kommen. Fieber über 38,5 °C, Schüttelfrost, Schock, Leukozytose über 16 000/µl, Thrombozytopenie und metabolische Azidose sind Zeichen für eine septische Verlaufsform, der schwersten Komplikation. Weitere klinische Hinweise für einen schweren Verlauf sind Blutdruckabfall, Schock, Oligo-/Anurie, Atemnot, Blutungen, Präkoma bis hin zum Koma.

Starkes Erbrechen weist auf eine Duodenalkompression durch die Pankreaskopfschwellung oder eine Darmlähmung hin. Bei einer Kompression der Gallenwege kommt es zum Ikterus. Bei Aszites und/oder Ileus nimmt der Bauchumfang zu. Schock oder ein Hb-Abfall kann Folge einer gastrointestinalen Blutung (Ulkus, Mallory-Weiss-Syndrom), einer intraabdominellen oder retroperitonealen Blutung, einer Milzläsion oder einer Gefäßarrosion sein.

Diagnostik

Laboruntersuchungen Die Bestimmung der **Serum-Lipase** und **-Amylase** ist unverändert ein „Muss". Amylaseerhöhungen werden auch bei zahlreichen extrapankreatischen Erkrankungen gefunden (s. Differentialdiagnose). Auch kann bei einer fulminanten Verlaufsform der Pankreatitis die Serum-Amylase bereits wieder normal sein, da die Synthese der Digestionsenzyme in den Pankreasazinuszellen entweder deutlich reduziert ist oder die Zellen durch die Entzündung zerstört wurden. Die Höhe der Enzymaktivität korreliert daher nicht mit dem Schweregrad der Erkrankung. In der Regel ist die Aktivität der Amylase und Lipase im Serum aber stark erhöht (Amylase normal 70–300 U/l, Lipase normal < 180 U/l). Bei Bestimmung der Lipase und Gesamt-Amylase erübrigt sich die Bestimmung der Pankreas-Isoamylase, da bei extrapankreatischen Erkrankungen keine Lipaseerhöhungen vorkommen. Die Amylase wird renal filtriert, so dass im Urin die Amylasekonzentration ansteigt.

Zur Beurteilung der Komplikationen, des Verlaufs und der Prognose werden weitere Laborparameter bestimmt (s. Komplikationen).

Bildgebende Verfahren Die **Oberbauchsonographie** gehört bei jedem abdominellen Beschwerdebild zur Basisdiagnostik. Bei Nachweis von Gallenblasen- und/oder Gallengangssteinen ist eine biliäre Pankreatitis, bei sonographischen Zeichen einer chronischen Pankreatitis eine alkoholische Genese wahrscheinlich. Wegen des bei Pankreatitis häufig vorliegenden Meteorismus kann das Pankreas oft nur unzureichend beurteilt werden. Bei ca. 60 % gelingt mittels Ultraschall der Nachweis der Pankreasschwellung.

Die sensitivste Methode zur Beurteilung der für die weitere Therapieplanung wichtigen Frage – ödematöse oder bereits nekrotisierende Pankreatitis? – sowie zur Beurteilung des Ausmaßes der Nekrotisierung ist das **kontrastmittelverstärkte Computertomogramm** (**Angio-CT**). Bei Nachweis einer Nekrotisierung und Fieber werden die Nekrosen entweder Sonographie- oder CT-gesteuert punktiert, um bei Vorliegen einer Infektion keimgerecht antibiotisch behandeln zu können. Infizierte Nekrosen gelten als Indikation zur operativen Nekrosektomie mit zusätzlicher Spülung des Bauchraumes. Bei unklarer Verschlechterung des Krankheitsbildes besteht ebenfalls die Indikation zur Durchführung der Computertomographie. Ausmaß der Pankreasnekrotisierung, extrapankreatische Nekrosestraßen, postnekrotische Zystenbildungen, Hämorrhagien und extrapankreatische Flüssigkeitsansammlungen lassen sich im CT gut beurteilen. Bei einem akuten Abdomen unklarer Genese ist bei unauffälligem Pankreas-CT eine akute Pankreatitis als Ursache ausgeschlossen. Abbildung 14.153a zeigt ein normales Pankreasparenchym, Abbildung 14.153b eine ödematöse und nekrotisierende Pankreatitis mit der typischen fehlenden Kontrastmittelperfusion im Bereich der Nekrosen.

Auf den Stellenwert der **endoskopischen retrograden Cholangiopankreatikographie** (**ERCP**) wird im Abschnitt Therapie genauer eingegangen. Die ERCP ist zwar ein sensitives Verfahren zum Nachweis bzw. Ausschluss einer biliären Genese; sie eignet sich aber nicht zur Prognosebeurteilung und birgt das Risiko der Aggravation der Pankreatitis.

Eine rein diagnostische ERCP ist sowohl bei gesicherter Pankreatitis als auch bei unklaren abdominellen Beschwerden heute kaum noch indiziert. Die diagnostische ERCP ist weitgehend von der risikolosen **Magnetresonanz-Cholangiopankreatikographie** (**MRCP**) abgelöst worden. Die MRCP ersetzt auch die ERCP im Intervall (nach Ende des akuten Krankheitsbildes) zur Entdeckung von Ursachen der Pankreatitis, z. B. Pancreas divisum oder einer chronischen Pankreatitis (mit ihren typischen Veränderungen des Pankreasgangsystems).

Ein sensitives Verfahren zum Nachweis von Gallengangssteinen oder eines Pankreastumors ist die **Endosonographie.**

Differentialdiagnose Da es sich bei der akuten Pankreatitis um ein **„akutes Abdomen"** handelt, müssen alle potentiellen Ursachen dieses Krankheitssyndroms bedacht werden.

14.7 Erkrankungen der Bauchspeicheldrüse

Differentialdiagnose	Ausschlussmaßnahmen
Perforation eines Magen- oder Duodenalulkus	Freie Luftsichel im Röntgen-Abdomen im Stehen/in Linksseitenlage
Akute Cholezystitis	Sonographie
Mesenterialgefäßverschluss	Anamnese, Angiographie
Aneurysma dissecans der Bauchaorta	Sonographie, CT
Dünndarmileus	Spiegelbildung im Röntgen-Abdomen
Akute Appendizitis	Anamnese, körperliche Untersuchung, Labor
Linksseitige Ureterkolik	Sonographie, Urographie
Herzinfarkt	EKG, Bestimmung von CK, CK-MB, Troponin
Lungenembolie mit Pleuritis	Röntgen-Thorax, körperliche Untersuchung, Perfusionsszintigraphie

Differentialdiagnose Serum-Amylase-Erhöhung ohne klinische Zeichen der Pankreatitis	Ausschlussmaßnahmen
Makroamylasämie (Aggregation mehrerer Amylasemoleküle, die renal nicht filtriert werden können)	Normale Serum-Lipase, evtl. spezielle Elektrophorese
Niereninsuffizienz	Nephrosonographie, Serum-Kreatinin, Serum-Harnstoff
Parotitis	Pankreasspezifische Amylase, Lipase

! Die Höhe der Serum-Amylase und -Lipase korreliert nicht mit dem Schweregrad der Erkrankung. Bei einem akuten Abdomen muss immer auch an eine Pankreatitis gedacht werden. Der Schweregrad des klinischen Bildes und die morphologisch nachweisbaren Veränderungen müssen nicht übereinstimmen.

Unter Einbeziehung der Klinik und des CT-Befundes werden **drei Stadien der akuten Pankreatitis** unterschieden:
- **Stadium I:** ödematöse Pankreatitis, keine Komplikationen. Sie findet sich bei 60–80 %. Die Letalität liegt unter 5 %.
- **Stadium II:** partielle Nekrosen, ein oder zwei extrapankreatische Organkomplikationen. Dieses Stadium findet sich in 20–30 %. Die Letalität beträgt 10–50 %.
- **Stadium III:** totale Nekrose, drei bis vier extrapankreatische Organkomplikationen. Die Letalität beträgt meist über 80 %.

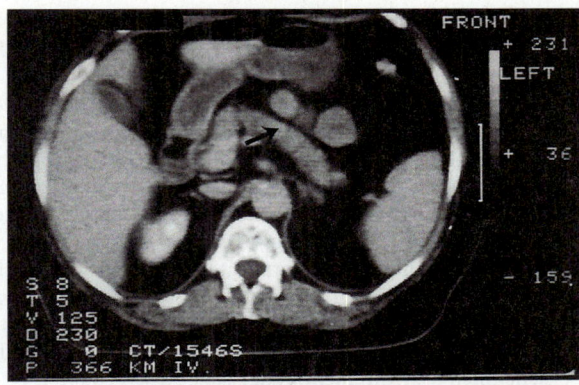
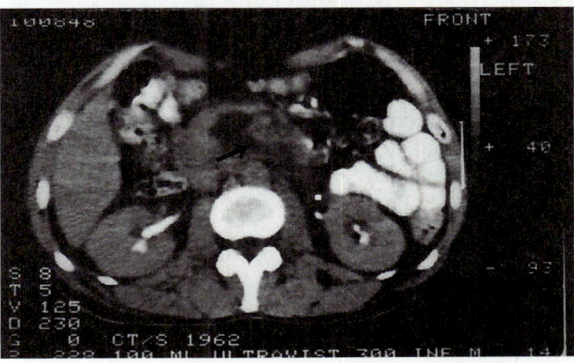

Abb. 14.153 Darstellung des normalen Pankreas (a) und einer akuten Pankreatitis (b) im Computertomogramm. Das Pankreas liegt bogenförmig über Aorta und Wirbelsäule. In b) sieht man das ödematös aufgetriebene Organ mit einer zentralen Nekrose, die sich im Gegensatz zum noch durchbluteten Gewebe nicht mehr durch Kontrastmittel anfärbt.

Therapie

Generelle Aspekte zur Therapie der akuten Pankreatitis
Die akute Pankreatitis ist eine oft lebensbedrohliche Erkrankung. Die **rechtzeitige Diagnose** und die sichere **Beurteilung des Schweregrades** können die Prognose des Patienten entscheidend beeinflussen. Eine optimale Therapie setzt die Kenntnis der unterschiedlichen Ursachen und der Pathomechanismen einschließlich der Komplikationsmöglichkeiten der Erkrankung voraus. Gerade bei der akuten Pankreatitis hat es sich aber leider gezeigt, dass therapeutische Konzepte, gegründet auf Überlegungen zur möglichen Pathophysiologie, enttäuschten. Als Beispiel sei der Versuch genannt, durch Hemmung der Proteolyse im Pankreas mit Aprotinin den Krankheitsverlauf günstig zu beeinflussen.

Die **Verbesserung der Prognose** der nekrotisierenden Pankreatitis hat zwei Gründe:
- Die **subtilere Diagnostik inkl. Überwachung** (s. Tab. 14.93) des Patienten (Laborparameter wie CRP, β_2-Makroglobulin, α_1-Antitrypsin, APACHE-II-Score = Acute Physiology and Chronic Health Evaluation etc.) zusammen mit Angio-CT ermöglichen es, rechtzeitig Komplikationen zu erkennen und das Ausmaß der Pankreasnekrotisierung zu bestimmen. Die CT-gesteuerte Feinnadelpunktion der Pankreasnekrosen deckt eine Infektion der Nekrose auf. Hierdurch kann interdisziplinär

Erkrankungen des Gastrointestinalsystems

(Internist, Intensivmediziner, Chirurg) festgelegt werden, ob operiert werden muss (Nekrosektomie plus Lavage; keine Pankreasresektion).

- Die Therapie der akuten Pankreatitis ist insbesondere eine **intensivmedizinische Therapie der extrapankreatischen Komplikationen** wie Verbrauchskoagulopathie, Nierenversagen, Ateminsuffizienz, Kreislaufversagen (u.a. bedingt durch Verbrauchskoagulopathie, Proteasen, enormen Flüssigkeitsverlust, Sepsis etc.).

Zur Vermeidung einer Aspiration und zur Therapie des bei schwereren Verläufen obligaten paralytischen Ileus wird eine **Magensonde** gelegt. Ihre Indikation ist nicht die Pankreasruhigstellung. Das entzündete Pankreas ist wahrscheinlich ohnehin nicht in der Lage zu sezernieren.

Der Einsatz einer medikamentösen Säureblockade zur **Stressulkusprophylaxe** (H_2-Blocker, Protonenpumpenblocker) kann erwogen werden, ist aber nicht durch Studien bei Pankreatitis belegt.

Die **Schmerztherapie** ist meist unverzichtbar. Je nach Schweregrad der Schmerzen erfolgt eine Dauertherapie mit Analgetikakombinationen: nichtsteroidale Antirheumatika oder Procainhydrochlorid (2 g/24 h als Infusion), ggf. zusammen mit Analgetika mit zentralem Angriffspunkt ohne Druckerhöhung am Sphincter Oddi; Periduralanästhesie.

Wichtig ist auch eine **adäquate Volumensubstitution,** da die intraabdominellen Flüssigkeitsverluste enorm sein können.

Bei schwerem Krankheitsbild, bei Komplikationen und vor operativen Eingriffen erfolgt die **Ernährung parenteral.** Auch beim intensivpflichtigen Patienten hat sich jedoch die frühzeitige Aufnahme **der enteralen Ernährung via Jejunalsonde** bewährt. Sie beugt auch dem paralytischen Ileus vor.

Die Indikation zur **selektiven Darmdekontamination** mit nicht resorbierbaren Antibiotika zur Prophylaxe der Infektion der Pankreasnekrosen und der Sepsis ist noch nicht durch größere Studien belegt.

Bei Nachweis von Pankreasnekrosen sollte zur **Prophylaxe der Infektion der Nekrosen** antibiotisch behandelt werden. Geeignet sind **Antibiotika,** die das gramnegative Keimspektrum des Kolons erfassen und pankreasgängig sind, z.B. Imipenem.

Je nach Krankheitsverlauf werden weitere Maßnahmen erforderlich, die in der Regel auf einer **Intensivstation** durchgeführt werden sollten:
- Korrektur des Säure-Basen-Haushalts
- Katecholamine bei fortbestehender Hypotonie trotz Volumengabe
- Insulin bei Hyperglykämie
- Sauerstoff über Nasensonde bei erniedrigtem pO_2
- kontrollierte Beatmung bei $pO_2 < 65$ mmHg
- Hämodialyse bei akutem Nierenversagen
- Frischplasma bei Gerinnungsstörung

In der Intensivmedizin hat sich nicht nur bei Pankreatitis der APACHE-II-Score bewährt (arterieller Druck, Herzfrequenz, Atemfrequenz, arterielle Sauerstoffsättigung, Bikarbonat, arterieller pH, Na^+, K^+, Kreatinin, Hämatokrit/Hämoglobin, Leukozyten). Bei **fortbestehendem Organversagen** (Lunge, Niere, Kreislauf) trotz angemessener konservativer Therapie sowie bei infizierten Nekrosen besteht die **Indikation zur chirurgischen Therapie.** Das Ziel der chirurgischen Behandlung ist die Entfernung vasoaktiver und toxischer Mediatoren aus Nekrosen, entzündlichem Exsudat und infizierten Arealen. Intaktes Pankreasgewebe sollte nach Möglichkeit erhalten bleiben. Die meisten Chirurgen bevorzugen eine schonende Nekrosektomie und eine offene oder geschlossene Spültherapie des Retroperitoneums über wenigstens drei Wochen.

Therapie der biliären Pankreatitis Zählt man die alkoholinduzierten akuten Pankreatitiden doch eher zu Schüben einer de facto vorliegenden chronischen Pankreatitis, sind Gallensteine in den Industrienationen zweifelsohne die häufigste Ursache der akuten Pankreatitis. Wird frühzeitig operiert, finden sich bei 63–78 % noch Konkremente im Ductus choledochus. Allerdings ist die **Operation** in der Akutphase der akuten Pankreatitis mit einer erhöhten Letalität verbunden. Es stellte sich daher schon kurz nach Einführung der **ERCP** und der endoskopischen Papillotomie (EPT) die Frage, ob diese Patienten von einer **EPT** profitieren.

Die Indikation zur sofortigen ERCP besteht bei Ikterus mit oder ohne Fieber. Hier beseitigt die Papillotomie mit Steinentfernung die vorliegende Gallenstauung und ist

Tab. 14.93 Überwachungsprogramm bei akuter Pankreatitis.

Klinische Untersuchung (Palpation, Auskultation des Abdomens)	Mehrmals täglich
Chirurgisches Konsil	Bei Aufnahme des Patienten und bei Verschlechterung
Blutdruck, Puls, Urinausscheidung	Zunächst stündlich
Flüssigkeitsein- und -ausfuhr	In 12-h-Intervallen (Magensaft, Urin)
Zentraler Venendruck	Mehrmals täglich
Temperaturmessung	2 × täglich
Hämoglobin, Hämatokrit, Leukozyten	Täglich
Na^+, Ca^{2+}, K^+, Kreatinin, Harnstoff	Täglich
Blutgase (pO_2, pCO_2, Bikarbonat, pH)	Täglich
Amylase und Lipase im Serum	Täglich
CRP (als Hinweis auf Nekrosen)	Täglich
Gerinnungsstatus (Quick, Thrombozyten)	Täglich
Gesamteiweiß (Albumin)	Alle 2–3 Tage
Blutzucker-Tagesprofil	Anfangs täglich
Röntgen-Thorax, EKG	Bei Aufnahme und klinischer Verschlechterung
Röntgen-Abdomenübersicht	Bei Aufnahme und klinischer Verschlechterung
Abdomen-Sonographie	Bei Aufnahme und klinischer Verschlechterung
CT	Bei schwerem Krankheitsbild Bei Verschlechterung
Feinnadelpunktion der Nekrose zur mikrobiellen Analyse	Bei Verdacht auf Sepsis

14.7 Erkrankungen der Bauchspeicheldrüse

entweder eine effektive Prophylaxe oder bereits Therapie der biliären Sepsis. Bei biliärer Pankreatitis ohne Gallenwegsokklusion sind die Steine entweder bereits spontan in das Duodenum abgegangen oder flottieren im Gallengang. Eine Sofort-Papillotomie bessert wahrscheinlich nicht den Verlauf der bereits induzierten Pankreatitis. Die ERCP bei biliärer Pankreatitis ohne Cholestase sollte unter günstigen „Rahmenbedingungen" (erfahrener Untersucher, kreislaufstabiler, atemsuffizienter Patient) durchgeführt werden.

Zur Vermeidung eines Pankreatitisrezidivs müssen aber die Gallenwege saniert werden. Nach Ausschluss und Beseitigung einer Choledocholithiasis mittels ERCP wird der Patient nach Abklingen der Pankreatitis zur Cholezystektomie verlegt.

Absolute **Operationsindikation** ist der Nachweis infizierter Pankreasnekrosen und Pankreasabszesse. Wenn unter konservativer intensivmedizinischer Behandlung nach 48 h keine Besserung eintritt und die extrapankreatischen Organkomplikationen nicht mehr beherrscht werden können, wird in der Regel ebenfalls operiert. Unter diesen Voraussetzungen ist die Prognose aber auch nach Operation sehr schlecht. Aufgrund der intensivmedizinischen Möglichkeiten zur Therapie der Komplikationen besteht kaum noch eine Indikation zur frühzeitigen Operation nach Beginn der Pankreatitis. Das wahre Ausmaß irreversibler Pankreasnekrosen lässt sich oft erst nach mehr als zwei Wochen abschätzen. Unterschiedliche Operationsverfahren haben das gleiche Ziel: keine Pankreasresektion, sondern schonendes Entfernen der Nekrosen, kontinuierliche Spülung und Bursalavage.

> **! Therapie der akuten Pankreatitis**
> - Schmerztherapie mit Analgetika
> - Prophylaxe bzw. Therapie des paralytischen Ileus
> - Prophylaxe der Infektion von Nekrosen des Pankreas
> - Unterstützung bzw. Ersatz von Organfunktionen mit Hilfe von intensivmedizinischen Maßnahmen
> - Entfernung von toxischem und infiziertem Material durch Nekrosektomie und Spülung
> - Beseitigung der Ursache, d. h. Entfernung von Gallensteinen, falls eine biliäre Genese vorliegt.

Verlauf und Prognose Der Verlauf korreliert nicht unbedingt mit dem Ausmaß der Nekrotisierung. In Einzelfällen ist der klinische Zustand des Patienten relativ gut trotz im CT nachweisbarer ausgedehnter Nekrosen. Das Ausmaß der Pankreasnekrotisierung bestimmt daher nicht die Operationsindikation. Bei Infektion der Nekrosen, Sepsis und Zunahme der extrapankreatischen Organkomplikationen verschlechtert sich die Prognose erheblich. Die Letalität der nekrotisierenden Pankreatitis liegt daher zwischen 10 und 50 %.

Ungünstig für die Prognose ist, wenn zu Beginn der Erkrankung mehr als drei der folgenden Faktoren zutreffen (**Prognosekritierien nach Ranson**):
- Alter > 55 Jahre
- Leukozytose > 16 000/μl (16 g/l)
- Blutzucker > 200 mg/dl (12 mmol/l)
- LDH > 700 U/l
- GOT > 50 U/l
- in den ersten 48 h zusätzlich Hämatokritabfall von mehr als 10 %
- Serum-Kalzium < 4 mVal/l
- Basendefizit > 4 mVal/l
- Harnstoff-Stickstoff > 5 mg/l
- pO_2 < 60 mmHg (7,8 kPa)
- Flüssigkeitsabfall > 6 l (geschätzt)

Nach Abklingen der Pankreatitis muss die Ursache gesucht und beseitigt werden, um ein Pankreatitisrezidiv zu verhindern: bei biliärer Pankreatitis Sanierung der Gallenwege; bei Hypertriglyzeridämie Therapie der Fettstoffwechselstörung; bei Hyperkalzämie Ausschluss bzw. Therapie des Hyperparathyroidismus; bei Alkoholanamnese absolute lebenslange Alkoholkarenz. Der weitere Verlauf wird zeigen, ob es sich im Fall der Alkoholpankreatitis nicht doch um den ersten Schub einer chronischen Pankreatitis gehandelt hat.

Die MRCP nach Abklingen der Pankreatitis gibt wichtige Hinweise, ob bereits eine chronische Pankreatitis vorliegt, des Weiteren lässt sich ein Pancreas divisum nachweisen. Bei Pankreatitisrezidiven und Nachweis eines Pancreas divisum kann die endoskopische oder operative Erweiterung der Minorpapille erwogen werden.

Komplikationen

Nekrotisierung, Abszessbildung, Sepsis Die Nekrotisierung des Pankreas ist eine gefürchtete Komplikation. Primär finden sich keine Bakterien im Pankreas. Ein paralytischer Ileus begünstigt die Einwanderung von Darmbakterien in die Pankreasnekrosen. Diese infizierten Nekrosen sind meist der Ausgangspunkt für eine Sepsis mit deutlichem Anstieg der Letalität. In der Regel zeigt auch die unkomplizierte Pankreatitis eine Leukozytose. Sie ist bei Sepsis besonders ausgeprägt. Auftretendes Fieber stellt eine Indikation zum CT dar. Finden sich dabei Nekrosen, ist die Indikation zur Punktion gegeben (s. o.).

Ein wichtiger Laborparameter ist das C-reaktive Protein. Die Höhe des CRP korreliert in gewissem Maße mit dem Ausmaß der Nekrotisierung. Die Nekrotisierung kann auf die benachbarten Darmstrukturen, z. B. Querkolon, übergreifen. Im weiteren Verlauf der Erkrankung können die infizierten Nekrosen abszedieren, und/oder es entstehen postnekrotische Pseudozysten, Höhlen, die nicht von Epithel ausgekleidet sind.

Volumenmangelschock Durch den retroperitonealen Verlust von Flüssigkeit und Blut sowie durch die ileusbedingten Flüssigkeitsverluste in den Darm können dem Kreislauf bis zu 8 l entzogen werden. Puls- und Blutdruckmessung sowie Bestimmung des zentralvenösen Drucks (ZVD) decken diese Komplikation auf. Der Hämatokrit steigt bei Volumenverlust zunächst an. Serum-Elektrolyt-Verschiebungen ergeben sich ebenfalls aus den enormen Flüssigkeitsverlusten. Insbesondere eine Hypokalzämie wird durch die Kalkseifenbildung bei Fettgewebsnekrotisierung erklärt.

Intestinale Blutungen Übertritt von Blut aus dem hämorrhagisch-nekrotischen Pankreas nicht nur in das Retroperitoneum, sondern auch in das Intestinum kann ebenfalls zu starken Blutverlusten führen. Auch Blutungen aus Stressulzerationen des Magens sind möglich.

Erkrankungen des Gastrointestinalsystems

Akutes Nierenversagen Als Folge des Volumenmangels und der toxischen Schädigung der Tubuli entwickelt sich ein Nierenversagen. Die obligate kontinuierliche Messung der 24 h-Urinausscheidung zeigt einen Abfall unter 40 ml/h. Die Erhöhung des Kreatinins im Serum kann verzögert auftreten.

Akutes Lungenversagen (Acute Respiratory Distress Syndrome, ARDS, Schocklunge) Die Analyse der Blutgase und des Säure-Basen-Status ist zur Diagnose der respiratorischen Insuffizienz (Abfall des pO_2 unter 65 mmHg) und somit zur Indikationsstellung der maschinellen Beatmung erforderlich. Auskultation der Lunge und Röntgenaufnahme des Thorax sind diesbezüglich wenig hilfreich.

Obstruktion des Ductus choledochus Bei Gallenwegsstauung durch ein Gallengangskonkrement oder durch die Pankreaskopfschwellung findet sich eine Cholestase (Erhöhung von γ-GT, alkalischer Phosphatase, Bilirubin).

Niereninsuffizienz Nierenfunktionsparameter (Kreatinin, Harnstoff) werden zur Erkennung eines Nierenversagens bestimmt.

Blutgerinnung Gerinnungsparameter werden zur Diagnose der Verbrauchskoagulopathie gemessen.

Zelluläre Nekrose LDH- und GOT-Erhöhungen sind Ausdruck des Zellzerfalls. Glukoseerhöhungen zeigen die Zerstörung der Insulin synthetisierenden β-Zellen an.

Zusammenfassung

- Häufigste Ursache: Gallensteinleiden
- Wichtigste Symptome: akute Oberbauchschmerzen mit möglicher Ausstrahlung in den Rücken, Erbrechen, schweres Krankheitsgefühl
- Wichtigste diagnostische Maßnahmen: körperliche Untersuchung (elastische Abwehrspannung im Mittel- und Oberbauch), nachweisbare Serum-Amylase- und -Lipase-Erhöhung. Nachweis einer biliären Genese durch Sonographie und Cholestaseparameter. Nachweis von Pankreasnekrosen durch CT
- Wichtigste therapeutische Maßnahmen: symptomatisch: Schmerztherapie, prophylaktische Antibiotika bei Nekrosen, ERCP mit Papillotomie bei Cholestase, Intensivtherapie je nach Schwere der extrapankreatischen Komplikationen, operative Entfernung der infizierten Nekrosen, Sanierung der Gallenwege nach Abklingen der Pankreatitis zur Rezidivprophylaxe

Chronische Pankreatitis

Synonym: Chronische Entzündung der Bauchspeicheldrüse
Engl. Begriff: Chronic Pancreatitis

Praxis

Ein 34-jähriger Mann sucht seinen Hausarzt auf, da er seit einigen Monaten ein Druckgefühl im Oberbauch hat und jetzt seit einigen Tagen stärkere postprandiale Schmerzen verspürt, die gürtelförmig in den Rücken ausstrahlen.

Ultraschall des Abdomens: Leber und Gallenblase unauffällig; Pankreas wegen Luftüberlagerung nicht zu beurteilen.

Ösophagogastroduodenoskopie: Helicobacter-pylori-positive Typ-B-Gastritis, kein Ulkus.

Wichtiges zur **Anamnese:** Alkoholkonsum von täglich 2–3 l Bier (vier bis sechs Flaschen) und einigen Schnäpsen (= 100 g und mehr reiner Alkohol täglich) seit dem 20. Lebensjahr, starker Nikotinabusus (40 Zigaretten/d).

Labor: Erhöhung der γ-GT, leichte Erhöhung der Amylase und Lipase, mäßige Erhöhung des CDT (Carbohydrate-Deficient Transferrin) als Hinweis auf Alkoholabusus. Elastase im Stuhl normal.

Diagnose: Reizmagen, Alkoholabusus, Pankreasaffektion?

Mit 38 Jahren erneute Vorstellung: Alkoholkonsum etwas eingeschränkt, Beschwerden zwischenzeitlich besser. Jetzt plötzlich starke Oberbauchschmerzen, Abdomen gespannt, aber eindrückbar (Gummibauch), Erbrechen. Amylase im Serum 480 U/l, Lipase 620 U/l.

Sonographie: Pankreaskopf ödematös, 2 cm im Durchmesser große Zyste im Pankreaskorpus.

Diagnose: akute Pankreatitis äthyltoxischer Genese.

Sechs Monate später erneuter Pankreatitisschub, in der **ERCP** (nach Abklingen der Entzündung) unregelmäßiger Pankreashauptgang mit Rarefizierung und Verplumpungen der Seitenäste.

Diagnose: chronische Pankreatitis.

Zwei Jahre später erneut wochenlang Oberbauchschmerzen; zunehmender Gewichtsverlust vom Patienten auf die reduzierte Kalorienzufuhr aufgrund nahrungsabhängiger Schmerzen zurückgeführt, zunehmender Verbrauch verschiedener Analgetika. Im **CT** kein Nachweis von Zysten, aber deutlich vergrößerter Pankreaskopf mit Kalkeinlagerungen, Atrophie des Pankreaskorpus und -schwanzes. Deutliche Erniedrigung der Stuhl-Elastase. Ein Jahr später sind die Schmerzen unerträglich, im Labor fällt eine zunehmende Cholestase auf, der CT-Befund zeigt den entzündlichen Pankreaskopftumor mit Kompression des Duodenums und des distalen Ductus choledochus. Rat zur Operation: duodenumerhaltende Pankreaskopfresektion. Nach der Operation fühlt sich der Patient wohl. Es liegt noch kein behandlungsbedürftiger Diabetes mellitus vor, die exokrine Insuffizienz wird mit zwei Kapseln eines Pankreasenzympräparates zu den Hauptmahlzeiten behandelt.

Definition Es handelt sich um eine fortschreitende Erkrankung des Pankreas, die in den meisten Fällen durch einen langjährigen Alkoholkonsum ausgelöst ist. Die chronische Pankreatitis ist gekennzeichnet durch fokale Nekrosen mit segmentaler oder diffuser Fibrose, mit oder ohne Steinbildung in den Pankreasgängen (s. Abb. 14.154), Gangerweiterungen, entzündliche Zellinfiltration und Pseudozysten. Sie führt zu einer Zerstörung des exokrinen und später auch des endokrinen Gewebes. Das Krankheitsbild kann entweder in Schüben oder kontinuierlich – auch nach Beseitigung der Ursache, meist Alkoholkonsum – fortschreiten. Bei der alkoholinduzierten akuten Pankreatitis sind nach Beendigung des Alkoholabusus allerdings sowohl klinische Restitutiones ad integrum als auch Defektheilungen ohne weiteres Fortschreiten beschrieben. Es ist daher eine noch offene Diskussion, ob es sich in diesen Fällen um eine chronische Pankreatitis mit Stillstand handelt oder ob es tatsächlich eine akute alkoholinduzierte Pankreatitis gibt, die keine Zeichen der Chronizität zeigt.

Epidemiologie In den Industrienationen sind 70–80 % aller chronischen Pankreatitiden alkoholinduziert, 20 % idiopathisch. Die Erkrankung ist daher häufiger bei Männern als bei Frauen anzutreffen. Der Beginn der Symptomatik liegt zwischen dem 30. und 40. Lebensjahr. Die Inzidenz wird in Europa auf acht bis zehn Fälle pro 100 000 Einwohner geschätzt. In manchen Gegenden Afrikas und Asiens kommt die chronische Pankreatitis assoziiert mit Eiweißmangelernährung vor („tropische Pankreatitis").

Ätiologie und Pathogenese Langjähriger Alkoholabusus ist die häufigste Ursache der chronischen Pankreatitis. Die Rolle genetischer Faktoren, beispielsweise Blutgruppe 0, und der Ernährung (fettreich, eiweißreich) ist unbekannt. Das Risiko, eine chronische Pankreatitis zu entwickeln, steigt mit der Zeitdauer und Menge des Alkoholkonsums. Letztere liegt für Frauen bei > 20 g und für Männer bei > 60 g Alkohol pro Tag. Die Art des alkoholischen Getränkes spielt dabei keine Rolle. Es gibt offensichtlich auch keine eindeutige Schwellendosis.

Die genaue Pathogenese der Erkrankung ist unbekannt. Es gibt vier **Hypothesen zur Pathogenese der alkoholbedingten chronischen Pankreatitis:**
- Nach **Sarles,** Marseille, ist die alkoholinduzierte chronische Pankreatitis eine klassische Lithiasis: Chronischer Alkoholkonsum führe in der Pankreasazinuszelle zu einer verminderten Synthese eines oder mehrerer Proteine, welche zusammen mit den Digestionsenzymen sezerniert werden, die Lithostatine. Diese Proteine halten das metastabile Pankreassekret in Lösung und verhindern die Kalziumpräzipitatbildung. Bei Reduktion dieser Proteine im Pankreassekret komme es zu Proteinpräzipitaten, die verkalken und die Gänge verstopfen. Als Folge davon komme es zur Druckatrophie des vorgeschalteten exokrinen Gewebes und schließlich zur Abräumung der absterbenden Zellen durch Zellen des Immunsystems. An Veränderungen der Quantität und Qualität des Pankreassekrets bei chronischer Pankreatitis besteht kein Zweifel. Es kommt zu einer verminderten Bikarbonatsekretion und zu einer Erhöhung der Proteinkonzentration im Sekret. Derzeit gibt es noch keine kausale, z.B. medikamentöse Therapiemöglichkeit, die Präzipitatbildung zu verhindern oder die Präzipitate wieder aufzulösen.
- Nach **Bordalo,** Lissabon, führt der Alkohol zu einer fettigen Degeneration der Azini.
- Nach **Braganza,** Manchester, ist die Leber durch die Doppelbelastung Alkohol und Industrieabgase nicht in der Lage, freie Radikale vollkommen abzubauen. Freie Radikale schädigen die Pankreasazinuszellen.
- Nach **Klöppel,** Kiel, führt der Alkohol zur Nekrose der Azinuszellen. Die nekrotischen Areale werden durch Bindegewebe ersetzt (Nekrose-Fibrose-Sequenz).

Die pathophysiologischen Folgen des Verlustes der Azini sind die **exokrine Insuffizienz** und der Verlust der Inselzellen mit **endokriner Insuffizienz** (pankreopriver Diabetes mellitus). Die Kohlenhydrat- und Eiweißverdauung können z.T. von extrapankreatischen Enzymen übernommen werden: Amylase der Speicheldrüsen, Pepsin des Magens, Proteasen der Dünndarmmukosa. Die extrapankreatischen fettverdauenden Enzyme, wie die Lipase der Speicheldrüsen und die Magenlipase, können den Pankreasausfall aber nicht kompensieren.

Leitsymptom der exokrinen Insuffizienz ist daher die **Fettmaldigestion** mit Steatorrhö (Stuhlfettausscheidung > 7,5 g/d; Stuhlgewicht > 200 g/d). Die Reservekapazität des exokrinen Pankreas ist aber sehr hoch. Mehr als 90 % des exokrinen Gewebes müssen zerstört sein, bevor es zur Steatorrhö kommt.

Eine seltenere Form ist die **chronische obstruktive Pankreatitis,** die sich proximal einer Stenose, beispielsweise einer Narbe, entwickelt. Sie heilt nach Beseitigung der Stenose und zeigt meist keine Verkalkungen.

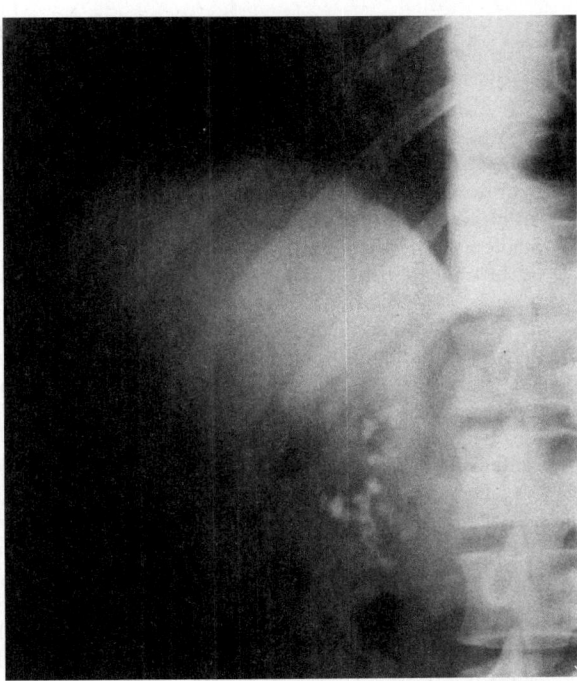

Abb. 14.154 Verkalkungen in den Pankreasgängen bei chronisch-kalzifizierender Pankreatitis.

Seltene Ursachen der chronischen Pankreatitis Seltene Formen sind die wahrscheinlich auf der Basis einer Arteriosklerose entstehende **senile chronische Pankreatitis** und die **juvenile, hereditäre chronische Pankreatitis.**

Bei der **hereditären Pankreatitis** sind verschiedene genetische Alterationen beschrieben:
- verschiedene Punktmutationen des kationischen Trypsinogens. Ein verzögerter Abbau durch Trypsin selbst, eine erleichterte Aktivierung oder Enzymaktivität über einen breiteren pH-Bereich der mutierten Protease wird als pathogenetisch relevant diskutiert.
- Mutationen eines Allels des CFTR (Cystic Fibrosis Transmembrane Conductance Regulator). Zahlreiche verschiedene Mutationen beider Allele des CFTR sind die Ursache der Mukoviszidose. Die pathogenetischen Zusammenhänge zwischen Mutationen nur eines Allels und Pankreatitis bei fehlender Lungenaffektion sind noch unklar.

- Mutationen von SPINKs. Es handelt sich um Mutationen der Serin-Proteaseninhibitoren vom Kasal-Typ. Hier ist eine mangelnde Hemmung vorzeitig aktivierten Trypsins möglicherweise entscheidend.

Symptome Leitsymptome sind **Oberbauchschmerzen** und später **Gewichtsverlust.** Die Krankheit verläuft in Stadien. Im **Frühstadium (Stadium I)** sind die Patienten oft beschwerdefrei oder haben uncharakteristische Oberbauchbeschwerden. Die Beschwerden sind anfangs intermittierend, später halten sie Tage und Wochen an. Sie werden als dumpf und/oder schneidend angegeben, oft mit gürtelförmiger Ausstrahlung in den Rücken. Die Schmerzen lassen sich durch Zusammenkauern oder lokale Wärmeanwendung manchmal bessern.

Stadium II zeigt schmerzhafte wiederkehrende Attacken oder Dauerschmerzen. Die Intensität der Attacken, deren Dauer (Tage bis Wochen) und das Zeitintervall zwischen den Attacken können erheblich variieren. Der akute Schub kann unter dem Bild einer akuten hämorrhagischen Pankreatitis verlaufen, die intensivmedizinische Maßnahmen erfordert. Gewöhnlich ist der akute Schub konservativ beherrschbar, es sei denn, es treten Komplikationen auf. Bei vielen Patienten nimmt die Intensität der Attacken über die Zeit hin ab, da durch den Untergang des exokrinen Gewebes weniger Substrat für entzündliche Schübe zur Verfügung steht. Ein Kennzeichen des Stadiums II ist bei ungefähr der Hälfte der Patienten das Auftreten von Komplikationen, vor allem Pseudozysten, mit einem vielfältigen klinischen Bild. Ikterus ist möglich bei Kompression des distalen Ductus choledochus durch einen entzündlichen Pankreaskopftumor oder eine Pankreaskopfpseudozyste.

Das **Stadium III** der alkoholbedingten chronischen Pankreatitis ist gekennzeichnet durch exokrine und endokrine Pankreasinsuffizienz mit den Problemen des bei Alkoholikern schwer einzustellenden Diabetes und den Problemen der Enzymsubstitution. Bei Steatorrhö kann es zu meteoristischen Beschwerden durch bakterielle Fehlbesiedelung des Darmes kommen. Bei Vorliegen der entsprechenden Risikofaktoren stellen in diesem Stadium oft auch die Folgekomplikationen des Nikotinabusus und des Äthylismus (Pneumonien und arterielle Verschlusskrankheit) das klinische Hauptproblem dar.

Ungefähr 5 % der Patienten zeigen einen **primär schmerzlosen Verlauf.** Bei diesen Patienten manifestiert sich das Krankheitsbild bereits im Endstadium der endokrinen und exokrinen Insuffizienz.

Diagnostik In den ersten Jahren mit unbestimmten Symptomen kann die Diagnose schwierig sein.

Körperliche Untersuchung Druckschmerz im Oberbauch ist ein uncharakteristisches Zeichen und findet sich bei zahlreichen Erkrankungen. Selten kann eine größere Pankreaspseudozyste getastet werden. Zu achten ist auf Zeichen des Alkohol- und Nikotinabusus (Nikotinverfärbung der Finger; Leberhautzeichen bei äthyltoxischer Leberschädigung). Eine Braunpigmentierung im Oberbauch („Erythema ab igne") ist die Folge einer chronischen thermischen Schädigung der Haut durch Heizkissen- oder Wärmflaschenanwendung – ein zwar selten zu sehendes, aber für die Diagnose der chronischen Pankreatitis fast schon pathognomonisches Zeichen.

Wichtig ist das Körpergewicht in Relation zur Körpergröße. Im Anfangsstadium findet sich oft noch kein Gewichtsverlust. Gewichtsverlust bereits im frühen und mittleren Stadium der äthyltoxisch bedingten chronischen Pankreatitis ist Folge der verminderten Kalorienzufuhr einerseits aufgrund des Lebenswandels (Alkohol als insuffiziente Hauptkalorienzufuhr), andererseits aufgrund der Angst vor nahrungsabhängigen Schmerzen. Gewichtsverlust im Spätstadium der Erkrankung ist Folge der exokrinen Insuffizienz oder des Auftretens eines Karzinoms, sei es im Pankreas auf dem Boden der chronischen Pankreatitis oder extrapankreatisch (z. B. Lungenkarzinom bei langjährigem Nikotinabusus).

Labordiagnostik Die im Serum nachweisbaren Laborveränderungen bei einem akuten Schub einer chronischen Pankreatitis gleichen der akuten Pankreatitis. Bei fortschreitender Atrophie des Pankreas und Ersatz des Parenchyms durch Bindegewebe fehlt das Substrat für schwere, nekrotisierend verlaufende akute Schübe. Dementsprechend werden nur geringe oder keine Erhöhungen der Pankreasenzyme im Serum beobachtet.

Bei Behinderung des Galleabflusses durch eine Pankreaskopfzyste oder durch Kompression des distalen Ductus choledochus durch den entzündlichen Pankreaskopftumor lässt sich im Serum die **Cholestase** nachweisen (Erhöhungen der alkalischen Phosphatase, der γ-GT und bei ausgeprägter Cholestase auch des Bilirubins).

Der Tumormarker **CA 19-9** erlaubt keine sichere Differentialdiagnose zwischen Pankreaskarzinom und chronischer Pankreatitis; insbesondere bei Cholestase kann CA 19-9 auch bei chronischer Pankreatitis deutlich erhöht sein. Exzessive Erhöhungen sprechen in der Regel eher für das Karzinom.

Der im Verlauf der chronischen Pankreatitis auftretende **Diabetes mellitus** lässt sich nach den bekannten Richtlinien erfassen (orale Glukosebelastung, Blutzucker-Tagesprofil, Glukoseausscheidung im Urin, HbA_{1c}).

Da die meisten Patienten mit chronischer Pankreatitis alkoholkrank sind, finden sich häufig weitere Hinweise auf alkoholbedingte Organschäden wie Fettleber (Erhöhung von γ-GT, GOT, GPT) und auch Leberzirrhose (Thrombopenie, Leukopenie, Erniedrigung von Cholinesterase, Albumin, Quick) und Erythrozytenschädigung (Erhöhung des mittleren korpuskulären Volumens).

Funktionsdiagnostik Hier werden indirekte von direkten Funktionstests unterschieden. Der wichtigste direkte Funktionstest ist der **Sekretin-Cholezystokinin-(Ceruletid-)Test.** Unter röntgenologischer Kontrolle wird eine Sonde im Duodenum platziert und das Pankreassekret nach intravenöser Stimulation mit synthetischem Sekretin und dem Cholezystokininanalogon Ceruletid abgesaugt. Das Pankreassekret wird bezüglich hydrokinetischer (Bikarbonatsekretion) und ekboler Funktion (Amylase, Lipase, Trypsin) quantifiziert. Der Test ist kostenintensiv und belastet den Patienten, hat aber eine hohe Sensitivität.

Zu den weniger sensitiven indirekten Tests zählen die Bestimmung von Chymotrypsin und Pankreaselastase im

Stuhl, der Fluorescein-Dilaurat-Test (Pankreolauryl-Test®), die quantitative Bestimmung der Stuhlfettausscheidung im Drei-Tage-Sammelstuhl sowie ^{13}C-Triolein-Atemtests (s. Tab. 14.94).

Morphologische Diagnostik (s. Tab. 14.95) Die **Kernspintomographie** bietet evtl. Zusatzinformationen bezüglich der oft schwierigen Differentialdiagnose chronische Pankreatitis versus Pankreaskarzinom. Mit diesem Verfahren gelingt eine nichtinvasive Darstellung der Gallenwege und der Pankreasgänge. Die **Magnetresonanz-Cholangiopankreatikographie (MRCP)** wird die rein diagnostische ERCP ablösen, obgleich sich Veränderungen der Pankreasgangseitenäste in der ERCP nach wie vor sensitiver darstellen lassen. Die Kombination in einer Untersuchung aus Magnetresonanztomographie des Pankreas, Darstellung der Gänge mittels MRCP und Darstellung der Gefäße mittels MR-Angiographie („One-Stop Shopping") wird voraussichtlich nicht nur beim Pankreaskarzinom eine Alternative zu o. g. diagnostischen Verfahren werden und könnte das diagnostische Prozedere erheblich verkürzen.

Die Positronenemissionstomographie (PET) kann auch das Problem chronische Pankreatitis versus Pankreaskarzinom und Pankreatitis nicht eindeutig lösen.

Abbildung 14.155 zeigt schematisch die diagnostische Vorgehensweise bei Verdacht auf chronische Pankreatitis.

Eine Sonographie- oder CT-gesteuerte **Feinnadelpunktion** wäre die letzte diagnostische Maßnahme bei unklarer Dignität der Pankreasraumforderung. Die Indikation sollte aber überlegt gestellt werden, da einerseits Impfmetastasen bei noch operablem Pankreaskarzinom beschrieben sind, andererseits durch die Punktion eine schwere Pankreatitis ausgelöst werden kann. Ist die Diagnose einer chronischen Pankreatitis aufgrund von Pankreasverkalkungen oder typischen Sonographiezeichen sicher, liegt keine Komplikation der Erkrankung vor (größere Pseudozysten, Gallengangsobstruktion oder Duodenalstenose) und hat der Patient keinen akuten Schub der Erkrankung, ist zu diesem Zeitpunkt keine weitere Diagnostik erforderlich.

Differentialdiagnose Abdominelle Schmerzen bei chronischer Pankreatitis sind auch ohne gleichzeitig vorliegende Amylase-/Lipaseerhöhung im Serum möglich. Im Spätstadium der Erkrankung ist dies aufgrund der Parenchymatrophie verständlich. Im Frühstadium der Erkrankung kann es ebenfalls zu Schmerzen ohne Serum-Enzym-Erhöhung kommen, wenn kein entzündlicher Schub mit Azinuszelluntergang vorliegt. In diesen Fällen kann die Diagnose oft erst im weiteren Verlauf der Erkrankung gestellt werden. Die Differentialdiagnose zu sog. funktionellen Beschwerden bleibt bestehen.

Differentialdiagnose	Ausschlussmaßnahmen
Aortenaneurysma	Sonographie, CT
Gallensteinleiden	Sonographie
Pankreaskarzinom	CT, Endosonographie, ERCP, MRT, PET, im Zweifelsfall bei Operabilität der unklaren Pankreasraumforderung Laparotomie
Peptisches Ulkus	Ösophagogastroduodenoskopie
Erkrankung des Urogenitaltraktes	Sonographie

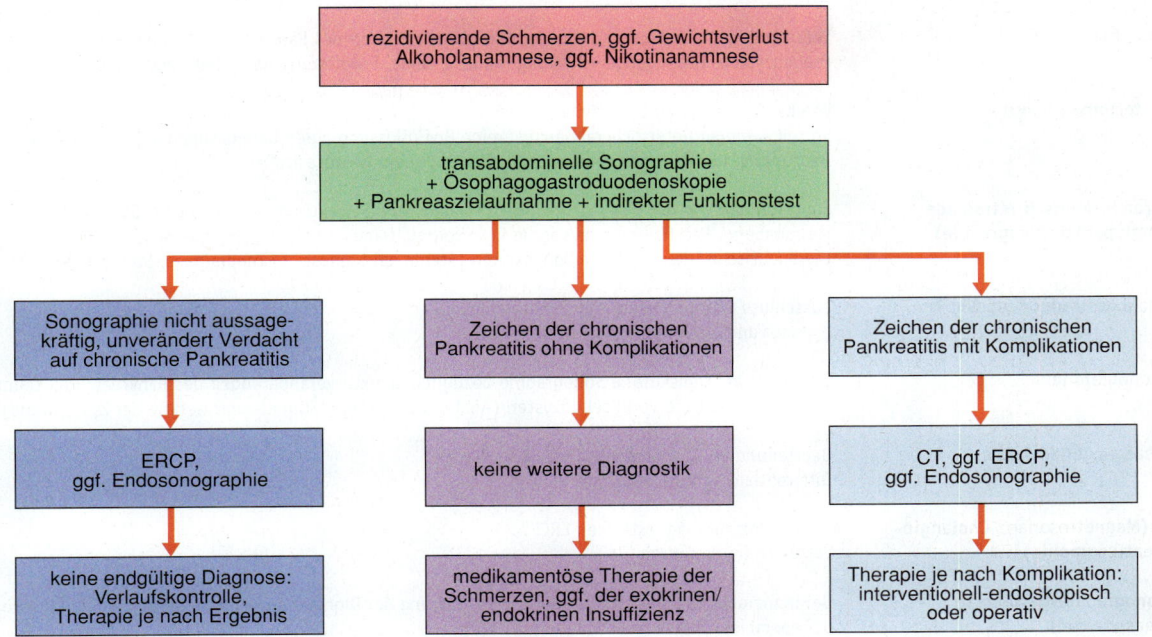

Abb. 14.155 Diagnostisches Vorgehen bei Verdacht auf chronische Pankreatitis.

Erkrankungen des Gastrointestinalsystems

Tab. 14.94 Funktionsdiagnostik bei chronischer Pankreatitis.

Verfahren	Prinzip
Sekretin-Cholezystokinin-(Ceruletid-)Test	Getrennte Absaugung von Magen- und Duodenalsekret mit der doppellumigen Magen-/Duodenalsonde nach intravenöser Stimulation der Pankreassekretion durch die Sekretagoga Sekretin und Cholezystokinin
Chymotrypsinbestimmung im Stuhl	Chymotrypsin bleibt während der Darmpassage relativ stabil. Konzentrationsbestimmung der Chymotrypsinaktivität in einer Stuhlprobe ist ein indirektes Maß der exokrinen Kapazität
Elastasebestimmung im Stuhl	Ähnlich wie Chymotrypsinbestimmung, Vorteil: keine Kreuzreaktivität zwischen Schweine- und humanem Enzym; Therapie mit Pankreasenzymen muss daher nicht abgesetzt werden
Fluorescein-Dilaurat-Test	Fluorescein ist ein inerter Farbstoff, der an Fettsäuren gekoppelt wurde. Nach Gabe der Substanz zusammen mit einer Mahlzeit wird Fluorescein durch Arylesterasen des Pankreas abgespalten. Die Konzentration des Fluoresceins im Serum oder Urin ist ein Maß für die exokrine Kapazität
Stuhlfettbestimmung	Visuelle Stuhlbetrachtung oder mikroskopische Analyse des Stuhls bezüglich „Fetttropfen"; unzureichende Sensitivität und Spezifität; quantitative Fettbestimmung im Drei-Tage-Sammelstuhl nach normierter Nahrung mit bekanntem Fettgehalt einzig valide Methode zur Feststellung einer Steatorrhö; Sensitivität des Tests bezüglich Diagnose „chronische Pankreatitis" aber niedrig, da Steatorrhö erst bei mehr als 90%iger Zerstörung des Organs auftritt
^{13}C-Triolein-Test	Markierung von Fett mit schwerem Kohlenstoff; bei ausreichender Lipasesekretion kann in der Ausatemluft mit einem Massenspektrometer zeitgerecht $^{13}CO_2$ nachgewiesen werden

Tab. 14.95 Morphologische Diagnostik der chronischen Pankreatitis.

Verfahren	Mögliche Veränderungen bei chronischer Pankreatitis
Abdomen-Leeraufnahme	Verkalkungen
Sonographie	Veränderungen von Form, Kontur und Binnenechostruktur des Pankreas; Pseudozysten, Hauptgangerweiterungen, Gangsteine, Erweiterung der Gallenwege
Computertomographie	Wie bei Sonographie; Sensitivität 70–90 % Vorteil: weniger untersucherabhängig, keine Beeinflussung durch Darmgasüberlagerung, bessere Beurteilung des Retroperitoneums (z.B. Exsudationen, Nekrosestraßen)
ERCP (endoskopisch-retrograde Cholangiopankreatikographie)	„Goldstandard" in der Pankreasdiagnostik; Haupt- und Seitengangveränderungen (Stenosen, Verplumpung, Rarefizierung, zystische Erweiterung, Gangsteine), Gallengangstenosierung; therapeutische Interventionsmöglichkeiten (Stents bei Stenose, Zystendrainage, Steinentfernung)
Ösophagogastroduodenoskopie	Ausschluss extrapankreatischer Zweiterkrankungen (Ulkus, Fundus-/Ösophagusvarizen)
Endosonographie	Sensitiver als transkutane Sonographie bezüglich Strukturveränderungen des Pankreas; Beurteilung der Größe und Lage von Pseudozysten (Abstand zum Magen/Duodenum; Gefäße der Zystenwand)
Pankreasgangendoskopie	Beurteilung von Gangstenosen, gezielte Biopsie, Differentialdiagnose Neoplasie
MRCP (Magnetresonanz-Cholangiopankreatikographie)	Konkurrenz zur diagnostischen ERCP? Vorteil: weniger invasiv
CT-/Sonographie-gesteuerte Pankreaspunktion	Bei inoperablem Pankreastumor Biopsie zur Klärung der Dignität der Raumforderung; keine Punktion bei operablem Tumor (cave: Impfmetastasen)

14.7 Erkrankungen der Bauchspeicheldrüse

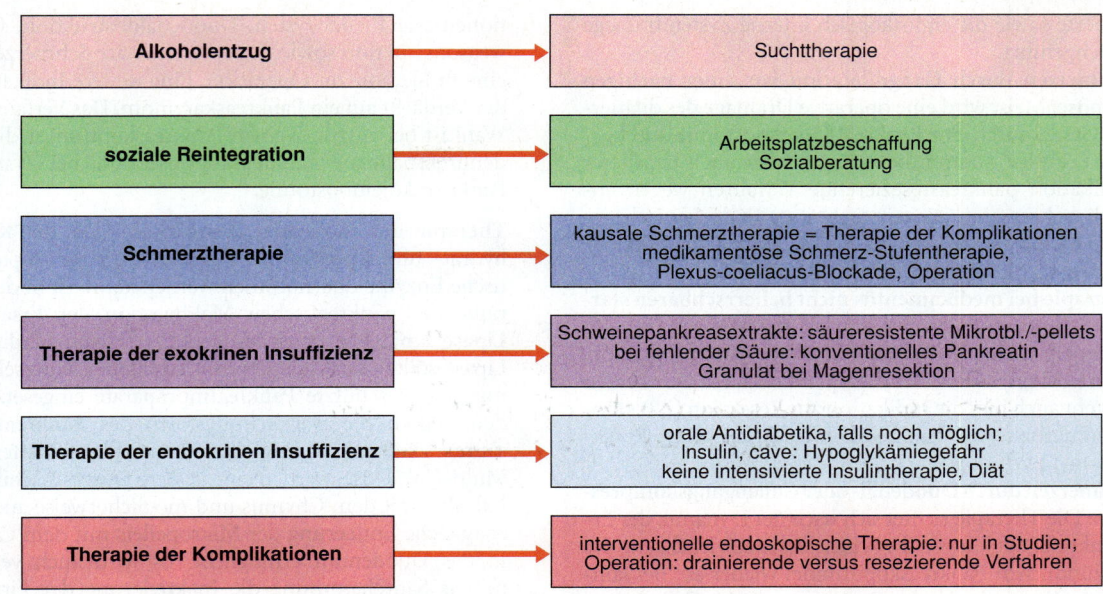

Abb. 14.156 Die Säulen der Therapie der chronischen Pankreatitis.

Therapie Einziger kausaler therapeutischer Ansatz der äthyltoxisch bedingten chronischen Pankreatitis ist **absolute Alkoholkarenz**. Dadurch lassen sich sowohl der Schweregrad als auch die Häufigkeit der Attacken bei vielen Patienten mindern.

Die Therapie ist des Weiteren abhängig vom Stadium der Erkrankung.

Zur **symptomatischen** Therapie zählen die Behandlung der Schmerzen, der exokrinen Insuffizienz mit Pankreasextrakten, Diät und Vitaminsubstitution, die Therapie der endokrinen Insuffizienz mit Insulin sowie die Behandlung der Komplikationen (s. Abb. 14.156).

Schmerztherapie
- **Pathogenese der Schmerzen:** Die Ursache der Schmerzen und deren Pathogenese sind vielschichtig und können auch beim gleichen Patienten im Verlauf der Erkrankung sehr variabel sein.

Pankreatogene Ursachen des Schmerzes	Extrapankreatische Ursachen des Schmerzes
■ Entzündliche Infiltration und Kompression sensibler Nerven ■ Abflussbehinderung des Pankreassekrets durch Gangstenosen und Steine ■ Pseudozystenbildung. Pseudozysten verursachen um so mehr Schmerzen, je rascher ihre Größe zunimmt, und zwar aufgrund der Pankreaskapseldehnung	■ Begleit- und Zweiterkrankungen wie Ulzerationen ■ Minderdurchblutungen der intestinalen Arterien bei Gefäßsklerose ■ Eher selten sind Polyneuropathien des intestinalen Nervensystems als Folge von Äthylismus, Vitaminmangel und Diabetes ■ Maldigestion mit Steatorrhö

Pankreatogene Ursachen des Schmerzes	Extrapankreatische Ursachen des Schmerzes
■ Entzündlicher Pankreaskopftumor. Ein entzündlicher Pankreaskopftumor kann ebenso wie Pseudozysten durch Kompression des Duodenums und des Ductus choledochus Schmerzen bereiten. Eine Abflussbehinderung der Galle führt ebenfalls, je nach Geschwindigkeit ihres Auftretens, zu Schmerzen, welche durch Leberstauung sowie Gallenblasen- und Gallenwegskontraktionen bedingt sind ■ Entzündlicher Schub einer chronischen Pankreatitis. Ein Schub kann wie eine akute nekrotisierende Pankreatitis mit stärksten Schmerzen verlaufen, bedingt durch Pankreasnekrose, retroperitoneale Effusionen, Infektionen mit Abszedierungen und Aszitesbildung	■ Bakterielle Fehlbesiedelung des Darms ■ Meteorismus

- **Schmerzen durch eine Pseudozyste:** Eine Indikation zur Intervention besteht meist bei einer Zystengröße über 5 cm Durchmesser, einer Persistenz der Zyste von mehr als vier bis sechs Wochen, starken Schmerzen, rascher Größenzunahme der Zyste sowie Komplikationen. Je nach Zystenlage und Erfahrung des Therapeuten werden die operative, die perkutane Sonographie- oder CT-gesteuerte sowie die endoskopisch interne Zystendrainage durchgeführt.

- **Schmerzen durch Gangdilatation vor einer narbigen Stenose:** Meist wird eine operative Drainage des dilatierten Gangs durch eine Pankreatikojejunostomie durchgeführt. Einige Zentren bevorzugen aber auch bei dieser Indikation pankreasresezierende Verfahren wegen angeblich besserer Langzeitergebnisse. Endoskopisch gelegte Stents werden versucht, ihre langfristige Effizienz ist aber nicht durch größere Studien belegt.
- **Therapie bei medikamentös nicht beherrschbaren starken Schmerzen:** Gerechtfertigt ist der Versuch der CT-gesteuerten Plexus-coeliacus-Blockade durch Glukokortikosteroidinjektion. Bei therapierefraktären Schmerzen besteht auch hier die Indikation zur Resektion (z. B. duodenumerhaltende Pankreaskopfresektion oder Resektion nach Whipple).
- **Schmerzen durch Duodenal- oder Gallengangskompression:** Die Therapie richtet sich nach der Dynamik der Erkrankung. Oft klingen die Schmerzen nach Rückgang des entzündlichen Pankreaskopftumors wieder ab. Bei konstanter Kompression des Duodenums oder Gallengangs ist eine Gastrojejunostomie oder biliodigestive Anastomose oder, falls möglich, eine Pankreaskopfresektion erforderlich; bei Gallengangskompression ist eine endoskopische Stentimplantation eine Alternative, deren langfristige Effizienz bei einer primär nichtmalignen Erkrankung, ebenso wie die von Stents im Pankreashauptgang, durch größere Studien erst noch belegt werden muss.
- **Schmerzen durch Pankreasgangsteine:** Die Schwierigkeit liegt in der Beurteilung, ob die Schmerzen wirklich durch die Gangsteine bedingt sind. Therapeutisch kommen in Frage: Versuch der endoskopischen Steinextraktion nach Papillotomie, endoskopische Extraktion nach vorheriger Lithotripsie durch extrakorporale Stoßwellen und operative Extraktion mit Drainage.
- **Medikamentöse Schmerztherapie der chronischen Pankreatitis:** Die medikamentöse Schmerztherapie entspricht den allgemeinen Empfehlungen zur Schmerztherapie, d. h. individuelle Dosisanpassung und bei länger anhaltenden Schmerzen kontinuierliche Gabe von Analgetika nach einem festen Zeitschema.
  - Bei leichten Schmerzen werden peripher wirksame Analgetika wie nichtsteroidale Antirheumatika (z. B. Diclofenac, Acetylsalicylsäure) oder auch Metamizol eingesetzt, ggf. in Kombination mit einem Spasmolytikum.
  - Bei mittelstarken Schmerzen empfiehlt sich eine Kombination aus peripher wirksamen mit niedrigpotenten zentral wirksamen Analgetika (z. B. Tramadol).
  - Bei starken Schmerzen werden eine Kombination aus peripher wirksamen mit hochpotenten zentral wirksamen Analgetika (z. B. Buprenorphin) und auch Antidepressiva eingesetzt.

Die Schmerztherapie beim akuten Schub einer chronischen Pankreatitis unter dem Bild einer akuten hämorrhagisch-nekrotisierenden Pankreatitis erfordert meist hochpotente zentral wirksame Analgetika. Allerdings sollten die Morphinderivate, die den Tonus der Papille erhöhen, gemieden werden.

Operative Therapie Konservativ und/oder endoskopisch-interventionell nicht zu beherrschende Komplikationen wie Pseudozysten, Duodenalobstruktion, Gallenwegsobstruktion sowie therapierefraktäre Schmerzen sind eine Indikation zur Operation. Eine weitere Indikation ist der Verdacht auf ein Pankreaskarzinom. Das Verfahren der Wahl ist bei entzündlichem Pankreaskopftumor die duodenumerhaltende Pankreaskopfresektion, bei Zysten die Pankreatikojejunostomie.

Therapie der exokrinen Insuffizienz Da die Kohlenhydrat- und Eiweißverdauung z. T. durch extrapankreatische Enzyme übernommen werden kann, ist in der Therapie der pankreatischen Maldigestion der **Ersatz von Lipase** am wichtigsten. Aufgrund der Säurelabilität der Lipase sollten bei Patienten mit erhaltener Säuresekretion nur säuregeschützte Pankreatinpräparate eingesetzt werden. Durch die Darreichungsform des **Pankreatins** in säuregeschützten Mikropellets oder Mikrotabletten, sog. Multi-Unit Dose, werden eine bessere Durchmischung der Extrakte mit dem Chymus und möglicherweise auch eine zeitgleiche Entleerung der Mikropellets mit dem Chymus in das Duodenum ermöglicht. Es wird auch versucht, mittels Säurehemmung die Inaktivierung der Lipase zu verhindern. Für die Verdauung ist es außerdem erforderlich, dass die Enzyme aus säuregeschützten Pankreatinpräparaten nach Magenpassage und Durchmischung mit dem Chymus rasch freigesetzt werden. Auch die Partikelgröße der Mikrotabletten oder -pellets des Pankreatins mag entscheidend sein. Feste Nahrung wird aus dem Magen erst ab einer Partikelgröße unter 2 mm entleert. Bei größeren Partikeln muss befürchtet werden, dass sich der Chymus getrennt vom Pankreatin aus dem Magen entleert.

Die **Dosierung** des Pankreatins muss sich, falls keine quantitative Stuhlfettbestimmung möglich ist, nach der zu fordernden Abnahme von Stuhlfrequenz und Stuhlgewicht sowie nach der Zunahme des Körpergewichts richten. Bei magenresezierten Patienten empfehlen sich zur raschen Durchmischung des Pankreatins mit dem Chymus Präparate in Granulatform.

Therapie der endokrinen Insuffizienz Der endokrine Funktionsausfall tritt meist erst nach bereits manifestem exokrinem Ausfall auf und kann manchmal noch kurze Zeit mit **oralen Antidiabetika** behandelt werden, benötigt dann aber doch früher oder später **Insulin**.

Aufgrund der gestörten Gegenregulation bei gleichzeitigem Mangel antiinsulinärer Hormone wie Glukagon, aufgrund der gestörten Nahrungsassimilation und aufgrund der oft nicht eingehaltenen Diätempfehlungen sollte auf eine zu strenge Einstellung mit Insulin verzichtet werden, da die Patienten sonst hypoglykämiegefährdet sind.

Ernährung Die Ernährung bei chronischer Pankreatitis beinhaltet Alkoholkarenz, Reduktion des Nahrungsfetts auf 70 g/d, ggf. Ersatz des Fetts durch mittelkettige Fettsäuren (MCT-Fette, Ceres-Margarine), falls die Steatorrhö durch Pankreatin nicht wesentlich gebessert werden kann. Auf einen Mangel an fettlöslichen Vitaminen bei Steatorrhö und Fehlernährung sollte geachtet werden.

Verlauf und Prognose Die unterschiedlichen Verlaufsmöglichkeiten sind bereits unter Symptome beschrieben.
Erhöhtes Letalitätsrisiko: Komplikationen wie Arrosion von Gefäßen durch Pseudozysten, extrapankreatische Organkomplikationen bei akutem Schub mit nekrotisieren-

dem Verlauf und postoperative Komplikationen erhöhen das Letalitätsrisiko. Bei äthyltoxischer chronischer Pankreatitis leben zehn Jahre nach klinischem Beginn im Mittel nur noch 60 % der Patienten. Für die Prognose ist aber mehr der „Lebenswandel" als die Pankreatitis per se verantwortlich.

Folgeerkrankungen des Alkohol- und Nikotinabusus wie Lungenkarzinom, Herzinfarkt, generelle Gefäßsklerose, insbesondere arterielle Verschlusskrankheit der unteren Extremitäten, Pneumonien bei gestörter Immunabwehr, Hypoglykämien bei inadäquater Insulininjektion erhöhen die Letalität.

Erhöhtes Pankreaskarzinomrisiko: Sowohl die jahrzehntelange chronische Pankreasentzündung per se als auch der Nikotinabusus sind Risikofaktoren für die Entwicklung eines Pankreaskarzinoms bei ca. 5–10 % der Patienten mit äthyltoxischer Pankreatitis. Patienten mit hereditärer Pankreatitis haben ab dem fünften Lebensjahrzehnt ein deutlich steigendes Pankreaskarzinomrisiko!

Komplikationen Mehr als die Hälfte aller Patienten mit chronischer Pankreatitis entwickelt im Verlauf ihrer Erkrankung eine oder mehrere Komplikationen, die eines operativen oder interventionell-endoskopischen Eingriffs bedürfen. Häufigste Komplikation ist die Entstehung von **Pseudozysten**, die je nach Größe, Lokalisation und Verlauf ein vielschichtiges Bild bieten (s. Tab. 14.96).

Zusammenfassung

- Häufigste Ursache: langjähriger Alkoholabusus
- Wichtigste Symptome: Ober- oder Mittelbauchschmerzen, teilweise mit Ausstrahlung in den Rücken, Gewichtsverlust
- Wichtigste diagnostische Maßnahmen: Pankreasfunktionsuntersuchungen, unterschiedliche bildgebende Verfahren: Sonographie, CT, ERCP, Endosonographie und MRCP
- Wichtigste therapeutische Maßnahmen: Alkohol- und Nikotinkarenz, Schmerztherapie, Therapie der exokrinen Insuffizienz mit Schweinepankreatin, Therapie der endokrinen Insuffizienz mit Insulin

Tab. 14.96 Komplikationen der chronischen Pankreatitis.

Komplikation	Klinisches Bild
Pseudozyste	
Duodenalobstruktion	Erbrechen, Völlegefühl, Inappetenz, Gewichtsverlust, Dauerschmerzen
Choledochusstenose	Ikterus, Schmerzen
Milzvenenthrombose	Blutung aus Ösophagus- oder Fundusvarizen
Abszedierung	Fieber, Sepsis
Perforation	
in Magen/Jejunum	Spontane Ausheilung
in die freie Bauchhöhle	Pankreatogener Aszites
Gefäßarrosion	Blutungsschock
Entzündliche Pankreaskopfschwellung	
Duodenalobstruktion	s.o.
Choledochusstenose	s.o.
Lang dauernde Choledochusstenose	sekundäre biliäre Leberzirrhose
Narbige Strikturen der Gänge, Steinokklusion	
Sekretabfluss behindert	Maldigestion
Druckatrophie des Parenchyms	Maldigestion
Kapselwandspannung	Schmerzen
Maligne Entartung	
Pankreaskarzinom	
Folgekomplikationen der exokrinen Insuffizienz	
Katabole Stoffwechsellage	Vermehrte Infektneigung
Mangel an fettlöslichen Vitaminen	
Vitamin A	Sehstörungen/Nachtblindheit
Vitamin D	Osteoporose/Osteomalazie
Vitamin K	Hämorrhagien
Mangel an Vitamin B_{12}/Folsäure	Polyneuropathie / Megaloblastäre Anämie
Folgekomplikationen der endokrinen Insuffizienz	
Falsche Insulindosierung bei Diätfehlern	Hypoglykämie

Zur weiteren Information

Literatur

Etemad, B., D. C. Whitcomb: Chronic pancreatitis: diagnosis, classification and new genetic developments. Gastroenterology 2001; 120: 682–707.

Fölsch, U. R., R. Nitsche, R. Lüdtke, R. A. Hilgers, W. Creutzfeldt and the German Study Group of Acute Biliary Pancreatitis: Controlled randomized multicenter trial of urgent endoscopic papillotomy for acute biliary pancreatitis. N Engl J Med 1997; 336: 237–42.

Go, V. L. W., E. P. DiMagno, J. D. Gardner, E. Lebenthal, H. A. Reber, G. A. Scheele (eds.): The Pancreas. Biology, Pathobiology and Diseases, 2nd edn. Raven Press, New York 1993.

Mössner, J., G. Adler, U. Fölsch, M. V. Singer (Hrsg.): Erkrankungen des exkretorischen Pankreas. Fischer, Jena 1995.

Mössner, J.: Chronische Pankreatitis. In: Hahn, E. G., J. F. Riemann (Hrsg.): Klinische Gastroenterologie. Thieme, Stuttgart – New York 1996, pp. 1146–69.

United Kingdom guidelines for the management of acute pancreatitis. Br Soc Gastroenterol 1998 (Suppl 2): 1–13.

Internet-Links

http://www.klinikum.uni-leipzig.de/%7Emedkl2/
http://www.dgvs.de/index_8.htm
http://www.ncbi.nlm.nih.gov:80/entrez/query.fcgi?db=OMIM

Keywords

Akute Pankreatitis ◆ APACHE-2-Score ◆ biliäre Pankreatitis ◆ chronische Pankreatitis ◆ Choledocholithiasis ◆ Diabetes ◆ Digestionsenzyme ◆ Endosonographie ◆ hämorrhagisch-nekrotisierende Pankreatitis ◆ Pankreaskopfresektion ◆ Pankreatin ◆ Papillotomie ◆ Pseudozyste ◆ Ranson-Score ◆ Zystendrainage

IMPP-Statistik

Akute Pankreatitis ◆ Chronische Pankreatitis

14.7.2 Pankreastumoren

A. C. C. WAGNER, C. SPITZWEG, B. GÖKE

Zu den Tumoren des Pankreas gehören alle gutartigen und bösartigen Pankreasgeschwülste, die entweder von der Matrix (Parenchym- und Ganggewebe) oder seltener vom Stützgewebe ausgehen. Sie nehmen ihren Ursprung vom **exokrinen** oder **endokrinen** Gewebeanteil der Bauchspeicheldrüse. Der mit 80 % häufigste Tumor ist das Adenokarzinom, das vom duktalen Gewebe des exokrinen Pankreasanteils ausgeht. Zudem findet man Ampullen- und Papillenkarzinome, von den Azinuszellen ausgehende Karzinome sowie sehr seltene andere Neubildungen. Die vom endokrinen Pankreas ausgehenden Tumoren verursachen entweder durch die pathologisch vermehrte Sekretion von Hormonen eine sehr frühe charakteristische Symptomatik oder sind funktionell nicht aktiv (keine Hormonfreisetzung). Dann wird die Diagnose meist erst spät bei fortgeschrittenem lokalem Wachstum und/oder Leberfilialisierung gestellt.

Exokrine Pankreastumoren

Engl. Begriff: Exocrine Pancreatic Carcinoma

> ! Das typische Pankreaskarzinom ist das Adenokarzinom der Pankreasgangzellen.

Alle in diesem Kapitel erwähnten epidemiologischen Daten und auch die Daten aus den Therapiestudien beziehen sich darauf. Die anderen Formen sind viel seltener (< 10 % aller Pankreastumoren). Eine Übersicht gibt Tabelle 14.97.

Tab. 14.97 Bösartige Neubildungen des Pankreas.

Von den Gangzellen ausgehende Karzinome
Duktales Adenokarzinom: ■ Hochdifferenziertes Adenokarzinom ■ Niedrigdifferenziertes Adenokarzinom ■ Schleim bildendes Adenokarzinom (Siegelringzellkarzinom) ■ Anaplastisches Karzinom ■ Adenosquamöses Karzinom
Ampullen- und Papillenkarzinome: ■ Muzinöses Zystadenom/Zystadenokarzinom ■ Großzelliges Adenokarzinom mit osteoklastenähnlichen Zellen (selten)
Von Azinuszellen ausgehende Karzinome ■ Solidzystisches Karzinom ■ Azinuszellkarzinom ■ Azinäres Zystadenokarzinom
Neubildungen mit unklarer Histiogenese ■ Pankreatoblastom ■ Pleomorphes, kleinzelliges Karzinom
Solidzystisches oder papillär zystisches Karzinom (selten)
Nichtepitheliale Neubildungen (selten)

Praxisfall

Ein 57-jähriger Patient hat seit drei Wochen wiederholt stechende Schmerzen in der linken Wade und seit drei Tagen zusätzlich eine akute Rötung und Schwellung des linken Unterschenkels und Fußes. Seit mehreren Wochen hat er nur mäßigen Appetit und seit fünf Wochen einen ausdrücklichen Widerwillen gegen Fleisch. Die Gewichtsabnahme innerhalb von fünf Wochen beträgt 8 kg. Zusätzlich ist seit ca. fünf Jahren eine gestörte Glukosetoleranz bekannt. Bei der **klinischen Untersuchung** fallen eine Rötung und Schwellung des linken Unterschenkels auf. Die Leber ist mit 15 cm in der MCL leicht druckschmerzhaft vergrößert tastbar, ansonsten zeigen sich keine Auffälligkeiten. Folgende **Laborwerte** sind pathologisch erhöht: γ-GT 615 U/l, AP 778 U/l, GPT 28 U/l, LDH 280 U/l, HbA_{1c} 12,5 %, BZ 240 mg % (nüchtern).

Die aufgrund der veränderten Leberwerte durchgeführte **Sonographie** zeigt eine Hepatomegalie mit dem dringenden Verdacht auf multiple Leberfiliae. Das Pankreas ist unauffällig. Die **endoskopische Untersuchung** des Gastrointestinaltraktes ergibt keinen Hinweis auf das Vorliegen eines Primärtumors. Im **CT** des Abdomens zeigen sich ebenfalls multiple hypodense Areale in der Leber mit einem Durchmesser bis zu 3 cm. Im Pankreaskorpus weist eine Hypodensität auf das Vorliegen eines Pankreastumors hin. In der **ERCP** zeigt sich ein Abbruch des Ductus Wirsungianus im Bereich des Pankreaskorpus. Die Punktion der Leberherde ergibt Zellen eines hochdifferenzierten Karzinoms.

Aufgrund dieser Befunde muss von einem Pankreaskorpuskarzinom mit bereits erfolgter Metastasierung in die Leber ausgegangen werden. Zusätzlich liegt eine paraneoplastisch bedingte Phlebothrombose der Unter- und Oberschenkelvenen des linken Beines vor. Die zur Beurteilung der Operabilität durchgeführte **Zöliakographie** zeigt eine unregelmäßige Konturierung und Einengung der Arteria gastroduodenalis sowie der Arteria lienalis über eine Länge von mindestens 4 cm. Die Vena lienalis ist verschlossen. Dies deutet auf eine Ausbreitung des Tumors über die Organgrenzen in das Retroperitoneum hin. Da eine operative Therapie aufgrund dieser Befunde ausscheidet, wird eine **Chemotherapie** durchgeführt. Sechs Monate nach der Diagnosestellung tritt ein zunehmender Ikterus durch multiple Verschlüsse der intra- und extrahepatischen Gallenwege auf, und der Patient verstirbt innerhalb von drei Wochen.

Definition Die Klassifikation von Neubildungen des exokrinen Pankreas beruht primär auf dem feingeweblichen histologischen Bild. Mit dem Ziel, die Aussagefähigkeit der histologischen Klassifizierung maligner Neubildungen bezüglich der Prognose zu erhöhen, erfolgt zusätzlich ein Grading, welches den Grad der Entdifferenzierung beurteilt. Zeichen der Entdifferenzierung sind Verlust der Zellpolarität, Verlust der Assoziation mit Teilen der Basallamina und Verringerung der durch das Karzinom hervorgerufenen desmoplastischen Reaktion und Fibrose. Weitere wesentliche Kriterien umfassen die Mitosehäufigkeit, die nukleäre Anaplasie und Polymorphie sowie das Ausmaß der Muzinproduktion. Tabellen 14.97 und 14.98 geben einen Überblick über die exokrinen Pankreastumoren.

14.7 Erkrankungen der Bauchspeicheldrüse

Zu den Einzeltumoren sind folgende Anmerkungen zu machen:
- Die **muzinösen Zystadenome** haben im Gegensatz zu den serösen mikrozystischen Adenomen ein hohes Entartungsrisiko. Da die Zystadenom-Zystadenokarzinom-Sequenz typisch ist, sind muzinöse Zystadenome wie Malignome zu behandeln und, falls möglich, operativ zu sanieren.
- **Azinäre Karzinome** machen nur 1 % aller exokrinen Pankreastumoren aus. Sie treten gehäuft bei älteren Patienten auf. In den Tumorzellen finden sich Zymogengranula und die entsprechenden Verdauungsenzyme. Manchmal finden sich erhöhte Lipasespiegel im Serum. Subkutane Pannikulitis, vielleicht durch die freigesetzten Lipasen bedingt, ist bei diesen Karzinomen ebenfalls beobachtet worden.
- **Pankretoblastome** sind unreife Mischtumoren mit epithelialen und mesenchymalen Anteilen, die auch bei Kindern vorkommen können.
- **Kleinzellige Pankreaskarzinome** ähneln den kleinzelligen Bronchialkarzinomen und haben wie diese eine schlechte Prognose.
- Es gibt Karzinome, welche durch ihre nahezu völlige Beschränkung auf intraduktales Wachstum (**intraduktale Karzinome**) auffallen. Diese Schleim bildenden Karzinome haben ebenfalls eine relativ gute Prognose nach Pankreasresektion. Häufig besteht eine obstruktive Pankreatitis durch Verlegung des Pankreasganges durch zähe Schleimmassen.
- Weitere Raritäten unter den Pankreaskarzinomen sind das **großzellige Adenokarzinom** mit osteoklastenähnlichen Zellen und das **solidzystische** oder **papillär-zystische** Karzinom. Die Prognose der großzelligen Adenokarzinome mit osteoklastenähnlichen Zellen ist nicht gut. Die solidzystischen oder papillär-zystischen Karzinome treten gehäuft bei jungen Frauen auf und haben nach Resektion eine recht gute Prognose.
- **Sarkome** oder maligne **Lymphome** haben sehr selten ihren Ursprung im Pankreas. Sekundäre Beteiligung des Pankreas bei malignen Lymphomen ist jedoch nicht ungewöhnlich. Schließlich gibt es einzelne Fallberichte über **Lipoblastome** und **Liposarkome** im Pankreas.

Die **Karzinome der Ampulla Vateri** werden je nach Ausbreitung unterschiedlich klassifiziert. Das Papillenkarzinom ist hier wegen seiner anatomischen Beziehung zum Pankreas aufgeführt. Die Symptome sind ähnlich wie beim Pankreaskarzinom.
Man unterscheidet:
1. Ampullenkarzinom
2. duodenale Tumoren mit Beteiligung der Ampulle (periampulläres Karzinom)
3. gemischt ampulläre/periampulläre Karzinome
4. Pankreaskopfkarzinome mit Beteiligung der Ampulle

Die **primär ampullären Karzinome** (1–3) haben eine **bessere Prognose** als die übrigen Pankreaskarzinome, weil der Ikterus aufgrund der anatomischen Lage hier ein Frühsymptom sein kann. **Villöse Adenome** der Papille sind als Präkanzerosen anzusehen.

! Gutartige Neubildungen des Pankreas sind insgesamt selten (s. Tab. 14.98).

Tab. 14.98 Gutartige Pankreasneoplasien.

Seröses Zystadenom (auch mikrozystisches, seröses Adenom)
Pankreasgangadenom
Teratome
Lymphoepitheliale Zysten
Diverse gutartige mesenchymale Tumoren sind beschrieben (extrem selten)

Bedeutung gewinnen sie nur dann, wenn sie von malignen Tumoren im Pankreas nicht klar unterschieden werden können.

Epidemiologie Das Adenokarzinom des Pankreas rangiert mit 29 000 Erkrankungsfällen pro Jahr in den USA als Nummer 10 auf der Häufigkeitsskala aller Krebserkrankungen. Allerdings ist das Pankreaskarzinom für 6 000 Todesfälle/Jahr in England und Wales und 26 000 in den USA verantwortlich, was 5 % bzw. 6 % aller Krebstodesfälle bei Männern und Frauen entspricht. Bei den durch bösartige Erkrankungen verursachten Todesfällen steht das Pankreaskarzinom bei Männern an vierter (nach Lunge, Kolon und Prostata), bei Frauen an fünfter Stelle (nach Mamma, Kolon, Zervix und Lunge). Die Inzidenz hat in den letzten Jahrzehnten zugenommen.

Ätiologie und Pathogenese In den letzten Jahren konnte für das Adenokarzinom des Pankreas durch minutiöse histologische und molekularbiologische Untersuchungen die schrittweise Entstehung von Pankreaskarzinomen durch zunehmende genetische und morphologische Alteration der Pankreasgangzellen aufgezeigt werden (s. Abb. 14.157). Im Prinzip entspricht die Entstehung des Pankreaskarzinoms somit der für das Kolonkarzinom erstmals gezeigten Folge von Ereignissen (Vogelstein-Sequenz). So

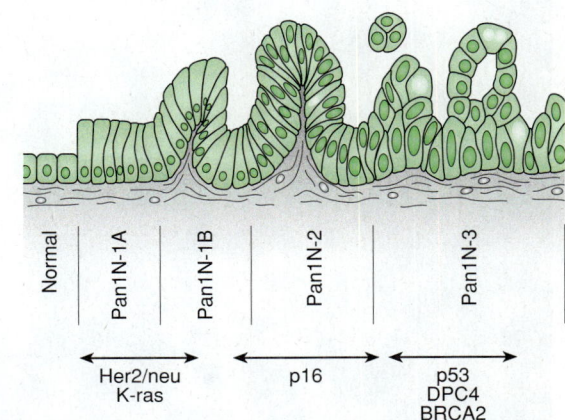

Abb. 14.157 Sequenz genetischer Veränderungen auf dem Weg zum Adenokarzinom des Pankreas (nach: Su, G. H., S. E. Kern: Molecular genetics of ductal pancreatic neoplasia. Curr Opin Gastroenterol 2000; 16: 419–25).

besteht kein Zweifel daran, dass es eine sequentielle Veränderung der Pankreasgangzellenmorphologie über eine bereits die Kriterien einer **pankreatischen intraepithelialen Neoplasie** (PanIN) erfüllenden Dysplasie bis hin zur malignen Entartung gibt. Auf molekularer Ebene konnte eine vermehrte Mutationshäufigkeit von Her2/neu, K-ras, p16, p53, DPC4 und BRCA2 mit zunehmender Entartung aufgezeigt werden.

So finden sich bei 95 % der Pankreaskarzinome **Mutationen** in Codon 12 des c-K-ras-Protoonkogens. Die Mutation führt zur permanenten Aktivierung des Ras-Proteins. Ras-Proteine sind zentral an der Signaltransduktion von Wachstumsfaktoren beteiligt, dauernde Aktivierung könnte daher durchaus zu überschießendem Zellwachstum führen. Mutationen im Gen des Tumorsuppressors p53 sind bei Pankreaskarzinomen mit ca. 60 % aller Fälle ebenfalls häufig. Ferner gibt es hereditäre Erkrankungen, bei denen Pankreaskarzinome verstärkt auftreten. Von Bedeutung sind die hereditäre Pankreatitis (s. dort), die hereditäre nichtpolypöse familiäre Kolonkarzinomatose (HNPCC, s. dort), die familiäre adenomatöse Polypose (FAP) und ein Teil der Patienten mit dem sog. FAMMM-Syndrom (Familial Atypical Multiple Mole Melanoma). Endokrine Tumoren des Pankreas (s. dort) kommen gehäuft bei MEN II vor.

> ! Bei chronischer Pankreatitis ist das Risiko, an einem Pankreaskarzinom zu erkranken, erhöht.

Genetische Risikofaktoren werden vermutet. Rauchen stellt einen Risikofaktor dar, allerdings ist die Bedeutung des Rauchens für die Entstehung von Pankreaskarzinomen deutlich geringer als bei Bronchialkarzinomen. Kaffee ist kein Risikofaktor. Inwieweit die Ernährung von Bedeutung ist, ist unklar. Möglicherweise begünstigt eine proteinreiche, hochkalorische Ernährung die Entstehung von Pankreaskarzinomen. Gallensteine, Alkohol, perniziöse Anämie und radioaktive Strahlen sind ebenfalls als Risikofaktoren angesehen worden. Eindeutige epidemiologische Daten liegen hierzu jedoch nicht vor. Dies gilt auch für angeblich protektive Effekte einer obst- und faserreichen Ernährung. Zum Diabetes mellitus scheint eine Assoziation zu bestehen, allerdings kann ein Pankreaskarzinom auch Ursache eines Diabetes mellitus sein.

Lokalisation 70 % der Karzinome entwickeln sich im Pankreaskopf und im Papillengebiet. Etwa 25 % liegen im Korpus- und der Rest (rund 5 %) im Schwanzgebiet. Zusätzlich kann man die sog. periampullären Karzinome zusammenfassen, unter denen man die Karzinome der Ampulle (gemeinsame Endstrecke des Ductus choledochus und des Ductus Wirsungianus), des distalen Ductus choledochus, des Endstücks des Ductus Wirsungianus sowie des Duodenums unmittelbar um die Papille einordnen kann.

Es handelt sich um Adenokarzinome mit tubulärer, papillärer oder tubulopapillärer Struktur. Die periampullären Karzinome sind weniger maligne. Sie wachsen langsam und metastasieren spät (Fernmetastasen in 20 %).

Symptome Das Beschwerdebild des Pankreaskarzinoms ist besonders in der Frühphase uncharakteristisch. Daher gelingt eine Frühdiagnose nur selten. Dies führt zu der ungünstigen Prognose dieser Karzinome. Übereinstimmend wird auf den frühzeitig einsetzenden **Gewichtsverlust** hingewiesen; 80 % der Patienten klagen vor Auftreten des Ikterus über unbestimmte, drückende bis bohrende, selten kolikartige und keineswegs immer von der Nahrungsaufnahme abhängige Schmerzen im Epigastrium. Zusätzlich können Episoden mit kolikartiger Exazerbation bestehen. Die Schmerzen sind bei Beugung nach vorn geringer und treten häufig nachts auf. Ursachen der Beschwerden liegen in perineuraler Invasion, Peritonealkarzinose oder dem Druck des Tumors auf benachbarte Strukturen.

Die klassische Symptomentrias besteht in:
- Gewichtsverlust (50–85 %)
- Ikterus und Pruritus (50 %)
- abdominellen Schmerzen (80 %)

Bei auftretenden **Rückenschmerzen** besteht der Verdacht auf Invasion der benachbarten retroperitonealen Strukturen und Nervengeflechte. Der **schmerzlose Ikterus** ist das erste Symptom bei drei Viertel aller Patienten und bedeutet ein bereits weit fortgeschrittenes Tumorstadium. Lediglich die periampullären Karzinome verursachen in einem sehr frühen Stadium eine Obstruktion des Ductus choledochus oder des Ductus Wirsungianus, so dass aufgrund der klinischen Beschwerden eine intensivere Diagnostik bereits in einem frühen Tumorstadium durchgeführt wird. Bei Tumoren im Korpus- und Schwanzbereich des Pankreas ist der Ikterus ein spätes Symptom und meist mit Lebermetastasen oder großen Tumormassen im Bereich der Leberpforte verbunden. Übelkeit und Erbrechen finden sich besonders häufig bei duodenaler Obstruktion (s. Abb. 14.158) und bei Lebermetastasierung. Ein Viertel der Patienten hat eine große, harte, palpable Tumormasse im Oberbauch. Bei weniger als 5 % tritt eine **Thrombophlebitis migrans** auf, während eine **Phlebothrombose** in der unteren Körperhälfte bei 16–56 % der Patienten nachweisbar ist. Die ersten Symptome treten meist vier bis sechs Monate vor der Diagnosestellung auf. Ein **Diabetes melli-**

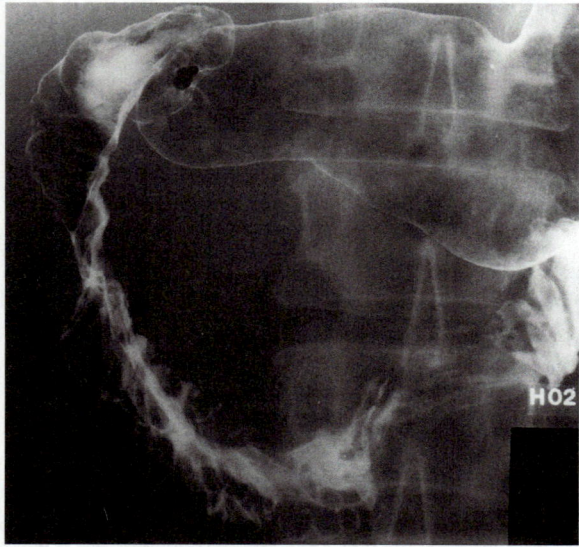

Abb. 14.158 Hypotone Duodenographie. Man erkennt gut die Einengung des Duodenums durch den infiltrierenden Tumor.

14.7 Erkrankungen der Bauchspeicheldrüse

tus kann die Erstmanifestation eines Pankreaskarzinoms begleiten. Das Risiko, bei Erstdiagnose eines Diabetes an einem Pankreaskarzinom erkrankt zu sein, ist aber nicht bekannt. Bei akuter oder chronischer Pankreatitis unklarer Ätiologie muss ebenfalls immer an ein Karzinom gedacht werden.

Diagnostik

Körperliche Untersuchung Ikterus, verbunden mit pruritusbedingten Kratzeffekten an der Haut, ist ein häufiger Befund. Die Leber kann durch Metastasen verhärtet und deutlich vergrößert palpabel sein. Bei ausgedehnten Tumormassen ist ein harter Tumor im Oberbauch tastbar. Ist der Ductus choledochus verschlossen, kann das Courvoisier-Zeichen positiv sein (im rechten Oberbauch tastbare vergrößerte Gallenblase). Aszites ist zum Zeitpunkt der Diagnosestellung selten vorhanden, er deutet auf eine ausgedehnte Infiltration der Leberpforte oder eine Peritonealkarzinose hin.

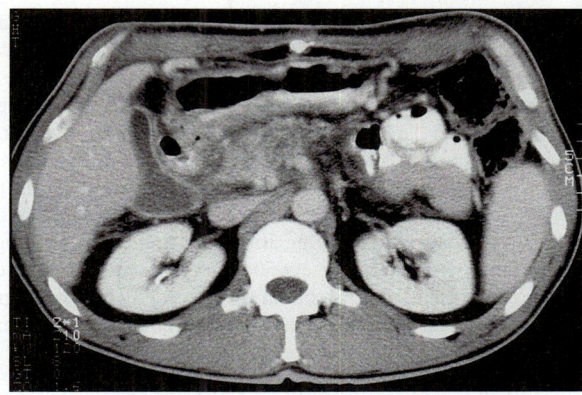

Abb. 14.159 Abdomen-CT. Man erkennt gut den großen Tumor im Pankreaskopfbereich. Eine Abgrenzung zum Duodenum ist nicht mehr möglich.

Labor Es gibt bisher keine einfache Untersuchung, die eine ausreichende Sensitivität und Spezifität aufweist, um z. B. als Screeninguntersuchung eingesetzt zu werden. Laboruntersuchungen haben sich für die Diagnose von Pankreaskarzinomen als wenig hilfreich erwiesen. Insbesondere die sog. Tumormarker, z. B. CEA, CA 19-9, DU-PAN2 oder CA 125, sind für die primäre Diagnose eines Pankreaskarzinoms nicht brauchbar.

> ! Die Bestimmung von Tumormarkern mit dem Ziel, ein Pankreaskarzinom zu diagnostizieren, ist sinnlos und sollte nicht durchgeführt werden.

Bei biliärer Obstruktion sind die Cholestaseparameter (Bilirubin, γ-GT, alkalische Phosphatase) erhöht. Die zytolyseanzeigenden Leberenzyme ALT und AST können mitreagieren.

Apparative Untersuchungen Wichtigste Untersuchung zur Diagnose und zum Staging ist die **Dünnschicht-Computertomographie mit Kontrastmittel** (s. Abb. 14.159). Entscheidend sind die frühe Diagnose und die Beurteilung der Operabilität. Dazu muss ein Staging des Tumors erfolgen (s. Tab. 14.99).

Pankreaskarzinome metastasieren am häufigsten in folgende Organe (nach absteigender Häufigkeit geordnet): Leber, Lunge, Nebennieren, Nieren, Knochen, Gehirn und Haut. Da die Frage der Operabilität, sprich der fehlende Nachweis organüberschreitenden Wachstums bzw. von Fernmetastasen, für die Prognose und Therapie von äußerster Wichtigkeit ist, ist ein CT immer indiziert. Hier ist das CT dem Ultraschall an Sensitivität und Spezifität überlegen. Eine Ausnahme stellt der Nachweis von Pfortader- oder Milzvenenthrombosen durch eine Farb-Doppler-Untersuchung dar.

Das **CT** liefert detaillierte Informationen über die lokale Ausdehnung des Karzinoms, über die Infiltration von Gefäßen und über Metastasen. Bei Karzinomen unter 2–3 cm Größe ist die Sensitivität des CT aber nicht mehr sehr gut. Problematisch kann auch die Abgrenzung entzündlicher Tumoren bei chronischer Pankreatitis von malignen Tumoren sein. Das PET-Scan ist gerade beim Pankreaskarzinom nicht geeignet, da sich ein hoher Zuckermetabolismus auch bei der chronischen Pankreatitis findet.

Eine **ERCP** (endoskopische retrograde Cholangiopankreatikographie) ist diagnostisch meist nicht notwendig, kann aber therapeutisch zur Ableitung der Galle bei Kompression des Gallenganges mit Cholestase eingesetzt werden (s. bei Therapie). Diagnostisch ist die ERCP nur dann indiziert, wenn z. B. bei schmerzlosem Ikterus Tumorverdacht besteht, aber im CT keine Raumforderungen nachweisbar sind. Kleine Tumoren, besonders der papillennahen Region und intraduktale Karzinome, können so doch noch erkannt werden. Typisch für Karzinome, insbesondere im Vergleich zur chronischen Pankreatitis, sind abrupte Ganggabbrüche, kontinuierliche Strikturen und Stenosen über mehr als 10 mm sowie die gleichzeitige Einengung von Ductus Wirsungianus und Ductus hepaticus communis (Double Duct Sign). Findet sich in CT und ERCP keine Raumforderung, ist ein Pankreaskarzinom unwahrscheinlich.

Tab. 14.99 Klassifikation des Pankreaskarzinoms nach TNM und Stadieneinteilung.

TNM-Klassifikation	
T1	Primärtumor auf das Pankreas beschränkt, < 2 cm im Durchmesser
T2	Primärtumor auf das Pankreas beschränkt, > 2 cm im Durchmesser
T3	Übergreifen des Tumors auf Duodenum, Ductus Choledochus u./o. Pankreasgewebe einschließlich Milzgefäße
T4	Fortgeschrittenes, organübergreifendes Wachstum
TX	Keine Information über Primärtumorgröße
N0	Keine regionären Lymphknoten (LK) beteiligt
N1	Regionäre LK beteiligt
NX	Keine Information über regionäre LK
M0	Keine Fernmetastasen
M1	Fernmetastasen
MX	Keine Information über Fernmetastasen

Stadium	TNM
Stadium I	T1–2, N0, M0
Stadium II	T3, N0, M0
Stadium III	T1–3, N1, M0
Stadium IV	T1–3, N0–1, M1, T4

Erkrankungen des Gastrointestinalsystems

Bei **Tumoren** > 2 cm beträgt die **Sensitivität** des transabdominellen Ultraschalls 70 %, die der CT und der ERCP liegt bei 80 bzw. 90 %. Die **Spezifität** dieser drei Untersuchungsverfahren liegt bei 40, 45 und 65 %. Die geringe Spezifität dieser Untersuchungsmethoden ist besonders dann von Bedeutung, wenn es um die Differenzierung zwischen einem benignen – meist entzündlich bedingten Tumor – und einem malignen Tumor geht. Bei **Tumoren** < 2 cm, betragen **Sensitivität** und **Spezifität** aller drei Untersuchungsverfahren weit weniger als 50 %. In diesen Fällen ist die endoskopische Ultraschalluntersuchung (Endosonographie) vorzuziehen, da dieses Verfahren eine Sensitivität und Spezifität von 90 % auch bei kleinen Tumoren aufweist.

! Keine bildgebende Methode ist für ein allgemeines Screening geeignet. Die Endosonographie gehört nicht zur Routinediagnostik bei Pankreaskarzinom. Die abdominelle Sonographie kann das CT nicht ersetzen. Eine Kernspinuntersuchung (MRT-Pankreas, MRCP) ergibt zurzeit gegenüber dem CT keinen sicheren diagnostischen Zugewinn beim Pankreaskarzinom. Dies gilt in aller Regel auch für die Angiographie.

Biopsien sollten nur dann erfolgen, wenn bei primär inoperablen Pankreaskarzinomen eine palliative Chemotherapie geplant ist. Die zytologische oder histologische Sicherung muss in diesem Fall wegen der Nebenwirkungen der Therapie erfolgen. Falls ohnehin operiert wird, bringt die Biopsie keinen Nutzen und kann sogar zur Tumoraussaat im Stichkanal führen. Dies ist beim Pankreaskarzinom eher selten und die Inzidenz wird auf ca. 1/20 000 geschätzt. Beim hepatozellulären Karzinom scheint die Gefahr der Metastasenaussaat durch eine Biopsie viel höher, im Prozentbereich zu liegen (Chapoutot et al. 1999). Auch eine Pankreasraumforderung unklarer Dignität wird man nicht biopsieren, sondern, falls möglich, immer operativ sanieren, da eine versäumte Therapie für den Patienten fatal sein kann.

In seltenen Fällen ist es sinnvoll, Rundherde in anderen Organen, z. B. der Leber, zu punktieren. Bei **solitären Raumforderungen** in der Leber kann es wichtig sein auszuschließen, dass es sich um eine Metastase handelt. Falls die Biopsie eine Metastase ausschließt, liegt u.U. ein resektables Karzinom vor. Bei unbekanntem Primärtumor ist durch Punktion von Lebermetastasen die Diagnose manchmal doch noch zu stellen.

! Zusammenfassend ist die Dünnschicht-CT mit Kontrastmittel normalerweise ausreichend für die Diagnose und das Staging des Pankreaskarzinoms. Alle weiteren Untersuchungen sollten nur gut begründet durchgeführt werden.

Differentialdiagnose	Ausschlussmaßnahmen
Neuroendokrine Tumoren	Anamnese, Labor (Hormonspiegel)
Chronische Pankreatitis	CT, im Zweifel Laparaskopie/-tomie
Benigne Raumforderungen	CT

Therapie

Chirurgische Therapie Eine Heilung des Pankreaskarzinoms ist zurzeit prinzipiell nur durch die komplette Resektion im Frühstadium möglich. Neben den formalen Kriterien der Operabilität (keine Fernmetastasen, keine Gefäßbeteiligung, kein organüberschreitendes Wachstum) hängt die Prognose nach Resektion ganz entscheidend von der Größe des Tumors bei der Diagnose ab. Lediglich bei Karzinomen im Stadium I, die kleiner als 2 cm im Durchmesser sind, liegt die 5-Jahres-Überlebensrate bei 30–40 %. Da dies aber nur bei einem Bruchteil der Patienten gegeben ist, hat die Chirurgie bisher die Mortalität am Pankreaskarzinom insgesamt kaum reduzieren können. Dies gilt umso mehr, als die allermeisten – vermeintlich kurativ operierten – Patienten dennoch Rezidive entweder lokal oder in Form von Metastasen erleiden. Eine Verbesserung dieser Situation lässt sich theoretisch nur durch eine Erhöhung des Anteils an rechtzeitig diagnostizierten Karzinomen oder aber durch eine Verbesserung der adjuvanten (postoperativen) oder neoadjuvanten (präoperativen) Chemotherapie erreichen. Ist die Operabilität gegeben, wird meist eine Pankreatikoduodenektomie durchgeführt (Whipple-Operation). Diese Operation wird heute oft pyloruserhaltend durchgeführt (Pylorus-Preserving Whipple, PP-Whipple). Das operative Vorgehen im Einzelfall hängt aber natürlich von der Anatomie des Tumors und der umliegenden Organe ab. Diesbezüglich sei auf die weiterführende chirurgische Literatur verwiesen.

Endoskopische Therapie Die endoskopische Drainage und Überbrückung der tumorbedingten Gallengangsstenose mit Hilfe von Prothesen, die entweder im Rahmen der ERCP oder während einer **perkutanen transhepatischen Cholangioskopie** eingelegt werden, stellen eine therapeutische Alternative mit rein palliativem Charakter dar. Dadurch werden der Abfluss der gestauten Galle wiederhergestellt und die Lebensqualität des Patienten verbessert.

Chemotherapie Die Chemotherapie mit Einzelsubstanzen führt selten zu einer Palliation und so gut wie nie zu einer Verlängerung der Überlebensrate bei Patienten mit nicht resektablen Pankreaskarzinomen. Fortgeschrittene, primär nichtoperable Pankreaskarzinome können nur **palliativ** behandelt werden, und bis vor wenigen Jahren gab es keine Studien, die einen nennenswerten Effekt in dieser Situation hätten belegen können. Lediglich für die Therapie mit 5-Fluorouracil konnte eine nennenswerte Effizienz in randomisierten Studien für die adjuvante (also postoperative) Therapie belegt werden. Beim fortgeschrittenen, primär inoperablen Pankreaskarzinom gibt es allerdings aufgrund der Datenlage bisher keine generelle Empfehlung, 5-FU einzusetzen. Kombinationstherapien mit

Methotrexat, Vincristin, Mitomycin C und Cyclophosphamid bei fortgeschrittenem Pankreaskarzinom haben alle zu einer nicht akzeptablen Toxizität bei zu geringem therapeutischen Nutzen geführt und werden daher nicht eingesetzt. Die bisher einzige Substanz, für welche ein therapeutischer Effekt bei fortgeschrittenem Pankreaskarzinom einigermaßen hinreichend belegt werden konnte, ist **Gemcitabin**. Insbesondere die Symptome wie Schmerzen und Gewichtsverlust können bei einigen Patienten durch Gemcitabin positiv beeinflusst werden. Gemcitabin scheint außerdem einen positiven Effekt auf die Überlebenszeit im Vergleich zu 5-FU zu bieten. Der Effekt ist eher klein, aber statistisch signifikant, und die mittlere Überlebenszeit betrug mit Gemcitabin 5,65 Monate im Vergleich zu 4,41 Monaten mit 5-FU. Die 1-Jahres-Überlebensrate lag in diesen Studien bei 18 % mit Gemcitabin und 2 % mit 5-FU. Gemcitabin ist in Ermangelung anderer Therapien bisher die einzige allgemein anerkannte Therapie des fortgeschrittenen, primär inoperablen Pankreaskarzinoms.

Experimentelle Neuansätze Eine ganz neue Substanzklasse, die sog. **Matrix-Metalloproteinase-Inhibitoren** (MMPIs), wird derzeit in Phase-II-Studien getestet und für die Anwendung in Phase-III-Studien vorbereitet. MMP werden von Pankreaskarzinomzellen stark exprimiert. Man nimmt an, dass MMP durch ihre Aktivität zur Degradation der extrazellulären Matrix beitragen und so die Aussaat von Tumorzellen begünstigen. Die wichtigste Substanz ist Marimastat. Es gibt erste Daten einer randomisierten Studie, denen zufolge Marimastat einen ähnlichen Effekt wie Gemcitabin haben könnte. Weitere interessante experimentelle Ansätze beinhalten den Einsatz von **Hemmern der Farnesylierung** des kleinen GTP bindenden Proteins Ras (Produkt des gleichnamigen Onkogens, s.o.) und von Tyrosinkinasehemmern. Diese Ansätze versuchen in die Signaltransduktion, die die Wachstumsimpulse der Krebszellen vermittelt, einzugreifen.

Strahlentherapie Die Bestrahlung mit 40–60 Gy verbessert die Überlebensrate unter Berücksichtigung eines möglichst kleinen Bestrahlungsfelds. Die kombinierte Radiochemotherapie mit 40–60 Gy Bestrahlung und gleichzeitiger Gabe von 5-FU führt im Vergleich zu alleiniger Bestrahlungstherapie zu einer weiteren Verlängerung der Überlebenszeit. Mit einer geringeren Bestrahlungsintensität (15–25 Gy) kann bei nicht resezierbaren Pankreaskarzinomen eine Besserung der Schmerzsymptomatik versucht werden. Alleinige Bestrahlung hat in der Behandlung des Pankreaskarzinoms aufgrund der Datenlage derzeit keinen Platz. Es gibt aber immer wieder Studien, die **kombinierte Radio- und Chemotherapie** untersuchen. Beim fortgeschrittenen Pankreaskarzinom ist der Effekt der Kombination von 5-FU und Bestrahlung so gering, dass diese Therapie nicht allgemein empfohlen wird. Der Einsatz der kombinierten Radiochemotherapie (5-FU und/oder Gemzitabin mit Bestrahlung) entweder prä- oder postoperativ wird zurzeit in klinischen Studien evaluiert, wird aber außerhalb von Studien nicht eingesetzt.

Schmerztherapie Ganz entscheidend ist eine adäquate Schmerztherapie, möglichst mit einem festen Schema zur Einnahme peripher (nichtsteroidale Antiphlogistika, NSAIDs) und zentral (Opiate) wirksamer Schmerzmittel. Eine Einnahme bei Bedarf ist ungenügend. Ziel ist es, die Schmerzen gar nicht erst auftreten zu lassen. Wichtig ist die zusätzliche Gabe von Laxanzien bei Einnahme von Opiaten und von H_2-, oder Protonenpumpenblockern bei Einnahme von NSAIDs. Unter Umständen können auch Neuroleptika und Antidepressiva hilfreich sein. Es besteht als Ultima Ratio die Möglichkeit der Blockade oder Zerstörung des Ganglion coeliacum, entweder durch gezielte Injektion von Alkohol oder operativ.

> ! Die einzige kurative Therapie ist die Resektion. Palliative Verfahren beinhalten Chemotherapie, ERCP zur Gallendrainage sowie Gastroenterostomie mit oder ohne Choledochojejunostomie bei Magenausgangsstenose.

Verlauf und Prognose Die Prognose des Pankreaskarzinoms ist nach wie vor sehr schlecht. Die **5-Jahres-Überlebensrate** aller Patienten mit neu diagnostiziertem Pankreaskarzinom liegt nicht höher als 3–4 %, und das Verhältnis aus Inzidenz und Mortalität beträgt 99 %, was die Tatsache, dass fast alle Patienten mit Pankreaskarzinom auch an ihrem Karzinom versterben, eindrücklich belegt. Lediglich bei dem kleinen Anteil von frühzeitig diagnostizierten und resektablen Karzinomen < 2 cm sind die Zahlen etwas besser. In diesen hochselektionierten Patienten, deren Anteil an allen neu diagnostizierten Patienten nicht größer als ca. 10 % ist, sind 5-Jahres-Überlebensraten bis zu 36 % beschrieben worden. Fasst man alle in kurativer Absicht operierten Karzinome zusammen, liegt die durchschnittliche Überlebenszeit von Patienten mit resektablem Pankreaskarzinom bei 20 Monaten. Nach einem Jahr sind nur noch durchschnittlich 17 % der Patienten am Leben, die 5-Jahres-Überlebensrate liegt bei 5–25 %. Operable Tumoren sind fast ausschließlich Pankreaskopfkarzinome.

Insgesamt sind bei Diagnosestellung bereits über 90 % der Tumoren wegen lokal fortgeschrittenen Wachstums oder Fernmetastasierung inoperabel. Fast immer findet sich eine perineurale Invasion, 70–80 % weisen einen Befall regionärer Lymphknoten auf. Bei 50 % liegt eine Beteiligung venöser oder arterieller Gefäße vor. In 20–25 % der Fälle besteht eine Invasion des Duodenums. Bei lokal nicht resezierbarem Karzinom überleben die Patienten durchschnittlich zehn bis zwölf Monate, bei metastasierendem Karzinom durchschnittlich vier bis sechs Monate.

Komplikationen des Pankreaskarzinoms

Komplikation	Häufigkeit
Obstruktion der Gallenwege	70–80 %
Intestinale Obstruktion	15–20 % (s. Abb. 14.158)
GI-Blutung	Keine genauen Zahlen bekannt

Bei einer **Obstruktion der Gallenwege** mit intrahepatischem Aufstau besteht wegen der Gefahr einer Cholangitis und des Leberversagens die Indikation zur Überbrückung der Stenose durch **Stenteinlage** per ERCP (s. Abb. 14.160a, b). Die Stents verschließen sich nach durchschnittlich drei bis vier Monaten wieder, manchmal ist eine Reimplantation möglich. Alternativ kommt auch eine perkutane transhepatische Choledochusdrainage (PTCD), insbesondere bei Cholangitis und technisch nicht durchführbarer ERCP, in Frage. Diese Maßnahmen sind für die Patienten relativ wenig belastend und schaffen Erleichterung von den Symptomen der Gallengangsobstruktion (Juckreiz, Fettstühle, Ikterus, Blutungsneigung). Je nach Allgemeinzustand der Patienten ist auch eine biliodigestive Anastomose möglich.

Bei **duodenaler Obstruktion** und „Gastric Outlet"-Syndrom kann eine gastrojejunale Anastomose Abhilfe schaffen. Die Indikation zur palliativen Operation muss abhängig von den Beschwerden, dem Allgemeinzustand und der Lebenserwartung der Patienten gestellt werden.

Bei **gastrointestinaler Blutung** ist die Entscheidung zur endoskopischen oder chirurgischen Sanierung ebenfalls vom Allgemeinzustand abhängig zu machen. Die Frage ist, ob durch die Therapie eine Lebensverlängerung bei akzeptabler Lebensqualität erreicht werden kann. Es ist nicht sinnvoll, die therapeutischen Möglichkeiten um jeden Preis immer ausschöpfen zu wollen, dies muss auch mit den Angehörigen und dem Patienten frühzeitig diskutiert werden.

Zusammenfassung

- Häufigste Ursachen: spontan chronische Pankreatitis, genetische Syndrome
- Wichtigste Symptome: Gewichtsverlust, Ikterus, abdominelle Schmerzen
- Wichtigste diagnostische Maßnahme: hochauflösendes CT mit Kontrastmittel
- Wichtigste therapeutische Maßnahmen: Resektion soweit möglich, palliative Therapie endoskopisch oder chirurgisch, Gastroenterostomie bei Magenausgangsstenose, Chemotherapie (Gemcitabin oder 5-Fluorouracil), adäquate Schmerztherapie

Endokrine Pankreastumoren

Synonym: Neuroendokrine Pankreastumoren
Engl. Begriff: Endocrine Tumors of the Pancreas

Definition und Epidemiologie Neuroendokrine Tumoren des Gastrointestinaltraktes sind mit einer Inzidenz von 0,5 pro 100 000 Einwohner selten. Sie treten in der Regel sporadisch auf, können aber auch im Rahmen der multiplen endokrinen Neoplasie mit Tumoren der Nebenschilddrüse und der Hypophyse assoziiert sein (MEN Typ 1). Bei den neuroendokrinen Tumoren des Gastrointestinaltraktes unterscheidet man die **neuroendokrinen Tumoren des Pankreas** und die endokrin inaktiven pankreatischen Tumoren sowie die **Karzinoide,** die zumeist außerhalb des Pankreas im Thymus, Bronchialsystem, Magen, Dünn- und Dickdarm gelegen sein können.

Die meisten neuroendokrinen Tumoren sind funktionell inaktiv und machen sich in erster Linie durch Komplikationen aufgrund des verdrängenden Tumorwachstums (Ikterus, Ileus, Blutung, Tumorkachexie) bemerkbar. Die endokrin aktiven Tumoren sind dadurch gekennzeichnet, dass sie neu gebildetes und normalerweise in spezifischen Granula gespeichertes Hormon unkontrolliert freisetzen, da die Tumorzellen ihre Fähigkeit zur Hormonspeicherung verloren haben. Durch die Freisetzung spezifischer Hormone entstehen die für den jeweiligen endokrinen Tumor charakteristische klinische Syndrome (s. Tab. 14.100).

Während die überwiegende Zahl der Insulinome als benigne einzustufen ist, zeigt ein großer Teil der übrigen **neuroendokrinen** gastroenteropankreatischen Tumoren Zeichen der **malignen Entartung,** wie Metastasierung und Invasion des Primärtumors über die Organgrenzen hinaus.

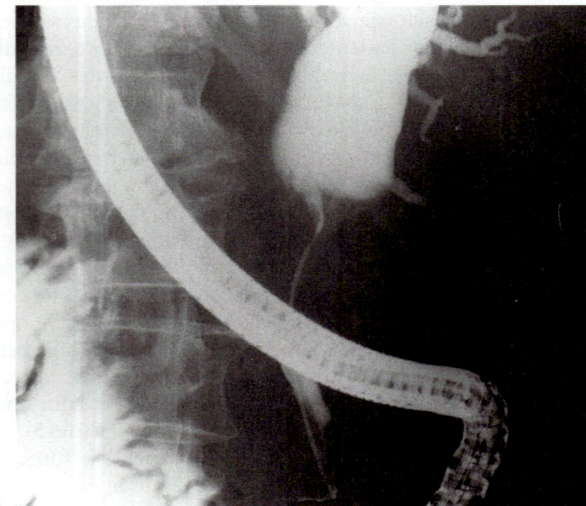
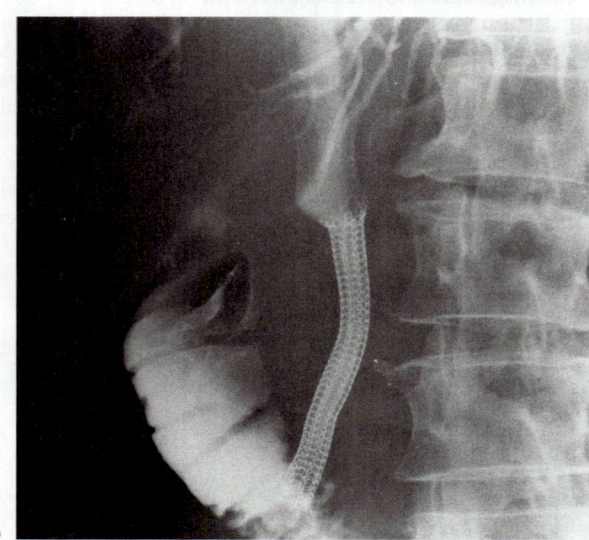

Abb. 14.160

a) ERCP mit massiver Dilatation des Ductus hepaticus communis. Es besteht distal eine hochgradige Stenose durch ein Pankraskarzinom.

b) Z.n. Einlage eines Metallstents, Galle und Kontrastmittel können jetzt abfließen und markieren das Duodenum.

Tab. 14.100 Charakteristika neuroendokriner Tumoren des Gastrointestinaltrakts.

Tumor/ Inzidenz/100 000	Sezernierte Hormone	Tumorlokalisation	Hauptsymptome	Malignität (%)
Karzinoid (0,5–2)	Serotonin Tachykinine Bradykinine Prostaglandine	Dünndarm, Colon ascendens, Pankreas	Diarrhö (32–84 %) Flush (63–75 %) Schmerzen (10–34 %) Asthma (4–18 %) Endokardfibrose (11–41 %)	95–100
Insulinom (1–2)	Insulin	Pankreas	Hypoglykämie-Symptomatik, Neuroglukopenie	< 10
Gastrinom Zollinger-Ellison-Syndrom (0,5–1,5)	Gastrin	Duodenum, Pankreas	Schmerzen (79–100 %), multiple Ulzera Diarrhö (30–75 %), Steatorrhö Ösophageale Symptome (31–56 %)	60–90
VIPome Verner-Morrison-Syndrom (0,05–0,2)	Vasoaktives intestinales Polypeptid	Pankreas, Grenzstrang	Wässrige Diarrhö (90–100 %) Hypokaliämie (80–100 %) Dehydratation (83 %)	40–70
Glukagonom (0,01–0,1)	Glukagon	Pankreas	Exanthem (67–90 %), nekrolytisches migratorisches Erythem Glukoseintoleranz (38–87 %), Diabetes mellitus Gewichtsverlust (66–96 %)	50–80
Endokrin inaktive Tumoren (1–2)		Pankreas, Dünn-/Dickdarm	Gewichtsverlust (30–90 %) Abdominelle Raumforderung (10–30 %) Schmerzen (30–95 %)	> 60

Lokalisationsdiagnostik Bei allen endokrin aktiven Tumoren des Pankreas wird die Diagnose durch Nachweis der jeweils **erhöhten Hormonspiegel** im Blut gesichert. Die Lokalisationsdiagnostik kann wesentlich schwieriger sein. Sowohl die Sonographie als auch die Computertomographie des Pankreas können diese Tumoren nur selten sichtbar machen, da sie zum Zeitpunkt der Diagnosestellung häufig noch sehr klein sind und die Konturen des Pankreas vom Tumor nicht überschritten werden. Die **endoskopische Ultraschalluntersuchung** stellt eine wesentliche Verbesserung der Lokalisationsdiagnostik dar. Sensitivität und Spezifität dieser Methode liegen bei mehr als 90 %. Die angiographische Untersuchung des Pankreas bringt bei endokrinen Tumoren keinen Vorteil in der Lokalisationsdiagnostik gegenüber der Sonographie und dem Computertomogramm. Ebenso ist die **selektive transhepatische Katheterisierung** der Vena lienalis und Vena portae zwecks stufenweiser Blutentnahme und Hormonbestimmung nicht primär indiziert. Lediglich bei Rezidiven bzw. bei chirurgisch nicht auffindbaren Tumoren sollte diese Technik angewendet werden. Nicht selten können kleine Tumoren erst intraoperativ mittels **Palpation** durch den erfahrenen Chirurgen gefunden werden.

Therapie Die Therapie neuroendokriner Tumoren des gastropankreatischen Systems beruht auf **drei Grundprinzipien:**
1. der **chirurgischen Therapie** solitärer Tumoren als einzigem kurativem Ansatz bzw. dem chirurgischen Tumordebulking zur Kontrolle des Tumorwachstums,
2. bei nicht resezierbaren Tumoren oder im Rahmen der präoperativen Vorbereitung der **medikamentösen Therapie** zur Kontrolle der durch die unkontrollierte Hormonfreisetzung bedingten klinischen Symptome und damit Erhaltung der Lebensqualität,
3. der Eindämmung des Tumorwachstums durch Pharmaka oder **Chemoembolisation** bei Lebermetastasen.

Aufgrund der Heterogenität neuroendokriner Tumoren, des intraindividuell unterschiedlichen Wachstumsverhaltens, und der vielfältigen Therapieoptionen ist eine enge Zusammenarbeit zwischen Endokrinologen, Gastroenterologen und Chirurgen zur individuellen Therapieoptimierung unbedingt erforderlich. Auch bei bekannter Lebermetastasierung kann die Überlebenszeit bei guter Versorgung mehr als zehn Jahre betragen. Zu den konservativen Therapieansätzen wird in den folgenden Abschnitten detaillierter berichtet.

Insulinom

Synonym: β-Zell-Tumor des Pankreas
Engl. Begriff: Insulinoma

Beim Insulinom handelt es sich in der Regel um ein sporadisch oder im Rahmen einer MEN-1-Erkrankung auftretendes **solitäres Adenom** des Pankreas, das von den β-Zellen der Langerhans-Inseln ausgeht. In ca. 10 % der Fälle findet man **multiple** Adenome. Die extrem seltene **Nesidioblastose** (diffuse Hyperplasie der β-Zellen; kein lokalisierter Tumornachweis möglich) kann ein Insulinom vortäuschen. Die multipel auftretenden Insulinome sind in der Regel gutartig, während ca. 10 % der solitär auftretenden Insulinome maligne Tumoren darstellen. Die **Dignität** des Insulinoms wie auch der übrigen endokrin aktiven Tumoren des Pankreas lässt sich aus der Histologie des Tumors nicht unbedingt ableiten. Auch wenn keine direkte Invasion in das umliegende Gewebe vorliegt, kann die Malignität des Tumors nicht sicher ausgeschlossen werden. Der maligne Charakter könnte nur durch sorgfältigste histologische Aufarbeitung des gesamten Tumors (kein Nachweis von Gefäßeinbrüchen) sicher ausgeschlossen werden, was aber bei größeren Tumoren praktisch nicht durchführbar ist. So können auch Jahre nach vermeintlich kurativer Resektion des Tumors Lokalrezidive oder Lebermetastasen auftreten. Die Latenz kann dabei bis zu zehn Jahre betragen.

Symptome Neben den Anzeichen der Hypoglykämie wie Schwitzen, Zittern, Heißhunger usw. treten häufig unklare neurologisch-psychiatrische Zustände wie Verwirrtheit, Desorientiertheit, Krampfanfälle oder kurzfristige Synkopen auf. Dies kann bei einigen Patienten zu wiederholten Aufenthalten in neurologischen und psychiatrischen Kliniken führen, bevor die richtige Diagnose des Insulinoms gestellt wird.

Diagnostik Die Diagnose des Insulinoms stützt sich auf die klinischen Symptome sowie auf die Dissoziation zwischen abfallenden Blutzuckerwerten und gleich bleibenden oder ansteigenden Insulin- und C-Peptid-Spiegeln während des **Hungerversuchs,** der über mindestens 72 h durchgeführt werden sollte. Proben für Plasma-Glukose-, Insulin- und C-Peptid-Spiegel werden alle 4–6 h oder bei Auftreten von Symptomen gewonnen. Durch die gleichzeitige Bestimmung von Insulin und C-Peptid im Vergleich zu den Glukosespiegeln kann eine Hypoglycaemia factitia (Insulinspritzen als Täuschungsversuch; kein C-Peptid-Anstieg bzw. -Supression) von einem Insulin (und C-Peptid) sezernierenden Tumor unterschieden werden. Häufig ergibt sich im positiven Fall bereits bei Fasten über Nacht und Messung des Insulin/Glukose-Quotienten ein diagnostischer Hinweis. Falls dieser Quotient Insulin/Glukose > 0,3 μU Insulin pro ml/mg % Glukose beträgt, ist der hochgradige Verdacht auf ein Insulinom gegeben.

Therapie Die Therapie der Wahl beim Insulinom, bei dem es sich in 85–90 % der Fälle um einen benignen solitären Pankreastumor handelt, ist die lokoregionale kurative **chirurgische Exzision.** Hier ist meist die Tumorenukleation das bevorzugte chirurgische Vorgehen. Bei Tumoren im Pankreasschwanz kann auch eine distale Pankreatektomie durchgeführt werden; selten ist eine Pankreatikoduodenektomie notwendig. Bei gesicherter Klinik und biochemischer Befundlage kann in den Händen eines erfahrenen Pankreaschirurgen mittels prä- und intraoperativen Ultraschalls bei sorgfältiger intraoperativer Palpation u.U. auf eine aufwändige Lokalisationsdiagnostik mittels CT, MRT, Angiographie und endoskopischer Sonographie verzichtet werden. Da maligne Insulinome eine sehr langsame Wachstumsrate aufweisen, sollte auch im Fall metastasierter Insulinome (5–10 %) ein chirurgisches **Tumordebulking** in Erwägung gezogen werden, da hierdurch nicht nur eine Linderung der klinischen Symptomatik, sondern auch eine langfristige Remission erreicht werden kann.

Dort, wo die chirurgische Therapie eines Insulinoms nicht möglich ist, kann versucht werden, durch regelmäßige Einnahme kohlenhydrathaltiger Nahrung besonders in den späten Abendstunden und vor körperlichen Anstrengungen schwere Hypoglykämiezustände zu vermeiden.

Häufig kommt **Diazoxid,** ein antihypertensiv wirkendes Benzothiadiazinderivat mit hyperglykämischer Wirkung, zum Einsatz. Es supprimiert die Insulinfreisetzung durch direkten Angriff an der β-Zelle der Langerhans-Inseln sowie durch extrapankreatische Stimulation der Glykogenolyse. In der üblichen Dosierung von 200–600 mg/d p.o. kann bei etwa 50 % der Insulinompatienten eine zufrieden stellende Kontrolle der Hypoglykämien erzielt werden, wenn auch die Therapie nicht selten wegen des erheblichen Nebenwirkungsspektrums (kardiale Arrhythmien, Kardiomyopathie, Knochenmarksdepression, Anorexie, Erbrechen, Natriumretention) abgebrochen werden muss.

Es kann auch versucht werden, mit lang wirksamen **Somatostatinanaloga** (50–600 μg/d Octreotid s.c.) die schweren Hypoglykämien beim Insulinom zu kontrollieren. Die Wirkung von Somatostatinanaloga ist dabei abhängig von der Expression der Somatostatinrezeptor-Subtypen 2 und 5 (SSTR 2, SSTR5). Da nur eine kleine Untergruppe der Insulinome SSTR2 exprimiert, ist die Therapie mit Somatostatinanaloga beim Insulinom in nur etwa 50 % der Fälle erfolgreich. Durch die gleichzeitige somatostatininduzierte Hemmung der Freisetzung des Insulingegenregulatorischen Hormons Glukagon aus den α-Zellen der Langerhans-Inseln kann aber die Hypoglykämiesymptomatik sogar noch verstärkt werden. Die Wirkung der Somatostatinanaloga, aber auch von Diazoxid setzt darüber hinaus das Vorhandensein typischer β-Granula in der Tumorzelle voraus, weshalb deren Wirksamkeit bei Insulinomen mit atypischen β-Granula oder agranulären Tumorzellen („Inselzellkarzinom") eingeschränkt ist. Eine adjuvante Chemotherapie wird mit der Kombination von 5-FU mit Streptozotocin versucht.

Bei den in die Leber metastasierten Insulinomen, die auf die Behandlung mit Diazoxid oder Somatostatinanaloga nicht ansprechen, kann neben chirurgischem **Tumordebulking** eine hepatische **(Chemo-)Embolisation** oder eine Chemotherapie in Erwägung gezogen werden (siehe unten).

Zusammenfassung

- Häufigste Ursache: sporadisches Insulinom: unbekannt; MEN 1: Genmutation
- Wichtigste Symptome: Anzeichen einer Hypoglykämie, unklare neurologisch-psychiatrische Zustände
- Wichtigste diagnostische Maßnahmen: Hungerversuch, Messung von Insulin, C-Peptid, Glukose im Plasma
- Wichtigste therapeutische Maßnahme: Tumorexzision

Glukagonomsyndrom

Engl. Begriff: Glucagonoma

Beim Glukagonom werden exzessiv hohe Glukagon-Plasmaspiegel gemessen. Die Ätiologie des Glukagonoms ist unbekannt.

Symptome Die klinischen Symptome des Glukagonomsyndroms umfassen den Diabetes mellitus, die nekrotisierende bullöse Dermatitis, eine normochrome normozytäre Anämie, Gewichtsverlust, atrophische Glossitis, Hypoaminoazidämie, psychische Alterationen und rezidivierende Thrombembolien. Die **charakteristischen Hautveränderungen** in Form der nekrotisierenden Dermatitis sind in Abbildung 14.161a,b dargestellt. Die Ursache für die Hautveränderungen ist bis zum jetzigen Zeitpunkt nicht geklärt. Möglicherweise spielen der extrem katabole Zustand, verbunden mit speziellen, nicht näher identifizierten Sekretionsprodukten des Tumors, und/oder die starke Verschiebung und Erniedrigung nahezu aller Aminosäuren im Plasma eine Rolle, wodurch Aufbau und Erhalt des Stützgewebes beeinträchtigt sein könnten. Glukagonome treten in der Regel (80 %) als **maligne** Tumoren auf. Benigne Glukagonome sind häufig multiple Glukagon produzierende Adenome, die lediglich asymptomatisch eine Hyperglukagonämie ohne die klinischen Folgen des Glukagonomsyndroms hervorrufen. Derartige Adenome sind meist eine Zufallsdiagnose bei Autopsie.

Therapie Für das Glukagonomsyndrom ist meist ein großer, oft schon metastasierter Tumor die Ursache. Aufgrund der Größe des Primärtumors kann er mit den üblichen **Lokalisationsverfahren** (CT, MRT, Ultraschall) in der Regel lokalisiert werden. Obwohl aufgrund häufig schon erfolgter Metastasierung meist keine kurative Resektion des Tumors möglich ist, sollte, wann immer möglich, ein chirurgisches Tumordebulking des Primärtumors und der Metastasen durchgeführt werden, um die Plasma-Glukagon-Spiegel zu senken und die klinischen Symptome des Glukagonomsyndroms zu lindern. Zusätzlich, oder falls ein Tumordebulking nicht möglich ist, können Somatostatinanaloga sehr effektiv zur symptomatischen Therapie eingesetzt werden. Bei Nichtansprechen auf Somatostatinanaloga oder Wirksamkeitsverlust im Verlauf können auch beim Glukagonom alternative Therapiemöglichkeiten, wie hepatische (Chemo-)Embolisation oder Chemotherapie, versucht werden. Die 5-Jahres-Überlebensrate beträgt nach Diagnose insgesamt etwa 50 %.

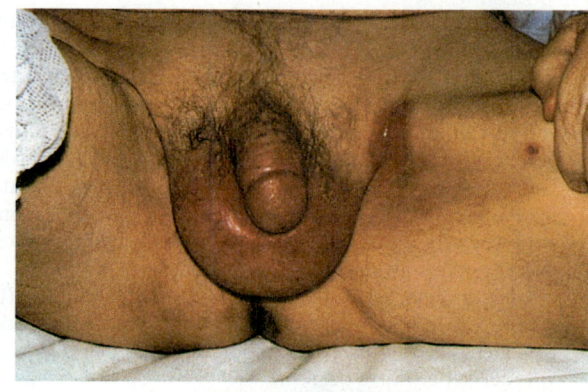

a

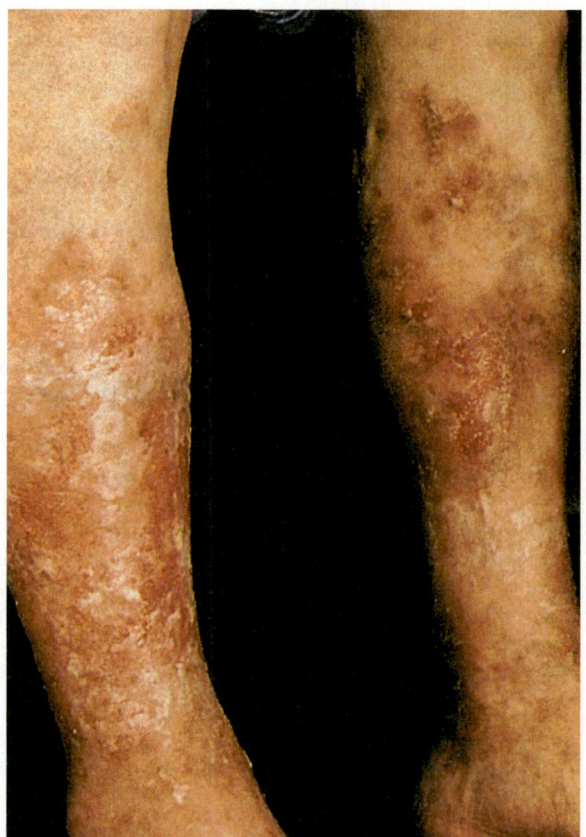

b

Abb. 14.161 Typische Veränderungen der nekrotisierenden Dermatitis bei einem Patienten mit Glukagonomsyndrom. Die Veränderungen beginnen typischerweise in der Inguinalregion (a) und dehnen sich dann auf die Extremitäten aus (b).

Gastrinom

Synonym: Zollinger-Ellison-Syndrom
Engl. Begriff: Gastrinoma

Das Zollinger-Ellison-Syndrom ist charakterisiert durch:
- Hypersekretion von Magensäure mit einer fulminanten Ulkusentstehung
- rezidivierendes Auftreten von Ulzera trotz adäquater Therapie und
- einen Nicht-β-Zell-Tumor des Pankreas

Lokalisation und Dignität Sporadische Gastrinome sind zu 50–60 % im Pankreas lokalisiert, während 30–35 % im Duodenum liegen. Ihre Ätiologie ist unbekannt. Gastrinome im Rahmen der **multiplen endokrinen Adenomatose Typ 1** (hier liegt eine Genmutation vor, s. u.) sind hingegen überwiegend im Duodenum lokalisiert. Etwa 66 % der Gastrinome treten sporadisch auf und sind gleich häufig im Pankreas oder Duodenum lokalisiert. Etwa 50 % sind nach Metastasierung in Leber, abdominale Lymphknoten oder Knochen als maligne einzustufen.

Die sporadischen Gastrinome sind häufig solitäre Tumoren, die sich zumeist in Passaros „**Gastrinom-Dreieck**" befinden, das vom Pankreaskopf, vom Duodenum und von der Leberpforte begrenzt wird. Etwa 30 % der Gastrinome treten im Rahmen eines MEN-1-Syndroms auf. Sie sind zu 60 % im Duodenum und zu 40 % im Pankreas gelegen und treten häufig multipel auf. Maligne Gastrinome sind bei der MEN 1 seltener, die Metastasen befinden sich in der Leber, häufig sind auch nur Lymphknotenmetastasen vorhanden. Die sensitivsten Verfahren zur insgesamt sehr schwierigen Tumorlokalisation sind endoskopischer Ultraschall und die szintigraphische Darstellung mittels Octreoscan (Szintigraphie des Ganzkörpers mit indiummarkiertem Octreotid).

Symptome Die klinischen Symptome bestehen aus dyspeptischen Beschwerden (z. B. Ulkusschmerz), Diarrhöen und gelegentlich Dysphagie, Übelkeit und Erbrechen.

Diagnostik Diagnostisch entscheidend ist der Nachweis eines erhöhten **Gastrinspiegels im Serum**. Zur weiteren Differenzierung der Hypergastrinämie dient der Sekretintest: Beim Zollinger-Ellison-Syndrom führt die Injektion von Sekretin (1 oder 2 klinische Einheiten/kg KG) zum weiteren Ansteigen des Gastrinspiegels über 200 pg/ml über basal, während in Fällen anderer Hypergastrinämien die Gastrinwerte nach Gabe von Sekretin abfallen oder zumindest unverändert bleiben (s. Abb. 14.162).

Die häufigste Ursache für einen erhöhten Gastrinspiegel ist die Therapie des Ulkuspatienten mit **säurehemmenden Medikamenten** (H_2-Rezeptor-Antagonisten, Protonenpumpenhemmer). Insbesondere wenn die basalen Gastrinspiegel im leicht erhöhten Bereich (70–150 pg/ml) liegen, muss bei entsprechendem klinischem Verdacht der Sekretintest durchgeführt werden. Bei sehr stark erhöhten basalen Gastrinspiegeln (mehr als 400 pg/ml) ist bei entsprechender Ulkusanamnese die Diagnose nahezu gesichert. Die einzige relevante Erkrankung mit entsprechend hohen Gastrinspiegeln ist die **chronisch-atrophische Gastritis Typ A**. Bei diesen Patienten liegt eine autoimmunologisch bedingte Atrophie der Parietalzellen vor. Diese Patienten haben aber nie ein rezidivierendes Ulkusleiden und stellen deshalb kein differentialdiagnostisches Problem dar.

Therapie Die **Säurehypersekretion** beim Gastrinom und ihre Folgeerscheinungen (peptische Ulzera, wässrige, sekretorische Diarrhöen) lassen sich zuverlässig mit Protonenpumpenhemmern (Omeprazol, Lansoprazol, Pantoprazol) beherrschen, die daher früher übliche säurehemmende Therapiemaßnahmen wie die totale Gastrektomie, die Vagotomie und die medikamentöse Therapie mit H_2-Blockern ersetzt haben. Die notwendige Dosis der **Protonenpumpenhemmer (PPI)** muss dabei individuell ermittelt und so gewählt werden, dass die basale Säuresekretion, gemessen am Morgen vor der nächsten Einnahme des PPI, unter 5 mmol/h liegt. Die hierfür notwendigen Dosierungen sind für Omeprazol 2×20 bis 3×40 mg/d oral oder 2×40 bis 3×80 mg/d parenteral, für Lansoprazol 2×30 bis 3×60 g/d oral, für Pantoprazol 2×40 bis 3×80 mg/d oral oder parenteral.

Obwohl lang wirksame **Somatostatinanaloga** die gastrale Säuresekretion durch direkten Angriff an der Parietalzelle und durch Verminderung der tumoralen Gastrinfreisetzung hemmen, werden sie nicht zur Säuresekretionshemmung beim Gastrinom eingesetzt, da sie subkutan appliziert werden müssen, ihre Wirksamkeit mit der Zeit nachlässt und sehr hohe Therapiekosten entstehen.

Wegen der häufigen **malignen Entartung** kann eine Heilung bei sporadischen Gastrinomen durch chirurgische Tumorentfernung (meist Pankreatikoduodenektomie) nur in etwa 30 % der Fälle erreicht werden. Trotz der erschwerten präoperativen Tumorlokalisation gelingt es erfahrenen Chirurgen meist mittels intraoperativen Ultraschalls, intraoperativer Endoskopie und Diaphanoskopie sowie sorgfältiger Palpation nach Duodenotomie, das Gastrinom zu lokalisieren. Bei den sporadisch auftretenden, häufig solitären Gastrinomen sollte eine Kombination aus medikamentöser Therapie mit Protonenpumpenhemmern und chirurgischer Resektion des Tumors angestrebt werden. Eine postoperative Beendigung der Therapie mit Protonenpumpenhemmern ist erst erlaubt, wenn die Serum-Gastrin-Spiegel deutlich abfallen und sich bei einem Auslassversuch des Protonenpumpenblockers normalisieren. Beim Gastrinom im Rahmen eines MEN-1-Syndroms ist die Wahrscheinlichkeit einer kurativen Resektion aufgrund des multilokalen Auftretens der meist kleinen Tumoren sehr gering und in Anbetracht des sehr niedrigen malignen

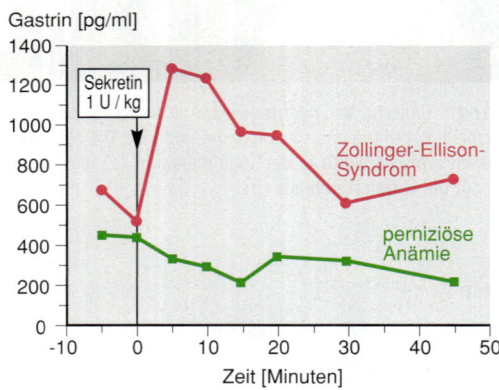

Abb. 14.162 Verlauf der Serum-Gastrin-Spiegel vor und nach Sekretingabe bei einem Patienten mit Zollinger-Ellison-Syndrom und einem Patienten mit Hypergastrinämie bei perniziöser Anämie. Bei Vorliegen eines Zollinger-Ellison-Syndroms führt die Sekretinapplikation zu einem wesentlichen Anstieg der Gastrinspiegel im Blut, was bei anderen Formen der Hypergastrinämie nicht auftritt.

Potentials auch nicht zwingend erforderlich. Hier ist eine lebenslange säurehemmende Therapie mit Protonenpumpenhemmern oft Therapie der Wahl.

Zusammenfassung

- Häufigste Ursache: sporadische Gastrinome: unbekannt; MEN 1: Genmutation
- Wichtigste Symptome: Ulkusschmerz, Diarrhö
- Wichtigste diagnostische Maßnahmen: Gastrinspiegel, Sekretinspiegel, Endosonographie
- Wichtigste therapeutische Maßnahmen: Protonenpumpenhemmer, chirurgische Tumorentfernung

VIPom

Synonym: Verner-Morrison-Syndrom, pankreatische Cholera
Engl. Begriff: VIPoma, WDHA Syndrome

Definition Das Verner-Morrison-Syndrom ist auch als WDHA-Syndrom bekannt (Watery Diarrhea, Hypokalemia, Achlorhydria). Es wird durch eine Überproduktion von vasoaktivem intestinalem Peptid (VIP) hervorgerufen, das vom Tumor in den Blutkreislauf sezerniert wird. Normalerweise ist VIP ein peptiderger Neurotransmitter des enterischen Nervensystems, welcher für die Relaxation der glatten Muskulatur des Darmes zuständig ist.

Symptome Das VIPom ist durch folgende klinische Symptome charakterisiert:
- schwerste wässrige Durchfälle, die häufig 6–10 l und maximal 20–30 l/d betragen können
- Hypokaliämie verbunden mit
- Hypo- bzw. Achlorhydrie

Die Tumoren, die Vasoactive Intestinal Polypeptide (VIP) und Peptide Histidine Methionine (PHM-27) freisetzen, sind zumeist im Pankreas (85 %) und nur selten als Ganglioneuroblastome im Bereich des Grenzstrangs (15 %; zumeist bei Kindern) lokalisiert. Gelegentlich kann dieselbe klinische Symptomatik jedoch auch ohne Nachweis erhöhter VIP-Spiegel auftreten. Hier muss **differentialdiagnostisch** an eine Erhöhung anderer Hormone wie Calcitonin, Serotonin, Prostaglandine oder Bradykinin gedacht werden.

Diagnostik Die Tumoren sind in der Regel sehr groß, entgehen daher den üblichen Lokalisationsverfahren (Ultraschall, CT, MRT) nicht, und haben zum Zeitpunkt der Diagnose häufig Lebermetastasen gebildet.

Therapie Lang wirksame Somatostatinanaloga sind die Therapie der Wahl, um bei den meisten Patienten die wässrigen Diarrhöen zu kontrollieren. Die Somatostatinanaloga hemmen nicht nur die Hormonfreisetzung aus dem Tumor, sondern inhibieren auch direkt die intestinale Wasser- und Elektrolytsekretion. In der Regel wird Octreotid in einer Dosierung von 3 × 50 µg/d bis zu 3 × 200 µg/d eingesetzt. Die Gabe von lang wirksamen Depotpräparaten von **Somatostatinanaloga** (Octreotid LAR alle 28 Tage; Lanreotid LAR alle 14 Tage) verbessert den Therapiekomfort der Patienten. Bei manchen Patienten tritt ein Wirksamkeitsverlust von Octreotid ein, wahrscheinlich durch Desensibilisierung oder Downregulation der Somatostatinrezeptoren. In diesen Fällen können Glukokortikoide, Indometacin, Lithium, Clonidin oder Kalziumblocker als alternative symptomatische Therapie versucht werden.

Eine **kurative chirurgische Exzision** des Tumors ist wegen der Tumorgröße und meist bereits erfolgter Metastasierung in der Regel **nicht möglich**, dennoch kann gerade bei Nichtansprechen von Somatostatinanaloga versucht werden, durch chirurgisches Tumordebulking, evtl. in Kombination mit hepatischer (Chemo-)Embolisation oder Chemotherapie, die Symptomatik beim Verner-Morrison-Syndrom zu lindern.

Somatostatinomsyndrom

Engl. Begriff: Somatostatinoma

Das Somatostatinomsyndrom ist eine extreme Rarität (Inzidenz: ein Fall unter 40 Mio. Menschen). Somatostatin wurde ursprünglich aus dem Hypothalamus isoliert und später in größeren Mengen in den D-Zellen des Pankreas, Magens und Darms gefunden.

Symptome Das Somatostatinom hemmt die Funktion zahlreicher exo- und endokriner Organe, woraus sich die Symptome bei bestehender Überproduktion dieses Hormons ableiten (s. Tab. 14.101). Das klinische Bild des Somatostatinomsyndroms wird geprägt durch den Diabetes mellitus sowie die fehlende exokrine Verdauungsfunktion im Magen-Darm-Trakt.

Diagnostik Diagnostiziert wird es durch die erhöhten Hormonwerte im Plasma. Spezielle Funktionstests, die eindeutig auf ein Somatostatinomsyndrom hinweisen, sind bisher nicht bekannt. Berichtet wurde über die Erhöhung des Somatostatinspiegels durch Pentagastrin und Kalziuminjektion.

Therapie Die Somatostatin produzierenden Tumoren sind überwiegend im Pankreas lokalisiert, jedoch sind auch einige Fälle mit Tumoren des Dünndarms bekannt. Von den bisher beschriebenen Somatostatinomsyndromen ist die **überwiegende Zahl maligne**. Der Verlauf kann sehr un-

Tab. 14.101   Symptome des Somatostatinomsyndroms.

- Diabetes mellitus
- Gallensteine
- Steatorrhö
- Diarrhö
- Achlorhydrie
- Pankreasinsuffizienz
- Malabsorption

terschiedlich sein. Hyperglykämie und Mangelernährung sollten behandelt werden. Die meisten Somatostatinome wurden im Pankreaskopf und in der periampullären Region gesehen, was eine **chirurgische Resektion** nahe legt, evtl. kombiniert mit dem Debulking hepatischer Metastasen. Eine **Cholezystektomie** ist bei ausgeprägter Erhöhung des Plasma-Somatostatin-Spiegels sinnvoll, da sich obligat ein Gallensteinleiden einstellt. Überlebensraten zwischen einem und zehn bis 15 Jahren sind in der Literatur angegeben.

GRFom

Synonym: GHRHom
Engl. Begriff: Growth Hormone-Releasing Hormone (GHRH) oma

Ätiologie und Pathogenese Der Freisetzungsfaktor des Wachstumshormons (Growth Hormone-Releasing Factor, GRF) ist das einzige Neuropeptid, das primär aus menschlichem Gewebe extrahiert und sequenziert wurde. Der ektopisch gebildete GRF entspricht in seiner Struktur dem später isolierten hypothalamischen GRF.

Die kontinuierliche Stimulation des Hypophysenvorderlappens durch ektopischen GRF führt zu einer Hyperplasie des somatotropen Gewebes mit gleichzeitiger Erhöhung der Wachstumshormonsekretion. Die Patienten mit GRFom bieten das klinische Bild einer **Akromegalie**, die Hypophyse ist vergrößert, im Plasma werden erhöhte Spiegel von Wachstumshormon nachgewiesen.

Diagnostik Normalerweise lässt sich GRF in der Zirkulation von Gesunden und bei den meisten Patienten mit einer Akromegalie nicht nachweisen. Falls er dennoch messbar wird, legt dies die Vermutung nahe, dass er aus gastrointestinalen Quellen stammt. Ektopisch sezernierter GRF ist nur selten die Ursache für einen Gigantismus oder eine Akromegalie. So findet man bei weniger als 1 % der Patienten, die das klinische Bild einer Akromegalie aufweisen, erhöhte GRF-Spiegel.

Therapie Nach Möglichkeit sollte der Tumor chirurgisch entfernt oder zumindest verkleinert werden, um die hypophysäre Stimulation zu reduzieren. Eine Therapie mit Somatostatinanaloga ist oft erfolgreich, da die Tumoren zumeist Somatostatinrezeptoren exprimieren.

ACTHom und PPom

ACTH produzierende Tumoren im Pankreas tragen zu 4–16 % zu den ektopischen Cushing-Syndromen insgesamt bei. Davon sind 96 % maligne. Gelegentlich findet man diese Tumoren in Verbindung mit Gastrinomen. Pankreastumoren, die Gastrin und CRF oder ACTH freisetzen, haben eine sehr schlechte Prognose.

Pancreatic Polypeptide (PP) produzierende Tumoren lassen die PP-Plasmaspiegel auf > 300 pg/ml ansteigen. Diverse neuroendokrine Tumoren des Pankreas können auch PP sezernieren, ein PPom liegt definitionsgemäß vor, wenn in der Immunhistochemie des Resektats 50 % der Zellen PP-positiv sind. Endokrine Symptome finden sich nicht. Das verdrängende Wachstum des Tumors kann Bauchschmerz, Ikterus und Gewichtsverlust verursachen.

Karzinoidsyndrom

Synonym: APUDom
Engl. Begriff: Carcinoid Syndroma

Ein dem Verner-Morrison-Syndrom ähnliches Krankheitsbild wird vor allem durch das Karzinoidsyndrom hervorgerufen. Das Karzinoid ist primär ein Tumor des Magen-Darm-Trakts und soll deshalb hier nur kurz erwähnt werden. Karzinoide des Pankreas sind mit weniger als 0,5 % aller Karzinoidtumoren sehr selten. Die klinische Symptomatik entspricht der von Karzinoiden des Magen-Darm-Trakts (s. Kap. 14.4.9).

Multiple endokrine Adenomatose Typ 1 und 2

Synonym: Syndrom der endokrinen Adenomatose
Engl. Begriff: Multiple Endocrine Neoplasia

Die multiple endokrine Adenomatose (oder Neoplasie) ist eine familiär gehäuft auftretende Erkrankung, die **autosomal-dominant** vererbt wird. Sie wird durch eine Keimbahnmutation im MEN-1-Gen auf Chromosom 11q13 verursacht. Bei Patienten mit dieser Erkrankung ist ein Tumor oder eine Hyperplasie in zwei oder mehr endokrinen Organen vorhanden.

Die multiplen endokrinen Adenomatosen (**MEA, MEN**) sind nach Steiner unterteilt:
- **Wermer-Syndrom (Typ 1)**
- **Sipple-Syndrom (Typ 2a;** C-Zell-Karzinom der Schilddrüse und bilaterale Phäochromozytome, mukokutane Neurome; genetische Ursache sind Mutationen im RET-Protoonkogen auf Chromosom 10)
- **Gorlin-Syndrom (Typ 2b;** zusätzlich mit marfanoidem Habitus; genetische Ursache sind Punktmutationen im Codon 918 des RET-Protoonkogens, wo die intrazelluläre Tyrosinkinase kodiert wird)

Der Unterschied zwischen beiden Typen liegt in den beteiligten Organen. Im Fall von MEN 1 sind die Hypophyse, das Pankreas und die Nebenschilddrüse involviert, bei MEN 2 die Schilddrüse (medulläres Schilddrüsenkarzinom), die Nebenniere (Phäochromozytom) und die Nebenschilddrüse (Adenom). Das Pankreas ist bei MEN-2-Patienten nicht betroffen.
- Der **Typ 3a** beschreibt die Neurofibromatose Recklinghausen, Phäochromozytom und duodenale Karzinoide.
- Der **Typ 3b** ein Syndrom mit Inselzelltumoren, Hippel-Lindau-Syndrom oder Phäochromozytom.

Das **klinische Bild** von MEN-1-Patienten ist sehr unterschiedlich (s. Tab. 14.102). Es hängt ab von den Hormonen, die durch die einzelnen Tumoren produziert werden. Infolge der langen Wachstumszeit der endokrinen Tumoren kann zum Zeitpunkt der Erstdiagnose zunächst nur ein Tumor vorhanden sein, und erst nach Jahren tritt ein weiterer Tumor mit eigener Symptomatik auf.

Diskussion antiproliferativer Therapieoptionen metastasierter neuroendokriner Tumoren

Aggressive, antiproliferative Therapiemaßnahmen sind nur bei rapide wachsenden, nicht kurativ operablen Tumoren indiziert und bei Patienten, deren beeinträchtigende klinische Symptomatik auf keine der gängigen, nebenwirkungsärmeren Behandlungsmöglichkeiten anspricht. Oberstes Ziel jeder Therapie muss die Erhaltung bzw. Verbesserung der Lebensqualität des Patienten sein, weshalb bei langsam wachsenden Tumoren eine eher zurückhaltende, rein symptomatische Therapie unter gleichzeitig aufmerksamer Beobachtung des Tumorwachstums gerechtfertigt ist. Zudem ist die antiproliferative Wirkung der verschiedenen Therapieansätze nicht gesichert und wird zurzeit im Rahmen klinischer Studien geprüft.

Chirurgisches Tumordebulking Nach Möglichkeit ist stets eine chirurgische Verkleinerung der Tumormassen anzustreben, insbesondere bei großen Metastasen der Leber, da dadurch die klinische Symptomatik bzw. die konservative Kontrolle der klinischen Symptomatik erleichtert wird. Auch bei lokalen Komplikationen des Tumors und seiner Metastasen (Darmobstruktion, gastrointestinale Blutung) ist ein chirurgisches Tumordebulking erforderlich.

Lang wirksame Somatostatinanaloga Aufgrund der kurzen Halbwertszeit (wenige Minuten) von Somatostatin wurden länger wirksame Analoga für therapeutische Zwecke entwickelt, das Octreotid (Wirkungsdauer von 8 h) und das Lanreotid (Wirkungsdauer von zehn bis 14 Tagen). Außerdem steht ein „Long-Acting Release" (LAR-)Octreotid zur Verfügung, das eine Wirkungsdauer von 28 Tagen aufweist. Die Wirkung von Somatostatin wird übermittelt durch eine Familie von mindestens fünf Somatostatinrezeptoren (SSTR1–5), die gewebespezifisch exprimiert werden. Die Mehrzahl gastrointestinaler neuroendokriner Tumoren exprimiert überwiegend SSTR2, was für die Wirkung der lang wirksamen Somatostatinanaloga Octreotid und Lanreotid von Bedeutung ist, da diese vor allem an SSTR2 und SSTR5 binden. Im Rahmen der Therapie gastrointestinaler endokriner Tumoren wurden die lang wirksamen Somatostatinanaloga zunächst eingesetzt, um die Hormonsekretion der Tumorzellen zu hemmen und dadurch die hormonvermittelten klinischen Symptome zu lindern.

In-vitro-Untersuchungen, tierexperimentelle Untersuchungen sowie die zunehmende klinische Erfahrung deuteten darauf hin, dass die lang wirksamen Somatostatinanaloga auch antiproliferative Effekte bei der Therapie gastrointestinaler neuroendokriner Tumoren aufweisen, wobei insgesamt keine Tumorregression, sondern lediglich ein Stopp des Tumorwachstums beobachtet werden konnte. Darüber, ob die lang wirksamen Somatostatinanaloga eine lebensverlängernde Wirkung bei Patienten mit gastrointestinalen endokrinen Tumoren haben, können bisher durchgeführte Untersuchungen keine Aussage machen.

Die **Nebenwirkungen** einer prolongierten Therapie mit Somatostatinanaloga umfassen Flatulenz, Diarrhö, Steatorrhö, Hyperglykämie und Cholezystolithiasis, wobei die Inzidenz der Nebeneffekte gering ist und nur selten zum Therapieabbruch führt. Die Therapie ist allerdings sehr kostspielig und bei dokumentierter Progredienz des Tumors zumindest fragwürdig.

α-Interferon Seit etwa 20 Jahren werden α-Interferone auch bei der Therapie gastrointestinaler neuroendokriner Tumoren eingesetzt bzw. erprobt. Dabei führt α-Interferon nicht nur zu einer Linderung der durch die Hormonfreisetzung bedingten klinischen Symptomatik, sondern weist gewisse antiproliferative Eigenschaften auf. Die antiproliferative Wirkung von α-Interferon bei neuroendokrinen gastrointestinalen Tumoren beruht u.a. auf dem Eingriff in den Zellzyklus, der Induktion von Apoptose in den Tumorzellen, Induktion der Expression von Klasse-I-Antigenen auf der Tumorzelloberfläche und damit Aktivierung zytotoxischer T-Lymphozyten. Auch ein antiangiogenetischer Effekt von α-Interferon wird diskutiert. In zahlreichen Untersuchungen zum antiproliferativen Effekt von α-Interferon bei Patienten mit pankreatischen und intestinalen neuroendokrinen Tumoren konnte in 40–50 % der Fälle ein biochemischer Effekt nachgewiesen werden, mit über 50%iger Abnahme der jeweiligen Hormonspiegel und gleichzeitiger Verbesserung der klinischen Symptome. In 20–40 % konnte eine Stabilisierung, in 12–20 % eine Reduktion des Tumorwachstums beobachtet werden. Aufgrund dieser Ergebnisse wird α-Interferon bei allen malignen neuroendokrinen gastrointestinalen Tumoren mit progredientem Tumorwachstum diskutiert und zur antiproliferativen Therapie in einer Dosierung von 3 × 3 bis zu 3 × 5 Mio. IE/Woche subkutan appliziert. Die Anwendung höherer Dosen hat zu keiner Wirkungsverstärkung geführt, lediglich die Inzidenz der Nebenwirkungen erhöht, die ein weites Spektrum umfassen und nicht selten zum Therapieabbruch führen.

Tab. 14.102 Hormonstörungen und klinische Symptome beim Wermer-Syndrom.

Organ	Hormone	Klinische Symptome
Hypophyse	Wachstumshormon	→ Akromegalie
	ACTH	→ Morbus Cushing
	Prolaktin	→ Asymptomatisch, Amenorrhö, Galaktorrhö
	Nichtfunktionelle Tumoren	→ Hypopituitarismus, Gesichtsfeldausfälle, asymptomatisch
Nebenschilddrüse	Parathormon	→ Hyperkalzämie, Urolithiasis, Pankreatitis, Ulcus pepticum
Pankreas	Gastrin	→ Zollinger-Ellison-Syndrom
	Insulin	→ Hypoglykämie
	VIP	→ WDHA-Syndrom
	Glukagon	→ Glukagonomsyndrom

Kombination von lang wirksamen Somatostatinanaloga und α-Interferon Einige Untersuchungen deuten darauf hin, dass die Kombinationstherapie von Somatostatinanaloga mit α-Interferon in ihrem antiproliferativen Effekt bei gastrointestinalen neuroendokrinen Tumoren der Monotherapie mit den jeweiligen Substanzen überlegen sein kann. Eine versuchsweise Kombinationstherapie nach diesem Schema wird daher zurzeit bei allen Patienten mit metastasierten neuroendokrinen gastroenteropankreatischen Tumoren erwogen, die nicht auf eine Monotherapie mit Somatostatinanaloga ansprechen.

Systemische Chemotherapie Die meisten Untersuchungen systemischer Chemotherapien zur Behandlung von Karzinoiden und pankreatischen neuroendokrinen Tumoren wurden an nur kleinen Fallzahlen durchgeführt, zogen unterschiedliche Kriterien zur Beurteilung des therapeutischen Effekts heran und differenzierten häufig nicht zwischen Karzinoiden und neuroendokrinen Tumoren des Pankreas, die große Unterschiede bezüglich ihres Wachstumsverhaltens aufweisen. Daher muss die Bewertung bisher durchgeführter Studien vorsichtig vorgenommen werden.

Bei malignen **neuroendokrinen Tumoren des Magens, Dünndarms oder Dickdarms** ist die systemische Chemotherapie wenig Erfolg versprechend. Untersuchungen mit einzelnen Zytostatika wie Streptozotocin, Doxorubicin, Fluorouracil, Dacarbazin, Aktinomycin und Cisplatin sowie Kombinationstherapien mit Streptozotocin und anderen Zytostatika zeigten keine signifikanten therapeutischen Effekte, weshalb die **Chemotherapie** bei Tumoren dieser Art **keine Therapieoption** darstellt.

Im Gegensatz hierzu zeigen Kombinationen aus **Streptozotocin** und **Doxorubicin** bzw. 5-Fluorouracil bei der Therapie maligner **endokriner Tumoren des Pankreas** einen therapeutischen Effekt mit partiellen **Remissionen** bei 60–70 % der Patienten und einer durchschnittlichen Überlebenszeit von etwa zwei Jahren. Schnell wachsende kleinzellige neuroendokrine Tumoren sprechen auf eine Kombinationstherapie mit **Etoposid** und **Cisplatin** an.

Somatostatinrezeptorgerichtete Radiopeptidtherapie
Wie schon erwähnt, dient die Somatostatinrezeptor-Szintigraphie der Lokalisationsdiagnostik somatostatinrezeptortragender gastroenteropankreatischer neuroendokriner Tumoren. Als Radiopharmaka dienen dabei das ^{123}I-markierte Somatostatinanalogon Tyr3-Octreotid oder das neuere ^{111}Indium-markierte Pentatreotid DTPA (Octreoscan). Mittels Octreoscan können etwa 100 % der Glukagonome, 88 % der VIPome, 87 % der Karzinoide, 46 % der Insulinome und 82 % nichtfunktioneller pankreatischer Tumoren nachgewiesen werden. Da ^{111}Indium nicht nur die für die szintigraphische Darstellung genutzten γ-Strahlen aussendet, sondern auch Auger-Elektronen, von denen ein hemmender Effekt auf die Tumorzellproliferation erwartet werden kann, liegt es nahe, ^{111}In-DTPA-Octreotid auch therapeutisch einzusetzen. Mit der ^{111}In-DTPA-Octreotid-Szintigraphie lassen sich dabei die Ausbreitung und Metastasierung somatostatinrezeptorpositiver neuroendokriner Tumoren bestimmen und deren Ansprechbarkeit auf eine gezielte somatostatinrezeptorgerichtete Radiopeptidtherapie ermitteln. In ersten Untersuchungen zeigten Patienten mit progredienten neuroendokrinen Tumoren unter der Therapie mit ^{111}In-DTPA-Octreotid bei geringer Toxizität eine deutliche Verbesserung der klinischen Symptome unter Reduktion der tumoralen Hormonfreisetzung und Tumorzellproliferation. Weiterführende kontrollierte Studien an größeren Patientenkollektiven sind nötig, um die Pharmakokinetik, Toxizität und therapeutische Effektivität von ^{111}In-DTPA-Octreotid bei der Therapie maligner neuroendokriner Tumoren näher zu charakterisieren. Die Verwendung von β-Emittern, wie ^{90}Yttrium, gekoppelt an DOTA-Octreotid, lässt aufgrund der höheren Energie der β-Partikel einen noch besseren therapeutischen Effekt erwarten. Ergebnisse aus ersten klinischen Studien zeigten bei Patienten mit somatostatinrezeptorpositiven neuroendokrinen Tumoren eine signifikante Abnahme der Tumorgröße bei insgesamt geringen Nebenwirkungen, die vor allem die Niere betreffen. Das Radiopharmakon wird überwiegend renal ausgeschieden, weshalb die Bestrahlungsdosis der Nieren relativ hoch ist.

Hepatische Chemoembolisation, Embolisation der A. hepatica Bei Vorliegen gut vaskularisierter Lebermetastasen, die bei Perfusion des normalen Leberparenchyms durch die Pfortader in der Regel überwiegend über die Arteria hepatica versorgt werden, können durch temporäre, selektive Embolisierung der A. hepatica eine Tumorischämie und -nekrose induziert und damit ein Wachstumsstillstand und Verminderung der Hormonfreisetzung erreicht werden.

Neben der Embolisierung der Arteria hepatica mittels absorbierbarer und nicht absorbierbarer Embolisationsmaterialien (Gelfoam-Puder, Alkohol-Ivalon-Partikel), kann die Embolisation auch mit der intraarteriellen Applikation von Chemotherapeutika kombiniert werden, womit eine Tumorverkleinerung in etwa einem Drittel der Fälle und eine Minderung der Beschwerden bei einem Großteil der Patienten erreicht werden können.

Zur weiteren Information

Literatur

AGA Medical Position Statement: Epidemiology, diagnosis and treatment of pancreatic ductal adenocarcinoma. Gastroenterology 1999; 117: 1463–84.

Ahmad, N. A., J. D. Lewis, G. G. Ginsberg, E. F. Rosato, J. F. Morris, M. L. Kochman: EUS in preoperative staging of pancreatic cancer. Gastrointest Endosc 2000; 52: 463–8.

Bramhall, S. R: Novel non-operative treatment and treatment strategies in pancreatic cancer. Exp Opin Invest Drugs 2000; 9: 1179–95.

Lee, K. K. W.: Carcinoma of the pancreas. Curr Treat Opt Gastroenterol 1999; 2: 227–37.

Mertz, H. R., P. Sechoupoulos, D. Delbeke, S. D. Leach: EUS, PET, and CT scanning for evaluation of pancreatic adenocarcinoma. Gastrointest Endosc 2000; 52: 367–71.

Mullan, M. H., P. G. Gauger, N. W. Thompson: Endocrine tumours of the pancreas: review and recent advances. Aust N Z J Surg 2001; 71: 475–82.

Rau, H. G., M. W. Wichmann., R. Wilkowski, V. Heinemann, M. Sackmann, T. Helmberger, E. Dümke, F. W. Schildberg: Chirurgische Therapie des lokal fortgeschrittenen und primär inoperablen Pankreaskarzinoms nach neoadjuvanter präoperativer Radiochemotherapie. Chirurg 2002; 73: 132–7.

Spitzweg, C., B. Göke: Therapie endokriner gastrointestinaler Tumoren. Internist (Berl) 2002; 43: 219–29.

Su, H. G., S. E. Kern. Molecular genetics of ductal pancreatic neoplasia. Curr Opin Gastroenterol 2000; 16: 419–25.

Tilling, N., J. Ricke, B. Wiedenmann: Neuroendokrine Tumoren des gastroenteropankreatischen Systems (GEPO-NET). Internist (Berl) 2002; 43: 219–218.

Internet-Links

http://www.med.uni-muenchen.de/tzm/empfehlung/gastro/S195.html#KARZINOME DES EXOKRINEN PANKREAS (Seite des Tumorzentrums der LMU mit sehr guten Informationen zum Pankreaskarzinom)

http://www.uni-duesseldorf.de/WWW/AWMF/ll/cho-pank.htm (Leitlinien der AWMF (Arbeitsgemeinschaft der wissenschaftlichen medizinischen Fachgesellschaften)

http://www.pancreasweb.com

Keywords

Pankreaskarzinom ◆ Thrombophlebitis migrans ◆ ERCP ◆ neuroendokrine Tumoren ◆ Insulinom ◆ Gastrinom ◆ VIPom ◆ Somatostatin ◆ MEN Typ 1

IMPP-Statistik

Pankreastumoren ◆ Zollinger-Ellison-Syndrom

14.8 Notfälle

W. Domschke

14.8.1 Gastrointestinale Blutung

Synonym: GI-Blutung
Engl. Begriff: Gastrointestinal Bleeding (Haemorrhage)

Definition Anders als bei der okkulten Blutung tritt bei der notfallmäßigen Gastrointestinalblutung Blut nach außen hin **sichtbar in Erscheinung:** Entweder wird das ausgetretene Blut rot bzw. schwarzbraun erbrochen (Hämatemesis), oder es geht peranal als schwarzer Stuhlgang (Meläna) bzw. als rotes Blut (Hämatochezie) ab. Dabei sind mehr als 80 % aller Blutungsquellen im **oberen Gastrointestinaltrakt** lokalisiert.

Epidemiologie Pro Jahr werden in der Bundesrepublik Deutschland etwa 100 Patienten/100 000 Einwohner, insgesamt also etwa 80 000 Patienten, mit akuter Gastrointestinalblutung notfallmäßig in Kliniken eingewiesen. Dabei hat der Anteil der über 60-jährigen, besonders gefährdeten Patienten im Laufe der Zeit deutlich zugenommen.

Ätiologie und Pathogenese Die Ätiologie der Gastrointestinalblutung ist vielfältig: **Nichtsteroidale Antiphlogistika** vom Typ der Salicylate, Pyrazolone und des Indometacins – zunehmend von der Bevölkerung konsumiert und teilweise rezeptfrei zu erhalten – sind in steigendem Maße, da ulzerogen, als Blutungsursachen festzustellen. Auch **Antikoagulanzien** sind als potentielle Schrittmacher der Blutung anzusehen. Bei **Ösophagusvarizenblutung** ist meist die Leberzirrhose mit konsekutiver **portaler Hypertonie** wesentlicher ätiologischer Faktor. Bei anderen Blutungen spielen **Veranlagung** und **Lebensalter** des Patienten eine Rolle: So erfolgt z. B. eine Blutung aus dem unteren Gastrointestinaltrakt bei jüngeren Menschen (< 30 Jahre) häufig aus Meckel-Divertikeln des Dünndarms, bei Patienten bis 60 Jahre aus Dickdarmdivertikeln und bei Patienten über 60 Jahre aus Angiodysplasien.

Während bei der Ösophagusvarizenblutung in erster Linie die portale Druckerhöhung pathogenetisch relevant ist und schließlich zur Varizenruptur führt, liegen den anderen Blutungen zumeist Gefäßarrosionen peptischer, neoplastischer oder anderer Genese zugrunde. Dagegen sind Diapedeseblutungen selten. Bei den antirheumatikavermittelten Blutungen ist anzunehmen, dass die pathogenetische Kaskade über eine Hemmung der endogenen Prostaglandinsynthese und daraus resultierende Schwächung der defensiven Schleimhautfaktoren (Schleim- und Bikarbonatbildung, Durchblutung) abläuft. Darüber hinaus haben z. B. Salicylate eine thrombozytenaggregationshemmende Wirkung.

Symptome

Beschwerden Die Patienten sind verständlicherweise zumeist zu Tode erschrocken, wenn sie plötzlich Blut erbrechen oder peranal absetzen. Die Abdominalbeschwerden sind in der Regel uncharakteristisch – Übelkeit und Völlegefühl. Bei penetrierenden Ulzerationen treten jedoch üblicherweise stechende Schmerzen im Epigastrium oder rechten Oberbauch auf. In Abhängigkeit vom Ausmaß des Blutverlustes stellen sich Beschwerden infolge des zirkulatorischen Volumenmangels ein: Unruhe, Tachykardie, Schwindel, Kopfschmerzen, Kaltschweißigkeit, im Extremfall Schocksymptomatik.

Erkrankungen des Gastrointestinalsystems

Befunde Hämatemesis tritt im Allgemeinen nur auf, wenn die Blutungsquelle proximal des duodenojejunalen Übergangs gelegen ist:
- Durch Kontakt mit salzsaurem Magensaft kann das ausgetretene Blut ein **schwarzbraunes, „kaffeesatzartiges" Aussehen** annehmen (Umwandlung von Häm in Hämatin).
- **Hell- bzw. dunkelrotes** Blut wird erbrochen, wenn kein Kontakt mit saurem Magensaft gegeben war (z. B. Blutungsquelle im Ösophagus), bei gastraler Hypo- oder Achlorhydrie bzw. bei rascher oder massiver Blutfüllung des Magens.
- Da bei Blutungen im Bereich des oberen Gastrointestinaltraktes Blut auch in aboraler Richtung abfließt, kann sich die obere gastrointestinale Blutung auch in Form **peranalen Blutabgangs** (Entleerung schwarzen Bluts = Meläna bzw. roten Bluts = Hämatochezie) manifestieren.

> ! Bei 80 % aller gastroenterologischen Blutungsfälle liegt die Blutungsquelle im oberen Gastrointestinaltrakt.

- Das Auftreten von **Teerstuhl** (s. Abb. 14.163) ist ebenfalls meist Folge einer Blutung im oberen Magen-Darm-Trakt; nur in etwa 10 % der Fälle verursachen Blutungen aus Dünn- bzw. Dickdarm eine Meläna, dabei muss das Blut länger als 8 h im Darm stagniert haben. Differentialdiagnostisch wichtig ist, dass schwarz gefärbte Stühle auch nach Medikation von Eisen-, Bismut- und Kohlepräparaten bzw. nach Genuss von Blaubeeren auftreten können. Solchen Exkrementen fehlen jedoch im Allgemeinen der Glanz, die klebrige Konsistenz und der penetrante Geruch des meist ungeformten typischen „Teerstuhls".
- Auch die Hämatochezie ist in der größeren Zahl der Fälle Folge einer **oberen gastrointestinalen Blutung,** während sich bei etwa 30–40 % der Patienten Blutungsquellen im Dünndarm, Dickdarm bzw. Analbereich eruieren lassen. Ob sich eine obere gastrointestinale Blutung in Form peranalen Abgangs von rotem oder schwarzem Blut äußert, hängt vor allem von der Blutungsintensität und der Passagezeit des Bluts durch den Gastrointestinaltrakt ab. Blut ist osmotisch wirksam und beschleunigt so seine eigene Darmpassage. Bei der Inspektion sollte auf Leberhautzeichen (Ikterus, Xanthelasmen, Spidernävi, Palmarerythem usw.), Teleangiektasien im Bereich der Mundschleimhaut und etwaige Lippenpigmentierungen geachtet werden. Entsprechende Befunde können erste Hinweise auf die mögliche Blutungsquelle im Gastrointestinaltrakt geben (Ösophagus- und/oder Fundusvarizen, Gefäßveränderungen im Sinne des Morbus Osler, blutende Polypen im Rahmen des Peutz-Jeghers-Syndroms).

Alarmsymptome So bald wie möglich sollten **Pulsfrequenz, arterieller Blutdruck** und **zentraler Venendruck** ermittelt werden. Ein Schockindex > 1 (Pulsfrequenz/systolischer Blutdruck) spricht zusammen mit einem zentralen Venendruck um 0 cmH$_2$O (Normalwert 4–8 cmH$_2$O) für einen lebensbedrohlichen Blutverlust, der über 20 % des zirkulierenden Blutvolumens ausgemacht hat. Verglichen mit diesen Parametern hat das Blutbild geringere Bedeutung, weil nach einer Blutung die Austauschvorgänge zwischen zirkulierendem Blutvolumen und extravasaler Flüssigkeit mit konsekutiver Hämodilution nur verzögert ablaufen und deshalb der Hämoglobin- bzw. Hämatokritwert erst etwa 24 h nach dem Blutungsereignis vollständig abgefallen ist.

Diagnostik

Entscheidungssequenz Im Rahmen der anzustrebenden diagnostisch-therapeutischen Entscheidungssequenz müssen folgende Fragen beantwortet werden:
1. Liegt eine reale bzw. nur eine potentielle Blutungsquelle vor?
2. Blutet es – im Fall des Vorliegens einer realen Blutungsquelle – aktiv, oder ist die Blutung bereits zum Stillstand gekommen?
3. Kann die aktive Blutung konservativ behandelt oder muss chirurgisch vorgegangen werden?
4. Muss bei chirurgischer Therapie eine Notoperation vorgenommen oder kann elektiv vorgegangen werden?
5. Erfordert die operative Blutstillung einen transthorakalen oder transabdominellen Zugang?

Die Unterscheidung zwischen realen und potentiellen Blutungsquellen ist insofern wichtig, als erfahrungsgemäß in etwa 20–30 % der Fälle mehrere Läsionen gleichzeitig vorkommen können; z. B. finden sich häufig Koinzidenzen von
- Refluxösophagitis, akuten Magenerosionen und Ulcus duodeni
- Ösophagusvarizen und peptischen Läsionen
- Magenausgangsstenose bei Ulcus duodeni und Mallory-Weiss-Einrissen

Eine **reale Blutungsquelle** liegt vor, wenn
- endoskopisch eine aktive Blutung zu erkennen ist oder der anzuschuldigenden Läsion ein Blutkoagulum oder Hämatin aufliegt; ebenso, wenn im Bereich der Läsion ein Gefäß sichtbar ist,
- szintigraphisch Isotopendepots zunehmender Größe entstehen,
- angiographisch Kontrastmittelextravasate nachweisbar werden.

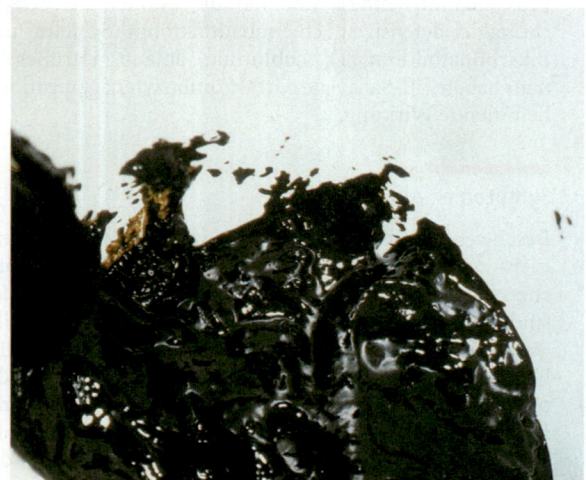

Abb. 14.163 Typischer „Teerstuhl".

Aufgrund endoskopischer Kriterien ist von Forrest eine **Klassifizierung der Blutungsaktivität** vorgeschlagen worden (s. Tab. 14.103), die gleichzeitig eine Entscheidungsgrundlage für angemessene therapeutische Maßnahmen ist.

Das diagnostische Prozedere sollte der jeweiligen **Blutungssymptomatik** angepasst werden; die häufigsten **Blutungsquellen** im oberen Gastrointestinaltrakt sind in Tabelle 14.104 aufgeführt.

Hämatemesis In Abbildung 14.164 ist die notfallmäßige Strategie bei der Hämatemesis-Diagnostik schematisch dargestellt: Erhebung von Kurzanamnese und Kurzbefund und die Entnahme von Blutproben für die laborchemische Analyse sollen ohne Verzug überleiten zum Kernstück notfalldiagnostischer Maßnahmen, der **oberen Panendoskopie**. Lässt sich die Blutungsquelle endoskopisch nicht lokalisieren (< 5 % der Fälle), hängt das weitere Vorgehen von der Blutungsintensität ab: Bei **massiver arterieller Blutung** muss der Patient ohne weitere Diagnostik umgehend operiert werden. Bei **geringerer Blutungsintensität** sollte jedoch die Lokalisation der Blutungsquelle vor der Therapieentscheidung angestrebt werden. Dabei wird heute zunächst der **Szintigraphie** gegenüber der Angiographie der Vorzug gegeben, da sich aktive Blutungen szintigraphisch – nach i.v. Injektion von technetiummarkierten Erythrozyten oder kolloidalem Schwefel – sensitiver und dabei technisch einfacher sowie für den Patienten risikoärmer und angenehmer darstellen lassen. Bei szintigraphisch positivem Blutungsnachweis sollte sich in der Regel zur exakten topographischen Blutungslokalisation die **Angiographie** anschließen.

Bei endoskopisch diagnostiziertem Blutabgang aus der Papilla Vateri (Hämobilie) sind ERCP und Angiographie die nächsten Untersuchungsverfahren.

Meläna Auch bei der in Form des Teerstuhls stattfindenden akuten peranalen Blutung wird man nach den auf ein Minimum zu begrenzenden Voruntersuchungen mit der **Notfallendoskopie** des oberen Verdauungstraktes beginnen (s. Abb. 14.164). Finden sich endoskopisch normale Verhältnisse, muss eine Blutung aus dem Dünn- bzw. Dickdarm als Meläna-Ursache angenommen werden (10 % der Fälle). Diagnostische Konsequenz wird in der Regel die **Szintigraphie** mit markierten Erythrozyten oder kolloidalem Schwefel sein, bei Blutungsnachweis gefolgt von der **abdominellen Angiographie** mit selektiver Sondierung zunächst der A. mesenterica inferior, dann der A. mesenterica superior. Der Wert einer notfallmäßig durchgeführten **Koloskopie** ist umstritten: Die Untersuchung ist unter den gegebenen Umständen ohne suffiziente Darmreinigung technisch schwierig, riskant und von begrenzter Aussagekraft.

Hämatochezie In der Regel wird zunächst mit der **rektal-digitalen Exploration** begonnen und dabei vor allem auf tastbare Neoplasien und ulzeröse Läsionen geachtet (s. Abb. 14.164). Hämorrhoiden sind nur palpabel, wenn sie thrombosiert sind, dann aber bluten sie nicht mehr. Anschließend wird mittels **Proktoskop** und **Rektoskop** untersucht. Findet sich dabei keine Blutungsquelle, wird als Nächstes die **obere Notfallendoskopie** durchgeführt.

Alternativ kann man auch mit der **Ausspiegelung** des oberen Gastrointestinaltraktes beginnen, besonders wenn sich über eine zuvor gelegte **Magensonde** blutiger Magensaft hat aspirieren lassen. Bleiben obere und untere Notfallendoskopie ohne diagnostischen Ertrag, werden in der Regel **Szintigraphie** und **Angiographie** angeschlossen.

Schließlich kann man die **Notfallkoloskopie** durchführen, zumal massive Blutungen eine laxierende Wirkung haben und dadurch die sonst eingeschränkte endoskopische Übersicht verbessert wird.

Häufigste Blutungsquelle im unteren Gastrointestinaltrakt ist bei Kindern, Jugendlichen und jungen Erwachsenen bis 30 Jahre das **Meckel-Divertikel** (s. Kap. 14.4.8) mit ektoper blutender Magenschleimhaut. Patienten unter 60 Jahren bluten in erster Linie aus **Dickdarmdivertikeln**, Patienten über 60 Jahre aus **Angiodysplasien**.

Die Diagnostik von Blutungsquellen des **unteren Verdauungstraktes** ist besonders dann erschwert, wenn die Blutung chronisch-intermittierend verläuft; denn Szintigraphie und Angiographie müssen versagen, wenn die Blutung gerade zum Stillstand gekommen ist. In ausgewählten Fällen mit besonders belasteter Anamnese (zahlreiche Bluttransfusionen, vorausgegangene Operationen) wird deshalb neuerdings empfohlen, unter Operationsbereitschaft eine sog. **aggressive Angiographie** durchzuführen, wobei eine Blutung aus der zu diagnostizierenden Blu-

Tab. 14.103 Klassifizierung der Blutungsaktivität nach Forrest.

Blutungsaktivität	Kriterien	
Aktive Blutung:	Forrest-Typ Ia	Arterielle (spritzende) Blutung
	Ib	Sickerblutung
Sistierte Blutung:	Forrest-Typ IIa	Sichtbares Gefäß im Ulkusgrund
	IIb	Koagulum auf Läsion
	IIc	Hämatin auf Ulkusbasis
Keine Blutung:	Forrest-Typ III	Läsion ohne o.a. Kriterien

Tab. 14.104 Blutungsquellen im oberen Gastrointestinaltrakt – prozentuale Häufigkeit (eigenes Krankengut und Literatur).

Peptische Läsionen (Erosionen, Ulzera)	65 %
Ösophagus- bzw. Fundusvarizen	20 %
Mallory-Weiss-Lazeration am gastroösophagealen Übergang	10 %
Magenneoplasma	4 %
Morbus Osler-Rendu-Weber, Ulcus simplex Dieulafoy u.a.	1 %

Erkrankungen des Gastrointestinalsystems

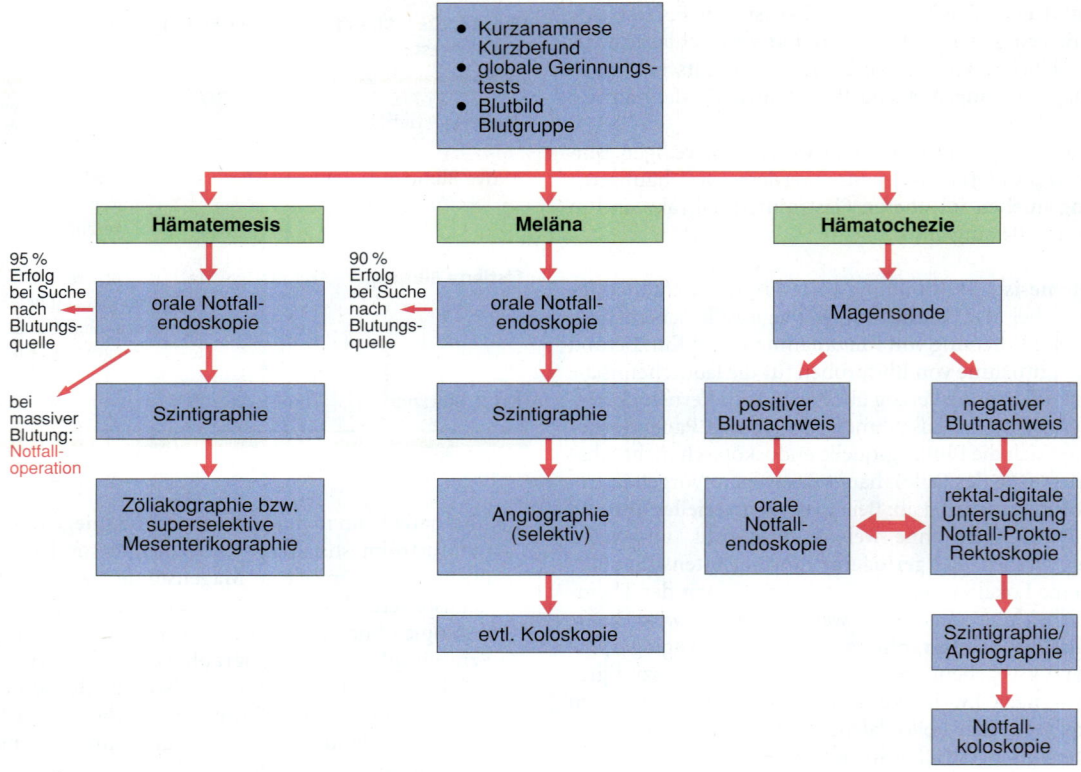

Abb. 14.164 Hämatemesis-Meläna-Hämatochezie-Diagnostik – notfallmäßige Strategie.

tungsquelle provoziert wird durch systemische Heparinisierung und intraarterielle Gabe des Vasodilatators Tolazolin, evtl. sogar von Streptokinase.

Differentialdiagnose Dem Symptom „gastrointestinale Blutung" können viele Ursachen zugrunde liegen, deren differentialdiagnostische Eingrenzung durch eine adäquate Diagnostik (s. dort) mit einer Sensitivität von über 90 % möglich ist.

Differentialdiagnose	Ausschlussmaßnahmen
Blutung aus Tracheobronchialsystem, Nasen-Rachen-Raum	Anamnese, Endoskopie
Einnahme von Medikamenten (Bismut, Eisen), Blaubeeren	Anamnese

Therapie

Allgemeine Strategie Erste therapeutische Zielsetzung ist **Kreislaufstabilisierung** bzw. **Schocktherapie** (Plasmaexpander, Bluttransfusionen). Lässt sich der Kreislauf nicht stabilisieren (sog. katastrophale Blutung), muss der Patient umgehend chirurgisch versorgt werden. Ggf. kann dann beim bereits intubierten und narkotisierten Patienten noch unmittelbar präoperativ endoskopiert werden. Eine Ausnahme stellen blutende Ösophagusvarizen dar, da hierbei der nichtchirurgischen Therapie (Tamponade, Sklerotherapie, Ligatur) praktisch immer der Vorzug zu geben ist. Bei stabilen Kreislaufverhältnissen kann zunächst die diagnostische Klärung der Blutungssituation (Blutungsquelle, Blutungsaktivität) erfolgen. Dementsprechend wird die Art des therapeutischen Vorgehens bestimmt: **konservativ, endoskopisch-operativ** bzw. **chirurgisch.**

Da die Endoskopie auch therapeutische Möglichkeiten entwickelt hat (sog. operative Endoskopie), können in den meisten Fällen Diagnostik und Therapie Hand in Hand gehen. Die **Sklerotherapie** (Unterspritzung – am besten mit 1 : 10 000 bzw. 1 : 100 000 verdünntem Adrenalin und 1%igem Polidocanol), die **Elektrokoagulation** (vor allem die Elektro-Hydro-Thermo-Sonde) und die **Laserphotokoagulation** (vor allem der Neodym-YAG-Laser) haben bereits breiteren Eingang in die klinische Praxis gefunden, während Fibrin- (Thrombin/Fibrinogen) und Gewebekleber (vor allem Cyanoacrylat) nur vereinzelt eingesetzt werden.

Die verschiedenen endoskopisch-therapeutischen Verfahren unterscheiden sich hinsichtlich ihrer Eignung für den mobilen Einsatz, ihres Handhabungskomforts und ihrer Anschaffungs-/Wartungskosten. Dabei schneidet die Sklerotherapie günstig ab.

Therapie der Ösophagusvarizenblutung Bei blutenden Ösophagusvarizen wird als primärer therapeutischer Maßnahme der **endoskopischen Sklerotherapie** derzeit eindeutig der Vorzug gegeben. Dabei lässt sich durch intra- und/oder paravariköse Injektion des Sklerosierungsmittels (meist 1%iges Polidocanol) in etwa 80–90 % der Fälle eine initiale Hämostase erreichen, außerdem sind die Rezidivblutungs- und Frühletalitätsrate günstig zu beeinflussen. Alternativ hat sich in den letzten Jahren die **Ligaturtherapie** nach Stiegmann und Goff eingeführt; dabei werden die Varizen unter endoskopischer Sicht aspiriert und an ihrer Basis mit Gummibändern ligiert. Offen ist noch die Frage, ob durch notfallmäßige **Sondentamponade** (vorzugsweise Linton-Nachlas-Sonde; s. Abb. 14.165) der Blutung die Ergebnisse der anschließenden Sklero- bzw. Ligaturtherapie noch weiter zu verbessern sind. Komplikationen der Sklerotherapie (z. B. blutende Ulzera, Wandnekrosen mit Mediastinitis/Pleuraerguss, Wandruptur, Aspirationspneumonie, Stenosen) treten bei 10–15 % der Patienten auf mit einer Gesamtletalität von etwa 1 %. Insgesamt wird durch die endoskopische Sklerotherapie die Frühletalität bei Ösophagusvarizenblutung von etwa 50–70 % (konservative Therapie) auf ca. 20–30 % herabgesetzt.

Der Wert der zumeist auf Vasokonstriktion zielenden **Pharmakotherapie** (Triglyzyl-Lysin-Vasopressin, Terlipressin, Somatostatin) bei Ösophagusvarizenblutung liegt vor allem in einer überbrückenden Wirkung, bis die definitive endoskopische Hämostase möglich ist.

Lässt sich die Blutung durch endoskopische Sklero- bzw. Ligaturtherapie nicht beherrschen, ergibt sich die Indikation zur **chirurgischen Intervention.** Dabei werden als relativ schonende Verfahren die sog. **Sperroperationen** bevorzugt: vor allem in Form der transthorakalen Ösophagusdurchtrennung und -devaskularisierung bzw. der transmuralen Varizenumstechung.

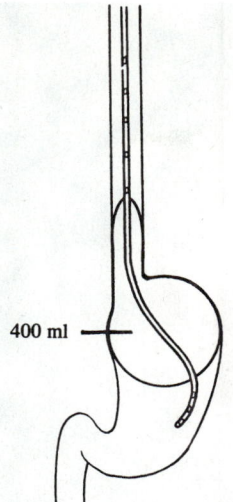

Abb. 14.165 Linton-Nachlas-Sonde.

Therapie der Ulkusblutung (Abb. 14.166–168) Die **spritzende arterielle Blutung** (Forrest Ia) stellt nach wie vor eine absolute Indikation zur Sofortoperation dar; dies gilt besonders – wegen ihrer Nähe zu kaliberstarken Arterien – für blutende Ulzera im Bereich der Bulbus- bzw. Magenhinterwand. Steht ein versierter Endoskopiker zur Verfügung, kann zunächst die initiale Blutstillung mit Laser- bzw. Elektro-Hydro-Thermo-Koagulation, mit Sklerosierung oder durch Platzierung von Metallclips (sog. Hämoclips) versucht werden, damit die betroffenen Patienten dem Chirurgen im blutungsfreien Intervall übergeben und damit die risikoreicheren Notfalloperationen durch elektive Eingriffe ersetzt werden können.

Sickerblutungen (Forrest Ib) aus peptischen Läsionen sistieren in 80 % der Fälle spontan. Die verbleibenden Blutungen lassen sich durch Sklerosierungstherapie, Laserphotokoagulation bzw. den Einsatz der Elektro-Hydro-Thermo-Sonde zum Stillstand bringen. Die endoskopische Therapie durch Sklerosierung bzw. Laserkoagulation führt zu statistisch gesicherter, Koagulation mit der Elektro-Hydro-Thermo-Sonde zu tendenzieller Abnahme der Zahl der Rezidivblutungen und notwendig werdenden Operationen. Diese positiven Effekte haben sich bisher allerdings noch nicht in einer Verminderung der Letalitätsrate niedergeschlagen.

Ist ein endoskopisches Hämostaseverfahren nicht verfügbar bzw. therapeutisch nicht erfolgreich oder die Blutungsquelle nicht zugänglich (z. B. Bulbushinterwand, proximale kleine Kurvatur), dann sollte die medikamentöse Blutstillung mit Sekretin bzw. Somatostatin versucht werden.

Nach initialer Hämostase lässt sich die Inzidenz von Blutungsfrührezidiven durch kombinierte Medikation von Histamin-H_2-Rezeptor-Antagonisten und Pirenzepin bzw. Antazida oder durch die Gabe von H^+/K^+-ATPase-Hemmern (Omeprazol, Lansoprazol, Pantoprazol, Rabeprazol) reduzieren. Außerdem sollte schon in der akuten Blutungsphase mit der Eradikation des Helicobacter pylori (Protonenpumpenblocker, Amoxicillin und Metronidazol i.v.) begonnen werden.

Sichtbare Gefäße im Ulkusgrund (Forrest IIa) stellen im Hinblick auf die in 50–90 % der Fälle drohende Rezidivblutung eine besondere Risikosituation dar und benötigen daher aktive Therapie. Zur lange Zeit üblichen primär chirurgischen Therapie hat sich in den letzten Jahren mit der endoskopischen Laserphotokoagulation eine effiziente nichtchirurgische Alternative etabliert. In der klinischen Praxis hat sich auch die Sklerosierung der Läsion mit anschließender Elektro-Hydro-Thermo-Koagulation bewährt; allerdings stehen für dieses Vorgehen eindeutige studienmäßige Belege noch aus.

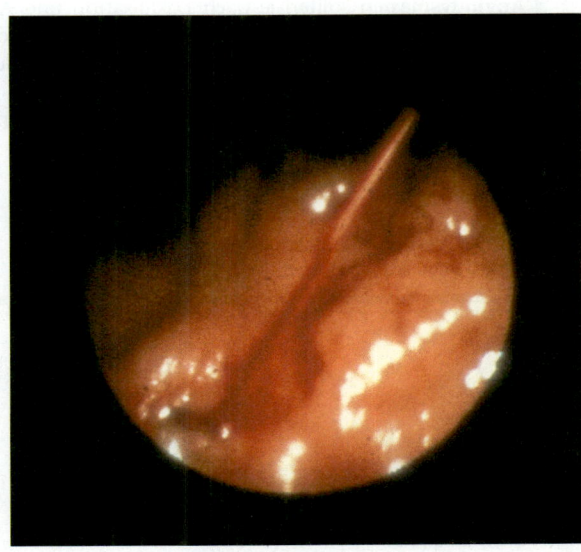

Abb. 14.166 Spritzende arterielle Ulkusblutung.

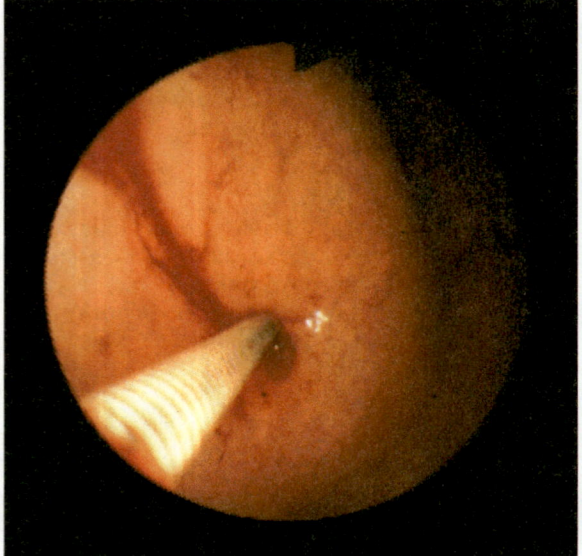

Abb. 14.167 Unterspritzung der Blutung mit Adrenalin.

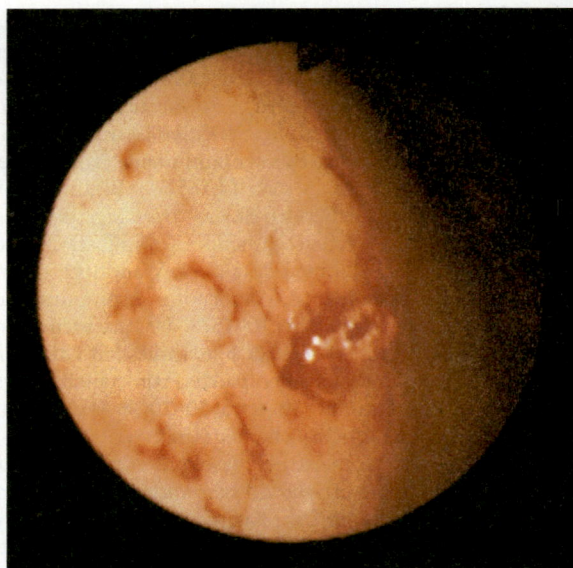

Abb. 14.168 Zustand nach Unterspritzung.

Therapie der unteren Gastrointestinalblutung Bei der Vielzahl möglicher Blutungsursachen im Dünn- und Dickdarm (u.a. auch Karzinom, Polypen, Colitis ulcerosa, Morbus Crohn, ischämische Kolitis, innere Hämorrhoiden) erscheint es sinnvoll, das therapeutische Vorgehen nur bei den häufigsten notfallmäßigen Blutungsquellen darzustellen:

- Die **Darminvagination** als häufigste Blutungsquelle bei kleinen Kindern bildet sich in etwa 10 % der Fälle spontan zurück, bei weiteren 20 % gelingt die Reposition durch Kontrasteinlauf, in den restlichen Fällen ist chirurgische Revision erforderlich.
- Blutende **Meckel-Divertikel** werden chirurgisch reseziert.
- Bei Blutungen aus **Dickdarmdivertikeln** sollte der angiographische Nachweis der Blutungsquelle über Ort und Ausmaß der Resektion entscheiden.
- **Angiodysplasien** sollten je nach Lokalisation und Anzahl entweder durch Elektrokoagulation, chirurgische Resektion oder arterielle Embolisation behandelt werden.

Verlauf und Prognose Die Letalität bei gastrointestinaler Blutung beträgt nach wie vor 8–10 %.

Tab. 14.105 Akute gastrointestinale Blutung – prognostisch ungünstige Kriterien.

Lebensalter	> 60 Jahre
Initialer Hb-Wert	< 6–7 g %
Initialer Konservenverbrauch	> 6 Beutel/24 h
Begleiterkrankungen	
Kurzfristige Rezidivblutung	

In Tabelle 14.105 sind Kriterien aufgeführt, die den **Risikopatienten** bei gastrointestinaler Blutung definieren lassen. Dazu gehören Patienten mit hoher Blutungsintensität, vor allem wenn sie das 60. Lebensjahr überschritten haben und an Begleiterkrankungen – kardialer, hepatischer, pulmonaler, renaler oder zentralvenöser Art – leiden. Bei Vorliegen mehrerer Zusatzerkrankungen kann die blutungsassoziierte Letalität bis auf 40 % ansteigen. Zur Gruppe mit erhöhtem Risiko gehören auch Patienten mit endoskopisch nachweisbaren „sichtbaren Gefäßen" im Bereich von Ulzera; aus dieser Situation ergeben sich höhere Blutungsrezidiv-, Operations- und Letalitätsraten. Bei Risikopatienten ist deshalb auf eine möglichst umgehende, definitive Hämostase zu drängen.

Komplikationen Die gastrointestinale Blutung selbst kann zum **Blutungsschock** mit entsprechender vitaler Gefährdung des Patienten führen, bei Leberkranken die **Dekompensation der Leberfunktion** veranlassen. Andere Komplikationen werden in der Regel durch die der Blutung zugrunde liegende Krankheit (Ulkus, Neoplasma usw.) verursacht.

Zusammenfassung

- Häufigste Ursachen: oberer Gastrointestinaltrakt: peptische Läsionen, Ösophagusvarizen, Mallory-Weiss-Einrisse; unterer Gastrointestinaltrakt: Meckel-Divertikel, Dickdarmdivertikel, Angiodysplasien
- Wichtigste Symptome: Hämatemesis, Meläna und/oder Hämatochezie
- Wichtigste diagnostische Maßnahmen: Notfallendoskopie, Szintigraphie, Angiographie
- Wichtigste therapeutische Maßnahmen: medikamentöse, endoskopisch operative oder chirurgische Verfahren

14.8.2 Akutes Abdomen

Engl. Begriff: Acute Abdomen

Definition Von einem „akuten Abdomen" spricht man, wenn die Symptomentrias
- starke akute Bauchschmerzen,
- abdominale Abwehrspannung und
- partielle bis totale Kreislaufdekompensation (Schock) vorliegt.

Der Begriff „akutes Abdomen" sagt nichts über die Ursache der klinischen Situation aus, drängt aber alarmierend auf deren unverzügliche differentialdiagnostische Klärung. Die Akuität des jeweils vorliegenden klinischen Bildes bestimmt den Zeitdruck, unter dem die zentrale Frage **„chirurgische Intervention oder (noch) nicht"** beantwortet werden muss.

Epidemiologie Exakte epidemiologische Daten zu Inzidenz und Prävalenz der Fälle mit akutem Bauch sind nicht publiziert. Die relative Inzidenz der akuten Appendizitis, der Cholezystitis und der Pankreatitis sowie des mechanischen Dünndarmileus blieb konstant, während Fälle mit perforiertem peptischem Ulkus abgenommen haben.

Ätiologie Als Ursachen des akuten Abdomens kommen vor allem akute Entzündungen, mechanischer Ileus, Organrupturen und vaskuläre Perfusionsstörungen (s. Tab. 14.106) in Betracht.
- **Abdominal:** Pyelonephritis, Divertikulitis, spontane bakterielle Peritonitis bei Leberzirrhose nach Aszitesinfektion mit z. B. E. coli, Klebsiella, Citrobacter oder Campylobacter-Spezies, Kollagenosenperitonitis, Gastroenteritis, Adnexitis, stielgedrehte Ovarialzyste, toxisches Megakolon, extrauterine Gravidität, angioneurotisches Ödem (C1-Esteraseinhibitor-Mangel), akute Pankreatitis.
- **Extraabdominal:** z. B. Myokardinfarkt, Perikarditis und Pneumonie.

Eine weitere mögliche Ursache stellt die sog. Pseudoperitonitis dar: bei diabetischer Ketoazidose, Hyperlipidämie, akuter intermittierender Porphyrie, akuter Bleivergiftung und hämolytischer Krise. Selten sind die Fälle von akutem Abdomen bei Tabes dorsalis, Schoenlein-Henoch-Syndrom oder Addison-Krise.

Ein akutes Abdomen kann chronisch-rezidivierend auch durch die differentialdiagnostisch schwer abgrenzbare sog. **intestinale Pseudoobstruktion** vorgetäuscht werden. Dabei wird die Ileussymptomatik als Folge viszeraler Myo- bzw. Neuro- bzw. Endokrinopathien oder als Arzneimittelnebenwirkung interpretiert. Bei der häufig durchgeführten explorativen Laparotomie zeigt sich kein pathologischer Befund, insbesondere keine mechanische Blockade. Anzustreben ist deshalb die konservative Therapie.

Grundsätzlich ist zu sagen, dass die möglichen Ursachen des akuten Abdomens altersabhängig unterschiedlich häufig sind. Bei Patienten über 50 Jahre liegt öfter eine chirurgisch anzugehende Ursache vor als bei jüngeren.

Tritt ein akutes Abdomen in der **postoperativen Phase** auf, kommen ätiologisch vor allem in Frage: Nahtinsuffizienz, infiziertes Hämatom, Abszess, Durchwanderungs- und Perforationsperitoniden.

Tab. 14.106 Ursachen des akuten Abdomens – prozentuale Häufigkeit chirurgisch bzw. nichtchirurgisch behandlungsbedürftiger Fälle.

Chirurgische Fälle	66
Akute Appendizitis	28
Akute Cholezystitis	10
Dünndarmileus	7
Ulkusperforation	5
Akute Pankreatitis	3
Mesenteriale Perfusionsstörungen	3
Akute gynäkologische Erkrankungen	2
Sonstige Ursachen	8
Nichtchirurgische Fälle	**34**

Pathogenese Beim akuten Abdomen entstehen die **Schmerzen** als Folge der Entzündung parenchymatöser Organe mit konsekutiver Kapseldehnung oder spastischen Kontraktionen der glatten Muskulatur viszeraler Hohlorgane und/oder peritonitischer Reizung. Die abdominale **Abwehrspannung** entspricht einer Dauerkontraktion der Bauchmuskulatur, die als reflektorische Antwort auf die sensorischen Afferenzen der zunächst lokalen, dann diffusen Peritonitis aufzufassen ist. Die **Kreislaufdekompensation** ist initial schmerzreflektorisch zu verstehen, später tritt die Hypovolämie infolge peritonitischen Ödems und intraintestinaler Flüssigkeitsansammlung pathogenetisch hinzu und wird schließlich durch systemische Bakterien- und Endotoxininvasion mit resultierendem toxischen Kreislaufversagen vervollständigt.

Symptome **Schmerzen** sind das Hauptsymptom bei allen Formen des akuten Abdomens. Der Bauchschmerz tritt bei allen Formen des akuten Abdomens außer bei Abdominalblutungen auf. Schmerztyp, Schmerzverlauf und Schmerzlokalisation erlauben eine differentialdiagnostische Orientierung.

Liegt der Patient ruhig im Bett mit angezogenen Beinen (Schonhaltung), spricht das für einen somatischen, peritonitischen Schmerz. Läuft der Patient dagegen ruhelos umher, gehen die Schmerzen zumeist von abdominalen Hohlorganen aus, es liegen sog. viszerale Schmerzen vor. Viszerale Schmerzen haben in der Regel kolikartigen Charakter (z. B. bei mechanischem Ileus, Nierenkolik, Gallenkolik), während somatische Schmerzen eher dauerhaft sind (z. B. bei Durchwanderungsperitonitis, aber auch bei Perforationsperitonitis nach initial attackenartig intensivem Schmerz).

Je länger ein akutes Abdomen besteht, desto schwieriger wird eine Analyse des Schmerztyps, da mit Entwicklung einer Durchwanderungsperitonitis der resultierende somatische Schmerz die viszerale Symptomatik überdeckt.

! **Immer nach der Art des Schmerzbeginns fragen!**

Die Lokalisation des Hauptschmerzes lässt meist die Zahl möglicher Ursachen des akuten Abdomens eingrenzen:

Schmerzlokalisation	Mögliche Ursachen
Rechter oberer Abdominalquadrant	Peptische gastroduodenale Ulzera, Cholezystitis, Pankreatitis, Pyelitis und Entzündung einer retrozäkal platzierten Appendix
Rechter unterer Abdominalquadrant	Entzündungen im Bereich des terminalen Ileums, der harnableitenden Wege, der Appendix und bei Frauen der rechten Adnexe
Linker oberer Abdominalquadrant	Magenulzera, Pankreasschwanzpankreatitiden, Milzinfarkte und Pyelitiden; Schmerzen im Gefolge eines Myokardinfarktes oder einer Pleuritis können in das Abdomen einstrahlen
Linker unterer Abdominalquadrant	Sigmadivertikulitis, Entzündungen bzw. Steine der harnableitenden Wege und Entzündungen der linken weiblichen Adnexe

Neben dem Schmerz beeinträchtigt den Patienten mit akutem Abdomen die **Kreislaufdekompensation** mit ihren Folgen. Der Patient ist unruhig, ängstlich, blass, kaltschweißig (jedoch warme Peripherie bei septischem Schock), tachykard und oligurisch. Das akute Abdomen kann mit anderen Leitsymptomen assoziiert sein und so die diagnostisch einzuschlagende Richtung anzeigen.

Erbrechen ist ein häufiges Begleitsymptom abdominaler Störungen aller Art. Weitaus stärker und anhaltender als bei entzündlichen Baucherkrankungen tritt Erbrechen bei gastrointestinalen Passagestörungen auf: saures Erbrechen bei Pylorusstenose, galliges Erbrechen bei hoch sitzendem, fäkulentes Erbrechen bei tiefem mechanischem Dünndarmileus. Dagegen ist Erbrechen selten und, wenn überhaupt, ein Spätsymptom bei Dickdarmileus. Bezüglich des **Meteorismus** sind die Verhältnisse umgekehrt: Je tiefer der Ileus sitzt, desto ausgeprägter der Meteorismus. Tritt Erbrechen bei mehreren Personen aus der Umgebung des Patienten auf, so werden Ursachen wie Nahrungsmittelintoxikationen, infektiöse Gastroenteritiden (gleichzeitig Durchfall) oder Hepatitiden wahrscheinlich.

Differentialdiagnostisch kann gelegentlich die klinische Erfahrung weiterhelfen: Erbrechen führt zur Erleichterung der Beschwerden bei Passagestörungen, nicht aber bei Pankreas- und Gallenerkrankungen. Wichtig ist auch, dass bei operationspflichtigen Ursachen des akuten Abdomens (z.B. mechanischer Ileus) der Schmerz fast regelhaft dem Erbrechen vorausgeht, während die umgekehrte Reihenfolge typisch bei entzündlichen Baucherkrankungen ist.

Dyspnoe bzw. **hohes Fieber** im Verein mit Bauchschmerzen zeigen im Allgemeinen ein internistisch zu behandelndes Leiden an. Differentialdiagnostisch ist dabei u.a. an Myokardinfarkt, Lungenembolie und basale Pneumonie zu denken. Das Gleiche gilt für Zustände von Bauchschmerzen, verbunden mit Fieber über 38,5 °C. Dabei sind häufige, internistischer Therapie zugängliche Ursachen: Cholezystitis, Pyelonephritis, infektiöse Gastroenteritis.

Befunde Bereits die Inspektion des Abdomens kann wichtige Hinweise geben: z.B. sichtbare Peristaltik als Ausdruck von Darmversteifungen bei mechanischem Ileus; livide bis bräunliche Hautverfärbungen in der Periumbilikalregion (Cullen-Zeichen) bzw. der Flanken- und Leistengegend (Turner-Zeichen) bei schwersten hämorrhagisch-nekrotisierenden Pankreatitiden. Die Palpation der Bauchdecken lässt den Grad der Abwehrspannung abschätzen, den Hauptschmerzpunkt bestimmen und evtl. eine Resistenz oder inkarzerierte Hernie erfassen. Durch Auskultation des Abdomens können z.B. hoch gestellte Darmgeräusche bei Stenoseperistaltik oder „Totenstille" bei paralytischem Ileus diagnostiziert werden. Durch Perkussion kann das Ausmaß des Meteorismus festgelegt werden. Lokale Peritonitiden im kleinen Becken lassen sich durch rektale Untersuchung mit Palpation von Prostata, Portio, paraproktischem Bindegewebe und Douglas-Raum feststellen (Druck- bzw. Verschiebeschmerz) und topographisch weitgehend zuordnen. Schließlich werden die klinischen Basisbefunde durch Messung von Puls und Blutdruck sowie der axillär-rektalen Temperaturdifferenz ergänzt.

> ❗ Im Fall von Blutaustritt aus Mund und/oder After bzw. bei Auftreten eines harten, schmerzhaften Bauchs sollte unverzüglich ein Arzt aufgesucht werden. Bei gleichzeitigem schlechtem Allgemeinbefinden – z.B. Schwäche, Schwindel, starkem Erbrechen, hohem Fieber, Bewusstlosigkeit – ist der Notarzt zu alarmieren.

Diagnostik

Basisdiagnostik In Tabelle 14.107 sind die einzelnen Positionen notwendiger Basisdiagnostik aufgeführt. Klinische, apparative und laborchemische Untersuchungen sollten möglichst Zeit sparend (wenn möglich, parallel) arrangiert werden. Evtl. lassen sich wichtige Informationen auch von Angehörigen des Patienten erfragen. Während der gesamten Diagnostik sind Kreislaufüberwachung, ggf. Volumen- bzw. Blutsubstitution, bei Verdacht auf Dünndarmileus die Dekompression des Magens und Darms durch Sondenaspiration geboten.

Eine weitergehende Klärung der abdominalen Situation ist durch Einsatz bildgebender Verfahren (s. Abb. 14.169) möglich.

Bildgebende Verfahren **Abdomenleeraufnahme** – im Stehen oder, bei stehunfähigem Patienten, in Linksseitenlage mit horizontalem Strahlengang – und **Thoraxübersichtsaufnahme** sind fester Bestandteil der notfallmäßigen Untersuchung bei akutem Abdomen. Sie erlauben zusammen mit dem klinischen Bild die Diagnosen „Ergüsse" und „toxisches Megakolon" (s. Abb. 14.170); darüber hinaus lässt sich der Verdacht auf das Vorliegen einer Perforation (Nachweis freier Luft; s. Abb. 14.171) und eines paralytischen oder mechanischen Ileus (s. Abb. 14.172;

14.8 Notfälle

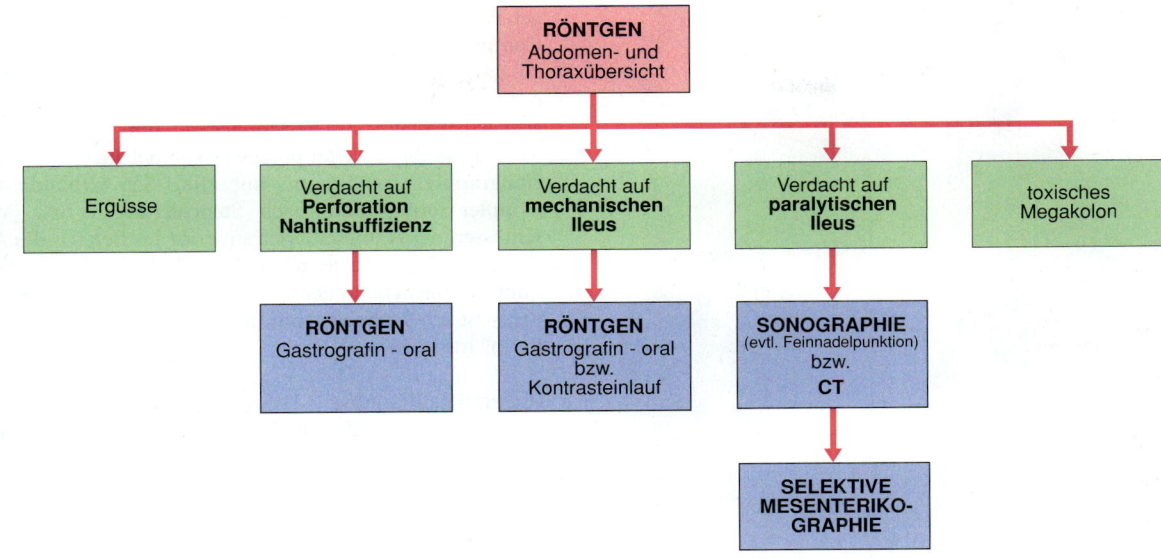

Abb. 14.169 Akutes Abdomen – diagnostischer Einsatz bildgebender Verfahren.

intestinale Spiegelbildung und geblähte Darmschlingen bei abdomineller Totenstille bzw. Stenoseperistaltik) substantiieren.

Beim Verdacht auf Perforation können häufig durch orale bzw. rektale Applikation von wasserlöslichem Kontrastmittel (Natriumamidotrizoat) die Diagnose gesichert und das intestinale Leck lokalisiert werden. Beim Verdacht auf hoch sitzenden mechanischen Ileus kann über eine Magen-Dünndarm-Sonde Natriumamidotrizoat zur Lokalisation des Hindernisses und zur Beurteilung des Stenoseausmaßes instilliert werden. Eine ähnliche diagnostische Wertigkeit hat der Kontrasteinlauf beim Dickdarmileus (Erbrechen selten!).

Beim Verdacht auf paralytischen Ileus leistet die **Sonographie** wertvolle diagnostische Dienste, indem sich Abszesse, Hämatome und Aszites nachweisen lassen. Dabei kann ggf. durch ultraschallgezielte Feinnadelpunktion die Diagnose gesichert werden. Ebenfalls sonographisch nachweisen lassen sich Milzruptur, Chole- und Urolithiasis, Gallenblasenhydrops bzw. -empyem, akute nekrotisierende Pankreatitis, Cholezystitis oder ein penetrierendes

Tab. 14.107 Akutes Abdomen – Basisdiagnostik.

Klinik	Labor
■ Anamnese (Vorerkrankungen, Bauchoperationen, Erbrechen, Stuhlverhalten, Schmerzanalyse) ■ Inspektion ■ Auskultation ■ Palpation ■ Perkussion ■ Rektale Untersuchung ■ Blutdruck, Puls, zentraler Venendruck (ZVD) ■ Urinausscheidung ■ Temperatur ■ Evtl. Peritoneallavage EKG	Obligat ■ Hb, Hk, Leukozyten ■ α-Amylase ■ Elektrolyte, Blutzucker ■ Globale Gerinnungstests ■ Blutgruppe ■ Urinsediment Fakultativ ■ Kreatinin, CPK (Kreatinphosphokinase) ■ Blutgasanalyse ■ Laktat ■ Watson-Schwartz-Test (Porphyrievorprobe)

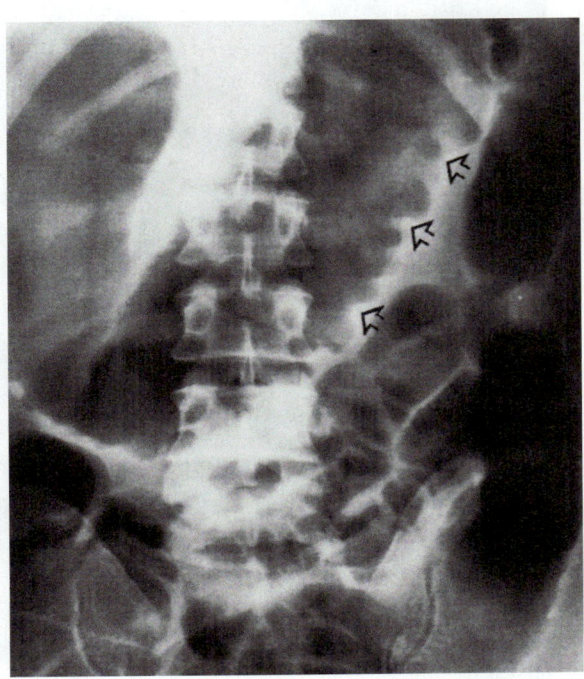

Abb. 14.170 Toxisches Megakolon bei Colitis ulcerosa. Dilatation von Dünn- und Dickdarm. Vorwiegend im Colon transversum verdickte Haustren (Pfeile) bei sonst aufgehobener Haustrierung. (Aus: Beyer, D., U. Mödder: Diagnostik des akuten Abdomens mit bildgebenden Verfahren. Springer, Berlin – Heidelberg – New York – Tokyo 1985.)

Erkrankungen des Gastrointestinalsystems

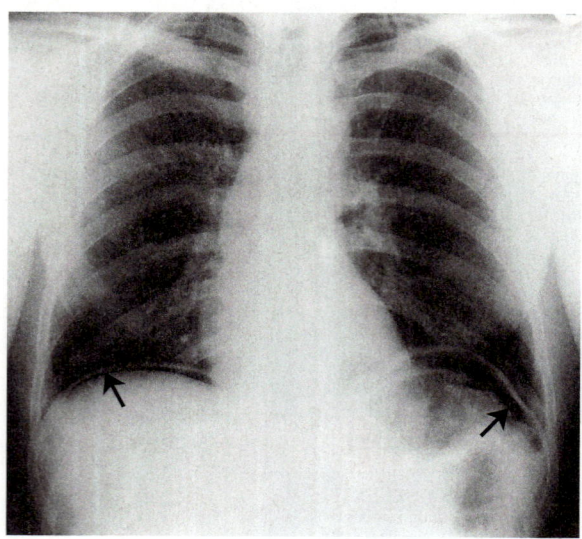

Abb. 14.171 Freie extraintestinale Luft in Form von Luftsicheln unter dem re. und li. Zwerchfell (Pfeile) bei perforiertem Ulcus duodeni.

Aortenaneurysma. Angeblich kann die akut entzündete Appendix vermiformis präoperativ mit einer hohen Sensitivität dargestellt werden – fingerförmige, echoarme, aperistaltische Struktur mit Schießscheiben-Querschnitt (Tar-

get-Phänomen). Bei massivem Meteorismus bietet sich die **Computertomographie** als Alternative zur Sonographie an. Lässt sich mit den vorgenannten bildgebenden Verfahren die akute abdominale Situation nicht klären, ergibt sich als nächste diagnostische Möglichkeit zum Nachweis bzw. Ausschluss eines Gefäßprozesses die **selektive Mesenterikographie**. Zuvor kann mit Hilfe der **farbkodierten Doppler-Sonographie** nach Stenosierungen bzw. Verschlüssen der A. mesenterica superior im Bereich des Abgangs von der Aorta gesucht werden. In ätiopathogenetisch unklar gebliebenen Fällen eines klassischen akuten Abdomens ist die **Probelaparotomie** als diagnostische „Ultima Ratio" ins Auge zu fassen.

Differentialdiagnose Das akute Abdomen ist seinem Wesen nach ein differentialdiagnostisches Problem. Diesbezügliche Zugänge sind in den Abschnitten Ätiologie, Symptome und Diagnostik dargestellt.

Therapie

Basistherapie Die Basistherapie in Form der Infusionsbehandlung sollte bereits zu Hause durch den erstbetreuenden Arzt begonnen werden. In der Klinik wird sie systematisch fortgeführt. Ziel ist die **Kreislaufstabilisierung** durch Normalisierung der Flüssigkeits-, Elektrolyt- und Säure-Basen-Verhältnisse, was eine kontinuierliche Überwachung aller vitalen Funktionen voraussetzt. Die Basistherapie ist gleichzeitig Vorbereitung für eine evtl. notwendig werdende Operation.

Spezifische Therapie Mit der Diagnosestellung wird je nach Befund die spezifische Therapie der Grundkrankheit umgehend eingeleitet, wobei die definitive Strategie in vielen Fällen das Ergebnis wiederholten internistisch-chirurgischen Konsiliums ist (s. Tab. 14.108).

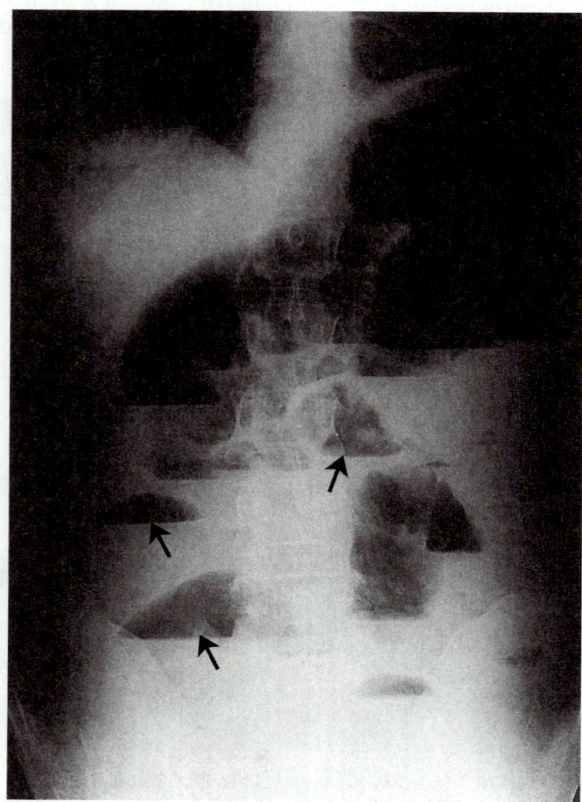

Abb. 14.172 Erweiterte Dünndarmschlingen und geblähter Kolonrahmen mit multiplen Spiegelbildungen (Pfeile) bei mechanischem Dickdarmileus infolge stenosierenden Karzinoms im Colon descendens.

Tab. 14.108 Übersicht über verschiedene Therapieoptionen.

Therapie	Grundkrankheit
Chirurgisch	Akute Appendizitis, Cholezystitis, Ulkusperforation, mechanische Passagestörung, septischer Herd
Konservativ	Myokardinfarkt, Pneumonie, Perikarditis, Pyelonephritis, sog. Pseudoperitonitiden, Frühstadium der akuten nekrotisierenden Pankreatitis
Konservativ operativ	Endoskopische Papillotomie und Choledochussteinextraktion bei Patienten mit biliärer Pankreatitis, koloskopische Aspiration von Darminhalt bei chronisch-idiopathischer oder sekundärer (Ogilvie-Syndrom) Pseudoobstruktion des Kolons, sonographisch kontrollierte Saug-Spül-Drainage von Abszessen

Verlauf und Prognose Die Prognose des akuten Abdomens ist abhängig von der individuell zugrunde liegenden Krankheit und deren Entwicklungsstadium, vor allem dem Vorliegen oder Nichtvorliegen einer **diffusen Peritonitis**. Prognostischen Einfluss hat außerdem für jede klinische Situation die Art des therapeutischen Vorgehens. So hat sich z. B. für Fälle von biliärer Pankreatitis aller Stadien herausgestellt, dass die möglichst umgehende endoskopische Sphinkterotomie mit konsekutiver Choledochussteinextraktion prognostisch günstiger ist als eine rein konservative Therapie oder als die chirurgische Sanierung der Gallenwege. Dagegen hat in vielen anderen Fällen die möglichst frühzeitige chirurgische Intervention eindeutig den therapeutisch-prognostischen Vorzug.

Komplikationen Das akute Abdomen ist bereits eine komplizierte klinische Situation. Jede dem akuten Abdomen potentiell zugrunde liegende Krankheit kann weitere Komplikationen entwickeln: Zum Beispiel kann die akute Appendizitis zur Perforation führen oder die hämorrhagisch-nekrotisierende Pankreatitis durch bakterielle Besiedelung septische Nekrosen entstehen lassen. Es ist die Kunst des erfahrenen Klinikers, eine Eskalation der Komplikationen durch möglichst frühe Diagnose und rechtzeitige Veranlassung adäquater Therapie zu vermeiden. Dazu gehört vorrangig die qualifizierte Indikationsstellung zur Operation, was auch entsprechende Zurückhaltung bei nichtchirurgischen Ursachen des akuten Abdomens beinhaltet.

Zusammenfassung

- Häufigste Ursachen: akute Entzündungen, mechanischer Ileus, Organrupturen und Perfusionsstörungen
- Wichtigste Symptome: Bauchschmerzen, Erbrechen, Fieber
- Wichtigste diagnostische Maßnahmen: genaue Schmerzanamnese, klinische Untersuchung, Labor, Abdomenleeraufnahme, Thoraxübersicht, Röntgen, Sonographie, Endoskopie
- Wichtigste therapeutische Maßnahmen: Kreislaufstabilisation, interventionelle Sonographie bzw. Endoskopie, evtl. chirurgische Intervention

Zur weiteren Information

Literatur

Domschke, W., R. Ottenjann, A. L. Baert, E. Ponette: Gastrointestinale Blutung: Grundlagen und Diagnostik. In: Siewert, J. R., A. L. Blum, E. H. Farthmann, P. G. Lankisch (Hrsg.): Notfalltherapie. Springer, Berlin – Heidelberg – New York 1982.

Palmer, K. R., C. P. Choudari: Endoscopic intervention in bleeding peptic ulcer. Gut 1995; 37: 161–4.

Saeed, Z. A.: Endoscopic therapy of bleeding esophageal varices: ligation is still the best. Gastroenterol 1996; 110: 635–8.

Soehendra, N., K. F. Binmoeller, H. Seifert, H. W. Schreiber (Hrsg.): Praxis der therapeutischen Endoskopie. Thieme, Stuttgart 1997.

Winkeltau, G. J., M. M. Lerch (Hrsg.): Gastroenterologische Notfalltherapie. Wissenschaftliche Verlagsgesellschaft, Stuttgart 1996.

FRAGEN

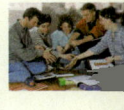

1. Ein 53-jähriger Chirurg in freier Praxis bemerkt zunehmenden Ikterus, Aszites, Tremor und nachlassende Diurese. Die Selbsttherapie mit Diuretika in hohen Dosen, Glukokortikoiden und Lactulose führt zu einer weiteren Verschlechterung. Er wird mit den Zeichen einer weit fortgeschrittenen Leberzirrhose, exzessivem Aszites, spärlichen Darmgeräuschen und deutlichem „Flapping Tremor" stationär aufgenommen.
   - Welche Differential- bzw. Verdachtsdiagnosen haben Sie?
   - Welche Untersuchungen veranlassen Sie?
   - Welche Therapiemaßnahmen leiten Sie ein?

2. Ein 45-jähriger Patient mit 20-jährigem Alkoholabusus kommt mit hydropisch dekompensierter Leberzirrhose Child B zur stationären Aufnahme. Es bestehen subfebrile Temperaturen, sehr deutlicher Aszites, Haut- und Muskelatrophie, RR 100/50 mmHg, Herzfrequenz 122/min. Laborchemisch fallen neben dem erhöhten Bilirubin (4 mg/dl), der erniedrigten Cholinesterase und der Thrombozytopenie mit 100 000 eine Harnstofferhöhung auf 38 mg/dl und eine Kreatininerhöhung auf 5 mg/dl auf. Serum-Natrium 122 mmol/l, Kalium 4,5 mmol/l, Urin-Natrium 25 mmol/24 h. Der punktierte Aszites ist blutig trüb, es finden sich 3 000 Leukozyten/µl, überwiegend Lymphozyten, daneben reichlich Erythrozyten.
   - Welche Differentialdiagnosen haben Sie?
   - Wie klären Sie diese Differentialdiagnosen?
   - Welche Therapiemaßnahmen leiten Sie ein?

3. Eine 25-jährige Erstgravida (20. Schwangerschaftswoche) kommt nach einem Urlaubsaufenthalt in Südostasien mit zunehmendem Ikterus, Übelkeit und Erbrechen in Ihre Sprechstunde.
   - Welche anamnestischen Angaben sind zusätzlich erforderlich?
   - Welche Untersuchungen veranlassen Sie?
   - Welche Therapie ist indiziert?

Erkrankungen des Gastrointestinalsystems

FRAGEN

4 Eine 28-jährige Zweitgravida kommt in der 35. Schwangerschaftswoche wegen zunehmender Wassereinlagerungen in Ihre Sprechstunde. Bei der klinischen Untersuchung fallen ein Sklerenikterus, eine arterielle Hypertonie mit Werten von 170/120 mmHg sowie deutliche Knöchelödeme auf. Der Urin ist rotbraun verfärbt. Die Schwangerschaft ist intakt.
- Wie lautet Ihre Verdachtsdiagnose?
- Welche Maßnahmen ergreifen Sie in der Praxis?
- Welche in der Klinik?
- Welches ist die Therapie der Wahl?

5 Eine 45-jährige Frau, übergewichtig, hat starke Schmerzen im Oberbauch nach üppiger Mahlzeit; Erbrechen. Befund: Leib gespannt, prall-elastisch; Skleren etwas gelb verfärbt, schwer kranker Eindruck und Schocksymptomatik bei gleichzeitig gerötetem Gesicht. RR 95/50 mmHg, Puls 130/min.
- An welche Diagnosen denken Sie?
- Welche Sofortdiagnostik veranlassen Sie?

6 Eine 35-jährige Patientin hat gürtelförmig ausstrahlende Schmerzen im Oberbauch, besonders links unter dem Rippenbogen.
Beruf: Kellnerin. In letzter Zeit häufig Erbrechen, Schmerzen, vor allem nach dem Essen. Gewichtsabnahme von 5 kg im letzten Jahr; massige Stühle.
- Welche Diagnose kommt in Betracht?
- Durch welche Diagnostik erhärten Sie die Diagnose?
- Welche Therapie beginnen Sie?

7 Eine 22-jährige Medizinstudentin erkrankt drei Tage nach Eintreffen in Mexiko mit heftigen wässrigen Durchfällen. Bei der Untersuchung findet man eine geringe Exsikkose (Zunge); am Bauch sind lediglich lebhafte Darmgeräusche feststellbar. Beim Blutbild fällt ein erhöhter Hämatokrit (52%) auf; die Leukozytenzahl und -zusammensetzung sind normal.
- Wie lautet Ihre Verdachtsdiagnose?
- Welche diagnostischen und therapeutischen Maßnahmen veranlassen Sie?
- Welche Differentialdiagnosen kommen in Betracht?

8 Eine 35-jährige Frau erkrankt plötzlich mit Schmerzen im Oberbauch, Übelkeit und subfebrilen Temperaturen. Die Schmerzen verlagern sich rasch in den rechten Unterbauch, wobei die Patientin über Miktions- und Stuhldrang klagt. Die Leukozytenzahl beträgt 12 900/µl (12,9 G/l).
- Wie lautet Ihre Verdachtsdiagnose?
- Welche Untersuchungen veranlassen Sie?
- Welche Untersuchungsergebnisse erwarten Sie?
- Wie lautet Ihre Diagnose?
- Welche Therapie schlagen Sie vor?

9 Welche diagnostische Maßnahme ist zur Klärung von Magenbeschwerden, die über drei bis vier Wochen andauern, besonders wichtig?

10 Bei einem 37-jährigen Patienten, den Sie seit fünf Jahren wegen chronisch-rezidivierender Ulcera duodeni behandeln, diagnostizieren Sie einen neuen (den vierten) Ulkusschub. Der Patient hat seinen Nikotinkonsum zwar auf zehn Zigaretten pro Tag eingeschränkt, nicht jedoch ganz einstellen können. Eine Langzeittherapie mit H_2-Rezeptor-Antagonisten hat der Patient nicht konsequent eingehalten.
- Streben Sie als Erstes die chirurgische Sanierung der Ulkuskrankheit an, oder unternehmen Sie einen neuen konservativen Versuch?
- Wie sind die Chancen einer medikamentösen Heilung dieses Ulkusschubs?
- Welchen Rat geben Sie bezüglich des Nikotinkonsums?
- Ist nach einer Ulkusheilung eine Wiederaufnahme der medikamentösen Langzeittherapie Erfolg versprechend?
- Welches chirurgische Verfahren ist bei dem Patienten wahrscheinlich am erfolgreichsten?

11.1 Ein 35-jähriger Patient kommt mit leichtem Fieber und roten, münzgroßen Hautknoten an den Unterschenkeln, die sich plötzlich gebildet hatten, in die Sprechstunde. Bei der körperlichen Untersuchung findet sich im Übrigen kein krankhafter Befund, insbesondere auch nicht an den Lungen oder den Bauchorganen. Ein zugezogener Hautarzt bestätigt Ihnen Ihre Verdachtsdiagnose eines Erythema nodosum.
- Welche Ursachen kommen in Betracht?
- Welche zusätzlichen Maßnahmen veranlassen Sie?
- Welche Behandlung leiten Sie ein?

11.2 Die Hautveränderungen und das Fieber bilden sich weitgehend zurück. Nach einigen Wochen klagt der Patient über Bauchschmerzen, welche zunächst nicht eindeutig lokalisiert werden können. Sie bestellen den Patienten erneut in Ihre Praxis und finden bei der körperlichen Untersuchung eine druckschmerzhafte, walzenförmige Resistenz im rechten Unterbauch.
- Welche Diagnosen ziehen Sie jetzt in Erwägung?
- Wie gehen Sie weiter vor?

11.3 Innerhalb weniger Stunden hat sich der Zustand des Patienten weiter verschlimmert. Der Leib ist aufgetrieben. Der Patient klagt über weitere Schmerzen, Übelkeit, Brechreiz, Erbrechen. Winde fehlen.
- Welche Diagnosen kommen in Betracht?
- Welche Maßnahmen treffen Sie?

12 Eine 55-jährige Patientin klagt seit dem Abend des Vortages über starke Schmerzen im Oberbauch mit Übelkeit und Erbrechen. Sie hatte vor sechs Monaten eine Kolik im rechten Oberbauch mit Ausstrahlung in den Rücken rechts. Bei der Untersuchung ist das gesamte Abdomen gespannt und prall-elastisch

FRAGEN

(„Gummibauch"). Das Gesicht ist gerötet. Der RR beträgt 100/60 mmHg, der Puls 120/min. Die Darmgeräusche sind kaum zu hören. Die Temperatur ist auf 38,2 °C erhöht; pO$_2$ 80 mmHg, Kreatinin 1,1 mg/dl (88 µmol/l).
- Welche Diagnosen kommen in Betracht?
- Welche diagnostischen Maßnahmen erhärten die Diagnose?
- Welche Komplikation besteht?
- Welche Therapie wird begonnen?

13 Ein 55 Jahre alter Patient wird mit heftigen, gürtelförmigen Oberbauchbeschwerden in das Krankenhaus eingeliefert. Sonographisch zeigen sich Steine in der Gallenblase, ein vergrößertes Pankreas und leicht dilatierte Gallenwege. Das Bilirubin, die AP, die γ-GT und die Amylase sind erhöht.
- Welche Verdachtsdiagnose haben Sie?
- Welche Untersuchungen würden Sie veranlassen?

14 Eine 50-jährige Frau sucht den Arzt auf wegen eines seit zwei bis drei Wochen bestehenden Druckgefühls im Oberbauch. Außerdem ist bei einer Urinuntersuchung mittels Teststreifen der Verdacht auf einen Diabetes mellitus geäußert worden.
- Woran denken Sie?
- Welche Untersuchungen würden Sie in welcher Reihenfolge veranlassen?

15 Ein 50-jähriger Mann erleidet bei einem Verkehrsunfall ein stumpfes Bauchtrauma, das zur Entfernung von 220 cm Jejunum und Ileum führt. Es verbleiben 100 cm intaktes Ileum und ca. 80 cm intaktes Jejunum in situ. Postoperativ kommt es zur Ausbildung von Durchfällen und zu Gewichtsabnahme, so dass der Patient in die internistische Behandlung überführt wird.
- Wie lautet Ihre Verdachtsdiagnose?
- Welche Untersuchungen veranlassen Sie?
- Welche Therapie führen Sie durch?
- Welche Maßnahmen empfehlen Sie dem Patienten?

16 Eine 60-jährige Patientin, die wegen eines Reizdarmsyndroms seit vielen Jahren ärztlich betreut wird, erwähnt, dass sie seit zwei Wochen keine Obstipationsprobleme mehr habe, sondern eher dünnen Stuhl, und dass sie Gewicht verloren habe, obwohl sie derzeit keine besonderen Diäten mache.
- Wie lautet Ihr Verdacht?
- Was sind Ihre Konsequenzen?

17 Welches sind die häufigsten Blutungsursachen im oberen Gastrointestinaltrakt bzw. im Dünn- und Dickdarm?

18 Wie präsentiert sich klinisch das Vollbild des „akuten Abdomens"?

19 Sie behandeln einen 49-jährigen Patienten wegen eines 1,5 cm großen Geschwürs an der kleinen Kurvatur des Magens seit zwölf Wochen mit der Standarddosis eines H$_2$-Rezeptor-Antagonisten. Das Geschwür ist etwas kleiner geworden, jedoch nicht geheilt.
- Welche Verdachtsdiagnose müssen Sie unbedingt ausschließen? Womit?
- Welche weiteren konservativen Behandlungsmöglichkeiten haben Sie noch?
- Welchen Stellenwert haben chirurgische Verfahren? Welche kommen in Betracht? Ist eine Vagotomie sinnvoll?

20 Bei einem 60-jährigen Patienten wird anlässlich einer Routineuntersuchung eine Cholelithiasis festgestellt. Der Patient hat keine Beschwerden. Die Ultraschalluntersuchung lässt keine Komplikationen erkennen.
- Welche weiteren Untersuchungen würden Sie dem Patienten empfehlen?
- Welche Behandlung werden Sie ihm empfehlen?
- Was antworten Sie, wenn er nach der Wahrscheinlichkeit von Komplikationen fragt?

21 Eine 47-jährige Patientin klagt über eine beträchtliche Zunahme des Bauchumfanges in den vergangenen zwei Wochen, dunkle Verfärbung des Harns und Entwicklung einer Gelbsucht. Schon seit mehreren Wochen habe sie ein- bis zweimal wöchentlich, meist morgens, erbrochen. Sie gibt an, stark gewürzte Nahrungsmittel zu vermeiden, da sie schon vor mehreren Jahren eine Gastritis gehabt habe. Alkohol vertrage sie gut, und sie trinke seit 20 Jahren regelmäßig bis zu einem ¾ l Wein täglich.
Bei der körperlichen Untersuchung sehen Sie ikterische Haut und Skleren, multiple Teleangiektasien sowie eine Acne rosaceae. Es bestehen periphere Ödeme sowie Aszites. Die Leberuntergrenze ist ca. zwei Querfinger unter dem Rippenbogen zu tasten, der untere Milzpol im Inspirium tastbar. Im Bereich der rechten Großzehe sowie am Rücken finden sich mehrere Hämatome und Suffusionen. Auf diesbezügliches Befragen sagt die Patientin, sie sei gestürzt.
Labor: Erythrozyten 3,0 Mio./µl (3 T/l), Hämoglobin 10,2 g/dl (6,12 mmol/l), MCH 34,0 pg, Leukozyten 6 800/µl (6,8 G/l), Thrombozyten 60 000/µl (60 G/l).
Harnbefund: Albumin negativ, Bilirubin +++ positiv, Saccharum negativ, Urobilinogen 8 mg %, Benzidinprobe negativ. Serumbilirubin 18,1 mg/dl (325,8 µmol/l), SGOT 101 U/l, SGPT 25 U/l, LDH 239 U/l, alkalische Phosphatase 412 U/l, γ-GT 672 U/l. Normotest 47%, AFP 9,2 ng/ml.
- Wie lautet Ihre Verdachtsdiagnose?
- Wäre die angegebene Alkoholanamnese ausreichend für eine schwerwiegende alkoholinduzierte Lebererkrankung?
- Welche Argumente sprechen für eine pathogenetische Rolle des Alkohols?
- Wie könnte die Diagnose verifiziert werden?
- Welche Kausaltherapie gibt es?

Erkrankungen des Gastrointestinalsystems

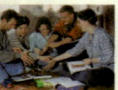

FRAGEN

22 Ein 63-jähriger Winzer mit bekannter alkoholtoxischer Leberzirrhose fällt durch zunehmende Hinfälligkeit, Bilirubinanstieg und subfebrile Temperaturen auf. Bei der initialen Diagnostik imponiert eine geringe Leukozytose sowie bei der klinischen Untersuchung ein nachweisbarer Aszites.
- Welche Verdachtsdiagnose stellen Sie?
- Welche diagnostischen Maßnahmen sind erforderlich?
- Welche therapeutischen Maßnahmen leiten Sie ein?

23 Ein 23-jähriger Drogenabhängiger stellt sich wegen zunehmendem Ikterus vor, nachdem vor einigen Tagen der Urin dunkel geworden war und der Stuhl sich hell gefärbt hatte. Der Patient berichtet über allgemeine Abgeschlagenheit und Müdigkeit, Gelenkbeschwerden und Appetitminderung.
- Wie lautet Ihre Verdachtsdiagnose?
- Welche Untersuchungen veranlassen Sie?
- Welche Behandlung leiten Sie ein?

24 Eine 32-jährige Frau klagt über eine extrem schmerzhafte Hämorrhoide, die sich vor drei Tagen plötzlich nach starkem Pressen beim Stuhl gebildet habe. Sie traut sich wegen der Schmerzen kaum noch, Stuhl abzusetzen, da die Schmerzen darunter unerträglich werden und noch bis zu 1 h nachklingen.
Bei der Inspektion sieht man bei 12 Uhr in Knie-Ellenbogen-Lage einen derben, von Epidermis überzogenen Zapfen und proximal davon ein frisches Geschwür. Die digitale Untersuchung und die Proktoskopie sind wegen stärkster Schmerzen nicht möglich.
- Wie lautet Ihre Diagnose?
- Welche differentialdiagnostischen Überlegungen stellen Sie an?
- Welche Therapiemöglichkeiten haben Sie?
- Wie ist die Prognose?

25 Ein 25-jähriger Mann kehrt bereits drei Tage nach Beginn eines Spanienurlaubs nach Deutschland zurück und sucht den Hausarzt auf, wo er über in Spanien aufgetretenen starken Juckreiz der Haut klagt. Zusätzlich waren gleichzeitig eine Braunverfärbung des Urins, ein Gelbwerden der Skleren und eine Entfärbung des Stuhles (Lehmstuhl) aufgetreten. Sonst bestehen keine Beschwerden. Am Tag zuvor hatte er frische Austern gegessen, abends zwei Bier getrunken und wegen Kopfschmerzen eine Tablette eines acetylsalicylsäurehaltigen Medikaments eingenommen. Seit neun Monaten ließ sich der Patient zum Muskelaufbau regelmäßig alle drei Wochen ein Anabolikum (jeweils 50 mg Nandrolondecanoat) i.m. injizieren. Die letzte Injektion hat er eine Woche vor Urlaubsbeginn erhalten. Bei der körperlichen Untersuchung hat der Patient einen ausgesprochen athletischen Körperbau. Die Skleren sind gelb verfärbt, und die Haut ist leicht ikterisch. Die Leber ist deutlich 2–3 QF unterhalb des Rippenbogens mit vermehrter Konsistenz und leichtem Druckschmerz tastbar. Die Sonographie des Abdomens zeigt eine Hepatomegalie ohne Erweiterung der intrahepatischen Gallenwege, keinen Anhalt für eine Cholezystolithiasis und keine Splenomegalie.
Labor: Bilirubin 6 mg/dl (108 µmol/l), alkalische Phosphatase 410 U/l, γ-GT 195 U/l, GOT 30 U/l und GPT 29 U/l. Die übrigen Laborparameter wie Blutbild, Gerinnungsparameter, Elektrolyte und Harnretentionswerte sind normal.
- Wodurch ist die Lebererkrankung wahrscheinlich ausgelöst?
- Wie begründet sich Ihre Annahme?
- Wie würden Sie die akute Hepatitis A nachweisen?
- Wie behandeln Sie ursächlich die Lebererkrankung?
- Würden Sie Cortison zur Besserung des Ikterus einsetzen?
- Würden Sie bei medikamentöser Ursache der Lebererkrankung zur Diagnosesicherung eine Reexposition mit dem Medikament heranziehen?

26 An welche zusätzliche Erkrankung ist bei einer zehn bis 20 Jahre lang bestehenden Leberzirrhose zu denken, und wie ist diese neue Erkrankung zu erkennen?

27 Ein 28-jähriger Patient klagt über Jucken am After, das schon mehrere Wochen mit wechselnder Intensität anhält. Bei der Inspektion der Analregion sind um den Anus herum zahlreiche warzenartige Erhebungen sichtbar, die an der Oberfläche meist weißlich verdickte Wucherungen enthalten und dadurch ein blumenkohlähnliches Aussehen bekommen. Die papulösen Veränderungen reichen bis in den Analkanal hinein.
- Wie lautet Ihre Verdachtsdiagnose?
- Was wissen Sie über die Pathogenese der Veränderungen?
- Welche Differentialdiagnose müssen Sie bedenken?
- Welche therapeutischen Möglichkeiten bestehen?

28 Ein 40-jähriger Patient erleidet eine Ösophagusvarizenblutung und gleichzeitig eine Aspirationspneumonie. Zwei Tage später kommt es zu Oligurie, Zunahme des Aszites und radiologisch zu den Zeichen der Pneumonie und Lungenstauung.
- Wie lautet Ihre Verdachtsdiagnose?
- Welche Untersuchungen veranlassen Sie?
- Welche Therapie ist angezeigt?

29 Wie hoch ist die 5-Jahres-Überlebensrate beim Frühkarzinom und beim fortgeschrittenen Karzinom des Magens?

30 Der Beweis für die Dignität eines Ulkuskraters im Magen kann nur durch eine bestimmte Untersuchung geführt werden. Durch welche?

FRAGEN

31.1 Ein 26-jähriger Patient sucht Sie wegen Blutbeimengungen im Stuhl auf. Sie waren plötzlich im Rahmen einer „Bauchgrippe" mit Schmerzen um die Unterbauchmitte und Durchfall aufgetreten.
- Welche Ursachen kommen in Betracht?
- Unter welcher Voraussetzung dürfen Hämorrhoiden als Ursache angenommen werden?
- Welche diagnostischen Maßnahmen veranlassen Sie?

31.2 Bei dem gleichen Patienten sind die Beschwerden spontan verschwunden, nachdem trotz aufwendiger Diagnostik keine Ursache zu ermitteln war.
- Welche Diagnosen ziehen Sie jetzt in Erwägung?
- Welche Behandlung leiten Sie ein?

31.3 Nach sieben Monaten kommt der Patient erneut mit Darmblutungen, Schmerzen und Durchfall in Ihre Praxis. Bei der Endoskopie erkennt man akut-entzündliche Veränderungen an der Rektumschleimhaut.
- Unter welchen Voraussetzungen würden Sie die Diagnose einer Colitis ulcerosa stellen?
- Formulieren Sie ein Behandlungskonzept!

32 Ist der röntgenologische Nachweis der Verkleinerung eines „Magengeschwürs" ein Beweis für dessen Benignität?

33 Bei einer 52-jährigen Frau sind seit Jahren erhöhte Transaminasen bekannt, die SGOT schwankte bei mehreren Bestimmungen zwischen 52 und 86 U/l, die SGPT zwischen 63 und 104 U/l. In der Elektrophorese fällt eine polyklonale Gammaglobulinvermehrung um 30% auf, die Immunelektrophorese ist bei mehrfacher Bestimmung ohne Hinweis für eine monoklonale Gammopathie. Der Quick-Wert liegt bei 80%, die Cholinesterase im unteren Normbereich.
- Wie lautet die Verdachtsdiagnose?
- Welche diagnostischen Maßnahmen sind erforderlich?
- Welche therapeutischen Ansätze ergeben sich?

34 Bei einer 30-jährigen Frau kommt es zwei Jahre im Anschluss an eine Appendektomie zur Entwicklung eines Bridenileus, der bei der Laparotomie zur Resektion von 120 cm Ileum zwingt. Postoperativ entwickelt sich eine Diarrhö mit acht bis zehn wässrigen Entleerungen pro Tag.
- Wie lautet Ihre Verdachtsdiagnose?
- Welche Untersuchungen veranlassen Sie?
- Welche Therapie führen Sie durch?
- Welche Maßnahmen empfehlen Sie der Patietin?

35 Ein Patient trägt an Sie den Wunsch nach einer extrakorporalen Stoßwellenlithotripsie heran, da er eine offene Operation vermeiden möchte.
- Welche Untersuchungen würden Sie anordnen?
- Was würden Sie dem Patienten raten, wenn sich zeigt, dass die Steine verkalkt sind?

36 Eine Ihnen bekannte 56-jährige Patientin kommt in Ihre Praxis. Sie klagt über epigastrische Schmerzen, die durch Nahrungsaufnahme nicht gebessert werden. Die Patientin ist mit 76 kg Körpergewicht bei 163 cm Größe übergewichtig. Sie befindet sich seit fünf Jahren in der Menopause und klagt seit zwei Jahren über diffuse Gelenkbeschwerden. Vor einem Jahr hatten Sie entzündliche Gelenkerkrankungen ausschließen können. Wegen der Gelenkbeschwerden nimmt die Patientin unregelmäßig Acetylsalicylat ein.
- Wie lautet Ihre Verdachtsdiagnose?
- Welche Untersuchung veranlassen Sie zunächst?
- Welche Behandlung leiten Sie ein?
- Welche Ursachen der Gelenkbeschwerden sind am wahrscheinlichsten?
- Welchen Rat geben Sie der Patientin hinsichtlich ihrer Salicylateinnahme?

37 Eine 45-jährige übergewichtige und gesund aussehende Patientin klagt wortreich über schlimme, seit längerer Zeit bestehende Bauchschmerzen, die nicht genau zu lokalisieren sind (auch wandernd) und keinen Zusammenhang zeigen.
- Wie lautet Ihre Verdachtsdiagnose?
- Wie gehen Sie in der Diagnostik weiter?
- Wie therapieren Sie?

38 Ein 45-jähriger Mann, der bislang nie ernstlich krank war, leidet seit vier Monaten unter zunehmender Abgeschlagenheit und rascher Ermüdbarkeit. Er hat in dieser Zeit 5 kg an Gewicht verloren. In den letzten 14 Tagen sind Stuhlunregelmäßigkeiten mit Wechsel von Durchfall und Obstipation sowie vermehrter Flatulenz aufgetreten. Beimengungen von Blut oder Schleim im Stuhl wurden bei dem Patienten nicht beobachtet. Als einziger abweichender Befund bei der physikalischen Untersuchung wird eine vergrößerte, konsistenzvermehrte und unregelmäßige Leber nachgewiesen. Labor: BSG 24/40 mm, Hb 10,9 g/dl (6,54 mmol/l), Erythrozyten 4,5 Mio./µl (4,5 T/l), alkalische Phosphatase 280 U/l bei normalen Transaminasen. Haemoccult® in zwei von drei Proben positiv.
- Wie lautet Ihre Verdachtsdiagnose?
- Welche diagnostischen Maßnahmen veranlassen Sie?
- Welche therapeutischen Möglichkeiten sehen Sie?
- Wie ist die Prognose?

39 Ein 30-jähriger Patient kommt mit starken Bauchschmerzen nach Mahlzeit in die Sprechstunde. Die Schmerzen werden tief im Abdomen unter dem linken Rippenbogen mit Ausstrahlung in den Rücken angegeben. Manchmal Schmerzen über mehrere Tage, aber auch wochenlang kein Schmerz. Gewichtsabnahme 10 kg in

Erkrankungen des Gastrointestinalsystems

FRAGEN

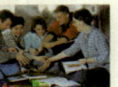

sechs Monaten. Stuhlgang reichlich. Trank bis vor drei Monaten fünf Flaschen Bier und drei Schnäpse pro Tag, seit ca. sechs Jahren.
Untersuchung: untergewichtiger Mann, sonst keine Besonderheiten. Labor: Amylase im Serum etwas erhöht auf 80 U/l. Blutsenkung auf 20/35 mm erhöht. Transaminasen mit GOT auf 50 und GPT auf 60 U/l erhöht. Bilirubin normal. γ-Glutamyltranspeptidase (γ-GT) auf 230 U/l (normal < 28) erhöht.
- Welche Verdachtsdiagnose?
- Welche Untersuchungen zur Bestätigung der Diagnose?
- Welche Therapie?

40 Ein 53-jähriger Zahnarzt ist erfolgreich gegen Hepatitis B geimpft.
- Wie lange hält sein Impfschutz an?
- Ist das Tragen von Handschuhen weiterhin erforderlich?

41 Ein beschwerdefreier 40-jähriger Mann begibt sich zum Arzt, um sich bei hoher beruflicher Belastung einer Vorsorgeuntersuchung zu unterziehen. Diese ergibt insgesamt Normbefunde bis auf die Positivität einer von drei Stuhlproben im Haemoccult®-Test. Bei Wiederholung des Haemoccult®-Tests sind zwei von drei Stuhlproben positiv.
- Wie lautet Ihre Verdachtsdiagnose?
- Welche Untersuchungen veranlassen Sie?
- Welche Therapie führen Sie durch?
- Welche Maßnahmen empfehlen Sie dem Patienten?

42 Ein 29 Jahre alter Patient mit einer mehrjährigen Anamnese einer Colitis ulcerosa bekommt einen Ikterus mit Juckreiz. Das Bilirubin beträgt 9 mg/dl (162 µmol/l).
- Welche Verdachtsdiagnose haben Sie?
- Welche Untersuchungen ordnen Sie an?

43 Eine 49-jährige Frau erkrankt mit Durchfällen, die zunächst drei- bis viermal täglich abgesetzt werden, von breiiger Beschaffenheit sind und einen grau glänzenden Farbton haben. Blut- und Schleimbeimengungen sind von der Patientin nicht bemerkt worden. Im Laufe von drei Monaten nimmt die Durchfallfrequenz auf sechs bis acht Entleerungen pro Tag zu, der Stuhl wird zunehmend flüssig, und das Körpergewicht der Patientin reduziert sich um 6 kg. Es treten Abgeschlagenheit, Meteorismus und zuletzt auch intermittierend Leibschmerzen auf. Aus der Anamnese erfahren wir, dass die Patientin während ihrer Kindheit an einer Gedeihstörung litt, die mit Durchfällen einherging. Es wurde damals eine Zöliakie angenommen und ohne weitere Diagnostik eine glutenfreie Ernährung eingeleitet, unter der die Störungen komplett zurückgingen. Später verzichtete die Patientin auf die Einhaltung dieser Diät, da sie normale Kost vertrug und sich, abgesehen von einer gewissen Durchfallneigung, gesund fühlte.
- Wie lautet Ihre Verdachtsdiagnose?
- Welche Untersuchungen veranlassen Sie?
- Welche Therapie führen Sie durch?
- Welche Maßnahmen empfehlen Sie der Patientin?

44 Eine 68-jährige Patientin klagt über Leibschmerzen im linken Unterbauch, Fieber und Dysurie. Die Palpation ergibt eine weiche, druckschmerzhafte Resistenz im Bereich des Sigmas. Bei der distalen Austastung des Rektums klagt die Patientin über Schmerzen. Die Darmgeräusche sind gesteigert.
- Wie lautet Ihre Verdachtsdiagnose?
- Welche Untersuchung veranlassen Sie als Erste?
- Welche Behandlungsmaßnahmen ergreifen Sie?

F. ISKEN, A. F. H. PFEIFFER

15 Ernährung

15.1	**Grundlagen der Ernährung**	1415		
15.1.1	Ernährungsstatus	1415		
15.1.2	Energiebedarf	1415		
15.1.3	Nährstoffe	1416		
	Kohlenhydrate	1416		
	Eiweiße	1416		
	Fette	1416		
	Ballaststoffe	1416		
	Vitamine	1416		
	Mineralstoffe	1416		
15.2	**Ernährungsbedingte Erkrankungen**	1417		
15.2.1	Adipositas	1417		
15.2.2	Essstörungen	1420		
	Anorexia nervosa	1421		
	Bulimia nervosa	1422		
	Binge-Eating Disease	1422		
15.2.3	Mangel und Überdosierung von Vitaminen und Spurenelementen	1422		
	Hypovitaminosen	1422		
	Hypervitaminosen	1422		
	Mangel und Überdosierung von Spurenelementen	1424		
15.2.4	Malnutrition im Krankenhaus	1424		
15.3	**Künstliche Ernährung**	1426		
15.3.1	Parenterale Ernährung	1426		
15.3.2	Enterale Ernährung	1428		
15.4	**Gesunde Ernährung**	1429		

15.1 Grundlagen der Ernährung

15.1.1 Ernährungsstatus

Zur Erhebung des Ernährungsstatus gehört eine ausführliche ernährungsbezogene Anamnese (Appetit, Essverhalten, Gewichtsverlauf, körperliche Aktivität). Oft sind die entsprechenden Angaben sehr ungenau. Es gibt jedoch eine Reihe von objektiven Parametern, die zur Beschreibung des Ernährungszustandes bestimmt werden können. Dazu gehören:

- Body-Mass-Index (BMI) = Körpergewicht in kg/(Körpergröße in m)^2. Gemäß WHO alters- und geschlechtsabhängig, zur Definition der Adipositas siehe Kap. 15.2.1,
- Hautfaltenmessung mittels Kaliper (ein zangenartiges Messgerät, mit dem bei konstanter Krafteinwirkung [10 g/mm^2] und definierter Kontaktfläche [20–40 mm^2] die Hautfaltendicke bestimmt wird), z.B. an der Trizepshautfalte, dient der Abschätzung des Körperfettanteils,
- Oberarmumfangsmessung, um den Muskelstatus einzuschätzen,
- Waist-to-Hip-Ratio = Taillen-/Hüftumfangsmessung zur Beschreibung der Fettverteilung, dabei wird der Taillenumfang in der Mitte zwischen seitlicher unterer Thoraxapertur und Crista iliaca, der Hüftumfang in der Höhe des Trochanter major gemessen,
- Analyse der Körperzusammensetzung z.B. durch eine Unterwasserwaage oder mit der bioelektrischen Impedanzanalyse (BIA), so wird u.a. die Bestimmung der Einzelkomponenten der fettfreien Masse möglich,
- einzelne biochemische Parameter wie Albumin, Transferrin, Kreatinin, Harnstoff, Lymphozytenzahl im Differentialblutbild. Die Referenzwerte können der Tabelle zur Einschätzung einer klinischen Mangelernährung entnommen werden (siehe Tab. 15.5).

15.1.2 Energiebedarf

Der tägliche Gesamtenergieverbrauch lässt sich in drei Bestandteile gliedern:

- **Grundumsatz:** Energiebedarf zur Aufrechterhaltung der lebensnotwendigen physiologischen Funktionen in Ruhe unter thermoneutralen Bedingungen nach 12 h Nahrungskarenz,
- **nahrungsinduzierte Thermogenese:** Energiebedarf für Verdauung, Resorption und Nahrungstransport (bei Mischkost ca. 10 % des Gesamtenergieverbrauchs),
- **arbeitsinduzierte Thermogenese:** Energiebedarf für körperliche Tätigkeit, der von Art und Dauer abhängt (ca. 20–30 % des Gesamtenergieverbrauchs).

Für den klinischen Alltag kann der **Gesamtenergieverbrauch** pro Tag pragmatisch mit **30–40 kcal/kg Körpergewicht** bei leichter Tätigkeit abgeschätzt werden (1 kcal = 4,184 kJ). Genauere Berechnungen zur Voraussage des **Grundumsatzes** erlauben die **Formeln nach Harris und Benedict (kcal/d):**

- Männer = 66 + 5 × Größe (cm) + 13,7 x Gewicht (kg) – 6,8 × Alter (Jahre)
- Frauen = 655 + 1,9 × Größe (cm) + 9,6 x Gewicht (kg) – 4,7 × Alter (Jahre)

Für die **Abschätzung des Gesamtbedarfs** muss dieser Wert mit einem Faktor f multipliziert werden (Gesunder bei

Ernährung

leichter körperlicher Arbeit < 1,5, Gesunder bei Schwerstarbeit > 1,5, bettlägerige oder sedierte Person 1,1–1,3, bei Fieber oder Sepsis 1,2–1,3).

Besonders für wissenschaftliche Anwendungen sind individuelle Energieumsatzmessungen beispielsweise mit der indirekten Kalorimetrie über das Prinzip der Atemgasanalyse möglich.

15.1.3 Nährstoffe

Kohlenhydrate

Energiedichte: 4,1 kcal/g.

Die für die Ernährung bedeutsamen Kohlenhydrate lassen sich einteilen in:
- Monosaccharide (Glukose, Fruktose, Galaktose)
- Disaccharide (Saccharose, Laktose)
- Polysaccharide (Stärke, Dextrane)
- Zuckeralkohole (Mannit, Sorbit)

Aufgrund der Fähigkeit zur Glukoneogenese aus glukogenen Aminosäuren oder Glyzerin aus der Triglyzeridspaltung gehören Kohlenhydrate nicht zu den essentiellen Nährstoffen. Bei einer Zufuhr von weniger als 50–60 g/d kommt es durch vermehrte Lipolyse und Fettsäureoxidation zur Akkumulation von Ketonkörpern.

Eiweiße

Energiedichte: 4,1 kcal/g.

Aminosäuren, die Grundbausteine der Proteine, lassen sich unterteilen in:
- essentielle Aminosäuren (z. B. Valin, Leucin, Isoleucin, Phenylalanin, Methionin, Lysin)
- nichtessentielle Aminosäuren (z. B. Serin, Glutamin, Glycin)

Wegen des höheren Anteils an essentiellen Aminosäuren und der z. T. leichteren Verdaulichkeit wird tierischen Eiweißen häufig der Vorzug gegeben. Aber auch bei einer vegetarischen Kost ist eine ausreichende Versorgung möglich. Durch die v. a. in den westlichen Industriestaaten betriebene Proteinhyperalimentation kommt dem Aspekt der unterschiedlichen biologischen Wertigkeit von Nahrungsproteinen bei der üblichen Mischkost keine Bedeutung mehr zu.

Fette

Energiedichte: 9,3 kcal/g.

Entsprechend der Anzahl der Doppelbindungen werden bei den Fettsäuren unterschieden:
- **gesättigte Fettsäuren** (ohne Doppelbindungen): besonders aus tierischen Produkten stammend, z. B. Schmalz, Milch, Butter, Fleisch; auch Kokosfett,
- **einfach ungesättigte Fettsäuren** (eine Doppelbindung): sowohl in tierischen als auch in pflanzlichen Lebensmitteln enthalten, z. B. Oliven-, Raps- oder Distelöl,
- **mehrfach ungesättigte Fettsäuren** (mehrere Doppelbindungen): nach der Position der ersten Doppelbindung vom Kohlenstoffatom am Methylende aus gezählt erfolgt die Klassifizierung in ω3-, ω6- oder ω9-Fettsäuren. Die essentielle Linolsäure (18 : 2, ω6; d. h. FS mit 18 C-Atomen und zwei Doppelbindungen) und Linolensäure (18 : 3, ω3) finden sich v. a. in Getreidekeimölen. Distel-, Raps- und Sojaöl enthalten v. a. Linolsäure. Andere ω3-Fettsäuren wie Eikosapentaensäure (20 : 5, ω3) und Dokosahexaensäuren (22 : 6, ω3) kommen hauptsächlich in Fischen vor. 3,5 % des täglichen Energiebedarfs sollten durch diese essentiellen Fettsäuren gedeckt werden.

Nahrungsfette, die in Form von Triglyzeriden aufgenommen und gespeichert werden, haben darüber hinaus eine wichtige Funktion bei der Resorption der fettlöslichen Vitamine A, D, E und K. Cholesterin kann vom Körper synthetisiert werden und ist kein essentieller Nahrungsbestandteil.

Ballaststoffe

Ballaststoffe sind organische Verbindungen, meist Kohlenhydrate, die durch die Enzyme im menschlichen Gastrointestinaltrakt nicht verdaut werden können. Sie besitzen folgende Wirkungen:
- Bei einer geringen Energiedichte ist durch das große Volumen eine schnelle Sättigung möglich.
- Durch Verzögerung der allgemeinen Kohlenhydratresorption erfolgt ein geringerer Blutglukoseanstieg (Senkung des glykämischen Indexes der Gesamtmahlzeit, s. Kap. 15.2.1).
- Kurzkettige Fettsäuren wie Butyrat, die bei der Fermentation der Ballaststoffe entstehen, fördern die Enterozytendifferenzierung.
- Durch ihr Wasserbindungsvermögen vergrößern sie das Stuhlvolumen und regen die Darmperistaltik an.
- Die Beschleunigung der Darmpassage führt durch eine Verkürzung der Kontaktzeit mit verschiedenen Noxen im Stuhl eventuell zu einer geringeren Inzidenz von Kolontumoren.
- Schleimstoffe wie Lignin oder Arainoxylate haben durch ihr Gallensäurebindungsvermögen eine cholesterinsenkende Wirkung.

Vitamine

Als Koenzyme und Kofaktoren sind Vitamine an vielen Stoffwechselreaktionen beteiligt. Sie sind essentielle Nahrungsbestandteile, die vom Körper nicht oder nur zu einem geringen Anteil synthetisiert werden können. Zur täglichen Bedarfsdeckung sind in Tabelle 15.1 die Empfehlungen der Deutschen Gesellschaft für Ernährung (DGE) exemplarisch für die Altersgruppe der 19- bis 25-jährigen Personen gezeigt. Die Referenzwerte für heranwachsende, schwangere und ältere Menschen sind der DGE-Homepage zu entnehmen.

Mineralstoffe

Auch Mineralstoffe gehören zu den essentiellen Nahrungsbestandteilen. Nach der erforderlichen Menge werden diese anorganischen Verbindungen eingeteilt in:
- Mengenelemente wie Kalium, Natrium, Kalzium, Magnesium, Phosphat
- Spurenelemente wie Eisen, Jod, Kupfer, Mangan, Zink, Selen

Zu Funktion und Bedarf siehe Tabelle 15.4.

Tab. 15.1 Täglicher Bedarf an Vitaminen, Vorkommen und Diagnostik.

Vitamin	Täglicher Bedarf (m/w)*	Vorkommen	Diagnostik
Thiamin B_1	1,3/1,0 mg	Brot, Vollkornprodukte, Gemüse, Kartoffeln, Schweinefleisch, Nüsse	Transketolase-Aktivität in den Erythrozyten, Thiamin im Serum und Urin, Pyruvat- und Laktat nach Glukosebelastung im Blut erhöht
Riboflavin B_2	1,5/1,2 mg	Milch und Milchprodukte, Eier, Leber, Hefe	Riboflavin im Urin Glutathion-Reduktase-Aktivität in Erythrozyten
Niacin	17/13 mg	Haferflocken, Vollkornbrot, Fleisch, Leber, Nieren, Hefe, endogene Synthese aus Tryptophan	Nikotinsäure im Serum
Pyridoxin B_6	1,5/1,2 mg	Fleisch, Leber, Gemüse, Vollkornprodukte, Eidotter	Glutamat-Oxalacetat-Transaminase in Erythrozyten, vor und nach Zugabe von Pyridoxalphosphat
Folsäure	400 µg	Hefe, Leber, grünes Blattgemüse, Vollkornprodukte, Keimlinge, Nüsse	Folsäure im Blut oder in Erythrozyten
Cobalamin B_{12}	3,0 µg	Leber, Niere, Eidotter, Milch	Vitamin B_{12} im Serum, Schilling-Test, Parietalzellantikörper, Antikörper gegen Intrinsic Faktor
Ascorbinsäure C	100 mg	Obst, Gemüse, Kartoffeln	Vitamin C im Plasma und Urin
Pantothensäure	6 mg	In den meisten Nahrungsmitteln	Serumkonzentration
Biotin	30–60 µg	Reiskleie, Sojabohnen, Erdnüsse, Leber, Fleisch, Eidotter	Biotin im Serum oder Urin
Vitamin A	1,0/0,8 mg	Leber, Niere, Eidotter, Milch, Öle, Karotten, Gemüse	Retinol im Plasma (gleichzeitig Akute-Phase-Proteine)
Vitamin D	5 µg	Milch, Butter, Käse, Eidotter, Lebertran	25-Hydroxy-Vitamin D, 1,25-Hydroxy-Vitamin D, Serum-Kalzium, -Phosphat, alkalische Phosphatase
Vitamin E	15/12 mg	Getreidekeime, Keimöle, Blattgemüse, Milch, Butter	α-Tokopherol im Serum, Vitamin E im Serum (erfasst auch inaktive Tokopherole)
Vitamin K	70/60 µg	Grünes Gemüse, Früchte, Kartoffeln, Leber, Herz	Quick-Wert, Gerinnungsfaktoren, Koller-Test (Anstieg des Quick-Wertes nach Gabe von Vitamin K als Ausdruck einer ausreichenden Leberfunktion)

* männlich/weiblich

15.2 Ernährungsbedingte Erkrankungen

15.2.1 Adipositas

Engl. Begriff: Obesity

Der Erhalt eines konstanten Körpergewichtes erfordert eine ausgewogene Bilanz von Energieaufnahme und Energieverbrauch. Adipositas entsteht durch eine relativ überwiegende Energieaufnahme. Bisher bedingte ein Überangebot von energiedichten Nahrungsmitteln bei bewegungsarmem Lebensstil vorwiegend in der westlichen industrialisierten Welt ein epidemieartiges Zunehmen der Adipositas, jetzt wird dies auch zunehmend in den Entwicklungsländern beobachtet. Sie begünstigt metabolischendokrine Erkrankungen wie Diabetes mellitus, Fettstoffwechselstörungen, Hypertonie und Hyperurikämie und ist der Nährboden der Atherosklerose und kardiovaskulärer sowie respiratorischer Erkrankungen neben Erkrankungen des Skelettapparates. Die Entwicklung effektiver Strategien zur Vermeidung einer weltweiten dramatischen Zunahme der Adipositas ist von herausragender Wichtigkeit für die Vermeidung der damit verbundenen Erkrankungen und der damit einhergehenden Explosion der Gesundheitskosten.

Ernährung

Tab. 15.2 WHO-Definition des Körpergewichts (WHO 2000).

Kategorie	BMI (kg/m^2)
Untergewicht	< 18,5
Normalgewicht	18,5–24,9
Übergewicht	> 25
Adipositas I	30–34,9
Adipositas II	35–39,9
Adipositas III	> 40

Definition Adipositas bezeichnet eine pathologische Vermehrung des Körperfettes als Energiespeicher bei nur geringgradig veränderten Protein- und Kohlenhydratspeichern, die unmittelbar mit einem erhöhten Mortalitätsrisiko verknüpft ist und mit einer vermehrten Morbidität einhergeht. Die WHO definiert die Adipositas nach dem Body-Mass-Index (BMI) (Tab. 15.2).

Epidemiologie In der europäischen Bevölkerung weisen 10–20 % der Erwachsenen einen BMI von mehr als 30 kg/m^2 auf, entsprechend einer Adipositas Grad I–III. In Deutschland sind etwa 30 % aller Erwachsenen adipös. In Amerika hat sich der Anteil der adipösen Bevölkerung in den letzten 20 Jahren auf nahezu 40 % verdoppelt, und eine ähnliche Tendenz ist für Europa zu erwarten. Der Anteil der jugendlichen Adipösen liegt in Europa bei 10–15 % und zeigt eine steigende Tendenz, entsprechend ähnlichen Daten in Amerika, wo bereits über 25 % der Kinder adipös sind.

Pathogenese Die Grundlage der Adipositas ist eine gegenüber dem Energieverbrauch überwiegende Energiezufuhr in Form einer überkalorischen Ernährung. Man vermutet gegenwärtig, dass im Laufe der Entwicklung ein Selektionsvorteil aus der Fähigkeit erwuchs, schnell Energievorräte in Form von Fett aufbauen zu können, wenn Nahrung verfügbar war. Dieses Verhalten, das aus überwiegendem Nahrungsmangel resultierte, wirkt bei einem Überangebot von Nahrung nachteilig und begünstigt Adipositas.

Zentrale Appetitregulation Die Regulation der Nahrungszufuhr unterliegt offenbar einem hochgradig homöostatischen Regelkreis, in dem ein vorgegebenes Gewichtsniveau bei Abweichungen wieder angestrebt wird. Dies geschieht durch Kontrolle des Appetits und der Nahrungsaufnahme, die durch ein komplexes zentrales Regelsystem im medialen und basalen Hypothalamus kontrolliert wird. Der Regelkreis umfasst sowohl **orektische,** die Nahrungsaufnahme anregende Neuropeptide und -transmitter, wie auch **anorektische,** die Nahrungsaufnahme beendende und unterdrückende Prinzipien.

Zentrale appetitanregende Neuropeptide im basalen Hypothalamus sind einerseits das Neuropeptid Y, die endogenen Opioide β-Endorphin, Dynorphin und Enkephaline, das Melanin Concentrating Hormone (MCH) sowie die Orexine/Hypokretine. Gegenspieler der Nahrungsaufnahme sind das Propiomelanocortinsystem (POMC) mit seinem alternativen Spleißprodukt α-MSH im Nucleus arcuatus, das auf Melanocortin-4-Rezeptoren wirkt (MC4-Rezeptor). Antagonisten dieses System induzieren die Nahrungsaufnahme. Eine **Mutation des MC4-Rezeptors** bedingt heterozygot eine Adipositas beim Menschen und ist damit wichtigste bekannte genetische Ursache der Adipositas.

Physiologische Appetithemmer sind wahrscheinlich das Glucagon-like Peptide-1-(GLP-1)-7–36-Amid sowie Neurotensin und evtl. CART (Cocaine/Amphetamine-related Transcript). Die Aktivität dieses Systems wird durch das Hormon Leptin, ein Signal aus den Adipozyten, reguliert (Abb. 15.1).

Leptin steigt entsprechend der Fettzellmasse im Blut an. Seltene Defekte des Leptins oder seines Rezeptors bedingen eine massive Adipositas, was dessen zentrale Stellung belegt. Die meisten adipösen Patienten haben jedoch hohe Leptinspiegel, und es scheint eine Resistenz für die Leptinwirkung zu bestehen. Diese Regelkreise scheinen nur teilweise rationell steuerbar zu sein, was die Therapieresistenz der Adipositas wenigstens teilweise begründen kann.

Einfluss der Ernährungsweise Die Gesamtenergieaufnahme ist für die Gewichtsentwicklung entscheidend. Der Fett- und Kohlenhydratgehalt sowie der Ballaststoffanteil der Nahrung spielen für die Entstehung der Adipositas eine wichtige Rolle, insofern als eine fettreiche Ernährung zu mehr Energieaufnahme bei geringerer Sättigung führt. Kohlenhydrate, die schnell resorbiert werden, fördern das Entstehen einer Adipositas, da sie einen schnellen Blutzucker- und Insulinanstieg auslösen, der die Lipolyse und die Fettoxidation unterdrückt und wahrscheinlich zu einer positiven Regulation des Appetits führt. Obwohl die Lipogenese aus Kohlenhydraten unbedeutend ist, führt die Kombination mit Fett zu einer effektiven Fettspeicherung.

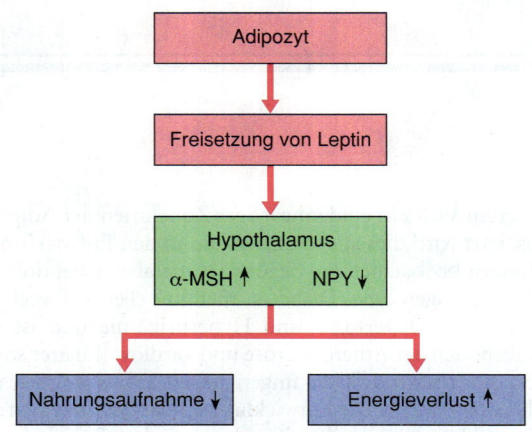

Abb. 15.1 Wirkung des Leptins. Leptin führt im Hypothalamus zu einer Ausschüttung von α-Melanozyten-stimulierendem Hormon (α-MSH) und verhindert die Freisetzung von Neuropeptid Y (NPY).

Die Geschwindigkeit der Kohlenhydratresorption wird durch den **glykämischen Index** im Vergleich zu Weißbrot oder Zucker (= 100 %) beschrieben. Hauptnahrungsmittel wie Kartoffeln und Reis haben, obwohl sie komplexe Kohlenhydrate sind, einen glykämischen Index ähnlich Zucker, was die Adipositas wahrscheinlich fördert. Trotz reduzierten Fettkonsums in den Vereinigten Staaten nimmt die Adipositas dort zu, wahrscheinlich wegen eines vermehrten Konsums schnell verfügbarer und energiedichter Kohlenhydrate, die als Ersatz für Fette angeboten werden. Eine Ernährung mit ballaststoffreicher Nahrung scheint einen besseren Sättigungseffekt aufzuweisen und hat typischerweise eine geringere Energiedichte.

Körperliche Aktivität Die körperliche Aktivität spielt eine zentrale Rolle, da sie zu einem unmittelbaren Energieverbrauch führt und über die Muskelmasse die Größe des Grundumsatzes steuert, der direkt mit der Muskelmasse korreliert. Bei Kindern scheint die Zeit vor dem Fernseher der wichtigste Risikofaktor für die Entstehung einer Adipositas durch Unterdrückung ihrer natürlichen körperlichen Aktivität zu sein.

Fettverteilung, Insulinresistenz und kardiovaskuläres Risiko Neben der absoluten Menge an Fettzellen spielt die Fettverteilung für die Assoziation mit kardiovaskulären Erkrankungen und die Entstehung einer Insulinresistenz eine Rolle. Vermutlich setzen intraabdominelle Fettzellen vermehrt freie Fettsäuren in die Pfortader frei und fördern dadurch eine Dyslipidämie und eine vermehrte Glukoneogenese der Leber. Eine subkutane Fettverteilung (gynäkoider Typ) ist epidemiologisch weniger mit kardiovaskulären Erkrankungen assoziiert als der androide Fettverteilungstyp mit Stammfettsucht.

Adipositas geht im Allgemeinen mit einer Insulinresistenz einher, die durch Sekretionsprodukte der Fettzellen bedingt wird. Wichtigstes Sekretionsprodukt sind freie Fettsäuren, die unmittelbar eine Insulinresistenz des Muskels, also eine Hemmung der insulininduzierten Glukoseaufnahme, sowie der Leber bedingen können. In der Leber treiben sie die Glukoneogenese als Energielieferant an und verringern die Empfindlichkeit der Leber für Insulin, die Glukoneogenese zu supprimieren. Leptin ist ein weiteres wichtiges Fettzellhormon, das die oben beschriebene zentrale Wirkung aufweist. Peripher scheint es die Verteilung der Fette in Nicht-Fettzellen zu regulieren, wie beispielsweise Leber, Muskel und Betazellen. Ein neu entdecktes Fettzellhormon ist das Adiponektin, das offenbar direkt die Insulinresistenz von Muskeln und Leber steuert. Resistin wird von Fettzellen bei Nagern produziert und löst offenbar eine Insulinresistenz aus, scheint aber beim Menschen eine geringe Rolle zu spielen. Fettzellen produzieren auch den Fibrinolysehemmer Plasminogenaktivator-Inhibitor 1 (PAI-1), der als prothrombotischer Faktor die Atheroskleroseentstehung fördert.

Adipositas als Risikofaktor für andere ernährungsbedingte Erkrankungen Adipositas ist die wichtigste beeinflussbare Größe für die Entwicklung eines **Typ-2-Diabetes mellitus** (s. Kap. 17.1). In prospektiven epidemiologischen Studien wurde eine ausgeprägte Zunahme der Inzidenz des Typ-2-Diabetes in Assoziation mit der Zunahme des Körpergewichtes beobachtet. In der Nurses' Health Study war das Risiko einer Frau mit einem Body-Mass-Index von über 35, einen Typ-2-Diabetes zu bekommen, etwa 80-mal höher als das einer Frau mit einem Body-Mass-Index von unter 23.

Das Körpergewicht korreliert des Weiteren mit dem **Blutdruck.** Eine Gewichtsabnahme führt zu einer vorhersagbaren Reduktion einer Hypertonie. Die Fettstoffwechselstörung besteht häufig in moderat erhöhtem LDL und insbesondere erniedrigtem HDL-Cholesterin sowie erhöhten Triglyzeriden.

Diagnostik

- Bestimmung des Body-Mass-Index.
- Bestimmung des Taillenumfangs als Marker für metabolische Störung: Taillenumfang über 94 cm bei Männern – moderat erhöhtes Risiko, über 102 cm – deutlich erhöhtes Risiko. Bei Frauen Taillenumfang über 80 cm – moderat erhöhtes Risiko, über 88 cm – deutlich erhöhtes Risiko (WHO 2000).
- Der Fettanteil kann durch eine Unterwasserwaage präzise bestimmt und annähernd durch eine Bioimpedanzanalyse (BIA) erfasst werden. Letztere bestimmt den Wasseranteil und berechnet daraus den Fettanteil. Diese Verfahren sind eine fakultative Diagnostik.
- Erfassung metabolischer Risikofaktoren: Die Bestimmung des Nüchtern-Zuckers, des Blutdrucks und der Familienanamnese für kardiovaskuläre Erkrankungen, Diabetes und Hypertonie ist unerlässlich. Bei einem Blutzucker über 90 mg/dl oder 5 mmol/l im Vollblut nüchtern empfehlen wir die Durchführung eines oralen Glukosetoleranztests, um eine gestörte Glukosetoleranz oder einen Diabetes mellitus auszuschließen.
- Endokrine Ursachen der Adipositas sind auszuschließen.

Differentialdiagnose und adipositasbegünstigende Medikamente	Ausschlussmaßnahmen
Endokrine Ursachen	
Cushing-Syndrom	Freies Urin-Cortisol, Dexamethason-Hemmtest
Hypothyreose	TSH
Hypothalamische Läsion (Tumor, OP)	Bildgebende Diagnostik, Anamnese
Genetische Ursachen	
Prader-Willi-Syndrom	Genetische Analyse
Bardet-Biedl-Syndrom	Phänotyp
Leptinrezeptormutation	Genetische Analyse
Proopiomelanocortin-Mutation	Genetische Analyse
Melanocortin-4-Rezeptor-Mutation	Genetische Analyse
Homozygote Leptinmutation	Genetische Analyse
Medikamente	
Glukokortikoide	Medikamentenanamnese
Antidiabetika (Insulin, Sulfonylharnstoffe, Thiazolidindione)	Medikamentenanamnese
Neuroleptika	Medikamentenanamnese
Betablocker	Medikamentenanamnese

Therapie Ein Body-Mass-Index über 30 kg/m², entsprechend einer Adipositas I. Grades, ist eine Indikation für eine Gewichtsreduktion. Bei zusätzlichen Risikofaktoren wie einem Typ-2-Diabetes mellitus, einer Hypertonie oder Dyslipidämie ist bereits ein Übergewicht (BMI 25–30 kg/m²) eine Indikation zur Gewichtsreduktion.

Da eine drastische Gewichtsabnahme von 15–30 kg selten dauerhaft zu erzielen ist, werden gegenwärtig sinnvolle Behandlungsziele durch eine Umstellung des Verhaltens angestrebt. Solche sind eine Senkung des Körpergewichtes um 5–10 %, eine langfristige Beibehaltung der Reduktion des Körpergewichts, eine Umstellung der Lebensweise unter Einbeziehung von täglicher, moderater körperlicher Aktivität sowie eine erfolgreiche Besserung und Therapie der Begleiterkrankungen.

Etablierte **Therapieformen** sind
- eine Reduktion der Energiezufuhr durch hypokalorische Ernährung (– 500 kcal unter Energiebedarf),
- eine Steigerung des Energieverbrauchs durch körperliche Bewegung (nach entsprechender kardiovaskulärer Diagnostik),
- gewichtssenkende Medikamente und
- chirurgische Maßnahmen bei ausgeprägtester Adipositas (Adipositas Grad III).

Eine Umstellung der Ernährung mit möglichst reduziertem Fettanteil, wenig tierischen Fetten, vermehrter Zufuhr von Gemüse und Früchten, insgesamt hypokalorischer Ernährung und gleichzeitiger Steigerung der körperlichen Aktivität sind wesentliche Elemente einer erfolgreichen Verhaltensmodifikation für eine langfristige Adipositastherapie. Bei den oft älteren Patienten sind die individuellen Gegebenheiten des Patienten zu berücksichtigen, eine langfristige Betreuung ist Voraussetzung für einen Erfolg dieser kombinierten Maßnahmen.

Niedrigkalorische Diäten **Formuladiäten** mit 800 bis 1 200 kcal pro Tag werden von verschiedenen Firmen in Apotheken angeboten. Zusammen mit psychologischer Betreuung, einem Bewegungsprogramm und langfristiger Verhaltensmodifikation können sie für eine beschleunigte Gewichtsabnahme eingesetzt werden. Eine ärztliche Überwachung dieser Therapie ist engmaschig erforderlich, um bisweilen auch letale Komplikationen zu vermeiden. Komplette Formeldiätprogramme mit 400 kcal pro Tag erlauben Gewichtsreduktionen bis zu 30 kg im Lauf von sechs Monaten, bedürfen aber einer **umfassenden Betreuung des Patienten**. Danach muss eine Umstellung auf eine gewichtsstabilisierende Kost erfolgen, um die sonst unweigerlich folgende schnelle Gewichtszunahme zu vermeiden. Eine regelmäßige körperliche Aktivität, möglichst in einer täglichen Betätigung, wie z. B. eine halbe Stunde Walking pro Tag, ist für eine erfolgreiche Prävention der Wiederzunahme erforderlich. Weitere Maßnahmen sind der Gebrauch von Treppen statt Fahrstühlen und die Zurücklegung kurzer Strecken zu Fuß, z. B. soweit möglich eine Station früher aus dem Bus aussteigen.

Medikamentöse Therapie **Orlistat** ist ein oral verfügbarer Lipasehemmer, der die Fettresorption im terminalen Ileum um etwa ein Drittel reduzieren kann, indem er die Freisetzung von Fettsäuren aus Triglyzeriden hemmt. Die resultierende Fettmalabsorption führt zu einem Fettverlust über den Stuhl. Nebenwirkungen sind gelegentlich eine verminderte Resorption fettlöslicher Vitamine sowie eine Steatorrhö, die eine gewisse Stuhlinkontinenz verursachen kann. In kontrollierten Studien reduzierte Orlistat in Kombination mit einer Diät das Körpergewicht dauerhaft um 2–5 kg bei Befolgen der Diätvorschrift. Bei Diabetikern ergab sich eine moderate Gewichtsabnahme mit günstigem Einfluss auf die Stoffwechselkontrolle.

Sibutramin ist ein Serotonin- und Katecholamin-Wiederaufnahme-Hemmer, der zentral wirkt und sowohl den Appetit reduziert als auch den Grundumsatz steigert. Sibutramin wies nach bisherigen Daten nicht die Komplikationen früherer sympathomimetischer Appetitzügler auf und ist die einzige verfügbare Substanz dieser Klasse auf dem deutschen Markt. In kontrollierten Studien bis zu zwei Jahren Dauer reduzierte Sibutramin in Kombination mit einer Diät das Gewicht um 2–7 kg. Mit Absetzen der Medikation erfolgte eine neuerliche Gewichtszunahme, allerdings war auch eine Intervalltherapie erfolgreich. Einschränkungen ergeben sich bei Hypertonie, die entsprechend therapiert werden muss.

Adipositaschirurgie Nach mehrfachen erfolglosen Versuchen der Gewichtsabnahme und bei entsprechender Komorbidität können chirurgische Verfahren erwogen werden. Hierzu zählt die **Magenverkleinerung** durch ein endoskopisch eingeführtes Magenband **oder invasivere chirurgische Maßnahmen**. Perioperative Komplikationen einschließlich letalen Ausgangs sind durch das erhöhte Operationsrisiko nicht selten, und ein dauerhafter Therapieerfolg kann auch durch Magenverkleinerung nicht garantiert werden, sondern ist von der Compliance des Patienten abhängig. Verfahren der Fettschürzenreduktion sind nicht langfristig erfolgreich, während eine chirurgische kosmetische Korrektur nach extensiver Gewichtsabnahme indiziert sein kann.

Zusammenfassung

- Die Adipositas ist eine zunehmend häufige chronische Zunahme des Körpergewichts, die oft mit metabolischen Erkrankungen assoziiert ist wie Diabetes mellitus Typ 2, Fettstoffwechselstörungen, Hypertonie und Gerinnungsstörungen.
- Diese bedingen ein gehäuftes Auftreten von Atherosklerose mit den Folgen Herzinfarkt und Schlaganfall. Gelenkerkrankungen und Gallensteine sind weitere Folgen. Ursächlich ist meist eine polygen vererbte gesteigerte Energiezufuhr bei vermindertem Energieverbrauch.
- Therapeutische Erfolge durch Diät und Bewegung oder Medikamente sind nur durch fortgesetzte Therapie langfristig zu erzielen. Moderate Gewichtsreduktion reduziert die Folgekrankheiten erheblich und sollte unbedingt angestrebt werden.

15.2.2 Essstörungen

Eine Ursache für eine Fehl- und Mangelernährung kann ein gestörtes Essverhalten sein. Neben den schon seit

15.2 Ernährungsbedingte Erkrankungen

längerer Zeit beschriebenen Krankheitsbildern der Anorexia nervosa und der Bulimie wurden in den letzten Jahren weitere Störungen wie das Binge-Eating differenziert.

Anorexia nervosa

Synonym: Magersucht
Engl. Begriff: Anorexia nervosa

Definition Verhaltensstörung mit Bezug zum depressiv-manischen Formenkreis, die durch das Anstreben eines verringerten Körpergewichtes durch extreme Kontrolle des Energiehaushaltes gekennzeichnet ist.

Nach den **Kriterien** der American Association of Psychiatry zeichnen sich Patienten mit Anorexia nervosa aus durch (nach DSM-IV):
- Körpergewicht < 85 % des zu erwartenden Gewichts (oder BMI < 17,5),
- Angst vor einer Gewichtszunahme,
- Wahrnehmungsstörung bezüglich des eigenen Körperbildes (Körperschemastörung), des Körpergewichtes ohne Krankheitseinsicht,
- Amenorrhö bei Frauen nach der Menarche.

Je nach dem Erreichen der Körpergewichtsabnahme unterscheidet man:
- **restriktiven Typ:** Gewichtsreduktion durch Beschränkung der Nahrungszufuhr oder durch verstärkte Aktivität,
- **Binge-Eating/Purging-Typ:** trotz regelmäßiger Fressanfälle wird eine Gewichtskontrolle durch Erbrechen oder Missbrauch von Laxanzien oder Diuretika erreicht.

Epidemiologie Die Lebenszeitprävalenz beträgt, kulturell unterschiedlich, 0,5–1 %, wobei zu 90 % Frauen, meist im Alter von zehn bis 25 Jahren, betroffen sind.

Kulturell unterschiedlich sind 0,5–1 % der weiblichen und 0,1 % der männlichen Personen in der Bevölkerungsgruppe der Zehn- bis 25-Jährigen betroffen.

Pathogenese Verschiedene familiäre und psychosoziale Faktoren scheinen für die Entwicklung der Essstörungen entscheidend. Darüber hinaus werden genetische Einflüsse diskutiert.

Bei erstgradig Verwandten von Patienten mit Ess-Störungen wird ein sechs- bis zehnfach erhöhtes Risiko für die Entwicklung einer Ess-Störung vermutet. Monokausale Erklärungsmodelle allein, z.B. über sexuellen Missbrauch oder familiäre Dysfunktion (ein gestörtes Mutter-Tochter-Verhältnis), sind nicht aufrechtzuerhalten. Vielmehr muss von einer multifaktoriellen Genese ausgegangen werden. Meist geben Schwellensituationen (Life Events) mit deutlichen Veränderungen, z.B. körperliche Reifung in der Adoleszenz oder die Lösung von Elternhaus, den Anlass zur Krankheitsmanifestation.

Symptome Die starke Gewichtsabnahme führt zu vielen somatischen und psychischen Auffälligkeiten, die nahezu alle Organsysteme betreffen und lebensgefährliche Organschäden zur Folge haben können.

Kardiovaskuläres System: Hypotonie und Bradykardie, Elektrolytstörungen, insbesondere durch häufiges Erbrechen bedingte Hypokaliämie, führen zu Reizleitungsstörungen und QT-Verlängerungen und prädisponieren zum plötzlichen Herztod.

Gastrointestinaltrakt: Neben Motilitätsstörungen sind häufig Zahnschmelzschädigungen und Speicheldrüsenentzündungen durch den Kontakt mit dem sauren Mageninhalt beim Erbrechen zu finden, der reduzierte Gallensäurenbedarf kann zur Hypercholesterinämie führen.

Endokrine Störungen: Primäre oder sekundäre Amenorrhö; durch mangelhafte Energiezufuhr Hypercortisolismus und Low-T_3-Syndrom, die oft ausgeprägte Osteopenie stellt ein besonderes Problem bei heranwachsenden Patienten dar.

Psychiatrische Störungen: häufig starvationsbedingte Komorbidität mit Depressionen, Zwangs- und Angststörungen.

Differentialdiagnose Nach eingehender Prüfung der oben genannten Diagnosekriterien sollten andere Ursachen für eine Gewichtsabnahme ausgeschlossen werden wie:

Differentialdiagnose der Gewichtsabnahme	Ausschlussmaßnahmen
Erstmanifestation eines Diabetes mellitus	Nüchtern-Blutglukose, OGTT
Entzündliche Darmerkrankungen	Endoskopie
Schilddrüsenerkrankungen	TSH-Kontrolle
Malabsorption/Maldigestion	Pankreasenzymfunktion, Resorptionstests
Tumorerkrankungen	Fokussuche

Therapie Als Therapie der Wahl hat sich die **kognitive Verhaltenstherapie** herausgestellt. Eine primär medikamentöse Behandlung ist erfolglos, wenngleich Antidepressiva zur supportiven Therapie bei entsprechender Komorbidität hilfreich sind.

Indikation für eine stationäre Aufnahme ist ein sehr niedriges Körpergewicht (BMI < 14 kg/m²) oder ein sehr rascher Gewichtsverlust. Ebenso sollte bei schwerwiegenden psychiatrischen Problemen (z.B. Suizidalität), schwerwiegenden organischen Komplikationen (z.B. Elektrolytentgleisung) und bei der Notwendigkeit einer Trennung von pathogenen psychosozialen Faktoren eine stationäre Behandlung erfolgen. Eine initial parenterale Ernährungstherapie muss individuell abgewogen werden.

Prognose In 50 % wird eine Heilung mit Wiedereintritt der Regelblutung und Gewichtszunahme beschrieben, 25 % erreichen eine Gewichtszunahme, erleiden aber Rückfälle, und 25 % sind nicht gebessert. Die Letalität wird bei der Anorexia nervosa mit 10–15 % beschrieben.

Ernährung

Bulimia nervosa

Synonym: Ess-Brech-Sucht, Ochsenhunger
Engl. Begriff: Bulimia nervosa

Definition Ess-Störung mit anfallsartiger Zufuhr hochkalorischer Nahrungsmengen mit anschließenden Maßnahmen zur Gewichtsregulation.

Nach den **DSM-IV-Kriterien** zeichnen sich Patienten mit einer Bulimia nervosa aus durch:
- Episoden von Fressattacken (durchschnittlich zweimal/Woche über drei Monate) mit Kontrollverlust,
- Wiederholte, einer Gewichtszunahme gegensteuernde Maßnahmen:
  - Purging-Typ: durch Erbrechen, Missbrauch von Laxanzien oder Diuretika,
  - Non-Purging-Typ: durch Fasten oder exzessive körperliche Bewegung,
- Körperschemastörung mit intensiver Beschäftigung mit Körpergewicht und Figur,
- Nichtvorliegen einer Anorexia nervosa.

Epidemiologie An Bulimie erkranken zu 95 % Frauen. In der Altersgruppe vom 18.–35. Lebensjahr sind 2–4 % der weiblichen Bevölkerung betroffen.

Pathogenese Siehe Anorexia nervosa.

Symptome Ganz im Gegensatz zu den Anorexiepatienten besteht bei Patienten mit Bulimie ein **deutlicher Leidensdruck.** Aufgrund der anfallsartigen Fressattacken mit kompensatorischen Gegenmaßnahmen kann es zu starken **Gewichtsschwankungen** kommen. Fastenperioden und Bulimie mit Erbrechen können zu ähnlichen somatischen Symptomen wie die Anorexie führen, hervorzuheben sind Auswirkungen am Gastrointestinaltrakt: alle Folgen des wiederholten Erbrechens, wie Hypokaliämie, Zahnschmelzschäden, Parodontitis, Magenblutung oder Magenruptur.

Therapie Neben **verhaltenstherapeutischen Ansätzen** haben sich im Vergleich zur Anorexiebehandlung Therapiestrategien mit **Antidepressiva**, v. a. SSRI (selektive Serotonin-Rückaufnahme-Inhibitoren) wie Fluoxetin als sehr effektiv erwiesen. So lässt sich besonders die Frequenz der Fressanfälle reduzieren.

Der Zugang zu den Patienten ist aufgrund des Leidensdrucks deutlich leichter.

Prognose Verglichen mit der Anorexia nervosa ist der Verlauf bei der Bulimie günstiger mit einer Letalität von 2–4 %.

Wegen verschiedener Änderungen der Klassifikation sind die Datenangaben zur dauerhaften Heilung sehr variabel. Etwa 40–50 % der Erkrankungen können gebessert werden.

Binge-Eating Disease

Definition Diese Essstörung wird zunehmend von den klassischen Formen abgegrenzt, für die nach DSM-IV folgende **Kriterien** gelten:

- wiederholte Fressepisoden an mindestens zwei Tagen pro Woche über mindestens drei Monate
- mindestens drei der folgenden Symptome treten während solcher Fressanfälle auf:
  - schneller essen als normal
  - essen bis zu einem unangenehmen Völlegefühl
  - Aufnahme großer Nahrungsmengen auch ohne Hunger
  - allein essen aus Scham über die Mengen
  - ausgeprägte Schuldgefühle
- kein Purging-Verhalten (kein Erbrechen, keine Laxanzien etc.)
- keine Anorexia nervosa

Epidemiologie Die Prävalenz beträgt in der Bevölkerung schätzungsweise 2–5 %, wobei in der Gruppe adipöser Personen ein deutlich höherer Prozentsatz anzunehmen ist.

Therapie Evaluierte Therapieempfehlungen sind derzeit noch nicht möglich.

15.2.3 Mangel und Überdosierung von Vitaminen und Spurenelementen

Hypovitaminosen

Die Vollbilder der Vitaminmangelerkrankungen sind hauptsächlich in Entwicklungsländern zu finden. In den westlichen Industriestaaten sind die klassischen Krankheitssymptome (s. Tab. 15.3) selten. Ausnahmen können in Situationen mit einseitiger Ernährung, z. B. beim Alkoholismus oder bei mangelnder Substitution während einer langzeitigen künstlichen Ernährung, entstehen.

Nach dem Ernährungsbericht 2000 ist die Versorgung der Bevölkerung der Bundesrepublik für die meisten Vitamine ausreichend. Durch ihre antioxidative Wirkung scheinen Vitamine bei der Genese einiger Tumorerkrankungen und bei der Entstehung verschiedener Stoffwechselerkrankungen protektiv zu wirken. Inwieweit eine gezielte Supplementierung zur Minderung der kardiovaskulären Komplikationen beim metabolischen Syndrom beiträgt, ist derzeit Gegenstand vieler Studien. Diese These hat zur Anhebung der empfohlenen Referenzwerte z. B. für die Vitamine C, E und Folsäure geführt. Für Vitamin E und Folsäure werden sie in den meisten Altersklassen nicht erreicht. Bei älteren Menschen mit allgemeinen Symptomen der Malnutrition bekommen Vitaminmangelsymptome wieder verstärkte Bedeutung.

Hypervitaminosen

Während in der Nahrung überschüssige wasserlösliche Vitamine beim Gesunden renal ausgeschieden werden, können fettlösliche Vitamine gespeichert werden. Oft wird von Laien eine Hyperalimentation mit verschiedenen Vitaminpräparaten betrieben, die die empfohlenen Mengen um ein Vielfaches überschreiten. Die Gefahr von unerwünschten Nebenwirkungen bis hin zur Toxizität ist besonders für die Vitamine A und D zu berücksichtigen.

15.2 Ernährungsbedingte Erkrankungen

Tab. 15.3 Funktionen der Vitamine, Mangelursache und Mangelsymptome.

Vitamin	Funktion	Mangelursache	Symptome
Thiamin B_1	Koenzym bei Decarboxylierungs- und Transferasereaktionen (Pyruvatdehydrogenasekomplex, α-Ketoglutaratdehydrogenase, Pentosephosphatweg)	■ Verminderte Zufuhr ■ Erkrankungen im oberen Dünndarm ■ Alkoholismus ■ Diuretische Therapie ■ Hämo- und Peritonealdialyse	Beriberi: a) neuropathische Form (trockene Beriberi): Müdigkeit, Neurasthenie, Hypotonie, Muskelschwäche, Polyneuropathie b) kardiale Form (feuchte Beriberi): Beinödeme, Herzinsuffizienz, akutes Herzversagen Wernicke-Enzephalopathie, Krampfneigung, Korsakow-Syndrom (retrograde Amnesie, eingeschränkte Lernfähigkeit, Konfabulationen)
Riboflavin B_2	Bestandteil von Redoxsystemen	■ Gestörte Resorption ■ Alkoholismus ■ Hämo- und Peritonealdialyse	Dermatitis, seborrhoische Hautveränderungen, Stomatitis, Cheilosis, Mundwinkelrhagaden, Neovaskularisierung der Kornea, abnehmende Sehschärfe, hypochrome mikrozytäre Anämie
Niacin	Bestandteil von NAD und NADP, Synthese aus Tryptophan möglich	■ Eiweiß-, Tryptophanmangel ■ Leberzirrhose ■ Alkoholismus ■ Gestörter Tryptophanstoffwechsel bei Hartnup-Syndrom oder Karzinoid ■ Isoniazidtherapie (INH)	Pellagra: Dermatitis, Diarrhö, Demenz, Gewichtsverlust, Schwächegefühl, Polyneuropathie, Stomatitis, Hyperpigmentierungen und schuppende Hautveränderungen an lichtexponierten Arealen
Pyridoxin B_6	Prosthetische Gruppe bei De- und Transaminierungsenzymen, u.a. auch Koenzym bei Nikotinsäuresynthese aus Tryptophan	■ Verminderte Resorption ■ Pharmaka (Penicillamin, Hydralazin, INH, „Pille") ■ Hämo- und Peritonealdialyse	Appetitlosigkeit, Übelkeit, seborrhoische Dermatitis, Polyneuropathe, Depressionen, bei Heranwachsenden epileptische Anfälle, eisenrefraktäre mikrozytäre Anämie
Folsäure	Koenzym, z.B. C_1-Stoffwechsel	■ Resorptionsstörung ■ Alkoholismus ■ Hämodialyse ■ Antikonvulsiva ■ Folsäureantagonisten (MTX) ■ Kontrazeptiva	Blässe (makrozytäre Anämie), Glossitis, aphthöse Stomatitis, Neuralrohrdefekte während der Schwangerschaft
Cobalamin B_{12}	Koenzym, z.B. C_1-Stoffwechsel	■ Langzeitig verminderte Zufuhr ■ Intrinsic-Faktor-Mangel ■ Achlorhydrie ■ Gastrektomie	Blässe (perniziöse Anämie), Makrozytose, funikuläre Myelose (Parästhesien, Ataxie, Verlust des Lage- und Vibrationsempfindens)
Ascorbinsäure C	Koenzym bei Hydroxylierungen (z.B. im Kollagenstoffwechsel), Redoxsysteme	■ Verminderte Zufuhr ■ Resorptionsstörung ■ Erhöhter Verbrauch, z.B. Raucher ■ Hämodialyse	Gewichtsabnahme, Müdigkeit, Skorbut (zusätzlich Gingivitis mit Blutungen, Hyperkeratosen, schlechte Wundheilung, Sjögren-Syndrom, Petechien, Muskel- und Knochenschmerz)
Pantothensäure	Bestandteil des Koenzyms A, Fettsäuresynthese	■ Resorptionsstörung, selten isolierter Mangel	Unspezifische Müdigkeit, Kopfschmerzen, Parästhesien
Biotin (H)	Koenzym von Carboxylasen	■ Exzessiver Konsum von rohem Eiklar	Dermatitis, Mundwinkelrhagaden, Übelkeit, Erbrechen, Depressionen, Hypercholesterinämie
Vitamin A	Sehvorgang, Wachstum, Reproduktion, Schleimhautfunktion	■ Verminderte Zufuhr ■ Reduzierte Fettresorption ■ Mangel an Retinol bindendem Protein	Nachtblindheit, trockene Schleimhäute, Xerophthalmie, Hornhauterosionen ggf. mit Sekundärinfektionen, Biot'sche Flecken (erhabener Bezirk am Rand der Hornhaut mit trübem Exsudat), Hyperkeratosen, Tracheitis, Bronchitis, Amenorrhö

Ernährung

Tab. 15.3 Fortsetzung.

Vitamin	Funktion	Mangelursache	Symptome
Vitamin D	Regulation des Kalzium-, Phosphat- und Knochenstoffwechsels	■ Verminderte Zufuhr ■ UV-Licht-Mangel ■ Glukokortikoide, Phenytoin	Kinder: Rachitis Erwachsene: Osteomalazie
Vitamin E	Bestandteil von Lipidmembranen, Antioxidans	■ Verminderte Resorption ■ Leberfunktionsstörungen ■ Genetischer α-Tokopherol-Transferprotein-Defekt	Muskelschwäche, Anämie, Ataxie, Areflexie
Vitamin K	Carboxylierung der Blutgerinnungsfaktoren (II, VII, IX, X), Protein C und S	■ Verminderte Resorption ■ Leberfunktionsstörungen	Blutungsneigung

Vitamin A

Ursachen Fehlerhafte Selbstmedikation, Therapie von Psoriasis oder Akne mit Vitaminderivaten, Verzehr größerer Mengen von Leber arktischer Wildtiere – bei Eskimos und Polarforschern beobachtet.

Symptome Kopfschmerzen, Hirndruckzeichen, Übelkeit, Erbrechen, Schläfrigkeit, Anorexie, Haarausfall, Pruritus, Diplopie, Rhagaden, Knochen- und Gelenkschmerzen, trockene Haut und Schleimhäute, Hyperostosen, vorzeitiger Epiphysenfugenverschluss, teratogene Wirkung im ersten Trimenon.

Vitamin D

Ursache Iatrogen.

Symptome Durch das erhöhte Serum-Kalzium entstehen Kopf- und Gelenkschmerzen, Muskelschwäche, Schwindel, Erbrechen, Nephrokalzinose.

Mangel und Überdosierung von Spurenelementen

Mangelzustände von Spurenelementen und deren toxische Wirkung bei Überdosierung sind in Tabelle 15.4 zusammengestellt. Der weiterhin in Deutschland bestehende Jodmangel bleibt kritisch anzumerken. Ein weiterer Engpass besteht bei der Eisenversorgung von Frauen im gebärfähigen Alter. Bei ihnen liegen die Serumspiegel oft deutlich unter den empfohlenen Referenzwerten.

15.2.4 Malnutrition im Krankenhaus

In den westlichen Industrienationen ist, von einigen Vitaminen und Spurenelementen abgesehen, eine gute Nährstoffversorgung gewährleistet. Die in vielen Bereichen bestehende Hyperalimentation darf aber nicht darüber hinwegtäuschen, dass in der Gruppe der chronisch Kranken und der wachsenden Zahl von Senioren viele Patienten mit Zeichen der Mangelernährung in die Klinik kommen.

Definition Eine allgemein gültige Definition und Quantifizierung der Malnutrition existieren noch nicht. Sie wird anhand einer Summe von klinischen und biochemischen Symptomen abgeschätzt, die Zeichen einer Mangelernährung sind. Neben dem Protein- und Energiehaushalt sind oft gleichzeitig der Vitamin- und Spurenelementhaushalt defizitär.

Epidemiologie Der Anteil von malnutritierten Patienten in einer allgemeininternistischen Krankenhausabteilung wird in Metaanalysen je nach zugrunde liegender Definition mit 40–60 % beschrieben. Für Pflegeheime sind noch höhere Prozentsätze angegeben.

Pathogenese Eine Vielzahl von z.T. krankheitsspezifischen Mechanismen wird als Ursache oder als Folge von Mangelernährung diskutiert. Inflammatorische Prozesse mit Appetitminderung und ein zytokingetriggerter Katabolismus werden beispielsweise bei Patienten mit einer COPD vermutet. Für älteren Patienten kommen Probleme bei der selbstständigen Nahrungszubereitung, beim Kauen und andere unerkannte gastrointestinale Erkrankungen hinzu. Verschiedene Pharmaka, wie Antirheumatika, Chemotherapeutika oder Sedativa, reduzieren zusätzlich den Appetit. Ungewohnte Gerichte mit z.T. eingeschränkter Qualität durch lange Warmhaltung und Transporte können den Ernährungsstatus während eines Klinikaufenthaltes weiter verschlechtern.

Symptome Frühe Anzeichen für eine Malnutrition können ein reduzierter Appetit und eine Abneigung gegen den Verzehr von Fleisch sein. Neben der oft schleichenden Gewichtsabnahme fallen in der klinischen Untersuchung z. B. eingesunkene Fossae subclaviae oder eine Atrophie der Mm. temporales auf. Weitere Stigmata können Veränderungen der Haare, der Augen, der Haut und der Schleimhäute sein.

Diagnostik Nach einer ausführlichen Anamnese können verschiedene anthropometrische Bestimmungen bei der Einschätzung des Ernährungsstatus helfen (s. Kap.15.1).

15.2 Ernährungsbedingte Erkrankungen

Tab. 15.4 Spurenelemente: Mangelsymptome und toxische Auswirkungen bei Überversorgung.

Spurenelement	Täglicher Bedarf (m/w)*	Mangel	Überversorgung
Zink	10/7 mg	Haarausfall, Dermatitis, Hypogonadismus, vermindert Spermiogenese, Störung des Geruchs-und Geschmackssinnes, Proteinkatabolismus, Lymphopenie, verminderte Wundheilung, Wachstumsverzögerung, Acrodermatitis enteropathica	Übelkeit, Erbrechen, Lethargie, hypochrome Anämie, Ulcera ventriculi, Lungenfibrose
Kupfer	1,0–1,5 mg	Hypochrome mikrozytäre Anämie (Interaktion mit Eisenstoffwechsel), Leukopenie, Hypalbuminämie, Durchfälle	Hepatitis, akutes Leberversagen, hämolytische Anämie, Nierenfunktionsstörungen, Kayser-Fleischer-Ring bei Morbus Wilson
Mangan	2,0–5,0 mg	Knochenfehlbildungen, Sterilität	Tremor, enzephalitisähnliche Syndrome, schizophrenieähnliche Syndrome
Chrom	30–100 mg	Gewichtsabnahme, eingeschränkte Glukosetoleranz (bei Menschen nicht belegt)	Dermatitis, Leber- und Nierenschäden
Selen	30–70 mg	Kardiomyopathie, Skelettmyopathie	Müdigkeit, periphere Neuropathie, Haarausfall, knoblauchähnlicher Geruch der Atemluft
Molybdän		Unverträglichkeit von schwefelhaltigen Aminosäuren	Stimulation der Xanthinoxidase (Hyperurikämie)
Fluor	3,8/3,1 mg	Karies	Dentalfluorose, Skelettfluorose
Jod	200 mg	Kretinismus, Struma, Hypothyreose,	Thyreotoxikose
Eisen (m/w)	10/15 mg	Hypochrome Anämie, Haarausfall, Brüchigkeit der Fingernägel, Wachstumsstörungen	Brechdurchfälle, Hyperpigmentierung der Haut, Diabetes mellitus, Leberzirrhose, Skelettveränderungen

* männlich/weiblich. Exemplarisch werden die DGE-Empfehlungen und Schätzwerte für die Altersgruppe der 19- bis 25-jährigen Personen aufgeführt.

Bei der Ermittlung des BMI ist eine Fehlbewertung des Körpergewichtes durch eine verstärkte Flüssigkeitseinlagerung bei reduzierter Muskelmasse zu beachten. Die anschließende Tabelle 15.5 zeigt Möglichkeiten zur Quantifizierung einer Mangelernährung auf.

Erniedrigte Werte der aufgeführten Serumproteine weisen auf einen Proteinkatabolismus hin und erlauben aufgrund ihrer unterschiedlichen Halbwertszeiten (Albumin 18–20 d, Transferrin 8–10 d, Präalbumin 2–3 d, Retinol bindendes Protein 10–12 h) Aussagen über zeitliche Zusammenhänge der Mangelernährung. Entzündliche Begleitprozesse sind bei der Interpretation unbedingt zu berücksichtigen. Die Cholinesterase dient der Beurteilung der Lebersyntheseleistung. Zink, Eisen und die Lymphozytenzahl sind weitere sensitive Marker für die Diagnostik der Malnutrition.

Neben der Bewertung einzelner Parameter wurden verschiedene Ernährungsscores entwickelt, die biochemische und anthropometrische Bestimmungen zusammenfassen. Im klinischen Alltag erscheinen diese Scores allerdings oft sehr komplex und sind nur wenig verbreitet (z. B. Mini Nutritional Assessment, Subjective Global Assessment oder Nutritional Risk Index).

Therapie Zuerst sollten die Primärursachen der Mangelernährung wie z. B. gastrointestinale Störungen, Schmerzen oder Infekte behandelt werden. Ergänzungen durch vollbilanzierte Trinknahrungen oder Substanzen zur Nahrungsanreicherung können für mangelernährte oder entsprechende Risikopatienten vorteilhaft sein. Die derzeitige Studienlage erlaubt allerdings keine generellen Empfehlungen über die Art und Menge der Zusatzkost. Aussagen über einen möglichen Benefit und eine Prognoseverbesserung sind teilweise widersprüchlich. Es bleibt z. B. zu diskutieren, ob eine deutliche Hyperalimentation, bei der v. a. der Körperfettanteil zunimmt, nicht nur eine weitere Belastung verursacht. Für die erwünschte Zunahme der Muskelmasse ist parallel eine Bewegungstherapie erforderlich. Der generelle Nährstoff- und Energiebedarf für Normalgewichtige (s. Kap 15.1) sollten zunächst als Orientierung dienen.

Ernährung

Tab. 15.5 Quantifizierung der Malnutrition.

	Normal	Milder Mangel	Mäßiger Mangel	Schwerer Mangel
Albumin (g/l)	45–35	34–29	28–23	< 22
Transferrin (g/l)	4,0–2,5	2,4–1,8	1,7–1,0	< 1,0
Präalbumin (mg/l)	400–250	249–120	119–100	< 100
Retinol bindendes Protein (mg/l)	60–50	49–39	38–30	< 30
Cholinesterase (U/ml)	> 7,0	6,9–5,0	4,9–3,0	< 2,9
Eisen (mmol/l)	33–9,5	9,4–5,0	4,9–2,5	< 2,5
Zink (mmol/l)	22,9–10,7	10,6–9,0	8,9–6,0	< 6,0
Lymphozytenzahl/mm3	5 000–1 800	1 800–1 500	1 400–900	< 900
BMI (kg/m2)	20–25	17,5–19,9	17,4–14,0	< 14
Trizepshautfalte (mm)*	12,9–9,5 23,0–18,5	9,0–7,0 18,0–14,0	3,5–6,5 13,5–7,0	< 2,5 < 4,5
Oberarmumfang (cm)*	28–25 22–20	22,5–19,5 17,5–15,5	17–14 3–11	< 11 < 9

*obere Zeile Werte für Männer, untere Zeile Werte für Frauen

Komplikation	Häufigkeit
Erhöhte Infektanfälligkeit	Sehr oft
Schlechte Wundheilung	Häufig
Häufigerer Dekubitus	Häufig
Bakterielle Fehlbesiedelung des GI-Traktes	Angaben schwierig
Verlängerter Krankenhausaufenthalt	Sehr oft
Erhöhte Mortalität	Häufig

Prognose Über die prognostische Wertigkeit der Malnutrition kann aufgrund der Heterogenität der möglichen Ursachen kaum eine konkrete Angabe gemacht werden, zumal die strikte Trennung von Malnutrition als Hauptursache oder als Begleiterkrankung unmöglich ist. Die allgemeine Mortalität korreliert deutlich mit dem Ausmaß der Malnutrition.

15.3 Künstliche Ernährung

Mit künstlicher Ernährung ist eine zusätzliche oder alleinige Nährstoffgabe bei unzureichender oraler Kostzufuhr gemeint. Man unterscheidet:

- parenterale Ernährung: peripher- oder zentralvenös
- enterale Ernährung: gastral, duodenal, jejunal via Sonde

Eine Indikation zur künstlichen Ernährung ergibt sich allgemein dann, wenn ein Patient mittel- oder langfristig nicht essen kann, darf oder will. Bei nicht mangelernährten Personen kann sieben bis zehn Tage bis zu einer kompletten künstlichen Nahrungszufuhr abgewartet werden.

15.3.1 Parenterale Ernährung

Indikationen Spezielle Indikationen für eine parenterale Versorgung ergeben sich v. a. bei Kontraindikationen gegen eine orale Nährstoffzufuhr, z. B.:
- akutes Abdomen
- rische obere gastrointestinale Blutung
- Ileus/Subileus
- floride akute Pankreatitis
- drohende Anastomoseninsuffizienz postoperativ
- akuter Schub einer entzündlichen Darmerkrankung
- enterale Malassimilation z. B. bei Kurzdarmsyndrom

Zugangswege

Periphervenös Wegen der zunehmenden Gefahr von Phlebitiden und Venenthrombosen bei steigender Osmolarität der Infusionslösung sollten nur Lösungen unter 600–800 mosm/l (z. B. Glukose < 10 %) gegeben werden. Fette sind osmotisch unwirksam und gut peripher infundierbar. Ein periphervenöser Zugang sollte nur für eine kurzfristige oder eine begleitende parenterale Nährstoffzufuhr gewählt werden (bis maximal fünf Tage).

Zentralvenös Die totale parenterale Ernährung (TPE) sollte über einen zentralvenösen Zugang möglichst in die Vena jugularis interna oder Vena subclavia gegeben werden. Bei Infusion über einen Katheter in der V. basilica werden höhere Infektraten beobachtet.

Port, Broviac-Katheter Für langfristige TPE ist der Einsatz spezieller operativ einsetzbarer Systeme möglich. Ein in die Vena cephalica implantierter Port liegt subkutan und kann über eine gewinkelte Spezialnadel (Hover-Nadel) angestochen werden. Der Broviac-Katheter wird z. B. in die Vena cephalica eingelegt und nach einer subkutanen Tunnelung der Brustwand oberhalb der Mamille ausgeleitet. Durch die Verlegung der Austrittsstelle ist die Infektrate reduziert.

Substrate der parenteralen Ernährung Der Anteil der einzelnen Substrate zur täglichen Bedarfsdeckung ist Tabelle 15.6 zu entnehmen. Bei vielen Krankheitsbildern sind die Angaben nur zur Orientierung geeignet und müssen krankheitsspezifischen und individuellen Besonderheiten angepasst werden (s. Spezialregime).

Kohlenhydrate Als Hauptenergielieferant sollte Glukose die angegebene Menge nicht übersteigen. Eine Überladung führt zur Hyperglykämie, zur Hypertriglyzeridämie und Leberverfettung. Zusätzlich verabreichtes Insulin beim Nichtdiabetiker senkt zwar den Blutglukosespiegel, kann aber den Glukoseverbrauch nicht steigern, was ebenfalls eine verstärkte Speicherung in Form von Fetten bedingt. Der lange Zeit empfohlene Teilaustausch der Glukose durch Fruktose, Sorbit und Xylose wird heute aufgrund der Gefahr der Unverträglichkeitsreaktionen und der möglichen hepato- und nephrotoxischen Wirkung eher ablehnend diskutiert.

Aminosäuren Die Infusionslösung sollte eine Mischung aus möglichst allen essentiellen und einigen nichtessentiellen Aminosäuren enthalten. Aufgrund mangelnder Stabilität können einige nur in Form von Dipeptidverbindungen gegeben werden. In Spezialsituationen (z. B. Sepsis) werden einzelne Aminosäuren wie Glutamin gezielt substituiert, um über eine immunmodulatorische Wirkung eine Verbesserung der Gesamtprognose zu erreichen. Zur Vermeidung eines Proteinkatabolismus sollten zur Energiebedarfsdeckung mindestens 100 g Glukose verabreicht werden.

Fette Fette sind Energielieferanten und Träger für fettlösliche Vitamine. Zur klassischen Supplementierung werden Emulsionen mit langkettigen Fettsäuren (LCT) eingesetzt. Die endgültige Bewertung von Emulsionen mit einem bis zu 50%igen Anteil von mittelkettigen Fettsäuren (MCT), die beispielsweise carnitinunabhängig in den Mitochondrien oxidiert werden, steht noch aus. Sog. strukturierte Lipidemulsionen enthalten spezielle Fette, wie ω3-Fettsäuren, die bei starken Entzündungsreaktionen immunmodulierend wirken.

Tab. 15.6: Substratbedarf bei parenteraler Ernährung.

Substrat	Bedarf
Energie	25–35 kcal/kg
Flüssigkeit	30–40 ml/kg
Kohlenhydrate	4–5 g/kg (Glukose)
Eiweiße	1,0–1,5 g/kg
Fette	1,0–1,5 g/kg
Natrium	2,0 mmol/kg
Kalium	2,0 mmol/kg
Kalzium	0,15 mmol/kg
Magnesium	0,2 mmol/kg
Phosphat	0,4 mmol/kg

Vitamine und Spurenelemente Wasser- und fettlösliche Vitamine werden getrennt meist in Fertiglösungen verabreicht. Die Dosierungen für Vitamine und Spurenelemente bei einer TPE weichen nach den Empfehlungen der Deutsche Gesellschaft für Ernährungsmedizin (DGEM) von den Werten für enterale Ernährung in Tabelle 15.1 ab (s. Tab. 15.7 und 15.8).

Komplikation	Häufigkeit
Katheterinfekt	20 %
Kathetersepsis	4 %
Periphervenöse Thrombophlebitis	45 % (nach 72 h)
Leberverfettung	40–80 % (nach 1–2 Wochen)
Transaminasenerhöhung, Cholestasezeichen	10–20 % (nach 2–3 Wochen)
Cholelithiasis	10–40 % (nach 6–8 Wochen)

Komplikationen wie Perforation der Venenwand mit Hämato- und Hydrothorax oder Ausbildung eines Hämoperikards sowie Nervenverletzungen sind ebenfalls zu erwähnen. Infekte bei parenteraler Ernährung werden meist durch Staphylococcus aureus, Staphylococcus epidermidis, Escherichia coli oder Candida-Spezies verursacht. Erhöhte Blutglukosekonzentrationen steigern zusätzlich die Infektanfälligkeit.

Leberverfettung und Gallensteinbildung werden zumindest teilweise durch die Hyperglykämie und Hyperlipidämie bei Hyperalimentation erklärt. Der genaue pathophysiologische Mechanismus für die Lebertransaminasenerhöhung ist unklar.

Tab. 15.7 Empfehlung zur parenteralen täglichen Supplementierung von Vitaminen (DGEM).

Vitamin	Täglicher Bedarf
Vitamin B_1	3–4 mg
Vitamin B_2	3–5 mg
Vitamin B_6	4–6 mg
Niacin	40–50 mg
Pantothensäure	10–20 mg
Biotin	60–120 mg
Folsäure	160–400 mg
Vitamin C	100–300 mg
Vitamin B_{12}	1 mg (alle 3 Monate)
Vitamin A	1,8 mg
Vitamin E	20–40 mg
Vitamin D	5 mg
Vitamin K	100–150 mg

Monitoring Zur Evaluation der parenteralen Ernährungstherapie ist ein umfassendes Monitoring notwendig. Durch Anpassung an die individuellen Probleme ist das folgende, orientierende Schema zu ergänzen:
- tägliche Kontrolle: Körpertemperatur, Puls, arterieller Blutdruck, zentraler Venendruck, Flüssigkeitsbilanz, Labor (Blutbild, Serum-Kreatinin und -Harnstoff, Elektrolyte, Osmolalität, Blutglukose, Laktat, Triglyzeride, Blutgasanalyse)
- wöchentliche Kontrolle: Labor (Gesamteiweiß, CRP, Transaminasen, alkalische Phosphatase, Bilirubin, Gerinnungsfaktoren)

Spezialregime

TPE bei Niereninsuffizienz Bei chronischer Niereninsuffizienz mit einem Serum-Kreatinin um 3 mg/dl sollte eine Therapieanpassung mit exakter Elektrolytkontrolle vor allem im Hinblick auf eine reduzierte Kaliumzufuhr erfolgen. Eine genaue Bilanzierung von Flüssigkeitszufuhr und -ausscheidung ist bei einer dekompensierten Niereninsuffizienz die Voraussetzung zur Planung der Ernährungszusammensetzung. Im stabilen Zustand sollten sich beide die Waage halten. Bei einer ausreichenden Energieversorgung ist die Aminosäurenmenge auf 0,8–1,2 g/kg anhand der Harnstoffausscheidung zu titrieren. Die Reduktion der Zufuhr lipophiler Vitamine auf 50 % der üblichen Dosis wird kontrovers diskutiert.

Für Dialysepatienten ist bei der Planung ein erhöhter Energiebedarf von etwa 35–40 kcal/kg KG zu berücksichtigen. Die Malnutrition stellt hier häufig ein besonderes Problem dar.

TPE bei Sepsis Bei septischen Patienten konnte durch eine hyperkalorische Ernährung kein prognostischer Benefit erzielt werden. Trotz hypermetaboler Stoffwechselsituation ist der Körper nicht in der Lage, die angebotenen Substrate zu nutzen. Diese Überladung wirkt durch die entsprechenden Stoffwechselentgleisungen eher zusätzlich belastend und scheint die Infektprädisposition zu erhöhen.

So sollte initial hypokalorisch (z. B. mit 50 % der berechneten Energiemenge) ernährt und unter entsprechendem Monitoring langsam gesteigert werden.

TPE bei Leberinsuffizienz Eine Anpassung der Proteinzufuhr in Form eines erhöhten Anteils an verzweigtkettigen Aminosäuren zur Verdrängung aromatischer Aminosäuren bei der Passage der Blut-Hirn-Schranke ist nur bei schwerer Enzephalopathie mit sog. Komalösungen sinnvoll. Wegen der häufig vorhandenen Kohlenhydratverwertungsstörung wird oft der relative Fettanteil zur Deckung des Energiebedarfs gesteigert.

TPE und Diabetes mellitus In der Vergangenheit wurde bei Patienten mit Diabetes mellitus während der parenteralen Therapie vor allem in der intensivmedizinischen Versorgung deutlich höhere Blutglukosekonzentrationen von 180–200 mg/dl als Zielwerte bei der Therapie eingeplant. In neuesten Studien konnte jedoch gezeigt werden, dass eine strengere Einstellung (Blutglukose 80–110 mg/dl) mit Hilfe einer entsprechenden Insulindosierung die Mortalität von Intensivpatienten um etwa 30 % reduziert. Ursächlich sind hier die Reduzierung der Infektanfälligkeit und die weniger häufigen Sepsisfälle anzunehmen.

15.3.2 Enterale Ernährung

Indikationen Die Indikation zu einer enteralen Ernährung kann bei anatomischen Störungen (z. B. Stenosen),

Tab. 15.8 Empfehlung zur parenteralen täglichen Supplementierung von Spurenelementen (DGEM).

Spurenelement	Täglicher Bedarf
Eisen	0,5–4,0 mg
Zink	1,4–4,9 mg
Mangan	0,2–0,8 mg
Kupfer	0,5–1,5 mg
Molybdän	0,02 mg
Chrom	0,01 mg
Selen	0,02–0,06 mg
Jod	0,1–0,15 mg
Fluorid	0,9 mg

bei funktionalen Störungen (z. B. Schluck- oder Resorptionsstörungen) oder bei nicht ausreichender oraler Nahrungszufuhr (z. B. bei Schmerzen oder Inappetenz) bestehen. Wegen einer möglichen protektiven physiologischen Barrierefunktion und einer insgesamt günstigeren Komplikationsrate sollte die zumindest teilenterale Ernährung der TPE vorgezogen werden. Außerdem sollte die rationale Kostenersparnis im Vergleich zu TPE Berücksichtigung finden.

Kontraindikationen Typische Kontraindikationen sind:
- unstillbares Erbrechen
- Ösophagusvarizen
- unüberwindbare Stenosen des GI-Traktes
- Ileus
- nicht kompensierbare Malassimilation
- akute floride Pankreatitis
- frische Anastomose

Zugangswege und Sonden Ein **gastraler Zugang** wird gewählt, sofern keine Magenentleerungsstörung (z. B. postoperativ) vorliegt und keine Aspirationsgefahr besteht. Meist werden nasale Ernährungssonden verwendet. Die Nahrung kann kontinuierlich oder im Bolus mit langsamer Mengensteigerung in der Aufbauphase gegeben werden (z. B. 5- bis 6-malig 50–300 ml/d). Zur Aspirationsprophylaxe sollte der Oberkörper mindestens um 30° hochgelagert werden.

Bei Magenentleerungsstörungen und bewusstlosen Patienten werden **Duodenalsonden** eingesetzt, die einer Aspiration entgegenwirken.

Ein **jejunaler Zugang** erfolgt bei Resektionen oder Stenosen im oberen Gastrointestinaltrakt. Wie bei der duodenalen Sondenlage muss hier die Kost kontinuierlich verabreicht werden. Dabei sollten pro Stunde möglichst weniger als 200 ml gegeben werden.

Für eine längerfristige enterale Ernährung ist die endoskopische oder laparoskopisch gestützte Anlage von **transkutanen Sonden** anstelle des nasalen Zugangsweges empfehlenswert (z. B. perkutane endoskopische Gastrostomie, PEG).

Sondenkostformen Für den Nährstoffbedarf und die Nährstoffverteilung gelten dieselben Regeln wie für die orale Ernährung mit einer Aufteilung der Makronährstoffe Kohlenhydrate : Fette : Eiweiß = 55 : 30 : 15. Die Substrate lassen sich in zwei Großgruppen gliedern:
- Die **nährstoffdefinierte Kost** ist ein hochmolekulares Substrat und enthält die Nährstoffe wie in der herkömmlichen Nahrung. Sie setzt eine funktionierende enterale Verdauung und Resorption voraus und kann gastral oder duodenal verabreicht werden.
- Die **chemisch definierte Kost** ist bei Maldigestion und Malabsorption geeignet und wird in der Regel über den Dünndarm gegeben. Die Nährstoffe liegen hier als niedermolekulare Substrate hydrolysiert, z. B. als Aminosäuren oder Oligopeptide, vor. Um Durchfälle zu vermeiden, erfordert die höhere Osmolarität eine langsame, kontinuierliche Applikation.

Wie bei der parenteralen Ernährung werden für beide Gruppen stoffwechseladaptierte Spezialdiäten für leber- oder niereninsuffiziente Patienten, Diabetiker und Tumorpatienten angeboten. Grundsätzlich müssen auch hier die pathophysiologischen Besonderheiten (s. Spezialregime der TPE) und individuelle Komponenten bei der Ernährungsplanung berücksichtigt werden.

Komplikationen Ähnlich der parenteralen Ernährung muss auch bei der enteralen Ernährung ein regelmäßiges klinisches und laborchemisches Monitoring betrieben werden. Mögliche Komplikationen sind:

Komplikation	Häufigkeit
Diarrhö	Am häufigsten
Übelkeit	Häufiger
Erbrechen	Häufiger
Metabolische Entgleisung	Seltener
Sondenverstopfung	Seltener
Sondendislokation	Seltener

15.4 Gesunde Ernährung

Die Ernährungsempfehlungen richten sich an die allgemeine Bevölkerung und enthalten keine individuelleren Hinweise für besondere Bedingungen. Generell sollten eine ausgewogene Balance von Energiebedarf und Energieaufnahme eingehalten und regelmäßige physische Aktivität angestrebt werden.

Empfohlene Aufteilung der Gesamtenergiezufuhr:

Kohlenhydrate	Fette	Proteine
55 %	30 %	15 %

Fette Die ernährungsmedizinischen Gesellschaften (Deutsche Gesellschaft für Ernährung und American Heart Association Nutrition Committee) empfehlen übereinstimmend eine Einschränkung der Fettzufuhr auf höchstens 30 % der aufgenommenen Nahrungskalorien, um eine exzessive Energieaufnahme wie auch eine erhöhte Zufuhr gesättigter Fette zu vermeiden. Gesättigte Fette, einfach ungesättigte und mehrfach ungesättigte Fette sollten je 10 % zur Gesamtenergieaufnahme beitragen, bei einer Cholesterinaufnahme von maximal 300 mg/d. Für genauere Angaben zu Fetttypen fehlen Studienergebnisse. Der Konsum von Fisch (insbesondere fettem Fisch wie z. B. Hering, Makrelen, Lachs) wird wegen seines wahrscheinlichen kardiovaskulären Benefits zweimal pro Woche empfohlen. Trans-Fettsäuren und gehärtete Fette (z. B. Plätzchen, einige Margarinen, Kracker) sind nachteilhaft, da sie das LDL-Cholesterin erhöhen und gleichzeitig das HDL-Cholesterin senken. Vorteilhaft scheinen ungesättigte Pflanzenfette z. B. aus Nüssen oder Körnern.

Kohlenhydrate Kohlenhydrate sollten etwa 55 % der Energie beitragen. Empfohlen wird der mehrfach tägliche (fünfmal am Tag) Konsum von **Obst und Gemüse,** da dieses Muster in mehreren Studien mit vermindertem Krankheitsrisiko assoziiert war. Der Grund hierfür ist nicht bekannt und wird in der günstigen Zusammensetzung der Makro- (Protein, Fett, Kohlenhydrate) und Mikronährstoffe (Vitamine, Mineralien, andere Verbindungen) vermutet. Gemüse und Obst enthalten viel Wasser und relativ wenig Energie. Kohlenhydratkonsum in Form von **Vollkorngetreide** mit hohem Faseranteil war ebenfalls mit niedrigem Krankheitsrisiko in Studien verbunden. **Lösliche Ballaststoffe** (z. B. β-Glykan, Pektin, Psyllium, Arabinoxylan) reduzieren moderat das LDL-Cholesterin unabhängig von gesättigten Fetten und verzögern die Kohlenhydratresorption. Dies bedingt einen geringeren Insulin- und Blutzuckeranstieg postprandial. Weitergehende Vorteile von Ballaststoffen sind gegenwärtig nicht belegt. Die Resorptionsgeschwindigkeit variiert je nach Komposition der Kohlenhydratkomponente erheblich, was durch den glykämischen Index (GI) im Vergleich zu Rohrzucker oder Weißbrot quantifiziert wird. Kartoffeln und Reis haben z.B. hohe GIs obwohl sie als „komplexe Kohlenhydrate" gelten. Konsum von Nahrung mit hohem GI ging in einigen Studien mit einem erhöhtem kardiovaskulären und Diabetesrisiko einher.

Protein Eiweiße sollten etwa 15 % der Nahrungskalorien ausmachen, während im Wachstum, bei Schwangerschaft oder Erkrankungen ein höherer Bedarf bestehen kann. Die westliche Diät enthält oft mehr Protein, meist verbunden mit gesättigten Fetten. Hohe Proteinanteile werden nicht sehr effektiv metabolisiert und belasten den Stoffwechsel mit Eliminationsprodukten.

Salz Salz sollte zur Vermeidung erhöhter Blutdruckwerte moderat (< 6 g/d) konsumiert werden.

Alkohol Alkohol, nicht nur Wein, hatte in einigen Studien kardiovaskuläre Vorteile, sollte aber nicht über zwei „Drinks" (ca. 24 g/d) pro Tag zugeführt werden, wegen Suchtgefahr und anderer Folgeerkrankungen.

Zur weiteren Information

Literatur
Akner, G.: Treatment of protein-energy malnutrition in chronic nonmalignant disorders. Am J Clin Nutr 2001; 74: 6–24.
A.S.P.E.N.: Guidelines for the use of parenteral and enteral nutrition in adult and pediatric patients. JPEN J Parenter Enteral Nutr 2002; 26 (Suppl. 1).
Biesalski, H. K. et al.: Ernährungsmedizin. Thieme, Stuttgart–New York 1999.
Deutsche Gesellschaft für Ernährung: Ernährungsbericht 2000 und DGE Beratungsstandards, 3. Update. DGE, Frankfurt/Main 2001.
Hu, F. B. et al.: Diet and risk of type 2 diabetes: the role of types of fat and carbohydrate. Diabetologia 2001; 44: 805–17.
Liu, S. et al.: A prospektive study of dietary glycemic load, carbohydrate intake, and risk of coronary heart disease in US women. Am J Clin Nutr 2000; 71: 1455–61.
Müller, M. J.: Ernährungsmedizinische Praxis. Springer, Berlin–Heidelberg–New York 1998.
Nutritional Committee American Heart Association: Nutritional recommendations for prevention of obesity, atherosclerosis, diabetes and cancer. Circulation 1999; 100: 450–64.
Schauder, P., G. Ollenschläger: Ernährungsmedizin. Urban & Fischer, München–Jena 1999.
Van den Berghe G. et al.: Intensive insulin therapy in critical ill patients. N Engl J Med 2002; 345: 1359–67.
Weimann, A., S. C. Bischoff: Künstliche Ernährung. Urban & Fischer, München–Jena 2001.
Wirth, A.: Adipositas. Springer, Berlin–Heidelberg–New York 2000.

Keywords
Obesity ◆ Malnutrition ◆ Parenteral Nutrition

Aktuelle Internet-Seiten
www.dge.de/Pages/navigation/fach_infos/referenzindex.html
www.dge.de – www.dgem.de

IMPP-Statistik
Adipositas

FRAGEN

1 Eine 28-jährige Frau sucht Ihre Sprechstunde auf und berichtet, dass sie seit ihrer ersten Schwangerschaft vor 2 Jahren massiv an Gewicht zugenommen habe. Sie wiegt jetzt bei einer Körpergröße von 160 cm 94 kg. Sie klagt über zunehmend verminderte Leistungsfähigkeit und berichtet, sie schlafe wiederholt am Tag ein. Außerdem habe sie Schmerzen in beiden Kniegelenken.
- Mit welchen Parametern können Sie das Ausmaß des Übergewichts definieren?
- Welche Untersuchungen veranlassen Sie?
- Wie erklären Sie die Schlafanfälle?
- Welche Therapie beginnen Sie?

2 Eine 19-jährige wird von ihrer Mutter in die Praxis gebracht, nachdem sie erheblich an Körpergewicht abgenommen hat. Sie wiegt jetzt nur noch 33 kg (bei einer Körpergröße von 155 cm). Früher habe sie 50 kg gewogen.
- Wie können Sie die Diagnose einer Anorexia nervosa sichern?
- Auf welche Veränderungen achten Sie?
- Welche Therapie veranlassen Sie?

3 Ein 50-jähriger Patient kommt in Ihre Praxis und klagt über Appetitlosigkeit, starken Juckreiz und Hautschuppung. Außerdem habe er seit einigen Tagen stetig diffuse Kopf- und Knochenschmerzen. Auf die Frage, welche Medikamente er eingenommen habe, gibt er an, dass er zur Leistungssteigerung seit mehreren Wochen erhebliche Mengen an Vitaminpräparaten verwendet.
- An welche Hypervitaminose denken Sie?
- Welche Befunde erwarten Sie?
- Wie können Sie die Diagnose sichern?

16 Endokrine Erkrankungen

16.1	**Grundlagen**	1432
16.1.1	Physiologie	1432
16.1.2	Pathophysiologie	1432
16.1.3	Diagnoseprinzipien	1434
16.1.4	Therapieprinzipien	1435
16.2	**Hypophysenerkrankungen**	1435
16.2.1	Hypophysenadenome	1435
	Akromegalie	1436
	Prolaktinom	1438
	ACTH produzierende Hypophysenadenome (Morbus Cushing)	1441
16.2.2	Neurogener Diabetes insipidus	1444
16.2.3	Hypophysenvorderlappeninsuffizienz	1446
16.3	**Schilddrüsenerkrankungen**	1450
16.3.1	Physiologische Grundlagen	1451
	Bildung und Sekretion der Schilddrüsenhormone	1451
	Regulation der Schilddrüsenhormonsynthese	1451
	Wirkung der Schilddrüsenhormone	1452
16.3.2	Diagnostik	1452
	Basaler TSH-Spiegel und TRH-Test	1452
	Bestimmung der Schilddrüsenhormonkonzentration im Serum	1453
	Reverses T_3 (rT_3)	1454
	Schilddrüsenautoantikörper	1454
	Tumormarker	1454
	Bildgebende Verfahren	1455
	Feinnadelbiopsie	1458
	Diagnostik von Schilddrüsenfunktionsstörungen	1458
16.3.3	Hypothyreose	1459
16.3.4	Hyperthyreose	1463
16.3.5	Struma	1469
16.3.6	Schilddrüsenentzündungen	1472
	Akute Thyreoiditis	1472
	Akut-subakute Thyreoiditis (de Quervain)	1473
	Chronische lymphozytäre Thyreoiditis	1473
	Invasiv-fibrosierende Thyreoiditis	1473
16.3.7	Schilddrüsentumoren	1473
	C-Zell-Karzinom	1476
16.4	**Erkrankungen der Nebenschilddrüsen (Über- und Unterfunktionszustände)**	1477
16.4.1	Primärer (autonomer) Hyperparathyroidismus	1477
16.4.2	Sekundärer Hyperparathyroidismus	1482
16.4.3	Hypoparathyroidismus	1484
16.4.4	Pseudohypoparathyroidismus und verwandte Syndrome	1486
16.5	**Nebennierenerkrankungen**	1486
16.5.1	Erkrankungen der Nebennierenrinde	1486
	Primärer Hyperaldosteronismus	1487
	Hypoaldosteronismus	1489
	Cushing-Syndrom	1489
	Primäre Nebennierenrindeninsuffizienz (Morbus Addison)	1494
	Androgenmehrsekretion	1497
	Östrogenmehrsekretion	1500
	Hormoninaktive Nebennierentumoren	1500
16.5.2	Krankheiten des Nebennierenmarks	1500
	Überfunktion des Nebennierenmarks (Phäochromozytom)	1500
	Unterfunktion des Nebennierenmarks	1503
16.6	**Gonadenerkrankungen des Mannes**	1503
16.6.1	Andrologische Diagnostik	1503
16.6.2	Leitsymptome der Erkrankungen der Testes	1507
16.6.3	Erkrankungen bei gestörter Funktion des Hypothalamus	1511
	Idiopathischer hypogonadotroper Hypogonadismus (IHH) und Kallmann-Syndrom	1511
	Prader-Labhart-Willi-Syndrom	1512
	Sonstige	1513
16.6.4	Erkrankungen der Hypophyse	1513
	Hypogonadismus bei Hypophyseninsuffizienz	1513
	Pasqualini-Syndrom	1514
	Hyperprolaktinämie und Prolaktinom	1514
16.6.5	Erkrankungen im Bereich der Testes	1516
	Anorchie	1516
	Lageanomalien der Testes	1516
	Varikozele	1517
	Germinalzellaplasie	1517
	Numerische Chromosomenanomalien	1518
	Syndrom der immotilen Zilien	1518
	Globozoospermie	1519
	Orchitis	1519
	Traumata und Noxen	1519
	Hodentumoren	1519
	Testikuläre Störungen bei systemischen Erkrankungen	1519
16.6.6	Erkrankungen der ableitenden Samenwege und der akzessorischen Geschlechtsdrüsen	1520

Endokrine Erkrankungen

16.6.7 Störungen im Bereich der Androgenzielorgane und Pseudohermaphroditismus masculinus 1520
16.6.8 Hermaphroditismus verus 1521
16.7 Pluriglanduläre Autoimmunerkrankungen 1522
16.8 Multiple endokrine Neoplasien 1524

Zur Orientierung

Unter endokrinen Störungen werden Erkrankungen der hormonbildenden Organe verstanden. Sie führen zu Über- und Unterfunktionszuständen oder gehen mit einer normalen Funktionslage (z.B. hormoninaktive Tumoren) einher.

Hypophysenerkrankungen sind insgesamt selten. Führende Ursache sind Adenome der Hypophyse, die je nach Größe und hormoneller Aktivität zu charakteristischen Krankheitsbildern führen.

Schilddrüsenerkrankungen haben aufgrund ihrer Häufigkeit Krebskrankheitscharakter (z.B. Struma). Die vermehrte Bildung von Schilddrüsenhormon wird als Hyperthyreose, eine Unterfunktion als Hypothyreose bezeichnet.

Erkrankungen der Nebenschilddrüse haben eine Beeinträchtigung der Kalziumhomöostase mit Hyper- oder Hypokalzämie zur Folge.

Typische Krankheitsbilder von **Nebennierenerkrankungen** sind Phäochromozytom und Morbus Addison.

Leitsymptome von **Gonadenerkrankungen** des Mannes sind eingeschränkte Zeugungsfähigkeit und Testosteronmangelerscheinungen.

Chronische autoimmune Organentzündungen mit Befall mehrerer endokriner Drüsen werden als **pluriglanduläre Autoimmunerkrankungen** bezeichnet.

Die **multiplen endokrinen Neoplasien** Typ 1 und 2 sind familiäre Tumorerkrankungen mit charakteristischem Befall mehrerer endokriner Organe.

16.1 Grundlagen

M. Reincke, R. Paschke, L. Schaaf, K. H. Usadel

16.1.1 Physiologie

Hormone sind körpereigene Substanzen, die von endokrinen Zellen synthetisiert und nach speziellen Stimuli sezerniert werden.

Aufgrund ihrer chemischen Struktur werden drei Hauptgruppen unterschieden: Peptide (z.B. LH, FSH, TSH, ACTH, Leptin), Steroide (Aldosteron, Cortisol, Testosteron, Östrogene) sowie Amine (Thyroxin, Trijodthyronin, Adrenalin). Außerdem werden die Prostaglandine, die aus ungesättigten Fettsäuren entstehen, zu den Hormonen gezählt.

Man unterscheidet drei Prinzipien der Hormonwirkung:
a) **endokrine Sekretion:** Eine endokrine Zelle sezerniert ein bestimmtes Hormon in die Blutbahn. An der Effektorzelle bindet das Hormon an einen spezifischen Rezeptor und löst eine spezifische Hormonwirkung aus. Ein Beispiel hierfür ist das vom Hypophysenvorderlappen gebildete TSH, das in der Schilddrüse nach Bindung an den TSH-Rezeptor die Synthese von Thyroxin stimuliert.
b) **parakrine Sekretion:** Das von der Zelle sezernierte Hormon übt seine Wirkung in der unmittelbaren Umgebung der sezernierenden Zelle aus. Beispiel hierfür ist das in den Granulosazellen gebildete 17β-Östradiol, welches auf den heranreifenden Follikel parakrin wirkt. Gleichzeitig wirkt 17β-Östradiol auch endokrin, z.B. durch den Aufbau der Uterusschleimhaut.
c) **neurokrine Sekretion:** Die Nervenzelle selbst synthetisiert ein Neurotransmitterhormon. Es wird über die Nervenzellausläufer transportiert und wirkt an den Synapsen sowie direkt in der Umgebung der Nervenzelle. Beispiel hierfür ist das hypothalamisch gebildete Vasopressin, das nach Transport durch die Neurone im Hypophysenhinterlappen freigesetzt wird.

Die Hormonsekretion wird durch hierarchisch strukturierte Regelkreise mit **positiver** oder **negativer Rückkopplung** gesteuert. Es werden hypothalamische (Releasing-)Hormone, Hypophysenhormone und periphere (Effektor-)Hormone unterschieden.

16.1.2 Pathophysiologie

Endokrinopathien werden nach mehreren pathophysiologischen Prinzipien eingeteilt, die eine Einordnung der zugrunde liegenden Störung ermöglichen.

Hormonminder- oder Hormonüberproduktion, eutope oder ektope Produktion

Endokrinopathien entstehen entweder aufgrund von Hormonminderproduktion (Hypofunktion) oder Hormonüberproduktion (Hyperfunktion). Ursachen von **Hormonminderproduktion** sind:
1. **Zellzerstörungen,** z.B. durch Autoimmunprozesse (Hashimoto-Thyreoiditis, Autoimmunadrenalitis) oder durch Synthese von nicht sezernierbaren Hormonen (z.B. Neurophysin-Vasopressin-Mutationen),
2. **Verdrängung** (Druckatrophie hypophysärer Zellen durch intraselläre Raumforderungen),
3. **Infektionen** (Nebennierenrindeninsuffizienz nach tuberkulösem Befall).

Eine **Hormonüberproduktion** kann durch drei verschiedene pathophysiologische Mechanismen bedingt sein:
1. Die **Hormondrüse** selbst kann zu viele Hormone produzieren (z.B. vermehrte Produktion von Schilddrüsenhormonen durch ein autonomes Adenom der Schilddrüse).
2. Eine **ektope Hormonproduktion** im Rahmen eines paraneoplastischen Syndroms kann zu einer Hormonüberproduktion führen (z.B. Produktion von ACTH-ähnlichen Substanzen beim kleinzelligen Bronchialkarzinom).
3. Eine **vermehrte Umwandlung** von hormonellen Präkursoren durch peripheres Gewebe kann zu einem Hormonüberschuss führen. Im Rahmen einer Lebererkrankung kann es z.B. zu einer Überproduktion von Östrogenen kommen. Durch die Ausbildung portokavaler Kollateralkreisläufe kommt es zu einer verminderten hepatischen Elimination von Androgenen, die deswegen peripher vor allem im Fettgewebe vermehrt zu Östrogenen metabolisiert werden.

Primäre, sekundäre und tertiäre Funktionsstörungen

Pathophysiologisch spricht man beim Versagen der peripheren Drüse von einer **primären Störung,** beim Versagen auf dem Niveau der Hypophyse von einer **sekundären Störung** und bei Versagen des Hypothalamus von einer **tertiären Störung.**

Am Beispiel der männlichen Gonadenachse wird in Abbildung 16.1 ein endokrinologischer Regelkreis verdeutlicht. Eine Unterfunktion der peripheren Drüsen (Testes) führt zu einer verminderten Testosteronproduktion. Die niedrige Testosteronkonzentration im Blut bewirkt eine verminderte Hemmung der übergeordneten Zentren des Hypothalamus und der Hypophyse. Die hypothalamischen Releasing-Hormone und die hypophysären, glandotropen Hormone steigen an. Es entwickelt sich ein sog. **hypergonadotroper Hypogonadismus** (niedrige Testosteronkonzentration bei hohen LH- und FSH-Konzentrationen). Umgekehrt führen Leydig-Zell-Tumoren des Hodens zu einer Testosteronüberproduktion. Infolgedessen werden die übergeordneten Zentren (Hypothalamus und Hypophyse) gehemmt. Es resultiert ein **hypogonadotroper Hypergonadismus** (erhöhte Testosteronkonzentration sowie verminderte LH- und FSH-Konzentrationen im Blut). Definitionsgemäß handelt es sich in beiden Fällen um eine primäre Funktionsstörung (Störung des peripheren Erfolgsorgans).

Im Gegensatz hierzu führt eine Läsion im Bereich der Hypophyse, z.B. durch einen Tumor, zu einer sekundären Störung. Glandotrope Hormone (LH, FSH) werden vermindert ausgeschüttet und führen durch verminderte Stimulation der peripheren Drüse (Testes) zu einer verminderten Sexualhormonproduktion (Testosteron). Diese Form der Störung wird als **hypogonadotroper Hypogonadismus** bezeichnet.

Als tertiäre Störungen werden Schädigungen in einem der Hypophyse übergeordneten Bereich (meist des Hypothalamus) definiert. Hier fehlt das Releasing-Hormon, und es kommt weder zu einer Freisetzung von glandotropen Hormonen noch von Effektorhormon. Es bietet sich sowohl auf hypophysärer als auch auf peripherer Ebene das

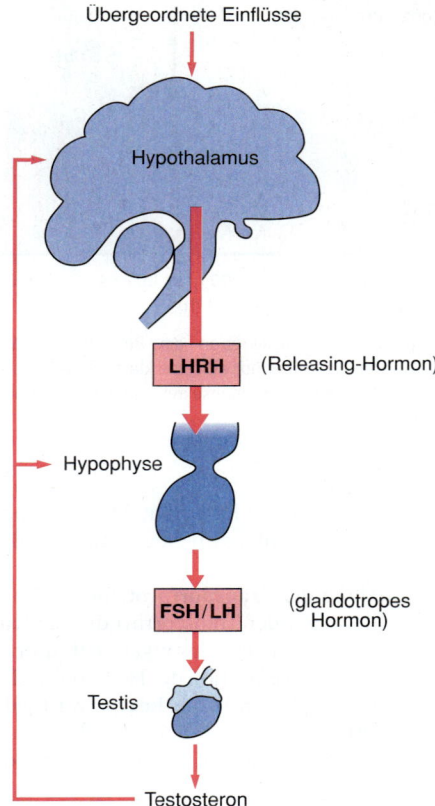

Abb. 16.1 Endokrine Stimulationskette am Beispiel der Hypothalamus-Hypophysen-Gonaden-Achse.

Bild einer Unterfunktion (hypogonadotroper Hypogonadismus: niedrige LH-, FSH- und Testosteronkonzentrationen). Entsprechende Störungsbilder finden sich auch in der adrenokortikotropen sowie der thyreotropen Achse.

Latente und manifeste Funktionsstörungen

Außer in primäre, sekundäre und tertiäre Funktionsstörungen können endokrine Erkrankungen in latente und manifeste Formen unterteilt werden. Bei den latenten Funktionsstörungen werden die peripheren Hormone (z.B. Thyroxin) im Normbereich gemessen, während die hypophysären Hormone (z.B. TSH) in verminderter oder erhöhter Konzentration im Blut vorliegen (latente Hyper- bzw. Hypothyreose). Bei den manifesten Formen sind sowohl die hypophysären als auch die peripheren Hormonkonzentrationen verändert.

Sonderformen

Sonderformen endokriner Funktionsstörungen können durch bestimmte laborchemische Konstellationen vorgetäuscht werden: Bei der peripheren Parathormonresistenz bestehen bei niedrigen Serum-Kalzium-Werten hohe Parathormonspiegel (Pseudohypoparathyroidismus, s. Kap. 16.4.4). Bei der peripheren Schilddrüsenhormonresistenz finden sich trotz erhöhter Thyroxinspiegel hohe TSH-Werte, und beim Diabetes insipidus renalis ist die

16 Endokrine Erkrankungen

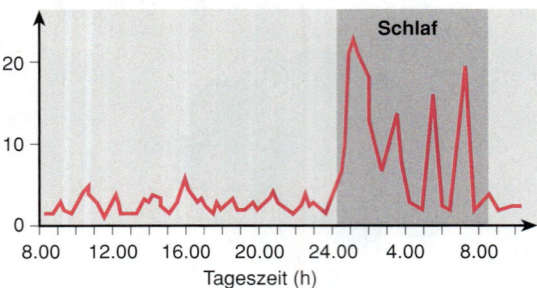

Abb. 16.2 Pulsatile Hormonsekretion am Beispiel des Wachstumshormons. Während tagsüber nur einzelne kleine STH-Peaks auftreten, erfolgt der größte Teil der Hormonsekretion nachts in Form mehrerer großer Peaks.

ADH-Konzentration im Blut erhöht. Die klinischen Bilder gleichen oft den entsprechenden Unterfunktionszuständen.

Eine **Zunahme der Transportproteine** (z. B. thyroxinbindendes Globulin oder Transcortin) durch Ovulationshemmer bzw. während der Schwangerschaft führt zu einer erhöhten Gesamtkonzentration des Hormons (z. B. Thyroxin, Cortisol). Peripher, d. h. am Rezeptor, ist jedoch nur der im Verhältnis identische Anteil an nicht gebundenem, „freiem" Hormon wirksam. Klinisch liegt ein Normalzustand vor.

16.1.3 Diagnoseprinzipien

Die zielgerichtete Labordiagnostik endokriner Störungen erfordert die Einhaltung mehrerer Prinzipien. Hierzu zählen:

Klinik = „Bioassay"

Die sorgfältige Erhebung von Anamnese und Untersuchungsbefund ermöglicht es, den Krankheitswert eines pathologischen Hormonparameters einzuschätzen. Die Klinik hat durch die Erfassung der jeweiligen Physiologie diagnostisch-leitende Funktion, in Analogie zum Laborassay stellt sie den „Bioassay" dar. Ohne Vorliegen des „Bioassays" ist eine Interpretation von Laborwerten nicht möglich. Beispiele hierfür sind die weiblichen Sexualsteroide 17β-Östradiol und Progesteron, deren Bewertung ohne Zyklusanamnese nicht möglich ist, oder die Einschätzung erhöhter Cortisolwerte, die Hinweis auf ein Cushing-Syndrom sein können, aber auch durch Schwangerschaft, Depression oder chronische Niereninsuffizienz bedingt sein können.

Diagnostisches Paar

Die Bestimmung eines einzelnen Hormonparameters ist diagnostisch häufig wenig hilfreich, da Hormone pulsatil (z. B. Wachstumshormon, Abb. 16.2) oder mit einer Tagesrhythmik (z. B. Cortisol) sezerniert werden. Dies erschwert die Interpretation des erhobenen Laborbefundes. Da die Hormonsekretion in Regelkreisen organisiert ist, erhöht die Bestimmung eines übergeordneten, trophischen Hormons zusammen mit einem untergeordneten, peripheren Hormon („Diagnostisches Paar") die diagnostische Aussagekraft. So ermöglicht die Bestimmung von LH zusammen mit Testosteron die Klassifikation der endokrinen Störung in hypo- oder hypergonadotropen Hypogonadismus. Abbildung 16.3 zeigt am Beispiel der Hypophysen-Gonaden-Achse, wie unterschiedliche Paarungen der Hormone LH und Testosteron jeweils verschiedene Krankheitsentitäten ergeben.

Suppressions- und Stimulationstests

Bei Vorliegen eines Überfunktionszustandes liegt eine autonome Mehrsekretion von Hormonen vor. Durch einen Suppressionstest lässt sich die Autonomie beweisen (Beispiel: Dexamethasonhemmtest beim Cushing-Syndrom). Bei einem Unterfunktionszustand liegt eine dauerhafte Beeinträchtigung der Funktionsreserve eines endokrinen Organs vor. Durch einen Stimulationstest wird die Funktionsbeeinträchtigung nachgewiesen (Beispiel: ACTH-Test bei Nebenniereninsuffizienz).

> ! Bei Vorliegen eines **Überfunktionszustandes:** Nachweis einer Autonomie mittels **Suppressionstest.**
> Bei Vorliegen eines **Unterfunktionszustandes:** Nachweis einer Funktionsbeeinträchtigung durch **Stimulationstest.**

Biochemische Abklärung vor bildgebender Diagnostik

Die biochemische Abklärung von endokrinen Krankheitsbildern durch Hormonbestimmungen nach den oben genannten Kriterien ermöglicht eine sparsame und zielgerichtete Diagnostik. Idealerweise erfolgen bei entsprechendem klinischen Verdacht die Diagnosesicherung und Differentialdiagnose durch hormonelle Analytik. Der frühzeitige, unkritische Einsatz bildgebender Verfahren ist kostenintensiv und führt diagnostisch in die Irre. Die fatalen Folgen lassen sich am Beispiel des Phäochromozytoms aufzeigen. Wird anstelle der Katecholaminbestimmung im

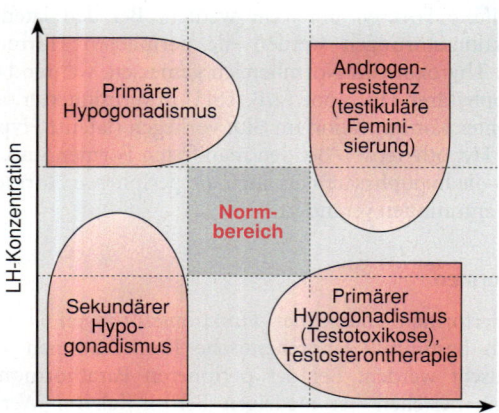

Abb. 16.3 „Diagnostisches Paar" am Beispiel von LH und Testosteron: Die gleichzeitige Bestimmung beider Hormone ermöglicht eine Klassifikation der zugrunde liegenden Störung.

Urin als Suchtest eine Computertomographie der Nebennierenregion veranlasst, kann bei negativem Ausfall ein extraadrenales, thorakales Phäochromozytom übersehen werden. Andererseits beweist eine Raumforderung der Nebenniere nicht per se das Vorliegen eines Phäochromozytoms, da endokrin inaktive Nebennierenadenome wesentlich häufiger in der Allgemeinbevölkerung sind und bildmorphologisch als Phäochromozytom fehlinterpretiert werden können.

> ! Biochemische Abklärung immer vor bildgebender Diagnostik!

16.1.4 Therapieprinzipien

In der Endokrinologie können drei wichtige Therapieprinzipien unterschieden werden:

Suppression und Ablation

Bei endokrinen Überfunktionszuständen wird durch Anwendung medikamentöser, operativer oder nuklearmedizinischer Verfahren eine ablative Wirkung erzielt. Bei der Hyperthyreose oder bei hormonproduzierenden Tumoren (z. B. Prolaktinom, Akromegalie, Karzinoid) wird neben der Operation eine medikamentöse Suppressionstherapie durchgeführt. Bei der Hyperthyreose kommen Thyreostatika, bei einigen Hypophysentumoren und beim Karzinoid Dopaminagonisten bzw. Somatostatinanaloga zum Einsatz.

Substitution

Andererseits kann die Zerstörung oder operative Entfernung von Gewebe zur dauerhaften Unterfunktion einer Hormondrüse führen.

Die peripheren Effektorhormone müssen direkt oder indirekt ersetzt werden (z. B. Levothyroxin bei der Hypothyreose, Cortisonacetat oder Hydrocortison bei der Nebennierenrindeninsuffizienz, Vitamin-D-Analoga beim Hypoparathyroidismus).

Pharmakodynamische Hormontherapie

Von einer Substitutionstherapie einzelner oder mehrerer Hormone (z. B. Substitution von Thyroxin, Testosteron, Glukokortikoiden und ADH bei der partiellen oder kompletten Hypophyseninsuffizienz) muss eine Therapie mit Hormonen als pharmakodynamischen Wirkstoffen streng abgegrenzt werden. In diesem Fall besteht kein Mangel an körpereigenen Hormonen, sondern die synthetischen Hormonpräparate werden zur Therapie krankhafter Zustände eingesetzt, die nicht durch einen Hormonmangel ausgelöst wurden. Im Gegensatz zur nebenwirkungsfreien Substitutionstherapie sind Nebenwirkungen zu beachten, die der Überfunktion der entsprechenden Hormondrüse entsprechen. Das wichtigste Beispiel ist die Glukokortikoidtherapie. Synthetische Nebennierenrindensteroide finden wegen ihrer guten immunsuppressiven und entzündungshemmenden Wirkung breite Anwendung in der Medizin.

16.2 Hypophysenerkrankungen

M. REINCKE, R. PASCHKE, L. SCHAAF, K. H. USADEL

Die Hypophyse liegt in der Schädelbasis (Sella turcica). In ihren anterioren Anteilen, der Adenohypophyse, werden **Wachstumshormon, Prolaktin, FSH, LH, TSH** und **ACTH** gebildet. In den posterioren Anteilen, der Neurohypophyse, werden die im Hypothalamus gebildeten Hormone **ADH** (antidiuretisches Hormon) und **Oxytocin** sezerniert. Die Erkrankungen der Hypophyse lassen sich unterteilen in **Neoplasien** (→Hypophysenadenome), Unterfunktionszustände des Hypophysenvorderlappens (→**Hypophysenvorderlappeninsuffizienz**) und Unterfunktionszustände des Hypophysenhinterlappens (→**neurogener Diabetes insipidus**).

Zu Hypophysenerkrankungen, die zu einem Hypogonadismus führen, siehe Kapitel 16.6.4

16.2.1 Hypophysenadenome

Synonym: Hypophysentumoren
Engl. Begriff: Pituitary Adenoma

Hypophysenadenome werden nach ihrer endokrinen Aktivität eingeteilt in **endokrin inaktive** Adenome und **hormonaktive** Adenome. Bei Prolaktinexzess wird vom **Prolaktinom**, beim STH-Exzess von **Akromegalie** und beim ACTH-Exzess vom **Morbus Cushing** gesprochen. Kleine, asymptomatische Hypophysenadenome werden bei Sektionen in ca. 20 % gefunden (Tab. 16.1). Klinisch symptomatische Tumoren hingegen sind selten (Inzidenz: 50 pro eine Million Bundesbürger jährlich). Sie führen durch den spezifischen Hormonexzess zu charakteristischen klinischen Manifestationen oder rufen durch das lokale Wachstum Sehstörungen und Symptome der Hypophyseninsuffizienz hervor. Hypophysenadenome werden heute durch einen immunhistologischen Hormonnachweis in den sekretorischen Granula der Adenomzellen klassifiziert. Nur bei etwa 10 % der Hypophysenadenome sind immunhistologisch keine Hormone darstellbar.

Tab. 16.1 Häufigkeitsverteilung von Hypophysenadenomen.

Adenomtyp	Häufigkeit (%)
Endokrin inaktive Adenome	32
Prolaktinome	27
STH produzierende Adenome (Akromegalie)	20
ACTH produzierende Adenome (Morbus Cushing)	10
Gonadotropin produzierende Adenome	9
TSH produzierende Adenome	1
Plurihormonale Adenome	1

Akromegalie

Synonym: Hypophysärer Gigantismus
Engl. Begriff: Acromegaly

Praxisfall

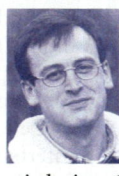

Anamnese: Herr Heinrich, inzwischen 42 Jahre alt, leidet seit drei Jahren an Kopfschmerzen und exzessivem Schwitzen. Bei einer Routineuntersuchung wird eine erhöhte Glukoseausscheidung im Urin festgestellt. Wegen eines pathologischen oralen Glukosetoleranztests wird eine Gewichtsreduktion angeraten. Aufgrund eines beidseitigen Karpaltunnelsyndrom erfolgt eine chirurgische Dekompression des N. medianus. Nach zwei Jahren bemerkt Herr Heinrich eine Zunahme seiner Schuhgröße um zwei Nummern.
Befund: klassische Akromegaliezeichen mit großen Händen und Füßen, Makroglossie, vorspringenden Orbitawülsten, Progenie, Hyperhidrosis.
Labor: fehlende Suppression des STH im oralen Glukosetoleranztest: basal 30 µg/l, minimal 22 µg/l (Normalwert im oGTT < 1 µg/l).
Bildgebung: Die Kernspintomographie der Hypophysenregion zeigt ein Hypophysenadenom von 13 mm Durchmesser.
Therapie: Es wird eine selektive transsphenoidale Adenomentfernung durchgeführt.
Verlauf: Postoperativ sistieren die Kopfschmerzen und die Hyperhidrosis, Glukosetoleranz und STH-Werte normalisieren sich (Herr Heinrich kommt auch in Kap. 8.10.1 vor).

Definition Die Akromegalie ist durch eine pathologische Hypersekretion von Wachstumshormon (somatotropes Hormon, STH, human Growth Hormone, hGH) charakterisiert. Sie führt vor allem im Bereich der Akren zu einem übersteigerten enchondralen und appositionellen Knochenwachstum sowie zu einer Wachstumsstimulation der Haut, der Hautanhangsgebilde und der inneren Organe.

Epidemiologie Die Inzidenz wird auf ca. drei bis vier Fälle pro eine Million Einwohner jährlich geschätzt, während die Prävalenz vermutlich ca. 40–70 pro eine Million Einwohner beträgt. Ca. 20 % aller Hypophysentumoren sezernieren vermehrt STH (vgl. Tab. 16.1). Bis zu 30 % der Hypophysenadenome bei Akromegalie zeigen immunhistologisch auch eine Synthese von Prolaktin.

Ätiologie und Pathogenese Die STH-Sekretion steht unter der Kontrolle zweier hypothalamischer Releasing-Hormone, des STH-stimulierenden Growth-Hormone-Releasing-Hormons (GHRH) und des STH-inhibierenden Somatostatins. Ein Defekt der hypothalamischen Modulation, z.B. durch ein GHRH produzierendes Gangliozytom, ist extrem selten. In 99 % der Fälle liegt der Akromegalie ein STH produzierendes Hypophysenadenom zugrunde. Die Akromegalie kann auch im Rahmen einer multiplen endokrinen Neoplasie Typ 1 (MEN Typ 1, vergesellschaftet mit Hyperparathyroidismus und Tumoren des Gastrointestinaltraktes) gefunden werden. Hier sind sowohl primär hypophysäre Fälle der Akromegalie als auch solche durch GHRH-Produktion von Pankreastumoren beschrieben worden. In 40 % aller STH produzierenden Hypophysenadenome konnte eine somatische $G_{s\alpha}$-Mutation – also eine konstitutiv-aktivierende Mutation in der α-Untereinheit des stimulierenden G-Proteins – nachgewiesen werden. Diese verhindert eine Dimerisation der Untereinheit des G-Proteins und führt somit zu einer konstitutiven, GHRH-unabhängigen Aktivierung der Signaltransduktionskaskade distal des GHRH-Rezeptors.

Symptome Die Beschwerden der Patienten beginnen oft fünf bis zehn Jahre vor Diagnosestellung. Zu den **Frühsymptomen** zählen eine Größenzunahme von Händen und Füßen, eine zunehmende Vergröberung der Gesichtszüge (Abb. 16.4a, b), Kopfschmerzen, Parästhesien sowie Potenzstörungen. Diese Frühsymptome werden häufig von ver-

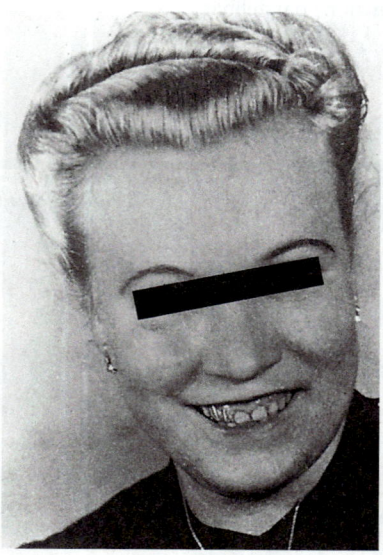
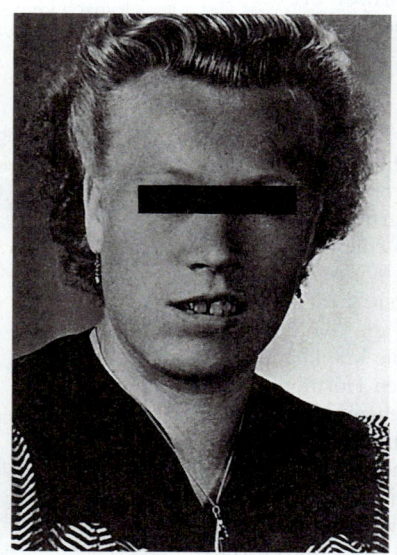
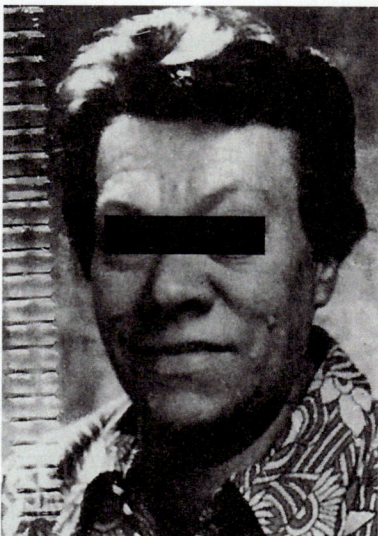

Abb. 16.4a–c Veränderungen der Gesichtszüge einer Patientin mit Akromegalie im Verlauf von 15 Jahren. Das Wachstum der Kieferknochen kann sich bereits früh in einer Erweiterung der Interdentalspalten zeigen (b).

16.2 Hypophysenerkrankungen

mehrtem Schwitzen, öliger Haut, Müdigkeit und Gewichtszunahme begleitet. Bei Diagnosestellung zeigen fast alle Patienten die klassischen Manifestationen der Akromegalie mit **Knochen-** und **Bindegewebsveränderungen der Akren und des Gesichtes** (vgl. Tab. 16.2). Häufig stellen die Patienten fest, dass ihre Ring-, Schuh-, Handschuh- und/oder Hutgröße zunimmt (Abb. 16.5a und 16.5b). Außerdem kommt es zur Ausbildung supraorbitaler Wülste und zu einer Größenzunahme der Nase. Das Wachstum der Kieferknochen führt zu erweiterten Interdentalspalten (oft erstes Zeichen) und zur Prognathie. Nach längerer Krankheitsdauer klagen die Patienten häufig über Gelenkschmerzen.

Als Zeichen der **generalisierten Organomegalie** kommt es bei ca. 30 % zur Ausbildung einer oft multinodösen Struma. Die Veränderungen des Knochenstoffwechsels manifestieren sich typischerweise an Fersen, Wirbelsäule und Gelenken.

Als **hypophysärer Hochwuchs** wird der seltene Beginn einer STH-Hypersekretion in der Kindheit mit beschleunigter Wachstumsgeschwindigkeit und minimaler Knochendeformität bezeichnet.

Diagnostik Aufgrund der physiologischerweise episodischen Sekretion des Wachstumshormons spielen einmalig gemessene STH-Werte in der Diagnostik der Akromegalie keine Rolle. Der endokrinen Regel „Nachweis von Überfunktionszuständen durch Suppressionstests" entsprechend muss die klinische Verdachtsdiagnose durch einen Suppressionstest bewiesen werden. Der Standardtest ist der **orale Glukosetoleranztest** mit gleichzeitiger **STH-Bestimmung** (Abb. 16.6). Typisch für die Akromegalie ist die **fehlende Suppression von STH** unter 1 μg/l.

Der **insulinähnliche Wachstumsfaktor (IGF-1,** früher Somatomedin C) ist als peripheres Effektorhormon ebenfalls deutlich erhöht. Wegen des häufigen Auftretens von Mischadenomen sollten auch die anderen **HVL-Hormone**, u.a. Prolaktin, bestimmt werden. Bei nahezu allen Patienten gelingen die Tumorlokalisation und Größenbestimmung durch die **Kernspintomographie.** Computertomographie und Sella-Zielaufnahmen sollten wegen der wesentlich geringeren Sensitivität bei Mikroadenomen nicht mehr eingesetzt werden. Alle Akromegaliepatienten müssen wegen möglicher Gesichtsfeldausfälle **ophthalmologisch** untersucht werden (Perimetrie, Innervation der Augenmuskeln, Fundus).

Bei morphologisch unauffälliger Hypophysenregion ist der Ausschluss einer **paraneoplastischen STH- oder GHRH-Sekretion** erforderlich. Eine ektope, nichtphysiologische STH-Produktion findet sich vor allem bei Lungen-, Ovarial- und Mammakarzinomen, während die ektope Produktion von Wachstumshormon-Releasing-Hormon bei pankreatischen Inselzelltumoren, Bronchialkarzinomen und beim Karzinoid beobachtet wird.

Differentialdiagnose Die typische Klinik in Verbindung mit der typischen Biochemie lässt selten Zweifel an der Diagnose zu. Differentialdiagnostisch abgegrenzt werden müssen das sog. Akromegaloid und der konstitutionelle Hochwuchs. Erhöhte Serumkonzentrationen des Wachstumshormons ohne Krankheitswert werden auch beobachtet bei Angst, körperlicher Belastung, chronischer

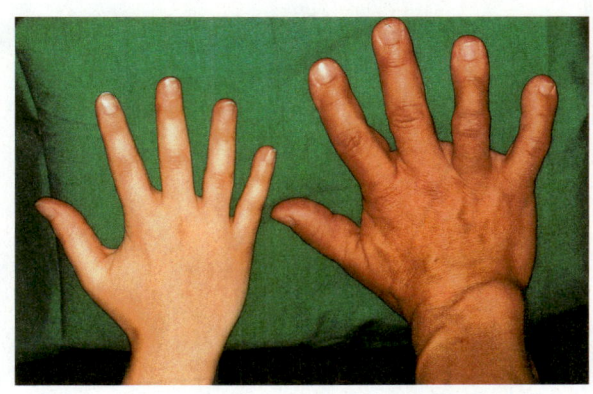

a

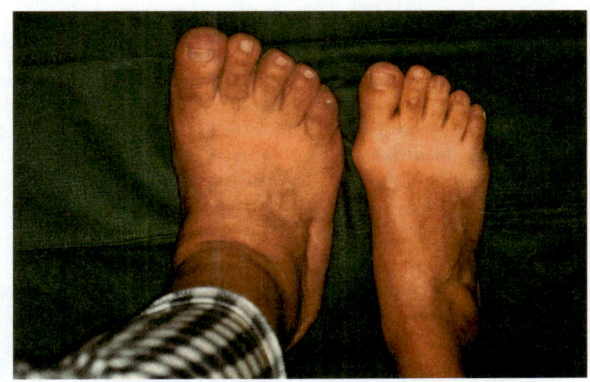

b

Abb. 16.5a, b Fotografien von Hand (a) und Fuß (b) einer an Akromegalie erkrankten Patientin (links) im Vergleich zu einer Gesunden mit gleicher Körpergröße.

Tab. 16.2 Häufigkeit der Symptome bei Akromegalie (nach Allolio und Schulte, 1996).

Symptome	Häufigkeit (%)
Vergrößerung der Akren	100
Vergrößerung der Sella	93–100
Kopfschmerzen	58–87
Menstruationsstörungen	43–87
Sehstörungen	35–62
Hyperhidrosis	49–91
Abnahme der Libido	38–58
Karpaltunnelsyndrom	31–44
Pathologische Glukosetoleranz	25–68
Manifester Diabetes mellitus	2–12
Gelenkbeschwerden	22–72
Hypertonie	37–50

Endokrine Erkrankungen

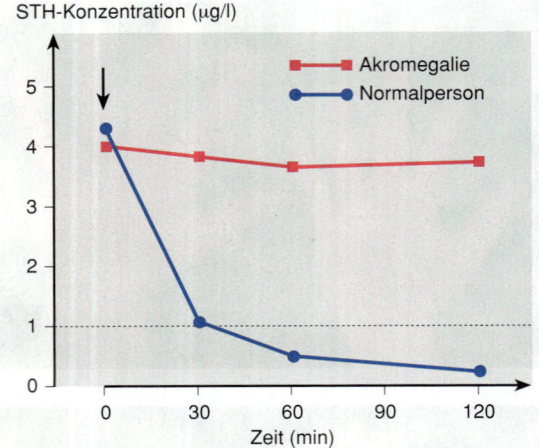

Abb. 16.6 Konzentrationen des Serum-STH im oralen Glukosetoleranztest bei einem Patienten mit Akromegalie und bei einem Gesunden. Nach Glukosegabe (Pfeil) kommt es beim Gesunden zum Abfall des Serum-STH in den Normbereich (gestrichelte Linie), während der STH-Spiegel bei dem an Akromegalie leidenden Patienten konstant erhöht bleibt.

Niereninsuffizienz, akuten Erkrankungen, Leberzirrhose, Hunger, Unterernährung und Anorexia nervosa.

Differentialdiagnose	Ausschlussmaßnahmen
Konstitutioneller Hochwuchs (Kinder)	Bestimmung des Serum-STH-Wertes im oGTT
Akromegaloid (genetische Konstitutionsvariante ohne endokrine Regulationsstörung)	Bestimmung des Serum-STH-Wertes im oGTT

Therapie Durch die **transsphenoidale Resektion** des Hypophysenadenoms wird bei Mikroadenom (< 1 cm im Durchmesser) in > 90 % eine Normalisierung der STH-Spiegel erreicht. Bei Makroadenom (> 1 cm im Durchmesser) normalisieren sich die STH-Spiegel dadurch nur in etwa 40 % der Fälle, da diese häufig den Sinus cavernosus infiltrieren und deshalb nicht vollständig reseziert werden können. Eine neuartige Behandlungsoption ist bei diesen Patienten die sechs- bis zwölfmonatige Vorbehandlung mit Somatostatinanaloga, die durch Größenreduktion des Tumors den Operationserfolg erhöhen kann. Die Rezidivrate nach selektiver Adenomektomie beträgt bis zu 20 %.

Da die **Strahlentherapie** frühestens nach einigen Jahren zu einer Normalisierung der STH-Spiegel führt, ist sie inoperablen Patienten bzw. solchen Patienten, bei denen der transsphenoidale Eingriff nicht zu einer Normalisierung der STH-Spiegel geführt hat, vorbehalten. Durch **Dopaminagonisten** (Bromocriptin, Lisurid, Cabergolin, Quinagolid) lassen sich die erhöhten STH-Spiegel in bis zu 30 % der Fälle senken und in 5 % normalisieren. Ihre Wirksamkeit beruht auf der paradoxen Tatsache, dass sich die STH-Sekretion beim Hypophysenadenom durch Dopamin hemmen lässt, während Dopamin beim Gesunden einen Anstieg der STH-Spiegel bewirkt. Durch subkutan oder intramuskulär applizierte **Somatostatinanaloga** (Octreotid, Lanreotid) lässt sich die Sekretion von Wachstumshormon in etwa 70 % der Fälle normalisieren, außerdem vermindern sie im Gegensatz zu den Dopaminagonisten die Adenomgröße in bis zu 50 %.

Verlauf und Prognose Die erhöhte Morbidität und Mortalität werden vor allem durch **Sekundärkomplikationen** hervorgerufen (kardiovaskuläre Erkrankungen, Wirbelsäulen- und Gelenkbeschwerden, Diabetes mellitus, Zweittumoren). Entscheidend ist die konsequente Substitutionstherapie einer postoperativen Hypophyseninsuffizienz. Die Todesrate unbehandelter Akromegaliepatienten ist im Vergleich zur Normalbevölkerung doppelt so hoch.

Komplikationen Durch lokal verdrängendes Wachstum kann es zu Ausfällen der übrigen Hypophysenhormone mit sekundärem Hypogonadismus, sekundärer Hypothyreose und sekundärer Nebennierenrindeninsuffizienz kommen. Außerdem sind bei suprasellärem Adenomwachstum mit Kompression des Chiasma opticum Gesichtsfeldausfälle (bitemporale Hemianopsie) möglich.

Komplikation	Häufigkeit
Lokal verdrängendes Wachstum mit Hypophysenvorderlappeninsuffizienz	20–70 %
Suprasellläres Wachstum mit Chiasmasyndrom	35–62 %
Früharthrosen	30 %
Linksherzinsuffizienz durch Hypertonie und STH-bedingte Myokardfibrose	Bis 25 %

Zusammenfassung

- Häufigste Ursache: STH produzierendes Hypophysenadenom
- Wichtigste Symptome: Vergrößerung der Akren und Vergröberung der Gesichtszüge
- Wichtigste diagnostische Maßnahme: Suppressionstest (= oGTT mit Wachstumshormonbestimmung)
- Wichtigste therapeutische Maßnahme: selektive, transsphenoidale Adenomektomie durch einen erfahrenen Neurochirurgen

Prolaktinom

Synonym: Milchhormon produzierendes Adenom
Engl. Begriff: Prolactinoma

Anamnese: Bei einem 30-jährigen Mann bestehen seit sechs Monaten Libido- und Potenzprobleme. Die Medikamentenanamnese ist negativ. Wegen Kopfschmerzen und

Sehstörungen sucht der Patient den Augenarzt auf, der in der Gesichtsfelduntersuchung einen bitemporalen Gesichtsfelddefekt nachweist. Kernspintomographisch findet sich ein riesiger Tumor (Abb. 16.7a) im Bereich der Hypophyse.

Befund: reduzierte Axillar- und Pubesbehaarung, beidseitige Gynäkomastie ohne Sekretion auf Druck, reduziertes Hodenvolumen von 8 ml beidseits (Norm: > 12 ml).

Labor: Prolaktin mit 5 310 ng/ml drastisch erhöht (Norm: < 25); LH, FSH und Testosteron erniedrigt. In der Funktionsdiagnostik Nachweis einer sekundären Hypothyreose und einer sekundären Nebennierenrindeninsuffizienz.

Verlauf: Primär erfolgt eine Substitution von Hydrocortison, Thyroxin und Testosteron. Wenige Tage nach Beginn einer Therapie mit dem Dopaminagonisten Cabergolin kommt es zu einer drastischen Verbesserung des Sehens. Der Prolaktinspiegel normalisiert sich im Verlauf von drei Monaten. Eine kernspintomographische Kontrolle nach sechs Monaten zeigt nur noch geringe Tumorreste am Boden der Sella turcica (Abb. 16.7b).

Abschließende Diagnose: riesiges Makroprolaktinom der Hypophyse mit sekundärem Hypogonadismus und Insuffizienz der thyreotropen und adrenokortikotropen Achse.

Definition Das Prolaktinom entsteht durch eine Proliferation der Prolaktin bildenden HVL-Zellen. Die Krankheitsrelevanz besteht in endokrinen Ausfalls- oder Überfunktionssymptomen sowie in lokal verdrängendem Wachstum.

Epidemiologie Das Prolaktinom ist mit ca. 30 % der häufigste endokrin aktive Hypophysentumor.

Es wird mit 70 Neuerkrankungen auf 1 000 000 Einwohner gerechnet. Prolaktinome treten bei Frauen fünfmal häufiger auf als bei Männern.

Ätiologie und Pathogenese Prolaktin ist das einzige Hypophysenhormon, dessen Sekretion inhibitorisch kontrolliert wird. Der sog. **Prolaktin inhibierende Faktor (PIF)** ist das hypothalamisch gebildete Dopamin, das über die Portalgefäße des Hypophysenstiels zum Hypophysenvorderlappen gelangt. Jede Verminderung der Dopaminwirkung, z. B. durch dopaminagonistisch wirksame Medikamente oder eine Kompression des Hypophysenstiels, muss deshalb zur Hyperprolaktinämie führen.

Die Ätiologie von Prolaktinomen ist weitgehend unklar. Die Häufung beim weiblichen Geschlecht und das Tumorwachstum in der Schwangerschaft sprechen dafür, dass Östrogene die Manifestation fördern.

Bei Tumoren < 1 cm wird von **Mikroadenomen** gesprochen, bei einer Tumorgröße > 1 cm von **Makroadenomen.** Hierbei scheint es sich um unterschiedliche Entitäten zu handeln, da Makroadenome im Gegensatz zu Mikroadenomen zum progredienten Größenwachstum mit Infiltration in umgebende Strukturen (z. B. in den Sinus cavernosus) neigen, während Mikroadenome selten wachsen und auch spontan verschwinden können.

Erhöhte Konzentrationen des Serum-Prolaktins bewirken im hypothalamisch-hypophysären Regulationssystem eine Suppression der endogenen LHRH-Freisetzung. Dies führt zu einem **sekundären Hypogonadismus.** Während

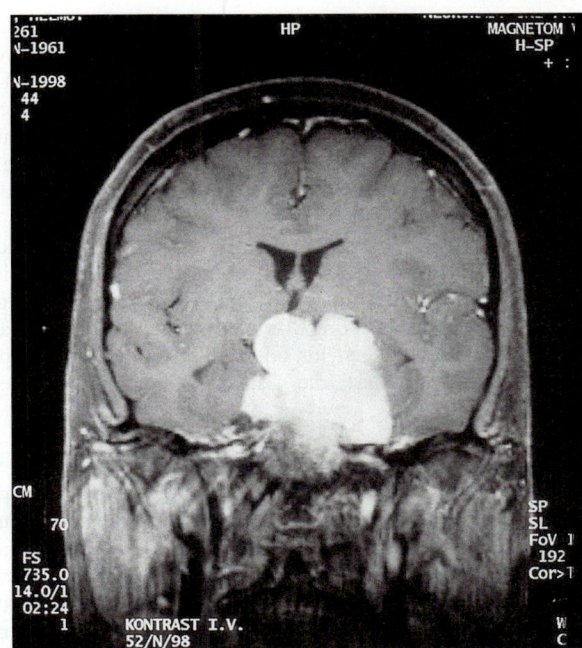

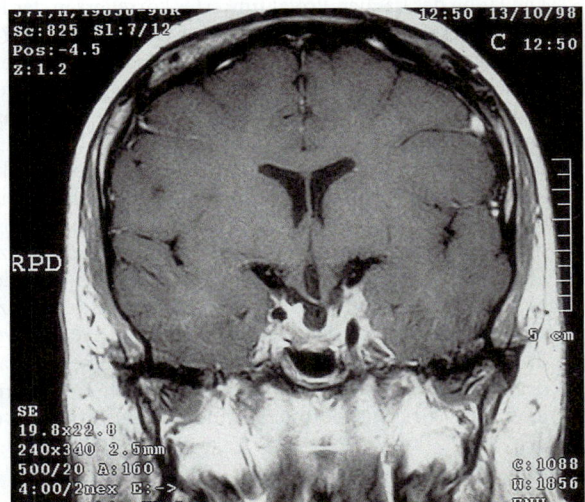

Abb. 16.7a, b Kernspintomographie der Hypophysenregion (frontale Schichten). Das Makroprolaktinom stellt sich als riesige, signalreiche Raumforderung dar, die die Temporallappen komprimiert, sich stark nach suprasellär ausdehnt und den Hypothalamus komprimiert (a). Das Chiasma opticum ist nicht mehr abgrenzbar. Sechs Monate nach Therapiebeginn mit Dopaminagonisten sind nur noch geringe Tumorreste intra- und parasellär nachweisbar (b).

sich bei Frauen die Amenorrhö als Endstadium derartigen hypogonadotropen Hypogonadismus erklären lässt, ist die Ursache der männlichen Impotenz bei Hyperprolaktinämie ungeklärt.

Symptome Die klassischen klinischen Manifestationsformen sind bei 90 % der Frauen Galaktorrhö, Amenorrhö, Oligomenorrhö mit Anovulation, Infertilität oder verminderte Libido. Zyklusunregelmäßigkeiten können über

Jahrzehnte ohne Progredienz bestehen. Weitere Symptome der Hyperprolaktinämie bei Frauen sind Hirsutismus, vermehrte Behaarung vom männlichen Typ und Akne. Die Zyklusunregelmäßigkeiten treten bei Prolaktinompatientinnen in der Regel gleichzeitig mit einer Galaktorrhö auf. Oft handelt es sich um eine sekundäre Amenorrhö, die in bis zu 60 % nach hormoneller Antikonzeption oder nach Schwangerschaften auftritt.

In der Regel werden Prolaktinome bei Männern nicht beim Auftreten der Frühsymptome (verminderte Libido oder Impotenz), sondern erst bei Symptomen der fortgeschrittenen Erkrankung wie Kopfschmerzen, Einschränkungen des Gesichtsfelds oder Unterfunktion der Hypophyse diagnostiziert; die Galaktorrhö ist bei Männern selten.

Diagnostik Bei Patienten mit Galaktorrhö und Gonadendysfunktion ist nach Ausschluss physiologischer und pharmakologischer Prolaktinstimuli (s. Differentialdiagnose) ein Prolaktinom die wahrscheinlichste Ursache einer persistierenden Hyperprolaktinämie. Die Diagnose lässt sich bei **basal erhöhten Prolaktinspiegeln** und **kernspintomographischem Nachweis eines Adenoms** stellen. Die Höhe des basalen Prolaktinwertes korreliert in der Regel mit der Adenomgröße. Prolaktinwerte über 200 ng/ml sind pathognomonisch für ein Makroprolaktinom. Werte zwischen 20 und 200 ng/ml finden sich dagegen sowohl beim Mikroprolaktinom als auch bei der Entzügelungshyperprolaktinämie durch tumoröse Kompression des Hypophysenstiels und bei der funktionellen bzw. pharmakologisch bedingten Hyperprolaktinämie (s. Differentialdiagnose).

Bei Männern ist die **Testosteronbestimmung** zur Diagnose eines sekundären Hypogonadismus erforderlich. Zum Ausschluss eines Mischadenoms sollte zusätzlich STH gemessen werden. Insbesondere bei verdrängend wachsenden Makroadenomen müssen die anderen hypothalamisch-hypophysären Achsen geprüft und eine Gesichtsfelduntersuchung durchgeführt werden.

> ! Eine nur geringfügige Prolaktinerhöhung (< 200 ng/ml) bei Vorliegen eines Makroadenoms der Hypophyse spricht gegen ein Prolaktinom und für einen endokrin inaktiven Hypophysentumor, der eine Entzügelungshyperprolaktinämie verursacht.

Differentialdiagnose Die Differentialdiagnose der Prolaktinome konzentriert sich auf den Ausschluss anderer Ursachen der Hyperprolaktinämie.

Differentialdiagnose	Ausschlussmaßnahmen
Schwangerschaft Stillen Stress Körperliche Belastung	Anamnese
Pharmakologische Ursachen: ■ Psychopharmaka (z.B. Neuroleptika wie Butyrophenone und Sulpirid) ■ Reserpin ■ Methyldopa ■ Metoclopramid ■ Cimetidin ■ Opioide ■ Östrogene ■ Cyproteronacetat ■ Verapamil ■ TRH	Medikamentenanamnese
Hypothyreose	TSH
Brustwandläsionen Rückenmarksläsionen	Anamnese, Bildgebung
Läsion des Hypophysenstiels durch intra- und suprasselläre Tumoren	Kernspintomographie
Chronische Niereninsuffizienz	Anamnese und Serum-Kreatinin
Leberinsuffizienz	Anamnese, Laborparameter der Lebersynthese

Therapie Die Therapie der Wahl beim Mikro- und Makroadenom ist die **medikamentöse Tumorkontrolle** durch die Behandlung mit **Dopaminagonisten** (Bromocriptin, Cabergolin, Quinagolid). Sie ist der neurochirurgischen Behandlung weit überlegen und führt bei Patienten mit Mikro- und Makroadenomen in über 95 % der Fälle zu einer Normalisierung der Prolaktinwerte und zur Rückbildung des Prolaktinoms. Die Galaktorrhö sistiert; eine normale Gonadenfunktion, Ovulation und Fertilität werden wiederhergestellt. Nach Absetzen der Therapie kommt es in der Regel zu einem erneuten Anstieg von Prolaktin.

Die **transsphenoidale selektive Adenomektomie** ist bei Mikroadenomen in Ausnahmefällen indiziert, insbesondere wenn die Dopaminagonisten nicht vertragen werden oder unter der medikamentösen Therapie die Größe des Adenoms zunimmt. Bei geübten Operateuren kommt es in weniger als 5 % der Fälle zu Komplikationen. Rezidive treten bei bis zu 25 % der Patienten auf. Makroadenome sollten bei Unverträglichkeit oder fehlendem Ansprechen auf Dopaminagonisten sowie bei zunehmender Gesichtsfeldeinschränkung operiert werden. Bei invasivem Wachstum führt die Operation allerdings in weniger als 50 % zu Normoprolaktinämie. Die **Radiotherapie** ist bei erfolgloser medikamentöser oder operativer Behandlung indiziert.

Verlauf und Prognose Die Prognose des behandelten Makroprolaktinoms ist ausgezeichnet. Eine Einschränkung der Lebenserwartung ist nicht nachgewiesen. Die Prognose des Mikroprolaktinoms ist auch ohne spezifische Therapie gut. Eine Größenzunahme unbehandelter Mikroprolaktinome kann nach ca. fünf Jahren in etwa 20 %

der Fälle beobachtet werden, 50 % sind in ihrer Größe unverändert, und 30 % lassen sich radiologisch nicht mehr nachweisen.

Komplikation	Häufigkeit
Makroadenom	
Hypophysenvorderlappeninsuffizienz	20–50 %
Chiasmasyndrom	Bis 60 %
Hypophysenapoplexie	Selten
Mikroadenom	
Hypophysenvorderlappeninsuffizienz	Nie

Zusammenfassung

- Häufigste Ursache: Prolaktinom, medikamentöse Ursachen müssen anamnestisch sorgfältig ausgeschlossen werden.
- Wichtigste Symptome: bei Frauen Oligo- oder Amenorrhö, Galaktorrhö; bei Männern Libidoverlust, Impotenz; bei Makroprolaktinomen bei beiden Geschlechtern Kopfschmerzen, Einschränkungen des Gesichtsfelds, Unterfunktion der Hypophyse
- Wichtigste diagnostische Maßnahme: wiederholter Nachweis erhöhter Prolaktinwerte (im Gegensatz zu Mikroprolaktinomen gehen Makroprolaktinome mit Prolaktinwerten > 200 ng/ml und einem Tumordurchmesser > 1 cm einher)
- Wichtigste therapeutische Maßnahme: medikamentöse Therapie mit Dopaminagonisten

ACTH produzierende Hypophysenadenome (Morbus Cushing)

Synonym: Zentrales Cushing-Syndrom
Engl. Begriff: Cushing's Disease

Praxis

Anamnese: Eine 25-jährige Patientin klagt seit mehreren Jahren über eine ausgeprägte stammbetonte Gewichtszunahme. Eine Amenorrhö besteht seit drei Jahren, gleichzeitig ist eine vermehrte Behaarung vom männlichen Verteilungsmuster im Gesicht (Abb. 16.8a) sowie auf der Brust und am Abdomen aufgetreten. Es liegt ein Diabetes mellitus vor, der eine Insulinbehandlung erfordert.

Befund: Bei zunehmender Gesichtsrundung (Facies lunata) und Auftreten livider, breiter Striae (Abb. 16.8b) wird der Verdacht auf ein Cushing-Syndrom gestellt. Es fallen außerdem eine arterielle Hypertonie und eine Myopathie der proximalen Extremitätenmuskulatur auf.

Labor: Der **Cortisolwert** im 24-h-Urin ist deutlich erhöht. ACTH ist mit 90 pg/ml (Norm: < 70) leicht erhöht und steigt im CRH-Test deutlich an. Der hoch dosierte Dexamethasonhemmtest ergibt eine mehr als 50%ige Supprimierbarkeit der Serum- und Urin-Cortisol-Werte.

Bildgebung: Kernspintomographisch besteht der Verdacht auf ein ca. 5 mm großes Hypophysenadenom (Abb. 16.9).

Verlauf: Bei der mikrochirurgischen Hypophysenexploration wird ein im Durchmesser 5 mm großes kortikotrophes Hypophysenadenom entfernt. Nach vorübergehender **Glukokortikoidsubstitution** zum Ausgleich der postoperativ bestehenden tertiären Nebennierenrindeninsuffizienz normalisieren sich die Cortisolwerte zwölf Monate postoperativ. Die Patientin verliert 20 kg Gewicht, und der Diabetes mellitus sowie der Bluthochdruck sind nicht mehr nachweisbar.

Erkrankung aus Patientensicht: Cushing-Syndrom Patientin P. P., 58 Jahre: Lange konnten die Ärzte keine ernsthafte Störung bei mir feststellen. Ich aber wusste, dass ich krank bin, denn seit acht Jahren waren bei mir immer wieder Knochenbrüche aufgetreten, ohne dass ich besonders gestürzt war: zunächst zwei Wirbelkörperbrüche, dann ein Bruch des Handgelenks, zuletzt beim Husten mehrere Rippenbrüche. Meine Ärzte glaubten an eine Osteoporose im Rahmen der Wechseljahre. Als dann Depressionen, Gewichtszunahme und eine unerklärliche Neigung zu blauen Flecken hinzukamen, traf ich nach einer Odyssee durch unterschiedliche Arztpraxen endlich auf einen Endokrinologen. Nach mehreren Voruntersuchungen, die die Verdachtsdiagnose Cushing-Syndrom ergaben, wurde ich zur weiteren Abklärung stationär aufgenommen. Danach waren sich die Ärzte sicher: Ich hatte eine Cushing-Erkrankung. Die Ursache musste in der Hirnanhangsdrüse liegen, aber die Kernspintomographie zeigte keinen Tumor. Dennoch wurde mir eine Hypophysenoperation empfohlen. In dieser Zeit entwickelte ich – nicht zuletzt wegen der für mich unverständlichen Widersprüche (man „sieht" nichts in der Kernspintomographie, will aber dennoch den Kopf aufmeißeln) und der damit verbundenen Unsicherheiten – eine starke Depression. Lange Zeit hatte ich nicht die Kraft, mich für eine Operation zu entscheiden. Endlich, nach einem halben Jahr, war ich innerlich bereit. Alles ging glatt, der Neurochirurg konnte durch die Nase ein 3 mm großes Adenom entfernen. Nach der Operation fühlte ich mich zunächst euphorisch, aber dann litt ich monatelang an dem von den Ärzten angekündigten „Zuwenig" an Cortisol, dass mir trotz einer Ersatzbehandlung mit Hydrocortison zu schaffen machte. Vor allem litt ich in dieser Phase an Müdigkeit, Abgeschlagenheit, Leistungsunfähigkeit und fehlendem Appetit. Jetzt, zwei Jahre später, kann ich wieder lachen und fühle mich (fast) wieder gesund.

Definition Als Cushing-Syndrom werden die Folgen einer anhaltenden, inadäquaten Erhöhung der Plasmakortikoide bezeichnet. Beim Morbus Cushing wird die vermehrte Cortisolproduktion der Nebennieren durch eine erhöhte autonome ACTH-Sekretion kortikotropher Hypophysenadenome bewirkt.

Epidemiologie 10 % aller Hypophysentumoren sind mit einer ACTH-Hypersekretion verbunden (vgl. Tab. 16.1). Das Geschlechtsverhältnis Frauen : Männer beträgt 8 : 1 und der Manifestationsgipfel liegt zwischen dem 30. und 60. Lebensjahr. Die Ursache eines Hypercortisolismus

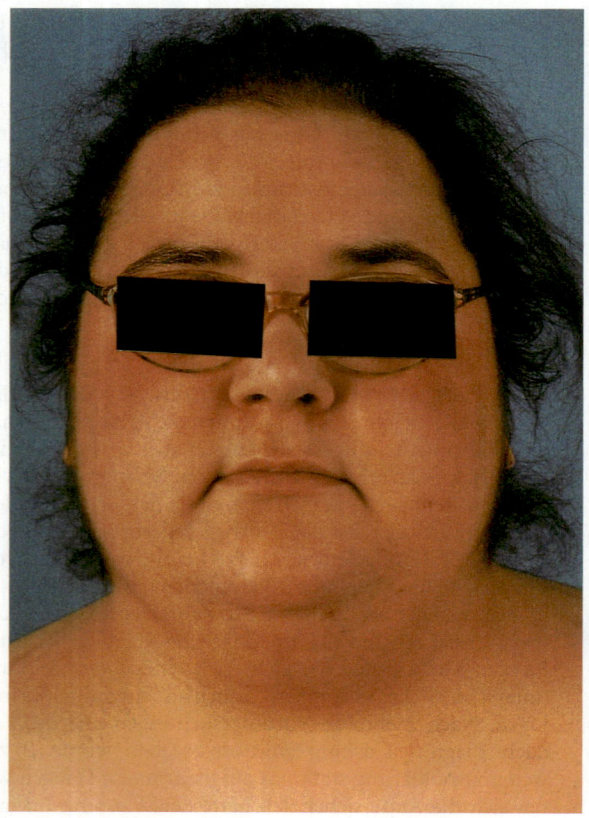
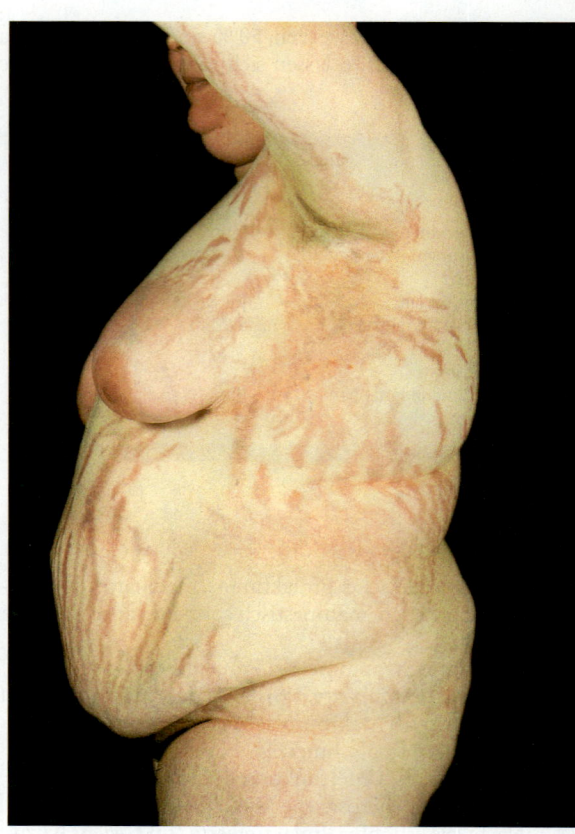

Abb. 16.8a, b Facies lunata, Hirsutismus, stammbetonte Adipositas und Striae rubrae distensae bei einer Patientin mit Morbus Cushing.

(Cushing-Syndrom) liegt zu 70 % in einem ACTH produzierenden Hypophysenadenom (Morbus Cushing), zu 15 % in einem Nebennierenadenom oder -karzinom und zu ca. 15 % in einer ektopen ACTH- oder CRH-Bildung (CRH = Corticotropin Releasing Hormone).

Ätiologie und Pathogenese Ursache der hypophysären Mehrsekretion von ACTH ist meist ein wenige Millimeter großes **Mikroadenom** (< 1 cm im Durchmesser) und in ca. 15 % ein **Makroadenom** (> 1 cm). Die molekularen Ursachen der Adenomentstehung sind bisher ungeklärt. Kortikotrophe Adenome sind in aller Regel monoklonal, was für eine **hypophysäre Ätiologie** spricht. Die früher häufig diskutierte hypothalamische Mehrsekretion von CRH (zentralnervöse Ätiologie) konnte bisher nicht nachgewiesen werden und gilt als obsolet. Gegen einen hypothalamischen Morbus Cushing spricht auch die hohe Erfolgsrate neurochirurgischer Operationen, die zu einer vollständigen Remission des Cushing-Syndroms führen (Tab. 16.3). Darüber hinaus kommt es bei Patienten nach Entfernung des Adenoms zu einer tertiären Nebennierenrindeninsuffizienz, die durch eine Suppression der hypothalamischen CRH produzierenden Neurone bedingt ist.

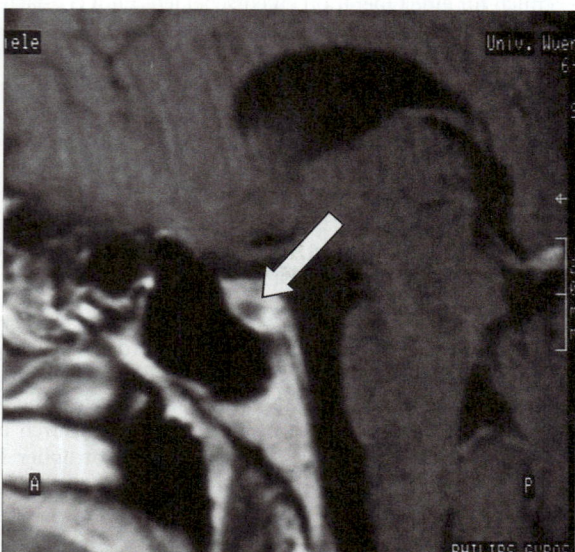

Abb. 16.9 Kernspintomographie der Hypophysenregion bei einer Patientin mit Morbus Cushing. In den sagittalen Schichten demarkiert sich nach Kontrastmittelgabe eine kleine, signalarme Raumforderung innerhalb der Hypophyse.

Symptome Die Symptome des Hypercortisolismus sind in Kapitel 16.5 dargestellt. Nach wie vor dauert es durchschnittlich fünf Jahre, bis die Diagnose Morbus Cushing gestellt wird. Damit liegen häufig schon irreversible Organschäden vor (Osteoporose, Atherosklerose), die zu einer erhöhten Sterblichkeit führen (**Cushing's Disease = Killing**

Disease!). Klinische Symptome durch das ACTH sezernierende Hypophysenadenom selbst (z. B. Kopfschmerz oder Gesichtsfeldeinschränkungen) sind aufgrund der meist geringen Adenomgröße selten.

Diagnostik

Endokrine Funktionsdiagnostik Die Diagnostik des Hypercortisolismus ist ausführlich in Kapitel 16.5 dargestellt. Nach biochemischer Bestätigung der Verdachtsdiagnose erfolgt die weitere Differenzierung mittels biochemischer Diagnostik (biochemische Abklärung immer vor bildgebender Diagnostik). Hierfür werden Plasma-ACTH-Messung, hoch dosierter Dexamethasonhemmtest und CRH-Stimulationstest herangezogen (s. Tab. 16.4). Beim Morbus Cushing sind die Plasma-ACTH-Werte im oberen Normbereich oder leicht erhöht und durch CRH stimulierbar. Durch höchstdosiertes Dexamethason (alle 6 h 2 mg Dexamethason (8 mg/24 h) über zwei Tage) wird eine Suppression des Plasma- und 24-h-Urin-Cortisols um mehr als 50 % erzielt. Demgegenüber ist das Plasma-ACTH beim adrenalen Cushing-Syndrom immer supprimiert und nicht durch CRH stimulierbar. Bei ektoper, paraneoplastischer ACTH-Produktion ist das Plasma-ACTH deutlich erhöht, durch CRH nicht weiter stimulierbar und durch höchstdosiertes Dexamethason nicht supprimierbar.

> ! ACTH produzierende Hypophysenadenome behalten meist die Eigenschaften normaler Hypophysenzellen, d. h., sie werden durch den hypothalamischen Releasing-Faktor CRH stimuliert und durch (höchstdosiertes) Dexamethason supprimiert (negatives Feedback des synthetischen Glukokortikoids).

Radiologische Diagnostik Aufgrund der geringen Größe der ACTH produzierenden Hypophysenadenome (mittlerer Durchmesser 5 mm) ist die radiologische Lokalisation nur in ca. 60 % der Fälle möglich. Wegen der deutlich besseren Ortsauflösung ist die Kernspintomographie der Hypophysenregion (s. Abb. 16.9) das Verfahren der Wahl, während die Computertomographie nicht mehr eingesetzt werden sollte.

Die **selektive Katheterisierung des Sinus petrosus inferior** ist bei denjenigen Patienten erforderlich, bei denen biochemisch die Differentialdiagnose zwischen Morbus Cushing und ektoper ACTH-Sekretion nicht sicher zu stellen ist. Hierbei wird beidseits im venösen Abfluss der Hypophyse Plasma-ACTH basal und nach CRH-Stimulation bestimmt. Zeigt sich hierbei ein ACTH-Konzentrationsgradient von zentral (Hypophyse) nach peripher (peripheres Venenblut), ist ein Morbus Cushing gesichert, und der Patient wird zur transsphenoidalen Operation überwiesen. Bei fehlendem Nachweis eines zentral-peripheren ACTH-Gradienten liegt eine **paraneoplastische ACTH-Produktion** vor. Die Lokalisation der ektopen ACTH-Quelle kann ausgesprochen mühsam sein und sich über Jahre hinziehen (s. Kap. 16.5).

Tab. 16.3 Ursachen des Cushing-Syndroms.

Ursache	Häufigkeit
ACTH-abhängiges Cushing-Syndrom	85 %
■ Morbus Cushing	■ 70 %
■ Ektope ACTH-Produktion	■ 15 %
■ Ektope CRH-Produktion	■ Rarität
ACTH-unabhängiges (adrenales) Cushing-Syndrom	15 %
■ Nebennierenadenom	■ 7,5 %
■ Nebennierenkarzinom	■ 7,5 %
■ Mikronoduläre Nebennierenhyperplasie	■ < 1 %
■ Makronoduläre, ACTH-unabhängige Nebennierenhyperplasie	■ < 1 %

Differentialdiagnose	Ausschlussmaßnahmen
Pseudo-Cushing-Syndrom (z.B. bei endogener Depression und metabolischem Syndrom)	Niedrig dosierter Dexamethasonhemmtest Sammelurin auf Cortisol
Alkoholinduziertes Cushing-Syndrom	Verlaufsbeobachtung (geht bei Alkoholabstinenz spontan in Remission)
Adrenales Cushing-Syndrom (Nebennierenadenom und -karzinom)	Plasma-ACTH-Bestimmung (ACTH supprimiert)
Ektopes Cushing-Syndrom	CRH-Test und hoch dosierter Dexamethasonhemmtest

Tab. 16.4 Laborchemische Differentialdiagnose der unterschiedlichen Cushing-Formen.

	Morbus Cushing	Ektope ACTH-Produktion	Adrenales Cushing-Syndrom
Plasma-ACTH	Normal bis ↑	↑ bis ↑↑	↓
ACTH-Anstieg im CRH-Test	+	–	–
Abfall des Cortisolspiegels im hoch dosierten Dexamethasonhemmtest	+	–	–

Therapie Die selektive **transsphenoidale Resektion** eines ACTH sezernierenden Hypophysenadenoms ist heute die Therapie der Wahl für Patienten mit Morbus Cushing. Sie ist indiziert bei typischen Befunden in der endokrinen Funktionsdiagnostik, auch wenn in der Kernspintomographie keine Raumforderung zu sehen ist. In diesem Fall erfolgt eine intraoperative Exploration der Hypophyse, bei der das Adenom durch mehrere parallele Schnitte durch die Adenohypophyse aufgespürt wird. Die erfolgreiche selektive Adenomentfernung führt immer zur tertiären Nebennierenrindeninsuffizienz und erfordert deshalb eine passagere **postoperative Glukokortikoidsubstitution**. Bei fehlendem Operationserfolg, aber gesichertem Morbus Cushing (Sinus-petrosus-Katheterisierung!) ist zur Kontrolle des Hypercortisolismus die beidseitige **Adrenalektomie** erforderlich. Überbrückend kann der Cortisolexzess durch selektive Blocker der Steroidbiosynthese (Metyrapon, Aminoglutethimid, Ketoconazol) behandelt werden.

Verlauf und Prognose Beim unbehandelten Cushing-Syndrom ist eine **Sterblichkeitsrate von 50 %** innerhalb von fünf Jahren nach Diagnosestellung zu erwarten. Die häufigsten Todesursachen sind Infektionen, arteriosklerotische Gefäßkomplikationen und Suizid. Spontanremissionen und intermittierende Verläufe sind sehr selten. Die Cortisolspiegel normalisieren sich postoperativ bei 70–90 % der Mikro- und bei 25–75 % der Makroadenome.

Komplikationen Lokale Komplikationen aufgrund einer Raumforderung sind bei der geringen Größe der ACTH bildenden Hypophysenadenome (nur 15 % Makroadenome) in der Regel nicht zu erwarten. Die Folgen des Hypercortisolismus und des Nelson-Syndroms sind in Kapitel 16.5 dargestellt.

Komplikationen	Häufigkeit
Osteoporose	40–50 %
Vaskuläre Komplikationen (Myokardinfarkt, Schlaganfall)	Doppeltes relatives Risiko
Nelson-Syndrom (rasch wachsender, häufig invasiver Hypophysentumor fünf bis 15 Jahre nach bilateraler Adrenalektomie beim Morbus Cushing)	20 %

Zusammenfassung

- Häufigste Ursache: ACTH-Exzess auf dem Boden kortikotropher Hypophysenadenome
- Wichtigste Symptome: Begründeter Verdacht besteht bei Vorliegen der typischen Cushing-Stigmata, vor allem der Hautveränderungen wie Plethora, Vollmondgesicht, Ekchymosen, Akne, Hirsutismus und rötlich-livider Striae.
- Wichtigste diagnostische Maßnahmen: hoch dosierter Dexamethasonhemmtest und Cortisolbestimmung im Sammelurin. Für einen Morbus Cushing sprechen hochnormale bis erhöhte Plasma-ACTH-Konzentrationen, die durch CRH stimuliert und durch höchstdosiertes Dexamethason gehemmt werden.
- Wichtigste therapeutische Maßnahme: transsphenoidale Hypophysenoperation

16.2.2 Neurogener Diabetes insipidus

Synonym: Zentraler Diabetes insipidus
Engl. Begriff: Central Diabetes Insipidus

Praxis

Bei einem Patienten, der aufgrund eines Schädel-Hirn-Traumas komatös ist und mechanisch beatmet wird, kommt es 18 h nach Aufnahme zu einer auf 8 l/d erhöhten Urinausscheidung. Eine Glukosurie besteht nicht. Die Urin-Osmolarität beträgt 250 mOsmol/l. Später hält die Polyurie trotz Spontanatmung und normaler Bewusstseinslage an. Der Patient verspürt starken Durst. Nach nächtlicher **Flüssigkeitskarenz** beträgt die Urin-Osmolarität immer noch 250 mOsmol/l, die Serum-Osmolarität liegt bei 340 mOsmol/l (Normalwert 285–295 mOsmol/l). Während eines **Durstversuchs** persistiert die hypoosmolare Polyurie. Nach Gabe von **Vasopressin** steigt die Urin-Osmolarität sofort an. Die Polyurie sistiert.

Definition Der neurogene Diabetes insipidus ist dadurch gekennzeichnet, dass nicht genügend **antidiuretisches Hormon** (ADH, Vasopressin) zur Aufrechterhaltung der physiologischen Wasserretention sezerniert wird. Er lässt sich anhand folgender Kriterien identifizieren: Persistieren eines stark verdünnten Urins nach Anwendung osmotischer Stimuli der ADH-Sekretion, normale Urinkonzentrationsfähigkeit der Niere und Anstieg der Urin-Osmolarität nach Applikation von Vasopressin.

Epidemiologie Prävalenz und Inzidenz sind nicht hinreichend untersucht. Die Häufigkeit der einzelnen Ursachen hat sich in den letzten 50 Jahren deutlich verändert. Es liegen bei 25 % der Patienten mit neurogenem Diabetes insipidus Gehirntumoren, bei 16 % Schädel-Hirn-Traumen, bei 20 % Zustände nach Hypophysektomie oder neurochirurgischer Tumorresektion und bei 30 % idiopathische Ursachen vor.

Ätiologie und Pathogenese Die wichtigsten Ursachen des neurogenen Diabetes insipidus sind in Tabelle 16.5 dargestellt. **Operationen** im Bereich des Hypothalamus und der Hypophyse gehören mit zu den häufigsten Ursachen. Durch **HVL-Tumoren** wird auch bei Kompression des Hypophysenhinterlappens nur selten ein permanenter Diabetes insipidus ausgelöst, da dieser erst nach Zerstörung von über 80 % der hypothalamisch-hypophysären Nervenbahnen entsteht. Weitere Ursachen sind mechanische Beeinflussungen der Hypophyse oder des Hypothalamus durch **infiltrative, vaskuläre** oder **infektiöse Prozesse**. Der **idiopathische** Diabetes insipidus ist durch eine verminderte Anzahl vasopressinpositiver Nervenfasern der

Nuclei, der Nervenfasertrakte und des Hypophysenhinterlappens charakterisiert.

Wichtig ist, dass eine Polyurie nur dann auftritt, wenn Cortisol in ausreichender Menge vorhanden ist. Cortisol ist wesentlich an der Weitstellung des Vas afferens der Glomeruli beteiligt. Dies ist bei gleichzeitigem ACTH-Mangel (z. B. im Rahmen einer sekundären Nebennierenrindeninsuffizienz) zu berücksichtigen.

Symptome Persistierende **Polyurie, Durst** und **Polydipsie** sind Primärsymptome eines Diabetes insipidus. Die Urinmenge kann von einigen Litern beim partiellen ADH-Mangel bis zu einem Maximum von 20 l täglich variieren. Bei fehlender Flüssigkeitszufuhr kommt es zu einer hypertonen Dehydratation mit einer sich schnell entwickelnden **zentralnervösen Symptomatik** (Somnolenz, Verwirrtheit, Muskelkrämpfe, Kollaps, Koma). Sekundäre Zeichen sind Ataxie, Hyperthermie und Hypotonie. Bei neurogenem Diabetes insipidus durch intrakranielle Tumoren können die neurologischen Ausfälle im Vordergrund stehen. Wenn der Patient nachts durchschlafen kann, ist ein Diabetes insipidus weitgehend ausgeschlossen.

Diagnostik

Screening Als Screening eignet sich die morgendliche **Urin-** und **Serum-Osmolarität** nach mindestens achtstündiger Flüssigkeitskarenz. Eine Urin-Osmolarität über 800 mOsmol/l und eine Serum-Osmolarität unter 295 mOsmol/l schließen einen Diabetes insipidus aus. Bei der psychogenen Polydipsie ist die Serum-Osmolarität häufig im unteren Normbereich angesiedelt oder herabgesetzt.

Durstversuch Entsprechend den endokrinen Grundregeln zur Diagnostik wird ein Unterfunktionszustand wie der Diabetes insipidus durch einen Stimulationstest nachgewiesen. Zur Diagnosesicherung werden beim Durstversuch (Stimulation der endogenen ADH-Sekretion) unter Flüssigkeitskarenz in stündlichen Abständen gleichzeitig Serum- und Urin-Osmolarität sowie Körpergewicht, Blutdruck und Urinvolumen bestimmt.

Die maximale Urinkonzentration (900–1 200 mOsmol/kg) wird nach 8–18 h erreicht. Bei Gesunden führt die Flüssigkeitskarenz zu einer Urin-Osmolarität, die dem Zwei- bis Vierfachen der Plasma-Osmolarität entspricht. Bei einer Serum-Osmolarität über 295 mOsmol/l beweist eine Urin-Osmolarität unter 400 mOsmol/l einen Diabetes insipidus, wobei der Gewichtsverlust der Urinmenge entsprechen muss. **Abbruchkriterien** sind Kreislaufinstabilität, Temperaturerhöhung und ein Gewichtsverlust von mehr als 3–4 %.

Bei **psychogener Polydipsie** steigt die Urin-Osmolarität auf Werte deutlich über der Plasma-Osmolarität an.

Vasopressintest Bei pathologischem Ausfall des Durstversuchs (s. o.) wird direkt anschließend mit Hilfe des **Vasopressintests** der **nicht vasopressinsensitive** (nephrogene) Diabetes insipidus vom **vasopressinsensitiven** (neurogenen) Diabetes insipidus abgegrenzt. Nach subkutaner Vasopressingabe steigt beim neurogenen Diabetes insipidus die Urin-Osmolarität auf Werte an, die über denen der Plasma-Osmolarität liegen (s. auch Tab. 16.6). Beim nephrogenen Diabetes insipidus fehlt dieser Anstieg.

> ! Ein neurogener Diabetes insipidus wird mittels Durstversuch und Vasopressintest nachgewiesen!

Kernspintomographie Beim neurogenen Diabetes insipidus ist zur weiteren ätiologischen Abklärung eine Kernspintomographie der Hypophysenregion erforderlich.

Tab. 16.5 Ursachen des neurogenen (zentralen) Diabetes insipidus.

Komplette oder partielle Hypophysektomie
Neurochirurgische Resektion suprasellärer Tumoren
Idiopathisch
Familiär (Mutationen im Neurophysin-Vasopressin-Gen)
Schädel-Hirn-Trauma
Intra- und supraselläre Tumoren
Hypophysenmetastasen
Histiocytosis X
Granulome (Sarkoidose, Tbc)
Infektionen
Unterbrechung der Blutversorgung (z. B. bei Hirntod)

Tab. 16.6 Differentialdiagnose der Polyurie durch Laborbefunde.

	Neurogener Diabetes insipidus	Nephrogener Diabetes insipidus	Psychogene Polydipsie
Plasma-Osmolarität	↑	↑	↓
Urin-Osmolarität	↓	↓	↓
Plasma-Vasopressin	↓	↑	↓
Urin-Osmolarität bei leichtem Wassermangel	→	→	↑
Urin-Osmolarität nach Vasopressin i.v.	↑	→	↑

↑ erhöht; ↓ erniedrigt; → normal

Endokrine Erkrankungen

Differentialdiagnose Die Differentialdiagnose umfasst die psychogene Polydipsie (Wasserintoxikation) sowie den nephrogenen renalen Diabetes insipidus. Der **renale Diabetes insipidus** ist durch eine fehlende renale Antwort auf normale oder erhöhte Vasopressinspiegel gekennzeichnet. Er kann durch chronische Nierenerkrankungen, Hyperkalzämie, Hypokaliämie, Hypoproteinämie, Sichelzellanämie, Sjögren-Syndrom und Medikamente ausgelöst werden oder aber angeboren sein (inaktivierende Keimbahnmutation im Vasopressinrezeptor oder in Aquaporinen, den Effektoren der Vasopressinwirkung im distalen Tubulussystem). Die **psychogene Polydipsie** ist häufig mit anderen psychischen Störungen verbunden. Die primäre Steigerung der Trinkmenge, die meist mehr als 5 l pro Tag beträgt, führt zu einer Verdünnung der extrazellulären Flüssigkeit, zur Inhibition der Vasopressinsekretion und zur Wasserdiurese.

Differentialdiagnose	Ausschlussmaßnahmen
Psychogene Polydipsie	Durstversuch, Vasopressintest
Renaler Diabetes insipidus	Vasopressintest
Diabetes mellitus	Blutzuckerbestimmung
Akute renal-tubuläre Schädigung (Hyperkalzämie, Hypokaliämie, Therapie mit Aminoglykosiden)	Anamnese, Elektrolytbestimmung in Serum und Urin

Therapie Therapieziel ist bei ausreichender Flüssigkeitszufuhr eine Urinmenge von ca. 2–4 l. Die **ADH-Substitution** erfolgt mit DDAVP (1-Desamino-8-D-Arginin-Vasopressin = Minirin®), einem synthetischen Vasopressinanalogon (intranasale Gabe von 5–20 µg/d, ein bis zwei Applikationen pro Tag). Die Dauer der antidiuretischen Aktivität des Desmopressins beträgt ca. 10 h. Bei Patienten mit partiellem neurogenem Diabetes insipidus können auch Chlorpropamid und Clofibrat angewandt werden. Beide Substanzen führen zu einer Stimulation der Vasopressinsekretion. Die Chlorpropamidtherapie ist jedoch durch schwere hypoglykämische Episoden als mögliche Nebenwirkungen belastet. Des Weiteren lässt sich durch Thiaziddiuretika aufgrund der milden Salzdepletion eine Reduktion des Urinvolumens erreichen.

Verlauf und Prognose Die Prognose ist von der Grunderkrankung abhängig (s. Tab. 16.5). Polyurie und Polydipsie lassen sich therapeutisch gut beherrschen. Die Erkrankung wird jedoch bei einigen Patienten durch das Fehlen eines Durstgefühls trotz hoher Serum-Natrium-Werte kompliziert (Diabetes insipidus hypersalaemicus). Dann droht die Gefahr einer hypertonen Enzephalopathie.

Komplikationen Durch ungenügende Wasseraufnahme kann es zur hypertonen Dehydratation mit konsekutiver **hypertoner Enzephalopathie** kommen, die eine umgehende Behandlung erfordert. Im Fall einer zu schnellen Volumensubstitution bei schwerer Hypernatriämie treten in bis zu 40 % **Krampfanfälle** auf. Die Serum-Natrium-Konzentration sollte deshalb langsam innerhalb von 36–48 h normalisiert werden (Grundregel: Absenkung um nicht mehr als 0,5 mmol/l/h).

Komplikation	Häufigkeit
Diabetes insipidus hypersalaemicus durch Läsion im Bereich der Osmosensoren: Fehlendes Durstgefühl und ADH-Mangel führen zu schwersten Hypernatriämien	Selten
DDAVP-Überdosierung mit hypotoner Hyperhydratation	Vereinzelt

Zusammenfassung

- Häufigste Ursachen: Störung der Synthese oder Sekretion von ADH durch Tumoren der Hypothalamus-Hypophysen-Region und durch Hypophysenoperationen
- Wichtigste Symptome: Polyurie, Nykturie und Polydipsie
- Wichtigste diagnostische Maßnahme: Durstversuch
- Wichtigste therapeutische Maßnahme: intranasale Gabe von DDAVP, einem lang wirksamen Analogon des ADH

16.2.3 Hypophysenvorderlappeninsuffizienz

Synonym: Hypopituitarismus
Engl. Begriff: Hypopituitarism

Praxis

Bei einer 28-jährigen Patientin kommt es nach unauffälliger Schwangerschaft postpartal nach manueller Plazentalösung zu einer erheblichen Blutung mit einem Blutdruckabfall auf 60/40 mmHg und einem Abfall des Hämoglobins auf 6 mg/dl (3,6 mmol/l). Die **Schocksymptomatik** lässt sich durch Transfusion mehrerer Erythrozytenkonzentrate beherrschen. Im Wochenbett tritt eine totale **Laktationsinsuffizienz** auf. In der Folge fühlt sich die Patientin ständig müde und abgeschlagen. Ein halbes Jahr post partum sucht sie wegen persistierender Amenorrhö, Adynamie und Gewichtszunahme ihren Hausarzt auf. Er stellt außerdem eine reduzierte Axillar- und Schambehaarung sowie eine Hypothermie fest und überweist sie mit dem Verdacht auf eine **postpartale Hypophysennekrose (Sheehan-Syndrom)**.

Definition Unter HVL-Insuffizienz versteht man den partiellen oder kompletten Verlust der HVL-Funktionen. Er kann selektiv eines oder mehrere der hypophysären Hormone betreffen. Die Ursachen einer Hypophysenvorderlappeninsuffizienz sind Schädigungen der Hypophyse oder Störungen der HVL-Funktion durch eine Schädigung übergeordneter hypothalamischer Regelzentren.

Epidemiologie Die postpartale Hypophysennekrose (**Sheehan-Syndrom,** s.u.) ist aufgrund des Rückgangs schwerer Geburtskomplikationen heute selten. Ein ausgeprägter STH-Mangel konnte bei Schulkindern mit einer Prävalenz von 250 pro 100 000 Schulkinder festgestellt werden. Die häufigsten Ursachen im präpubertären Alter sind das Kraniopharyngeom, die Hand-Schüller-Christian-Krankheit und suprasellärer Zysten. Ein isolierter ACTH-Mangel wurde bisher in 43 Fällen beschrieben.

Ätiologie und Pathogenese Bei den Ursachen der Hypophyseninsuffizienz lassen sich zum einen hypothalamische von hypophysären Ursachen unterscheiden und zum anderen lokale Schädigungen (z.B. durch Tumoren) von funktionellen Störungen, d.h. Störungen der Hormonproduktion und -wirkung (Tab. 16.7).

Tumoren, Operation, Bestrahlung Intrazerebrale Raumforderungen können durch Zerstörung der Hypophyse oder hypothalamischer Nuclei oder durch Unterbrechung des hypophysären Portalvenensystems zur HVL-Insuffizienz führen. Am häufigsten ist hierbei eine Druckatrophie durch Kompression der normalen Hypophyse durch den **Tumor**. Aufgrund der großen Sekretionsreserve des Hypophysenvorderlappens zeigt sich eine Insuffizienz erst nach Zerstörung von mehr als 75 % des HVL-Gewebes. Nach transsphenoidalen mikrochirurgischen **Hypophysenoperationen** sind die HVL-Funktionen oft nur vorübergehend gestört. Eine **Strahlentherapie** von Tumoren im Kopf- und Halsbereich, auch prophylaktisch, z.B. bei Leukämien oder kleinzelligen Bronchialkarzinomen, kann durch hypophysäre und hypothalamische Schädigung zu HVL-Insuffizienz und geringgradiger Begleithyperprolaktinämie führen.

Sheehan-Syndrom Die pathophysiologischen Mechanismen einer HVL-Insuffizienz nach **postpartaler Blutung** sind nicht vollständig geklärt. Hypotonie und Vasospasmus der die Hypophyse versorgenden Arterien schränken die arterielle Blutversorgung des Hypophysenvorderlappens ein. Zudem scheint die Hypophyse während der Schwangerschaft empfindlicher auf eine Hypoxämie zu reagieren.

Infiltrative Prozesse Infiltrative Prozesse oder Ablagerungen im Bereich der Sellaregion oder des Hypothalamus können zu einer hypophysären oder hypothalamischen Insuffizienz, insbesondere zu einem hypogonadotropen Hypogonadismus, führen. Beispiele für infiltrative Prozesse sind Metastasen, Sarkoidose, Histiocytosis X und Hand-Schüller-Christian-Erkrankung (granulomatöse Erkrankungen des Monozyten-Makrophagen-Systems), Beispiele für Ablagerungen die Hämochromatose und die transfusionsbedingte Eisenüberladung.

Andere Ursachen Eine HVL-Insuffizienz kann **posttraumatisch** durch Verletzung des Hypophysenvorderlappens und des Hypothalamus oder durch Abriss des Hypophysenstiels ausgelöst werden. Die **lymphozytäre Hypophysitis**, bei der **Autoimmunprozesse** die HVL-Zellen zerstören, tritt meist bei Frauen während oder kurz nach einer Schwangerschaft auf. Die Hälfte dieser Patientinnen leidet gleichzeitig an einer anderen autoimmunen Endokrinopathie.

Tab. 16.7 Ursache der Hypophyseninsuffizienz.

Lokale hypothalamische Ursachen	Kraniopharyngeom Bestrahlung Granulomatöse Entzündungen
Lokale hypophysäre Ursachen	Druckkompression: ■ Hypophysenadenome ■ Paraselläre Tumoren (Meningeome, Gliome, Pinealome) Iatrogen: ■ Zustand nach Operation eines Hypophysentumors ■ Strahlentherapie Lymphozytäre Hypophysitis Infiltration oder Infektion: ■ Hypophysenmetastasen ■ Sarkoidose ■ Histiocytosis X ■ Hämochromatose ■ Tuberkulose ■ Syphilis ■ Pyogene Abszesse ■ Septische Sinus-cavernosus-Thrombose ■ Meningitis ■ Virale Enzephalitis Blutung bzw. hämorrhagischer Infarkt (Sonderform: postpartales Sheehan-Syndrom) Verletzung (Schädel-Hirn-Trauma)
Funktionelle hypophysäre oder hypothalamische Ursachen	Wachstumshormon (Kleinwuchs) LH, FSH (GnRH-Mangel mit hypogonadotropem Hypogonadismus und Anosmie = Kallmann-Syndrom) Kombinierte Hypophysenvorderlappeninsuffizienz (Mutationen im Pit-1- und Prop-1-Gen)

Des Weiteren kann eine Hypophysenvorderlappeninsuffizienz durch Mutationen im hypophysären Transkriptionsfaktor Pit-1 und Prop-1 verursacht werden. Diese Transkriptionsfaktoren spielen eine essentielle Rolle während der Hypophysenentwicklung in der Embryonalperiode.

Ein **isolierter STH-Mangel** kann sowohl sporadisch als auch familiär auftreten. Der hypophysäre Kleinwuchs lässt sich in eine primär hypophysäre, eine primär hypothalamische Form und in eine Form mit peripherer STH-Resistenz untergliedern. Ein **isolierter Gonadotropinmangel** tritt bei dem durch Mutation in einem Migrationsfaktor-Gen verursachten Kallmann-Syndrom (hypogonadotroper Hypogonadismus mit Hyp- oder Anosmie) auf.

Symptome Der klassische Verlauf einer HVL-Insuffizienz ist durch den initialen Ausfall der Gonadotropine und der STH-Sekretion gekennzeichnet, dem Symptome des TSH- und ACTH-Mangels folgen. Der Krankheitsbeginn ist in der Regel schleichend. Die komplette HVL-In-

Endokrine Erkrankungen

Tab. 16.8 Symptome der Hypophysenvorderlappeninsuffizienz.

Hormonausfall	Symptome
ACTH-Mangel	Wachsfarbenes, blasses Hautkolorit Glukokortikoidmangel: ■ Müdigkeit, Abgeschlagenheit, Leistungsknick ■ Gewichtsabnahme ■ Diffuse Bauchschmerzen, Übelkeit (seltener als bei primärer NNR-Insuffizienz) ■ Muskel- und Gelenkschmerzen ■ Normochrome Anämie, Lymphozytose, Eosinophilie ■ Hyponatriämie, evtl. arterielle Hypotonie Adrenaler Androgenmangel: ■ Verlust der sekundären Geschlechtsbehaarung (bei Frauen) ■ Seelische Veränderungen (verminderte Belastbarkeit, vermehrte Reizbarkeit) ■ Einschränkung oder Verlust der Libido
TSH-Mangel	Adynamie, Müdigkeit Trockene und schuppige Haut Ödemneigung Bradykardie, Hypothermie Hyperlipidämie
Gonadotropinmangel	Amenorrhö Libido- und Potenzverlust Verlust der sekundären Geschlechtsbehaarung Osteoporose
Entzügelungshyperprolaktinämie	Gonadotropinsuppression Libidoverlust Galaktorrhö
Prolaktinmangel	Ausbleiben der postpartalen Laktation
STH-Mangel	■ Kleinwuchs (vor Abschluss des Größenwachstums) ■ Zunahme von Fett- und Abnahme von Muskelmasse ■ Hyperlipidämie

suffizienz ist ohne Substitutionstherapie mit dem Leben nicht vereinbar.

In Tabelle 16.8 sind die wichtigsten Symptome der jeweiligen Achsen aufgeführt.

Diagnostik Bei normalem Menstruationszyklus und Euthyreose erübrigt sich meist die Untersuchung weiterer endokriner Parameter, obwohl isolierte ACTH-Ausfälle gelegentlich vorkommen.

Die Diagnose einer Hypophysenvorderlappeninsuffizienz stützt sich auf die klinischen Zeichen des Ausfalls von hypophysären Partialfunktionen. Eine Sicherung der Diagnose gelingt durch Bestimmung der **basalen Hormonparameter** von übergeordnetem (hypophysärem) und untergeordnetem (Zielhormon) Hormon („Diagnostische Paare", s. Kap. 16.1.3). Die Messung erniedrigter Zielhormone, d.h. Cortisol und DHEA-S (adrenokortikotrope Achse), Thyroxin (thyreotrope Achse), Testosteron bzw. 17β-Östradiol (gonadotrope Achse) und IGF-1 (somatotrope Achse) erfolgt also zeitgleich mit der Bestimmung der hypophysären Hormone ACTH, TSH, LH/FSH und STH, die bei Hypophyseninsuffizienz typischerweise keine reaktive Überhöhung zeigen (**sekundäre Störung**). Liegen die basalen Hormonwerte im Normbereich, muss bei klinischem Verdacht mittels **Stimulationstests** die Hypophyseninsuffizienz diagnostiziert werden. Hierfür werden, je nach Hormonachse, unterschiedliche Hormontests eingesetzt. Tabelle 16.9 zeigt die häufigsten Stimulationstests für die unterschiedlichen Hormonachsen. Es können bis zu sechs HVL-Hormone gleichzeitig getestet werden. Hierfür wird die Sekretion von LH, FSH, TSH, ACTH, STH und Prolaktin kombiniert durch intravenöse Gabe von LHRH, GHRH, CRF und TRH stimuliert.

Im Fall einer **Unterfunktion der Zielorgane (primäre Störung)** sind die basalen Hypophysenhormonspiegel reaktiv erhöht.

Differentialdiagnose Hier sind **periphere endokrine Defekte** wie der primäre Hypogonadismus, insbesondere des Mannes, und die primäre Hypothyreose abzugrenzen. Die primäre Nebennierenrindeninsuffizienz lässt sich wegen der gesteigerten Pigmentierung und der zumeist noch normalen Schilddrüsen- und nur wenig ge-

Tab. 16.9 Stimulationstests zum Nachweis einer Hypophysenvorderlappeninsuffizienz.

Hormonachse	Test	Gemessenes Hormon
Adrenokortikotrope Achse	Insulinhypoglykämietest CRH-Stimulationstest ACTH-Stimulationstest	ACTH und Cortisol ACTH und Cortisol Cortisol
Thyreotrope Achse	TRH-Test	TSH
Gonadotrope Achse	LHRH-Test	LH und FSH
Somatotrope Achse	Insulinhypoglykämietest Arginintest GHRH-Test	STH STH STH

16.2 Hypophysenerkrankungen

störten Gonadenfunktion in der Regel leicht differentialdiagnostisch abgrenzen. Bei der zentral bedingten Unterfunktion der Nebennierenrinde sind die Patienten blass, so dass diese auch als „weißer Addison" bezeichnet wird.

Das Psychosyndrom der **Anorexia nervosa** mit starker Agilität und emotionalen Störungen ohne Beeinträchtigung des Bewusstseins unterscheidet sich deutlich vom endokrinen Psychosyndrom der HVL-Insuffizienz. Die Amenorrhö ist Ausdruck einer gesteigerten Leptinsekretion, die eine Suppression der Hypophysen-Gonaden-Achse bewirkt. Endokrinologisch findet sich eine aktivierte Hypophysen-Nebennieren-Achse.

Des Weiteren kann die längere Suppression von HVL-Partialfunktionen durch **Ovulationshemmer** oder durch die chronische Behandlung mit **Schilddrüsenhormonen** und/oder **Glukokortikoiden** in endokrinologischen Funktionsuntersuchungen zur laborchemischen Konstellation einer HVL-Insuffizienz führen.

Differentialdiagnose	Ausschlussmaßnahmen
Primäre Nebennierenrindeninsuffizienz	Klinische Untersuchung (Pigmentation) ACTH-Bestimmung
Anorexia nervosa	Anamnese Klinische Untersuchung
Funktionelle Störungen der HVL-Funktion nach Medikamenteneinnahme (z. B. Amenorrhö nach Absetzen von Ovulationshemmern)	Ausschluss eines Prolaktinoms durch Prolaktinbestimmung Verlaufsbeobachtung Evtl. Kernspintomographie der Hypophysenregion
Konstitutionelle Entwicklungsverzögerung (in der Pubertät)	Verlaufsbeobachtung Bestimmung des Knochenalters Evtl. Kernspintomographie der Hypophysenregion

Therapie Mit Ausnahme des STH-Mangels erfolgt die Substitutionstherapie durch die Gabe **peripherer Hormone**.

Adrenokortikotrope Achse Die Behandlung der sekundären bzw. tertiären **Nebennierenrindeninsuffizienz** erfolgt analog der primären Nebennierenrindeninsuffizienz mit Hydrocortison, allerdings in einer niedrigeren Dosis von 10–20 mg/d. Hierbei sollte die minimal erforderliche Dosis gegeben werden, um einen iatrogenen Hypercortisolismus zu vermeiden.

Während Stressphasen, wie z. B. bei Infektionen, Operationen oder Traumata, ist eine zwei- bis fünffache Erhöhung der Steroiddosis erforderlich, die bei nachlassender Belastung wieder langsam reduziert werden sollte. Bei Erbrechen und/oder Durchfall muss frühzeitig auf eine parenterale Therapie umgestellt werden.

Im Gegensatz zur primären Nebennierenrindeninsuffizienz erfordert die sekundäre Nebennierenrindeninsuffizienz keine Gabe von Mineralokortikoiden (s. Kap. 16.5). Patienten mit **partiellem ACTH-Mangel** (selten) benötigen u. U. nur während derartiger Stressphasen eine Steroidsubstitution.

> ! Bei Nebenniereninsuffizienz erfordern Stressphasen, z. B. im Rahmen von Operationen oder Infektionen, eine Erhöhung der Glukokortikoidsubstitutionsdosis!

Thyreotrope Achse Da Schilddrüsenhormone auch eine nur partielle Nebennierenrindeninsuffizienz verschlimmern, können sie erst nach Einleitung einer Steroidsubstitution gegeben werden. Entsprechend der Substitution bei primärer Hypothyreose wird mit 50–150 µg Levothyroxin pro Tag behandelt. Die Substitutionsdosis sollte vor allem bei älteren Menschen im Laufe von Wochen langsam gesteigert werden, um eine koronare Herzerkrankung nicht zu verschlimmern.

Gonadotrope Achse Die **Östrogen-** und **Progesteronsubstitution** erfolgen am einfachsten mit einem zyklischen Östrogen-Gestagen-Sequenzpräparat. Es sollte die geringste erforderliche Dosis angewandt werden. Während der letzten fünf bis sieben Tage jedes Monats sollten keine Östrogene gegeben werden. Vom 15. bis 25. Zyklustag sollte ein Progesteronpräparat zur Anwendung kommen, um die Entzugsblutung zu induzieren und eine endometriale Hyperplasie zu verhindern. Die Induktion einer Ovulation ist durch Clomifentherapie, kombinierte LH- und FSH-Therapie oder durch eine pulsatile subkutane LHRH-Injektion möglich.

Bei Männern ist die **Testosteronsubstitution** zur Restitution der Libido, der Potenz und der sekundären Geschlechtsmerkmale sowie zur Erhaltung der Muskelkraft und zur Verhinderung der Osteopenie erforderlich. Sie wird als i.m. Injektion von 250 mg Testosteronenanthat alle drei bis vier Wochen oder durch Testosteronpflaster durchgeführt. Aufgrund des Defizits der adrenalen Androgene kommt es bei Frauen mit HVL-Insuffizienz trotz adäquater Östrogensubstitution häufig zu einer Abnahme der Libido. Die Gabe des schwachen adrenalen Androgens DHEA führt zu einer Verbesserung von Befindlichkeit und Libido.

Somatotrope Achse Die Substitution erfolgt mit gentechnisch erzeugtem Wachstumshormon, das täglich abends s.c. injiziert wird. Hauptindikation ist das Erreichen einer normalen Endgröße bei Kindern mit Wachstumshormonmangel. Wegen der Gefahr eines verfrühten Epiphysenschlusses mit konsekutivem Minderwuchs muss die gleichzeitige Anwendung von Sexualhormonen bei HVL-insuffizienten Jugendlichen unter genauer Überwachung des Knochenalters erfolgen. Bei Erwachsenen mit HVL-Insuffizienz und nachgewiesenem STH-Mangel kann ebenfalls eine Behandlung mit Wachstumshormon erfolgen, wenn das sog. Syndrom des STH-Mangels im Erwachsenenalter vorliegt: eingeschränkte Lebensqualität, abdominelle Adipositas, gering ausgeprägte Muskulatur, ungünstiger Lipidstatus, Osteopenie sowie möglicherweise Frühatherosklerose. Aufgrund der hohen Behandlungskosten ist eine strenge Indikationsstellung zur Therapie mit Wachstumshormonen notwendig, z. B. wenn die Lebensqualität des Patienten trotz

Endokrine Erkrankungen

suffizienter Substitution aller anderen Achsen eingeschränkt bleibt.

Hypophysäres Koma Das hypophysäre Koma ist die schwerwiegendste Manifestation einer HVL-Insuffizienz. Neben der Therapie der respiratorischen Insuffizienz erfordert es die Infusion von 300 mg Hydrocortison über 24 h sowie die i.v. Injektion von L-Thyroxin (100–150 μg am ersten Tag und 100 μg an den folgenden Tagen).

Verlauf und Prognose Verlauf und Prognose werden insbesondere durch das Auftreten eines hypophysären Komas bei ungenügender oder zu später Substitution sowie durch eine stressinduzierte Nebennierenrindeninsuffizienz aufgrund mangelhafter Anpassung der Hydrocortisonsubstitution beeinflusst.

Komplikationen Unter körperlichen Belastungssituationen wie Operationen, Infektionen oder Traumen kann es zu einer krisenhaften Verschlechterung einer vorbestehenden schleichenden HVL-Insuffizienz kommen. Steht die sekundäre Hypothyreose im Vordergrund, so kann es über ein Vorstadium zunehmender Schläfrigkeit mit Hypothermie und alveolärer Hypoventilation zu tiefer Bewusstlosigkeit mit respiratorischer Azidose kommen. Steht jedoch das Versagen der Nebennierenrinde im Vordergrund, so ist eine akute Schocksymptomatik mit heftigem Erbrechen und Dehydratation, selten auch mit hypoglykämischen Krämpfen möglich. Elektrolytstörungen können vorausgehen. Mischformen dieser beiden Verlaufsformen sind häufig.

Komplikation	Häufigkeit
Akut Hypophysäres Koma	Lebenszeitprävalenz bei HVL-insuffizienten Patienten 5–10 %
Chronisch Erhöhte kardiovaskuläre Sterblichkeit (durch STH-Mangel)	Relatives Risiko etwa verdoppelt
Osteoporose (durch Gonadotropinmangel, STH-Mangel)	Nicht bekannt

Zusammenfassung

- Häufigste Ursachen: Tumoren der Hypophyse und ihre Behandlung (Operation, Bestrahlung)
- Wichtigste Symptome: abhängig davon, welche Effektorhormone ausfallen; häufig zunächst Ausfall der Gonadotropine und der STH-Sekretion, dann Symptome des TSH- und ACTH-Mangels
- Wichtigste diagnostische Maßnahme: biochemische Bestimmung hypophysärer Hormone und Zielhormone (hierbei finden sich erniedrigte bzw. inadäquat normale HVL-Hormone bei gleichzeitig erniedrigten peripheren Zielhormonen)
- Wichtigste therapeutische Maßnahmen: unverzügliche Glukokortikoidgabe, gefolgt von adäquater Thyroxin- und Sexualhormonsubstitution

---

Zur weiteren Information

Literatur zu Kapitel 16.1 und 16.2

Allolio, B., H. M. Schulte (Hrsg.): Praktische Endokrinologie. Urban & Schwarzenberg, München 1996.
Nawroth, P. P., R. Ziegler: Klinische Endokrinologie und Stoffwechsel. Springer, Berlin–Heidelberg–New York 2001.
Orth, D. N.: Cushing's syndrome. N Engl J Med 1995; 332: 791–803.
Serri, O.: Progress in the management of hyperprolactinemia. N Engl J Med 1994; 331: 942–4.
Wilson, J. D., D. W. Foster, H. M. Kronenberg, P. R. Larsen: Williams Textbook of Endocrinology. Saunders, Philadelphia 1998.

Internet-Links

http://www.endokrinologie.net/
http://www.endo-society.org/
http://www.uni-erlangen.de/glandula

Keywords

Pituitary Adenoma ◆ Hypopituitarismacromegaly ◆ Cushing's Syndrome, Cushing's Disease ◆ Prolactinoma ◆ Pituitary Function Test

IMPP-Statistik

Morbus Cushing ◆ Akromegalie ◆ Neurogener Diabetes insipidus

16.3 Schilddrüsenerkrankungen

M. REINCKE, TH. GAIN, P. BOTTERMANN

Engl. Begriff: Thyroid Disease

Die Schilddrüse bildet unter dem Einfluss des hypophysär gebildeten TSH die Hormone Thyroxin (T_4) und Trijodthyronin (T_3). Durch negative Rückkopplung auf hypothalamischer (TRH-Sekretion) und hypophysärer Ebene (TSH-Sekretion) erfolgt eine bedarfsgerechte Abstimmung der Schilddrüsenhormonsekretion. Die Erkrankungen der Schilddrüse lassen sich unterteilen in Überfunktionszustände (→ **Hyperthyreose**), Unterfunktionszustände (→ **Hypothyreose**), eine diffuse oder knotige Vergrößerung (→ **Struma**), entzündliche Veränderungen (→ **Schilddrüsenentzündungen**) und **Schilddrüsenmalignome**.

16.3.1 Physiologische Grundlagen

Bildung und Sekretion der Schilddrüsenhormone

Jodination und Jodisation

Schilddrüsenhormone haben eine entscheidende Funktion in der Regulation verschiedenster Stoffwechselvorgänge des Organismus. Wesentlicher Bestandteil ist Jod, das mit der Nahrung aufgenommen wird. Der tägliche Jodbedarf beträgt etwa 200 μg. Über die Basalmembran wird Jodid aus dem Blutkreislauf in die Thyreozyten aufgenommen und dabei zu elementarem Jod oxidiert. Diesem Schritt, der als **Jodination** bezeichnet wird, folgt die **Jodisation,** der Einbau des elementaren Jods in die Aminosäure Tyrosin (in Position 3 und Position 5 des Moleküls, zu einem geringen Teil auch nur in Position 3). So entstehen die Schilddrüsenhormonvorstufen 3,5-Dijodtyrosin und 3-Monojodtyrosin.

T_4- und T_3-Synthese

Jeweils aus zwei Molekülen 3,5-Dijodtyrosin entsteht das Schilddrüsenhormon 3,5,3′,5′-Tetrajodthyronin, kurz **Thyroxin (T_4)** genannt. Das zweite Schilddrüsenhormon, **3,5,3′-Trijodthyronin (T_3),** entsteht in allen Körperorganen durch Abspaltung eines Jodmoleküls in der Position 5 aus 3,5,3′,5′-Tetrajodthyronin. Nur ein geringer Anteil T_3 entsteht intrathyreoidal durch Kopplung eines Moleküls 3-Monojodtyrosin mit einem Molekül 3,5-Dijodtyrosin. Die tägliche Sekretion beim Gesunden beträgt im Durchschnitt 100 μg T_4 und 10 μg T_3. Beide Schilddrüsenhormone werden im **Thyreoglobulin** in den Follikeln gespeichert und bei Bedarf in die Peripherie abgegeben.

Transport

Im Blut liegt nur ein geringer Teil des T_4 (weniger als 0,1 %) als freies, ungebundenes Schilddrüsenhormon vor. Der weitaus größte Anteil wird an Transportproteine gebunden. Solche **Transportproteine** sind das Thyroxin bindende Globulin (TBG), das Thyroxin bindende Albumin (TBA) und das Thyroxin bindende Präalbumin (TBPA). T_4 wird vor allem an TBG gebunden, geringer auch an die anderen Transportproteine. Über 99 % des T_3 liegen ebenfalls eiweißgebunden vor. Die biologische Halbwertszeit beträgt für T_4 sieben Tage, für T_3 20 h. Stoffwechselaktiv sind nur die freien, nicht eiweißgebundenen Hormone. Der Anteil der gebundenen Schilddrüsenhormone ist direkt abhängig von der Menge der Bindungsproteine. Eine Verminderung dieser Proteine führt dazu, dass der gebundene Anteil sowie die Gesamtkonzentration der Schilddrüsenhormone abnehmen, wobei der freie Anteil in der Regel im normalen Bereich liegt. Umgekehrt führt eine Zunahme der Bindungsproteine dazu, dass der gebundene Anteil sowie die Gesamtkonzentration der Schilddrüsenhormone zunehmen, wobei der freie Anteil auch hier in der Regel unverändert im normalen Bereich liegt. Ursachen für Veränderungen der Transportproteine zeigt Tabelle 16.10.

Regulation der Schilddrüsenhormonsynthese

Das übergeordnete Zentrum zur Steuerung der Schilddrüsenhormone ist der Hypothalamus, der über die Produktion von **Thyreotropin-Releasing-Hormon (TRH)** den Hypophysenvorderlappen zur Sekretion von **thyreoideastimulierendem Hormon (TSH)** anregt. TSH wird in der Schilddrüse an spezifische Rezeptoren der Zellmembran gebunden und bewirkt eine Stimulation der membrangebundenen Adenylatzyklase. Dabei wird vor allem die Sekretion, also der Abbau des Kolloids, stimuliert. TSH bewirkt an der Schilddrüse eine Steigerung der Jodination und der Jodisation sowie die vermehrte Ausschüttung der Schilddrüsenhormone. Insgesamt überwiegt unter TSH-Stimulation der Abbau des Thyreoglobulins, so dass stimulierte Drüsen an Kolloid verarmt sind.

In Form eines **Rückkopplungsmechanismus** stehen die T_4- und T_3-Sekretion mit der TSH-Sekretion in einem regulatorischen Gleichgewicht: Abnahme der Schilddrüsenhormonkonzentration im Blut wird mit einer vermehrten TSH-Sekretion beantwortet, umgekehrt führt ein Anstieg zu einer Abnahme der TSH-Sekretion (Abb. 16.10).

Tab. 16.10 Ursachen erhöhter und erniedrigter TBG-Konzentrationen.

Erhöhte TBG-Konzentrationen durch:
■ Gravidität
■ Orale Kontrazeptiva
■ Östrogentherapie in der Menopause
■ Akute Hepatitis
Erniedrigte TBG-Konzentrationen durch:
■ Proteinverlustsyndrome
■ Chronisch-konsumierende Erkrankungen
■ Fortgeschrittene Leberzirrhose
■ Katabole Stoffwechsellage
■ Angeborenen TBG-Mangel

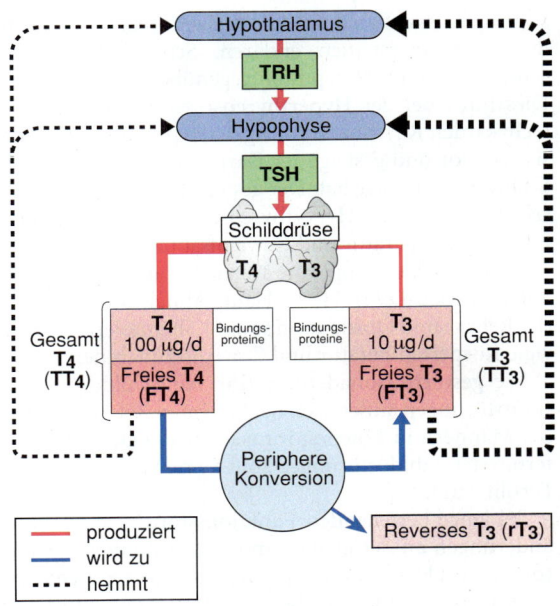

Abb. 16.10 Regulation der Schilddrüsenhormonsynthese.

Endokrine Erkrankungen

Wirkung der Schilddrüsenhormone

Die Schilddrüsenhormone haben einen modulierenden Effekt auf den Stoffwechsel aller Organsysteme. Sie bewirken einen Anstieg des Sauerstoffverbrauchs, eine vermehrte Wärmeproduktion und damit eine **Steigerung des Grundumsatzes**. Dies geschieht über verschiedene Mechanismen.

Zelluläre Wirkung

Schilddrüsenhormone können die Plasmamembran penetrieren und an den nukleären Schilddrüsenhormonrezeptor binden. Freies T_3 aktiviert den Rezeptor. Der T_3-Rezeptorkomplex bindet an spezifische Sequenzen der DNA in dimerer Form mit Transkription spezifischer Zielgene.

- Im **Kohlenhydratstoffwechsel** führen die Schilddrüsenhormone zu einer vermehrten Bildung von Glykogen und zu einem Anstieg der Glukoseresorption.
- Ein Anstieg der Schilddrüsenhormone bewirkt durch Zunahme der **Lipolyse** eine Abnahme des Fettgewebes. Die dabei entstehenden freien Fettsäuren werden im Rahmen des gesteigerten Energiestoffwechsels verbraucht und führen nicht zur Ketonämie. Dementsprechend ist der **Cholesterinspiegel** bei der Hyperthyreose erniedrigt und bei der Hypothyreose erhöht.
- Erhöhte Schilddrüsenhormonkonzentrationen führen im Bereich des Eiweißstoffwechsels zu einer **katabolen Stoffwechsellage**.
- Die Einflüsse auf den Mineralstoffwechsel betreffen vor allem den Kalzium- und Phosphatumsatz, der bei Anstieg der Schilddrüsenhormonwerte gesteigert, bei Abnahme vermindert ist. Der **gesteigerte Knochenstoffwechsel** bei der Hyperthyreose lässt sich häufig durch eine erhöhte alkalische Phosphatase im Serum nachweisen.

Klinische Symptomatik

Die klinische Symptomatik der Schilddrüsenfunktionsstörungen lässt sich durch die Auswirkungen an verschiedenen Organsystemen erklären. Schilddrüsenhormone sensibilisieren die Rezeptoren gegenüber Katecholaminen. Dies führt bei der **Hyperthyreose** zu Tachykardien und tachykarden Rhythmusstörungen, Hyperhidrosis, Mydriasis, Tremor und gesteigerter Darmperistaltik, die weichen Stuhlgang zur Folge hat. Der gesteigerte Energiestoffwechsel führt bei der Hyperthyreose zu Wärmeintoleranz, erhöhter Temperatur und Gewichtsabnahme.

Gegensinnige Symptome treten bei der **Hypothyreose** auf: Bradykardie, trockene Haut, Abnahme oder Verlust der Reflexe und Obstipation sowie Kälteintoleranz, erniedrigte Körpertemperatur und Gewichtszunahme.

Die **gestörte Gonadenfunktion** bei Schilddrüsenfunktionsstörungen äußert sich bei Frauen in Zyklusstörungen, bei Männern in Potenzstörungen. Bei beiden Geschlechtern treten Libidostörungen sowie eine Verminderung der Fertilität auf.

Bei lange bestehenden Funktionsstörungen treten Veränderungen an der glatten und quergestreiften **Muskulatur** auf. Am Herzen führt die Hyperthyreose zur Dilatation infolge von Insuffizienz, bei Hypothyreose kommt es zur Herzvergrößerung infolge einer Pseudohypertrophie des Myokards durch ein interstitielles Ödem. Die quer gestreifte Muskulatur reagiert bei beiden Funktionsstörungen mit einer Myopathie. Bei der Hyperthyreose kommt es zu einer Atrophie der Muskulatur im Bereich des Schulter- und Beckengürtels, bei der Hypothyreose zu einer Pseudohypertrophie.

16.3.2 Diagnostik

Basaler TSH-Spiegel und TRH-Test

Eine Besonderheit der Schilddrüsendiagnostik besteht darin, dass primäre Störungen der Schilddrüsenfunktion im Gegensatz zu sekundären Störungen außerordentlich häufig sind. Im Regelfall ist deshalb die **TSH-Konzentration im Serum** der empfindlichste und aussagekräftigste Parameter des Funktionszustandes der Schilddrüse. Bei intakter Funktion des Hypophysenvorderlappens liegt bei normalem TSH-Wert (0,3–3,5 mU/l) immer eine euthyreote Schilddrüsenfunktion vor. Erniedrigte TSH-Werte zeigen eine erhöhte Schilddrüsenhormonkonzentration im Serum an.

TSH bei Hyper- und Hypothyreose

Liegen die peripheren Schilddrüsenhormonwerte bei erniedrigtem basalem TSH noch im Normbereich, handelt es sich um eine latente oder „präklinische" Hyperthyreose; sind sie erhöht, liegt eine manifeste Hyperthyreose vor (Abb. 16.11).

Umgekehrt sprechen erhöhte basale TSH-Werte für eine nicht ausreichende Funktion der Schilddrüse. Sind die peripheren Hormonwerte dabei noch im Normbereich, liegt eine latente oder „präklinische" Hypothyreose vor; sind sie erniedrigt, handelt es sich um eine manifeste primäre Hypothyreose.

Sehr selten wird dieses diagnostische Prinzip gestört durch Erkrankungen im Bereich von Hypothalamus und Hypophyse. So können Tumorerkrankungen direkt (bei Affektionen der Hypophyse) oder indirekt (bei Affektionen des Hypothalamus mit Abnahme der TRH-Sekretion) zu noch normalen (aber unter Berücksichtigung der peripheren Werte inadäquat niedrigen) oder erniedrigten TSH-Werten führen. Die peripheren Schilddrüsenwerte sind dabei gleichzeitig obligat erniedrigt. Diese seltene Konstellation wird als sekundäre bzw. tertiäre Hypothyreose bezeichnet.

TSH sezernierende Adenome des Hypophysenvorderlappens, die eine Hyperthyreose verursachen, führen zu erhöhten peripheren Schilddrüsenhormonwerten bei gleichzeitig erhöhten TSH-Werten. Hierzu gibt es jedoch nur wenige Kasuistiken.

TRH-Test

Der **TRH-Test** wird nur noch selten zur Schilddrüsendiagnostik benötigt, z.B. bei schweren extrathyreoidalen Erkrankungen und gleichzeitigem Verdacht auf eine Schilddrüsenfunktionsstörung oder bei Verdacht auf hypophysäre oder hypothalamische Erkrankungen. Dabei erfolgt die TSH-Bestimmung vor und 25 min nach i.v. Injektion von 200 µg synthetisch hergestelltem TRH. Bei

16.3 Schilddrüsenerkrankungen

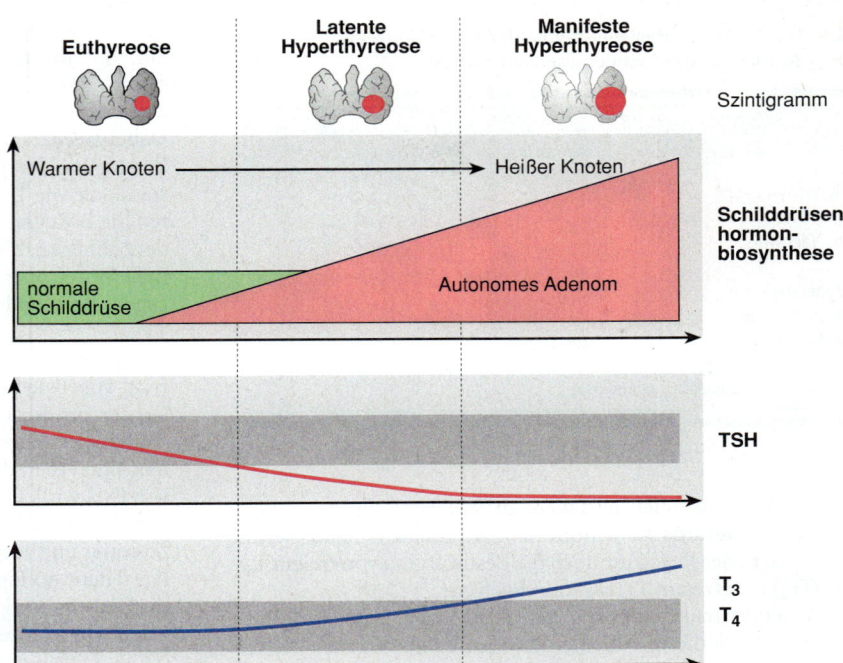

Abb. 16.11 Beziehung zwischen szintigraphischem Technetium-Uptake (als Maß der Autonomie), TSH und Serumkonzentration der Schilddrüsenhormone T_3 und T_4 am Beispiel der latenten und manifesten Hyperthyreose.

Gesunden, die euthyreot sind, kommt es zu einer TRH-bedingten TSH-Stimulation, die zwischen 4,0 und 25 mU/l beträgt.

TSH-Erniedrigung ohne Schilddrüsenerkrankung

Verschiedene Störfaktoren führen zu **falsch erniedrigten basalen TSH-Werten** und zu nicht ausreichender Stimulierbarkeit im TRH-Test, ohne dass eine hyperthyreote Regelkreisstörung vorliegt. Dieses Phänomen ist zu beobachten bei Patienten mit schweren konsumierenden Erkrankungen, terminaler Niereninsuffizienz, dekompensierter Leberzirrhose, endogener Depression und nach Verabreichung verschiedener Pharmaka. So führt Dopamin als TRH-Antagonist zu einer Verminderung der TSH-Sekretion.

TSH-Erhöhung ohne Schilddrüsenerkrankung

Zu den exogenen Störfaktoren, die zu einem **TSH-Anstieg** führen können, zählt die Behandlung mit antithyreoidal wirkenden Substanzen wie Thiamazol, Carbimazol, Propylthiouracil und Natriumperchlorat. Lithiumpräparate, die in der Psychiatrie zur Behandlung der manisch-depressiven Erkrankung angewandt werden, hemmen die Hydrolyse des Thyreoglobulins und können somit ebenfalls eine hypothyreote Regelkreisstörung bewirken.

Dopaminantagonisten führen zu einer Verstärkung der TSH-Sekretion. Eine genaue Medikamentenanamnese ist zur Beurteilung der Laborbefunde daher unerlässlich (s. Tab. 16.11).

! Zur Screeningdiagnostik der Schilddrüsenfunktion wird die basale TSH-Bestimmung durchgeführt.

Bestimmung der Schilddrüsenhormonkonzentration im Serum

Empfindlichster Parameter zur Überprüfung der Schilddrüsenfunktion ist der **basale TSH-Wert.** Liegt er im euthyreoten Bereich, sind auch im Normbereich liegende Werte der peripheren Schilddrüsenhormone zu erwarten, so dass sich deren Bestimmung zumeist erübrigt (Tab. 16.12).

Bei erniedrigten oder erhöhten basalen TSH-Werten ist die Bestimmung der peripheren Schilddrüsenhormone erforderlich („Diagnostisches Paar", s. Kap. 16.1.3), um das Ausmaß der Über- oder Unterfunktion zu quantifizieren.

Tab. 16.11 Wesentliche pharmakologische Substanzen, die die TSH-Sekretion beeinflussen.

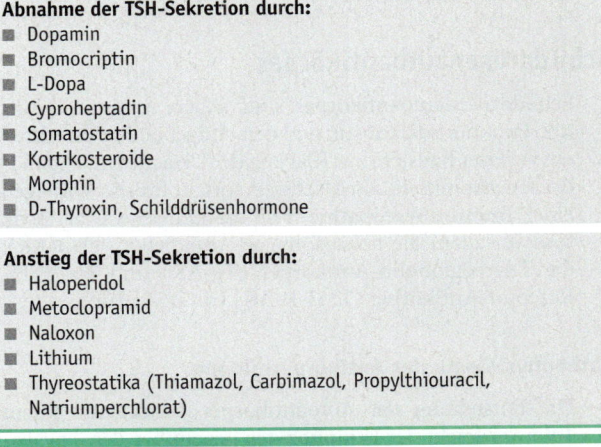

Abnahme der TSH-Sekretion durch:
- Dopamin
- Bromocriptin
- L-Dopa
- Cyproheptadin
- Somatostatin
- Kortikosteroide
- Morphin
- D-Thyroxin, Schilddrüsenhormone

Anstieg der TSH-Sekretion durch:
- Haloperidol
- Metoclopramid
- Naloxon
- Lithium
- Thyreostatika (Thiamazol, Carbimazol, Propylthiouracil, Natriumperchlorat)

Endokrine Erkrankungen

Tab. 16.12 Prioritäten von In-vitro-Tests zum Nachweis oder Ausschluss einer Schilddrüsendysfunktion.

	fT_3	fT_4	TSH
Hypothyreose:			
■ Ausschluss*			1
■ Nachweis		1	2
Hyperthyreose:			
■ Ausschluss			1
■ Nachweis	1	1	2

* Ausnahme: sekundäre Hypothyreose

Da nur die freien, also nicht an Trägerproteine gebundenen Schilddrüsenhormone stoffwechselaktiv sind, wird heute in der Regel nur noch die Bestimmung von **freiem T_4 (fT_4)** und **freiem T_3 (fT_3)** durchgeführt.

Bei der manifesten Hyperthyreose ist fT_3 immer erhöht; etwa 10 % dieser Patienten können dabei normale Werte für fT_4 aufweisen.

Bei der manifesten Hypothyreose ist zunächst die fT_4-Konzentration herabgesetzt, fT_3 kann durch gesteigerte periphere Konversion von Tetrajodthyronin zu Trijodthyronin noch im Normbereich liegen.

Reverses T_3 (rT_3)

Neben der physiologischen peripheren Monodejodierung von T_4 zu T_3 entsteht in geringem Umfang auch das biologisch inaktive reverse T_3 (rT_3).

Bei verschiedenen akuten schweren Erkrankungen wie Myokardinfarkt, Lungenembolie, Schocksymptomatik, akutem Nierenversagen, Sepsis, Leberversagen u. a. sinkt die T_3-Konzentration durch eine Hemmung der 5'-Dejodase akut ab. In gleichem Ausmaß kommt es zu einem Anstieg des stoffwechselinaktiven rT_3, häufig ist dabei auch die TSH-Sekretion erniedrigt. Wahrscheinlich handelt es sich um eine physiologische Schutzregulation zur Herabsetzung des Stoffwechsels. Die Bestimmung von rT_3 ist für die Routinediagnostik ohne praktische Bedeutung. Sie dient in Zweifelsfällen zur Sicherung der Diagnose eines „Low-T_3-Syndroms".

Schilddrüsenautoantikörper

Schilddrüsenautoantikörper sind neben Anamnese, Klinik, Funktionsdiagnostik und den bildgebenden Verfahren ein weiterer Baustein zur Klärung der Ursache einer Schilddrüsenerkrankung. Ihr Nachweis spricht für das Vorliegen einer **Immunthyreopathie**. Für die klinische Diagnostik sind vor allem die mikrosomalen Antikörper (TPO-AK), die Thyreoglobulin-Antikörper (Tg-AK) und die TSH-Rezeptor-Antikörper (TSH-R-AK) von Bedeutung.

Pathophysiologie der Antikörperbildung

Die Entstehung der Autoantikörper beruht auf einem **Toleranzdefekt der Lymphozyten gegenüber den Thyreozyten.** Aus ungeklärter Ursache treten dabei T-Zell-Klone auf, die thyreozyteneigene physiologische Antigene als fremd erkennen. Diese fehlprogrammierten T-Lymphozyten reagieren mit Antigen der Thyreozytenoberfläche. Dabei werden Lysosomen freigesetzt, und es kommt zur Zerstörung der Thyreozyten. Gegen frei werdende Zellbestandteile wie Thyreoglobulin und Mikrosomen produzieren die **B-Zellen Antikörper.** So entstehen bei Destruktion der Schilddrüse Thyreoglobulin-Antikörper und mikrosomale Antikörper. Letztere sind identisch mit Antikörpern gegen die Schilddrüsenperoxidase (**T**hyroid **P**eroxidase = TPO).

Erfolgt die spezifische Immunantwort über eine Aktivierung von **B-Lymphozyten,** so entstehen spezifische **Antikörper produzierende Plasmazellen.** Die verschiedenen Antikörper gegen Membranbestandteile, die dabei auftreten, sind gegen die TSH-Rezeptoren gerichtet. Sie können wie TSH wirken und somit zur Hyperthyreose und Organvergrößerung führen. Seltener blockieren sie die TSH-Rezeptoren und rufen eine Unterfunktion hervor. Grenzwertige Titererhöhungen finden sich auch bei Gesunden und sind dann ohne klinische Relevanz.

Die thyreoideastimulierenden Immunglobuline (TSI), die als TSH-Rezeptor-Autoantikörper (TSH-R-AK) erfasst werden können, sind beim Morbus Basedow von Bedeutung. Eine Übersicht klinisch relevanter Antikörper zeigt Tabelle 16.13.

> ❗ Beim Morbus Basedow sind stimulierende TSH-Rezeptor-Autoantikörper (TSH-R-AK) entscheidend für die Pathophysiologie der Erkrankung.

Tumormarker

Thyreoglobulin

Thyreoglobulin (hTG, humanes Thyreoglobulin) wird von den Thyreozyten gebildet und dient der Synthese und Speicherung der Schilddrüsenhormone. Unter dem Einfluss von TSH nehmen die Sekretion und die Synthese von hTG zu. Die klinische Bedeutung der hTG-Bestimmung liegt in der Verlaufskontrolle des **differenzierten Schilddrüsenkarzinoms**. Nach totaler Strumektomie liegen die hTG-Spiegel unter der methodischen Nachweisbarkeitsgrenze, bei Patienten mit Restgewebe ist hTG nachweisbar, bei Rezidiven und Metastasen steigen die Werte an. Gering

Tab. 16.13 Prozentuale Häufigkeit des Nachweises klinisch relevanter Antikörper bei der Immunthyreopathie.

Erkrankung	Thyreoglobulin-Antikörper (Tg-AK)	Mikrosomale Antikörper (TPO-AK)	TSH-Rezeptor-Antikörper (TSH-R-AK)
Morbus Basedow	20 %	70 %	90 %
Immunthyreoiditis	50 %	85 %	–

erhöhte hTG-Werte finden sich auch bei verschiedenen anderen Schilddrüsenerkrankungen wie bei floridem Morbus Basedow und der endemischen Struma.

Calcitonin

Das **medulläre Schilddrüsenkarzinom** entsteht auf der Grundlage einer malignen Entartung der Calcitonin produzierenden C-Zellen. Die Calcitoninwerte sind dabei oft extrem erhöht. Eine klinische Symptomatik durch die Calcitoninwirkung fehlt meistens (keine Hypokalzämie, keine Abnahme der Magen- und Pankreassekretion, aber gelegentlich Diarrhö). Ursache ist ein rasch auftretendes Escape-Phänomen (Verringerung der biologischen Wirkung) bei ständig hohen Calcitoninspiegeln.

Eine besonders empfindliche Methode ist die Calcitoninbestimmung nach Stimulation mit Pentagastrin (0,5 µg Pentagastrin/kg Körpergewicht). Nur bei maligner Entartung der C-Zellen kommt es innerhalb weniger Minuten nach Pentagastringabe zu einem deutlichen Anstieg der Calcitoninspiegel im Serum. Dieses Verfahren dient auch als Screeningmethode zur Untersuchung von Blutsverwandten, da das medulläre Schilddrüsenkarzinom familiär gehäuft vorkommt. Gering erhöhte Calcitoninwerte lassen sich nachweisen bei Niereninsuffizienz, Pankreatitis und Lungenerkrankungen. Auch ist eine paraneoplastische Calcitoninproduktion anderer Malignome bekannt.

> ! Der biochemische Nachweis eines medullären Schilddrüsenkarzinoms erfolgt durch erhöhte basale Kalziumspiegel oder einen deutlichen Anstieg des Calcitonins nach Pentagastrinstimulation.

Genetische Diagnostik

Beim **familiären medullären Schilddrüsenkarzinom** und bei der **multiplen endokrinen Neoplasie Typ 2** (medulläres Schilddrüsenkarzinom, Hyperparathyroidismus und Phäochromozytom) können verschiedene Keimbahnmutationen im RET-Protoonkogen nachgewiesen werden.

Indiziert ist die genetische Untersuchung bei Patienten mit typischer Familienanamnese. Auch sollte bei allen Patienten mit medullärem Schilddrüsenkarzinom eine genetische Untersuchung veranlasst werden, da sich bei 25 % eine Keimbahnmutation nachweisen lässt. Liegt eine Mutation vor, sollten alle Blutsverwandten ebenfalls untersucht werden, um Genträger möglichst schon im Kindesalter zu identifizieren und eine prophylaktische Thyreoidektomie durchzuführen.

Bildgebende Verfahren

Die zwei wesentlichen bildgebenden Verfahren zur Darstellung der Schilddrüse sind die Sonographie und die Szintigraphie. Während die **Sonographie** detaillierte Aussagen über die Morphologie zulässt, ermöglicht die **Szintigraphie** Aussagen zur Funktion des Gewebes; sie ist somit eine **funktionsmorphologische Diagnostik.** Beide Methoden ergänzen sich. Radiologische Verfahren wie konventionelle Röntgenaufnahmen, CT oder MRT sind in der Regel nur zur Operationsvorbereitung erforderlich.

> ! Bei Schilddrüsenerkrankungen ist die Sonographie das bildgebende Verfahren der ersten Wahl, da sie rasch und einfach durchzuführen ist und eine zusätzliche Szintigraphie häufig überflüssig macht.

Sonographie

Die Ultraschalluntersuchung der Schilddrüse erfolgt im Real-Time-Verfahren. Der Befund enthält die Angabe der Organgröße, des Echomusters des Gesamtorgans sowie Anzahl, Größe und Echostruktur vorhandener fokaler Läsionen.

Volumenbestimmung Die Volumenbestimmung der Schilddrüse erfolgt wegen möglicher Asymmetrie des Organs getrennt für jeden Lappen und wird dann addiert (Normwerte des Gesamtvolumens in Deutschland: weibliche Erwachsene < 18 ml, männliche Erwachsene < 25 ml).

Echomuster bei normaler Schilddrüse und Struma diffusa Das Echomuster der Schilddrüse wird beeinflusst durch die Ausbildung der Follikel (mikro-, normo-, makrofollikulär), den Kolloidgehalt, die Durchblutung und die Bindegewebsanteile. Die gesunde Schilddrüse weist ein homogenes, reflexreiches Echomuster auf, sie lässt sich gut von den umgebenden Geweben und Organen abgrenzen (Abb. 16.12). Regelrechte, homogene Echogenität findet sich auch bei der euthyreoten, diffusen Struma und der Hyperthyreose bei disseminierter Autonomie. Durch Klinik und Labordiagnostik erfolgt die differentialdiagnostische Abgrenzung. Die Sicherung der disseminierten Autonomie ist nur durch den Nachweis der diffusen, erhöhten Technetiumaufnahme bei der Szintigraphie möglich.

Echomuster bei Autoimmunthyreopathie Eine weitgehend diffuse oder auch inhomogene Echoarmut zeigt sich bei den Autoimmunerkrankungen der Schilddrüse. Beim Morbus Basedow ist dies verbunden mit einer Größenzunahme und Abrundung der Schilddrüsenlappen (Abb. 16.13). Bei der Immunthyreoiditis kann die Echoarmut auch auf einzelne Areale beschränkt bleiben.

Schilddrüsenknoten Von den fokalen Läsionen der Schilddrüse können echofreie, gut abgrenzbare, glatt begrenzte Areale mit dorsaler Schallverstärkung in der Regel eindeutig als Zysten eingestuft werden (Abb. 16.14). Bei Beschwerdefreiheit ist keine weitere Diagnostik erforderlich; bei Schmerzen ist eine Punktion indiziert, um bei entzündlichen Veränderungen einen Keimnachweis führen zu können oder um eine Einblutung nachzuweisen.
Fokale Läsionen mit verminderter Echogenität sind meist mikrofollikuläre Adenomknoten. Auch fokale Autonomien können sich im sonographischen Bild so darstellen.

Schilddrüsenkarzinome zeigen ebenfalls fast immer ein echoarmes Reflexmuster, sind aber meist unregelmäßig begrenzt (Abb. 16.15). Gleiches gilt für Metastasen anderer Malignome in der Schilddrüse. Eine **Differenzierung** ist durch das sonographische Bild nicht möglich, die weitere Diagnostik erfolgt **mittels Feinnadelbiopsie** (zur Klärung

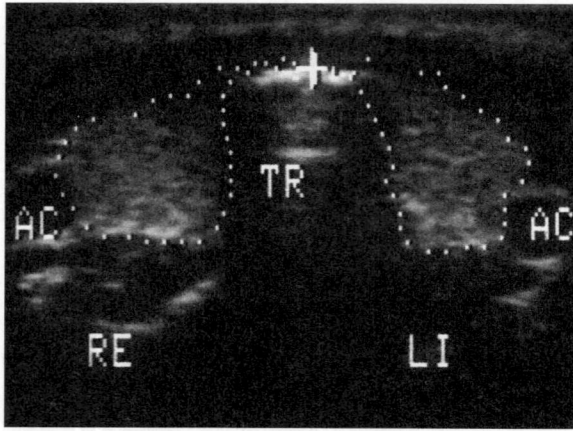

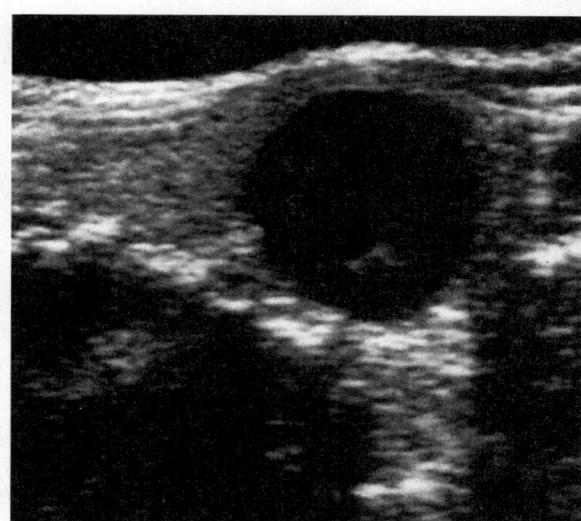

Abb. 16.14 Längsschnitt durch einen verdickten Schilddrüsenlappen: großer echofreier Knoten kaudal, dorsale Schallverstärkung (seröse Zyste). (Aus Klima, 1989)

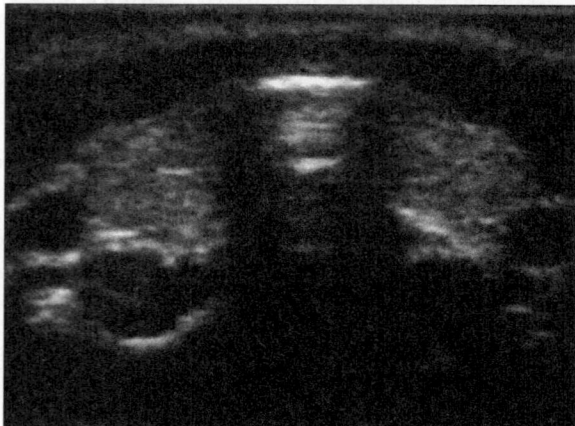

Abb. 16.12 Zwei sonographische Querschnittsbilder der Schilddrüse: Normalbefunde. RE = rechter Lappen, LI = linker Lappen, AC = A. carotis communis, TR = Trachea.

der Dignität) und **Szintigraphie** (zur Klärung der Funktionsmorphologie).

Fokale Läsionen, die sich echogleich darstellen, entsprechen meist normofollikulären Adenomknoten, solche, die sich echoreicher darstellen als das umliegende Gewebe, makrofollikulären Adenomknoten. In beiden Fällen kann auf eine Feinnadelpunktion verzichtet werden; dies gilt jedoch nicht, wenn das Echomuster dieser Knoten in sich inhomogen ist.

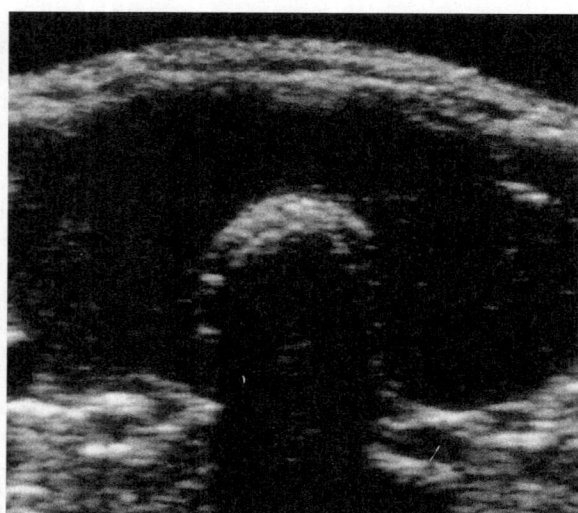

Abb. 16.13 Sonographisches Querschnittsbild der Schilddrüse bei Morbus Basedow: mächtig vergrößerte Schilddrüse, Zunahme vor allem des Tiefendurchmessers, echoarmes Grundmuster. (Aus Klima, 1989)

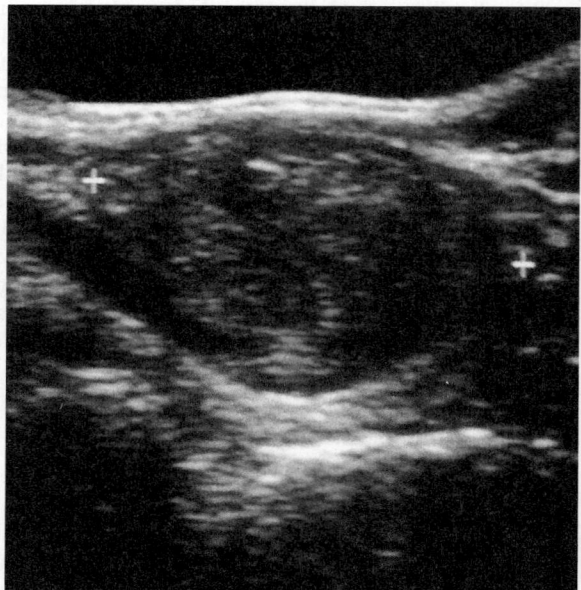

Abb. 16.15 Längsschnitt durch einen mächtig verdickten, knotig umgeformten Schilddrüsenlappen: insgesamt unscharfe Abgrenzung und echoarme Binnenstruktur. Der echoarme Knoten ist in diesem Fall ein follikuläres Schilddrüsenkarzinom. (Aus Klima, 1989)

Szintigraphie

„Kalter" und „heißer" Knoten Mit der Szintigraphie wird das funktionelle Gewebe der Schilddrüse darstellbar (Abb. 16.16). Bezirke mit verminderter oder fehlender Aufnahme von ^{99m}Tc stellen sich als sog. „kalte Areale" dar, ist die Aufnahme von ^{99m}Tc erhöht, werden sie als „heiße Areale" bezeichnet. Korreliert ein knotiger Tastbefund mit Arealen verminderter ^{99m}Tc-Aufnahme im Szintigramm, spricht man von „kalten Knoten", bei vermehrter Aufnahme von „heißen Knoten" (sog. unifokale oder multifokale Autonomie).

Disseminierte Autonomie Im Gegensatz dazu findet sich bei der sog. disseminierten thyreoidalen Autonomie ein erhöhter Technetium-Uptake des gesamten Organs, d. h. eine diffuse Mehrspeicherung von Technetium in der Schilddrüse.

Autoimmunthyreopathien Beim Morbus Basedow zeigt die Szintigraphie eine Vergrößerung beider Schilddrüsenlappen und eine homogene, intensive ^{99m}Tc-Aufnahme (Abb. 16.17). Bei der Immunthyreoiditis zeigen sich durch den entzündungsbedingten Zelluntergang eine verminderte Anreicherung und eine inhomogene Verteilung des Radionuklids, oft ist die Schilddrüse auch in Übersteuerungstechnik nicht mehr darstellbar.

Ganzkörperszintigraphie Die Ganzkörperszintigraphie zum Nachweis von radionuklidaufnehmenden Metastasen differenzierter Schilddrüsenkarzinome wird wegen der höheren Sensitivität mit ^{131}Jod durchgeführt.

Szintigraphie bei Jodkontamination Die szintigraphischen Untersuchungen werden gestört durch vorausgegangene Gabe jodhaltiger Kontrastmittel, Anwendung jodhaltiger Desinfektionsmittel (die z. B. bei Wundflächen inkorporiert werden) und bei Behandlung mit jodhaltigen Pharmaka wie etwa Amiodaron. Dadurch wird die Aufnahme des Radionuklids in die Thyreozyten für einen Zeitraum von vier bis sechs Wochen verhindert. Gleiches gilt für die Behandlung mit Schilddrüsenhormon, die zur TSH-Suppression führt. Allerdings beruht auf diesem Prinzip auch die sog. „Suppressionsszintigraphie".

Suppressionsszintigraphie Lässt sich im konventionellen Szintigramm eine fokale Autonomie nicht sicher ausschließen, wird ein **Suppressionstest** durchgeführt. Dazu erfolgt die Behandlung mit Schilddrüsenhormon (150–200 µg L-Thyroxin) über 20 Tage zur vollständigen TSH-Suppression. Bleiben im dann erneut durchgeführten Szintigramm weiterhin heiße Areale nachweisbar, ist eine fokale Autonomie gesichert.

Indikationen zur Szintigraphie Ausgehend von der Sonographie als Methode der ersten Wahl ist bei einem sonographischen Normalbefund oder einer vergrößerten Schilddrüse ohne fokale Läsionen und jeweils euthyreoter Stoffwechsellage keine Szintigraphie erforderlich. Gleiches gilt für den eindeutigen Nachweis einer Zyste, die sich im Szintigramm als kaltes Areal darstellen würde (Abb. 16.18).

Bei allen übrigen sonographisch nachweisbaren fokalen Läsionen ist zusätzlich eine Szintigraphie erforderlich.

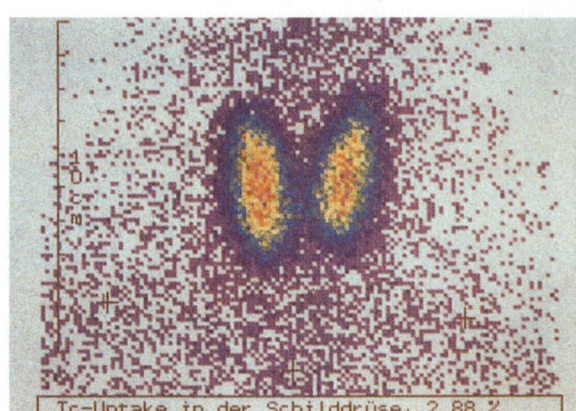

Abb. 16.16 Technetiumszintigramm der Schilddrüse. Seitengleiche, homogene Technetiumaufnahme; Normalbefund (Tc-Uptake = Technetiumaufnahme in die Schilddrüse, angegeben als prozentualer Anteil der intravenös applizierten Aktivität. Rot = Areale mit höchster Tc-Aufnahme, bedingt durch die maximale Organdicke an diesen Stellen, blau = Areale mit geringster Tc-Aufnahme und Hintergrundaktivität durch Verteilung von Tc im ganzen Körper).

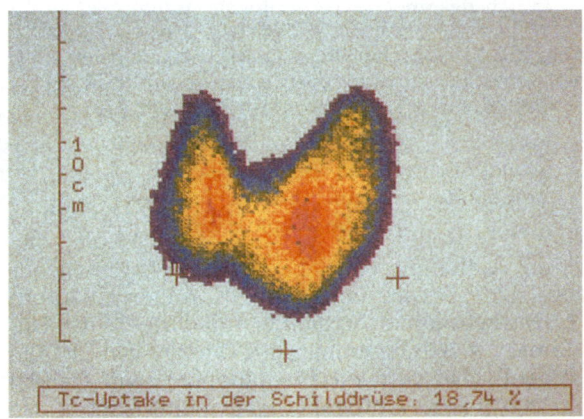

Abb. 16.17 Technetiumszintigramm der Schilddrüse bei Morbus Basedow: stark erhöhte Technetiumaufnahme in beide Schilddrüsenlappen; linksbetonte Vergrößerung des Organs.

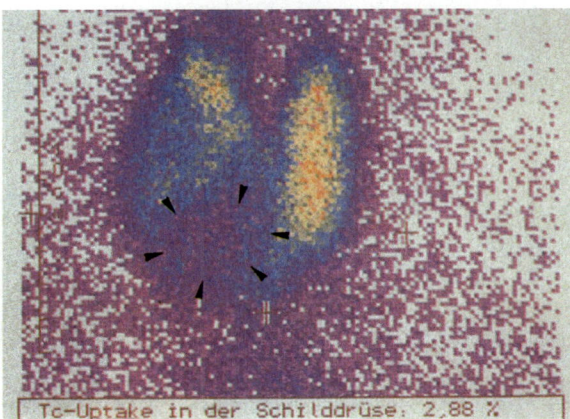

Abb. 16.18 Technetiumszintigramm der Schilddrüse: kalter Knoten kaudal im rechten Lappen.

16 Endokrine Erkrankungen

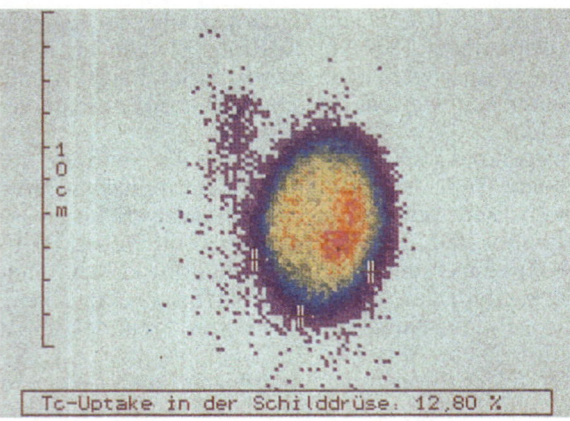

Abb. 16.19 Technetiumszintigramm der Schilddrüse; der rechte Lappen nimmt kein Technetium auf, intensive Speicherung im Bereich des linken Lappens: dekompensierte unifokale Autonomie.

Stellt sich hier isoliert – also ohne das umgebende Schilddrüsengewebe – ein heißes Areal dar, liegt eine szintigraphisch **dekompensierte unifokale Autonomie** vor (Abb. 16.19). Der Nachweis des paranodulären Gewebes muss dabei entweder in „Übersteuerungstechnik" (Einstellung der Gammakamera auf überhöhte Geräteempfindlichkeit) oder besser durch die Sonographie erfolgen. Bei Nachweis eines heißen Areals und sonst regelrechter Darstellung der Schilddrüse liegt eine szintigraphisch noch **kompensierte Autonomie** vor (Abb. 16.20). Im Suppressionsszintigramm kann dann die Diagnose der Autonomie gesichert oder ausgeschlossen werden.

> ! Bei den Autoimmunkrankheiten der Schilddrüse kann in der Regel auf eine Szintigraphie verzichtet werden. Die Diagnose wird gesichert durch Klinik, Labordiagnostik (mit Immunphänomenen) und Sonographie.

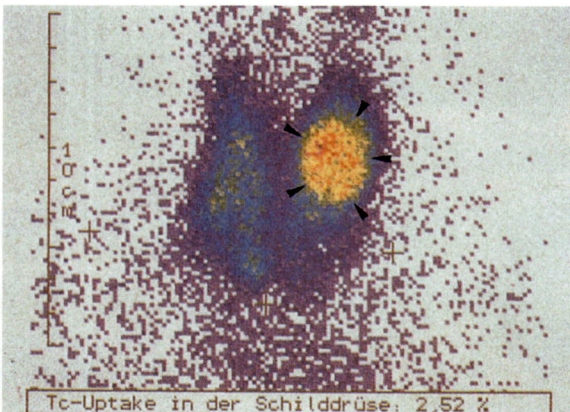

Abb. 16.20 Technetiumszintigramm der Schilddrüse. Verminderte Technetiumaufnahme im rechten Lappen, intensive Speicherung im Bereich des Knotens im linken Lappen: kompensierte unifokale Autonomie.

Radiologische Untersuchungen

Die Röntgendiagnostik ist meist nur im Rahmen der Operationsvorbereitung erforderlich.

Auf der **Röntgen-Thoraxaufnahme** in zwei Ebenen werden retrosternale und intrathorakale Strumaanteile sowie eine Verlagerung und Einengung der Trachea sichtbar. Eine bessere Beurteilung ermöglichen Spezialaufnahmen der Trachea, die bei Verdacht auf eine Tracheomalazie durch Funktionsaufnahmen mit Saug- und Pressversuch ergänzt werden können.

Computertomographie und **Kernspintomographie** haben ihren Wert bei der Diagnostik von Schilddrüsenmalignomen zur Beurteilung von Lymphknotenmetastasen und Tumorausdehnung. Nach totaler Thyreoidektomie dienen sie der Erkennung von Tumorrezidiven und lokalen Metastasen, vor allem dann, wenn das Tumorgewebe keine Radionuklide speichert. Eine Indikation insbesondere für die Kernspintomographie ist die Darstellung des Retrobulbärraumes bei der Diagnostik der endokrinen Ophthalmopathie beim Morbus Basedow. Dabei kommen orbitales Fettgewebe und die Verdickung der Augenmuskeln gut zur Darstellung. Andere raumfordernde Prozesse im Bereich des Orbitalraums können damit differentialdiagnostisch ausgeschlossen werden.

Feinnadelbiopsie

Die Kombination aus Sonographie, Szintigraphie und Feinnadelbiopsie macht eine Vielzahl früher „prophylaktisch" durchgeführter Schilddrüsenoperationen überflüssig.

Folgende Indikationen zur Durchführung einer Feinnadelbiopsie der Schilddrüse sind zu beachten:
- Klärung der Dignität fokaler Läsionen des Organs
- Diagnostik der Thyreoiditis
- therapeutische Punktion zur Entlastung größerer Schilddrüsenzysten
- diagnostische Punktion schmerzhafter Zysten

Die Punktion erfolgt mit einer Kanüle von 0,7 mm Durchmesser, das Aspirat wird zytologisch untersucht.

Die zytologische Einordnung erfolgt in sechs Gruppen:
- Gruppe 0: kein verwertbares Material
- Gruppe I: normale Thyreozyten
- Gruppe II: regressive Veränderungen, Makrophagen, Onkozyten
- Gruppe III: Zellanomalien mit Variation von Zell- und Kerngröße, Nukleolen, zahlreiche Onkozyten, follikuläre Neoplasie
- Gruppe IV: höhergradige malignitätsverdächtige Zellatypien
- Gruppe V: eindeutige Tumorzellen

Bereits bei zweifelhaften Befunden der Gruppe III ist eine histologische Klärung anzustreben.

Diagnostik von Schilddrüsenfunktionsstörungen

Anamnese und körperliche Untersuchung

Grundlage jeder diagnostischen Maßnahme ist der klinische Verdacht auf das Vorliegen einer Schilddrüsenerkrankung. Genaue Anamnese und sorgfältige körperliche

Untersuchung („Bioassay", Kap. 16.1.3) ermöglichen eine weitere zielgerichtete Diagnostik.

Fehldiagnosen entstehen durch die unvollständige Anamnese (Einnahme von Medikamenten, die die Schilddrüsenfunktion direkt oder indirekt beeinflussen; vorausgegangene Jodkontamination durch Kontrastmittel, desinfizierende Lösungen, jodhaltige Medikamente; vorausgegangene Schilddrüsenoperationen oder Hypophysenoperationen mit Ausfall der TSH-Sekretion).

! Die genaue Anamnese und die sorgfältige körperliche Untersuchung sind die Grundlagen einer zielgerichteten Schilddrüsendiagnostik.

Biochemische Primärdiagnostik

Bei klinischem Verdacht auf das Vorliegen einer Schilddrüsenfunktionsstörung erfolgt die weitere Abklärung biochemisch (biochemische immer vor bildgebender Diagnostik, s. Kap. 16.1.3). Der wichtigste Parameter zum Ausschluss einer Schilddrüsenfunktionsstörung (s. Tab. 16.12) ist dabei die TSH-Bestimmung, da der endogene TSH-Spiegel bei intakter Hypophysenfunktion auch geringfügige Veränderungen der Schilddrüsenfunktion zuverlässig anzeigt.

Hypothalamisch-hypophysäre Funktionsstörungen sind mit weniger als 0,1 % aller Schilddrüsenfunktionsstörungen im klinischen Alltag sehr selten. Damit erübrigt sich bei Fehlen eines klinischen Verdachts auf eine Hypophysenerkrankung die gleichzeitige Bestimmung von TSH zusammen mit den peripheren Schilddrüsenhormonen, die vor allem bei der Suchdiagnostik von sekundärer Hyper- und Hypothyreose bedeutsam ist („Diagnostisches Paar", s. Kap. 16.1.3). Ist der TSH-Wert im Normbereich, liegt eine **euthyreote Stoffwechsellage** vor. In diesem Fall ist die gleichzeitige Bestimmung der untergeordneten peripheren Schilddrüsenhormone T_3 und T_4 überflüssig. Sonographie und Szintigraphie sind nur bei pathologischem Tastbefund (Schilddrüsenvergrößerung, Induration, tastbare Knoten) und zur Differentialdiagnose der Hyperthyreose sinnvoll, nicht zur initialen Funktionsdiagnostik.

! Zum Ausschluss einer Schilddrüsenfunktionsstörung basalen TSH-Wert bestimmen!

Weiterführende Diagnostik

Außerhalb des Normbereichs liegende basale TSH-Werte erfordern die Bestimmung der peripheren Schilddrüsenhormonwerte. Sind diese erhöht, liegt eine **primäre Hyperthyreose** vor, bei Erniedrigung besteht eine **primäre Hypothyreose**. Bei Patienten mit einer Hypophysenvorderlappeninsuffizienz und somit **sekundärer Hypothyreose** kann der basale TSH-Spiegel normal sein. Deshalb ist bei klinischem Verdacht in jedem Fall die Bestimmung der peripheren Schilddrüsenhormonwerte erforderlich.

Liegt eine Funktionsstörung vor, so erfolgt die weitere Diagnostik zur Klärung der Ursache in Abhängigkeit vom klinischen Bild mit Bestimmung von Immunphänomenen und bildgebenden Verfahren.

! Besteht klinisch der Verdacht auf eine Schilddrüsenfunktionsstörung, müssen der basale TSH-Wert und die peripheren Schilddrüsenhormonwerte bestimmt werden!

16.3.3 Hypothyreose

Synonym: Unterfunktion der Schilddrüse
Engl. Begriff: Hypothyroidism

Erkrankungen, die mit einer Unterfunktion der Schilddrüse einhergehen, werden danach eingeteilt, ob ihnen **primäre** Ursachen oder **sekundäre** Ursachen (Erkrankungen von Hypothalamus/Hypophyse) zugrunde liegen. Die häufigste Ursache der primären Hypothyreose bei Erwachsenen ist die atrophische Autoimmunthyreoiditis, die Frauen häufiger betrifft als Männer. Andere Ursachen sind der Zustand nach Schilddrüsenresektion oder Radiojodbehandlung sowie andere, eher seltene Schilddrüsenerkrankungen.

Praxisfall

Anamnese: Ein 56-jähriger Patient sucht auf Betreiben seiner Familienangehörigen die Sprechstunde auf. Er berichtet, dass seine allgemeine Leistungsfähigkeit nachgelassen habe. Seine berufliche Tätigkeit interessiere ihn nicht mehr im gleichen Maße wie früher. Auch ermüde er leicht und gehe daheim gern sofort nach der Arbeit schlafen. Er sei vergesslich geworden. Schwierigkeiten bereite ihm sein träger Stuhlgang. Des Weiteren friere er eigentlich ständig.

Befund: Schon beim Gespräch fällt die allgemeine Verlangsamung des Patienten auf. Die Stimme klingt heiser und rau, die Sprache ist undeutlich. Bei der Untersuchung findet sich eine kalte, trockene, leicht schuppende Haut. Sie ist blass und von teigiger Konsistenz. Es besteht ein angedeutetes Lidödem. Die Muskeleigenreflexe sind beidseits verlangsamt.

Labordiagnostik: erniedrigte Thyroxinwerte und im unteren Normbereich liegende Konzentration des Trijodthyronins bei erheblich erhöhter TSH-Konzentration. Dies bestätigt die klinische Diagnose einer hypothyreoten Funktionslage. Ein erhöhter Anti-TPO-Antikörpertiter weist auf eine offenbar früher symptomlos durchgemachte atrophische Thyreoiditis als pathogenetische Ursache der Hypothyreose hin.

Bildgebung: Im **Sonogramm** ist das Schilddrüsenparenchym homogen echoarm und lässt sich schlecht gegen die Umgebung abgrenzen. Das **Schilddrüsenszintigramm** lässt keine nennenswerte Speicherung im Bereich der Schilddrüse erkennen.

Definition Unter Hypothyreose versteht man einen Mangel an Schilddrüsenhormonen in den Zielorganen der Schilddrüsenhormonwirkung. Ursache ist – mit Ausnahme der extrem seltenen peripheren Schilddrüsenhormonresistenz – das Unvermögen der Schilddrüse, den Bedarf des Organismus an Schilddrüsenhormonen zu decken („Unterfunktion" der Schilddrüse). Die Einteilung der Hypothyreose findet sich in Tabelle 16.14.

Endokrine Erkrankungen

Tab. 16.14 Einteilung der Hypothyreosen (in Anlehnung an die Klassifikation [1985] der „Sektion Schilddrüse der Deutschen Gesellschaft für Endokrinologie").

- **Neugeborenen-Hypothyreose**
  - Angeboren
  - Intrauterin erworben

- **Postnatal erworbene Hypothyreose**
  Primär
  - Entzündlich
  - Postoperativ
  - Nach Strahlenbehandlung (Radiojod; externe Bestrahlung)
  - Durch strumigene Substanzen (z. B. Jodexzess, Medikamente)
  - Bei extremem Jodmangel anderer Art (z. B. durch Neoplasie; bei hormonbindenden Antikörpern; bei extremem Hormonverlust)

  Sekundär (hypophysär bzw. hypothalamisch)

- **Periphere Hormonresistenz (Spätmanifestation)**

krankung angeben kann. Die Immunthyreoiditis kann primär atrophisch verlaufen oder sich zunächst in einer Schilddrüsenvergrößerung manifestieren (klassische Hashimoto-Thyreoiditis).

Weitere Ursachen sind **Schilddrüsenoperationen** mit zu ausgiebiger subtotaler Schilddrüsenresektion bei Schilddrüsenvergrößerung oder totale Thyreoidektomie bei Malignomen sowie vorangegangene **Radiojodbehandlungen** oder externe Röntgenbestrahlungen. Zu denken ist auch an iatrogene Hypothyreosen, z. B. durch Überdosierung von Thyreostatika bei Behandlung von Hyperthyreosen. Lithium, das in der Psychiatrie bei der Behandlung von Zyklothymien eingesetzt wird, kann neben Strumen zu leichten Hypothyreosen führen.

> ! Häufigste Ursache für eine postnatal erworbene primäre Hypothyreose ist die chronische Immunthyreoiditis, die bis zum Auftreten der Hypothyreose häufig klinisch asymptomatisch verläuft.

Epidemiologie Angeborene Hypothyreosen treten mit einer Prävalenz von 1 : 4 000 Neugeborenen auf, das Geschlechtsverhältnis Mädchen : Jungen beträgt 2 : 1. Die kongenitale Hypothyreose stellt somit die häufigste angeborene Stoffwechselstörung dar.

Aufgrund umfangreicher Untersuchungen in Großbritannien ist davon auszugehen, dass die Hypothyreosefrequenz bei älteren Erwachsenen bei 1–2 % liegt. Das Geschlechtsverhältnis von Frauen zu Männern beträgt etwa 4 : 1. Die Prävalenz der subklinischen Hypothyreose ist bei Frauen mit 7,5 % und bei Männern mit 2,8 % anzusetzen.

Ätiologie und Pathogenese

Primäre Hypothyreose des Neugeborenen Bei einer primären Hypothyreose liegt die Störung in der Schilddrüse. Bei der Neugeborenen-Hypothyreose liegt in 80 % der Fälle eine Fehlanlage der Schilddrüse vor. Bei etwa zwei Dritteln besteht eine Schilddrüsenektopie, bei einem Drittel liegt eine Schilddrüsenaplasie vor. Mit einer Prävalenz von 10–20 % können angeborene Störungen des Schilddrüsenstoffwechsels nachgewiesen werden. Intrauterin erworbene Hypothyreosen können sowohl Folge eines extremen Jodmangels als auch eines Jodexzesses während der Schwangerschaft sein. Des Weiteren können strumigene Substanzen, z. B. eine zu hoch dosierte Thyreostatikatherapie während der Schwangerschaft, zu einer Neugeborenen-Hypothyreose führen.

Postnatal erworbene primäre Hypothyreose Bei der postnatal erworbenen primären Hypothyreose liegt meist eine Zerstörung oder ein Verlust funktionstüchtigen Schilddrüsengewebes zugrunde.

Die häufigste Ursache ist eine **chronische Immunthyreoiditis**. Der chronisch-entzündliche Prozess kann klinisch so blande verlaufen, dass der Patient häufig keinerlei Beschwerden verspürt und bei Feststellung einer Hypothyreose oftmals keine vorangegangene Schilddrüsener-

Sekundäre Hypothyreosen Bei den sekundären Hypothyreosen ist die Schilddrüse als solche intakt, wird aber wegen TSH-Mangels infolge einer übergeordneten, **hypothalamisch-hypophysär** bedingten Störung (z. B. Tumor oder Bestrahlung) unzureichend stimuliert.

Seltene Ursachen der Hypothyreose Andere Erkrankungen, die zu einer Zerstörung der Schilddrüse führen können, sind als Ursache einer Hypothyreose sehr selten, seien aber der Vollständigkeit halber erwähnt:
- bakteriell-entzündliche, abszedierende Prozesse
- Amyloidose
- Sarkoidose
- fibrosierende Thyreoiditis (Riedel)
- primär extrathyreoidale, die Schilddrüse in Mitleidenschaft ziehende Prozesse

Hypothyreosen infolge eines extremen alimentären Jodmangels („Bausteinmangel") kommen in unseren Regionen mit einem nur mäßigen Jodmangel nicht vor. Selten sind extreme Hormonverluste, z. B. beim nephrotischen Syndrom oder bei exsudativen Enteropathien. Raritäten sind schilddrüsenhormonbindende Antikörper und eine periphere Schilddrüsenhormonresistenz.

Symptome

Beim Erwachsenen entwickelt sich die Hypothyreose oft so langsam, dass der Patient zunächst kaum Beschwerden wahrnimmt. Erst bei stärkerer Unterfunktion macht sich der allgemeine Hypometabolismus auch subjektiv bemerkbar. Beschwerden sind allgemeine Müdigkeit, Antriebsminderung, Konzentrationsunfähigkeit, gesteigertes Schlafbedürfnis, Kälteempfindlichkeit und Obstipation (Tab. 16.15). Immer wieder berichten Patienten auch über Geruchs- und Geschmacksstörungen und eine abnehmende Hörfähigkeit.

Bereits beim Gespräch mit dem Patienten fällt die allgemeine Verlangsamung auf. Die Haut ist trocken, blass und kühl sowie rau und schuppig. Die Talgsekretion ist herabgesetzt. Augenlider und Hände weisen typische Verschwellungen auf. In schweren Fällen wirkt die gesamte Haut teigig aufgetrieben. Ursache ist eine vermehrte Mukopolysaccharidbildung mit vermehrter Wassereinlagerung im subkutanen Fettgewebe. Bei besonders schwerer Ausprägung entwickelt sich hieraus ein **generalisiertes Myxödem**. Druck hinterlässt beim Myxödem keine Dellen, im Gegensatz zum kardial bedingten Ödem, bei dem eine interstitielle und damit verschiebliche Flüssigkeitsansammlung besteht.

Die Stimme klingt beim Stimmbandmyxödem heiser und rau. Manchmal ist die Sprache aufgrund einer myxödematösen Zungenverdickung undeutlich, kloßig und verwaschen. Bei der klinischen Untersuchung fallen häufig eine Bradykardie und träge ablaufende Patellar- und Achillessehnenreflexe auf. Im Rahmen einer allgemeinen Myxödemmyopathie besteht eine ausgeprägte Schwäche der Oberschenkelmuskulatur, die zu Verwechslungen mit neurologischen Krankheitsbildern Anlass geben kann.

> **!** Besonders bei älteren Personen ist oft nicht das Vollbild der klinischen Symptomatik vorhanden. Im Vordergrund der **Altershypothyreose** stehen Adynamie, Obstipation und Kälteempfindlichkeit. Daher werden leichtere Hypothyreosen häufig übersehen.

Tab. 16.15 Klinische Symptome der Hypothyreose (nach Allolio und Schulte, 1996).

Häufige Symptome
Kälteintoleranz
Vermehrte Müdigkeit
Verstärktes Schlafbedürfnis
Obstipation
Kühle, schuppende, trockene, blassgelbe Haut
Psychomotorische Verlangsamung
Antriebsarmut
Gewichtszunahme
Langsame, verwaschene, raue Sprache
Zyklusstörungen
Libidoverlust
Brüchige Haare und Nägel
Lidödeme

Befunde bei Altershypothyreose
Uncharakteristische Oligosymptomatik, z.B.:
■ Adynamie
■ Depressive Verstimmung
■ Stenokardien
→ Fehldeutung der Symptome als Altersbeschwerden

Diagnostik Die hypothyreote Funktionslage wird durch die laborchemischen Hormonbestimmungen gesichert, die Differentialdiagnose durch Schilddrüsensonographie, Bestimmung der Schilddrüsenautoantikörper und nuklearmedizinische Untersuchungen gestellt.

Biochemische Abklärung Der **Ausschluss** einer primären Hypothyreose gelingt allein mit dem Nachweis eines normalen TSH-Wertes. Zusätzliche Bestimmungen der Schilddrüsenhormonwerte sind überflüssig. Dies gilt nicht für die sekundäre Hypothyreose, bei der der basale TSH-Spiegel normal sein kann (obligate Bestimmung von TSH und peripheren Schilddrüsenhormonwerten).

Dem **Nachweis** einer Hypothyreose dient neben der Feststellung eines erhöhten TSH-Wertes die Bestimmung der Gesamtthyroxinkonzentration (TT_4) zusammen mit einem Parameter für das freie Thyroxin oder die direkte Bestimmung des freien Thyroxins (fT_4). Ein erhöhter TSH-Wert und ein erniedrigter Thyroxinwert beweisen eine primäre Hypothyreose.

Die Bestimmung der Trijodthyroninkonzentration ist zur Diagnose der Hypothyreose ungeeignet, da bei einer primären Hypothyreose unter dem Einfluss des erhöhten TSH vermehrt Thyroxin peripher zu Trijodthyronin konvertiert wird und die Konzentration des Trijodthyronins deshalb über längere Zeit im Normbereich bleibt.

Bei (noch) normaler Schilddrüsenhormonkonzentration, aber (bereits) gesteigerter TSH-Sekretion spricht man von einer „präklinischen" oder latenten Hypothyreose. Diese Konstellation wird bei der Entwicklung einer Hypothyreose (z.B. beim langsam fortschreitenden Zugrundegehen von Schilddrüsengewebe im Rahmen einer chronischen Immunthyreoiditis) als Durchgangsphase beobachtet (s. Abb. 16.11).

Um die Genese einer primären Hypothyreose zu klären, werden zusätzlich die verschiedenen **Schilddrüsenautoantikörper** bestimmt, die bei positivem Befund auf die immunologisch-entzündliche Genese der Hypothyreose hinweisen.

Bei einer hypothalamisch-hypophysär bedingten Hypothyreose sind basales TSH bzw. TSH-Stimulierbarkeit im TRH-Test nicht immer vermindert. Deshalb ist bei entsprechendem klinischen Verdacht in jedem Fall die Bestimmung der peripheren Schilddrüsenhormonwerte erforderlich.

Das **Blutbild** zeigt meist eine mäßige normo- bis hypochrome Anämie. Die Blässe der Haut ist sowohl durch die herabgesetzte Hautdurchblutung (Scheinanämie) bedingt als auch auf eine echte Anämie zurückzuführen. Bei den meisten Patienten kommt es zu einem Anstieg des Gesamtcholesterins als Ausdruck des allgemeinen Hypometabolismus. Die Kreatinkinase kann als Ausdruck der Myxödemmyopathie massiv erhöht sein.

Weniger bekannt ist das sog. **Myxödemherz** mit einer Rechts- und Linksherzdilatation, die röntgenologisch nachgewiesen werden können. Bei ausgeprägter Hypothyreose kann sich auch ein Perikarderguss ausbilden, der aus einer zähen, schleimigen, mukopolysaccharidhaltigen Flüssigkeit besteht. Das EKG zeigt eine Niedervoltage und häufig ein Fehlen der T-Zacken. Diese EKG-Veränderungen müssen nicht immer Ausdruck einer irreversiblen Myokardschädigung sein und können sich unter Substitutionsbehandlung vollständig zurückbilden.

> **!** Der klinische Verdacht auf eine hypothalamisch-hypophysär bedingte Hypothyreose erfordert in jedem Fall die Bestimmung der peripheren Schilddrüsenhormonwerte, da das basale TSH bzw. die TSH-Stimulierbarkeit im TRH-Test nicht immer vermindert sind.

Sonographie und Szintigraphie Ist eine primäre Hypothyreose gesichert, ist die Sonographie die Methode der

Wahl zur weiteren Abklärung. Bei der chronischen Autoimmunthyreoiditis findet sich typischerweise eine echoarme, schlecht gegen die Umgebung abgrenzbare Schilddrüse. Im Endstadium ist kaum noch oder gar kein Schilddrüsengewebe mehr nachweisbar. Auf die Szintigraphie kann in der Diagnostik der Hypothyreose meist verzichtet werden, charakteristisch ist ein geringer oder fehlender Tracer-Uptake.

Differentialdiagnose	Ausschlussmaßnahmen
Low-T_3/T_4-Syndrom (Anpassungsstörung der Schilddrüsenhormonbiosynthese bei schweren Allgemeinerkrankungen)	Laborchemische Untersuchungen (die biochemische Konstellation ähnelt der bei sekundärer Hypothyreose) Klinik Verlauf (Normalisierung der Schilddrüsenwerte nach klinischer Stabilisierung) Untersuchung der übrigen Hypophysenfunktionen
TSH-Erhöhung ohne Hypothyreose bei TSH produzierendem Adenom	Laborchemische Untersuchungen (erhöhte periphere Schilddrüsenwerte bei TSH produzierendem Adenom) MRT der Hypophysenregion, Klinik (Hyperthyreose)
TSH-Erhöhung bei peripherer Schilddrüsenhormonresistenz	Laborchemische Untersuchungen (erhöhte periphere Schilddrüsenwerte bei peripherer Schilddrüsenhormonresistenz), Klinik (Euthyreose oder Hyperthyreose)

Therapie

Unkomplizierte Hypothyreose Die Substitutionstherapie der Hypothyreose besteht in der Verabreichung synthetisch hergestellter Schilddrüsenhormone. Gebräuchlich ist die Gabe von L-Thyroxin. Der Tagesbedarf liegt bei Erwachsenen zwischen 100 und 200 μg (1,5–2,0 μg/kg Körpergewicht). Um eine gleich bleibende Resorption (Resorptionsquote 70–80 %) zu gewährleisten, muss die Tagesdosis morgens nüchtern eingenommen werden. Die Substitution soll bei älteren oder kardial vorgeschädigten Patienten einschleichend mit 25 μg begonnen werden, um kardiovaskuläre Nebenwirkungen zu vermeiden. Bei jüngeren Patienten besteht die Initialdosis in 50–75 μg. Die Dosis wird in monatlichen Abständen um jeweils 25 μg gesteigert, bis sich klinisches Bild und Laborparameter normalisiert haben.

> **!** Die Dosis des L-Thyroxins wird bei der Substitutionstherapie der Hypothyreose langsam gesteigert.

Die individuell optimale Substitutionsdosis ist erreicht, wenn die TSH-Konzentration auf Normwerte zurückgegangen ist. Bei einer Monotherapie mit L-Thyroxin sollte die Thyroxinkonzentration im Serum an der oberen Normgrenze oder geringfügig darüber liegen. Da Thyroxin zu Trijodthyronin umgewandelt wird, spricht ein erhöhter Trijodthyroninwert für eine Überdosierung.

Hypothyreotes Koma Eine Ausnahme von der Regel, die Substitution langsam zu steigern, stellt nur das hypothyreote Koma dar (Tab. 16.16). Bei dieser vital bedrohlichen Situation müssen sofort 500 μg **L-Thyroxin i.v.** gegeben werden. In den nächsten Tagen muss eine i.v. Gabe von 100 μg erfolgen. Wenn sich die Situation gebessert hat, kann man gewöhnlich nach acht bis zehn Tagen oral behandeln. Im Gegensatz zu dieser Hochdosistherapie wird von anderen Autoren eine niedrig dosierte i.v. Therapie mit Thyroxin empfohlen, da hiermit eine niedrigere Letalität verzeichnet wurde.

Steht initial kein i.v. injizierbares L-Thyroxin zur Verfügung, müssen zerstoßene Tabletten mittels Magensonde zugeführt werden.

Verlauf und Prognose Unter adäquater Substitution wird und bleibt der Patient euthyreot. Bezüglich Leistungsfähigkeit und Lebenserwartung bestehen keine Unterschiede zu schilddrüsengesunden Personen.

Voraussetzung für eine lebenslange Symptomfreiheit ist jedoch die lebenslange Substitution mit gewissenhafter Einhaltung der Medikation!

Komplikationen Das bereits erwähnte **Myxödem** ist kein eigenständiges Krankheitsbild, sondern eine schwerere Verlaufsform der Hypothyreose, bei der die oben geschilderten Hautveränderungen klinisch besonders hervorstechen.

Eine Hypothyreose kann in ein hypothyreotes **Koma** einmünden. Gefährdet sind Patienten, bei denen eine nicht erkannte oder unzureichend behandelte Hypothyreose besteht. Zusätzliche Belastungsfaktoren wie Traumen oder Infekte führen dann zur Dekompensation. Auslösende Ursachen sind auch Narkosen bei operativen Eingriffen oder Gabe von Sedativa bei Schmerzzuständen. Die Hyperkapnie durch Hypoventilation ist lebensbedrohlich und erfordert eine künstliche Beatmung.

Die **Hypercholesterinämie** gilt als Risikofaktor, der degenerative Gefäßveränderungen begünstigt.

Komplikationen	Häufigkeit
Autoimmunhypothyreose bei polyglandulärer Autoimmunendokrinopathie (s. Kap. 16.7)	Selten
Hypothyreotes Koma	Sehr selten

Zusammenfassung

- Häufigste Ursache: chronische Autoimmunthyreoiditis
- Wichtigste Symptome: Adynamie, Kälteintoleranz und Müdigkeit
- Wichtigste diagnostische Maßnahme: Bestimmung des basalen TSH in Kombination mit dem freiem Thyroxin
- Wichtigste therapeutische Maßnahme: 100–200 μg Thyroxin oral (einschleichende Dosierung bei älteren und kardial vorgeschädigten Patienten)

Tab. 16.16 Das hypothyreote Koma.

Leitsymptome	Therapie	Allgemeinsymptomatische Maßnahmen

Hypoventilation
Hyperkapnie
Bradykardie
Hypotonie
Perikarderguss
EKG: Niedervoltage
         Fehlen der T-Zacken,
         AV-Blockierung III. Grades
Hypo-, Areflexie
Obstipation (Ileus)
Hypothermie (bis 32 °C)
(Verdünnungs-)Hyponatriämie
Neigung zu Hypoglykämie
	1. Tag: 500 µg L-Thyroxin i.v.
	Ab 2. Tag: 100 µg L-Thyroxin i.v.
	Nach 1–2 Wochen:
	Umstellung auf orale Medikation
		Intubation, Beatmung, Bronchialtoilette
		Kreislaufstabilisierung,
		temporärer Schrittmacher
		Vermeidung von Wärmeverlusten
		(keine aktive Erwärmung:
		Gefahr der peripheren Vasodilatation
		mit Kreislaufinsuffizienz)
		Initial Hydrocortison
		(100–200 mg/24 h wegen möglicher
		Nebennierenrindeninsuffizienz)

16.3.4 Hyperthyreose

Synonym: Überfunktion der Schilddrüse, Thyreotoxikose
Engl. Begriff: Hyperthyroidism

Die Überfunktion der Schilddrüse (Hyperthyreose) wird am häufigsten hervorgerufen durch die Autoimmunerkrankung **Morbus Basedow** (mit und ohne endokrine Orbitopathie) sowie durch die **Schilddrüsenautonomie**. Seltene Ursachen sind die **Immunthyreoiditis**, die **Thyreoiditis de Quervain** und die **iatrogene Überdosierung** von Schilddrüsenhormonen.

Praxis

Anamnese: Eine 28-jährige Patientin berichtet, dass ihre allgemeine Leistungsfähigkeit in den letzten Wochen deutlich abgenommen hat. Sie könne die anfallenden Arbeiten in ihrem Haushalt nicht mehr bewältigen. Schon geringe körperliche Belastungen würden sie stark ermüden. Sie schwitze leicht und leide unter Herzklopfen. Der Schlaf sei gestört; sie könne schlecht einschlafen und nicht mehr durchschlafen. Des Weiteren verspüre sie eine allgemeine innere Unruhe. Zwar sei sie schon immer ein „lebhafter Typ" gewesen, doch sei sie jetzt derartig nervös geworden, dass sie bei jeder Kleinigkeit geradezu explodiere. Dies habe bereits zu Verstimmungen innerhalb der Familie Anlass gegeben. Trotz guten Appetits habe sie im letzten Vierteljahr 3,5 kg Gewicht verloren.
Befund: Bei der Untersuchung fallen beidseits ein leichter Exophthalmus und eine diffus vergrößerte Schilddrüse mit palpatorischem Schwirren auf. Die Hände der Patientin sind warm und feucht. Es besteht ein feinschlägiger Fingertremor. Die Pulsfrequenz beträgt in Ruhe 112 Schläge/min bei Blutdruckwerten von 150/60 mmHg.
Sonographie: Das Sonogramm zeigt eine diffuse Echoarmut beider Schilddrüsenlappen.
Labor: Eine vollständig supprimierte TSH-Sekretion bei erhöhten Schilddrüsenhormonwerten (T_3 und T_4) bestätigt die hyperthyreote Funktionslage. Erhöhte TSH-R-AK-Titer sprechen für eine Autoimmunhyperthyreose (Morbus Basedow), die klinisch bereits durch die Ophthalmopathie zu erkennen ist.

Anamnese: Eine 73-jährige Patientin wird als kardiologischer Notfall eingeliefert. Eine vorbestehende Herzerkrankung mit gelegentlichen pektanginösen Beschwerden habe sich plötzlich verschlimmert. Anamnestisch ist zu erfahren, dass die Patientin vor etwa sechs Wochen wegen Gewichtsabnahme mit Durchfallneigung ausgedehnt gastroenterologisch untersucht worden sei und auch Röntgenkontrastmittel i.v. erhalten habe. Die Untersuchungen hätten jedoch keinen wesentlichen Befund erbracht.
Befund: Die Patientin wirkt unruhig bis agitiert und zeigt eine Tachyarrhythmia absoluta mit einer Pulsfrequenz um 160 Schläge/min. Die Haut fühlt sich warm und trocken an. Es besteht eine allgemeine Exsikkose. Bei der Inspektion und Palpation fällt ein großer Knoten im kaudalen Bereich des rechten Schilddrüsenlappens auf.
Sonographie: Das Sonogramm zeigt eine normal große Schilddrüse mit beidseits normalem Echomuster. Der tastbare Knoten stellt sich als diffus echoarmer Bezirk von $3{,}0 \times 3{,}0 \times 3{,}5$ cm dar, der vom umgebenden Gewebe durch einen echoarmen Randsaum abgegrenzt ist.
Verlauf: Aufgrund des klinischen Bildes, das für eine thyreotoxische Krise spricht, wird sofort mit der **thyreostatischen Therapie** und allgemeinsymptomatischen Maßnahmen begonnen. Die nachfolgend eintreffenden Ergebnisse der **Laboruntersuchungen** beweisen die manifeste Hyperthyreose: Die T_3- und T_4-Werte sind erhöht, die TSH-Konzentration erniedrigt. Das **Schilddrüsenszintigramm** wird in Anbetracht der zuvor erfolgten Applikation von Röntgenkontrastmittel zu einem späteren Zeitpunkt nachgeholt. Im Bereich des tastbaren Knotens zeigt sich eine intensive Anreicherung bei (fast) fehlender Speicherung im Bereich des sonographisch unveränderten Schilddrüsengewebes. Somit liegt das typische Bild eines szintigraphisch dekompensierten **autonomen Adenoms** vor.

Definition   Bei einer Hyperthyreose besteht ein Überschuss an Schilddrüsenhormonen in den Zielorganen der Schilddrüsenhormonwirkung, da die Schilddrüse (Ausnahme: Hyperthyreosis factitia) mehr Schilddrüsenhormon produziert als der Organismus benötigt. Man spricht von einer „Überfunktion" der Schilddrüse.

Endokrine Erkrankungen

Tab. 16.17 Einteilung der Hyperthyreose (in Anlehnung an die Klassifikation [1985] der „Sektion Schilddrüse der Deutschen Gesellschaft für Endokrinologie").

Immunthyreopathie	Morbus Basedow Andere (Hashimoto-Thyreoiditis)
Andere Entzündungen	Thyreoiditis de Quervain Strahlenthyreoiditis
Funktionelle Autonomie	Disseminiert Unifokal (sog. „autonomes Adenom") Multifokal
Neoplasien	Adenome Karzinome
TSH- oder TSH-ähnliche Aktivitäten	Hypophysär Paraneoplastisch
Exogene Hormonzufuhr	Hyperthyreosis factitia

Ätiologie und Pathogenese Von den in Tabelle 16.17 aufgeführten Erkrankungen sind vor allem die Immunthyreopathie (Morbus Basedow) und die thyreoidale Autonomie von klinischer Relevanz, die in Deutschland etwa gleich häufig sind und mehr als 95 % der Hyperthyreosen ausmachen.

Morbus Basedow

Medizingeschichte 1840 beschrieb der Merseburger Amtsarzt von Basedow mit den Symptomen Exophthalmus, diffus vergrößerte Schilddrüse und Tachykardie (Merseburger Trias) die seitdem nach ihm benannte Erkrankung. Die gleiche Erkrankung wurde etwa zur gleichen Zeit von R. J. Graves in England beschrieben, so dass im angelsächsischen Schrifttum die Bezeichnung „Graves' disease" gebräuchlich ist.

Histopathologie Die **Basedow-Hyperthyreose** zählt zu den Autoimmunerkrankungen. Ebenso wie bei der pathogenetisch verwandten chronisch-lymphozytären Immunthyreoiditis (atrophische oder Hashimoto-Thyreoiditis) besteht ein Toleranzdefekt gegenüber den Thyreozyten. Daher werden die beiden klinisch durchaus unterschied-

lichen Krankheitsbilder unter dem Oberbegriff der Immunthyreopathie zusammengefasst (s.a. Kap. 16.3.2).

Pathologisch-anatomisch findet sich bei beiden Krankheitsbildern ein **„entzündliches" Bild** der Schilddrüse. Dabei beschränken sich die Entzündungszeichen beim Morbus Basedow meist auf eine mäßige, diffuse lymphozytäre Durchsetzung der Schilddrüse ohne Gewebsdestruktionen. Bei der Hashimoto-Thyreoiditis sind die entzündlichen Zeichen mit zirkumskripten oder diffusen lymphozytären und plasmazellulären Infiltrationen und charakteristischen Lymphfollikeln dagegen stärker ausgeprägt. Der entzündliche Prozess kann zu destruktiven Veränderungen mit ausgeprägten Fibrosierungen und schließlich zur Atrophie des Organs führen. Es lassen sich jedoch auch Übergänge zwischen Basedow-Hyperthyreose und Hashimoto-Thyreoiditis beobachten. Bei beiden Formen der Immunthyreopathie sind daher – wenn auch in unterschiedlichem Ausmaß – Schilddrüsenautoantikörper (Tg-AK und TPO-AK) als Ausdruck des entzündlichen Geschehens nachweisbar.

> ! **Thyreoideastimulierende Immunglobuline (TSH-R-AK) sind spezifisch für den Morbus Basedow. Sie besetzen den TSH-Rezeptor und führen zur Hyperthyreose.**

Endokrine Orbitopathie Bei der Immunhyperthyreose spielen sich immunologische Prozesse nicht nur an der Schilddrüse ab, sondern in 40 % der Fälle auch im Bereich der Orbita als **endokrine Orbitopathie** (Tab. 16.18). Sie führen über eine lymphozytär-histiozytäre Infiltration des Retrobulbärgewebes und vor allem über eine infiltrative Verdickung der Augenmuskeln durch Einlagerung von Glykosaminoglykanen zu einer retrobulbären Massenzunahme und dadurch zu einem Exophthalmus (Abb. 16.21a und b). Gleichzeitig besteht meist ein mehr oder minder deutlich ausgeprägtes Lidödem. Der Exophthalmus tritt in der Regel beidseits auf, selten besteht auch ein nur einseitiger Exophthalmus.

Da die endokrine Orbitopathie durch Nikotingenuss ungünstig beeinflusst wird, ist die Nikotinkarenz ein wichtiges Therapieprinzip.

> ! **Die Diagnose eines einseitigen endokrinen Exophthalmus darf nur gestellt werden, wenn differentialdiagnostisch sämtliche anderen Möglichkeiten eines einseitigen Exophthalmus ausgeschlossen worden sind!**

Seltener tritt eine endokrine Orbitopathie isoliert auch ohne Hyperthyreose auf. Meistens (zwei Drittel aller Fälle) ist die endokrine Orbitopathie aber mit einer Basedow-Hyperthyreose assoziiert, wobei der Manifestationszeitpunkt variabel ist und sowohl vor als auch zeitgleich oder bis zu 1,5 Jahren nach Diagnose der Hyperthyreose liegen kann.

Zusätzliche Autoimmunphänomene Ein weiteres selten auftretendes Symptom ist das sog. **prätibiale** oder **zirkumskripte Myxödem**: eine teigige, manchmal auch indurative rötlich-livide Verdickung der Haut im Bereich des unteren Drittels der Tibia, noch seltener im Bereich des Vorfußes. Die umschriebene teigige Verdickung der Haut hat zu der

Tab. 16.18 Symptome bei endokriner Orbitopathie.

- Fremdkörpergefühl, Lichtscheu, Augentränen, retrobulbäres Druckgefühl
- Lidretraktion, Konjunktivitis, periorbitale Schwellungen (Lidödem)
- Protrusio bulbi bzw. bulborum
- Augenmuskelbeteiligung (Doppelbilder)
- Hornhautschädigung („maligner" Exophthalmus)
- Sehnervenkompression (Visusbeeinträchtigung)

unglücklichen Namensgebung „zirkumskriptes Myxödem" geführt, obgleich diese Hautveränderungen nichts mit dem Myxödem der Hypothyreose zu tun haben.

Noch seltener beobachtet man bei Patienten mit einer Basedow-Hyperthyreose eine Osteoarthropathie an den Endphalangen der Finger in Form klobiger Auftreibungen, die entfernt an Trommelschlegelfinger erinnern. Die Genese ist unklar.

5–10 % aller Patienten weisen andere Autoimmunerkrankungen auf (Vitiligo, Diabetes mellitus Typ 1, Morbus Addison, perniziöse Anämie, Myasthenia gravis, s. Kap. 16.7).

Hyperthyreose bei Schilddrüsenautonomie 1913 grenzte Plummer von der Basedow-Hyperthyreose eine weitere, ätiologisch andersartige Form der Hyperthyreose ab: die Hyperthyreose bei funktioneller thyreoidaler Autonomie. Hierbei haben die betroffenen Thyreozyten die Fähigkeit verloren, bedarfsgerecht Schilddrüsenhormon zu produzieren. Sie unterliegen nicht mehr dem hypophysären Regelkreis. Bei fallender TSH-Konzentration senken sie ihre Hormonproduktion nicht mehr ab, sondern produzieren „autonom" weiterhin Schilddrüsenhormon. Überschreitet das autonome Gewebe eine kritische Masse, kann die Menge an autonom produziertem Schilddrüsenhormon den aktuellen Bedarf des Organismus überschreiten. Es kommt zu einer hyperthyreoten Funktionslage.

In bis zu 50 % aller autonomen Adenome lassen sich **somatische, aktivierende Mutationen im TSH-Rezeptor** nachweisen. Intrazellulär kommt es hierdurch zu hohen cAMP-Spiegeln, die sowohl für die autonome Schilddrüsenhormonsynthese als auch für die gesteigerte Proliferation verantwortlich sind. Da Hyperthyreosen als Folge funktioneller Autonomien gehäuft in Jodmangelgebieten beobachtet werden, während sie in Ländern mit reichlicher Jodversorgung nahezu unbekannt sind, scheint ein Jodmangel für das Auftreten dieser Mutationen zu prädisponieren.

Funktionell autonomes Schilddrüsengewebe kann in disseminierter Form vorliegen, d.h. über die gesamte Schilddrüse verteilt sein, aber auch in umschriebenen Bezirken als unifokale (autonomes Adenom) oder multifokale Autonomie auftreten.

Seltene Formen der Hyperthyreose Hyperthyreote Phasen können auch bei der subakuten **Thyreoiditis de Quervain** (s.u.) auftreten. Hyperthyreosen bei **Neoplasie** der Schilddrüse sind außerordentlich selten. Hyperthyreosen, die aufgrund einer hypophysären TSH-Überproduktion bei Hypophysentumoren entstehen, und Hyperthyreosen bei paraneoplastischer TSH-Sekretion bzw. Sekretion TSH-ähnlicher Aktivität sind Raritäten. Der Vollständigkeit halber sei auch auf die Möglichkeit einer **Hyperthyreosis factitia** bei fehlindizierter oder fehldosierter Schilddrüsenhormongabe hingewiesen.

Symptome Die vom Patienten angegebenen Beschwerden und die Befunde der klinischen Untersuchung enthält Tabelle 16.19. Sie können als allgemeine Zeichen des Hypermetabolismus und einer gesteigerten Adrenalinsensitivität gewertet werden. Diese allgemeinen klinischen Zeichen einer Hyperthyreose können bei allen Hyperthyreo-

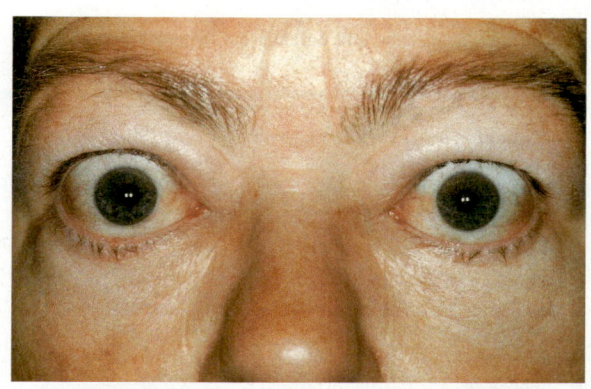

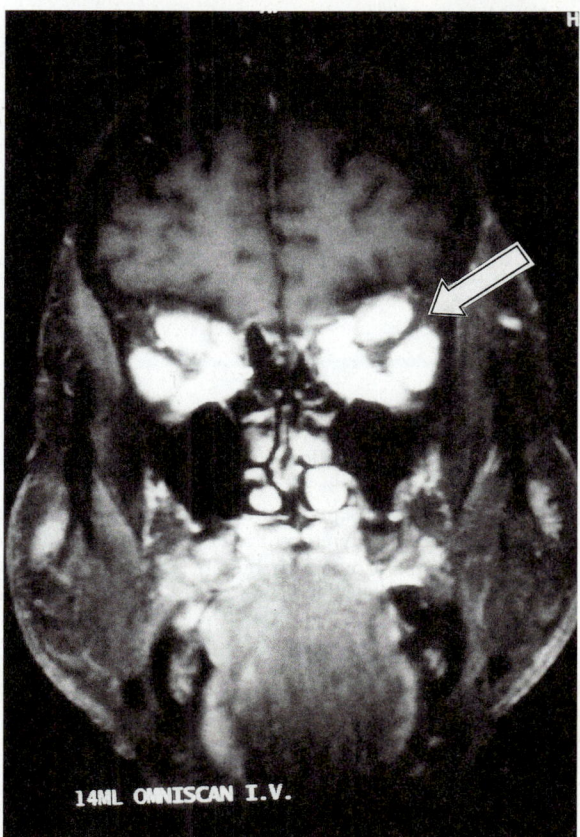

Abb. 16.21a–b Akute endokrine Orbitopathie mit ausgeprägter Lidschwellung und konjunktivaler Reizung (a). Korrespondierendes Kernspintomogramm (koronare Aufnahme, T1-Gewichtung, nach Gabe von Gadolinium-DTPA i.v.): Alle Augenmuskeln sind erheblich geschwollen und nehmen deutlich Kontrastmittel auf (b).

seformen auftreten, müssen jedoch nicht immer vollzählig vorhanden sein. Eine Schilddrüsenvergrößerung kann fehlen. Orbitopathie (Exophthalmus, Lidödem) sowie „prätibiales Myxödem" kommen dagegen nur bei der Basedow-Hyperthyreose vor.

Besonders bei älteren Personen mit thyreoidaler Autonomie bestehen oft sog. **monosymptomatische Verlaufsformen,** bei denen einzelne Symptome oder Symptomenkomplexe meist kardialer oder intestinaler Art im Vordergrund stehen.

Endokrine Erkrankungen

Tab. 16.19 Symptome und Befunde bei hyperthyreoter Funktionslage.

Vom Patienten geklagte Beschwerden:
- Wärmeempfindlichkeit
- Schweißneigung
- Gesteigerter Durst
- Appetitsteigerung
- Gewichtsabnahme
- Häufiger Stuhlgang
- Gesteigerte Erregbarkeit (Nervosität)
- Schlaflosigkeit
- Herzklopfen
- Atemnot bei körperlicher Belastung
- Gesteigerte Ermüdbarkeit

Befunde:
- Feinschlägiger Fingertremor
- Tachykardie (Pulsfrequenz über 88 Schläge/min)
- Blutdruckamplitude über 60 mmHg
- Systolisches Strömungsgeräusch über dem Herzen
- Warme und feuchte Hände
- Bewegungsunruhe
- Adynamie

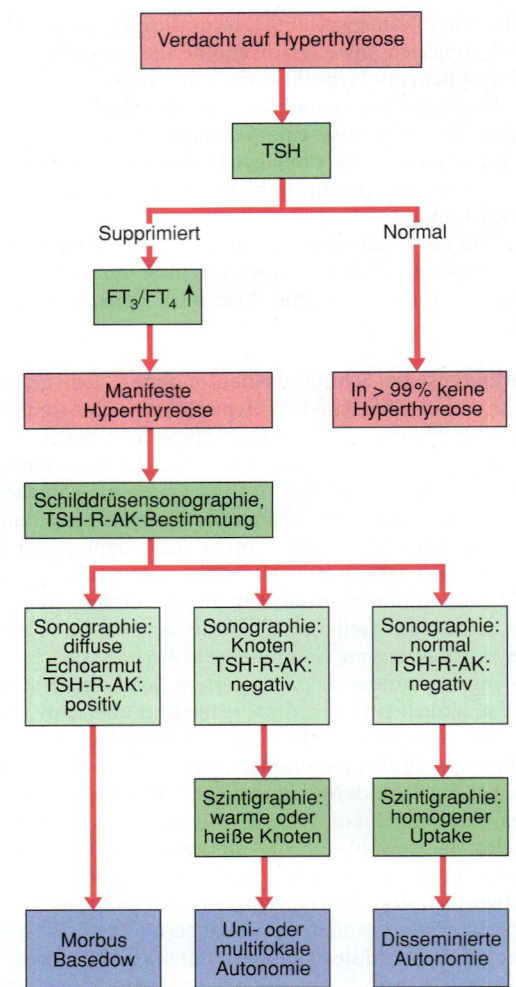

Abb. 16.22 Diagnostisches Vorgehen bei Verdacht auf Hyperthyreose.

Diagnostik

Ausschluss einer Hyperthyreose Zum Ausschluss einer hyperthyreoten Funktionslage reicht die TSH-Bestimmung aus, da 99,9 % aller Überfunktionen durch eine primäre Schilddrüsenerkrankung bedingt sind, während sekundäre Hyperthyreosen äußerst selten sind. Liegt der TSH-Wert im Normbereich, besteht eine euthyreote Funktionslage. Weitere labordiagnostische Maßnahmen sind überflüssig.

> ! Zum Ausschluss einer Hyperthyreose genügt die Bestimmung des basalen TSH-Wertes!

Sicherung der Diagnose Eine Hyperthyreose wird anhand einer **supprimierten TSH-Konzentration** nachgewiesen. Zusätzlich müssen das freie Thyroxin (fT_4) und das freie Trijodthyronin (fT_3) bestimmt werden. Bei (noch) normaler Schilddrüsenhormonkonzentration, aber (bereits) erniedrigter basaler TSH-Konzentration spricht man von einer „präklinischen" oder latenten Hyperthyreose, bei erhöhter Schilddrüsenhormonkonzentration von manifester Hyperthyreose.

Einer der häufigsten Irrtümer ist die Fehlinterpretation erhöhter Gesamthormonkonzentrationen von T_3 und T_4 unter Kontrazeptiva oder in der Schwangerschaft ohne Berücksichtigung der TSH-Werte. Da es durch Östrogene zu einer gesteigerten Synthese des Thyroxin bindenden Globulins kommt, liegen in diesen Fällen regelmäßig erhöhte Gesamthormonkonzentrationen bei normalem freiem T_3 und T_4 vor. Das TSH ist hier ebenfalls normal.

Differentialdiagnose Die Differentialdiagnose zwischen den einzelnen Hyperthyreoseformen erfolgt durch die Anamnese sowie durch den Untersuchungsbefund und wird ergänzt durch den kombinierten Einsatz von Autoantikörperbestimmung, Schilddrüsensonographie und Szintigraphie (Abb. 16.22).

Morbus Basedow Besteht eine **endokrine Orbitopathie** oder ein **Schwirren der Schilddrüse,** ist die Zuordnung zur **Basedow-Hyperthyreose** leicht.

Erhöhte **TSH-R-AK-Werte** in Kombination mit einer diffusen Echoarmut der Schilddrüse in der Sonographie sind pathognomonisch für einen Morbus Basedow. Mit neuen Assays lassen sich bei mehr als 90 % aller Basedow-Patienten TSH-R-Antikörper nachweisen, wobei die Spezifität dieses Assays nahezu 100 % beträgt. Eine Szintigraphie mit Nachweis eines erhöhten, diffusen Uptakes ist bei eindeutiger Sonographie und positivem TSH-R-AK-Nachweis nicht erforderlich.

Hyperthyreose bei Schilddrüsenautonomie Bei der **uni-** oder **multifokalen Schilddrüsenautonomie** liegen sonographisch ein oder mehrere Knoten vor. Der TSH-R-AK-Nachweis gelingt nicht, szintigraphisch finden sich ein oder mehrere vermehrt speichernde Herde. Findet sich im angrenzenden, normalen Schilddrüsengewebe noch eine begrenzte Tracerspeicherung, spricht man vom „warmen" Knoten, bei fehlender Speicherung vom „heißen" Knoten. Tritt eine Hyperthyreose im Zusammenhang mit einer einige Wochen zuvor erfolgten Jodapplikation (z. B. Diagnostik mit Röntgenkontrastmitteln) auf, spricht dies besonders bei älteren Patienten in Jodmangelgebieten für eine thyreoidale Autonomie mit Demaskierung einer zuvor latenten Hyperthyreose.

Schwierigkeiten kann die Differentialdiagnose zwischen Immunhyperthyreose (Morbus Basedow) und **disseminierter thyreoidaler Autonomie** bereiten, da beide ein homogenes Speicherungsbild im Szintigramm aufweisen. Im Gegensatz zum Morbus Basedow sind aber bei der disseminierten Autonomie das Schilddrüsenparenchym sonographisch echonormal und die TSH-R-Antikörper immer negativ.

Differentialdiagnose	Ausschlussmaßnahmen
Morbus Basedow	Klinik (endokrine Orbitopathie, Schwirren der Schilddrüse) TSH-R-AK-Nachweis Echoarmut im Sonogramm Diffuser Uptake im Szintigramm
Uni- oder multifokale Autonomie	Nachweis von Adenomknoten in der Sonographie „Warme" oder „heiße" Knoten in der Szintigraphie Keine TSH-R-Antikörper nachweisbar
Disseminierte Autonomie	Normal große, echonormale Schilddrüse Diffuser, gesteigerter Uptake im Szintigramm Keine TSH-R-Antikörper nachweisbar

Therapie Zur Therapie der Hyperthyreose stehen medikamentöse Maßnahmen, die Operation (subtotale Strumaresektion) und die Radiojodtherapie zur Verfügung.

Initiale medikamentöse Therapie mit antithyreoidalen Substanzen Zum Einsatz kommen überwiegend die **Thyreostatika** Thiamazol und Carbimazol. Sie wirken rein symptomatisch, indem sie die Schilddrüsenhormonsynthese in der Schilddrüse hemmen. In der Regel reichen Initialdosen von 10–15 mg Thiamazol oder 15–20 mg Carbimazol bei Immunhyperthyreosen aus, um innerhalb von acht Wochen bei 80–90 % der Patienten eine euthyreote Funktionslage zu erzielen. Die benötigte Thyreostatikadosis ist von der Höhe des Jodgehaltes der hyperthyreoten Schilddrüse abhängig. Bei jodinduzierter Hyperthyreose sind deswegen häufig wesentlich höhere Dosierungen von 80–240 mg/d erforderlich (s. Tab. 16.19). Ist eine euthyreote Funktionslage erreicht, muss die Initialdosis auf eine sog. Erhaltungsdosis herabgesetzt werden.

Während der antithyreoidalen Therapie ist auf **Nebenwirkungen** der Thyreostatika zu achten, vor allem auf Thrombo- und Granulozytopenien. Sie treten in weniger als 1 % der Fälle auf und sind entweder toxisch oder allergisch bedingt. Eine toxische Knochenmarkschädigung zeigt sich innerhalb von etwa vier Wochen nach Behandlungsbeginn und lässt sich durch regelmäßige Blutbildkontrollen erkennen. Eine allergisch bedingte **Thrombo- oder Granulozytopenie** kann sich dagegen während der gesamten Behandlungsdauer zu einem beliebigen Zeitpunkt einstellen, so dass Blutbildkontrollen im Verlauf der Behandlung nicht vor Überraschungen schützen. Deswegen muss man den Patienten über die Symptome einer Agranulozytose aufklären und dafür sorgen, dass er z. B. bei jeder „fieberhaften Angina" sofort ein Blutbild anfertigen lässt.

Als adjuvante medikamentöse Maßnahme können initial β-Rezeptoren-Blocker eingesetzt werden, um Auswirkungen der gesteigerten Adrenalinsensitivität symptomatisch zu lindern. Sie senken vor allem die Herzfrequenz und beeinflussen den Tremor positiv, nicht aber die hypermetabole Situation.

Therapie des Morbus Basedow Da bei 50 % der **Basedow-Hyperthyreosen** nach sechs bis zwölf Monaten eine Remission eintritt, wird die thyreostatische Therapie **für ein Jahr** durchgeführt, um dann einen Auslassversuch durchzuführen. Nach Erreichen der euthyreoten Funktionslage ist die **Erhaltungsdosis** individuell unterschiedlich und liegt zwischen **2,5 und 10 mg Thiamazol**. Wird die Erhaltungsdosis zu stark reduziert, tritt die Hyperthyreose wieder in Erscheinung; wird sie zu hoch belassen, droht ein Abgleiten in die Hypothyreose. Diese „Gratwanderung" zwischen hyper- und hypothyreoter Funktionslage während der thyreostatischen Dauertherapie lässt sich bei Patienten, die bereits auf kleine Dosisänderungen des Thyreostatikums sehr empfindlich reagieren, durch geringe zusätzliche Gaben von Schilddrüsenhormonen (25–50 μg L-Thyroxin) erleichtern. Der pathophysiologische Denkansatz besteht darin, die Hormonproduktion der Schilddrüse durch das Thyreostatikum zu blockieren und die dann eintretende Hypothyreose durch Substitution des Schilddrüsenhormons zu verhindern.

Kommt es unter thyreostatischer Therapie oder nach Absetzen der Thyreostatika zu einem Rezidiv des Morbus Basedow, sollte eine Operation oder eine Radiojodtherapie erwogen werden.

Funktionelle Autonomie Da bei der funktionellen Autonomie der Thyreozyt autonom Schilddrüsenhormon produziert, ist nach Absetzen einer thyreostatischen Therapie **immer** ein „Rezidiv" der Hyperthyreose zu erwarten. Eine thyreostatische Therapie ist daher bei funktionellen Autonomien nicht die Methode der Wahl. Vielmehr sollten ablative Verfahren wie Operation oder Radiojodtherapie bevorzugt werden.

Operation und Radiojodtherapie (ablative Maßnahmen) Die Operation ist auch dann zu bevorzugen, wenn Lokalsymptome durch die vergrößerte Schilddrüse bestehen (Druckgefühl, Schluckstörungen, Luftnot) oder wenn zusätzlich zu einem autonomen Adenom weitere Schilddrüsenknoten vorliegen, die mit entfernt werden sollten.

Beide Verfahren haben zum Ziel, die Menge funktionstüchtigen Schilddrüsengewebes so weit zu verringern, dass der verbleibende Schilddrüsenrest nicht mehr ausreicht, den Organismus mit Schilddrüsenhormonen zu überschwemmen.

Als **Operation** bietet sich besonders bei einer vergrößerten Schilddrüse die subtotale Strumaresektion an, bei der beidseits ein ca. 5 ml großer Rest des Schilddrüsengewebes belassen wird. Liegt eine unifokale Autonomie, also ein „heißer Knoten" vor, lässt sich dieses autonome Adenom ausschälen und somit die Hyperthyreose beheben.

Bei multifokaler oder disseminierter Autonomie ist die **Radiojodtherapie** die Behandlung der Wahl. Radiojod reichert sich in den überfunktionierenden Bezirken überproportional an und führt zu einer nahezu selektiven funktionellen Ausschaltung dieser Areale.

Die Therapiewahl sollte jedoch nicht schematisch, sondern individuell erfolgen. Absolute Kontraindikationen für eine Radiojodtherapie sind Gravidität und Stillzeit. Mit einer Operation wird man bei älteren, kardial geschädigten Patienten wegen des erhöhten Narkose- und Operationsrisikos zurückhaltender sein und sich eher für eine Radiojodtherapie entscheiden.

Entschließt man sich zu einer Operation, sollte der Patient unabhängig von der zugrunde liegenden Ursache der Hyperthyreose thyreostatisch vorbehandelt und erst im euthyreoten Zustand operiert werden.

Die **typischen Operationsrisiken** umfassen Rekurrensschädigungen oder Mitentfernung bzw. ischämische Schädigung der Epithelkörperchen mit nachfolgender bleibender Tetanie. Sie treten bei Ersteingriffen in 0,3–3,0 % der Fälle auf. Häufiger sind passagere Hypokalzämien bei bis zu 10 % aller Patienten, die sich innerhalb der nächsten Wochen wieder zurückbilden. Die Radiojodtherapie weist bei der Therapie der Hyperthyreose keine typischen Komplikationen oder Spätfolgen auf.

Beide ablativen Verfahren (Operation und Radiojodtherapie) bergen je nach Ausmaß des chirurgischen Eingriffes oder der Höhe der Radiojoddosierung prinzipiell entweder die **Möglichkeit** einer **Persistenz der Hyperthyreose** oder einer **nachfolgenden Hypothyreose** in sich. So kann eine Hypothyreose noch Jahre nach einer Radiojodtherapie eintreten. Da die Persistenz einer Hyperthyreose besonders nach einer Operation misslich ist und sich eine Hypothyreose relativ einfach durch Substitution behandeln lässt, besteht heute beim operativen Vorgehen die Tendenz, eher reichlich („near-total") zu resezieren und postoperativ eine substitutionsbedürftige Hypothyreose in Kauf zu nehmen. Auch bei der Radiojodtherapie wird in vielen Zentren zur Vermeidung einer Persistenz der Basedow-Hyperthyreose eine ablative Dosis mit nachfolgender Hypothyreose bevorzugt. Bei der Schilddrüsenautonomie ist eine dauerhafte Hypothyreose nach Radiojodbehandlung selten, da es im umliegenden gesunden Gewebe bei supprimiertem TSH nicht zu einer nennenswerten Aufnahme des Radionuklids kommt.

Thyreotoxische Krise Die **thyreotoxische Krise** ist eine lebensbedrohliche Notfallsituation! Sie bedarf intensivmedizinischer Behandlung (Tab. 16.20), bei der neben der antithyreoidalen Therapie den Allgemeinmaßnahmen besondere Beachtung zu schenken ist. Die Letalität bei eingetretener thyreotoxischer Krise beträgt bis zu 30 %! Zur Prävention ist es daher besonders wichtig, eine Hyperthyreose rechtzeitig zu diagnostizieren, konsequent zu behandeln und jegliche Jodapplikation bei erkannter hyperthyreoter Funktionslage zu vermeiden. In kritischen Fällen sind eine Plasmapherese zur raschen Entfernung von Schilddrüsenhormonen und die nachfolgende Schilddrüsenresektion als Notfallmaßnahme indiziert.

Ophthalmopathie Eine ausgeprägte Ophthalmopathie muss unabhängig von einer gleichzeitig bestehenden hyperthyreoten Funktionslage behandelt werden. Die Behandlung ist **rein symptomatisch** gegen den infiltrativen Prozess gerichtet, der zu der retrobulbären Gewebsvermehrung führt. Bei Rauchern ist auf eine Nikotinkarenz zu achten, da Nikotinabusus die endokrine Orbitopathie verschlechtert.

Man wendet entweder eine fraktionierte, niedrig dosierte Röntgenbestrahlung des Retrobulbärraumes im Sinne einer Entzündungsbestrahlung oder aber eine Stoßbehandlung mit Glukokortikoiden an. Nimmt der Exophthalmus trotz aller Maßnahmen zu und droht der Verlust des Auges („maligner Exophthalmus"), muss zu chirurgischen Dekompressionsmaßnahmen an der knöchernen Orbita gegriffen werden.

Verlauf und Prognose Der Verlauf der **Immunhyperthyreose** hängt vom zugrunde liegenden Immunprozess ab und lässt sich deswegen schwer voraussagen. Dieser Im-

---

Tab. 16.20 Behandlung der thyreotoxischen Krise.

- **Medikamentöse Maßnahmen:**
  Thiamazol:
  Initial 80 mg i.v., anschließend bis zu 240 mg/24 h (6 × 40 mg) i.v.
  Glukokortikoide: (ungesicherte Therapiemaßnahme)
  Initial 1 mg Prednisolon/kg KG i.v., anschließend gleiche Dosis/24 h als Zusatz zur Dauertropfinfusion

- **Als adjuvante Therapie:**
  Betablocker (Propranolol) zur Senkung der Herzfrequenz und nur Hemmung der peripheren Konversion von T_4 zu T_3
  Dauerinfusion mit Heparin-Lösung (Thromboseprophylaxe): Verlängerung der partiellen Thromboplastinzeit auf das 1 1/2–2fache des Ausgangswertes

- **Sonstige Maßnahmen:**
  Elektrolyt- und Flüssigkeitsersatz (4 000–6 000 ml/24 h)
  Parenterale Ernährung
  Hyperthermiebehandlung: Wärmeentzug durch physikalische Maßnahmen (z.B. durch Eisbeutelpackungen)
  Antibiotikagabe bereits bei Verdacht einer bakteriellen Infektion
  Allgemeine pflegerische Maßnahmen (Dekubitusprophylaxe, Trachealtoilette)

Mit der Gabe von β-Rezeptoren-Blockern ist man eher zurückhaltend geworden, da die Tachykardie zur Aufrechterhaltung eines hohen Herzzeitvolumens wahrscheinlich benötigt wird.
Bei Behandlung mit β-Rezeptoren-Blockern nur Gabe von nicht kardioselektiven β-Blockern – z.B. Propranolol – wegen der in diesem Fall erwünschten extrakardialen metabolischen Wirkungen

munprozess kann während der thyreostatischen Therapie abklingen, aber auch persistieren. Auch kann er leider noch nach Jahren wieder aufflackern und erneut zur Hyperthyreose führen.

Autonom gewordenes Schilddrüsengewebe verliert seine autonome Funktion nicht mehr. Im Verlauf von Jahren nimmt die Menge an autonom funktionierendem Schilddrüsengewebe eher zu. Eine Hyperthyreose bei **funktioneller Autonomie** persistiert daher. Besonders in Jodmangelgebieten kann Jodapplikation phasenhaft zu hyperthyreoten Funktionszuständen führen, die nach Elimination der zugeführten Jodmenge wieder abklingen. Dies kann eine spontane Remission vortäuschen. Die Synthesekapazität des funktionell autonomen Gewebes bleibt jedoch unverändert bestehen, so dass bei erneuter Jodapplikation ein „Rezidiv" auftritt.

Komplikationen Die thyreotoxische Krise ist durch eine lebensbedrohliche Verschlimmerung einer hyperthyreoten Funktionslage gekennzeichnet. Sie kann sowohl bei der Immunhyperthyreose als auch bei der thyreoidalen Autonomie auftreten. Häufigste Ursache ist eine vorausgegangene Jodapplikation bei vorbestehender, nicht erkannter thyreoidaler Autonomie.

Komplikation	Häufigkeit
Thyreotoxische Krise	< 100 Fälle/Jahr in Deutschland

Zusammenfassung

- Häufigste Ursachen: Autoimmunhyperthyreose (Morbus Basedow) und Schilddrüsenautonomie
- Wichtigste Symptome: gesteigerte Nervosität, Herzrasen, vermehrtes Schwitzen und Gewichtsabnahme
- Wichtigste diagnostische Maßnahme: Nachweis eines supprimierten TSH in Kombination mit erhöhtem freien T_3 und T_4
- Wichtigste therapeutische Maßnahmen: Die **Initialbehandlung** besteht bei beiden Erkrankungen zunächst in der thyreostatischen Therapie bis zum Erreichen der Euthyreose. Bei der **Autonomie** folgt eine definitive Therapie mittels Radiojodtherapie oder Schilddrüsenresektion. Der **Morbus Basedow** dagegen wird ein Jahr lang mit niedrig dosierten Thyreostatika behandelt, was in 50 % zum Ausheilen des Autoimmunprozesses führt. Kommt es zum Rezidiv, wird wie bei der Schilddrüsenautonomie vorgegangen.

16.3.5 Struma

Synonym: Endemischer Kropf
Engl. Begriff: Endemic Goiter

Der Begriff „Struma" bezeichnet die Vergrößerung der gesamten Schilddrüse oder von Teilen der Schilddrüse. Die häufigste Ursache für eine Struma ist der **alimentäre Jodmangel**. Deutschland ist laut WHO als Gebiet mit mäßigem alimentärem Jodmangel einzustufen. Aufgrund von Reihenuntersuchungen bei Erwachsenen werden in Deutschland bei Männern Schilddrüsenvolumina bis zu 25 ml, bei Frauen bis zu 18 ml als normal angesehen.

Eine Struma kann **eutop** (im Halsbereich oder substernal) als diffuse, ein- oder mehrknotige Struma oder **dystop** als intrathorakale Struma oder Zungengrundstruma vorliegen.

Praxis

Anamnese: Eine 58-jährige Bäuerin aus dem Allgäu berichtet, dass ihr Kropf, den sie seit der Jugendzeit habe, im letzten Jahr langsam größer wurde und ihr jetzt zunehmend Atemnot bereite. Man habe ihr bereits vor vielen Jahren geraten, den Kropf operieren zu lassen. Da sie bisher aber keinerlei Beschwerden verspürt habe, sei sie diesem Rat nicht gefolgt.

Untersuchungsbefund: Bei der Inspektion und Palpation findet sich eine Struma nodosa mit mehreren unterschiedlich großen Knoten. Prall gefüllte Halsvenen sprechen für eine obere Einflussstauung. Bei forcierter Atmung hört man einen inspiratorischen Stridor.

Labor: Normalwerte für TSH und fT_4, somit euthyreote Funktionslage.

Sonographie: Man sieht eine erheblich vergrößerte Schilddrüse (Gesamtvolumen 144 ml) mit einem inhomogenen Echomuster, multiplen unterschiedlich großen Kalkeinlagerungen sowie kleinen und großen Zysten.

Szintigramm: Es liegen mehrere „kalte" und „heiße" Areale vor.

Röntgen-Tracheazielaufnahme: vergrößerte Schilddrüse mit kalkdichten Einlagerungen und eine auf wenige Millimeter eingeengte Trachea („Säbelscheidentrachea").

Definition „Struma" ist ein rein deskriptiver Begriff, der nichts über die Pathogenese oder den Funktionszustand der Schilddrüse aussagt. Er bezeichnet die Vergrößerung der gesamten Schilddrüse oder von Teilen der Schilddrüse.

Epidemiologie Die Prävalenz von Strumen ist in Deutschland hoch. 20 % der 25-Jährigen und 50 % der über 50-Jährigen weisen sonographisch eine Schilddrüsenvergrößerung auf. Die Prävalenz knotiger Schilddrüsenveränderungen beträgt bei den über 50-Jährigen sogar 20 %. Frauen sind um den Faktor 2 häufiger betroffen als Männer. Folge der **Volkskrankheit Struma** sind in Deutschland ca. 100 000 Schilddrüsenoperationen pro Jahr mit Gesamtkosten von mehr als 500 Mio. Euro. Jüngste regionale Untersuchungen zum Jodmangel und zur Kropfhäufigkeit in Würzburg, Rostock und Greifswald zeigen übereinstimmend eine deutliche Zunahme der Jodversorgung der Bevölkerung. Dies ist auf die nun weit verbreitete Verwendung von Jodsalz in Fertigspeisen, Backwaren und im Haushalt zurückzuführen. Gleichzeitig geht jetzt auch die Häufigkeit vergrößerter Schilddrüsen bei Kindern und Jugendlichen zurück.

Ätiologie und Pathogenese Man unterscheidet nach pathogenetischen Gesichtspunkten eine Vielzahl von Strumen (Tab. 16.21).

Endemischer Jodmangel Häufigste Ursache für eine Schilddrüsenvergrößerung in Deutschland ist der endemi-

Endokrine Erkrankungen

Tab. 16.21 Faktoren mit pathologischer Bedeutung für die Entwicklung einer Struma (in Anlehnung an die Klassifikation [1985] der „Sektion Schilddrüse der Deutschen Gesellschaft für Endokrinologie").

- Jodmangel
- Strumigene Substanzen
- Thyreoidale Autonomie
- Immunthyreopathien
- Entzündungen
- Schilddrüsentumoren
- Neoplastische Produktion von TSH und TSH-ähnlichen Substanzen
- Akromegalie
- Enzymdefekte (Jodfehlverwertung)
- Hormonresistenz
- Befall der Schilddrüse durch extrathyreoidale bzw. systemische Erkrankungen (z.B. Metastasen, Lymphome, Sarkoidose, Parasiten)

sche Jodmangel (Struma bei alimentärem Jodmangel). Der chronische Jodmangel führt zu einer Hyperplasie und Hypertrophie der Schilddrüse.

Nach WHO besteht bei einer Jodausscheidung im Urin (als Maß für die Jodversorgung) von > 100 μg/d kein Jodmangel, bei 50–99 μg/d ein mäßiger Jodmangel, bei 20–49 μg/l ein moderater und bei < 20 μg/d ein schwerwiegender Jodmangel.

Nach diesen Kriterien ist von einem mäßigen Jodmangel in Deutschland auszugehen. Zunächst vergrößert sich die Schilddrüse diffus (Struma diffusa). Im Laufe von Jahren bis Jahrzehnten wachsen einzelne Bezirke unregelmäßig, es kommt zu narbigen oder regressiven Veränderungen (Zysten mit sekundären Einblutungen und Verkalkungen) und knotigen Strukturen (Knotenkropf).

Bei alimentärem Jodmangel entwickelt die Schilddrüse zusätzlich vermehrt thyreoidale Autonomien. Führen diese autonomen Bezirke zu einer hyperthyreoten Funktionslage, spricht man von einer **hyperthyreoten Knotenstruma**. Gelegentlich stößt man noch auf die irreführende Bezeichnung „Struma basedowificata" für bislang euthyreote Knotenkröpfe, die nach Jodzufuhr hyperthyreot geworden sind. Es handelt sich hierbei nicht um eine Immunhyperthyreose, sondern um eine demaskierte thyreoidale Autonomie. Der Begriff „Jod-Basedow" sollte daher verlassen werden.

! Der endemische Jodmangel stellt in Deutschland die häufigste Ursache für eine Schilddrüsenvergrößerung dar.

Fehlverwertung des Jods Selten entsteht eine Struma aufgrund einer Fehlverwertung des Jods, bei der die Schilddrüse wegen angeborener **Enzymdefekte** unzureichend Hormone synthetisiert, obwohl das Jodangebot ausreicht.

Iatrogene Struma Überdosierte oder nicht indizierte Behandlungen mit Thyreostatika führen zu einer diffusen „iatrogenen" Struma.

Struma bei Morbus Basedow Charakteristisch für die Basedow-Struma ist die starke Vaskularisation, die bei Palpation der Schilddrüse als Schwirren fühlbar ist. Bei Auskultation der Struma hört man ein typisches systolisch-diastolisches spindelförmiges Strömungsgeräusch.

Schilddrüsenautonomie Auch die **thyreoidale Autonomie** kann mit einer Schilddrüsenvergrößerung im Sinne einer diffusen, ein- oder mehrknotigen Struma (disseminierte, uni- oder multifokale Autonomie) einhergehen.

Sonstige Des Weiteren kommen Schilddrüsenvergrößerungen vor bei:
- entzündlichen Veränderungen (s.o.)
- Akromegalie (als Ausdruck einer allgemeinen Viszeromegalie)
- Schilddrüsenmalignomen
- metastatischem Befall der Schilddrüse im Rahmen extrathyreoidaler Erkrankungen

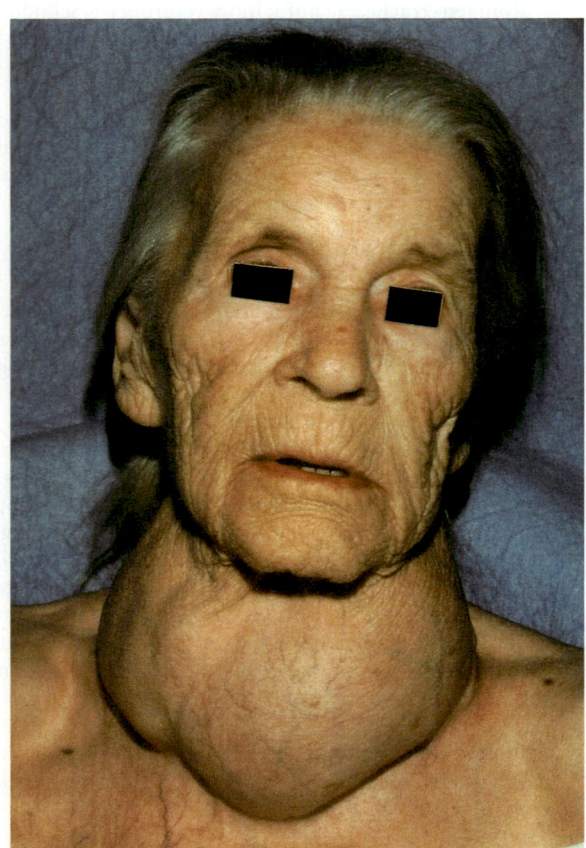

Abb. 16.23 Drittgradige Struma (Schluckbeschwerden) bei einer Patientin aus dem Schwarzwald.

Symptome Eine endemische Struma verursacht häufig überhaupt keine Beschwerden, sondern ist lediglich aus kosmetischen Gründen störend. Am Hals eng schließende Kleidung wird gelegentlich als unangenehm empfunden. Größere Strumen können zu mechanischen Symptomen (s. Abb. 16.23) führen.

Bei der Inspektion und Palpation der Schilddrüse ist auf folgende Aspekte zu achten:
- Größe und Form der Struma (diffus, einknotig, mehrknotig)
- Konsistenz (weich, schwirrend, prall-elastisch, derb, hart)
- Schluckverschieblichkeit
- Abgrenzbarkeit vom umgebenden Gewebe

Die Strumaeinteilung unterscheidet drei Grade (Tab. 16.22).

Diagnostik Da die Struma nur ein Symptom darstellt, muss die Diagnostik folgende Kriterien erfassen:
- Morphologische Veränderungen werden mit **bildgebenden Verfahren** nachgewiesen. Die Sonographie informiert über Größe und Struktur der Schilddrüse. Das Röntgen-Thoraxbild lässt eine bis retrosternal reichende Struma und die Röntgenaufnahme der Trachea eine strumabedingte Verlagerung oder Einengung der Trachea erkennen.
- Über pathogenetische und funktionelle Gesichtspunkte gibt die **Labordiagnostik** Auskunft, wobei TSH und evtl. ergänzend fT_4, fT_3, Tg-AK, TPO-AK und TSH-R-AK bestimmt werden.
- Der funktionsmorphologischen Beurteilung dient die **Schilddrüsenszintigraphie;** ggf. muss zusätzlich eine Szintigraphie nach Suppression erfolgen. Der Einsatz der genannten Untersuchungsverfahren richtet sich dabei nach der Fragestellung und den klinischen Befunden.

Differentialdiagnose	Ausschlussmaßnahmen
Struma bei Morbus Basedow	Klinik, Labor (TSH-R-AK), Sonographie
Struma bei Autoimmunthyreoiditis	Labor (Anti-TPO-AK), Sonographie
Struma bei Schilddrüsenmalignom	Sonographie, Szintigraphie, Feinnadelpunktion

Therapie

Operation und Radiojodtherapie Ist eine endemische Struma so groß geworden, dass sie mechanische Komplikationen verursacht, ist die Strumaresektion die Methode der Wahl. Eine Radiojodtherapie kann zu einer gewissen Verkleinerung führen, kommt allerdings nur bei Kontraindikationen für eine Operation in Betracht. Es wird nur das noch funktionsfähige Schilddrüsengewebe reduziert, da regressiv verändertes Strumagewebe kein Radiojod mehr speichert.

Medikamentöse Therapie Die medikamentöse Therapie richtet sich nach pathogenetischen Gesichtspunkten. Eine Jodmangelstruma lässt sich verhindern, indem man rechtzeitig den Bedarf an Jod deckt. Die inzwischen zu 80 % umgesetzte Jodierung des Speisesalzes ist ein Schritt in die richtige Richtung. Hat sich bereits eine Struma entwickelt, kann bei Kindern und Jugendlichen eine alleinige Jodidtherapie (100–200 μg/d) häufig eine Rückbildung bewirken. Bei jüngeren Erwachsenen (< 35 Jahre) kann ebenfalls ein Therapieversuch über ein Jahr mit Jodid allein durchgeführt werden. Bei unzureichendem Erfolg sollte man es mit Thyroxin in nichtsuppressiver Dosis kombinieren. Die Therapie sollte mittels TSH-Bestimmung überwacht und der Erfolg durch sonographische Bestimmung des Volumens kontrolliert werden.

Nur funktionstüchtiges Schilddrüsengewebe ist einer medikamentösen Therapie zugänglich. Bereits regressiv verändertes Gewebe in einer lange bestehenden Struma kann sich nicht mehr zurückbilden. Auch funktionell autonom gewordenes Schilddrüsengewebe spricht zumeist nicht mehr auf medikamentöse Maßnahmen an.

Zur Behandlung der Basedow-Struma sowie der Struma bei thyreoidaler Autonomie vergleiche Kapitel 16.3.4.

Verlauf und Prognose Nach der Resektion einer endemischen Struma muss eine lebenslange medikamentöse **Rezidivprophylaxe** durchgeführt werden. Pathogenetisch kann die Vergrößerung der Schilddrüse als Kompensationsversuch des Organismus zur Behebung des Jodmangels aufgefasst werden. Durch die Strumaresektion wird der pathogenetisch zugrunde liegende Mechanismus der

Tab. 16.22 Stadieneinteilung der Struma nach WHO.

Grad	Befund	Sonographisches Volumen
Normal	Normal	W: < 18 ml, M: < 25 ml
Grad 1 ■ 1a ■ 1b	**Tastbare** Struma ■ Nicht sichtbar bei Reklination des Kopfes ■ Sichtbar bei Reklination des Kopfes	Mittleres Volumen: 30 ml
Grad 2	**Sichtbare** Struma	Mittleres Volumen: 60 ml
Grad 3	Struma mit **Lokalsymptomen** Schluckbeschwerden, Trachealkompression, (Druckgefühl, obere Einflussstauung)	Mittleres Volumen: 120 ml

Strumaentwicklung nicht beseitigt, sondern eher verschärft.

Die Resektion einer Struma erfordert daher die sorgfältige, lebenslange Nachbehandlung der betroffenen Patienten.

Komplikationen Eine endemische Struma nimmt in der Regel langsam – über Jahre bis Jahrzehnte – an Größe zu. Größere Strumen können zu mechanischen Symptomen mit **oberer Einflussstauung** sowie **Einengung der Trachea** (Säbelscheidentrachea) führen. Bei stärkerer Trachealeinengung besteht Atemnot mit oder ohne stridoröse Atemgeräusche. Außerdem können Schluckbeschwerden auftreten. Wird in seltenen Fällen der N. recurrens in Mitleidenschaft gezogen, kommt es zu Heiserkeit.

Die Häufigkeit von **Schilddrüsenkarzinomen** ist absolut gesehen in Jodmangelgebieten **nicht** erhöht. Als Folge der verzögerten Entdeckung (bei hoher Strumaprävalenz) werden die prognostisch ungünstigeren follikulären und anaplastischen Schilddrüsenkarzinome jedoch häufiger als in Gebieten mit normaler Jodversorgung beobachtet.

Komplikation	Häufigkeit
Tracheomalazie	Selten
Obere Einflussstauung	Selten
Läsion des N. recurrens	Selten

Zusammenfassung

- Häufigste Ursache: alimentärer Jodmangel
- Wichtigstes Symptom: Vergrößerung der Schilddrüse (die Prävalenz bei Erwachsenen beträgt in Deutschland je nach Altersgruppe zwischen 20 und 50 %)
- Wichtigste diagnostische Maßnahme: Schilddrüsensonographie
- Wichtigste therapeutische Maßnahme: Jodid (100–200 μg/d)

Tab. 16.23 Einteilung der Schilddrüsenentzündungen (in Anlehnung an die Klassifikation [1985] der „Sektion Schilddrüse der Deutschen Gesellschaft für Endokrinologie").

- **Akute Thyreoiditis**
  Eitrig
  Nicht-eitrig (z.B. strahlenbedingt)
- **Akut-subakute Thyreoiditis (de Quervain)**
- **Chronische Thyreoiditis**
  Immunthyreopathie
  – Hashimoto-Thyreoiditis; atrophische Thyreoiditis
  – Morbus Basedow
  Invasiv-sklerosierend (Riedel-Struma)
  Spez. Entzündungen (z.B. Tuberkulose)
- **Andere Formen**
  Z. B. sog. „silent thyroiditis", postpartale Thyreoiditis

16.3.6 Schilddrüsenentzündungen

Synonym: *Thyreoiditis*
Engl. Begriff: *Thyroiditis*

Schilddrüsenentzündungen sind eine heterogene Gruppe von Erkrankungen mit unterschiedlicher Pathogenese (Einteilung s. Tab. 16.23). Bei der akuten Thyreoiditis besteht eine meist schmerzhafte Entzündung durch Bakterien-, Viren- oder Pilzinfektion. Die subakute Thyreoiditis de Quervain ist eine granulomatöse Entzündung, die typischerweise schmerzhaft ist und mit systemischen Entzündungszeichen einhergeht. Die chronische lymphozytäre (atrophische) Thyreoiditis verläuft schleichend und schmerzlos. Die invasiv-fibrosierende Thyreoiditis (Riedel-Struma) wird an ihrem charakteristischen Tastbefund (extrem derbe, „eisenharte" Struma) erkannt.

Praxis

Anamnese: Eine 24-jährige Studentin berichtet von einem kürzlich durchgemachten grippalen Infekt, von dem sie sich bisher nicht recht erholt habe. Vor einigen Tagen sei es zu Schmerzen im Halsbereich und zu Schluckbeschwerden gekommen. Sie habe zunächst an einen Rückfall oder einen neuerlichen grippalen Infekt gedacht. Jetzt meine sie jedoch, dass die Schilddrüse angeschwollen und der gesamte Halsbereich stark druckempfindlich seien. Sie könne nur noch offene Blusen tragen, schon ein leichter Schal verursache ein unangenehmes Druckgefühl.

Befund: Bei der Inspektion findet sich eine mäßige, diffuse Schilddrüsenvergrößerung. Eine genauere Palpation ist wegen starker Schmerzhaftigkeit nicht möglich. Ebenso wird der Auflagedruck des Schallkopfes bei der Sonographie bereits als ausgesprochen unangenehm empfunden.

Sonographie: Es zeigt sich eine vergrößerte Schilddrüse mit einem inhomogenen Echomuster in Form unterschiedlich großer echoarmer Areale, die sich vom umgebenden echonormalen Schilddrüsengewebe nur undeutlich abgrenzen lassen.

Labor: grenzwertig erhöhte Schilddrüsenhormonkonzentrationen bei erniedrigtem TSH-Wert. Schilddrüsenautoantikörper sind nicht nachweisbar. Unter den sonstigen Laborbefunden fällt die erheblich beschleunigte BSG (85/128 mm n.W.) bei einer nur mäßigen Leukozytose (9 400/μl) auf.

Schilddrüsenszintigramm: insgesamt stark verminderte Radionuklidaufnahme mit fleckigem Speicherungsbild.

Feinnadelpunktion: Die Zytologie lässt typische Riesenzellen erkennen und bestätigt damit die Diagnose einer Thyreoiditis (de Quervain).

Akute Thyreoiditis

Synonym: *Eitrige Thyreoiditis*
Engl. Begriff: *Infectious Thyroiditis*

Unter akuten Thyreoiditiden werden bakterielle Entzündungen der Schilddrüse zusammengefasst, die sich innerhalb von Stunden (bis Tagen) entwickeln. Sie entstehen infolge einer Bakteriämie oder Sepsis, vor allem bei abwehrgeschwächten Patienten. Typische Erreger sind Streptokokken und Staphylokokken. Entsprechend finden sich typische Entzündungszeichen wie Schwellung, Rötung, Überwärmung, Schmerzen und Fieber. Es besteht eine Leukozytose mit Linksverschiebung im Differentialblutbild; die Blutsenkung ist beschleunigt. Es kann zu Abszedierungen kommen, die dann chirurgisch behandelt werden müssen. Um dies zu vermeiden, sollte frühzeitig antibiotisch behandelt werden.

Akut-subakute Thyreoiditis (de Quervain)

Engl. Begriff: Subacute Thyroiditis de Quervain

Bei der wahrscheinlich viral bedingten akut-subakuten Thyreoiditis (de Quervain) entwickelt sich innerhalb von (Stunden bis) Tagen eine schmerzhafte, diffuse oder multinodöse Schwellung der Schilddrüse. Es besteht ein erhebliches allgemeines Krankheitsgefühl mit Schluckbeschwerden und zu den Ohren ausstrahlenden Schmerzen. Meist ist die BSG sehr deutlich beschleunigt. Unter antiphlogistischer Therapie, die je nach Schwere des klinischen Bildes aus nichtsteroidalen Antirheumatika oder Glukokortikoiden besteht, gehen die Beschwerden innerhalb von Tagen deutlich zurück. Nach Wochen bis Monaten klingt die Erkrankung in der Regel ohne Defektheilung oder bleibende Funktionsstörungen spontan ab. Initial kann es zu einer meist leichten phasenhaften Hyperthyreose kommen. Die Diagnose lässt sich durch eine Feinnadelpunktion sichern. Zytologisch werden Zeichen einer granulomatösen Entzündung mit typischen Riesenzellen gefunden (Differentialdiagnose: Morbus Hodgkin).

Chronische lymphozytäre Thyreoiditis

Synonym: Atrophische Autoimmunthyreoiditis, Hashimoto-Thyreoiditis
Engl. Begriff: Lymphocytic Thyroiditis

Diese autoimmune Thyreoiditis verläuft klinisch so blande, dass der Patient kaum Beschwerden verspürt und erst wegen Symptomen der Hypothyreose vorstellig wird. Sie ist die häufigste Ursache der primären Hypothyreose (s. Kap. 16.3.3). Eine Feinnadelpunktion kann lymphozytäre Infiltrate als Ausdruck des entzündlich-destruierenden Prozesses nachweisen. Allerdings ist die Punktion selten erforderlich, da die Diagnose anhand des typischen Ultraschallbefundes (diffuse Echoarmut) und des charakteristischen Nachweises von hochtitrigen Antikörpern gegen Schilddrüsengewebe (vor allem TPO-AK, aber auch Tg-AK) gesichert wird. Initial kann es zu einer milden Hyperthyreose kommen (s.a. Übergangsformen von Morbus Basedow und Hashimoto-Thyreoiditis). Eine thyreostatische Therapie ist in der Regel jedoch nicht erforderlich. Angesichts der geringen Beschwerden erübrigt es sich meist, antiphlogistisch zu behandeln. In der Regel „brennt" die Thyreoiditis unter Gewebsdestruktion „aus". Es resultiert eine bleibende Hypothyreose, die entsprechend substituiert werden muss. Teilweise finden sich bei primären „idiopathischen" Hypothyreosen hohe Titer an Tg-AK und TPO-AK. Vermutlich handelt es sich hier um Endzustand einer früher abgelaufenen, klinisch stummen Thyreoiditis, die sog. primär atrophische Verlaufsform.

Invasiv-fibrosierende Thyreoiditis

Synonym: Riedel-Struma
Engl. Begriff: Riedel's Thyroiditis

Die invasiv-fibrosierende Thyreoiditis kommt sehr selten vor, verläuft chronisch und greift unter Ausbildung harten Narbengewebes („eisenharte Riedel-Struma") auf die Nachbarschaft über. Die Diagnose wird gewöhnlich histologisch gestellt, da man in der Regel wegen Malignomverdacht operiert. Die Operation ist zudem die Methode der Wahl; anschließend müssen lebenslang Schilddrüsenhormone substituiert werden.

16.3.7 Schilddrüsentumoren

Synonym: Schilddrüsenadenome und -karzinome, C-Zell-Karzinom
Engl. Begriff: Thyroid Adenoma, Thyroid Carcinoma, Medullary Carcinoma

Gutartige Schilddrüsentumoren (folliluläre oder onkozytäre Adenome) sind im Strumaendemiegebiet Deutschland ausgesprochen häufig. Schilddrüsenkarzinome machen nur 0,5–1 % aller Krebserkrankungen aus und sind mit einer jährlichen Inzidenz von 2–3/100 000 Einwohner selten. Unterschieden werden prognostisch günstige differenzierte Karzinome wie das papilläre und folliluläre Schilddrüsenkarzinom vom undifferenzierten, anaplastischen Schilddrüsenkarzinom mit sehr schlechter Prognose. Das medulläre Schilddrüsenkarzinom (C-Zell-Karzinom) entsteht aus den parafollikulären C-Zellen und kann sporadisch oder hereditär auftreten.

> **Praxisfall**
>
> **Anamnese:** Ein 39-jähriger Patient berichtet, dass er beim Schlucken seit ca. zwei bis drei Wochen unangenehme, in das rechte Ohr ausstrahlende Schmerzen verspüre. Schon vor zwei bis drei Monaten seien ihm an der rechten Halsseite einige kleinere Knoten aufgefallen, denen er aber keine weitere Bedeutung beigemessen habe. Jetzt seien diese Knoten deutlich größer geworden.
> **Befund:** Bei der Palpation findet sich ein 4 cm großer, im rechten Schilddrüsenanteil gelegener Knoten von derber Konsistenz. Am Hinterrand des rechten M. sternocleidomastoideus sind einige derbe, schlecht abgrenzbare, auf der Unterlage nicht verschiebliche Knoten (Lymphknoten) zu tasten.
> **Labor:** Die Labordiagnostik ergibt eine euthyreote Funktionslage.
> **Bildgebung und Zytologie:** Bei der Sonographie stellt sich der tastbare Knoten im Bereich der Schilddrüse als unregelmäßig begrenzter, echoarmer, isolierter Herd dar. Im Szintigramm ist der Knoten „kalt". Die Feinnadelpunktion spricht für ein papilläres Schilddrüsenkarzinom.
> **Therapie und Verlauf:** Es wird eine totale Thyreoidektomie mit Lymphknotendissektion durchgeführt, die die zytologische Diagnose bestätigt. Postoperativ erfolgt eine Ganzkörperjodszintigraphie, bei der sich speichernde Lymphknoten rechts zervikal nachweisen lassen. Der Patient erhält eine ablative Radiojodtherapie, bei Nachkontrollen ist er tumorfrei.

Endokrine Erkrankungen

Definition Die klassische Einteilung von Schilddrüsentumoren orientiert sich am histomorphologischen Wachstumsmuster und am zellulären Ursprung.

Zu den **gutartigen Schilddrüsentumoren** zählen die follikulären, gelegentlich onkozytären Adenome, die sich vom umgebenden Schilddrüsengewebe durch eine echte Kapsel abgrenzen. Sie sind nicht mit den adenomatösen Knoten zu verwechseln, die der Chirurg meint, wenn er in regressiv veränderten Strumen parenchymatöses, durch Narbengewebe eingegrenztes Schilddrüsengewebe findet. Beim „autonomen Adenom" des Nuklearmediziners handelt es sich dagegen um einen funktionellen Begriff, der zirkumskriptes autonom funktionierendes Schilddrüsengewebe („heißer Knoten" im Szintigramm) beschreibt.

Die echten gutartigen Adenome müssen differentialdiagnostisch von den **Schilddrüsenkarzinomen** abgegrenzt werden. Diese unterteilt man in **differenzierte** und **undifferenzierte** Schilddrüsenkarzinome (weitere Charakteristika in Tab. 16.24). 90 % aller bösartigen Schilddrüsentumoren sind differenzierte Karzinome vom follikulären oder papillären Typ. Nichtepitheliale Schilddrüsenmalignome sind ausgesprochen selten.

Epidemiologie Adenome der Schilddrüse sind als Folge des Jodmangels ausgesprochen häufig. Dagegen ist die jährliche Inzidenz von Schilddrüsenkarzinomen mit 2–3/100 000 Einwohner eher niedrig. Frauen sind zweimal so häufig betroffen wie Männer. Okkulte papilläre Karzinome werden in Autopsiestudien in Deutschland bei bis zu 7 % gefunden. Die klinisch manifesten Schilddrüsenkarzinome setzen sich wie folgt zusammen:
- papilläre Karzinome (ca. 50–80 %)
- follikuläre Karzinome (ca. 40 %)
- medulläre Karzinome (ca. 8–10 %)
- anaplastische Karzinome (sehr selten mit 4 %, fast ausschließlich im höheren Lebensalter (> 50 Lebensjahre)

Ätiologie und Pathogenese **Externe Bestrahlungen** im Kindesalter stellen den am besten untersuchten Umwelteinfluss dar, der zu einer Induktion von Schilddrüsenkarzinomen führt. Auch eine Belastung durch **radioaktiven Fallout** wie z. B. durch die Katastrophe in Tschernobyl führt zu einer starken Zunahme der Inzidenz von Schilddrüsenkarzinomen vor allem bei Kindern. Dagegen hat die Radiojodtherapie, z. B. bei Morbus Basedow oder Schilddrüsenautonomie, keinen Einfluss auf die Karzinominzidenz. In der Tumorgenese ist ein Einfluss von Sexualhormonen anzunehmen, da Frauen häufiger betroffen sind und sich dieser geschlechtliche Unterschied erst nach der Pubertät manifestiert. Die auffälligste Veränderung in Ländern, in denen eine Jodprophylaxe durchgeführt wird, ist nicht ein Rückgang der Zahl von Schilddrüsenmalignomen, sondern ein Wandel von follikulären zu papillären Formen des differenzierten Schilddrüsenkarzinoms. Von klinischer Bedeutung sind fraglos molekulargenetische Veränderungen im RET-Protoonkogen als Grundlage der **MEN-2**, die mit der Entwicklung **medullärer Schilddrüsenkarzinome** einhergeht (s. Kap. 16.8).

Symptome Differenzierte Schilddrüsenkarzinome imponieren klinisch meist als Strumaknoten.

Der klinische Verdacht auf ein Schilddrüsenkarzinom ergibt sich bei einem isolierten Knoten in einer sonst normalen Schilddrüse, bei einem Knoten, der unter Thyroxin oder Jodid wächst, oder bei einem derben, rasch wachsenden Knoten.

In der Regel werden Schilddrüsenkarzinome allerdings bei der differentialdiagnostischen Abklärung eines szintigraphisch „kalten Knotens" in einer Struma entdeckt. Klassische Tumorzeichen und typische klinische Untersuchungsbefunde (Tab. 16.25) sind Spätsymptome bzw. Zeichen eines bereits fortgeschrittenen Karzinomwachstums und deuten meist auf ein relativ rasch wachsendes, undifferenziertes (kleinzelliges) Schilddrüsenkarzinom hin.

> **!** Bei folgenden klinischen Befunden besteht der Verdacht auf ein Schilddrüsenkarzinom:
> - isolierter Knoten in einer sonst normalen Schilddrüse
> - Knoten, der unter Thyroxin oder Jodid wächst
> - derber, rasch wachsender Knoten

Diagnostik „Kalte Knoten", d. h. szintigraphisch nicht speichernde Knoten, sowie echoarme und echoinhomogene Knoten im **Sonogramm** sind prinzipiell karzinomverdächtig und müssen mittels Feinnadelpunktion zytologisch untersucht werden (vgl. Tab. 16.26). Die **Zytologie** unterscheidet unverdächtige Befunde (regressiv verändertes Schilddrüsengewebe) von nicht eindeutigen oder verdächtigen, malignomsuspekten Befunden. Bei beiden letztgenannten zytologischen Diagnosen ist eine **histologische Klärung** erforderlich.

Tab. 16.24 Einteilung der Schilddrüsentumoren (in Anlehnung an die Klassifikation [1985] der „Sektion Schilddrüse der Deutschen Gesellschaft für Endokrinologie").

Karzinome der Thyreozyten		
■ Differenziert	Follikulär	
	Papillär	
■ Undifferenziert	Spindelzellig	
	Polymorphzellig	
	Kleinzellig	
Karzinome der C-Zellen (medulläres Schilddrüsenkarzinom)		
Plattenepithelkarzinome		
Sarkome		
Verschiedenartige Malignome		
Nicht klassifizierbare maligne Tumoren		
Metastasen extrathyreoidaler Tumoren		
Adenome	Follikulär	
	Onkozytär	
Andere benigne Tumoren		

16.3 Schilddrüsenerkrankungen

Tab. 16.25 Klinische Symptome (Spätsymptome) bei Struma maligna.

- Derbe Struma mit höckeriger Oberfläche, von der Umgebung nicht abgrenzbar, nicht schluckverschieblich
- In die Kieferwinkel und zu den Ohren ausstrahlende Schmerzen, zervikale Lymphknotenvergrößerungen (derb, nicht druckempfindlich, von der Umgebung schlecht abgrenzbar und schlecht verschieblich)
- Schluckbeschwerden
- Obere Einflussstauung
- Stridoröses Atemgeräusch
- Rekurrensparese (Heiserkeit)
- Horner-Symptomenkomplex

Tab. 16.26 Sicherheit der Malignitätsbeurteilung in Abhängigkeit von der verwandten Methode. Sensitivität und Spezifität beziehen sich jeweils auf das Kriterium „Malignität" (nach Allolio und Schulte, 1996).

Methode	Merkmal	Sensitivität	Spezifität
Palpation	Knoten	90	5
Szintigraphie	Speicherdefekt	95	10
Sonographie	Echoarmer Herd	98	20
Zytologie	Suspekt/positiv	80	90

Differentialdiagnose	Ausschlussmaßnahmen
Gutartiger Strumaknoten (Adenom)	Sonographie, Szintigraphie, Feinnadelpunktion
Schilddrüsenzyste	Sonographie, Feinnadelpunktion
Riedel-Struma	Resektion

Therapie Bei einem solitären papillären Mikrokarzinom (Durchmesser < 1,5 cm) gilt eine Hemithyreoidektomie als ausreichend. In allen anderen Fällen muss beim differenzierten Schilddrüsenkarzinom die **totale Thyreoidektomie** unter Mitentfernung befallener regionaler Lymphknoten erfolgen (Komplikationen s. Tab. 16.27). Es wird eine **Radiojodtherapie** angeschlossen, um noch verbliebenes Schilddrüsengewebe auszuschalten. Gleichzeitig führt man eine Ganzkörperszintigraphie durch, um evtl. bereits bestehende Metastasen aufzudecken. Bei organüberschreitender Karzinomausbreitung und Lymphknotenmetastasen folgt der Radiojodtherapie eine **perkutane Röntgenbestrahlung**.

Anschließend muss in jedem Fall mit **Thyroxin** behandelt werden, um die eintretende Hypothyreose zu beheben. Dabei sollte bei differenzierten Schilddrüsenkarzinomen eine leichte Suppression des TSH (0,2–0,5 µE/ml) angestrebt werden, da TSH schilddrüsenstimulierend wirkt und als möglicher Wachstumsreiz für die Tumorzellen angesehen wird.

Das undifferenzierte, anaplastische Schilddrüsenkarzinom ist wegen seines raschen Wachstums bei Diagnosestellung meist nur noch palliativen chirurgischen und strahlentherapeutischen Maßnahmen zugänglich. Da Radiojod in der Regel nicht gespeichert wird, erübrigt sich eine Radiojodtherapie. Leider zeigt eine Chemotherapie mit den derzeit zur Verfügung stehenden Zytostatika kaum Erfolg.

Verlauf und Prognose Die Prognose des Schilddrüsenkarzinoms ist abhängig von der Tumorart und dem Tumorstadium. Unter den **differenzierten Schilddrüsenkarzinomen** gilt das papilläre Schilddrüsenkarzinom als weniger maligne als das follikuläre Schilddrüsenkarzinom. Bei differenzierten Schilddrüsenkarzinomen werden 5-Jahres-Überlebensraten von 80–95 % und 10-Jahres-Überlebensraten um 70 % beschrieben. Dagegen sind beim **undifferenzierten Schilddrüsenkarzinom** die meisten Patienten bereits nach zwei Jahren verstorben.

Ein wichtiger Parameter für die Verlaufskontrolle bei differenzierten Schilddrüsenkarzinomen ist das **Thyreoglobulin.** Thyreozyten geben Thyreoglobulin an die Blutbahn ab, so dass die Thyreoglobulinkonzentration nach totaler Thyreoidektomie auf Null absinkt. Ein Wiederanstieg deutet auf ein Rezidiv, Nah- oder Fernmetastasen hin.

Zur Lokalisationsdiagnostik ist nach Absetzen der Suppressionstherapie unter endogener TSH-Stimulation eine erneute Radiojoddiagnostik erforderlich, um dann entsprechende palliative Maßnahmen (chirurgisch, Radiojodtherapie, Strahlentherapie) zu ergreifen.

Komplikation bei Erstdiagnose	Häufigkeit (%)
Lokalkomplikationen (s. Tab. 16.27)	Papilläres Karzinom: < 2 Follikuläres Karzinom: < 2 Anaplastisches Karzinom: > 75
Lymphknotenmetastasierung	Papilläres Karzinom: < 35–50 Follikuläres Karzinom: < 10 Anaplastisches Karzinom: > 50
Fernmetastasierung	Papilläres Karzinom: < 1–7 Follikuläres Karzinom: < 5–20 Anaplastisches Karzinom: > 30

Tab. 16.27 Komplikationen nach Operation maligner Schilddrüsentumoren.

Komplikation	Häufigkeit (%)
Rekurrensparese	7
Horner-Syndrom	< 1
Hypoparathyroidismus	5

Zusammenfassung

- Häufigste Ursache: Tumorentstehung durch somatische Mutation in Onkogenen und Tumorsuppressorgenen
- Wichtigste Symptome: Strumaknoten; klassische Tumorzeichen erst als Spätsymptome
- Wichtigste diagnostische Maßnahmen: Szintigraphie, Sonographie, Zytologie/Histologie
- Wichtigste therapeutische Maßnahmen: totale Thyreoidektomie, Radiojodtherapie

C-Zell-Karzinom

Das **medulläre Schilddrüsenkarzinom (C-Zell-Karzinom)** ist ein Sonderfall, da es sich nicht aus Thyreozyten, sondern aus C-Zellen entwickelt. Die C-Zellen haben entwicklungsgeschichtlich mit der Schilddrüsenanlage nichts gemein. Sie entstammen dem ultimobranchialen Organ, das in der fünften Schlundtasche angelegt wird, und sind beim Menschen nur zufällig mit der Schilddrüsenanlage verwachsen.

Genetik Entweder tritt das medulläre Schilddrüsenkarzinom spontan (ca. drei Viertel der Fälle) oder familiär gehäuft (ca. ein Viertel der Fälle) auf. Bei der familiären Form liegt eine autosomal-dominante Vererbung vor: Nachkommen haben also eine 50%ige Erkrankungswahrscheinlichkeit. Ursache sind **Mutationen im RET-Protoonkogen** auf dem Chromosom 10. Diese Mutationen sind auch für die **multiple endokrine Neoplasie Typ 2a und 2b** (MEN-2a und MEN-2b) verantwortlich. Sie erklären die Vergesellschaftung des medullären Schilddrüsenkarzinoms mit dem Phäochromozytom und der Nebenschilddrüsenhyperplasie (MEN-2a) und zusätzlichen gastrointestinalen, der Neurofibromatose ähnlichen Veränderungen sowie Skelettanomalien (MEN-2b). (Einzelheiten s. Kap. 16.8.)

Therapie Das medulläre Schilddrüsenkarzinom wächst langsam, metastasiert jedoch frühzeitig in die regionalen Lymphknoten. Therapeutisch ist die totale **Thyreoidektomie** angezeigt, evtl. mit ausgedehnter **Neck Dissection**. Eine Strahlentherapie ist wenig erfolgreich; eine Radiojodtherapie kommt wegen fehlender Radiojodaufnahme der C-Zellen nicht in Betracht.

Bei der Verlaufskontrolle dient zum einen **Calcitonin** als **Tumormarker,** zum anderen **CEA** (karzinoembryonales Antigen), das ebenfalls in den C-Zellen produziert wird.

Bei jedem Patienten mit einem medullären Schilddrüsenkarzinom sollte man eine **Genanalyse** durchführen. Finden sich Genmutationen, müssen die Familienangehörigen ebenfalls genanalytisch untersucht und ggf. behandelt werden. Bei positivem Befund sollte nach derzeitiger Meinung wegen der nahezu 100%igen Erkrankungswahrscheinlichkeit bereits im Vorschulalter eine totale Thyreoidektomie erfolgen. Gleichzeitig sollte bei den betroffenen Familienangehörigen nach einem Phäochromozytom und einem primären Hyperparathyroidismus gesucht werden.

Zur weiteren Information

Literatur

Allolio, B., H. M. Schulte (Hrsg.): Praktische Endokrinologie. Urban & Schwarzenberg, München 1996.
Frank-Raue, K., W. Höppner, H. Buhr, C. Herfarth, R. Ziegler, F. Raue: Application of genetic screening in families with hereditary medullary thyroid carcinoma. Exp Clin Endocrinol Diabetes 1996; 104 (Suppl. 4): 108–10.
Nawroth, P. P., R. Ziegler: Klinische Endokrinologie und Stoffwechsel. Springer, Berlin–Heidelberg–New York 2001.
Wilson, J. D., D. W. Foster, H. M. Kronenberg, P. R. Larsen: Williams Textbook of Endocrinology. Saunders, Philadelphia 1998.

Internet-Links

http://www.endokrinologie.net/
http://www.endo-society.org/
http://www.uni-erlangen.de/glandula

Keywords

Thyroid Disease ◆ Hypothyroidism ◆ Hyperthyroidism ◆ Grave's Disease ◆ Hashimoto's Thyroiditis ◆ Thyroid Cancer ◆ Papillary Thyroid Carcinoma ◆ Follicular Thyroid Carcinoma ◆ Anaplastic Carcinoma

IMPP-Statistik

Physiologische Grundlagen und Diagnostik ◆ Hyperthyreose ◆ Hypothyreose ◆ Morbus Basedow ◆ Struma ◆ Schilddrüsenkarzinom ◆ Thyreoiditis de Quervain

16.4 Erkrankungen der Nebenschilddrüsen (Über- und Unterfunktionszustände)

M. Reincke, B. Allolio, H. W. Minne

Engl. Begriff: Disorders of the Parathyroid Gland

Beim Menschen produzieren vier Epithelkörperchen das aus 84 Aminosäuren bestehende Peptidhormon **Parathormon** (PTH). PTH steigert die Kalziumreabsorption im distalen Nierentubulus, stimuliert die Osteoblastenfunktion und fördert die Osteogenese. Vermittelt durch Signale der Osteoblasten steigert es die Osteoklastenaktivität und damit die Knochenresorption. Die renale 1α-Hydroxylase und damit die Bildung von 1,25-$(OH)_2$-Vitamin D_3 (Vitamin-D-Hormon) steht unter der Kontrolle von PTH: Hierdurch werden indirekt auch die Kalziumresorption aus dem Darm und die Kalzifikation neu gebildeten Osteoids gesteuert. Eine autonome PTH-Sekretion bei Nebenschilddrüsenadenomen bzw. -hyperplasie führt zur Hyperkalzämie (**primärer Hyperparathyroidismus**). Die klinische Symptomatologie reicht von asymptomatischen Verläufen bis zur lebensbedrohlichen hyperkalzämischen Krise. Bei fortgeschrittenem Krankheitsbild erzeugt die Stimulation der Osteoklasten einen **Verlust an Knochenmasse**; aus der gesteigerten Kalziurie resultieren **Nephrolithiasis** und **Nephrokalzinose**. Eine Hyperkalzämie wird oft auch durch maligne Tumoren hervorgerufen. Als Ursache der **paraneoplastischen Hyperkalzämie** wird dabei häufig ein dem PTH verwandtes Peptid (PTH-related Peptide, PTHrP) nachgewiesen. PTHrP besitzt am N-terminalen Ende eine Homologie mit dem genuinen PTH und wirkt über den gleichen Rezeptor.

Nutritiver Kalziummangel und verminderte Vitamin-D-Hormonbildung stimulieren regulativ die PTH-Sekretion und führen zum sekundären Hyperparathyroidismus. Parathormonmangel als Folge einer Zerstörung der Nebenschilddrüsen erzeugt Hypokalzämie mit Tetanien (**Hypoparathyroidismus**). Eine Hypokalzämie wird auch gefunden, wenn durch einen PTH-Rezeptor-Defekt die Hormonwirkung nicht vermittelt wird (**Pseudohypoparathyroidismus**).

16.4.1 Primärer (autonomer) Hyperparathyroidismus

Engl. Begriff: Primary Hyperparathyroidism

> **Praxis**
>
>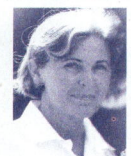
> **Anamnese:** Frau Müller, inzwischen 59 Jahre alt, leidet seit sechs Jahren an Nierensteinen, sieben Jahre vor der jetzigen stationären Aufnahme wurde sie wegen eines Magenulkus behandelt. Anlässlich einer pathologischen Fraktur bei Knochenzyste im Humeruskopf und chirurgischer Sanierung erfolgt die histologische Diagnose eines „braunen Tumors" (Osteoklastom) im Frakturbereich. Des Weiteren soll nun eine dabei diagnostizierte Hyperkalzämie abgeklärt werden.
>
> **Klinischer Befund:** verlangsamte, zu depressiver Verstimmung neigende Patientin mit Polyurie und Polydipsie, Exsikkose. Frau Müller berichtet über gelegentliche Übelkeit und Erbrechen.
>
> **Labor:** Kalzium 3,4 mmol/l; Phosphor 0,65 mmol/l; intaktes PTH 135 pg/ml (Normbereich 11–54 pg/ml); Kreatinin 1,5 mg/dl (Normbereich < 1,2 mg/dl); alkalische Phosphatase 175 U/l; Kalium 3,4 mmol/l.
>
> **Röntgen:** an den Händen Akroosteolysen, Aufhebung der Kompaktastruktur der Metakarpalia.
>
> **Sonographie der Halsorgane:** keine sichere Identifizierung eines Nebenschilddrüsenadenoms bei Struma multinodosa.
>
> **Knochenhistologie:** diskrete Endostfibrose, allenfalls geringgradige Vermehrung der Osteoklasten, im Zusammenhang mit der Klinik vereinbar mit einem primären Hyperparathyreoidismus.
>
> **Diagnose:** primärer Hyperparathyroidismus, fortgeschrittene Erkrankung.
>
> **Verlauf:** chirurgische Revision der Halsorgane, dabei Entfernung eines 0,8 × 1,5 cm messenden Nebenschilddrüsenadenoms mit typischem makroskopischen Aussehen und passender Histologie. Postoperativ Abfall des Serum-Kalziums auf subnormale Werte, nach drei Wochen Normokalzämie.
>
> **Bewertung:** Heilung der Erkrankung (Frau Müller kommt auch in Kap. 14.3.2 vor).

Definition Der primäre Hyperparathyroidismus (pHPT) ist charakterisiert durch eine gesteigerte **autonome PTH-Sekretion,** die zu Hyperkalzämie und relativer Hypophosphatämie führt. Das klinische Bild wird geprägt von Ausmaß und Dauer der Hyperkalzämie. Ein Teil der Patienten ist asymptomatisch. Fortgeschrittene Erkrankungen manifestieren sich am Skelettsystem und an den Nieren und können eine lebensbedrohliche hyperkalzämische Krise auslösen.

Das Serum-Kalzium und die Konzentration des Parathormons im Serum sind regulativ miteinander verbunden und bilden damit ein diagnostisches Paar: Eine Analyse von Störungen des Systems erfordert also immer die gleichzeitige Kenntnis beider Parameter (Tab. 16.28). Beim primären Hyperparathyroidismus führt die autonome Parathormonsekretion zur Hyperkalzämie. Im Blut sind Parathormon und Kalzium dann gleichsinnig erhöht bzw. hoch-normal. Ungefähr 90 % aller Patienten mit pHPT zeigen bei Hyperkalzämie erhöhte PTH-Konzentrationen im Serum, bei den übrigen Patienten sind die Konzentrationen hoch-normal und damit inadäquat hoch für das erhöhte Kalzium. Bei Hyperkalzämien anderer Genese ist das intakte Parathormon als Ausdruck der intakten Nebenschilddrüsenfunktion supprimiert. Beim sekundären Hyperparathyroidismus wird die Parathormonsekretion durch das niedrige Serum-Kalzium reaktiv stimuliert (s. Tab. 16.28 und Abb. 16.24).

Epidemiologie Der primäre Hyperparathyroidismus zählt zu den häufigen Erkrankungen der endokrinen Drüsen. Die jährliche Inzidenz wird mit 25 pro 100 000 Einwohner angegeben, die Prävalenz bei ambulanten Patienten beträgt 1 : 1 000. Frauen sind häufiger betroffen, der Erkrankungsgipfel liegt im letzten Lebensdrittel.

Ätiologie und Pathogenese Ursache des primären Hyperparathyroidismus sind eine oder mehrere veränderte Nebenschilddrüsen. In über 85 % der Fälle liegt ein Adenom einer der vier Drüsen zugrunde, Karzinome sind

Endokrine Erkrankungen

Tab. 16.28 Differentialdiagnose des primären Hyperparathyroidismus durch gleichzeitige Bestimmung von intaktem Serum-PTH und Serum-Kalzium.

	Serum-Kalzium	Intaktes PTH im Serum
Primärer Hyperparathyroidismus	↑	↑
Sekundärer Hyperparathyroidismus	↓ →	↑
Hyperkalzämie anderer Genese	↑	↓
Hypoparathyroidismus	↓	↓
Pseudohypoparathyroidismus	↓	↑

sehr selten (< 1 % der pHPT-Patienten). In 15 % der Fälle findet man eine polyklonale Hyperplasie aller vier Drüsen, die nicht immer alle Epithelkörperchen in gleichem Umfang betrifft. Bei den übrigen Patienten liegen zwei oder mehr Adenome vor.

MEN-1 Der pHPT kann familiär gehäuft als genetische Störung mit und ohne sonstige Endokrinopathien auftreten. Die häufigste Ursache ist dann die autosomal-dominant vererbliche multiple endokrine Neoplasie Typ 1 (MEN-1), bei der neben dem pHPT gehäuft Tumoren der Hypophyse, des endokrinen Pankreas und der Nebennieren auftreten. Zugrunde liegen Mutationen im Menin-Gen auf Chromosom 11 (Menin ist ein Tumorsuppressorgen noch unbekannter Funktion). Damit besteht die Möglichkeit, den Gendefekt bei diesen Patienten direkt nachzuweisen (s. Kap. 16.8).

MEN-2 Bei der MEN-2a mit Mutationen im RET-Protoonkogen sind medulläre Schilddrüsenkarzinome und Phäochromozytom mit einem pHPT kombiniert.

Pathophysiologie Die Konsequenzen des pHPT hängen wesentlich vom Ausmaß der Störung ab (Abb. 16.24 und 16.25). Bei der milden Form des pHPT entsteht die Hyperkalzämie durch verstärkte renale Kalziumrückresorption und durch Steigerung der intestinalen Kalziumaufnahme. Bei ausgeprägter Erkrankung führt die Stimulation der Osteoblasten zu einer Aktivierung und Rekrutierung von Osteoklasten mit konsekutivem Knochenabbau und negativer Knochenbilanz. Die Kalziumfreisetzung aus dem Knochen steigert die Hyperkalzämie. Durch das erhöhte Kalziumangebot an die Niere kommt es zu einer Hyperkalziurie, mit Begünstigung einer Nephrolithiasis und einer Nephrokalzinose. Die chronische Hyperkalzämie steigert die Gastrinsekretion, so dass die Hyperazidität des Magens als Teilursache der bei pHPT häufiger auftretenden Magenulzera anzusehen ist.

Eine andauernde Stimulation der Nebenschilddrüsen im Rahmen eines sekundären Hyperparathyroidismus, insbesondere bei Niereninsuffizienz, begünstigt die Adenombildung mit autonomer Sekretion (tertiärer Hyperparathyroidismus).

Symptome Die Mehrzahl der Patienten ist subjektiv beschwerdefrei. Die Hyperkalzämie wird zufällig im Rahmen von breit angelegten Laboranalysen erfasst.

Hyperkalzämiesyndrom Unter einem Hyperkalzämiesyndrom versteht man einen Symptomenkomplex, der unabhängig von der Ätiologie der Hyperkalzämie beobachtet wird. Er betrifft Niere, Gastrointestinaltrakt und neuropsychiatrische Veränderungen. An der Niere führt die Hyperkalziurie zu einem partiellen renalen Diabetes insipidus mit Polyurie und konsekutiver Polydipsie. Insbesondere bei älteren Patienten droht die Entwicklung eines Flüssigkeitsdefizites bis zur Exsikkose (Tab. 16.29). Hyperkalzämie führt zu Übelkeit und Erbrechen. Hierdurch kann das renal ausgelöste Flüssigkeitsdefizit verstärkt werden. Renale und gastrointestinale Komplikationen begünstigen eine Hypokaliämie und damit Herzrhythmusstörungen. Im

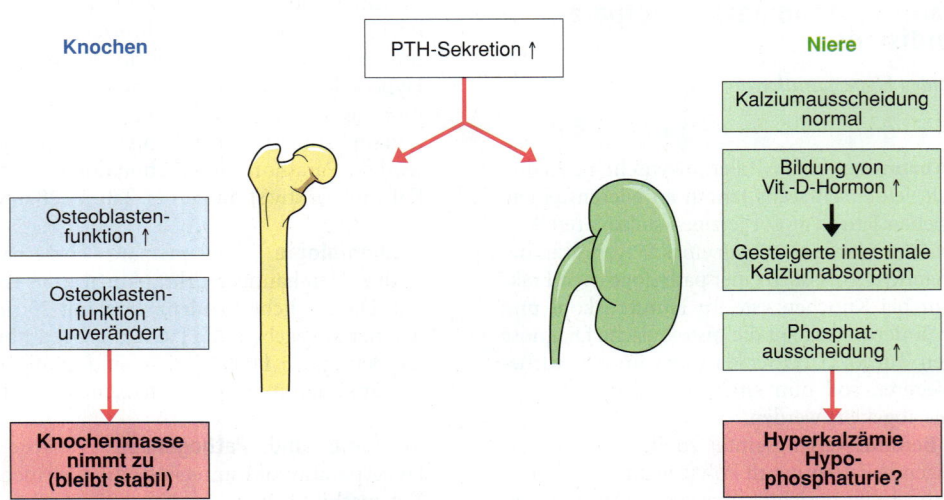

Abb. 16.24 Pathophysiologie beim milden primären Hyperparathyroidismus. Hyperkalziurie und negative Knochenbilanz fehlen.

16.4 Erkrankungen der Nebenschilddrüsen (Über- und Unterfunktionszustände)

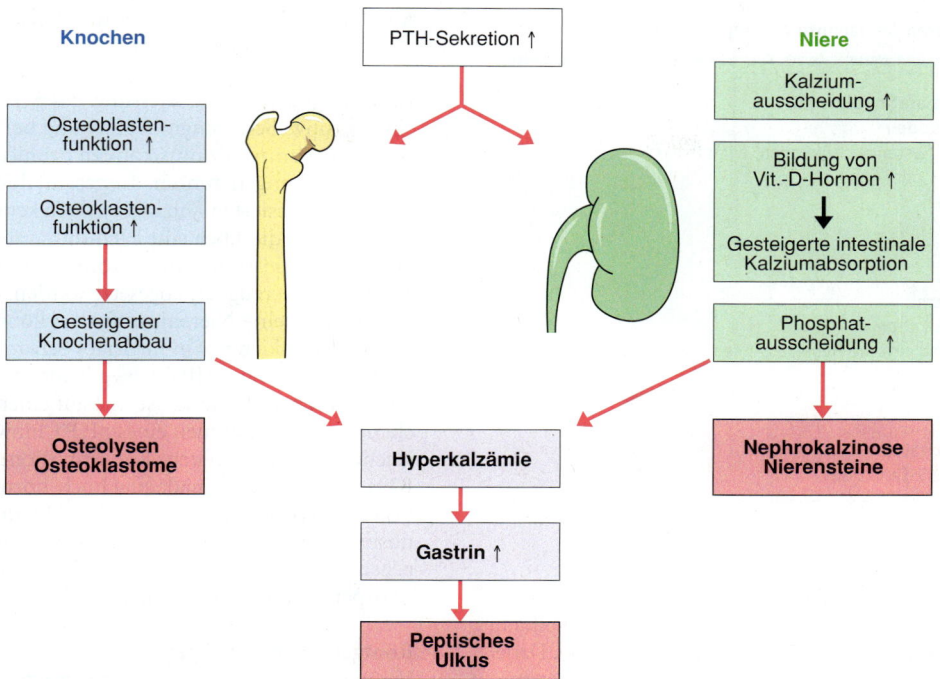

Abb. 16.25 Pathophysiologie beim ausgeprägten primären Hyperparathyroidismus. Hyperkalziurie und gesteigerte Osteoklastentätigkeit führen zu renalen und ossären Komplikationen.

EKG erkennt man bei schwerer Hyperkalzämie ein verkürztes QT-Intervall.

Neuropsychiatrische Symptome Neuropsychiatrische Störungen sind oft bereits bei geringer Hyperkalzämie nachweisbar. Die Patienten berichten über leichte Ermüdbarkeit, depressive Verstimmung, emotionale Labilität, Verlangsamung und Gedächtnisstörungen. Muskelschwäche, insbesondere der proximalen Muskulatur, kann hinzutreten.

Organmanifestation an den Nieren Nierensteine sind meist Kalziumoxalat- oder Kalziumphosphatkremente. Ein rezidivierendes Steinleiden kann über sekundäre Veränderungen im Extremfall zur Niereninsuffizienz führen. Diffuse Nephrokalzinose und Markschwammniere können ebenfalls auftreten.

Organmanifestation am Skelett Nur bei fortgeschrittener Erkrankung treten im Rahmen der Aktivierung von Osteoklasten Osteoklastome („braune Tumoren") auf, die zu pathologischen Frakturen führen. Die radiologisch fassbaren Veränderungen an Händen und Füßen (Akroosteolysen, Kompaktaverlust) sind heute selten geworden. Bei der Mehrzahl der Patienten kann im Frühstadium der Erkrankung selbst das histologische Bild der Endostfibrose nicht nachgewiesen werden. Später imponiert eine Zunahme mehrkerniger Osteoklasten sowie fibrösen Gewebes, das das Knochenmark bälkchennahe zu verdrängen scheint. Die Bestimmung der Knochendichte erlaubt eine Abschätzung des Knochenverlustes im Rahmen des pHPT.

Organmanifestation im übrigen Organismus Die gehäuft mit einem pHPT auftretenden Magenulzera und die Pankreatitis weisen keine für die Erkrankung typischen Besonderheiten auf.

Diagnostik Während die Diagnose eines pHPT früher zumeist erst im späten Stadium der Organmanifestation gestellt wurde, erfolgt sie heute zunehmend anhand von Kalziumbestimmungen im Rahmen von Vorsorgeuntersuchungen und damit früh. Das Ausmaß der Hyperkalzämie ist daher heute geringer als früher. Unabhängig davon bedarf jede Hyperkalzämie einer vollständigen differential-

Tab. 16.29 Symptomatologie bei primärem Hyperparathyroidismus.

- **Unspezifische Symptome**
  (Erzeugt durch Hyperkalzämiesyndrom)
  - Renale Symptome: Polyurie (Polydipsie, Exsikkose)
  - Intestinale Symptome: Übelkeit, Erbrechen (Exsikkose)
  - Neurologische Symptome: Verlangsamung, Müdigkeit, Hyporeflexie
  - Psychiatrische Symptome: Neigung zu depressiver Verstimmung
- **Relativ spezifische Symptome**
  - Nierensteinbildung, Nephrokalzinose (Markschwammniere)
  - Ulcus ventriculi, Pankreatitis
  - Akroosteolysen an Händen und Füßen, Osteoklastome, Kompakta-„Verbrauch"

Tab. 16.30 Differentialdiagnose der Hyperkalzämie.

- **Primärer Hyperparathyroidismus**
- **Maligne Tumorleiden**
  Hämatologische Systemerkrankungen, Lymphome
  Solide Karzinome oder Sarkome
- **Andere Ursachen**
  Morbus Boeck
  Hyperthyreose
  Morbus Addison
  Phäochromozytom
  Vitamin-D-Intoxikation
  Familiäre hypokalziurische Hyperkalzämie
  Immobilisation
  Thiaziddiuretika
  Lithium
  Vitamin-A-Intoxikation
  Disseminierte CMV-Infektion

diagnostischen Abklärung, da bei etwa der Hälfte der stationären Patienten die Hyperkalzämie im Zusammenhang mit einem malignen Tumorleiden steht (Tab. 16.30). Dabei ist allerdings zu bedenken, dass malignes Tumorleiden und pHPT gelegentlich vergesellschaftet sind.

Anamnese und körperlicher Befund Die typischen Befunde des Hyperkalzämiesyndroms oder Organmanifestationen fehlen häufig. Gezielte Kalziumbestimmungen sollten bei folgenden Erkrankungen vorgenommen werden:
- Nierensteinleiden und Nephrokalzinose
- peptisches Ulkus
- Pankreatitis
- hämatologische Systemerkrankungen (Plasmozytom)
- solide Malignome (Mamma-, Bronchial-, Nieren-, Prostata-, Plattenepithelkarzinom u.a.m.)
- multiple endokrine Neoplasie

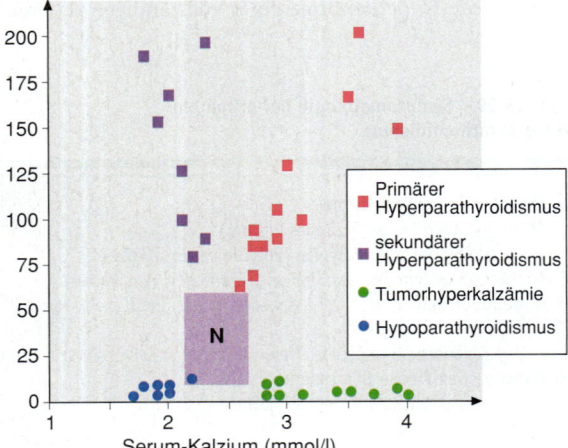

Abb. 16.26 Serum-Kalzium-Spiegel bei Patienten mit primärem Hyperparathyroidismus zum Zeitpunkt der Diagnosestellung. (Nach: Allolio und Schulte 1996).

- unklarer Knochenmasseverlust, lytische Knochenprozesse und pathologische Frakturen

Labordiagnostik Die Messung des **Serum-Kalziums** ist eine sensitive Screeninguntersuchung bei pHPT. Messungen des Gesamt-Kalziums können bei niedrigem Albumin zu Fehldeutungen führen. Insgesamt bietet die Bestimmung des ionisierten Kalziums jedoch keine Vorteile. Thiaziddiuretika, die über eine Hemmung der Kalziurie eine Hyperkalzämie begünstigen können, sollten bei Hyperkalzämie unverzüglich abgesetzt werden. Ein Vitamin-D-Mangel und eine Niereninsuffizienz können eine Hyperkalzämie maskieren. Ein niedriges Serum-Phosphat stützt die Diagnose eines pHPT. Dies gilt auch für eine Erhöhung der alkalischen Phosphatase, die auf einen erhöhten Knochenumsatz im Rahmen eines pHPT hinweisen kann. Der Nachweis von erhöhten Konzentrationen des **intakten PTH** im Serum oder inadäquat hoch-normaler Konzentration bei Hyperkalzämie ist beweisend für den pHPT („Diagnostisches Paar", Abb. 16.26). Parathormonassays, die nur gegen C-terminale Fragmente des Hormons gerichtete Antikörper nutzen, sind obsolet.

Röntgenuntersuchungen Die für den pHPT typischen Veränderungen an den Händen werden am besten mittels Mammographietechnik (folienloser Film) nachgewiesen. Ein negativer Röntgenbefund schließt einen pHPT nicht aus. Der radiologische und densitometrische Nachweis einer Osteoporose ist unspezifisch.

Lokalisationsdiagnostik Ist die Diagnose pHPT gesichert und ein erster operativer Eingriff geplant, so sind präoperative lokalisationsdiagnostische Maßnahmen nicht notwendig. Ein erfahrener Chirurg wird mit 95%iger Sicherheit die erkrankte Nebenschilddrüse auffinden und entfernen. („Die wichtigste Lokalisationsmaßnahme ist die Lokalisation eines erfahrenen Chirurgen.")

Vor Durchführung der Nebenschilddrüsenoperation sollte eine **Sonographie** der Halsorgane durchgeführt werden, um zu klären, ob eine Sanierung der Schilddrüse im Rahmen der Operation erforderlich ist. Der Einsatz dieser Methode erlaubt darüber hinaus den Nachweis des Nebenschilddrüsenadenoms in etwa 70 % der Fälle.

Computer- und **Kernspintomographie** sind die Methode der Wahl beim Nachweis ektop gelegener Nebenschilddrüsenadenome. Auch die ^{99m}Tc-Sestamibi-Nebenschilddrüsenszintigraphie ist zur Lokalisationsdiagnostik erfolgreich eingesetzt worden, wobei der Wert dieses Verfahrens in Deutschland aufgrund der hohen Strumaprävalenz, die zu unspezifischen Befunden führt, eingeschränkt ist.

Die Lokalisationsdiagnostik erlangt eine herausragende Bedeutung nach erfolglosem erstem Eingriff. Dann werden verschiedene Methoden kombiniert und ggf. durch invasive Diagnostik ergänzt. Hierzu zählt die **Katheterdiagnostik** mit selektiver Entnahme von Venenblut zur PTH-Bestimmung im Halsbereich. Bei eindeutigem PTH-Gradienten erlaubt dann die Probe mit der höchsten PTH-Konzentration die Tumorlokalisation.

Differentialdiagnose Differentialdiagnostische Schwierigkeiten bereitet die seltene familiäre **hypokalziurische Hyperkalzämie.** Diese Erkrankung zeigt grenzwertig hohe

16.4 Erkrankungen der Nebenschilddrüsen (Über- und Unterfunktionszustände)

Konzentrationen von intaktem Parathormon. Es handelt sich um eine autosomal-dominant vererbte Erkrankung, bei der eine Mutation im Gen des Kalziumrezeptors vorliegt. Die Hyperkalzämie wird oft in jungen Jahren erkannt, und die klinische Ausprägung ist meist mild bzw. asymptomatisch. Diagnostisch wegweisend ist die Untersuchung der Familienangehörigen. Die Abgrenzung zum pHPT ist auch aus therapeutischer Sicht wichtig, da die Patienten mit familiärer hypokalziurischer Hypokalzämie nicht von einer Parathyreoidektomie profitieren.

Bleibt eine Hyperkalzämie differentialdiagnostisch unklar, sind ergänzende Untersuchungen erforderlich. Hierzu gehören die Serumelektrophorese mit Immunelektrophorese und die Suche nach Bence-Jones-Protein im Urin, um ein Plasmozytom zu erkennen. Die Bestimmung von 25-(OH)-Vitamin D_3 und 1,25-$(OH)_2$-Vitamin D_3 erlaubt den Nachweis einer Vitamin-D-Intoxikation.

Plattenepithelkarzinome (insbesondere als Bronchialkarzinome, aber auch im Kopf-Hals-Bereich), Mammakarzinome und Tumoren des Urogenitaltraktes sind neben dem Plasmozytom die häufigste Ursache der **malignen Hyperkalzämie.** Die humoral vermittelte maligne Hyperkalzämie lässt sich durch den Nachweis des mit dem PTH strukturell verwandten PTH-related Peptide (PTHrP) positiv sichern. PTHrP wird vor allem in Keratinozyten gebildet, gelegentlich auch in Nebenschilddrüsenadenomen. Bei den hämatologischen Systemerkrankungen ist weniger das PTHrP die Ursache der Hyperkalzämie, als vielmehr die gesteigerte lokale Sekretion verschiedener Zytokine. Die ektope Produktion von 1-84-PTH ist extrem selten und weniger wahrscheinlich als die Koinzidenz von pHPT und Malignom.

Differentialdiagnose	Diagnostische Hinweise
Familiäre hypokalziurische Hyperkalzämie (s. Tab. 16.30)	Kalziumausscheidung im 24-h-Urin ↓
Tumorhyperkalzämie	Anamnese PTH intakt ↓ PTH-related Peptide (↑) Nachweis von Osteolysen (Skelettszintigraphie) Tumornachweis
Vitamin-D-vermittelte Hyperkalzämie (z. B. bei Granulomatosen oder Vitamin-D-Intoxikation)	PTH intakt ↓ 25-(OH)-Vitamin D_3 und 1-25-$(OH)_2$-Vitamin-D_3 ↑

Therapie Da die Mehrzahl der Patienten bei Diagnosestellung asymptomatisch ist und auch im Verlauf von Jahren asymptomatisch bleiben kann, stellt sich die Frage, welche Patienten einer chirurgischen Therapie zugeführt werden müssen. Hierzu sind in den letzten Jahren Regeln aufgestellt worden (Tab. 16.31). Eine beträchtliche Anzahl älterer Patienten kann demnach konservativ behandelt werden. Regelmäßige Kontrollen von Serum-Kalzium, Nierenfunktion und Knochendichte sind dabei notwendig.

Tab. 16.31 Indikation zur Operation bei asymptomatischem primärem Hyperparathyroidismus.

Serum-Kalzium	> 3,0 mmol/l
Kreatinin-Clearance	30% unter dem Wert altersgleicher Kontrollen
Nephrolithiasis	Im Röntgenbild nachweisbar
Kalziurie	Wiederholt > 400 mg/24 h
Knochendichte	Mehr als 2 Standardabweichungen unter dem Wert altersgleicher Kontrollen
Lebensalter	< 50 Jahre

Konservative Therapie Bei schwerer symptomatischer Hyperkalzämie sind rasche kalziumsenkende Maßnahmen notwendig (s.a. Kap. 19.3.2), um eine lebensbedrohliche hyperkalzämische Krise abzuwenden (Tab. 16.32).

Die erste Maßnahme besteht in der Infusion von **physiologischer NaCl-Lösung** (3–10 l/24 h). Hierdurch wird nicht nur die meist vorhandene Exsikkose ausgeglichen, sondern die einsetzende Natriurese führt auch zu einer Steigerung der Kalziumausscheidung. Durch Gabe von **Furosemid** i.v. in hoher Dosierung (bis 100 mg/h) kann die Kalziurese weiter gesteigert werden. Bei Oligurie/Anurie ist eine Hämodialyse gegen ein kaliumfreies Dialysat erforderlich.

Ein zentrales Therapieprinzip besteht in der **Hemmung der Osteoklastenfunktion.** Die Behandlung der Wahl sind **Bisphosphonate** (z. B. Pamidronat oder Clodronat) für einen oder mehrere Tage bis zur Normalisierung des Serum-Kalzium-Spiegels. In der Regel wird eine Normalisierung des Serum-Kalziums nach zwei bis fünf Tagen erreicht.

Alternativ kann **Calcitonin** eingesetzt werden, das aber deutlich weniger wirksam ist. Manche Formen einer malignen Hyperkalzämie (z. B. bei Lymphomen) werden auch durch **Glukokortikoide** günstig beeinflusst. Dies gilt nicht für den pHPT. Die i.v. Gabe von Phosphat sollte wegen der außerordentlich hohen Gefahr von Weichteilverkalkungen nicht mehr erfolgen. Digitalispräparate und Thiaziddiuretika dürfen nicht verabreicht werden.

Bei foudroyantem Verlauf der Hyperkalzämie muss man unverzüglich versuchen, die Ursache (z. B. Nebenschilddrüsenadenom) **operativ** zu beseitigen.

Chirurgische Therapie Durch **operative Entfernung** des autonomen PTH produzierenden Nebenschilddrüsengewebes ist eine kausale Therapie möglich (zur Indikation vgl. Tab. 16.31). Die Halsrevision soll alle vier Nebenschilddrüsen sichtbar machen, da Mehrfachadenome vorkommen können.

Neuerdings werden bei präoperativ sonographisch lokalisiertem Adenom auch minimal invasive Operationsverfahren eingesetzt, bei denen gezielt nur die betroffene Nebenschilddrüse operiert wird. Der Operationserfolg wird durch den Nachweis eines intraoperativen PTH-Abfalls überwacht.

Die autologe Transplantation von Nebenschilddrüsengewebe in die Muskulatur des Armes verhindert nach Ent-

Endokrine Erkrankungen

Tab. 16.32 Symptomatische Therapie der Hyperkalzämie.

Mittel	Dosierung	Wirkungsmechanismus	Nebenwirkungen
0,9% NaCl-Infusion (+ 20 mval KCl/l)	3–10 l/24 h	Steigerung der Kalziurie Vermeidung einer Hypokaliämie	Volumenüberlastung, Lungenödem
Pamidronat	30 mg täglich als Infusion über 4 Stunden i.v.	Hemmung der Osteoklasten	Fieber
Ibandronat	2–4 mg täglich über 1–2 h	Hemmung der Osteoklasten	
Kalzitonin	500–1 000 IE/Tag	Hemmung der Osteoklasten	Flush, Übelkeit, Brechreiz
Prednison	15 mg alle 6 h	Hemmung der Osteoklasten	Cushing-Syndrom, wirkungslos bei pHPT
Furosemid	Bis 100 mg/h	Steigerung der Kalziurie	Hypokaliämie, Hypomagnesiämie
Hämodialyse gegen kalziumfreies Dialysat	Täglich	Herausdialysieren des Kalziums	Siehe Kapitel 19.3

fernung aller vier Drüsen (bei Vierdrüsenhyperplasie) einen dauerhaften Hypoparathyroidismus. Ein Rezidiv des pHPT aus dem transplantierten Material ist jedoch möglich. Eine Operation kann dann risikoarm in Lokalanästhesie erfolgen.

Verlauf und Prognose Postoperativ kann passager eine Hypokalzämie mit Tetanie auftreten, vorübergehend niedrig normale Kalziumspiegel sind die Regel. Ein vermehrter Kalziumeinstrom in den Knochen nach Ausschaltung des Hyperparathyroidismus wird insbesondere in schweren Fällen beobachtet (**„Hungry-Bone-Syndrom"**). In einigen Fällen tritt postoperativ ein Hypoparathyroidismus auf, insbesondere wenn Mehrfachadenome oder eine Hyperplasie operativ korrigiert wurden. Bei erfolgreicher Resektion ist die Prognose sehr günstig. Ein Rezidiv des pHPT ist möglich, aber selten. Das Risiko besteht besonders bei Patienten mit Hyperplasie oder einer familiären multiplen endokrinen Neoplasie (MEN-1). Nachkontrollen in Jahresabständen sollten erfolgen.

Komplikationen Eine schwere Komplikation des primären Hyperparathyroidismus und der Tumorhyperkalzämie ist die **hyperkalzämische Krise.** Sie droht bei einem Serum-Kalzium über 3,7 mmol/l und ist charakterisiert durch Zunahme der neuropsychiatrischen Veränderungen bis hin zum Koma. Über die Exsikkose geraten die Patienten in eine prärenale Niereninsuffizienz mit Oligurie/Anurie. Die Patienten sind vital bedroht, und eine Therapie muss unverzüglich eingeleitet werden.

Zusammenfassung

- Häufigste Ursachen: primärer Hyperparathyreoidismus, Tumorhyperkalzämie
- Wichtigste Symptome: bei milder Hyperkalzämie (< 3 mmol/l) häufig nur geringe Beschwerden. Typische Symptome des primären Hyperparathyroidismus (Stein-, Bein- und Magenpein) werden heute durch die frühe Diagnose nur noch selten beobachtet.
- Wichtigste diagnostische Maßnahme: Bestimmung des Serum-Kalziums zusammen mit dem intakten Parathormon („Diagnostisches Paar"), damit ist gleichzeitig die differentialdiagnostische Abgrenzung der Tumorhyperkalzämie möglich.
- Wichtigste therapeutische Maßnahmen: beim Nebenschilddrüsenadenom Resektion, bei der Tumorhyperkalzämie symptomatische Therapie

16.4.2 Sekundärer Hyperparathyroidismus

Engl. Begriff: Secondary Hyperparathyroidism

Praxisfall

Anamnese: Ein 52-jähriger Patient (162 cm groß, 51 kg schwer) berichtet, an unspezifischen intestinalen Beschwerden mit Neigung zu Durchfällen zu leiden und an Gewicht verloren zu haben. Auch habe sich durch den Bruch von Wirbelkörpern seine Körpergröße vermindert.

Klinischer Befund: in seiner Beweglichkeit durch Rumpfschmerz behinderter Patient, abgemagert, blass.

Labor: Serum-Kalzium 2,05 mmol/l; intaktes PTH 195 pg/ml; alkalische Phosphatase 260 U/l; 25-OH-Vitamin D_3 20 mmol/l.

Röntgen: Wirbelkörperfrakturen; am rechten Schambeinast nicht verheilte Stressfraktur.

Knochenhistologie: Osteoidvermehrung als Folge eines Vitamin-D-Mangels, Osteoklastenvermehrung im Sinne eines Hyperparathyroidismus.

Endoskopie: Zottenverlust des Dünndarms bei einheimischer Sprue.

16.4 Erkrankungen der Nebenschilddrüsen (Über- und Unterfunktionszustände)

Definition Ein sekundärer Hyperparathyroidismus liegt vor, wenn durch eine Senkung des Serum-Kalziums oder seiner ionisierten Form regulativ eine Steigerung der Parathormonsekretion induziert wird (Abb. 16.27).

Epidemiologie Die Häufigkeit des sekundären Hyperparathyroidismus ist abhängig von der Häufigkeit der Grunderkrankung. Bei fortgeschrittener Niereninsuffizienz besteht bei allen Patienten eine renale Osteopathie mit sekundärem Hyperparathyroidismus. Genaue Angaben zur Häufigkeit der anderen Formen des sekundären Hyperparathyroidismus liegen nicht vor. Da ein Vitamin-D-Mangel allerdings bei älteren Menschen durch die reduzierte Sonnenexposition mit 30 % sehr häufig ist, muss von einer hohen Dunkelziffer milder Formen des sekundären Hyperparathyroidismus ausgegangen werden.

Ätiologie und Pathogenese Chronische Hypokalzämien mit sekundärem Hyperparathyroidismus sind in der Regel die Folge einer ungenügenden gastrointestinalen Kalziumaufnahme oder einer renalen Insuffizienz.

Intestinaler sekundärer Hyperparathyroidismus Die verminderte enterale Kalziumresorption ist entweder Ausdruck einer ungenügenden Zufuhr mit der Nahrung, wie z. B. bei **Milchzuckerunverträglichkeit,** oder die Folge einer Störung der Kalziumaufnahme aus dem Darm. Da für die intestinale Kalziumresorption Vitamin-D-Hormon von entscheidender Bedeutung ist, führt ein **ungenügendes Vitamin-D-Angebot** in der Nahrung oder durch fehlende Sonnenexposition der Haut indirekt zu einem Kalziumdefizit. Auch **gastrointestinale Malabsorption** und **Maldigestion** unterschiedlicher Genese behindern die Vitamin-D-Aufnahme und damit die Kalziumversorgung des Körpers. Entsprechend führt die seltene Vitamin-D-Resistenz zu Hypokalzämie und sekundärem Hyperparathyroidismus.

Renaler sekundärer Hyperparathyroidismus Bei Niereninsuffizienz sinkt die Phosphat-Clearance, und es kommt zu einem Anstieg des Serum-Phosphats. Über die Konstanthaltung des Kalzium-Phosphat-Produktes entwickelt sich eine Hypokalzämie. Außerdem wird durch die Nierenschädigung die renale Bildung von 1,25-(OH)$_2$-Vitamin D$_3$ gestört und damit die intestinale Kalziumaufnahme verringert. Vitamin-D-Hormon wirkt darüber hinaus antiproliferativ auf das Nebenschilddrüsengewebe, so dass die verminderte Produktion die Entwicklung einer Nebenschilddrüsenhyperplasie begünstigt.

Die deutliche Steigerung der PTH-Sekretion führt am Knochen zur gesteigerten Osteoklastenaktivität mit Fibroosteoklasie. Damit einher geht in der Regel eine gestörte Mineralisation mit Osteoidvermehrung durch die den sekundären Hyperparathyroidismus auslösende Grundkrankheit.

Die langfristige Stimulation der Nebenschilddrüse bei terminaler Niereninsuffizienz führt über die Hyperplasie bei einem Teil der Patienten zu einem **tertiären Hyperparathyroidismus,** der in seinem Bild weitgehend dem primären Hyperparathyroidismus entspricht. Das Serum-Kalzium steigt an, und eine Hyperkalzämie kann sich entwickeln.

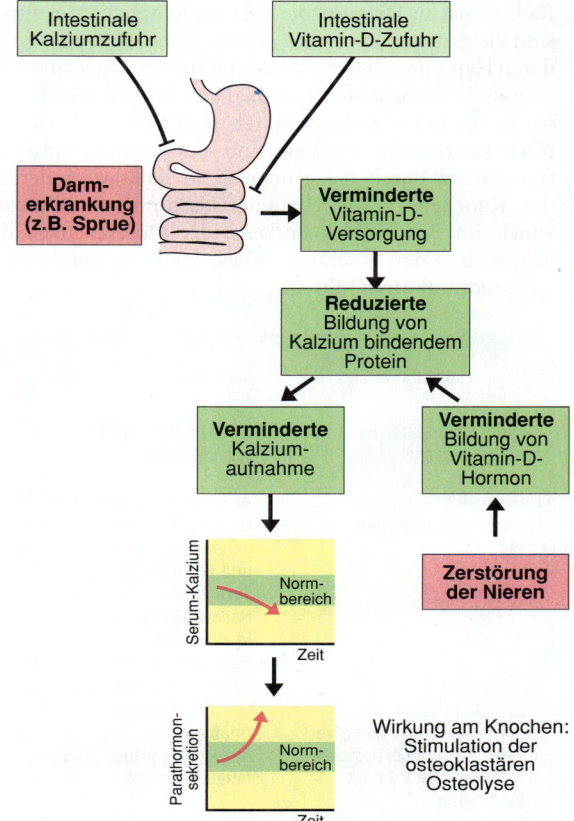

Abb. 16.27 Pathogenese bei sekundärem Hyperparathyroidismus.

Symptome Die Symptomatik der Patienten ist wesentlich durch die Grunderkrankung (Malabsorptionssyndrom, Niereninsuffizienz etc.) bedingt. Beim milden sekundären Hyperparathyroidismus fehlen zunächst Symptome. Bei ausgeprägtem Hyperparathyroidismus kommt es zu diffusen Knochenschmerzen und Auftreten von Frakturen. Bei zusätzlich bestehender kalzipenischer Osteomalazie (z. B. bei Malabsorptionssyndrom) liegen tetanische Symptome, eine Myopathie der proximalen Extremitätenmuskulatur und Knochenverformungen vor.

Diagnostik

Labordiagnostik Richtungweisend ist die gleichzeitige Messung von Serum-Kalzium und intaktem Parathormon. Beim sekundären Hyperparathyroidismus ist das Serum-Kalzium bei erhöhtem Parathormon erniedrigt oder niedrignormal, so dass die Differenzierung vom primären Hyperparathyroidismus in der Regel leicht gelingt. Probleme treten auf, wenn z. B. ein primärer Hyperparathyroidismus mit einem Vitamin-D-Mangel kombiniert ist. Durch die kalziumsenkende Wirkung des Vitamin-D-Defizits kann die Hyperkalzämie des primären Hyperparathyroidismus hier fehlen.

Endokrine Erkrankungen

Radiologische Diagnostik Die radiologischen Befunde sind vielgestaltig. Typisches radiologisches Bild des sekundären Hyperparathyroidismus sind subperiostale und subchondrale Knochenresorptionen im Bereich der Hände sowie der Gelenke des Schulter- und Beckengürtels. Typisch für die Osteomalazie sind eine erhöhte Strahlentransparenz durch die generalisierte Kalksalzminderung des Knochens sowie charakteristische Looser-Umbauzonen im Bereich des Beckens, der Oberschenkel, der Rippen und der Unterarme. Diese Umbauzonen können zu Pseudofrakturen führen.

Differentialdiagnose	Ausschlussmaßnahmen
Renaler sekundärer Hyperparathyroidismus	Bestimmung von Kreatinin und Harnstoff
Intestinaler sekundärer Hyperparathyroidismus	Anamnese und klinische Untersuchung (Zeichen der generalisierten Maldigestion und Malabsorption) Spruediagnostik Nachweis einer Pankreasinsuffizienz Nachweis chronisch-entzündlicher Darmerkrankungen
Vitamin-D-Mangel durch verminderte Sonnenexposition und alimentäre Vitamin-D-Verarmung	Anamnese Ausschluss intestinaler und renaler Ursachen

Therapie

Vitamin-D-Mangel durch Mangelernährung und verminderte Sonnenexposition Ernährungsbedingter Kalzium- oder Vitamin-D-Mangel kann durch eine gezielte Umstellung der Ernährung einfach ausgeglichen werden (tägliche Zufuhr von 1000 mg Kalzium und 3000 IE Vitamin D). Langfristig liegt der Tagesbedarf an Vitamin D zwischen 400 und 800 IE.

Intestinaler sekundärer Hyperparathyroidismus Bei Erkrankungen des Gastrointestinaltraktes ist die Behandlung der Grunderkrankung entscheidend. Bei Achylie und exogener Pankreasinsuffizienz wird eine langfristige Substitutionstherapie notwendig. Ein manifester Vitamin-D-Mangel erfordert initial eine höher dosierte Gabe von Vitamin D (z. B. 50 000 IE Vitamin D_3 i.m.). Bei 25-OH-D_3-Werten im Serum unter 5 ng/ml sind erfahrungsgemäß 150 000–200 000 IE Vitamin D_3 erforderlich, um die D_3-Vitamindepots wieder aufzufüllen. Die Gesamtmenge kann dann durch wöchentliche Injektionen von 50 000 IE Vitamin D_3 verabreicht werden. Der Therapieeffekt setzt verzögert ein und wird durch Kontrollen des Serum-Kalziums überwacht.

Renaler sekundärer Hyperparathyroidismus Bei terminaler Niereninsuffizienz ist immer mit der Entwicklung von Skelettschäden zu rechnen, so dass eine präventive Behandlung sinnvoll ist. Sie besteht in der Gabe von Phosphatbindern, einer Kalziumsubstitution und der Verordnung von Vitamin-D-Präparaten, bevorzugt Vitamin-D-Hormon (bis 2 µg/d). Aluminiumhaltige Phosphatbinder begünstigen die Entwicklung einer aluminiuminduzierten Osteopathie und sind weitgehend durch Kalziumkarbonat (bis zu 3 g/d) verdrängt worden.

Ein tertiärer HPT stellt meist eine Indikation für die subtotale Parathyreoidektomie dar. Das intakte PTH liegt dabei über dem Dreifachen der oberen Norm bei einem Serum-Kalzium von über 2,6 mmol/l vor der Dialyse und nach Absetzen einer Vitamin-D-Hormontherapie. Vor der Operation erfolgt eine Knochenbiopsie, um eine Aluminiumosteopathie auszuschließen.

Verlauf und Prognose Die Prognose des intestinalen und alimentären sekundären Hyperparathyroidismus ist unter adäquater Therapie gut. Bei der Niereninsuffizienz sind auch mit optimierter Therapie schwere Formen der renalen Osteopathie nicht immer zu verhindern. Die mit osteoporotischen Frakturen verbundenen Funktionseinschränkungen stellen eine starke Einschränkung der Lebensqualität dar.

Zusammenfassung

- Häufigste Ursachen: Malabsorption und chronische Niereninsuffizienz
- Wichtigste Symptome: generalisierte Knochenschmerzen und Frakturen
- Wichtigste diagnostische Maßnahme: Wegweisend ist ein im unteren Normbereich gelegenes oder erniedrigtes Serum-Kalzium bei gleichzeitig erhöhtem Parathormon.
- Wichtigste therapeutische Maßnahme: adäquate Substitution von Kalzium und Vitamin D

16.4.3 Hypoparathyroidismus

Engl. Begriff: Hypoparathyroidism

Praxisfall

Anamnese: Die 58-jährige Patientin sucht wegen Kribbelparästhesien in Händen und Füßen sowie Tetanie den Arzt auf. Vor fünf Jahren Strumaresektion wegen Struma multinodosa mit Hyperthyreose bei multifokaler Autonomie und Einengung der Trachea auf ein Drittel des ursprünglichen Umfangs; Tage nach der Operation erstmals tetanische Symptome.

Labor: Serum-Kalzium 1,7 mmol/l (Norm: 2,1–2,7 mmol/l); Serum-Phosphat 2,2 mmol/l (Norm: 0,9–1,5 mmol/l); intaktes PTH nicht messbar niedrig.

Klinischer Befund: Chvostek positiv, Trousseau positiv; reizlose Narbe nach Strumaresektion am Hals.

Diagnose: parathyreopriver Hypoparathyroidismus.

Definition Bei Unterfunktion der Nebenschilddrüse entsteht ein Hypoparathyroidismus mit Hypokalzämie und Hyperphosphatämie.

Ätiologie und Pathogenese Ein Hypoparathyroidismus entsteht meist iatrogen im Rahmen einer Struma-

16.4 Erkrankungen der Nebenschilddrüsen (Über- und Unterfunktionszustände)

resektion, insbesondere bei großer Struma nodosa oder nach totaler Strumektomie bei Schilddrüsenkarzinom. Zur Entwicklung eines Hypoparathyroidismus genügt eine Zerstörung der Gefäßversorgung der Epithelkörperchen. Auch nach chirurgischer Therapie eines pHPT auf dem Boden einer Vierdrüsenhyperplasie kann es zu einem chronischen Hypoparathyroidismus kommen (s.o.). Seltene Ursachen eines erworbenen Hypoparathyroidismus sind externe Bestrahlung der Halsorgane, eine Radiojodtherapie oder eine Hämochromatose.

Der idiopathische Hypoparathyroidismus ist eine hereditäre Erkrankung und charakterisiert durch fehlende oder hypoplastische Nebenschilddrüsen. Er manifestiert sich in der Regel im Kindesalter und ist häufig mit zusätzlichen Störungen verbunden:
- DiGeorge-Syndrom: Agenesie der Nebenschilddrüsen in Verbindung mit Aplasie des Thymus und Fehlbildungen des Herzens
- polyglanduläre Autoimmunendokrinopathie Typ I: mukokutane Candidiasis, primäre Nebennierenrindeninsuffizienz, Gonadeninsuffizienz und Diabetes mellitus

Parathormonmangel führt zur Hyperphosphatämie und über die verminderte renale Vitamin-D-Hormon-Bildung zur Störung der intestinalen Kalziumresorption. Zusammen mit der gestörten Osteoklastenfunktion entsteht so eine Hypokalzämie.

Symptome Die Klinik ist variabel, oft bestehen auch bei ausgeprägter Hypokalzämie nur wenige Symptome. Typisch für die Hypokalzämie ist die **Tetanie** mit Kribbelparästhesien und Verkrampfungen der Mittelhand- und Mittelfußmuskulatur, die an den Händen zur typischen Pfötchenstellung führen. Bei der Untersuchung lassen sich das **Chvostek-** und das **Trousseau-Zeichen** auslösen. Beim Chvostek-Zeichen kommt es beim Beklopfen des N. facialis vor dem äußeren Gehörgang zu synchronen Zuckungen der ipsilateralen Gesichtsmuskulatur. Beim Trousseau-Zeichen wird eine Blutdruckmanschette auf leicht suprasystolische Werte aufgeblasen. Der Test wird als positiv gewertet, wenn es innerhalb von 3–5 min zum Karpalspasmus (Geburtshelferhand) kommt. Bei Beteiligung der glatten Muskulatur kann es zu abdominellen Spasmen und Bauchschmerzen kommen.

Diagnostik Die Kombination von Hypokalzämie, Hyperphosphatämie und erniedrigtem bzw. nicht nachweisbarem intakten PTH ist beweisend (s. Abb. 16.26). Die Abgrenzung zur normkalzämischen Hyperventilationstetanie gelingt leicht. Der positive Nachweis der Hyperventilation wird durch die Blutgasanalyse erbracht.

Differentialdiagnose	Ausschlussmaßnahmen
Hyperventilationstetanie	Typische Anamnese Metabolische Alkalose in der Blutgasanalyse

Therapie

Vitamin-D-Hormon Parathormon steht zur Substitution des Hypoparathyroidismus noch nicht zur Verfügung. Die Anhebung des Serum-Kalziums erfolgt daher durch Vitamin-D-Gabe in teilweise hoher Dosierung. Bei anhaltender Hyperphosphatämie unter Therapie droht bei Kalziumanstieg die Ausfällung von Kalziumphosphatsalzen mit der Begünstigung von Kataraktbildung, Stammganglienverkalkung etc. Unter der Therapie kann eine Hyperkalziurie entstehen, die das Auftreten einer Nephrokalzinose begünstigt.

Therapieziel Therapieziel ist die Anhebung des Serum-Kalziums in den unteren Normbereich bei gleichzeitig normalem Serum-Phosphat. Im Einzelfall kann die Gabe von Phosphatbindern erforderlich werden. Bei Auftreten einer Hyperkalziurie kann die Anwendung von Thiaziden hilfreich sein. Die Therapie erfolgt grundsätzlich kombiniert durch Erhöhung des Kalziumangebotes (1 000–2 000 mg/d) und Gabe von Vitamin-D-Präparaten. Unterschiedliche Präparate stehen zur Verfügung. Auch das preisgünstige Vitamin D kann in sehr hoher Dosierung (40 000 IE/d) eingesetzt werden. Wegen der besseren Steuerbarkeit wird bevorzugt das Dehydrotachysterol (0,5 mg/d) oder das $1,25\text{-}(OH)_2$-Vitamin D_3 (z. B. 1,5 mg/d) gegeben.

Verlauf und Prognose Bei adäquater medikamentöser Behandlung ist die Prognose gut. Anfangs sind engmaschige Kalziumkontrollen bei gleichzeitiger Bestimmung des Phosphors angezeigt. Zusätzlich soll die Kalziumausscheidung im 24-h-Urin überprüft werden. Ophthalmologische Kontrollen zur Frage der Entwicklung einer tetanischen Katarakt sollten veranlasst werden.

Komplikationen Auch bei langfristig stabiler Einstellung kann sich das Bild einer Vitamin-D-Intoxikation mit Auslösung einer hyperkalzämischen Krise (s. Kap. 16.4.1) einstellen. Die Patienten sind daher mit einem Notfallausweis zu versehen und auf die Symptome einer Hyperkalzämie hinzuweisen. Bei Vitamin-D-Intoxikation kann die Dialysetherapie erforderlich werden. Wirksam sind auch Bisphosphonate und Glukokortikoide.

Da viel Vitamin D im Fettgewebe gespeichert sein kann, sind langwierige Krankheitsverläufe mit rezidivierender Hyperkalzämie möglich.

Ein langfristig bestehender Hypoparathyroidismus kann mit Katarakt, Nephrokalzinose, Wesensveränderungen bis zur Psychose und Stammganglienverkalkung (Morbus Fahr) mit extrapyramidalen Symptomen einhergehen.

Komplikation	Häufigkeit (%)
Katarakt	Langfristig ca. 50
Morbus Fahr	Bis 20
Nephrokalzinose	Bis 20

Endokrine Erkrankungen

Zusammenfassung

- Häufigste Ursache: iatrogene Schädigung im Rahmen einer Schilddrüsenresektion
- Wichtigstes Symptom: Tetanie (Kribbelparästhesien und Verkrampfungen der Mittelhand- und Mittelfußmuskulatur, die an den Händen zur typischen Pfötchenstellung führen)
- Wichtigste diagnostische Maßnahme: Die Laborkonstellation eines erniedrigten Serum-Kalziums bei erniedrigtem oder inadäquat normalem Parathormon führt zur Diagnose.
- Wichtigste therapeutische Maßnahme: Gabe von oralem Kalzium in Kombination mit Vitamin D oder Vitamin-D-Analoga

16.4.4 Pseudohypoparathyroidismus und verwandte Syndrome

Synonym: Albrights hereditäre Osteodystrophie
Engl. Begriff: Pseudohypoparathyroidism

Durch **Resistenz gegen die Wirkung von Parathormon** besteht beim Pseudohypoparathyroidismus ein funktioneller Hypoparathyroidismus mit Hypokalzämie und Hyperphosphatämie in Gegenwart erhöhter PTH-Serumkonzentrationen.

Verschiedene Unterformen dieser seltenen Erkrankung sind beschrieben, die durch fehlende cAMP-Antwort auf PTH (Typ I) oder eine eingeschränkte Wirkung des PTH-induzierten intrazellulären cAMP-Anstiegs (Typ II) gekennzeichnet sind. Der **Rezeptordefekt** kann alle Organe oder nur einen Teil, z. B. Nieren und Knochen, betreffen. Manche Patienten weisen zusätzlich charakteristische **somatische Stigmata** auf (Rundschädel, Minderwuchs, Brachydaktylie). Liegen ausschließlich diese klinischen Stigmata vor, ohne dass sich die biochemische Konstellation einer PTH-Resistenz nachweisen lässt, spricht man von einem Pseudopseudohypoparathyroidismus.

Die **Therapie** des Pseudohypoparathyroidismus entspricht der des Hypoparathyroidismus. Da ein Magnesiumdefizit die Wirksamkeit des Parathormons am Rezeptor beeinträchtigt, sollte dieses vorher ausgeschlossen bzw. korrigiert werden.

Zur weiteren Information

Literatur

Allolio, B., H. M. Schulte (Hrsg.): Praktische Endokrinologie. Urban & Schwarzenberg, München–Wien–Baltimore 1996.
Nawroth, P. P., R. Ziegler: Klinische Endokrinologie und Stoffwechsel. Springer, Berlin–Heidelberg–New York 2001.
Potts, J. T. (ed.): Proceedings of the NIH Consensus Development Conference on Diagnosis and Management of Asymptomatic Primary Hyperparathyroidism. J Bone Miner Res 1991; 6 (Suppl. 2).
Wilson, J. D., D. W. Foster, H. M. Kronenberg, P. R. Larsen: Williams Textbook of Endocrinology. Saunders, Philadelphia 1998.

Internet-Links

http://www.endokrinologie.net/
http://www.endo-society.org/
http://www.uni-erlangen.de/glandula

Keywords

Hypoparathyreodism ◆ Hyperparathyreodism ◆ Osteomalacia ◆ Parathyroid Adenoma ◆ Multiple Endocrine Neoplasia 1 and 2 ◆ Renal Osteopathy

IMPP-Statistik

Primärer Hyperparathyroidismus ◆ Sekundärer Hyperparathyroidismus ◆ Pseudohypoparathyroidismus

---

16.5 Nebennierenerkrankungen

M. Reincke, O. A. Müller

Synonym: Erkrankungen der Glandulae supraadrenales
Engl. Begriff: Adrenal Disorders

Die paarigen Nebennieren bestehen aus Rinde und Mark. Die Nebennierenrinde ist Bildungsort von Glukokortikoiden (Zona fasciculata, Hauptvertreter Cortisol), Mineralokortikoiden (Zona glomerulosa, Hauptvertreter Aldosteron) und Androgenen (Zona reticularis, Hauptvertreter DHEA). Überfunktionszustände der Nebennierenrinde werden je nach Mehrsekretion des entsprechenden Steroids als **primärer Hyperaldosteronismus** (Zona glomerulosa), als **Cushing-Syndrom** (Zona fasciculata) oder als **adrenale Androgenmehrsekretion** (Zona reticularis) bezeichnet. Isolierte Enzymdefekte können zur Cortisolsynthesestörung führen (**kongenitales adrenogenitales Syndrom**). Der Ausfall der Nebennierenrindenfunktion wird als **Morbus Addison** bezeichnet. Hormonaktive Marktumoren (**Phäochromozytom**) sezernieren Katecholamine bzw. deren Vorstufen und/oder Metaboliten. Ein isolierter Ausfall des Nebennierenmarks ist ohne klinische Bedeutung.

16.5.1 Erkrankungen der Nebennierenrinde

Die Erkrankungen der Nebennierenrinde lassen sich in Über- und Unterfunktionszustände unterteilen. Bei einer autonomen Mehrsekretion von Aldosteron wird vom **primären Hyperaldosteronismus** gesprochen. Das **Cushing-Syndrom** ist Folge einer inadäquaten Erhöhung der Plasmakortikoide. Eine Androgenmehrsekretion führt bei Frauen zu Hirsutismus und Virilisierung, während bei Männern eine Östrogenmehrsekretion zur Verweiblichung führt. Ein **primärer Hypoaldosteronismus** durch isolierten Ausfall der Zona glomerulosa ist selten. Bei der **primären Nebennierenrindeninsuffizienz,** dem Morbus Addison, liegt ein Mangel an Mineralokortikoiden, Glukokortikoiden und Androgenen vor. **Hormoninaktive Tumoren** werden zumeist zufällig bei bildgebenden Untersuchungen wie Ultraschall oder Computertomographie des Bauchraums entdeckt.

Primärer Hyperaldosteronismus

Synonym: Conn-Syndrom
Engl. Begriff: Primary Hyperaldosteronism, Conn's Syndrome

Praxis

Anamnese: Ein 32-jähriger Patient entwickelt innerhalb von Monaten einen behandlungsbedürftigen Hypertonus, wobei vorher eher niedrige Blutdruckwerte bekannt waren. Der Blutdruck steigt z.T. krisenhaft an, was mit Kopfschmerzattacken einhergeht. Im Rahmen der Abklärung fallen niedrige Kaliumspiegel zwischen 2,7 und 2,9 mval/l auf, die zur **Verdachtsdiagnose** eines Hyperaldosteronismus führen.

Ergänzende Untersuchungen ergeben eine metabolische Alkalose. Auch ist die Kaliumausscheidung im 24-h-Urin mit 74 mmol/d auffallend hoch, berücksichtigt man die niedrigen Serum-Kalium-Werte. Die Plasma-Renin-Spiegel sind supprimiert und steigen auch nach Stimulation (Orthostase, Furosemid-[Lasix®-]Gabe) nicht an. Die Aldosteronexkretion ist mit 32,8 µg/d ebenso erhöht wie der Plasma-Aldosteron-Spiegel mit 1 029 p/ml.

Bildgebung: Sonographisch ist im Bereich der Nebennieren keine eindeutige Raumforderung nachweisbar, in der Kernspintomographie stellt sich eine Raumforderung von 2,5 cm Durchmesser im Bereich der rechten Nebenniere dar.

Therapie und Verlauf: Nach Vorbehandlung mit dem Aldosteronantagonisten Spironolacton und Normalisierung des Kaliumspiegels (4,7 mval/l) erfolgt die **operative Entfernung** eines Nebennierenadenoms rechts; die Diagnose eines Aldosteron produzierenden Adenoms wird **histologisch** bestätigt. Postoperativ Normalisierung der Blutdruckwerte und des Kaliumhaushaltes ohne weitere Therapie.

Definition Unter der Diagnose „primärer Hyperaldosteronismus" werden die verschiedenen Ursachen einer primär unangemessenen Aldosteronmehrsekretion mit konsekutiver Suppression der Reninsekretion zusammengefasst (Conn-Syndrom). Dagegen ist bei allen sekundären Formen ein erhöhter Reninspiegel Voraussetzung für den Hyperaldosteronismus.

Epidemiologie Die Häufigkeit dieser Erkrankung ist immer noch umstritten. Wurde bisher angenommen, dass nur 0,5–1 % der Patienten mit einer Hypertonie einen primären Hyperaldosteronismus haben, zeigen neuere Untersuchungen, dass milde, normokaliämische Formen bei mehr als 5 % aller Hypertoniker nachweisbar sind. Die Erkrankung manifestiert sich in der Regel im dritten bis fünften Lebensjahrzehnt. Frauen sind etwa 2,5-mal häufiger betroffen als Männer.

Ätiologie und Pathogenese Aldosteron wird in einem komplexen Feedback-System reguliert (Abb. 16.28). Ein **Nebennierenadenom** ist in etwa 70 % der Fälle die Ursache eines Conn-Syndroms. Die Adenome sind in der Regel klein. Ein Nebennierenkarzinom mit Conn-Syndrom ist

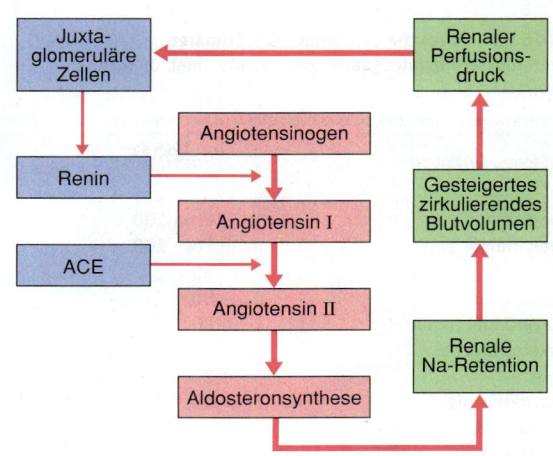

Abb. 16.28 Regulation des Renin-Angiotensin-Aldosteron-Systems. ACE = Angiotensin Converting Enzyme.

extrem selten. Zweithäufigste Ursache (20–30 %) ist eine bilaterale, z.T. noduläre **Nebennierenrindenhyperplasie** („idiopathischer Hyperaldosteronismus"). Eine dritte, sehr seltene Ursache des Conn-Syndroms stellt der **glukokortikoidsensitive Hyperaldosteronismus** dar. Diese Form tritt familiär gehäuft auf und wird autosomal-dominant vererbt. Zugrunde liegt ein Genchimärismus zwischen der Aldosteronsynthase und der 11β-Hydroxylase, wodurch die normalerweise reninabhängige Aldosteronsynthase ACTH-sensitiv wird. Hierdurch wird Aldosteron unter dem Einfluss normaler ACTH-Konzentrationen vermehrt in der Zona glomerulosa gebildet. Morphologisch charakteristisch ist eine bilaterale Nebennierenhyperplasie.

Symptome Die Symptome sind in Tabelle 16.33 zusammengefasst. **Beschwerden** sind, wenn überhaupt, nur durch die Leitsymptome der Hypertonie (z.B. Kopfschmerzen) und durch die Hypokaliämie (z.B. Muskelschwäche, Paresen, Polyurie) zu erwarten.

Diagnostik

Basisdiagnostik In Tabelle 16.33 sind neben den Beschwerden und klinischen Symptomen auch die wichtigsten klinisch-chemischen Befunde zusammengestellt. Leitsymptom ist (neben der Hypertonie) die Hypokaliämie, die mit einer im Verhältnis zur Höhe des Kaliumspiegels deutlichen Hyperkaliurie einhergeht. Auch ist in der Regel eine metabolische Alkalose nachweisbar, da Aldosteron Natrium am Nierentubulus retiniert, im Austausch gegen Kalium- und Wasserstoffionen. Wichtig ist, dass in neuerer Zeit auch milde Formen des primären Hyperaldosteronismus mit nur leichter Hypokaliämie oder im Normbereich gelegenem Kalium beschrieben worden sind.

Sicherung der Diagnose Die endgültige Sicherung der Verdachtsdiagnose gelingt durch die simultane Bestimmung des übergeordneten Hormons Renin zusammen mit dem peripheren Hormon Aldosteron („Diagnostisches Paar"). Hierbei ist die **Plasmareninaktivität** supprimiert

Endokrine Erkrankungen

Tab. 16.33 Klinische Symptome des primären Hyperaldosteronismus (nach Conn, J. W.: Amer. J. Surg. 1964; 107:159).

Klinisches Symptom	Häufigkeit (%)
Hypertonie	Etwa 100
Hypokaliämie	Etwa 100
Proteinurie	85
Hyposthenurie	80
EKG-Veränderungen	80
Muskelschwäche	73
Polyurie	72
Hypernatriämie	65
Kopfschmerzen	51
Retinopathie	50
Polydipsie	46
Kardiomegalie	41
Parästhesien	24
Sehstörungen	21
Intermittierende Paralyse	21
Intermittierende Tetanie	21
Müdigkeit	19
Muskelschmerzen	16
Symptomlosigkeit	6
Paralysen	4
Signifikante Ödeme	3

bzw. erniedrigt, während die **Aldosteronsekretion** erhöht ist (Aldosteronplasmaspiegel erhöht bzw. Ausscheidung von Aldosteronmetaboliten im 24-h-Urin erhöht).

Bestimmung der Ursache Erst nach Sicherung der Diagnose „primärer Hyperaldosteronismus" erfolgt die Suche nach den möglichen Ursachen dieses Krankheitsbildes. Die sichere Unterscheidung zwischen einer bilateralen Hyperplasie und einem einseitigen Adenom der Nebennierenrinde ist besonders wichtig, dabei spielt die **Lokalisationsdiagnostik** eine große Rolle (Abb. 16.29). Neben den obligatorischen nichtinvasiven bildgebenden Verfahren wie **Computer-** und **Kernspintomographie** wird der **Orthostasetest** mit Bestimmung von Renin/Aldosteron um 8.00 Uhr (liegend) und um 12.00 Uhr (stehend) durchgeführt. Charakteristisch für das Conn-Adenom ist ein paradoxer Abfall des Serumaldosterons unter Orthostase, da die Aldosteronsekretion bei Adenomen typischerweise ACTH-abhängig ist und damit der Tagesrhythmik des Cortisols folgt. Hingegen findet sich bei der bilateralen Nebennierenhyperplasie fast immer ein Anstieg des Serumaldosterons unter Orthostase, da die Nebenniere reninresponsiv bleibt. In Zweifelsfällen (bei diskordanten Befunden zwischen Bildgebung und Orthostasetest) ist eine **venöse Katheterisierung mit selektiver Blutentnahme** aus beiden Nebennierenvenen mit Bestimmung von Aldosteron und Cortisol erforderlich, um die Differenzierung zwischen Adenom und Hyperplasie zu ermöglichen. Die früher häufig eingesetzte Szintigraphie der Nebennierenrinde mit [131]J-Cholesterin wird heutzutage wegen der hohen Strahlenbelastung und der geringen Sensitivität kaum noch eingesetzt.

Differentialdiagnose Hier ist die Abgrenzung des sehr viel häufiger auftretenden **sekundären Hyperaldosteronismus** verschiedenster Ätiologie (Nierenarterienstenose, renoparenchymatöse Hypertonie, Diuretikatherapie) wichtig. Diese gelingt sicher durch die Hormonanalytik, weil bei allen Formen des sekundären Hyperaldosteronismus die vermehrte Aldosteronsekretion auf einer erhöhten Plasmareninaktivität beruht.

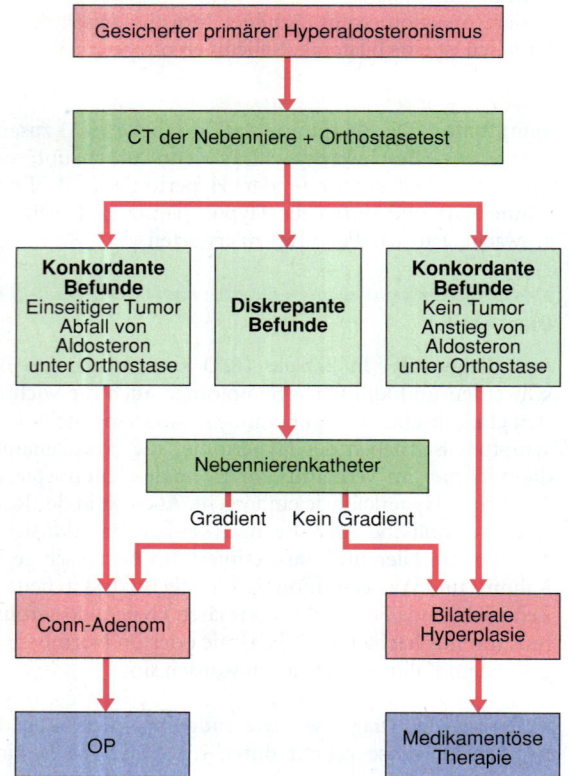

Abb. 16.29 Differenzierung zwischen Adenom und bilateraler Hyperplasie beim primären Hyperaldosteronismus.

Differentialdiagnose	Ausschlussmaßnahmen
Bluthochdruck durch reninunabhängige Freisetzung von Mineralokortikoiden	
Desoxycorticosteron (DOC) als Mineralokortikoid bei: ■ 11β-Hydroxylase-Mangel ■ 17α-Hydroxylase-Mangel ■ DOC produzierende Nebennierentumoren	Renin- und Aldosteronbestimmung: ■ Renin ↓ ■ Aldosteron ↓ Spezielle Steroiddiagnostik: Speziallabors
Cortisol als Mineralokortikoid bei apparentem Mineralokortikoidexzess: ■ Familiär durch Mutationen in der 11β-Hydroxysteroiddehydrogenase ■ Erworben durch Lakritze, Carbenoxolon, Cushing-Syndrom	Bestimmung von Cortisol-/Cortison sowie ihrer Metaboliten im 24-h-Urin ■ Renin ↓ ■ Aldosteron ↓

16.5 Nebennierenerkrankungen

Differentialdiagnose	Ausschlussmaßnahmen
Pseudohyperaldosteronismus (Liddle-Syndrom, sehr selten, Mutation im amiloridsensitiven Natriumkanal in der Niere)	■ Renin ↓ ■ Aldosteron ↓
Bluthochdruck durch reninabhängige Freisetzung von Mineralokortikoiden	
■ Nierenarterienstenose ■ Renoparenchymatöse Hypertonie ■ Diuretikatherapie bei Hypertonus	■ Renin ↑ ■ Aldosteron ↑

Therapie Bei Sicherung eines Nebennierenadenoms erfolgt ein **operativer Eingriff** an der betroffenen Nebenniere, wobei in der Regel die gesamte Nebenniere entfernt werden muss. Dieser Eingriff kann heutzutage minimal invasiv mittels laparoskopischer Verfahren erfolgen. Im Fall der gesicherten beidseitigen Hyperplasie erfolgt eine konservative Behandlung mit **Aldosteronantagonisten,** z. B. mit Spironolacton (Aldactone®) 200 bis maximal 400 mg/d. Die sehr seltene glukokortikoidsensitive Form wird durch eine tägliche Glukokortikoiddosis von 5–10 mg Prednisolonäquivalent behandelt. Das extrem seltene Nebennierenrindenkarzinom als Ursache eines Conn-Syndroms wird (falls eine vollständige Entfernung nicht möglich ist) zusätzlich adrenolytisch, d.h. nebennierenzerstörend, mit o,p'-DDD (Mitotane = Lysodren®) in einer Dosierung von bis zu 12 g/d behandelt.

Verlauf und Prognose Bei erfolgreicher operativer Tumorentfernung bzw. konsequenter medikamentöser Therapie ist die Prognose als sehr günstig anzusehen. Sie ist lediglich verschlechtert, wenn die Diagnose erst nach vielen Jahren gestellt wird und bereits Folgeerscheinungen der langjährigen Hypertonie eingetreten sind.

Komplikationen Diese entsprechen denen einer unbekannten Hypertonie bzw. Hypokaliämie (s. dort).

Komplikation	Häufigkeit
Hypokaliämische Paresen	Sehr selten
Durch Hypokaliämie bedingte Herzrhythmusstörungen (z.B. absolute Arrhythmie)	Bei sehr niedrigem Serum-Kalium häufig
Maligne Hypertonie mit Endorganschaden (Herz, ZNS, Niere)	5–10 %

Zusammenfassung

■ Häufigste Ursache: Aldosteron produzierendes Nebennierenadenom

■ Wichtigstes Symptom: Hypertonie in Kombination mit spontaner Hypokaliämie. Milde, normokaliämische Verlaufsformen der Erkrankung werden zunehmend häufiger diagnostiziert.
■ Wichtigste diagnostische Maßnahmen: biochemischer Nachweis eines supprimierten Plasma-Renins bei erhöhtem Aldosteron, danach Bildgebung
■ Wichtigste therapeutische Maßnahme: bei Nachweis eines unilateralen Tumors in der Bildgebung erfolgt bei konkordanter Biochemie die unilaterale Adrenalektomie

Hypoaldosteronismus

Engl. Begriff: Hypoaldosteronism

Ein Aldosteronmangel findet sich beim Morbus Addison (s. u.) und bei der Therapie mit adrenolytisch wirksamen Substanzen (o,p'-DDD, Metopiron). Ein **isolierter Aldosteronmangel** ohne Beeinträchtigung der Cortisolsekretion ist dagegen ein extrem seltenes Krankheitsbild mit Hyperkaliämie, Hypotonie und renalem Salzverlust. Die verschiedenen Ursachen dieses isolierten Aldosteronmangels sind in Tabelle 16.34 zusammengestellt. Von diesen durch echten Aldosteronsekretionsmangel verursachten Zuständen ist der **Pseudohypoaldosteronismus** abzugrenzen, dessen Ursache in einer Störung des distalen Tubulus liegt. Ursächlich wird eine Störung im Mineralokortikoidrezeptor oder alternativ eine Störung der aldosteronresponsiven Natriumkanäle angenommen.

Cushing-Syndrom

Synonym: Hypercortisolismus
Engl. Begriff: Cushing's Syndrome

Praxis

Anamnese: Ein 18-jähriges Mädchen bemerkt eine zunehmende Stammfettsucht, Striae rubrae sowie ein Vollmondgesicht. Sie fühlt sich auch psychisch verändert, antriebslos und neigt zu Depressionen. Es tritt eine sekundäre Amenorrhö ein.

Labor: Die Verdachtsdiagnose eines Cushing-Syndroms wird durch erhöhte Cortisolspiegel, die durch Dexamethason nicht hemmbar sind, belegt; auch ist die Tagesrhythmik der Cortisolausschüttung aufgehoben. Die ACTH-Spiegel sind leicht erhöht, so dass differentialdiagnostisch zunächst an ein hypothalamisch-hypophysäres Cushing-Syndrom gedacht wird. Es findet sich allerdings – selbst unter höchsten Dexamethasondosen (8 mg) – keinerlei Abnahme der ACTH- und Cortisolsekretion. Auch steigen ACTH und Cortisol nach Gabe des Corticotropin-Relea-

Tab. 16.34: Ursachen eines Aldosteronmangels.

■ Kongenitale Enzymdefekte der Aldosteronbiosynthese
■ Isolierter Hypoaldosteronismus
■ Nach Operation eines Aldosteron produzierenden Nebennierentumors
■ Hyporeninämischer Hypoaldosteronismus
■ Pseudohypoaldosteronismus (Rezeptordefekt)

sing-Hormons nicht an. Damit ist der Verdacht auf eine ektope ACTH-Produktion gegeben. Dieser wird durch den fehlenden Sprung der ACTH-Werte bei einer venösen Etagenblutabnahme im Abflussgebiet des Hypophysenvorderlappens untermauert.

Bildgebung: Als Ursache für diese ektope ACTH-Produktion zeigt die Computertomographie der Thoraxorgane einen etwa 1 cm großen, zwerchfellnahen, parakardialen Rundherd im rechten Unterfeld, der in den röntgenologischen Thoraxübersichtsaufnahmen nicht zu sehen ist.

Verlauf: Der Rundherd, der sich als Bronchuskarzinoid erweist, kann operativ in toto entfernt werden. Die Patientin ist damit von ihrem Cushing-Syndrom geheilt und muss zunächst wegen einer passageren tertiären Nebennierenrindeninsuffizienz (hypothalamischer CRH-Mangel!) mit Cortisol substituiert werden. Nach etwa sieben Monaten hat sich die Hypothalamus-Hypophysen-Nebennierenrinden-Achse wieder vollständig normalisiert, so dass keine Substitutionsbehandlung mehr erforderlich ist.

Definition Unter dem Begriff Cushing-Syndrom werden alle Zustände einer pathologisch vermehrten Cortisolwirkung zusammengefasst, einschließlich der medikamentösen Formen. Als **Morbus Cushing** wird die zentrale, hypothalamisch-hypophysäre Form dieser Erkrankung mit nachweisbarem Hypophysenadenom bezeichnet.

Epidemiologie Sieht man von den medikamentösen Formen ab, ist das Cushing-Syndrom eine sehr seltene Erkrankung mit einer Inzidenz von etwa 1 pro 100 000 Einwohner pro Jahr. Frauen sind drei- bis viermal häufiger betroffen als Männer; der Häufigkeitsgipfel liegt im dritten bzw. vierten Lebensjahrzehnt, die Erkrankung kann aber in allen Altersstufen auftreten.

Ätiologie und Pathogenese Die verschiedenen Ursachen des Cushing-Syndroms sind in Abbildung 16.30a–j und Tabelle 16.3 (Kap. 16.2) schematisch dargestellt. Die häufigste Form des endogenen Cushing-Syndroms im Erwachsenenalter ist das **zentrale, hypothalamisch-hypophysäre Cushing-Syndrom** (etwa 70 % der Fälle). Bei ca. 10–20 % finden sich autonome Cortisol produzierende Nebennierentumoren (Adenome bzw. Karzinome). Selten ist eine bilaterale noduläre Hyperplasie Ursache eines ACTH-unabhängigen Cushing-Syndroms (s. Abb. 16.30c).

In 15 % der Fälle findet sich eine **ektope ACTH-Produktion** als Ursache eines Cushing-Syndroms. Bei der ektopen ACTH-Produktion handelt es sich sicherlich um die häu-

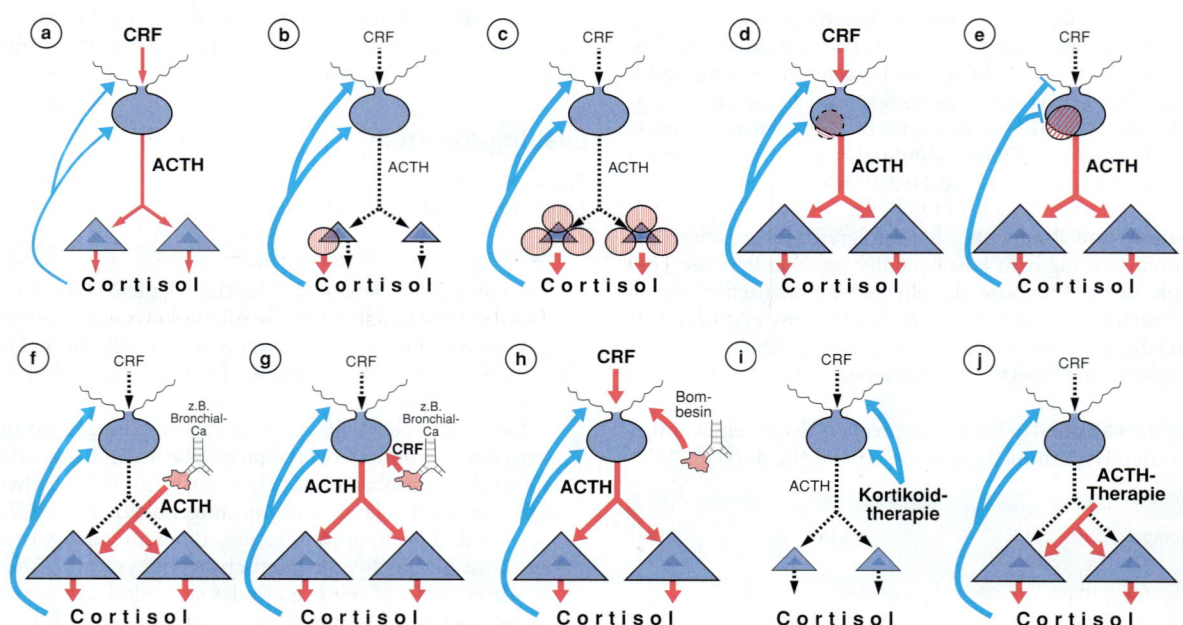

Abb. 16.30 Schematische Darstellung der verschiedenen Ursachen eines Cushing-Syndroms (aus Müller, O. A., Thieme, 1992)
a) Normale Regulation zwischen Hypothalamus (CRF-Sekretion), Hypophyse (ACTH-Sekretion) und Nebennierenrinde (Cortisolsekretion).
b) Autonom Cortisol produzierender Nebennierenrindentumor (Adenom oder Karzinom) mit Suppression von CRF und ACTH.
c) Autonom Cortisol produzierende primäre bilaterale Nebennierenrindenhyperplasie mit CRF- und ACTH-Suppression.
d) Hypothalamisch bedingte (CRF-Mehrsekretion) beidseitige Hyperplasie der Nebennierenrinden mit und ohne nachweisbares ACTH produzierendes Hypophysenadenom.
e) Autonom ACTH produzierendes Hypophysenadenom mit beidseitiger Hyperplasie der Nebennierenrinde und CRF-Suppression.
f) Paraneoplastische ACTH-Sekretion, z.B. durch ein Bronchialkarzinom, mit konsekutiver Nebennierenrindenhyperplasie.
g) Paraneoplastische CRF-Sekretion, z.B. durch ein Bronchialkarzinom, mit Stimulation der hypophysären ACTH-Sekretion und konsekutiver Nebennierenrindenhyperplasie.
h) Paraneoplastische Produktion einer bombesinähnlichen Substanz mit Stimulation der CRF-Sekretion und konsekutiver hypophysärer ACTH-Mehrsekretion und Nebennierenrindenhyperplasie.
i) Kortikoidtherapie mit Hemmung der CRF- und ACTH-Sekretion und konsekutiver Nebennierenrindenatrophie.
j) ACTH-Therapie mit Hemmung der endogenen CRF- und ACTH-Sekretion.

figste Form einer klinisch fassbaren paraneoplastischen Hormonproduktion. Häufigste Ursache einer paraneoplastischen ACTH-Produktion ist ein kleinzelliges Bronchialkarzinom. Semimaligne Bronchuskarzinoide, die erst durch die hormonanalytische Sicherung der ektopen Hormonproduktion diagnostiziert werden, sind selten (s. Abschnitt „Kasuistik"). Im Kindesalter ist ein Nebennierentumor die häufigste Ursache eines Cushing-Syndroms, wobei in mehr als 50 % der Fälle Nebennierenkarzinome vorliegen. Das zentrale Cushing-Syndrom ist dagegen sehr viel seltener als im Erwachsenenalter.

Symptome In Tabelle 16.35 sind die Symptome eines Cushing-Syndroms nach der Häufigkeit ihres Vorkommens aufgelistet. Im Vordergrund der Beschwerden steht die Veränderung der äußeren Erscheinung mit Ausbildung eines **Vollmondgesichts** und **Stammfettsucht.** Auch werden Zeichen des Hypogonadismus (Amenorrhö, Libido- und Potenzverlust) angegeben. Bei längerem Verlauf werden die durch Osteoporose hervorgerufenen Knochenschmerzen angegeben, auch besteht eine vermehrte Neigung zu hämorrhagischer Diathese. Eine vermehrte Ödemneigung und psychische Veränderungen werden ebenfalls erwähnt, Frauen klagen häufig über Hirsutismus.

Der klinische Befund ist in der Regel eindrucksvoll, insbesondere der äußere Aspekt. Häufig kann dabei ein Vergleich mit Fotos aus früheren Zeiten weiterhelfen. Die typischen Hautveränderungen mit **Striae rubrae** und Zeichen der **hämorrhagischen Diathese** sowie die oft **papierdünne Haut** sind richtungweisend. Bei Frauen kommen als Zeichen der vermehrten Androgenwirkung **Hirsutismus** und **Akne** hinzu. Ein Hypertonus ist häufig, ebenfalls eine Muskelschwäche sowie klinische Zeichen der Osteoporose. Bei Vorhandensein der klinischen Kardinalsymptome (s. die ersten sieben Symptome in Tab. 16.35) ist die klinische Verdachtsdiagnose relativ einfach und sicher zu stellen. Die Verdachtsdiagnose eines Cushing-Syndroms wird viel zu häufig gestellt, da einzelne Symptome dieser Erkrankung relativ oft auch ohne Nachweis eines Hyperkortizismus beobachtet werden, wie z.B. Adipositas, Hypertonus und diabetische Stoffwechsellage. Klinisches Leitsymptom für eine ektope ACTH-Produktion ist eine Hyperpigmentierung, da die typischerweise exzessiv hohen ACTH-Konzentrationen eine MSH-ähnliche Wirkung haben.

Diagnostik

Klinisch-chemische Basisdiagnostik Die klinisch-chemischen Befunde tragen relativ wenig zur Diagnostik bei. Allerdings können im Einzelfall Elektrolytverschiebungen (Hypokaliämie), Blutbildveränderungen (Polyglobulie, Leukozytose) sowie eine diabetische Stoffwechsellage nachweisbar sein. Bei ektoper ACTH-Produktion findet sich häufig eine exzessive hypokaliämische Alkalose.

Biochemische Sicherung des Cushing-Syndroms Die Sicherung der Diagnose Cushing-Syndrom erfolgt durch die spezifische **Hormonanalytik** (Tab. 16.36), wobei ein Stufenplan einzuhalten ist. Da die Verdachtsdiagnose relativ häufig gestellt wird, kommt der auch ambulant durchführbaren Ausschlussdiagnostik eine große Bedeutung zu. Diese gelingt mit dem niedrig dosierten Dexamethasonhemmtest in seiner Kurzform, der einmaligen abendlichen Gabe von 2 mg Dexamethason mit morgendlicher Bestimmung des Serum-Cortisols. Während es bei Normalpersonen durch das negative Feedback des synthetischen Glukokortikoids zum Abfall des Serum-Cortisols kommt, haben Patienten mit Cushing-Syndrom immer erhöhte Serum-Cortisol-Werte. Fällt dieser Test pathologisch aus, muss das Cushing-Syndrom durch ergänzende Hormonanalytik endgültig gesichert werden (s. Tab. 16.36).

Tab. 16.35 Symptome des Cushing-Syndroms und ihre Häufigkeit. Leitsymptome sind mit ■ gekennzeichnet (modifiziert nach Labhart, 1978).

Symptom	Häufigkeit (%)
■ Rotes, gerundetes Gesicht (Vollmond, Plethora)	90
■ Stammbetonte Fettsucht	85
■ Diabetische Stoffwechsellage	85
■ Hypertonie	80
■ Hypogonadismus (Amenorrhö, Libido- und Potenzverlust)	75
■ Osteoporose	65
■ Striae rubrae, hämorrhagische Diathese	60
Muskelschwäche	65
Hirsutismus (bei Frauen)	70
Knöchelödeme	55
Büffelhocker	55
Akne	55
Rücken- und Knochenschmerzen	50
Psychische Veränderungen	45
Schlechte Wundheilung (Ulcus cruris)	35
Polyurie, Polydipsie	30
Kyphose	25
Nierensteine	20
Leichte Polyzythämie	20

Tab. 16.36 Spezifische endokrinologische Funktionsdiagnostik des Cushing-Syndroms.

- Ausschluss der Verdachtsdiagnose
  - Dexamethasonhemmtest (Kurztest): ausreichende Suppression der Serum-Cortisol-Konzentration (< 2 µg/dl) nach 2 mg Dexamethason
- Sicherung der Diagnose
  - Fehlende Suppression des Serum-Cortisols nach 2 mg Dexamethason
  - Aufgehobene Cortisoltagesrhythmik
  - Freies Cortisol im 24-h-Urin erhöht
- Differentialdiagnose (hypothalamisch-hypophysär, paraneoplastisch bzw. adrenal bedingtes Cushing-Syndrom)
  - ACTH-Plasmakonzentration
  - CRH-Stimulationstest
  - Dexamethasonhemmtest mit höheren Dosen, z.B. 4 × 2 mg/d über 2 Tage bzw. 8 mg in einer einmaligen abendlichen Dosis

Endokrine Erkrankungen

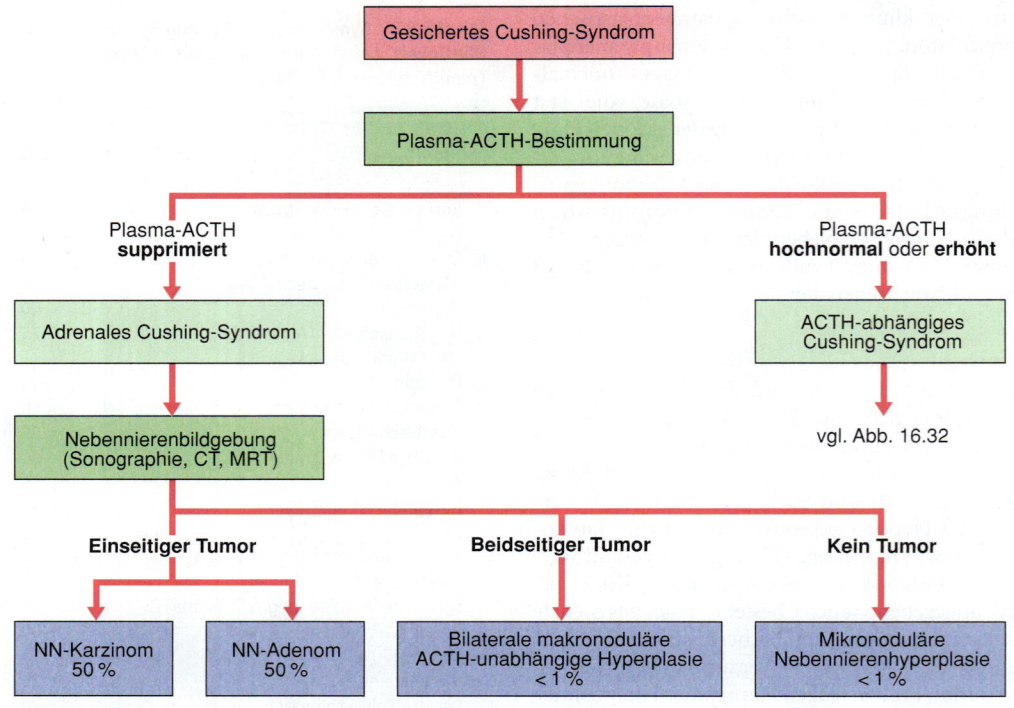

Abb. 16.31 Diagnostische Abklärung eines gesicherten Cushing-Syndroms.

Differentialdiagnostische Hormonanalytik Nach biochemischer Bestätigung der Verdachtsdiagnose erfolgt die weitere Differenzierung mittels biochemischer Diagnostik (biochemische Abklärung immer vor bildgebender Diagnostik). Hierfür werden **Plasma-ACTH-Messung, hoch dosierter Dexamethasonhemmtest** und **CRH-Stimulationstest** herangezogen (s. Tab. 16.35 sowie Abb. 16.31 und 16.32). Der wichtigste Schritt ist die Bestimmung des basalen Plasma-ACTH, das beim adrenalen Cushing-Syndrom obligat supprimiert oder niedrignormal ist. In diesem Fall erfolgt bildgebende Diagnostik mittels CT oder Kernspintomographie zum Nachweis eines unilateralen Tumors oder einer bilateralen Nebennierenerkrankung (Abb. 16.30). Sind die Plasma-ACTH-Werte erhöht, liegt ein ACTH-abhängiges Cushing-Syndrom vor. Hier muss durch kombinierten Einsatz von hormonanalytischen Verfahren zusammen mit bildgebenden Verfahren ein zentrales Cushing-Syndrom (Morbus Cushing) vom ektopen, paraneoplastischen Cushing-Syndrom abgegrenzt werden. Beim Morbus Cushing sind die Plasma-ACTH-Werte im oberen Normbereich oder leicht erhöht und durch CRH stimulierbar. Durch höchstdosiertes Dexamethason (alle 6 h Gabe von 2 mg [8 mg/24 h] Dexamethason über zwei Tage) wird eine Suppression des Plasma- und 24-h-Urin-Cortisols um mehr als 50 % erzielt. Bei ektoper, paraneoplastischer ACTH-Produktion ist das Plasma-ACTH deutlich erhöht, durch CRH nicht weiter stimulierbar und durch höchstdosiertes Dexamethason nicht supprimierbar.

Bildgebung Bildgebende Verfahren werden erst eingesetzt, nachdem die Differentialdiagnose der verschiedenen Formen eines Cushing-Syndroms hormonanalytisch gesichert worden ist. Beim adrenalen Cushing-Syndrom werden nichtinvasive Verfahren (Sonographie, Computer- bzw. Kernspintomographie) eingesetzt (Abb. 16.31). Bei biochemischem Nachweis eines hypophysären Cushing-Syndroms (Morbus Cushing) ist die ergänzende neuroradiologische Diagnostik erforderlich, um ein Hypophy-

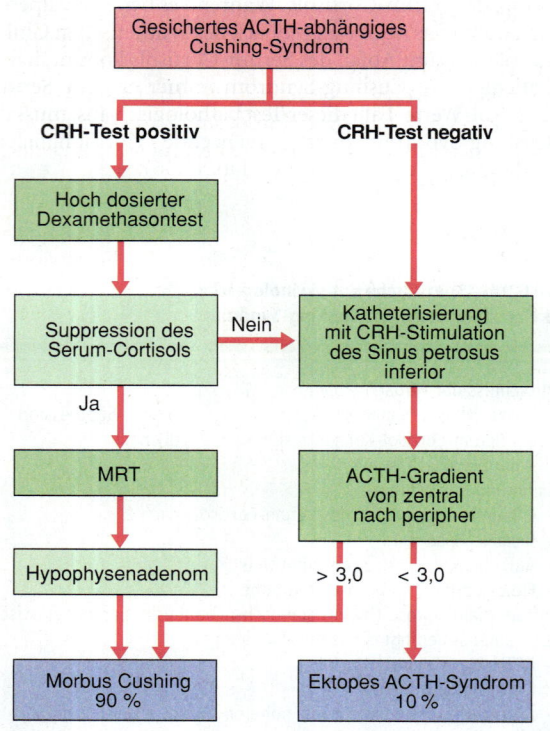

Abb. 16.32 Diagnostische Abklärung des ACTH-abhängigen Cushing-Syndroms.

senadenom zu sichern. Da die ACTH produzierenden Hypophysenadenome in der Regel sehr klein sind (Mikroadenome mit einem Durchmesser von wenigen Millimetern), entziehen sie sich auch heutzutage trotz verfeinerter Diagnostik in etwa der Hälfte der Fälle dem neuroradiologischen Nachweis. Bei Nachweis einer ektopen ACTH- oder CRH-Produktion muss der Primärtumor gefunden werden.

Differentialdiagnose Vom echten Cushing-Syndrom ist vor allem die **alimentäre Adipositas** mit den entsprechenden Komplikationen (Hypertonus, diabetische Stoffwechsellage) abzugrenzen. Dies ist in der Regel durch die Hormonanalytik (s. Tab. 16.36) möglich. Das alkoholinduzierte **Pseudo-Cushing-Syndrom** lässt sich anamnestisch und durch die klinischen Befunde (pathologische Leberfunktionswerte) in der Regel abgrenzen, zudem ist es nach Alkoholentzug rückläufig.

Differentialdiagnose	Ausschlussmaßnahmen
Pseudo-Cushing-Syndrom (z. B. bei endogener Depression und metabolischem Syndrom)	Niedrig dosierter Dexamethasonhemmtest Cortisol im 24-h-Sammelurin bestimmen
Alkoholinduziertes Cushing-Syndrom (alkoholinduzierte Mehrsekretion von ACTH, selten)	Anamnese Leberwerte Verlaufsbeobachtung (geht bei Alkoholabstinenz spontan in Remission)
Adrenales Cushing-Syndrom (Nebennierenadenom und -karzinom)	Plasma-ACTH-Bestimmung (ACTH supprimiert)
Ektopes Cushing-Syndrom	CRH-Test Hoch dosierter Dexamethasonhemmtest

Therapie

Operative Verfahren Im Vordergrund der Therapie der verschiedenen Formen des endogenen Cushing-Syndroms stehen operative Verfahren: So ist die operative Entfernung eines Nebennierentumors die Therapie der Wahl bei autonomer Cortisolproduktion. Im Fall der sehr seltenen bilateralen nodulären Hyperplasie muss eine beidseitige Adrenalektomie erfolgen. Bei zentralem Cushing-Syndrom wird zunächst eine explorative Hypophysenoperation durchgeführt, um ein ACTH produzierendes Mikroadenom zu finden, das möglichst selektiv entfernt wird. Hierdurch kommt es in etwa 70–90 % der Fälle zu einer vollständigen klinischen und hormonanalytischen Remission; Rezidive treten im Verlauf der nächsten Jahre bei bis zu 10 % der Patienten auf.

Medikamentöse Therapie Bei der ektopen ACTH-Produktion kann der zugrunde liegende Tumor nur selten vollständig operativ entfernt werden. Eine symptomatische medikamentöse Therapie mit Adrenolytika (z. B. o,p'-DDD = Mitotane [Lysodren®]) ist dann ebenso wie bei einem nicht vollständig zu exstirpierenden Nebennierenkarzinom indiziert. Bei einzelnen schweren Verlaufsformen ist präoperativ eine medikamentöse Vorbehandlung mittels Adrenostatika erforderlich. Bei erfolgreicher Therapie ist in der Regel intra- und postoperativ eine **Cortisolsubstitution** notwendig, die normalerweise nur einige Monate durchgeführt werden muss. Bei bilateraler Adrenalektomie ist dagegen eine lebenslange Substitution mit Cortisol und Mineralokortikoiden obligatorisch. Auch nach Entfernung eines autonomen Cortisol produzierenden Nebennierentumors muss (im Einzelfall sogar über Jahre) Cortisol substituiert werden, bis die hypothalamische CRH-Sekretion sich erholt hat und die Atrophie der kontralateralen Nebennierenrinde aufgehoben ist. Die genaue Dosierung der Substitutionstherapie unterliegt den gleichen Regeln wie bei der primären Nebennierenrindeninsuffizienz.

Verlauf und Prognose Die Prognose ist günstig bei vollständiger Entfernung eines Nebennierentumors, eines Tumors mit ektoper ACTH- oder CRH-Produktion und bei erfolgreicher Hypophysenoperation bzw. bilateraler Adrenalektomie beim zentralen Cushing-Syndrom. Als Folge der letztgenannten Therapie kann es zu invasiv wachsenden, ACTH produzierenden Makroadenomen der Hypophyse kommen (sog. „Nelson-Syndrom"), die u.U. eine radikale Hypophysenoperation mit Nachbestrahlung erfordern. Die Symptome des Cushing-Syndroms bilden sich zurück mit Ausnahme der Osteoporose, die als einziges Symptom der Erkrankung übrig bleiben und erhebliche Beschwerden verursachen kann. Die Prognose des Nebennierenrindenkarzinoms mit autonomer Cortisolproduktion ist durch den Einsatz von o,p'-DDD gebessert worden, da diese Substanz auch einen zytostatischen Effekt auf Nebennierenrindenzellen ausübt. Trotzdem sind vollständige Remissionen nur im Einzelfall beschrieben worden. Die Möglichkeiten einer zytostatischen Therapie des kleinzelligen Bronchialkarzinoms, der häufigsten Ursache einer ektopen ACTH-Produktion, sind in den letzten Jahren deutlich verbessert worden. Die Prognose ist jedoch weiterhin schlecht.

Komplikationen Die Cushing-Krankheit nimmt unbehandelt einen deletären Verlauf. Spontane Remissionen sind extrem selten. Als Todesursache stehen kardiovaskuläre Komplikationen an erster Stelle. Bei paraneoplastischer ACTH-(CRH-)Produktion ist die Art des zugrunde liegenden Tumorleidens für Prognose und Komplikationen verantwortlich. Nebennierenrindenkarzinome mit autonomer Cortisolproduktion zeigen einen sehr unterschiedlichen Verlauf mit einer Krankheitsdauer von wenigen Monaten bis zu mehreren Jahren. Patienten mit einem Cushing-Syndrom haben generell eine höhere Infektanfälligkeit.

Komplikation	Häufigkeit
Osteoporose	40–50 %
Vaskuläre Komplikationen (Myokardinfarkt, Schlaganfall)	Doppeltes relatives Risiko

Endokrine Erkrankungen

Komplikation	Häufigkeit
Infektionen, Sepsis (v.a. bei ektopem Cushing-Syndrom)	30 % der Patienten mit ektopem Cushing-Syndrom
Nelson-Syndrom (rasch wachsender, häufig invasiver Hypophysentumor, der fünf bis 15 Jahre nach bilateraler Adrenalektomie beim Morbus Cushing auftreten kann)	20 % der Patienten nach bilateraler Adrenalektomie bei zentralem Cushing-Syndrom

Zusammenfassung

- Häufigste Ursache: zentrales Cushing-Syndrom (Morbus Cushing).
- Wichtigste Symptome: Plethora, Facies lunata, Hautblutungen, Striae rubrae, Stammfettsucht
- Wichtigste diagnostische Maßnahme: niedrig dosierter Dexamethasonhemmtest
- Wichtigste therapeutische Maßnahme: operative Entfernung der Ursache des Cushing-Syndroms (transsphenoidale Operation, Adrenalektomie)

Primäre Nebennierenrindeninsuffizienz (Morbus Addison)

Synonym: Morbus Addison, primärer Hypocortisolismus
Engl. Begriff: Primary Adrenal Insufficiency

Praxisfall

Anamnese: Eine 40-jährige Patientin klagt seit Monaten über zunehmende Appetitlosigkeit, Gewichtsabnahme, Übelkeit und Erbrechen, Leistungsminderung mit rascher Ermüdbarkeit, Zeichen des niedrigen Blutdrucks (Orthostase) und Kälteintoleranz. Alle diese Symptome verstärkten sich im Sinne einer beginnenden „Addison-Krise" nach einer Bandscheibenoperation. Zusätzlich hat die Patientin eine deutliche Zunahme der Hautpigmentation und den Verlust der Scham- und Axillarbehaarung bei unregelmäßiger Periode bemerkt.

Labor: Die Hormonanalytik ergibt Cortisolspiegel unter der Nachweisgrenze, die nicht durch ACTH zu stimulieren sind. Der endogene ACTH-Spiegel ist extrem erhöht. Auch finden sich grenzwertig niedrige Schilddrüsenhormonwerte bei deutlich erhöhtem basalem TSH-Spiegel. Es lassen sich Nebennieren- und Schilddrüsenantikörper nachweisen.

Verlauf: Im weiteren Verlauf bleibt die Periode völlig aus, mit Anstieg der basalen Gonadotropinspiegel bei niedrigen Östradiolwerten. Die biochemische Diagnostik sichert damit die Kombination eines immunologisch bedingten Morbus Addison mit einer atrophischen Autoimmunthyreoiditis (sog. „Schmidt-Syndrom"). Zusätzlich besteht eine vermutlich ebenfalls immunologisch bedingte Ovarialinsuffizienz. Unter der Substitutionstherapie mit Cortisol, Schilddrüsenhormonen und Östrogenen erholt sich die Patientin rasch.

Definition Unter dem Begriff des Morbus Addison werden sämtliche Formen einer primären Nebennierenrindeninsuffizienz zusammengefasst.

Epidemiologie Die primäre Nebennierenrindeninsuffizienz ist selten, man hat in Europa mit etwa vier bis sechs Neuerkrankungen pro 1 000 000 Einwohner pro Jahr zu rechnen.

Ätiologie und Pathogenese In Tabelle 16.37 sind die wichtigsten Ursachen des Morbus Addison zusammengestellt, wobei die Häufigkeit der tuberkulösen Genese in den letzten Jahrzehnten rückläufig ist und die immunologisch bedingte Form die mit Abstand häufigste Erkrankung geworden ist. Eine manifeste Nebennierenrindeninsuffizienz tritt erst auf, wenn mehr als neun Zehntel des Nebennierenrindengewebes zerstört sind. Deshalb liegt auch bei

Tab. 16.37 Ursachen des Morbus Addison (nach Nawroth und Ziegler, 2001).

Häufige Ursachen	Vorkommen
Autoimmunadrenalitis (80–90 %)	Isoliert oder im Rahmen der polyglandulären Insuffizienz (Autoimmunendokrinopathie) Typ I und Typ II
Tuberkulose (10–20 %)	In mediterranen und insbesondere in Entwicklungsländern immer noch 20–50 % aller Erkrankungsfälle
Seltene Ursachen	**Vorkommen**
Z.n. bilateraler Adrenalektomie	Z.B. Ultima Ratio bei konventionell nicht therapierbarem Cushing-Syndrom oder nach bilateraler Nephrektomie bei Nierenzellkarzinom
Blutungen oder adrenaler Infarkt	Septischer Schock (z. B. Waterhouse-Friderichsen-Syndrom bei Meningokokkensepsis) Hypovolämische Schockzustände Antiphospholipidsyndrom
Infiltrationen	Bilaterale Nebennierenmetastasen (v.a. bei Bronchialkarzinom), aber auch leukämische Infiltrate/Lymphome, sehr selten Sarkoidose, Amyloidose, Hämochromatose, Mykosen
Systemerkrankungen	Adrenoleukodystrophie (ALD), Adrenomyeloneuropathie (AMN), X-chromosomale kongenitale adrenale Hypoplasie
AIDS	Infektion durch HIV, CMV, atypische Mykobakterien (MOTT), Cryptococcus neoformans, Nocardia asteroides, Histoplasmose; Infiltration durch Kaposi-Sarkome
Medikamente	Adrenolytika (o,p'DDD) Inhibitoren der Steroidbiosynthese (Ketoconazol, Etomidat, Aminoglutethimid, Metyrapon; s. Abschnitt „Cushing-Syndrom")

beidseitigen Nebennierenmetastasen nur selten eine Nebennierenrindeninsuffizienz vor. Das klinische Bild wird durch den Mangel an Glukokortikoid- und Mineralokortikoidwirkung geprägt. Das Leitsymptom „Hyperpigmentierung" ist durch die dem ACTH innewohnende MSH-Wirkung auf die Melaninproduktion der Haut erklärt (Abb. 16.33a–c). Während die tuberkulöse Form mehr Männer befällt, überwiegt bei der immunologisch bedingten Erkrankung das weibliche Geschlecht (2:1).

Symptome Die Symptome der Erkrankung sind in Tabelle 16.38 zusammengestellt. Sie können eingeteilt werden in Symptome des Glukokortikoidmangels, des Mineralokortikoidmangels und des Androgenmangels. Ganz im Vordergrund der Beschwerden stehen die Schwäche und Antriebslosigkeit der Patienten. Auch klagen die Patienten über orthostatische Beschwerden und über einen deutlichen Gewichtsverlust. Des Weiteren werden uncharakteristische abdominelle Beschwerden mit Übelkeit, Erbrechen und Schmerzen angegeben, die im Einzelfall zu fehlerhaften differentialdiagnostischen Überlegungen und therapeutischen Maßnahmen führen können. Die wichtigsten klinischen Befunde sind neben der Hyperpigmentation, die besonders gut an Handlinien, Operationsnarben sowie an der Mundschleimhaut nachweisbar ist, der niedrige Blutdruck, Muskelschwäche sowie der anorektische Zustand.

Diagnostik Die klinisch-chemischen Befunde (Hyponatriämie, Hyperkaliämie, Anämie und – selten – erniedrigter Blutzuckerspiegel, s. Tab. 16.38) sind keinesfalls beweisend, allenfalls richtungsweisend.

Gesichert wird die Diagnose eines Morbus Addison durch erniedrigte **Serum-Cortisol-Spiegel,** die durch exogenes ACTH (ACTH-Kurztest) nicht zu stimulieren sind (**endokrinologische Grundregel:** Unterfunktionszustände werden durch Stimulationstests nachgewiesen).

Der endogene ACTH-Spiegel liegt hoch und beweist damit eine primäre Genese der Nebennierenrindeninsuffizienz. Die immunologische Genese ist durch den Nachweis von Antikörpern gegen Nebennierenzellen zu belegen, wobei auch nach anderen Autoimmunprozessen, insbesondere des Endokriniums, gefahndet werden muss (s. Abschnitt „Kasuistik" bzw. Kap. 16.7). Bei tuberkulöser Genese können Verkalkungen im Nebennierenbereich nachweisbar sein. Die übrigen – seltenen – Ursachen wer-

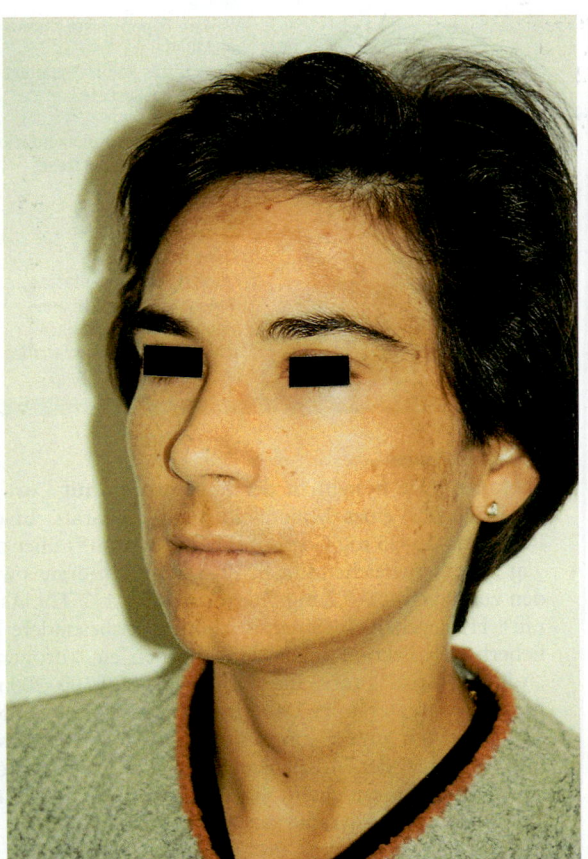
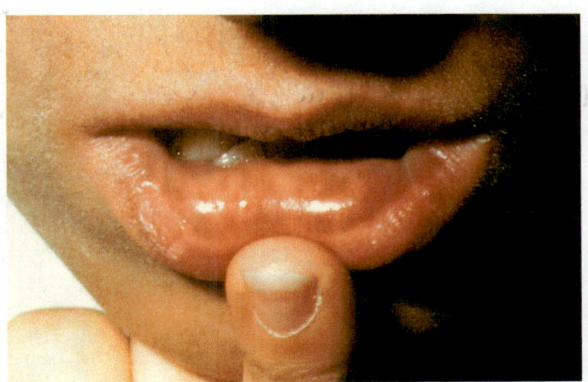
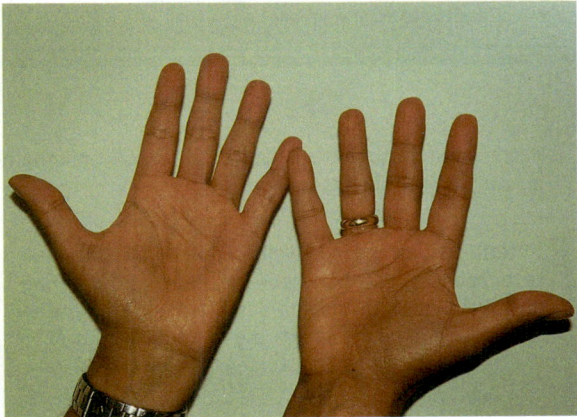

Abb. 16.33a–c Hyperpigmentation beim Morbus Addison:
a) Gesichtspigmentation.
b) und c) Charakteristischerweise tritt die Hyperpigmentation an nicht lichtexponierten Stellen mit vermehrter mechanischer Belastung auf, z.B. an Schleimhaut (b) und Handinnenlinien (c).

Endokrine Erkrankungen

Tab. 16.38 Symptome der Nebennierenrindeninsuffizienz (nach Nawroth und Ziegler, 2001).

Symptom	Häufigkeit
Glukokortikoidmangel	
Müdigkeit, Abgeschlagenheit, Adynamie	100 %
Diffuse Bauchschmerzen, Übelkeit und/oder Erbrechen	60–90 %
Gewichtsabnahme	90–100 %
Muskel- und Gelenkschmerzen	10 %
Fieber	Variabel
Hypoglykämiesymptome	Selten
Blutbildveränderungen: normochrome Anämie, evtl. Lymphozytose und Eosinophilie	Variabel
Hyperkalzämie	5–10 %
Gesteigerte ACTH-Sekretion	
Hyperpigmentation der Haut (generalisiert, insbesondere aber im Bereich von Handlinien, Mamillen und Narben) sowie der Schleimhäute (fleckige Pigmentierung der Mundschleimhaut); vergleiche Abbildung 16.33a–c.	90 %
Mineralokortikoidmangel	
Elektrolytstörungen:	
■ Salzhunger	■ 15 %
■ Hyponatriämie	■ 90 %
■ Hyperkaliämie	■ 65 %
Verstärkte Natriurese, verminderte Kaliurese Dehydratation:	
■ Erhöhte Nierenretentionswerte	■ 20 %
■ Arterielle Hypotonie (RR systolisch ≤ 100 mmHg)	■ 80–95 %
■ Orthostatische Dysregulation	■ 50 %
Adrenaler Androgenmangel (v.a. bei Frauen)	
Verlust der sekundären Geschlechtsbehaarung	
Trockene und raue Haut	
Verminderung oder Verlust der Libido	
Seelische Veränderungen (vermehrte Reizbarkeit, verminderte Belastbarkeit, vermehrt ängstliche und/oder depressive Stimmungslage)	

den entweder durch die bekannte Grunderkrankung oder als Zufallsbefund erfasst.

> **!** Unterfunktionszustände werden durch Stimulationstests nachgewiesen! Dementsprechend wird die Diagnose beim Morbus Addison durch erniedrigte **Serum-Cortisol-Spiegel** gesichert, die durch exogenes ACTH (ACTH-Kurztest) nicht ansteigen.

Differentialdiagnose Die primäre Nebennierenrindeninsuffizienz muss von der **sekundären** (hypophysär bedingten) und **tertiären** (hypothalamisch bedingten) **Nebennierenrindeninsuffizienz** abgegrenzt werden. Die häufigste Form der tertiären Nebennierenrindeninsuffizienz wird durch eine längere Kortikoidtherapie hervorgerufen, die durch Suppression von CRH und ACTH zur Atrophie beider Nebennieren führt. Patienten mit einer sekundären Nebennierenrindeninsuffizienz auf dem Boden einer Hypophysenerkrankung weisen in der Regel weitere klinische Zeichen der Hypophysenvorderlappeninsuffizienz auf. Im Unterschied zur primären Nebennierenrindeninsuffizienz besteht wegen des ACTH-Mangels eine Hypopigmentierung (s. Kap. 16.2). Ein weiterer Unterschied liegt darin, dass es bei der sekundären und tertiären Nebennierenrindeninsuffizienz nie zu einer Beeinträchtigung der adrenalen Mineralokortikoidsekretion kommt, da die Reninsekretion ja intakt ist.

Bei unvollständiger Symptomatologie kann die Abgrenzung von einem Malabsorptionssyndrom, einem konsumierenden Tumorleiden, chronischen Magen-Darm-Störungen und von einer Anorexia nervosa klinisch nicht ganz leicht sein und eine Hormonanalytik erforderlich machen.

Differentialdiagnose	Ausschlussmaßnahmen
Sekundäre Nebennierenrindeninsuffizienz	Klinik: blasse Haut Funktionsdiagnostik: ACTH normal oder ↓ Weitere hypophysäre Hormonausfälle Ungestörtes Renin-Angiotensin-Aldosteron-System
Malabsorptionssyndrom	Fehlen der Hyperpigmentation Normaler ACTH-Kurztest
Tumorerkrankung	Normaler ACTH-Kurztest
Anorexia nervosa	Keine Adynamie Keine Hyperpigmentation Hypophysen- und Nebennierenfunktion mit überschießendem Cortisolanstieg im ACTH-Kurztest

Therapie Sie besteht in der **Substitution mit Cortisol** unter Zugabe eines Mineralokortikoidpräparats. In der Regel sind 15–25 mg Cortisol (Hydrocortison®) über den Tag verteilt ausreichend (z.B. 10–5–5 mg), morgens werden zusätzlich 0,1–0,2 mg Fludrocortison (1–2 Tbl. Astonin® H) gegeben. In Stresssituationen, insbesondere bei fieberhaften Erkrankungen, Operationen etc. (drohende „Addison-Krise"), muss die Cortisoldosis auf 100–200 mg pro 24 h parenteral per Dauerinfusion gesteigert werden. Alle Patienten mit einem gesicherten Morbus Addison müssen wegen der Möglichkeit einer akut lebensbedrohlichen Situation mit einem Ausweis über ihre Erkrankung und Substitutionstherapie versorgt werden.

Verlauf und Prognose Der ausreichend substituierte Morbus Addison hat eine gute Prognose ohne wesentliche Einschränkung der Lebenserwartung und Lebensqualität. Dies gilt natürlich nicht für diejenigen Formen, bei denen die Grunderkrankung die Prognose bestimmt (s. Tab.

16.37). Eine Schwangerschaft ist bei substituiertem Morbus Addison komplikationslos möglich. Im letzten Trimenon muss die Höhe der Substitution wegen der zunehmenden Proteinbindung des Cortisols und der antimineralokortikoiden Wirkung von Progesteron gesteigert werden. Während des eigentlichen Geburtsvorganges ist dann eine deutliche Steigerung der Cortisoldosis auf 100–200 mg pro 24 h parenteral erforderlich.

Komplikationen Ein unbehandelter Morbus Addison kann über viele Jahre relativ symptomarm verlaufen, typisch ist allerdings die geringe Belastbarkeit. Körperliche Anstrengungen, Verletzungen, Operationen und Infektionen führen rasch zu einem lebensbedrohlichen Bild mit einer Zunahme bzw. Verstärkung sämtlicher Symptome, insbesondere mit Kollapsneigung, und enden schließlich in der „Addison-Krise" mit Kreislaufversagen und Tod.

Komplikation	Häufigkeit
Addison-Krise (krisenhafte Entgleisung des Hypocortisolismus im Rahmen der Erstmanifestation oder bei vermehrtem Glukokortikoidbedarf wie z.B. bei akuten Erkrankungen, Infekten oder Operationen): ■ Schwere Hypotonie bis zum Schock (> 90 %) ■ Abdominelle Schmerzen (80–90 %) ■ Diffuse abdominelle Abwehrspannung (20 %) ■ Übelkeit, Erbrechen (50–60 %) ■ Fieber (60–70 %) ■ Verwirrtheit, Schläfrigkeit (40 %)	Lebenszeitprävalenz 5–30 %
Iatrogenes Cushing-Syndrom (durch zu hohe Substitutionsdosis oder Vertauschung des Präparats)	Vereinzelt
Osteoporose (bei chronischer Überdosierung)	vereinzelt
Andere **Autoimmunendokrinopathien**	Ca. 40 % im Verlauf

Zusammenfassung

- Häufigste Ursache: Autoimmunadrenalitis (80 % aller Fälle)
- Wichtigste Symptome: Symptomentrias aus progredienter Schwäche mit Gewichtsverlust, Hyperpigmentation und Hypotonie
- Wichtigste diagnostische Maßnahme: Nachweis erniedrigter Cortisolwerte im ACTH-Stimulationstest
- Wichtigste therapeutische Maßnahme: Substitutionsbehandlung mit Cortisol und einem Mineralokortikoid

Androgenmehrsekretion

Synonym: Hyperandrogenämie
Engl. Begriff: Hyperandrogenism

Praxis

Anamnese: Eine 36-jährige Patientin bemerkt eine zunehmende Alopezie und einen ausgeprägten Hirsutismus. Seit drei Jahren besteht eine sekundäre Amenorrhö.

Die **gynäkologische Untersuchung** ergibt eine Klitorishypertrophie.

Labor: Das Testosteron ist mit 163 ng/dl deutlich erhöht. Das Cortisol liegt mit 14,4 μg % im Normbereich, ist aber durch ACTH nur geringfügig zu stimulieren. Der basale ACTH-Spiegel liegt mit 70 pg/ml an der oberen Normgrenze. Deutlich erhöht ist der basale 17α-Hydroxyprogesteron-Spiegel mit 1 265 ng/dl, der nach ACTH deutlich ansteigt (1 905 ng/dl).

Verlauf: Die endgültige Sicherung der Diagnose eines nach der Pubertät eingetretenen 21-Hydroxylase-Mangels (sog. „Late-Onset-AGS") erfolgt durch eine molekulargenetische Untersuchung, die eine Mutation in dem Steroidenzym 21-Hydroxylase nachweist. Unter Kortikoiden normalisieren sich 17α-Hydroxyprogesteron und Testosteron, die Periode tritt wieder regelmäßig auf, und der Hirsutismus bildet sich zurück.

Definition Die Androgenmehrsekretion kann zu **Hirsutismus** (griechisch hirsutos = struppig) und **Virilisierung** führen. Unter Hirsutismus versteht man eine Vermehrung der **Behaarung vom männlichen Verteilungstyp** (im Gegensatz zur Hypertrichose, die durch eine allgemeine Behaarungsvermehrung charakterisiert ist, vgl. auch Abb. 16.34a und b). Mit **Virilisierung** werden irreversible Veränderungen des Körpers unter starkem Androgeneinfluss bezeichnet, wie Stimmvertiefung, Klitorishypertrophie und männlicher Körperbau. Prinzipiell muss zwischen einer tumorbedingten vermehrten Androgenproduktion der Nebennierenrinde und dem kongenitalen adrenogenitalen Syndrom (AGS) unterschieden werden.

Epidemiologie Während das klinische Leitsymptom „Hirsutismus" eine sehr häufige Störung darstellt, sind Androgen produzierende Nebennierentumoren extrem selten, ohne dass hier eine genaue Angabe pro Bevölkerungszahl gemacht werden kann. Dagegen ist der 21-Hydroxylase-Mangel als häufigste Ursache des angeborenen AGS mit einer Häufigkeit von etwa 1 : 12 000 zu erwarten.

Ätiologie und Pathogenese In Tabelle 16.39 sind die wichtigsten Ursachen von Hirsutismus und Virilisierung zusammengestellt. In mehr als 70 % der Fälle tritt ein Hirsutismus im Rahmen des PCO-Syndroms (Polycystic Ovary Syndrome) auf. Hier liegt eine komplexe Regulationsstörung der ovariellen Androgenbiosynthese vor. Bei ca. 20 % der Fälle liegt ein idiopathischer Hirsutismus vor. Beim kongenitalen adrenogenitalen Syndrom kommt es durch einen Enzymdefekt der Cortisolsynthese, in der Regel durch 21-Hydroxylase-Mangel, zu einem Hypocortisolismus mit konsekutiver ACTH-Mehrsekretion. Diese ACTH-Mehrsekretion stimuliert übermäßig die Synthese derjenigen Kortikosteroide der Nebennierenrinde, deren Produktion vor dem eigentlichen Enzymdefekt

Endokrine Erkrankungen

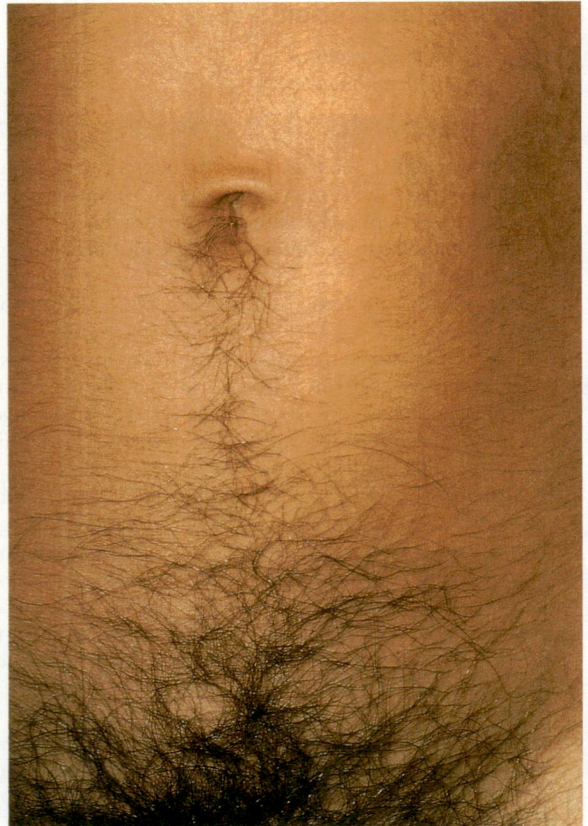 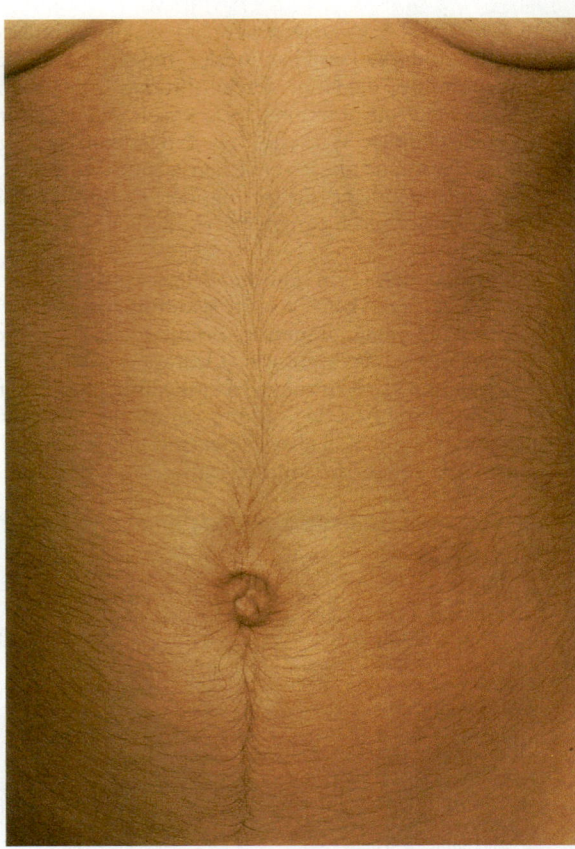

Abb. 16.34a, b Patientin mit Hirsutismus (a), d. h. einer Behaarungsvermehrung vom männlichen Verteilungsmuster, im Vergleich zur Hypertrichose (b).

liegt, so dass es also insbesondere zu einer Mehrsekretion von Androgenen und deren Vorstufen kommt. Bei einer Reihe von Patientinnen mit Hirsutismus lässt sich eine milde heterozygote Form des 21-Hydroxylase-Mangels nachweisen. Die Zeichen der Androgenisierung sind aber in diesen Patientinnengruppen in der Regel nicht ausgeprägter als bei den übrigen Patientinnen mit idiopathischem Hirsutismus. Ein medikamentös bedingter Hirsutismus sollte ebenso leicht abgrenzbar sein wie die nichtadrenalen und nichtovariellen übrigen Formen des symptomatischen Hirsutismus, z. B. bei einer Akromegalie.

Symptome Die Symptome einer vermehrten Androgenproduktion sind in Tabelle 16.40 zusammengefasst. Der Schweregrad der Virilisierung bestimmt das Ausmaß der Hormonanalytik. Hier sind insbesondere die Progredienz der Virilisierungszeichen und der gynäkologische Untersuchungsbefund ausschlaggebend.

Diagnostik

Biochemische Diagnostik Da es zum einen zahlreiche verschiedene Ursachen für eine Androgenmehrsekretion gibt (s. Tab. 16.39) und zum anderen die diagnostische Ausbeute mit der so häufigen Diagnose „idiopathischer Hirsutismus" relativ gering ist, ist eine umfangreiche, un-

gezielte Labordiagnostik nicht gerechtfertigt. Vielmehr entscheiden Anamnese und klinischer Befund über die Notwendigkeit einer Hormonanalytik. Hierbei hat sich die Einteilung der Mehrbehaarung nach Schweregraden bewährt. Nur bei einer relativ rasch zunehmenden Form des Hirsutismus oder bei Auftreten von Virilisierungszeichen bzw. Zeichen einer anderen endokrinen Grunderkrankung, z. B. Cushing-Syndrom, ist eine umfangreiche Hormonanalytik gerechtfertigt.

Der wesentliche diagnostische Schritt besteht zunächst in der Bestimmung des **Testosteronspiegels** (Abb. 16.35): Bei normalem oder nur leicht erhöhtem Testosteron ist ein Tumor von Nebenniere oder Ovar praktisch ausgeschlossen. Bestätigt sich ein eindeutig zu hoher Testosteronspiegel, so kann die zusätzliche Bestimmung des adrenalen Androgens Dehydroepiandrosteronsulfat (DHEA-S) bereits eine wichtige differentialdiagnostische Klärung zwischen adrenaler und ovarieller Ursache ermöglichen. Bei DHEA-S-Werten oberhalb von 8 000 ng/ml besteht der Verdacht auf einen Tumor der Nebennierenrinde.

Lokalisationsdiagnostik Erst nach Sicherung des Androgenexzesses ist eine weitere Lokalisationsdiagnostik zur Sicherung eines Tumors von Nebenniere oder Ovar erforderlich (**endokrinologische Grundregel:** biochemische Abklärung immer vor bildgebender Diagnostik!).

Die Diagnostik des angeborenen AGS erfolgt in der Regel bereits im Kindesalter (s. Lehrbücher der Pädiatrie).

Tab. 16.39 Ursachen der Androgenmehrsekretion am Beispiel des Hirsutismus.

1. **Symptomatischer Hirsutismus**
   - Adrenale Ursachen
     - Androgen sezernierendes Adenom
     - Androgen sezernierendes Karzinom
     - Cushing-Syndrom
     - Kongenitales adrenogenitales Syndrom
   - Ovarielle Ursachen
     - Androgen sezernierende Tumoren
     - Polyzystische Ovarien
     - Vermehrte Stimulation durch hCG
   - Hyperprolaktinämie-Hypogonadismus-Syndrom
   - Akromegalie
   - Intersexformen
     - Gonadendysgenesie
     - Pseudohermaphroditismus masculinus

2. **Idiopathischer Hirsutismus**

3. **Medikamentöser Hirsutismus**
   - Androgene
   - Progesteronderivate (19-Nortestosteron-Derivate und Danazol)
   - Glukokortikoide und ACTH
   - Nichtsteroidale Medikamente (Diphenylhydantoin, Diazoxid, Hexachlorbenzen, Penicillamin, Minoxidil)

4. **Verschiedene Ursachen**
   Anorexia nervosa
   Porphyrie
   Neurologische Erkrankungen

Am wichtigsten ist hier die Erfassung des häufigsten Enzymdefektes (> 95 %), nämlich des 21-Hydroxylase-Mangels. Dies gelingt durch die Messung der Vorstufe vor dem Enzymdefekt, nämlich des **17α-Hydroxyprogesterons**. Bei manifestem kongenitalem AGS ist bereits der Basalspiegel erhöht, bei den heterozygoten Formen erst der Wert nach Stimulation durch ACTH-Gabe. Diese Erkrankungen lassen sich durch den molekularbiologischen Nachweis von Mutationen in der 21-Hydroxylase sichern.

Differentialdiagnose Neben der Abgrenzung anderer symptomatischer Formen des Hirsutismus sind insbesondere ovarielle Ursachen auszuschließen. Hier ist (neben den ebenfalls seltenen Androgen produzierenden Tumoren des Ovars) insbesondere das „PCO"-Syndrom (Polycystic Ovary Syndrome) zu beachten. Bei der Mehrzahl der Patientinnen mit diesem Syndrom findet man den sehr typischen Hormonbefund eines erhöhten LH/FSH-Quotienten (> 2,0).

Differentialdiagnose	Ausschlussmaßnahmen
PCO-Syndrom	Klinik: häufig vergesellschaftet mit Adipositas, Zyklusstörungen, Infertilität Biochemie: erhöhter LH/FSH-Quotient Transvaginale Sonographie: polyzystische Ovarien
Androgen produzierender Tumor des Ovars	Testosteron stark erhöht, LH und FSH erniedrigt, DHEA-S normal Transvaginale Sonographie: Tumornachweis im Ovar

Therapie Bei Vorliegen eines Androgen produzierenden Nebennierentumors ist die operative Entfernung die Therapie der ersten Wahl. Bei Sicherung eines 21-Hydroxylase-Mangels ist die Cortisolsubstitution eine kausale Therapie, da hierdurch die ACTH-Sekretion normalisiert wird und damit die Mehrsekretion von Androgenen der Nebennierenrinde gemindert wird. Bei allen anderen Formen des

Tab. 6.40 Symptome der vermehrten Androgenproduktion.

- **Bei Frauen**
  Klitorishypertrophie
  Hirsutismus
  Stirnglatze
  Tiefere Stimme
  Amenorrhö

- **Bei Männern**
  Abnahme des Hodenvolumens

- **Bei Jungen**
  Pseudopubertas praecox mit kleinen Hoden

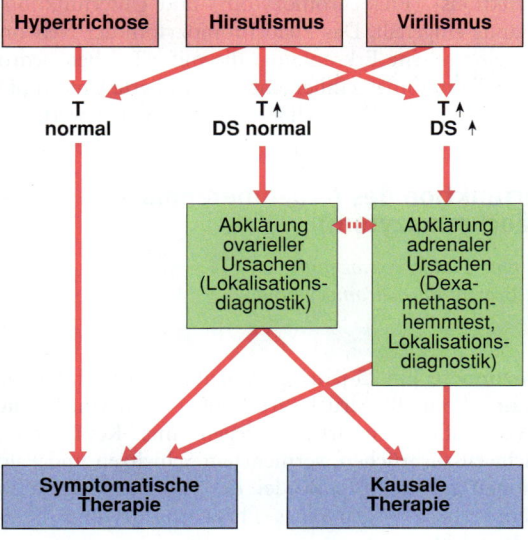

Abb. 16.35 Diagnostischer Stufenplan bei Virilisierungszeichen.

symptomatischen Hirsutismus ist die kausale Therapie der Grunderkrankung durchzuführen. Beim häufigen „idiopathischen" Hirsutismus ist eine symptomatische Behandlung mit Antiandrogenen (z. B. Cyproteronacetat) in Kombination mit Östrogenen sinnvoll.

Verlauf und Prognose Die Prognose ist bei richtiger Diagnose und Therapie günstig. Eine insgesamt schlechte Prognose mit sehr unterschiedlicher Überlebensrate hat dagegen das Androgen produzierende Nebennierenrindenkarzinom, vergleichbar der des Nebennierenrindenkarzinoms mit Cushing-Syndrom.

Komplikationen Ein unbehandelter Androgenexzess führt zu z.T. irreversiblen Veränderungen, z.B. tieferer Stimme oder Klitorishypertrophie. Lebensbedrohlich ist ein ausgeprägter 21-Hydroxylase-Defekt bereits in den ersten Lebenstagen durch den dann eintretenden Salzverlust. Hier ist die frühzeitige Diagnose lebensrettend. Folge einer auch leichteren Androgenmehrsekretion kann die Infertilität sein. Deshalb wird bei der Abklärung von Fertilitätsstörungen auch der Androgenhaushalt untersucht.

Komplikation	Häufigkeit
Virilisierung bei unbehandeltem Androgenexzess	Selten
Salzverlustsyndrom bei AGS	75 % aller AGS-Kinder, Manifestation postnatal in den ersten Lebenswochen

Zusammenfassung

- Häufigste Ursache: PCO-Syndrom
- Wichtigste Symptome: Hirsutismus und Virilisierung
- Wichtigste diagnostische Maßnahme: Bei ausgeprägter Symptomatik müssen seltene Ursachen (Nebennieren- oder Ovarialtumor, AGS) durch die Bestimmung von Testosteron und DHEA-S ausgeschlossen werden.
- Wichtigste therapeutische Maßnahme: Bei der Mehrzahl der Fälle liegt ein milder Hirsutismus vor, der symptomatisch mit Antiandrogenen behandelt wird.

Östrogenmehrsekretion

Synonym: Hyperöstrogenämie
Engl. Begriff: Estrogen Hypersecretion

Östrogen produzierende Nebennierentumoren sind extrem selten, es handelt sich in diesen Fällen praktisch immer um Karzinome. Die Östrogenüberproduktion macht sich beim männlichen Geschlecht durch Gynäkomastie und Hodenatrophie bemerkbar und muss daher von den übrigen Ursachen einer Gynäkomastie abgegrenzt werden. Endgültig gesichert wird diese seltene Diagnose durch den Nachweis einer deutlich vermehrten Östrogensekretion. Anschließend ist die Lokalisationsdiagnostik des vermuteten Nebennierentumors erforderlich. Beim weiblichen Geschlecht ist diese Diagnose extrem schwierig zu stellen. Im Einzelfall kann das Wiederauftreten einer Östrogenaktivität bei Frauen in der Postmenopause diagnostisch richtungweisend sein.

Hormoninaktive Nebennierentumoren

Engl. Begriff: Non-functional Adrenal Tumors

Die Diagnose eines hormoninaktiven Nebennierentumors wurde früher meist erst dann gestellt, wenn die Tumoren durch ihre Größe zur Raumforderung geführt hatten, wobei es sich in der Regel um Karzinome handelte. Sehr viel häufiger finden sich kleine, benigne Adenome der Nebennieren, die jetzt durch den zunehmenden Einsatz der abdominellen Sonographie und Computertomographie als Zufallsbefunde (sog. **„Inzidentalome"**) entdeckt werden. Hormoninaktive, kleinere Nebennierenadenome sind häufig, wie aus alten Sektionsstatistiken ablesbar ist (1,4–8,7 %).

Differentialdiagnostisch müssen **Metastasen** anderer Karzinome ausgeschlossen werden. Seltener sind **Nebennierenzysten**. Die Diagnose eines Inzidentaloms darf erst gestellt werden, wenn eine Hormonaktivität endgültig ausgeschlossen ist. Dem Ausschluss des Phäochromozytoms und einer subklinischen Cortisolproduktion kommt dabei besondere Bedeutung zu, da sich diese Erkrankungen nicht immer klinisch bemerkbar machen müssen. Ein Nebennierentumor darf vor Ausschluss eines Phäochromozytoms wegen der möglichen intraoperativen Komplikationen nicht operativ entfernt werden!

Die **Therapie** der Wahl ist die operative Entfernung des hormoninaktiven Nebennierentumors; bei Tumoren unterhalb eines Durchmessers von 4–5 cm ist eine „abwartende Haltung" mit Verlaufskontrolle gerechtfertigt.

16.5.2 Krankheiten des Nebennierenmarks

Erkrankungen des Nebennierenmarks werden in Überfunktions- (Phäochromozytom) und Unterfunktionszustände eingeteilt. Das Phäochromozytom der Nebenniere ist eine seltene Erkrankung, die mit z.T. lebensbedrohlichen Symptomen einhergeht. Eine isolierte Unterfunktion des Nebennierenmarks hat keinen Krankheitswert.

Überfunktion des Nebennierenmarks (Phäochromozytom)

Synonym: Phäochromozytom
Engl. Begriff: Pheochromocytoma

Praxisfall

Anamnese: Ein 25-jähriger Patient hat seit mehr als einem Jahr erhöhte Blutdruckwerte, wobei es intermittierend zu krisenhaften Blutdruckanstiegen mit Kopfschmerzen, Schweißausbrüchen, vermehrtem Schwitzen und Palpitationen kommt. Ein Bruder des Patienten wurde einige Jahre zuvor wegen eines Phäochromozytoms beidseits adrenalektomiert.

Labor: Die Diagnose eines Phäochromozytoms wird durch extrem hohe Urin-Noradrenalin-Spiegel endgültig

16.5 Nebennierenerkrankungen

gesichert; Adrenalin und Dopamin liegen im Normbereich.

Bildgebung: Sonographisch und computertomographisch finden sich beidseits Nebennierentumoren mit Durchmessern bis zu 8 cm. Ein ^{131}Jod-Meta-Benzylguanidin-Szintigramm ergibt keine zusätzliche Speicherung in anderen Arealen.

Verlauf: Der Patient wird beidseits adrenalektomiert, die extrem hohen Noradrenalinspiegel sind postoperativ normalisiert. Es handelt sich also um eine familiäre Form des Phäochromozytoms. Zeichen einer multiplen endokrinen Neoplasie sind nicht auszumachen, insbesondere können ein medulläres Schilddrüsenkarzinom sowie ein primärer Hyperparathyroidismus ausgeschlossen werden.

Definition Das Phäochromozytom ist eine seltene, aber potentiell lebensbedrohliche Erkrankung. Je nach dem histologischen Entwicklungsgrad unterscheidet man **Neuroblastome, Ganglioneurome** und **Phäochromozytome**. Letztere können auch extraadrenal liegen und werden dann als „Paragangliome" oder Glomustumoren bezeichnet. Neuroblastome und Ganglioneurome sind nicht mit endokrinen Symptomen verbunden, insbesondere fehlt die für das Phäochromozytom charakteristische Hypertonie. Es werden aber auch von diesen Tumoren Vorstufen bzw. Metaboliten der Katecholamine ausgeschieden (Dopamin, Homovanillinsäure). Im Folgenden wird lediglich das Phäochromozytom abgehandelt.

Epidemiologie Phäochromozytome sind selten, wobei die Häufigkeitsangaben schwanken. So variieren die Angaben aus unterschiedlichen Sektionsstatistiken von einem Fall auf 3 000 Sektionen zu einem Fall auf 40 000 Sektionen. Auch die Angaben bezüglich der Häufigkeit unter Hypertonuspatienten schwanken zwischen einem und fünf auf 1 000 Patienten. Nur ein Drittel aller Phäochromozytome wird zu Lebzeiten diagnostiziert. Familiäres Vorkommen wird beobachtet und gehört dann oft zum Krankheitsbild der multiplen endokrinen Neoplasie Typ 2a oder b (s. Kap. 16.8), zum Von-Hippel-Lindau-Syndrom oder zur Neurofibromatose von Recklinghausen (Tab. 16.41).

Ätiologie und Pathogenese Phäochromozytome gehen von den chromaffinen Zellen aus, die nach der Geburt praktisch ausschließlich im Nebennierenmark nachweisbar, in der Fetalzeit aber ubiquitär verteilt sind. So ist verständlich, dass nur etwa 80–90 % der Phäochromozytome im Bereich des Nebennierenmarkes lokalisiert sind. Die übrigen 10–20 % liegen extraadrenal und werden entlang dem sympathischen Grenzstrang, vom Halsbereich bis zum Beckenboden, gefunden. Die Mehrzahl der extraadrenalen Phäochromozytome liegt aber abdominell paravertebral oder im Zuckerkandl-Organ.

Symptome Tabelle 16.42 fasst die Symptome des Phäochromozytoms und die Häufigkeit ihres Auftretens zusammen. Das Charakteristikum des Phäochromozytoms ist der Bluthochdruck. Dieser kann konstant vorhanden sein oder anfallsweise in Form von hypertensiven Krisen auftreten.

Bei nachgewiesenem Bluthochdruck erweist sich die Trias von Kopfschmerzen, Schwitzen und Tachykardie mit 94 % Spezifität und 90 % Sensitivität als nahezu pathognomonisch. Wenn sowohl eine Hypertonie als auch diese drei Symptome fehlen, ist ein Phäochromozytom weitgehend ausgeschlossen.

> **!** Beim Phäochromozytom ist ein arterieller Hypertonus, der zusammen mit der Symptomentrias Kopfschmerz, Schwitzen und Tachykardie auftritt, diagnostisch wegweisend.

Tab. 16.41 Familiäre Syndrome, die mit einem Phäochromozytom assoziiert sein können.

Multiple endokrine Neoplasie: ■ MEN-2a ■ MEN-2b	■ Sipple-Syndrom (medulläres Schilddrüsenkarzinom, Hyperparathyroidismus) ■ Medulläres Schilddrüsenkarzinom, Neurinome, marfanoider Habitus
Von-Hippel-Lindau-Erkrankung	Retinale Angiome Hämangioblastome des ZNS Pankreaszysten Nierenzysten und -karzinome
Neurofibromatose (von Recklinghausen)	Zentrale und/oder periphere Neurofibrome
Familiäre Glomustumorerkrankung	Glomustumoren

Tab. 16.42 Symptome beim Phäochromozytom (nach Allolio und Schulte, 1996).

Symptom	Häufigkeit (%)
Arterieller Hypertonus ■ Konstant ■ Konstant mit Anfällen ■ Nur anfallsweise	> 95 ■ 15–25 ■ 50–60 ■ 25
Kopfschmerzen	80–95
Schwitzen	65–70
Herzklopfen	60–70
Blässe	40
Zittern	30
Nervosität, Beklemmungen	20–50
Gewichtsverlust	5–15
Übelkeit, Erbrechen	20–40
Schwäche, Müdigkeit	10

Diagnostik

Biochemische Diagnostik Die Basisdiagnostik ist simpel und sollte deshalb sicherlich bei jedem jüngeren Hypertoniker (< 50. Lebensjahr) vor Einleitung einer antihypertensiven Therapie durchgeführt werden. Eine Massenscreening aller Patienten mit Hypertonus ist aber wegen des hohen Kostenaufwandes und der Vielzahl unspezifischer Befunde nicht sinnvoll. Der Nachweis eines Phäochromozytoms gelingt am besten durch die Bestimmung der Katecholaminausscheidung (Adrenalin und Noradrenalin im 24-h-Urin). Die Sensitivität liegt bei zwei- bis dreimaliger Bestimmung bei über > 95 %. Die Bestimmung des Metaboliten Vanillinmandelsäure ist durch Interferenzen mit Nahrungsmitteln und Medikamenten störanfällig und sollte nicht mehr durchgeführt werden. Die Messung der Plasma-Katecholamine Adrenalin und Noradrenalin ist nur beim hypertensiven Patienten sinnvoll. Sind die Plasma-Katecholamine bei gleichzeitig erhöhtem Blutdruck normal, kann ein Phäochromozytom ausgeschlossen werden.

Vielversprechend ist die Bestimmung der Plasma-Metanephrine, die neueren Ergebnissen zufolge eine hohe diagnostische Aussagekraft besitzen.

Medikamente, die die Bestimmungen stören können, müssen mindestens 24 h, besser noch einige Tage vorher abgesetzt werden (z. B. MAO-Hemmer, Reserpin, α-Methyldopa und Clonidin). Provokationstests (Glukagonstimulationstest, Eiswassertest) sind gefährlich und werden deshalb nicht mehr durchgeführt. Im Einzelfall kann ein Clonidinsuppressionstest sinnvoll sein, der beim Phäochromozytom zu keinerlei Veränderung der Katecholaminsekretion, aber bei leicht erhöhtem Katecholaminspiegel anderer Ursache (z. B. essentielle Hypertonie) zu einer deutlichen Suppression führt.

Lokalisationsdiagnostik Die Lokalisationsdiagnostik darf erst nach biochemischer Sicherung der Diagnose erfolgen. Hierbei kommen Sonographie, Computertomographie oder Kernspintomographie zum Einsatz. Die Kernspintomographie hat den Vorteil, dass Phäochromozytome charakteristischerweise eine hohe Signalintensität aufweisen, was die Artdiagnose der nachgewiesenen Raumforderung erleichtert. Zusätzlich ist sie besser geeignet zum Nachweis extraadrenaler Phäochromozytome. Die szintigraphische Untersuchung mit ^{131}Jod-Meta-Benzylguanidin hat ihren Stellenwert in der Lokalisation extraadrenaler Phäochromozytome. Diese Szintigraphie ist auch zum Ausschluss und Nachweis von Metastasen geeignet (Abb. 16.36). Maligne Phäochromozytome sind mit weniger als 10 % aller Phäochromozytome eher selten.

Differentialdiagnose Sämtliche übrigen Formen des arteriellen Hypertonus sind differentialdiagnostisch abzugrenzen. Im Einzelfall muss an eine Hyperthyreose gedacht werden (Gewichtsabnahme, Tachykardien). Migräneartige Kopfschmerzen können den Verdacht auf eine paroxysmale Form des Phäochromozytoms lenken.

Wichtig ist, dass bei jedem gesicherten Phäochromozytom an die Möglichkeit einer multiplen endokrinen Neoplasie (Typ 2 bzw. Typ 2b) gedacht wird. Es sollten also insbesondere ein medulläres Schilddrüsenkarzinom und ein primärer Hyperparathyroidismus durch die entsprechende Diagnostik ausgeschlossen (s. Kap. 16.8) und ein familiäres „screening" durchgeführt werden.

Differentialdiagnose	Ausschlussmaßnahmen
Hyperthyreose	TSH-Bestimmung
(Labile) essentielle arterielle Hypertonie	Bestimmung von Adrenalin und Noradrenalin im 24-h-Sammelurin

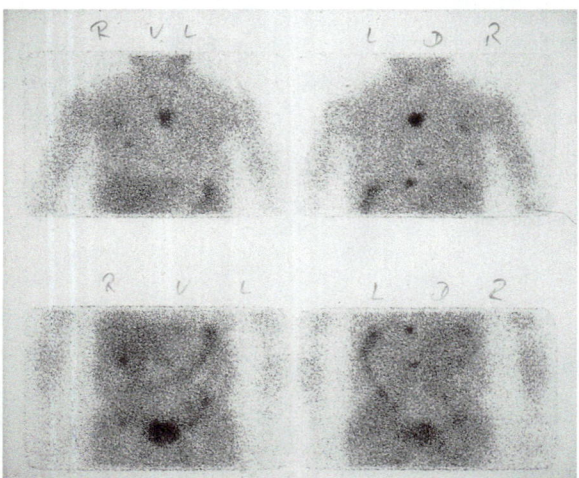

Abb. 16.36 ^{131}Jod-Meta-Benzylguanidin-Szintigraphie bei einem Patienten mit malignem Phäochromozytom (mit freundlicher Genehmigung durch Prof. Dr. Dr. Dr. h.c. E. Moser, Freiburg).

Therapie

Operation Die Therapie der Wahl ist die operative Entfernung des Phäochromozytoms. Eine Operation darf aber erst nach ausreichender Vorbehandlung mit α-Blockern durchgeführt werden. Die benötigte Dosis ist sehr unterschiedlich; man beginnt einschleichend mit 5 mg Phenoxybenzamin (Dibenzyran®), jedoch werden im Einzelfall Dosierungen von mehr als 100 mg/d benötigt. Kriterien für eine ausreichende Vorbehandlung sind das Absinken des Blutdrucks bis zur beginnenden Hypotonie und die Zunahme des intravasalen Volumens (Abfall des Hämatokrits). Die Vorbehandlung senkt die Komplikationsrate bei der Operation entscheidend. Insbesondere wird durch eine genügend hoch dosierte Vorbehandlung ein kritischer Blutdruckabfall verhindert, der sonst durch eine akut auftretende Gefäßerweiterung und daraus folgenden Volumenmangel verursacht wird. Falls ein bilaterales Phäochromozytom operativ entfernt wird, ist intraoperativ bereits eine hoch dosierte Cortisol-(Hydrocortison®-)Gabe einzuleiten, entsprechend dem Vorgehen bei der Operation eines Cushing-Syndroms.

¹³¹Jod-Meta-Benzylguanidin Bei metastasierendem Phäochromozytom und Inoperabilität hat sich in letzter Zeit eine ergänzende nuklearmedizinische Therapie mit hohen Dosen von ¹³¹Jod-Meta-Benzylguanidin (vergleichbar einer Radiojodtherapie der Schilddrüse) in Einzelfällen bewährt.

Verlauf und Prognose Die Prognose ist sehr unterschiedlich, da manche Phäochromozytome offensichtlich sekretorisch inaktiv sein können oder nur sehr selten vermehrt Katecholamine sezernieren. Die Prognose nach operativer Entfernung ist günstig, es sei denn, es liegt eine maligne Form der Erkrankung vor.

Komplikationen Ein unerkanntes und unbehandeltes Phäochromozytom kann zu lebensbedrohlichen Komplikationen wie Apoplexie, Lungenödem und Herzinfarkt führen, wie es den Folgen einer unbehandelten schweren Hypertonie entspricht.

Komplikation	Häufigkeit
Hypertensive Krise	Häufig
Linksherzinsuffizienz/Lungenödem	Selten
Hirnblutung	Selten
Kreislaufschock	Selten

Komplikation	Häufigkeit
Darmischämie, Ileus	Selten

Zusammenfassung

- Häufigste Ursachen: adrenales Phäochromozytom (90 %), extraadrenales Phäochromozytom (10–20 %)
- Wichtigste Symptome: die Symptomentrias Schwitzen, Kopfschmerzen und Herzklopfen bei einem hypertensiven Patienten
- Wichtigste diagnostische Maßnahme: biochemische Bestimmung der freien Katecholamine im 24-h-Urin
- Wichtigste therapeutische Maßnahmen: Adrenalektomie nach pharmakologischer α-Rezeptor-Blockade

Unterfunktion des Nebennierenmarks

Engl. Begriff: Hypofunction of the Adrenal Medulla

Der Ausfall des Nebennierenmarks, z. B. durch eine beidseitige Adrenalektomie oder im Zusammenhang mit einem tuberkulösen Morbus Addison, ist mit keinerlei Ausfallserscheinungen verbunden und erfordert deshalb keine Substitutionstherapie. Es gibt aber sehr seltene, schwerwiegende Funktionsstörungen des Nebennierenmarks bzw. des autonomen Nervensystems. Hierzu gehören die idiopathische orthostatische Hypotonie (Shy-Drager-Syndrom) und die familiäre Dysautonomie (Riley-Day-Syndrom).

Zur weiteren Information

Literatur

Allolio, B., H. M. Schulte (Hrsg.): Praktische Endokrinologie. Urban & Schwarzenberg, München–Wien–Baltimore 1996.

Grossman, A. (ed.): Clinical Endocrinology. Blackwell Scientific, London–Edinburgh–Boston–Melbourne–Paris–Berlin–Vienna 1998.

Lehnert, H., G. Emons, A. Grüters-Kieslich, W. Krone, O. A. Müller, E. Nieschlag, W. A. Scherbaum, R. Ziegler (Hrsg.): Rationelle Diagnostik und Therapie in der Endokrinologie, Diabetologie und Stoffwechsel. Thieme, Stuttgart–New York 2002, im Druck.

Müller, O. A., R. Ziegler: Erkrankungen der endokrinen Organe und des Stoffwechsels. In: Classen, M. (Hrsg.): Rationelle Diagnostik und Therapie in der Inneren Medizin. Urban & Schwarzenberg, München–Wien–Baltimore 1997.

Nawroth, P. P., R. Ziegler: Klinische Endokrinologie und Stoffwechsel. Springer, Berlin–Heidelberg–New York 2001.

Internet-Links

http://www.endokrinologie.net/index-presse-informationen.html
http://www.endo-society.org/
http://www.uni-erlangen.de/glandula

Keywords

Cushing's Syndrome ◆ Conn's Syndrome ◆ Pheochromocytoma

IMPP-Statistik

Cushing-Syndrom ◆ Morbus Addison

16.6 Gonadenerkrankungen des Mannes

M. Zitzmann, E. Nieschlag

Diese Kapitel beinhaltet die Erkrankungen **hypogonadotroper Hypogonadismus** bei gestörter Funktion des Hypothalamus (verminderte GnRH-Ausschüttung) und Erkrankungen der Hypophyse (verminderte Gonadotropinausschüttung) und **hypergonadotroper Hypogonadismus** bei Erkrankungen im Bereich der Testes sowie Störungen im Bereich der Androgenzielorgane (Androgenresistenz, Pseudohermaphroditismus masculinus und Hermaphroditismus verus).

16.6.1 Andrologische Diagnostik

Die Gonaden des Mannes haben eine Doppelrolle: Sie bilden Spermien, und sie produzieren die Hormone Testosteron, Inhibin, Follistatin und Aktivin. Wie bei keinem anderen endokrinen Organ sind im Hoden zwei Funk-

Endokrine Erkrankungen

tionen, eine endokrine und eine exokrine, eng miteinander verknüpft. Die normale Sekretion von Testosteron ist eine Voraussetzung für die normale Spermatogenese. Umgekehrt kann aber die reproduktive Funktion allein gestört sein, ohne dass sich dies auf die Hormonproduktion auswirkt.

Das Spektrum der Gonadenerkrankungen des Mannes reicht von der isolierten Schädigung der Spermatogenese bis zur Kombination aus endokrinologischer Insuffizienz und Unfruchtbarkeit. An zugeordneten Symptomen stehen bei diesen Erkrankungen die Infertilität und/oder der Androgenmangel im Vordergrund; dabei ist eine trennscharfe andrologische Diagnostik wegen dieser engen Verknüpfung der beiden unterschiedlichen Funktionen der Hoden oft nicht möglich. Häufig sind die Testes nicht primär erkrankt, sondern die endokrinologische Steuerung durch Gehirn, Hypothalamus oder Hypophyse ist defekt, oder der Ablauf der Erektion oder der Ejakulation ist gestört. Probleme der Fortpflanzung und Sexualität werden zudem von Patienten und Ärzten selten offen besprochen, sondern meist verdrängt, obwohl die reproduktive Gesundheit für das Wohlergehen jedes Patienten von enormer Bedeutung ist. Um die sich teilweise überlappenden Krankheitsbilder dennoch sicher voneinander unterscheiden zu können, sind eine detaillierte Anamnese, verlässliche somatische Befunde und eine valide Labordiagnostik unabdingbar.

Anamnese

Die andrologische Anamnese (Tab. 16.43) umfasst Informationen über die reproduktiven Funktionen und die Sexualität des Mannes, die Pubertätsentwicklung, Vor- und Begleiterkrankungen, das psychologische Umfeld und Informationen über die Partnerin.

Körperliche Untersuchung

Die Untersuchung erfolgt wenn möglich am stehenden Patienten.
- **Sekundäre Geschlechtsmerkmale:**
    - Körperbau und -größe
    - Symphysen-Boden-Abstand (Unterlänge)
    - Armspannweite (Spannweite normalerweise nicht größer als Körperlänge plus 5 cm)
    - Muskulatur, Fettverteilung
    - Geschlechtsbehaarung, Haaransatz an der Stirn, Bartwuchs, Körperbehaarung
    - Adamsapfel, Stimmtiefe
- **Gynäkomastie:** Unterscheidung der Gynäkomastie mit tastbarem Drüsenkörper von der Lipomastie ohne Drüsenkörper, Relation zum Körpergewicht. Hodentumor? Mammakarzinom? Lymphknoten?
- **Skrotum:** Rötung, Warzen, Erosionen?
- **Penis:** Urethramündung (Hypo- oder Epispadie? Rötung?), Phimose, Seitendeviation, Kondylome, Effloreszenzen, Indurationen?
- **Hoden:** Lage, Form, Oberfläche, Konsistenz und Größe (palpatorischer Vergleich mit den Ellipsoiden des Orchidometers oder sonographische Volumenbestimmung, normal 12–30 ml pro Hoden), Druckschmerz?
- **Bei Lageanomalien der Hoden:** Lässt sich der Hoden bei offenem Processus vaginalis in den Leistenkanal schieben, oder „pendelt" er spontan, bei Kältereizen oder beim Orgasmus, zwischen skrotaler und inguinaler Lage (**Pendelhoden**)? Liegt er inguinal und lässt sich in das Skrotum mobilisieren (**Gleithoden**)? Liegt ein **Leistenhoden** vor? Liegen ein oder beide Hoden oberhalb des inneren Leistenringes und sind nicht palpabel (**Kryptorchismus**), oder fehlen ein oder beide Hoden (**Anorchie**)? Hydrozele? Leistenbruch? Leistenlymphknoten größer als 1 cm Durchmesser?
- **Nebenhoden:** Größe, Konsistenz, Verhärtungen, Erweiterungen (**Spermatozele?**), Druckschmerz?
- **Gefäße:** Palpation des Plexus pampiniformis. Sichtbare oder tastbare Erweiterung (**Varikozele**)? Im Valsalva-Pressversuch im Stehen wird ein Reflux durch die V. spermatica nachgewiesen.
- **Prostata und akzessorische Drüsen:** Eine rektale Untersuchung der Prostata erfolgt bei bei jedem Mann über 40 Jahren als Routineuntersuchung und bei jeder Therapie mit Testosteron in halbjährlichen Abständen. Die normale Prostata hat die Konsistenz eines angespannten Muskels und einen Durchmesser von etwa 3 cm (Kasta-

Tab. 16.43 Andrologische Anamnese.

Androgenisierungsgrad	Sekundäre Geschlechtsbehaarung (Bart, Pubes), Geheimratsecken Osteoporose Anämie Libido, Potenz
Fertilitätsstörungen	Dauer des Kinderwunsches Dauer des ungeschützten Verkehrs Koitusfrequenz Partnerkonflikte Fertilitätsuntersuchungen der Partnerin (Basaltemperatur, Follikulometrie, Hormonbestimmungen, Laparoskopie, Tubendurchgängigkeit, Spermien-Mukus-Interaktion, Therapie) Kinder aus anderen Ehen/Beziehungen
Vor- und Begleiterkrankungen	Lageanomalien der Testes Herniotomie mit möglichen Samenleiterverletzungen Gynäkomastie Infektionen und venerische Erkrankungen Mumpsorchitis Diabetes mellitus Hypertonus Übergewicht Lebererkrankungen Nephropathien Young-Syndrom Mukoviszidose
Medikamente und Noxen	Alkohol, Nikotin, Drogen Chemotherapeutika Antihypertensiva Steroide Digitalis Berufliche Noxen

16.6 Gonadenerkrankungen des Mannes

niengröße). Die Oberfläche ist glatt, und der Sulcus ist in Längsrichtung in der Mitte tastbar.

Apparative Untersuchungen

Sonographie Hoden, Nebenhoden, Plexus pampiniformis und Strukturen des Leistenkanals sind der sonographischen Diagnostik mit einem 7,5-MHz-Schallkopf zugänglich. Die Hodengröße kann objektiv bestimmt werden. Parenchymveränderungen des Hodens wie Zysten, Inhomogenitäten, Septen, Verkalkungen und Tumoren kommen zur Darstellung. Hydrozelen und Leistenbrüche können diagnostiziert werden. Der Nebenhoden wird im Verlauf dargestellt (maximaler Durchmesser, Verdickungen, Spermatozelen). Prostata und Samenblasen werden am besten mit einer transrektalen Sonde beurteilt. Mittels Power-Doppler-Sonographie lässt sich bei einer Varikozele ein eventueller Reflux während eines Valsalva-Manövers visualisieren.

Radiologische Untersuchungen Der Verdacht auf eine Erkrankung im Hypophysen-/Hypothalamusbereich wird meist durch entsprechend veränderte Laborparameter (z. B. erniedrigte Gonadotropinspiegel, erhöhte Prolaktinwerte) gestellt und erfordert dann eine Kernspintomographie.

Bei verzögerter Pubertät ist die Bestimmung des Knochenalters (der linken Hand) von Bedeutung. Als Folge eines lang dauernden Testosteronmangels kann die Kalksalzdichte der Knochen vermindert sein; dies lässt sich mittels quantitativer Computertomographie, Dualphoton-Absorptiometrie oder quantitativen Ultraschalls der Phalangen oder des Kalkaneus darstellen. Zur Lokalisationsdiagnostik ektoper, intraabdominal gelegener Hoden wird eine abdominale Sonographie, gefolgt von einer Kernspintomographie, durchgeführt.

Laboruntersuchungen

Neben den **Hormonuntersuchungen** (Tab. 16.44 und 16.45) wird zur Diagnostik der Gonadenerkrankungen eine **Ejakulatanalyse** durchgeführt. Um vergleichbare Werte zu erhalten, muss die Ejakulatanalyse nach den Richtlinien der WHO (4. Auflage 1999) durchgeführt werden. Eine Karenzzeit von 48 h bis sieben Tagen muss eingehalten werden, um vergleichbare Werte zu erhalten (Soll- und Normalwerte des Ejakulats s. Tab. 16.46; Terminologie der Befunde s. Tab. 16.47). Hilfreich bei der Labordiagnostik männlicher Fertilitätsstörungen ist der in Abbildung 16.37 dargestellte vereinfachende Algorithmus.

Interaktionsdiagnostik

Bei einer bestehenden Infertilität sollten beide Partner simultan diagnostiziert werden. Zusätzlich erfolgt die Interaktionsdiagnostik. Zweimal wird jeweils zum Ovulationstermin, 6–12 h nach dem Geschlechtsverkehr, der **Postkoitaltest** durchgeführt; mindestens einmal sollten bewegliche Spermien im Zervikalmukus nachgewiesen werden. Lassen sich keine beweglichen Spermien nachweisen, wird ein Mukuspenetrationstest in vitro durchgeführt, um die Beweglichkeit der Spermien im Zervikalsekret zu beurteilen.

Tab. 16.44 Hormonuntersuchungen bei Hypogonadismus und Infertilität.

Hormon	Normalbereich	Interpretation
Testosteron	12–30 nmol/l	Tagesschwankungen und kurzfristige Schwankungen beachten! Androgenmangel, wenn Werte < 12 nmol/l liegen
Sexualhormon-bindendes Globulin (SHBG)	11–71 nmol/l	Das Protein bindet Testosteron und ist in Relation dazu zu sehen: Hohe SHBG-Spiegel bedeuten niedrigere Bioverfügbarkeit von Testosteron. Die Werte steigen im Alter oder bei Hyperthyreose an
Freies Testosteron	> 250 pmol/l	Das freie Testosteron wird aus Gesamt-Testosteron-, SHBG- und Albuminspiegeln berechnet, die direkte Bestimmung ist schwierig
LH	1,5–6 IU/l	Erniedrigt (mit fehlender Pulsatilität) bei hypothalamisch-hypophysärer Störung Erhöht bei Hypogonadismus mit primärer testikulärer Schädigung
FSH	1,5–7 IU/l	Erniedrigt bei hypothalamisch-hypophysärer Störung Erhöht bei primärer Störung der Spermatogenese
Prolaktin	< 500 mIU/l (bzw. < 29 mg/l)	Erhöhung bei Stress, Medikamenten, Prolaktinom
Östradiol	55–180 pmol/l	Erhöhung bei Adipositas, Medikamenten, Leberschädigung, Hodentumoren
Tumormarker ■ α-Fetoprotein ■ β-hCG ■ PSA	Laborspezifische Grenzwerte ■ < 7 ng/ml ■ < 5 mU/ml ■ < 4 mg/l	Nur bei Tumorverdacht untersuchen Obligatorisch zur Verlaufskontrolle (vor Therapiebeginn, postoperativ, unter Chemotherapie und in der Nachsorge)

Endokrine Erkrankungen

Tab. 16.45 Hormontests bei Hypogonadismus und Infertilität.

Test	Testdurchführung	Interpretation
GnRH-Test	100 µg GnRH i.v. → Blutentnahmen basal und nach 25 und 45 min	Physiologisch ist ein Anstieg des LH auf das Dreifache und des FSH auf das Zweifache der Basalwerte Fehlender oder eingeschränkter Anstieg bei Hypophyseninsuffizienz Bei hypothalamischer Störung GnRH-Vorbehandlung vor dem Test
hCG-Test	5000 IU hCG i.m. → Blutentnahmen basal und nach 48 und 72 h	Physiologisch ist ein Anstieg von Testosteron auf das 1,5- bis 2,5fache des basalen Wertes Fehlender oder eingeschränkter Anstieg bei primärer Schädigung der Leydig-Zellen Anstieg über das 2,5fache bei hypothalamisch-hypophysärer Störung möglich

Hodenbiopsie

Nur in der Hodenbiopsie kann die Spermatogenese exakt beurteilt werden. Sie wird bei (sonographischem) Verdacht auf ein Carcinoma in situ durchgeführt. Auch zur Diagnostik und möglichen Therapie der Azoospermie ist die Hodenbiopsie unentbehrlich. Bei einem verschlossenen Ductus deferens ist eine mikrochirurgische Vasovasostomie nur dann Erfolg versprechend, wenn zuvor eine ausreichende Spermatogenese in der Biopsie nachgewiesen werden konnte. Neue Verfahren zur Behandlung der Infertilität sind die testikuläre Spermienextraktion (TESE) und die mikrochirurgische epididymale Spermienextraktion (MESA). Spermien aus den so gewonnenen Proben können zur intrazytoplasmatischen Injektion in die Eizelle (ICSI) verwandt werden.

Zyto- und molekulargenetische Untersuchungen

Zytogenetische Untersuchungen dienen der Abklärung von Chromosomenaberrationen wie dem Klinefelter-Syndrom (47,XXY), dem XX-Mann-Syndrom (46,XX) und dem XYY-Syndrom (47,XYY). Ein Abstrich der Mundschleimhaut erlaubt den Nachweis von Barr-Körpern (überzählige X-Chromosomen), die genaue Diagnostik erfolgt mittels Chromosomenfärbung in Bandentechnik aus Lymphozyten. Bei dem Verdacht auf ein Prader-Labhart-Willi-Syndrom wird die Diagnose mit molekular-

Tab. 16.46 Untersuchungen des Ejakulates.

	Soll- oder Normalwerte
Volumen	≥ 2 ml
pH	7,2–7,8
Spermienkonzentration	≥ 20 Mio. Spermatozoen/ml
Motilität	a + b ≥ 50 % (Beweglichkeitsklassen: ■ a = schnell progressiv ■ b = progressiv ■ c = lokal ■ d = unbeweglich)
Morphologie	≥ 25 % normal geformte Spermatozoen
Vitalität	≥ 50 % vitale Spermien (nehmen Eosinfarbstoff nicht auf)
Spermienantikörper	MAR (Mixed Agglutination Reaction) für IgG und IgA: < 10 % Agglutinationen
Leukozyten	< 1 × 10^6/ml Seminalplasma
Glukosidase (Nebenhodenmarker)	≥ 11 mU/Ejakulat
Zink (Prostatamarker)	≥ 2,4 µmol/Ejakulat
Fruktose (Samenbläschenmarker)	≥ 13 µmol/Ejakulat
Ejakulatkultur	< 10^7 Keime/Ejakulat Keine Mykoplasmen Keine Ureaplasmen

Tab. 16.47 Terminologie der Ejakulatbefunde. Die Ergebnisse der Ejakulatuntersuchung werden durch die Vorsilben oligo-, terato-, astheno- oder deren Kombination ausgedrückt. Die Tabelle enthält einige Beispiele.

Normozoospermie	Normale Ejakulatbefunde
Oligozoospermie	Spermienkonzentration < 20 Mio./ml
Teratozoospermie	< 30 % normal geformter Spermien
Asthenozoospermie	Motilität a + b < 50 % (Einteilung der Beweglichkeitsklassen a–d: s. Tab. 16.46)
Oligoasthenoteratozoospermie	Gleichzeitiges Vorliegen der drei oben genannten Befunde
Azoospermie	Keine Spermien im Ejakulat
Aspermie	Kein Ejakulat

16.6 Gonadenerkrankungen des Mannes

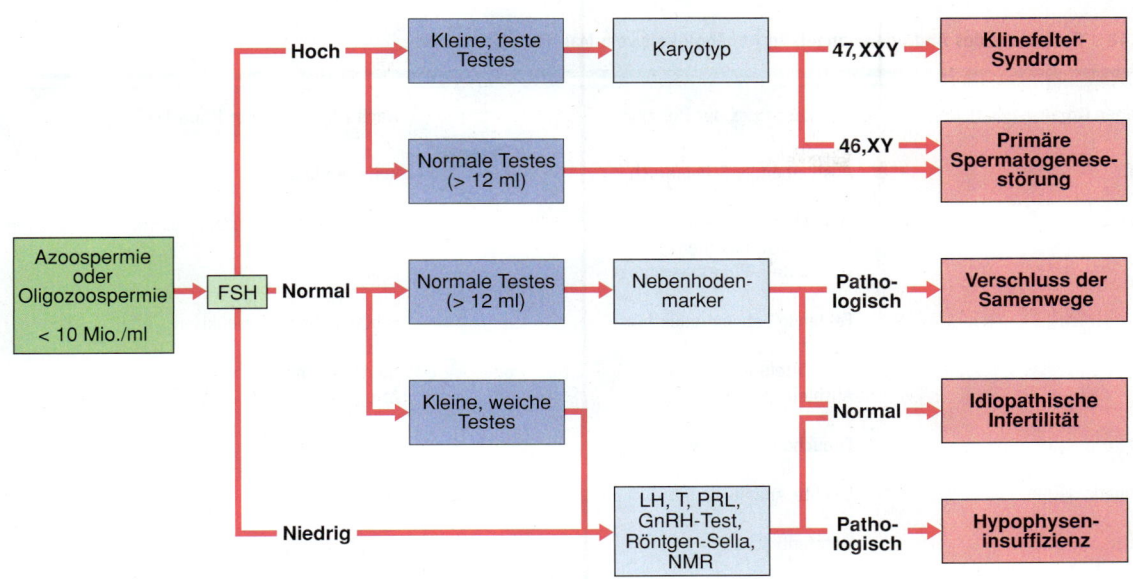

Abb. 16.37 Labordiagnostik männlicher Fertilitätsstörungen (nach Ausschluss von Varikozele und Infektion).

genetischen Methoden gesichert. Mikrodeletionen von Genen auf dem Y-Chromosom können für Störungen der Spermatogenese verantwortlich sein. Mutationen im autosomalen CTFR-Gen bedingen eine zystische Fibrose, diese ist in den meisten Fällen mit einer Fehlanlage des Ductus deferens vergesellschaftet. Eine Minimalform ist die kongenitale beidseitige Aplasie der Samenleiter (engl. CBAVD).

16.6.2 Leitsymptome der Erkrankungen der Testes

Hypogonadismus

Engl. Begriff: Hypogonadism

Die Unterfunktion der Gonaden beim Mann wird Hypogonadismus genannt. Man unterscheidet zwischen primärem und sekundärem Hypogonadismus, je nachdem, ob die Funktionsstörungen im Hoden oder im Bereich der Steuerorgane Hypothalamus oder Hypophyse liegen (Abb. 16.38). Je nach Art der Störung kommt es zu einzelnen oder Kombinationen der nachfolgend beschriebenen Symptome.

Androgenmangel

Synonym: Testosteronmangel
Engl. Begriff: Androgen Deficiency

Je früher der Androgenmangel eintritt, umso gravierender sind die Folgen. Die sexuelle Differenzierung ist gestört, wenn bereits intrauterin ein Testosteronmangel besteht. Fehlt der Anstieg von Testosteron zur Pubertätszeit, kommt es zur verzögerten Pubertät (Pubertas tarda) mit eunuchoidem Hochwuchs (durch fehlenden oder protrahierten Schluss der Epiphysenfugen). Tritt der Androgenmangel nach der Pubertät ein, wird er bisweilen vom Patienten nicht bemerkt und lässt sich an den in Tabelle 16.48 aufgeführten Symptomen erkennen.

Fertilitätsstörungen

Synonym: Infertilität
Engl. Begriff: Infertility

Unerfüllter Kinderwunsch von mehr als einjähriger Dauer ist Symptom von Fertilitätsstörungen bei einem oder beiden Partnern. In 40–50 % der Fälle liegen Störungen auf Seiten des Mannes vor. Erster Schritt der Diagnostik ist die Untersuchung beider Partner (Ejakulatanalyse, Hormonbestimmungen, Spermienantikörper, Basaltemperaturkurve, Follikulometrie, Spermien-Mukus-Interaktion, Eileiterpassage). Oft werden geringe Einschränkungen dieser Parameter funktionell vom gesunden Partner kompensiert. Meist führt das gleichzeitige Vorliegen von Fertilitätsstörungen auf männlicher und weiblicher Seite zum unerfüllten Kinderwunsch. Die funktionelle Bedeutung

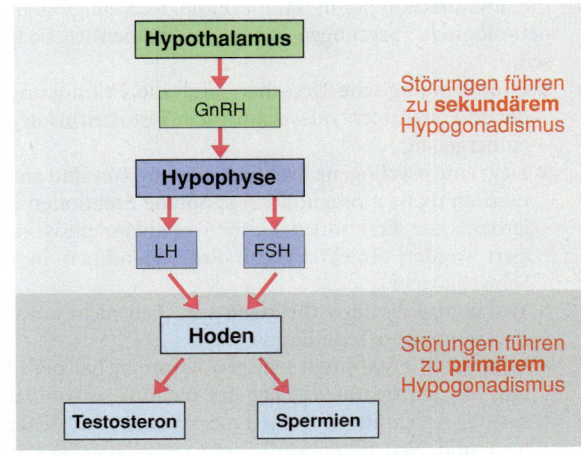

Abb. 16.38 Unterscheidung von primärem und sekundärem Hypogonadismus.

Endokrine Erkrankungen

Tab. 16.48 Symptome des Androgenmangels in Abhängigkeit vom Manifestationsalter.

Betroffenes Organ	Vor Abschluss der Pubertät	Nach Abschluss der Pubertät
Kehlkopf	Ausbleibender Stimmbruch	Keine Änderung
Behaarung	Mangelnder Bartwuchs Gerade Stirnhaargrenze Horizontale Pubeshaargrenze	Nachlassende sekundäre Geschlechtsbehaarung
Haut	Fehlende Sebumproduktion Blässe Hautfältelung Ausbleibende Akne	Fehlende Sebumproduktion Blässe Hautfältelung Atrophie
Knochen	Eunuchoider Hochwuchs	Osteoporose
Knochenmark	Leichte Anämie	Leichte Anämie
Muskulatur	Unterentwickelt	Atrophie
Penis	Infantil	Keine Größenänderung
Prostata	Unterentwickelt	Atrophie
Hoden	Kleines Hodenvolumen Hodenhochstand möglich	Abnahme des Hodenvolumens
Spermatogenese	Nicht initiiert	Sistiert
Libido, Potenz	Fehlend	Verlust

pathologischer Befunde beim Mann kann nach Abbildung 16.37 eingeschätzt werden.

Erektile Dysfunktion

Synonym: Impotenz
Engl. Begriff: Erectile Dysfunction

Die fehlende oder nicht ausreichende Erektion macht einen normalen Verkehr unmöglich und wird erektile Dysfunktion oder Impotentia coeundi genannt. Eine erektile Dysfunktion kann endokrinologisch, angiologisch, neurologisch, psychogen oder medikamentös bedingt sein.

- **Endokrinologische Ursachen** sind alle Erkrankungen, die mit niedrigen oder fehlenden Testosteronspiegeln einhergehen.
- Liegt eine **psychogene Erektionsstörung** vor, sind anamnestisch meist morgendliche, spontane Erektionen eruierbar, oder Erektionen können medikamentös induziert werden (Injektion von Prostaglandinen in den Schwellkörper).
- **Vaskuläre Erektionsstörungen** sprechen nicht auf eine medikamentöse Stimulation an.
- **Neurogene Erektionsstörungen** kommen bei peripheren Polyneuropathien (Diabetes mellitus, Alkoholabusus), Querschnittsyndrom, Enzephalomyelitis disseminata und Neuritiden vor. Ebenso sind hier Zustände nach retroperitonealer Lymphknotenexstirpation oder Prostatektomie zu nennen.
- **Medikamentös** bedingte Erektionsstörungen finden sich nicht selten bei Einnahme der in Tabelle 16.49 aufgeführten Medikamente.

Die **Ejaculatio praecox** (frühzeitiger Samenerguss) ist eine funktionelle Störung, die sexualtherapeutisch behandelt werden sollte.

Hodenschmerzen

Synonym: Testalgie
Engl. Begriff: Testicular Pain

Hodenschmerzen entstehen im Rahmen einer Orchitis oder Epididymitis, nach Traumen, Hodentorsion, selten bei Tumoren oder bei psychogener Symptombildung. Auch größere Varikozelen können bei längerem Stehen zu Schmerzen führen, die in der Hodengegend lokalisiert werden. Prozesse der Nieren oder der Lendenwirbelsäule können Schmerzen in die Hodengegend projizieren.

Gynäkomastie

Synonym: Brustentwicklung beim Mann
Engl. Begriff: Gynecomastia

Brüste mit palpablen oder sonographisch vom Fettgewebe abgrenzbaren Drüsenkörpern beim Mann werden Gynäkomastie genannt. Fehlt der Drüsenkörper, spricht man von einer Lipomastie. Die Gynäkomastie kann bei Neugeborenen, in der Pubertät und beim alternden Mann phy-

16.6 Gonadenerkrankungen des Mannes

Tab. 16.49 Erektile Dysfunktion als Nebenwirkung von Medikamenten.

Antihypertensiva	Betablocker Kalziumantagonisten Zentral wirkende Adrenergika ACE-Hemmer
Psychopharmaka	Sedativa Anxiolytika Antidepressiva Antipsychotika
Antiandrogene	Flutamid
Muskelrelaxanzien	Lioresal
Parkinson-Mittel	Methyldopa
Zytokine	Interferon-α
Antiepileptika	Carbamazepin
Antazida	Besonders H_2-Blocker, z. B. Cimetidin
Lipidsenker	Fibrate
Narkotika, Halluzinogene	Insbesondere Alkohol

Tab. 16.50 Differentialdiagnose der Gynäkomastie.

Pseudogynäkomastie	Lipomastie Mammatumor
Physiologische Gynäkomastie	Gynäkomastie bei Neugeborenen Pubertätsgynäkomastie Gynäkomastie in der Seneszenz
Pathologische Gynäkomastie	
Übergewicht von Östrogenen	**Gesteigerte Sekretion von Östrogenen:** ■ Hodentumoren ■ HCG produzierende Tumoren ■ Hermaphroditismus verus **Gesteigerte periphere Aromatisierung:** ■ Lebererkrankungen ■ Adrenogenitales Syndrom ■ Hyperthyreose ■ Unterernährung
Verminderte Testosteronproduktion oder -wirkung	**Angeboren:** ■ Klinefelter-Syndrom ■ Idiopathischer hypogonadotroper Hypogonadismus ■ Kallmann-Syndrom ■ Anorchie ■ Defekte des Androgenrezeptors ■ Defekte der Androgensynthese **Erworbener Androgenmangel:** ■ Hypophysentumor ■ Orchitis ■ Traumata ■ Orchidektomie ■ Niereninsuffizienz
Nebenwirkung von Medikamenten/Drogen	ACE-Hemmer, Amphetamine, Anabolika, Antiandrogene, Chemotherapeutika, Kalziumantagonisten, Cimetidin, Diazepam, Digitalis, hCG, Isoniazid, Ketoconazol, Marihuana, Methyldopa, Metronidazol, Omeprazol, Opiate, Östrogene, Penicillamin, Reserpin, Spironolacton, trizyklische Antidepressiva
Idiopathische Gynäkomastie	

siologisch sein. Persistiert die Pubertätsgynäkomastie über das 20. Lebensjahr oder nimmt eine Gynäkomastie zu, bedarf sie einer weiteren Abklärung, um mögliche zugrunde liegende Erkrankungen auszuschließen. Ursache ist oft ein Überwiegen von Östradiol gegenüber Testosteron. Das normale Verhältnis der Serumspiegel von Testosteron zu Östradiol beträgt beim Mann etwa 300 : 1. Krankheiten mit verminderter Produktion von Testosteron führen gleichermaßen zur Gynäkomastie wie eine überschießende Östrogenproduktion oder die vermehrte periphere Konversion von Testosteron in Östradiol.

Diagnostik Medikamente. die in Zusammenhang mit einer Gynäkomastie stehen können, werden in Tabelle 16.50 ausführlich erwähnt.

Durch Palpation ist zu klären, ob eine Gynäko- oder Lipomastie (besonders bei Adipositas) vorliegt, ggf. kann der Drüsenkörper sonographisch dargestellt und vermessen werden (besonders auch im Verlauf). Essentiell ist die palpatorische und sonographische Hodenuntersuchung, da ein endokrin aktiver Hodentumor vorliegen kann. Auf Zeichen systemischer Erkrankungen ist zu achten. Die Medikamenten- und Drogenanamnese ist unverzichtbar; wichtig ist auch die Eruierung einer eventuellen exogenen Östrogenexposition (Haarwasser, Salben etc.). Neben Leber- und Nierenfunktionsparametern sollten die basalen Serumspiegel von LH, FSH, Testosteron, SHBG, Östradiol, Prolaktin sowie der Tumormarker β-hCG und AFP laborchemisch bestimmt werden. Bei einseitigen oder anderweitig suspekten Befunden ist die Mammographie zum Ausschluss eines malignen Prozesses notwendig. Zur Differentialdiagnostik der Gynäkomastie siehe Tabelle 16.50.

Therapie Im Vordergrund steht die Sanierung der Ursachen. Falls diese nicht fassbar sind, kann ein Therapieversuch mit dem Östrogenrezeptorantagonisten Tamoxifen (20 mg/d für drei bis sechs Monate unter Kontrolle der Leberparameter) erfolgen. Wird keine Besserung erzielt, kann die Indikation zur Gynäkomastektomie durch einen erfahrenen Chirurgen gestellt werden.

Prognose Eine ausgeprägte Entfaltung des Brustdrüsenkörpers ist bei medikamentöser Therapie oft nicht reversibel. Bei länger bestehender Gynäkomastie ist wegen

Endokrine Erkrankungen

einer möglichen Fibrosierung des Drüsengewebes die spontane oder medikamentös induzierte Rückbildung unwahrscheinlich.

Pubertas praecox

Synonym: Vorzeitige Pubertät
Engl. Begriff: Pubertas Praecox

Definition Von einer Pubertas praecox spricht man, wenn erste Pubertätszeichen in einem Alter von mehr als zwei Standardabweichungen unter dem durchschnittlichen Pubertätsbeginn auftreten. Für Jungen bedeutet dies ein Auftreten vor dem neunten Lebensjahr. Man unterscheidet die Pubertas praecox vera, die zentralen (also hypothalamisch-hypophysären) Ursprungs ist, von der Pseudoform, die GnRH-unabhängig (also peripher) verursacht wird und bei Jungen ca. 90 % der Fälle bedingt. Werden keine Androgene (isosexuelle Pubertas praecox), sondern Östrogene gebildet, kommt es zur heterosexuellen Pubertas praecox.

Symptome Neben einer vorzeitigen Virilisierung findet ein akzeleriertes Wachstum statt. Zunächst sind die Jungen größer als Gleichaltrige, wegen eines vorzeitigen Epiphysenschlusses ist die Endgröße jedoch vermindert. Weitere Symptome sind Akne, Seborrhö, Körpergeruch, nicht altersgemäßes Peniswachstum.

Diagnostik Die Anamnese erfasst die o.g. Symptome einschließlich Erektionen und nächtlicher Ejakulationen sowie den Zeitpunkt des erstmaligen Auftretens. Besonderen Wert nimmt die Untersuchung der Testes und des Penis ein, bei Verdacht auf zentrale Ursachen auch die Neurologie. Differentialdiagnostisch ist ein GnRH-Test zur Überprüfung der hypothalamisch-hypophysär-gonadalen Achse bedeutsam. So kann die weitere Diagnostik in die korrekten Bahnen hinsichtlich ZNS-Läsionen (Neoplasmen, Infektionen, Traumata) einerseits oder peripherer Ursachen (adrenogenitales Syndrom, Nebennierentumoren, Hepatome, endokrin aktive Hodentumoren) andererseits gelenkt werden. Bildgebende Verfahren sind Sonographie, Kernspintomographie und Röntgenaufnahmen der linken Hand zur Bestimmung des Knochenalters. Erwähnenswert sind als Ursachen noch die familiäre Leydig-Zell-Hyperplasie (Testotoxikose, aktivierende Mutationen des LH-Rezeptors der Leydig-Zellen mit autonomer Testosteronsekretion) und die massive Hypothyreose (sekundär erhöhte TSH-Spiegel haben möglicherweise intrinsische FSH-Aktivität). Ausschlussdiagnose ist die idiopathische Pubertas praecox, die auch familiär gehäuft auftritt und auf einer verfrühten hypothalamischen Stimulation von Hypophyse und Testes beruht.

Therapie Bei der symptomatischen Pubertas praecox erfolgt eine kausale Therapie, ggf. operativ. Die häufigste Ursache, das adrenogenitale Syndrom, wird durch eine Substitutionstherapie mit Hydrocortison behandelt. Die Androgenmehrproduktion bei Testotoxikose kann durch den Aromataseinhibitor Testolacton normalisiert werden. Bei der idiopathischen Form werden LH und FSH durch GnRH-Analoga supprimiert, um dem verfrühten Epiphysenschluss mit Kleinwuchs entgegenzuwirken.

Verlauf und Prognose Der Verlauf richtet sich nach der Ursache der Erkrankung. Bei der idiopathischen Form kann die Pubertät auch über zehn Jahre lang verzögert werden, ohne dass sich Anhaltspunkte für eine eingeschränkte Fertilität nach Therapieende gezeigt hätten. Bei der Pseudoform ist daran zu denken, dass nach Elimination der vorzeitig aktiven Androgenquelle der hypothalamische Pulsgenerator mit einer Pubertas praecox vera antworten kann, so dass zusätzlich GnRH-Analoga gegeben werden müssen.

Pubertas tarda

Synonym: Verzögerte Pubertät
Engl. Begriff: Pubertas Tarda, Delayed Puberty

Finden sich bis zum 14. Lebensjahr noch keine Pubertätszeichen, spricht man von Pubertas tarda.

Ätiologie Zugrunde liegt entweder eine Mindersekretion von Testosteron, die hypothalamisch-hypophysär oder testikulär (s.u.) bedingt sein kann, oder eine Störung des Androgenrezeptors. Hiervon wird die konstitutionelle Entwicklungsverzögerung (KEV) abgegrenzt, die sich ebenfalls in einer (idiopathischen) Pubertas tarda äußert, aber auf einer verzögerten hypothalamischen Stimulation der Hypophyse beruht, wodurch Gonadotropine, Wachstumshormon und Testosteron verspätet sezerniert werden.

Symptome Die Kinder werden entweder aufgrund einer geringen Körpergröße und/oder ausbleibender Virilisierung vorgestellt.

Diagnostik Grundlegend sind Anamnese (auch Pubertätseintritt der Eltern), Wachstumskurve und Bestimmung des Knochenalters. Des Weiteren wegweisend ist der GnRH-Test, der die Abgrenzung der zentralen von peripheren Ursachen ermöglicht. Prinzipiell sind multiple hypophysäre Ausfälle, Hypercortisolismus, syndromale Ursachen und chronische Allgemeinerkrankungen, Malabsorptionen sowie ein (Pseudo-)Hypoparathyroidismus auszuschließen.

Therapie Die KEV zeigt in den meisten Fällen bis zum 20. Lebensjahr einen spontanen Pubertätseintritt. Besteht ein Leidensdruck, kann eine Aktivierung des hypothalamischen GnRH-Pulsgenerators durch 250 mg Testosteronenanthat i.m. alle vier Wochen eingeleitet werden. Nach drei Monaten sollte ein Auslassversuch durchgeführt werden, um die dann möglicherweise bereits initiierte Gonadotropinproduktion nicht weiter zu supprimieren. Im Fall einer hypothalamischen Fehlfunktion muss Testosteron auch dauerhaft substituiert werden. Bei späterem Kinderwunsch ist dann zur Induktion der Spermatogenese die Therapie mit Gonadotropinen erforderlich (s.u.).

16.6 Gonadenerkrankungen des Mannes

Prognose Die Prognose hinsichtlich Virilisierung und Endgröße richtet sich nach der zugrunde liegenden Erkrankung.

16.6.3 Erkrankungen bei gestörter Funktion des Hypothalamus

Die eingeschränkte Funktion der Hoden mit den Symptomen Androgenmangel und Infertilität kann auf einem Defekt des Hypothalamus beruhen. Die Hypophyse bildet ohne GnRH kein LH und FSH, und somit wird der Hoden nicht ausreichend stimuliert. Es kommt zum **sekundären Hypogonadismus** (s. Abb. 16.38).

Bei folgenden Erkrankungen ist der Defekt der pulsatilen GnRH-Sekretion des Hypothalamus primär bedingt:
- idiopathischer hypogonadotropen Hypogonadismus (IHH)
- Kallmann-Syndrom (in Kombination mit Anosmie)
- Prader-Labhart-Willi-Syndrom
- Bardet-Biedl-Syndrom
- Laurence-Moon-Syndrom
- hereditäre Kleinhirnataxie mit hypogonadotropem Hypogonadismus

Es können jedoch auch sekundäre Ursachen für die Defekte der pulsatilen GnRH-Sekretion verantwortlich sein, so z.B. Tumoren, granulomatöse Erkrankungen, Hämochromatose und Zustand nach Infektionen, Bestrahlungen oder Traumata.

Auch kommen chronische Erkrankungen, Unterernährung (durch niedrige Leptinsekretion vermittelte Herabsetzung der GnRH-Pulsatilität) und Überanstrengung (Leistungssport) in Frage.

Idiopathischer hypogonadotroper Hypogonadismus (IHH) und Kallmann-Syndrom

Engl. Begriff: Idiopathic Hypogonadotropic Hypogonadism (IHH), Kallmann Syndrome

Praxisfall

Ein 21jähriger Mann sucht seinen Hausarzt auf, weil bei ihm die Pubertät noch nicht eingetreten ist.
Anamnese: Der Patient gibt an, nie Erektionen oder Ejakulationen gehabt zu haben. Deszensus der Testes im zweiten Lebensjahr nach Behandlung mit hCG.
Befunde: präpubertärer Habitus, kindliche Stimme, blasse Haut, Körpergröße 175 cm, Gewicht 83 kg, geringe Geschlechtsbehaarung (Tanner 2), kein Bartwuchs, Penis 2,5 × 5 cm (Querdurchmesser × Länge), Hodenvolumen beidseits 1 ml.
Geruchsempfindung für aromatische und reizende Substanzen normal, LH und FSH nicht nachweisbar, kein Anstieg im GnRH-Test, Testosteron 1,5 nmol/l. Sella turcica, Hypophyse und N. olfactorius im MRT unauffällig.
Differentialdiagnose: Es erfolgt eine diagnostische Vorbehandlung mit GnRH mit einer kleinen portablen Pumpe (Zyklomat®), die alle 120 min 10 µg über eine subkutane Nadel freisetzt. Nach einer Woche wird der GnRH-Test wiederholt, jetzt findet sich ein Anstieg auf 2,2 IU/l FSH und 3,1 IU/l LH. Somit ist die Funktion der Hypophyse gesichert, und es bleibt die Differentialdiagnose Pubertas tarda/idiopathischer hypothalamischer Hypogonadismus.

Therapie und Verlauf: Nach einer Behandlung mit 250 mg Testosteronenanthat alle drei Wochen kommt es zu verstärkter Geschlechtsbehaarung, Bartwuchs (Rasur zweimal/Woche), zum Stimmbruch und zu spontanen Erektionen (jedoch Azoospermie im Ejakulat). Das Hodenvolumen bleibt unverändert. Nach dieser Einleitung der Pubertät wird eine Therapiepause von drei Monaten eingelegt. Die Gonadotropine bleiben nicht nachweisbar, und der Testosteronspiegel sinkt von 11,9 nmol/l auf 2 nmol/l ab. Im erneuten GnRH-Test kein Anstieg der Gonadotropine. Somit ist die Diagnose idiopathischer hypogonadotroper Hypogonadismus gesichert.

Definition IHH: Im Hypothalamus wird kein oder zu wenig GnRH gebildet. Folge ist ein Mangel an LH und FSH, so dass der Hoden nicht ausreichend stimuliert wird. Es wird nur wenig Testosteron gebildet, die Spermatogenese fehlt.

Kallmann-Syndrom: Wie beim IHH bestehen ein GnRH-Mangel und zusätzlich eine Hyposmie/Anosmie bei hypo- oder aplastischem Bulbus und Tractus olfactorius.

Epidemiologie Beim männlichen Geschlecht liegt die Prävalenz sowohl des IHH als auch des Kallmann-Syndroms bei 1 : 10 000.

Ätiologie und Pathogenese Das angeborene Fehlen der GnRH-Sekretion beruht beim Kallmann-Syndrom auf einer Mutation im KAL-1-Gen auf dem X-Chromosom (rezessiv) oder auf einer autosomal-dominanten (selten rezessiven) Mutation. Ein bestimmtes Protein, das den Zelladhäsionsproteinen ähnelt, wird dann nicht gebildet, und die GnRH-Neurone wachsen während der Embryonalentwicklung nicht vom nasalen Riechepithel in den Hypothalamus ein. Der Erbgang ist geschlechtsgebunden, das Syndrom tritt bei Männern und Frauen im Verhältnis 4 : 1 auf. Die Hypoplasie des N. olfactorius ist gelegentlich mit anderen Entwicklungsstörungen assoziiert (Lippen-Gaumen-Spalte oder unilaterale Nierenagenesie). In einem Drittel der Fälle von IHH und Kallmann-Syndrom finden sich Deszensusstörungen der Testes.

Symptome Symptome sind Androgenmangel, Infertilität und Pubertas tarda mit kleinen Testes, möglicher Lageanomalie, kleinem Penis, Wachstumsretardierung, Anosmie/Hyposmie.

Diagnostik Die Anamnese schließt eine ausführliche Familiengeschichte ein. Die körperliche Untersuchung bezieht sich vor allem auf o.g. Symptome und sollte um die Bestimmung der Knochendichte ergänzt werden. LH, FSH, Testosteron und Inhibin im Serum sind erniedrigt. Im GnRH-Test lassen sich LH und FSH stimulieren, ggf. aber erst nach vorangehendem „Hypophysentraining" durch eine pulsatile GnRH-Applikation (s. Kasuistik). Beim Kallmann-Syndrom können aromatische Stoffe (z.B. Kaffee, Vanillin) nicht gerochen werden, wohl aber solche, die den Trigeminus reizen (Ammoniak) oder den Glossopharyngeus stimulieren (Chloroform). Intrakranielle Raumforderungen können eine ähnliche Symptomatik hervorrufen und müssen durch Kernspintomographie ausgeschlossen werden.

Differentialdiagnose	Ausschlussmaßnahmen
Pubertas tarda	Initiierte Gonadotropinsekretion nach längerer Testosterongabe
Intrakranielle Raumforderungen	Kernspintomographie
Hämochromatose	Labortechnische Untersuchungen
Zustand nach Bestrahlung, Trauma	Anamnese
Hereditäre Erkrankungen (s.o.)	Anamnese, Untersuchung

Zusammenfassung

- Häufigste Ursachen: beim idiopathischen hypogonadotropen Hypogonadismus unbekannt, beim Kallmann-Syndrom Mutation im KAL-1-Gen
- Wichtigste Symptome: Androgenmangel, Pubertas tarda
- Wichtigste diagnostische Maßnahme: GnRH-Test
- Wichtigste therapeutische Maßnahme: Hormonsubstitution

Therapie Der Hoden kann durch die subkutane Injektion von Gonadotropinen oder durch GnRH stimuliert werden. Therapeutisch wird deshalb entweder humanes Choriongonadotropin (hCG, mit LH-Aktivität) in Kombination mit humanem Menopausen-Gonadotropin (hMG, mit FSH-Aktivität) oder mit rekombinantem FSH subkutan injiziert, oder es wird GnRH pulsatil über eine Pumpe zugeführt. Beides hat die Produktion von Testosteron zur Folge, kann die Spermatogenese in Gang setzen und zur Fertilität führen.

Alternativ wird allein der Androgenmangel mit Testosteron substituiert (Modalitäten s. Tab. 16.51).

Verlauf und Prognose Die Therapie mit GnRH oder Gonadotropinen über etwa ein Jahr führt zur normalen Androgenproduktion und in etwa 70 % der Fälle zu einer ausreichenden Spermatogenese. Nach erfülltem Kinderwunsch wird lebenslang auf die für den Patienten bequemere Substitution von Testosteron umgestellt. Bei erneutem Kinderwunsch kann die Spermatogenese mit Gonadotropinen oder GnRH wieder „eingeschaltet" werden.

Komplikationen Komplikationen einer adäquat dosierten Hormonersatztherapie sind selten. Gelegentlich kann Akne oder eine Gynäkomastie auftreten.

Prader-Labhart-Willi-Syndrom

Synonym: Prader-Willi-Syndrom (PWS)
Engl. Begriff: Prader-Willi Syndrome

Definition und Symptome Beim PWS liegt eine Reihe von hypothalamischen Defekten vor. Man findet:
- GnRH-Mangel (wie beim IHH)
- Adipositas bei Hyperphagie (zwanghafte Esssucht, z. T. mit Stehlen von Nahrungsmitteln)
- Minderwuchs bei GH-Mangel
- Hypotonie
- obstruktives Schlafapnoesyndrom
- Diabetes mellitus
- Strabismus
- Skoliose
- eingeschränkte Intelligenz

Ätiologie In etwa 75 % der Fälle lassen sich mit molekulargenetischen Methoden Deletionen auf dem vom Vater stammenden Chromosom 15 nachweisen; die übrigen Patienten weisen eine maternale uniparentale Disomie des Bereichs 15q11-13 auf. Die Prävalenz beträgt 1 : 10 000.

Diagnostik Die Anamnese zeigt Störungen bereits im Säuglingsalter: muskuläre Hypotonie, Gedeihstörungen bei problematischer Fütterung. Später entwickelt sich eine Adipositas (permagna). Ein Drittel der Patienten weist eine Hypopigmentation auf, es zeigen sich häufig mandelförmige Lidspalten und eine schmale Stirnpartie (übrige morphologischen Korrelate s.o.). Eine molekulargenetische Testung der genannten Genregionen erbringt den Beweis.

Tab. 16.51 In Europa verfügbare Testosteronpräparate.

Applikationsmodus	Substanz	Handelsname	Dosierung
Transdermal	Testosteron	Testoderm*	1 Membran/d (Skrotalhaut)
		Androderm	2 Systeme/d (Nicht-Skrotalhaut)
		Androgel*, Testogel	Ein Dosierpäckchen (Nicht-Skrotalhaut)
Intramuskulär	Testosteronenantat	Testosteron-Depot 250 mg	Alle zwei bis drei Wochen
		Testoviron Depot 250 mg	Alle zwei bis drei Wochen
Oral	Testosteronundecanoat	Andriol	2–4 Kapseln/d mit fetthaltiger Mahlzeit

* zurzeit in Deutschland nicht im Handel

Therapie Testosteron wird nach individueller Berücksichtigung der Gesamtsituation substituiert (s. Tab. 16.51). Der Diabetes mellitus beruht auf einer Insulinresistenz, die durch die Adipositas induziert wird, und kann entsprechend therapiert werden. Rekombinantes Wachstumshormon erzielt auch in Langzeitstudien deutliche Erfolge hinsichtlich Endgröße, mentaler Entwicklung und Körperfettgehalt.

Prognose Die Lebenserwartung ist aufgrund der schwer beherrschbaren Adipositas eingeschränkt. Es kommen die Komplikationen eines sich entwickelnden Schlafapnoesyndroms hinzu.

Zusammenfassung

- Häufigste Ursache: chromosomale Deletionen bzw. Disomie
- Wichtigste Symptome: Symptome des GnRH-Mangels, Symptome und Komplikationen einer Adipositas permagna
- Wichtigste diagnostische Maßnahme: molekulargenetischer Nachweis der chromosomalen Veränderungen
- Wichtigste therapeutische Maßnahme: Hormonsubstitution, Behandlung der Komplikationen

Sonstige

Bardet-Biedl-Syndrom und Laurence-Moon-Syndrom

Es handelt sich um autosomal-rezessive Erkrankungen, die u.a. mit Adipositas, progredienter Retinadystrophie, Nierenanomalien, mentaler Retardierung, neurologischen Symptomen und einem fakultativen Hypogonadismus einhergehen.

Hereditäre Kleinhirnataxie mit hypogonadotropem Hypogonadismus

Hier gibt es kein einheitliches Krankheitsbild, am besten ist das autosomal-rezessive Boucher-Neuhäuser-Syndrom definiert mit den o.g. Störungen der Gonadenachse, spinozerebellarer Ataxie und atypischer chorioretinaler Dystrophie.

16.6.4 Erkrankungen der Hypophyse

Ein sekundärer Hypogonadismus mit den Symptomen Androgenmangel und Infertilität kann auch bei einer **Hypophyseninsuffizienz** auftreten (Mangel an LH und/oder FSH). Der isolierte Ausfall von LH wird auch **Pasqualini-Syndrom** genannt. Meist liegen **Hypophysentumoren** zugrunde, die ein Hormon sezernieren können und durch verdrängendes Wachstum die Bildung der übrigen Hypophysenhormone behindern. Neben der entsprechenden Ausfallssymptomatik kommen also die Auswirkungen der jeweils stimulierten Hormonachse zum Tragen (vor allem Hyperprolaktinämie, Akromegalie [mit GH-Sezernierung], Morbus Cushing, TSHom). Ein Ausfall der Neurohypophyse mit konsekutivem Diabetes insipidus centralis ist ebenfalls möglich.

Weitere Hypophysenerkrankungen siehe Kapitel 16.2.

Hypogonadismus bei Hypophyseninsuffizienz

Synonym: Hypopituitarismus, hypogonadotroper Hypogonadismus
Engl. Begriff: Hypopituitarism, Hypogonadotropic Hypogonadism

Definition Die Hypophyseninsuffizienz ist charakterisiert durch den Ausfall eines oder aller Hormone des Vorderlappens (LH, FSH, TSH, PRL, GH, ACTH, MSH) und/oder des Hinterlappens (ADH, Oxytocin).

Ätiologie Meist liegen Tumoren im Hypophysengewebe selbst oder im Bereich des Hypophysenstiels vor. Häufig sind dies Adenome, aber auch Metastasen, Kraniopharyngeome oder maligne Hirntumoren kommen in Frage. Traumata können einen Abriss des Hypophysenstiels bewirken. Erwähnenswert sind ferner Bestrahlungen, Operationen, Infektionen, Hämochromatose, Granulomatosen, vaskuläre Ursachen, angeborene Formen der Hypophyseninsuffizienz und die Autoimmunhypophysitis. Auch die seltenen inaktivierenden Mutationen des GnRH-Rezeptors führen zu einer Minderfunktion der Hypophyse. Ausfälle treten bei einer Zerstörung von mehr als 75 % des Drüsengewebes auf und betreffen meist zuerst die gonadale Achse, später auch Schilddrüse und Nebennierenrinde.

Symptome Je nach Beginn der Erkrankung (vor oder nach der Pubertät) tritt die entsprechende Form des Androgenmangels auf (Tab. 16.48): Vor der Pubertät kommt es zur Pubertas tarda, ein zusätzlicher GH-Mangel führt dann zum Kleinwuchs. Zu beiden Formen können bei zunehmender Hypophyseninsuffizienz die Symptome der sekundären Hypothyreose, der Nebenniereninsuffizienz und Sehstörungen durch Druckschädigung des Chiasma opticum hinzukommen. Ein Diabetes insipidus durch Störungen der ADH bildenden Neurone ist selten.

Diagnostik Die Diagnostik umfasst die Basalwerte folgender Hormone:
- LH, FSH
- GH
- Prolaktin
- TSH
- ACTH
- Testosteron
- Östradiol
- freie Schilddrüsenhormone
- Cortisol (möglichst im 24-h-Sammelurin)
- IGF-1 und dessen Hauptbindungsprotein IGFBP-3

Des Weiteren muss ein **kombinierter Hypophysenfunktionstest** mit GnRH, TRH, GHRH und CRH durchgeführt werden. Der fehlende Anstieg der Gonadotropine im GnRH-Test auch nach pulsatiler GnRH-Vorbehandlung und der Anstieg von Testosteron im hCG-Test belegen den sekundären hypogonadotropen Hypogonadismus. **Kernspintomographisch** werden Hypophysentumoren nachgewiesen. Das Skelettalter wird nach Greulich und Pyle durch Röntgen der Hand bestimmt, eine evtl. bestehende Osteoporose kann **radiologisch** oder **sonographisch** quantifiziert werden.

Endokrine Erkrankungen

Ein Testosteronmangel führt zu einer Abnahme der Erythropoese, das Blutbild gibt hier Aufschluss.

Bei Hinweis auf eine Hämochromatose ist auch an dadurch bedingte Schädigungen der Leberzellen und eine Minderfunktion des endokrinen Pankreas zu denken (Diabetes mellitus).

Differentialdiagnose	Ausschlussmaßnahmen
Intrakranielle Raumforderungen, besonders Hypophysentumoren	Kernspintomographie
Hämochromatose, Granulomatosen	Labortechnische Untersuchungen
Zustand nach Bestrahlung, Trauma	Anamnese
Hereditäre Erkrankungen (s.o.)	Anamnese, Untersuchung

Therapie Die Therapie ist kausal ausgerichtet. Mit Ausnahme des Prolaktinoms (s.u.) werden Tumoren meist transsphenoidal neurochirurgisch und/oder mit einer Strahlentherapie (Gamma-Knife) behandelt. Die OP-Ergebnisse sind nicht immer zufrieden stellend.

Bei einem GH sezernierenden Hypophysenadenom (s. Kap. 16.2.2) kommen auch Dopaminagonisten, Somatostatinanaloga (Octreotid in Depotform i.m.) oder der GH-Rezeptor-Blocker Pegvisomant in Frage. Es erfolgt eine Substitution der ausgefallenen Hormone mit Hydrocortison, L-Thyroxin und Testosteron (s. Tab. 16.51). Bei Kinderwunsch wird Testosteron zur Induktion der Spermatogenese durch subkutane Injektionen von hCG und hMG (oder rhFSH) ersetzt (s. o.). Rekombinantes GH wird bei Kindern gegeben, bis eine normale Skelettreife erreicht ist. Bei Erwachsenen kann die Therapie mit GH eine deutliche Verbesserung hinsichtlich des Wohlbefindens, der Lipidparameter, Körperzusammensetzung und Knochendichte bewirken. Ein entsprechender Mangel muss aber durch Provokationstests belegt werden. Beim Diabetes insipidus wird Vasopressin (DDAVP) oral oder nasal appliziert.

Komplikationen Bei der neurochirurgischen Intervention bestehen die entsprechenden Risiken. Eine Bestrahlung ist erst nach Monaten effektiv und kann Übelkeit auslösen. Auf eine ausreichende Substitution besonders der Schilddrüsenhormone und des Hydrocortisons ist zu achten. Bei Letzterem muss eine Dosiserhöhung in Stresssituationen erfolgen, die Patienten müssen einen Notfallausweis und entsprechende Schulungen erhalten. Schilddrüsenhormone sind erst nach Aufsättigung mit Hydrocortison zu substituieren. Die Testosterongabe ist besonders bezüglich des Blutbildes (gesteigerte Hämatopoese) und der Prostata (Palpation, PSA-Wert, transrektale Ultraschalluntersuchung) zu überwachen. Bei Patienten mit gleichzeitig bestehender chronisch-obstruktiver Atemwegserkrankung kann unter Testosteronsubstitution ein Schlafapnoesyndrom auftreten oder exazerbieren.

Prognose Die Prognose richtet sich nach der Grunderkrankung und ist bei gutartigen Prozessen und suffizienter Therapie gut.

Zusammenfassung

- Häufigste Ursache: Hypophysenadenom
- Wichtigste Symptome: Ausfall der Hormonachsen, Akromegalie
- Wichtigste diagnostische Maßnahmen: Hormonwerte, Kernspintomographie des Schädels
- Wichtigste therapeutische Maßnahmen: transsphenoidale Resektion des Adenoms, Substitution der Hormone

Pasqualini-Syndrom

Synonym: Isolierter LH-Mangel
Engl. Begriff: Pasqualini Syndrome, „Fertile Eunuch"

Pathogenese Beim Pasqualini-Syndrom ist die Sekretion von LH vermindert und somit Testosteron erniedrigt, FSH ist normal (s. Abb. 16.38). Es findet sich ein präpuberaler Androgenmangel (Tab. 16.48) bei vorhandener, aber reduzierter Spermatogenese. Es scheint eine hypothalamische Fehlfunktion zugrunde zu liegen (GnRH-Pulsatilität).

Diagnostik Das Bild eines ausgeprägten Androgenmangels hat zur Bezeichnung „fertiler Eunuch" geführt. Die entsprechende Diagnostik wird sich also nach dem Bild der Hypophyseninsuffizienz richten (s.o.) und isoliert erniedrigte LH-Spiegel nachweisen. Differentialdiagnostisch ist an eine inaktivierende β-Untereinheit des LH zu denken, dieser Fall wurde jedoch erst einmal beschrieben.

Therapie und Prognose Zur Androgenisierung erfolgt eine Testosteronsubstitution (Tab. 16.51). Bei Kinderwunsch wird stattdessen zur Induktion der Spermatogenese hCG gegeben. Wenn die Substitutionstherapie suffizient ist, ist die Prognose hinsichtlich Lebensqualität und -erwartung gut.

Hyperprolaktinämie und Prolaktinom

Engl. Begriff: Hyperprolactinemia, Prolactinoma

> **Praxisfall**
>
> **Anamnese:** Ein 30-jähriger Patient klagt über den Verlust von Libido und Potenz seit einigen Monaten, ansonsten fühlt er sich gesund. Bei der Untersuchung fällt eine geringe symmetrische Gynäkomastie mit flachem Drüsenkörper auf. Der Patient nimmt keine Medikamente ein.
>
> **Labor:** FSH 1,3 IU/l, LH 1,5 IU/l, Prolaktin 1 900 mIU/l, Testosteron 7,9 nmol/l. Oligozoospermie in der Ejakulatanalyse. Die Perimetrie zeigt keine temporalen Gesichtsfeldausfälle. In der Kernspintomographie sind Sella und Hypophyse normal, dies schließt ein Mikroadenom jedoch nicht aus. Unter der einschleichenden Therapie mit Cabergolin (Dostinex®) kommt es bei 2 × 0,5 mg pro Woche zu einer Abnahme von Prolaktin auf 250 mIU/l. Die Gynäko-

mastie bildet sich zurück, nach sechs Monaten sind die Gonadotropine und Testosteron ebenfalls in die Normalbereiche angestiegen, und Libido sowie Potenz haben sich normalisiert.

Diagnose: Mikroprolaktinom.

Definition Die Erhöhung von Prolaktin im Serum ist kein Krankheitsbild, sondern ein Laborbefund mit verschiedenen möglichen Ursachen: Ein Prolaktin produzierender Tumor mit einem Durchmesser bis 10 mm wird **Mikroprolaktinom** genannt, größere Tumoren heißen **Makroprolaktinome.**

Ätiologie und Pathogenese Adenome des Hypophysenvorderlappens können Prolaktin (PRL) sezernieren. Andere Tumoren können die physiologische Suppression von PRL durch hypothalamisches Dopamin (= Prolactin Inhibiting Factor, PIF) unterbinden und so indirekt einen Anstieg von PRL bewirken (sog. Entzügelungshyperprolaktinämie). Stress (Blutentnahme) und Medikamente (Dopaminantagonisten wie Neuroleptika, Methyldopa, Reserpin, Metoclopramid und Domperidon sowie Östrogene und Opiate) können ebenfalls zu erhöhten PRL-Spiegeln führen. Bei primärer oder sekundärer Hypothyreose (erhöhte TRH-Spiegel führen zu Prolaktinsezernierung), chronischer Niereninsuffizienz, Leberzirrhose und nach epileptischen Anfällen kann Prolaktin erhöht sein. Chronische Reizung der Brustwarzen oder Operationen im Thoraxbereich können ebenfalls zu erhöhten Prolaktinspiegeln führen. Konsekutiv können sich die Dopamin-(PIF-)Spiegel erhöhen, die dann mit GnRH-Neuronen interagieren und letztlich die Pulsatilität der Gonadotropine und somit die gonadale Achse beeinträchtigen.

Symptome und Befunde Libido und Potenz nehmen langsam ab, und es stellen sich Infertilität, Gynäkomastie, verminderter Bartwuchs, Kopfschmerzen und gelegentlich Galaktorrhö (Milchsekretion aus der Brustdrüse) ein. Möglich sind auch eine bitemporale Hemianopsie und/oder ein Ausfall weiterer Hypophysenfunktionen.

Diagnostik Wichtig ist eine genaue Medikamentenanamnese! Die basale Erhöhung von PRL über 1 000 mIU/l grenzt das Prolaktinom meist von der stressinduzierten Hyperprolaktinämie ab. Fakultativ findet sich bei einem raumfordernden Prolaktinom eine Hypophyseninsuffizienz mit Abfall von LH, Testosteron, FSH, TSH, fT_3, fT_4, ACTH und Cortisol. Gegebenenfalls muss auch ein Hypophysenfunktionstest (s.o.) durchgeführt werden. Eine Darstellung der Hypophysenregion mittels Kernspintomographie ist notwendig. Eine Gesichtsfelddarstellung (Perimetrie) initial und im Verlauf ist ebenso erforderlich. Zur Differentialdiagnose der Gynäkomastie siehe dort.

Differentialdiagnose	Ausschlussmaßnahmen
Andere Hypophysentumoren	Bestimmung der entsprechenden Hormonspiegel
Hämochromatose, Granulomatosen	Labortechnische Untersuchungen
Zustand nach Bestrahlung, Trauma, OP	Anamnese
Hereditäre Erkrankungen (s.o.)	Anamnese, Untersuchung

Therapie **Mikroprolaktinome** werden medikamentös mit einem **Dopaminagonisten** der ersten Generation (Bromocriptin, Lisurid, Metergolin) oder den länger wirksamen Präparaten der zweiten Generation (Quinagolid, Cabergolin) behandelt. Letztere zeigen eine höhere Effektivität und geringere Nebenwirkungsrate. Bei Patienten mit atherosklerotischen Erkrankungen ist Quinagolid vorzuziehen, da es kein Ergotaminderivat ist. Eine einschleichende Dosierung beugt den Nebenwirkungen wie Blutdruckabfall, gastrointestinalen Beschwerden, Müdigkeit und Kopfschmerzen vor (daher vorzugsweise abends zu applizieren). Bei fast allen Patienten werden Prolaktinome kleiner und produzieren weniger PRL, so dass die Dosis des Dopaminagonisten reduziert werden kann.

Wenn bei **Makroadenomen** die Symptome der Hypophyseninsuffizienz oder die Gesichtsfeldausfälle nach medikamentöser Therapie nicht zurückgehen, wird in Abhängigkeit von der klinischen Notwendigkeit eine transnasale, transsphenoidale Tumorresektion durchgeführt. Die Rezidivrate liegt bei 30 %, so dass dann eine lebenslange medikamentöse Therapie oder eine Strahlentherapie erforderlich ist. Eine Substitution der möglicherweise irreversibel ausgefallenen Hormone kann ebenfalls lebenslang erforderlich sein.

Verlauf und Prognose Mikroprolaktinome sind beim Mann eher selten und oft nicht größenprogredient, somit ist die OP-Indikation zurückhaltend zu stellen.

Bei normalerweise nur langsamem Wachstum ist die Prognose gut. Unter medikamentöser Therapie können Mikroadenome weiter progredieren und müssen dann operiert werden. Die Tumorresektion ist oft kurativ. Zur Nachsorge werden PRL und die übrigen Hypophysenhormone gemessen, jährlich wird ein MRT durchgeführt.

Komplikation	Häufigkeit
Störung anderer Hormonachsen	Häufig
Gynäkomastie	Häufig
Sehstörungen	Selten

Endokrine Erkrankungen

> **Zusammenfassung**
> - Häufigste Ursache: Prolaktinom
> - Wichtigstes Symptom: Hypogonadismus
> - Wichtigste diagnostische Maßnahmen: Serum-Prolaktin-Spiegel, Kernspintomographie
> - Wichtigste therapeutische Maßnahmen: Dopaminagonisten, Neurochirurgie

16.6.5 Erkrankungen im Bereich der Testes

Funktionsstörungen der Hoden können zum einen durch angeborene Erkrankungen wie Anorchie, Germinalzellaplasie (SCO-Syndrom), numerische Chromosomenanomalien, Syndrom der immotilen Zilien und Globozoospermie verursacht werden. Zum anderen können auch Entwicklungsstörungen, Varikozelen, Noxen, Traumen, Infektionen, Systemerkrankungen und Hodentumoren zu Funktionsstörungen der Hoden selbst führen. Diese können sich durch Infertilität und/oder Androgenmangel äußern: **primärer Hypogonadismus.**

Anorchie

Synonym: Angeborenes Fehlen der Hoden
Engl. Begriff: Anorchia

Angeborene Anorchie

Eine angeborene Anorchie findet sich **einseitig** (mit einer Häufigkeit von 1 : 5 000) und **beidseitig** (1 : 20 000). Bei einer beidseitigen Anorchie muss allerdings während der Sexualentwicklung Hodengewebe vorhanden gewesen sein, denn ohne Testosteron hätte sich kein männlicher Phänotyp entwickeln können.

Differentialdiagnostisch wird ein Kryptorchismus abgeklärt. Zum Nachweis von Testesgewebe wird ein hCG-Test durchgeführt. Bei Anorchie fehlt der Anstieg von Testosteron. Der Nachweis von Inhibin im Serum beweist ebenfalls das Vorliegen von Testesgewebe, da dieses Hormon beim Mann ausschließlich im Hoden gebildet wird. Steigt der Testosteronwert an, muss ggf. mittels Kernspintomographie nach einem ektopen/maldeszendierten Hoden gesucht werden (s. u.). Testosteron wird zur Zeit der Pubertät substituiert, die Dosen werden langsam gesteigert, und eine volle Substitution erfolgt, wenn die normale Körpergröße von Erwachsenen erreicht ist. Die Infertilität besteht nur bei beidseitiger Anorchie und ist nicht therapierbar.

Erworbene Anorchie

Traumen, schwere Entzündungen, Hodentorsionen, Operationen (Orchidektomie bei Hodentumoren oder Komplikation bei Herniotomie oder Orchidopexie) und Selbstverstümmelung können zum Verlust eines oder beider Hoden führen. Der verbleibende Hoden kann die endokrine und exokrine Funktion des fehlenden Hodens voll kompensieren, Testosteronspiegel und Fertilität sind normal. Bei Verlust beider Hoden wird wie bei der angeborenen Anorchie mit Testosteron substituiert. Aus kosmetischen oder psychologischen Gründen können Testesprothesen implantiert werden. Kontraindiziert ist die Substitutionstherapie nach Orchidektomie wegen Prostatakarzinom oder bei Sexualdelinquenten. Zwischen 1970 und 1980 haben sich in Deutschland ca. 400 Männer aufgrund von Sexualdelikten freiwillig orchiektomieren lassen.

Lageanomalien der Testes

Synonym: Lageanomalien der Hoden
Engl. Begriff: Atypically Located Testis/Maldescended Testis

Normalerweise liegen die Hoden bei der Geburt im Skrotum, sie können aber an jeder Stelle des Deszensusweges verblieben sein. Deszensusstörungen gehen häufig mit einer eingeschränkten Fertilität einher, und das Risiko der Entstehung maligner Hodentumoren ist erhöht.

Definition Je nach der erreichten Position der Testes wird unterschieden zwischen:
- **Kryptorchismus.** Der Hoden liegt oberhalb des Leistenringes intraabdominal (Differentialdiagnose: Anorchie).
- **Leistenhoden.** Der Testis ist im Canalis inguinalis fixiert.
- **Gleithoden.** Der Hoden kann aus der Position im Leistenkanal in das Skrotum geschoben werden, wandert aber spontan in die inguinale Position zurück.
- **Pendelhoden.** Der Hoden wandert unter Zug des M. cremaster zwischen der Lage im Skrotum und im Leistenkanal hin und her, meist bei Kältereiz oder Koitus.
- **Hodenektopie.** Der Hoden liegt, abweichend vom physiologischen Deszensusweg, z. B. femoral oder perineal.

Epidemiologie Ein Maldescensus testis liegt bei einem Drittel aller männlichen Neugeborenen vor. Mit Ende des ersten Lebensjahres finden sich noch bei 1 % Lageanomalien. Bestehende, aber auch korrigierte Lageanomalien sind häufig mit Einschränkungen der Fertilität assoziiert (Inzidenz in unserer Sprechstunde 8 %).

Ätiologie und Pathogenese Die Ursachen für Lageanomalien sind meist nicht bekannt, nur in einem kleinen Teil der Fälle liegen endokrinologische Erkrankungen mit Hypogonadismus oder genetische Erkrankungen zugrunde.

Symptome Auch bei einseitiger Deszensusstörung weist die Mehrzahl der Patienten Fertilitätsstörungen auf, der Hoden in normaler Lage ist also offensichtlich auch geschädigt. Zum Androgenmangel kommt es nur selten.

Therapie Ist der Hoden nicht bis zum Abschluss des ersten Lebensjahres spontan deszendiert, wird möglichst frühzeitig behandelt. Zunächst erfolgt über fünf Wochen eine hCG-Behandlung mit 500 IE/Woche bzw. 1 000 IE/Woche (ab dem zweiten Lebensjahr) oder 2 000 IE/Woche (ab dem sechsten Lebensjahr). Eine alternative Therapie mit gleicher Wirksamkeit ist die **intranasale GnRH-Therapie** (3 × 1 Sprühstoß zu 200 µg/24 h in jedes Nasenloch) für vier Wochen. Wenn bei rechtzeitiger Diagnosestellung bis zum Ende des zweiten Lebensjahres kein Deszensus erfolgt ist, sollte nach erfolgloser hormoneller Therapie eine

Orchidopexie (operative Fixierung im Skrotum) vorgenommen werden. Auch bei gleichzeitigem Vorliegen einer Leistenhernie wird die Deszensusstörung primär operativ korrigiert. Der Nutzen der Behandlung hinsichtlich der Fertilität ist umstritten, möglicherweise ist die Lageanomalie nicht Ursache für die Hodenschädigung, sondern beide werden durch einen gleichen, bisher unbekannten Mechanismus hervorgerufen. Bei Erwachsenen sind maldeszendierte oder ektope Hoden regelmäßig sonographisch und palpatorisch zu untersuchen oder operativ zu entfernen, da das Risiko der malignen Entartung besteht (s. u.).

Verlauf und Prognose Maldeszendierte Hoden entarten in etwa 3 % maligne! Ob die hormonelle Behandlung oder die Orchidopexie dieses Risiko vermindert, ist noch nicht gesichert. Eine Behandlung sollte allerdings auch deshalb durchgeführt werden, weil der Hoden im Skrotum palpatorisch und sonographisch besser untersucht werden kann und dadurch die Früherkennung erleichtert wird.

Zusammenfassung

- Häufigste Ursache: Maldescensus testis
- Wichtigstes Symptom: Infertilität
- Wichtigste diagnostische Maßnahmen: Palpation, Sonographie, Kernspintomographie
- Wichtigste therapeutische Maßnahmen: frühe hCG- oder GnRH-Therapie, Orchidopexie

Varikozele

Engl. Begriff: Varicocele

Definition Die varizenartige Erweiterung des Plexus pampiniformis ist einer der häufigsten Befunde bei Patienten mit Fertilitätsstörungen. Bei der Untersuchung am stehenden Patienten unterscheidet man je nach Ausprägung:
- **Varikozele ersten Grades.** Die Erweiterung des Plexus pampiniformis ist nur im Valsalva-Pressversuch tastbar.
- **Varikozele zweiten Grades.** Die Erweiterung des Plexus pampiniformis lässt sich palpieren.
- **Varikozele dritten Grades.** Die Schwellung des Skrotums und das Venenkonvolut sind sichtbar.

Epidemiologie 10 % aller Männer haben eine Varikozele, doch nur bei einem Fünftel der Betroffenen findet sich eine Fertilitätsstörung. In unserer Sprechstunde haben 16 % der Patienten eine Varikozele.

Ätiologie und Pathogenese Wegen der hämodynamisch ungünstigeren Mündung der V. testicularis sinistra in die V. renalis entwickelt sich eine Varikozele in 95 % auf der linken Seite. Möglicherweise nimmt durch den vermehrten venösen Rückstau und die zunehmende Hodentemperatur das Hodenvolumen ab, und die Spermatogenese wird eingeschränkt. Es ist nicht gesichert, ob ein kausaler Zusammenhang zwischen dem Vorliegen einer Varikozele und der gleichzeitig diagnostizierten Infertilität besteht.

Symptome Symptome sind ein gelegentliches Druckgefühl, selten Schmerzen im betroffenen Hoden und Infertilität.

Diagnostik Sonographisch lässt sich der Plexus pampiniformis darstellen. Der Reflux im Valsalva-Versuch kann mit der Farb-Duplex-Sonographie oder dem Power-Doppler-Verfahren objektiviert werden. Nierentumoren können zu einer sekundären Varikozele führen und sollten sonographisch ausgeschlossen werden.

Therapie Die Behandlung besteht in der operativen Ligatur der V. testicularis oberhalb des inneren Leistenkanals, die auch laparoskopisch vorgenommen werden kann. Angiographische Verfahren sind die Embolisation mit polymerisierenden Kunststoffen oder die Sklerosierung über die V. femoralis sowie die anterograde Sklerosierung transskrotal. Hinsichtlich der Rückbildung der Varikozele sind Embolisation und hohe operative Ligatur gleichwertig. In 10 % der Fälle werden Rezidive beobachtet. Durch Unterbindung der nahen Lymphgefäße kann es zu einer nachfolgenden Hydrozele kommen. Seltene Komplikationen sind Epididymitiden oder Hämatome. Die Effektivität der Behandlung hinsichtlich der Fertilität ist umstritten. Neuere Studien zeigen, dass sich die Schwangerschaftsrate im behandelten Kollektiv nicht von der in der unbehandelten, gleichermaßen intensiv betreuten Kontrollgruppe unterscheidet.

Komplikation	Häufigkeit
Druckgefühl, Schmerz	Häufig bei Varikozelen III. Grades

Zusammenfassung

- Häufigste Ursache: hämodynamisch ungünstige Mündung der V. testicularis sinistra in die V. renalis
- Wichtigste Symptome: Druck, Schmerzen, Subfertilität
- Wichtigste diagnostische Maßnahme: Palpation im Valsalva-Manöver
- Wichtigste therapeutische Maßnahmen: Ligatur, Embolisation

Germinalzellaplasie

Synonym: Sertoli-Cell-Only-Syndrom (SCO-Syndrom)
Engl. Begriff: Sertoli-Cell-Only Syndrome (SCO Syndrome)

Krankheitsbilder unterschiedlicher Ätiologie werden unter dem Begriff der Germinalzellaplasie subsumiert. Charakteristisch ist, dass in der Hodenbiopsie die Zellen der Spermatogenese fehlen, gleichzeitig FSH hoch ist und eine Azoospermie vorliegt (**Sertoli-Cell-Only-Syndrom**). Es können beide Testes vollständig betroffen sein oder vereinzelte Herde neben normalem Gewebe gefunden werden (komplettes bzw. fokales SCO-Syndrom).

Endokrine Erkrankungen

Die endokrine Funktion der Leydig-Zellen ist meist ungestört, LH und Testosteron sind normal, und ein Androgenmangel liegt nicht vor. Die FSH-Erhöhung korreliert mit dem Ausmaß der Germinalzellschädigung, Inhibin B ist erniedrigt.

Das SCO-Syndrom kann angeboren sein und kommt familiär gehäuft vor. Ein erworbenes SCO-Syndrom unterschiedlicher Ausprägung findet sich als Restzustand nach Virusinfektionen (Mumps, ECHO-Virus, Arbovirus B), bei Maldescensus testis, als Strahlenschaden oder nach einer zytostatischen Therapie. **Mikrodeletionen des Y-Chromosoms** (drei Regionen auf dem langen Arm bekannt) stellen eine wichtige genetische Ursache dar. In unserer Sprechstunde weisen ca. 30 % der Patienten, bei denen mittels Hodenbiopsie eine Infertilität abgeklärt wird, ein fokales oder komplettes SCO-Syndrom auf.

Eine kausale Therapie der Germinalzellaplasie ist nicht bekannt. Bei Vorliegen eines fokalen SCO-Syndroms können einzelne Spermien aus dem Ejakulat oder aus dem Hodengewebe (TESE) gewonnen werden, und eine Befruchtung kann mittels intrazytoplasmatischer Spermieninjektion (ICSI) direkt in die Eizelle herbeigeführt werden. Vom SCO-Syndrom abzugrenzen ist der **Spermatogenesearrest**, der ein histopathologisches Erscheinungsbild unterschiedlicher Genese darstellt. Hier finden sich je nach Stufe des Arrests Spermatogonien, primäre oder sekundäre Spermatozyten oder Spermatiden, aber keine reifen Spermien.

Nummerische Chromosomenanomalien

Klinefelter-Syndrom

Engl. Begriff: Klinefelter Syndrome

Definition Das Klinefelter-Syndrom ist eine nummerische Chromosomenanomalie nach Non-Disjunction in der Reifeteilung der Gameten der Eltern. Der Karyotyp ist in 80 % der Fälle 47,XXY. Auch Mosaikformen, zusätzliche Y-Chromosomen (48,XXYY) oder höhergradige Aneuploidien (48,XXXY, 49,XXXXY) kommen vor.

Epidemiologie 1 : 500 aller Männer haben ein Klinefelter-Syndrom, in unserer Fertilitätssprechstunde 1 : 60 Patienten.

Symptome Beim Klinefelter-Syndrom kommt es zu einem primären Hypogonadismus mit Infertilität und Androgenmangel. Potenzstörungen treten meist nach dem 25. Lebensjahr auf. Rückenschmerzen als Zeichen einer Insuffizienz des Stützapparates sind oft ein frühes Symptom.

Befunde: Man findet kleine, feste Hoden (meist < 3 ml), eine Azoospermie, Androgenmangel mit verminderter Muskelkraft und Osteoporose sowie lange Beine (Beinlänge > Rumpflänge). Die Penisgröße ist meist normal, die sekundäre Geschlechtsbehaarung normal bis hypogonadal. Im Vergleich zu normalen Männern ist das Risiko, ein Mammakarzinom zu entwickeln, um das 20fache erhöht.

Diagnostik Testosteron ist nach der Pubertät erniedrigt oder im untersten Normalbereich, LH leicht erhöht, FSH stark erhöht, und man findet eine Azoospermie. Das Kerngeschlecht wird durch den Nachweis von Barr-Körperchen im Mundschleimhautabstrich bestimmt. Außerdem wird eine Chromosomenanalyse durchgeführt. Findet sich dabei ein Normalbefund der Lymphozyten, erfolgt auch eine Karyotypisierung von Hautfibroblasten oder eine Hodenbiopsie.

Therapie Testosteron wird evtl. schon während der Pubertät substituiert (Tab. 16.51), um sozialen Problemen vorzubeugen, die bei retardierter Entwicklung in diesem Lebensabschnitt häufig entstehen.

Verlauf und Prognose Die Infertilität lässt sich nicht therapieren; in extrem seltenen Fällen werden vereinzelte Spermien im Ejakulat oder Hodengewebe gefunden. Bei ausreichender Testosteronsubstitution sind das Berufs- und Eheleben oft normal. Bei einer Gynäkomastie sollte evtl. eine Mastektomie durch einen erfahrenen Mammachirurgen erfolgen, um eine unauffällige Narbenbildung zu erreichen.

Zusammenfassung

- Häufigste Ursache: Non-Disjunction in der meiotischen Teilung
- Wichtigste Symptome: Hochwuchs, Untervirilisierung
- Wichtigste diagnostische Maßnahme: Karyotypisierung, Barr-Körperchen im Mundepithel
- Wichtigste therapeutische Maßnahme: Androgensubstitution

XX-Mann-Syndrom

Engl. Begriff: XX Male

XX-Männer mit weiblichem Karyotyp sind phänotypisch männlich und besitzen weder innere noch äußere weibliche Geschlechtsorgane. Gene, die den Testis determinieren, sind vom Y-Chromosom auf ein X-Chromosom transloziert (meist die „sex determining region Y", SRY). Bei kleinen, festen Hoden (1–2 ml) sind die Männer infertil, oft besteht ein therapiebedürftiger Androgenmangel mit Gynäkomastie und femininem Fettverteilungstyp.

XYY-Syndrom

Engl. Begriff: XYY Male

Die Patienten sind bei normaler Fertilität klinisch unauffällig bis auf eine überdurchschnittliche Körpergröße und größere Zähne. Die Diagnose ist meist ein Zufallsbefund und bedingt keine therapeutischen Konsequenzen. Die meisten Männer mit einem überzähligen Y-Chromosom (bedingt durch fehlerhafte Verteilung in der väterlichen Meiose) sind unauffällig, es gibt jedoch Berichte über gesteigerte Impulsivität und soziale Unangepasstheit.

Syndrom der immotilen Zilien

Engl. Begriff: Cilial Immotility

Ein genetischer Defekt der Ausbildung von Dyneinarmen zwischen den Mikrotubuli der Spermienschwänze führt zu einer ausgeprägten Asthenozoospermie mit Infertilität. Oft besteht ein gleichzeitiger Defekt der Zilien des Respirationstraktes, der zu chronischer Sinusitis, chronischer Bronchitis und Bronchiektasen führt. Das gemeinsame Vorkommen des Syndroms der immotilen Zilien und eines Situs inversus wird **Kartagener-Syndrom** genannt. Die Infertilität kann durch intrazytoplasmatische Spermieninjektion (ICSI) überwunden werden.

Zu einem ähnlichen Bild führt das **9+0-Syndrom**, bei dem das zentrale Mikrotubulipaar des Spermienschwanzes fehlt, was in einer totalen Immotilität resultiert.

Globozoospermie

Synonym: Kugelkopfspermien
Engl. Begriff: Globozoospermia, Round-headed Spermatozoa

Die Globozoospermie ist eine genetisch bedingte Anlagestörung der akrosomalen Kopfkappe der Spermien mit runden Spermienköpfen, die trotz normaler Motilität der Spermien eine Fusion mit der Eizelle verhindert. Bedingt ist dies durch eine Umwandlungsstörung des Golgi-Apparates der Spermien in das Akrosom. Die komplette Form mit einem Befall aller Spermien ist selten. Es besteht die Therapiemöglichkeit der assistierten Reproduktion mit intrazytoplasmatischer Spermieninjektion (ICSI).

Orchitis

Synonym: Hodenentzündung
Engl. Begriff: Orchitis

Die Orchitis ist die häufigste Komplikation der Mumpserkrankung nach der Pubertät. Seltener werden Orchitiden durch ECHO-Viren, LCM-Viren (Erreger der lymphozytären Choriomeningitis), Marburg-Viren oder Arboviren B hervorgerufen oder treten bei Gonorrhö, Tuberkulose, Bilharziose, Filariasis oder Lepra auf. In 10 % aller bilateralen Orchitiden kommt es zu Infertilität und Hodenatrophie.

Befunde Man findet eine akute Entzündung mit interstitiellem Ödem und schmerzhafter Größenzunahme eines oder beider Hoden. Sonographisch zeigt sich ein inhomogenes Bild („Schneegestöber").

Therapie Im akuten Stadium der Orchitis erfolgen eine Hochlagerung der Hoden und eine antiinflammatorische Therapie. Die als Spätfolge auftretende Infertilität lässt sich nicht therapieren. Die selten zusätzlich auftretende Leydig-Zell-Insuffizienz wird durch Substitution von Testosteron behoben.

Verlauf Die Keimzellen werden durch Ischämie oder direkten Virusbefall geschädigt, der Endzustand reicht von einer Restitutio ad integrum bis zum Sertoli-Cell-Only-Syndrom mit sehr harten Hoden, ausgeprägter Oligoasthenozoo- oder Azoospermie und hohem FSH-Wert.

Traumata und Noxen

Traumata entstehen bei Geburten aus Steißlage, Hodentorsionen oder Unfällen mit ausgedehnter hämorrhagischer Orchitis. **Röntgenstrahlungen** über 8 Gy führen zur irreversiblen Azoospermie. Bei niedrigen Strahlendosen kann eine Erholung der Spermatogenese bis zu fünf Jahre nach der Schädigung erfolgen. **Medikamente und Drogen** können die Funktion der Testes durch verschiedene Mechanismen beeinflussen:
- Inhibierung der Testosteronsynthese (Spironolacton)
- Blockierung der peripheren Androgenwirkung (Spironolacton, Cimetidin)
- Erhöhung des Östrogenspiegels bei niedrigem Testosteronspiegel (Alkoholabusus)
- Hemmung der GnRH-Sekretion (Heroin, Methadon)

Von den **Zytostatika** führen vor allem Cyclophosphamid und Cisplatin zur Infertilität. Selten tritt auch ein Androgenmangel auf. Die Erholung der Spermatogenese ist bei den meisten der heute angewendeten Schemata nicht systematisch untersucht und wird im Einzelfall anhand der halbjährlichen Kontrollen des Spermiogramms beurteilt. Auch **chemische Substanzen** wie Blei, Kohlenstoffdisulfid (Lösungsmittel), Dibromchlorpropan (DBCP, Pestizid) und **Hitzeeinwirkung** können zur Infertilität führen.

Hodentumoren

Siehe Kapitel Onkologie, Abschnitt 9.2.5.

Testikuläre Störungen bei systemischen Erkrankungen

Engl. Begriff: Influence of Systemic Non-gonadal Diseases on Testicular Functions

Chronische Lebererkrankungen Infolge mangelnden hepatischen Abbaus und erhöhter peripherer Aromatisierung sind die Östrogenspiegel erhöht; dies führt zur Suppression von LH und Testosteron. Es resultiert ein Hypogonadismus mit Infertilität und Androgenmangel, Hodenatrophie, Gynäkomastie, reduzierter Körperbehaarung und erektiler Dysfunktion.

Chronische Niereninsuffizienz Es finden sich erniedrigte Testosteronspiegel bei erhöhtem LH, eine reduzierte Spermatogenese, eine erektile Dysfunktion und/oder eine Gynäkomastie. Unter Hämodialyse bleiben die Testosteronspiegel niedrig; nach einer Nierentransplantation kann sich die Funktion der Hoden vollständig normalisieren, doch kann sich dann die Immunsuppression negativ auf die Spermatogenese auswirken.

Maligne Erkrankungen Oft besteht schon bei Diagnosestellung eine Infertilität. Nach Chemo- oder Strahlentherapie kommt es zur Infertilität, die je nach dem eingesetzten Schema irreversibel sein kann oder sich Monate bis Jahre nach dem Therapieende zurückbildet. Die Kryokonservierung von Spermien sollte als Zeugungsreserve angeboten werden.

Diabetes mellitus Zu den möglichen Spätschäden des Diabetes mellitus zählen die erektile Dysfunktion, die durch die Mikroangiopathie und/oder die Polyneuropathie bedingt sein kann, und die aus testikulären Schäden resultierende Infertilität. Eine erektile Dysfunktion kann aber auch bereits bei der Erstmanifestation eines Diabetes mellitus bestehen.

Endokrine Erkrankungen

Sonstige Fieberhafte Erkrankungen. Zytokine behindern die Testosteronproduktion, dies führt ebenfalls zu einer verminderten Spermatogenese.

Gastrointestinale Erkrankungen. Malabsorption → Kachexie → erniedrigter Körperfettgehalt → erniedrigte Leptinspiegel → gestörte GnRH-Pulsatilität → Einschränkung der Fertilität.

Autoimmunerkrankungen, hämatologische Erkrankungen (z.B. testikuläre leukämische Infiltrate) sowie **Hypo- und Hyperthyreosen** behindern Testosteronproduktion und Spermatogenese. Bei hyperthyreoten Zuständen steigt der Spiegel an SHBG, so dass konsekutiv weniger freies Testosteron zur Verfügung steht.

16.6.6 Erkrankungen der ableitenden Samenwege und der akzessorischen Geschlechtsdrüsen

Infektionen

Die Diagnose einer Infektion der akzessorischen Geschlechtsdrüsen wird bei meist asymptomatischem, chronischem Verlauf erst durch die Kombination von erhöhten Leukozytenzahlen und evtl. reduzierten Ejakulatparametern im Spermiogramm gestellt. Je nach Befall von Epidymis, Prostata oder Samenblasen sind die entsprechenden Markersubstanzen (Glukosidase, Zitronensäure oder Fruktose) erniedrigt. Klinisch finden sich eine gelegentlich schmerzhafte Induration der Epidymis und/oder eine teigige Schwellung der Prostata. Gramnegative Erreger sind neben Chlamydien, Mykoplasmen und Ureaplasmen häufige Keime. Gonokokken und Mykobakterien werden seltener nachgewiesen als früher. Bei Leukozytenzahlen > 10^6/ml wird eine Ejakulatkultur angelegt. Keimzahlen über 10^4/ml werden nach dem Antibiogramm immer therapiert. Gelingt die Resistenzbestimmung nicht, da eine sterile Ejakulatgewinnung selten möglich ist und außerdem das Ejakulat bakterizide Substanzen enthält, wird eine Therapie mit Makroliden, Tetrazyklinen, Cephalosporinen oder Gyrasehemmern durchgeführt. Mykoplasmen und Ureaplasmen werden immer therapiert. Da es sich meist um Partnerinfektionen handelt, wird die Partnerin mit behandelt.

Obstruktionen

Die Kombination von Azoospermie oder ausgeprägter Oligoasthenozoospermie und niedriger Glukosidase als Marker der Nebenhodenfunktion lenkt den Verdacht auf eine Obstruktion der ableitenden Samenwege. Ursache sind meist Atresien infolge von Entzündungen, in 25 % aller Obstruktionen auch angeborene Atresien, die mit anderen Defekten assoziiert sein können. So finden sich in 75 % der Fälle mit congenitaler bilateraler Aplasie des Vas deferens (CBAVD) Mutationen im CFTR-Gen, so dass diese Störung als eine Minimalform der zystischen Fibrose angesehen werden kann.

Iatrogene Obstruktionen entstehen als Komplikation der Herniotomie im Kindesalter und nach Vasektomie. Entzündungen beschränken sich meist auf eine Seite. Nicht rechtzeitig behandelte Gonokokkeninfektionen erfassen oft beide Nebenhoden und führen im Endstadium zur Azoospermie. Je nach Dauer der Schädigung ist FSH als Indikator der Schädigung der Spermatogenese im Serum erhöht. Nach einer Hodenbiopsie wird bei normaler oder nur gering reduzierter Spermatogenese eine mikrochirurgische Rekanalisierung (Epidymovasostomie) versucht, oder es kommen die Methoden der assistierten Reproduktion mit Gewinnung von Spermien aus Hoden oder Nebenhoden zur Anwendung (s. Kap. 16.6.1).

16.6.7 Störungen im Bereich der Androgenzielorgane und Pseudohermaphroditismus masculinus

Bei angeborenen Defekten der Androgensynthese oder des Androgenrezeptors kann Testosteron trotz normaler Serumkonzentration seine Wirkung auf die äußeren Geschlechtsorgane nicht entfalten. Es resultieren (intersexuelle) Fehlbildungen der Geschlechtsorgane (Pseudohermaphroditismus masculinus) und Störungen in der Entwicklung eines normalen männlichen Phänotyps.

Folgende Syndrome werden unterschieden:

Testikuläre Feminisierung Bei vollständigem Defekt der Androgenrezeptoren ohne jede Testosteronwirkung entwickelt sich ein weiblicher Phänotyp. Der Rezeptor fehlt auch in den Haarfollikeln, so dass eine sekundäre Geschlechtsbehaarung (auch vom weiblichen Typ) ausbleibt (Hairless Women). Das äußere Genitale erscheint normal weiblich, die Vagina ist kurz, ein Uterus fehlt, die Brustentwicklung ist regelrecht weiblich. Die Diagnose bei den psychosozial voll als Frauen integrierten Betroffenen wird meist erst bei der Abklärung der Amenorrhö gestellt. Die Testes liegen inguinal oder intraabdominal. Die intraabdominalen Hoden sollten, auch wegen der Gefahr der malignen Entartung, entfernt werden; anschließend wird eine Substitutionstherapie mit Östrogenen durchgeführt.

Reifenstein-Syndrom Bedingt durch graduelle Einschränkungen des Androgenrezeptors sind LH und FSH erhöht, Testosteron ist normal oder ebenfalls erhöht. Es treten Gynäkomastie, Hypospadie, Lageanomalien der Testes und eine spärliche sekundäre Geschlechtsbehaarung auf. Der Maldescensus testis wird durch eine Orchidopexie behandelt. Die Infertilität lässt sich nicht therapieren.

Minimalformen der Androgenresistenz Im Exon 1 des Androgenrezeptorgens befindet sich eine repetitive Sequenz des Basentriplets CAG, die beim Menschen normalerweise eine Länge von neun bis 36 Einheiten aufweist; bei der X-chromosomal-rezessiven bulbospinalen Muskelatrophie Typ Kennedy (XBSMA) finden sich 38–62 CAG-Triplets. Die Länge dieser Triplets (CAG-Repeats), die für eine Polyglutaminsäurekette variabler Länge im Androgenrezeptor kodieren, ist bei der XBSMA mit einer Hypoandrogenisierung und Einschränkung der Spermatogenese assoziiert. Es gibt deutliche Hinweise, dass dieser Polymorphismus auch bei im Normalbereich liegender Länge der CAG-Repeats negativ mit dem Grad der Androgenisierung korreliert.

5α-Reduktase-Defekt Bei diesem autosomal-rezessiv vererbten Defekt kann Testosteron am Wirkort nicht in seine wirksame Form (5α-Dihydrotestosteron) umgewandelt werden. Ein männlicher Phänotyp mit Mikropenis und perineoskrotaler Hypospadie sowie kleiner Vaginalöffnung (Pseudovagina) wird ausgebildet. Die Patienten werden zunächst als Mädchen aufgezogen, in der Pubertät führt die zunehmende Testosteronsekretion jedoch zu einer Virilisierung mit Erektionen und Ejakulationen und zur psychosexuellen Umorientierung zum männlichen Geschlecht. Testosteron im Serum ist normal oder erhöht, Dihydrotestosteron ist erniedrigt und steigt auch nach hCG-Stimulation nicht an.

Enzymdefekte der Testosteronsynthese In ca. 80 % der Fälle von Pseudohermaphroditismus masculinus liegen die oben beschriebenen Defekte der Androgenwirkung zugrunde. Allerdings führen auch Enzymdefekte der Testosteronsynthese zum **Pseudohermaphroditismus masculinus**. Diese Defekte können sich auf die Synthese von Testosteron beschränken (17,20-Desmolase-Defekt, 17β-HSD-Defekt) oder auf einer früheren Stufe auch zu einer eingeschränkten Synthese von Steroiden der Nebennierenrinde führen (z. B. 3β-HSD-Defekt, s. adrenogenitales Syndrom).

Inaktivierende LH-Rezeptor-Mutationen/Leydig-Zell-Hypoplasie Der Leydig-Zell-Hypoplasie **Typ I** liegt eine inaktivierende LH-Rezeptor-Mutation zugrunde. Die bereits intrauterin mangelnde Testosteronsynthese führt zu intersexueller Entwicklung der äußeren Geschlechtsorgane und Pseudohermaphroditismus masculinus, der sich von der testikulären Feminisierung durch fehlende Brustentwicklung unterscheidet.

Der **Typ II** wird durch eine Deletion des Exons 10 des LH-Rezeptors bedingt, die die Bindung von LH verhindert, wohl aber eine Reaktion auf hCG zulässt. Mütterliches hCG führt daher intrauterin zu Testosteronsynthese und männlicher sexueller Differenzierung. Da LH jedoch nicht wirken kann, bleibt die Pubertät aus, und es entwickelt sich die Symptomatik eines Hypogonadismus. hCG ist das Mittel der Wahl für die Therapie.

Bei **inaktivierenden FSH-Rezeptor-Mutationen** kommt es bei unauffälligem männlichen Phänotyp zu Störungen der Spermatogenese. Es sind übrigens auch **aktivierende Gonadotropinrezeptormutationen** bekannt, die die testikulären Funktionen auch ohne hypophysäre Gonadotropinsekretion aufrechterhalten können.

Fehlende Sekretion von Mullerian Inhibiting Hormone (MIH) Bei fehlender oder nicht zeitgerechter Einwirkung von MIH (Mullerian Inhibiting Hormone) bildet sich bei ansonsten normaler männlicher Embryonalentwicklung der Müller-Gang nicht zurück, es entstehen zusätzlich ein Uterus, Tuben und der obere Teil der Vagina (**Oviduktpersistenz**). Eine maligne Entartung dieser zusätzlichen Organe ist nicht beschrieben, so dass sie nicht entfernt werden müssen.

16.6.8 Hermaphroditismus verus

Engl. Begriff: True Hermaphroditism

Definition Beim echten Hermaphroditismus sind entweder Ovarien und Testes zugleich angelegt, oder es liegt ovarielles und testikuläres Gewebe in einem Organ vor (Ovotestis).

Epidemiologie Die Erkrankung ist sehr selten, die genaue Häufigkeit ist unbekannt. Es werden folgende Formen beschrieben:
- **bilateral:** testikuläres und ovarielles Gewebe auf beiden Seiten
- **unilateral:** Ovotestis auf der einen Seite und Ovar oder Hoden auf der anderen
- **lateral:** Testis auf der einen Seite und Ovar auf der anderen

Ätiologie und Pathogenese Obwohl in zwei Dritteln der Fälle der Karyotyp 46,XX vorliegt, wird vermutet, dass auch bei diesen Patienten für die Ausbildung testikulären Gewebes ausreichende Anteile des Y-Chromosoms vorhanden sind.

Symptome Das äußere Erscheinungsbild von Hermaphroditen reicht vom Phänotyp normaler Männer über Hypospadie, skrotale Fusionsdefekte, urogenitalen Sinus und Klitorishypertrophie bis zum weiblichen Phänotyp. Nebenhoden werden bei Testes meist mit angelegt, ein regelrechtes Vas deferens jedoch seltener. Neben einem Ovar entsteht eine Tube, in den meisten Fällen ist ein Uterus ausgebildet. Ovarien liegen meist in typischer Lokalisation, Testes oder Ovotestes dagegen können entlang dem Deszensusweg liegen. Weitere klinische Manifestationen sind Gynäkomastie, zyklische Hämaturie, normale Menstruationen oder bei Ovotestes Hodenschmerzen zum Zeitpunkt der Ovulation.

Diagnostik Die Diagnose aufgrund des klinischen Bildes wird gesichert durch bioptischen Nachweis von Tubuli seminiferi sowie von Follikeln und ovariellem Stroma. Zudem sollte eine Karyotypisierung erfolgen.

Therapie Eine frühzeitige Geschlechtszuordnung nach dem Phänotyp sollte erfolgen. Die nicht mit dem vorherrschenden Geschlecht übereinstimmenden Anlagen werden entfernt, ggf. werden plastische Operationen zur Korrektur vorgenommen und die entsprechenden Sexualsteroide substituiert. Das Risiko einer Tumorentstehung im verbleibenden gonadalen Gewebe ist erhöht.

Verlauf und Prognose In Einzelfällen wurden Schwangerschaften nach Entfernung eines Ovotestis und die Vaterschaft bei einem männlichen Patienten beschrieben.

Zusammenfassung

- Häufigste Ursache: Translokationen oder Mutationen im SRY-Gen
- Wichtigste Symptome: männlicher oder weiblicher Phänotyp sowie Zwischenformen; Vorhandensein ovariellen und testikulären Gewebes
- Wichtigste diagnostische Maßnahme: Karyotypisierung
- Wichtigste therapeutische Maßnahmen: Operation, Hormonsubstitution

Zur weiteren Information

Literatur

Nieschlag, E., H. M. Behre (eds.): Testosterone: Action, Deficiency, Substitution, 2nd edn. Springer, Heidelberg 1998.

Nieschlag, E., H. M. Behre (Hrsg.): Andrologie: Grundlagen und Klinik der reproduktiven Gesundheit des Mannes, 2. Aufl. Springer, Heidelberg 2000.

WHO Laborhandbuch zur Untersuchung des menschlichen Ejakulates und der Spermien-Zervikalschleim-Interaktion. Übersetzung von E. Nieschlag, M. Bals-Pratsch, H. M. Behre, U. A. Knuth, D. Meschede, S. Nieschlag, 4. Aufl. Springer, Heidelberg 1999.

Internet-Links

http://www.fertinet.de
http://www.endokrinologie.net
http://www.klinefelter.de

Keywords

Andrologie ◆ Testosteron ◆ Fertilität

16.7 Pluriglanduläre Autoimmunerkrankungen

M. REINCKE, R. PASCHKE, L. SCHAAF, K. H. USADEL

Synonym: Polyglanduläre Autoimmuninsuffizienz Typ 1 und 2
Engl. Begriff: Autoimmune Polyendocrinopathy Syndrome

Das Syndrom der pluriglandulären (= polyglandulären) Autoimmunerkrankungen ist durch gleichzeitiges Auftreten von zwei oder mehreren Endokrinopathien charakterisiert, die auf Autoimmunmechanismen beruhen. Sie führen häufig zu Unterfunktionszuständen der betroffenen Hormondrüsen. Oft können schon vor der Manifestation einer Erkrankung organspezifische Autoantikörper nachgewiesen werden, die Hinweise auf ein mögliches späteres Organversagen sein können.

Praxis

Ein sechsjähriges Mädchen erkrankt an hypokalzämischen Tetanien mit körperlicher und mentaler Retardierung. Es finden sich Zahnschmelzdefekte und Stammganglienverkalkungen. Laborchemisch wird ein **Hypoparathyroidismus** diagnostiziert, der mit 1,25-Dihydroxy-Vitamin D_3 und Kalzium behandelt wird. In der Folge treten rezidivierende **Candida-Infektionen** der Mundhöhle und des Ösophagus auf. Im zehnten Lebensjahr wird ein **Morbus Addison** festgestellt, gefolgt von einer **atrophischen Autoimmunthyreoiditis**. Im zwölften Lebensjahr tritt eine **Alopecia totalis** auf. Die Pubertätsentwicklung ist verzögert und muss mit einem Östrogen-Gestagen-Kombinationspräparat eingeleitet werden. Eine jüngere Schwester erkrankt im achten Lebensjahr ebenfalls an einem Hypoparathyroidismus, Morbus Addison und rezidivierenden Candida-Infektionen. Die molekulargenetische Untersuchung bestätigt die klinische Diagnose einer polyglandulären Autoimmuninsuffizienz Typ 1 durch Nachweis einer Mutation im AIRE-Gen (s. Tab. 16.52).

Definition Beim pluriglandulären Autoimmunsyndrom sind mehrere endokrine Organe durch Immunmechanismen gestört. Oft kommt es zur Unterfunktion der entsprechenden Drüsen. Überfunktionszustände, wie z. B. beim Morbus Basedow, kommen jedoch ebenfalls vor.

- **Typ 1:** Das klinische Bild der pluriglandulären Insuffizienz Typ 1 besteht in der **mukokutanen Candidiasis** mit gleichzeitigem **Hypoparathyroidismus** (Hypokalzämie, Hyperphosphatämie) und/oder **Nebenniereninsuffizienz** mit Adynamie, Gewichtsverlust und den Laborbefunden der Hyperkaliämie und Hyponatriämie.
- **Typ 2:** Die häufigere pluriglanduläre Insuffizienz Typ 2 besteht bei Patienten, die an mindestens zwei der folgenden Erkrankungen leiden: **Morbus Addison, Autoimmunthyreopathie, primärer Hypogonadismus, Typ-1-Diabetes, Vitiligo** und **Myasthenia gravis.** Das Zusammentreffen einer Nebennierenrindeninsuffizienz und einer Schilddrüsenerkrankung bei der pluriglandulären Insuffizienz Typ 2 wird auch als **Schmidt-Syndrom** bezeichnet.
- **Typ 3:** Von einigen Autoren wird noch eine pluriglanduläre Insuffizienz Typ 3 abgegrenzt, bei der mehrere Autoimmunendokrinopathien ohne den Morbus Addison vorliegen.

Die einzelnen Organmanifestationen treten typischerweise nacheinander auf, weshalb die klinische Bedeutung des Syndroms in der Früherkennung liegt. Andererseits können familiäre Häufung und nachgewiesene HLA-Assoziation Einblick in die Pathophysiologie von Autoimmunmechanismen geben (Tab. 16.52).

Epidemiologie Exakte epidemiologische Daten sind wegen der Heterogenität der Krankheitsbilder schwer anzugeben. Es handelt sich um seltene Syndrome, die außerdem in Unkenntnis der Krankheitsbilder zu selten diagnostiziert werden.

Ätiologie und Pathogenese Die chronischen Organentzündungen beruhen auf **autoimmunreaktiven Prozessen** bei unbekanntem Auslösemechanismus. Dass die Organmanifestationen familiär auftreten, weist auf eine genetisch festgelegte Disposition hin. Die häufige Manifestation des Diabetes mellitus im Herbst und im Winter deutet auf eine Virusinfektion als auslösenden Mechanismus hin. Bei Vorliegen der Antigene HLA-B8, -DR3 und -DR4 besteht eine Disposition zum polyglandulären Autoimmunsyndrom.

Symptome Die Symptome variieren je nach befallenem Organ und können bei gleichzeitigem Auftreten ein buntes Bild ergeben. Beim Hypoparathyroidismus steht die hypokalzämische Tetanie, beim Morbus Addison die Hypotonie, Hyperpigmentation und Gewichtsabnahme, beim Hypogonadismus die Amenorrhö, Pubertätsverzögerung und ggf. der Minderwuchs, bei der Autoimmunthyreoiditis die Hyper- bzw. Hypothyreose und bei der Autoimmuninsulitis die diabetische Hyperglykämie im Vordergrund.

16.7 Pluriglanduläre Autoimmunerkrankungen

Tab. 16.52 Unterschiedliche Charakteristika der pluriglandulären Insuffizienzsyndrome mit Häufigkeit der Organbeteiligungen (nach Wilson et al., 1998).

	Pluriglanduläre Autoimmuninsuffizienz Typ 1 (Autoimmune Polyendocrinopathy-Candidiasis-ectodermal Dystrophy = APECED)	Pluriglanduläre Autoimmuninsuffizienz Typ 2
Häufige Manifestation	Mukokutane Candidiasis (100 %) Hypoparathyroidismus (79 %) Morbus Addison (72 %)	Morbus Addison (100 %) Morbus Basedow oder Autoimmunhypothyreose (69 %) Diabetes mellitus Typ 1 (52 %)
Seltenere Autoimmunbegleiterkrankungen	Autoimmunhepatitis (12 %) Zöliakie (18 %) Primärer Hypogonadismus (14–60 %) Vitiligo (13 %) Perniziöse Anämie (13 %) Alopezie (29 %) Autoimmunhypothyreose (4 %) Morbus Basedow	Primärer Hypogonadismus Vitiligo (5 %) Zöliakie (3 %) Perniziöse Anämie (3 %) Myasthenie Alopezie Hypoparathyroidismus
Erkrankungszeitpunkt	Kindheit	20.–60. Lebensjahr
Vererbung	Autosomal-rezessiv Geschwister betroffen Keine HLA-Assoziation Mutationen im AIRE-(Autoimmune Regulator-)Gen	Polygenetisch Mehrere Generationen betroffen Assoziiert mit HLA-DR3 und -DR4

Diagnostik Die ausführliche endokrinologische **Funktionsdiagnostik** sollte ggf. auch durch **morphologische Untersuchungen** ergänzt werden. Insbesondere sind intrazerebrale und intraabdominelle Verkalkungen beim Hypoparathyroidismus zu bedenken. Die Bestimmung **organspezifischer Autoantikörper** sichert die Diagnose.

Therapie Die **Substitutionstherapie** umfasst z. B. Levothyroxin, Hydrocortison, Östrogen-Gestagen-Derivate bzw. Testosteron, Insulin und 1,25-Dihydroxycholecalciferol. Da Parathormon bisher nicht direkt substituiert werden kann, muss der stoffwechselaktive Vitamin-D-Metabolit, das 1,25-Dihydroxycholecalciferol (Rocaltrol®), substituiert werden. Sein Strukturisomer Dihydrotachysterol (A.T. 10®) reichert sich im Fettgewebe an und ist deshalb schlechter steuerbar. Treten eine Hypothyreose und eine Nebennierenrindeninsuffizienz gleichzeitig auf, so muss vor der Thyroxinsubstitution die Nebennierenrindeninsuffizienz ausreichend substituiert sein. Ansonsten besteht die Gefahr, durch erhöhten Verbrauch an Steroidhormonen eine Addison-Krise auszulösen (s. Kap. 16.5.4).

Verlauf und Prognose Wird die Diagnose einer substitutionsbedürftigen Endokrinopathie rechtzeitig gestellt, ist der Verlauf günstig. Tritt in einer Familie eine polyglanduläre Autoimmunerkrankung auf oder leiden zwei Familienmitglieder an einer Autoimmunerkrankung, müssen immer die Familienangehörigen ersten Grades untersucht werden. Liegen bei einer Person zwei Autoimmunerkrankungen vor, sollte immer auch an das mögliche Auftreten **weiterer Organmanifestationen** gedacht werden. Entsprechende Untersuchungen, auch bei gesunden Familienmitgliedern, sollten deshalb je nach klinischer Symptomatik etwa alle zwei Jahre durchgeführt werden. Eine Substitutionstherapie bei alleinigem Nachweis von Autoantikörpern ohne klinische Symptomatik ist nicht notwendig. Engmaschigere Kontrollen sind dann jedoch vor allem im Hinblick auf das mögliche Auftreten eines Diabetes mellitus und einer primären Nebennierenrindeninsuffizienz zu empfehlen.

Komplikation	Häufigkeit
Ösophagusstrikturen durch chronische Ösophagitis (Typ 1)	Unbekannt
Stammganglienverkalkungen, Nephrokalzinose (Typ 1)	Unbekannt
Nebennierenkrise (bei Morbus Addison)	Lebenszeitprävalenz (5–30 %)
Leberzirrhose (bei Autoimmunhepatitis)	Unbekannt
Infertilität (bei Hypogonadismus)	Unbekannt
Hypo- und Hyperglykämien (bei Typ-1-Diabetes)	Unbekannt

Zusammenfassung

- **Häufigste Ursache:** Autoimmunprozesse (unbekannter Auslösemechanismus, evtl. Virusinfektion; häufig genetische Disposition)
- **Wichtigste Symptome:** Abhängig von den befallenen Organen treten verschiedene Symptome auf, z. B. hypokalzämische Tetanie (bei Hypoparathyroidismus), Hypotonie, Hyperpigmentation und Gewichtsabnahme (bei Morbus Addison), Amenorrhö und ggf. Minderwuchs (bei Hypogonadismus), Hyper- bzw. Hypothyreose (bei Autoimmunthyreoiditis) und/oder diabetische Hyperglykämie (bei Autoimmuninsulitis).
- **Wichtigste diagnostische Maßnahmen:** Bestimmung organspezifischer Autoantikörper, endokrinologische Funktionsdiagnostik, ggf. bildgebende Verfahren
- **Wichtigste therapeutische Maßnahme:** Substitution der ausgefallenen Hormone

---

Zur weiteren Information

Literatur

Allolio, B., H. M. Schulte (Hrsg.): Praktische Endokrinologie. Urban & Schwarzenberg, München–Wien–Baltimore 1996.

Grossman, A. (ed.): Clinical Endocrinology. Blackwell Scientific, London–Edinburgh–Boston–Melbourne–Paris–Berlin–Vienna 1998.

Müller, O. A., R. Ziegler: Erkrankungen der endokrinen Organe und des Stoffwechsels. In: Classen, M. (Hrsg.): Rationelle Diagnostik und Therapie in der Inneren Medizin. Urban & Schwarzenberg, München–Wien–Baltimore 1997.

Nawroth, P. P., R. Ziegler: Klinische Endokrinologie und Stoffwechsel. Springer, Berlin–Heidelberg–New York 2001.

Wilson, J. D., D. W. Foster, H. M. Kronenberg, P. R. Larsen: Williams Textbook of Endocrinology. Saunders, Philadelphia 1998.

Internet-Links

http://www.endokrinologie.net/index-presse-informationen.html
http://www.endo-society.org/
http://www.uni-erlangen.de/glandula

Keywords

Autoimmune Polyendocrinopathy Syndrome ◆ APECED

IMPP-Statistik

Pluriglanduläre Autoimmunerkrankungen

16.8 Multiple endokrine Neoplasien

M. Reincke, R. Paschke, L. Schaaf, K. H. Usadel

Synonym: Multiple endokrine Adenomatose, Wermer-Syndrom, Sipple-Syndrom
Engl. Begriff: Multiple Endocrine Neoplasia

Autosomal-dominant vererbbare neoplastische Erkrankungen bestimmter endokriner Drüsen werden als Syndrome der multiplen endokrinen Neoplasien (MEN) bezeichnet. Es wird die **multiple endokrine Neoplasie Typ 1** (Wermer-Syndrom) mit Tumormanifestationen an Nebenschilddrüse, Hypophyse und Pankreas von der **multiplen endokrinen Neoplasie Typ 2** (Sipple-Syndrom) mit den Manifestationen medulläres C-Zell-Karzinom der Schilddrüse, Phäochromozytom und Hyperparathyroidismus unterschieden. Das Erkrankungsrisiko innerhalb einer Familie ist außerordentlich hoch, so dass der präventiven Diagnostik durch Familienuntersuchungen besondere Bedeutung zukommt. Da sich die Einzelerkrankungen zeitlich versetzt manifestieren können, sind regelmäßige Verlaufskontrollen sowohl bei erkrankten als auch bei vermeintlich gesunden Familienmitgliedern notwendig.

Praxis

Anamnese: Ein 20-jähriger Mann sucht den Hausarzt wegen Kleinwuchs und unzureichender Bartbehaarung auf. Dem Trainer des Patienten fiel auf, dass trotz intensiven Bodybuildings keine wesentliche Zunahme der Muskelmasse erzielt wurde.

Labor: Die endokrinologische Diagnostik ergibt eine Hyperkalzämie, Hyperkalziurie, erhöhte Parathormon- und Prolaktin- sowie erniedrigte Testosteronspiegel. Bei laborchemischem Verdacht eines primären Hyperparathyroidismus lässt sich durch bildgebende Verfahren kein Adenom der Parathyreoidea lokalisieren.

Therapie: Bei der Operation zeigt sich jedoch eine Hyperplasie aller vier Epithelkörperchen, die deshalb reseziert werden. Ein Teil eines Epithelkörperchens wird in eine Muskelloge am Unterarm implantiert. Der Serum-Kalzium-Spiegel normalisiert sich, und eine Vitamin-D-Substitution ist im weiteren Verlauf nicht notwendig.

Verlauf: In Verbindung mit der Hyperprolaktinämie ergibt die Kernspintomographie der Hypophysenregion die Diagnose eines Makroprolaktinoms, das mit Dopaminagonisten behandelt wird, was zur Normalisierung des Prolaktinspiegels und zu einem Anstieg von Testosteron führt. Die Familienuntersuchung ergibt, dass der Vater des Patienten seit Jahren an rezidivierender Nephrolithiasis leidet. Auch hier konnte die Diagnose eines primären Hyperparathyroidismus gestellt werden. Beim Bruder besteht ebenfalls eine ausgeprägte Hyperkalziurie. Hinweise für eine Beteiligung der Inselzellen des Pankreas fanden sich bisher bei keinem Familienmitglied.

Definition Die multiplen endokrinen Neoplasien werden in drei Syndromgruppen eingeteilt:

- **MEN-1:** Adenom des Hypophysenvorderlappens, primärer Hyperparathyroidismus, Inselzellneoplasie (Wermer-Syndrom)
- **MEN-2a (2):** medulläres Schilddrüsenkarzinom, Phäochromozytom, primärer Hyperparathyroidismus (Sipple-Syndrom)
- **MEN-2b (3):** Symptome des Typs 2a, aber ohne primären Hyperparathyroidismus, kombiniert mit einer

16.8 Multiple endokrine Neoplasien

Ganglioneuromatose der Schleimhäute und Veränderungen des Bewegungsapparates

Epidemiologie Die multiplen endokrinen Neoplasien sind seltene Krankheitsbilder (Prävalenz: ca. ein Fall pro 30 000 Einwohner). Für jeden Angehörigen ersten Grades eines Erkrankten besteht ein 50%iges Risiko, selbst an einer MEN zu erkranken.

Ätiologie und Pathogenese Das für **MEN-1** verantwortliche Gen, das Menin-Gen, ist ein Tumorsuppressorgen noch unbekannter Funktion. Zugrunde liegen Mutationen im Menin-Gen auf Chromosom 11. Damit sind auch bei MEN Typ 1 eine molekulare Diagnostik sowie ein präsymptomatisches Familienscreening möglich geworden.

Die molekulare Ursache der **MEN Typ 2a** sind Mutationen im sog. RET-Protoonkogen. Dieses Gen kodiert einen Tyrosinkinaserezeptor. Die Mutationen führen zur konstitutiven Aktivierung des Rezeptors und damit zur Tumorentstehung.

Sowohl bei der MEN Typ 1 als auch bei der MEN Typ 2 kommt es häufig erst im Laufe des Lebens zu einer vollständigen Ausprägung der Syndrome, so dass vermutlich epigenetische oder andere modulierende Faktoren den Manifestationszeitpunkt der Tumoren beeinflussen.

Symptome Häufige Leitsymptome einer **MEN 1** sind neben der Hyperkalzämie auch Symptome eines Hypophysentumors (Prolaktinom, Akromegalie) sowie gastrointestinale Symptome. Bei der **MEN 2a** steht neben einer nodösen Struma die arterielle Hypertonie im Vordergrund. Beim **Typ 2b** ist bei Kenntnis des Syndroms eine Blickdiagnose aufgrund der mukokutanen Neurome (Abb. 16.39a, b) und des oft vorhandenen marfanoiden Habitus möglich.

Diagnostik Die Diagnostik entspricht bis auf einige Besonderheiten dem Vorgehen, das bei den einzelnen Hormondrüsen beschrieben wurde (s. Kap. 16.2–16.5).

Hyperparathyroidismus Sofern endokrine Tumoren bei **jüngeren Patienten** auftreten, ist immer auch an eine MEN zu denken. Tritt ein primärer Hyperparathyroidismus im Rahmen einer MEN 1 auf, so ist in der Regel eine Adenomlokalisation wegen der Hyperplasie aller vier Epithelkörperchen nicht zu erwarten. Unabhängig davon sollten bei eindeutigem laborchemischem Befund eines primären Hyperparathyroidismus und nach Ausschluss anderer Ursachen einer Hyperkalzämie immer alle vier Epithelkörperchen intraoperativ inspiziert und eine Hyperplasie ausgeschlossen werden (Abb. 16.40 und Tab. 16.53).

Inselzelltumoren Die Diagnostik von Mikroadenomen des endokrinen Pankreas gestaltet sich trotz Endosonographie oft schwierig. Auch hier ist bisweilen eine Klärung nur intraoperativ möglich.

C-Zell-Karzinom Bestehen bei einer Struma nodosa gleichzeitig Durchfälle und/oder Alkoholunverträglichkeit, so ist auch an die seltene Möglichkeit eines medullären Schilddrüsenkarzinoms (Synonym: C-Zell-Karzinom) zu denken. Im Ultraschallbild finden sich charakteristische Mikroverkalkungen. Beim C-Zell-Karzinom ist Calcitonin eindeutig der beste Tumormarker. CEA ist lediglich in ca. 60–70 % der Fälle erhöht.

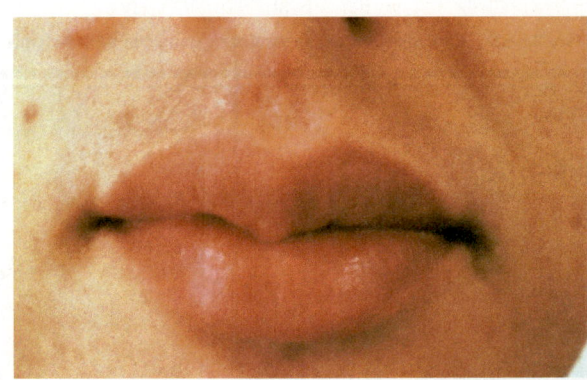
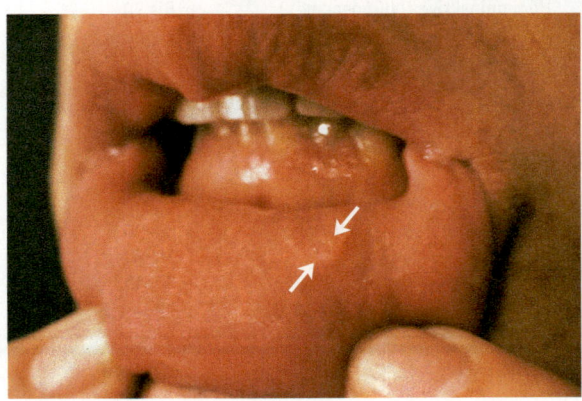

Abb. 16.39a, b Wulstige Lippen (a) und mukokutane Neurome (b) bei MEN-2b (3).

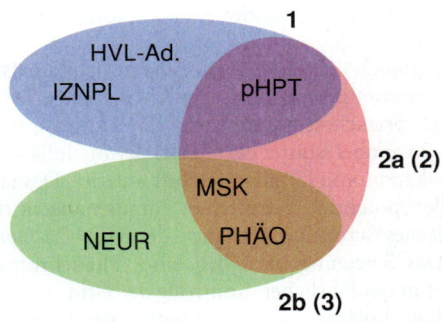

Abb. 16.40 Überlappung der Organbeteiligungen bei multiplen endokrinen Neoplasien.

HVL-Ad.: HVL-Adenom
IZNPL: Inselzellneoplasma
pHPT: primärer Hyperparathyroidismus
MSK: medulläres Schilddrüsenkarzinom
PHÄO: Phäochromozytom
NEUR: Neurom
2, 2a, 2b, 3: Typen der multiplen endokrinen Neoplasien

Endokrine Erkrankungen

Tab. 16.53 Häufigkeiten der Organbeteiligung bei den multiplen endokrinen Neoplasien.

Drüse	Häufigkeit (%)	Hormone	Symptome
MEN-1			
■ Nebenschilddrüse	90	Parathormon	Hyperkalzämie
■ Endokrines Pankreas	50–85		
Gastrinome	Bis 50	Gastrin	Zollinger-Ellison-Syndrom
Insulinome	Bis 30	Insulin	Hypoglykämie
VIPome	Bis 12	VIP (= vasoaktives intestinales Polypeptid)	Wässrige Durchfälle, Verner-Morrison-Syndrom
■ Adenohypophyse	30–65		
Hormoninaktive HVL-Adenome	Bis 70		Hypophysenvorderlappen-insuffizienz, lokale Symptome
Prolaktinome	23	Prolaktin	Amenorrhö, Infertilität, Galaktorrhö, Impotenz
STH produzierende Adenome	27	Wachstumshormon	Akromegalie
ACTH produzierende Tumoren	3,6	ACTH	Morbus Cushing
MEN-2			
■ Medulläres Schilddrüsenkarzinom	90	Calcitonin	Langsames Wachstum, Durchfall
■ Phäochromozytom des NN-Marks	85–90	Adrenalin/Noradrenalin	Arterielle Hypertonie
Beidseitig	70–80		
Ektop	10–15		
■ Nebenschilddrüsen (nur 2a)	60	Parathormon	Hyperkalzämie

Familienscreening Nach Sicherung des Indexfalles sollte ein systematisches Familienscreening durchgeführt werden. Die PCR-Amplifikation des MEN-1-Gens erlaubt eine direkte **Analyse des Genotyps** mit einer Sicherheit von > 95 %. Das biochemische Langzeitscreening sollte eine regelmäßige Kontrolle folgender Serumkonzentrationen beinhalten:

- Kalzium
- intaktes Parathormon
- Prolaktin
- Wachstumshormon
- IGF-1
- bei entsprechender klinischer Symptomatik Gastrin und Insulin

Grundsätzlich sollten alle medullären Schilddrüsenkarzinome bis zum Beweis des Gegenteils als potentiell familiär bedingt betrachtet werden, da die Expression bei der MEN-2 variabel ist und ein Viertel der medullären Schilddrüsenkarzinome familiär gehäuft auftritt. Deshalb sollte bei allen potentiell betroffenen Familienangehörigen ein genetisches Screening bezüglich des MEN-2a-Gens erfolgen. Das Screening bezüglich eines Phäochromozytoms besteht in der jährlichen Kontrolle der Urin- und/oder Serum-Katecholamine sowie bei pathologischem Befund in einer morphologischen Kontrolluntersuchung mittels CT oder MRT. Außerdem weist das MIBG-Szintigramm (s. Kap. 16.5.2) eine hohe Spezifität und Sensitivität in der Detektion von Phäochromozytomen auf.

Bei marfanoidem Habitus und gleichzeitigem Auftreten von multiplen Schleimhautneuromen ist immer an eine MEN 2b (3) zu denken. Bei einer Familie mit einer Hirschsprung-Erkrankung (= kongenitales Megakolon) sollten auch die Eltern und weitere Familienmitglieder ersten Grades auf das Vorliegen eines medullären Schilddrüsenkarzinoms bzw. eines Phäochromozytoms hin untersucht werden.

Differentialdiagnose	Ausschlussmaßnahmen
Sporadischer primärer Hyperparathyroidismus:	
■ MEN-1	■ (Familien-)Anamnese, laborchemischer Ausschluss von Prolaktinom, Akromegalie, ggf. genetische Untersuchung
■ MEN-2	■ (Familien-)Anamnese, Calcitoninbestimmung basal und nach Pentagastrin, ggf. genetische Untersuchung
Sporadisches medulläres Schilddrüsenkarzinom (MEN-2)	(Familien-)Anamnese, Kalzium- und PTH-Bestimmung, Phäochromozytomausschluss, genetische Untersuchung
Sporadisches Phäochromozytom (MEN-2)	Familienanamnese, Ausschluss Hyperparathyroidismus und medulläres Schilddrüsenkarzinom (Calcitonin im Pentagastrintest), genetische Untersuchung

Therapie Die Primärtherapie bei **MEN-1** ist **chirurgisch**. Die Dringlichkeit hängt vom befallenen Organ ab. Bestehen gleichzeitig ein Adenom des Hypophysenvorderlappens und ein primärer Hyperparathyroidismus, sollten zunächst die Nebenschilddrüsen wegen der möglichen Entgleisung des Kalziumstoffwechsels operiert werden. Sind alle vier Drüsen hyperplastisch, ist das Vorgehen bisher nicht einheitlich: Je nach Operationssitus wird neben einer totalen Parathyreoidektomie und nachfolgender Reimplantation von Nebenschilddrüsengewebe am Unterarm auch eine $^7/_8$-Resektion der Epithelkörperchen durchgeführt.

Bei der **MEN-2** sollte immer zunächst das **Phäochromozytom** operiert werden. Hierbei ist auf präoperative **Blockade der α-Rezeptoren,** z.B. durch Phenoxybenzamin (Dibenzyran®), und ausreichende Volumensubstitution zu achten. Wegen Phäochromozytomen im Bereich des Grenzstrangs sollte präoperativ immer auch ein **Thorax-MRT** durchgeführt werden. Beim medullären Schilddrüsenkarzinom wird eine beidseitige totale **Thyreoidektomie** unter Mitnahme der dorsalen Kapselanteile und einer kompartimentorientierten Lymphknotenausräumung durchgeführt. Bei molekularbiologisch nachgewiesener MEN-2 sollte die Thyreoidektomie vor dem sechsten Lebensjahr erfolgen, da vor diesem Alter keine Metastasen des medullären Schilddrüsenkarzinoms beschrieben wurden. Somit wird eine sicher kurative Therapie ermöglicht. Bei MEN-2b ist eine Resektion der mukokutanen Neurome wegen der hohen Rezidivrate meist nicht sinnvoll. Eine maligne Entartung kommt nicht vor.

Verlauf und Prognose Die Langzeitprognose hängt vom Zeitpunkt der Diagnose ab. Bei der MEN-1 wird sie überwiegend durch die Inselzellneoplasien, bei der MEN-2 durch das medulläre Schilddrüsenkarzinom bestimmt. Beim medullären Schilddrüsenkarzinom ist langsames Wachstum mit frühzeitiger lymphogener Mikrometastasierung kombiniert. Eine effektive Chemotherapie ist bisher nicht möglich. Da die C-Zellen kein Jod speichern, ist eine Radiojodtherapie ebenso wenig sinnvoll wie eine externe Nachbestrahlung, was die mögliche Rezidivoperation erschweren würde. Eine TSH-Suppression durch Thyroxin ist postoperativ nicht notwendig. Eine adäquate Substitution reicht aus. Regelmäßige **sonographische Verlaufskontrollen** sind durchzuführen. Bei jedem medullären Schilddrüsenkarzinom und jedem Phäochromozytom sollte auch jeweils nach der anderen Krankheit gesucht werden.

Im Vordergrund steht immer ein ausführliches **Familienscreening,** um die Diagnose vor dem Auftreten inkurabler Infiltration und Metastasierung sowie vor dem Auftreten von Sekundärschäden (z.B. durch den primären Hyperparathyroidismus) zu stellen. Dies gilt insbesondere für die MEN-3, deren Prognose insgesamt bei vergleichsweise früher Manifestation schlechter ist. Die Patienten werden in aller Regel zuerst vom HNO-Arzt oder vom Zahnarzt gesehen.

Zusammenfassung

- Häufigste Ursache: genetische Mutationen im Menin-Gen (MEN-1) und RET-Protoonkogen (MEN-2a)
- Wichtigste Symptome: Hypophysenadenom, Hyperparathyroidismus, endokriner Pankreastumor (MEN-1) bzw. C-Zell-Karzinom, Phäochromozytom und Hyperparathyroidismus (MEN-2)
- Wichtigste diagnostische Maßnahmen: Früherkennung und genetisches Screening der Angehörigen
- Wichtigste therapeutische Maßnahme: rechtzeitige operative Resektion der Tumoren

Paraneoplastische Endokrinopathien

Die paraneoplastischen Endokrinopathien werden in Kapitel 9.1.8 dargestellt.

Zur weiteren Information

Literatur
Allolio, B., H. M. Schulte (Hrsg.): Praktische Endokrinologie. Urban & Schwarzenberg, München–Wien–Baltimore 1996.
Nawroth, P. P., R. Ziegler: Klinische Endokrinologie und Stoffwechsel. Springer, Berlin–Heidelberg–New York 2001.
Wilson, J. D., D. W. Foster, H. M. Kronenberg, P. R. Larsen: Williams Textbook of Endocrinology. Saunders, Philadelphia 1998.

Internet-Links
http://www.endokrinologie.net/
http://www.endo-society.org/
http://www.uni-erlangen.de/glandula

Keywords
Familial Pheochromocytoma ◆ Medullary Thyroid Carcinoma ◆ MEN-1 and 2 ◆ Tumors of the endocrine Pancreas

IMPP-Statistik
Multiple endokrine Neoplasien

Endokrine Erkrankungen

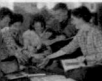

FRAGEN

1 Ein 26-jähriger Patient hat vor einigen Wochen einen Knoten im Bereich des rechten Schilddrüsenlappens bemerkt. Bei der Untersuchung ist die Schilddrüse gering vergrößert tastbar, im rechten Lappen besteht eine ca. 1,5 cm große, nicht schmerzhafte Resistenz. Klinisch wirkt der Patient euthyreot. Bisher liegt nur eine Schilddrüsensonographie vor. Dabei zeigt sich eine weitgehend symmetrische, gering vergrößerte Schilddrüse mit einem ca. 1,5 cm großen, echoarmen Knoten im rechten Lappen.
- Welche Labordiagnostik führen Sie durch, um die euthyreote Schilddrüsenfunktion zu bestätigen?
- Welche weitere Diagnostik halten Sie für erforderlich?

2 Bei einer 26-jährigen Patientin ist seit einem Jahr eine Sarkoidose bekannt. Anlässlich eines Wiedervorstellungstermins bei ihrem Hausarzt klagt die Patientin über eine seit drei Monaten bestehende Amenorrhö. Auf entsprechende Fragen des Hausarztes gibt die Patientin eine Gewichtszunahme von 3 kg sowie zunehmende Schläfrigkeit während der vergangenen sechs Wochen an.
- Welche weiteren anamnestischen Angaben sind erforderlich?
- Auf welche Symptome sollte bei der körperlichen Untersuchung besonders geachtet werden?

3 Aufgrund der beschriebenen Symptomatik sowie der weiteren Anamnese und körperlichen Untersuchung hat der Hausarzt die Patientin schließlich an ein endokrinologisches Zentrum zur weiteren Diagnostik überwiesen.
- Welche endokrinologischen Funktionsuntersuchungen sollten zunächst durchgeführt werden?
- Welcher pathophysiologische Zusammenhang besteht wahrscheinlich zwischen den endokrinen Ausfallserscheinungen und der Grunderkrankung?

4 Ein 57-jähriger Gärtnermeister bemerkte vor etwa 20 Jahren einen allmählichen Verfall seiner körperlichen Leistungsfähigkeit sowie einen Gewichtsverlust von 8 kg. Die damals bestehende ausgeprägte Hyperpigmentation wurde mit der Sonnenexposition bei der Gartenarbeit erklärt. Bei einem Infekt der oberen Luftwege traten Übelkeit, Erbrechen, abdominelle Schmerzen und Schwindel auf.
- Welche Verdachtsdiagnose stellen Sie?
- Welche Therapie ist notwendig?
- Welche weiteren diagnostischen Schritte würden Sie einleiten?

5 Der gleiche Patient war bei der Diagnose eines idiopathischen Morbus Addison unter einer täglichen oralen Substitutionstherapie mit 37,5 mg Cortisonacetat gut leistungsfähig. Zwölf Jahre später wird er erneut unter dem Bild einer Addison-Krise eingewiesen. Die Steroidhormonsubstitution wurde nicht unterbrochen. Er hatte in vier Wochen 3 kg an Gewicht abgenommen. Seine Haut ist trocken und warm. Puls 110/min.
- Worauf achten Sie bei der körperlichen Untersuchung?
- Welche Laborparameter bestimmen Sie zur Absicherung Ihrer klinischen Verdachtsdiagnose?
- Was empfehlen Sie Ihrem Patienten?

6 Durch welche Laborparameter definieren Sie
- eine hypothyreote Regelkreisstörung?
- eine manifeste Hypothyreose?

7 Eine 35-jährige Frau hat seit der Pubertät eine Hypertrichose. In den letzten Jahren nimmt die Mehrbehaarung leicht zu, es findet sich ein angedeuteter männlicher Typ der Schambehaarung. Die Periode ist weiterhin einigermaßen regelmäßig, es besteht kein völliger Ausfall.
- Welche Hormonbestimmung ist die wichtigste?
- Sind Röntgenuntersuchungen erforderlich?
- Ist eine gynäkologische Untersuchung erforderlich?
- Welchen Therapievorschlag machen Sie?

8 Eine 35-jährige Patientin kommt in Ihre Sprechstunde und klagt über häufiges Wasserlassen. Nach näherem Befragen wird die tägliche Trinkmenge mit ca. 7 l angegeben. Eine Nykturie wird verneint.
- Wie lautet Ihre Verdachtsdiagnose?
- Welche Untersuchungen veranlassen Sie?

9 Eine 32-jährige Frau bemerkt nach der Geburt eines gesunden Kindes in den nächsten Monaten eine zunehmende Gesichtsschwellung; es tritt eine sekundäre Amenorrhö ein, auch nimmt eine vorbestehende Hypertrichose zu. Im weiteren Verlauf kommt eine Adynamie hinzu. Der Hausarzt stellt einen Hypertonus leichteren Grades sowie eine diätetisch einstellbare diabetische Stoffwechsellage fest.
- Wie lautet Ihre Verdachtsdiagnose?
- Welchen Funktionstest würden Sie zunächst durchführen?
- Wann sind Röntgenuntersuchungen indiziert?
- Wie ist die Prognose der Patientin einzuschätzen?

10 Ein 27-jähriger Mann klagt über eine seit einem halben Jahr erneut auftretende linksseitige Gynäkomastie, gleichzeitig habe seine Libido abgenommen. Vor fünf Jahren war bereits eine chirurgische Entfernung beider Drüsenkörper wegen „idiopathischer Gynäkomastie" durchgeführt worden. Damals lagen ein erniedrigter Wert für Testosteron im Serum und eine Erhöhung von Östradiol vor.
Jetzt findet sich bei der Untersuchung links submamillär ein kleiner Drüsenkörper bei beidseits reizloser perimamillärer Narbe, ohne Absonderung von Sekret. Der rechte Hoden (Volumen 18 ml) ist von sehr fester, der linke (Volumen 14 ml) von eher weicher Konsistenz. Wegen seines Libidoverlustes ist der Patient seit vier Monaten mit Testosteron behandelt worden; die letzte Injektion hat er vor 13 Tagen erhalten.

FRAGEN

- Welche Verdachtsdiagnose stellen Sie?
- Welche weiteren Untersuchungen veranlassen Sie, um die Verdachtsdiagnose zu klären?
- Welche Therapie ist durchzuführen?
- Welche Prognose besteht?

11 Ein 23-jähriger Patient leidet seit ca. zwei Jahren vermehrt unter Anfällen von Schweißausbrüchen, Zittern und Herzrasen, kombiniert mit Blutdruckspitzen bis 230/110 mmHg. Er hatte außer dem Hausarzt einen HNO-Arzt wegen multipler, bis erbsgroßer Polypen der Mundschleimhaut konsultiert.
- Wie lautet Ihre Verdachtsdiagnose?
- Welche Befunde sind bei der körperlichen Untersuchung besonders zu beachten?
- Welche Untersuchungen veranlassen Sie?
- Welches therapeutische Vorgehen ist empfehlenswert?

12 Ein 26-jähriger Mann sucht seinen Hausarzt wegen unerfüllten Kinderwunsches auf. Seit zwei Jahren ungeschützter Verkehr, in der Vorgeschichte keine Deszensusstörung, keine Orchitis, keine Geschlechtskrankheiten. Orientierende internistische Untersuchung unauffällig, Hodenvolumina beidseits 15 ml, feste Konsistenz der Hoden, Nebenhoden nicht verdickt, keine Varikozele palpabel, äußeres Genitale ohne pathologischen Befund. Labor: Spermienkonzentration 15 ×10⁶ Spermien/ml, 40 % progressiv motil, 45 % normale Morphologie, Glukosidase 60 mU/Ejakulat, keine Leukozyten im Ejakulat, keine Spermienantikörper im Seminalplasma und im Serum nachweisbar (nach den Richtlinien der WHO von 1987((•??1999??•)), FSH 5,6 IU/l, LH 3,1 IU/l, Prolaktin 385 mIU/l, Testosteron 13,7 nmol/l.
- Welche Diagnose stellen Sie?
- Welche zusätzlichen Untersuchungen sind notwendig?
- Welche Therapie leiten Sie ein?

13 Bei einem 56-jährigen Patienten besteht ein tastbarer, ca. 3 cm großer Knoten am linken oberen Schilddrüsenlappen. Klinisch wirkt der Patient euthyreot, der basale TSH-Wert liegt im Normbereich, wodurch die euthyreote Schilddrüsenfunktion bestätigt wird. Im Sonogramm stellt sich am linken oberen Lappen ein echoreicher Knoten mit zentralen Zysten und echoarmem Randsaum dar, der einem autonomen Adenom entsprechen könnte.
- Welche weitere Diagnostik veranlassen Sie?

14 Bei einer 29-jährigen Frau bestehen seit ca. zwölf Jahren immer wieder Magen- und Darmbeschwerden, Übelkeit und Abgeschlagenheit. Sie bemerkte erstmals vor sechs Jahren einen derben, schluckverschieblichen Knoten im Bereich des rechten Schilddrüsenlappens.
- Welche diagnostischen Maßnahmen ergreifen Sie?
- Welche Therapie ist angezeigt?
- Welche weiteren Untersuchungen sind zu empfehlen?

15 Ein 29-jähriger Schornsteinfeger stellt sich bei Ihnen vor, weil er eine seit mehreren Wochen zunehmende Schwellung seines rechten Hodens bemerkt hat. Bei der klinischen Untersuchung findet sich ein derber, deutlich vergrößerter rechter Hoden mit höckeriger Oberfläche. Der übrige klinische Status ist unauffällig.
- Welche Verdachtsdiagnose haben Sie, und welche Untersuchungen bzw. therapeutischen Maßnahmen veranlassen Sie?
- Welche weiteren Maßnahmen sind indiziert, wenn die histologische Untersuchung des Hodens ein Seminom ergibt? Welche, wenn ein Nicht-Seminom diagnostiziert wird?

16 Eine 28-jährige Frau sucht ihren Gynäkologen wegen Kinderwunsch auf. Sechs Monate nach einer zweijährigen hormonellen Antikonzeption besteht immer noch eine sekundäre Amenorrhö. Die Patientin hat nach Beendigung der hormonellen Antikonzeption eine Akne entwickelt.
- Warum gehört die Prolaktinbestimmung zur Abklärung der Amenorrhö nach hormonaler Antikonzeption?
- Welche weiteren Symptome sollten erfragt werden?

17 Sie weisen einen 35-jährigen Patienten mit Somnolenz und Hirnnervenausfällen mit dem Verdacht einer basalen Meningitis stationär ein. Die Diagnose bestätigt sich, und der Patient stellt sich sechs Wochen nach Entlassung aus dem Krankenhaus erneut bei Ihnen vor und klagt über Polyurie. Die tägliche Trinkmenge wird mit 10 l angegeben, und es besteht erhebliches Durstgefühl. Der Patient klagt weiters, dass er aufgrund der Nykturie nicht durchschlafen könne.
- Wie lautet Ihre Verdachtsdiagnose?
- Welchen pathophysiologischen Zusammenhang sehen Sie?
- Welche endokrinologischen Untersuchungen veranlassen Sie?

18 Ein 37-jähriger Mann leidet seit zwei Jahren an vermehrtem Schwitzen sowie öliger Haut. Die Bestimmung der Schilddrüsenhormonwerte durch den Hausarzt bleibt ohne pathologischen Befund. Im darauf folgenden Jahr kommt es zu vermehrter Müdigkeit und einer Zunahme der Schuhgröße um 1½ Nummern. Der Hausarzt stellt eine Glukosurie fest und überweist den Patienten zur weiteren endokrinologischen Abklärung in eine Klinik.
- Welche weiteren anamnestischen Angaben sind von Interesse?
- Welche endokrinologischen Eingangsuntersuchungen führen Sie durch?

19 Die computertomographische Untersuchung der Sellaregion ergibt ein im Durchmesser 2,3 cm großes Hypophysenadenom.
- Welche Primärtherapie empfehlen Sie?

Endokrine Erkrankungen

FRAGEN

20 Bei einer 43-jährigen Patientin mit einer laborchemisch gesicherten Hyperthyreose besteht der klinische Verdacht auf einen Morbus Basedow.
- Welche Blutuntersuchungen veranlassen Sie, um die Verdachtsdiagnose zu erhärten?
- Welches bildgebende Verfahren würden Sie an erster Stelle einsetzen?
- Welchen Befund erwarten Sie?

21 Ein 40-jähriger Mann wird wegen stärkster Kopfschmerzen und akuten Visusverlusts in das Krankenhaus eingewiesen. Die Schädel-Computertomographie ergibt eine massiv aufgeweitete Sella turcica. Im Routinelabor fällt ein mit 3 mmol/l deutlich erhöhtes Serum-Kalzium auf.
- Wie lautet Ihre Verdachtsdiagnose?
- Welche anderen Erkrankungen sind auszuschließen?
- Welche weiteren Untersuchungen sind durchzuführen?
- Wodurch wird die Prognose entscheidend bestimmt?

22 Bei einem 35-jährigen, bisher völlig gesunden Mann stellt der Betriebsarzt einen milden, aber konstant nachweisbaren Hypertonus fest. Die Labordiagnostik ergibt einen Kaliumspiegel von 3,5 mval/l.
- Welche Verdachtsdiagnose besteht?
- Welche ergänzenden klinisch-chemischen Untersuchungen erhärten die Verdachtsdiagnose?
- Welches sind die wichtigsten Hormonanalysen, und in welcher Reihenfolge sind sie durchzuführen?
- Ist eine Lokalisationsdiagnostik erforderlich?

17 Stoffwechsel

17.1 Diabetes mellitus 1531	**17.4 Porphyrien und Porphyrinstoff-**
Definition 1531	**wechselstörungen** 1580
Epidemiologie 1533	17.4.1 Molekulargenetik der Porphyrien 1581
Ätiologie und Pathogenese 1533	Compound-Heterozygotie 1581
Symptome 1536	Heterogenität der Porphobilinogen-
Neue Kriterien für die Diagnose	(PBG-)Desaminase 1581
eines Diabetes mellitus 1541	Subtyp mit normaler PBG-Desaminase-
Therapie des Diabetes 1542	Aktivität in Erythrozyten 1581
Diabetische Komplikationen 1548	Klinisch-diagnostische Relevanz 1581
Diabetes und Schwangerschaft 1560	17.4.2 Akute hepatische Porphyrien 1582
17.2 Fettstoffwechselerkrankungen 1562	17.4.3 Porphyria cutanea tarda 1587
17.2.1 Physiologie des Fettstoffwechsels 1562	17.4.4 Protoporphyrie 1590
Der exogene und endogene	17.4.5 Kongenitale erythropoetische
Transportweg 1563	Porphyrie 1591
Der Cholesterinrücktransport 1563	17.4.6 Duale Porphyrien 1591
17.2.2 Polygene Hypercholesterinämie 1564	17.4.7 Sekundäre Porphyrinurien und
17.2.3 Monogene Hypercholesterinämien 1568	Porphyrinämien 1592
17.2.4 Hypoalphalipoproteinämie 1571	**17.5 Angeborene Stoffwechsel-**
17.2.5 Primäre Hypertriglyzeridämien 1572	**erkrankungen** 1593
17.2.6 Sekundäre Hyper- und Hypolipidämien . 1574	17.5.1 Hämochromatose 1593
17.3 Störungen des Pyrimidin- und	17.5.2 Morbus Wilson 1597
Purinstoffwechsels 1576	17.5.3 α_1-Antitrypsin-Mangel 1600
17.3.1 Gicht 1576	17.5.4 Fruktoseintoleranz 1603
17.3.2 Störungen des Pyrimidinstoffwechsels . 1579	17.5.5 Glykogenosen 1605
17.3.3 Seltene Stoffwechselerkrankungen 1580	17.5.6 Lipidosen 1609

Zur Orientierung

Im Folgenden werden Stoffwechselkrankheiten dargestellt. Es beginnt mit dem Diabetes mellitus, der häufigsten Stoffwechselerkrankung, gefolgt von der Gruppe der Fettstoffwechselerkrankungen, Störungen des Pyrimidin- und Purinstoffwechsels sowie Porphyrien und Porphyrinstoffwechselstörungen. Abschließend werden bedeutende angeborene Stoffwechselerkrankungen wie die Hämochromatose oder der Morbus Wilson erläutert.

17.1 Diabetes mellitus

K. Parhofer, R. Landgraf, B. Göke

Engl. Begriff: Diabetes Mellitus

Definition

Unter der Bezeichnung Diabetes mellitus werden Stoffwechselveränderungen unterschiedlicher Ursachen zusammengefasst. Sie sind durch eine dauerhafte Erhöhung der Blutglukose (Hyperglykämie) – klinisch manifester Diabetes – oder durch eine zeitlich inadäquate Verwertung zugeführter Glukose – gestörte Glukosetoleranz – gekennzeichnet. Ursache ist ein absoluter oder relativer Insulinmangel.

Klassifikation Wichtig für epidemiologische und klinisch-experimentelle Fragestellungen sowie für das klinische Management der Betroffenen mit Diabetes ist ein Klassifikationssystem, welches den verschiedenen Formen und Stadien des Diabetes mellitus gerecht wird. Eine ursprünglich von der WHO publizierte Klassifikation wurde 1997 von der American Diabetes Association revidiert und von einer WHO-Expertengruppe bis auf minimale Änderungen übernommen. Die erstmals von einem Komitee 1979 veröffentlichte Einteilung wurde zwar der Heterogenität der Diabeteserkrankung gerecht, indem man den Diabetes in fünf verschiedene Typen einteilte (insulinabhängiger Diabetes = IDDM oder Typ-1-Diabetes, nicht insulinabhängiger Diabetes = NIDDM oder Typ-2-Diabetes, Gestationsdiabetes, malnutritionsbedingter Diabetes und andere Typen), musste jedoch durch neue Erkenntnisse in der Pathogenese der verschiedenen Diabetesformen revidiert werden.

Die jetzige Nomenklatur berücksichtigt die neuesten Erkenntnisse in der Ätiologie der Hyperglykämie (s. Tab. 17.1). Die wichtigsten Änderungen gegenüber der bisherigen Nomenklatur sind die folgenden:

1. Die Ausdrücke insulinabhängig und nicht insulinabhängig, sowie IDDM (Insulin-Dependent Diabetes mellitus) und NIDDM (Non-Insulin-Dependent Diabetes mellitus) wurden eliminiert.
2. Die Namen Typ-1- und Typ-2-Diabetes wurden beibehalten. Nur noch die arabischen Ziffern 1 und 2, nicht die römischen Ziffern I und II sollten verwendet werden.
3. Das Stadium der gestörten Glukosetoleranz (IGT = Impaired Glucose Tolerance) wurde beibehalten. Neu ist der Ausdruck gestörte Nüchternblutglukose (IFG = Impaired Fasting Glucose).
4. Der Name Malnutritionsdiabetes wurde revidiert, nachdem keine klaren Daten über einen ursächlichen Zusammenhang zwischen Eiweißmangelernährung und Diabetes existieren, wenngleich eine Malnutrition andere Typen von Diabetes in ihrer klinischen Manifestation begünstigen kann.
5. Der Grad der Hyperglykämie, soweit überhaupt eingetreten, kann sich im Laufe der Zeit ändern. Die Krankheit ist zunächst vorhanden, aber noch nicht bis zur Hyperglykämie fortgeschritten. Sie durchläuft damit das Stadium der gestörten Glukosetoleranz und der gestörten Nüchternglukose bis hin zur spontanen Hyperglykämie. Andererseits kann insbesondere beim Typ-2-Diabetes durch adäquate Maßnahmen (z.B. Gewichtsreduktion, körperliche Aktivität) eine Hyperglykämie wieder rückgängig gemacht werden. Die Schwere der metabolischen Entgleisung kann demnach fortschreiten, sich zurückbilden oder gleich bleiben. Dieser dynami-

Tab. 17.1 Klassifikation des Diabetes mellitus.

I. Typ-1-Diabetes*	Immunmediiert Idiopathisch
II. Typ-2-Diabetes*	
III. Andere spezielle Typen	**A. Genetische Defekte der β-Zellfunktion** ■ Chromosom 12, HNF-1a (MODY 3) ■ Chromosom 7, Glukokinase (MODY 2) ■ Chromosom 20, HNF-4a (MODY 1) ■ Mitochondriale DNA ■ Andere **B. Genetische Defekte der Insulinaktion** ■ Typ-A-Insulinresistenz ■ Leprechaunismus ■ Rabson-Mendenhall-Syndrom ■ Lipatrophischer Diabetes ■ Andere **C. Erkrankungen des exokrinen Pankreas** ■ Pankreatitis ■ Trauma/Pankreatektomie ■ Neoplasie ■ Zystische Fibrose ■ Hämochromatose ■ Fibrokalkulöse Pankreatikopathie ■ Andere **D. Endokrinopathien** ■ Akromegalie ■ Cushing-Syndrom ■ Glukagonom ■ Phäochromozytom ■ Hyperthyreose ■ Somatostatinom ■ Conn-Syndrom ■ Andere	**E. Pharmaka- und chemikalieninduziert** ■ Vacor (Rattengift) ■ Pentamidin ■ Nikotinsäure ■ Glukokortikoide ■ Schilddrüsenhormone ■ Diazoxid ■ β-adrenerge Agonisten ■ Thiazide ■ Dilantin ■ α-Interferon ■ Andere **F. Infektionen** ■ Kongenitale Röteln ■ Zytomegalievirus ■ Andere **G. Seltene Formen eines immunmediierten Diabetes** ■ „Stiff-Man"-Syndrom ■ Anti-Insulin-Rezeptor-Antikörper ■ Andere **H. Andere genetische Syndrome, die manchmal mit Diabetes assoziiert sind** ■ Down-Syndrom ■ Klinefelter-Syndrom ■ Turner-Syndrom ■ Wolfram-Syndrom ■ Friedreich-Ataxie ■ Chorea Huntington ■ Lawrence-Moon-Biedl-Syndrom ■ Myotone Dystrophie ■ Porphyrie ■ Prader-Willi-Syndrom ■ Andere
IV. Gestationsdiabetes	

* Patienten mit jeder Form der Erkrankung können in einem Stadium ihrer Erkrankung insulinabhängig werden. Die Therapie mit Insulin klassifiziert nicht den Patienten!

sche Prozess muss bei der Therapie der verschiedenen Diabetestypen berücksichtigt werden.
6. Die Zuordnung eines Patienten zu einem speziellen Diabetestyp, hängt häufig von den aktuellen Umständen ab. Bleibt zum Beispiel eine Gestationsdiabetikerin post partum zuckerkrank, kann sich herausstellen, dass sich ihre Typ-1-Erkrankung in der Schwangerschaft manifestiert hat und somit ursprünglich falsch als Gestationsdiabetes klassifiziert wurde. Ein anderes Beispiel ist ein Patient, der unter Thiaziddiuretika Jahre nach Beginn der Therapie diabetisch wird. Es handelt sich dabei meist um eine Typ-2-Diabeteserkrankung, die durch Thiazide verstärkt wird und nicht um einen pharmakainduzierten Diabetes (Tab. 17.1). Manche Patienten passen nur schwer in die Typeneinteilung. Sie lassen sich häufig erst im Laufe ihrer Erkrankung klassifizieren oder müssen reklassifiziert werden.

(1 Fall/Jahr/100 000). Deutschland liegt mit ca. 8 Fällen/Jahr/100 000 Einwohnern im unteren Drittel.

Inzidenzraten für den Typ-2-Diabetes stehen nicht zur Verfügung, da ein Bevölkerungsscreening nicht durchgeführt wird und die Krankheit sich bei vielen Typ-2-Diabetikern schleichend entwickelt und häufig lange unentdeckt bleibt. Das Ausmaß der Retinopathie bei neu diagnostizierten Typ-2-Diabetikern lässt allerdings den Schluss zu, dass die Krankheit im Durchschnitt etwa acht bis zehn Jahre vor der Diagose bestehen musste.

Der Gestationsdiabetes ist eine meist reversible Störung des Glukosestoffwechsels, die erstmals in der Schwangerschaft auftritt oder erkannt wird. Je nachdem welcher Bevölkerungsteil untersucht wird, schwankt die Prävalenz in den USA zwischen 1 und 14 %. In Deutschland – ohne Screeningprogramm – muss von Prävalenzraten von 2–4 % ausgegangen werden.

Epidemiologie

Die Prävalenz des Diabetes mellitus in all seinen Formen variiert stark in Abhängigkeit von geographischen und ethnischen Bedingungen und vom Alter der Bevölkerung. In den westlichen Industrieländern kann von einer mittleren Häufigkeit von 2,5–8 % ausgegangen werden, in Deutschland liegt sie bei 5–8 %. Beide Geschlechter sind etwa gleich häufig betroffen. Alters- (über 65 Jahre > 14 %) und populationsabhängig (z. B. Pima-Indianer in den USA > 50 %) kann die Prävalenz allerdings wesentlich höher sein. Der relative Anteil des Typ-2-Diabetes an der Gesamtprävalenz beträgt 85–90 %, der des Typ-1-Diabetes 5–8 %.

In Mitteleuropa beträgt die Häufigkeit des Typ-1-Diabetes ca. 0,3–0,4 % der Bevölkerung. Die Inzidenz des Typ-1-Diabetes variiert erheblich zwischen Populationen: Finnland und Sardinien zeigen die höchsten Raten (30–35 Fälle/Jahr/100 000 Kinder bis zum 14. Lebensjahr), während die orientalischen Länder die niedrigsten Raten aufweisen

Ätiologie und Pathogenese

Bei der Manifestation des Diabetes spielen sowohl genetische Faktoren (Prädisposition) als auch Umwelteinflüsse (auslösende Faktoren) eine entscheidende Rolle (s. Abb. 17.1).

Typ-1-Diabetes

Bei der **immunmediierten** Form der Krankheit handelt es sich wahrscheinlich um eine zellulär mediierte chronische, irreversible **Autoimmundestruktion** der Insulin produzierenden β-Zellen des Pankreas (Abb. 17.1). Marker dieser Immundestruktion sind Inselzellautoantikörper (ICAs), Insulinautoantikörper (IAAs), Autoantikörper gegen Glutamatdecarboxylase (GAD 65) und Autoantikörper gegen Tyrosinphosphatasen IA-2 und IA-2β. Ein oder mehrere Autoantikörper sind zum Zeitpunkt der klinischen Manifestation der Erkrankung bei ca. 80 % der Individuen

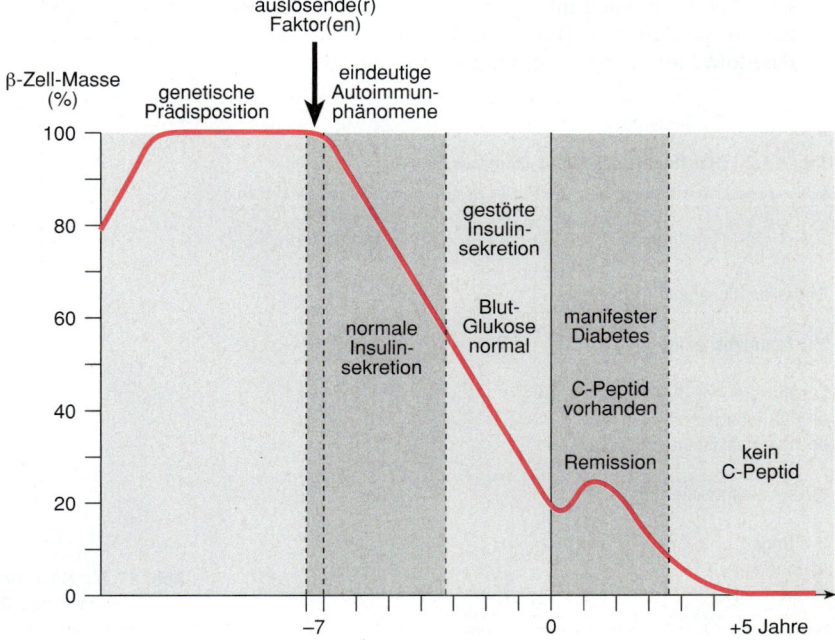

Abb. 17.1 Schematische Darstellung der Pathogenese und des Verlaufs des Typ-1-Diabetes. Die Zeitachse basiert auf einigen retrospektiven und prospektiven klinischen Studien und ist sicherlich individuell verschieden. Die gestörte Insulinsekretion betrifft die erste Phase der biphasischen Insulinfreisetzung nach intravenöser Glukosebelastung (modifiziert nach G. S. Eisenbarth).

nachweisbar. Familienuntersuchungen belegen, dass Autoantikörper häufig bereits Jahre vor Krankheitsmanifestation nachweisbar sind. Nach Manifestation verliert sich der Autoantikörpernachweis meist im Laufe der Jahre in Abhängigkeit von der Geschwindigkeit der β-Zell-Destruktion.

10–15 % der Typ-1-Diabetiker haben einen oder mehrere erstgradige Verwandte mit dieser Krankheit (s. Tab. 17.2). Das Risiko für den Typ-1-Diabetes ist hauptsächlich mit dem Genbereich für HLA-Klasse-II- Antigene (HLA-DR, -DP, -DQ) auf dem kurzen Arm des Chromosoms 6 verbunden. Die Krankheit besitzt eine starke HLA-Assoziation mit DQA- und B-Genen. Diese HLA-DR/DQ-Allele können prädisponieren oder protektiv wirken. Dazu kommen Gene auf anderen Chromosomen, insbesondere auf Chromosom 11 mit der Insulingenregion. Das relative Risiko, an einem Typ-1-Diabetes zu erkranken, ist beim Vorliegen einer Heterozygotie von DR3/DR4 besonders hoch. Die genetische Prädisposition, auf einen Trigger mit einer bestimmten Immunantwort zu reagieren, ist die wichtigste Voraussetzung für die Entwicklung eines Autoimmundiabetes (Abb. 17.1).

Die Rate der β-Zell-Destruktion ist individuell außerordentlich variabel. Sie ist meist hoch bei Säuglingen, Kleinkindern und Adoleszenten und niedriger bei Erwachsenen mit dem sog. LADA-Diabetes (**L**atent **A**utoimmune **D**iabetes in the **A**dult). Die Erstmanifestation der Krankheit kann eine Ketoazidose sein (meist Kinder und Jugendliche). Andere Patienten können bei milder Fastenhyperglykämie im Rahmen einer Stresssituation abrupt ketoazidotisch entgleisen. Andere wiederum können lange eine β-Zell-Reserve (messbar am Serum-C-Peptid) besitzen, die verhindert, dass es zur ketotischen Stoffwechselentgleisung kommt (meist bei LADA-Diabetes). Der Typ-1-Diabetes manifestiert sich in den meisten Fällen (ca. 70–80 %) vor dem 35. Lebensjahr, kann aber in jedem Lebensalter ausbrechen. Systematische Untersuchungen der letzten Jahre zeigen, dass der Anteil der autoimmun bedingten Diabetesfälle bei älteren Patienten wahrscheinlich deutlich häufiger ist, als früher angenommen. Andere organspezifische Autoimmunerkrankungen kommen bei diesen Patienten gehäuft vor (Hashimoto-Thyreoiditis, Morbus Basedow, Morbus Addison, Vitiligo, Perniziosa, etc.).

Einige Formen des Typ-1-Diabetes haben bisher keine pathogenetische Erklärung (**idiopathischer** Typ-1-Diabetes), d.h. keine nachweisbare Autoimmunität und keine bekannte HLA-Assoziation, aber eine starke familiäre Häufung. Meist handelt es sich um Individuen afrikanischen oder asiatischen Ursprungs. Diese Form manifestiert sich wie der Autoimmundiabetes mit variabler β-Zell-Reserve, d.h. von einer milden Verlaufsform bis zur schweren Ketoazidose.

Typ-2-Diabetes

Dies ist der häufigste und heterogenste Typ der Zuckerkrankheit (> 90 % aller Diabetiker). Pathogenetisch umfasst dieses Syndrom Formen mit starker peripherer Insulinresistenz und relativem Insulinmangel und solche mit schwerem Insulinsekretionsdefekt und nur milder Insulinresistenz (s. Abb. 17.2) Es besteht eine starke genetische Prädisposition, die wesentlich größer ist als bei Typ-1-Diabetikern. So konnte bei Zwillingsuntersuchungen eine Konkordanzrate für Typ-2-Diabetes von 60–90 % nachgewiesen werden. Das lebenslange Risiko, einen Typ-2-Diabetes, zu entwickeln, liegt bei Vorhandensein eines Typ-2-Diabetikers in der nächsten Familie bei ca. 40 %. Bestimmte ethnische Subgruppen und Menschen mit Hypertonie sind besonders gefährdet. Die genetischen Faktoren sind

Tab. 17.2 Häufigkeit des Typ-1-Diabetes.

Typ-1-Unterteilung	Häufigkeit (%)
Ohne Familienanamnese	0,35
Mit Familienanamnese	3–6
Geschwister von Typ-1-Diabetikern ■ HLA identisch ■ HLA nicht identisch	 6 1,6
Kinder diabetischer Eltern	25
Zwillinge ■ Eineiig ■ Zweieiig	 30–50 6

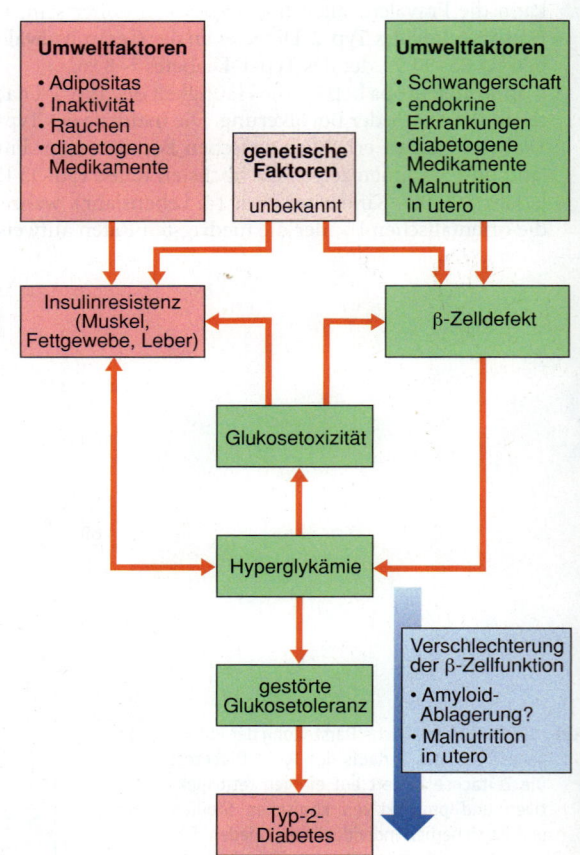

Abb. 17.2 Mögliche Pathogenese des Typ-2-Diabetes, wobei je nach Subform dieses Diabetestyps Insulinresistenz und Störungen der β-Zell-Funktion ineinander greifen.

unbekannt. Das HLA-System ist allerdings nicht mit dem Typ-2-Diabetes assoziert.

Die Frage des Primärdefekts (periphere Insulinresistenz oder hepatischer Defekt oder β-Zell-Störung) bei der Typ-2-Erkrankung ist nicht komplett geklärt, da sich beim typischen Typ-2-Diabetiker immer beide biochemischen Störungen nachweisen lassen. Es spricht allerdings vieles dafür, dass zunächst die periphere Insulinresistenz mit gesteigerter hepatischer Glukoneogenese überwiegt und der Insulinsekretionsdefekt schließlich den Diabetes manifestiert.

Bei praktisch allen Patienten mit Typ-2-Diabetes lässt sich eine **Insulinresistenz** des peripheren Gewebes nachweisen. Das Ausmaß der Insulinresistenz wird mit Hilfe der sog. **Clamp-Technik** (euglykämischer hyperinsulinämischer Clamp) und der **Glukoseutilisationsrate** in vivo erfasst (es wird eine definierte Menge Insulin als Dauerinfusion gegeben und dann gemessen, wie viel Glukose benötigt wird, um eine Euglykämie zu halten). Der so messbare Glukoseverbrauch kann bei Typ-2-Diabetikern auf etwa die Hälfte der Norm vermindert sein. Dieser Defekt betrifft vorwiegend die Skelettmuskulatur. Es ist aber unklar, welche molekularen Strukturen betroffen sind. Der Insulinrezeptor selbst ist bei praktisch allen Patienten funktionell intakt. Die Aktivierung des Insulinrezeptors führt normalerweise über verschiedene Schritte (s. Abb. 17.3) zu einem gesteigerten Glukosetransport durch die Zellmembran. Diese Signaltransduktion ist beim Typ-2-Diabetiker gestört, ohne dass sich bisher ein definierter Defekt hätte nachweisen lassen.

Wesentlich für die Entwicklung einer Insulinresistenz ist das Vorliegen einer abdominellen Adipositas, welche mit einem Anstieg der freien Fettsäuren im Plasma assoziiert ist (**gesteigerte Lipolyse**). Unter Studienbedingungen kann innerhalb weniger Stunden durch eine Erhöhung der Konzentration freier Fettsäuren eine Insulinresistenz hervorgerufen werden. Allerdings kann die Interaktion zwischen Fett- und Muskelgewebe nicht auf die Konzentration der freien Fettsäuren im Plasma reduziert werden. Daneben spielen vermutlich in den Fettzellen produzierter TNF-α und hormonelle Faktoren, wie evtl. das kürzlich beschriebene Resistin, eine entscheidende Rolle in der Pathogenese der Insulinresistenz.

Neben der peripheren Insulinresistenz spielt der **hepatische Glukoseumsatz** eine entscheidende Rolle bei der Hyperglykämie des Typ-2-Diabetikers. Insbesondere unter Fastenbedingungen kommt es zu einer überschießenden hepatischen Glukoseproduktion (**Glukoneogenese**), die weder durch die meist bestehende Hyperinsulinämie noch durch die Hyperglykämie unterdrückt wird, wie dies beim Stoffwechselgesunden grundsätzlich der Fall ist. Zusätzlich kommt es zu einer Reduktion der postprandialen hepatischen Glukoseextraktion aus dem Splanchnikusgebiet, was zu einer Verstärkung der postprandialen Hyperglykämie beiträgt. Die Insulinresistenz manifestiert sich also als verminderte Glukoseaufnahme in den Skelettmuskel, als gesteigerte Lipolyse und als gesteigerte Glukoneogenese.

Neben dieser verminderten Insulinempfindlichkeit lassen sich beim Typ-2-Diabetiker immer auch **Störungen der Insulinsekretion** nachweisen. Zum einen sind die Insulinspiegel angesichts der bestehenden Hyperglykämie inadäquat niedrig (obwohl sie absolut gesehen häufig erhöht sind). Zum anderen ist das Insulinsekretionsmuster beim Typ-2-Diabetiker auf vielfältige Weise gestört. So ist die innerhalb von Minuten auftretende Insulinantwort auf einen intravenösen Glukosereiz reduziert oder fehlt ganz, wohingegen der etwas später auftretende zweite Insulingipfel erhalten oder gar verstärkt ist. Typisch sind auch das Fehlen der pulsatilen Ausschüttung von Insulin, welches beim Stoffwechselgesunden in einem etwa 13-minütigen Abstand erfolgt, und die vermehrte Sekretion von Insulinpräkursoren (Proinsulin und Proinsulin-Splitprodukte). Die Mechanismen, die dieser gestörten Insulinsekretion zugrunde liegen, sind nicht genau bekannt. Genetische Faktoren (Prädisposition) wie auch die Hyperglykämie selbst (**Glukosetoxizität**) spielen eine entscheidende Rolle. Auch wird diskutiert, ob die im Rahmen der Insulinresistenz notwendige, dauerhafte Steigerung der Insulinsekretion nicht selbst zu einer verminderten Sekretionsleistung der β-Zelle führt (z. B. durch Ablagerung von Amyloid). Zur Aufrechterhaltung einer normalen oralen Glukosetoleranz ist wahrscheinlich auch die Freisetzung von Darmhormonen nach der Mahlzeit notwendig. GIP (Glucose-Dependent Insulintropic Polypeptide) und GLP-1 (Glucagon-Like Peptide 1) stimulieren glukoseabhängig die Insulinsekretion. Die Plasmaspiegel dieser Darmhormone sind bei Typ-2-Diabetikern aus bisher ungeklärten Gründen abgesenkt. Zumindest die exogene Gabe von GLP-1 kann bei manchen Diabetikern die Insulinsekretion normalisieren.

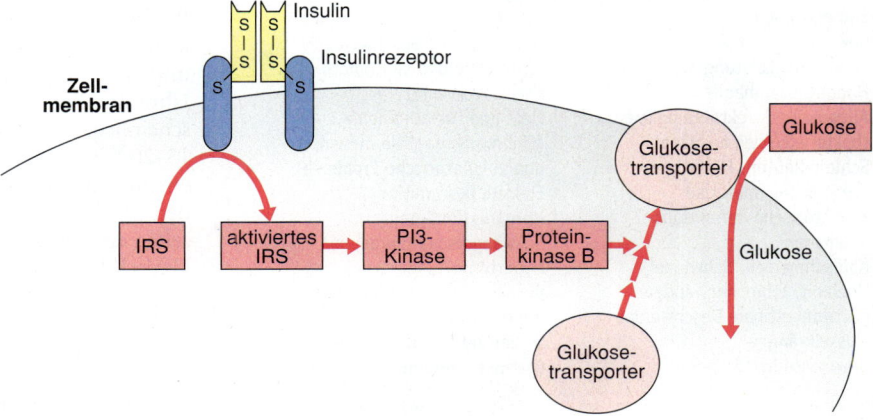

Abb. 17.3 Signaltransduktion nach Aktivierung des Insulinrezeptors durch Insulin, die u.a. zur Bereitstellung von Glukosetransportern in der Zellmembran führt.

IRS: Insulinrezeptorsubstrat (Aktivierung durch Phosphorylierung); PI3-Kinase: Phosphatidylinositol-3-Kinase.

Stoffwechsel

Auch wenn prinzipiell beide Komponenten (Insulinresistenz und Sekretionsstörung) beim Typ-2-Diabetiker nachweisbar sind, kann sich die Gewichtung im Laufe der Krankheit ändern. So kann in einem „frühen" Stadium der Erkrankung die Insulinresistenz ganz im Vordergrund stehen und im späteren Stadium eher die Sekretionsstörung. Diese Aspekte sind bei der Wahl der Therapie wichtig.

Das Risiko, einen Typ-2-Diabetes zu entwickeln, steigt mit zunehmendem Übergewicht deutlich an. Dabei ist die **Adipositas** gemessen als Bodymass-Index (BMI = Quotient aus Gewicht in kg und Größe in m²; normal 20–25 kg/m²) wahrscheinlich nur zu einem Drittel für die periphere Insulinresistenz des Typ-2-Diabetikers verantwortlich. Eine besondere Rolle spielt dabei die viszerale, auch androide oder **abdominelle Fettsucht,** die sich aus dem Quotienten des Taillen-Hüft-Umfangs (Waist-Hip-Ratio; Frauen < 0,85, Männer < 1) abschätzen lässt. Der erhöhte Bauchumfang spiegelt eine erhöhte Menge an intraabdominellem Fett wider, das wesentlich stoffwechselaktiver ist als peripheres Fettgewebe. Die gleiche Menge intraabdominellen Fettes ist mit wesentlich höheren Spiegeln an freien Fettsäuren assoziiert als die entsprechende Menge peripheren Fettgewebes. Die erhöhte Menge an abdominellem Fettgewebe allerdings führt typischerweise nicht nur zu einer Störung des Glukosestoffwechsels, sondern auch zu einer Dyslipoproteinämie (Erhöhung des Gesamtcholesterins, Erhöhung der Triglyzeride, Erniedrigung des HDL-Cholesterins, Nachweis kleiner, dichter LDL-Partikel), einer Hypertonie, einer Hyperurikämie und einer Erhöhung des Prothrombinaktivators, -inhibitors und Fibrinogens. Daneben lässt sich häufig auch eine **Fettleber** nachweisen. Diese Symptome lassen sich unter dem Begriff **metabolisches Syndrom** oder **Syndrom X** oder **Insulinresistenzsyndrom** zusammenfassen. Die klinische Bedeutung besteht darin, dass diese Patienten zum einen ein hohes Risiko haben, einen Diabetes mellitus Typ 2 zu entwickeln und zum anderen stark atherosklerosegefährdet sind.

Typischerweise bleibt der Typ-2-Diabetes über viele Jahre klinisch undiagnostiziert, da die Blutglukose meist nicht so hoch ist, dass sie die klassischen Symptome verursacht. Dennoch ist das Risiko für diese Patienten, makro- und mikroangiopathische Komplikationen zu entwickeln, sehr groß.

Metabolisches Syndrom („Syndrom X")

Eine Insulinresistenz ist häufig assoziiert mit anderen metabolischen und vaskulären Veränderungen. Die Kombination aus Adipositas, Hyperglykämie, Insulinresistenz mit und ohne Hyperinsulinämie, Hypertonie, Dyslipidämie (Hypertriglyzeridämie, erhöhtes Gesamt- und LDL-Cholesterin und Erniedrigung des HDL-Cholesterins) und thrombophiler Diathese (gesteigerte Plättchenaktivität, Fibrinogen und PAI erhöht) wird metabolisches Syndrom genannt. Ob diesen metabolischen Störungen ein gemeinsamer Defekt zugrunde liegt, ist derzeit offen.

Symptome

Aktuelle Beschwerden

Die aktuellen Beschwerden sind bedingt durch den Diabetestyp, den Schweregrad der Stoffwechselkompensation, das Ausmaß der Sekundärkomplikationen und Organbeteiligungen sowie durch die Art der Therapie und deren mögliche Nebenwirkungen. Nur etwa 50 % der Patienten mit unbehandeltem Diabetes zeigen die klassischen Symptome (s. Tab. 17.3).

Eigenanamnese

Eine **detaillierte Anamnese** über die bis zu dem Zeitpunkt der Untersuchung durchgemachten Krankheiten, Operationen und Therapien ist wegweisend für einen Diabetes:
- Pankreaserkrankungen
- Lebererkrankungen (Leberzirrhose, Hämochromatose)
- endokrine Störungen (z. B. Akromegalie, Phäochromozytom, Cushing-Syndrom, Hyperthyreose, Hypothyreose)
- Hypertonie
- Dyslipidämie
- Hyperurikämie
- gynäkologische Anamnese (problematische Schwangerschaften, Geburtsgewicht > 4–4,5 kg)

Bei bekanntem Diabetes gibt die Diabetesdauer wesentliche Informationen über die zu erwartenden Beschwerden und Symptome des Patienten. Bei einer Diabetesdauer < 5 Jahre sind Folgeschäden des Typ-1-Diabetes sehr unwahrscheinlich. Dagegen muss bei einer Diabetesdauer von 15–20 Jahren bei Typ-1-Diabetikern auch heute noch mit einem schweren diabetischen Spätsyndrom gerechnet werden. Da die Diabetesdauer bei Typ-2-Diabetikern nur sehr selten eindeutig bestimmbar ist und man deshalb von der klinisch bekannten Diabetesdauer spricht, muss auch bei der Erstdiagnose eines Typ-2-Diabetes bei ca. 10–20 % der Patienten bereits mit diabetischen Folgeerkrankungen an Auge, Niere und Nervensystem gerechnet werden. Nicht selten führen erst Erkrankungen wie Apoplexie, koronare Herzerkrankung und Myokardinfarkt, Fußkomplikatio-

Tab. 17.3 Anamnese und Symptomatologie bei Diabetes mellitus.

Akute mit der Hyperglykämie zusammenhängende Probleme	Diabetesspezifische und -assoziierte Sekundärfolgen
Polyurie, Polydipsie, Nykturie, Enuresis nocturna Gewichtsabnahme Müdigkeit, Leistungsschwäche Hunger, Polyphagie Allgemeine Infektanfälligkeit (bakteriell/Pilze an Haut, Schleimhäuten, Harnwege) Pruritus sine materia Transitorische Refraktionsanomalien Kopfschmerzen, Schwindel Übelkeit, Erbrechen, andere gastrointestinale Beschwerden Muskelkrämpfe Bewusstseinsstörungen	Visusstörungen durch ophthalmologische Komplikationen Neurologische Beschwerden (autonome und sensomotorische Probleme) Fuß- und Handprobleme (Cheiroarthropathie, nervale und zirkulatorische Probleme) Erektile Dysfunktion Menstruations- und Schwangerschaftsprobleme Hypertonie Beschwerden durch manifeste Nephropathie Vorzeitige Atherosklerose (peripher, zerebral, koronar)

nen, Sehstörungen oder schwere Infektionen zur Erstdiagnose eines Typ-2-Diabetes.

Wichtig sind anamnestische Angaben zu **Sekundärkomplikationen** des Diabetes:
- diabetische Ophthalmopathie (Frequenz, Methode, Dokumentation der Befunde und Art der Behandlung)
- autonome oder periphere Neuropathie
- diabetische Fußkomplikationen
- Hypertonie
- Nephropathie
- Zeichen für eine Makroangiopathie

Häufig können die Patienten leider keine Angaben über eine Organmanifestation ihres Diabetes machen, sind über die durchgeführten Untersuchungen nicht informiert, und es stehen keine schriftlichen Untersuchungsergebnisse zur Verfügung. Darüber hinaus erfolgten jahrelang keine wichtigen Untersuchungen, wie z. B. Inspektion der Füße, ophthalmologische Untersuchung, Blutdruckmessung oder Untersuchung des Urins auf Mikroalbuminurie.

Die **psychosoziale Anamnese** wird meist vergessen oder bleibt häufig bei der Gesamtbeurteilung des Diabetikers unberücksichtigt. Dennoch ist eine detaillierte Psychosozialanamnese, bei Frauen einschließlich Familienplanung, außerordentlich wichtig für die Intensität der Betreuung und die Planung der weiteren Behandlung.

Familienanamnese

Die Familienanamnese ist hilfreich bei der **Klassifizierung** der Zuckerkrankheit. So besteht der hochgradige Verdacht, eine Typ-2-Diabeteserkrankung bereits zu haben oder im Laufe der Jahre zu entwickeln, wenn Familienangehörige mit Diabetes bekannt sind. Die hereditäre Diabetesbelastung ist bei Typ-2-Diabetes besonders hoch. Eine negative Familienanamnese schließt selbstverständlich eine Typ-2-Diabeteserkrankung nicht aus, da die Menschen häufig über die Krankengeschichte ihrer Familienangehörigen unzureichend orientiert sind. Hinweise für die mögliche Entwicklung eines Diabetes mellitus, z. B. im Rahmen eines metabolischen Syndroms, sind in der Familienanamnese Adipositas, Fettstoffwechselstörung, Hypertonie und die frühzeitige klinische Manifestation einer Makroangiopathie.

Bei der Typ-1-Erkrankung ist die Familienanamnese trotz der oben zur Genetik gemachten Angaben typischerweise negativ, denn weniger als 10 % der Typ-1-Diabetiker haben diabetische Familienangehörige; mehr als 90 % aller Typ-1-Diabetiker sind sog. sporadische Fälle mit negativer Familienanamnese.

Klinische Untersuchung

Bei jedem Patienten, den der Arzt erstmalig sieht, sollte eine komplette internistische Untersuchung erfolgen. Bei Primärmanifestation, insbesondere eines Typ-1-Diabetes, wird bei Auftreten akuter Komplikationen, wie Gewichtsabnahme, Infektionen, starke Müdigkeit, Exsikkose und Bewusstseinsstörung, in Zusammenschau mit den Laborwerten die Diagnose eines Diabetes mellitus einfach sein. Bei älteren Menschen mit vielen uncharakteristischen Beschwerden, wie Merkfähigkeitsstörung, Konzentrationsschwäche, depressive Verstimmung, Kopfschmerzen und Schwindel, Gelenkbeschwerden, Gewichtszu- oder -abnahme, Hypertonie, ist die Verdachtsdiagnose eines Diabetes mellitus schwierig zu stellen und bedarf der weiterführenden laborchemischen Diagnostik. Bei bekanntem Diabetes mellitus und Erstuntersuchung ist ebenfalls eine regelmäßige gründliche internistische Untersuchung zu fordern. Besonderer Augenmerk ist dabei auf diabetesassoziierte und -spezifische Sekundärfolgen zu legen. Im Einzelnen müssen besonders folgende Punkte beachtet werden:

1. **ophthalmologische** Untersuchung in Mydriasis von einem Spezialisten zum Nachweis diabetischer Augenveränderung an Retina, Glaskörper, Iris und Linse,
2. eine internistisch-**neurologische** Untersuchung, insbesondere der unteren Extremitäten einschl. Temperaturdiskrimination und Testung sowie Graduierung des Vibrationsempfindens (hierbei ist die Verwendung einer Stimmgabel [128 Hz] besonders hilfreich, da sie ein einfaches, gut reproduzierbares Instrument darstellt und klinisch wichtige Parameter für die Quantifizierung der diabetischen sensiblen peripheren Polyneuropathie liefert),
3. **Inspektion** der Füße einschl. einer angiologischen Untersuchung,
4. Suche nach Veränderungen der Gelenke und Haut im Sinne einer **Cheiroarthropathie** an den Füßen und/oder den Händen,
5. standardisierte **Blutdruckmessung** (im Sitzen, Liegen und Stehen)
6. klinischer Nachweis **makroangiopathischer** Veränderungen im Sinne einer peripheren arteriellen Verschlusskrankheit, einer koronaren Herzerkrankung oder Durchblutungsstörungen des Gehirns,
7. Inspektion der **Insulininjektionsstellen.** Trotz intensiver Schulung kommt es häufig zu Fehlern bei der Insulinapplikation, wie ungünstiges Injektionsareal, häufige intramuskuläre Injektionen oder Injektionen immer in gleiche Areale mit der Folge von Liphyper- oder Liphypotrophien,
8. Inspektion der Stellen, aus denen Blut vom Patienten zur Blutzuckerselbstkontrolle entnommen werden, wie **Fingerkuppen** und Ohrläppchen, mit der Frage nach einer Optimierung (z. B. Stechen in die Randzonen der Fingerkuppen).

Dokumentation der Anamnese und der Untersuchungsbefunde Eine optimale **interdisziplinäre Betreuung** der Diabetiker ist zur wirksamen Kontrolle dieser komplexen Erkrankung notwendig. In den letzten Jahren wurden deshalb große Anstrengungen unternommen, um diabetesrelevante Daten zu definieren, strukturierte Dokumentationsbögen zu entwickeln und Systeme zu etablieren, um die Daten nicht nur der eigenen Institution, sondern auch dem Betroffenen zur Verfügung zu stellen. Diese qualitätsverbessernden bzw. -sichernden Aktivitäten sind wesentliche Voraussetzung für die von der WHO und IDF 1989 eingeleiteten Aktivitäten, die in dem Aktionsprogramm der St.-Vincent-Deklaration ihren Niederschlag gefunden haben. Zu erwähnen sind hier insbesondere die DiabCare-Aktivität mit Entwicklung des Basisinformationsblattes, des Augenuntersuchungsbogens und eines Schwangerschafts- und Nephropathiebogens, mit den Bemühungen um einen Fußuntersuchungsbogen und vielen weiteren in Erprobung und Entwicklung befindlichen Dokumentationsinstrumenten. Der **Gesundheitspass Diabetes** für Erwachsene und Kinder ist darüber hinaus ein hervorragendes Instrument zur Dokumentation der wichtigsten Patientendaten und für die interdisziplinäre Betreuung. Der Pass dient gleichzeitig der Kommunikation zwischen Arzt und Patient sowie zwischen Arzt und Arzt. Die Dokumentationsinstrumente, wie Gesundheitspass Diabetes, Diab-Care Basisinformationsblatt, Augenuntersuchungsbogen etc., werden derzeit in verschiedene durch Computer auswertbare Systeme modifiziert, so dass sowohl für das Zentrum als auch für die Region in regelmäßigen Abständen Datenaggregationen möglich werden und daraus Konsequenzen für die Betreuung des Patienten gezogen werden können.

Labordiagnostik

Messung der Blut- und Uringlukosekonzentration Bei der Glukosebestimmung werden unterschiedliche Probematerialien eingesetzt: Harn, venöses Blut, Kapillarblut, Serum und Plasma. Diese Materialien werden nativ, enteiweißt, hämolysiert oder stabilisiert (Glykolysehemmer) zur Analyse verwendet. Die Angabe der Glukosekonzentration kann entweder als Masse in mg/dl (= mmol/l × 18,018) oder als Stoffmenge (SI-Einheit) in mmol/l (= mg/dl × 0,0555) erfolgen.

Die Unterschiede zwischen **Kapillarblut** und **venösem Blut** sind nicht konstant; sie sind von einer Reihe von Faktoren abhängig. Bei geeignetem Vorgehen (hyperämische Fingerbeere oder hyperämisches Ohrläppchen) entspricht die Glukosekonzentration im Kapillarblut weitgehend derjenigen im arteriellen Blut. Man bestimmt damit im Kapillarblut diejenige Glukosekonzentration, die auch für die Stimulation der Insulinsekretion im Pankreas ausschlaggebend ist.

Bei Verwendung von venösem Blut ist hingegen noch die periphere Verwertung der Glukose zu berücksichtigen. Dementsprechend ist die Glukosekonzentration im venösen Blut keine fixe Größe; sondern sie ist abhängig von der wechselnden peripheren Glukoseausschöpfung. Letztere ist hoch bei allgemeiner Muskelarbeit oder bei starker Betätigung der Muskulatur am Ort der Blutabnahme sowie bei schwerer Infektionen. Sie ist dagegen niedrig unter Grundumsatzbedingungen.

Die Unterschiede zwischen Kapillarblut und venösem Blut sind auch abhängig von der Höhe der Glukosekonzentration. Im Mittel sind die Werte im Kapillarblut zwischen 5 % beim Nüchternen und maximal 20 % postprandial oder bei der Glukosebelastung höher. Nach oraler Gabe von 100 g Glukose treten nach etwa 60 min kapillarvenöse Differenzen der Blutglukose um 30 mg/dl auf. Im Plasma oder Serum werden gegenüber Vollblut im Mittel 11 % höhere Werte gemessen

Bei der Bestimmung der Konzentration von Plasma-Glukose (Serum-Glukose) ist zusätzlich von Bedeutung, ob die Analysen mit vorangehender Enteiweißung oder ohne Enteiweißung durchgeführt werden. Bei direkter Bestimmung ohne Enteiweißung entfällt bei einer Eiweißkonzentration von etwa 6 g/dl ein entsprechender Volumenanteil auf Eiweiß, die gemessene Glukosekonzentration liegt dann etwa 5 % niedriger. Als Faustregel für praktische Zwecke kann gelten:
- nüchtern: Kapillarblut = venöses Blut
- postprandial: Kapillarblut = Serum/Plasma

Teststreifenmethoden zur Glukosemessung Mit der Einführung trockenchemischer Methoden zur Bestimmung der Glukosekonzentration in Körperflüssigkeiten, vorwiegend Blut und Urin, hat sich die Betreuung des Diabetikers grundsätzlich geändert. Nach entsprechendem Training des/der Betroffenen ist er/sie imstande, die notwendigen metabolischen Kontrollen regelmäßig und selbständig durchzuführen und die blutglukosesenkende Therapie an die alltäglichen Gegebenheiten anzupassen. Auch in der Notfallmedizin sind mit diesen Methoden – bei adäquater Anwendung – zuverlässig hypo- und hyperglykämische Entgleisungen zu diagnostizieren. Darüber hinaus ist die Möglichkeit der Blutglukoseüberwachung – unabhängig vom klinisch-chemischen Labor – bei vielen Diabetikern auf Station und Ambulanz durch den Arzt, das ärztliche Hilfspersonal und den Patienten selbst jederzeit (z. B. auch die Dokumentation der obligaten nächtlichen Blutglukosewerte auf Station) gegeben.

Normalwerte für Plasmaglukose

Nüchtern < 110 mg/dl
2 h postprandial < 140 mg/dl

Bestimmung der Glukose im Urin Die Glukosebestimmung im Urin hat in den vergangenen Jahren deutlich an Bedeutung verloren. Dies ist dadurch bedingt, dass die Blutglukosemessung heute sehr einfach und überall verfügbar ist und dass letztendlich eine gute Blutglukoseeinstellung auf der Basis von Urinkontrollen kaum möglich ist. Es kommen heute Teststreifenmethoden zum Einsatz. Das Reaktionsprinzip ist die Glukose-Oxidase/Peroxidase-Reaktion mit Tetramethylbenzidin als Redoxindikator. Die untere Nachweisgrenze der Teststreifen beträgt 30–50 mg/dl. Eine Differenzierung bei Glukosekonzentration > 250 mg/dl ist nur bedingt möglich.

Bei der quantitativen enzymatischen Bestimmung wird heute die Hexokinase- oder Glukose-Oxidase-Methode verwendet. Die Bestimmungen sind sehr spezifisch und werden durch natürliche, im Urin vorkommende Substanzen oder durch Medikamente nicht beeinflusst. Bei der Hexokinasemethode wird eine Glukosurie vorgetäuscht, wenn eine sehr selten auftretende Fruktosurie vorliegt.

Untersuchungsmaterial Die Analyse sollte aus frischem Spontanurin oder Urin aus definierten Sammelperioden erfolgen. Da ein Sammeln über 24 h zumeist nicht exakt erfolgt oder für den Patienten lästig ist, werden heute häufig kürzere Zeitperioden (z. B. Übernachturin) bevorzugt. Kurzzeitige Sammelperioden vor oder die Urinanalysen ca. 2–3 h nach einer Hauptmahlzeit können wichtige Aufschlüsse über die prä- bzw. postprandialen Blutglukosewerte geben. Die Analyse kurzzeitiger Urinproben kann so eine gewisse Entscheidungshilfe bei der blutglukosesenkenden Pharmakotherapie sein, wenn ein Blutglukosemonitoring nicht möglich ist. Einen negativen Glukosurienachweis findet man bei Normo- und Hypoglykämie, so dass bei optimaler Stoffwechseleinstellung die Urinanalysen auf Glukose keinerlei Aussagen über die aktuellen Blutglukosewerte zulassen.

Die glomerulär filtrierte Glukose wird im proximalen Tubulus der Niere fast vollständig rückresorbiert. Die Rückresorption erfolgt zusammen mit Natrium aus dem Tubuluslumen über ein Na^+-abhängiges Carriersystem der Tubuluszelle. Die physiologische Glukosurie beträgt im Mittel 15 mg/dl (2–30 mg/dl). Sie verhält sich proportional zur Blutglukose bis zu einem Wert von ca. 150–180 mg/dl (sog. Nierenschwelle; s. u.). Bei höherer Blutglukose steigt die Glukosurie exponentiell an.

Die Nierenschwelle ist keine fixe Größe, sondern individuell unterschiedlich und intraindividuell schwankend. Sie ist deutlich niedriger bei Kindern und Adoleszenten sowie Schwangeren (bis 100 mg/dl) und ist höher bei älteren Menschen (um 200 mg/dl bei 60-Jährigen und bis 250 mg/dl bei über 80-Jährigen). Die maximale Glukoserückresorption kann reduziert sein bei hoher Flüssigkeitszufuhr und entsprechender Harnproduktion sowie bei Schädigung oder pharmakologischer Beeinflussung der Tubuluszellen.

Eine **Glukosurie** bedeutet nicht automatisch Diabetes mellitus. Andere Ursachen der Glukosurie beruhen auf Störungen der renalen Glukoserückresorption:
1. **Renale Glukosurie:** Ursache ist wahrscheinlich eine Störung des Glukose-Carriers im Tubulusepithel. Diese hereditäre Anomalie ist selten und besitzt keinen Krankheitswert, es sei denn, der renale Glukoseverlust ist sehr hoch (>100–200 g/24 h).
2. **Nichtdiabetische Glukosurie:** Übersteigt die glomeruläre Glukosefiltration die tubuläre Rückresorption von Glukose, so wird Glukose mit dem Harn ausgeschieden. Diese Grenze liegt bei normaler Nierenfunktion bei einer arteriellen Blutglukosekonzentration von 150–180 mg/dl (= sog. Nierenschwelle). Diese Nierenschwelle ist bei Kindern niedriger und steigt mit dem Lebensalter (s. o.). Besonders im 2. und 3. Trimenon einer nichtdiabetischen Schwangeren sinkt die Nierenschwelle auf Blutglukosewerte bis 100 mg/dl (= Schwangerschaftsglukosurie). Bei ca. 40 % aller nichtdiabetischen schwangeren Frauen findet sich eine Glukoseausscheidung von > 100 mg/24 h. Bei jeder Schwangerschaftsglukosurie muss ein Diabetes mellitus umgehend ausgeschlossen werden!
3. **Tubulopathien mit Krankheitswert,** wie z. B. De-Toni-Debré-Fanconi-Syndrom mit Störungen der Rückresorption von Glukose, Aminosäuren und Phosphat oder erworbene Tubulusschädigungen (z. B. Pyelonephritis, Nephrotoxizität von Pharmaka).

Bestimmung der Ketonkörper im Urin Jeder positive Nachweis einer Ketonurie bedeutet Katabolismus mit entsprechender Steigerung der Lipolyse. Der semiquantitative Nachweis der Ketonkörper (z. B. mittels Teststreifen) ermöglicht die Beurteilung des Ausmaßes der Lipolyse. Bei längerem Fasten (> 12 h) kommt es zu einer leichten (+), bei schwerem Insulinmangel zu einer schweren (+++) Ketonurie. Wichtig ist der Hinweis, dass die Höhe der Blutglukose nicht gut mit dem Grad der Ketonurie korreliert. So kann bei Typ-1-Diabetikern schon eine schwere ketoazidotische Entgleisung (s. u.) bei einer Blutglukose von ca. 300 mg/dl beobachtet werde, Bei nur relativem Insulinmangel (typischerweise bei Typ-2-Diabetikern) dagegen findet man häufig auch bei massiver Hyperglykämie keine Ketonurie.

Glykierte Hämoglobine und Serumproteine Glukose in der offenen Aldehydform reagiert nichtenzymatisch mit Aminogruppen in Proteinen. Da die Gesamtmenge von Aminogruppen relativ konstant ist, ist der Grad der Glykierung eines oder mehrerer Proteine vorwiegend vom Grad der Hyperglykämie abhängig. Die kovalente Bindung zwischen Glukose und Aminogruppen erfolgt relativ langsam. Das entstandene Reaktionsprodukt wird Aldimin (Schiff'sche Base) genannt. Die Dissoziation dieser Verbindung dagegen ist ziemlich schnell. Aus der Aldiminform des Proteins wird durch ein kompliziertes Rearrangement eine stabile irreversible Ketoaminform, die durch weitere, bis heute in allen Details noch nicht aufgeklärten Schritten in die sog. Advanced Glycosylation End Products (AGE) umgewandelt wird. Da der Prozess der Ketoaminbildung wesentlich langsamer (ca. 1/60) als die Dissoziation des Aldimins abläuft, können grundsätzlich nur die Proteine stabil glykiert werden, die eine längere Halbwertszeit haben, wie z. B. Albumin, Hämoglobin, Kollagen etc.

Glykierung von Hämoglobinen Da Hämoglobin eine lange Halbwertszeit hat (Erythrozytenüberlebenszeit ca. 120 Tage), ist es ein ideales Protein, um den Glykierungsgrad beim Diabetiker zu messen und somit einen heute unverzichtbaren, integrativen, retrospektiven Parameter über die Güte der Stoffwechseleinstellung in den letzen acht bis zwölf Wochen zu erhalten. Bei dem früher bestimmten Parameter HbA_1 handelt es sich um ein Gemisch von Glykierungsprodukten von HbA_0 mit Fruktose-1,6-diphosphat ($Hba_{1a1)}$, Glukose-6-phosphat (HbA_{1a2}), Desamidierungsprodukt von HbA_0 (HbA_{1b}) und Glukose (HbA_{1c}) als der wichtigsten Komponente des glykierten Hämoglobins. Heute wird klinisch v. a. das HbA_{1c} verwendet.

Die **Hochdruckflüssigkeitschromatographie** (HPLC) gilt heute als Referenzmethode zur Messung von HbA_{1c}. Wenngleich eine Reihe von Störmöglichkeiten bekannt ist, besitzt diese Methode eine hohe Präzision, ist automatisierbar, bedarf einer geringen Probenmenge (5–10 μl) und ist somit auch für kapilläre Messung von HbA_{1c} geeignet.

Störfaktoren bei der Interpretation des HbA1c: Bei jeder Änderung der Überlebensdauer der Erythrozyten kommt es zu einer Verkürzung oder Verlängerung der Reaktionszeit der Glukose mit Hämoglobin und damit zu falsch niedrigen oder hohen HbA_1-Werten.

Erniedrigte Werte	Erhöhte Werte
Nach starkem und chronischem Blutverlust mit rascher Erythrozytenneubildung Bei hämolytischen Anämien Bei chronischer Niereninsuffizienz und verkürzter Erythrozytenlebensdauer	Bei einer Eisenmangelanämie mit einem hohen Anteil älterer Erythrozyten Nach Eisensubstitution Nach raschem Hb-Abfall

Stoffwechsel

Erniedrigte Werte	Erhöhte Werte
Bei Leberzirrhose mit erhöhter Blutungsneigung und verstärktem Abbau der Erythrozyten	

Normalwerte für die HPLC-Methode liegen, wenn auch für die einzelnen Labors etwas unterschiedlich, zwischen 4,0 und 6,0 % des Gesamthämoglobins. Ein normaler HbA_{1c}-Wert kann auch eine instabile Stoffwechsellage mit häufigen, z. T. unbemerkten (z. B. nächtlichen) Hypoglykämien widerspiegeln. Der HbA_{1c}-Wert ist deshalb immer nur mit den Blutglukosewerten der letzten Wochen eindeutig interpretierbar.

Glykierte Plasmaproteine („Fruktosamine") Plasmaproteine werden ähnlich wie Hämoglobine nichtenzymatisch glykiert. Der Glykierungsgrad ist wie beim Hämoglobin abhängig von Höhe und Dauer der Hyperglykämie und von der biologischen Halbwertszeit der Plasmaproteine. Die entstandenen Ketoamine können auch als Fruktosamine bezeichnet werden. Der Wert spiegelt hauptsächlich den Glykierungsgrad von Albumin und IgG (Hauptkomponenten der Pharmaproteine) wider. Da Albumin und IgG eine Halbwertszeit von im Mittel etwa 20 Tagen haben, ist eine retrospektive Aussage über den Blutglukosespiegel in den letzten ein bis drei Wochen möglich. Die Fruktosaminbestimmung ist sicher kein Ersatz für die Messung von HbA_1/HbA_{1c}, sondern evtl. ein zusätzlicher Parameter der Stoffwechselkontrolle: kurzes Integral (ein bis drei Wochen) für Fruktosamin, langes Integral (acht bis zwölf Wochen) für HbA_{1c}.

Falsch hohe Werte werden bei Bilirubinwerten > 2 mg/dl und einer Hämolyse > 1 g Hb/l gemessen. Falsch niedrige Werte werden durch Heparin- und EDTA-Plasma, Kalziumdobesilat, Dopamin und α-Methyldopa beobachtet. Auch bei Blut- und/oder Eiweißverlust über den Magen-Darm-Trakt, die Niere oder die Haut werden falsch niedrige Werte gemessen.

Da der Fruktosaminwert stark von der Gesamteiweißkonzentration abhängt, muss der Messwert auf den Median der Proteinkonzentration korrigiert werden:

$$\text{Fruktosamin (korrigiert)} = \frac{\text{Fruktosamin (gemessen)}}{\text{Gesamteiweiß (g/dl)}} \times 7{,}2$$

Der Referenzbereich liegt zwischen 205 und 285 µmol/l.

Oraler Glukosetoleranztest (OGTT)

Während der manifeste Diabetes durch eine auch unter Alltagsbedingungen bestehende Hyperglykämie und Glukosurie gekennzeichnet ist, kann das Stadium der pathologischen Glukosetoleranz nur mit Hilfe von Belastungsproben erkannt werden. Wichtigste Funktionsprobe ist der einzeitige orale Glukosetoleranztest, der allein eine vollständige Prüfung des gesamten Regulationssystems der Blutglukose einschließlich Magenentleerung und intestinaler Faktoren (Darmhormone) der Insulinsekretion erlaubt.

Vorbedingungen und Vorbereitung Da der orale Glukosetoleranztest zu den am häufigsten durchgeführten Funktionsproben in der Medizin zählt, wurden detaillierte Empfehlungen zur Vorbereitung, Durchführung und Auswertung des oralen Glukosetoleranztests publiziert (s. Tab. 17.4). Wegen zirkadianer Änderungen der Glukosetoleranz wird der Testbeginn zwischen 7.00 und 9.00 Uhr morgens festgelegt.

Indikationen zur Durchführung des OGTT
- Diskrepanzen zwischen der Blutglukosekonzentration und der Harnglukoseausscheidung
- Blutglukosewerte im Verdachtsbereich
- Diagnostische Abklärung einer Hypoglykämie
- Andere Verdachtsmomente

Ist der Diabetes bereits gesichert, erübrigt sich die Durchführung eines OGTT.

Nach den neuesten Empfehlungen der American Diabetes Association sollten alle Menschen, die älter als 45 Jahre sind, auf Diabetes untersucht werden. Falls das Screening mit Hilfe der Bestimmung der Nüchtern-Plasma-Glukose negativ ist, sollte alle drei Jahre erneut untersucht werden, es sei denn Krankheiten wie Hypertonie, Fettstoffwechselstörungen etc. machen jährliche Kontrollen sinnvoll.

Praktisches Vorgehen bei der Durchführung des OGTT

Nachdem am Morgen die Abnahme des Nüchternblutzuckers erfolgt ist, wird eine für eine Testdauer von 2 h ausreichende Provokationsdosis von 75 g Glukose in 300 ml Wasser oder Tee innerhalb von 5 min oral verabreicht. Eine Berechnung der Glukosedosis in g/kg Körpergewicht oder in g/m² Körperfläche wird beim Erwachsenen als nicht erforderlich angesehen.

Tab. 17.4 Vorbedingungen zur Durchführung des oralen Glukosetests.

1. Mindestens drei Tage vor dem Test kohlenhydratreiche Kost von etwa 200 g (150–250 g) Kohlenhydrate/d
2. Keine vorherige Beschränkung der körperlichen Aktivität; i. d. R. Untersuchung ambulanter Patienten
3. Eine akute Erkrankung soll möglichst mindestens zwei Wochen zurückliegen
4. Zumindest drei Tage vor dem Test sind folgende Medikamente abzusetzen oder genau zu protokollieren:
   - Sämtliche Hormone, orale Antidiabetika, Diuretika vom Thiazidtyp, Salicylate, ggf. Kontrazeptiva
   - Keine Testung drei Tage vor, während und drei Tage nach der Menstruation
5. Zumindest 8–12 h vor dem Test Verbot von Tabak, Kaffee und besonderer körperlicher Aktivität
6. Nüchternperiode vor dem Test 10–14 h

Tab. 17.5 Kriterien der Blutglukosewerte zur Diagnose einer gestörten Glukosetoleranz und eines manifesten Diabetes mellitus im oralen Glukosetoleranztest (75 g in 250–300 ml bei Erwachsenen und 1,75 g/kg Körpergewicht [max. 75 g] für Kinder).

Nüchternmessung	Vollblutglukose		Plasma-/Serum-Glukose	
	Venös mg/dl (mmol/l)	Kapillär mg/dl (mmol/l)	Venös mg/dl (mmol/l)	Kapillär mg/dl (mmol/l)
Unauffällig	< 100 (< 5,6)	< 100 (< 5,6)	< 110 (< 6,1)	< 110 (< 6,1)
Gestörte Nüchternglukose	≥ 100 (≥ 5,6)	≥ 100 (≥ 5,6)	≥ 110 (≥ 6,1)	≥ 110 (≥ 6,1)
Diabetes	≥ 110 (≥ 6,1)	≥ 110 (≥ 6,1)	≥ 126 (≥ 7,0)	≥ 126 (≥ 7,0)
OGTT, 2-h-Wert Unauffällig	< 120 (< 6,7)	< 140 (< 7,8)	< 140 (< 7,8)	< 160 (< 8,9)
Gestörte Nüchternglukose	≥ 120 (≥ 6,7)	≥ 140 (≥ 7,8)	≥ 140 (≥ 7,8)	≥ 160 (≥ 8,9)
Diabetes	≥ 180 (≥ 10,0)	≥ 200 (≥ 11,1)	≥ 200 (≥ 11,1)	≥ 220 (≥ 12,2)

Anstelle einer reinen Traubenzuckerlösung kann ohne weiteres ein Oligosaccharidgemisch (Dextro OGT®) verabreicht werden, das in seiner Zusammensetzung der Standardmenge von 75 g Glukose angeglichen ist und eine bessere Verträglichkeit und einen angenehmeren Geschmack besitzt. Zusätzlich zum Nüchternwert erfolgen weitere Blutzuckerbestimmungen nach 60 und 120 min zum Nachweis einer gestörten Glukosetoleranz sowie bei Bedarf nach 180, 240 und 300 min zum Nachweis einer reaktiven Hypoglykämie.

Beurteilung des Tests Zumindest ebenso wichtig wie die technische Durchführung des OGTT ist die diagnostische Wertung der verschiedenen Blutglukosekonzentrationen. Die derzeit noch gültigen Kriterien der Beurteilung der oralen Glukosebelastung sind in Tabelle 17.5 dargestellt.

Neue Kriterien für die Diagnose eines Diabetes mellitus

Drei Wege zur Diagnose sind möglich, wobei jede Methode an einem folgenden Tag durch eine in Tabelle 17.6 genannte Methode bestätigt werden muss.

Bei Personen, die keine Normalwerte aufweisen, die aber auch nicht die Kriterien für das Vorliegen eines Diabetes mellitus erfüllen, spricht man von gestörter Glukosetoleranz (Impaired Glucose Tolerance = IGT) bzw. von gestörter Nüchternglukose (Impaired Fasting Glucose = IGF).

Die WHO empfiehlt zur Diagnose der gestörten Glukosetoleranz bei **Schwangeren** (75 g) und bei Kindern (1,75 g/kg bis zu einem Maximum von 75 g Glukose) grundsätzlich die gleiche Durchführung und Bewertung wie bei Erwachsenen. Die Arbeitsgemeinschaft Diabetes und Schwangerschaft der Deutschen Diabetesgesellschaft empfiehlt jedoch striktere Kriterien der Beurteilung eines Diabetes im OGTT in der Schwangerschaft (s. Tab. 17.7) und rät dringend zu einem Screening auf Gestationsdiabetes bei jeder Schwangeren in der 24.–28. Schwangerschaftswoche.

Tab. 17.6 Kriterien für die Diagnose eines Diabetes mellitus (2).

1. **Symptome** (Polyurie, Polydipsie, nicht geklärter Gewichtsverlust) plus eine aktuelle **Plasmaglukose > 200 mg/dl** (11,1 mmol/l).
Aktueller Plasmaglukosewert ist unabhängig von der Tageszeit und dem Abstand zur letzten Mahlzeit.

2. **Nüchtern-Plasma-Glukose > 126 mg/dl** (7,0 mmol/l). Nüchtern ist definiert als ≥ 8 h ohne Kalorienzufuhr

3. **2-h-Plasma-Glukose > 200 mg/dl** während einer oralen Glukosebelastung (75 g)
Eine OGTT wird nicht als Routinemethode zur Diagnose eines Diabetes empfohlen.

Die Diagnose Gestationsdiabetes ist gesichert, wenn mindestens zwei Werte die Grenzen überschreiten. Bei nur einem pathologischen Wert soll eine Wiederholung des Tests innerhalb von zwei Wochen erfolgen.

Tab. 17.7 Kriterien eines Diabetes im oralen Glukosetoleranztest (75 g) in der Schwangerschaft.

Zeitpunkt	Glukosewerte im Kapillarblut mg/dl (mmol/l)
Nüchtern	≥ 90 (5,0)
Nach 60 min	≥ 180 (10,0)
Nach 120 min	≥ 155 (8,6)

Stoffwechsel

> **Screening auf Gestationsdiabetes**
>
> Gestationsdiabetes kommt ohne und mit Glukosurie vor. Verdacht bei Nüchternglukose > 90 mg/dl oder spontaner Blutglukose > 140 mg/dl.
> Screening bei jeder Schwangeren in der 24.–28. Schwangerschaftswoche!
> Methodik des Screenings:
> - orale Gabe von 50 g Glukose in 200 ml Wasser unabhängig von Tageszeit und vorangegangener Mahlzeit
> - Glukose- oder Oligosaccharidgemisch in ca. 5 min trinken lassen
> - einmalige Blutglukosebestimmung 60 min nach Glukosetrunk
> → wenn Blutglukose (kapillär) > 140 mg/dl (7,8 mmol/l)
> → Verdacht auf Gestationsdiabetes
> Oraler Glukosetoleranztest zwingend erforderlich!

Therapie des Diabetes

Typ-1-Diabetes

Die Bestimmung des individuellen **Therapiezieles** und dessen Festlegung im Einvernehmen zwischen Patient und Therapeut ist die absolute Voraussetzung für eine erfolgreiche und dauerhafte Behandlung des Typ-1-Diabetikers. Hauptziel beim Typ-1-Diabetes ist die weitgehende Normalisierung des diabetischen Stoffwechsels (s. Tab. 17.8), um akute (hypo- und hyperglykämische Entgleisungen) und chronische Komplikationen zu vermeiden, die erhöhte Mortalität zu senken und eine optimale Lebensqualität zu ermöglichen.

Zu den in Tabelle 17.8 aufgeführten Therapiezielen sollte zusätzlich ein **Übergewicht** (Bodymass-Index, BMI, bei Männern < 25 kg/m² und bei Frauen < 24 kg/m²) vermieden werden und der **Ruheblutdruck** die Werte von 140/85 mmHg nicht überschreiten. Bei Auftreten einer beginnenden **Nephropathie** (Stadium der Mikroalbuminurie; s.u.) sollte der mittlere Blutdruck < 130/80 mmHg sein.

Patiententraining Die Therapie des Typ-1-Diabetikers ist nur durch eine umfassende **Schulung** des Patienten und seines sozialen Umfeldes möglich. Dabei dient die Schulung nicht nur der umfangreichen Wissensvermittlung, sondern insbesondere der Motivation des Patienten zu einer eigenverantwortlichen und selbstständigen Diabetesbetreuung. Schulung und Training sowie Motivation sind langfristige Aufgaben eines Diabetesteams. Auf die Schulungsinhalte kann hier nicht im Einzelnen eingegangen werden. Es sollte jedoch betont werden, dass heute strukturierte und evaluierte Schulungsprogramme für Einzel- und Gruppenschulung für Erwachsene und Kinder verwendet werden sollten.

Im Rahmen der chronischen Betreuung der Betroffenen sollte auch über weitere Angebote und Informationsquellen informiert werden, wie z.B. Deutscher Diabetiker-Bund, Insuliner, Selbsthilfegruppen, Diabetes-Journal. Jeder Diabetiker sollte heute mit einem **Gesundheitspass Diabetes** ausgerüstet sein, in welchem Rechte und Pflichten des Diabetikers schriftlich fixiert sind sowie die individuellen Therapieziele und notwendigen Untersuchungen und deren Ergebnisse festgehalten werden.

Selbstkontrolle Eine optimale Typ-1-Diabetestherapie ohne die notwendigen **Selbstkontrollen** ist nicht mehr denkbar. Im Vordergrund steht die Blutglukoseselbstkontrolle zur Erfassung der aktuellen **Blutglukose,** die für die adäquate Anpassung der Insulintherapie durch den Patienten absolut notwendig ist. Die Häufigkeit der Blutglukosekontrollen hängt prinzipiell von der Art der Insulintherapie ab. Im Durchschnitt muss bei der für die meisten Patienten zu fordernden intensivierten Insulintherapie viermal täglich (vor jeder Hauptmahlzeit und vor dem Zubettgehen) und ein- bis zweimal pro Monat ein nächtlicher (2.00–3.00 Uhr) Blutglukosewert gemessen werden. Hierzu stehen heute entsprechende Teststreifen mit entsprechenden Messgeräten zur Verfügung. Die Ergebnisse sollten in einer für Patient und Betreuer übersichtlichen Weise (konventionell mit Tagebuch oder elektronisch) aufgezeichnet werden. Die **Uringlukosekontrolle** sollte bei Typ-1-Diabetikern nur dann empfohlen werden, wenn die Blutglukosemessung nicht möglich ist.

Dagegen ist die Bestimmung der **Ketonkörper** im Urin immer dann notwendig, wenn die Blutglukosewerte

Tab. 17.8 Kriterien zur Beurteilung der Stoffwechseleinstellung.

Parameter	Einstellungsqualität Gut	Grenzwertig	Schlecht
Nüchternblutglukose (mg/dl)	80–110	111–140	> 140
Postprandiale Blutglukose (mg/dl)	100–145	146–180	> 180
HbA$_{1c}$ (%)	< 6,5	6,5–7,5	> 7,5
HbA$_1$ (%)	< 8,0	8,0–9,5	> 9,5
Gesamtcholesterin (mg/dl)	< 200	200–250	> 250
Trigyzeride nüchtern (mg/dl)	< 150	150–200	> 200

250 mg/dl überschreiten. Positivität signalisiert am besten den Grad der metabolischen Entgleisung.

Insulintherapie

Insulinpräparationen Es steht heute eine Vielzahl von Insulinpräparationen zur Verfügung (z. B. Insulintabellen der Deutschen Diabetes-Gesellschaft 1997), wobei fast ausschließlich Humaninsulin verwendet wird. Eine therapeutische Bereicherung sind gentechnologisch modifizierte Insuline (sog. Insulinanaloga), wie z. B. Insulin Lispro (Humalog®) oder Insulin Aspart (NovoRapid®) mit sehr kurzer Wirkdauer (< 4 h) direkt zur Mahlzeit und solche mit sehr langer Wirkung (Insulin Glargin, Lantus®), die sich als Basisinsulin gut eignen.

Man unterscheidet unter den Insulinen sehr kurz wirkende Insulinanaloga (Wirkzeit < 4 h), kurz wirkende Insuline (= Normal- oder Altinsulin) mit einer dosisabhängigen Wirkperiode von ca. 0,5–8,0 h, sowie Intermediärinsuline (= NPH-Insuline) mit einer Wirkungsbereich von 2,0–16 h, sowie Insulin-Zink-Suspensionen (z. B. Semilente®), deren Wirkungseintritt noch verzögerter erfolgt und die eine längere Wirkung (teilweise ≥ 24 h) besitzen. Unter Kombinationsinsulinen versteht man Mischungen mit unterschiedlichen Anteilen von Normal- und NPH-Insulin (zwischen 10 : 90 % und 50 : 50 % = Normal : NPH). Solche Kombinationsinsuline gibt es auch mit Insulinanaloga. Normalinsulin bzw. Insulinanaloga und NPH-Insulin können auch vom Patienten frei gemischt werden (nicht jedoch Zinkinsuline).

Die Wirkdauer eines Präparates kann von Tag zu Tag erheblichen Schwankungen unterliegen (in Abhängigkeit von Insulindosis, Injektionsort, -tiefe, Umgebungstemperatur, körperlicher Aktivität etc.).

Insulininjektionshilfen Für die Insulintherapie sind einfach zu handhabende und exakte sowie schmerzarme **Insulinapplikationssysteme** zu fordern. Spezielle Plastik-Insulinspritzen mit eingeschweißter Nadel und sog. **Insulinpens** stehen heute in vielfältiger Form zur Verfügung, die diese Forderungen nach entsprechender Schulung weitgehend erfüllen. **Insulinpumpen** dienen der kontinuierlichen Insulinzufuhr und werden bei Patienten mit Sonderproblemen eingesetzt (s. u.).

Strategien der Insulintherapie Die **intensivierte** (= physiologische oder funktionelle) **Insulintherapie** ist die Therapie der Wahl beim Typ-1-Diabetiker, denn nur sie ist in der Lage, die Physiologie der Insulinsekretion des Gesunden in etwa zu imitieren. Ausnahmen von dieser Regel müssen eindeutig begründbar sein. Strategien der Insulintherapie sind schematisch in Abbildung 17.4 veranschaulicht. Einige Prinzipien der Insulintherapie seien hier kurz zusammengefasst:

1. Blutglukose vor jeder Insulininjektion (= vor jeder Hauptmahlzeit und vor dem Schlafengehen) messen und dokumentieren.
2. Der Basalinsulinbedarf beträgt ca. 40–50 % des täglichen Gesamtbedarfs an Insulin. Das Basalinsulin wird meist in ein bis drei Injektionen über den Tag verteilt (morgens früh, während des Tages [meist mittags] und spätabends 22.00–24.00 Uhr). Das Insulinanalogon Insulin Glargin sowie Zinkinsuline müssen meist nur einmal täglich gegeben werden, allerdings haben Zinkinsuline eine relativ stark schwankende Wirkkinetik und werden deshalb heute nur noch wenig eingesetzt. Bei einer nur einmal täglichen Basalinsulinapplikation erfolgt diese meist spätabends (20.00–24.00 Uhr), da Wirklücken während des Tages durch zu den Hauptmahlzeiten gegebenes schnell wirkendes Insulin ausgeglichen werden können.
3. Zu den Hauptmahlzeiten wird in Abhängigkeit von der aktuellen Blutglukose, der Menge und Zusammensetzung der Nahrung und der körperlichen Aktivität Normalinsulin oder schnell wirkendes Insulinanalogon injiziert.
4. Es besteht ein täglicher zirkadianer Insulinbedarf:
   – morgens: 1,5–2,5 E Normalinsulin/12 g Kohlenhydrate
   – mittags: 0,8–1,0 E Normalinsulin/12 g Kohlenhydrate
   – abends: 1,0–1,5 E Normalinsulin/12 g Kohlenhydrate
   Dieser zirkadiane Insulinbedarf (eine Folge der zirkadianen Ausschüttung anderer Hormone) beschränkt sich nicht auf die Mahlzeitboli, sondern bedingt auch einen unterschiedlichen Basalbedarf. Besonders ausgeprägt ist die Insulinempfindlichkeit zwischen Mitternacht und ca. 3.00 Uhr morgens, während in den darauf folgenden Stunden die Insulinempfindlichkeit kontinuierlich abnimmt und der Insulinbedarf damit steigt (Dawn-Phänomen = Morgendämmerungsphänomen). Erst im Laufe des Vormittags nimmt die Insulinempfindlichkeit wieder zu.
5. Zum Ausgleich von Blutglukosewerten, die außerhalb des Zielbereiches liegen, gilt die 30-, 40-, 50- und 60er-Regel. D. h. morgens ist wegen der geringen Insulinempfindlichkeit pro 30 mg/dl Blutglukose eine zusätzliche Einheit Normalinsulin notwendig. Mittags senkt eine Einheit Normalinsulin den Glukosewert um ca. 60 mg/dl und abends um ca. 40 mg/dl. Je höher der tägliche Insulinbedarf, umso unempfindlicher ist der Patient auf Insulin, d. h. umso mehr braucht er als Ausgleichsdosis.
6. Eine individuelle Dosisfindung ist immer erforderlich, die oben genannten Dosierungen stellen also nur Richtwerte dar.
7. Körperliche Aktivität verbraucht nicht nur Glukose, sondern steigert vor allem die Insulinempfindlichkeit. Daher sind wegen der Hypoglykämiegefahr eine Reduktion der Insulindosis und eine zusätzliche Kohlenhydratzufuhr vor einer geplanter Muskelarbeit angezeigt. Cave: Unter und mehrere Stunden nach Alkoholgenuss wird die Wirkung von Insulin deutlich verstärkt!
8. In besonderen Situationen (Stress, Krankheit, Trauma, spezielle Pharmaka etc.) muss der Patient gelernt haben, die Insulindosis anzupassen.
9. Der Spritz-Ess-Abstand beträgt für Normalinsulin zwischen 15 und 30 min. Er muss geändert werden, wenn die Blutglukose zu hoch oder zu niedrig ist oder sich die Absorption aus dem subkutanen Depot ändert (z. B. hohe Temperatur, Sauna, Massage, Oberschenkel und nicht das abdominelle Fettgewebe als Spritzort etc.). Für Insulinanaloga ist meist kein Spritz-Ess-Abstand notwendig: Hier ist auch eine postprandiale Applikation u. U. möglich.

10. Eine Insulinpumpentherapie (spezieller Betreuungsaufwand und höhere Kosten) ist u. a. indiziert bei ausgeprägtem Dawn-Phänomen (= hoher Insulinbedarf in den frühen Morgenstunden), instabiler Diabeteseinstellung trotz intensivierter Insulintherapie, optimaler Schulung und hoher Compliance des Patienten, unregelmäßiger und schlecht planbarer beruflicher Tätigkeit, Einstellungsproblemen bei Schwangerschaft und schmerzhafter Neuropathie. Die Insulinapplikation erfolgt meist mit vorprogrammierbaren Basalraten in die Subkutis des Abdomens, selten wird eine intraperitoneale oder intravenöse Insulinzufuhr benötigt.

Bei spezieller Indikation ist bei Typ-1-Diabetikern auch an eine **Pankreas- oder Inselzelltransplantation** zu denken. In Frage kommen terminal niereninsuffiziente Patienten, bei denen gleichzeitig eine Nierentransplantation geplant ist. Eine singuläre Pankreastransplantation ist dann indiziert, wenn eine subkutane Insulinresistenz, ein extrem instabiler Diabetes, eine schwere Hypoglykämiewahrnehmungsstörung oder eine massive autonome Neuropathie vorliegt. Im Gegensatz zur Pankreastransplantation, bei der es sich um ein akzeptiertes und etabliertes Therapieverfahren handelt, befindet sich die Inselzelltransplantation leider noch in einem experimentellen Stadium. Möglicherweise wird die Therapie mit Pankreasstammzellen in Zukunft neue Optionen für die Patienten eröffnen.

Körperliche Aktivität Regelmäßige (!) körperliche Aktivität ist aus psychosozialen, metabolischen und kardiovaskulären Gründen auch für den Diabetiker zu empfehlen. Bei optimaler Schulung ist auch Hochleistungssport möglich. Folgende potentielle Probleme sollten jedoch bei körperlicher Tätigkeit Beachtung finden:
- **Erhöhte Hypoglykämiegefahr.** Sie hängt ganz wesentlich von der Intensität und Dauer der körperlichen Bewegung ab. Unterzuckerungen können während und noch Stunden nach der Muskelarbeit auftreten. Bei geplantem Sport ist die Insulindosis vorher um ca. 50 % zu reduzieren, und schnell resorbierbare Kohlenhydrate sind bereitzuhalten. Bei unvorhergesehener körperlicher Aktivität sind prophylaktisch Kohlenhydrate zuzuführen. Vor, während und nach dem Sport ist die Blutglukose zu messen. Bei erschöpfender körperlicher Anstrengung besteht die Gefahr von Hypoglykämien während und von Hyperglykämien 4–6 h nach dem Sport. Ausdauersport ist daher für den Diabetiker empfehlenswerter.
- Bei **Stoffwechselentgleisung** (= Blutglukose > 250 mg/dl plus positive Ketonurie) kann eine körperliche Tätigkeit zu einer Stoffwechseldekompensation (Ketoazidose) führen. Muskelarbeit sollte daher bis zur Rekompensation des Stoffwechsels vermieden werden.

Ernährung Je flexibler der Diabetiker seine Insulintherapie gestaltet, umso weniger rigide muss sein Ernährungsplan sein. Bei intensivierter Insulintherapie ist eine „freie" Ernährung möglich und üblich, wenn die Abstimmung zwischen Insulin, Nahrung und körperlicher Aktivität sowie den aktuellen Blutglukosewerten garantiert ist. Jede Ernährungsempfehlung sollte sich an den Grundsätzen einer gesunden Ernährung orientieren (s. Tab. 17.9) und vor allem auch die Essensgewohnheiten des Patienten eng mit einbinden (Ernährungsanamnese!). Die Gewichtskontrolle hat große Bedeutung bei der „Liberalisierung" des Speiseplans.

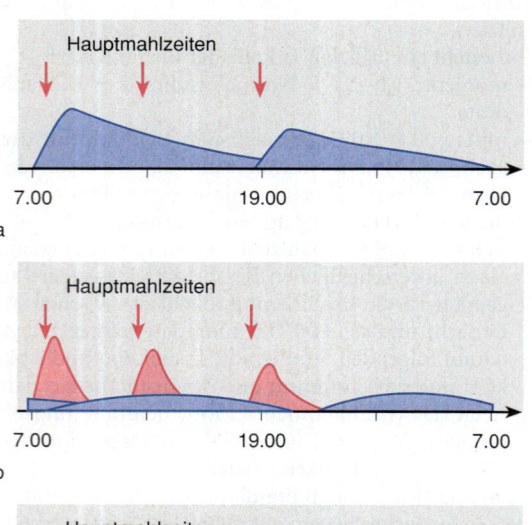
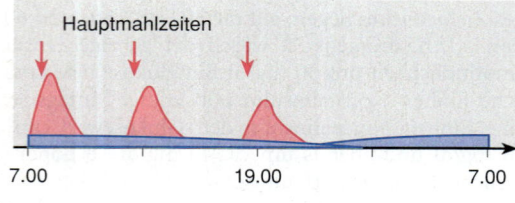
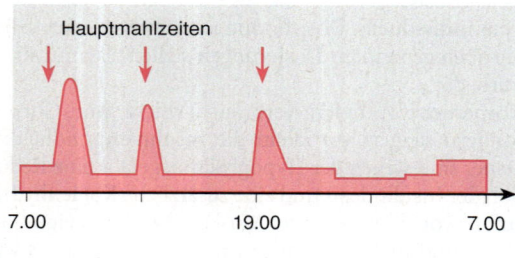

Abb. 17.4 Schematische Darstellung verschiedener Insulinstrategien.
- **a)** Konventionelle Insulintherapie mit zweimal täglicher Gabe eines Mischinsulins.
- **b)** Intensivierte konventionelle Insulintherapie (ICT) mit morgendlichem und spätabendlichem NPH-Insulin und jeweils zu den Hauptmahlzeiten Gabe von Normalinsulin.
- **c)** ICT mit lang wirkendem Basalinsulin (Insulin Glargin oder Zinkinsulin) abends und kurz wirkendes Insulin (Altinsulin oder Insulinanaloga) zu den Hauptmahlzeiten.
- **d)** Insulinpumpentherapie mit konstanter oder variabler Basalratenabgabe von Normalinsulin und jeweils zu den Mahlzeiten blutglukose- und mahlzeitenadaptiert Bolusgaben von Normalinsulin (modifiziert nach dem Schulungsprogramm der Fachkommission Diabetes in Bayern).

Typ-2-Diabetes

Bei der Komplexität des Typ-2-Diabetes (übergewichtig-normalgewichtig, jünger-älter, bereits vorhandene kardiovaskuläre Komplikationen und Multimorbidität etc.) ist die Festlegung der **Therapieziele** extrem zu individualisieren. In Anbetracht der möglichen Entwicklung schwerwiegender diabetischer Komplikationen sind auch für Typ-2-Diabetiker im jüngeren Alter die gleichen Therapieziele zu fordern wie für Typ-1-Diabetiker (Tab. 17.8). Diese Therapierichtlinien wurden bereits 1994 in einem Konsenspapier der „European NIDDM Policy Group" neu definiert und publiziert.

Bei älteren Diabetikern (> 75 Jahre) und multimorbiden Patienten sind diese strengen Behandlungsziele zu relativieren und individuell anzupassen. Therapeutisch im Vordergrund stehen Symptomfreiheit, Erhalt der körperlichen und geistigen Leistungsfähigkeit, Prävention von akuten Stoffwechselentgleisungen, Vermeidung diabetischer Fußkomplikationen und Normalisierung des Blutdrucks.

Strengere Therapieziele sind in jedem Lebensalter speziell notwendig bei Vorliegen einer diabetischen Neuropathie, beim diabetischen Fußsyndrom, bei beginnender Nephropathie sowie bei klinisch manifester Makroangiopathie (insbesondere pAVK und KHK).

Die Betreuung insbesondere des älteren Typ-2-Diabetikers ist eine sehr komplexe, zeitaufwendige und Geduld fordernde Aufgabe, die ein besonderes Training der Betreuer voraussetzt.

Schulung und Training Wie für den Typ-1-Diabetiker sind Schulung und praktisches Training auch für den Typ-2-Patienten wesentliche Bestandteile der Therapie. Die Schulung muss dem Alter des Patienten und dem Therapieziel des Individuums unbedingt angepasst werden.

Selbstkontrollen Grundsätzlich sollte jeder Typ-2-Diabetiker eine Selbstkontrolle durchführen, wobei die Methoden und der Umfang vom jeweiligen Therapieziel abhängen. Nach den Empfehlungen der European NIDDM Policy Group ist die Blutglukosemessung der Uringlukosemessung vorzuziehen. Sie ist obligatorisch bei Patienten unter Insulintherapie und jüngeren Patienten mit dem Therapieziel Normoglykämie und wünschenswert bei jedem mit blutglukosesenkenden Medikamenten behandelten Diabetiker zur Vermeidung von Hypoglykämien. Die Blutglukosemessung ist oftmals hilfreich und motivationsfördernd zur Erzielung einer guten Stoffwechselkontrolle und zur Erkennung des komplexen Zusammenspiels von Nahrung, körperlicher Aktivität, Pharmaka und Blutglukose.

Neben den Stoffwechselkontrollen sollte jeder Patient trainiert werden, täglich bestimmte Symptome oder Beschwerden zu beobachten und zu interpretieren, die auf eine Stoffwechselentgleisung oder auf diabetische Komplikationen hinweisen (s. Tab. 17.3).

Ernährung Da ca. 70–80 % aller Typ-2-Diabetiker übergewichtig sind, ist die wichtigste Aufgabe des Diabetesteams, diese Menschen in gesunder Ernährung zu unterrichten (s. Tab. 17.9), gesunde Reduktionskost praktisch zu trainieren und die Menschen zu einer Gewichtsreduktion zu motivieren. Wichtigste Einzelmaßnahme ist dabei die Reduktion der täglich zugeführten Fettmenge. Dabei spielen die Erhebung der Anamnese der Lebens- und Essgewohnheiten sowie vernünftige und praktikable Empfehlungen nach entsprechender Interpretation der Ernährungsprotokolle der Betroffenen durch eine professionelle Ernährungsberaterin eine wichtige Rolle.

Tab. 17.9 Ernährungsempfehlungen für Menschen mit Diabetes (nach den Richtlinien der Deutschen Gesellschaft für Ernährung und der Deutschen Diabetes Gesellschaft).

Energie	Zur Erhaltung des gewünschten BMI (19–25 kg/m²)
Fette	Gesättigte und trans-ungesättigte Fettsäuren < 10 % der täglichen Energie Mehrfach ungesättigte Fettsäuren < 10 % der Energie Sparsam mit tierischen Fetten Gesamtkalorienanteil 30–35 %
Proteine	Proteine 10–20 % der Energie (ca. 10 % bei beginnender Nephropathie); möglichst 100 g/d nicht überschreiten Viel pflanzliches Eiweiß
Kohlenhydrate	Kohlenhydratträger, die reichlich Ballaststoffe enthalten und einen niedrigen glykämischen Index haben, sind besonders geeignet Wenn gewünscht, kann eine Saccharosemenge bis 10 % der Energie akzeptiert werden Der Kohlenhydratanteil sollte 50–55 % der Tagesgesamtkalorien betragen Zuckerhaltige Getränke sollten nur zur Therapie von Hypoglykämien genommen werden
Kochsalz	Tägliche Zufuhr < 6 g
Vitamine/Spurenelemente	Supplementierung ist nicht indiziert (außer Jod)
Alkohol	Wenn erwünscht, sind äquivalente Mengen von 1–2 Glas Wein/d für viele Diabetiker möglich Hypoglykämiegefahr bei Insulin- und Sulfonylharnstofftherapie Eine Begrenzung ist besonders bei Adipositas, Dyslipidämien, Hypertonie, Neuropathie und Schwangerschaft angezeigt
Speziallebensmittel	Kalorienfreie Süßstoffe sind empfehlenswert Fruktose und Zuckeralkohole haben keine Vorteile gegenüber Rohrzucker Keine Empfehlung für Speziallebensmittel für Diabetiker

Körperliche Aktivität Neben dem wichtigsten Therapieansatz der Gewichtsreduktion sollte der Patient, soweit seine Komorbidität dies zulässt, körperlich aktiviert werden. Ähnlich den Koronarsportgruppen etablieren sich zunehmend auch Sport- und Gymnastikgruppen für jüngere und ältere Typ-2-Diabetiker. Neben einer Verbesserung des diabetischen Stoffwechsels kommt es bei den häufig sozial isolierten Diabetikern zu einer Reintegration und einer Steigerung des Selbstvertrauens sowie des Selbstwertgefühls.

Orale Antidiabetika Ob zunächst nur eine nichtpharmakologische Therapie oder von Beginn an eine medikamentöse Therapie zusätzlich durchgeführt wird, muss individuell entschieden werden. Allerdings sind Veränderungen des Lebensstils häufig nicht bzw. nicht ausreichend erfolgreich. Auch wenn eine Pharmakotherapie verabreicht wird, müssen die Patienten weiter die nichtpharmakologische Therapie (Ernährung und körperliche Aktivität) durchführen. Zur oralen medikamentösen Behandlung stehen heute vier Substanzklassen mit unterschiedlichen Wirkungsmechanismen (s. Tab. 17.10) zur Verfügung, die es erlauben, eine Differential- und Stufentherapie einzuleiten.

Allen oralen Antidiabetika gemeinsam ist die Empfehlung, einschleichend zu dosieren, langsam zu steigern und die Maximaldosen nicht zu überschreiten. Zur Vermeidung unerwünschter Nebenwirkungen einzelner Substanzen und zur Optimierung der Stoffwechseleffekte der Substanzen mit unterschiedlichem Angriffpunkt sollten frühzeitig Pharmakakombinationen eingesetzt werden. Dies stellt allerdings hohe Ansprüche an die Compliance der Patienten, zumal viele von ihnen auch noch Antihypertensiva, Lipidsenker und Thrombozytenaggregationshemmer einnehmen müssen.

α-**Glukosidase-Inhibitoren** (Acarbose, Miglitol) Es handelt sich um kompetitive und reversible α-Glukosidase-Hemmer des Dünndarmepithels. Damit kommt es zu einer verzögerten Aufspaltung oral zugeführter Kohlenhydrate bis zu den resorptionsfähigen Monosacchariden und somit zu einer Verminderung einer postprandialen Hyperglykämie. Die Dosierung sollte einschleichend mit 50 mg/d erfolgen. Eine langsame (über Wochen) Steigerung bis auf 3×100 mg/d jeweils vor dem Essen ist möglich. Wesentliche Nebenwirkungen wie Flatulenz, Meteorismus, Diarrhö, selten Transaminasenanstieg und Abfall des Serum-Eisens sind dosisabhängig und reduzieren sich häufig bei längerer Anwendung. Bei konsequenter Umstellung der Ernährung auf den Verzehr komplexer und ballaststoffreicher Kohlenhydrate ist dieses Behandlungsprinzip weniger bedeutsam.

Biguanide Metformin ist das einzige noch im Handel befindliche Biguanid. Aufgrund seiner Wirkmechanismen (Tab. 17.10) ist es ein ideales Pharmakon zur Senkung des Blutglukosespiegels bei **übergewichtigen Typ-2-Diabetikern.** Beginnend mit $1-2 \times 500$ mg ist die Maximaldosis 3×850 mg/d. Nebenwirkungen und die wichtigsten Kontraindikationen sind in Tabelle 17.11 zusammengefasst. Leider werden die vielfältigen Kontraindikationen häufig nicht ernst genommen. Nachdem Metformin über viele Jahre wenig eingesetzt worden war, hat das Ergebnis einer großen Studie an Typ-2-Diabetikern (UKPDS) gezeigt, dass es im Hinblick auf die Vermeidung von Spätkomplikationen weniger darauf anzukommen scheint, welches Antidiabetikum eingesetzt wird, als vielmehr darauf, eine möglichst normnahe Einstellung zu erreichen, so dass Metformin nun wieder vermehrt eingesetzt wird.

β-zytotrope Substanzen Neben den klassischen Sulfonylharnstoffen gibt es inzwischen neue Insulinsekretionsförderer (Glinide) wie das **Repaglinid** (NovoNorm®) und

Tab. 17.10 Wirkungsweise oraler Antidiabetika (Angaben beziehen sich auf die Monotherapie).

	Sulfonylharnstoffe/ Glinide	Metformin	Glukosidase-Inhibitor	Insulin-Sensitizer
Blutglukosesenkend	+/++	+	+	+
β-zytotrop	+	-	-	-
Verbesserung der peripheren Glukoseutilisation	-	+	-	+
Verminderung der intestinalen Glukoseresorption	-	(+)	++	-
Insulinresistenzverminderung	-	+	-	+
Insulinsekretionsteigerung	++	-	-	-
Gewichtsanstieg	+	-	-	+
Cholesterinsenkung	-	+	-	(+)
Triglyzeridsenkung	-	+	-	(+)
Hypoglykämien	++	-	-	-
Gastrointestinale Störungen	-	+	++	-
Laktazidose	-	(+)	-	-

17.1 Diabetes mellitus

Nateglinid (Starlix®), welche sich durch eine kürzere Wirkdauer von den herkömmlichen Sulfonylharnstoffen unterscheiden. Alle Substanzen binden selektiv (sog. Sulfonylharnstoffrezeptoren) an der β-Zelle und potenzieren damit die Insulinsekretion. Aufgrund unterschiedlicher Lipidlöslichkeit und unterschiedlicher Affinität zu den Sulfonylharnstoffrezeptoren weisen diese Substanzen erhebliche Unterschiede in ihrer Wirkdauer, Wirkstärke und Eliminationsart (renal-biliär) auf (s. Tab. 17.12). Wegen der erheblichen Gefahr von Hypoglykämien sollten diese Substanzen unbedingt in niedrigster Dosierung initial eingesetzt und die Dosis in größeren zeitlichen Abständen gesteigert werden. Eine typische Hypoglykämiegefahr besteht dann, wenn der Patient z.B. wegen gastrointestinaler Beschwerden nicht oder nur unzureichend isst und trotzdem weiter die Tabletten einnimmt. Eine Dosisanpassung muss daher auch dem mit oralen Antidiabetika therapierten Patienten in der Schulung beigebracht werden.

Es gibt eine Vielzahl von **Interaktionen** mit anderen Medikamenten, die die Wirkung abschwächen oder verstärken können. Daher sollte bei Verordnung, Dosisänderung oder Absetzen zusätzlicher Pharmaka der Stoffwechsel des Patienten besonders sorgfältig überwacht werden. β-zytotrope Substanzen gelten besonders bei **normalgewichtigen Typ-2-Diabetikern** als blutglukosesenkende Medikamente der ersten Wahl. Bei Primärversagen oder einem raschen Sekundärversagen dieser Therapie sollte an die Möglichkeit gedacht werden, dass es sich um einen LADA-Diabetes handelt (ca. 10–15 % normalgewichtiger jüngerer Typ-2-Diabetiker) und der Patient initial falsch klassifiziert wurde (s. Tab. 17.1). Eine umgehende Umstellung auf Insulin ist dann erforderlich.

Insulinsensitizer Insulinsensitizer (Thiazolidinedione, Glitazone) wie **Rosiglitazon** (Avandia®) und **Pioglitazon** (Actos®) sind Agonisten für den nukleären Transkriptionsfaktor PPAR (Peroxisomen-Proliferator-Aktivator-Rezeptor), der vor allem in Fettzellen exprimiert wird. Diese Substanzen können die Insulinempfindlichkeit verbessern, wobei es u.a. zu einer gesteigerten Aufnahme von Glukose in den Muskel kommt. Nachdem zunächst ein anderer Sensitizer (Troglitazon) wegen Hepatotoxizität in den USA wieder vom Markt genommen worden war (in der EU nie zugelassen) wurden die o.g. Substanzen in der EU im Jahr 2000 für die Kombinationsbehandlung mit Metformin oder Sulfonylharnstoffen zugelassen. Typische Nebenwirkungen sind Gewichtszunahme (peripheres Fettgewebe) und Ödembildung. Beide Nebenwirkungen sind durch die verbesserte Insulinwirkung (an Fettgewebe und Niere) zu erklären. Die Verbesserung der Insulinempfindlichkeit lässt hoffen, dass sich unter einer solchen Therapie auch die anderen Manifestationen des Insulinresistenzsyndroms (metabolisches Syndrom) verbessern. Ob sich diese Medikamente allerdings langfristig durchsetzen können, bleibt abzuwarten und wird auch vom Ausgang der langfristig angelegten Endpunktstudien abhängen.

Insulintherapie Meist wird Insulin aus mangelnder Kenntnis des Therapeuten, unbegründeten Ängsten von Arzt und Patient und falscher Rücksichtnahme gar nicht oder viel zu spät in das Behandlungskonzept mit einbezogen. Insulin hat bei fachgerechter Anwendung keine wesentlichen Nebenwirkungen (außer bei Überdosierung Hypoglykämiegefahr) und wird vom Patienten nach entsprechender Schulung meist hervorragend akzeptiert.

Eine chronische Insulintherapie ist bei Typ-2-Diabetikern immer dann indiziert, wenn mit der Therapie (Umstellung der Ernährung, Steigerung der körperlichen Aktivität und oralen Medikamente) das individuelle Behandlungsziel innerhalb eines angemessenen Zeitraumes (ca. sechs Monate) nicht erreicht wurde. Bei jüngeren normalgewichtigen Typ-2-Diabetikern und Patienten mit vaskulären Komplikationen empfiehlt sich ebenfalls die Behandlung mit Insulin.

Tab. 17.11 Nebenwirkungen und Kontraindikationen von Metformin.

Nebenwirkungen	Kontraindikationen
Inappetenz Völlegefühl Übelkeit, Erbrechen Diarrhö Metallgeschmack Hautallergien (selten) Laktazidose (selten)	Niereninsuffizienz (Kreatinin > 1,3 mg/dl)* Zustände, die zu einer Beeinträchtigung der Nierenfunktion führen können: ■ Dehydratation ■ Schwere Infektion ■ Schock ■ Kontrastmittelgabe Akute oder chronische Erkrankungen, die zu einer Gewebehypoxie führen können: ■ Herzinsuffizienz Grad III–IV ■ Frischer Myokardinfarkt ■ Schock ■ Fortgeschrittene Lebererkrankung Schwangerschaft/Stillzeit

* Ältere Diabetiker mit geringer Muskelmasse können trotz eines noch normalen Serum-Kreatinins bereits eine eingeschränkte Nierenfunktin haben.

Tab. 17.12 Merkmale β-zytotroper Substanzen (Sulfonylharnstoffe und Glinide).

Substanz	Biologische HWZ (h)	Dosierung/d	Verabreichung/d
Tolbutamid	4	0,5–2,0 g	1–3×
Glisopexid	2	2,0–16 mg	1–3×
Gliquidon*	2	15–120 mg	1–3×
Glipizid	4	2,5–30 mg	1–3×
Glibenclamid	8	1,0–10,5 mg	1–2×
Glimepirid	8	1,0–8,0 mg	1–(2)×
Repaglinid*	1	0,5–12 mg	3–4×
Nateglinid*	1	120–360 mg	3–4×

* werden vorwiegend biliär und nicht renal eliminiert. Keine Kumulation bei eingeschränkter Nierenfunktion.

Stoffwechsel

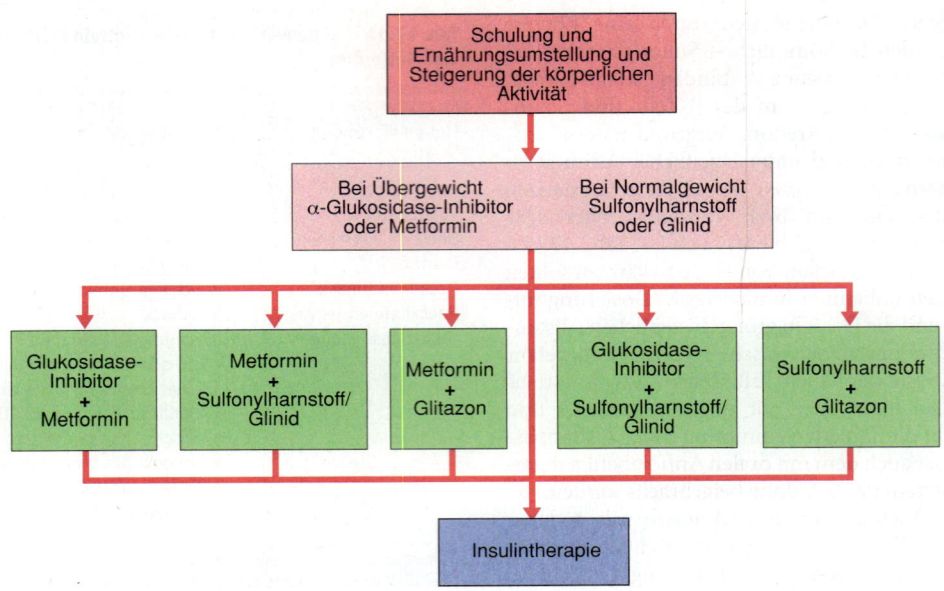

Abb. 17.5 Therapeutisches Vorgehen bei Typ-2-Diabetes (in Anlehnung an die Praxisleitlinien der Deutschen Diabetes Gesellschaft). Es besteht keine Notwendigkeit, alle Stufen zu durchlaufen, bevor eine Insulintherapie begonnen wird. Eine Insulintherapie kann auch primär oder nach Versagen einer Monotherapie begonnen werden.

Bei akuter Stoffwechselentgleisung (Infektion, Trauma) und perioperativ (größere Operationen), sowie vor und während einer Schwangerschaft ist eine zumindest vorübergehende Insulintherapie indiziert.

Je nach Therapieziel und Arzneimittelzulassung stehen verschiedene Möglichkeiten der Insulintherapie zur Verfügung:
- Kombinationstherapie mit β-Zell-Stimulatoren oder Biguaniden
- konventionelle Insulintherapie meist als Kombinationsinsulin in ein bis zwei Spritzen vor dem Frühstück und dem Abendessen
- intensivierte Insulintherapie oder Insulinpumpentherapie

Schematische Darstellungen einer oralen Antidiabetikatherapie und einer Kombinationsbehandlung von übergewichtigen Typ-2-Diabetikern sind in Abbildungen 17.5 und 17.6 dargestellt. Die Empfehlungen beruhen auf Leitlinien der European NIDDM Consensus Conference und der Fachkommission Diabetes in Bayern.

Diabetische Komplikationen

Das Schicksal des Diabetikers wird heute vorwiegend durch die Entwicklung der diabetesspezifischen Mikroangiopathie (Retino- und Nephropathie), der komplexen Polyneuropathie und der diabetesassoziierten Makroangiopathie (pAVK, koronare Herzkrankheit, zerebrale Durchblutungsstörung) bestimmt. Haupttodesursache bei Diabetikern sind kardiovaskuläre Komplikationen. Dagegen sind in den westlichen Ländern die früher meist zum Tode führenden akuten Komplikationen selten geworden.

Akute Komplikationen

Komplikation	Bei Diabetes mellitus	Häufigkeit in %
Hyperglykämische Entgleisungen		
■ Diabetische Ketoazidose	Typ 1	1–5/100 Diabetiker/Jahr
■ Hyperosmolares nicht ketoazidotisches Koma	Typ 2	Genaue Häufigkeitsdaten liegen nicht vor, insgesamt sind hyperosmolare Entgleisungen häufig, daraus resultierende Komazustände selten

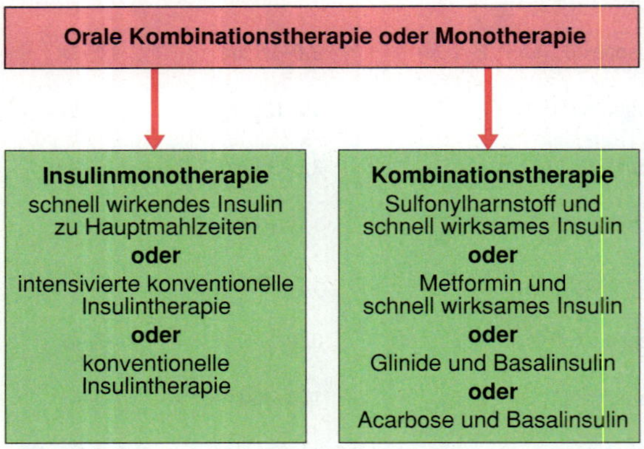

Abb. 17.6 Möglichkeiten der Insulintherapie bei Typ-2-Diabetes mit Übergewicht (in Anlehnung an das Schulungsprogramm der Fachkommission Diabetes in Bayern).

Komplikation	Bei Diabetes mellitus	Häufigkeit in %
■ Laktatazidose	Typ 2	Selten, praktisch nur unter Metforminbehandlung bei Nichtbeachtung der Kontraindikationen
Hypoglykämie		
■ Mild (keine Fremdhilfe notwendig)	Typ 1 Typ 2	Bei euglykämisch eingestellten Diabetikern häufig (teilweise > 1/Woche)
■ Schwer (Fremdhilfe notwendig)	Typ 1 Typ 2	Ca. 10–20/100 Diabetiker/Jahr

Diabetische Komata

Ketoazidotisches Koma, diabetische Ketoazidose (DKA)
Die Kombination aus schwerem Insulinmangel und einer exzessiven Freisetzung gegenregulatorischer Hormone (Glukagon, Katecholamine, Wachstumshormon, Prolaktin, Cortisol) führt zu einer Kaskade von metabolischen und vaskulären Komplikationen (s. Abb. 17.7), die rasch zum Tode führen, falls diese schwerste, intensivpflichtige Stoffwechselentgleisung nicht erkannt und umgehend adäquat therapiert wird.

Die jährliche Inzidenz einer diabetischen Ketoazidose beträgt in Europa und den USA 1–5/100 Typ-1-Diabetiker. Die durchschnittliche Mortalitätsrate beträgt 5–10 % mit einem Bereich zwischen 0 und 19 %. Dabei hängen die Mortalitätsraten von sozioökonomischen und medizinischen Möglichkeiten ab und steigen signifikant mit dem Alter des Patienten: bis 40–50 Jahre ist die Mortalität 0–5 % und steigt bei > 70-Jährigen auf bis zu 50 %.

Präzipitationsfaktoren sind Behandlungsfehler einschließlich Insulinpumpendefekt (38 %), Primärmanifestation des Typ-1-Diabetes (25 %), Infektionen (20 %), Myokardinfarkt, Apoplexie und Lungenembolie (6 %), Traumen und Operationen (2 %), sonstige Ursachen (Steroide, Diuretika etc.; 3 %), keine erkennbaren Ursachen (6 %).

Die **Symptome** sind in Tabelle 17.13 zusammengefasst.

Anamnese, klinische Untersuchung und rasch verfügbare Laboruntersuchungen (Blutglukose und +++-positive Ketonurie als Teststreifenmethoden) weisen unmittelbar auf die Diagnose hin. Die Therapie sollte bereits jetzt begonnen und nicht durch zusätzliche Laboruntersuchungen unnötig verzögert werden.

Die **Behandlung der DKA** (s. Tab. 17.14) umfasst sechs wichtige Punkte, die im Folgenden ihrer Wertigkeit nach diskutiert werden sollen:
- Zufuhr von freiem Wasser zur Rehydratation
- Insulingabe zur Durchbrechung des Katabolismus (Ketoazidose) und Senkung der Hyperglykämie
- Elektrolytersatz
- Azidoseausgleich durch Bikarbonatgabe
- allgemeine Maßnahmen
- Behandlung der die DKA präzipitierenden Faktoren

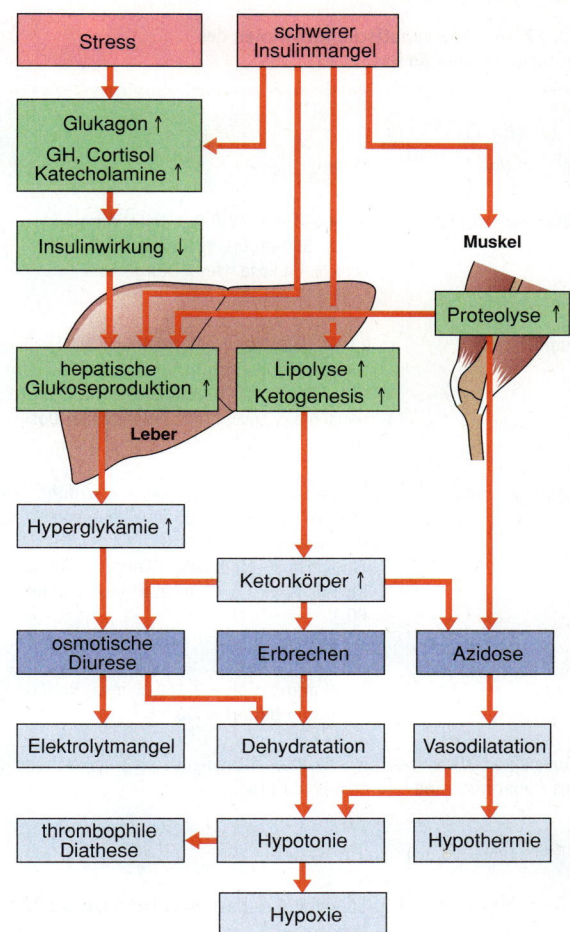

Abb. 17.7 Vereinfachte Darstellung der komplexen metabolischen und kardiovaskulären Folgen eines schweren Insulinmangels (diabetische Ketoazidose).

Oberster Grundsatz aller therapeutischen Maßnahmen bei einer DKA ist die **langsame Normalisierung des Stoffwechsels** (innerhalb 24 h), da eine zu rasche Normalisierung der Plasma-Osmolalität ein extremes intra-/extraze-

Tab. 17.13 Symptome einer diabetischen Ketoazidose.

Polyurie, Nykturie, Durst
Gewichtsverlust
Exsikkose
Tachykardie und Hypotonie
Extreme Schwäche
Brechreiz, Erbrechen
Pseudoperitonitis (besonders bei jüngeren Patienten)
Azidotische (Kussmaul) Atmung
Muskelkrämpfe
Sehstörungen
Bewusstseinsstörung: Somnolenz bis Koma (10 %)
Hypovolämischer und vasomotorischer Schock
Nierenversagen
Herz-Kreislauf-Versagen

Tab. 17.14 Therapeutische Richtlinien des ketoazidotischen Komas.

In der Klinik Maßnahmen	Menge
Flüssigkeitszufuhr	▪ 500–1 000 ml 0,9 % NaCl initial, dann ca. 300 ml 0,9 % NaCl/h ▪ 5 % Glukose, wenn Blutglukose < 250 mg/dl
Insulinzufuhr	I.v. Dauerinfusion (Methode der Wahl!): 180 mE Normalinsulin/kg als i.v. Bolus plus 90 mE/kg/h, bis Blutglukose ca. 250 mg/dl; danach s.c. Insulin mit individueller Dosierung
Elektrolytzufuhr	Kalium: 13–20 mval/h: keine K^+-Zufuhr, wenn K^+ > 6 mmol/l; 25 mval/h, wenn K^+ < 4 mmol/l Phosphat: 7–10 mmol/h: Fertiglösung als KH_2PO_4/K_2HPO_4 (= 1 mval K^+ plus 0,6 mmol PO_4)
Bikarbonatzufuhr	Nur wenn pH < 7,1, dann: 50 mval $NaHCO_3$ in 30 min bei pH < 7,1; 100 mval $NaHCO_3$ in 45 min bei pH < 7,0
Allgemeine Maßnahmen: übliche intensivmedizinische Überwachung plus Heparinisierung und evtl. Antibiotika	
In der Praxis	
Flüssigkeitszufuhr	500 ml 0,9 % NaCl; evtl. bei schwerer Hypotonie 250 ml 5 % Humanalbumin
Insulinzufuhr	12–20 E Normalinsulin i.v.; kein i.m. Insulin (CPK-Erhöhung!); kein s.c. Insulin
Sofortiger Transport in die Klinik Mitgabe der bis dahin eingeleiteten diagnostischen und therapeutischen Maßnahmenprotokolle und evtl. Ausgangsblutproben	

rebrales osmotisches Gefälle erzeugt mit der Gefahr eines Hirnödems insbesondere bei Kindern und Jugendlichen.

Die **größte Gefahr** für den Patienten ist die **schwere Exsikkose** mit Steigerung der Plasma-Osmolalität. Falls eine Labormethode zur Bestimmung der **Osmolalität** nicht zur Verfügung steht, kann diese wie folgt berechnet werden:

> **Formel zur Bestimmung der Osmolalität**
> $$Osm\ (mosmol/kg) = 2\ (Na^+ + K^+)\ mmol/l + \frac{Blutglukose\ (mg/dl)}{18} + \frac{Harnstoff\ (mg/dl)}{5,6}$$

Der **Volumenmangel** beträgt insgesamt meist 6–10 l. Innerhalb der ersten Stunde ist die Zufuhr von 500–1 000 ml 0,9 % NaCl-Lösung, danach von etwa 300 ml/h notwendig.

Die Infusionsrate muss selbstverständlich an den aktuellen ZVD und die Nierenfunktion adaptiert werden. Cave: Überwässerung beim älteren Patienten mit Herzinsuffizienz und Nierenfunktionsstörung.

Bei wesentlich eingeschränkter Nierenfunktion kommt es bei exzessiver Kochsalzzufuhr zu einer hyperchlorämischen Azidose (niedriger pH, niedriges Standardbikarbonat, normale Anionenlücke, erhöhtes Serum-Chlorid). Eine Hypoglykämie muss verhindert werden. Deshalb ist eine Glukoseinfusion (5 %) neben der weiteren Zufuhr von NaCl-Lösung zu beginnen, wenn die Blutglukosespiegel unter 250 mg/dl sinken.

> **Berechnung der Anionenlücke**
> $(Na^+ + K^+) - (Cl^- + HCO_3^-) = 16 \pm 7$ mmol/l (Normalwert)

Die **Gefahren** einer zu massiven Insulinzufuhr wie Hypoglykämie, Hypokaliämie, Laktatüberproduktion mit Verstärkung der Azidose, Hypophosphatämie und osmotisches Disäquilibriumsyndrom können vermieden werden, wenn eine Low-Dose-Insulintherapie erfolgt. Eine s.c. Insulintherapie sollte wegen schlechter Steuerbarkeit nicht mehr eingesetzt werden. Auch die in den angelsächsischen Ländern noch propagierte i.m. Insulingabe sollte heute mit den Möglichkeiten einer gesteuerten kontinuierlichen i.v. Zufuhr verlassen werden.

Trotz initial häufig hohen oder normalen Serum-Kaliums besteht bei DKA ein erhebliches **Kaliumdefizit,** das unbedingt mit Beginn der Insulintherapie ausgeglichen werden muss (cave: Herzrhythmusstörungen!). Von der durchschnittlichen Kaliumzufuhr von 13–20 mmol/h, sollte nur abgewichen werden, wenn das Serum-Kalium > 6 mmol/l oder < 4 mmol/l ist.

Häufig ist das **Serum-Phosphat** in der DKA erniedrigt. Deshalb sollte eine Phosphatsubstitution erfolgen, wenn der Serum-Phosphat-Spiegel < 1 mmol/l ist.

Eine Bikarbonatzufuhr sollte nur dann erfolgen, wenn der Blut-pH < 7,1 ist! Erst bei einem pH < 7,1 kommt es zu einer peripheren Vasodilatation, einer negativen Inotropie, zur Hypotonie, zu zentralnervösen Funktionsstörungen und zu einer Verstärkung der Insulinresistenz. Die grundsätzliche Alkalisierung der DKA ist abzulehnen, da die Gewebsoxygenierung verschlechter wird, die Gefahr einer Hypokaliämie droht, es zu einer zu raschen Verschiebung des intrazerebralen pH kommt und nicht selten bei ausreichender Insulinisierung eine gefährliche Reboundalkalose auftritt.

Die **Intensivüberwachung und -therapie** entsprechen den Regeln, die für alle präkomatösen und komatösen Patienten gelten: Legen einer Magensonde insbesondere bei Diabetikern mit Gastroparese, Legen eines Blasenkatheters bei längerfristiger Intensivtherapie und besonders bei Diabetikern mit Blasenentleerungsstörungen, Kontrolle des ZVD, EKG-Monitoring und Blutdrucküberwachung. Eine Heparinisierung sollte, falls keine echten Kontraindikationen bestehen, durchgeführt werden, da Diabetiker insbesondere in einer DKA eine starke Thrombophilie zeigen. Auch wenn der Bewusstseinszustand unauffällig ist, sollte die Therapie auf einer Überwachungs- oder Intensivstation erfolgen, da die Patienten insbesondere bezüglich des Kaliumwertes engmaschig (stündlich!) überwacht werden müssen.

Die Behandlung von komaauslösenden Krankheiten ist selbstverständlich notwendig, wobei besonders auf eine frühzeitige Antibiotikatherapie hingewiesen werden muss.

Neben der Suche nach den auslösenden Faktoren muss der Patient nach Beseitigung der DKA unbedingt einer eingehenden **Schulung** zugeführt werden. Nur so sind neuerliche schwere lebensbedrohliche Stoffwechselentgleisungen rechtzeitig vom Patienten erkennbar (Blutglukoseselbstkontrolle, Testung auf Ketonurie) und somit vermeidbar.

Hyperosmolares, nicht ketoazidotisches Koma (NKAK)
Das hyperosmolare, nicht ketoazidotische Koma ist gekennzeichnet durch Blutglukosekonzentrationen > 600 mg/dl (Werte weit über 2 000 mg/dl wurden beobachtet), einer Serum-Osmolalität von > 350 mosmol/kg, einen Blut-pH von meist > 7,3 und ein Standardbikarbonat > 15 mmol/l. Auslöser des NKAK sind in Tabelle 17.15 zusammengefasst.

Das hyperosmolare, nicht ketoazidotische Koma hat ein wesentlich höheres Mortalitätsrisiko als das ketoazidotische Koma. Die schlechte Prognose dieser Stoffwechselentgleisung liegt daran, dass sie häufig nicht rechtzeitig erkannt und adäquat behandelt wird und außerdem besonders ältere Menschen mit einem nicht insulinpflichtigen Diabetes erkranken (Durchschnittsalter 57 Jahre).

Die **Behandlung des NKAK** unterscheidet sich nur unwesentlich von der eines ketoazidotischen Komas. Eine Azidosebehandlung entfällt i. d. R. Eine ausreichende Substitution von freiem Wasser durch Infusion von hypoosmolarer NaCl-Lösung (0,45 %) – jedoch nur bei Serum-Natrium-Spiegeln > 160 mmol/l – ist die wichtigste Maßnahme, während die Gabe von Insulin initial weniger wichtig ist. Viele Patienten sind nämlich trotz der schweren Stoffwechseldekompensation relativ insulinempfindlich. Es muss deshalb dringend vor einer Überinsulinisierung gewarnt werden, da es insbesondere bei diesen Patienten aufgrund der exzessiven Hyperosmolarität zu einer schweren osmotischen zerebralen Disäquilibrierung kommen kann.

Laktazidose Neben ketoazidotischer und hyperglykämisch-hyperosmolarer Entgleisung lassen sich beim Diabetiker auch noch Laktazidosen und diabetisch-laktazidotische Komata beobachten. Laktazidosen sind eine typische, wenn auch selten gewordene Komplikation bei Biguanidtherapie. Sie treten in diesem Zusammenhang dann auf, wenn die Kontraindikationen (insbesondere Niereninsuffizienz) nicht beachtet wurden. Laktazidosen sind häufiger bei schweren kardiovaskulären Komplikationen (z. B. kardiogener Schock). Die Letalität eines laktazidotischen Komas beträgt ca. 50 %.

Hypoglykämie Hypoglykämien bei pharmakotherapierten Diabetikern sind die häufigsten Ursachen metabolisch-endokriner Krisen. Ihnen liegen Störungen des Gleichgewichtes zwischen Glukoseangebot und Glukoseutilisation zugrunde. Abhängig vom Grad der Hypoglykämie, der Schnelligkeit des Blutzuckerabfalls und der Dauer der Hypoglykämie kommt es zur Aktivierung des vegetativen Nervensystems und schließlich zur Neuroglukopenie, bestehend aus einem bunten neurologisch-psychiatrischen Symptomenkomplex, der die Abgrenzung gegenüber Intoxikationen (vor allem Alkohol!) oder psychiatrisch-neurologischen Krankheiten schwierig gestalten kann (s. Tab. 17.16).

Die parasymathikotonen und adrenergen Symptome können bei längerer Diabetesdauer abgeschwächt sein.

Kognitive Funktionsstörungen können beobachtet werden, wenn die Blutglukose unter 65 mg/dl fällt. Bei diesen

Tab. 17.15 Auslösende Faktoren für ein hyperosmolares, nicht ketoazidotisches Koma.

Störungen des Wasser und Elektrolythaushaltes

Wasserverlust:
- Oral (Erbrechen)
- Intestinal (Erbrechen)
- Kutan (Verbrennung)
- Renal (polyurische Nephropathien, forcierte Diurese)

I.v. Zufuhr osmotisch wirksamer Substanzen:
- Aminosäureninfusionen, NaCl, NaHCO$_3$, Mannitol

Glukosezufuhr:
- Langzeitig oral oder i.v. (Hyperalimentation)
- Bei Hypothermie
- Peritonealdialyse mit starker hyperosmolarer Lösung

Gestörtes Durstempfinden älterer Menschen

Diabetogen wirkende Medikamente:
- Diphenylhydantoin
- Diazoxid
- Glukokortikoide
- b-Rezeptoren-Blocker
- Thiaziddiuretika, Furosemid etc.

Steigerung der Insulinresistenz durch:
- Schwere Pneumonien
- Akute Viruserkrankungen
- Urämie

Tab 17.16 Symptomatologie der Hypoglykämie.

Reaktionsform	Symptome
Parasympathikotone Reaktionen	Heißhunger, Übelkeit, Erbrechen, Schwäche
Adrenerge Symptome	Angst, Blässe, Zittern, Unruhe, Palpitationen, evtl. Herzrhythmusstörungen, Mydriasis
Neuroglukopenie	Sehstörungen, periorale Gefühlsstörungen, Sprach- und Riechstörungen, Gähnen, Konzentrationsmangel, Aggressivität, Verwirrtheit, bizarres Verhalten, Stupor, Paresen, fokale oder generalisierte Krampfanfälle, Koma

Stoffwechsel

Blutglukosespiegeln kommt es bereits zu einer Aktivierung des autonomen Nervensystems mit Ausschüttung kontrainsulinärer Hormone. Neuroglukopenische Symptome treten meist bei Blutzuckerwerten < 45 mg/dl auf. Die typische Kaskade von Beschwerden und Symptomen ist inter- und intraindividuell äußerst variabel und ändert sich insbesondere im Laufe der Diabeteserkrankung erheblich. So treten bei schwerer autonomer Dysfunktion („Hypoglycemia Unawareness") Symptome erst bei wesentlich niedrigeren Glukosewerten auf. So können ohne Prodromi innerhalb kürzester Zeit schwere neuroglukopenische Symptome auftreten.

Lang anhaltende schwere Hypoglykämien können, wenn auch selten, zum Tode oder zu neurologischen und/oder intellektuellen Dauerschäden führen. Hypoglykämien beeinträchtigen immer die Lebensqualität des Diabetikers und werden daher von vielen Diabetikern gefürchtet mit der Konsequenz, dass die Blutglukosekontrolle bei diesen Patienten häufig schlecht ist.

Die **Schwere der Hypoglykämie** wird grob in zwei Grade eingeteilt:
- **Leichte Form:** Der Patient ist selbst in der Lage, die Stoffwechselentgleisung zu erkennen und zu behandeln.
- **Schwere Form:** Der Patient ist auf Fremdhilfe angewiesen, und zur Beseitigung der Hypoglykämie sind Glukagon und/oder Glukose i.v. sowie häufig ein zumindest kurzfristiger Krankenhausaufenthalt notwendig.

Die **Ursachen** für die Auslösung und die Schwere einer Hypoglykämie sind vielfältig (s. Tab. 17.17).

Bei jedem mit Sulfonylharnstoff und/oder Insulin therapierten Diabetiker kann es zu Unterzuckerungen kommen. Milde Formen einer Hypoglykämie werden bei ca. 95 % aller insulinbehandelten Diabetiker beobachtet, insbesondere wenn eine Normoglykämie als Therapieziel vom Patienten angestrebt wird. Schwere Hypoglykämien sind beim gut geschulten Patienten selten.

Empfehlungen zur Vermeidung und Behandlung einer Hypoglykämie Bei jedem Diabetiker, bei dem es plötzlich zu neurologisch-psychiatrischen Symptomen kommt, ist an eine Hypoglykämien zu denken und im Zweifelsfall auch ohne biochemischen Nachweis sofort zu handeln.

Der Nachweis einer Hypoglykämie ist jedoch bei jedem Ereignis wünschenswert, auch wenn die Analyse erst nach der Behandlung der Unterzuckerung erfolgen kann.

Prävention
- Adäquate Schulung jedes (!) Diabetikers muss Teil eines jeden strukturierten Schulungsprogramms sein.
- Wiederholtes Nachfragen über das Wissen um und die Dokumentation von Hypoglykämien.
- Regelmäßige Überprüfung des Glukosestoffwechsels, der blutglukosesenkenden Therapie und der Erkennbarkeit einer Hypoglykämie vom Patienten und dessen Familie/Freunden/Kollegen.
- Realisierung (Arzt, Diabetesberaterin und Patient) der Gefahr von Hypoglykämien bei Änderungen von Organfunktionen wie Nierenfunktionsstörungen, Auftreten von anderen endokrinen Erkrankungen (z.B. Nebennierenrindeninsuffizienz), Änderungen der Therapie (cave: Pharmakainteraktionen) und vor allem Manifestation einer autonomen Neuropathie (z.B. Gastroparese).
- Befragung von Familienangehörigen/Freunden über nicht erkannte oder nicht mehr erinnerliche Situationen, die auf eine Hypoglykämie hindeuten.
- Fragestellung nächtlicher Hypoglykämien.

Therapie der Hypoglykämie

Die Therapie einer Hypoglykämie ist Aufgabe des Patienten und dessen sozialen Umfeldes. Sie kann nur adäquat erfolgen, wenn der Patient und sein Umfeld eingehend geschult wurden. Bei jeder Bewusstseinsstörung besteht die Gefahr einer Aspiration.

Die Behandlung erfolgt beim **ansprechbaren Patienten** durch ein bis zwei „schnelle" BEs, wie z.B.:
- 120 ml Orangensaft plus eine Scheibe Brot oder
- acht Stück Würfelzucker oder
- 120 ml Cola oder,
- falls eine schnelle Wirkung notwendig ist, 20–25 g Traubenzucker (beim mit Acarbose therapierten Patienten wirkt nur Glukose, wie z.B. Dextro-Energen, schnell).

Dem **nicht ansprechbaren Patienten** mindestens 60–100 ml einer 40%igen Glukoselösung i.v. infundieren bzw. 1–2 mg Glukagon s.c./i.m./i.v./nasal.

Anschließend Kohlenhydrate zuführen und Blutglukose messen! Falls der Patient nicht rasch wieder ansprechbar wird, ist der Notarzt zu rufen!

Sulfonylharnstoffinduzierte Hypoglykämien sind besonders gefährlich, da diese vorwiegend ältere und häufig allein stehende Diabetiker betreffen und meist rezidivieren (Hypoglykämiegefahr bis 72 h). Ursachen für die lang anhaltenden Unterzuckerungen sind die Langzeitwirkung von Sulfonylharnstoffen, insbesondere von Glibenclamid, und die Einnahme bei Nierenfunktionsstörungen. Deshalb müssen nach akuter Therapie der Hypoglykämie eine 10%ige Glukoseinfusion angelegt und stationäre Überwachung veranlasst werden. Glukagon ist bei sulfonylharnstoffinduzierter Hypoglykämie eher kontraindiziert (zusätzliche Stimulation der Insulinsekretion). Ein echtes Antidot der Sulfonylharnstoffe ist Diazoxid (Hypertona-

---

Tab. 17.17 Ursachen für die Auslösung einer Hypoglykämie beim Diabetiker.

- Inadäquate Mahlzeiten (z.B. zu klein, zu wenig Kohlenhydrate etc.)
- Ausgelassene oder vergessene Mahlzeiten
- Körperliche Anstrengung
- Alkohol
- Fehler in der Sulfonylharnstoffdosis
- Niereninsuffizienz
- Fehler in der Insulindosierung
- Falsches Insulin
- Falsches Insulinregime
- Injektionsfehler (z.B. i.m. oder i.v.)
- Wechsel der Injektionsstelle
- Autonome Neuropathie
- Leberinsuffizienz
- β-Rezeptoren-Blocker-Therapie
- Interaktion von Medikamenten mit Sulfonylharnstoffen

lum®, Proglicem®), welches allerdings wegen der bei i.v. Gabe möglichen schweren Hypotonie nur sehr selten eingesetzt wird.

Spezielle Hypoglykämieprobleme

Nichtwahrnehmung von Hypoglykämien (Hypoglycemia Unawareness) Dieses Phänomen beruht darauf, dass nach längerem Verlauf häufig die Glukagon- und Katecholaminfreisetzung bei einer Hypoglykämie gestört sind und damit eine Hypoglykämie erst später, bei sehr niedrigeren Blutzuckerwerten, bemerkt wird. Sie kann ein großes soziales, psychologisches und berufliches Problem bedeuten! Mit der Dauer des Diabetes – damit eng gekoppelt Störungen des autonomen Nervemsystems – und bei in guter Absicht betriebener, straffer Blutglukoseeinstellung häufen sich diese Fälle.

Die Nichtwahrnehmung einer vorausgegangenen Hypoglykämie ist außerdem häufiger nach einer Hypoglykämie und während des Schlafes.

Die **therapeutischen Konsequenzen** sind:
- eingehende Schulung des Patienten und seines Umfeldes über Hypoglykämien
- kritische Analyse des Therapieregimes
- Festsetzung eines neuen Therapieziels (z.B. weniger straffe Blutglukoseeinstellung)
- Beratung des Patienten über die aus der Nichtwahrnehmung von Hypoglykämien resultierenden psychosozialen Probleme.

Nächtliche Hypoglykämien Typischerweise werden nächtliche Hypoglykämien vom Patienten und vom betreuenden Diabetesteam nicht erkannt, jedoch häufiger vom Partner durch Schnarchen, Phantasieren, motorische Unruhe bis zu Krämpfen oder andere Auffälligkeiten. Die **Diagnose** erfolgt durch nächtliche Blutglukosemessungen (3.00 Uhr), Befragung des Partners und des Patienten insbesondere über morgendliche Symptome wie Kopfschmerz, Abgeschlagenheit etc.

Jedes normale glykierte Hämoglobin ist verdächtig auf rezidivierende (auch nächtliche) Hypoglykämien. Morgendliche Hyperglykämien sind selten Folge nächtlicher Unterzuckerungen (sog. Somogyi-Phänomen), sondern häufig Folge einer frühmorgendlichen Insulinresistenz (Dawn-Phänomen)!

> **!** Jeder insulinpflichtige Diabetiker soll mindestens einmal pro Monat einen 2.00-bis-3.00-Uhr-Wert messen und dokumentieren, auch wenn keine Hinweise auf nächtliche Hypoglykämien bestehen.

Gesteigerte Infektanfälligkeit Bei chronisch unzureichender Stoffwechseleinstellung – messbar am HbA$_{1c}$ – besteht bei Diabetikern eine signifikant gesteigerte Neigung zu vorwiegend **bakteriellen** und **mykotischen Infektionen** an der Haut (Follikulitis, Furunkel, Karbunkel, Dermato- und Nagelmykosen), den Schleimhäuten (Soorvaginitis, -stomatitis), Harnwegsinfekten (Frauen) und Balanitis. Als Ursachen werden eine verminderte Immunabwehr mit verminderter T-und B-Zell-Aktivität und eine verminderte Leukozytenfunktion (z.B. Phagozytose) verantwortlich gemacht. Diese komplexen Störungen der Immunkompetenz bzw. -abwehr sind eindeutig mit der Güte der Blutglukoseeinstellung korreliert und somit reversibel. Andererseits bedingt ein Infekt, der häufig banal ist, oder ein Trauma eine periphere Insulinresistenz mit Verschlechterung des Glukosestoffwechsels.

Ein gut eingestellter Diabetiker hat keine erhöhte Infektanfälligkeit. Die praktische Konsequenz in der Betreuung des Diabetikers ist, dass z.B. bei geplantem operativem Eingriff der diabetische Stoffwechsel präoperativ mindestens für drei Tage optimal sein sollte, da sonst die Rate an postoperativen Komplikationen (Sekundärheilung, Nahtinsuffizienz, Thromboseneigung etc.) signifikant größer ist, und dass bei Trauma und Infektion die Stoffwechselüberwachung besonders sorgfältig erfolgen muss.

Sekundäre Dyslipidämien Fast alle schlecht kontrollierten Diabetiker entwickeln eine sekundäre Dyslipidämie mit Erhöhung der Triglyzeride und Senkung des HDL-Cholesterins. Die Fettstoffwechselstörung kann so massiv sein, dass akute Komplikationen wie eruptive Xanthome und Hyperviskositätskomplikationen einschließlich einer akuten Pankreatitis auftreten können. Dieses als Chylomikronämiesyndrom bezeichnete Krankheitsbild tritt aber erst ab Triglyzeridwerten über 1000 mg/dl (meist über 5000 mg/dl) auf und muss durch Nahrungskarenz und Plasmapherese behandelt werden.

Chronische Komplikationen

Die Pathogenese der chronischen diabetischen Komplikationen ist nicht in allen Einzelheiten geklärt. Klar ist jedoch, dass Dauer und Grad der **Hyperglykämie** eine entscheidende Bedeutung bei der Entstehung und Progression **diabetischer Folgeschäden** besitzen. Daneben spielen jedoch auch andere von der Hyperglykämie unabhängige oder nur indirekt damit zusammenhängende Faktoren (s. Tab. 17.18) eine wichtige Rolle bei der Entstehung einer Mikro- und Makroangiopathie sowie anderer häufig zu beobachtenden Komplikationen. Ein Teil der aufgelisteten Stoffwechselveränderungen ist normalisierbar, so dass sich in jedem Stadium des Diabetes eine möglichst optimale Stoffwechseleinstellung des Diabetikers lohnt, denn ein Teil der funktionellen und morphologischen Organstörungen ist eindeutig mit der Güte der Einstellung (z.B. HbA$_{1c}$) korreliert.

Diabetische Komplikationen sind bei Typ-1-Diabetikern meist erst fünf bis acht Jahre nach Beginn der Erkrankung zu finden. Dagegen können bei Typ-2-Diabetikern bereits zum Zeitpunkt der klinischen Diagnose bei bis zu 30 % der Betroffenen diabetische Sekundärfolgen nachgewiesen werden. Ursache ist, dass die Typ-2-Erkrankung im Mittel erst Jahre nach Manifestation des Diabetes klinisch diagnostiziert wird (s.o.).

Komplikation	Häufigkeit (%)*
Nephropathie	Ca. 40
Retinopathie	Ca. 80

Komplikation	Häufigkeit (%)*
Diabetisches Fußsyndrom	Ca. 20
Polyneuropathie	Ca. 40
Makroangiopathie	Ca. 60

* Die Prozentangaben sind nur begrenzt vergleichbar, da sie aus unterschiedlichen Studien stammen. Diese Daten sollen untermauern, dass alle Komplikationen nach 20-jährigem Diabetesverlauf relativ häufig sind

Bei jedem Diabetiker gehört ein definiertes **Screeningprogramm** zur optimalen Betreuung, denn nur so lassen sich frühzeitig diabetische Komplikationen erkennen und adäquat therapieren. Dieses Standardscreening ist von der nationalen Fachgesellschaft und von den internationalen Diabetesassoziationen erarbeitet und mit dem Gesundheitspass Diabetes und dem sog. Basisinformationsblatt erprobt und eingeführt worden (s. Tab. 17.19).

Die Befunde werden im Gesundheitspass Diabetes dokumentiert.

Retinopathie Die Augen sind typischer Manifestionsort für diabetische Komplikationen. Die diabetische Retinopathie ist führende Ursache für Neuerblindungen in den westlichen Ländern. Bei etwa 90 % aller Diabetiker entwickelt sich innerhalb der ersten 15 Jahre nach Diabetesmanifestation eine Retinopathie. Dabei besteht ein enger Zusammenhang zur Güte der Blutglukoseeinstellung. Nach 20-jähriger Diabetesdauer findet sich bei 56 % der Typ-1- und bei 24 % der Typ-2-Diabetiker eine proliferative Retinopathie. Im gleichen Zeitraum ist bei älteren Diabetikern eine Makulopathie erkennbar. Es besteht eine enge Komorbidität bei Patienten mit Retinopathie und anderen diabetischen Komplikationen, wie Nephropathie und Neuropathie. Risikofaktoren für die Entwicklung und Progredienz einer Retinopathie sind vor allem Dauer und Grad der Hyperglykämie, Hpertonie, Dyslipidämie und das Rauchen.

Die **Therapie** einer Retinopathie ist eine interdisziplinäre Aufgabe mit Behandlung der Risikofaktoren (s.o.), insbesondere durch eine optimale individuell adaptierte Blutglukosekontrolle (spezielle Richtlinien bei Schwangerschaft und proliferativer Retinopathie!) und eine Hochdrucktherapie, sowie einer ophthalmologischen Intervention (Laserkoagulation, Vitrektomie, Kataraktoperation).

Nephropathie Im Rahmen der notwendigen Screeningverfahren sind die Früherkennung und -intervention der diabetischen Nephropathie von entscheidender Bedeutung, denn die terminale Niereninsuffizienz bedeutet ein bedrückendes Schicksal mit einer hohen Morbidität und Mortalität, einem Verlust der Mobilität sowie einer Einschränkung der Erwerbstätigkeit und Lebensqualität. Die diabetische Nephropathie mündet bei 30–40 % aller Typ-1-Diabetiker in ein terminales Nierenversagen mit der Notwendigkeit einer Nierenersatztherapie (z.B. Dialyse und Transplantation). Bei Typ-2-Diabetikern ist bei entsprechender Krankheitsdauer mit der gleichen Prävalenz der diabetischen Nephropathie zu rechnen. Von den der-

Tab. 17.18 Wesentliche Faktoren, die bei der Entwicklung diabetischer Komplikationen von Bedeutung sein können.

Mit der Hyperglykämie direkt und indirekt zusammenhängend	Sorbit-Akkumulation mit Verschiebung des NADH/NADPH-Gleichgewichtes Steigerung der De-novo-Synthese von Diaacylglycerol und Aktivierung von Proteinkinase C Nichtenzymatische Glykierung von Struktur-, Membran- und Transportproteinen (AGE = Advanced Glycosylation Endproducts) Makrophagenaktivierung mit Steigerung von IL-1, TNF-α und Endothelinsekretion Steigerung der Glykoxidierung und des oxidativen Stresses (u.a. Steigerung oxidierter Lipoproteine [LDL]) Steigerung der Produktion und Sekretion von Wachstumsfaktoren (z.B. PDGF-β und IGF-1) Anstieg der Blutviskosität Hyperlipoproteinämie Thrombophile Diathese Reduzierte Fibrinolyse Kontrainsulinäre Hormone (Glukagon, Katecholamine, Wachstumshormon, Cortisol) Gestörte Infektabwehr Insulinresistenz Störungen des Elektrolyt- und Wasserhaushaltes
Von einer Hyperglykämie wahrscheinlich unabhängige genetische (?) Faktoren	Insulinresistenz mit Entwicklung einer Dyslipidämie und Hypertonie Geänderte Aktivitäten von Makrophagen, Lymphozyten, Endothel, glatten Muskelzellen, Thrombozyten
Hyperglykämieunabhängige Faktoren	Nikotinabusus Alkoholabusus

Tab. 17.19 Screeningprogramm für Menschen mit Diabetes.

Jedes Quartal	Einmal pro Jahr
Körpergewicht Blutdruck Blutglukose Anzahl schwerer Hypoglykämien HbA$_{1c}$ Selbstkontrolle Mikroalbuminurie Fußinspektion Lebensstil (Ernährung, körperliche Aktivität, Rauchen)	Kreatinin im Serum Cholesterin (HDL/LDL), Triglyzeride (evtl. häufiger) Augenuntersuchung (evtl. häufiger) Gefäßuntersuchung der Beine Nervenuntersuchung (einschl. Stimmgabeltest) Kardiale Untersuchung (einschl. EKG/Belastungs-EKG) Doppler Halsgefäße (evtl. 2-jährlich)

17.1 Diabetes mellitus

Tab. 17.20 Einteilung der diabetischen Nephropathie nach den Praxisleitlinien der DDG (2002).

Stadium/Beschreibung	Albuminausscheidung (mg/l)	Kreatinin-Clearance (ml/min)	Bemerkungen
1. Nierenschädigung mit normaler Nierenfunktion			S-Kreatinin im Normbereich
a) Mikroalbuminurie	20–200	> 90	Blutdruck im Normbereich steigend oder Hypertonie
b) Makroalbuminämie	> 200		
2. Nierenschädigung mit Niereninsuffizienz			
a) Leichtgradig	> 200	60–89	S-Kreatinin grenzwertig oder erhöht
b) Mäßiggradig		30–59	Hypertonie, Dyslipidämie, Hypoglykämieneigung
c) Hochgradig	Abnehmend	15–29	Rasche Progression von KHK, AVK, Retinopathie und Neuropathie
d) Terminal		< 15	Anämieentwicklung, Störung des Knochenstoffwechsels

zeit 45 000 dialysepflichtigen Nierenkranken in der Bundesrepublik sind 35–50 % zuckerkrank. Bei 90 % dieser Patienten liegt eine Typ-2-Diabetes-Erkrankung vor.

Die diabetische Nephropathie wird in zwei Stadien eingeteilt (Tab. 17.20).

Die Mikroalbuminurie ist nicht nur zuverlässiger Indikator einer Nierenschädigung, sondern auch Prädiktor für andere Organmanifestationen des Diabetes wie Retinopathie, Neuropathie und vor allem Makroangiopathie. So ist das vaskuläre Mortalitätsrisiko bei Diabetikern mit persistierender Proteinurie um ein Vielfaches höher als bei vergleichbaren Diabetikern ohne Proteinurie.

Die diabetische Nephropathie ist im Stadium der Mikroalbuminurie einer einfachen **Diagnostik** zugänglich. Da nach heutigem Wissensstand im Stadium der Mikroalbuminurie durch geeignete Intervention der Verlauf der Krankheit zu stoppen oder zumindest stark zu verlangsamen ist und damit die Lebenserwartung und Lebensqualität der Betroffenen dramatisch steigen und die terminale Niereninsuffizienz wesentlich verzögert werden kann, wird von Diabetologen weltweit gefordert, dass ein regelmäßiges Screening auf Mikroalbuminurie erfolgen sollte (Tab. 17.19). Mit der Einführung eines hochspezifischen und einfach zu handhabenden Teststreifens und kostengünstiger quantitativer Labormethoden (z. B. Immunoturbidimetrie) wird für Arzt und Patient dieses Screening leicht möglich.

Die Mikroalbuminurie ist definiert als Ausscheidung von Albumin im Urin zwischen 20 und 200 mg/l oder 20 und 200 μg/min bzw. 30 und 300 mg/24 h. Ist der Test positiv, sollte er innerhalb einer kurzen Zeit (max. drei Monate) zweimal wiederholt werden. Wenn zwei von drei Tests positiv sind, liegt definitiv eine Mikroalbuminurie vor, und es besteht die Indikation zu therapeutischer Intervention (Abb. 17.8).

Wichtigste **Behandlungsmaßnahme** ist die Senkung des Blutdrucks auf unter 130/80 mmHg, wenn möglich unter Verwendung eines ACE-Inhibitors (oder alternativ mit einem Angiotensin-Rezeptor-Blocker). Weitere wichtige Behandlungsmaßnahmen sind eine konsequente antibiotische Therapie von Harnwegsinfekten, möglichst Vermeidung von Röntgenkontrastmitteln und die Einstellung der Therapie einer Dyslipidämie und des Rauchens.

Mit Beginn der klinisch manifesten Nephropathie (persistierende Proteinurie, Sinken der Kreatinin-Clearance und Hypertonie) ist unbedingt eine interdisziplinäre Betreuung des Patienten (Diabetologe, Nephrologe) notwendig, um rechtzeitig gemeinsam mit dem Patienten das für ihn geeignete Nierenersatzverfahren (Hämodialyse, Hämofiltration, Peritonealdialyse CAPD, CCPD, Nierentransplantation) zu planen und die notwendigen Schritte einzuleiten.

Polyneuropathie Neuropathien unterschiedlicher Lokalisation und Ausprägung lassen sich bei Typ-1- und Typ-2-Diabetikern in vergleichbarer Weise nachweisen. Die Prävalenz von Neuropathien schwankt zwischen 10 und 90 % in Abhängigkeit von der Selektion der Patienten, den Nachweismethoden und der Definition einer Neuropathie. Symptomatische Neuropathien mit entsprechenden neurophysiologischen Defiziten sind in einer unselektionierten Diabetikerpopulation bei 20–30 % zu finden.

Man muss verschiedene Neuropathien bei Diabetikern abgrenzen, die sich wahrscheinlich in Ätiologie, sicher aber in Symptomatologie, Lokalisation, Therapie und Prognose unterscheiden (s. Tab. 17.21).

Die häufigsten Formen sind die symmetrische distale sensomotorische Polyneuropathie und die autonome Neuropathie. Die periphere Polyneuropathie manifestiert sich typischerweise an den unteren Extremitäten (beginnend an den Füßen), schreitet nach proximal weiter und betrifft nicht selten auch die Arme (diese jedoch nicht isoliert!).

Die **Symptomatologie** variiert erheblich. Die Beschwerden, wie Schmerzen (brennend, bohrend, stechend, krampfartig), Taubheitsgefühl und Parästhesien sowie Hyper-, Hypästhesien, führen häufig in Ruhe (abends und nachts) zu einer Exazerbation. Sie unterscheiden sich damit von denen bei peripherer arterieller Verschlusskrankheit. Klinisch finden sich häufig eine herabgesetzte Temperaturdiskriminierung, ein vermindertes Vibrationsempfinden (Pallhypästhesie), Störungen der Sensibilität und abgeschwächte oder fehlende Muskeleigenreflexe.

Die autonome Neuropathie wird häufig nicht erkannt, ist jedoch wegen ihrer ungünstigen Prognose quoad vitam und ihrer wenn auch eingeschränkten, Therapiemöglich-

Stoffwechsel

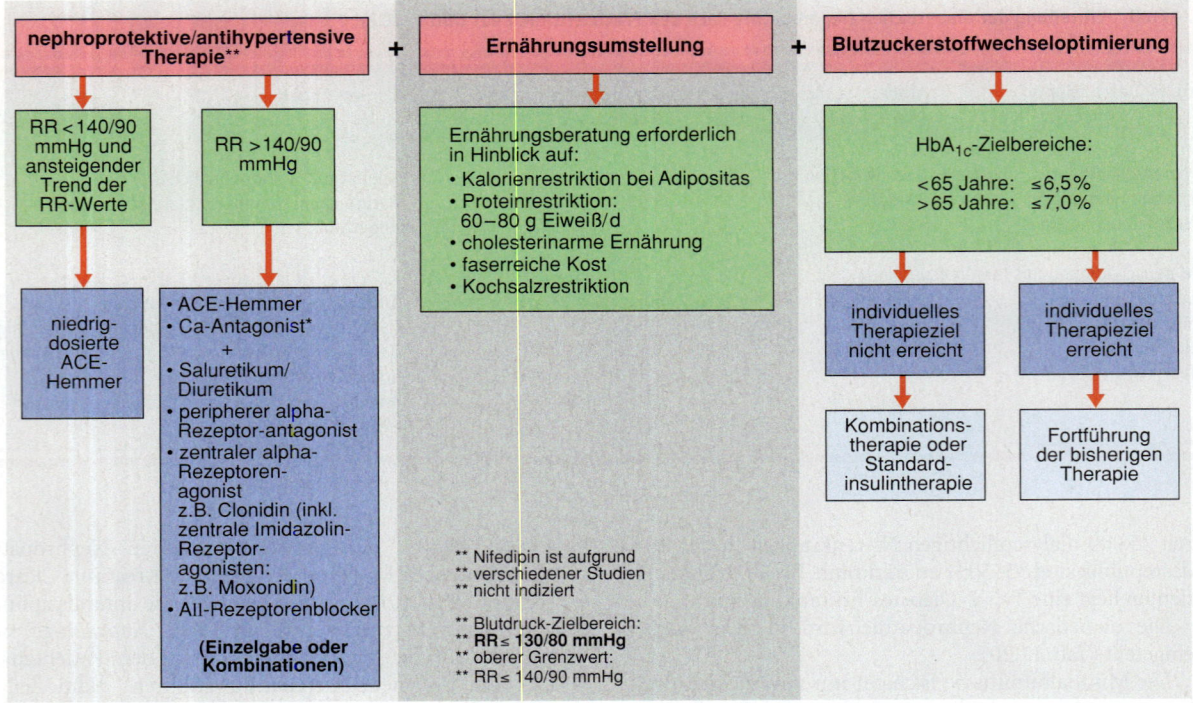

Abb. 17.8 Therapeutisches Vorgehen bei Diabetikern mit Nephropathie im Stadium der Mikro- und Makroalbuminurie (nach Landgraf, Lüdekke und Renner).

Tab. 17.21a Klassifizierung der diabetischen Neuropathien nach zeitlichen Aspekten.

Progrediente, chronische Neuropathien	Akute, reversible Neuropathien	Druckneuropathien
Diffuse, symmetrische sensomotorische Polyneuropathie (klassische Form) Selektive "Small Fiber" Neuropathie Autonome Neuropathie	Diabetische amyotrophe Neuropathie Hirnnervenausfälle (III, VI)	Karpaltunnelsyndrom (N. medianus) N.-ulnaris-Syndrom Laterales Poplitea-Nerv-Syndrom

Tab. 17.21b Klassifizierung der diabetischen Neuropathien nach Verteilungsmuster.

Symmetrische Polyneuropathien	Fokale und multifokale Neuropathien
Sensible oder sensomotorische Polyneuropathie Autonome Neuropathie Symmetrische proximale Neuropathie der unteren Extremitäten	Kraniale Neuropathie (vor allem Hirnnerven III, VI) Mononeuropathie des Stammes und der Extremitäten Asymmetrische proximale Neuropathie der unteren Extremitäten
Mischformen	

keiten wichtig. Die Beschwerden können sich an verschiedenen Organsystemen äußern (s. Tab. 17.22) oder sind subklinisch und nur durch spezielle Tests zu diagnostizieren (s. Tab. 17.23).

Optimale Stoffwechselkontrolle bedeutet Prävention und ist die kausale Behandlung der diabetischen Polyneuropathie, wie Untersuchungen bei Typ-1-Diabetikern unter intensivierter Insulintherapie und nach Pankreastransplantation zeigen. Bei anderen in die Pathogenese der Neuropathie eingreifenden Therapieprinzipien handelt es sich weitgehend um experimentelle Ansätze (s. Tab. 17.24). Es wird deshalb empfohlen, diese Substanzen nur im Rahmen von kontrollierten Studien zu verwenden. Wichtig ist eine symptomorientierte Therapie, insbesondere dann, wenn die Polyneuropathie schmerzhaft ist und den Betroffenen in seiner Lebensqualität erheblich beeinträchtigt (s. Tab. 17.25).

Beschwerden und Symptome der autonomen Neuropathie sind besonders schwer zu beeinflussen, und Patient und Therapeut benötigen viel Geduld bei der Behandlung. Schwere autonom-neuropathische Störungen sind, wie prospektive Untersuchungen bei Pankreastransplantierten gezeigt haben, trotz jahrelanger Normoglykämie kaum zu verbessern. Die Behandlungsmöglichkeiten sollten organorientiert eingesetzt werden (s. Tab. 17.26).

Diabetisches Fußsyndrom (DFS) Gangrän und Amputationen sind bei Diabetikern 30- bis 50-mal häufiger als bei Nichtdiabetikern. In der Bundesrepublik werden jährlich ca. 30 000 Amputationen durchgeführt. 96 % aller Amputationen (meist an den unteren Extremitäten) werden bei Diabetikern im Alter über 45 Jahre durchgeführt, 64 % bei > 65-Jährigen. 25 % aller Aufwendungen für

Tab. 17.22 Symptomatologie der diabetischen autonomen Neuropathie.

Organsystem	Symptome
Kardiovaskulär	Ruhetachykardie Aufgehobene Herzfrequenzvariabilität Stumme Myokardischämie Orthostatische Dysregulation Gesteigerter peripherer Blutfluss (Ödeme)
Gastrointestinal	Ösophagusdysfunktion Gastroparese Obstipation Nächtliche Diarrhö Anorektale Dysfunktion
Urogenital	Erektile Dysfunktion Blasenatonie
Weitere	Gestörte Schweißsekretion Hyperhidrose bis zu Anhidrose; gustatorisches Schwitzen Diabetisches Fußsyndrom Osteoarthropathie Störung der zentralen Atmung und Temperaturregulation Störung der Pupillenmotorik (Hell-Dunkel-Adaptation) Gestörte Hypoglykämiewahrnehmung (Hypoglycemia Unawareness)

Tab. 17.23 Diagnostisches Vorgehen bei diabetischer Neuropathie (nach der Anamnese).

Neurologische Basisuntersuchung	Neurophysiologische Untersuchung	Autonome Funktionstests
Reflexstatus, Oberflächensensibilität, Spitz-Stumpf-Diskriminierung, Lagesinn, Vibrationssinn (Stimmgabel), Muskelatrophien, Muskelkraft, Fußinspektion	Nervenleitgeschwindigkeit, Nervenaktionspotentiale (Elektromyographie) Temperaturschwellenmessung (somatosensible evozierte Potentiale)	Kardiale autonome Dysregulation (Herzfrequenzvariationsanalyse) Magenentleerung Blasenentleerung Orthostasetest

Tab. 17.24 Medikamentöse Therapieansätze bei Neuropathie (nach den evidenzbasierten Leitlinien der Deutschen Diabetes Gesellschaft).

Verlaufsformen der Neuropathie	Therapie
Für alle Stadien gilt	Optimierung der Diabeteseinstellung Blutdrucknormalisierung Patientenschulung Änderung der Lebensgewohnheiten Prophylaxe von Fußschäden (Fußpflege, orthopädietechnische Versorgung, insbesondere bei knöchernen Fußdeformitäten mit und ohne periphere Neuropathie)
Chronisch-schmerzhafte Neuropathie[4]	α-Liponsäure[2] Antikonvulsiva (Carbamazepin[3], Gabapentin) Capsaicin[1] Mexiletin[1] Physikalische Therapie Selektive Serotonin-Wiederaufnahmehemmer[1,3] (Citalopram, Paroxetin) Tramadol Trizyklische Antidepressiva (Amitriptylin, Clomipramin, Desipramin[1], Imipramin)
Akut-schmerzhafte Neuropathie	Versuch mit einfachen Analgetika Weitere Therapie wie bei der schmerzhaften Neuropathie
Schmerzlose Neuropathie	Fußpflege (Diabetesschulung) Prophylaxe von Fußläsionen Krankengymnastik
Diabetische Amyotrophie	Überweisung zum Neurologen zur diagnostischen Abklärung Physikalische Therapie Weitere Therapie wie bei der schmerzhaften Neuropathie

[1] nicht zugelassen zur Behandlung neuropathischer Schmerzen;
[2] pathogenetisch begründbare Therapie;
[3] einschleichende Dosierung beachten, ggf. Spiegelbestimmung;
[4] Angaben in alphabetischer Reihenfolge.

Diabetiker werden für diabetische Fußprobleme ausgegeben, und 50 % aller Krankenhaustage entfallen bei Zuckerkranken auf notwendige Maßnahmen beim DFS. Diese Zahlen belegen den Stellenwert des DFS in der Diabetologie.

Komplexe neuropathische (sensomotorische plus autonome) Störungen sind für 50 % aller Fußläsionen beim Diabetiker verantwortlich. Bei 25 % liegen rein vaskuläre Störungen und bei 25 % eine gemischt neurologisch-vaskuläre Fußproblematik vor. Letztere Störungen stellen die größte therapeutische Herausforderung dar und sind prognostisch am ungünstigsten.

Die wichtigsten **Risikofaktoren** für die Entstehung eines DFS sind in Tabelle 17.27 aufgelistet.

Die **Diagnose** eines DFS in seinen verschiedenen Stadien (s. Tab. 17.28) wird mit Hilfe der Anamnese gestellt, insbesondere auch in Hinblick auf eine periphere Neuropathie, eine arterielle Verschlusskrankheit, Traumata sowie in Bezug auf Schuhe, Strümpfe und Fußpflege und dem klinischen Bild. Dabei sind Inspektion, Palpation und neurologische Untersuchung (s.o.) entscheidend bei der Unterscheidung zwischen neuropathischen und vaskulären Ursachen des DFS. Typischerweise besteht bei neuropathischen Läsionen entweder kein oder ein stark abgeschwächter Schmerz, der in Ruhe (nachts) auftritt. Das primär zirkulatorisch bedingte DFS löst meist starke Schmerzen aus, die sich unter Belastung verstärken.

Weiterführende technische Untersuchungen, wie Doppler-, Duplexsonographie, Röntgenuntersuchungen mit der Frage nach Osteodestruktion, Osteoarthropathie und Mediasklerose, Angiographie und kernspintomo-

Stoffwechsel

Tab. 17.25 Therapieoptionen bei schmerzhafter Neuropathie.

Indikationen	Therapieform
Allgemeine Maßnahmen	Optimierung des Stoffwechsels Optimale Betreuung und Zuwendung Physikalische Maßnahmen Alkoholabstinenz Vitamin-B_{12}-Substitution Behandlung der Urämie
Brennen	Aspirin bis 4 × 500 mg Imipramin (25–150 mg oral) Amitriptylin (25–150 mg oral) Desipramin (25–150 mg oral) α-Liponsäure (600–1 000 mg als Infusion) Mexiletin (3 × 200 mg oral); cave! Capsaicin-Creme 0,075 % (4×/d)
Stechen	Carbamazepin (bis 600 mg/d oral) Phenytoin oder Valproinsäure Trizyklische Antidepressiva (s.o.) Capsaicin-Creme
Krämpfe	Chininsulfat (bis 250 mg oral)
Andere Symptome: Kontakthyperästhesie (Allodynie) Restless Legs	Plastikfilm auf die Beine Tetrazepam (bis 50 mg oral)

Tab. 17.26 Therapiemöglichkeiten bei autonomer Polyneuropathie.

Organsystem	Medikament	Tagesdosis
Kardiovaskulär: Ruhetachykardie Orthostase	β-Rezeptoren-Blocker Fludrocortison Midodrin Dihydroergotamin	Je nach Präparat 0,1–0,4 mg 3 × 2,5–10 mg 5 mg
Gastrointestinal: Gastroparese Diarrhö Obstipation	Metoclopramid Domperidon Erythromycin Clonidin Doxycyclin Codeinphosphat Lactulose s. Gastroparese	3 × 10 mg 3 × 40 mg 3 × 250 mg 3 × 0,075 mg 100 mg 3 × 30 mg 3 × 20 g
Urogenital: Blasenatonie Erektile Dysfunktion	Carbachol Phenoxybenzamin Phosphodiesterase-5-Inhibitoren (Sildenafil) Yohimbin Papaverin/Phentolamin, PGE_1	3 × 2 mg 20–60 mg 25–100 mg bei Bedarf 3 × 10 mg Lokal
Sudomotoren: Gustatorisches Schwitzen	Clonidin	3 × 0,075 mg
Vasomotoren: Neuropathische Ödeme	Diuretika Ephedrin	 3 × 60 mg

graphische Untersuchungen mit der Frage nach aseptischen und infektiösen Knochen- und Weichteilveränderungen, sind für die Prognose und die Therapiewahl entscheidend.

Besteht ein vor allem neuropathisch bedingtes DFS, stehen **Entlastung** und **Optimierung der Blutzuckereinstellung** im Vordergrund, und die Prognose bezüglich einer Abheilung ist relativ gut. Steht dagegen die Vaskulopathie im Vordergrund, muss versucht werden, die Blutzufuhr entweder radiologisch-interventionell oder chirurgisch zu verbessern. Gelingt dies nicht, ist die Prognose schlecht, und eine Amputation droht.

Die **Behandlung** des DFS ist immer eine interdisziplinäre Aufgabe für das Diabetesteam, Angiologen und Orthopäden in Verbindung mit einem interventionell tätigen Radiologen und Chirurgen sowie einem orthopädischen Schuhmacher, am besten in einer speziell dafür eingerichteten Fußambulanz. Die Aufklärung der Ärzte und Patienten über die Gefährlichkeit von Fußkomplikationen sowie über die primärpräventiven Maßnahmen zur Vermeidung des DFS ist von größter Wichtigkeit.

> **!** Jede Läsion am Fuß eines Diabetikers bedeutet eine potenzielle Notfallsituation.

Die Strategie der Behandlung ist schematisch in Tabelle 17.29 aufgelistet, bedarf jedoch individueller Modifikationen.

Makroangiopathie Das Schicksal des Diabetikers wird in den westlichen Ländern heute vor allem von der vaskulären Morbidität und Mortalität bestimmt. Die Haupttodesursachen sind in ca. 75 % der Fälle makroangiopathische Komplikationen (53 % kardial, 12 % zerebrovaskulär und 9 % renal). Daneben spielt die Arteriosklerose der Extremitäten wegen ihrer Häufung von Gangrän und Amputationen eine wichtige medizinische und sozioökonomische Rolle. Im Vergleich zu einer nichtdiabetischen Kontrollpopulation ist das Risiko, einen Herzinfarkt oder einen Schlaganfall zu erleiden, auf das Zwei- bis Vierfache gesteigert, das Herzinsuffizienzrisiko ist vier- bis sechsfach erhöht, und die Inzidenz der peripheren arteriellen Verschlusskrankheit (pAVK) ist mindestens um den Faktor 10 größer.

Dabei muss allerdings bedacht werden, dass Herzinfarkt und Schlaganfall auch in der nichtdiabetischen Bevölkerung relativ häufig sind, so dass eine Verdreifachung des Risikos eine enorme Belastung darstellt.

Die **klinische Manifestation** der Makroangiopathie des Diabetikers weist gegenüber dem Nichtdiabetiker einige wichtige Besonderheiten auf:
- mindestens zehn Jahre früheres Auftreten
- Inzidenz vergleichbar bei Männern und Frauen

Tab. 17.27 Risikofaktoren bei der Entstehung eines diabetischen Fußsyndroms.

- Alter des Patienten
- Diabetesdauer
- Güte der Stoffwechseleinstellung
- Diabetische Polyneuropathie
- Periphere arterielle Verschlusskrankheit
- Nikotin- und Alkoholabusus
- Fußdeformitäten
- Inadäquates Schuhwerk
- Inadäquate Fußpflege
- Visusminderung
- Zustand nach diabetischen Fußläsionen

Tab. 17.28 Einteilung des diabetischen Fußsyndroms (nach Wagner).

Grad der Schädigung	Befund
0	Keine Läsion, ggf. Fußdeformität oder Cellulitis
I	Oberflächliche Ulzera
II	Tiefes Ulkus bis zur Gelenkkapsel, Sehnen oder Knochen
III	Tiefes Ulkus mit Abszess, Osteomyelitis, Infektion der Gelenkkapsel
IV	Begrenzte Vorfuß- oder Fersennekrose
V	Nekrose des gesamten Fußes

- bevorzugte Manifestation der pAVK an den peripheren Gefäßen (→ Unterschenkeltyp)
- deutlich schlechtere Prognose von Myokardinfarkt, pAVK und Apoplex
- stumme Myokardischämie, daher häufig anamnestisch keine Angina pectoris
- nicht selten fehlende Frühsymptome wie Kältegefühl und Claudicatio intermittens bei pAVK
- meist multimorbide Patienten mit gleichzeitigem Auftreten anderer diabetischer Komplikationen (Neuropathie, Mikroangiopathie, Komplikationen an Skelett-, Stütz- und Bindegewebe)
- deutlich verminderte Reparationsvorgänge an den betroffenen Organsystemen durch Infektionsresistenzschwäche

Neben dem diabetischen Stoffwechsel als unabhängigem Risikofaktor spielen die klassischen vaskulären Risikofaktoren wie Bluthochdruck, Dyslipidämie, Übergewicht und Rauchen bei der Entstehung der Makroangiopathie eine wichtige Rolle. Die Risikofaktoren Hypertonie und Dyslipoproteinämie sind beim Typ-2-Diabetiker als Teilaspekt des Insulinresistenzsyndroms anzusehen. Dabei ist die Fettstoffwechselstörung weniger durch eine Erhöhung des LDL-Cholesterin-Spiegels (dem klassischen lipidologischen Risikofaktor) als vielmehr durch eine Erhöhung der Triglyzeridkonzentration (nüchtern und postprandial), eine verminderte HDL-Cholesterin-Konzentration und das Vorliegen kleiner, dichter LDL (besonders atherogene LDL) charakterisiert.

Neben Hyperglykämie, Hypertonus und Dyslipoproteinämie (beim Typ-2-Diabetes) finden sich bei Diabetikern häufig weitere Risikofaktoren bzw. Risikomarker vaskulärer Komplikationen:

- Hyperfibrinogenämie
- gesteigerte Plättchenadhäsion und -aggregation
- verminderte Fibrinolyse (PAI erniedrigt)
- erhöhte Entzündungsmarker (CRP)

Da die **Klinik der Makroangiopathie** beim Diabetiker häufig atypisch ist, muss in regelmäßigen Abständen gezielt nach vaskulären Komplikationen gesucht werden. Neben Anamnese und Klinik sind mindestens einmal jährlich EKG, Belastungs-EKG (Belastungs-Szintigraphie bei schwerer peripherer Neuropathie), evtl. UKG, Doppler-/Duplexsonographie der hirnversorgenden und peripheren Arterien (cave: in der Interpretation schwierig bei Media-

Tab. 17.29 Behandlungsstrategien eines diabetischen Fußsyndroms.

Lokalbehandlung	Systemische Behandlung	Prävention
Entfernung von Hyperkeratosen Entfernung von Nekrosen Aggressive konventionelle Intervention bei phlegmonösen und abszedierenden Veränderungen Spülbehandlungen Druckentlastung und absolute Ruhigstellung des Fußes Häufiger steriler Verbandwechsel Revaskularisierungsmaßnahmen (PTCA; lokale Lyse, Gefäß-OP) Minimal chirurgische Eingriffe (Sequesterotomie, Resektion von Sehnen, Metatarsalköpfchen etc.) Nur nach Ausschöpfung aller Maßnahmen an größere Amputationen denken!	Optimale Blutglukoseeinstellung Langfristige antibiotische Therapie Heparinisierung Langfristige Plättchenaggregationshemmung Antihypertensive Therapie Einstellen des Rauchens Therapie einer Dyslipidämie	Schulung, Training Therapie von Risikofaktoren Optimale Strumpf- und Schuhversorgung

Stoffwechsel

Tab. 17.30 Nichtmedikamentöse und medikamentöse Maßnahmen zur Therapie der Makroangiopathie beim Diabetiker.

Nichtmedikamentös	Medikamentös
Schulung, Training und Selbstkontrolle	Optimierung des diabetischen Stoffwechsels
Reduktion des Körpergewichtes bei Übergewicht	Normalisierung des Blutdrucks
Steigerung der körperlichen Aktivität	Aggressive Therapie der Hyper-/Dyslipidämie
Verzicht auf Nikotin	Plättchenaggregationshemmung (Acetylsalicylsäure 100 mg/d)
Reduktion des Alkoholkonsums (< 30 g/d)	
Gesunde Ernährung	
Reduktion der Kochsalzzufuhr (< 6–8 g/d)	

sklerose) durchzuführen. Zusätzlich sollten eine Reihe biochemischer Parameter (Proteinurie, Serum-Kreatinin, Lipidstatus, HbA_{1c}, Fibrinogen) und Blutdruck regelmäßig gemessen werden. Alle Untersuchungsergebnisse sollten strukturiert dokumentiert (Gesundheitspass Diabetes, Basisinformationsblatt) und entsprechende therapeutische Konsequenzen initiiert werden.

Die **therapeutischen Maßnahmen** umfassen nichtmedikamentöse und medikamentöse Maßnahmen (s. Tab. 17.30). Schulung, Training und Selbstkontrolle bezüglich Diabetes, Hochdruck und Fettstoffwechselstörung in strukturierter Form sind Voraussetzung für den Erfolg in der Primär-, Sekundär- oder Tertiärprävention. Die Hochdrucktherapie des Diabetikers weist einige Besonderheiten auf, wobei aufgrund einer Vielzahl von klinischen Studien das in Tabelle 17.31 beschriebene Vorgehen empfohlen

Tab. 17.31 Antihypertensive Differentialtherapie bei Diabetikern mit und ohne Begleiterkrankungen.

Komplikation	Medikamente
Ohne	Wie bei essentieller Hypertonie, jedoch mit Diuretika eher zurückhaltend
Mikroalbuminurie	ACE-Hemmer plus Diuretika, Angiotensin Rezeptor-Antagonist, Kalziumantagonist, zentraler α_2-Rezeptor-Agonist
Makroalbuminurie	ACE-Hemmer (cave: Kreatininanstieg und Hyperkaliämie), Schleifendiuretika, (Kalziumantagonist), α_1-Rezeptor-Antagonist
Herzinsuffizienz	ACE-Hemmer, Diuretika
Koronare Herzerkrankung	Kardioselektiver β-Blocker, ACE-Hemmer
Peripere arterielle Verschlusskrankheit	ACE-Hemmer, keine β-Blocker

wird. Bezüglich weiterer Details in der Behandlung der Makroangiopathie, Hypertonie und Dyslipidämie (s. Tab. 17.32) sei auf die entsprechenden Kapitel verwiesen.

Diabetes und Schwangerschaft

Vorbestehender Diabetes

Das Risiko für Mutter und Kind hängt entscheidend von der Güte der Stoffwechseleinstellung ab. Bei extrem schlechter Stoffwechselkontrolle und inadäquater Therapie beträgt die perinatale Sterblichkeit bis zu 40 %, während sie bei optimaler Betreuung der Schwangeren präkonzeptionell und während der Gravidität unter 5 % liegt. Ganz wesentlich für die Risikoreduktion ist eine Normalisierung des diabetischen Stoffwechsels durch optimale Schulung mit Selbstkontrolle, gesunde Ernährung und intensivierte Insulintherapie bei allen Diabetestypen.

Komplikationen Bei chronischer **Hyperglykämie** vor und während der Schwangerschaft kann es zu diabetischer Embryopathie (Kardiomyopathie, kaudale Regression, Abnormitäten des Gastrointestinaltraktes) oder zu einer diabetischen Fetopathie (Makrosomie, Atemnotsyndrom, Kardiomyopathie, Hypoglykämie, Hyperbilirubinämie etc.) kommen.

Bei schweren diabetischen Komplikationen wie Makroangiopathie, Nephropathie und Retinopathie ist die Gefährdung von Mutter und Kind groß. Jede diabetische Schwangerschaft ist daher als **Risikoschwangerschaft** zu betrachten und sollte deshalb in spezialisierten Zentren betreut werden.

Therapie Prinzipiell ist eine **Intensivierung der Insulintherapie** (drei bis sechs Injektionen oder Insulinpumpentherapie) notwendig, da bereits vor der Schwangerschaft ein normaler HbA_{1c} Wert (4,5–6,0 %) erreicht werden sollte und Glukoseexkursionen im Tagesprofil zwischen 60 und 120 mg/dl angestrebt werden müssen. Dies bedeutet auch eine Intensivierung der Blutglukoseselbstkontrolle. Bei Diabetikerinnen im gebärfähigen Alter sollten daher Schwangerschaften geplant werden. Spätestens nach Eintreten einer Gravidität ist unverzüglich eine Optimierung des Stoffwechsels notwendig. Der Insulinbedarf im 2., aber insbesondere im 3. Trimenon steigt dramatisch bis zum Mehrfachen der Dosis vor der Schwangerschaft und sinkt abrupt mit Beendigung der Geburt (während der Geburt empfiehlt sich eine intravenöse Insulinsubstitution). Ein intensives Monitoring der Insulintherapie und der Blutgukose ist daher notwendig. Prinzipiell kann die Entbindung am Termin auf natürlichem Wege erfolgen. Es gibt jedoch eine Reihe von Gründen mütterlicherseits (schwere Retinopathie, progrediente Nephropathie und Hypertonus, geburtshilfliche Gründe) und kindlicherseits für eine Schnittentbindung.

Gestationsdiabetes

Wegen der Häufigkeit des Auftretens einer Glukosetoleranzstörung in der Schwangerschaft (1–5 % aller Graviditäten) und den potentiellen Gefahren für Kind und

17.1 Diabetes mellitus

Tab. 17.32 Lipidtherapie bei Diabetes mellitus.

Parameter	Zielwerte	Therapiestrategie
LDL-Cholesterin	< 130 mg/dl	Blutzuckereinstellung Lebensstilveränderung (Ernährung, Gewichtsreduktion, körperliche Aktivität) Medikamentöse lipidsenkende Therapie (First-Line)* Bei LDL-Cholesterin-Erhöhung: HMG-CoA-Reduktase-Inhibitor Bei Triglyzeriderhöhung: Fibrate
LDL-Cholesterin	< 100 mg/dl (bei Atherosklerose oder zusätzlichen Risikofaktoren)	
HDL-Cholesterin	> 40 mg/dl	
Triglyzeride	< 150 mg/dl	

* Im Zweifelsfall kommt der LDL-Cholesterin-Senkung der höhere Stellenwert zu; eine Kombinationstherapie (HMG-CoA-Reduktase-Inhibitor und Fibrat) sollte wegen erhöhter Nebenwirkungsrate zurückhaltend eingesetzt werden (Rhabdomyolyse).

Mutter bei nicht entdecktem Diabetes in der Schwangerschaft wird heute gefordert, dass bei jeder Frau in der 24.–28. Schwangerschaftswoche eine **orale Glukosebelastung** durchgeführt werden sollte (s.o.). Bei Risikopatientinnen mit familiärer Diabetesbelastung, Übergewicht, früherer Geburt von Kindern mit > 4000 g Geburtsgewicht, höherem Alter, bei Feten „Big for Date", Hydramnion und Glukosurie muss auf jeden Fall ein Screening auf Gestationsdiabetes auch schon früher in der Schwangerschaft (evtl. mehrfach) erfolgen. Sobald ein Gestationsdiabetes feststeht, ist er unverzüglich optimal zu behandeln, um die oben genannten Stoffwechselparameter so rasch wie möglich zu normalisieren. Dies bedeutet Schulung, Selbstkontrolle, gesunde Ernährung und sehr häufig auch Insulinisierung. Auch wenn der Gestationsdiabetes pathophysiologisch einem Typ-2-Diabetes entspricht, sind orale Antidiabtika in der Schwangerschaft kontraindiziert.

In den meisten Fällen kommt es post partum zu einer Normalisierung des Glukosestoffwechsels, allerdings sind die betroffenen Frauen bezüglich des Auftretens eines Gestationsdiabetes bei einer folgenden Schwangerschaft (Risiko 30–40 %) und insbesondere hinsichtlich des Auftretens eines Typ-2-Diabetes (Risiko 48 % über acht Jahre) gefährdet und müssen deshalb regelmäßig (jährlich) kontrolliert werden.

Zur weiteren Information

Literatur

Deutsche Diabetes Gesellschaft: Praxisleitlinien. Diabetes und Stoffwechsel 2002; 11: 1–39.

Haffner, S. M., S. Lehto, T. Rönnemaa, K. Pyörälä, M. Laakso: Mortality from coronary heart disease in subjects with type 2 diabetes and in nondiabetic subjects with and without prior myocardial infarction. N Engl J Med 1998; 339: 229–34.

Shepherd, P. R., B. B. Kahn: Glukose transporters and insulin action. N Engl J Med 1999; 341: 248–57.

The Diabetes Control and Complications Trial Research Group: The effect of intensive treatment of diabetes on the development and progression of long-term complications in insulin-dependent diabetes mellitus. N Engl J Med 1993; 329: 977–86.

The Expert Committee On The Diagnosis And Classification Of Diabetes Mellitus: Report of the Expert Committee on the Diagnosis and Classification of Diabetes mellitus. Diabetes Care 1997; 20: 1183–97.

Tuomilehto, J., J. Lindstrom, J. G. Eriksson, T. T. Valle, H. Hamalainen, P. Ilanne-Parikka, S. Keinanen-Kiukaanniemi, M. Laakso, A. Louheranta, M. Rastas, V. Salminen, S. Aunola, Z. Cepaitis, V. Moltchanov, M. Hakumaki, M. Mannelin, V. Martikkala, J. Sundvall, M. Uusitupa, the Finnish Diabetes Prevention Study Group: Prevention of type 2 diabetes mellitus by changes in lifestyle among subjects with impaired glucose tolerance. N Engl J Med 2001; 344: 1343–50.

UK Prospective Diabetes Study Group: Cost effectiveness analysis of improved blood pressure control in hypertensive patients with type 2 diabetes. UKPDS 40. BMJ 1998; 317: 720–26.

UK Prospective Diabetes Study Group: Efficacy of atenolol and captopril in reducing risk of macrovascular and microvascular complications in type 2 diabetes. UKPDS 39. BMJ 1998; 317: 713–20.

UK Prospective Diabetes Study Group: Tight blood pressure control and risk of macrovascular and microvascular complications in type 2 diabetes. UKPDS 38. BMJ 1998; 317: 703–13.

Internet-Links

http://www.deutsche-diabetes-gesellschaft.de
www.diabetes.org

IMPP-Statistik

Typ-1-Diabetes ◆ Typ-2-Diabetes ◆ Metabolisches Syndrom ◆ Einstellungsqualität über Nüchternblutglucose/HbA_{1c} ◆ Diabetische Ketoazidose ◆ Insulintherapie ◆ Hypoglykämie ◆ Frühdiagnostik: Mikroalbuminurie ◆ Diabetische autonome Neuropathie ◆ Diabetisches Fußsyndrom

17.2 Fettstoffwechselerkrankungen

E. Windler, F. U. Beil, H. Greten

Synonym: Lipidstoffwechselstörungen
Engl. Begriff: Lipid Disorders

Die klinische Relevanz erhöhter Blutfette beruht auf dem Zusammenhang zwischen **Hypercholesterinämie und Arteriosklerose,** in zweiter Linie auf der Gefahr einer **Pankreatitis durch Hypertriglyzeridämien.** Unter diesen Gesichtspunkten werden zunächst die **primären** und dann die **sekundären Fettstoffwechselstörungen** abgehandelt:

Polygene Hypercholesterinämien sind in unserer Bevölkerung für den größten Teil der Cholesterinerhöhungen und damit in hohem Maße für die Zunahme arteriosklerotischer Gefäßerkrankungen verantwortlich.

Monogene Hypercholesterinämien sind seltener, aber wegen der definierten zugrunde liegenden Defekte lehrreiche Beispiele biochemischer Mechanismen, die zu Cholesterinerhöhungen führen.

Die **Hypoalphalipoproteinämie** umfasst Störungen, die die Spiegel der HDL erniedrigen und dadurch das Risiko der Entwicklung von Arteriosklerose erhöhen. HDL wirken den LDL entgegen, indem sie den Geweben sowie den arteriosklerosegefährdeten Arterienwänden Cholesterin entziehen.

Primäre Hypertriglyzeridämien bedürfen vornehmlich wegen der Möglichkeiten einer zuweilen lebensbedrohlichen Pankreatitis der Behandlung. Eine Senkung erhöhter Triglyzeride kann zur Normalisierung erniedrigter HDL führen und dadurch der Arteriosklerose entgegenwirken.

Sekundäre Hyper- und Hypolipidämien können zu denselben Veränderungen im Lipoproteinmuster mit denselben Risiken wie die primären führen, sind jedoch Begleiterscheinungen anderweitiger Grunderkrankungen oder Medikamente und als solche zu behandeln.

17.2.1 Physiologie des Fettstoffwechsels

Triglyzeride sind Energieträger, und **Cholesterin** ist ein Strukturmolekül der Zellmembranen und Ausgangsmolekül der Steroidhormon- und Gallensäuresynthese. Wegen ihrer Wasserunlöslichkeit werden sie in Form von **Lipoproteinen** im Blut transportiert. Die apolaren Triglyzeride und Cholesterinester werden im Kern der sphärischen Partikel von einer Schicht aus unverestertem Cholesterin und Phospholipiden umgeben, die als bipolare Moleküle die Wasserlöslichkeit vermitteln. **Apolipoproteine** auf der Oberfläche der Lipoproteine regulieren als Strukturmoleküle, Enzyme, Aktivatoren von Enzymen, Lipidtransferfaktoren oder Liganden von Zelloberflächenrezeptoren Synthese und Katabolismus der Lipoproteine. Nach ihrer Zusammensetzung lassen sich **vier Hauptklassen der Lipoproteine** unterscheiden. Sie dienen drei Lipidtransportsystemen, nämlich dem exo-

Tab. 17.33 Charakterisierung der Lipoproteinklassen.

Lipoprotein-klasse	Lipid-elektro-phorese	Zusammensetzung der Lipoproteine (%) Cholesterin	Zusammensetzung der Lipoproteine (%) Triglyzeride	Anteil im Serum (%) Cholesterin	Anteil im Serum (%) Triglyzeride	Apolipoproteine	Syntheseort	Wesentliche Transportfunktion	Erhöht bei Hyperlipoproteinämie entsprechend der Einteilung nach Fredrickson
Chylomikronen $d < 1,006$ g/ml	Auftragsstelle	3	90	Nur postprandial		B-48, C, E	Darm	Lipide vom Darm in extrahepatische Gewebe und zur Leber	Typ I, V Typ III (Remnants)
Very-Low-Density-Lipoproteine (VLDL) $d < 1,006$ g/ml	Prä-β-Position	15	65	10	70	B-100, C, E	Leber	Lipide von Leber in extrahepatische Gewebe	Typ IIb, IV, V Typ III (Remnants)
Low-Density-Lipoproteine (LDL) $d = 1,019$ bis $1,063$ g/ml	β-Position	45	10	65	20	B-100	Aus VLDL	Cholesterin von Leber in extrahepatische Gewebe	Typ IIa, IIb
High-Density-Lipoproteine (HDL) $d = 1,063$ bis $1,21$ g/ml	α-Position	20	5	25	10	A-I, A-II, C	Leber, Darm	Cholesterin aus extrahepatischen Geweben zur Leber	

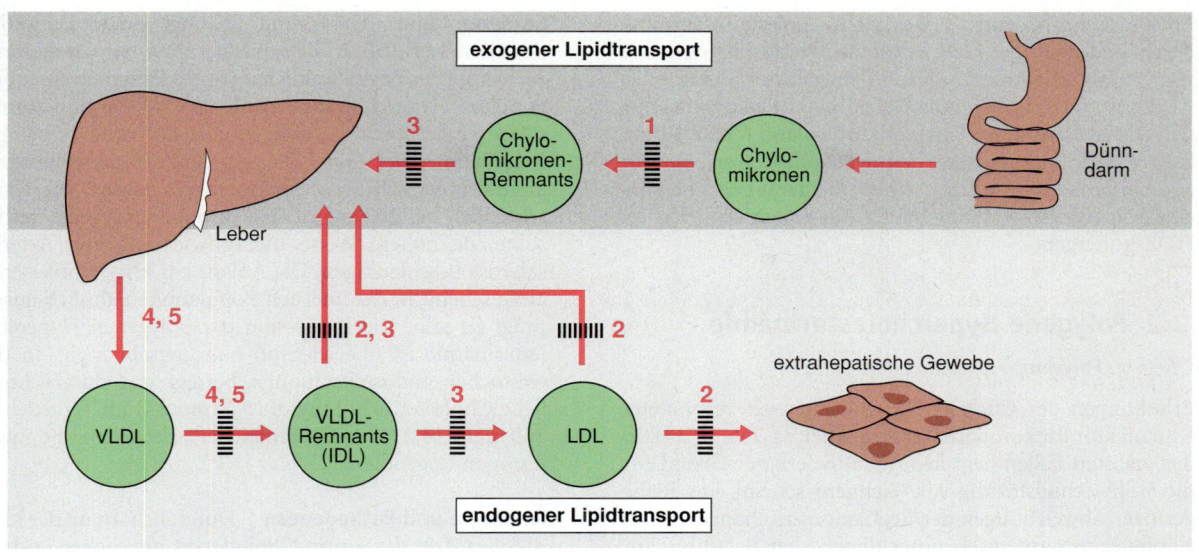

Abb. 17.9 Der Lipoproteinmetabolismus und die wesentlichen Störungen, die den primären Hyper- und Dyslipoproteinämien zugrunde liegen.

1 = Lipoproteinlipase- oder Apolipoprotein-C-II-Mangel (Hyperlipidämie Typ I): Störung der Triglyzeridhydrolyse;
2 = familiäre Hypercholesterinämie (Hyperlipidämie Typ IIa): LDL-Rezeptor-Defekt oder familiärer Apolipoprotein-B-Defekt;
3 = familiäre Dysbetalipoproteinämie (prädisponiert zur familiären Hyperlipidämie Typ III); Abbaustörung von VLDL- und Chylomikronen-Remnants;
4 = familiäre Hypertriglyzeridämie (Hyperlipidämie Typ IV): Überproduktion von Triglyzeriden in der Leber oder VLDL-Abbaustörung, fakultativ kombiniert;
5 = kombinierte Hyperlipidämie (Hyperlipidämie Typ IIa, IIb oder IV): Apolipoprotein-B-Überproduktion und fakultativ VLDL-Abbaustörung).

genen Weg der Chylomikronen, dem endogenen Weg der VLDL-LDL und dem der HDL (s. Tab. 17.33 und Abb. 17.9).

Der exogene und endogene Transportweg

Der exogene Transportweg führt vom Darm resorbierte Lipide der Nahrung und der Gallenflüssigkeit in **Chylomikronen** dem Blutkreislauf zu. Ein Großteil der Triglyzeride wird in den Kapillaren durch eine Lipoproteinlipase hydrolysiert. Die freien Fettsäuren werden der Muskulatur und dem Fettgewebe zur Verfügung gestellt. Die verbleibenden Reste der Chylomikronen, **Remnants** genannt, binden, vermittelt von Apolipoprotein E, an Rezeptoren der Hepatozyten wie dem LDL-Rezeptor und werden endozytiert.

Von der Leber synthetisierte Fette werden im endogenen Transportweg als **Very-Low-Density-Lipoproteine VLDL**) in den Kreislauf sezerniert. Ähnlich den Chylomikronen wird ein Großteil ihrer Triglyzeride durch Lipoproteinlipase hydrolysiert. VLDL unterscheiden sich von Chylomikronen darin, dass nur ein Teil von ihnen (ca. 60 %) von Hepatozyten aufgenommen wird, während etwa 40 % in cholesterinreiche, triglyzeridarme **Low-Density-Lipoproteine (LDL)** umgewandelt werden. LDL versorgen extrahepatische Gewebe mit Cholesterin, jedoch wird ein Großteil (ca. 70 %) mittels LDL-Rezeptor von der Leber aufgenommen. LDL leisten der Entwicklung von Arteriosklerose Vorschub, insbesondere bei sehr hohen Konzentrationen oder durch Einwirken eines zusätzlichen Risikofaktors. LDL können mit einem sehr großen, plasminähnlichen Protein unbekannter Funktion, dem Apolipoprotein a, eine Verbindung eingehen. Sie werden als **Lipoprotein(a)** oder **Lp(a)** bezeichnet. Die Konzentrationen sind überwiegend sehr niedrig. Etwa ein Drittel der Bevölkerung hat allerdings höhere Konzentrationen, die mit einem erheblich erhöhten Arterioskleroserisiko einhergehen. Ab etwa 25 mg/dl Protein verdoppelt sich das Risiko. Es ist zurzeit noch kein Mittel bekannt, das den Spiegel dieses genetisch determinierten Risikofaktors wesentlich zu senken vermag. Andere Risikofaktoren müssen umso rigoroser behandelt werden.

Der Cholesterinrücktransport

High-Density-Lipoproteine (HDL) werden vom Darm, jedoch überwiegend von der Leber als scheibenförmige Doppelmembranen sezerniert. Auch das durch die Triglyzeridhydrolyse von Chylomikronen und VLDL überflüssig gewordene Phospholipid und Cholesterin der Oberfläche dieser Lipoproteine tragen zu den HDL bei. Die typischen sphärischen Partikel entwickeln sich erst durch Aufnahme von Cholesterin aus extrahepatischen Geweben. Im Rahmen des Rücktransports von Cholesterin zur Leber können HDL als intakte Partikel von der Leber aufgenommen werden, aber auch selektiv Cholesterinester an die Leber abgeben.

Vermehrte LDL spiegeln sich in einem erhöhten Cholesterinspiegel wider. Sie stehen in direktem Zusammenhang mit frühzeitiger und beschleunigter Entwicklung von Arteriosklerose. Bedingt durch ihre Funktion im Cholesterinrücktransport wirken HDL den LDL entgegen.

Entsprechend bedeuten hohes HDL-Cholesterin vermindertes und niedriges HDL erhöhtes Arterioskleroserisiko. Hypertriglyzeridämien aufgrund vermehrter VLDL oder Chylomikronen bringen die Gefahr einer Pankreatitis mit sich. Es ist strittig, ob Chylomikronen und VLDL direkt zum Arterioskleroserisiko beitragen oder ob sie nur in einer indirekten Beziehung stehen, die darauf beruht, dass eine Hypertriglyzeridämie häufig mit einem erniedrigten HDL einhergeht.

17.2.2 Polygene Hypercholesterinämie

Engl. Begriff: Polygenic Hypercholesterolemia

Erhöhungen des Cholesterins sind ein weit verbreiteter Risikofaktor für koronare Herzkrankheit (s. Tab. 17.34). In den meisten Fällen liegt kein identifizierbarer Grund für die Stoffwechselstörung vor. Vielmehr scheint eine Reihe geringer Abweichungen der Regulationsmechanismen des Cholesterinstoffwechsels unter diätetischer Belastung zur Hypercholesterinämie zu führen. Die polygene Hypercholesterinämie ist die weitaus **häufigste Form** der primären Hypercholesterinämien. Sie hat in den westlichen Industrieländern zu der hohen Inzidenz koronarer Herzkrankheit geführt und kann entsprechend durch Aufklärung breiter Bevölkerungsschichten präventiv beeinflusst werden. Eine Umstellung der Ernährungsgewohnheiten ist der wichtigste Bestandteil dieser Bemühungen.

> **Praxis**
>
> Ein 65-jähriger Patient sucht mit **pektanginösen Beschwerden** die Notfallambulanz auf. Das **EKG** zeigt Veränderungen, die auf eine koronare Herzkrankheit hindeuten. Bei der **Untersuchung** des leicht übergewichtigen Patienten (84 kg, 179 cm) fällt ein leises Systolikum über der Aortenklappe ohne Fortleitung in die Karotiden im Sinne einer Sklerose auf. Die Fußpulse sind links nicht tastbar. Der Blutdruck beträgt 160/90 mmHg und sei bereits mehrfach grenzwertig hoch gemessen worden. Der Patient gibt an, dass in seiner Familie bisher keine koronare Herzkrankheit vorgekommen sei.
> Die **Labordiagnostik** ergibt ein Gesamtcholesterin von 295 mg/dl (7,6 mmol/l), ein LDL-Cholesterin von 197 mg/dl (5,1 mmol/l), Triglyzeride von 205 mg/dl (2,3 mmol/l) und ein HDL-Cholesterin von 40 mg/dl (1 mmol/l).
> Zusammen mit der Familie wird eine **Ernährungsberatung** durchgeführt. Fettes Fleisch, Wurstwaren und Vollmilchprodukte sollen zu Gunsten von Gemüse, Obst und Magermilchprodukten gemieden werden. Innerhalb eines Jahres sinken der Cholesterinwert auf 206 mg/dl (5,4 mmol/l) und die Triglyzeride auf 150 mg/dl (1,7 mmol/l), während das HDL-Cholesterin auf 49 mg/dl (1,3 mmol/l) steigt. Außerdem normalisieren sich Gewicht und Blutdruck des Patienten.

Definition Unter dem Oberbegriff „polygene Hypercholesterinämie" werden alle Cholesterinerhöhungen aus nicht näher bekannter Ursache zusammengefasst. Es handelt sich um eine Volkskrankheit, die erst mit zunehmend reicherer Ernährung in den Industrienationen an Bedeutung gewonnen hat.

Epidemiologie Die Häufigkeit hängt von der Definition der Grenzwerte ab. In den obersten 5 % der Cholesterinverteilung der Bevölkerung hat von 20 Patienten einer eine familiäre Hypercholesterinämie, drei haben eine kombinierte Hyperlipidämie und 16 eine polygene Hypercholesterinämie. Der Anteil der polygenen Hypercholesterinämie erhöht sich bei niedrigerem Grenzwert, der wahrscheinlich bei 200 mg/dl (5,2 mmol/l) angesetzt werden sollte, da höhere Werte die Entwicklung von Arteriosklerose beschleunigen. Die Anlage zur Hypercholesterinämie scheint in den meisten Populationen ähnlich ausgeprägt zu sein. Die Expression der polygenen Hypercholesterinämie ist überwiegend nahrungsabhängig. In den westlichen Industrienationen beträgt das durchschnittliche Cholesterin 220 mg/dl (5,7 mmol/l) im Vergleich zu 160 mg/dl (4,2 mmol/l) in manchen asiatischen und mediterranen Gegenden.

Ätiologie und Pathogenese Durch Erhöhung der LDL, die etwa 70 % des Serum-Cholesterins ausmachen und nur unbedeutende Mengen Triglyzeride enthalten, entwickelt sich eine reine Hypercholesterinämie Typ IIa (s. Tab. 17.34 und 17.35). Grundlage der Hypercholesterinämie sind wahrscheinlich **geringe Abweichungen** mehrerer den Cholesterinstoffwechsel **regulierender Enzyme und Bindungsproteine** aufgrund genetischer Varianten, die in ihrem Zusammenspiel zu einem erhöhten LDL-Spiegel führen können (Abb. 17.9). Beispielsweise sind Mutanten des Apolipoproteins E bekannt, die etwa 25 % der Variation des Cholesterinspiegels in der Bevölkerung erklären. In der Regel kommt es erst unter diätetischer Belastung zur Entwicklung der Hypercholesterinämie. Dabei spielen mit absteigendem Einfluss die Aufnahme gesättigter Fettsäuren auf Kosten einfach und mehrfach ungesättigter Fettsäuren, Cholesterin und zu geringe Mengen von Ballaststoffen eine Rolle.

Symptome Es gibt keine frühen klinischen Zeichen. Xanthelasmen und Arcus lipoides corneae sind selten und unspezifisch (s. Abb. 17.10a–f). Meist ist erst eine fortgeschrittene Arteriosklerose wegweisend.

Diagnostik Jede Cholesterinerhöhung über 200 mg/dl (5,2 mmol/l) aufgrund vermehrten LDL-Cholesterins über etwa 135 mg/dl (3,5 mmol/l) ist als polygene Hypercholesterinämie zu bezeichnen, wenn familiäre Hypercholesterinämie, kombinierte Hyperlipidämie oder sekundäre LDL-Erhöhungen (s. Tab. 17.35) ausgeschlossen sind. Für die klinische Routine ergibt die **Friedewald-Formel** einen ausreichend genauen Schätzwert für das nur mittels aufwendiger Methoden direkt messbare LDL-Cholesterin:

> **Friedewald-Formel**
>
> **LDL-Cholesterin = Gesamtcholesterin – HDL-Cholesterin – 1/5 Triglyzeride** in mg/dl.
> Entspricht bei Triglyzeriden bis 400 mg/dl bzw. 4,6 mmol/l annäherungsweise dem VLDL-Cholesterin.

17.2 Fettstoffwechselerkrankungen

Tab. 17.34 Primäre Hyper-, Dys- und Hypolipoproteinämien.

Fettstoffwechsel-störung	Erhöhte Lipoproteinfraktion	Erhöhte Serumlipide	Einteilung n. Fredrickson	Erbgang	Häufigkeit	Arterioskleroserisiko
Polygene Hypercholesterinämie	LDL	Cholesterin	Typ IIa	Polygen	Sehr häufig	Hoch
Kombinierte Hyperlipidämie	LDL oder VLDL oder LDL und VLDL	Cholesterin oder Triglyzeride oder Cholesterin und Triglyzeride	Typ IIa oder Typ IV oder Typ IIb	Dominant	1 : 300	Hoch
Familiäre Hypercholesterinämie	LDL	Cholesterin	Typ IIa	Kodominant	Heterozygot 1 : 500 Homozygot 1 : 1 000 000	Sehr hoch Extrem hoch
Familiäre Dysbetalipoproteinämie	Chylomikronen- und VLDL-Remnants			Rezessiv	1 : 100	Keines
Familiäre Hyperlipidämie Typ III	Chylomikronen- und VLDL-Remnants	Cholesterin und Triglyzeride	Typ III	Polygen	1 : 5000	Hoch
Sporadische Hypertriglyzeridämie	VLDL oder VLDL und Chylomikronen	Triglyzeride	Typ IV oder Typ V	Polygen	Häufig	Keines
Familiäre Hypertriglyzeridämie	VLDL oder VLDL und Chylomikronen	Triglyzeride	Typ IV oder Typ V	Dominant	1 : 500	Keines
Familiärer Lipoproteinlipase- oder Apolipoprotein-C-II-Mangel	Chylomikronen oder Chylomikronen und VLDL	Triglyzeride	Typ I	Rezessiv	Sehr selten	Keines
Familiäre Hypoalphalipoproteinämie	HDL vermindert			Dominant	Häufig	Hoch

Differentialdiagnose	Ausschlussmaßnahmen
Familiäre Hypercholesterinämie	Erheben einer entsprechenden Familienanamnese, Vorliegen pathognomonischer Xanthome
Kombinierte Hyperlipidämie	Vorliegen einer Familienanamnese mit Herzinfarkten und Triglyzerid- und/oder Cholesterinerhöhungen
Sekundäre LDL-Erhöhungen	Vorliegen entsprechender Grunderkrankungen oder Medikamenteneinnahme

Therapie **Ernährungsumstellung** Die polygene Hypercholesterinämie ist vor allem ein Ernährungsproblem. **Wichtigste Maßnahme ist die Verminderung des Fettanteils in der Nahrung** von gegenwärtig über 40 % auf unter 30 % der Kalorien (s. Tab. 17.36). Dabei sollte insbesondere der Anteil der gesättigten Fette reduziert werden, da sie die LDL-Rezeptoren der Leber vermindern und die Cholesterinsynthese erhöhen. Gesättigte Fette sind Bestandteil vor allem tierischer Produkte, so dass der Konsum von Wurstwaren, fettem Fleisch, Vollmilchprodukten und vollfetten Käsesorten eingeschränkt werden muss. Magermilchprodukte enthalten wichtige Nahrungsbestandteile wie Vitamine und Kalzium. Der Verbrauch einfach und mehrfach ungesättigter Fette kann beibehalten werden. Sie finden sich in der Regel in pflanzlichen Nahrungsmitteln. Fisch kann ausgesprochen mager und insbesondere arm an gesättigten Fetten sein. Praktisch bedeutet das eine Umstellung auf Nahrungsmittel überwiegend pflanzlicher Herkunft, also reichlich Gemüse, Obst, Getreideprodukte und Öle sowie Fisch statt Fleisch. Damit wird auch das Ziel der Aufnahme cholesterinarmer, ballaststoffreicher Nahrungsmittel erreicht, was einen weiteren Beitrag zur Cholesterinsenkung leistet. Darüber hinaus könnten Obst und Gemüse auch durch ihren Gehalt an Antioxidanzien die Atherogenese günstig beeinflussen.

Pharmakotherapie Medikamente sollten nur notwendig sein, wenn durch Diät allein das LDL-Cholesterin nicht unter 160 mg/dl (4 mmol/l) bzw. in Gegenwart weiterer Risikofaktoren nicht unter 130 mg/dl (3,5 mmol/l) gesenkt werden kann. Wirksam sind alle Substanzen, die die

Stoffwechsel

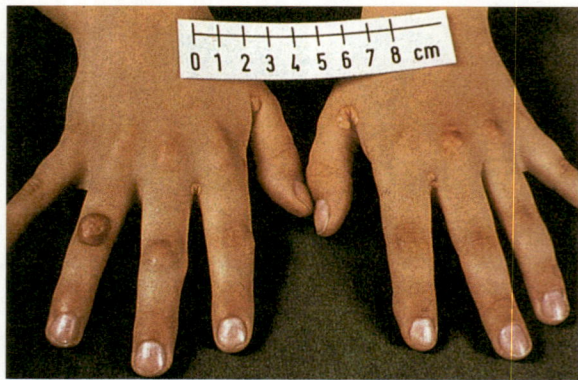

Abb. 17.10a Planare und tendinöse Xanthome bei homozygoter familiärer Hypercholesterinämie.

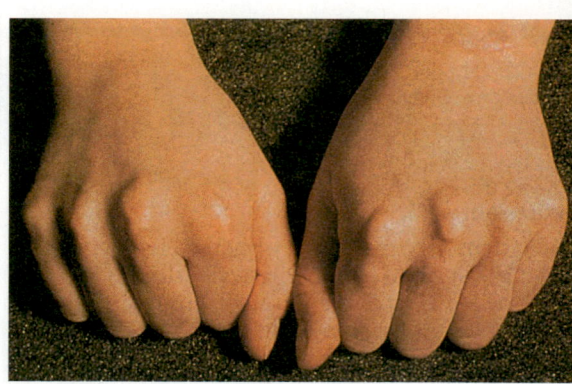

Abb. 17.10b Tendinöse Xanthome bei heterozygoter familiärer Hypercholesterinämie.

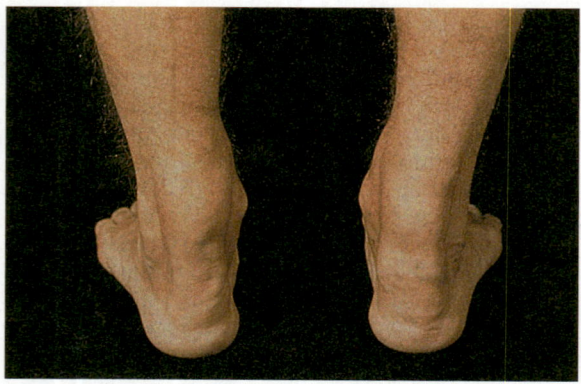

Abb. 17.10c Xanthome der Achillessehnen bei heterozygoter familiärer Hypercholesterinämie.

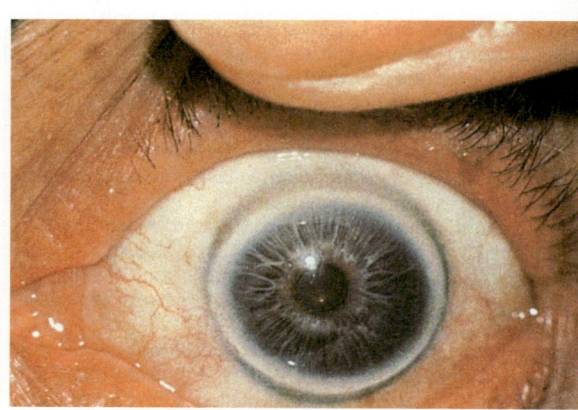

Abb. 17.10d Arcus lipoides corneae bei heterozygoter familiärer Hypercholesterinämie.

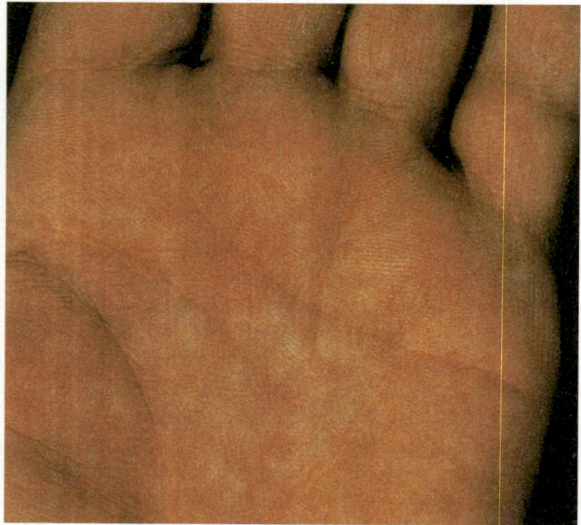

Abb. 17.10e Xanthochromia striata palmaris bei Hyperlipidämie Typ III.

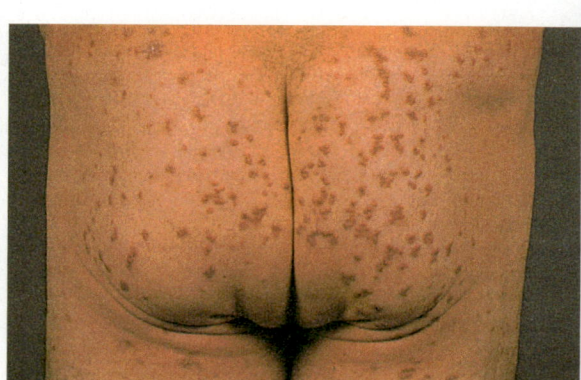

Abb. 17.10f Eruptive Xanthome bei Hypertriglyzeridämie Typ V.

VLDL-Synthese und damit den Vorläufer der LDL senken, wie Nikotinsäure und Fibrate. Effizienter ist die Steigerung des Katabolismus. Spezifische Hemmer des Schrittmacherenzyms der Cholesterinsynthese, der HMG-CoA-Reduktase, führen zur Induktion des LDL-Rezeptors der Leber. Dadurch werden vermehrt VLDL-Remnants und LDL aufgenommen. Infolgedessen sinkt das Serumcholesterin.

Tab. 17.35 Sekundäre Hyper- und Hypolipoproteinämien.

Auslösende Faktoren	Chylomikronen Typ I	LDL Typ IIa	LDL + VLDL Typ IIb	Chylomikronen + VLDL-Remnants Typ III	VLDL Typ IV	Chylomikronen + VLDL Typ V	HDL Hypoalpha-lipoproteinämie
Systemischer Lupus erythematodes	+			+			
Gammopathien	+	+	+	+	+	+	+
Akute intermittierende Porphyrie		+					
Anorexia nervosa		+					
Hypothyreose	+	+	+	+			+
Morbus Cushing		+	+				
Niereninsuffizienz				+	+		+
Nephrotisches Syndrom		+	+		+	+	+
Thiazide		+	+		+		
β-Rezeptoren-Blocker					+		+
Diabetes mellitus		+	+		+	+	+
Urämie				+	+		+
Hepatopathie							+
Hyperthyreose							+
Lymphome							+
Nikotin							+
Cholestase		Sog. Lp-x					
Aggravierende Faktoren:							
Glukokortikoide		+			+	+	
Stress		+			+	+	
Alkoholismus					+	+	
Diabetes mellitus					+	+	
Östrogene					+	+	

Tab. 17.36 Prinzipien einer fettmodifizierten Ernährung.

	Energie (%)*
Kohlenhydrate**	50–60
Protein	10–20
Fett	Bis zu 30
Gesättigte Fettsäuren	Bis zu 10
Einfach ungesättigte Fettsäuren	Bis zu 10
Mehrfach ungesättigte Fettsäuren (n-6 und n-3)	Bis zu 10
Ballaststoffe***	35 g/d
Cholesterin	< 300 mg/d

* Anteil an der Gesamtenergiezufuhr (ohne Alkohol)
** komplexe Kohlenhydrate bevorzugt
*** zum größten Teil aus Obst und Gemüse

Gallensäurebindende Ionenaustauscher entziehen im Darm dem enterohepatischen Kreislauf Gallensäuren (s. Abb. 17.11). Für die Neusynthese benötigt die Leber Cholesterin, das sie dem Plasma durch Induktion des LDL-

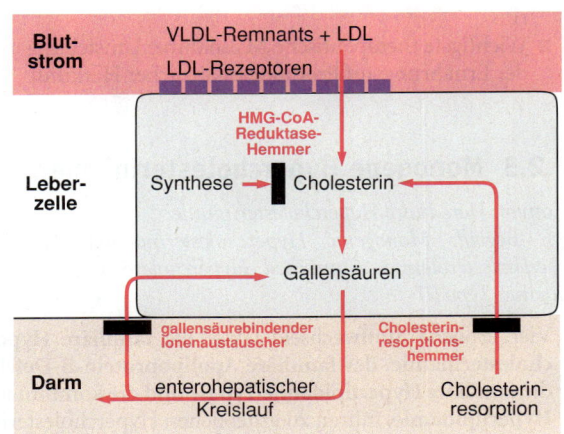

Abb. 17.11 Wirkprinzip von gallensäurebindenden Ionenaustauschern und Cholesterinresorptionshemmern in Kombination mit einem HMG-CoA-Reduktase-Hemmer. Werden Gallensäuren dem enterohepatischen Kreislauf durch Bindung an Ionenaustauschern entzogen, muss die Leber Gallensäuren aus Cholesterin neu synthetisieren. Der erhöhte Cholesterinbedarf der Leberzelle wird durch vermehrte Synthese von Cholesterin sowie vermehrte Aufnahme von Plasma-LDL und VLDL-Remnants gedeckt. Den gleichen Effekt haben Cholesterinresorptionshemmer. Wird zusätzlich die Cholesterinsynthese gehemmt, ist die Leberzelle allein auf vermehrte Aufnahme von Cholesterin aus dem Plasma angewiesen und aktiviert den LDL-Rezeptor maximal, wodurch das Plasma-Cholesterin drastisch gesenkt wird.

Rezeptors entzieht. Den gleichen Effekt haben Cholesterinresorptionshemmer. Als unerwünschter Nebeneffekt kommt es allerdings bei beiden Wirkprinzipien zur Steigerung der Cholesterinsynthese. Daher ist die Kombination mit einem HMG-CoA-Reduktase-Hemmer besonders wirksam.

Verlauf und Prognose Wird keine präventive Cholesterinmessung vorgenommen, weisen erst die kardiovaskulären Komplikationen auf die Stoffwechselstörung hin. Je nach Höhe des Cholesterins werden die natürliche Entwicklung von Arteriosklerose beschleunigt und kardiovaskuläre Komplikationen, in erster Linie koronare Herzkrankheit und in zweiter Linie arterielle Verschlusskrankheit und Apoplex, heraufbeschworen.

Komplikationen	Häufigkeit
Koronare Herzkrankheit	Etwa 50 % der Männer und 30 % der Frauen
Schlaganfall	Zweithäufigste arteriosklerotische Gefäßerkrankung
Arterielle Verschlusskrankheit	Weniger häufige Komplikation

Zusammenfassung

- Häufigste Ursache: Fehlernährung bei Prädisposition
- Wichtigstes Symptom: arteriosklerotische Herz-Kreislauf-Erkrankungen als Spätsymptome
- Wichtigste diagnostische Maßnahmen: Messung des Cholesterins und Differenzierung des HDL-Cholesterins
- Wichtigste therapeutische Maßnahme: Umstellung der Ernährung auf Produkte pflanzlicher Herkunft

17.2.3 Monogene Hypercholesterinämien

Synonym: Hereditäre Hypercholesterinämie
Engl. Begriff: Monogenic Hypercholesterinaemia, Familial Hypercholesterolemia, Combined Hypercholerolemia, Hyperlipidemia Type III

Vier erbliche Stoffwechseldefekte, die **familiäre Hypercholesterinämie,** der **familiäre Apolipoprotein-B-Defekt,** die **familiäre Hyperlipidämie Typ III** und die **kombinierte Hyperlipidämie,** führen zu erheblichen Hypercholesterinämien und gehen deshalb mit hohem bis exzessivem Risiko für arteriosklerotische Gefäßveränderungen einher. Häufig, bei der familiären Hypercholesterinämie obligat, reichen diätetische Maßnahmen nicht aus. Die Kenntnis der pathophysiologischen Hintergründe ermöglicht oft jedoch eine rationale Therapie.

Praxis ——— Praxis

Ein 35-jähriger Mann sucht wegen **präkordialen Druckgefühls bei körperlicher Belastung** den Hausarzt auf. Bei der **Untersuchung** fällt ein Arcus corneae auf, und die Strecksehnen der linken Hand weisen Erhabenheiten im Sinne von Xanthomen auf. Die Achillessehnen sind durch tendinöse Xanthome deutlich verbreitert. Sein Großvater ist mit 48 Jahren verstorben. Der 58-jährige Vater hat eine Hypercholesterinämie mit Werten um 370 mg/dl (9,6 mmol/l) und musste sich drei Jahre zuvor einer koronaren Bypassoperation unterziehen, während die Mutter Cholesterinwerte um 210 mg/dl (5,5 mmol/l) hat.

Echokardiographisch lässt sich eine Wandbewegungsstörung über der Vorderwand nachweisen; die Koronarangiographie zeigt eine proximale Stenose des Ramus interventricularis der linken Koronararterie, dessen distaler Anteil durch Kollateralen von der rechten Kranzarterie versorgt wird. Die **Laborbefunde** ergeben ein Gesamtcholesterin von 345 mg/dl (8,9 mmol/l) bei einem LDL-Cholesterin von 272 mg/dl (7 mmol/l) und einem HDL-Cholesterin von 44 mg/dl (1,1 mmol/l). In Fibroblastenkulturen ist die LDL-Rezeptor-Aktivität um etwa 50 % vermindert im Sinne einer heterozygoten familiären Hypercholesterinämie. **Molekularbiologisch** lässt sich eine der häufigen Mutationen im Gen des LDL-Rezeptors nachweisen.

Therapeutisch werden eine weitgehend vegetarische Ernährung empfohlen und ein HMG-CoA-Reduktase-Hemmer in Kombination mit einem gallensäurebindenden Ionenaustauscher verordnet. Dadurch kann die Cholesterinkonzentration im Mittel bei 220 mg/dl (5,7 mmol/l) gehalten werden. Innerhalb von zwei Jahren bilden sich die Xanthome fast vollständig zurück, und die Häufigkeit von Angina-pectoris-Anfällen ist deutlich vermindert.

Definition Die monogenen Hypercholesterinämien beruhen auf vermehrter Synthese oder vermindertem Abbau aufgrund eines Rezeptor- oder Ligandendefekts. Die **kombinierte Hyperlipidämie** führt zur Erhöhung von VLDL, LDL oder beiden. Die **familiäre Hypercholesterinämie** charakterisiert eine LDL-Erhöhung aufgrund eines LDL-Rezeptor-Defekts. Der **familiäre Apolipoprotein-B-Defekt** führt durch einen Ligandendefekt zu einer Erhöhung von LDL.

Die **familiäre Dysbetalipoproteinämie** ist eine erbliche Störung der hepatischen Elimination von Remnants, den Restpartikeln von Chylomikronen, und VLDL nach der intraplasmatischen Hydrolyse ihrer Triglyzeride. Sie prädisponiert zur Ausbildung einer **familiären Hyperlipidämie Typ III** (s. Tab. 17.34) durch weitere genetische und exogene Faktoren.

Epidemiologie Die **kombinierte Hyperlipidämie** betrifft etwa jeden 300. in der Bevölkerung, allerdings 10–20 % der Patienten mit Herzinfarkt und etwa ein Drittel aller Menschen mit Hypertriglyzeridämie. Die Penetranz des Gens ist unvollständig, so dass in Abhängigkeit von Ernährungsgewohnheiten nur 10–20 % der Familienangehörigen eine Hyperlipidämie entwickeln.

Die **familiäre Hypercholesterinämie** tritt heterozygot mit einer Häufigkeit von 1 : 500, homozygot von 1 : 1 000 000 auf. Sie ist die Ursache für ca. 5 % der Cholesterinwerte jenseits der 95. Perzentile und für 5 % der Herzinfarkte bei unter 60-Jährigen. Ähnlich häufig ist der **Apolipoprotein-B-Defekt.**

Das Gen für **familiäre Dysbetalipoproteinämie** liegt bei etwa jedem 100. homozygot vor. Auf dieser genetischen

Grundlage entwickelt sich jedoch nur bei 2 %, also mit einer Häufigkeit von 1 : 5 000 in der Gesamtbevölkerung, eine **familiäre Hyperlipidämie Typ III**.

Ätiologie und Pathogenese

Kombinierte Hyperlipidämie Der kombinierten Hyperlipidämie liegt nach heutigem Wissen eine **Überproduktion von Apolipoprotein B,** dem Proteinanteil von VLDL und LDL, oder eine **Abbaustörung von VLDL** zugrunde. Dabei führen unterschiedliche monogene Störungen zur Überproduktion von Apolipoprotein B und z.B. heterozygote Defekte der Lipoproteinlipase zur Abbaustörung von VLDL (Abb. 17.9). Je nach Überwiegen einer erhöhten VLDL-Synthese oder VLDL-Abbaustörung resultiert eine Erhöhung von VLDL, LDL oder beiden. Das Manifestationsalter liegt jenseits des 25. Lebensjahres, wobei die Hypertriglyzeridämie früher als die Hypercholesterinämie auftritt. Die kombinierte Hyperlipidämie ist die einzige Lipidstoffwechselstörung mit erhöhtem Arterioskleroserisiko bei alleiniger Hypertriglyzeridämie.

Familiäre Hypercholesterinämie Der familiären Hypercholesterinämie liegt ein **genetischer Defekt des LDL-Rezeptors** zugrunde, wobei der Austausch einer Aminosäure durch eine Punktmutation ausreichen kann (s. Abb. 17.9). Über 130 verschiedene Defekte sind bisher identifiziert:
1. Null-Allele vermitteln keine Synthese des LDL-Rezeptors,
2. LDL-Rezeptoren mit gestörtem Transport an die Zelloberfläche,
3. normale oder verminderte Anzahl von Rezeptoren mit gestörter Bindung oder Internalisierung.

Die als homozygot bezeichneten Merkmalsträger haben meist kodominant die Kombination zweier unterschiedlicher Defekte ererbt.

Aufgrund eines LDL-Rezeptor-Defekts werden weniger VLDL-Remnants aus der Zirkulation eliminiert und vermehrt in LDL umgewandelt. Da LDL ebenfalls nur verzögert endozytiert werden, akkumulieren sie im Blut. Heterozygote Merkmalsträger besitzen etwa 50 % der LDL-Rezeptoren. Dieser Mangel wird nach Erhöhung der LDL-Konzentration im Plasma um das Zwei- bis Dreifache durch unspezifische Aufnahme kompensiert. Bei Homozygoten steigt die LDL-Konzentration sogar auf das Sechsfache.

Familiärer Apolipoprotein-B-Defekt Das Lipoproteinmuster des familiären Apolipoprotein-B-Defekts ähnelt dem der familiären Hypercholesterinämie. Die Grundlage ist jedoch ein **Ligandendefekt** durch eine **Mutation des Apolipoproteins B-100,** wodurch die Bindung an den LDL-Rezeptor vermindert ist.

Familiäre Hyperlipidämie Typ III Die **Dysbetalipoproteinämie** ist ein weiteres Beispiel für einen Ligandendefekt. Er beruht auf **Polymorphismen des Apolipoproteins E** (Normaltyp: E3, häufige Variante: E4, pathologischer Typ: E2), die die Bindung von Apolipoprotein E an den LDL-Rezeptor beeinträchtigen. Möglicherweise werden dadurch die Apolipoprotein E enthaltenden Chylomikronen und VLDL-Remnants nur verzögert von der Leber aufgenommen und akkumulieren im Plasma (s. Abb. 17.9). Da LDL mehr Rezeptoren zur Verfügung stehen, resultiert meist jedoch eine Hypocholesterinämie. Erst ein **weiteres Gen oder ein exogener diätetischer Faktor** löst eine derartige Akkumulation von Remnants aus, dass sich eine **familiäre Hyperlipidämie Typ III** entwickelt (s. Tab. 17.33 und 17.34).

Symptome

Kombinierte Hyperlipidämie Charakteristisch für die kombinierte Hyperlipidämie sind **gehäuft Herzinfarkte** in der Anamnese des Patienten bzw. seiner Familie. Klinische Zeichen wie tendinöse Xanthome sind selten. Oft sind **Übergewicht** und **Glukoseintoleranz** assoziiert. Die Diagnosestellung bedarf der Messung von Triglyzeriden und LDL-Cholesterin. Die Klassifizierung als kombinierte Hyperlipidämie ist allerdings sehr schwierig, da nur der Nachweis von Erhöhungen der LDL, VLDL oder beider bei verschiedenen Familienmitgliedern zur Diagnose berechtigt. Da LDL und VLDL nur mittelgradig erhöht sind, führen geringe Schwankungen zu wechselnder Klassifikation der Hyperlipidämie nach Fredrickson (Typ IIa, IIb, IV).

Familiäre Hypercholesterinämie und familiärer Apolipoprotein-B-Defekt Bei heterozygoter familiärer Hypercholesterinämie hat ein Elternteil obligat Hypercholesterinämie, im homozygoten Fall sind beide Elternteile betroffen. Im Gegensatz zu anderen Hypercholesterinämien **manifestiert sich** die familiäre Hypercholesterinämie **bereits im Kindesalter** ohne Übergewicht oder Glukoseintoleranz. Die Plasma-Cholesterin-Werte liegen bei Heterozygoten zwischen 270 und 550 mg/dl (7 und 14,3 mmol/l), bei Homozygoten zwischen 650 und 1 000 mg/dl (16,9 und 26 mmol/l), aufgrund einer isolierten LDL-Erhöhung entsprechend einem Typ-IIa-Muster. Homozygote Kinder fallen durch **pathognomonische planare Xanthome** auf, erhabene, orange-gelbe, oberflächlich in der Haut von Extremitäten, Gesäß und Händen, insbesondere zwischen Daumen und Zeigefinger gelegene Xanthome, die sich in den ersten vier Lebensjahren, oft sogar schon pränatal bilden (s. Abb. 17.10a). Die Kinder haben selten Xanthelasmen, jedoch häufig bereits vor dem zehnten Lebensjahr einen **Arcus lipoides corneae** (s. Abb. 17.10d). 50 % der über 30-jährigen heterozygoten Merkmalsträger bilden diese beiden Zeichen aus, die jedoch unspezifisch sind, da sie auch ohne Cholesterinerhöhung und familiär gehäuft vorkommen. Für die heterozygote Form sind **tendinöse Xanthome** der Strecksehnen der Hand und der Achillessehne, die sich bei 75 % der über 20-Jährigen finden, pathognomonisch (s. Abb. 17.10b und c). Außerdem können tuberöse Xanthome an Ellenbogen und subperiostale Xanthome unterhalb der Knie sowie über dem Olekranon entstehen. Im Zusammenhang mit Xanthomen können Polyarthritis und Tendosynovitis besonders der Sprunggelenke auftreten.

Der familiäre Apolipoprotein-B-Defekt ist klinisch nicht von der familiären Hypercholesterinämie unterscheidbar.

Familiäre Hyperlipidämie Typ III Bei der familiären Hyperlipidämie Typ III ist die Familienanamnese meist leer, da zwar zur Hälfte eine Dysbetalipoproteinämie, nicht aber eine Hyperlipidämie ausgebildet wird. Das Manifestationsalter liegt bei Männern zwischen dem 20. und 60. Lebensjahr, bei Frauen gewöhnlich nach der Menopause. Pathognomonisch sind **tuberöse und tuberoeruptive Xanthome,** orange-gelbe, kleine, teils konfluierende Eruptionen über Ellenbogen und Knien sowie anderen Druckstellen. Typisch sind auch gelbliche Lipideinlagerungen der Hand- und Fingerlinien, als **Xanthochromia striata palmaris** bzw. in ihrer erhabenen Form als **Xanthoma striata palmaris** bezeichnet (s. Abb. 17.10e). Auch periostale Xanthome der Tibia und planare Xanthome kommen vor, während tendinöse Xanthome, Xanthelasmen und Arcus corneae selten sind. Die Bestimmung der Lipide spiegelt die Akkumulation von Chylomikronen und VLDL-Remnants wider.

Diagnostik

Kombinierte Hyperlipidämie Die Diagnose der kombinierten Hyperlipidämie wird durch Nachweis von erhöhten LDL, VLDL oder beiden beim Patienten und Verwandten ersten Grades gestellt. Die Diagnose gelingt also nur durch **aufwendige Familienuntersuchungen.** Das Fehlen eines spezifischen Markers macht die Diagnosestellung im klinischen Alltag praktisch unmöglich. Je nach vorherrschender Erhöhung von LDL, VLDL oder beiden muss eine primäre Hypercholesterinämie (familiäre Hypercholesterinämie, familiäre Hyperlipidämie Typ III), die familiäre Hypertriglyzeridämie (s. Tab. 17.34) oder eine der sekundären Hyperlipidämien (s. Tab. 17.35) abgegrenzt werden.

Familiäre Hypercholesterinämie und familiärer Apolipoprotein-B-Defekt Für die familiäre Hypercholesterinämie ist die Expression im Kindesalter pathognomonisch. Im Erwachsenenalter erreichen andere primäre Hypercholesterinämien nur selten Werte von 350 mg/dl (9,1 mmol/l). Die Verdachtsdiagnose kann bereits durch **Cholesterinmessung im Nabelschnurblut** gestellt werden. Familienanamnese mit praktisch vollständiger Penetranz und tendinöse Xanthome sind wegweisend. Klinisch im Vordergrund steht die rasche Entwicklung von Arteriosklerose, insbesondere der Koronararterien. Beweisend für die familiäre Hypercholesterinämie ist der Nachweis eines LDL-Rezeptor-Defekts auf kultivierten Fibroblasten oder isolierten Lymphozyten. Heute gibt es einfache Suchtests auf DNA-Ebene für die häufigen Mutationen beider Erkrankungen.

Sekundäre Formen – insbesondere Lp-X kann bei Cholestase zu Cholesterinwerten über 1 000 mg/dl (26 mmol/l) führen – müssen ausgeschlossen werden (s. Tab. 17.35).

Familiäre Hyperlipidämie Typ III Cholesterin und Triglyzeride steigen bei der familiären Hyperlipidämie Typ III auf ähnlich hohe Werte von 300–1 000 mg/dl (7,8–26 mmol/l). Bei Triglyzeridwerten über 500 mg/dl (5,5 mmol/l) liegen die Cholesterinwerte etwas niedriger. Elektrophoretisch lassen sich Remnants als eine VLDL-Bande im β-Bereich statt in Prä-β-Position nachweisen, wodurch oft eine breite β-Bande entsteht (**„Broad Beta Disease"**). Die Polymorphismen des Apolipoproteins E lassen sich mittels isoelektrischer Fokussierung nachweisen. Gegen die familiäre Form müssen eine Reihe sekundärer Dysbetalipoproteinämien abgegrenzt werden (s. Tab.17.35).

Differentialdiagnose	Ausschlussmaßnahmen
Familiäre Hypertriglyzeridämie	Erheben einer Familienanamnese mit reiner Hypertriglyzeridämie
Sekundäre Hypercholesterinämie	Vorliegen entsprechender Grunderkrankungen oder Medikamenteneinnahme
Sekundäre Dysbetalipoproteinämie	Vorliegen entsprechender Grunderkrankungen oder Medikamenteneinnahme

Therapie

Kombinierte Hyperlipidämie Wenn zur Behandlung der kombinierten Hyperlipidämie Diät nicht ausreicht (s. polygene Hypercholesterinämie), kann durch Nikotinsäure die VLDL-Synthese vermindert werden. Durch gallensäurebindende Ionenaustauscher kann der LDL-Katabolismus gesteigert werden (s. polygene Hypercholesterinämie und Abb. 17.11). Oft muss aber einer kompensatorischen Erhöhung der VLDL-Synthese mittels Fibraten durch Förderung des Abbaus von VLDL zu LDL begegnet werden. Alleinige Verabreichung von Fibraten erniedrigt die VLDL, erhöht jedoch häufig LDL. HMG-CoA-Reduktase-Hemmer können VLDL und LDL erniedrigen.

Familiäre Hypercholesterinämie und familiärer Apolipoprotein-B-Defekt Bei der praktisch wichtigen heterozygoten Form der familiären Hypercholesterinämie kann der LDL-Abbau durch Stimulation des Gens mit normaler LDL-Rezeptor-Produktion gesteigert werden. Beim familiären Apolipoprotein-B-Defekt bewirkt die Stimulation des LDL-Rezeptors den vermehrten Abbau von LDL mit normalem Apolipoprotein B. Diät reicht nicht aus, so dass meist Kombinationen aus gallensäurebindendem Ionenaustauscher mit einem Hemmer der Cholesterinsynthese wie Nikotinsäure und HMG-CoA-Reduktase-Hemmern oder beiden angewandt werden müssen (s. polygene Hypercholesterinämie und Abb. 17.11). Die homozygote Form spricht auf HMG-CoA-Reduktase-Hemmer allein nur ungenügend an. Nur frühzeitig und dauerhaft angewandte extrakorporale LDL-Eliminationsverfahren auf chemischer Basis oder durch Anti-LDL-Antikörper oder der operative Ersatz von LDL-Rezeptoren durch Lebertransplantation sind Erfolg versprechend.

Familiäre Hyperlipidämie Typ III Die familiäre Hyperlipidämie Typ III ist therapeutisch gut beeinflussbar. Wesentlichste Maßnahme ist die Diät, wobei Kalorienreduktion zur Korrektur von Übergewicht entscheidend sein kann. Eine Schilddrüsenunterfunktion muss ausgeglichen werden. Östrogenmangel in der Menopause macht eine Substitution notwendig. Medikamentös ist die Hemmung der VLDL-Synthese durch Nikotinsäure oder Fibrate effektiv.

Verlauf und Prognose

Kombinierte Hyperlipidämie Bei kombinierter Hyperlipidämie ist die Entwicklung von Arteriosklerose der

Koronargefäße sowie der peripheren Gefäße sowohl bei Patienten mit LDL- wie auch bei Patienten mit VLDL-Erhöhung beschleunigt. In Untersuchungen hatten über 50 % der Angehörigen betroffener Familien Zeichen der Arteriosklerose. Etwa ein Viertel aller Herzinfarkte in der Bevölkerung bis zum 50. Lebensjahr tritt bei Patienten mit kombinierter Hyperlipidämie auf. Oft erleiden die Betroffenen bereits vor dem 40. Lebensjahr einen Infarkt.

Familiäre Hypercholesterinämie und familiärer Apolipoprotein-B-Defekt Die familiäre Hypercholesterinämie belegt eindrucksvoll den Zusammenhang zwischen LDL-Erhöhung und Arteriosklerose. Die Arteriosklerose beginnt bei homozygoten Merkmalsträgern bereits im Säuglingsalter, führt bis zum zehnten Lebensjahr zu koronarer Herzkrankheit und meist im Kindesalter, spätestens im dritten Lebensjahrzehnt zum Tode. Herzinfarkte können bereits im zweiten Lebensjahr auftreten, jedoch auch erst im zweiten bis dritten Lebensjahrzehnt, wenn der LDL-Rezeptor nicht vollständig, sondern nur zu 80–98 % fehlt. Außerdem manifestiert sich an Aorta, Aortenklappe sowie Pulmonalarterien eine ausgeprägte Sklerose. Heterozygot Betroffene entwickeln zu 50 % bis zum 40. Lebensjahr eine koronare Herzkrankheit. Die Herzinfarktrate unterscheidet sich nach Geschlecht: Bis zum 60. Lebensjahr erleiden 85 % der Männer einen Herzinfarkt gegenüber 15 % bei Normalpersonen und 50 % der Frauen gegenüber 10 % der Normalpersonen.

Der familiäre Apolipoprotein-B-Defekt geht mit einer ähnlichen Risikoerhöhung einher.

Familiäre Hyperlipidämie Typ III Bei der familiären Hyperlipidämie Typ III ist das Risiko für Arteriosklerose der Koronararterien und, stärker als bei anderen Hypercholesterinämien, der Femoralarterien deutlich gesteigert. Entsprechend ist die Rate an Herzinfarkten, aber auch arterieller Verschlusskrankheit erhöht.

Komplikation	Häufigkeit
Koronare Herzkrankheit	Bis 80 % der Betroffenen
Schlaganfall	Weniger häufig
Arterielle Verschlusskrankheit	Bei familiärer Hyperlipidämie Typ III häufig

Zusammenfassung

- Häufigste Ursache: genetischer Defekt
- Wichtigstes Symptom: arteriosklerotische Herz-Kreislauf-Erkrankungen als Komplikation
- Wichtigste diagnostische Maßnahmen: Messung des LDL-Cholesterins, der Triglyzeride und Differenzierung des HDL-Cholesterins; Typisierung des Apolipoproteins E
- Wichtigste therapeutische Maßnahmen: Umstellung der Ernährung auf Produkte pflanzlicher Herkunft sowie pharmakologische Lipidtherapie

17.2.4 Hypoalphalipoproteinämie

Synonym: Für spezifische Entitäten z. B. Tangier-Disease
Engl. Begriff: Hypoalphalipoproteinaemia

HDL scheinen durch Rücktransport von überschüssigem Cholesterin zur Leber vor Arteriosklerose zu schützen. Andererseits signalisieren niedrige HDL-Cholesterin-Werte ein erhöhtes Risiko. Neuere Untersuchungen deuten auf eine mit Hypercholesterinämie vergleichbare Bedeutung **erniedrigter HDL als eigenständigen Risikofaktor für koronare Herzkrankheit** hin. Normalisierung einer Hypertriglyzeridämie ist die wirksamste Maßnahme, HDL zu erhöhen.

Praxis

Eine 54-jährige Frau hat eine **kleine Wunde** an der Großzehe von einer minimalen Verletzung davongetragen, die jetzt aber **schlecht heilt**. Die körperliche **Untersuchung** ergibt lediglich ein Übergewicht von 10,5 kg. Aus der Familienanamnese ist ein Altersdiabetes bei der Mutter bekannt. Unter den **Laborwerten** fällt ein Blutzucker von 270 mg/dl (16,2 mmol/l) auf. Daraufhin werden HbA$_{1c}$ (s. Kap. 17.1) und C-Peptid bestimmt, die beide leicht erhöht sind. Die jetzige Lipidanalytik ergibt zwar ein Gesamtcholesterin von nur 225 mg/dl (5,85 mmol/l), jedoch liegt das HDL-Cholesterin bei 27 mg/dl (0,7 mmol/l). Die Triglyzeride betragen 270 mg/dl (2,97 mmol/l). Nach der Friedewald-Formel errechnet sich ein grenzwertiges LDL-Cholesterin von 144 mg/dl (3,74 mmol/l). Eine **Diätberatung** zur Behandlung von Hypercholesterinämie und Diabetes führt dazu, dass nach einem Jahr das Körpergewicht normalisiert ist und die Blutzuckerwerte überwiegend zwischen 100 und 120 mg/dl (6–7,2 mmol/l) liegen. Das Gesamtcholesterin ist auf 192 mg/dl (5 mmol/l), die Triglyzeride sind auf 135 mg/dl (1,5 mmol/l) gefallen. Das HDL-Cholesterin ist auf 41 mg/dl (1,07 mmol/l) angestiegen.

Definition Die primäre Hypoalphalipoproteinämie wird als Verminderung der HDL auf Werte unterhalb der 10. Perzentile der altersentsprechenden Norm definiert. Als klinisch relevant werden Erniedrigungen des HDL-Cholesterins auf Werte unter 35 mg/dl angesehen.

Epidemiologie Die Häufigkeit wird auf etwa 5 % in der allgemeinen Bevölkerung geschätzt. Jedoch ist nach manchen Untersuchungen mehr als die Hälfte der Patienten mit koronarer Herzkrankheit betroffen, so dass Hypoalphalipoproteinämie die häufigste Lipoproteinstörung sein könnte, die zu koronarer Herzkrankheit führt.

Ätiologie und Pathogenese Überwiegend scheint die **familiäre Hypoalphalipoproteinämie autosomal-dominant** vererbt zu werden. Welcher Defekt im Stoffwechsel allerdings zur Verminderung der HDL führt, ist unklar. In jüngster Zeit konnte eine Reihe genetischer Defekte definiert werden. Eine wegen ihrer Häufigkeit wesentliche Form der **Hypoalphalipoproteinämie** ist die HDL-Erniedrigung **infolge Hypertriglyzeridämie** (s. primäre Hypertriglyzeridämie). Sie beruht wahrscheinlich auf vermehrtem Austausch von Cholesterinestern gegen Triglyzeride zwischen HDL und Chylomikronen und VLDL, wodurch das HDL-Cholesterin sinkt.

Symptome Außer einer Familienanamnese mit erhöhter Frequenz koronarer Herzkrankheit ist kein spezieller klinischer Befund wegweisend für die familiäre Form. Die Messung des HDL-Cholesterins in Familien führt zur Diagnose. Die Messung der Triglyzeride gibt einen Hinweis auf eine konsekutive HDL-Erniedrigung bei Hypertriglyzeridämie.

Diagnostik Sekundäre Gründe und Hypoalphalipoproteinämie als Folge von Hypertriglyzeridämie sind für die Diagnose der familiären Hypoalphalipoproteinämie auszuschließen (Tab. 17.34 und 17.35). Eine Reihe meist rezessiv erblicher Störungen mit Hypoalphalipoproteinämie wie Tangier-Krankheit, Lecithin-Cholesterin-Acyltransferase-(LCAT-)Mangel, Fischaugen-Krankheit oder Apolipoprotein-A-I- und -C-III-Mangel sind außerordentlich selten.

Differentialdiagnose	Ausschlussmaßnahmen
Familiäre und Hypertriglyzeridämie-induzierte Hypoalphalipoproteinämie	Erheben der Familienanamnese bzw. Messung der Triglyzeride
Sekundäre Hypoalphalipoproteinämie	Vorliegen entsprechender Grunderkrankungen oder Medikamente

Therapie Faktoren, die eine HDL-Erniedrigung begünstigen, wie Übergewicht, Bewegungsmangel, Diabetes mellitus und Rauchen sollten korrigiert werden. Ist die Hypoalphalipoproteinämie Folge einer Triglyzeriderhöhung, ergibt sich hieraus eine Indikation für die Behandlung der Hypertriglyzeridämie. Darüber hinaus ist allerdings keine spezifische Behandlung einer Hypoalphalipoproteinämie, insbesondere der familiären Formen, bekannt.

Verlauf und Prognose Für den Verlauf der Stoffwechselstörung sind die Entwicklung und klinische Manifestation der Arteriosklerose bestimmend. Es drohen sowohl koronare Herzkrankheit wie zerebrovaskuläre Komplikationen.

Komplikation	Häufigkeit
Koronare Herzkrankheit	Häufigster Risikofaktor
Schlaganfall	Häufiger Risikofaktor

Zusammenfassung

- Häufigste Ursache: Hypertriglyzeridämie
- Wichtigstes Symptom: arteriosklerotische Herz-Kreislauf-Erkrankungen einschließlich Schlaganfall
- Wichtigste diagnostische Maßnahmen: Messung des HDL-Cholesterins und der Triglyzeride
- Wichtigste therapeutische Maßnahmen: kalorienreduzierte, fettarme Ernährung, mäßig Alkohol und körperliche Aktivität

17.2.5 Primäre Hypertriglyzeridämien

Engl. Begriff: Primary Hypertriglyceridemia

Die primären Hypertriglyzeridämien beruhen auf erhöhter Triglyzeridsynthese in der Leber oder Abbaustörungen der triglyzeridreichen Lipoproteine wie Chylomikronen und Very-Low-Density-Lipoproteine (VLDL). Da Symptomatik und Behandlung der **sporadischen und familiären Hypertriglyzeridämie** sowie des **familiären Lipoproteinlipase- und Apolipoprotein-C-II-Mangels** ähnlich sind, werden diese Stoffwechselstörungen gemeinsam abgehandelt. Klinische Bedeutung haben vor allem massive Triglyzeriderhöhungen (> 1 000 mg/dl) wegen der Gefahr einer Pankreatitis. Bei bestimmten erblichen Hypertriglyzeridämien und insbesondere unter exogenen Einflüssen kann es zu gefährlichen Exazerbationen kommen. Mit Arteriosklerose besteht offenbar nur ein indirekter Zusammenhang aufgrund erniedrigter HDL oder durch Akkumulation von Remnant-Partikeln wie bei Dysbetalipoproteinämie. Diät ist die wichtigste therapeutische Maßnahme.

Praxis

Ein siebenjähriger Junge wird mit **Bauchschmerzen** eingewiesen. Die Mutter gibt an, vor einigen Wochen erstmals gelbliche Papeln an beiden Ellenbogen bemerkt zu haben. Bei näherem Nachfragen erinnert sie sich mehrerer Episoden mit Oberbauchbeschwerden während der letzten Jahre.

Bei der **körperlichen Untersuchung** fällt neben eruptiven Xanthomen ein heftiger Druckschmerz mit Abwehrspannung im linken Oberbauch auf. Die Darmgeräusche sind spärlich. Eine **Oberbauchsonographie** zeigt unauffällige Gallenwege. Das Pankreas ist jedoch ödematös geschwollen. **Die Laborwerte** zeigen eine auf das Dreifache der Norm erhöhte Amylase. Die Leukozyten betragen 9 200/mm³ (9,2 G/l). Auffällig sind die Serum-Triglyzeride mit 9 070 mg/dl (100 mmol/l) bei einem Cholesterin von 245 mg/dl (6,37 mmol/l). Nachdem das Serum über Nacht im Kühlschrank stand, hat sich ein rahmiger Überstand als Zeichen von Chylomikronen gebildet, während das Serum klar ist. Die nach intravenöser Heparininjektion bestimmte Lipoproteinlipaseaktivität im Plasma ist nicht messbar erniedrigt, während die Aktivität der hepatischen Triglyzeridlipase im Normbereich liegt. Das Apolipoprotein C-II ist ebenfalls nachweisbar. Es handelt sich also um eine **Hyperlipidämie Typ I** aufgrund eines Lipoproteinlipasemangels.

Unter **Nahrungskarenz und hypokalorischer parenteraler Ernährung** bessert sich die abdominelle Symptomatik, und die Amylase normalisiert sich. Langfristig gelingt es, mit fettarmer Diät (25 g Fett/d) unter Verwendung von mittelkettigen Fettsäuren (MCT-Fette) die Triglyzeridwerte um 350 mg/dl (3,85 mmol/l) zu halten, und es kommt zu keinen weiteren Attacken einer Pankreatitis.

Definition Die **sporadische Hypertriglyzeridämie** ist als Triglyzeriderhöhung über die 95. Perzentile der Triglyzeridverteilung in der Bevölkerung definiert. Die **familiäre Hypertriglyzeridämie** unterscheidet sich lediglich durch ihre Erblichkeit. Beide Formen zeichnen sich durch eine Vermehrung der VLDL entsprechend einer Hyperlipidämie Typ IV nach Fredrickson aus (s. Tab. 17.33 und 17.34). **Familiärer Lipoproteinlipase-** und **Apolipoprotein-C-II-Mangel** bewirken hingegen eine Hypertriglyzeridämie überwiegend aufgrund der Akkumulation von Chylomikronen im Sinne einer Hyperlipidämie Typ I.

Epidemiologie Die **sporadische** und die **familiäre Hypertriglyzeridämie** machen in den westlichen Industrieländern bei der letztlich willkürlichen Grenzwertsetzung oberhalb der 95. Perzentile jeweils etwa ein Viertel der hypertriglyzeridämischen Patienten aus. Die Genhäufigkeit der familiären Form beträgt etwa 1 : 500. **Lipoproteinlipasemangel** tritt mit einer Frequenz von ca. 1 : 1 000 000 auf. **Apolipoprotein-C-II-Mangel** ist vermutlich noch seltener.

Ätiologie und Pathogenese

Familiäre Hypertriglyzeridämie Der sporadischen und familiären Hypertriglyzeridämie liegt meist eine **Überproduktion der Triglyzeride** in der Leber zugrunde (s. Abb. 17.9). Es kann jedoch auch der intraplasmatische Katabolismus der VLDL gestört sein. Genetisch oder unter bestimmten exogenen Einflüssen können **Überproduktion und Abbaustörung kombiniert** sein. Dadurch sind nicht nur VLDL, sondern auch Chylomikronen im Sinne einer **Hyperlipidämie Typ V** erhöht (s. Tab. 17.33).

Sowohl hinter der sporadischen als auch hinter der familiären Hypertriglyzeridämie verbirgt sich wahrscheinlich eine Reihe verschiedener Defekte. Sie werden bei der familiären Form autosomal-dominant mit einer Penetranz von 10–20 % vererbt. In bestimmten Familien liegt die Penetranz bei 50 %, wobei 25 % der Familienangehörigen milder mit Erhöhung der VLDL im Sinne einer **Hyperlipidämie Typ IV** betroffen sind, während 25 % ohne weitere aggravierende Faktoren eine **gemischte Hypertriglyzeridämie vom Typ V** mit Erhöhung von VLDL und Chylomikronen ausbilden.

Lipoproteinlipasemangel Familiärem Lipoproteinlipase- oder Apolipoprotein-C-II-Mangel liegt ein autosomal-rezessiv vererbter Defekt der Lipoproteinlipase bzw. ihres Aktivators, des Apolipoproteins C-II, zugrunde (s. Abb. 17.9). Dies hat eine erheblich verminderte Hydrolyse der Triglyzeride und dadurch eine Akkumulation von Chylomikronen im Sinne einer **Hyperlipidämie Typ I** zur Folge. Chylomikronen können statt ca. 8 h bis zu zwei Tagen im Plasma nachweisbar sein. Aufgrund reduzierter Synthese tragen die VLDL meist nicht zur Hypertriglyzeridämie bei. LDL als Abbauprodukt der VLDL sind meist deutlich vermindert. Auch bei diesen Hypertriglyzeridämien ist die Konzentration der HDL sehr niedrig. Die Gesamtcholesterinwerte steigen erst bei Triglyzeridwerten über 2 000 mg/dl merklich mit an.

Symptome

Familiäre Hypertriglyzeridämie Das Manifestationsalter der sporadischen und familiären Hypertriglyzeridämie liegt jenseits des 20. Lebensjahrs. Die Triglyzeridwerte aufgrund einer VLDL-Erhöhung liegen gewöhnlich zwischen 200 und 500 mg/dl (5,2 und 13 mmol/l), können jedoch bei Kombination von Überproduktion und Abbaustörung höher sein. Werte über 1 000 mg/dl (26 mmol/l) entwickeln sich meist durch zusätzliche Akkumulation von Chylomikronen bei familiären Formen oder aber oftmals sekundär durch vermehrte Kohlenhydratzufuhr mit Übergewicht, durch Alkohol, schlecht kontrollierten Diabetes mellitus, Hypothyreose oder Autoimmunerkrankungen (s. Tab. 17.35). Eruptive Xanthome sind selten (Abb. 17.10).

Die schwere familiäre **Hyperlipidämie Typ V** auf der Grundlage einer sporadischen oder familiären Hypertriglyzeridämie ähnelt in ihrem klinischen Bild dem familiären Lipoproteinlipase- oder Apolipoprotein-C-II-Mangel. Oft koexistieren jedoch Übergewicht und Glukoseintoleranz. Die Hyperlipidämie Typ V manifestiert sich häufig bereits im jugendlichen Alter durch wiederkehrende abdominelle Schmerzattacken, die oft Ausdruck einer **Pankreatitis** sind. Das Serum ist lipämisch. Weitere klinische Zeichen sind Hepatosplenomegalie und insbesondere eruptive, teils konfluierende Xanthome (s. Abb. 17.10f).

Lipoproteinlipasemangel Bei familiärem Lipoproteinlipase- oder Apolipoprotein-C-II-Mangel entwickeln heterozygot Betroffene allenfalls eine leichte Hypertriglyzeridämie. Heterozygoter Lipasemangel kann allerdings zu kombinierter Hyperlipidämie prädisponieren. Die Werte bei Homozygoten liegen im Sinne einer Hyperlipidämie Typ I zwischen 1 000 und 5 000–15 000 mg/dl (zwischen 11 und 55–165 mmol/l). Anamnestisch werden meist Attacken von Bauchschmerzen seit der Kindheit angegeben, die auf rezidivierende **Pankreatitiden** zurückzuführen sind. Das Manifestationsalter liegt vor dem zehnten Lebensjahr, die Patienten haben kein Übergewicht und entwickeln sich normal. Bei Lipoproteinlipasemangel entstehen zuweilen an Extensoren und Hautfalten eruptive Xanthome, bis 5 mm große, gelbe, oft in Gruppen stehende Papeln, häufig mit einem rötlichen Hof. Oft besteht eine Hepatosplenomegalie, selten mit Hypersplenismus. Hepatomegalie und Milzinfarkte können zu den abdominellen Beschwerden beitragen. Während der Schwangerschaft kann es trotz fettfreier Diät wahrscheinlich aufgrund einer erhöhten VLDL-Synthese durch Östrogene zu einem Anstieg der Triglyzeride auf 2 000–3 000 mg/dl (22–33 mmol/l) kommen.

Hypertriglyzeridämie und niedriges HDL Hypertriglyzeridämie kommt unter Herzinfarktpatienten relativ häufig vor, so dass eine positive Korrelation besteht. Dennoch ist dieser Zusammenhang nach heutiger Auffassung nicht kausal, sondern beruht vielmehr auf hyperkalorischer Ernährung als gemeinsamer Wurzel von Risikofaktoren wie Diabetes und Hypertonus (metabolisches Syndrom). Oft bedingt Hypertriglyzeridämie jedoch eine **konsekutive**

Erniedrigung der HDL (s. Hypoalphalipoproteinämie), woraus sich eine Indikation zur Normalisierung der Triglyzeridwerte herleitet. Bei familiärem Lipoproteinlipase- und Apolipoprotein-C-II-Mangel wird die Risikoerhöhung durch das niedrige HDL durch gleichzeitig erniedrigte LDL-Spiegel aufgehoben.

Diagnostik Mäßige Erhöhungen der Triglyzeridwerte auf Werte um 200–500 mg/dl (2,2–5,5 mmol/l) sind typisch für die **sporadische** und **familiäre Hypertriglyzeridämie**. Werte über 1 000 mg/dl (11 mmol/l) weisen auf Chylomikronen hin. Sie setzen sich als rahmiger Überstand innerhalb von 12 h insbesondere bei Lagerung im Kühlschrank an der Oberfläche des Blutplasmas ab. Auch durch Ultrazentrifugation oder Lipidelektrophorese können VLDL und Chylomikronen getrennt werden.

Für den **Lipoproteinlipase-** und **Apolipoprotein-C-II-Mangel** ist die **Manifestation als Hyperlipidämie Typ I im Kindesalter pathognomonisch.** Dennoch muss auch eine familiäre Hyperlipidämie Typ V aufgrund einer sporadischen oder familiären Hypertriglyzeridämie, die oft auch schon Kinder und Jugendliche betrifft, in Erwägung gezogen werden. Dabei bleibt das Plasma nach Absetzen der Chylomikronen an der Oberfläche durch die zusätzlich vermehrten VLDL trüb. Zudem ist die Hyperlipidämie Typ I charakteristischerweise nicht mit einer Glukoseintoleranz verbunden. Fehlen von Lipase oder Apoliproprotein C-II kann biochemisch nachgewiesen werden.

Differentialdiagnose	Ausschlussmaßnahmen
Kombinierte Hyperlipidämie	Erheben einer Familienanamnese mit Hypertriglyzeridämie und -cholesterinämie sowie gehäuften Infarkten
Hyperlipidämie Typ III	Vorliegen von Hypertriglyzeridämie und -cholesterinämie, Apolipoprotein-E-Typisierung
Sekundäre Hypertriglyzeridämie	Vorliegen entsprechender Grunderkrankungen oder Medikamente

Therapie Wesentliche Bedeutung kommt dem Ausschalten aggravierender Einflüsse zu, wie der Normalisierung des Körpergewichts, der Reduktion von Alkoholgenuss oder der Einstellung eines Diabetes mellitus. Bei **sporadischer** oder **familiärer Hypertriglyzeridämie** kann durch Nikotinsäure die VLDL-Synthese gehemmt oder durch Fibrate der Abbau gefördert werden. Chylomikronämie bedarf der Beschränkung diätetischen Fettes. Bei **Lipoproteinlipase-** oder **Apolipoprotein-C-II-Mangel** und oft bei Typ-V-Hyperlipidämie muss die Zufuhr strikt auf 0,5 g/kg Körpergewicht unter Substitution essentieller Fettsäuren und fettlöslicher Vitamine beschränkt werden, bis Werte unter 500 mg/dl (5,5 mmol/l) erreicht sind. Mittelkettige Fettsäuren können zur Substitution dienen.

Verlauf und Prognose Die Prognose der Hypertriglyzeridämien ist unter geeigneter Diät günstig. Xanthome bilden sich zurück. Bei Triglyzeridwerten über 2 000 mg/dl (22 mmol/l) drohen jedoch Pankreatitiden mit allen Komplikationen. Die Normalisierung konsekutiv erniedrigter HDL-Werte verhindert frühzeitige Arteriosklerose.

Komplikation	Häufigkeit
Pankreatitis	Selten, erst bei Triglyzeridwerten von mehreren Tausend mg/dl, aber nicht obligat

Zusammenfassung

- Häufigste Ursachen: hyperkalorische Ernährung und zuviel Alkohol
- Wichtigste Symptome: meist asymptomatisch, selten Pankreatitis, arteriosklerotische Herz-Kreislauf-Erkrankungen im Rahmen eines metabolischen Syndroms
- Wichtigste diagnostische Maßnahmen: Messung des HDL-Cholesterins und der Triglyzeride
- Wichtigste therapeutische Maßnahmen: kalorienreduzierte, fettarme Ernährung, mäßig Alkohol und körperliche Aktivität

17.2.6 Sekundäre Hyper- und Hypolipidämien

Engl. Begriff: Secondary Hyper- and Hypolipidemia

Eine Vielzahl exogener Einflüsse, Diät, Medikamente und eine Reihe von Erkrankungen können die Plasmalipide erhöhen. Jede der Lipoproteinfraktionen kann betroffen sein, so dass sich das Bild einer primären Hyperlipidämie ergibt mit ähnlichem Risiko für Pankreatitis und frühzeitiger Arteriosklerose. Ausschalten exogener Einflüsse bzw. Behandlung einer zugrunde liegenden Erkrankung steht im Vordergrund der Behandlung.

Praxis

Eine 43-jährige Patientin sucht wegen eines **Gesichtsexanthems, Kurzatmigkeit und Vergesslichkeit** ihren Hausarzt auf. Bei der **Untersuchung** fallen neben einem schmetterlingsförmigen, rötlichen Exanthem im Gesicht ein erhöhter Blutdruck von 170/95 mmHg und eine Dämpfung über der rechten Lunge auf. Im **Röntgenbild des Thorax** lässt sich ein rechtsseitiger Pleuraerguss nachweisen. Ein **Herzecho** zeigt einen kleinen Perikarderguss.

Die **Labordiagnostik** erhärtet die Verdachtsdiagnose eines **systemischen Lupus erythematodes** durch positiven Nachweis antinukleärer Antikörper und Antikörper gegen doppelsträngige DNA. Das Gesamtcholesterin beträgt 352 mg/dl (9,2 mmol/l), die Triglyzeride liegen bei 334 mg/dl (3,7 mmol/l). Unter dem Verdacht einer Hypercholesterinämie Typ III wird eine Lipoproteinelektrophorese durchgeführt, die eine breite Bande im Sinne einer Dyslipoproteinämie nachweist. Die Typisierung des Apolipoproteins E zeigt jedoch den Normaltyp E-3.

Unter einer **immunsuppressiven Therapie** bessern sich die Befunde des Lupus erythematodes. Gleichzeitig sinkt das Cholesterin auf 225 mg/dl (5,85 mmol/l) ab, die Triglyzeride betragen 80 mg/dl (0,88 mmol/l), und die Lipidelektrophorese normalisiert sich.

Definition Lipidveränderungen, die nicht auf einem Defekt beruhen, der primär im Stoffwechsel der Lipoproteine begründet liegt, sondern durch Noxen wie Medikamente oder im Rahmen einer anderen Erkrankung entstehen, werden als sekundär bezeichnet.

Epidemiologie Das Auftreten sekundärer Hyperlipidämien ist von der Verbreitung anderer Erkrankungen und Medikamente abhängig. Sie machen einen wesentlichen Teil der Hyperlipidämien aus. Hypolipidämien sind überwiegend Ausdruck schwerer Erkrankungen.

Ätiologie und Pathogenese Auch wenn die Mechanismen nicht in allen Fällen im Einzelnen bekannt sind, kennt man doch einige prinzipielle Störungen, die zu den Manifestationen der sekundären Hyperlipoproteinämien führen. Gesteigerte Mobilisierung von Fettsäuren aus dem Fettgewebe führt in der Leber zu erhöhter Triglyzeridsynthese und Sekretion von VLDL. Ist die Triglyzeridhydrolyse normal oder gesteigert, entsteht durch Umwandlung der VLDL in LDL eine Hypercholesterinämie. Bei einer Abbaustörung der LDL durch Suppression des Rezeptors tritt die Hypercholesterinämie in den Vordergrund.

Bei **Diabetes mellitus** führt beispielsweise Insulinmangel durch fehlende Hemmung der Lipolyse zur Freisetzung von Fettsäuren. Die resultierende Hypertriglyzeridämie wird durch Drosselung der Synthese von Lipoproteinlipase und die häufige Adipositas der Diabetiker verstärkt.

Hypothyreose ist ein Beispiel für eine hormonabhängige Suppression der Zahl an LDL-Rezeptoren, wodurch LDL und Remnants im Plasma erhöht sind.

Gammopathien können aufgrund unterschiedlicher pathologischer Antikörper durch Störung der Triglyzeridhydrolyse zu Hypertriglyzeridämie oder durch Hemmung der Bindung an den LDL-Rezeptor zu Akkumulation von Remnants und LDL führen.

Eine **besondere Form der Lipoproteine**, sog. Lp-X, bildet sich bei Cholestase durch Regurgitation von Galle in das Blut. Die vesikulären Lipoproteine aus Phospholipiden und unverestertem Cholesterin, die im Dichtebereich der LDL zu finden sind, können zu sehr hohen Cholesterinwerten führen.

Hypocholesterinämie ist meist Ausdruck einer schweren Erkrankung, die nicht konsumierend zu sein braucht, wie z. B. ein Herzinfarkt. Bei Hepatopathien ist oft zunächst das HDL betroffen. Wachstum von Malignomen kann die LDL-Rezeptoren des Tumors aktivieren, was zu erniedrigten LDL-Spiegeln führt. Hyperthyreose ist ein anderes Beispiel erhöhter LDL-Rezeptor-Aktivität.

Symptome Klinisch steht meist die Grunderkrankung im Vordergrund. Jedoch kann exzessive Triglyzeriderhöhung zu eruptiven Xanthomen und Hypercholesterinämie führen. Lp-X bei primärer biliärer Zirrhose vermag neben den typischen Xanthelasmen eruptive und planare Xanthome sowie Xanthoma striata palmares auszulösen.

Diagnostik Führend sind meist die Symptome der Grundkrankheit, ohne dass sie einen Hinweis auf Art und Schwere einer Hyperlipidämie geben, so dass man auf Laborbestimmungen der Lipide angewiesen ist (s. Tab. 17.35).

Differentialdiagnose	Ausschlussmaßnahmen
Primäre Hypercholesterinämien und -triglyzeridämien	Anamnestische Daten vor Erkrankung oder Medikamenteneinnahme, Erheben der Familienanamnese zu Fettstoffwechselstörungen, Beurteilung nach Behandlung der Erkrankung oder Absetzen eines Medikaments, ggf. genetische Marker

Therapie Die Behandlung bezieht sich in erster Linie auf die zugrunde liegende Ursache, d.h. die Therapie einer Erkrankung oder den Austausch eines Medikaments. Ist das nicht möglich, muss entsprechend den primären Hyperlipidämien unter Berücksichtigung der Prognose der Grundkrankheiten behandelt werden.

Verlauf und Prognose Veränderungen des Lipoproteinmusters können langfristig die gleichen Folgen haben wie die entsprechenden Veränderungen primärer Fettstoffwechselstörungen. Der Verlauf wird jedoch häufig von der auslösenden Grundkrankheit oder der für die Medikamenteneinnahme verantwortlichen Störung beeinflusst.

Komplikation	Häufigkeit
Koronare Herzkrankheit Schlaganfall	Bei Diabetes mellitus Typ 2 (metabolisches Syndrom) und Niereninsuffizienz sehr häufig
Pankreatitis	Selten bei schwerer Hypertriglyzeridämie

Zusammenfassung

- Häufigste Ursachen: metabolisches Syndrom, Niereninsuffizienz, Vielzahl von Erkrankungen und Medikamenten
- Wichtigste Symptome: selten Pankreatitis, nur bei längerer Störung arteriosklerotische Herz-Kreislauf-Erkrankungen, aber häufig bei Diabetes mellitus Typ 2 (metabolisches Syndrom) und Niereninsuffizienz
- Wichtigste diagnostische Maßnahmen: anamnestische Daten vor Erkrankung oder Medikamenteneinnahme, Familienanamnese zu Fetttstoffwechselstörungen, ggf. genetische Marker für eine primäre Fettstoffwechselstörung
- Wichtigste therapeutische Maßnahme: Behandlung der Grunderkrankung bzw. Absetzen eines Medikaments

Zur weiteren Information

Literatur

Gotto, M. A., et al.: The ILIB Lipid Handbook for Clinical Practice – Blood Lipids and Coronary Heart Disease. 2nd edn., International Lipid Information Bureau, New York 2000.
Schwandt, P., W. O. Richter, K. Parhofer: Handbuch der Fettstoffwechselstörungen, 2. Aufl. Schattauer, Stuttgart 2001.
Thompson, G. R.: A Handbook of Hyperlipidemia. Current Science, London 1990.
Windler, E.: Lipidtherapie in der Prävention und Behandlung koronarer Herzkrankheit, 2. Aufl., Hamburg 2000.

Internet-Links

www.chd-taskforce.com
www.margarine-institut.de
www.professional.gesundheitscout24.de/

Keywords

Hyperlipidämie ◆ Hypercholesterinämie ◆ Hypertriglyzeridämie ◆ Arteriosklerose ◆ koronare Herzkrankheit

17.3 Störungen des Pyrimidin- und Purinstoffwechsels

R. GÖKE, B. GÖKE

17.3.1 Gicht

Engl. Begriff: Gout

Praxis

Ein 54-jähriger Handelskaufmann, leicht übergewichtig, kommt humpelnd und hüpfend in die Sprechstunde. Er sei nachts gegen 4.00 Uhr mit heftigen Schmerzen in der rechten großen Zehe aufgewacht. Die Zehe sei geschwollen; er könne nicht mehr auftreten. Auf Befragen gibt er an, dass er am Abend zuvor zu einem festlichen Essen (Jubiläumsfeier) eingeladen gewesen sei.

Bei der **Inspektion** zeigt sich ein hochrot-livid verschwollenes rechtes Großzehengrundgelenk, das bereits bei Berührung schmerzt. Aktive und passive Bewegung sind nicht möglich. Die Harnsäurekonzentration beträgt 7,8 mg/dl. Bei der weiteren **Untersuchung** zeigen sich eine mäßige Hypercholesterinämie und Hypertriglyzeridämie, außerdem eine Grenzwerthypertonie mit Blutdruckwerten von 155/90 mmHg.

Definition Die **Hyperurikämie** (> 6,4 mg/dl) ist eine sehr häufige metabolische Abnormalität, die bei einigen Individuen zur Entwicklung einer Gicht führen kann. Bei der **primären Gicht** führt eine genetische Prädisposition dazu, dass sich bei übermäßiger Purinzufuhr Harnsäure im Organismus anreichert und ablagert. Diese Ablagerungen verursachen krankhafte artikuläre und/oder extraartikuläre Veränderungen.

Epidemiologie Die Gicht ist eine der häufigsten muskuloskelettalen Funktionsstörungen in der Bevölkerung mit einer Prävalenz in allen Altersgruppen von etwa 8,4 ‰. Das klinische Krankheitsbild der primären Gicht ist nicht nur durch den hereditären Faktor einer begrenzten Harnsäureausscheidungskapazität bedingt, sondern auch durch die Realisation dieses Faktors, die durch eine länger anhaltende übermäßige Purinzufuhr mit der Nahrung erfolgt. Entsprechend hängt die Manifestation einer Gicht von soziologischen Faktoren ab. Gicht tritt gehäuft zusammen mit dem metabolischen Syndrom (Insulinresistenz) sowie dem Diabetes mellitus Typ 2 auf. In Wohlstandsgebieten rechnet man derzeit unter der erwachsenen Bevölkerung mit einer Häufigkeit von 1–2 %, wobei Männer bevorzugt betroffen sind. Hyperurikämien finden sich bei Frauen insbesondere ab der Menopause (Verlust der urikosurischen Östrogenwirkung).

Ätiologie Harnsäure ist das Endprodukt des Purinstoffwechsels. Sie wird überwiegend renal eliminiert. Der Harnsäurepool des Menschen wird aus zwei Quellen gespeist:
- Harnsäure, die als ein Endprodukt des Zellstoffwechsels im Organismus anfällt (endogene Harnsäureproduktion),
- Harnsäure, die als Abbauprodukt der mit der Nahrung zugeführten Purinkörper anfällt (exogener Harnsäureanfall).

Ursachen einer primären Hyperurikämie sind:
1. Verminderte renal-tubuläre Harnsäuresekretion (häufigste Form). Multifaktoriell bedingt, beeinflusst durch mehr als ein Haupt-Gen, modifizierende Gene und Umweltfaktoren, wobei der Einfluss der hereditären Komponente auf 40 % geschätzt wird. Manifestiert sich bei erhöhter Purinzufuhr und Adipositas.
2. Vermehrte Harsäureproduktion (selten). Mangel an Hypoxanthin-Guanin-Phosphoribosyltransfearse (HG-PRT); zwei Syndrome sind bekannt:
   – Lesch-Nyhan-Syndrom (X-chromosomal rezessiv; Hyperurikämie, Niereninsuffizienz, neurologische Symptome),
   – Kelley-Seegmiller-Syndrom (Hyperurikämie, Nephrolithiasis, evtl. neurologische Symptome).

Ursachen einer **sekundären Hyperurikämie** sind entweder eine vermehrte Harnsäurebildung oder eine verminderte renale Harnsäuresekretion (s. Tab. 17.37).

Pathogenese Die **Hyperurikämie** ist der bekannteste Risikofaktor für die Entwicklung der Gicht. Weitere prognostische Faktoren sind anhaltender Alkoholkonsum, Einnahme von Diuretika und der Bodymass-Index (BMI). Dem akuten Gichtanfall liegt eine perakute artikuläre/periartikuläre **Entzündungsreaktion** zugrunde, deren Auslösung nicht sicher bekannt ist. Vermutlich kommt es plötzlich zu einer lokalen Ausfällung von Harnsäure in Form von **Harnsäurekristallen,** die zu einer aseptischen Entzündung führen. Die Cyclooxygenase-2 (COX-2) mag hierbei eine Rolle spielen, da Colchicin die harnsäurekristallinduzierte COX-2-Expression hemmt. Auch die Hemmung der spontanen sowie TNF-induzierten Apop-

17.3 Störungen des Pyrimidin- und Purinstoffwechsels

tose von Neutrophilen durch Harnsäurekristalle könnte proinflammatorisch wirken. Zudem stellen die Entfernung von Uratkristallen durch Makrophagen sowie eine dabei stattfindende Zytokinfreisetzung möglicherweise wichtige, regulative Schritte bei der Entwicklung einer Gicht dar.

Abhängigkeit vom Harnsäurespiegel Das Auftreten eines akuten Gichtanfalls ist prinzipiell unabhängig von der aktuellen Harnsäurekonzentration. Jedoch scheinen rasche Schwankungen des Harnsäurespiegels, so ein plötzlicher Anstieg nach reichlichem Alkoholgenuss, die Auslösung eines Gichtanfalls zu begünstigen. Generell nimmt die Wahrscheinlichkeit für einen Gichtanfall mit steigender Harnsäurekonzentration zu. Bei Harnsäurewerten zwischen 6,5 und 7 mg/dl beträgt das Risiko knapp 2 %, bei Werten um 8 mg/dl bereits 40 %. Liegen die Werte über 9 mg/dl, muss mit an Sicherheit grenzender Wahrscheinlichkeit mit einem Gichtanfall im Laufe der Zeit gerechnet werden.

Tab. 17.37 Beispiele sekundärer Hyperurikämien mit Gicht.

Harnsäurebildung	Renale Harnsäureausscheidung
■ CML ■ Polycythaemia vera ■ Osteomyelofibrose ■ Glukose-6-Phosphatase-Mangel ■ Zytostase und Bestrahlung	■ Nierenkrankheiten ■ Ketoazidose (Fasten, entgleister Diabetes mellitus Typ 1) ■ Hyperlaktazidämien (durch Alkohol, Glukose-6-Phosphatase-Mangel) ■ Vergiftungen (z.B. Blei) ■ Arzneimittel (z.B. Saluretika)
Hereditäre Belastung vorausgesetzt: ■ Hämolytische Anämie ■ Übergewicht und vermehrte Nahrungspurine ■ Sekundäre Polyglobulie bei Herz-Lungen-Krankheiten	

Symptome Die primäre Gicht verläuft in vier klassischen Stadien:
- Das **asymptomatische Stadium** der Hyperurikämie kann Jahre (bis Jahrzehnte) andauern.
- Es folgt das Stadium der **Erstmanifestation** mit dem akuten Gichtanfall.
- Nach Abklingen des ersten Gichtanfalls tritt der Patient in die sog. **interkritische Phase** ein, in der bis zum nächsten Gichtanfall mehrere Monate (bis Jahre) Symptomfreiheit besteht. Die Phasen der Symptomfreiheit zwischen den Anfällen werden im Laufe der Zeit jedoch immer kürzer.
- Bei der **chronischen Gicht** kommt es zu einer dauerhaften Schmerzhaftigkeit und chronischen Gelenkveränderungen.

Akuter Gichtanfall Der akute Gichtanfall äußert sich in typischen Symptomen (s. Fallbeispiel). Bei der klinischen Untersuchung findet man als typischen Befund ein hochrot-livide verschwollenes Zehengrundgelenk (**Podagra**) mit äußerster Schmerzhaftigkeit bei Berührung oder bei passiven Bewegungsversuchen. Der Patient nimmt eine ängstliche Schonhaltung ein und meidet möglichst jedes Auftreten mit dem betroffenen Fuß. Er berührt allenfalls mit der Ferse den Boden und bewegt sich hüpfend fort, was dem Gang einen typischen, lächerlich wirkenden Charakter verleiht (s. Bilder alter Meister).

Das klinische Bild des akuten Gichtanfalls ist so typisch (in 70–90 % Erstmanifestation am Zehengrundgelenk), dass es differentialdiagnostisch mit anderen Gelenkerkrankungen kaum verwechselt werden kann.

Chronische Gicht Die chronische Gicht ist charakterisiert durch anhaltende Gelenkschmerzen, denen die typischen, anfallsartigen Gelenkschmerzen vorausgegangen sind. Die Uratablagerungen führen bei der chronischen Gicht zu Zerstörungen des Gelenkknorpels. Es kommt in den gelenknahen Bereichen zu **Knochenusuren** und **Knochenatrophien,** die röntgenologisch fassbar werden (s. Abb. 17.12). Umschriebene Uratablagerungen im Bereich der Gelenkkapsel und in den gelenknahen Sehnenanteilen (s. Abb. 17.13) führen zu den sog. **Gichtknoten (Tophi).** Dabei handelt es sich um schmerzlose, meist derbe, weiß-

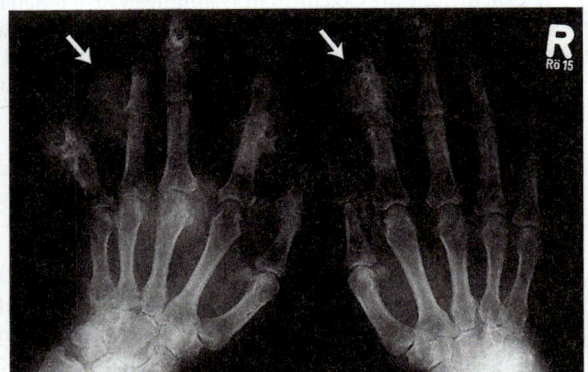

Abb. 17.12 Fortgeschrittene Gelenkusuren und -zerstörungen. Die Gichttophi (→) sind als Weichteilschatten ebenfalls erkennbar.

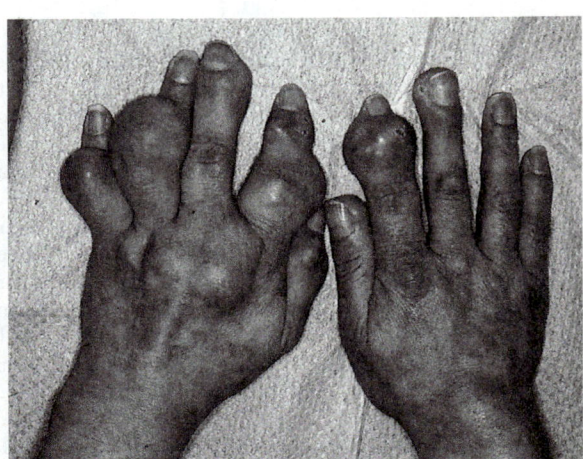

Abb. 17.13 Fortgeschrittenes Stadium einer chronischen Gicht mit durch Gichttophi grotesk deformierten Fingergelenken.

lich durchschimmernde Knötchen, die eine Größe von knapp 1 cm erreichen können. Brechen diese Knötchen auf, entleert sich eine weißlich-amorphe Masse, die vorwiegend aus Harnsäure besteht.

Diese Form der chronischen Gicht ist heute jedoch nur noch sporadisch anzutreffen, falls die rechtzeitige Diagnose versäumt wurde oder eine unzureichende Therapie erfolgte.

Bei der chronischen Gicht findet man auch Tophi am Rand des Ohrknorpels. Es handelt sich um umschriebene, etwa stecknadelkopfgroße weißliche Knötchen, die aus kristalliner Harnsäure bestehen und ähnlich wie Gelenktophi aufbrechen können.

Diagnostik Die Beschwerden bei akutem Gichtanfall sind so typisch, dass Anamnese und physikalische Untersuchung i.d.R. zur korrekten Diagnose führen. Ein erhöhter Serum-Harnsäure-Spiegel kann die Diagnose unterstützen. Allerdings weist etwa ein Drittel der Patienten während eines Gichtanfalls normale Harnsäurespiegel auf. Rasches Ansprechen auf Colchicin spricht für eine Gicht. Beweisend für eine Gicht ist der Nachweis von **Uratkristallen** sowie einer Uratkristallphagozytose in Synovialflüssigkeit oder Gewebe.

Differentialdiagnose	Ausschlussmaßnahmen
Pseudogicht (Chondrokalzinose), Hydroxylapatit-Krankheit	Gelenkpunktion (Kalziumpyrophosphatkristalle), Befall anderer Gelenke
Bakteriell-entzündliche Gelenkerkrankung	Gelenkpunktion (Bakterien), hohes Fieber
Akute Polyarthritis (rheumatisches Fieber)	Springen der Beschwerden von Gelenk zu Gelenk
Infektarthritiden (rheumatoide Arthritis)	Anamnese
Chronische Niereninsuffizienz	Anamnese
Thiazidpräparate	Anamnese

Die sog. sekundäre Gicht sollte besser als **sekundäre** (nicht gichtige) **Hyperurikämie** bezeichnet werden, da sie selten zu typischen akuten Gelenkerscheinungen führt. Ursache ist ein vermehrter Harnsäureanfall bei verstärkter Zellmauserung, meist im Rahmen myeloproliferativer Erkrankungen.

Eine Harnsäureretention als Folge einer **chronischen Niereninsuffizienz** führt heute ebenfalls nur noch sehr selten zu Gelenkerscheinungen, da die Patienten mit chronischer Niereninsuffizienz in der Regel frühzeitig mit Allopurinol behandelt werden. Im Rahmen der Dialyse bei einer terminalen Niereninsuffizienz lässt sich Harnsäure zudem ausgezeichnet eliminieren.

Lesch-Nyhan-Syndrom (primäre kindliche Gicht) Dieses Krankheitsbild ist durch eine nur bei Knaben auftretende Überproduktion von Harnsäure mit Hyperurikämie, Hyperurikosurie und Gelenkerscheinungen sowie durch zentralnervöse Störungen mit choreatisch athetotischen Bildern und spastischen Paresen sowie eine progrediente geistige Behinderung gekennzeichnet. Gelenkerscheinungen und zentralnervöse Symptome müssen dabei nicht parallel gehen. Ursächlich bestehen genetisch bedingte, rezessiv vererbte Störungen der Rückkopplungshemmung bei der Neusynthese von Purinkörpern und der Reutilisation von Purinbasen, wodurch es letztlich zur Hyperurikämie kommt. Hyperurikämie und damit Gelenkerscheinungen lassen sich durch Allopurinol gut beeinflussen. Die neurologischen Störungen, die offenbar unabhängig von der Hyperurikämie auftreten, lassen sich dadurch nicht beheben.

Therapie

Nichtmedikamentös	Medikamentös
Allmähliche Gewichtsnormalisierung (kein Fasten!) Kein Alkohol Purinarme Kost (wenig Fleisch, keine Innereien, Sardinen, Hülsenfrüchte, Steinpilze, Spinat): max. 500 mg Harnsäure/d oder 3 000 mg/Woche Streng purinarme Kost: max. 300 mg Harnsäure/d oder 2 000 mg/Woche Erhöhung der Insulinsensitivität bei Patienten mit metabolischem Syndrom (eingeschränkte Kohlenhydrataufnahme, proteinreiche Kost, ungesättigte Fettsäuren) Insulin stimuliert die renaltubulären Natrium-Hydrogen Austauscher und begünstigt dabei die Reabsorbtion von Harnsäure → weniger Insulin senkt die Uratreabsorption Vermeidung von Saluretika und Aspirin (> 500 mg/d)	**Akuter Gichtanfall:** ■ 1. Wahl: nichtsteroidale Antirheumatika (NSAR): Indometacin 100 mg p.o. oder rektal alle 4–6 h (max. 400 mg/d). ■ Alternativ: Ibuprofen 3–4× 200–500 mg p.o. (max. 2,4 g/d) oder Diclofenac 1–3× 50 mg p.o. (max. 200–300 mg/d) Therapie über 2–3 Tage reduzieren **Dauertherapie:** ■ Urisosurika: Benzbromaron, initial über eine Woche 25 mg/d, zur Dauertherapie 50 mg/d ■ Urikostatika: Allopurinol, Initial- und Dauertherapie 300 mg/d ■ Kombinationsbehandlung: Benzbromaron 20 mg/d + Allopurinol 100 mg/d

Alternativen
- **Colchicin:** 1 mg Colchicin in 1-stündigen Abständen für 4 h. Dann 2-stündlich 0,5 mg. Die Dosierung beträgt am ersten Tag 8 mg und darf wegen der Gefahr einer Leuko- und Thrombozytopenie (Colchicin ist ein Zytostatikum) nicht überschritten werden. Dosisreduktion an Tag 2 und 3 auf max. 4 bzw. 1,5 mg/d.
- **Prednisolon** bei Kontraindikationen gegen NSAR oder Colchicin oder nicht ausreichender Wirksamkeit der NSAR (Tag 1 und 2: 30–50 mg/d; Tag 3 und 4: 10–20 mg/d).

Langzeitbehandlung Bei **asymptomatischer Hyperurikämie** und Spiegeln < 9 mg/dl: Diät und Gewichtsnormalisierung. Bei höheren Spiegeln oder manifester Gicht medikamentöse Therapie. Ziel: Harnsäurespiegel von 5–6 mg/dl.

17.3 Störungen des Pyrimidin- und Purinstoffwechsels

Urikostatika
- **Allopurinol:** anfänglich bis zu 300 mg/d. Dosisanpassung nach Harnsäurespiegel. Nicht im akuten Gichtanfall geben! Evtl. Gichtanfall bei Therapiebeginn durch Mobilisation von Harnsäuredepots, dann vorübergehend Indometacinprophylaxe. Allopurinol und sein Hauptmetabolit Oxypurinol hemmen kompetetiv die Xanthinoxidase und somit die letzten Schritte der Harnsäuresynthese von Hypoxanthin zu Xanthin und Harnsäure. Die vermehrt anfallenden Vorstufen Hypoxanthin und Xanthin sind besser wasserlöslich als Harnsäure und können leichter renal eliminiert werden.
Wechselwirkungen: Aufgrund des Wirkungsmechanismus von Allopurinol wird auch der Abbau anderer Purinderivate gehemmt. Bei zytostatischer Behandlung mit 6-Mercaptopurin oder Thiopurinen (Azathioprin) muss man entweder die Allopurinoldosis oder die Zytostatikadosis verringern. Wechselwirkungen wurden auch bei gleichzeitiger Behandlung mit Dicumarolpräparaten (Marcumar®) beobachtet. Beginnt man unter laufender Antikoagulanzientherapie mit Allopurinol zu behandeln, müssen die Blutgerinnungssituation häufiger überprüft (Quick-Wert) und ggf. die Antikoagulanziendosis reduziert werden. Bei gleichzeitiger Gabe von Allopurinol und Ampicillin scheint es etwas häufiger als unter alleiniger Ampicillinbehandlung zu allergischen Hauterscheinungen zu kommen.

Urikosurika
- **Benzbromaron, Probenecid:** Verwendung nur bei schweren Allopurinolnebenwirkungen. Wegen möglichen Harnsäureausfalls einschleichend dosieren (Benzbromaron: 20 mg/d) bei ausreichender Flüssigkeitszufuhr (2 l/d) und Alkalisierung des Harns (pH > 6,5) mit Uralyt-U®. Urikosurika hemmen die Harnsäurerückresorption in der Niere und führen dadurch zu einer vermehrten Elimination von Harnsäure.

Verlauf und Prognose Eine Gelenkgicht kann zwar zur chronischen Invalidität führen, ist jedoch als solche nicht lebensverkürzend. Unter konsequenter medikamentöser Therapie wird eine chronische Gelenkgicht heute jedoch nicht mehr beobachtet. Verlauf und Prognose der Gicht werden vielmehr durch die Assoziation mit einem Typ-2-Diabetes, mit einer Hyerlipoproteinämie und Hypertonie sowie einer Niereninsuffizienz bestimmt (s. Komplikationen: chronische Gichtniere). Eine Harnsäureerhöhung kann daher auch als Risikoindikator angesehen werden und eine Umstellung der Lebensgewohnheiten nahe legen.
Alkohol führt über einen Laktatanstieg im Serum zu einem Harnsäureanstieg bei gleichzeitig verminderter renaler Harnsäureelimination. Nicht selten folgt ein akuter Gichtanfall einer üppigen Mahlzeit mit reichlichem Alkoholgenuss. (Bacchus und Lucullus gelten als Paten der Gicht.)

Komplikationen
Gichtnephropathie Unabhängig von den Gelenkzerstörungen kann es durch Harnsäureausfällungen in den Nieren zur **chronischen Gichtniere** mit langsam fortschreitender Niereninsuffizienz bis hin zum vollkommenen Nierenversagen kommen. Dabei sollen zum einen die Uratablagerungen eine direkte Nierenschädigung bedingen. Zum anderen rufen vermutlich Uratablagerungen interstitielle Entzündungsreaktionen mit Narbenbildung und Gefäßsklerosen hervor, welche zusammen mit uratbedingten Tubulusatrophien und sekundären, bakteriell-entzündlichen, pyelonephritischen Prozessen zur Niereninsuffizienz führen.

Gleichzeitig beobachtet man bei der chronischen Gichtniere an den Nierengefäßen Schädigungen, die auf eine Hypertonie (in der Regel mit der Gicht vergesellschaftet) zurückgeführt werden können. Der „Gichtniere" liegt vermutlich ein insgesamt komplexes Geschehen zugrunde, das letztlich in der chronischen Niereninsuffizienz mündet.

Akute Uratnephropathie Bei der akuten Uratnephropathie kommt es dagegen durch plötzliche massive Ausfällungen von Harnsäure im Interstitium und in den Tubuli der Niere zur **akuten Niereninsuffizienz.** Ursache ist neben einer plötzlichen Zunahme der Harnsäurekonzentration im Urin bei gleichzeitig verminderter Flüssigkeitszufuhr vor allem die Bildung eines sehr konzentrierten Harns mit pH-Werten im sauren Bereich. Da die Löslichkeit der Harnsäure bei fallendem pH-Wert aber rapide abnimmt, kommt es zu den beschriebenen Ausfällungen („Harnsäureverstopfungsniere").

Zusammenfassung
- Häufigste Ursache: Polygene, verminderte renal-tubuläre Harnsäuresekretion bei gleichzeitig vermehrter Purinzufuhr durch die Nahrung
- Wichtigstes Symptom: Akuter Gichtanfall; typische Lokalisation Großzehengrundgelenk
- Wichtigste diagnostische Maßnahmen: Beweisend für eine Gicht: Nachweis von Uratkristallen sowie Uratkristallphagozytose in Synovialflüssigkeit oder Gewebe
- Wichtigste therapeutische Maßnahme: Gabe von nichtsteroidalen Antirheumatika (z. B. Indometacin)

17.3.2 Störungen des Pyrimidinstoffwechsels

Zu unterscheiden ist zwischen Störungen der Pyrimidinsynthese und des Pyrimidinabbaus.

Störungen der **Pyrimidinsynthese** kommen extrem selten vor. Aufgrund eines hereditären Mangels an Orotat-Phosphoribosyltransferase und/oder Orotidyldecarboxylase kommt es zur Orotazidurie. Klinisch findet sich eine **megaloblastäre Anämie,** die mit Wachstumsverzögerungen verbunden ist. Neben der hereditären Form scheint es auch erworbene Enzymdefekte infolge von Arzeimittelnebenwirkungen zu geben.

Die ebenfalls hereditären Störungen des **Pyrimidinabbaus,** die mit einer vermehrten Ausscheidung von Uracil und Thymidin einhergehen, führen zu einer **normochromen hämolytischen Anämie** mit basophiler Tüpfelung der Erythrozyten. Erworbene Störungen dieser Art sieht man gelegentlich bei Bleiintoxikationen.

Stoffwechsel

17.3.3 Seltene Stoffwechselerkrankungen

Xanthinurie

Die Xanthinurie ist eine extrem seltene angeborene Störung des Purinstoffwechsels. Die Aktivität der Xanthinoxidase ist so vermindert, dass die Oxidation von Xanthin zu Harnsäure praktisch aufgehoben ist. Daher ist die Harnsäurekonzentration im Serum stark erniedrigt und die Harnsäureausscheidung im Urin entsprechend vermindert. Die Ausscheidung von Xanthin ist dagegen so stark erhöht, dass es zur Ausbildung von Xanthinkonkrementen mit den klinischen Symptomen einer Nephrolithiasis kommen kann. Eine spezifische Therapie ist nicht bekannt. Durch reichliche Flüssigkeitszufuhr soll einer Konkrementbildung vorgebeugt werden.

Bei Behandlung der primären Gicht mit Allopurinol kommt es zwar ebenfalls zu einer Zunahme der Xanthinausscheidung im Urin. Therapeutische Dosen von Allopurinol führen jedoch nicht zu einer derart kritischen Zunahme der Xanthinausscheidung, dass mit einer Xanthinsteinbildung gerechnet werden muss.

Myoadenylatdesaminasemangel

Beim Myoadenylatdesaminasemangel, einem ebenfalls seltenen angeborenen Enzymdefekt, kommt es im Anschluss an Muskelarbeit zu einer **abnormen Muskelschwäche**. Sie beruht auf der Unfähigkeit der Muskulatur, das bei Muskelarbeit aus ATP (Adenosintriphosphat) gebildete AMP (Adenosinmonophosphat) zu desaminieren und über IMP (Inosinmonophosphat) in ATP rückzuverwandeln.

Adenyl-Phosphoribosyltransferase-Mangel

Bei angeborenem Adenyl-Phosphoribosyltransferase-Mangel wird vermehrt AMP gebildet, aus dem schließlich Dihydroxyadenin entsteht, eine sehr schlecht wasserlösliche Verbindung, die zu einer **Nephro- und Urolithiasis** führen kann.

Adenosindesaminasemangel

Bei einem angeborenen Mangel an Adenosindesaminase oder Purin-Nukleosid-Phosphorylase ist die **DNA-Synthese** beeinträchtigt. Sie macht sich über eine Störung der Lymphozytenfunktion mit beeinträchtigter zellvermittelter (T-Lymphozyten) und humoraler (B-Lymphozyten) Immunität bemerkbar und führt zu schweren angeborenen Immundefektsyndromen.

Zur weiteren Information

Literatur

Lawrence, R. C., C. G. Helmick, F. C. Arnett, et al: Estimates of the prevalence of arthritis and selected musculoskeletal disorders in the United States. Arthritis Rheum 1998; 41: 778–99.

Lin, K. C., H. Y. Lin, P. Chou: The interaction between uric acid level and other risk factors on the development of gout among asymptomatic hyperuremic men in a prospective study. J Rheumatol 2000; 27: 1501–05.

Pouliot, M., M. J. James, S. R. McColl, et al: Monosodium urate microcrystals induce cyclooxygenase-2 in human monocytes. Blood 1998; 91: 1769–76.

Tudan, C. T., D. Fong, V. Durino, H. M. Burt, et al: The inhibition of spontaneous and tumor necrosis factor-alpha induced neutrophil apoptosis by crystals of calcium pyrophosphate dihydrate and monosodium urate monohydrate. J Rheumatol 2000; 27: 2463–72.

Wilk, J. B., L. Djousse, I. Borecki, et al: Segregation analysis of serum uric acid in the NHLBI Family Heart Study. Hum Genet 2000; 106: 355–9

Yagnick, D. R., P. Hillyer, D. Marshall, et al: Noninflammatory phagocytosis of monosodium urate monohydrate crystals by mouse macrophages: implication for the control of joint inflammation in gout. Arthritis Rheum 2000; 43: 1779–89.

Internet-Links

http://www.nlm.nih.gov/medlineplus/goutandpseudogout.html
http://arthritis.about.com/cs/gout
http://www.merck.com/pubs/mmanual/section5/chapter55/55a.htm

Keywords

Gout ◆ Hyperurecemia ◆ Podagra

IMPP-Statistik

Gicht

17.4 Porphyrien und Porphyrinstoffwechselstörungen

M. O. Doss

Engl. Begriff: Porphyrias and Disturbances of Porphyrin Metabolism

Der Begriff Porphyrie umfasst eine **heterogene Gruppe von Stoffwechselkrankheiten**, die hereditär bedingt sind oder durch ein Zusammenwirken von genetischer Disposition und exogenen Faktoren entstehen. Molekulare Ursache der Porphyrien ist die **Störung jeweils eines Enzyms in der Hämbiosynthesekette,** aus deren metabolischen und pathophysiologischen Folgereaktionen sich die klinische Expression entwickelt.

Es wird zwischen **erythropoetischen und hepatischen Porphyrien** unterschieden. Aus klinischer Sicht ist eine Differenzierung zwischen potentiell akuten und nichtakuten Formen wichtig. Abdominal-neurologisch-kardiovaskuläre Symptome prägen die Krankheitsbilder bei den intermittierend akuten Porphyrien und kutane Symptome bei den nichtakuten, chronischen Porphyrien.

Zu den akuten hepatischen Porphyrien gehören **die akute intermittierende Porphyrie (AIP), Porphyria varie-**

gata (PV), hereditäre Koproporphyrie (HKP) und die Doss-Porphyrie (Synonym: Porphobilinogen-Synthase-[δ-Aminolävulinsäure-Dehydratase-])Defekt-Porphyrie). Die nichtakuten Porphyrien umfassen die **Porphyria cutanea tarda (PCT), die Protoporphyrie (EPP) und die kongenitale erythropoetische Porphyrie (CEP)**. Die Koexistenz von zwei Enzymdefekten der Hämbiosynthese kennzeichnet die dualen Porphyrien, z. B. die Kombination von akuter intermittierender Porphyrie und Porphyria cutanea tarda. Porphyrien kommen in latenten (subklinischen) und manifesten (klinischen) Phasen vor, die wechselseitig ineinander übergehen können. Latenzphasen überwiegen. Die Diagnostik der Porphyrien erfolgt pathobiochemisch.

Ausschließlich bei den Porphyrien lässt sich die klinische Symptomatik aus den Folgen der Porphyrinstoffwechselstörung erklären, nicht hingegen bei den relativ häufig auftretenden **sekundären asymptomatischen Porphyrinstoffwechselstörungen, den sekundären Porphyrinurien und Porphyrinämien**. Bei diesen ist die Porphyrinurie, im Gegensatz zu den Porphyrien, metabolisches Begleitsymptom anderer Krankheiten oder Störungen. Dieser sekundären Koproporphyrinurie kommt kein eigenständiger und klinischer Krankheitswert zu. Die Differentialdiagnose der Porphyrien und sekundären Porphyrinurien sowie sekundären Protoporphyrinämien ist komplex und führt häufig zu Fehldiagnosen.

17.4.1 Molekulargenetik der Porphyrien

Die Porphyrien zeichnen sich durch eine große molekulare Heterogenität aus. Bei fast allen Porphyrien wurden mehrere Mutationen entdeckt. Insbesondere findet sich eine Vielzahl verschiedener Mutationen bei der akuten intermittierenden Porphyrie (s. Tab. 17.38). Die den Porphyrien zugrunde liegenden Enzymdefekte sind auf sechs verschiedenen Chromosomen (1, 3, 9, 10, 11, 18) lokalisiert.

Compound-Heterozygotie

Gendefekte bei homozygoten Porphyrien zeigen, dass nicht selten eine Compound-Heterozygotie vorliegt. Dies bedeutet, dass jedes der beiden Allele unterschiedlich mutiert ist (**Doss-Porphyrie**). Seltene homozygote Formen finden sich außerdem bei autosomal-dominant vererbten Porphyrien. Die Enzymdefekte bei dualen Porphyrien werden nicht gekoppelt vererbt, da die Gene für die Enzyme der Hämbiosynthesekette auf unterschiedlichen Chromosomen liegen. Die Gene, die die Enzyme der Hämbiosynthese kodieren, wurden zunächst durch ihre cDNA charakterisiert. Inzwischen ist auch die genomische DNA dieser Enzyme sequenziert worden.

Heterogenität der Porphobilinogen-(PBG-)Desaminase

Das PBG-Desaminase-Gen des Menschen enthält 15 Exons über eine Länge von 10 kb. Die Charakterisierung des Desaminasegens ergab, dass von einem Gen zwei mRNA mit unterschiedlicher Gewebespezifität transkribiert werden: eine **ubiquitäre mRNA**, die in allen Zellen aktiv ist, und eine **gewebespezifische mRNA**, die nur in erythroiden Zellen exprimiert wird. Durch alternatives Spleißen entstehen verschiedene mRNA-Transkripte, von denen unterschiedliche Enzymproteine translatiert werden. Bei der ubiquitären (Housekeeping) mRNA wird Exon 2 herausgeschnitten, so dass im Transkript Exon 1 mit Exon 3 verbunden ist. Die erythroide mRNA enthält hingegen kein Exon 1, sondern beginnt mit Exon 2. Liegt die Mutation im Exon 1, wird daher das erythroide Isoenzym der PBG-Desaminase von der Mutation nicht betroffen sein.

Tab. 17.38 Genloci und Anzahl der Mutationen bei Prophyrien.

Porphyrie	Genlocus	Anzahl der Mutationen
ALS-Dehydratase-Defekt (Doss-Porphyrie)	9q34	8
Akute intermittierende Porphyrie	11q24	> 150
Kongenitale erythropoetische Porphyrie (Morbus Günther)	10q25	> 20
Porphyria cutanea tarda	1q34	> 20
Hereditäre Koproporphyrie	3q12	> 20
Porphyria variegata	1q23	> 70
Protoporphyrie	18q21	> 40

Subtyp mit normaler PBG-Desaminase-Aktivität in Erythrozyten

Diese Variante kommt bei etwa 5 % der Patienten mit akuter intermittierender Porphyrie (AIP) und Anlageträgern vor. Im Gegensatz zur „klassischen" AIP kann die Mutation nicht anhand einer Enzymaktivitätsanalyse im Erythrozytenhämolysat erkannt werden, da die Mutation in nichterythroiden Zellen, insbesondere in den Leberzellen, manifest wird. Während dem erythrozytären PBG-Desaminase-Defekt ausschließlich diagnostische Markerfunktion zukommt, führt der Enzymdefekt in den Leberzellen zu einer metabolischen und klinischen Manifestation der AIP. Für diese Variante ergeben sich daher molekulargenetisch-diagnostische Konsequenzen. Bei einem weiteren Subtyp der AIP mit einer auf die „Housekeeping"-mRNA begrenzten Mutation im Exon 1 sind molekulargenetische Untersuchungen dann indiziert, wenn keine diagnostisch relevanten Abweichungen in der Metabolitenexkretion nachweisbar sind.

Klinisch-diagnostische Relevanz

Aufgrund der hohen Variabilität der spezifischen AIP-Mutationen, welche sich erst im Stadium der Erforschung befinden, werden alle anderen Formen der AIP noch nicht durch molekulargenetische Untersuchungen diagnostiziert.

Bei etwa 80 % der Träger mutierter PBG-Desaminase-Gene kommt es zu keiner klinischen und metabolischen

Expression, d.h., Mutation und Enzymdefekt bleiben klinisch stumm. Sie sind daher keine diagnostischen Gradmesser für den Porphyrieprozess.

Bislang können keine Beziehungen zwischen einer spezifischen Mutation und einer bestimmten klinischen Expression hergestellt werden. Ziel der molekulargenetischen Untersuchung ist es, die Gensequenz-Variationen auf den Phänotyp der akuten Porphyrie zu evaluieren.

17.4.2 Akute hepatische Porphyrien

Engl. Begriff: Acute Hepatic Porphyrias

Praxis **Praxis**

Eine 31-jährige Patientin, die seit einer Woche an Appetitlosigkeit, häufigem Erbrechen und kolikartigen Bauchschmerzen leidet, kommt wegen eines „akuten Abdomens" zur Aufnahme. **Anamnestisch** ist eine Appendektomie im Alter von 20 Jahren erwähnenswert. Unter Buscopan® und Psyquil® bessern sich die Beschwerden vorübergehend. Es bestehen eine Tachykardie (120 Schläge/min) und eine Hypertonie (160/90 mmHg), eine Hyponatriämie (123 mmol/l) sowie eine geringgradige Erhöhung der Aminotransferasen (30–50 U/l) und des Bilirubins (28 µmol/l bzw. 1,5 mg/dl). Die abdominalen Koliken verstärken sich zu einer Ileussymptomatik mit ausgeprägter Spiegelbildung im Bereich des Dünn- und Dickdarms. Es wird eine **Laparotomie** durchgeführt, dabei jedoch keine Ursache der abdominalen Symptomatik gefunden. Zur postoperativen Schmerzbehandlung wird Morphin eingesetzt, nach einigen Tagen auch Spasmo-Cibalgin® S. Darauf kommt es zu einem Krampfanfall, der sich im EEG mit unregelmäßigen Alphawellen dokumentiert. Erneut treten abdominale Koliken auf. Weiter entwickeln sich Parästhesien und eine Muskelschwäche an Armen und Beinen. Die Patientin wird intensivmedizinisch überwacht und behandelt. Das komplexe Beschwerde- und Symptomenbild lenkt differentialdiagnostisch den Verdacht auf eine Porphyrie. Porphyrine im Urin sind erhöht. Porphyrinogene Medikamente werden abgesetzt. **Konsiliarische Untersuchungen** ergeben einen 30- bis 50fachen Anstieg der Hämbiosynthese-Metaboliten δ-Aminolävulinsäure, Porphobilinogen, Uro- und Koproporphyrin im Urin, während die Porphyrine im Stuhl nur knapp über die Normgrenze erhöht sind. Die Patientin erhält hoch dosiert Glukose i.v. (zentralvenös 400 g/d) und Propranolol; ein Elektrolytausgleich wird vorgenommen. Es zeigt sich eine Regredienz der Metabolitenausscheidung der Porphyrinbiosynthese, jedoch persistieren die neurologischen Symptome mit beginnenden Paresen an den Unterarmen. Aus diesem Grund wird eine Therapie mit Hämarginat in einer Dosierung von 3 mg/kg/d i.v. über vier Tage unter Fortsetzung der hoch dosierten Glukosegabe eingeleitet. Es kommt zu einem Rückgang der neurologischen und viszeralen Symptomatik sowie der Ausscheidungsparameter um 70 % der Werte vor Glukose-Häm-Therapie. Die Bestimmung der Aktivität der Porphobilinogen-Desaminase in den Erythrozyten ergibt eine Erniedrigung um 50 % im Vergleich zu Kontrollpersonen.

Diagnose: akute hepatische Porphyrie vom Typ der akuten intermittierenden Porphyrie.

Definition Akute hepatische Porphyrien (AHP) sind genetisch bedingt mit variabler Penetranz und Expressivität: die **autosomal-dominanten** Typen akute intermittierende Porphyrie, hereditäre Koproporphyrie und Porphyria variegata (s. Tab. 17.39) sowie die seltene **autosomal-rezessive** Porphobilinogen-Synthase-(δ-Aminolävulinsäure-Dehydratase-)Defekt-Porphyrie (Doss-Porphyrie). AHP manifestieren sich klinisch mit einem polysymptomatischen, intermittierend akut auftretenden abdominal-neurologisch-kardiovaskulär-mentalen Syndrom. Metabolische Ursache ist eine Dysregulation der Hämbiosynthese, der die Leberzelle unkontrolliert kompensatorisch gegensteuert. Da AHP vorwiegend durch Arzneimittelwirkung klinisch manifest werden, gehören sie zu den pharmakogenetischen Erkrankungen.

Epidemiologie Bei akuter intermittierender Porphyrie (AIP) wird die Prävalenz des Gendefekts auf 5–10 pro 100 000 Personen geschätzt. Bei Koproporphyrie und Porphyria variegata ist mit einer Genfrequenz von ca. 1 : 100 000 zu rechnen. Frauen sind zweimal häufiger betroffen als Männer. Der Erkrankungsgipfel liegt im dritten Lebensjahrzehnt. Von der Porphobilinogen-Synthase-Defekt-Porphyrie wurden bislang sechs Patienten beschrieben.

Ätiologie und Pathogenese

Porphyrieprozesse als metabolische Interaktion Der Krankheitsprozess entwickelt sich aus einer komplexen Interaktion zwischen hereditärem Enzymdefekt und Manifestationsfaktoren (s. Tab. 17.39). Dem hereditären

---

Tab. 17.39 Primäre Porphyrien und sekundäre (asymptomatische) Porphyrinstoffwechselstörungen: Klassifikation und Genetik.

1. **Hepatische Porphyrien**
   a) Akute hepatische Porphyrien
      - Akute hepatische Porphyrie mit Porphobilinogen-Synthase*-Defekt = Doss-Porphyrie (autosomal-rezessiv)
      - Akute intermittierende Porphyrie (autosomal-dominant)
      - Hereditäre Koproporphyrie (autosomal-dominant)
      - Porphyria variegata (autosomal-dominant)
   b) Chronische hepatische Porphyrien (Uroporphyrinogen-Decarboxylase-Störungen)
      - Porphyria cutanea tarda (autosomal-dominant, „sporadisch" oder toxisch sowie paraneoplastisch)
      - Hepatoerythropoetische Porphyrie (homozygot)

2. **Erythropoetische Porphyrien**
   a) Kongenitale erythropoetische Porphyrie (autosomal-rezessiv), Morbus Günther
   b) Erythropoetische (erythrohepatische Protoporphyrie (autosomal-dominant)

3. **Bleiintoxikation**
   - Akute toxische Porphyrie oder toxogenetische bei Heterozygoten mit Porphobilinogen-Synthase*-Defekt

4. **Sekundäre (asymptomatische) Porphyrinstoffwechselstörungen**
   a) Sekundäre Koproporphyrinurien
   b) Sekundäre Protoporphyrinämien

* Synonym: δ-Aminolävulinsäure-Dehydratase

17.4 Prophyrien und Porphyrinstoffwechselstörungen

Enzymdefekt allein kommt kein klinischer Krankheitswert zu. Viele Genträger (ca. 80 %) entwickeln niemals eine Porphyriemanifestation. Bei einigen finden sich biochemische Kennzeichen einer Latenzphase (pathologische exkretorische Metabolitenprofile, s. Tab. 17.40) ohne Beschwerden und klinische Symptome einer aktiven Porphyrie. Bei den drei autosomal-dominanten AHP ist die Aktivität des defekten Enzyms um ca. 50 % herabgesetzt; beim rezessiven Typ (Tab. 17.40) liegt die Restaktivität unter 5 % der Kontrollen.

Regulation der Porphyrinbiosynthese In der Porphyrinbiosynthese der Leber reguliert das Endprodukt Häm durch Repression die δ-Aminolävulinsäure-(ALS-)Synthase. Der erste Schritt der Pathogenese ist die Induktion bzw. die Derepression der ALS-Synthase aus verschiedenen Ursachen (Pharmaka, Kaloripenie, Sexualhormone, Infektionen).

Der De-novo-Synthese dieses limitierenden Enzyms der Porphyrin- und Hämbiosynthesekette (s. Abb. 17.14) folgt eine mehrfach gesteigerte, unregulierte Porphyrinvorläufer- und Porphyrinogenbiosynthese. Demzufolge sind die exkretorischen Metabolitenkonstellationen eine Resultante aus Enzymdefekt und molekularer Kompensation. Die AHP sind, im Gegensatz zu den porphyrinspeichernden chronischen hepatischen Porphyrien (Tab. 17.39), molekulare Dysregulationskrankheiten.

Dysregulation versus Porphyrinspeicherung Ein hereditärer Mangel an Porphobilinogen-Synthase, Porphobilinogen-Desaminase (Hydroxymethylbilan-Synthase), Koproporphyrinogen-Oxidase oder Protoporphyrinogen-Oxidase (Abb. 17.14 und Tab. 17.40) führt zu einer Destabilisierung der regulatorischen Kontrolle (Repression) von Häm auf das Schlüsselenzym der Biosynthesekette, ALS-Synthase. Einem Abfall von „regulatorischem Häm", u.a. bei der Metabolisierung von Pharmaka, folgt eine Induktion der ALS-Synthase. Die metabolische Umwandlung großer Mengen neu gebildeten Porphobilinogens (nach Induktion der ALS-Synthase) in Porphyrinogene wird durch die bei AIP verminderte sekundär limitierende Funktion der Porphobilinogen-Desaminase eingeschränkt.

Die Störung der Regulationskontrolle mit Induktion der ALS-Synthase in der Leber charakterisiert die **akuten hepatischen Porphyrien** als **molekulare Regulationskrankheiten**. Bei diesen kommt es im Gegensatz zu den mit einem Leberschaden assoziierten chronischen hepatischen Porphyrien nicht zu einer Porphyrinspeicherung in der Leber. Die Uroporphyrinogen-III-Synthase ist bei den akuten hepatischen Porphyrien nicht gestört und gewährleistet die Biosynthese von Porphyrinogenen der Isomerenreihe III (Abb. 17.14), die bei den akuten Porphyrien erhöht ist. Aufgrund eines hohen, kompensatorisch bedingten Substratangebots nach Induktion der ALS-Synthase kommt es sogar zu einer vermehrten Porphyrinbiosynthese bei AIP im Sinne einer gegenregulatorischen

Tab. 17.40 Enzyme der Hämbiosynthesekette und ihre hereditäre und/oder toxische Funktionsstörung mit klinischer Realisation.

Enzym		Porphyrie	Viszeral-neurologisch kardiovaskuläres Syndrom	Kutane Symptome	Anämie	Leberschaden
δ-Aminolävulinsäure-Synthase	↑	Sekundär induziert in der Leber bei akuten hepatischen Porphyrien und bei der Bleivergiftung				
Porphobilinogen-Synthase (= δ-Aminolävulinsäure-Dehydratase)	↓	Doss-Porphyrie* und Bleivergiftung*	++ +	– –	– +	– +
Porphobilinogen-Desaminase (Uroporphyrinogen-I-Synthase)	↓	Akute intermittierende Porphyrie*	++	–	–	–
Uroporphyrinogen-III-Synthase	↓	Kongenitale erythropoetische Porphyrie (Morbus Günther)	–	++	+	+
Uroporphyrinogen-Decarboxylase	↓	Porphyria cutanea tarda (chronische hepatische Porphyrie) und hepatoerythropoetische Porphyrie	– –	+ +	– (+)	+
Koproporphyrinogen-Oxidase	↓	Hereditäre Koproporphyrie*	+	–/+	–	–
Protoporphyrinogen-Oxidase	↓	Porphyria variegata*	+	–/+	–	–
Ferrochelatase	↓	Erythropoetische (erythrohepatische) Protoporphyrie	–	+	–	+

↑ = Aktivität erhöht; ↓ = Aktivität erniedrigt; * = akute hepatische Porphyrien

Stoffwechsel

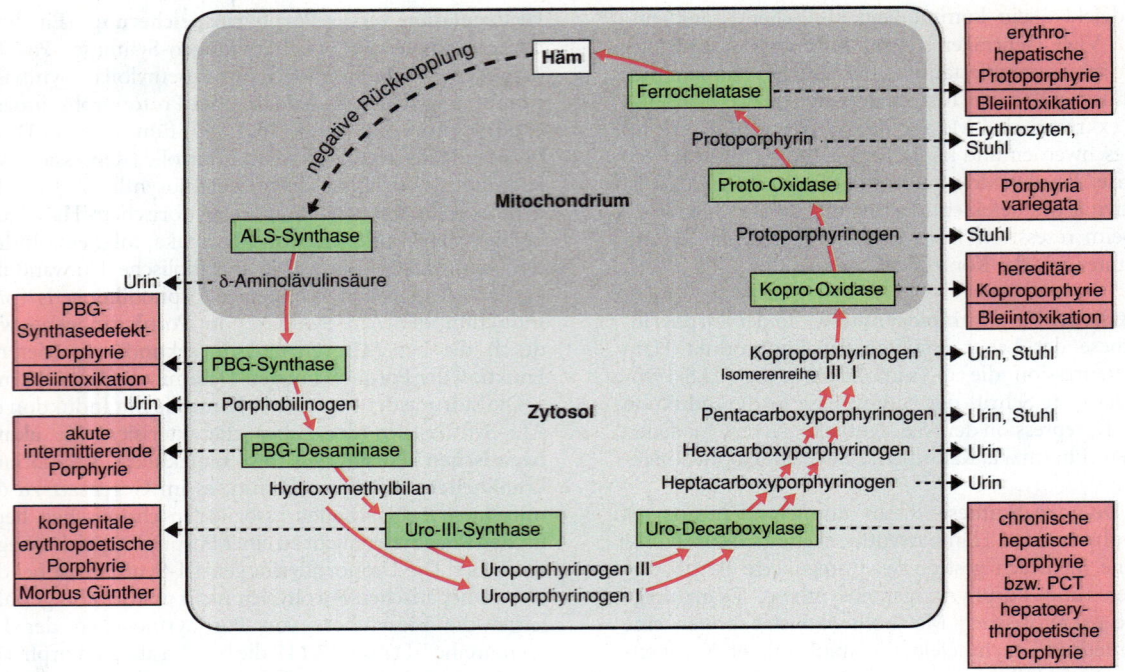

Abb. 17.14 Hämbiosynthese und Enzymopathien bei Porphyrien und Bleiintoxikationen.
Abkürzungen: ALS: δ-Aminolävulinsäure; PBG: Porphobilinogen; PCT: Porphyria cutanea tarda. Synonyma: PBG-Synthase: ALS-Dehydratase; PBG-Desaminase: Hydroxymethylbilan-Synthese oder Uroporphyrinogen-I-Synthase. Die Kopro- und Protoporphyrinogen-Oxidase sowie die Ferrochelatase sind für die Isomerenreihe III spezifisch.

Strategie der Leberzelle. Bei exzessivem Substratangebot an die PBG-Desaminase werden trotz verminderter Enzymaktivität vermehrt Porphyrine gebildet, wodurch eine ausreichende Hämbiosynthese sichergestellt wird. Das defekte Enzym wird de facto metabolisch überspielt bzw. seine Restaktivität durch extremen Substratdruck im höchsten Maße ausgenutzt, so dass vermehrt Porphyrine entstehen. Der Enzymdefekt bei AIP ist also nicht statisch, sondern dynamisch in der zellulären Strategie von Regulation und Gegenregulation zu verstehen.

Klinische Porphyriemanifestation Porphyrinogene Arzneistoffe (s. Porphyrielisten in der Roten Liste) sind die häufigsten Manifestationsfaktoren. Die akuten hepatischen Porphyrien sind **in erster Linie eine pharmakogenetische Erkrankung.** An zweiter Stelle stehen Hunger und Mangelernährung, Alkohol, Stress und Infektionen. Bei Frauen wird außerdem die ovozyklische Form mit repetierenden ovozyklischen Exazerbationen beobachtet. Nicht selten führt erst ein kumulatives und synergistisches Zusammenspiel verschiedener Manifestationsfaktoren zu dem komplexen akuten hepatischen Porphyriesyndrom.

Symptome AHP manifestieren sich in der Regel nicht vor der Pubertät. Frauen sind häufiger betroffen als Männer. **Abdominalschmerzen,** intermittierend und kolikartig, sind initiales und häufiges Symptom. Gleichzeitig oder später können Rücken- und Extremitätenschmerzen sowie Parästhesien auftreten. Den Schmerzen im mittleren und unteren Abdomen können Obstipation,

Übelkeit, Erbrechen und eine Ileussymptomatik folgen. Tachykardie und ein rot nachdunkelnder Urin sind wichtige diagnostische Hinweise. Bei Nichterkennen der Porphyrie, Fortschreiten oder Verstärkung des Porphyrieprozesses durch inadäquate Maßnahmen (Medikamente, Fehlernährung etc.) und Fehldiagnosen (s. Tab. 17.41) kommt es zu einer peripheren motorischen **Neuropathie,** die zuerst die Streckermuskulatur an Händen und Armen befällt. Die Lähmungen können aufsteigen und zur Tetraparese mit Atemlähmung führen. Bei einem Teil der Patienten kommt es zu Verstimmungs- und/oder Erregungszuständen sowie zu Halluzinationen. Krampfanfälle werden in 10 % der Fälle beobachtet. Bei Koproporphyrie und Porphyria variegata können zusätzlich auch Hautsymptome auftreten (Photodermatose an Gesicht und Händen).

> ! Bei jedem Patienten mit intermittierend auftretenden unklaren Bauchschmerzen, insbesondere in Verbindung mit neurologischen und psychischen Symptomen, muss an eine akute Porphyrie gedacht und eine pathobiochemische Diagnostik veranlasst werden!

Diagnostik Die Diagnose einer klinischen Manifestation wird durch **Metabolitenuntersuchungen** des Porphyrinstoffwechsels in Urin und Stuhl gesichert (s. Tab. 17.42). Nur anhand der Metabolitenausscheidung können die **metabolische** und **klinische Aktivität** des Porphyrieprozesses sowie die Wirksamkeit therapeutischer Maßnahmen abgeschätzt, überprüft und beurteilt werden. Enzymunter-

17.4 Prophyrien und Porphyrinstoffwechselstörungen

Tab. 17.41 Differentialdiagnose und Fehldiagnosen bei akuten hepatischen Porphyrien.

Abdominal	Neurologisch	Psychiatrisch	Kardiovaskulär
„Akutes Abdomen"	Polyneuropathie (Alkohol, Medikamente, Thallium und Arsen)	„Neurose"	Hypertonie
Ulcera ventriculi et duodeni		Depression	Myokarditis
Pankreatitis	Guillain-Barré-Syndrom	Schizophrenie	Endokarditis
Cholezystitis, Cholelithiasis	Landry-Paralyse	Psychose	Koronare Herzkrankheit
Appendizitis	Epilepsie	Borderline-Störungen	Myokardinfarkt
Ileus	Amyotrophe Lateralsklerose		Orthostatische Dysregulation
Peritonitis	Poliomyelitis		Phäochromozytom
Morbus Crohn	Multiple Sklerose		Hyperthyreose
Colitis ulcerosa	Enzephalomalazie		
Angina abdominalis	Meningoenzephalitis		
Divertikulitis	Polyarthritis		
Nephrolithiasis	Myositis		
Adnexitis	Fazialisparese		
Extrauteringravidität	Trigeminusneuralgie		
Familiäres Mittelmeerfieber	Arteriitis temporalis		
Akute Bleivergiftung	Tumoren des ZNS		
Hereditäres angioneurotisches Ödem	Akute Intoxikationen		
Kollagenosen (Lupus erythematodes)	Diabetische Neuropathie		
Panarteriitis nodosa	Blei-, Thallium- und Arsenintoxikation		
Intestinale Vaskulitiden	Multiple Chemikalien-Sensibilität (MCS)		

suchungen sind zur Diagnostik und Verlaufskontrolle des klinischen Porphyrieprozesses ungeeignet. Die Porphobilinogen-Desaminase in den Erythrozyten ist lediglich ein genetischer Marker der AIP, der differentialdiagnostisch und für Familienuntersuchungen zur Erkennung von Trägern mutierter Gene wichtig ist. Die klinische Symptomatik geht immer mit einer erheblich erhöhten Metabolitenausscheidung der beiden Porphyrinvorläufer ALS und Porphobilinogen sowie der Porphyrine einher, die in der Remissionsphase abfällt und in den Latenzphasen meist noch deutlich über dem Normbereich liegt. Hohe Metabolitenspiegel ohne klinische Symptome reflektieren eine dekompensierte Latenzphase. Da eine Porphyrinspeicherung bei den AHP in der Regel nicht auftritt, kommt der Leberpunktion in der Diagnostik keine Bedeutung zu.

Klinische Relevanz der Frühdiagnose Die wichtigsten strukturellen Veränderungen entwickeln sich im Verlauf der motorischen Polyneuropathie im Nervengewebe: **axonale Degeneration** und **Demyelinisation.** Neurologisch-psychiatrische Komplikationen können bei Frühdiagnose durch Absetzen porphyrinogener Medikamente (Tab. 17.43), die Empfehlung einer kohlenhydrat- und proteinreichen Ernährung („Glukose-Effekt") und durch regulatorische Therapie (s. Tab. 17.44) weitgehend vermieden werden.

Differentialdiagnose Da verschiedene Krankheiten und Syndrome die AHP anamnestisch und klinisch imitieren können, muss ein klinischer Verdacht durch spezifische Stoffwechseluntersuchungen anhand von Porphyrinvorläufern und Porphyrinen geklärt werden (Tab. 17.42).

Tab. 17.42 Pathobiochemische Differentialdiagnose der akuten hepatischen Porphyrien und akuten Bleivergiftung.

Porphyrie	Urin		Stuhl				Erythrozyten
	δ-Aminolävulinsäure	Porphobilinogen	Uroporphyrin	Koproporphyrin	Koproporphyrin	Protoporphyrin	Protoporphyrin
Porphobilinogen-Synthase-Defekt-Porphyrie	↑↑	v	↑	↑↑	n	n	↑
Akute intermittierende Porphyrie	↑↑	↑↑	↑↑	↑↑	v	v	v
Hereditäre Koproporphyrie	↑↑	↑↑	↑	↑↑	↑↑	↑	v
Porphyria variegata	↑↑	↑↑	↑	↑↑	↑	↑↑	v
Bleivergiftung	↑↑	v	↑	↑↑	n	n	↑

↑ = erhöht, ↓ = erniedrigt, n = normal, v = variabel

Tab. 17.43 Auswahl „gefährlicher" und „ungefährlicher" Arzneistoffe bei akuten hepatischen Porphyrien.

Zu vermeiden sind	Erlaubt sind
Alkohol	Acetylsalicylsäure
Barbiturate	Atropin
Clonidin	Cephalosporine
Diazepam	Chloralhydrat
Diclofenac	Chlorpromazin
Griseofulvin	Kortikosteroide
Halothan	Digoxin
Meprobamat	Hyperikum
Metoclopramid	Morphin
Nitrofurantoin	Neostigmin
Östrogene	Ondansetron
Phenylbutazon	Penizilline
Phenytoin	Pethidin
Primidon	Procain
Progesteron	Propranolol
Pyrazolon-Derivate	Reserpin
Sulfonamide	Tetrazykline
Theophyllin	Triflupromazin

s. „Arzneistoffe bei akuten hepatischen Porphyrien und Empfehlungen zur Anästhesie". In: Rote Liste. Editio Cantor, Aulendorf/Württ. 2002

Eine wichtige Differentialdiagnose ist die akute und chronische Bleiintoxikation (Tab. 17.42), die als toxische oder toxogenetisch determinierte Porphyrie auftritt (Tab. 17.40). Ihre metabolische Konstellation ähnelt weitgehend der Doss-Porphyrie. Klinisch besteht bei Bleivergiftung neben der AHP-Polysymptomatik auch eine Anämie (basophile Tüpfelung der Erythrozyten).

Nicht selten wird eine Alkoholleberkrankung mit einer abdominalen und neurologischen Symptomatik sowohl klinisch als auch im Rahmen einer fehlgedeuteten Porphyrinurie mit einer akuten hepatischen Porphyrie verwechselt. Das Gleiche gilt für das Alkoholentzugsdelir.

Differentialdiagnose	Ausschlussmaßnahmen
Akute Bleivergiftung	Bestimmung von Blei, Zink-Protoporphyrin und der Aktivität der ALS-Dehydratase im Blut
Chronische Bleivergiftung	
Alkoholtoxische Lebererkrankung	Normale Porphyrinvorläuferausscheidung von δ-Aminolävulinsäure und Porphobilinogen
Alkoholentzugsdelir	

Therapie Die Patienten müssen porphyrinogene Medikamente und Alkohol meiden (Tab. 17.43). Schmerzen, Tachykardie und Hypertonie, Obstipation und Infektionen sind mit den in Tabelle 17.44 empfohlenen Maßnahmen zu behandeln. Von zentraler Bedeutung ist die **regulatorische Therapie mit Glukose und/oder Hämarginat**. Bestehen keine Gegenindikationen zur Applikation von Glukose, sollten bereits bei klinischem Verdacht auf akute Porphyrie der suppressive **„Glukose-Effekt"** auf die δ-Aminolävulinsäure-Synthase ausgenutzt und mindestens 400 g Kohlenhydrate enteral oder parenteral verabreicht werden. Vor Beginn der Glukosetherapie sollte eine Urinprobe (z. B. Spontanurin) auf Porphyrinvorläufer und Porphyrine untersucht werden. Vor weiteren Maßnahmen ist die Diagnose einer manifesten Porphyrie durch Stoffwechseluntersuchung zu sichern bzw. zu überprüfen (Tab. 17.42). Dies wird betont, da nicht selten sekundäre Porphyrinopathien, die selbst keinen eigenständigen Krankheitswert haben, mit Porphyrien verwechselt und als solche behandelt werden. Besteht oder entwickelt sich eine progrediente neurologische Symptomatik bei gesicherter akuter Porphyrie mit hohen Porphyrinvorläufer- und Porphyrinausscheidungen, kommt eine Häm-Therapie mit Hämarginat in Betracht.

Bei Patientinnen mit repetierenden Manifestationen in der prämenstruellen Phase (ovulozyklische Form) werden LH-RH-Analoga (z. B. Buserelin®) mit Erfolg angewandt.

Therapie in der Latenzphase In der dekompensierten Latenzphase einer akuten hepatischen Porphyrie, insbesondere einer akuten intermittierenden Porphyrie (bei > 5facher Erhöhung der Porphyrinvorläufer, ALS und PBG), ist eine Intervalltherapie mit Hämarginat indiziert. Hier wird eine einmalige wöchentliche intravenöse Infusion mit Hämarginat verabreicht, um einen weitestgehenden Rückgang der Porphyrinvorläufer- und Porphyrinausscheidung bis an die Normgrenze zu erreichen. Die Intervalltherapie kann über ein Jahr und länger durchgeführt werden.

Für eine Häm-Therapie in der kompensierten Latenzphase bei nur geringgradig erhöhter Porphyrinvorläuferausscheidung besteht keine Indikation.

Verlauf und Prognose Bei rechtzeitiger Diagnose und Therapie ist ein unkomplizierter Verlauf mit Rückgang der abdominalen Symptomatik innerhalb von Tagen zu erwarten.

Nach einer akuten klinischen Phase sollten die Patienten über ihre hereditär disponierte Erkrankung und über ihre lebenslange Krankheitsanlage aufgeklärt sowie über die prophylaktischen Möglichkeiten informiert werden: Medikamentenliste (s. in der Roten Liste); Vermeidung von Alkohol und Hunger, kohlenhydrat- und proteinbetonte, fettarme Ernährung; Meidung von extremer körperlicher und psychischer Belastung. Die Patienten sollten einen „Porphyrieausweis" erhalten. Eine psychosomatisch unterstützte Führung kann sinnvoll sein.

Interdisziplinäre Konsultation Bei Frühdiagnose, adäquater Therapie, komplikationsfreiem Verlauf, Beratung und guter Mitarbeit des Patienten ist die Prognose gut. Kontrolluntersuchungen der Porphyrinparameter geben Aufschluss über die Stabilität der subklinischen Phase. Schwangerschaft ist per se kein Manifestationsfaktor einer AHP; allerdings kann es im letzten Trimenon zu einer Dekompensation des Porphyrinstoffwechsels kommen, ohne dass diese Störung eine klinische Manifestation auslösen muss. Interdisziplinäre Konsultationen können die Erfordernisse an eine individuelle Diagnostik und Therapie gewährleisten.

17.4 Prophyrien und Porphyrinstoffwechselstörungen

Bei verspäteter Diagnose und komplikationsbelastetem neurologischem Verlauf können die Lähmungen persistieren. Eine intensive langfristige physiotherapeutische Behandlung kann zur Rückbildung der Paresen beitragen.
Eine nicht seltene Spätkomplikation bei akuten Porphyrien sind ein Hypertonus und eine eingeschränkte Nierenfunktion. Das Erkrankungsrisiko für ein hepatozelluläres Karzinom ist bei AIP erhöht.

Zusammenfassung

- Häufigste Ursache: Interaktion von induzierenden Faktoren und Gendefekten
- Wichtigstes Symptom: abdominale Schmerzen
- Wichtigste diagnostische Maßnahmen: Untersuchung von ALS, PBG und Porphyrinen im Urin
- Wichtigste therapeutische Maßnahmen: 1. Absetzen und Meiden von induzierenden Faktoren insbesondere von porphyrieauslösenden Arzneistoffen, 2. Infusionen mit Glukose und Häm

17.4.3 Porphyria cutanea tarda

Synonym: Chronische hepatische Porphyrie
Engl. Begriff: Porphyria Cutanea Tarda (Chronic Hepatic Porphyria)

Tab. 17.44 Therapie des akuten Porphyriesyndroms.

1. Vorbedingung:
Absetzen porphyrinogener Medikamente und intensivmedizinische Überwachung

2. Regulatorische Behandlung mit Glukose und/oder Häm-Verbindungen:
- Glukose- und/oder Fruktoseinfusionen (insgesamt 400–500 g/24 h, ca. 2 l einer 20%igen Lösung oder 1 l einer 40%igen Lösung,
- Häm-Infusionen (z.B. Hämarginat [Normosang®], 3 mg/kg Körpergewicht/d, intravenös in ca. 15 min) an bis zu vier aufeinander folgenden Tagen

3. Symptomatische Maßnahmen:
- Elektrolytkontrolle und -ausgleich
- Diurese kontrollieren und forcieren (Etacrynsäure)
- Bei Schmerzen Acetylsalicylsäure und Morphinderivate
- Bei Tachykardie und Hypertonie Propranolol, Reserpin
- Bei Unruhe oder Brechreiz Chlorpromazin, Ondansetron
- Bei Ileussymptomatik Neostigmin
- Bei Atemlähmung assistierte oder kontrollierte Beatmung (evtl. Tracheotomie)
- Bei Infektionen Penicillin, Tetrazyklin
- Bei Paresen sofort mit physiotherapeutischen Maßnahmen beginnen
- Kontrolle des Porphyrinstoffwechsels anhand der Metabolitenprofile in Urin und Stuhl

Praxis

Fünf Jahre nach Beginn der Einnahme oraler hormonaler Kontrazeptiva entwickelt sich bei einer 35-jährigen Patientin eine **leichte Verletzbarkeit der Haut**. Des Weiteren sind eine pelzige Behaarung der Wangen und Oberlippe, eine Blasenbildung und eine dunklere Hautfarbe aufgetreten. Erst fünf Jahre später wird die Diagnose PCT gestellt.
Labor: Es zeigt sich eine hochgradige Porphyrinurie mit Dominanz von Uro- und Heptacarboxyporphyrin (ca. 10 μmol/24 h) sowie eine verminderte Aktivität der erythrozytären Uroporphyrinogen-Decarboxylase. Zu diesem Zeitpunkt ist der Urin auch rötlich verfärbt. Die Transaminasen sind deutlich erhöht. Serumeisen liegt im oberen Normbereich. Der Leberbiopsiezylinder fluoresziert im langwelligen UV-Licht rot. Bei der **histologischen Untersuchung** des Leberzylinders zeigen die Hepatozyten eine fein- bis mittelgroßtropfige Verfettung, begleitet von einer geringgradigen herdförmigen portalen Entzündungsreaktion. Eine Siderose ist nur andeutungsweise erkennbar.
Die „**Pille**" wird **abgesetzt** und eine niedrig dosierte **Chloroquin-Behandlung** eingeleitet (jeden dritten Tag 125 mg). Die Patientin ist nach drei Monaten beschwerdefrei. Die Porphyrinausscheidung geht nach einem Jahr auf 0,4 μmol/24 h zurück (subklinische Phase: CHP Typ A).
Diagnose: hereditär prädisponierte PCT, ausgelöst durch Östrogene, d.h. pharmakogenetische PCT.

Definition Die chronische hepatische Porphyrie (CHP) einschließlich ihrer klinischen Manifestation als Porphyria cutanea tarda (PCT) ist die **häufigste Porphyrie**. Hauptsymptom ist eine **Photosensibilität** der Haut. Die CHP ist generell mit einem **Leberschaden** assoziiert (Fettleber, Hepatitis, Siderose, Fibrose, Zirrhose, Karzinom) und in der Hälfte der Fälle durch einen hereditären **Uroporphyrinogen-Decarboxylase-Defekt** prädisponiert. Die Verminderung der Enzymaktivität in der Leber ist die Grundbedingung für den chronischen hepatischen Porphyrieprozess. Alkohol, Östrogene, Hämodialyse und Umweltchemikalien sind Manifestationsfaktoren. Die CHP ist – im Gegensatz zu den AHP – eine **Porphyrinspeicherkrankheit**.

Epidemiologie Die Prävalenz wird auf 20–50 Fälle/100 000 Personen geschätzt. Männer sind zweimal häufiger betroffen als Frauen. Der Erkrankungsgipfel liegt über dem 40. Lebensjahr. Subklinische Stadien sind häufig. Diese **Latenzphasen** können bei ca. 10 % aller chronisch leberkranken Patienten erkannt werden. Erkranken junge Frauen, die hormonale orale Kontrazeptiva einnehmen, an einer PCT, handelt es sich dabei meist um eine genetisch prädisponierte Form.

Ätiologie und Pathogenese Eine **Aktivitätsminderung der hepatischen Uroporphyrinogen-Decarboxylase** ist pathogenetisch obligat. Die Enzymopathie ist entweder **genetisch bedingt oder** kann auch **toxisch** ohne bislang nachweisbare genetische Prädisposition verursacht sein. Ein Leberschaden ist die zweite Voraussetzung zur Entwicklung einer PCT (s. Abb. 17.15). Ein weiterer Prädispositionsfaktor ist die heute neuerdings bei PCT-Kranken weltweit nachgewiesene Häufung der HFE-Genmutationen C282Y und/oder H63D, die die Eisenaufnahme modulieren. Die im Gefolge entstehende Hepatosiderose kann über die Oxidation von Uroporphyrinogen zu Uroporphyrin oder durch direkte Einwirkung auf die Uroporphyrinogen-Decarboxylase zu deren Aktivitätsminderung beitragen.

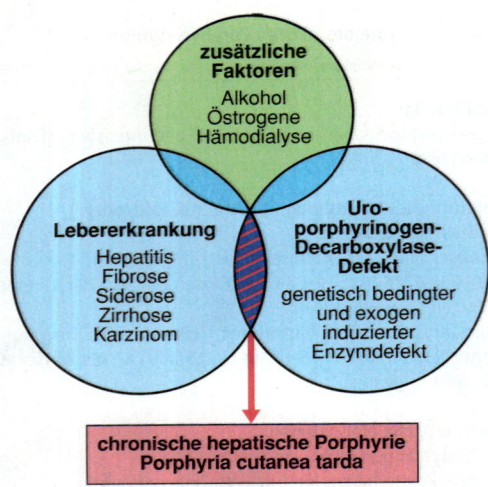

Abb. 17.15 Pathogenese der chronischen hepatischen Porphyrie bzw. Porphyria cutanea tarda.

Realisationsfaktoren Die PCT ist eine Dispositionskrankheit, die erst durch eine Gen-Umwelt-Interaktion manifest wird. Ätiopathogenetisch kann man eine toxische, toxogenetische und pharmakogenetische Form unterscheiden. Der Porphyrieprozess kann durch Hexachlorbenzol (toxisch), durch Alkohol oder Dioxin (toxogenetisch) oder durch hormonale Kontrazeptiva (pharmakogenetisch) sowie durch Hämodialyse ausgelöst werden. Die PCT ist überwiegend alkoholinduziert und mit Fettleberhepatitis, chronischer Hepatitis und Leberzirrhose assoziiert. Die in Südeuropa beobachtete hohe Assoziation von PCT mit Hepatitis-C-Virus-(HCV-)Infektion und Autoimmunität ließ sich in Deutschland nicht nachweisen. Das Risiko eines hepatozellulären Karzinoms scheint bei PCT erhöht zu sein.

Porphyrinspeicherung in der Leber Für die Pathogenese der PCT ist die gesteigerte Oxidation von Uro- und Heptacarboxyporphyrinogen zu den entsprechenden Porphyrinen von Bedeutung. Eisen stimuliert die Oxidation der Porphyrinogene. In der Leber scheint daher die Siderose mit der Porphyrinspeicherung parallel zu gehen. Uroporphyrinakkumulation der Leber hemmt die Decarboxylase. Die Porphyrinspeicherung kann den hepatozellulären Schaden verstärken.

Ein genetisch determinierter erythrozytärer Decarboxylasemangel korrespondiert nicht mit der klinischen Expression und Aktivität der CHP. Erst eine Porphyrinspeicherung in der Leber leitet den chronischen hepatischen Porphyrieprozess ein, der sich über Latenzphasen (Tab. 17.45) bis hin zur kutanen Manifestation, der PCT, entwickelt. Klinisch manifest wird die Erkrankung nach Monaten bis Jahren.

Homozygote PCT Die seltene homozygote Form der PCT mit einer schweren Decarboxylasestörung wird als „hepatoerythropoetische Porphyrie" bezeichnet und tritt bereits in der Kindheit auf. Molekulargenetische Analysen weisen auf eine Compound-heterozygote Form hin.

Symptome

Blasen- und Narbenbildung an lichtexponierten Hautpartien, eine **leichte Verletzbarkeit der Haut,** insbesondere an den Händen (s. Abb. 17.16), und eine **Hypertrichose** im Schläfen- und Jochbeinbereich sowie periorbital sind die führenden äußeren Symptome. Sonnenexposition begünstigt die Entwicklung der kutanen Läsionen. Ein dunkel verfärbter Urin tritt in der Regel erst bei exzessiv hohen Porphyrinmengen auf (über 10 µmol/24 h; normal unter 0,2 µmol/24 h). Bereits ab einer Ausscheidung von 2 µmol ist die Leber voll von Porphyrinen, so dass der Biopsiezylinder unter langwelligem UV-Licht (366 nm) leuchtend feuerrot fluoresziert. Im Rahmen der Leberdiagnostik können latente CHP-Phasen erkannt werden (Typ A, B und C, Tab. 17.45). Bei Typ A und Typ B sind keine Hautsymptome nachweisbar.

Diagnostik Die Diagnose einer CHP stützt sich auf die **erhöhte Porphyrinausscheidung im Urin** mit charakteristischen Konstellationen, bei denen im fortgeschrittenen Stadium **Uro- und Heptacarboxyporphyrin** dominieren (Tab. 17.45). Im Stuhl fällt die erhöhte Ausscheidung von Isokoproporphyrin auf. Auch im Plasma steigen Uro- und Heptacarboxyporphyrin an. Die **Porphyrinfluoreszenz**

Tab. 17.45 Subklinische Stadien der chronischen hepatischen Porphyrie (CHP) und ihre klinische Manifestation als Porphyria cutanea tarda (PCT).

Kondition	Konstellation der Urinporphyrine	Gesamtporphyrine (µmol/24 h)	Porphyrine in der Leber (Uro u. Hepta)	Leberschaden	Hautsymptome
Normal	Kopro >> Uro > Hepta	< 0,2	–	–	–
CHP A	Kopro > Uro > Hepta	< 0,8	(+)	+	–
CHP B	Uro > Kopro > Hepta	< 1,3	+	+	–
CHP C	Uro > Hepta > Kopro	< 2,4	++	+	–/+
CHP D (PCT)	Uro > Hepta >> Kopro	> 2,5	+++	+	+/++

17.4 Prophyrien und Porphyrinstoffwechselstörungen

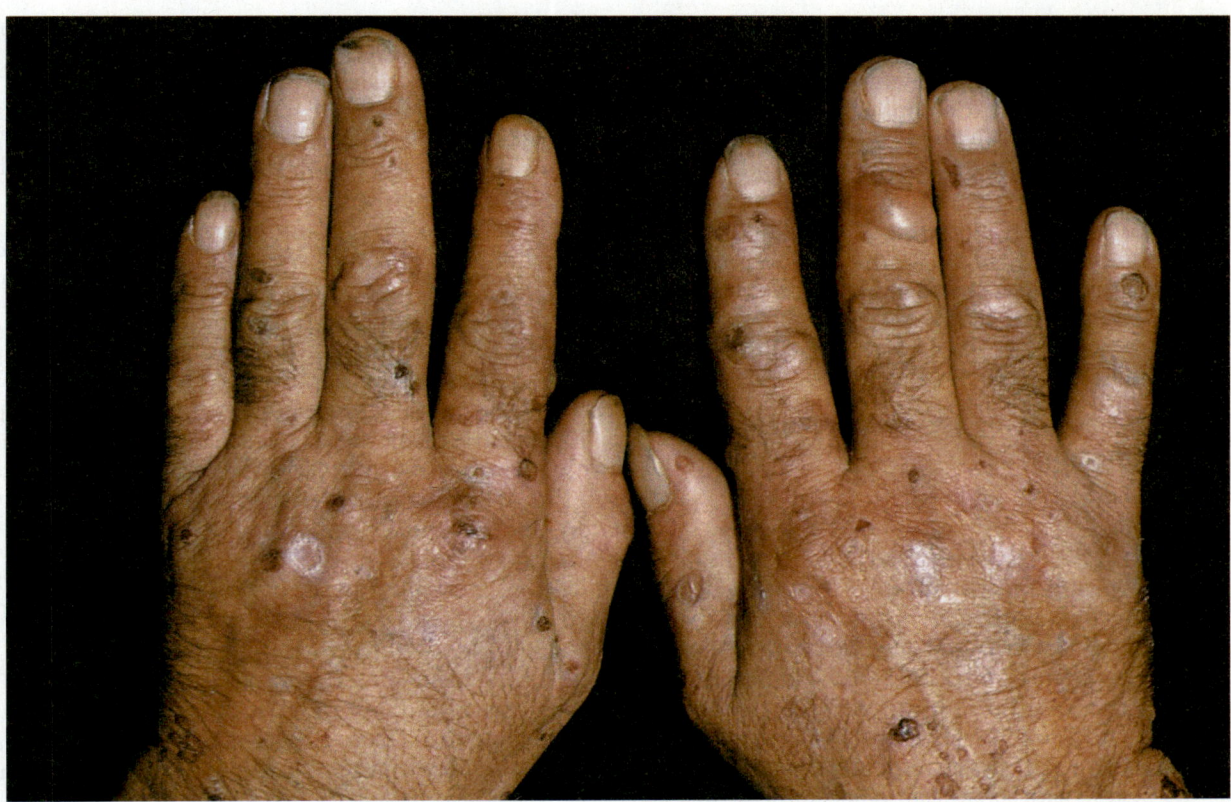

Abb. 17.16 Porphyria cutanea tarda. Am Mittelfinger der rechten Hand befindet sich eine pralle Blase; an Finger- und Handrücken finden sich zahlreiche kleine Erosionen mit hämorrhagischen Krusten sowie depigmentierte Narben (aus: Rassner, G.: Dermatologie-Lehrbuch und Atlas. Urban & Fischer, München 2002).

des Leberbiopsiegewebes beruht auf der Speicherung dieser Porphyrie in den Hepatozyten. Der Uroporphyrinogen-Decarboxylase-Defekt im Erythrozytenhämolysat ist für die Beurteilung des Krankheitsprozesses nicht entscheidend, sondern bedeutet lediglich die genetische Anlage zur CHP, die sich in ca. 50 % der Fälle nachweisen lässt. Die Erkennung des Stadiums einer CHP ist für die klinische Beurteilung, für Prophylaxe und Therapie sowie für die Prognose von grundsätzlicher Bedeutung.

Bei Patienten mit PCT-Verdacht unter chronischer Hämodialyse kann die Diagnose aus der Stuhl- und Blutuntersuchung gestellt werden.

Differentialdiagnose Die PCT bzw. CHP entwickelt eine derartig typische Befundkonstellation der Porphyrine in Urin, Stuhl und Plasma, dass aufgrund dieser Untersuchungen selten differentialdiagnostische Fragen aufkommen. Kombinationen mit anderen Porphyrien sind möglich, sog. duale Porphyrien. Klinisch kann sich die Differentialdiagnose zu anderen Blasen bildenden Hautkrankheiten und nicht porphyrinbedingten Photodermatosen stellen sowie in Einzelfällen auch zu anderen Porphyrien mit kutaner Symptomatik (z. B. Porphyria variegata, s. Kap. 17.4.1).

Bei der hepatoerythropoetischen Porphyrie steht die diagnostische Abgrenzung zur kongenitalen erythropoetischen Porphyrie im Vordergrund. Diese erfolgt pathobiochemisch und ist im Kapitel 17.4.5 besprochen.

Therapie Eine klinische Besserung mit metabolischem Rückgang des Porphyrieprozesses wird bei den meisten Patienten schon unter Alkoholkarenz und ohne spezielle Behandlung erreicht. Frauen müssen hormonale Kontrazeptiva absetzen.

Chloroquin-Therapie und Aderlassbehandlung sind wirksame Maßnahmen. Chloroquin bildet mit Uro- und Heptacarboxyporphyrinen wasserlösliche Komplexe und steigert somit ihre Elimination aus dem Gewebe und Ausscheidung in den Urin. Eine Behandlung mit Chloroquin in niedriger Dosierung gilt als Therapie der Wahl (jeden dritten Tag 125 mg oder jeden zweiten Tag 80 mg); sie führt meist nach drei Monaten zur klinischen und nach sechs bis zwölf Monaten auch zur biochemischen Remission. Eine Aderlasstherapie ist bei Patienten mit Leberzirrhose im Hinblick auf den Proteinverlust kontraindiziert.

Verlauf und Prognose Die Prognose der PCT ist gut. Nach Abklingen der dermatologischen Symptome unter Therapie und Rückgang der Porphyrinurie kann sich der Krankheitsprozess in einer milden subklinischen Phase stabilisieren, die als CHP Typ A oder B klassifiziert wurde (Tab. 17.45). Bei einigen Patienten kommt es auch zu einer vollständigen Normalisierung der Porphyrinurie. Werden Alkohol, östrogenhaltige Medikamente und exzessive Sonnenstrahleinwirkung gemieden, ist eine erneute klinische Manifestation unwahrscheinlich. Halbjährliche Kon-

Stoffwechsel

trolluntersuchungen der Urinporphyrine sind indiziert. Die Verlaufskontrollen der subklinischen Phasen sind für die klinische Beurteilung, für Prophylaxe und Therapie wichtig.

Zusammenfassung

- Häufigste Ursache: genetische oder toxische Störung der Uroporphyrinogen-Decarboxylase in der Leber
- Wichtigste Symptome: Photosensibilität, kutane Läsionen, Leberschaden
- Wichtigste diagnostische Maßnahme: differenzierte Porphyrinuntersuchung im Urin (Uro- und Hepta-Dominanz)
- Wichtigste therapeutische Maßnahmen: Chloroquin und Aderlass

17.4.4 Protoporphyrie

Synonym: Erythropoetische Protoporphyrie, erythrohepatische Protoporphyrie
Engl. Begriff: Protoporphyria, Erythropoietic Protoporphyria

Praxis

Ein 22-jähriger Patient, der seit seiner Kindheit wegen **Lichtempfindlichkeit** (Brennen, Rötung und Schwellung des Gesichts nach Sonneneinwirkung) mehrere Ärzte konsultiert hat, kommt wegen Zunahme des Leibesumfangs, Gewichtsabnahme, körperlicher Schwäche, Juckreiz, Übelkeit, Erbrechen und Oberbauchschmerzen zur klinischen Aufnahme. **Sonographische, gastroskopische, histologische, klinisch-chemische** und **hämatologische** Untersuchungen ergeben eine **kleinknotige Leberzirrhose** und Cholelithiasis, eine portale Hypertonie mit Ösophagusvarizen, eine normochrome Anämie, eine Hyperbilirubinämie (Gesamtbilirubin 165 µmol/l [9 mg/dl] mit 128 µmol/l [7 mg/dl] direktem Bilirubin) und einen Anstieg der Aminotransferasen, alkalischen Phosphatase und γ-GT. Es finden sich hohe Protoporphyrinkonzentrationen in den Erythrozyten und im Plasma, eine erhöhte Protoporphyrinausscheidung im Stuhl sowie eine deutliche Koproporphyrinurie.
Die kutanen Symptome werden mit **Betakarotin** behandelt. Die hepatobiliäre Erkrankung kann durch **Colestyramin,** das den enterohepatischen Kreislauf des Protoporphyrins unterbricht, nicht beeinflusst werden. Es kommt zu Ösophagusvarizenblutungen und zu einer akuten gastrointestinalen Blutung aufgrund eines Duodenalulkus. Fünf Tage nach **chirurgischer Behandlung** verstirbt der Patient unter der Symptomatik einer kardiovaskulären und hepatorenalen Insuffizienz. Die Leber enthält extrem hohe Konzentrationen von Protoporphyrin.
Diagnose: erythrohepatische Protoporphyrie.

Definition Der Protoporphyrie liegt ein **Ferrochelatasemangel** zugrunde, der zur Protoporphyrinämie führt. Sie manifestiert sich mit einer variabel ausgeprägten **Photosensibilität** und bei einem Viertel der Patienten auch mit **hepatobiliären Störungen,** die zur Zirrhose führen können. Protoporphyrin ist in Erythrozyten, Plasma und Stuhl und bei Leberbeteiligung auch in den Hepatozyten erhöht. Eine Porphyrinurie signalisiert die Leberbeteiligung.

Epidemiologie Die Prävalenz wird auf 1/100 000 Personen geschätzt. Die Protoporphyrie ist nach PCT und AIP die dritthäufigste Porphyrinstoffwechselkrankheit. Es besteht keine Geschlechtsdifferenz.

Ätiologie und Pathogenese Aufgrund des **Defekts der Ferrochelatase** steigt die Protoporphyrinkonzentration in den Erythrozyten an. Es handelt sich um freies Protoporphyrin im Gegensatz zum zinkgebundenen Protoporphyrin bei sekundären Protoporphyrinämien (z.B. bei Bleiintoxikation, Eisenmangel etc.). Protoporphyrin wird mit der Galle ausgeschieden und unterliegt einer enterohepatischen Zirkulation. Das lipophile Protoporphyrin wirkt hepatotoxisch und schädigt in kristalliner Ablagerung konzentrationsabhängig (> 500fache Norm) die Leber. Eine Cholelithiasis durch protoporphyrinhaltige Gallensteine kommt bei etwa 10 % der Protoporphyriepatienten vor. Die Gallensteine bestehen zu ca. 80 % aus Protoporphyrin und fluoreszieren unter langwelligem UV-Licht feuerrot. Eine Porphyrinurie wird bei der rein kutanen, erythropoetischen Phase vermisst und entwickelt sich erst in der hepatobiliären Phase der Leberbeteiligung.
Analog zu den akuten und chronischen hepatischen Porphyrien verläuft auch die Protoporphyrie in Stadien: **Latenzphase → kutane Phase → erythrohepatische Phase.** Latenzphasen sind häufiger als klinisch manifeste. Familienstudien lassen einen vorwiegend **autosomal-dominanten Erbgang mit inkompletter Penetranz und variabler klinischer Expression** erkennen. Bei Patienten mit schwerer Leberbeteiligung wird ein **autosomal-rezessiver Typ** des Ferrochelatasemangels postuliert. Molekulargenetische Untersuchungen ergaben Compound-heterozygote Formen des Ferrochelatasedefektes.

Symptome Die **Lichtdermatose** tritt meist schon in der Kindheit auf und führt an den exponierten Hautarealen zu Brennen, Jucken, Schmerzen, Erythemen und Ödemen („Sonnenurtikaria"). Dieser erythropoetischen kutanen Phase folgt bei einem Viertel der Patienten eine erythrohepatobiliäre Phase, die bei ca. 10 % der Protoporphyriepatienten zu **Leberzirrhose mit Cholestase** führt. Aus klinischer Sicht sollte an die Protoporphyrie bei ungeklärtem Ikterus, bei Hepatomegalie und/oder abdominellen Schmerzen gedacht werden.

Diagnostik Der Nachweis erhöhter Konzentrationen von **freiem Protoporphyrin im Heparinblut** (Erythrozyten und Plasma) sichert die Diagnose. Hohe erythrozytäre Protoporphyrinkonzentrationen (über 25 µmol/l; normal unter 0,7 µmol/l) weisen auf eine Leberbeteiligung hin. Porphyrinuntersuchungen in Urin und Stuhl sind zur Erfassung der erythrohepatobiliären Komponente entscheidend. Indikator ist ein Anstieg von Koproporphyrin-Isomer I im Urin.

Differentialdiagnose Klinisch-biochemisch bestehen zu anderen Porphyrien (s. Tab. 17.41) differentialdiagnostisch keine Probleme. Protoporphyriepatienten werden nicht selten im Rahmen von Porphyrinuntersuchungen bei Leberzirrhose mit Cholestase, bei Verdacht auf biliäre Zirrhose und bei ungeklärter Hyperbilirubinämie mit abdominellen Schmerzen entdeckt. Bei diesen Patienten besteht bereits ein hepatobiliäres Stadium. Die Lichtempfindlichkeit wird oft von Arzt und Patient zu wenig beachtet. Erst das Auftreten einer Gelbsucht führt die Patienten zum Arzt.

Therapie Die orale Gabe von **Betakarotin** (60–80 mg/d) mindert die Photosensitivität. Da die Lebererkrankung bei Protoporphyrie wahrscheinlich durch eine Speicherung des Protoporphyrins in der Leber verursacht ist, zielt die Therapie auf eine Drosselung der Protoporphyrinproduktion, auf eine verbesserte biliäre Sekretion des Protoporphyrins und auf eine Unterbrechung seiner enterohepatischen Rezirkulation. Eine Behandlung mit Gallensäuren (**Ursodesoxycholsäuren**) steigert die hepatische Clearance von Protoporphyrin, während **Colestyramin** den enterohepatischen Kreislauf unterbricht. Des Weiteren wird **Vitamin E** empfohlen. Es verhindert vermutlich die zellschädigende Wirkung von protoporphyrininduzierten freien Radikalen. Bei fortgeschrittener schwerer cholestatischer Leberzirrhose ist eine **Lebertransplantation** indiziert.

Verlauf und Prognose Solange sich keine hepatobiliäre Komponente entwickelt, hat die Protoporphyrie eine gute Prognose. Regelmäßige Verlaufsuntersuchungen des Porphyrinstoffwechsels und der Leberparameter sind wichtig, um eine hepatobiliäre Komplikation frühzeitig zu erkennen und zu behandeln. Bei Leberzirrhose, die in ca. 10 % der Protoporphyriepatienten vorkommt, können progrediente Verläufe zur hepatischen Dekompensation mit Cholestase innerhalb von wenigen Monaten führen.

Zusammenfassung

- Häufigste Ursache: genetisch bedingter Ferrochelatasemangel
- Wichtigste Symptome: Photosensibilität, Cholestase, Leberschaden
- Wichtigste diagnostische Maßnahmen: Porphyrine in Blut, Stuhl und Urin
- Wichtigste therapeutische Maßnahmen: Betakarotin, Ursodesoxycholsäure

17.4.5 Kongenitale erythropoetische Porphyrie

Synonym: Morbus Günther
Engl. Begriff: Congenital Erythropoietic Porphyria (Günther's Disease)

Definition Die kongenitale erythropoetische Porphyrie (CEP) beruht auf einem autosomal-rezessiv vererbten Defekt der Uroporphyrinogen-III-Synthase und führt zu einer schweren Photodermatose mit hochgradiger Speicherung und Ausscheidung von Porphyrinen der Isomerenreihe I (s. Abb. 17.14).

Epidemiologie Bislang sind ca. 200 Fälle beobachtet worden. Die CEP wird überwiegend im Kleinkindesalter klinisch manifest, aber auch Erstdiagnosen bei Erwachsenen sind bekannt.

Symptome Leitsymptom ist eine schwere Photosensibilität, die zu Blasen, Erosionen und Ulzerationen mit Narbenbildung an den lichtexponierten Hautpartien führt. Wichtige hämatologische Befunde sind eine partiell ineffektive Erythrozytopoese, Knochenmarkshyperplasie (der erythropoetischen Reihe) und gesteigerte Hämolyse sowie Retikulozytose, hämolytische Anämie und Splenomegalie. Auch die Leber speichert Porphyrine, sie ist häufig vergrößert. Differentialdiagnostisch kommt die hepatoerythropoetische Porphyrie (homozygote PCT) in Betracht.

Diagnostik Die Diagnose wird durch eine extreme Porphyrinurie und Porphyrinämie mit Dominanz von Porphyrinen der Isomerenreihe I gesichert, deren Biosynthese auf der Stufe des Koproporphyrins endet (s. Abb. 17.14). Heterozygote können an erhöhten Erythrozyten-Porphyrinkonzentrationen und intermediären Isomerenkonstellationen im Urin erkannt werden.

Therapie Zur Therapie der Hautsymptome wird auf dermatologische Lehrbücher verwiesen. Eine Splenektomie ist indiziert, wenn Hypersplenismus und hämolytische Anämie voll ausgeprägt sind. Die Krankheit hat eine ernste Prognose und schränkt die Lebenserwartung ein. Die allogene Knochenmarktransplantation oder eine Stammzellentransplantation waren in einigen Fällen erfolgreich und haben zur metabolischen und klinischen Remission geführt.

17.4.6 Duale Porphyrien

Engl. Begriff: Dual Porphyrias

In den letzten zwei Dezennien sind verschiedene duale Porphyrien beschrieben worden. Duale Porphyrien sind gekennzeichnet durch die **Koexistenz von zwei Enzymdefekten** zweier verschiedener Porphyrietypen in einem Individuum oder in einer Familie und ihrer klinischen Expression. Bekannt ist die Kombination von akuter intermittierender Porphyrie und Porphyria variegata („Chester"-Porphyrie), von akuter intermittierender Porphyrie und Porphyria cutanea tarda, von akuter intermittierender Porphyrie und hereditärer Koproporphyrie, von Porphyria variegata und Porphyria cutanea tarda, von hereditärer Koproporphyrie mit kongenitaler erythropoetischer Porphyrie, von kongenitaler erythropoetischer Prophyrie mit Porphyria cutanea tarda und von hereditärer Koproporphyrie mit Porphyria cutanea tarda. Aus Familienuntersuchungen geht hervor, dass beide Enzymdefekte i.d.R. nicht gemeinsam segregieren. Die exkretorischen Metabolitenkonstellationen dualer Porphyrien weisen die diagnostischen Charakteristika von beiden Porphyrietypen auf. Das Vorkommen dieser dualen Porphyrien liegt in der Größenordnung der homozygoten Porphyrien.

17.4.7 Sekundäre Porphyrinurien und Porphyrinämien

Synonym: Sekundäre Koproporphyrinurie, sekundäre Protoporphyrinämie
Engl. Begriff: Secondary Coproporphyrinuria, Secondary Protoporphyrinemia

Definition Die sekundären asymptomatischen Porphyrinstoffwechselstörungen bilden eine heterogene Gruppe. Es handelt sich um **Mitreaktionen des Porphyrinstoffwechsels bei verschiedenen Grundkrankheiten**, pathophysiologischen und auch physiologischen Konditionen, insbesondere unter toxischen, nutritiven, endokrinen und arzneimittelbedingten Einflüssen (Tab. 17.46). Den sekundären Koproporphyrinurien und Protoporphyrinämien kommt kein eigenständiger und klinischer Krankheitswert zu.

Epidemiologie Sekundäre Porphyrinurien und Porphyrinämien kommen wesentlich häufiger als Porphyrien vor.

Ätiologie und Pathogenese Die Ätiologie ist vielschichtig und im Einzelnen nicht geklärt. Pathogenetisch kommen sowohl singuläre und multiple **Hemmungen von Enzymen der Porphyrin- und Hämbiosynthese** in Betracht (z. B. durch Alkohol, Blei, Umweltchemikalien) als auch **Transport- und Sekretionsstörungen des Koproporphyrins** in und aus der Leber. So kommt es bei Cholestasesyndromen, bei toxischen sowie arzneimittelbedingten Leberschäden sowie beim Dubin-Johnson- und beim Rotor-Syndrom zum Anstieg von Koproporphyrin-Isomer I im Urin, dessen unterschiedliche Ausprägung differentialdiagnostische Bedeutung erlangt. Eine Porphyrinurie kann auch paraneoplastisch auftreten.

Symptome Die sekundären Koproporphyrinurien und Protoporphyrinämien entwickeln selbst keine klinischen Symptome.

Diagnostik und Differentialdiagnose Vor allem bei hepatobiliären Erkrankungen und toxischen Einflüssen wird ein gering- bis mäßiggradiger Anstieg der Koproporphyrinausscheidung im Urin beobachtet. Einige dieser Patienten haben abdominelle Schmerzen und andere Symptome, die auf eine akute Porphyrie hinweisen. Eine Koproporphyrinurie beim Alkohollebersyndrom wird nicht selten als akute intermittierende Porphyrie fehlgedeutet im klinischen Kontext der Symptome aus abdominellen, neurologischen und kardiovaskulären Beschwerden. Eine erhöhte Porphyrinurie verleitet leicht zur Fehldiagnose einer akuten Porphyrie, wenn die beiden Porphyrinvorläufer ALS und PBG nicht simultan mitbestimmt werden. Differentialdiagnostisch ist wichtig, dass das akute Porphyriesyndrom mit einer deutlichen Erhöhung von δ-Aminolävulinsäure und Porphobilinogen assoziiert ist. Bei den in Tabelle 17.46 aufgeführten Bedingungen einer sekundären Koproporphyrinurie kommt jedoch ein Anstieg der Porphyrinvorläufer im Urin nicht vor mit Ausnahme von δ-Aminolävulinsäure bei der Bleiintoxikation.

Therapie, Verlauf und Prognose Bei den sekundären Porphyrinurien und Protoporphyrinämien handelt es sich um asymptomatische, subklinische Mitreaktionen des Prophyrinstoffwechsels, die keiner speziellen Therapie bedürfen und von einer anderen Grunderkrankung abhängen. Dies gilt auch für Verlauf und Prognose. Somit stellt sich hier die Frage nach einer klinischen Prognose nicht.

Zusammenfassung

- Häufigste Ursachen: Leber und Blutkrankheiten, Alkohol, Intoxikationen
- Wichtigstes Symptom: klinisch asymptomatisch
- Wichtigste diagnostische Maßnahmen: Ausschluss einer Porphyrie durch Metabolitenuntersuchungen in Urin, Stuhl und Blut
- Wichtigste therapeutische Maßnahme: Therapie der Grundkrankheit

Tab. 17.46 Vorkommen sekundärer Koproporphyrinurien.

Sekundäre (asymptomatische) Koproporphyrinurien bei	Sekundäre (asymptomatische) Protoporphyrinämien bei
Intoxikationen (z.B. bei Alkohol, Fremdchemikalien, Schwermetallen)	Eisenmangelnämie
Leber-, Gallenwegs- und Pankreaserkrankungen (insbesondere bei Alkohollebersyndromen)	Sideroachrestischen Anämien
Arzneimittelnebenwirkungen	Hämolytischen Anämien
Infektionskrankheiten	Thalassämien
Hämatologischen Erkrankungen (Anämien unterschiedlicher Ätiologie, insbesondere bei sideroachrestischen Anämien und Thalassämien, Leukämien und Lymphogranulomatose)	Polycythaemia vera und sekundären Erythrozytosen
Diabetes mellitus	Pyridoxinmangel
Malignomen (insbesondere bei Leber-, Gallen- und Pankreaskarzinomen)	Alkoholismus
Störungen des Eisenstoffwechsels (Hämosidereose, Hämochromatose)	Isoniazidtherapie
Hereditären Hyperbilirubinämien	
Schwangerschaft	
Hunger und Fasten	
Bronze-Baby-Syndrom	
Herzinfarkt	
Erythrohepatischen Protoporphyrien	

Zur weiteren Information

Literatur

Anderson K. E., S. Sassa, D. F. Bishop, R. J. Desnick: Disorders of Heme Biosynthesis: X-Linked Sideroblastic Anemia and the Porphyrias. In: Scriver C. R., A. L. Beaudet, W. S. Sly, D. Vale (eds). The Metabolic and Molecular Bases of Inherited Disease, 8th edn., Vol. II., MacGraw-Hill, New York 2001, pp. 2991–3062.

Doss, M. O., M. Doss: Krankheiten des Hämstoffwechsels. In: Paumgartner, G. (Hrsg.): Therapie innerer Krankheiten, Bd. 9. Springer, Heidelberg–New York 1999, S. 798–810.

Doss, M. O., A. Kühnel, U. Groß: Alcohol and Porphyrin Metabolism. Alcohol Alcohol 2000; 35: 109–25.

Doss, M. O., S. Sassa: The Porphyrias. In: Noe, D. A., R. C. Rock (eds.): Laboratory Medicine. The Selection and Interpretation of Clinical Laboratory Studies. Williams & Wilkins, Baltimore 1994, pp. 535–53, 902–03.

Groß, U., G. F. Hoffmann, M. O. Doss: Erythropoietic and hepatic porphyrias. J Inherit Metab Dis 2000; 23: 641–61.

Internet-Links

www.porphyrie.de
www.doss-porphyrie.de

Keywords

Porphyrien ♦ Porphyrinstoffwechselstörungen ♦ Molekulargenetik ♦ Akute hepatische Porphyrien ♦ Akute intermittierende Porphyrie ♦ Porphyria variegata ♦ Hereditäre Koproporphyrie ♦ Doss-Porphyrie ♦ Porphyria cutanea tarda ♦ Chronische hepatische Porphyrie ♦ Erythropoetische Protoporphyrien ♦ Protoporphyrie ♦ Kongenitale erythropoetische Porphyrie ♦ Duale Porphyrien ♦ Sekundäre Porphyrinurien und Porphyrinämien

IMPP-Statistik

Akute hepatische Porphyrie

17.5 Angeborene Stoffwechselerkrankungen

F. LAMMERT, S. MATERN

Engl. Begriff: Inborn Metabolic Diseases

Verschiedene angeborene Stoffwechselerkrankungen führen zu i.d.R. schweren Organerkrankungen. So treten bei der **Hämochromatose,** einer durch die Mutation des HFE-Gens ausgelösten Eisenspeicherkrankheit, Leberzirrhose, Diabetes mellitus und Hautpigmentierungen auf, wenn die Patienten nicht durch Aderlässe behandelt werden.

Durch einen Defekt der Kupfer-ATPase wird beim **Morbus Wilson** Kupfer eingelagert, was Leberzirrhose, Tremor und Dystonie sowie den typischen Kayser-Fleischer-Kornealring zur Folge haben kann.

Der **α1-Antitrypsin-Mangel,** ein Proteinaseinhibitormangel, führt zu Lungenemphysem und Leberzirrhose.

Bei der **Fruktoseintoleranz** liegt eine Störung des Fruktoseabbaus vor. Hypoglykämien und akutes Leberversagen können die Folgen sein.

Auch bei den **Glykogenosen,** also Glykogenspeicherkrankheiten, tritt eine Hepatopathie auf. Zusätzlich gehören Myopathien zu diesem Krankheitsbild.

Bei den **Lipidosen** handelt es sich um lysosomale Lipidspeicherkrankheiten.

> ! Die Eisenspeicherkrankheit (Hämochromatose) ist die häufigste autosomal-rezessive Erbkrankheit. Etwa jeder 400. Mensch ist betroffen. Eine frühzeitige Diagnose und die Aderlasstherapie verhindern sicher die Ausbildung von Organschäden.
> Die anderen angeborenen Stoffwechselerkrankungen sind sehr selten und erfordern die Beratung durch spezialisierte Ärzte. Wichtige Kontakte zum Erfahrungsaustausch vermitteln Patientenselbsthilfegruppen für die einzelnen Erkrankungen.

17.5.1 Hämochromatose

Synonym: Eisenspeicherkrankheit, Bronzediabetes
Engl. Begriff: Hemochromatosis

Praxis

Ein 55-jähriger Patient wird wegen einer **oberen gastrointestinalen Blutung** stationär aufgenommen. Als Blutungsquelle werden endoskopisch Ösophagusvarizen gefunden. Der Patient hat ein auffällig braunes Hautkolorit und weist als Leberhautzeichen Spider-Nävi, Palmarerytheme und eine Dupuytren-Kontraktur auf. Bei der **Untersuchung** ist die Leber derb, die Milz vergrößert. **Laborchemisch** sind die Transaminasen leicht, die α-Globuline auf 25 % erhöht. Es besteht eine Exkretionsstörung der Leber mit Hyperbilirubinämie bei normaler Syntheseleistung. Das Serumferritin beträgt 1 000 µg/l (Referenzbereich 30–200 µg/l) und die Transferrinsättigung 75 % (Referenzbereich 15–40 %). Die **Genotypisierung** ergibt eine homozygote C282Y-Mutation im Hämochromatose-Gen HFE. **Laparoskopisch** wird eine Leberzirrhose diagnostiziert. Die **Histologie** (Berliner-Blau-Färbung) zeigt eine Eisenspeicherung in Hepatozyten und Cholangiozyten. Der Eisengehalt der Leber beträgt 20 mg/g Trockengewicht (Referenzbereich < 1 mg/g), woraus sich ein hepatischer Eisenindex (Eisengehalt × 18/Lebensalter) von 6,4 berechnet.

Definition Die Hämochromatose ist eine angeborene **Eisenspeicherkrankheit,** die autosomal-rezessiv vererbt wird. Die Störung besteht in einer stark erhöhten intestinalen Eisenresorption. Diese führt bei fehlender Behandlung zu einer progressiven Eisenbeladung der parenchymatösen Zellen verschiedener Organe wie Leber, Pankreas, Herz, Hypophyse und Gelenke. Das Vollbild der Erkrankung beeinträchtigt erheblich die Struktur und Funktion der betroffenen Organe. Die häufigste Form beruht auf einer homozygoten C282Y-Mutation im HFE-Gen. Zusätzlich bestehen weitere nicht HFE-bedingte Mutationen.

Epidemiologie Die Hämochromatose ist die **häufigste autosomal-rezessive Erbkrankheit.** Die Prävalenz homozygoter Personen liegt bei 1:150–1:400, die heterozygoter bei 1:8–1:20. Die phänotypische Ausprägung der Erkrankung variiert und hängt von mehreren Faktoren ab, die auf Eisenaufnahme oder -verlust einwirken (Alkoholkonsum, Nahrung, Menstruation). Daher beträgt die Prävalenz der manifesten Hämochromatose nur 1:4000 bis 1:10000, wobei Männer zwei- bis dreimal häufiger betroffen sind als Frauen. Das klinische Manifestationsalter liegt bei Männern etwa im 45. Lebensjahr; Frauen erkranken zehn Jahre später in der Postmenopause.

Genetik und Pathogenese Die Hämochromatose wird autosomal-rezessiv vererbt. Bei den meisten Patienten ist das **Gen HFE** mutiert, das auf dem Chromosom 6 in unmittelbarer Nachbarschaft zum HLA-Genlocus liegt. Die häufigsten Mutationen sind der Austausch eines Cysteins durch ein Tyrosin an Aminosäureposition 282 (**C282Y**, Allelfrequenz 4 %) und der Austausch eines Histidins durch Asparaginsäure an Position 63 (H63D, Allelfrequenz 15 %). 65–95 % der Hämochromatosepatienten haben eine homozygote C282Y-Mutation. Homozygote H63D-Träger erkranken meist nicht, vielmehr haben nur Patienten mit „Compound"-Heterozygotie (heterozygote C282Y-Mutation + heterozygote H63D-Mutation) ein gering erhöhtes Krankheitsrisiko (Penetranz < 5 %). Die pathophysiologische Relevanz der selteneren Substitution S65C ist unklar. Bei 6 % der Hämochromatosepatienten liegen andere Gendefekte vor, z.B. Mutationen des hepatischen Transferrinrezeptors 2 (TFR2), des intestinalen Eisentransporters SLC11A3 (s. Abb. 17.17) oder des Ferritins.

- **Eisenabsorption:** Täglich werden 1–2 mg Eisen im Duodenum und oberen Jejunum resorbiert, um den Nettoeisenbedarf zu decken (s. Kap. 5.9U). Die in den **Krypten** lokalisierten Enterozyten des oberen Dünndarms messen über einen „**Eisensensor**" die Spiegel des an Transferrin gebundenen Eisens im Blut (s. Abb. 17.17). Der Eisensensor besteht aus dem Transferrinrezeptor **TFR**, dem Hämochromatose-Gen-Produkt **HFE** und β_2-Mikroglobulin. Die gereiften Mukosazellen in den **Zotten** nehmen bei Bedarf zweiwertiges Eisen über den luminalen Transporter SLC11A2 („Solute Carrier" 11A2) aus dem Darm auf und geben es über das basale Transportsystem SLC11A3 („Solute Carrier" 11A3) + Hephaestin in das Blut ab, wo es hauptsächlich von Transferrin gebunden wird. Während der Reifung der Enterozyten und deren Wanderung aus den Krypten in die Zotten werden diese Transportsysteme bei Eisenmangel induziert und bei Eisenüberschuss reprimiert.
- **Eisenüberladung:** Bei der Hämochromatose ist der intestinale Eisensensor aufgrund der Mutation des HFE-Gens nicht funktionsfähig. Die homozygote Mutation C282Y zerstört die Bindung von HFE an β_2-Mikroglobulin und Transferrinrezeptor und führt so zu einem Verlust der HFE-Expression auf der Zelloberfläche. Die H63D-Mutation beeinflusst die Bindung zwischen Transferrin und seinem Rezeptor. Da aufgrund des defekten Eisensensors scheinbar ein Eisenmangel besteht, werden die intestinalen Eisentransporter der Enterozyten (SLC11A2, SLC11A3) induziert, und die Enterozyten nehmen zwei- bis dreimal mehr Eisen als notwendig auf (4–5 mg/d).
- **Leberschädigung:** Das überschüssige Eisen wird in die Parenchymzellen der Leber und anderer Organe aufgenommen. Die von periportal nach zentral fortschreitende Eisenüberladung der Hepatozyten führt zur Bildung freier Sauerstoffradikale, die durch Lipidperoxidation Lysosomen sowie andere Zellorganellen schädigen und die Kollagensynthese der Sternzellen stimulieren. Diese Pathomechanismen führen zur Fibrose und

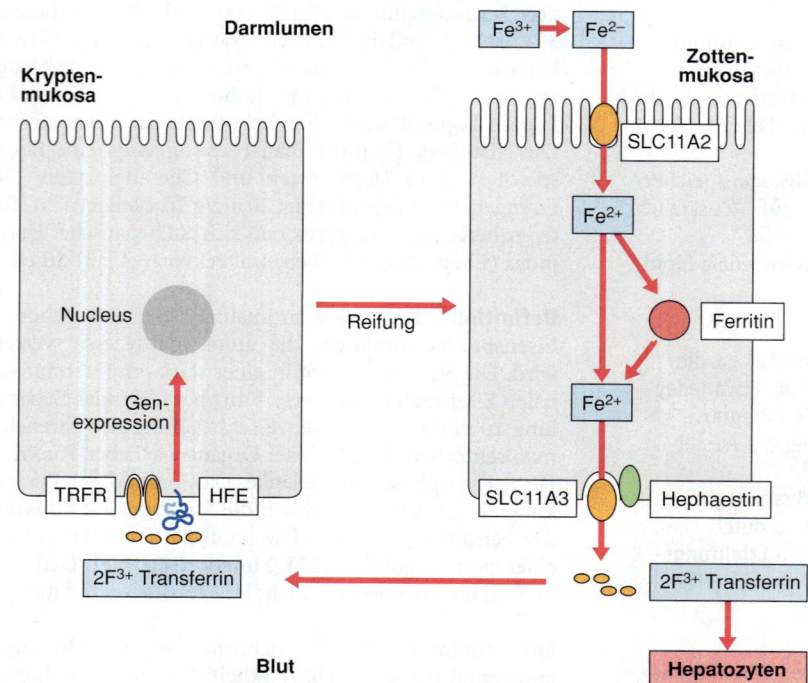

Abb. 17.17 Intestinale Eisenabsorption (TFR: Transferrinrezeptor; HFE: Hämochromatose-Gen-Produkt; SLC: „Solute Carrier").

17.5 Angeborene Stoffwechselerkrankungen

Zirrhose der Leber, wenn der Eisengehalt 10–20 mg/g Lebertrockengewicht überschreitet.
- **Weitere Organschäden:** Die Eisenablagerung in Form von Hämosiderin im Pankreas, im Herzen und in der Hypophyse erklärt die Funktionsbeeinträchtigung dieser Organe. Da Eisen den enzymatischen Abbau von Ascorbinsäure beschleunigt, kann auch ohne Mangelernährung ein Vitamin-C-Mangel entstehen. Der Vitamin-C-Mangel spielt eine Rolle bei den Gelenkveränderungen, da Ascorbinsäure für die Synthese des Kollagens im Knochen, für die Osteoidbildung und die Reifung der Osteoblasten erforderlich ist.

Symptome Die Eiseneinlagerung in parenchymale Organe führt meist nach dem 40.–50. Lebensjahr zu vielfältigen klinischen Symptomen. Das Beschwerdebild und die klinischen Befunde hängen davon ab, ob die Diagnose bei klinisch manifester Erkrankung oder bereits in der Frühphase gestellt wird (s. Tab. 17.47).
- Zunächst treten **unspezifische Allgemeinsymptome** auf: Abgeschlagenheit, Oberbauchschmerzen, Müdigkeit und verminderte Leistungsfähigkeit sind Ausdruck der Lebererkrankung. Arthralgien sind ein Frühzeichen der Hämochromatose.
- Die **Lebererkrankung** entwickelt sich langsam über die Fibrose zur Zirrhose. Bei 90 % der Patienten besteht eine Hepatomegalie, bei 15 % eine Splenomegalie. Komplikationen wie Aszites, Ikterus oder Zeichen einer ausgeprägten portalen Hypertonie treten selten und spät auf.
- Der **Glukosestoffwechsel** ist gestört. Bei der Mehrzahl der Patienten besteht im Spätstadium ein manifester Diabetes mellitus, bei 10 % eine gestörte Glukosetoleranz.
- Die verstärkte **Hautpigmentierung** an belichteten Hautarealen wird nicht durch Eisenablagerungen, sondern durch einen erhöhten Melaningehalt hervorgerufen.
- Die schmerzhaften **Gelenkveränderungen** betreffen meist symmetrisch die Metakarpophalangealgelenke II und III. Die großen Gelenke können eine Chondrokalzinose zeigen.
- Eisenablagerungen im Herzmuskel führen im fortgeschrittenen Stadium nicht selten zu einer dilatativen **Kardiomyopathie** mit Arrhythmien und Herzversagen. Die Kardiomyopathie ist eine häufige Todesursache jüngerer Patienten.
- **Endokrine Veränderungen** beruhen meist auf einer Störung der hypothalamisch-hypophysären Achse und können sich in einer Verminderung von Libido und erektiler Dysfunktion manifestieren (Hypogonadismus).

Diagnostik Nicht alle C282Y-homozygoten Patienten entwickeln eine Eisenüberladung und Krankheitssymptome, so dass der Nachweis der HFE-Mutation nicht identisch mit der Diagnose einer Hämochromatose ist, sondern den Genträger nur als prädisponiert einstuft. Die Diagnose beruht vielmehr auf der **Kombination von Laborbefunden und Genotypisierung,** die bei bestimmten Situationen um eine **Leberbiopsie** ergänzt werden sollte.

Tab. 17.47 Häufigkeit von Beschwerden und Befunden bei Patienten mit früher bzw. mit klinisch manifester Hämochromatose.

	Frühphase der Hämochromatose (%)	Klinisch manifeste Hämochromatose (%)
Beschwerden:		
Schwäche, Abgeschlagenheit	20	73
Potenz- und Libidominderung	29	56
Oberbauchbeschwerden	23	50
Arthralgien	57	47
Befunde:		
Leberzirrhose	57	94
Hautpigmentierung	43	82
Hepatomegalie	54	76
Diabetes mellitus	6	53
Hodenatrophie	14	50
Kardiomyopathie	0	35

Laborbefunde Die Kombination von **Erhöhung des Ferritins** über 300 µg/l bei Männern bzw. 200 µg/l bei Frauen (Referenzbereich 30–200 µg/l) und eine **Erhöhung der Transferrinsättigung** über 45 % (Referenzbereich 15–40 %) sprechen für das Vorliegen einer Hämochromatose. Die Serum-Eisen-Spiegel liegen dann meist > 30 µmol/l (Referenzbereich 11–36 µmol/l), sind aufgrund der starken Schwankungen jedoch für Diagnose und Verlauf weniger geeignet.

Genotypisierung Sind Ferritin und Transferrinsättigung erhöht, erfolgt ein **HFE-Gentest,** bei dem der mutationstragende Abschnitt der DNA durch Polymerase-Kettenreaktion amplifiziert und über Restriktions- oder Schmelzpunktanalysen charakterisiert wird. Bei homozygoter C282Y- Mutation oder „Compound"-Heterozygotie mit einem Ferritin < 1 000 µg/l, normal großer Leber und normalen Transaminasen kann man davon ausgehen, dass eine Hämochromatose ohne Lebererkrankung vorliegt.

Leberbiopsie Bei Patienten mit einem Ferritin > 1 000 µg/l, erhöhten Transaminasen oder Hepatomegalie ist eine Leberbiopsie durchzuführen, um das Ausmaß der Leberbeteiligung zu beurteilen. Bei Patienten ohne homozygote C282Y-Mutation, die dennoch eine deutliche Eisenüberladung aufweisen, sollte eine Leberpunktion mit absorptionsspektrometrischer Bestimmung des Eisengehaltes durchgeführt werden. Bei der Hämochromatose beträgt der Eisengehalt 2–30 mg/g Lebertrockengewicht (Referenzbereich < 1 mg/g). Aus dem Lebereisengehalt kann der **hepatische Eisenindex** (Eisengehalt × 18 / Lebensalter) berechnet werden, der bei Hämochromatosepatienten > 1,9 ist. Die Eisenüberladung wird in drei Schweregrade eingeteilt (s. Tab.17.48). Im Anfangsstadium der Hämochromatose findet sich eine periportale, parenchymale

Stoffwechsel

Speicherung von Eisen in Form von Berliner-Blau-anfärbbarem Ferritin- und Hämosiderineisen, wohingegen Kupffer- und Sinusendothelzellen weitgehend eisenfrei sind.

MRT Ist eine Leberpunktion nicht möglich, kann in fortgeschrittenen Fällen der erhöhte Eisengehalt der Leber magnetresonanztomographisch bestimmt werden, da eine inverse Korrelation zwischen der Eisenbeladung der Leber und der Signalintensität besteht.

Eisenabsorptionsmessung Unter Verwendung von ^{59}Fe kann die gesteigerte intestinale Eisenabsorption direkt ermittelt werden. Ähnlich wie bei einem Eisenmangel wird hierbei in Frühstadien der Hämochromatose bei einer Testdosis < 1 mg Fe eine Ganzkörperretention von > 50 % gemessen.

Differentialdiagnose	Befunde und diagnostische Hinweise
Hämosiderose bei Thalassaemia major oder refraktärer Anämie	Transferrinsättigung < 60 %, Ferritin < 1 000 mg/l, Eisenindex < 1,5, Eisenüberladung der Kupffer-Zellen
Iatrogene Eisenüberladung	Eisenüberladung der Kupffer-Zellen, Kardiomyopathie
Alkoholtoxische Leberzirrhose	Eisenüberladung der Kupffer-Zellen, Eisenindex < 1,5
Chronische Hepatitis C	HCV-RNA, HCV-Antikörper
Porphyria cutanea tarda	Photosensibilität der Haut, Porphyrine im Urin
Nicht alkoholische Steatohepatitis	Abdomen-Sonographie, Leberbiopsie, ALT > AST

Therapie

Aderlässe Das Therapieziel bei Hämochromatose besteht in der Entspeicherung der Eisendepots des Körpers. Dieses Ziel ist durch Aderlässe ab dem 18. Lebensjahr zu erreichen. Mit einem Aderlass von 500 ml Blut werden dem Körper 250 mg Eisen entzogen. Kriterium für eine Normalisierung des Körpereisenbestands ist eine Reduktion des Serum-Ferritin-Spiegels, der in zwei- bis dreimonatigen Abständen bestimmt wird, unter < 50 µg/l. Meist sind 50–100 Aderlässe in wöchentlichen Abständen zur Eisenentspeicherung notwendig. Ist die Entspeicherung der Eisendepots erreicht, genügen jährliche Kontrollen des Ferritinspiegels und eine Erhaltungstherapie von zwei bis vier Aderlässen pro Jahr. Die Patienten sollten nicht übermäßig Vitamin C, das die Eisenabsorption erhöht, aufnehmen.

Eisenchelatoren Der Eisenentzug durch Chelatbildner wie Desferoxamin (Desferal®, 20–40 mg pro kg als Dauerinfusion über 12 h täglich) ist weniger wirksam. Desferoxamin führt zu einer vermehrten Eisenausscheidung im Urin und Stuhl. Es wird nur bei sekundärer Eisenüberladung (Hämosiderose) eingesetzt oder dann, wenn bei einem Hämochromatosepatienten gleichzeitig eine Anämie (Hb < 10 g/dl) besteht.

Lebertransplantation Wenn die Diagnose Hämochromatose erst im Endstadium der Leberzirrhose gestellt wird bzw. die Hämochromatose zum Endstadium der Leberzirrhose fortschreitet, ist die Lebertransplantation eine therapeutische Option. Die postoperative Mortalität der Lebertransplantation bei Hämochromatose wird im Vergleich zu anderen chronischen Lebererkrankungen aufgrund vermehrter kardialer, infektiöser und maligner Komplikationen als erhöht angesehen. Die Lebertransplantation korrigiert nicht den zugrunde liegenden Defekt.

Verlauf und Prognose Der **natürliche Verlauf** der Hämochromatose kann in vier Stadien eingeteilt werden:
- **asymptomatisches Stadium I:** genetische Prädisposition ohne Eisenüberladung oder Symptome,
- **Stadium II:** mäßige Eisenüberladung (2–5 g) ohne Symptome (s. Tab. 17.48),
- **Stadium III:** Eisenüberladung mit Frühsymptomen (Müdigkeit, Arthralgien),
- **Stadium IV:** Eisenüberladung mit Organschäden insbesondere Leberzirrhose.

Die Frühdiagnose vor Auftreten von Leberzirrhose und Diabetes mellitus ist für die **Prognose** von größter Bedeutung. Vor dem 35. Lebensjahr bildet sich keine schwere Lebererkrankung aus. Jede Hepatomegalie, bei der Libido- und Potenzverlust sowie Arthropathie zusammentreffen sollte an eine Hämochromatose denken lassen, gleichgültig ob pathologische Leberlaborparameter vorliegen oder nicht. Hautpigmentierung, Arthralgien, kardiale Sympto-

Tab. 17.48 Klassifikation der Eisenüberladung bei Hämochromatose.

Grad	Lebereisengehalt (mg/g Lebertrockengewicht)	Gesamtkörpereisengehalt (g)	Serumferritin (mg/l)
Minimal	> 1,7	1,5	M: < 300 F: < 200
Mäßig	> 5,6	2–5	500
Schwer	> 11,2	> 5	750

me und Leberfibrose können sich unter der Aderlasstherapie zurückbilden. Endokrine Störungen und destruktive Arthritiden sind meist irreversible Schäden. Erfolgt eine konsequente Therapie der Hämochromatose im präzirrhotischen Stadium ohne Diabetes mellitus, ist die Lebenserwartung mit der einer altersentsprechenden Normalbevölkerung vergleichbar. Liegt bereits eine Leberzirrhose vor, dann beträgt unter konsequenter Therapie die 10-Jahres-Überlebensrate 70 %.

Komplikation	Häufigkeit (%)
Leberzirrhose	13–60
Leberzellkarzinom	5
Diabetes mellitus	10–30
Kardiomyopathie	15–35
Arthropathie	30–40

Zusammenfassung

- Häufigste Ursachen: homozygote Mutation C282Y im Hämochromatosegen HFE, Prävalenz homozygoter Patienten 1:400, häufigste autosomal-rezessive Erbkrankheit
- Wichtigste Symptome: Leberzirrhose, Arthralgien, Diabetes mellitus, Kardiomyopathie, Hypogonadismus
- Wichtigste diagnostische Maßnahmen: Transferrinsättigung und Ferritin zum Screening, HFE-Genotypisierung und Leberbiopsie zur Bestätigung
- Wichtigste therapeutische Maßnahme: lebenslang Aderlässe

17.5.2 Morbus Wilson

Synonym: Kupferspeicherkrankheit, hepatolentikuläre Degeneration, Pseudosklerose
Engl. Begriff: Wilson's Disease

Praxis

Ein 17-jähriges Mädchen wird **komatös im Kreislaufschock** stationär aufgenommen. Eine Schwester der Patientin ist mit 20 Jahren an den Folgen eines Morbus Wilson gestorben. Trotzdem erfolgte keine Familienuntersuchung. Die Patientin hat bei der **Untersuchung** einen Kayser-Fleischer-Kornealring (Abb. 17.18), eine Hepatosplenomegalie und einen Ikterus. **Laborchemisch** fallen eine ausgeprägte hämolytische Anämie mit einem Hb-Wert von 4,5 g/dl und eine LDH-Erhöhung auf 2000 U/l auf. Die Syntheseleistung der Leber ist deutlich reduziert. Trotz Gabe von Frischplasmen und Erythrozytenkonzentraten lässt sich der Quick-Wert nicht über 10 % anheben. Die Patientin wird zur Lebertransplantation in ein Transplantationszentrum verlegt. Bevor eine geeignete Spenderleber erhältlich ist, verstirbt die Patientin an einer unbeherrschbaren Lungenblutung.

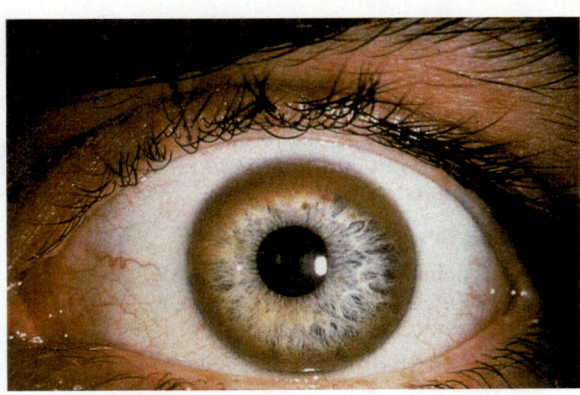

Abb. 17.18 Kayser-Fleischer-Kornealring: goldbrauner, grünlicher Ring am Rand der Kornea durch Kupferablagerung in der Descemet-Membran (die Abbildung wurde freundlicherweise von Prof. Gerok und Prof. Buscher, Medizinische Universitätsklinik Freiburg i. Br., zur Verfügung gestellt).

Definition Der Morbus Wilson ist eine autosomal-rezessiv vererbte Erkrankung des Kupfermetabolismus mit den klinischen Folgen der Kupferüberladung von Leber, Gehirn, Augen, Nieren, Blut und anderen Organen.

Epidemiologie Der Morbus Wilson ist eine seltene **autosomal-rezessiv** vererbte **Kupferspeicherkrankheit**. Der heterozygote Trägerstatus beträgt 1:180. Die Inzidenz des Morbus Wilson wird auf 1:35 000–1:100 000 geschätzt. Männer erkranken häufiger als Frauen.

Genetik und Pathogenese Das für den Morbus Wilson verantwortliche Gen ATB7B ist auf Chromosom 13 lokalisiert und kodiert eine Kupfer bindende, Kationen transportierende ATPase (**Kupfer-ATPase**). Etwa 200 verschiedene Mutationen am Morbus-Wilson-Gen sind bekannt. Die verschiedenen Mutationen erklären den unterschiedlichen klinischen Phänotyp und die unterschiedlichen zeitlichen klinischen Manifestationen des Morbus Wilson. 40 % der deutschen Patienten weisen die **Mutation H1069G** auf.

Kupfer-ATPase Enteral aufgenommenes Kupfer wird mit dem Pfortaderblut zur Leber transportiert und in den Hepatozyten in Coeruloplasmin eingebaut oder an das Kupfer bindende Metallothionein gebunden. Die Hepatozyten geben das Kupfer auf zwei unterschiedlichen Wegen ab: Ein geringer Teil wird mit Coeruloplasmin in das Blut sezerniert, 80 % werden in die Galle ausgeschieden. Die Kupfersekretion ist vom intrazellulären Kupfergehalt der Hepatozyten abhängig. Die Regulation erfolgt über die Kupfer-ATPase, die im Golgi-Apparat lokalisiert ist und sowohl die Sekretion in das Plasma als auch die biliäre Sekretion steuert. Bei hohen Kupferspiegeln wird Kupfer in ATPase-haltige Vesikel aufgenommen und anschließend biliär sezerniert; die daraufhin sinkenden Kupferspiegel induzieren die Redistribution der ATPase in den Golgi-Apparat (s. Abb. 17.19).

Leberschädigung Beim Morbus Wilson kommt es zur **Kupferüberladung der Hepatozyten,** da die hepatobiliäre

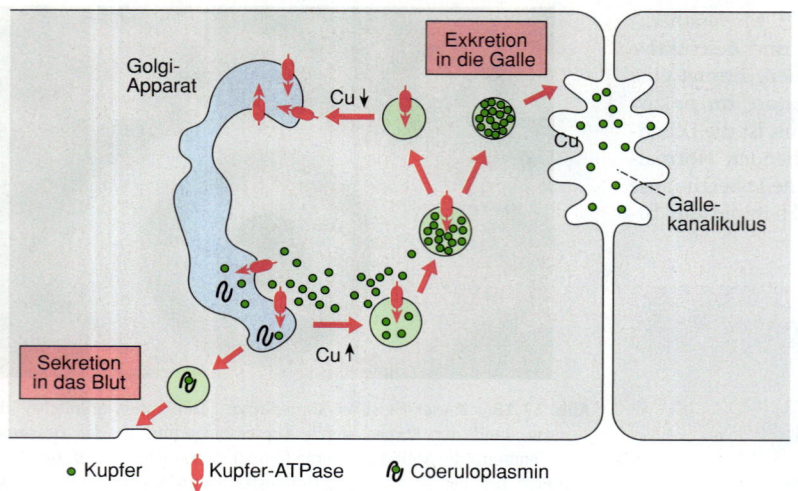

Abb. 17.19 Funktion der Kupfer-ATPase in Hepatozyten (nach Schäfer et al.).

Sekretion des Kupfers ebenso wie die Sekretion in das Plasma gestört ist. Statt 1,5 mg wie beim Gesunden werden beim Morbus Wilson täglich nur 0,6 mg Kupfer täglich in die Galle sezerniert. Der Kupferüberschuss verursacht über die Produktion freier Radikale eine Hepatozytenschädigung.

Coeruloplasmin Normalerweise ist Kupfer im Blut überwiegend an Coeruloplasmin fest gebunden und nur 5–10 % sind locker mit Albumin, Aminosäuren und Transcuprein assoziiert. Da die Kupfer-ATPase der Leber auch für die Inkorporation von Kupfer in Coeruloplasmin notwendig ist (s. Abb. 17.19), führt ihr Funktionsverlust zu einer Repression der Coeruloplasminsynthese und damit zu einer **verminderten Coeruloplasminkonzentration im Blut.** Der erniedrigte Coeruloplasminspiegel geht mit einer Erhöhung des im Blut an Albumin und Aminosäuren gebundenen Kupfers einher. Der relativ erhöhte Anteil dieses leicht dissoziierbaren Kupfers führt zur Kupferüberladung anderer Organe und zur erhöhten Kupferausscheidung im Urin. Da Coeruloplasmin die Funktion einer Ferroxidase hat, die Eisen für den Transport von Ferritin auf Transferrin oxidiert und so mobilisiert, führen die verminderten Coeruloplasminspiegel zudem zu einer Eisenüberladung des Organismus mit erhöhten Ferritinwerten.

Symptome Die Kupferüberladung verursacht die Lebererkrankung, die hämolytische Anämie sowie die neurologischen, psychiatrischen, renalen und ossären Symptome. Die Kupferakkumulation beginnt bereits nach der Geburt. Das Krankheitsbild wird aber meist zwischen dem zehnten und 25. Lebensjahr, selten nach dem 40. Lebensjahr symptomatisch.

Lebererkrankung Bei 10–30 % der Patienten ist die erste klinische Manifestation des Morbus Wilson die chronisch-aktive Hepatitis. Die Lebererkrankung macht sich anfänglich durch Leistungsschwäche und Abgeschlagenheit bemerkbar. Im Frühstadium des Morbus Wilson ist die Leber meist vergrößert, später geschrumpft. Gelegentlich erweisen sich eine Leberzirrhose und ihre Komplikationen als Morbus Wilson. Ein Leberzellkarzinom auf dem Boden eines Morbus Wilson ist selten. Der Morbus Wilson verläuft manchmal unter dem Bild einer **fulminanten Hepatitis.** Das aus der nekrotischen Leber freigesetzte Kupfer bewirkt eine ausgeprägte Hämolyse. Hämolyse und Zirrhose führen zur Pigmentgallensteinbildung.

Hämatologische Veränderungen Bei 15 % der Patienten sind hämolytische Episoden erstes klinisches Zeichen eines Morbus Wilson. Die Hämolyse ist in der Regel leicht und vorübergehend. Eine **schwere Hämolyse** kann in Zusammenhang mit der fulminanten Hepatitis auftreten.

Neurologische Erkrankung Bei 35–40 % der Patienten manifestiert sich der Morbus Wilson neurologisch nach dem 15. Lebensjahr. Die neurologischen Symptome beruhen darauf, dass in den Stammganglien, im Hirnstamm und im Kleinhirn Kupferablagerungen die normale Funktion der Nervenzellen beeinträchtigen. Es können eine extrapyramidale Bewegungsstörung mit dem Charakter eines akinetisch-rigiden Parkinson-Syndroms, zunehmende Dysarthrie und Dysphagie, Hypersalivation und eine zerebellare Bewegungsstörung mit Ataxie, geringem Nystagmus und skandierender Sprache auftreten. Sensible Ausfälle fehlen in der Regel.

Psychiatrische Manifestation Bei 10 % der Patienten kann die Erstmanifestation des Morbus Wilson mit psychischen Veränderungen in Erscheinung treten. Die Patienten werden zunächst affektlabil, reizbar, aggressiv und unstet. Im weiteren Verlauf können sich affektive oder schizophrene Störungen oder eine organische Demenz entwickeln.

Kayser-Fleischer-Kornealring In der Kornea bildet sich frühzeitig in den Randpartien eine braune Einlagerung von Kupfer, der Kayser-Fleischer-Ring (Abb. 17.18), der mit dem Spaltlampenmikroskop gut zu identifizieren ist. Er ist bei 90 % der Patienten mit neurologischer Symptomatik vorhanden, jedoch nicht pathognomonisch und kann bei Patienten mit chronisch-aktiver Hepatitis fehlen.

Nierenbeteiligung Kupferablagerungen in den Zellen der proximalen Tubuli führen zu Aminoazidurie, Glukos-

17.5 Angeborene Stoffwechselerkrankungen

urie, Urikosurie, Hyperphosphaturie, Hyperkalziurie und Nierensteinbildung. Die Veränderungen der Nierenfunktion stellen eine Spätmanifestation des Morbus Wilson bei fast 50 % der Patienten dar. Da in den Glomeruli kein Kupfer abgelagert wird, ist ihre Funktion nicht beeinträchtigt. Harnpflichtige Substanzen werden nicht retiniert.

Skelettmanifestationen Skelettveränderungen werden häufig beobachtet und sind Spätmanifestationen. Die renalen Störungen der Phosphatrückresorption und die Hyperkalziurie führen zur Demineralisation des Knochens mit Osteomalazie, Spontanfrakturen, subartikulären Zysten, Osteochondritis dissecans und Chondromalacia patellae.

Herz- und seltene Organmitbeteiligungen Kardiomyopathie und Rhythmusstörungen werden beim Morbus Wilson beobachtet. Primäre Beeinträchtigung der Ovarialfunktion bei Mädchen und Pubertas tarda bei Jungen sind bekannt.

Diagnostik Bei allen Patienten unter 40 Jahren mit chronisch-aktiver Hepatitis, Leberzirrhose und/oder hämolytischer Anämie sowie bei jedem Patienten, der einen Ruhetremor, extrapyramidale Symptome oder eine ungewöhnliche psychiatrische Symptomatik entwickelt, ist an einen Morbus Wilson zu denken.

Bei Verdacht auf Morbus Wilson ist mit dem Spaltlampenmikroskop nach dem **Kayser-Fleischer-Kornealring** zu suchen (Abb. 17.18).

Laborbefunde Die Diagnose ist gesichert, wenn zusätzlich das **Coeruloplasmin** im Serum < 0,2 g/l beträgt. Bei den meisten Patienten ist das Serum-Kupfer vermindert (< 11 µmol/l) und die Kupferausscheidung im 24-h-Urin erhöht (> 1,6 µmol/l).

Leberbiopsie In Frühstadien ist der Kupfergehalt im Leberbiopsat diffus erhöht (> 250 µg/g Lebertrockengewicht). Histologisch fallen initial eine Steatose, fokale Nekrosen und dann eine periportale Fibrosierung mit Übergang in eine makronoduläre Zirrhose auf.

Penicillamintest Bei Patienten mit Morbus Wilson können in einzelnen Fällen Coeruloplasmin und die Kupferausscheidung im 24-h-Urin normal sein. Der Provokationstest mit D-Penicillamin (500 mg oral zu Beginn und nach 12 h mit Urinsammlung für 24 h) hat die höchste Sensitivität, da unter diesen Bedingungen Kupferkonzentrationen > 25 µmol/l in der Regel nur beim Morbus Wilson beobachtet werden.

Radiokupfertest Alternativ wird selten der Radiokupfertest zur Diagnosesicherung herangezogen. Nach oraler Gabe von ^{64}Cu kommt es im Serum zu einem doppelgipfligen Anstieg der Radioaktivität, wobei beim Morbus Wilson der zweite Gipfel, der den Einbau von Kupfer in neu synthetisiertes Coeruloplasmin markiert, ausbleibt.

MRT Magnetresonanztomographisch können der erhöhte Kupfergehalt der Leber sowie die Veränderungen der Basalganglien nachgewiesen werden.

Mutationsanalyse Aufgrund der vielen verschiedenen Mutationen wird beim Morbus Wilson anders als bei der Hämochromatose (s. Kap. 17.5.1) keine routinemäßige Bestimmung des Gendefekts durchgeführt. Die häufigsten Mutationen (H1069G in Europa, R778L in Asien) lassen sich direkt mittels PCR nachweisen. Für Familienangehörige ist auch bei anderen Mutationen eine definitive Diagnose mit Hilfe genetischer Marker, die das ATPB7-Gen flankieren, möglich.

Differentialdiagnose	Befunde und diagnostische Hinweise
Cholestatische Syndrome im Kindesalter	Beginn vor dem 6. Lebensjahr
Primär-biliäre Zirrhose	Antimitochondriale Antikörper (AMA-M$_2$), Coeruloplasmin mäßig erhöht
Primär-sklerosierende Cholangitis	Begleiterkrankung einer chronisch-entzündlichen Darmkrankung, ERCP
Chronische Virushepatitis	Virusserologie
Autoimmunhepatitis	Autoantikörper, Hypergammaglobulinämie, Leberbiopsie
Multiple Sklerose	Pyramidenbahnzeichen, Blasenstörungen, erloschene Bauchhautreflexe, keine extrapyramidalen Symptome

Therapie Ziel der Therapie ist es, Kupfer mit Hilfe von Chelatbildnern aus dem Organismus zu eliminieren oder die weitere enterale Kupferaufnahme zu verhindern. Die Therapie ist kontinuierlich durchzuführen und lebenslang beizubehalten.

Penicillamin Die Therapie ist frühzeitig, auch im asymptomatischen Stadium, zu beginnen. Als Chelatbildner wird D-Penicillaminhydrochlorid (Metalcaptase®, Trolovol®) mit einer Initialdosis von 4 × 300–600 mg/d eingesetzt (½ h vor den Mahlzeiten p.o.). Die Dosierung erfolgt mit Hilfe der halbjährlichen Messung der 24-h-Kupferausscheidung im Urin, vor der die Medikation für 48 h zu unterbrechen ist. Penicillamin wirkt als Antipyridoxin; daher wird die Gabe von 50 mg Vitamin B$_6$ (Hexobion®) pro Tag empfohlen. Kupfer und Coeruloplasmin im Serum sind nach Normalisierung halbjährlich zu kontrollieren. Unterbrechen der Therapie führt mit hoher Inzidenz zum irreversiblen Leberversagen. Als Nebenwirkungen können unter Penicillamin eine toxische Nephrose, Hypersensitivität, Geschmacksstörungen, Autoimmunreaktionen und eine aplastische Anämie auftreten. Zur Therapieüberwachung sind daher Blutbild, Kreatinin und Urinstatus (im ersten Therapiemonat wöchentlich, im ersten Jahr monatlich) erforderlich. Bei Stabilisierung der Krankheit beträgt die Erhaltungsdosis 0,6–1,2 g täglich.

Zink Die orale Gabe von Zinkacetat (3 × 50–100 mg/d p.o. nüchtern) induziert in Enterozyten die Synthese von Metallothionein, das Kupfer irreversibel bindet, so die Kupferresorption verringert und zu einer negativen Kupferbilanz führt. Die nebenwirkungsarme Zinkgabe ist eine langsamer und weniger wirksame Alternative zur Therapie mit Penicillamin und wird eher zur Erhaltungs- als zur Initialtherapie eingesetzt.

Triethylentetramin Alternativ zur Penicillamintherapie kann auch Triethylentetramindihydrochlorid (Trien, 3 × 250–750 mg/d p.o. nüchtern) als Chelatbildner verwendet werden. Trien ist weniger wirksam als Penicillamin, besitzt jedoch keine relevanten Nebenwirkungen.

Kupferarme Diät Wegen des ubiquitär vorkommenden Kupfers ist seine vollständige Elimination aus der Ernährung nicht praktikabel. Kupferreiche Nahrungsmittel wie Seefrüchte, Innereien, Nüsse, Pilze und Schokolade sollten gemieden werden.

Lebertransplantation Die Indikation zur Lebertransplantation ist beim Morbus Wilson bei akuter fulminanter Hepatitis, verbunden mit Hämolyse, gegeben. Sie ist ebenfalls angezeigt bei dekompensierter Leberzirrhose mit progressivem Verlauf sowie bei progressiver neurologischer Symptomatik trotz adäquater Kupfer bindender Chelattherapie.

Verlauf und Prognose Der **natürliche Verlauf** des Morbus Wilson kann in folgende vier Stadien eingeteilt werden (Abb. 17.20):
- **asymptomatisches Stadium I:** Kupfer akkumuliert diffus im Zytosol der Hepatozyten bis zur Sättigung aller hepatischen Bindungsstellen,
- **Stadium II:** intrahepatische Kupferrückverteilung vom Zytosol zu den Lysosomen der Hepatozyten und Kupferfreisetzung in das Blut mit der akuten Gefahr von Hämolyse und Leberzellnekrose,
- **Stadium III:** Entwicklung von Leberfibrose und Zirrhose sowie extrahepatische Kupferakkumulation (Gehirn, Kornea, Nieren),
- **Stadium IV:** Zustand der Kupferbalance unter kontinuierlicher Therapie.

Für die **Prognose** des Morbus Wilson sind die frühzeitige Erkennung und Therapie entscheidend. Ohne Kupferchelattherapie verschlechtert sich der Morbus Wilson unaufhörlich. Patienten im asymptomatischen Stadium haben unter kontinuierlicher Penicillamintherapie eine normale Lebenserwartung. Die psychiatrische und neurologische Symptomatik kann durch früh eingeleitete Penicillamintherapie gebessert werden. Eine Leberzirrhose bleibt bestehen.

Zusammenfassung

- Häufigste Ursache: seltene Mutationen im Gen der hepatischen Kupfer-ATPase (ATPB7)
- Wichtigste Symptome: chronische Hepatitis, Kayser-Fleischer-Kornealring, neurologische und psychiatrische Symptome, fulminante Hepatitis mit schwerer Hämolyse
- Wichtigste diagnostische Maßnahmen: erniedrigter Serum-Kupfer-Spiegel, erniedrigtes Coeruloplasmin, erhöhte Kupferausscheidung im Urin, Leberbiopsie
- Wichtigste therapeutische Maßnahme: lebenslang Kupferchelatbildner wie Penicillamin

17.5.3 α_1-Antitrypsin-Mangel

Synonym: Proteaseinhibitormangel, Laurell-Eriksson-Syndrom
Engl. Begriff: a1-Antitrypsin Deficiency

Praxis

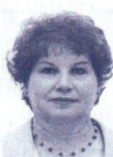

Bei Frau Groß, inzwischen 56 Jahre alt, ist seit vielen Jahren ein **Asthma bronchiale** bekannt. Sie wird jetzt wegen Gewichtsabnahme, Leistungsknick, Hautjucken und einer BSG-Erhöhung stationär aufgenommen. Bei der **Untersuchung** fallen neben einem Lungenemphysem und trockenen Rasselgeräuschen eine kleine, derbe Leber, Leberhautzeichen und Splenomegalie auf. **Laborchemisch** bestehen leicht erhöhte Transaminasen, eine mäßige Cholestase sowie eine Verminderung der α_1-Globulin-Fraktion auf 1,0 % (Referenzbereich 1,5–4,0 %). **Laparoskopisch** wird eine Leberzirrhose diagnostiziert. Immunhistochemisch wird α_1-Antitrypsin in den Hepatozyten nachgewiesen. Die α_1-Antitrypsin-Konzentration im Serum beträgt 0,3 g/l (Referenzbereich 0,9–2,0 g/l).

Definition Der α_1-Antitrypsin-Mangel ist eine Erkrankung, bei der als genetische Variante **pathologische Phänotypen des α1-Antitrypsins** auftreten. Die Konzentration von α_1-Antitrypsin im Serum ist auf weniger als 40 % des Normbereichs erniedrigt. Klinisch werden eine progressive destruktive Lungenerkrankung mit Emphysem und/oder eine Leberschädigung beobachtet, die bis zur Zirrhose fortschreiten kann.

α1-Antitrypsin ist neben α_1-Makroglobulin und sekretorischem Leukoproteinaseinhibitor der wichtigste im Serum vorkommende **Proteinaseinhibitor (Pi)**, der viele Proteinasen (u.a. Trypsin, Neutrophilenelastase) hemmt. α_1-Antitrypsin ist ein Akute-Phase-Protein, das vorwiegend in der Leber synthetisiert wird. Es macht 85 % der α_1-Globulin-Fraktion des Serums aus und kommt normalerweise in einer Konzentration von 0,9–2,0 g/l vor.

Epidemiologie Die **Prävalenz** der pathologischen homozygoten Form des α_1-Antitrypsins (PiZZ) liegt **unter 0,2 %.** In Deutschland sind etwa 700 homozygot betroffene Patienten bekannt. Es wird geschätzt, dass bei 1–2 % aller Patienten mit chronisch-obstruktiver Lungenerkrankung und Lungenemphysem ein α_1-Antitrypsin-Mangel besteht. Frauen und Männer sind gleich häufig betroffen.

Genetik und Pathogenese Die Synthese von α_1-Antitrypsin wird von zwei **autosomal-kodominanten** Allelen auf Chromosom 14 kontrolliert. Durch Mutationen des PI-Gens entstehen Varianten, die entsprechend ihrer elektrischen Mobilität bei isoelektrischer Fokussierung mit Großbuchstaben gekennzeichnet werden. Der normale Phänotyp und damit die physiologische Form des α_1-Antitrypsins wandert bei der isoelektrischen Fokussierung zu einem mittleren isoelektrischen Punkt, der mit M be-

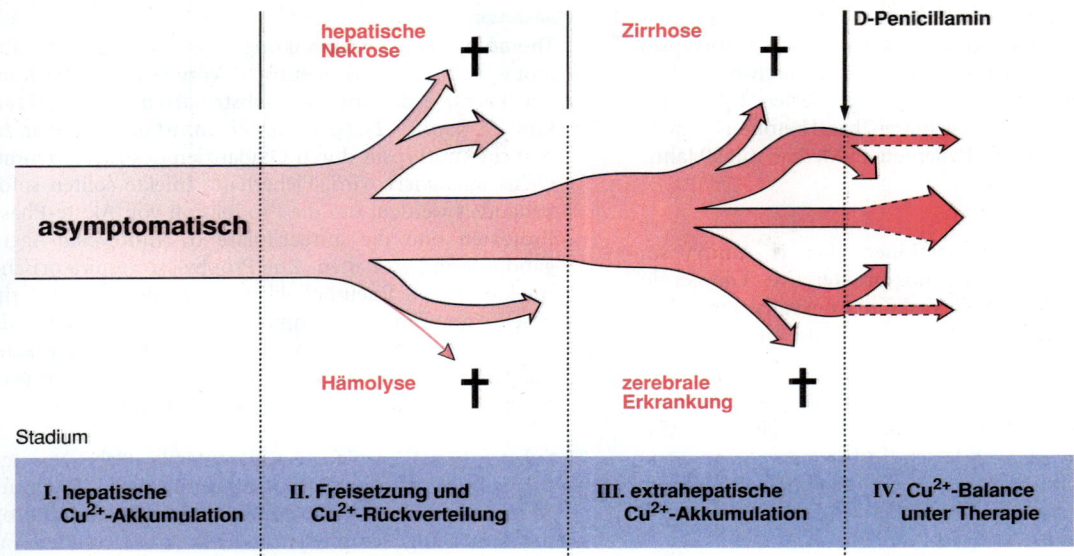

Abb. 17.20 Natürlicher Verlauf des Morbus Wilson (nach Gollan).

zeichnet wird. Entsprechend erhält die physiologische homozygote α_1-Antitrypsin-Variante die Bezeichnung PiMM.

PiZZ Der homozygote Phänotyp des α_1-Antitrypsins, bei dem in Position 342 der Peptidkette aufgrund einer Mutation Glutaminsäure durch Lysin ausgetauscht ist (E342K), wandert bei der isoelektrischen Fokussierung zu einem hohen isoelektrischen Punkt und wird als PiZZ bezeichnet. Dieser Phänotyp führt im Erwachsenenalter nahezu immer zu den klinischen Erscheinungen des α_1-Antitrypsin-Mangels. Eine homozygote Aminosäuresubstitution an Position 264 (E264V) liegt dem asymptomatischen Phänotyp PiSS zugrunde. Nullmutationen, die in homozygoter Form zum vollständigen Fehlen des Pi führen, sind extrem selten.

Die Mutationen führen zu Konformationsänderungen des α_1-Antitrypsin-Moleküls, die eine Störung der Sekretion bedingen. Die Folgen sind einerseits dessen Aggregation und Akkumulation im endoplasmatischen Retikulum der Hepatozyten, andererseits erniedrigte α_1-Antitrypsin-Spiegel im Plasma.

- Im **Plasma** bedeutet ein erniedrigter Spiegel eine erniedrigte Pi-Aktivität und somit eine verstärkte Proteolyse. Nicht inaktivierte Leukozytenelastase führt so zu einer ungehemmten Zerstörung des Lungengerüsts mit Entwicklung eines progredienten Lungenemphysems.
- Die intrazelluläre Akkumulation von α_1-Antitrypsin im endoplasmatischen Retikulum der **Hepatozyten** ist für die Leberzellschädigung mit Entwicklung einer Fibrose und Zirrhose verantwortlich.

Tabelle 17.49 fasst die relativen Serumkonzentrationen von α_1-Antitrypsin und die Prävalenz der verschiedenen Pi-Phänotypen zusammen. Patienten mit „Compound"-Heterozygotie PiSZ oder PiSNull haben lediglich ein gering erhöhtes Lungenemphysemrisiko, da Langzeitbeobachtungen zeigen, dass 25–35 % der normalen Pi-Konzentrationen ausreichend sind.

Symptome

Lebererkrankung Bei Erwachsenen mit α_1-Antitrypsin-Mangel äußert sich die Lebererkrankung meist unter dem Bild einer chronisch-aktiven Hepatitis. 12–42 % der homozygoten Patienten entwickeln nach dem 50. Lebensjahr eine Leberzirrhose und 15 % ein Leberzellkarzinom, das sich auch ohne Vorliegen einer Zirrhose entwickeln kann. Männer haben ein besonders hohes Karzinomrisiko.

Tab. 17.49 Serumkonzentrationen und Prävalenzen verschiedener Pi-Phänotypen.

Pi-Phänotyp	Relative Pi-Serumkonzentration (%)	Prävalenz (%)
PiMM	100	94,5
PiMS	80	2,3
PiSS	60	0,01
PiMZ	55	2,2
PiMNull	50	*
PiSZ	35	0,09
PiSNull	25	*
PiZZ	15	0,03
PiZNull	8	*
PiNull/Null	0	*
*Extrem selten.		

Lungenerkrankung Die initiale und vorherrschende klinische Manifestation des homozygoten α_1-Antitrypsin-Mangels beim Erwachsenen ist die chronisch-obstruktive Lungenerkrankung. Im dritten bis vierten Lebensjahrzehnt kommt es zum panazinären, basal betonten Lungenemphysem, an dem die Patienten im Median mit 50 Jahren versterben.

Extrahepatische Manifestationen Bei α_1-Antitrypsin-Mangel können membranös-proliferative Glomerulonephritis, nekrotisierende Vaskulitis, nekrotisierende Pannikulitis, Pankreatitis und Pankreasfibrose auftreten.

Diagnostik Jede Leberzirrhose sollte an einen α_1-Antitrypsin-Mangel denken lassen, insbesondere dann, wenn die α_1-Globulin-Fraktion in der **Proteinelektrophorese** des Serums unter 1,5 % vermindert ist. Die Diagnose ergibt sich aus folgenden Kriterien:
- verminderte Serumkonzentration des α_1-Antitrypsins < 0,9 g/l
- Nachweis der Phänotypen PiZZ/PiMZ/PiSZ mittels isoelektrischer Fokussierung oder Identifizierung des Z-Allels durch Restriktionsanalysen
- histologischer Nachweis von PAS-positiven, proteaseresistenten hepatozellulären Einschlusskörperchen, die immunhistochemisch α_1-Antitrypsin-Ablagerungen entsprechen

Jeder Patient mit α_1-Antitrypsin-Mangel muss einer **Lungenfunktionsprüfung** unterzogen werden. Bei fortgeschrittenem Krankheitsbild zeigt die Spirometrie einen reduzierten 1-s-Atemstoß (FEV$_1$) und eine deutlich reduzierte Flussrate im exspiratorischen Anteil der Fluss-Volumen-Kurve, die typisch für den exspiratorischen Kollaps der kleinen Atemwege (Emphysemknick) ist. Bodyplethysmographisch sind das Residualvolumen, die Totalkapazität und der Atemwegswiderstand erhöht.

Differentialdiagnose	Befunde und diagnostische Hinweise
Chronische Virushepatitis	Virusserologie
Autoimmunhepatitis	Autoantikörper, Hypergammaglobulinämie, Rheumafaktor, Leberbiopsie
Nichtalkoholische Steatohepatitis	Abdomensonographie, Leberbiopsie, ALT > AST
Mukoviszidose	Jüngeres Alter, Schweißtest, exkretorische Pankreasinsuffizienz
Asthma bronchiale	Jüngeres Alter, Atopieanamnese, IgE, Lungenfunktion, freie Intervalle
Chronisch-obstruktive Bronchitis	Lungenfunktion, persistierende Dauerobstruktion, Röntgen-Thorax

Therapie Lungenerkrankung Eine kausale Therapie gibt es nicht. Das therapeutische Vorgehen deckt sich mit der Therapie der chronisch-obstruktiven Lungenerkrankung (s. Kap. 8.3.2). Nikotinabstinenz ist unabdingbar, zumal α_1-Antitrypsin durch Oxidanzien des Zigarettenrauchens inaktiviert wird. Fieberhafte Infekte sollten sofort behandelt werden, um die Produktion von Akute-Phase-Proteinen und die intrazelluläre α_1-Antitrypsin-Aggregation gering zu halten. Zur Prophylaxe respiratorischer Infekte sind die Pneumokokken- und eine jährliche Grippeschutzimpfung zu empfehlen. Der Stellenwert der Lungenvolumenreduktionschirurgie beim ausgeprägten Lungenemphysem auf dem Boden eines α_1-Antitrypsinmangels ist gegenwärtig noch nicht beurteilbar.

Substitutionstherapie Die parenterale Gabe von gepooltem, virusinaktivierten α_1-Antitrypsin (Prolastin® 60 mg/kg) ist eine Therapieoption bei Patienten mit progressivem Lungenemphysem oder nekrotisierender Vaskulitis, wobei α_1-Antitrypsin-Spiegel > 0,8 g/l angestrebt werden. Die Substitution sollte begonnen werden, wenn der 1-s-Atemstoß < 65 % des Sollwertes beträgt oder um > 120 ml pro Jahr abfällt. Bei reiner Leberbeteiligung ist sie nicht indiziert, da die Hepatozytenschädigung auf die endoplasmatische Akkumulation des pathologischen α_1-Antitrypsins und nicht auf proteolytische Prozesse zurückzuführen ist.

Organtransplantation Bei fortgeschrittener Erkrankung kann die Indikation zur Lungen- oder Lebertransplantation gegeben sein. Die Lebertransplantation beseitigt weitgehend den metabolischen Defekt des α_1-Antitrypsin-Mangels. Außerdem wechselt der Phänotyp, da das α_1-Antitrypsin nur zu einem geringen Teil in extrahepatischem Gewebe (z. B. Enterozyten, Makrophagen) synthetisiert wird.

Verlauf und Prognose Beim homozygoten Phänotyp können bereits **Säuglinge und Kinder** an chronischer Hepatitis erkranken, wobei sich bei 3–10 % der Kinder Leberfibrose und -zirrhose entwickeln, während es bei zwei Dritteln zu einer Normalisierung der Leberfunktion im weiteren Verlauf kommt.

Bei **Erwachsenen** prädisponieren nicht nur der homozygote, sondern auch die heterozygoten PiZ-Phänotypen zu chronischer Hepatitis und Leberzirrhose. Des Weiteren wurden bei einzelnen PiZ-heterozygoten Patienten schwere Verläufe cANCA-positiver Vaskulitiden beobachtet. Das durchschnittliche Lebensalter von Rauchern mit α_1-Antitrypsin-Mangel beträgt 56 Jahre; Nichraucher leben im Mittel 17 Jahre länger.

Komplikation	Häufigkeit bei Phänotyp PiZZ (%)
Lungenemphysem	50–90
Leberzirrhose	12–42
Leberzellkarzinom	12–15

Zusammenfassung

- Häufigste Ursache: Mutationen im α_1-Antitrypsin-Gen
- Wichtigste Symptome: chronisch-obstruktive Lungenerkrankung, chronische Hepatitis, Vaskulitis
- Wichtigste diagnostische Maßnahmen: Proteinelektrophorese, α_1-Antitrypsin-Konzentration im Serum, α_1-Antitrypsin-Phänotyp, Leberbiopsie, Lungenfunktionsprüfung
- Wichtigste therapeutische Maßnahmen: antiobstruktive Therapie, Substitution von α_1-Antitrypsin

17.5.4 Fruktoseintoleranz

Synonym: Fruchtzuckerunverträglichkeit
Engl. Begriff: Fructose Intolerance

Praxis

Bei einer 45-jährigen Patientin wurde komplikationslos ein Uterus myomatosus entfernt. Die Patientin erhält **postoperativ** 3 000 ml einer **10%igen Fruktoselösung** täglich. Am vierten postoperativen Tag wird der Internist hinzugezogen, da wiederholt **deutlich erniedrigte Blutzuckerwerte** gemessen werden. Ferner ist die Patientin verlangsamt, und es ist eine **Blutung** aus dem Operationsgebiet bei einem Quick-Wert von 8 % aufgetreten. Die leicht ikterische Patientin (Bilirubin 3,5 mg/dl, Referenzbereich < 1,0 mg/dl) befindet sich im **Komastadium III**; es besteht eine **Laktatazidose** (Laktat 14 mmol/l, Referenzbereich < 1,8 mmol/l). Die Transaminasen sind auf das Achtfache der Norm erhöht. Es kommt zu einer unbeherrschbaren intraabdominalen Blutung, an deren Folgen die Patientin trotz Frischplasmagabe und Bluttransfusionen verstirbt. Anamnestisch hatte die Patientin seit der Kindheit jegliche Aufnahme von Früchten und Fruchtsäften gemieden. **Enzymbestimmungen** im post mortem entnommenen Leberpunktat ergeben eine normale Fruktose-1,6-diphosphatase-Aktivität (3,8 IU/g Leberfeuchtgewicht) und eine auf 0,12 IU/g Leberfeuchtgewicht **erniedrigte Aktivität der Fruktose-1-phosphat-aldolase** (Referenzbereich 2,4 ± 0,5 IU/g).

Definition Die Fruktoseintoleranz ist eine autosomal-rezessiv **vererbte Störung des Fruktosestoffwechsels**, bei der die Aktivität des Enzyms Fruktose-1-phosphat-aldolase in der Leber, in der Dünndarmschleimhaut und in der Nierenrinde auf unter 15 % der Norm reduziert ist. Eine klinische Symptomatik tritt nur nach Fruktosezufuhr auf.

Epidemiologie Die **Prävalenz** der Fruktoseintoleranz wird auf **1 : 20000** eingeschätzt. Beide Geschlechter sind gleich häufig betroffen.

Genetik und Pathogenese Die Fruktoseintoleranz beruht auf einem **autosomal-rezessiv** vererbten Defekt des Enzyms **Fruktose-1-phosphat-aldolase.** Das Gen ALDOB, das für dieses Enzym kodiert, ist auf Chromosom 9 lokalisiert. Mehr als 95 % der Fälle sind durch eine der drei häufigen Mutationen A149P, A147D oder L288del bedingt.

Hypoglykämie Durch den Mangel an Fruktose-1-phosphat-aldolase kann die täglich mit der Nahrung aufgenommene Fruktose von 50–150 g, die zunächst durch Fruktokinase zu Fruktose-1-phosphat phosphoryliert wird, nicht zu den Triosen Glyzerinaldehyd und Dihydroxyacetonphosphat weiter abgebaut werden. Es kommt nach Fruktosezufuhr zu einer Verarmung des Organismus an Phosphat und ATP, die einen Abbau des Adeninnukleotidpools der Leber induzieren und auf diese Weise die Harnsäureproduktion steigern. Durch den gestörten Abbau des Fruktose-1-phosphats häuft sich Fruktose-1-phosphat in Leber, Darmmukosa und Niere an. Die toxische Anhäufung von Fruktose-1-phosphat in der Leber hemmt 1. die Glukosebildung durch Hemmung der Fruktose-1,6-diphosphataldolase und 2. die Glukosefreisetzung aus Glykogen der Leber durch Hemmung der Phosphorylase (s. Abb. 17.21). Es resultiert eine hepatogene Hypoglykämie. Die Anhäufung von Fruktose-1-phosphat hemmt zudem die Phosphorylierung der mit der Nahrung aufgenommenen Fruktose. Es kommt zu **Fruktosämie** und **Fruktosurie.**

Organmanifestationen In der Niere führt Fruktose-1-phosphat zu **renal-tubulärer Azidose, Aminoazidurie** und **Proteinurie.** Hohe Konzentrationen von Fruktose-1-phosphat in der Leber verursachen **Hepatomegalie**, **Fibrose** und schließlich **Zirrhose.** Der ATP-Mangel in der Leber

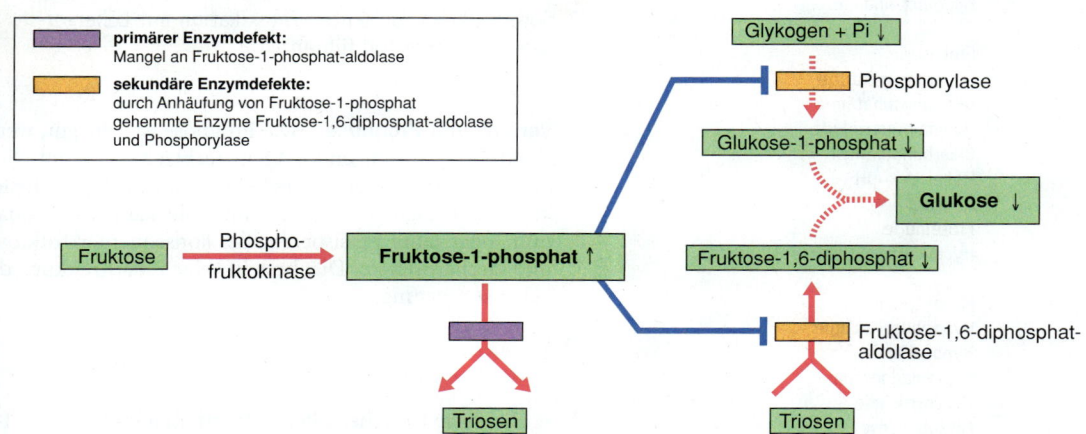

Abb. 17.21 Pathophysiologie der fruktoseinduzierten Hypoglykämie bei hereditärer Fruktoseintoleranz.

hemmt die Proteinbiosynthese einschließlich der Bildung von Gerinnungsfaktoren und ist für ein **akutes Leberversagen** verantwortlich.

Symptome

Kinder Neugeborene mit Fruktoseintoleranz entwickeln erst mit dem Abstillen und mit der ersten Aufnahme von Fruktose oder Saccharose **akute gastrointestinale Symptome** wie Übelkeit, Erbrechen, Nahrungsverweigerung und **Hypoglykämien.** Wiederholte Zufuhr fruktose- oder saccharosehaltiger Nahrung führt zu Nahrungsverweigerung, mangelndem Gedeihen, wiederholten hypoglykämischen Episoden bis zum Koma, zu akutem Leberversagen, Nierenschädigung und Tod. Nach Überstehen der kritischen frühen Kindheit entwickeln Kinder später einen ausgesprochenen Widerwillen gegen fruktosehaltige Nahrung und schützen sich dadurch selbst vor dieser Noxe.

Erwachsene Erwachsene haben wie Kinder eine Aversion gegen fruktosehaltige Speisen. Gefahr droht ihnen bei chirurgischen Routineeingriffen durch eine Infusionstherapie mit Fruktose oder Sorbitol: Je nach infundierter Menge kann die Leberschädigung zum **akuten Leberversagen** führen.

Diagnostik

Die Diagnose ergibt sich aus einer sorgfältigen Familien- und Ernährungsanamnese und aus dem klinischen Bild der akuten Leberschädigung nach versehentlicher Fruktoseexposition. Tabelle 17.50 fasst die Laborbefunde zusammen.

Tab. 17.50 Laborbefunde bei wiederholt fruktoseexponierten Patienten mit hereditärer Fruktoseintoleranz.

Zuzuordnende Störung	Laborbefunde
■ Leber	Abfall von Gerinnungsfaktoren im Blut Anstieg von Leberenzymen im Blut Hyperbilirubinämie Fruktosämie Fruktosurie Hypoproteinämie
■ Niere	Glukosurie Hyperphosphaturie Hypophosphatämie Hyperaminoazidurie Bikarbonatverlust Hoher Urin-pH Azidose Proteinurie Hyperkaliurie und Hypokaliämie
■ Intermediärstoffwechsel	Hypoglykämie Hypophosphatämie Hypokaliämie Hypermagnesiämie Hyperurikämie Laktatazidose

Leberbiopsie Die Diagnosesicherung erfolgt durch die Leberbiopsie mit Bestimmung der Fruktose-1-phosphat-aldolase-Aktivität. Bei Fruktoseintoleranz ist sie auf 2–10 % der Norm erniedrigt. Histologisch können sich eine diffuse Leberzellverfettung, Leberzellnekrosen, Fibrose und in fortgeschrittenen Stadien eine Zirrhose zeigen.

Mutationsanalyse Die drei häufigsten Mutationen im ALDOB-Gen können mit allelspezifischen Oligonukleotidproben bzw. Restriktionsanalysen identifiziert werden.

Fruktosebelastungstest Die Diagnose wird mit Hilfe des Fruktosebelastungstests gestellt. Dieser Test ist potentiell lebensgefährlich, so dass engmaschige Überwachung und Interventionsmöglichkeiten erforderlich sind. Die orale Gabe von 1 g Fruktose pro kg (als 20%ige Lösung über 5 min) führt bei Fruktoseintoleranz zu einem lang anhaltenden Abfall der Glukose-, Phosphat- und Insulinkonzentrationen und einem Anstieg der Magnesium-, Harnsäure- und Laktatkonzentrationen meist innerhalb von 20 min.

Differentialdiagnose Hypoglykämie	Befunde und diagnostische Hinweise
Insulintherapie bei Diabetes mellitus	Besserung nach Glukosegabe
Nebennierenrindeninsuffizienz	Klinische Symptome, endokrine Funktionsdiagnostik
Große Tumoren nichtpankreatischen Ursprungs	Abdominelle Raumforderung
Leber- oder Niereninsuffizienz	Fehlender Glukoseanstieg auf Glukagongabe
Fruktose-1,6-bisphosphatase-Mangel	Orale Fruktosetoleranz erhalten, Hypoglykämie beim Fastentest

Therapie

Die Therapie besteht in **fruktose- und saccharosefreier Ernährung.**

! Die intravenöse Gabe von Fruktose, Saccharose oder Sorbitol kann zur akuten Intoxikation mit Leberversagen und zum Tod führen.

Verlauf und Prognose Die Prognose ist sehr gut, wenn Fruktose als schädigendes Agens rechtzeitig erkannt wird, da die Organschäden reversibel sind und völlig ausheilen können. Lediglich die Hepatomegalie kann für Monate und sogar Jahre persistieren. Bei konsequenter fruktose- und saccharosefreier Diät besteht keine Einschränkung der Lebenserwartung.

Zusammenfassung

- Häufigste Ursache: seltene Mutationen im Fruktose-1-phosphat-aldolase-Gen

- Wichtigste Symptome: akute gastrointestinale Symptome und Hypoglykämie bei oraler Fruktosezufuhr, akutes Leberversagen bei intravenöser Fruktosezufuhr
- Wichtigste diagnostische Maßnahmen: Fruktosebelastung, Mutationsanalyse, Enzymatik (Leber)
- Wichtigste therapeutische Maßnahme: fruktose- und saccharosefreie Ernährung

17.5.5 Glykogenosen

Synonym: Glykogenspeicherkrankheiten
Engl. Begriff: Glycogen Storage Diseases

Praxis

Ein 54-jähriger Patient wird wegen **schwerer Hypoglykämie** (18 mg/dl) und kompensierter metabolischer Azidose stationär aufgenommen. Es besteht seit sieben Jahren eine **Blutungsneigung**. Seit dem 28. Lebensjahr leidet er an **Gicht**. Zwei Geschwister seien als Säuglinge verstorben, die anderen drei Geschwister seien gesund. Bei der **Untersuchung** fallen Spider-Nävi, eine erhebliche Hepatomegalie, Xanthome und Gichttophi auf. **Laborchemisch** sind eine metabolische Azidose, ein Laktat von 12,5 mmol/l (Referenzbereich < 1,8 mmol/l), erhöhte Transaminasen und eine Harnsäure von 15,0 mg/dl (Referenzbereich < 6,4 mg/dl) bemerkenswert. Die **Abdomen-Sonographie** zeigt eine große Raumforderung im rechten Leberlappen. Die **Leberbiopsie** ergibt ein hepatozelluläres Karzinom. Die Diagnose „Von-Gierke-Glykogenose" wird durch das vollständige Fehlen von Glukose-6-phosphatase im Leberbiopsat aus der Tumorumgebung gestellt.

Definition Glykogenosen sind angeborene, meist autosomal-rezessiv vererbte **Enzymdefekte der Glykogensynthese oder des Glykogenabbaus** (Abb. 17.22), bei denen entweder normal strukturiertes Glykogen vermehrt oder atypisch strukturiertes Glykogen in den Zellen abgelagert wird. In Abhängigkeit von der Art des Enzymdefekts wird das Glykogen in Leber, Nieren, Skelettmuskulatur, Herzmuskel und ZNS abgelagert. Die Glykogenosen manifestieren sich durch entsprechende Organfunktionsstörungen und Hypoglykämien. Dieses Kapitel behandelt die Glykogenosen im Erwachsenenalter (s. Tab. 17.51).

Epidemiologie Glykogenosen sind mit einer Gesamtinzidenz von **1 : 25000** selten.

Genetik und Pathogenese Glykogenosen werden **autosomal-rezessiv** vererbt. Hiervon abweichend ist der Erbgang der Glykogenosen Typ VIII und IX **X-chromosomal-rezessiv**.

Hepatopathien Betreffen die Defekte Enzyme des Glykogenabbaus der Leber, dann werden Lebererkrankung und Hypoglykämie beobachtet. Hierzu zählen die Glykogenosen Typ I, III, VI und VIII (s. Tab. 17.51). Die Hepatomegalie resultiert aus der Glykogenanhäufung infolge des gestörten Glykogenabbaus. Die gestörte Glukosefreisetzung aus Glykogen bedingt Hypoglykämien, die zur verminderten Insulinsekretion führen. Dadurch wird die Lipolyse gesteigert, und im Blut können freie Fettsäuren, Triglyzeride und Cholesterin erhöht sein. Es entwickeln sich Fettleber und metabolische Azidose.

Kann wie bei der **Glykogenose Typ I** keine Glukose aus Glukose-6-phosphat gebildet werden, erfolgt der weitere Abbau über die Glykolyse zu Pyruvat und Laktat. Erhöhte Serum-Laktat-Spiegel hemmen die renale Harnsäuresekretion, so dass es zur Hyperurikämie kommt.

Die **Glykogenose Typ III** mit einem Defekt des Glykogen-„Debranching Enzyme" beeinträchtigt die Freisetzung von Glukose aus Glykogen, hat aber keinen Einfluss auf die Glukosebildung über die Glukoneogenese und führt zur Ablagerung eines stark verzweigten Glykogens in der Leber.

Myopathien Betreffen die Defekte vorwiegend Muskelenzyme, stehen Störungen des Energiestoffwechsels der Muskulatur im Vordergrund. Hierzu gehören die Glykogenosen Typ II, V und VII (s. Tab. 17.51).

Bei der **Glykogenose Typ V** ist die Muskelisoform der Glykogenphosphorylase defekt, so dass der Abbau von Glykogen gestört ist und weniger Glukose-6-phosphat für die Glykolyse im Muskel zur Verfügung steht (s. Abb. 17.22). Unter ischämischen und intensiven Arbeitsverhältnissen wird daher zu wenig Pyruvat und Acetyl-CoA für den Zitratzyklus bereitgestellt. Dadurch wird über die unzureichende NADH-Bildung die oxidative Phosphorylierung zur ATP-Gewinnung vermindert. Der zusätzlich vorhandene ADP-Anstieg kann die elektromechanische Kopplung beeinträchtigen und die vorzeitige muskuläre Ermüdbarkeit hervorrufen.

Symptome Die Symptome ergeben sich aus den jeweiligen Enzymdefekten und dem daraus resultierenden Organbefall. Besonders häufig sind Leber, Herz und Skelettmuskulatur betroffen. Entsprechend finden sich vor allem Hypoglykämien, Hepatomegalie und progrediente Muskelschwäche. Weitere Symptome der jeweiligen Glykogenosen sind in Tabelle 17.51 aufgeführt.

Diagnostik

Enzymdiagnostik Lassen die entsprechenden Symptome an eine Glykogenose denken, erfolgt die Diagnosesicherung durch den Nachweis des abgelagerten Glykogens und des Enzymdefekts in Leber- oder Muskelgewebe bzw. in Leukozyten oder kultivierten Fibroblasten.

Glukosebelastung Nach oraler Gabe von 2 g Glukose pro kg (maximal 50 g als 10%ige Lösung) kommt es bei der Glykogenose Typ I zu einem Abfall der in nüchternem Zustand erhöhten Laktatwerte, bei den Glykogenosen Typ III und VI jedoch zu einem Laktatanstieg.

Unterarmischämietest Nach einem 1-minütigem Faustschlussmanöver unter Ischämiebedingungen, die durch eine Blutdruckmanschette erzeugt wird (cave: Rhabdomyolyse), kommt es bei den Glykogenosen Typ III, V, VII und XI nicht zum erwarteten Laktatanstieg (< 0,4 mmol/l), jedoch oft zu einem deutlichen NH_3-Anstieg (> 100 µmol/l).

17.51 Glykogenosen. Die Abkürzungen der Gene folgen GenBank (s. http://www.ncbi.nlm.nih.gov/LocusLink/).

Typ	Defektes Protein	Mutiertes Gen	Chromosom	Häufige Mutationen	Inzidenz	Organbefall	Klinische Befunde im Erwachsenenalter	Laborbefunde	Komplikationen	Verlauf und Prognose
I Hepatorenale Glykogenose Von-Gierke-Krankheit	Glukose-6-phosphatase	G6PC	17q21	R83C Q347X	1:100 000– 1:400 000	Leber Niere	Hypoglykämien Hepatomegalie Nephromegalie Xanthome Blutungen	Laktatazidose Harnsäure ↑ AST, ALT (↑) Triglyzeride ↑, Cholesterin (↑) Anämie 2-Ketoglutar-säure im Urin ↑ Hyperkalziurie Proteinurie	Leberzirrhose Lebertumoren Osteopenie Glomerulosklerose Nephrolithiasis Pankreatitis	Progredient, die meisten Patienten erreichen Erwachsenenalter
Ib	Glukose-6-phosphat-Transportprotein 1	G6PT1	11q23		1:10⁶– 1:4×10⁶	Leber Niere Leukozyten	Wie I Rezidivierende Infekte Splenomegalie	Wie I Neutropenie < 1500/μl	Wie I chronisch-entzündliche Darmerkrankung	Wie I
II Neuromuskuläre Glykogenose Pompe-Krankheit	Lysosomale α-1,4-Glucosidase (saure Maltase)	GAA	17q25	EX18del T525del IVS1AS,T-G,-13	1:150 000	Skelettmuskulatur	Progrediente Muskelschwäche	CK ↑	Pneumonie Respiratorische Insuffizienz Atherosklerose	Bei juveniler Form 20. Lebensjahr meist erreicht, teilweise Manifestation erst im 2.–4. Lebensjahrzehnt
IIb Myokardiale Glykogenose Danon-Krankheit	Lysosomal-assoziiertes Membranprotein 2 (Strukturprotein!)	LAMP2	Xq24		Sehr selten	Skelettmuskulatur Herz	Wie II	Wie II	Wie II Kardiomyopathie	Wie II
III Hepatomyogene Grenzdextrinose Cori-Forbes-Krankheit	Amylo-1,6-Glukosidase („Debranching Enzyme")	AGL	1p21		1:120 000	Leber Skelettmuskulatur Herz	Milde Hypoglykämien Milde progrediente Muskelschwäche	Ketose CK ↑ Cholesterin ↑ verzweigtkettige Aminosäuren ↓	Hypertrophe Kardiomyopathie Selten: Leberzirrhose Lebertumoren	Günstiger Verlauf, Besserung mit zunehmendem Alter

17.5 Angeborene Stoffwechselerkrankungen

Typ	Enzym	Gen	Lokus	Mutation	Häufigkeit	Betroffenes Gewebe	Symptome	Labor	Komplikationen	Verlauf
IV Hepatomyogene Amylopektinose Andersen-Krankheit	Amylo-1,4-1,6-transglukosylase („Branching Enzyme")	GBE1	3p12		Sehr selten	Leber Skelettmuskulatur Herz	Hepatosplenomegalie Ikterus Progrediente Muskelschwäche	AST, ALT ↑	Leberzirrhose Akutes Leberversagen Kardiomyopathie	Variabler, meist bösartiger Verlauf
V McArdle-Krankheit	Myophosphorylase	PYGM	11q13	R49X	1 : 10⁶	Skelettmuskulatur	Belastungsintoleranz Myalgien Muskelkrämpfe	CK, LDH ↑, Myoglobinurie Harnsäure ↑	Nierenversagen Nephrolithiasis	Günstiger Verlauf
VI Hers-Krankheit	Leberphosphorylase	PYGL	14q21-q22		Sehr selten	Leber	Milde Hypoglykämien	Milde Ketose Cholesterin (↑)		Günstiger Verlauf, Besserung mit zunehmendem Alter
VII Tarui-Krankheit	Myophosphofruktokinase	PFKM	12q13		Sehr selten	Skelettmuskulatur Erythrozyten	Wie V	Wie V Hämolytische Anämie Verminderte Glukosetoleranz	Wie V	Günstiger Verlauf
VIII	Phosphorylasekinase A2	PHKA2	Xp22		Selten	Leber	Wie VI	Wie VI	Selten: Leberzirrhose	Günstiger Verlauf; Besserung mit zunehmendem Alter
IX Phosphoglyzeratkinase 1		PGK1	Xq13		Sehr selten	Skelettmuskulatur Erythrozyten ZNS	Wie V	Wie V Hämolytische Anämie	Demenz Epilepsie Rhabdomyolyse	Ohne ZNS-Beteiligung günstiger Verlauf
X Phosphoglyzeratmutase 2		PGAM2	7p13-p12		Sehr selten	Skelettmuskulatur	Wie V	Wie V	Wie V	Günstiger Verlauf
XI Laktatdehydrogenase A		LDHA	11p15		Selten	Skelettmuskulatur Erythrozyten Keratinozyten	Wie V Hautläsionen	Wie V LDH ↓		Günstiger Verlauf

Stoffwechsel

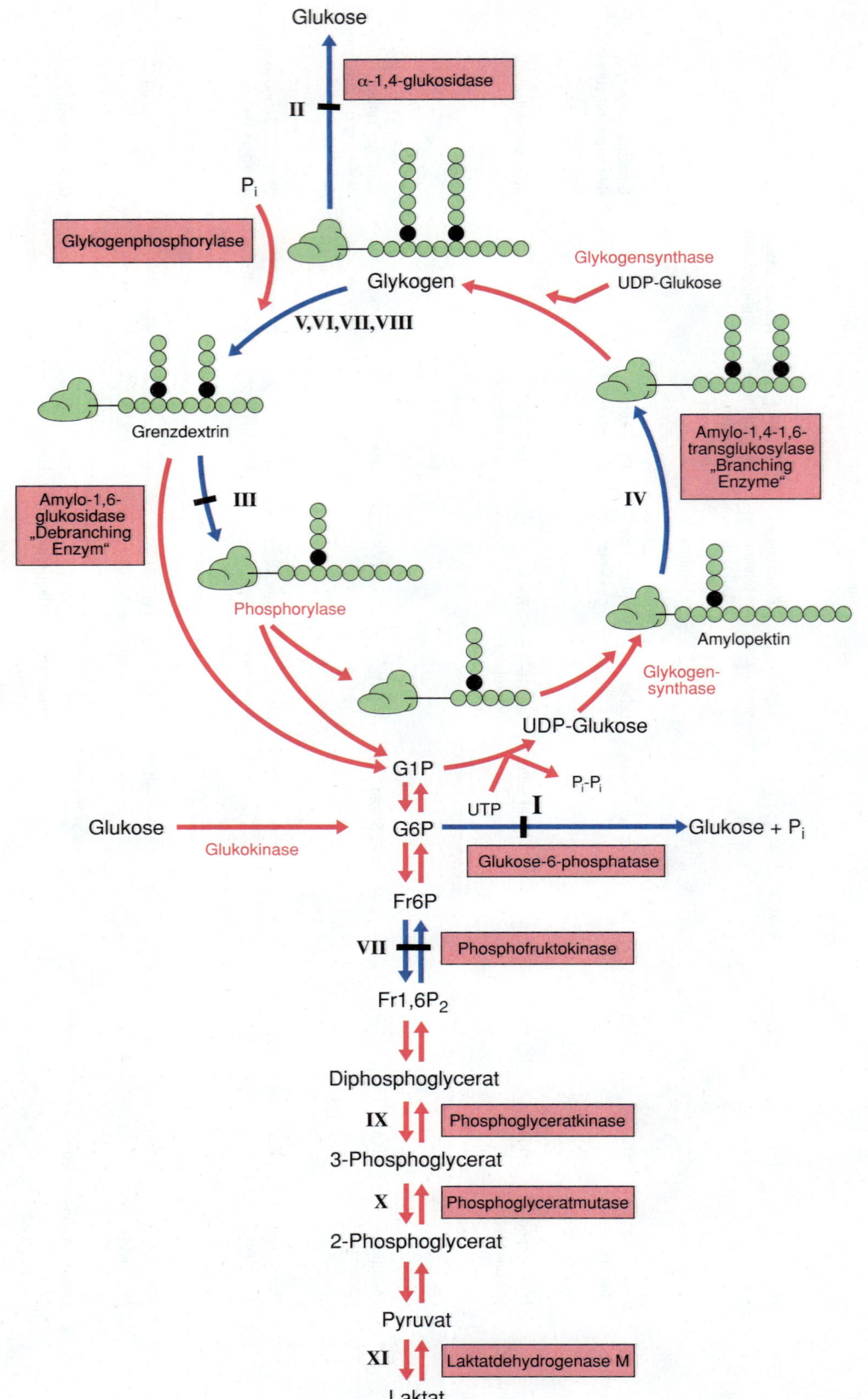

Abb. 17.22 Glykogensynthese und Glykogenabbau. Kennzeichnung der Enzymdefekte bei den Glykogenspeicherkrankheiten durch römische Zahlen (s. Tab. 13.1-6) (G1P: Glucose-1-phosphat; G6P: Glucose-6-phosphat; Fr6P: Fructose-6-phosphat; Fr1,6P$_2$: Fructose-1,6-diphosphat).

Muskelbiopsie Hinweisend ist eine vakuoläre Myopathie mit PAS-positivem Glykogen in den Vakuolen. Bei > 2 g Glykogen/100 g Muskelfeuchtgewicht besteht eine pathologische Glykogenspeicherung (normalerweise 1 g/100 g).

Molekulargenetische Diagnostik Die molekulargenetische Analyse ist bei der Glykogenose Typ I eine effiziente Alternative zum Enzymtest, mit der die Diagnose gesichert werden kann.

Therapie

Diät Eine kausale Therapie ist nicht bekannt. Ziel der Therapie ist es, hypoglykämische Zustände zu verhindern. Die Glykogenosen Typ I, III und IV erfordern häufige Mahlzeiten einer kohlenhydratreichen Kost (alle 2–4 h, 60 % Kohlenhydrate). Es sollten langsam resorbierbare Kohlenhydrate wie ungekochte Maisstärke (2 × 1,5 g pro kg/d) und Maltodextrin sowie bei der Glykogenose Typ I sehr begrenzt Fruktose, Saccharose und Laktose eingesetzt werden. Behandlungsziele sind ein Blutzuckertagesprofil > 60 mg/dl, Nüchtern-Laktat-Werte von 2,0–5,0 mmol/l (Referenzbereich < 1,8 mmol/l) und ein Urin-Laktat < 0,6–1,0 mmol/l.

G-CSF Bei Neutropenie und chronisch-entzündlicher Darmerkrankung im Rahmen der Glykogenose Typ Ib führt die Gabe von rekombinantem, Granulozytenkolonienstimulierendem Faktor, Filgastrim (Neupogen®, 3–10 μg/kg/d s.c. 1–4 ×/Woche) zu einer eindrucksvollen klinischen Besserung.

Myopathien Bei Glykogenosen mit Skelettmuskelbefall (Typen II, III und V) sollte maximale körperliche Belastung vermieden werden. Die Muskelleistung kann durch eine proteinreiche Ernährung mit Zusatz verzweigtkettiger Aminosäuren und orale oder intravenöse Glukosegaben verbessert werden.

Lebertransplantation Bei Glykogenosen mit Leberbeteiligung und bösartigem Verlauf wie dem Typ IV ist die Lebertransplantation die letzte Therapieoption.

Verlauf, Prognose und Komplikationen Der Verlauf und die Prognose der Glykogenosen sind vom zugrunde liegenden Enzymdefekt abhängig. Die sehr unterschiedlichen Krankheitsverläufe, die als progrediente Myopathien oder frühkindliche Leberzirrhosen imponieren können, sind in Tabelle 17.51 zusammengefasst.

Zusammenfassung

- Häufigste Ursache: seltene angeborene Enzymdefekte des Glykogenstoffwechsels
- Wichtigste Symptome: Hepatopathie, Hypoglykämien, Myopathie
- Wichtigste diagnostische Maßnahmen: Enzymatik in Leber, Muskel, Fibroblasten bzw. Leukozyten
- Wichtigste therapeutische Maßnahme: Vermeidung von Hypoglykämien durch kontinuierliche Kohlenhydratzufuhr

17.5.6 Lipidosen

Synonym: Lipidspeicherkrankheiten
Engl. Begriff: Lipidoses, Sphingolipidoses

Praxis

Ein 30-jähriger Patient wird wegen **Schmerzen im linken Oberbauch, Blutungsneigung,** Abgeschlagenheit und Hüftgelenkschmerzen beidseits untersucht. Bei der **Untersuchung** fallen eine erhebliche Vergrößerung der Milz und eine mäßige Lebervergrößerung auf. **Radiologisch** werden Aufhellungszonen in den gelenknahen Abschnitten des Beckenskeletts entdeckt. **Laborchemisch** bestehen Anämie und Thrombozytopenie. Es wird eine **Laparoskopie** mit Leberpunktion durchgeführt, die die Diagnose eines **Morbus Gaucher** ergibt. Die **Beckenkammbiopsie** zeigt die typischen Gaucher-Zellen im Knochengewebe mit entzündlicher Reaktion. Wegen der symptomatischen Splenomegalie wird eine Splenektomie durchgeführt; daraufhin kommt es zur Normalisierung der Thrombozytenzahl.

Definition Lipidosen gehören zu den **lysosomalen Speicherkrankheiten.** Es handelt sich um Erbkrankheiten, bei denen durch Enzymdefekte der normale lysosomale Abbau von Lipiden gestört ist und es zur lysosomalen Anhäufung von Lipiden in zahlreichen Organen kommt. Lysosomale Speicherkrankheiten mit Leberbeteiligung, bei denen die Patienten das Erwachsenenalter erreichen können, sind der Morbus Gaucher, die Niemann-Pick-Krankheit und die Cholesterinesterspeicherkrankheit (Tab. 17.52).

Epidemiologie Der **Morbus Gaucher** zählt zu den häufigsten lysosomalen Lipidspeicherkrankheiten. Er kann in drei verschiedenen klinischen Subtypen auftreten. Von der **adulten Form** (Typ I), der häufigsten Sphingolipidose, sind in Deutschland etwa 250 Patienten betroffen. Ihr mittleres Lebensalter beträgt 45 Jahre. Als Typ II des Morbus Gaucher wird die **infantile** und als Typ III die **juvenile Form** bezeichnet, wobei diese sehr seltenen Formen mit neurologischen Ausfällen einhergehen und eine schlechtere Prognose aufweisen.

Die **Niemann-Pick-Krankheit** und die **Cholesterinesterspeicherkrankheit** sind sehr selten.

Genetik und Pathogenese Der **Morbus Gaucher** ist eine **autosomal-rezessiv** vererbte lysosomale Lipidspeicherkrankheit. Die Aktivität des Enzyms Glukozerebrosidase ist durch Mutationen im kodierenden Gen auf < 20–30 % der Norm erniedrigt. Es sind heute mehr als 75 verschiedene Mutationen bekannt. Die Glukozerebrosidase ist ein lysosomales Enzym, welches das aus dem Abbau von Zellmembranen stammende Glukozerebrosid (Glukosylzeramid) zu Glukose und Zeramid hydrolysiert. Ein Mangel an Glukozerebrosidase führt somit zu einer Anhäufung von Glukozerebrosid in den Zellen des retikuloendothelialen Systems.

Gaucher-Zellen Charakteristisch für die Erkrankung sind die sog. Gaucher-Zellen, Speicherzellen von 20–100 μm Größe. Diese Zellen gehen aus Makrophagen hervor, die aufgrund der Phagozytose große Mengen von Sphingo-

Stoffwechsel

Tab. 17.52 Lipidosen mit Leberbeteiligung.

Typ	Defektes Enzym	Mutiertes Gen	Chromosom	Häufige Mutationen	Inzidenz	Akkumuliertes Lipid	Organbefall	Klinische Befunde	Laborbefunde	Komplikationen
Gaucher-Krankheit (Glukosylzeramidlipidose, Zerebrosidlipidose, Zerebrosidose) Typ I	β-Glukozerebrosidase (Zerebrosid-β-glukosidase)	GBA	1q21	N370S L444P+N370S 84GG	1:40 000	Glukozerebrosid (Glukosylzeramid)	Milz Leber Knochenmark	Hepatosplenomegalie Knochenschmerzen Blutungsneigung Infektanfälligkeit Gelbbraune Hautpigmentierung Pingueculae	Saure Phosphatase ↑ Chitotriosidase ↑, Ferritin ↑ ACE ↑ Panzytopenie HDL-Cholesterin ↓	Frakturen Knocheninfarkte Milzinfarkte Milzruptur Selten: Leberzirrhose Pulmonale Hypertonie Okulomotorische Apraxie Myklonische Epilepsie Leichte mentale Retardierung
Niemann-Pick-Krankheit Typ A (Sphingomyelinlipidose, Sphingomyelinose) Typ B	Sphingomyelinase	SMPD1	11p15		Sehr selten	Sphingomyelin (Zeramidphosphorylcholin)	Milz Leber Knochenmark Lunge Niere	Hepatosplenomegalie Lungeninfiltrate Chronische Bronchitis	AST, ALT (↑) Panzytopenie Cholesterin ↑ HDL-Cholesterin ↓	Leberzirrhose Pulmonale Hypertonie
Niemann-Pick-Krankheit Typ C und D	NPC1 (Membranprotein!)	NPC1	18q11	I1061T G992W	1:10^6	Cholesterin Sphingomyelin Glykosphingolipide	Milz Leber Knochenmark ZNS	Mäßige Hepatosplenomegalie Ataxie Dysarthrie Dystonie Kirschroter Makulafleck Vertikale Blickparese	AST, ALT ↑	Leberzirrhose Demenz Epilepsie Pneumonie
Cholesterinesterspeicherkrankheit	Lysosomale saure Lipase A (Cholesterinesterhydrolase)	LIPA	10q24		Sehr selten	Cholesterinester Triglyzeride	Leber Milz	Hepatosplenomegalie Ikterus	LDL-Cholesterin ↑ HDL-Cholesterin ↓ Triglyzeride ↑	Atherosklerose Leberzirrhose

lipiden abzubauen haben. Sie besitzen längliche, fibrilläre Zytoplasmaeinschlüsse, die den gespeicherten Glukozerebrosiden entsprechen. Die Gaucher-Zellen sind bei den Erkrankten fast überall auffindbar, insbesondere in Milz, Leber, Knochenmark, Lymphknoten und evtl. im Liquor.

Bei der **autosomal-rezessiv** vererbten **Niemann-Pick-Krankheit** werden eine infantile Form (Typ A), eine adulte Form (Typ B) und die Typen C und D unterschieden, bei denen kein lysosomales Enzym, sondern ein Membranprotein defekt ist und die daher keine Sphingolipidosen im engeren Sinne darstellen (s. Tab. 17.52). Typ A und B sind durch Mutationen im Gen der **lysosomalen Sphingomyelinase** bedingt, welche Sphingomyelin (Zeramidphosphorylcholin) in Zeramid und Phosphorylcholin spaltet. Mindestens 16 Mutationen im Sphingomyelinasegen sind bekannt. Bei Typ C und D ist das **Niemann-Pick-C1-Protein** (NPC1), das den intrazellulären Transport des von Hepatozyten internalisierten LDL-Cholesterins kontrolliert, defekt. Kultivierte Hautfibroblasten von Patienten mit dem Typ C/D weisen eine verzögerte Cholesterinveresterung auf. Es kommt zu einer Speicherung von Sphingomyelin bzw. freiem Cholesterin im endosomal-lysosomalen Kompartiment retikuloendothelialer Zellen.

Schaumzellen Die Sphingomyelinakkumulation führt zu 20–90 µm großen Schaumzellen mit maulbeerartiger, feinwabiger Struktur (**Niemann-Pick-Zellen**), die durch Knochenmark- und Leberpunktion gewonnen werden können.

Die **Cholesterinesterspeicherkrankheit** wird ebenfalls **autosomal-rezessiv** vererbt. Mutationen im Gen der **sauren lysosomalen Lipase A** führen zu einer verminderten Aktivität des Enzyms, das bei saurem pH die hydrolytische Spaltung der Cholesterinester und Triglyzeride in den Lysosomen katalysiert (Cholesterinesterhydrolase). Es kann daher weniger unverestertes Cholesterin aus Lipoproteinen geringer Dichte (LDL) in das endoplasmatische Retikulum gelangen, um dort die Cholesterinaufnahme und -biosynthese zu reprimieren. Die Folge ist eine exzessive Akkumulation von Cholesterinestern und Triglyzeriden in den Lysosomen der Hepatozyten und Kupffer-Zellen sowie in zahlreichen anderen Körperzellen und Makrophagen. Die Cholesterinesterspeicherkrankheit des Erwachsenen stellt die mildere Form der **Wolman-Krankheit** bei Kindern dar, bei der die Cholesterinesterhydrolase nicht nur partiell, sondern vollständig inaktiv ist.

Symptome Die Symptome spiegeln die Lipidablagerungen in den verschiedenen Organen wider, wobei die **Hepatosplenomegalie** der vorherrschende Befund ist (s. Tab. 17.52). Eine seit der Kindheit bestehende Hepatosplenomegalie lässt an eine Lipidspeicherkrankheit denken. Die Lipidosen, bei denen die Patienten das Erwachsenenalter erreichen, verursachen meist keine neurologische Symptomatik.

Diagnostik Enzymdiagnostik Die Diagnose der Lipidosen wird durch direkte Messung der Enzymaktivitäten in Hepatozyten, Leukozyten oder kultivierten Hautfibroblasten gesichert.

Laborbefunde Normwerte für die lysosomalen Marker Ferritin, saure, nicht tartrathemmbare Phosphatase und Angiotensin-„Converting Enzyme" (ACE) schließen eine lysosomale Speichererkrankung aus (s. Tab. 17.52).

Biopsie Punktionen von Knochenmark und Leber mit Nachweis von Gaucher-Zellen oder der Nachweis von Schaumzellen im Knochenmark bei der Niemann-Pick-Krankheit führen häufig zur Diagnose.

Radiologie Radiologisch können beim Morbus Gaucher Knochendeformitäten wie eine kolbenartige Auftreibung des distalen Femurs auffallen. Die Kernspintomographie ist die sensitivste Technik, um die Knochenveränderungen an den unteren Extremitäten oder der Wirbelsäule zu dokumentieren.

Genotypisierung Eine Diagnose aufgrund einer DNA-Analyse ist möglich, insbesondere wenn die Mutationen innerhalb der Familie des Patienten bekannt sind.

Therapie Morbus Gaucher Zur Behandlung steht eine rekombinante modifizierte Glukozerebrosidase, Imiglucerase (Cerezyme®), zur Verfügung. Die Verabreichung von 20–60 IE Glukozerebrosidase pro kg alle 2 Wochen i.v. führt zu einer deutlichen Besserung des Allgemeinzustandes, zum Rückgang der Organomegalien mit Normalisierung der hämatologischen Parameter und zu einer Prävention weiterer Knochenkomplikationen. Die Therapieüberwachung erfolgt durch die Bestimmung der Plasma-Chitotriosidase, Abdomen-Sonographie und magnetresonanztomographische Untersuchungen der Knochen. Das größte Problem der Therapie besteht in den hohen Kosten von ca. 128 000–384 000 € pro Jahr.

Niemann-Pick-Krankheit und Cholesterinesterspeicherkrankheit Für diese Erkrankungen sind keine kausalen Therapien bekannt. Hemmstoffe der HMG-CoA-Reduktase bessern die erhöhten Serum-Lipid-Spiegel bei der Cholesterinesterspeicherkrankheit. Eine Lebertransplantation beeinflusst nicht die extrahepatischen Manifestationen der Lipidosen.

Verlauf und Prognose Der Verlauf des **Morbus Gaucher** vom adulten Typ I ist chronisch. Die Lebensqualität ist ohne Behandlung vor allem durch die Knochenbeteiligung und die Allgemeinsymptome erheblich eingeschränkt. Die Mortalität ist beim Morbus Gaucher nur leicht erhöht. Die Langzeitprognose der **Niemann-Pick-Krankheit** vom Typ B wie auch der **Cholesterinesterspeicherkrankheit** ist unsicher und kann durch die Progression der Leberzirrhose bestimmt werden. Patienten mit Niemann-Pick-Krankheit Typ C und D versterben meist in der zweiten Lebensdekade.

Komplikationen Siehe Tabelle 17.52.

Stoffwechsel

Zusammenfassung

- Häufigste Ursache: seltene angeborene Defekte des Sphingolipidstoffwechsels
- Wichtigste Symptome: Hepatosplenomegalie, Knochenschmerzen
- Wichtigste diagnostische Maßnahme: Nachweis des abgelagerten Materials und des Enzymdefekts
- Wichtigste therapeutische Maßnahme: Glukozerebrosidase bei Morbus Gaucher, sonst keine kausale Therapie

---

Zur weiteren Information

Literatur

Andrews, N. C.: Disorders of iron metabolism. New Engl J Med 1999; 341: 1986–95.

Bomford, A.: Genetics of hemochromatosis. Lancet 2002; 360: 1673–81.

Boyer, J. L., H. E. Blum, K. P. Maier, T. Sauerbruch, G. A. Stalder (Hrsg.): Liver Cirrhosis and its Development. Kluwer, Dordrecht 2001.

Carrell, R. W., D. A. Lomas: α_1-antitrypsin deficiency – a model for conformational diseases. New Engl J Med 2002; 346: 45–53.

EASL International Consensus Conference on Haemochromatosis. J Hepatol 2000; 33: 485–504.

Eriksson, S., A. N. Elzouki: α_1-antitrypsin deficiency. Bailliere's Clin Gastroenterol 1998; 12: 257–73.

Fernandes, J., J. M. Saudubray, G. van den Berghe (Hrsg.): Inborn Metabolic Diseases. Springer, Berlin–Heidelberg 2000.

Köhnlein, T., H. Klein, T. Welte: α_1-Proteinaseinhibitor-Mangel. Diagnostik, Krankheitsverlauf und Therapieoptionen. Med Klin 1999; 94: 371–6.

Loudianos, G., J. D. Gitlin: Wilson's Disease. Semin Liver Dis 2000; 20: 353–64.

Niederau, C., R. Fischer, A. Purschel, W. Stremmel, D. Häussinger, G. Strohmeyer. Long-term survival in patients with hereditary haemochromatosis. Gastroenterology 1996; 110: 1107–19.

Niederau, C., A. Rolfs, S. vom Dahl, D. Häussinger, L. W. Pohl, E. Mengel, M. Beck: Diagnose und Therapie des Morbus Gaucher. Aktuelle Empfehlungen der deutschen Therapiezentren 2000. Med Klin 2001; 96: 32–9.

Internet-Links

Online Mendelian Inheritance in Man – http://www.ncbi.nlm.nih.gov/Omim/
Wilson Disease Mutation Database – http://www.medgen.med.ualberta.ca/
Patientenselbsthilfegruppen – http://www.selbsthilfenetz.de/

Keywords

Iron Storage Disease ◆ Ferritin ◆ Copper Transport ◆ Ceruloplasmin ◆ Pulmonary Emphysema ◆ Fructose Metabolism ◆ Sphingolipids

IMPP-Statistik

Hämochromatose ◆ Morbus Wilson ◆ Morbus Gaucher ◆ Porphyria cutanea tarda ◆ Polycythaemia vera

---

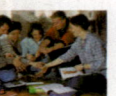

FRAGEN

1 Ein 55-jähriger Patient mit Leberzirrhose berichtet über Müdigkeit, Luftnot bei Belastung und Schmerzen in beiden Zeige- und Mittelfingern. Laborchemisch fallen gering erhöhte Transaminasen sowie eine deutliche Erhöhung des Ferritins (1 120 µg/l, Referenzbereich 30–200 µg/l) und der Transferrinsättigung im Serum (64 %, Referenzbereich 15–40 %) auf.
- An welche Diagnose denken Sie?
- Wie sichern Sie die Diagnose?
- Welche weiterführende Diagnostik veranlassen Sie?
- Wie behandeln Sie den Patienten?
- Was empfehlen Sie den Angehörigen des Patienten?

2 Ein 55-jähriger Patient mit einer Leberzirrhose hat eine deutliche Erhöhung des Eisenspiegels (230 µg/dl bzw. 41,2 µmol/l), des Ferritins (1100 µg/l) und der Transferrinsättigung (70%) im Plasma.
- An welche Diagnose denken Sie, und wie sichern Sie die Diagnose?

3 Eine 17-jährige Patientin mit einer bisher nicht abgeklärten chronisch aktiven Hepatitis, deren zwei Geschwister im jugendlichen Alter an einer Leberzirrhose verstorben sind, entwickelt und verstirbt innerhalb von drei Wochen an einer schweren, nicht beherrschbaren hämolytischen Anämie.
- An welche Diagnose muss man bei dieser Patientin denken?

4 Ein 37-jähriger Patient erleidet aus voller Gesundheit einen Vorderwandmyokardinfarkt. Sein Vater ist mit 42 Jahren an einem Herzinfarkt verstorben, und sein Bruder hat Angina pectoris.
- An welche Stoffwechselstörung als Risikofaktor denken Sie?
- Welche körperliche Untersuchung würden Sie zur Unterstützung Ihrer Vermutung vornehmen?
- Was würden Sie den Kindern raten?

FRAGEN

5 Ein sechsjähriges Mädchen klagt über Bauchschmerzen. Bei der Blutabnahme fällt ein rahmiges Serum auf.
- Ihre Verdachtsdiagnose?
- Welche Veränderung erwarten Sie bei Lagerung des Serums über Nacht im Kühlschrank?
- Was müssen Sie bei der Blutabnahme zur Sicherung der Diagnose beachten?

6 Bei einem Patienten ist eine hereditäre Fruktoseintoleranz bekannt. Bei dem Patienten ist wegen eines Sigmakarzinoms eine operative Therapie notwendig.
- Was ist unbedingt bei der notwendigen intra- und postoperativen parenteralen Ernährung zu beachten, damit der Patient kein akutes Leberversagen entwickelt?

7 Bei einem 57-jährigen Patienten ist aufgrund einer instabilen Angina pectoris eine koronare Bypassoperation geplant. Anamnestisch ist eine akute intermittierende Porphyrie (AIP) bekannt, die seit zehn Jahren jährlich zu einer stationären Aufnahme wegen abdominaler Beschwerden geführt hat. Metabolitenbefunde über Porphyrine und deren Vorläufer liegen nicht vor.
- Erscheint die Porphyriediagnose gesichert?
- Welche Maßnahmen sind zur Überprüfung der Porphyriediagnose geeignet?
- Obwohl im vorliegenden Fall eine AIP ausgeschlossen wurde, stellt sich grundsätzlich die Frage nach den speziellen Modalitäten operativer Empfehlungen bei AIP.

8 Ein gesunder, 46-jähriger Mann hat bei einer Routineuntersuchung ein Gesamtcholesterin von 240 mg/dl (6,24 mmol/l).
- Welche weiteren Lipidwerte bestimmen Sie, um das Arterioskleroserisiko abzuschätzen?
- Was soll der Patient in erster Linie beachten, um ein leicht erhöhtes LDL-Cholesterin zu senken?
- Welches Medikament würden Sie empfehlen, wenn die Triglyzeride trotz Ernährungsumstellung auf 400 mg/dl (4,4 mmol/l) erhöht bleiben und das HDL-Cholesterin 27 mg/dl (0,7 mmol/l) beträgt?

9 Eine 39-jährige Patientin erkrankt plötzlich an abdominalen Koliken, einer Tachykardie (125/min), einer Hypertonie (150/95 mmHg) und migräneartigem Kopfschmerz. Sie wird mit verschiedenen Analgetika und mit Barbituraten behandelt, ohne dass sich Beschwerden und Symptome bessern. Es stellt sich eine depressive Stimmungslage ein. Serum-Bilirubin ist auf 1,4 mg/dl (25,2 µmol/l), die Aminotransferasen sind auf 45–58 U/l erhöht. Im Urin sind δ-Aminolävulinsäure auf 54 mg/d (Grenze bei 6) und Porphyrine auf 2,4 mg/d (Grenze bei 0,1) mit einem Anteil von 97 % Koproporphyrin angestiegen. Porphobilinogen im Urin und Porphyrine im Stuhl liegen hingegen im Normbereich. Hämatologisch fällt eine Anämie (Hb 9,6 g/100 ml bzw. 5,76 mmol/l) mit einer basophilen Tüpfelung der Erythrozyten auf. Unter dem Verdacht auf eine akute Porphyrie (akute intermittierende Porphyrie) werden porphyrinogene Medikamente gemieden und Glukoseinfusionen appliziert, unter denen sich das subjektive Befinden der Patientin bessert.
- Welche Befunde sprechen gegen eine hereditäre akute hepatische Porphyrie?
- Welche Porphyrinopathie kommt differentialdiagnostisch in Betracht, und welche der vorhandenen Befunde leiten zu dieser Diagnose?
- Welche weiteren Untersuchungen müssen zur Sicherung der neuen Diagnosevorstellung herangezogen werden?

10 Jahre nach der Diagnose und Behandlung eines Mammakarzinoms (Ablatio) werden bei einer 40-jährigen Patientin in der Leber sonographisch multiple Rundherde beobachtet, die sich computertomographisch bestätigen lassen. Aminotransferasen und γ-GT sind gering erhöht. Bei der CT-gesteuerten Leberpunktion findet sich histologisch eine Parenchymschädigung mit geringgradiger portaler Fibrose, Verfettung und Siderose ohne Hinweise auf Metastasen. Alkoholanamnestisch gibt die Patientin gelegentlichen Weinkonsum an. Bei der Laparoskopie zeigen sich auf der Leber mehrere blaubraune, von ihrer Oberfläche eingesenkte Areale bis zu 2 cm Durchmesser. Das Punktionsgewebe aus diesen Rundherden zeigt eine Rotfluoreszenz im langwelligen UV-Licht. Seit einem Jahr hat sich bei der Patientin eine Hypertrichose im oberen Wangenbereich entwickelt sowie eine leichte Verletzlichkeit der Haut an den Handrücken.
- Welche Verdachtsdiagnose stellen Sie?
- Mit welchen speziellen Laboratoriumsuntersuchungen wird der Verdacht gesichert?
- Welche exogenen pathogenetischen Faktoren müssen gemieden werden, um einer weiteren klinischen Manifestation vorzubeugen?
- Ist eine Therapie der Stoffwechselkrankheit erforderlich? Wenn ja, welche?

18 Nierenerkrankungen

18.1.	Funktion der Niere	1617
18.1.1	Grundlagen der Nierenfunktion	1617
18.1.2	Flüssigkeitsausscheidung	1618
18.1.3	Elektrolyttransport	1618
18.1.4	Säure-Basen-Haushalt	1619
18.1.5	Ausscheidung von harnpflichtigen Substanzen	1619
18.1.6	Abbau niedermolekularer Plasmaproteine und Peptidhormone	1619
18.1.7	Erythropoetin	1620
18.1.8	Vitamin-D-Stoffwechsel	1620
18.1.9	Renin-Angiotensin-System	1620
18.1.10	Kallikrein-Kinin-System	1620
18.1.11	Prostaglandine	1620
18.1.12	Katecholamine	1620
18.1.13	Aldosteron	1620
18.1.14	Parathormon	1621
18.1.15	Calcitonin	1621
18.1.16	Adiuretin (ADH)	1621
18.1.17	Atriales natriuretisches Peptid (ANP)	1621
18.1.18	Natriuretisches Hormon	1621
18.1.19	NO (Stickstoffmonoxid)	1621
18.1.20	Endothelin	1621
18.2	**Diagnostische Verfahren**	**1622**
18.2.1	Basisuntersuchungen	1622
	Anamnese	1622
	Befund	1622
	Blut- und Urinparameter	1623
18.2.2	Praktisches Vorgehen für die Harndiagnostik	1623
	Screeninguntersuchung	1623
	Erythrozyturie	1623
	Leukozyturie	1624
	Epithelzellen	1624
	Zylinder	1624
	Proteinurie	1626
	Glukosurie	1627
	Ketonkörper	1627
	Urin-pH	1627
	Spezifisches Gewicht und Osmolalität	1627
	Hämoglobin bzw. Myoglobin	1628
	Nitrit	1628
18.2.3	Bakteriologie	1628
	Keimzahlen im Urin	1628
	Mittelstrahlurin	1628
	Streifentest und Eintauchnährböden	1628
18.2.4	Nierenfunktionstests	1629
	Glomeruläre Filtrationsrate	1629
	Renaler Plasmafluss	1629
	Renale Säureausscheidung	1629
18.2.5	Immunologische Methoden	1629
	Komplementsystem	1629
	Anti-GBM-Antikörper	1629
	Antineutrophile Zytoplasma-Antikörper (c-ANCA, p-ANCA)	1630
	Antinukleäre Antikörper	1630
	Kryoglobuline	1630
	Zirkulierende Immunkomplexe	1630
	Veränderungen des Immunstatus	1630
18.2.6	Bildgebende Verfahren	1631
	Ultraschalluntersuchung der Niere	1631
	Farbkodierte Duplexsonographie	1631
	Nichtinvasive und invasive Röntgenuntersuchungen	1631
	Computertomographie (CT) und Magnetresonanztomographie (MRT) der Niere	1631
18.2.7	Isotopenuntersuchung der Niere	1632
18.2.8	Perkutane Nierenbiopsie	1632
18.3	**Akutes Nierenversagen**	**1633**
18.4	**Nephrotisches Syndrom**	**1638**
18.5	**Glomeruläre Erkrankungen**	**1641**
18.5.1	Akute Glomerulonephritiden	1642
	Postinfektiöse (endokapilläre) Glomerulonephritis	1642
	Rasch progressive Glomerulonephritis (RPGN)	1644
18.5.2	Primäre Glomerulonephritiden mit nephrotischem Syndrom	1645
	Minimal-Change-Glomerulonephritis	1645
	Fokal-segmental sklerosierende Glomerulonephritis (FSGN)	1646
	Membranöse Glomerulonephritis	1647
	Membranoproliferative Glomerulonephritis	1649
	Mesangiale Glomerulonephritis vom IgA-Typ (IgA-Nephropathie, mesangioproliferative Glomerulonephritis)	1649
18.5.3	Glomeruläre Beteiligung bei Stoffwechselerkrankungen	1650
18.5.4	Degenerative glomeruläre Erkrankungen (Sklerose, Fibrose)	1651
18.6	**Tubulointerstitielle Nierenerkrankungen und Infektionen der Harnwege**	**1651**
18.6.1	Akute interstitielle Nephritis	1651
18.6.2	Infektionen der Niere und Harnwege	1653
	Urethritis	1653
	Zystitis	1654
	Akute Pyelonephritis	1655
	Chronische Pyelonephritis	1657

18 Nierenerkrankungen

	Urogenitaltuberkulose	1659
	Hantavirusinfektion	1660
18.6.3	Harnwegsobstruktion und obstruktive Nephropathie	1660
18.6.4	Refluxnephropathie	1662
18.6.5	Sonderformen der chronisch interstitiellen Nephritis	1664
	Analgetikanephropathie	1664
18.7	**Nierenbeteiligung bei Systemerkrankungen**	**1665**
18.7.1	Systemische Vaskulitis	1665
18.7.2	Purpura Schoenlein-Henoch	1668
18.7.3	Lupusnephritis	1669
18.7.4	Sarkoidose	1670
18.7.5	Thrombotische Mikroangiopathie der Niere: hämolytisch-urämisches Syndrom und thrombotisch-thrombozytopenische Purpura	1671
18.7.6	Amyloidose	1673
18.7.7	Nierenbeteiligung bei multiplem Myelom	1675
18.7.8	Harnsäurenephropathie	1676
18.8	**Diabetische Nephropathie**	**1677**
18.9	**Toxische Nephropathien**	**1682**
18.10	**Chronische Niereninsuffizienz**	**1685**
	Terminale Niereninsuffizienz	1691
18.11	**Niere und Hypertonie**	**1693**
18.11.1	Renoparenchymatöse Hypertonie	1693
18.11.2	Renovaskuläre Hypertonie	1696
18.11.3	Hypertensiver Notfall	1700
18.11.4	Maligne Hypertonie und maligne Nephrosklerose	1702
18.11.5	Hypertensive Nephropathie	1703
18.11.6	Bluthochdruck und Nierenfunktion in der Schwangerschaft	1704
	Präeklampsie	1705
	Chronische Hypertonie	1706
	Pfropfgestose	1707
	Transitorische Schwangerschaftshypertonie	1707
	Antihypertensive Therapie in der Schwangerschaft	1708
18.11.7	Nierenerkrankungen und Schwangerschaft	1708
	Pyelonephritis und Schwangerschaft	1708
	Diabetische Nephropathie und Schwangerschaft	1708
	Systemischer Lupus erythematodes und Schwangerschaft	1709
	Nierentransplantation und Schwangerschaft	1709
18.12	**Nephrolithiasis und Nephrokalzinose**	**1709**
18.12.1	Nephrolithiasis	1709
18.12.2	Nephrokalzinose	1714
18.13	**Hereditäre und kongenitale Nierenerkrankungen**	**1715**
18.13.1	Polyzystische Nierenerkrankung	1716
18.13.2	Nephronophthise-Komplex	1718
18.13.3	Hereditäre glomeruläre Erkrankungen	1719
18.13.4	Primäre und hereditäre Tubulopathien	1720
18.13.5	Angeborene Stoffwechselerkrankungen mit Nierenfunktionsstörungen	1722
18.14	**Parenchymatöse Nierentumoren**	**1723**
18.15	**Erkrankungen der Prostata**	**1723**
18.15.1	Prostatitis	1723
18.15.2	Prostatahyperplasie	1724
18.15.3	Prostatakarzinom	1726

Zur Orientierung

Erkrankungen der Niere gehen bereits bei leichter Einschränkung der Funktion bis hin zum kompletten Ausfall mit einer Vielzahl von Störungen des Stoffwechsels, der Blutdruckregulation, des Mineralhaushaltes (Knochenstoffwechsel), der Blutbildung und des Säure-Basen-Haushaltes einher. Mit Ausnahme akuter, klinisch auffälliger Krankheitsbilder (**akutes Nierenversagen, nephrotisches Syndrom, Systemerkrankungen**) sind die meisten entzündlichen Erkrankungen der Niere (**glomeruläre oder tubulointerstitielle Nierenerkrankungen**) und die **diabetische Nephropathie** symptomarm und schmerzlos. Umso wichtiger ist es deshalb, die Ergebnisse der einfach durchzuführenden **Urindiagnostik** (Mikrohämaturie, Mikroalbuminurie, Proteinurie) zu beachten, die – ggf. über die Indikationsstellung zur Nierenbiopsie – zur Diagnose führen.

Nierenerkrankungen gehen sehr häufig mit arterieller **Hypertonie** einher. Ein Anstieg des Blutdrucks findet sich nach langjähriger Insulinresistenz oder Diabetes mellitus und obligat bei diabetischer Nephropathie.

Erhöhter Blutdruck schädigt wiederum die Nieren und ist der bedeutendste Progressionsfaktor im Verlauf der Nierenerkrankung. **Hereditäre und kongenitale Nierenerkrankungen** sind Domänen der pädiatrischen Nephrologie. **Erkrankungen der Prostata** sind dem urologischen Fachgebiet zuzuordnen; für die Nierenfunktion sind sie bei postrenaler Obstruktion von Bedeutung.

18.1 Funktion der Niere

H. GEIGER

18.1.1 Grundlagen der Nierenfunktion

Die Nieren spielen eine zentrale Rolle in der Regulation lebenswichtiger physiologischer Abläufe. Die wesentlichen Funktionen der Niere sind:
- Regulation der Elektrolyt- und Volumenhomöostase sowie des Säure-Basen-Haushaltes
- Ausscheidung wasserlöslicher, nicht proteingebundener körpereigener Stoffe (Stoffwechselprodukte) und körperfremder Substanzen (Pharmaka und Gifte)
- Abbau niedermolekularer Plasmaproteine (β_2-Mikroglobulin, Lysozym, Retinol bindendes Protein) und Peptidhormone (Parathormon, Insulin)
- Synthese und Freisetzung unterschiedlicher Hormone (Erythropoetin, 1,25-Dihydroxycholecalciferol) und modulierender Faktoren der Blutdruckregulation (Renin-Angiotensin-System, Kallikrein-Kinin-System, Prostaglandine)
- Erfolgsorgan extrarenal gebildeter Hormone (Katecholamine, Aldosteron, Parathormon, Calcitonin, Vasopressin, atriales natriuretisches Peptid, natriuretisches Hormon)

Anatomie

Die differenzierten Leistungen in der Niere werden durch spezifische morphologische Strukturen ermöglicht. Die kleinste funktionelle Einheit, das **Nephron** (Abb. 18.1), wird gebildet aus Glomerulus mit Bowman-Kapsel, proximalem Konvolut, Henle-Schleife sowie distalem Konvolut und mündet schließlich in eine Sammelrohrendstrecke. An der Kontaktstelle des aufsteigenden Schenkels mit dem Glomerulus desselben Nephrons liegt der juxtaglomeruläre Apparat, der von tubulären Zellen der Macula densa und den Epitheloidzellen der afferenten Arteriole (tubulärer Wandabschnitt, dem Vas afferens anliegend) gebildet wird. In den Mediazellen dieser Arteriolen wird eine Peptidase, das **Renin**, synthetisiert.

Durchblutung

Die Niere zeichnet sich durch eine hohe Durchblutung und eine spezielle Gefäßarchitektur aus. Eine Besonderheit der Gefäßversorgung des Nierengewebes ist die zweimalige Hintereinanderschaltung von Widerstandsgefäßen und Kapillaren (Vasa afferentia – Kapillarschlingen der Glomeruli – Vasa efferentia – peritubuläre Kapillaren der Nierenrinde). Die Durchblutung beider Nieren beträgt rund 1,2 l/min, das entspricht 25 % des Herzzeitvolumens unter Ruhebedingungen, wobei 92 % des Blutstroms auf die Nierenrinde entfallen. Wegen der hohen Blutflussrate ist die arteriovenöse Sauerstoffdifferenz mit 14 ml/l entsprechend gering. Die Durchblutung der Niere und die glomeruläre Filtrationsrate werden über einen Druckbereich von 80–200 mmHg (10,7–26,7 kPa) annähernd konstant gehalten, und zwar durch eine Anpassung des präglomerulären Widerstandes im Vas afferens an den jeweiligen Blutdruck (Autoregulation durch sog. Bayliss-Effekt und intrarenale Rückkopplungsmechanismen).

Glomeruläre Filtration

Die hohe Durchblutung der Nierenrinde ist die Voraussetzung für eine hohe **glomeruläre Filtrationsrate** (GFR), d.h. für die Bildung des **Primärharns.** Die Wand der glomerulären Kapillarmembran besteht aus einer Basalmembran, die innen mit Endothel ausgekleidet und außen von den Epithelien der Bowman-Kapsel bedeckt ist (Abb. 18.2).

Durch diese Barrierefunktion ist der in den Glomeruli abgepresste Primärharn frei von korpuskulären Elementen des Blutes und nahezu eiweißfrei. Die Permeabilität des

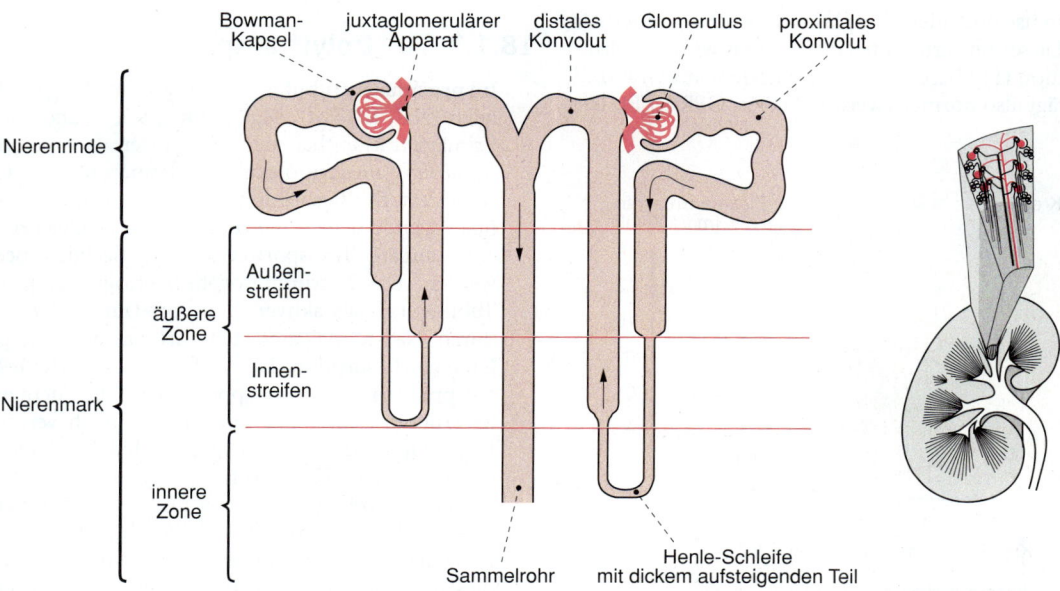

Abb. 18.1 Aufbau eines Nephrons als kleinste funktionelle Einheit der Niere.

Nierenerkrankungen

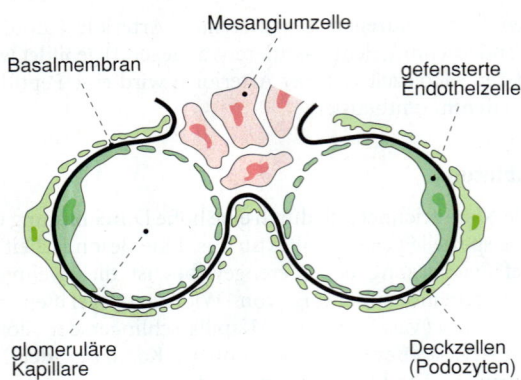

Abb. 18.2 Schematische Darstellung zweier normaler Glomeruli mit Basalmembran, Kapillarendothel, Epithel der Bowman-Kapsel und Mesangiumzellen.

glomerulären Filters wird dabei bestimmt durch den Filtrationsdruck, die Filtrationsfläche und die molekulare Siebfunktion. Veränderungen der Filtrationspermeabilität durch unterschiedliche Nierenkrankheiten manifestieren sich als Proteinurie oder Hämaturie.

Clearance

Die quantitative Messung des Glomerulusfiltrates ist möglich durch Clearancemethoden. Die GFR entspricht demjenigen Plasmavolumen, aus dem eine Testsubstanz (z. B. Inulin) in einer bestimmten Zeiteinheit vollkommen entfernt wird („Clearance"). Die glomeruläre Filtrationsrate ist ein direktes Maß für den Primärharn. Die mit Inulin gemessene Clearance ist identisch mit der GFR (90–140 ml/min; Abb. 18.3). Der Clearancewert der p-Aminohippursäure (PAH), einer schwachen organischen Säure, die glomerulär filtriert und im proximalen Tubulus sezerniert wird, entspricht ungefähr dem renalen Plasmafluss (RPF, 600 ml/min). Der renale Plasmafluss ist ein Maß für die Nierendurchblutung. Etwa 20 % des die Niere durchströmenden Blutplasmas werden glomerulär filtriert. Dieser filtrierte Anteil des Plasmas wird als Filtrationsfraktion (FF) bezeichnet. Der Quotient aus GFR und RPF beträgt also normalerweise 0,2 (FF = GFR/RPF). Die Ermittlung der Clearancewerte mit unterschiedlichen Substanzen ermöglicht die Bestimmung der Filtrations-, Sekretions- und Resorptionsleistung der Niere.

Histologie

Die einzelnen Tubulusabschnitte weisen eine unterschiedliche morphologische Struktur auf. Während der **proximale Tubulus** reich an Mitochondrien und Enzymen und durch einen Bürstensaum charakterisiert ist, enthält der **distale Tubulus** keinen Bürstensaum, weniger Mitochondrien und eine geringere Enzymausstattung. Die Zusammensetzung des Endharns ist das Ergebnis von Resorptions- und Sekretionsvorgängen entlang dem Nephron unter Beteiligung chemischer und physikalischer Prozesse (Abb. 18.4).

18.1.2 Flüssigkeitsausscheidung

Von den 170 l Ultrafiltrat (Primärharn), die täglich von den Glomeruli produziert werden, gelangen nur 1–2 l Urin (Endharn) zur Ausscheidung. Die Rückresorption des Primärharns erfolgt zu 65 % im proximalen Tubulus, zu 20 % im absteigenden Schenkel der Henle-Schleife und zu 10–15 % im Endteil des distalen Tubulus und in den Sammelrohren. Das Ausmaß der jeweiligen Wasserausscheidung wird durch unterschiedliche Resorption im distalen Nephronabschnitt durch das **Hormon Adiuretin** (ADH = antidiuretisches Hormon = Vasopressin) beeinflusst.

Die Konzentrierung des Harns erfolgt mit Hilfe des **Gegenstromprinzips** im Bereich der Henle-Schleife. Wesentlicher Mechanismus dieser Konzentrationsfähigkeit ist ein Konzentrationsgradient zwischen hypotoner intraluminärer Phase und hypertonem Nierenmark. Dieser wird durch die Natriumpumpe im aufsteigenden dicken Schenkel der Henle-Schleife und durch den modulierenden Einfluss von Adiuretin ermöglicht.

18.1.3 Elektrolyttransport

Im **proximalen Tubulus** wird die größte Menge an Elektrolyten (Na^+, K^+, Ca^{2+}, Mg^{2+}, PO_4^{2-}, SO_4^{2-}) und anderer im Primärfiltrat enthaltener Substanzen (Harnstoff, Aminosäuren, niedermolekulare Plasmaproteine, Glukose) resorbiert. Der Resorption von Natrium kommt dabei eine überragende Bedeutung zu, da durch sie gleichzeitig andere tubuläre Transportprozesse maßgeblich beeinflusst werden. Die Natriumresorption erfolgt im proximalen Tubulus teils als aktiver Transport (Energiebereitstellung durch Na^+-K^+-ATPase), teils als passive (energieunabhängige) Resorption. Der Anfangsteil der **Henle-Schleife** entspricht in seinen Transporteigenschaften dem proximalen Tubulus, allerdings mit einer deutlich verminderten Kapazität. Im dicken aufsteigenden Teil der Henle-Schleife existiert ein passives Kotransportsystem für Na^+-Ionen, wobei gleichzeitig ein K^+-Ion und zwei Cl^--Ionen in die Zelle geschleust werden. Durch die fehlende Wasserresorption bei gleichzeitig ausgeprägter Elektrolytresorption in diesem Nephronanteil wird die Tubulusflüssigkeit hypoton. Diese osmotische Konzentrationsänderung ist die

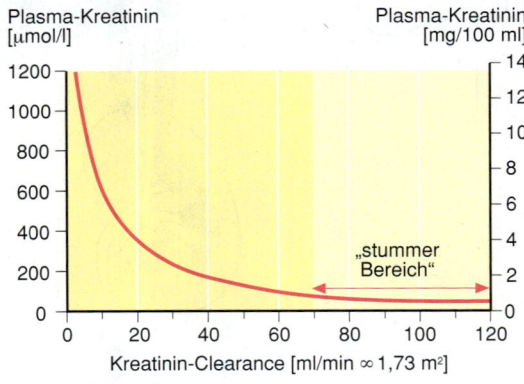

Abb. 18.3 Beziehung zwischen Kreatinin-Clearance und Plasma-Kreatinin.

18.1 Funktion der Niere

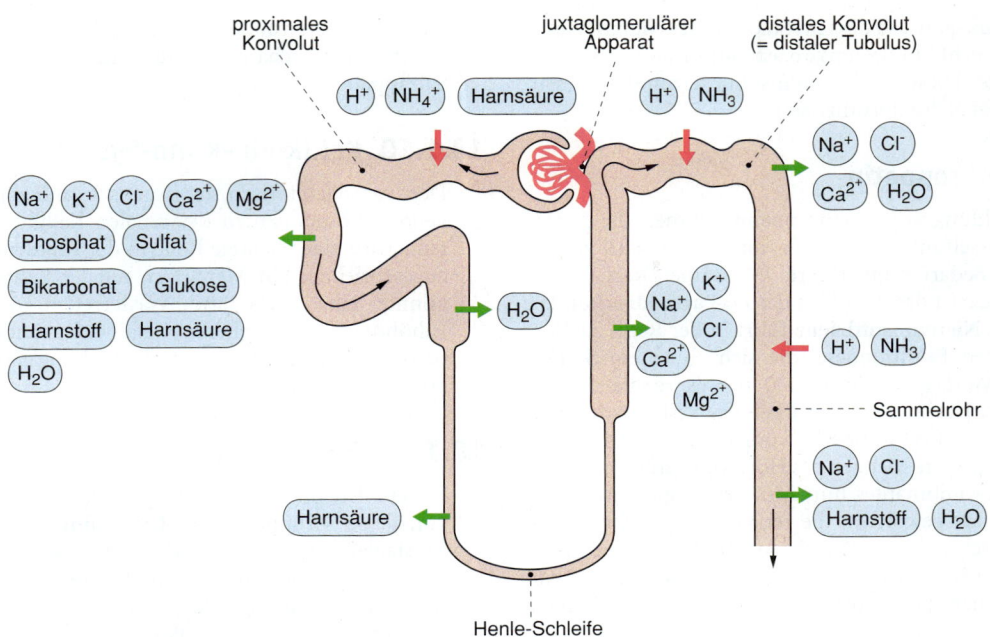

Abb. 18.4 Lokalisation der Resorptions- und Sekretionsvorgänge entlang dem Nephron (modifiziert nach Deetjen).

Voraussetzung für die Fähigkeit der Niere, je nach Situation osmotisch konzentrierten oder verdünnten Endharn zu bilden. Im distalen Tubulus und in den Sammelrohren erfolgt schließlich die endgültige Zusammensetzung des Endharns. Dabei existiert dort sowohl ein Na^+-Cl^--Kotransport als auch ein Na^+-H^+-Gegentransport.

18.1.4 Säure-Basen-Haushalt

Die täglich aus dem Stoffwechsel anfallenden Säureäquivalente (bei einer Ernährung, die 70 g Protein enthält, fallen im Körper pro Tag netto ca. 60 mmol H^+-Ionen an) müssen von den Nieren ausgeschieden werden. Hierzu stehen der Niere vier unterschiedliche Mechanismen zur Verfügung:

- **1. Bikarbonatresorption**
Die Bikarbonatresorption erfolgt überwiegend im proximalen Tubulus mit Hilfe des Enzyms Carboanhydrase. Das in die Zelle rückdiffundierte CO_2 kann durch die Carboanhydrase in H^+- und HCO_3^--Ionen dissoziiert werden. Bikarbonat wird dann mit einem Na^+-gekoppelten Carriersystem kontraluminal aus der Zelle ausgeschleust.
- **2. H^+-Ionen-Sekretion**
H^+-Ionen können über den Na^+-Gegentransport ausgeschieden werden. Ein Proton wird im Austausch gegen ein Natriumion aktiv sezerniert.
- **3. Ausscheidung titrierbarer Säuren**
Nur der proximale Tubulus ist in der Lage, schwache organische Säuren und Basen zu sezernieren. Als titrierbare Säure bezeichnet man die Ausscheidung von Säuren mit Hilfe von Puffern in pH-neutraler Form. Wichtigste Puffersubstanz ist das Phosphat.
- **4. Ausscheidung von Ammoniak**
Das bei der Spaltung der Aminosäure Glutamin entstehende Ammonium (NH_4^+) wird umgesetzt zu H^+ und Ammoniak (NH_3). Das elektrisch neutrale Ammoniak diffundiert in die Tubulusflüssigkeit (Nonionic Diffusion) und kann dort wiederum ein Proton binden (Entstehung von NH_4^+). Zwischen dem pH des Endharns und der Menge an ausgeschiedenem Ammonium besteht eine nahezu lineare Beziehung.

18.1.5 Ausscheidung von harnpflichtigen Substanzen

Im Proteinstoffwechsel des Organismus entstehen unterschiedliche stickstoffhaltige Endprodukte. Für die klinische Praxis von Bedeutung sind **Kreatinin, Ammoniak, Harnstoff** und **Harnsäure**. Bei Ernährung mit gemischter Kost müssen pro Tag etwa 1 200 mosmol an harnpflichtigen Substanzen ausgeschieden werden. Die Niere ist durch die Fähigkeit zur Harnkonzentrierung in der Lage, die endogen gebildeten Stoffe mit nur ca. 1,5 l Harn pro Tag auszuscheiden.

18.1.6 Abbau niedermolekularer Plasmaproteine und Peptidhormone

Die Niere spielt im Abbau niedermolekularer Proteine eine wichtige Rolle. Die renale Extraktion der niedermolekularen Plasmaproteine durch tubulären Abbau liegt zwischen 20 % (β_2-Mikroglobulin, Molekulargewicht 11 800 D) und 4 % (Präalbumin, Molekulargewicht 61 000 D). Die durch Endozytose vermittelte Resorption und der anschließende intrazelluläre lysosomale Abbau von Proteinen (z. B. Albumin, β_2-Mikroglobulin, Lysozym) sind unter „normalen" Bedingungen gesättigt, so dass eine erhöhte Durchlässigkeit des Glomerulus für Proteine und eine verminderte tubuläre Degradation eine Proteinurie zur Folge haben.

Die Niere erfüllt gleichfalls eine wichtige Funktion im **Abbau verschiedener Proteohormone** (z. B. Parathormon,

Insulin, Glukagon), so dass im Stadium der **Niereninsuffizienz** eine **erhöhte Serumkonzentration** auftreten kann (verlängerte Halbwertszeit von Insulin, verminderter Insulinbedarf bei Niereninsuffizienz).

18.1.7 Erythropoetin

Bei der Bildung von Erythropoetin nehmen die Nieren eine Schlüsselfunktion ein. Erythropoetin wird in der Niere bei Bedarf synthetisiert. Wirksamer Reiz für die Erythropoese ist das Absinken des O_2-**Partialdruckes**. Die **chronische Niereninsuffizienz** führt in der Regel zu einer verminderten Erythropoese, die sich ab einem Serum-Kreatinin-Wert von 3,5 mg/100 ml als **renale Anämie** demaskiert. Nachdem es 1985 gelungen ist, das humane Gen, welches Erythropoetin kodiert, zu identifizieren, lassen sich größere Mengen des Hormons gentechnisch gewinnen (rekombinantes humanes Erythropoetin). Somit ist es möglich geworden, die renale Anämie kausal und effektiv durch Gabe von Erythropoetin zu korrigieren. In den meisten Fällen kann deshalb auf die früher notwendigen problematischen Bluttransfusionen verzichtet werden.

18.1.8 Vitamin-D-Stoffwechsel

Aus dem Präprovitamin D_3 (tierischer Herkunft) und Präprovitamin D_2 (pflanzlicher Herkunft) werden in der Haut durch Bestrahlung mit Sonnenlicht die Provitamine D_3 und D_2 gebildet. In der Leber erfolgt die Hydroxylierung, in der Niere die weitere Einführung einer OH-Gruppe (unter dem Einfluss von Parathormon), wodurch schließlich das wirksame **Vitamin D_3**, das 1,25-Dihydroxycholecalciferol, entsteht. Letzteres fördert die intestinale Resorption von Kalzium und Phosphat, steigert die Knochenmineralisation und hemmt die Sekretion von Parathormon. Außer in den Nebenschilddrüsen existieren in zahlreichen Organen Rezeptoren für 1,25-Dihydroxycholecalciferol.

18.1.9 Renin-Angiotensin-System

Renin wird in den granulierten Zellen des juxtaglomerulären Apparates der Niere gebildet und in die Zirkulation abgegeben. Der renale Sympathikotonus ist der vorherrschende Kontrollmechanismus für die Reninsekretion. Weitere Einflussgrößen sind ein intrarenaler Barorezeptormechanismus, die Macula densa, der Körper-Natrium-Bestand und humorale Faktoren (**Hemmung** der Reninsekretion durch Angiotensin II, antidiuretisches Hormon, atriales natriuretisches Peptid; **Stimulation** durch β_2-Agonisten, Prostaglandine, Dopamin, Histamin). Angiotensin II hemmt die Reninfreisetzung intrarenal im Sinne eines negativen Rückkopplungsmechanismus.

Angiotensin II bewirkt eine sehr starke, direkte Vasokonstriktion der Arterien und erhöht zusätzlich den totalen peripheren Gefäßwiderstand über eine Aktivierung des zentralen und peripheren sympathischen Nervensystems (Anstieg des arteriellen Blutdruckes). In der Niere führt Angiotensin II durch Konstriktion des Vas afferens und noch ausgeprägter des Vas efferens zur Abnahme der glomerulären Filtrationsrate. Außerdem ist Angiotensin II der wichtigste Stimulator für die **Sekretion von Aldosteron** aus der Nebennierenrinde. Im Hypothalamus löst Angiotensin II den Durstmechanismus aus und erhöht zusätzlich den Salzappetit.

18.1.10 Kallikrein-Kinin-System

Den vasodilatatorisch, natriuretisch und diuretisch wirkenden Komponenten des renalen Kallikrein-Kinin-Systems wird eine wichtige Rolle in der **Blutdruckregulation** zugeschrieben. Ein Mangel an renaler Kallikreinaktivität könnte eine Salz- und Wasserretention sowie eine Erhöhung des peripheren Gefäßwiderstandes zur Folge haben und auf diese Weise zur Entstehung einer **arteriellen Hypertonie** beitragen.

18.1.11 Prostaglandine

In der Niere und in anderen Organen kommen Fettsäuren vor, die zur Gruppe der **Prostaglandine** (**PG**) gehören. Die Prostaglandine der A- und E-Reihe sowie Prostazyklin (PGI_2) wirken als direkte Vasodilatatoren, während $PGF_2\alpha$ und Thromboxan A_2 (TXA_2) zur Vasokonstriktion führen. Prostaglandine sind charakterisiert durch eine schnelle Biosynthese, unterschiedliche Lokalisation der Synthesestellen, Vielfalt der Wirkorte, vielfältige, z.T. gegensätzliche Effekte, hohe Wirkstärke und schnelle Inaktivierung. Durch ihre direkte, lokale Wirkung am Entstehungsort (glatte Gefäßmuskulatur, Niere) und durch Interaktion mit anderen zirkulierenden Hormonen können Prostaglandine den arteriellen Blutdruck modulieren.

18.1.12 Katecholamine

Die Katecholamine Adrenalin (Epinephrin) und Noradrenalin (Norepinephrin) werden in den chromaffinen Zellen des Nebennierenmarks und des sympathischen Nervensystems aus Dopamin gebildet. Eine Steigerung der sympathischen Nervenaktivität führt zu einer Freisetzung von Adrenalin und Noradrenalin. Die Plasmakonzentration von Adrenalin ist ein direktes Maß für die sympathoadrenerge Aktivität. Zirkulierendes Adrenalin kann Gefäßepithelien passieren und direkt auf Adrenorezeptoren einwirken. In der Niere wurden α_1-, α_2- und β-Rezeptoren nachgewiesen. **Stimulation der α_1-Rezeptoren** steigert die **Natriumresorption,** während eine **Stimulation der α_2-Rezeptoren** zu einer Zunahme der **Natriumausscheidung** führt. Aktivierung von β_2-**Adrenorezeptoren** in der Niere durch Katecholamine führt zur **Stimulation des Renin-Angiotensin-Systems.**

18.1.13 Aldosteron

Aldosteron ist das wichtigste Mineralokortikoid und wird in der Zona glomerulosa der Nebennierenrinde gebildet. Die hormonale **Regulation der renalen Natriumexkretion** wird durch Aldosteron beeinflusst. Bei Volumen- oder Kochsalzmangel wird via erhöhtes Renin und Angiotensin II Aldosteron in der Nebennierenrinde ausgeschüttet. Aldosteron steigert die **Resorption von Na^+** und Wasser im distalen Abschnitt des Nephrons sowie die K^+**- und H^+-Sekretion** und erhöht dadurch den Bestand des Körpers an Natrium und extrazellulärer Flüssigkeit.

18.1.14 Parathormon

Im Serum zirkulieren intaktes PTH (1–84) sowie biologisch inaktive carboxyterminale und biologisch aktive aminoterminale Fragmente. Parathormon steigert die **renale Ausscheidung von Phosphat** (proximaler Tubulus), **Natrium und Kalium, Bikarbonat, Aminosäuren und Sulfat.** Dagegen wird die **Rückresorption von Kalzium** (distaler Tubulus) und **Magnesium** in der Niere unter Einfluss des Parathormons gefördert.

18.1.15 Calcitonin

Calcitonin wird in den parafollikulären Zellen der Schilddrüse (sog. C-Zellen) gebildet. Insgesamt zeichnet sich Calcitonin durch **kalziumregulierende Effekte** aus. Bei vielen Zellen ist die Änderung der intrazellulären Ca^{2+}-Konzentration das Signal für wichtige Funktionsänderungen, und deshalb ist eine permanente Feinabstimmung zwischen intra- und extrazellulärem Kalzium unabdingbar. Zur Aufrechterhaltung der Kalziumhomöostase senkt Calcitonin einen erhöhten Blutkalziumspiegel durch Hemmung der Kalziumfreisetzung aus dem Knochen und durch eine gesteigerte Kalziumausscheidung im Urin.

18.1.16 Adiuretin (ADH)

Adiuretin (identisch mit Vasopressin) wird im Hypothalamus gebildet, gelangt durch neuroaxonalen Transport in die Hypophyse und wird dort im Hinterlappen (Neurohypophyse) gespeichert. Als Messfühler für den extrazellulären Hydratationszustand fungieren Volumenrezeptoren in den Herzvorhöfen und Osmorezeptoren in Hypothalamus und Leber. Die Volumenrezeptoren reagieren dabei weniger sensibel (höhere Schwelle) als die sehr empfindlichen Osmorezeptoren. Bei Abfall des arteriellen Blutdruckes werden auch Barorezeptoren im Aortenbogen und im Sinus caroticus aktiviert und induzieren eine Stimulation der zentralen ADH-Synthese.

Unter physiologischen Bedingungen sind die **Sammelrohre** und das **distale Konvolut der Niere** Zielorgane des antidiuretischen Hormons. In Abwesenheit von ADH ist das Epithel der Sammelrohre für Wasser nicht permeabel. Unter seiner Einwirkung wird Wasser durch passive Rückresorption wieder dem Kreislauf zugeführt. Bei erhöhter effektiver Plasmaosmolalität wird ADH ausgeschüttet, was zur Bildung eines konzentrierten, hyperosmolaren Urins führt. Da akuter **Alkoholkonsum die ADH-Freisetzung hemmt,** erklärt sich die Zunahme der Diurese nach Alkoholgenuss. Bei höheren ADH-Konzentrationen im Blut kommt es zu einer deutlichen Vasokonstriktion der Arterien mit Blutdruckanstieg (vasopressorische Eigenschaft des Hormons), während der Druck im Pfortadersystem abnimmt.

18.1.17 Atriales natriuretisches Peptid (ANP)

1981 gelang der Nachweis, dass sich ein in den **Vorhofmyokardzellen gebildetes Polypeptid** durch natriuretische und diuretische Eigenschaften auszeichnet. Durch intensive Forschungen in den folgenden Jahren wurde nachgewiesen, dass dieses sog. atriale natriuretische Peptid auch in anderen Geweben, wie im zentralen und peripheren Nervensystem und in der Niere, gebildet wird. Wichtigster Stimulus für die Sekretion dieses Peptids ist die Dehnung des Herzvorhofes nach Expansion des intravasalen Volumens. An der Niere entfaltet ANP einen ausgeprägten natriuretischen und diuretischen Effekt (hämodynamische Effekte, Sammelrohre). Durch gleichzeitige Dilatation des Vas afferens und Konstriktion des Vas efferens nimmt die glomeruläre Filtrationsrate (GFR) zu. Außerdem hemmt ANP indirekt die Reninsekretion im juxtaglomerulären Apparat. Hieraus resultieren eine verminderte Bildung von Angiotensin II und ein suppressiver Effekt auf die adrenale Aldosteronproduktion. Die vaskuläre Wirkung von ANP ist durch eine Dilatation vorwiegend arterieller Gefäße gekennzeichnet.

18.1.18 Natriuretisches Hormon

Das atriale natriuretische Peptid muss abgegrenzt werden gegenüber einem erstmals 1961 von de Wardener und Mitarbeitern beschriebenen natriuretischen Hormon. Dieser sog. natriuretische Faktor wird vermutlich im Hypothalamus gebildet und hemmt im Gegensatz zum ANP die Natrium-Kalium-ATPase (Synonym: Digoxin-like Factor = DLF) und wirkt vasokonstriktorisch. Die biochemische Identifikation und Aufschlüsselung dieser Substanz sind bis heute noch nicht gelungen.

Zusammenfassend sind **Isotonie** und **Isovolämie** Zielgrößen in der Regulation des Natrium- und Wasserhaushaltes. Wichtigstes Kontrollorgan sind dabei die Nieren. Die Steuerung der renalen Wasser- und Natriumausscheidung erfolgt dabei wie bereits geschildert durch unterschiedliche Hormonsysteme, wobei Beziehungen von ANP zu antagonistisch und synergistisch wirkenden Hormonen eine wesentliche Steuerungsfunktion zukommt (Abb. 18.5).

18.1.19 NO (Stickstoffmonoxid)

NO ist ein Gas, das aus der Aminosäure Arginin gebildet wird. Es besitzt eine kurze Halbwertszeit von 3–5 s. Es spielt u. a. eine wichtige Rolle im Gefäßsystem (Vasodilatation, Plättchenadhäsion), im Nervensystem (Neurotransmitterbildung, Durchblutung) und im Immunsystem (Immunantwort bei Infektionen). In der Niere beeinflusst NO die glomeruläre Filtration, die tubuläre Reabsorption und die Reninsekretion.

18.1.20 Endothelin

Endothelin-1, ein Peptid aus 21 Aminosäuren, ist der stärkste bekannte Vasokonstriktor. Es kontrahiert Nierengefäße, hemmt die Reabsorption von Natrium und Wasser, erhöht die glomeruläre Zellproliferation, stimuliert die Synthese extrazellulärer Matrixproteine und fördert dadurch die Fibrosierung in der Niere.

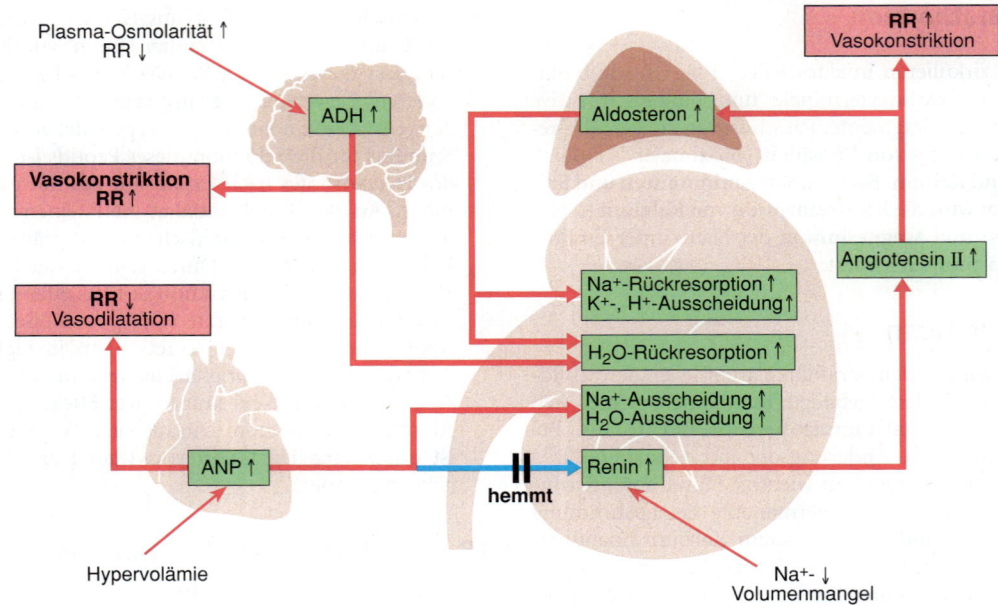

Abb. 18.5 Interaktion von ADH, ANP und Renin-Angiotensin-Aldosteron-System bei der Regulation des arteriellen Blutdrucks und der Flüssigkeitshomöostase.

Zur weiteren Information

Literatur

Blantz, R. C., et al.: Activities of nitric oxide in normal physiology and uremia. Semin Nephrol 1996; 16:144–50.

Herbert, S. C., W. Kriz: Structural-Functional Relationships in the Kidney. In: Schrier, R. W., C. W. Gottschalk (eds.): Diseases of the Kidney. Little Brown, Boston 1997.

Kohan, D. E.: Endothelins in the normal and diseased kidney. Am J Kidney Dis 1997; 29: 2–26.

Stahl, R. A. K.: Niere und ableitende Harnwege. In: Siegenthaler, W. (Hrsg.): Klinische Pathophysiologie. Thieme, Stuttgart-New York 2001.

Vesely, D. L.: Atrial natriuretic peptides in pathophysiological diseases. Cardiovasc Res 2001; S1: 647–58.

Internet-Links

Deutsche Nierenstiftung: http://www.mannheim.de/nierenstiftung/
American Kidney Foundation: http://www. ajkd.org
Journal of the American Society of Nephrology: http://www.jasn.org

---

18.2 Diagnostische Verfahren

W. H. Hörl

18.2.1 Basisuntersuchungen

Anamnese und körperlicher Befund sind Grundlage der Diagnostik und Therapie renaler Erkrankungen. Viele Nierenerkrankungen können asymptomatisch beginnen und werden nur zufällig im Rahmen von Routineuntersuchungen entdeckt (z. B. durch pathologischen Urinbefund oder Kreatininerhöhung).

Anamnese

Patienten mit Nierenerkrankungen können eine uncharakteristische Anamnese aufweisen. So können sich beispielsweise Ödeme oder eine Proteinurie (erkennbar u. U. durch schäumenden Urin) ohne offensichtlichen Grund manifestieren. Umgekehrt können Patienten mit Nierenbeteiligung im Rahmen von Systemerkrankungen diagnoseweisende Angaben machen, z. B. über Hämoptoe bei Goodpasture-Syndrom oder eine nicht abklingende Lungenentzündung bzw. Sinusitis bei Morbus Wegener. Ausdrücklich sollte man nach Erkrankungen mit bekannter familiärer Häufung fragen (z. B. Zystennieren, Alport-Syndrom, Diabetes mellitus, Bluthochdruck).

Daneben können bei einer Verschlechterung der Nierenfunktion folgende Angaben diagnoseweisend sein:
- rezidivierende Harnwegsinfekte
- vorausgegangene Infekte der oberen Luftwege
  - zwei bis drei Wochen vor Auftreten einer Mikrohämaturie (Verdacht auf Poststreptokokken-Glomerulonephritis) oder
  - zwei bis drei Tage vor Auftreten einer Makrohämaturie (Verdacht auf IgA-Nephropathie)
- Einnahme von Medikamenten (z. B. Antibiotika, Analgetika)

Befund

Die Nieren sind im Allgemeinen nicht oder nur sehr schwer palpabel. Bei schlanken Individuen dagegen lassen sich vergrößerte Nieren (Zystennieren, Hydronephrosen,

Nierentumoren) häufig tasten. Im Rahmen von oberen Harnwegsinfektionen treten Fieber, klopfdolentes Nierenlager oder Flankenschmerzen auf, bei unteren Harnwegsinfektionen lassen sich neben Pollakisurie und Brennen beim Urinieren eine Bakteriurie, Leukozyturie und/oder Hämaturie (bei hämorrhagischer Zystitis) nachweisen.

Glomeruläre Erkrankungen gehen meist mit Ödemen der Lider, Knöchel oder Unterschenkel einher. Bei nephrotischem Syndrom sind die Ödeme häufig sehr ausgeprägt (Anasarka) und mit Pleuraerguss, Perikarderguss und/oder Aszites assoziiert. Eine Hypertonie manifestiert sich bei Nierenarterienstenose. Müdigkeit. Kältegefühl oder Blässe sind Ausdruck der renalen Anämie. Im fortgeschrittenen Stadium bestehen ferner ein urämischer Fötor, gastrointestinale Symptome (z. B. Übelkeit, Erbrechen), Pruritus, Polyneuropathie, Pleuritis und/oder Perikarditis.

Blut- und Urinparameter

Für die Diagnose von Erkrankungen der Nieren und harnableitenden Wege bieten sich folgende Basislaborbefunde in Blut und Harn an:
- Analyse von Kreatinin, Harnstoff, Harnsäure, Elektrolyten, Gesamt-Eiweiß, Elektrophorese im Serum, Blutgasanalyse, Blutbild
- Bestimmung von Eiweiß, Zellausscheidung (Erythrozyten, Leukozyten, Epithelzellen), Zylindern und Keimzahl im Urin

Kreatinin

Der Normalbereich für Kreatinin im Serum liegt bei 44–106 mmol/l bzw. 0,5–1,2 mg/dl (Umrechnungsfaktor 0,0113). Kreatinin wird bei normaler Nierenfunktion glomerulär filtriert und in den Tubuli weder rückresorbiert noch sezerniert. Es besteht eine hyperbolische Beziehung zwischen Kreatinin-Clearance als Maß der glomerulären Filtrationsrate (GFR) und Serum-Kreatinin. Die GFR (Normbereich 80–120 ml/min) kann auf ca. die Hälfte abfallen, ohne dass es zum Anstieg des Serum-Kreatinins (s. Abb. 18.3) kommt (kreatininblinder Bereich). Erst bei Einschränkung der GFR unter 50 ml/min kommt es zum steilen Anstieg des Serum-Kreatinin-Spiegels. Da bei eingeschränkter Nierenfunktion Kreatinin auch tubulär sezerniert wird, wird die GFR unter diesen Bedingungen überschätzt (bis zu 30 %). Bei Patienten mit reduzierter Muskelmasse (vor allem Kinder und Patienten in höherem Lebensalter) wird durch die Bestimmung von Kreatinin das Ausmaß der Nierenfunktionseinschränkung oftmals erheblich unterschätzt. Daher hat in der Nierenfunktionsbeurteilung die Kreatinin-Clearance einen wesentlich höheren Stellenwert als der Serum-Kreatinin-Wert.

Harnstoff

Harnstoff ist das Endprodukt des Aminosäuren- und Proteinstoffwechsels. Er wird in der Leber im Harnstoffzyklus aus Ammoniak und Bikarbonat synthetisiert. Täglich werden 20–30 g Harnstoff gebildet (Normbereich für Erwachsene im Serum: 1,7–8,3 mmol/l bzw. 11–55 mg/dl). Die Harnstoffspiegel korrelieren nicht regelmäßig mit der Kreatininkonzentration im Serum. So können bei nur mäßig erhöhten Kreatininwerten überproportional hohe Harnstoffkonzentrationen auftreten. Extrarenale Ursachen überhöhter Harnstoffwerte sind beispielsweise:
- metabolische Azidose
- intestinale Blutung
- hohe Eiweißzufuhr mit der Nahrung
- Kalorienmangel (zu geringe Nahrungsaufnahme)
- katabole Stoffwechsellage (z. B. nach Trauma, Infekt)
- Steroidtherapie
- Hoch dosierte Diuretikatherapie

18.2.2 Praktisches Vorgehen für die Harndiagnostik

Hämaturie und Leukozyturie sind wesentliche Indikatoren für Erkrankungen der Nieren und ableitenden Harnwege. Pro Tag werden physiologischerweise etwa 2 000 Zylinder, 130 000 Erythrozyten sowie 650 000 weiße und epitheliale Zellen ausgeschieden. Sicher pathologisch sind Werte > 10 000 Zylinder, > 1 Mio. Erythrozyten sowie > 2 Mio. weiße und epitheliale Zellen/24 h. Routinemäßig wird nur die Erythrozytenausscheidung quantifiziert (Addis-Sediment).

Screeninguntersuchung

- Streifentests mit Testfeldern für pH, Erythrozyten, Hämoglobin, Glukose, Protein, Leukozyten und Nitrit
- Eintauchnährböden zum Nachweis von Bakterien
- Beurteilung des Urinsediments

Bei **pathologischen Befunden** sollten diese Untersuchungen folgendermaßen ergänzt werden:
- makroskopische und mikroskopische Betrachtung des Urins vor und nach Zentrifugation
- Untersuchung auf Zylinder
- Analyse der Erythrozytenmorphologie (Untersuchung des Morgenurins)
- Studium der Urinzytologie
- Abklärung der Proteinurie
- Erregernachweis und Resistenzbestimmung

Die Untersuchung erfolgt im frischen Urin, möglichst innerhalb von 30–60 min nach Blasenentleerung. Nach Zentrifugation (3–5 min, 3 000 r/min) wird der Überstand in ein separates Röhrchen dekantiert, das Sediment in eine Pipette aufgenommen und mikroskopisch analysiert. Für die Untersuchung des Mittelstrahlurins empfiehlt sich bei Frauen eine Reinigung des äußeren Genitales (z. B. mit physiologischer Kochsalzlösung), um eine Kontamination zu vermeiden; allerdings dürfen dadurch keine Artefakte entstehen.

Erythrozyturie

Die Erythrozyten haben im Harn eine gelbe bis rote Farbe und imponieren bei isotonem Urin als bikonkave Scheiben. Der Normalwert für die Erythrozytenausscheidung liegt bei 0–5 Erythrozyten/Gesichtsfeld.

Relevant wird die Hämaturie bei einer Erythrozytenkonzentration > 5 000 Zellen/ml Urin, wobei die Grenze bei Männern eher niedriger liegt und bei Frauen Angaben über den Menstruationszyklus wichtig sind.

Nierenerkrankungen

Die häufigsten Ursachen für das Auftreten von Erythrozyten im Urin (Makrohämaturie bei sichtbarer Verfärbung des Urins, Mikrohämaturie bei Nachweis von Erythrozyten durch Teststreifen) sind extrarenaler Genese. In Frage kommen:
- Konkremente
- Trauma
- Prostataerkrankungen (vor allem Prostatakarzinom bei Männern > 50 Jahre)
- Blasentumoren
- Gerinnungsstörungen
- parasitäre Erkrankungen der Blase

Renale Ursachen der Hämaturie betreffen:
- Nierentumoren
- Glomerulonephritiden
- Nierenbeteiligung bei Systemerkrankung
- Papillennekrose bei Diabetes mellitus oder Analgetikanephropathie
- Zystenblutungen mit Anschluss an das Nierenbeckenhohlraumsystem bei polyzystischer Nierendegeneration

Im Phasenkontrastmikroskop lassen sich dysmorphe („glomeruläre") und eumorphe („nichtglomeruläre") Erythrozyten unterscheiden.

„Glomeruläre" Erythrozyten gelangen über die glomeruläre Basalmembran (mechanisches Trauma) in das Tubuluslumen und erfahren während der Passage durch unterschiedliche Nephronabschnitte verschiedene weitere morphologische Veränderungen (osmotisches Trauma). Eine Variante dysmorpher Erythrozyten sind Ringformen, die Exo- und Endopodien (Zellknospen) tragen können. Destruierte Formen zeigen einen geringen Hämoglobingehalt und eine vielgestaltige Zellmorphologie (Polymorphismus).

„Nichtglomeruläre" Erythrozyten sind dagegen nach Form, Größe und Struktur uniform und somit den Erythrozyten der peripheren Blutbahn vergleichbar. Die glomeruläre Genese einer Mikrohämaturie ist anzunehmen, wenn mehr als 30 % der im Sediment vorhandenen Erythrozyten das dysmorphe Zellmuster aufweisen. Eumorphe Erythrozyten sprechen dagegen primär für eine postrenale Blutung (Blase, Prostata, Urethra).

Abbildung 18.6a, b zeigt das ungefärbte Harnsediment im Phasenkontrastmikroskop eines Patienten mit Glomerulonephritis.

Leukozyturie

Leukozyten sind geringfügig größer als Erythrozyten und durch granuläres Zytoplasma und einen vielfach gelappten Zellkern identifizierbar. Im Sediment Gesunder lassen sich bei 400facher Vergrößerung lediglich 0–4 Leukozyten/Gesichtsfeld nachweisen, eine pathologisch relevante Leukozyturie liegt bei ≥ 10 Leukozyten/Gesichtsfeld vor. Im unzentrifugierten Urin beträgt die pathologische Leukozytenkonzentration > 5 000/ml.

Der Nachweis erhöhter Leukozytenzahlen im Urin spricht für einen Harnwegsinfekt bzw. einen entzündlichen Prozess. Bei einer Lokalisation der Läsion in der Niere unterscheidet man eine akute bakterielle interstitielle Nephritis und eine „sterile Leukozyturie" bei abakterieller interstitieller Nephritis (z. B. bei Analgetikaabusus oder Tuberkulose). Eosinophile Leukozyten haben die größte diagnostische Signifikanz und treten z. B. bei allergischer, medikamentös induzierter akuter interstitieller Nephritis (allerdings nicht pathognomonisch) auf.

Epithelzellen

Epithelzellen sind 1,5- bis 3fach größer als Leukozyten und haben einen runden, großen Kern. Epitheliale Zellen aus dem unteren Harntrakt sind noch größer und haben einen kleinen Kern. Beweisend für einen renalen Ursprung sind epitheliale Zellen nur dann, wenn sie innerhalb eines Zylinders auftreten. Der Nachweis von Epithelzellen kann einerseits den normalen Zell-Turnover reflektieren, andererseits können sie auch im Rahmen von Harnwegsinfektionen und bei verschiedenen renalen Erkrankungen auftreten.

Zylinder

Zylinder werden innerhalb des Tubuluslumens (im aufsteigenden Ast der Henle-Schleife) im distalen Tubulus und in den Sammelrohren gebildet.

Hohe Osmolalität, niedriger Urin-pH und Stase begünstigen die Zylinderbildung. Eine erhöhte Kalzium- und Natriumkonzentration, ferner Albumin, Kontrastmittel und freie Leichtketten begünstigen im Urin die Gelierung,

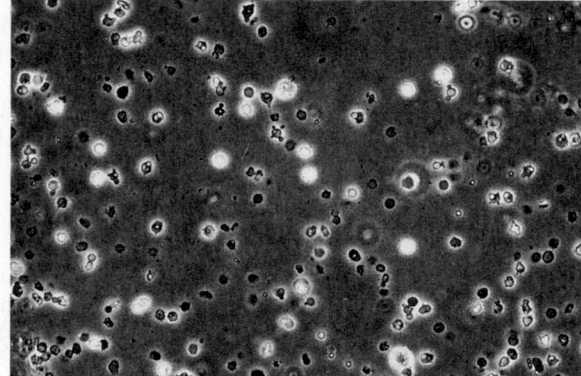
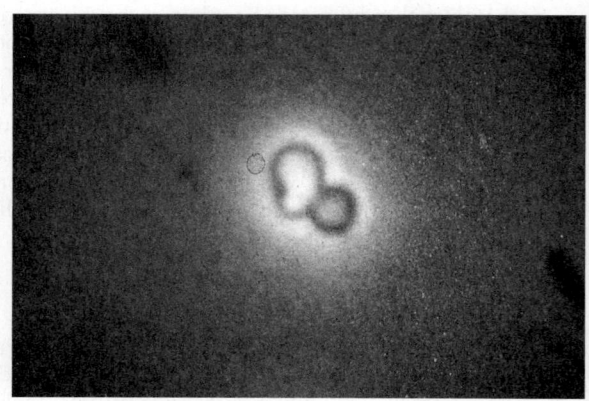

Abb. 18.6 Ungefärbtes Harnsediment im Phasenkontrastmikroskop eines Patienten mit Glomerulonephritis.
a) Dysmorphes Erythrozytenmuster vom Typ der Ringformen mit Exo- und Endopodien (Vergrößerung 400fach).
b) Glomerulärer solitärer Diskozyt mit Exopodie (Vergrößerung 2 520fach).

während Harnstoff und alkalisches Milieu die Gelierung hemmen. Zylinder bestehen als Matrix aus Tamm-Horsfall-Mukoprotein (THP); Zellelemente, Fettkügelchen oder Pigmente können eingelagert sein. Folgende Formen lassen sich unterscheiden:

Hyaline Zylinder

Hyaline Zylinder sind zellfrei, bestehen nur aus der Matrix (THP) und sind ohne diagnostische Signifikanz. Sie sind häufig im normalen Urin nachweisbar, finden sich aber vor allem bei Dehydratation (nach Dursten, unter Diuretikatherapie, nach extremer körperlicher Belastung). Im Phasenkontrastmikroskop erscheinen sie als zigarrenförmige, transparente Zylinder mit glatter, etwas zerknitterter Oberfläche.

Beim **THP** handelt es sich um ein Glykoprotein, das ausschließlich in der Niere gebildet wird (in den Zellen des dicken aufsteigenden Schenkels der Henle-Schleife und des früh-distalen Tubulus). THP besitzt Rezeptoren für verschiedene uropathogene Bakterien, die durch Bindung an den entsprechenden Rezeptor mit THP über den Urin ausgeschieden werden. Daher schützt vermutlich eine hohe Konzentration von THP im Urin den Urogenitaltrakt gegen bakterielle Infektionen.

Erythrozytenzylinder

Erythrozytenzylinder sind beweisend für eine renale Herkunft der Hämaturie. Allerdings schließt ihr Fehlen eine Glomerulonephritis nicht aus. Abbildung 18.7 zeigt einen Erythrozytenzylinder mit dysmorphen Erythrozyten, die in die THP-Matrix eingeschlossen sind.

Leukozytenzylinder

Leukozytenzylinder (Abb. 18.8) beweisen einen renalen Entzündungsprozess (bakterielle bzw. analgetikainduzierte interstitielle Nephritis).

Epithelzylinder

Epithelzylinder (Epithelzellen eingebettet in die THP-Matrix) finden sich bei akutem Nierenversagen und bei Tubulusschäden verschiedenster Ätiologie.

Gemischte Zylinder

Gemischte Zylinder sind nicht diagnoseweisend. In die Zylindergrundmatrix sind als zelluläre Bestandteile Tubulusepithelien, Erythrozyten und/oder Leukozyten eingebettet.

Pigmentzylinder

Pigmentzylinder lassen sich in drei Formen unterteilen:
- **Hämoglobinzylinder** findet man bei allen Formen der Glomerulonephritis, Hämoglobinurie, Hämolyse und bei Systemerkrankungen mit Nierenbeteiligung.
- **Myoglobinzylinder** entstehen durch Polymerisation von Myoglobin mit THP. Myoglobin (Molekulargewicht 16 800 D) wird bei schwerer Muskelzellzerstörung (Trauma, Heroin-, Alkoholabusus, prolongierte Immo-

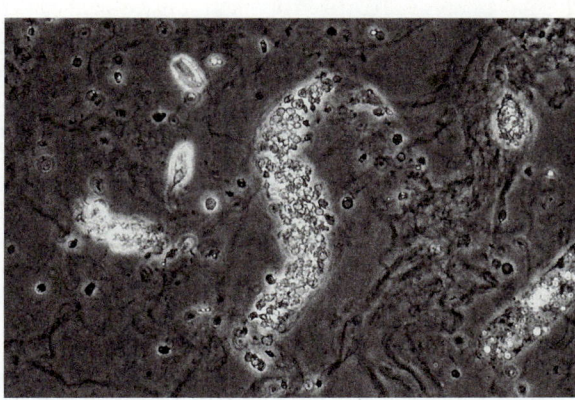

Abb. 18.7 Ein typischer Erythrozytenzylinder. Die im Zylinder eingebetteten kernfreien Zellelemente sind klar zu erkennen, umgeben von dysmorphen Erythrozyten, Mukus- und Fettkörnchen. Am linken oberen Bildrand findet sich ein gemischtzelliger Zylinder mit Fettkörnchenauflagerungen bei Glomerulonephritis (Vergrößerung 400fach).

bilisation bzw. Ischämie) aus der Skelettmuskulatur freigesetzt (Rhabdomyolyse).
- **Bilirubinzylinder** sind anzutreffen bei erhöhten Serum-Bilirubin-Werten, z. B. bei gesteigertem Hämoglobinabbau, Hepatitis oder Cholestase.

Fettzylinder

Fettzylinder formieren sich bei Einlagerung von Fettkügelchen in die THP-Matrix und lassen sich im polarisierten Licht leicht identifizieren. Doppelbrechende Cholesterinkristalle zeigen eine dem Malteserkreuz ähnliche Konfiguration (sensitiver Nachweis für glomeruläre Schädigung).

Wachszylinder

Wachszylinder zeichnen sich durch einen hohen Brechungsindex und scharfe, parallel verlaufende Längskonturen aus, die Bruchstellen aufweisen. Die Zylinderenden sind meist plump und abrupt abgebrochen. Im Phasenkontrast weisen sie eine hell aufleuchtende Randkontur auf („Heiligenschein"). Sie sind ein Hinweis auf schwere renoparenchymatöse Erkrankungen.

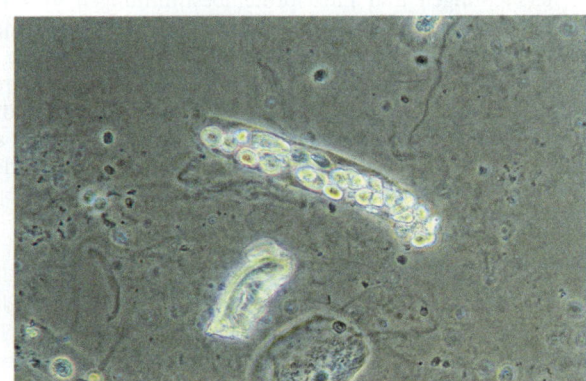

Abb. 18.8 Leukozytenzylinder.

Nierenerkrankungen

Kristalle/Kristallzylinder

Kristalle/Kristallzylinder lassen sich im Urin in bunter Vielfalt nachweisen. Diagnoseweisend sind vor allem Zystinkristalle mit ihrer charakteristischen hexagonalen Struktur als Hinweis für Zystinurie.

Bei Hyperkalziurie oder akuter Uratnephropathie können Agglomerate ohne Matrix auftreten („Pseudozylinder"). Kristalle können auch an THP hyaliner bzw. granulärer Zylinder angelagert sein.

Proteinurie

Die Ausscheidung von Eiweiß mit dem Harn ist ein wichtiger Hinweis für parenchymatöse Nierenerkrankungen. Physiologisch ist die Ausscheidung von < 150 mg Eiweiß/d im Urin (üblicherweise 40–80 mg/d; Albumin < 20 mg/d; THP 30–50 mg/d). Ebenfalls physiologisch ist eine vermehrte Eiweißausscheidung bei extremer körperlicher Belastung („Marschproteinurie"), bei Fieber („febrile Proteinurie") oder als orthostatische Proteinurie bei jungen asthenischen Männern. Die glomeruläre Kapillarwand erlaubt eine freie Filtration von niedermolekularen Proteinen (z. B. Immunglobulinleichtketten) und Aminosäuren sowie eine minimale Filtration von Albumin (fraktionelle Exkretion 0,0003 %), nicht jedoch die Filtration von Makromolekülen wie Immunglobulinen.

Quantifizierung und Differenzierung

Von klinischem Interesse sind folgende Parameter:
- das Ausmaß der Proteinurie (quantitative Ausscheidung pro 24 h)
- die Differenzierung in glomeruläre, tubuläre oder gemischt glomerulär-tubuläre Eiweißausscheidung
- bei glomerulärer Proteinurie das Verhältnis von groß- zu kleinmolekularen Proteinen, um auf die Art der Proteinurie (Selektivitätsindex; Größenselektivität, Ladungsselektivität) und die tubuläre Reabsorption zu schließen
- die vermehrte Ausscheidung von Einzelproteinen (Albumin, Nachweis von β_2-Mikroglobulin, α_1-Mikroglobulin oder IgG)

Schweregrad

Eine Eiweißausscheidung zwischen 200 und 500 mg/d gilt als „leichtgradige" Proteinurie. Gelelektrophoretische Untersuchungen und Einzelproteinbestimmungen im Urin („Mikroalbuminurie" im Frühstadium der diabetischen Nephropathie) haben gezeigt, dass bereits Proteinurien in dieser Größenordnung mit tubulären oder glomerulären Erkrankungen (z. B. IgA-Nephropathie) einhergehen können. Eine Eiweißausscheidung von 0,5–3,0 g/d gilt als „mäßiggradig", Eiweißverluste von mehr als 3,0 g werden als „große" Proteinurie bezeichnet.

Glomeruläre Proteinurie

Die glomeruläre Basalmembran und die intakte Podozytenstruktur stellen eine größen- und ladungsselektive Barriere dar. Größenselektivität bedeutet, dass Makromoleküle mehr als kleinmolekulare Substanzen zurückgehalten werden. Ladungsselektivität heißt, dass anionische Moleküle stärker zurückgehalten werden als neutrale oder kationische Moleküle (bedingt durch die negative Ladung der glomerulären Basalmembran).

Bei Nachweis einer Albuminurie kann sowohl ein Defekt der Größen- als auch der Ladungsselektivität bestehen, da Albumin (Molekulargewicht 68 000 D) negativ geladen ist.

Bei Nachweis von Immunglobulin G im Urin bei Patienten mit nephrotischem Syndrom ist vorwiegend die Größenselektivität betroffen, da IgG (Molekulargewicht 156 000 D) neutral ist.

Die ausschließlich renale Ausscheidung von Albumin und Transferrin (Molekulargewicht 83 000 D) charakterisiert die selektive glomeruläre Proteinurie (z. B. bei Minimal-Change-Glomerulopathien), während bei nichtselektiver Proteinurie auch IgG im Harn nachweisbar ist (z. B. im fortgeschrittenen Stadium der diabetischen Nephropathie oder bei Nierenamyloidose).

Tubuläre Proteinurie

Niedermolekulare Proteine (Molekulargewicht < 70 000 D) werden glomerulär filtriert (auch kleine Mengen an Albumin), jedoch im proximalen Tubulus reabsorbiert. Tubulointerstitielle Erkrankungen beeinträchtigen die reabsorptiven Prozesse mit konsekutiver renaler Exkretion niedermolekularer Proteine. Eine tubuläre Proteinurie kann mit anderen Defekten des proximalen Tubulus assoziiert sein, z. B. mit metabolischer Azidose (Bikarbonatverlust) oder Hypophosphatämie (renaler Phosphatverlust).

Tubuläre Proteinurien finden sich bei Patienten mit folgenden Erkrankungen/Zuständen:
- hereditären Tubulopathien
- renal-tubulärer Azidose (z. B. Fanconi-Syndrom)
- medikamentös oder bakteriell induzierter interstitieller Nephritis
- Schwangerschaft
- akutem Nierenversagen
- Schwermetallvergiftung (z. B. Kadmium)
- Bence-Jones-Nephropathie (Leichtkettentubulopathie)
- chronischer Polyarthritis
- Nierentransplantation (postoperative Phase)

Die Eiweißausscheidung liegt bei tubulären Proteinurien < 1,5 g/d. Neben der gelelektrophoretischen Auftrennung der Proteine hat auch die Bestimmung von Einzelproteinen diagnostische Bedeutung erlangt. Wegen der pH-Instabilität des β_2-Mikroglobulins im sauren Urin wird der α_1-Mikroglobulin-Bestimmung der Vorzug gegeben.

Glomerulär-tubuläre Mischproteinurie

Dieser Form der Eiweißausscheidung liegt häufig eine primäre glomeruläre Erkrankung mit ausgeprägten sekundären tubulointerstitiellen Veränderungen zugrunde.

Überlaufproteinurie

Bei übermäßiger Proteinproduktion (z. B. Immunglobulinleichtketten bei Myelom, tierexperimentell bei Albumininfusion) kann die glomeruläre Filtration der Proteine die physiologische Kapazität für die Reabsorption im proximalen Tubulus übersteigen und so zur Proteinurie führen.

Methoden zum Proteinnachweis

Teststreifen Für die Screeninguntersuchung auf Protein eignet sich der Streifentest. Das Testprinzip beruht auf dem Eiweißfehler von pH-Indikatoren (Verfärbung der Testzone mit der im Harn vorhandenen Proteinkonzentration). Die Empfindlichkeit des Tests ist gegenüber Albumin am größten (Grenzwert: 15–20 mg/dl), übliche Proteinteststreifen sind jedoch häufig negativ für Nichtalbuminproteine wie z. B. Immunglobulinleichtketten.

Tabelle 18.1 zeigt die Beziehung zwischen der Proteinkonzentration im Urin und deren Nachweisbarkeit im Teststreifen.

Da bei großen Harnmengen (bei großer Flüssigkeitszufuhr) die Proteinkonzentration im Urin abnimmt, kann im Teststreifen das Ausmaß der Proteinurie unterschätzt werden. Ist der Streifentest positiv, so sollte die quantitative Eiweißausscheidung im 24-h-Urin bestimmt werden. Um lästige Sammelperioden zu vermeiden, bietet sich alternativ der Quotient von Protein- und Kreatininkonzentration im Spontanurin an (Beispiel: Proteinkonzentration im Urin 210 mg/dl, Kreatininkonzentration im Urin 42 mg/dl, 210 : 42 = 5; dies entspricht einer Eiweißausscheidung von 5 g/24 h).

Mikroalbuminbestimmung Da der konventionelle Teststreifen erst bei einer Proteinurie > 300–500 mg/d „sicher" positiv wird, ist für die initiale renale Schädigung beim Diabetiker die direkte Messung der renalen Albuminexkretion erforderlich. Als pathologisch gilt eine Albuminausscheidung von > 30 mg/d (Mikroalbuminurie). Sie dient als Indikator für die beginnende diabetische Nephropathie, vorausgesetzt, dass drei Messungen mit erhöhter Albuminausscheidung vorliegen. Die Mikroalbuminurie kann durch folgende Faktoren falsch positiv erhöht sein:
- körperliche Überbeanspruchung („Exercise")
- Harnwegsinfekt
- Fieber
- Rauchen: Generell gilt, dass Rauchen die Eiweißausscheidung erhöht, u.a. durch Katecholaminfreisetzung. Nach Raucherentwöhnung reduziert sich die Eiweißausscheidung wieder.

Im Stadium der Mikroalbuminurie kann die Gesamt-Proteinausscheidung im Harn noch normal sein.

Harnenzyme Bei tubulärer Schädigung (durch nephrotoxische Substanzen, Ischämie) lassen sich Enzyme proximaler Tubuluszellen in teilweise stark erhöhter Konzentration im Urin nachweisen. Diagnostische Bedeutung haben vor allem die Alaninaminopeptidase (AAP) und die β-N-Acetylglukosaminidase (NAG) erlangt.

Glukosurie

Glukose im Harn findet sich bei Patienten mit **Hyperglykämie** (inadäquat kontrollierter Diabetes mellitus), da die glomerulär filtrierte Glukosemenge die Kapazität für die Reabsorption von Glukose im proximalen Tubulus

Tab. 18.1 Proteinkonzentration im Urin und deren Nachweisbarkeit.

Proteinkonzentration mg/dl	Teststreifen
0	–
1–10	Spur
15–30	+
40–100	++
150–350	+++
> 500	++++

übersteigt (Nierenschwelle für Glukose 9 mmol/l bzw. 180 mg/dl).

Ebenso existiert aber eine **renal bedingte** Glukosurie (proximaler Tubulusdefekt), bei der die tubuläre Reabsorption von Glukose trotz normaler Blutglukosewerte gestört ist.

Ketonkörper

Bei Patienten mit entgleistem Diabetes mellitus und Ketoazidose lassen sich Ketonkörper (β-Hydroxybuttersäure, Acetessigsäure, Aceton) im Urin nachweisen. Da durch die Teststreifen nur die beiden letztgenannten Substanzen erfasst werden, kann das Ausmaß der Ketonkörperexkretion unterschätzt werden. Aceton wird auch bei Hungern positiv (Kontrollparameter bei Nulldiät).

Urin-pH

In Abhängigkeit von der Nahrungszufuhr schwankt der Urin-pH zwischen 5 und 7. Ein Urin-pH ≥ 7,5 lässt einen Harnwegsinfekt mit Ureasebildnern und positivem Nitrittest erwarten. Bei metabolischer Azidose liegt der Urin-pH < 5,3, da durch die vermehrte Säureausscheidung der extrazelluläre pH-Wert weitgehend aufrechterhalten bzw. normalisiert werden soll. Persistiert unter diesen Bedingungen ein Urin-pH > 5,5, so besteht der Verdacht auf eine Beeinträchtigung der Azidifizierung, und es muss die Abklärung einer renal-tubulären Azidose erfolgen.

Spezifisches Gewicht und Osmolalität

Nach Zentrifugation des Harns ist im Überstand mit dem Urometer die spezifische Dichte (Gewicht des Urins im Verhältnis zu einem gleichen Volumen destillierten Wassers) bestimmbar. Es besteht eine Beziehung zwischen spezifischer Dichte und der Zahl bzw. dem Gewicht der gelösten Teilchen. Im Unterschied dazu wird mit der Urin-Osmolalität nur die Zahl der gelösten Teilchen ermittelt. Einer Urin-Osmolalität von 300 mosmol/kg entspricht ein spezifisches Gewicht von 1 008–1 010. Bei renaler Exkretion von Glukose oder Kontrastmittel steigt die spezifische

Dichte auf > 1 030, während die Urin-Osmolalität unverändert bleibt.

Unter physiologischen Bedingungen schwanken spezifisches Gewicht und Urin-Osmolalität in weiten Bereichen:
- Bei **reichlicher Flüssigkeitszufuhr** beträgt die Urin-Osmolalität 50–100 mosmol/kg, das spezifische Gewicht 1 002–1 003.
- Während einer **Dehydratation** liegt die Urin-Osmolalität bei 1 000–1 400 mosmol/kg, das spezifische Gewicht bei 1 030–1 040.

Für eine Interpretation der Urin-Osmolalität sind daher Informationen über die Plasma-Osmolalität und den Volumenstatus des Patienten notwendig. Klinisch bedeutsam ist die Messung der Urin-Osmolalität in folgenden Situationen:
- in der differentialdiagnostischen Abklärung einer Hypernatriämie, Hyponatriämie oder Polyurie
- in der Differenzierung zwischen prärenalem akuten Nierenversagen (z. B. Volumenmangel) und akuter Tubulusnekrose durch renale Schädigung

Hämoglobin bzw. Myoglobin

Ein positiver Hämoglobinnachweis im Urin ist gewöhnlich mit einer Hämaturie (Urinsediment!) assoziiert. Ein positiver Myoglobin- oder Hämoglobinnachweis im Überstand nach Zentrifugation des Harns ohne Nachweis von Erythrozyten im Sediment findet sich bei Rhabdomyolyse (Myoglobinurie) oder intravasaler Hämolyse.

Nitrit

Als Bestandteil der Nahrung wird Nitrat über den Urin ausgeschieden. Ein Großteil uropathogener Erreger kann Nitrat in Nitrit umwandeln. Daher dient ein positiver Teststreifenbefund für Nitrit als Screeningmethode zum Nachweis eines Harnwegsinfektes. Ein negativer Nitrittest schließt jedoch einen Harnwegsinfekt nicht aus.

18.2.3 Bakteriologie

Die Harnwegsinfektion kann für Patienten unbemerkt (asymptomatisch) verlaufen oder mit den Symptomen Harndrang, Dysurie, Flankenschmerzen, Fieber oder Schüttelfrost (symptomatischer Harnwegsinfekt bzw. akute Pyelonephritis) einhergehen. Häufige Erreger sind als **gramnegative** Bakterien Escherichia coli, Klebsiella, Proteus, Pseudomonas und Serratia; häufige **grampositive** Erreger sind Enterokokken (Streptococcus faecalis) und Staphylococcus saprophyticus (15–30 % bei jungen Frauen). Als **atypische Erreger** kommen in Frage: Chlamydien, Mykoplasmen, Pilze oder Parasiten.

Keimzahlen im Urin

Keimzahlen unter 10^3/ml Mittelstrahlurin beruhen bei asymptomatischen Patienten im Allgemeinen auf einer natürlichen Besiedelung (Mischflora). Bei 10^3–10^4 Keimen/ml besteht bei fehlender Symptomatik der Verdacht auf eine Harnwegsinfektion, eine Wiederholung der Untersuchung ist erforderlich. Die Proben müssen adäquat gewonnen und transportiert werden. Ein Maß für die adäquate Uringewinnung ist die Frequenz der durch das Labor festgestellten Kontaminationen (Nachweis mehrerer Erreger im Urin). Von einer „signifikanten Keimzahl" (Kass-Zahl) spricht man bei 10^5 Keimen/ml Urin oder mehr (> 10^5 Keime/ml in einer einzelnen Urinprobe: Harnwegsinfekt > 80 %; > 10^5 Keime/ml in einer zweiten Urinprobe: Harnwegsinfekt > 90 %). Bei symptomatischen Patienten ist nicht notwendigerweise eine Keimzahl von > 10^5/ml erforderlich. Darüber hinaus kann durch die Verdünnung (große Harnmengen bei reichlicher Flüssigkeitszufuhr) ein signifikanter Harnwegsinfekt auch bei niedrigeren Keimzahlen vorliegen, ebenso bei Harnwegsinfektionen durch Erreger mit langsamer Generationszeit, z. B. Staph. saprophyticus.

Mittelstrahlurin

Für die Untersuchung auf Bakterien im Harn sollte möglichst kontaminationsarmer **Mittelstrahlurin** verwendet werden. Das Zeitintervall zwischen letzter Blasenentleerung und Probengewinnung soll mindestens 3 h betragen, da die Keimzahl in Beziehung zur Harnverweilzeit in der Blase steht. Die Untersuchung des Mittelstrahlurins sollte beim Mann durch eine **fraktionierte Uringewinnung zur Lokalisation** der Harnwegsinfektion in Urethra, Prostata oder Blase ergänzt werden. Die ersten 10 ml Urin repräsentieren „Urethralurin", die zweiten 10 ml „Mittelstrahlurin", so dass hierdurch zwischen Urethralinfektion und Infektion der Blase differenziert werden kann. Anschließend wird durch Prostatamassage „reines Prostataexprimat" gewonnen und dann der Urin nach Massage („mit Prostatasekret vermischter Urin") beurteilt.

Im Einzelfall kann die Harngewinnung durch Katheterisierung der Blase oder besser durch suprapubische Blasenpunktion indiziert sein. Bei Urethritis findet sich zwar ein positiver Erregernachweis im Mittelstrahlurin, nicht jedoch in dem durch suprapubische Blasenpunktion gewonnenen Harn.

Streifentest und Eintauchnährböden

Eine **Teststreifenuntersuchung** (Cyturtest: Nachweis von Leukozyten im Harn) gibt bereits Anhaltspunkte für die Zellzahl. Der Test weist die Esteraseaktivität von Granulozyten nach. Leukozyten- und Keimzahlen korrelieren nicht notwendigerweise miteinander. Bei „steriler" Leukozyturie muss differentialdiagnostisch auch an eine Urogenitaltuberkulose gedacht werden.

Die **chemischen Tests** (z. B. Niturtest) zum Nachweis von Bakterien im Urin erreichen unter günstigen Bedingungen eine Treffsicherheit von 60–85 %. Im Harn vorhandenes Nitrat wird durch gramnegative Keime zu Nitrit reduziert. Bei Patienten mit signifikanter Bakteriurie fällt der Test bei dreimal wiederholter Untersuchung in 70–90 % der Fälle wenigstens einmal positiv aus.

In der ärztlichen Praxis haben **Eintauchnährböden** (z. B. Uricult) zur Keimzahlbestimmung und zur orientierenden Beurteilung der Keimart weite Verbreitung gefunden. Sie erfassen zwischen 95 und 100 % aller Erreger. Die bakteriologische Untersuchung auf Erreger und die Resistenzbestimmung erfolgen in klinischen und bakteriologischen Laboratorien auf Universal- und Selektivnährböden.

18.2.4 Nierenfunktionstests

Glomeruläre Filtrationsrate

Die glomeruläre Filtrationsrate (GFR) ist ein exaktes Maß für die Nierenfunktion. Referenz ist die **Inulin-Clearance,** da Inulin vollständig glomerulär filtriert, aber in den Tubuli weder sezerniert noch rückresorbiert wird (im Gegensatz zu Kreatinin, das bei eingeschränkter Nierenfunktion sezerniert wird). Diese Untersuchung ist jedoch technisch aufwendig.

Die endogene **Kreatinin-Clearance** ist eine klinisch praktikable und aussagefähige Methode. Urinsammelfehler können das Ergebnis verfälschen. Die Kreatininproduktion ist bei Muskelatrophie oder Eiweißrestriktion erniedrigt. Als Normalwerte der Kreatinin-Clearance gelten beim Mann 98–156 ml/min/1,73 m^2 Körperoberfläche, bei der Frau 95–160 ml/min/1,73 m^2. Falsche Werte können sich bei stark Übergewichtigen ergeben. Mit dem Alter (z. B. nach dem 50. Lebensjahr) nimmt die GFR physiologischerweise kontinuierlich ab. Diese Tatsache muss auch bei der Ermittlung von Kreatinin- und Inulin-Clearance berücksichtigt werden.

Renaler Plasmafluss

Die klassische Methode ist die Bestimmung der Paraaminohippursäure-(PAH-)Clearance. PAH wird vollständig glomerulär filtriert und proximal tubulär sezerniert. Als Normalwerte gelten für Männer 613 ± 162 ml/min/1,73 m^2, für Frauen 571 ± 155 ml/min/1,73 m^2. Auch die PAH-Clearance sinkt mit zunehmendem Alter ab. Bei stark reduzierter Nierenfunktion muss auch beachtet werden, dass die renale PAH-Extraktionsrate auf 70 % absinkt.

Renale Säureausscheidung

In frischen Harnproben kann der pH-Wert zwischen 4,5 und 8 schwanken. Die Niere kontrolliert durch Rückresorption von filtriertem Natriumbikarbonat im proximalen Tubulus und durch Sekretion von H^+-Ionen im distalen Tubulus in Form von titrierbarer Säure und Ammonium den Säure-Basen-Haushalt. Im Wesentlichen sind zwei Formen der renal-tubulären Azidose (RTA) von diagnostischer Bedeutung.

RTA-Typ I stellt eine Erkrankung des distalen Tubulus mit Störungen der Urinazidifikation dar. Trotz ausgeprägter hyperchlorämischer Azidose wird im Urin ein pH von 5,6 nicht unterschritten. Bei unklaren Fällen oder Vorliegen einer inkompletten renal-tubulären Azidose kann durch Ammoniumchloridbelastung (0,1 g/kg Körpergewicht) die Diagnose gesichert werden.

RTA-Typ II ist durch einen Rückresorptionsdefekt des proximalen Tubulus für Bikarbonat gekennzeichnet. Überschüssige Mengen von Bikarbonat erreichen in der Ungleichgewichtsphase den distalen Tubulus („Überlaufbikarbonaturie"). Leitsymptom ist die hypokaliämisch-hyperchlorämische Azidose.

18.2.5 Immunologische Methoden

Komplementsystem

Der Nachweis von Veränderungen der Konzentration oder Aktivität von Komplementkomponenten oder aber der immunhistologische Nachweis der Ablagerung von Komplementkomponenten im Nierengewebe kann wichtige **differentialdiagnostische** oder **prognostische Hinweise** zu Ätiologie und Verlauf renaler Erkrankungen geben.

Diagnostische Wertigkeit

Für die **Diagnostik** ist die Bestimmung der Gesamtaktivität des Komplementsystems (CH50/ml) sowie der Konzentration von C3, C4 und C3d meist ausreichend, um die Aktivität einer Erkrankung, den Verlauf und den Therapieerfolg abschätzen zu können. Viele akute Autoimmun- und Immunkomplex-Glomerulonephritiden gehen mit einer Erniedrigung von CH50, C4, C3 und einem Anstieg von C3d einher. Eine isolierte C3-Erniedrigung besteht bei hereditärem C3-Mangel.

Die **Einheit der Komplementaktivität,** CH50, ist definiert als der reziproke Wert der Serumverdünnung, die eine 50%ige Hämolyse von Schaferythrozyten bewirkt. Alle neun Komponenten des Komplementsystems sind für die Hämolyse erforderlich. Deshalb ergibt sich im Fall einer signifikanten Erniedrigung einer Komponente bereits eine Erniedrigung des CH50-Wertes.

Klinische Beispiele

Die **membranoproliferative Glomerulonephritis** (MPGN) zeigt bei der hypokomplementär verlaufenden Form (Typ II) eine starke CH50- und C3-Erniedrigung, verursacht durch den sog. „nephritogenen Faktor" (C3-Nephritis-Faktor, C3-NeF). Es handelt sich hierbei um einen IgG-Autoantikörper gegen die C3-Konvertase des alternativen Komplementaktivierungsweges. C3-NeF ist pathognomonisch für die MPGN und diagnostisch bedeutsam für die Zuordnung zum Typ II.

Ein akuter Schub des **Lupus erythematodes disseminatus** ist von einer Erniedrigung der CH50-Aktivität sowie der C4- und C3-Konzentration bei Anstieg von C3d begleitet, vor allem wenn eine Nierenbeteiligung vorliegt. Dagegen sind beim Pseudo-LE-Syndrom keine Komplementveränderungen zu beobachten.

Im Rahmen der humoralen Transplantatabstoßung nach Nierentransplantation hat der Nachweis von C4d in der Nierenbiopsie (am Endothel peritubulärer Kapillaren) große diagnostische und prognostische Relevanz erlangt.

Anti-GBM-Antikörper

Zirkulierende Antikörper gegen die glomeruläre Basalmembran lassen sich bei Patienten mit rasch progredienter Glomerulonephritis (RPGN Typ I) mit (Goodpasture-Syndrom) oder ohne pulmonale Beteiligung sowie bei Komplikationen der membranösen Glomerulonephritis nachweisen. Der Antikörper reagiert mit einem 25- bis 27-kD-Epitop der α_3-Kette einer Nicht-Kollagen-Domäne des Typ-IV-Kollagens in der Lamina densa der Basalmembran.

Nierenerkrankungen

Antineutrophile Zytoplasma-Antikörper (c-ANCA, p-ANCA)

Vaskulitiden mit Beteiligung größerer Gefäße (z. B. Polyarteriitis) oder kleiner Gefäße und Befall der Nierenglomeruli (z. B. idiopathische rasch progrediente Glomerulonephritis, Morbus Wegener, Mikroform der Polyarteriitis) sind ANCA-assoziiert. Der ANCA-Nachweis in Patientenseren erfolgt mittels indirekter Immunfluoreszenz an neutrophilen Granulozyten gesunder Probanden. Es lassen sich zwei Färbemuster unterscheiden: das feingranuläre, zytoplasmatische Muster (**c-ANCA**) und eine perinukleär betonte Färbung (**p-ANCA**). Die Wegener-Granulomatose wird dem Formenkreis der primären Vaskulitiden zugerechnet. Klinisch dominieren die granulomatöse Entzündung im Bereich des Respirationstraktes, der Stirn- und Nasennebenhöhlen sowie die entzündliche Mitreaktion der Nieren. Von besonderer Bedeutung in der Primärdiagnostik der Wegener-Granulomatose sind Autoantikörper gegen intrazytoplasmatische Komponenten (Proteinase 3) neutrophiler Granulozyten (c-ANCA). Die Höhe des c-ANCA-Titers korreliert mit der Schwere der Erkrankung. c-ANCA-positiv sind Seren von Patienten in der aktiven Generalisationsphase und in Teilremission, c-ANCA-negativ dagegen sind Seren von Patienten in kompletter Remission. Das p-ANCA-Muster wird durch Antikörper gegen Myeloperoxidase verursacht. Diese Antikörper sprechen eher für eine **Polyarteriitis**.

Antinukleäre Antikörper

Antinukleäre Antikörper (ANA) finden sich bei **Kollagenosen**. Charakteristisch für den systemischen Lupus erythematodes (SLE) sind hochtitrige ANA der IgG-Klasse (niedrigtitrige ANA der IgM-Klasse sind physiologisch). Der ANA-Nachweis dient zunächst als Suchtest, eine Analyse der Antikörperspezifität ist notwendig. Spezifisch für den SLE sind Antikörper gegen Doppelstrang-DNA (ds-DNA) und das Sm-(Non-Histon-Protein-)Antigen. Autoantikörper gegen Einzelstrang-DNA (ss-DNA) finden sich bei medikamentös induziertem Lupus erythematodes. Andere antinukleäre Antikörper lassen sich verschiedenen Autoimmunkrankheiten zuordnen, wie z. B. dem Sharp-Syndrom (nRNP), dem Sjögren-Syndrom (SS-A/Ro, SS-B/La) oder der Sklerodermie (Scl-70).

Der DNA-Nachweis wird mittels indirekter Immunfluoreszenzmikroskopie anhand von Leber- oder Nierenschnitten (Kaninchen, Ratte) oder von Zelllinien (HEp2-Zellen) geführt.

Kryoglobuline

Kryoglobuline sind kältelabile Serumproteine, die bei Temperaturabsenkung (< 30 °C) zur reversiblen Proteinpräzipitation führen. Kryoglobulinämien können durch polyklonale Immunglobuline oder Paraproteine monoklonaler Gammopathien verursacht sein. Man unterscheidet drei Typen:

- **Typ I:** monoklonale Kryoglobulinämie (IgM, IgG oder IgA)
- **Typ II:** gemischte Kryoglobulinämie mit monoklonaler Komponente (IgM-IgG, IgG-IgG oder IgA-IgG)
- **Typ III:** gemischte Kryoglobulinämie mit polyklonaler Komponente (IgM-IgG oder IgM-IgG-IgA)

Komplette Moleküle der Klassen IgG, IgA und IgM, aber auch Bence-Jones-Proteine können Kryoglobulineigenschaften aufweisen. Bei gemischten Kryoglobulinämien ist eine Komponente des Komplexes ein monoklonales Immunglobulin, das bei niedrigen Temperaturen spezifisch Immunglobuline anderer Klassen bindet. Komplexe mit Immunglobulinklassen komplementbindender und -aktivierender Eigenschaften können sich klinisch unter dem Bild einer vaskulitischen Purpura, Arthralgie oder glomerulären Erkrankung manifestieren.

Der **Nachweis** von Kryoglobulinen ist einfach. Das zu untersuchende Serum (37 °C) wird für einige Tage (z. B. 48 h) in den Kühlschrank gestellt. Bei positivem Befund bildet sich ein Niederschlag (in der Kälte präzipitierende Immunkomplexe). Patienten mit positivem Kryoglobulinnachweis haben in 60–80 % der Fälle eine Lebererkrankung (z. B. chronische Hepatitis) oder als häufigen Befund eine kryoglobulinämische Glomerulonephritis (z. B. membranoproliferative Glomerulonephritis).

Zirkulierende Immunkomplexe

Zirkulierende Immunkomplexe treten auf, wenn AG-AK-Aggregate in einer solchen Menge in das periphere Blut gelangen, dass sie in nicht mehr ausreichendem Maß vom phagozytierenden System abgebaut werden können. Ihre Bestimmung ist vor allem bei systemischem Lupus erythematodes, rheumatoider Arthritis, Polyarthritis, Purpura Schoenlein-Henoch sowie bei post- und parainfektiösen Immunkomplexkrankheiten von Bedeutung. Da inaktive, d. h. von komplementbindenden Rezeptoren auf Blutzellen (meist Erythrozyten) dissoziierte Immunkomplexe ohne pathogenetische Relevanz mitbestimmt werden, ist der Stellenwert ihrer Bestimmung limitiert.

Bakterielle, virale und parasitäre Vorerkrankungen werden bei **sekundären Immunkomplexnephritiden** beobachtet. Umstritten ist die Existenz besonders „nephritogener" Bakterienstämme oder Serotypen (Streptococcus haemolyticus A vom Serotyp 12). Die in bestimmten Streptokokken nachgewiesenen kationischen Peptide sollen bevorzugt in der Niere haften. Eine andere Vorstellung über die Pathomechanismen geht davon aus, dass die Proteoglykane bestimmter Erreger ähnliche antigene Eigenschaften wie die glomerulären Strukturen bestimmter Individuen aufweisen.

Veränderungen des Immunstatus

Infektionen zählen zu den häufigsten und gefürchteten Komplikationen urämischer Patienten. Neben krankhaften Veränderungen des Eiweißstoffwechsels ist der veränderte Immunstatus bei Niereninsuffizienz ursächlich hierfür verantwortlich. Erniedrigte Konzentrationen von IgM und IgG bestehen bei vielen Formen der chronischen Glomerulonephritis, umgekehrt ist bei der IgA-Nephropathie (Maladie de Berger) als häufigster Glomerulonephritisform (immunfluoreszenzoptischer Nachweis von IgA im

Mesangium) bei etwa 50 % der Patienten der IgA-Spiegel im Serum erhöht. Erniedrigte IgA-Spiegel finden sich bei Patienten mit chronischer Pyelonephritis. Lymphozyten von Patienten mit chronischer Glomerulonephritis produzieren deutlich weniger IgG und IgM.

Neutrophile Granulozyten urämischer Patienten imponieren durch eine Hemmung funktioneller und metabolischer Parameter wie gestörte Chemotaxis, Phagozytose, Degranulation oder verminderte bakterielle Keimabtötung durch Toxine (z. B. granulozytenhemmende Proteine).

Betroffen sind durch die Urämie und die Dialysebehandlung auch die Zellen der Monozyten-Makrophagen-Reihe, zu deren Aufgaben die antigenspezifische Aktivierung von Lymphozyten gehört. Folgen dieses zellulären Immundefektes sind eine reduzierte Abwehr gegen bakterielle und virale Infektionen sowie ein unzureichender Erfolg von Impfmaßnahmen.

18.2.6 Bildgebende Verfahren

Ultraschalluntersuchung der Niere

Die Nierensonographie ist das bildgebende Verfahren der Wahl. Von extremer Bedeutung ist die exakte Bestimmung der **Nierengröße** in der Differentialdiagnose der akuten und chronischen Urämie. Verkleinerte Nieren beidseits finden sich beispielsweise bei chronischen Glomerulonephritiden im Stadium der Azotämie und Urämie. Normal große oder vergrößerte Nieren lassen sich nachweisen bei akutem Nierenversagen und Niereninsuffizienz auf dem Boden einer obstruktiven Uropathie, einer polyzystischen Nierendegeneration, eines Diabetes mellitus oder einer Nierenamyloidose. Die Nierensonographie erlaubt eine **frühzeitige Diagnosestellung bei Nierentumoren** im Kindes- und Erwachsenenalter und trägt somit zur **Prognoseverbesserung** maligner Erkrankungen bei. Die Diagnose „postrenales akutes Nierenversagen" (ein- oder beidseitiges Abflusshindernis, Hydronephrose) wird sonographisch gestellt.

Farbkodierte Duplexsonographie

Bei der farbkodierten Duplexsonographie (Kombination aus Real-Time-Sonographie und Doppler-Technik) handelt es sich um ein nichtinvasives Verfahren der **Gefäßdiagnostik,** das bei der Abklärung der renovaskulären Hypertonie, in der Diagnostik der Funktionsverschlechterung nach Nierentransplantation sowie bei Shuntkomplikationen des Hämodialysepatienten kostengünstig und zeiteffektiv eingesetzt werden kann. Die Indikation für eine derartige Untersuchung besteht z. B. bei De-novo-Hypertonie junger Patienten (fibromuskuläre Dysplasie vor allem bei jungen Frauen) oder Aggravation einer vorbestehenden Hypertonie (arteriosklerotische Plaques) bzw. Kreatininanstieg unter antihypertensiver Therapie (vor allem ACE-Hemmer) bei Patienten mit koronarer Herzkrankheit, arterieller Verschlusskrankheit oder Diabetes mellitus. Nach Nierentransplantation ist die Duplexsonographie Untersuchungsverfahren der Wahl zur Beurteilung der globalen renalen Perfusion (Ersatz für Isotopennephrographie).

Nichtinvasive und invasive Röntgenuntersuchungen

Die **intravenöse Urographie** (das intravenöse Pyelogramm) ist die häufigste Untersuchung für die Beurteilung der Anatomie von Nieren und Harntrakt. Im Einzelfall kann die **Leertomographie** der Nieren zur Größenbestimmung bei schlechter Abgrenzbarkeit im Ultraschall indiziert sein. Die retrograde (Injektion von Kontrastmittel in den Ureter) und anterograde (Injektion von Kontrastmittel in das harnableitende System nach Punktion eines Nierenkelches) **Pyelographie** ermöglicht die Darstellung des harnableitenden Systems unabhängig von der Nierenfunktion. **Angiographische Verfahren** beinhalten Arteriographie (Nierenarterienstenose?) und Venographie (Nierenvenenthrombose?). Die intraarterielle Angiographie (meist über eine Punktion der A. femoralis) in konventioneller Technik oder als digitale Subtraktionsangiographie stellt den Goldstandard zum Nachweis eines Gefäßprozesses der Niere dar. Deshalb kann auch heute bei hochgradigem Verdacht auf Nierenarterienstenose unabhängig vom Ergebnis anderer Untersuchungen nicht auf dieses Verfahren verzichtet werden. Dünnlumige Katheter (4 French = 1,3 mm) haben zur Senkung der Komplikationsrate beigetragen und ambulante Untersuchungen ermöglicht. Bei der Diagnostik von Nierentumoren ist die Angiographie – früher Methode der Wahl – bis auf wenige Ausnahmen (z. B. Einzelnieren) von anderen Untersuchungsmethoden (Sonographie, CT, MRT) fast völlig verdrängt worden.

Indikationen zur **perkutanen transluminalen Angioplastie** (PTA) mit der Möglichkeit der Dilatation der Nierenarterien sind die hämodynamisch wirksame Nierenarterienstenose und Stenosen der Segmentarterienäste. Die retrograde Pyelographie ist bei Infekten des unteren Harntraktes kontraindiziert (Keimverschleppung in die Niere).

Computertomographie (CT) und Magnetresonanztomographie (MRT) der Niere

CT und MRT erlauben eine Beurteilung der Nieren nach **Form** und **Lage.** Die wichtigste Indikation für diese Untersuchungen stellt jedoch die Abklärung zystischer und solider **Raumforderungen** der Niere dar. Raumforderungen werden nach ihrer **Dichte** (normal sind Dichtewerte von 30 ± 10 Hounsfield-Einheiten [HE]) bzw. **Signalintensität** auf den Nativaufnahmen und nach Kontrastmittelinjektion beurteilt. Nierenzellkarzinome weisen im CT und MRT nach Kontrastmittelinjektion im Vergleich zum intakten Nierenparenchym eine geringere Dichte und Signalintensität auf. Mit CT und MRT lassen sich Organüberschreitung eines Nierenzellkarzinoms und vergrößerte retroperitoneale Lymphknoten nachweisen. Mit beiden Untersuchungsmethoden lassen sich Angiomyolipome der Niere (zusammengesetzt aus Fettgewebe, glatter Muskulatur und Blutgefäßen) diagnostizieren. Einfache Zysten zeigen in der CT eine glatte Wand ohne Anreicherung mit Kontrastmittel. Der Zysteninhalt sollte Dichtewerte von 10–15 HE ohne Dichteanstieg nach Kontrastmittelinjektion aufweisen. In der MRT sind einfache Zysten mit T1-gewichteten Spin-Echosequenzen hypointens und zeigen im T2-gewichteten Bild ein homogenes hyperintenses Signal. Solide Gewebsanteile in der Zystenwand sollten ebenso fehlen wie ein Signalintensitätsanstieg nach Kontrastmittelinjektion in Zystenwand und Zysteninhalt. Die CT ist im Rahmen der Abklärung von Traumen, Konkrementen, einer Hydronephrose, bei Verdacht auf Nierenrindennekrose oder entzündliche Prozesse der Niere das bildgebende Verfahren der Wahl. Nierenabszesse lassen sich computertomographisch nicht nur diagnostizieren (beweisend sind Lufteinschlüsse), sondern können auch CT-gesteuert perkutan drainiert werden.

18.2.7 Isotopenuntersuchung der Niere

Unter Verwendung verschiedener Radionuklide lassen sich basale Parameter der Nierenfunktion bestimmen. Im Wesentlichen können folgende Größen ermittelt werden:
- die glomeruläre Filtrationsrate (GFR)
- die tubuläre Funktion
- der renale Blutfluss (RBF)

Wertvoll sind vor allem Aussagen über die **Symmetrie** der Nierenfunktion bei unilateralen (z. B. primär hypoplastische Niere, Nierenarterienstenose, Obstruktion) und bilateralen (z. B. chronische Niereninsuffizienz) Nierenerkrankungen bzw. bei Verdacht auf einseitigen oder beidseitigen **Gefäßverschluss** (arterielle Embolie, Venenthrombose).

Durch ^{99m}Tc-DTPA-Szintigraphie (DTPA = Diethylenetriamine Pentaacetic Acid) kann unter ACE-Blockade bei funktionell wirksamer **Nierenarterienstenose** durch Wegfall der Hemmwirkung von Angiotensin II auf das Vas efferens ein Abfall der glomerulären Filtrationsrate nachgewiesen werden. Alternativ steht unter ACE-Blockade die ^{131}J-Hippuran-Szintigraphie zur Verfügung, bei der Patienten mit Nierenarterienstenose eine kontinuierliche Anreicherung des Isotops in der Nierenrinde aufweisen.

In letzter Zeit hat in der Diagnostik der renovaskulären Hypertonie die sog. Captopril-Szintigraphie mit ^{99m}Tc-MAG$_3$ (MAG$_3$ = Mercaptotriacetylglyzerin) vor und 1 h nach oraler Gabe von 25 mg (50 mg) Captopril Bedeutung erlangt. Bei einseitiger Nierenarterienstenose findet sich eine ausgeprägte parenchymale Tracerretention in Kombination mit einer deutlich vergrößerten Urinaktivitätsanflutung im Nierenbeckenkelchsystem (Normalisierung der parenchymalen Nuklid-Transportkinetik bei MAG$_3$-Szintigraphie ohne Captopril). Die Sensitivität wird mit 94 % angegeben, die Spezifität mit 88 %. Falsch positive Ergebnisse sind möglich.

18.2.8 Perkutane Nierenbiopsie

Die perkutane Nierenbiopsie (in Lokalanästhesie unter Ultraschallkontrolle) liefert wertvolle Informationen im Hinblick auf Diagnose, Therapie und Prognose renaler Erkrankungen. Die Risiken wurden 1993 anhand von 14 500 Biopsien wie folgt zusammengefasst: 0,18 % Infektionen, 0,9 % Hämatome, 0,1 % AV-Fisteln, 15 % Makrohämaturie.

Ein chirurgischer Eingriff war in 0,3 % der Fälle erforderlich, die Mortalität wurde mit 0,1 % angegeben. Die Indikation zur Nierenbiopsie besteht für die Differenzierung glomerulärer (Typ der Glomerulonephritis, diabetische Nephropathie, Amyloidose), tubulärer oder interstitieller Erkrankungen, ebenso zur Abklärung der Nierenfunktionsverschlechterung nach Nierentransplantation (interstitielle oder vaskuläre Abstoßung, Ciclosporin-Schaden, Denovo- oder rekurrierende Glomerulonephritis) oder für die Differenzierung aller Formen von akutem Nierenversagen ungeklärter Ätiologie. Der Indikationsstellung zur Nierenbiopsie gehen die sonographische Untersuchung der Nieren und die subtile Harnanalytik (Proteinurie, glomeruläre Hämaturie) voraus.

Zur weiteren Information

Literatur

Cacoub, P., C. Renou, E. Rosenthal et al.: Extrahepatic manifestations associated with hepatitis C virus infection. Medicine (Baltimore) 2000; 79: 47–56.

Cho, B. S., S. D. Kim, Y. M. Choi, H. H. Kang: School urinalysis screening in Korea: prevalence of chronic renal disease. Pediatr Nephrol 2001; 16: 1126–8.

D'Amigo, G.: Renal involvement in hepatitis C infection: Cryoglobulinemic glomerulonephritis. Kidney Int 1998; 54: 650–71.

Fava, S., J. Azzopardi, P. J. Watkins, A. T. Hattersley: Adult height and proteinuria in type 2 diabetes. Nephrol Dial Transplant 2001; 16: 525–8.

Franz, M., W. H. Hörl: Common errors in diagnosis and management of urinary tract infection. I: Pathophysiology and diagnostic techniques. Nephrol Dial Transplant 1999; 14: 2726–53.

Jager, A., V. W. M. van Hinsbergh, P. J. Kostense et al.: Prognostic implications of retinopathy and a high plasma von Willebrand factor concentration in type 2 diabetic subjects with microalbuminuria. Nephrol Dial Transplant 2001; 16: 529–36.

Kallenberg, C. G.: Dying neutrophils in ANCA-associated vasculitis: good or bad guys? Kidney Int 2002; 61: 758–9.

Krumme, B., J. F. E. Mann: Atherosclerotic renal artery stenosis in 2001 – are we less confused than before? Nephrol Dial Transplant 2001; 16: 2124–7.

Lang, E. K., R. J. Macchia, R. Thomas et al.: Computerized tomography tailored for the assessment of microscopic hematuria. J Urol 2002; 167: 547–54.

Yoshida, M.: Antineutrophil cytoplasmic antibody (ANCA) associated vasculitis: from molecular analysis to bedside. Intern Med 2002; 41: 47–9.

Keywords

Hämaturie ◆ Proteinurie ◆ diagnostische Verfahren

18.3 Akutes Nierenversagen

E. HEIDBREDER, C. WANNER

Synonym: akute Niereninsuffizienz
Engl. Begriff: Acute Renal Failure

Das akute Nierenversagen (ANV) hat unterschiedliche pathogenetische Ursachen, z.B. akute Glomerulonephritiden, intrarenale Gefäßschäden (z.B. Vaskulitis), ischämische akute Tubulusnekrosen, Toxine oder eine intrarenale Obstruktion. Häufig entwickelt es sich nach schweren Traumen, Operationen, Schock oder Sepsis. Tritt es im Rahmen eines Multiorganversagens auf, ist seine Prognose besonders schlecht.

Definition Das akute Nierenversagen (ANV) ist durch die abrupte, potentiell reversible Abnahme der glomerulären Filtrationsrate (GFR) charakterisiert. Der akute Verlust der exkretorischen Nierenfunktion ist Ausdruck einer meist heterogenen Schädigung, die u. a. zur Erhöhung stickstoffhaltiger Substanzen im Blut (Azotämie) führt. Die Urinausscheidung sistiert meist (sog. oligurisches ANV), kann aber auch erhalten bleiben (sog. nonoligurisches ANV).

Eine weite Verbreitung hat die Einteilung des ANV nach differentialdiagnostischen Kriterien erfahren. Danach wird es eingeteilt in:
- prärenales ANV
- renales ANV
- postrenales ANV

Klassifikation Diese Einteilung liegt weitgehend der auch hier vorgestellten Klassifikation des ANV (Tab. 18.2) zugrunde, spiegelt aber nicht genau die Situation des prärenalen ANV wider. Das prärenale Syndrom als funktionelles Zustandsbild ist durch einen akuten Volumenmangel bedingt. Das Nierenparenchym ist strukturell völlig intakt. Das ANV ist durch Volumensubstitution leicht beherrschbar, die Konzentrationsleistung der Niere ist erhalten (funktionelle Oligurie oder prärenale Azotämie). Wird diese Möglichkeit der Korrektur des Volumenmangels – was nur noch selten vorkommt – vertan, entsteht das manifeste ANV, das infolge der zirkulatorisch-ischämischen Schädigung histologisch oft durch akute Tubulusnekrosen (ATN) gekennzeichnet ist.

Dem eher unkomplizierten ANV auf der Allgemeinstation steht das ANV auf der Intensivstation im Rahmen eines Multiorganversagens gegenüber. Als zirkulatorisch-ischämisches ANV ist es die häufigste Form (Abb. 18.9) und tritt besonders als posttraumatisches oder postoperatives ANV auf; auch im Verlauf einer Sepsis wird es beobachtet. Es hat große klinische Bedeutung, da die auslösenden Ursachen und übergeordneten Störungen oft lebensbedrohlich sind und intensivmedizinisch behandelt weden müssen.

Epidemiologie Die Inzidenz des dialysepflichtigen ANV wird mit ca. 30 Patienten/1 Mio. Einwohner/Jahr angegeben, die Häufigkeit des nicht dialyseabhängigen ANV ist wesentlich höher. Seit längerem wird eine Zunahme des ANV im Zuge des Multiorganversagens (engl. MODS: **M**ultiple **O**rgan **D**ysfunction **S**yndrome) beobachtet, besonders betroffen sind septische Patienten mit systemischer Infektion (SIRS: **S**ystemic **I**nflammatory **R**esponse **S**yndrome).

Im höheren Alter ist auch eine größere Häufigkeit an toxischem Nierenversagen nachweisbar.

Ätiologie Das hämodynamisch bedingte **prärenale ANV** wird meist durch eine schwere Hypovolämie (z.B.

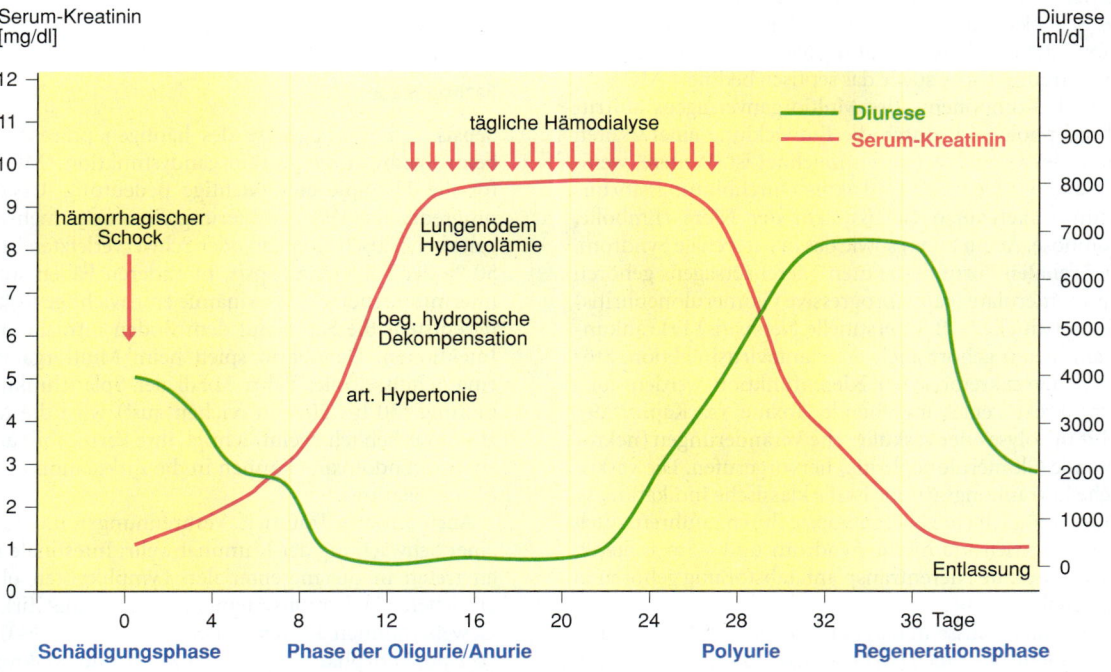

Abb. 18.9 Typischer Verlauf eines zirkulatorisch-ischämischen ANV nach Blutung mit hämorrhagischem Schock.

Nierenerkrankungen

Tab. 18.2 Wichtige Ursachen des akuten Nierenversagens.

Ursache	Grunderkrankung	Behandlung
Renale Hypoperfusion (Synonym: prärenal)	Hypovolämie (keine strukturelle Läsion) Störung der systemischen Hämodynamik (ATN) Abfall des Herzminutenvolumens/Schocksyndrom Fulminante Infektion/Sepsis Multiorganversagen Hepatorenales Syndrom Renovaskulärer Verschluss (Nierenarterienstenose oder -thrombose, Atheroembolie, Nierenvenenthrombose)	Intensivmedizin/Nephrologie
Akute Nierenerkrankung (parenchymatös/vaskulär; Synonym: renal)	Nephrotoxische Substanzen Glomeruläre Erkrankungen sui generis Interstitielle Nephritis Vaskulitis Rhabdomyolyse Hämolytisch-urämisches Syndrom	Nephrologie
Obstruktive Nephropathie (akute Abflussstörung; Synonym: postrenal)	Abflusshindernis im Bereich des Ureters: ■ Tumoren ■ Strikturen ■ Konkremente ■ Retroperitoneale Fibrose Obstruktion des Blasenausgangs: ■ Steine ■ Tumoren ■ Prostataerkrankungen ■ Infektionen Obstruktion der Urethra: ■ Striktur ■ Phimose	Urologie

Blutung) oder durch einen Abfall des Herzminutenvolumens bei kardiovaskulären Störungen oder infolge eines Schocksyndroms mit Zentralisation des Kreislaufes verursacht. Besondere Bedeutung haben das postoperative, das posttraumatische sowie das septisch bedingte ANV, das häufig als Komponente des Multiorganversagens auftritt und morphologisch durch die Entwicklung einer akuten Tubulusnekrose (ATN) gekennzeichnet ist. Weitere, wenn auch seltenere Ursachen sind akute Durchblutungsstörungen im zufließenden Gefäßsystem der Niere (Embolie, Thrombose, Aneurysma) sowie das hepatorenale Syndrom.

Der **renalen Form** des akuten Nierenversagens gehören akute glomeruläre (rapid progressive Glomerulonephritis) und interstitielle (z. B. interstitielle Nephritis) Erkrankungen an, hierzu gehört auch die Hantavirusinfektion. Störungen der exkretorischen Nierenfunktion werden auch durch direkt renal angreifende Toxine (s. Kap. 18.9), Rhabdomyolyse oder vaskulitische Veränderungen (nekrotisierende Glomerulonephritis) hervorgerufen. Die vaskulitische Erkrankungsgruppe ist die klassische Indikation, so früh wie möglich eine Nierenbiopsie durchzuführen. Auch das hämolytisch-urämische Syndrom und – im weiteren Sinne – die akute Nierentransplantatabstoßung gehören in diese renale Gruppe.

Abflusshindernisse in den ableitenden Harnwegen, d. h. die komplette oder auch partielle Obstruktion meist beider Nieren, bedingen das **postrenale Nierenversagen.** Das Passagehindernis kann im Ureter liegen, aber auch von außen das Ureterlumen verlegen. Eine häufige Ursache sind Prostataveränderungen.

Pathogenese

Sepsis Die Pathogenese des häufigen prärenalen ANV beim Syndrom der Multiorgandysfunktion (MODS) hat für die Therapie eine wichtige Bedeutung. Ursache der progredienten Verschlechterung eines oder mehrerer Organe bei kritisch Kranken oder Schwerverletzten ist in etwa 50 % der Fälle eine Sepsis, in anderen Fällen spielt eine intermittierende Endotoxinämie eine wichtige Rolle. Häufig entsteht die Sepsis auf dem Boden intraabdomineller Infektionen. Der Darm spielt beim Multiorganversagen eine Schlüsselrolle: Beim Abfall der Splanchnikusdurchblutung (30 bis 50 min reichen aus!) wird die Mukosaabwehr erheblich beeinträchtigt, ihre Permeabilität nimmt zu, und Endotoxine können in die Zirkulation übertreten (Translokation).

Auch schwere Traumen, Verbrennungen u. a. führen zu einer Schwächung der Immunabwehr: Intestinale Bakterien treten in die mesenterialen Lymphknoten über und erreichen via Lymphsystem und Leber die Zirkulation. Gewebetraumen führen außerdem zu einer Aktivierung von polymorphkernigen Leukozyten und Makrophagen. Im Zuge der folgenden Zytokinfreisetzung kommt es zu

18.3 Akutes Nierenversagen

einer Hypotonie, die Freisetzung von vasokonstriktorischen Substanzen beeinträchtigt die Durchblutung vitaler Organe erheblich. Periodische Endotoxinämien und die Effekte des aus traumatisiertem Muskelgewebe freigesetzten Myoglobins (Rhabdomyolyse) addieren sich und führen schließlich zur Oligo-/Anurie.

Multiorgandysfunktionssyndrom (MODS) In dieser Sequenz der Ereignisse tritt das Multiorgandysfunktionssyndrom (MODS) an unterschiedlichen Stellen auf: Bevorzugt bei Patienten mit schwerem Trauma oder inadäquater Reanimation kommt es bereits frühzeitig zum ANV. Während der Phase der systemischen Entzündung (SIRS, „Systemic Inflammatory Response Syndrome") mit Hypermetabolismus und Veränderungen der Körpertemperatur, der Herzfrequenz, Tachypnoe u.a. können sich die Leber- und Nierenfunktion weiter verschlechtern, so dass der Patient diesen Komplikationen schließlich erliegt. Häufiger jedoch steht bei Patienten mit Traumen, nach Operation oder Verbrennung zunächst das Lungenversagen als primäre Organstörung im Vordergrund.

Die Phase des SIRS ist häufig mit einer Enzephalopathie, hämatologischen Veränderungen, gastrointestinalen Blutungen, Pankreatitis u.a. vergesellschaftet, bis präterminal Leber und Niere versagen.

Eine besondere Rolle spielt die gramnegative Sepsis für die Entstehung des ANV. Klinische Untersuchungen haben ergeben, dass eine persistierende oder schwere Sepsis den renalen Blutfluss drosselt und zur Oligurie führt. Als Mediator gilt das vasokonstriktorisch wirksame Endothelin. Endotoxine aktivieren das sympathische Nervensystem sowie das Renin-Angiotensin-System und schädigen das Endothel direkt.

Symptome Bei **prärenalem ANV** sind die Befunde drei Kategorien zuzuordnen:
- Befunde der auslösenden Erkrankung (sie können so gravierend sein, dass ein ANV zunächst nicht registriert wird)
- Symptome des ANV selbst (Oligo-/Anurie)
- Komplikationen durch das ANV wie Azidose, Hyperkaliämie u.a.m.

Die Abgrenzung einer funktionellen Oligurie (prärenale Azotämie, mit guter renaler Prognose) vom manifesten ANV gelingt relativ gut aufgrund klinischer Untersuchungsergebnisse, setzt aber eine sorgfältige Anamnese und körperliche Untersuchung voraus (Tab. 18.3). Die diagnostische Relevanz der Laborbefunde ist durch Faktoren wie begleitende Leber-, Herz- oder Nierenerkrankungen sowie Diuretikagabe eingeschränkt.

Tab. 18.3 Wichtige Befunde bei verschiedenen Formen des ANV.

Ursache	Anamnese, charakteristische Hinweise	Typische Urinbefunde	Weitere Befunde
Zirkulatorisch-ischämisch	Blutung, Hypovolämie, Kreislaufschock	Granulierte Zylinder Tubuläre Proteinurie	Initial oft arterielle Hypotonie und Kreislaufinstabilität
Nephrotoxisch	Röntgenkontrastmittel, Medikamente	Epithelzylinder Natrium im Urin > 20 mmol/l	Häufig vorbestehende Nierenerkrankung oder Volumendepletion
Rhabdomyolyse	Traumatisch (Crush-Syndrom) oder nicht traumatisch (Sepsis, Alkohol, Drogen)	Myoglobinurie (dunkelbrauner Urin)	Erhöhung von CK (> 10 000 U/l), GOT, GPT, LDH Hyperphosphatämie Hyperkaliämie
Glomerulär	Zeichen für Systemerkrankung (Fieber, Hautveränderungen, Arthralgien, Anämie)	Glomerulär konfigurierte Erythrozyten, Erythrozytenzylinder, glomeruläre Proteinurie	Spezifische serologische Befunde Entzündungszeichen Nephritisches/nephrotisches Syndrom
Interstitiell	Medikamenteneinnahme (nichtsteroidale Antirheumatika, Antibiotika, Diuretika) Infektionen	Tubuläre Proteinurie Eosinophilurie Leukozyturie Leukozyturie, Bakteriurie	IgE erhöht Eosinophilie Fieber, Entzündungszeichen
Postrenale Obstruktion	Prostataerkrankung, Tumoren im kleinen Becken, kolikartige Schmerzen (Harnsteine)	Meist Anurie, evtl. Leukozyturie, Erythrozyturie	Sonographie: Harnstau
Chronische Niereninsuffizienz	Vorbekannte Nierenerkrankung, langjähriger Diabetes/ arterielle Hypertonie	Abhängig von Grunderkrankung	Renale Anämie (häufige Ausnahme: Zystennieren) Meist kleine Nieren (Ausnahme: Diabetes, Plasmozytom, Amyloidose)

Nierenerkrankungen

Tab. 18.4 Initiale Labordiagnostik bei ANV.

	Physiologisch	Prärenales ANV	Renales ANV	Postrenales ANV
Chemische Untersuchungen				
Harnstoff-N/Kreatinin im Plasma	10 : 1	> 10 : 1	10 : 1	Variabel
Natrium (Spot-Urin)	50–70 mmol/l	< 20	> 30–50	Variabel
Fraktionelle Natriumausscheidung (FENa in %)	1–3	< 1	> 3	Variabel
Urin-Osmolalität in mosmol/kg H_2O	400–600	> 500	< 400	Variabel
Urinanalyse				
Eiweiß (g/d)	–	–	> 1	–
Erythrozyten	–	–	Dysmorphie	Eumorphie

Bei **renalem ANV** wird das klinische Bild durch die Vielfalt der ursächlichen Störungen erheblich modifiziert. Beim **postrenalen ANV** treten häufig kolikartige Schmerzen im Bereich der ableitenden Harnwege auf.

Diagnostik Die Ausscheidungsmenge gibt nicht immer den entscheidenden Hinweis auf ein ANV, da das Leitsymptom Oligurie fehlen kann (sog. nonoligurisches ANV). Diese Form wird häufiger bei nephrotoxisch ausgelöstem ANV mit akuter Tubulusnekrose oder interstitieller Nephritis beobachtet, aber auch bei Hantavirusinfektion.

Neben der Blutuntersuchung (vor allem Harnstoff-Stickstoff, Kreatinin, großes Blutbild, Blutgase, Säure-Basen-Status) kommt der Urindiagnostik besondere Bedeutung zu (Tab. 18.4): Eine Untersuchung auf Erythrozyten und Proteinurie ist unerlässlich! Tubulusepithelien im Sediment und eine tubuläre Proteinurie deuten auf ein tubulär bedingtes ANV hin, eine glomeruläre Proteinurie (> 2,5 g/d) sowie glomerulär verformte Erythrozyten auf eine glomeruläre Schädigung hin. Die Sonographie ermöglicht den Ausschluss einer obstruktiven Nephropathie und einer terminalen Niereninsuffizienz mit Schrumpfnierenbildung. Bei unklarer Genese des ANV ist die Indikation einer Nierenbiopsie zu überdenken. Eine Röntgenaufnahme des Thorax empfiehlt sich zum Ausschluss eines pulmorenalen Syndroms oder einer sog. „Fluid Lung" (Abb. 18.10).

Differentialdiagnose Differentialdiagnostisch ist besonders an glomerulonephritische Erkrankungen (RPGN), akute Nierenfunktionsverschlechterung bei chronischer Niereninsuffizienz, akute Papillennekrose bei Diabetes mellitus oder an eine akute bakterielle Nephritis zu denken.

Art des ANV	Ausschlussmaßnahmen
Prärenal	Messung hämodynamischer Parameter (Blutdruck, ZVD u.a.) Farbduplexsonographie oder MR-Angiographie bei V.a. Verschluss der Nierenarterie oder -vene
Renal	Sonographie: normale Nierengröße und verbreiterter Parenchymsaum, Ausschluss einer Harnstauungsniere Nierenbiopsie bei aktivem Harnsediment
Postrenal	Sonographie und evtl. CT zum Nachweis einer Harnstauung im Bereich der ableitenden Harnwege

Prophylaxe

Allgemeine Maßnahmen Die Prävention des ANV ist ein wichtiger Aspekt eines übergreifenden Therapiekonzeptes. Frühzeitige Intervention bei ischämischen Prozessen (als Ursache des prärenalen ANV) können ein ANV vermeiden oder den renalen Schaden begrenzen. Conditio sine qua non ist die hämodynamische Stabilität

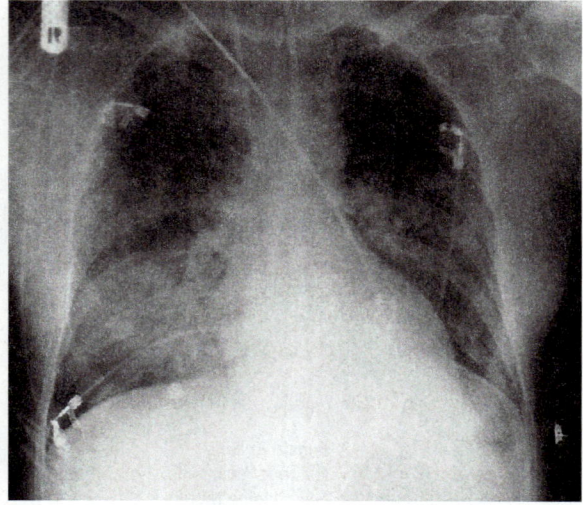

Abb. 18.10 Röntgen-Thorax: perihilär betontes interstitielles Lungenödem. Zentralvenenkatheter in der V. jugularis rechts, liegende Magensonde.

18.3 Akutes Nierenversagen

des Patienten und ihre Überwachung durch geeignetes Monitoring.

Volumengabe ist die entscheidende Maßnahme, um ein Volumendefizit mit Absinken des Nierenperfusionsdrucks und somit ein ANV zu vermeiden. Die Substitutionsrate zur Restriktion der renalen Perfusion ist abhängig vom Volumenstatus, der sich mittels Messung des zentralen Venendruckes (oder des pulmonalen Kapillardruckes, PCW) bestimmen lässt. Zusätzlich ist die Beurteilung des Elektrolytstatus (Natrium, Kalium, Phosphat) erforderlich.

Medikamente Dopamin hat bei normaler Nierenfunktion neben vasopressorischen Wirkungen vor allem günstige Effekte auf die Nierendurchblutung und ist ein Element in der Prophylaxe des ANV (Dosierung: 200 mg/d oder 2–4 µg/kg/min kontinuierlich über Perfusor). In dieser nierenprotektiven Dosis sind hämodynamische Effekte wie Blutdruckerhöhung, Tachykardie oder Myokardischämie nicht sehr wahrscheinlich. Allerdings vermochte Dopamin in prospektiv kontrollierten Studien die Entwicklung eines ischämischen oder toxischen ANV weder zu verhüten noch den Verlauf zu verbessern.

Furosemid und anderen Schleifendiuretika wird eine prophylaktische Wirkung zugeschrieben, wenn sie frühzeitig eingesetzt werden. Furosemid soll die Phase der Oligurie verkürzen, ist aber nicht in der Lage, die Erholung vom ANV zu beschleunigen oder die Mortalitätsrate bei ANV zu vermindern. Eine wichtige Indikation ist die intravasale Volumenüberlastung bei nonoligurischem ANV (Dosierung: 250–1 000 mg/d in vier bis acht Einzeldosen, höhere Dosen sind obsolet).

Osmodiuretika (z. B. Mannit, Sorbit) vermindern durch ihre osmotische Wirkung das renale Zellödem und reduzieren ischämisch geschädigte Gewebsareale, sie sind nur bei Beginn eines ischämischen oder toxischen ANV indiziert, bei Anurie, Hyper- oder Hypovolämie aber absolut kontraindiziert.

Bei Rhabdomyolyse und Hämolyse empfiehlt sich **Natriumbikarbonat.** Ausgedehnte Muskelnekrosen (z. B. bei Verschüttung) führen zu einem Abfall des Extrazellulärvolumens, die Myoglobinfreisetzung zu Hyperkaliämie und ANV. Wichtige therapeutische Maßnahmen sind die sofortige Reexpansion des Extrazellulärvolumens durch forcierte Volumenzufuhr (Diurese > 300 ml/h), die Detoxikation des Myoglobins und Titrierung endogen anfallender Säuren durch Alkalisierung des Harns (pH > 6,5) sowie die Vermeidung einer Hyperkaliämie. Ein zentraler Venenkatheter ist erforderlich, der Urin-pH ist stündlich zu messen. Diuretika sind nicht erforderlich.

Therapie des manifesten ANV Beim manifesten ANV mit Oligo-/Anurie sollten Medikamente wie Dopamin, Schleifendiuretika oder osmotische Diuretika abgesetzt werden, da sie in dieser Phase nicht nur wirkungslos, sondern auch gefährlich sind. Oberstes Ziel ist der sofortige Ausgleich der intravasalen Volumendepletion; der Ersatz sollte sich dem verloren gegangenen Substrat (Blut, gastrointestinale Verluste, ausgedehnte Wunden u. a.) anpassen. Bei der Bilanzierung sind auf der einen Seite renale (Harnvolumen) und extrarenale (Drains, Sonden u. a.) Verluste zu beachten, auf der anderen Seite die Einfuhr (Trinkmenge, Infusionslösungen) und das durch Katabolie freigesetzte, mengenmäßig nur schwer abschätzbare Oxidationswasser (ca. 400 ml/24 h).

Bei manifestem ANV ist eine adäquate Kalorienzufuhr zur Vermeidung von Katabolie und Ketoazidose durch Hunger erforderlich, vor allem bei Dialysepflichtigkeit. Der Kalorienbedarf beträgt 35–50 kcal/kg/24 h. Wichtigstes Element der Energiezufuhr ist Glukose. Zusätzliche Insulingaben sollen einen Anstieg des Blutzuckers > 180 mg/dl verhindern.

Die eingeschränkte Flüssigkeitstoleranz macht die Infusion hypertoner Lösungen über einen zentralen Venenkatheter erforderlich. Als zweites Energiesubstrat (zur Deckung von 25 % des Energiebedarfs) gelten Fette, bei hyperkatabolen Zuständen (Sepsis, Polytrauma) sollte die Eiweißzufuhr (Aminosäuren) 1–1,5 g/kg KG/d betragen. Eine enterale Ernährung sollte additiv, wenn möglich nur als orale Kost oder Sondennahrung, erfolgen.

Nierenersatztherapie bei ANV Die Indikation zur Nierenersatztherapie stützt sich auf Laborergebnisse und klinische Befunde. In der Regel sollte eine Nierenersatztherapie eingeleitet werden, wenn die Harnstoffwerte im Blut 200 mg/dl übersteigen (Harnstoff-Stickstoff-Werte 100 mg/dl) bzw. täglich um mehr als 40 mg/dl (Harnstoff-Stickstoff > 20 mg/dl) steigen oder wenn die Kreatininwerte im Serum 5 mg/dl übersteigen bzw. der Wert sich täglich verdoppelt.

Aus klinischer Sicht sind diuretikarefraktäre Überwässerung bei Oligo-/Anurie, Hyperkaliämie (> 6 mmol/l), therapierefraktäre Hyperurikämie (akute Harnsäurenephropathie) oder Zeichen des urämischen Syndroms mit „Fluid Lung", Perikarditis, gastrointestinalen oder zentralnervösen Symptomen dringliche Indikationen (Tab. 18.5).

Möglichkeiten der extrakorporalen Elimination
- Hämodialyse (HD)
- Hämofiltration (HF)
- Hämodiafiltration (HDF)

Verlauf und Prognose Das intensivmedizinisch relevante ANV hat nach wie vor eine hohe Letalität (> 75 %). Das ANV ist nur eine Organstörung unter mehreren, also eine Komponente des Multiorganversagens. Die eigentliche renale Prognose ist eher gut, ein Übergang in eine chronische Niereninsuffizienz selten. Bleibt die Diurese erhalten, ist die renale Prognose noch günstiger. Bei zirkulatorisch-ischämischem und nephrotoxischem ANV lässt sich ein

Tab. 18.5 Indikationen zur Dialysetherapie bei ANV.

- Hyperkaliämie > 6,5 mmol/l (bei begleitenden EKG-Veränderungen früher)
- Harnstoff > 180–200 mg/dl
- Kreatinin > 8 mg/dl
- Symptome der Urämie (z.B. Perikarditis, Enzephalopathie, Übelkeit)
- Lungenödem, therapierefraktäre Hypervolämie
- Schwere Hyperphosphatämie, v.a. bei gleichzeitiger Hyperkalzämie

phasenhafter Verlauf feststellen: Zunächst kommt es zur Oligo-/Anurie, in zeitlich variablem Abstand folgt dieser die Polyurie im Zuge der fallenden Retentionswerte, bis schließlich eine Normalisierung der Nierenfunktion erreicht ist.

Komplikationen Mit zunehmender Oligurie geraten die Wasser- und Elektrolytbilanz sowie der Säure-Basen-Haushalt aus den Fugen (Tab. 18.6). Die Störung der Natrium- und Volumenhomöostase (**Flüssigkeitsüberlastung**) äußert sich in Ödemen und Hypertonie. Besonders gefürchtet ist die sog. **„Fluid Lung"**, die Dyspnoe infolge einer interstitiellen pulmonalen Flüssigkeitsakkumulation, die meist kein auskultatorisches Korrelat besitzt und nur röntgenologisch nachweisbar ist.

Als „lautloser Killer" gilt die Hyperkaliämie, die sich bei massivem Zelluntergang, beispielsweise bei Traumen, Katabolie oder Hämolyse, besonders schnell einstellt und einen Notfall in der Nephrologie darstellt. Ein wichtiger Akzelerator ist die **metabolische Azidose** als Folge der eingeschränkten renalen H^+-Ausscheidung. Bei Blutkaliumwerten von 7 mmol/l und mehr drohen schwere Herzrhythmusstörungen, die Gefahr eines Herzstillstandes wächst rapide. In der polyurischen Phase dagegen drohen ausgeprägte Elektrolytverluste (vor allem Kalium, Phosphat). Ein inkonstanter Befund ist die Hyperphosphatämie bei ANV.

Häufig wird der Stoffwechsel auf **Katabolie** umgeschaltet, die negative N-Bilanz ist besonders bei postoperativen oder posttraumatischen Zuständen sowie bei Sepsis gefürchtet. Der Bestand an Aminosäuren wird zur Aufrechterhaltung der Glukoneogenese und Proteinsynthese von peripheren Arealen (vor allem aus der Muskulatur) umverteilt in die Leber. Den Schwund der Skelettmuskulatur spiegelt der überproportional hohe Harnstoff-Stickstoff-Wert wider. Ferner finden sich erhöhte Blutzuckerspiegel trotz Hyperinsulinämie (periphere Insulinresistenz) sowie in etwa der Hälfte der Fälle eine Hypertriglyzeridämie als Folge einer Hemmung der Lipolyse.

Tab. 18.6 Häufige Komplikationen des ANV.

Komplikationen	Klinische Aspekte
Hyperkaliämie	Herzrhythmusstörungen
Veränderte Flüssigkeitsbilanz	Periphere Ödeme, Lungenödem, Pleuraergüsse
Hyponatriämie	Expansion des Intrazellulärraums
Hypokalzämie	Häufig bei Rhabdomyolyse
Metabolische Azidose	Meist mit einer Anionenlücke assoziiert
Kardiovaskuläre Störungen	Hypertonie, Rhythmusstörungen, Perikarditis
Gastrointestinale Störungen	Hämorrhagische Gastritis, gastrointestinale Blutung
Infektionen	Nosokomiale Infektionen, Sepsis

Gastrointestinale Komplikationen wie Magen- und Duodenalulzerationen mit Blutverlusten sind eine weitere potentielle Komplikation.

Zusammenfassung

- Häufigste Ursachen: Sepsis, Trauma, postoperative Zustände
- Wichtigstes Symptom: plötzliche Oligo-/Anurie
- Wichtigste diagnostische Maßnahmen: Serum-Kreatinin, Sonographie
- Wichtigste therapeutische Maßnahmen: Kreislaufstabilisierung, Diuretika, Hämodialyse

Zur weiteren Information

Literatur

Agmon, Y., M. Brezis: Acute Renal Failure: a Multifactorial Syndrome. Pathogenesis and Prevention Strategies. In: Bourke, E., N. P. Mallik, V. E. Pollack (eds.): Moving Points in Nephrology. Contribution Nephrology, Vol. 102. Karger, Basel 1993.

Better, O. S., J. H. Stein: Current concepts: Early management of shock and prophylaxis of acute renal failure in traumatic rhabdomyolysis. N Engl J Med 1990; 322: 825–29.

Cameron, J. S.: Acute Renal Failure in the ITU: the Nephrologist's View. In: Bihkari, D., G. Neild (eds.): Acute Renal Failure in the Intensive Therapy Unit. Springer, London 1990.

Druml, W., B. Schneeweiss, G. Grimm: Parenteral Nutrition in Acute Renal Failure. In: Hartig, W., G. Dietze, R. Weiner, P. Fürst (eds.): Nutrition in Clinical Practice. Proc. 10th Congress Espen. Karger, Basel 1989.

Keywords

akutes Nierenversagen ◆ akute Oligo-Anurie ◆ Hospital-assoziiertes Nierenversagen

18.4 Nephrotisches Syndrom

J. GALLE, C. WANNER, A. SCHWARTING

Engl. Begriff: Nephrotic Syndrome

Das Krankheitsbild des nephrotischen Syndroms kann verschiedene renale oder extrarenale Ursachen haben.

Beispiele für primär renale Erkrankungen:

- **membranöse Glomerulonephritis** (häufigste Ursache des nephrotischen Syndroms bei Erwachsenen)
- **Minimal-Change-Glomerulonephritis** (häufigste Ursache im Kindesalter)
- **fokal-sklerosierende Glomerulonephritis** (ungünstige Prognose)

18.4 Nephrotisches Syndrom

Die häufigste sekundäre glomeruläre Schädigung ist die diabetische Nephropathie.

Definition Der Begriff „nephrotisches Syndrom" bezeichnet einen Symptomenkomplex, der sich aus einer sog. großen Proteinurie (> 3,5 g/d), Ödemen, Hypoproteinämie (Hypalbuminämie) und Hyperlipidämie zusammensetzt.

Epidemiologie Zahlreiche Erkrankungen und Noxen können zu einem nephrotischen Syndrom führen (vgl. Tab. 18.7). Häufigste assoziierte Grunderkrankung ist die diabetische Nephropathie. Bei etwa 60–80 % der Patienten lässt sich jedoch keine Ursache nachweisen. Sie leiden an einer primären (idiopathischen) Glomerulonephritis, die bioptisch weiter abgeklärt werden sollte. Während sich im Kindesalter (zwischen zwei und sechs Jahren) histologisch am häufigsten eine Minimal-Change-Glomerulopathie findet, überwiegt im Erwachsenenalter die membranöse Glomerulopathie (ca. 50 %), gefolgt von der fokal-segmental sklerosierenden (10–20 %) und membranoproliferativen Glomerulonephritis (bis zu 10 %).

Ätiologie und Pathogenese Ursache der Proteinurie des nephrotischen Syndroms ist eine erhöhte Permeabilität der glomerulären Kapillarwand für Plasmaeiweiße, die durch verschiedene Faktoren ausgelöst werden kann: Immunkomplexablagerungen (membranöse GN), zirkulierende Zytokine (MC, FSGN), abnorme Proteinablagerungen (Amyloidose, multiples Myelom), metabolische Störungen (diabetische Nephropathie) oder genetisch bedingte Veränderungen der Kapillarwand (Alport-Syndrom).

Hypalbuminämie Zentraler Aspekt beim nephrotischen Syndrom ist die große Proteinurie, welche die anderen Symptome wesentlich determiniert. Die erhöhte Permeabilität der glomerulären Kapillarwand führt zu einem so großen Verlust an Plasmaproteinen in den Primärharn, dass die Rückresorptionskapazität im tubulären Apparat bei weitem überschritten wird.

Ödeme Für die Ödementstehung werden zwei Mechanismen diskutiert. Bei den meisten Patienten mit nephrotischem Syndrom ist eine durch die zugrunde liegende Nierenerkrankung hervorgerufene primäre renale Natrium- und Wasserretention für die Ödemgenese verantwortlich. Andererseits kann es jedoch auch durch eine ausgeprägte Hypalbuminämie über den Abfall des onkotischen Plasmadrucks zum Austritt von Flüssigkeit aus dem Intravasalraum in das Gewebe kommen. Das hierdurch erniedrigte effektive Blutvolumen führt zu einer sekundären renalen Natriumretention mit Verstärkung der Ödeme.

Hyperlipoproteinämie Die Dyslipidämie des nephrotischen Syndroms setzt sich aus einer Hypercholesterinämie, Hypertriglyzeridämie, erhöhten Low-Density-Lipoproteinen (LDL), erniedrigten High-Density-Lipoproteinen (HDL, insbesondere kardioprotektive HDL_2 ↓) und erhöhtem Lipoprotein (a) zusammen. Die Mechanismen, die zu dieser Dyslipidämie führen, sind noch nicht gänzlich aufgeklärt. Eine wichtige Rolle scheint der verminderte onkotische Plasmadruck zu spielen, der die hepatische Synthese von Cholesterin und Apoprotein-B-haltigen Lipoproteinen stimuliert. Ebenfalls diskutiert wird eine verminderte Clearance für Apoprotein-B-haltige Lipoproteine. Eine zusätzliche Rolle scheint ein verminderter Metabolismus der Triglyzeride zu spielen.

Symptome Das nephrotische Syndrom fällt meist durch die ausgeprägte Ödembildung auf. Typischerweise lassen sich die Ödeme vorübergehend lokal wegdrücken, z. B. an der Tibiavorderseite, und unterscheiden sich damit von Ödemen anderer Genese, z. B. Lymphödemen. Häufig berichten Patienten über schäumenden Urin infolge der Proteinurie (Abb. 18.11). Bei sekundärem nephrotischem Syndrom finden sich zudem Symptome der vorliegenden Grunderkrankung (z. B. diabetisches Spätsyndrom).

Tab. 18.7 Ursachen des nephrotischen Syndroms.

Primär renale Erkrankungen	Minimal-Change-Glomerulonephritis Membranöse Glomerulonephritis Fokal-sklerosierende Glomerulonephritis Membranoproliferative Glomerulonephritis Mesangioproliferative Glomerulonephritis vom IgA-Typ
Sekundäre glomeruläre Schädigungen	Diabetische Nephropathie Systemerkrankungen (SLE, Kollagenosen) Maligne Tumoren (Lymphome, multiples Myelom, Karzinome) Infektionen (nach Streptokokkeninfektion, bei HIV, Hepatitis B und C) Medikamente (Penicillamin) Amyloidose Kongenital (Morbus Alport)

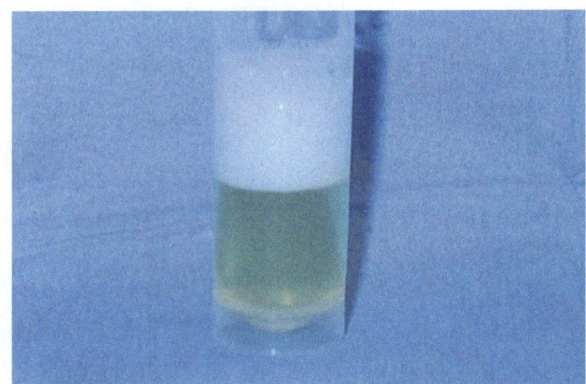

Abb. 18.11 Schäumender Urin infolge Proteinurie.

Diagnostik Die Diagnose des nephrotischen Syndroms kann leicht aufgrund der Symptomatik (symmetrische Ödeme) und der Laborbefunde (Proteinausscheidung im 24-h-Sammelurin, Serum-Albumin, Serum-Lipide) gestellt werden. Eine exakte Diagnose der zugrunde liegenden Krankheit (s. Tab. 18.7) setzt dann allerdings in aller Regel eine Nierenpunktion voraus. Eine Ausnahme bildet die diabetische Nephropathie, bei der aufgrund der typischen, jahrelangen Verlaufsform (s.u.) meist auf eine Nierenpunktion verzichtet werden kann.

Differentialdiagnose Differentialdiagnostisch sind die primär renalen von den sekundären glomerulären Erkrankungen abzugrenzen (vgl. Tab. 18.7). Die primären Glomerulonephritisformen sollten durch Biopsie den verschiedenen histologisch definierten Unterformen zugeordnet werden, da sie sich hinsichtlich Prognose und Therapie unterscheiden (vgl. Kap. 18.5).

Therapie Bei sekundärem nephrotischen Syndrom steht die Behandlung der Grunderkrankung (z.B. Diabetes, Lupus erythematodes etc.) bzw. die Ausschaltung der zugrunde liegenden Noxe (Medikamente) im Vordergrund. Handelt es sich um ein primäres nephrotisches Syndrom, wird je nach Form der Glomerulonephritis mit Steroiden und Immunsuppressiva therapiert (vgl. Kap. 18.5). Zur Therapie der Ödeme sollten die Kochsalzzufuhr beschränkt (3–5 g/d) und Diuretika eingesetzt werden. Die Gabe eines ACE-Hemmers ist die wichtigste symptomatische Therapiemaßnahme, da ACE-Hemmer nicht nur die Proteinurie vermindern, sondern auch dem fortschreitenden Nierenfunktionsverlust entgegenwirken. Weitere therapeutische Maßnahmen sind in Tabelle 18.8 dargestellt.

Verlauf und Prognose Das Ansprechen auf die therapeutischen Maßnahmen, der weitere Verlauf und die Prognose hängen von der zugrunde liegenden Erkrankung ab.

Komplikationen Vergesellschaftet mit dem nephrotischen Syndrom ist eine Reihe von Komplikationen (s. Tabelle), die therapeutische Konsequenzen nach sich ziehen.

Komplikationen
Thromboseneigung (Nierenvenenthrombose!)
Immuninkompetenz, Infektanfälligkeit
Endokrine Funktionsstörungen ■ Vitamin-D-Stoffwechsel ■ Schilddrüsenfunktion ■ Kalziumhomöostase

Thromboembolische Komplikationen Thrombosen und thromboembolische Ereignisse treten bei 10–40 % der Patienten auf. Insbesondere auf das Auftreten einer **Nierenvenenthrombose** ist zu achten, die vor allem bei Patienten mit membranöser Glomerulonephritis (20–30 %) zu beobachten ist und oftmals den Ausgangspunkt für Lungenembolien bei klinisch nicht fassbarer Thrombose bildet.

Allerdings führt die Nierenvenenthrombose nur bei akutem Auftreten (10 % der Fälle) zu Flankenschmerzen, Makrohämaturie, Kreatininanstieg und Zunahme der Nierengröße.

Ursache der gesteigerten Thromboseneigung ist eine Hyperkoagulabilität, die u.a. bedingt ist durch den Verlust an Antithrombin III im Rahmen der Proteinurie, durch eine erhöhte Aggregationstendenz der Thrombozyten sowie durch den Anstieg des Fibrinogens und anderer Gerinnungsfaktoren bei erhöhter hepatischer Proteinsynthese.

Insbesondere Patienten mit niedrigem Serum-Albumin ($\leq$ 25 g/l), hoher Proteinausscheidung ($\geq$ 10 g/24 h), hoher Plasma-Fibrinogen-Konzentration und erniedrigtem Antithrombin-III-Spiegel ($\leq$ 75 %) scheinen ein erhöhtes Thromboserisiko zu haben.

Verlust von Transportproteinen und Immunglobulinen Durch den Verlust von Immunglobulinen kommt es zur Immuninkompetenz mit erhöhter Infektanfälligkeit. Endokrine Funktionsstörungen werden durch den Verlust hormontransportierender Serumproteine verursacht. So kommt es bei ca. 50 % der Patienten durch den renalen Verlust an Thyroxin bindenden Globulinen zu erniedrigten T_4-Spiegeln. Nichtsdestotrotz sind die meisten Patienten klinisch euthyreot (normale freie Serum-T_4-Konzentration, normaler TRH-Test). Auch die Vorstufe des

Tab. 18.8 Therapie.

Symptomatische Therapie	
Behandlung der nephrotischen Ödeme	Kochsalzrestriktion (3 g/d) Diuretikatherapie Kompressionsstrümpfe
Behandlung der Proteinurie	ACE-Hemmer Diätetische Proteinbeschränkung (0,6–0,8 g Protein/kg/d)
Behandlung der Hyperlipoproteinämie	■ HMG-CoA-Reduktase-Hemmer ■ Diät ■ Prophylaktische Antikoagulation
Spezifische Therapie	
Bei sekundärem nephrotischem Syndrom	■ Behandlung der Grundkrankheit (z.B. Diabetes, Lupus erythematodes) ■ Ausschalten von Noxen (Medikamenten etc.)
Bei primären Glomerulonephritiden	Steroide, Immunsuppression (vgl. Kap. 18.5)

metabolisch aktiven Vitamins D_3, 25-Hydroxy-Vitamin D, bindet an ein Protein, mit dem es beim nephrotischen Syndrom renal ausgeschieden wird. Wie stark sich dies auf den Kalziumhaushalt auswirkt, ist allerdings unklar, da man eine Hypokalzämie allein aufgrund des erniedrigten Serumalbumins vorfindet.

Zusammenfassung

- Häufigste Ursachen: diabetische Nephropathie und membranöse Glomerulonephritis
- Wichtigste Symptome: symmetrische Ödeme bei großer Proteinurie (> 3,5 g/d), Hypoproteinämie (Hypalbuminämie) und Hyperlipidämie
- Wichtigste diagnostische Maßnahme: Nierenbiopsie
- Wichtigste therapeutische Maßnahmen: ACE-Hemmer, Salzrestriktion, Diuretika

Zur weiteren Information

Literatur

Fogo, A.: Nephrotic syndrome: molecular and genetic basis. Nephron 2000; 85: 8ff.

Humphreys, M. H.: Mechanisms and management of nephrotic edema. Kidney Int 1994; 45: 266ff.

Kaysen, G. A., M. G. deSain-van der Velden: New insights into lipid metabolism in the nephrotic syndrome. Kidney Int 1999 (Suppl.); 71: 18ff.

Orth, S. R., E. Ritz: The nephrotic syndrome. N Engl J Med 1998; 338: 1202ff.

Praga, M., B. Borstein, A. Andres et al.: Nephrotic proteinuria without hypoalbuminemia: Clinical characteristics and response to angiotensin-converting enzyme inhibitors. Am J Kidney Dis 1991; 17: 330ff.

Internet-Links

www.renalworld.com

Keywords

nephrotic syndrome ◆ proteinuria ◆ glomerular disease

18.5 Glomeruläre Erkrankungen

C. Wanner, A. Schwarting, J. Galle

Als glomeruläre Erkrankung bezeichnet man die unterschiedlichen strukturellen und funktionellen Veränderungen des Glomerulus, die zu den typischen Symptomen **Hämaturie, Proteinurie, erniedrigte glomeruläre Filtrationsrate** (GFR) und **Hypertonie** führen. Glomeruläre Erkrankungen betreffen immer beide Nieren. Den entzündlichen Veränderungen (**Glomerulonephritiden**) werden die degenerativen Veränderungen der Glomeruli im Rahmen von Stoffwechselerkrankungen (**Diabetes mellitus, Amyloidose**) gegenübergestellt, die durch die diabetische Nephropathie zurzeit stetig zunehmen. Unbehandelt schreiten die entzündlichen und degenerativen Veränderungen bei glomerulären Erkrankungen bis zur terminalen Niereninsuffizienz fort. Schwere morphologische Veränderungen der Glomeruli gehen entweder aufgrund des Verlustes der filtrierenden Fläche oder aufgrund von Membranveränderungen mit einer erniedrigten glomerulären Filtrationsrate einher.

Akute Glomerulonephritiden sind gekennzeichnet durch einen plötzlichen Krankheitsbeginn mit:
- Hämaturie
- Proteinurie
- Ödemen (häufig Lidödemen)
- evtl. Kreatininanstieg

Die Symptome der primären Glomerulonephritis mit nephrotischem Syndrom sind eine große Proteinurie (> 3,5 g/24 h), Hypoproteinämie, Ödeme und Hyperlipidämie.

Alle progredienten, degenerativen glomerulären Erkrankungen münden morphologisch in die Glomerulosklerose.

Die morphologischen Veränderungen bei glomerulären Erkrankungen unterteilt man in diffus, fokal und segmental (Abb. 18.12). Eine weitere Differenzierung erlaubt die Immunhistologie mit Ablagerungen von IgG, IgM, IgA, Komplement und Fibrinogen. Glomeruläre Erkrankungen gehen immer mit einer **Proteinurie** einher. Man unterscheidet eine **selektive glomeruläre Proteinurie,** bei der nur Albumin im Urin gefunden wird, von einer **nichtselektiven Proteinurie,** bei der alle, auch die höhermolekularen (IgG, IgM, Fibrinogen) Serum-Eiweiße im Urin nachgewiesen werden können.

Der glomerulären wird die **tubuläre** Proteinurie gegenübergestellt: Hier erscheinen filtrierte Peptide und tubuläre Proteine (Enzyme, Tamm-Horsfall-Protein) im Urin als Zeichen einer gestörten tubulären Funktion (akute interstitielle Nephritis und nephrotoxische Medikamente).

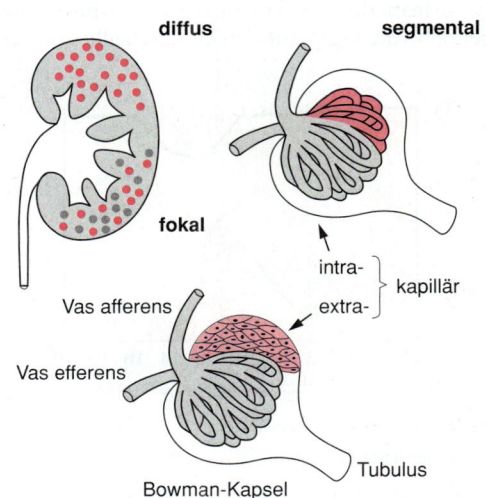

Abb. 18.12 Nomenklatur der morphologischen Veränderungen bei glomerulären Erkrankungen.

Als Ausdruck der Entzündung (Nephritis) tritt zur Proteinurie immer eine **Erythrozyturie** (Mikrohämaturie) hinzu. Bei der Untersuchung des Urinsediments im Phasenkontrastmikroskop erscheinen die Erythrozyten im Urin als Ringstrukturen mit kreisförmigen Ausstülpungen. Diese sog. Akanthozyten sind beweisend für eine Glomerulonephritis und können von den glattrandigen Erythrozyten bei Blutungen der ableitenden Harnwege unterschieden werden. Auch Erythrozytenzylinder im Urin sind beweisend für eine floride glomeruläre Entzündung. Glomerulonephritiden gehen in 50–70 % der Fälle mit einer arteriellen **Hypertonie** einher, während Minimalläsionen und die Amyloidose in der Regel normotensiv verlaufen. Glomerulonephritiden können in akute und chronische Verlaufsformen unterteilt werden.

18.5.1 Akute Glomerulonephritiden

Eine akute Glomerulonephritis ist eine entzündliche Nierenerkrankung, bei der es oftmals nach Infektionen durch Schädigung des Glomerulus zum **plötzlichen** Auftreten eines **„nephritischen Syndroms"** (glomeruläre Hämaturie, Proteinurie, Ödeme und Hypertonie) kommt, fakultativ verbunden mit eingeschränkter Nierenfunktion.

Die postinfektiöse (endokapilläre) Glomerulonephritis ist eine Immunkomplexnephritis, die im Anschluss an Infekte auftritt und meist spontan abklingt.

Die rasch progressive Glomerulonephritis ist gekennzeichnet durch:
- akuten Beginn
- glomeruläre Hämaturie
- Proteinurie
- progrediente Niereninsuffizienz in Tagen bis Monaten

Postinfektiöse (endokapilläre) Glomerulonephritis

Engl. Begriff: Postinfectious Glomerulonephritis

Praxis

Eine 53-jährige adipöse Frau mit einem postthrombotischen Syndrom des rechten Beines erkrankt akut fieberhaft. Sie bemerkt ein Erythem, das am Vorfuß beginnt und innerhalb von Tagen auf den Unterschenkel fortschreitet.

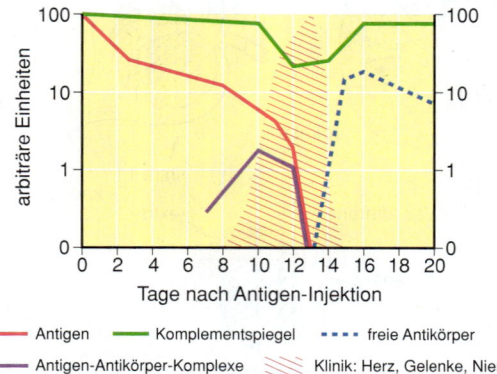

Abb. 18.13 Immunologische und morphologische Veränderungen nach Injektion von radioaktiv markiertem, bovinem Serum-Albumin in ein Kaninchen.

Die Diagnose Erysipel wird gestellt und die Patientin antibiotisch behandelt. Innerhalb von Tagen kommt es zur Besserung. 14 Tage nach Erstmanifestation klagt die Patientin über Gliederschmerzen, subfebrile Temperaturen und eine plötzlich aufgetretene Makrohämaturie mit colafarbenem, trübem Urin.

Physikalischer Befund: bis auf das postthrombotische Syndrom und ein abgeheiltes Erysipel unauffällig. Die Gliederschmerzen können nicht sicher einem Gelenk werden, Nierenlager bei dumpfem Dauerschmerz druckempfindlich.

Labor: BSG 19/37, leichte hypochrome Anämie, Leukozytose, Antistreptolysin-Titer deutlich erhöht, Kreatinin 2 mg/dl (176 µmol/l), Harnstoff 51 mg/dl (17,9 mmol/l), entsprechend einer glomerulären Filtrationsrate von 46 ml/min pro 1,73 m^2 Körperoberfläche. Im Urin massenhaft Erythrozyten, gelegentlich Erythrozytenzylinder, Protein positiv (2,6 g/d, nicht selektiv).

Wegen eingeschränkter Nierenfunktion wird die Patientin nierenbiopsiert; es findet sich eine akute Glomerulonephritis.

Therapie: Flüssigkeits- und Elektrolytbilanzierung und regelmäßige Kontrolle der Retentionswerte, eiweißeingeschränkte Kost. Innerhalb von wenigen Tagen verschwinden die Symptome und die pathologischen Laborbefunde.

Definition Bei der postinfektiösen (endokapillären) Glomerulonephritis handelt es sich um eine sekundär bedingte Immunkomplexerkrankung, die häufig zwei bis drei Wochen nach einer Streptokokkeninfektion auftritt. Die an der Außenseite der glomerulären Basalmembran abgelagerten Immunkomplexe setzen akute Entzündungsprozesse in Gang, die zu Mikrohämaturie und nichtselektiver Proteinurie führen. Allgemeinsymptome mit Fieber, Abgeschlagenheit, Leistungsverlust und Gliederschmerzen treten auf. Die Nierenfunktion kann je nach Verlauf und Schwere des Krankheitsbildes nicht, vorübergehend oder zunehmend eingeschränkt sein. Bei vorausgegangenen Streptokokkeninfekten und gezielter Antibiotikatherapie (z. B. mit Penicillin) heilt die Glomerulonephritis nach Tagen oder Wochen ohne oder mit Residuen (Mikrohämaturie, geringe Proteinurie) aus.

Epidemiologie Während die Poststreptokokken-Glomerulonephritis seltener geworden ist, nehmen Glomerulonephritiden nach Infekten mit Staphylokokken und gramnegativen Erregern vor allem bei älteren Menschen und immunsupprimierten Patienten zu.

Ätiologie und Pathogenese Die akute Glomerulonephritis bietet das floride Bild einer akuten, nichtinfektiösen Entzündung (C3-, C4-Verbrauch, Aktivierung von Thrombozyten, Freisetzung von Granulozytenenzymen und Zytokinen), die durch Immunkomplexe an der Basalmembran und/oder im Mesangium initiiert ist. Etwa zehn Tage nach Antigeneinschwemmung (Abb. 18.13), meist nach einem Infekt z. B. mit Streptokokken der Gruppe A, beginnt die Bildung von Antigen-Antikörper-Komplexen, das Antigen im Serum fällt rasch ab. Zu diesem Zeitpunkt entsteht die klinische Symptomatik mit Fieber, Gelenkbeschwerden und Veränderungen der Nierenfunktion, möglicherweise auch mit Beteiligung anderer Organsysteme. Mit Neutralisation der Antigen-Antikörper-Komplexe werden spezifische Antikörper nachweisbar, die im Serum gemessen werden können. Gleichzeitig verschwindet die klinische Symptomatik, und die akute Glomerulonephritis heilt (in der Regel) aus.

Symptome Die akute Glomerulonephritis beginnt mit den Symptomen eines grippalen Infektes und geht meist mit Gliederschmerzen, subfebrilen Temperaturen und allgemeinem Unwohlsein einher. Eine Makrohämaturie kann auftreten, die sich in einem trüben, colafarbenen Urin äußert. Gleichzeitig kann es zu einem dumpfen Schmerzgefühl in beiden Nierenlagern (Kapselschmerz) bei Schwellung der Nieren kommen. Ödeme und Hypertonie sind nicht obligat. Tritt beides im Rahmen einer Salz- und Wasserretention hinzu, so berichtet der Patient über morgendliche Schwellung der Augenlider und abendliche Knöchelödeme.

Diagnostik Führende Befunde der akuten Glomerulonephritis sind die **Makro-** oder **Mikrohämaturie** mit **Erythrozytenzylindern** und die **nichtselektive Proteinurie**. Sonographisch findet man große Nieren. Die glomeruläre Filtrationsleistung (GFR) muss nicht eingeschränkt sein.

Histologie Charakteristisch ist die Proliferation von Endothel- und Mesangiumzellen. In den Kapillaren finden sich zahlreiche Granulozyten und Monozyten (Abb. 18.14). Die Immunkomplexe lagern sich an der Außenseite der Basalmembran ab. Diese Immunkomplexe können besonders gut in der Immunhistologie nachgewiesen werden, die zur Differenzierung und Abgrenzung zu anderen glomerulären Erkrankungen dient.

Der Nachweis von Immunglobulinen (IgG, IgM, IgA) belegt eine Immunreaktion im Sinne einer Immunkomplexablagerung bzw. einer Antigen-Antikörper-Reaktion gegen Bestandteile glomerulärer Strukturen. Tabelle 18.9 unterscheidet lineare Immunfluoreszenz und granuläre

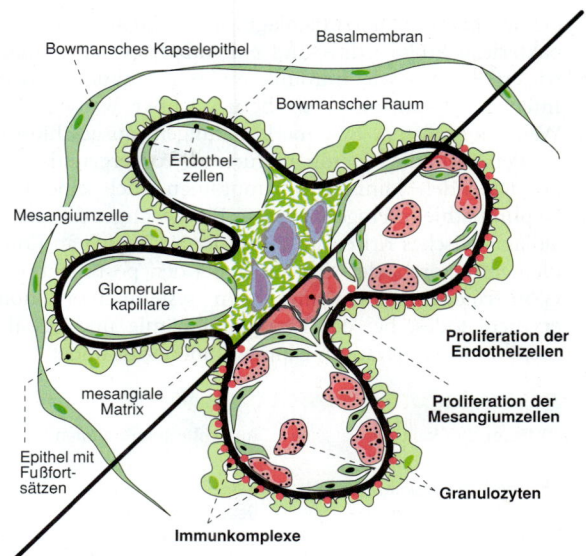

Abb. 18.14 Akute Glomerulonephritis: Charakteristisch sind die Proliferation von Endothel- und Mesangiumzellen, die Ablagerung von Immunkomplexen bevorzugt an der Außenseite der Basalmembran und das Auftreten von Granulo- und Monozyten endokapillär.

Immunfluoreszenz und ordnet sie verschiedenen Erkrankungen zu. Die postinfektiöse Glomerulonephritis geht mit granulärer Immunfluoreszenz einher. Der immunhistologische Nachweis von Komplementfaktoren oder Fibrinogen gibt Auskunft über das Ausmaß der sekundären Entzündungsreaktion.

Differentialdiagnose Eine akute Glomerulonephritis muss frühzeitig von der rasch progressiven Glomerulonephritis unterschieden werden. Das kann nur durch eine Nierenbiopsie erfolgen. Sie sollte immer durchgeführt werden, auch wenn die Retentionswerte noch im Normal-

Tab. 18.9 Immunpathogenetische Klassifikation der rasch progressiven Glomerulonephritis (RPGN).

RPGN Typ	Immunhistologie	Immunologische Serummarker	Erkrankung
I (< 10%)	Lineare Immunfluoreszenz durch ABM-AK	ABM-AK	Mit Lungenblutung (Goodpasture-Syndrom) Ohne Lungenblutung
II (< 20%)	Granuläre Immunfluoreszenz durch Antigen-AK-Immunkomplexe	Anti-DNA-AK Kryoglobuline Komplementfaktoren Ø	Systemischer Lupus erythematodes Schoenlein-Henoch-Purpura Kryoglobulinämie Membranoproliferative GN IgA-GN Postinfektiöse GN U. a.
III (> 70%)	Ohne histologische Immunphänomene	c-ANCA p-ANCA	Wegener-Granulomatose Mikroskopische Polyangiitis (Idiopathisch?)

ABM-AK Anti-Basalmembran-Antikörper; **c-ANCA** antizytoplasmatische Antikörper gegen neutrophile Granulozyten, **p-ANCA** perinukleäre ANCA.

bereich liegen. Differentialdiagnostisch müssen auch eine bakterielle Endokarditis und ein infizierter ventrikuloatrialer Shunt sowie Immunkomplexerkrankungen nach Infekten (Staphylokokken) berücksichtigt werden. Des Weiteren müssen Systemerkrankungen ausgeschlossen werden. Steht die Makrohämaturie im Vordergrund, kann bei fehlenden klinischen Symptomen auch eine IgA-Nephropathie in Frage kommen. Ein wichtiges differentialdiagnostisches Kriterium bietet der Verbrauch an Komplementfaktoren, der sich außer bei den postinfektiösen Glomerulonephritiden nur beim systemischen Lupus erythematodes, bei der Kryoglobulinämie und bei der membranoproliferativen Glomerulonephritis findet.

Differentialdiagnose	Ausschlussmaßnahmen
Systemische Vaskulitis mit GN ■ Morbus Wegener ■ Mikroskopische Polyarteriitis ■ Goodpasture-Syndrom	Biopsie Beurteilung der Klinik Autoantikörper (ANA-, ANCA- und anti-GBM-Antikörper) Komplementfaktoren (bei systemischer Vaskulitis im Normbereich)
Systemischer Lupus erythematodes	Biopsie Beurteilung der Klinik Autoantikörper (anti-dsDNA) Komplementfaktoren (bei SLE erniedrigt)
IgA-Nephropathie	Biopsie Komplementfaktoren (bei IgA-Nephropathie im Normbereich)
Rasch progressive Glomerulonephritis (RPGN)	Biopsie Kreatinin im Serum (bei RPGN erhöht)

Therapie Üblicherweise heilt eine akute postinfektiöse Glomerulonephritis ohne spezifische Therapie aus. Bei begleitenden Infekten mit β-hämolysierenden Streptokokkenstämmen der Gruppe A ist Penicillin (3 × 1 Mio. E/d) Mittel der Wahl. Die symptomatische Therapie beschränkt sich auf Bettruhe, Elektrolyt- und Flüssigkeitsbilanzierung und Kontrolle der Nierenfunktion.

Verlauf und Prognose Bei allgemein guter Prognose verbleibt gelegentlich eine Mikrohämaturie mit leichter Proteinurie (< 500 mg/d) bei normaler Nierenfunktion. Morphologisch ist nur noch eine leichte Proliferation des Mesangiums erkennbar.

Komplikationen	Häufigkeit
Oligurie mit Zeichen der Volumenüberlastung (Hypertonie, Lungenödem)	Selten
Enzephalopathie, v.a. im Kindesalter	Selten

Zusammenfassung

- Häufigste Ursachen: Streptokokken, Staphylokokken
- Wichtigstes Symptom: Hämaturie ein bis vier Wochen nach Infekt
- Wichtigste diagnostische Maßnahmen: Anamnese, Hämaturie, Autoantikörper, Biopsie
- Wichtigste therapeutische Maßnahme: Beseitigung des Infektes

Rasch progressive Glomerulonephritis (RPGN)

Engl. Begriff: Rapidly Progressive Glomerulonephritis, Crescentic Glomerulonephritis, oftmals synonym verwendet

Definition Diese Form der akuten Glomerulonephritis führt entweder innerhalb von sechs bis neun Wochen oder – wenn sie in Schüben verläuft – innerhalb von sechs Monaten zu terminaler Niereninsuffizienz. Histopathologisch entspricht dieses Krankheitsbild einer nekrotisierenden bzw. intra-/extrakapillär proliferierenden Glomerulonephritis mit Proliferation des Bowman-Kapselepithels („Halbmondbildung" = Crescent) (Abb. 18.15).

Epidemiologie Die rasch progressive Glomerulonephritis ist eine seltene Erkrankung mit einer Inzidenz von $1:10^5$ Einwohnern/Jahr. Bei den rasch progressiven postinfektiösen Glomerulonephritiden gibt es keine geschlechtsspezifische Prävalenz, jedoch bei den Erkrankungen, die mit RPGN einhergehen können: So treten das **Good-**

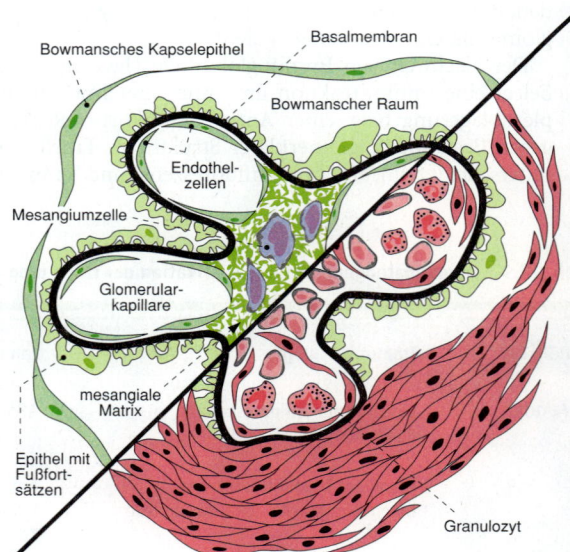

Abb. 18.15 Rapid progressive Glomerulonephritis: Kennzeichnend ist die Proliferation von Endothel- und Mesangiumzellen; intrakapillär finden sich vermehrt Granulozyten und Monozyten (wie bei der akuten Glomerulonephritis). Charakteristisch ist die massive Proliferation der Bowman-Kapsel.
Immunhistologisch sieht man granuläre Ablagerungen entlang den Kapillaren und im Mesangium. Nur bei der Anti-Basalmembran-Nephritis (Goodpasture-Syndrom) imponiert eine lineare Immunfluoreszenz. Eine negative Immunfluoreszenz deutet auf einen Morbus Wegener hin.

pasture-Syndrom und der **Morbus Wegener** gehäuft bei Männern und der **systemische Lupus erythematodes** bevorzugt bei jungen Frauen auf (s. Kap. 13).

Ätiologie und Pathogenese Die rasch progressive Glomerulonephritis ist am häufigsten Folge von Systemerkrankungen (s. Tab. 18.9). Die verschiedenen Immunfluoreszenzbefunde deuten auf die heterogene Pathogenese der RPGN hin. Neben Antikörpern, die gegen die Glomerulus-Basalmembran gerichtet sind (Goodpasture-Syndrom), führt auch die Ablagerung von Immunkomplexen (Lupus erythematodes, postinfektiös) zur Aktivierung von Komplement und in der Folge zu schweren, entzündlichen Reaktionen am Glomerulus. Im Gegensatz hierzu finden sich bei der RPGN Typ III keine Immunkomplexablagerungen („pauciimmun"), und die Pathogenese der oftmals ANCA-assoziierten RPGN ist noch ungeklärt.

Symptome Die Symptome der rasch progressiven Glomerulonephritis gleichen denen der akuten Glomerulonephritis. Zusätzlich finden sich häufig Symptome der Systemerkrankungen (Arthralgien, Serositis, Purpura etc.).

Diagnostik Eine rasch progressive Glomerulonephritis muss immer dann in Erwägung gezogen werden, wenn zu der Symptomatik und dem Befund der akuten **Glomerulonephritis** eine **Einschränkung der Nierenfunktion** hinzukommt. Symptome von Systemerkrankungen verstärken den Verdacht. Eine Nierenbiopsie ist zwingend notwendig und muss so früh wie möglich erfolgen. Eine RPGN stellt einen nephrologischen Notfall dar. Die RPGN Typ III („pauciimmune RPGN") ist durch verbesserte Serodiagnostik (c-ANCA, p-ANCA) in den letzten Jahren zunehmend in den Vordergrund gerückt. Die Diagnose des Goodpasture-Syndroms wird durch den Nachweis von zirkulierenden Anti-Basalmembran-Antikörpern des Glomerulus (Anti-GBM-AK) bzw. durch den Nachweis von linearer Immunfluoreszenz entlang der glomerulären Basalmembran in der Nierenbiopsie gestellt.

Differentialdiagnose Vergleiche die Differentialdiagnose der postinfektiösen Glomerulonephritis.

Therapie Entsprechend der Immunpathogenese besteht die Therapie aus einer hoch dosierten Immunsuppression mit Steroiden in Kombination mit Cyclophosphamid. Das Goodpasture-Syndrom wird in Kombination mit Plasmaseparation behandelt. Bei Niereninsuffizienz muss dialysiert werden.

Verlauf und Prognose Verlauf und Prognose hängen davon ab, wann die Therapie begonnen wird. Die Prognose ist ungünstig, wenn bereits eine dialysepflichtige Niereninsuffizienz vorliegt und mehr als 50 % der Glomeruli verödet sind oder wenn das Interstitium vorherrschend von Fibrose betroffen ist. Durch die exakte Bestimmung antizytoplasmatischer Antikörper gegen neutrophile Granulozyten (ANCA) und deren Subdifferenzierung in ein zytoplasmatisches (c-ANCA) und ein perinukleäres (p-ANCA) Verteilungsmuster lässt sich der Typ III der RPGN mit c-ANCA dem Formenkreis der Wegener-Granulomatose zuordnen; p-ANCA lassen eher an eine mikroskopische Polyangiitis denken.

Beim Goodpasture-Syndrom (Antikörper gegen die Basalmembranen von Lungenalveolen und Glomeruli) können pulmonale und renale Symptomatik zusammen, aber auch getrennt vorkommen. Es kommt zu Lungeninfiltraten, Bluthusten, mikrozytärer Anämie und zu einem progredienten Nierenversagen. Das Goodpasture-Syndrom verläuft unbehandelt innerhalb weniger Tage letal. Bei frühzeitiger Diagnose und Therapie hat sich die Prognose deutlich gebessert.

Komplikationen Entwicklung einer terminalen Niereninsuffizienz mit Lungenödem, Hypertonie, Hyperkaliämie, evtl. Lungenblutungen.

Zusammenfassung

- Häufigste Ursachen: Systemerkrankungen (z. B. Morbus Wegener)
- Wichtigste Symptome: rasch progrediente Nierenfunktionsverschlechterung, glomeruläre Hämaturie
- Wichtigste diagnostische Maßnahmen: Autoantikörper (anti-GBM, ANCA, anti-DNA), Biopsie
- Wichtigste therapeutische Maßnahme: Immunsuppression

18.5.2 Primäre Glomerulonephritiden mit nephrotischem Syndrom

- **Minimal-Change GN:** häufigste Ursache des nephrotischen Syndroms im Kindesalter.
- **Fokal-segmental sklerosierende GN:** schlechtes Ansprechen auf Steroide.
- **Membranöse GN:** häufigste Ursache des nephrotischen Syndroms bei Erwachsenen.
- **Membranoproliferative GN:** Immunkomplexnephritis, selten.
- **Mesangiale GN vom IgA-Typ:** vielfältige Symptomatik, selten nephrotisches Syndrom.

Minimal-Change-Glomerulonephritis

Synonym: Lipoidnephrose

Definition Diese Form der glomerulären Erkrankung ist die häufigste Ursache des nephrotischen Syndroms im Kindes- und Jugendalter. Der Häufigkeitsgipfel liegt zwischen zwei und sechs Jahren, und die Inzidenz beträgt $2-5/10^5$ Einwohner/Jahr. Bei ca. 20 % der Erwachsenen mit nephrotischem Syndrom finden sich lichtmikroskopisch unauffällige Glomeruli (→ Minimalläsion = Minimal-Change-Glomerulonephritis).

Ätiologie und Pathogenese Die Ätiologie der Minimalläsion ist unklar. Vermutet wird ein von T-Zellen produzierter, zirkulierender Faktor, der die glomeruläre Permeabilität beeinflusst.

Symptome Die Erkrankung beginnt plötzlich mit einem nephrotischen Syndrom und bei schwerem Verlauf mit selektiver Proteinurie bis zu 20 g/d. Die Erkrankung geht stets ohne Niereninsuffizienz einher. Im Erwachsenenalter findet sich bei ca. 30 % der Patienten eine diastolische Hypertonie. Sofern ein Anstieg der Retentionsparameter besteht, ist dieser auf ein akutes funktionelles Nierenversagen bei ausgeprägter Hypoproteinämie zurückzuführen.

Befunde sind eine deutlich beschleunigte BSG, im Serum erniedrigtes Kalzium und leicht erhöhtes Phosphat, Hypo- und Dysproteinämie, Hyperlipidämie mit hohen Werten für Cholesterin und Triglyzeride, d.h. die klassischen Symptome des nephrotischen Syndroms. Im Urin selektive Proteinurie (Albumin > 5 g/d), massenhaft hyaline und granulierte Zylinder, aber keine Leukozyten und nur in ca. 15 % Erythrozyten im Sediment. Normale glomeruläre Filtrationsrate.

Diagnostik Jugendliches Alter, verbunden mit den geschilderten Befunden, sollte an eine Minimalläsion denken lassen. Eine Nierenbiopsie zur Bestätigung der klinischen Vermutung ist erforderlich. Zeigt die Morphologie eine Minimalläsion, liegen aber gleichzeitig eine Erythrozyturie und eine nichtselektive Proteinurie vor, muss differentialdiagnostisch daran gedacht werden, dass eine fokal-segmentale Glomerulonephritis besteht und durch die Biopsie kein Fokus getroffen wurde.

Ferner sind Assoziationen der Minimal-Change Glomerulonephritis mit Tumoren (Morbus Hodgkin, Lymphome, Leukämien) und Allergien (Nahrungsmittel, Pollen) beschrieben, so dass nach entsprechenden Symptomen gefahndet werden sollte.

Histologie Lichtmikroskopisch und immunhistologisch findet sich ein Normalbefund. Nur elektronenmikroskopisch ist diese Form der glomerulären Erkrankung sicher zu definieren. Es findet sich klassischerweise ein Verlust der Deckzellfüßchen (Podozyten) an der glomerulären Basalmembran. Die Fußfortsätze sind meist verschmolzen (Abb. 18.16). Dadurch kommt es zu einem Verlust der negativen Ladung der Basalmembran, so dass jetzt negativ geladene niedermolekulare Moleküle wie z. B. das Albumin die Membran durchdringen können. Dies führt zur Überlastung der tubulären Rückresorptionskapazität. Für hochmolekulare Eiweiße bleibt die Basalmembran undurchdringbar. Dies führt zur klassischen **selektiven** Proteinurie.

Differentialdiagnose Die sekundären Formen (Medikamente, Tumoren, Allergien) sollten abgegrenzt werden. Für die therapeutisch und prognostisch wichtige Differenzierung zu anderen primären Glomerulonephritiden mit nephrotischem Syndrom bedarf es der Biopsie.

Therapie Die Minimal-Change Glomerulonephritis spricht gut (90 % aller Fälle) auf eine Kortikosteroidtherapie innerhalb von vier bis sechs Wochen an. Ein Additiveinsatz von Chlorambucil oder Cyclophosphamid hat nicht zu einer wesentlichen Verbesserung der Prognose bzw. Verminderung der Rezidivrate geführt. Die wenigen Patienten mit immer wiederkehrender Proteinurie sprechen gut auf Ciclosporin A an, nach Absetzen tritt aber die Proteinurie regelmäßig wieder auf.

Verlauf und Prognose Verlauf und Prognose der Minimalläsion sind günstig. Bei ca. 20 % kommt es zu ein, zwei oder mehreren Rezidiven.

Komplikationen Bedingt durch das nephrotische Syndrom finden sich eine Reihe von Komplikationen (s. dort).

Zusammenfassung

- Häufigste Ursache: idiopathisch
- Wichtigstes Symptom: nephrotisches Syndrom
- Wichtigste diagnostische Maßnahme: Biopsie
- Wichtigste therapeutische Maßnahme: Steroide

Fokal-segmental sklerosierende Glomerulonephritis (FSGN)

Synonym: Fokal-segmentale Glomerulosklerose
Engl. Begriff: Focal Segmental Glomerulosclerosis

Definition Dieses Krankheitsbild ist charakterisiert durch eine bereits lichtmikroskopisch erkennbare Hyalinisierung und Sklerosierung eines Teils der Kapillarschlingen. In Abhängigkeit von der Ausdehnung im Glomerulus ergibt sich der Begriff segmental und zur Zahl der betroffenen Glomeruli der Begriff fokal.

Epidemiologie Während die **primäre** idiopathische Form der FSGN die zweithäufigste Ursache für das

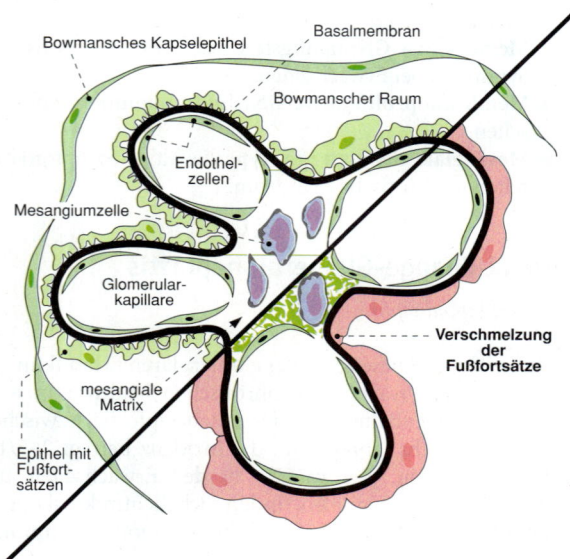

Abb. 18.16 Minimalläsion: Elektronenmikroskopisch erkennt man eine Verschmelzung der Fußfortsätze, die zu einem Verlust der negativen Ladung der Basalmembran führt. Dadurch können niedermolekulare Moleküle (Albumin) die Membran durchdringen, und es kommt zu einer selektiven Proteinurie.

Tab. 18.10 Ätiologie der sekundären FSGN.

HIV-Infektion
Heroinabusus
Abgeheilte RPGN mit fokalen Läsionen
Ausgeprägte Adipositas (leptininduziert)
Endstadien chronischer Nephropathien (Verlust von Nephronen)

nephrotische Syndrom im Erwachsenenalter darstellt, führt eine zunehmende Zahl von Erkrankungen **sekundär** zu ähnlichen histologischen Veränderungen (z. B. HIV-Infektion, Heroinabusus, s. Tab. 18.10).

Ätiologie und Pathogenese Die Ätiologie der FSGN ist unklar. Verschiedene Mechanismen werden diskutiert. Bei einigen Patienten mit FSGN wurde ein zirkulierender Faktor mit einem Molekulargewicht um 50 000 D vermutet, der die glomeruläre Permeabilität steigert und zur segmentalen Vernarbung führt. Auch die Tatsache, dass bei ca. 30 % der Patienten nach Nierentransplantation ein Rezidiv der FSGN auftritt, spricht für einen extrarenalen Faktor.

Die FSGN findet sich häufig sekundär bei immunologischen Erkrankungen, Neoplasien (maligne Lymphome/Leukämie), Infektionen (HIV) sowie im Gefolge von anderen Systemerkrankungen. Auch das Spätstadium nach abgeheilter fokal proliferativer RPGN (z. B. Morbus Wegener, systemischer Lupus erythematodes) imponiert als FSGN. Ferner scheint auch der Verlust von Nephronen bei allen chronischen Nephropathien über eine glomeruläre Hyperfiltration zur segmentalen Sklerose zu führen.

Symptome Die Symptome ähneln denen der Minimal-Change-Nephropathie bzw. werden vom nephrotischen Syndrom mitbestimmt, Hämaturie und Hypertonie sind jedoch häufiger bei der FSGN zu finden.

Befunde: Im Urin unselektive Proteinurie (glomeruläre und tubuläre Proteine), Mikrohämaturie mit Akanthozyten > 5 %. Die Nierenfunktion ist bei Erstdiagnose häufig bereits eingeschränkt.

Diagnostik Die Problematik einer Erstbiopsie bei nephrotischem Syndrom und FSGN liegt darin, dass in den betroffenen Schlingenkonvoluten möglicherweise zunächst keine Sklerosierung festgestellt werden kann. Die FSGN-Diagnose kann sich dann sekundär ergeben, wenn weitere Stufenschnitte aufgearbeitet werden oder zur Kontrolle nochmals biopsiert wird, um zu klären, warum die Therapie unter der Verdachtsdiagnose Minimal-Change-Glomerulonephritis das nephrotische Syndrom nicht bessert.

Histologie Immunhistologisch finden sich neben der segmentalen Sklerose diffuse Ablagerungen von IgG, IgM und C3-Komplement. Elektronenmikroskopisch sieht man auch in lichtmikroskopisch unauffälligen Kapillarschlingen Sklerosierungen und analog zur Minimal-Change-Glomerulonephritis einen diffusen Verlust der Deckzellfüßchen (Podozyten). Eine besondere Unterform bildet die kollabierende FSGN („Collapsing FSGS"), die durch einen kompletten Kollaps und Sklerose der glomerulären Kapillarschlingen charakterisiert ist.

Differentialdiagnose	Ausschlussmaßnahmen
Minimal-Change-Glomerulonephritis	(Erneute) Biopsie
Andere Glomerulonephritiden mit nephrotischem Syndrom	Biopsie

Therapie Eine gesicherte Therapie gibt es nicht. Eine Therapie mit Kortikosteroiden (1–1,5 mg/kg KG) über sechs bis acht Wochen und „ausschleichender Dosis" über drei bis vier Monate führt bei 15–20 % der Patienten zu einer deutlichen Reduktion der Proteinurie und zum Verschwinden des nephrotischen Syndroms. Ciclosporin A in Kombination mit Steroiden führt bei ca. 40 % der therapierefraktären Patienten ebenfalls zu einer deutlichen Besserung der Proteinurie oder sogar zu einer Remission, geht jedoch mit einer erhöhten Nephrotoxizität einher. Cyclophosphamid hat keine besseren Ergebnisse erbracht.

Verlauf und Prognose Der Langzeitverlauf für die Erhaltung der Nierenfunktion ist ungünstig. Bei nahezu allen Patienten entwickelt sich eine terminale Niereninsuffizienz. Bei einer Proteinurie ≥ 14 g/d entwickelt sich eine terminale Niereninsuffizienz innerhalb von sechs Jahren.

Die FSGN stellt ein großes Problem nach Nierentransplantation dar mit häufiger Rekurrenz (30–50 %) und schlechter Langzeitprognose für das Transplantat.

Komplikationen Terminale Niereninsuffizienz und Komplikationen im Rahmen des nephrotischen Syndroms (s. dort).

Zusammenfassung

- Häufigste Ursache: idiopathisch
- Wichtigste Symptome: nephrotisches Syndrom, Hämaturie und Hypertonie
- Wichtigste diagnostische Maßnahme: Biopsie
- Wichtigste therapeutische Maßnahmen: Steroide, Immunsuppression

Membranöse Glomerulonephritis

Engl. Begriff: Membranous Glomerulopathy

Definition Die membranöse Glomerulonephritis ist durch Immunkomplexablagerungen oder In-situ-Immunkomplexformationen in der glomerulären Basalmembran charakterisiert.

Nierenerkrankungen

Tab. 18.11 Ätiologie der membranösen GN.

Idiopathisch (ca. 70–80 %)
Sekundär
■ Infektionen (Hepatitis B und C, HIV)
■ Autoimmunerkrankungen (systemischer Lupus erythematodes, Sjögren-Syndrom)
■ Medikamente (Penicillamin)
■ Tumorerkrankungen (Bronchus- und Kolonkarzinome)

Epidemiologie Die membranöse Glomerulonephritis ist die häufigste Ursache des nephrotischen Syndroms im Erwachsenenalter. Die Inzidenz beträgt 1 : 10^5/Jahr. Bei ca. 20 % aller membranösen Glomerulonephritiden lassen sich sekundäre Ursachen eruieren. Der Erkrankungsgipfel liegt zwischen dem 30. und 50. Lebensjahr.

Ätiologie und Pathogenese Die Ursache für eine primäre Erkrankung ist nicht bekannt. Als Sekundärerkrankung tritt die membranöse Glomerulonephritis bei soliden Tumorerkrankungen (bei Patienten ≥ 60 Jahre 20–30 %), Infektionen (Hepatitis B und C), immunologisch bedingten Systemerkrankungen (z. B. systemischer Lupus erythematodes) und unter der Therapie mit bestimmten Arzneimitteln (z. B. Penicillamin) auf Tab. 18.11).

Symptome Die membranöse Glomerulonephritis beginnt symptomarm mit peripheren Ödemen als Zeichen des nephrotischen Syndroms. Hoher Blutdruck und eingeschränkte Nierenfunktion sind prognostisch ungünstige Kriterien.

Diagnostik Bei der oben beschriebenen Symptomatik lässt sich die Diagnose nur durch Nierenbiopsie sicherstellen.

Histologie Bei der membranösen Glomerulonephritis handelt es sich um den klassischen Typ einer immunkomplexvermittelten Glomerulonephritis. Lichtmikroskopisch fällt bereits eine Verdickung der glomerulären Basalmembran auf, elektronenoptisch erkennt man sog. „Spikes" auf der Außenseite der Basalmembran, entsprechend den subepithelialen Ablagerungen von Komplement und IgG (Abb. 18.17).

Differentialdiagnose	Ausschlussmaßnahmen
Andere Glomerulonephritiden mit nephrotischem Syndrom	Biopsie

Therapie Die hohe Rate an Spontanremissionen (25 %) erklärt die sehr differenten Therapieempfehlungen. Die bisher vorliegenden Ergebnisse zu Therapiestudien zeigen, dass eine alleinige Behandlung mit Glukokortikoiden keinen Vorteil erbringt. Die Kombination von Steroiden mit alkylierenden Substanzen (Chlorambucil) oder Cyclophosphamid kann das nephrotische Syndrom gut beeinflussen und die Proteinurie reduzieren. Nach fünf Jahren zeigt aber eine symptomatische oder intensive immunsuppressive Therapie den gleichen Erfolg. Bis neue Erkenntnisse vorliegen, wird man deshalb eine **nichtnephrotische Proteinurie** bei membranöser Glomerulonephritis nur konservativ symptomatisch behandeln (ACE-Hemmer).

Verlauf und Prognose Nach fünf bis zehn Jahren ohne Behandlung sind 25 % der Patienten spontan in Remission, weitere 25 % der Patienten haben eine persistierende, nichtnephrotische Proteinurie. Der Rest der Patienten bleibt nephrotisch und erreicht das Stadium der terminalen Niereninsuffizienz. Auf eine ungünstige Prognose weisen folgende Merkmale hin:
- ausgeprägte Proteinurie
- eingeschränkte Nierenfunktion bei Diagnosestellung
- Hypertonie
- männliches Geschlecht
- Alter ≥ 50 Jahre
- ausgedehnte interstitielle Fibrosierung

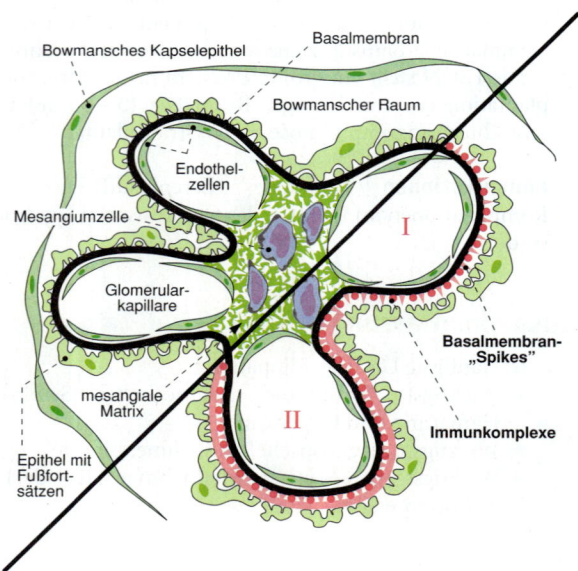

Abb. 18.17 Membranöse Glomerulonephritis: Wichtigste Veränderung ist die Ablagerung von Immunkomplexen an der Außenseite der Basalmembran.
I. Frühform: einzelne Immunkomplexe auf der Außenseite (subepithelial) der Basalmembran (Spikes).
II. Spätstadium: Subepitheliale Immunkomplexe werden außen von der Basalmembran eingescheidet.

Komplikationen Komplikationen im Rahmen des nephrotischen Syndroms (s. Kap. 18.4), insbesondere gehäuftes Auftreten einer **Nierenvenenthrombose**.

Zusammenfassung

- Häufigste Ursache: idiopathisch
- Wichtigstes Symptom: nephrotisches Syndrom, cave: Nierenvenenthrombose!
- Wichtigste diagnostische Maßnahmen: Ausschluss sekundärer Formen, Biopsie
- Wichtigste therapeutische Maßnahmen: bei Proteinurie ≤ 3,5 g/d symptomatisch, sonst Steroide und Alkylanzien

Membranoproliferative Glomerulonephritis

Synonyme: mesangiokapilläre GN, lobuläre GN
Engl. Begriff: Membranoproliferative Glomerulonephritis

Definition Die membranoproliferative Glomerulonephritis ist durch eine Mesangialzellproliferation bei Immunkomplexnephritis charakterisiert.

Epidemiologie Die membranoproliferative Glomerulonephritis ist sehr selten und liegt im Biopsiegut verschiedener Untersuchungen bei weniger als 10 % der Erwachsenen mit nephrotischem Syndrom oder nephritischem Harnsediment vor.

Ätiologie und Pathogenese Auslöser der Erkrankung ist eine Immunkomplexablagerung mit Komplementaktivierung. Die primäre Erkrankung ist seltener geworden, da sekundäre Ursachen, ähnlich wie bei der membranösen Glomerulonephritis, identifiziert wurden. So tritt die membranoproliferative Glomerulonephritis im Rahmen von immunologischen Erkrankungen, Neoplasien, Infektionen sowie chronischen Lebererkrankungen, insbesondere Hepatitis C, in Verbindung mit einer Kryoglobulinämie auf. In Kombination mit Kryoglobulinämie findet sich auch ein Non-Hodgkin-Lymphom.

Symptome Etwa die Hälfte der Patienten zeigt Symptome des nephrotischen Syndroms. Bei 10–20 % treten Erythrozyturie und Hypertonie auf. Bei mehr als 50 % der Patienten kommt es im Verlauf zu einer Nierenfunktionseinschränkung.

Diagnostik Bei den o. g. Symptomen kann die Diagnose nur bioptisch gestellt werden.
Darüber hinaus ist serologisch ein **Komplementverbrauch** nachzuweisen.

Histologie Im Vordergrund stehen diffuse Basalmembranverdickungen und Mesangiumproliferationen. Immunhistologisch bzw. elektronenmikroskopisch wird ein Typ I mit subendothelialen Depots von einem Typ II mit dichten intramembranösen Ablagerungen (Dense Deposit Disease) abgegrenzt. Selten liegt eine Typ-II-RPGN vor im Sinne von ausgeprägten histologischen Veränderungen mit extrakapillären Proliferationen und diffusen Läsionen (Abb. 18.18).

Differentialdiagnose Die sekundären Formen und andere hypokomplementämische Glomerulonephritiden

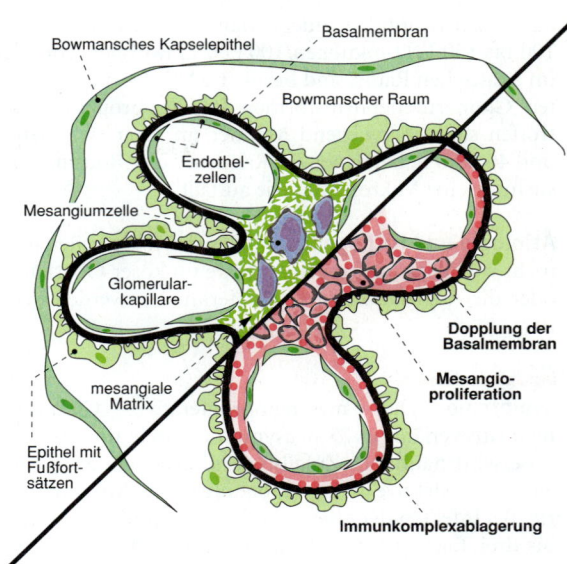

Abb. 18.18 Membranoproliferative Glomerulonephritis: Histologisch fallen die Proliferation des Mesangiums und die Dopplung der Basalmembran mit subendothelialer Immunkomplexablagerung auf.

(systemischer Lupus erythematodes, Kryoglobulinämie, postinfektiöse Glomerulonephritis) sind laborchemisch und klinisch abzugrenzen.

Therapie Die symptomatische Therapie steht im Vordergrund. Bei persistierender großer Proteinurie oder Nierenfunktionseinschränkung ist ein Therapieversuch mit Dipyridamol und Acetylsalicylsäure angezeigt.

Verlauf und Prognose Die Diagnose ist ungünstig, und die renale 5-Jahres-Funktionsrate liegt zwischen 30 und 70 %, etwas ungünstiger bei Typ II. Nach Nierentransplantationen tritt die Glomerulonephritis bei 50 % der Patienten auch im Transplantat auf.

Komplikationen Terminale Niereninsuffizienz.

Zusammenfassung

- Häufigste Ursachen: sekundär u. a. bei Kryoglobulinämie, SLE, Infektionen
- Wichtigstes Symptom: variabel, u. a. nephrotisches Syndrom
- Wichtigste diagnostische Maßnahme: Biopsie
- Wichtigste therapeutische Maßnahme: symptomatisch

Mesangiale Glomerulonephritis vom IgA-Typ (IgA-Nephropathie, mesangioproliferative Glomerulonephritis)

Synonym: Morbus Berger
Engl. Begriff: IgA Nephropathy, Berger's Disease

Definition und Epidemiologie Die mesangioproliferative Glomerulonephritis ist weltweit die häufigste Form aller Glomerulonephritiden. Man rechnet mit insgesamt 100 bis 150 Erkrankungen/100 000 Einwohner. Vor allem im asiatischen Raum sind bis über 50 % der diagnostizierten Glomerulonephritisformen IgA-Nephropathien. Betroffen sind überwiegend Männer im Alter zwischen 20 und 40 Jahren, bei denen im Rahmen einer Routineuntersuchung eine Mikrohämaturie auffällt.

Ätiologie und Pathogenese Gesicherte Ursachen liegen nicht vor. Vorausgegangene Infekte muköser Oberflächen oder die Assoziation zu HLA-Merkmalen werden diskutiert.

Symptome Die mesangioproliferative Glomerulonephritis verläuft in 75 % asymptomatisch, und die Diagnose wird häufig als Zufallsbefund erhoben. Man findet eine nichtselektive geringe Proteinurie und Mikrohämaturie. Bei Infekten der oberen Luftwege kommt es häufig ein bis drei Tage später zu Flankenschmerzen und zur typischen Makrohämaturie. Die Flankenschmerzen sind als Kapselschmerz bei Nierenschwellung zu erklären. Die Diagnose lässt sich nur histologisch stellen: IgA-Komplexe im Mesangium.

Seltener wird ein nephrotisches Syndrom oder eine rasch progrediente Glomerulonephritis beobachtet.

Diagnostik Von entscheidender Bedeutung bei der Abklärung einer Makro- oder Mikrohämaturie ist die Untersuchung des Urinsedimentes. Der mikroskopische Nachweis von Akanthozyten oder Erythrozytenzylindern erlaubt die sichere Abgrenzung zu urologischen Ursachen der Hämaturie (und erspart den Patienten die weitere invasive Diagnostik mittels i.v. Pyelogramm und Zystoskopie!).

Die Nierenbiopsie ist auch zur Abschätzung der Prognose wichtig, da ausgeprägte mesangiale Proliferation, glomeruläre Sklerosierung und die Beteiligung des Tubulointerstitiums als prognostisch ungünstig eingestuft werden.

Histologie Diese Form der Glomerulonephritis ist gekennzeichnet durch mesangiale Ablagerungen von IgA. Weitere Merkmale sind Proliferation von Mesangiumzellen und Vermehrung von Mesangiummatrix (Abb. 18.19).

Differentialdiagnose Klinisch-anamnestisch ist die Poststreptokokken-Glomerulonephritis abzugrenzen, die erst ein bis drei Wochen nach einem Infekt zur Hämaturie führt.

Therapie Bei Patienten mit nephrotischem Syndrom und raschem Nierenfunktionsverlust oder stark nephritischer Komponente liegt eine Indikation zur Therapie vor. Die Therapie mit Kortikosteroiden (1 mg/kg KG) über acht Wochen und die zusätzliche Gabe von Cyclophosphamid in „Pulse"-Therapie (500 mg/m^2 Körperoberfläche) können die akute Komponente der Erkrankung abschwächen.

Der Einsatz von Fischöl zur Progressionsverlangsamung der IgA-Nephropathie wird kontrovers diskutiert.

Verlauf und Prognose Bei 25 % der Patienten ist die Prognose gut. Bei 50 % der Patienten kommt es vor allem bei Auftreten von Hypertonie und zunehmender Proteinurie im Verlauf von zehn bis 20 Jahren zur Progression der Erkrankung und zur terminalen Niereninsuffizienz. 25 % gehen mit einem nephrotischen Syndrom und/oder raschem Verlust (Monate bis ein Jahr) der Nierenfunktion einher.

Als ungünstige prognostische Zeichen gelten eine Proteinurie ≥ 1 g/d, das Auftreten einer renalen Hypertonie, Beginn im höheren Alter, männliches Geschlecht, die o.a. histologischen Veränderungen und das Fehlen einer Makrohämaturie.

Komplikationen Verlauf als rasch progrediente Glomerulonephritis mit terminaler Niereninsuffizienz.

Zusammenfassung

- Häufigste Ursache: idiopathisch
- Wichtigstes Symptom: glomeruläre Hämaturie (**Akanthozyten!**)
- Wichtigste diagnostische Maßnahmen: Urinsediment, Biopsie
- Wichtigste therapeutische Maßnahme: symptomatisch, Immunsuppression

18.5.3 Glomeruläre Beteiligung bei Stoffwechselerkrankungen

Die häufigsten Stoffwechselerkrankungen, die mit einer glomerulären Beteiligung einhergehen, sind der **Diabetes mellitus** und die **Amyloidose.** Die renale Beteiligung bei diesen Krankheitsbildern wird ausführlich in Kapitel 18.8 bzw. Kapitel 18.7.6 behandelt.

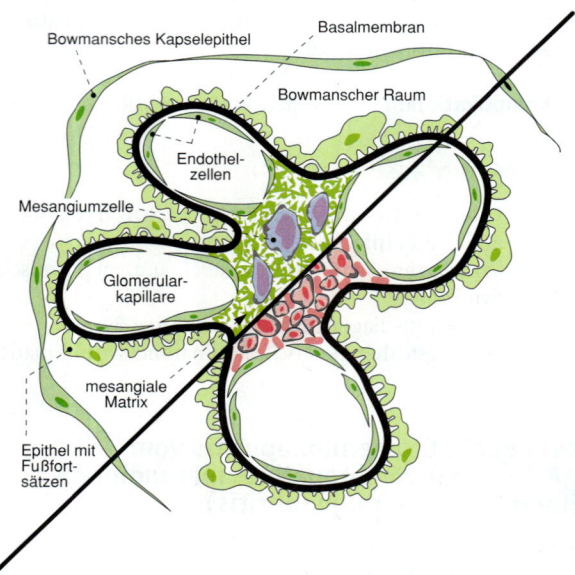

Abb. 18.19 Mesangioproliferative Glomerulonephritis: Wichtigstes histologisches Merkmal ist die Proliferation von Mesangiumzellen und Akkumulation von Mesangiummatrix.

18.5.4 Degenerative glomeruläre Erkrankungen (Sklerose, Fibrose)

Alle Formen der glomerulären und interstitiellen renalen Parenchymerkrankungen münden auf dem Weg zur terminalen Niereninsuffizienz morphologisch in das Stadium der **Glomerulosklerose.** Mit von Bedeutung ist auch der Anteil des geschädigten Interstitiums bzw. der manifesten interstitiellen Fibrose. Auch eine lang bestehende Hypertonie mit Arteriolosklerose sowie die renale Beteiligung bei Sklerodermie zeigen bei eingeschränkter Nierenfunktion als Endstadium morphologisch eine Glomerulosklerose. Aufgrund dieses einheitlichen Endzustandes gelingt es dann nicht mehr, aus der Histologie auf die renale Grunderkrankung zu schließen. Die Glomeruli sind sklerotisch umgewandelt mit vermehrter Matrix, fibrosiertem Kapselepithel und evtl. mit periglomerulären Rundzellinfiltraten. Dieses Stadium zeichnet sich meist nur durch eine geringe Proteinurie (< 3 g/d) und Erythrozyturie aus. Differentialdiagnostisch kommen alle renoparenchymatösen Nierenerkrankungen und eine lang bestehende Hypertonie in Betracht. Demzufolge ist eine Nierenbiopsie bei bereits in Schrumpfung begriffenen Nieren und einem Kreatininwert > 2,5 mg/dl nicht mehr sinnvoll. Eine spezifische Therapie kommt zu spät. Durch Einstellung der Progressionsfaktoren (Hypertonie, Hyperlipidämie, Kalzium-Phosphat-Stoffwechselstörung, renale Azidose) kann die Progression der Nierenerkrankung verzögert werden.

Zur weiteren Information

Literatur
Falk, Nachmann: Pathogenesis of Renal Disease. In: Brenner, B. (eds.): Brenner & Rector's the Kidney. 6th ed. Saunders, Philadelphia 2000.
Kuhlmann, U., D. Walb, F. Luft: Nephrologie, 3. Aufl. Thieme, Stuttgart 1998.

Internet-Links
„virtual hospital: glomerulonephritis": http://www.vh.org/Providers/Textbooks/GN/GNHP.html
Abbildungen der verschiedenen histologischen Befunde: „Atlas of the diseases of the kidney" von Robert W. Schrier: http://www.kidneyatlas.org/

Keywords
glomerulonephritis ◆ proteinuria ◆ nephrotic syndrome

18.6 Tubulointerstitielle Nierenerkrankungen und Infektionen der Harnwege

E. Heidbreder, H. Naujoks, C. Wanner

- **Akute interstitielle Nephritis:** häufigste Ursache Medikamente, gute Prognose.
- **Infektionen der Nieren und Harnwege:** vielfältige Entstehungsmuster, bereits im frühen Kindesalter klinisch relevant, unbedingt Ursachen abklären.
- **Harnwegsobstruktion:** vielfältige Ursachen, absolut behandlungsbedürftig, Gefahr der Urosepsis.
- **Refluxnephropathie:** im Kleinkindesalter häufig übersehen, Risikofaktor einer Verschlechterung der Nierenfunktion.
- **Analgetikanephropathie:** jahrelanger Abusus von analgetischen Mischpräparaten, Papillennekrosen.

Bei den tubulointerstitiellen Nierenerkrankungen handelt es sich um eine ätiologisch heterogene Gruppe renaler Störungen, bei denen das Interstitium und die Tubuli histologisch und funktionell in stärkerem Maße als die Glomeruli in Mitleidenschaft gezogen sind. Nur ein kleiner Teil dieser Schädigungen wird durch Infektionen hervorgerufen, größere Bedeutung kommt den nichtbakteriellen Störungen (Tab. 18.12) zu.

Entzündungen oder andere Schäden des renalen Interstitiums (es umfasst das nichtglomeruläre Nierengewebe) führen zur ausgedehnten Zerstörung der Gewebestruktur und verschlechtern die Nierenfunktion progredient. Eine Entzündung beginnt entweder innerhalb des Interstitiums oder tritt sekundär im Zuge einer glomerulären oder vaskulären Läsion auf. Immunprozesse spielen eine wichtige Rolle im Entzündungsgeschehen. Einige dieser Schädigungen sind Folgen eines toxischen Insultes, von Infektionen oder Pharmaka. Die akute tubulointerstitielle Nephritis (auch interstitielle Nephritis genannt) findet sich in 1–15 % der Nierenbiopsien, während bei bleibenden Nierenschäden in 25 % der Fälle eine chronische interstitielle Nephritis verantwortlich gemacht werden kann.

18.6.1 Akute interstitielle Nephritis

Synonym: akute interstitielle Nierenerkrankung
Engl. Begriff: Acute Interstitial Nephritis

Definition Die akute interstitielle Nephritis (AIN) ist durch eine Infiltration des renalen Interstitiums mit Entzündungszellen gekennzeichnet, die die Glomeruli aussparen (Abb. 18.20); häufig sind die tubulären Strukturen in die Gewebezerstörung einbezogen (tubulointerstitielle Entzündung). Durch das Fehlen einer interstitiellen Fibrose unterscheidet sich die akute Form von der chronischen interstitiellen Nephropathie. Klinisches Merkmal ist die akute Verschlechterung der Nierenfunktion.

Epidemiologie Angaben zur Häufigkeit sind wegen der hohen Dunkelziffer nicht diagnostizierter Fälle nur ungenau, milde Verlaufsformen werden diagnostisch meist nicht erfasst. Als Auslöser eines akuten Nierenversagens beträgt ihre Häufigkeit ca. 10–15 %.

Ätiologie und Pathogenese Die Auslöser einer AIN sind zahlreich, am häufigsten sind **Medikamente** ursächlich verantwortlich zu machen (s. Kap. 18.9). Die wichtigsten Ursachen der AIN sind in Tabelle 18.13 genannt, hierzu gehören **infektassoziierte Formen** der AIN (z. B.

Nierenerkrankungen

Tab. 18.12　Wichtige Ursachen der tubulointerstitiellen Nephropathie.

Infektionen
Akute Pyelonephritis

Harnwegsobstruktion
Chronische Harnwegsobstruktion
Vesikoureteraler Reflux

Vaskuläre Störungen
Akute Tubulusnekrose
Arterioläre Nephrosklerose
Atheroembolische Erkrankungen

Immunstörungen
Hypersensitivitätsnephropathie
Sjögren-Syndrom
Amyloidose
Transplantatabstoßung

Toxine
Analgetikanephropathie
Bleinephropathie
Medikamente (Antibiotika, Ciclosporin A, Kontrastmittel u. a.)

Metabolische Störungen
Hyperurikämie (akut, Gicht)
Hyperkalzämie
Hyperkaliämie

Neoplasien
Multiples Myelom
Lymphome

Hereditäre Erkrankungen
Markschwammniere
Polyzystische Nierenerkrankung

Aus pathogenetischer Sicht spielen zellvermittelte Immunreaktionen eine wichtige Rolle. Zwei Mechanismen lassen sich besonders herausstellen: die direkte T-Zell-vermittelte Zytotoxizität und die Hypersensitivität vom verzögerten Typ. Bei der bakteriell bedingten interstitiellen Nephritis sind lymphogene und hämatogene Streuung sowie aszendierende Infektionen wichtige Infektionswege.

Symptome　Klinisch bestimmend ist die akute Nierenfunktionsverschlechterung, die mit einem vorübergehenden Kreatininanstieg einhergeht oder sogar als oligo-/anurisches akutes Nierenversagen imponiert. Bei medikamentös bedingter AIN können Fieber, Arthralgien und ein Hautexanthem auftreten, bei der Hantavirusinfektion sind starke Nierenschmerzen typisch.

Diagnostik　Im **Urin** sind meist Erythrozyten nachweisbar, aber auch eine sterile Leukozyturie und Leukozytenzylinder finden sich häufig. Die Eosinophilie als Marker der medikamenteninduzierten AIN hat eine nur geringe Sensitivität. **Sonographisch** sind die Nieren normal groß oder erscheinen sogar als geschwollen. Eine begleitende Proteinurie ist eher gering und weist ein tubuläres Muster auf. Tubuläre Funktionsstörungen wie Isosthenurie, Bikarbonaturie oder Kaliumverluste können nachweisbar sein, wenn man nach ihnen sucht. Zu bakteriell bedingter AIN siehe Kapitel 18.6.2. Bei unklarem renalen Befundmuster ist eine Nierenbiopsie empfehlenswert.

Differentialdiagnose　Die Differentialdiagnose umfasst alle Ursachen des intrinsischen akuten Nierenversagens, auch an immunologisch verankerte Systemerkrankungen ist zu denken.

Therapie　Die Behandlung ist auf die Beseitigung der auslösenden Ursachen gerichtet. Infektionen sind antibiotisch zu behandeln, Medikamente müssen als nephritogen erkannt und abgesetzt werden. Bessert sich die Nierenfunktion nicht innerhalb weniger Tage, ist eine Steroid-

Scharlach, Hantavirusinfektion) sowie im weiteren Sinn auch die **akute Pyelonephritis** als bakterielle interstitielle Nephritis und die **Refluxnephropathie**.

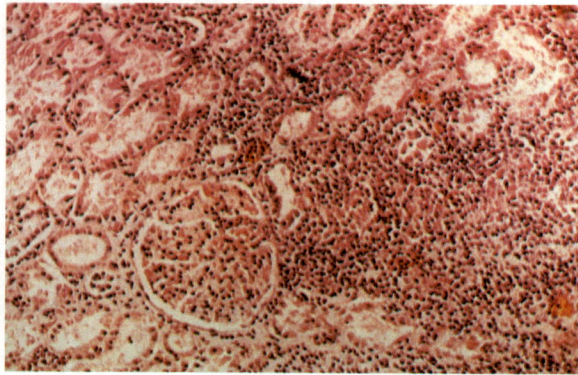
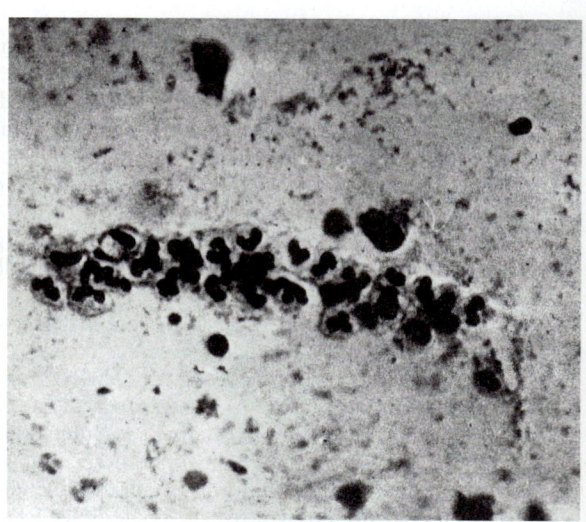

Abb. 18.20　Akute interstitielle Nephritis. Das tubulointerstitielle Gewebe ist stark von Rundzellen durchsetzt, die Glomeruli sind nicht in den Entzündungsprozess einbezogen. Rechts: Leukozytenzylinder im Urin sind ein typischer Befund.

18.6 Tubulointerstitielle Nierenerkrankungen und Infektionen der Harnwege

behandlung mit 1 mg/d Prednisolon für etwa eine Woche empfehlenswert, die Dosis sollte rasch gesenkt werden. Zur Behandlung der akuten Pyelonephritis siehe dort.

Verlauf und Prognose Die Prognose der AIN ist gut, die Erkrankung weist eine hohe Rate einer Restitutio ad integrum auf. Selten endet die AIN in einer terminalen Niereninsuffizienz, wenn das Interstitium zunehmend fibrosiert.

Komplikationen Gelegentlich kann es zu einer Defektheilung kommen, die später zu einem chronischen renalen Funktionsverlust führen kann.

Zusammenfassung

- Häufigste Ursachen: Medikamente, Harnwegsinfektionen
- Wichtigstes Symptom: akute Nierenfunktionseinbuße
- Wichtigste diagnostische Maßnahmen: Harnsediment, Kreatinin im Serum, Nierenbiopsie
- Wichtigste therapeutische Maßnahmen: Absetzen des auslösenden Medikaments, antibiotische Behandlung bei akuter Pyelonephritis

Tab. 18.13 Wichtige Ursachen der akuten interstitiellen Nephritis.

Infektionen	**Bakterielle Infektionen** (akute Pyelonephritis) ■ Streptokokken bei Scharlach ■ Leptospiren ■ Pneumokokken u.a.m. **Sepsis** **Viren** ■ Hantavirus ■ Zytomegalievirus ■ Polyomavirus (BK-Typ)
Medikamente	Antibiotika Nichtsteroidale Antirheumatika H_2-Antagonisten (Cimetidin) u.a.m.
Immunologische Erkrankungen	Systemischer Lupus erythematodes Sarkoidose Sjögren-Syndrom

18.6.2 Infektionen der Niere und Harnwege

Engl. Begriff: Urinary Tract Infection, UTI

Harnwegsinfekte unterteilt man in:
- **untere** (Urethritis, Zystitis)
- **obere** (mit Nierenbeteiligung) Harnwegsinfektionen sowie in
- **primäre** (unkomplizierte)
- **sekundäre** (komplizierte, d.h. sich auf eine Grunderkrankung aufpfropfende)

Zusammen mit Infektionen der Atemwege stellen sie die häufigsten Infektionskrankheiten stationärer und ambulanter Patienten dar.

Bei der **chronischen Pyelonephritis** kommt es zur interstitiellen Fibrose, sie entsteht auf dem Boden von Harnwegsobstruktion und vesikoureteralem Reflux.

Spezielle Formen von Harnwegsinfektionen sind die **Urogenitaltuberkulose**, die oft jahrelang symptomlos verläuft, zur Kavernenbildung neigt und selten in eine terminale Niereninsuffizienz übergeht, sowie die Infektion mit **Hantaviren**: Innerhalb Deutschlands tritt diese Form der interstitiellen Nephritis nur in wenigen Endemiegebieten auf. Sie nimmt einen grippeartigen Verlauf und führt zu akutem Nierenversagen, hat aber eine gute Prognose.

Urethritis

Engl. Begriff: Urethritis

Definition Als Urethritis wird eine Entzündung der Harnröhre bezeichnet. Häufig liegt gleichzeitig eine Entzündung der Prostata (Prostatitis) oder der Harnblase (Zystitis) vor.

Ätiologie Als Erreger der isolierten infektiösen Urethritis kommen Neisseria gonorrhoeae, Chlamydia trachomatis, Ureaplasma urealyticum, Mykoplasmen, Trichomonas (trotz des Namens T. vaginalis auch beim Mann!), Herpes simplex Typ II und Candida-Stämme, seltener Streptokokken und Staphylokokken vor. Nichtinfektiöse Ursachen einer Urethritis sind mechanische Reizung, z.B. durch einen Blasen-Dauerkatheter oder durch eine Zystoskopie, eine immunologisch bedingte Urethritis findet sich z.B. beim Reiter-Syndrom.

Symptome Leitsymptom ist die Dysurie, häufig fällt eine starke Sekretion aus der Urethra auf, der v.a. Frauen oft keine besondere Bedeutung beimessen, da nicht unbedingt die Urethra als Quelle des Sekrets erkannt wird. Ein eitriges Sekret legt den Verdacht auf das Vorliegen einer Gonorrhö nahe.

Diagnostik Zur Klärung von Diagnose und Ätiologie und somit auch zur Festlegung der Therapie ist die mikroskopische Untersuchung des Urethralsekretes am wichtigsten. Nativuntersuchungen dienen dem Nachweis von Trichomonas und Hefen, die Gram-Färbung dem von Bakterien inklusive Gonokokken. Die Darstellung von Trichomonas (sichtbare Geißelbewegungen) gelingt nur im noch warmen, frischen Urin! Es sollte eine Kultur des Sekretes angelegt werden, da z.B. bei der Gonorrhö der direkte Nachweis von Gonokokken im Sekret in über 30 % der Fälle nicht gelingt. Die mikroskopische Untersuchung des Urinsedimentes und das Anlegen einer Urinkultur ermöglichen die Entscheidung, ob es sich wirklich nur um eine isolierte Urethritis handelt oder ob die höheren Anteile der Harnwege mitbeteiligt sind.

Nierenerkrankungen

Differentialdiagnose der Dysurie	Ausschlussmaßnahmen
Zystitis	Urinsediment: mikroskopische Beurteilung
Prostatitis	Mikroskopische Untersuchung des Prostatasekretes, Palpation der Prostata
Urethritis	Untersuchung des Urethralsekretes/eines Abstrichs
Reiter-Syndrom	Untersuchung des Urethralsekretes, Anamnese
Mechanische Reizung	Anamnese

Therapie Die gewöhnliche bakterielle Urethritis wird am besten mit Co-trimoxazol oder einem Fluorochinolon behandelt, evtl. als Einmaltherapie. Unterstützend kann eine Erhöhung der Trinkmenge wirken. Antibiotika der Wahl sind bei einer Infektion mit Trichomonas Metronidazol, bei einer Infektion mit Chlamydien, Mykoplasmen oder Ureaplasma Tetrazykline. Bei der meldepflichtigen (!) Gonorrhö stehen Penicillin, Ceftriaxon und Ciprofloxacin zur Wahl. Bei mehrdeutigen Befunden der Keimdifferenzierung oder bei Patienten, die nicht bereit sind, ein Untersuchungsergebnis abzuwarten, muss eine breite antibiotische Abdeckung erfolgen, weil oft Infektionen mit Chlamydien, Trichomonaden und Gonokokken parallel bestehen.

! Beim Vorliegen einer infektiösen Urethritis muss immer der Sexualpartner mitbehandelt werden, auch wenn er asymptomatisch ist!

Verlauf und Prognose Bei unkompliziertem Verlauf einer Urethritis bleiben keine Spätschäden zurück. Bei fehlender Behandlung des Sexualpartners kommt es häufig zu „Pingpong-Infektionen", bei denen sich jeweils der adäquat therapierte Partner wieder erneut infiziert.
Bei fehlender oder insuffizienter Therapie kann es zu einer Keimaszension und dadurch zur Ausbildung einer Prostatitis oder einer Zystitis kommen. Bei Chlamydieninfektionen und bei der Gonorrhö kann eine Epididymitis bzw. eine Adnexitis entstehen, die bei chronischen, oft asymptomatischen Verläufen zur Infertilität führen kann. Zudem können Harnröhrenstrikturen entstehen.

Komplikationen

Keimaszension mit z.B. Prostatitis oder Zystitis, evtl. Pyelonephritis

Infertilität nach Keimaszension und Adnexitis bzw. Epididymitis

Harnröhrenstrikturen (bei Gonorrhö oder Chlamydieninfektion)

Zusammenfassung
- Ursachen: infektiös, mechanisch, immunologisch
- Wichtigstes Symptom: Dysurie
- Wichtigste diagnostische Maßnahme: mikroskopische Untersuchung des Urethralsekretes
- Wichtigste therapeutische Maßnahme: je nach Ätiologie; bei infektiöser Urethritis antibiotische Therapie nach Erregeridentifizierung

Zystitis

Synonym: Blasenentzündung
Engl. Begriff: Cystitis

Definition Entzündung der Harnblase, meist durch Bakterien bedingt.

Epidemiologie Die Zystitis ist eine der häufigsten bakteriellen Infektionen des Menschen.
Bei Kleinkindern ist das männliche Geschlecht häufiger betroffen, da hier Fehlbildungen des Urogenitaltraktes mit Bildung von Restharn häufiger auftreten als bei Mädchen. Bei jüngeren Erwachsenen überwiegt bei weitem der Anteil der Frauen. Bei Frauen im gebärfähigen Alter findet sich in 5 % der Fälle eine Bakteriurie, begünstigt durch die anatomische Nähe zur Analregion und die im Vergleich zum Mann kurze Harnröhre.
Ab etwa dem 50. Lebensjahr gleicht sich die Prävalenz von Zystitiden bei den Geschlechtern an, da durch die Ausbildung einer Prostatahypertrophie mit Restharnbildung die Häufigkeit bei Männern im Alter ansteigt.

Ätiologie Der größte Teil der infektiösen Zystitiden entsteht durch gramnegative Keime der Darmflora aszendierend über die Urethra (prädisponierende Faktoren s. Tab. 18.14). Das Erregerspektrum umfasst v.a. E. coli (verantwortlich für 90 % der ambulanten und ca. 50 % der stationären Fälle), Proteus, Klebsiella und Serratia. Vor allem nach einer Zystoskopie oder Einlage eines Blasen-Dauerkatheters finden sich auch Chlamydien, Pseudomonaden oder Staphylokokken. Liegt eine enterovesikale Fistel vor (Morbus Crohn, posttraumatisch, nach Radiatio), findet sich typischerweise ein Keimgemisch. Bei Immunsupprimierten erweitert sich das Erregerspektrum, hier treten z.B. auch Candida-Infektionen auf.
In Afrika und Asien spielt Schistosoma haematobium als Erreger der Blasenbilharziose eine große Rolle.
Nichtinfektiöser Natur sind Zystitiden durch mechanische Reizung (Dauerkatheter), die radiogene Zystitis und die Zystitis durch chemische Reizung, z.B. die hämorrhagische Zystitis als Komplikation einer Cyclophosphamidtherapie.

Symptome Leitsymptom ist wie bei der Urethritis die Dysurie, evtl. begleitet von retro- oder suprapubischen Schmerzen; meist tritt eine Pollakisurie auf, eine Zystitis kann aber auch zum Harnverhalt führen. Einige Patienten klagen über Lumbalgien und Inkontinenz, bei hämorrhagischem Verlauf findet man eine Makrohämaturie.
Vor allem bei Älteren und bei Immunsupprimierten verläuft eine Zystitis häufig asymptomatisch.

18.6 Tubulointerstitielle Nierenerkrankungen und Infektionen der Harnwege

Diagnostik Der schnellste Nachweis einer Zystitis erfolgt mit einem Urin-Teststreifen durch Nachweis von Bakterien und Leukozyten, fakultativ zusätzlich von Nitrit. Der Nachweis und ggf. eine Identifizierung des Erregers können auch durch die mikroskopische Untersuchung des Urinsedimentes erfolgen.

Eine Keimdichte $> 10^5$/ml im Mittelstrahlurin gilt als Nachweis eines Harnwegsinfektes. Bei Urin, der durch eine suprapubische Blasenpunktion gewonnen wurde, gilt jeder Keimnachweis als pathologisch.

In mehr als 95 % der Fälle findet sich nur **eine** Bakterienspezies als Erreger. Beim Nachweis von mehreren unterschiedlichen Erregern sollte, wenn kein Blasen-Dauerkatheter als Ursache in Frage kommt, an das Vorliegen einer enterovesikalen Fistel, eines Steins, Tumors oder einer neurogenen Blase gedacht werden; am häufigsten handelt es sich aber um eine Kontamination.

Tab. 18.14 Prädisponierende Faktoren.

Weibliches Geschlecht
Diabetes mellitus
Restharnbildung (bei Harnröhrenstriktur, Urethralklappen, Prostatahypertrophie etc.)
Fremdkörper, z.B. Dauerkatheter (auch suprapubisch), Infektsteine
Invasive Maßnahmen wie Zystoskopie
Schwangerschaft

Differentialdiagnose	Ausschlussmaßnahmen
Alle Differentialdiagnosen der Urethritis	Siehe „Urethritis"
Vulvovaginitis	Spekulumuntersuchung, Abstriche
Adnexitis	Palpation, Sonographie
Ovarial-/Unterbauchneoplasie	Palpation, Sonographie

Therapie Die Trinkmenge sollte auf deutlich über 2 l/d erhöht werden, falls nicht eine Herzinsuffizienz o.a. dagegen spricht. Allein durch den Spüleffekt lässt sich die Keimzahl in der Blase reduzieren. Durch Analgetika und ggf. Spasmolytika lässt sich eine symptomatische Besserung erreichen.

Eine asymptomatische Bakteriurie muss in der Regel nur dann antibiotisch therapiert werden, wenn prädisponierende Faktoren für eine Pyelonephritis vorliegen, also in der Schwangerschaft, bei eingeschränkter Nierenfunktion, beim Vorliegen eines Harnstaus oder eines vesikoureteralen Refluxes oder bei deutlich abwehrgeschwächten Patienten.

Bei einer unkomplizierten Zystitis ist in der Regel eine einzeitige Therapie ohne Antibiogramm ausreichend, z.B. ein Fluorochinolon (z.B. Ciprofloxacin 1x 500 mg) oder Co-trimoxazol (1x 960 mg), alternativ können dieselben Substanzen zweimal täglich für die Dauer von drei Tagen verordnet werden.

Beim Vorliegen von Risikofaktoren für eine weitere Keimaszension und damit eine Pyelonephritis sollte eher das längere Therapieschema gewählt werden.

Führt die empirische antibiotische Therapie nicht zum Erfolg, sollten mehrere Tage nach Absetzen der Medikation ein Antibiogramm erstellt und bei der mikrobiologischen Untersuchung nach atypischen Erregern gesucht werden. Bei rezidivierenden Harnwegsinfekten empfiehlt sich die Suche nach prädisponierenden Faktoren, die Therapiedauer sollte auf sieben bis zehn Tage erweitert werden.

Verlauf Eine isolierte Zystitis hinterlässt praktisch nie langfristige Schäden. Bei einer unzureichenden Therapie oder prädisponierenden Faktoren kann es zu einer therapieresistenten Infektion mit der Gefahr der Chronifizierung und damit auch einer höheren Wahrscheinlichkeit für das Auftreten einer Pyelonephritis kommen.

Komplikationen Die wichtigste Komplikation ist die Pyelonephritis.

Beim hämorrhagischen Verlauf einer Zystitis kann es unter Umständen zu signifikanten Blutverlusten kommen, ebenso bei der durch Schistosoma hervorgerufenen Zystitis.

Zusammenfassung

- Häufigste Ursache: Infektion mit gramnegativen Stäbchen
- Wichtigstes Symptom: Dysurie
- Wichtigste diagnostische Maßnahme: Nachweis von Bakterien und Leukozyten im Mittelstrahlurin
- Wichtigste therapeutische Maßnahme: eintägige Gabe eines Fluorochinolons oder von Co-trimoxazol (Kurztherapie)

Akute Pyelonephritis

Synonym: Nierenbeckenentzündung
Engl. Begriff: Pyelonephritis

Definition Bei der akuten Pyelonephritis handelt es sich um eine meist durch Bakterien, seltener durch Pilze ausgelöste Entzündung des Nierenbeckens mit obligatem Übergreifen auf das Nierenparenchym im Sinne einer bakteriellen interstitiellen Nephritis.

Ätiologie Meist liegt eine aszendierende Infektion vor, ausgehend von einer Zystitis. Fast obligat für eine solche Entstehung ist das Vorliegen eines vesikoureteralen Refluxes. Daraus erklären sich das ähnliche Keimspektrum und die Tatsache, dass eine akute Pyelonephritis typischerweise einseitig auftritt.

Bei der seltenen hämatogenen Infektion findet sich eher eine beidseitige Beteiligung, bei der es primär zu einer

Nierenerkrankungen

Keimstreuung in das Interstitium und dann erst sekundär evtl. zu einer Beteiligung des Harnraumes kommt. Die häufigsten Erreger sind Staph. aureus, Salmonellen, Pseudomonas aeruginosa und Candida sp.

Prädisponierende Faktoren Einen Risikofaktor für das Auftreten einer akuten Pyelonephritis stellen alle zur Zystitis prädisponierenden Faktoren da (vgl. Tab. 18.14), zusätzlich alle supravesikalen Obstruktionen der Harnwege wie Nierenbeckenabgangsstenosen oder eine Tumorkompression des Ureters. Bei einer Nephrolithiasis treten ebenfalls gehäuft Pyelonephritiden auf, da mit dem Konkrement ein mögliches Keimreservoir im Nierenbecken liegt. Auch Patienten mit einer Analgetikanephropathie haben ein deutlich erhöhtes Risiko, an einer Pyelonephritis zu erkranken.

Symptome Typisch ist nach den Symptomen einer Zystitis oder auch ohne Prodromi das plötzlich auftretende Krankheitsbild mit Fieber, Schüttelfrost und meist deutlich reduziertem Allgemeinzustand. Bei der körperlichen Untersuchung findet sich ein klopfschmerzhaftes Nierenlager.

Eine beginnende Urosepsis kündigt sich mit zunehmender Tachykardie und arterieller Hypotonie an und kann innerhalb von wenigen Stunden zum septischen Schock führen.

Diagnostik Der Nachweis einer signifikanten Bakteriurie und einer Leukozyturie (Abb. 18.21) mit gleichzeitigem Fieber, das nicht anders erklärt werden kann, berechtigt zur (Verdachts-)Diagnosestellung Pyelonephritis, v.a. wenn ein Nierenlager deutlich klopfschmerzhaft ist. Bei einer kompletten einseitigen Harnwegsobstruktion kann der Urinbefund normal sein!

Differentialdiagnose Differentialdiagnostisch kommt bei einem febrilen Harnwegsinfekt nur eine andere Infektion mit Gewebsinvasion in Betracht, also v.a. eine Prostatitis. Eine isolierte Zystitis oder Urethritis wird nie von Fieber und schwerem Krankheitsgefühl begleitet! Ebenfalls im Unterschied zur Zystitis finden sich eine Leukozytose, eine BSG-Beschleunigung sowie eine Erhöhung des CRP.

Finden sich bei einer Pyelonephritis gramnegative Stäbchen in Blut- **und** Urinkulturen, liegt sicher eine **Urosepsis** vor. Beim Nachweis von Staph. aureus oder Candida in beiden Medien handelt es sich eher um eine Sepsis anderer Genese mit hämatogener Infektion auch der Nieren. Beim Nachweis von Proteus oder Pseudomonas kann sowohl eine Urosepsis als auch eine Sepsis anderer Ursache mit Nierenbeteiligung vorliegen.

Sonographisch sollte ein Harnstau ausgeschlossen werden, v.a. bei Therapieresistenz auch ein Nierenabszess. Zeigen sich sonographisch Hinweise für eine Obstruktion, sollte u.U. eine Ausscheidungsurographie angeschlossen werden.

Differentialdiagnose des Harnwegsinfektes mit Fieber	Diagnostische Maßnahmen und Hinweise
Pyelonephritis	Einseitige Flankenschmerzen
Prostatitis	Druckdolente Prostata
Harnwegsinfekt ohne Gewebsinvasion, zusätzliche Fieberursache	Daran denken! Evtl. anderen entzündlichen Fokus ausschließen

Therapie Initial sollte eine Gram-Färbung des Urinsedimentes erfolgen. Finden sich hier grampositive Kokken, sollte Ampicillin (alternativ Vancomycin) intravenös in Kombination mit einem Aminoglykosid gegeben werden. Beim Nachweis von gramnegativen Stäbchen oder falls keine Gram-Färbung durchgeführt wurde, wird in der Regel ein Fluorochinolon initial intravenös gegeben. Bis zur Auswertung des Antibiogramms kann die Therapie dann oral mit dem gleichen Präparat oder mit Co-trimoxazol weitergeführt werden. Die Therapiedauer beträgt mindestens 14 Tage.

Verlauf und Prognose In der Regel kommt es ein bis zwei Tage nach Beginn der intravenösen Antibiose zur anhaltenden Entfieberung und Besserung des Allgemeinzustands. Dies verleitet häufig zum verfrühten Absetzen der Therapie. In solchen Fällen tritt häufig ein Rezidiv auf.

Komplikationen Die Ausbildung eines Nierenabszesses oder (v.a. bei ausgeprägtem Harnstau) einer Pyonephrose kann den Verlauf einer akuten Pyelonephritis komplizieren.

Kommt es zur Chronifizierung einer nicht oder nicht ausreichend therapierten Pyelonephritis, treten häufig Nierenschäden auf. Sonographisch findet man u.U. dilatierte Kelchgruppen und narbige Einziehungen der Nierenaußenkontur, im Extremfall Schrumpfnieren.

Im Verlauf bildet sich häufig eine arterielle Hypertonie.

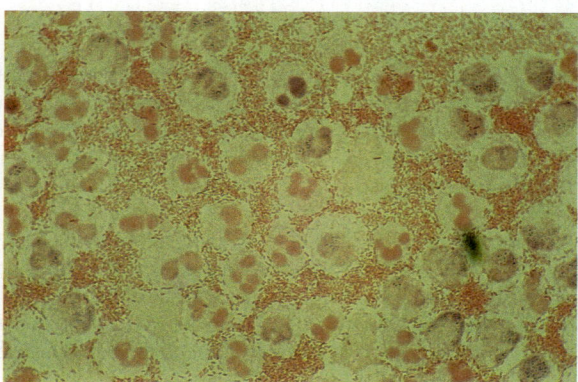

Abb. 18.21 Urinsediment, gefärbt nach Gram. Man erkennt neben Leukozyten massenhaft gramnegative Stäbchen.

18.6 Tubulointerstitielle Nierenerkrankungen und Infektionen der Harnwege

Komplikationen
Nierenabszess
Nierenschäden bis zu Schrumpfnieren
Urosepsis
Chronifizierung, chronische Pyelonephritis

Zusammenfassung

- Häufigste Ursache: aszendierende Infektion mit gram-negativen Bakterien
- Wichtigste Symptome: Flankenschmerzen und Fieber
- Wichtigste diagnostische Maßnahmen: Urinsediment, Urin- und Blutkulturen
- Wichtigste therapeutische Maßnahme: intravenöse Antibiotikagabe

Tab. 18.15 Funktionsstörungen bei tubulointerstitiellen Nierenerkrankungen.

Schädigungsort	Ursachen	Funktionsstörung
Rinde Proximaler Tubulus	Multiples Myelom Schwermetalle Zystinose	Fanconi-Syndrom: Glukosurie, Phosphatdiabetes, Hyperaminoazidurie, proximal-tubuläre Azidose
Distaler Tubulus	Immunstörungen Hereditäre Nephropathie Harnwegsobstruktion	Distal-tubuläre Azidose Hyperkaliämie Natriumverlust
Mark	Analgetikanephropathie Infektionen Harnsäurenephropathie	Eingeschränkte Konzentrationsleistung (Isosthenurie)
Papillen	Analgetikanephropathie Diabetes mellitus Infektionen Harnwegsobstruktion	Eingeschränkte Konzentrationsleistung Natriumverlust

Chronische Pyelonephritis

Synonym: chronische interstitielle Nephritis
Engl. Begriff: Chronic Pyelonephritis

Definition Für diese chronische Nierenerkrankung ist die bakteriell bedingte, rezidivierende und schubweise verlaufende Entzündung des Interstitiums mit Vermehrung von Lymphozyten und Plasmazellen typisch. Das Interstitium ist verbreitert, herdförmig ist zunächst eine Parenchymdestruktion nachweisbar, bis schließlich in den Spätstadien Fibrose und Nierenschrumpfung eintreten. Chronische Pyelonephritis und chronische interstitielle Nephritis sind nicht immer identisch: Lässt sich eine chronische Pyelitis mit narbigen Veränderungen des Nierenbeckenkelchsystems nachweisen, ist eine chronische Pyelonephritis anzunehmen. Viele endogene und exogene Noxen können zu einem chronischen interstitiellen Umbau führen (Tab. 18.15).

Epidemiologie Wegen der schleichenden Chronizität liegen keine seriellen Untersuchungsergebnisse vor. Bei ca. 15–20 % der in das Hämodialyseprogramm aufgenommenen Patienten muss als Grundkrankheit wahrscheinlich eine chronische interstitielle Nephritis (im engeren Sinn eine Pyelonephritis) angenommen werden.

Ätiologie und Pathogenese Die Pathogenese der chronischen interstitiellen Nephritis ist weitgehend unklar. Als chronische Pyelonephritis ist sie eher eine radiologische bzw. sonographische Diagnose mit Nierenschrumpfung und narbigen Veränderungen des Nierenbeckenkelchsystems, mutmaßlich infolge **bakterieller Infektionen**, eines vesikoureteralen Refluxes oder von beidem. Histologisch finden sich eine interstitielle Entzündung und eine Fibrose (Abb. 18.22).
Ein großer Teil der narbigen Veränderungen ist Folge eines vesikoureteralen Refluxes (**chronische Pyelonephritis bei Reflux**) und deshalb bereits in jungem Lebensalter nachweisbar. Eine intermittierende Obstruktion (**chronische Pyelonephritis bei Obstruktion**) im Bereich der ableitenden Harnwege begünstigt die bakterielle Entzündung, neue Infektionen triggern den Prozess der „Selbstperpetuation". Weitere begünstigende Faktoren sind immunologische Prozesse, Hypertonie, Schwangerschaft und Stoffwechselstörungen wie der Diabetes mellitus.
Während die Mehrzahl der chronischen interstitiellen Nephritiden durch **Keimaszension** entsteht, sind für die auf **hämatogenem Infektionsweg** hervorgerufene Nephritis offenbar Papillenveränderungen mit Dilatation der Tubuli oder beginnende Narbenbildung verantwortlich zu machen. Bei entsprechender Dauer der prädisponierenden Störung wird durch die bakterielle Infektion das Nierenparenchym bleibend geschädigt.

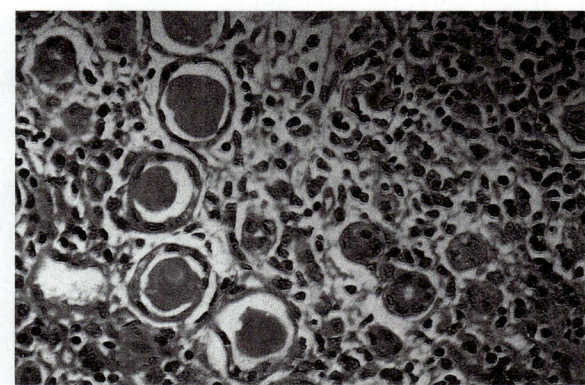

Abb. 18.22 Chronische Pyelonephritis. Histologisch fallen die rundzelluläre Infiltration des Parenchyms und die Dilatation der eiweißgefüllten Tubuli auf.

Symptome Die akute Exazerbation der chronischen interstitiellen Nephritis ist durch die Symptomatik der **akuten Pyelonephritis** gekennzeichnet. Ein völlig symptomloser Verlauf bis zum Eintritt der chronischen Niereninsuffizienz ist recht häufig. Die Patienten klagen über Rücken- und Kopfschmerzen, über Müdigkeit und Verminderung der Leistungsfähigkeit, während nur ein Teil der Patienten Nykturie und Dysurie angibt. Die Nierenlager sind klopfempfindlich; nach einer Hypertonie ist zu fahnden.

Diagnostik Im Vordergrund stehen **Sonographie** und **radiologische Verfahren.** Sonographisch lassen sich neben subkapsulären Einziehungen Hinweise auf Nierengröße und Parenchymveränderungen wie Zystenbildung, Harnstau und Schrumpfungsherde erhalten. Das **i.v. Pyelogramm** (bis zu einem Kreatinin < 2,5 mg/dl) ermöglicht Aussagen über Einziehungen der Nierenoberfläche, entzündliche Destruktion der Nierenkelche (Abb. 18.23), Papillennekrosen, Strikturen oder andere Abflusshindernisse durch Konkremente oder Ureterdilatation. Eine urologische Untersuchung ist bei Verdacht auf vesikoureteralen Reflux (Miktionszysturethrogramm) angezeigt.

In der **Urinuntersuchung** ist nach Leukozyten und Leukozytenzylindern zu fahnden, die **mikrobiologische** Untersuchung ist unverzichtbar. Die Proteinuriediagnostik zeigt bevorzugt eine tubuläre Proteinurie. Obligat ist auch die Untersuchung der **harnpflichtigen Substanzen** im Blut, der **BSG**, des **Blutbildes** und der **Elektrolyte.** Typisch sind tubuläre Funktionsstörungen, die bereits frühzeitig nachweisbar sind und in einer stark verminderten Konzentrationsleistung der Nieren (Hyposthenurie) mit Polyurie und Polydipsie bestehen. Eine Salzverlustniere und eine metabolische Azidose können zusätzlich nachweisbar sein (s. Tab. 18.15).

Differentialdiagnose Durch den Nachweis radiologischer Veränderungen wie Pyelonvernarbungen und einer abnehmenden Nierenfunktion lässt sich ein akuter Schub von einer akuten Pyelonephritis abgrenzen. Auch andere Varianten der interstitiellen Nephritis sind zu berücksichtigen. Bei fortgeschrittenem Stadium können mehrere Prozesse wie ein Analgetikaabusus und eine bakteriell bedingte interstitielle Nephritis über das Nierenparenchym hinweggegangen sein.

Differentialdiagnose	Ausschlussmaßnahmen
Nichtinfektiöse interstitielle Nephropathien	Nierenbiopsie Bakteriologische Befunde
Analgetikaabusus	Anamnese

Therapie Die Behandlungsprinzipien zielen auf die Behandlung von **Infektionen** und die Elimination von **Noxen**, die in einem ursächlichen Zusammenhang mit der interstitiellen Nephritis stehen (z. B. Analgetikaabusus). Des Weiteren müssen begleitende **Elektrolytstörungen** korrigiert und gegebenenfalls eine **Hypertonie** sowie die Sekundärkomplikationen im Zuge der chronischen Niereninsuffizienz behandelt werden. Wenn möglich sind auslösende anatomische Veränderungen durch den Urologen zu beseitigen.

Die **Antibiotikatherapie** bei akutem Schub folgt den Behandlungsrichtlinien der akuten Pyelonephritis. Verhält sich die Harnwegsinfektion therapierefraktär, wird entsprechend der Resistenztestung ein zweiter Stoßversuch eingeleitet. Die Bakteriurie kann trotzdem weiterbestehen, so dass bei Beschwerdefreiheit keine antibiotische Behandlung mehr durchgeführt wird. Voraussetzung ist allerdings die Elimination prädisponierender Faktoren. Gelingt es nicht, symptomatische Rezidive zu beherrschen, ist eine Langzeitbehandlung mit Antibiotika vom Typ des Co-trimoxazol oder Gyrasehemmern empfehlenswert. Nach hygienisch begünstigenden Faktoren wie unzureichender Menstruations- und Sexualhygiene u.a. ist zu fragen.

Verlauf und Prognose Die Chronizität der Nierenerkrankung wird maßgeblich von der Beeinflussbarkeit prädisponierender Faktoren, der Effizienz der antibiotischen Behandlung sowie auch vom **Zeitpunkt der Diagnosestellung** bestimmt. Die klinische Erfahrung zeigt, dass bei Fortbestehen der **Risikofaktoren** wie Harnabflussstörungen u.a. die Destruktion des Nierenparenchyms durch bakterielle Infektionen unaufhaltsam fortschreitet und im ungünstigen Fall zur terminalen Niereninsuffizienz führt. Die fortschreitende bindegewebliche Verödung des Interstitiums und die begleitende Hypertonie leiten das Finalstadium ein.

Komplikationen Wie bei der akuten interstitiellen Nephritis droht auch hier die Gefahr einer Urosepsis. Häufiger sind jedoch der schleichende Verlust an Nierenparenchym und der Eintritt der terminalen Niereninsuffizienz. Weitere Komplikationen (Sekundärkomplikationen) wie Hypertonie und Anämie sind Ausgangspunkt neuer Probleme und dringend behandlungsbedürftig.

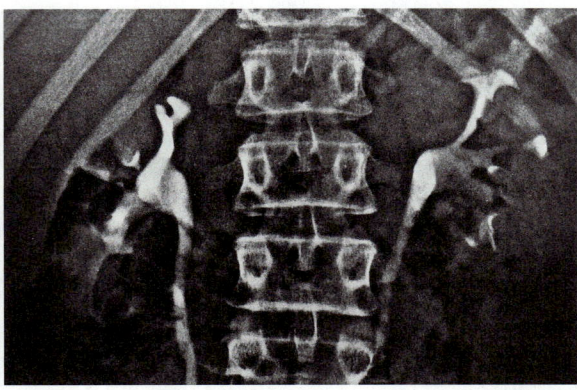

Abb. 18.23 Chronische Pyelonephritis im i.v. Pyelogramm. Auffällig sind die Verplumpung des Nierenbeckenkelchsystems sowie die Vernarbungsprozesse.

Komplikationen	Häufigkeit
Proteinurie	Häufig
Chronische Niereninsuffizienz mit ■ Hypertonie ■ Anämie u.a.m.	Eher selten
Urosepsis	Selten

Zusammenfassung

- Häufigste Ursachen: rezidivierende Harnwegsinfektionen
- Wichtigste Symptome: Rückenschmerzen, Leukozyturie, Kreatininanstieg, Flankenschmerzen
- Wichtigste diagnostische Maßnahmen: Sonographie, Urinkultur, Serumkreatinin
- Wichtigste therapeutische Maßnahme: Elimination auslösender Ursachen

Urogenitaltuberkulose

Engl. Begriff: Genitourinary Tuberculosis

Definition Die Urogenitaltuberkulose ist die Infektion der Niere und/oder der ableitenden Harnwege bzw. der Adnexe durch Mycobacterium tuberculosis.

Epidemiologie Zur Epidemiologie der Tuberkulose insgesamt siehe Kapitel 8.5.
Etwa 10 % aller Tuberkulosekranken entwickeln extrapulmonale Manifestationen, davon wiederum ca. 30 % eine Urogenitaltuberkulose.

Ätiologie und Pathogenese Die Urogenitaltuberkulose wird durch Mycobacterium tuberculosis verursacht. Bei Infektionen mit atypischen Mykobakterien tritt in der Regel keine Beteiligung des Urogenitalsystems auf.
Nur selten entsteht die Urogenitaltuberkulose als Primärmanifestation einer Tuberkulose. Typisch ist vielmehr der Befall des Urogenitalsystems nach hämatogener Streuung der Mykobakterien bei einer postprimären Tuberkulose.
In der Niere liegen die meisten Herde in der Rindenregion. Marknahe Herde können zu verkalkten Kavernen umgebaut werden. Erhalten diese Anschluss an das Nierenbecken, erfolgt die kanalikuläre Ausbreitung der Infektion. Neben Entzündungen von Ureter und Blase kommt es beim Mann sehr häufig zur Beteiligung von Prostata, Vesicula seminalis, Testes und Epididymis, bei der Frau wesentlich seltener von Tuben und Endometrium. In allen befallenen Strukturen kommt es zu verkäsenden Nekrosen.

Symptome Eine Urogenitaltuberkulose verläuft oft über Jahre hinweg symptomlos. Wenn Beschwerden auftreten, sind sie unspezifisch.
Am häufigsten sind Dysurie, Algurie und Pollakisurie, seltener kommt es zu Koliken. Eine aktive Tuberkulose äußert sich durch subfebrile Temperaturen, Nachtschweiß und einen schleichenden Verfall des Patienten. Es sind vor allem ältere Patienten betroffen.

Diagnostik Charakteristisch für eine Urogenitaltuberkulose ist die „sterile" Leukozyturie, d. h. eine Leukozyturie ohne Erregernachweis in den konventionellen Urinkulturen. Meist liegt gleichzeitig eine Mikrohämaturie vor.
Diagnostisch beweisend ist nur der Nachweis von Mykobakterien im Urin durch die Ziehl-Neelsen-Färbung, Spezialkulturen oder den Tierversuch. Der DNA-Nachweis mittels PCR ist relativ häufig falsch positiv.
Auch wenn alle Tests negativ sind, ist eine Urogenitaltuberkulose **nicht** ausgeschlossen!
Voraussetzung für den Erfolg der Urinuntersuchungen ist der Anschluss des Infektionsherdes an die ableitenden Harnwege, also das Vorliegen einer offenen Tuberkulose. Ist z.B. ein Ureter durch eine Striktur komplett verschlossen, kann die gleichseitige Niere über Jahre hinweg komplett zerstört werden, ohne dass Auffälligkeiten im Urin zu erkennen sind.
Der Stellenwert der Sonographie liegt vor allem im Nachweis eines Harnstaus, von Kavernen und Verkalkungen.
Sensitiver ist die Ausscheidungsurographie, bei der in > 90 % der Fälle von Urogenitaltuberkulose pathologische Veränderungen wie Verkalkungen in der Leeraufnahme und Deformierungen des Nierenbeckenkelchsystems zu erkennen sind. Das Endstadium der geschädigten Niere, die sog. Kittniere, bleibt im Ausscheidungsurogramm stumm.

Differentialdiagnose Das Feld der Differentialdiagnosen ist extrem weit. Je nach klinischer Manifestation kann es von lymphoproliferativen Erkrankungen über die Zystitis und die chronische bakterielle Prostatitis bis hin zu Malignomen des Urogenitaltraktes reichen. Der wichtigste Schritt zur Diagnosestellung ist oft, dass überhaupt an das mögliche Vorliegen einer Tuberkulose gedacht wird!

Therapie Bei der Urogenitaltuberkulose wird in der Regel eine initiale Kombinationstherapie aus Isoniazid, Rifampicin, Pyrazinamid und Ethambutol zwei bis vier Monate lang verabreicht, danach zur Stabilisierung für weitere sechs bis zwölf Monate INH und RMP (Kap. 8.5). Wichtig ist die Dosisanpassung an eine evtl. bestehende Niereninsuffizienz.
Chirurgische Interventionen z.B. bei Obstruktionen bleiben Ausnahmefällen vorbehalten.

Verlauf und Prognose Wegen des oft jahrelangen symptomlosen oder -armen Verlaufs wird die Diagnose oft erst spät gestellt. Bis dahin haben sich unter Umständen schon größere Nekrosen oder Kavernen gebildet, im Extremfall bereits weitgehend funktionslose Kittnieren. Auch unter adäquater Therapie können sich durch Vernarbungsprozesse noch neue Strikturen und damit Obstruktionen der ableitenden Harnwege bilden.
Der Befall von Tuben und Ovarien bzw. Testes, Epididymis, Ductus deferens und Prostata kann bei beiden Geschlechtern zur Infertilität führen.

Nierenerkrankungen

Komplikationen
Nierenbeckenabgangsstenose
Ureterstenose (oft sequentielle Stenosen)
Schrumpfblase
Bei Kavernen und Verkalkungen: chronische bakterielle Harnwegsinfekte
Chronische Niereninsuffizienz
Kittniere mit Übergreifen der Destruktion auf perirenales Gewebe
Infertilität bei Männern, seltener bei Frauen

Zusammenfassung

- Häufigste Ursache: typischerweise hämatogene Aussaat von Mycobacterium tuberculosis in der Postprimärphase einer Tuberkulose
- Wichtigstes Symptom: keine wegweisende Leitsymptomatik
- Wichtigste diagnostische Maßnahme: Urinkultur und Ziehl-Neelsen-Färbung des Urinsedimentes, typisch ist die „sterile" Leukozyturie
- Wichtigste therapeutische Maßnahmen: tuberkulostatische Vierfachtherapie, gefolgt von einer Zweifachtherapie zur Stabilisierung

Hantavirusinfektion

Synonyme: Nephropathia epidemica, Feldnephritis, hämorrhagisches Fieber mit nephrotischem Syndrom
Engl. Begriff: Hantaan Virus Infection

Epidemiologie Hantavirus-Endemiegebiete gibt es weltweit, einige davon auch in Deutschland. Zur Häufigkeit liegen keine verlässlichen aktuellen Zahlen vor. Bei der in Westeuropa auftretenden Variante gibt es im Jahresverlauf zwei Häufigkeitsgipfel im Mai bis Juli und im Dezember/Januar.

Ätiologie Hantaviren gehören zu den Bunyaviridae, serologisch erfolgt eine Einteilung in die Typen Hantaan, Puumala u. a.

Hauptreservoir für den bei uns vorkommenden Typ Puumala ist die Rötelmaus, die selbst nicht erkrankt, aber infektiöse Exkremente ausscheidet. Die Infektion des Menschen erfolgt durch Staubinhalation.

Symptome Nach einer Inkubationszeit von vier bis 30 Tagen beginnt die Erkrankung plötzlich mit hohem Fieber, Kopfschmerzen und Myalgien, drei bis sechs Tage später kommen oft Lumbalgien und z.T. kolikartige Bauchschmerzen hinzu. Bei Oligurie und nephrotischem Syndrom können massive Ödeme auftreten.

Diagnostik In den Endemiegebieten sollte die Kombination aus den obigen Beschwerden mit einer Thrombozytopenie und einem akuten Nierenversagen an die Diagnose „Hantavirusinfektion" denken lassen. Sie wird durch den Nachweis der spezifischen IgM-Antikörper gesichert. Eine Indikation zur Nierenbiopsie besteht nur in Ausnahmefällen, wenn bei sich schnell verschlechternder Nierenfunktion eine serologische Untersuchung nicht in wenigen Tagen durchgeführt werden kann, eine rapid progressive Glomerulonephritis aber sicher ausgeschlossen werden muss.

Differentialdiagnose Differentialdiagnostisch kommen alle Ursachen eines akuten Nierenversagens in Betracht (Kap. 18.3).

Therapie Die Therapie entspricht der eines akuten Nierenversagens, eine spezifische Therapie existiert nicht. Eine symptomatische analgetische Behandlung ist nur selten erforderlich.

Wichtig sind vor allem die Elektrolyt- und Flüssigkeitsbilanzierung, da nach einer oligurischen häufig eine polyurische Phase eintritt. In einigen Fällen muss die Zeit bis zur spontanen Erholung der Nierenfunktion mit einer intermittierenden Hämodialyse überbrückt werden.

Verlauf und Prognose Im Krankheitsverlauf zeigen sich oft leichte Anstiege der Transaminasen und der Pankreasenzyme sowie eine Proteinurie bis hin zum nephrotischen Syndrom. Es kann eine Myokarditis mit EKG-Veränderungen auftreten. Eine klinisch manifeste zerebrale Beteiligung ist beim Serotyp Puumala selten. Es kommt hier im Gegensatz zu den in Asien vorkommenden Virusstämmen bei adäquater Therapie nie zu Todesfällen, und langfristig bleiben keine Nierenschäden zurück. Aus Asien sind allerdings schwerste Verläufe mit Myokarditis und Hypophyseneinblutungen bekannt.

Zusammenfassung

- Ursache: Infektion mit Hantaviren
- Wichtigste Symptome: Flankenschmerzen und plötzliches Fieber
- Wichtigste diagnostische Maßnahme: IgM-Nachweis
- Wichtigste therapeutische Maßnahme: optimale Flüssigkeits- und Elektrolytbilanzierung, keine kausale Therapie möglich

18.6.3 Harnwegsobstruktion und obstruktive Nephropathie

Synonym: obstruktive Uropathie
Engl. Begriff: Obstructive Nephropathy

Definition Als obstruktive Nephropathie werden die renalen Folgen einer Obstruktion in den Harnwegen (auch obstruktive Uropathie genannt) mit Abflussbehinderung des Harns, nachfolgender Stase und Erhöhung des Druckes in den ableitenden Harnwegen bezeichnet. Zeigt die Obstruktion chronischen Charakter, kommt es zur gesteigerten Empfindlichkeit für Infektionen, Steinbildung und schließlich zur Nierenatrophie.

Epidemiologie Die Inzidenz der Harnwegsobstruktion zeigt eine zweigipflige Altersverteilung: Im Neugeborenen- und Kleinkindalter herrschen angeborene Anomalien der Urethra, der Harnblase, des Ureters und des ureteropelvinen Übergangs vor, im höheren Lebensalter (über 60 Jahre) verursachen Prostatavergrößerung und maligne Tumoren den zweiten Gipfel. Bei Frauen finden sich vermehrt Tumoren im Bereich des kleinen Beckens.

Ätiologie und Pathogenese Wenngleich der Mechanismus der Obstruktion einfach ist, gestalten die **Lokalisation** der Obstruktion in den Harnwegen (proximal oder distal), der **Schweregrad** (unvollständig bis vollständig) und die **zeitliche Dynamik** (akut, chronisch, rezidivierend) die pathogenetischen Abläufe in komplexer Weise variabel.

Angeborene Veränderungen (z. B. Ureterozele), **erworbene intramurale** Mechanismen (z. B. Steine) oder erworbene **extramurale** Ursachen (z. B. Prostata- oder Uteruskarzinom) sind Auslöser einer Abflussstörung des Harns. Liegt die Blockade oberhalb der Blase, kann eine einseitige Dehnung des Ureters (Hydroureter) oder des Nierenbeckenkelchsystems (Hydronephrose) entstehen (Abb. 18.24); bei Prozessen auf oder unterhalb des Blasenbodens kann es zu einer bilaterale Stauung kommen.

Funktionelle Störungen des Urinflusses sind meist Folge einer **neurogenen Harnblase** (häufig kombiniert mit adynamen Ureteren) oder des **vesikoureteralen Refluxes.** Nach kurzzeitiger und vollständiger Obstruktion kommt es zu einer deutlichen Diuresezunahme (postobstruktive Polyurie) mit ausgeprägtem Salz- und Wasserverlust. Der erhöhte Druck im Nierenbeckenkelchsystem führt zum atrophischen Untergang medullärer und papillärer Strukturen. Das Nierenparenchym reagiert bereits nach kurzer Zeit auf den interstitiellen Druckanstieg, indem die konvexe, konisch zulaufende Papillenspitze druckbedingt allmählich in eine konkave Struktur mit klaffenden Mündungen der Sammelrohre umgewandelt und somit ein intrarenaler Reflux begünstigt wird. Bei anhaltender Obstruktion nimmt die Nierendurchblutung ab, und es kommt zur interstitiellen Fibrose; das renale Interstitium wird von mononukleären Zellen infiltriert, die durch Freisetzung chemotaktischer Substanzen angelockt werden. Bleibt die Obstruktion chronisch bestehen, endet sie in bindegewebiger Vernarbung und **Schrumpfnierenbildung.**

Symptome Durch Dehnung des Nierenbeckenkelchsystems oder der Nierenkapsel entstehen kolikartige Schmerzen in der Flankenregion. Bei Ureterstein strahlen die Schmerzen in die Leistenregion aus (Nierenkolik). Oligurie-Anurie oder polyurische Phasen können sich abwechseln. Häufig wird eine Nykturie beobachtet, die aus der eingeschränkten Konzentrationsfähigkeit der Nieren resultiert. Gefährlich sind asymptomatische Verläufe, da der schleichende Nierenfunktionsverlust nicht bemerkt wird, allenfalls finden sich uncharakteristische Schmerzen in der Lendenregion. Weitere Hinweise auf eine Obstruktion ergeben sich aus rekurrierenden Harnwegsinfekten oder einer frischen arteriellen Hypertonie.

Tab. 18.16 Wichtige Ursachen der Harnwegsobstruktion im Erwachsenenalter.

Intraluminale Veränderungen	Nephrolithiasis Abgegangene Markpapillen (Diabetes mellitus) Urothelkarzinom (Ureter, Nierenbecken) Blasentumoren Blutkoagel
Intramurale Hindernisse	Ureterstriktur Urethrastriktur
Extramurale Veränderungen	Prostatahypertrophie Prostatakarzinom Retroperitoneale Fibrose Tumoren des kleinen Beckens Morbus Crohn Colitis ulcerosa

Diagnostik Jeder Patient mit akutem Nierenversagen und Anurie muss auf das Vorliegen einer Obstruktion der Harnwege befragt und untersucht werden. Im Urin sollte nach Hämaturie, Leukozyten und Leukozytenzylindern und nach einer Bakteriurie gefahndet werden. Das Sediment kann aber dennoch normal ausfallen. Entscheidende Aufschlüsse über das Vorliegen eines Harnstaus vermittelt die Sonographie, bei normaler Nierenfunktion kann auch ein i.v. Pyelogramm weitere Informationen liefern (Abb. 18.25).

Bei Azotämie fällt der überproportional hohe Harnstoff auf. Es empfehlen sich die Computertomographie und Magnetresonanztomographie, eine szintigraphische Untersuchung hat nur eine begrenzte Aussagekraft. Ein urologisches Konsil ist unumgänglich (Ureteropyelographie). Wichtig sind auch die rektale Untersuchung und bei Frauen die Vorstellung beim Gynäkologen.

Differentialdiagnose Die differentialdiagnostischen Überlegungen bei akutem Nierenversagen oder chroni-

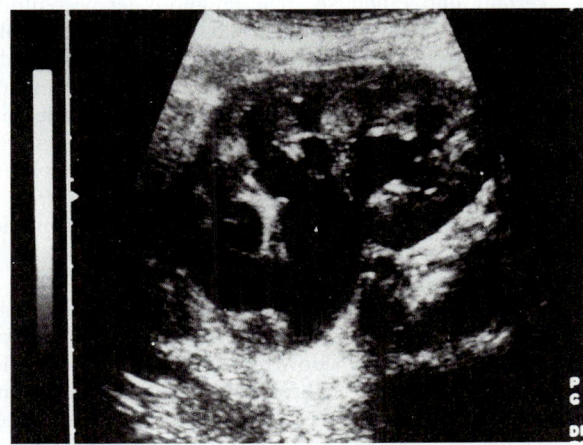

Abb. 18.24 Sonogramm einer Niere mit chronischer Obstruktion: Nierenbecken und Kelchsystem sind dilatiert.

Nierenerkrankungen

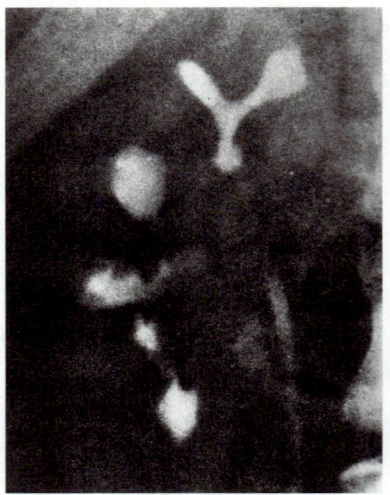

Abb. 18.25 Intravenöses Pyelogramm einer Refluxnephropathie. Es zeigt die schwere Deformierung der Kelchgruppen und den engen Kontakt der Kelchgruppe zur Nierenrinde.

Komplikationen	Häufigkeit
Urosepsis	Bei Diabetes mellitus häufiger
Postobstruktive Diurese	Häufig
Akutes Nierenversagen	Selten
Chronische Niereninsuffizienz	Selten
Hypertonie	Selten

Zusammenfassung

- Häufigste Ursachen: Tumoren, Strikturen, Steine
- Wichtigste Symptome: Flankenschmerz, Azotämie
- Wichtigste diagnostische Maßnahmen: Ultraschall des Abdomens, urologisches Konsil
- Wichtigste therapeutische Maßnahme: Druckentlastung der ableitenden Harnwege

scher Niereninsuffizienz schließen auch die Obstruktion der Harnwege mit ihren vielfältigen Ursachen ein. Als diagnostische Maßnahmen helfen Ultraschall und Urinkultur oft weiter.

Therapie Bei diagnostischer Sicherung der Obstruktion in den ableitenden Harnwegen muss die Stauung unverzüglich durch den Urologen beseitigt werden (je nach Lokalisation **Nephrostomie,** ureterale, urethrale oder suprapubische **Katheterisierung**). Der Patient muss entsprechend der bakteriellen In-vitro-Sensibilität antibiotisch abgedeckt werden, evtl. sogar mehrere Wochen lang. Chronische Infektionen in einer gestauten Niere können u.U. sogar eine Nephrektomie erforderlich machen. Die Störungen des Säure-Basen-Haushaltes sowie des Wasser- und Elektrolythaushaltes müssen ausgeglichen werden. Bei Niereninsuffizienz und Hypertonie ist eine entsprechende Therapie einzuleiten.

Verlauf und Prognose Die Prognose der Nierenfunktion hängt maßgeblich davon ab, ob es zu irreparablen Schäden der Nieren gekommen ist. Ist die Obstruktion bei zu langer Dauer nicht mehr korrigierbar, bestimmen der komplette oder inkomplette Charakter, die uni- oder bilaterale Lokalisation und die Häufigkeit der Harnwegsinfektionen den weiteren Verlauf. Trotz manifester nephrologischer Schäden kann jede Bemühung, den Harntrakt zu entlasten, potentiell eine Besserung der Nierenfunktion herbeiführen.

Komplikationen Häufige Komplikationen sind Defekte der Nierenfunktion wie die renal-tubuläre Azidose (hyporeninämischer Hypoaldosteronismus, Typ IV der renal-tubulären Azidose), nephrogener Diabetes insipidus, renaler Salzverlust oder eine Hyperkaliämie sowie das akute Nierenversagen und Urosepsis. Bei chronischer, irreparabler Obstruktion drohen eine Hypertonie und die chronische Niereninsuffizienz.

18.6.4 Refluxnephropathie

Synonym: Refluxniere
Engl. Begriff: Reflux Nephropathy

Definition Beim vesikoureteralen Reflux (VUR) fließt während der Miktion oder bei Erhöhung des Blaseninnendruckes Harn aus der Blase in die Ureteren, evtl. bis in das Nierenbecken, zurück und begünstigt somit auch den Reflux von Bakterien und eine Infektion der oberen Harnwege. Die sekundäre Nierenschädigung kann ein- oder beidseitig zu einer herdförmigen tubulointerstitiellen Nephritis führen (Refluxnephropathie), sie ist häufige Ursache der chronischen Niereninsuffizienz im Kindesalter.

Epidemiologie Die Refluxnephropathie stellt sich bevorzugt in den ersten Lebensjahren ein und ist eine Erkrankung des Kindesalters, die Prävalenz liegt bei ca. 2 %. Mädchen sind häufiger betroffen als Jungen. In der Hälfte der Fälle eines schweren Refluxes tritt eine progrediente Niereninsuffizienz ein. Auch im Erwachsenenalter ist die Entstehung eines VUR möglich.

Ätiologie und Pathogenese Ursache des Refluxes ist eine **angeborene** oder **entzündlich bedingte ureterovesikale Insuffizienz:** Bei angeborenem Reflux (primärer Reflux) ist der intravesikale Harnleiterverlauf verkürzt, so dass das terminale Harnleitersegment außerhalb der Harnblase liegt. Der Harnleiter zieht fast rechtwinklig, nicht mehr schräg, durch die Blasenmuskulatur. Das klaffende Ostium wird bei zunehmender Blasenfüllung noch weiter geöffnet. Beim sog. Niederdruckreflux fließt Blasenharn ständig nierenwärts, bei Hochdruckreflux (sekundärer Reflux) nur bei der Miktion oder bei Prallfüllung der Harnblase. Ursachen des sekundären Refluxes sind Harnwegsobstruktionen, neurogene Blasenentleerungsstörungen und chronische Blasenentzündungen.

Erst die **Kombination** aus **Reflux** und **rezidivierender bakterieller Harnwegsinfektion** verursacht die eigentliche Refluxnephropathie, wobei die Erreger via Ureteren aszendieren und durch die refluxiven Papillen das Nierenparenchym besiedeln. Refluxive Papillen sind bevorzugt am oberen und unteren Nierenpol nachweisbar, so dass sich die Nephropathie herdförmig ausbreitet. Möglicherweise kommt den Bakterien lediglich die Funktion einer Initialzündung zu, während sich später die interstitielle Entzündung verselbständigt.

Symptome Bei etwa der Hälfte der betroffenen Kinder mit rezidivierenden Harnwegsinfekten ist ein Refluxgeschehen nachweisbar. Lendenschmerzen bei der Miktion gelten als typisch, können aber auch fehlen, häufig finden sich auch eine Enuresis, Harnwegsinfektionen und Nephrolithiasis sowie Proteinurie und Hypertonie. Ohne Behandlung kommt es zur Refluxnephropathie, es zeigen sich dann die Merkmale der fortschreitenden chronischen Niereninsuffizienz.

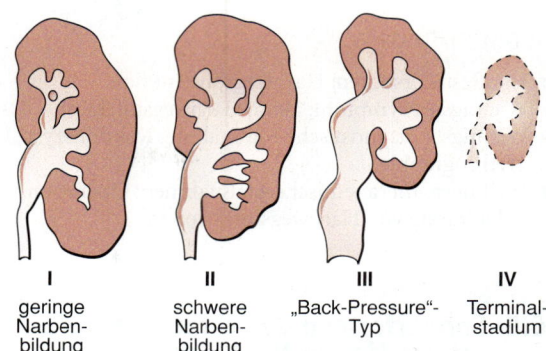

Abb. 18.26 Klassifikation des vesikoureteralen Refluxes (nach Smellie). Nach der Refluxnephropathie: I geringe, II schwere Narbenbildung, III „Back-Pressure"-Typ, IV Terminalstadium

Diagnostik Die Sonographie gibt verlässliche Hinweise bei schwerem VUR. Als technisches Untersuchungsverfahren (Abb. 18.25) gibt die Refluxzystographie, bei der Kontrastmittel über einen Einmalkatheter und eine Infusionseinrichtung mit Druckmessung in die Harnblase appliziert wird, hinreichend Auskunft: Während der Miktion wird der VUR erkennbar. Ein intrarenaler Reflux ist eher selten.

Mit der Urethrozystoskopie lassen sich operationsbedürftige intravesikale Obstruktionen und Ostienlateralisation nachweisen. Wegen der guten Bildqualität und der seitengetrennten Nierenfunktionsmessung hat sich das nuklearmedizinische Verfahren der MAG$_3$-Clearance besonders bewährt. Urographisch nachweisbare pyelonephritische Schädigungen mit herdförmiger Schrumpfung des Nierengewebes und ektatischen Kelchgruppen sind Spätzeichen der Nephropathie. Eine Klassifikation der Refluxgrade ist in Abbildung 18.26 wiedergegeben, ein anderes der verschiedenen radiologischen Klassifikationssysteme teilt den VUR in fünf Stadien ein (International Reflux Study in Children).

Differentialdiagnose Die Differentialdiagnose der Refluxkrankheit umfasst alle supravesikalen Harnentleerungsstörungen (s. Lehrbücher der Urologie). Als diagnostische Maßnahmen helfen Ultraschall und die urologische Untersuchung oft weiter.

Therapie Bei primärem, unkompliziertem Reflux zeichnen sich die Vorteile einer **Operation** ab, da bei konservativer Behandlung das Nierenwachstum der Kinder vermindert ist. Bei **konservativer Therapie,** vor allem in frühen Refluxstadien und nach Ausschluss angeborener Harnwegsanomalien, müssen die Blasenentleerung ohne Restharn, häufiges Wasserlassen und die zweifache Miktion (Entleerung des Pendelharns) trainiert werden. Ferner sind eine effiziente Stuhlhygiene, Verminderung von Kälte- und Nässeexposition und ggf. eine antibiotische Behandlung erforderlich.

Bei **kompliziertem** Reflux, d.h. in fortgeschrittenen Refluxstadien, ist eine **antirefluxive Operation** unverzichtbar. Im Erwachsenenalter kann, vor allem bei Männern, die Nierenschädigung allerdings so schwer sein, dass eine Operation häufig ohne Erfolg bleibt (für Details s. Lehrbücher der Urologie).

Verlauf und Prognose Bei einfachem, unkompliziertem Reflux kann bis zur Pubertät eine Spontanheilung eintreten, allerdings kann es auch zur renalen Defektheilung kommen, wenn nicht sogar der Reflux urodynamisch bis ins Erwachsenenalter bestehen bleibt.

Der komplizierte Reflux, von dem vor allem das männliche Geschlecht betroffen ist, hat eine wesentlich schlechtere Prognose. Im ungünstigen Fall endet die Erkrankung im Stadium der Schrumpfnierenbildung. Frühzeitige Diagnose des VUR und konsequente antibiotische Behandlung der akuten Harnwegsinfektionen bestimmen maßgeblich das weitere renale Schicksal.

Komplikationen In Abhängigkeit von den operativen Korrekturmöglichkeiten sind **rekurrierende Harnwegsinfekte** und die konsekutive Verschlechterung der Nierenfunktion besonders zu erwähnen. Wird die **Dialysepflichtigkeit** bereits im Kindesalter erreicht, droht neben den typischen Merkmalen der terminalen Niereninsuffizienz ein renaler Minderwuchs.

Komplikationen	Häufigkeit
Rekurrierende Harnwegsinfektionen	Häufig
Proteinurie und progrediente Glomerulosklerose	Häufig (> 50 %)
Chronische Niereninsuffizienz	Bei nicht diagnostiziertem VUR häufig

Zusammenfassung

- Häufigste Ursachen: Harnwegsobstruktion
- Wichtigstes Symptom: akute Harnwegsinfektion
- Wichtigste diagnostische Maßnahme: Miktionszysturethrographie
- Wichtigste therapeutische Maßnahmen: Operation, Behandlung von Harnwegsinfektionen

18.6.5 Sonderformen der chronisch interstitiellen Nephritis

Dieser Krankheitsgruppe werden chronisch sklerosierende interstitielle Erkrankungen zugeordnet, die zwar selten sind (z. B. Lithiumnephropathie), aber erheblichen Krankheitswert aufweisen können (s. Tab. 18.12). Sie sind ausführlich in den Lehrbüchern der Nephrologie dargestellt. Wegen ihrer klinischen Bedeutung wird hier die **Analgetikanephropathie** besprochen.

Analgetikanephropathie

Synonyme: analgetikaassoziierte Nephropathie, Phenacetinniere
Engl. Begriff: Analgesic Nephropathy

Definition Die Analgetikanephropathie ist die renale Manifestation eines exzessiven Schmerzmittelmissbrauchs (vorwiegend Mischpräparate mit Phenacetinderivaten) und – regional unterschiedlich – Ursache einer chronischen Niereninsuffizienz. Seit dem Austausch des Phenacetins gegen Paracetamol ist ihre Inzidenz geringer geworden, die Nierenfunktion ist aber auch unter Paracetamol gefährdet.

Epidemiologie Frauen erkranken bevorzugt, das durchschnittliche Alter liegt bei Erkrankungsmanifestation der Nephropathie zwischen 40 und 50 Jahren.

Ätiologie und Pathogenese Die Nephropathie wird in der Regel nach Einnahme von 500–1 000 g Phenacetin im Verlauf mehrerer Jahre manifest, die Nephrotoxizität ist bei analgetischen Kombinationspräparaten – Mischungen von Acetylsalicylsäure, Phenazon, Koffein, Codein mit Phenacetin oder Paracetamol – deutlich erhöht. Der initiale Schädigungsmechanismus besteht in einer **Verminderung der Markdurchblutung** durch Hemmung der renalen Prostaglandinsynthese (insbesondere durch Acetylsalicylsäure), so dass diese Substanzen im Markbereich und besonders in den Papillenspitzen angereichert werden. Das Kapillarendothel im Nierenmark wird geschädigt, das Interstitium nimmt zu, und es kommt zur **Kapillarsklerose**. Im Laufe der Jahre tritt eine interstitiell-fibrosierende chronische und nichteitrige Entzündung der Papillen (Papillitis → sterile Leukurie) mit Narbenbildung über den Markkegeln ein.

Symptome Bevorzugt sind Frauen erkrankt, die langjährige Kopfschmerzen oder Rückenschmerzen in der Vorgeschichte angeben, zur Bagatellisierung des Abusus neigen und häufig keine weiterführende Diagnostik des Schmerzsyndroms erfahren haben. Da die Nephropathie selbst lange Jahre asymptomatisch verläuft, wird sie erst im Finalstadium festgestellt. Gelegentlich verschiebt sich die Symptomatik auf andere Organsysteme: Gastrointestinale Beschwerden, Anämie und Knochenschmerzen sind typische „Nebensymptome". Kolikartige Schmerzen sind Ausdruck von Papillenspitzennekrosen, die sich demarkieren, in die ableitenden Harnwege gelangen und sie verlegen.

Diagnostik Der Analgetikaabusus wird in der Regel verschwiegen, so dass bei einer chronischen Niereninsuffizienz unklarer Genese immer danach zu fragen ist. Gegebenenfalls sollte der Urin auf **Phenacetinmetaboliten**, insbesondere NAPAP (N-Acetyl-p-Aminophenol), untersucht werden. Typisch sind auch tubuläre Funktionsstörungen wie eine **renal-tubuläre Azidose** oder ein **renaler Salzverlust** (auch bei salzfreier Ernährung). Weitere Urinbefunde sind die **sterile Leukurie** (keine Bakterien in der Kultur) sowie eine leichte **Hämaturie** und **Proteinurie**.

Die die chronische Niereninsuffizienz begleitende Anämie ist bereits frühzeitig nachweisbar und verleiht den Patienten das typische aschfahle Hautkolorit. Sie wird durch Met- und Sulfhämoglobinbildung durch p-Phenetidin akzentuiert. Im **Sonogramm** lassen sich gelegentlich kokardenartige Verkalkungen der Rinden-Mark-Region sowie Papillenspitzenverkalkungen nachweisen.

Differentialdiagnose Papillenspitzennekrosen kommen auch bei Diabetes mellitus, bei obstruktiver Nephropathie oder bei Nierentuberkulose vor.

Differentialdiagnose	Diagnostische Maßnahmen und Hinweise
Diabetische Nephropathie	Blutzucker, Glukose im Urin
Obstruktive Nephropathie	Sonographie, Pyurie, Leukozytenzylinder
Nierentuberkulose	„Sterile" Leukurie, Mykobakterien im Urin

Therapie Die Beendigung des Analgetikaabusus ist absolut erforderlich und stellt die wichtigste Therapiemaßnahme dar, um zumindest eine Drosselung der fortschreitenden Niereninsuffizienz zu erreichen. Die Behandlung von Komplikationen wie der Ureterobstruktion obliegt dem Urologen, während aus internistischer Sicht die Behandlung von Harnwegsinfektionen, eine antihypertensive Therapie sowie die Korrektur der tubulären Störungen und die Behandlung der Begleitsymptome der fortschreitenden Niereninsuffizienz erforderlich sind.

Verlauf und Prognose Die Prognose der Analgetikanephropathie wird maßgeblich vom Zeitpunkt der Entdeckung des Abusus und der Umsetzung des absoluten Analgetikaverzichts bestimmt. Haben die Kreatininwerte 2,5–3,0 mg/dl überschritten, erscheint eine Besserung der Nierenfunktion zweifelhaft. Innerhalb eines unbestimmbaren Zeitraums manifestiert sich die terminale Niereninsuffizienz, und die Patienten werden dialysepflichtig. In dieser Phase ist die Prognose weiterhin schlecht, da die Patienten von der Gefahr eines Urothelkarzinoms bedroht werden und sich auch kardiovaskulär als instabil erweisen.

Komplikationen Durch Extrusion nekrotischen Papillenmaterials kann eine Obstruktion mit **Harnstau** und **Koliken** entstehen. Besonders hervorzuheben ist das **kanzerogene Risiko**. In etwa 10 % der Fälle können Urotheltumoren auftreten, bevorzugt das **Blasenkarzinom**. Weitere Komplikationen sind **Superinfektionen** der ableitenden Harnwege sowie vor allem die **terminale Niereninsuffizienz**.

Komplikationen	Häufigkeit
Superinfektion der ableitenden Harnwege	Selten
Karzinom (Uroheltumoren)	Ca. 10 %
Terminale Niereninsuffizienz	Bei exzessiver Analgetikaingestion häufig

Komplikationen	Häufigkeit
Akuter Harnstau	Selten

Zusammenfassung

- Häufigste Ursache: Phenacetinmissbrauch
- Wichtigste Symptome: fahles Hautkolorit, Kreatininerhöhung
- Wichtigste diagnostische Maßnahmen: Ultraschall, Nachweis von Phenacetinmetaboliten im Urin
- Wichtigste therapeutische Maßnahmen: Analgetikakarenz, evtl. Dialysebehandlung

---

Zur weiteren Information

Literatur
Brenner, B. M., F. C. Rector: The Kidney, 6th ed. Saunders, Philadelphia 1999.
Davidson., A. M., J. S. Cameron, J. P. Grünfeld, D. N. S. Kerr, E. Ritz, C. C. Winearls: Oxford Textbook of Nephrology, 2nd ed. Oxford University Press, Oxford 1997.
Kuhlmann, U., D. Walb, F. C. Luft: Nephrologie, 3. Aufl. Thieme, Stuttgart 1998.
Massry, S. G., R. J. Glassock: Textbook of Nephrology. 3rd ed. Williams and Wilkins, Baltimore 1995.
Schrier, R. W. (ed.): Manual of Nephrology. Little, Brown & Company, New York 1995.
Smellie, J., D. Edwards, N. Hunter, I. C. S. Normand, N. Prescod: Vesico-ureteric reflux and renal scarring. Kidney Int 1975 (Suppl.); 4: 65.

Keywords
Tubulointerstitielle Nierenerkrankung ◆ akute Harnwegsinfektion ◆ Pyelonephritis ◆ obstruktive Nephropathie ◆ Refluxnephropathie ◆ Urogenitaltuberkulose

---

18.7 Nierenbeteiligung bei Systemerkrankungen

E. Heidbreder, C. Wanner

Bei der **systemischen Vaskulitis** werden die initialen Erkrankungssymptome häufig fehlgedeutet, die Klinik wird durch die befallenen Organe bestimmt.

Die **Purpura Schoenlein-Henoch** tritt meist im Kindesalter auf, die Haut der Beine ist symmetrisch befallen. Zusätzlich kommt es zu einer IgA-Nephritis und gelegentlich auch zu gastrointestinalen Symptomen.

Eine progrediente Nierenerkrankung, die unterschiedliche glomeruläre Erkrankungsmuster hervorrufen kann, ist die **Lupusnephritis**. Nichtverkäsende Granulome in Zusammenhang mit einer membranösen Glomerulonephritis weisen auf eine **Sarkoidose** hin.

Bei der **thrombotischen Mikroangiopathie** kommt es zu schweren Endothelschäden in den Glomeruluskapillaren, gelegentlich ist sie mit einer malignen Hypertonie assoziiert. Ein klassisches Beispiel ist das **hämolytisch-urämische Syndrom**.

Die **Amyloidose** geht mit ausgeprägter Proteinurie und einem nephrotischen Syndrom einher, die sekundäre tritt häufiger als die primäre Form auf.

Die Nierenbeteiligung bei **multiplem Myelom** manifestiert sich vorwiegend als tubulärer Schaden, aber auch eine Amyloidose ist möglich.

Die **Harnsäurenephropathie** kann in ihrer akuten Form ein schweres akutes Nierenversagen verursachen, bei chronischem Verlauf mündet sie häufig in die terminale Niereninsuffizienz.

Im folgenden Kapitel werden eher seltene, klinisch allerdings nicht minder bedeutsame Nierenmanifestationen übergeordneter systemischer Erkrankungen abgehandelt. Diese sind in Tabelle 18.17 aufgelistet. Im weiteren Sinne gehört auch die diabetische Nephropathie dazu, die in Kapitel 18.8 dargestellt wird.

18.7.1 Systemische Vaskulitis

Synonyme: primäre Vaskulitis, bei bekannter Ursache sekundäre Vaskulitis
Engl. Begriff: Vasculitis, Vasculitic Syndromes

Definition Die systemische Vaskulitis umfasst eine heterogene Gruppe von eher seltenen Erkrankungen, die durch entzündliche Veränderungen der Gefäßwand charakterisiert sind. Organbefall und Verlauf sind sehr variabel und erschweren häufig die rechtzeitige Diagnose.

Nierenerkrankungen

Tab. 18.17 Nierenbeteiligung bei Systemerkrankungen.

Systemische Vaskulitis	Befall mittelgroßer Gefäße ■ Polyarteriitis nodosa Befall der kleinen Gefäße ■ Wegener-Granulomatose ■ Mikropolyarteriitis ■ Churg-Strauss-Syndrom ■ Purpura Schoenlein-Henoch
Systemischer Lupus erythematodes	Lupusnephritis
Sarkoidose	Granulome der Niere
Myelom	Myelomniere
Amyloidose	Amyloiddeposits
Gicht	Harnsäurenephropathie

Das polymorphe Bild der systemischen Vaskulitis resultiert aus variablen pathohistologischen Veränderungen einerseits und dem wechselhaften Organbefall andererseits. Das histologische Bild des Gefäßbefalls zeigt ein buntes Muster:
- variable entzündliche Infiltration mit Akkumulation von neutrophilen und eosinophilen Granulozyten, Lymphozyten, Plasma- und Riesenzellen
- Infiltration unterschiedlicher Gefäßwandabschnitte (Intima, Media und Adventitia)
- Erkrankung unterschiedlicher Gefäßkaliber (größere und kleinere Arterien, Arteriolen, Kapillaren und Venen) sowie unterschiedlicher Gefäßregionen
- im befallenen Gefäßabschnitt differente Sekundärveränderungen wie intramurale Nekrosen, Thrombosen und Aneurysmen

Die Vaskulitis großer Gefäße wie die Riesenzellarteriitis oder Takayasu-Vaskulitis zeigt in der Regel keine Nierenbeteiligung.

Epidemiologie Bei Wegener-Granulomatose ist eine Nierenbeteiligung in etwa 85 % nachweisbar, eine vergleichbar hohe renale Morbidität findet sich bei der Mikropolyarteriitis. Auch die klassische Panarteriitis nodosa geht mit einer hohen renalen Manifestationsrate einher (75–90 %).

Ätiologie und Pathogenese Die Pathogenese sog. renaler Vaskulitiden (v.a. Polyarteriitis nodosa, Wegener-Granulomatose, Mikropolyarteriitis) ist bislang nur teilweise geklärt. Möglicherweise pathogenetisch, vor allem aber diagnostisch wegweisend ist die Entdeckung **antineutrophiler zytoplasmatischer Antikörper** (Antineutrophil Cytoplasmic Antibodies/ANCA): So ist der Nachweis von Autoantikörpern gegen Proteinase 3, des primär intrazellulär gelegenen Zielantigens, ein spezifisches Kriterium der Wegener-Granulomatose. Werden neutrophile Granulozyten durch proinflammatorische Zytokine alteriert, exprimieren sie Proteinase 3 und andere lysosomale Enzyme auf der Zellmembran. Dadurch werden Adhäsionsmoleküle (z.B. LFA-1 und ELAM-1) aktiviert, die die Haftung der Granulozyten an Endothelzellen vermitteln. Binden diese Autoantikörper (ANCA mit **c**ytoplasmatischer Immunfluoreszenz/c-ANCA) an die Antigene, werden die an den Endothelzellen haftenden Granulozyten degranuliert und setzen toxische Sauerstoffradikale frei, so dass eine Schädigung der Endothelzellen und des Mikrogefäßsystems der Niere verursacht wird. P-ANCA (anti**n**eutrophile **c**ytoplasmatische **A**ntikörper mit **p**erinukleärer Immunfluoreszenz) hingegen werden besonders durch Antikörper gegen Myeloperoxidase induziert. Positive Titer werden häufig bei der Mikropolyarteriitis gefunden. Die initiale Mitbeteiligung der oberen Luftwege lässt an eine ursächliche Rolle von **Infektionen** (z.B. mit Staphylococcus aureus) denken.

Symptome Zum Zeitpunkt der Diagnosestellung des **Morbus Wegener** (s. Kap. 13.6.3) sind in etwa 20 % der Fälle die Nieren bereits betroffen, später steigt die renale Mitbeteiligung im Zuge der Generalisierung der Vaskulitis auf ca. 80 % an. Histologisch findet sich eine **fokalsegmental nekrotisierende Glomerulonephritis,** häufig mit extrakapillärer Proliferation (Halbmondbildung); nur in wenigen Fällen sind granulomatöse Veränderungen nachweisbar. Im Rahmen der Multisystemerkrankung können Muskeln und Gelenke (65 %), Augen (50 %), Haut (45 %) und Nervensystem (20 %) erkrankt sein und somit das **bunte Bild der Vaskulitis** bedingen. Während akuter Krankheitsphasen sind eine Leukozytose, eine Thrombozytose und eine Anämie nachweisbar.

Die **Mikropolyarteriitis** (s. Kap. 13.6.2) ähnelt als Vaskulitis der kleineren Gefäße dem Morbus Wegener, im Unterschied hierzu ist der Nasen-Rachen-Raum ausgespart, und es sind keine Granulome nachweisbar. Histologisch ist der renale Befund ebenfalls durch eine **nekrotisierende Glomerulonephritis** mit Halbmondbildung gekennzeichnet. Immunglobulinablagerungen fehlen (pauciimmune Glomerulonephritis). Muskel- und Gelenkbeschwerden (60 %), Hautveränderungen (45 %) und eine Beteiligung des Nervensystems (20 %) können ebenfalls auftreten. Im Urin findet sich ein nephritisches Sediment, häufig kann sich auch rasch ein akutes Nierenversagen entwickeln. Sonographisch sind die Nieren normal bis übergroß. Das **Churg-Strauss-Syndrom** ist durch eine granulomatöse Entzündung des Respirationstraktes gekennzeichnet, zusätzlich findet sich eine nekrotisierende Vaskulitis mittlerer und kleiner Gefäße. Die Niere wird eher selten durch eine nekrotisierende Glomerulonephritis in den Entzündungsprozess einbezogen; eher finden sich interstitielle Veränderungen wie Granulome mit eosinophilen Infiltraten. Bei der klassischen **Polyarteriitis nodosa** (s. Kap. 13.6.2) sind bevorzugt mittlere Gefäßkaliber betroffen, eine direkte glomeruläre Schädigung fehlt in der Regel. Die Nierenschädigung ist durch ischämische Infarkte bedingt und durch eine Hämaturie charakterisiert. Typisch sind Mikroaneurysmata – auch in den Nieren nachweisbar – entlang mittelgroßen Arterien (Abb. 18.27 und 18.28), die infolge einer entzündlichen Zerstörung der Lamina elastica entstehen. Herz und Leber sind oft mitbeteiligt, auffällig ist die häufige vaskulitische Schädigung des Magen-Darm-Traktes.

18.7 Nierenbeteiligung bei Systemerkrankungen

Diagnostik Die definitive Diagnose der Vaskulitis und ihrer renalen Manifestationen fußt auf der Kombination anamnestischer Angaben, klinischer Befunde, **serologischer Merkmale** und dem **histologischem Substrat.** So finden sich beim Morbus Wegener mit hoher Sensitivität positive ANCA-Befunde mit dem typischen granulären zytoplasmatischen Fluoreszenzmuster (c-ANCA); bei der Mikropolyarteriitis weisen die p-ANCA im Blut typischerweise auf ein erhöhtes Aktivitätsmuster hin, nur in ca. 5 % sind auch die c-ANCA positiv.

Während die Vaskulitis kleinerer Gefäße **bioptisch** verifiziert werden kann, empfiehlt sich bei Verdacht auf eine Polyarteriitis nodosa wegen der renalen Aneurysmata eine **Angiographie** (Zöliakographie, Renovasographie). Wegen der Vielschichtigkeit der Grunderkrankung sind auch Konsiliaruntersuchungen (z. B. Augen, HNO-Bereich) dringend angezeigt.

Differentialdiagnose Die ANCA-Analyse erleichtert die immunologische Definition der systemischen Vaskulitis erheblich. Weitere differentialdiagnostische Hinweise geben die weiteren Symptome der jeweiligen Grunderkrankung. Abzugrenzen sind u. a. granulomatöse Prozesse im pulmonalem Bereich wie Sarkoidose oder Tuberkulose.

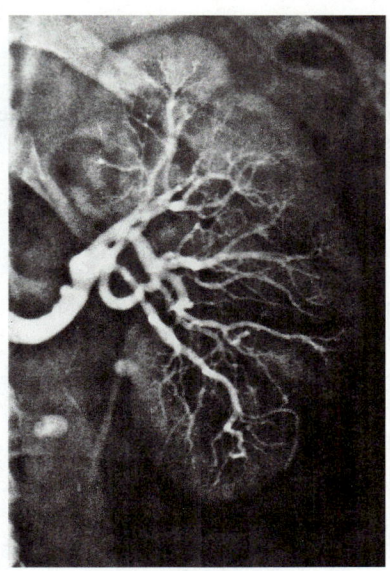

Abb. 18.27 Renovasographie bei einer Panarteriitis nodosa mit Aneurysmata der A. renalis und intrarenaler Arterien.

Differential-diagnose	c-ANCA (%)	p-ANCA (%)	Ausschluss-maßnahmen
Wegener-Granulomatose			
■ Lokal	50	< 5	Nasenschleim-hautbiopsie
■ Generalisiert	90	< 5	Nierenbiopsie
Mikropolyangiitis	10	60	Biopsie (Niere)
Churg-Strauss-Syndrom	20	20	Biopsie (nach Organbeteiligung)
Polyarteriitis nodosa	< 5	< 5	Angiographie
Purpura Schoen-lein-Henoch	0	< 5	Biopsie (Haut, Niere)

Infektionen, therapieinduzierte Neoplasien, Ovarialinsuffizienz und Knochennekrosen.

Komplikationen Als Komplikationen sind die häufig schubweise verlaufende Nierenfunktionsverschlechterung und der rasche Eintritt der chronischen Niereninsuffizienz besonders hervorzuheben. Die unvermeidliche immunsuppressive Therapie erhöht das Risiko der Knochenmarkdepression und der Tumorinduktion.

Komplikationen	Häufigkeit
Pulmorenales Syndrom	Bei Wegener-Erkrankung häufig
Terminale Niereninsuffizienz	Bei Wegener-Erkrankung und Mikropolyarteriitis häufig
Lungenfibrose	Bei Wegener-Erkrankung und Churg-Strauss-Syndrom

Therapie Eine **Kombinationsbehandlung** mit Immunsuppressiva und Steroiden ist der alleinigen Steroidgabe vorzuziehen, besonders bewährt hat sich das **Cyclophosphamid.** (Zu den Therapiemodalitäten s. Kap. 13 „Erkrankungen des rheumatischen Formenkreises".) Wichtig ist der Hinweis, dass bei Cyclophosphamidgabe die Dosis der aktuellen Nierenfunktion anzupassen ist. Die Gabe von Methotrexat ist nur bei normaler Nierenfunktion möglich.

Verlauf und Prognose Die früher sehr hohe Mortalität der Vaskulitiden (nur 20 % der Patienten mit Morbus Wegener überlebten die ersten beiden Jahre nach Diagnosestellung) ist erheblich durch die Kombinationsbehandlung mit Cyclophosphamid und Steroiden gebessert worden: Die 5-Jahres-Überlebensrate beträgt nunmehr 85 %. Der Preis ist allerdings hoch: Es drohen u. a. schwere

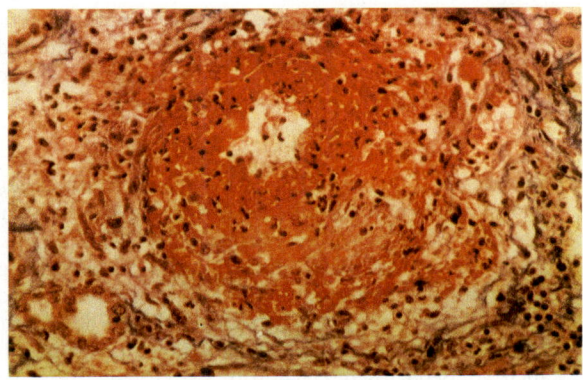

Abb. 18.28 Panarteriitis nodosa mit Nekrose der A. interlobularis und Zerstörung der Gefäßwand.

Zusammenfassung

- Häufigste Ursachen: bei sekundärer Vaskulitis verschiedene Grunderkrankungen z. B. des rheumatischen Formenkreises
- Wichtigste Symptome: pulmonale Veränderungen (Röntgen), nephritisches Sediment
- Wichtigste diagnostische Maßnahmen: Röntgen der Lungen, ANCA-Analytik, Urinsediment und evtl. Nierenbiopsie
- Wichtigste therapeutische Maßnahmen: Steroide, Cyclophosphamid

18.7.2 Purpura Schoenlein-Henoch

Synonyme: Vaskulitis Schoenlein-Henoch, leukozytoklastische Vaskulitis
Engl. Begriff: Schoenlein-Henoch Purpura, Small Vessel Vasculitis

Definition Diese Vaskulitisvariante (dermatologische Diagnose: Vasculitis allergica mit Nierenbeteiligung) stellt eine Hypersensitivitätsvaskulitis dar und kann mit einem nephritischen Syndrom einhergehen (> 30 % der Fälle). Histologisch sind im Vergleich zur IgA-Nephritis, einer mesangioproliferativen Glomerulonephritis, die Glomeruli stärker geschädigt, es können Schlingennekrosen, Fibrinaustritte und sog. Halbmonde (rapid progressive Glomerulonephritis) bei 80–90 % der Patienten festgestellt werden.

Epidemiologie Sie tritt gehäuft im Kindesalter zwischen zweitem und zehntem Lebensjahr auf, männliche Patienten überwiegen deutlich.

Ätiologie und Pathogenese Die Ursache der Erkrankung ist bislang nicht genau geklärt. Häufig gehen ihrer Manifestation **infektiöse Episoden** voraus, bakterielle oder virale Antigene (vor allem Zytomegalievirus) sind ebenso wie Nahrungsmittelantigene zu diskutieren. Möglicherweise ist der begleitende Anstieg des Serum-IgA-Spiegels (bei ca. 50 % der Patienten) Ausdruck einer Überaktivität des Mukosakompartiments des IgA-Systems. Ebenso werden **genetische Faktoren** diskutiert. Als weitere Faktoren werden die Präzipitation von Immunkomplexen oder makromolekularem IgA und eine **Autoimmunreaktion** auf mesangiale Antigene angesehen. Die Lokalisation der Immunkomplexdeposits im Glomerulusbereich macht eine Immunkomplexerkrankung wahrscheinlich.

Symptome Typische Befunde sind die akut auftretenden und **symmetrisch** über beide Unterschenkel oder auch Arme verteilten palpablen **Purpuraeffloreszenzen** (leukozytoklastische Vaskulitis), die schmerzhafte **Arthritis, gastrointestinale Symptome** wie Kolitis, Erbrechen oder Blutungen sowie die Zeichen einer Glomerulonephritis. Die renale Symptomatik ist häufig blande, kann aber auch als nephritisches Syndrom (Mikrohämaturie, Proteinurie) imponieren; Hypertonie und Ödeme fehlen meist. Bei einem zusätzlichen akuten Nierenversagen muss eine rapid progressive Glomerulonephritis angenommen werden.

Diagnostik Die Serum-IgA-Spiegel sind erhöht, der Nachweis von zirkulierenden Immunkomplexen, Komplementfaktoren und der Antistreptolysin-O-Titer sind negativ bzw. normal. Wegen ihres Charakters einer Multisystemerkrankung kann bei der Purpura Schoenlein-Henoch die Hautbiopsie diagnostisch wegweisend sein; eine Nierenbiopsie ist bei ansteigenden Kreatininwerten dringend indiziert.

Differentialdiagnose Die Differentialdiagnose umfasst Erkrankungen mit nephritischem Syndrom sowie andere Vaskulitisformen (z. B. systemischer Lupus erythematodes, akute Poststreptokokken-Glomerulonephritis). In der Regel gelingt die Abgrenzung durch den immunfluoreszenzmikroskopischen Nachweis von IgA-Immunkomplexen im Nierengewebe.

Differentialdiagnose	Diagnostische Maßnahmen und Hinweise
IgA-Nephritis	- Nierenbiopsie - Hautbeteiligung
Akuter Morbus Werlhof	Thrombopenie
Thrombotisch-thrombozytopenische Purpura	Thrombopenie

Therapie Extrarenale und renale Symptome der Purpura Schoenlein-Henoch (insbesondere das nephrotische Syndrom) sprechen auf **Steroidgaben** an, während eine erfolgreiche Beeinflussung der Glomerulonephritis selbst weniger häufig gelingt. Bei rapid progressiver Glomerulonephritis ist eine **immunsuppressive Therapie** am ehesten Erfolg versprechend.

Verlauf und Prognose Häufig handelt es sich um einen selbstlimitierenden Prozess, so dass Proteinurie und Hämaturie abklingen und die leicht eingeschränkte Nierenfunktion sich wieder bessert. In ca. 20 % kann die Nierenfunktion allerdings deutlich absinken, auch rekurrierende Verläufe treten auf. Im höheren Lebensalter und bei schwerem Nierenbefall wird die an sich günstige Prognose eher zweifelhaft, Todesfälle gehen auf die Nierenerkrankung zurück.

Komplikationen	Häufigkeit
Akutes Nierenversagen (rapid progressive Glomerulonephritis)	Selten
Chronische Niereninsuffizienz	Selten (< 10 %)

Zusammenfassung

- Ursache: wahrscheinlich allergische Immunvaskulitis
- Wichtigstes Symptom: multiple Petechien
- Wichtigste diagnostische Maßnahme: bei nephritischem Sediment Nierenbiopsie
- Wichtigste therapeutische Maßnahme: Steroide

18.7.3 Lupusnephritis

Synonym: Glomerulonephritis bei systemischem Lupus erythematodes (SLE)
Engl. Begriff: Lupus Glomerulonephritis

Definition Der systemische Lupus erythematodes (SLE) ist ein chronischer Entzündungsprozess, der durch eine Autoantikörperproduktion (antinukleäre Faktoren, Anti-Doppelstrang-(ds-)DNA-Antikörper und Anti-Sm-Antikörper) charakterisiert ist und verschiedene Organsysteme wie Haut, Herz, Lungen, Gelenke und Nieren befällt (Kap. 13.5.1).

Die renale Manifestation des SLE umfasst ein breites Spektrum verschiedener Parenchymläsionen, das von einer leichten Proteinurie, einem schweren nephrotischen Syndrom bis zu einer rapid progressiven Glomerulonephritis reicht.

Histologie Histologisch zeigen die Glomeruli segmentale oder diffuse Veränderungen, die sich im Einzelfall als membranöse oder proliferative Glomerulonephritis definieren lassen. Als typisch gilt das „Drahtschlingenphänomen", die Verbreiterung der Kapillarwandung durch Einlagerung von Immunkomplexdeposits zwischen Mesangium und Kapillarwand. Immunfluoreszenzmikroskopisch sind Antigen-Antikörper-Komplement-Komplexe mit DNA als Antigen nachweisbar.

Aufgrund des heterogenen morphologischen Musters wird die Lupusnephritis in fünf verschiedene Klassen eingeteilt:

- leichte glomeruläre Veränderungen (Klasse I)
- mesangial-proliferative Nephritis (Klasse II)
- fokal-segmentale Nephritis (Klasse III)
- diffuse Nephritis (Klasse IV)
- diffuse membranöse Nephritis (Klasse V)

Eine ungünstige Prognose zeigen vor allem die membranöse und die rapid progressiv verlaufende Glomerulonephritis sowie die seltene renale Lupusvaskulitis.

Epidemiologie Der SLE befällt bevorzugt Frauen (90 %). Die Angaben über eine Nierenbeteiligung schwanken zwischen 50 und 70 %. Bei 25 % der Patienten wird die Nierenerkrankung etwa fünf Jahre oder noch später nach Auftreten des SLE manifest.

Ätiologie und Pathogenese Die Pathogenese der Lupusnephritis ähnelt der der chronischen, immunkomplexassoziierten Glomerulonephritis und beruht auf der fehlerhaften Regulation des Immunsystems, indem Antikörper gegen Nukleoproteine bzw. Bestandteile des Zytoplasmas und der Zellmembran sowie spezifische Plasmaproteine gebildet werden. Sie erfüllt somit die Kriterien einer Autoimmunerkrankung. Für diesen Regulationsdefekt werden eine Zunahme der T-Helfer-Zellen sowie eine defekte T-Zell-Suppression verantwortlich gemacht. Auch eine In-situ-Immunkomplexbildung wird diskutiert: Kationische Kernproteine, sog. Histone, binden an die anionische glomeruläre Basalmembran, an die zirkulierende Anti-dsDNA-Antikörper andocken. Die Immunkomplexe akkumulieren bei leichten Formen im Mesangium. Nimmt die Zahl oder Größe der Immunkomplexe zu, werden diese Komplexe auch subendothelial abgelagert, wo sie zirkulierende Entzündungsmediatoren wie das Komplementsystem aktivieren.

Symptome Zunächst imponieren Allgemeinsymptome wie Abgeschlagenheit, Fieber, Gewichtsverlust, Gelenkschmerzen, Schmetterlingserythem des Gesichts, Anämie u.a. (s. Kap. 13.5.1), später tritt (in über 50 % der Fälle) eine Glomerulonephritis hinzu. Die Nierenschädigung äußert sich in einer glomerulären Proteinurie, einem nephrotischen Syndrom und auch in einer fortschreitenden Niereninsuffizienz. Entsprechend dem Symptommuster finden sich die Sekundärkomplikationen des massiven renalen Eiweißverlustes (Hyperlipidämie, Koagulopathie) sowie der fortschreitenden Niereninsuffizienz (Hypertonie, Anämie u.a.). Beim Antiphospholipidsyndrom (Abb. 18.29 und 18.30), das sich bei ca. 50 % der Lupuspatienten findet, sind infolge einer erhöhten Bildung von Antiphospholipid-Antikörpern besonders die hohe Thromboseneigung im arteriellen und venösen Schenkel des Gefäßsystems sowie eine thrombotische Mikroangiopathie der Nieren erwähnenswert. Zusätzliche Symptome sind Thrombopenie, neurologische Ausfälle, Livedo racemosa und eine verruköse Endokarditis.

Diagnostik Die Diagnostik umfasst einerseits die des SLE (Lupusserologie, hämatologische Befunde, Komplementsystem; s. Kap. 13.5.1), andererseits die der fortschreitenden Niereninsuffizienz. Zusätzlich ist vor allem bei Frauen im gebärfähigen Alter die Messung der Anticardiolipin-Antikörper und der Antiphospholipid-Antikörper empfehlenswert, da bei positivem Ausfall die Neigung zu Spontanaborten hoch und die Niere durch eine throm-

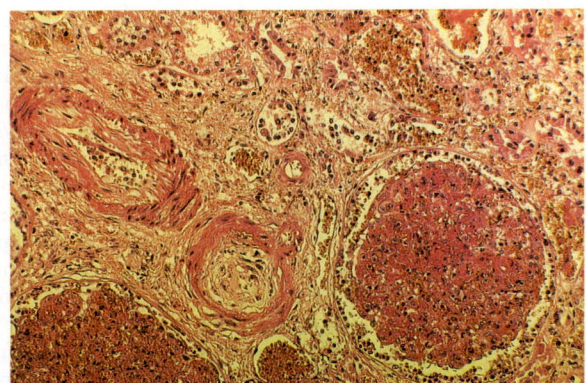

Abb. 18.29 Antiphospholipidsyndrom. Fortgeschrittenes Stadium mit ausgeprägter Obliteration intrarenaler Gefäße und Thrombosierung der Glomeruli.

Nierenerkrankungen

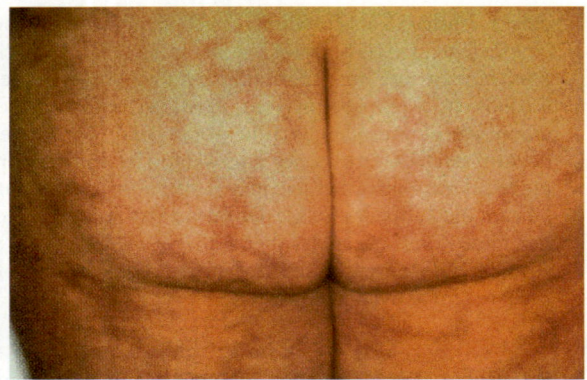

Abb. 18.30 Livedo racemosa bei Antiphospholipid-Syndrom.

botische Mikroangiopathie gefährdet ist. In ca. 25 % der Fälle ist der p-ANCA-Nachweis positiv. Auch ist nach Pharmaka, die einen SLE induzieren können (z. B. Dihydralazin, Procainamid), zu fragen. Die Indikation der Nierenbiopsie ist – auch bei möglichen Gegenargumenten – allgemein anerkannt und akzeptiert.

Differentialdiagnose Die Differentialdiagnose umfasst alle Formen der Glomerulonephritis, mit Hilfe der Nierenbiopsie und umfangreicher klinischer und laborchemischer Diagnostik gelingt die Eingrenzung der Lupusnephritis und deren verschiedener Klassen.

Differentialdiagnose	Diagnostische Hinweise
Primäre Glomerulonephritis	Autoantikörpernachweis
Sklerodermie	Anti-Scl-70-Antikörper-Nachweis
Rheumatoide Arthritis	Radiologische Verfahren Rheumafaktor

Therapie Die Gabe von **Steroiden** sowie die **immunsuppressive Therapie** haben sich sehr bewährt, sie sind bei nephritischem Sediment, akuter Verschlechterung der Nierenfunktion sowie Abfall des Serumkomplements indiziert. Bei ausgeprägter Chronizität der Erkrankung wird die immunsuppressive Behandlung nicht mehr erfolgreich sein. Steroide können als Prednison oral (1 mg/kg Körpergewicht/d für vier bis sechs Wochen, danach Dosisreduktion) oder i.v. appliziert werden (Methylprednisolon-Pulse von 1 g/m²/d für drei Tage, monatliche Wiederholung, für sechs bis zwölf Monate). Die **Pulse-Therapie** ist besonders bei schwerer Lupusnephritis, hohem Anti-DNA-Antikörpertiter und niedrigen Komplementwerten indiziert.

Bei schweren proliferativen Nephritisschüben mit subendothelialen Ablagerungen empfiehlt sich die Kombinationsbehandlung mit Cyclophosphamid oral (1–2 mg/kg KG/d für ein Intervall von sechs Monaten, Behandlungsdauer mindestens ein Jahr nach Remission). Es haben sich keine Unterschiede der Pulse-Therapie im Vergleich zur oralen Einnahme von Cyclophosphamid finden lassen. Die alleinige Cortisonbehandlung sowie die Kombination mit Azathioprin sind durch eine hohe Rückfallquote gekennzeichnet. Nachweise der Effektivität einer Behandlung mit Ciclosporin A stehen noch aus.

Verlauf und Prognose Bei fokal-segmentalem Befall (Klasse III) bleibt die Nierenfunktion meist stabil (ca. 90 %). Die vitale 5-Jahres-Überlebensrate beträgt ca. 70 %. Bei membranöser Nephritis (Klasse V) ist die renale Prognose schlechter, die vitale Prognose beträgt ebenfalls etwa 70 % (5-Jahres-Überlebensrate). Bei diffuser proliferativer Glomerulonephritis kommt es in über 80 % der Fälle zur Niereninsuffizienz, die 5-Jahres-Überlebensrate beträgt nur noch 30 %.

Komplikationen Die Lupusnephritis neigt zur Chronizität, ändert gelegentlich das nur bioptisch nachweisbare nephritische Muster (Transformation der Klasse) und endet bei diffuser proliferativer Glomerulonephritis in der terminalen Niereninsuffizienz. Eine besonders ungünstige Prognose weist die membranöse Glomerulonephritis auf. Häufig bessert sich gleichzeitig die systemische Symptomatik, ohne dass sich dadurch die renale Prognose ändert.

Komplikationen	Häufigkeit
Chronische Niereninsuffizienz	Bei membranöser Glomerulonephritis > 20 %
Arterielle und venöse Thrombosen bei Antiphospholipidsyndrom	Keine Angaben möglich

Zusammenfassung

- Häufigste Ursache: Ablagerung von Anti-dsDNA-Antikörper-Immunkomplexen in den Glomeruli
- Wichtigstes Symptom: nephritisches Sediment
- Wichtigste diagnostische Maßnahme: Nierenbiopsie
- Wichtigste therapeutische Maßnahme: Kombinationsbehandlung mit Steroiden und Cyclophosphamid

18.7.4 Sarkoidose

Synonyme: Nephropathie bei Sarkoidose, Morbus Boeck
Engl. Begriff: Sarcoidosis

Definition Die Sarkoidose ist eine vorwiegend chronisch verlaufende entzündliche Systemerkrankung unklarer Ätiologie. Die Nierenbeteiligung zeigt ein unterschiedliches Bild: Eine granulomatöse interstitielle Nephritis ist am häufigsten nachweisbar, andere Formen sind eine Nephrolithiasis und eine Nephrokalzinose sowie in seltenen Fällen glomeruläre Erkrankungen (z.B. membranöse Glomerulonephritis). Typisches Merkmal sind nicht verkäsende Granulome, häufig sind sie von vielkernigen Riesenzellen umgeben.

Epidemiologie Die Sarkoidose zeigt eine Prävalenz von 10–40/100 000 Einwohner mit Bevorzugung des dritten und vierten Lebensjahrzehnts. Der eher seltenen Nephropathie bei Sarkoidose liegen meist Störungen des Kalziumstoffwechsels zugrunde, 10–15 % der Patienten leiden an einer Hyperkalzämie oder an einer normokalzämischen Hyperkalziurie, die schließlich zu einer Nephrokalzinose oder Nephrolithiasis führen. Bei 15–30 % der Patienten sind nicht verkäsende Granulome im renalen Interstitium nachweisbar, gelegentlich ist diese nichtgranulomatöse interstitielle Nephritis mit einer Hyperkalzämie kombiniert. Nur selten findet sich eine Glomerulonephritis, meist vom membranösen Typ oder als fokal segmentale Glomerulosklerose.

Ätiologie und Pathogenese Vermutlich ist die Sarkoidose der Niere Folge einer T-Zell-vermittelten Hypersensitivitätsreaktion auf exogene Antigene, z. B. von Mikroorganismen; die Suppression der Immunantwort ist offenbar nicht mehr adäquat. Auch ein Autoimmunmechanismus wird diskutiert. Bei der Hyperkalzämie und Hyperkalziurie liegt eine überschießende Bildung von 1,25-Dihydroxy-Vitamin D_3 in den Epitheloidgranulomen vor. Konsekutive tubuläre Defekte (z. B. Harnkonzentrierungsstörungen, renal-tubuläre Azidose) führen zu einer Einschränkung der Nierenfunktion.

Symptome Als Multisystemerkrankung befällt sie die Lungen (Dyspnoe), Augen (Keratitis, Iritis), die Haut (Erythema nodosum) und die Lymphknoten (bihiläre Adenopathie). Renale Symptome sind Polyurie, eine leichte Proteinurie, Leukozyturie und gelegentlich auch ein Fanconi-Syndrom. Sonographisch sind die Nieren eher groß, ferner sind eine Nephrolithiasis und eine Nephrokalzinose nachweisbar. Häufig wird bei dieser Diagnose eine terminale Niereninsuffizienz manifest. Gelegentlich ist eine Hyperkalzämie beobachtet worden.

Diagnostik Bei einer Hyperkalzämie und begleitender D_3-Hypervitaminose (aktivierte Makrophagen produzieren 1,25-Dihydroxy-Vitamin D_3) oder erhöhten ACE-Serumspiegeln ist diese Diagnose sehr wahrscheinlich. Das Harnsediment informiert über eine renale Beteiligung, die Blutuntersuchung über den Grad der Nierenfunktionseinbuße. Eine Nierenbiopsie ist unverzichtbar.

Differentialdiagnose	Ausschlussmaßnahme
Interstitielle Nephritis anderer Genese	ACE-Messung

Therapie Die Azotämie spricht auf Steroidgaben (Prednison oder Prednisolon 1,0–1,5 mg/kg KG/d, Behandlungsdauer sechs Monate) sehr gut an, auch Veränderungen des Kalziumhaushaltes bessern sich häufig unter Steroiden. Eine Ausheilung der Nephropathie kann allerdings ausbleiben.

Verlauf und Prognose Ein Übergang der Nephropathie in eine terminale Niereninsuffizienz wird öfter beobachtet. Zwar lässt sich die Azotämie durch Steroide bessern, eine Ausheilung gelingt allerdings nicht immer.

Komplikationen	Häufigkeit
Chronisches Nierenversagen	Selten

Zusammenfassung

- Häufigste Ursache: Störung des Kalziumstoffwechsels
- Wichtigste Symptome: Hyperkalziurie, pathologisches Urinsediment
- Wichtigste diagnostische Maßnahme: Nierenbiopsie
- Wichtigste therapeutische Maßnahme: Steroidgabe

18.7.5 Thrombotische Mikroangiopathie der Niere: hämolytisch-urämisches Syndrom und thrombotisch-thrombozytopenische Purpura

- **Hämolytisch-urämisches Syndrom** (HUS): mikroangiopathische hämolytische Anämie, akutes oligurisches Nierenversagen, nephrologischer Notfall
- **Thrombotisch-thrombozytopenische Purpura** (TTP): mikroangiopathische hämolytische Anämie mit variabler Organbeteiligung, bevorzugt des Gehirns

Synonym: HUS: Gasser-Syndrom, TTP: Moschcowitz-Syndrom
Engl. Begriffe: Hemolytic Uremic Syndrome, Thrombotic Thrombocytopenic Purpura

Definition Das hämolytisch-urämische Syndrom (HUS) und die thrombotisch-thrombozytopenische Purpura (TTP) sind seltene, aufgrund histopathologischer und klinischer Merkmale eng miteinander verwandte Syndrome mit einer mikroangiopathischen Hämolyse, Thrombozytopenie sowie einer Mikroangiopathie mit bevorzugtem Befall der Nieren (HUS) oder des Gehirns (TTP). Bei beiden kommt es zu einer Endothelproliferation und einer ausgedehnten Bildung von Mikrothromben (sog. endotheliotrope Erkrankungen). Die Bezeichnung thrombotische Mikroangiopathie (TMA) stellt somit die strukturelle Verknüpfung dieser beiden ursächlich heterogenen und klinisch divergenten Erkrankungen dar. Klinisch ist das HUS zusätzlich durch ein meist anurisches akutes Nierenversagen geprägt, die TTP im Zuge einer Multiorganerkrankung mehr durch zentralnervöse Ausfälle, wenngleich auch hier eine renale Manifestation (> 40 %) auftreten kann.

Epidemiologie Exakte epidemiologische Angaben liegen nicht vor. Das HUS tritt bevorzugt bei Kindern und Erwachsenen auf und ist in der Regel infektassoziiert (typisches HUS). Ein saisonales Auftreten mit epidemischer Ausbreitung wird in den Sommermonaten beobachtet, Episoden von Erbrechen und blutigen Durchfällen gehen dem Syndrom voraus. Das atypische HUS des Erwachsenen tritt nur sporadisch auf und kann auch hereditär bedingt sein. Die TTP befällt Kinder und Erwachsene, bevorzugt Frauen mit einem Häufigkeitsgipfel in der dritten Lebensdekade; die zerebrale Symptomatik steht im Vordergrund.

Ätiologie Das **typische oder epidemische HUS** ist besonders häufig im **Kindesalter** und ursächlich mit einer **Infektion** mit Shigella dysenteriae 1, in sporadischen Fällen mit dem Auftreten von Coli-Serotypen (60 Serotypen bislang bekannt), insbesondere mit dem Serotyp 0157:H7 (EHEC), im Rahmen einer hämorrhagischen Kolitis verknüpft (D+ HUS). Das **atypische** (sporadische) **HUS** (ohne Diarrhö, D−HUS) ist häufiger im **Erwachsenenalter,** gelegentlich kompliziert diese Form den klinischen Verlauf einer malignen Hypertonie; genetische Faktoren spielen bei dieser Form eine übergeordnete Rolle.

Ein HUS findet sich auch nach Ciclosporin-A-Gaben, ebenso gelegentlich in der Schwangerschaft und postpartal (HELLP-Syndrom) sowie bei malignen oder anderen Erkrankungen. Die TTP tritt **sporadisch** auf und ist sehr selten mit einer E.-coli-Infektion assoziiert.

Pathogenese Das zentrale pathogenetische Ereignis der **thrombotischen Mikroangiopathie (TMA)** ist die **Endothelschädigung** durch Toxine (bakterielle Endotoxine, Verotoxine), mechanischen Stress, Antikörper, Immunkomplexe und Pharmaka. Als weitere Mediatoren der Gefäßschädigung gelten die gesteigerte Freisetzung von Oxidanzien (Bildung freier Sauerstoffradikale und Lipidperoxidation) und des von-Willebrand-Faktors (vWF) aus dem Endothel sowie die Thrombozytenaktivierung. Bei der hereditären Form spielen möglicherweise Komplementdefekte eine Rolle. Typisch sind die gesteigerte Endothelzellschwellung und Gefäßlumeneinengung, die Thrombozytenaggregation, die Freisetzung von Growth Factors und schließlich die zunehmenden Gefäßverschlüsse. Störungen des antithrombotischen und prothrombotischen Systems sind nachgewiesen worden. Die hämolytische Anämie ist vorwiegend Folge der zunehmenden Fragmentation der Erythrozyten während der Passage durch die beeinträchtigte Mikrozirkulation.

Symptome Thrombopenie (30 000–100 000/mm^3), hämolytische Anämie (Hb < 10 g/dl) und akutes Nierenversagen sind die wichtigsten Elemente des **HUS,** typisch sind Fragmentozyten im peripheren Blutausstrich. Das Krankheitsbild zeigt häufig eine dramatische Entwicklung und kann gelegentlich mit einem akuten Abdomen verwechselt werden. Der Urin ist dunkel, häufig kommt es zur Anurie. Die akute Überwässerung und das akute Nierenversagen mit Hypertonie können eine akute Herzinsuffizienz hervorrufen, zusätzlich können eine Rhabdomyolyse und eine Pankreasinsuffizienz eintreten. Wichtige Prodromi des typischen HUS sind blutige Durchfälle.

Auch bei der **TTP** ist der abrupte Beginn mit typischen neurologischen Symptomen auffällig: Verwirrtheit, Kopfschmerzen, Somnolenz, fokale neurologische Ausfälle, Krampfanfälle und sogar ein Koma können erschwerend hinzutreten. Typisch ist auch die Purpura der Haut zusammen mit Epistaxis, Hämaturie, Hämoptyse, Menorrhagien und gastrointestinalen Blutungen.

Beim HUS ist der Nachweis des Serotyps 0157:H7 des E. coli oder anderer Durchfallerreger (Shigellen) wichtig, bei TTP ist eine neurologische Konsiliaruntersuchung unverzichtbar. Wenn möglich (Thrombopenie!) sollte beim HUS eine Nierenbiopsie (Abb. 18.31) durchgeführt werden.

Diagnostik Diagnoseweisend sind für beide Syndrome die hämatologischen Befunde (wie z. B. die Coombs-Test-negative hämolytische Anämie, Fragmentozyten im Ausstrich und Thrombozytopenie), das akute Nierenversagen bei HUS und die zerebrale Symptomatik bei TTP. Weitere Untersuchungen betreffen die LDH, Bilirubin, Haptoglobin, Coombs-Test und die renalen Funktionsparameter. Wertvoll ist auch eine Stuhlanalyse auf E. coli O157:H7. Eine Nierenbiopsie ist in der Phase der Thrombopenie nicht möglich.

Differentialdiagnose Die Differentialdiagnose kann sich ungewöhnlich schwierig gestalten, da andere Erkrankungen mit einer TMA abzugrenzen sind, die besonders als maligne Gefäßerkrankung der Nieren anzusehen ist. Hierzu zählen die maligne Hypertonie, die systemische Sklerose (Sklerodermie), Präeklampsie (HELLP-Syndrom) und Eklampsie, die vaskuläre Nierentransplantatabstoßung und der systemische Lupus erythematodes (HUS, TTP, Antiphospholipidsyndrom).

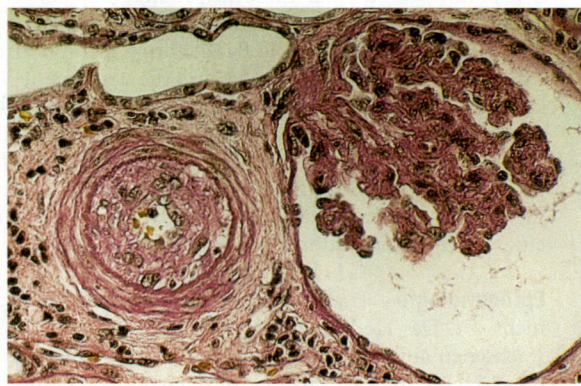

Abb. 18.31 Hämolytisch-urämisches Syndrom. Man erkennt die obliterative Arteriolopathie und die Thrombosierung des kollabierten Glomerulus.

Differentialdiagnose	Diagnostische Hinweise
Maligne Hypertonie/ Nephrosklerose	Fundus hypertonicus III–IV Maligne Nephrosklerose
Sklerodermie	Anti-Scl-70-Antikörper Keine Thrombopenie
Akutes Nierenversagen anderer Genese	S. Kap. 18.3 „Akutes Nierenversagen"
Disseminierte intravasale Koagulation	Fibrinogen und Fibrinspaltprodukte erhöht

Therapie Die Behandlung ist vielschichtig und meist ohne Erfolg. Im Vordergrund stehen der **Plasmaaustausch** (vor allem zur Entfernung der thrombozytenaggregierenden Faktoren, Dauer ca. zwei Wochen) sowie die Plasmainfusion. Mit der Plasmaseparation werden potentiell toxische Substanzen, vWF-Multimere, Antikörper gegen Endothelzellen sowie Immunkomplexe entfernt. Außer Frischplasma (FFP) hat sich auch die Substitution von kryopräzipitatfreien Plasmafraktionen (das Kryopräzipitat, das die vWF-Multimere enthält) als erfolgreich erwiesen. Eine Wirkung plättchenaggregationshemmender Medikamente wie Acetylsalicylsäure bzw. von Heparin oder Streptokinase ist nicht überzeugend nachgewiesen worden, die Gabe von Steroiden oder Vincristin ist offenbar nur in Einzelfällen erfolgreich. Die begleitende Hypertonie ist konsequent zu behandeln (bevorzugt werden ACE-Hemmer eingesetzt), sie kann gelegentlich eine bilaterale Nephrektomie erfordern. Die TTP wird bei gleichzeitigem Nierenbefall wie das HUS behandelt.

Verlauf und Prognose Die Mortalität des HUS ist während der akuten Erkrankungsphase mittlerweile von 40 auf 6 % abgefallen, unbehandelt liegt sie aber bei 90 %; eine völlige Erholung der Nierenfunktion ist innerhalb von zwei bis drei Wochen möglich. Eine prolongierte Oligo-/Anurie oder eine Hypertonie sind Merkmale schwerer Krankeitsverläufe, so dass eine Defektheilung oder bei chronischer Niereninsuffizienz eine Hämodialysepflichtigkeit wahrscheinliche Endpunkte sind. Die Prognose des HUS im Erwachsenenalter ist schlechter als die des Kindesalters.

Komplikationen Besonders beim atypischen HUS ist eine schwere Hypertonie auffallend häufig, die zusätzlich zu neurologischen Symptomen und Veränderungen am Augenhintergrund führen kann. Die Erkrankung kann rasch in eine terminale Niereninsuffizienz übergehen.

Komplikationen	Häufigkeit
Chronische Niereninsuffizienz	> 90 %, > 70 % hämodialysepflichtig

Zusammenfassung

- Häufigste Ursache: intestinale Infektion
- Wichtigstes Symptom: akutes oligurisches Nierenversagen
- Wichtigste diagnostische Maßnahmen: Nachweis von Fragmentozyten, Blutbild, Überwachung der Nierenfunktion und des Blutdrucks
- Wichtigste therapeutische Maßnahme: Plasmaseparation

18.7.6 Amyloidose

Synonym: renale Amyloidose
Engl. Begriff: Amyloidosis

Definition Die Amyloidose definiert sich als eine heterogene Familie **chronischer Infiltrationsprozesse,** die durch eine extrazelluläre Deposition unlöslicher fibrillärer Proteine (Amyloid) charakterisiert sind. Entsprechend dem immunchemisch charakterisierbaren Typ des Amyloidproteins lassen sich verschiedene Formen der Amyloidose mittels einer intravitalen Biopsie (Rektumbiopsie, Nierenbiopsie) unterscheiden.

Bei der **primären Amyloidose** (assoziiert mit multiplem Myelom oder anderen Plasmazelldyskrasien) wird das Gewebe verschiedener Organe (vor allem der Nieren) von Leichtketten der Immunglobuline infiltriert (sog. AL-Typ, Amyloid Light Chain), die aus einer monoklonalen Plasmazellpopulation stammen. Bei der AH-Klasse sind Schwerkettenfragmente die Vorläuferproteine. Die Niere ist besonders häufig befallen (50 %), weitere Manifestationsorte sind das Herz (40 %), der Karpaltunnel (20 %) und das Nervensystem (16 %).

Bei der häufigeren **sekundären Amyloidose** (AA-Typ, Amyloid A) ist das infiltrierende Protein ein Spaltprodukt des Serum-Amyloids A (AA); sie ist mit chronischen Infektionen, chronisch-entzündlichen Erkrankungen (z. B. rheumatoide Arthritis) oder Neoplasien assoziiert. Mittlerweile sind mehr als 15 Amyloidproteine analysiert worden.

Histologie Die histologischen Befunde bei primärer und sekundärer Amyloidose ähneln sich sehr. Mittels Kongorotfärbung sind Amyloiddeposits im Bereich des Mesangiums und der Kapillarwände nachweisbar. Mit zunehmender Progression der Amyloidose werden die Glomeruli hypozellulär und schließlich durch Amyloiddeposits ersetzt.

Epidemiologie Nur etwa 5 % der Amyloidosefälle zeigen den AA-Typ. Männer werden häufiger von der AL-Amyloidose, der häufigsten Form der Amyloidose, befallen als Frauen, das Manifestationsalter liegt jenseits des 60. Lebensjahres. 40 % der Patienten entwickeln ein nephrotisches Syndrom, etwa 18 % werden dialysepflichtig. Bei der AA-Amyloidose findet sich in 25 % der Fälle eine glomeruläre Beteiligung, der Übergang in die terminale Niereninsuffizienz ist die Regel.

Ätiologie und Pathogenese Die Amyloidose ist Folge einer Deposition von unterschiedlichen Proteinen, die das Merkmal der apfelgrünen Doppelbrechung bei Kongorotfärbung im bipolaren Licht zeigen. Bei der primären oder AL-Amyloidose sind die Überproduktion dieser Proteine und deren Polymerisation häufig eine Komplikation des multiplen Myeloms oder einer anderen Plasmazelldyskrasie (daher ist sie nicht immer eine primäre Amyloidose). AL ist eigentlich immer ein Plasmazellprodukt. Bei der sekundären oder AA-Amyloidose werden Akute-Phase-Reaktionsprodukte wie das Serum-Amyloid-A-Apolipoprotein (AA) als AA-Amyloid im Zuge einer erhöhten Sekretion deponiert. Ursächliche Beziehungen bestehen zu chronischen Infektionen (Tuberkulose, Osteomyelitis), entzündlichen (rheumatoide Arthritis) oder neoplastischen (z. B. Nierenzellkarzinom) Erkrankungen. Diese

Nierenerkrankungen

Amyloidoseform ist somit eine Allgemeinreaktion auf chronische, auszehrende Erkrankungen, bei denen die Leber vermehrt Akute-Phase-Proteine, insbesondere das Serumamyloid A, bildet. Der biologische Sinn dieser Mehrproduktion von Serum-Amyloid A ist bislang nicht geklärt. Bei der β_2-Mikroglobulin-Amyloidose (häufig bei Hämodialysepatienten nachweisbar) ist der Serum-β_2-Mikroglobulin-Spiegel als Folge einer Überproduktion oder verminderten Degradation zwar erhöht, eine Korrelation mit der β_2-Mikroglobulin-Akkumulation im Gewebe ist aber nicht immer nachweisbar. Amyloid hat eine ausgeprägte Resistenz gegenüber proteolytischen Enzymen.

Differentialdiagnose	Diagnostische Maßnahmen und Hinweise
Nephrotisches Syndrom bei Glomerulonephritis, Diabetes	Nierenbiopsie Kein Amyloidnachweis
Immunotaktoide Glomerulopathie	Proteinurie Nierenbiopsie: Fibrillen im Mesangium und in der Basalmembran Keine Systembeteiligung

Symptome Die Symptome der Amyloidose sind eher **unspezifisch** und bestehen in Gewichtsverlust, allgemeiner Schwäche und Müdigkeit. Die Nierenbeteiligung macht sich bald durch Ödembildung infolge der starken Proteinurie bemerkbar, wenngleich die renale Amyloiddeposition nicht mit dem Nierenfunktionsverlust korrelieren muss. Auffällig ist das häufige Fehlen einer Hypertonie (nur in ca. 20 % der Fälle nachweisbar), vielmehr leiden die Patienten unter einer orthostatischen Hypotonie infolge der autonomen Neuropathie oder einer Kardiomyopathie. Auch eine Nebennierenrindeninsuffizienz kann auftreten.

Diagnostik Typische Merkmale sind die **nichtselektive Proteinurie** und andere Zeichen des nephrotischen Syndroms wie beispielsweise die Hypercholesterinämie. Eine Hämaturie fehlt in der Regel. Tubuläre Funktionsstörungen können auftreten. Sonographisch sind die Nieren im Vergleich zur aktuellen Nierenfunktion inadäquat groß. Die Diagnose kann nur durch eine Nierenbiopsie (Abb. 18.32) mit entsprechender Färbung (Kongorot) und immunhistologischer Untersuchung des Amyloidproteins gestellt werden. Bei der renalen Amyloidose ist in mehr als 70 % der Fälle auch eine Amyloidose in der Rektumschleimhaut nachweisbar.

Differentialdiagnose Die Differentialdiagnose ist die des nephrotischen Syndroms, eine Klärung ist nur durch die spezifische Untersuchung bioptisch entnommenen Gewebes (Niere, Rektum) möglich.

Therapie Eine Therapie der primären Amyloidose (AL-Amyloidose) ist umstritten, sie reagiert nur sehr schwach auf die Gabe alkylierender Substanzen. Bei der sekundären Amyloidose ist die Ausschaltung der auslösenden Noxe sehr wichtig, gelegentlich bringt eine Antibiotikagabe eine Besserung der Befunde. Bei Erkrankungen des rheumatischen Formenkreises ist die Gabe zytotoxischer Substanzen angezeigt, bei Paraproteinbildung der Versuch einer Behandlung mit Melphalan und Steroiden.

Verlauf und Prognose Die renale Prognose ist bei beiden Amyloidoseformen eher schlecht, die vitale Prognose vor allem bei dem mit multiplem Myelom assoziierten Typ der AL-Amyloidose verkürzt, sie beträgt meist weniger als 24 Monate. Herzinsuffizienz und sekundäre Infektionen sind die häufigsten Todesursachen.

Komplikationen Die Komplikationen der AL- und AA-Amyloidose werden durch die Organverteilung der Amyloiddeposition eingehender bestimmt, bevorzugt sind Niere, Herz, Leber, Synovia, Haut, Zunge und Gastrointestinaltrakt befallen. Besonders rasch tritt die chronische Niereninsuffizienz bei der AA-Amyloidose ein, während das Leben der Patienten mit AL-Amyloidose beispielsweise durch ein multiples Myelom (s. Kap. 18.7.7) frühzeitig bedroht wird.

Komplikationen	Häufigkeit
Nephrotisches Syndrom	40 % bei primärer Amyloidose, > 30 % bei sekundärer Amyloidose
Chronische Niereninsuffizienz	Ca. 30 %

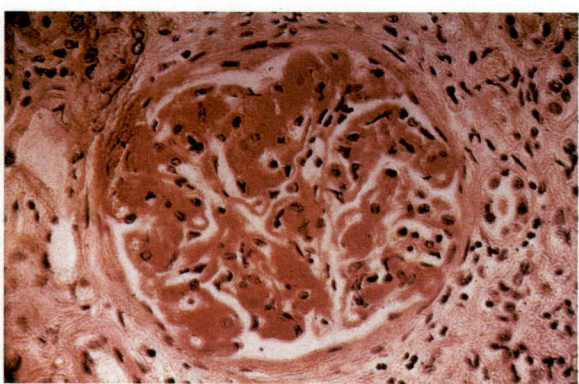

Abb. 18.32 Nierenamyloidose im Bereich der glomerulären Kapillarschlingen und des Mesangiums.

Zusammenfassung

- Häufigste Ursachen: renale Amyloiddeposition, sekundär meist bei Myelom
- Wichtigste Symptome: nephrotisches Syndrom, Hypotonie
- Wichtigste diagnostische Maßnahmen: Nierenbiopsie und Amyloidnachweis
- Wichtigste therapeutische Maßnahme: Behandlung des nephrotischen Syndroms

18.7.7 Nierenbeteiligung bei multiplem Myelom

Synonym: Plasmozytomniere
Engl. Begriff: Myeloma Kidney

Definition Beim multiplen Myelom (Synonyme: Plasmozytom, Morbus Kahler) handelt es sich um eine neoplastische Proliferation eines Plasmazellklons (s. Kap. 10.5.2) mit diffuser oder fokaler Infiltration des Knochenmarks. Der Klon bildet monoklonale Immunglobuline. Zu dieser monoklonalen Gammopathie gehören Erkrankungen wie das Myelom, der Morbus Waldenstöm, das Bence-Jones-Plasmozytom oder auch die Schwerkettenkrankheit.

Das Nierenversagen ist eine der wichtigsten Komplikationen des multiplen Myeloms, das als sog. Myelomniere (auch: Plasmozytomniere) in mehr als der Hälfte der Patienten auftritt und als häufige Todesursache gilt. Ein akutes Nierenversagen ist eher selten und wird durch eine Dehydratation und/oder Kontrastmittel sowie Antibiotika (insbesondere Aminoglykoside) begünstigt. Im Vordergrund stehen tubuläre Schäden (Light Chain Cast Nephropathy) mit Tubulusatrophie und -dilatation infolge Zylinderbildung besonders im distalen Tubulusbereich sowie eine interstitielle Nephritis mit Riesenzellgranulomen durch resorbierte Paraproteine. Die Glomeruli sind relativ wenig verändert. Die chronische Niereninsuffizienz schreitet über Wochen bis Jahre unaufhaltsam fort. Zwischen dem renalen Funktionsverlust und der Bence-Jones-Proteinurie besteht eine enge Korrelation. Eine direkte Infiltration der Niere durch Myelomzellen ist selten. Im engeren Sinn der Definition ist die Myelomniere eine Leichtkettennephropathie, sie macht die Mehrheit der Fälle aus.

Epidemiologie Die Inzidenz eines Myeloms beträgt 3 pro 100 000 Personen und Jahr, bei Diagnosestellung ist eine Nephropathie bei etwa 50 % der Patienten nachweisbar, 30 % haben einen Serum-Kreatinin-Wert über 2,0 mg/dl. Der Erkrankungsgipfel liegt zwischen 50. und 70. Lebensjahr.

Ätiologie und Pathogenese Die Ursachen des Nierenversagens beim Myelom sind vielschichtig. Die tubulotoxischen Effekte gehen von einer Immunglobulin-Leichtketten-Präzipitation (vor allem der freien Lambda- oder Kappa-Ketten, Bence-Jones-Proteine) in den Tubuluslumina oder im Extrazellulärraum (Leichtkettenkrankheit oder AL-Amyloidose) aus. Die Paraproteine präzipitieren bevorzugt im sauren Milieu des distalen Tubulusharns allein oder in Assoziation mit Tamm-Horsfall-Proteinen. Selten greifen die toxischen Effekte der Leichtketten proximale Tubulusstrukturen an (Fanconi-Syndrom und proximale renal-tubuläre Azidose). Die metabolischen Veränderungen bei Myelom begünstigen das Angehen pyelonephritischer Veränderungen oder Kalzifikationen entlang der tubulären Basalmembran. Besonders die terminal gelegentlich nachweisbare Hyperkalzämie und Hyperkalziurie fördern diese Veränderungen. Eine Infiltration der Nieren durch Plasmazellen ist selten, kann aber eine Nierenfunktionseinbuße hervorrufen.

Symptome Häufig leiden die Patienten unter Müdigkeit, Gewichtsverlust und Knochenschmerzen, in späteren Stadien können sich Infektionen, Anämie und eine Hyperkalzämie hinzugesellen. Eine chronische Niereninsuffizienz ist häufig (> 40 %). Nach osteolytischen Herden ist zu fahnden. Typisch ist die Bence-Jones-Proteinurie; wird eine Albuminurie nachgewiesen, ist eine Amyloidose die wahrscheinlichste Ursache. Ein nephrotisches Syndrom ist selten, das Serum-Albumin ist meist normal.

Diagnostik Monoklonale Proteine im Serum werden mittels der Serumelektrophorese, Immunelektrophorese und Immunfixation nachgewiesen. Die renale Diagnostik konzentriert sich auf den Nachweis einer Paraproteinurie, die Untersuchung der Nierenfunktionsparameter, der Elektrolyte, des Säure-Basen-Haushaltes und der Harnsäure. Die Indikation einer Nierenbiopsie (Abb. 18.33) ist bei typischem Verlauf eher zurückhaltend zu stellen. Wegen der Häufigkeit von Harnwegsinfektionen ist eine bakteriologische Harnuntersuchung unverzichtbar.

Differentialdiagnose Die differentialdiagnostische Abklärung der Myelomniere zielt auf die Abgrenzung einer Amyloidose, einer Pyelonephritis, tubulärer Funktionsstörungen sowie eines akuten Nierenversagens. Möglicherweise kann die entscheidende Diagnose nur durch eine Nierenbiopsie gestellt werden.

Differentialdiagnose	Diagnostische Maßnahmen und Hinweise
Amyloidose	Nierenbiopsie Amyloidnachweis Cave: Paraproteine sind auch bei Amyloidose möglich!
Pyelonephritis	Sonographie Nachweis einer Harnwegsinfektion Keine Paraproteinurie

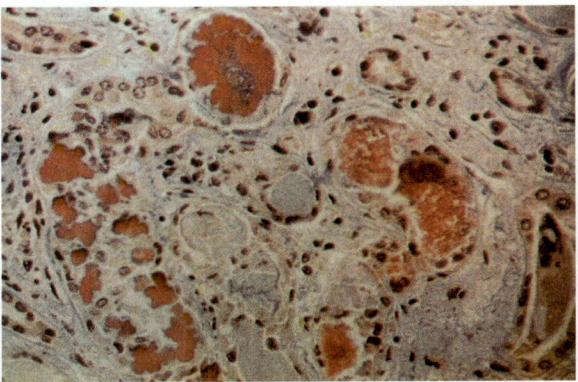

Abb. 18.33 Myelomniere. Tubuluszylinder verlegen das Lumen und führen zu einer reaktiven Bildung von Riesenzellen.

Therapie Die eigentliche Behandlung besteht in der Chemotherapie (s. Kap. 10.5.2), die mit einer hohen Flüssigkeitsaufnahme (> 3 l/d), Harnalkalisierung (pH > 7), Gabe von Saluretika, Behandlung von Harnwegsinfektionen sowie mit der Korrektur einer Hyperkalzämie oder Hyperurikämie kombiniert werden muss. Zur Harnalkalisierung werden Natriumbikarbonat und/oder Acetazolamid (250 mg) empfohlen, um den Serum-Bikarbonat-Spiegel über 20 mmol/l zu erhöhen und somit die Löslichkeit der Bence-Jones-Proteine zu verbessern. Bei rasch fortschreitender Niereninsuffizienz ist der Einsatz der Plasmapherese zur Entfernung nephrotoxischer Leichtketten zu erwägen. Sie ist absolut indiziert bei einem Hyperviskositätssyndrom. Bei Hyperkalzämie muss eine Rehydratation des Extrazellularvolumens herbeigeführt werden.

Verlauf und Prognose Das Überleben der Patienten wird von Niereninsuffizienz und Infektionen bestimmt, die Niereninsuffizienz ist meist irreversibel. Voraussetzung ist allerdings eine Chemotherapie. Das Überleben mit der Dialyse ist meist kurz.

Komplikationen Zu den wichtigsten Komplikationen zählen neben der chronischen Niereninsuffizienz die Hyperkalzämie, Elektrolyt- und Säure-Basen-Störungen, tubuläre Funktionsstörungen, Hyperurikämie, Dehydratation durch Polyurie und gelegentlich ein Hyperviskositätssyndrom. Die Applikation von Kontrastmitteln bei dehydrierten Patienten oder die Gabe von nichtsteroidalen Antirheumatika und nephrotoxischen Antibiotika ist streng kontraindiziert, sie ist mit dem Risiko eines akuten Nierenversagens belastet.

Komplikationen	Häufigkeit
Chronische Niereninsuffizienz	Häufig
Hyperkalzämie	Selten
Hyperviskositätssyndrom	Selten

Zusammenfassung

- Häufigste Ursache: neoplastische Proliferation eines Plasmazellklons
- Wichtigstes Symptom: Bence-Jones-Proteinurie
- Wichtigste diagnostische Maßnahmen: Knochenmarkpunktion, evtl. Nierenbiopsie
- Wichtigste therapeutische Maßnahmen: zytostatische Behandlung, Hämodialyse

18.7.8 Harnsäurenephropathie

Synonyme: Uratnephropathie, Gichtniere
Engl. Begriff: Uric Acid Nephropathy

Definition Bei der **akuten Harnsäurenephropathie** kommt es im Rahmen einer rapiden Tumorzelllyse zu einer schweren Form des reversiblen akuten Nierenversagens mit Oligo-/Anurie infolge der Harnsäurepräzipitation in den Tubuli. Sie ist nicht mit einer Gicht verknüpft. Bei chronischer Hyperurikämie kann sich eine interstitielle Nephritis durch Mononatriumuratkristallablagerung mit allmählichem Übergang in eine terminale Niereninsuffizienz etablieren: die sog. **Gichtniere**.

Epidemiologie Jüngere Daten geben eine Häufigkeit der chronischen Hyperurikämie von ca. 7 % an, eine chronische Niereninsuffizienz tritt bei manifester Gicht in ca. 20–40 % ein. Die Prävalenz der Gichtniere ist auch von sozialen Faktoren abhängig: In Zeiten des Wohlstands nimmt ihre Häufigkeit zu.

Ätiologie und Pathogenese Der **akuten Harnsäurenephropathie** liegt eine Überproduktion oder übermäßige Ausscheidung von Harnsäure bei Patienten mit myeloproliferativen oder Lymphomerkrankungen nach Beginn einer Chemotherapie oder Strahlenbehandlung zugrunde. Die Serumharnsäurewerte steigen weit über 15 mg/dl (bis zu 60 mg/dl) an. Seltener findet sich die akute Harnsäurenephropathie bei Gewebeabbau im Zuge einer Therapie solider Tumoren oder bei einer Harnsäureüberproduktion infolge eines Hypoxanthin-Guanin-Phosphoribosyl-Transferase-Defizits.

Bei der chronischen Harnsäurenephropathie (**Gichtniere**) ist die Frage noch offen, ob die Hyperurikämie allein zu einer interstitiellen Erkrankung führen kann oder zusätzliche Noxen wie die chronische Bleivergiftung u.a. eine zusätzliche Rolle spielen. Die Folgen bestehen in Obstruktion und Entzündung des umgebenden Interstitiums.

Symptome Die akute Harnsäurenephropathie zeigt einen akuten Nierenfunktionsverlust. Ihre renalen Symptome sind eher spärlich, betroffen sind vor allem onkologische Patienten. Gelegentlich treten Flankenschmerzen auf. Die Symptomatik der chronischen Harnsäurenephropathie (Gichtniere) entspricht der der terminalen Niereninsuffizienz, gelegentlich akzentuiert durch Gichtanfälle.

Diagnostik Wichtig bei akuter Harnsäurenephropathie ist der Nachweis erhöhter Serum-Harnsäure-Werte (> 15 mg/dl) und eines erniedrigten Harn-pH, während im Harnsediment Harnsäurekristalle fehlen können. Typisch ist die Erhöhung des Quotienten aus Harnsäure und Kreatinin auf > 1. Werte zwischen 0,6 und 0,75 sind charakteristischer für andere Formen des akuten Nierenversagens. Bei Verdacht auf Gicht gilt es, nach Begleitsymptomen wie einem Diabetes mellitus, einer Hyperlipoproteinämie oder auch neurologischen Komplikationen zu fahnden.

Differentialdiagnose	Diagnostische Hinweise
Chronische Bleivergiftung	Bleinachweis im Urin, Berufliche Exposition
Tumorassoziiertes Nierenversagen anderer Genese	Tumorinfiltration der Niere, Zytostatische Nephrotoxizität

Therapie Die Therapie der akuten Harnsäurenephropathie besteht in einer **Hämodialysebehandlung,** evtl. gelingt durch Volumenzufuhr und Gabe von Diuretika eine vorzeitige Besserung; dann sollte auch der Harn alkalisiert werden. Bei chronischer Nephropathie empfehlen sich eine proteinarme Kost, Alkoholverbot sowie die Normalisierung des Körpergewichts. Neben der Steigerung der täglichen Diurese (Diuretika) ist die Gabe von Allopurinol und von Urikosurika wie Benzbromaron angezeigt. Bei Komplikationen durch eine Pyelonephritis, Hypertonie oder terminale Niereninsuffizienz sind entsprechende Therapiemaßnahmen einzuleiten. Besteht gleichzeitig eine Harnsäurelithiasis, sollten ebenfalls reichlich Flüssigkeit verabreicht und der Harn alkalisiert werden.

Verlauf und Prognose Die akute Harnsäurenephropathie ist mit Hämodialyse gut behandelbar und klingt nach Besserung der Grundkrankheit rasch ab. Bei chronischer Harnsäurenephropathie kann der weiteren Progredienz nur durch konsequente Behandlung der Hyperurikämie Einhalt geboten werden. Sie geht selten in eine terminale Niereninsuffizienz über.

Komplikationen	Häufigkeit
Terminale Niereninsuffizienz bei Gichtniere	20–40 %

Zusammenfassung

- Häufigste Ursache: Hyperurikämie
- Wichtigstes Symptom: Anstieg des Serum-Kreatinins
- Wichtigste diagnostische Maßnahme: Harnsäurenachweis, Urinsediment
- Wichtigste therapeutische Maßnahme: Hämodialyse bei chronischer Niereninsuffizienz

Zur weiteren Information

Literatur
Bohle, A., H. V. Gärtner, H. G. Laberke, F. Krück (Hrsg.): Die Niere. Struktur und Funktion. Schattauer, Stuttgart–New York 1984.
Groene, H.-J.: Systemischer Lupus erythematodes und Antiphospholipidsyndrom. Verh Dtsch Ges Pathol 1996; 80: 21.
Waldendorf, M., W. Samtleben, H. J. Gurland: Vaskulitiden der Niere. Internist (Berl) 1993; 34: 659.

Keywords
Vaskulitis mit renaler Beteiligung ◆ sekundäre Nephropathie bei Systemerkrankungen ◆ Lupusnephritis

18.8 Diabetische Nephropathie

T. H. LINDNER, C. WANNER

Engl. Begriff: Diabetic Nephropathy

Die diabetische Nephropathie als diabetische Spätkomplikation weist sowohl bei Typ-1- als auch bei Typ-2-Diabetikern eine kumulative Inzidenz von 25–40 % nach 25 Jahren Diabetesdauer auf. **50 % der terminalen Nierenversagen** mit Dialysepflicht werden von einer diabetischen Nephropathie verursacht. 90 % der Typ-1- und 60 % der Typ-2-Diabetiker weisen gleichzeitig eine **Retinopathie** auf. Die diabetische Nephropathie verläuft in Stadien: Zunächst tritt eine Mikroalbuminurie (biochemisches Leitsymptom) auf, die im weiteren Verlauf zunimmt (Makroproteinurie) und von arterieller Hypertonie, Hyperlipidämie und fortschreitendem Verlust der Nierenfunktion begleitet wird. Die Progression der diabetischen Nephropathie kann durch normnahe Blutzuckereinstellung, Blutdrucksenkung und diätetische Maßnahmen wirksam verzögert werden. Bei terminaler Niereninsuffizienz stehen Hämodialyse, Peritonealdialyse und Nierentransplantation als Nierenersatztherapie zur Verfügung. Fünf bis zehn Jahre nach dem erstmaligen Auftreten der Makroproteinurie endet die diabetische Nephropathie tödlich. Dialysepflichtige Diabetiker weisen eine 40- bis 100fache Erhöhung der Mortalität für kardiovaskuläre Erkrankungen auf, die mittlere Überlebenszeit an der Dialyse beläuft sich auf fünf Jahre.

Praxisfall

Bei einem Journalisten wird im Alter von 22 Jahren ein Typ-1-Diabetes mellitus diagnostiziert. Nach acht Jahren wird erstmals eine Mikroalbuminurie dokumentiert. Im Verlauf der folgenden sechs Jahre entwickelt sich eine zunehmende Proteinurie bis zuletzt 2 g/d. Der arterielle Blutdruck zeigt eine steigende Tendenz und liegt um 150/100 mmHg. Im Rahmen einer Vorstellung beim Nephrologen wird erstmals eine eingeschränkte Nierenfunktion festgestellt (Serum-Kreatinin 1,6 mg/dl). Trotz Fortführung einer Therapie mit ACE-Hemmern (kombiniert mit Kalziumantagonist/Schleifendiuretikum) sowie Verordnung einer eiweißreduzierten Kost (0,6 g/kg/d) nimmt die Proteinurie in den folgenden zwei Jahren weiter zu. Bei einer Eiweißausscheidung von 8 g/d entwickelt sich ein nephrotisches Syndrom mit Ödemen im Bereich beider Beine (Serum-Albumin 2,5 g/dl, Serum-Cholesterin 295 mg/dl). Der Patient leidet unter zunehmender Inappetenz und Übelkeit; das Serum-Kreatinin liegt jetzt bei 6 mg%. Der Patient wird über die verschiedenen Formen der Nierenersatztherapie aufgeklärt. Er entscheidet sich für die Durchführung der Peritonealdialyse und für die Aufnahme in das Nierentransplantationsprogramm.

Definition Die diabetische Nephropathie ist eine Nierenfunktionsstörung und diabetische Spätkomplikation, die durch einen kontinuierlichen Verfall der glomerulären Filtrationsrate zum terminalen Nierenversagen mit Dialysepflicht führt. Sie fällt zunächst durch eine Mikroalbuminurie auf, aus der sich später eine persistierende Makroalbuminurie entwickelt. Weitere Begleiterscheinungen sind ein bereits frühzeitig erhöhter arterieller Blutdruck und eine Hyperlipidämie. Die kardiovaskuläre Morbidität und Mortalität sind bei allen Diabetikern mit klinisch manifester Nephropathie um das 40- bis 100fache erhöht. Histologisch handelt es sich um eine verschiedenartig ausgeprägte Kombination von Arterio-/Arteriolosklerose und Glomerulosklerose, selten mit Papillennekrosen.

Epidemiologie In Europa, den USA und Japan sind 50 % aller Dialysefälle auf eine diabetische Nephropathie zurückzuführen. Damit ist die diabetische Nephropathie in den entwickelten westlichen Ländern die führende Ursache für das terminale Nierenversagen (End-Stage Renal Disease; ESRD). 95 % der dialysepflichtigen Diabetiker sind Typ-2-, 5 % Typ-1-Diabetiker. Nach 20 Jahren Diabetesdauer haben 30 % aller Typ-1-Diabetiker eine diabetische Nephropathie entwickelt (**Prävalenz**). Für den Typ-2-Diabetes wird eine Prävalenz von 25–40 % nach einer Krankheitsdauer von mindestens 25 Jahren angegeben. Diese enorme Schwankungsbreite ist darauf zurückzuführen, dass beim Typ-2- im Gegensatz zum Typ-1-Diabetes die Erkrankung lange Jahre klinisch unerkannt bleiben kann. Bereits während dieser „Latenzzeit" können die metabolischen Veränderungen eine Entwicklung der diabetischen Nephropathie begünstigen.

In den nächsten Jahrzehnten ist von einem weiteren Anstieg der diabetischen Nephropathie auszugehen. Dies ist darauf zurückzuführen, dass sich zum einen die Prävalenz des Typ-2-Diabetes deutlich erhöhen wird und zum anderen aufgrund der steigenden Lebenserwartung und verbesserten Therapiemöglichkeiten mehr Diabetiker das Stadium der klinisch manifesten diabetischen Nephropathie erleben werden.

Ätiologie und Pathogenese

Stadien Pathogenetisch werden sowohl beim Typ-1- als auch beim Typ-2-Diabetes die folgenden Stadien unterschieden:

- **Stadium I:** Nach null bis zwei Jahren Diabetesdauer beginnt die Phase der **glomerulären Hyperfiltration und Hyperperfusion** der Nieren. Diese frühen Zeichen werden beim Typ-1-Diabetes häufiger beobachtet.
- **Stadium II:** Nach zwei bis fünf Jahren folgt eine relative Ruhephase, die mit beginnenden morphologischen Änderungen einschließlich einer Verdickung der glomerulären Basalmembranen, einer glomerulären Hypertrophie, einer mesangialen Proliferation und einer Vergrößerung des Tubulointerstitiums einhergeht.
- **Stadium III:** Der früheste laborchemische Indikator einer diabetischen Nierenfunktionsstörung ist die Phase der **Mikroalbuminurie** (30–300 mg/d oder 20–200 μg/min), die nach fünf bis 15 Jahren Diabetesdauer beginnt. Einen besonders hohen prädiktiven Wert für die weitere Entwicklung der Nephropathie hat diese Phase für den Typ-1-Diabetiker. Longitudinalstudien bei Typ-1-Diabetikern zeigen, dass der Blutdruck mit dem Übergang zur Mikroalbuminurie um etwa 3 mmHg pro Jahr steigt. Die glomeruläre Filtrationsrate ist normal oder sogar leicht erhöht.
- **Stadium IV:** Nach etwa zehn bis 20 Jahren Diabetesdauer wird die diabetische Nephropathie klinisch manifest. Es kommt zur **Makroalbuminurie** (> 300 mg/d, > 200 μg/min).
- **Stadium V:** Das Stadium IV geht schließlich nach etwa 20–25 Jahren Diabetesdauer in das Stadium der Niereninsuffizienz mit der Entwicklung bzw. Verschlechterung einer arteriellen Hypertonie und einer **Proteinurie** (> 500 mg/d) über. Dieses Stadium führt sowohl beim Typ-1- als auch beim Typ-2-Diabetes rasch zur **Urämie**. Das Risiko für die terminale Niereninsuffizienz der Typ-1- und Typ-2-Diabetiker ist dabei identisch.

Beschleunigende Faktoren Folgende Faktoren beeinflussen die Pathogenese der diabetischen Nephropathie (Abb. 18.34):

- Ein erhöhter **arterieller Blutdruck** tritt relativ früh im Verlauf der Nephropathie auf. Ebenso wie bei den nichtdiabetischen Nephropathien beschleunigt eine systemische Hypertonie auch bei der diabetischen Nephropathie den Verfall der Nierenfunktion. In diabetischen Tiermodellen zeigt sich selbst bei normalen systemischen Blutdruckwerten eine Erhöhung des intraglomerulären Drucks, die darauf zurückzuführen ist, dass die efferenten Arteriolen dem Blutfluss einen größeren Widerstand entgegensetzen als die afferenten. Möglicherweise liegt der Grund dafür in einer veränderten Aktivität von Angiotensin II und Endothelin; die genauen Mechanismen sind jedoch noch nicht bekannt. Bei Diabetikern wurden eine erhöhte Expression verschiedener Komponenten des Renin-Angiotensin-Systems sowie eine erhöhte Sensitivität auf Angiotensin II beobachtet. Im Tiermodell konnte gezeigt werden, dass Angiotensin-Konvertase-Hemmer (ACE-Hemmer) und Angiotensin-II-Rezeptor-Antagonisten den intraglomerulären Druck über eine Dilatation der Vasa efferentia und eine darauf folgende Verminderung der glomerulären Filtrationsrate (GFR) senken. Dadurch vermindern sie die Zerstörung der glomerulären Filtrationsmembran und die Albuminurie.
- Die **Proteinurie** ist nicht nur ein Marker für das Ausmaß der glomerulären Zerstörung, sondern kann auch selbst zur Zerstörung der Nieren beitragen.
- Eine Verminderung der GFR korreliert mit der **Güte der Stoffwechseleinstellung.** In der DCCT-Studie (Diabetes Control and Complications Trial) führte die Intensivierung der Therapie bei Typ-1-Diabetikern zum Rückgang der Mikroalbuminurie um 39 % und der Albuminurie um 54 %.
- Die Pathogenese der Nephropathie wird dadurch begünstigt, dass Lipide, Lipoproteine und oxidierte Lipoproteine leichter in schon vorgeschädigte glomeruläre Kapillarwände eindringen können. Daher sollte eine Verbesserung der **Hypercholesterinämie/Hypertriglyzeridämie** z.B. mittels HMG-CoA-Reduktase-Hemmern das Fortschreiten der Nephropathie verlangsamen. Diese Hypothese wird gegenwärtig in der 4D-Studie (Die Deutsche Diabetes Dialyse Studie) an 1 500 Indexpatienten geprüft.
- Die Verminderung des **Proteinanteils in der Ernährung** verzögert in allen bisher untersuchten Tiermodellen die Progression der Nephropathie.

- Einen eindeutig unabhängigen Risikofaktor für die Entwicklung der diabetischen Nephropathie stellt das **Rauchen** dar. Eine signifikant erhöhte Prävalenz der glomerulären Hyperfiltration wurde bei Rauchern versus Nichtrauchern mit Typ-1-Diabetes gefunden.

Bei den sechs bisher genannten Progressionsfaktoren ist auf jeden Fall zu bedenken, dass die primäre Ursache nicht immer vom sekundären Effekt zu unterscheiden ist. Auf jeden Fall scheint die Güte der Stoffwechseleinstellung der wichtigste Faktor zu sein. Arterielle Hypertonie, Hyperlipidämie und Rauchen per se sind entscheidende kardiovaskuläre Risikofaktoren und beeinflussen daher – selbst wenn kein Diabetes vorliegt – den Prozess des chronischen Verfalls der Nierenfunktion.

Genetische Prädisposition In der Ätiologie der diabetischen Nephropathie spielen auch genetische Faktoren eine Rolle. So gibt es in einigen Familien mit vielen Diabetikern kaum diabetische Nephropathien, wohingegen in anderen etwa 80 % der Diabetiker eine Nephropathie entwickeln. Außerdem unterscheidet sich die Stoffwechseleinstellung bei Diabetikern mit und ohne Nephropathie nicht, und eine große Anzahl von Diabetikern entwickelt trotz langjähriger schwerer Hyperglykämie keine Nephropathie.

Weitere Hinweise für eine genetische Prädisposition ergeben sich aus Studien zur **familiären Häufung**. Sowohl bei Typ-1- als auch bei Typ-2-Diabetikern wurde die genetische Prädisposition durch eine Vielzahl von Studien in verschiedenen Populationen eindeutig belegt. So weisen z. B. Geschwister von Typ-1-Diabetikern mit diabetischer Nephropathie ein erhöhtes Risiko auf, ebenfalls eine Nephropathie zu entwickeln. Studien, die in der Population der Pima-Indianer durchgeführt wurden, haben gezeigt, dass die diabetische Nephropathie dort bei 46 % der Nachkommen auftritt, wenn beide Eltern eine Proteinurie aufweisen. Dagegen sind es nur 23 %, wenn ein Elternteil proteinurisch ist, und 14 %, wenn keine Proteinurie bei den Eltern eruiert werden kann.

! Die diabetische Nephropathie entwickelt sich durch ein Zusammenspiel genetischer und nichtgenetischer Faktoren (Umwelt, Ernährung).

Symptome

Befunde Die klinischen und morphologischen Zeichen der diabetischen Nephropathie sind bei Typ-1- und Typ-2-Diabetes sehr ähnlich. Während der ersten zehn Jahre nach Ausbruch der Erkrankung kann die Nephropathie komplett unerkannt bleiben. Einzig hinweisend wären vergrößerte Nieren und glomeruläre Hyperfiltration, die jedoch keinesfalls die Diagnose einer diabetischen Nephropathie absichern. Erstes wichtiges Indiz für die manifeste Nephropathie ist die Mikroalbuminurie, nach der allerdings gesucht werden muss, da sie klinisch asymptomatisch bleibt. Beim Typ-1-Diabetes stellt sich die Mikroalbuminurie nach etwa fünf bis 15 Jahren ein, beim Typ-2-Diabetes kann man nicht von einem solchen Zeitrahmen ausgehen, da der Ausbruch der Erkrankung und die klinische Manifestation im Gegensatz zum Typ-1-

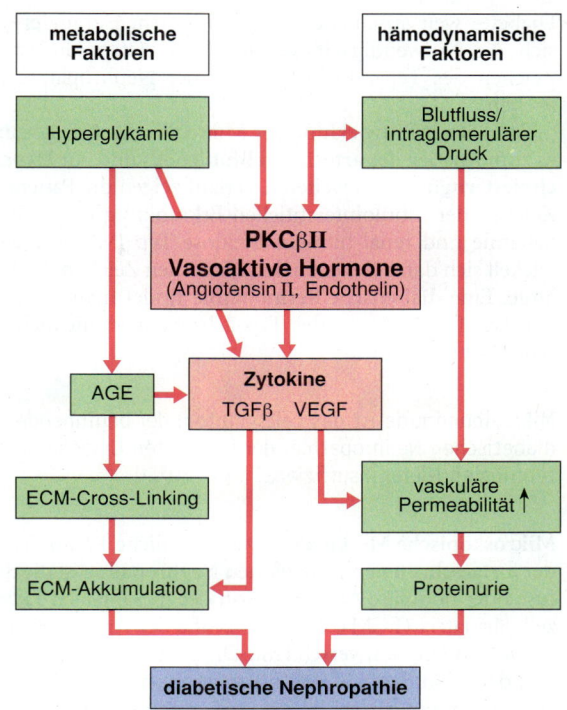

Abb. 18.34 Pathogenese der diabetischen Nephropathie.
AGE: Advanced Glycosylation/Glycated End-Products
PKCβII: Proteinkinase C βII
TGFβ: Transforming Growth Factor β
VEGF: Vascular Endothelial Growth Factor
ECM: extrazelluläre Matrix

Die Entstehung der diabetischen Nephropathie führt man letztlich auf die Hyperglykämie zurück. Da aber einige Patienten jahrelang mit einer schlechten Stoffwechseleinstellung leben, ohne eine Nephropathie zu entwickeln, müssen noch andere Faktoren eine Rolle spielen. Pathogenetisch ist wahrscheinlich von einem Zusammenspiel metabolischer und hämodynamischer Faktoren auszugehen.

Die chronische Hyperglykämie führt zur Bildung nichtenzymatisch glykosylierter Endprodukte (AGE) und zur Aktivierung von Isoformen der Proteinkinase C in der Gefäßwand. Dies löst eine Kaskade gefäßschädigender Ereignisse aus und bewirkt eine erhöhte Aktivität des Aldosereduktase-Stoffwechselweges. Die AGE werden bei Diabetikern sowie bei niereninsuffizienten Patienten in den Nieren abgelagert und aktivieren dort Signalübertragungswege, die zur pathologischen Anhäufung von ECM im Mesangium führen. Dadurch werden langsam die Kapillarlumina verstopft, und das Nierengewebe geht unter, so dass es nach einem längeren Zeitraum zur terminalen Niereninsuffizienz kommt. In vitro stimulieren Glukose, AGE, Angiotensin II und Endothelin die Expression des transformierenden Wachstumsfaktors TGFβ. Dieser fördert die Entwicklung der diabetischen Nephropathie, indem er die Interaktion hämodynamischer und metabolischer Faktoren beeinflusst, die zu erhöhter ECM-Synthese führen. Die Rolle anderer Zytokine – wie z. B. des VEGF – wird noch untersucht.

Des Weiteren nimmt man an, dass die Hypertonie des Diabetikers direkt für die Entwicklung der Glomerulosklerose verantwortlich ist. Der erhöhte intraglomeruläre Druck führt u. a. zu einer vermehrten Akkumulation von ECM, zu einer Vermehrung der mesangialen Zellen und zu einer Basalmembranverdickung. Das Endothel kann reißen, und auf diese Art und Weise wird eine allgemeine Sklerosierung getriggert.

Nierenerkrankungen

Diabetes weit auseinander liegen können. Daraus ergibt sich die Notwendigkeit, bereits beim ersten klinischen Zeichen des Typ-2-Diabetes nach der Nephropathie zu suchen.

Parallel zur Entwicklung der Mikroalbuminurie kommt es zum **Anstieg des arteriellen Blutdrucks** und zur **Hypercholesterinämie**. Im weiteren Verlauf zeigen die Patienten Zeichen der tubulointerstitiellen Erkrankung wie Hyperkaliämie und renal-tubuläre Azidose Typ IV. Diese entwickelt sich dann weiter zu den klinischen Zeichen der Urämie. Eine **diabetische Retinopathie** findet man in 90 % der Typ-1- und 60 % der Typ-2-Diabetiker mit diabetischer Nephropathie.

> ! Mikroalbuminurie ist das Leitsymptom der beginnenden diabetischen Nephropathie, der häufigsten Ursache der terminalen Niereninsuffizienz!

Mikroskopische Merkmale Das eigentliche Kennzeichen der fortgeschrittenen diabetischen Nephropathie ist die diffuse oder noduläre Akkumulation der mesangialen Extrazellulärmatrix (ECM), die die Lumina der Arteriolen und Kapillaren langsam verschließt. Die diffuse Akkumulation tritt dabei häufiger auf und führt zusammen mit einer allgemeinen mesangialen Proliferation zu einer Verdickung der glomerulären Basalmembran. Die noduläre Form äußert sich in der sog. Kimmelstiel-Wilson-Glomerulosklerose. Zusätzlich können eine Hyalinisierung der afferenten und efferenten Arteriolen, Fibrinkappen, okkludierte Glomeruli und „Tröpfchen" in der Bowman-Kapsel auftreten.

> ! Die spezifischsten Veränderungen der diabetischen Glomerulosklerose ergeben sich aus der Hyalinisierung der afferenten glomerulären Arteriolen und den Kimmelstiel-Wilson-Knötchen.

Diagnostik Das biochemische Leitsymptom der diabetischen Nephropathie ist die Mikroalbuminurie. Für Screeningzwecke stehen sensitive Teststreifen zur Verfügung. Bei einer Albuminkonzentration unter 20 mg/l (Test im Spontanurin, am besten der zweite Morgenurin) ist eine Nephropathie unwahrscheinlich. Bei positivem Testergebnis muss sich eine wiederholte quantitative Mikroalbuminbestimmung im 24-h-Urin anschließen, um die Diagnose der beginnenden diabetischen Nephropathie zu sichern (30–300 mg/d; Radioimmunassay). Eine vorübergehende Albuminurie durch Fieber, körperliche Anstrengung oder Infektion, kardiale Dekompensation und isolierte Hypertonie sind auszuschließen.

Eine gefährdende persistierende Proteinurie liegt vor, wenn mehr als 500 mg/d Protein an mindestens zwei aufeinander folgenden Sammeltagen bei Diabetikern ohne kardiale Insuffizienz oder andere Nierenerkrankungen ausgeschieden werden. Dieser Befund zeigt das irreversible Stadium der Niereninsuffizienz an. Zur Bewertung der Prognose in diesem Stadium dürfen die Testbedingungen durch entgleiste Stoffwechselverhältnisse nicht verfälscht werden, da eine schlechte Stoffwechselkontrolle per se eine Albuminurie bedingt.

Zur weiteren Abklärung sind ein Blutdruckmonitoring, eine Funduskopie, Urinsedimente und -kulturen sowie Bestimmung der Kreatinin-Clearance, der GFR und der Blutfette erforderlich. Eine Hypertriglyzeridämie (VLDL-Hypertriglyzeridämie) entsteht ebenfalls bei entgleistem Stoffwechsel. Daher sollten möglichst euglykäme Stoffwechselverhältnisse bei der Bestimmung der Parameter der Dyslipidämie vorliegen. In der Nierensonographie sieht man sowohl zu große oder normal große Nieren als auch Schrumpfnieren im Terminalstadium der Niereninsuffizienz. Die Nierensonographie liefert außerdem Informationen hinsichtlich Zysten, entzündlicher Folgen und Anomalien.

Differentialdiagnose Differentialdiagnostisch sind andere Nierenerkrankungen zu erwägen. Eine Nierenbiopsie zur Diagnose der diabetischen Nephropathie ist grundsätzlich nicht erforderlich. Eine Punktion ist in folgenden Situationen zu erwägen:

- wenn eine Nephropathie ohne diabetische Retinopathie vorliegt,
- wenn ein rascher Funktionsverlust der Nieren ohne vorangegangene Proteinurie oder eine sonstige rapide Verschlechterung der Nierenfunktion eintritt,
- wenn nach einer Diabetesdauer < 10 Jahre ein ausgeprägtes nephrotisches Syndrom auftritt, ohne dass gleichzeitig Zeichen der Niereninsuffizienz und weitere typische diabetische Spätkomplikationen nachweisbar sind; besonders eine vorliegende Erythrozyturie macht eine diabetische Nephropathie in diesem Fall unwahrscheinlich.

Eine autosomal-dominante Form des Typ-2-Diabetes mit besonders jugendlicher Manifestation ist der Maturity-Onset Diabetes of the Young (MODY). Bei der Unterform MODY-5 ist das Gen, das den Transkriptionsfaktor HNF-1β (Hepatocyte Nuclear Factor 1β) kodiert, durch Mutationen verändert, und die betroffenen Patienten leiden an einer Sonderform der Nephropathie, die wahrscheinlich nichts mit der Genese der diabetischen Nephropathie zu tun hat. Sie entwickeln relativ frühzeitig ein terminales Nierenversagen unbekannter Genese mit notwendiger Dialysepflicht oder Transplantation. In einigen dieser Fälle kommt noch eine Müller'sche Aplasie (Vaginalaplasie mit rudimentärem Uterus) hinzu. Der MODY-5 unterscheidet sich im klinischen Bild nicht vom klassischen Typ-2-Diabetes, die Diagnose lässt sich durch DNA-Analysen sichern.

Therapie

Basistherapie Die Basistherapie umfasst:
- Gewichtsnormalisierung (übergewichtige Typ-2-Diabetiker!)
- Kochsalzbeschränkung (5–6 g/d)
- Eiweißreduktion (0,6 g/kg/d)
- Nikotinabstinenz

Optimierung der Stoffwechsellage Ein ganz wesentliches Standbein der Therapie ist die möglichst euglykäme Stoffwechseleinstellung mit einem HbA_{1c} von < 7,0 %. Gegebenenfalls sollte man nicht vor einer vorzeitigen Insulinierung zurückschrecken, da anderweitig eine wirklich be-

18.8 Diabetische Nephropathie

friedigende Stoffwechseleinstellung in der Regel nicht gelingt.

Antihypertensive Therapie Die Mikroalbuminurie kann noch günstig beeinflusst werden. Eine besondere Bedeutung hat in diesem Zusammenhang die Einstellung des Blutdrucks. Da eine Hypertonie per se die Entwicklung der diabetischen Nephropathie beschleunigt, ist die exakte Dokumentation sehr wichtig, um bei bereits steigenden Werten (noch innerhalb des Normbereichs) eine **antihypertensive Therapie** einleiten zu können. Als Zielblutdruck wird heute ein Wert von **120/75 mmHg** angesehen. Vor allem bei Typ-2-Diabetikern ist eine **rasche Senkung zu vermeiden,** um angesichts häufig vorliegender Begleiterkrankungen (koronare Herzkrankheit, Karotisstenosen) keine Gefährdung durch ischämische Ereignisse zu provozieren.

- **ACE-Hemmer:** Den stärksten Effekt auf die Progression der diabetischen Nephropathie weisen ACE-Hemmer auf. Daher sollten diese bevorzugt eingesetzt werden. Ob Angiotensin-II-Rezeptor-Antagonisten in gleichem Maße nephroprotektiv sind, ist noch nicht gesichert, aber vom Wirkmechanismus her zu erwarten. Zu beachten ist, dass ACE-Hemmer zu einem Anstieg des Serum-Kaliums führen. Liegt ein zusätzlicher hyporeninämischer Hypoaldosteronismus vor (bei älteren Diabetikern relativ häufig), der mit renal-tubulärer Azidose vergesellschaftet ist, können sich bedrohliche Hyperkaliämien entwickeln. Insbesondere bei Typ-1-Diabetikern mit häufig ausgeprägter Makroangiopathie muss mit Nierenarterienstenosen und der Auslösung eines akuten Nierenversagens gerechnet werden. Aus diesen Gründen sind initial engmaschige Kontrollen des Kalium- und Kreatininspiegels erforderlich.
- **Kalziumantagonisten:** Kalziumantagonisten senken im Zusammenspiel mit ACE-Hemmern die Proteinurie am stärksten, wobei gleichzeitig die Verminderung der GFR gegenüber alleiniger ACE-Hemmer-Therapie geringer ausfällt. Die Reduzierung der Albuminurie durch Kalziumantagonisten wird noch widersprüchlich diskutiert. Bisherige Befunde zeigen für Nifedipin keinen signifikanten Einfluss auf die Proteinurie.
- **Sonstige:** Neben Kalziumantagonisten und **kardioselektiven β_1-Blockern,** auf die bei begleitender koronarer Herzerkrankung nicht verzichtet werden sollte, sind **Diuretika** geeignete Antihypertensiva. Bei eingeschränkter Nierenfunktion (Kreatinin > 1,5 mg %) muss wegen fehlender Wirksamkeit von Thiaziddiuretika zu Schleifendiuretika gewechselt werden. Kalium sparende Diuretika sind bei fortgeschrittener Niereninsuffizienz kontraindiziert. α_1-**Blocker** sind ebenfalls geeignete Substanzen in der kombinierten antihypertensiven Therapie. Angesichts der häufig begleitenden Neuropathie muss insbesondere bei dieser Substanzklasse mit orthostatischen Blutdruckabfällen gerechnet werden.

Lipidsenkung Auch im Hinblick auf die Dyslipidämie sind Patienten mit diabetischer Nephropathie als Hochrisikogruppe einzustufen, so dass das LDL-Cholesterin durch **HMG-CoA-Reduktase-Hemmer** unter 115 mg% eingestellt werden sollte. Bei Hypertriglyzeridämie trotz guter Stoffwechselkontrolle sind Fibratderivate und Fischölpräparate geeignete Substanzen. Die Dosisanpassung der Lipidsenker ist bei Niereninsuffizienz zu beachten. Ein Triglyzeridwert < 180 mg/dl ist anzustreben.

Dialyse und Transplantation Ist das Stadium der Dialysepflichtigkeit erreicht, so stehen als Nierenersatztherapie **Hämodialyse, Peritonealdialyse und Nierentransplantation** bzw. **kombinierte Nieren-Pankreas-Transplantation** zur Verfügung. Mit den beiden letztgenannten Verfahren wird die beste medizinische Rehabilitation erreicht. Hämodialyse und Peritonealdialyse sind als gleichwertig in der Therapie terminal nierenkranker Diabetiker einzustufen. Die Indikation zur Einleitung der Dialysebehandlung sollte früher als bei Nichtdiabetikern gestellt werden.

Verlauf und Prognose Im Stadium der Mikroalbuminurie sind die renalen Veränderungen prinzipiell noch reversibel, können aber auch die Vorboten für die spätere Entwicklung einer klinischen Nephropathie sein. Hierbei sind die genetische Prädisposition, das Geschlecht und die Güte der Diabetes- und Blutdruckeinstellung verlaufsbestimmend.

> ! Das Stadium der Makroalbuminurie ist nicht mehr reversibel und endet in der Regel fünf bis zehn Jahre später tödlich.

Insgesamt kann der Verlauf trotzdem ganz entscheidend beeinflusst werden. Durch **diätetische** Maßnahmen und adäquate **medikamentöse Therapie** von Hyperglykämie, ansteigendem arteriellen Blutdruck und Hyperlipidämie kann der stadienhafte Verlauf der diabetischen Nephropathie bis hin zur dialysepflichtigen Niereninsuffizienz um Jahre hinausgezögert oder gar ganz verhindert werden. So konnte in den letzten Jahrzehnten die Inzidenz der diabetischen Nephropathie über die verbesserte Diabetikerbetreuung um 30 % zurückgedrängt werden. Aufgrund der empfohlenen Eiweißrestriktion muss darauf geachtet werden, dass sich bei fortgeschrittener Niereninsuffizienz keine Mangelernährung entwickelt, die mit einer Verschlechterung der Prognose assoziiert wäre.

Komplikationen Die diabetische Nephropathie ist die häufigste Ursache der dialysepflichtigen Niereninsuffizienz. Von allen Dialysepatienten haben Diabetiker mit 20–30 % die höchste jährliche Mortalität. Dies ist zum weitaus größten Teil auf eine generalisierte und fortgeschrittene Arteriosklerose zurückzuführen. Die atherogene Konstellation Hypertonie mit Hyperlipidämie führt bei Typ-1-Diabetikern mit Proteinurie zu einer 50fach gesteigerten Mortalität gegenüber Patienten ohne diabetische Nephropathie. Direkte Todesursachen sind hierbei kardiovaskuläre Ereignisse. Die Inzidenz der proliferativen Retinopathie ist ebenso um ein Vielfaches gesteigert. Diabetische Frauen neigen vermehrt zu aufsteigenden Harnwegsinfektionen mit sekundär-entzündlichen Nierenkomplikationen. Bei nicht rechtzeitiger Diagnosestellung und nur unzureichender antibiotischer Behandlung muss man mit gefürchteten Komplikationen wie perinephritischen Abszessen und Papillennekrosen rechnen.

Die Komplikationen koronare Herzerkrankung, arterielle Verschlusskrankheit, diabetischer Fuß, diabetische Retinopathie und Neuropathie sind in Kapitel 5.3, Kapitel 6.1.1 und Kapitel 17.1 dargestellt.

Zusammenfassung

- Ursache: Diabetes mellitus Typ 1 und Typ 2
- Wichtigste Symptome: Mikroalbuminurie, arterielle Hypertonie, Hyperlipidämie
- Wichtigste diagnostische Maßnahme: Mikroalbuminbestimmung im Urin
- Wichtigste therapeutische Maßnahme: ACE-Hemmer zur Blutdrucksenkung und Renoprotektion

Zur weiteren Information

Literatur

Adler, S. G., M. Pahl, M. F. Seldin: Deciphering diabetic nephropathy: progress using genetic strategies. Curr Opin Nephrol Hypertens 2000; 9: 99–106.

Chowdhury, T. A., P. H. Dyer, S. Kumar, A. H. Barnett, S. C. Bain: Genetic determinants of diabetic nephropathy. Clin Sci 1999; 96: 221–30.

Cooper, M. E.: Pathogenesis, prevention, and treatment of diabetic nephropathy. Lancet 1998; 352: 213–9.

Fliser, D., H. Haller: Nephropathie bei Diabetes mellitus Typ 2. Internist (Berl) 2000; 41: 1363–73.

Harrison's Principles of Internal Medicine, 14th ed. McGraw-Hill, 1998 New York, pp. 1545–6, 2076.

Parving, H. H.: Renoprotection in diabetes: genetic and non-genetic risk factors and treatment. Diabetologia 1998; 41: 745–59.

Schmidt, S., E. Ritz: Genetic determinants of diabetic renal disease and their impact on therapeutic interventions. Kidney Int 1997; 52 (Suppl. 63): 27–31.

Schulze, J.: Nephropathie. In: Hanefeld, M. (Hrsg.): Praxis der Therapie des Typ-2-Diabetes. de Gruyter, Berlin–New York 1993.

Internet-Links

www.diabetiker-hannover.de/diab_hannover/nephropathie.htm
www.medizinfo.com/diabetes/diafolg.htm
www.biorama.ch/biblio/b50chem/k30niere/neph540.htm

Keywords

Mikroalbuminurie ◆ genetische Prädisposition ◆ ACE-Hemmer

18.9 Toxische Nephropathien

J. GALLE, A. SCHWARTING

Engl. Begriff: Toxic Nephropathy

Definition Unter toxischen Nephropathien versteht man im weitesten Sinne Nierenfunktionsstörungen, die durch exogene Toxine hervorgerufen werden. In Abhängigkeit von Konzentration und Wirkmechanismus des Toxins, Expositionsdauer sowie anderen Umständen präsentieren sie sich unter dem Bild verschiedener klinischer Syndrome, die von der akuten interstitiellen Nephritis über das nephrotische Syndrom bis zum akuten bzw. chronischen Nierenversagen reichen.

Epidemiologie Etwa 20 % aller akuten Nierenversagen (ANV) sind medikamentös-toxisch bedingt. Die wichtigsten Auslöser stellen hierbei **nichtsteroidale Antirheumatika** (NSAR, z. B. Diclofenac), **Antibiotika** (v. a. Aminoglykoside) und **Röntgenkontrastmittel** dar. 10 % der chronischen Nierenversagen sind allein auf die Analgetikanephropathie zurückzuführen. Berücksichtigt man weitere Toxine und Manifestationsformen, so liegt der Anteil toxischer Nephropathien an nephrologischen Erkrankungen bei 20 % und mehr.

Ätiologie und Pathogenese Wichtige Gründe für die hohe Anfälligkeit der Nieren gegenüber toxischen Schädigungen sind in Tabelle 18.18 dargestellt. Die Manifestationsvielfalt der toxischen Nephropathie erklärt sich durch unterschiedliche pathogenetische Mechanismen (Tab. 18.19). Die Zahl der in Frage kommenden chemischen Verbindungen ist sehr groß und neben Medikamenten und Röntgenkontrastmitteln spielen auch Umwelt- und Industrietoxine eine wichtige Rolle.

Antibiotikainduzierte toxische Nephropathie Aminoglykoside sind nach wie vor die häufigste Ursache für eine Antibiotikainduzierte toxische Nephropathie. Vor allem bei fehlender Dosisanpassung an die aktuelle GFR, Dehydratation oder bei gleichzeitiger Therapie mit anderen potentiell nephrotoxischen Substanzen (z. B. Cefalotin, Cisplatin, Amphotericin B) kann sich dosisabhängig innerhalb von Tagen bis Wochen ein ANV entwickeln, das in der Regel nonoligurisch verläuft. Histologisches Kor-

Tab. 18.18 Gründe für die besondere Vulnerabilität der Nieren gegenüber toxischen Substanzen.

- Hoher Anteil des renalen Blutflusses am Herzzeitvolumen
- Große epitheliale Oberfläche
- Anreicherung nephrotoxischer Substanzen im Tubulusepithel durch Sekretion bzw. Resorption
- Renale Generation toxischer Metaboliten aus zirkulierenden Substanzen
- Relative Hypoxie bestimmter Nephronsegmente als begünstigender Faktor (Pars recta des proximalen bzw. distalen Tubulus)

18.9 Toxische Nephropathien

relat ist ein akuter Tubuluszellschaden, vor allem im Bereich des proximalen Tubulus.

Prophylaxe:
- ausreichende Hydrierung
- Indikation überprüfen
- Dosisanpassung an aktuelle GFR (Kreatinin-Clearance, Medikamentenspiegel messen!)
- einmalige tägliche Gabe statt mehrmals tägliche Applikation der Aminoglykoside

Röntgenkontrastmittelbedingte Nephropathie Die Nephrotoxizität **jodhaltiger** Röntgenkontrastmittel beruht auf der Induktion einer renalen Vasokonstriktion und einer möglicherweise direkten Schädigung der Tubuli durch reaktive Sauerstoffradikale. Gleichzeitig kommt es zu einer Verminderung der GFR, so dass auch bei dieser Substanzgruppe mit der Auslösung eines **ANV** gerechnet werden muss. **Risikofaktoren** für dessen Entwicklung sind Volumendepletion, vorbestehende Nierenerkrankungen, Diabetes mellitus, Plasmozytom, Proteinurie, Herz- und Leberinsuffizienz sowie höheres Lebensalter.

Prophylaxe:
Die Anwendung folgender prophylaktischer Maßnahmen konnte die Nephrotoxizität der Kontrastmittel reduzieren:
- ausreichende Hydrierung (0,45 % NaCl 12 h vor Untersuchung beginnend bis 12 h danach)
- Gabe von Acetylcystein 2 × 600 mg/d vor und nach der Untersuchung
- die Gabe von Prostaglandin E_1 scheint einen positiven prophylaktischen Einfluss zu besitzen

Nichtsteroidale Antirheumatika (NSAR) Insbesondere Patienten mit aktiviertem Renin-Angiotensin-Aldosteron-Mechanismus (Volumenmangel, Herzinsuffizienz, Leberinsuffizienz, eingeschränkte Nierenfunktion) haben ein hohes Risiko, durch NSAR (Diclofenac, Indometacin) ein meist reversibles ANV zu entwickeln. NSAR hemmen u.a. die Synthese von Prostaglandin PGE_2, welches der Vasokonstriktion von Angiotensin II in der Niere entgegenwirkt.

Prophylaxe:
- kein Einsatz bei o.a. Risikopatienten
- ausreichende Hydrierung

Akute tubulointerstitielle Nephritis Neben der tubulotoxischen Schädigung kann ein ANV auch durch eine akute tubulointerstitielle Nephritis hervorgerufen werden (s. Tab. 18.19). Pathophysiologisch handelt es sich um ein dosisunabhängiges **allergisches** Geschehen (**Hypersensitivitätsreaktion**), an dem sowohl humorale als auch zelluläre Mechanismen beteiligt sind. Klinisch können zunächst beeindruckende nichtrenale **Symptome** wie Exantheme, Fieber oder Arthralgien auftreten. Sie sollten bei Hinweisen auf eine Nierenfunktionsverschlechterung an eine akute tubulointerstitielle Nephritis denken lassen. Allerdings kann diese auch durch eine ganze Reihe von Substanzen ausgelöst werden, ohne dass sich systemische Manifestationen zeigen. Von besonderer **diagnostischer** Bedeutung sind dann eine begleitende Hämaturie, sterile Leukozyturie und Proteinurie. Eine Eosinophilie ist meist nachweisbar (Blut und/oder Urin), die IgE-Spiegel im Serum kön-

nen erhöht sein. Die Nieren erscheinen häufig groß und geschwollen. In unklaren Fällen sind andere Nierenerkrankungen durch Nierenbiopsie auszuschließen (z.B. rapid progressive Glomerulonephritis).

Tab. 18.19 Manifestationsformen und Ursachen der toxischen Nephropathie.

Manifestationsform	Ursache
Nephrotisches Syndrom	- Metallverbindungen: Gold, Wismut, Quecksilber - Penicillin G, Penicillamin, nichtsteroidale Antirheumatika
Akutes Nierenversagen	**Tubuläre Schädigung** - Röntgenkontrastmittel - Antibiotika und Chemotherapeutika: Aminoglykoside, Cephalosporine, Sulfonamide, Tetrazykline, Pentamidin, Amphotericin B; Cisplatin, Adriamycin, Methotrexat, 5-Fluorouracil, Mitomycin - Metallverbindungen: Quecksilber, Lithium, Platin, Arsen - Andere: DDT, Ciclosporin A, Methoxyfluran, Enfluran, Phenylbutazon, Schlangengifte, Kohlenwasserstoffverbindungen **Tubuläre Obstruktion** - Uratnephropathie (Neoplasien, hoher Zellumsatz) - Oxalatnephropathie (hohe Dosen von Ascorbinsäure, Ethylenglykol, Xylitol: Metabolisierung zu Oxalat) **Akute tubulointerstitielle Nephritis** Penicillin, Oxacillin, Ampicillin, Methicillin, Amoxicillin, Rifampicin, Ethambutol, Isoniazid, Cefalotin, Cefotaxim, Ciprofloxacin, Erythromycin Aciclovir Azathioprin Allopurinol Thiazide, Furosemid Cimetidin Hydantoine Nichtsteroidale Antirheumatika Kohlenwasserstoffverbindungen
Chronische Niereninsuffizienz	**Tubulointerstitielle Veränderungen** - Analgetikanephropathie - Ciclosporin - Tacrolimus - Metallverbindungen: Blei, Kadmium, Lithium, Cisplatin **Glomeruläre Veränderungen** - Heroin, Amphetamine - Langkettige Kohlenwasserstoffe
Varia	- Hypokaliämische Nephropathie (Laxanzien, Diuretika, Kortikosteroide) - Hyperkalzämische Nephropathie (Vit. D und Derivate)

Tubuläre Obstruktion Die **Uratnephropathie** manifestiert sich typischerweise bei neoplastischen Erkrankungen mit hohem Zellumsatz und unter zytostatischer Therapie. Die Präzipitation der Harnsäurekristalle führt zu einem Anstieg des Druckes im Sammelrohr- und Tubulussystem und wirkt so der effektiven glomerulären Filtration entgegen. Die toxisch bedingte **Oxalatnephropathie** ist selten, in den meisten Fällen liegt ihr ein Gallensäureverlust oder eine gesteigerte Zufuhr von Substanzen, die zu Oxalat metabolisiert werden (Ascorbinsäure, Ethylenglykol, Xylitol), zugrunde. Daneben gibt es angeborene Enzymdefekte in der Leber, die mit ausgeprägten Kalziumoxalatablagerungen im gesamten Organismus einhergehen.

Prophylaxe:
- vor Zytostase Einsatz eines Xanthinoxidasehemmers (Allopurinol)
- Alkalisierung des Urins auf pH 7–8
- ausreichende Hydrierung unter Zytostase
- bei Oxalose: Diät, bei primärer Oxalose: Lebertransplantation

Tubulointerstitielle Veränderungen Typisches Beispiel für die Entwicklung einer chronischen Niereninsuffizienz im Rahmen einer toxischen Nephropathie ist die **Analgetikanephropathie**, sie wird in Kapitel 18.6.5 beschrieben. Die Schädigung der Niere durch **Umwelttoxine** wie Blei und Kadmium offenbart sich oft erst nach vielen Jahren entsprechender Exposition und erfordert eine exakte Anamnese.

Sonstige Die **hypokaliämische Nephropathie** ist sehr selten, sie kann jedoch iatrogen auf dem Boden einer chronischen Hypokaliämie (Laxanzien, Diuretika, Kortikosteroide) entstehen. Sie ist durch Vakuolenbildung im Bereich des proximalen Tubulus und eine chronische interstitielle Nephritis mit tubulären Partialfunktionsstörungen gekennzeichnet. Eine Hyperkalzämie (z.B. durch **Vitamin-D-Intoxikation**) kann zu sekundärer Nephrosklerose und ANV führen.

Auch bei der differentialdiagnostischen Einordnung eines nephrotischen Syndroms ist an Manifestationsformen einer toxischen Nephropathie zu denken (z.B. Goldtherapie bei rheumatischen Erkrankungen). Somit ist eine toxische Nephropathie, die sich unter dem Bild verschiedener renaler Syndrome manifestieren kann, in die Differentialdiagnose vieler Nierenerkrankungen mit einzubeziehen. Eine ausführliche Anamnese, die u.a. Beruf, soziales Umfeld und medikamentöse Therapie umfasst, ist von herausragender Bedeutung.

Prophylaxe Die Indikation für **potentiell nephrotoxische Medikamente** ist vor allem bei vorbekannten Nierenerkrankungen zu prüfen, insbesondere sollten deren kombinierte Verabreichung vermieden und die Dosisanpassung an die aktuelle GFR beachtet werden. Bei älteren und muskelschwachen Patienten wird die Nierenfunktion durch alleinige Bestimmung des Serum-Kreatinins überschätzt und kann zu Überdosierungen und toxischen Reaktionen führen. Durch Bestimmung der **Kreatinin-Clearance** können die tatsächliche Nierenfunktion genauer beurteilt und die Dosis besser angepasst werden. Für eine ganze Reihe von Substanzen steht ein sog. **Drug-Monitoring** zur Verfügung. Die Serumkonzentration des entsprechenden Medikaments kann gemessen und durch Anpassung der Dosis im therapeutischen Bereich gehalten werden. Die Indikation zum Einsatz **jodhaltiger Kontrastmittel** ist streng zu stellen, insbesondere wenn weitere Risikofaktoren wie Diabetes oder bereits eingeschränkte Nierenfunktion vorliegen. Vor allem ist auf eine ausreichende (Prä-)**Hydrierung** zu achten, ein Grundsatz, der in der Prophylaxe nahezu aller toxischen Nephropathien gültig ist. Selbstverständlich ist jegliche Gefährdung durch Umwelttoxine oder berufliche Exposition grundsätzlich zu vermeiden. Dies ist allerdings häufig nicht möglich, so dass entsprechende Vorsichtsmaßnahmen ergriffen werden müssen.

Zusammenfassung

- Häufigste Ursachen: Medikamente oder Röntgenkontrastmittel
- Wichtigste Symptome: ANV, interstitielle Nephritis
- Wichtigste diagnostische Maßnahme: (Medikamenten-)Anamnese
- Wichtigste therapeutische Maßnahmen: Elimination der Noxe, Hydrierung

Zur weiteren Information

Literatur

Abuelo, J. G.: Renal failure caused by chemicals, foods, plants, animal venoms, and misuse of drugs. An overview. Arch Intern Med 1990; 150.

Coffman, T.: Renal Failure Caused by Therapeutic Agents. In: Greenberg, A. (ed.): Primer on Kidney Disease. Academic Press, 1998.

Cronin, R., W. Henrich: Toxic Nephropathy. In: Brenner, B. M. (ed.): The Kidney. Saunders, Philadelphia 2000.

Thompson, J., W. Henrich: Nephrotoxic Agents and their Effects. In: Jacobson, H., H. Striker, S. Klahr (eds.): The Principles and Practice of Nephrology, 2nd ed. Mosby, St. Louis 1995.

Internet-Links

www.renalworld.com

Keywords

toxic nephropathy ◆ contrast nephropathy

18.10 Chronische Niereninsuffizienz

C. WANNER, A. SCHWARTING, J. GALLE

Engl. Begriff: Chronic Renal Failure

Eine chronische Niereninsuffizienz tritt bei einem progredienten Verlust von funktionstüchtigem Nierenparenchym auf, am häufigsten bei diabetischer Nephropathie (40–50 %), chronischen Glomerulonephritiden (30 %), vaskulären Nierenschäden und Glomerulosklerose (20 %), aber auch bei chronischen interstitiellen Nephritisformen und anderen metabolisch oder genetisch bedingten Erkrankungen. Die chronische Niereninsuffizienz ist **irreversibel** und verläuft **meist progredient.** Die frühen Phasen sind zunächst durch relative Symptomfreiheit gekennzeichnet, im weiteren Verlauf kommt es aber zur klinischen Ausbildung der **Urämie,** die nahezu alle Organsysteme des Körpers beeinträchtigt und Folge der gestörten exkretorischen und inkretorischen renalen Funktion ist.

Praxisfall

Ein 62-jähriger Mann wird von seinem Hausarzt erstmalig beim Nephrologen vorgestellt, nachdem eine Erhöhung des Serum-Kreatinins auf 9 mg/dl bzw. 792 µmol/l aufgefallen war. In den Jahren zuvor waren mehrfach eine Mikrohämaturie und Proteinurie aufgetreten, die keiner weiteren diagnostischen Abklärung zugeführt wurden. Aktuell klagt er über zunehmende Müdigkeit, Abgeschlagenheit sowie Belastungsdyspnoe.

Untersuchungsbefund: rechtsbasal Dämpfung und abgeschwächtes Atemgeräusch wie bei Pleuraerguss, Systolikum, Punctum maximum Herzspitze, beidseits perimalleoläre, prätibiale Ödeme. RR 220/110 mmHg.

Röntgenaufnahme des Thorax: Herz links verbreitert, Pleuraerguss rechts, beidseits Lungenstauung.

Oberbauchsonographie: deutliche Reduktion der Nierengröße, im Längsdurchmesser 8,8 cm, schmales Nierenparenchym, kein Harnstau.

Laborchemisch bestätigen sich die erhöhten Nierenretentionsparameter, zusätzlich bestehen eine Hyperphosphatämie (7,6 mg/dl bzw. 2,5 mmol/l) neben einem erniedrigten Kalziumspiegel (1,85 mmol/l) sowie eine respiratorisch kompensierte metabolische Azidose (pH 7,36, Standardbikarbonat 15 mmol/l) und eine ausgeprägte Anämie mit einem Hb von 7,6 g/dl.

Urinbefunde: unselektive, glomerulär-tubuläre Proteinurie (2,8 g/24 h), Mikrohämaturie.

Verlauf: Wegen hydropischer Dekompensation und Erreichen des Terminalstadiums der Niereninsuffizienz auf dem Boden einer wahrscheinlich chronischen Glomerulonephritis wurde der Patient notfallmäßig über einen Shaldon-Katheter dialysiert; nach klinischer Stabilisierung Anlage einer arteriovenösen Fistel nach Cimino (Abb. 18.35) am rechten Unterarm und Aufnahme in das chronische Hämodialyseprogramm.

Definition Die chronische Niereninsuffizienz ist definiert als **irreversible** Einschränkung der glomerulären, tubulären und endokrinen Funktionen beider Nieren.

Im fortgeschrittenen Stadium entsteht das **urämische Syndrom,** das als übergreifende Erkrankung alle Organe des Körpers in Mitleidenschaft ziehen kann.

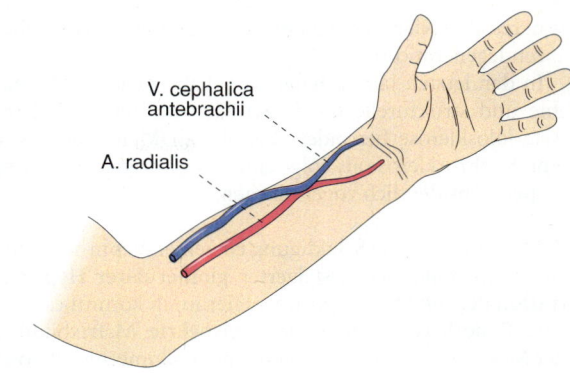

Abb. 18.35 Skizzierte Darstellung einer arteriovenösen Fistel (sog. Cimino-Fistel am Unterarm).

Epidemiologie Epidemiologische Untersuchungen sind dadurch erschwert, dass die Früherfassung chronisch-progredienter Nierenerkrankungen an deren häufig zunächst oligosymptomatischem Verlauf scheitert. Man rechnet mit 6–7 Fällen/100 000 Einwohner/Jahr. Diese Daten beziehen sich vorwiegend auf Patienten, die das Terminalstadium der chronischen Niereninsuffizienz erreichen (Tab. 18.20).

Ätiologie Die chronische Niereninsuffizienz ist Folge einer Vielzahl von glomerulären, tubulointerstitiellen oder vaskulären Nierenerkrankungen und entwickelt sich dementsprechend unter verschiedenen pathologisch-anatomischen und pathophysiologischen Bedingungen. Folgende Erkrankungen liegen heute hauptsächlich zugrunde:
- diabetische Nephropathie (40–50 %)
- chronische Glomerulonephritis (30 %)
- vaskuläre Nephropathien (bei Hypertonie)
- interstitielle Nephritis (Analgetikanephropathie)

Tab. 18.20 Wichtigste renale Grundkrankheiten, die 1992 in Europa in das Terminalstadium der chronischen Niereninsuffizienz einmündeten (Grundlage: Register der europäischen Dialyse- und Transplant-Association – EDTA).

Chronische Glomerulonephritis	20%
Diabetische Nephropathie (Diabetes mellitus Typ I/II)	17%
Chronische Pyelonephritis/interstitielle Nephritis	11%
Vaskuläre Nephropathien	14%
Polyzystische Nierendegeneration	7%
Systemerkrankungen	5%
Chronische Niereninsuffizienz unbekannter Genese	18%
Sonstige Nephropathien	18%

- hereditäre Nierenerkrankungen (z. B. polyzystische Nierendegeneration)

In den letzten Jahren haben die diabetische Nephropathie und strukturelle renale Schäden bei renovaskulärer Arteriolosklerose besonders bei älteren Menschen sowie eine Nephrosklerose als Folge eines langjährigen arteriellen Hypertonus deutlich zugenommen.

Pathogenese Die Schädigung einzelner Nephrone führt zu kompensatorisch gesteigerter **glomerulärer Hyperfiltration** der intakten Nephrone. Hierdurch kommt es über eine Endothelschädigung und vermehrte Matrixbildung der Mesangiumzellen zu zunehmender Glomerulosklerose. Ferner induzieren glomeruläre und tubuläre Schädigungen über die Freisetzung von Zytokinen und Wachstumsfaktoren eine vermehrte Synthese von Matrixkomponenten im Interstitium, so dass eine **interstitielle Fibrose** und **Tubulusatrophie** resultieren. Hierdurch erklärt sich die Progredienz der chronischen Niereninsuffizienz unabhängig von der auslösenden Krankheitsursache.

Pathophysiologie Das klinische Erscheinungsbild der chronischen Niereninsuffizienz wird bei schwerer Einschränkung der Nierenfunktion als **Urämie** bezeichnet. Es führt zu einer Beeinträchtigung nahezu aller Organsysteme des Körpers und ist das Resultat folgender Faktoren:
- gestörte **exkretorische** Funktion (Retention urämischer Toxine sowie von Wasser, Elektrolyten und Phosphat)
- gestörte **sekretorische** Funktion (verminderte Synthese von Erythropoetin und aktivem Vitamin D sowie Aktivierung des Renin-Angiotensin-Systems)

Exkretorische Insuffizienz Durch eine Verschlechterung der Nierenfunktion kommt es zur **Retention toxischer Stoffwechselendprodukte**. Diese sog. Urämietoxine sind bislang nur teilweise eindeutig identifiziert. Hierzu gehören neben Harnstoff und Guanidinderivaten auch Phenole, granulozyteninhibierende Proteine (GIP I und II), AGE (Advanced Glycosylation Endproducts, nicht glykosylierte Proteine) und Parathormon. Insbesondere Abbauprodukte des Eiweiß- und Purinstoffwechsels scheinen eine wichtige Rolle in der Urämie zu spielen, da eiweißarme Ernährung die urämische Symptomatik bessert.

Der Nephronverlust verursacht darüber hinaus Veränderungen des **Wasser-, Elektrolyt- und Säure-Basen-Haushaltes**. Oft besteht eine Zunahme des Gesamtkörpernatriums und -wassers. Diese begünstigt die Entstehung bzw. Verstärkung der arteriellen Hypertonie und kongestiven Herzinsuffizienz. Umgekehrt droht manchen Patienten mit chronischer Niereninsuffizienz, besonders solchen mit chronischen interstitiellen Erkrankungen, intravasaler Volumenmangel. Bei ihnen ist die Fähigkeit der Nieren, Salz und Wasser zu konservieren, eingeschränkt (Salzverlustniere). Die drohende Hyperkaliämie im Terminalstadium der chronischen Niereninsuffizienz wird durch die metabolische Azidose dieser Patienten beschleunigt, die überwiegend Folge einer verminderten renalen H^+-Elimination ist.

Inkretorische Insuffizienz Das klinische Bild der Urämie wird auch durch die insuffizienten endokrinen Funktionen der chronisch geschädigten Niere geprägt. Hierzu gehören:

- verminderte Erythropoetinbildung (renale Anämie, s. u.)
- gestörte 1α-Hydroxylierung von 25-OH-Vitamin D_3 zum aktiven 1,25(OH)$_2$-Vitamin D_3 (Entwicklung des sekundären Hyperparathyroidismus)
- Aktivierung des Renin-Angiotensin-Systems

Symptome Die Stadieneinteilung der chronischen Niereninsuffizienz richtet sich nach der klinischen Symptomatik, der glomerulären Filtrationsrate und den Retentionswerten. Die Kreatinin- und Harnstoffwerte im Serum sind jedoch nur als Anhaltspunkte zu verstehen, da in Abhängigkeit der Muskelmasse große individuelle Unterschiede bestehen. Die aufgeführten Serum-Kreatinin-Werte gelten deshalb nur für normalgewichtige Patienten. Ältere Menschen mit geringer Muskelmasse können bereits ab einem Kreatinin von 3–5 mg/dl eine terminale Niereninsuffizienz entwickeln mit Harnstoffwerten im dialysepflichtigen Bereich (200 mg/dl).

Stadium I Das Stadium I ist das Stadium der vollen Kompensation. Die GFR liegt bei 50–80 %, das Serum-Kreatinin unter 1,5 mg/dl, und der Patient ist symptomfrei. Serum-Kreatinin und Harnstoff bleiben noch im oberen Normbereich; Wasser-, Elektrolyt- und Säure-Basen-Haushalt sind ausgeglichen. Die Einschränkung der Nierenleistung ist nur durch quantitative Bestimmung des Glomerulusfiltrates (Kreatinin-Clearance) erkennbar.

Stadium II Auch im Stadium der **kompensierten Retention** (GFR 20–50 %, Kreatinin 1,5–5 mg/dl) ist der Patient noch relativ beschwerdefrei. Durch das Überangebot von harnpflichtigen Substanzen pro noch funktionstüchtiges Nephron kommt es zur osmotischen Diurese mit Nykturie, Polyurie und Polydipsie. Ferner klagen die Patienten oftmals über Leistungsschwäche und Müdigkeit. Häufige Begleiterscheinungen sind renale Hypertonie, Anämie und sekundärer Hyperparathyroidismus.

Stadium III Im Stadium der **dekompensierten Retention** (GFR 10–20 %, Kreatinin ≥ 5mg/dl) kommt es zum Auftreten urämischer Symptome (s. u.) und Störungen im Elektrolyt- und Wasserhaushalt (Ödeme, Herzinsuffizienz).

Stadium IV Das Stadium der **terminalen Niereninsuffizienz** (Urämie, GFR ≤ 5–10 %, Kreatinin ≥ 10 mg/dl) ist gekennzeichnet durch das Vollbild der Urämie mit Überwässerung, Azidose und Hyperkaliämie und bedarf eines Nierenersatzverfahrens. Im Vollbild der Urämie ist nahezu jedes Organsystem in seiner Funktion gestört:
- **Hämatologische Veränderungen**
  Nahezu jeder Patient mit chronischer Niereninsuffizienz und Kreatininwerten ≥ 4–5 mg/dl entwickelt eine **normochrome, normozytäre Anämie.** Lediglich bei Patienten mit polyzystischer Nierenerkrankung ist diese weniger ausgeprägt. Ursachen für die Anämie sind die verminderte renale Erythropoetinbildung sowie eine verkürzte Überlebenszeit der Erythrozyten in der Urämie. Die Patienten sind trotz ausgeprägter Anämie oftmals nur wenig beeinträchtigt, da sich die Anämie langsam entwickelt und die O_2-Dissoziationskurve nach

rechts verschoben ist (erleichterte Sauerstoffabgabe an das Gewebe). Die erhöhte **urämische Blutungsneigung** ist auf eine gestörte Thrombozytenfunktion und die verminderte Bildung von aggregationsförderndem ADP in den Erythrozyten zurückzuführen. Die Gabe von rekombinantem humanem Erythropoetin hat sich für beide Störungen bewährt.

- **Störungen des Wasser-, Elektrolyt- und Säure-Basen-Haushalts.**
Erst bei Abfall der GFR unter 10–20 ml/min kommt es durch die eingeschränkte Anpassungsfähigkeit der Niere zu Symptomen der **Überwässerung** mit Anstieg des Körpergewichts, Ödemen, Verschlechterung einer arteriellen Hypertonie, Entwicklung von Herzinsuffizienz und Lungenödem. Eine **Hyperkaliämie** entsteht insbesondere durch exzessive Kaliumzufuhr bei Diätfehlern und durch Medikamente (ACE-Hemmer, Kalium sparende Diuretika, NSAR). Ferner fördern die renale metabolische Azidose (Austausch von intrazellulären Kaliumionen gegen extrazelluläre H^+-Ionen), der hyporeninämische Hypoaldosteronismus (insbesondere bei der diabetischen Nephropathie) und die Oligurie bei terminaler Niereninsuffizienz die Hyperkaliämie. Die klinische Symptomatik ist vor allem durch neuromuskuläre Störungen charakterisiert („Kribbelparästhesien", Muskelschwäche und -schmerzen bis hin zur Paralyse sowie bedrohliche Herzrhythmusstörungen).

- **Gastrointestinaltrakt**
Als Frühsymptom gelten Beschwerden wie Appetitlosigkeit, Übelkeit und Erbrechen, die auf Urämietoxine zurückgeführt werden. Der urämische Mundgeruch entsteht durch Abbau von Harnstoff und Ammoniak im Speichel, er ist oft mit Geschmacksstörungen assoziiert.

- **Haut**
Urämische Hautveränderungen sind gekennzeichnet durch ein schmutzig braun-gelbliches Hautkolorit (**Melanose**). Sie können klinisch mit quälendem Juckreiz verbunden sein. Als Ursache des **Pruritus** wird neben Urämietoxinen und Mikroverkalkungen bei erhöhtem Kalzium-Phosphat-Produkt auch eine vermehrte Stimulation peripherer und zentraler μ-Rezeptoren diskutiert.

- **Renale Osteopathie**
Drei Leitsymptome deuten auf das Vorliegen einer renalen Osteopathie hin:
  - diffuse Knochenschmerzen
  - Spontanfrakturen (z. B. Rippen)
  - Muskelschwäche, vor allem der proximalen Arm- und Beinmuskulatur

- Als wichtigste Kausalfaktoren werden die Vitamin-D-Stoffwechselstörungen und der sekundäre Hyperparathyroidismus angeführt (Abb. 18.36). Sehr frühzeitig, d.h. schon ab einer GFR von < 70 ml/min ist die renale Synthese von 1,25-$(OH)_2$-Vitamin D_3 vermindert. Die physiologische Wirkung von 1,25-$(OH)_2$-Vitamin D_3 umfasst einerseits die Aktivierung der intestinalen Kalzium- und Phosphatabsorption, andererseits die Hemmung der Parathormonsekretion. Besteht nun ein Mangel an 1,25-$(OH)_2$-Vitamin D_3, resultiert daraus ein **sekundärer Hyperparathyroidismus**. Dieser wird bei fortgeschrittener Niereninsuffizienz verstärkt, wenn eine Phosphatretention auftritt. Der erhöhte Parathormon-

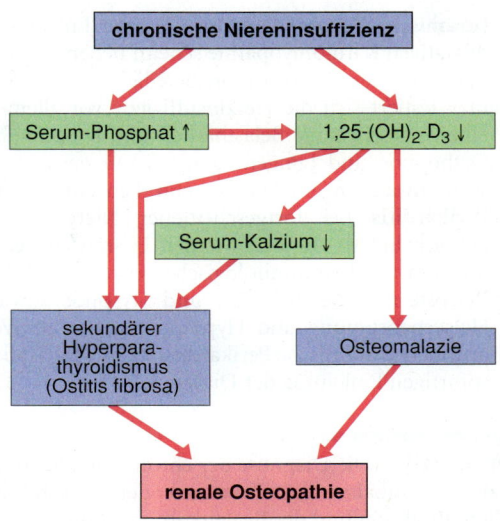

Abb. 18.36 Pathogenese der renalen Osteopathie bei chronischer Niereninsuffizienz.

spiegel ist nicht nur für die renale Osteopathie verantwortlich, sondern teilweise auch für die urämische Enzephalopathie, Kardiomyopathie, Neuropathie usw. (PTH als Urämietoxin!). Darüber hinaus hemmt eine Hyperphosphatämie die renale Synthese von 1,25-$(OH)_2$-Vitamin D_3.

- Infolge dieser komplexen Interaktionen, die sich gegenseitig unterhalten oder gar verstärken, entwickeln die meisten Patienten eine renale Osteopathie, häufig als Kombination von **Osteomalazie** (Mineralisationsstörung) und **Ostitis fibrosa** (Osteodystrophia fibrosa generalisata) durch erhöhte osteoblastäre Knochenresorption. 30–40 % der Patienten mit chronischer Niereninsuffizienz zeigen radiologische Veränderungen, nur ca. 10 % haben aber Beschwerden von Seiten des Skeletts. Diese Komplikationen sollten durch frühzeitige Prävention heute vermieden werden.

- **Zentralnervensystem**
Im Verlauf der chronischen Niereninsuffizienz treten als Ausdruck der urämischen Enzephalopathie unspezifische Symptome des Zentralnervensystems wie Müdigkeit, Apathie und Stimmungsschwankungen auf. Unbehandelt können sich generalisierte Krampfanfälle und Somnolenz bis hin zum Koma entwickeln.

- **Herz-Kreislauf-System**
Kardiovaskuläre Erkrankungen sind für ca. 50 % der Todesfälle bei Patienten mit terminaler Niereninsuffizienz verantwortlich. Hierbei spielt die **koronare Herzerkrankung** mit Myokardinfarkten eine bedeutende Rolle (ca. 15 %). Als Ursache hierfür werden neben der (renalen) Hypertonie, der linksventrikulären Hypertrophie und Lipidstoffwechselstörungen (erhöhte Konzentrationen an Lipoprotein [a] und oxidiertem LDL) auch erhöhte Plasmaspiegel an Homocystein und Urämietoxinen als Faktoren diskutiert, die das Endothel direkt schädigen. Auf dem Boden einer linksventrikulären Hypertrophie, koronaren Herzkrankheit und dilatativen Kardiomyopathie entwickeln Patienten mit terminaler Niereninsuffizienz in 30–50 % eine Herzinsuffizienz

(**urämische Kardiomyopathie**). An der Entstehung der dilatativen Kardiomyopathie scheint neben Urämietoxinen auch das Parathormon beteiligt zu sein. Klinisch manifestiert sich die Herzinsuffizienz vor allem durch eine eingeschränkte Belastbarkeit und Dyspnoe bis zur Orthopnoe und Lungenödem bei nur geringen Volumenschwankungen. Ferner kann sich eine **urämische Perikarditis** bei fortgeschrittener Niereninsuffizienz entwickeln. Als Auslöser werden Urämietoxine, Parathormon und immunologische Faktoren diskutiert. Retrosternale Beschwerden und Dyspnoe sowie eine Halsvenenstauung und Hypotonie stehen im Vordergrund. Die urämische Perikarditis ist eine Indikation zur sofortigen Einleitung der Dialyse.

Diagnostik Die Diagnose der chronischen Niereninsuffizienz beinhaltet das Erkennen der eingeschränkten Nierenfunktion und der Begleitkomplikationen. Zunächst gilt es hierbei, eine akute von einer chronischen Niereninsuffizienz abzugrenzen. Ferner muss nach einer Ursache bzw. behandelbaren Erkrankung der Niereninsuffizienz gefahndet werden. Die zugrunde liegende Erkrankung sollte durch **Nierenbiopsie** bei einem Kreatinin bis zu 2,5 mg/dl diagnostiziert werden. Neben dem typischen Beschwerdebild und dem körperlichen Untersuchungsbefund stehen laborchemische, harnanalytische und bildgebende Verfahren im Vordergrund.

Anamnese Die Anamnese gibt bei subtiler Evaluierung Hinweise auf Müdigkeit, Leistungsabfall und Appetitlosigkeit. In fortgeschrittenen Stadien der chronischen Niereninsuffizienz werden diese Symptome von den Patienten kaum registriert, da sie aufgrund der langsamen Entstehung daran gewöhnt sind.

Körperliche Untersuchung Bei der körperlichen Untersuchung stehen Befunde von Seiten der **Haut** und des **Herz-Kreislauf-Systems** im Vordergrund: Es fällt ein **blassgelbliches Hautkolorit** auf, das Integument ist trocken und kann durch Kratzeffekte sekundär verändert sein. Bei bereits mit Erythropoetin behandelten Patienten ist die blasse Farbe des Hautkolorits aufgehoben. Die **Hypertonie** ist ein wichtiger Befund; ein systolisches Geräusch über der Aortenklappe ist durch die renale Anämie sowie durch die häufige Aortenklappensklerose bei chronisch Nierenkranken bedingt.

Harnanalyse Die Harnanalyse ist oft wegweisend. Zu fahnden ist nach Akanthozyten (glomeruläre Erythrozyten) bzw. Erythrozytenzylindern im **Urinsediment**; wichtig sind die Quantifizierung der **Proteinausscheidung** mittels eines 24-h-Sammelurins sowie die Differenzierung des **Proteinmusters** (glomeruläre und tubuläre Proteinurie).

Labor Die **Frühstadien** der chronischen Nierenerkrankung entziehen sich der **serologischen Diagnose,** wenn nur die üblichen Nierenretentionswerte gemessen werden. Hier helfen nur Funktionstests weiter, wie z.B. die Bestimmung der Kreatinin-Clearance oder die nuklearmedizinische Bestimmung der ^{51}Chrom-EDTA- oder Inulin-Clearance (s. Kap. 18.1). Im späten Stadium reicht für die klinische Praxis die Bestimmung von Kreatinin und Harnstoff zur Abschätzung der Nierenfunktion aus, zur Abschätzung der Dialysepflichtigkeit wird jedoch die Bestimmung der GFR notwendig. Der Serum-Harnstoff-Wert als Parameter der Nierenfunktion hat allerdings den Nachteil, erheblich vom Grad der Katabolie sowie von der alimentären Proteinzufuhr beeinflusst zu werden. Für ein fortgeschrittenes Stadium sprechen des Weiteren der Nachweis einer normochromen Anämie sowie insbesondere Hinweise auf eine renale Osteopathie (alkalische Phosphatase, ossäres Isoenzym). Das intakte Parathormon ist bei meist niedrigem Kalzium- und erhöhtem Phosphatspiegel erhöht.

Bildgebende Verfahren Als bildgebendes Verfahren ist die **Sonographie** der Nieren unentbehrlich. Die Größenbeurteilung der Nieren lässt Rückschlüsse auf chronische oder akute Nierenerkrankungen zu (Abb. 18.37). So finden sich in der Regel kleine Nieren bei der chronischen Niereninsuffizienz (Ausnahmen: Amyloidniere, Plasmozytomniere, diabetische Glomerulosklerose).

Radiologische Zeichen der renalen Osteopathie sind subperiostale Knochenresorptionszonen an den Fingerendphalangen (Abb. 18.38).

Zur **Erfassung weiterer Organveränderungen** ist auch die **Echokardiographie** (Perikarderguss, Herzklappenverkalkungen, linksventrikuläre Hypertrophie bei Hypertonie) notwendig.

Differentialdiagnose Bei erstmaliger Registrierung erhöhter Nierenretentionswerte haben differentialdiagnostische Überlegungen das Ziel, ein akutes Nierenversagen von chronischen Verläufen abzugrenzen. Im Gegensatz zum akuten Nierenversagen finden sich bei der chronischen Niereninsuffizienz sonographisch in der Regel kleine Nieren (Ausnahmen: Amyloidniere, Plasmozytomniere, diabetische Glomerulosklerose).

Des Weiteren wird nach reversiblen Ursachen der Niereninsuffizienz gefahndet, um therapeutische Ansätze zu erkennen.

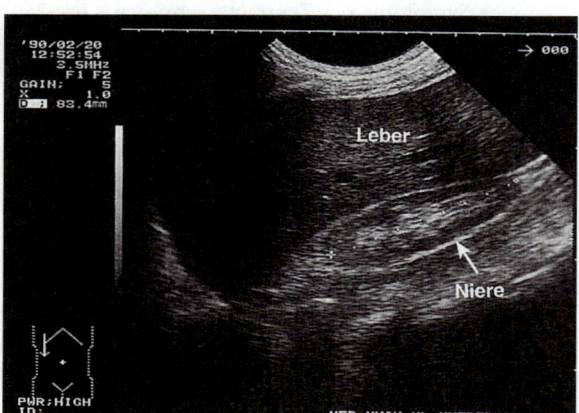

Abb. 18.37 Schrumpfniere bei chronischer Glomerulonephritis. Verkleinerter Längsdurchmesser (8,3 cm) mit Verschmälerung und Strukturverdichtung des Parenchymsaums. (Nierenbioptisch wurde vor sechs Jahren eine fokal sklerosierende Glomerulonephritis diagnostiziert.)

18.10 Chronische Niereninsuffizienz

Differentialdiagnose	Ausschlusskriterien
Akutes Nierenversagen	Anamnese Sonographie Labor Biopsie
Obstruktion ableitender Harnwege	Sonographie
Maligne Hypertonie	Schwere hypertensive Retinopathie Diastolische Blutdruckwerte > 120 mmHg Erhöhung aller vasopressorischen Hormone EKG
Plasmozytom	Serum-/Urin-Immunelektrophorese
Hypovolämie/Hyponatriämie	Untersuchungsbefund Labor ZVD
Pyelonephritis	Temperatur Urinsediment (z.B. Leukozytenzylinder) Bakteriologischer Harnbefund Sonographie
Hyperkalzämie	Serum-Kalzium

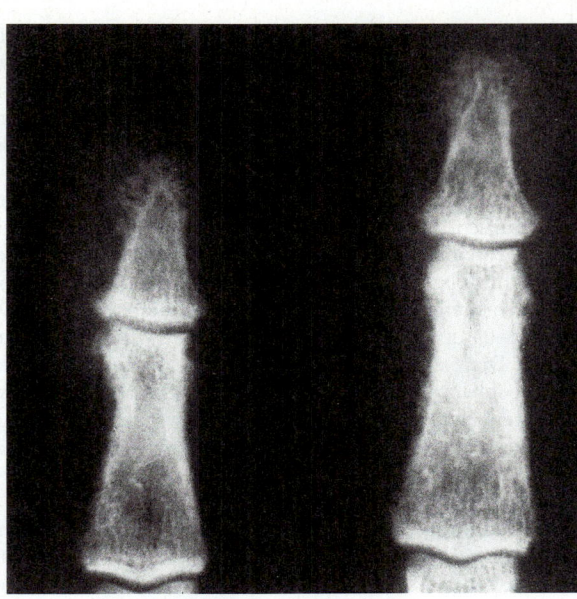

Abb. 18.38 Erosionen der terminalen Fingerphalangen im Sinne von beginnenden Akroosteolysen sowie subperiostale Resorptionszonen bei hochgradiger renaler Osteopathie.

Therapie Patienten mit chronischer Niereninsuffizienz bedürfen einer sorgfältigen ärztlichen Überwachung; die Prognose sowie der Verlauf der Erkrankung hängen wesentlich davon ab. Die konservative Behandlung basiert auf vier Säulen:
- Therapie des Grundleidens
- Progressionsverzögerung der Niereninsuffizienz
- Behandlung der Symptome und Komplikationen
- frühzeitiger Planung lebenserhaltender Maßnahmen und rechtzeitigem Einleiten einer Nierenersatztherapie

Therapie des Grundleidens Zunächst gilt es, wenn möglich, die spezifischen **metabolischen** und **immunologischen Störungen** zu behandeln; dazu zählen immunsuppressive Therapie bei rasch progressiver Glomerulonephritis, Vermeiden des Schmerzmittelabusus bei Analgetikanephropathie und Dilatation einer Nierenarterienstenose.

Verzögerung der Progression Eine manifeste chronische Niereninsuffizienz schreitet in der Regel auch dann fort, wenn die auslösende Erkrankung ausgeheilt ist. Die Tendenz des unaufhaltsamen weiteren Untergangs von Nierenparenchym ist nahezu allen Nierenerkrankungen mit einem signifikanten Nephronverlust gemeinsam. Sie findet ihr funktionelles Korrelat in einer **linear abfallenden GFR**. Der gemeinsame pathogenetische Mechanismus, der diesem sich verselbständigenden progressiven Funktionsverlust der Nieren zugrunde liegt, ist bis heute nicht sicher aufgeklärt (s. Pathogenese). Die wichtigsten diskutierten Progressionsfaktoren sind Tabelle 18.21 zu entnehmen.

Ein gesicherter progressionsverzögernder Effekt kommt der konsequenten **Therapie der arteriellen Hypertonie** zu. Der Zielblutdruck liegt bei Werten von 120–130/75–80 mmHg. Bei den meisten glomerulären Erkrankungen ist die Therapie mit ACE-Hemmern von besonderem Vorteil, da ACE-Hemmer neben dem antihypertensiven einen

Tab. 18.21 Therapeutische Maßnahmen zur Progressionsverzögerung einer chronischen Niereninsuffizienz.

Progressionsfaktor	Therapeutische Konsequenz
Grunderkrankung	Je nach Art der Erkrankung (z.B. Immunsuppression, Antibiotika, Antihypertensiva)
Renale Hypertonie	ACE-Hemmer Antihypertensiva
Sekundärer Hyperparathyroidismus	Phosphatbinder Vitamin-D_3-Supplementierung (1,25-$[OH]_2$-Vitamin D_3) 0,8 g/kg Körpergewicht Eiweißbilanzierung (→ Phosphat ↓)
Metabolische Azidose	Natriumbikarbonat Eiweißarme Kost (→ saure Metaboliten ↓)
Hyperlipidämie	Bei Hypercholesterinämie: HMG-CoA-Reduktase-Inhibitoren Bei Hypertriglyzeridämie: Fibrate (Dosisanpassung an Nierenfunktion!)
Proteinurie > 0,5 g/d	ACE-Hemmer

eigenen progressionsverzögernden Effekt ausüben. Insbesondere Patienten mit großer Proteinurie profitieren von einer Therapie mit ACE-Hemmern. Durch den Einsatz von ACE-Hemmern kann es jedoch initial zu einem weiteren Kreatininanstieg um ca. 20 % kommen. Auch die Entwicklung einer Hyperkaliämie ist sorgfältig zu überwachen.

Entgegen der früher geübten Praxis hat eine große amerikanische Multicenter-Studie ergeben, dass eine frühzeitige **proteinarme Diät** bei beginnender chronischer Niereninsuffizienz nur von geringem Wert ist. Erst bei weit fortgeschrittener Niereninsuffizienz ist eine eiweißarme Diät (0,6–0,8 g Protein/kg Körpergewicht/d) zur Verzögerung der Dialysepflichtigkeit sinnvoll. Eine eiweißarme Diät ist phosphatarm und beeinflusst damit zusätzlich den sekundären Hyperparathyroidismus. Die verminderte Zufuhr saurer Eiweißmetaboliten führt zu einer Verbesserung der metabolischen Azidose.

Behandlung der Symptome und Komplikationen Prävention und Therapie von Störungen des Wasser- und Elektrolythaushaltes, der renalen Hypertonie und Osteopathie stellen weitere Schwerpunkte in der konservativen Therapie der chronischen Niereninsuffizienz dar.

- **Kochsalz- und Flüssigkeitsaufnahme:** Empfehlungen bezüglich der Kochsalz- und Flüssigkeitsaufnahme orientieren sich am individuellen Hydratationszustand. Wenn Ödeme und/oder eine arterielle Hypertonie vorliegen, ist eine salzarme Diät (NaCl < 6 g/d) empfehlenswert. Wirkt der Patient dagegen exsikkiert, ist diese Maßnahme gefährlich, da bei Niereninsuffizienz die Fähigkeit, Salz und Wasser zu konservieren, nicht selten eingeschränkt ist. Der dann drohende Verlust extrazellulärer Flüssigkeit kann zu einer weiteren Verschlechterung der Nierenfunktion führen. Befindet sich der Patient im Flüssigkeits- und Salzgleichgewicht, genügt in der Regel eine tägliche Flüssigkeitszufuhr von ca. 2,5 l. Die Verabreichung extrem großer Trinkmengen birgt eher das Risiko einer Zunahme der renalen Hypertonie und ist nicht von Vorteil. Das Konzept der sog. „Spülbehandlung" wurde verlassen. Im Spätstadium führt sie zusätzlich zum Risiko der lebensgefährlichen Überwässerung. Durch tägliches Wiegen (morgens, nüchtern) kann der Patient selbständig seinen Hydratationszustand kontrollieren. Auch regelmäßige Selbstmessung des Blutdrucks ist in diesem Zusammenhang sinnvoll. In fortgeschrittenen Stadien der Niereninsuffizienz mit hydropischer Dekompensation kommen am ehesten potente Schleifendiuretika zum Einsatz.

! Kalium sparende Diuretika sind schon bei Beginn der Niereninsuffizienz streng kontraindiziert. Sie hemmen die tubuläre Kaliumsekretion, so dass sie bereits ab Filtrationswerten < 50 ml/min eine lebensgefährliche Hyperkaliämie induzieren können.

- **Hyperkaliämie:** Zur Behandlung einer Hyperkaliämie bei Niereninsuffizienz wird neben der diätetischen Kaliumrestriktion ein Azidoseausgleich durchgeführt, z.B. durch die Gabe von Natriumhydrogenkarbonat in Kapselform. Darüber hinaus erhöhen Schleifendiuretika die renale Kalium-Clearance.
- **Renale Osteopathie:** Zur Prävention der renalen Osteopathie sollte neben der frühzeitigen Gabe von aktivem Vitamin D_3 eine Hyperphosphatämie verhindert werden. Ihre Behandlung erfolgt durch diätetische Maßnahmen. Zusätzlich werden **orale Phosphatbinder** zum Essen verabreicht. Kalziumacetat ist das Mittel der ersten Wahl, da es neben der intestinalen Phosphatbindung die negative Kalziumbilanz des Urämikers verbessert. Alle aluminiumhaltigen Phosphatbinder (z.B. Aluminiumhydroxid) bergen die Gefahr einer Aluminiumintoxikation mit Entwicklung einer Aluminiumosteopathie nach lang dauernder Einnahme. In naher Zukunft werden jedoch neue, bessere Phosphatbinder zur Verfügung stehen (Sevelamer).
- **Hyperlipidämie:** Die Hyperlipidämie oder urämische Dyslipidämie wird durch Lipidsenker behandelt. Hier ist bei cholesterinreichen Lipoproteinen den HMG-CoA-Reduktase-Hemmern der Vorzug zu geben. Lipidsenker auf Fibratbasis kumulieren bei eingeschränkter Niereninsuffizienz und können zu Rhabdomyolyse führen.

Nierenersatztherapie Im präterminalen Stadium der chronischen Niereninsuffizienz, d.h. bei einer Kreatinin-Clearance von 15 ml/min (GFR 10 ml/min), erfolgen vorbereitende Maßnahmen für die **Nierenersatztherapie**. Der Patient wird über die prophylaktische Anlage eines Dialyseshunts oder die Implantation eines Peritonealdialysekatheters unterrichtet.

Die Dialysebehandlung sollte möglichst vor dem Eintreten urämischer Komplikationen begonnen werden. Hinweise sind die Oligurie, Gewichtszunahme oder -verlust bei Übelkeit und Erbrechen, zunehmende Müdigkeit und Schwäche, Anstieg der Retentionswerte (GFR ≤ 8 ml/min, Harnstoff-N ≥ 100 mg/dl).

Absolute Indikationen zur Einleitung einer Dialyse:
- Perikarditis
- therapieresistente Überwässerung (oder Lungenödem) und Hypertonie
- schwere Azidose und bedrohliche Hyperkaliämie
- schwere urämische Enzephalopathie oder Polyneuropathie
- ausgeprägte urämische Blutungsneigung

Pharmakotherapie bei Niereninsuffizienz Grundsätzlich gilt, dass bei einer medikamentösen Therapie das Ausmaß der Nierenfunktionseinschränkung berücksichtigt werden muss. Viele Medikamente oder deren Metaboliten werden renal eliminiert, so dass bei fehlender Dosisanpassung Kumulation droht (z.B. Digoxin, Antibiotika). Die richtige Dosierung von Medikamenten setzt also Kenntnis ihrer Pharmakokinetik sowie die Einschätzung der renalen Restfunktion voraus. Im Einzelfall müssen Spiegelbestimmungen (Drug-Monitoring) erfolgen.

Verlauf und Prognose Nahezu alle Nierenerkrankungen führen zu einer fortschreitenden Verschlechterung, und die Patienten werden dialysepflichtig. Interindividuell ist die Geschwindigkeit der Funktionsverschlechterung jedoch sehr variabel und auch abhängig von Art und Aktivität der Grunderkrankung. Patienten mit einer polyzystischen Nierendegeneration oder einer interstitiellen Nephritis zeigen im Vergleich zu einer fokal-sklerosieren-

18.10 Chronische Niereninsuffizienz

den oder membranoproliferativen Glomerulonephritis einen protrahierten Verlauf. **Proteinurie** und **arterielle Hypertonie** sind unspezifische beschleunigende Faktoren der Nierenfunktionsverschlechterung. Es ist heute erwiesen, dass eine sorgfältige ärztliche Führung des Patienten ganz wesentlich den zeitlichen Verlauf der Nierenfunktionsverschlechterung bestimmt (z.B. durch frühzeitigen Einsatz von ACE-Hemmern insbesondere bei der diabetischen Nephropathie). Auch treten Zielorganschäden in geringerem Ausmaß und geringerer Häufigkeit auf. Seit Einführung der Nierenersatztherapie wird die Prognose der chronisch Nierenkranken heute mehr von Sekundärkomplikationen (z.B. akzelerierte Gefäßsklerose) als vom Nierenfunktionsverlust per se beeinflusst.

Komplikationen Lebensbedrohliche Zustände markieren oft den Eintritt in das Terminalstadium der Erkrankung. Retrosternale Schmerzen, zunehmende Einflussstauung, Zeichen der Atemnot und Tachykardie können auf das Vorliegen einer urämischen Perikarditis hindeuten, mit der Gefahr eines Perikardergusses und konsekutiver Herzbeuteltamponade. Analog zum akuten Nierenversagen sind die Patienten besonders im Terminalstadium der chronischen Niereninsuffizienz durch Störungen des Volumen-, Elektrolyt- und Säure-Basen-Haushaltes gefährdet, vornehmlich also durch:

- Hyperkaliämie und Hyponatriämie
- metabolische Azidose
- arterielle Hypertonie
- interstitielles Lungenödem

Zusammenfassung

- Häufigste Ursachen: diabetische Nephropathie, Glomerulonephritiden
- Wichtigstes Symptom: Urämie
- Wichtigste diagnostische Maßnahmen: Blut- und Urinuntersuchung, Sonographie
- Wichtigste therapeutische Maßnahme: Verzögerung der Progression der Niereninsuffizienz

Terminale Niereninsuffizienz

Die terminale Niereninsuffizienz ist die Folge einer chronisch fortschreitenden Niereninsuffizienz und weist aggravierte Symptome und Komplikationen der chronischen Niereninsuffizienz auf. Das Ziel einer adäquaten Therapie ist die Vermeidung dieser Komplikationen durch gute Führung des Patienten. Die terminale Niereninsuffizienz ist das Endstadium einer chronischen Erkrankung und tritt bei **Kreatininwerten** um **5–10 mg/dl** respektive einer glomerulären Filtrationsrate < 10 ml/min auf. Um überleben zu können, muss der Patient in ein Dialyseprogramm aufgenommen werden, welches die exkretorische Funktion der Niere so weit ersetzen kann, dass langfristig eine urämische Intoxikation vermieden wird. Hierzu werden heute extrakorporale Techniken wie die **Hämodialyse** (s. Abb. **18.39**) und die **Hämodiafiltration** (s. Abb. 18.41) angewendet. Eine Alternative stellt die **Peritonealdialyse** dar, bei der eine extrakorporale Blutzirkulation entfällt und das Peritoneum zur Entfernung der harnpflichtigen Substanzen herangezogen wird. In Deutschland wurden im Jahr 2000 46 000 Patienten mit der Hämodialyse und 2 900 Patienten mit der Peritonealdialyse behandelt.

Behandlung der terminalen Niereninsuffizienz

Voraussetzungen Eine ausreichende Entgiftung gelingt durch Dialyse eines ausreichenden Blutvolumens pro Zeiteinheit (300 ml/min). Dies kann nur durch einen **adäquaten Gefäßzugang** gewährleistet werden. Der am meisten verbreitete Gefäßzugang bei Patienten mit chronischem Nierenversagen ist die **Cimino-Fistel** (s. Abb. 18.35). Dieser sog. Hämodialyseshunt wird durch eine chirurgische Anastomose zwischen der A. radialis und der V. cephalica im Bereich des distalen Unterarmes der nichtdominanten Extremität angelegt. Liegen keine adäquaten venösen Gefäßverhältnisse vor, können auch Kunststoffprothesen (Goretex®) implantiert werden. Zur **Akutbehandlung** des Nierenversagens wird ein **Shaldon-Katheter** (ein- oder doppellumig) in einer zentralen Vene (vorzugsweise V. jugularis interna) platziert. Jede extrakorporale Zirkulation macht in der Regel eine Antikoagulation erforderlich, unter Verwendung von Heparin. Bei blutungsgefährdeten Patienten (posttraumatisch, postoperativ) kommen alternativ die Minimalheparinisierung und die Verwendung von „Low Molecular Weight Heparin" in Frage.

Hämodialyse Bei diesem Blutreinigungsverfahren findet der Stofftransport mittels Diffusion gemäß einem Konzentrationsgradienten über eine semipermeable Membran statt, die sich zwischen Blut und Dialysatlösung befindet (Abb. 18.39). Um den Gradienten entlang der Membran möglichst groß zu halten, werden Blut und Dialysatlösung nach dem Gegenstromprinzip geleitet (Abb. 18.40). Das Dialysat wird nach einem Durchfluss verworfen. Die Porengröße der Dialysemembran definiert die Durchlässigkeit für verschieden große Moleküle. Es werden je-

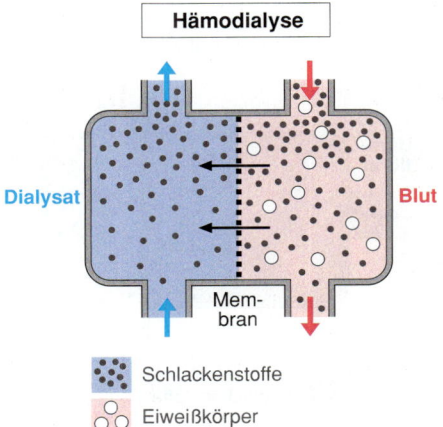

Abb. 18.39 Prinzip der Hämodialyse. Der Dialysator wird von Blut und Dialysat, die in entgegengesetzter Richtung fließen, durchströmt. Der Stoffaustausch erfolgt über eine semipermeable Membran via Diffusion, angetrieben durch einen Konzentrationsgradienten. Das mit Schlackenstoffen beladene Dialysat wird verworfen und das gereinigte Blut dem Patienten wieder zugeführt.

Nierenerkrankungen

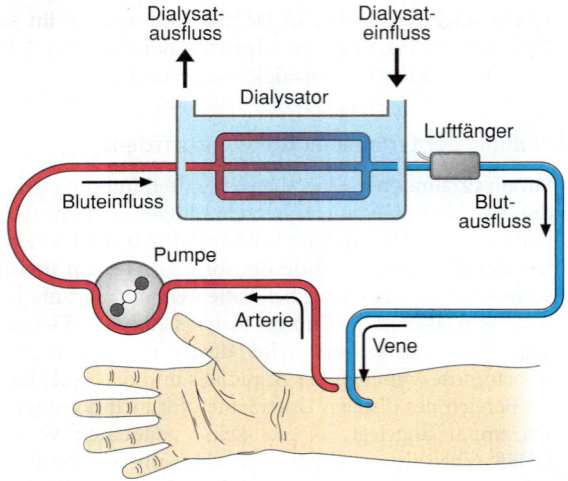

Abb. 18.40 Schematische Darstellung der Hämodialyse. Über eine Rollerpumpe wird arterielles Blut dem Patienten entzogen und dem Dialysator zugeführt. Dort erfolgt der eigentliche Stofftransport in das Dialysat, welches in Gegenrichtung strömt. Das Dialysat wird verworfen, das entgiftete Blut dem Patienten via Luftfänger (Vermeidung von Luftembolien) reinfundiert.

doch nicht nur Stoffe eliminiert, vielmehr wird auch eine Reihe von Substanzen via Dialysat zugeführt. Man setzt die Konzentrationen im Dialysat höher an, als sie im Blut vorliegen. In der Praxis werden Kalzium, Bikarbonat und Glukose auf diese Weise dem Patienten während der Hämodialyse zugeführt.

Ultrafiltration   Bei der Ultrafiltration (Abb. 18.41) wird Plasmawasser mittels eines **Druckgradienten** durch die Membran gepresst. Der erforderliche Druckgradient wird durch Überdruck auf der Blutseite erzeugt. Darüber hinaus müssen Membranen verwendet werden, die dem Fluss von Wasser nur wenig Widerstand entgegensetzen. Bei der

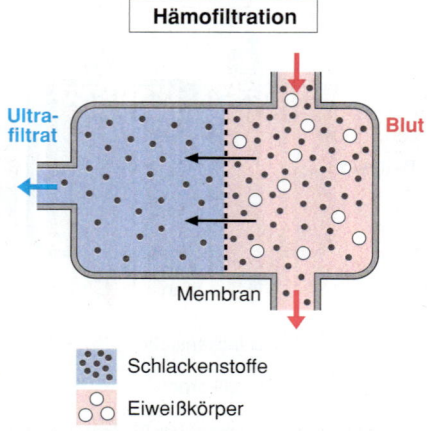

Abb. 18.41 Prinzip der Hämofiltration. Der Hämofilter wird von Blut durchströmt. Dabei wird über eine semipermeable Membran Plasmawasser abfiltriert. Dieses Ultrafiltrat wird verworfen. Nach dem Filter wird das entfernte Volumen durch eine Elektrolytlösung ersetzt, und das Blut wird dem Patienten reinfundiert.

Hämodialyse kommen dagegen in der Regel Membranen mit größerem Widerstand zum Einsatz, da hier keine großen Flüssigkeitsbewegungen erwünscht sind. Die im Plasmawasser gelösten Stoffe werden durch **Konvektion** aus dem Blut entfernt. Von Ultrafiltration spricht man, wenn die zu entfernenden Volumina gering sind (1–2 l) und in erster Linie die Elimination von Plasmawasser beabsichtigt ist. So wird eine Ultrafiltration bei der Behandlung des Lungenödems infolge von Nieren- oder Herzinsuffizienz eingesetzt. Im klinischen Alltag wird auch bei dieser Hämodialyse simultan ultrafiltriert, um überschüssige Flüssigkeit aus dem Patienten zu entfernen.

Hämofiltration   Die Hämofiltration beruht auf dem gleichen physikalischen Prinzip. Hierbei werden jedoch in einer Sitzung mehr als 20 l Plasmawasser abfiltriert und das Filtrat durch eine sterile Elektrolytlösung ersetzt. Die Filtration solch großer Mengen von Plasmawasser geht mit einem erheblichen konvektiven Stofftransport über die Membran einher, der zur effektiven Entgiftung des niereninsuffizienten Patienten genutzt werden kann. Der konvektive Stofftransport ist bei größermolekularen Substanzen besonders wirksam, während kleinmolekulare Stoffe schlechter transportiert werden. Als Hauptvorteil der Hämofiltration oder Hämodiafiltration (zusätzliche Dialyse) findet sich ein **stabileres Blutdruckverhalten** während der Behandlungsphase. Blutdruckabfälle sind deutlich seltener als bei der reinen Hämodialyse. Allerdings ist eine Hämofiltrationsbehandlung technisch aufwendiger und damit teurer als die Hämodialyse.

Kontinuierliche extrakorporale Verfahren   Eine kontinuierliche Entgiftung wird bei der Behandlung des akuten Nierenversagens im Rahmen der modernen Intensivmedizin heute bevorzugt. Zunehmend durchgesetzt hat sich die kontinuierliche **venovenöse Hämofiltration** (CVVH) ohne oder mit zusätzlicher Dialyse (CVVHD). Beide Verfahren kommen mit geringerem Aufwand aus, erfordern jedoch einen großlumigen zentralen Zugang (doppellumiger Shaldon-Katheter). Durch diese kontinuierliche Entgiftung und Ultrafiltration können eine moderne intensivmedizinische Therapie besser gesteuert und kardiovaskuläre Stabilität erreicht werden.

Technische Aspekte der extrakorporalen Behandlung   Im **Dialysator** befindet sich eine **semipermeable Membran,** über die der Stofftransport erfolgt. Auf der einen Seite dieser Membran fließt das Blut des Patienten (200–300 ml/min), auf der anderen Seite strömt das Dialysat in entgegengesetzter Richtung (500 ml/min).

Die **Clearance** ist das Maß, mit dem die **Entgiftungsleistung** eines Dialysators gemessen wird. Sie ist definiert als die Plasmamenge pro Minute, die von einem Stoff befreit wird. So liegt die Harnstoff-Clearance bei einem Blutfluss von 200 ml/min für einen guten Dialysator bei ca. 180 ml/min. Ein weiteres Charakteristikum einer Dialysemembran ist deren Permeabilität. Diese wird durch das Membranmaterial definiert. Man unterscheidet zellulosische und synthetische Membranen. Aus Gründen der Biokompatibilität verwendet man heute zunehmend modifizierte zellulosische Membranen, z. B. Zelluloseacetat, oder synthetische Materialien wie Polysulfon, Polyacrylnitril, Polymethylmetacrylat oder Polykarbonat. Als **biokompatibel** wird ein Dialysator dann bezeichnet, wenn er möglichst wenig Interaktionen mit den einzelnen Blutbestandteilen eingeht. Wichtig ist auch die Stabilisation des Schlauchsystems und der Dialysatoren. Eine völlig inerte Dialysemembran existiert nicht, und so kommt es bei jeder extrakorporalen Behandlung zur Aktivierung des Gerinnungs- und Komplementsystems und zur Aktivierung von Blutzellen.

Zur weiteren Information

Literatur

Brass, H., T. Philipp, W. Schulz (Hrsg.): Manuale Nephrologicum, Kap. IX–X. Dustri, Deisenhofen 1995.
Brenner, B. M.: Nephron adaption to renal injury. Am J Physiol 1985; 249: F324.
Franz, H. E., W. H. Hörl (Hrsg.): Blutreinigungsverfahren: Technik und Klinik, 5. Aufl. Thieme, Stuttgart 1997.
Kuhlmann, U., D. Walb, F. C. Luft: Nephrologie, 3. Aufl. Thieme, Stuttgart 1998
Levin, A., R. N. Foley: Cardiovascular disease in chronic renal insufficiency. Am J Kidney Dis 2000 (Suppl. 3); 36: 24–30.
London, G. M., T. B. Drüeke.: Atherosclerosis and arteriosclerosis in chronic renal failure. Kidney Int 1997; 51: 1678.
NFK-DOQJ Clinical practice guidelines for the treatment of anemia of chronic renal failure. Am J Kidney Dis 1997 (Suppl. 3); 30: 192.
Slatopolsky, E.: The role of calcium, phosphorus and vitamin D metabolism in the development of secondary hyperparathyroidism. Nephrol Dial Transplant 1998; 13: 3–8.

Internet-Links

www.kidneyatlas.org
www.renalworld.com
www.nephron.com/links

Keywords

uremia ◆ chronic renal failure ◆ dialysis

18.11 Niere und Hypertonie

J. Galle, E. Heidbreder, A. Schwarting, C. Wanner

Die Niere ist einerseits an der Pathogenese des hohen Blutdrucks beteiligt, andererseits aber auch ein wichtiges Zielorgan hypertensiver Schädigung.

Renoparenchymatöse Hypertonie: häufigste Form der sekundären Hypertonie.
Renovaskuläre Hypertonie: kausal behandelbare Ursache einer Hypertonie.
Hypertensiver Notfall: sofortige intensivmedizinische Betreuung.
Maligne Hypertonie und maligne Nephrosklerose: dringende Blutdrucksenkung.
Hypertensive Nephropathie: langsame Nierenfunktionsverschlechterung durch langjährige Hypertonie.

18.11.1 Renoparenchymatöse Hypertonie

Engl. Begriff: Renal Parenchymal Hypertension

Definition Unter einer renoparenchymatösen Hypertonie versteht man eine Hochdruckform, die durch eine Erkrankung des Nierenparenchyms hervorgerufen wird. Diese kann angeboren oder erworben sein und ein- oder doppelseitig auftreten.

Epidemiologie Mit ca. 5 % aller Hypertonien ist der renoparenchymatöse Hochdruck die häufigste Ursache einer sekundären Hypertonie.

Ätiologie Prinzipiell kann jede Nierenerkrankung eine Hypertonie auslösen. Die Häufigkeit steht dabei in Beziehung zur Schwere der renalen Funktionsstörung. Im Prädialysestadium (Kreatinin ca. 10 mg/dl bzw. 800 μmol/l) sind 80–90 % der Patienten hyperton. Jedoch ist auch bei normaler glomerulärer Filtration eine renoparenchymatöse Hypertonie nicht selten (z. B. bei akuter Glomerulonephritis oder diabetischer Glomerulosklerose).

Bei **beidseitigen renoparenchymatösen Erkrankungen** liegt als Ursache einer Hypertonie am häufigsten eine Glomerulonephritis vor, gefolgt von der obstruktiven oder refluxbedingten Nephropathie, der diabetischen Glomerulosklerose, der Analgetikanephropathie, der polyzystischen Nierendegeneration sowie einer Reihe von Systemerkrankungen mit renaler Beteiligung (z. B. Lupus erythematodes). Auch die schwangerschaftsbedingten Hypertonien sind in der Regel renoparenchymatös. Histologisch definierte Glomerulonephritiden weisen eine unterschiedliche Hypertoniehäufigkeit auf: Bei der Minimal-Change-Glomerulonephritis ist eine sekundäre Hypertonie seltener als

Tab. 18.22 Übersicht über einseitige parenchymatöse Nierenerkrankungen als auslösende Ursachen für Hypertonie.

Einseitig kleine Niere
■ Ask-Upmark-Niere (segmentale Hypoplasie)
■ Chronische Pyelonephritis
■ Refluxnephropathie
■ Strahlennephritis
Hydronephrose – Harnstauungsniere
Einfache Nierenzyste
Tuberkulöse Kittniere
Traumatische Nierenläsion
Nierentumoren
■ Wilms-Tumor (Nephroblastom)
■ Hämangiosarkom
■ Hypernephrom
■ Karzinom des Nierenbeckens

bei proliferativen Formen. Einseitige **renoparenchymatöse Erkrankungen** sind in Tabelle 18.22 aufgeführt.

Pathogenese Eine renoparenchymatöse Hypertonie kann durch folgende Faktoren ausgelöst werden:
- renale Natrium- und Flüssigkeitsretention (Volumenhochdruck)
- Aktivierung des Renin-Angiotensin-Systems und erhöhte Sympathikusaktivität
- verminderte Bildung von vasodepressorischen und vasodilatierenden Substanzen (z.B. Kallikrein-Kinin-System, renale Prostaglandine, NO)

Unter den genannten Mechanismen spielen die **Natrium-** und **Flüssigkeitsretention** bei renoparenchymatöser Hypertonie eine Schlüsselrolle. Es besteht eine positive Korrelation zwischen der Höhe der Blutdrucksteigerung und der Natrium- und Flüssigkeitsretention. Trotz der positiven Natrium- und Flüssigkeitsbilanz zeigt die Aktivität des Plasma-Renins bei Nierenerkrankungen keine Abnahme. Sie ist relativ oder absolut erhöht und trägt so zur Blutdrucksteigerung bei. Dass die Hypertonie bei Analgetikanephropathie besonders häufig ist, lässt angesichts der bevorzugten Schädigung im distalen Tubulus und Papillenbereich an die ungenügende Bildung von vasodepressorischen Substanzen denken.

Bluthochdruck als Progressionsfaktor renaler Erkrankungen Die renoparenchymatöse Hypertonie ist ein entscheidender Progressionsfaktor von Nierenerkrankungen. Bereits eine geringe Blutdruckerhöhung kann zum Fortschreiten der Nierenschädigung beitragen. Als ein wichtiger Mechanismus des progredienten Nierenversagens gilt die intraglomeruläre Hypertonie, die sich adaptiv in den noch funktionstüchtigen Restnephronen entwickelt. Diese wird durch eine systemische Blutdrucksteigerung verstärkt. Als Folge des physikalischen Stresses im glomerulärkapillaren Bereich manifestiert sich längerfristig eine Glomerulosklerose. Der zunehmende Funktionsverlust der Glomeruli schafft dann einen Circulus vitiosus, der die Progression der chronischen Niereninsuffizienz vorantreibt (Abb. 18.42).

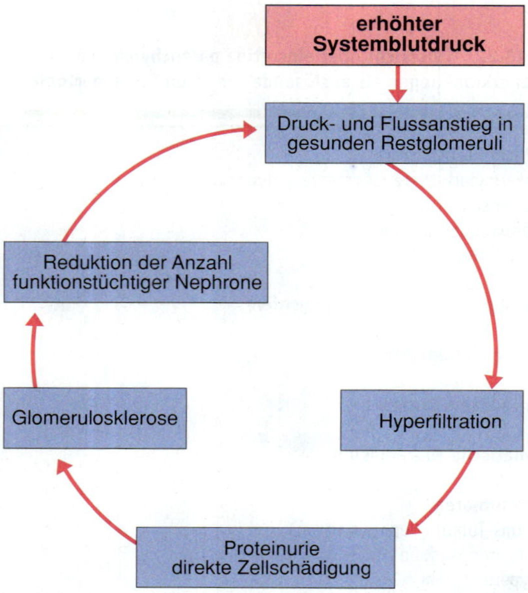

Renale Hypertonie als kardiovaskulärer Risikofaktor Hochdruckkomplikationen an Herz, Gehirn und Augen treten bei renalen Hypertonien früher und schwerer auf als bei essentieller Hypertonie. Ein ursächlicher Faktor ist der Verlust der physiologischen nächtlichen Blutdrucksenkung, d.h. das Persistieren der Hypertonie in der Nacht.

Symptome Es finden sich die Symptome der Nierenerkrankung (z.B. nephrotisches Syndrom) oder nur unspezifische Symptome der Hypertonie (Kopfschmerzen, Schwindel etc.).

Diagnostik Diagnostisch wegweisend sind:
- das Harnsediment (Erythrozyturie, Leukozyturie, Zylindrurie)
- Proteinurie (> 150 mg/d)
- harnpflichtige Substanzen im Serum
- das Verhalten des Glomerulusfiltrats
- die sonographisch bestimmbare Form und Größe der Nieren
- evtl. die Nierenbiopsie

Diese technischen Untersuchungen informieren über Art und Schweregrad der renalen Parenchymschädigung, über das Vorliegen von Nierensteinen, eine abgelaufene Pyelonephritis, Lageanomalien der Niere oder eine Harnstauung.

Differentialdiagnose Im Unterschied zu Patienten mit essentieller Hypertonie findet sich bei Patienten mit renoparenchymatöser Hypertonie in der 24-h-Blutdruckmessung keine nächtliche Blutdruckabsenkung. Allerdings kann die nächtliche Blutdruckabsenkung auch bei Patienten mit lange bestehender essentieller Hypertonie verloren gehen. Die Differenzierung zwischen doppelseitiger Nierenerkrankung mit sekundärer Hypertonie und lang anhaltender schwerer essentieller Hypertonie mit Nierenschädigung (Nephrosklerose) ist jedoch oftmals unmöglich.

Zur weiteren Differentialdiagnose der arteriellen Hypertonie vergleiche Kapitel 7.1.

Therapie Die Therapie der renoparenchymatösen Hypertonie ruht auf zwei Säulen:
- intensiver medikamentöser Blutdrucksenkung (Zielblutdruck < 130/80 mmHg)
- Kontrolle des gestörten Salz- und Flüssigkeitshaushaltes

Antihypertensive Therapie Mittel der Wahl zur medikamentösen Blutdrucksenkung bilden die **ACE-Hemmer** und **Angiotensin-II-Rezeptor-Antagonisten**. Neue klinische Studien geben wichtige Hinweise auf renoprotektive

Abb. 18.42 Progredienz der chronischen Niereninsuffizienz durch die arterielle Hypertonie.

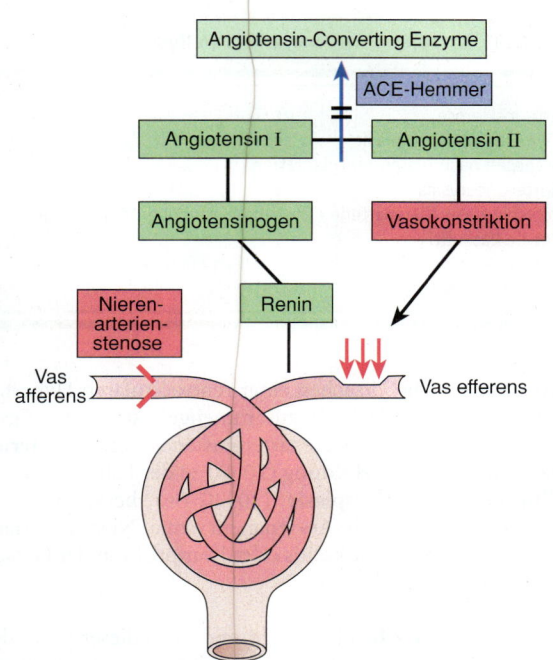

Abb. 18.43 Mechanismus der ACE-Hemmer-induzierten Niereninsuffizienz bei Nierenarterienstenose. Kommt es durch ACE-Hemmung bei Nierenstenose zur Aufhebung der Vasokonstriktion am Vas efferens, sinken der intraglomeruläre Druck und die Filtrationsfraktion.

Eigenschaften der ACE-Inhibitoren. Durch selektive Senkung des Tonus des Vas efferens werden der glomerulär-kapillare Druck gesenkt und damit der physikalische Stress auf die Kapillarwand vermindert (Dekompression der Glomeruli bei gleichzeitiger Verbesserung der Filtereigenschaften der Basalmembran); längerfristig sollte hierdurch die Progression des Nierenversagens effektiv gebremst werden. Die Abnahme des glomerulär-kapillaren Blutdrucks kann zugleich zu einem Rückgang der Proteinurie führen, wie bei Patienten mit diabetischer und hypertensiver Nephropathie sowie Glomerulonephritis wiederholt dokumentiert wurde. Abbildung 18.43 zeigt die Wirkungen der ACE-Hemmer an den Gefäßen des Glomerulus und intraglomerulär.

Auch **Kalziumantagonisten** haben sich in der Therapie der renoparenchymatösen Hypertonie bewährt. Der günstige Effekt der Kalziumantagonisten beruht auf der Abschwächung der Wirkung von Vasokonstriktoren (besonders Angiotensin II) sowie auf möglichen zytoprotektiven Effekten in den mesangialen Tubuluszellen durch Senkung der zytoplasmatischen Kalziumkonzentration. Die glomeruläre Filtration bleibt in der Mehrzahl der Fälle stabil oder kann infolge einer vorwiegenden Dilatation des Vas afferens sogar ansteigen. Gelegentlich kann eine Proteinurie auftreten.

Ferner haben sich auch β-**Rezeptoren-Blocker** (bevorzugt $β_1$-Blocker wie Metoprolol) als Antihypertensiva bei renoparenchymatöser Hypertonie bewährt. Im Stadium der **Niereninsuffizienz** muss die Dosis der wasserlöslichen β-Blocker (Nadolol, Atenolol) wegen Kumulation reduziert werden.

Kontrolle des Wasser- und Elektrolythaushalts Angesichts der klaren Volumenabhängigkeit der renoparenchymatösen Hypertonie ist die effektive Kontrolle des gestörten Salz- und Flüssigkeitshaushaltes bedeutsam. Sie wird erreicht durch **Einschränkung des Kochsalzkonsums** (weniger als 6 g NaCl/d) und **Saluretika**. Bei Niereninsuffizienz (Plasma-Kreatinin > 1,8 mg/dl [156 µmol/l] bzw. GFR < 35 ml/min) verlieren **Thiaziddiuretika** ihre Wirkung, so dass **Schleifendiuretika** (z. B. Furosemid, Piretanid, Torasemid) eingesetzt werden müssen. Die Gabe von Kaliumsparern bereits bei leichter Niereninsuffizienz (Plasma-Kreatinin > 1,5 mg/dl [132 µmol/l] bzw. GFR < 50 ml/min) ist **kontraindiziert**, da sie das Hyperkaliämierisiko beträchtlich erhöhen.

> ! Da ACE-Hemmer den Tonus des Vas efferens senken, kann ihr Einsatz bei Patienten mit erhöhter Plasma-Renin-Aktivität (durch Herzinsuffizienz, Vorbehandlung mit Diuretika, Leberzirrhose) und vor allem bei Patienten mit komplizierter Nierenarterienstenose zu einer Filtratabnahme bis zum akuten Nierenversagen führen (Anstieg der harnpflichtigen Substanzen). Auch reagieren solche Patienten mit einer sehr heftigen Blutdrucksenkung. In diesen Fällen muss der ACE-Hemmer sofort abgesetzt oder reduziert werden. Es empfiehlt sich, bei diesen Risikopatienten immer mit der niedrigsten ACE-Hemmer-Dosis zu beginnen.
> Ein weiteres Risiko der Behandlung mit ACE-Hemmern bzw. der damit erreichten Senkung der Angiotensin-II-Konzentration im Plasma ist die Hyperkaliämie infolge der verminderten Plasma-Aldosteron-Konzentration. Besonders disponiert zur Hyperkaliämie sind Patienten mit Niereninsuffizienz oder Diabetes mellitus sowie Kranke unter Therapie mit Kaliumsparern und nichtsteroidalen Antirheumatika (einschließlich Aspirin®). Aus diesen Gründen sind beim Einsatz von ACE-Hemmern Kontrollen des Kreatinins und des Plasma-Kaliums besonders initial zwingend notwendig.

Verlauf und Prognose Entscheidend für den weiteren Verlauf (d. h. die Nierenfunktion und die kardiovaskuläre Mortalität) ist die rigorose Blutdruckeinstellung mit niedrignormalen Blutdruckwerten.

Komplikationen Erhöhte kardiovaskuläre Mortalität und terminale Niereninsuffizienz.

Zusammenfassung

- Häufigste Ursache: Glomerulopathien
- Wichtigste Symptome: arterielle Hypertonie, fehlende Absenkung der nächtlichen Blutdruckwerte, Symptome der Nierenerkrankung
- Wichtigste diagnostische Maßnahme: Ultraschall (einseitig kleine Niere?)
- Wichtigste therapeutische Maßnahmen: ACE-Hemmer und Diuretika, Blutdruck unter 130/80 mmHg

Nierenerkrankungen

18.11.2 Renovaskuläre Hypertonie

Engl. Begriff: Renovascular Hypertension

Praxis

Ein 52-jähriger Patient kommt mit den Zeichen einer akuten Niereninsuffizienz zur Klinikaufnahme. Er ist Raucher, seit zehn Jahren besteht eine milde Hypertonie mit Blutdruckwerten von 160/90 mmHg. Vier Wochen vor Klinikaufnahme treten Kopfschmerzen auf, und der Blutdruck steigt auf 200/140 mmHg. Wegen schlechten Ansprechens auf Diuretika und β-Blocker wird ein ACE-Hemmer eingesetzt, unter dem sich der Blutdruck rasch normalisiert. Bei Klinikaufnahme leidet der Patient unter Übelkeit und Erbrechen. Das Kreatinin liegt bei 8 mg/dl, es besteht ein paraumbilikales systolisch-diastolisches Strömungsgeräusch. Nach Absetzen des ACE-Hemmers Abfall des Kreatinins auf 2 mg/dl. Bei der nun durchgeführten arteriellen Nierenangiographie in DSA-Technik (digitale Subtraktionsangiographie) finden sich eine ausgeprägte Nierenarterienstenose rechts (80 %) und eine leichtere Stenose links (50 %). Nach Ballondilatation der rechten stenosierten Nierenarterie tritt eine deutliche Besserung des Hochdrucks ein.

Definition Der Begriff renovaskuläre Hypertonie bezeichnet eine Form des Bluthochdrucks, die durch eine Minderperfusion einer oder beider Nieren aufgrund eines Strömungshindernisses in den versorgenden Nierenarterien bedingt ist.

Epidemiologie Die Prävalenz der renovaskulären Hypertonie wird mit 0,2–5 % aller Hypertonieformen angegeben. Bei Patienten mit schwerer bzw. therapierefraktärer Hypertonie liegt die Prävalenz sogar bei bis zu 45 %. Die renovaskuläre Hypertonie ist damit die häufigste prinzipiell heilbare sekundäre Form der Hypertonie.

Tab. 18.23 Ursachen einer renovaskulären Hypertonie.

- Arteriosklerose
- Fibromuskuläre Dysplasie
- Stenosen nach Nierentransplantation
- Aortenaneurysma
- Verschluss der Nierenarterie (Thrombose, Embolie, Dissektion)
- Renale Vaskulitis
- Kompression der Nierengefäße von außen (Tumoren, Zysten, Hydronephrose)

Ätiologie Die Ursachen einer renovaskulären Hypertonie sind in Tabelle 18.23 zusammengefasst. Als häufigste Ursachen sind die Nierenarterienstenose durch **arteriosklerotische Plaquebildung** (70–80 % der Fälle) sowie die **fibromuskuläre Dysplasie** (10–20 %) hervorzuheben. Seltener finden sich Aortenaneurysma, Nierenarterienverschluss, renale Vaskulitis oder Kompression der Gefäße durch Tumoren.

Arteriosklerotische Plaquebildung Von dieser Form der renovaskulären Hypertonie werden bevorzugt Männer mit zunehmendem Alter befallen. In den meisten Fällen liegt gleichzeitig eine generalisierte Arteriosklerose vor. Die häufigsten Risikofaktoren sind – entsprechend der generalisierten Arteriosklerose – Rauchen, Diabetes mellitus und Hypercholesterinämie.

Fibromuskuläre Dysplasie Sie stellt mit ca. 10–20 % die zweithäufigste Ursache der renovaskulären Hypertonie dar und befällt bevorzugt jüngere Frauen. Bei dieser Erkrankung wird eine fibrotische Umwandlung der Arterienmedia vorgefunden, die vorwiegend im mittleren und distalen Drittel der Nierenarterie zu einer unregelmäßigen Verdickung der Gefäßwand führt. In der Nierenangiographie fällt dies typischerweise als perlschnurartige Einengung des

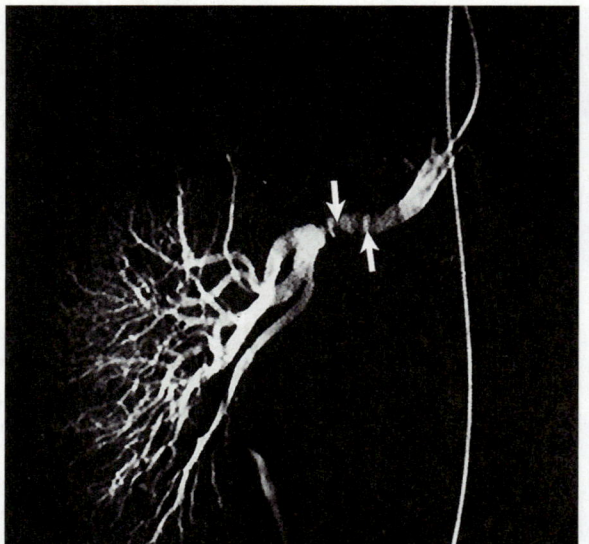
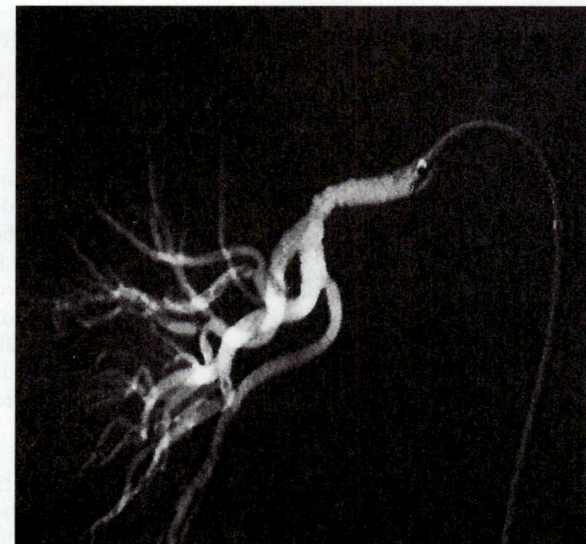

Abb. 18.44 Nierenarterienstenose rechts mit perlschnurkettenförmigen Gefäßveränderungen infolge fibromuskulärer Dysplasie bei einer 36-jährigen Patientin. Arterielle Angiographie vor (a) und nach (b) perkutaner transluminaler Angioplastie; Blutdruckabfall von 180/120 mmHg auf 140/90 mmHg.

Gefäßlumens auf. Betroffen sein können nur eine, aber auch beide Nierenarterien oder Zweigarterien (Abb. 18.44a, b).

Pathogenese Im Mittelpunkt des pathogenetischen Konzeptes der renovaskulären Hypertonie steht die Aktivierung des Renin-Angiotensin-Aldosteron-Systems. Als Folge der mindestens 50- bis 70%igen Lumeneinengung der Nierenarterien kommt es zu einer Minderdurchblutung der Niere, welche die vermehrte Freisetzung von Renin aus dem juxtaglomerulären Apparat zur Folge hat (vgl. Abb. 18.43). Renin spaltet dann aus hepatisch synthetisiertem Angiotensinogen Angiotensin I ab, welches durch das Angiotensin Converting Enzyme (ACE) in das blutdruckwirksame Angiotensin II umgewandelt wird. Dieses Hormon kann über zwei verschiedene Angriffsmechanismen die Hypertonie auslösen:

Einerseits wirkt Angiotensin II direkt über die spezifischen AT_1-Rezeptoren **vasokonstriktorisch**. Diese Wirkung von Angiotensin II tritt systemisch auf, was den blutdrucksteigernden Effekt erklärt. Im Bereich der Nierenstrombahn kommt es insbesondere am Vas efferens zu einer Vasokonstriktion, dadurch zu einer Erhöhung des intraglomerulären Kapillardrucks und einer (kompensatorischen) Steigerung der Filtrationsleistung.

Der zweite wichtige Effekt von Angiotensin II ist die **Retention von Natrium und Wasser**, indem es die Natriumrückresorption am proximalen Tubulus direkt stimuliert und die Aldosteronfreisetzung aus der Nebennierenrinde bewirkt, wobei Aldosteron den Transport von Natrium im Sammelrohr erhöht. Tabelle 18.24 fasst die wichtigsten Effekte von Angiotensin II zusammen.

Symptome Die renovaskuläre Hypertonie ist insgesamt eine relativ seltene Ursache der arteriellen Hypertonie. Das Auftreten eines oder mehrerer der folgenden Symptome sollte Anlass zu gezielter Diagnostik geben:
- abdominelle Strömungsgeräusche
- junge Patienten und besonders Patientinnen vor dem 30. Lebensjahr mit diastolischem Blutdruck > 110 mmHg
- maligne bzw. schwer einstellbare Hypertonie
- erstmaliges Auftreten einer arteriellen Hypertonie bei Patienten > 50. Lebensjahr
- akute Erhöhung des Serum-Kreatinins nach Einnahme eines ACE-Hemmers

Weitere Befunde, die auf das Vorliegen einer Nierenarterienstenose hindeuten können:
- anamnestisch bekannte periphere arterielle Verschlusskrankheit
- Patienten mit arterieller Hypertonie und Hypokaliämie (Aldosteronwirkung)
- Patienten mit arterieller Hypertonie und sonographisch oder radiologisch diagnostiziertem Größenunterschied der Nieren
- Patienten mit akuter Verschlechterung einer bislang stabilen Hochdruckkrankheit

Diagnostik Das diagnostische Vorgehen zum Nachweis einer renovaskulären Hypertonie beruht auf folgenden Schritten:
1. klinischer Verdacht (s.o.)

Tab. 18.24 Renale und systemische Effekte von Angiotensin II.

Regulation der glomerulären Filtrationsrate durch
- Präferentielle Konstriktion des Vas efferens
- Konstriktion glomerulärer Mesangialzellen

Erhöhung des systemischen Blutdrucks durch
- Direkte arterioläre Vasokonstriktion
- Sensitivierung gegenüber Katecholaminen

Retention von Natrium und Wasser durch
- Direkte Stimulation der Natriumrückresorption am proximalen Tubulus
- Stimulation der Aldosteronfreisetzung aus der Nebennierenrinde
- Proliferation von glatten Gefäßmuskelzellen und Herzmuskulatur

2. Suchtests zum Nachweis einer Nierenarterienstenose (Doppler, MRT, CT; s.u.)
3. Nachweis der funktionellen Wirksamkeit einer Nierenarterienstenose (Captopril-Test)
4. selektive Darstellung der Nierenarterien mittels intraarterieller DSA

Angiographie Der **Goldstandard** der diagnostischen Verfahren zur Sicherung einer Nierenarterienstenose ist die **intraarterielle renale Arteriographie** in DSA (Abb. 18.45a, b). Hierbei handelt es sich allerdings um ein invasives Verfahren (Punktion der A. femoralis), und die Notwendigkeit des Einsatzes von Röntgenkontrastmitteln birgt eigene Gefahren in sich (s. Kap. 18.9). Daher wurde eine Reihe nichtinvasiver Verfahren entwickelt (Tab. 18.25). Indirekte Verfahren wie das **intravenöse Pyelogramm** und die **intravenöse Arteriographie** in DSA-Technik wurden aufgrund der niedrigen Sensitivität verlassen.

Die **MR-(Magnetresonanz-)Angiographie** ist ein relativ neues Testverfahren, mit dem vor allem der proximale Abschnitt der Nierenarterien gut eingesehen werden kann, weiter distal gelegene Aufzweigungen aber deutlich schlechter. Wenngleich nichtinvasiv und schonend, setzt dieses Verfahren jedoch größere Patientenkooperation voraus, und Patienten mit Metallimplantaten (Schrittmacher, Marknägel, Gefäßclips, Granatsplitter) oder Adipositas permagna müssen ausgeschlossen werden.

Die **Spiral-Computertomographie-Angiographie** mag sich als das nichtinvasive Testverfahren der Wahl herausstellen. Es vereinigt hohe Spezifität und Sensitivität mit

Tab. 18.25 Diagnoseverfahren bei der renovaskulären Hypertonie.

- Renale intraarterielle Arteriographie in DSA-Technik
- Plasma-Renin-Aktivität (basal und nach ACE-Hemmer, sog. Captopril-Test)
- Nuklearmedizinische Verfahren (Technetium-99-DTPA)
- MR-(Magnetresonanz-)Angiographie
- Spiral-Computertomographie-Angiographie
- Farbkodierte Doppler-Sonographie

Nierenerkrankungen

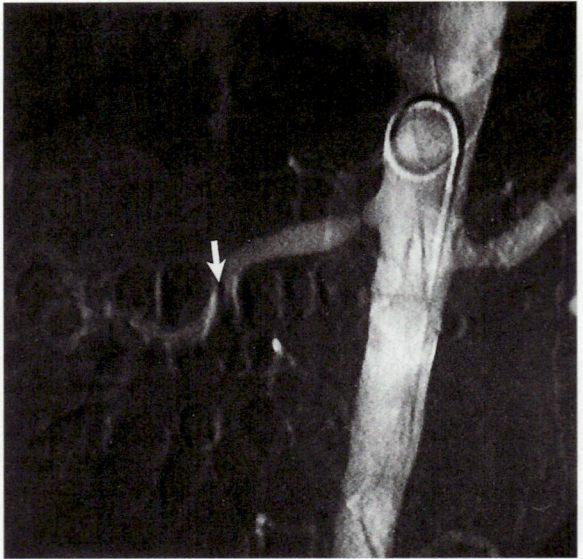 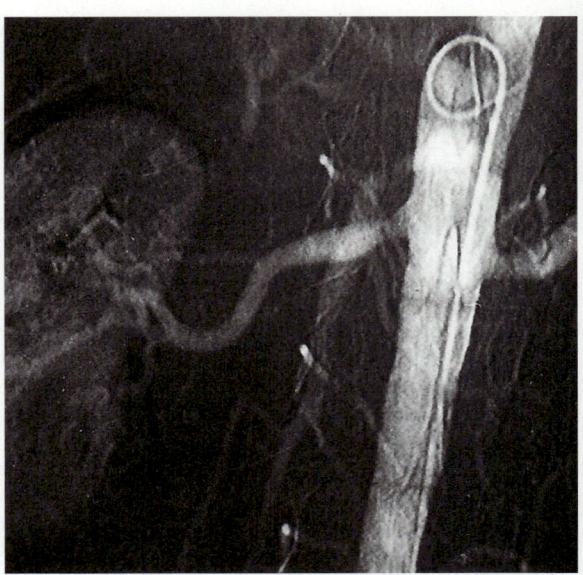

Abb. 18.45 Angiographie bei einer 52-jährigen Patientin mit sklerotisch bedingter Nierenarterienstenose (a) mit poststenotischer Dilatation sowie nach erfolgreicher Dilatation (b). Blutdruckabfall von 220/110 mmHg auf 160/90 mmHg. Man erkennt den Gefäßkatheter in situ.

niedriger Komplikationsrate aufgrund der intravenösen Applikation des Röntgenkontrastmittels.

Sonographie Die **farbkodierte Doppler-Sonographie** verbindet die sonographische Darstellung der Nierenarterien im B-Bild mit der Messung mehrerer hämodynamischer Faktoren im Doppler-Verfahren. Dieses Verfahren kann zwar als das schonendste angesehen werden, setzt aber eine außerordentliche Expertise und hohen Zeitaufwand des Untersuchers voraus und ist somit stark personenabhängig. Eine Ausnahme stellt hierbei die Diagnose von Nierenarterienstenosen einer Transplantatniere dar, weil hier die Gefäße wesentlich leichter eingestellt werden können.

Der Nachteil dieser weniger invasiven Screeningmaßnahmen besteht in falsch negativen Testergebnissen, wodurch eine ansonsten noch behandelbare Ursache einer arteriellen Hypertonie übersehen werden kann. Daher wird oftmals empfohlen, bei klinischem Verdacht auf die Suchtests zu verzichten und direkt eine Gefäßdarstellung mittels intraarterieller DSA durchzuführen.

Funktionsdiagnostik Das Problem der Diagnose einer renovaskulären Hypertonie liegt jedoch nicht nur darin, die Nierenarterienstenose darzustellen, sondern auch die funktionelle Wirksamkeit der Stenose nachzuweisen. Anhaltspunkte hierfür liefern die Plasma-Renin-Aktivität und das Isotopennephrogramm.

Die **Plasma-Renin-Aktivität** ist basal nur bei 50–80 % der Patienten mit renovaskulärer Hypertonie erhöht. Die Vorhersagekraft dieses Tests kann aber durch Verabreichung eines ACE-Hemmers erhöht werden (sog. **Captopril-Test**). Patienten mit einer Nierenarterienstenose weisen einen überschießenden Anstieg der Plasma-Renin-Aktivität nach Gabe eines rasch wirksamen ACE-Hemmers auf, möglicherweise aufgrund des Wegfalls der negativen Feedback-Kontrolle durch hohe Angiotensin-II-Spiegel auf die Reninsekretion.

Abb. 18.46 Nierenarterienstenose rechts bei einer 35-jährigen Patientin. ^{99m}Tc-DTPA-Szintigraphie vor und nach 25 mg Captopril. Deutlicher Abfall der Filtration nach Captopril auf der stenosierten Seite.

Szintigraphie Bei den **nuklearmedizinischen Verfahren** werden Marker der glomerulären Filtration (Technetium-99m-DTPA) eingesetzt, um eine seitengetrennte Beurteilung der Nieren zu ermöglichen. Auch diese Verfahren werden vorzugsweise vor und nach Gabe eines ACE-Hemmers durchgeführt, da es bei einer Nierenarterienstenose typischerweise in der betroffenen Niere nach Gabe des ACE-Hemmers zu einem starken Abfall der Clearanceleistung kommt (Abb. 18.46). Sensitivität und Spezifität dieses Verfahrens liegen bei 93–95 %. Marker der tubulären Sekretion (MAG$_3$-Clearance) liefern Ergebnisse, die sich nur schlecht für die Kreatinin-Clearance verwerten lassen.

Differentialdiagnose Der differentialdiagnostischen Abgrenzung zur renoparenchymatösen Hypertonie dienen u.a. Labor, Urinsediment und Ultraschall. Zur weiteren Differentialdiagnose der arteriellen Hypertonie vergleiche Kapitel 7.1.

Therapie Es sei nochmals betont, dass die renovaskuläre Hypertonie im Gegensatz zu anderen essentiellen Hypertonieformen nicht nur therapiert, sondern auch prinzipiell geheilt werden kann. Dies muss in Anbetracht der lebensverkürzenden Folgeschäden der arteriellen Hypertonie unbedingt angestrebt werden.

Medikamentöse Therapie Bei der medikamentösen Therapie der renovaskulären Hypertonie ist zu beachten, dass der Einsatz von ACE-Hemmern oder Angiotensin-II-Rezeptor-Antagonisten bei beidseitiger Nierenarterienstenose oder funktioneller Einzelniere gefährlich sein könnte: Durch die Aufhebung der Vasokonstriktion des Vas efferens fallen der intraglomeruläre Kapillardruck und damit die Filtrationsleistung ab. In Verbindung mit dem sinkenden systemischen Blutdruck kann dabei ein akutes Nierenversagen ausgelöst werden. ACE-Hemmer oder Angiotensin-II-Rezeptor-Antagonisten müssen daher unter kontrollierten Bedingungen (Messung von Kreatinin und Kalium nach einer Woche) eingesetzt werden. Diuretika eignen sich besonders zur Kombination mit ACE-Hemmern, da Letztere im salzdepletierten Zustand unter stimuliertem Renin-Angiotensin-Aldosteron-System gut wirken. Die konservative medikamentöse Therapie kann auch mit Kalziumantagonisten und/oder modernen α-Rezeptoren-Blockern durchgeführt werden.

Perkutane transluminale Angioplastie (PTA) Dieses Verfahren wird heutzutage häufig angewendet. Bevorzugtes Behandlungskollektiv sind Patienten mit einem hohen Operationsrisiko bzw. mit einer singulären Nierenarterienstenose im Hauptstamm. In Seldinger-Technik wird ein Ballonkatheter in der Regel über die A. femoralis in die stenosierte Nierenarterie vorgeschoben und dort mit hohem Druck aufgeblasen, was zur Dilatation der Stenose führt (s. Abb. 18.44). Bei Patienten mit fibromuskulärer Dysplasie wird meist ein besserer Behandlungserfolg (Heilung 50–85 %) erzielt als bei Patienten mit sklerotisch bedingten Nierenarterienstenosen. In 20–30 % der Fälle kommt es im Verlauf zu einer Restenose, die einer erneuten Intervention bedarf. Wesentliche Komplikationen dieses Verfahrens, insbesondere bei sklerotischen Läsionen, sind Dissektion der Nierenarterie mit Thrombose bzw. embolische Verschleppung von Plaquematerial. Es kann dadurch oder durch das Kontrastmittel bedingt zu einem akuten Nierenversagen kommen.

Eine vielversprechende Erweiterung hat die PTA durch den Einsatz von sog. **intravaskulären Stents** erfahren. Dabei wird bei der Dilatation des Gefäßabschnitts gleichzeitig ein röhrenförmiges, grobmaschiges Metallgitter im Stenosebereich entfaltet und dort belassen. Dieses Metallgitter wirkt einer Restenosierung entgegen und ermöglicht den Einsatz der PTA auch im Abgangsbereich der Aorta.

Chirurgische Behandlung Eine **chirurgische Behandlung** der renovaskulären Hypertonie wird nötig, wenn die PTA versagt bzw. aufgrund der anatomischen Gegebenheiten nicht zum Einsatz gebracht werden kann. In der Regel erfolgt eine Bypassoperation (meist aortorenal), bei poststenotisch kleinen, atrophischen Nieren auch eine Nephrektomie, da auch von fast funktionslosen Nieren noch eine renovaskuläre Hypertonie ausgehen kann. Mit einem Behandlungserfolg in 80–95 % der Fälle ist die chirurgische Behandlung vergleichbar mit der PTA, sowohl bei den arteriosklerotischen Formen als auch bei der fibromuskulären Dysplasie. Das beste Ergebnis wird bei den Patienten erzielt, deren Hypertonie nicht länger als fünf Jahre besteht. Danach persistiert ein Hochdruck häufig, da sich durch die lange Exposition gegenüber hohen Blutdruckwerten mittlerweile in der kontralateralen, nichtstenotischen Niere eine intrarenale Gefäßkrankheit entwickelt hat und es zu einer sog. fixierten Hochdruckkrankheit gekommen ist.

Vergleichende allgemeine Therapieempfehlung Für die **fibromuskuläre Dysplasie** ist die **PTA** aufgrund der hohen Erfolgsrate, der niedrigen Restenosierungsrate und des niedrigen Risikos die Therapie der Wahl. Die PTA kommt ebenfalls primär bei singulären Stenosen im Hauptstammbereich zur Anwendung. Der Einsatz von **intravaskulären Stents** verspricht eine Verbesserung des Verfahrens. Die **chirurgische** Intervention kommt vor allem bei Versagen der PTA in Frage, bei bilateraler Nierenarterienstenose und bei jüngeren Patienten (< 50–60 Jahre). Neue Studienergebnisse deuten darauf hin, dass eine **medikamentöse** Therapie von Patienten mit renovaskulärer Hypertonie bei arteriosklerotischer Nierenarterienstenose zu vergleichbaren Ergebnissen hinsichtlich Blutdruckeinstellung und Nierenfunktion kommt wie die Durchführung einer PTA. Dennoch sollte auch im Hinblick auf die Entwicklung einer ischämischen Nephropathie (s. u.) eine Revaskularisierung versucht werden. ACE-Hemmer oder Angiotensin-II-Rezeptor-Antagonisten sollten aufgrund des erhöhten Risikos vorsichtig eingesetzt werden, am besten unter stationären Bedingungen.

Verlauf und Prognose Bei hochgradigen Stenosen (75 %) kommt es in 39 % der Fälle zu einem vollständigen Verschluss innerhalb eines Jahres.

Eine Progression der Stenose ist bei 42 % der Patienten nach zwei Jahren nachzuweisen.

Komplikationen Die Nierenarterienstenosen können zur Entwicklung einer **ischämischen Nephropathie** führen, die vor allem durch eine fortschreitende Nierenfunktionseinschränkung insbesondere unter antihypertensiver Medikation charakterisiert ist. Revaskularisierende Maßnahmen (PTA oder chirurgische Intervention) sind zur Erhaltung oder Verbesserung der Nierenfunktion geeignet.

Nierenerkrankungen

> **Zusammenfassung**
>
> - Häufigste Ursachen: arteriosklerotische Plaques oder fibromuskuläre Dysplasie
> - Wichtigstes Symptom: therapierefraktäre Hypertonie
> - Wichtigste diagnostische Maßnahme: intraarterielle DSA der Nierenarterien
> - Wichtigste therapeutische Maßnahme: Revaskularisierung (PTA, Chirurgie)

18.11.3 Hypertensiver Notfall

Synonym: hypertensive Krise
Engl. Begriff: Hypertensive Crisis

Definition Ein hypertensiver Notfall ist definiert als das Auftreten von klinischen Symptomen und/oder Endorganschäden aufgrund einer ausgeprägten (lebensbedrohlichen) Blutdruckerhöhung. Die Symptome betreffen das kardiovaskuläre System (akutes Linksherzversagen, schwere pektanginöse Beschwerden), das zentrale Nervensystem (zentralnervöse Ausfälle, intrakranielle Blutungen, akute Retinopathie) und evtl. auch das periphere Gefäßsystem (Aortendissektion; Tab. 18.26). Der diastolische Blutdruck liegt hierbei meistens ≥ 120 mmHg. Eine sofortige Blutdrucksenkung, nicht notwendigerweise in den Normalbereich, ist dringend erforderlich.

Epidemiologie Die Häufigkeit hypertensiver Notfälle lässt sich nicht genau angeben, sie ist jedoch in Anbetracht des großen Potentials der nunmehr zur Verfügung stehenden antihypertensiven Pharmaka deutlich zurückgegangen.

Ätiologie und Pathogenese Eine hypertensive Blutdruckentgleisung ist prinzipiell bei primärer und sekundärer Hypertonie möglich. Sie geht häufig mit einer peripheren Vasokonstriktion einher, die durch Aktivierung des Renin-Angiotensin-Systems und des sympathischen Nervensystems hervorgerufen wird. Ferner ist sie mit einer Wasser- und Salzretention vergesellschaftet. Durch die Schädigung der Gefäße kommt es zur fibrinoiden Nekrose der Arterien, die zu Mikrothromben und Hämolyse führen kann. Bei den meisten Patienten mit hypertensiver Krise ist eine langjährige Hypertonie bekannt, so dass auch danach gefragt werden muss, ob Clonidin oder β-Blocker abrupt abgesetzt wurden (Rebound-Blutdruckerhöhung).

Bei akuter Glomerulonephritis oder Schwangerschaftshypertonie können bereits geringere Blutdruckanstiege eine hypertensive Notfallsituation auslösen. Durch eine mittelgradige bis schwere Hypertonie können die akute kongestive Herzinsuffizienz, die akute Koronarinsuffizienz, akute Aortendissektion, intrakranielle Blutungen und die Frühphase nach koronarer Bypassoperation kompliziert werden.

Symptome Der diastolische Blutdruck ist meist über 120 mmHg erhöht. Je nach Geschwindigkeit des Blutdruckanstiegs manifestieren sich – allerdings wenig charakteristische – Beschwerden wie Kopfschmerzen, Schwindel, Übelkeit, pektanginöse Beschwerden, Sehstörungen mit Visusverlust, Angstgefühle, Somnolenz, Krampfanfälle und motorische Unruhe. Wichtige Aufschlüsse gibt auch die Fundoskopie, es lassen sich häufig Blutungen, Exsudate und auch ein Papillenödem nachweisen. Selten ist eine Azotämie zu beobachten.

Diagnostik Die hypertensive Krise ist ein Notfall, so dass zeitaufwendige diagnostische Maßnahmen in den Hintergrund treten sollten. Allerdings sind Fragen nach früheren krisenhaften Zuständen und nach der Art der vorausgegangenen Therapie (Unterbrechung einer Clonidin-Therapie, Gabe von MAO-Hemmern, Trizyklika, oralen Kontrazeptiva und nichtsteroidalen Antirheumatika) sehr wichtig.

Zur klinischen Diagnostik gehören:
- **Blutdruckmessung** an beiden Armen
- **EKG** (Bradykardie, Tachykardie, andere Rhythmusstörungen)
- **Röntgenbild des Thorax** (Herzgröße, Lungenödem)
- Nachweis von **Ödemen** oder einer **Herzinsuffizienz**
- **Gefäßauskultation** (Karotis- oder Nierenarterienstenose)
- Spiegelung des **Augenhintergrundes** (auf die Applikation von Mydriatika sollte wegen der reduzierten Beurteilbarkeit der Pupillenweite verzichtet werden)
- orientierende **neurologische Untersuchung** (Lähmung, Babinski-Zeichen, Pupillendifferenzen)
- **Labor:** Blutchemisch sind Untersuchungen des Harnstoff-Stickstoffs, des Kreatinins, der Elektrolyte, des Gesamt-Eiweißes, der Kreatinphosphokinase, der Laktatdehydrogenase und ein Blutbild unerlässlich. Zum Ausschluss einer mikroangiopathischen hämolytischen Anämie ist die Untersuchung des roten Blutbildes auf Fragmentozyten anzuraten.
- **Urinanalyse:** Im Urin ist nach einer Proteinurie und zellulären Bestandteilen zu fahnden.

Differentialdiagnose Von der hypertensiven Krise ist die maligne Hypertonie abzugrenzen: Dabei handelt es sich um eine permanente Erhöhung des diastolischen Blut-

Tab. 18.26 Organschädigung bei hypertensiver Krise.

Kardiovaskuläres System	Akutes Linksherzversagen mit Lungenödem Schwere pektanginöse Beschwerden Myokardinfarkt Aortendissektion
Zentrales Nervensystem	Akute Enzephalopathie Intrakranielle Blutungen Zerebrale Ischämie
Retinopathie	Papillenödem Blutungen Exsudate
Mikroangiopathische hämolytische Anämie	

18.11 Niere und Hypertonie

drucks über 120 mmHg, die meist bereits zu Organschädigungen geführt hat.

Die mikroangiopathische hämolytische Anämie (Fragmentozyten!) im Rahmen einer hypertensiven Krise ist differentialdiagnostisch oftmals nur durch den krisenhaften Blutdruckanstieg vom hämolytisch-urämischen Syndrom abzugrenzen (vgl. Kap. 18.7.5).

Differentialdiagnose	Diagnostische Hinweise
Maligne Hypertonie mit mikroangiopathischer Hämolyse	Anamnese Hypertensive Organschäden
Hämolytisch-urämisches Syndrom	Anamnese: blutige Durchfälle Labor Serologie

Therapie Eine hypertensive Krise sollte unter intensivmedizinischen Bedingungen therapiert werden. Die **Blutdrucksenkung** ist unverzüglich einzuleiten, allerdings kann eine zu rasche Blutdrucksenkung schwerwiegende Folgen hervorrufen (ischämischer Hirn- oder Myokardinfarkt, Erblindung). Eine schnelle Blutdrucksenkung ist aus diesen Gründen lediglich bei akuter Linksherzinsuffizienz mit Lungenödem, bei dissezierendem Aortenaneurysma sowie bei Gestose mit neurologischen Ausfällen indiziert. In allen anderen Fällen ist die Drucksenkung zwar zügig, jedoch behutsam und dem Beschwerdebild angemessen individuell durchzuführen.

Bei nachgewiesenem ischämischem Hirninfarkt ist eine starke Blutdrucksenkung sogar **kontraindiziert.** Im Einzelfall sind das Ausmaß der angestrebten Drucksenkung und das Risiko einer Minderdurchblutung lebenswichtiger Organe so aufeinander abzustimmen, dass keine zusätzliche Gefährdung dieser Organe eintritt.

Medikamentöse Therapie Zahlreiche Medikamente stehen zur Verfügung, die in Tabelle 18.27 aufgelistet sind und oral oder intravenös appliziert werden können. Das Mittel der Wahl ist in den USA der β-Blocker Labetalol, der zurzeit in Deutschland noch nicht registriert ist. Unter den oralen Antihypertensiva sind besonders **Nifedipin** (5 mg) und **Nitrendipin** (5 mg) zu erwähnen, deren Wirkung innerhalb von 2–4 min einsetzt. **Beachte:** Bei instabiler Angina pectoris, Herzinfarkt und dekompensierter Herzinsuffizienz ist der Einsatz der kurz wirksamen Ca-Antagonisten nicht indiziert. Hier eignet sich die Gabe von **Nitroglyzerin** sublingual, das die Vorlast senkt. Bei hydropischen Zustän-

Tab. 18.27 Behandlung hypertensiver Notfälle (Hinweise in der Fachinformation/Beipackzettel beachten).

Pharmaka	Handelsname	Einzeldosis	Verabreichung	Wirkungseintritt	Wirkdauer
Nifedipin	Adalat Adalat pro infusione	5 mg 0,03–1,25 mg/h	Oral (zerbeißen) I.v. (Perfusor)	2–4 min	1–3 h
Clonidin	Catapresan	0,075–0,3 mg	I.v.	Ca. 10 min	4–6 h
Dihydralazin	Nepresol inject	6,25–12,5 mg	I.v. (langsam)	5–10 min	3–6 h
Urapidil	Ebrantil i.v. 25/50	10–50 mg 2 mg/min Erhaltungsdosis 9 mg/h	I.v. I.v. als Infusion	5–10 min	3–6 h
Diazoxid	Hypertonalum	75–150 mg 30 mg/min	I.v. (rasch) Nur in periphere Venen I.v. als Infusion	3–5 min	1–8 h
Nitroprussid-Na	nipruss Nipride	Initial 0,2 µg/kg KG/min	I.v. als Infusion (Intensivüberwachung!)	Sofort	2–3 min
Nitrendipin	Bayotensin akut Phiole	5 mg	Oral	2–4 min	1–3 h
Enalapril	Xanef	1,25–5 mg	Oral	15 min	6 h
Nitroglycerin	TNS	5–100 µg/min	I.v.	1–2 min	3–5 min
Esmolol	Zurzeit in Deutschland noch nicht im Handel	100–300 µg/kg/min	I.v.	1–2 min	10–20 min
Phentolamin	Regitin	2,5–5 mg	I.v.	1–2 min	3–10 min

Nierenerkrankungen

den durch Herz- oder Niereninsuffizienz bzw. nephrotischem Syndrom ist die zusätzliche intravenöse Gabe von Schleifendiuretika (Furosemid, Torasemid) empfehlenswert. Auch der Einsatz von **ACE-Hemmern** (z. B. Enalapril, 1,25–5 mg) kann in dieser Situation sinnvoll sein.

Als weiteres, intravenös anwendbares Präparat hat sich **Clonidin** (0,075–0,3 mg i.v.) bewährt (Nebenwirkung: Sedation). Die antihypertensive Therapie kann zusätzlich durch **Dihydralazin** (6,25 mg, langsam i.v.) erhöht werden. Als weitere Alternative ist **Urapidil** zu erwähnen: Initial injiziert man 25 mg i.v., wenn nach zwei Minuten keine Blutdruckreaktion eintritt, weitere 25 mg. Urapidil kann auch als intravenöse Dauertropfinfusion (1–2 mg/min) gegeben werden. Nur unter **intensivmedizinischem Monitoring** können Präparate wie **Diazoxid** und **Nitroprussidnatrium** gegeben werden.

Spezielle Indikationen Ist ein Phäochromozytom nicht sicher ausgeschlossen, kann versuchsweise **Phentolamin** (2,5–5 mg i.v.) gegeben werden. Seine Wirkung zeigt sich sofort oder gar nicht. Im positiven Fall und bei nachgewiesenem Phäochromozytom wird die Therapie mit adrenergen Blockern (**Phenoxybenzamin**) in Kombination mit β-Blockern fortgesetzt. Bei disseziertem Aortenaneurysma kommen v. a. **β-Blocker (Esmolol)** zur Anwendung.

Komplikationen Als kardiovaskuläre Komplikationen treten besonders das akute Linksherzversagen, die instabile Angina pectoris bis zum Myokardinfarkt sowie die akute Aortendissektion auf. Bezüglich des zentralen Nervensystems sind die intrazerebrale Blutung, die Subarachnoidalblutung, thrombotische Hirninfarkte oder auch transitorisch-ischämische Attacken (TIA) hervorzuheben.

Komplikationen	Häufigkeit
Kardiovaskulär	
Akutes Linksherzversagen	Häufig
Instabile Angina pectoris bis zum Myokardinfarkt	Selten
Akute Aortendissektion	Sehr selten
ZNS	
Intrazerebrale Blutung	Nicht häufig
Subarachnoidalblutung	Seltener
Thrombotischer Hirninfarkt	Sehr selten
TIA	Selten

Zusammenfassung

- Häufigste Ursache: primäre und sekundäre Hypertonie
- Wichtigste Symptome: unspezifisch! → Kopfschmerzen, Schwindel, Übelkeit, pektanginöse Beschwerden, Sehstörungen mit Visusverlust, Krampfanfälle
- Wichtigste diagnostische Maßnahme: Blutdruckmessung
- Wichtigste therapeutische Maßnahme: kontrollierte Blutdrucksenkung

18.11.4 Maligne Hypertonie und maligne Nephrosklerose

Engl. Begriff: Malignant Hypertension

Definition Als maligne Hypertonie wird die chronische Blutdruckerhöhung (diastolischer Blutdruck meist über 120 mmHg) bezeichnet, die mit schweren Organschädigungen (Retinopathie, ischämisches Nierenversagen, Lungenödem, mikroangiopathische hämolytische Anämie) einhergeht. Die Blutdruckreduktion ist dringend erforderlich, je schneller, desto besser, allerdings nicht abrupt.

Epidemiologie Die Inzidenz der malignen Hypertonie nimmt weiter ab, so dass sie bei weniger als 1 % der hypertensiven Patienten mit weißer Hautfarbe zu finden ist. Dies wird mit einer besseren Blutdruckeinstellung erklärt. Bei asiatischen oder farbigen Patienten findet man dagegen noch eine höhere Inzidenz der malignen Hypertonie.

Ätiologie Die häufigste Ursache der malignen Hypertonie sind Nierenerkrankungen. Als Grundkrankheiten wurden beschrieben:
- Pyelonephritis (37 %)
- Nierenarterienstenose (19 %)
- chronische Pyelonephritis (12 %)
- essentielle Hypertonie (10 %)
- andere Ursachen (22 %)

Im Unterschied zur sekundären, d. h. als Hochdruckfolge auftretenden malignen Hypertonie kann sich das Krankheitsbild auch aus dem normotensiven Bereich innerhalb von Tagen etablieren (primäre maligne Hypertonie).

Pathogenese Die Entstehung der malignen Hypertonie ist bislang ungeklärt. Die charakteristischen pathologischen Veränderungen sind hochdruckbedingte Gefäßschädigungen (**fibrinoide Nekrosen**) u. a. der renalen und zerebralen Arteriolen. Es kommt zur Fibrin- und Thrombozytendeposition. Der anhaltende Thrombozytenverbrauch, die Entwicklung kleinerer Thromben, die Zerstörung der Erythrozyten und die Hämolyse sowie die progressive Gewebsischämie führen zu erheblichen Organschäden.

Bei fortgeschrittenem Nierenversagen ist der Volumenexzess eine obligate, wichtige pathogenetische Komponente der Hypertonie. Andererseits aktiviert die renale Ischämie das Renin-Angiotensin-System und damit einen Circulus vitiosus. Die vaskulären Veränderungen bei maligner Hypertonie führen zu einer Verschiebung der zerebralen Autoregulationskurve in einen höheren Blutdruckbereich, so dass die zerebrale Perfusion reduziert wird, wenn der Blutdruck unter diesen neuen Schwellenwert abfällt.

Symptome Die wichtigsten Symptome der malignen Hypertonie sind in Tabelle 18.28 niedergelegt. Korrelat der Nierenschädigung sind eine schwere Proteinurie mit Hämaturie und Zylindrurie sowie ein Anstieg der harnpflichtigen Substanzen. Etwa 30 % der Patienten leiden unter Herzinsuffizienz und Lungenödem infolge einer Volumenüberlastung, erhöhtem Afterload und funktionellen Veränderungen. Die Ischämie des Gastrointestinaltraktes verursacht Anorexie, Nausea und Bauchschmerz.

18.11 Niere und Hypertonie

Tab. 18.28 Symptome der malignen Hypertonie.

Obligat
- Diastolischer Blutdruck > 120 mmHg
- Retinopathie mit Exsudaten und Blutungen
- Aktivierung vasopressorischer Systeme (Renin-Angiotensin, Sympathikus, Adiuretin)
- Progrediente Niereninsuffizienz
- Histologisch: fibrinoide Nekrosen der renalen, zerebralen und mesenterialen Arteriolen

Fakultativ
- Kopfschmerzen
- Hypertensiver Notfall (Herz- und Koronarinsuffizienz, Enzephalopathie)
- Sehstörungen und Papillenschwellung
- Gewichtsverlust und Hypovolämie
- Hypervolämie bei fortgeschrittener Niereninsuffizienz
- Mikroangiopathische hämolytische Anämie (Fragmentozyten)
- Thrombopenie
- Proteinurie

Diagnostik Die wichtigsten diagnostischen Kriterien der malignen Hypertonie sind:
- Retinopathie mit Papillenödem, schweren Fundusveränderungen (Exsudate, Blutungen)
- in der Regel diastolischer Blutdruck ≥ 120 mmHg
- histologisch: fibrinoide Nekrosen der Arteriolen
- progrediente Niereninsuffizienz
- mikroangiopathische hämolytische Anämie (Fragmentozyten)

Differentialdiagnose Bei diastolischen Blutdruckwerten ≥ 120 mmHg ist differentialdiagnostisch an eine hypertensive Krise zu denken. Im Gegensatz zur malignen Hypertonie steigt der Blutdruck bei der hypertensiven Krise **akut** bedrohlich an, geht mit klinischer Symptomatik einher und bedarf der sofortigen Therapie (s. o.).

Therapie Bei **Hypovolämie** ist die Gabe von Diuretika nicht angezeigt, bei **Hypervolämie** ist dagegen im Zuge einer fortschreitenden Niereninsuffizienz die Gabe von **Furosemid** erforderlich, ggf. muss sogar eine Ultrafiltrationsbehandlung erfolgen. Besondere Bedeutung kommt dem Einsatz von **ACE-Hemmern** zu, wenngleich bislang der Nachweis ihrer Überlegenheit gegenüber anderen blutdrucksenkenden Substanzen bei maligner Hypertonie nicht erbracht ist. Die Blutdrucksenkung sollte möglichst innerhalb weniger Tage zu einem adäquaten Niveau führen. Neben ACE-Hemmern (cave: funktionelles Nierenversagen) kommen **Kalziumantagonisten** (Nifedipin, Verapamil), **β-Blocker** sowie **vasodilatatorische Substanzen** (Dihydralazin oder Minoxidil) in Betracht. Auch **Clonidin** hat sich bewährt.

Verlauf und Prognose Durch die aggressive Behandlung hat sich die Prognose der malignen Hypertonie dramatisch verbessert: Vor 40 Jahren, d. h. vor Einführung wirksamer Antihypertensiva und Dialyse, betrug die Überlebensrate für ein Jahr 10 % und für fünf Jahre 1 %. Diese Werte haben sich nunmehr auf 95 % bzw. 74 % gebessert. Unbehandelt führt die maligne Hypertonie allerdings innerhalb kürzester Zeit zum Tode.

Komplikationen	Häufigkeit
Hypertensive Enzephalopathie, apoplektische Insulte	Häufig
Ischämische Schädigung der Retina	Häufig
Herz- und Koronarinsuffizienz mit Angina pectoris und Myokardinfarkt	Relativ häufig
Niereninsuffizienz	Relativ häufig

Zusammenfassung

- Häufigste Ursache: renoparenchymatöse Hypertonie
- Wichtigste Symptome: diastolischer Blutdruck ≥ 120 mmHg, Papillenödem
- Wichtigste diagnostische Maßnahme: Blutdruckmessung
- Wichtigste therapeutische Maßnahme: medikamentöse Blutdrucksenkung

18.11.5 Hypertensive Nephropathie

Synonym: benigne Nephrosklerose
Engl. Begriff: Hypertensive Nephrosclerosis

Definition Der Begriff „hypertensive Nephropathie" bezeichnet eine Nierenschädigung nach in der Regel langjähriger Bluthochdruckkrankheit. Histologisch ist die hypertensive Nephropathie durch Beteiligung von Arterien/Arteriolen, Glomeruli und Tubulointerstitium charakterisiert. Die Gefäßbeteiligung besteht aus Intimaverdickung mit Lumeneinengung der großen Gefäße bis hin zu den glomerulären Arteriolen und einer Ablagerung von hyalinem Material in den Gefäßwänden. Die Glomeruli zeigen sowohl globale als auch segmentale Sklerosierung. Die Veränderungen an den Gefäßen und Glomeruli werden häufig von einer interstitiellen Nephritis und später von einer tubulointerstitiellen Fibrose begleitet, möglicherweise induziert durch die vorgeschaltete Ischämie.

Epidemiologie Nach langjährigem Verlauf tritt die hypertensive Nephropathie meist bei Patienten ≥ 65 Jahre auf. Es besteht eine starke Assoziation zwischen der Höhe des systolischen und diastolischen Blutdrucks und der Entwicklung einer terminalen Niereninsuffizienz, die bei nahezu 1 von 2 000–6 000 Hypertonikern auftritt.

Ätiologie und Pathogenese Es wird vermutet, dass die histologischen Veränderungen (s. o.) Ausdruck einer „glomerulären Ischämie" sind, die durch Engstellung der afferenten Arteriolen bedingt ist. Diese wiederum ist Ausdruck einer Gegenregulation bei hypertoniebedingtem gesteigertem Blutfluss in den afferenten Arteriolen. Zusätzlich wird ein genetischer Einfluss postuliert, da die hypertensive Nephropathie auch familiär gehäuft vorkommt.

Symptome Es liegen lediglich unspezifische Symptome der arteriellen Hypertonie vor (Kopfschmerzen, Schwindel etc.).

Diagnostik Die Diagnose einer hypertensiven Nephropathie ist eine Ausschlussdiagnose.

Es finden sich meistens Hinweise auf weitere hypertoniebedingte Endorganschäden (linksventrikuläre Hypertrophie, Retinopathie). Das Urinsediment ist relativ unauffällig, es findet sich aber eine **Proteinurie,** die meist unter 1 g/d liegt, aber auch nephrotische Ausmaße annehmen kann. Die Proteinurie reflektiert die glomeruläre Schädigung. Typischerweise kommt es bei der hypertensiven Nephropathie zu einem langsam progredienten Anstieg der Nierenretentionswerte. Eine Hyperurikämie wird schon in der Frühphase beobachtet und ist wahrscheinlich Ausdruck des aufgrund der Gefäßveränderungen reduzierten renalen Plasmaflusses.

Differentialdiagnose Andere primäre Nierenerkrankungen müssen ausgeschlossen werden, insbesondere wenn keine langjährige Hochdruckanamnese, eine rasche Nierenfunktionsverschlechterung, ein aktives Urinsediment oder ein nephrotisches Syndrom vorliegen.

Therapie Um die Progredienz der hypertensiven Nephropathie hinauszuzögern, ist die konsequente Blutdruckeinstellung oberstes Ziel. Dies gilt umso mehr, wenn noch andere prädisponierende Krankheiten vorliegen (Diabetes mellitus). Für die medikamentöse Blutdruckeinstellung gelten die gleichen Grundsätze wie bei der renoparenchymatösen Hypertonie.

Verlauf und Prognose Die hypertensive Nephropathie korreliert mit der Höhe des arteriellen Blutdrucks. Ein weiterer Faktor, der das Entstehen einer hypertensiven Nephropathie begünstigt, ist der **Diabetes mellitus.** Typischerweise kommt es bei der hypertensiven Nephropathie zu einem langsam progredienten Anstieg der Nierenretentionswerte. Ohne Behandlung des Blutdrucks führt die hypertensive Nephropathie über Jahre bis zur terminalen Niereninsuffizienz.

Komplikationen Entwicklung einer terminalen Niereninsuffizienz.

Zusammenfassung

- Häufigste Ursache: Hypertonie
- Wichtigstes Symptom: langsame Verschlechterung der Nierenfunktion
- Wichtigste diagnostische Maßnahmen: Anamnese, Ausschluss primärer Nierenerkrankungen
- Wichtigste therapeutische Maßnahme: Blutdruckeinstellung

18.11.6 Bluthochdruck und Nierenfunktion in der Schwangerschaft

- **Präeklampsie:** uteroplazentare Minderdurchblutung.
- **Chronische Hypertonie und Schwangerschaft:** Besserung in der Frühschwangerschaft.
- **Pfropfgestose:** kindliche Sterblichkeit bei 20–60 %.
- **Transitorische Schwangerschaftshypertonie:** keine Proteinurie.

Physiologie der Niere bei Gravidität

Morphologisch ändert sich die Niere während einer normalen Schwangerschaft kaum. Es kommt zu einer reversiblen Vergrößerung des Organs um ca. 1 cm. Im letzten Trimenon fällt eine **Dilatation der Nierenbecken und -kelche sowie der Ureteren** auf, die zum einen durch den Progesteroneffekt auf die glatte Muskulatur, zum anderen durch die mechanische Kompression der Ureteren am Übergang zum kleinen Becken hervorgerufen wird.

Bezüglich funktioneller Veränderungen ist zu erwähnen, dass im Verlauf einer normalen Schwangerschaft der **renale Plasmafluss** um 50 % und die **glomeruläre Filtrationsrate** (GFR) um 35 % ansteigen. Der Anstieg beginnt bereits kurz nach der Konzeption und ist im zweiten Trimenon abgeschlossen. Das aktivierte Renin-Angiotensin-Aldosteron System induziert physiologischerweise eine **Natrium-** (500–900 mmol) und **Wasserretention** (6–8 l). Daher haben isoliert auftretende Ödeme in der Schwangerschaft keinen Krankheitswert!

Infolge der erhöhten GFR und des gleichzeitig erhöhten Plasmavolumens (Verdünnungseffekt) kommt es zur Abnahme der Plasmakonzentrationen von Kreatinin, Harnstoff und Harnsäure. Im dritten Trimenon liegt das Serum-Kreatinin um 0,5 mg/dl (44 µmol/l), Werte über 0,9 mg/dl (79 µmol/l) gelten bereits als pathologisch.

Neben Veränderungen der glomerulären Filtration kommt es während der Schwangerschaft auch zu Veränderungen **tubulärer Funktionen.** Bis zu 90 % aller Schwangeren weisen eine **Glukosurie** und eine vermehrte Ausscheidung von Aminosäuren auf. Auch eine **Proteinurie** von ≤ 300 mg/24 h gilt nicht als pathologisch. Eine **Hyperurikämie** dagegen ist ein frühes Zeichen von Präeklampsie und Eklampsie.

Arterielle Hypertonie in der Schwangerschaft

Trotz Zunahme des Plasmavolumens fällt der Blutdruck während des ersten und zweiten Trimenons durch einen erniedrigten peripheren Widerstand um ca. 15 mmHg und steigt bis zum dritten Trimenon wieder bis auf den Ausgangswert. Daher geht man bereits bei einem Druckanstieg von systolisch 30 mmHg und diastolisch 10 mmHg von einer hypertonen Situation aus. Das bedeutet, dass ein Blutdruckwert von 120/85 mmHg bei vorausgegangener Gestose behandelt werden muss, wenn im Verlauf der Frühschwangerschaft ein Blutdruck von 90/60 mmHg gemessen wurde.

Die folgenden Hypertonieformen lassen sich während der Schwangerschaft abgrenzen (Tab. 18.29):

- Schwangerschaftsspezifische Hypertonie mit Proteinurie (über 300 mg/d), entspricht dem Begriff der „idiopathischen Gestose" oder **Präeklampsie**

18.11 Niere und Hypertonie

Tab. 18.29 Differentialdiagnose der Hypertonie in der Schwangerschaft.

	Präeklampsie	Chronische Hypertonie	Pfropfgestose	Schwangerschaftshypertonie
Auftreten	Nach der 20. Woche	Vor der 20. Woche	Bei vorbestehender Nieren- oder Hochdruckerkrankung	3. Trimenon
Proteinurie	Evtl. große Proteinurie	Meist ≤ 1 g/d	Zunahme einer vorbestehenden Proteinurie	Keine
Harnsäure (Serum)	≥ 5,5 mg/dl	Normal	Normal bis hoch	Normal
Kalzium i.U.	≤ 2,5 mmol/d	≥ 5 mmol/d	> 5 mmol/d	≥ 5 mmol/d
Thrombozytopenie	Oft	Keine	Keine	Keine

- **chronische,** schwangerschaftsunabhängige Hypertonie (essentiell oder sekundär)
- schwangerschaftsspezifische Verschlechterung von Hypertonie und Proteinurie bei vorbestehender Nieren- oder Hochdruckkrankheit (**Pfropfgestose**)
- schwangerschaftsbedingte Hypertonie ohne Proteinurie (Auftreten im dritten Trimenon, Abklingen unmittelbar post partum), entspricht dem Begriff der **„transitorischen Schwangerschaftshypertonie"**

Das Auftreten einer Hypertonie wird bei 10–15 % aller Schwangerschaften beobachtet. Erhöhter Aufmerksamkeit bedarf es bei Auftreten einer Proteinurie.

Praxis

Bei einer 22-jährigen Erstgebärenden kommt es in der 33. Schwangerschaftswoche zu Ödemen. Bei der **Untersuchung** findet sich ein Blutdruck von 160/100 mmHg. Die Proteinurie beträgt 1,5 g/d. Der Hämatokrit liegt bei 40 %, die Harnsäure im Serum beträgt 5 mg/dl. Der Bluthochdruck der Patientin lässt sich zunächst mit Dihydralazin hinreichend beherrschen. Zwei Wochen später kommt es jedoch zu einer **hypertensiven Krise** (RR 220/120) mit Kopfschmerz, Vomitus und zerebralem Krampfereignis. Der Hämatokrit beträgt nun 48 %, und die Serum-Harnsäure ist inzwischen auf 9 mg/dl (540 μmol/l) angestiegen. Die Patientin erhält nun **Dihydralazin** intravenös, um die hypertensive Krise zu beenden, und **Volumen** zum Ausgleich der Dehydratation. Noch am gleichen Tag wird die Geburt eingeleitet. Bereits 48 h später hat sich die Hypertonie zurückgebildet, die Proteinurie verschwindet im Laufe der ersten Wochen post partum.

Präeklampsie

Synonym: idiopathische Gestose, früher EPH-Gestose (Edema, Proteinuria, Hypertension)
Engl. Begriff: Preeclampsia

Definition Die Präeklampsie ist durch das Auftreten einer Hypertonie und Proteinurie nach der 20. Schwangerschaftswoche charakterisiert.

Epidemiologie Eine Präeklampsie tritt bei 3–4 % aller Schwangerschaften auf. Zwei Drittel aller Fälle betreffen Erstgebärende. Insbesondere Schwangere ≤ 18 Jahre und ≥ 35 Jahre sind gefährdet.

Bei komplizierter Präeklampsie ist in ≥ 10 % in der Folgeschwangerschaft ebenfalls mit einer Präeklampsie zu rechnen. Insbesondere die schwere Präeklampsie stellt die vierthäufigste Ursache für mütterliche Todesfälle im Rahmen der Schwangerschaft dar.

Ätiologie und Pathogenese Bei der Entwicklung einer Präeklampsie steht eine uteroplazentare Minderdurchblutung im Vordergrund. Diese beruht offenbar auf einer Implantationsstörung mit nachfolgender Ischämie des Trophoblasten, die zur Freisetzung toxischer Substanzen führt. Es kommt zur Endothelzellschädigung der Kapillaren und Arteriolen verschiedener Organe mit verminderter Bildung von (vasodilatierendem) Prostazyklin und NO sowie zur Gerinnungsaktivierung mit Ausbildung von Mikrothromben im Bereich der Endstrombahn. Diskutiert werden ferner ein uteroplazentares Missverhältnis (Mehrlingsschwangerschaften) und ein familiäres Risiko.

Symptome

Leichte Form Hypertonie, Proteinurie und Ödeme bei subjektiv geringfügiger Beeinträchtigung.

Schwere Präeklampsie
- **ZNS:** Augenflimmern, Kopfschmerzen, Hyperreflexie
- **Niere:** Oligurie (≤ 400 ml/24 h), generalisierte Ödeme, Lungenödem
- **Herz:** Linksherzdekompensation bei Hypertonie
- **Uteroplazentare Einheit:** vorzeitige Wehentätigkeit oder vorzeitige Plazentalösung aufgrund der gestörten Perfusion

Eklampsie Besonders schwere Verlaufsform: generalisierter, tonisch-klonischer Krampfanfall mit Apnoe, Zyanose und Bewusstlosigkeit.

Nierenerkrankungen

Sonderform der Präeklampsie HELLP-Syndrom (engl.: Hemolysis, Elevated Liver Enzymes, Low Platelet Counts):
- mikroangiopathische hämolytische Anämie (Fragmentozyten)
- rechtsseitige Oberbauchbeschwerden (Leberkapselspannung bei intrahepatischen Blutungen)

Diagnostik
- Symptomatik (s. o.)
- Beginn nach der 20. Schwangerschaftswoche
- nächtliche Blutdruckspitzen durch Umkehr der zirkadianen Rhythmik:
  - milde Hypertonie: diastolisch ≥ 90 mmHg
  - schwere Hypertonie: diastolisch ≥ 110 mmHg
- Proteinurie ≥ 2 g/24 h
- Harnsäure erhöht
- evtl. Kreatinin und Harnstoff erhöht
- Thrombozyten ≤ 100 000/μl
- Hämolysezeichen (z. B. LDH erhöht)
- SGOT, SGPT und Bilirubin erhöht (HELLP-Syndrom)

Differentialdiagnose Die Präeklampsie ist von der Pfropfgestose, der Schwangerschaftshypertonie und der chronischen Hypertonie abzugrenzen (s. Tab. 18.29).

Tab. 18.30 Notfalltherapie der Eklampsie.

Antikonvulsive Therapie	**Magnesiumsulfat:** • 3–4 g (30–40 ml 10%ige Lösung) innerhalb von 5 min (Bolus) • Im Anschluss kontinuierlich: Magnesiumsulfat 10 % 1–2 g/h, klinisch titrieren je nach Reflexstatus (z. B. ist der Patellarsehnenreflex bei Mg ≥ 5 mmol/l nicht mehr auslösbar), Serum-Magnesium-Spiegel 3–4 mmol/l • Tagesmaximaldosis: 20 g • Kontraindiziert bei Anurie! • Diazepam 10–20 mg i. v.
Intensivüberwachung	**Allgemeinmaßnahmen** • Seitenlagerung • Schutz vor Aspiration und Verletzungen • Beatmungsbereitschaft **Messung von** • Blutdruck • Puls • ZVD • Stundendiurese • Laborparameter
Blutdrucksenkung	• **Dihydralazin** (Nepresol®) 5–25 mg i. v. • α-**Methyldopa** oder bei Reflextachykardie zusätzlich β₁-Blocker
Geburtseinleitung nach Stabilisierung	

Therapie

Leichte Präeklampsie
- Bettruhe, v. a. in Linksseitenlage (verbesserte Uterusdurchblutung, V. cava dekomprimiert)
- Antihypertensive Therapie (s. u.)
- Bei einem Gestationsalter ≥ 34 SSW: großzügige Indikationsstellung zur vorzeitigen Entbindung
- Evtl. prophylaktischer Effekt durch zusätzliche Kalziumzufuhr bei Patientinnen mit erniedrigter Kalziumaufnahme (kontroverse Diskussion)

Schwere Präeklampsie und Eklampsie (s. Tab. 18.30)
- Intensivüberwachung zur Stabilisierung der Schwangeren vor der Entbindung
- Antikonvulsive Therapie mit hochdosierter Magnesiumtherapie
- Entbindung als kausale Therapie
- Antihypertensive Therapie

Verlauf und Prognose Wenn sich eine Eklampsie oder ein HELLP-Syndrom entwickelt, besteht ein hohes Mortalitätsrisiko für Kind (ca. 10 %) und Mutter (2–5 %).

Zusammenfassung
- Wichtigste Ursache: uteroplazentare Minderdurchblutung
- Wichtigste Symptome: Hypertonie, Proteinurie
- Wichtigste diagnostische Maßnahmen: Blutdruckmessung, Harnanalyse
- Wichtigste therapeutische Maßnahmen: antihypertensive Therapie, evtl. vorzeitige Entbindung

Chronische Hypertonie

Definition Jede chronische Hypertonie kann auch in der Schwangerschaft fortbestehen. Hinweisend auf diese Hypertonieform ist die Tatsache, dass der Hochdruck bereits vor der Schwangerschaft bekannt war und dass keine Beeinträchtigung der Nierenfunktion auftritt.

Epidemiologie, Ätiologie und Pathogenese Vergleiche Kapitel über essentielle Hypertonie (Kap. 7.1).

Symptome Es bestehen eine arterielle Hypertonie sowie u. U. entsprechende Folgeschäden (Linksherzhypertrophie, Retinopathie). Dabei tritt keine Proteinurie auf.

Diagnostik
- Anamnestische Hinweise auf eine vorbestehende Hypertonie
- Auftreten der Hypertonie vor der 20. Schwangerschaftswoche

Differentialdiagnose Differentialdiagnostisch gilt es die übrigen Hypertonieformen in der Schwangerschaft abzugrenzen (s. Tab. 18.29).

Therapie Antihypertensive Therapie (s. u.).

Verlauf und Prognose Häufig bessert sich eine vorbestehende Hypertonie in der Frühschwangerschaft, um im dritten Trimenon wieder Blutdruckwerte wie vor der Gravidität zu erreichen. In 30 % der Fälle ist jedoch eine konsequente Behandlung der Hypertonie über den gesamten Verlauf der Schwangerschaft erforderlich. Das Risiko, dass sich eine Akzeleration des Hochdrucks entwickelt, ist erhöht, kann jedoch durch eine konsequente Blutdruckeinstellung minimiert werden.

Bei chronischer Hypertonie liegt die perinatale Mortalität bei ca. 10 %.

Komplikationen Verschlechterung der Hypertonie mit Entwicklung einer Pfropfgestose.

Zusammenfassung

- Wichtigste Ursache: „idiopathisch"
- Wichtigstes Symptom: arterielle Hypertonie
- Wichtigste diagnostische Maßnahmen: Anamnese, Blutdruckmessung
- Wichtigste therapeutische Maßnahme: antihypertensive Therapie

Pfropfgestose

Definition Bei vorbestehender Nieren- oder Hochdruckkrankheit kann es in der Gravidität zu Blutdruckanstieg und Zunahme der Proteinurie kommen. In diesen Fällen spricht man von einer Pfropfgestose.

Epidemiologie, Ätiologie und Pathogenese Abhängig von der zugrunde liegenden Nieren- oder Hochdruckerkrankung.

Symptome
- Hypertonie
- Proteinurie
- Hämaturie (je nach vorbestehender Nierenerkrankung) Akzeleration bis hin zur Eklampsie möglich.

Diagnostik
- Anamnestische Hinweise auf bestehende Hypertonie oder Nierenerkrankung
- Auftreten vor der 20. Schwangerschaftswoche

Differentialdiagnose Differentialdiagnostisch müssen die übrigen Hypertonieformen in der Schwangerschaft abgegrenzt werden (s. Tab. 18.29).

Therapie Antihypertensive Therapie (s. u.).

Verlauf und Prognose Bei der Pfropfgestose liegt die kindliche Sterblichkeit je nach Schweregrad der vorbestehenden Nierenerkrankung bei 20–60 %!

Durch die Schwangerschaft verschlechtert sich auch eine vorbestehende Nierenerkrankung:
- bis zu einem Kreatinin ≤ 1,4 mg/dl vor der Schwangerschaft: keine Verschlechterung
- Kreatinin 1,4–2,0 mg/dl: 50 % bleibende Nierenfunktionsverschlechterung
- Kreatinin ≥ 2,0 mg/dl: nahezu 100%iges Risiko (!) der weiteren Verschlechterung bis hin zur terminalen Niereninsuffizienz

Komplikationen Entwicklung einer Eklampsie.

Zusammenfassung

- Wichtigste Ursache: Schwangerschaft bei vorbestehender Nieren- oder Hochdruckerkrankung
- Wichtigste Symptome: Hypertonie, Proteinurie
- Wichtigste diagnostische Maßnahmen: Blutdruckmessung, Harnanalyse
- Wichtigste therapeutische Maßnahme: antihypertensive Therapie

Transitorische Schwangerschaftshypertonie

Synonyme: transiente isolierte Schwangerschaftshypertonie, passagere Schwangerschaftshypertonie

Definition Die transitorische Schwangerschaftshypertonie ist definitionsgemäß nicht mit einer Proteinurie vergesellschaftet.

Ätiologie und Pathogenese Unbekannt. Es scheint eine familiäre Häufung der transitorischen Schwangerschaftshypertonie und Assoziationen zur Ausbildung einer essentiellen Hypertonie zu geben.

Symptome Hypertonie im dritten Trimenon bis zum zehnten Tag post partum. Keine klinische Symptomatik.

Diagnostik Hypertonie, keine Proteinurie.

Differentialdiagnose Differentialdiagnostisch gilt es die prognostisch ungünstigeren Hypertonieformen in der Schwangerschaft abzugrenzen (s. Tab. 18.29).

Therapie Je nach Schweregrad antihypertensive Therapie (s. u.).

Verlauf und Prognose Die transitorische Schwangerschaftshypertonie hat keinen Einfluss auf den Schwangerschaftsverlauf und kein erhöhtes Mortalitätsrisiko.

Komplikationen Keine.

Zusammenfassung

- Wichtigste Ursache: unbekannt
- Wichtigstes Symptom: Hypertonie im dritten Trimenon
- Wichtigste diagnostische Maßnahme: Blutdruckmessung
- Wichtigste therapeutische Maßnahme: antihypertensive Therapie

Antihypertensive Therapie in der Schwangerschaft

Eine Indikation zur medikamentösen antihypertensiven Therapie besteht bei Blutdruckwerten > **140/90 mmHg**. Folgende Antihypertensiva kommen während der Schwangerschaft in Frage:

α-Methyldopa Hat sich als **zentrales Sympathikolytikum** seit vielen Jahren in der Schwangerschaft bewährt und kann auch in der Stillperiode weiter verabreicht werden.
Tagesdosen: 250–2 000 mg.

Selektive β₁-Blocker (Atenolol, Metoprolol, Acebutolol) Bei Einsatz vor der 20. SSW wurden Wachstumsverzögerungen beschrieben, danach sind selektive β₁-Blocker sicher und wirkungsvoll. Es wurden allerdings z.T. fetale Bradykardien beschrieben. Während der Stillzeit kontraindiziert.
Tagesdosen: je nach Präparat 100–400 mg.

Dihydralazin Dihydralazin verbessert die uteroplazentare Durchblutung und ist damit Medikament der Wahl im Notfall bei Präeklampsie und Eklampsie. Unerwünschte Wirkungen bei Monotherapie sind Reflextachykardie und Natriumretention.

α-/β-Blocker (Labetalol) Labetalol hat sich als wirkungsvoll erwiesen, doch liegen noch keine Langzeitbeobachtungen vor.

Kalziumantagonisten
- Nifedipin-Typ: potentiell embryotoxisch im ersten Trimenon
- Verapamil: v. a. bei gleichzeitiger Tokolyse bewährt

Diuretika Eine Indikation zur Diuretikatherapie kann kurzfristig bei Linksherzinsuffizienz oder Nierenversagen gegeben sein. Aufgrund ihrer Plazentagängigkeit, der Gefahr der weiteren Hämokonzentration und der Verschlechterung der uteroplazentaren Durchblutung sollten Diuretika in der Schwangerschaft **nicht zur antihypertensiven Therapie** eingesetzt werden.
Auch in der Stillperiode sind sie nicht geeignet.

Kontraindizierte Medikamente
- ACE-Hemmer sind aufgrund ihres teratogenen Effekts kontraindiziert
- Kalziumantagonisten vom Dihydropyridin-Typ, Diltiazem (s. o.).
- Reserpin führt in der Stillperiode über die Muttermilch zu Trinkschwierigkeiten des Säuglings.

18.11.7 Nierenerkrankungen und Schwangerschaft

- **Pyelonephritis:** häufigste renale Erkrankung während der Schwangerschaft.
- **Diabetische Nephropathie:** häufigste Stoffwechselerkrankung während der Schwangerschaft.
- **Lupus erythematodes:** oftmals Exazerbation im dritten Trimenon bzw. in den ersten sechs Wochen post partum.

Pyelonephritis und Schwangerschaft

Engl. Begriff: Pyelonephritis

Definition Die häufigste renale Erkrankung während der Schwangerschaft ist die Nierenbeckenentzündung (Pyelonephritis).

Epidemiologie Bei 4–7 % der Schwangeren findet sich eine asymptomatische Bakteriurie. In 1–2 % entwickelt sich hieraus eine Zystitis, und in 30–50 % kommt es zu einer hochfieberhaften Pyelonephritis.

Ätiologie und Pathogenese Die Häufigkeit der aufsteigenden Infektionen wird durch die physiologische Dilatation der ableitenden Harnwege mit verlangsamten Urinfluss, durch das Vorliegen anatomischer Anomalitäten (Refluxnephropathie) und durch das Vorhandensein von Glukose und Aminosäuren im Urin begünstigt.

Symptome Ähnlich wie bei Nichtschwangeren kommt es zu Flankenschmerzen, Fieber mit Schüttelfrost und evtl. zu Dysurie.

Diagnostik Klinische Symptomatik und Urinbefunde (Uricult) erlauben die Diagnose.

Therapie Bereits eine asymptomatische Bakteriurie (Keinzahl ≥ 10^5/ml) muss in der Schwangerschaft konsequent antibiotisch therapiert werden (z. B. Ampicillin oder Amoxicillin). Bei Vorliegen einer Pyelonephritis empfiehlt sich neben symptomatischer Therapie (Bettruhe) die hoch dosierte intravenöse antibiotische Therapie (wenn möglich resistenzgerecht).

Verlauf und Prognose Die Pyelonephritis kann eine vorzeitige Wehentätigkeit auslösen.

Komplikationen Frühgeburt durch vorzeitige Wehen, in seltenen Fällen Urosepsis. Schwangere mit Refluxnephropathie und einem Serum-Kreatinin von über 2 mg/dl (176 µmol/l) erleiden häufig eine rasche Verschlechterung der Nierenfunktion während der Gravidität.

Zusammenfassung

- Wichtigste Ursache: bakterielle Infektion
- Wichtigste Symptome: Flankenschmerzen, Fieber und Schüttelfrost
- Wichtigste diagnostische Maßnahme: Uricult
- Wichtigste therapeutische Maßnahme: antibiotische Therapie

Diabetische Nephropathie und Schwangerschaft

Engl. Begriff: Diabetic Nephropathy

Zum Krankheitsbild der diabetischen Nephropathie vergleiche Kapitel 18.8.

Während der Schwangerschaft ist der Diabetes mellitus die häufigste Stoffwechselerkrankung (in ca. 1 % aller Schwangerschaften ist mit einem insulinpflichtigen Diabetes mellitus zu rechnen). Der Verlauf der diabetischen Nephropathie ist aufgrund der oftmals vorliegenden Hypertonie und Proteinurie sehr ungünstig. Insbesondere bei einer bereits deutlich eingeschränkten Nierenfunktion (Kreatinin ≥ 1,4 mg/dl) ist von einer Progression in Richtung terminaler Niereninsuffizienz auszugehen.

Systemischer Lupus erythematodes und Schwangerschaft

Engl. Begriff: Systemic Lupus Erythematosus

Zum systemischen Lupus erythematodes vergleiche Kapitel 18.7.3.

Der SLE tritt vor allem bei Frauen um das 30. Lebensjahr auf, so dass Komplikationen unter der Schwangerschaft oftmals erst richtungweisend sind. Der Verlauf ist sehr variabel. Während sich die dermatologischen Manifestationen eher bessern, kommt es vor allem im dritten Trimenon und in den sechs Wochen post partum zu einer Exazerbation der Lupusnephritis.

Spontanaborte, Früh- und Totgeburten sind häufig (10–30 %) und oftmals Ausdruck der erhöhten Thrombosierungsrate durch Antiphospholipid-Antikörper (Lupusantikoagulans, Anticardiolipin-Antikörper). Insbesondere ein SLE mit Nierenbeteiligung kann sich zu einer **Pfropfgestose** entwickeln. Von entscheidender prognostischer Bedeutung für die Nierenfunktion ist der Grad der Nierenfunktionseinschränkung vor der Schwangerschaft (s.o.). Bei Serum-Kreatinin-Werten ≥ 2,0 mg/dl ist ein nahezu 100%iges Risiko (!) der weiteren Verschlechterung bis hin zur terminalen Niereninsuffizienz gegeben.

Nierentransplantation und Schwangerschaft

Bei **vorausgegangener Nierentransplantation** bestehen bei stabiler Nierenfunktion (ohne Hypertonie oder Proteinurie) gute Chancen für einen erfolgreichen Schwangerschaftsverlauf. Die Gabe von Prednison und Azathioprin führt nicht zu einem fetalen Fehlbildungsrisiko.

Zur weiteren Information

Literatur

Birnbaum, M.: Schwangerschaft und Niere – internistischer Teil. In: Brass, H., T. Philipp, W. Schulz (Hrsg.): Manuale Nephrologicum. Dustri, Deisenhofen 1995.

Dadek, C.: Schwangerschaft und Niere – gynäkologischer Teil. In: Brass, H., T. Philipp, W. Schulz (Hrsg.): Manuale Nephrologicum. Dustri, Deisenhofen 1995.

Derkx, S. J., M. A. Schalekamp: Renal artery stenosis and hypertension. Lancet 1994; 344: 237ff.

Freedman, B. I., S. S. Iskandar, R. G. Appel: The link between hypertension and nephrosclerosis. Am J Kidney Dis 1995; 25: 207ff.

Jones, D. C., J. P. Hayslett: Outcome of pregnancy in women with moderate or severe renal insufficiency. N Engl J Med 1996; 335: 226–32.

Kuhlmann, U., D. Walb, F. Luft: Nephrologie, 3. Aufl. Thieme, Stuttgart 1998.

Luke, R. G.: Hypertensive nephrosclerosis: pathogenesis and prevalence. Nephrol Dial Transplant 1999; 14: 2271–78.

Olin, J. W., M. R. Piedmonte, J. R. Young et al.: The utility of duplex scanning of the renal arteries for diagnosing significant renal artery stenosis. Ann Intern Med 1995; 122: 833ff.

Tepel, M., W. Zidek: Hypertensive crisis: pathophysiology, treatment and handling of complications. Kidney Int 1998; 53 (Suppl. 64): 2–5.

van de Ven, P. J., J. J. Beutler, R. Kaatee et al.: Transluminal vascular stent for ostial atherosclerotic renal artery stenosis. Lancet 1995; 346: 672.

Villar, J., J. M. Belizan: Same nutrient, different hypotheses: disparities in trials of calcium supplementation during pregnancy. Am J Clin Nutr 2000; 71: 1375S–79.

Zucchelli, P., A. Zuccala: Primary hypertension – how does it cause renal failure? Nephrol Dial Transplant 1994; 9: 223ff.

Internet-Links

keine

Keywords

HELLP-syndrome ◆ eclampsia ◆ gestosis

18.12 Nephrolithiasis und Nephrokalzinose

E. HEIDBREDER, C. WANNER

Die **Nephrolithiasis** hat sich in den Industrieländern zu einer Volkskrankheit entwickelt und wird oft symptomatisch, wenn ein Stein den Ureter passiert und es zu Blutungen und Koliken kommt. Mehr als 75 % der Steine enthalten Kalzium.

Die **Nephrokalzinose** entsteht auf dem Boden von Hyperkalziurie, Hyperkalzämie oder Hyperoxalurie und wird im Rahmen der jeweiligen Grunderkrankung symptomatisch.

18.12.1 Nephrolithiasis

Synonyme: Urolithiasis, Nierensteinleiden
Engl. Begriff: Nephrolithiasis

Definition Als Nephrolithiasis oder Urolithiasis (Harnsteinleiden) werden die Auskristallisation und Aggregation verschiedener Harnbestandteile wie Kalziumsalze, Harnsäure, Zystin oder Struvit ($MgNH_4PO_4$) in den Hohlräumen der Niere und der ableitenden Harnwege bezeichnet. In Abhängigkeit von der Steinlokalisation gestaltet sich das klinische Bild unterschiedlich.

Epidemiologie Etwa 4 % der Bevölkerung leiden an einer Nephrolithiasis (Prävalenz), die mit dem Alter zu-

Tab. 18.31 Häufigkeit und Ursachen der Nephrolithiasis.

Komposition	Häufigkeit	Ursachen
Kalziumoxalat	60%	Primärer Hyperparathyroidismus Idiopathische Hyperkalziurie Hypozitraturie Hyperoxalurie Hyperurikosurie
Kalziumphosphat	20%	Renal-tubuläre Azidose
Harnsäure	5–15%	Niedriger Harn-pH Hyperurikosurie
Zystin	Ca. 1%	Zystinurie
Struvit	10–20%	Infektion mit Urease produzierenden Bakterien

wie Arbeitsunfähigkeit und zahlreiche Krankenhausaufenthalte.

Ätiologie und Pathogenese

Allgemeine Pathogenese Bei Kalziumsteinen beginnt die Steinbildung – begünstigt durch die Übersättigung des Harns mit Kalziumsalzen – mit einer Kalziumsalzpräzipitation aus einer Lösung (Nukleation), indem sich initial ein Kristall bildet. Das fortschreitende Kristallwachstum und die Aggregation führen zur Bildung eines Steinnidus. Wenn dieses Aggregat an das tubulopelvine Epithel anhaftet, führt das kontinuierliche epitaxiale Wachstum des Kristallaggregats zu einem nunmehr auch optisch nachweisbaren Stein.

Die **Nukleation** beschreibt den Prozess, bei dem die Kalziumsalzaktivität die Region der soliden Phase (Abb. 18.47) erreicht. Im Unterschied zu einer wässrigen Lösung kann der Harn höhere Kalziumsalze in Lösung halten: In einem bestimmten Bereich befindet sich die Lösung in einem Gleichgewicht, d.h., die Kalziumsalzkristalle schrumpfen oder aggregieren nicht (Löslichkeitsprodukt am Gleichgewichtspunkt). Lösungen unterhalb dieses Bereichs sind untersättigt, über diesem Bereich befinden sie sich in einer metastabilen Phase, das Aktivitätsprodukt ist also konstant. Steigt das Aktivitätsprodukt der Kalziumsalze weiter an, entstehen neue Kristalle, die Obergrenze der metastabilen Übersättigung ist erreicht (Bildungsprodukt). Die nunmehr drohende Kristallbildung wird durch **Kristallisationsinhibitoren** (Zitrat, Diphosphonat, Pyrophosphat und saure Mukopolysaccharide) neutralisiert.

Das Erreichen der soliden Phase wird auch durch die Konzentration lithogener Substanzen, durch den Harn-pH und die Ionenstärke bestimmt (Abb. 18.48). Dieses Konzept ist vor allem für die Harnsäurestein-, Zystin- und Infektsteinbildung gültig, während bei Kalziumoxalatsteinen andere Faktoren wie Hyperkalziurie, Hyperoxalurie, pH-Veränderungen, Veränderungen des Harnvolumens, Hyperurikosurie und ein Mangel an Inhibitoren zum Tragen kommen (Tab. 18.32).

nimmt. 20 % der männlichen Bevölkerung in den Industrieländern sowie 5–10 % der weiblichen Bevölkerung weisen ein erhöhtes Steinrisiko auf.

Kalziumoxalat- und Kalziumphosphatsteine machen mehr als 75 % der Nierensteine aus und treten auch gemeinsam als Steinkomponenten auf (Tab. 18.31). **Kalziumsteine** finden sich häufiger bei Männern, meist erstmals im dritten Lebensjahrzehnt. Hat sich ein einzelner Stein etabliert, entstehen in der Folgezeit weitere Steine, durchschnittlich alle zwei bis drei Jahre ein Konkrement. **Harnsäuresteine** finden sich ebenfalls häufiger bei Männern, die Hälfte der Patienten leidet unter einer Gicht. **Zystinsteine** sind selten. **Struvitsteine** treten bevorzugt bei Frauen auf und werden durch Harnwegsinfektionen hervorgerufen, Erreger sind meist Proteus-Bakterien. Diese Steine haben eine starke Wachstumstendenz und können Nierenbecken und -kelchsystem ausmauern.

Die jährliche Neuerkrankungsrate (Inzidenz) an Nierensteinen beträgt in Deutschland 1,2 ‰. Wegen ihrer Häufigkeit zeigt die Nephrolithiasis die Züge einer Volkskrankheit und bedingt volkswirtschaftliche Auswirkungen

Kalziumsteine Bei **Kalziumsteinen** sind verschiedene pathogenetische Mechanismen wirksam. Die Hyperkalziurie begünstigt in Anbetracht der physikochemischen Zusammensetzung des Harns die Entstehung von Hydroxylapatit- oder Kalziumoxalatsteinen. In 30–40 % der Kalziumsteinleiden enthält der Harn mehr Kalzium als bei Normalpersonen (> 300 mg/d bei Männern, 250 mg/d bei Frauen): Diese **Hyperkalziurie** wird als **idiopathisch** bezeichnet, wenn das Serumkalzium normal und das 1,25-$(OH)_2$-Vitamin D_3 im Serum (allerdings inkonstant) erhöht sind und ursächliche Erkrankungen wie Sarkoidose, renal-tubuläre Azidose, Hyperthyreose, Malignome und vor allem eine längerfristige Furosemidzufuhr ausgeschlossen worden sind.

Weitere pathogenetisch relevante Faktoren sind die exzessive intestinale Kalziumabsorption (absorptive Hyperkalziurie) und die verminderte tubuläre Reabsorption (renale Hyperkalziurie) ohne Anstieg des Serum-Kalzium-Spiegels (Abb. 18.49). Auch das Skelett ist in die Pathogenese der Hyperkalziurie einbezogen (resorptive Hyper-

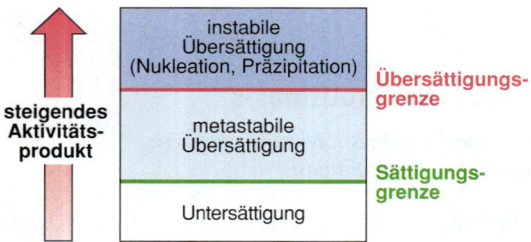

Abb. 18.47 Löslichkeitsdiagramm der Nierensteinbildung. Das Konzentrationsprodukt freier Ionen (sog. Aktivitätsprodukt) durchschreitet zwei Grenzbereiche: die Sättigungsgrenze und die Übersättigungsgrenze. An der Sättigungsgrenze befindet sich die Lösung im Gleichgewicht zwischen flüssiger und kristalliner Phase (Löslichkeitsprodukt), an der Übersättigungsgrenze im Gleichgewicht zwischen metastabiler Übersättigung und spontaner Kristallbildung (Bildungsprodukt). Zwischen diesen Grenzen, der metastabilen Übersättigung, tritt keine Bildung neuer Kristallkerne auf.

18.12 Nephrolithiasis und Nephrokalzinose

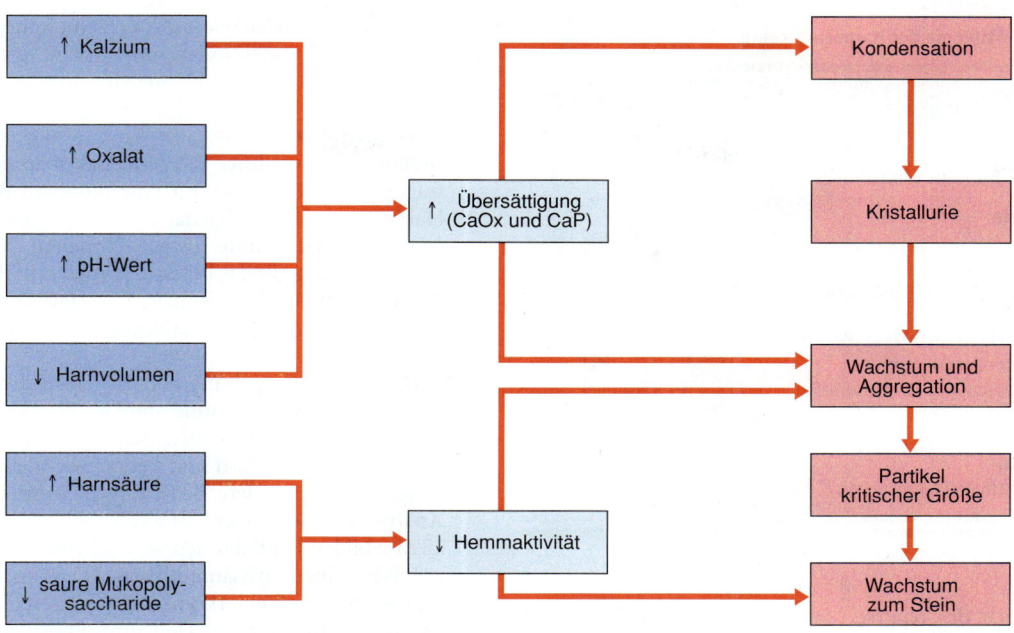

Abb. 18.48 Risikofaktoren (links) und Ablauf der Steinentwicklung (rechts).

kalziurie), vor allem bei erhöhter Knochenresorption durch Parathormon oder bei malignen Skeletterkrankungen. Bei der renal-tubulären Azidose wird die Hyperkalziurie durch die begleitende metabolische Azidose hervorgerufen, die intestinale Kalziumabsorption ist nicht erhöht. Im Gegensatz hierzu ist die idiopathische Kalziumlithiasis normokalzämisch und frei von metabolischen Veränderungen. Eine therapierbare Ursache ist nicht erkennbar.

Oxalatsteine Die **Hyperoxalurie** kann bei metabolischer Oxalatüberproduktion (z. B. bei hereditärer Hyperoxalurie Typ 1 und Typ 2) oder gastrointestinaler Oxalathyperabsorption zu Kalziumoxalatsteinen führen. Wichtige intestinale Ursachen sind Ileumresektion, Zöliakie, Pankreasinsuffizienz und Morbus Crohn. In der Oxalatsteinbildung

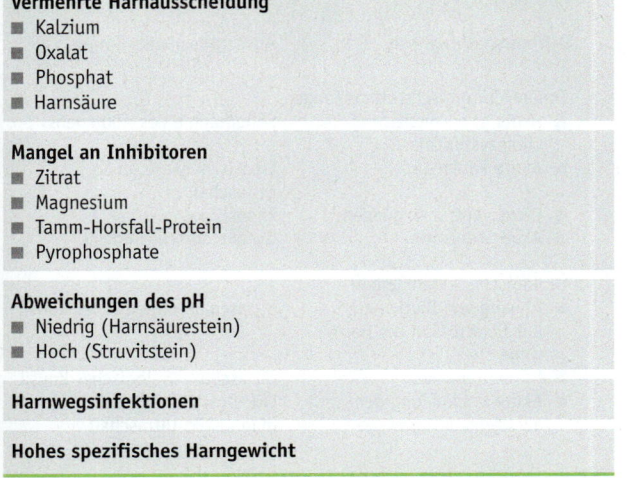

Tab. 18.32 Lithogene Faktoren.

Vermehrte Harnausscheidung
- Kalzium
- Oxalat
- Phosphat
- Harnsäure

Mangel an Inhibitoren
- Zitrat
- Magnesium
- Tamm-Horsfall-Protein
- Pyrophosphate

Abweichungen des pH
- Niedrig (Harnsäurestein)
- Hoch (Struvitstein)

Harnwegsinfektionen

Hohes spezifisches Harngewicht

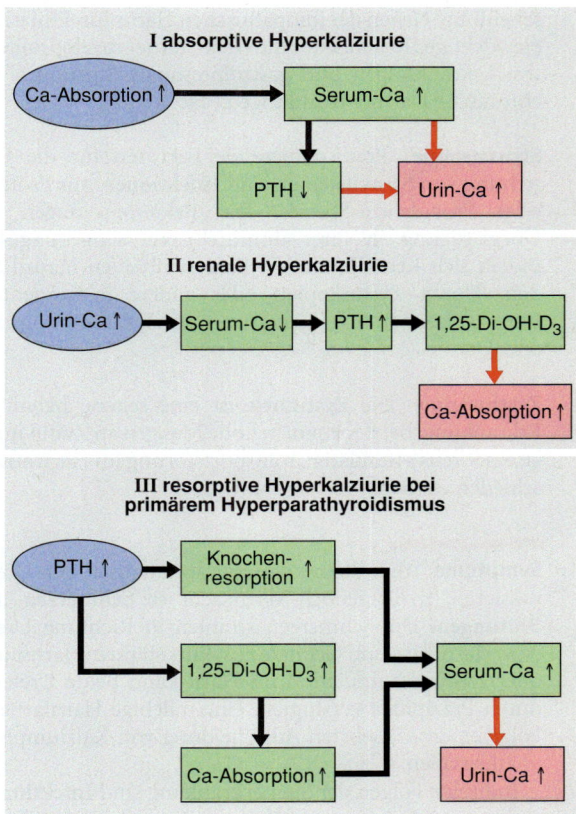

Abb. 18.49 Pathogenese der Hyperkalziurie (modifiziert nach Resnick und Pak).

Nierenerkrankungen

Tab. 18.33 Ätiologie der Harnsäuresteine.

Ursache	Urin-pH
Idiopathisch	Niedrig
Hyperurikämie	
■ Gicht	Niedrig
■ Lesch-Nyhan-Syndrom	Normal
■ Myeloproliferative und andere Neoplasien	Normal
Hyperurikosurie	
■ Erhöhte Purinzufuhr	Normal
■ Defekt der tubulären Rückresorption	Normal
■ Urikosurika	Normal
Dehydratation	
■ Gastrointestinale Erkrankungen	Niedrig

spielt auch der relative Mangel an sog. Inhibitoren der Nukleation, Kristallbildung und -Kristallisation eine Rolle, hierzu gehören Nephrokalzin, Lithostatin, Uropontin und Zitrat.

Harnsäuresteine Die Harnsäuresteine gehen auf eine Übersättigung des Harns mit Harnsäure zurück, die Kristallbildung wird durch saure Harn-pH-Werte deutlicher begünstigt als durch die erhöhte tägliche Harnsäureausscheidung. Neben der idiopathischen Harnsäurelithiasis ist ein wichtiger Risikofaktor die **Gicht,** ferner myeloproliferative Erkrankungen und gastrointestinale Störungen wie chronische Darmentzündungen (Tab. 18.33).

Struvitsteine Prädisponierende Faktoren für die Entstehung von Struvitsteinen sind **Infektionen** mit Proteus- oder Providencia-Spezies. Die Bakterien tragen zur Übersättigung in ihrer unmittelbaren Umgebung bei, indem sich Kristalle um die Bakterienhaufen herum bilden. Durch Zystoskopien oder andere instrumentelle Eingriffe können sich Harnsäure- oder Zystinsteine infizieren.

Zystinsteine Die **Zystinurie** ist eine seltene hereditäre Erkrankung, bei der abnorm hohe Mengen an Zystin infolge einer renal-tubulären Transportstörung im Harn ausgeschieden werden.

Symptome Ein Stein kann asymptomatisch den Ureter passieren, meist jedoch verursacht er **Schmerzen** und **Blutungen.** Die Schmerzen strahlen in Richtung Ureter bzw. Harnblase und Genitale aus. Eine stärkere Harnsäure- oder Zystinakkumulation im Harn kann beide Ureteren durch Präzipitate verstopfen, eine milchige Harnfarbe ist Folge einer vermehrten Ausscheidung von Kalziumphosphatkristallen.

Indirekte Folgen der Steinerkrankung sind **Infektionen,** meist entstehen sie durch instrumentelle Eingriffe im Bereich des Harntraktes. Stein- und Harnwegsinfektionen verschlechtern die Situation im Wechselspiel. Bei Obstruktion einer infizierten Niere durch Steine kann eine Urosepsis entstehen. Infektionen mit Urease produzierenden Bakterien sind Ursache der Struvitsteine.

Diagnostik Wichtige Elemente der anamnestischen Befragung sind Hinweise auf eine familiäre Belastung mit Harnsteinen sowie Eigenarten des Lebensstils wie beispielsweise bestimmte Essgewohnheiten. Bei der **Blutuntersuchung** gilt das besondere Augenmerk der Analyse des Kalziums und Phosphats, der Harnsäure, des Kreatinins sowie ggf. dem Parathormon- und Vitamin-D_3-Spiegel.

Die Harnuntersuchung konzentriert sich vor allem auf **mikroskopische** und **mikrobiologische Verfahren,** d.h. eine Urinkultur sowie den Nachweis einer Hämaturie. Zystinkristalle im Harn sind weitere wichtige Elemente der Diagnostik. Besondere Bedeutung kommt der **Urin-pH-Analyse** zu: Bei hohem pH-Wert ist eine Infektion mit Urease bildenden Bakterien wahrscheinlich, bei niedrigem pH-Wert eine Harnsäurelithiasis. Wichtige Hinweise auf die Genese der Steinerkrankung resultieren aus der Analyse der Harnelektrolyte (Kalzium, Phosphat), der Harnsäure, des Oxalats und Zystins. Nach Zeichen einer begleitenden akuten Pyelonephritis muss besonders gefahndet werden.

Die strukturelle Steinanalyse umfasst Verfahren wie nasschemische Methoden, mineralogische Verfahren oder Polarisationsmikroskopie. Sie sollte möglichst oft durchgeführt werden.

Bildgebende Verfahren Einen wichtigen Stellenwert nimmt die **Lokalisationsdiagnostik** des Steins mittels bildgebender Verfahren ein: Besonders bewährt haben sich die **Sonographie,** die **röntgenologische Leeraufnahme** des Beckens sowie das **intravenöse Pyelogramm.** Nicht kontrastierende Konkremente wie Harnsäure- oder Zystinsteine werden evtl. im kontrastierten Bereich der ableitenden Harnwege durch das Kontrastmittel umflossen und können auf diese Art und Weise lokalisiert werden.

Mit einer nuklearmedizinischen Untersuchung kann evtl. auch die Funktion der befallenen Niere im Zuge einer Langzeitbeobachtung abgeklärt werden.

Differentialdiagnose	Ausschlussmaßnahmen
Innere/chirurgische Erkrankungen	
■ Akute Cholezystitis/ Cholezystolithiasis	Sonographie des Abdomens
■ Akute Pankreatitis	Lipase, Amylase im Serum, Ultraschall
■ Ulcus ventriculi/duodeni	Endoskopie
■ Akute Adnexitis	Gynäkologisches Konsil
Urologische Erkrankungen	
■ Abgang von Blutkoageln mit Obstruktion der Harnwege	Ultraschall, urologisches Konsil
■ Harnleitertumor	Ultraschall, urologisches Konsil
■ Akute Entzündung der ableitenden Harnwege	CRP-Bestimmung, Urindiagnostik, Ultraschall

18.12 Nephrolithiasis und Nephrokalzinose

Differentialdiagnose	Ausschlussmaßnahmen
Seltenere Erkrankungen	
■ Nieren-, Milz- oder Mesenterialembolien	Angiographie
■ Ruptur eines Aortenaneurysmas	Sonographie, CT, MRT

Therapie

Akute Behandlung Viele Steine gehen spontan ab. Die Behandlung des akuten Harnsteinleidens umfasst die medikamentöse Therapie der Kolik sowie die Steinaustreibung: Die Indikation zur medikamentösen Behandlung ist bei akuter Steinkolik und abgangsfähigem Nierenbecken- oder Ureterkonkrement ohne Gefährdung der Nieren durch Harnstau oder Infektion gegeben. Ziele der Behandlung der Kolik sind die Durchbrechung des lokalen Ureterspasmus sowie die Steinaustreibung, d.h. die Freisetzung und Austreibung des eingeklemmten Steins. Bei der Steinkolikbehandlung hat sich die intravenöse Gabe von Analgetika bewährt, beispielsweise Metamizol (Novalgin®) oder bei nicht ausreichendem Ansprechen Pethidin (Dolantin®). Anderenfalls ist die Gabe von Morphinderivaten angezeigt, sie wirken allerdings auch sedativ. Antiphlogistika wie beispielsweise Indometacin sollen das Ödem in der Umgebung des Steins mildern und die spontane Abgangsrate erhöhen.

Anlass für die unverzügliche Vorstellung des Patienten beim Urologen sind die schwere Verschlusssymptomatik, Harnwegsinfektionen oder drohende Urosepsis sowie das Ausbleiben des erwarteten Steinabgangs. Zu den urologischen Therapiemaßnahmen gehören die instrumentelle Steinentfernung, die extrakorporale Stoßwellenlithotripsie oder die Operation.

Prävention Bei bekanntem Steintyp ist eine spezifische Therapie der zugrunde liegenden Stoffwechselstörung möglich. Andererseits gelten diätetische Maßnahmen und Herabsetzung der Harnkonzentration durch Erhöhung der Trinkmenge (> 3 l/d) als Prophylaxe der Harnübersättigung mit spezifischen Lithogenen. Bei aktivem Steinleiden (d.h., Bildung neuer oder Wachstum bereits bestehender Steine) ist die Metaphylaxe (Rezidivprophylaxe) wichtig. Beispielsweise sollte die Zufuhr von tierischem Eiweiß vermindert werden, um die intestinale Resorption von Kalzium und Purinen zu drosseln. Die erhöhte orale Kalziumzufuhr (vor allem bei absorptiver Hyperkalziurie) kann durch verminderte Aufnahme von Milch und Milchprodukten gedrosselt werden, gleichzeitig empfiehlt sich die Vermeidung oxalatreicher Kost (schwarzer Tee, Zitrusfrüchte, Schokolade, Kakao, Nüsse, Mandeln und Spinat). Durch Erhöhung der Trinkmenge (2–4 l/d) werden das Harnvolumen gesteigert und dadurch die Konzentration lithogener Stoffe gesenkt; auf eine gute nächtliche Diurese ist zu achten. Nach Harnwegsinfektionen muss gefahndet werden, um sie konsequent behandeln zu können.

Pharmaka Thiazide (nicht jedoch Schleifendiuretika) sind bei Kalziumsteinleiden und idiopathischer Hyperkalziurie indiziert, da diese Diuretika einen Rückgang der renalen Kalziumausscheidung durch erhöhte tubuläre Kalziumrückresorption bewirken.

Orthophosphat verringert die enterale Resorption von Kalzium und die renale Exkretion, während die Konzentration von inhibitorisch wirksamen Phosphaten und Pyrophosphaten im Endharn zunimmt. Orthophosphate sind bei Kalziumoxalatsteinen indiziert. Die Harninhibitoraktivität wird durch **Magnesiumzufuhr** erhöht, während durch Absenkung der Harnsäurekonzentration die Aktivität der sauren Mukopolysacharide, die als Aggregationshemmer bei Kalziumoxalatsteinleiden wirksam sind, reduziert wird. Die Gabe von Allopurinol ist allerdings nur dann angezeigt, wenn die Hyperurikosurie trotz diätetischer Behandlung weiter bestehen bleibt.

Bei Harnsäuresteinleiden sollte der Harn **alkalisiert** werden (pH > 6,5 im Teststreifen), unter Gabe von Bikarbonat oder Natrium-Kalium-Zitrat steigt die Löslichkeit der Harnsäure stark an. Besteht eine Hyperurikosurie, empfiehlt sich die Gabe von Allopurinol. Eine purinarme Kost ist dringend zu empfehlen.

Bei **Phosphatsteinen** führt die durch Bakterien hervorgerufene Harnalkalisierung zu einer deutlichen Abnahme des Phosphataktivitätsprodukts, deshalb sollte der Harn-pH-Wert bei 5,8–6,8 konstant gehalten werden (Medikamente: Methionin oder Ammoniumhydrochlorid), eine stärkere Alkalinisierung sollte wegen des Risikos der Kalziumsalzpräzipitation auf dem Harnsäurestein vermieden werden. Bei den selteneren Zystinsteinen muss der Harn strikt und permanent alkalisiert werden (Zitratgemisch und massive Flüssigkeitszufuhr). α-Mercaptopropionylglycin und D-Penicillamin können die Zystinausscheidung entscheidend absenken.

Verlauf und Prognose Bei 30–40 % der Patienten rezidiviert das Nierensteinleiden. Im weiteren Verlauf bestimmen Infektionshäufigkeit und Funktionsabnahme einer oder beider Nieren das weitere Schicksal der Erkrankung. Die Prognose der Nephrolithiasis ist bei sorgfältiger Überwachung des Steinleidens eher gut.

Komplikationen Unter den akuten Komplikationen sind vor allem die **Steinkolik** sowie **akute Entzündungen** der ableitenden Harnwege bis hin zur **Urosepsis** erwähnenswert. Die chronische Obstruktion kann zur fortschreitenden Niereninsuffizienz im Zuge einer chronischen Pyelonephritis führen. Ebenso ist die Nierenfunktion bei Vorliegen einer Hydro- oder Pyonephrose bedroht.

Komplikationen	Häufigkeit
Harnstauungsniere	Nicht sehr häufig
Chronische Pyelonephritis	Selten
Urosepsis	Selten

Nierenerkrankungen

> **Zusammenfassung**
> - Häufigste Ursache: Hyperkalziurie
> - Wichtigstes Symptom: Koliken
> - Wichtigste diagnostische Maßnahmen: Ultraschall der Nieren, Pyelographie
> - Wichtigste therapeutische Maßnahmen: ausreichende Flüssigkeitszufuhr und Einhaltung der diätetischen und medikamentösen Therapieempfehlungen

18.12.2 Nephrokalzinose

Synonym: Nierenverkalkung
Engl. Begriff: Nephrocalcinosis

Definition Als Nephrokalzinose werden Kalziumsalzablagerungen im **Nierenparenchym** bezeichnet. In ca. 70 % der Fälle sind die Verkalkungen auf das Gebiet der Pyramiden beschränkt (medulläre Nephrokalzinose), die Ablagerungen können fein oder fächerförmig verzweigt sein oder als grobe Granula zu herdförmigen Verkalkungen führen. Sie ist häufig bei Hyperkalzämie nachweisbar, kann aber auch bei renal-tubulärer Azidose (distaler Typ) und somit ohne Hyperkalzämie auftreten. Selten ist die Nephrokalzinose Folge einer akuten Nierenrindennekrose und somit im Rindenbereich lokalisiert nachweisbar (kortikale Nephrokalzinose). Diese **sekundäre** dystrophische **Form** ist als Kalzifikation nekrotischen Nierengewebes von der **primären Nephrokalzinose** abzugrenzen, bei der nicht geschädigtes Nierengewebe im Zuge einer Hyperkalzämie kalzifiziert wird (Tab. 18.34). Diese Form ist häufig mit einer Nephrolithiasis assoziiert.

Epidemiologie Die Nephrokalzinose wird wahrscheinlich häufig nicht diagnostiziert, im Nierenbiopsiegut soll sie mit ca. 1 % nachweisbar sein, bei der Obduktion werden intrarenale Verkalkungen etwas häufiger nachgewiesen (ca. 10 %).

Ätiologie und Pathogenese Schrittmacher der primären Nephrokalzinose sind mit Hyperkalziurie, Hyperkalzämie oder Hyperoxalurie vergesellschaftete Syndrome, meist (> 70 % der Fälle) handelt es sich um **Störungen der Nebenschilddrüsenfunktion** (primärer Hyperparathyroidismus) oder **maligne Skeletterkrankungen** (Tumoren, Metastasen). Andere bekannte Ursachen sind die distale renal-tubuläre Azidose, die primäre Hyperoxalurie (Typ 1), die Vitamin-D_3-Überdosierung, die Sarkoidose und das Milch-Alkali-Syndrom.

Bei der distalen renal-tubulären Azidose werden anstelle der H^+-Ionen Ca^{++}-Ionen ausgeschieden, so dass die Entstehung einer Nephrolithiasis und Nephrokalzinose gefördert wird. Der zusätzliche renale Kaliumverlust und die erhöhte Phosphatausscheidung durch die begleitende Azidose führen zu manchmal schwerer **Hypokaliämie** und **Hypophosphatämie**.

Zur dystrophischen Verkalkung geschädigten und nekrotischen Nierengewebes führen ischämische Episoden in der kortikalen und auch der medullären Strombahn wie bei der Nierenrindennekrose nach einer Schwangerschaft (akute Nierenrindennekrose), bei chronischem Analgetikamissbrauch (Papillennekrosen), toxischen Insulten (z. B. Quecksilber), Niereninfarkten, Tuberkulose oder Markschwammniere (vgl. Kap. 18.13.2).

Symptome Die Nephrokalzinose verursacht keine spezifischen Symptome, das Beschwerdebild wird jeweils von der zugrunde liegenden Erkrankung bestimmt. Ist sie mit einer Nephrolithiasis vergesellschaftet, finden sich häufig Koliken, Harnstau und andere Symptome. Bei der distalen renal-tubulären Azidose sind die metabolische Azidose und die Hypokaliämie typische Befunde.

Diagnostik Die Nephrokalzinose ist meist eine Zufallsentdeckung. In der **Sonographie** und der **Röntgenleeraufnahme** des Abdomens (Abb. 18.50) ist sie relativ einfach zu entdecken. In der Sonographie finden sich zunächst echogene Areale, die später in Verkalkungen des gesamten Papillenbereichs übergehen. Bei Röntgenschichtaufnahmen können sich diffuse Verkalkungen darstellen. Zur laborchemischen Befundkonstellation gehören die Untersuchungsergebnisse des **Kalziumstoffwechsels** (Parathor-

Tab. 18.34 Wichtige Ursachen der Nephrokalzinose.

Primäre Nephrokalzinose
- Hyperparathyreoidismus
- Renal-tubuläre Azidose
- Medikamente (Vitamin D3, Dihydrotachysterin u. a.)
- Milch-Alkali-Syndrom
- Sarkoidose
- Neoplasien mit Skelettbeteiligung

Sekundäre Nephrokalzinose
- Nierenrindennekrose
- Chronische Pyelonephritis
- Analgetikaabusus
- Oxalose
- Markschwammniere

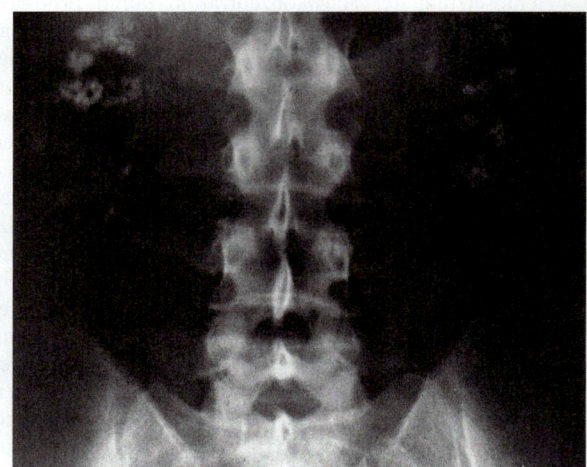

Abb. 18.50 Nephrokalzinose (Leeraufnahme des Abdomens).

mon, Kalzium und Phosphat im Serum und im Urin, Vitamin-D-Spiegel), des **Säure-Basen-Haushaltes** sowie der aktuellen **Nierenfunktion** (Serum-Kreatinin, Natrium- und Kaliumausscheidung im Urin, Clearanceverfahren).

Differentialdiagnose Die Abklärung der Nephrokalzinose ist auf die Untersuchung ihrer vielfältigen Ursachen ausgerichtet, insbesondere müssen verschiedene tubulointerstitielle Erkrankungen und Funktionsstörungen eingehender analysiert werden.

Differentialdiagnose	Diagnostische Hinweise
Sarkoidose	Röntgen-Thorax
Vitamin-D-Intoxikation	Vitamin D_3 im Blut
Nierentuberkulose	Mykobakterien im Urin
Analgetikaniere	Anamnese Abgang nekrotischer Papillen
Markschwammniere	Hämaturie Harnwegsinfektionen

Therapie Oberstes Therapieziel ist die **Behandlung der Grundkrankheit,** d.h. bei primärem Hyperparathyroidismus die Adenomentfernung, bei Hyperkalzämie durch Tumoren deren operative oder palliative Therapie und bei Vitamin-D_3-Überdosierung das Absetzen der Präparate. Die distale renal-tubuläre Azidose ist mit der Gabe von Natriumbikarbonat zu behandeln. Immer sollte auf eine diätetische Kalziumrestriktion (Vermeidung von Milch und Milchprodukten) und intensive Flüssigkeitszufuhr geachtet werden. Zur Hyperkalziurie führende Substanzen wie Furosemid und Etacrynsäure sind – solange keine Hyperkalzämie vorliegt – zu vermeiden, ggf. muss bei irreversibler Niereninsuffizienz die Hämodialysebehandlung eingeleitet werden.

Verlauf und Prognose Der entscheidende Faktor ist die **Dauer der Kalziumüberflutung** der Niere: Je schwerer die Erhöhung des renalen Kalziumangebotes ist, desto eher wird sich die Nephrokalzinose entwickeln. Ist die Nierenfunktion bereits deutlich eingeschränkt, werden auch die Elimination der auslösenden Noxe (z.B. Hyperparathyroidismus) und die Besserung des Kalziumstoffwechsels kaum eine Rückbildung der Nephrokalzinose mit sich bringen. Eine schlechte Prognose hat die primäre Hyperoxalurie (Typ 1).

Komplikationen Unbehandelt droht die Entwicklung einer **chronischen Niereninsuffizienz.** Wichtige klinische Relevanz haben die zugrunde liegenden Erkrankungen (primärer Hyperparathyroidismus, Malignom u.a.), die den weiteren klinischen Verlauf bestimmen.

Komplikationen	Häufigkeit
Rezdivierende Harnwegsinfektionen	Häufig
Chronische Niereninsuffizienz	Häufig
Obstruktive Uropathie bei begleitender Nephrolithiasis	Selten

Zusammenfassung

- Häufigste Ursache: primärer Hyperparathyroidismus
- Wichtigste Symptome: tubuläre Funktionsstörungen, Hyperkalzämie
- Wichtigste diagnostische Maßnahmen: Ultraschall und Röntgenleeraufnahme der Nierenregion
- Wichtigste therapeutische Maßnahmen: Behandlung der Hyperkalzämie und Beseitigung der Grunderkrankung

---

Zur weiteren Information

Literatur
Coe, F. C., J. H. Parks, J. R. Asplin: The pathogenesis and treatment of kidney stones. N Engl J Med 1992; 327: 1141.
Prevention and treatment of kidney stones. Consensus Conference. JAMA 1988; 260: 978.
Resnick, M. I., C. Y. C. Pak: Urolithiasis – a Medical and Surgical Reference. Saunders, Philadelphia 1990.
Wrong, O.: Nephrocalcinosis. In: Cameron, S., J. P. Grünfeld, D. Kerr, E. Ritz (eds.): Oxford Textbook of Clinical Nephrology, Oxford University Press, Oxford 1992.
Bihl, G., Meyers, A.: Recurrent renal stone disease – advances in pathogenesis and clinical management. Lancet 2001; 358: 651–656.

Keywords
Nierensteinleiden ◆ Nierenkolik ◆ Nierenparenchymverkalkung

18.13 Hereditäre und kongenitale Nierenerkrankungen

E. Heidbreder, C. Wanner

Mit Ausnahme der polyzystischen Nierendegeneration des Erwachsenen sind diese Erkrankungen eher selten und werden vorwiegend in der Pädiatrie behandelt. Beispielhaft können hier nur wenige Erkrankungen, die auch für die Innere Medizin relevant sind, in Kürze besprochen werden. Sie gehen entweder mit Zystenbildung im Nierenparenchym (polyzystische Nierendegeneration, Nephronophthise) einher, betreffen glomeruläre Strukturen (Alport-Syndrom) oder tubuläre Strukturen (Diabetes insipidus renalis, renal-tubuläre Azidose) oder sind mit angeborenen Stoffwechselerkrankungen verknüpft (Morbus Fabry). Bewährt hat sich diese Einteilung:

- **polyzystische Nierenerkrankung** im Erwachsenenalter: später Krankheitsbeginn mit Zystenblutungen, Harnwegsinfektionen, häufig Übergang in terminale Niereninsuffizienz
- **Nephronophthise-Komplex:** erbliche zystische Nierenerkrankung, zunehmende Polyurie und Polydipsie mit renalem Salzverlust, Übergang in chronische Niereninsuffizienz
- **hereditäre glomeruläre Erkrankungen:** Alport-Syndrom als bekanntester Vertreter, progrediente Nephropathie mit Mikrohämaturie und fortschreitender Innenohrschwerhörigkeit, terminale Niereninsuffizienz häufig
- primäre und hereditäre **Tubulopathien:** Gruppe seltener Tubulopathien, Ausfall einzelner oder mehrerer tubulärer Partialfunktionsstörungen, glomeruläre Filtration nicht beeinträchtigt
- angeborene **Stoffwechselerkrankungen** mit sekundären Nierenfunktionsstörungen: Störungen des intermediären Stoffwechsels, vermehrte Produktion von toxischen Metaboliten (Beispiel: Galaktosämie) oder Mangel an Stoffwechselprodukten (Beispiel: Lowe-Syndrom), Verlauf reversibel, persistierend oder irreversibel mit Verlust der Nierenfunktion

18.13.1 Polyzystische Nierenerkrankung

Synonyme: Zystennierenerkrankung, polyzystische Nierendegeneration
Engl. Begriff: Autosomal Dominant Polycystic Kidney Disease (ADPKD)

Definition Bei der autosomal-dominant vererbten polyzystischen Nierenerkrankung handelt es sich um eine zystische Transformation des Marks und der Rinde beider Nieren, die häufig in die chronische Niereninsuffizienz übergeht. Zysten können auch in anderen Organen wie Leber oder Pankreas auftreten, befallen sind bevorzugt Erwachsene. Die Zysten zeigen eine unterschiedliche Größe, ihr Inhalt ist klar und von gelber Farbe. Seltener ist die autosomal-rezessiv vererbte Form der zystischen Nierenerkrankung, die perinatal oder im frühen Kindesalter auftritt.

Praxis

Ein 58-jähriger Patient sucht wegen erhöhten Blutdrucks und starker Schmerzen im Bereich des rechten Nierenlagers den Hausarzt auf. Schon vorher war er gelegentlich wegen Harnwegsinfektionen auf hausärztliche Hilfe angewiesen, einmal kam es im Rahmen einer heftigen Nierenkolik sogar zu einer intermittierenden Makrohämaturie. Bei der Untersuchung werden deutlich erhöhte Blutdruckwerte festgestellt, die Nieren sind druckempfindlich, besonders rechts, und beide Nieren sind stark vergrößert tastbar. Die Weiterleitung zu einer nephrologischen Untersuchung ergibt ein deutlich erhöhtes Serum-Kreatinin (5,8 mg/dl) und eine Mikrohämaturie, die Leukozyten im Blut sind leicht erhöht, der Hämoglobinwert nicht sehr stark reduziert (13,6 g/dl). Sonographisch sind beidseits sehr stark vergrößerte Nieren nachweisbar, die von zahlreichen, unterschiedlich großen Zysten regelrecht ballonniert sind.

Auf Befragen gibt der Patient an, dass seine Mutter an Zystennieren gestorben sei, eine Schwester werde in Amerika dialysiert. In den folgenden zwei Jahren steigt das Kreatinin im Serum weiter an, zwischenzeitlich war der Patient mit einer eiweißeingeschränkten Diät sowie mit Diuretika und Antihypertensiva behandelt worden.

Bei einem Kreatininwert von 8,9 mg/dl entschießt man sich, die Hämodialysebehandlung einzuleiten und prophylaktisch eine arteriovenöse Fistel am linken Unterarm operativ anzulegen. Während des stationären Aufenthaltes werden auch die transplantationsvorbereitenden Untersuchungen durchgeführt, und der Patient wird wenig später auf die Transplantationsliste genommen. Eine Nephrektomie erscheint aus operativer Sicht nicht erforderlich. 30 Monate nach Dialysebeginn wird eine Niere erfolgreich transplantiert. Die Serum-Kreatinin-Werte haben sich seitdem nahezu normalisiert.

Epidemiologie Die autosomal-dominante Form (ADPKD) weist eine Prävalenz von 1 : 1 000 auf, die der rezessiven Form ist geringer als 1 : 10 000. Etwa 8 % der Dialysepatienten sind Träger von Zystennieren. Das Risiko einer terminalen Niereninsuffizienz ist jenseits des 50. Lebensjahres günstiger, es beträgt etwa 50 %.

Ätiologie und Pathogenese Meist (bei ca. 90 % der Erkrankten) liegt eine Mutation (Kosegregation mit Polymorphismen) des kurzen Armes von Chromosom 16 vor (PKD-1), bei 5–10 % der betroffenen Familien ist die Mutation auf dem Chromosom 4 lokalisiert (PKD-2). Die Zysten sind von Epithelien ausgekleidet, die eine umschriebene Proliferationstendenz aufweisen. Von pathogenetischer Relevanz ist eine Aberration des transepithelialen Elektrolyt- und Wassertransports der Tubulusepithelien, die möglicherweise in einer Fehlsteuerung der Natrium-Kalium-ATPase verankert ist. Dadurch wird lokal Flüssigkeit aus dem peritubulären Raum in das sich ausweitende Tubuluslumen transportiert. Die Zysten sind somit mit tubulärem Harn angefüllt. Die Störung dieser tubulären Zellproliferation führt auch zu polyploiden Wucherungen der Zystenwand. Im weiteren Verlauf der Erkrankung verdrängen die expandierenden Zysten (Durchmesser bis zu mehreren Zentimetern möglich) das normale Nierengewebe, bis es schließlich atrophiert. Als Frühsymptom ist häufig eine reninabhängige Hypertonie nachweisbar.

Symptome Nach langer Latenz von evtl. mehreren Jahrzehnten treten Episoden einer **Makrohämaturie** (Zystenruptur) oder rezidivierende **Flankenschmerzen** auf. Durch Blutkoagel in den ableitenden Harnwegen kommt es zur schmerzhaften Ureterobstruktion, eingeblutete Zysten können sich infizieren. Durch Behinderung des Harnflusses in den dilatierten Nierenkelchen wird die Entstehung einer Nephrolithiasis begünstigt. Harnwegsinfektionen sind sehr häufig. Eine arterielle Hypertonie ist ein wichtiger Schrittmacher der terminalen Niereninsuffizienz. Die Anämie ist weniger schwer (wegen der noch teilweise erhaltenen Erythropoetinreserven). Bei der körperlichen Untersuchung sind die vergrößerten Nieren gut tastbar. Extrarenale Befunde sind häufig und bestehen in einer

18.13 Hereditäre und kongenitale Nierenerkrankungen

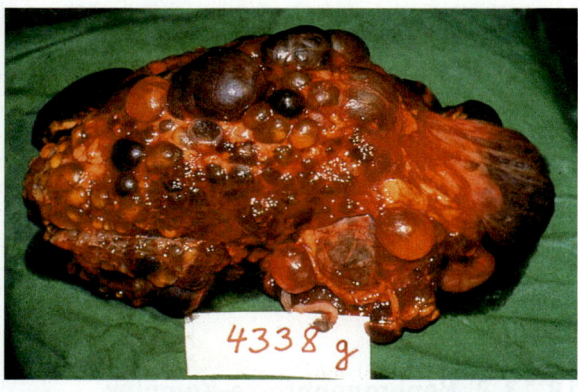

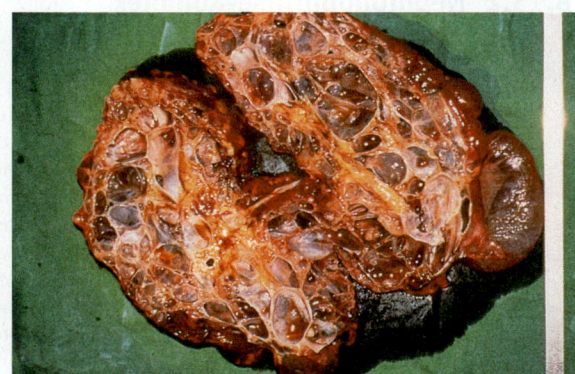

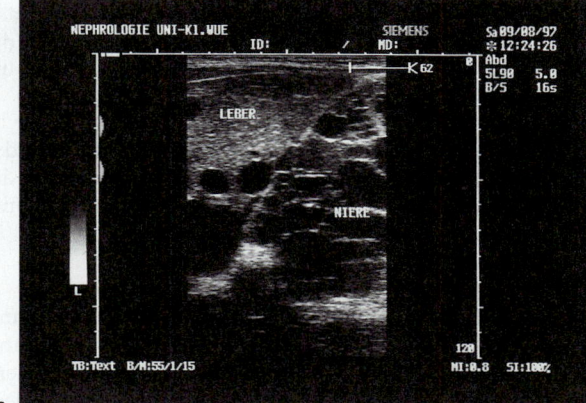

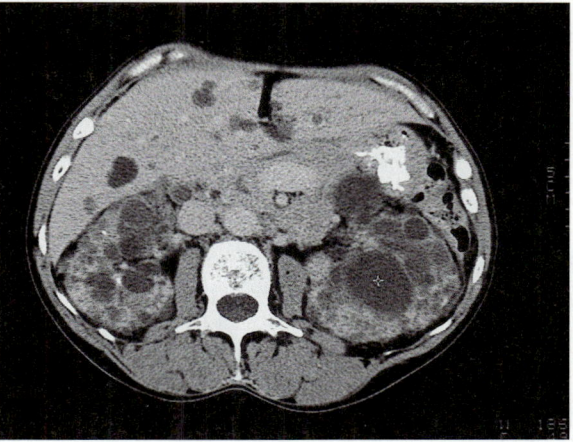

Abb. 18.52 Abdominelle Computertomographie bei polyzystischer Nierendegeneration: Beide Nieren sind von multiplen Zysten durchsetzt. Gleichzeitig Nachweis von Zystenbildung in der Leber.

Abb. 18.51 Niere eines Patienten mit polyzystischer Nierendegeneration.
a) Nephrektomiertes Organ (4 338 g) mit multiplen Zysteneinblutungen.
b) Längsschnitt durch das polyzystisch durchsetzte Organ.
c) Sonogramm einer rechten Niere bei polyzystischer Nierendegeneration. Die Niere ist deutlich vergrößert und von multiplen Zysten unterschiedlicher Größe durchsetzt (rechte Bildhälfte). Gleichzeitig finden sich auch in der Leber multiple Zysten.

Dilatation der Aortenwurzel mit Aorteninsuffizienz und einem Mitralklappenprolaps, in sakkulären Aneurysmen der Hirnarterien mit der Gefahr der Subarachnoidalblutung sowie in Inguinalhernien, Kolondivertikeln sowie Zysten in Leber und Pankreas.

Diagnostik Die Familienanamnese zeigt das klassische Vererbungsmuster mit dem Risiko von 50 %, dass ein Merkmalsträger die Veranlagung an die Kinder weitervererbt. Mit den bildgebenden Verfahren, insbesondere der Sonographie, sind die Zysten leicht nachzuweisen (Abb. 18.51a–c und 18.52): Beide Nieren sind mit echoleeren Bezirken bei direkter Schallverstärkung durchsetzt, gleichzeitig sollte auch noch nach Leberzysten gefahndet werden. Auch Zysteneinblutungen und Nierensteine lassen sich sonographisch verifizieren. Im Harn sind eine geringe Proteinurie sowie eine Hämaturie feststellbar, der Nachweis von Leukozyten und Bakterien ist verdächtig auf eine begleitende Harnwegsinfektion. Weitere Eigenheiten dieser Erkrankung sind der frühe Verlust des Harnkonzentrierungsvermögens sowie die geringe Neigung zur Anämie.

Differentialdiagnose Das Hauptrisiko der Differentialdiagnose liegt in der Fehldeutung eines Nierenzellkarzinoms oder eines Wilms-Tumors als Nierenzysten.

Differentialdiagnose	Diagnostische Hinweise
Automal-rezessive polyzystische Nierenerkrankung	Hereditär
Kleinkindalter Fokale benigne Nierenzysten	Erworben Auftreten solitär (Abb. 18.53) oder multipel
Erworbene Nierenzysten	Bei terminaler Niereninsuffizienz (Hämodialysestadium)
Zystische Nierenzellkarzinome	Sonographisch gesteuerte Zystenpunktion
Wilms-Tumor	Kindesalter
Juvenile Nephronophthise/ medulläre zystische Nierenerkrankung	Kleine Zysten Frühes Eintreten einer terminalen Niereninsuffizienz
Markschwammniere	Fehlbildung der Nieren Zystische Aufweitung der Sammelrohre

Nierenerkrankungen

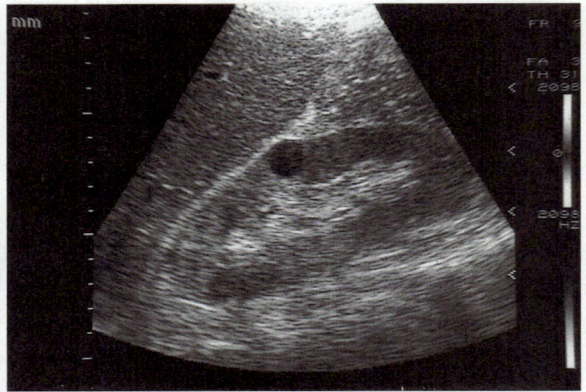

Abb. 18.53 Solitäre Zyste im mittleren Parenchymdrittel der rechten Niere.

Zusammenfassung

- Häufigste Ursache: Mutation auf Chromosom 16, autosomal-dominanter Erbgang
- Wichtigste Symptome: Makrohämaturie, Flankenschmerzen
- Wichtigste diagnostische Maßnahmen: Familienanamnese, Sonographie
- Wichtigste therapeutische Maßnahmen: Behandlung der Komplikationen, terminal Dialyse oder Nierentransplantation

18.13.2 Nephronophthise-Komplex

Synonym: Nephronophthise
Engl. Begriff: Nephronophthisis

Zum Nephronophthise-Komplex gehören zwei unterschiedlich vererbte zystische Nierenerkrankungen: die autosomal-dominante Form der medullären zystischen Nierenerkrankung des Erwachsenen und die autosomal-rezessiv vererbte familiäre juvenile Nephronophthise. Diese befällt entweder die Niere allein oder zusätzlich die Retina (Retinitis pigmentosa). Histologisch sind sie nicht zu trennen: Es handelt sich um eine diffus sklerosierende tubulointerstitielle Nephropathie, bei der die Mikrozysten von den Sammelrohren ausgehen.

Epidemiologie Bislang sind etwas mehr als 300 Fälle beschrieben worden. Sie ist mit etwa 12 % der Fälle die häufigste Form der kindlichen terminalen Niereninsuffizienz.

Ätiologie Primärer Defekt ist eine Anlagestörung der tubulären Basalmembran, die verdickt ist und so die mechanische Dehnbarkeit beeinträchtigt. Die Zystenentstehung selbst ist bislang nicht hinreichend geklärt.

Therapie Der progressionshemmende Effekt der Eiweißrestriktion ist für die polyzystische Nierendegeneration nicht erwiesen (MDRD-Studie), von großer Relevanz ist dagegen die konsequente Blutdruckbehandlung. Bei Zysteninfektionen sind zystengängige Antibiotika wie Cephalosporine und Gyrasehemmer einzusetzen. Bei Dialysepflichtigkeit entscheidet die Nierengröße über das Dialyseverfahren (Hämodialyse oder CAPD). Vor Transplantation muss möglicherweise eine Niere entfernt werden.

Verlauf und Prognose Der Verlauf ist chronisch-progredient, meist – nicht jedoch bei allen Patienten – wird die terminale Niereninsuffizienz jenseits des 50. Lebensjahres erreicht, ein früherer Eintritt der Dialysepflichtigkeit ist möglich.

Komplikationen	Häufigkeit
Hypertonie	Häufig, ca. 75 % vor Eintritt der chronischen Niereninsuffizienz
Zystenruptur und -blutung	Häufig, ca. 40 %
Zysteninfektion	Häufig
Harnwegsinfektionen, evtl. Urosepsis	Selten
Nephrolithiasis	Selten, ca. 20 %
Zerebrale Blutungen (Subarachnoidalblutung)	Ca. 20 %, familiäre Häufung, insgesamt aber selten (ca. 5% bei negativer Familienanamnese)
Kolondivertikulitis, evtl. mit Perforation	Selten
Herzklappenerkrankung	Ca. 25 %

Symptome Häufigste Symptome sind Polyurie und Polydipsie. Sekundäre Enuresis und Wachstumsrückstand sind weitere Befunde, sie werden von Salzverlust und dem Verlust der Fähigkeit, konzentrierten Harn auszuscheiden, begleitet. Ödeme und Hypertonie fehlen typischerweise, ebenso Harnwegsinfektionen und Hämaturie.

Diagnostik Beide Formen weisen sonographisch ein gleichartiges Befundmuster auf: Im kortikomedullären Bereich lassen sich viele kleine Zysten nachweisen, in fortgeschrittenen Stadien findet sich eine tubuläre Proteinurie.

Therapie Die Beseitigung der Defizite im Wasser- und Elektrolythaushalt ist dringend angezeigt. Mit Eintritt der Hämodialysepflichtigkeit empfiehlt sich eine CAPD-Behandlung.

Verlauf und Prognose Bei der Nephronophthise tritt die Dialysepflichtigkeit um das 14. Lebensjahr herum ein, bei begleitender Retinitis pigmentosa ist mit einer frühen Erblindung zu rechnen. Patienten mit medullärer zystischer

18.13 Hereditäre und kongenitale Nierenerkrankungen

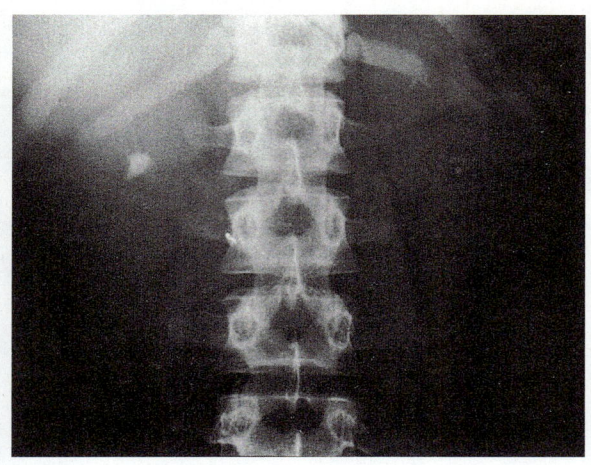
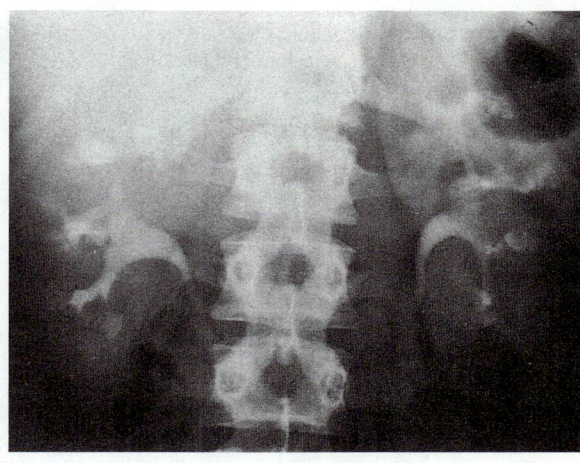

Abb. 18.54 Röntgenaufnahmen eines Patienten mit Markschwammnieren.
a) Leeraufnahme: Man findet größere und kleinere Kalkablagerungen beider Nieren als typisches Merkmal.
b) i.v. Urogramm (5 min nach Infusionsende): diffuse medulläre Kontrastmittelanfärbung und Vergrößerung der Markpyramiden mit Aufweitung der Sammelrohre.

Nierenerkrankung werden etwa um das 28. Lebensjahr von der Hämodialyse abhängig.

Differentialdiagnose Unter den Nierenerkrankungen mit Zystenbildung ist hier vor allem die **Markschwammniere** (Medullary Sponge Kidney) herauszustellen (Abb. 18.54a, b). Im Bereich des Nierenmarkes sind die Sammelrohre zystisch gedehnt, die Nierenrinde ist ausgespart. Die Markschwammniere ist durch Harnwegsinfektionen, Nephrolithiasis und Hämaturie gekennzeichnet. Häufig leiden die Patienten unter Flankenschmerzen. Sie kann auch asymptomatisch verlaufen. Die Prognose ist günstig, nur selten werden die Patienten chronisch niereninsuffizient (Nephrokalzinose).

Zusammenfassung

- Häufigste Ursache: Anlagestörung der tubulären Basalmembran
- Wichtigste Symptome: Polyurie, Polydipsie
- Wichtigste diagnostische Maßnahme: Sonographie
- Wichtigste therapeutische Maßnahmen: Ausgleich des Wasser- und Elektrolythaushaltes, terminale Dialyse

18.13.3 Hereditäre glomeruläre Erkrankungen

Bei dieser Krankheitsgruppe ist vor allem das **Alport-Syndrom** herauszustellen.

Synonym: Hereditäre Nephritis mit Schwerhörigkeit
Engl. Begriff: Alport Syndrome

Definition Das Alport-Syndrom wird durch einen fortschreitenden Nierenfunktionsverlust im Zuge einer Glomerulonephritis vom mesangial-proliferativen Typ bestimmt. Bei 80–90 % der betroffenen Familien folgt die Erkrankung einem X-chromosomalen Erbgang, bei 15 % ist ein autosomal-dominanter Erbgang nachweisbar. Bei den betroffenen Männern geht die Erkrankung mit Mikrohämaturie und einer progredienten Hypakusis im Hochtonbereich (ca. 50 %) einher, seltener sind Augenveränderungen wie eine Retinitis pigmentosa zu beobachten.

Epidemiologie Etwa 1 % der Hämodialysepatienten haben als Grunderkrankung eine hereditäre Nephritis.

Ätiologie Es findet sich häufig eine Mutation im COL4A5-Gen auf dem langen Arm des X-Chromosoms, welches für α5(IV)-Kette des Typ-IV-Kollagens kodiert.

Symptome Wichtiges Symptom ist die Mikrohämaturie, die bereits im Kindesalter auftreten kann, häufig ist auch eine glomeruläre Proteinurie vorhanden. Relativ rasch tritt mit Beginn des Erwachsenenalters die terminale Niereninsuffizienz ein.

Diagnostik Die Diagnose ist nur durch eine Nierenbiopsie (Abb. 18.55) zu verifizieren, ergänzende Untersuchungen umfassen eine HNO-ärztliche und eine augenärztliche Untersuchung.

Therapie Eine spezifische Behandlung existiert nicht. Bei Hypertonie empfiehlt sich die Gabe von ACE-Hemmern.

Verlauf und Prognose Der Verlauf ist ungünstig und endet in der terminalen Niereninsuffizienz.

Differentialdiagnose	Diagnostische Hinweise
Syndrom der „dünnen glomerulären Basalmembran"	Mikrohämaturie bei fehlender Proteinurie

Nierenerkrankungen

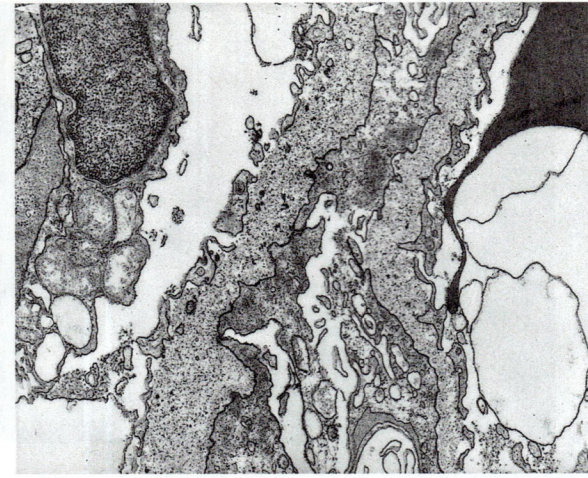

Abb. 18.55 Elektronenmikroskopisches Bild bei Alport-Syndrom (Prof. Dr. Gröne, Marburg): glomeruläre Basalmembranveränderungen bei zwei fast parallel verlaufenden Basalmembranen mit starken Breitenschwankungen. Insbesondere die rechte Basalmembran ist deutlich verschmälert (untere Bildhälfte). Es bestehen zusätzlich Auflösungen der Lamina densa.

Zusammenfassung

- Häufigste Ursache: Mutation auf dem X-Chromosom
- Wichtigstes Symptom: Mikrohämaturie
- Wichtigste diagnostische Maßnahme: Nierenbiopsie
- Wichtigste therapeutische Maßnahme: bereits im frühen Erwachsenenalter Dialyse

18.13.4 Primäre und hereditäre Tubulopathien

Diese Krankheitsgruppe umfasst angeborene tubuläre Funktionsstörungen, die in Tabelle 18.35 aufgeführt werden.

Familiärer Phosphatdiabetes

Synonym: Hypophosphatämische Vitamin-D-resistente Rachitis
Engl. Begriff: Vitamin D Resistant Hypophosphatemic Rickets/Osteomalacia

Diese X-chromosomal-dominant vererbte Erkrankung geht infolge eines proximal-tubulären Rückresorptionsdefektes für Phosphat mit einer Hypophosphatämie einher. Bereits gegen Ende des ersten Lebensjahres machen sich trotz ausreichender Vitamin-D-Prophylaxe eine Mineralisationsstörung, später ein Minderwuchs und Skelettdeformitäten bemerkbar, Frakturen fehlen meist. Serum-Kalzium und Parathormon sind normal. Im Erwachsenenalter finden sich eine Schwerhörigkeit und extraskelettale Verkalkungen im Bereich der Sehnenansätze.

Die **Therapie** besteht in einer Phosphatsubstitution mit zusätzlicher Vitamin-D-Gabe.

Zur **Differentialdiagnose** siehe Lehrbücher der Pädiatrie.

Tab. 18.35 Wichtige angeborene tubuläre Funktionsstörungen.

Defekt	Erkrankung
Störung der Phosphatrückresorption	Familiärer Phosphatdiabetes
Störung der Natriumrückresorption	Pseudohypoaldosteronismus (RTA Typ IV)
Störung der Chloridrückresorption	Bartter-Syndrom
Störung der Bikarbonatrückresorption	RTA Typ II (proximale RTA)
Störung der H^+-Ionen-Sekretion	RTA Typ I (distale RTA)
Störung der Wasserrückresorption	Diabetes insipidus renalis
Störung der Aminosäurenrückresorption	Hyperglycinurie, Hyperzystinurie u. a. m.
Störung der Glukoserückresorption	Renale Glukosurie
Kombinierte Tubulusfunktionsstörung	Glukose-Phosphat-Diabetes Idiopathisches Debré-de-Toni-Fanconi-Syndrom

Bartter-Syndrom

Dieses seltene autosomal-rezessiv vererbte Krankheitsbild geht typischerweise mit einer hypokaliämischen, hypochlorämischen metabolischen Alkalose einher.

Ätiologisch wird ein Defekt des aktiven Natrium-Chlorid-Transportes im aufsteigenden Ast der Henle-Schleife angenommen, der zu Natriumverlusten und damit zu einem hyperreninämischen Hyperaldosteronismus führt. Folgen der Hormonaberration sind renale Verluste von Kalium, Kalzium und Chlorid, die sich blutchemisch als Hypokaliämie und Alkalose äußern. Die Natrium- und Kaliumbilanz sind negativ. Der arterielle Blutdruck ist normal.

Symptome Typischerweise ist der Blutdruck eher erniedrigt, weitere Folgen der bereits im Kindesalter auftretenden Erkrankung sind Hypokaliämie, metabolische Alkalose, Erbrechen, Polyurie und Dehydratation, das Serum-Natrium ist häufig erniedrigt. Typische Zeichen der Hypokaliämie sind Parästhesien, Adynamie, intermittierende Lähmung der Extremitäten u. a.

Differentialdiagnose Ähnliche Erkrankungen sind das Pseudo-Bartter-Syndrom (bei Diuretika- oder Laxanzienmissbrauch) und das Gitelmann-Syndrom, bei dem die Kalziumausscheidung im Urin vermindert ist. Auch chronisches (okkultes!) Erbrechen muss ausgeschlossen werden.

Therapie Die Therapie besteht neben der Beseitigung auslösender Noxen in der Anhebung des Kaliumspiegels mit großen Mengen von Kaliumchlorid, Natriumzufuhr und der Verordnung von Aldosteronantagonisten. Auch Prostaglandinsynthesehemmer (Indometacin) können Erfolg versprechend eingesetzt werden.

Renal-tubuläre Azidose

Synonym: RTA
Engl. Begriff: Renal Tubular Acidosis

Drei Formen lassen sich unterscheiden:
- Renal-tubuläre Azidose Typ I (distale RTA)
- Renal-tubuläre Azidose Typ II (proximale RTA)
- Renal-tubuläre Azidose Typ IV (hyperkaliämische Azidose)

Renal-tubuläre Azidose Typ I (distale RTA) Bei dieser Störung wird der Urin infolge einer Sekretionsstörung für H^+ im Bereich der distalen Tubuli nicht ausreichend angesäuert (Urin-pH > 6), obwohl sich eine systemische Azidose einstellt. Für die Bildung und Rückresorption von Bikarbonat stehen damit nicht genügend H^+-Ionen bereit. Ersatzweise werden mit Natrium und Kalium auch Anionen ausgeschieden. Klinisch im Vordergrund stehen eine Volumendepletion, ein Hyperaldosteronismus, eine Hypokaliämie, Hyperkalziurie und eine hyperchlorämische metabolische Azidose mit normaler Anionenlücke. Häufig ist der chronische Verlauf durch eine Nephrolithiasis und Nephrokalzinose kompliziert. Die Behandlung besteht in einer Gabe von Alkali wie Bikarbonat- oder Zitratverbindungen und einer Kaliumsubstitution.

Renal-tubuläre Azidose Typ II (proximale RTA) Die für dieses Krankheitsbild typische überschießende Bikarbonaturie ist Folge eines persistierenden Rückresorptionsdefektes des proximalen Tubulus für Bikarbonat. Von klinischer Seite relevant sind der Natrium- und Kaliumverlust, die Volumendepletion und die Aktivierung des Renin-Angiotensin-Systems. Der konsekutive Hyperaldosteronismus führt zu einer vermehrten Rückresorption von Natrium, der die Kaliumverluste steigert. Die distaltubulären Mechanismen der Harnsäuerung bleiben intakt, so dass die anfallenden sauren Valenzen im Harn ausgeschieden werden und eine chronische metabolische Azidose hervorrufen. Wichtige **Symptome** sind bei Kindern Wachstumsstörungen und rachitische Veränderungen, bei Erwachsenen stellt sich eine Osteoporose oder Osteomalazie ein. Typischerweise fehlen Nephrolithiasis und Nephrokalzinose. Die **Behandlung** besteht in der Zufuhr großer Mengen von Natriumzitrat oder Natriumlaktat. Kalium sparende Diuretika sollen den renalen Bikarbonatverlust vermindern können.

Renal-tubuläre Azidose Typ IV Dieser Variante liegt eine verminderte Natriumrückresorption im Bereich des distalen Tubulus zugrunde, bei der H^+-Ionen und Kalium tubulär nur unzureichend sezerniert werden. Es resultiert eine hyperkaliämische renal-tubuläre Azidose, deren primärer Defekt allerdings in einem Aldosteronmangel oder in einer Aldosteronresistenz begründet ist. Unter einer Säurebelastung kann der Urin normal angesäuert werden, die Titrationsazidität ist durch die verringerte Ammoniumbildung reduziert. Bei Kindern und normaler Nierenfunktion wird diese Störung bei schwerem Natriumverlust beobachtet, bei erheblicher Nierenfunktionseinbuße auch bei Patienten in jeder Altersstufe. Die **Behandlung** besteht in der Vermeidung einer lebensbedrohlichen Hyperkaliämie mit einer kaliumarmen Diät und Verzicht auf Kalium sparende Diuretika.

Angeborener Diabetes insipidus renalis

Synonym: vasopressinresistenter Diabetes insipidus
Engl. Begriff: Renal Diabetes Insipidus

Bei dieser eher seltenen tubulären Störung sprechen die Zellen des distalen Tubulus und der Sammelrohre auf endogenes oder exogenes antidiuretisches Hormon ungenügend an (Vassopressinresistenz), so dass eine schwere Polyurie mit sekundärer Polydipsie eintritt. Typisch sind das fehlende renale Konzentrationsvermögen und die ausgeprägte Dehydratation, die sich als Hypernatriämie und Hyperosmolarität leicht nachweisen lassen. In der Regel sind Kinder befallen, die zu Verhaltensauffälligkeiten und Entwicklungsstörungen neigen. Diese Diabetes-insipidus-Variante ist durch das Nichtansprechen auf exogenes Vasopressin gekennzeichnet und somit vom zentralen Diabetes insipidus abgrenzbar.

Therapeutisch ist eine adäquate Flüssigkeitssubstitution bei hypertoner Dehydratation erforderlich, ferner eine eiweiß- und natriumarme Kost, Diuretika und Natriumrestriktion sollen ebenfalls günstige Wirkungen haben.

Zystinurie

Synonym: Zystinsteinleiden
Engl. Begriff: Cystinuria

Infolge eines Defektes des Carrier-Systems im Bereich des proximalen Tubulus wie auch der Zellen des Jejunum resultiert eine Transportstörung verschiedener Aminosäuren, inbesondere Zystin. Seine vermehrte renale Ausscheidung führt zur Nierensteinbildung mit allen Folgen der Obstruktion und dem Risiko einer späteren terminalen Niereninsuffizienz. Beweisend ist eine Zystinmehrausscheidung im Harn. Die Behandlung besteht in exzessiver Flüssigkeitszufuhr und der Gabe von α-Mercaptopurin.

Idiopathisches Debré-de-Toni-Fanconi-Syndrom

Synonym: Glukose-Phosphat-Diabetes
Engl. Begriff: Fanconi's Syndrome

Diese Funktionsstörung der proximalen und distalen Tubuli geht mit einem erheblichen renalen Verlust an Phosphaten, Bikarbonat, Glukose und Aminosäuren einher, häufig wird sie durch eine proximal-tubuläre Azidose infolge erhöhten Bikarbonatverlusts kompliziert. Bei Kindern finden sich eine Polyurie und eine Dehydratation sowie ein rachitischer Knochenstatus mit Minderwuchs, bei Erwachsenen häufig eine Osteomalazie. Für Details siehe Lehrbücher der Pädiatrie.

18.13.5 Angeborene Stoffwechselerkrankungen mit Nierenfunktionsstörungen

In dieser Gruppe angeborener Störungen des intermediären Stoffwechsels lassen sich Erkrankungen mit potentiell reversibler Tubulopathie, Störungen mit persistierender Tubulopathie sowie solche, die in einer terminalen Niereninsuffizienz enden, unterscheiden. Zu der dritten Gruppe gehören beispielsweise Erkrankungen wie die Zystinose, die primäre Hyperoxalurie Typ 1 und Typ 2, der Lecithin-Cholesterin-Acyltransferase-Mangel und die Fabry-Krankheit.

Fabry-Syndrom

Synonym: Angiokeratoma corpus diffusum
Engl. Begriff: Fabry's Disease

Diese Erkrankung wird durch eine Inaktivität der lysosomalen α-Galaktosidase A hervorgerufen, ihr Fehlen führt zur Speicherung ungespaltener Glykosphingolipide in den Lysosomen. Diese Erkrankung wird X-chromosomal-rezessiv vererbt, männliche homozygote Erbmalsträger erkranken schwerer, Frauen dagegen leichter oder gar nicht.

Klinik Das Ceramid wird in der Hornhaut, der Haut, im Nervensystem, in den Gefäßen, im Herzen und in der Niere gespeichert. In der Haut beispielsweise entstehen Angiokeratome, bevorzugt im Bereich des unteren Stammes, während die Augen Hornhauttrübungen aufweisen. Später treten Angina pectoris, Herzinfarkt und Klappeninsuffizienz hinzu. Typisch ist die Ablagerung in den Myelinscheiden, die zu Störungen des zentralen und peripheren Nervensystems führt: Infarkte oder Blutungen des Gehirns sowie Schmerzattacken im Bereich der Hände und Füße. Zeichen der Störungen des autonomen Nervensystems sind Darmmotilitätsveränderungen oder eine verminderte Schweißneigung. Die Nieren sind durch Einlagerung von Sphingolipiden in den Endothel- und Epithelzellen der Glomeruli gekennzeichnet, später werden auch die Tubuluszellen befallen. Es entsteht schließlich eine Glomerulosklerose, die zusammen mit einer progredienten vaskulären Schädigung zu einer terminalen Niereninsuffizienz im mittleren Erwachsenenalter führt.

Diagnostisch führend sind die Angiokeratome, Hornhauttrübung, neurologische Veränderungen und die renale Manifestation. Zu den Symptomen gehören die Proteinurie, die Hämaturie und der biochemische Nachweis einer erniedrigten Aktivität der α-Galaktosidase im Serum. Die Nierenbiopsie zeigt typische Lipidspeicherungen im fortgeschrittenen Stadium.

Therapie Die Therapie besteht in einem ausreichenden Enzymersatz. Dieses Enzym (Fabrazyme) steht neuerdings zur Verfügung, über seine Langzeiteffekte können bislang keine Aussagen gemacht werden. Die neurologischen und kardialen Symptome sind symptomatisch zu behandeln, Schmerzattacken und Parästhesien können auf Phenylhydantoin oder Carbamazepin ansprechen. Bei terminaler Niereninsuffizienz sind Dialyse und Nierentransplantation erfolgreich. Durch Nierentransplantation lässt sich allerdings keine ausreichende endogene Enzymsubstitution erreichen, vielmehr reichert die transplantierte Niere wieder Glykosphingolipide an.

Zusammenfassung

- Ursache: Defekt der lysosomalen α-Galaktosidase A
- Wichtigste Symptome: Angiokeratome, Hornhauttrübung
- Wichtigste diagnostische Maßnahmen: Bestimmung der α-Galaktosidase im Serum, Nierenbiopsie
- Wichtigste therapeutische Maßnahme: Enzymsubstitution

Zur weiteren Information

Literatur
Gregory, M. C., C. L. Atkin: Alport Syndrome. In: Schrier, R. W., C. W. Gottschalk (eds.): Diseases of the Kidney. Little, Brown & Co., Boston 1999
Hildebrandt, F., R. Waldherr, R. Kutt: The nephronophtisis complex: clinical and genetic aspects. Clin Invest 1992; 70: 802.
Watson, M. L., V. E. Torres (eds.): Polycystic Kidney Disease. Oxford University Press, Oxford 1996.

Keywords
Angiokeratoma corpus diffusum ◆ α-Galaktosidase-Verminderung ◆ Lipidspeicherkrankheit

18.14 Parenchymatöse Nierentumoren

Vergleiche Kapitel 9.2.5.

18.15 Erkrankungen der Prostata

K. WEINGÄRTNER, H. RIEDMILLER

Bei den Erkrankungen der Prostata werden entzündliche (**Prostatitis**), hyperplastische (**benigne Prostatahyperplasie**) und maligne (**Prostatakarzinom**) Veränderungen unterschieden. Meist prägen Miktionsbeschwerden wie Dysurie und Pollakisurie das klinische Bild, bei der akuten Prostatitis steht jedoch ein dramatisches Krankheitsgeschehen mit hohem Fieber und starker Beeinträchtigung des Allgemeinbefindens im Vordergrund.

18.15.1 Prostatitis

Engl. Begriff: Prostatitis

Definition Die entzündlichen Erkrankungen der Vorsteherdrüse können akut und chronisch verlaufen. Vom Erregerspektrum (s. u.) werden bakterielle und abakterielle Entzündungen der Prostata unterschieden. Bei der Prostatodynie (Syn. vegetatives Urogenitalsyndrom) fehlen objektivierbare Entzündungszeichen.

Epidemiologie Die **akute** Prostatitis betrifft besonders junge Männer mit reger sexueller Aktivität. Die **chronische** Prostatitis findet sich in höherem Alter, insbesondere bei Trägern von Blasenkathetern. Während in der jüngeren Altersgruppe Chlamydien, Mykoplasmen und Ureaplasmen die häufigsten Erreger darstellen, sind E. coli, Enterokokken, Proteus mirabilis oder Pseudomonas aeruginosa häufige Erreger der (chronischen) Prostatitis des älteren Mannes.

Ätiologie und Pathogenese Ursache der akuten Prostatitis sind meist durch sexuelle Kontakte erworbene aszendierende Infekte. Bei der chronischen Prostatitis dagegen liegt häufig eine mechanische infravesikale Obstruktion vor (z. B. benigne Prostatahyperplasie, Harnröhrenstriktur), die Harnwegsinfekte begünstigt. Während der Miktion kommt es zu einer Keimeinschwemmung über beide Ductuli ejaculatorii, die die Entstehung einer bakteriellen Prostatitis begünstigt.

Symptome Die **akute Prostatitis** ist ein dramatisches Krankheitsgeschehen und geht mit dysurischen Beschwerden, hohem Fieber, Schüttelfrost und stark eingeschränktem Allgemeinbefinden einher. Bei der **chronischen Prostatitis** sind die Beschwerden meist sehr viel uncharakteristischer. Das mögliche Spektrum umfasst Miktionsbeschwerden (Dysurie, Pollakisurie, Blasentenesmen, Restharngefühl), Schmerzen im Unterbauch (mit Ausstrahlung in Perineum, Symphyse, Inguinalregion und Kreuzbein), Druck- und Spannungsgefühl im Enddarmbereich, Hämospermie bis hin zu Störungen der Sexualfunktion (Libidoverlust, Impotenz).

Diagnostik Die Diagnose der akuten Prostatitis stützt sich auf die klinische Symptomatik. Bei der chronischen Prostatitis kann die sog. „Vier-Gläser-Probe" nach Stamey das Infektgeschehen näher lokalisieren (Blase, Prostata, Urethra). Dabei werden erste Urinportion, Mittelstrahlurin, Prostataexprimat und Urin direkt nach Prostatamassage sowohl mikroskopisch als auch kulturell untersucht (Tab. 18.36). Häufig ist auch eine Ejakulatkultur zum Erregernachweis bei chronischer Prostatitis oder Adnexitis hilfreich.

> ! Eine Prostatamassage zur Gewinnung von Prostataexprimat soll bei akuter Prostatitis nicht durchgeführt werden, da dies leicht zur Bakteriämie führt!

Tab. 18.36 Differentialdiagnose der Prostatitis.

	1. Urinportion	Mittelstrahlurin	Exprimat	Urin n. Prostatamassage
Bakterielle Prostatitis	(B, L)	–	B, L	B, L
Abakterielle Prostatitis	–	–	L	–
Prostatodynie	–	–	–	–
Urethritis	B, L	–	–	–
Zystitis	B, L	B, L	–	B, L

B = > 10⁶ Bakterien/ml
L = > 1 000 Leukozyten/mm³ bzw. > 15 Leukozyten/Gesichtsfeld im Ausstrich

Differentialdiagnose	Diagnostische Hinweise
Prostatodynie	Fehlender Keimnachweis in der Vier-Gläser-Probe und im Ejakulat
Zystitis	Nachweis von Bakterien und Leukozyten im Mittelstrahlurin Fehlender Nachweis im Exprimaturin oder Ejakulat
Urethritis	Erregernachweis durch PCR oder LCR im Ersturin Fehlender Nachweis im Exprimaturin oder Ejakulat

Therapie Die (akute) **bakterielle Prostatitis** wird wie eine Harnwegsinfektion zunächst blind mit einem Breitspektrumantibiotikum anbehandelt. Gegebenenfalls wird dann nach Vorliegen des Antibiogramms das antibiotische Regime gewechselt. Gyrasehemmer (z. B. Ciprofloxacin, Ofloxacin, Levofloxacin) erreichen auch bei oraler Einnahme innerhalb kurzer Zeit hohe intraprostatische Gewebsspiegel und sind Medikamente der ersten Wahl. Die Behandlung muss ausreichend lang, mindestens über drei Wochen, erfolgen. Eine ausreichende Dekongestionierung der Prostata durch Masturbation und Ejakulation, durchblutungsfördernde Maßnahmen sowie warme Sitzbäder (Ichtho-Bellol®-Suppositorien und Ichtho-Bad®) sind hilfreiche supportive Maßnahmen.

Genauso wichtig sind die Suche nach möglichen pathologisch-anatomischen Ursachen einer Prostatitis (z. B. Harnröhrenstriktur, benigne Prostatahyperplasie, neurogene Blasenentleerungsstörung) und deren Beseitigung. Bei Vorliegen einer **infravesikalen Obstruktion** (z. B. Harnröhrenstriktur oder Prostataadenom) sollten die Harnableitung bis zur Infektsanierung passager über eine suprapubische Zystostomie erfolgen und das ursächliche Problem im Intervall operativ beseitigt werden. Zur Vermeidung einer chronischen Prostatitis bei Dauerkatheterträgern empfiehlt sich die Umwandlung des transurethralen Katheters in eine suprapubische Zystostomie.

Bei der **nichtbakteriellen Prostatitis** ist die Therapie undankbar, eine Behandlung mit Erythromycin, Doxycyclin oder Co-trimoxazol über vier bis sechs Wochen kann erfolgreich sein.

Die **Prostatodynie** ist eine Ausschlussdiagnose und wird psychosomatisch behandelt, unterstützt durch physikalische Maßnahmen.

Verlauf und Prognose Nicht ausreichend lang therapierte akute Entzündungen der Prostata begünstigen ein Rezidiv und das Entstehen einer chronischen Prostatitis. Auch unter resistenzgerechter Antibiose kann es in seltenen Fällen zur Abszedierung innerhalb der Prostata kommen. Therapie der Wahl ist dann eine Eröffnung und Entleerung des Prostataabszesses durch transurethrale Resektion oder selten interventionell perkutan unter hochdosierter antibiotischer Abdeckung.

Zusammenfassung

- Häufigste Ursachen: aszendierende Infektion durch sexuelle Kontakte, deszendierende Infektion bei Vorliegen einer mechanischen infravesikalen Obstruktion (Harnröhrenstriktur, Prostatahyperplasie)
- Wichtigste Symptome: dysurische Beschwerden, Schmerzen in der Prostatagegend und perineal, meist hohes Fieber, Bakteriurie und Pyurie
- Wichtigste diagnostische Maßnahmen: mikroskopische und mikrobiologische Urinanalyse
- Wichtigste therapeutische Maßnahmen: Antibiose (Gyrasehemmer Mittel der ersten Wahl), ggf. passagere suprapubische Blasendrainage

18.15.2 Prostatahyperplasie

Synonyme: benigne Prostatahyperplasie (BPH), Prostataadenom
Engl. Begriff: Benign Prostatic Hyperplasia (BPH)

Definition Die benigne Prostatahyperplasie nimmt ihren Ausgang von den Drüsen der Periurethralregion und Übergangszone der Prostata und ist charakterisiert durch eine Proliferation vorwiegend mensenchymal-stromaler und glandulär-epithelialer Drüsenanteile. Unabhängig von der Prostatagröße kann dies zu irritativen und obstruktiven Miktionsbeschwerden führen.

Epidemiologie Erste Zeichen der Prostatahyperplasie finden sich um das 40. Lebensjahr; danach nimmt die Inzidenz deutlich zu. Mehr als die Hälfte der 60-Jährigen ist von einer Prostatahyperplasie betroffen. In der achten Lebensdekade fehlt die Prostatahyperplasie nur ausnahmsweise. Die klinische Symptomatik beginnt in der Regel erst nach dem 60. Lebensjahr. Afrikaner und Asiaten erkranken seltener als Weiße. In Deutschland wird die Zahl der Männer, die an BPH-bedingten Symptomen leiden auf ca. 2,5 Millionen geschätzt.

Das Risiko, wegen einer BPH behandelt werden zu müssen, beträgt ca. 35 %, d. h., jeder dritte Mann wird im Laufe seines Lebens medikamentös oder operativ wegen einer BPH behandelt.

Ätiologie und Pathogenese Die exakte Ätiologie der benignen Prostatahyperplasie ist noch unklar. Im Vergleich zur normalen Prostata nimmt das Stroma um das Vierfache, der glanduläre Anteil um das Doppelte zu. Deshalb wird gegenwärtig die Annahme favorisiert, dass es sich bei der benignen Prostatahyperplasie um eine primär stromale Erkrankung handelt, die erst sekundär zur Proliferation des Prostataepithels führt. Die Interaktion zwischen Stroma und Epithel unterliegt dabei dem regulativen Einfluss verschiedener Wachstumsfaktoren und Hormone, wobei mit zunehmendem Alter vor allem Veränderungen des Androgen-Östrogen-Gleichgewichts für die Prostatahyperplasie verantwortlich gemacht werden.

Symptome Größe und Ausdehnung der benignen Prostatahyperplasie korrelieren nicht immer mit dem klinischen Beschwerdebild. Nur etwa die Hälfte der Patienten mit benigner Prostatahyperplasie wird symptomatisch. Im Vordergrund stehen obstruktive oder irritative Miktionsbeschwerden, sog. **„Lower Urinary Tract Symptoms" (LUTS)**, die jedoch nicht spezifisch für die benigne Prostatahyperplasie sind. Sie können auch im Rahmen anderer Erkrankungen (z. B. chronische Prostatitis, Harnröhrenstriktur, Prostatakarzinom, Blasenkarzinom, neurologische Erkrankungen) vorkommen, die differentialdiagnostisch ausgeschlossen werden müssen.

Zur einfachen und objektiven Quantifizierung prostatischer Beschwerden wurde von der American Urological Association (AUA) ein Patientenfragebogen (Symptom-Score) entwickelt und von der World Health Organization (WHO) als sog. **International Prostate Symptom Score (IPSS)** übernommen. Für den klinischen Gebrauch hat sich die Stadieneinteilung der benignen Prostatahyperplasie nach Alken bewährt:

I. **Reizstadium:**
   Pollakisurie, Nykturie, Dysurie, Verzögerung des Miktionsbeginns
II. **Restharnstadium:**
   Beginn der Dekompensation: Restharn, Zunahme der Pollakisurie
III. **Rückstauungsstadium:**
   Dekompensation der Blase: Überlaufblase, evtl. mit konsekutiver Dilatation des oberen Harntraktes und Azotämie

Diagnostik Bei der **digitalen rektalen Untersuchung** findet sich in der Regel eine vergrößerte, prall-elastische Prostata; die Oberfläche der Prostata ist glatt, die Schleimhaut verschieblich. Mittels **Uroflowmetrie** (Harnfluss bei Miktion in Abhängigkeit von der Zeit) und **sonographischer Restharnbestimmung** kann die klinische Relevanz der Prostatahyperplasie objektiviert werden. Zur Beurteilung von pathologischen Begleitbefunden des oberen Harntraktes ist den Leitlinien der DGU (Deutsche Gesellschaft für Urologie) zufolge eine **Sonographie beider Nieren** ausreichend, ein i.v. Urogramm wird nicht gefordert. Ein transrektaler Ultraschall (TRUS) der Prostata zur exakten Größenbestimmung der Drüse und zum Ausschluss karzinomsuspekter Areale ist ebenfalls nicht obligat, aber empfehlenswert. Durch eine **Urethrozystoskopie** werden Blasenerkrankungen ausgeschlossen und das operative Vorgehen festgelegt.

Darüber hinaus ist die Bestimmung des **prostataspezifischen Antigens (PSA)** zum Ausschluss eines Prostatakarzinoms obligat (s.a. Kap. 9.2.5).

Differentialdiagnose	Ausschlussmaßnahmen
Harnröhrenstriktur	Retrogrades Urethrogramm
Blasenhalssklerose	Retrogrades Urethrogramm Zystoskopie
Prostatitis	Anamnese Klinik Mikrobiologischer Befund

Therapie

Medikamentöse Therapie Behandlungsziel ist es, die Qualität des Harnstrahl sowie der Blasenentleerung und damit die Lebensqualität des Patienten zu verbessern. Mit einer medikamentösen Therapie lassen sich Patienten im Stadium I der Erkrankung meist über einige Zeit konservativ führen. In der Praxis sind dabei drei Substanzgruppen von Bedeutung:

- **Phytotherapeutika** (z. B. Sägepalme, Brennnesselwurzel, Kürbissamen, Roggenpollen)
- **α-Rezeptoren-Blocker** (z. B. Daxzosin, Tamsulosin, Terazosin)
- **5-α-Reduktase-Hemmer** (z. B. Finasterid)

Die therapeutischen Effekte der genannten Substanzgruppen sind meist marginal und stehen in krassem Missverhältnis zu den enormen Kosten. Hauptnachteil der 5-α-Reduktase-Hemmer ist ihr Einfluss auf den im Serum messbaren Level an prostataspezifischem Antigen (PSA), der unter Therapie um ca. 50 % seines Ausgangswertes sinkt. Dadurch nimmt man sich ein wichtiges Diagnostikum zur Früherkennung eines Prostatakarzinoms.

Operative Therapie Die Indikationstellung zur Operation erfolgt individuell. Sie basiert auf dem subjektiven Leidensdruck (IPSS), dem Allgemeinzustand des Patienten und objektiv fassbaren Kriterien wie Uroflow, Restharn, rezidivierendem Harnverhalt oder durch die benigne Prostatahyperplasie bedingtem postrenalen Nierenversagen. Gold-Standard der operativen Therapie ist die **transurethrale Elektroresektion der Prostata (TUR-P)**, bei der die Vorsteherdrüse endoskopisch bis auf die chirurgische Kapsel reseziert wird.

Minimal invasive Verfahren wie Hyperthermie, Thermotherapie und Lasertherapie sind derzeit umstritten und nicht als generelle Alternative zur TUR-P akzeptiert.

Vorsteherdrüsen mit einem Gewicht von mehr als 80 g oder assoziierten Begleitpathologika (z. B. Blasendivertikel oder Blasensteine) werden offen chirurgisch durch **suprapubisch-transvesikale Prostataadenomenukleation** oder **retropubische Prostataadenomektomie** therapiert.

Bei inoperablen Patienten mit benigner Prostatahyperplasie ist zur Vermeidung von Komplikationen (z. B. Epididymitis, Prostatitis) eine suprapubische Zystostomie dem transurethralen Blasenkatheter als Dauerlösung vorzuziehen.

Verlauf und Prognose Rund 80–90 % aller Prostataadenome können durch TUR-P behandelt werden. Diese führt bei nahezu 90 % der Patienten zu einer symptomatischen Besserung, zu einer Abnahme der Symptom-Scores um 85 % und zu einer Verbesserung des maximalen Harnsekundenvolumens um durchschnittlich 10 ml/s.

Die offene chirurgische Resektion ist bezüglich peri- und postoperativer Morbidität, Mortalität und Erfolgsraten mit der TUR-P vergleichbar.

Komplikationen nach TUR-P	Häufigkeit
Transfusionsbedürftiger Blutverlust	8,6 %

Nierenerkrankungen

Komplikationen nach TUR-P	Häufigkeit
Iatrogen bedingte Harnröhrenstriktur	3,8 %
Impotentia generandi (retrograde Ejakulation)	65,4 %
Inkontinenz	Bis 1,2 %

Zusammenfassung

- Häufigste Ursachen: noduläre Hyperplasie der periurethralen Drüsen mit zunehmendem Alter, verändertes Androgen-Östrogen-Gleichgewicht
- Wichtigste Symptome: irritative und obstruktive Miktionsbeschwerden, Harnverhalt, ggf. Harntransportstörung beidseits, Niereninsuffizienz
- Wichtigste diagnostische Maßnahmen: digital-rektale Untersuchung, Ultraschall (Nieren, Blase, Prostata [TRUS], Restharn), PSA, Uroflow
- Wichtigste therapeutische Maßnahmen: Beseitigung der Obstruktion, am effektivsten, dauerhaftesten und kostengünstigsten durch Operation (TUR-P)

18.15.3 Prostatakarzinom

Vergleiche Kapitel 9.2.5.

Zur weiteren Information

Literatur

Aus, G., C. C. Abbou, D. Pacik, H.-P. Schmid, H. van Poppel, J. M. Wolff, F. Zattoni: Guidelines on Prostate Cancer. EAU 2001.

Helpap, B., H. Rübben: Prostatakarzinom: Pathologie, Praxis und Klinik. Springer, Berlin–Heidelberg–New York 1998.

Ludwig, M., W. Weidner: Prostatourethritis. In: Hofstetter, A. (Hrsg.): Urogenitale Infektionen. Springer, Berlin–Heidelberg–New York 1998.

Middleton, R. G., I. A. Thompson, M. S. Austenfeld, W. H. Cooner, R. J. Correa, R. P. Gibbons, H. C. Miler, J. E. Oesterling, M. I. Resnick, S. S. Smalley, J. H. Wasson: Prostate cancer clinical guidelines panel summary report on the management of clinically localized prostate cancer. J Urol 1995; 154: 2144–48.

Leitlinien zur Diagnostik des BPH-Syndroms. Urologe A 1999; 38: 297–303.

Leitlinien zur Diagnostik von Prostatakarzinomen. Urologe A 1999; 38: 388–401.

Leitlinien zur Therapie des BPH-Syndroms. Urologe A 1999; 38: 529–36.

Leitlinien zur Therapie von Prostatakarzinomen. Urologe A 1999; 38: 630–9.

Sökeland, J.: Benigne Prostata-Hyperplasie. Thieme, Stuttgart 1995.

Weingärtner, K., H. Riedmiller: Prostatakarzinom – Radikale Prostatektomie, neoadjuvante und adjuvante Therapiemodalitäten. Urologe B 1998; 38: 186–93.

Internet-Links

www.dgu.de
www.aua.org
www.uroweb.nl

Keywords

prostatitis ◆ benign prostatic hyperplasia (BPH) ◆ prostate cancer (CaP)

IMPP-Statistik

Glomeruläre Erkrankungen ◆ **Nierendiagnostik** ◆ **akutes Nierenversagen** ◆ **Nierenbeteiligung bei Systemerkrankungen** ◆ tubulointerstitielle Nierenerkrankungen ◆ nephrotisches Syndrom ◆ chronische Niereninsuffizienz ◆ hereditäre Nierenerkrankungen ◆ Nephrolithiasis ◆ Nierenfunktion ◆ Prostataerkrankungen ◆ diabetische Nephropathie

Praxisfragen

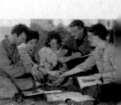

FRAGEN

1 Eine ansonsten gesunde 27-jährige Patientin stellt sich wegen einer seit ca. zehn Tagen bestehenden Erkältung mit intermittierendem Fieber, allgemeinem Unwohlsein, Appetitlosigkeit sowie Glieder- und Flankenschmerzen in Ihrer Praxis vor. Außer einigen Tabletten Aspirin® habe sie keine Medikamente eingenommen. Die körperliche Untersuchung ist unauffällig. Die Temperatur beträgt 38,5 °C, der Blutdruck 110/70 mmHg. Im Blutbild zeigen sich 11500 Leukozyten/µl (11,5 G/l), der Hb-Wert beträgt 11,4 g/dl (6,84 mmol/l). Auffällig sind weiterhin ein erhöhtes Kreatinin von 2,7 mg/dl (1003 µmol/l) und ein Harnstoff-N von 42 mg/dl (14,7 mmol/l). In der Urinanalyse ist Protein +, außerdem finden sich 15 Leukozyten/Il und 20 Erythrozyten/µl.
- Welche histologische Diagnose würden Sie nach einer Nierenbiopsie erwarten?
- Worauf begründet sich Ihre Verdachtsdiagnose?
- Worin besteht Ihre Therapie?
- Wie sind der Verlauf und die Prognose der Erkrankung?

2 Sie werden zu einem 40-jährigen Patienten gerufen, bei dem es plötzlich zu heftigen Flankenschmerzen mit Ausstrahlung entlang der Ureteren bis in die Genitalien und die Oberschenkelinnenseiten gekommen ist. Ein Nierensteinleiden ist bei dem Patienten bekannt, und Sie vermuten eine akute Steinkolik.
- Worin besteht Ihre erste therapeutische Maßnahme?
- Mit welchen Methoden können Sie die Nierensteine nachweisen und lokalisieren?
- Nennen Sie die Zusammensetzung der wichtigsten Harnsteine und ihre relative Häufigkeit.
- Welche Differentialdiagnosen ziehen Sie in Betracht?

3 Ein 56-jähriger Mann, Berufskraftfahrer, klagt über Kreuzschmerzen, starken Durst, allgemeine Müdigkeit und Leistungsknick. Vor kurzem fiel ihm eine Dunkelfärbung des Urins auf. Untersuchungsbefund: reduzierter Allgemeinzustand, allgemeine Blässe, abdominaler Flankenschmerz links. Labordiagnostik: erhöhte Blutsenkungsgeschwindigkeit, Anämie, Erhöhung des Serum-Kalzium-Spiegels auf 3,2 mmol/l.
- Wie lautet Ihre Verdachtsdiagnose?
- Welche Untersuchungen sind erforderlich?
- Wie lautet Ihr Behandlungskonzept?

4 Warum finden Diuretika in der Regel keine Anwendung bei der Therapie der Hypertonie in der Schwangerschaft?

5 Bei einem 62-jährigen starken Raucher, der seit Jahren wegen einer chronischen obstruktiven Lungenerkrankung in Ihrer Behandlung steht, ergibt eine Routinekontrolle des Urins eine Makrohämaturie mit zahlreichen Epithelzellen. Eine Zytologie ergibt maligne Zellen des Übergangsepithels.
- Was ist Ihre Verdachtsdiagnose, und welche diagnostischen Maßnahmen veranlassen Sie?

6 Ein 68-jähriger Patient klagt im Verlauf der letzten Woche über zunehmenden Leistungsabfall, Appetitlosigkeit und Übelkeit. Anamnestisch berichtet er über eine langjährig bestehende arterielle Hypertonie, einmalig ist vom Hausarzt vor langer Zeit eine Eiweißausscheidung im Urin festgestellt worden. Der Patient hat sich aber innerhalb der letzten Jahre nie in ärztliche Behandlung begeben. Aufgrund eines urämischen Mundgeruches werden die Nierenretentionswerte überprüft (Kreatinin 10,5 mg/dl [924 Ìmol/l], Harnstoff-N 115 mg/dl [40,25 mmol/l]).
- Welche Formen des Nierenversagens kommen in Betracht?
- Welche Maßnahmen ergreifen Sie zur differentialdiagnostischen Abgrenzung akutes vs. chronisches Nierenversagen?
- Wie ist Ihr Behandlungskonzept?

7 Ein 58-jähriger, beschwerdefreier und bisher nie ernsthaft kranker Patient kommt zu einer Krebsvorsorgeuntersuchung zu Ihnen. Sie stellen eine derbe, knotige, nicht sicher vergrößerte Prostata fest.
- Welche Verdachtsdiagnose haben Sie? Welche Untersuchungen und weiteren Maßnahmen veranlassen Sie?

8 Ein Dialysepatient stellt sich mit ausgeprägter Dyspnoe vor. Seit der letzten Dialyse liegt eine exzessive Gewichtszunahme vor, auskultatorisch und perkutorisch ist die Lunge allerdings unauffällig.
- Wodurch ist die Dyspnoe begründet?
- Was kann man diagnostisch tun?
- Welche Therapie leiten Sie ein?

9 Ein 25-jähriger, ansonsten beschwerdefreier Patient sucht seinen Hausarzt auf, weil er zuletzt immer wieder nach Belastung einen rot gefärbten Urin bemerkt hatte. Zum ersten Mal sei dies vor ca. einem Jahr nach einem anstrengenden Tennisspiel aufgetreten. Bei der körperlichen Untersuchung sind die Nieren beidseits vergrößert tastbar, der sonstige Befund ist unauffällig. Der Blutdruck ist mit 160/95 mmHg erhöht. Im Urinstatus finden sich Erythrozyten (+++) und Protein (++), das Sediment enthält massenhaft Erythrozyten.
- Wie lautet Ihre Verdachtsdiagnose?
- Welche Differentialdiagnosen ziehen Sie in Betracht?
- Welche Untersuchungen veranlassen Sie zunächst zur Sicherung der Diagnose?
- Was ist die Ursache der Erkrankung, und welche Prognose hat sie?
- Wie ist Ihr Behandlungskonzept?

10 Wie ist der Verlauf einer Schwangerschaft bei vorbestehender chronischer Glomerulonephritis zu beurteilen?

11 Ein 63-jähriger Rentner, bislang nie ernstlich krank, leidet seit kurzem unter rechtsseitigem Oberbauch-

FRAGEN

schmerz, Müdigkeit und Abgeschlagenheit. In den letzten Wochen bemerkte er in unregelmäßigen Abständen eine Dunkelfärbung des Urins. Sonographisch fand sich eine solide Raumforderung im Bereich der rechten Niere. Bei der Untersuchung fand sich eine Hypertonie, zusätzlich waren eine Anämie und eine BKS-Beschleunigung nachweisbar.
- Wie lautet die Verdachtsdiagnose?
- Welche zusätzlichen Untersuchungen sind erforderlich?
- Worin besteht die Therapie?
- Wie ist die Prognose zu beurteilen?

12 Ein Hämodialysepatient wird mit den Zeichen einer schweren Hyperkaliämie (Parästhesien, muskuläre Schwäche und Bradykardie) zugewiesen. Welche therapeutischen Maßnahmen können bereits bis zum Beginn der Hämodialyse ergriffen werden?

13 Wie sind systolischer und diastolischer Blutdruck bei der manometrischen Messung nach Riva/Rocci definiert?
- Bei Erwachsenen.
- Bei Schwangeren.
- Bei Kindern.

14 Normalerweise liegt das Serum-Kalzium bei Dialysepatienten im unteren Normbereich. Welche Störungen liegen vor, wenn es zu einer Hyperkalzämie kommt?

19 Elektrolyt- und Wasserhaushalt

19.1	**Störungen des Natrium- und Wasserhaushalts**	1729	**19.4**	**Störungen des Phosphathaushalts**	1747
19.1.1	Physiologische Grundlagen	1729	19.4.1	Physiologische Grundlagen	1747
19.1.2	Hyponatriämie	1731	19.4.2	Hypophosphatämie	1748
19.1.3	Hypernatriämie	1733	19.4.3	Hyperphosphatämie	1750
19.2	**Störungen des Kaliumhaushalts**	1734	**19.5**	**Störungen des Magnesiumhaushalts**	1752
19.2.1	Physiologische Grundlagen	1734	19.5.1	Physiologische Grundlagen	1752
	Regulation des Kaliumhaushalts	1735	19.5.2	Hypomagnesiämie	1752
19.2.2	Hypokaliämie	1735	19.5.3	Hypermagnesiämie	1754
19.2.3	Hyperkaliämie	1737	**19.6**	**Störungen des Säure-Basen-Haushalts**	1755
19.3	**Störungen des Kalziumhaushalts**	1739	19.6.1	Physiologische Grundlagen	1755
19.3.1	Physiologische Grundlagen	1739	19.6.2	Respiratorische Störungen des Säure-Basen-Haushalts	1757
19.3.2	Hypokalzämie	1741	19.6.3	Metabolische Störungen des Säure-Basen-Haushalts	1759
19.3.3	Hyperkalzämie	1743			

19.1 Störungen des Natrium- und Wasserhaushalts

M. Schömig, E. Ritz, G. Stein

19.1.1 Physiologische Grundlagen

Der menschliche Körper besteht zu 40–80 % aus Wasser. Die Körperflüssigkeiten sind in zwei Hauptflüssigkeitsräume (Kompartimente) unterteilt (Abb. 19.1):
- Extrazellularvolumen (EZV): umfasst den intravasalen, den interstitiellen und transzellulären Raum (Körperhöhlen),
- Intrazellularvolumen (IZV): umfasst den intrazellulären Raum.

Es bestehen grundlegende Unterschiede zwischen der Osmoregulation und der Volumenregulation (Tab. 19.1). Störungen der **Natriumkonzentration** (Hypo- oder Hypernatriämie) sind nicht Ausdruck von Natriummangel oder Natriumüberschuss, sondern weisen auf eine Störung der **Wasserbilanz** (Wasserüberschuss bei Hyponatriämie, Wassermangel bei Hypernatriämie) infolge gestörter **Osmoregulation** hin. Ist hingegen die **Volumenregulation** gestört, kommt es zu Volumenexpansion (Ödemen) oder Volumenmangel (Exsikkose), meist ohne dass sich die Natriumkonzentration ändert.

Regulation der Plasma-Osmolalität

Änderungen der Plasma-Osmolalität sind meist auf primäre Änderungen der Natriumkonzentration zurückzuführen, denn Natrium ist das quantitativ wichtigste Ion der Extrazellularflüssigkeit. Die Plasma-Osmolalität wird von **Osmorezeptoren** im Hypothalamus überwacht. Bei Anstieg der Osmolalität wird das antidiuretische (Wasser sparende) Hormon **ADH** sezerniert (führt zu Verminderung der renalen Ausscheidung osmotisch freien Wassers), und gleichzeitig wird über die Stimulation des Durstempfindens die Wasserzufuhr gesteigert. Dagegen wird bei Abfall der Osmolalität die Sekretion von ADH verringert, der Niere wird so die Ausscheidung von osmotisch freiem Wasser ermöglicht. Durch diesen Mechanismus wird eine Plasma-Osmolalität von 285 mosm/kg (Plasma-Natrium-Konzentration von 142 mmol/l) eingestellt.

Regulation des Volumenhaushalts

In Gegensatz dazu steht das Volumenregulationssystem primär im Dienst der Kreislaufregulation. Normovolämie ist eine wichtige Voraussetzung zur Aufrechterhaltung eines normalen Blutdrucks und einer normalen Gewebeperfusion. Bei Volumenmangel, genauer bei verminderter effektiver Füllung der zentralen Kreislaufabschnitte, werden Sensoren im Hochdruck- und Niederdrucksystem (**Osmorezeptoren** im Stromgebiet der A. carotis, **Volumenrezeptoren** im linken und rechten Vorhof und in den Lungenvenen, **Barorezeptoren** im juxtaglomerulären Apparat) stimuliert und Natriumkonservierende Mechanismen aktiviert. Vermehrte Aktivität des **Sympathikus,** des **Renin-Angiotensin-Aldosteron-Systems** und **renale Vasokonstriktion** führen zur **Natriumretention.** Nur bei extremer Unterfüllung der zentralen Kreislaufabschnitte (z. B. bei Leberzirrhose) kann auch ADH – unabhängig von osmotischen Stimuli – sezerniert werden. Wird zur Volu-

Elektrolyt- und Wasserhaushalt

Tab. 19.1 Unterscheidung zwischen Osmo- und Volumenregulation.

Regelgröße	Osmoregulation Plasmaosmolalität	Volumenregulation Effektives Kreislaufvolumen
Messfühler	Osmorezeptoren im Hypothalamus	a) **Hochdrucksystem:** Barorezeptoren in – Karotissinus – Aortenbogen – linkem Ventrikel b) **Niederdrucksystem:** Volumenrezeptoren in – Vorhöfen – zentralen Venen
Effektor-mechanismus	ADH-Sekretion Durst	Sympathikus Renin-Angiotensin-System Atriales natriuretisches Peptid (ANP) Renale Hämodynamik Evtl. ADH
Resultat	Wasserausscheidung (Urinosmolalität) Durstgefühl (Wasserzufuhr)	Natriumausscheidung im Urin

Änderung der Plasma-Osmolalität einhergeht (Isotonie). Bei Volumenexzess (sog. Hyperhydratation) findet sich nur in Ausnahmefällen eine erniedrigte Plasma-Osmolalität (hypotone Hyperhydratation, z. B. Hyponatriämie bei ödematösen Leberzirrhosepatienten) oder erhöhte Osmolalität (hypertone Hyperhydratation, z. B. Ertrinken in Seewasser). Das Gleiche gilt für die hypotone Dehydratation (z. B. exzessive ADH-Sekretion bei Natriumdepletion unter Furosemid-Therapie) oder hypertone Dehydratation (z. B. volumendepletierte Patienten mit ungenügender Wasser- und zu hoher Kochsalzzufuhr).

Für den Lernenden sind die obigen Begriffe verwirrend; wir halten es für besser, sich die zugrunde liegenden Regelmechanismen der Wasser- und Volumenhomöostase zu merken.

Volumenexzess (Natriumüberschuss)

Bei Normalpersonen mit erhöhter Natriumzufuhr wird eine überschießende Natriumretention durch das „Escape"-Phänomen vermieden, d. h., bei Expansion des Extrazellularraums setzt langsam eine Natriurese ein. Das „Escape"-Phänomen wird durch Rezeptoren ausgelöst, die fortlaufend den Füllungszustand des Niederdrucksystems überwachen. So wird z. B. mit zunehmender Dehnung, d. h. vermehrter Füllung des rechten Vorhofs mit Druckanstieg, **ANP** freigesetzt. Dieses Hormon wirkt der Überfüllung des Kreislaufs entgegen durch:

- Vasodilatation,
- Verschiebung von Flüssigkeit aus dem Intravasalraum in den Interstitialraum (Hämatokritanstieg) und
- vor allem eine gesteigerte renale Natriumausscheidung.

Ein klinisch bedeutsamer Natriumüberschuss mit Ödemen tritt nur dann auf, wenn die Niere unfähig ist, auf die Zufuhr von Natrium mit einem „Escape"-Phänomen zu antworten. Beispiele sind Zustände der verminderten Kreislauffüllung (Herzinsuffizienz, Leberzirrhose) und der gestörten Nierenfunktion (Glomerulonephritis, nephrotisches Syndrom, Niereninsuffizienz). Abbildung 19.1 zeigt die relative Größe der einzelnen Flüssigkeitsräume des Körpers. Diese Basisinformation ist zur Berechnung der

menhomöostase in der Niere Natrium retiniert, kommt es zum Anstieg der Osmolalität und damit über die Freisetzung von ADH zu verminderter Wasserausscheidung. Bei vermehrter zentraler Kreislauffüllung wird dagegen das atriale natriuretische Peptid (ANP) freigesetzt.

Durch das Zusammenspiel mit dem Durstmechanismus wird fast immer gewährleistet, dass ein klinisch relevanter Volumenexzess oder ein Volumendefizit nicht mit einer

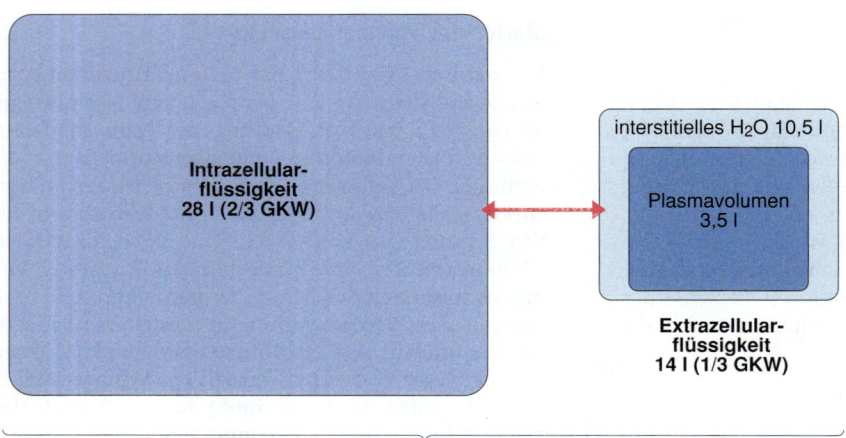

Abb. 19.1 Flüssigkeitsräume des Körpers.

Flüssigkeits- und Ionendefizite bei den im Folgenden zu besprechenden klinischen Störungen wichtig.

Folgeerscheinungen eines Volumenexzesses können sein: Blutdruckanstieg, periphere Ödeme, zentrale Stauungszeichen bis zum Lungenödem. Diese Zeichen sind von Patient zu Patient sehr variabel. Bei Nieren- und Kreislaufgesunden können bis zu 6 l Extrazellularflüssigkeit eingelagert werden, bis frei eindrückbare Ödeme auftreten.

Volumendefizit (Natriummangel)

Die Niere kann effizient Natrium konservieren (Antinatriurese). Bei normaler Nierenfunktion tritt Natriumdepletion, d.h. ein Volumenverlust mit Kontraktion des Extrazellularraums, selbst bei Unterbrechung der Kochsalzzufuhr nicht auf. Eine Natriumdepletion kann nur auftreten durch:

- renale Natriumverluste (Diuretikawirkung, Osmodiurese z.B. bei Glukosurie, chronische Niereninsuffizienz mit osmotischer Zwangspolyurie der Restnephrone)
- Natriumverluste aus adrenaler Ursache (Kortikoidmangel)
- extrarenale Natriumverluste (Erbrechen, Diarrhö, Darmfisteln)

Eine weitere klinisch wichtige Möglichkeit des Volumenmangels stellen „Flüssigkeitsverluste nach innen" dar („Third Space"). Hierbei wird extrazelluläre Flüssigkeit im Interstitialraum sequestriert und dem Plasmaraum, d.h. der Volumenregulation, entzogen (Flüssigkeit in atonischen Darmschlingen bei Ileus, Aszites, Pleuraerguss, Gewebeödem bei Verbrennungskrankheit). Da Natrium das quantitativ wichtigste Ion der Extrazellularflüssigkeit darstellt, ist Natriummangel in der Regel gleichbedeutend mit Volumenmangel.

Symptome eines Volumenmangels

Die klinischen Zeichen des Volumenmangels sind:
- bei der physikalischen Untersuchung:
  – verminderter Hautturgor (wenn Volumendefizit über 5 l; unzuverlässig bei kachektischen Patienten)
  – überschießender Blutdruckabfall und Herzfrequenzanstieg in Orthostase (Schellong-Test)
- laborchemisch: Anstieg von Hämatokrit und Plasma-Eiweiß-Konzentration sowie Harnsäure- und Bikarbonatkonzentration (metabolische Alkalose)
- bei direkter Messung: Erniedrigung des zentralen Venendrucks (ZVD) und des Pulmonal-Kapillar-Verschlussdrucks („Pulmonary Capillary Wedge-Pressure")

Durch diese Druckmessungen wird der Füllungszustand des Niederdrucksystems erfasst. Rückschlüsse vom ZVD auf das Extrazellularvolumen sind jedoch nur zulässig, wenn keine Rechtsherzinsuffizienz vorliegt. Werden vermehrt Katecholamine ausgeschüttet (z.B. im Schock), kontrahieren sich die Venen des Niederdrucksystems, so dass der ZVD falsche Informationen vermitteln kann (normaler ZVD bei verkleinertem Blutvolumen). Der Pulmonal-Kapillar-Verschlussdruck (Swan-Ganz-Katheter) gestattet eine von extrakardialen Faktoren weniger beeinflusste Abschätzung des linksventrikulären Füllungsdrucks. Die Risiken des Volumenmangels sind hypovolämischer Schock und akutes Nierenversagen.

19.1.2 Hyponatriämie

Engl. Begriff: Hyponatraemia

Definition Eine Hyponatriämie liegt vor, wenn die Serumkonzentration < 135 mmol/l beträgt, klinisch relevant sind Werte < 130 mmol/l, bedrohlich < 125 mmol/l.

Epidemiologie Die Hyponatriämie ist die **häufigste** Elektrolytstoffwechselstörung in der klinischen Medizin. Sie wird bei 2,5–20 % aller stationären Patienten eines Allgemeinkrankenhauses und bei bis zu 30 % der Patienten einer Intensivstation beobachtet.

Ätiologie und Pathogenese Hyponatriämie bedeutet nicht Natriummangel, sondern Wasserüberschuss. Eine Hyponatriämie ist in der Regel mit verminderter Plasma-Osmolalität gleichzusetzen (Tab. 19.2). Dies deutet auf eine Störung der Osmoregulation (s.o.) hin. Eine verminderte renale Wasserausscheidung kann entweder auf vermehrte Sekretion oder Wirkung von ADH oder auf primär abnorm hohe Wasserzufuhr zurückzuführen sein (primäre Polydipsie bei psychiatrischen Erkrankungen oder Hypothalamusstörungen).

Ursachen für eine vermehrte ADH-Sekretion sind:
- primäre Überfunktion des Hypophysenhinterlappens (Tumoren, Pharmaka)
- paraneoplastische Bildung von ADH
- nichtosmotische Stimulation der ADH-Sekretion bei Volumenmangel (Aktivierung der Barorezeptoren durch Unterfüllung des zentralen Kreislaufkompartiments bei Herzinsuffizienz, Leberzirrhose)

Eine der Plasmaosmolalität „unangemessen" hohe ADH-Sekretion wird außer bei Malignomen auch gelegentlich bei chronischen Lungenprozessen (Infektionen, Tuberkulose) gesehen und als SIADH, d.h. „Syndrome of Inappropriate ADH Secretion" (**Schwartz-Bartter-Syndrom**) bezeichnet. Dieses ist gekennzeichnet durch Hyponatriämie und Hypoosmolalität im Plasma, Urin-Osmolalität >100 mosm/kg (ausreichende Urinverdünnung trotz erniedrigter Plasma-Osmolalität nicht möglich), Urin-Natrium-Konzentration > 20 mmol/l, inadäquat hohe ADH-Konzentration, Fehlen von Ödemen, niedrige Harnsäure- und Harnstoffkonzentrationen durch verminderte tubuläre Rückresorption bei Volumenexpansion.

Hyponatriämie geht normalerweise mit erniedrigter Osmolalität der Extrazellularflüssigkeit einher. Dies ist nicht der Fall, wenn der Wasserüberschuss im Extrazellularraum auf osmotisch bedingte Wasserverschiebung (aus Intra- in Extrazellularraum) zurückzuführen ist (Beispiel: Hyperglykämie). Bei Niereninsuffizienz ist die Freiwasser-Clearance eingeschränkt. Übertrifft die Flüssigkeitszufuhr (häufig auf ärztlichen Rat „viel trinken"!) die renale Wasserausscheidungsfähigkeit, kommt es zur Hyponatriämie. Bei Patienten mit fortgeschrittenem Nierenversagen (Kreatinin-Clearance < 0,17 ml/s; < 10 ml/min) können deshalb Ödeme und Hyponatriämie auftreten.

Symptome Die klinischen Zeichen der Verdünnungsnatriämie (Wasserintoxikation) sind die Symptome der Hypoosmolalität. Der gesteigerte Wassergehalt in der Muskulatur führt zu Wadenkrämpfen. Reduzierte Osmolalität

Elektrolyt- und Wasserhaushalt

im Gehirn führt zum Wassereinstrom und zu Hirndruckzeichen mit Kopfschmerzen, Papillenödem, Bewusstseinstrübung, fokalen oder generalisierten Krampfanfällen. Da sich das Gehirn an Osmolalitätsänderungen adaptieren kann, ist die Ausprägung der Symptome abhängig von der Geschwindigkeit, mit der sich die Hyponatriämie entwickelt.

Diagnostik Die klinische Untersuchung hat zu prüfen, ob Zeichen des extrazellulären Volumenmangels (Hypotonie, Tachykardie, orthostatische Dysregulation, herabgesetzter Hautturgor, niedriger ZVD) oder der extrazellulären Volumenüberfüllung (Ödeme, Aszites) vorliegen. Bei den meisten Zuständen ergibt sich die Diagnose aus dem klinischen Zusammenhang. Wichtig ist der Ausschluss einer „Pseudohyponatriämie", verursacht durch hohe Fett- und Proteinkonzentrationen im Plasma. Wichtige Laboruntersuchungen im Serum sind die Bestimmung von Natrium und Osmolalität, ggf. Blutzucker, Serum-Eiweiß, Kreatinin und Lipiden; im Urin sollten Natrium, Chlorid und die Osmolalität bestimmt werden.

Differentialdiagnose	Auswirkungen auf die Serum-Osmolalität
Artifiziell niedrige Natriumspiegel (Pseudohyponatriämie) bei Hyperlipidämie, Hyperproteinämie	Keine Änderung
Osmotisch bedingter Austritt von Wasser aus dem Intrazellular- in den Extrazellularraum, z. B. bei Hyperglykämie, Gabe von Osmodiuretika	Hyperosmolalität
Exzessive Wasserzufuhr, z. B. bei psychogener Polydipsie oder bei Infusionstherapie	Hypoosmolalität
Gestörte renale Wasserausscheidungsfähigkeit ■ durch ADH-Exzess ■ durch Beeinträchtigung der renalen Wasserausscheidung – wegen vermehrter Ansprechbarkeit auf ADH (Chlorpropamid) – bei Morbus Addison – bei Hypothyreose – bei chronischer Niereninsuffizienz ■ durch vermehrte ADH-Ausschüttung bei vermindertem Intravasalvolumen – Leberzirrhose – Herzinsuffizienz	Hypoosmolalität

Therapie Das therapeutische Vorgehen richtet sich nach dem klinischen Befund (Tab. 19.2). Bei asymptomatischen Patienten genügt in der Regel die **Wasserrestriktion**. Eine rasche initiale Teilkorrektur, d.h. Anhebung der Plasmakonzentration auf etwa 120 mmol/l, ist angezeigt, wenn die Patienten symptomatisch sind und schwere zentralnervöse Erscheinungen bestehen (Koma, Krampfanfälle). Eine zu

Tab. 19.2 Behandlung der Hyponatriämie

Werte für Serum-Natrium	Therapeutische Maßnahmen
130 mmol/l	Wasserrestriktion
120–129 mmol/l	Weitergehende Therapie nur bei klinischer Symptomatik
< 120 mmol/l	Langsames Anheben (0,5–1,0 mmol/l/h) der Serumkonzentration auf 120 mmol/l, dann wie oben

rasche Normalisierung der Plasma-Osmolalität kann jedoch zu schweren **Sekundärschäden** (pontine Myelinolyse) führen. Empfohlen wird daher, die Plasma-Natrium-Konzentration stündlich nur um etwa 0,5–1,0 mmol/l anzuheben.

In jedem Fall sollte das Ausmaß der Wasserintoxikation abgeschätzt werden. Das Vorgehen wird durch folgendes **Beispiel** illustriert:

Ein 70 kg schwerer Patient hat einen Gesamtkörperwasseranteil von etwa 42 l, d.h. 60 % des Körpergewichts. Bei einer Serum-Natrium-Konzentration von 120 mmol/l beträgt der Wasserüberschuss:

> Wasserüberschuss = GKW − [(aktuelles Plasma-Na × GKW)/Soll-Plasma-Na]
> GKW = Gesamtkörperwasser
> Beispiel: 42 − [(120 × 42)/144] = 7 [l Wasser]

Ein Wasserüberschuss kann vergesellschaftet sein mit zusätzlichem Natriummangel (echte Volumendepletion wie z. B. bei überschießender Diuretikatherapie) oder Natriumüberschuss (Volumenexzess wie z. B. bei Herzinsuffizienz). Das praktische Vorgehen richtet sich nach dem Vorliegen
■ eines Volumendefizits (echte Volumendepletion)
■ eines Volumenexzesses mit Unterfüllung des zentralen Kreislaufabschnitts (Ödeme bei Herzinsuffizienz, Leberzirrhose)
■ einer nichtosmotischen Sekretion von ADH (z. B. bei SIADH)

Bei **echtem** Volumendefizit, z. B. durch zu hohe Diuretikadosierung, erfolgt die Behandlung durch Zufuhr von isotoner Kochsalzlösung oder orale Kochsalzgabe. Nach Erreichen der Normovolämie sistiert die ADH-Sekretion. Die Niere kann dann den Wasserüberschuss ausscheiden. Bei symptomatischen oder schwer hyponatriämischen Patienten muss hypertone Kochsalzlösung gegeben werden.

Bei **ödematösen** Patienten mit behandlungspflichtiger **Hyponatriämie** kann der Versuch unternommen werden, durch Schleifendiuretika (Furosemid) einen hypotonen Urin zu erzeugen. Werden die Urinverluste durch hypertone Kochsalzlösung ersetzt, wird in der Bilanz osmotisch freies Wasser ausgeschieden.

Speziell bei Patienten mit **SIADH** ist die alleinige Gabe hypertoner Kochsalzlösung nicht wirksam (vorbestehende

Volumenexpansion führt zum „Escape"-Phänomen mit Natriurese), während die gleichzeitige Gabe von Furosemid und hypertoner Kochsalzlösung sehr effektiv ist.

Bei Patienten mit **Hyponatriämie und Herzinsuffizienz** ist der Einsatz von ACE-Hemmern sinnvoll. Hierdurch wird nicht nur die Hämodynamik durch Senkung des peripheren Widerstands verbessert, sondern auch das Ansprechen auf ADH vermindert und die Ausscheidung freien Wassers erleichtert. Letzterer Effekt ist auf eine gesteigerte renale Prostaglandinbildung zurückzuführen. Eine weitere Möglichkeit der Elimination von Wasser besteht in der Osmodiarrhö mit Hilfe hochprozentiger Lösungen (Sorbitol 70 %, Lactulose) bzw. in der Ultrafiltration mittels Dialyse oder Hämofiltrationsverfahren.

Verlauf und Prognose Bei echtem Volumendefizit ist ein Ausgleich der Hyponatriämie durch Steigerung der oralen oder intravenösen Flüssigkeitszufuhr leicht möglich. Bei Überwässerung und insbesondere bei Patienten mit Leberzirrhose ist die Normalisierung des Natriumhaushaltes oft schwierig und langwierig.

Komplikation	Häufigkeit
Muskelkrämpfe, v.a. Wadenkrämpfe	Häufig
Kopfschmerzen	Häufig
Hirndruckzeichen (z.B. Papillenödem, Verwirrtheitszustände, Bewusstseinstrübung, Stauungspapille)	Selten, nur bei ausgeprägter Hyponatriämie

Zusammenfassung

- Häufigste Ursache: Wasserüberschuss im Organismus
- Wichtigste Symptome: Wadenkrämpfe, Hirndruckzeichen bei ausgeprägter Hyponatriämie
- Wichtigste diagnostische Maßnahme: Bestimmung von Natrium und Osmolalität
- Wichtigste therapeutische Maßnahme: Beschränkung der Wasserzufuhr

19.1.3 Hypernatriämie

Engl. Begriff: Hypernatraemia

Definition Eine Hypernatriämie liegt vor, wenn die Serumkonzentration > 150 mmol/l beträgt.

Ätiologie und Pathogenese Die Hypernatriämie tritt seltener auf als die Hyponatriämie. Der wesentliche Schutzmechanismus liegt in der Aktivierung der Wasserkonservierungsmechanismen durch Durst und ADH-Sekretion bei Anstieg der Serum-Osmolalität. Eine schwere Hypernatriämie kann nur auftreten, wenn der Durstmechanismus versagt (z.B. Hypodipsie bei bewusstseinsgetrübten Patienten oder bei Hypothalamusstörung). Die Ursachen der Hypernatriämie (Wassermangel) sind unten aufgeführt.

Grundsätzlich kann eine exzessive Zufuhr von Natrium oder Verlust hypotoner Flüssigkeit ohne Ausgleich durch vermehrtes Trinken zu einer Hypernatriämie führen. Besonders ein ADH-Mangel (**Diabetes insipidus centralis**) oder eine ADH-Resistenz (**Diabetes insipidus renalis**) führt infolge gestörter Wasserrückresorption in den Sammelrohren schnell zu einer Hypernatriämie. Hinzuweisen ist auch auf **iatrogene** Ursachen einer Hypernatriämie, wie Infusion hypertoner Natriumbikarbonatlösung, zu hohe Natriumkonzentration im Dialysat von Hämodialysepatienten, Spülung und Klysmen mit hochprozentigen NaCl-Lösungen. Aber auch eine Diuretikatherapie kann eine Hypernatriämie verursachen, wenn der Flüssigkeitsverlust mit Kochsalzlösungen ohne ausreichend freies Wasser substituiert wird. Iatrogen kann ein erworbener Diabetes insipidus renalis durch Medikamente wie Lithium, Diuretika, Antibiotika (Gentamicin), Amphotericin B, Vinblastin u. a. verursacht werden.

Beim Hypodipsie-Hypernatriämie-Syndrom entwickelt sich eine „essentielle Hypernatriämie" als Folge einer chronischen Verstellung des Sollwerts des osmoregulatorischen Zentrums und des Durstmechanismus.

Symptome Die klinischen Störungen sind auf Zellschrumpfungsvorgänge durch den osmotisch bedingten Austritt von Wasser zurückzuführen. In erster Linie betrifft dies das **zentrale Nervensystem.** Das Auftreten klinischer Symptome ist abhängig von Geschwindigkeit und Ausmaß der Entwicklung der Hypernatriämie. Bei langsamer Entwicklung adaptiert sich die Osmolalität des Gehirns an die der Extrazellularflüssigkeit, so dass die Patienten klinisch unauffällig sein können. Bei rascher Entwicklung kommt es zu osmotischem Wasserentzug aus dem Gehirn und zu zentralnervösen Ausfällen, wie Reizbarkeit, Bewusstseinstrübung bis Koma, gelegentlich zu epileptischen Krampfanfällen, EEG-Veränderungen, subduralen und intrazerebralen Blutungen infolge einer Venenruptur. Gelegentlich tritt „Durstfieber" auf. Die Mortalität beträgt bei Serum-Natrium-Werten > 160 mmol/l etwa 50 %.

Diagnostik Die Diagnose der Hypernatriämie sollte durch **Messung der Osmolalität** im Serum und Urin überprüft werden. Beträgt bei Hypernatriämie die Urin-Osmolalität weniger als 200–300 mosm/kg H_2O, liegt wahrscheinlich ein Diabetes insipidus vor. Die Reaktion auf eine ADH-Zufuhr gestattet es, zwischen zentralem (ADH-Mangel) und nephrogenem (fehlende ADH-Ansprechbarkeit) Diabetes insipidus zu unterscheiden.

Bei schwerer Hypernatriämie infolge primärer Hypodipsie oder exzessiver Natriumbeladung sollte die Urin-Osmolalität > 800 mosm/kg H_2O liegen. Beträgt die Urin-Osmolalität zwischen 300 und 800 mosm/kg H_2O, könnte

- ein Diabetes insipidus mit Hypovolämie vorliegen (wegen verzögerten Harnflusses mit verlängerter Kontaktzeit selbst in Abwesenheit von ADH tubuläre Rückresorption von Wasser),
- eine osmotische Diurese bestehen.

Glukosurie bedeutet osmotische Diurese. Exzessive Proteinzufuhr mit ungenügender Wasserzufuhr (z.B. Sondennahrung) kann vermehrte osmotische Diurese bewirken (Messung der Urin-Harnstoff-Ausscheidung).

Differentialdiagnose

Exzessive Natriumzufuhr
- Natriumaufnahme per os (nur bei Kleinkindern beobachtet)
- Infusion hypertoner Natriumlösungen (z.B. Natriumbikarbonat bei Reanimation)
- Trinken von Seewasser

Inadäquate Wasseraufnahme
- Beeinträchtigung des Durstmechanismus (selektiver Verlust, z.B. bei Hypothalamustumoren oder bei bewusstseinsgetrübten Patienten)
- Beeinträchtigung der gastrointestinalen Wasserzufuhr (z.B. Ösophaguskarzinom)

Gesteigerte renale Wasserverluste
(Störung der Harnkonzentrierung)
- Verringerung des zirkulierenden ADH (Diabetes insipidus centralis)
- Beeinträchtigung der Wirkung von ADH an der Niere durch
  – hereditäre ADH-Resistenz (X-chromosomal-rezessiv vererbter Diabetes insipidus renalis) oder
  – erworbene ADH-Resistenz bei Hypokaliämie, Hyperkalzämie, interstitieller Nephritis, Niereninsuffizienz; in der Reparationsphase des akuten Nierenversagens; bei osmotischer Diurese (Diabetes mellitus; Sondenernährung mit inadäquater Wasserzufuhr)

Gesteigerte extrarenale Wasserverluste
- Erhöhte Perspiratio sensibilis und insensibilis bei Hyperthermie
- Vermehrte Wasserabgabe durch verbrennungsgeschädigte Haut, gastrointestinale Wasserverluste, z.B. osmotische Diarrhö bei Lactulose-Behandlung

---

Therapie Da das Gehirn sich an eine chronische Hypernatriämie adaptiert, kann eine rasche Korrektur durch Wasserzufuhr zu einem Hirnödem führen. Die Natriumkonzentration sollte deshalb langsam, etwa über 48 h (d.h. 1–2 mmol/l/h), ausgeglichen werden. Das Defizit an freiem Wasser kann nach folgender Berechnung abgeschätzt werden:

Wasserdefizit = Gesamtkörperwasser × ([Plasma-Na+-Konzentration/140] – 1)

Das Gesamtkörperwasser beträgt etwa 60 % des Körpergewichts. Bei einem 70 kg schweren Patienten mit 168 mmol/l Natrium im Serum errechnet sich folgendes Wasserdefizit:

$0{,}6 \times 70 \times ([168/140] - 1) = 8{,}4$ (l Wasser)

Das therapeutische Vorgehen muss modifiziert werden, wenn ein höhergradiges Volumendefizit oder ein ausgeprägter Volumenüberschuss vorliegt. Bei Hypernatriämie mit Hypovolämie, Hypotonie und prärenaler Azotämie sollte bis zum Erreichen der hämodynamischen Stabilität zunächst isotone NaCl-Lösung zugeführt werden. Anschließend kann die Behandlung mit osmotisch freiem Wasser, z.B. 5%iger Glukoselösung, fortgesetzt werden, bis die Serum-Natrium-Konzentration normalisiert ist. Bei Hypernatriämie und Hypervolämie (z.B. iatrogene Natriumzufuhr) muss der Volumenüberschuss durch Diuretika (Furosemid) unter gleichzeitiger Gabe von freiem Wasser beseitigt werden. Gelegentlich ist bei diesen Patienten eine Dialysebehandlung angezeigt. Die Behandlung des Diabetes insipidus centralis kann durch Vasopression (dDAVP intranasal) erfolgen. Chlorpropamid, Clofibrat und Carbamazepin können die Wirkzeit von ADH verlängern und so einen relativen Mangel ausgleichen. Bei absolutem ADH-Mangel sind diese Medikamente ohne Wirkung.

Verlauf und Prognose Verlauf und Prognose sind abhängig von der zugrunde liegenden Erkrankung.

Komplikation	Häufigkeit
Chronische Hypernatriämie Kann klinisch unauffällig sein (Kompensationsmöglichkeit)	Häufig
Akute Hypernatriämie - Bewusstseinsstörung - Zentralnervöse Ausfälle - Zerebrale Krampfanfälle - Intrazerebrale Blutung	Häufig Relativ häufig Selten Selten

Zusammenfassung

- Häufigste Ursache: Versagen des Durstmechanismus
- Wichtigstes Symptom: zentralnervöse Ausfälle
- Wichtigste diagnostische Maßnahme: Messung der Osmolalität und der Natriumkonzentration
- Wichtigste therapeutische Maßnahme: langsamer Ausgleich der Natriumkonzentration

19.2 Störungen des Kaliumhaushalts

E. RITZ, M. SCHÖMIG, G. STEIN

19.2.1 Physiologische Grundlagen

Kalium ist das quantitativ bedeutendste **intrazelluläre Kation**.

Bei einem Ganzkörperbestand von 3 500 mmol Kalium befinden sich 99 % in den Zellen, die Konzentration beträgt 120–140 mmol/l. Der extrazelluläre Anteil beträgt nur 1–2 %, die Konzentration 3,5–5 mmol/l. Obwohl das extrazelluläre Kalium nur einen geringen Anteil des Gesamtkaliums ausmacht, spiegelt es doch (mit Einschränkungen) die Kaliumhomöostase wider. Der Konzentrationsunterschied zwischen Intra- und Extrazellularflüssigkeit wird durch die Na^+-K^+-ATPase aufrechterhalten. Die Asymmetrie der Kaliumverteilung über die Zellmembran ist die wichtigste Ursache des Membranpotentials und Voraussetzung für die Membranerregbarkeit.

19.2 Störungen des Kaliumhaushalts

Regulation des Kaliumhaushalts

Die **Kaliumzufuhr** mit der Nahrung beträgt etwa 100 mmol/d. 90–95 mmol werden über den Urin, der Rest über den Stuhl ausgeschieden. Wenn Kalium nicht rasch und effektiv in die Gewebsspeicher, vor allem Skelettmuskulatur, transportiert wird, kann es bei Kaliumzufuhr zum bedrohlichen Anstieg der Plasma-Kalium-Konzentration kommen. Die Kaliumverschiebung in das intrazelluläre Kompartiment wird durch Insulin und β_2-adrenerge Stimulation gefördert. Die Kaliumausscheidung über die Nieren ist ein langsamer Prozess. In der Niere wird Kalium glomerulär filtriert und proximal fast vollständig rückresorbiert. Das Kalium im Endharn wird durch die Hauptzellen des kortikalen Sammelrohrs sezerniert. Die Höhe der Kaliumsekretion wird bestimmt durch:

- diätetische Kaliumbeladung
- Höhe der Natriumrückresorption (Natriumrückresorption führt zu negativem Potential im Tubuluslumen und stimuliert die Kaliumsekretion)
- Mineralokortikoidwirkung (stimuliert die Kaliumausscheidung)

Eine Abweichung der Plasma-Kalium-Konzentration nach oben oder unten kann prinzipiell zurückzuführen sein auf

- Störungen der **Kaliumverteilung,** d.h. des Verhältnisses der Kaliumkonzentration im Intra- und Extrazellularraum (Umverteilung)
- Störungen der **Kaliumbilanz,** d.h. der Differenz zwischen Kaliumzufuhr und Kaliumausfuhr

19.2.2 Hypokaliämie

Engl. Begriff: Hypokalaemia

Definition Eine Hypokaliämie liegt vor, wenn der untere Grenzwert des Plasma-Kaliums von 3,5 mmol/l unterschritten wird. Klinische Erscheinungen sind jedoch meist erst bei einer Plasmakonzentration < 3 mmol/l zu erwarten.

Ätiologie und Pathogenese Eine Hypokaliämie kann verursacht werden durch:

- Verschiebung von Kalium in den Intrazellularraum
- Kaliummangel durch negative Kaliumbilanz
- Kombination von beiden

In der Tendenz werden Störungen der Kaliumverteilung eher bei Zuständen akuter Hyperkaliämie, Störungen der Kaliumbilanz mit Kaliummangel eher bei chronischer Hypokaliämie gesehen.

Störungen der Kaliumverteilung (Umverteilung zwischen Intra- und Extrazellularraum) Eine Kaliumverschiebung aus dem Extra- in den Intrazellularraum kann zurückzuführen sein auf:

- metabolische Alkalose (weniger ausgeprägt auch akute respiratorische Alkalose),
- β_2-adrenerge Stimulation (exogene Zufuhr von Katecholaminen in der Behandlung des Asthma bronchiale; Ausschüttung endogener Katecholamine bei Myokardinfarkt, Delirium tremens, zerebrale Hämorrhagie),
- Insulinzufuhr mit und ohne Glukosegabe (Erholungsphase der diabetischen Ketoazidose),
- vermehrte Zellproliferation,
- Hypothermie,
- periodische hypokaliämische Paralyse: seltene, autosomal-dominante Erkrankung mit Episoden von Muskelschwäche (proximale, später distale Muskulatur; selten Beteiligung der Augen- oder Atemmuskulatur). Auslösende Ursachen sind Kälteexposition, exzessive Aufnahme von Kohlenhydraten und Hyperinsulinämie.

Störungen der Kaliumbilanz Die normale Niere passt die Kaliumausscheidung an die Bedürfnisse des Organismus an. Selbst bei hochgradig verminderter Nahrungszufuhr (Anorexia nervosa, Alkoholismus) tritt eine Hypokaliämie erst dann auf, wenn zusätzlich enterale (z.B. Laxanzien) oder renale (z.B. Diuretika) Kaliumverluste bestehen oder wenn in der Wiederauffütterungsphase bei kachektischen Patienten Kalium nicht substituiert wird. Die Kaliumbilanz kann aber negativ werden, wenn die renale Kaliumkonservierung beeinträchtigt ist oder durch extrarenale Kaliumverluste überspielt wird.

Renale Kaliumverluste treten auf bei:

- Natriurese: Erhöhung des Natriumdurchsatzes im distalen Tubulus steigert die Kaliumsekretion durch Na^+-K^+-Austausch (z.B. Diuretika),
- Alkalose (steigert tubuläre Kaliumsekretion),
- Mineralokortikoide.

Die Niere ist auch in der Lage, unabhängig von diesen Faktoren bei Kaliumbelastung die Kaliumausscheidung zu steigern (z.B. bei chronischer Niereninsuffizienz).

Extrarenale Kaliumverluste können über den Magen-Darm-Trakt erfolgen (Diarrhö, Erbrechen). Bei Erbrechen ist die Hypokaliämie nicht auf Kaliumverluste im (kaliumarmen!) Magensaft, sondern auf vermehrte renale Kaliumausscheidung (sekundärer Hyperaldosteronismus bei Volumenkontraktion) sowie auf die begleitende metabolische Alkalose zurückzuführen, welche zur Umverteilung von Kalium aus dem Extra- in den Intrazellularraum führt.

Das **Bartter-Syndrom** ist eine seltene Erkrankung mit Hypokaliämie, hypochlorämischer metabolischer Alkalose, hoher Kaliumausscheidung im Urin trotz Hypokaliämie, Hyperreninämie, Hyperaldosteronismus und erhöhter Prostaglandin-E_2-Ausscheidung. Der Defekt der Chloridreabsorption in der Henle-Schleife ist durch eine funktionshemmende Mutation im Na,K,Cl_2-Cotransporter bedingt.

Symptome Die Konsequenzen gestörter Serum-Kalium-Konzentration sind Folge der Veränderung des Membranpotentials nach der Nernst-Gleichung. Bei der Hypokaliämie besteht eine **Hyperpolarisation** der Zellmembran. Da das Gehirn als elektrisch sensibelstes Organ gegen Abweichungen der Plasma-Kalium-Konzentration durch bidirektionale Kaliumpumpen an der Blut-Liquor-Schranke geschützt ist, werden klinische Störungen vorwiegend am Herzmuskel, Skelettmuskel (Adynamie, Myalgie, „Restless Legs", Lähmungen, die in der proximalen Muskulatur beginnen und gelegentlich zur Atemlähmung führen) und an der Darmmuskulatur (Obstipation, Ileus) beobachtet. Zusätzlich werden Störungen der Nierenfunktion (eingeschränkte Konzentrationsfähigkeit, Nykturie, Polyurie, Polydipsie) und gestörte Glukosetoleranz beobachtet.

Elektrolyt- und Wasserhaushalt

Der Herzgesunde toleriert in der Regel eine mäßige Hypokaliämie ohne kardiale Gefährdung. Gefährlich ist jedoch eine Hypokaliämie bei Patienten mit Myokardischämie, da sie Arrhythmien auslösen kann. Bei Herzinfarkt fällt bei hypokaliämischen Patienten durch Katecholaminausschüttung der Serum-Kalium-Spiegel weiter ab und erhöht das Arrhythmierisiko. Die Folgen der Hypokaliämie sind bei digitalisierten Patienten besonders ausgeprägt (Hypokaliämie steigert das Risiko der Digitalisintoxikation). Klinisch stehen im Vordergrund AV-Blockierung, supraventrikuläre und ventrikuläre Tachykardien und Arrhythmien sowie EKG-Veränderungen (verlängertes Q-U-Intervall, U-Welle, ST-Senkung, Abflachung der T-Welle, Niedervoltage, Verlängerung der AV-Überleitungszeit).

Diagnostik Anamnestische Angaben (wie z. B. zu: periodischer Paralyse, angeborenen oder erworbenen Nierenerkrankungen, Medikamenteneinnahme) sind von großer Bedeutung.

Bei den **Laboruntersuchungen** sind nicht nur die Bestimmung von Kalium, Natrium und Chlor, sondern auch von Magnesium im Serum, der Säure-Basen-Status sowie ggf. Hormonanalysen und der Nachweis von Diuretika (Verdacht auf Diuretikaabusus) im Urin von Bedeutung. Eine Kaliumausscheidung im Urin < 20 mmol/d bei einer Natriumausscheidung > 100 mmol/d spricht für einen extrarenalen Kaliumverlust, eine Kaliumausscheidung > 20 mmol/d spricht dagegen für einen renalen Kaliumverlust. Dieser muss nicht notwendigerweise auf eine primäre Nierenerkrankung zurückzuführen sein, sondern kann Ausdruck eines sekundären Hyperaldosteronismus sein. Kardiale Folgen der Hypokaliämie werden im EKG erkannt.

Differentialdiagnose	Ausschlussmaßnahmen
Extrarenale Kaliumverluste kombiniert mit metabolischer Alkalose ■ Erbrechen ■ Verluste durch Magen- oder Duodenalsonde	Ausführliche Diagnostik, s.o.
Extrarenale Kaliumverluste kombiniert mit metabolischer Azidose ■ Enterostomie, Darmfistel ■ Verner-Morrison-Syndrom ■ Kolonpapillom ■ Chronische Diarrhö ■ Akute Diarrhö (z. B. Cholera) ■ Laxanzienabusus	

Differentialdiagnose	Ausschlussmaßnahmen
Renale Kaliumverluste mit Hochdruck ■ Hyperaldosteronismus ■ Morbus Conn (Plasma-Renin niedrig, Plasma-Aldosteron hoch) ■ Hyperreninismus (Plasma-Renin hoch, Plasma-Aldosteron hoch): bei Nierenarterienstenose; Renin sezernierenden Tumoren (Hypernephrom, Hämangioperizytom, Wilms-Tumor) ■ Morbus Cushing ■ Verstärkte Mineralokortikoidwirkung an den Zielorganen ■ Carbenoloxon-Therapie; Lakritzeabusus	Ausführliche Diagnostik, s.o.
Renale Kaliumverluste ohne Hochdruck ■ Sekundärer Hyperaldosteronismus (Leberzirrhose, nephrotisches Syndrom) ■ Bartter-Syndrom ■ Diuretikaeinnahme (oder heimliches Erbrechen, sog. Pseudo-Bartter-Syndrom) ■ Persistierende Alkalose nach Erbrechen bei Natriummangel ■ Hoch dosierte Penicillintherapie	

Therapie Bei der Therapieplanung müssen nicht nur der aktuelle Serum-Kalium-Wert, sondern auch das Ganzkörper-Kaliumdefizit, Säure-Basen-Störungen und ggf. Hyperaldosteronismus bedacht werden.

Die Therapie der Hypokaliämie besteht primär in der oralen oder i.v. **Zufuhr von Kaliumchlorid**. Die i.v. Zufuhr ist angezeigt, wenn eine Notfallsituation besteht oder eine orale Aufnahme nicht möglich ist. Die Substitutionstherapie mit Kalium muss **langsam** erfolgen (maximal 20 mmol Kalium pro Stunde) und sorgfältig überwacht werden (**Gefahr der Hyperkaliämie mit Asystolie**). Kurzfristige Kontrollen des Plasma-Kaliums und des EKG sind zu empfehlen.

Bei leichter, chronischer und symptomloser Hypokaliämie genügt in der Regel eine **kaliumreiche Ernährung** (Obst, Gemüse, Nüsse, Schokolade u.a.). Ein additiver Effekt kann durch eine gleichzeitige **Natriumrestriktion** (70–80 mmol/d) erzielt werden. Die Ursachen eines renalen Kaliumverlusts sind zu beseitigen, z. B. durch Gabe von Spironolacton oder Kalium sparenden Diuretika (Amilorid, Triamteren) bei primärem oder sekundärem Hyperaldosteronismus; Korrektur einer Alkalose, Absetzen von Diuretika.

Verlauf und Prognose Verlauf und Prognose sind abhängig vom Ausmaß der Hyperkaliämie sowie von der zugrunde liegenden Erkrankung.

Komplikation	Häufigkeit
Störung der Muskelfunktion: Adynamie, Myalgie, Restless Legs, Lähmungen	Selten
Störung der Atemmuskulatur: Atemlähmung	Selten
Störung der Darmtätigkeit: Darmatonie, Obstipation	Selten
Herzrhythmusstörungen: Extrasystolie, AV-Block, supra-	Leichte Herzrhythmusstörungen (Extrasystolen) und supra-

19.2 Störungen des Kaliumhaushalts

Komplikation	Häufigkeit
ventrikuläre und ventrikuläre Tachykardien, Herzstillstand	ventrikuläre Rhythmusstörungen häufig, schwere Herzrhythmusstörungen und ventrikuläre Extrasystolen bis zur Kammertachykardie und Kreislaufstillstand abhängig von der Höhe des Serum-Kaliums
Blutdruckabfall bei hypertensiven Patienten	Selten
Störung der Nierenfunktion: Polyurie mit Nykturie und Polydipsie	Selten

Zusammenfassung

- Häufigste Ursachen: Diuretika-Therapie, Erbrechen
- Wichtigstes Symptom: Herzrhythmusstörungen
- Wichtigste diagnostische Maßnahmen: Bestimmung von Kalium, Natrium und Chlor im Serum, EKG
- Wichtigste therapeutische Maßnahmen: 1. Absetzen von Diuretika, 2. Ausgleich des Volumenmangels, 3. Zufuhr von Kaliumchlorid (wenn 1 und 2 nicht ausreichen)

19.2.3 Hyperkaliämie

Engl. Begriff: Hyperkalaemia

Definition Eine Hyperkaliämie liegt vor, wenn der obere Grenzwert des Plasma-Kaliums von 5,5 mmol/l überschritten wird. Klinische Erscheinungen sind jedoch meist erst bei einer Plasma-Kalium-Konzentration > 6 mmol/l zu erwarten.

Ätiologie und Pathogenese Einer Hyperkaliämie können zugrunde liegen:
- Verschiebung vom Intra- in den Extrazellularraum
- positive Kaliumbilanz
- Kombination von beiden.

Störung der Kaliumverteilung Eine **akute Hyperkaliämie** kann allein durch **gestörte Kaliumverteilung** über die Zellmembran zustande kommen. Die Fähigkeit der Niere zur Ausscheidung von Kalium ist so hoch, dass eine **chronische Hyperkaliämie** nur dann entsteht, wenn die **renale Kalium-Clearance vermindert**, d.h. der Sollwert der renalen Kaliumausscheidung verstellt ist. Dies führt zu einer positiven Kaliumbilanz. Die Niere ist zwar selbst dann noch in der Lage, zugeführtes Kalium auszuscheiden, allerdings um den Preis erhöhter basaler und überhöhter postprandialer Plasma-Kalium-Konzentration.

Die renale Kaliumausscheidung beginnt normalerweise 30 min nach einer akuten Kaliumbelastung und erreicht ihren Gipfel nach 2–4 h, so dass innerhalb von 4–6 h etwa die Hälfte des Kaliums im Urin ausgeschieden ist. 80 % des verbleibenden Anteils werden vorübergehend im Intralzellularraum gespeichert. Wichtig sind Insulin und die β_2-adrenerge Wirkung der **Katecholamine** (fördern Kaliumaufnahme in die Muskulatur und Leber) sowie **Aldosteron** (fördert auch die Kaliumausscheidung im Kolon). Bei Azidose treten Säureäquivalente in die Zellen ein, und Kalium tritt aus. Das Risiko der Hyperkaliämie ist bei metabolischer Azidose größer als bei respiratorischer Azidose (Abfall des pH-Werts um 0,1 führt zu einem Anstieg des Serum-Kaliums um 0,5–1,2 mmol/l). Eine hohe Osmolalität (z. B. Hyperglykämie) bewirkt eine Schrumpfung der Zellen durch Wasseraustritt und führt zu einem Ausstrom von Kalium aus den Zellen. Die Niere hat eine extrem hohe Ausscheidungskapazität für Kalium. Durch Sekretion von Kalium im distalen Tubulus kann die im Endharn ausgeschiedene Kaliummenge um das 200fache höher sein als das gefilterte Kalium. Die Kaliumausscheidungsfähigkeit der Niere ist gebunden an die Anwesenheit von **Mineralokortikoiden** und wird durch chronische Kaliumbeladung zusätzlich gesteigert.

Hauptquelle des **diätetischen Kaliums** sind Pflanzenzellen (Obst, Gemüse, speziell Dörrobst, Schokolade, Fruchtsäfte, Wein).

Endogen kann Kalium massiv freigesetzt werden bei **Zell-Lyse** (Quetschtrauma, Starkstromtrauma, Verbrennungen, Katabolismus, Hämolyse, Tumorzellzerfall).

Das Risiko der Hyperkaliämie ist gesteigert, wenn die Fähigkeit der Zellen zur transitorischen Kaliumspeicherung durch Insulinmangel und unselektive β-adrenerge Blockade beeinträchtigt wird (z.B. Propranolol, nicht jedoch das β_1-selektive Atenolol). Bei Azidose werden Säureäquivalente von den Zellen aufgenommen und im Austausch Kalium abgegeben.

Störung der Kaliumausscheidung Als Folge gestörter renaler Elimination kommt es bei terminaler **Niereninsuffizienz** häufig zur Hyperkaliämie. Allerdings tritt eine Hyperkaliämie in der Regel erst im oligurischen Endstadium auf (Tagesharnmengen < 1 l). Die Gefahr der Hyperkaliämie ist größer beim akuten Nierenversagen (fehlende renale Adaptation an die vermehrte Kaliumbeladung).

Die Kaliumausscheidung über die Nieren erfolgt im distalen Nephron, wo Natrium rückresorbiert und Kalium sezerniert werden. Bei vermindertem Natriumdurchsatz durch dieses Tubulussegment kann weniger Kalium sezerniert werden. Die Gefahr der Hyperkaliämie ist daher bei **Natriummangel** besonders hoch. Bereits im frühen Stadium der Niereninsuffizienz kann eine Hyperkaliämie auftreten, wenn **Kalium sparende Diuretika** (Amilorid, Triamteren, Spironolacton), ACE-Hemmer (verminderte Aldosteronsynthese), nichtsteroidale Entzündungshemmer (verminderte Prostaglandinsynthese) verabfolgt werden.

Eine weitere häufige Ursache ist der **hyporeninämische Hypoaldosteronismus** (Schambelan-Syndrom), vor allem bei älteren Typ-2-Diabetikern mit Nephropathie und bei interstitieller Nephropathie, z. B. Analgetikanephropathie. Wegen verminderter Renin- und Angiotensin-II-Spiegel kommt es zur verminderten Synthese von Aldosteron, so dass im distalen Tubulus weniger Kalium sezerniert wird. Wegen der Hyperkaliämie nehmen die Tubuluszellen Kalium im Austausch gegen Protonen auf. Die relative Alkalisierung des distalen Tubulusepithels führt zu verminderter Sekretion von Säureäquivalenten und hyperchlorämischer Azidose.

Elektrolyt- und Wasserhaushalt

Die renale Kaliumausscheidung ist an die Anwesenheit von Mineralokortikoiden gebunden. Dies erklärt die Hyperkaliämie bei (selten) idiopathischem Hypoaldosteronismus und Morbus Addison.

Symptome Eine ausgeprägte Hyperkaliämie ist wegen der **Gefahr des Herztods** durch Arrhythmie ein medizinischer Notfall, dessen Dringlichkeit dadurch gesteigert wird, dass die Elektrolytstörung ohne Warnzeichen tödlich verlaufen kann.

Die Zeichen gestörter neuromuskulärer Erregbarkeit sind unspezifisch: Adynamie, Parästhesien, Lähmungen, Obstipation. Die wichtigsten Befunde finden sich am Herzen.

Nach der Nernst-Gleichung führt **Hyperkaliämie** zur **Depolarisation** und zum Abfall des Ruhemembranpotentials. Dies bewirkt eine verzögerte Erregungsausbreitung. Hyperkaliämiezeichen im EKG werden bei Werten von 6 mmol/l in etwa 30 %, bei Werten > 7,5 mmol/l in fast 100 % beobachtet. In Abhängigkeit von der Kaliumkonzentration treten nacheinander auf: zeltförmige Überhöhung der T-Welle (Kirchturm-T) wegen gestörter Synchronisation der Repolarisation, Verlängerung des P-Q-Intervalls und Verbreiterung des QRS-Komplexes infolge gestörter Erregungsausbreitung sowie präfinal ventrikuläre Tachykardie und Kammerflimmern.

Die elektrophysiologischen Folgen der Hyperkaliämie werden durch gleichzeitige Hypokalzämie, Hyponatriämie und Azidose verstärkt (bei chronischer Niereninsuffizienz häufig).

Diagnostik Bei der Diagnosestellung sind wichtig:
- Ausschluss eines Laborfehlers
- Überprüfung der kardialen Folgen (EKG)
- Suche nach Ursachen der Hyperkaliämie (Zufuhr kaliumhaltiger Substanzen, Medikamenteneinnahme, speziell Kalium sparende Diuretika etc.)
- Bestimmung von Zusatzparametern, welche die elektrophysiologische Antwort auf die Hyperkaliämie potenzieren (Säure-Basen-Status, Serum-Natrium- und Serum-Kalzium-Konzentration)

Je nach den Begleitumständen müssen auch die Nierenfunktion überprüft und die Plasma-Renin-Aktivität und Aldosteronkonzentration gemessen werden.

Wichtig ist der Ausschluss einer Pseudohyperkaliämie. Hierunter versteht man einen artifiziellen Anstieg des Serum-Kalium-Spiegels, z.B. durch Hämolyse nach traumatischer Blutentnahme (Hinweis: hämolytisches Serum) oder Freisetzung von Kalium aus Thrombozyten bzw. Leukozyten während des Gerinnungsvorgangs (Hinweis: hohes Serum-Kalium, normales Plasma-Kalium).

Differentialdiagnose	Ausschlussmaßnahmen
Pseudohyperkaliämie	
- Blutentnahmeartefakt	- Erneute Blutentnahme ohne venöse Stauung

Differentialdiagnose	Ausschlussmaßnahmen
Pseudohyperkaliämie	
- In-vitro-Hämolyse	- Kontrolle durch erneute Blutentnahme
- Zelldyskrasie (Thrombozytose, Leukozytose, Erythrozytenfragilität)	- Vergleich von Plasma- und Serumkonzentration
Störung der Kaliumverteilung	
- Azidose (meist metabolisch, seltener respiratorisch)	- Blutgasanalyse
- Hyperglykämie (Insulinmangel, meist in Kombination mit Niereninsuffiziez)	- Blutzuckermessung, Retentionswerte
- Medikamenteneinnahme (z.B. Betablocker, Aldosteronantagonist, Digitoxin, Succinylcholin, Argininhydrochlorid)	- Anamnese, ggf. Wirkstoffspiegel im Blut bestimmen
- Zelluntergang:	- Bestimmung der Gesamt-Kreatininkinase
– Muskeltrauma,	LDH, Haptoglobinbestimmung
– Quetschverletzungen,	LDH, Harnsäure im Serum
– Hämolyse	Klinische Untersuchung
– Tumor-Lyse-Syndrom	Klinische Untersuchung
– Verbrennungen	Albumin und Cholesterin im Serum, Harnstoffmessung
– Starkstromtrauma	
- Katabolismus	
Störung der Kaliumausscheidung	
- Akute Niereninsuffizienz (ANV)	- Retentionswerte im Serum, Urinbilanzierung
- Chronische Niereninsuffizienz	- Retentionswerte im Serum, Urinbilanzierung
- Kalium sparende Diuretika (in Kombination mit Niereninsuffizienz)	- Anamnese, Retentionswerte, Kaliumkonzentration im Urin
- Hyporeninämischer Hypoaldosteronismus	- Anamnese, BGA, Kaliumkonzentration im Urin
- Idiopathischer Hypoaldosteronismus, Morbus Addison	- Reninaktivität im Serum, Aldosteronkonzentration im Serum sowie im Urin
Vermehrte Kaliumzufuhr (in Kombination mit Niereninsuffizienz)	
- Erhöhte intravenöse Kaliumzufuhr (meist iatrogen)	- Kaliumzufuhr kontrollieren (parenterale Substitution)
- Überhöhte orale Substitution	- Medikamentenkontrolle, Ernährungscheck

Therapie Tabelle 19.3 listet die wichtigsten Therapieprinzipien auf.

> **!** Bei akuter Hyperkaliämie ist wegen der Gefahr des Herzstillstands eine sofortige Intervention erforderlich.

Die Indikation zu diesen Maßnahmen ist gegeben bei Serum-Kalium-Werten > 6,5 mmol/l und in jedem Fall bei hyperkaliämiebedingten EKG-Veränderungen. Bei Werten < 6 mmol/l sind prophylaktische Maßnahmen zur Vermeidung eines weiteren Anstiegs der Serum-Kalium-Konzentration ausreichend. Wenn die akuten kardialen Effekte der Hyperkaliämie beseitigt sind, sollten

Tab. 19.3 Behandlung der Hyperkaliämie.

	Wirkmechanismus	Dosis	Wirkungsbeginn	Wirkungsdauer
Kalziumglukonat (10 %)	Membranantagonismus	10–30 ml i.v. (2 mg/kg KG)	1–3 min	30–60 min
Natriumbikarbonat (8,4 %)	Redistribution	50–100 mmol i.v. bis zu 250 mmol (1 ml/kg KG)	5–10 min	2 h
Insulin	Redistribution	0,1 IE/kg KG i.v.	30 min	4–6 h
Glukose + Insulin	Redistribution	25–50 g/h Infusion 1 E/2(–4) g		
Ionenaustauscher	Sequestrierung von K im Darm	15–50 g p.o. oder Klysma		
Hämo- und Peritonealdialyse	Elimination	2,5–5 h	Mit Dialysebeginn	
Diuretika Furosemid Etacrynsäure	Exkretion	40–80 mg i.v. 40–100 mg i.v.	Während der Diurese	

prophylaktische Maßnahmen ergriffen werden, die einen Wiederanstieg der Serum-Kaliumkonzentration verhindern:
- Einschränkung der diätetischen Kaliumzufuhr auf weniger als 40–60 mmol/d
- per orale Gabe eines Kationen-Austauscherharzes in Natrium- oder Kalzium-Phase (Resonium® A, Elutit®-Natrium, Elutit®-Calcium; in akuten Situationen auch als Klysma)
- Absetzen von Medikamenten, die eine Hyperkaliämie auslösen oder aggravieren können (Kalium sparende Diuretika, ACE-Hemmer, unspezifische β-Rezeptoren-Blocker, nichtsteroidale Entzündungshemmer)
- Gabe von Diuretika

Chronische Hyperkaliämie: Beim hyporeninämischen Hypoaldosteronismus sind Schleifendiuretika (Furosemid 2 × 40–80 mg/d) gut wirksam. Einige Patienten mit primär tubulären Defekten der Kaliumausscheidung reagieren nicht auf Furosemid, jedoch auf Thiazide. Bei Morbus Addison oder (selten) primären Defekten der Aldosteronsynthese ist die Hormonsubstitution angezeigt.

Komplikationen	Häufigkeit
Neuromuskuläre Störungen: allgemeine Muskelschwäche, distal beginnende Parästhesien, abgeschwächte Sehnenreflexe	Selten
Kardial: ventrikuläre Tachykardien, AV-Block III. Grades, Herzstillstand	Abhängig von der Höhe des Serum-Kalium-Spiegels

Zusammenfassung

- Häufigste Ursachen: Kalium sparende Diuretika, Niereninsuffizienz
- Wichtigste Symptome: Arrhythmie, Herzstillstand
- Wichtigste diagnostische Maßnahmen: Kaliumbestimmung im Serum, EKG
- Wichtigste therapeutische Maßnahmen: Akutsituation: siehe Tabelle 19.3; Prophylaxe: kaliumarme Kost, Ionenaustauscher

19.3 Störungen des Kalziumhaushalts

G. STEIN, M. SCHÖMIG, E. RITZ

Als **wichtigstes zweiwertiges Ion** ist Kalzium essentiell für die Integrität und Funktion von Zellmembranen, für die neuromuskuläre Erregbarkeit, für zahlreiche enzymatische Reaktionen, Blutgerinnung und Regulation von Hormonen. Störungen der Kalziumhomöostase können zu Hypokalzämie oder Hyperkalzämie führen. In beiden Fällen treten akute oder chronische Krankheitserscheinungen auf, die einer Behandlung bedürfen.

19.3.1 Physiologische Grundlagen

Kalziumbestand des Organismus

Der Organismus des erwachsenen Menschen enthält etwa 1 400 g Kalzium, davon befinden sich 99 % im Knochen, 1 % in den Weichteilen und nur 0,03 % im Plasma.

Elektrolyt- und Wasserhaushalt

Kalziumkonzentration

Die normale Plasma-Kalzium-Konzentration wird durch eine enge Abstimmung zwischen intestinaler Absorption, renaler Filtration und Reabsorption sowie Austausch mit dem Skelett aufrechterhalten.

Der Kalziumbestand und die Kalziumkonzentration werden im Wesentlichen von den drei Hormonen Parathormon, Vitamin D und Calcitonin gesteuert.

Regulation des Kalziumhaushalts durch Parathormon

Parathormon (**PTH**) wird fast ausschließlich in den Nebenschilddrüsen gebildet. Es spielt eine zentrale Rolle in der physiologischen Regulation der Serum-Kalziumkonzentration. Geringfügige Änderungen der Konzentration des ionisierten Kalziums werden über einen speziellen Kalziumrezeptor der Parathyroideazelle gemessen und beeinflussen die Synthese und Sekretion von PTH (Hypokalzämie bewirkt eine vermehrte, Hyperkalzämie eine verminderte PTH-Synthese und -Ausschüttung). Auf diesem Weg wird die Konstanz des Serumspiegels des ionisierten Kalziums gewährleistet. Hauptzielorgane der PTH-Wirkung sind der Knochen, die Nieren und der Darm:

- **Knochen:** PTH stimuliert den Knochenumbau durch verstärkte Differenzierung und Aktivierung von osteoklastären Vorläuferzellen zu Osteoklasten, was nachfolgend auch zu einer Steigerung der Osteoblastenaktivität führt. Dadurch erhöht es den Ausstrom von Kalzium aus dem Knochen in die extrazelluläre Flüssigkeit. Diese beiden Wirkungen laufen jedoch nicht immer notwendigerweise parallel.
- **Nieren:** PTH erhöht die renale tubuläre Rückresorption von Kalzium. Dies ist die wichtigste Voraussetzung zur Entwicklung einer Hyperkalzämie bei erhöhtem Parathormon. Daneben wird die Ausscheidung von Phosphat durch Hemmung der tubulären Rückresorption gesteigert. Durch Einwirkung von PTH wird die 1-α-Hydroxylase, das geschwindigkeitsbegrenzende Enzym für die Bildung von aktivem Vitamin D, aktiviert, so dass vermehrt $1,25(OH)_2D_3$ aus $25(OH)D_3$ synthetisiert wird.
- **Darm:** PTH hat keine direkte Wirkung auf die Kalziumabsorption im Dünndarm. Allerdings kommt es bei Hyperparathyroidismus indirekt, vermittelt durch eine vermehrte renale Synthese von aktiven Vitamin D_3 ($1,25[OH]_2D_3$), zur Steigerung der Kalziumabsorption im Dünndarm.

Regulation des Kalziumhaushalts durch Vitamin D

Für die Regulation der Serum-Kalzium-Konzentration durch Vitamin D ist vor allem der in der Niere gebildete aktive Metabolit **$1,25(OH)_2$-Vitamin D_3** verantwortlich. Vitamin D (Cholecalciferol) wird durch UV-Licht-Einwirkung (UVB, 280–310 nm) in der Haut aus Vorläufern (Cholesterinmetaboliten) synthetisiert. Geringe Mengen werden auch mit der Nahrung aufgenommen. In einem ersten Schritt wird Cholecalciferol in der Leber durch die 25-Hydroxylase zu **$25(OH)D_3$** umgewandelt. In der Niere wird dieses bei Kalziumbedarf des Organismus in den proximalen Tubulusepithelien durch die **1-α-Hydroxylase** weiter transformiert zu **aktivem Vitamin D, d.h.** $1,25(OH)_2D_3$, oder bei normalen bis erhöhten Kalziumspiegeln durch die **24-Hydroxylase** zum weniger aktiven Metaboliten **$24,25(OH)_2D_3$** umgewandelt. Die Aufnahme von $25(OH)D_3$ in die proximalen Tubulusepithelien erfolgt gebunden an DBP (Vitamin D bindendes Protein) und ist reguliert: Nach glomerulärer Filtration wird $25(OH)D_3$ über Megalin, ein Rezeptorprotein aus der Gruppe der LDL-Rezeptoren, mittels Endozytose in das Zellzytoplasma aufgenommen und an den Ort der Hydroxylierung gebracht. Die Aktivität der 1-α-Hydroxylase wird streng reguliert durch Phosphat (Hypophosphatämie steigert Aktivität), PTH (erhöhtes PTH steigert die Aktivität) und $1,25(OH)_2D_3$-Spiegel (hohe Spiegel hemmen Aktivität). **Aktives Vitamin D ($1,25[OH]_2D_3$)** hat seine Hauptwirkungen an folgenden Organen:

- **Darm:** Aktives Vitamin D steigert im Darm die Kalziumabsorption und Phosphatresorption.
- **Knochen:** Aktives Vitamin D führt zur Mineralisierung des Osteoids (wahrscheinlich indirekt durch Anhebung der Serum-Kalzium-Konzentration).
- **Niere:** Aktives Vitamin D verstärkt in der Niere die Kalziumrückresorption aus dem Primärfiltrat.
- **Nebenschilddrüse:** Aktives Vitamin D hemmt PTH-Synthese, -Ausschüttung und Proliferation der Nebenschilddrüse.

Regulation des Kalziumhaushalts durch Calcitonin

Calcitonin wird in den T-Zellen der Schilddrüsen gebildet. Hyperkalzämie erhöht die Konzentration von Calcitonin. Beim Tier senkt Calcitonin die Serum-Kalzium-Konzentration durch Hemmung der Osteoblastenaktivität im Skelett. Hohe therapeutische Dosen von Calcitonin sind auch beim Menschen wirksam. Es ist jedoch bislang umstritten, ob Calcitonin für die physiologische Regulation der Serum-Kalzium-Konzentration eine Rolle spielt.

Hormonelle Regelkreise – Effekte auf Zielorgane

Die Aktivität der Hormone in diesen Regelkreisen kann durch die Bestimmung ihrer Plasmakonzentrationen abgeschätzt werden. Kalziumaufnahme und -abgabe halten sich normalerweise die Waage und gewährleisten eine ausgeglichene Bilanz. Ungefähr 20 % der täglich etwa 1 000 mg betragenden Kalziumzufuhr in der Nahrung werden im Darm unter dem Einfluss von Vitamin-D-Metaboliten resorbiert. In den Nieren werden > 98 % des filtrierten Kalziums rückresorbiert, so dass die renale Kalziumausscheidung nur 1,25–7,5 mmol/d (50–300 mg/d) beträgt. Die Rückresorption erfolgt zu 60 % im proximalen Tubulus, zu 20–30 % im aufsteigenden Schenkel der Henle-Schleife, zu 10 % im distalen Tubulus und zu 5 % im Sammelrohr und wird primär durch Parathormon gesteuert.

Normalwerte Gesamt-Serum-Kalzium (eiweißgebundenes plus freies Kalzium):
2,3–2,7 mmol/l (9,2–10,8 mg/dl)

Der Normalbereich des Serum-Kalziums ist abhängig von der Bestimmungsmethode. Zur Beurteilung der Serum-Kalzium-Konzentration muss stets der **Serum-Protein-**

Gehalt bzw. die **Albuminkonzentration** berücksichtigt werden. 1 g Albumin bindet etwa 0,2 mmol (0,7 mg) Kalzium. Bei einem Anstieg des Serum-Albumins um 1 g/dl muss der Kalziumwert um 0,2 mmol/l (0,8 mg/dl), bei einem Anstieg der Serum-Globuline um 1 g/dl (10 g/l) dagegen nur um 0,04 mmol/l (0,16 mg/dl) korrigiert werden. Ein Abfall oder Anstieg des pH um 0,1 verändert den proteingebundenen Serum-Kalzium-Wert um 0,3 mmol/l (0,12 mg/dl). Im Serum liegt Kalzium in drei Fraktionen vor:

- nicht ultrafiltrierbarer, proteingebundener Anteil (40 %); davon 80–90 % an Albumin gebunden
- ultrafiltrierbarer Anteil (55–60 %)
  - ionisiertes Kalzium (45–50 %)
  - komplexgebundenes Kalzium (10–13 %)

> Normalwerte Serum-Kalzium ionisiert: 1,0–1,2 mmol/l (4,0–4,9 mg/dl)

19.3.2 Hypokalzämie

Engl. Begriff: Hypocalcaemia

Definition Eine Hypokalzämie liegt vor, wenn die Serumkonzentration des Gesamtkalziums unter 2,2 mmol/l (8,5 mg/dl) liegt. Liegen Serum-Eiweiß-Konzentration und pH-Wert im Normbereich, dann beträgt die Konzentration des ionisierten Kalziums 1,0 mmol/l (4,0 mg/dl). Zu differenzieren ist die in der klinischen Symptomatik unterschiedliche chronische Hypokalzämie von der akuten (oft nur transienten) Hypokalzämie.

Epidemiologie Die häufigsten Ursachen einer **chronischen Hypokalzämie** sind die chronische Niereninsuffizienz, der Hypoparathyroidismus und ausgeprägter Vitamin-D-Mangel.

Eine **akute transiente Hypokalzämie** findet sich auf der Intensivstation bei vielen Patienten, die wegen schwerer Sepsis, Verbrennung und akuten Nierenversagens behandelt werden, vor allem wenn sie großvolumige Bluttransfusionen, die Zitratblut enthalten, erhalten. In vielen Fällen liegt nur eine Hypalbuminämie vor, so dass die Gesamt-Kalzium-Konzentration erniedrigt ist, die Konzentration des ionisierten Kalziums hingegen im Normbereich liegt. Bei Patienten mit Sepsis oder Bluttransfusionen mit Zitratblut liegt hingegen eine echte Hypokalzämie mit Verminderung der Konzentration des ionisierten Kalziums vor. Diese Form der Hypokalzämie ist meist asymptomatisch. Weitere Ursachen sind in Tabelle 19.4 aufgeführt.

Ätiologie und Pathogenese Bei Patienten mit **chronischer Niereninsuffizienz** kommt es mit zunehmendem Verlust funktionstüchtiger Nephrone zur Entwicklung einer Hypokalzämie, die durch Abnahme der renalen $1,25(OH)_2D_3$-Synthese bedingt ist. Erkennbar ist dies am reaktiven Anstieg der Parathormonkonzentration im Blut mit Entwicklung eines (renalen) sekundären Hyperparathyroidismus.

Immer ausgeschlossen werden sollte ein **Vitamin-D-Mangel**, erkennbar an einer verminderten Konzentration

Tab. 19.4 Ursachen einer Hypokalzämie.

Laborfehler: z.B. durch Einfrieren und Auftauen des Serums

Bei normalem ionisiertem Kalzium
- Hypoalbuminämie durch nephrotisches Syndrom, Leberzirrhose, Malabsorption, Infektion

Bei erniedrigtem ionisiertem Kalzium
a) Mit normalem Magnesiumspiegel
  - PTH niedrig, Phosphat hoch:
    - Hypoparathyroidismus (idiopathisch, postoperativ, infiltrativ)
    - „Hungry-Bone"-Syndrom (nach Parathyroid-ektomie): Remineralisierungshypokalzämie bei präoperativ ausgeprägter Ostitis fibrosa; meist besteht auch eine Hypophosphatämie
  - PTH hoch, Phosphat niedrig
    - Vitamin-D-Mangel
    - Antikonvulsiva
    - Pankreatitis
  - PTH hoch, Phosphat normal oder erhöht
    - Pseudohypoparathyroidismus
    - Rhabdomyolyse
    - Hyperalimentation
    - renal-tubuläre Azidose
    - chronische Niereninsuffizienz
b) Mit niedrigem Magnesiumspiegel
  - Alkoholismus
  - Aminoglykosidtherapie (Gentamicin)
  - Schleifendiuretika
  - Cisplatin
  - intestinale Malabsorption

von $25(OH)D_3$ im Serum. Ursachen hierfür sind verminderte Sonnenlichtexposition, besonders im Winter, oder eine intestinale Malabsorption. Seltener wird eine beschleunigte hepatische Umwandlung von Vitamin D zu inaktiven Metaboliten beobachtet (z.B. unter Antikonvulsiva). Das Krankheitsbild der hereditären Vitamin-D-Resistenz ist äußerst selten und die Folge einer Mutation des Vitamin-D-Rezeptors. Hierbei fallen bereits nach der Geburt deutliche Hypokalzämie und Wachstumsretardierung auf.

Der **Hypoparathyroidismus** (s.a. Kap. 16.4.3) kann verschiedene Ursachen haben. Am häufigsten ist die operative Entfernung (z.B. Mitentfernung der Nebenschilddrüsen) im Rahmen einer Strumektomie oder Entfernung der Nebenschilddrüsen zur Behandlung des primären Hyperparathyroidismus. Er kann jedoch auch kongenital, idiopathisch oder ererbt sein, isoliert oder mit Fehlbildungssyndrom, z.B. in Verbindung mit dem **Di-George-Syndrom** (III. und IV. Schlundtasche nicht angelegt, deshalb fehlen beim Neugeborenen die Nebenschilddrüsen und der Thymus), auftreten. Beim Erwachsenen tritt er als autosomal-rezessiv vererbte Störung oder als Komponente einer multiplen endokrinen Dysfunktion auf. Als weitere erworbene Ursachen kommen eine Infiltration im Rahmen einer malignen Erkrankung oder eine Amyloidose in Frage.

Beim **Pseudohypoparathyroidismus** (s.a. Kap. 16.4.4), einer seltenen, dominant vererbten Krankheit, liegt ursächlich eine ineffektive PTH-Antwort der Zielorgane zugrunde. Die Erkrankung geht mit geistiger Retardierung, Minderwuchs, Brachydaktylie (kurze Metakarpalia und

Metatarsalia), Exostosen und Radiusveränderungen einher.

Weitere seltene Ursachen Eine akute Hypokalzämie kann auch durch eine Hyperphosphatämie (vermehrte Phosphatzufuhr, akute [und chronische] Niereninsuffizienz, Zytolyse durch zytostatische Therapie) sowie im Rahmen maligner Erkrankungen mit erhöhten Calcitoninspiegeln im Serum (medulläres Karzinom der Thyroidea, Lungentumor) oder mit osteoblastischen Metastasen (Karzinom der Prostata, Mamma u. a.) auftreten. Auch ein Magnesiummangel kann durch Hemmung der PTH-Sekretion zu Hypokalzämie führen.

Symptome Die Symptomatologie ist abhängig von der Serumkonzentration und der Geschwindigkeit ihres Abfalls.

Neuromuskuläre Symptome Folge der Hypokalzämie ist die **gesteigerte neuromuskuläre Erregbarkeit mit Muskelkrämpfen,** die durch Hyperventilation mit respiratorischer Alkalose (Abfall des ionisierten Kalziums) verstärkt wird. Leitsymptome sind Krämpfe in den Händen, periorales Taubheitsgefühl sowie positives Chvostek-Zeichen (Zuckungen der gesamten mimischen Muskulatur nach Beklopfung des N. facialis vor dem Kiefergelenk) und Trousseau-Zeichen (Parästhesien und Karpopedalspasmen nach Provokation einer Ischämie durch Stauung einer Extremität oberhalb des systolischen Blutdruckes für 3 min).
Im **tetanischen Anfall** treten schmerzhafte tonische Krämpfe der Gesichts- und Extremitätenmuskulatur (Karpopedalspasmen mit Flexion der Hände und Füße, Pfötchenstellung mit Beugung der Arme) auf, seltener findet sich eine Beteiligung der glatten Muskulatur mit Laryngospasmus, exspiratorischer Apnoe oder Blasen-, Magen- und Darmkoliken. Eine Bewusstseinsstörung tritt normalerweise nicht auf. Die Tetanie kann seltener mit extrapyramidalen Störungen, mit Parkinsonismus, Dystonie, Aphasie, Depressionen, emotionalen Störungen, Konfusion und Psychosen einhergehen. Gelegentlich werden auch epileptische Anfälle beobachtet.
Ein tetanischer Anfall kann auch durch eine mehrminütige **Hyperventilation** mit resultierender respiratorischer Alkalose provoziert werden. In Zweifelsfällen sollten zur Differenzierung einer echten von einer durch Hyperventilation ausgelösten Tetanie ionisiertes Kalzium und arterielle Blutgase bestimmt werden.

Kardiovaskuläre Symptome An kardiovaskulären Störungen findet sich im EKG eine Verlängerung des Q-T-Intervalls sowie gelegentlich Herzinsuffizienz, meist im Sinne einer Verschlechterung einer vorbestehenden Herzerkrankung.

Sonstige Symptome Weitere Zeichen einer chronischen Hypokalzämie sind ektodermale Defekte wie z. B. eine trockene und schuppende Haut, brüchige und wachstumsgestörte Nägel, Superinfektionen mit Soor und Haarverlust. An den Augen kann sich eine bilaterale Katarakt entwickeln, selten ein Papillenödem. Schließlich können Verkalkungen der Basalganglien auftreten.

Diagnostik Der Befund einer Hypokalzämie ist immer eine Labordiagnose. Differentialdiagnostisch hilfreich ist die Bestimmung der **Serum-Eiweiß-Konzentration,** da bei hypoproteinämischen Patienten (z. B. beim nephrotischen Syndrom) das Gesamtkalzium erniedrigt ist, während das ionisierte Kalzium im Normbereich liegt.
Bei Patienten mit symptomatischer Tetanie ist die Unterscheidung zwischen Hypokalzämie (genauer: Erniedrigung des ionisierten Kalzium) und Hyperventilation mit respiratorischer Alkalose wichtig. In Zweifelsfällen sollten **ionisiertes Kalzium** und **arterielle Blutgase** bestimmt werden.
Schließlich ermöglicht die Bestimmung des **intakten PTH** und der **Vitamin-D-Metaboliten** im Serum wie z. B. 25(OH)D$_3$ (und seltener 1,25[OH]$_2$D$_3$) eine weitere Differenzierung. Intaktes PTH (iPTH) ist niedrig bei Hypoparathyroidismus, erhöht bei Pseudohypoparathyroidismus sowie bei Vitamin-D-Mangel, Vitamin-D-Resistenz und chronischer Niereninsuffizienz. 25(OH)D$_3$ ist erniedrigt bei Vitamin-D-Mangel, meist normal bei mäßiger Niereninsuffizienz oder beim Hyperparathyroidismus bzw. Pseudohyperparathyroidismus, oft erniedrigt bei terminaler Niereninsuffizienz. Die Höhe der **alkalischen Phosphatase** gibt Hinweise auf die Höhe des Knochenumsatzes (Turn-over).
Im Einzelfall weitere nützliche Untersuchungen sind **Röntgenaufnahmen** des Skeletts (Pseudohypoparathyroidismus; verwaschene Knochenzeichnung und Looser-Umbauzonen bei Osteoidose), Spaltlampenuntersuchung (Linsenkatarakt bei chronischer Hypokalzämie), Computertomographie des Schädels (Stammganglienverkalkung) sowie Untersuchungen anderer endokriner Drüsen (Schilddrüse, Nebennierenrinde, Gonaden).
Zur Erkennung und Behandlung von Hypokalzämiekomplikationen sollten ein **EKG** durchgeführt und auf Q-T-Verlängerung geachtet werden. Bei QRS-Verbreiterung liegt meist eine erhebliche Hypokalzämie vor, die durch sofortige Kalziuminjektion unter Monitorkontrolle korrigiert werden sollte.
Richtungweisend sind häufig schon die anamnestischen Angaben, wie z. B. eine Strumektomie in der Vorgeschichte, eine chronische Niereninsuffizienz und fehlende Sonnenlichtexposition. Auch muss obligat eine Medikamentenanamnese erhoben werden, da z. B. Schleifendiuretika, Colchicin und hohe Biphosphonatgaben zur Hypokalzämie führen können.

Differentialdiagnose	Ausschlussmaßnahmen
Renaler sekundärer Hyperparathyroidismus	Bestimmung der Retentionswerte und der Nierenfunktion, iPTH-Bestimmung
Vitamin-D-Mangel	25(OH)D3 im Serum, iPTH, Anamnese
Hypoparathyroidismus	iPTH-Messung, Nebenschilddrüsendiagnostik

Therapie Die **akute Hypokalzämie** mit Tetanie sollte **sofort** durch intravenöse Injektion von 200–300 mg einer

10%igen **Kalziumglukonatlösung** (90 mg elementares Kalzium pro 10 ml) unter Monitorkontrolle behandelt werden. Die Injektion sollte langsam erfolgen und kann bei unzureichendem Effekt wiederholt werden. Das Ziel dieser Behandlung ist nicht die Normalisierung des Serum-Kalziums, sondern die schnelle Beeinflussung der Symptome (Laryngospasmus, Krämpfe, Herzinsuffizienz).

Die Behandlung der **chronischen Hypokalzämie** richtet sich nach der zugrunde liegenden Ursache. Bei Patienten mit Vitamin-D-Mangel ist die Zufuhr von **Vitamin D** (Colecalciferol, 1 000–2 000 IE/d) Mittel der Wahl. Bei Patienten mit Niereninsuffizienz ist es zur Prophylaxe und Therapie des sekundären Hyperparathyroidismus notwendig, die auslösenden Ursachen (Hyperphosphatämie, Mangel an aktivem Vitamin D) zu behandeln. Hierzu erfolgen eine **Kalziumkarbonatgabe** per os (bindet Phosphat im Darm und steigert Kalziumaufnahme, alternativ auch Kalziumacetat) und, falls dies allein nicht ausreicht, nach Ausgleich eines Vitamin-D-Mangels zusätzlich die Gabe von **aktivem Vitamin D3** (1,25[OH]$_2$D$_3$, Dosis 0,25 µg/d). Unter der Therapie mit aktivem Vitamin D muss regelmäßig eine Kontrolle der Serum-Kalzium-Konzentration erfolgen, da eine Überdosierung zu Hyperkalzämie mit akutem Nierenversagen (akut) oder Nephrokalzinose (chronisch) führen kann.

Bei Patienten mit Hypoparathyroidismus ist es falsch, eine Normokalzämie zu erzwingen, da dies wegen der Erniedrigung der Kalziumschwelle der Niere die Gefahr der Hyperkalzurie, der Nephrolithiasis und der Nephrokalzinose in sich birgt.

Komplikation	Häufigkeit
Akut aufgetretene ■ Hypokalzämie ■ Muskelkrämpfe ■ Parästhesien ■ Extrapyramidalstörungen (Parkinsonismus, Dystonie etc.) ■ Psychosen, Depressionen ■ Tetanischer Anfall	Selten
Chronische Hypokalzämie ■ Ektodermale Defekte (trockene, schuppige Haut, Nagelwachstumsstörung, Haarausfall) ■ Knochendefekte (Osteomalazie, Osteitis fibrosa) ■ Kataraktbildung ■ Basalganglienverkalkung ■ Herzinsuffizienz ■ Bei ausgeprägter Hypokalzämie: Muskelkrämpfe, Parästhesien, zentrale Störungen, tetanischer Anfall	Häufig bei Niereninsuffizienz, ausgeprägtem Vitamin-D-Mangel Selten Selten Selten

Zusammenfassung

- Häufigste Ursachen: Niereninsuffizienz und Hypoparathyroidismus
- Wichtigste Symptome: gesteigerte neuromuskuläre Erregbarkeit, Tetanie
- Wichtigste diagnostische Maßnahmen: Bestimmung der totalen und ionisierten Kalziumkonzentration im Serum, arterielle Blutgase
- Wichtigste therapeutische Maßnahme: Kalziumsupplementation

19.3.3 Hyperkalzämie

Engl. Begriff: Hypercalcaemia

Definition Eine Hyperkalzämie liegt vor, wenn der Serumwert des totalen Kalziums > 2,7 mmol/l (10,8 mg/dl) bei normaler Serum-Eiweiß-Konzentration bzw. der Anteil des ionisierten Kalziums > 1,2 mmol/l (4,8 mg/dl) beträgt.

Epidemiologie Eine meist **asymptomatische Hyperkalzämie** wird bei 0,05–0,1 % der Allgemeinbevölkerung gefunden, vorwiegend im höheren Lebensalter und bei Frauen, ursächlich ist meist ein milder Hyperparathyroidismus.

Einer symptomatischen Hyperkalzämie liegt in über 90 % der Fälle entweder ein primärer Hyperparathyroidismus oder ein Malignom zugrunde. Seltenere Ursachen sind in Tabelle 19.5 aufgeführt. Sie beruhen im Wesentlichen auf einem vermehrten Kalziumausstrom aus dem Skelett,

Tab. 19.5 Ursachen der Hyperkalzämie.

Bestimmungsfehler: Venenstau, Laborfehler
Bei normalem ionisiertem Kalzium ■ Hämokonzentration mit verstärkter Kalziumbindung an Albumin ■ Erhöhte Serumkonzentration an Kalzium bindenden Globulinen (multiples Myelom)

Bei erhöhtem ionisiertem Kalzium
a) Phosphat normal oder hoch
■ PTH hoch
  – chronische Niereninsuffizienz
  – polyurische Phase eines akuten Nierenversagens
  – Lithiumtherapie
■ PTH normal oder niedrig
  – Milch-Alkali-Syndrom
  – Akromegalie
  – Sarkoidose und granulomatöse Erkrankungen
  – Vitamin-A-Intoxikation
  – Thyreotoxikose
  – Morbus Addison
  – maligne Erkrankungen
b) Phosphat niedrig
■ PTH normal oder hoch
  – primärer Hyperparathyroidismus
  – Zustand nach Nierentransplantation
  – Thiazidtherapie
  – Immobilisation
  – Lithiumtherapie
  – familiäre hypokalzurische Hyperkalzämie
  – maligne Erkrankungen mit PTH-Bildung oder Mangelernährung
  – Phäochromozytom (MEN II)
■ PTH niedrig
  – Zustand nach Nierentransplantation

einer verstärkten intestinalen Kalziumaufnahme oder einer verminderten renalen Elimination.

Wichtig ist es, ein Artefakt durch Erhöhung der Gesamt-Eiweiß-Konzentration auszuschließen (meist zu intensive venöse Stauung bei Blutentnahme). In Zweifelsfällen sollten zur Kontrolle die Blutentnahme aus ungestauter Vene erfolgen und das ionisierte Kalzium bestimmt werden.

Ätiologie und Pathogenese

Hyperkalzämie durch Hyperparathyroidismus Der **primäre Hyperparathyroidismus** (s.a. Kap. 16.4.1) wird in seiner asymptomatischen Verlaufsform durch die routinemäßige Bestimmung des Serum-Kalziums heute häufiger diagnostiziert. Zur Diagnose führende Symptome, wie Nephrolithiasis, Magen- und Duodenalulzera, Ostitis fibrosa und Weichteilverkalkungen, sind seltener geworden. Der primäre Hyperparathyroidismus wird in 50 % der Fälle durch solitäre Adenome, in 45 % durch multiple Adenome, in 10 % durch eine primäre Hyperplasie und nur in 1–3 % durch ein Karzinom verursacht. Frauen sind stärker betroffen als Männer, eine Häufung findet sich nach Eintritt der Menopause.

Gelegentlich kann ein Hyperparathyroidismus auch in Zusammenhang mit einer multiplen endokrinen Adenomatose (MEN) auftreten, von der mehrere Varianten existieren:
- Wermer-Syndrom (MEN Typ I: Hyperparathyroidismus, Hyperinsulinismus, endokrin aktives Hypophysenadenom)
- Sipple-Syndrom (MEN Typ IIa: Hyperparathyroidismus mit Phäochromozytom; MEN Typ IIb: Phäochromozytom mit Schleimhautneurinomen und Marfan-ähnlichem Habitus).

Bei ausgeprägtem **sekundärem Hyperparathyroidismus** mit fortgeschrittener Niereninsuffizienz kann gelegentlich eine Hyperkalzämie auftreten (Abb. 19.2). Meist sind dann ein oder mehrere Nebenschilddrüsenkörperchen nodulär vergrößert, haben eine hohe PTH-Basalsekretion und werden durch erhöhte Kalziumkonzentrationen im Serum nicht supprimiert. Zusatzursachen sind verminderte renale Kalziumausscheidung und vermehrte Kalziumabsorption (Kalzium per os oder überschießende Vitamin-D-Therapie) respektive hoher Kalziumausstrom aus dem Skelett (Immobilisierung). Dieses Krankheitsbild wird vielfach auch als **tertiärer Hyperparathyroidismus** bezeichnet. Nach **Nierentransplantation** kann es bei vorbestehend ausgeprägtem sekundärem Hyperparathyroidismus zur Persistenz des Hyperparathyroidismus mit Hyperkalzämie und Hyperkalzurie kommen.

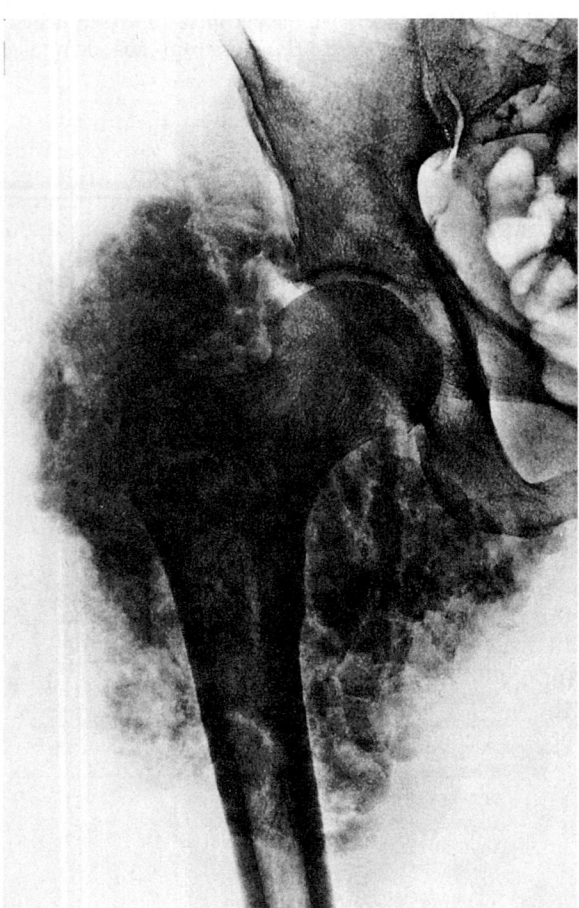

Abb. 19.2 Monströse periartikuläre Weichteilverkalkung in der Umgebung des rechten Hüftgelenks bei einem 48-jährigen Langzeitdialysepatienten mit sekundärem Hyperparathyroidismus. Kalzium-Phosphat-Produkt 7,2 mmol/l. (Mit freundlicher Genehmigung von Doz. Dr. Marzoll, Jena)

Hyperkalzämie durch maligne Erkrankungen Eine Hyperkalzämie findet sich bei etwa 9 % der Patienten mit malignen Erkrankungen (hämatologische Malignome etwa 11 %, solide Tumoren wie Mamma-, Bronchial-, Prostatakarzinom etwa 6 %, multiples Myelom, Leukosen u.a.). Die Hyperkalzämie wird durch Knochenresorption (osteolytische Metastasen) oder paraneoplastische Sekretion von ektopem PTH oder einem PTH-ähnlichen Peptid (PTHrP, PTH-related Peptide) hervorgerufen. Umgekehrt findet sich beim primären Hyperparathyroidismus eine erhöhte Inzidenz an malignen Tumoren. Beide Erkrankungen können gleichzeitig auftreten.

Hyperkalzämie durch andere Ursachen Eine Hyperkalzämie kann bei **Immobilisation** (z.B. nach Querschnittslähmung, Poliomyelitis) infolge eines Missverhältnisses zwischen Knochenbildung und -resorption mit Knochenabbau auftreten. Seltener sind **Hyperthyreose** (10–20 %, Ursache der erhöhten Knochenresorption noch unklar) sowie **Vitamin-A-Intoxikation.**

Vitamin D und seine Metaboliten können durch eine erhöhte **intestinale Kalziumabsorption** und **Knochenresorption** eine Hyperkalzämie verursachen. Meist handelt es sich um eine **iatrogen** ausgelöste Vitamin-D-Intoxikation; deshalb muss unter Vitamin-D-Therapie der Serum-Kalzium-Wert engmaschig kontrolliert werden.

Eine gesteigerte Bildung von $1,25(OH)_2D_3$ durch aktivierte Makrophagen sowie dadurch bedingter Hyperkalzämie und Kalziurie ist bei **Sarkoidose und granulomatösen Erkrankungen** (Tuberkulose, Berylliose, Histoplasmose, Kokzidioidmykose) zu beobachten.

Beim **Milch-Alkali-Syndrom** wurde früher eine Hyperkalzämie gelegentlich durch Kalziumkarbonatzufuhr zur Alkalisierung des Magens ausgelöst.

Seltene **angeborene Ursachen** einer Hyperkalzämie sind die idiopathische infantile Hyperkalzämie (Hypersensitivität gegenüber Vitamin D) und die familiäre hypokalzurische Hyperkalzämie (FHH, autosomal-dominant vererbbare Erkrankung meist ohne Organmanifestation, selten mit abdominellen Beschwerden, Obstipation und Pruritus), die durch einen Defekt des Kalziumsensors der Nebenschilddrüsen mit konsekutiv inadäquat erhöhter PTH-Produktion bedingt ist.

Seltene **erworbene Ursachen** einer Hyperkalzämie sind Rhabdomyolyse mit Kalziumfreisetzung aus zerfallenden Myozyten, Nebenniereninsuffizienz (fehlende Steroide als PTH-Gegenspieler), Phäochromozytom, Akromegalie, Lithiumeinnahme sowie die Mobilisierung von Kalzium bei Skeletterkrankungen und einem hohen Knochenumsatz (z. B. Morbus Paget). In der Erholungsphase des myoglobinurischen akuten Nierenversagens kann persistierende PTH-Sekretion ebenfalls zu Hyperkalzämie führen.

Zu beachten ist, dass generell jede Form der Hyperkalzämie verstärkt wird, wenn die Kalziumausscheidung durch die Niere vermindert ist. Dies erklärt, warum eine Therapie mit hypokalzurisch wirkenden Diuretika wie z. B. Thiaziden eine Hyperkalzämie demaskieren oder aggravieren kann.

Symptome Das klinische Spektrum reicht von asymptomatischen Verläufen bis zur Entwicklung einer Niereninsuffizienz, Rhythmusstörungen und zentralnervösen Ausfällen bis zu Koma. Die klinische Symptomatik hängt von der Konzentration des ionisierten Kalziums, gefolgt von der Geschwindigkeit des Konzentrationsanstiegs, ab. Symptome treten häufiger auf, wenn der Parathormonspiegel erhöht ist, vermutlich weil durch PTH die zelluläre Kalziumaufnahme gesteigert wird. Häufig beginnt das Krankheitsbild mit Polyurie, Polydipsie, Nausea und Erbrechen, gefolgt von Apathie, Lethargie und allgemeiner Schwäche. Die Beteiligung der verschiedenen Organsysteme zeigt Tabelle 19.6.

Tab. 19.6 Symptome der Hyperkalzämie.

Kardiovaskuläre Störungen	– Hypertonie (bis zu 30 % bei primärem Hyperparathyroidismus) – Arrhythmie – Bradykardie – Q-T-Intervall-Verkürzung
Zentralnervöse Störungen	– Kopfschmerzen – Veränderungen der Persönlichkeit – Halluzinationen – Depression – Verhaltensstörungen – Gedächtnisschwäche – Akute Psychosen – Koma und abgeschwächte Sehnenreflexe
Muskel- und Skelettveränderungen	– Proximale Muskelschwäche – Chrondrokalzinose – Ggf. Ostitis fibrosa cystica – Bei primärem Hyperparathyroidismus häufig auch Gicht und Hyperurikämie
Renale Störungen	– Abfall der glomerulären Filtrationsrate – bis hin zum akuten Nierenversagen – Polyurie mit Volumendepletion – Hyperkalziurie – Nephrokalzinose (vorwiegend in der Medulla und in der kortikomedullären Region) – Urolithiasis
Gastrointestinale Störungen	– Nausea, Erbrechen, Obstipation – Anorexie – Ulcus duodeni – Pankreatitis
Metastatische Kalzifikationen	– Konjunktiven („Red-Eye"-Syndrom) – Kornea – Gefäße – Herzklappen – Im periartikulären Gewebe

Diagnostik

Anamnese Bereits die Anamnese kann Aufschlüsse über eine mögliche Ursache der Hyperkalzämie liefern. In der Eigenanamnese ist auf Urolithiasis, Skelettbeschwerden, Einnahme kalziumhaltiger Medikamente, Vitamin-D-Therapie oder Thiazide zu achten. Aufschlussreich kann die Familienanamnese (hypokalzurische Hyperkalzämie) sein.

Klinische Befunde Nach klinischen Befunden der Hyperkalzämie wie metastatischen Kalziumablagerungen der Haut (mit Kratzspuren durch Juckreiz) und der Konjunktiven (mit „Red-Eye"-Syndrom), und Hinweisen auf das Vorliegen eines Malignoms sollte gefahndet werden. Das Untersuchungsprogramm wird durch Röntgenaufnahmen des Skeletts (Osteolysen?, subperiostale Resorptionszonen?, extraossäre Verkalkungen?), Nierensonographie (Nephrokalzinose?, Urolithiasis?), Knochenszintigraphie (Skelettmetastasen?), Untersuchungen der Nebenschilddrüsen (Adenome?), Knochenbiopsie (Knochenstruktur?) und Spaltlampenuntersuchung (Korneaablagerungen?) komplettiert.

Labordiagnostik Bei der Labordiagnostik gibt das Ausmaß der Hyperkalzämie den Grad der klinischen Gefährdung an. Ziel der weiteren Diagnostik ist vor allem die **Differenzierung** eines **Hyperparathyroidismus** von einem **Malignom.**

Die Bestimmung des **intakten PTH** ist der wichtigste Laborparameter zur Sicherung eines Hyperparathyroidismus; indirekte Parameter wie Ausscheidung des cAMP im Urin, gesteigerte fraktionelle Phosphat-Clearance und Hypophosphatämie sind in ihrer Aussage unsicher. Wenn **mittels bildgebender Verfahren** (Ultraschall, MIBI-Szintigraphie) die Lokalisationsdiagnostik des Hyperparathyroidismus nicht gelingt, ist die chirurgische Exploration der Schilddrüsenregion indiziert.

Zur Abklärung einer Tumorhyperkalzämie sollten neben einer **Tumorsuche** die **Immunelektrophorese** im Serum und Urin (Plasmozytom?) und die Bestimmung der alkalischen Phosphatase (Knochenisoenzym; Metastasen?) und sauren Phosphatase (Prostatakarzinom?) erfolgen. Eine Hyperkalzämie mit oder ohne Niereninsuffizienz ist oft Erstsymptom eines Plasmozytoms. Einige Tumoren (z. B. Tumoren im Halsbereich, Bronchialkarzinom) produzieren **PTHrP** (Parathormon-related Peptide), das an den PTH-Rezeptoren bindet und damit PTH-Wirkung hervorruft. Andere Tumoren produzieren Zytokine sowie weitere osteolytisch wirkende Substanzen, welche labortechnisch jedoch nicht nachgewiesen werden können. Bei Vorliegen von Skelettmetastasen mit und ohne Hyperkalzämie muss an folgende in das Skelett metastasierende Tumoren gedacht werden: Hypernephrom, Prostatakarzinom sowie Mammakarzinom.

Bei Verdacht auf Vitamin-D-Überdosierung ist die Bestimmung von **25(OH)D3** im Serum erforderlich. Selbst bei normalen oder niedrigen Vitamin-D-Spiegeln kann die Konzentration des aktiven Metaboliten $1,25(OH)_2D_3$ erhöht sein, beispielsweise bei granulomatösen Erkrankungen (Sarkoidose). Hier kommt es durch die unkontrolliert gesteigerte Aktivität der 1-α-Hydroxylase in den Monozyten zu überhöhter $1,25(OH)_2D_3$-Produktion. Wichtig ist dann ein erhöhter **ACE-Spiegel** (ACE: Angiotensin Converting Enzyme) im Serum. Die direkte Bestimmung von **$1,25(OH)2D_3$** ist aufwendig, teuer und wird nicht routinemäßig durchgeführt.

Eine erniedrigte **Kalziumausscheidung im Urin** trotz Hyperkalzämie (< 1,5 mmol/24 h oder 60 mg) ist verdächtig auf eine familiäre hypokalzurische Hyperkalzämie (FHH).

Differentialdiagnose	Ausschlussmaßnahmen
Hyperparathyroidismus	IPTH im Serum erhöht, Diagnostik auf Nebenschilddrüsenadenom
Tumorhyperkalzämie	Tumorsuche, PTHrP, Immun-elektrophorese im Urin
Vitamin-D-Intoxikation	$25(OH)D_3$-Bestimmung
Sarkoidose	ACE im Serum, Sarkoidose-diagnostik

Therapie Die ätiologische Therapie richtet sich in erster Linie nach der Genese der Hyperkalzämie.

Die symptomatische Therapie umfasst eine **Steigerung der Kalziumausscheidung** im Urin durch forcierte Diurese mit kalziuretischen Diuretika (Schleifendiuretika) sowie **Verminderung der enteralen Kalziumabsorption** durch Absetzen jeglicher Kalzium enthaltenden oder die Kalziumabsorption im Darm steigernden Medikation wie Vitamin D, Vitamin A und Thiaziden. Wenn die Hyperkalzämie gering ausgeprägt und asymptomatisch verläuft, ist eine weitergehende Therapie oft nicht erforderlich.

Akute Hyperkalzämie und hyperkalzämische Krise Bei einer Hyperkalzämie > 3,0 mmol/l (12,0 mg/dl), vor allem wenn sie rasch aufgetreten ist, besteht akute Behandlungsnotwendigkeit. Die Hyperkalzämie führt durch tubulären Natrium- und Wasserverlust häufig zu einer Dehydratation, welche ihrerseits die Kalziumabsorption im Tubulus steigert und die Kalziumausscheidung vermindert. Daher ist initial eine **Rehydratation** durch intravenöse Zufuhr von 1–2 l physiologischer Kochsalzlösung (**cave:** Herzinsuffizienz!) mit anschließender **forcierter Diurese** erforderlich. Der dadurch induzierte Anstieg der glomerulären Filtrationsrate und die Gabe eines Schleifendiuretikums vom Furosemid-Typ zur Hemmung der tubulären Kalziumrückresorption bewirken eine vermehrte Ausscheidung von Natrium und Kalzium im Urin. Die Gabe der Diuretika sollte allerdings erst dann erfolgen, wenn die Flüssigkeitszufuhr zu einer Normalisierung des EZV geführt hat.

Geht das Hyperkalzämiesyndrom mit zentralnervösen Ausfällen und einer Niereninsuffizienz einher, liegt eine Notfallsituation vor, die ggf. eine **Hämodialysebehandlung** unter Verwendung eines kalziumfreien Dialysats (oder Dialysat mit vermindertem Kalziumgehalt) sowie eine **akute Intervention** erfordert (chirurgische Entfernung des Parathyroidea-Adenoms; onkologische Therapie des zugrunde liegenden Tumors).

Chronische (ausgeprägte) Hyperkalzämie Bei folgenden Maßnahmen tritt der Effekt verzögert ein, so dass sie für die akute Notfallbehandlung nicht ausreichen:

- Biphosphonate, z. B. Pamidronat 60–90 mg, langsam infundieren i.v. (Wirkung nach ein bis zwei Tagen, Dauer vier Wochen). Andere Substanzen sind Clodronat und Ibandronat.
- Calcitonin 3–4 (–10) IE/kg langsam i.v., dann 4 IE/kg s.c. alle 12–24 h (Wirkung nach 8–12 h).
- Plicamycin (Mithramycin®) 10–15 (–25) µg/kg (Wirkung nach 12–18 h, Dauer drei bis sechs Tage), wird heute nach Einführung der Biphosphonate nur noch selten eingesetzt
- Glukokortikoide, 0,5–1 mg Prednison/kg KG (Wirkung nach zwei bis drei Tagen).

Calcitonin, Bisphosphonate und Mithramycin® wirken über eine Hemmung der Osteoklastenaktivität. Glukokortikoide reduzieren die intestinale Kalziumresorption sowie die Kalziummobilisation aus den Knochen. Sie sind bei parathormonvermittelter Hyperkalzämie unwirksam, bei Vitamin-D-Intoxikation, Granulomatosen sowie als Bestandteil der Therapie bei Plasmozytom jedoch indiziert.

Die Behandlung des Grundleidens und die Mobilisation des Patienten müssen von Anfang an mit berücksichtigt werden. Bei Hyperkalzämie unter Immobilisierung sowie beim Plasmozytom sind heute Biphosphonate Therapie der Wahl. Bei mildem Hyperparathyroidismus ist heute noch unklar, ob dieser chirurgisch angegangen werden sollte oder nicht. Prospektive Studien zeigen zwar, dass das Risiko des Fortschreitens relativ gering, aber nicht vorhersagbar ist. Die OP-Indikation besteht jedenfalls dann, wenn Organkomplikationen vorliegen.

Verlauf und Prognose Der Verlauf und die Prognose hängen von der zugrunde liegenden Ursache ab. Die Prognose der milden Hyperkalzämie ist gut, bei tumorbedingter Hyperkalzämie ist sie meist ungünstig.

Komplikationen der ausgeprägten Hyperkalzämie	Häufigkeit
Rezidivierende Nephrolithiasis	Früher 60–70 % der Patienten mit Hyperparathyroidismus, heute seltener
Akute Niereninsuffizienz	Ca. 5 % der Fälle von akutem Nierenversagen
Metastatische Verkalkungen der Weichteile	Ca. 1 %

Zusammenfassung

- Häufigste Ursachen: Hyperparathyroidismus, maligne Erkrankungen
- Wichtigste Symptome: Niereninsuffizienz, gastrointestinale und zentralnervöse Störungen
- Wichtigste diagnostische Maßnahmen: Serum-Kalzium, iPTH, 25(OH)D$_3$, Tumorsuche
- Wichtigste therapeutische Maßnahmen: Steigerung der Kalziumausscheidung, Beendigung der Kalziumzufuhr.

19.4 Störungen des Phosphathaushalts

G. STEIN, M. SCHÖMIG, E. RITZ

Obwohl Phosphat als **wichtigstes intrazellulär vorkommendes Anion** essentiell für intrazelluläre Strukturen und die Bildung energiereicher Phosphate ist, sind klinisch relevante Störungen des Phosphathaushalts selten. Wichtigste Erkrankungen sind die Hypophosphatämie, akut meist durch Umverteilung zwischen Extra- und Intrazellularraum bedingt, chronisch meist infolge renalen Phosphatverlustes mit Skelettstörungen (Rachitis, Osteomalazie), sowie die Hyperphosphatämie, die in der Regel nur bei Niereninsuffizienz vorkommt.

19.4.1 Physiologische Grundlagen

Sehr viel Verwirrung entsteht in der Literatur durch eine unpräzise Verwendung der Begriffe Phosphor und Phosphat. Die Serumkonzentration wird meist in mg/dl angegeben. Da das Verhältnis von primärem, sekundärem und tertiärem Phosphat je nach pH unterschiedlich ist, kann einer gegebenen Menge Phosphat eine unterschiedliche Menge Phosphor zugrunde liegen. Präziser ist daher die Angabe in mmol Phosphor/l. Diese Einheit sollte generell gewählt werden, um Verwechslungen der Zahlenwerte zu vermeiden.

Phosphatbestand des Organismus

Der menschliche Körper enthält etwa 1 000 g Phosphor; davon befinden sich 85 % im Knochen (Hauptkomponente der Mineralien des Knochens), der Rest liegt intrazellulär als organisches Phosphat vor. Im Plasma ist Phosphat zu 10 % an Proteine gebunden und zu 5 % komplexgebunden. Die Konzentration des intrazellulären organischen Phosphats beträgt zwischen 200 und 300 mg/dl und steht in direktem Austausch mit dem extrazellulären Phosphat. **Tageszeitliche Schwankungen** können bis zu 50 % betragen. Deshalb ist die Bestimmung im **nüchternen** Zustand erforderlich.

Regulation des Phosphathaushalts

Täglich werden etwa 1 000–1 200 mg Phosphor mit der Nahrung aufgenommen; davon werden 70 % unter dem Einfluss von 1,25(OH)$_2$D$_3$ im Jejunum resorbiert. Die Nettoaufnahme beträgt 600–700 mg/d, 300 mg werden mit dem Stuhl ausgeschieden. Die Elimination aus dem EZV erfolgt hauptsächlich über die Nieren. Phosphat wird glomerulär filtriert, zwei Drittel werden im proximalen Tubulus und 10 % wahrscheinlich im distalen Tubulus rückresorbiert.

Die Serum-Phosphat-Konzentration wird in erster Linie durch den Phosphatbestand des Organismus reguliert. Der Mechanismus ist derzeit noch unbekannt. Hinweise auf noch nicht identifizierte phosphaturische Faktoren gibt das Krankheitsbild der onkogenen Hypophosphatämie durch renalen Phosphatverlust. Bei Phosphatmangel geht als Erstes die Urin-Phosphat-Ausscheidung zurück, weniger schnell und intensiv fällt auch die Serum-Phosphat-Konzentration ab. Umgekehrt steigt bei Phosphatbeladung die Phosphatausscheidung im Urin an. Nur bei gestörter renaler Phosphatausscheidung kann es überhaupt zu einer Hyperphosphatämie kommen.

Auch die bekannten kalziumregulierenden Hormone **Parathormon**, **Vitamin D** und **Calcitonin** beeinflussen Phosphatkonzentration und -haushalt. Am Knochen kommt es durch **PTH** zur Osteoklastenaktivierung und Freisetzung von Phosphat, an den Nieren dagegen hemmt PTH die Phosphatreabsorption. Es kommt deshalb zur Hypophosphatämie bei Hyperphosphaturie. **Vitamin D** stimuliert neben der Kalzium- auch die Phosphatabsorption im Darm sowie in den Nieren die tubuläre Absorption von Phosphat. Bei Vitamin-D-Mangel kommt es wegen der PTH-Erhöhung zur Hypophosphatämie. **Calcitonin** steigert die Elimination von Phosphat durch die Nieren.

Funktionelle Auswirkungen

Nahezu alle **metabolischen Prozesse** sind abhängig von Phosphor, so besonders die Bereitstellung von Energie in Form von **ATP**, die Phosphorylierung verschiedener Enzyme, die Glykolyse, Glukoneogenese, die Bildung von 1,25(OH)$_2$D$_3$, die Beeinflussung der Sauerstofftransportkapazität von Hämoglobin u.a. Phosphat ist auch ein wichtiger Bestandteil der Membranphospholipide. Diese sind für die Aufrechterhaltung der Zellintegrität und die Funktion des Phosphoinositolsystems, eines wichtigen Regulatorsystems, von großer Bedeutung.

Normalwerte: 0,81–1,62 mmol/l (2,5–5,0 mg/dl)

19.4.2 Hypophosphatämie

Engl. Begriff: Hypophosphataemia

Definition Eine Hypophosphatämie liegt vor, wenn der Nüchternwert der Serumkonzentration < 0,81 mmol/l (2,5 mg/dl) beträgt, klinisch relevant sind Werte < 0,5 mmol/l (1,5 mg/dl).

Epidemiologie Die Häufigkeit des Auftretens einer Hypophosphatämie in einem Allgemeinkrankenhaus wird mit 2 % aller Patienten angegeben. Bei Patienten mit Malnutrition, Malabsorption, Alkoholismus, Verbrennungen und Sepsis liegt die Inzidenz höher.

Ätiologie und Pathogenese Eine Hypophosphatämie kann mit und ohne Verminderung des totalen Phosphatbestands des Körpers (Phosphatdepletion) auftreten. Drei Hauptmechanismen sind ursächlich verantwortlich für eine Hypophosphatämie:
- verminderte gastrointestinale Absorption
- verstärkte renale Ausscheidung
- Verteilungsstörung, d.h. Verschiebung vom EZV in das IZV

Gastrointestinale Absorption Eine **verminderte** gastrointestinale Absorption von Phosphat findet sich bei Patienten mit Malnutrition (vor allem Alkoholiker), Malabsorption, bei Einnahme Phosphat bindender Antazida oder überschießender Phosphatbinder. Vor allem in der Ulkustherapie und bei Patienten mit einer chronischen Niereninsuffizienz werden aluminiumhaltige (Aluminiumhydroxid, -karbonat, -zitrat u.a.) und aluminiumfreie (Kalziumkarbonat, -acetat, -zitrat u.a.; Magnesiumsilikat, -hydroxid u.a.) Phosphatbinder eingesetzt. Da Phosphor in allen Nahrungsmitteln vorkommt, ist eine selektive Verminderung der Phosphataufnahme aber ungewöhnlich.

Renale Ausscheidung Phosphat wird durch spezifische Reabsorptionsprozesse im proximalen Tubulus aus dem Primärfiltrat reabsorbiert. Bei diffuser Beeinträchtigung proximal-tubulärer Resorptionsprozesse, z.B. Fanconi-Syndrom oder selektivem Ausfall der Phosphattransporter kann es durch **vermehrte renale Ausscheidung** von Phosphat zu Hypophosphatämie und chronisch negativer Phosphatbilanz kommen. Die wichtigsten renal-tubulären Defekte sind:
- die familiäre X-chromosomal-dominant vererbte hypophosphatämische Rachitis (sog. Vitamin-D-resistente Rachitis), bei der neben der verminderten tubulären Rückresorption von Phosphat eine inadäquat niedrige Produktion von $1,25(OH)_2D_3$ beobachtet wird
- das Fanconi-Syndrom, bei dem der Phosphatverlust meist gekoppelt ist mit einer vermehrten Ausscheidung von Aminosäuren, Glukose, Harnsäure und Bikarbonat.
- die autosomal-rezessiv vererbte Fruktoseintoleranz.

Eine weitere Ursache des renalen Phosphatverlusts ist der **primäre oder nichtrenale sekundäre Hyperparathyroidismus.** Eine erhöhte PTH-Sekretion führt zu einer verminderten Phosphatreabsorption in den Nieren. Der renale Phosphatverlust ist hier allerdings in der Regel selbstlimitiert, so dass Zeichen des Phosphatmangels nur in Ausnahmefällen auftreten. Bei einem renalen sekundären Hyperparathyroidismus mit starker Einschränkung der glomerulären Filtration wird in der Regel eine Hyperphosphatämie beobachtet.

Bei verschiedenen **Tumorerkrankungen** kommt es durch Produktion hypothetischer phosphaturischer Substanzen zu einer Hemmung der proximal-tubulären Phosphatresorption. In Verbindung mit verminderter Vitamin-D-Synthese entwickelt sich eine tumorinduzierte Osteomalazie (TIO-Syndrom). Die radikale Tumorentfernung bewirkt hierbei eine Normalisierung der Serum-Phosphat-Werte.

Nach **Nierentransplantation** besteht meist eine Kombination des sekundären Hyperparathyroidismus mit einem erworbenen Defekt der Phosphatreabsorption. In der polyurischen Phase des **akuten Nierenversagens** führen der in der vorausgegangenen oligo-/anurischen Phase provozierte Hyperparathyroidismus sowie die noch fehlende Tubulusfunktion zur Hypophosphatämie.

Verteilungsstörung Eine Verteilungsstörung, d.h. erhöhte **zelluläre Aufnahme und Sequestration** von Phosphat, kann zu Hypophosphatämie führen. Ursachen sind:
- intravenöse Gabe von Kohlenhydraten und Insulin bei hospitalisierten Patienten (intrazelluläre Fixation von Phosphat als Hexose-(di)-Phosphat
- parenterale Hyperalimentation ohne ausreichende Zufuhr von Phosphat (intrazelluläre Fixation von Phosphat durch Anabolismus)
- akute respiratorische Alkalose (z.B. als Begleitsymptom bei Sepsis und toxischem Schocksyndrom)
- intensivmedizinische Notfälle, z.B. Myokardinfarkt (durch β-adrenerge Aufnahme von Phosphat in die Zellen)
- akute Salicylatintoxikation (durch Hyperventilation mit respiratorischer Alkalose)

Remineralisierung des Knochens Schließlich kann auch eine besonders rasche Remineralisation des Knochens nach Parathyroidektomie wegen eines primären oder sekundären Hyperparathyroidismus zu schwerer Hypophosphatämie (**„Hungry Bone"-Syndrom**) führen. Ein ähnlicher Effekt kann durch ossäre Metastasen (Prostatakarzinom) entstehen, wenn der Knochen Phosphat aus dem EZV „aufsaugt".

Symptome Bei ausgeprägter Hypophosphatämie (< 0,5 mmol/l bzw. 1,5 mg/dl) kommt es zur akuten Störung der zellulären Bereitstellung von Energie. Die morphologischen und funktionellen Organschädigungen betreffen hauptsächlich folgende Organsysteme:
- **Herz:**
  - Kardiomyopathie und akute Herzinsuffizienz
- **hämatologisches System:**
  - verminderte Überlebenszeit und verstärkte Hämolyse der Erythrozyten
  - verminderte Thrombozytenaggregation
  - Veränderung der Leukozytenfunktion mit erhöhtem Sepsisrisiko
- **muskuläres System:**
  - Myopathie, Muskelschwäche und EMG-Veränderungen

19.4 Störungen des Phosphathaushalts

- **neurologisches System:**
  - zerebrale Anfälle und Koma sowie Störungen des peripheren Nervensystems mit Parästhesien
- **Stoffwechsel:**
  - Anorexie, Übelkeit und Erbrechen
  - Hyperinsulinämie bzw. durch Insulinresistenz
- **Skelettsystem:**
  - Osteomalazie und pathologische Frakturen, mit Knochenschmerzen und Spondylitis-ankylosans-ähnlichen Veränderungen und beim wachsenden Skelett Vitamin-D-resistente Rachitis
- **Nieren:**
  - herabgesetzte GFR und erhöhte tubuläre Reabsorption von Phosphat (unabhängig von PTH, Calcitonin, Vitamin D und Thyroxin)
  - verminderte Reabsorption von Kalzium, Magnesium, Bikarbonat und Glukose sowie erhöhte Ausscheidung von Harnsäure und Aminosäuren (proximal-tubuläres Syndrom)
  - erworbene distale renal-tubuläre Azidose

Diagnostik Die Ursache der Hypophosphatämie ist in den meisten Fällen aus der **Anamnese**, den **klinischen Befunden** und den Begleitumständen ableitbar. In unklaren Fällen ist die Bestimmung der **Phosphatausscheidung im 24-h-Harn** erforderlich. Liegt diese < 1,3 mmol/l (4 mg/dl) bzw. < 100 mg/24 h bei einem Serumwert < 0,7 mmol/l (2 mg/dl), so ist ein renaler Verlust ausgeschlossen. Ist die Phosphatausscheidung > 1,3 mmol/l (4 mg/dl) bzw. > 100 mg/24 h, müssen zum Ausschluss eines Hyperparathyroidismus im Serum Kalzium, PTH und Vitamin-D-Metaboliten bestimmt werden. Zur Differenzierung einer isolierten (hypophosphatämische Rachitis) von einer generalisierten tubulären Transportstörung (Fanconi-Syndrom) müssen Glukose, Aminosäuren und Bikarbonat im Urin gemessen werden.

Differentialdiagnose	Ausschlussmaßnahmen
Verminderte orale Aufnahme oder gastrointestinale Absorption	
■ Malnutrition (z.B. Alkoholiker)	■ Albumin im Serum, Cholesterin im Serum, Leberwerte
■ Malabsorption	■ Chymotrypsin im Stuhl, Stuhlkontrolle
■ Steatorrhoe, Diarrhö	■ Stuhlkontrolle
■ Einnahme von Phosphatbindern (v.a. aluminiumhaltige P-Binder)	■ Medikamentenanamnese
■ Einnahme aluminiumhaltiger Antazida	■ Medikamentenanamnese
■ Kortikosteroidtherapie, Morbus Cushing	■ Medikamentenanamnese, Cortisol im Serum
■ Vitamin-D-Mangel	■ Bestimmung von Kalzium im Serum 25HOD$_3$, PTH
Phosphatverlust über die Niere	
■ Familiäre X-chromosomale hypophosphatämische Rachitis	■ 1,25(OH)2D$_3$-Spiegel, Kalzium im Serum, Phosphat im 24-h-Sammelurin
■ Fanconi-Syndrom (erworben/angeboren)	■ Glucose im Urin, BGA, Proteinuriebestimmung

Differentialdiagnose	Ausschlussmaßnahmen
Phosphatverlust über die Niere	
■ Autosomal-rezessive Fruktoseintoleranz	■ Fruktosetoleranztest, Leberbiopsie
■ Primärer Hyperparathyroidismus	■ Kalzium im Serum, iPTH, NSD-Sono, Phosphat im Urin
■ Sekundärer (nicht renaler Hyperparathyroidismus)	■ Kalzium im Serum, iPTH, Phosphat im Urin
■ Tumorerkrankungen	■ Tumorsuche (Bronchial-/Mamma-/Prostata-/Leberkarzinom/mesenchymale Tumoren)
■ Phosphaturische Medikation	■ Medikamentenanamnese
■ Foscarnet	
■ Chemotherapeutika (Ifosfamid, Cisplatin)	
■ Antibiotika (Aminoglykoside)	
■ Diuretika (Acetazolamid > Thiazide > Furosemid)	
■ Nierentransplantierte Patienten	■ Phosphat im Urin, iPTH-Messung
Verteilungsstörung (Phosphatshift in die Zelle)	
■ Intravenöse Gabe von Kohlenhydraten und Insulin	■ Therapiekontrolle, BZ-Messung
■ Parenterale Ernährung ohne ausreichenden Phosphatgehalt	■ Therapiekontrolle
■ Akute respiratorische Alkalose	■ Arterielle BGA, Kalzium im Serum
■ Sympathikusstimulation, Katecholamingabe	■ Therapiekontrolle, Anamnese
■ Hämatologische Erkrankungen	■ Blutbildkontrolle, Knochenmarkaspiration
■ Erholung nach Hypothermie, Hyperthermie	■ Temperaturmessung, Anamnese
Remineralisierung des Knochens	
■ Hungry-Bone-Syndrom nach Parathyroidektomie	■ PTH-Kontrolle, Kalzium im Serum, Klinik, AP
■ Ausgleich eines schweren Vitamin-D-Mangelzustandes	■ Vitamin-D-Spiegel, Kalzium im Serum, AP
■ Ossäre Knochenmetastasen	■ AP und Kalzium im Serum, Skelett-Röntgen, -Szintigraphie
Gemischte Hypophosphatämien	
■ Chronische Alkoholiker	■ Anamnese, Leberwerte, Klinische Untersuchung
■ Nierentransplantierte Patienten	■ Phosphat im Urin, PTH, Kalzium im Serum, Anamnese
■ Patienten auf Intensivstationen	■ Therapiekontrolle, Kalzium im Serum

Therapie Die Therapie der Hypophosphatämie richtet sich danach, ob es sich um eine akute Hypophosphatämie (meist Verteilungsstörung) oder eine chronische Hypophosphatämie (meist renaler Phosphatverlust) handelt.

Bei **leichten Formen** einer akuten Hypophosphatämie (0,5–0,8 mmol/l bzw. 1,5–2,5 mg/dl) ohne klinische Symptome ist eine parenterale Therapie nicht erforderlich. Patienten mit **schwerer Hypophosphatämie** (< 0,3 mmol/l; 1 mg/dl) sollten Phosphat, unter häufiger Kontrolle des Serumspiegels, intravenös erhalten:

0,08–0,16 mmol/kg über 6 h. Die Infusion sollte abgebrochen werden, wenn der Serum-Phosphat-Spiegel 0,5 mmol/l (1,5 mg/dl) übersteigt. Bei Patienten mit Niereninsuffizienz ist die parenterale Phosphattherapie wegen der geringen renalen Ausscheidung nicht durchführbar. Durch Überschreitung eines kritischen Kalzium-Phosphat-Löslichkeitsprodukts von 55 mg^2/dl^2 kann es zu extraossärer Verkalkung (z. B. Herzklappen, Gefäße) kommen.

Die orale Phosphatzufuhr sollte 30–60 mmol/d betragen (1 l Milch enthält 33 mmol PO_4). Höhere Dosen sind erforderlich, wenn eine Diarrhö besteht. Bei renalen Phosphatverlusten sollte ggf. neben der oralen Phosphatgabe eine Vitamin-D-Substitution erfolgen, um eine Osteomalazie oder Rachitis zu vermeiden bzw. zu behandeln.

Verlauf und Prognose Die Hypophosphatämie lässt sich durch die o. g. therapeutischen Maßnahmen beseitigen, so dass Organveränderungen verhindert bzw. zurückgebildet werden. Darüber hinaus muss unbedingt darauf geachtet werden, dass eine Hyperphosphatämie mit Überschreitung des Kalzium-Phosphat-Löslichkeitsproduktes aus den o. g. Gründen vermieden wird.

Komplikation	Häufigkeit
Geringe chronische Hypophosphatämie (0,5–0,8 mmol) ist in der Regel komplikationslos	Häufig
Schwere chronische Hypophosphatämie ■ Osteomalazie ■ Myopathie ■ Kardiomyopathie ■ Anämie, Leukopenie, Thrombopenie ■ Anorexie, Übelkeit, Erbrechen ■ Gestörte Glukosetoleranz	Selten
Schwere akute Hypophosphatämie ■ Rhabdomyolyse ■ Hämolyse ■ Muskellähmungen, Atemlähmungen ■ Zerebrale Krampfanfälle ■ Koma	Selten

Zusammenfassung

- Häufigste Ursachen: klinisch relevante chronische Hypophosphatämie: renaler Phosphatverlust, akute Hypophosphatämie: parenterale Ernährung
- Wichtigste Symptome: chronische Hypophosphatämie: Rachitis, Osteomalazie, akute Hypophosphatämie: Muskelschwäche bis Atemlähmung
- Wichtigste diagnostische Maßnahmen: Messung der Serum-Phosphat-Konzentration und der Urin-Phosphat-Ausscheidung
- Wichtigste therapeutische Maßnahme: orale oder intravenöse Phosphatsubstitution

19.4.3 Hyperphosphatämie

Engl. Begriff: Hyperphosphataemia

Definition Eine Hyperphosphatämie liegt vor, wenn die Serumkonzentration > 1,7 mmol/l (5 mg/dl) beträgt.

Epidemiologie Die Hyperphosphatämie ist ein häufiger Befund, dem zwar verschiedene Ursachen zugrunde liegen können, der jedoch am häufigsten wird sie bei einer fortgeschrittenen chronischen Niereninsuffizienz gefunden wird.

Ätiologie und Pathogenese Die Hyperphosphatämie ist das Spiegelbild der Hypophosphatämie. Drei Hauptmechanismen können einer Hyperphosphatämie zugrunde liegen:
- vermehrte Phosphataufnahme aus dem Darm (wenn gleichzeitig die renale Ausscheidung gestört ist)
- gestörte renale Ausscheidung (bei Niereninsuffizienz, selten idiopathisch)
- Verteilungsstörung (vermehrte Freisetzung von Phosphat aus den Zellen in den Extrazellularraum).

Erhöhte Phosphatzufuhr Eine erhöhte Phosphatzufuhr kann durch orale Phosphatgabe, erhöhte Phosphatabsorption bei Vitamin-D-Intoxikation, phosphathaltige Laxanzien und Einläufe oder parenterale intravenöse Infusion erfolgen. Normalerweise wird durch Steigerung der renalen Phosphatausscheidung der Serumspiegel trotzdem konstant gehalten. Hyperphosphatämie tritt nur auf, wenn die Nierenfunktion eingeschränkt ist (z. B. bei chronisch niereninsuffizienten Patienten).

Gestörte renale Ausscheidung Hauptursachen sind die **fortgeschrittene chronische Niereninsuffizienz** und das **akute Nierenversagen,** selten liegt ein idiopathischer Defekt der Phosphatausscheidung vor.

Mit fortschreitender Niereninsuffizienz und Abnahme der Zahl funktionstüchtiger Nephrone erhöht sich die fraktionelle Ausscheidung des Phosphats von 5–15 % auf 60–80 %. Dieser Kompensationsmechanismus bewirkt bis zu einer Clearance von 0,4 ml/s (25 ml/min) bei normaler Phosphatzufuhr eine Normalisierung der Serum-Phosphat-Konzentration. Bei weiterer Nierenfunktionsverschlechterung entwickelt sich eine Hyperphosphatämie, falls nicht durch Reduktion der Zufuhr in der Diät oder Gabe von Phosphatbindern zur Präzipitation von Phosphat im Darm der Übertritt aus dem Darm in den Extrazellularraum vermindert wird. Die Hyperphosphatämie ist ein wichtiger Faktor in der Entstehung des sekundären Hyperparathyroidismus.

Beim **akuten Nierenversagen** findet man eine ausgeprägte Hyperphosphatämie nach Trauma mit Rhabdomyolyse.

Eine **erhöhte tubuläre Reabsorption** von Phosphat findet sich bei Hypoparathyroidismus oder PTH-Resistenz (Pseudohypoparathyroidismus Typ I und II), endokrinen Erkrankungen wie Hyperthyreose, Akromegalie und juvenilem Hypogonadismus und nach der Menopause. Eine erhöhte tubuläre Phosphatreabsorption besteht auch bei Sichelzellanämie, Tumorkalzinose und Behandlung mit Biphosphonaten.

19.4 Störungen des Phosphathaushalts

Verteilungsstörung Endogen kann vermehrt Phosphat durch Freisetzung aus zerfallenden Zellen („Cell-Lysis"-Syndrom) bei Rhabdomyolyse, bei maligner Pyrexie, zytostatischer Therapie von Malignomen und bei Hämolyse anfallen. Bei Störungen wie der respiratorischen Azidose, diabetischen Ketoazidose und Laktatazidose tritt Phosphat aus den Zellen in den Extrazellularraum über. Meist ist dies jedoch nicht klinisch relevant.

Symptome Symptome der Hyperphosphatämie finden sich praktisch nur bei Patienten mit terminaler Niereninsuffizienz, wenn das kritische Kalzium-Phosphat-Löslichkeitsprodukt chronisch überschritten wird. Wurde früher der Grenzwert für das Löslichkeitsprodukt mit 70 mg^2/dl^2 angegeben, so ist heute bekannt, dass es bereits bei deutlich niedrigeren Werten (ab 55 mg^2/ml^2) zu extraossärer Verkalkung kommt. Es dominieren **metastatische Verkalkungen**. Sie führen im Bereich der Haut zu starkem Juckreiz (Kratzspuren), an den Augen zum „Red Eye"-Syndrom durch konjunktivale Ablagerungen, periartikulär zur Pseudogicht sowie **zur Verkalkung elastischer Arterien, atherosklerotischer Plaques oder Herzklappen.**

Diagnostik In den meisten Fällen kann die Ursache einer Hyperphosphatämie aus den **klinischen Begleitumständen** abgeleitet werden.

Da Niereninsuffizienz die häufigste Ursache der Hyperphosphatämie ist, sollte zuerst die Nierenfunktion (Retentionswerte, Kreatinin-Clearance) bestimmt werden. In Zweifelsfällen kann noch die renale Phosphatausscheidung gemessen werden. Klinisch ist dies in den meisten Fällen jedoch nicht notwendig. PTH ist als Folge des sekundären Hyperparathyroidismus in den meisten Fällen erhöht.

Beträgt die GFR > 0,5 ml/s (30 ml/min), muss geklärt werden, ob eine erhöhte Phosphatzufuhr oder eine vermehrte Phosphatfreisetzung aus den Zellen (Verteilungsstörung) vorliegt.

Differentialdiagnose	Ausschlussmaßnahmen
Erhöhte Zufuhr (i.d.R. bei gleichzeitig eingeschränkter Nierenfunktion) ■ Phosphatreiche Ernährung ■ Vitamin-D-Intoxikation ■ Phosphathaltige Laxanzien oder Einläufe ■ Parenterale Ernährung (Überdosierung)	■ Anamnese, Phosphat im Urin ■ Kalzium im Serum, 25(OH)D_3, 1,25(OH)$_2$ D_3 ■ Medikamentenamnese ■ Therapiekontrolle
Verminderte renale Ausscheidung ■ Chronische Niereninsuffizienz (ab CCl 25-40 ml/min) ■ Akutes Nierenversagen mit Oligurie/Anurie ■ Hypoparathyroidismus (angeboren/erworben)	■ Retentionswerte, Kalzium im Serum, Kreatinin-Clearance, Hb ■ Retentionswerte, Kreatinin-Clearance, Urinbilanzierung ■ PTH im Serum, Kalzium im Serum, Phosphat im Urin
Differentialdiagnose	**Ausschlussmaßnahmen**
■ Pseudohypoparathyroidismus ■ Tumorkalzinose ■ Biphosphonattherapie ■ Akromegalie ■ Ausgeprägte Hyperthyreose ■ Juveniler Hypogonadismus	■ PTH im Serum, Kalzium im Serum, Phosphat im Urin ■ Tumoranamnese ■ Medikamentenanamnese ■ hGH, OGTT, Insulinspiegel im Serum ■ TSH, fT_4, fT_3, Schilddrüsendiagnostik ■ Testosteron im Serum, FSH, LH
Verteilungsstörung ■ Zell-Lyse-Syndrom ■ Respiratorische Azidose ■ Laktatazidose ■ Diabetische Ketoazidose	■ Harnsäure, LDH, CK ■ Arterielle BGA ■ Laktat, arterielle BGA ■ Glukose, arterielle BGA, Ketonkörper im Urin
Kombinierte Störungen ■ Meist eine der o.g. Störungen mit eingeschränkter Nierenfunktion	■ Retentionswerte im Urin, Kreatinin-Clearance

Therapie Eine **akute Hyperphosphatämie** verlangt nur dann eine **sofortige** Behandlung, wenn eine symptomatische Hypokalzämie besteht. Liegt **keine Niereninsuffizienz** vor, kann die Urin-Phosphat-Ausscheidung durch Infusion von physiologischer Kochsalz- oder Natriumbikarbonatlösung (1–2 l über 2 h) mit oder ohne Gabe von 500 mg Acetazolamid erhöht werden. Liegt eine **Niereninsuffizienz** vor, werden Dialyseverfahren eingesetzt; dabei erfolgt neben der Phosphatelimination der Ausgleich der Hypokalzämie. Eine rasche Aufnahme von Phosphat aus dem EZV in die Zellen kann auch mit einer Glukose-Insulin-Infusion erzielt werden.

Die Behandlung der **chronischen Hyperphosphatämie,** die meist bei der chronischen Niereninsuffizienz vorliegt, erfolgt durch Einnahme von Phosphatbindern sowie durch Einhaltung einer ausreichend langen Dialysezeit (Elimination von 500–1 000 mg/Dialyse). Folgende Medikamente stehen heute als Phosphatbinder zur Verfügung:

1. aluminiumhaltige Phosphatbinder (Aluminiumhydroxid u.a.; Nachteil der Aluminiumkumulation und Aluminiumablagerung in verschiedenen Organen bei Langzeitanwendung in hohen Dosen bei chronischer Niereninsuffizienz)
2. kalziumhaltige Phosphatbinder (Kalziumkarbonat, -zitrat; sie führen zu positiver Kalziumbilanz und können in hohen Dosen das Risiko von Gefäßverkalkungen steigern)
3. Sevelamerhydrochlorid (Ionenaustauscherharz, das gleichzeitig zur Lipidsenkung führt)

In Erprobung befinden sich weitere Substanzen, so z.B. Fe(III)-Verbindungen und Lanthankarbonat.

Phosphat ist in allen Lebensmitteln enthalten. Eine phosphatbeschränkte Kost ist mit der Gefahr der Malnutrition verbunden. Falls klinisch notwendig, muss sie eng überwacht werden.

Verlauf und Prognose Bei Patienten mit normaler Nierenfunktion ist die Beseitigung der Hyperphosphatämie relativ einfach, der Verlauf und die Prognose sind günstig.

Bei niereninsuffizienten Patienten gelingt es trotz Phosphatrestriktion in der Nahrung, hoch dosierter Phosphatbindertherapie und Dialysebehandlung oft nicht, den Serum-Phosphat-Spiegel im Normbereich zu halten, so dass sich Langzeitkomplikationen wie sekundärer Hyperparathyroidismus und extraossäre Verkalkungen entwickeln können.

Komplikation	Häufigkeit
Leichte akute (meist intermittierende) Hyperphosphatämie ■ Meist ohne klinische Relevanz	
Chronische Hyperphosphatämie ■ Stimulation des Parathyroideawachstums bis hin zu Adenombildung ■ Herzklappenverkalkung ■ Gefäßverkalkungen, Koronarverkalkungen ■ Steigerung der kardiovaskulären Mortalität	■ Obligat bei terminal niereninsuffizienten Patienten mit normaler Ernährung, ohne Niereninsuffizienz selten

Zusammenfassung

- Häufigste Ursache: verminderte renale Elimination
- Wichtigste Symptome: sekundärer Hyperparathyroidismus, extraossäre Verkalkungen
- Wichtigste diagnostische Maßnahme: Bestimmung von Phosphat im Serum in Kombination mit Kalzium und Parathormon
- Wichtigste therapeutische Maßnahmen: orale Phosphatbindertherapie, Hämodialyse

19.5 Störungen des Magnesiumhaushalts

G. Stein, M. Schömig, E. Ritz

Für den menschlichen Organismus ist Magnesium ein essentielles Element, das in ausreichenden Mengen mit der Nahrung zugeführt werden muss. Eine Balance wird durch die tägliche Aufnahme von 2,4 mmol (6 mg) erreicht. Der Bedarf steigt bei Schwangeren und Jugendlichen im Wachstumsalter. Eine normale Serumkonzentration ist essentiell für die Bildung und den Vorrat an ATP in den Zellen. Eine Hypomagnesiämie ist häufiger nachweisbar und macht sich in verminderten Enzymaktivitäten, insbesondere des Energiestoffwechsels, bemerkbar.

19.5.1 Physiologische Grundlagen

Magnesiumbestand des Organismus

Magnesium ist das **vierthäufigste Kation** im Körper, das **zweithäufigste intrazellulär.** Der Gesamtkörpergehalt beträgt etwa 24 g, 99 % davon liegen intrazellulär (Skelettsystem 50–60 %, Muskulatur und andere Organe bis 49 %). 15–30 % des intrazellulären Magnesiums sind mit dem EZV austauschbar.

Regulation des Magnesiumhaushalts

Von der täglich mit der Nahrung aufgenommenen Menge von 10–15 mmol werden im distalen Dünndarm etwa 30 % resorbiert, 70 % werden mit dem Stuhl ausgeschieden. Die Nieren sind an der Regulation der Magnesiumhomöostase wesentlich beteiligt. 20–30 % des glomerulär filtrierten Magnesiums werden im proximalen Tubulus, der Hauptteil von 60–65 % in der Henle-Schleife, in den distalen Nephronabschnitten nur 5 % reabsorbiert. Damit werden 5 % des filtrierten Anteils im Urin ausgeschieden. Die Reabsorption wird von Natrium und Kalzium negativ beeinflusst, dagegen begünstigt Parathormon die Reabsorption in der Henle-Schleife.

Im Plasma sind 25–35 % des Magnesiums an Albumin, ca. 11 % an Zitrat und Phosphat gebunden, der Rest liegt in ionisierter, biologisch aktiver Form vor. Intrazellulär ist Magnesium nach Kalium das am stärksten konzentrierte Kation. Das intrazellulär gebundene Magnesium steht mit dem freien Anteil (ca. 10 %) im Gleichgewicht. Magnesium wird als **Kofaktor von etwa 300 Enzymen,** insbesondere bei allen ATP-abhängigen Reaktionen, benötigt; es wird für die Proteinsynthese und für reproduktive Mechanismen eingesetzt.

> Normalwerte: 0,8–0,9 mmol/l (2–2,2 mg/dl)

19.5.2 Hypomagnesiämie

Engl. Begriff: Hypomagnesaemia

Definition Eine Hypomagnesiämie liegt vor, wenn der Serum-Magnesium-Spiegel < 0,7 mmol/l (1,75 mg/dl) beträgt. Er reflektiert zwar nicht den Körpergehalt an Magnesium, in einigen Fällen repräsentiert jedoch die Hypomagnesiämie ein Magnesiumdefizit.

Ätiologie und Pathogenese

Gastrointestinale Magnesiumverluste Zu den Hauptursachen eines Magnesiummangels gehören starke Verluste über den Gastrointestinaltrakt. Eine Hypomagnesiämie entwickelt sich infolge einer deutlich verminderten enteralen Absorption und/oder verstärkten Sekretion. Dazu gehören insbesondere entzündliche Darmerkrankungen wie Colitis ulcerosa, regionale Enteritis, Zustand nach Dünndarmresektion (besonders terminales Ileum) und andere Zustände einer Malabsorption.

Renale Magnesiumverluste Der Schutzmechanismus einer verminderten renalen Exkretion bei niedrigen Serumkonzentrationen wird bei bestimmten Nierenerkrankungen außer Kraft gesetzt. Dazu zählen die akute Tubulusnekrose, die postobstruktive Diurese, Zustand nach Nierentransplantation, das Bartter-Syndrom, die

19.5 Störungen des Magnesiumhaushalts

renal-tubuläre Azidose und der primäre renale Magnesiumverlust.

Häufiger wird eine Hypomagnesiämie durch **Schleifendiuretika** verursacht; aber auch andere Medikamente wie Aminoglykoside und Cisplatin bewirken über eine Tubulusschädigung eine vermehrte Magnesiumausscheidung. Renale Verluste können auch durch eine Osmodiurese (Glukose, Mannit, Harnstoff), bei einer Phosphatdepletion, bei Hyperkalzämie sowie durch eine Magnesiumreabsorptionsstörung auftreten.

Verminderte Magnesiumaufnahme Im Kindesalter kann eine primäre Magnesiummalabsorption, häufig in Verbindung mit einer Hypokalzämie und Krampfneigung, vorkommen. Die erhöhte Magnesiumkonzentration im unteren Gastrointestinaltrakt führt zu erheblichen Flüssigkeitsverlusten.

Weitere Ursachen Sehr häufig findet sich eine Hypomagnesiämie nach **Alkoholkonsum.** Die Gründe liegen in einer reduzierten oralen Aufnahme sowie in vermehrten Verlusten durch Diarrhö und renale Ausscheidung. Dies wird durch eine Ketoazidose und möglicherweise auch durch direkte tubuläre Effekte begünstigt.

Eine Hypomagnesiämie durch einen **intrazellulären Shift** entsteht bei intravenöser Glukose- und Insulingabe, bei Katecholaminexzess und bei akuter Pankreatitis.

Symptome Im Vordergrund stehen Lethargie und allgemeine Schwäche, Reizbarkeit, Depression, Muskelfaszikulationen und Tremor, Tetanie, verstärkte Sehnenreflexe und Krampfneigung. Das **Trousseau-** (Pfötchenstellung der Hände 3 min nach Anlegen einer Blutdruckmanschette mit Druck oberhalb des systolischem Blutdruck) und das **Chvostek-Zeichen** (Kontraktion der Gesichtsmuskulatur durch Beklopfen der Äste des N. facialis präaurikulär) können positiv sein. Da häufig auch eine Hypokalzämie und/oder Hypokaliämie vorliegen, ist eine Zuordnung der gesteigerten neuromuskulären Erregbarkeit nicht immer möglich.

Eine **Beeinträchtigung der Herzfunktion** kann durch verlängerte P-R- und Q-T-Intervalle, Abflachung der T-Wellen und Arrhythmien charakterisiert sein.

Diagnostik Der einzige verlässliche Parameter ist die **Serumbestimmung.** Auch der Magnesiumgehalt in Erythrozyten und Muskeln reflektiert nicht jenen in Körper und Knochen. Die im 24-h-Harn ausgeschiedene Magnesiummenge kann eine Differenzierung des Magnesiummangels erleichtern. Beträgt sie > 1 mmol/d bei niedrigen Serumspiegeln, liegt eine vermehrte renale Ausscheidung vor.

Differentialdiagnose	Ausschlussmaßnahmen
Gastrointestinale Magnesiumverluste	Anamnese, Magnesium im Serum, Messung der Urin-Magnesium-Ausscheidung (ist < 1 mmol/d)
■ Entzündliche Darmerkrankungen (Morbus Crohn, Enteritis)	■ Anamnese, ggf. Endoskopie
■ Z.n. Dünndarmresektion, Z.n. Bestrahlung der Dünndarmregion	■ Anamnese
■ Akute und chronische Durchfallerkrankungen	■ Anamnese, Stuhlfrequenz, Stuhl auf pathogene Keime
■ Akute Pankreatitis	■ Pankreasenzyme, Sonographie
Renale Magnesiumverluste	Urin-Magnesium-Ausscheidung ist > 1 mmol/d bei gleichzeitiger Hypomagnesiämie
■ Einnahme von Medikamenten: – Schleifendiuretika – Aminoglykoside – Cisplatin (oft über Jahre persistierend) – Ciclosporin – Amphotericin B	■ Anamnese
■ Polyurie nach ANV mit akuter Tubulusnekrose oder postrenalem ANV	■ Anamnese, Urinbilanzierung, Retentionswerte
■ Osmotische Diurese (z.B. bei Diabetes mellitus)	■ Urin-Osmolalität, Urin bilanzierung
■ Hyperkalzämie	■ Kalzium im Serum und Urin
■ Metabolische Azidose	■ Arterielle BGA, Laktat
■ Bartter-Syndrom	■ Arterielle BGA, Serum/Urin-Natrium und Kalium
■ Gitelman-Syndrom	■ Arterielle BGA, Serum/Urin-Natrium und Kalium
■ Primärer angeborener Magnesiumverlust	■ Urin-Magnesium
■ Z.n. Nierentransplantation	■ Anamnese
Intrazellulärer Shift	
■ Intravenöse Glukose- und Insulingabe	■ Therapiekontrolle
■ Katecholaminexzess	■ Therapiekontrolle, Klinik
■ Akute Pankreatitis	■ Pankreasenzyme, Sonographie, CT
Sonstige Ursachen	
■ Verminderte Magnesiumaufnahme über die Nahrung (extrem selten)	■ Anamnese
■ Alkoholismus	■ Anamnese, Leberenzyme, Sonographie, CDT-Bestimmung

Therapie Bei milder Hypomagnesiämie und fehlenden klinischen Symptomen ist lediglich eine orale Zufuhr mit entsprechender Diät und Behandlung des Grundleidens notwendig. Bei einem ausgeprägten Defizit und klinischen Symptomen ist die parenterale Substitution erforderlich: 25 mmol Magnesiumsulfat in 1 l 5%iger Glukose, infundiert über 3 h; nachfolgend weitere Substitution in Abhängigkeit vom Serumspiegel. Bei eingeschränkter Nierenfunktion muss die Dosis reduziert werden. Eine Hypomagnesiämie ist oft mit einer Hypokaliämie und Hypokalzämie verbunden, die mit der Normalisierung des Magnesiumspiegels ausgeglichen werden. Eine gleichzeitig bestehende Hypokaliämie und Hypokalzämie dürfen deshalb erst korrigiert werden, wenn der Magnesiummangel ausgeglichen ist, da sonst die Gefahr einer Hyperkaliämie bzw. Hyperkalzämie besteht.

Verlauf und Prognose Bei milder Hypomagnesiämie werden Symptome oft nicht bemerkt oder durch orale

Magnesiumeinnahme schnell beseitigt. Bei starker Hypomagnesiämie kann durch intravenöse Therapie die Symptomatik beseitigt werden, so dass dann die Prophylaxe eines Magnesiumverlustes im Vordergrund steht. Die Prognose ist in allen Fällen gut.

Komplikationen	Häufigkeit
Neuromuskulär	
■ Muskelkrämpfe, Faszikulationen, Tremor	Häufigstes Symptom
■ Tetanie	Selten
■ Muskelschwäche	Selten
■ Epileptische Anfälle	Selten
■ Lethargie, Reizbarkeit, Depressionen	Selten
Kardiovaskulär	Relativ selten, nur bei ausgeprägter Hypomagnesiämie
■ Verlängertes P-R- und Q-T-Intervall	
■ Vorhofflimmern, supraventrikuläre und ventrikuläre Arrhythmien	
■ Myokardischämie und Myokardinfarkt	
Beeinflussung des Kaliumhaushalts	Selten, nur bei ausgeprägter Hypomagnesiämie
■ Renaler Kaliumverlust	
Beeinflussung anderer Stoffwechselfunktionen	Selten, nur bei ausgeprägter Hypomagnesiämie
■ Hypokalzämie	
■ Verminderte PTH-Sekretion, PTH-Resistenz der Zielorgane	
■ Osteoporose, Osteomalazie	
■ Nephrokalzinose	
■ Chondrokalzinose	

Zusammenfassung

- Häufigste Ursachen: renale und gastrointestinale Verluste
- Wichtigste Symptome: allgemeine Schwäche, Muskelkrämpfe, Rhythmusstörungen
- Wichtigste diagnostische Maßnahme: Serumbestimmung von Magnesium
- Wichtigste therapeutische Maßnahme: orale Zufuhr von Magnesium

19.5.3 Hypermagnesiämie

Engl. Begriff: Hypermagnesaemia

Definition Eine Hypermagnesiämie liegt vor, wenn der Serum-Magnesium-Spiegel > 1,6 mmol/l (4 mg/dl) beträgt.

Ätiologie und Pathogenese Eine Hypermagnesiämie ist mit wenigen Ausnahmen nur bei Patienten **mit stark eingeschränkter Nierenfunktion** (Kreatinin-Clearance < 0,5 ml/s bzw. 30 ml/min) zu beobachten, da die Niere bei leichter Funktionseinschränkung die fraktionelle Magnesiumausscheidung erhöhen kann. Eine verminderte renale Ausscheidung findet sich bei **Hyperparathyroidismus, Hypothyreose, Morbus Addison und Lithiumintoxikation.** Beim Hyperparathyroidismus konkurrieren die tubulären Effekte des PTH mit denen der Hyperkalzämie. Erhöhte Serum-Magnesium-Spiegel finden sich auch bei der **familiären hypokalzurischen Hyperkalzämie.**

Exogene Ursachen durch Aufnahme magnesiumhaltiger Antazida und Einläufe, insbesondere bei Patienten mit Niereninsuffizienz, oder durch intravenöse Gabe von Magnesiumsulfat, z.B. bei der Präeklampsie, sind nur von untergeordneter Bedeutung.

Symptome Klinische Symptome treten meist erst bei einer Serumkonzentration > 2 mmol/l (5 mg/dl) auf. Sie werden durch die **Blockade der Erregungsübertragung** an der neuromuskulären Endplatte und am Reizleitungssystem des Herzens verursacht. Zunächst erlöschen die Muskeleigenreflexe (> 2 mmol/l bzw. 5 mg/dl), Atemfrequenz und Blutdruck fallen ab (> 3,5 mmol/l bzw. 8,75 mg/dl), bei weiterem Anstieg > 5 mmol/l (12,5 mg/dl) besteht eine vitale Bedrohung mit Atem- und Herzstillstand.

Diagnostik Die Diagnose einer Hypermagnesiämie wird durch die Bestimmung der Serum-Magnesium-Konzentration gestellt.

Differentialdiagnose	Ausschlussmaßnahmen
Verminderte renale Ausscheidung bei Niereninsuffizienz (CCl < ca. 30 ml/min)	Retentionswerte, Kreatinin-Clearance (CCl)
Verminderte renale Ausscheidung durch andere Ursachen ■ Hyperparathyroidismus ■ Hypothyreose ■ Morbus Addison ■ Lithiumintoxikation	■ Parathormonbestimmung, Kalzium und Phosphat im Serum und Urin ■ TSH, fT_3, fT_4 ■ Cortisol im Serum, Natrium und Kalium im Serum und Urin, BGA ■ Lithiumspiegel, Medikamentenanamnese
Angeborene Ursachen ■ Familiäre hypokalzurische Hyperkalzämie ■ Vermehrte Zufuhr, meist in Kombination mit Niereninsuffizienz – Magnesiumhaltige Antazida – Magnesiumhaltige Einläufe – Intravenöse Magnesiumgabe bei Herzrhythmusstörungen, Präeklampsie, Tokolyse – Orale Übersubstitution bei Krämpfen	Calcium im Serum und Urin Medikamentenanamnese, Retentionswerte, Kreatinin-Clearance

Therapie Eine milde Hypermagnesiämie ohne neuromuskuläre oder kardiale Störungen bedarf keiner Behandlung außer der sofortigen Unterbrechung der weiteren Magnesiumzufuhr. Ein guter **Kontrollparameter sind die Sehnenreflexe.** Bei Patienten mit einer Niereninsuffizienz sollten magnesiumhaltige Antazida und Einläufe vermieden werden.

Bei fehlenden Muskeleigenreflexen, Beatmungspflicht und Schrittmacherindikation erfolgt die Therapie mit Kalziumglukonat oder Kalziumchlorid (100–200 mg elementares Kalzium), um den inhibitorischen Effekt von Magnesium aufzuheben. Die intravenöse Glukose-Insulin-Gabe bewirkt eine Verschiebung in das IZV. Eine **Dialysebehandlung** führt zu einem raschen Abfall der Serum-Magnesium-Konzentration. Schließlich kann durch Kochsalzinfusion und Furosemid die renale Magnesiumelimination erhöht werden.

Verlauf und Prognose Die milde Hypermagnesiämie ist in der Regel unkompliziert und fällt klinisch nicht weiter auf. Bei höhergradigen Hypermagnesiämien, die in der Regel nur bei stark eingeschränkter Nierenfunktion auftreten, ist die Prognose abhängig von der Schnelle der Therapie. So können nach Magnesiumintoxikation mit Muskelparese (Mg > 5 mmol/l) durch eine drei- bis fünfstündige Dialyse die Symptome schnell und zuverlässig beseitigt werden, so dass bei weiterer fehlender Zufuhr keine Residuen bestehen bleiben.

Komplikation	Häufigkeit
Mg > 2 mmol/l (meist komplikationslos)	Häufig bei Niereninsuffizienz, sonst eher selten
Mg > 3,5 mmol/l ■ Abschwächung der Muskeleigenreflexe ■ Sehstörungen ■ Unruhe, Unwohlsein	Selten, nur bei Niereninsuffizienz und hoher Mg-Zufuhr
Mg > 5 mmol/l ■ Beginnende Muskelparesen ■ Blutdruckabfall ■ Herzrhythmusstörungen ■ Lethargie	Selten, nur bei Niereninsuffizienz und hoher Mg-Zufuhr
Mg > 7,5 mmol/l ■ Komplette Muskelparesen, Atemlähmung ■ Herzstillstand	Selten, nur bei Niereninsuffizienz und hoher Mg-Zufuhr

Zusammenfassung

- Häufigste Ursache: eingeschränkte Nierenfunktion
- Wichtigstes Symptom: Atem- und Herzstillstand
- Wichtigste diagnostische Maßnahmen: Serumbestimmung von Magnesium, Reflexstatus
- Wichtigste therapeutische Maßnahmen: Kalziumzufuhr, Dialyse

19.6 Störungen des Säure-Basen-Haushalts

E. Ritz, G. Stein, M. Schömig

Ein konstanter pH-Wert ist unerlässlich für viele Stoffwechselfunktionen. Daher wird der Säure-Basen-Haushalt von mehreren Systemen reguliert. Störungen des Säure-Basen-Haushalts können auf respiratorischen und metabolischen Erkrankungen beruhen.

19.6.1 Physiologische Grundlagen

In die Körperflüssigkeiten werden täglich etwa 20 000 mmol der flüchtigen Säure CO_2 und etwa 80 mmol an nichtflüchtigen Säureäquivalenten abgegeben. Trotz des hohen Durchsatzes an Säureäquivalenten wird die Protonenkonzentration der Extrazellularflüssigkeit extrem konstant gehalten (36,8–42 nmol/l entsprechend pH 7,38–7,42).

Bei Abweichungen des pH der Körperflüssigkeiten werden nacheinander die **drei folgenden Regulationsmechanismen** mobilisiert:

Puffersysteme

Praktisch sofort reagieren Puffersysteme: Protonen werden aufgenommen oder abgegeben, extrazellulär durch Bikarbonat- und Phosphatpuffer, in der intrazellulären Flüssigkeit durch Phosphat- und Proteinpuffer. Wegen der verzögerten Äquilibrierung mit dem Liquor-pH ändert sich erst nach wenigen Minuten die **Ventilation,** und nach Stunden bis Tagen kommt es dann zur Änderung der **Protonen- bzw. Bikarbonatausscheidung** über die Nieren.

Lungen

Durch die Lungen wird die flüchtige Säure CO_2 entfernt. Die Atemregulation sorgt dafür, dass die pro Zeiteinheit entfernte Menge an CO_2 exakt der im Stoffwechsel gebildeten Menge an CO_2 entspricht. Der zentrale Atemantrieb, der durch pH und pCO_2 gesteuert ist, regelt die Belüftung des Alveolarraums (alveoläre Ventilation) so genau, dass der arterielle pCO_2 nur gering um den Normalwert von 40 mmHg (= 1,2 mmol CO_2/l) schwankt.

Niere

Die Niere entfernt Säureäquivalente durch Sekretion von Protonen in die Tubulusflüssigkeit. Gleichzeitig wird eine äquimolare Menge Bikarbonat an die peritubuläre Flüssigkeit abgegeben.

Da der **Urin-pH** einen Wert von 4,5 nicht unterschreiten kann, wird nur ein verschwindend kleiner Teil der Protonen in freier Form ausgeschieden. Der Großteil muss durch **Puffersubstanzen** (Protonenakzeptoren) abgefangen werden (NH_3 und Phosphat). Die Niere passt die Säureausscheidung der Menge der im Stoffwechsel, vorwiegend Aminosäurestoffwechsel, gebildeten Säureäquivalente an. Fallen mehr Säureäquivalente an, können die Ammoniumbildung und parallel dazu die Säureausscheidung von normal etwa 50 auf 500 mmol/d ansteigen. Die Niere

Elektrolyt- und Wasserhaushalt

hält durch Anpassung der tubulären Protonensekretion normalerweise die Plasmakonzentration von Bikarbonat, dem wichtigsten Puffer im Extrazellularraum, bei 25 mmol/l. Bei vermehrter Aldosteronwirkung und Volumenmangel steigt die Nierenschwelle für Bikarbonat an.

Untersuchung des Säure-Basen-Haushalts

Der wichtigste Puffer in der Extrazellularflüssigkeit ist das **CO2/HCO3--System**, das im Gleichgewicht mit allen extra- und intrazellulären Puffersystemen steht. Am CO_2/HCO_3^--System greift die Regulation direkt an durch Änderung der **alveolären Belüftung** (pCO_2) und **renalen Bikarbonatausscheidung** (HCO_3^-). Zwischen der Konzentration der Protonen (H^+-Ionen), der Bikarbonationen sowie der gelösten Kohlensäure besteht nach dem Massenwirkungsgesetz eine Beziehung, die in logarithmischer Form als **Henderson-Hasselbalch-Gleichung** bezeichnet wird:

> $H^+ = 24 \times (pCO_2/[HCO_3^-])$
> nach logarithmischer Umformung:
> $pH = 6{,}1 + \log([HCO_3^-] / \{0{,}03 \times pCO_2\})$
> Einheiten: HCO_3^- in mmol/l; pCO_2 in mmHg; H^+ in nmol/l

Der arterielle Kohlendioxidpartialdruck ($paCO_2$) und damit die Konzentration der Kohlensäure im Blut sind nahezu ausschließlich abhängig von der alveolären Ventilation. Die CO_2-Abgabe kann durch verstärkte Belüftung gesteigert (alveoläre Hyperventilation) und durch verminderte Belüftung verringert werden (alveoläre Hypoventilation). Die Bikarbonatkonzentration wird durch die Niere reguliert, indem sie je nach Bedarf HCO_3^- ausscheidet oder retiniert. Daneben ist die Bikarbonatkonzentration nach dem Massenwirkungsgesetz auch abhängig von der Kohlensäurekonzentration. Nur bei normaler Ventilation ($paCO_2 = 40$ mmHg) spiegelt Bikarbonat exakt die renale Säure-Basen-Regulation wider. Ist der $paCO_2$ erhöht, kann die zusätzlich durch Nachdissoziation aus CO_2 entstehende Bikarbonatmenge berechnet werden (sinngemäß dasselbe gilt für den erniedrigten $paCO_2$). Konventionell wird diejenige Bikarbonatkonzentration angegeben, die bei normaler Ventilation ($paCO_2 = 40$ mmHg), also unter Standardbedingungen, im Blut zu finden wäre (sog. Standard-Bikarbonat). **Normalwerte** im arteriellen Blut (oder arterialisierten Kapillarblut):

> pH: 7,40 (7,38–7,42)
> $paCO_2$: 40 (37–43) mmHg (4,8–5,8 kPa)
> Standard-Bikarbonat bei $paCO_2$ = 40 mmHg: 25 (23–27) mmol/l

Säure-Basen-Störungen und Kompensationsmechanismen

Säure-Basen-Störungen können im Prinzip auf zwei Wegen entstehen:
- durch gestörte alveoläre Ventilation (**respiratorische Azidose und Alkalose**)
- durch veränderten metabolischen Anfall bzw. renale Ausscheidung von Säureäquivalenten (**metabolische Azidose und Alkalose**)

Tabelle 19.7 fasst die vier im Prinzip möglichen primären Säure-Basen-Störungen zusammen.

Der Körper wehrt sich gegen Abweichungen des Säure-Basen-Gleichgewichts durch kompensatorische Änderungen der alveolären Ventilation (**respiratorische Kompensation**) und der renalen Bikarbonatschwelle (**renale Kompensation**). Um im chronischen Fließgleichgewicht (Steady State) die Säure-Basen-Werte sinnvoll interpretieren zu können, müssen diese Kompensationsvorgänge berücksichtigt werden. Prinzipiell versuchen die kompensatorischen Anpassungsvorgänge immer, die Abweichungen der Protonenkonzentration (bzw. des pH) möglichst gering zu halten.

Respiratorische Azidose und Alkalose

Nach dem Schema in Abbildung 19.3 bedeutet dies, dass z. B. bei primärer alveolärer Hypoventilation (respiratorische Azidose) der $paCO_2$ ansteigt; infolgedessen muss der pH sinken. Mittelfristig steigt jedoch auch die Bikarbonatkonzentration durch renale Bikarbonatretention an. Bei gegebenem $paCO_2$ ist dann die Bikarbonatkonzentration höher, und der pH-Wert liegt näher am Normalwert von 7,4 (renale Kompensation bei respiratorischer Azidose). Umgekehrt fällt bei alveolärer Hyperventilation die Bikar-

Tab. 19.7 Primäre Säure-Basen-Störungen.

Störung	Primäre Abweichung	Sekundäre Kompensation	Mechanismen der sekundären Kompensation
Respiratorische Azidose	$paCO_2$ ↑	HCO_3^- ↑	Erhöhte renale Bikarbonatschwelle
Respiratorische Alkalose	$paCO_2$ ↓	HCO_3^- ↓	Erniedrigte renale Bikarbonatschwelle
Metabolische Azidose	H^+ ↑	$paCO_2$ ↓	Alveoläre Hyperventilation
Metabolische Alkalose	H^+ ↓	$paCO_2$ ↑	Alveoläre Hypoventilation

19.6 Störungen des Säure-Base-Haushalts

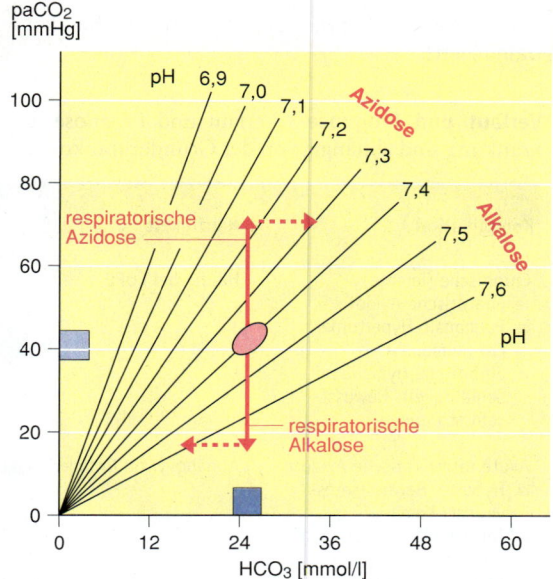

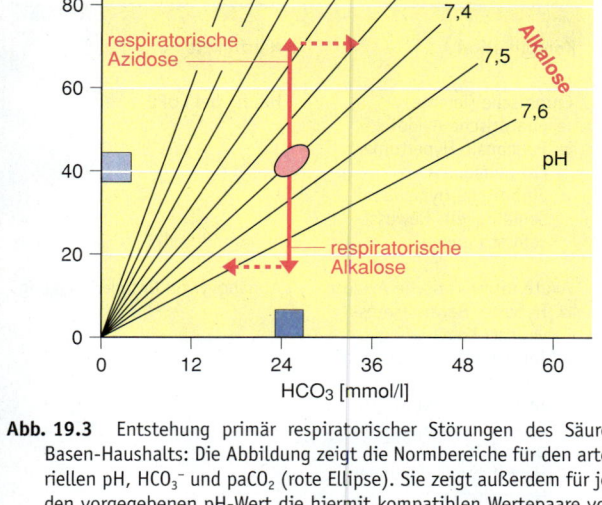

Abb. 19.3 Entstehung primär respiratorischer Störungen des Säure-Basen-Haushalts: Die Abbildung zeigt die Normbereiche für den arteriellen pH, HCO_3^- und $paCO_2$ (rote Ellipse). Sie zeigt außerdem für jeden vorgegebenen pH-Wert die hiermit kompatiblen Wertepaare von HCO_3^- und $paCO_2$. Bei primär respiratorischen Störungen liegt ein Anstieg (alveoläre Hypoventilation) oder ein Abfall (alveoläre Hyperventilation) von $paCO_2$ vor. Durch Änderung der renalen Bikarbonatschwelle kommt es kompensatorisch zum sekundären Anstieg (bei respiratorischer Azidose) oder Abfall (bei respiratorischer Alkalose) von HCO_3^-. Die kompensatorische Änderung von HCO_3^- vermindert die Abweichung des pH; dies ist leicht verständlich aufgrund folgender Beziehung: $H^+ = 24 \times (pCO_2/HCO_3^-)$.

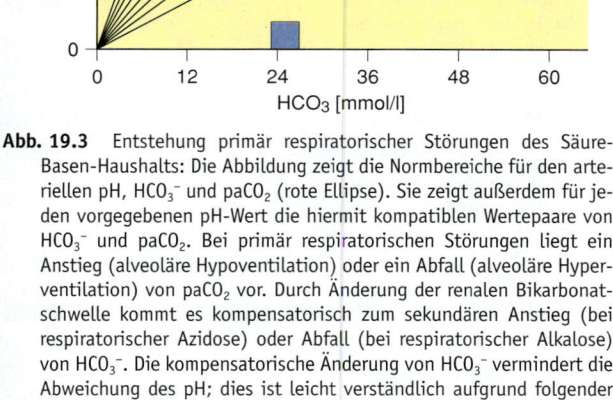

Normbereich von:
- $paCO_2$ 40 mmHg (37 – 43)
- pH 7,40 (7,38 – 7,42)
- HCO_3 25 mmol/l (23 – 27)

Abb. 19.4 Entstehung primär metabolischer Störungen des Säure-Basen-Haushalts: Hier liegt ein Abfall (metabolische Azidose) oder Anstieg (metabolische Alkalose) von HCO_3^- vor. Durch Änderung der alveolären Ventilation kommt es kompensatorisch zum sekundären Abfall oder Anstieg von $paCO_2$, wodurch die Abweichung des pH wieder vermindert wird.

bonatkonzentration durch vermehrte renale Bikarbonatausscheidung ab (renale Kompensation bei respiratorischer Alkalose).

Metabolische Azidose und Alkalose

Bei metabolischer Azidose, d. h. Beladung der Körperflüssigkeit mit Säureäquivalenten oder Verlust von Bikarbonat, fällt die Bikarbonatkonzentration im Blut ab (Abb. 19.4). Würde sich die alveoläre Ventilation nicht ändern, käme es zu einem starken Abfall des pH. Dies wird dadurch verhindert, dass der zentrale Atemantrieb und die alveoläre Ventilation gesteigert werden und damit die Abweichung des pH-Werts begrenzt wird (respiratorische Kompensation bei metabolischer Azidose). Bei metabolischer Alkalose kommt es umgekehrt durch kompensatorische Verminderung der Ventilation (alveoläre Hypoventilation) zum Anstieg des $paCO_2$. Hierdurch steigt der pH-Wert weniger stark an. Somit ist die metabolische Alkalose weniger stark ausgeprägt, als dies bei unveränderter Ventilation der Fall wäre.

Aus dem Gesagten wird auch verständlich, weshalb Säure-Basen-Störungen immer dann besonders gefährlich sind, wenn die ventilatorische Kompensation beeinträchtigt ist, z. B. metabolische Azidose bei diabetischem Koma eines Patienten, dessen Ventilation wegen Lungenemphysem nicht gesteigert werden kann.

19.6.2 Respiratorische Störungen des Säure-Basen-Haushalts

Respiratorische Störungen führen bei alveolärer Hypoventilation zur respiratorischen Azidose und bei alveolärer Hyperventilation zur respiratorischen Alkalose.

Respiratorische Azidose

Engl. Begriff: Respiratory Acidosis

Definition Als respiratorische Azidose wird ein Abfall des arteriellen pH bezeichnet, dem primär ein Anstieg des arteriellen CO_2-Partialdrucks ($paCO_2$) infolge alveolärer Hypoventilation zugrunde liegt.

Ätiologie und Pathogenese Da im Stoffwechsel große Mengen von CO_2 entstehen (20 000 mmol/d), steigt der $paCO_2$ sofort an, wenn die alveoläre Ventilation sich vermindert. Der Anstieg von $paCO_2$ wird auch als **Hyperkapnie** bezeichnet. Nach Stunden bis Tagen kommt es durch renale Bikarbonatretention zum Anstieg der Bikarbonatkonzentration (renale Kompensation der respiratorischen Azidose). Im chronischen Steady State steigt die Bikarbonatkonzentration um etwa 3 mmol/l an, wenn der $paCO_2$ um 10 mmHg erhöht ist. Die Hyperkapnie führt zu einer

Vasodilatation der Gefäße des Gehirns, worauf einige der klinischen Symptome zurückzuführen sind.

Zu den Ursachen der respiratorischen Azidose siehe Tabelle Differentialdiagnose.

Symptome Die alveoläre Hypoventilation ist klinisch schwer zu erkennen. Das Gefühl der Atemnot ist unzuverlässig, zumal wenn bei hohem CO_2 die Patienten präkomatös werden. Hyperkapnie (und die häufig begleitende Hypoxämie) führen zu Tachykardie, Blutdruckanstieg und pulmonaler Hypertonie durch Konstriktion der Lungengefäße (bei längerem Bestehen zum Cor pulmonale). Bei ausgeprägter Hyperkapnie ($paCO_2$ je nach Geschwindigkeit des Anstiegs 60–75 mmHg) führt die zerebrale Vasodilatation zur intrakraniellen Drucksteigerung mit Stauungspapillen, Verwirrtheitszuständen und Koma. Die Konjunktivalgefäße und die Gefäße der Gesichtshaut sind dilatiert.

Diagnostik Die Diagnose ergibt sich aus **Anamnese, klinischem Untersuchungsbefund** und Blutgasanalyse.

Differentialdiagnose	Ausschlussmaßnahmen

Alveoläre **Hypoventilation** infolge
■ Atemwegsobstruktion
  – akut: Aspiration, Fremdkörper, Laryngospasmus
  – chronisch: Asthma bronchiale, Lungenemphysem
■ Restriktiver Lungenerkrankungen
  – akut: Pneumothorax, Pneumonie, ARDS (Acute Respiratory Distress Syndrome)
  – chronisch: Pneumonie, interstitielle Lungenfibrose, Lungenparenchymverlust (Resektion, Kavernen), Pleuraverschwartung, Kyphoskoliose
■ Neuromuskulärer Fehlfunktionen bei: Guillain-Barré-Syndrom, Botulismus, amyotropher Lateralsklerose, multipler Sklerose
■ Depression des Atemzentrums
  – akut: Anästhesie, atemdepressorisch wirkende Pharmaka (Morphinderivate, Sedativa), Schädigung des Atemzentrums (Trauma, Infarkt, Blutung)
  – chronisch: Pickwick-Syndrom
	siehe Diagnostik

Therapie Die einzig sinnvolle Behandlung besteht in der **Steigerung der Ventilation.** Geeignet sind Maßnahmen zur Behebung einer akuten bronchialen Obstruktion (z. B. bei Asthma bronchiale, antibiotische Therapie eines respiratorischen Infekts, Beseitigung mechanischer Atmungshindernisse etc.). Bei schwerer Hyperkapnie muss die Indikation zur **künstlichen Beatmung** gestellt werden. Sauerstoff darf bei chronischer alveolärer Hypoventilation nur in geringen Mengen (0,5–1 l/min durch eine Nasensonde) gegeben werden, da der Wegfall des Sauerstoffmangelreizes zur Depression des Atemzentrums führen kann.

> **!** Opiate, die das Atemzentrum hemmen, sind hier kontraindiziert!

Verlauf und Prognose Verlauf und Prognose der Erkrankung sind abhängig von der Grunderkrankung.

Komplikation	Häufigkeit
Chronische (leichte) respiratorische Azidose ■ Pulmonale Hypertonie, Cor pulmonale ■ Chronische Hypoxie mit Schläfrigkeit, Bewusstseinsstörungen	Häufig bei COPD
Akute respiratorische Azidose ■ Hypoxie, Bewusstseinsverlust, Koma ■ Intrakranieller Druckanstieg mit Stauungspapille ■ Tachykardie, Blutdruckanstieg, Blutdruckabfall ab pH < 7,15 ■ Herzrhythmusstörungen, Herzstillstand ■ Komplikationen der zugrunde liegenden Erkrankung	Abhängig von Grunderkrankung

Zusammenfassung

- Häufigste Ursache: Atemwegsobstruktion
- Wichtigstes Symptom: Hyperkapnie
- Wichtigste diagnostische Maßnahme: Blutgasanalyse
- Wichtigste therapeutische Maßnahme: Steigerung der Ventilation

Respiratorische Alkalose

Engl. Begriff: Respiratory Alkalosis

Definition Als respiratorische Alkalose wird ein Anstieg des arteriellen pH bezeichnet, dem ein Abfall des arteriellen CO_2-Partialdrucks ($paCO_2$) durch alveoläre Hyperventilation zugrunde liegt.

Ätiologie und Pathogenese Die primär vermehrte alveoläre Ventilation führt akut zum Abfall des $paCO_2$. Besteht die respiratorische Alkalose länger, scheidet die Niere vermehrt Bikarbonat aus. Es kommt zum Abfall der Plasma-Bikarbonat-Konzentration. Im Fließgleichgewicht ist die Bikarbonatkonzentration um etwa 4–5 mmol/l niedriger, wenn der $paCO_2$ um 10 mmHg abgefallen ist. Der verminderte $paCO_2$ führt im **zerebralen Kreislauf** zur **Vasokonstriktion;** hierauf sind die meisten klinischen Symptome zurückzuführen.

Symptome Bei schwerer akuter respiratorischer Alkalose, meist infolge des nervösen Atmungssyndroms, klagen die Patienten über **Parästhesien** an Lippen und Fingern, Schwindelgefühl und **tetanische Beschwerden**. Es findet sich eine gesteigerte neuromuskuläre Erregbarkeit, Pfötchenstellung der Hände oder Plantarflexion der Füße.

Diagnostik Die Diagnose ergibt sich aus der Anamnese und den Laborparametern. Wichtig ist die Abgrenzung einer respiratorisch kompensierten chronisch-metabolischen Azidose.

Differentialdiagnose

Alveoläre Hyperventilation infolge
- Hypoxie
  - akut: z.B. bei raschem Höhenaufstieg
  - chronisch: bei Lungenfibrose (Diffusionsstörung), extremer Anämie (Einschränkung der Sauerstofftransportkapazität), zyanotischen Herzvitien
- Zentraler Stimulation des Atemzentrums
  - infolge von: Durchblutungsstörungen, Trauma, Tumoren, Meningitis, Enzephalitis
  - durch Pharmaka: Salicylate, Nikotin, Progesteron
- Primären Lungenerkrankungen
- Sonstigen Ursachen: nervöses Atmungssyndrom (am häufigsten), Leberausfall, gramnegative Sepsis

---

Therapie Bei akuter Hyperventilation besteht die Behandlung in Beruhigung, ggf. leichter Sedierung des Patienten. Bei ausgeprägten Beschwerden kann durch Rückatmung in einen Plastikbeutel zur Anreicherung der Kohlensäure der Zustand behoben oder verhindert werden. Der psychosomatische Hintergrund sollte bei der Langzeitbetreuung dieser Patienten berücksichtigt werden. Zur Prophylaxe der Höhenkrankheit wird Acetazolamid (Diamox®) empfohlen, das die renale Rückresorption von Bikarbonat verhindert und die kompensatorische Verminderung der Bikarbonatkonzentration bei respiratorischer Alkalose beschleunigt.

Bei chronischer respiratorischer Alkalose ist die einzige Therapiemöglichkeit die Behandlung der Grundkrankheit.

Verlauf und Prognose Verlauf und Prognose sind abhängig von der zugrunde liegenden Erkrankung.

Komplikationen	Häufigkeit
Chronische respiratorische Alkalose (meist symptomlos)	Häufig in der Schwangerschaft und bei geringgradigen Lungenerkrankungen
Akute respiratorische Alkalose (Hyperventilationstetanie) - Parästhesien perioral, Finger - Muskelkrämpfe - Pfötchenstellung der Hände, Palmarflexion	Abhängig vom Ausmaß der Hyperventilation

---

Zusammenfassung

- Häufigste Ursache: Hyperventilation
- Wichtigste Symptome: Parästhesien, Tetanie
- Wichtigste diagnostische Maßnahme: Blutgasanalyse
- Wichtigste therapeutische Maßnahme: Rückatmung in einen Plastikbeutel bei nachgewiesener Hyperventilationstetanie

19.6.3 Metabolische Störungen des Säure-Basen-Haushalts

Metabolische Azidose

Engl. Begriff: Metabolic Acidosis

Definition Als metabolische Azidose wird ein Abfall des arteriellen pH-Werts bezeichnet, der auf eine primäre Verminderung der Bikarbonatkonzentration im arteriellen Blut zurückzuführen ist. Meist liegt primär ein gesteigerter Anfall von Säureäquivalenten, selten ein primärer Verlust von Bikarbonat zugrunde.

Ätiologie und Pathogenese Im Prinzip kann eine metabolische Azidose durch drei Mechanismen ausgelöst werden:
- Bildung nichtflüchtiger Säuren im Stoffwechsel
- verminderte renale Säureausscheidung
- renaler oder extrarenaler Bikarbonatverlust

Kompensationsmechanismen Der vermehrte Anfall von Säureäquivalenten setzt drei unterschiedlich rasch einsetzende Kompensationsmechanismen in Gang.
1. Protonen werden im Austausch gegen Kalium in die intrazelluläre Flüssigkeit aufgenommen. Dies vermindert die Azidämie, begünstigt jedoch das Auftreten einer Hyperkaliämie.
2. Der Abfall des arteriellen pH stimuliert das Atemzentrum. Durch kompensatorisch gesteigerte alveoläre Ventilation sinkt der $paCO_2$. Im Steady State nimmt die arterielle CO_2-Spannung um etwa 1,2 mmHg ab, wenn die Bikarbonatkonzentration um 1 mmol/l erniedrigt ist. Selbst bei extremer Hyperventilation kann der Patient den $paCO_2$ selten auf Werte unter 10 mmHg senken. Bei Erschöpfung der Atemmuskulatur versagt die respiratorische Kompensation, und es kommt zum Wiederanstieg von $paCO_2$ und zum krisenhaften Abfall des pH.
3. Bei chronischer Azidose steigt die Ausscheidung von Ammoniumionen und von Säureäquivalenten im Urin deutlich an.

Aus differentialdiagnostischen Gründen ist es nützlich, auf das Verhalten der **Chloridkonzentration** zu achten. Ist die Azidose auf überschießende Bildung von Säuren im Intermediärstoffwechsel (Laktat, Ketonkörper) oder ungenügende renale Ausscheidung der Puffersubstanz Phosphat zurückzuführen, ist der Abfall der Bikarbonatkonzentration nicht von einem gleich großen Anstieg der Chloridkonzentration begleitet. Die sog. Anionenlücke (Summe der nicht gemessenen Ionen) steigt dann an. Als **Anionenlücke** wird die Differenz zwischen Natrium-, Bikarbonat- und Chloridkonzentration bezeichnet:

Elektrolyt- und Wasserhaushalt

> $Na^+ - HCO_3^- - Cl^-$, d.h. 140–25–103 mmol/l (Normwert 12 mmol/l)

Eine hohe Anionenlücke bei normalem Serum-Kreatinin-Wert spricht für vermehrte Produktion endogener oder exogener Säureäquivalente.

Symptome Es gibt nur wenige Zeichen, die für die metabolische Azidose spezifisch sind. Bei akuter metabolischer Azidose besteht eine tiefe, etwas beschleunigte Atmung (**Kussmaul-Atmung**). Die chronische Hyperventilation ist schwierig zu erkennen. Symptome der schweren Azidose sind **Verwirrtheitszustände, Stupor, Koma.** Schwere Azidose mit pH-Werten unter 7,20 führt zur Verminderung des Herzzeitvolumens, zu Herzrhythmusstörungen und katecholaminrefraktärem Blutdruckabfall.

Laborchemisch wird eine Verminderung von pH und Bikarbonat mit einer kompensatorischen Verminderung des $paCO_2$ gefunden. Für die Differentialdiagnose ist eine Berechnung der Anionenlücke nützlich.

Diagnostik Die Diagnose wird aufgrund der **Laborwerte** gestellt; die Ursache ist aus der **Anamnese**, den Befunden und Berücksichtigung der Anionenlücke abzuleiten.

Differentialdiagnose

- Bei erhöhter Anionenlücke
  a) vermehrte Produktion von Säureäquivalenten
     - Ketoazidose (Diabetes, Alkohol, Hunger)
     - Laktatazidose (Schock, Hypoxie, Leberausfall, Malignom)
     - Vergiftung (Methanol, Ethylenglykol, Salicylate)
  b) Niereninsuffizienz
- Bei normaler Anionenlücke (hyperchlorämische metabolische Azidose)
  a) Renale Tubulusdysfunktion
     - renal-tubuläre Azidose
  b) Verlust von Bikarbonat
     - intestinal (Diarrhö)
     - renal (Carboanhydrasehemmer)
  c) Zufuhr von Säure-Basen-Äquivalenten (+ Chlorid)
     - Ammoniumchlorid
     - kationische Aminosäuren (z.B. Lysinchlorid)

Therapie Im Vordergrund steht die **Behandlung der Grundkrankheit** (z.B. Insulin zur Behandlung der diabetischen Ketoazidose, Schockbehandlung bei Methanol- oder Ethylenglykolintoxikation). Der Nutzen der Bikarbonatzufuhr ist umstritten; sie sollte nur bei vitaler Bedrohung durch eine exzessive Azidose erwogen werden. Der Nachteil der Bikarbonatzufuhr besteht darin, dass bei Laktatazidose die Laktatproduktion gesteigert wird. Außerdem kann es zur Überkorrektur der Azidose mit überschießender Alkalose und Hypokaliämie kommen.

Bei chronischer metabolischer Azidose, z.B. im Rahmen einer Niereninsuffizienz, kann eine Behandlung mit Natriumbikarbonat p.o. erfolgen (30–100 mmol/d). Bei dialysepflichtigen Patienten wird die Azidose durch das Dialysat ausgeglichen.

Verlauf und Prognose Verlauf und Prognose sind abhängig von der zugrundeliegenden Erkrankung.

Komplikationen (schwere Azidose)	Häufigkeit
Kardiovaskuläres System - Abnahme der Herzmuskelkontraktilität - Arteriolläre Dilatation, Venokonstriktion, Zentralisation des zirkulierenden Blutvolumens mit peripherer Zyanose - Verminderung des Herzzeitvolumens, Abnahme der Leber- und Nierendurchblutung - Auftreten von Herzrhythmusstörungen, Kammerflimmern - Katecholaminrefraktärer Blutdruckabfall, Abnahme der Katecholaminempfindlichkeit des Herzens	Abhängig vom Ausmaß der Azidose
Lunge - Dysnoe, Hyperpnoe, Kussmaul-Atmung - Zunahme der respiratorischen Atemarbeit bis zur respiratorischen Erschöpfung mit Apnoe	Abhängig vom Ausmaß der Azidose
Stoffwechsel - Dysnoe, Hyperpnoe, Abnahme der Bereitstellung energiereicher Phosphate - Dysnoe, Hyperpnoe, Hemmung der anaerobe Glykolyse, Hypoglykämie - Dysnoe, Hyperpnoe, Hyperkaliämie - Dysnoe, Hyperpnoe, Gesteigerter Proteinabbau, Katabolismus - Dysnoe, Hyperpnoe, Insulinresistenz	Abhängig vom Ausmaß der Azidose
Zentralnervensystem - Dysnoe, Hyperpnoe, Abnahme des Zellmetabolismus - Dysnoe, Hyperpnoe, Hemmung der Volumenregulation der Zelle - Dysnoe, Hyperpnoe, Bewusstseinsverlust und Koma	Abhängig vom Ausmaß der Azidose

Zusammenfassung

- Häufigste Ursachen: akut: diabetisches Koma, chronisch: Niereninsuffizienz
- Wichtigstes Symptom: Kussmaul-Atmung

19.6 Störungen des Säure-Base-Haushalts

- Wichtigste diagnostische Maßnahmen: Blutgasanalyse, Kaliumbestimmung, Blutdruck- und EKG-Kontrolle
- Wichtigste therapeutische Maßnahmen: Behandlung der Grundkrankheit, ggf. Bikarbonatzufuhr

Metabolische Alkalose

Engl. Begriff: Metabolic Alkalosis

Definition Als metabolische Alkalose wird ein Anstieg des arteriellen pH-Werts bezeichnet, der primär auf eine Erhöhung der Bikarbonatkonzentration im arteriellen Blut zurückzuführen ist, meist verursacht durch primär renale Retention von Bikarbonat.

Ätiologie und Pathogenese Die normale Niere kann große Mengen Bikarbonat bis zu 500 mmol/d ausscheiden. Eine **primäre renale Retention** von Bikarbonat tritt nur dann ein, wenn die Niere durch Mineralokortikoide oder Volumendepletion daran gehindert wird, Bikarbonat bei normaler Plasmakonzentration im Urin auszuscheiden. **Mineralokortikoide** stimulieren die renale Säureausscheidung und erhöhen damit die Bikarbonatschwelle. Bei Volumenmangel würde die Ausscheidung von $NaHCO_3$, die zur Korrektur der metabolischen Alkalose notwendig wäre, zu weiterem Natriumverlust und damit zur Verstärkung der Hypovolämie führen. Infolgedessen unterbleibt die Bikarbonatausscheidung.

Zu den wichtigsten Ursachen der metabolischen Alkalose siehe Tabelle Differentialdiagnose.

Symptome Oft sind die Symptome einer **gleichzeitig vorliegenden Hypokaliämie** führend (Muskelschwäche, Herzrhythmusstörungen). Bei massivem Erbrechen infolge Alkalose kann eine Tetanie vorliegen („Magentetanie"). Eine Hypoventilation zur Kompensation einer posthyperkapnischen metabolischen Alkalose kann eine vorbestehende respiratorische Insuffizienz erheblich verstärken.

Diagnostik Die Diagnose wird aus der Anamnese und den Laborparametern gestellt.

Differentialdiagnose

- Mit Volumenexzess und Hypertonie
  - primärer Hyperaldosteronismus
  - Cushing-Syndrom
- Mit Volumendepletion ohne Hypertonie (sekundärer Hyperaldosteronismus):
  - Missbrauch von Schleifendiuretika und Laxanzien (sog. Pseudo-Bartter-Syndrom)
  - Erbrechen, Verlust von Magensaft (z.B. durch Drainage)
  - villöses Adenom (Verlust chloridreicher Darmflüssigkeit); selten
  - posthyperkapnische Alkalose
- Sonstiges
  - Bartter-Syndrom (angeborene tubuläre Rückresorptionsstörung für Chlorid; s. Kap. 18.13.4); selten
  - Milch-Alkali-Syndrom (bei Patienten, die bei eingeschränkter Nierenfunktion hohe Bikarbonatdosen erhalten)

Therapie Eine spezifische Behandlung ist selten notwendig. Bei Patienten mit Chloridmangel reicht meist die **Zufuhr von Natriumchloridlösung** aus, um der Niere die Ausscheidung von Natriumbikarbonat zu ermöglichen und so die metabolische Alkalose zu korrigieren. Die gleichzeitige Gabe von Kaliumchlorid ist zum Ausgleich der häufig bestehenden **Hypokaliämie** nützlich. Bei Nebennierenrindenüberfunktion muss die Grundkrankheit behandelt werden (Tumorentfernung, Gabe von Spironolacton). Intravenöse Zufuhr von Lysin- und Argininhydrochlorid (zur Ansäuerung der extrazellulären Flüssigkeit) oder die Gabe von Acetazolamid (zur Hemmung der tubulären Bikarbonatrückresorption) ist selten notwendig.

Verlauf und Prognose Verlauf und Prognose sind abhängig von der zugrunde liegenden Erkrankung

Komplikationen (schwere Alkalose)	Häufigkeit
Kardiovaskuläres System - Arterioläre Konstriktion - Reduktion des koronaren Blutflusses - Angina pectoris - Entwicklung therapierefraktärer supraventrikulärer und ventrikulärer Arrhythmien	Abhängig vom Ausmaß der Alkalose
Lunge - Hypoventilation mit begleitender Hyperkapnie und Hypoxie	Abhängig vom Ausmaß der Alkalose
Stoffwechsel - Stimulation der anaeroben Glykolyse und der Produktion von organischen Säuren - Hypokaliämie - Hypokalzämie - Hypomagnesiämie - Hypophosphatämie	Abhängig vom Ausmaß der Alkalose
Zentralnervensystem - Abnahme des zerebralen Blutflusses - Abnahme des intrakraniellen Druckes - Krampfneigung - Lethargie, körperliche Schwäche - Delirium, Stupor, Bewusstseinsverlust	Abhängig vom Ausmaß der Alkalose

Zusammenfassung

- Häufigste Ursachen: Verlust von Säureäquivalenten (Erbrechen, Überdiuretizierung), Hyperaldosteronismus
- Wichtigste Symptome: Muskelschwäche, Herzrhythmusstörungen, Hypokaliämie
- Wichtigste diagnostische Maßnahmen: Blutgasanalyse, Kaliumbestimmung, EKG
- Wichtigste therapeutische Maßnahme: unterschiedlich, ist abhängig von zugrunde liegender Erkrankung

Elektrolyt- und Wasserhaushalt

Zur weiteren Information

Literatur

Al-Ghamdi, S. M. G., E. C. Cameron, R. A. L. Sutton: Magnesium deficiency – pathophysiology and clinical overview. Am J Kidney Dis 1994; 24: 737–52.

Andreoli, B. E.: Edematous status – an overview. Kidney Int 1997; 51 (Suppl. 59) 2–10.

Kamel, K. S., S. Quaggin, A. Scheich, M. L. Halperen: Disorders of potassium homeostasis – an approach based on pathophysiology. Am J Kidney Dis 1994; 24:597–613.

Krapf, R.: Iatrogene Hyperkaliämie. Schweiz Med Wochenschr 1996; 126: 626–31.

Machado, C. E., C. D. Flombaum: Safety of Pamidronate in patients with renal failure and hypercalcemia. Clin Nephrol 1996; 45: 175–9.

Palevsky, P. M., R. Bhagrath, A. Greenberg: Hypernatremia in hospitalized patients. Am Intern Med 1996; 124: 197–203.

Palmer, B. S., R. J. Alpern: Metabolic alkalosis. J Am Soc Nephrol 1997; 8: 1462–9.

Schaefer, K.: Unsatisfactory control of serum phosphate – why is it so common and what can be done? Nephrol Dial Transplant 1994; 9: 1366–7.

Smulders, Y. M., H. J. Ferssin, E. H. Slaats, J. Silberbusch: Renal tubular acidosis, pathophysiology and diagnosis. Arch Intern Med 1996; 156: 1629–36.

Soupart, A., G. Decaux: Therapeutic recommendations for management of severe hyponatremia – current concepts on pathogenesis and prevention of neurologic complications. Clin Nephrol 1996; 46: 149–69.

Internet-Adressen

www.merck.com/pubs/mmanual/section2/chapter12/12c.htm
cnserver0.nkf.med.ualberta.ca/cn/Schrier/Default6.htm
www.uptodate.com

Keywords

Hyponatremia ◆ Hyperkalemia ◆ Metabolic Acidosis

IMPP-Statistik

Störungen des Natrium- und Wasserhaushalts ◆ Störungen des Säure-Basen-Haushalts ◆ Störungen des Kalziumhaushalts ◆ Störungen des Kaliumhaushalts ◆ Störungen des Phosphathaushalts ◆ Störungen des Magnesiumhaushalts

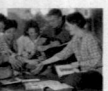

FRAGEN

1 Ein 62-jähriger Patient, anamnestisch chronische Bronchitis bei Raucheranamnese, wird nach einem Krampfanfall (Grand Mal) stark bewusstseinsgetrübt in die Klinik eingewiesen. Der Patient ist in sehr reduziertem AZ. Wegen des Verdachts auf Aspiration wird ein Thorax-Röntgenbild angefertigt, welches eine Raumforderung im rechten Mittellappen mit Verdacht auf Hiluslymphome ergibt.
- Wie lauten Ihre Verdachtsdiagnosen?
- Welche Untersuchungen veranlassen Sie?
- Was sind Ihre Behandlungsvorschläge?

2 Ein 72-jähriger Patient hat vor 13 Tagen einen apoplektischen Insult mit Aphasie und rechtsseitiger Hemiparese erlitten. Der Patient hat sich mehrfach verschluckt und aspiriert, weshalb eine Sondennahrung gegeben wird. Der Patient ist febril (38,5 °C). Nach vorübergehendem Aufklaren trübt der Patient innerhalb von drei Tagen zunehmend ein. Er wird auf der Intensivstation aufgenommen mit stehenden Hautfalten, Hypotonie, Serum-Harnstoff 180 mg/dl (63 mmol/l) und Serum-Natrium 158 mmol/l.
- Wie lautet Ihre Verdachtsdiagnose?
- Welche Ursachen kommen in Betracht?
- Welche Maßnahmen schlagen Sie vor?

3 Eine 23-jährige Typ-1-Diabetikerin hat einen fieberhaften Allgemeininfekt. Da sie sich nicht wohl fühlt, lässt sie die Insulininjektion ausfallen und wird im ketoazidotischen Koma auf der Intensivstation eingeliefert. Dort werden eine Hyperglykämie (720 mg/dl bzw. 39,9 mmol/l), metabolische Azidose (pH 7,2, Standard-Bbikarbonat 7 mmol/l) und ein hohes Serum-Kalium (6,8 mmol/l) festgestellt.
Die Patientin erhält Insulin und 100 ml einer 1-molaren (8,4 %) Na^+-Bikarbonat-Lösung. Nach 6 h hat die Patientin einen Serum-Kalium-Wert von 2,1 mmol/l mit schweren Hypokaliämiezeichen im EKG (ST-Senkung und U-Welle).
- Warum kam es bei der Patientin zur Hypokaliämie?
- Lässt sich diese Therapiekomplikation vermeiden?

4 Eine 28-jährige Krankenschwester, die vor kurzem einen Partnerverlust erlitten hatte, wird mit schwerer Hypokaliämie (1,8 mmol/l) aufgenommen. Die Patientin ist hypotensiv (RR 90/50 mmHg), tachykard (110 Schläge/min) und stark alkalotisch (Standard-Bikarbonat 28 mmol/l).
- Wie lautet Ihre Verdachtsdiagnose?
- Wie sichern Sie die Diagnose?

FRAGEN

5 Eine 78-jährige herzinsuffiziente Patientin wird mit einem totalen AV-Block und schwerer Bradykardie auf der Intensivstation aufgenommen. Das Serum-Kalium beträgt 8,5 mmol/l, das Serum-Kreatinin 3,4 mg/dl (300 µmol/l).
- Was ist die Ursache der Hyperkaliämie? Welche Informationen müssen von der Patientin bzw. dem Hausarzt erfragt werden?
- Wie sind derartige Zwischenfälle vermeidbar?

6 Eine 53-jährige Dialysepatientin wird akut mit einer Kammertachykardie aufgenommen. Der vor der Notfalldialyse abgenommene Serum-Kalium-Wert beträgt 9 mmol/l.
- Was ist die häufigste Ursache dieses Zwischenfalls?
- Wie muss die Patientin beraten werden?

7 Eine 63-jährige Patientin wird nach perforiertem Sigmadivertikel operiert. Es kommt zu einer kotigen Peritonitis mit gramnegativer Sepsis. Bei der Untersuchung der hypotensiven Patientin wird eine metabolische Azidose festgestellt (arterieller pH 7,02, Standard-Bikarbonat 6,2 mmol/l, pCO_2 24 mmHg). Es fällt eine Thrombopenie auf (80 000/µl bzw. 80 G/l).
- Was ist die wahrscheinlichste Ursache der metabolischen Azidose?
- Worin besteht die Behandlung?

8 Eine 32-jährige Patientin, seit kurzem geschieden, kommt untergewichtig (172 cm, 52 kg) mit schwerer metabolischer Alkalose (pH 7,52; Bikarbonat 36,2 mmol/l; pCO_2 45,9 mmHg) und Hypokaliämie (2,8 mmol/l) zur Aufnahme.
- Welche Verdachtsdiagnose ist zu stellen?
- Worin besteht die Therapie der metabolischen Alkalose?

20 Knochenerkrankungen

20.1 Osteoporose 1765
20.2 Osteomalazie 1775
20.3 Weitere Osteopathien 1780

20.3.1 Morbus Paget 1780
20.3.2 Osteogenesis imperfecta 1781
20.3.3 Renale Osteopathie 1782

20.4 Tumorinduzierte Knochenerkrankungen 1782

Zur Orientierung

Krankheiten des Skeletts können die Knochenstruktur zerstören. Die Folge sind Knochenbrüche, -verformungen oder Osteolysen mit Schmerzen und Fehlfunktion von Gelenken und Muskulatur. Die Mobilität der Patienten wird eingeschränkt. Häufigste Frakturursache ist die **Osteoporose**: Mehr als 30 % aller Frauen erleben eine osteoporotische Fraktur. Durch die steigende Lebenserwartung nehmen osteoporotische Frakturen auch bei Männern zu. Schenkelhalsbrüche, aber auch multiple Wirbelkörperfrakturen können zur Teil- oder Vollinvalidität führen.

Rachitis und **Osteomalazie** sind bei Kindern durch die konsequente Vitamin-D-Prophylaxe inzwischen selten geworden. Im höheren Lebensalter ist aber die Vitamin-D-Versorgung heute immer noch ungenügend. Sekundär kann eine Osteomalazie bei gastrointestinalen Krankheiten auftreten.

Primäre maligne Knochentumoren sind selten und von zweifelhafter Prognose. Eine lokalisierte Knochenzerstörung wird häufig durch osteolytische, osteoplastische oder gemischte Tumormetastasen verursacht. Zu den lokalisiert knochenzerstörenden Krankheiten gehören auch der Morbus Paget und das McCune-Albright-Syndrom.

20.1 Osteoporose

B. ALLOLIO

Engl. Begriff: Osteoporosis

Praxisfall

Bei einer 68-jährigen Frau tritt nach Anheben eines Wassereimers ein anhaltender stärkster thorakaler Schmerz auf. Mit Verdacht auf einen Myokardinfarkt wird sie ins Krankenhaus eingewiesen. Die weitere Diagnostik zeigt als Ursache jedoch im seitlichen Röntgenbild der Brustwirbelsäule eine frische Fraktur des BWK 7. Daneben bestehen Deckplatteneinbrüche von BWK 10 und 12. Die ergänzend angefertigte **Röntgenaufnahme der Lendenwirbelsäule** zeigt vorbestehende keilförmige Verformungen von LWK 1 und geringer auch LWK 2. Anamnestisch bestehen seit zwei Jahren wechselnde chronische **Rückenschmerzen**. Die Patientin ist in diesem Zeitraum 4 cm kleiner geworden. Die **Knochendichtemessung** ergibt einen Knochenmineralgehalt an der Wirbelsäule, der 2,7 Standardabweichungen unter der mittleren Knochengipfelmasse junger Frauen liegt, am Schenkelhals liegt dieser Wert bei 3,1 (T-Score –3,1).

Die **Labordiagnostik** bleibt ohne spezifisches Ergebnis. In der **Beckenkammbiopsie** wird eine hämatologische Systemerkrankung ausgeschlossen. Diagnose: primäre postmenopausale manifeste Osteoporose mit multiplen Wirbelkörperfrakturen.

Neben gelockerter Bettruhe wird therapeutisch eine **analgetische Therapie** mit Opiaten und nichtsteroidalen Analgetika eingeleitet, worunter sich die Beschwerden in den nächsten Tagen bis Wochen so weit bessern, dass die Opiattherapie beendet werden kann.

Zur **Verhinderung weiterer Frakturen** Beginn einer Therapie mit Bisphosphonaten (Alendronat 10 mg/d), ergänzt durch eine Basistherapie mit Kalzium (1 g/d) und Vitamin D (1000 E/d). Im Verlauf von drei Jahren treten keine weiteren Wirbelkörperfrakturen mehr auf. Regelmäßige krankengymnastische Übungen tragen zur Stabilisierung des Zustands bei. Als Schmerztherapie werden nur noch gelegentlich bei Bedarf nichtsteroidale Analgetika eingesetzt.

Definition Osteoporose ist eine **systemische** metabolische **Skeletterkrankung**, die durch eine **niedrige Knochenmasse** und eine **beeinträchtigte Mikroarchitektur** des Knochengewebes gekennzeichnet ist. Die Folge ist eine **erhöhte Knochenbrüchigkeit** (Frakturrisiko). Bereits ein geringfügiges Trauma (z. B. Sturz aus dem Stand) kann dann eine Fraktur auslösen.

Bei der Osteoporose ist das Verhältnis von Knochenmatrix und Mineralsalzgehalt nicht gestört.

Einteilung Man grenzt die **manifeste Osteoporose** mit bereits eingetretener Fraktur (z. B. Schenkelhalsfraktur)

Tab. 20.1 Klassifizierung der Osteoporose mithilfe der Knochendichtemessung (nach dem Vorschlag einer WHO-Studiengruppe).

Stadium	Knochendichte [in Standardabweichungen (SD) unter der mittleren Knochengipfelmasse junger gesunder Frauen]	Frakturen
Normale Knochendichte	Nicht mehr als 1 SD (T-Score > −1)	Keine
Osteopenie	1 bis 2,5 SD (T-Score −1 bis −2,5)	Keine
Präklinische Osteoporose (Osteoporose)	Mehr als 2,5 SD (T-Score < −2,5)	Keine
Manifeste Osteoporose (schwere Osteoporose)	Mehr als 2,5 SD (T-Score < −2,5)	Vorhanden

von der **präklinischen Osteoporose** ohne Frakturen ab. Eine geringgradige quantitative Verminderung der Knochenmasse im Vergleich zu altersgleichen Gesunden oder zur maximalen Knochenmasse (Peak Bone Mass) des jungen Erwachsenenalters mit etwa 30 Lebensjahren wird als **Osteopenie** bezeichnet.

Durch moderne Messtechniken (Densitometrie) lässt sich der Mineralgehalt des Knochens gut quantifizieren. Dies hat dazu geführt, dass densitometrische Kriterien für das Vorliegen einer Osteoporose entwickelt wurden (Tab. 20.1). Als Referenzgröße dient dabei die maximale Knochenmasse des jungen Erwachsenenalters (Peak Bone Mass). Eine Kategorisierung der Patienten allein auf der Basis einer Knochendichtemessung reicht aber zur Abschätzung des Frakturrisikos nicht aus, sie muss durch eine Analyse der Risikofaktoren ergänzt werden.

Wenn eine definierte Grunderkrankung die Osteoporose ausgelöst hat, spricht man von einer **sekundären Osteoporose**, liegt keine andere Erkrankung zugrunde, von der ätiologisch unklaren **primären Osteoporose**. Die durch das Defizit an Östrogenen begünstigte postmenopausale Osteoporose der Frau wird dabei als primäre Osteoporose kategorisiert.

Oft treffen primäre präklinische Osteoporose, multiple Risikofaktoren und sekundäre Osteoporose im Sinne eines multifaktoriellen Geschehens zusammen. Bei mindestens 5–10 % aller Osteoporosepatienten liegt eine sekundäre Osteoporose vor, insbesondere bei männlichen Patienten muss nach entsprechenden Ursachen gesucht werden (s. u.).

Epidemiologie Als typische osteoporotische Frakturen werden die **distale Radiusfraktur**, die **Wirbelkörperfraktur** und die **Schenkelhalsfraktur** angesehen. Grundsätzlich werden durch den systemischen Charakter der Osteoporose aber auch andere Frakturtypen begünstigt (z. B. Beckenringfrakturen, proximale Humerusfraktur). Die Prävalenz der Wirbelkörperfrakturen beträgt bei Frauen im Alter von 50–80 Jahren 8 %. Für eine 50-jährige Frau beträgt das kumulative, auf die verbleibende Lebenszeit bezogene Frakturrisiko jeweils 16 % für Wirbelkörper- und proximale Femurfrakturen und 15 % für Radiusfrakturen. Männer sind in einem signifikanten Prozentsatz ebenfalls betroffen. Im Alter über 50 Jahren beträgt die jährliche Inzidenz für Wirbelkörperfrakturen bei Männern 1,3 %. Das Lebenszeitrisiko westdeutscher Männer, die das 85. Lebensjahr erreichen, eine Schenkelhalsfraktur zu erleiden, liegt bei 8 %. Die Prognose nach einer Schenkelhalsfraktur ist dabei für Männer signifikant schlechter als für Frauen.

Osteoporotische Frakturen, insbesondere Schenkelhalsfrakturen, sind mit einer erheblichen Morbidität behaftet (Tab. 20.2); daneben haben sie eine große ökonomische Bedeutung. Für die Schweiz wurde gezeigt, dass bei Frauen mehr Krankenhaustage durch osteoporoseassoziierte Frakturen (insbesondere Schenkelhalsfrakturen) als durch Brustkrebs und Herzinfarkt zusammen anfallen.

Pathophysiologische Grundlagen

Knochenaufbau und -umbau Struktur und Zusammensetzung des Knochens sind das Ergebnis einer funktionellen Anpassung. 80 % des Knochens bestehen aus kompaktem kortikalen Knochen und 20 % aus trabekulärer Spongiosa. Diese ist stoffwechselaktiver und gestaltet z. B. die Wirbelkörper und die distalen Abschnitte der langen Extremitätenknochen. Die Entwicklung von Knochengröße und -struktur in der Jugend wird als **Bone Modelling** bezeichnet. Nach Beendigung des Skelettwachstums geht dieser Prozess in den lebenslang stattfindenden Knochenumbau (**Bone Remodelling**) über, der für Reparatur und Erneuerung des Knochens notwendig ist. Der Knochenumbau findet in diskreten Remodelling Units statt, die millionenfach im Skelettsystem verteilt sind.

Das Remodelling ist ein zyklischer Vorgang, bei dem **Osteoklasten** und **Osteoblasten** zeitlich gekoppelt nach-

Tab. 20.2 Folgen einer Schenkelhalsfraktur.

	Vorher	6 Monate danach
Gehen ohne Hilfe	75 %	15 %
Treppensteigen	63 %	8 %
Gehen von längeren Strecken	41 %	6 %

einander aktiviert werden. In der Initialphase wird alter Knochen von Osteoklasten resorbiert, so dass eine Resorptionshöhle (Howship-Lakune) entsteht. Osteoblasten wandern dann in diesen Bezirk ein und füllen ihn mit organischer Knochenmatrix, die konsekutiv mineralisiert wird.

Knochenmasse und Lebensalter Ist die Koppelung zwischen Knochenresorption und Knochenbildung zu Gunsten der Resorption verändert, so entsteht eine **negative Bilanz** mit einem allmählichen Verlust an Knochenmasse. Altersassoziiert ist ein solcher Knochenmasseverlust physiologisch, beeinträchtigt aber im hohen Lebensalter bereits regelhaft die mechanische Belastbarkeit des Knochens. Bei stärkerer negativer Bilanz des Bone Remodelling kann es zu einem raschen Verlust an Knochenmasse kommen, der zu einer frühzeitigeren Verringerung der Stabilität führt, so dass früh die **Frakturrisikoschwelle** erreicht wird.

Knochenmasse, -struktur und -funktion hängen aber auch davon ab, welche Knochengipfelmasse (**Peak Bone Mass**) in jungen Jahren erreicht wurde. Die Peak Bone Mass ist damit ein wichtiger Prädiktor für das spätere Auftreten osteoporotischer Frakturen. Sie wird von zahlreichen Faktoren wie Geschlecht, Rasse, genetischem Potential und Umwelteinflüssen (Kalziumzufuhr, Bewegungsfreude) geprägt. Männer erreichen eine höhere Knochenmasse als Frauen. Die Bedeutung genetischer Faktoren ist daran erkennbar, dass osteoporotische Frakturen oft familiär gehäuft auftreten.

Die Knochenarchitektur im jungen Erwachsenenalter zeigt in histologischen Präparaten stabil vernetzte Spongiosaplatten. Im Alter ändern sich die statischen Eigenschaften des Knochens nicht nur durch den Substanzverlust, sondern auch durch die veränderte Trabekelstruktur, bei der die Verknüpfungspunkte vermindert sind. Die Knochen sind darüber hinaus im Alter teilweise „übermineralisiert" und spröder als in der Jugend. Bei gleicher Knochenmasse besitzt daher ein alter Knochen eine geringere Festigkeit und eine höhere Knochenbrüchigkeit.

Bedeutung der Sexualhormone Eine wesentliche Rolle für Knochenaufbau und Knochenerhalt spielen die Sexualhormone. Bei Mädchen führen eine späte Menarche sowie **Amenorrhö** infolge von Anorexia nervosa oder Leistungssport und bei Jungen Pubertas tarda und **Hypogonadismus** zu einer verminderten Peak Bone Mass, so dass der altersassoziierte physiologische Knochenabbau frühzeitiger die Frakturrisikoschwelle erreicht. Von besonderer Bedeutung für die Pathogenese osteoporotischer Frakturen ist auch die **Menopause**. Unmittelbar nach der Menopause kommt es zu einem beschleunigten Knochenverlust sowohl im Achsenskelett als auch im Bereich der Extremitäten. So können Frauen in den ersten fünf Jahren nach der Menopause 10–15 % ihrer Knochenmasse, im Bereich der Wirbelsäule sogar bis zu 20 % verlieren. Wenngleich mit größerem Abstand zur Menopause die Geschwindigkeit des Knochenverlustes zurückgeht, so bleibt doch bei vielen Frauen eine erhöhte Verlustrate bis ins Alter bestehen („**Fast Loser**").

Auch bei Männern sind offenbar Östrogene für Aufbau und Erhalt des Knochens erforderlich, da Männer mit Östrogenrezeptordefekt oder Aromatasemangel eine Osteoporose entwickeln.

Nur bei einem Teil der betroffenen Frauen führt der Östrogenmangel zur manifesten Osteoporose, so dass zusätzliche Faktoren bedeutsam sind:

Ernährung **Kalzium**- und **Vitamin-D-Mangel** begünstigen einen sekundären Hyperparathyroidismus mit gesteigertem Knochenverlust. Der tägliche Kalziumbedarf liegt jenseits des 50. Lebensjahres für beide Geschlechter bei über 1000 mg. Die Mehrzahl der Personen dieses Alters ernährt sich kalziumdefizitär. Dabei wird der nutritive Kalziummangel durch den Mangel an Vitamin D – vor allem während der sonnenarmen Wintermonate – zusätzlich verstärkt.

Bewegung Intensive körperliche Belastung steigert die Knochendichte in den belasteten Knochenarealen. Bewegungsmangel fördert den Knochenabbau. Bei vollständiger **Immobilisation** kann in kurzer Zeit ein ausgeprägter Knochenverlust resultieren. Bewegungsmangel ist charakteristisch für die moderne Gesellschaft, so dass auch deshalb eine Zunahme der Osteoporose erwartet wird.

Individuelle Fallneigung Für zahlreiche Frakturtypen, insbesondere für die Schenkelhalsfraktur, ist in der Regel ein Trauma (Sturz) erforderlich, damit die Frakturneigung des Knochens manifest wird. **Das Frakturrisiko bei Osteoporose steigt mit der Zahl der Stürze.** Ein zentraler Faktor für die manifeste Osteoporose ist daher die individuelle Fallneigung, die mit dem Alter deutlich zunimmt. Die Abnahme der zerebralen Leistungsfähigkeit, kardiovaskuläre Erkrankungen mit Blutdruckschwankung und Herzrhythmusstörungen, Sehstörungen, Gebrauch von Psychopharmaka und Schlafmittel begünstigen Stürze und damit die Manifestation osteoporotischer Frakturen.

Außerdem steigt die Gewalteinwirkung auf das Skelett bei einem Sturz im Alter an, da durch **eingeschränkte Reaktionsfähigkeit**, verminderte Beweglichkeit und Störungen der neuromuskulären Koordination weniger Schutzmechanismen mobilisiert werden können („**hilfloser Sturz**"). Im hohen Alter ist häufig auch der Weichteilmantel über dem Hüftgelenk verringert, so dass insbesondere bei einer Neigung zum seitlichen Sturz hohe mechanische Kräfte wirksam werden.

Ätiologie und Pathogenese Während die primäre Osteoporose nicht auf dem Boden einer Grunderkrankung entsteht, kommen für die sekundäre Osteoporose folgende Ursachen in Betracht (Tab. 20.3):

- **Endokrinopathien**
  Hypogonadismus verursacht beim Mann in Analogie zur Ovarialinsuffizienz der Frau eine Osteoporose. Die frühzeitige Substitutionstherapie mit Testosteron verbessert die Knochenstabilität. Ein endogener **Hypercortisolismus** führt zu einer negativen Kalziumbilanz und zur direkten Hemmung der Knochenbildung. Frakturen, insbesondere an Wirbelsäule und Rippen, sind häufig. Eine lang dauernde unbehandelte **Hyperthyreose** ist ebenfalls mit einem höheren Osteoporoserisiko assoziiert.

Knochenerkrankungen

Tab. 20.3 Ursachen der sekundären Osteoporose.

Endokrinopathien	■ Hypogonadismus ■ Cushing-Syndrom ■ Hyperparathyroidismus ■ Hyperthyreose
Neoplasien	■ Plasmozytom ■ Mastozytose ■ Non-Hodgkin-Lymphome ■ Diffuse Knochenmarkskarzinose
Pharmaka	■ Glukokortikoide ■ Heparine ■ LHRH-Analoga
Gastrointestinale Erkrankungen	■ Pankreasinsuffizienz ■ Morbus Crohn ■ Biliäre Zirrhose ■ Sprue
Hereditäre Bindegewebserkrankungen	■ Osteogenesis imperfecta ■ Marfan-Syndrom ■ Ehlers-Danlos-Syndrom ■ Homozystinurie
Immobilisation	■ Bettruhe ■ Paraplegie ■ Hemiplegie
Rheumatologische Erkrankungen	■ Chronische Polyarthritis

■ **Neoplasien**
Hämatologische Systemerkrankungen wie das **multiple Myelom**, aber auch systemische **Mastozytose** und **lymphoproliferative Erkrankungen** können an der Wirbelsäule das radiologische Bild einer Osteoporose verursachen. Die systemische Mastozytose ist dabei oft auf den Knochen begrenzt und kann nur durch die Beckenkammbiopsie nachgewiesen werden. Die sonst typische Urticaria pigmentosa kann fehlen.

■ **Gastroenterologische Krankheiten**
Einheimische Sprue, chronische Pankreatitis mit Pankreasinsuffizienz, entzündliche Darmerkrankungen wie Morbus Crohn oder Zustand nach Magenresektion können ebenfalls zur Osteoporose führen. Häufig besteht eine Mischung aus reinem Knochenabbau und Osteomalazie („Poro-Malazie").

■ **Entzündliche Erkrankungen**
Entzündliche Erkrankungen wie rheumatoide Arthritis etc. können eine Osteoporose begünstigen. Durch den Entzündungsprozess komm es zur Freisetzung von Zytokinen, die den Knochenstoffwechsel beeinträchtigen und den Knochenabbau begünstigen.

■ **Organtransplantationen**
Nach **Herz- und Lebertransplantationen** entwickelt sich eine Osteoporose unter einer Behandlung mit Glukokortikoiden und Immunmodulatoren oft besonders rasch. Hier muss bereits mit der Transplantation oder auch zuvor eine aktive Frakturprophylaxe betrieben werden.

■ **Sonstiges**
Immobilisation und die damit verminderte mechanische Beanspruchung des Knochens führen rasch zu einer negativen Knochenbilanz.
Ein wesentliches Problem ist der pharmakologische Einsatz von Glukokortikoiden, der zu **glukokortikoidinduzierter Osteoporose** führt. Insbesondere in der Anfangsphase einer solchen Therapie treten rasch Knochenverluste auf. Bei postmenopausalen Frauen treten frühzeitig Frakturen auf.
Massiver chronischer **Alkoholabusus** begünstigt eine Osteoporose. Insbesondere bei Männern wird ein Zusammenhang zwischen Osteoporose und **Hyperkalziurie** beobachtet.

Symptome Die **Beschwerdelast bei Osteoporose** entsteht **ausschließlich** (direkt oder indirekt) **durch** die osteoporoseassoziierten **Frakturen.** Leitsymptom der Osteoporose ist damit die Fraktur ohne adäquates Trauma.
Durch eine Wirbelkörperfraktur werden Periost und Gefäßwände, die innerviert sind, geschädigt, und ein massiver **akuter Schmerz** kann die Folge sein. Da Rückenschmerzen ein unspezifisches Symptom darstellen, ist immer eine differentialdiagnostische Klärung erforderlich. Eine Reduktion der Knochendichte allein kann nicht kausal mit Rückenschmerzen verknüpft werden.
Beim Bruch von Röhrenknochen oder der zu 95 % aus trabekulärem Knochen bestehenden Schenkelhalsregion erzeugen Periost- und Weichteilzerreißungen ebenfalls in der Mehrzahl einen akut immobilisierenden Schmerz in Verbindung mit einem Funktionsverlust. Eine umgehende chirurgische Versorgung ist erforderlich. Auch nach erfolgreicher Behandlung bleibt in der Regel ein Funktionsverlust (Abb. 20.1).
Wirbelkörperverformungen können jedoch **auch ohne akutes Schmerzereignis** auftreten. Sie verursachen aber Fehlbelastungen in Gelenken und im Bandapparat, die sekundär zu Fehlhaltungen und Muskelverspannungen und damit zu einem **chronischen Schmerzsyndrom** führen.
Mit zunehmender Anzahl von Wirbelbrüchen verformt sich das Achsenskelett, eine **Größenabnahme** bis zu 20 cm ist möglich. Charakteristisch sind ein Rundrücken (**BWS-Kyphose**) und eine Rumpfverkürzung. Bei deutlicher Höhenminderung können die Rippen Kontakt mit der

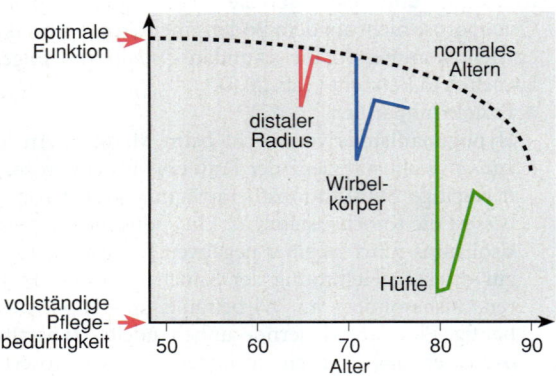

Abb. 20.1 Funktionseinbuße durch osteoporotische Frakturen.

Beckenschaufel bekommen und so zu chronischen Schmerzen führen.

Die Schmerzintensität ist variabel. Die Schmerzen werden als bohrend und schneidend beschrieben, akute Schmerzattacken können auftreten. Typischerweise sind die Schmerzen belastungsabhängig und können durch Ruhephasen unterbrochen werden. Zum Schmerz kommt daher eine Einschränkung der allgemeinen Belastbarkeit. Der Bedarf an Fremdhilfe wächst.

Der Zusammenhang zwischen Schmerzintensität und Anzahl der Wirbelkörperfrakturen ist nur locker. Mit zunehmender Anzahl von Wirbelkörperfrakturen und Verformungen nimmt die Beschwerdelast aber zu (Abb. 20.2).

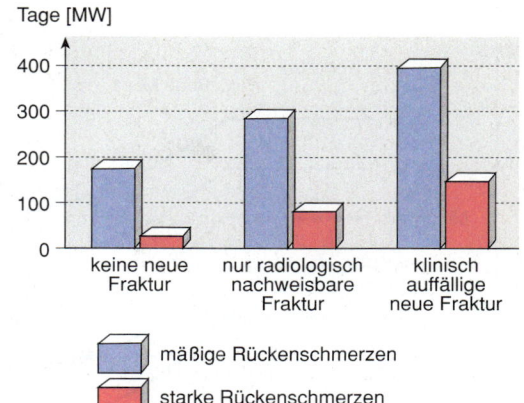

Abb. 20.2 Zusammenhang zwischen Wirbelkörperfrakturen und Rückenschmerzen bei Frauen mit Osteoporose. Auch klinisch nicht apparente Frakturen erhöhen die Morbidität.

Diagnostik Die Diagnostik bei Osteoporose hat drei Aufgaben:
- Frakturnachweis und Sicherung des Zusammenhangs zwischen Fraktur und allgemeiner Knochenfragilität
- Abschätzung des künftigen Frakturrisikos
- Abgrenzung der Osteoporose gegenüber anderen Knochenerkrankungen

Radiologische Bildgebung Die Erkennung und Beschreibung von Frakturen und frakturbedingten Verformungen gelingen durch **konventionelle Röntgenaufnahmen**, auf denen sich **typische Frakturzeichen** nachweisen lassen (Abb. 20.3). Im Bereich der Extremitäten ist der Frakturnachweis unproblematisch. Im Bereich der Wirbelsäule kommt dem Grund- und Deckplatteneinbruch die Wertigkeit einer Fraktur zu. Nicht jede Verformung eines Wirbelkörpers ist aber als osteoporotische Fraktur einzuordnen. Vielmehr muss eine Reihe von Differentialdiagnosen erwogen werden (s. Tab. 20.5). Eine **Höhenminderung** der Wirbelvorderkante (**Keilwirbel**) bzw. der Wirbelmitte (**Fischwirbelbildung**) um 20 % und mehr ist verdächtig auf eine osteoporotische Wirbelkörperfraktur. Im Einzelfall muss ein erfahrener Radiologe zu Rate gezogen werden.

Das durch Wirbelbrüche entstehende Verformungsausmaß lässt sich objektiv mit dem „Spine Deformity Index" quantifizieren. Das Prinzip besteht darin, die Höhe eines Wirbelkörpers (Vorderkante, Mitte und Hinterkante) mit den benachbarten Wirbeln zu vergleichen. Die Höhe des selten frakturierten BWK 4 dient zur individuellen Normierung. Auf diese Weise werden Höhenminderungen frühzeitig erfasst, und das Fortschreiten der Erkrankung (bzw. ein Therapieerfolg) lässt sich sensitiv dokumentieren.

Bestimmung von Knochendichte und -masse Die Knochendichte der Wirbelkörper, des Radius und des proximalen Femurs korreliert eng mit der Knochenfestigkeit. Die Knochendichte repräsentiert aber nur einen Teil der materialbezogenen Einflüsse auf die Festigkeit des Knochens. Die individuelle Knochendichte setzt man üblicherweise zum Referenzbereich in Beziehung, indem man Standardabweichungen vom Mittelwert der Referenzpopulation angibt. Diese werden als T-Score oder als Z-Score angegeben (Abb. 20.4): Der T-Score drückt die Knochendichte in Standardabweichungen von der mittleren Knochenmasse junger Erwachsener gleichen Geschlechtes aus (s. Tab. 20.1). Das Frakturrisiko steigt exponentiell mit abnehmendem T-Score an. Der Z-Score drückt die Knochendichte als Anzahl der Standardabweichungen aus, um die der Messwert von einer alters- und geschlechtsgleichen Referenzpopulation abweicht.

Unterschiedliche Densitometriemethoden stehen im Bereich der Wirbelsäule zur Verfügung:
- die Dual-Energy-Röntgenabsorptionsmessung (DXA) und

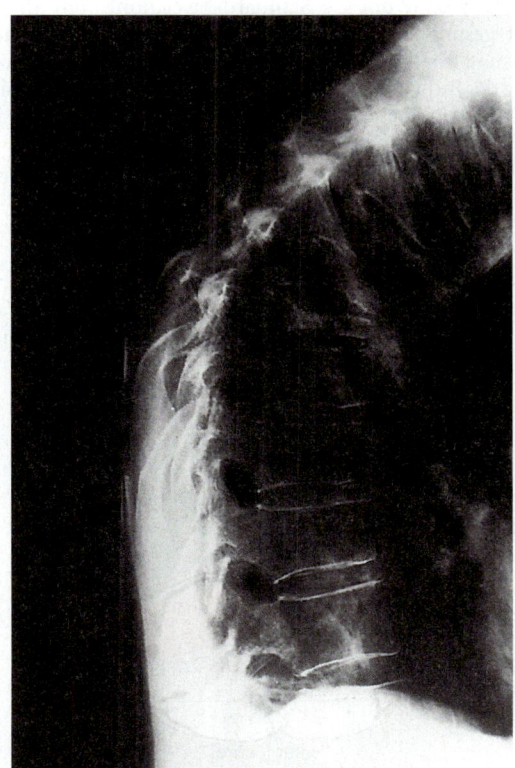

Abb. 20.3 Seitliche Röntgenaufnahme der Wirbelsäule einer Patientin mit postmenopausaler Osteoporose. Man erkennt Deckplatteneinbrüche, Keilwirbelbildung und vollständig kollabierte Wirbel.

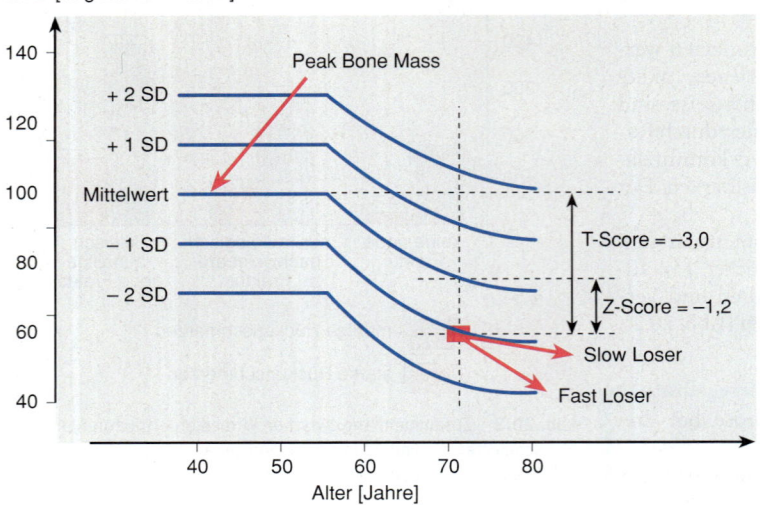

Abb. 20.4 Beschreibung der Knochendichte (BMD = Bone Mineral Density) als T-Score (Abweichung vom Mittelwert junger Erwachsener gleichen Geschlechts) und als Z-Score (Abweichung vom Mittelwert gleichaltriger Erwachsener gleichen Geschlechts). Ein Einzelmesswert erlaubt keine zuverlässige Prognose der BMD-Entwicklung.

- die quantitative Computertomographie (QCT), die mit Spezialscannern auch in der Peripherie durchgeführt werden kann (pQCT).

Alle Methoden zeichnen sich durch eine geringe Strahlenbelastung und eine gute Präzision aus. Von den verschiedenen Verfahren wurde bisher die DXA-Technik hinsichtlich des Frakturrisikos am besten validiert. Für eine postmenopausale Frau verdoppelt bis verdreifacht sich das Frakturrisiko an Wirbelsäule bzw. Hüfte mit Abnahme der Knochendichte um je 1 Standardabweichung vom Mittelwert gesunder 30-jähriger Frauen. Die Knochendichtemessung trägt damit wesentlich zur quantitativen Abschätzung der individuellen Frakturgefährdung bei. Als alleinige Methode im Sinne eines Osteoporose-Screenings ist sie jedoch nicht geeignet.

Die Knochendichtemessung (Abb. 20.5) ist nur aussagekräftig, wenn sie korrekt durchgeführt und gemeinsam mit den übrigen klinischen Daten des Patienten interpretiert wird.

Ultraschall Die Analyse des Schallverhaltens bei der Passage des Knochens gibt Aufschluss über die mechanischen Eigenschaften des Knochens. Erste prospektive Studienergebnisse zeigen, dass mit Ultraschallmessungen am Kalkaneus das Frakturrisiko vorhergesagt werden kann. Insgesamt ist diese Technik aber noch nicht gut standardisiert, so dass sie nicht für die Routinediagnostik herangezogen werden sollte.

Genetische Diagnostik Untersuchungen zur Assoziation zwischen Genpolymorphismen (z. B. Vitamin-D-Rezeptor etc.) und Frakturrisiko erbrachten widersprüchliche Ergebnisse. Die molekularbiologische Diagnostik leistet damit derzeit keinen wesentlichen Beitrag zur Abschätzung des Frakturrisikos.

Tabelle 20.4 gibt einen Überblick über Risikofaktoren, die systematisch bei allen Patienten zur Abschätzung der Gefahr osteoporotischer Frakturen herangezogen werden sollten.

Routinelabor Frische Frakturen können einen passageren Anstieg der alkalischen Phosphatase auslösen. Ansonsten fehlen bei der Osteoporose typische Laborveränderungen. Laboruntersuchungen werden aber **zur differentialdiagnostischen Abgrenzung** eingesetzt (Abb. 20.6). Sie umfassen BSG, Blutbild, Differentialblutbild, Elektrolyte, Kreatinin, Eiweißausscheidung im Urin (Bence-Jones-Protein), alkalische Phosphatase und ggf. die Immunelektrophorese. Klinische Befunde, die auf eine bestimmte Form der sekundären Osteoporose hinweisen (z. B. Cushing-Syndrom, Hyperthyreose) erfordern darüber hinaus eine gezielte Zusatzdiagnostik.

Histologie Bei unklaren Befunden kann eine Beckenkammbiopsie mit histologischer Untersuchung zur differentialdiagnostischen Abgrenzung der Osteoporose erforderlich werden (z. B. Ausschluss einer Mastozytose).

Risikofaktoren Durch umfangreiche Studien konnten anthropometrische und anamnestische Risikofaktoren für das Auftreten osteoporotischer Frakturen definiert werden. Diese gelten allerdings nur für das Auftreten von Schenkelhalsfrakturen, Risikofaktoren zur Vorhersage von Wirbel-

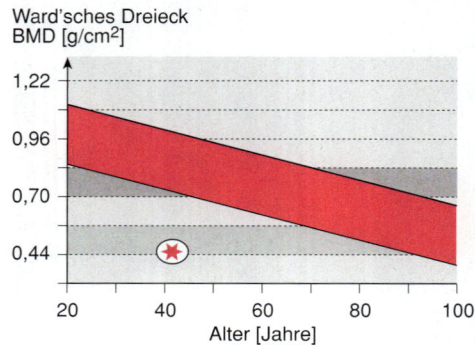

Abb. 20.5 Messprotokoll einer Knochendichtemessung am Schenkelhals mit Bestimmung der Knochendichte am spongiosareichen Ward'schen Dreieck. In dieser Region besteht eine lineare Beziehung zwischen Alter und Knochendichte.

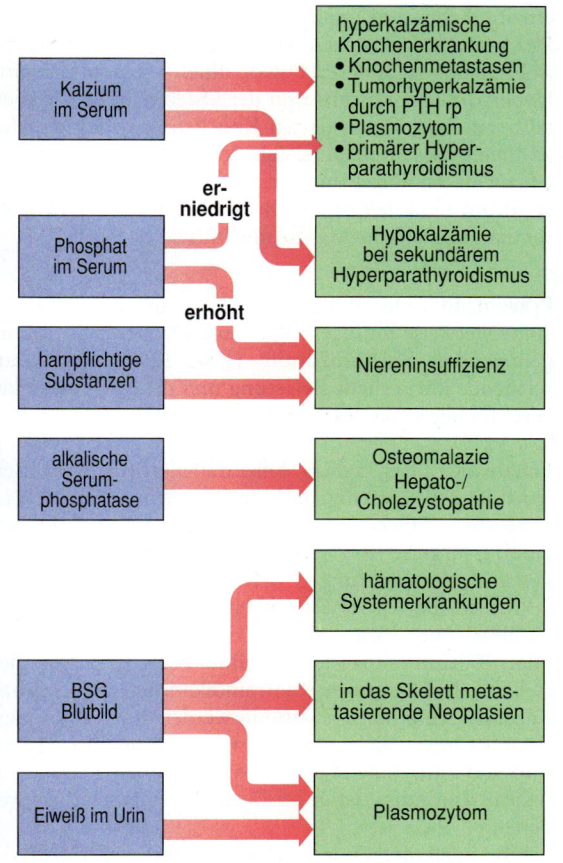

Abb. 20.6 Differentialdiagnose der Laborveränderungen bei Osteoporose.

Tab. 20.4 Risikofaktoren für das Auftreten osteoporotischer Frakturen.

Anthropometrische Risikofaktoren	■ Alter (pro 5 Jahre Zunahme des RR um 1,4–2,0) ■ Weibliches Geschlecht ■ Niedriges Körpergewicht bzw. Untergewicht ■ Gewichtsabnahme ■ Überdurchschnittliche Körpergröße
Anamnestische Risikofaktoren	■ **Frakturanamnese** – Fraktur ohne adäquates Trauma nach dem 45. Lebensjahr – Familiäre Osteoporosebelastung bei Eltern und Geschwistern ■ **Umwelt und Lebensführung** – Bewegungsmangel – Kalziummangel – Geringe Sonnenexposition – Rauchen ■ **Sexualhormone** – Zeit zwischen Menarche und Menopause < 30 Jahre – Menopause vor dem 45. Lebensjahr – Längerfristige Östrogenmangelzustände (Amenorrhö) – Hypogonadismus (alle Formen) ■ **Iatrogene Faktoren** – Glukokortikoide (längerfristig) – Antiepileptika – Heparin (selten!)
Fallneigung/ Sturzmechanik	■ Neuromuskuläre Dysfunktion (Gehbehinderung, neurologische Erkrankung) ■ Visuseinschränkungen ■ Eingeschränkte Vigilanz (Gebrauch von Sedativa, Demenz) ■ Geringe Muskel- und Fettmasse (Unter- und Fehlernährung)

körperfrakturen sind noch nicht umfassend etabliert. Die Relation zwischen Risikofaktor und osteoporotischer Fraktur wird dabei als relatives Risiko (RR) ausgedrückt. Ist ein bestimmtes Merkmal mit einem relativen Risiko von 2 assoziiert (RR = 2,0), so ist die Eintrittswahrscheinlichkeit in der Gruppe, die dieses Merkmal besitzt, zweimal so hoch wie in der merkmalsfreien Gruppe (s. Tab. 20.4).

Anthropometrische Risikofaktoren Dazu gehören **Alter**, Geschlecht einschließlich des Menopausenstatus, Körpergröße und **Körpergewicht**. Die Inzidenz osteoporotischer Frakturen nimmt mit dem Alter zu. So steigt das relative Risiko (RR) für eine osteoporotische Hüftfraktur alle fünf Lebensjahre um den Faktor 1,4–2,0. Auch eine überdurchschnittliche Körpergröße ist mit einem erhöhten Frakturrisiko assoziiert. Insbesondere untergewichtige postmenopausale Frauen weisen ein hohes Osteoporoserisiko auf, ebenso Patientinnen mit durchgemachter Anorexia nervosa. Ursächlich sind dabei neben Mangel- und Fehlernährung auch hormonelle (Östrogendefizit) und mechanische (fehlendes „Fettpolster") Faktoren.

Anamnestische Risikofaktoren Die **familiäre** und die **persönliche Frakturanamnese** sind von zentraler Bedeutung für die individuelle Risikoabschätzung. So hat eine postmenopausale Frau, deren Mutter eine Schenkelhalsfraktur erlitten hat, unabhängig von der vorliegenden Knochendichte ein zweifach höheres Risiko für eine solche Fraktur. In der Eigenanamnese wird nach Frakturen gefragt, die nach dem 45. Lebensjahr ohne adäquates Trauma aufgetreten sind. **Jede osteoporotische Fraktur erhöht die Wahrscheinlichkeit für das Auftreten derartiger Frakturen.** Das relative Risiko (RR) für neue osteoporotische Wirbelkörperfrakturen nimmt mit der Zahl bereits bestehender vertebraler Frakturen zu. Während das RR bei Nachweis bereits einer Wirbelfraktur bei 4 liegt, steigt es bei zwei vorbestehenden Frakturen auf 5 und bei drei auf 10 an. Die Kombination von präexistenten Frakturen und erniedrigter Knochendichte führt zu einer weiteren Steigerung des zukünftigen Bruchrisikos. Das Vorhandensein von Wirbelkörperfrakturen ist auch mit nichtvertebralen Frakturen (Radius, Schenkelhals usw.) assoziiert und umgekehrt.

Auch vertebrale Frakturen, die anfangs klinisch stumm verlaufen, prädisponieren zu weiteren klinisch manifesten Frakturen. Nach einer frischen Wirbelkörperfraktur liegt die Wahrscheinlichkeit, innerhalb der nächsten zwölf

Monate eine weitere vertebrale Fraktur zu entwickeln, bei 20 %!

Weitere wichtige Risikofaktoren sind **geringe körperliche Bewegung und Belastung** (RR = 2,4) und regelmäßiger Nikotinkonsum. Auch ein **diätetisches Kalziumdefizit** und **fehlende Sonnenexposition** begünstigen einen rascheren Knochenverlust. Über 90 % aller Patienten im Alter von 70 Jahren weisen einen latenten oder manifesten Vitamin-D-Mangel auf.

Beschleunigter Knochenumsatz Die Knochenumbaurate lässt sich anhand spezifischer biochemischer Marker (z. B. Ausscheidung von Kollagenabbauprodukten im Urin) abschätzen. Ein hoher Knochenumsatz ist unabhängig von Anamnese und Knochendichte mit einem gesteigerten Frakturrisiko assoziiert. Ein Anstieg der Knochenumbauparameter über den oberen Normbereich bedeutet ein RR von 4,0 für das Auftreten von Schenkelhalsfrakturen. Im Einzelfall kann daher die Messung biochemischer Knochenmarker gerechtfertigt sein, um das Frakturrisiko abzuschätzen.

Knochenunabhängige Risikofaktoren Im höheren Lebensalter (> 80 Jahre) wird das Frakturrisiko zunehmend durch Sturzneigung und Sturzbewältigung beeinflusst. Entscheidend hierfür sind **Mobilität** und **Koordinationsfähigkeit** des älteren Patienten. Ein besonderes Augenmerk muss daher auf folgende Faktoren gerichtet werden: herabgesetzte Vigilanz, verminderte motorische Kompetenz, Visuseinschränkungen, verminderte neurologische Koordination, reduzierte Muskel- und Fettmasse, Stolperfallen im häuslichen Milieu. Ist das Gehen nur noch mit Gehhilfe möglich, steigt das RR für Schenkelhalsfrakturen auf 2,8.

Differentialdiagnose Die primäre Osteoporose muss in erster Linie von sekundären Osteoporoseformen abgegrenzt werden, die durch endokrine, gastrointestinale, entzündliche und maligne Erkrankungen oder durch Pharmaka ausgelöst werden (s. Tab. 20.3). Aber auch eine Abgrenzung zu anderen Osteopathien wie dem primären Hyperparathyroidismus und der Osteomalazie, die ebenfalls mit einer verminderten Knochenmasse einhergehen können, muss erfolgen (s. Tab. 20.5). Die Differenzierung gelingt in der Regel durch einfache Laboranalysen (Abb. 20.6). Im Einzelfall ist eine Beckenkammbiopsie als differentialdiagnostische Maßnahme hilfreich.

Prävention Die Prävention der Osteoporose beginnt sinnvollerweise im Jugendalter durch **Sicherstellung einer genügenden Kalziumzufuhr** (1000–1500 mg/d), ausreichende **körperliche Belastung** und das **Vermeiden** längerer Phasen **eines Sexualhormondefizites**.

Ernährung Der tägliche Kalziumbedarf für Erwachsene wird mit 800–1000 mg, nach der Menopause mit 1500 mg angegeben. Milch und Milchprodukte sind bei der Kalziumversorgung von großer Bedeutung. Patienten mit Fettstoffwechselstörungen werden auf fettarme Produkte verwiesen. Bei Unverträglichkeit (Laktasemangel, Milcheiweißallergie) bieten sich kalziumreiche Mineralwässer oder Kalziumpräparate an. Eine Nierensteinanamnese stellt in aller Regel keine Kontraindikation zur regelrechten Kalziumzufuhr dar. Oxalatsteine werden durch eine Steigerung der oralen Kalziumaufnahme sogar seltener. Die Zufuhr von Phosphaten begrenzt die intestinale Kalziumaufnahme und muss daher im Einzelfall eingeschränkt werden.

Eine **adäquate Vitamin-D-Versorgung** kann über den Verzehr von Seefischen (zweimal pro Woche) erreicht werden. Insbesondere bei der älteren Bevölkerung mit abnehmender Sonnenexposition sollte die Indikation zur preiswerten Vitamin-D-Supplementation großzügig gestellt werden.

Östrogen-/Gestagensubstitution nach der Menopause Das postmenopausale Östrogendefizit ist ein zentraler Faktor für die Entwicklung der Osteoporose der Frau. Er kann durch Östrogensubstitution eliminiert werden. Zur Frakturprophylaxe ist dabei eine anhaltende Hormonersatztherapie über zehn und mehr Jahre sinnvoll. Bei frühzeitiger Beendigung der Hormonsubstitution fehlt ein langfristiger Schutzeffekt. Bei einer langjährigen Hormonsubstitution ist aber mit einer Zunahme des Brustkrebsrisikos zu rechnen. Dieser Risikoanstieg wird ab einer Behandlungsdauer von mehr als fünf Jahren erkennbar, so dass Nutzen und Risiken dieser Therapie jeweils individuell gegeneinander abgewogen werden müssen. Ein kontinuierlicher oder sequentieller Gestagenzusatz ist erforderlich, um das Auftreten eines Endometriumkarzinoms zu vermeiden. Bei hysterektomierten Frauen wird auf die Gestagentherapie verzichtet.

Pharmaka Grundsätzlich sind alle Pharmaka, die zur Behandlung der manifesten Osteoporose zum Einsatz kommen, auch zur Prävention der Osteoporose und zur Behandlung der präklinischen Osteoporose (Osteoporose ohne Frakturen) geeignet. Aus Kostengründen ist der Einsatz zur Primärprävention der Osteoporose nicht gerechtfertigt. Auch der Einsatz bei der Sekundärprävention der

Tab. 20.5 Differentialdiagnose von Wirbelkörperdeformierungen und -frakturen.

Knochenstoffwechselerkrankungen	■ Osteoporose ■ Osteomalazie ■ Morbus Paget ■ Hyperparathyroidismus ■ Fibröse Dysplasie
Degenerative Wirbelveränderungen, Fehlhaltungen, Entwicklungsstörungen	■ Spondylosis deformans ■ Osteoarthritis ■ Morbus Forestier ■ Scheuermann'sche Krankheit ■ Skoliose
Entzündliche Erkrankungen	■ Ankylosierende Spondylitis
Traumatische Frakturen	
Maligne Erkrankungen	■ Plasmozytom ■ Leukosen ■ Metastasen verschiedener solider Tumoren

Osteoporose (Osteoporose ohne präexistente Fraktur) bedarf der genauen Begründung. Die Entscheidung ist vom individuellen Frakturrisiko (s.o.) abhängig.

Therapie Die Therapie der manifesten Osteoporose verfolgt nachstehend genannte Ziele:
- Verbesserung der Biomechanik des Knochens durch Induktion einer positiven Bilanz und Verringerung der Knochenfragilität
- Linderung der Beschwerden (Schmerzen, Bewegungseinschränkung)
- Verbesserung der Lebensqualität

Basistherapie Eine ungenügende Aufnahme von Kalzium mit der Nahrung führt zur negativen Knochenbilanz. Ein Grundprinzip der Osteoporosetherapie besteht daher darin, eine ausreichende **Kalziumzufuhr (1000–1500 mg/d)** über die Nahrung oder ggf. auch Kalziumpräparate sicherzustellen. Zusätzlich wird **Vitamin D** verabreicht (800–1000 IE/d), um die intestinale Kalziumresorption zu fördern. Durch die Gabe von Kalzium und Vitamin D kann bei älteren Patienten das Risiko von peripheren Frakturen signifikant gesenkt werden. Andererseits konnte gezeigt werden, dass moderne Pharmaka der alleinigen Verabreichung von Kalzium und Vitamin D deutlich überlegen sind. Die Kombinationstherapie aus Kalzium und Vitamin D wird daher als Basistherapie begriffen.

Des Weiteren steht heute eine Vielzahl von Medikamenten zur Verfügung, um die Frakturrate bei Patienten mit Osteoporose zu senken (Tab. 20.6). Allerdings liegen nicht für alle Pharmaka in gleicher Weise überzeugende Studienergebnisse vor.

Sexualhormone Östrogene in Kombination mit Gestagenen sind auch bei manifester Osteoporose wirksam. Eine Abnahme der Frakturrate an der Wirbelsäule kann erreicht werden. Epidemiologische Daten sprechen dafür, dass auch periphere Frakturen abnehmen. Eine Östrogen-/Gestagentherapie ist dabei in jedem Lebensalter wirksam. Bei älteren Patientinnen wird einschleichend dosiert. Jede Therapie mit Östrogenen und Gestagen nach der Menopause bedarf einer umfassenden Beratung hinsichtlich möglicher weiterer positiver Wirkungen (Beeinflussung der Befindlichkeit etc.) und Nebenwirkungen (Steigerung des Brustkrebsrisikos, Thrombosegefahr).

Bisphosphonate Bisphosphonate sind stabile Analoga der natürlich vorkommenden Pyrophosphate. Sie besitzen eine hohe Affinität zu den anorganischen Kalziumverbindungen des Knochens und werden so am Zielorgan Knochen angereichert, wo sie die Rekrutierung, Differenzierung, Adhäsion und Funktion von Osteoklasten hemmen. Der Knochenumsatz wird verringert. Unter einer Therapie mit Bisphosphonaten kommt es zu einer mäßigen Zunahme der Knochenmasse. Die Senkung der Frakturrate ist in der Behandlung der postmenopausalen Osteoporose gesichert. Umfangreiche Erfahrungen mit **Etidronat**, **Alendronat** und **Risedronat** zeigen, dass die Rate von Wirbelkörperfrakturen halbiert werden kann (Abb. 20.7). Für Alendronat und Risedronat wurde auch eine Abnahme peripherer Frakturen (Schenkelhalsfraktur, Radiusfraktur)

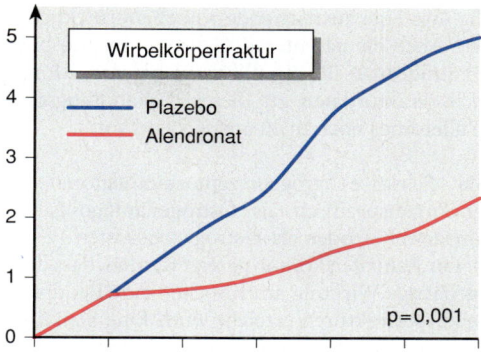

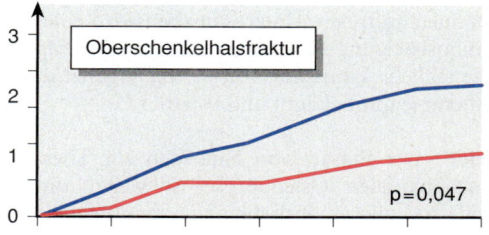

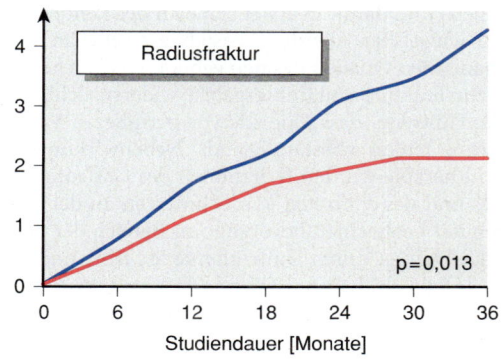

Abb. 20.7 Signifikante Abnahme der Frakturrate von Wirbelkörper-, Oberschenkelhals- und Radiusfrakturen bei postmenopausalen Frauen unter dreijähriger Therapie mit Bisphosphonaten (Alendronat) (Black et al. 1996).

gesichert. Bisphosphonate sind damit ein Therapeutikum der ersten Wahl bei manifester Osteoporose. Die häufigsten Nebenwirkungen unter oraler Bisphosphonatgabe sind gastrointestinale Irritationen. Gefährlich sind Ösophagusulzerationen, die zur Perforation führen können. Eine strenge **Einhaltung der Einnahmerichtlinien** ist daher erforderlich. Da die Resorption von Bisphosphonaten durch Nahrungsmittel weitgehend aufgehoben wird, muss die Einnahme getrennt von den Mahlzeiten (z. B. eine halbe Stunde vor dem Frühstück) erfolgen. Die Gabe von Etidronat erfolgt dabei zyklisch (400 mg pro Tag über zwei Wochen, anschließend über 76 Tage Einnahme von 500–1000 mg Kalzium und Vitamin D). Für Alendronat konnte gezeigt werden, dass eine einmal wöchentliche Einnahme (70 mg) zum gleichen Knochenzuwachs führt wie die tägliche Gabe von 10 mg. Die Behandlungsdauer mit

Bisphosphonaten ist noch nicht standardisiert. Eine Therapiedauer von mindestens drei Jahren erscheint aber notwendig, um eine ausreichende Knochenprotektion zu erreichen. Auch die parenterale Gabe von Bisphosphonaten (z. B. Pamidronat, 30 mg alle zwei bis drei Monate) ist möglich. Frakturdaten zu diesen Behandlungsoptionen liegen allerdings noch nicht ausreichend vor.

SERMs Selektive Östrogenrezeptormodulatoren (SERMs) wirken organspezifisch als Östrogenantagonisten (z. B. Mammagewebe) oder als Östrogenagonisten (z. B. Knochen). Für Raloxifen konnte gezeigt werden, dass durch die östrogenartige Wirkung am Knochen eine Reduktion von Wirbelkörperfrakturen erreicht wird. Eine Senkung peripherer Frakturen ist nicht gesichert. Eine endometriale Stimulation ist unter Raloxifen nicht nachweisbar, die Inzidenz von Mammakarzinomen wird gesenkt. Hitzewallungen können auftreten. Unter Raloxifen wird eine erhöhte Thromboseneigung beobachtet. Als Therapieempfehlung gilt die tägliche Einnahme von 60 mg, ergänzt durch die Basistherapie mit Kalzium und Vitamin D.

Fluoride Der Einsatz von Fluoriden zur Therapie der postmenopausalen Osteoporose ist weiter umstritten. Fluoride stimulieren dosisabhängig die Osteoblasten und führen zu einer Zunahme der Knochenmasse. Diese Zunahme ist besonders deutlich im Bereich des trabekulären Knochens und damit in erster Linie an der Lendenwirbelsäule nachweisbar. Allerdings bestehen Zweifel an der biomechanischen Qualität des neu gebildeten Knochens. Studien zur Frakturreduktion ergaben widersprüchliche Befunde. Hinweise, dass Fluoride vor peripheren Frakturen schützen, fehlen vollständig. Als Nebenwirkungen der Fluoridtherapie wurden Irritationen des Gastrointestinaltraktes und das Auftreten von Schmerzen an der unteren Extremität beobachtet, bevorzugt im Bereich der Sprunggelenke, bedingt durch Umbauherde an Tibia und Kalkaneus. In diesen Fällen ist eine Therapiepause mit anschließender Fortsetzung der Behandlung in niedriger Dosis notwendig.

Aktive Vitamin-D-Metaboliten Eine sichere Überlegenheit der Vitamin-D-Metaboliten gegenüber einfachem Vitamin D ist bisher nicht etabliert. Unter den Vitamin-D-Metaboliten kann es zur Hyperkalziurie mit der Gefahr der Nephrolithiasis und auch zur Hyperkalzämie kommen. Eine Reduktion von Wirbelkörperfrakturen wurde gezeigt.

Calcitonin Calcitonin wirkt ebenfalls antiresorptiv, ist aber weniger wirksam als die modernen Bisphosphonate. Eine Verringerung von Wirbelkörperfrakturen wurde nur bei einer Dosierung von 200 IE (als Nasenspray) Calcitonin pro Tag gefunden, während 100 und 400 IE pro Tag nicht wirksam waren. Calcitonin führt nicht selten zu Nebenwirkungen (bis zu 30 % der Fälle). Typisch sind ein Hitzegefühl im Kopf bis hin zum Flush, vermehrte Darmmotilität, Brechreiz, Kreislaufschwäche. Durch Antikörperbildung kann es zu einem Wirkverlust von Calcitonin kommen. Calcitonin hat einen analgetischen Effekt, der aber im Vergleich zu klassischen Analgetika eher gering ist.

Anabolika Unter Anabolika wurde eine Zunahme der Knochendichte beobachtet, der Nachweis einer Abnahme der Frakturrate steht noch aus.

Experimentelle Verfahren Die bedeutsamste Neuentwicklung scheint die Therapie der Osteoporose mit **Parathormon**-Fragmenten (1-34 PTH) zu sein. Die einmal tägliche Gabe von PTH hat eine deutliche **osteoanabole Wirkung,** so dass eine erhebliche Zunahme der Knochenmasse beobachtet wurde. Erste Untersuchungen sprechen für eine Reduktion von Wirbelkörperfrakturen. Diese Ergebnisse lassen erwarten, dass PTH zum wichtigsten osteoanabolen Therapieprinzip werden wird. Die Notwendigkeit der täglichen Injektion und die hohen Therapiekosten werden den Einsatz begrenzen.

Nichtpharmakologische Therapie Eine wichtige nichtpharmakologische Therapie zur Prophylaxe von Schenkelhalsfrakturen besteht in der Verwendung von **Hüftprotektoren:** Durch bilateral angebrachte Kunststoffschalen werden die Aufprallenergie bei einem Sturz aufgefangen und eine Fraktur verhindert. Insbesondere bei sehr alten Patientinnen wurde eine hohe Wirksamkeit dieser Behandlung nachgewiesen.

Palliative Therapie Die gezielte Schmerzbehandlung beim Bruch von Extremitätenknochen erfolgt nach konventionellen Strategien. Patienten mit einer Wirbelsäulenosteoporose bedürfen einer konsequenten **Schmerzbehandlung,** damit man sie nach einer frischen Fraktur früh mobilisieren oder eine chronische Einschränkung mit Krankengymnastik behandeln kann. **Nichtsteroidale Analgetika** oder Acetylsalicylsäurederivate sind meist erfolgreich. Bei sehr starken Schmerzen müssen auch **Opiate** (in Kombination mit Laxanzien) eingesetzt werden. Eine enge Patientenführung ist nötig, da die Schmerzbehandlung aus Furcht vor Schmerzmittelabhängigkeit oft abgelehnt wird und Complianceprobleme entstehen.

Tab. 20.6 Pharmakotherapie der postmenopausalen Osteoporose.

Substanzgruppe	Frakturreduktion	
	Wirbelsäule	Peripher
Östrogene	+	(+)
Selektive Östrogenrezeptormodulatoren	+	–
Bisphosphonate	+	+
Calcitonin	+	–
Vitamin-D-Metaboliten	+	(+)
Fluoride	(+)	–
(+) Ergebnisse widersprüchlich bzw. aus nicht randomisierten Studien		

Angepasste Leibbinden steigern die Bauchpresse, richten die Patienten auf und unterstützen die Wirbelsäulenfunktion, können jedoch die Bauchatmung behindern. Entlastende Korsetts werden nur ausnahmsweise und zeitlich begrenzt verordnet. **Physikalisch-balneologische** Maßnahmen wie isometrische Übungen, lokale Wärmeanwendung und Elektrotherapie sind ebenfalls sinnvoll.

Insbesondere nach neu aufgetretener schmerzhafter Wirbelkörperfraktur, aber auch nach Versorgung einer Schenkelhalsfraktur ist eine **Rehabilitation** im Rahmen eines stationären Heilverfahrens häufig sinnvoll. Die Rehabilitation von Patienten mit Osteoporose erfordert eine interdisziplinäre Zusammenarbeit, wobei Bewegungstherapie und psychologische Unterstützung in ein ärztliches Behandlungskonzept integriert sind.

Patienten sollten motiviert werden, an Osteoporose-**Selbsthilfegruppen** teilzunehmen, um die krankheitsbedingte soziale Isolation zu durchbrechen und auch nach Abschluss einer Rehabilitation krankengymnastische Übungen und physikalische Maßnahmen fortzusetzen.

Therapie der sekundären Osteoporose Grundsätzlich besteht die Behandlung der sekundären Osteoporose in einer Kombination von Therapieprinzipien, die auf die Elimination der Grunderkrankung gerichtet sind, und einer Übertragung der pharmakologischen Prinzipien, die sich bei der primären Osteoporose bewährt haben.

Besonderer Aufmerksamkeit bedarf die **glukokortikoidinduzierte Osteoporose.**

Grundsätzlich sollte bei langfristiger Glukokortikoidtherapie eine Basistherapie mit Kalzium und Vitamin D erfolgen. Bei hohem Frakturrisiko (z. B. postmenopausale Frau mit niedriger Knochendichte) können durch den Einsatz von Bisphosphonaten der Knochenverlust und das Auftreten von Frakturen verhindert werden. Bisphosphonate sind zur Behandlung der glukokortikoidinduzierten Osteoporose bei postmenopausalen Frauen zugelassen. Auch bei **Transplantation** ist eine frühzeitige aktive Therapie (Bisphosphonate, Vitamin-D-Analoga) gegebenenfalls bereits vor dem Eingriff sinnvoll, um dem häufigen Auftreten von Frakturen in den ersten 24 Monaten nach Transplantation entgegenzuwirken. Eine Hyperkalziurie kann durch den Einsatz von Thiaziddiuretika gebessert werden.

Osteoporose des Mannes Studien zur Senkung der Frakturrate sind bisher ausschließlich bei Frauen durchgeführt worden. Für die Osteoporose des Mannes liegen die besten Studienergebnisse bisher ebenfalls für die Bisphosphonate (Alendronat) vor. Bisphosphonate sind daher für die manifeste Osteoporose des Mannes ebenfalls Therapeutikum der ersten Wahl. Auch durch eine hoch dosierte Androgentherapie ist beim Mann eine Zunahme der Knochenmasse möglich. Ob eine Abnahme der Frakturrate erreicht werden kann, ist unsicher. Auch die Nebenwirkungen einer solchen Therapie sind bisher nicht ausreichend evaluiert.

Verlauf und Prognose Die Osteoporose schreitet ohne gezielte Behandlung fort. Die erste Wirbelkörperfraktur signalisiert eine hohe Wahrscheinlichkeit weiterer Wirbelkörperfrakturen und auch peripherer Frakturen mit der Gefahr von Immobilisation und Pflegebedürftigkeit. Durch eine aktive Therapie, die spätestens nach der ersten Wirbelkörperfraktur einsetzen sollte, wird die Progression des Leidens verhindert. In vielen Fällen gelingt eine gute Stabilisierung der Situation.

Zusammenfassung

- Wichtigste Ursachen: niedrige Knochenmasse und gestörte Mikroarchitektur, begünstigt durch Sexualhormondefizite, Bewegungsmangel, ungenügendes Kalzium- und Vitamin-D-Angebot; bei sekundärer Osteoporose im Rahmen einer Grunderkrankung
- Wichtigste Symptome: Frakturen, die auch ohne adäquates Trauma auftreten (v. a. distale Radiusfrakturen, Wirbelkörper- und Schenkelhalsfrakturen), chronische Rückenschmerzen
- Wichtigste diagnostische Maßnahmen: radiologische Bildgebung, Densitometrie, Risikofrakturanalyse, Basislabor, selten Knochenhistologie
- Wichtigste therapeutische Maßnahmen: Basistherapie (Kalzium, Vitamin D), Analgetika, physikalische Maßnahmen, zusätzlich z. B. Bisphosphonate, SERMs, Östrogene

20.2 Osteomalazie

F. JAKOB

Engl. Begriff: Osteomalacia

Praxisfall

Eine 29-jährige Frau klagt über uncharakteristische Muskel- und Knochenschmerzen. Des Öfteren treten leichte Durchfälle auf, sie hat Mühe, ihr Gewicht zu halten, und neigt zur Gewichtsabnahme. Besonders bei körperlicher Anstrengung treten Muskelkrämpfe auf, bei Aufregung auch periorale Dysästhesien. Laboruntersuchungen ergeben ein leicht erniedrigtes Serumkalzium, die alkalische Phosphatase und das Parathormon sind erhöht. Es besteht eine leichtgradige hypochrome, mikrozytäre Anämie bei erniedrigtem Ferritin. Die histologische Untersuchung einer Biopsie aus dem tiefen Duodenum ergibt den typischen Befund einer Zöliakie. Unter Substitution mit Vitamin D_3 und Kalzium verschwinden die Beschwerden, alle Befunde normalisieren sich unter einer glutenfreien Diät innerhalb von sechs Monaten.

Definition Die Osteomalazie ist die Erwachsenenform der Rachitis des Kindes. Ihr liegt eine verminderte Mineralisierung des Knochens im Rahmen des lebenslang stattfindenden Knochenaufbaus und -umbaus („Bone Remodelling") zugrunde. Ursache ist eine Störung der Kalziumresorption und Knochenmineralisierung durch verminderte Wirkung des Vitamin-D-Hormons und seiner Metaboliten auf den Dünndarm und auf Knochenzellen.

! **Die Osteomalazie ist die Erwachsenenform der Rachitis des Kindes.**

Epidemiologie Die Rachitis des Kindes wurde in Europa und den USA durch die routinemäßige Supplementation von Vitamin D_3 beim Kleinkind praktisch ausgerottet. Bei Adoleszenten und Erwachsenen jenseits des 40. Breitengrads nördlicher bzw. südlicher Breite sind leichte Formen des Vitamin-D_3-Mangels jedoch häufig. Die „Hypovitaminosis D" bedingt je nach Schweregrad eine manifeste Osteomalazie. In Finnland weisen bis zu 15 % junger Menschen unter 20 Jahren im Winter einen ernsthaften Vitamin-D_3-Mangel auf, etwa 40 % der jungen Menschen sind in dieser Jahreszeit nur grenzwertig versorgt. Bei älteren Menschen steigt die Prävalenz auch in Ländern unserer geographischen Breite auf bis zu 50 %, bei bettlägerigen Menschen sogar auf bis zu 80 %.

Das **klinische Vollbild** der Osteomalazie mit Frakturen ist dagegen seltener. Durch die Auswanderung moslemischer Bevölkerungsgruppen in nördliche Länder nimmt die Osteomalazie wieder zu, besonders bei Frauen, die verhüllende Trachten tragen. Die einheimische Sprue ist eine wichtige Ursache der Osteomalazie, ihre Inzidenz ist mit 1 : 900 bis 1 : 5000 regional unterschiedlich.

Die chronische Pankreatitis (Inzidenz 3–10/100 000) führt nach einer Laufzeit von zehn Jahren bei 90 % der Patienten zu einer exokrinen Pankreasinsuffizienz. In diesem Stadium kann durch die verminderte Aufnahme fettlöslicher Substanzen eine Osteomalazie entstehen, wenn die chronische Pankreatitis (Kap. 14.7.1) nicht suffizient behandelt wird.

Sehr selten sind erbliche und tumorassoziierte Störungen des Phosphatstoffwechsels. Eine Behandlung mit Antiepileptika verursacht durch Störung des Vitamin-D-Metabolismus bei weniger als 10 % der Therapierten ein der Osteomalazie ähnliches Krankheitsbild.

Pathophysiologie Der größere Anteil (geschätzt mindestens 60 %) unseres täglichen **Vitamin-D_3-Bedarfs** wird durch Sonnenbestrahlung in der Haut produziert, ein Teil wird durch Aufnahme über die Nahrung gedeckt. In der Haut wird unter der Einwirkung von UV-Licht der Wellenlängen um 280–320 nm aus 7-Dehydrocholesterol durch eine photochemische Reaktion und thermische Umlagerung Vitamin D_3 hergestellt. Im Winter beinhaltet das Spektrum des Sonnenlichts jenseits der beiden 40. Breitengrade nicht die erforderlichen Wellenlängen. Dies kann zu einer Unterversorgung mit Vitamin D_3 führen. Beim alten Menschen ist die Kapazität der Vitamin-D_3-Produktion in der Haut zudem eingeschränkt. Die Resorption von Vitamin D_3 und seinen Vorstufen erfolgt im oberen Dünndarm. Entsprechend der Lipophilie der Substanzen ist die Aufnahme an die Fettresorption gekoppelt, welche wiederum eine ausreichende Lipase-Aktivität erfordert. Vitamin D_3 wird in der Leber an Position 25 und in der Niere an Position 1α hydroxyliert (Abb. 20.8). Erst die letztere Reaktion macht aus den inerten Vorstufen das Vitamin-D-Hormon 1,25-Dihydroxycholecalciferol. Dieses ist ein Secosteroidhormon und wirkt über den intrazellulären Vitamin-D-Rezeptor. Sehr seltene erbliche Mutationen der 1α-Hydroxylase oder des Vitamin-D-Rezeptors bedingen mangelnde Vitamin-D-Hormon-Wirkung. Die Hormonbildung durch 1α-Hydroxylierung wird durch Parathormon stimuliert und durch Zytokine gehemmt.

Der **Phosphathaushalt** wird durch mehrere Phosphattransporter der Niere geregelt, deren Expression und Funktion mit dem Vitamin-D-, Kalzium- und Knochenstoffwechsel regulatorisch vernetzt ist. Die Mechanismen dieser engen Verschaltung sind noch nicht vollständig aufgeklärt. Das Genprodukt des PHEX-Gens ist eine Endopeptidase, die phosphaturisch wirksame Polypeptide wie z.B. FGF23 (Fibroblast Growth Factor 23) inaktiviert. Mutationen im PHEX-Gen und in den Genbereichen der Phosphattransporter führen zum erblichen Phosphatdiabetes. Überproduktion der phosphaturischen Faktoren durch Tumoren (z.B. FGF23) kann den erworbenen Phosphatdiabetes und damit die sog. onkogene Osteomalazie verursachen. Das pathogenetische Prinzip dieser Störungen liegt darin, dass durch die Erniedrigung des Serum-Phosphats das Parathormon nicht hochreguliert wird und die Stimulation der Produktion von 1,25-Vitamin-D-Hormon unterbleibt.

Vitamin-D-Hormon wirkt pleiotrop auf viele Körpergewebe, hauptsächlich auf Knochenzellen, Nebenschilddrüsenzellen, Nierenzellen und Dünndarmepithelien. Es stimuliert die Differenzierung und die zellspezifische Leistung von Osteoblasten. Proteine der Extrazellulärmatrix des Osteoblasten bilden das Osteoid, das im Rahmen der Knochenneubildung mineralisiert wird. Die Mineralisation ist bei der Osteomalazie gestört. Die Belastbarkeit des Knochens reicht nicht mehr aus, und es kommt zu Schmerzen und Frakturen.

Ätiologie Osteomalazie als Ausdruck verminderter Wirkung von Vitamin-D-Hormon auf dem Boden von Vitamin-D-Mangel kann somit entstehen durch verminderte Produktion in der Haut, verminderte alimentäre Zufuhr, gestörte intestinale Aufnahme, verminderte renale 1α-Hydroxylase-Aktivität und seltene erbliche Störungen der Hormonproduktion (Mutationen der 1α-Hydroxylase) oder der Signaltransduktion (VDR-Mutationen).

Es werden kalzipenische und phosphopenische Formen der Osteomalazie unterschieden. Für die kalzipenische Osteomalazie kommen folgende Ursachen in Frage:

- **Mangel an UV-Licht:** Bestimmte Lebensumstände können einen Mangel an UV-Licht zur Folge haben, der einen wesentlichen Faktor in der Pathogenese der Osteomalazie darstellt. Hierzu gehören das Fehlen des UV-Spektrums zwischen 280 und 320 nm im Sonnenlicht des Winters polwärts der beiden 40. Breitengrade, das Tragen verhüllender Kleidung und der fast ausschließliche Aufenthalt in Gebäuden. Die letzteren Lebensgewohnheiten führen beispielsweise in arabischen Staaten dazu, dass trotz ganzjährig ausreichender Sonneneinstrahlung auch dort Vitamin-D-Mangelzustände vorkommen.

Mehrere dieser Risikofaktoren können gemeinsam durchaus eine manifeste Osteomalazie verursachen, wie z.B. das Tragen verhüllender Kleidung zusammen mit nutritiven Faktoren und einem Wohnort nördlich des 40. Breitengrades (diese Situation kommt immer häufiger vor durch Wanderungsbewegungen von Populationen, z.B. bei moslemischen Bevölkerungsgruppen in Skandinavien).

- **Resorptionsstörungen:** Einschränkungen der Resorptionsleistung des Dünndarms können Vitamin-D-Mangel verursachen und die Entstehung einer Osteomalazie begünstigen. Die häufigsten Ursachen hierfür sind die einheimische Sprue, chronisch-entzündliche Darmer-

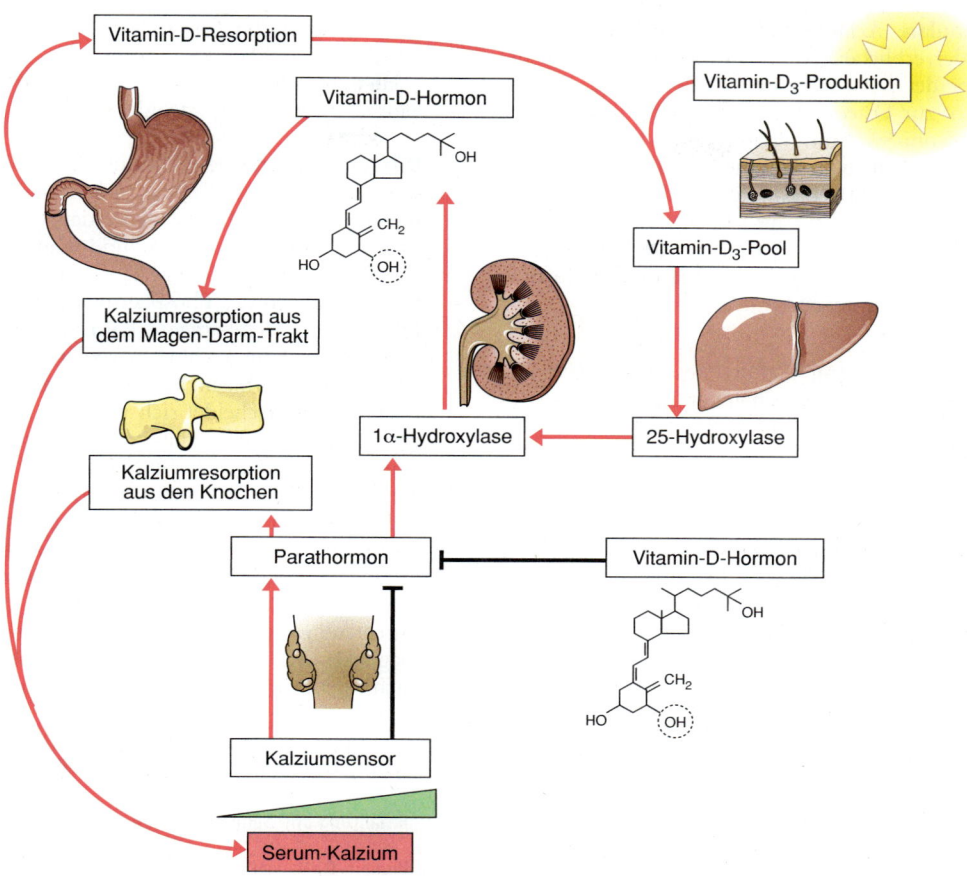

Abb. 20.8 Regulation des Kalzium- und Knochenstoffwechsels. Dargestellt ist die Vernetzung der Regulation des Parathormons mit dem Vitamin-D-Hormon-System. Kalzium im Serum ist der Stellparameter, das Monitoring erfolgt über den Kalziumsensor der Nebenschilddrüsen. Der Kalziumspiegel im Serum und das Vitamin-D-Hormon sind die wichtigsten Gegenspieler der Parathormonausschüttung. Nicht dargestellt ist die zusätzliche komplexe Verschaltung mit dem Phosphatstoffwechsel. Hyperphosphatämie stimuliert, Hypophosphatämie hemmt die Parathormonausschüttung (s. Text). Vitamin-D-Hormon greift zudem auf der Ebene der Niere in die Regulation der Phosphatausscheidung ein.

krankungen (Morbus Crohn) und Infektionen des oberen Dünndarms (z. B. die schwere Lambliasis).
Neben diesen Dünndarmerkrankungen kann bei prinzipiell intakter Dünndarmfunktion auch die exokrine Pankreasinsuffizienz (Kap. 14.4.2) dazu führen, dass fettlösliche Substanzen nicht mehr ausreichend aufgenommen werden. Die dünndarmeigenen Störungen entsprechen einem Malresorptionssyndrom, die durch das Pankreas verursachten Störungen einem Malassimilationssyndrom.

- **Iatrogen:** Verschiedene Medikamente können durch Enzyminduktion in der Leber den Abbau von Vitamin D_3 beschleunigen und die 25-Hydroxylierung vermindern, so dass ein klinisch relevanter Vitamin-D-Mangel und damit eine Osteomalazie entsteht. Am bekanntesten ist die mit Antiepileptika assoziierte Osteomalazie. Orlistat ist ein Lipasehemmstoff, welcher zur Therapie der Adipositas verwendet wird. Auch dessen chronische Anwendung kann durch Einschränkung der Resorption fettlöslicher Substanzen zur Osteomalazie führen.

Das pathogenetische Prinzip der phosphopenischen Formen der Osteomalazie besteht darin, dass durch übermäßigen renalen Phosphatverlust das Parathormon inadäquat niedrig bleibt und dadurch die renale Produktion von Vitamin-D-Hormon gering ist. Zusätzlich sind sicher zelluläre Störungen und solche der Mineralisation vorhanden, deren pathogenetische Prinzipien noch nicht vollständig geklärt wurden. Folgende Erkrankungen bedingen eine phosphopenische Osteomalazie:

- **Hereditärer renaler Phosphatverlust** („Phosphatdiabetes"): Seltene Mutationen des PHEX-Gens oder der Phosphattransporter verursachen renalen Phosphatverlust und bedingen eine verminderte Expression der 1α-Hydroxylase in der Niere. Der Erbgang ist X-chromosomal gekoppelt, autosomal-rezessiv oder autosomal-dominant.
- **Tumorassoziierter renaler Phosphatverlust** („onkogene Osteomalazie"): Selten verursachen Tumoren eine Osteomalazie durch Überproduktion eines phosphaturischen Faktors wie z. B. FGF23. Es handelt sich in der Mehrzahl der Fälle um gutartige Tumoren mesenchymalen Ursprungs (sehr häufig Hämangioperizytome), gelegentlich aber auch um bösartige Tumoren wie z. B. das Prostatakarzinom. Das klinische Bild dieses paraneoplastischen Syndroms ist nicht von der hereditären Störung zu unterscheiden.

- **Renal-tubuläre Azidose und Fanconi-Syndrom:** Bei einigen der erblichen oder erworbenen Varianten des Syndroms der renal-tubulären Azidose (Kap. 18.13.4) kommt es zur Osteomalazie. Ebenso ist dies der Fall beim Fanconi-Syndrom (Kap. 18.13.4), das im Erwachsenenalter auch durch eine Schädigung der Niere durch Medikamente (wie z. B. Ifosfamid) oder bei monoklonaler Gammopathie verursacht wird. Als Ursache der Osteomalazie werden der Phosphatverlust und der meist gleichzeitig vorliegende Mangel an Vitamin-D-Hormon sowie die Kalziurie angenommen.

> **!** Mangelnde Sonneneinstrahlung und Resorptionsstörungen sind die wichtigsten Ursachen der Osteomalazie.

Symptome Beim Kind entstehen im Rahmen einer Rachitis charakteristische Wachstumsstörungen und Knochenverformungen. Beim Erwachsenen sind die ständig ablaufende Um- und Aufbauprozesse des Knochens, das „Remodelling" betroffen. Es kommt zu unspezifischen, diffusen Schmerzen des gesamten Skeletts, häufig betont an den belasteten unteren Extremitäten, im Bereich des Beckenrings und des Thoraxskeletts. Hier entstehen auch am häufigsten Frakturen, besonders im Bereich der sog. Looser-Umbauzonen. Bei ausgeprägtem Kalziummangel treten Symptome der Tetanie auf, zentrale Symptome sind im Erwachsenenalter selten. Der milde Vitamin-D_3-Mangel (Hypovitaminosis D) verursacht besonders beim älteren Menschen eine verstärkte Fallneigung durch pathogenetisch noch ungeklärte Störungen der neuromuskulären Koordination. Bei den intestinal verursachten Formen kommen Symptome wie Diarrhö, Oberbauchbeschwerden und Eisenmangelanämie hinzu.

> **!** Der sekundäre Hyperparathyroidismus ist das klassische Leitsymptom der Osteomalazie.

Diagnostik **Laborchemisch** besteht bei der klassischen Osteomalazie mit verminderter Vitamin-D-Hormon-Wirkung immer ein sekundärer Hyperparathyroidismus. Das Serum-Kalzium ist niedrig normal bis erniedrigt, Parathormon erhöht. Sekretionsprodukte von Osteoblasten und Marker des Knochenumsatzes sind im Serum und im Urin erhöht (alkalische Phosphatase, Osteokalzin, Kollagenabbau- und -anbauprodukte). Das 25(OH)-Vitamin D_3 im Serum ist erniedrigt. Beim Phosphatdiabetes finden sich ein erniedrigtes Serum-Phosphat und eine erhöhte Phosphat-Clearance. Wegen des niedrigen Serum-Phosphats fehlen die reaktive Parathormonerhöhung und konsekutive Stimulation der 1α-Hydroxylierung, 25(OH)-Vitamin D_3 ist niedrig bis normal, 1,25(OH)$_2$-Vitamin D_3 ist erniedrigt.

Röntgenologisch finden sich Frakturen der Looser-Umbauzonen z.B. des Beckenrings. Gelegentlich wird aus differentialdiagnostischen Erwägungen heraus ein Skelett-Szintigramm durchgeführt, welches die typischen Anreicherungen einer metabolischen Osteopathie zeigt (Wirbelkörper, Rippen, kostosternale Übergänge, Beckenring und belastete Zonen der langen Röhrenknochen).

Histologisch findet man typischerweise verbreiterte Säume unverkalkten Osteoids.

Differentialdiagnose Da die Osteomalazie durch verschiedene Grunderkrankungen entstehen kann, muss immer nach der **Ursache** gesucht werden. Die Differentialdiagnose umfasst Fehlernährung und mangelnde Sonneneinstrahlung, Syndrome der Malabsorption und Malassimilation, Störungen des Phosphatmetabolismus, der Nierenfunktion und Medikamente (s. u.). Generell muss eine Niereninsuffizienz ausgeschlossen werden. Das Vollbild der sog. renalen Osteopathie in der späten Prädialyse- und der Dialysephase unterscheidet sich von der Osteomalazie (Kap. 20.3.3), in der frühen Phase der chronischen Niereninsuffizienz kann das klinische Bild einer Osteomalazie entstehen. Deren Grundlage ist der zunehmende Mangel an Vitamin-D-Hormon durch progredienten Funktionsverlust der Niere und damit verminderte Kapazität der 1α-Hydroxylierung. Konsekutiv ist das Vitamin-D-Hormon erniedrigt. Syndrome der Malabsorption und Malassimilation werden durch endoskopische Verfahren und Funktionstests weiter diagnostiziert. Beim erworbenen Phosphatdiabetes muss nach einem verursachenden Tumor gesucht werden.

Differentialdiagnose	Diagnostische Hinweise
Ernährung und Sonnenlichtexposition	
Vitamin-D_3-Mangel durch Mangelernährung und verminderte Sonneneinstrahlung	■ Anamnese ■ Fehlende klinische und laborchemische Hinweise auf andere Ursachen ■ Sekundärer Hyperparathyroidismus
Kalziummangel durch extrem niedrige Kalziumzufuhr	■ Ernährungsanamnese (Vorkommen praktisch nur in Entwicklungsländern)
Funktionsstörungen von Intestinum, Leber und Pankreas	
Malresorptionssyndrom	■ Diarrhö und hypochrome Anämie ■ Endoskopie und tiefe Dünndarmbiopsie (→ einheimische Sprue? Lambliasis? chronisch-entzündliche Darmerkrankungen?) ■ Sekundärer Hyperparathyroidismus
Malassimiliationssyndrom	■ Diarrhö und Fettstühle ■ Oberbauchbeschwerden ■ Pankreasfunktionstests (→ exokrine Pankreasinsuffizienz?) ■ Sekundärer Hyperparathyroidismus
Primäre biliäre Zirrhose und andere cholestatische Lebererkrankungen	■ Erhöhte Cholestasewerte ■ Erniedrigte Knochenmasse ■ Oft Mischbild mit Osteoporose

20.2 Osteomalazie

Differentialdiagnose	Diagnostische Hinweise
Gastrektomie und Anazidität	■ Anamnese [sehr langer Verlauf (> 10 Jahre) nach Gastrektomie oder bei perniziöser Anämie] ■ Oft Mischbild mit Osteoporose
Störungen des Phosphatmetabolismus	
Erblicher Phosphatdiabetes	■ Familienanamnese ■ Serum-Phosphat ↓ ■ Phosphat-Clearance ↑
Erworbener Phosphatdiabetes (onkogene Osteomalazie)	■ Negative Familienanamnese ■ Serum-Phosphat ↓ ■ Phosphat-Clearance ↑ ■ Tumorsuche
Nierenfunktion	
Chronische Niereninsuffizienz in der frühen Phase	■ Oft uncharakteristische Klinik ■ Kreatinin-Clearance ↓ ■ Sekundärer Hyperparathyroidismus
Renal-tubuläre Azidose	■ Hyperphosphaturie ■ Hyperkalziurie
Medikamente	
Antiepileptika, Rifampicin, Barbiturate, Orlistat	■ Anamnese ■ Niedrige 25(OH)-Vitamin-D_3-Spiegel
Erbliche Rachitisformen	
1α-Hydroxylase-Defizienz (Pseudomangelrachitis Typ 1, Vitamin-D-Dependent Ricketts Type I)	■ Familienanamnese ■ Erstdiagnose meist im Kindesalter ■ Vitamin-D-Hormon-Produktion gestört
Vitamin-D-Rezeptor-Mutationen (Pseudomangelrachitis Typ 2, Vitamin-D-Dependent Ricketts Type II)	■ Familienanamnese ■ Erstdiagnose meist im Kindesalter ■ Zelluläre Signaltransduktion gestört, Vitamin-D-Hormon-Produktion erhöht

Therapie Die adäquate Therapie der Osteomalazie besteht in der Substitution mit Vitamin D_3. Die Dosierung erfolgt beim Erwachsenen initial mit 10 000 E/d, für die Dauersubstitution reichen in der Regel 1 000 E/d aus. Bei Resorptionsstörungen muss die Therapie parenteral erfolgen. Für eine ausreichende Kalziumsupplementation (1 000–1 500 mg/d unter Verabreichung ausreichender Mengen an Flüssigkeit) ist zu sorgen. Man muss in unseren Breiten über die Notwendigkeit einer generellen Prävention im Alter diskutieren, wie sie beim Säugling bereits Routine geworden ist.

Die Therapie mit Vitamin-D-Hormon selbst oder mit 1α-hydroxylierten Analoga ist bei erworbener Osteomalazie in der Regel nicht erforderlich. Generell gilt, dass bei intakter enzymatischer Aktivität in der Niere die Therapie mit Vitamin D_3 weniger risikoreich und ökonomischer ist. Lediglich in der Anfangsphase einer Therapie z. B. der einheimischen Sprue bis zur Normalisierung unter der glutenfreien Diät kann eine vorübergehende Unterstützung mit solchen Präparaten sinnvoll sein. Die erblichen Syndrome der Vitamin-D-Resistenz und die renale Osteopathie dagegen müssen mit einem hormonell aktiven, 1α-hydroxylierten Präparat behandelt werden. Die Behandlung des Phosphatdiabetes besteht im Ersatz von Phosphat, ggf. zusätzlich Vitamin-D-Hormon; bei der erworbenen Form ist die chirurgische Entfernung des verursachenden Tumors kurativ.

Die Therapie mit Vitamin D_3 weist eine hohe therapeutische Breite auf. Hyperkalzämie als Folge der Therapie mit Vitamin D_3 wurde erst bei täglichen Dosen von > 10 000 E/d beobachtet. Bei Überdosierung jenseits dieser Grenze können protrahierte Hyperkalzämien entstehen, besonders bei parenteraler Verabreichung. Die Halbwertszeit von Vitamin D_3 beträgt etwa sechs Wochen, so dass Störungen bei Überdosierung entsprechend lange dauern können.

Hauptkomplikation im Rahmen der Therapie ist die Hyperkalzämie (Kap. 19.3.3) bis hin zur hyperkalzämischen Krise. Am häufigsten treten Hyperkalzurie und Hyperkalzämie bei Therapie mit dem Vitamin-D-Hormon selbst oder mit den an Position 1α hydroxylierten Wirkstoffen auf. Diese sind dosisabhängig und aufgrund der kurzen Halbwertszeit der Medikamente leicht zu beherrschen.

> **!** Die adäquate Therapie der Osteomalazie ist die Substitution mit Vitamin D_3 und/oder hormonell aktiven Metaboliten bei adäquater Kalziumzufuhr.

Verlauf und Prognose Die Prognose ist gut, adäquate Substitution kann die Knochenerkrankung heilen. Frakturen heilen unter Therapie, einmal eingetretene Formveränderungen der Knochen bei schwerer Erkrankung bleiben jedoch bestehen. Die Normalisierung des Knochenstoffwechsels nimmt meist mehrere Monate in Anspruch, je nach Ausprägung des Krankheitsbildes. Effektive Behandlung der Grunderkrankung heilt auch die Osteomalazie. Ist eine ausreichende Resorption nicht wiederherzustellen, muss die Therapie lebenslang parenteral erfolgen. Schwer zu behandeln ist häufig der Phosphatdiabetes, sowohl bei erblicher als auch bei erworbener Störung ist die Phosphatgabe nebenwirkungsreich, und die Behandlungsergebnisse sind nicht immer befriedigend. Die erfolgreiche Operation des Tumors bei der onkogenen Osteomalazie normalisiert dagegen die Knochenstoffwechselstörung.

> **!** Bei persistierender Resorptionsstörung an die Notwendigkeit der parenteralen Therapie denken!

Komplikationen Bedrohliche Komplikationen im Verlauf der Erkrankung sind selten. Bei gleichzeitig bestehendem Anfallsleiden kann die Hypokalzämie verschlechternd wirken, bei kardialer Vorschädigung können Herzrhythmusstörungen vermehrt auftreten.

Komplikation	Häufigkeit
Tetanien	Regelmäßig bei ausgeprägter Hypokalzämie, verstärkt durch Hyperventilation
Krampfanfälle	Selten, bei schwerer Hypokalzämie und bevorzugt bei Disposition
Herzrhythmusstörungen durch Hypokalzämie	Bei kardialer Vorschädigung

Zusammenfassung

- Wichtigste Ursachen: Kalzifizierungsstörung des Skeletts durch verminderte Wirkung von Vitamin-D-Hormon, verminderte Zufuhr, Produktion oder Aufnahme von Hormonvorläufern, selten eine erbliche Störung der Signalübertragung
- Wichtigste Symptome: Schmerzen, Frakturen und Hypokalzämie mit Tetanie
- Wichtigste diagnostische Maßnahmen: Labor, Röntgenaufnahme
- Wichtigste therapeutische Maßnahme: Vitamin-D_3-Substitution, nur bei gestörter Produktion des Vitamin-D-Hormons werden hormonell aktive Metaboliten substituiert. Die Therapie der Grunderkrankungen beseitigt die Störung

20.3 Weitere Osteopathien

E. BLIND, B. ALLOLIO

Weitere Osteopathien sind:
- Morbus Paget: lokalisierte Erkrankung
- Osteogenesis imperfecta: erblich
- Renale Osteopathie: bei Dialysepatienten häufig

20.3.1 Morbus Paget

Synonym: Ostitis deformans Paget
Engl. Begriff: Paget's Disease of Bone

Definition Der Morbus Paget ist eine lokalisiert an einer (monostotisch) oder mehreren (polyostotisch) Stellen im Knochen auftretende Erkrankung unbekannter Ursache, bei der ein überstürzter Knochenumbau zu verdicktem, aber mechanisch minderwertigem Knochen führt.

Epidemiologie Der Morbus Paget tritt in der Regel erst jenseits des 40. Lebensjahres in Erscheinung und betrifft hier etwa 1–3 % der Bevölkerung. Klinisch auffällig und behandlungsbedürftig ist aber nur ein Bruchteil dieser Patienten.

Pathogenese Ursächlich ist eine ausgeprägte Osteoklastenaktivierung, die sekundär auch zu verstärktem Knochenanbau und insgesamt zu vermehrtem Knochenumsatz führt. Das Knochenvolumen nimmt lokal zu, der gebildete Knochen ist jedoch mechanisch minderwertig. Das auslösende Agens ist bislang nicht gefunden. Elektronenmikroskopische und auch epidemiologische Untersuchungen lassen eine Virusgenese möglich erscheinen.

Symptome Leitsymptom ist der **Knochenschmerz**, der auf verschiedene Weise zustande kommen kann: Eine lokale Hypervaskularisierung führt zu lokaler **Überwärmung**; die mechanische Minderwertigkeit des Knochens kann zu Verbiegungen und sekundären Schmerzen führen. Typisch ist z.B. am Unterschenkel die **Säbelscheidentibia**; eine Achsenfehlstellung kann an den Extremitäten zu Schmerzen in den angrenzenden Gelenken wegen Fehlbelastung führen. Ein weiteres Leitsymptom ist die **Volumenzunahme von Knochenarealen**: Bei Befall der Schädelkalotten passt der Hut nicht mehr, bei Befall der Schädelbasis kann es durch die raumfordernde Wirkung zu einem Hörschaden kommen, bei Einengung der Foramina vertebralia im Bereich der Wirbelsäule zu radikulären Schmerzen.

Bei etwa $2/3$ der Patienten sind mehrere Knochen befallen, $1/3$ hat die monostotische Form. Besonders häufig findet sich ein Befall des Beckens, gefolgt von den langen Röhrenknochen der unteren Extremitäten, der Lendenwirbelsäule sowie der Schädelkalotte.

Komplikationen Als Komplikationen sind Frakturen möglich, die im Allgemeinen jedoch gut heilen. Ebenfalls treten sekundäre Osteoarthrosen oder Nervenkompressionssyndrome auf. In seltenen Fällen (0,7–1,0 %) kann sich aus einem Paget-Herd ein Osteosarkom entwickeln, welches sich häufig nur unspezifisch durch unerklärte Schmerzzunahme manifestiert. Die große Mehrzahl der Patienten ist jedoch symptomlos, und die Erkrankung fällt nur durch anderweitig veranlasste Röntgenuntersuchungen auf.

Diagnostik Der Morbus Paget kann aufgrund der klinischen Beschwerden auffallen, wird aber heutzutage auch häufig durch eine **erhöhte alkalische Phosphatase (AP)** im Serum oder durch ein anderweitig veranlasstes **Knochenszintigramm** entdeckt.

Radiologische Methoden
- **Röntgenaufnahme:** Die Diagnose des Morbus Paget wird in aller Regel durch einen osteologisch erfahrenen Radiologen bereits allein aufgrund des Röntgenbildes gesichert: Die Knochenkontur wölbt sich vor, die Kompakta erscheint aufgefasert, die Knochenstruktur sieht wolkig-sklerotisch, teilweise auch osteolytisch oder mosaikartig aus.
- **Szintigramm:** Knochenszintigraphisch zeigen Paget-Areale aufgrund ihres stark gesteigerten Umbaus regelhaft eine sehr ausgeprägte Mehrspeicherung; ein **Knochenszintigramm** führt häufig zur Erstdiagnose eines Morbus Paget, ist aber darüber hinaus auch das **Suchverfahren der Wahl** zum Auffinden weiterer befallener Stellen nach Diagnosestellung.

Laborbefunde Bei Befall größerer Areale kommt es durch den stark gesteigerten Knochenumbau zu einer messbaren Erhöhung sämtlicher Knochenumsatzparameter. Diese „Knochenmarker" können zur Aufdeckung der Erkrankung führen, sind aber insbesondere als Verlaufsparameter hilfreich. Die Bestimmung der AP im Serum als preiswerte Methode reicht in der Regel aus. Nur falls eine gleichzeitig bestehende Lebererkrankung interferiert, sollte die knochenspezifische AP (Bone-specific Alkaline Phosphatase, BAP) gemessen werden. Ob die zusätzliche Bestimmung spezieller Knochenumsatzmarker von diagnostischem Nutzen ist, ist bislang nicht gesichert.

Differentialdiagnose Differentialdiagnostisch kommen andere Knochenerkrankungen wie Osteomyelitisherde, Knochenmetastasen oder Osteosklerosebezirke in Betracht. Das rasche multifokale Auftreten von befallenen Knochenstellen ermöglicht die Abgrenzung des ossär metastasierenden Tumors vom Morbus Paget häufig schon vom Verlauf her. Die Unterscheidung gelingt aber dem osteologisch erfahrenen Radiologen meist schon aufgrund konventioneller Röntgenbilder, in Zweifelsfällen wird eine Knochenbiopsie erforderlich.

Therapie Therapie der Wahl ist die medikamentöse Hemmung der Osteoklastenaktivität durch **Bisphosphonate**. Hiermit ist eine sehr wirksame Behandlung möglich, in leichteren Fällen reicht die Verabreichung oraler Bisphosphonate (z. B. Tiludronat 400 mg p.o. 1x täglich) aus, in schwereren Fällen sind intravenös verabreichte Bisphosphonate (z. B. Pamidronat, individuell dosiert) erforderlich. Therapieziel ist die Normalisierung oder zumindest Senkung des Knochenumsatzes, um sekundäre Verbiegungen, pathologische Frakturen und Nervenkompressionen sowie Sekundärarthrosen zu vermeiden.

Als Medikament der zweiten Wahl kommt eine Osteoklastenhemmung mit **Calcitonin** in Betracht.

Verlauf und Prognose Als **Verlaufsparameter** des Behandlungserfolges dient in einfacher Weise die **AP**, die in der Regel nach etwa vier Wochen deutlich gesenkt ist und drei Monate nach Behandlungsbeginn einen Tiefstand erreicht. Die osteoklastenhemmende Wirkung der Bisphosphonate hält oft über ein Jahr an, und die Behandlung hiermit kann dann bei einem Wiederanstieg der AP als Verlaufsparameter wiederholt werden.

Die Therapie mit Bisphosphonaten hat die Notwendigkeit lokaler orthopädischer Behandlung deutlich reduziert. Der Morbus Paget führt daher heutzutage zu keiner wesentlichen Lebenszeitverkürzung.

Tab. 20.7 Behandlungsindikation beim Morbus Paget.

Therapie indiziert bei	■ Knochenschmerzen ■ Deformierung oder Verbiegung von Knochen mit drohender oder bereits bestehender Arthrose ■ Drohender oder stattgehabter pathologischer Fraktur ■ Nervenkompressionssyndromen ■ Befall der Schädelbasis ■ Starker Krankheitsaktivität (alkalische Phosphatase deutlich über 500 U/l)
Keine Therapie bei	■ Zufällig entdecktem Morbus Paget ohne Symptome ■ Geringer Knochenumsatzaktivität (AP unter 300 U/l) ■ Befall statisch wenig relevanter Knochenabschnitte wie oberer Extremitäten oder Rippen

20.3.2 Osteogenesis imperfecta

Synonym: Glasknochenkrankheit

Definition Es handelt sich um einen überwiegend erblichen **Defekt** der vor allem im Knochen wichtigen **Biosynthese des Typ-I-Kollagens,** der zum Aufbau von minderwertiger Knochensubstanz führt.

Symptome Die Erkrankung führt zu gesteigerter **Knochenbrüchigkeit,** die bei den verschiedenen Untertypen der Erkrankung verschieden spät zum Ausbruch kommt. Sie kann sich bereits in utero manifestieren und zu praktisch nicht lebensfähigen Neugeborenen führen oder aber in abgeschwächter Form erst im Kindesalter auftreten. Typisch ist das Vorhandensein blauer Skleren, die die Diagnosestellung vereinfachen. Klinisch kommt es zu multiplen Frakturen, die ab dem 20. Lebensjahr seltener werden und je nach Ausprägung des Krankheitsbilds zu mehr oder weniger starker Behinderung führen.

Diagnostik Der Röntgenbefund ist charakteristisch, eine histologische Untersuchung hilft kaum weiter, spezifische Laborparameter existieren nicht.

Therapie Eine kausale Behandlung der Erkrankung ist nicht bekannt, experimentell werden Bisphosphonate eingesetzt, meist sind orthopädische Maßnahmen notwendig.

Zusammenfassung

- Alleinige Ursache: erhöhter Knochenumsatz durch Osteoklastenaktivierung
- Wichtigste Symptome: Schmerzen und Volumenzunahme bestimmter Knochenareale
- Wichtigste diagnostische Maßnahme: Röntgenaufnahme
- Wichtigste therapeutische Maßnahme: Bisphosphonate

Zusammenfassung

- Wichtigste Ursache: hereditäre Störung der Kollagensynthese
- Wichtigste Symptome: gesteigerte Knochenbrüchigkeit, blaue Skleren
- Wichtigste diagnostische Maßnahme: Röntgenaufnahmen
- Wichtigste therapeutische Maßnahme: orthopädische Hilfen

20.3.3 Renale Osteopathie

Engl. Begriff: Renal Osteodystrophy

Definition Die renale Osteopathie ist eine komplexe Knochenerkrankung, die heute aufgrund der oft langjährig durchgeführten Hämodialyse häufig gesehen wird.

Pathogenese Eine renale Osteopathie entsteht durch die Kombination eines sekundären Hyperparathyroidismus (Kap. 16.4.2) mit Elektrolytstörungen und einer Vitamin-D-Stoffwechselstörung. Der Knochen zeigt dabei einerseits Veränderungen wie bei **Osteomalazie,** die mit dem Vitamin-D-Mangel assoziiert sind, zum anderen tritt durch die verstärkte Parathormonwirkung eine **Fibroosteoklasie** auf.

Symptome Klinisch bestehen Knochen- und Gelenkschmerzen, häufig zusammen mit einer proximal betonten Muskelschwäche und einer erhöhten Knochenbrüchigkeit. Radiologisch finden sich häufig Veränderungen wie beim primären Hyperparathyroidismus sowie diffuse Knochenverformungen, z. B. im Beckenbereich, und extraossäre Verkalkungen, vor allem in Gefäßen.

Therapie Therapeutisch muss versucht werden, den Kalzium- und Phosphatspiegel möglichst zu normalisieren, die Parathormonspiegel sollten auf etwa das Zweifache der Normobergrenze eingestellt werden (Kap. 21). Da bei Niereninsuffizienz der Vitamin-D-Stoffwechsel gestört ist, muss Vitamin D in seiner aktivierten Form zugeführt werden, z. B. als 1,25-Dihydroxy-Vitamin D. Die früher häufig angetroffene zusätzliche Knochenschädigung durch Aluminiumablagerungen als Folge der Dialyse findet man heute nur noch selten.

Zusammenfassung

- Wichtigste Ursachen: sekundärer Hyperparathyroidismus, Störungen des Elektrolyt- und Vitamin-D-Haushaltes
- Wichtigste Symptome: Knochen- und Gelenkschmerzen
- Wichtigste diagnostische Maßnahmen: Messung von Parathormon, Röntgenaufnahmen
- Wichtigste therapeutische Maßnahmen: Normalisierung des Kalzium- und Phosphatspiegels, Vitamin-D-Substitution

20.4 Tumorinduzierte Knochenerkrankungen

E. Blind, B. Allolio

Synonym: Knochenmetastasierung, Skelettmetastasierung, Tumorosteolysen
Engl. Begriff: Metastatic Bone Disease

Definition Tumorinduzierte Knochenerkrankungen sind die Folge einer Knochendestruktion durch Metastasen extraossärer Tumoren oder durch eine vom Knochenmark ausgehende hämatologische Systemerkrankung. Selten entsteht eine tumorinduzierte Knochenerkrankung durch einen primären Knochentumor.

Epidemiologie Die **Metastasierung in den Knochen** ist bei soliden Tumoren sehr häufig, sie findet sich bei 30–90 % der Patienten im fortgeschrittenen Stadium. Besonders häufig sind Knochenmetastasen beim **Mammakarzinom** (47–85 %), **Prostatakarzinom** (33–85 %) und **Bronchialkarzinom** (32–60 %). Auf der anderen Seite finden sich Knochenmetastasen besonders selten bei Tumoren des Gastrointestinaltraktes (3–13 %). Die meisten Tumoren verursachen überwiegend osteolytische Metastasen mit Neigung zu pathologischen Frakturen, die bei den überwiegend sklerotischen Metastasen, wie sie vor allem beim Prostatakarzinom vorkommen, eher selten sind. Besonders bedeutend ist die ossäre Metastasierung beim Mammakarzinom: Hier ist der Knochen das häufigste Metastasierungsorgan (in Autopsiestudien bei $\frac{3}{4}$ aller Patienten) und die häufigste Stelle eines Fernrezidivs. Patientinnen mit Mammakarzinom haben trotz des Auftretens von Knochenmetastasen häufig eine lange Überlebenszeit mit einem Median > 20 Monate. Die Metastasen haben dabei wesentlichen Anteil an der Morbidität der Erkrankung durch Auftreten von pathologischen Frakturen, neurologischen Komplikationen und Schmerzen.

Knochenosteolysen treten auch bei hämatologischen Systemerkrankungen auf, am häufigsten beim **Plasmozytom,** wo sie regelhaft zu finden sind und das Achsenskelett (Schädel, Wirbelkörper und Becken) bevorzugen.

Primäre Tumoren des Knochens sind selten und machen < 0,2 % aller malignen Tumoren aus.

Ätiologie und Pathogenese Tumorzellen verursachen den Knochenabbau bei osteolytischen Metastasen indirekt über die Freisetzung von Faktoren, die Osteoklasten aktivieren und/oder die Funktion der Osteoblasten modulieren. Unter anderem spielen vermutlich Zytokine eine Rolle, die von Tumorzellen freigesetzt werden, so z. B. TGFα und insbesondere das Parathormon-related Protein (PTHrP), das von Tumorzellen in Knochenmetastasen viel häufiger als in nicht ossären Tumormetastasen gebildet wird. Als Mechanismus wird eine positive Rückkopplung vermutet: Tumorzellen produzieren PTHrP und aktivieren damit die lokale Knochenresorption, wodurch wiederum aus der Knochenmatrix Wachstumsfaktoren freigesetzt werden, die die Tumorzellen zu verstärktem Wachstum anregen.

Die Genese der Osteolysen beim Plasmozytom beruht wahrscheinlich auf anderen Faktoren als bei Metastasen solider Tumoren. Unter anderem wird vermutet, dass hier das Zytokin Interleukin-6 eine Rolle spielt.

Symptome Leitsymptom der Knochenmetastasierung ist der Schmerz, der klinisch meist als **Knochenschmerz** imponiert. Hinzu treten häufig umschriebene Schmerzen durch Dislokation und Instabilität bei pathologischen Frakturen, etwa an den langen Röhrenknochen oder auch am Becken. Bedrohlich sind Osteolysen der Wirbelsäule. Hier kann es bei einem Stabilitätsverlust der Hinterkante

20.4 Tumorinduzierte Knochenerkrankungen

einzelner Wirbelkörper zu einer Spinalkanaleinengung mit neurologischen Symptomen kommen, im Unterschied zu osteoporotisch bedingten Wirbelkörpersinterungen, bei denen dieses Risiko in der Regel nicht besteht.

! Jedes unerwartete Auftreten einer pathologischen Fraktur erfordert die sorgfältige Suche nach einem zugrunde liegenden Malignom!

Diagnostik Bei bekannter Tumorerkrankung liegt das Auftreten von Knochenmetastasen oft nahe. Mit konventionellen **Röntgenaufnahmen** lassen sich diese Metastasen nicht immer nachweisen, im Zweifel sollte ein **Computertomogramm** angefertigt werden, das in dieser Hinsicht sensitiver ist. Eine Biopsie der betroffenen Knochenstellen ist in der Regel nicht erforderlich. Sensitiver zur frühzeitigen Erkennung neu aufgetretener Knochenmetastasen ist ein **Knochenszintigramm,** das allerdings auch unspezifisch Stellen vermehrten Knochenumbaus anderer Ursache anzeigt.

! Beim Plasmozytom ist das Knochenszintigramm im Gegensatz zu Knochenmetastasen solider Tumoren häufig falsch negativ.

Tritt als erstes Zeichen einer Erkrankung eine pathologische Fraktur auf (also eine Fraktur nach einer geringfügigen mechanischen Belastung, die normalerweise nicht zum Knochenbruch führt), muss stets ein Malignom als Ursache ausgeschlossen werden. Lässt sich bei den ersten Untersuchungen kein Primärtumor finden, kann eine histologische Untersuchung durch eine Biopsie aus dem befallenen Knochenareal erforderlich werden.

Ausgedehnte Skelettmetastasierung führt zu einem Anstieg von sog. „Knochenumsatzmarkern" im Plasma und Urin. Ob die Messung dieser Parameter für die Betreuung solcher Patienten allgemein nützlich ist, ist unsicher.

Differentialdiagnose Neben Metastasen kann eine Reihe weiterer Erkrankungen zu einer lokalen Knochenzerstörung und pathologischen Frakturen führen. Eine Unterscheidung ist häufig schon mit konventionellen Röntgenaufnahmen durch einen erfahrenen Radiologen möglich, teilweise aber auch erst nach Anfertigung computer- oder kernspintomographischer Bilder und in Einzelfällen erst durch eine bioptische Untersuchung.

Differentialdiagnose der lokalen Knochenzerstörung:

Differentialdiagnose	Ausschlussmaßnahmen
Knochenmetastasen Gutartige Knochenzysten Osteosarkom Brauner Tumor bei primärem Hyperparathyroidismus	■ Konventionelle Röntgenaufnahme ■ Computertomographie ■ Kernspintomographie ■ Im Einzelfall Biopsie

Differentialdiagnose	Ausschlussmaßnahmen
Osteoporotische Wirbelkörpersinterungen Morbus Paget McCune-Albright-Sternberg-Syndrom Jaffé-Lichtenstein-Syndrom	

Primär- und Sekundärprävention Eine überragende Bedeutung zur Senkung der Morbidität durch Knochenmetastasen haben die **Bisphosphonate** erlangt. Diese Substanzgruppe wirkt durch eine hohe Knochenaffinität und nachfolgende apoptotische Wirkung auf Osteoklasten stark antiresorptiv. Beim Plasmozytom gehört die längerfristige Verabreichung von 90 mg Pamidronat als einmal monatliche intravenöse Infusion zur Standardbehandlung. Hierdurch kann die Häufigkeit von Komplikationen, wie z.B. das Auftreten pathologischer Frakturen oder Episoden mit Hyperkalzämie, um etwa $\frac{1}{3}$ gesenkt werden bei gleichzeitiger Verringerung der Schmerzen und Verbesserung der Lebensqualität. Nur in einer kleinen Untergruppe dieser Patienten ließ sich allerdings ein lebensverlängernder Effekt dieser Behandlung zeigen. Bei Patientinnen mit einem Mammakarzinom und Tumorzellnachweis im Knochenmark konnten die Entstehung von Knochenmetastasen und die Überlebenszeit durch die orale Gabe von 1600 mg Clodronat pro Tag über zwei Jahre verbessert werden.

Therapie Pathologische Frakturen müssen orthopädisch versorgt werden. Häufig ist eine lokale **Bestrahlung** indiziert, die neben einer Verlangsamung des Fortschreitens der Osteolyse insbesondere auch schmerzlindernd wirkt. Auch in diesem Stadium ist eine medikamentöse Behandlung mit Bisphosphonaten indiziert, die hier immer am wirksamsten intravenös gegeben werden. Eine Schmerztherapie mit **Opiaten** ist häufig notwendig.

Verlauf und Prognose Die Überlebenszeiten können auch nach Auftreten von Knochenmetastasen, z.B. beim Mammakarzinom, lang sein, so dass in diesem Fall die Morbidität weniger durch den Primärtumor als vielmehr durch die Knochenmetastasierung bedingt ist. Insofern sind die Lokalbehandlung pathologischer Frakturen und die systemische Behandlung mit Bisphosphonaten von großer Bedeutung. Die Prognose der Erkrankung wird allerdings vorwiegend durch die Behandelbarkeit des Tumorleidens selbst bestimmt.

Komplikationen Osteolytische Metastasen führen beispielsweise beim Mammakarzinom in etwa $\frac{1}{3}$ der Fälle zu schwerwiegenden Komplikationen: Eine **Hyperkalzämie** entwickelt sich in etwa 10–15 % der Fälle, schwerwiegende **pathologische Frakturen** im Bereich der langen Röhrenknochen entstehen bei Metastasierung in diesem Bereich in etwa 10–20 % der Fälle.

Knochenerkrankungen

Zusammenfassung

- Wichtigste Ursachen: ossäre Metastasierung solider Tumoren, Plasmozytom
- Wichtigste Symptome: Knochenschmerzen, Hyperkalzämiesyndrom, pathologische Frakturen
- Wichtigste diagnostische Maßnahmen: häufig klinische Verdachtsdiagnose, Sicherung durch radiologische Methoden und Knochenszintigramm
- Wichtigste therapeutische Maßnahmen: palliative Gabe von Bisphosphonaten, Analgetika

Zur weiteren Information

Literatur

Osteoporose

Black, D. M., S. R. Cummings, D. B. Karpf et al.: Randomised trial of effect of aldendronate on risk of fracture in women with existing vertebral fractures. Lancet 1996; 348:1535–41.

Burger, H., C. E. de Leat, A. Weel et al.: Added value of bone mineral density in hip fracture risk scores. Bone 1999; 25:369–74

Cummings, S. R., D. M. Black, M. C. Nevitt et al.: Bone density at various sites for prediction of hip fractures. Lancet 1993; 341:72–5.

Dawson-Hughes, B., S. S. Harrus, E. A. Kral, G. E. Dallal: Effect of calcium and vitamin D supplementation on ebon density in men and women 65 years of age or older. N Engl J Med 1997; 337:670–6.

Eastell, R.: Treatment of postmenopausal osteoporosis. N Engl J Med 1998; 338:736–46.

Kannus, P., J. Pakkari, S. Siemi et al.: Prevention of hip fracture in elderly people with use of a hip protector. N Engl J Med 2000; 21:1506–12.

McClung, M. R., P. Geusens, P. D. Miller et al.: Effect of risedronate on the risk of hip fracture in elderly women. N Engl J Med 2001; 5:333–40.

Melton, L. J. III, E. J. Atkinson, C. Cooper et al.: Vertebral fractures predict subsequent fractures. Osteoporos Int 1999; 10:214–21.

Reginster, J. Y., L. Meurmans, B. Zegels et al.: The effect of sodium monofluorophosphate plus calcium on vertebral fracture rate in postmenopausal women with moderate osteoporosis. Ann Intern Med 1998; 129:1–8.

Tilyard, M. W., G. F. S. Spears, J. Thomson, S. Dovey: Treatment of postmenopausal osteoporosis with calcitrol or calcium. N Engl J Med 1992; 326:357–62.

Watts, N. B., S. T. Harris, H. K. Genant et al.: Intermittent cyclical etidronate treatment of postmenopausal osteoporosis. N Engl J Med 1990; 323:73–9.

Osteomalazie

Berenson, J. R., A. Lichtenstein, L. Porter, M. A. Dimopoulos et al.: Efficacy of pamidronate in reducing skeletal events in patients with advanced multiple myeloma. N Engl J Med 1996; 334:488–93.

Jakob, F.: 1,25(OH)2-Vitamin D3: das Vitamin D-Hormon. Internist (Berl) 1999; 40:414-30.

Hay, E. J.: Bone disease in cholestatic liver disease. Gastroenterology 1995; 108:276–83.

Kumar, R.: Tumor-induced osteomalacia and the regulation of phosphate homeostasis. Bone 2000; 27:333–8.

Rosen, C. J.: Vitamin D and Bone Health in Adults and the Elderly. In: Holick, M. F. (ed.): Vitamin D: Physiology, Molecular Biology and Clinical Applications. Humana Press, Totowa, New Jersey 1999.

Slatopolsky, E., A. Brown, A. Dusso: Phosphate control and osteodystrophy – role of phosphorus in the pathogenesis of secondary hyperparathyroidism. Am J Kidney Dis 2001; 37 (Suppl. 2): S54–S57.

Vieth, R.: Vitamin D-supplementation, 25-hydroxyvitamin D concentrations and safety. Am J Clin Nutr 1999; 69:842–56.

Morbus Paget, Osteogenesis imperfecta, renale Osteopathie

Black, D.M., S. R. Cummings, D. B. Karpf, J. A. Cauley, D. E. Thompson, M. C. Nevitt, D. C. Bauer, H. K. Genant, W. L. Haskell, R. Marcus, S. M. Ott, J. C. Torner, S. A. Quandt, T. F. Reiss, K. E. Ensrud: Randomised trial of effect of alendronate on risk of fracture in women with existing vertebral fractures. Fracture Intervention Trial Research Group. Lancet 1996; 348: 1535–41.

Siris, E. S., A. A. Chines, R. D. Altman, J. P. Brown, C. C. Johnston, Jr., R. Lang, M. R. McClung, L. E. Mallette, P. D. Miller, W. G. Ryan, F. R. Singer, J. R. Tucci, R. A. Eusebio, P. J. Bekker: Risedronate in the treatment of Paget's disease of bone: an open label, multicenter study. J Bone Miner Res 1998; 13:1032–8.

Tumorinduzierte Knochenerkrankungen

Berenson, J. R., A. Lichtenstein, L. Porter, M. A. Dimopoulos, R. Bordoni, S. George, A. Lipton, A. Keller, O. Ballester, M. J. Kovacs, H. A. Blacklock, R. Bell, J. Simeone, D. J. Reitsma, M. Heffernan, J. Seaman, R. D. Knight: Efficacy of pamidronate in reducing skeletal events in patients with advanced multiple myeloma. Myeloma Aredia Study Group. N Engl J Med 1996; 334:488–93.

Diel, I. J., E. F. Solomayer, S. D. Costa, C. Gollan, R. Goerner, D. Wallwiener, M. Kaufmann, G. Bastert: Reduction in new metastases in breast cancer with adjuvant clodronate treatment. N Engl J Med 1998; 339:357–63.

Keywords

Osteoporose

osteoporosis ◆ fractures ◆ bone mineral density ◆ risk factors ◆ estrogen ◆ bisphosphonates

Aktuelle Weblinks

Osteoporose

http://www.nof.org/ (National Osteoporosis Foundation)

http://www.osteo.org/ (NIH ORBD-NCR-Osteoporosis and Related Bone Diseases)

http://www.osteofound.org/ (International Osteoporosis Foundation)

http://www.courses.washington.edu/bonephys/ (Osteoporosis and Bone Physiology)

http://www.osteoporosis.ca/index.shtml (Welcome to Osteoporosis Online)

Morbus Paget, Osteogenesis imperfecta, renale Osteopathie

http://www.osteo.org/ (National Institutes of Health – Osteoporosis and Related Bone Diseases - National Ressource Center. Wichtige Site, u.a. können Bibliographien zu Knochenerkrankungen heruntergeladen werden)

http://www.nof.org/ (Site der National Osteoporosis Foundation. Mit Online Guide)

http://www.paget.org/ (Site der Paget Foundation. Auch Informationen zu anderen Knochenerkrankungen)

http://www.oif.org/ (Site der Osteogenesis imperfecta Foundation)

IMPP-Statistik

Osteoporose ◆ sekundäre Osteoporose ◆ Osteomalazie ◆ renale Osteopathie ◆ Morbus Paget ◆ Osteosarkom ◆ Knochendestruktion durch malignes Tumorwachstum

D. Pongratz, P. Reilich

21 Störungen des Nervensystems

21.1	**Kopfschmerzen**	1785	21.5.1 Vagovasale Synkopen	1801
21.1.1	Migräne	1785	21.5.2 Kardiale Synkopen	1803
21.2	**Gesichtsschmerzen und Gesichts-**		21.5.3 Reflexsynkopen	1803
	neuralgien	1788	21.6 **Schlafstörungen**	1803
21.2.1	Trigeminusneuralgie	1788	21.7 **Myopathien**	1804
21.3	**Polyneuropathien**	1791	21.7.1 Progressive Muskeldystrophie vom	
21.3.1	Akute postinfektiöse Polyradikulo-		Typ Duchenne	1805
	neuritis Typ Guillain-Barré	1793	21.7.2 Polymyositis/Dermatomyositis	1807
21.3.2	Chronische Polyneuropathie bei		21.8 **Meningitis**	1809
	chronischem Alkoholabusus	1795	21.8.1 Akute eitrige Meningitis	1809
21.4	**Schlaganfall**	1796	21.8.2 Nichteitrige lymphozytäre Meningitis	1813
21.5	**Synkopen**	1801	21.8.3 Chronische Meningitis	1814

21.1 Kopfschmerzen

Engl. Begriff: Headache

Kopfschmerzen stellen ein Symptom und keine Diagnose dar. Ätiologisch ist zwischen idiopathischen (z.B. Migräne) und symptomatischen (z.B. Trigeminusneuralgie) Formen zu unterscheiden. Wegen chronischer Kopfschmerzen suchen etwa 4–8 % der Bevölkerung den Arzt auf. Entscheidend für die richtige differentialdiagnostische Einordnung ist vor allem die Anamnese.

Einteilung der Kopfschmerzformen

Die Einteilung der Kopfschmerzen erfolgt nach den 1988 von der International Headache Society (IHS) publizierten Richtlinien [Cephalg 1988; 8 (Suppl.7):1–96 (deutsche Fassung: Nervenheilkunde 1989; 8:161–203)].

Primäre Kopfschmerzen Dabei unterscheidet man vier Formen von **primären** (idiopathischen) **Kopfschmerzen**, nämlich:
- die Migräne (s. Kap. 21.1.1)
- den Spannungskopfschmerz
- den Clusterkopfschmerz und die chronische paroxysmale Hemikranie sowie
- provozierte Kopfschmerzen ohne strukturelle Schäden (z.B. Kältekopfschmerz)

Sekundäre Kopfschmerzen Als **sekundäre** (symptomatische) **Kopfschmerzformen** werden zusammengefasst:
- der posttraumatische oder zervikogene Kopfschmerz
- der Kopfschmerz bei zerebralen Zirkulationsstörungen
- der Kopfschmerz bei intrakranieller Druckerhöhung oder Änderung des Liquordrucks
- der Kopfschmerz durch Analgetika und andere Medikamente
- der Kopfschmerz bei Infektionen (z.B. Meningitiden)
- der Kopfschmerz bei Stoffwechselstörungen (z.B. bei Hypoglykämie)
- der Kopfschmerz bei Kopf- und Gesichtsneuralgien (z.B. Trigeminusneuralgie, s. Kap. 21.2.1)
- der nicht klassifizierbare Kopfschmerz (z.B. Kopfschmerz bei Herzinsuffizienz)

21.1.1 Migräne

Synonym: Migräne ohne/mit Aura (früher: einfache/klassische Migräne)
Engl. Begriff: Migraine, Blinding Headache, Sick Headache

Definition Idiopathische, rezidivierende und anfallsweise auftretende Kopfschmerzen, welche typischerweise streng einseitig auftreten, von mäßiger bis starker Intensität und pochend-pulsierender Qualität sind und mit autonomen Begleitsymptomen einhergehen. Bei einem Teil der Patienten geht der Attacke eine Aura voraus.

Formen Man unterscheidet folgende Hauptformen:
- Bei der Migräne **ohne Aura** (früher „einfache Migräne") kommt es zu rezidivierenden Kopfschmerzattacken, die vier bis maximal 72 Stunden anhalten und zusätzlich mit Übelkeit sowie Licht- und Lärmempfindlichkeit einhergehen.
- Bei der Migräne **mit Aura** (früher „klassische Migräne", Migraine accompagnée) werden vor oder unmittelbar

zu Beginn der Kopfschmerzen neurologische Reiz- oder Ausfallserscheinungen wie Gesichtsfelddefekte (Flimmerskotom), halbseitige Sensibilitätsstörungen, Paresen oder Sprachstörungen beobachtet. Die Ausfälle entwickeln sich über fünf bis 20 Minuten und bestehen maximal 60 Minuten.

– Als Unterform der Migräne mit Aura zeigt die Migräne **mit prolongierter Aura** neurologische Ausfälle bis zu maximal eine Woche. Anschließend kommt es zu einer völligen Rückbildung. Das hierbei differentialdiagnostisch notwendige kranielle CT ist unauffällig.

Epidemiologie Bei Männern schätzt man die Prävalenz auf ca. 6 %. Bei Frauen dagegen klagen im 35. und 45. Lebensjahr bis zu 19 % über entsprechende Symptome. Im Kindesalter sind die Zahlen wesentlich niedriger.

Ätiologie und Pathogenese Die Ätiopathogenese der Migräne ist letztlich noch nicht geklärt. Es existiert lediglich eine Modellvorstellung, die vaskuläre und neurogene Komponenten beinhaltet. Während zu Beginn der Migräneattacke vorwiegend intrazerebrale Strukturen beteiligt sind, werden im weiteren Verlauf zunehmend extrazerebrale Blutgefäße mit einbezogen.

Schmerz und Begleitsymptome Initial kommt es durch Anfälligkeiten, wie genetische Disposition und Triggerfaktoren (z.B. Menstruation, orale Kontrazeptiva, Alkohol, psychische Einflüsse) zu einer Hemmung kortikaler und hypothalamischer Aktivität. Hieraus resultierende Einflüsse auf den Hirnstamm führen zu einer Dilatation zerebraler Gefäße und Aktivierung serotoninerger Neurone. Die folgende Freisetzung der vasoaktiven Substanzen Serotonin und Substanz P aktiviert Prostaglandine, führt zur Degranulation von Mastzellen und verursacht eine aseptische perivaskuläre Entzündungsreaktion der Duraarterien, welche den typischen Kopfschmerz bedingt. Die Beteiligung weiterer vegetativer Zentren im Hirnstamm führt zu den Begleitsymptomen (z.B. Übelkeit, Erbrechen).

Aura Einige Studien zeigen, dass die Migräneaura mit einer Reduktion des zerebralen Blutflusses im posterioren Anteil der kontralateralen Hemisphäre einhergeht und im weiteren Verlauf langsam auf den rostralen Kortex übergreift.

Symptome

Leitsymptom Leitsymptom während des Anfalls ist der allmählich zunehmende dumpfe, drückende oder pulsierend-pochende Kopfschmerz von mäßiger bis starker Intensität, der in ca. 50 % einseitig angegeben wird und in ca. 20 % während der Attacke seine Lokalisation wechselt. Bewegung verstärkt zumeist die Beschwerden. Die Dauer schwankt erheblich. Der Mittelwert liegt bei drei bis sechs Stunden (s. Abb. 21.1). Kürzere Anfälle sind seltener, längere (bis zwei Tage) kommen durchaus vor.

Begleitsymptome **Nausea** (ca. 60 %) und **Erbrechen** (ca. 20 %) stellen häufige Begleitsymptome am Beginn dar. Eine initiale **Lichtscheu** kommt in ca. 40 %, **Augenflimmern** in ca. 25 % der Fälle vor.

Besonders charakteristisch in der noch schmerzfreien Initialphase ist das **Flimmerskotom.** Darunter ist ein fleckförmiges Flimmern in der Mitte des Gesichtsfeldes zu verstehen, in dessen Zentrum keine oder eine verfälschte, unscharfe Wahrnehmung auftritt. Die Randzone dehnt sich allmählich zur Peripherie aus. Häufig werden von den Patienten gezackte Figuren oder Blitze (**Fortifikationen**) im Gesichtsfeld wahrgenommen. Nach etwa einer halben Stunde bilden sich die Symptome wieder zurück. Seltenere okuläre Symptome sind eine Hemianopsie oder eine einseitige Okulomotoriusparese im Sinne einer Ophthalmoplegia externa.

Fokale zerebrale Symptome sind am häufigsten **Parästhesien,** seltener kurze **aphasische Störungen** oder auch **flüchtige Lähmungserscheinungen.**

Sonderform Basilarismigräne Besonders schwerwiegend kann sich das klinische Bild der **Basilarismigräne** (Sonderform einer Migräne mit Aura) darstellen. Es zeichnet sich neben Ataxie, Schwindel und Gesichtsfeldausfällen durch die Möglichkeit weiterer neurologischer Störungen wie Bewusstseinsstörungen, Hirnnervenausfälle, insbesondere Sehstörungen (Doppelbilder), Hörstörungen (Tinnitus, Hypakusis), Dysarthrie und Para- oder Tetraparesen aus.

Diagnostik

Diagnostik Die sorgfältige Erhebung der Anamnese sowie der körperliche internistische und neurologische Untersuchungsbefund sind entscheidend. Alle mögliche technische Diagnostik stellt eine Ausschlussdiagnostik dar. Da es in ca. 75 % der Fälle gelingt, mit einer sorgfältigen Anamnese die richtige Verdachtsdiagnose zu stellen, sollte insbesondere auf folgende Punkte geachtet werden:

- Familienanamnese
- allgemeine Eigenanamnese (Alter bei Erstmanifestation, Kopfschmerz in der Vorgeschichte, Trauma in der Vergangenheit, Infektion, Medikamenteneinnahme)
- Kopfschmerzanamnese (Schmerzqualität, Schmerzintensität, Schmerzlokalisation)
- Verlauf (Zeitpunkte des Auftretens, Frequenz, Ausbreitung, Dauer)

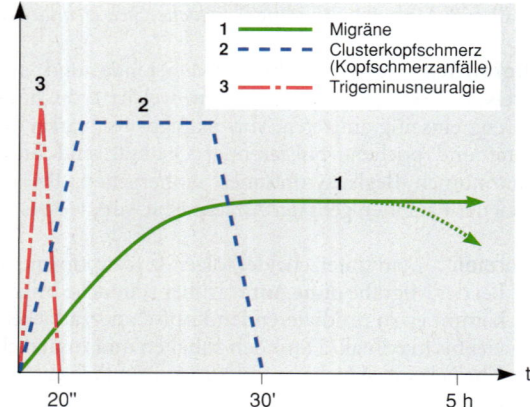

Abb. 21.1 Anfallsablauf und Schmerzintensität bei verschiedenen paroxysmalen Kopfschmerzsyndromen.

21.1 Kopfschmerzen

- Prodromi, Begleitsymptome und auslösende Faktoren
- bisherige therapeutische Erfahrungen

Die Diagnosekriterien der Migräne, angelehnt an die Richtlinien der International Headache Society 1988, sind in Tabelle 21.1 dargestellt:

Differentialdiagnose Bei Erstmanifestation einer komplizierten Migräne mit fokalen zerebralen Symptomen sowie bei Abweichungen von den Diagnosekriterien (s. Tab. 21.1) muss man im Einzelfall jedoch immer wieder an die Differentialdiagnose fokaler neurologischer Symptome anderer Genese denken, was apparative Untersuchungsmethoden (EEG, Doppler-/Duplexuntersuchung, CCT, ggf. MRT, zerebrale Angiographie) nach sich zieht. Neben apparativer Untersuchungen stellen auch hier die Anamnese und der Untersuchungsbefund die wichtigsten Schritte zur Diagnosefindung dar.

Tab. 21.1 Diagnosekriterien der Migräne.

Migräne ohne Aura	Migräne mit Aura
Mind. fünf Attacken mit einer Dauer der unbehandelten Attacke von 4–72 h Mind. zwei der folgenden Kriterien: ■ Einseitig ■ Pulsierend bis pochend ■ Mäßige bis starke Intensität ■ Verstärkung durch Bewegung Mind. eines der folgenden Begleitsymptome: ■ Nausea oder Erbrechen ■ Photophobie ■ Phonophobie Unauffällige neurologische Untersuchung, kein Hinweis auf organische Ursachen	Mind. zwei Attacken Dauer der Aura < 60 min Ein oder mehr transiente fokale neurologische Aurasymptome (häufig: Verschwommensehen, Flimmerskotom, Fortifikationen) Schrittweise Entwicklung der Aurasymptome über > 4 min oder einzelne Symptome in Folge Kopfschmerz setzt innerhalb 60 min nach Beginn der Aura ein Unauffällige neurologische Untersuchung, kein Hinweis auf organische Ursachen

Differentialdiagnose	Ausschlussmaßnahmen
Vasomotorische Kopfschmerzen	Anamnese, Ausschluss anderer Ursachen
Carotis-interna-Dissektionen	Doppler-/Duplexuntersuchung (Angiographie)
Arteriovenöse Malformationen	Doppler-/Duplexuntersuchung, MRT-Angiographie, Angiographie
Clusterkopfschmerz	Kürzere Attacken (30 min bis zwei Stunden) Andere Begleitsymptome: ■ Tränenfluss ■ Konjunktivale Injektion ■ Halbseitige Gesichtsrötung ■ Nasensekretion ■ Keine neurologischen Herdsymptome bis auf partielles Horner-Syndrom
Karotidodynie	Druckschmerz der A. carotis
Ventrikelnahe Hirntumoren mit rezidivierender akuter Liquorabflussstörung	Anamnese, EEG, CCT/MRT
Leichtere Subarachnoidalblutung	Anamnese, CCT

Differentialdiagnose	Ausschlussmaßnahmen
Hypertone Krise (z. B. Phäochromozytom)	Anamnese, Blutdruckmessung
Rezidivierende Hypoglykämien	Anamnese, Medikamentenanamnese, BZ
Medikamente (z. B. orale Kontrazeptiva, Nifedipin, Nitrate)	Medikamentenanamnese
Arteriitis temporalis (Horton)	Anamnese, Blutbild, BSG, schmerzhafte A. temporalis

Therapie Eine Heilung der Migräne ist in der Regel nicht möglich. Therapeutisch unterscheidet man zwischen der Kupierung des Anfalls (s. Tab. 21.2) und der Migräneprophylaxe (s. Tab. 21.3). Während des akuten Anfalls kommt es zu einer verminderten Magen- und Darmmotilität. Die dadurch verzögerte Absorption eines Medikamentes zur

Tab. 21.2 Therapie der akuten Migräneattacke (Therapiebeginn so früh wie möglich).

Basistherapie	Medikamentöse Begleittherapie des akuten Anfalls	Medikamentöse Therapie des leichteren Anfalls	Medikamentöse Therapie des starken Anfalls
Ruhe Reizabschirmung Kalte Umschläge	Metoclopramid (Paspertin®) bzw. Domperidon (Motilium®) jeweils 15 min vor Applikation der spezifischen Medikation	Acetylsalicylsäure (Aspirin®) Ibuprofen (Aktren®) bzw. Paracetamol (Benuron®)	1. Wahl Serotoninantagonisten: ■ Sumatriptan (Imigran®) 2. Wahl Mutterkornalkaloide: ■ Ergotamintartrat (Migrexa®) bzw. ■ Dihydroergotamin (Dihydergot®)

Tab. 21.3 Migräneprophylaxe.

Medikamentöse Therapie Indikation: > 3 Migräne- attacken/Monat bzw. Dauer > 48 h	Nichtmedikamentöse Therapie
1. Wahl - β-Rezeptoren-Blocker: Metoprolol (Beloc®), Propranolol (Dociton®) 2. Wahl - Ca-Antagonisten: Flunarizin (Sibelium®) - Dopamin-Antagonisten: Cyclandelat (Natil®) bzw. - Antikonvulsiva: Valproat (Ergenyl® chrono)	Ausschalten von Auslösern Entspannungstechniken, z. B.: autogenes Training, progressive Muskelrelaxation n. Jacobson Physikalische Therapie Psychotherapie

Therapie des Migräneanfalls wird durch die kombinierte Gabe eines Antiemetikums verbessert.

Tabellen 21.2 und 21.3 fassen die wichtigsten Maßnahmen zusammen.

Verlauf und Prognose Verlauf und Prognose sind als günstig einzustufen. Mit zunehmendem Lebensalter (meist jenseits von 50 Jahren) bilden sich die Symptome gewöhnlich zurück. In der Regel kommt es nicht zu bleibenden neurologischen Ausfällen.

Komplikationen Als wichtige Komplikation der Migräne ist der **Status migraenosus** zu nennen. Hierbei dauert der Anfall mehr als 72 Stunden. Diese Anfallsform ist weitgehend resistent gegenüber den üblichen Schmerzmitteln und geht mit protrahiertem Erbrechen, Bettlägerigkeit und Dehydratation einher. Eine Hospitalisierung zur Schmerztherapie und Rehydratation kann dabei notwendig werden.

Als schwerwiegendste Komplikation ist der **migränöse Infarkt** zu nennen. Der wichtigste auslösende Faktor ist die Länge und Schwere der Migräneattacke. Ein extra- oder auch intrakranieller Vasospasmus scheint hierbei eine wesentliche Rolle zu spielen. Die Diagnose ist als Ausschlussdiagnose zu stellen und fordert eine gesicherte Migräneanamnese sowie den Ausschluss anderer Faktoren, die zu einem Schlaganfall führen können. CCT/MRT, zerebrale Angiographie, farbkodierte Duplexuntersuchung der hirnversorgenden Arterien, transkranielle Dopplersonographie und transösophageale Echokardiographie können hierbei nötig werden.

Komplikation	Häufigkeit
Status migraenosus	Selten
Migränöser Infarkt	Sehr selten

Zusammenfassung

- Häufigste Ursachen: idiopathisch, multifaktoriell
- Wichtigstes Symptom: rezidivierende einseitige Kopfschmerzattacken mit mehrstündiger Dauer und autonomen Begleitsymptomen
- Wichtigste diagnostische Maßnahmen: Anamnese und körperliche Untersuchung
- Wichtigste therapeutische Maßnahmen: Reizabschirmung, ggf. Gabe eines Antiemetikums gefolgt von einem geeigneten medikamentösen Therapeutikum (s. Tab. 21.2)

21.2 Gesichtsschmerzen und Gesichtsneuralgien

Den Begriff **Neuralgie** verwendet man nur für Schmerzen, die mit Hirnnerven in Zusammenhang stehen. Neuralgie beinhaltet folgende klinische Charakteristika:
- Die Schmerzausbreitung entspricht dem sensorischen Versorgungsgebiet eines Hirnnervs.
- Es bestehen Schmerzparoxysmen.
- Es finden sich auslösende, sog. Triggermechanismen.

Formen der Gesichtsschmerzen

Gesichtsschmerzen lassen sich folgendermaßen einteilen:

Gesichtsschmerzen bei **lokalen Erkrankungen**: - des Auges, der Orbita - der Nase und Nasennebenhöhlen - der Zähne, des Temporomandibulargelenk bzw. Bandapparats - des Pharynx und der Speicheldrüsen - des Ohrs und Mastoids	Gesichtsschmerzen mit **Beziehungen zu einzelnen Hirnnerven (Gesichtsneuralgien)**: - Trigeminusneuralgie - Glossopharyngeusneuralgie - andere Gesichtsneuralgien
Gesichtsschmerzen bei **paroxysmalen Kopfschmerzerkrankungen**: - Migräne - Clusterkopfschmerz	**Atypische Gesichtsschmerzen**: Persistierender Gesichtsschmerz ohne organische Ursachen, z. B. - atypische Odontalgie - Glossodynie

Die Trigeminusneuralgie ist eine der sehr häufig in der Praxis anzutreffenden Gesichtsschmerzformen, die aufgrund der Heftigkeit und schweren subjektiven Beeinträchtigung der Patienten besonderer Erwähnung bedarf.

21.2.1 Trigeminusneuralgie

Synonym: Tic douloureux
Engl. Begriff: Trigeminal Neuralgia, Tic Douloureux

Definition Bei der Trigeminusneuralgie handelt es sich um heftige, paroxysmale, einschießende und streng einseitige Schmerzattacken im Versorgungsbereich des N. trigeminus mit einer Dauer von Sekunden bis zu zwei Minuten.

21.2 Gesichtsschmerzen und Gesichtsneuralgien

Epidemiologie Unter den insgesamt seltenen Gesichtsneuralgien stellt die **Trigeminusneuralgie** die häufigste Form dar. Ihre Prävalenz beträgt 3–6/100 000. Frauen erkranken etwas häufiger als Männer. Es handelt sich meist um ältere Patienten jenseits der sechsten Lebensdekade (Erkrankungsgipfel in der siebten bis achten Lebensdekade).

Ätiologie und Pathogenese Die Ätiologie ist uneinheitlich. Man unterscheidet zwischen der idiopathischen Trigeminusneuralgie und den selteneren symptomatischen Formen. In der Mehrzahl der Fälle lässt sich klinisch kein organischer Befund objektivieren. Als einziger gesicherter Risikofaktor gilt die arterielle Hypertonie.

Differentialdiagnostisch wichtige, wenn auch eher seltene symptomatische Ursachen sind:
- Entmarkungsherde an der Nervenwurzel bei multipler Sklerose
- Akustikusneurinom
- andere Raumforderungen im Bereich der Felsenbeinspitze
- Aneurysma der A. carotis interna
- basale Meningitis

Die neurochirurgische Inspektion des Kleinhirnbrückenwinkels zeigt Besonderheiten im Bereich der Nervenwurzel, insbesondere Gefäßveränderungen der A. cerebelli inferior posterior, welche mikrochirurgisch angegangen werden können (mikrovaskuläre Dekompression eines den N. trigeminus komprimierenden Gefäßes nach Janetta).

Durch kleine defekte Stellen in der Myelinscheide im Bereich der Nervenwurzel kommt es zu Kurzschlussphänomenen. Dadurch kann ein afferenter sensibler Impuls von einer sensiblen Faser beim Kauen, Sprechen und Berühren auf eine anliegende Schmerzfaser überspringen (s. Abb. 21.2).

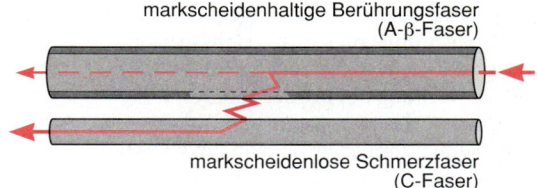

Abb. 21.2 Kurzschlussphänomen zwischen benachbarten Nervenfasern an Stellen defekter Myelinscheiden. Der afferente Impuls springt von einer Berührungsfaser auf eine anliegende Schmerzfaser über.

Symptome

Leitsymptom Es bestehen äußerst heftige, blitzartig einschießende, meist einseitige Schmerzzustände, die nur wenige Sekunden, selten bis zu zwei Minuten anhalten. Die Ausbreitung hält sich in ihrer Lokalisation streng an die Anatomie der Trigeminusäste, bevorzugt sind der zweite und dritte Ast betroffen (s. Abb. 21.3a, b). Eine Schmerzmanifestation in allen drei Ästen oder nur im ersten Ast gilt als atypisch.

Begleitsymptome Während der Schmerzattacke beobachtet man ein Einfrieren der Mimik oder gelegentlich ein unwillkürliches Zucken der Gesichtsmuskeln (Tic douloureux). Triggermechanismen sind Kauen, Sprechen oder Berührungsreize und führen zu entsprechenden Vermeidungsstrategien (z. B. Nahrungsverweigerung mit daraus resultierender Gewichtsabnahme). Es besteht häufig eine reaktive Depression aufgrund der starken Schmerzausprägung.

Diagnostik

Von entscheidender Bedeutung für die Diagnose sind die **charakteristischen klinischen Symptome, die Auslösbarkeit eines Anfalles durch Reizung der Triggerzonen** (z. B. Druck auf die Nervenaustrittspunkte) sowie das **Fehlen pathologischer neurologischer Befunde.** Der Kornealreflex ist erhalten.

Sofern diese Kriterien nicht oder nicht sicher erfüllt sind, ist an der Diagnose zu zweifeln und mit besonderer Sorgfalt nach symptomatischen Ursachen zu fahnden. Hier kommen apparative Zusatzuntersuchungen, insbesondere mit bildgebenden Verfahren, in Betracht.

Differentialdiagnose Eine wichtige Differentialdiagnose der Trigeminusneuralgie ist die Trigeminusneuropathie (**Schädigung des N. trigeminus**). Dabei handelt es sich um

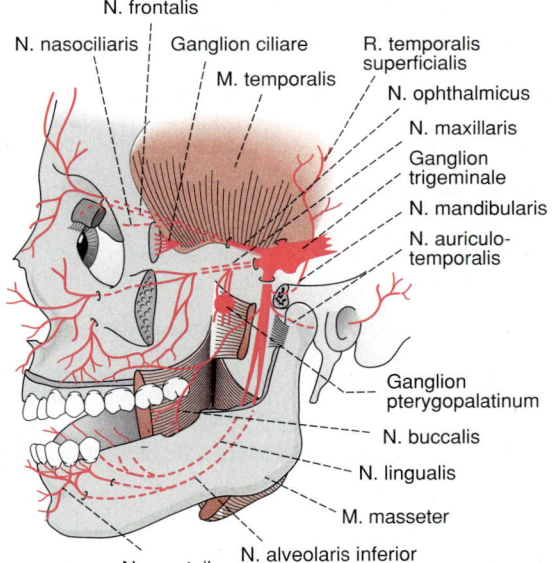

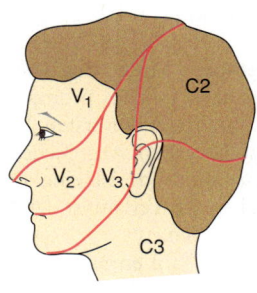

Abb. 21.3 Nervus trigeminus (nach Delank). Sensibler und motorischer Teil (a) und Ausfallsmuster bei peripherer Läsion (b).

einen mehr oder minder ausgeprägten **Funktionsausfall des N. trigeminus** mit
- Hypästhesie, Hypalgesie, Parästhesien,
- Abschwächung des Kornealreflexes.
- ggf. Parese des M. masseter.

Begleitende Schmerzen sind nicht paroxysmal, sondern eher dauerhaft; Triggerzonen fehlen. Weitere Differentialdiagnosen sind im Weiteren dargestellt.

Differentialdiagnose	Ausschlussmaßnahmen
Trigeminusneuropathie	Anamnese, CT mit Dünnschicht, MRT, Liquorpunktion
Clusterkopfschmerz	Anamnese
Sinusitis maxillaris	Anamnese, HNO-Befund, Röntgen Nasennebenhöhlen
Postzosterische Neuralgie	Anamnese, ggf. dermatologischer Befund
Deafferentierungsschmerz nach operativen Eingriffen im Kieferbereich	Anamnese
Sarkoidose	Röntgen-Thorax, ACE im Serum (ggf. Liquor)
Kollagenosen	Serologische Immundiagnostik, Organdiagnostik (z.B. Leber, Niere, Lunge, Herz, Muskel)
Polyneuropathien	Anamnese, NLG
Tumoren des Felsenbeins und der Schädelbasis	Anamnese, CT
Tumoren des N. trigeminus selbst (Neurinom)	Dünnschicht-CT, MRT
Traumen der Schädelbasis	Anamnese, Röntgen, CT
Angiome und Aneurysmen	Doppler-/Duplexuntersuchung, MRT-Angiographie, Angiographie

Therapie Das den Patienten ungemein belastende Krankheitsbild ist therapeutisch gut beeinflussbar. Dabei steht die medikamentöse Therapie stets vor einer möglichen operativen Behandlung (s. Tab. 21.4).

Medikamentöse Therapie Mittel der ersten Wahl ist **Carbamazepin** (Tegretal®), welches prompt und nahezu spezifisch wirkt, d.h. innerhalb der ersten 24–48 Stunden die Diagnose bestätigt. Bei gutem Ansprechen und fehlenden Nebenwirkungen (Blutbild) ist eine Dauertherapie über Monate erforderlich. Im Verlauf ist der Versuch einer Dosisreduktion zu empfehlen.

Als Mittel der zweiten Wahl empfiehlt sich **Phenytoin** (Zentropil®). Wie auch bei Carbamazepin ist die regelmäßige Medikamenteneinnahme wichtig, um gleichmäßige Serumspiegel zu gewährleisten.

Tab. 21.4 Behandlung der Trigeminusneuralgie.

- Beginn mit Carbamazepin (Tegretal®) 100–200 mg 3× täglich p.o. bis max. 1200 mg täglich (Bestätigung der Diagnose, rasche Aufsättigung nur stationär)
- Serumspiegel nach einer Woche kontrollieren
- Blutkontrollen 1× pro Monat (anfangs öfter): Thrombozyten und Elektrolyte
- Ggf. zusätzliche Gabe von Baclofen (Lioresal®)
- Bei Therapieresistenz Absetzen von Carbamazepin und Gabe von 3 × 100 mg Phenytoin (Zentropil®) bis max. 5 × 100 mg
- Chirurgisches Vorgehen indiziert, wenn der Schmerz auf die vorgenannte Medikation nicht anspricht oder toxische Nebenwirkungen auftreten
- Ultima Ratio bei Anaesthesia dolorosa: Reizstromtherapie über implantierte Elektroden im Ganglion trigeminale (Gasseri)

Als Zusatzmedikation zu Carbamazepin oder Phenytoin bzw. als Mittel der dritten Wahl kommt **Baclofen** (Lioresal®) in Frage.

Chirurgische Therapie Sofern die medikamentöse Therapie im Verlauf nicht befriedigt, stellt sich die Indikation zu chirurgischen Behandlungsmaßnahmen. Dabei ist die **perkutane Thermokoagulation** (nach Sweet) des Ganglion trigeminale (Gasseri) ein relativ kleiner Eingriff mit hoher Effektivität (ca. 90 %), der allerdings behaftet ist mit einer gewissen Anzahl von postoperativen Funktionsstörungen des N. trigeminus (Hypästhesie, Kornealulzera, selten Masseterschwäche).

Letzteres konkurriert mit der **mikrovaskulären Dekompression** der Trigeminuswurzel (nach Gardner/Jannetta), welche bei gleicher Effektivität die letztgenannte Gefahr nicht hat, dafür aber als relativ großer operativer Eingriff mit den entsprechenden postoperativen Komplikationen behaftet ist.

Verlauf und Prognose Bei vielen Patienten ist der Spontanverlauf der Schmerzattacken durch tage- bis monatelange Episoden gekennzeichnet. Mit zunehmenden Alter werden die beschwerdefreien Intervalle in der Regel kürzer bis hin zu einem Dauerschmerz, jedoch gibt es auch Spontanremissionen.

Durch die medikamentöse Behandlung kann bei den meisten Patienten eine befriedigende Schmerzreduktion bis hin zur Beschwerdefreiheit erzielt werden.

Komplikationen Die Komplikationen entsprechen im Wesentlichen denen der medikamentösen bzw. operativen Therapie.

Zusammenfassung

- Häufigste Ursache: mikrovaskuläres Kompressionssyndrom des N. trigeminus mit Kurzschluss zwischen sensibler Afferenz und Schmerzfasern
- Wichtigstes Symptom: blitzartig einschießende, einseitige Schmerzattacken im Versorgungsgebiet des N. trigeminus

- Wichtigste diagnostische Maßnahmen: Anamnese, körperliche Untersuchung
- Wichtigste therapeutische Maßnahme: schnelle Aufsättigung mit Carbamazepin

21.3 Polyneuropathien

Polyneuropathien sind **Systemerkrankungen** der peripheren Nerven unterschiedlicher Ätiologie. Sie führen zu **motorischen, sensiblen** und **trophischen Ausfallserscheinungen.**

Nach dem Verlauf unterscheidet man zwischen **akuten** (z. B. akute postinfektiöse Polyradikuloneuritis Typ Guillain-Barré, s. Kap. 21.3.1) und **chronischen Manifestationen** (z. B. im Rahmen einer chronischen Polyneuropathie bei chronischem Alkoholabusus, s. Kap. 21.3.2).

Die Mehrzahl insbesondere der chronischen Formen zeigt **symmetrische** distale, beinbetonte Ausfallserscheinungen.

Akute, **asymmetrische** Erkrankungen lassen insbesondere an eine vaskuläre Genese (z. B. Panarteriitis nodosa) oder einen bestimmten Erreger (z. B. Borreliose) denken.

Definition Polyneuropathien sind hereditäre oder erworbene Schädigungen der peripheren Nerven. Verschiedene Ursachen können zu reversiblen oder bleibenden motorischen, sensorischen und vegetativen Funktionsstörungen führen. Nur bei entzündlichen Prozessen spricht man von Polyneuritis.

Epidemiologie Exakte Zahlen über die Häufigkeit von Polyneuropathien sind nicht zu erhalten. Dies liegt nicht zuletzt daran, dass sehr verschiedene klinische Schweregrade existieren und ganz leichte Manifestationen insbesondere bei prädisponierenden internistischen Grunderkrankungen (z. B. Diabetes mellitus) diagnostisch nicht immer erfasst werden.

Sicher ist, dass bei den chronischen Manifestationen der Diabetes mellitus und der Alkoholabusus ursächlich an der Spitze stehen, während bei den akuten Krankheitsbildern entzündliche Ursachen überwiegen. In zunehmendem Maße werden auch Medikamente als Ursache gesehen (z. B. Vincristin und andere Zytostatika).

Ätiologie und Pathogenese Bis heute sind etwa 200 (!) verschiedene Ursachen von Polyneuropathien bekannt geworden, wobei bestimmte Noxen (z. B. medikamentös-toxische) ständigen Fluktuationen unterliegen. Tabelle 21.5 fasst die häufigsten Ätiologien zusammen. Es darf jedoch nicht verschwiegen werden, dass in ca. 20–30 % der Fälle trotz aufwendiger Diagnostik eine exakte Ursache nicht ermittelt werden kann.

Primär segmentale Demyelinisierungen finden sich im Formenkreis der hereditären Neuropathien sowie beim akuten Guillain-Barré-Syndrom. Bei der alkoholtoxischen und den meisten medikamentös-toxischen Polyneuropathien ist der **Intermediärstoffwechsel der Vorderhornzelle** gestört. Dadurch verlangsamt sich der axoplasmatische Fluss im peripheren Nerv, und es kommt zu distal betonten Ausfallserscheinungen (sog. „Dying Back"-Phänomen).

Sonderformen sind die vaskulär vermittelten peripheren Neuropathien sowie die sog. interstiellen peripheren Neuropathien. Bei ersteren sind **Zirkulationsstörungen** des Nervs, bei letzteren **interstielle Ablagerungen** verschiedener Substanzen (z. B. Amyloid) die Ursache der Nervenschädigung.

Symptome

Leitsymptom Motorischer Leitbefund ist eine **schlaffe Parese mit Muskelatrophien** und Abschwächung oder Fehlen der Muskeldehnungsreflexe, wobei der Triceps-surae-Reflex besonders frühzeitig betroffen ist. Sensorisch werden socken- oder handschuhförmige Hypästhesien beobachtet. Die Störungen der Trophik im Bereich der Extremitäten äußern sich in entsprechenden Hautveränderungen.

Begleitsymptome Das Beschwerdebild wird bestimmt durch Reiz- bzw. Ausfallserscheinungen des motorischen, sensorischen und trophischen Systems.
- **Motorische Reizerscheinungen** sind gehäufte Muskelkrämpfe. Mit Zunahme der Schädigung kommt es zu einer belastungsabhängigen oder schließlich permanenten Muskelschwäche.
- **Sensorische Reizphänomene** sind meist distal betonte schmerzhafte Parästhesien, Dysästhesien oder Hyperästhesien (z. B. „Burning-Feet"-Syndrom) bzw. ein Kältegefühl. Im Verlauf entwickeln sich meist symmetrische

Tab. 21.5 Häufigere ätiologische Faktoren von Polyneuropathien.

Genetisch bedingt	Erworben
Hereditäre motorisch-sensorische Neuropathie	P. bei Stoffwechselerkrankungen: ■ Diabetes mellitus ■ Urämie
Familiäre Amyloidneuropathie	P. bei Infektionen: ■ Infektiöse Polyneuritis (z. B. Borrelien) ■ Postinfektiöse Polyneuritis Typ Guillan-Barré (s. Kap. 21.3.1) ■ Akute „idiopathische" Polyneuritis
P. bei Porphyrie	P. bei exogen toxischen Störungen: ■ Chronischer Alkoholismus ■ Medikamente (z. B. Zytostatika) ■ Chemische Noxen: Thallium, Blei, Arsen, Quecksilber, n-hexan-haltige Lösungsmittel
P. bei Morbus Refsum	P. bei immunologischen Erkrankungen: ■ Kollagenosen, Vaskulitiden ■ Dysproteinämien ■ Neoplasmen
P. bei metachromatischer Leukodystrophie	

Störungen des Nervensystems

distale, socken- oder handschuhförmig verteilte Hypästhesien.
- Eine **autonome Beteiligung** zeigt sich zumeist in Form von Störungen der Pupillomotorik (Miosis, verminderte Pupillenreflexe), Störungen des Reizleitungssystems des Herzens (Herzfrequenzstarre, orthostatische Dysregulation), des Verdauungstrakts (verminderte Gastromotilität mit Obstipation) sowie in Form von Blasenstörungen (Restharnbildung).
- Ein **trophisches Reizphänomen** kann eine **vermehrte Schweißsekretion** sein. Ausfallserscheinungen betreffen eine **Anhidrose, vermindertes Nagelwachstum,** schlecht heilende Wunden sowie ein **Dünnerwerden der Haut** mit gesteigerter Verletzlichkeit. Teilweise bemerken die Patienten auch Haarausfall. Bei ausgeprägterem Befall des autonomen Nervensystems können Blasen-Mastdarm-Störungen, orthostatische Beschwerden, Tachykardien oder Darmmotilitätsstörungen auftreten.

Diagnostik Die Sicherung der Diagnose einer Polyneuropathie mit elektrophysiologischen Untersuchungsmethoden, Liquordiagnostik sowie Muskel- und/oder Nervenbiopsie bereitet in der Mehrzahl der Fälle keine Probleme. Die Ermittlung der häufig im internistischen Fachgebiet liegenden Ätiologie kann dagegen im Einzelfall außerordentlich schwierig sein. **Elektromyographie und Elektroneurographie** sind entscheidende technische Untersuchungsmethoden, um eine Polyneuropathie zu objektivieren, die Verteilung (proximal, distal, symmetrisch, Mono- vs. Polyneuropathie), das Schädigungsmuster (sensibel, motorisch, axonal, demyelinisierend) näher zu bestimmen sowie Aussagen über den Schweregrad und die Florididät des Krankheitsprozesses zu machen.

Elektromyographie (EMG) Mit der **Nadelelektromyographie** wird zunächst nach sog. pathologischer Spontanaktivität in Ruhe gesucht. Solche Phänomene treten beim Gesunden niemals auf. Bei Patienten mit einer Polyneuropathie sprechen sie für eine floride axonale und damit denervierende Schädigung. Die **Form der Einzelpotentiale** motorischer Einheiten und ihr Entladungsmuster bei maximaler Willkürinnervation sind bei Neuropathien im Sinne eines sog. Neuropathiemusters verändert. Dabei finden sich im Gegensatz zum Gesunden vergrößerte und verbreiterte Aktionspotentiale der motorischen Einheiten innerhalb eines gelichteten maximalen Willkürinnervationsmusters.

Elektroneurographie Die Bestimmung der **motorischen und sensiblen Nervenleitgeschwindigkeit** lässt Leitungsverzögerungen objektivieren, wie sie bei Myelinscheidenschäden (Demyelinisierungen) auftreten und jedenfalls in ausgeprägter Form nur bei Erkrankungen des peripheren Nervenkabels vorkommen. Axonale Schädigungen hingegen verursachen primär eine Amplitudenreduktion ohne wesentliche Verzögerung der Nervenleitgeschwindigkeiten. Die Verteilung der Befunde muss in Übereinstimmung mit der Klinik der Polyneuropathien eine systemische Schädigung beweisen lassen.

Liquor cerebrospinalis Die Untersuchung des Liquor cerebrospinalis liefert vor allem bei entzündlich verursachten Polyneuropathien pathologische Befunde. So zeichnet sich das akute Guillain-Barré-Syndrom durch eine Proteinvermehrung bei normaler Zellzahl aus (zytoalbuminäre Dissoziation; Zellzahl höchstens 10/mm^3).

Durch genauere Untersuchungen von Albumin im Serum und Liquor lässt sich eine ausgeprägte Schrankenfunktionsstörung meist erkennen: Der Albuminquotient steigt an. (Albumin wird nicht im Zentralnervensystem synthetisiert, sondern gelangt immer aus dem Serum durch die Blut-Hirn-Schranke in den Liquor.) Bestimmte erregerbedingte entzündliche Polyneuropathien wie die durch Borrelia burgdorferi hervorgerufene **Meningopolyneuritis Bannwarth** zeigen neben der Schrankenstörung eine ausgeprägte lymphozytäre Zellvermehrung.

Bei der Mehrzahl der chronischen Polyneuropathien zeigt die Liquordiagnostik einen Normalbefund und dient somit nur zur Differentialdiagnose.

Biopsien Bioptische Untersuchungen der peripheren Nerven (insbesondere des N. suralis) oder der Muskulatur sind dann indiziert, wenn
- nach klinischen Kriterien eine ausgeprägte, insbesondere progrediente Polyneuropathie vorliegt und
- alle bisher dargestellten Untersuchungsmethoden einschließlich einer ausführlichen internistischen Diagnostik keine ätiologische Klärung ergeben haben.

Es geht dann vor allem um den Nachweis vaskulärer mesenchymaler Veränderungen, z. B.
- einer mikroskopischen Polyangiitis,
- einer Mikroangiopathie oder
- von Amyloidablagerungen an den kleinen Gefäßen.

Differentialdiagnose Generell ist die Differentialdiagnose der einzelnen Polyneuropathieformen schwieriger als die Abgrenzung einer Polyneuropathie von anderen Störungen des Nervensystems.

Bei Letzteren gestattet der Systemcharakter den Ausschluss lokaler Schäden von Nervenwurzel, Plexus oder peripheren Nerven. Das Vorhandensein von sensorischen und trophischen Störungen grenzt Systemerkrankungen von Erkrankungen der Vorderhornzelle (z. B. spinale Muskelatrophie) oder von Myopathien ab.

Differentialdiagnose wichtiger akuter Polyneuropathien:

Diagnose	Neurologisches Erscheinungsbild	Sonstige Befunde zum Ausschluss
Meningoradikulitis Bannwarth bei Borreliose	Asymmetrisch Primär demyelinisierend	Schmerzen Erythema chronicum migrans Pleozytose im Liquor Positive Borrelienserologie in Serum und Liquor
Panarteriitis nodosa	Disseminiert bzw. Mononeuritis multiplex Axonale Schädigung	Entzündungsparameter im Serum Liquor meist unauffällig Systemische Beteiligung (Niere)

21.3 Polyneuropathien

Diagnose	Neurologisches Erscheinungsbild	Sonstige Befunde zum Ausschluss
Exogen toxische Neuropathie (z. B. Thallium)	Distal symmetrisch Primär axonal Sensorische Reizerscheinungen	Haarausfall Mees'sche Nagelstreifen Nachweis der Intoxikation (Urin, Blut, Haare)
Polyneuropathie bei akuter intermittierender Porphyrie	Symmetrisch Proximal betont Sensibilitätsstörungen oft rumpfbezogen	Kolikartige Bauchschmerzen Psychische Auffälligkeiten Braunrote Verfärbung des Urin (bei längerem Stehenlassen) Porphyrinanalyse

Differentialdiagnose weiterer Polyneuropathien:

Diagnose	Charakteristika und Ausschlussmaßnahmen
Plexopathie	■ Kombination von motorischen und sensiblen Ausfällen, die sich nicht auf ein Dermatom bzw. Myotom beschränken und an einer Extremität auftreten ■ Motorische und sensorische Nervenleitgeschwindigkeiten verzögert ■ Neurogenes EMG der entsprechenden Kennmuskeln ■ Ggf. positive Bildgebung (CT, MRT) mit Hinweis auf lokalen Prozess
Radikulopathie	■ Sensibilitätsstörungen, die sich nicht auf das Versorgungsgebiet eines peripheren Nervs beschränken lassen und innerhalb eines Dermatoms liegen ■ Meist asymmetrische Verteilung ■ Ggf. motorische Ausfälle im entsprechenden Myotom mit Nachweis einer neurogenen Schädigung im EMG ■ Ggf. positive. Bildgebung (CT, MRT) mit Hinweis auf lokalen Prozess
Myopathie	■ Motorische Ausfälle ohne sensible Beteiligung ■ Meist symmetrisch und proximal betont ■ Myopathisches Muster im EMG ■ Kreatinkinaseaktivität erhöht ■ Häufig muskelkaterartige Myalgien ■ Liquor normal
Vorderhornerkrankung (z. B. spinale Muskelatrophie)	■ Motorische Ausfälle ohne sensible Beteiligung ■ EMG neurogen (ggf. mit Nachweis von Spontanaktivität) ■ Periphere Elektroneurographie unauffällig ■ Liquor normal ■ Typisches Verteilungsmuster

Therapie Kausale therapeutische Maßnahmen sind nur möglich, wenn eine behandelbare Grundkrankheit herausgefunden oder eine auslösende Noxe eliminiert werden kann.

Die **symptomatische Behandlung** besteht im Wesentlichen in physikalischen Methoden, ggf. ergänzt durch orthopädische Hilfsmittel und symptombezogene Medikamente (z. B. Schmerzbehandlung).

Verlauf und Prognose Gemäß der Uneinheitlichkeit der Krankheitsgruppe sind Verlauf und Prognose einzelner Formen sehr unterschiedlich. Hierbei sei auf den Verlauf und die Prognose der einzelnen Unterformen verwiesen (s. z. B. Kap. 21.3.1 und 21.3.2).

21.3.1 Akute postinfektiöse Polyradikuloneuritis Typ Guillain-Barré

Synonym: akute inflammatorische demyelinisierende Polyneuropathie (AIDP), akute idiopathische Polyneuritis, Guillain-Barré-Syndrom,
Engl. Begriff: Acute Inflammatory Demyelinating Polyneuropathy (AIDP), Acute Idiopathic Polyneuritis, Guillain-Barré Syndrome

Praxisfall

Ein 17-jähriger, bis dahin immer gesunder Gymnasiast bemerkt wenige Tage nach einem grippalen Infekt mit Husten, Heiserkeit, leichtem Fieber sowie Kopf- und Gliederschmerzen eine zunehmende allgemeine „Müdigkeit". Zwei Tage später ist er praktisch nicht mehr gehfähig.

Bei der Klinikeinweisung lässt sich eine distale, beinbetonte schlaffe Tetraparese mit erloschenen Muskeleigenreflexen objektivieren. Muskelatrophien bestehen nicht. Die Sensorik ist ungestört. Ein Meningismus liegt nicht vor. Internistisch ergibt sich kein pathologischer Befund. Die Blutchemie zeigt Normalwerte. Lediglich im Liquor cerebrospinalis fällt eine erhebliche Eiweißvermehrung bei normaler Zellzahl auf. Quantitative Bestimmungen von Albumin und Immunglobulin G im Serum und Liquor zeigen eine Störung der Blut-Liquor-Schranke ohne Nachweis einer intrathekalen IgG-Produktion. Das noch am selben Tag durchgeführte Elektromyogramm ergibt, abgesehen von einer ausgeprägten Minderinnervation, keinen sicher pathologischen Befund. Die motorischen Nervenleitgeschwindigkeiten an Armen und Beinen sind jedoch deutlich verlangsamt.

Im Hinblick auf das schwere, akut entstandene Krankheitsbild wird der Patient auf eine Überwachungsstation aufgenommen. In den folgenden Tagen nehmen die Paresen noch etwas zu. Wegen des schweren progredienten Verlaufs werden parenteral Immunglobuline appliziert. Kardiovaskuläre Komplikationen, insbesondere eine Ateminsuffizienz, werden in den nächsten Tagen nicht beobachtet. Nach zehntägiger Überwachung sind die Paresen bereits leicht rückläufig. Nun erfolgt die Verlegung auf eine Allgemeinstation. Im Rahmen einer mehrwöchigen krankengymnastischen Therapie bilden sich alle Symptome zurück.

Definition Bei der akuten postinfektiösen Polyradikuloneuritis Typ Guillain-Barré handelt es sich um eine entzündliche, akut auftretende, motorisch betonte Polyneuritis mit aufsteigender Lähmung (Paralyse vom Landry-Typ). Im Liquor cerebrospinalis sind das Eiweiß erhöht und die Zellzahl nicht vermehrt (zytoalbuminäre Dissoziation).

Störungen des Nervensystems

Epidemiologie Die akute Polyradikuloneuritis ist eine seltene Erkrankung. Mittelwerte der Inzidenz in verschiedenen Teilen der Welt ergeben Zahlen zwischen 0,6 und 1,9 Fällen auf 100 000 Einwohner und Jahr. Die Erkrankung kann in jedem Lebensabschnitt auftreten.

Ätiologie und Pathogenese Die Ätiologie ist nicht sicher geklärt. Pathogenetisch handelt es sich um eine zellvermittelte Autoimmunerkrankung der peripheren Nerven, die sich in einer lymphozytären Entzündungsreaktion begründet. Die Rolle von Autoantikörpern sowie inflammatorischen Mediatoren wie Zytokinen, Eikosanoiden und proteolytischen Enzymen bei der Myelinschädigung wurde bisher nicht ausreichend definiert. Nur teilweise kann man vor Auftreten der akuten Polyneuritis eine infektiöse Erkrankung (vor allem Infekte mit Campylobacter jejuni) sichern. Wenn keine vorangegangene Infektion nachweisbar ist, spricht man von einer „idiopathischen Polyneuritis", welche klinisch nicht von der postinfektiösen Form zu unterscheiden ist.

Symptome

Leitsymptom Die ersten Symptome zeigen sich als akut auftretende schlaffe Paresen, meist im Bereich der Beine, viel seltener auch an den Armen oder der Gesichtsmuskulatur beginnend. Die Ausprägung reicht von einer leichten Schwäche beim Gehen bis zur kompletten Parese mit Tod durch respiratorische Insuffizienz.

Begleitsymptome Weitere Symptome beinhalten aufsteigende Dysästhesien und Parästhesien, welche sich zumeist erst in ausgeprägteren Stadien sicher klinisch und elektrophysiologisch objektivieren lassen.
- **Motorisch:** symmetrisch aufsteigende, schlaffe Paresen mit Hypo- bis Areflexie, welche auch auf den Rumpf und die Atemhilfsmuskulatur übergreifen können. Nicht selten ist ein Befall von Hirnnerven, vor allem eine beidseitige Fazialisparese, sog. Diplegia faciei.
- **Sensibel:** in frühen Stadien meist keine objektivierbaren bzw. nicht im Verhältnis zu den deutlichen subjektiven Beschwerden stehende Befunde.
- **Autonom:** Sinustachykardie (50 %), seltener: Bradykardie, orthostatische Dysregulation, Rhythmusstörungen, Blutdruckschwankungen, Anhidrose, Blasenfunktionsstörungen.

Diagnostik
Die entscheidenden diagnostischen Maßnahmen sind die Untersuchung des Liquor cerebrospinalis sowie die neurophysiologische Untersuchung.

Liquor cerebrospinalis Im Liquor cerebrospinalis findet sich die charakteristische zytoalbuminäre Dissoziation, d.h. eine Eiweißerhöhung bei sehr niedriger Zellzahl. Untersuchungen des Albuminquotienten von Serum und Liquor zeigen eine Störung der Blut-Liquor-Schranke. Eine intrathekale IgG-Produktion findet sich nicht.

> ! Die charakteristische Liquorkonstellation kann in den ersten Tagen der Erkrankung gelegentlich noch fehlen.

Elektromyographie (EMG) und Elektroneurographie Neurophysiologisch stehen die Zeichen einer akuten Myelinscheidenschädigung ganz im Vordergrund. Daraus resultieren stark verlangsamte Nervenleitgeschwindigkeiten. Elektromyographisch findet sich anfangs meist nur eine Minderinnervation. Im Verlauf können Zeichen einer sekundären axonalen Schädigung hinzutreten.

Differentialdiagnose Differentialdiagnostisch sind alle anderen akuten Manifestationen von Polyneuropathien zu bedenken (s. Differentialdiagnose Kap. 21.3). Andere Formen einer akuten Myelopathie wie transverse Myelitis oder akute spinale Kompression sollten ausgeschlossen werden. Die differentialdiagnostische Abgrenzung gegenüber der myasthenen Krise oder dem Botulismus gelingt fast immer.

Differentialdiagnose	Ausschlussmaßnahmen
Botulismus und myasthene Krise	Fehlende sensible Symptome, Labor (Nachweis von Botulinumtoxin bzw. Acetylcholinrezeptor-Antikörpern), Liquor normal, Elektroneurographie (repetitive Stimulation, Einzelfaser-EMG)
Transverse Myelitis	MRT, Liquor
Akute spinale Kompression	MRT
Akute Polyneuropathien	Labor

Therapie Die Behandlung ist im Wesentlichen symptomatisch. Bei nicht mehr gehfähigen Patienten oder bei Patienten mit rasch progredientem Verlauf und drohendem Verlust der Gehfähigkeit, sollte als Therapie der ersten Wahl die i.v. Gabe von hoch dosierten Immunglobulinen erfolgen, wenn der Symptombeginn weniger als 14 Tage zurückliegt. Bei Kontraindikationen oder intolerablen Nebenwirkungen kommt alternativ die Plasmapherese in Frage. Unter den symptomatischen Behandlungsmaßnahmen ist eine konsequente Thromboseprophylaxe besonders wichtig. Wenn sich eine respiratorische Insuffizienz entwickelt, muss der Patient rechtzeitig beatmet werden. Bei schwerwiegenden Herzrhythmusstörungen muss gegebenenfalls auch ein Schrittmacher eingesetzt werden. Bei ausgeprägter Dysphagie muss die Ernährung über Magensonde oder Gastrostomie erfolgen. Die Prävention von nosokomialen Infektionen ist wichtig, da 25 % der Patienten Pneumonien und 30 % der Patienten Harnwegsinfekte entwickeln.

Physikalische Behandlungsmaßnahmen haben während des gesamten Krankheitsverlaufes größte Bedeutung.

Verlauf und Prognose Mehrheitlich hat die akute postinfektiöse Polyradikuloneuritis – allerdings altersabhängig – eine gute spontane und fast vollständige Rückbildungsfähigkeit. Hinzutretende Komplikationen (Pneumonien, Lungenembolien, Herzrhythmusstörungen) beeinflussen die Prognose allerdings entscheidend und führen in ca. 3–8 % zum Tode. Klinisch relevante Residuen werden bei 5–10 % der Patienten beobachtet. Ca. 3 % der Patienten erleiden in der Folge ein oder mehrere Rezidive der Erkrankung.

Komplikationen	Häufigkeiten
Kardiovaskuläre Komplikationen ■ Herzrhythmusstörungen, Herzstillstand ■ Blutdruckregulationsstörungen (vor allem Hypotonie)	Sinustachykardien in ca. 2/3 der Fälle, schwere Herzrhythmusstörungen und Herzstillstand nur selten In ca. 2/3 der Fälle
Pulmonale Komplikationen ■ Pneumonien, Lungenembolien, respiratorische Insuffizienz	In ca. 1/4 der Fälle
Gastrointestinale Komplikationen ■ Dysphagie, gastrointestinale Motilitätsstörungen	Häufig
Urologische Komplikationen ■ Harnwegsinfekte	In ca. 1/4 der Fälle

Zusammenfassung

- Häufigste Ursachen: ungeklärt, postinfektiös
- Wichtigstes Symptom: aufsteigende motorische und sensible Symptomatik
- Wichtigste diagnostische Maßnahmen: klinische Untersuchung, Elektroneurographie
- Wichtigste therapeutische Maßnahme: Gabe von intravenösen Immunglobulinen

21.3.2 Chronische Polyneuropathie bei chronischem Alkoholabusus

Engl. Begriff: Alcoholic Neuropathy

Praxisfall

Ein 56-jähriger Mann in verantwortlicher Stellung mit starker beruflicher Belastung sucht häufig wegen fraglicher Herzbeschwerden seinen behandelnden Internisten auf. Dieser hat bereits vor Jahren bei ihm anlässlich einer gründlichen körperlichen Untersuchung das Fehlen des Triceps-surae-Reflexes bds. festgestellt, ohne dass weitere neurologische Ausfallserscheinungen konstatiert werden konnten. In den folgenden Jahren bemerkt der Patient eine leichte Taubheit im Bereich aller Zehen, welcher er allerdings keine Bedeutung beimisst.

Seit etlichen Monaten bemerkt er nun beim schnelleren Gehen ein häufigeres Stolpern mit Hängenbleiben der Zehen am Boden. Zusätzlich kommt es unter Belastung zu ziehenden Wadenschmerzen, welche an eine beginnende Claudicatio intermittens denken lassen. Bei der neuerlichen körperlichen Untersuchung ist der angiologische Befund einschließlich Doppler-Sonographie der Beingefäße völlig unauffällig. Es besteht ein deutlicher Druckschmerz des Gefäßnervenstrangs in der Wade. Über den bereits lange bekannten Verlust des Triceps-surae-Reflexes hinaus lassen sich neurologischerseits eine mäßige, sockenförmig begrenzte Hypästhesie der Beine sowie eine leichte symmetrische Fuß- und Zehenheberschwäche nachweisen.

Die routinemäßig durchgeführten Laboruntersuchungen zeigen eine Erhöhung der γ-GT sowie der Triglyceride. Die EMG-Untersuchung spricht für eine periphere Neuropathie vom axonalen Typ. Die Nervenleitgeschwindigkeit ist normal. Erst zögerlich wird nach internistischem Ausschluss anderer Ursachen (z. B. Diabetes mellitus oder Niereninsuffizienz) ein Alkoholabusus zugegeben. Nachdem der Patient an einem Alkoholentwöhnungsprogramm teilgenommen hat, bilden sich alle Symptome innerhalb weniger Monate weitgehend zurück.

Definition Vorwiegend axonale Organschädigung des peripheren Nervensystems bei chronischem Alkoholismus.

Epidemiologie Alkoholabusus ist eine der häufigsten Ursachen einer chronischen, langsam progredienten Polyneuropathie.

Ätiologie und Pathogenese Die alkoholtoxische Schädigung (kritischer Tageswert 80–100 g Alkohol) betrifft den Intermediärstoffwechsel der Vorderhornzelle im Rückenmark. Auch werden eine veränderte Membranlipidpermeabilität und ein oxidative Schädigung durch freie Radikale diskutiert. Eine Verminderung des axoplasmatischen Stroms in die Peripherie führt zu den Symptomen einer symmetrischen, distalen, beinbetonten Polyneuropathie vom axonalen Typ. Bei Mangel- und Fehlernährung kann ein sich zusätzlich entwickelnder Vitamin-B_1-Mangel eine Rolle spielen.

Symptome Im Wesentlichen handelt es sich um ein langsam progredientes Krankheitsbild. Selten kann jedoch auch ein subakuter bzw. akuter Beginn der Symptomatik beobachtet werden.

Leitsymptom Distale, beinbetonte Muskelschwäche und Gefühlsminderung.

Begleitsymptome Seltener Parästhesien. Erst im Verlauf belastungsabhängige Spontanschmerzen.
- **Motorisch:** symmetrische, distale, beinbetonte Paresen.
- **Sensorisch:** socken- bzw. handschuhförmige Hypästhesien (die Symptome sind an der oberen Extremität meist wesentlich geringer), sensible Ataxie, Druckschmerzhaftigkeit des Gefäßnervenstrangs in der Wade.
- **Trophisch:** Hyper- oder Anhidrose, Atrophie der Haut, seltener schlechte Wundheilung bis Ulzera.

Es gibt jedoch auch weitgehend monosymptomatische Manifestationen am peripheren Nervensystem.

Diagnostik Für die Diagnose einer chronischen Polyneuropathie entscheidend ist der neurophysiologische Nachweis einer systemischen Schädigung des peripheren Nervensystems, die bei dieser Form distal beinbetont ist.

Bei der überwiegend axonalen Polyneuropathie zeigt das EMG ein sog. Neuropathiemuster. Wenn die Schädigung floride ist, findet sich zusätzlich sog. pathologische Spontanaktivität in Ruhe. Die Nervenleitgeschwindigkeiten sind bei erhaltener Myelinscheide normal, bei längeren Verläufen geringfügig reduziert.

Der Liquor cerebrospinalis zeigt keine Normabweichungen.

Die anamnestischen Daten zum Alkoholabusus werden durch Laboruntersuchungen (MCV, γ-GT, Triglyceride, Folsäure und Carbohydrate-deficient Transferrin) unterstützt.

! **Zusatzbefunde:** Die Diagnose ist wesentlich leichter zu stellen, wenn weitere Organschäden (z. B. Leber, Pankreas, Herz, ZNS) des chronischen Alkoholismus vorhanden sind und Laborparameter (MCV, γ-GT, Triglyceride, Folsäure, Alkohol im Serum und Carbohydrate-deficient-Transferrin) entsprechende Veränderungen aufweisen.

Differentialdiagnose Die Differentialdiagnose betrifft alle chronischen Formen der primär axonalen chronischen Polyneuropathien. Der Häufigkeit nach sind vor allem die Neuropathie bei Diabetes mellitus, die medikamentös-toxische Polyneuropathie sowie die Polyneuropathie bei Niereninsuffizienz zu bedenken.

Differentialdiagnose	Ausschlussmaßnahmen
Polyneuropathie bei ■ Diabetes mellitus ■ Niereninsuffizienz ■ Intoxikation ■ Medikamenten ■ Tumoren	Laboruntersuchungen (BZ, HbA$_{1c}$, Retentionsparameter, Schwermetalle etc.) Medikamentenanamnese Tumorsuche (Röntgen-Thorax, abdomineller Ultraschall, Haemoccult®-Test, ggf. gynäkologisches und urologisches Konsil)
Hereditäre Neuropathien (z. B. hereditäre sensomotorische Neuropathie, Morbus Refsum)	Anamnese, Klinik, Ausschluss anderer erworbener Formen, Phytansäure im Serum, ggf. Molekulargenetik, Nervenbiopsie
Radikulopathie	EMG, Elektroneurographie, Bildgebung (CT, MRT)

Therapie Entscheidend ist, den ursächlichen Zusammenhang zu erkennen und die Noxe wegzulassen. Nur bei begleitenden gastrointestinalen Erkrankungen, die zu einer Resorptionsstörung von B-Vitaminen führen können, ist eine Substitution, insbesondere von Vitamin B$_1$, indiziert. Zur Schmerzbehandlung kann, falls erforderlich, vorübergehend Carbamazepin, z. B. in Retard-Form, eingesetzt werden.

Verlauf und Prognose Sofern der Alkoholmissbrauch beendet wird, ist die Prognose günstig. Eine komplette Rückbildungsfähigkeit hängt allerdings von der Dauer der Nervenschädigung ab.

Zusammenfassung
- Häufigste Ursache: chronischer Alkoholabusus
- Wichtigste Symptome: distal betonte, symmetrische Paresen und Sensibilitätsstörungen
- Wichtigste diagnostische Maßnahmen: Elektroneurographie, Ausschluss anderer Ursachen
- Wichtigste therapeutische Maßnahme: Alkoholkarenz

21.4 Schlaganfall

Synonym: zerebraler Insult, ischämischer Hirninfarkt, apoplektischer Insult
Engl. Begriff: Stroke, Cerebral Infarct; Cerebral Infarction; Bland Infarction; Cerebral Ischemia

Der Symptomenkomplex „Schlaganfall" ist ein Überbegriff für alle zerebrovaskulären Erkrankungen, die mit akut auftretenden neurologischen Defiziten – mit oder ohne Bewusstseinsverlust – einhergehen. Hinter diesem Begriff verbirgt sich eine große Zahl ätiologisch unterschiedlicher Krankheitsbilder. Der ischämische zerebrale Insult stellt mit ca. 85 % die häufigste Ursache für das Symptom „Schlaganfall" dar, während zahlenmäßig absteigend die zerebrale Blutung, die Subarachnoidalblutung, die Sinusvenenthrombose und andere, seltene Ursachen hierfür verantwortlich sind. Im Folgenden soll näher auf den ischämischen zerebralen Insult eingegangen werden. Eine Hilfe zur klinischen Unterscheidung von Ischämie und Parenchymblutung gibt Tabelle 21.6.

> **Praxisfall**
>
> Ein bis dahin immer gesunder 50-jähriger, beruflich sehr aktiver Mann kommt mehrmals wegen gehäuft diffuser Kopfschmerzen sowie öfter aufgetretenen heftigen Nasenblutens zum Hausarzt. Dieser stellt eine konstante arterielle Hypertonie mit Werten um 200–220/85–100 mmHg fest. Nach entsprechender Diagnostik erfolgt unter der Annahme einer primären arteriellen Hypertonie eine medikamentöse Blutdrucksenkung. Nach wenigen Tagen bemerkt der Patient in den frühen Morgenstunden beim Gang auf die Toilette plötzlich eine nur Minuten anhaltende Schwäche im linken Arm und Bein. Bei der klinischen Untersuchung am Morgen des gleichen Tages ist der neurologische Befund unauffällig. Es findet sich ein Strömungsgeräusch über der rechten A. carotis. Die Doppler-sonographische Untersuchung der Halsgefäße bestätigt eine hochgradige Stenose der rechten A. carotis interna in ihrem Abgang, was duplexsonographisch untermauert wird.

Definition Der ischämische Insult ist eine akut auftretende, fokale neurologische Symptomatik, welche auf einer Durchblutungsstörung beruht. Flüchtige Ischämien bedingen in der Regel keine Infarzierung. Entsteht eine im kraniellen Computertomogramm nachweisbare Hirnnekrose, spricht man von einem ischämischen Infarkt.

Epidemiologie Ischämische zerebrale Insulte stehen in der Todesursachenstatistik weltweit an dritter Stelle (jährliche Mortalitätsrate: ca. 130 pro 100 000 Personen, ca.

15 % aller Todesfälle). Sie sind die häufigste neurologische Erkrankung. Nach einem stattgehabten Insult werden nur 10 % der Patienten wieder voll arbeitsfähig.

Über ein Viertel aller Fälle ist auf extrazerebrale Gefäßveränderungen zurückzuführen, die prinzipiell durch gefäßchirurgische oder medikamentöse Maßnahmen verhindert werden können.

Ätiologie und Pathogenese

Hauptursachen Den häufigsten ätiologischen Faktor stellen **Thrombembolien auf dem Boden stenosierender Prozesse der extra- oder intrakraniellen Hirngefäße** dar.

! **Wesentlichste Ursache für einen ischämischen Insult ist die Arteriosklerose.**

Hauptrisikofaktor für die Entwicklung arteriosklerotischer Veränderungen im Bereich der Hals- und Hirngefäße ist die **arterielle Hypertonie**. Wie auch bei der arteriellen Verschlusskrankheit kommt es beim Zusammentreffen mehrerer vaskulärer Risikofaktoren (z.B. **Hyperlipidämie, Diabetes mellitus, Nikotinabusus**) nicht nur zu einer Addition, sondern zu einer Potenzierung des Risikos.

Seltenere Ursachen Weitere seltenere vaskuläre Ursachen sind **spontane** oder **traumatische** Dissektionen der A. carotis interna, seltener der Vertebralarterien, die **fibromuskuläre Dysplasie** sowie **entzündliche Gefäßerkrankungen** (allenfalls 1–2 % aller Schlaganfallpatienten).

Eine **Migräne** als Infarktursache im Sinne einer Migraine accompagnée ist möglich, jedoch bei Patienten über 50 Jahren sehr unwahrscheinlich.

Daneben kommen von **Herzerkrankungen** ausgehende **Embolien** insbesondere bei Vitien, Kardiomyopathien, Herzwandaneurysmen oder Vorhoftumoren in Betracht. Auslösende **Rhythmusstörung** ist besonders die absolute Arrhythmie bei Vorhofflimmern. Ein **Mitralklappenprolapssyndrom** sollte nur dann als wahrscheinliche Emboliequelle akzeptiert werden, wenn sich echokardiographisch myxomatöse Veränderungen des prolabierten Segels nachweisen lassen.

Pathophysiologie **Pathophysiologisch** sollte in jedem Einzelfall insbesondere bei Infarkten die Klärung angestrebt werden, ob ursächlich eine
- intrakranielle Mikroangiopathie (Small Vessel Disease),
- intrakranielle Makroangiopathie (Large Vessel Disease),
- extrakranielle Makroangiopathie oder
- embolisierende Herzerkrankung vorliegt.

Typische Infarktmuster im CCT (s. Abb. 21.4a–d) ergeben vor allem bei Durchblutungsstörungen im Bereich der A. carotis hierfür verlässliche Hinweise.

Verlaufsvarianten Vor der Schilderung der klinischen Symptome muss eine **Definition der Verlaufsvarianten** erfolgen. Hier sind zu unterscheiden:
I. Der **flüchtige Insult** (**transitorische ischämische Attacke; TIA**)
Die klinischen Ausfallserscheinungen halten meist nur einige Minuten an. Definitionsgemäß müssen sie spätestens nach 24 Stunden vollständig zurückgebildet sein. Je nach Ausgestaltung lassen sich die Symptome in der Regel dem Karotis- oder Vertebraliskreislauf zuordnen (s.u.).
Eine **Sonderform** stellen flüchtige Insulte mit **Crescendo-Charakter** dar, welche zu besonders rascher diagnostischer Klärung Anlass geben sollten.
II. Der **prolongierte reversible Insult** (**reversibles ischämisches neurologisches Defizit, RIND;** auch **PRIND = prolongiertes RIND**)
entspricht von der Ausprägung der Symptomatik einem flüchtigen Insult (TIA). Im Wesentlichen unterscheidet sich ein PRIND von einer TIA durch die Dauer und den Verlauf der klinischen Symptomatik und bezeichnet ein über 24 Stunden bis maximal sieben Tage anhaltendes, in der Folge komplett reversibles neurologisches Defizit.
III. Die **progrediente Ischämie** (**Progressive Stroke**)
entspricht einer Verlaufsform, bei welcher sich fluktuierend oder innerhalb von zwölf bis 24 Stunden kontinuierlich zunehmend neurologische Herdsymptome ausprägen, welche in einen kompletten Hirninfarkt übergehen.
IV. Der **Hirninfarkt** (**Complete Stroke**)
ist durch bleibende neurologische Ausfallserscheinungen unterschiedlicher Ausprägung charakterisiert.

Symptome Die Symptomatik ist abhängig vom Gefäßterritorium (s. Abb. 21.5a, b u. Tab. 21.7):
Lokale vaskuläre Hirnstammsyndrome haben den Leitbefund einer **Hemiplegia cruciata** („gekreuzte Hirn-

Tab. 21.6 Typische Symptome von zerebraler Ischämie und Parenchymblutung im Vergleich (nach Heiss und Huber).

	Ischämie	Parenchymblutung
Beginn	Plötzlich oder graduell	Plötzlich
Entwicklung	Binnen Stunden	Binnen Minuten
Auftreten	Gehäuft morgens	Oft nach Belastung
Kopfschmerzen	Selten	Oft (stark)
Bewusstsein	Normal	Oft getrübt
Initiales Erbrechen	Nie	Manchmal
Vorangegangene transitorische ischämische Attacke	Häufig	Selten
Kranielles Computertomogramm	Hypodense Läsion oft erst nach Stunden	Hyperdense Läsion sofort

Störungen des Nervensystems

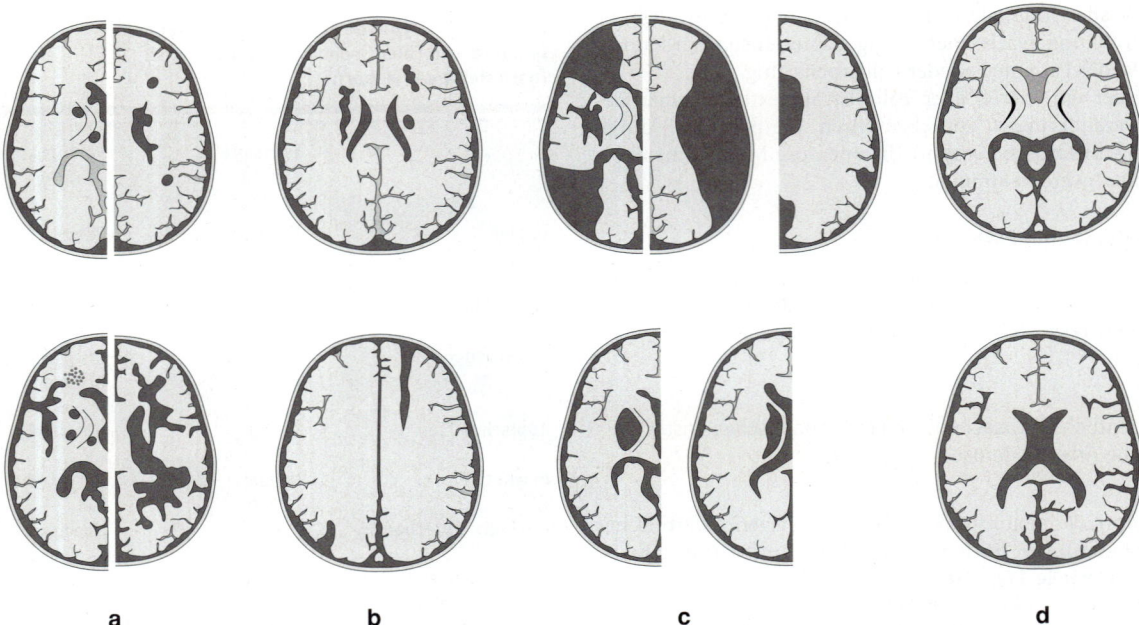

Abb. 21.4 Pathophysiologisch differenzierbare Infarktmuster in der Computertomographie des Großhirns (nach Ringelstein).
- **a)** Die zerebrale Mikroangiopathie führt zum Status lacunaris mit multiplen kleinen subkortikalen Infarkten oder einer sog. subkortikalen arteriosklerotischen Enzephalopathie.
- **b)** Hämodynamisch verursachte Grenzzoneninfarkte bei Makroangiopathie.
- **c)** Territoriale Infarkte durch thrombembolische Verschlüsse.
- **d)** Bilaterale symmetrische Ischämien nach globaler hypoxischer Hirnschädigung.

stammsyndrome") im Sinne eines homolateralen Hirnnervenausfalls sowie einer kontralateralen Hemiparese bzw. dissoziierten Empfindungsstörung.

Ein **lokales vaskuläres Kleinhirndefizit** (relativ selten) zeigt als Leitbefunde:
- eine ipsilaterale Koordinationsstörung mit Dysarthrie und Dysmetrie
- eine Astasie bzw. Rumpfataxie

Diagnostik Eine rationelle Diagnostik umfasst die nachfolgenden Untersuchungen in der aufgelisteten Reihenfolge:
- **Routinelabor** ink. Blutbild, Differentialblutbild, BSG, Elektrolyten, Gerinnungsparametern, ggf. inkl. Blutzucker, Kreatinin, Harnstoff; Lipidparameter und Urinanalyse, Protein S + C (insbesondere bei jüngeren Patienten) sowie APC-Resistenz, Phospholipid-, Cardiolipin-AK, ASL-Titer, p/c-ANCAs, Rheumafaktor, ANA, Anti-DNA-AK, TPHA-Test.
- **EKG** und **Langzeit-EKG.**
- **Doppler-Ultraschall-Untersuchungen**
  - **Doppler-Sonographie** der extrakraniellen Hirngefäße mit B-Scan zur genaueren Darstellung von Plaques bzw. Stenosen (s. Abb. 21.6), evtl. transkranielle Doppler-Sonographie (insbesondere bei Verdacht auf Zirkulationsstörungen im vertebrobasilären Kreislauf),
  - **Echokardiographie,** bei hochgradigen Verdacht auf eine kardiale Emboliequelle ergänzt durch Kontrast-

Tab. 21.7 Symptomatik eines Hirninfarktes.

A.-carotis-interna (ICA) Stromgebiet	Vertebrobasiläres Stromgebiet
Charakteristisch für die **TIA im A.-carotis-interna-Bereich** sind: - Homolaterale Amaurosis fugax - Kontralaterale sensomotorische Hemiparese - Aphasische Sprachstörung (dominante Hemisphäre) - Andere, meist übersehene neuropsychologische Symptome	Die **TIA im vertebrobasilären System** äußert sich durch: - Schwindel und Gangataxie - Doppelbilder, Sehstörungen bzw. Gesichtsfeldausfälle - Verwaschene Sprache, Schluckstörungen - Hemi- bzw. Tetraparese - Hörstörung - Transitorische Amnesie - Drop Attacks (blitzartige atonische Stürze)

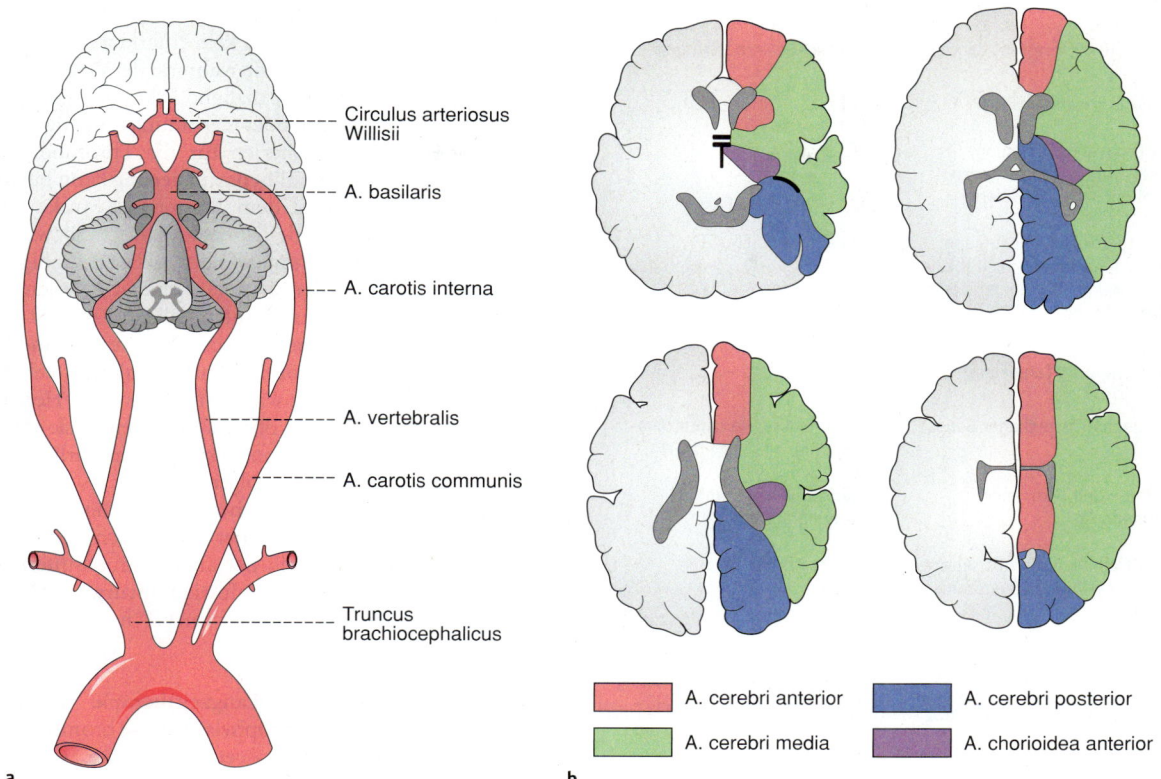

Abb. 21.5 Arterielle Hauptzuflüsse des Gehirns (a) und Gefäßterritorien der Großhirnhemisphären (b).

echokardiographie bzw. transösophageale Untersuchungen.
- **Kranielle Computertomographie,** sofort bei differentialdiagnostisch möglicher Hirnblutung, nach zwei bis drei Tagen zur Differentialtypologie eines Infarkts.
- **Kernspintomographie** nur bei spezieller Fragestellung (z. B. umschriebene vaskuläre Hirnstammläsion), keine Routinediagnostik.
- **Zerebrale Arteriographie** (möglichst digitale Subtraktionsangiographie wegen wesentlich geringerer Komplikationen), **keine Routinediagnostik.** Nur in ungeklärten Fällen mit potentiellen therapeutischen Konsequenzen (z. B. Fibrinolyse, Thrombendarteriektomie).

Differentialdiagnose des ischämischen Insults (nach Ringelstein):

Häufige Differentialdiagnosen	Ausschlussmaßnahmen
Zerebrale Massenblutung	CT
Hypoglykämie (Anamnese)	Labor
Migräne	
Sackförmiges Aneurysma mit Subarachnoidalblutung	Liquor

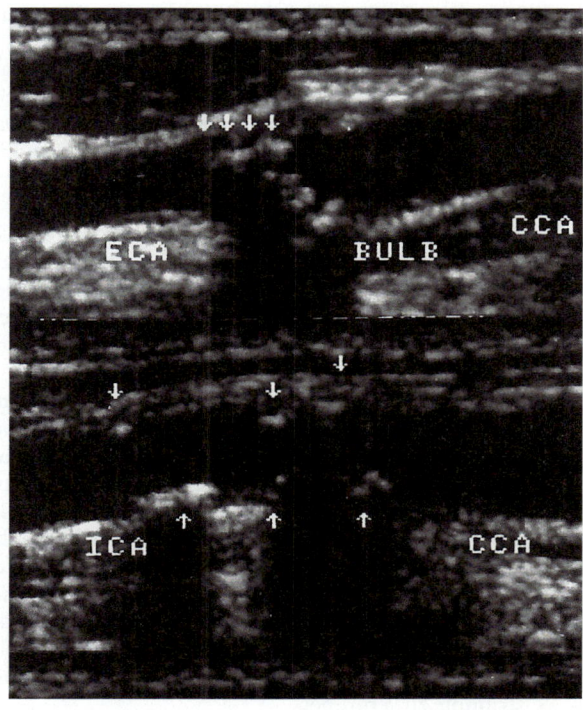

Abb. 21.6 Duplexsonographischer Längsschnitt durch die A. carotis communis (CCA), den Bulbus (BULB) sowie den Abgang der A. carotis externa (ECA). Es finden sich arteriosklerotische Veränderungen, die in das Lumen ragen (Pfeile), sowie Plaques, die einen Schallschatten hinterlassen (nach Diener).

Störungen des Nervensystems

Häufige Differentialdiagnosen	Ausschlussmaßnahmen
Apoplektisches „Gliom"	CT
Arteriovenöses Angiom meist mit vorangehenden epileptischen Anfällen	CT
Postparoxysmale Lähmung, sog. Todd-Parese nach fokalem oder sekundär generalisiertem Krampfanfall	Anamnese, EEG, CT
Seltenere Differentialdiagnosen	
Enzephalitis jeglicher Genese	EEG, Liquor, Kernspintomographie
Sinus- und Hirnvenenthrombose	Kernspintomographie, Angiographie
Multiple Sklerose mit seltenen apoplektiformen Symptomen	Kernspintomographie, Liquor
Posttraumatische Läsionen	Anamnese
Vergiftungen	Toxikologische Untersuchung

Therapie Der akute ischämische Insult stellt immer einen medizinischen Notfall dar. In der Notfallsituation ist jedoch meist nicht klar, ob eine Ischämie oder eine Parenchymblutung vorliegt. Im Zweifelsfall ist eine sofortige Einweisung in eine entsprechend ausgestattete Klinik nötig.

Bei der **Hirnblutung** (DD! CT!) sind nur symptomatische Maßnahmen (Blutdrucksenkung, Gerinnungsbeeinflussung, Beeinflussung des Hirnödems und des Vasospasmus) möglich, in Einzelfällen kommt eine operative Entlastung in Frage.

Akuttherapie des akuten ischämischen Insultes Im Gegensatz dazu muss beim akuten ischämischen Insult das therapeutische medikamentöse Vorgehen schnell festgelegt werden. Die dazu nötige apparative Diagnostik steht meist nur in bestimmten Zentren (Stroke-Units) zur Verfügung.

■ Basistherapie
Zur Basistherapie gehört neben der **Optimierung des Bluthochdrucks** mit einem systolischen Zielwert von 160–200 mmHg die **Korrektur von Elektrolytstörungen, erhöhter Körpertemperatur sowie einer Hypovolämie.** Die Senkung des Serum-Blutzuckers sollte durch subkutane Gabe von Altinsulin bei Werten über 150 mg/dl erfolgen. Eine **Hypoglykämie** kann die Symptomatik einer Ischämie zusätzlich imitieren und sollte durch die intravenöse Gabe von Glukose behandelt werden. Zur Thromboseprophylaxe sind zumindest eine **Low-Dose-Heparinisierung** sowie **Antithrombosestrümpfe** zu verordnen.

■ Spezifische Therapie
Die **systemische bzw. intraarterielle Thrombolyse mittels rtPA** ist in sog. Stroke-Units indiziert, wenn der Beginn der Symptomatik sicher noch nicht länger als drei Stunden (intraarterielle Lyse: sechs Stunden) zurückliegt und sich im CT bis dahin kein Infarktareal demarkiert hat. Chirurgische Eingriffe während der vergangenen 30 Tage, Schwangerschaft, maligne Erkrankungen, gastrointestinale Blutungen oder Gerinnungsstörungen stellen weitere Ausschlusskriterien für die Thrombolyse dar. Die **Indikation zur Vollheparinisierung** kann bei rezidivierenden TIAs und dem Progressive Stroke bis zur Klärung der zugrunde liegenden Ursache bzw. bis zur klinischen Stabilisierung erfolgen, bei hochgradigen Stenosen im Bereich der hirnversorgenden Arterien bis zur operativen Versorgung. Auf mögliche Komplikationen (Blutungen) muss sorgfältig geachtet werden. Indikationen zur dauerhaften **oralen Antikoagulation** stellen kardiale Emboliequellen wie Vorhofflimmern, Herzwandaneurysmen oder ein offenes Foramen ovale dar, eine Therapie über sechs Monate sollte beim Vorliegen einer arteriellen Dissektion erfolgen.

In allen anderen Fällen kommt nur die **Hämodilution** in Frage, deren therapeutischer Wert beschränkt ist. Eine seltene Ausnahme stellt der akute Carotis-interna-Verschluss dar, welcher eine sofortige **chirurgische Desobliteration** rechtfertigt, sofern im CT noch kein Infarkt nachweisbar ist.

Sekundärprophylaxe und Langzeittherapie Die Indikation für eine Sekundärprophylaxe mit Thrombozytenaggregationshemmern wie Acetylsalicylsäure, Clopidogrel bzw. Ticlopidin ist nach einer transitorischen ischämischen Attacke sowie allen Infarktarten zu stellen.

Die Sekundärprophylaxe beinhaltet weiter die **Ausschaltung von prädisponierenden Risikofaktoren** und umfasst die Blutdruckeinstellung, strikte Einstellung eines Diabetes mellitus, Nikotinentwöhnung, Gewichtsnormalisierung und Blutfettregulierung, schließt jedoch auch die entsprechende Behandlung bestehender höhergradiger Stenosen (z. B. mittels Thrombendarteriektomie) bzw. kardialer Emboliequellen (z. B. mittels Langzeitkoagulation mit Cumarinderivaten) mit ein.

Frührehabilitation Nach der akuten Phase ist eine der Residualsymptomatik angepasste intensive **Frührehabilitation** mit Mobilisierung, Krankengymnastik inkl. Gleichgewichtsübungen und Gangschule, Ergotherapie, Logopädie und neuropsychologischem Hirnleistungstraining von entscheidender Bedeutung.

Verlauf und Prognose Entscheidend für Verlauf und Prognose ist die Früherkennung von Gefäßläsionen insbesondere im Bereich der A. carotis im Rahmen von transienten ischämischen Attacken. Auf diese Weise ist es durch chirurgische oder medikamentöse Maßnahmen häufig möglich, den Eintritt eines Hirninfarkts zu verhindern.

Nach einem abgelaufenen Infarkt werden trotz Ausschöpfung aller therapeutischen Maßnahmen maximal 10 % der Patienten wieder voll arbeitsfähig.

Komplikationen Die Komplikationen des akuten ischämischen Insultes schließen insbesondere die Gefahr eines ischämischen Hirnödems sowie einer zentralen Schluck-,

Atem- oder Bewusstseinsstörung ein, die entsprechende weitere Maßnahmen bedingen.

Komplikation	Maßnahmen	Häufigkeit
Ischämisches Hirnödem	Oberkörperhochlagerung Osmotisch wirksame Medikamente (Mannitol, Sorbitol) In lebensbedrohlichen, konservativ nicht zu beherrschenden Fällen: operative Dekompression	Regelmäßig
Schluckstörung	Magensonde, PEG-Anlage	Bei supratentoriellen Läsionen selten, bei infratentoriellen häufig
Bewusstseinsstörung	Monitoring, Intensivüberwachung	Bei supratentoriellen Läsionen selten, bei infratentoriellen häufig
Zentrale Atemstörung	Ggf. Beatmung, Monitoring	Insgesamt selten

Zusammenfassung

- Häufigste Ursache: vaskuläre arteriosklerotische Veränderungen
- Wichtigstes Symptom: akute fokale neurologische Ausfälle
- Wichtigste diagnostische Maßnahmen: Klinik, CT
- Wichtigste therapeutische Maßnahmen: ggf. Stroke-Unit, Fibrinolyse, ansonsten symptomatisch

21.5 Synkopen

Synonym: Bewusstseinsverlust, Bewusstseinsstörung, Ohnmacht
Engl. Begriff: Syncope, Faint, Transient Loss of Consciousness

Unter Synkopen versteht man reversible Bewusstseinsstörungen von kurzer Dauer, meist im Bereich von Sekunden bis Minuten. Sie sind Ausdruck einer vorübergehenden Minderversorgung des Hirnstamms mit Sauerstoff oder Glukose.

Die häufigste (ca. 55 %) und zugleich harmloseste Ursache ist die **vagovasale Synkope**, die sog. „Ohnmacht", die insbesondere bei längerem Stehen in schlechtbelüfteten und überfüllten Räumen, bei Übermüdung und während des Fastens auftreten kann. Insbesondere bei rezidivierenden Synkopen ist sorgfältig nach einer internistischen, vor allem **kardiovaskulären Ursache** (ca. 10 %) zu suchen. Hier dominieren rhythmogene und belastungsinduzierte Unterformen. Nur selten sind ätiologisch primär neurologische Krankheiten vorhanden.

Die wichtigsten Formen sind:
- vagovasale (orthostatische) Synkopen
- kardiale Synkopen
- Reflexsynkopen
- medikamentös verursachte Synkopen
- Synkopen bei primär neurologischen Erkrankungen (insbesondere Drop Attacks)

21.5.1 Vagovasale Synkopen

Engl. Begriff: Neurocardiogenic Syncope

> **Praxisfall**
>
> Kasuistische Beispiele sind:
> - kurzfristige Ohnmacht eines Patienten beim Blutabnehmen,
> - evtl. Gruppenohnmacht, z.B. bei Wachparaden oder längerem Stehen,
> - Ohnmachtsanfälle bei Aufregungen, nicht nur auf der Bühne, sondern auch im täglichen Leben (z.B. Gerichtsverhandlung),
> - Schreckohnmacht, z.B. beim Anblick von Verkehrsunfällen.

Definition Die vagovasale Synkope (orthostatische Synkope, gewöhnliche „Ohnmacht") erscheint im Allgemeinen akut und dramatisch, ist jedoch meist harmlos. Anamnestisch sind verschiedene, durchaus charakteristische Auslösefaktoren bekannt, welche das Ereignis als Schreck- oder Schocksynkope einordnen lassen.

Epidemiologie Vagovasale Synkopen sind häufig. Etwa 30 % aller gesunden Erwachsenen können sich an eine erlittene Synkope erinnern.

Ätiologie und Pathogenese Wie die kasuistischen Beispiele zeigen, sind ätiologische Faktoren teils psychischer Natur (Erschrecken, Aufregung), teils führen aber auch z.B. starke Schmerzen oder langes Stehen zur Kreislaufregulationsstörung. Eine familiäre Disposition ist bekannt.

Pathogenetisch kommt es zu einer Fehlregulation des vegetativen Nervensystems infolge eines Überwiegens des Vagotonus. Die Abnahme von Herzfrequenz und arteriellem Druck bedingt eine kurzfristige Minderperfusion des Hirnstamms.

Symptome

Leitsymptom Der Patient selbst bemerkt in einer kurzen Initialphase meist Prodromi (Übelkeit, Bauchschmerzen, Sehstörungen, Schwäche und Kältegefühl, Gähnen). Nach der Bewusstlosigkeit kommt es zu einer schnellen Reorientierung, wobei er sich in der Regel auch an die Auslösemechanismen sowie Prodromi erinnern kann.

Befunde Der objektive Befund ist ein kurzer, meist nur Sekunden, maximal wenige Minuten anhaltender plötzlicher Bewusstseinsverlust. Meist stürzt der Patient aus aufrechter Körperhaltung zu Boden. Er erscheint blass und kaltschweißig.

Störungen des Nervensystems

Der Blutdruck ist kurzfristig nicht messbar, zusätzlich besteht eine Bradykardie zwischen 40 und 50/min. Die Pupillen bleiben eng.

Etwa ein Fünftel zeigt während der Synkope Streckbewegungen oder kurze klonische Zuckungen (sog. konvulsive Synkope).

Diagnostik Der körperliche, internistische und neurologische Untersuchungsbefund ist im beschwerdefreien Intervall regelrecht, was zusammen mit einer typischen Anamnese in etwa drei Viertel der Fälle die Einordnung erlaubt und auf weitere technische Diagnostik verzichten lässt.

! Da es im Rahmen des unkontrollierten Sturzes zu schweren Schädeltraumen kommen kann, ist bei Sturz eine diagnostisch-apparative Abklärung (Röntgen, CT) zwingend (Frakturen, Hirnblutung; ggf. auch Sonographie zum Ausschluss einer Blutung in den freien Bauchraum).

Differentialdiagnose Die Diagnose der vasovagalen Synkope erfordert meist durch deren blanden Verlauf mit rascher Erholung keine wesentliche differentialdiagnostische Abklärung. Jedoch muss beim bewusstlosen Patienten immer an eine symptomatische Synkope als mögliche Erstmanifestation einer lebensbedrohlichen Erkrankung gedacht werden.

Bei rezidivierenden Synkopen sollten sorgfältig internistische, vor allem kardiale Ursachen ausgeschlossen werden. Die Ursache einer Synkope kann in bis zu 20 % der Fälle unklar bleiben (s. Tab. 21.8).

Die Abgrenzung einer Synkope von einem Bewusstseinsverlust im Rahmen eines epileptischen Anfalls gelingt durch sorgfältige Anamnese und Fremdanamnese fast immer. Nur in Ausnahmefällen sind zum Ausschluss noch zusätzliche Untersuchungen vonnöten. Einen Überblick über die Differentialdiagnosen zeigt folgende Tabelle.

Synkope als Ausdruck einer lebensbedrohlichen Erkrankung (nach Meesmann).

Differentialdiagnose	Maßnahme zum Ausschluss
Lungenembolie	EKG, Lungenfunktion, Perfusionsszintigraphie
Myokardinfarkt	EKG, Labor
Aneurysma dissecans	Doppler-/Duplexuntersuchung, Angiographie
Gastrointestinale Blutung	Endoskopie
Subarachnoidalblutung	CT, Angiographie
Grand-Mal-Anfall bei Epilepsie	Anamnese und Fremdanamnese (bekannte Epilepsie, Aura, Initialschrei, Zungenbiss, tonische/klonische Zuckungen, Einnässen, Amnesie, postikale Desorientiertheit) Labor (CK, Prolaktin) EEG, ggf. Schlafentzugs- und Langzeit-EEG

Therapie Entscheidend sind allgemeine Maßnahmen:
- sofortiges Hinlegen
- Tieflagern des Kopfes, Hochlagern der Beine
- kühle Raumtemperatur
- allgemeine Beruhigung

Damit kommt es meist innerhalb von Sekunden, selten von Minuten zu einer Normalisierung des Kreislaufs.

! Wenn widrige Umstände beim Erleiden einer Ohnmacht die Beibehaltung der aufrechten Körperhaltung erzwingen (z. B. Einklemmung in einem überfüllten Fahrstuhl), kann Lebensgefahr bestehen. Ansonsten ist das Hinlegen mit Tieflagerung des Kopfes und Hochlagerung der Beine die Behandlung der Wahl.

Verlauf und Prognose Verlauf und Prognose sind meist gut.

Bezüglich gehäufter orthostatischer Synkopen im Rahmen von arteriellen Hypotonien vgl. Kapitel „Hypotonie".

Die transitorischen ischämischen Attacken (TIA) wurden in Kapitel 21.4 abgehandelt.

Komplikationen Die Komplikationen der vasovagalen Synkopen liegen fast immer bei den durch den Sturz zugefügten Verletzungen.

Tab. 21.8 Ursachen der kurzen Bewusstlosigkeit (nach Meesmann).

Ursache	Häufigkeit
Neurogen-vasodepressorisch (vasovagal, hypersensitiver Karotissinus, arterieller Hypotonus)	55 %
Kardiogen (Bradykardie, Tachykardie, belastungsinduziert)	10 %
Zerebrovaskulär (TIA s. Kap. 21.4, Subarachnoidalblutung, Basilarismigräne, Subclavian-Steal-Syndrom, Drop Attacks)	< 10 %
Metabolisch (Hypoxie, Hypokapnie, Hypoglykämie)	< 5 %
Medikamentös (Antiarrhythmika, Betablocker, ACE-Hemmer, Diuretika, Nitrate)	< 5 %
Ursache unklar	15–20 %

Zusammenfassung

- Häufigste Ursache: Minderperfusion des Hirnstamms
- Wichtigstes Symptom: plötzlicher Bewusstseinsverlust für Sekunden bis Minuten
- Wichtigste diagnostische Maßnahmen: klinisches Bild, Verlauf
- Wichtigste therapeutische Maßnahme: Lagerung

21.5.2 Kardiale Synkopen

Engl. Begriff: Cardiovascular Syncope

Definition Die kardialen Synkopen lassen sich unterteilen in rhythmogene Störungen sowie belastungsinduzierte bzw. lageabhängige Störungen. Sie treten vor allem im Rahmen einer körperlichen Belastung auf und machen ca. 10 % der Ursachen einer kurzen Bewusstlosigkeit aus.

Morgagni-Adams-Stokes-Anfall

Der (Morgagni-)Adams-Stokes-Anfall ist stets Ausdruck einer ernst zu nehmenden **kardialen Rhythmusstörung.** Es wird zwischen bradykarden und tachykarden Adams-Stokes-Anfällen unterschieden, deren Spektrum von der Asystolie bis hin zum Kammerflimmern reicht. Bei Kammerflimmern oder Asystolie wird der Anfall nur überlebt, wenn er sich entweder innerhalb von zwei bis drei Minuten selbst beendet oder durch fremde Hilfe beendet wird. Ohne kardiale Therapie ist die Prognose äußerst schlecht, deshalb ist es wichtig, eine solche Attacke zu erkennen und als Warnsignal (s. Kap. 5) einzuordnen.

Weitere rhythmogene Ursachen schließen katecholaminabhängige Störungen wie ventrikuläre Tachykardien und Präexzitationssyndrome wie das Wolff-Parkinson-White-(WPW-)Syndrom ein, die sich in der Regel gut behandeln lassen.

Belastungsinduzierte und lageabhängige kardiale Synkopen

Bei **Aortenstenose, Kardiomyopathie** oder **pulmonaler Hypertonie** (insbesondere hypertrophischer obstruktiver Kardiomyopathie) kann es durch mangelnde Steigerung des Herzminutenvolumens bei Anstrengung zu einer relativen zerebralen Minderperfusion und damit zum Auftreten einer Synkope kommen. Auch **Vorhofmyxome** können lageabhängig in der diastolischen Phase die ventrikuläre Füllung behindern und somit zu kurz dauernden Synkopen führen. Zur Diagnose und Therapie dieser Erkrankungen s.a. Kapitel 5.

Differentialdiagnose Die Differentialdiagnose der kardialen Synkopen schließt die Differentialdiagnose aller Formen eines kurzzeitigen Bewusstseinsverlustes mit ein (s. Tab. 21.8).

21.5.3 Reflexsynkopen

Engl. Begriff: Reflectory Syncope

> **Praxisfall**
>
> Eine ältere Dame bemerkt zum wiederholten Male eine kurze Ohnmacht, die sich immer ereignet, wenn sie den Kopf nach links dreht. Die darauf durchgeführte internistische und neurologische Abklärung ergibt zunächst keinerlei Anhalt für die Ursache dieser synkopischen Bewusstseinsverluste. Neurologischerseits sind die Doppler-Sonographie der hirnversorgenden Arterien sowie das EEG und das kranielle Computertomogram unauffällig. Kardiologisch können keine Rhythmusstörungen nachgewiesen werden.
>
> Erst in der genaueren Unterhaltung mit dem behandelnden Internisten kommt die Hypothese eines hypersensitiven Karotissinus bei Drehbewegungen des Kopfes auf, die durch einen Karotissinusdruckversuch bestätigt werden kann.

Definition Es handelt sich hierbei um einen kurzzeitigen Bewusstseinsverlust, der auf einen hypersensitiven kardioneuralen Reflex zurückzuführen ist.

Ätiologie und Pathogenese Den sog. Reflexsynkopen liegt eine abnorme Überempfindlichkeit physiologischer kardioneuraler Reflexe zugrunde. Ein überwiegender Vagotonus führt zu einer kurzen Bradykardie und arteriellen Hypotonie.

Formen
Folgende Formen sind besonders bezeichnend:
- hypersensitiver Karotissinus (Druck auf die Karotisgabel)
- Bulbusdrucksynkope (Druck auf den Bulbus oculi)
- Hustensynkope (starker Hustenstoß)
- Miktionssynkope (nächtliche Miktion im Stehen)

Von diesen Reflexmechanismen müssen autonome Neuropathien (z.B. autonome diabetische Neuropathie) und andere orthostatischen Hypotoniesyndrome (z.B. im Rahmen von Morbus Parkinson, Multisystematrophien) sowie endokrinologische Störungen (Nebennierenrindeninsuffizienz) ausgeschlossen werden.

Differentialdiagnose Die Differentialdiagnose der Reflexsynkopen schließt die Differentialdiagnose aller Formen eines kurzzeitigen Bewusstseinsverlustes mit ein (s. Tab. 21.8).

Therapie Die Therapie ist rein symptomatisch und umfasst die Vermeidung von auslösenden Faktoren (z.B. das Tragen enger Hemdkragen).

21.6 Schlafstörungen

Synonym: Hyposomnien, Hypersomnien, Parasomnien
Engl. Begriff: Sleep Disorders, Hyposomnia, Hypersomnia, Parasomnia

Schlafstörungen werden eingeteilt in **Hyposomnien** (Ein- und Durchschlafstörungen), **Hypersomnien** (z.B. Pickwick-Syndrom, Narkolepsie) sowie **Parasomnien** (z. B. Schlafwandeln). Während Hyper- und Parasomnien eher selten sind, werden Ein- und Durchschlafstörungen häufig angegeben. Etwa ein Drittel aller Patienten einer medizinischen Poliklinik berichtet u. a. über Schlafstörungen, wobei sich von vornherein die Frage erhebt, ob dieses Symptom mit den übrigen Beschwerden in Zusammenhang steht. Eine weitere, nicht unerhebliche Zahl von Menschen meint, an einer mehr oder weniger isolierten Schlafstörung zu leiden, wobei die laufende Einnahme eines Schlafmittels eine häufige, aus medizinischer Sicht fast nie sinnvolle Konsequenz ist.

Definition Bei diesen Erkrankungen ist der Schlaf-Wach-Rhythmus gestört, und Dauer, Qualität oder Zeitpunkt des Schlafes sind beeinträchtigt. Schlafstörungen verursachen einen deutlichen Leidensdruck und wirken sich störend auf die allgemeine Leistungsfähigkeit aus.

Ätiologie und Pathogenese Zunächst ist zu differenzieren, ob die Schlafstörung auf eine **organische Ursache** zurückzuführen ist oder es sich um eine **Schlafstörung ohne organische Ursache** handelt. Bei Ersteren sind insbesondere kardiologische Probleme auszuschließen (**Herzinsuffizienz, arterielle Hypertonie, Angina pectoris**) und von weiteren Allgemeinerkrankungen abzutrennen.

Schlafstörungen ohne organische Ursachen

Die wirkliche Schlafdauer einer Person ist von ihr selbst nur sehr schwer einzuschätzen. Einschlafstörungen oder nächtliche Aufwachphasen werden meist ganz erheblich überschätzt. Das Schlafbedürfnis z. B. des älteren Menschen wird falsch bewertet. Nicht selten ist der abendliche Konsum von Koffein, Nikotin oder Alkohol die Ursache von Einschlafschwierigkeiten.

Der regelmäßige Griff zum Schlafmittel macht aus der akzidentellen Schlaferschwernis im Laufe der Zeit eine organische Schlafstörung, wobei das Suchtpotential der schlafbahnenden Medikamente beachtet werden muss.

Schlafstörungen bei Allgemeinerkrankungen

Man sollte immer hellhörig werden, wenn ein Patient neben anderen Symptomen über eine neu aufgetretene Schlafstörung berichtet. Dabei lohnt es sich stets, die Zusammenhangsfrage zu erörtern.

Schlafstörungen als Frühsymptom der Herzinsuffizienz

Ein nächtliches leichtes Absinken des Sauerstoffgehalts oder eine mäßige Hyperkapnie aktiviert das Wachzentrum. Hustenattacken und Harndrang führen zu Durchschlafstörungen.

Schlafstörungen bei arterieller Hypertonie

Üblicherweise sinkt im Schlaf der arterielle Mitteldruck eher ab. In der sog. REM-Phase (Rapid Eye Movements = Traumphase) kann es bei Hochdruckkranken zu Blutdruckanstiegen bis über 180 mmHg systolisch und 110 mmHg diastolisch kommen. Der Patient reagiert mit einem Alptraum und wacht dann nicht selten mit Kopfschmerzen auf.

Schlafstörungen bei Angina pectoris

Beim Koronarpatienten hängen Alpträume und Angina pectoris eng zusammen. Es gibt eindeutige Korrelationen zwischen den REM-Phasen und ST-Strecken-Senkungen im EKG. Auch Herzrhythmusstörungen (AV-Bock, ventrikuläre bzw. supraventrikuläre Extrasystolen) treten in der REM-Phase gehäuft auf.

Schlafstörungen bei neurologischen bzw. psychiatrischen Erkrankungen

Insbesondere bei unergiebiger internistischer Diagnostik sollte an Erkrankungen aus dem neurologischen bzw. psychiatrischen Fachbereich gedacht werden.

Bei einer Reihe von neurologischen Erkrankungen tritt die Schlafstörung als Hauptsymptom in den Vordergrund. Hierbei sind besonders das Restless-Legs-Syndrom (Syndrom der unruhigen Beine) und die Narkolepsie zu nennen. Neuromuskuläre Erkrankungen mit Beteiligung der Atemhilfsmuskulatur haben eine alveoläre Hypoventilation zur Folge.

Diagnostik Falls aufgrund der Anamnese und der körperlichen Untersuchung die Diagnose nicht zweifelsfrei geklärt werden kann, wird eine entsprechende Zusatzdiagnostik nötig. Diese umfasst laborchemische (Blutbild, Serumchemie, Schilddrüsenlabor), toxikologische (Medikamente, Drogen), pulmologische (Lungenfunktion, Blutgase, Schlaflabor), kardiologische (EKG, Langzeit-EKG, Langzeit-Blutdruck), neurologische und psychiatrische Parameter.

Therapie Die Therapie richtet sich nach der zugrunde liegenden Ursache. Neben verhaltenstherapeutischen Maßnahmen (Schlafhygiene) können auch Entspannungsverfahren zum Zuge kommen. Medikamentös sollten neben Phytotherapeutika zunächst neuere Benzodiazepine (z. B. Zolpidem, Zopiclon) eingesetzt werden. Barbiturate bleiben nur schwereren Fällen vorbehalten.

21.7 Myopathien

Myopathien sind teils hereditäre, teils erworbene Systemerkrankungen der Muskulatur.

Die klinischen Kardinalsymptome der Myopathien sind **Muskelschwäche** (Paresen) und **Muskelatrophie** (s. Tab. 21.10). Nur ein Teil der Krankheitsbilder (z. B. bestimmte Formen der Myositis) geht mit **Muskelschmerzen** einher.

Bei der **Muskeldystrophie Typ Duchenne** (s. Kap. 21.7.1) handelt es sich um die häufigste Form der ererbten Muskeldystrophien mit einer Inzidenz von 1/3 300 männlichen Neugeborenen. Die entzündlichen Muskelerkrankungen stellen eine heterogene Gruppe erworbener Myopathien dar, deren Hauptvertreter die **Polymyositis** und die **Dermatomyositis** (s. Kap. 21.7.2) sind.

Die Klassifikation der wichtigsten Muskelerkrankungen ist in Tabelle 21.9 nachzulesen.

Symptome Wichtige Merkmale für die Abgrenzung von anderen schlaffen Paresen auf dem Boden von Schädigungen des peripheren Nervensystems beinhaltet Tab. 21.10.

Diagnostik Die wichtigsten diagnostischen Methoden sind in Tab. 21.11 zusammengestellt.

21.7.1 Progressive Muskeldystrophie vom Typ Duchenne

Engl. Begriff: Duchenne Muscular Dystrophy

Definition Es handelt sich um die häufigste Form der progressiven Muskeldystrophien. Die Krankheit wird X-chromosomal-rezessiv vererbt. Sie beginnt in der Beckengürtel-Oberschenkel-Muskulatur. Im Verlauf des zweiten Lebensjahrzehnts kommt es zur Immobilisation im Rollstuhl.

Epidemiologie Die Häufigkeit wird in verschiedenen Erhebungen zwischen 140 und 326/1 Mio. männliche Neugeborene angegeben. In neueren Statistiken liegt die Zahl bei ca. 300/1 Mio. (oder 1/3 300 männliche Neugeborene). Ein Drittel oder 1/10 000 Erkrankungen sind Spontanmutationen.

Ätiologie und Pathogenese **Ätiologisch** handelt es sich um eine X-chromosomal-rezessive Erkrankung. Der Genort ist der kurze Arm des X-Chromosoms in der Höhe der Bande Xp21. Eine pränatale Diagnostik mit DNA-Sonden ist möglich.
Pathogenetisch führt der Gendefekt zu einer Defizienz oder hochgradigen Verminderung eines bestimmten Strukturproteins des Zytoskeletts der Skelettmuskelfaser, nämlich des unter dem Sarkolemm gelegenen sog. „Dystrophins". Daraus resultiert eine Störung der Funktion des Sarkolemms, u.a. tritt eine ganze Reihe von Enzymen aus dem Muskel in das Serum aus (Erhöhung der Kreatinkinase; vgl. Befunde). Sofern es sich nicht um eine Spontanmutation handelt (ca. 1/3 der Fälle), ist die Mutter die Konduktorin. Sie hat häufig keine Symptome.

Symptome

Klinische Frühform

- **Beschwerden**

Obwohl die Erkrankung bereits pränatal beginnt und die Kreatinkinase im Serum im Säuglingsalter regelhaft erhöht ist, prägen sich die ersten Beschwerden mehrheitlich erst zwischen dem dritten und fünften Lebensjahr aus. Die zunehmende **Muskelschwäche** äußert sich am Anfang vor allem in vermehrtem Hinfallen und der Unfähigkeit, schnell zu laufen. Etwas später manifestieren sich Schwierigkeiten beim Aufrichten aus der Hocke sowie beim Treppensteigen. Ein Drittel aller befallenen Buben klagt am Anfang über mehr oder minder starke Wadenschmerzen bei Belastung.

- **Befunde**

Objektive Befunde sind Paresen und Muskelatrophien mit Schwerpunkt im Beckengürtel-Oberschenkel-Bereich. Die Waden erscheinen hypertroph (sog. „Gnomenwaden"; s. Abb. 21.7). Als funktioneller Ausdruck der Paresen findet sich frühzeitig das sog. Gowers-Zeichen (Emporklettern mit den Armen am eigenen Körper bei Aufrichten aus dem Liegen oder der Hocke). In fortgeschritteneren Stadien fällt der Watschelgang mit positivem Trendelenburg-Zeichen (Absinken des Beckens infolge Schwäche der Glutealmuskulatur beim Einbeinstand) auf.

Tab. 21.9 Klassifikation der wichtigsten Muskelerkrankungen.

Hereditäre Myopathien	Erworbene Myopathien
Muskeldystrophien (z. B. progressive Muskeldystrophie Typ Duchenne)	Immunogen-entzündlich (z. B. Polymyositis, Dermatomyositis)
Myotone Syndrome (z. B. Dystrophia myotonica Curschmann-Steinert)	Erregerbedingt-entzündlich (viral, bakteriell, parasitär)
Metabolische Myopathien (z. B. Glykogenosen)	Toxisch
Myopathien mit Strukturbesonderheiten (z. B. Central-Core-Disease)	Begleitmyopathien bei anderen internistischen Erkrankungen

Tab. 21.10 Allgemeine Symptome einer Myopathie.

- Muskuläre Paresen
- Atrophie
- Hypotonie
- Evtl. Beteiligung von Gesichtsmuskeln, jedoch keine umschriebenen Hirnnervenausfälle
- Muskeldehnungsreflexe fehlen erst im fortgeschrittenen Stadium (neurogene Muskelatrophien lassen dagegen eine frühzeitige Areflexie erkennen)
- Es treten keine Sensibilitätsstörungen, trophische Störungen sowie Faszikulationen auf.

Tab. 21.11 Wichtige diagnostische Methoden bei Verdacht auf das Vorliegen einer Myopathie.

- Labordiagnostik (insbesondere Kreatinkinase im Serum)
- Elektromyographie und Elektroneurographie
- Bildgebende Verfahren (Myosonographie, Kernspintomographie)
- Muskelbiopsie

Störungen des Nervensystems

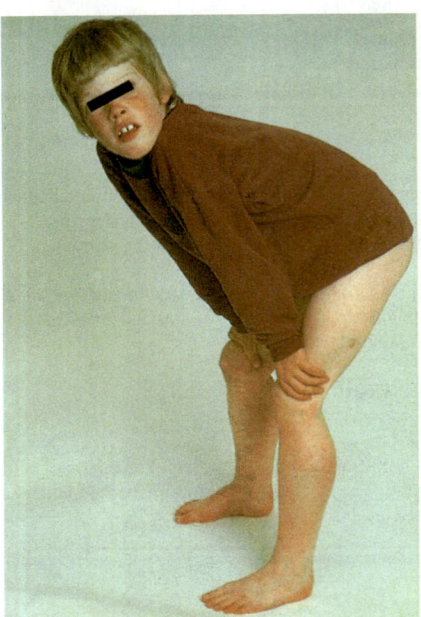

Abb. 21.7 Progressive Muskeldystrophie vom Typ Duchenne. Siebenjähriger Bub mit sichtbarer Wadenhypertrophie und Atrophie im Oberschenkelbereich. Gowers-Zeichen.

Klinische Spätform

Beschwerden

In den folgenden Jahren nimmt die Muskelschwäche kontinuierlich zu, Rumpf und Schultergürtel sind mitbetroffen. Der Befall der Schultergürtelmuskulatur zeigt sich zuerst durch eine Scapula alata. In der Folge findet sich eine Elevationsbehinderung der Arme. Spätestens im zweiten Lebensjahrzehnt kommt es zur Immobilisation im Rollstuhl.

Befunde

Zunehmende Paresen und Atrophien auch im Bereich der Rumpfmuskulatur sowie des Schultergürtel-Oberarm, Entwicklung von Kontrakturen im Bereich der Hüfte, des Kniegelenks und des Sprunggelenks, zunehmende Skoliose.

Sonderform progressive Muskeldystrophie vom Typ Becker-Kiener

Die Muskeldystrophie vom Typ Becker-Kiener beginnt zwischen dem sechsten und 19. Lebensjahr mit Paresen im Oberschenkel-Beckengürtel-Bereich. Sie wird ebenfalls X-chromosomal-rezessiv vererbt. Der Genort ist mit dem des Typs Duchenne identisch. Eine pränatale Diagnostik mit DNA-Sonden ist möglich. Das Proteinprodukt des Gens, Dystrophin, hat häufig ein abnormes Molekulargewicht, wird aber im Gegensatz zum Typ Duchenne noch teilweise exprimiert, was den Verlauf der Erkrankung milder und benigner macht. Der Typ Becker-Kiener ist ca. acht- bis zehnmal seltener als der maligne Typ Duchenne. Ein Rollstuhl wird meist erst in der vierten Lebensdekade (10.–78. Lj.) erforderlich. Der Phänotyp der Erkrankung variiert erheblich zwischen milden und ausgeprägten klinischen Bildern. Kardiomyopathien kommen vor. Die Lebenserwartung ist sehr variabel (23–89 Jahre) und liegt im Mittel bei ca. 42 Jahren.

Diagnostik

Primäre Untersuchungen Unter den **Laboruntersuchungen** ist die bereits im präklinischen Stadium exzessiv erhöhte **Kreatinkinaseaktivität** im Serum der wichtigste Befund. Der Wert ist im Schnitt auf ca. das 50fache der Norm erhöht und fällt erst dann unter 1 000 U/l ab, wenn bereits das Rollstuhlstadium erreicht ist. Die übrigen Serumenzyme (Transaminasen, LDH) sind gemäß ihrer geringeren Konzentration in der Skelettmuskulatur nur leicht erhöht.

Elektromyographisch findet sich bei Willkürinnervation ein besonders dichtes Entladungsmuster mit verkürzter Potentialdauer und amplitudenreduzierten Potentialen motorischer Einheiten. Bei der Ableitung in Ruhe wird reichlich sog. pathologische Spontanaktivität registriert.

Weiterführende Untersuchungen Die bildgebenden Verfahren, welche neben der Bestimmung der Muskelgröße im Wesentlichen Informationen über interstitielle Umbauvorgänge liefern, zeigen eine stadienabhängige Progredienz der pathologischen Befunde. Die Vermehrung des Interstitiums äußert sich in der **Myosonographie** durch eine Zunahme der Echointensitäten. **Kernspintomographisch** finden sich signalintensive Herde.

Die **Muskelbiopsie** zeigt eine ausgeprägte degenerative Myopathie mit reichlich Faseruntergängen. Die interstitiellen Umbauvorgänge nehmen stadienabhängig zu. Hand in Hand damit läuft die Parenchymrarefizierung ab (s. Abb. 21.8). Zur Diagnosesicherung dient die immunhistologische Dystrophinbestimmung, die anders als beim normalen Muskel negativ ausfällt.

Neben den dargestellten diagnostischen Maßnahmen kommt der **genetischen Untersuchung,** ggf. mit DNA-Sonden, besondere Bedeutung zu.

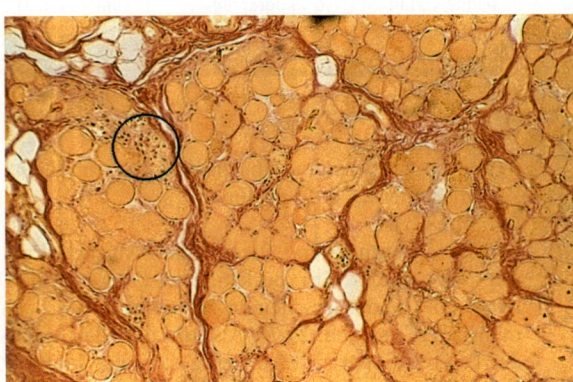

Abb. 21.8 Progressive Muskeldystrophie vom Typ Duchenne. Van-Gieson-Färbung, Vergrößerung 40x. Ausgeprägte degenerative Myopathie mit fokal nachweisbaren Muskelfaseruntergängen (s. Kreis). Interstitielle Umbauvorgänge in Form von Fibrose (Bindegewebe rot) sowie interfaszikulären Fettgewebseinlagerungen.

Differentialdiagnose Insbesondere bei sporadischen Fällen ist die Differentialdiagnose mit großer Sorgfalt zu stellen. Andere, primär vom Beckengürtel ausgehende Muskeldystrophien und entzündliche Muskelkrankheiten müssen abgegrenzt werden.

Ihre Differenzierung erfolgt im Wesentlichen muskelbioptisch durch entsprechende morphologische, elektronenmikroskopische und immunhistochemische Aufbereitung. Tabelle 21.12 gibt eine Übersicht.

Therapie Eine kausale Therapie ist bis heute nicht bekannt. Die Entwicklung einer somatischen Gentherapie befindet sich derzeit noch im experimentellen Stadium. Von entscheidender Bedeutung ist die ärztliche Beratung, kombiniert mit symptomatischen Maßnahmen. Für die genetische Beratung, insbesondere die Erfassung von Konduktorinnen, sowie die pränatale Diagnostik steht neben der Dystrophinbestimmung die molekulargenetische DNA-Diagnostik mit Hilfe intragenischer Marker zur Verfügung. Sie erlaubt in 60–70 % der Fälle durch den Nachweis einer Deletion oder Duplikation eine eindeutige Aussage. Die Risikoberechnung aufgrund des Stammbaums und der CK-Werte sowie eines Indexpatienten erhöht die Treffsicherheit.

Die dem Schweregrad der Erkrankung angepasste **physikalische Therapie** ist die einzige sicher wirksame, muskulaturerhaltende Behandlung. Zusätzlich können **Kortikosteroide** die Progression in beschränktem Ausmaß verlangsamen und die Rollstuhlpflichtigkeit um bis zu drei Jahre verzögern, allerdings sind Nebenwirkungen (Gewichtszunahme, Osteoporose) häufig und der Nutzen dieser Therapie im Einzelfall abzuwägen. Die Gabe von **Kreatinmonohydrat** konnte in Studien eine Verbesserung der muskulären Kraft und der funktionellen Muskelleistung bei Patienten mit verschiedenen Muskeldystrophien bewirken.

Verlauf und Prognose Es handelt sich um eine lebensverkürzende Erkrankung, welche durch kardiopulmonale Komplikationen um das 30. Lebensjahr, spätestens bis zum 40. Lebensjahr zum Tode führt.

Komplikationen Jenseits des 20. Lebensjahrs ist mit kardialen bzw. respiratorischen Komplikationen zu rechnen.

Was den Herzmuskel betrifft, deuten bereits frühzeitig nachweisbare EKG-Veränderungen auf eine präklinische begleitende Kardiomyopathie hin. Meist erst jenseits des zehnten Lebensjahres lässt sich echokardiographisch eine Hypomotilität des Posterobasalabschnittes des linken Ventrikels erfassen. Erst nach dem 20. Lebensjahr entwickeln sich Herzrhythmusstörungen oder eine dilatative Kardiomyopathie.

Was das respiratorische System betrifft, so bedingen eine Skoliose und eine Mitbeteiligung der Atemhilfsmuskulatur jenseits des 15. Lebensjahres eine zunehmende restriktive Ventilationsstörung. Nach dem 20. Lebensjahr kann eine zeitweise (z. B. nächtliche) Beatmungshilfe erforderlich werden. Eine weitere Gefährdung resultiert aus respiratorischen Infektionen.

Tab. 21.12 Formen der Muskeldystrophien nach Erscheinungsbild und Erbgang.

Erscheinungsbild	Formen nach Erbgang
Phänotyp Beckengürtel-Oberschenkel	X-chromosomal: Typ Duchenne, Typ Becker-Kiener Autosomal-dominant od. rezessiv: Gliedergürteltyp
Phänotyp: faziozervikodistal	Autosomal-dominant: Dystrophia myotonica Curschmann-Steinert
Phänotyp: fazioskapulohumeral	Autosomal-dominant: fazioskapulohumeraler (FSH-)Typ
Phänotyp: generalisierte Myopathie mit Kontrakturen und Herzbeteiligung	X-chromosomal-rezessiv: Emery-Dreifuss

Regelmäßige Komplikationen	Ausschlussmaßnahmen	Häufigkeit
Skoliose	Klinische Untersuchung, Röntgen	Im fortgeschrittenen Stadium: regelmäßig
Ventilationsstörung	Lungenfunktion	Im fortgeschrittenen Stadium: regelmäßig
Kardiomyopathie	UKG	Im fortgeschrittenen Stadium: regelmäßig

Zusammenfassung

- Ursache: Mutation auf X-Chromosom (Xp21)
- Wichtigstes Symptom: progrediente Schwäche im Oberschenkel-Beckengürtel-Bereich
- Wichtigste diagnostische Maßnahme: molekulargenetische Untersuchung des X-Chromosoms.
- Wichtigste therapeutische Maßnahme: Krankengymnastik

21.7.2 Polymyositis/Dermatomyositis

Engl. Begriff: Polymyositis, Dermatomyositis

Definition Die Polymyositis ist eine meist akut oder subakut, selten primär chronisch auftretende immunogene entzündliche Muskelkrankheit. Bevorzugt finden sich proximal betonte Paresen der Extremitäten unter Einschluss der Nacken- und Pharynxmuskulatur. Die Kombination mit Erythemen der Haut entspricht der Dermatomyositis. Überlappungssyndrome mit anderen Kollagenosen kommen vor. Jenseits des 40. Lebensjahres muss vor allem bei der Dermatomyositis an die Möglichkeit eines paraneoplastischen Syndroms gedacht werden.

Dabei stehen das kleinzellige Bronchialkarzinom, das Mammakarzinom, das Magenkarzinom sowie das Ovarialkarzinom zahlenmäßig im Vordergrund.

Epidemiologie Seltenes Krankheitsbild, Inzidenz = 0,5/100 000/Jahr. Frauen sind häufiger betroffen als Männer (ca. 3 : 1). Jenseits des 40. Lebensjahres ist insbesondere die Dermatomyositis nicht selten mit einem Malignom vergesellschaftet.

Ätiologie und Pathogenese Bei der Polymyositis handelt es sich um eine rein zytotoxische T-Zell-vermittelte Autoimmunreaktion auf ein noch nicht sicher geklärtes Antigen. Bisher ließ sich keine eindeutige Assoziation zu HLA-Antigenen nachweisen. Die Erkrankung tritt sporadisch auf und ist immer erworben.

Bei der Dermatomyositis sind zusätzliche humorale Autoimmunmechanismen (Nachweis von Antikörpern im Serum!) beteiligt, welche die kleinen Gefäße des Muskels in Mitleidenschaft ziehen.

Symptome

Beschwerden Die Patienten klagen über eine relativ rasch zunehmende **Muskelschwäche,** wobei bezüglich der Beine als erstes das Treppensteigen, der Armen die Elevation betroffen ist. Muskelkaterähnliche Schmerzen werden in ca. 50 % der Fälle angegeben, bei den akuten Verlaufsformen häufiger als bei den schleichenden.

Befunde Im Vordergrund stehen **proximal betonte Paresen.** Im Verlauf der Erkrankung bilden sich **sichtbare Atrophien** heraus. Eine Mitbeteiligung distaler Muskeln wird in ca. 30 % der Fälle beobachtet. Sehr typisch ist ein gleichzeitiger Befall der Nackenheber sowie der Larynxmuskulatur. Letzterer führt zum Symptom einer Dysphagie, seltener einer Dysphonie.

Typische Hauterscheinungen charakterisieren das Krankheitsbild der Dermatomyositis („Lilakrankheit"). Sie können der Ausprägung der Polymyositis vorauseilen oder sie begleiten (s. Abb. 21.9).

Diagnostik Die **muskeleigenen Serumenzyme,** vor allem die **Kreatinkinase,** daneben aber auch die Transaminasen, die Laktatdehydrogenase und die Aldolase, sind **laborchemisch** sehr empfindliche Indikatoren für den Muskelfaseruntergang. Myositisspezifische Autoantikörper lassen sich derzeit nur in einem Teil der Fälle (v.a. Dermatomyositis) im Serum nachweisen.

Das **EMG** zeigt ein sog. Myopathiemuster, im floriden Stadium begleitet von reichlich pathologischer Spontanaktivität in Ruhe. Das Myopathiemuster ist gekennzeichnet durch amplitudengeminderte, kurze Potentiale motorischer Einheiten, die vorzeitig rekrutiert werden und sich innerhalb eines dichten maximalen Innervationsmusters zeigen.

Muskelbioptisch findet sich eine diffuse lymphohistiozytäre, entzündliche, mesenchymale Reaktion mit begleitendem Parenchymuntergang (s. Abb. 21.10).

Differentialdiagnose Die Differentialdiagnose ist insbesondere dann schwierig, wenn sich die Muskelsymptomatik eher schleichend entwickelt und andere Organe (v.a. Haut) nicht mitbeteiligt sind. Sie umfasst nahezu alle anderen Myopathieformen (s. Tab. 21.9):

Differentialdiagnose	Ausschlussmaßnahmen
Sporadische Fälle von progressiven Muskeldystrophien	Muskelbiopsie (ggf. wiederholen)
Metabolische Myopathien	Muskelbiopsie (ggf. wiederholen)
Infektiöse Myopathien	Muskelbiopsie (ggf. wiederholen)
Endokrine Myopathien	Muskelbiopsie (ggf. wiederholen)

Therapie

Glukokortikoide Bei jeder akuten Poly- und Dermatomyositis ist die Indikation zum Einsatz von **Glukokorti-**

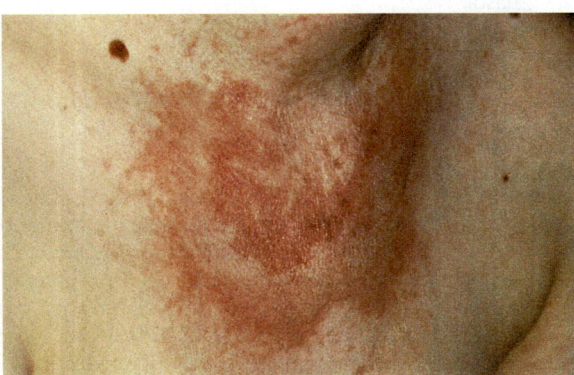

Abb. 21.9 Flächenhaftes heliotropfarbenes Erythem im vorderen Halsdreieck bei florider Dermatomyositis.

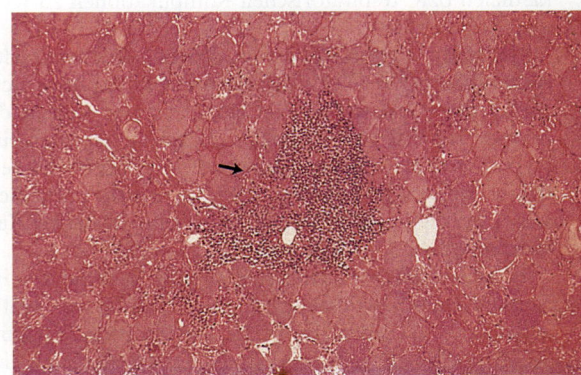

Abb. 21.10 Akute diffuse Polymyositis mit lymphohistiozytären entzündlichen interstitiellen Infiltraten (s. Pfeil) und floridem Parenchymuntergang. HE-Färbung, Vergrößerung 100×.

koiden unbestritten. Man beginnt mit einer hohen Dosis von ca. 80–100 mg Prednison oder Fluocortolon pro Tag. Erst wenn nach klinischen, elektromyographischen und blutchemischen Kriterien eine Besserung zu verzeichnen ist (meist nach zwei bis maximal vier Wochen), reduziert man langsam bis zur Erhaltungsdosis unter der Cushing-Schwelle.

Immunsuppressiva Der Einsatz von Azathioprin ist indiziert, wenn entweder initial eine besonders schwere Form des Krankheitsbildes, vor allem mit starken Schluckstörungen (Gefahr der Aspirationspneumonie), vorliegt oder der Verlauf zeigt, dass es nicht möglich wird, die Kortikoide unter die Cushing-Schwellendosis zu senken. Andere Immunsuppressiva bzw. der Einsatz von hoch dosierten intravenösen Immunglobulinen sind besonders komplizierten Verlaufsformen vorbehalten.

Wichtig ist eine Langzeiterhaltungstherapie mit geringen Dosen von Steroiden oder Azathioprin allein. Rezidive sind noch nach Jahren möglich. In der Mehrzahl der Fälle gelingt jedoch eine vollständige Remission.

Krankengymnastik Im floriden Stadium ist Bettruhe anzuraten und aktive Krankengymnastik kontraindiziert. Wenn es im Verlauf gelungen ist, das Krankheitsbild medikamentös zu stabilisieren, muss eine aktive Krankengymnastik erfolgen, um das entstehende Defektsyndrom nach Polymyositis so gering wie möglich zu halten.

Verlauf und Prognose In der Regel wird unter der Langzeittherapie eine Remission erzielt. Das Ausmaß des Defektsyndroms richtet sich nach der Schwere des Krankheitsbildes bzw. der Zeit, die bis zum Therapiebeginn verstrichen ist.

Komplikationen Die Komplikationen entsprechen im Wesentlichen denen der medikamentösen Langzeittherapie mit Steroiden und Immunsuppressiva.

Zusammenfassung

Häufigste Ursache: unbekannt
- Wichtigstes Symptom: rasch zunehmende Muskelschwäche, ggf. mit Myalgien
- Wichtigste diagnostische Maßnahmen: Labor, EMG, Muskelbiopsie
- Wichtigste therapeutische Maßnahmen: Steroide, Immunsuppressiva

21.8 Meningitis

Synonym: Hirnhautentzündung
Engl. Begriff: Meningitis

Entzündliche Erkrankungen der Hirnhäute werden unabhängig von der auslösenden Ursache als Meningitiden bezeichnet. Nach dem Verlauf lassen sich im Wesentlichen drei verschiedene Arten unterscheiden:

- die eitrige, akut verlaufende, meist bakterielle Meningitis (s. Kap. 21.8.1),
- die nichteitrige, lymphozytäre, meist viral bedingte Meningitis (s. Kap. 21.8.2),
- die chronische Meningitis (s. Kap. 21.8.3), für die eine Vielzahl verschiedenster Erreger in Betracht kommt.

Obwohl nicht in allen Fällen eine klare Zuordnung zu einer dieser Formen möglich ist, sollte wegen der Konsequenzen für Therapie und Prognose eine Unterteilung angestrebt werden.

Nach der Lokalisation der Entzündung lässt sich eine überwiegend die Konvexität des Gehirns betreffende **Haubenmeningitis** von einer die Schädelbasis betreffenden **basalen Meningitis** unterscheiden. Greift die Entzündung auf die inneren Liquorräume über, spricht man von einer **Ventrikulitis.** In aller Regel ist, wenn auch mit unterschiedlichen Schwerpunkten, der gesamte Liquorraum betroffen.

21.8.1 Akute eitrige Meningitis

Synonym: eitrige Hirnhautentzündung
Engl. Begriff: Purulent Meningitis

Praxisfall

Ein bis dahin gesundes vierjähriges Mädchen erkrankt akut mit Fieber und Erbrechen ohne sonstige Infektzeichen. Den Eltern fällt zusätzlich eine zunehmende Unruhe auf. Innerhalb von Stunden ist das Kind nicht mehr ansprechbar. Der hinzugezogene Kinderarzt veranlasst die sofortige stationäre Einweisung.

In der Klinik zeigt sich ein hochfieberndes soporöses Kind, das nur noch ungezielt auf Schmerzreize reagiert. Es zeigt sich eine erhebliche Nackensteifigkeit. Weitere neurologische Ausfälle werden nicht beobachtet.

Der Liquor cerebrospinalis erscheint bei der Punktion makroskopisch trüb. Mikroskopisch finden sich 33 000/3 Zellen, überwiegend segmentkernige Granulozyten. Das Liquoreiweiß ist deutlich erhöht. Der Liquor-Serum-Quotient für Glukose liegt unter 50 %. Das Liquorlaktat ist erhöht. Im Liquorausstrich finden sich ebenso wie in der Blutkultur Pneumokokken.

Unter antibiotischer Behandlung ist das Kind bereits nach zwei Tagen wieder voll ansprechbar, am vierten Tag fieberfrei.

Definition Hochakutes Krankheitsbild, das sich in einer Entzündung der Hirnhäute begründet, welche durch den Einbruch von Bakterien in den Subarachnoidalraum verursacht wird.

Epidemiologie Im Erwachsenenalter tritt eine eitrige Meningitis lediglich bei 3–10/100 000 Personen auf. Zwei Drittel aller eitrigen Meningitiden betreffen Kinder bis zum 15. Lebensjahr. Dementsprechend beträgt das Risiko im ersten Lebensjahr 80/100 000, innerhalb der ersten fünf Lebensjahre 52/100 000.

Ein epidemisches Auftreten der Erkrankung sollte an eine Meningokokkenmeningitis und bei Kindern bis zum sechsten Lebensjahr an eine Haemophilus-influenzae-Meningitis denken lassen.

Jahreszeitlich gehäuft tritt die eitrige Meningitis von Herbst bis Frühjahr auf.

Störungen des Nervensystems

Ätiologie und Pathogenese Das Eindringen der Keime kann grundsätzlich auf zwei Wegen erfolgen:
- Relativ selten ist die direkte Keimbesiedelung bei offenen Schädel-Hirn-Traumen, bei neurochirurgischen Eingriffen oder auch bei der Liquorentnahme.
- Am häufigsten erreichen die Erreger die Meningen hämatogen oder lymphogen. Häufige Eintrittspforten sind die oberen und unteren Luftwege sowie der Hals-Nasen-Ohren-Bereich. Seltener geht die Meningitis von einer Endokarditis aus.

Die Meningitis kann als isoliertes Symptom, als Komplikation einer lokalen Infektion (z. B. einer Mastoiditis) und im Rahmen einer Sepsis auftreten.

Das Erregerspektrum hängt vom Lebensalter des Patienten und vom Infektionsweg ab: Im ersten Lebensmonat spielen gramnegative Enterobakterien, in erster Linie Escherichia coli, neben Streptokokken der Gruppe B die Hauptrolle. Bis zum sechsten Lebensjahr führen vor allem Haemophilus influenzae, Pneumokokken und Meningokokken zur Meningitis. Ab diesem Alter sind 60–80 % der Infektionen durch Pneumo- oder Meningokokken verursacht.

Symptome

Leitsymptome

- heftige Kopfschmerzen
- meningeale Reizerscheinungen sowie
- hohes Fieber und andere vegetative Zeichen

Die **Kopfschmerzen** werden in aller Regel diffus im Bereich des gesamten Kopfs angegeben. Sie sind außerordentlich intensiv und strahlen oft bis in den Oberkörper aus.

Als **meningeales Reizsymptom** findet sich eine Nackensteifigkeit mit der Unfähigkeit, den Kopf bis auf die Brust zu beugen. Die Seitflexion ist in der Regel möglich.

Wichtigstes Allgemeinsymptom ist das fast obligat vorkommende **Fieber**. Dieses erreicht in der Regel innerhalb weniger Stunden 39–40 °C und bleibt in unbehandelten Fällen als Kontinua bestehen. Fieber kann neben einer vorgewölbten Fontanelle im frühen Kindesalter der einzige Hinweis auf eine Meningitis sein. Bei alten Patienten kann in Ausnahmefällen das Fieber jedoch gänzlich fehlen, bei schweren Krankheitsverläufen kann es sogar zu einer Hypothermie kommen.

Weitere Symptome Neben diesen Leitsymptomen kann eine Vielzahl weiterer Krankheitserscheinungen auftreten.

Als **unspezifische Zeichen** finden sich oft schwer krankes Aussehen, Inappetenz, **Übelkeit, Erbrechen,** Trinkschwäche beim Säugling und Berührungsempfindlichkeit. Bereits auf geringe Berührungen der Unterlage können Kinder mit schrillem Schreien reagieren. Es besteht eine vermehrte **Licht- und Geräuschempfindlichkeit.** Als zusätzliches neurologisches Symptom kann es bei der Haubenmeningitis zur **Bewusstseinstrübung** kommen. Mit **zerebralen Krampfanfällen** muss besonders bei Meningitiden durch Haemophilus influenzae, Pneumokokken und Staphylokokken gerechnet werden.

Bei überwiegender Lokalisation des entzündlichen Prozesses an der Schädelbasis können die dort verlaufenden Hirnnerven geschädigt werden. Als Symptome werden dann Hörstörungen, Sensibilitätsstörungen im Gesicht und Sehstörungen geklagt.

Beschwerden Bei der akuten eitrigen Meningitis handelt es sich in aller Regel um ein innerhalb weniger Stunden, nur in Ausnahmefällen innerhalb weniger Tage auftretendes schweres Krankheitsbild. Neben neurologischen Symptomen finden sich häufig internistische Zeichen einer schweren Allgemeinerkrankung.

Befunde Bei 83 % der Patienten besteht ein **Meningismus**. Im Gegensatz zu lokalen Erkrankungen im Bereich der hinteren Schädelgrube oder der Halswirbelsäule, die ebenfalls mit einer Nackensteifigkeit einhergehen können, sind meist auch Dehnungsproben im Bereich der unteren Extremitäten pathologisch verändert:
- **Kernig-Zeichen:** Bei Beugung im Hüftgelenk kommt es zur reflektorischen Beugung im Kniegelenk.
- **Brudzinski-Zeichen:** Bei Beugung im Nacken kommt es zur Beugung im Kniegelenk.
- **Lasègue-Zeichen:** Das gestreckte Bein kann nur wenige Grad von der Unterlage abgehoben werden.

Zusätzliche Zeichen sind:
- **Kniekussphänomen:** Der sitzende Patient kann mit dem Mund nicht die gebeugten Knie erreichen.
- **Dreifußzeichen:** Der Patient stützt sich beim Sitzen mit beiden Armen hinter dem Gesäß ab.

Im Säuglingsalter, bei älteren, bei tief bewusstlosen Patienten sowie bei Intoxikationen können allerdings diese meningealen Zeichen fehlen. Wegen der lebensbedrohlichen Erkrankung sollte insbesondere in dieser Situation die Indikation zur Liquorpunktion großzügig gestellt werden.

Im Bereich der Haut zeigen sich bei der Meningokokkenmeningitis mit Sepsis **petechienartige Effloreszenzen** durch Erregerembolien. Auch bei Haemophilus-influenzae- und Pneumokokkenmeningitis können Petechien beobachtet werden.

Diagnostik

> Bei jedem Verdacht auf eine Meningitis muss umgehend eine Krankenhauseinweisung zur Liquorpunktion erfolgen.

Diagnostisch wegweisend ist eine überwiegend **granulozytäre Pleozytose** von mehr als 3 000/3 Zellen mit einer gering- bis mäßiggradigen **Eiweißerhöhung** (s. Tab. 21.13) mit **erniedrigter Liquor-Glukose-Konzentration.** In 70–90 % der Fälle gelingt ein Erregernachweis im Liquor. In seltenen Fällen kann bei stark abwehrgeschwächten Patienten trotz massenhaft nachweisbarer Bakterien eine Zellzahlerhöhung fast völlig fehlen. Wegen der therapeutischen Konsequenzen sollte sofort nach der Liquorentnahme eine Gram-Färbung erfolgen, um grampositive von gramnegativen Erregern zu unterscheiden. Für die wichtigsten Erreger der eitrigen Meningitis (Meningokokken, Pneumokokken, Haemophilus influenzae, Escherichia coli) existieren zusätzlich einfache Latextests zum Antigennachweis. Weitere Untersuchungen dienen dazu, eventu-

21.8 Meningitis

Tab. 21.13 Typische Liquorbefunde bei Meningitis.

	Akute eitrig	Nichteitrig	Tuberkulös	Normalbefund
Zellzahl*	> 3 000/3 pro µl	100–3 000/3 pro µl	10–3 000/3 pro µl	< 12/3 pro µl
Zellart	Granulozyten	Initial gemischt, dann lymphoplasmozytär	Gemischt, vorwiegend lymphozytär	Lymphozyten, Monozyten
Liquoreiweiß	> 100 mg/dl	< 100 mg/dl	> 100 mg/dl	15-45 mg/dl
Glukose (Liquor-Serum-Quotient)	< 0,5	> 0,5	< 0,5	> 0,5
Laktat	> 3,5 mmol/l	< 3,5 mmol/l	> 3,5 mmol/l	1,5–2,0 mmol/l

* Wegen der geringen Zellzahl werden 3 µl in der Fuchs-Rosenthal-Zählkammer ausgezählt, die Angabe der Zellen pro µl erfolgt dann in der oben ausgeführten Schreibweise

elle Eintrittspforten für Erreger ausfindig zu machen (s. Tab. 21.14).

Nach dem Bundesseuchengesetz sind die durch Meningokokken und durch Erregernachweis gesicherten bakteriellen Meningitiden meldepflichtig.

Tab. 21.14 Diagnostisches Vorgehen bei Meningitis.

1. Nachweis der Meningitis
Liquorpunktion
- Zellen, Eiweiß, Glukose, Laktat
- Gram-Färbung
- Latextests zum Antigennachweis von Meningokokken, Pneumokokken, H. influenzae, E. coli
- Ziehl-Neelsen-Färbung
- Bakterielle Kultur

2. Aufklärung der möglichen Ursachen
Ergänzende Anamnese
- Schädel-Hirn-Trauma
- Neurochirurgische Eingriffe
- HNO-Infektionen
- Störungen des Immunsystems
- Erkrankungen in der Umgebung
- Familiäre Häufung
- Rezidivierende Meningitiden

Ergänzender Untersuchungsbefund
- Hauterscheinungen, Petechien, Sugillationen, Herpes labialis, makulopapulöses Exanthem, Erythema chronicum migrans
- Dermalsinus, Meningozele

Zusatzuntersuchungen
- HNO-Untersuchung
- Röntgen: Thorax, Schädel, Nasennebenhöhlen

3. Erfassung von Komplikationen
- Intensivmedizinisches Monitoring
- Kranielles MRT
- EEG
- Akustisch evozierte Potentiale

Differentialdiagnose Die Differentialdiagnose bereitet Schwierigkeiten, wenn die typische Symptomenkonstellation (Kopfschmerz, Fieber, meningeale Zeichen) fehlt oder der Patient vor der Diagnosestellung schon anbehandelt wurde. Im Einzelfall an andere Ursachen von Fieber, meningealer Reizung (s. Tab. 21.15) und akuten Kopfschmerzen denken!

Differentialdiagnose	Ausschlussmaßnahmen
Virale Meningitis/Enzephalitis, Pilzmeningitis, tuberkulöse Meningitis	Klinik, Liquor, MRT
Hirnabszess, subdurales Empyem, epiduraler Abszess	CT, MRT
Subarachnoidalblutung	CT
Tumor der hinteren Schädelgrube	CT
Fieberhafte Delirien bei Sepsis, Delirium tremens, Krampfanfällen und atypischer Pneumonie	Labor, EEG, Röntgen-Thorax

Therapie Je früher die Therapie begonnen wird, desto besser ist die Prognose. Aus diesem Grund sollte die Behandlung sofort nach der Entnahme des Liquors auch ohne genaue Kenntnis des Erregers begonnen werden. Gegebenenfalls wird die Therapie später, nach Erhalt der bakteriologischen Untersuchungsergebnisse, modifiziert. Die Auswahl der vor genauer Kenntnis des Erregers verwendeten Antibiotika richtet sich nach dem Lebensalter des Patienten und den Umständen, unter denen die Erkrankung auftrat (bisher gesunder Patient? Immunsuppression? lokale Infektion? nosokomiale Infektion?).

Störungen des Nervensystems

Tab. 21.15 Ursachen des Meningismus.

Meningitis ■ Bakteriell ■ Viral ■ Parasitär ■ Chemisch
Subarachnoidalblutung
Intrakranielle Raumforderungen
Erkrankungen der Halswirbelsäule
Ophisthotonus bei Tetanus

Meningitis ohne Erregernachweis Bei bisher gesunden erwachsenen Patienten mit primärer Meningitis ohne Erregernachweis wird unmittelbar nach der Liquorpunktion eine Behandlung mit einem Cephalosporin der dritten Generation (Cefotaxim oder Ceftriaxon) plus Ampicillin begonnen. Bei Neugeborenen muss das Therapieschema den in der geburtshilflichen Abteilung vorkommenden spezifischen Problemkeimen angepasst werden (zumeist Cefotaxim plus Ampicillin). Bei Kindern und Jugendlichen wird in erster Linie mit Cefotaxim begonnen.

Kommt eine direkte Keimeinschleppung in Frage (Schädelfraktur, Liquorfistel, neurochirurgische Eingriffe), muss wegen der Möglichkeit einer Staphylokokkenmeningitis das penicillinasefeste Flucloxacillin zusätzlich zu Cefotaxim und einem Aminoglykosid (z. B. Gentamicin) verabreicht werden.

Meningitis mit Erregernachweis Bei nachgewiesenem Erreger wird entsprechend den Empfindlichkeitstests ein hochwirksames, ausreichend liquorgängiges Antibiotikum eingesetzt.

Wegen der möglichen internistischen Komplikationen ist eine engmaschige Überwachung der Patienten, wenn möglich unter intensivmedizinischen Bedingungen, nötig.

Prophylaxe Inzwischen steht ein Impfstoff gegen Haemophilus influenzae B (HIB-Vaccinol®) zur Verfügung. Eine Impfung empfiehlt sich für Kinder bis zum fünften Lebensjahr. Als Chemoprophylaxe bei nicht Geimpften kann eine Behandlung mit Rifampicin für vier Tage erwogen werden. Sie ist vor allem für Kinder einer Wohngemeinschaft zu empfehlen, die jünger als sechs Jahre sind.

Da bisher noch kein ausreichend wirksamer Impfstoff gegen die in Europa relevanten Meningokokken Typ B vorhanden ist, empfiehlt sich im Fall einer Meningokokkenepidemie eine Chemoprophylaxe mit Rifampicin. Alle Mitglieder einer Wohngemeinschaft sollten zwei Tage lang behandelt werden.

Eine Pneumokokkenprophylaxe ist bei Patienten mit Störungen des Immunsystems (z. B. Antikörpermangelsyndrom, Milzentfernung, nephrotisches Syndrom) angezeigt. In Frage kommt eine aktive Schutzimpfung oder eine Chemoprophylaxe mit Penicillin G.

Verlauf und Prognose Unbehandelt endet ein Großteil der bakteriellen Meningitiden tödlich. Unter adäquater Therapie bilden sich die Symptome meist innerhalb weniger Tage zurück. Die Letalität beträgt trotz Behandlung mit Antibiotika noch zwischen 5 und 30 %. Besonders Pneumokokkenmeningitiden enden in 20–30 % tödlich. Als Defektheilungen kommen Hirnnervenausfälle vor allem nach Pneumokokkenmeningitis (insbesondere Hör- und Sehstörungen), symptomatische Epilepsie, Hydrozephalus, Zerebralparesen, Intelligenzdefekte, endokrine Störungen und anderes in bis zu 30 % der Fälle vor.

Komplikationen Im Verlauf der Meningitis können zahlreiche Komplikationen auftreten. Sie lassen sich in intrakranielle und extrakranielle Komplikationen aufteilen.

Komplikation	Häufigkeit
Intrakraniell:	
Sterile subdurale Effusionen	15–40 %
Hydrozephalus internus occlusus	10–20 %
Hirnödem mit Zeichen der Einklemmung	5–8 %
Zerebrale arterielle Komplikationen (z.B. Arteriitis, Vasospasmus)	Selten
Septische Sinusvenenthrombosen	Selten
Hirnabszess, subdurales Empyem	Selten
Extrakraniell:	
Septischer Schock	10 %
Verbrauchskoagulopathie	5–10 %
Waterhouse-Friderichsen-Syndrom	5–10 %
ARDS	Selten

Insbesondere in schweren, oft foudroyant verlaufenden Fällen muss mit einer Reihe internistischer Symptome gerechnet werden:
- Es kann zu einer Sepsis mit **Kreislaufversagen und Verbrauchskoagulopathie** kommen. In diesen Fällen können großflächige Blutungen im Bereich der Haut und Schleimhäute beobachtet werden. Besonders ausgeprägt treten Blutungen beim durch Meningokokken verursachten **Waterhouse-Friderichsen-Syndrom** auf.
- Pneumonien und das **„Adult Respiratory Distress"-Syndrom** (ARDS) können zu lebensbedrohlichen Komplikationen werden.

Zusammenfassung

- Häufigste Ursache: Infektion mit Pneumo-, Meningokokken, H. influenzae, Listerien oder Staphylokokken
- Wichtigste Symptome: Fieber, Kopfschmerz, Meningismus
- Wichtigste diagnostische Maßnahme: Liquorpunktion
- Wichtigste therapeutische Maßnahme: antibiotische Therapie

21.8.2 Nichteitrige lymphozytäre Meningitis

Synonym: nichteitrige, virale, tuberkulöse Hirnhautentzündung
Engl. Begriff: Nonpurulent Meningitis, Viral Meningitis

Praxisfall

Ein 14-jähriger Schüler erkrankt akut an diffusen Gliederschmerzen sowie Übelkeit und Erbrechen. Gleichzeitig besteht Fieber bis 38 °C. Seine jüngere Schwester war zuvor an einer akuten Mumpsinfektion erkrankt. Beim älteren Bruder treten in den nächsten Tagen plötzlich starke Kopf- und Nackenschmerzen auf. Da ein deutlicher Meningismus besteht, wird er ins Krankenhaus eingewiesen.

Bei der Liquorpunktion finden sich 540/3 Zellen, vorwiegend Lymphozyten. Das Liquoreiweiß ist nur gering erhöht, ebenso das Liquorlaktat. Der Glukose-Liquor-Serum-Quotient liegt über 50 %. Bereits nach der Punktion fühlt sich der junge Patient besser. Nach einer Woche ist er völlig beschwerdefrei. Serologisch lässt sich eine Mumpsmeningitis bestätigen.

Definition Häufige, meist benigne, entzündliche Infektion der Hirnhäute durch verschiedene Erreger, vorwiegend Viren. Seltener kommen aber auch Bakterien, Pilze, Protozoen und Rickettsien als Erreger in Frage.

Epidemiologie Der Großteil nichteitriger Meningitiden ist durch Viren verursacht. Virale Meningitiden treten vor allem bei Kindern zwischen dem fünften und elften Lebensjahr auf. Die Mehrzahl der Erkrankungen wird während der Sommermonate beobachtet.

Ätiologie und Pathogenese Im Gegensatz zur akuten eitrigen Meningitis kommt eine Vielzahl verschiedener Erreger in Frage: in erster Linie Viren, daneben jedoch auch Bakterien (Borreliose, Tuberkulose!), Pilze, Protozoen und Rickettsien. Häufig, insbesondere bei den viral bedingten Formen, handelt es sich um eine generalisierte, fieberhafte Erkrankung. Als wesentliche Erreger der viralen Meningitis kommen Coxsackie-, ECHO-, Parainfluenzaviren und das Mumpsvirus in Frage. Je nach Erreger erfolgt die Ansteckung als Tröpfchen- oder Schmierinfektion.

Symptome

Beschwerden Meist treten im Rahmen eines fieberhaften Infekts diffuse Kopfschmerzen und ein leicht- bis mäßiggradiger Meningismus auf. Häufig finden sich Übelkeit und Erbrechen sowie Lichtscheu und Schmerzen bei Bewegung des Augenbulbus. Das Krankheitsbild ist in der Regel leichter ausgeprägt als bei der akuten bakteriellen Meningitis.

Bewusstseinsstörungen, zerebrale Krampfanfälle oder neurologische Ausfälle kommen bei der viralen Meningitis sehr selten vor.

Da es sich um eine systemische Infektion handelt, kommen häufig Symptome anderer Organe vor. Bei Coxsackie-Infektionen können zusätzlich massive Schmerzen im Bereich der Extremitäten, des Thorax und des Rückens bestehen. Bei der durch ECHO-Viren verursachten Meningitis kann anamnestisch eine vorausgehende Durchfallerkrankung eruiert werden.

Befunde Im Vordergrund stehen meningeale Reizerscheinungen. Zusätzlich können vermehrte Reizbarkeit und Schläfrigkeit bestehen. Zum Ausschluss einer Mumpsmeningitis sollte nach Hinweisen auf eine Parotitis epidemica gesucht werden. Hirnnervenausfälle (insbesondere HN III, IV und VI) bei gleichzeitig bestehendem schlechten Allgemeinbefinden lassen an eine tuberkulöse Meningitis denken. Eine Fazialisparese findet sich gehäuft bei der Borrelienmeningitis.

Diagnostik Bei der Liquoruntersuchung zeigt sich eine mäßiggradige, überwiegend lymphozytäre Pleozytose zwischen 60/3 und 1 000/3 Zellen. Lediglich Mumps, lymphozytäre Choriomeningitis und ECHO-Virus-Infektion gehen häufig mit höheren Zellzahlen einher. Am ersten Krankheitstag kann noch ein granulozytäres Zellbild vorherrschen. Das Eiweiß ist normal oder leicht erhöht. Die Liquorglukose ist normal (zwei Drittel der Blutglukose). Ist der Liquorzucker erniedrigt, muss an eine Tuberkulose oder Pilzinfektion gedacht werden. Bei Verdacht auf eine Tuberkulose muss neben der Liquordiagnostik (Ziehl-Neelsen-Färbung, Kultur) und Tuberkulintest auch ein Erregernachweis in Sputum und Magensaft versucht werden. Eine endgültige Zuordnung durch einen direkten oder serologischen Virusnachweis gelingt nur in maximal der Hälfte der Fälle.

Differentialdiagnose Beim akuten Auftreten von Meningismus und Fieber muss in erster Linie eine **eitrige Meningitis** ausgeschlossen werden. Liegt lediglich ein Meningismus vor, müssen zahlreiche Ursachen in Erwägung gezogen werden (s. Tab. 21.15).

Treten Bewusstseinsstörungen, zerebrale Krampfanfälle oder neurologische Ausfälle auf, müssen neben einer Tuberkulose vor allem Erreger, die gleichzeitig eine Enzephalitis hervorrufen können, in Betracht gezogen werden (z. B. FSME, Herpes simplex). Bei zusätzlichen basalen Hirnnervenausfällen sollte an eine Tuberkulose oder Borreliose gedacht werden.

Tritt ein Meningismus zusammen mit einer geringgradigen lymphozytären Pleozytose auf, müssen neben Viren auch chemische (z.B. Medikamente) und physikalische Noxen als Ursache mitbedacht werden.

Die Differentialdiagnose der nichteitrigen Meningitis entspricht der Differentialdiagnose der Meningitis als solche (s. Kap. 21.8.1) sowie der Meningitis durch andere Erreger.

Wichtige andere Ursachen für Meningitiden.

Störungen des Nervensystems

Differentialdiagnose	Ausschlussmaßnahmen
Eitrige Meningitis (s. Kap. 21.8.1) Herpesenzephalitis Meningitis bei Borreliose, Tuberkulose Chemisch oder physikalisch induzierte Meningitis	Labor, Liquor, Erregernachweis, ggf. MRT

Therapie Eine gezielte Therapie ist, sofern es sich um eine Virusmeningitis handelt, meist weder möglich noch nötig. Einzige Ausnahme ist der dringende Verdacht auf eine Herpes-simplex- oder Varicella-Zoster-Infektion, bei dem Aciclovir eingesetzt wird. Bei Tuberkulose muss unbedingt tuberkulostatisch behandelt werden. Dabei wird während der ersten beiden Monaten die orale Dreifachtherapie mit Isoniazid, Rifampicin und Pyrazinamid eingesetzt und bei Empfindlichkeit der Erreger über zehn Monate mit Isoniazid und Pyrazinamid weiterbehandelt. Bei Verdacht auf eine Pilzinfektion sollte immer die Behandlung mit Amphotericin B in Kombination mit Flucytosin erfolgen. Bei Verdacht auf Borreliose wird mit Ceftriaxon i.v. behandelt.

Verlauf und Prognose In der Regel heilen Virusmeningitiden ohne jegliche Therapie bei mehr als 90 % der Patienten innerhalb von zehn bis 14 Tagen folgenlos ab. Bei ungefähr 10 % der Patienten kann die Erholung Monate dauern. Bleibende Ausfälle oder ein letaler Ausgang kommen nur äußerst selten vor. Bei Tuberkulose und Pilzmeningitis hängt die Prognose sowohl vom Immunstatus als auch vom rechtzeitigen Behandlungsbeginn ab.

Komplikationen Bisweilen kommt es im Anschluss an eine virale Meningitis (überwiegend Mumpsvirus) zum Auftreten eines Hydrozephalus. Bleibende neurologische Ausfälle sind bei den viralen Meningitiden selten, bei den übrigen Formen kommen schwere Defekte vor.

Komplikation	Häufigkeit
Hydrozephalus	Bis 10 %
Raumfordernde Abzesse oder Granulome (insbesondere bei Pilzinfektionen)	Selten

Zusammenfassung

- Häufigste Ursache: Infektion durch Viren, seltener Bakterien oder Pilze
- Wichtigste Symptome: Kopfschmerz, Meningismus
- Wichtigste diagnostische Maßnahmen: Liquor, Erregernachweis
- Wichtigste therapeutische Maßnahme: Chemotherapie entsprechend dem Erregernachweis

21.8.3 Chronische Meningitis

Synonym: rezidivierende Meningitis
Engl. Begriff: Recurrent Meningitis, Chronic Meningitis

Als Sonderform des Verlaufes einer Meningitis ist die **chronische Meningitis** zu sehen. Sie lässt sich in zwei Gruppen aufteilen:
- rezidivierende eitrige Meningitis
- rezidivierende nichteitrige Meningitis

Während die klinischen und Liquorbefunde bei der eitrigen Form denen der akuten Form entsprechen, ist das klinische Erscheinungsbild der nichteitrigen chronischen Meningitis sehr viel variabler.

Definition Es handelt sich um das chronisch-rezidivierende Auftreten einer eitrigen oder nichteitrigen Meningitis nach kompletter vorausgehender Abheilung des Krankheitsbildes.

Ätiologie und Pathogenese Neben internistischen Systemerkrankungen (z.B. Sarkoidose, Lupus erythematodes, Vaskulitis, Morbus Behçet, Hodgkin-Lymphom, Neoplasien) kommen im Wesentlichen alle Ursachen der Meningitiden in Frage. Prädisponierend sind jedoch Infektionen mit Pneumokokken, Meningokokken oder H. influenzae sowie alle posttraumatischen Formen (Zustand nach Schädel-Hirn-Trauma) und Liquorfisteln. Häufig gelingt trotz wiederholter Diagnostik keine klare ätiologische Zuordnung.

Symptome Chronische Meningitiden können zu Beginn der Erkrankung häufig sehr blande verlaufen. Zum Teil treten rezidivierend meningitische Symptome auf.

Diagnostik

Primärdiagnostik Der Liquorbefund ist meist durch eine überwiegend lymphozytäre Pleozytose von 1000/3–4000/3 Zellen charakterisiert. Bei Befall durch Parasiten findet sich bisweilen eine Eosinophilie, bei malignen Erkrankungen der Nachweis maligner Zellen. Das Liquoreiweiß ist mäßig bis deutlich erhöht (meist 100–200 mg/dl). Besonders hohe Proteinwerte finden sich bei tuberkulösen Meningitiden (bis 1000 mg/dl).

Weiterführende Diagnostik Die weiterführende Diagnostik umfasst neben mikrobiologischen Untersuchungstechniken die Identifizierung der begünstigenden Faktoren inkl. umfangreicher internistischer, rheumatologischer und immunologischer Abklärung. Nach knöchernen Defekten des Schädels oder der Wirbelsäule, chronischen Lecks und Shunts zwischen Subarachnoidalraum und den Sinus, Mittelohr, Mastoid oder Haut muss gesucht werden. Da eine chronische Meningitis in aller Regel nicht spontan ausheilt und es häufig zu chronisch-progredienten Verläufen kommt, sollte unter Umständen auch wiederholt nach der Ursache gesucht werden.

Differentialdiagnose Die Differentialdiagnose rezidivierender Meningitiden ist extrem breit und entspricht beim akuten Krankheitsbild im Wesentlichen derjenigen der akuten Formen (s. Kap. 21.8.1 und 21.8.2).

Therapie Die Therapie richtet sich nach der zugrunde liegenden Ursache. Bei den erregerbedingten Formen sei auf die Kapitel 21.8.1 und 21.8.2 verwiesen.

Verlauf und Prognose Die Prognose ist sehr variabel und abhängig von der jeweiligen Ursache, dem Immunstatus des Patienten, der Dauer und der Schwere der rezidivierenden Infektionen.

Komplikationen Besondere Komplikationen der chronischen Meningitis umfassen intellektuelle Einbußen, dauerhafte Epilepsien, Hörverlust und andere Hirnnervendefizite.

Komplikation	Häufigkeit
Kognitive Defizite	Selten
Epilepsie	Selten
Hörverlust und andere Hirnnervendefizite	Selten

Zusammenfassung

- Häufigste Ursachen: sehr breit, teils wie akute Formen, zusätzlich begünstigende Faktoren (Immunstatus, Shunts, knöcherne Defekte)
- Wichtigste Symptome: wie akute Formen
- Wichtigste diagnostische Maßnahmen: wie akute Formen, zusätzlich Suche nach begünstigenden Faktoren
- Wichtigste therapeutische Maßnahmen: Therapie der akuten Meningitis, Ausschaltung begünstigender Faktoren

---

Zur weiteren Information

Literatur

Benkert, O., H. Hippius: Psychiatrische Pharmakotherapie. Springer, Berlin–Heidelberg–New York 1976.

Brandt, T., J. Dichgans, H. C. Diener: Therapie und Verlauf neurologischer Erkrankungen. 3. Aufl. Kohlhammer, Stuttgart–Berlin–Köln 1998.

Diener, H. C.: Ultraschallverfahren. In: Pongratz, D. E. (Hrsg.): Innere Medizin der Gegenwart, Bd. 12. Urban & Schwarzenberg, München–Wien–Baltimore 1992.

Dyck, P. J., P. K. Thomas, J.W. Griffins et al.: Peripheral Neuropathy, Vol. I and II. Saunders, Philadelphia–London 1993.

Engel, A., G. Franzini, C. Armstrong: Myologie. McGraw-Hill, New York 1994.

Gilman, S. (ed.): MedLink Neurology, 2nd edition. MedLink, San Diego, 2001.

Heiss, W. D., M. Huber: Schlaganfall. In: Pongratz, D. E. (Hrsg.): Innere Medizin der Gegenwart, Bd. 12. Urban & Schwarzenberg, München–Wien–Baltimore 1992.

Heyck, H.: Der Kopfschmerz. Differentialdiagnostik, Pathogenese und Therapie für die Praxis. Thieme, Stuttgart 1982.

Isenberg, H.: Meningitis im Kindesalter und Neugeborenensepsis. Steinkopff, Darmstadt 1990.

Kunze, K.: Lehrbuch der Neurologie. Thieme, Stuttgart–New York 1999.

Mummenthaler, M.: Neurologische Differentialdiagnostik, 4. Aufl. Thieme, Stuttgart–New York 1997.

Pongratz, D.: Atlas der Muskelerkrankungen. Urban & Schwarzenberg, München 1990.

Pongratz, D.: Klinische Neurologie. Urban & Schwarzenberg, München–Wien–Baltimore 1992.

Ringelstein, E. B.: Ischämische Insulte im Carotisstromgebiet. In: Kunze, K. (Hrsg.): Lehrbuch der Neurologie. Thieme, Stuttgart–New York 1992.

Soyka, D.: Kopfschmerzen. Praktische Neurologie, Bd. I. Edition Medizin, Weinheim 1984.

Internet

http://www.medscape.com/home/topics/neurology/neuro.htm (Medscape Neurology)

http://www.neuroguide.com (Neuroguide)

http://www.neuro.wustl.org/neuromuscular (Neuromuscular Disease Center)

Skurrilitäten des IMPP

Was fragt das IMPP aus diesem Kapitel immer?

Migräne ◆ **Trigeminusneuralgie** ◆ **Polyneuropathien** ◆ **Polyradikuloneuritis Guillain-Barré** ◆ **Schlaganfall** ◆ **Synkopen** ◆ **Kardiale Synkope** ◆ Reflexsynkopen ◆ Myopathien ◆ zu Typ Duchenne ◆ Polymyositis ◆ Akute Meningitis ◆ Nichteitrige Meningitis ◆ Chronische Meningitis

Keywords

Kopfschmerz ◆ Gesichtsschmerz ◆ Polyneuropathie ◆ Schlaganfall ◆ Synkope ◆ Schlafstörung ◆ Myopathie ◆ Meningitis

Störungen des Nervensystems

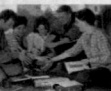

FRAGEN

1 Ein 18-jähriger Patient erkrankt ganz akut nach einem grippalen Infekt mit Lähmungen, die im Bereich beider Beine beginnen und rasch auf die Arme übergreifen. Sie stellen eine schlaffe beinbetonte Tetraparese mit Areflexie, jedoch ohne Sensibilitätsstörungen fest.
- Wie lautet Ihre Verdachtsdiagnose?
- Was veranlassen Sie als Nächstes?

2 Mit welchen technischen Untersuchungen können Sie auf der Überwachungsstation die Diagnose weiter untermauern?

3 Sie werden zu einem 14-jährigen Mädchen mit heftigen, seit wenigen Stunden bestehenden Kopfschmerzen gerufen. Das Kind wirkt schwer krank und ist schläfrig. Es hat 40 °C Fieber, liegt mit angezogenen Beinen im Bett und lässt sich kaum von Ihnen untersuchen. Beim Aufsetzen stützt es sich mit beiden Armen hinter dem Gesäß ab. Abdomen und kardiopulmonaler Befund sind unauffällig.
- An welche Verdachtsdiagnose denken Sie?
- Welche weiteren klinischen Zeichen erwarten Sie?
- Welche Maßnahmen leiten Sie ein?

G. Nickenig, H. P. Schuster, M. Böhm

22 Intensivmedizin

22.1	Einsatz der Intensivmedizin	1817
22.1.1	Organisation der Intensivstation	1817
22.1.2	Indikation zur Intensivmedizin	1818
22.1.3	Intensivpflichtige Erkrankungen	1818
22.1.4	Multiorganversagen	1819
22.2	Monitoring	1819
22.2.1	Aufgaben des Monitorings	1819
22.2.2	Basis-Monitoring	1819
22.2.3	Elektronisches Monitoring	1820
22.2.4	Hämodynamisches Monitoring	1820
22.2.5	Respiratorisches Monitoring	1824
22.2.6	Überwachung der Hirnfunktion	1824
22.2.7	Klinisch-chemisches Monitoring	1824
22.2.8	Mikrobiologisches Monitoring	1824
22.3	Infusionstherapie	1824
22.4	Künstliche Ernährung	1825
	Enterale Ernährung	1826
	Parenterale Ernährung	1826
22.5	Pharmakotherapie	1826
22.6	Beatmung	1827
22.6.1	Indikation	1828
22.6.2	Methode	1828
	Apparative Voraussetzungen	1828
	Atemwegsdrücke und Beatmungsmuster	1828
	Atemzeitverhältnis	1829
	Beatmungsparameter	1829
22.6.3	Monitoring	1829
22.6.4	Durchführung	1829
	Nichtinvasive Beatmung	1829
	Invasive Beatmung	1830
	Grundeinstellung des Beatmungsgerätes	1830
22.6.5	Komplikationen	1830
	Barotrauma	1830
	Pulmonale Infektionen	1830
	Hämodynamische Nebenwirkungen	1830
22.6.6	ARDS	1830
	Beatmungstherapie des ARDS	1830
	Lungenprotektive Beatmung	1831
	Zugvolumen und Atemwegsdruck	1831
	PEEP	1831
	Drucklimitierte Beatmung	1831
	Permissive Hyperkapnie	1831
	Spontanatmung	1831
	Beatmung in Bauchlage	1831
22.6.7	Experimentelle Therapieansätze	1831
	NO-Inhalation	1831
	Exogene Surfactanttherapie	1832
	Partielle Flüssigkeitsventilation	1832
22.7	Extrakorporale Eliminationsverfahren	1832
22.8	Infektionen auf Intensivstationen	1832
	SIRS und Sepsis	1833
22.9	Grenzen der Intensivmedizin	1834
22.10	Prognose intensivpflichtiger Patienten	1835

Zur Orientierung

Unter dem Begriff „Intensivmedizin" fasst man alle Maßnahmen der Untersuchung und Überwachung (Intensiv-Monitoring), der speziellen Behandlung (Intensivtherapie) und der Pflege (Intensivpflege) kritisch Kranker zusammen. Ein Patient ist dann als kritisch Kranker zu bezeichnen, wenn akute und lebensbedrohliche Störungen vitaler Organfunktionen vorliegen.

Bereits die Erkrankung eines lebensnotwendigen Organsystems wie der akute Myokardinfarkt kann lebensgefährdend sein. Sind zwei oder mehr Organsysteme in ihrer Funktion stark eingeschränkt, spricht man vom Multiorganversagen.

22.1 Einsatz der Intensivmedizin

22.1.1 Organisation der Intensivstation

Eine Intensivstation ist eine klinische Spezialstation, in der die zur intensiven Überwachung, Behandlung und Pflege erforderlichen Apparate konzentriert sind und speziell weitergebildete Schwestern, Pfleger und Ärzte unter hohem Personalaufwand die kritisch Kranken betreuen. Die Intensivmedizin bedient sich invasiver und aggressiver, in der Regel apparativ unterstützter Überwachungs- und Behandlungsverfahren. Diese sollen der Wiederherstellung kritisch gestörter Vitalfunktionen, der Aufrechterhaltung der Funktionen vitaler Organsysteme und dem apparativen Ersatz einzelner Organfunktionen dienen.

22.1.2 Indikation zur Intensivmedizin

Der Erfolg einer Intensivbehandlung ist an die prinzipielle Reversibilität des akuten, die Vitalfunktionsstörungen bedingenden Krankheitsprozesses gebunden. Die Grenzen der Intensivmedizin werden bestimmt durch Irreversibilität der Vitalstörungen oder Finalstadien chronischer Krankheiten und fortgeschrittener, nicht mehr behandelbarer Leiden. Diese prognostisch korrekt einzuschätzen ist schwierig, Irrtümer sind möglich. Daher sollte, wann immer der zeitliche Rahmen es erlaubt, in einem interdisziplinären Gespräch zwischen Intensivmediziner und vorbehandelndem Arzt geklärt werden, ob eine Indikation zur Aufnahme auf die Intensivstation besteht. Hierbei muss es sich um eine kritische Auseinandersetzung mit der Krankheitsgeschichte des Patienten handeln, die möglichst alle wichtigen Aspekte umfasst. Hierzu gehören:

- aktuell vorliegendes Krankheitsbild
- vorhandene Grundleiden
- Alter des Patienten
- Sozial- und Familienanamnese
- Informationen zur psychischen und physischen Verfassung des Patienten vor Eintreten der Akuterkrankung
- Willensäußerung des Patienten
- Stellungnahme der Angehörigen

Nicht alle diese Angaben sind für jeden Patienten zum Zeitpunkt der Aufnahme auf die Intensivstation verfügbar.

Trotzdem muss die Indikation zur Durchführung intensivmedizinischer Maßnahmen sorgfältig gestellt werden. So besteht z. B. bei Vorliegen eines Krankheitsbildes mit infauster Prognose eine sehr eingeschränkte Indikation zur Aufnahme auf die Intensivstation. In diesem Zusammenhang ist allerdings auf die Indikation der Intensivpflege hinzuweisen. Nicht selten werden Patienten auf eine Intensivstation verlegt, da die notwendigen pflegerischen Maßnahmen nicht auf einer Normalstation durchzuführen sind (z. B. Durchgangssyndrom nach Bypassoperation).

Die Indikation zur Intensivbehandlung unterliegt einer ständigen Evaluation. Die Rücknahme einer eingeleiteten Intensivbehandlung, vor allem der Verzicht auf zusätzliche aggressive Behandlungsverfahren, kann geboten sein. Die Möglichkeiten der Intensivmedizin dürfen nicht zu einer ärztlich unreflektierten Anwendung alles technisch, apparativ Machbaren führen. Gleichwohl ist bei unsicherer Datenlage oder fehlenden Informationen zugunsten einer intensiven Behandlung zu entscheiden.

22.1.3 Intensivpflichtige Erkrankungen

Intensivpflichtige Erkrankungen liegen vor bei lebensbedrohlichen Vitalfunktionsstörungen, d. h. wenn die Funktion lebensnotwendiger Organsysteme in einem solch starken Ausmaß gestört ist, dass das Überleben des Organismus unmittelbar bedroht ist.

Zu den lebensbedrohlichen Vitalfunktionsstörungen gehören das Versagen

- der Atmung
- der Herz-Kreislauf-Funktion
- der Hirnfunktion
- der Regulation des Wasser-, Elektrolyt-, Säure-Basen-Haushaltes
- der Nierenfunktion
- des Blutgerinnungs- und Fibrinolysesystems
- der Temperatur- und Stoffwechselregulation

Tab. 22.1 Grundleiden bei Patienten der internistischen Intensivstation.

Akutes Koronarsyndrom
- Akuter Myokardinfarkt
- Instabile Angina pectoris

Vitalbedrohliche Herzrhythmusstörungen
- Bradykarde Herzrhythmusstörungen (z. B. AV-Block III. Grades)
- Tachykarde Herzrhythmusstörungen (z. B. supraventrikuläre oder ventrikuläre Tachykardie, Kammerflimmern)

Kardiogener Schock
- Akuter Myokardinfarkt
- Myokarditis
- Exazerbation einer chronischen Herzinsuffizienz
- Rhythmusstörungen
- Kardiomyopathie

Hypertensive Krise

Lungenarterienembolie

Akutes Nierenversagen

Terminale Niereninsuffizienz

Chronisch-obstruktive Atemwegserkrankung

Asthma bronchiale

Pneumonie

Gastrointestinale Blutung

Pankreatitis

Peritonitis

Akute Leberinsuffizienz

Intoxikationen

Metabolische Entgleisungen und endokrine Krisen

Neurogene Erkrankungen mit Atemstörungen
- Guillain-Barré-Syndrom, Landry-Paralyse, Myasthenie

Status epilepticus

Subarachnoidalblutung

Alkoholdelir

Meningoenzephalitis

Sepsis

Zu diesen Vitalfunktionsstörungen kommt es aufgrund verschiedener Leiden. Die den lebensbedrohlichen Vitalfunktionsstörungen zugrunde liegenden Erkrankungen sind für die fachliche Ausrichtung der entsprechenden Intensivstation charakteristisch. Das Erkrankungsspektrum auf internistischen Intensivstationen ist in Tabelle 22.1 zusammengefasst.

22.1.4 Multiorganversagen

Der Ausfall von zwei oder mehr vitalen Organsystemen wird als Multiorganversagen bezeichnet und stellt den Extremfall kritischen Krankseins dar (Tab. 22.2).

Dem Organversagen geht häufig eine Organinsuffizienz voraus, die so genannte **Organdysfunktion**. Stellt sich bei mehreren Organen eine Organdysfunktion ein, so wird dies als **Multiorgandysfunktionssyndrom** (MODS) bezeichnet.

22.2 Monitoring

Unter Monitoring versteht man die sich wiederholende oder kontinuierliche Echtzeiterfassung der physiologischen und pathophysiologischen Funktionen eines Patienten und die damit verbundenen lebenserhaltenden Apparate.

Man unterscheidet nichtinvasive und invasive Monitoringverfahren, mittels deren die einzelnen Organfunktionen überwacht werden.

22.2.1 Aufgaben des Monitorings

Ziel des Monitorings ist es, die vorliegende Erkrankung und deren Behandlung beurteilen zu können, den optimalen Zeitpunkt therapeutischer Eingriffe festzulegen und die Effektivität der durchgeführten Therapiemaßnahmen zu überprüfen.

Im Vordergrund stehen **hämodynamisches, respiratorisches, klinisch-chemisches und mikrobiologisches Monitoring**.

Darüber hinaus gibt es integrative Überwachungsmaßnahmen, die in so genannten Scoringsystemen, insbesondere bei Patienten mit Sepsis und Multiorganversagen, Anwendung finden (s. u.).

Grundsätzlich wird ein nichtinvasives von einem invasiven Monitoringverfahren unterschieden.

Als **nichtinvasive Überwachungsmaßnahme** wird das Monitoring bezeichnet, bei welchem die Integrität des Patienten unversehrt bleibt, d. h., Körperöffnungen oder die Haut werden nicht penetriert. Zusätzlich können viele Parameter diskontinuierlich oder kontinuierlich erfasst werden. Letzteres geht in aller Regel mit invasivem Monitoring einher. Die Entscheidung für ein invasives Monitoring wird insbesondere durch den Schweregrad der Erkrankung und die geplanten Therapiemaßnahmen getragen.

22.2.2 Basis-Monitoring

Hierbei handelt es sich um die Überwachung, die bei jedem Patienten auf einer Intensivstation routinemäßig durchgeführt wird:
- Atemfrequenz
- Herzfrequenz
- Herzrhythmus
- Urinausscheidung
- nichtinvasive Blutdruckmessung
- Körpertemperatur
- Pulsoxymetrie (optional)

Tab. 22.2 Komponenten des Multiorganversagens.

Organversagen	Diagnostische Kriterien	Therapie
Herzinsuffizienz	Tachykardie, Dyspnoe und Hypoxämie, Lungenstauung (Linksherzversagen), Beinödeme, Aszites (Rechtsherzversagen), Herzrhythmusstörungen	Katecholamintherapie, Respiratortherapie, Thrombolyse, intraaortale Gegenpulsation, Notfallherzoperation, Kunstherz
Lungenversagen	Hypoxämie (pO_2 unter Altersnorm bei Atmung von Raumluft), fleckige oder konfluierende Infiltrate im Röntgen-Thoraxbild	Respiratortherapie
Nierenversagen	Anstieg des Serum-Kreatinins über 3 mg% (264 µmol/l), Abfall der endogenen Kreatinin-Clearance unter 5 ml/min × 1,73 m² trotz Normalisierung von Blutdruck und Flüssigkeitshaushalt	Hämodialyse, Hämofiltration
Leberversagen	Kontinuierlicher Anstieg des Serum-Bilirubins, Erhöhung der Serum-Transaminasen über das Doppelte der Norm, signifikanter Abfall des Prothrombinwertes, signifikante Bewusstseinseinschränkung	–
Hirnversagen	Bewusstseinsverlust, zunehmender Komagrad	–
Gastrointestinale Läsionen	Endoskopisch Erosionen oder akute Ulzera nachweisbar	Bluttransfusionen, ggf. endoskopische Hämostase

Intensivmedizin

Die meisten dieser Basismaßnahmen sind Teil des hämodynamischen Monitorings.

22.2.3 Elektronisches Monitoring

Als elektronisches Monitoring bezeichnet man die kontinuierliche oder in kurzen Zeitintervallen wiederholte Erfassung biologischer Parameter mit Hilfe elektronischer Datenverarbeitung und Bildschirmanzeigen. Die Biosignale werden

- von Rezeptoren (Elektroden, Katheter, Sonden) am Patienten aufgenommen,
- gegebenenfalls in elektrische Signale umgewandelt und entsprechend verstärkt in elektronische Rechner eingegeben, verarbeitet und gespeichert,
- auf dem Bildschirm des Monitors am Krankenbett und in der Überwachungszentrale als Analogkurven oder Digitaldaten angezeigt.

Die im zeitlichen Verlauf gemessenen und gespeicherten Daten können am Bildschirm als Verlaufsgraphiken abgerufen und dargestellt werden (Trendanzeige). Bei Über- oder Unterschreiten vorwählbarer Minimal- und Maximal-Grenzwerte löst der Monitor optischen und/oder akustischen Alarm aus (Grenzwertalarmierung).

Die folgenden Funktionssysteme und Funktionsparameter können elektronisch monitorisiert werden:

- **Zirkulation (nichtinvasiv)**
  - Elektrokardiogramm, Herzfrequenz, Herzrhythmus
  - arterieller Blutdruck (automatische unblutige Messung)
  - Pulsfrequenz
- **Körpertemperatur**
  - Rektaltemperatur
  - Hauttemperatur
- **Respiration (nichtinvasiv)**
  - Atemfrequenz
  - Atemwegsdrücke
  - Sauerstoffsättigung (Pulsoxymetrie)
  - exspiratorischer CO_2-Gehalt (Kapnometrie)
- **Hirnfunktion**
  - Elektroenzephalogramm
  - intrakranieller Druck (nur invasiv in Spezialfällen)
- **Blutgas-Monitoring (invasiv)**
  - Sauerstoffsättigung: arteriell, gemischtvenös (A. pulmonalis), zentralvenös (rechter Vorhof)
- **hämodynamisches Monitoring (invasiv)**
  - arterieller Blutdruck (Systole, Diastole, Mitteldruck)
  - pulmonalarterieller Druck (Systole, Diastole, Mitteldruck)
  - pulmonaler Kapillardruck
  - zentraler Venendruck
  - Herzzeitvolumen (mittels Thermodilution)

22.2.4 Hämodynamisches Monitoring

Im Rahmen des hämodynamischen Monitorings werden insbesondere die Herz- und Kreislauffunktion überprüft. Zusätzlich werden allerdings auch Informationen bezüglich des respiratorischen Systems, der Hirnfunktion und der klinisch-chemischen Parameter benötigt. Wesentliche Bestandteile des hämodynamischen Monitorings sind:

- **arterieller Blutdruck (Systole, Diastole, Mitteldruck)**
  - nichtinvasive Messung über Oberarmmanschette
  - invasive, kontinuierliche Messung
- **zentraler Venendruck**
- **pulmonalarterieller Druck (Systole, Diastole, Mitteldruck)**
- **pulmonalkapillärer Verschlussdruck (a- und v-Welle)**
- **Herzzeitvolumen**
- **pulmonaler Gefäßwiderstand**
- **systemischer Gefäßwiderstand**

Zentraler Venendruck Als zentralen Venendruck (ZVD) bezeichnet man den Druck in den großen klappenlosen intrathorakalen Venen. Die Höhe des ZVD hängt ab von

- der Menge des zirkulierenden Blutvolumens
- dem Tonus der großen Venen
- der Pumpleistung des rechten Ventrikels
- einer intakten Trikuspidalklappe

Die Messung erfolgt über den zentralen Venenkatheter mit Hilfe eines Steigrohrsystems (Abb. 22.1) oder durch elektronisches Monitoring. Normalwerte für den ZVD: 5–12 cmH_2O.

Invasive Blutdruckmessung Hierzu wird eine Verweilkanüle in einer Arterie platziert (A. radialis, A. femoralis), die über einen Druckwandler mit dem Monitor verbunden wird.

Indikationen:
- kontinuierliche arterielle Druckerfassung
- chirurgische Eingriffe mit kardiopulmonalem Bypass
- große vaskuläre, thorakale, abdominelle oder neurochirurgische Eingriffe
- hämodynamisch instabile Patienten
- Medikation mit vasoaktiven und/oder inotropen Substanzen
- intraaortale Gegenpulsationen
- intrakranielle Druckmessung

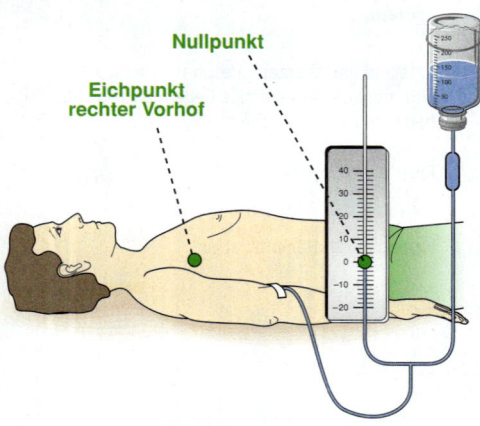

Abb. 22.1 Messung des zentralen Venendrucks (ZVD).
Der ZVD wird über einen zentralen Venenkatheter gemessen, welcher an das Schlauchsystem eines Venendruckmessgeräts angeschlossen wird. Der ZVD kann an einem Steigrohr abgelesen werden, dessen Nullpunkt auf die Höhe des rechten Vorhofs geeicht ist. Der normale ZVD liegt zwischen 4 und 8 cm Wassersäule; sicher pathologisch sind Werte unter 2 und über 12 cmH_2O.

- hypertensive Krise
- serielle Blutgasanalyse
- akute Gasaustauschstörung
- Respiratortherapie
- schwere Störung des Säure-Basen-Haushaltes

Relative Kontraindikationen:
- periphere arterielle Verschlusskrankheit
- hämorrhagische Diathese
- Antikoagulanzientherapie, Thrombolyse
- lokale Infektion
- Zustand nach gefäßchirurgischem Eingriff
- Gefäßgraft

Komplikationen	Häufigkeit
Thrombotischer Verschluss	Ca. 20 %
Kathetersepsis	0,5–2,5 %

Pulmonalarterienkatheter Die pulmonalarteriellen Drücke, der pulmonalkapilläre Verschlussdruck und das Herzzeitvolumen werden über den Balloneinschwemmkatheter nach Swan-Ganz gemessen (Abb. 22.2a–d). Durch die Erfassung dieser und anderer hämodynamischer Parameter lässt sich eine Vielzahl an bedeutsamen hämodynamischen Messgrößen erfassen (Tab. 22.3).

Ob das invasive Monitoring mit einem Pulmonalarterienkatheter zu einer besseren Therapie und damit zu einer Prognoseverbesserung der überwachten Patienten beitragen kann, ist unklar. Bislang liegen nur kleine Studien oder retrospektive Analysen vor. Eine große randomisierte Studie zur Einordnung des Stellenwertes des Pulmonalarterienkatheters bei intensivmedizinpflichtigen Patienten existiert nicht. Daher basieren die Empfehlungen zum Einsatz eines Pulmonalarterienkatheters insbesondere auf Expertenmeinungen und kleinen – zumeist nicht randomisierten – Studien. Dies bedeutet, dass bei jedem Patienten eine sorgfältige Abwägung auf individueller Basis durch das behandelnde Team notwendig ist und keine allgemein gültigen Richtlinien verfügbar sind. Die klinischen Situationen, in denen das American College of Cardiology zum Einsatz eines Pulmonalarterienkatheters rät, sind in Tabelle 22.4 zusammengefasst.

Der Einsatz eines Pulmonalarterienkatheters muss aber auch wegen der z.T. schwerwiegenden Komplikationen sehr sorgfältig abgewogen werden. Bei einer Gesamtmortalität von 0,02–1,5 % beträgt die Rate der Funktionskomplikationen 0,4–11 %.

Tab. 22.3 Abgeleitete Messgrößen des hämodynamischen Monitorings.

Parameter	Einheit	Berechnung	Normalwerte
Mittlerer arterieller Blutdruck (MAD)	mmHg	DAD + (SAD–DAD)/3	70–105
Mittlerer pulmonalarterieller Blutdruck (MPAD)	mmHg	DPAD + (SPAD–DPAD)/3	9–18
Schlagvolumen (SV)	ml	CO/HF × 1000	60–70
Herzzeitindex (CI)	l/min/m²	CO/BSA	2,6–4,2
Schlagvolumenindex (SI)	ml/m²	SV/BSA	30–65
Linksventrikulärer Schlagarbeitsindex (LVSWI)	g × m/m²	SI × (MAD–PAOP) × 13,6	3,8
Rechtsventrikulärer Schlagarbeitsindex (RVSWI)	g × m/m²	SI × (MPAD–PAOP) × 13,6	0,6
Totaler peripherer Widerstand (TPR)	dyn × s × cm^{-5}	MAD/CO × 80	800–1800
Systemischer Gefäßwiderstand (SVR)	dyn × s × cm^{-5}	(MAD–ZVD)/CO × 80	700–1600
Systemischer Gefäßwiderstandsindex (SVRI)	dyn × s × cm^{-5}/m²	SVR/BSA	140–800
Pulmonaler Gefäßwiderstand (PVR)	dyn × s × cm^{-5}	(MAD–PAOP)/CO × 80	100–250
Pulmonaler Gefäßwiderstandsindex (PVRI)	dyn × s × cm^{-5}/m²	PVR/BSA	50–120
Sauerstofftransportindex (DO$_2$I)	mlO$_2$/min/m²	C$_a$O$_2$ × CI	–
Sauerstoffverbrauchsindex (VO$_2$I)	mlO$_2$/min/m²	(C$_a$O$_2$ – C$_v$O$_2$) × CI	–

BSA body surface area = Körperoberfläche; **C$_a$O$_2$** (Hb × S$_a$O$_2$ 1,34 + P$_a$O$_2$ × 0,031) arterieller Sauerstoffgehalt; **C$_v$O$_2$** (Hb × S$_v$O$_2$ × 1,34 + P$_v$O$_2$ × 0,031) venöser Sauerstoffgehalt; **CO** cardiac output = Herzzeitvolumen; **DAD** diastolischer arterieller Druck; **DPAD** diastolischer pulmonalarterieller Druck; **Hb** Hämoglobin; **PAOP** pulmonalarterieller Okklusionsdruck; **P$_a$O$_2$** arterieller Sauerstoffdruck in mmHg; **P$_v$O$_2$** gemischtvenöser Sauerstoffdruck in mmHg; **SAD** systolischer arterieller Druck; **S$_a$O$_2$** arterielle Sauerstoffsättigung in %; **SPAD** systolischer pulmonalarterieller Druck; **S$_v$O$_2$** gemischtvenöse Sauerstoffsättigung in %; **ZVD** zentralvenöser Druck

Intensivmedizin

Der Pulmonalarterienkatheter stellt eine invasive Monitoringmaßnahme dar, die einer sorgfältigen Indikationsstellung bedarf. Bei schwerst kranken Patienten, z.B. im kardiogenen Schock, liefert die Messung mit diesem Katheter allerdings wertvolle Zusatzinformationen, die zur prognostischen Abschätzung und insbesondere zur Therapiesteuerung notwendig sind. Bei jedem Patienten mit ausgeprägter hämodynamischer Instabilität muss bereits initial über die Indikation zum Pulmonalarterienkatheter nachgedacht werden, um einen unnötigen Zeitverlust zu vermeiden, falls man sich für die Durchführung dieser Maßnahme entscheidet.

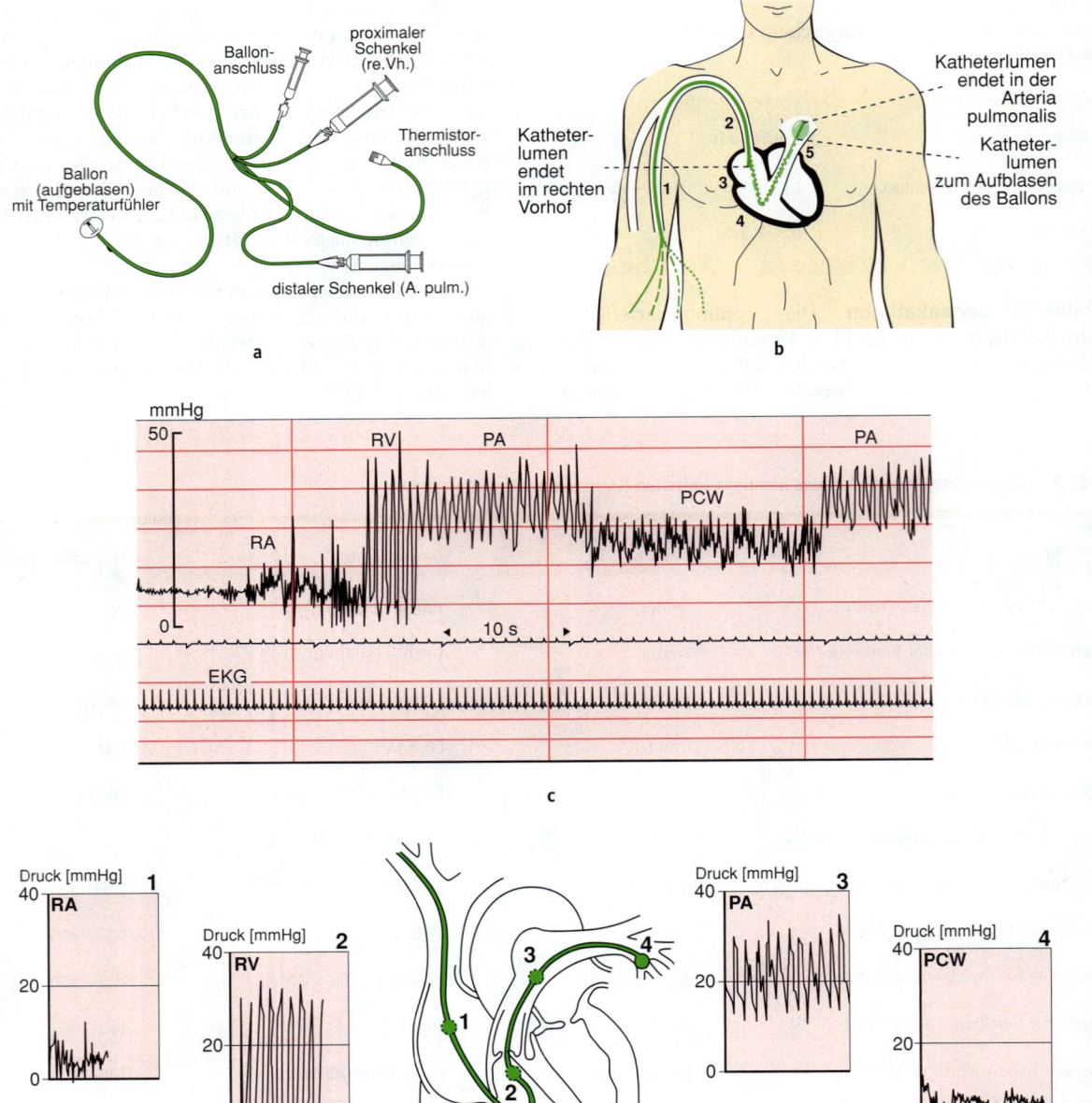

Abb. 22.2

a) Swan-Ganz-Thermistor-Katheter.
b) Swan-Ganz-Einschwemmkatheter in korrekter Position.
c) Druckkurvenverlauf während der Einführung des Balloneinschwemmkatheters. RA = rechter Vorhofdruck; RV = rechter Ventrikeldruck; PA = Pulmonalarteriendruck; PCW = pulmonaler Kapillarverschlussdruck.
d) Charakteristische Druckkurven beim Swan-Ganz-Rechtsherzkatheterismus. RA = rechter Vorhof, RV = rechte Kammer, PA = Pulmonalarterie, PCW(P) = Pulmonalkapillar-Wedge(-Druck).

Komplikationen	Häufigkeit
Bei der Katheterplatzierung	
Arrhythmie	
■ Geringfügig	5–69 %
■ Schwerwiegend	0,3–3 %
Rechtsschenkelblock	0,1–4,3 %
AV-Block III. Grades	0,02–0,7 %
Knotenbildung	0,7 %
Während der Katheterlage	
Pulmonalarterienruptur	0,1–0,2 %
Thrombembolien	0,5–3 %
Lungenembolien	0,06–0,3 %
Infektionen	
Bakterielle Katheterbesiedelung	20 %
Katheterassoziierte Bakteriämie	1 %
Anzahl positiver Blutkulturen pro 1000 Kathetertage	4,2 %

Tab. 22.4 Empfehlung zum Einsatz eines Pulmonalarterienkatheters.

Indikation	Differentialdiagnostischer und therapeutischer Einsatz zur/zum
Linksherzversagen	Unterscheidung zwischen kardialem und nicht kardialem Lungenödem
	Unterscheidung kardiogener versus nicht kardiogener Schock bei erfolgloser Volumengabe
	Steuerung der Therapie bei kardiogenem oder nicht kardiogenem Schock
	Ausschluss einer Perikardtamponade bei nicht verfügbarer Echokardiographie
	Perioperativen Management bei chirurgischen Eingriffen mit mittlerem und hohem Risiko
Akuter Myokardinfarkt	Unterscheidung zwischen kardiogenem und hypovolämischem Schock
	Steuerung der medikamentösen Therapie und/oder mechanischen Kreislaufunterstützung bei kardiogenem Schock
	Steuerung der Therapie bei akuter Mitralinsuffizienz
	Diagnostik des Links-rechts-Shunts bei akutem Ventrikelseptumdefekt
	Steuerung der Therapie des akuten Rechtsherzinfarkts mit Hypotonie
	Steuerung der Therapie des akuten Lungenödems nach erfolglosem Einsatz von Diuretika, Nitroglycerin, anderen Vasodilatatoren und niedrig dosierten positiv inotropen Substanzen
Perioperativer Einsatz in der Herzchirurgie	Diagnostik eines Low-output-Syndroms
	Steuerung der Therapie des schweren Low-output-Syndroms
	Unterscheidung zwischen links- und rechtsventrikulärer Dysfunktion nach unergiebiger klinischer oder echokardiographischer Untersuchung
	Diagnostik der pulmonalen Hypertonie und Steuerung der Therapie
Primär pulmonale Hypertonie	Ausschluss einer postkapillären Ursache
	Diagnostik und Schweregradeinteilung
	Auswahl und Einleitung einer Therapie mit vasodilatatorischen Substanzen
	Evaluierung der Hämodynamik vor geplanter Lungentransplantation

Die durch den Pulmonalarterienkatheter erhaltenen Messungen sind nur dann klinisch verwertbar, wenn sie sorgfältig und exakt durchgeführt werden. Hierzu bedarf es eines hohen Ausbildungsstandes des Pflege- und ärztlichen Personals sowie einer ständigen Qualitätskontrolle. Nur ärztliche Kollegen mit ausreichender Erfahrung in der Rechtsherzkatheteruntersuchung sollten die Pulmonalarterienmessung durchführen.

Bestimmung des Herzzeitvolumens Das Herzzeitvolumen (HZV) kann mit folgenden, unterschiedlich gut validierten Methoden bestimmt werden:
- Thermodilution bei Pulmonalarterienkatheter oder Fick'sches Prinzip (Sauerstoffsättigung in der Pulmonalarterie und der Aorta, Hämoglobin)
- transpulmonale Indikatormethoden
- transpulmonale Doppelindikatordilution
- kontinuierlich mit der Pulskonturmethode
- transösophagealer Doppler
- Bioimpedanz

Als Goldstandard dient weiterhin die Erfassung nach dem „Fick'schen Prinzip" oder der Thermodilution im Rahmen einer Pulmonalarterienkatheteruntersuchung.

Echokardiographie Die transthorakale und transösophageale Echokardiographie hat in der Diagnostik und Therapiesteuerung intensivmedizinisch betreuter Patienten einen großen Stellenwert eingenommen. Durch die Echokardiographie lassen sich folgende Parameter und Erkrankungen diagnostizieren:
- rechts- und linksventrikuläre Pumpfunktion
- Myokardschaden durch Herzinfarkt
- Shuntvitien
- Papillarmuskelabriss und Mitralinsuffizienz
- Klappenvitien
- Lungenembolien
- akuter und chronischer Perikarderguss
- Beurteilung des Volumenstatus des Patienten und der kardialen Vorlast
- Thromben in den Herzhöhlen
- Herzzeitvolumenbestimmung durch Doppler-echokardiographische Messungen im linksventrikulären Ausflusstrakt
- Abschätzung des pulmonalkapillären Verschlussdruckes
- Aortenaneurysma und -dissektion

Die Echokardiographie ist somit eine essenzielle Methode für viele intensivmedizinpflichtige Patienten. Dies gilt für kardial vorgeschädigte Patienten ebenso wie für Patienten, die erst im Rahmen der kritischen Krankheit eine kardiale Komplikation entwickelt haben. Die Verfügbarkeit einer

Tab. 22.5 Respiratorisches Monitoring.

Nichtinvasive Messungen	Invasive Messungen
Atemfrequenz Atemwegsdrücke Sauerstoffsättigung (Pulsoxymetrie) exspiratorischer CO$_2$-Gehalt (Kapnometrie)	Blutgasmonitoring mit Sauerstoffsättigung arteriell, gemischt venös und zentralvenös Partialdruck für CO$_2$ und O$_2$ pH-Wert und Bikarbonatkonzentration

Echokardiographie ist für jede Intensivstation wünschenswert. Die Datenerhebung und Interpretation dieser Methode erfordern jedoch einen hohen Apparateaufwand und große, langjährige klinische Erfahrung.

22.2.5 Respiratorisches Monitoring

Das respiratorische Monitoring ist insbesondere bei Patienten mit primär pulmonalen, aber auch kardialen Erkrankungen notwendig. Hierzu gehören nichtinvasive und invasive Überwachungsmaßnahmen (s. Tab. 22.5). Letztere werden insbesondere bei Patienten mit Respiratortherapie notwendig.

22.2.6 Überwachung der Hirnfunktion

Die Hirnfunktion steht bei jedem kritisch kranken Patienten zusätzlich zu der vorliegenden Grunderkrankung im Mittelpunkt. Hierzu sind verschiedene Maßnahmen und Messungen erforderlich:

- Anamnese
- klinische Untersuchung
- Glasgow-Coma-Skala
- Elektroenzephalogramm
- intrakranieller Druck

Zur Beurteilung des Funktionszustandes des Gehirns, unabhängig von der Diagnose, hat sich der Glasgow-Coma-Score (GCS) durchgesetzt. Je niedriger der Gesamtscore, desto schwerer ist die Störung des zentralen Nervensystems und desto schlechter somit die Prognose (Tab. 22.6).

Ein Punktwert unter 8 wird definitionsgemäß als Koma bezeichnet, sofern die Augen geschlossen sind, Schmerzabwehrreaktionen bestehen oder wenige und nur unverständliche verbale Antworten gegeben werden.

22.2.7 Klinisch-chemisches Monitoring

Jeder Patient auf der Intensivstation wird routinemäßigen Laborkontrollen unterzogen:

- **Blutbild** (Hämoglobin, Erythrozytenzahl, Hämatokrit, Leukozyten- und Thrombozytenzahl)
- **Serumkonzentration** von Natrium, Kalium, Kreatinin, Harnstoff, Gesamteiweiß, Glukose, GOT, GPT, Laktat und Troponin bei akutem Koronarsyndrom
- **Gerinnungsstatus** mit partieller Thromboplastinzeit (PTT), Thromboplastinzeit (Quick, INR-Wert), Thrombinzeit (TT) und Fibrinogenkonzentration
- **Urinuntersuchung** (Glukose und Ketonkörper, Eiweiß und Sediment)

Je nach zugrunde liegender Erkrankung werden zusätzliche Laborparameter erfasst. Als Beispiel seien hier die Laktatbestimmungen bei Patienten mit Schocksymptomatik, das CRP und die Blutsenkungsgeschwindigkeit bei Infektionen sowie die Blutgas- und Säure-Basen-Analyse bei Patienten mit respiratorischer oder metabolischer Insuffizienz erwähnt.

22.2.8 Mikrobiologisches Monitoring

Auf vielen Intensivstationen werden routinemäßig mehrfach wöchentlich Proben für die mikrobiologische Diagnostik aus Atemwegen, von Wunden und Drainagen abgenommen. Hierbei ist jedoch die hohe Rate an Keimkontaminationen mit nicht pathogenen Erregern zu beachten.

Sinnvoller ist die Durchführung einer umfassenden mikrobiologischen Untersuchung bei Infektionsverdacht (Tab. 22.7).

In enger Zusammenarbeit mit der Mikrobiologie sollten in halbjährlichen Abständen Erreger- und Resistenzstatistiken für jede einzelne Intensivstation erstellt werden. Das antibiotische Behandlungsschema der einzelnen Intensivstationen sollte sich an diesen Statistiken orientieren.

! **Cave:** Diagnostik möglichst vor Therapie mit Antibiotika durchführen!

Tab. 22.6 Glasgow-Coma-Skala.

	Punkte
Augen öffnen	
Spontan	4
Aufforderung	3
Schmerzreiz	2
Nicht	1
Motorische Antwort	
Gezielt (Aufforderung)	6
Gezielt (schmerzfrei)	5
Ungezielt	4
Beugesynergien	3
Strecksynergien	2
Keine	1
Verbale Antwort	
Orientiert, prompt	5
Desorientiert	4
Inadäquat (Wortsalat)	3
Unverständlich	2
Keine	1
Gesamtpunktzahl	

22.3 Infusionstherapie

Die Infusionstherapie ist für alle kritisch Kranken eine zentrale Behandlungsmaßnahme. Sie dient der bilanzierten

Zufuhr von Wasser und Elektrolyten, der künstlichen Ernährung, der forcierten Diurese zur sekundären Giftelimination bei akuten Intoxikationen und der intravenösen kontinuierlichen Applikation von Pharmaka.

Indikation Die bilanzierte Zufuhr von Wasser und Elektrolyten ist bei allen kritisch Kranken indiziert. Sie dient der Aufrechterhaltung eines ausgeglichenen Flüssigkeits-, Elektrolyt- und Säure-Basen-Haushaltes und der Korrektur eingetretener Störungen. Dies gilt insbesondere für Patienten mit
- Bewusstseinsverlust
- einem abnorm hohen Flüssigkeitsverlust durch Fieber, Durchfälle, Polyurie, gastrointestinale Fisteln oder Drainagen
- Niereninsuffizienz
- Herzinsuffizienz

Methode Normalerweise erfolgt die Infusion bei kritisch Kranken über zentrale Venenkatheter, deren Spitze in einer großen klappenlosen intrathorakalen Vene unmittelbar vor dem rechten Vorhof liegt. Zur besseren quantitativen Kontrolle werden Infusionslösungen über Infusionspumpen und kleinvolumige Arzneimittellösungen über Injektionspumpen (Perfusoren) appliziert.

Durchführung Die zuzuführenden Mengen an Wasser und Elektrolyten ergeben sich aus
- der Kenntnis des Basisbedarfs
- der aktuellen Beurteilung des Flüssigkeitshaushaltes (Dehydratation oder Überwässerung)
- der Bilanz des Vortages
- dem notwendigen Ersatz abnormer Verluste
- der Berücksichtigung von Nierenfunktionsstörungen mit Oligo- oder Polyurie

Geeignete Infusionslösungen sind Elektrolyt-, Kohlenhydratlösungen und Elektrolytkonzentrate als Infusionszusätze.

Komplikationen	Häufigkeit
Punktionskomplikationen durch Verletzungen bei Einführen des Katheters	Variiert stark abhängig von - Anatomie
Thrombose der katheterführenden Vene	- Lumen der Vene
Infektionen durch Eindringen pathogener Keime über den Katheter	- Immunstatus - Vorbestehende Infektion

Die Liegedauer der Katheter sollte daher so kurz wie möglich gehalten werden.

22.4 Künstliche Ernährung

Indikation und Ziele Ist dem kritisch Kranken eine adäquate Nahrungsaufnahme nicht möglich, ernährt man ihn künstlich, entweder auf enteralem oder aber auf parenteralem Weg.

Tab. 22.7 Diagnostik bei Infektionsverdacht.

Indikation	Vorgehensweise
Fieberschübe, septische Temperaturen	Blutkulturen, 3× im Abstand von 30 min abgenommen
Pneumonieverdacht	Gewinnung von Atemwegsmaterial aus Sputum, Trachealsekret, Bronchialsekret, bronchoalveolärer Lavage
Intravasale Katheter mit einer Liegedauer > 72 h	Katheterwechsel (Katheterspitze untersuchen)
Positiver Urinstatus	Urinkulturen
Wunden und Drainagen	Abstrich
Diarrhö	Stuhlkultur (Clostridium difficile)
Unklarer Infektionsherd	Endokarditis ausschließen

Ziele der künstlichen Ernährung sind folgende:
- Die künstliche Ernährung zielt auf die Senkung der Morbidität und Mortalität, die durch eine inadäquate Energiezufuhr bedingt sind.
- Die Ernährungstherapie soll der Situation des Patienten und dem möglichen Zugangsweg angepasst sein.
- Mikro- und Makronährstoffe sollen ausreichend verabreicht werden.
- Die Zufuhr an Nährstoffen ist dem Stoffwechsel anzupassen.
- Komplikationen durch die Nahrungszufuhr sollen vermieden werden.
- Die Ernährungstherapie soll den Behandlungsverlauf einer spezifischen Erkrankung günstig beeinflussen.

Erfassung des Ernährungszustandes Durch einfache klinische Diagnostik oder aber auch durch apparative Maßnahmen lässt sich der Ernährungszustand des Patienten näherungsweise erfassen:
- Body-Mass-Index
- Trizepshautfalten
- Oberarmumfang
- Bioelektrische Impedanzanalyse

Bedarfsermittlung Der Tagesbedarf liegt in der Regel bei 25–30 kcal/kg KG/d. Hierbei kann der 24-h-Basalmetabolismus, der zumeist dem Ruheenergiebedarf entspricht, bestimmt werden. Die Berechnung erfolgt in Abhängigkeit von Körpergewicht, Körperlänge, Geschlecht und Alter mittels der Formel von Harris und Benedict.

> **Basalmetabolismus bei Frauen:**
> $66{,}5 + 9{,}46 \times \text{Gewicht} + 1{,}86 \times \text{Größe} - 4{,}68 \times \text{Alter}$
> (Gewicht in kg, Körpergröße in m, Alter in Jahren).
> **Basalmetabolismus bei Männern:**
> $66{,}47 + 13{,}75 \times \text{Gewicht} + 5 \times \text{Größe} - 6{,}76 \times \text{Alter}$.

Tatsächlicher Energiebedarf Um den tatsächlichen Energiebedarf zu berechnen, muss der Ruheenergiebedarf mit einem individuell festzulegenden Faktor multipliziert werden. Hierdurch erlangen die körperliche Aktivität bzw. der krankheitsbedingte Metabolismus Einfluss. Bei Intensivpatienten ohne körperliche Aktivität liegt der Faktor bei ca. 1,2.

Eine genauere Beurteilung des Ruheenergiebedarfs kann durch die Messung des O_2-Verbrauches und der CO_2-Produktion im Rahmen der indirekten Kalometrie erreicht werden. Diese Methode ist jedoch mit einem erheblichen apparativen Aufwand verbunden und liefert bei Patienten mit einer $F_iO_2 > 0,5$ keine zuverlässigen Messdaten mehr.

Monitoring Die Überwachung der künstlichen Ernährung beinhaltet die folgenden Faktoren:
- subjektive Verträglichkeit
- adäquate Energiezufuhr
- angemessene Flüssigkeitszufuhr
- ausreichende Zufuhr von Zusatzstoffen
- Kontrolle der Ernährungssonde bzw. des Katheters
- Laborkontrollen (Blutbild, Elektrolyte, Entzündungsparameter, Plasmaprotein, Glukose, Triglyceride, Amylase, Leberenzyme, Kreatinin, Harnstoff, Stickstoffbilanz, Urinharnstoff, Eisen, Vitamin B_{12}, Folsäure, ggf. Selen, Zink, Aminosäurenanalyse)

Enterale Ernährung

Die frühzeitige enterale Ernährung des kritisch Kranken steht im Vordergrund, da sie mehr Vor- als Nachteile aufweist (s. Tab. 22.8).

Die enterale Ernährung ist nicht indiziert bei:
- Darmfunktionsstörungen (Darmatonie, Darmverletzung, Obstruktion, Reflux)
- Malabsorptionssyndromen
- Koma und schweren Stoffwechselentgleisungen (diabetisches Koma, Urämie, hepatisches Koma)
- schweren Traumen und Multiorganversagen

Durchführung Die enterale Ernährung erfolgt über nasogastrale, nasoduodenale oder perkutan in den Magen gelegte Sonden und wird per Bolus oder kontinuierlich appliziert.

Der gastrale Reflux ist ein häufiges Problem bei nasogastralen Sonden. Bei erhöhtem Reflux (> 150–200 ml) sollten die applizierten Mengen zunächst verringert werden, dann können motilitätsfördernde Medikamente versucht (z. B. Metoclopramid) oder der Wechsel auf eine nasoduodenale Sonde notwendig werden.

Zur Anwendung kommt in der Regel die nährstoffdefinierte Sondenkost mit einer Energiedichte von 1–1,5 kcal/ml.

Initial sollten die applizierten Volumina klein gehalten werden (z. B. 250 ml/d). Eine Mischung mit der gleichen Menge Wasser oder Tee ist anfangs empfehlenswert. Die Einschleichphase bis zum Erreichen der vollständigen enteralen Ernährung dauert in der Regel zwei bis fünf Tage.

Parenterale Ernährung

Die parenterale Ernährung besteht aus Aminosäuren, Kohlenhydraten, Fetten, Elektrolyten, Vitaminen und Spurenelementen, die in aller Regel in Form von Mehrkomponentensystemen appliziert werden können.

Die parenterale Ernährung kommt bei allen kritisch kranken Patienten zum Einsatz, bei denen eine Kontraindikation für eine enterale Ernährung vorliegt oder bei denen mittels einer enteralen Ernährung keine vollständige Deckung des Energiebedarfs möglich ist.

Die **Indikationen** für eine parenterale Ernährung auf der Intensivstation sind insbesondere
- Langzeiternährung
- ausgeprägte Kachexie
- schwere Stoffwechselentgleisung
- Leberinsuffizienz
- Niereninsuffizienz
- Chronisch-entzündliche Darmerkrankungen
- Sepsis

Die wesentlichen Komponenten der parenteralen Ernährung sind in Tabelle 22.9 zusammengefasst.

Neben diesen Hauptkomponenten kommen Elektrolyte (Natrium, Kalium, Magnesium, Kalzium, Phosphat) und Spurenelemente zum Einsatz. Darüber hinaus gibt es Bestandteile in der künstlichen Ernährung, deren Stellenwert noch nicht für alle wichtigen Krankheitsbilder der internistischen Intensivmedizin untersucht worden ist. Hierzu gehören
- Glutamin
- Arginin
- Ω-3-Fettsäuren
- Nukleotide
- Glycin
- Vitamine A, C und E
- Selen

Die parenterale Ernährung ist dem entsprechenden Krankheitsbild anzupassen. Bei Leber- oder Niereninsuffizienz kommen z. B. unterschiedliche Aminosäurenmixturen zum Einsatz. In der hyperdynamen Phase der Sepsis besteht ggf. ein erhöhter Energiebedarf. Dies muss bei der Planung der künstlichen Ernährung berücksichtigt werden.

22.5 Pharmakotherapie

In der Intensivtherapie häufig angewendete Medikamente sind
- Substanzen mit positiv inotroper Wirkung (z. B. Katecholamine wie Adrenalin, Noradrenalin, Dobutamin, Dopamin)

Tab. 22.8 Nutzen und Risiken der enteralen Ernährung.

Vorteile	Nachteile
Physiologische Aufnahme	Pflegerisch aufwändig
Wenig invasiv	Evtl. Diarrhö
Erhalt der Darmmukosa	Aspirationsgefahr bei Reflux
Geringe Komplikationsrate	
Kostengünstiger als parenterale Ernährung	
Geringere intestinale bakterielle Translokation	

Tab. 22.9 Komponenten der parenteralen Ernährung

Komponente	Energiedichte	Tagesbedarf	Anmerkungen
Aminosäuren	4,2 kcal/g	1–1,5 g/kg KG/d	Modifizierte Aminosäurenlösungen bei Nieren- oder Leberinsuffizienz
Kohlenhydrate	4,2 kcal/g	< 5 g/kg KG/d	Ca. 60 % des Energiebedarfs, Blutzucker von 200 mg/dl sollten nicht überschritten werden. Ansonsten ggf. Reduktion der Glukosezufuhr oder Insulintherapie
Fette	9,5 kcal/g	1–1,5 g/kg KG/d	40 % des Energiebedarfs, Triglycerinspiegel < 5 mmol/l unter laufender Lipidzufuhr, < 2,5 mmol/l nach 12 h Pause

- Vasodilatatoren (Nitrate, Nitroprussidnatrium)
- Schleifendiuretika (Furosemid)
- Antiarrhythmika (Lidocain, Amiodaron)
- Fibrinolytika (t-PA, Urokinase, Streptokinase)
- Antikoagulanzien (Heparin)
- Thrombozytenaggregationshemmer (z. B. Glykoprotein-IIb/IIIa-Rezeptor-Antagonisten)
- Analgetika (Morphinderivate)
- Hypnotika (Midazolam, Flunitrazepam, Ketamin)

Da viele verschiedene Medikamente gleichzeitig gegeben werden, sind vielfältige Arzneimittelnebenwirkungen möglich. Außerdem besteht häufig eine Nieren-, Leber- oder Herz-Kreislauf-Insuffizienz, und es werden apparative Organersatzmethoden angewendet. Hierdurch kommt es zu einer Beeinflussung der Verteilung und Elimination von Pharmaka, die berücksichtigt werden muss.

Die Dosierungen sind exakt anzuordnen und einzuhalten, ggf. ist ein spezielles Drugmonitoring erforderlich. Letzteres bezeichnet die regelmäßige Messung von Arzneimittelspiegeln mit den sich daraus ergebenden Konsequenzen für die Dosierung. Aus Blutspiegelverlauf, applizierter Dosis und aktueller Nierenfunktion lassen sich adäquate Dosierung und notwendige Dosiskorrekturen näherungsweise vorausberechnen. Das Drugmonitoring findet insbesondere Anwendung bei Antibiotika (z. B. Aminoglykoside), Antiarrhythmika (Lidocain, Amiodaron), Theophyllinen, Digitalispräparaten und Antiepileptika.

Für die Pharmakokinetik und Arzneimitteldosierung sind insbesondere folgende Faktoren relevant:
- Leberinsuffizienz
- Niereninsuffizienz
- Dehydratation
- Schock
- Nierenersatzverfahren

22.6 Beatmung

Patienten mit respiratorischer Insuffizienz bedürfen einer apparativen Unterstützung ihrer Atmung. Dies ist grundsätzlich auf drei pathophysiologische Prinzipien zurückzuführen:
- Atemlähmung mit Hypoventilation
- bronchiale Obstruktion
- pulmonale Insuffizienz

Auf der internistischen Intensivstation spielen bronchiale Obstruktion und pulmonale Insuffizienz eine große Rolle. Die wichtigsten Krankheiten, die zu diesen pathophysiologischen Veränderungen führen, sind in Tabelle 22.10 zusammengefasst.

22.6.1 Indikation

Die unterschiedlichen Formen der Beatmung können bei verschiedenen internistischen Grundleiden erforderlich werden. Die Indikation zur Beatmung ist eine individuelle Entscheidung, die durch folgende Faktoren beeinflusst wird:
- **das klinische Bild**
  - schwere Atemnot
  - Erschöpfung der Atemmuskulatur
  - Atemdepression
  - Tachykardie
  - Bewusstseinstrübung

Tab. 22.10 Häufige Ursachen einer bronchialen Obstruktion oder pulmonalen Insuffizienz.

Ursache	Beispiele
Bronchiale Obstruktion	Chronisch-obstruktive Atemwegserkrankung Asthma bronchiale
Primär pulmonale Insuffizienz	Pneumonie Inhalationstrauma Aspiration Acute respiratory distress syndrome (ARDS)
Kardiale Ursachen einer pulmonalen Insuffizienz	Linksherzinsuffizienz Mitral- oder Aortenklappenvitium
Vaskuläre Ursachen einer pulmonalen Insuffizienz	Lungenembolie Primär pulmonale Hypertonie
Störungen des mechanischen Atemantriebes	Intoxikation durch Hypnotika Erkrankung des zentralen Nervensystems Polymyelitis Periphere neuromuskuläre Erkrankungen

- die Blutgasanalyse
  - pO_2
  - pCO_2
  - pH-Wert
- atemmechanische Messgrößen
  - Vitalkapazitäten
  - Atemfrequenz
  - Peak Flow
  - inspiratorische Kraft
- das Alter des Patienten
- die Art des Grundleidens
- den allgemeinen Gesundheitszustand
- die Prognoseeinschätzung

22.6.2 Methode

Prinzipielle Beatmungsformen sind die nichtinvasive Beatmung über Atemmaske und die invasive Beatmung.

Apparative Voraussetzungen

Die unterschiedlichen Beatmungsformen stellen unterschiedliche apparative Anforderungen. Während die bloße Insufflation von Sauerstoff über ein einfaches Sauerstoffventil realisiert werden kann, sind für die nichtinvasive und die invasive Beatmung Beatmungsgeräte notwendig.

Für die **nichtinvasive Beatmung** über die Atemmaske reichen kleinere Geräte aus, mit denen auch eine Heimbeatmung durchgeführt werden kann. Mit diesen Geräten sind in aller Regel neben der Sauerstoffinsufflation verschiedene Beatmungsdrücke applizierbar.

Die **invasive Beatmung** wird mit modernen Beatmungsgeräten durchgeführt (z. B. Evita IV, Servo 300), die nicht nur verschiedene Beatmungsdrücke und Beatmungsvolumina applizieren können, sondern auch über eine Vielzahl von Monitoringeinheiten verfügen.

Atemwegsdrücke und Beatmungsmuster

Die apparative Beatmung unterscheidet sich von der Spontanatmung grundsätzlich durch den positiven Atemwegsdruck während der Inspiration. Folgende Beatmungsmuster werden in der Respiratortherapie eingesetzt (Abb. 22.3):

- **intermittierender Überdruck**
  - Überdruck in der Inspiration,
  - Druckausgleich gegenüber dem atmosphärischen Druck in der Exspiration (Intermittent Positive Pressure Ventilation, IPPV).
- **kontinuierlicher Überdruck**
  - Überdruck in der Inspiration und auch in der Endexspirationsphase (Continuous Positive Pressure Ventilation, CPPV, mit Positive Endexpiratory Pressure, PEEP; Biphasic Continuous Positive Airway Pressure, BIPAP).
- **kontinuierliche Überdruckatmung**
  - Spontanatmung mit ständig positivem Atemwegsdruck (Continuous Positive Airway Pressure, CPAP).
- **kontinuierlicher Überdruck bei Hochfrequenzbeatmung**
  - High Frequency Positive Pressure Ventilation (HFPPV) mit Frequenzen zwischen 60 und 3000/min.

Inspiration und Exspiration können bei apparativer Beatmung entweder durch den Patienten selbst durchgeführt oder teilweise oder vollständig durch das Gerät kontrolliert werden. Dementsprechend unterscheidet man

- kontrollierte Beatmung
- assistierte Beatmung
- assistiert-kontrollierte Beatmung

Bei der **kontrollierten Beatmung** werden Atemfrequenz und -zyklus vollständig vom Respirator bestimmt. Die Kontrolle der Inspirationsphase kann dabei volumengesteuert (z. B. IPPV, Vorgabe eines inspiratorischen Atemzugvolumens) oder druckgesteuert (z. B. BIPAP, Vorgabe eines inspiratorischen Atemwegsdrucks) erfolgen.

Bei der **assistierten Beatmung** löst der Patient den Atemzyklus selbst durch eine Zwerchfellkontraktion und den damit entstehenden Unterdruck im System aus. Hierdurch wird der Respirator „getriggert" (z. B. ASB, assistierte Spontanbeatmung). Der weitere inspiratorische Atemzyklus wird durch das Gerät bestimmt (Atemwegsdruck, Flussprofil).

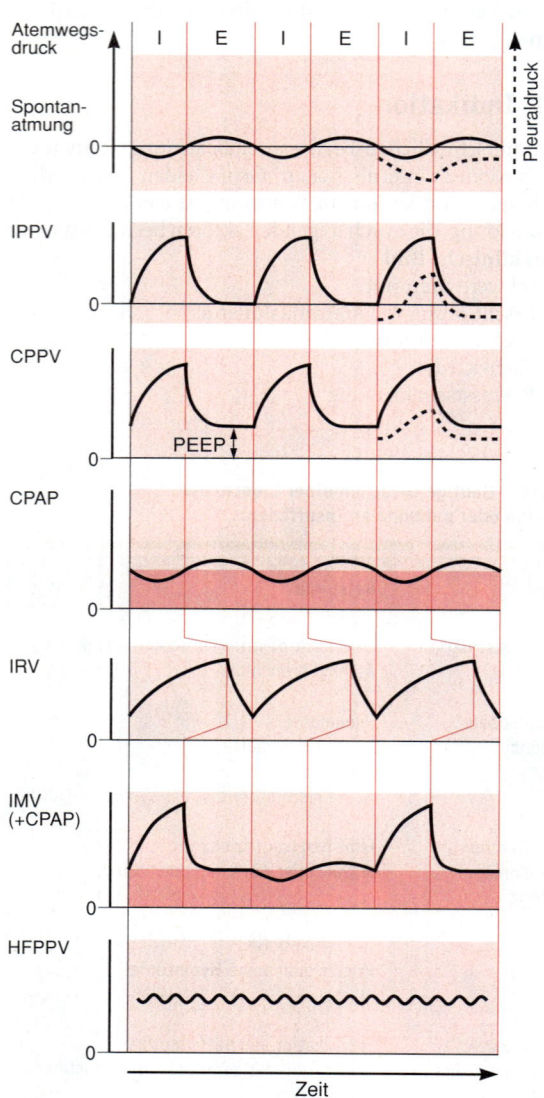

Abb. 22.3 Beatmungsdruckmuster in der Respiratortherapie (Abkürzungen s. Text).

22.6 Beatmung

Bei der **assistiert-kontrollierten Beatmung** wird vom Gerät eine Basisfrequenz vorgegeben, der Patient kann dazwischen zusätzliche Beatmungszyklen auslösen. Hierbei können die vom Patienten ausgelösten Atemzyklen komplett spontan, in Anwesenheit eines kontinuierlich positiven Atemwegsdrucks oder druckunterstützt durch das Beatmungsgerät erfolgen. Einige Beispiele dieser assistiert-kontrollierten Beatmungsmuster sind **BIPAP** (Biphasic Positive Airway Pressure), **BIPAP/ASB** (Biphasic Positive Airway Pressure/assistierte Spontanbeatmung), **IMV** (Intermittent Mandatory Ventilation) und **SIMV** (Synchronisation von Beatmung oder Spontanatmung).

Atemzeitverhältnis

Bei der Spontanbeatmung besteht ein Verhältnis von Inspiration zu Exspiration von 1 : 2 bis 1 : 3. Dieses Zeitverhältnis kann durch eine kontrollierte Beatmung bis auf Werte von 3 : 1 zugunsten der Inspiration variiert werden. Bei Verlängerung des Inspirationsanteiles spricht man von Inversed Ratio Ventilation (IRV).

Das IRV-Beatmungsmuster erfordert in der Regel eine kontrollierte Beatmung und damit eine Sedierung des Patienten.

Beatmungsparameter

Am Beatmungsgerät können folgende Parameter variabel eingestellt werden:
- Atemfrequenz
- Atemzugvolumen
- Atemminutenvolumen
- inspiratorischer Fluss
- exspiratorischer Druck
- Atemzeitverhältnis
- Triggerschwelle
- Steuerungsmodus

! Das Atemminutenvolumen ergibt sich aus dem Produkt aus Atemfrequenz und Atemzugvolumen.

22.6.3 Monitoring

Während der Beatmungstherapie werden folgende Funktionen überwacht:
- transkutan gemessene arterielle Sauerstoffsättigung (Pulsoxymetrie)
- Sauerstoffkonzentration der Inspirationsluft (F_iO_2)
- Atemwegsdrücke
- Atemfrequenz
- Atemzugvolumen
- Atemwegswiderstände
- Thoraxcompliance
- CO_2- und O_2-Gehalt in der Inspirations- und Exspirationsluft mit Errechnung des Sauerstoffverbrauchs und der CO_2-Produktion

22.6.4 Durchführung

Grundsätzlich ist die nichtinvasive von der invasiven Beatmung zu unterscheiden. Hierbei handelt es sich nicht um einander ausschließende, sondern um sich ergänzende Beatmungsmuster.

Nichtinvasive Beatmung

Die nichtinvasive Beatmung wird mit einer Atemmaske und einem Beatmungsgerät durchgeführt.

Bei Exazerbation einer chronisch-obstruktiven Lungenerkrankung ist die nichtinvasive Beatmung allgemein akzeptiert, deren Vor- und Nachteile in Tabelle 22.11 zusammengefasst sind. Zusätzlich kann diese Beatmungsform angewendet werden bei
- kardialem Lungenödem
- Pneumonie
- ARDS
- dekompensierter restriktiver Lungenerkrankung.

Bei diesen Krankheitsbildern ist jedoch der Stellenwert der nichtinvasiven Beatmung nur in kleinen Studien untersucht worden. Bei nichtadäquater Beatmung im Rahmen der nichtinvasiven Ventilation muss eine rasche Umstellung auf ein invasives Beatmungsregime durchgeführt werden. Hierzu ist die Überprüfung der o.g. Monitoringparameter notwendig.

Grundsätzlich können über die nichtinvasive Beatmung verschiedene Beatmungsformen appliziert werden. Am häufigsten wird eine CPAP-Beatmung durchgeführt. Bei entsprechender Kooperationsfähigkeit des Patienten sind jedoch auch assistierte Beatmungsmodi sowie kontrollierte Beatmungsmuster im Rahmen einer nichtinvasiven Beatmung möglich. Dies erfordert eine ausgedehnte pflegerische und ärztliche Betreuung des Patienten, hat jedoch insbesondere bei Krankheitsbildern, die eine rasche Besserung erwarten lassen (z.B. kardiales Lungenödem, akute Verschlechterung einer COPD), einen zunehmenden Stellenwert.

Somit sollte eine nichtinvasive Beatmung bei jedem Patienten auf der Intensivstation diskutiert werden. Die Durchführung dieser nichtinvasiven Beatmung bedarf jedoch eines hohen Qualitätsstandards der durchführenden Intensivstation. Bisher hat sich diese Beatmungsform noch nicht auf breiter Front durchgesetzt.

Tab. 22.11 Nutzen und Risiken der nichtinvasiven Beatmung.

Vorteile	Nachteile
Kein Intubationstrauma	Kooperationsfähigkeit des Patienten notwendig
Erhaltene Schutzreflexe	Großer pflegerischer Aufwand
Weniger nosokomiale Pneumonien	Konjunktivitis
Weniger zirkulatorische und renale Nebenwirkungen	Hautnekrosen im Bereich der Atemmaske
Erhaltene Darm- und Zwerchfellmotilität	Erschwerte enterale Ernährung
Geringerer Muskelabbau	Magenüberblähung
Kürzere Beatmungsdauer	Aspirationsgefahr
Kürzere Verweildauer auf der Intensivstation	Erschwerte Bronchialtoilette

Invasive Beatmung

Die invasive Beatmung wird in aller Regel über einen Endotrachealtubus und bei Langzeitbeatmungen über eine Trachealkanüle durchgeführt. Der Patient ist hierbei, insbesondere bei Anwendung von kontrollierten Beatmungsmustern, sediert und analgetisch behandelt.

Grundeinstellung des Beatmungsgerätes

Bei der Initialisierung einer kontrollierten Beatmung erfolgt zunächst eine standardisierte Grundeinstellung des Beatmungsgerätes, die baldmöglichst den speziellen Bedürfnissen des Patienten angeglichen werden muss (Tab. 22.12).

Anschließend muss in kurzfristigen Abständen überprüft werden, ob die in Kapitel 22.2 erwähnten Zielgrößen der Beatmung erreicht werden:
- arterielle Sauerstoffsättigung > 90%
- Normalisierung der Blutgase bei möglichst niedriger F_iO_2 (< 0,6)
- inspiratorische Spitzendrücke < 30–35 cm H_2O
- PEEP so niedrig wie möglich
- Thoraxcompliance > 40 ml/cmH_2O
- gute Koordination zwischen Patient und Respirator
- keine hämodynamischen Nebenwirkungen wie Blutdruckabfall, Rückgang der Diurese, intolerabler Abfall des Herzminutenvolumens

Sind diese Beatmungsziele nicht erreicht, so erfolgt eine entsprechende Korrektur des Beatmungsmusters.

22.6.5 Komplikationen

Barotrauma

Barotraumen entstehen als Folge unphysiologisch hoher Atemwegsdrücke während der apparativen Beatmung. Es kann zu
- Lungenüberblähung
- Alveolarschädigung
- Pneumothorax
- Mediastinalemphysem
- Hautemphysem

kommen. Um diese Komplikationsraten niedrig zu halten, sollten insbesondere hohe Atemzugvolumina und hohe inspiratorische Druckwerte vermieden werden. Es hat sich gezeigt, dass das Barotrauma in erster Linie ein Volumentrauma (Überblähung der Alveolen) ist.

Pulmonale Infektionen

Unter einer Beatmungstherapie kommt es gehäuft zu nosokomialen Infektionen der Lunge. Daher sollte die Beatmungstherapie so kurz wie möglich durchgeführt werden. Auf vielen Intensivstationen wird eine prophylaktische Antibiotikatherapie routinemäßig durchgeführt, der wissenschaftliche Stellenwert wurde jedoch in großen Studien nicht ausreichend belegt.

Hämodynamische Nebenwirkungen

Durch den erhöhten intrathorakalen Druck wird der venöse Rückstrom zum Herzen vermindert, die Herzkammern werden komprimiert, und der pulmonalvaskuläre Widerstand steigt.

Diese Faktoren bedingen eine Abnahme des Herzzeitvolumens sowie eine Verminderung des arteriellen Blutdruckes und beeinträchtigen die Perfusion und Funktion peripherer Organe (Niere).

Bei Patienten mit dekompensierter Linksherzinsuffizienz und Lungenödem wirken sich diese hämodynamischen Effekte günstig aus, da es zu einer Abnahme der Ventrikelfüllung, zu einer Nachlastsenkung des linken Ventrikels und zu einer Verdrängung des interstitiell und alveolär angesammelten Gewebewassers kommt.

22.6.6 ARDS

Das ARDS (acute respiratory distress syndrome) wird auch als akutes hypoxämisches Lungenversagen bezeichnet. Es handelt sich um eine akut einsetzende, schwerwiegende, oftmals persistierende Beeinträchtigung des pulmonalen Gasaustausches. Es kommt zu einer Reduktion der pulmonalen Compliance und zu radiologisch erfassbaren interstitiellen und alveolären Ödemen. Die **häufigsten Ursachen** des ARDS sind:
- Pneumonie
- Inhalationstrauma
- Aspiration
- Sepsis
- Polytrauma
- Übertransfusion

Beatmungstherapie des ARDS

Ein wesentlicher Bestandteil der ARDS-Therapie ist die maschinelle Ventilation mit positiven Atemwegsdrücken. Neueren Studien zufolge sollten hohe Atemwegsdrücke und hohe Tidalvolumina vermieden werden, da es dadurch zu einer Überblähung und mechanischen Schädigung des Lungenparenchyms kommt. Dies bedingt eine weitere Ausdehnung des strukturellen Lungenschadens in bereits erkrankten, aber auch in noch gesunden Arealen. Eine zusätzliche, möglicherweise notwendige hohe Sauerstoffkonzentration aggraviert die iatrogene Schädigung. Diese Baro- oder Volumentraumata führen somit zur so genannten Beatmungslunge.

Tab. 22.12 Grundeinstellung des Beatmungsgerätes.

Atemfrequenz	10–15/min
Atemzugvolumen	8–15 ml/kg KG
Atemminutenvolumen	10–15 l/min
Inspiratorische Sauerstofffraktion (F_iO_2)	0,5–1,0
PEEP	4–6 cmH_2O
Beatmungsmodus	Assistiert/kontrolliert
Zeitverhältnis I/E	1 : 2

Lungenprotektive Beatmung

Die lungenprotektive Beatmung bei Patienten mit ARDS zeichnet sich durch folgende wichtige Charakteristika aus:
- Reduktion der Tidalvolumina auf 4–8 ml/kg KG
- Begrenzung der Atemwegsdrücke auf < 35 cmH$_2$O
- Verwendung eines hohen positiven endexspiratorisches Druckes (PEEP)
- drucklimitierte Beatmung
- permissive Hyperkapnie,
- Bauchlagerung des Patienten
- Spontanatmung

Zugvolumen und Atemwegsdruck

Hohe Atemwegsdrücke sind bei der Langzeitbehandlung, insbesondere bei ARDS, möglichst zu vermeiden, weil sie zu einer starken Ausprägung von Baro- oder Volumentraumata führen. Daher ist eine Reduktion der Beatmungsdrücke unter 30–35 cmH$_2$O anzustreben. Hierdurch werden in der Regel nur noch Tidalvolumina von 4–8 ml/kg KG realisierbar. Ziele sind eine Sauerstoffsättigung von > 90% und ein PaO$_2$ von > 60 mmHg. Ein oft unweigerlicher Anstieg des pCO$_2$ wird toleriert (s. u.).

PEEP

Durch die Applikation von PEEP kommt es zu einer Reduktion der intrapulmonalen Shunts, zu einer Verbesserung der Oxygenierung, zu einem Offenhalten der Alveolen und zu einer Rekrutierung kollabierter Alveolen. Der ideale PEEP ist inter- und intraindividuell variabel. Idealerweise wird der individuelle PEEP anhand von Druck- und Volumenkurven der klinischen Situation angepasst. In der klinischen Praxis ist dies häufig schwer umzusetzen. Eine alternative, wenn auch nicht wissenschaftlich belegte Methode strebt zunächst einen hohen PEEP-Wert um 20–25 cmH$_2$O an. Anschließend wird der PEEP schrittweise reduziert, bis es zu einem Abfall der Sauerstoffsättigung kommt. Der ideale PEEP liegt typischerweise über diesem Wert, so dass das Gerät diesbezüglich zu adjustieren ist.

Drucklimitierte Beatmung

Bei der drucklimitierten Beatmung appliziert das Beatmungsgerät einen definierten Druck, der nicht überschritten wird. Durch dieses Druckplateau mit dezelerierendem Flow kann eine Rekrutierung von Lungenarealen mit langsamen Zeitkonstanten realisiert werden. Im Gegensatz dazu führt eine volumenkontrollierte Beatmung zur Applikation eines volumenkonstanten Atemzuges. Hierdurch entstehen insbesondere zu Beginn der Inspiration hohe Beatmungsdrücke und hohe intrapulmonale Scherkräfte. Dies kann zu einer weiteren Schädigung der Lunge beitragen. Daher ist die drucklimitierte Beatmung bei Patienten mit ARDS vorzuziehen.

Permissive Hyperkapnie

Unter den niedrigen Tidalvolumina und niedrigen Beatmungsdrücken kommt es bei vielen Patienten unweigerlich zum Anstieg des pCO$_2$. Klinische Studien haben gezeigt, dass ein Anstieg auf 80–120 für den Patienten durchaus tolerabel ist. Dieser pCO$_2$-Anstieg sollte jedoch langsam und einschleichend vonstatten gehen, damit Kompensationsmechanismen innerhalb des Säure-Basen-Haushaltes zu einem Ausgleich des pH-Wertes führen können. Bei Nierenschädigung ist diese metabolische Gegensteuerung gestört. Hier sollte ggf. bei einem pH-Wert < 7,2 eine Bikarbonatpufferung durchgeführt werden. Letzteres kann allerdings zu einer stärkeren Natriumbelastung führen und bedarf eines engmaschigen Monitorings. Die Hyperkapnie kann zu einer verminderten linksventrikulären Pumpfunktion und zu einem Anstieg der pulmonalvaskulären Drücke führen. Außerdem wurden Herzrhythmusstörungen unter einer Hyperkapnie beschrieben. Allerdings sind negative Folgen dieser durch die Hyperkapnie ausgelösten Veränderungen bislang nicht eindeutig beschrieben worden, so dass der Nutzen dieses Beatmungsregimes die Nachteile überwiegt. Bei Patienten mit erhöhtem intrakraniellem Druck kann die Hyperkapnie zu einem weiteren intrakraniellen Druckanstieg führen und sollte daher keine Anwendung finden.

Spontanatmung

Unter kontrollierter Beatmung werden insbesondere die dorsobasalen Lungenbezirke nur unzureichend ventiliert. Dies ist durch den erhöhten hydrostatischen Druck in diesen Bezirken bedingt. Die Zwerchfellkontraktion während der Spontanatmung wirkt diesem Effekt entgegen. Daher sollte die Spontanatmung, wann immer es die respiratorische Situation zulässt, bei ARDS Anwendung finden. Dies kann auch in Kombination mit einer kontrollierten Beatmung durchgeführt werden (z. B. BIPAP).

Beatmung in Bauchlage

Computertomographische Untersuchungen haben eindrucksvoll gezeigt, dass insbesondere die dorsobasalen Abschnitte der Lunge durch Atelektasen beeinträchtigt werden. Dies ist durch den erhöhten hydrostatischen Druck in den genannten Bezirken während der Rückenlage bedingt. Eine differentielle Lagerungstherapie, insbesondere die Bauchlage, führt zu einer Rekrutierung der atelektatischen Bezirke. Daher sollten Patienten mit ARDS und maschineller Beatmung 10–12 h/d in Bauchlage beatmet werden.

22.6.7 Experimentelle Therapieansätze

NO-Inhalation

Stickstoffmonoxid (NO) kann die bei ARDS bestehende pulmonalarterielle Hypertonie durch eine induzierte Vasodilatation verbessern. Der Effekt scheint allerdings nur für einen Zeitraum von 24–48 h bestehen zu bleiben. Während dieser Zeit kommt es zu einer Besserung der Sauerstoffsättigung. Bei Neugeborenen mit ARDS ließ sich in Studien die Häufigkeit der extrakorporalen Membranoxygenierung vermindern, wenn auch keine Reduktion der Letalität zu beobachten war. Möglicherweise gilt dies auch für das ARDS des Erwachsenen. Kontrollierte Studien hierzu liegen allerdings nicht vor.

Bei Rechtsherzinsuffizienz und pulmonaler Hypertonie nach herzchirurgischen Eingriffen wurden im Erwachsenenalter positive Effekte der NO-Inhalation beschrieben. Die Oxygenierung wurde verbessert, und die Rechtsherzbelastung der Patienten konnte vermindert werden. Dies wurde bei Patienten nach Bypassoperationen und Mitralklappenersatz untersucht. Eine weitere mögliche Indikation ist die postoperative Phase nach Herz- und/oder Lungentransplantation, da durch die inhalative NO-Therapie der pulmonale Gefäßwiderstand akut gesenkt werden konnte.

Die inhalative Stickstoffmonoxidtherapie ist somit speziellen Fällen vorbehalten und stellt derzeit noch keine Standardtherapie bei Patienten mit ARDS dar.

Exogene Surfactanttherapie

Insbesondere bei ARDS kommt es zu einer Verminderung des intrinsischen Surfactantfaktors. Dies bedingt einen Kollaps von Alveolen und eine Diffusionsstörung. Die Applikation von exogenem Surfactant wird bei Neugeborenen mit ARDS sehr erfolgreich eingesetzt. Auch bei Erwachsenen konnte im Rahmen des ARDS, einer Pneumonie oder einer Bypassoperation eine Besserung durch eine Surfactantgabe erreicht werden. Diese Daten basieren jedoch auf sehr kleinen Studien oder Fallberichten. Es handelt sich um einen vielversprechenden Therapieansatz, der aber insbesondere aufgrund seiner hohen Kosten derzeit nicht allgemein empfohlen werden kann. Hierzu sind weitere klinische Studien erforderlich.

Partielle Flüssigkeitsventilation

Die partielle Flüssigkeitsventilation mit Perfluorkarbonen ist ein neuer therapeutischer Ansatz zur Behandlung des ARDS. Die Fluor-Kohlenstoff-Verbindung Perfluorkarbon kann in hohem Maß Sauerstoff und CO_2 aufnehmen. Hierdurch kann eine Gasaustauschverbesserung erreicht werden. Außerdem wurde beschrieben, dass die Rekrutierung atelektatischer, zuvor nicht ventilierter Lungenareale verbessert werden kann. Ferner wurden antiinflammatorische Effekte dieser Verbindung beschrieben. Die partielle Flüssigkeitsventilation wurde bereits in mehreren kleinen Studien untersucht. Die Ergebnisse sind durchaus Erfolg versprechend. Derzeit handelt es sich allerdings um einen experimentellen Therapieansatz, der noch keinen Eingang in die routinemäßige Behandlung auf der Intensivstation gefunden hat.

22.7 Extrakorporale Eliminationsverfahren

Die Methoden zur extrakorporalen Elimination von Flüssigkeit und Substanzen sind folgende (s.a. Kap. 23.7U):
- Hämodialyse (HD)
- Hämofiltration (HF)
- kontinuierliche arteriovenöse Hämofiltration (CAVH)
- Hämoperfusion (HP)
- Plasmaperfusion (PP)
- Plasmaseparation (PS)
- Peritonealdialyse (PD)

Alternativ zur HD kann – mit allerdings geringerer Effektivität – auch die PD durchgeführt werden.

In der Intensivmedizin ergeben sich für den Einsatz dieser Methoden vielfältige Indikationen, die nur zum Teil „Nierenersatzverfahren" darstellen:
- Elimination harnpflichtiger Substanzen bei akutem Nierenversagen und chronisch-terminaler Niereninsuffizienz → HD, PD, HF, CAVH
- Giftelimination bei schweren Intoxikationen → HD, PD, HP, PP
- Wasserentzug bei schwerer Hyperhydratation mit pulmonaler Insuffizienz und schwer rekompensierbarer Herzinsuffizienz → HD, HF, CAVH
- Elimination toxischer Proteine → PS
  - Hämoglobin bei intravasaler Hämolyse
  - Myoglobin bei akuter Rhabdomyolyse
  - Thyroxin bei thyreotoxischer Krise
  - Autoimmunkomplexe bei Landry-Paralyse, Myasthenie und Goodpasture-Syndrom

22.8 Infektionen auf Intensivstationen

Ätiologie Kritisch Kranke können wegen eines infektiösen Grundleidens mit vitalbedrohlichem Verlauf auf die Intensivstation aufgenommen werden. Zu den häufigsten Diagnosen auf internistischen Intensivstationen gehören:
- Pneumonie
- Endokarditis
- Meningitis
- Enzephalitis
- Sepsis

Außerdem kommt es bei 7 % aller Patienten mit primär nicht infektiösen Grundleiden als Komplikation der Intensivtherapie zu Infektionserkrankungen. Diese werden auch als nosokomiale Infektionen bezeichnet, deren schwerste Form die Sepsis darstellt. Die nosokomialen Infektionen sind in Tabelle 22.13 dargestellt.

Infektiöse Komplikationen sind auf Intensivstationen deshalb häufig, weil die invasiven Überwachungs- und Therapiemaßnahmen zu einer erhöhten Infektgefährdung führen. Außerdem sind die kritisch kranken Patienten erhöht infektanfällig.

Die Infektanfälligkeit ist bedingt durch
- Grundleiden
- katabole Stoffwechsellage
- Fehlernährung
- immunsupprimierende Erkrankungen wie
  - Diabetes mellitus
  - Urämie
  - dekompensierte Leberinsuffizienz
  - große Operationen
  - Traumen
- immunsupprimierende Therapieverfahren mit
  - Immunsuppressiva
  - Zytostatika
  - Strahlentherapie

Die Infektgefährdung ist bedingt durch
- invasive Überwachungsverfahren
  - intravasale Dauerkatheter
  - Blasenkatheter
  - gastrointestinale Sonden

22.8 Infektionen auf Intensivstationen

- aggressive Behandlungs- und Pflegemaßnahmen
  - endotracheale Intubation und Beatmung
  - tracheobronchiales Absaugen
  - Infusionstherapie
  - extrakorporale Eliminationsverfahren

Nosokomiale Infektionen entstehen je zur Hälfte endogen durch Keime aus der körpereigenen Flora und exogen durch Keime aus der Umgebung des Patienten. Hierbei ist die Kontaktinfektion der wichtigste Infektionsherd. Die Hände sind der häufigste Überträger.

Die Infektionsrate liegt insgesamt bei Patienten internistischer Intensivstationen bei 3–8 %, bei Patienten kardiologischer Überwachungsstationen bei 1–2 %.

Diagnostik Die Diagnose einer nosokomialen Infektion kann schwierig sein. Insbesondere gilt es, eine bloße Kontamination von einer Infektion zu unterscheiden. Allein aus dem mikrobiologischen Nachweis pathogener Erreger ist eine Infektion nicht zu diagnostizieren. Vielmehr gehören dazu die Zeichen einer krankhaften Auseinandersetzung des Organismus mit den eingedrungenen Keimen.

So ist der Nachweis pathogener Keime im abgesaugten Tracheobronchialsekret nicht gleichbedeutend mit einem respiratorischen Infekt. Die Diagnose einer **nosokomialen Pneumonie** beruht vielmehr auf dem Zusammentreffen von pathologischem Keimbefund mit eitrigem Trachealsekret, Lungeninfiltraten im Röntgen-Thoraxbild, Fieber und Leukozytose.

Der Nachweis einer Bakteriurie (signifikante Keimzahl > 10^5) entspricht nicht unbedingt einer **Harnwegsinfektion**, sondern es müssen Entzündungszeichen wie Leukozyturie und Proteinurie hinzutreten.

Eine **Bakteriämie** (positive Blutkultur) ist nicht gleichbedeutend mit **Sepsis**. Die Diagnose einer Sepsis verlangt vielmehr die Zeichen einer schweren Allgemeinerkrankung wie Fieber und Leukozytose (in den meisten Fällen), Verschlechterung des Allgemeinzustandes, Störungen der Organfunktion als Folge des Eindringens der Erreger und der Überschwemmung des Organismus mit mikrobiellen Toxinen.

Therapie Eine Infektionskontrolle setzt die rechtzeitige Erkennung von Infektionen durch ein mikrobiologisches Monitoring voraus. Potenzielle Infektionsherde müssen überwacht, bei Patienten und Umgebung müssen regelmäßige mikrobiologische Keimanalysen durchgeführt werden. Hauptmaterialien für die Keimanalyse durch kulturelle Anzüchtungen sind Rachensekret, Tracheobronchialsekret, Urin, Blut, Wundsekrete, Stuhl und Venenkatheterspitzen. Im Rahmen der allgemeinen Intensivüberwachung sollten bei jedem Patienten, der längerfristig auf der Intensivstation behandelt wird, insbesondere bei jedem Langzeitbeatmeten, regelmäßig Tracheobronchialsekret und Urin untersucht werden.

Zusätzliche Probenentnahmen sind je nach Art der vermuteten oder nachgewiesenen Infektion angezeigt. Bei jedem Fieberzustand sollten mehrere Blutkulturen angelegt werden.

Die Infektionsprophylaxe beruht auf vier Säulen:

Tab. 22.13 Nosokomiale Infektionen auf allgemein-internistischen Intensivstationen.

Infektionen	Betroffene Patienten (%)
Pneumonie	2,5
Harnwegsinfekt	2,0
Sepsis	1,0
Wundinfektionen	0,5
Venenkatheter, Phlebitis u. a.	1,0

- strenge Einhaltung der krankenhaushygienischen Regeln:
  - häufiges und regelmäßiges Waschen der Hände,
  - Tragen von Einmalhandschuhen,
  - steriles Arbeiten bei allen geplanten Eingriffen,
  - sorgfältige Pflege von Gefäßkathetereintrittsstellen,
  - regelmäßiger Wechsel steriler Wundverbände,
  - regelmäßiger Wechsel von Infusionsbestecken,
- Verwendung steriler Einmalartikel für invasive Eingriffe, insbesondere die Anwendung geschlossener Systeme zur Harndrainage,
- rationaler und restriktiver Umgang mit Antibiotika, da eine generelle antibiotische Prophylaxe die Infektion nicht verhütet, durch Anzüchtung antibiotikaresistenter Keime den Patienten zusätzlich gefährden kann und dementsprechend sinnlos ist,
- Begrenzung aller invasiven Prozeduren auf die unbedingt notwendige Zeitspanne.

SIRS und Sepsis

Definition Ein SIRS (systemic inflammatory response syndrome) liegt vor, wenn mindestens zwei der folgenden Kriterien erfüllt sind:
- Temperatur > 38 °C oder < 36 °C
- Herzfrequenz > 90/min
- Atemfrequenz > 20/min oder P_aCO_2 < 32 mmHg
- Leukozyten > 12 000 oder < 4 000/μl oder > 10^3 unreife Formen/μl

Ein SIRS geht häufig der Sepsis voran. Zur Diagnose der Sepsis wird außerdem der Nachweis einer Infektion als Ursache der inflammatorischen Reaktion gefordert.

Ätiologie Die häufigsten Ursachen von SIRS bzw. Sepsis sind
- Pneumonie
- intraabdominelle Infektionen
- Venenkatheterinfektion
- Harnwegsinfekt
- Endokarditis

Die Mortalität liegt bei 30–70 %.

Pathophysiologisch liegen dem SIRS und der Sepsis metabolische und hormonelle Veränderungen zugrunde, die initial jeweils zu einem Hypermetabolismus führen. Proteinkatabolismus, erhöhte Lipolyse, ein gestörter Kohlenhydratmetabolismus und Fieber sind die Folge. Außerdem kommt es zu typischen kardiovaskulären Veränderungen, wobei man eine hyperdyname und eine hypodyname Phase unterscheidet. Beiden Phasen gemeinsam sind Tachykardie, erniedrigter peripherer Widerstand und niedriger Blutdruck. Während sich die hyperdyname Phase jedoch durch ein erhöhtes Herzzeitvolumen auszeichnet, ist dieses in der hypodynamen Phase normal oder erniedrigt.

Diagnostik Die o.g. mikrobiologischen, hämodynamischen und metabolischen Charakteristika des SIRS und der Sepsis bedingen auch die Diagnostik. Zur Diagnosefindung sind daher folgende Untersuchungen erforderlich:
- Temperaturmessung,
- hämodynamisches Monitoring mit Herzfrequenz- und Blutdruckerfassung
- Atemfrequenzerfassung
- peripheres Blutbild mit Differentialblutbild
- Erregernachweis durch Blutkulturen
- Nachweis der ursächlichen Infektion bei Sepsis (z.B. Pneumonie)
- erweiterte hämodynamische Diagnostik mit Rechtsherzkatheter
  - verminderter peripherer Widerstand
  - erhöhtes, normales oder erniedrigtes HZV
- Scoringsysteme

Zur Diagnostik und prognostischen Evaluierung intensivmedizinischer und insbesondere septischer Krankheitsbilder ist die Anwendung von so genannten Scoringsystemen hilfreich. Am weitesten verbreitet sind APACHE III (acute physiology and chronic health evaluation), SAPS II (simplified acute physiology score) und TISS (therapeutic intervention scoring systeme). Im Rahmen dieser Scoringsysteme werden verschiedene auf der Intensivstation gemessene und mit Schweregrad und Therapie korrelierte Parameter (z.B. Herzfrequenz, Atemfrequenz) eingegeben. Die Gesamtanzahl an Punkten gibt Auskunft über den Schweregrad und die Prognose der zugrunde liegenden Erkrankung.

Therapie Die Therapie der Sepsis zielt zum einen auf die Beseitigung der zugrunde liegenden Infektionskrankheit und zum anderen auf die Beherrschung der hämodynamischen Komplikationen.

Antiinfektiöse Therapie bei Sepsis Die Antibiotikatherapie steht im Vordergrund. Sie ist möglichst den nachgewiesenen Erregern anzupassen. Bei Sepsis wird ein spezifischer Erreger in 17–69 % der Fälle nachgewiesen. Gelingt der Erregernachweis nicht, so ist eine empirische Antibiotikatherapie je nach Organschädigung (z.B. Pneumonie) durchzuführen. Alle einer operativen Therapie zugänglichen infektiösen Prozesse (z.B. Abszesse) müssen einer chirurgischen Sanierung zugeführt werden.

Kardiovaskuläre Therapie Die schwerste Komplikation der Sepsis ist der septische Schock, der mit einer hohen Letalität verbunden ist. Therapie der Wahl ist initial eine ausreichende Flüssigkeitssubstitution. Es sollte ein mittlerer arterieller Blutdruck von 60–70 mmHg erreicht werden. Wenn sich dies durch die Flüssigkeitstherapie nicht realisieren lässt, ist eine zusätzliche Noradrenalintherapie zur Erhöhung des peripheren Widerstandes indiziert. Ein Anstieg über den genannten Zielblutdruckwert ist nicht erstrebenswert, um eine die Organperfusion vermindernde, überschießende Vasokonstriktion zu verhindern.

Experimentelle Therapieansätze Basierend auf der schlechten Prognose der Sepsis und des septischen Schockes wurden verschiedene Therapieansätze entwickelt, die jedoch allesamt nicht als allgemein gültig empfohlen werden können, allerdings in kleineren Studien bereits bemerkenswerte Erfolge erzielt haben:
- zusätzliche Erhöhung des Herzzeitvolumens durch Dobutamin
- selektive Inhibition der induzierbaren Stickstoffmonoxidsynthase
- Zytokininhibitoren
- Immunglobuline
- extrakorporale Eliminationsverfahren

Neben diesen Maßnahmen sind viele zusätzliche unterstützende therapeutische Bemühungen notwendig. Hierzu gehören auch Organersatztherapien, da der septische Patient vom Multiorganversagen bedroht ist. Darüber hinaus wird der septische Patient speziellen ernährungstherapeutischen Strategien unterworfen.

22.9 Grenzen der Intensivmedizin

Aufgabe der Intensivmedizin ist es, akute und lebensbedrohliche Störungen vitaler Organfunktionen zu behandeln, wenn zu erwarten ist, dass die Erkrankung des Patienten ein Überleben unter einer annehmbaren Lebensqualität zulässt. Damit sind die Grenzen der Intensivmedizin aufgezeigt: Irreversibilität der eingetretenen Vitalfunktionsstörung und therapieresistentes Terminalstadium von chronischen und malignen Grundleiden. In diesen Fällen sind die Übernahme auf die Intensivstation und die Einleitung einer Intensivtherapie nicht mehr indiziert. Im Einzelfall kann eine prognostische Einschätzung schwierig sein, insbesondere dann, wenn ein Patient notfallmäßig in die Klinik aufgenommen wurde und die Gesamtsituation nicht klar überschaubar ist. So ergibt sich nicht selten erst im Verlauf der Intensivtherapie die Erkenntnis einer infausten Prognose. In dieser Situation sollten zwei Entscheidungen getroffen werden:
- **Rücknahme der Intensivtherapie auf eine supportive Therapie zur Leidenslinderung:**
  - Freihalten der Atemwege, um Luftnot und Ersticken zu verhindern,
  - Gabe von Sedativa und Analgetika bei Erregungszuständen, Angst und Schmerzen,
  - Infusion von ausreichend Flüssigkeit, um Durstgefühl und Austrocknen zu vermeiden,
- **Anordnung, keine kardiopulmonale Reanimation einzuleiten, wenn ein akuter Kreislaufstillstand beobachtet wird.**

Ein Abbruch aller Therapiemaßnahmen einschließlich Beendigung der Beatmung ist dagegen nur bei zweifelsfrei nachgewiesenem dissoziiertem Hirntod gestattet. Als „dissoziierten" oder „intravitalen" Hirntod bezeichnet man den vollständigen und irreversiblen Funktionsverlust des Gehirns bei weiterschlagendem Herzen und fortgesetzter künstlicher Beatmung. Der Hirntod ist dem Individualtod des Patienten gleichbedeutend, die Beatmung soll daher abgebrochen werden, was ein Erlöschen der Kreislauftätigkeit zur Folge hat.

In die Entscheidungsprozesse zum primären Verzicht auf Intensivtherapie, zur sekundären Therapiereduktion und zur Anordnung, nicht zu reanimieren, sollten die engsten Angehörigen und – wenn dies die Umstände zulassen – auch der Kranke einbezogen werden.

22.10 Prognose intensivpflichtiger Patienten

Überlebenszahlen (Kurzzeitprognose), Überlebensdauer (Langzeitprognose) und Überlebensqualität nach Intensivtherapie hängen ganz überwiegend von Art und Verlauf des Grundleidens ab. Komplikationen der Intensivbehandlung selbst spielen demgegenüber eine untergeordnete Rolle. Überlebende behalten selten schwere neurologisch-psychische Dauerschäden.

In internistischen Intensivstationen versterben 10–15 % der dort behandelten Patienten. Haupttodesursachen sind progredientes Koma, irreversibles Herzversagen, progressive pulmonale Insuffizienz mit Hypoxie oder ein Multiorganversagen. Weitere 5–10 % versterben nach der Verlegung auf eine Allgemeinstation, so dass mindestens drei Viertel der ursprünglich intensivmedizinisch Behandelten aus der Klinik entlassen werden können. Die Kurzzeitprognose, gemessen an der Krankenhausletalität, ist eindeutig von der Grunderkrankung abhängig (Tab. 22.14). Nach einer primär erfolgreichen kardiopulmonalen Reanimation versterben 60 % der Patienten während des weiteren Krankenhausaufenthalts, entweder noch während der Intensivtherapie oder nach der Verlegung auf eine Allgemeinstation. Haupttodesursachen sind hypoxischer Hirnschaden und irreversibles Herzversagen. Nur 15% aller Patienten, bei denen eine kardiopulmonale Reanimation eingeleitet wurde, überleben bis zur Klinikentlassung.

Im Zeitraum von ein bis zwei Jahren nach Intensivtherapie versterben 20–25 % der aus der Klinik Entlassenen, so dass 50–60% der ursprünglich intensivmedizinisch Behandelten längerfristig überleben. Auch für die Langzeitprognose ist das Grundleiden ausschlaggebend (Tab. 22.15).

Die Lebensqualität der Langzeitüberlebenden ist weniger gut bekannt. Die gefürchteten neurologischen und psychopathologischen Dauerschäden, im Extremfall als schwere Hirnschädigung mit dauerhafter Pflegebedürftigkeit, werden selten beobachtet (ca. 1 % der Langzeitüberlebenden). Am häufigsten betroffen sind Patienten nach überlebter kardiopulmonaler Reanimation, bei denen schwere Dauerschäden in 5–10 % beobachtet wurden. Bei 75 % der Entlassenen besteht nach ein bis zwei Jahren ein Krankheitszustand wie vor der akuten, die Intensivtherapie auslösenden Erkrankungsphase, und nur bei 20 % kommt es in dieser Zeitspanne zu einer eindeutigen Verschlechterung der Lebensqualität.

Tab. 22.14 Kurzzeitprognose unselektionierter Patienten allgemeininternistischer Intensivbehandlungsstationen.

Erkrankungsart	Krankenhausletalität (%)
Exogene Intoxikationen	2
Akuter Myokardinfarkt	15–20
Chronisch-obstruktive Lungenerkrankung	35
Dialysepflichtiges akutes Nierenversagen (sehr häufig als Teil eines Multiorganversagens)	40–60
Respiratorpflichtige akute respiratorische Insuffizienz	50
Zustand nach kardiopulmonaler Reanimation	60
Sepsis, Multiorganversagen	60–80
Erkrankungen des zentralen Nervensystems	75
Dekompensierte Leberzirrhose	80

Tab. 22.15 Langzeitprognose zwei Jahre nach Intensivtherapie.

Erkrankungsart	Sterberate (%)
Intoxikationen	4
Akuter Myokardinfarkt	10
Respiratorische Insuffizienz	30
Gastrointestinale Blutung	40
Chronisch-obstruktive Lungenerkrankung	40
Schwere Herzinsuffizienz	40–50
Schwere Leberinsuffizienz	80

Intensivmedizin

Zur weiteren Information

Literatur

Bischoff S.C., J. Ockenga, M.P. Manns, Internist 41: 1041–1061 (2000), Springer Verlag 2000

Boldt J., G. Haisch, Intensivmed 37:195–205(2000), Steinkopff Verlag 2000

Brunkhorst R., F. Brunkhorst, Intensivmed 37:449–451(2000), Steinkopff Verlag 2000

Burchardi H., Intensivmed 37:247–248(2000), Steinkopff Verlag 2000

Dick W., Anaesthesist 49:732–737(2000), Springer Verlag 2000

Engelmann L., Internist 41:985–994(2000), Springer Verlag 2000

Hohlfeld J.M., J. Niedermeyer, H. Fabel, Intensivmed 37:461–468 (2000), Steinkopff Verlag 2000

Janssens U., A. Jordan, J. Graf, H. Grenner, P. Hanrath, Intensivmed 37:31–43(2000), Steinkopff Verlag 2000

Jürgens E., R. Rossaint, Intensivmed 37:257–264(2000), Steinkopff Verlag 2000

Kieback A.G., A. Grohmann, G. Kalb, G. Baumann, S.B. Felix, Intensivmed 37:549–554(2000), Steinkopff Verlag 2000

Kierdorf H.P., Internist 41:1062–1070(2000), Springer Verlag 2000

Kuhlen R., R. Rossaint, Intensivmed 37:591–596(2000), Steinkopff Verlag 2000

Leclerc J., Q. Pu, E. Weil, B. Vallet, Intensivmed 37:93–99(2000), Steinkopff Verlag 2000

Liaudet L., M.-D. Schaller, Intensivmed 37:166–175(2000), Steinkopff Verlag 2000

Martin C., M. Leone, M.-L. Ayem, Intensivmed 37:507–513(2000), Steinkopff Verlag 2000

Meissner E., M. Hamm, H. Fabel, Internist 41:970–984(2000), Springer Verlag 2000

Schumacher T., M. Kelm, C. Buhn, H. Preik-Steinhoff, S. Kerber, M.P. Heintzen, M. Heydthausen, B.E. Strauer, Intensivmed 36:33–39(1999), Steinkopff Verlag 1999

Walmrath D., F. Grimminger, W. Seeger, Intensivmed 37:251–256 (2000), Steinkopff Verlag 2000

Weilemann L.S., Internist 41:1071–1076(2000), Springer Verlag 2000

R. HEINRICH, A. KWETKAT

23 Geriatrie

23.1	**Grundbegriffe**	1837
23.1.1	Definitionen	1837
	Gerontologie	1837
	Geriatrie – geriatrischer Patient	1838
23.1.2	Aufgaben und Ziele	1840
23.2	**Klinische Geriatrie**	1840
23.2.1	Physiologische Altersveränderungen	1840
	Kardiovaskuläres System	1840
	Respirationstrakt	1840
	Gastrointestinaltrakt	1840
	Renales System	1841
	Hämatologisches System	1841
	Endokrines System	1841
	ZNS und Nervensystem	1841
	Sensorik	1841
	Bewegungsapparat	1842
	Haut	1842
23.2.2	Besonderheiten häufiger Erkrankungen	1842
	Besonderheiten der geriatrischen Anamnese	1842
	Symptomarmut und -wechsel	1842
	Mehrdeutige Symptomatik	1842
	Arterielle Hypertonie	1843
	Koronare Herzerkrankung (KHK) und Herzinfarkt	1843
	Herzinsuffizienz	1843
	Apoplexie	1844
	Diabetes mellitus	1845
	Schilddrüsenfunktionsstörungen	1846
	Lunge und Atemwege	1846
	Osteoporose	1848
23.2.3	Häufige Syndrome in der Geriatrie	1848
	Inkontinenz	1849
	Stürze und Gangunsicherheiten	1851
	Gangstörung	1852
	Schwindel	1853
	Demenz	1854
	Mangelernährung	1856
	Dekubitalulzera	1857
23.2.4	Grundsätze der medikamentösen Therapie	1858
	Compliance und Non-Compliance	1858
	Pharmakokinetik	1859
	Pharmakodynamik	1859
	Praktische Hinweise	1859
23.2.5	Operabilität – internistische Aspekte	1859
	Risikofaktoren	1860
	Voruntersuchungen	1860
	Entscheidungsfindung	1860
23.2.6	Geriatrische Rehabilitation	1860
	Ziele	1860
	Phasen	1861
23.2.7	Betreuung und Pflege	1861
	Pflegeversicherung	1861
	Pflegemaßnahmen	1861

Zur Orientierung

Bekanntlich nimmt der Anteil über 65-Jähriger an der Bevölkerung in allen Industriestaaten zu. Er liegt in der Bundesrepublik Deutschland derzeit bei 15,7 %. Bis zum Jahr 2030 wird er laut Hochrechnungen auf ca. 24 % ansteigen (s. Abb. 23.1). Bemerkenswert ist die Zunahme der Hochaltrigen, also der über 80-Jährigen. Ihr Anteil liegt bei 3,6 % der bundesdeutschen Bevölkerung, mit einem erwarteten Anstieg auf ca. 6 % im Jahr 2030. Damit ist die Gruppe der Hochaltrigen die relativ und absolut am schnellsten wachsende Bevölkerungsgruppe. Man spricht in diesem Zusammenhang auch vom **doppelten Altern**: Die Alten werden mehr und immer älter.

Diese Entwicklung ist im Wesentlichen durch die steigende Lebenserwartung bedingt, die für ein neugeborenes Mädchen bei 80 Jahren, für einen neugeborenen Jungen bei knapp 74 Jahren liegt. Die mittlere Lebenserwartung steigt jährlich um 3,5 Monate. Derzeit liegt sie für jetzt 60-Jährige bei 80 Jahren. Wie aus der unterschiedlichen Lebenserwartung zu ersehen, werden Frauen älter als Männer, es kommt also einerseits zu einer Feminisierung der alternden Gesellschaft, andererseits u.a. durch die wachsende Zahl allein stehender Witwen zu einer Singularisierung.

23.1 Grundbegriffe

23.1.1 Definitionen

Im Folgenden werden zum besseren Verständnis und zur Schaffung einer einheitlichen Diskussionsgrundlage in der Geriatrie häufig verwendete Begriffe erklärt.

Gerontologie

! „Alternsforschung; Lehre vom Altern; umfasst das gesamte Gebiet des Alterns, d.h. befasst sich mit dem Menschen in seinen verschiedenen Lebensaltern, einschließlich der pathologischen Vorgänge."

Geriatrie

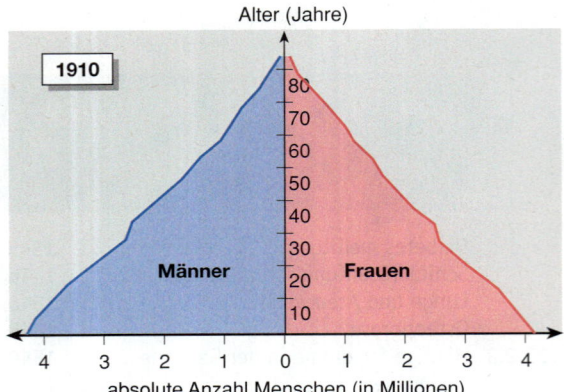
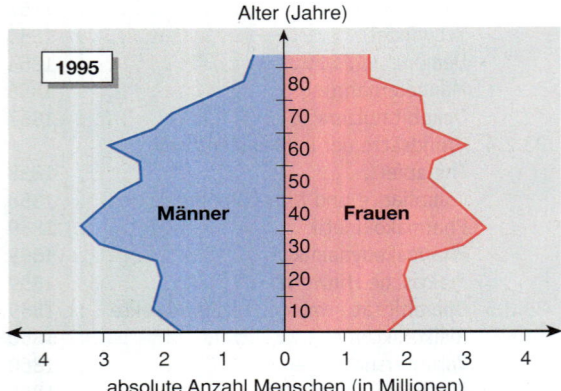
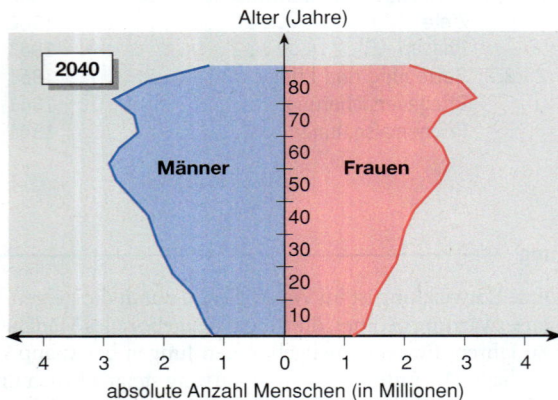

Abb. 23.1 Demographische Entwicklung.

Die Gerontologie beinhaltet also Grundlagenforschung, u.a. über:
- Alterungsprozesse und Alternstheorien
- Differenzierung physiologischer von pathologischen Altersveränderungen
- Fragen der psychosozialen Folgen des Alterns
- Interaktion von Altern und Gesellschaft, Ethik und Philosophie

Geriatrie – geriatrischer Patient

Geriatrie als Teilgebiet ist schwierig zu definieren, da sie sich der üblichen Taxonomie der medizinischen Fächer entzieht.

Eine pragmatische Definition des geriatrischen Patienten fand ein Expertengremium der Zentraleuropäischen Arbeitsgemeinschaft gerontologisch/geriatrischer Gesellschaften 1990:

> „Ein geriatrischer Patient ist ein biologisch älterer Patient, der durch altersbedingte Funktionseinschränkungen bei Erkrankungen akut gefährdet ist, der zu Multimorbidität neigt und bei dem ein besonderer Handlungsbedarf rehabilitativ, somatopsychisch und psychosozial besteht." Hier werden der ganzheitliche Ansatz und der fächerübergreifende Charakter geriatrischer Versorgung deutlich. Ferner finden sich darin einige Schlüsselwörter der Geriatrie, die im Folgenden noch erläutert werden.

Multimorbidität

Mit zunehmendem Alter steigt die Prävalenz gleichzeitig bestehender ruhender Leiden und aktiver Krankheiten. Steht in jüngeren Jahren die Behandlung einer solitären Erkrankung im Vordergrund, sind bei den 65- bis 69-Jährigen im Schnitt 5,7 Diagnosen zu berücksichtigen, bei den 80- bis 84-Jährigen bereits 8,4. Dieses Mehrfachkranksein kann ein einzelnes Organ betreffen (Organpolypathie), aber auch die traditionellen organbezogenen Gebiete der Medizin überschreiten. Darüber hinaus werden die einzelnen Erkrankungen in ihrer Bedeutung von psychosozialen Faktoren bestimmt bzw. modifiziert.

Krankheitsketten

Bei Multimorbidität kann es sich um kausal unabhängige **Begleiterkrankungen** oder um kausal abhängige **Kombinationserkrankungen** handeln. Diese sowie neu auftretende Erkrankungen oder die Entgleisung eines chronischen Leidens können in spezifischer Weise geriatrische Krankheitsketten auslösen. So kann z.B. eine Pneumonie auf dem Boden eines Lungenemphysems zu kardialer Dekompensation führen, was wiederum eine zuvor asymptomatische Karotisstenose kritisch werden lässt, mit der möglichen Folge einer zerebralen Ischämie und Hemiparese.

Die im Rahmen von Multimorbidität parallel bestehenden Krankheiten haben unterschiedliche Schweregrade und Bedeutung für den Patienten hinsichtlich Lebenserwartung, Leidensdruck und Kompetenz. Alle therapeutischen Maßnahmen müssen dementsprechend gewichtet werden. Die Anzahl der Organdiagnosen ist somit keineswegs gleichzusetzen mit dem Ausmaß funktioneller Beeinträchtigung, der Behinderung oder gar der Lebensqualität des Betroffenen.

Funktion

Unter Funktion wird in der Geriatrie die Fähigkeit des Patienten verstanden, den Anforderungen **seines** täglichen Lebens zu entsprechen. Die Funktionen haben dabei eine hierarchische Anordnung von alltäglichen, basalen Verrichtungen wie Ankleiden und Essen bis hin zu komplexen Leistungen wie selbständigem Reisen oder Autofahren.

23.1 Grundbegriffe

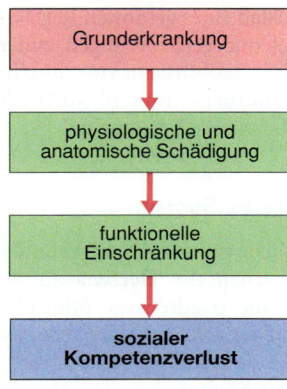

Abb. 23.2 Dimensionen von Krankheit.

Diese Funktionen sind abhängig von der Funktion einzelner Organe oder Organsysteme. Deren Störung im Sinne einer Erkrankung (**Impairment**) kann zur Einschränkung in Alltagsfunktionen führen (**Disability**), die bis hin zur Behinderung im Familienleben, in der Arbeit oder Gesellschaft reichen kann (**Handicap**, s. Abb. 23.2). Eine Erkrankung oder Kombination von Erkrankungen gefährdet die soziale Kompetenz des älteren Patienten. Er wird von der Hilfe Dritter abhängig, und das Pflegefallrisiko steigt.

Assessment

Multidimensionales geriatrisches Assessment dient der Erfassung der Probleme, aber auch der Feststellung erhaltener Funktionen des älteren Patienten. Es ist ein diagnostischer Prozess zur systematischen Erfassung der medizinischen, funktionellen und psychosozialen Probleme und Ressourcen betagter Patienten. Auf dieser Grundlage wird ein umfassender Plan zur weiteren ganzheitlichen Behandlung und Betreuung aufgestellt (s. Abb. 23.3).

Ziele dieses besonderen Vorgehens sind:
- Verbesserung der Diagnosesicherheit und prognostischer Aussagen,
- sichere Allokation des Betroffenen in die geeignetste Versorgungsform (Akut-/Rehaklinik, voll-/teilstationär/ambulant),
- standardisierte Erfassung des Ausgangsbefundes zur besseren Verlaufsbeurteilung und Quantifizierung von Therapieerfolgen,
- Festlegung eines realistischen Therapieziels, das nach Aufstellung eines Therapieplanes unter besonderer Berücksichtigung der festgelegten Prioritäten bei multiplen Problemen erreichbar ist.

Nach Empfehlung der Arbeitsgruppe Geriatrisches Assessment (AGAST) wird in der ersten Stufe das **Geriatrische Screening** nach Lachs durchgeführt. Die zweite Stufe, das geriatrische **Basisassessment**, umfasst die in Tabelle 23.1 aufgeführten standardisierten und validierten Testverfahren:

Prävention

Darunter werden allgemein vorbeugende Maßnahmen insbesondere der Gesundheitspflege verstanden.

Primäre Prävention	Verhinderung des Auftretens einer Krankheit, z. B. Bekämpfung von Risikofaktoren
Sekundäre Prävention	Verhinderung einer symptomatischen Erkrankung durch Früherkennung im asymptomatischen Stadium (z.B. durch Vorsorgeuntersuchungen) bzw. Verhinderung eines Rezidivs
Tertiäre Prävention	Verhinderung von nachteiligen Folgen einer Krankheit; im engeren Sinne mit Rehabilitation gleichzusetzen

Rehabilitation

Geriatrische Rehabilitation ist die Rückführung eines geriatrischen Patienten zur größtmöglichen Selbstständigkeit

Tab. 23.1 Nach AGAST empfohlene Assessmenttests zum Basisassessment.

Testverfahren	Inhalt
Barthel-Index (BI)	Basale Aktivitäten des täglichen Lebens
Mini Mental State Examination (MMSE) nach Folstein	Kognitive Leistungen
Geriatrische Depressionsskala (GDS) nach Yesavage	Stimmung
Soziale Situation (SoS) nach Nikolaus	Soziale Kontakte, Unterstützung, Wohnsituation
Timed Up & Go	Körperliche Mobilität
Motilitätstest nach Tinetti	Mobilität, Sturzrisiko
Clock-Completion-Test (CC) nach Watson	Hirnleistungsstörungen wie Neglect, Apraxie, kognitive Defizite

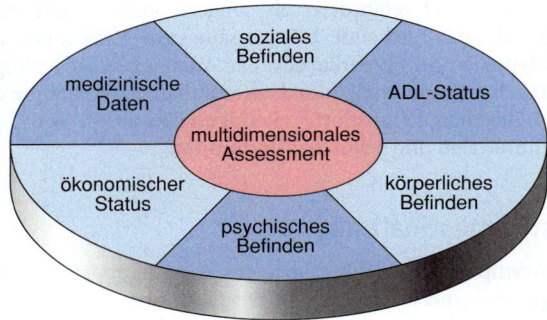

Abb. 23.3 Assessmentrosette.

in einen selbstbestimmten Alltag, wenn nach einer Akuterkrankung oder aus einer progredienten Entwicklung heraus Behinderung oder Pflegebedürftigkeit droht oder eingetreten ist (Runge 2001).

Der Gesetzgeber hat im SGB V § 11 (2) den gesetzlichen Anspruch geriatrischer Patienten auf Rehabilitationsleistungen zur Vermeidung von Pflegebedürftigkeit, also der Abhängigkeit von Dritten, festgelegt, verkürzt als „**Rehabilitation vor Pflege**" zusammengefasst.

23.1.2 Aufgaben und Ziele

Allgemein anerkannt bestehen die **Aufgaben** der Geriatrie in umfassender Beurteilung des geriatrischen Patienten hinsichtlich dessen Multimorbidität, funktionellen, sozialen und psychischen Probleme bzw. Ressourcen. Dieses wird mit Hilfe des geriatrischen Assessments sowie der Erarbeitung eines individuell angepassten Therapie- und Rehabilitationsplans zur weiteren interdisziplinären Versorgung geleistet.

Dieses Vorgehen erleichtert einen optimalen Ressourceneinsatz, die adäquate Versorgung der Patienten, ohne die Krankenhausverweildauer und damit Kosten durch z. B. falsche Patientenallokation oder Zielsetzung unnötig zu erhöhen.

Es können im Wesentlichen drei **Ziele** der geriatrischen Versorgung definiert werden:
- Prävention und Behandlung von Krankheiten zur Verhinderung von Gesundheitsstörungen, die die Lebensqualität beeinträchtigen,
- Reduktion der physischen und psychischen Behinderungen infolge chronischer Erkrankungen, die die Selbstständigkeit im Alltag bedrohen,
- optimale, dem Patientenwunsch und der Situation angepasste Palliation, d.h. Reduktion subjektiven Leids wie Schmerz, Atemnot, Nausea, Pruritus, Inkontinenz, Depression, Angst, Panik, Einsamkeit etc.

Plakativ werden diese Ziele zusammengefasst als „**den Jahren Leben geben**".

23.2 Klinische Geriatrie

23.2.1 Physiologische Altersveränderungen

Die physiologischen Altersveränderungen sind immer noch unzureichend untersucht, so dass der derzeitige Wissensstand lückenhaft und die Grenze zwischen physiologischer Alterung und pathologischen Prozessen nicht immer eindeutig sind. Fest steht jedoch, dass sämtliche Organfunktionen einem physiologischen Alterungsprozess unterliegen, der im Wesentlichen zur Reduktion der Organreserven führt. Während in jungen Jahren die Kapazität der Organsysteme bis zu zehnmal höher ist als zur Aufrechterhaltung der Homöostase erforderlich, kommt es ca. ab dem 30. Lebensjahr zu einer Abnahme dieser Reserven. Die Homöostase – also die Aufrechterhaltung des inneren Milieus – wird dadurch labiler, die Anpassungsfähigkeit des Organismus nimmt ab, es kommt zu Funktionseinbußen. Von den Funktionseinschränkungen sind jedoch nicht alle Organe gleichermaßen betroffen, so dass eine breite intra- und interindividuellen Variabilität resultiert. Der Ausfall eines gesamten Regelkreises kann im Zusammenspiel mit Veränderungen anderer Organsysteme bis zum Tod des Organismus durch eine irreparabel gestörte Homöostase führen, auch ohne klinisch oder pathologisch fassbare Krankheit.

Kardiovaskuläres System

Eine wesentliche physiologische Veränderung ist das reduzierte Ansprechen des **Herzens** auf β-adrenerge Reize, wohingegen die α-adrenerge Stimulierbarkeit unbeeinflusst bleibt. Dies geht mit einer reduzierten Frequenzsteigerung und Kontraktilität bzw. Steigerung des inotropen Status des Myokards einher. Es kommt zu einer Abnahme der maximalen Herzfrequenz unter Belastung auf ca. 170/min bei 85-Jährigen (im Vergleich zu 200/min bei 20-Jährigen). Die Herzgröße bleibt etwa unverändert, auch wenn die Wanddicke des linken Ventrikels leicht zunimmt. Die Abnahme der frühdiastolischen Füllungsrate wird durch verstärkte Vorhofkontraktion ausgeglichen.

Infolge abnehmender Elastizität der **Blutgefäße** steigt altersabhängig der systolische Blutdruck mit Nachlasterhöhung. Endsystolisches Volumen und Schlagvolumen bleiben unverändert. Funktionelle Störungen der Herzaktion sind meist durch Veränderungen des Erregungsleitungssystems infolge von Kollageneinlagerungen bedingt.

Weder Herzinsuffizienz noch arteriosklerotische Veränderungen der Koronarien oder peripheren Gefäße zählen zu altersphysiologischen Veränderungen.

Respirationstrakt

Durch Alterungsprozesse kommt es zu einer Vergrößerung der Alveolen um ein Mehrfaches, zu teilwesem Verschwinden der Alveolarsepten sowie zu einer Reduktion von Lungenkapillaren und elastischen Fasern. Der dadurch bedingte **Elastizitätsverlust** des Lungenparenchyms führt zusammen mit der zunehmenden Starre des Thoraxskelettes zu einer Abnahme der pulmonalen **Compliance**, der Vitalkapazität sowie der relativen 1-Sekunden-Kapazität. Dagegen nehmen die **Lungenresistance** und durch einen erhöhten Atemwegswiderstand auch die funktionelle **Residualkapazität** zu. Die o.g. Reduktion der respiratorischen Oberfläche führt zu einer Abnahme der Diffusionskapazität und der maximalen Sauerstoffaufnahme. Durch diese physiologischen Veränderungen sind ältere Menschen beim Auftreten pulmonaler Erkrankungen wie Pneumonie oder COPD gefährdeter als Jüngere, insbesondere auch durch unzureichende kompensatorische Reaktionen auf **Hypoxie** oder **Hyperkapnie**. Die Anfälligkeit für pathogene Organismen steigt durch altersabhängige Abnahme des mukoziliaren Transportes (**Reinigungsfunktion**) sowie der humoralen und zellulären **Immunität**.

Gastrointestinaltrakt

Asymptomatische altersbedingte Veränderungen des **Ösophagus** sind reduzierte Ruheverschlussdrücke des oberen und unteren Ösophagussphinkters mit verzögerter Relaxation beim Schlucken.

Die veränderte Motilität des **Magens** führt zu einer verzögerten Magenentleerung. Eine Beeinflussung der Medikamentenresorption ist möglich. Die basale und stimulierte Magensäuresekretion scheint im Alter nicht physiologisch abzunehmen.

Der **Dünndarm** bleibt von Altersveränderungen relativ verschont. Die geringen Motilitätsveränderungen bleiben ohne Einfluss auf die Transitzeit. Für die Aktivität der Laktase sind altersabhängige Veränderungen bekannt. Die Kalziumaufnahme nimmt nach dem 60. Lebensjahr ab, bedingt durch Beeinflussung des aktiven Transportes sowie Reduktion der Vitamin-D-Rezeptoren.

Im **Kolon** kommt es altersassoziiert zu einer Abnahme der Neuronendichte sowie zu einer Veränderung der Wandstruktur z. B. durch Kollageneinlagerungen, die zu einer verminderten mechanischen Resistenz der Wand führen, was das Auftreten von Divertikeln begünstigt. Die Daten zur Darmmotilität sind widersprüchlich, die Kolontransitzeit scheint jedoch allein durch Alterungsprozesse nicht wesentlich beeinflusst zu werden.

Renales System

Die Nierenfunktion nimmt mit zunehmendem Alter ab, da u. a. die Zahl der Nephrone zurückgeht. Sie ist in der achten Lebensdekade um ca. 30 % im Vergleich zu jüngeren Jahren reduziert. Sowohl glomeruläre **Filtrationsrate** als auch renaler **Plasmafluss** sinken. Konsequenzen sind abnehmende Verdünnungs- und Konzentrationsfähigkeit sowie verzögerte Säureelimination. Des Weiteren ist der Vitamin-D-Metabolismus beeinträchtigt, der Reninspiegel fällt altersabhängig ab.

Diese funktionell wirksamen Veränderungen müssen insbesondere in der **Pharmakotherapie** adäquat berücksichtigt werden, da bei vorrangig renal eliminierten Wirkstoffen eine verlängerte Halbwertszeit möglich ist. Zur besseren Einschätzung der **Kreatinin-Clearance** hat sich die Formel nach **Cockgroft und Gault** bewährt:

Kreatinin-Clearance = (140 − Alter) : Kreatinin i. S. [mg/dl]) × (Körpergewicht [kg] : 72) (× 0,85 für Frauen)

Hämatologisches System

Das **Knochenmark** wird mit fortschreitendem Alter zunehmend durch Fett- und Bindegewebe ersetzt. Bei 70-Jährigen ist seine Zelldichte im Sternum um 50 % reduziert im Vergleich zum jugendlichen Erwachsenen. Zu einer wesentlichen Abnahme der **Erythrozyten** führt dies hingegen nicht, es ist allenfalls eine leichte Abnahme des Hämoglobins bzw. des Hämatokrits nachweisbar. Die Reduktion des ATP- und 2,3-Diphosphoglyzerat-Gehaltes in den Erythrozyten lässt den Rückschluss auf Stoffwechselveränderungen zu, deren klinische Relevanz noch nicht ausreichend beurteilbar ist.

Dagegen kommt es ab dem 40. Lebensjahr zu einer Reduktion der **Lymphozyten** um etwa 25 %, wobei insbesondere die T-Lymphozyten betroffen sind, wohl durch die altersabhängige Involution des Thymus. Da die reduzierte T-Lymphozyten-Funktion wiederum Einfluss hat auf die humorale Abwehr, also die B-Lymphozyten, kommt es insgesamt zu einer Schwächung des Immunsystems.

Endokrines System

Als generelle Entwicklung zeigt sich mit zunehmendem Alter ein verzögertes Ansprechen der Zielorgane auf **hormonelle Reize** übergeordneter Zentren der Regelkreise, wie z. B. ein verzögertes Ansprechen der TSH-Produktion auf TRH-Stimulation.

Als physiologischer Alterungsprozess ist das **Klimakterium** der Frauen zu werten, mit vollständigem Erlöschen der Keimdrüsenfunktion als Endpunkt. Der Östrogenspiegel fällt kontinuierlich ab, mit den bekannten Auswirkungen u. a. auf den Knochenstoffwechsel.

Bei Männern hingegen bleibt der **Testosteronspiegel** im Erwachsenenalter relativ konstant. Die Keimdrüsenfunktion lässt nach, die Anzahl fertiler Spermien nimmt ab, ohne dass jedoch die Funktion völlig zum Erliegen kommt.

Weder bei Männern noch bei Frauen gibt es einen biologischen Endpunkt für sexuelles Interesse oder Aktivität. Untersuchungen zeigen, dass lediglich die Aktivitätshäufigkeit mit zunehmendem Alter abnimmt.

ZNS und Nervensystem

Anatomische Untersuchungen belegten eine Schrumpfung des **Gehirns** nach dem 60. Lebensjahr um insgesamt 6 %, im Wesentlichen bedingt durch Abnahme des Zellvolumens. Nervenzellverluste mit Nachweis seniler Plaques und neurofibrillärer Veränderungen sowie abnehmender **Synapsenzahl** sind bekannt. Davon sind verschiedene Hirnareale unterschiedlich stark betroffen. Besonders ausgeprägte Veränderungen zeigt der motorische Kortex, besonders geringe die Seh- und Sprachrinde.

Die altersabhängige Abnahme kognitiver Leistungen erreicht im Normalfall nie das Ausmaß einer Demenz. Dazu sind immer pathologische Veränderungen notwendig. Altersphysiologisch nehmen bestimmte Leistungen in umschriebenem Ausmaß ab: Gedächtnis, Merkfähigkeit und geistige Beweglichkeit im Sinne der **fluiden Intelligenz** (Prozesse der Informationsverarbeitung und des Denkens) sind davon betroffen. Die **kristallisierte Intelligenz** hingegen (Fähigkeit der inhaltlichen Ausgestaltung des Denkens) wächst sogar mit dem Alter und bleibt bis ins hohe Alter stabil.

Die Veränderungen des Schlafmusters im Alter (verzögerte Einschlaflatenz und Reduktion der Tiefschlafphasen) sollen durch Veränderungen der Neurotransmitterkonzentrationen im ZNS bedingt sein.

Im **peripheren Nervensystem,** auch dem autonomen System, kommt es zu einer Reduktion der Nervenzellen, wodurch sowohl die Reizwahrnehmung als auch die Weiterleitung beeinträchtigt werden. Die Abnahme der Nervenleitgeschwindigkeit sowie der synaptischen Übertragung bedingt das verzögerte Reaktionsvermögen.

Sensorik

Die Sinnesfunktionen verändern sich durch Alterungsprozesse stark, vorwiegend im Sinne zunehmender Einschränkungen.

Geruchs- und Geschmackssinn sind durch progredienten Verlust an Geschmackspapillen mit relativem Überwiegen der Papillen zur Wahrnehmung von Sauer und Bitter reduziert. Daraus kann eine Geschmacksstörung resultieren, die Appetit und Lust am Essen negativ beeinflussen kann.

Durch die gleichfalls physiologisch bedingte Abnahme des **Hunger- und Durstempfindens** sowie des Appetits kompensieren ältere Menschen nach einer Durst- bzw. Fastenperiode ihre Defizite nur unzureichend, weshalb sie zur Entwicklung einer symptomatischen Exsikkose oder Mangelernährung prädisponiert sind.

Das **Sehvermögen** sinkt, da das Auge weniger Licht aufnimmt. Linsentransparenz und Akkomodationsfähigkeit lassen durch Reduktion der Linsenelastizität nach. Mit 70 Jahren ist sie fast völlig erloschen, was zur Presbyopie führt.

Auch das **Hörvermögen** nimmt ab. Insbesondere die Wahrnehmung von hohen Tönen und die Differenzierung der Tonhöhen werden eingeschränkt (Presbyakusis). Wort- und Sprachverständnis können dadurch beeinflusst werden. Ursächlich sind nach bisherigem Kenntnisstand eine Versteifung der Basilarmembran, eine Atrophie des Corti-Organs sowie metabolische Defizite infolge von Atrophie der Stria vascularis.

Die somatoviszerale **Sensibilität** ist in höherem Alter durch einen progredienten Verlust an Meißner- und Pacini-Körperchen gestört.

Während Einschränkungen des Seh- und Hörvermögens oft durch den Einsatz von Hilfsmitteln ausgeglichen werden können, ist dies für die anderen sensorischen Defizite nicht möglich, andere Kompensationsstrategien müssen entwickelt werden.

Bewegungsapparat

Die veränderte **Körperzusammensetzung** ist Teil physiologischer Altersveränderungen: Der Wasseranteil am Körpergewicht ist rückläufig. Die fettfreie Körpermasse nimmt ab dem 55. Lebensjahr zu Gunsten des Gesamtkörperfettes um ca. 1 % pro Jahr ab, im Wesentlichen bedingt durch Reduktion körperlicher Aktivität.

Abnahme der **Muskelmasse** bedingt ein Nachlassen der Muskelkraft. Noch stärker sind Bewegungs- und Reaktionsgeschwindigkeit beeinträchtigt. Ferner lässt die Belastbarkeit der Sehnen nach. Die erforderliche Erholungszeit nach körperlichen Höchstleistungen nimmt mit dem Alter zu und muss im Trainings- bzw. Therapiefall berücksichtigt werden.

Die bereits genannten Veränderungen des Kalziumstoffwechsels beeinträchtigen konsekutiv die **Knochenstruktur** durch die veränderte Osteoblasten- bzw. Osteoklastenfunktion. Abnahme des Kalksalzgehaltes und der Knochenmatrix führen zu erhöhter Knochenbrüchigkeit. Nachweisbare Knorpelschäden mit Auffaserungen an den Gelenken sowie Osteophyten müssen nicht zwingend mit einer klinischen Beschwerdesymptomatik einhergehen.

Haut

Die gealterte Haut weist einen reduzierten **Turgor**, schlechtere Durchblutung sowie eine verminderte Talg- und Schweißdrüsensekretion auf. Das reduzierte subkutane Fettgewebe und die Verdünnung des Koriums führen zur vermehrten **Fältelung**. Die verminderte Schweiß- und Fettproduktion bedingen eine gesteigerte Infektanfälligkeit und Verletzlichkeit. Das Haarkleid wird dünner und brüchiger. Pigmentierungsstörungen von Haut und Haar sind häufig.

23.2.2 Besonderheiten häufiger Erkrankungen

Grundsätzlich können im Alter nahezu alle der in den vorangegangenen Buchkapiteln dargestellten Erkrankungen auftreten. Einige davon sind jedoch im Alter häufiger anzutreffen, zeichnen sich durch eine veränderte Symptomatik aus und ihre Therapie sollte den bereits dargestellten Besonderheiten, z. B. der Multimorbidität, Rechnung tragen.

Besonderheiten der geriatrischen Anamnese

Aufgrund der häufig anzutreffenden kognitiven Defizite sollte die Anamnese stets um die **Fremdanamnese** ergänzt werden. Sie ist jedoch auch bei kognitiv beeinträchtigten Senioren kein Ersatz für das direkte Patientengespräch. Bei der Wertung anamnestischer Angaben ist zu berücksichtigen, dass auch der geriatrische Patient selbst vom Defizitmodell des Alters geprägt sein kann und deshalb bestimmte Krankheitssymptome wie z. B. Gewichtsverlust nicht unaufgefordert berichtet, da auch er sie als Ausdruck des normalen Alterns wertet = **Underreporting of Illness**. Es sollte also möglichst präzise gefragt werden. Andererseits können Beschwerden, die vorrangig die Lebensqualität beeinträchtigen, sehr betont werden, weil dies den Patienten in seinem Alltag sehr belastet.

Symptomarmut und -wechsel

Im Rahmen der Alterungsprozesse kann es zu einer Veränderung oder einem Fehlen der sonst oft klassischen Symptomatik bestimmter Erkrankungen kommen. So kann der typische Organschmerz bei Herzinfarkt, Appendizitis oder Blasendilatation völlig fehlen. Die klassische Klinik von Infektionen mit Fieber und Leukozytose ist selbst bei schweren Pneumonien u.U. larviert. Sogar der Frakturschmerz bei Schenkelhalsfraktur kann fehlen.

Oft kommt es stattdessen zur Ausprägung atypischer Symptome. Zahlreiche akute Erkrankungen, insbesondere fieberhafte Infekte, imponieren als akute Verwirrtheit. Der Myokardinfarkt geht im Alter häufig nicht mit linksthorakalen Schmerzen einher, sondern führt oft zu Rhythmusstörungen, die durch die reduzierte zerebrale Durchblutung gleichfalls in Verwirrtheit oder auch zerebraler Apoplexie resultieren können. Teils bleiben die Symptome sehr unspezifisch im Sinne einer generalisierten Schwäche und Verschlechterung des Allgemeinzustandes. Im Rahmen depressiver Episoden fällt im Alter oftmals eine ausgeprägte Somatisierungstendenz auf, die bei begleitender Multimorbidität eine ausgedehnte Ausschlussdiagnostik nach sich ziehen kann, wenn sie unbedacht bleibt.

Mehrdeutige Symptomatik

Durch die bereits beschriebene Multimorbidität kann es zu überlappenden Symptomen kommen, deren klare Zuordnung sich u. U. als problematisch erweist. So sind bei einer vorbestehenden Demenz akute Verwirrtheitszustände bereits im Rahmen der Grunderkrankung möglich, sie können aber auch Ausdruck einer akuten Organerkrankung wie eines Infektes oder starker Schmerzen bei aktivierter Arthrose sein. Ein häufiges Problem ist die Differentialdiagnose thorakaler Schmerzen, die kardial oder pulmonal bedingt sein können, bei gleichfalls häufig bestehender Osteoporose und degenerativen Wirbelsäulenerkrankungen auch muskuloskelettalen Ursprungs sein können.

Arterielle Hypertonie

Definition Entgegen früheren Meinungen ist davon auszugehen, dass im Alter die gleichen Definitionskriterien anzuwenden sind wie bei jüngeren Patienten. Als altersunabhängige **Normgrenzen** gelten für den Ruheblutdruck in ärztlicher Umgebung nach wie vor 140/90 mmHg, bei der Messung in häuslicher Umgebung entspricht dies 135/85 mmHg. Auch der Tagesmittelwert der 24-h-Blutdruckmessung sollte diesen Wert nicht überschreiten.

Differentialdiagnose
- Essentielle Hypertonie
- Sekundäre Hypertonieformen

Therapieindikation und Kontraindikation Inzwischen belegt eine ausreichende Anzahl an Studien eine Risikoreduktion kardiovaskulärer Komplikationen durch blutdrucksenkende Therapie bis zum 85. Lebensjahr. Da in diesen Studien multimorbide Patienten durch entsprechende Ausschlusskriterien unterrepräsentiert sind, bleibt die Einleitung der medikamentösen Therapie letztendlich trotzdem eine individuell zu treffende Entscheidung.

Eine besondere Situation stellt die **frische zerebrale Ischämie** dar. Zum Schutz der Penumbra (funktionsloses, aber noch nicht zugrunde gegangenes Hirngewebe) werden in den ersten Tagen nach dem Ereignis Blutdruckwerte bis 200/110 mmHg toleriert, falls keine Herzinsuffizienz vorliegt (s. Kap. 7.1).

Koronare Herzerkrankung (KHK) und Herzinfarkt

Definition Siehe Kapitel 5.3–5.5.

Epidemiologie Die KHK ist die häufigste Herzerkrankung im Alter und für 31 % aller Todesfälle bei über 65-Jährigen verantwortlich. Frauen erkranken ca. 15 Jahre später als Männer, jedoch gleicht sich dieser Unterschied nach der Menopause bis zum 75. Lebensjahr allmählich aus. Die Manifestationen der KHK sind wie in jüngeren Jahren:
- Angina pectoris
- stumme Myokardischämie
- Herzinfarkt
- plötzlicher Herztod

Über 70 % der akuten Myokardinfarkte betreffen Patienten über 65 Jahre. Dabei sind stumme Ischämien ebenso behandlungsbedürftig wie symptomatische Ischämien. Patienten mit ausgedehnten oder rezidivierenden stummen Ischämien sollten u. U. auch einer invasiven Diagnostik unterzogen werden, da sie aufgrund des fehlenden Warnsymptoms Schmerz eine ungünstigere Prognose aufweisen.

Risikofaktoren Diese sind prinzipiell identisch mit denen jüngerer Patienten. Mittlerweile liegen ausreichende Daten vor, die die pathogene Rolle des LDL auch im fortgeschrittenen Alter belegen, so dass der Einsatz von HMG-Reduktase-Hemmern zur Primär- und Sekundärprävention auch im fortgeschrittenen Alter als sinnvoll anzusehen ist. Die Rolle der arteriellen Hypertonie und des Diabetes mellitus ist auch im Alter unbestritten. Entgegen früheren Analysen gilt die Aufgabe des inhalativen Rauchens auch in höheren Altersgruppen als wirkungsvolle Maßnahme der Primärprävention.

Diagnostik Die nichtinvasiven Methoden wie Ruhe-, Langzeit- und Belastungs-EKG bzw. UKG und nuklearmedizinische Verfahren sind auch im Alter anwendbar. Beim Belastungs-EKG ist die körperliche Ausbelastung infolge der oft eingeschränkten körperlichen Belastbarkeit oder bei Behinderungen unzureichend. Es muss dann auf die pharmakologische Belastung ausgewichen werden. Der Einsatz der Koronarangiographie ist vor dem Hintergrund des allein durch das Alter zweifach erhöhten Mortalitätsrisikos durch die Untersuchung streng zu indizieren.

Therapie Siehe Kapitel 5.3 und 5.4.

Herzinsuffizienz

Definition Siehe Kapitel 5.2.

Ätiologie Die Häufigkeit der Herzinsuffizienz nimmt mit steigendem Alter kontinuierlich zu. Sie ist meist multifaktoriell bedingt. Wichtigste Risikofaktoren sind:
- Kontraktion ↓ (bei KHK, Kardiomyopathien, nach Myokardinfarkt)
- Druckbelastung ↑ (arterielle/pulmonale Hypertonie, Klappenstenosen)
- Volumenbelastung ↑ (Klappeninsuffizienzen)
- Herzrhythmusstörungen

Nach der Framingham-Studie überwiegen ursächlich die arterielle Hypertonie mit 70 % und die Reduktion kontraktiler Muskelmasse durch KHK mit 50 %.

Ätiologie und Pathogenese

Diastolische Herzinsuffizienz Diese Form der Herzinsuffizienz tritt in höheren Altersgruppen in bis zu 40 % auf und muss wegen der unterschiedlichen therapeutischen Konsequenz von der systolischen Herzinsuffizienz unterschieden werden. Ihr liegt pathophysiologisch eine gestörte Ventrikelfüllung zugrunde, meist verursacht durch arterielle Hypertonie mit erhöhten Füllungsdrücken und reduzierter frühdiastolischer Füllungsrate.

Differentialdiagnose	Ausschlussmaßnahme
■ Systolische Herzinsuffizienz	■ Echokardiographie (UKG: normal große Herzkammern, Wände verdickt, normale Ejektionsfraktion, Doppler-Untersuchung mit Nachweis einer Compliancestörung im Einstromprofil) ■ Klinische Hinweise: Dyspnoe und rasche Erschöpfung bei radiologisch normaler Herzgröße

Therapeutisch steht die optimale Blutdruckeinstellung mit Reduktion der linksventrikulären Muskelmasse zur Verbesserung der diastolischen Funktion im Vordergrund. Dazu eignen sich insbesondere β-Blocker, Kalziumantagonisten und ACE-Hemmer. Es sind alle Präparate zu vermeiden, die die Herzfrequenz erhöhen und somit die Diastole verkürzen.

Systolische Herzinsuffizienz Pathophysiologie und Diagnostik unterscheiden sich nicht im Vergleich zu jüngeren Patienten. Falls eine vorliegende KHK im Sinne der **Kausaltherapie** durch Einsatz eines interventionellen Verfahrens behoben werden kann, sollte dies unter Berücksichtigung der o.g. Punkte in Betracht gezogen werden. Zur medikamentösen Therapie stehen die gleichen Substanzgruppen (Diuretika, ACE-Hemmer, Angiotensinrezeptorantagonisten, β-Blocker, Digitalis) zur Verfügung wie bei Jüngeren. Dabei sind jedoch geriatrische Besonderheiten in der Anwendung zu beachten.

Therapie Siehe Kapitel 5.2.

Verlauf Verlauf und Prognose hängen im Wesentlichen von der Komorbidität ab. Die Komplikationen entsprechen den in Kapitel **5.2** genannten.

Apoplexie

Definition Siehe Kapitel 6.1.2.

Epidemiologische Besonderheiten Nach kardiovaskulären und neoplastischen Erkrankungen ist der Apoplex die dritthäufigste Krankheitsgruppe. Seine Inzidenz weist mit steigendem Alter einen **exponentiellen Anstieg** auf. Auch die **Letalität** steigt mit dem Alter und ist in den ersten Tagen nach dem Ereignis am höchsten. Häufig kommt es zu Defektheilungen mit Entwicklung funktioneller und sozialer Einschränkungen (**Disability** und **Handicap**). Dennoch kann im Verlauf von sechs Monaten durch Rehabilitationserfolge bzw. Spontanverläufe knapp die Hälfte der Betroffenen unabhängig von fremder Hilfe leben, nur knapp 10 % sind schwer beeinträchtigt.

Hinsichtlich Pathogenese, Risikofaktoren, Klinik und Diagnostik ergeben sich keine wesentlichen Unterschiede zu jüngeren Patienten. Details zu Komplikationen sind z.B. neurologischen Lehrbüchern zu entnehmen.

Therapie Gefördert durch neue therapeutische Interventionsmöglichkeiten wird mittlerweile dem akuten Schlaganfall der Stellenwert eines Notfalls eingeräumt. Die möglichst frühzeitige adäquate Behandlung ist für den maximalen Therapieerfolg wesentlich.

Stroke-Units Sie ermöglichen die Akutdiagnostik und -therapie in minimaler Zeit, um das enge Zeitfenster von 6 h zur Thrombolyse gewährleisten zu können.

Als ungünstige Prädiktoren eines invasiven Procederes haben sich erwiesen:
■ Alter > 70 Jahre,
■ schwere neurologische Symptomatik und
■ Frühzeichen eines Infarktes im CCT in > $1/3$ des Mediastromgebietes.

Invasive Verfahren finden bei geriatrischen Patienten eher selten Anwendung. Insbesondere ist auch das enge Zeitfenster von maximal 6 h, zur Komplikationsreduktion jedoch besser < 3 h, problematisch, da nach wie vor ältere Menschen erst verzögert einer adäquaten Diagnostik und Therapie zugeführt werden, weil die initiale Symptomatik nicht entsprechend erkannt wird.

Akuttherapie der zerebralen Ischämie Hier sind insbesondere Allgemeinmaßnahmen nicht zu unterschätzen:
■ Regulation des Flüssigkeitshaushaltes (initial hoher Bedarf von 3–4 l),
■ Blutdrucküberwachung und ggf. Therapie (s.o.),
■ Blutzuckereinstellung auf 100–200 mg/dl (ggf. mit Altinsulingabe),
■ ausreichende Oxygenierung und ggf. O_2-Gabe über Nasensonde,
■ Kontrolle der Körpertemperatur,
■ Versorgung mit Magensonde bei Bewusstseins- oder Schluckstörungen zur Aspirationsprophylaxe,
■ Thromboseprophylaxe mit Heparin (unfraktioniert oder niedermolekular) und Antithrombosestrümpfen,
■ Lagerungstherapie nach Bobath und frühzeitige Mobilisation.

Eine Indikation zur Antikoagulation mit Heparin besteht primär nicht, scheint jedoch bei absoluter Arrhythmie bei Vorhofflimmern, Ventrikelthromben und evtl. bei Dissektion hirnversorgender Arterien oder deren hochgradiger Stenose sinnvoll zu sein. Ein positiver Effekt konnte jedoch bisher nicht nachgewiesen werden. Die Kontraindikationen (Blutungen, subkortikale arteriosklerotische Enzephalopathie, nicht beherrschbare arterielle Hypertonie, Allergie gegen Heparin und raumfordernde Infarkte) sind daher streng einzuhalten.

Im Anschluss an die Akutversorgung ist auf optimale Einstellung der Risikofaktoren und Gabe von ASS bzw. Clopidogrel zur Sekundärprävention zu achten.

Therapie der zerebralen Blutung Zunächst ist mit den Neurochirurgen zu klären, ob ein operatives Vorgehen indiziert ist. Sollte dies nicht erforderlich sein, ist in der konservativen Versorgung besonders auf die Entwicklung eines Hirnödems zu achten. Prophylaktisch und therapeutisch haben sich Oberkörperhochlagerung, Fiebersenkung und Analgosedierung bewährt. Der Effekt hyperosmolarer Lösungen ist nicht gesichert. Der Blutdruck ist streng einzustellen auf systolische Werte zwischen 160 und 180 mmHg und diastolische zwischen 80 und 100 mmHg. Wegen der zunächst erforderlichen Bettruhe von zehn bis 14 Tagen sollte eine Low-Dose-Heparinisierung zur Thromboseprophylaxe durchgeführt werden. Zur Vermeidung der Anstrengung beim Pressen können zur adäquaten Stuhlregulation milde Laxanzien verabreicht werden.

Diabetes mellitus

Epidemiologie Der Diabetes mellitus hat in den westlichen Industriestaaten den Stellenwert einer Volkskrankheit erreicht. Seine Prävalenz nimmt mit steigendem Alter zu, so dass die Hochaltrigen ein Hochrisikokollektiv darstellen. Bis zu 40 % der > 80-Jährigen sind betroffen, meist handelt es sich um einen Diabetes mellitus Typ 2. Es ist davon auszugehen, dass die tatsächliche Diabetesprävalenz in allen Altersgruppen etwa doppelt so hoch ist wie der Anteil bereits diagnostizierter Patienten.

Symptomatik Die typischen Symptome der akuten Stoffwechselentgleisung Polyurie und -dipsie fehlen nicht selten und werden bei ihrem Auftreten oft als Urininkontinenz oder Herzinsuffizienz fehlgedeutet. Appetitlosigkeit, Gewichtsverlust oder Müdigkeit werden teils dem Alter zugeschrieben und nicht als Diabetessymptomatik wahrgenommen. Generell treten oftmals eine Oligosymptomatik bzw. unspezifische Symptome wie Verwirrtheitszustände oder mnestische Störungen auf. Die Klinik ist somit bei Betagten wenig zielführend, weshalb bei entsprechendem Risikoprofil aktiv nach einem Diabetes gefahndet werden sollte.

Diagnostik Das Blutzuckerniveau steigt mit dem Alter langsam an, so dass einige Autoren eine gestörte Glukosetoleranz als physiologisch ansehen. Die Entwicklung eines manifesten Diabetes mellitus ist in jedem Fall als pathologisch zu betrachten. Die **Hyperglykämie**-Grenzwerte wurden 1997 geschlechts- und altersunabhängig von der American Diabetes Association festgelegt. Die Diagnose wird vorrangig über die Kontrolle des Nüchternblutzuckers gestellt, ggf. durch wiederholte Messungen nach Absetzen diabetogener Medikamente oder der Therapie akuter Erkrankungen. Der **orale Glukosetoleranztest** sollte in der Geriatrie nicht angewandt werden, weil die 2-h-Glukosewerte sehr viel stärker altersabhängig sind als die **Nüchternblutzuckerwerte** und die Testvoraussetzungen nur selten erfüllt sind.

Ziel des diagnostischen Screenings bei Hochbetagten ist die Erkennung manifest therapiebedürftiger Patienten. Nach Diagnosestellung ist Screening zur Diagnostik bereits bestehender Organschäden obligat.

Therapie Siehe Kapitel 7.1.
Die strengeren Diagnosekriterien sind bei alten und sehr alten Menschen nicht zwingend mit einer Behandlungsindikation gleichzusetzen. Eine Verbesserung des Glukosestoffwechsels bei > 70- bis 75-jährigen Patienten führt nicht mehr zu einer Erhöhung der Lebenserwartung. Jedoch können sich noch innerhalb von fünf bis zehn Jahren nach Diagnosestellung entwickelnde diabetische Folgeschäden erhebliche Auswirkungen auf die Lebensqualität haben.

Therapieindikation und -grenzen Zur Festlegung eines sinnvollen **Therapieziels** sind die zusätzliche Einbeziehung des geriatrischen Assessments und die Berücksichtigung des Patientenwunsches hilfreich. Mit zunehmenden funktionellen Einschränkungen, ausgeprägter Multimorbidität und eingeschränkter Prognose wird das Therapieziel der Diabeteseinstellung relativer bis hin zur Beschränkung auf das Vermeiden akuter, schwerer Stoffwechselentgleisungen. Das andere Extrem, der maximale Therapieansatz mit nahezu normoglykämischen Werten, kann bei biologisch jüngeren, aktiven alten Menschen indiziert sein. Eine strenge Blutzuckereinstellung ist bei Patienten **kontraindiziert,** die durch Hypoglykämien gefährdet werden. Dieses Risiko ist bei fehlender Hypoglykämiewahrnehmung, im Rahmen bestehender kognitiver Defizite und autonomer Neuropathie anzunehmen.

> **Festlegung des individuellen Therapieziels unter Berücksichtigung der**
>
> - individuellen Gesamtsituation
> - Wünsche des Betroffenen
> - Möglichkeiten und Fähigkeiten des Betroffenen
> - Auswirkungen und Ziele zur individuellen Lebensqualität
> - Nutzen-Risiko-Abwägung
>
> [nach J. Brückel in Klinische Geriatrie, Springer 2000, T. Nikolaus (Hrsg.)]

Komplikationen Aufgrund reduzierter Organreserven haben alte Diabetiker eine eingeschränkte Toleranz gegenüber akuten Stoffwechselentgleisungen, was mit erhöhter Mortalität einhergeht.

Hyperglykämien manifestieren sich meist im hyperosmolaren Koma, dessen Mortalität infolge der Multimorbidität zwischen 15 und 40 % liegt. Bei grundsätzlich identischen Therapieprinzipien sollte die Blutzuckersenkung unter engmaschiger Kontrolle des Volumenstatus, der kardialen Situation und des Elektrolythaushaltes langsamer erfolgen als bei jüngeren Patienten.

Hypoglykämien führen sowohl durch die Einschränkung ihrer Wahrnehmung und der Gegenregulation, insbesondere bei Polymedikation unter Verwendung von β-Blockern, als auch durch potentielle zerebrale oder kardiovaskuläre Schädigungen zu einer stärkeren Gefährdung alter Diabetiker.

Folgeschäden Im Alter wird der Diabetes oft erst anhand seiner Folgeschäden erfasst. Bei ohnehin schon physiologisch bestehenden Einschränkungen der Sensorik können **diabetische Polyneuropathie,** Retino- und Makulopathien schnell zu alltagsrelevanter Behinderung führen. Eines der häufigsten Probleme des alten Diabetikers ist der **diabetische Fuß,** weshalb immer eine Fußinspektion erfolgen sollte. Die diabetische **Nephropathie** wird gemäß den

Behandlungsgrundlagen bei jüngeren Patienten therapiert. Bei Polymedikation sollten insbesondere β-Blocker und Thiaziddiuretika gemieden werden. Diabetische **Mikro- und Makroangiopathie** erfordert auch beim alten Diabetiker eine konsequente Blutdruckeinstellung, selbst wenn der in Studien an jüngeren Diabetikern belegte Erfolg einer Einstellung auf systolisch ≤ 140 mmHg und diastolisch ≤ 85 mmHg bei alten und sehr alten Patienten selten zu erreichen ist.

Schilddrüsenfunktionsstörungen

Definition Siehe Kapitel 16.3.

Epidemiologische Besonderheiten Nahezu alle Schilddrüsenerkrankungen weisen im Alter eine steigende Prävalenz auf, weshalb sie häufiger in differentialdiagnostische Überlegungen einbezogen werden sollten. Das klinische Erscheinungsbild der Hyper- und Hypothyreose ist eher unspezifisch und imponiert häufig als Verstärkung präexistenter Beschwerdenkomplexe.

Hyperthyreose

Sie betrifft ca. 2 % aller geriatrischen Patienten. Zu den häufigsten Ursachen zählen die multifokale Autonomie bei multinodulärer Struma und der Morbus Basedow, gefolgt von unifokalen Autonomien und hyperthyreoten Entgleisungen nach Aufnahme von jodhaltigem Röntgenkontrastmittel oder Amiodarontherapie. Karzinome oder Thyreoiditiden sind eher selten. Es zeigen sich **oligosymptomatische Verläufe** mit absoluter Arrhythmie bei Vorhofflimmern oder atypischer Symptomatik wie Apathie. Selbst große multinoduläre Strumen können dem Blick entgehen, wenn sie durch eine ausgeprägte Kyphose, z. B. bei Osteoporose, retrosternal gelegen sind. Beim Morbus Basedow kann die typische endokrine Ophthalmopathie fehlen. Die **Diagnostik** erfolgt wie bei jüngeren Patienten. Aufgrund der geschilderten Symptomarmut empfiehlt sich im Alter jedoch ein jährliches **TSH-Screening**.

Therapie Siehe Kapitel 16.3.4.

Hypothyreose

Eine manifeste Hypothyreose tritt bei 1–4 % der > 60-jährigen Bevölkerung auf, die > 80-Jährigen sind in 3–6 % betroffen, subklinische Hypothyreosen treten in ca. 10 % auf.

Ätiologie Häufigste **Ursachen** sind:
- Hashimoto-Thyreoiditis,
- fehlende Hormonsubstitution nach Strumektomie oder Radiojodtherapie,
- unkontrollierte Einnahme von Thyreostatika oder Lithiumtherapie.

Die **Diagnostik** erfolgt nach gleichen Prinzipien wie in jüngeren Jahren. Auch hier empfiehlt sich aufgrund der möglichen Symptomarmut ein TSH-Screening.

Symptomatik Insbesondere die Hashimoto-Thyreoiditis wird nicht selten als normales Altern verkannt (s. Tab. 23.2).

Therapie Siehe Kapitel 16.3.3.

Lunge und Atemwege

Aufgrund der zentralen Rolle der Atmung und bronchopulmonaler altersphysiologischer Veränderungen können akute und chronisch-exazerbierte pulmonale Erkrankungen schnell entscheidend für den klinischen Gesamtverlauf werden.

Bronchitis

Die akute Bronchitis ist eine in jedem Lebensalter häufige Erkrankung. Das Leitsymptom, akut auftretender Husten, sollte bei älteren Patienten von potentiell lebensbedrohlichen Erkrankungen mit Oligosymptomatik wie Pneumonien, Aspiration und Lungenembolie abgegrenzt werden. Eine vermeintlich harmlose akute Bronchitis kann für Patienten mit abgeschwächtem Hustenstoß wie z. B. bei Hemiparese infolge der fehlenden Bauchpresse oder neuromuskulären Erkrankungen bei fehlender Koordination schnell zur lebensbedrohlichen Pneumonie werden, da das Sekret nicht abgehustet werden kann. Sedativa, Antitussiva und Mukolytika können die Situation akut verschlechtern.

Pneumonie

Pneumonien zählen zu den häufigsten Todesursachen im Alter. Problematisch sind die verzögerte Diagnostik und Therapie, da in bis zu 50 % Fieber und Husten fehlen. Dagegen sind Verwirrtheit, Somnolenz, Verschlechterung des Allgemeinzustandes oder eines bekannten Grundleidens (z. B. Inkontinenz), Sturzneigung, Thoraxschmerzen und Tachypnoe häufig anzutreffen.

Tab. 23.2 Mögliche Symptome der Hypothyreose.

Unspezifische Symptome	Organmanifestationen
Müdigkeit	Herzinsuffizienz mit restriktiver Kardiomyopathie
Antriebslosigkeit	Einklemmungsneuropathien (Karpaltunnelsyndrom)
Konzentrationsschwäche	Glomeruläre Filtration ↓ mit Ödemen, Hyponatriämie
Gedächtnisstörung	Anämie bei Erythropoetin ↓
Depression	Aggravierte Hypakusis
Kälteempfindlichkeit	Myopathie
Spröde Haare	Arthralgien
Trockene Haut	Extreme Obstipation

> Zeichen einer schweren Pneumonie mit ungünstiger Prognose sind:
> - Tachykardie
> - Zyanose
> - Hypotonie
> - Hypothermie < 35 °C
> - Hyperthermie > 40 °C

Erregerspektrum

Pneumonieart	Häufigkeit	Therapie/ Prävention
Bakterielle Pneumonien		Antibiotikagabe mit Rücksicht auf Resistenzen und Multimorbidität der Patienten
■ Pneumokokken	Sehr häufig	
■ Gramnegative Keime	Häufig	
■ Mykoplasmen, Chlamydien	Selten	
Viruspneumonien		Grippeimpfung! (auch Personal)
■ Influenzaviren	90 %	
Aspirationspneumonien	Mortalität 60 %	Kalkulierte Antibiotikatherapie
■ Penicillinempfindliche Anaerobier, Staphylokokken	Vor allem im Pflegeheim	
■ Staphylococcus aureus, Klebsiella pneumoniae, Pseudomonas aeruginosa und Anaerobier	Vor allem im Krankenhaus	
Nosokomiale Pneumonien	60–80 %	
■ Gramnegative Bakterien		
■ Enterokokken, E. coli		

Das Erregerspektrum alter **COPD-Patienten** entspricht dem jüngerer.

Supportive Maßnahmen wie adäquate Rehydratation, Fiebersenkung, Inhalationstherapie und physiotherapeutische Maßnahmen können das Entstehen sekundärer Probleme reduzieren.

Tuberkulose

Gewöhnlich ist von einer **Reaktivierung** mit eher unproblematischer Resistenzlage der Keime auszugehen. Die Diagnostik ist erschwert, da die typischen Symptome (Fieber, Gewichtsverlust, Verschlechterung des Allgemeinzustandes) bei vielen anderen Erkrankungen als unspezifische Begleitsymptome auftreten. Bei einer fibrosierenden nodulären Pneumonie in den Oberfeldern sollte an die Tuberkulose als **Differentialdiagnose** gedacht werden. Die **Therapie** richtet sich nach der Resistenzlage, der Höhe der Keimzahlen sowie den Begleiterkrankungen. Besonders wichtig ist die **Prophylaxe** in Institutionen. Die Erfassung des Tuberkulin-Teststatus bei Eintritt in ein Pflegeheim ist mit entsprechender Kontrolle der tuberkulinnegativen Bewohner empfehlenswert.

Atemwegsobstruktion

Das **Hauptsymptom,** Dyspnoe in Ruhe oder unter Belastung, wird etwa gleich häufig pulmonal oder durch eine Herzinsuffizienz ausgelöst, bzw. beide Erkrankungen treten parallel auf. Bei der akuten Bronchitis kann die Atemwegsobstruktion begleitend auftreten und über den eigentlichen Infekt hinaus anhalten. Im Alter treten gehäuft **Endstadien** obstruktiver Atemwegserkrankungen mit chronischer Dyspnoe, häufigen Atemwegsinfekten, schweren Oxygenierungsstörungen sowie alveolärer Hypoventilation auf. Die dabei zu leistende Atemarbeit kann u. U. bis zu 25 % des gesamten Energieumsatzes ausmachen und zur **pulmonalen Kachexie** führen. Bei erschöpfter Atemmuskulatur kommt es zur Hypoventilation mit Hyperkapnie. Chronische Hypoxie und Hyperkapnie fördern die weitere Abnahme der Muskelkraft.

Diagnostik Neben den üblichen diagnostischen Verfahren ist die **Lungenfunktionsprüfung** einschließlich **Bronchospasmolysetest** wichtig zur Verlaufskontrolle und zur Beurteilung der Effektivität einer Glukokortikoidtherapie. Die körperliche **Belastbarkeit** des Patienten muss zusätzlich überprüft werden. Dazu eignen sich bei Älteren neben der Fahradergometrie insbesondere der 6-min-Gehstrecken-Test. Vor allem nachts kann sich eine stärkere Hypoxie entwickeln, dabei sind Kombinationen mit schlafbezogenen Atemstörungen nicht selten. Die nächtliche **Pulsoxymetrie** kann dabei in der Diagnostik sehr hilfreich sein.

Therapie Die **Inhalationstherapie** broncholytischer Substanzen ist Therapie der ersten Wahl. Ihr steht eine eingeschränkte Compliancefähigkeit von ca. 50 % entgegen. Die Verwendung von Spacern mit Atemventilen reduziert die zeitlichen Koordinationsstörungen. Pulverinhalatoren sind für Ältere meist einfacher zu handhaben, problematisch ist jedoch der erforderliche inspiratorische Flow zur Sicherung einer adäquaten intrabronchialen Wirkstoffdeposition. Bei druckluftbetriebenen Düsenverneblern müssen die Medikamente im Vergleich zu Dosieraerosolen etwa fünf bis zehnfach höher dosiert werden, da große Mengen des Aerosols im Gerät verbleiben bzw. in der Umwelt verloren gehen, was die Therapie deutlich verteuert.

Neben der üblichen lokal-inhalativen Applikation werden β–Mimetika auch oral angewandt. Nebenwirkungen wie Agitiertheit, Übelkeit, Herzrhythmusstörungen und Muskeltremor sind dabei nicht selten. Vorteilhaft ist Bambuterol, das erst durch Cholinesterasen der Lunge lokal aktiviert wird und somit seltener systemische Nebenwirkungen auslöst.

Als meist additive Therapie kommen **Parasympathikolytika** wie Ipratropium- und Oxitropiumbromid zur Anwendung.

Der Einsatz von **Theophyllinen** ist trotz geringer therapeutischer Breite bei erschöpfter Atemmuskulatur infolge akuter Atemwegsobstruktion, bei nächtlicher Hypoventilation oder schwerem Emphysem zur Steigerung der Belastbarkeit sinnvoll. Durch Förderung der Diurese und Einschlafstörungen kann die Schlafqualität beeinträchtigt werden.

Wie bei jüngeren Patienten sollte nach einer kurzen, hoch dosierten Initialtherapie mit **Glukokortikosteroiden** auch bei Älteren die Dosis schnell auf eine Erhaltungsdosis unterhalb der Cushing-Schwelle gesenkt werden. Die Erhaltungstherapie erzielt oft bessere Effekte, wenn ⅓ der Gesamtdosis abends verabreicht wird. Auf einen möglichen Anstieg der Blutzuckerwerte sowie die Entwicklung einer Cortison-Myopathie ist zu achten. Bei Glukokortikoidgabe ist prophylaktisch eine Osteoporosebasistherapie einzuleiten.

Neben der medikamentösen Therapie sind **supportive Maßnahmen** wie Ernährungstherapie, Physiotherapie des Brustkorbes, z. B. bei großen Sputummengen, sinnvoll.

Osteoporose

Definition Folgende Begriffe sind zu unterscheiden:
- **Osteopenie** liegt vor bei einer Knochendichte zwischen 1–2,5 Standardabweichungen (SD) unterhalb des Mittelwertes junger, gesunder Frauen.
- **Osteoporose** ist definiert als Knochendichte > 2,5 SD unterhalb des Mittelwertes junger gesunder Frauen.
- Von **manifester Osteoporose** wird gesprochen, wenn zusätzlich noch eine Fraktur vorliegt.

Grundsätzlich wird die **primäre** von der **sekundären Osteoporose** unterschieden.

Epidemiologie und Ätiologie Bei der **primären** Form führt der fortlaufende Knochenumbau bei älteren Männern und nach der Menopause bei Frauen zu einem Verlust an Knochensubstanz. Bis zu sieben Jahre nach der Menopause muss von einem **Abbau an Knochenmasse** von 3–7 % pro Jahr ausgegangen werden, danach sinkt die Abbaurate auf 1–2 % pro Jahr. 80-jährige Frauen weisen daher nur noch in ca. 3 % eine normale Knochendichte auf. Dadurch steigt das **Frakturrisiko**. So sind nach dem 45. Lebensjahr ca. 70 % aller Frakturen auf eine Osteoporose zurückzuführen. Generell steigt das Frakturrisiko mit zunehmendem Alter an, ist bei Frauen höher als bei Männern und betrifft vor allem trabekuläre Knochen wie Wirbelkörper, distale Unterarmknochen und Femur. Bei jeder 4. Frau > 50 Jahre ist von mindestens einer vertebralen Fraktur auszugehen. Aufgrund oftmals asymptomatischer Verläufe, einer fehlenden einheitlichen Definition vertebraler Frakturen und diagnostischer Schwierigkeiten entgehen diese häufig dem Nachweis.

Die **sekundären Formen** werden bei den entsprechenden Kapiteln abgehandelt und zeigen im Alter keine Besonderheiten.

Risikofaktoren Neben den bekannten konstitutionellen, genetischen, lebensstilbezogenen und medizinischen Risikofaktoren sind bezüglich Morbidität und Mortalität Immobilität und Stürze begünstigende Faktoren von besonderem Interesse.

Diagnostik Die **Anamnese** sollte das individuelle Risikoprofil für das Auftreten einer Osteoporose sowie bereits erlittene Frakturen erfassen. Dabei ist auch auf den Einsatz knochenabbaubegünstigender **Medikamente** wie Glukokortikoide, langfristiger Heparineinsatz, Antikonvulsiva oder hohe Thyroxindosen zu achten. Im Zusammenhang mit der **Sturzabklärung** sind der Gebrauch von Sedativa, Hypnotika und Muskelrelaxanzien zu berücksichtigen und **Komorbiditäten** zu erfassen.

In der **Labordiagnostik** ist auf Hinweise einer **sekundären Osteoporose** wie bei Hyperthyreose, Plasmozytom, Hyperparathyreoidismus usw. zu achten. Der vermehrte Knochenabbau ist über den Nachweis von **Hydroxypyridinolin-Crosslinks** im zweiten Morgenurin möglich und zur Therapieverlaufskontrolle geeignet.

Knochendichteminderungen von ≥ 30 % können im **konventionellen Röntgen** als Zufallsbefund imponieren, ansonsten dient diese Methode eher dem **Frakturnachweis** bzw. **-ausschluss**.

Knochendichtemessung Die Knochendichtemessung ist die derzeit beste verfügbare Methode zur Diagnostik der Osteoporose. Als Screeningverfahren ist jedoch auch sie nicht geeignet.

Nach Ringertz et al. (1997) ist sie empfohlen für Patienten mit
- primären Krankheiten, die das Frakturrisiko steigern,
- bekannten Frakturen,
- längerfristigen medikamentösen Therapien, die das Frakturrisiko steigern,
- Osteoporosebehandlung (Intervalle ≥ 2 Jahre).

Zur Therapiekontrolle sollte vor allem an der LWS gemessen werden, da hier mit größerer Präzision Therapieeffekte nachzuweisen sind.

Therapie Siehe Kapitel 20.1.

Komplikationen Die manifeste Osteoporose führt zu einem Anstieg von **Morbidität** und Mortalität. So sind allein die drei häufigsten Frakturen (proximale Femur-, Wirbelkörper- und distale Unterarmfraktur) bereits für 6,7 % aller **Einschränkungen der Aktivitäten des täglichen Lebens** verantwortlich und damit konsekutiv für 7,8 % aller **Altenheimeinweisungen**. Bis zu 50 % aller Patienten erreichen nach einer Fraktur nicht mehr ihre frühere Funktionalität. In Studien zeigte sich, dass mit jeder Abnahme der Knochendichte um 1 SD das Risiko für eine vertebrale Fraktur um das ca. 2,5fache und für andere Frakturen um das 1,7fache steigt. In den ersten sechs Monaten nach einer **hüftgelenksnahen Fraktur** wiederum steigt die **Mortalität** auf ca. 22 % an. Es ist davon auszugehen, dass die Abnahme der Knochendichte um 1 SD eine Zunahme der Mortalität um 20 % nach sich zieht. Damit ist die Osteoporose im Zusammenhang mit hüftgelenksnahen Frakturen als eine der **gefährlichsten Krankheiten der hoch- und höchstbetagten** Senioren anzusehen.

23.2.3 Häufige Syndrome in der Geriatrie

Anders als bei klar definierten Erkrankungen handelt es sich bei Syndromen um eine Gruppe gleichzeitig auftretender Krankheitszeichen im Sinne eines Symptomenkomplexes.

Inkontinenz

Urininkontinenz ist der objektivierbare unwillkürliche Urinabgang. Die Inkontinenz ist eine der wichtigsten Funktionsstörungen in der Geriatrie mit erheblichen medizinischen und psychosozialen Konsequenzen, die einen wesentlichen Faktor für die Institutionalisierung darstellt.

Vier Schweregrade der Urininkontinenz (UI) nach der Deutschen Gesellschaft für Harninkontinenzhilfe:

- sporadische UI ≤ 10 ml/h
- belastende UI > 10–25 ml/h
- schwere UI 25–50 ml/h
- absolute UI > 50 ml/h

Epidemiologie Die UI betrifft Frauen häufiger als Männer und nimmt mit steigendem Alter zu. Von den zu Hause lebenden > 65-jährigen Frauen sind ca. 15 %, von den Männern ca. 7 % betroffen. Bei den > 80-Jährigen sind bereits ¼ der zu Hause lebenden Männer und Frauen betroffen, von den Pflegeheimbewohnern sogar etwa die Hälfte. In Deutschland leiden somit ca. vier bis fünf Millionen Menschen unter UI.

Pathophysiologie Zu den kontinenzerhaltenden Strukturen zählen äußerer Sphinkter, Beckenbodenmuskulatur, innerer Sphinkter, paraurethrales Bindegewebe und Urethralschleimhaut, Detrusor und eine intakte neurale Steuerung (s. Tab. 23.3).

Die UI entsteht, sobald eine oder mehrere dieser Strukturen gestört sind. Aufgrund der komplexen Steuerung sind zahlreiche **Risikofaktoren** zu berücksichtigen wie:

- Alter > 75 Jahre,
- gynäkologische/urologische Erkrankungen,
- rezidivierende Harnwegsinfekte,
- Restharnbildung > 100 ml,
- Multimorbidität (insbesondere Erkrankungen mit Polyurie),
- unerwünschte Arzneimittelwirkungen,
- ZNS-Erkrankungen, Demenz und Depression,
- Einschränkungen in den Aktivitäten des täglichen Lebens.

Inkontinenzformen Neben Mischformen werden folgende besonders relevante Formen der UI unterschieden:

Urge-/Dranginkontinenz Sie ist mit ca. 60 % die häufigste Form und wird durch eine **Detrusorinstabilität** bzw. **-hyperaktivität** verursacht. Sie wird differenziert in eine sensorische und motorische Form:

Sensorische Form	Motorische Form
■ Nicht unterdrückbare Detrusorkontraktionen, die bei intaktem Sphinktersystem zu einem Anstieg des Blasendruckes über den Verschlussdruck führen. ■ Klinisch zeigt sich häufiger, nicht beherrschbarer Urinabgang teils großer Portionen mit heftigem Harndrang tags wie nachts. ■ Mögliche Ursachen sind vermehrte afferente Nervenimpulse aus der Blase z.B. bei Zystitis, Steinen, Tumoren, Koprostase, postoperativ; auch eine psychogene Genese wird diskutiert.	■ Sie führt zu häufigem Abgang wechselnd großer Urinportionen bei fehlendem/verringertem bzw. nicht wahrgenommenem Harndrang. Ursächlich hierfür ist eine ■ unzureichende zentrale Kontrolle, bedingt durch Medikamentennebenwirkung, ■ oder im Rahmen zerebraler Erkrankungen wie Frontalhirnschädigung bei Demenz, Delir, Parkinson-Syndrom oder Tumor.

Tab. 23.3 Kontinenzerhaltende Strukturen (modifiziert nach W.O. Seiler).

Struktur	Innervation	Innervationsart	Muskulatur	Funktion
Äußerer Sphinkter	N. pudendus (S4)	Reflektorisch	Quer gestreift	Verschluss der Harnröhre bei intraabdomineller Druck ↑
Beckenbodenmuskulatur	N. pudendus (S4)	Willkürlich	Quer gestreift	Fixierung von Blase/Harnröhre
Innerer Sphinkter	Parasympathisch S2–4, sympathisch Th12–L2, α-adrenerg	Reflektorisch	Glatt	Verschluss der Harnröhre bei Stimulation
Paraurethrales Bindegewebe				Passive Komponente
Detrusor	Parasympathisch S2–4, sympathisch Th12–L2, β-adrenerg	Reflektorisch	Glatt	Reservoirfunktion, Relaxation bei Stimulation
Neurale Steuerung	Kortikales Zentrum frontoparietal Pons, Sakralmark	Willkürlich Reflektorisch		

Geriatrie

Stressinkontinenz Klinisch ist sie gekennzeichnet durch den Abgang kleiner bis mittelgroßer Urinmengen bei intraabdomineller Druckerhöhung (Pressen, Husten, Niesen, Lachen etc.). **Ursache** ist eine Insuffizienz der Verschlussmechanismen an Blasenhals und Urethra. Diese entsteht durch Schädigung des Beckenbodens (z. B. nach Geburten mit Deszensus/Prolaps, Operationen oder Bestrahlung). Durch Östrogenmangel oder chronische Entzündungen entwickelt sich eine urogenitale Schleimhautatrophie mit reduziertem Turgor des periurethralen Bindegewebes.

Überlaufinkontinenz Infolge einer Entleerung kleiner bis mittelgroßer Urinmengen, teils mit Erhöhung des intraabdominellen Drucks, kann sie mit der Stressinkontinenz verwechselt werden.

Der **obstruktiven Form** liegt eine Blasenauslassobstruktion mit Detrusorüberdehnung zugrunde, z. B. durch Prostatahypertrophie, -karzinom, Blasentumoren, -steine, Harnröhrenstrikturen, Koprostase etc. Die **ungehemmt neuropathische Blase** ist durch den Wegfall der zerebralen Kontrolle des Miktionszentrums im Hirnstamm (z. B. bei Demenz oder Apoplexie) gekennzeichnet. Die **Reflexinkontinenz** entsteht durch den Verlust der Blasen-Sphinkter-Koordination auf spinaler Ebene. Die **atone Blase** ist durch eine autonome Neuropathie (z. B. bei Diabetes mellitus) oder anticholinerge Medikamenten(neben)wirkung bedingt. Die **autonome Blase** tritt im Rahmen des Cauda-equina-Syndroms auf.

Allen gemeinsam ist die gestörte Blasenentleerung mit Restharnbildung, die zur intravesikalen Drucksteigerung führt und bei Überschreiten des Verschlussdruckes in der Überlaufinkontinenz endet.

Funktionelle Inkontinenz Trotz intakter Funktion aller Strukturen kommt es zum Urinabgang zu unerwünschter Zeit und an unerwünschtem Ort. **Ursächlich** sind Umstände, die ein rechtzeitiges Erreichen der Toilette verhindern, wie bauliche Barrieren, Immobilität des Patienten, sensorische Defizite oder Regression infolge von Depression o. Ä.

Urethrale Hyperaktivität Sie ist bei Männern die zweithäufigste Form der UI. Durch eine verzögerte oder unterbrochene Miktion entsteht Restharn mit anschließendem unwillkürlichem Harnabgang. **Ursächlich** ist eine fehlende Relaxation oder sogar Kontraktion der Urethra während der Miktion. Sie ist am häufigsten durch mechanische Hindernisse (Prostatahypertrophie, -karzinom etc.) oder durch neurologische Erkrankungen (z. B. Parkinson-Syndrom) bedingt.

Diagnostik
- Anamnese, Fremdanamnese
- Verwendung eines Miktionsprotokolls
- Klinische Untersuchung (Hinweise für maligne Leiden, neurologische, gynäkologische oder urologische Erkrankungen sowie Zeichen der Herzinsuffizienz)
- Stresstest (bei voller Blase der Urinabgang beim Husten im Liegen und Stehen)
- Laborchemisch Ausschluss Harnwegsinfekte, Diabetes mellitus
- Technische Untersuchungen: Abdomensonographie, bei v. <a. Demenz oder Normaldruckhydrozephalus CCT, urodynamische Messungen

Therapie Eine adäquate Therapieplanung erfordert die Klassifikation der o. g. Inkontinenzformen und ursächliche Zuordnung. Bei der Versorgung ist auf maßvolle Zuwendung ohne Überversorgung zu achten, die den Patienten in eine unnötige Abhängigkeit mit Förderung sozialer Isolation und Regression bringen kann. Die erforderlichen Maßnahmen sollten in das Gesamttherapiekonzept im Sinne des ganzheitlichen Behandlungsansatzes einschließlich der Maßnahmen der aktivierend-therapeutischen Pflege einbezogen werden.

Nichtmedikamentöse Therapiemöglichkeiten Diese kommen bevorzugt bei aktivierend-therapeutischer Pflege in der Rehabilitation zum Einsatz.
- **Toilettentraining** ist die Instruktion inkontinenter Patienten zum regulären Toilettengang mit Miktion in zunächst kurzen Intervallen. Diese werden langsam gesteigert bis zum Wiederauftreten von Inkontinenz. Es ist bei Stress- und Dranginkontinenz anwendbar mit der Möglichkeit zur Selbstversorgung der Betroffenen, freien Beweglichkeit und Vermeidung von Hautschäden.
- **Blasentraining** ist besonders effektiv bei Detrusorinstabilität und -hyperreflexie. Es erfolgt die Konditionierung der Blasenfunktion durch festgelegte Zeiten der Blasenentleerung mit langsam zunehmenden Zeitintervallen. Damit sind Erfolge auch bei dementen Patienten zu erreichen.
- Durch **Beckenbodentraining**, insbesondere bei Stressinkontinenz indiziert, soll ein bestimmter Druck in der Urethra aufgebaut werden, ohne den intraabdominellen Druck zu steigern. Dieses Verfahren erfordert mental kompetente Patientinnen.
- **Blasenkatheterismus** bzw. eine dauerhafte Ableitung kann bei obstruktiven Prozessen und fehlenden Therapiealternativen bzw. bei Sphinkterspasmus, z. B. bei Paraplegie, erforderlich werden.
- Wichtig ist auch die adäquate Beratung des Patienten und/oder der Angehörigen bei der **Hilfsmittelversorgung**. Zur Absorption stehen Binden, Vorlagen oder Windelhosen zur Verfügung, als Auffangvorrichtung kommen neben Kathetern Kondomurinale etc. zur Anwendung. Die Anpassung erfolgt unter Berücksichtigung des Inkontinenzgrades und der Mobilität des Betroffenen.

Behandlung der Dranginkontinenz Als Domäne der medikamentösen Therapie zielt sie auf die Ruhigstellung des hyperaktiven Detrusors sowie Absenkung der sensiblen Reizschwelle des Harndrangs. Therapieerfolge sind in bis zu 80 % zu erreichen.

Motorische Detrusorhyperaktivität	Sensorische Detrusorhyperaktivität
- Absetzen aller zentralwirksamen Medikamente und Diuretika	- Kausale Therapie (operative Therapie von Obstruktionen, antibiotische Therapie von Harnwegsinfekten etc.)

Motorische Detrusorhyperaktivität	Sensorische Detrusorhyperaktivität
■ Anticholinergika wie Oxybutynin oder Trospiumchlorid	■ Verhaltenstherapie oder Elektrostimulation
■ Regelmäßige Restharnkontrollen sowie Überwachung möglicher unerwünschter Arzneimittelwirkungen	■ Blasenkatheterismus oder eine suprapubische Blasendrainage

Bei Frauen mit Dranginkontinenz ohne Restharn kann darüber hinaus Blasentraining oder Verhaltenstherapie sinnvoll sein.

Behandlung der Stressinkontinenz
- Lokal anwendbare Östrogene zur Therapie der Vaginalschleimhautatrophie
- α-adrenerge Agonisten
- Verhaltenstraining, Beckenbodentraining und Blasentraining sind Möglichkeiten der nichtmedikamentösen Therapie.

Behandlung der Überlaufinkontinenz
- OP bei Prostatahypertrophie, bei Kontraindikationen Katheterismus etc.
- α-Blocker zur besseren Blasenhalsöffnung (z. B. Prazosin oder Terazosin, einschleichend bis 5 mg/d p.o.)
- Zur Detrusortonisierung können Parasympathikolytika eingesetzt werden
- Bei Prostatahypertrophie Therapieversuch mit Phytopharmaka oder 5-α-Reduktase-Hemmer
- Die anderen Formen der Überlaufinkontinenz sind insbesondere dem Blasen- und Toilettentraining zugänglich.

Behandlung der urethralen Hyperaktivität
- Kausale Therapie bei mechanischen Störungen
- Blasentraining bei leichten Formen
- Medikamentöse Therapie wie bei Stressinkontinenz

Prophylaxe Zur Vermeidung einer Inkontinenz sollte nach Möglichkeit Polymedikation vermieden bzw. reduziert werden, da nicht selten unerwünschte Wirkungen zur UI führen. Insbesondere sind auch diureseförderende Nahrungsmittel wie Kaffee und Tee zu vermeiden. Da Koprostase ein Auslöser von UI sein kann, sollten regelmäßige Stuhlentleerungen gefördert werden. Der unnötige Gebrauch von Vorlagen kann zur Induktion reflektorischer Blasenkontraktionen führen und so den Teufelskreis der UI einleiten.

Stürze und Gangunsicherheiten

Epidemiologie Stürze und Gangunsicherheit sind in der Geriatrie häufige Probleme. Jährlich stürzen ca. 30 % der ≥ 65-Jährigen. In Pflegeheimen stürzt mehr als jeder Zweite mindestens einmal im Jahr. Die Häufigkeit steigt mit jeder Lebensdekade um etwa 10 %. In etwa 10 % sind diese Stürze mit Verletzungen verbunden, in 5 % sogar mit einer Fraktur. Insgesamt sind 15 % aller notfallmäßigen Krankenhauseinweisungen sturzbedingt.

Ursachen

■ Multifaktorielle Genese (intrinsisch, extrinsisch, s.u.)	■ Am häufigsten
■ Verkehrsunfälle, Stolpern, Ausrutschen etc.	■ Weniger als 20 %
■ Synkope (zerebrale Ischämie, symptomatische Herzrhythmusstörungen oder Epilepsie)	■ Weniger als 10 %

Intrinsische Ursachen Dazu zählen neben altersphysiologischen, oft irreversiblen Veränderungen auch therapierbare Erkrankungen (modifiziert nach M. Conzelmann):
- Sensorik ↓: Visus ↓, Propriozeption ↓, Hypakusis, Vestibularorgan ↓
- Muskelkraft ↓
- Reaktionszeit ↑
- krankheitsbedingte Veränderungen
  – kardiovaskulär: Herzinsuffizienz, Rhythmusstörungen, Aortenstenose, Synkopen, orthostatische Dysregulation, vasovagale Reaktion, Anämie
  – neurologisch: Parkinsonismus, zerebrovaskulärer Insult, TIA, Epilepsie, Demenz, Neuropathien
  – muskuloskelettal: Arthrosen der unteren Extremitäten, Myopathien, Hallux valgus etc.
  – medikamentös: Diuretika, Neuroleptika, lang wirksame Benzodiazepine, Antidepressiva, Antihypertensiva (widersprüchliche Daten)

Extrinsische Ursachen Darunter sind Umgebungsbedingungen zu verstehen, die Stürze begünstigen:
- ungenügende Beleuchtung insbesondere von Treppen
- fehlende/unzureichende Haltegriffe im Bad und an Treppen
- zu niedriger Toilettensitz
- zu hohes Bett
- ungeeignetes Schuhwerk
- falscher/fehlender Hilfsmittelgebrauch von Gehhilfen, Brillen etc.
- lose Teppiche, elektrische Kabel, rutschiger Boden, Türschwellen u.Ä.

In mehreren Studien konnten weitere Risikofaktoren identifiziert werden:
- weibliches Geschlecht
- Alter > 80 Jahre
- Stürze/Frakturen in der Anamnese
- Malnutrition
- Depression und Alkoholabhängigkeit
- vorbestehende Hilfs- oder Pflegebedürftigkeit in den Aktivitäten des täglichen Lebens
- alltagsrelevante kognitive Defizite im Sinne einer Demenz

Diagnostik

- Anamnese: Prodromalsymptome (Schwindel, Schwäche, Palpitationen etc.), aktueller Sturzhergang (Tageszeit, Anlass, Zusammenhang mit Miktion/Husten etc.), Bewusstseinsverlust (möglichst durch Fremdanamnese ergänzt), Liegedauer am Boden, Fähigkeit, selbständig aufzustehen, Medikamente
- Gezieltes geriatrisches Assessment: Funktionsstatus vor dem Sturz (Barthel-Index zur Erfassung der Aktivitäten des täglichen Lebens), mögliche kognitive Beeinträchtigungen (Mini Mental State)
- Körperliche Untersuchung einschließlich einer neurologischen Beurteilung
- Technische Untersuchungen: EKG, Schellong-Test, Röntgen, Medikamentenserumspiegel, ggf. CCT und 24-h-EKG,
- Bei wiederholten Stürzen: Wohnungsbegehung

Gangstörung

Die Abschätzung von Sturzrisiko und Rezidivgefahr erfordert eine Beurteilung funktioneller Parameter. Intrinsische Faktoren sind teils als selbständige Störungen bzw. Erkrankungen im Rahmen der üblichen Diagnostik unproblematisch zu erfassen. Andere Faktoren wie gestörte Sensorik oder Arthrosen und bestimmte Erkrankungen (Parkinson-Syndrom, zerebrovaskulärer Insult) bedingen eine multifaktorielle Gangstörung unterschiedlichen Ausmaßes. Gemeinsam mit extrinsischen Faktoren kann sie sturzauslösend sein. Die Beurteilung einer Gangstörung trägt damit wesentlich zur Sturzabklärung und -prophylaxe bei.

Epidemiologie Über 10 % der ≥ 65-Jährigen geben Gangstörungen an oder benutzen Hilfsmittel beim Gehen. Die > 80-Jährigen zu Hause lebenden Senioren sind in ca. 30 % betroffen, gehfähige Pflegeheimbewohner in > 60 %. Die reduzierte Gehgeschwindigkeit spielt eine besondere Rolle, da sie als Vorbote von Einschränkungen von Alltagsaktivitäten und Selbstvertrauen mit konsekutiver Selbstbeschränkung angesehen wird. Ab dem 65. Lebensjahr ist von einer Reduktion der Gehgeschwindigkeit um 1 % pro Jahr auszugehen. Für die Überquerung einer Straße während der Grünphase ist eine Gehgeschwindigkeit von 1,4 m/s erforderlich. Wird diese – aus welchen Gründen auch immer – nicht mehr erreicht, sind entsprechende Einschränkungen der Alltagsaktivitäten absehbar.

Pathophysiologie Im Alter lassen sich folgende **Gangveränderungen** feststellen (nach C. Becker, U. Lindemann, S. Scheible 2000):
- Schrittlänge ↓
- Gangbild breiter
- Fußführung abgeflacht bis schlurfend
- Doppelfußkontaktphase ↑
- Schrittauslösung verzögert
- Schrittfolge unregelmäßig
- Gehgeschwindigkeit ↓

Die Reduktion der Gehgeschwindigkeit führt auch zu einer Veränderung des Sturzherganges mit Zunahme der **Fallneigung** nach hinten bzw. zur Seite.

Ferner ist für sicheres Gehen sicheres **Stehen** nötig, das eine entsprechende Muskelkraft, Sensorik und Koordination zum Erhalt des Gleichgewichts erfordert. Diese Funktionen können sowohl durch physiologische Veränderungen als auch durch Erkrankungen im Rahmen der Multimorbidität eingeschränkt sein.

Bei bestimmten Erkrankungen tritt die **Gangstörung als Leitsymptom** auf. Dazu zählen z. B. Morbus Parkinson bzw. Parkinson-Syndrom, Normaldruckhydrozephalus, frontale Gangataxie, zerebellare Störungen, sensible Gangataxie bei Polyneuropathie etc.

Diagnostik

Testverfahren Um die Art der Gang- oder Gleichgewichtsstörung und deren Ausmaß zu klassifizieren, sind funktionelle Testverfahren erforderlich.

Zur Beurteilung des statischen Gleichgewichtes dienen die Überprüfung des:
- **Einbeinstandes** (≤ 5 s und > 3 Versuche sind pathologisch) sowie der
- **Balancetest.** Er prüft die Durchführbarkeit und Sicherheit im Semitandemstand (Ferse neben medialem Großzehenrand) und Tandemstand (ein Fuß direkt vor dem anderen) über 10 s.

Dynamische Testverfahren
- Die **Gehgeschwindigkeit** wird über eine Distanz von 10 m bestimmt; kognitiv nicht eingeschränkten Personen sollten diese Strecke mit forcierter Gehgeschwindigkeit zurücklegen. Eine Geschwindigkeit von < 1 m/s geht mit einem erhöhten Sturzrisiko einher.
- Der **Motilitätstest nach Tinetti** als Performancetest beurteilt Gleichgewicht und Gang anhand verschiedener Parameter (Sitz-/Stehbalance, Gangbild mit Schrittlänge, -höhe, -kontinuität, -breite, Gangsymmetrie, Wegabweichung, Rumpfstabilität, Aufstehen und Hinsetzen, Ausmaß der visuellen Kontrolle etc.). Er eignet sich auch als Verlaufskontrolle zur Überprüfung der Therapieeffekte und ist pathologisch bei < 18 Punkten.
- Der weniger aufwendige **Timed-up-&-go-Test** erfasst die Gehgeschwindigkeit einschließlich Zeitbedarf zum Aufstehen und Hinsetzen, das Gangbild wird qualitativ nicht beurteilt. Auch dieser Test eignet sich zur Verlaufskontrolle und ist unter Verwendung von Hilfsmitteln durchführbar und auswertbar. Werte von ≥ 20 s sind mit alltagsrelevanten Einschränkungen und erhöhtem Sturzrisiko verbunden.

Therapie

Sturzfolgen Die unmittelbare Therapie richtet sich nach den bestehenden Sturzfolgen. Bei manchen Frakturen ist zu klären, ob ein operatives oder konservatives Verfahren zu bevorzugen ist. Die Auswahl ist nicht zuletzt von der Operabilität des Patienten abhängig. Nach längerem Liegen können Liegetraumen mit CK-Erhöhung bis hin zur Rhabdomyolyse entstehen. Zur Verhinderung einer akuten Niereninsuffizienz durch Crush-Niere ist auf eine ausreichende, ggf. intravenöse Flüssigkeitszufuhr zu achten. Prellungen können mit erheblichen Schmerzen verbunden sein, die zur Immobilisation führen können. Eine adäquate Analgesie sowie aktivierende physiotherapeutische Maßnahmen stehen dann im Vordergrund. Nicht selten kommt es insbesondere durch rezidivierende Stürze zum Post-Fall-Syndrom mit erheblicher Angst vor neuen Stürzen, das zur Immobilisierung und sozialen Isolation führen kann. Neben rehabilitativen und psychologischen Maßnahmen ist dabei auch eine Hilfsmittelversorgung erforderlich. Unter Umständen können dabei passive Maßnahmen wie Hüftprotektoren zum Schutz vor Frakturen angstmindernd und somit mobilitätsfördernd sein.

Optimale Therapie der Grunderkrankung Nach Abklärung der intrinsischen Faktoren sowie der Art der Gangstörung erfolgt der jeweilige therapeutische Ansatz. Bei Erkrankungen wie Herzinsuffizienz, Morbus Parkinson/Parkinson-Syndrom o.Ä. ist dies oft zielführend. Meist vernachlässigt wird die **rehabilitative Therapie.** Gerade bei fortbestehenden neurologischen Defiziten nach Apoplexie ist sie die wesentliche Therapieoption. Bei dementen Patienten wird meist die Möglichkeit der **antidementiven Medikation** nicht genutzt, und die Wichtigkeit der sozialen Einbindung wird unterschätzt. Optimale Therapie der Grunderkrankung heißt in diesen Fällen auch die Organisation ausreichender Versorgung z.B. durch die Einbindung **ambulanter Dienste.** Im Rahmen der eingeschränkten Sensorik sollte die **Hilfsmittelanpassung** (Brille, Hörgerät etc.) optimiert werden, wozu nicht allein die Verordnung, sondern auch die Schulung des Patienten und evtl. seiner Angehörigen im Umgang mit den Hilfsmitteln zählt. Dies gilt selbstverständlich auch für Hilfsmittel zum Gehen wie Gehstock, Rollator etc.

Umgebungsanpassung Nach Abklärung extrinsischer Sturzfaktoren – falls erforderlich, nicht nur anamnestisch, sondern mittels **Wohnungsbegehung** – sind die identifizierten Risikofaktoren zu korrigieren. Die Verwendbarkeit bestimmter Hilfsmittel wie z.B. eines Rollators innerhalb der Wohnung (Türbreite, Treppen etc.) ist dabei zu überprüfen. Darüber hinaus können Türschwellenausgleiche, Haltegriffe oder Toilettensitzerhöhungen sinnvoll sein. Bei Alleinlebenden sollte der Einsatz eines **Hausnotrufsystems** bei rezidivierenden Stürzen in Betracht gezogen werden.

Prophylaxe Physiotherapeutische Maßnahmen werden **primär- wie sekundärpräventiv** eingesetzt. Ihre Ziele sind die Erhöhung der Stand- und Gangsicherheit sowie die Verbesserung der Fähigkeit, nach einem Sturz selbstständig aufzustehen. Als passive Maßnahmen sind die präventive **Umgebungsanpassung** ebenso wie die Anwendung von **Hüftprotektoren** zur Vermeidung von Frakturen sinnvoll. Letztere weisen jedoch erhebliche Complianceprobleme seitens der Patienten auf.

Schwindel

Definition und Epidemiologie Schwindel ist eines der am häufigsten geklagten Symptome betagter Patienten im ambulanten Bereich. Er tritt bei bis zu 25 % der > 65-jährigen zu Hause lebenden Senioren und bei bis zu 70 % der Heimbewohner auf. Ein episodisch auftretender Schwindel (60 %) kann von einem mehr oder minder lange bestehenden Dauerschwindel (40 %) unterschieden werden.

Generell muss in der Anamnese der systematische vom unsystematischen Schwindel unterschieden werden.

Systematischer (vestibulärer) Schwindel	Asystematischer (nichtvestibulärer) Schwindel
■ Bewegungsempfinden wie Drehen, Schwanken oder Liftgefühl	■ Unsicherheit, Schwäche, Leere im Kopf etc.

Ätiologie und Pathogenese Zum Erhalt des Gleichgewichtes sind Informationen aus dem vestibulären, optischen und propriozeptiven System erforderlich. Stimmen die eingehenden Informationen aus diesen Systemen nicht überein, kommt es zu Schwindel mit begleitenden vegetativen Symptomen.

Ursächlich für den **systematischen Schwindel** sind einerseits Schädigungen des **peripheren vestibulären Systems** wie beim benignen Lagerungsschwindel, Morbus Menière, Neuronitis vestibularis etc., andererseits Schäden des **zentralen Anteils** wie Tumoren, zerebrovaskuläre Störungen, Zoster oticus etc.

Die Liste der möglichen Ursachen des **asystematischen Schwindels** ist lang und bezieht verschiedene Fachrichtungen wie HNO, Neurologie, Augenheilkunde und innere Medizin ein (nach E. Lang, 2000):
- ZNS und Psyche
  - zerebrovaskulär, zerebellar, Parkinson-Syndrom, Hirndruck, Epilepsie, Drop-Attacks
  - Depression
- kardiovaskulär
  - Herzinsuffizienz, Vitien
  - Herzrhythmusstörungen
  - Hyper-/Hypotonie, orthostatische Dysregulation
- okulär
  - inadäquate Brillenanpassung, Augenmuskelparese, Glaukom
- endokrin
  - Hypoglykämie, Hypothyreose
- hämatologisch/rheologisch
  - Anämie, Polyglobulie
  - Hyperviskositätssyndrom
- Medikamentennebenwirkungen
  - Sedativa, Antidepressiva, Antihypertensiva, Nitrate, NSAR

! Der asystematische Schwindel ist am häufigsten durch internistisch-kardiologische Erkrankungen verursacht.

Differentialdiagnose Zur Differenzierung ist insbesondere die exakte **Anamnese** wichtig, in deren Rahmen Art des Schwindels, Auslösemechanismen und begleitende vegetative bzw. Organische Symptomatik erfragt werden. Ferner ist die Multimorbidität unter besonderer Berücksichtigung von arterieller Hypertonie, orthostatischer

Dysregulation, Herzerkrankungen und Diabetes mellitus zu erfassen. In der **klinischen Untersuchung** sind Gangbild, Romberg-Stehversuch, Unterberger-Tretversuch, Nystagmus und Stimmgabelversuch nach Weber und Rinne zu berücksichtigen. Je nach Ergebnis sind weitere **technische Verfahren** wie CCT, Langzeit-EKG, 24-h-RR-Messung, Echokardiographie, Doppler- bzw. Duplexuntersuchung der hirnversorgenden Arterien, Schellong-Test etc. indiziert. Die Hinzuziehung von **Konsiliarii** anderer Fachbereiche (z. B. HNO, Neurologie o. Ä.) kann in Abhängigkeit von vorhandenen Untersuchungsergebnissen zur weiteren Differentialdiagnostik sinnvoll sein.

Therapie Bei eruierbarer Schwindelgenese ist eine kausale Therapie anzustreben. Dazu kann auch in der Geriatrie ein operatives Vorgehen zählen, z. B. die Verkleinerung eines Neurinoms, oder eine antiphlogistische Therapie bei Neuronitis vestibularis. Eine begleitende symptomatische Therapie mit Antivertiginosa ist nicht selten erforderlich. Bei ursächlicher kardiovaskulärer Erkrankung ist diese nach den bekannten Therapiegrundsätzen zu behandeln.

Orthostatische Dysregulation Neben Verhaltensmaßregeln (langsamer Lagewechsel etc.) kann die Anpassung von Kompressionsstrümpfen helfen. Die Patienten sollten diese auch selbständig anziehen können, möglicherweise auch unter Zuhilfenahme entsprechender Anziehhilfen. Falls diese Maßnahmen unzureichend sind, ist die Anwendung venentonisierender Präparate wie Midodrin oder Dihydroergotamin zu erwägen. Bei weiterer Therapieresistenz können nach Erhöhung der oftmals zu niedrigen Kochsalzzufuhr Mineralokortikoide zum Einsatz kommen. Die möglichen Wechselwirkungen sind dabei zu berücksichtigen.

Akute Schwindelattacken Zur symptomatischen Therapie akuter Schwindelattacken, insbesondere vestibulärer Genese, werden Antivertiginosa vom Typ der Antihistaminika oder der Phenothiazingruppe eingesetzt. Die jeweiligen gruppentypischen Nebenwirkungen (z. B. Müdigkeit, Sedation, extrapyramidalmotorische Störungen etc.) sind zu beachten. Auf den Einsatz von Sedativa sollte wegen des Nebenwirkungsspektrums grundsätzlich verzichtet werden.

Physikalische Begleittherapie Sie sollte als begleitende Maßnahme bereits bei Bettlägerigen einsetzen mit Augen- und Kopfbewegungen entgegen dem vorhandenen Spontannystagmus oder Drehgefühl. Nach Erreichen der Sitzfähigkeit kommt das Training der Vorwärtsneigung hinzu, bei Stehfähigkeit Lagewechsel Sitzen/Stehen mit offenen und geschlossenen Augen, später auch Gehtraining etc. Nach langer Bettlägerigkeit oder bei neurogenen Ursachen orthostatischer Dysregulation erfolgt das Barorezeptortraining im Sinne einer Basistherapie durch allmähliche Höherstellung des Kopfendes des Bettes mit einer Schlaflage in schiefer Ebene bzw. die Lehnstuhltherapie mit konsekutiver Senkrechtpositionierung der Rückenlehne.

Demenz

Die Demenz ist ein mit steigendem Alter häufiger werdendes Syndrom und meist Folge chronischer oder fortschreitender Krankheit des Gehirns mit Störung höherer kortikaler Funktionen: Gedächtnis, Denken, Orientierung, Auffassung, Rechnen, Lernfähigkeit, Sprache und Urteilsvermögen. Die Anzahl der Betroffenen verdoppelt sich nahezu alle fünf Jahre ab dem 65. Lebensjahr, so dass in der Gruppe der > 80-Jährigen ca. 40 % betroffen sind. Die besondere Bedeutung des Syndroms ergibt sich durch die funktionellen Auswirkungen, da etwa $2/3$ der Abhängigkeit älterer Menschen von der Hilfe Dritter demenzbedingt sind. Da es sich um ein sehr komplexes Störungsbild mit vielen möglichen Differentialdiagnosen handelt, kann in diesem Kapitel nur ein Überblick gegeben werden. Zu Details wird auf die genannte weiterführende Literatur bzw. Fachbücher der Neurologie und Psychiatrie verwiesen.

Definition Zur Beschreibung der komplexen Störungen ist ein mehrdimensionaler Ansatz erforderlich, wie die **Kriterien der Demenz nach DSM-IV-R** zeigen:
- Gedächtnisstörungen
  - Kurzzeitgedächtnisstörung (Unfähigkeit, sich nach 5 min an drei Objekte zu erinnern)
  - Langzeitgedächtnisstörung (Unfähigkeit, sich an Ereignisse vom Vortag zu erinnern)
- mindestens eine weitere Störung
  - des abstrakten Denkens (z. B. Sinn von Sprichwörtern, Finden von Gegensätzen/Synonymen)
  - des Urteilsvermögens
  - der Orientierung
  - anderer höherer kognitiver Funktionen (Aphasie, Apraxie, Agnosie, Akalkulie, Alexie)
  - der Persönlichkeit
- Alltagsrelevanz (die genannten Störungen müssen mit Alltagsaktivitäten interferieren)
- O. g. Störungen dürfen nicht ausschließlich während eines Delirs vorliegen.
- Ätiologie
  - entweder Hinweis auf spezifische organische Ätiologie aufgrund von Anamnese, Status oder Labor
  - oder bei fehlendem Hinweis Ausschluss einer nicht-organischen Ursache (z. B. Depression, Psychose o. Ä.)

Je nach Beeinträchtigung der Alltagsaktivitäten werden **drei Schweregrade** unterschieden:
- **mild** (Einschränkungen bei Haushaltsverrichtungen oder sozialen Aktivitäten),
- **mittelschwer** (selbständige Lebensführung gefährdet, intermittierende Überwachung erforderlich),
- **schwer** (dauernde Betreuung und Überwachung erforderlich).

Ätiologie und Häufigkeit Prinzipiell werden unterschieden:
- **primär-degenerative Formen** (Morbus Alzheimer 50–60 %, Lewy-Körperchen-Demenz 15 %, Morbus Pick, frontotemporale Demenz 5–10 %),
- **vaskuläre** (Multiinfarktdemenz 5–10 %, Morbus Binswanger),
- **sekundäre** Formen 10 % (Demenz bei endokrinen Störungen, Vitamin-B$_{12}$-Mangel, Stoffwechselstörungen, Neurosyphilis, HIV-Infektion etc.).

Symptomatik Abgesehen von den o.g. klinischen Kriterien, anhand deren das Syndrom Demenz definiert ist, zeichnen sich die verschiedenen Formen klassicherweise durch unterschiedliche Verläufe aus, die in der klinischen Diagnostik i.S. definierter Diagnosekriterien Anwendung finden.

Demenz vom Alzheimer-Typ Hier ist ein schleichender Beginn mit langsam progredientem Verlauf über ca. acht Jahre (Streubreite von ein bis 15 Jahren) typisch. Die Gedächtnisstörung ist meist das führende Symptom. Abrupte Verschlechterung, ausgesprochene Tagesschwankungen und Phasen deutlicher Besserung sprechen eher gegen diese Diagnose. Man unterscheidet einen frühen Beginn (< 65. Lebensjahr) von einem späten, der meist langsamer verläuft. Je nach Krankheitsstadium treten die zuvor genannten Störungen der höheren kognitiven Funktionen auf, die z.B. in der Reisberg-Klassifikation zusammengefasst sind. Die genaue Ätiologie und Pathogenese sind nach wie vor unklar, es sind aber verschiedene Risikofaktoren bekannt (Alter, weibliches Geschlecht, Apo-E-4, Hirntraumata etc.). Neurohistologisch sind senile Plaques und neurofibrilläre Knäuel im Hirn nachweisbar.

Lewy-Körperchen-Demenz Neben histologischen Charakteristika des Morbus Alzheimer finden sich darüber hinaus bei diesen Patienten sog. Lewy-Körperchen, intraneuronale eosinophile Einschlusskörper, in der Substantia nigra und anderen subkortikalen und Hirnstammkerngebieten. Die Diskussion, ob die Lewy-Körperchen-Demenz eine Variante der Alzheimer-Erkrankung ist oder eine eigene nosologische Entität darstellt, ist noch nicht abgeschlossen. Die typische Symptomatik umfasst neben den o.g. Demenzkriterien

- fluktuierende kognitive Leistungen mit ausgeprägten Veränderungen von Aufmerksamkeit und Wachheit,
- rezidivierende, detaillierte optische Halluzinationen und
- spontane, motorische Parkinson-Symptome.

Setzt eine Demenz innerhalb eines Jahres nach Beginn von Rigidität und Bradykinesie ein, spricht dies für eine Lewy-Körperchen-Demenz. Liegt die Parkinson-Symptomatik länger als ein Jahr vor, ist eher von einem Parkinson-Plus-Syndrom auszugehen. Über die o.g. Symptome hinaus können Stürze, Synkopen, transiente Bewusstseinsverluste, Neuroleptikahypersensitivität, systematisierter Wahn und Halluzinationen in allen Modalitäten auftreten.

Vaskuläre Demenzen Unter diesem Begriff sind alle Demenzen subsumiert, die durch vaskuläre und hämodynamische Faktoren bedingt sind.
Man differenziert die
- subkortikale vaskuläre Enzephalopathie (Morbus Binswanger),
- die Multiinfarktdemenz und
- Demenz infolge strategischer Einzelinfarkte.

Im Gegensatz zur Alzheimer-Demenz verlaufen die Erkrankungen typischerweise mit abruptem Beginn und ruckartigen Verschlechterungen, starker Fluktuation der Symptomatik und meist früh nachweisbaren fokalen neurologischen Ausfällen. Die durchschnittliche Überlebenszeit liegt mit 6,7 Jahren niedriger als die der Alzheimer-Demenz, Krankenhausaufenthalte sind häufiger, Pflegeheimeinweisungen erfolgen früher. Die Prognose ist deutlich abhängig von der Kontrolle der bekannte kardiovaskulären Risikofaktoren, insbesondere der arteriellen Hypertonie und des Diabetes mellitus.

Diagnostik Zunächst ist die Diagnose einer Demenz mit Hilfe der Kriterien nach DSM-IV-R zu stellen. Zur Beurteilung der kognitiven Fähigkeiten werden Assessmenttests wie der Mini Mental State nach Folstein (MMS) und der Uhrenzeichentest nach Watson herangezogen. Bei frühen Stadien bedarf es jedoch einer differenzierteren Beurteilung, die komplexe Testbatterien (SIDAM, CERAD o.Ä.) erfordert und daher oft von Neuropsychologen durchgeführt wird.
Im Anschluss besteht die wesentliche Aufgabe der Differentialdiagnostik im Erkennen behandelbarer Demenzformen. Dazu werden neben Anamnese und klinischer Untersuchung auch **Laborparameter** (Blutbild, Elektrolyte, Vitamin B_{12}, Folsäure, Schilddrüsenparameter, TPHA-Test, Blutzucker, Leber-/Nierenwerte, Urinstatus) erfasst. Zur Beurteilung des kardiovaskulären Risikoprofils sind **technische Verfahren** wie EKG, RR-Messung, ggf. Langzeit-EKG u.Ä. erforderlich. Des Weiteren finden auch **bildgebende** bzw. **funktionelle Verfahren** wie CCT, MRT und EEG, SPECT/PET Anwendung. Zur Erfassung einer Depression oder anderer zugrunde liegender psychischer Erkrankungen ist die Erhebung des **psychiatrischen Status** notwendig. Problematisch kann dabei das parallele Auftreten von Demenz und Depression sein. Assessmenttests wie die Geriatric Depression Scale nach Yesavage sind hilfreich.

Therapie Aufgrund des komplexen Störungsbildes ist ein ganzheitlicher Therapieansatz, dem jeweiligen Krankheitsstadium angepasst, erforderlich:
- internistische Basistherapie
- medikamentöse antidementive Therapie
- Therapie von Verhaltensauffälligkeiten und Komplikationen
- aktivierende Betreuung
- körperliches Training
- Selbsthilfetraining
- Ernährung
- soziale Maßnahmen
- Angehörigenberatung und -betreuung

Ziele sind die Aktivierung des Patienten, Verbesserung der kognitiven Leistungsfähigkeit, Kompensation der gestörten sozialen Fähigkeiten mit Verbesserung der Alltagsfähigkeiten sowie Unterstützung des sozialen Umfeldes zum Aufbau/Erhalt des sozialen Netzes.

Internistische Basistherapie Auch Demenzpatienten sind von Multimorbidität betroffen. Da zahlreiche Erkrankungen kognitive Leistungen beeinflussen können und im Rahmen akuter Exazerbation zur Verwirrtheit führen, ist deren Therapie im Sinne der **optimalen Therapie der Grunderkrankung** als Basis zu verstehen. Dazu zählen sowohl bei vaskulärer als auch bei Alzheimer-Demenz die Optimierung der RR- und BZ-Einstellung, ferner die Therapie von kardialen Erkrankungen und Infektionen sowie der Ausgleich von Wasser- und Elektrolytstörungen. Bei der medikamentösen Therapie ist insbesondere auf mögliche negative Nebenwirkungen zu achten wie anticholinerge Wirkungen, Sedation, Agitation etc.

Antidementiva Die Gruppe der **Acetylcholinesterasehemmer** erfüllt am ehesten die Bedingungen eines kausalen Wirkprinzips, da sie durch Hemmung des abbauenden Enzyms dem nachgewiesenen Acetylcholinmangel entgegenwirken. Zu dieser Gruppe zählen **Donepezil, Rivastigmin** und **Galantamin**. Als wesentliche Nebenwirkungen können gastrointestinale Probleme auftreten. In Studien war eine Verbesserung der Kognition, des Verhaltens und der Selbsthilfefähigkeit nachweisbar. Indiziert sind sie bei leichter bis mittelschwerer Alzheimer-Demenz. Auch bei vaskulärer Demenz ist ein Acetylcholinmangel nachweisbar, so dass erste Studien eine vergleichbare Wirksamkeit bei diesen Patienten zeigten, die Erweiterung des Indikationsgebietes ist also absehbar. Besonders günstige Effekte sind bei der Lewy-Körperchen-Demenz zu erzielen, neben Verbesserung der Kognition zeigt sich hier oft auch ein positiver Effekt auf die Halluzinationen und Parkinson-Symptome.

Therapie von Verhaltensauffälligkeiten Beim Auftreten von Verhaltensauffälligkeiten ist zunächst nach auslösenden Faktoren zu fahnden wie akute Erkrankungen, unerwünschte Arzneimittelnebenwirkungen, Umweltfaktoren. Zunächst sollte ein Therapieversuch mit nichtmedikamentösen Maßnahmen erfolgen (strukturierter Tagesablauf, Umgebungsanpassung, ruhige Atmosphäre, Validation etc.). Sollten diese nicht zum gewünschten Erfolg führen, kann eine medikamentöse Therapie erwogen werden. Bei Erregungszuständen kommen vor allem Neuroleptika in Betracht. Bewährt haben sich dabei insbesondere die sog. atypischen Neuroleptika in niedrigen Dosierungen wie **Risperidon und Melperon**. Auch **SSRI** (**s**elektive **S**erotonin-**R**e-uptake-**I**nhibitoren) können dabei effektiv sein, sie sind jedoch vor allem bei begleitender Depression einzusetzen. Bei Lewy-Körperchen-Demenz ist äußerste Vorsicht bei der Verwendung von Neuroleptika bei einer krankheitstypischen Neuroleptikahypersensitivität geboten. Auf die Anwendung von Sedativa sollte wegen der nicht seltenen paradoxen Wirkungen nach Möglichkeit verzichtet werden.

Mangelernährung

Definition Ist in der Geriatrie von Malnutrition die Rede, ist meist i.S. der engeren Definition der Protein-Energiemangel gemeint, der mit einem Mangel an Mikronährstoffen verbunden ist. Dies ist ein häufiges Problem älterer Menschen. Selbst bei „gesunden" Senioren muss in ca. 4 % damit gerechnet werden, geriatrische Patienten oder Pflegeheimbewohner sind in bis zu 67 % davon betroffen. Problematisch werden diese Zahlen vor dem Hintergrund der damit verbundenen Zunahme an Morbidität und Mortalität. Dadurch ergibt sich die Notwendigkeit einer gezielten Diagnostik und Therapie.

Pathogenese Die Entstehung ist meist multifaktoriell bedingt:

- **Dysphagie** (oft im Rahmen neurologischer Erkrankungen oder bei Ösophaguserkrankungen),
- **Inappetenz** infolge von Demenz/Depression oder iatrogen als unerwünschte Arzneimittelnebenwirkung,
- **Kauprobleme** durch schlecht angepassten Zahnersatz, Kiefergelenksarthrosen oder -arthritiden (z.B. bei cP),
- **sozioökonomische Faktoren**.

Diese Faktoren potenzieren die Auswirkung der die Nahrungsaufnahme beeinflussenden **physiologischen Altersveränderungen** wie reduzierte Durst-/Hungerwahrnehmung, veränderte Körperzusammensetzung etc. (s. Abschnitt 23.2.1). Diese Faktoren führen bei im Wesentlichen unverändertem Nährstoffbedarf und reduziertem Kalorienbedarf gesunder Senioren (ca. 1 900 kcal/d für Männer bzw. 1 700 kcal/d für Frauen) zur Entwicklung eines Defizits sowohl der Energie- als auch der Nährstoffzufuhr. Berücksichtigt werden muss ferner der **möglicherweise** durch die Grunderkrankung **erhöhte Energiebedarf**, z.B. bei Parkinson-Patienten mit ausgeprägtem Tremor und dadurch erhöhter Muskelarbeit oder unruhig umherlaufenden Demenzpatienten, die somit eine besondere Risikogruppe darstellen. Ferner können bestimmte Grunderkrankungen mit **spezifischen Nährstoffdefiziten** einhergehen wie z.B. Vitamin-B_{12}-Mangel nach Magen- oder Ileumresektion oder Zinkmangel bei chronischen Wunden.

Diagnostik Dazu zählt im Rahmen des Assessments zunächst die Erkennung spezieller Risikogruppen:
- Anamnese und klinische Untersuchung,
- Tests wie das Mini Nutritional Assessment (**MNA**), zur Risikoabschätzung, aber auch zur Verlaufskontrolle unter Therapie,
- anthropometrische Parameter wie Bodymass-Index, Oberarmumfang, Trizepshautfaltendicke,
- Laborwerte (Albumin, Präalbumin, Lymphozytenzahl, Vitaminstatus etc.).

Neben dem Ernährungszustand sollte in diesem Zusammenhang auch immer der **Hydratationszustand** beurteilt werden, da Mangelernährung und Exsikkose nicht selten kombiniert auftreten bzw. identische Risikogruppen betreffen. Nach den Ergebnissen der Bethanien Ernährungsstudie, in der sich der **diagnostische Blick** als wesentlicher prädiktiver Parameter erwies, erscheint die Sensibilisierung des Arztes und somit das „richtige" Anschauen des geriatrischen Patienten zur Diagnostik wichtig, um nicht die apparativen Möglichkeiten überzustrapazieren und Kosten explodieren zu lassen.

An die Diagnostik der Mangelernährung schließt sich die **Ursachenabklärung** an, die möglicherweise auch invasive Verfahren wie Endoskopien erfordern kann. Der Einsatz **technischer Verfahren** sollte jedoch gezielt erfolgen, was bei o.g. multifaktoriellen Genese nicht immer einfach ist.

Therapie Es werden ein **kausaler** und ein **symptomatischer** Therapieansatz unterschieden. Ersterer setzt die ätiologische Abklärung sowie die Abschätzung des Nährstoff- und Energiebedarfs voraus.

Kausale Therapie Nach **Kostanpassung** ist die **optimale Therapie der Grunderkrankung** wesentlich. Dazu zählt neben einer adäquaten Therapie einer cP z.B. auch die Therapie einer Depression, die Organisation ambulanter Dienste im Fall einer Demenz als Grunderkrankung oder auch die logopädische Rehabilitation neurologischer Schluckstörungen. Kommen medikamentöse Nebenwirkungen als zumindest die Mangelernährung fördernde Faktoren in Betracht, sollte nach Möglichkeit eine **Medikamentenumstellung** erfolgen. Klassisch sind z.B. die gastrointestinalen Nebenwirkungen von Digitalispräparaten, die nicht immer wirklich indiziert bzw. unverzichtbar sind. Eine Nutzen-Risiko-Abwägung ist anzustreben. Ungewöhnlich im Zusammenhang mit Ernährung ist die **Hilfsmittelanpassung.** Dazu zählt die zahnprothetische Versorgung ebenso wie die Verordnung eines Einhänderbrettes bei Hemiparesepatienten oder die Anpassung eines Bestecks mit verdickten Griffen bei Rheumatikern oder Patienten mit Feinmotorikstörung (s. Abb. 23.4).

Symptomatische Therapie Diese sollte im Sinne eines Stufenschemas zunächst mit der **Diätanpassung** beginnen, um Defizite bereits über die üblichen Mahlzeiten auszugleichen. Ist dieses Vorgehen unzureichend, werden **orale Nahrungssupplemente** hinzugenommen. Sie führen nachweisbar zur Steigerung der Energie- und Nährstoffaufnahme. Zur Verbesserung der Compliance ist ein möglichst vielfältiges Geschmacksangebot anzustreben. Ist auch damit keine ausreichende Ernährung sicherzustellen oder sind die Defizite zu ausgeprägt bzw. eine orale Ernährung nicht möglich, ist an dritter Stelle die **enterale Ernährungstherapie** über nasale Sonden oder die PEG zu nennen. Als invasive Verfahren ist deren Einsatz sorgfältig abzuwägen, da die Risiken nicht unerheblich sind. Bei erhöhter Aspirationsgefahr infolge neurologischer Schluckstörung besteht jedoch eine klare Indikation, zumal vor allem die PEG die logopädische Rehabilitation erleichtert. Problematisch ist jedoch derzeit, dass Ernährungsproblemen erst dann ein klinischer Stellenwert eingeräumt wird, wenn sie ein Ausmaß erreicht haben, das oftmals diese invasiven Verfahren erfordert. Eine frühzeitigere Wahrnehmung des Problems wäre im Sinne der Prophylaxe jedoch wichtig. Nur in Ausnahmefällen wie Kurzdarmsyndromen etc. ist die **parenterale Ernährung** als Langzeittherapie unerlässlich. In akuten Situationen gelten die gleichen Indikationen wie bei jüngeren Patienten.

Dekubitalulzera

Dekubitalulzera, also ischämische Hautläsionen, zeigen aktuell eine Inzidenz von 17–33 %. Ohne besondere Prophylaxe treten sie zu ca. 8 % auf chirurgischen Stationen, zu 10 % in Allgemeinkrankenhäusern, zu 15 % in Pflegeheimen und in bis zu 30 % auf orthopädischen Stationen auf. Für die betroffenen Patienten sind sie mit chronischen **Schmerzen** und **Immobilisation** verbunden, woraus nicht selten **weitere Komplikationen** wie Infekte, Thrombosen, Lungenembolien etc. folgen, was eine verstärkte Aufmerksamkeit für diesen Problemkomplex erfordert.

Pathogenese Übersteigt der auf die Haut einwirkende **Druck** die kritische Grenze von 32 mmHg, wird der intra-

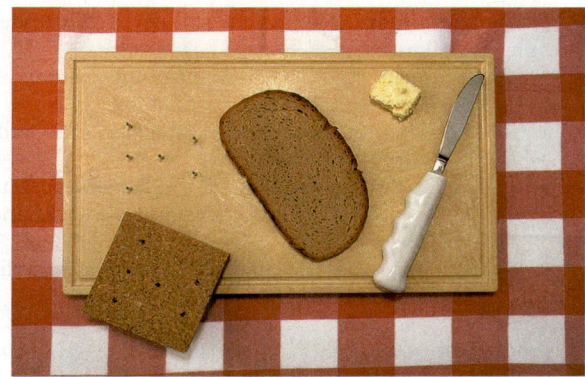

Abb. 23.4 Einhänderbrett.

murale Kapillardruck von 30–35 mmHg überwunden. Dadurch kommt die Mikrozirkulation zum Erliegen mit konsekutivem Absinken des O_2-Partialdruckes auf Null. Es entsteht zunächst eine noch reversible Hautischämie, die nach einer **Einwirkzeit** > 2 h in eine **ischämische Hautnekrose,** das Dekubitalulkus, übergeht. Für die Entstehung sind somit Auflagedruck, Auflagefläche und einwirkende Zeit die entscheidenden Faktoren. Dadurch erklären sich auch die klassischen **Prädilektionsstellen** über Knochenvorsprüngen wie dem Os sacrum, Tuber ischiadicum, Trochanter major, Tuber calcanei und den Malleoli externi.

Risikofaktoren Zu einem erhöhten Risiko führen alle Faktoren, die den einwirkenden Druck erhöhen, die Einwirkzeit verlängern, die Auflagefläche verkleinern oder die Mikrozirkulation stören. Die **Druckeinwirkzeit** wird insbesondere durch **Mobilitätseinschränkungen** verlängert:
- neurologische Krankheiten mit Lähmungen, zerebrovaskuläre Insulte
- komatöse Zustände
- chirurgische Eingriffe mit Prämedikation, Narkose
- akute Psychosen, Katatonie, schwere Depression
- sedierende Medikamente, Fixierungen

Die **Mikrozirkulation** kann vor allem durch Hypotonie, Schock, Dehydratation und vorbestehende Erkrankungen wie Diabetes mellitus mit Mikroangiopathie, AVK etc. gestört sein. Der **Sauerstofftransport** ist eingeschränkt bei Anämie, der **O_2-Bedarf** wird erhöht durch Fieber und Hypermetabolismus, wodurch das Hautischämierisiko steigt.

Die **Auflagefläche** ist neben dem Lagerungsmaterial (Art der Matratze etc.) abhängig vom Ernährungsstatus, so dass Malnutrition oder Kachexie die Gefahr erhöhen.

Vorbestehende **Hautschäden** im Rahmen der Grunderkrankung (z.B. Diabetes mellitus), Hauterkrankungen, Medikamentennebenwirkung (z.B. Cortisontherapie) oder zusätzliche schädigende Einflüsse wie Harn-/Stuhlinkontinenz können das Risiko weiter steigern.

Zur **Erfassung des Risikoprofils** im Sinne des Assessments eignet sich insbesondere die **Norton-Skala,** die anhand eines Punktescores Bewusstsein, Allgemeinzustand, Aktivitätsgrad, Mobilität und Inkontinenz erfassen.

Stadieneinteilung Sie basiert auf der Tiefenausdehnung des Ulkus:
- Grad I: nicht wegdrückbare Hautrötung, Haut intakt, reversibel nach Druckentlastung
- Grad II: Blasenbildung analog Verbrennung 2. Grades oder Exkoration
- Grad III: Nekrose bis zu subkutanem Fettgewebe, Muskeln, Bändern und Sehnen, Gelenke können betroffen sein
- Grad IV: wie Grad III mit zusätzlicher Osteomyelitis und Fistelgängen

Prophylaxe Zur Sicherung der Prophylaxe gehört zunächst eine adäquate **Risikoabschätzung,** da bei bestimmten Patienten Dekubitalulzera innerhalb von 3–4 h entstehen können, so z.B. über Nacht, wenn weitere Risikofaktoren wie Fieber, Lähmung oder Sturz mit Liegenbleiben hinzukommen. Die Prinzipien der Dekubitusprophylaxe zielen auf die **Beeinflussung der physikalischen Faktoren** der o.g. Pathogenese ab:
- Verkürzung der Druckeinwirkzeit durch regelmäßiges (optimal zweistündliches) Umlagern des Patienten in 30°-Schräglage
- Reduktion des Auflagedruckes an den typischen Prädilektionsstellen auf < 25 mmHg durch Verwendung weicher Matratzen
- Optimierung des Allgemeinzustandes des Patienten durch Therapie weiterer Risikofaktoren wie Infektion und Fieber, Exsikkose, Mangelernährung, Anämie etc.

Therapieprinzipien Ist es zur Dekubitusentstehung gekommen, steht die Therapie auf fünf Säulen:
- komplette Druckentlastung
- Debridement von Nekrosen
- Therapie lokaler/systemischer Infekte
- feuchter Wundverband
- Diagnostik und Therapie weiterer Risikofaktoren der Dekubitusentstehung bzw. Wundheilungsstörung (z.B. Mangelernährung etc.)

Sollte dadurch keine Abheilung zu erreichen sein, kommt als Ultima Ratio die plastisch-chirurgische Intervention in Frage.

Juristische Aspekte Die Entstehung von Dekubitalulzera führt zunehmend häufiger zu gerichtlichen Auseinandersetzungen. Der Bundesgerichtshof fordert minimale Standards bezüglich Früherkennung von Risikopatienten und Mindestanforderungen hinsichtlich Dokumentation und Prävention. Als Risikopatienten werden solche mit Lähmungen, Sensibilitäts- und Bewusstseinsstörungen definiert, wobei weitere Faktoren wie Kachexie, Schock, Fieber, Anämie etc. (s.o.) zusätzlich erwähnt werden.

> ! Bei Vorliegen eines oder mehrerer Risikofaktoren wird die Dokumentation des erhöhten Risikos und der Einleitung entsprechender Prophylaxemaßnahmen im Krankenblatt verlangt.
> Eine Unterlassung stellt einen juristisch verfolgbaren Tatbestand dar.

23.2.4 Grundsätze der medikamentösen Therapie

Multimorbidität geriatrischer Patienten führt konsekutiv oft zur Polymedikation. Über 60 % der > 60-Jährigen erhalten eine Dauermedikation, meist mit Kardiaka oder Psychopharmaka. Sowohl die Multimorbidität als auch die in Abschnitt 23.2.1 dargestellten physiologischen Veränderungen führen zu einer Zunahme der Inzidenz unerwünschter Arzneimittelwirkungen. So treten mehr als $^2/_3$ aller unerwünschten Arzneimittelwirkungen bei > 60-jährigen Patienten auf. Zu den häufigsten Nebenwirkungen zählen:
- orthostatische Dysregulation
- bradykarde Rhythmusstörungen
- Verwirrtheitszustände
- Nierenfunktionsstörungen
- Stürze

Die dafür verantwortlichen Medikamente sind vielfältig.

Compliance und Non-Compliance

Grundsätzlich ist die **Compliance** im Alter nicht schlechter als in jüngeren Jahren. Unabhängig vom Alter nehmen 10–25 % der Patienten keines und 25–33 % alle der verordneten Medikamente ein. Die mittlere Compliance je Medikament liegt altersunabhängig bei 80–85 %. Eine Anzahl von > 4 einzunehmenden Medikamenten führt zur Verdoppelung der Non-Compliance.

Non-Compliance insbesondere geriatrischer Patienten ist vor allem bedingt durch die einerseits häufige Polymedikation, andererseits durch die physiologischen Altersveränderungen und verschiedene Erkrankungen, die jeweils zu Funktionseinbußen in Sensorik, Motorik und Kognition führen.

Formen und Folgen der Non-Compliance Es lassen sich verschiedene Formen der Non-Compliance unterscheiden.

Nichteinnahme von Medikamenten	50 %
Mangelhafte Information des Patienten über Einnahmerichtlinien	35 %
Zusätzliche **Selbstmedikation**	20 %
Mangelnde Fähigkeit zum Befolgen klarer Anweisungen	17 %
Dosierungsfehler	10 %
Falsches Timing	5 %

Die Non-Compliance kann zu schwerwiegenden Problemen führen und ist für ca. 27 % der medikamentenbedingten bzw. 5 % aller **Krankenhausaufnahmen** verantwortlich. Sie stellt daher nicht nur ein Problem in der Arzt-Patienten-Beziehung dar, sondern wird wegen der dadurch verursachten **Kosten** auch zu einem gesundheitspolitischen.

Pharmakokinetik

Unter Pharmakokinetik sind alle Vorgänge zu verstehen, die nach Applikation eines Medikamentes die zeitlichen Änderungen seiner Konzentration im Organismus bedingen. Diese Prozesse weisen mehr oder weniger starke altersabhängige Veränderungen auf.

Resorption Generell wird eine reduzierte Resorption aufgrund der altersphysiologischen Veränderungen des Gastrointestinaltraktes angenommen. Diese ist aber nach bisherigem Kenntnisstand ohne klinische Relevanz, wahrscheinlich, weil die geringere Resorption durch andere, die Kinetik beeinflussende Faktoren wieder ausgeglichen wird. Im Rahmen der Multimorbidität sollten jedoch einige Faktoren berücksichtigt werden, die sich über die physiologischen Veränderungen hinaus auf die Resorption auswirken: Ösophagusmotilitätsstörungen, Pylorusstenose, Malabsorptionssyndrome, Kombinationstherapie mit Komplexbildnern, Antazida und anticholinergen Substanzen.

Verteilungsvolumina Diese sind vom **Flüssigkeitsgehalt** und dem Fettanteil des Organismus abhängig und unterliegen starken Veränderungen im Alter. Das Gesamtkörperwasser nimmt bis zum 80. Lebensjahr um ca. 20 % ab. Dagegen nimmt der **Fettanteil** mit dem Alter zu, bei Männern auf 36 %, bei Frauen auf 45 %. Bei sehr alten Menschen, also die Gruppe der > 90-Jährigen, ist von einem geringeren Fettanteil aufgrund des natürlichen Gewichtsverlaufes auszugehen. Somit erreichen hydrophile Substanzen höhere **Plasmakonzentrationen** als bei jüngeren Patienten, was bei der Dosierung berücksichtigt werden sollte (z. B. Digoxin). Aus dem größeren Verteilungsvolumens für lipophile Substanzen ergibt sich die Gefahr von **Kumulationen** und verlängerter biologischer Halbwertszeit (z. B. Benzodiazepine).

Eine weitere Altersveränderung besteht in der physiologischen Abnahme der **Albuminkonzentration** von ca. 20 % bis zum 80. Lebensjahr bei gleicher Gesamtproteinkonzentration. Dies führt bei stark an Albumin bindenden Präparaten zu einer ebenfalls erhöhten Plasmakonzentration des freien Wirkstoffes (z. B. Salicylsäure, Valproinsäure etc.).

Renale Elimination Die physiologischen Veränderungen führen zu einer Abnahme der glomerulären Filtrationsrate um 35 % bis zum 90. Lebensjahr. Problematisch ist die Abschätzung der Filtrationsrate im Alter allein aufgrund des Serum-Kreatinin-Wertes, da dieser auch wesentlich von der vorhandenen Muskelmasse abhängt. Die Abschätzung sollte daher besser mit Hilfe der Formel nach Cockgroft und Gault erfolgen (s. Abschnitt. 23.2.1). Bei vorwiegend oder ausschließlich renal eliminierten Substanzen ist von verlängerter Halbwertszeit auszugehen, was oft Dosisanpassungen erfordert.

Hepatische Metabolisierung In der Leber kommt es physiologisch mit zunehmendem Alter zu einer Abnahme des Organgewichtes, der Perfusion und der Metabolisierung (Oxidation, Hydroxylierung). Bei einer erheblichen Organreserve sind diese Veränderungen jedoch meist nicht von klinischer Relevanz. Entscheidender sind eher extrinsische Faktoren wie z. B. Alkohol. Bei vorwiegend oder ausschließlich hepatisch eliminierten Wirkstoffen können die genannten Veränderungen ebenfalls zu einer Zunahme der Halbwertszeit führen. Wesentlich ist, dass sich durch routinemäßige Laboruntersuchungen z. B. der Transaminasen die hepatische Metabolisierungskapazität für Arzneimittel nicht abschätzen lässt.

Pharmakodynamik

Darunter sind die physiologischen Reaktionen des Organismus auf ein Arzneimittel oder einer Kombination zu verstehen. Die **Empfindlichkeit** älterer Menschen gegenüber Medikamenten ist nicht grundsätzlich erhöht. Es ist aber allgemein akzeptiert, dass sie auf bestimmte Substanzen wie Benzodiazepine oder starke Analgetika empfindlicher reagieren. Dagegen ist die zelluläre Reaktion auf β-adrenerge Reize abgeschwächt, was zu einer Abnahme des Effektes entsprechender Arzneimittel führt. In diesem Zusammenhang sind ebenso qualitativ veränderte Wirkungen zu nennen, wie z. B. die mögliche **paradoxe Wirkung** von Sedativa.

Praktische Hinweise

Aufgrund der dargestellten Problematik sollten bei der Verordnung von Medikamenten für Senioren einige Regeln beachtet werden.

So sollten die **Indikationsstellung** unter sorgfältiger Nutzen-Risiko-Abwägung erfolgen und die kausale Therapie Vorrang vor einer rein symptomatischen haben. Ein indiziertes Medikament darf dem Patienten nicht allein aufgrund seines Alters vorenthalten werden. Bei Langzeittherapien ist die Indikation in regelmäßigen Abständen zu überprüfen und ggf. ein **Auslassversuch** durchzuführen. Zur Reduktion der Medikamentenzahl und damit Förderung der Compliance können **Kombinationspräparate** sinnvoll sein. Bei Polymedikation ist auf mögliche **Arzneimittelinteraktionen** zu achten. Bei sich verändernder Symptomatik, neu auftretenden Beschwerden, Verwirrtheit und Stürzen sollten **unerwünschte Arzneimittelwirkungen** als iatrogene Ursache ausgeschlossen werden, bevor ein weiteres Medikament zur Linderung der Symptomatik angesetzt wird.

Wegen der beschriebenen Veränderungen der Pharmakokinetik und -dynamik ist auf eine entsprechende **Dosisanpassung** zu achten. Als Leitsatz gilt: **Start low, go slow**.

Bei der Verordnung ist der **funktionelle Status** des Patienten zu berücksichtigen (Visusminderung, Feinmotorikdefizit, kognitive Beeinträchtigung). So ist neben der Minimierung der Medikamentenzahl generell die einmal tägliche Einnahme zu bevorzugen. Auf das Halbieren von Tabletten sollte insbesondere bei Feinmotorikdefizit und Visuseinschränkung verzichtet werden. Bei stärkeren Defiziten kann die Organisation eines ambulanten Dienstes zur Sicherung der adäquaten Medikamenteneinnahme erforderlich sein.

23.2.5 Operabilität – internistische Aspekte

Aktuell sind > 20 % aller operierten Patienten ≥ 65 Jahre, ca. 8 % > 80 Jahre. Die **perioperative Letalität** steigt alters-

Geriatrie

abhängig an und liegt für ≥ 65-Jährige bei 6,5 % vs. 2,5 % in der Gruppe der < 65-Jährigen. Bei gleichfalls steigender **Morbidität** sind auf den Intensivstationen ¼ bis ⅓ aller Patienten > 70 Jahre. Dies unterstreicht die Relevanz der Beurteilung der Operabilität.

Risikofaktoren

Sie können unterteilt werden in patienten-, operations- und narkoseabhängige Faktoren. Zur Abschätzung des individuellen Risikos stehen verschiedene Skalen zur Verfügung (z.B. Münchner Risiko-Checkliste nach Unertl et al., Erfassung des kardialen Risikos nach Goldman o. Ä.).

Patientenabhängige Risiken

Wie obige Daten vermuten lassen, wird oft das **Alter** allein als Risikofaktor bezeichnet. Darunter ist jedoch das biologische, nicht das kalendarische Alter zu verstehen. Ausschlaggebend für die Risikoerhöhung ist die in Abschnitt 23.2.1 beschriebene **Einschränkung der Reservekapazität** verschiedener Organsysteme, die sich unter dem Einfluss zusätzlicher Faktoren wie z.B. pulmonale Viruserkrankungen, unphysiologische körperliche Belastungen vital begrenzend auswirken kann. Darin liegt die Bedeutung bestehender **Begleiterkrankungen,** wobei kardiovaskuläre Erkrankungen wie Herzinsuffizienz, KHK oder Hypertonie an erster Stelle stehen, gefolgt von Erkrankungen des Respirationstraktes. Bei vorbestehender Herzerkrankung steigt die Komplikationsrate sechs- bis 20fach an, vorbestehende pulmonale Schädigungen führen zu einer drei- bis vierfach erhöhten Komplikationsrate.

Operationsabhängige Risiken

Relevant sind in dieser Hinsicht die **zu operierende Region,** die **Dringlichkeit** des Eingriffs, das **operative Vorgehen,** die **Dauer** des Eingriffs und die Qualität der **postoperativen Nachsorge.** Größere Eingriffe führen zu einer Steigerung der Letalität um 33–50 % im Vergleich zu kleineren. Dringliche Operationen erhöhen die Letalität um das zwei- bis vierfache im Vergleich zu elektiven Eingriffen.

Anästhesieabhängige Risiken

Diese umfassen die Narkose, das Anästhesieverfahren und Monitoring. Das Risiko der Narkose selbst ist durch die reduzierte Organreserve sowie Begleiterkrankungen bedingt, ebenso das des Anästhesieverfahrens. Es kann somit keine Anästhesie oder kein Narkoseverfahren uneingeschränkt für geriatrische Patienten empfohlen werden.

Voruntersuchungen

Die präoperative Diagnostik soll die wesentlichen Risikofaktoren möglichst exakt definieren. Voraussetzungen sind selbstverständlich die umfassende Anamnese und klinische Untersuchung. Empfehlenswert sind grundsätzlich Laborbefunde, Ruhe-EKG, Röntgen-Thoraxaufnahme und Lungenfunktionsprüfung, um auch bei unauffälliger Vorgeschichte den wesentlichen Altersveränderungen und häufigsten Begleiterkrankungen Rechnung zu tragen. Die aktuellen Laborbefunde sollten über alle wesentlichen Organsysteme Auskunft geben und somit kleines Blutbild, Elektrolyte, Nierenwerte, Transaminasen, Gesamteiweiß und Albumin, Gerinnung, Blutzucker, Urinstatus und ggf. die Blutgruppenbestimmung umfassen. Bei operations- bzw. anästhesierelevanten pathologischen Befunden ist eine entsprechende Erweiterung der genannten Diagnostik vorzunehmen. Bei planbaren Eingriffen ist die ambulante Durchführung der Voruntersuchungen zur Kostenersparnis sinnvoll, wobei normale Laborwerte nicht älter als sechs bis acht Wochen sein sollten, pathologische hingegen kurzfristige Kontrollen und ggf. weitere Abklärung und Therapie erfordern. In jedem Fall müssen Begleiterkrankungen ausreichend therapiert sein.

Entscheidungsfindung

Bestehen bezüglich der Operations- und Narkosefähigkeit Bedenken, ist gemeinsam mit dem Operateur über Indikation, Ausdehnung des Eingriffs (kurativ – palliativ) und Operationszeitpunkt zu beraten. Als absolute Kontraindikationen für elektive Eingriffe gelten altersunabhängig Myokardinfarkt (ohne Revaskularisierung) vor < 6 Monate, akute Herzinsuffizienz, Endomyokarditis, schwere Schockzustände, respiratorische Insuffizienz, Koma und akute Exazerbation einer COPD oder anderer chronischer Erkrankungen. Die Entscheidung über die Indikation stellt der Operateur, der das Ziel – Verbesserung oder Erhalt der Lebensqualität – nicht aus den Augen verlieren darf.

23.2.6 Geriatrische Rehabilitation

Der Begriff ist bereits in Abschnitt 23.1.1 definiert. Durch gesetzliche Grundlagen, verankert im Rehabilitationsangleichungsgesetz und in der Pflegeversicherung, ist die Ausgrenzung alter Menschen von rehabilitativen Leistungen nicht zu rechtfertigen.

Ziele

Generelles Ziel ist die Wiedererlangung einer größtmöglichen Selbstständigkeit nach einer Akuterkrankung oder einer progredienten Entwicklung mit drohender Behinderung oder Pflegebedürftigkeit, um ein selbstbestimmtes Leben führen zu können. Als Teilziele sind Restitution, Kompensation und Adaptation zu verstehen.

Restitution umfasst die komplette oder partielle Wiederherstellung gestörter Funktionen. Sind Hilfsstrategien zum besseren Umgang mit einer fortbestehenden Beeinträchtigung erforderlich, spricht man von **Kompensation.** Werden Hilfsmittel zum Ausgleich funktioneller Defizite eingesetzt, entspricht dies der **Adaptation.** Bei fehlender Restitution kommen Kompensation und Adaptation zum Tragen.

Aufgrund der Multimorbidität und zahlreicher funktioneller Einschränkungen ist in der geriatrischen Rehabilitation eine komplette Restitution eher selten. Umso wichtiger sind Kompensation und Adaptation. Sowohl Kompensations- als auch Adaptationsfähigkeit können durch kognitive bzw. andere funktionelle Defizite eingeschränkt sein. Dadurch ist die Rehabilitation erschwert, zeitaufwändiger sowie personalintensiver und erfordert sowohl Multi- als auch Interdisziplinarität.

Phasen

Behandlungs- und Rehabilitationsverlauf unterteilt man in sechs Phasen (nach Arbeitsgruppe Neurologische Rehabilitation, 1993):
- A: Akutbehandlung auf Normal-/Intensivstation
- B: Einzelförderung bei schweren Bewusstseinsstörungen
- C: umfassende rehabilitative Pflege und Therapie pflegeabhängiger, kooperativer Patienten
- D: umfassende rehabilitative Pflege und Therapie selbständigerer Patienten
- E: ambulante Nachsorge
- F: zustandserhaltende Dauerpflege, wenn nach Phase A oder B kein Rehabilitationspotential vorhanden ist

Bei einer akuten Erkrankung oder Exazerbation eines chronischen Leidens eines geriatrischen Patienten ist der Beginn der Rehabilitation im Akutkrankenhaus sehr wichtig, wie dies im Rahmen **geriatrischer Akutversorgung** üblicherweise der Fall ist. Nur so können konsekutive Probleme wie z. B. kognitiver Abbau, Verwirrtheit, Kontrakturen und Dekubitalulzera vermieden werden. Die **aktivierend-therapeutische Pflege** hat dabei einen besonderen Stellenwert in der „Erstversorgung". Der Einsatz **verschiedener Therapeutengruppen** wie Krankengymnasten, Ergotherapeuten, Logopäden, Masseure oder Neuropsychologen erfolgt spezifisch auf die Funktionsdefizite abgestimmt. Grundsätzlich kommen in der geriatrischen Rehabilitation nahezu alle rehabilitativen Verfahren von Bobath über manuelle Therapie bis Elektrotherapie, Hydrotherapie oder Perfetti zur Anwendung. Für detaillierte Darstellungen muss auf die genannte weiterführende Literatur verwiesen werden. Die wichtigsten rehabilitativen Maßnahmen sind im Rahmen der dargestellten Syndrome abgehandelt.

Bei Multimorbidität ist die Fortführung der Rehabilitation in einer entsprechend qualifizierten geriatrischen Rehabilitationsklinik sinnvoll. Die **therapeutischen Teams** solcher Einrichtungen sind auf die weiterführende Rehabilitation o.g. geriatrischer Syndrome spezialisiert. Wesentlich erscheint der Einsatz **ambulanter Therapiemaßnahmen** im Sinne **erhaltender Rehabilitation** nach Abschluss der stationären Versorgung. Diese Möglichkeit wird oft nicht konsequent genutzt.

23.2.7 Betreuung und Pflege

Pflegeversicherung

Die pflegerische Grundversorgung ist seit 1995 finanziell durch die Pflegeversicherung gesichert. Der Leistungseintritt ist von der Pflegebedürftigkeit abhängig:
- Stufe 1: erheblich pflegebedürftig, mindestens einmal täglich 1,5 h Pflegebedarf
- Stufe 2: schwer pflegebedürftig, mindestens 3 h täglicher Pflegebedarf zu drei verschiedenen Zeitpunkten
- Stufe 3: schwerst pflegebedürftig, Pflegebedarf rund um die Uhr, mindestens 5 h durchschnittlich pro Tag

Geringer Pflegebedarf ist über die Pflegeversicherung nicht abgedeckt, ebenso wenig überwiegender hauswirtschaftlicher Hilfsbedarf, der den bei Körperpflege, Ernährung oder Mobilität übersteigt. Zu den **Leistungen** zählen Pflegesachkosten, Pflegegeld bzw. die Kombination aus beidem, häusliche Pflege bei Verhinderung der Pflegeperson, Pflegehilfsmittel und technische Hilfen, Tages-, Nacht- und Kurzzeitpflege, vollstationäre Pflege, Pflegekurse für Angehörige und andere Helfer sowie Leistungen zur sozialen Sicherung der Pflegeperson („Angehörigenrente").

Nach wie vor werden die meisten Pflegebedürftigen zu Hause von Angehörigen versorgt. Dies sind vor allem Frauen (Ehefrauen, Töchter und Schwiegertöchter), so dass insbesondere die Angehörigenrente zur **Stabilisierung des Versorgungsnetzes** beitragen kann.

Pflegemaßnahmen

Grund- und Behandlungspflege

Grundpflege beinhaltet die Sicherstellung von Körperpflege, Ernährung und Mobilität. Besondere geriatrische Probleme sind dabei Dekubitusprophylaxe, Inkontinenzversorgung und Sicherung einer ausreichenden Nahrungs- und Flüssigkeitszufuhr.

Behandlungspflege umfasst allgemein spezielle pflegerische Maßnahmen wie Wundversorgung mit Verbandswechsel, Stomaversorgung, Blutdruck- und Blutzuckerüberwachung, subkutane Injektionen wie Heparin oder Insulin etc. In der Geriatrie kommt die aktivierend-therapeutische Pflege zur Anwendung, die als aktivierende Behandlungspflege subsumiert wird.

Aktivierend-therapeutische Pflege

Hierbei wird der Patient zur Wiedererlangung seiner Selbständigkeit angeleitet. Sie umfasst Wasch- und Anziehtraining, Toiletten-/Blasentraining, Medikamententraining etc. Ferner beteiligt sich die Pflege an Versorgungskonzepten wie Bobath, Kinästhetik, basale Stimulation, Wahrnehmungsförderung, Validation oder Verhaltenstherapie. Die genannten Verfahren sind bestimmten Störungsbildern vorbehalten wie das Bobath-Konzept in der Versorgung von Schlaganfallpatienten oder die Validation zur Betreuung schwer dementer Patienten. Aktivierend-therapeutische Pflege ist daher sehr personal- und zeitintensiv, bindet das Pflegepersonal eng in das therapeutische Gesamtkonzept des Teams ein und erfordert großes Engagement auch in der Fortbildung.

Angehörigenberatung

Da die meisten pflegebedürftigen Senioren in häuslicher Versorgung durch ihre Angehörigen betreut werden, sind Angehörigenberatung und -schulung sehr wichtig. Nur so kann das **häusliche Versorgungspotential** gestärkt und genutzt werden.

Verbleib in häuslicher Umgebung bedeutet für den Betroffenen meist eine bessere **Lebensqualität.** Volkswirtschaftlich ist es die günstigste Versorgung. Für die **Angehörigen** stellt sie eine starke **physische und psychische Belastung** dar. Problematisch ist in diesem Zusammenhang, dass immerhin 40 % der häuslich versorgten Pflegebedürftigen durch ihre Ehepartner betreut werden. Diese gehören jedoch meist der gleichen Altersklasse an, sind oft selbst gebrechlich und damit meist schnell am Rande ihrer Belastbarkeit.

Neben **fachlicher Beratung und Anleitung** durch **Pflegekräfte und Therapeuten** (z.B. Transferschulung bei Hemiparesepatienten, Stomaversorgung, Injektionen etc.) berät der **Sozialdienst** über Entlastungsmöglichkeiten durch ambulante Dienste, Kurzzeitpflege usw.

Kontaktvermittlung zu **Selbsthilfegruppen** für pflegende Angehörige kann hilfreich sein bei der Verarbeitung der Rollenkonflikte durch die veränderten familiären Beziehungen oder der drohenden Isolation der Pflegenden entgegenwirken.

Wichtig erscheinen die Beratung und Schulung insbesondere für die **Versorgung dementer Patienten,** da diese eine enorme psychische Belastung der Angehörigen mit sich bringt. Neben den bereits genannten Entlastungsmöglichkeiten ist vor allem die Vermittlung ausreichender Kenntnisse über die Erkrankung sowie den adäquaten Umgang mit dem Betroffenen erforderlich (Vermeidung von Über-/Unterforderung, Aggression etc.). Dies sollte möglichst durch erfahrene Neuropsychologen erfolgen.

Zur weiteren Information

Literatur
Abrams, W.B., R. Berkow eds.: Merck Manual of Geriatrics. Merck Sharp & Dohme Research Laboratories, 1995.
Evans, J.G., T.F. Williams eds.: Oxford Textbook of Geriatric Medicine. Oxford University Press, Oxford 1992.
Füsgen, I. (Hrsg.): Der ältere Patient, 3. Aufl. Urban & Fischer, München 2000.
Nikolaus, T. (Hrsg.): Klinische Geriatrie. Springer, Berlin 2000.
Runge, M., G. Rehfeld: Geriatrische Rehabilitation im therapeutischen Team. 2. Aufl. Thieme, Stuttgart–New York 2001.
Wettstein, A., et al.: Checkliste Geriatrie. Thieme, Stuttgart–New York 1997.

Internet
www.geriatrie-online.de
www.geronto.uni-erlangen.de/links/links.htm
www.deutsche-alzheimer.de

Keywords
Geriatric medicine ◆ Medicine in the elderly ◆ Long-term care

Th. Zilker

24 Sucht

24.1 Alkoholkrankheit (Alkoholismus, Alkoholmissbrauch und -abhängigkeit) 1863
24.2 Abhängigkeit von Opiaten (Morphin-Typ) 1869
24.3 Abhängigkeit von Barbituraten 1871
24.4 Abhängigkeit von Benzodiazepinen . 1871
24.5 Abhängigkeit von Cocain 1872
24.6 Abhängigkeit von Cannabis 1872
24.7 Abhängigkeit vom Amphetamin-Typ 1873
24.8 Abhängigkeit vom Khat-Typ 1874
24.9 Halluzinogene 1874
24.10 Schnüffelstoffe 1874
24.11 Nikotin 1875

Zur Orientierung

In einem Lehrbuch für innere Medizin soll nur von stoffbezogenen, nicht stoffunabhängigen Süchten wie Spiel-, Computer- oder Arbeitssucht, die ganz in das Gebiet der Psychiatrie fallen, die Rede sein.

Unter stoffabhängigen Süchten versteht man den schädlichen, der Kontrolle der Vernunft entzogenen Gebrauch von psychoaktiven Substanzen. Diese können entweder legal wie Alkohol und Nikotin oder illegal wie Heroin oder medizinal wie Benzodiazepine beschafft werden. In der Medizin wurde der Begriff Sucht durch die Begriffe Missbrauch und Abhängigkeit ersetzt. Dabei wird zwischen körperlicher und psychischer Abhängigkeit unterschieden. Die Merkmale der **körperlichen Abhängigkeit** sind das Auftreten von Entzugssymptomen wie Übererregbarkeit oder zerebralen Krampfanfällen. Die **psychische Entzugssymptomatik** ist gekennzeichnet durch den unwiderstehlichen Drang, sich den Suchtstoff zu beschaffen und einzuverleiben. Unter **Missbrauch** versteht man die Anwendung des Suchtstoffes mit somatischen und psychosozialen Schäden ohne körperliche Abhängigkeit und ohne die Notwendigkeit der Dosissteigerung. Zwischen Missbrauch und Abhängigkeit gibt es fließende Übergänge.

24.1 Alkoholkrankheit (Alkoholismus, Alkoholmissbrauch und -abhängigkeit)

Praxis

Der anonym alarmierte Notarzt findet einen unbekannten Mann bewusstlos auf einer Toilette vor. Neben ihm liegt eine Insulin-Einmalspritze. In der linken Ellenbeuge findet sich eine Injektionsstraße (viele Einstichstellen). Die Pupillen sind eng, die Reflexe abgeschwächt, die Atmung ist sehr flach.

Der Notarzt intubiert den Patienten und führt eine Beutelbeatmung durch. Anschließend gibt er eine Ampulle Narcanti® i.v. (0,04 mg Naloxon; Morphinrezeptorantagonist). Innerhalb einer Minute erwacht der Patient und extubiert sich. Er schwitzt, hat plötzlich sehr weite Pupillen, eine Gänsehaut, klagt über Rückenschmerzen und will sofort nach Hause. Der Notarzt bringt ihn dennoch in die Klinik. Zwischenzeitlich ist der Patient bereits wieder eingetrübt. Er wird reintubiert und über mehrere Stunden volumenkontrolliert beatmet. Am nächsten Tag verlässt der Patient die Klinik auf eigenen Wunsch. Er hatte zuvor angegeben, dass er „zum ersten Mal" Heroin gespritzt habe, und war für eine Entzugstherapie nicht zu motivieren. Trotzdem wurde ihm empfohlen, sich über eine Drogenberatungsstelle um einen Therapieplatz zu bemühen und sich nach einer Zusage zum körperlichen Entzug anzumelden.

Definition Alkoholismus ist eine primäre und chronische Krankheit mit genetischen, psychosozialen und umgebungsbedingten Faktoren, die seine Entwicklung und seine Ausprägungsformen beeinflussen. Die Krankheit verläuft häufig progressiv und tödlich. Sie ist gekennzeichnet durch Kontrollverlust für das Trinken, durch Zentrierung des Denkens auf die Droge Alkohol, durch Konsum trotz nachteiliger Folgen sowie durch Denkverzerrung und vor allem Leugnung. Jedes dieser Symptome kann fortwährend oder zeitweilig auftreten.

Typologie des Trinkverhaltens Die gebräuchlichste Einteilung wurde schon 1960 von Jellinek vorgeschlagen. Sie ist in Tabelle 24.1 dargestellt.

Obwohl diese Einteilung eine Vereinfachung bedeutet, vorwiegend für das männliche Geschlecht zutrifft und Übergänge möglich sind, ist sie hilfreich, verschiedene Formen des Alkoholismus zu unterscheiden.

Tab. 24.1 Typologie des Alkoholismus.

Trinkertyp	Art des Trinkens	Ausmaß der Sucht
Alpha-Trinker	Konflikt- und Erleichterungstrinker	Missbrauch
Beta-Trinker	Gelegenheitstrinker, Stammtischtrinker (sozial eingebettet)	Missbrauch
Gamma-Trinker	Süchtiger Trinker mit psychischer und körperlicher Abhängigkeit, Kontrollverlust	Abhängigkeit
Delta-Trinker	Gewohnheitstrinker mit psychischer und körperlicher Abhängigkeit – aber ohne Kontrollverlust (Spiegeltrinker)	Abhängigkeit
Epsilon-Trinker	Periodischer Trinker mit Kontrollverlust (Quartalssäufer)	Missbrauch

- Der α-**Trinker** benutzt den Alkohol als Antidepressivum, um Konflikte leichter zu ertragen.
- Der β-**Trinker** ist der soziale Trinker, der viele Gelegenheiten, Alkohol zu sich zu nehmen, ausnützt und häufig an Stammtischen vorgefunden wird.
- Der γ-**Trinker** ist schwer alkoholabhängig, trinkt jedoch nicht ununterbrochen, sondern wird häufig mit Räuschen oder sogar Bewusstseinsverlust vorgefunden, da er die Kontrolle über das Trinken verloren hat.
- Im Gegensatz dazu steht der ebenfalls schwer abhängige δ-**Trinker**, der es versteht, den Alkohol über den ganzen Tag wohldosiert zu sich zu nehmen. In der Regel wird er erst dann in die Klinik aufgenommen, wenn er gezwungen ist, sich aufgrund schwerer Folgeerkrankungen in ärztliche Behandlung zu begeben.
- Der ε-**Trinker** verspürt in bestimmten Abständen („Quartalssäufer") einen Zwang zum Trinken, der in Kontrollverlust und Vollrausch mündet.

Ätiologie Einerseits scheint es genetische, andererseits soziale Faktoren zu geben, die eine alkoholtypische Persönlichkeitsstruktur hervorbringen.

Genetische Prädisposition Genetische Faktoren, die zum Alkoholismus prädestinieren, können in drei Kategorien eingeteilt werden:
- Persönlichkeitsstruktur
- ererbter Alkoholmetabolismus
- ererbte euphorisierende Wirkung des Alkohols

Es ist schon lange bekannt, dass Familienmitglieder von Alkoholikern häufig selbst Alkoholprobleme entwickeln. Daraus ergibt sich die Frage, ob das schlechte Vorbild oder eine vererbte Konstellation dazu führt. Für einen starken genetischen Einfluss sprechen sowohl Zwillingsstudien als auch Adoptionsstudien. Wenn Alkoholismus genetisch beeinflusst wird, so gibt es möglicherweise metabolische Unterschiede zwischen Gruppen mit hohem und geringem Risiko, an Alkoholismus zu erkranken. So konnte festgestellt werden, dass bei Japanern, Chinesen und anderen Mongoliden das Isoenzym I der Alkoholdehydrogenase mit einer hohen Affinität zu Acetaldehyd fehlt, womit es beim Alkoholabbau zu einer verlangsamten Elimination des metabolischen Zwischenprodukts Acetaldehyd kommt. Dadurch reagieren Angehörige der mongolischen Rasse oft sehr empfindlich auf Alkohol, mit den typischen Zeichen eines Acetaldehydsyndroms, das sich in Rötung der Haut, Schwindelgefühl, Palpitationen und Dyspnoe äußert. In der Tat finden sich wesentlich weniger Alkoholabhängige bei diesen ethnischen Gruppen.

Auch ein unterschiedliches Ansprechen des ZNS auf Alkoholkonsum mit Euphorie könnte eine Ursache für die Unterschiede in Bezug auf die Anfälligkeit für Alkoholismus sein.

Soziale Einflüsse Es ist offensichtlich, dass der Alkoholmissbrauch nicht gleichmäßig auf alle Sozialschichten verteilt ist. Unternehmer und Selbstständige sowie Freiberufler am einen Ende der sozialen Skala, an- und ungelernte Arbeiter am anderen Ende weisen den höchsten Anteil an Alkoholikern auf. Alkoholkranke stammen häufig aus Familien, in denen sie von ihren Eltern vernachlässigt wurden (Broken-Home-Situation). Es gibt jedoch auch die Konstellation, dass Kinder von überprotektiven Eltern, die in guten sozialen Verhältnissen aufwachsen, zu Alkoholkranken werden, wobei sie in jeder unangenehmen Situation wieder von ihren Eltern aufgefangen werden.

Persönlichkeitsstruktur Dem Alkoholismus können Störungen im Umgang mit Triebansprüchen, ein zu schwaches Ich bei rigidem Über-Ich oder eine frühe Störung der Objektbeziehung zur Mutter zugrunde liegen. Eine Ablösung von der Mutter ist oft nicht gelungen. Das Verhalten des Alkoholikers wirkt im Nüchternzustand oft überangepasst bis devot, was im krassen Gegensatz zur Aggressivität im Rauschzustand steht.

Epidemiologie Exakte Angaben über die Anzahl der Alkoholkranken in Deutschland liegen nicht vor. Allerdings ist der Pro-Kopf-Konsum sehr genau bekannt. Er liegt bei den über 15-Jährigen bei 11,2 l reinem Alkohol/Jahr, das entspricht 36,7 g täglichen Konsums. Die WHO legt bei einem täglichen Alkoholkonsum von 20 g für Frauen und 40 g für Männer den Grenzwert für einen gesundheitsschädlichen Konsum fest. Deutschland liegt an zweiter Stelle im Bierkonsum mit 139,6 l pro Kopf/Jahr (1995), beim Weinkonsum an 15. Stelle mit 22,8 l pro Kopf/Jahr. Der Pro-Kopf-Verbrauch an Alkohol hat sich seit 1950 in Deutschland vervierfacht. 6,5 Mio. Bundesbürger überschreiten die von der WHO angegebenen Grenzen und weisen somit einen schädlichen Alkoholkonsum auf. Die Anzahl der schwer Alkoholabhängigen dürfte 2–3 Mio. (2,5–3,75 % der Bevölkerung) betragen.

Diagnostik Zur Diagnose der Alkoholkrankheit können Eigen- und Fremdanamnese beitragen, biochemische Testverfahren geben wichtige Hinweise.

24.1 Alkoholkrankheit (Alkoholismus, Alkoholmissbrauch und -abhängigkeit)

Anamnese Bei der Erstkonsultation eines alkoholkranken Patienten beim Arzt gibt es grundsätzlich drei Möglichkeiten:
- Der Patient sucht den Arzt wegen unspezifischer psychovegetativer Beschwerden wie nächtliches Schwitzen, Schlaflosigkeit, Nervosität, Konzentrationsschwäche und nachlassender Leistungsfähigkeit auf.
- Der Patient kommt wegen einer Alkoholfolgekrankheit oder einer vom Alkohol unabhängigen Krankheit.
- Der Patient kommt wegen seines Alkoholproblems, zu dem er sich auch bekennt.

Im ersten Fall muss der Arzt aufgrund der geklagten Beschwerden, die oft auch einem beginnenden Entzug entsprechen (Patient versucht nüchtern zum Arzt zu gehen), an die Möglichkeit einer Alkoholerkrankung denken. Bei der Befragung kann der Arzt grundsätzlich zwei Wege gehen: Er fragt nach Symptomen, die der Patient selbst nicht ohne weiteres mit dem Alkohol in Beziehung setzt, oder er appelliert an die Trinkfestigkeit des Patienten. Da viele Alkoholkranke den morgendlichen Tremor und die morgendliche Übelkeit, die sich beide nach Alkoholzufuhr bessern, mit dem Alkohol im Zusammenhang sehen, geben sie zu dieser Frage meist keine richtige Auskunft. Fragt man sie aber nach nächtlichem Schwitzen und nach Alpträumen, so geben sie dazu meist korrekt und bereitwillig Auskunft. Es ist jetzt die schwierige Aufgabe des Arztes, die **Verleugnungstendenzen** des Alkoholabhängigen **abzubauen.** Dies ist manchmal nicht im ersten Gespräch möglich, sondern gelingt erst auf der Grundlage eines Vertrauensverhältnisses. Die gleiche Situation ist gegeben, wenn der Patient wegen einer bereits bestehenden Alkoholfolgekrankheit den Arzt aufsucht. Kommt der Patient zum Arzt und bekennt sich bereits zu einem Alkoholproblem, so ist das weitere anamnestische Vorgehen wesentlich vereinfacht und zielt nur noch auf das Ausmaß und die damit zu erwartenden Komplikationen ab.

Besonderheiten in der Arzt-Patient-Beziehung Aufgrund der eigenen innerpsychischen Vorgänge gibt es drei Fehler, die man im Umgang mit Alkoholikern machen kann:
- Man behandelt nur das Symptom oder das erkrankte Organ, gibt somit den Verleugnungstendenzen des Patienten nach und geht dem eigentlichen Problem aus dem Weg.
- Arzt und Patient sprechen zwar über den Alkoholkonsum des Patienten, der Arzt zeigt aber für die Probleme, derentwegen der Patient angeblich trinken muss, so viel Verständnis, dass er damit die Bagatellisierung unterstützt. Bei einem solchen Vorgehen wird die Problemlösung ad infinitum vertagt.
- Der Arzt erkennt zwar die Abhängigkeit des Patienten, lehnt Sucht aber emotional grundsätzlich ab und überhäuft deshalb den Patienten mit Schuldzuweisungen, spricht Verbote aus, verlangt Schuldbekenntnisse, Unterwerfung und absoluten Gehorsam. In dieser Situation wird der Patient versuchen, den Arzt zu wechseln oder das Krankenhaus so rasch wie möglich zu verlassen. Will ein Arzt zu einem Alkoholiker in dieser ersten Phase der Begegnung eine Beziehung aufbauen, so muss der Patient erkennen, dass er beim Arzt zwar auf Verständnis und Hilfsbereitschaft stößt, dass er es aber in Bezug auf die jetzt einzuleitenden therapeutischen Schritte mit einer kompromisslosen Instanz zu tun hat.

Biochemische Testverfahren Ethanolspiegel im Serum von über 2 g/l ohne sichtliche Beeinflussung der Bewusstseinslage erhärten den Verdacht auf eine Alkoholkrankheit.

Sollte aufgrund der Anamnese der Verdacht auf eine Alkoholkrankheit bestehen, so können zur Untermauerung biochemische Parameter weiterhelfen. Dabei sind die **Leber-Serumwerte** und das **Blutbild** von besonderer Aussagekraft. Die Serum-γ-GT-Aktivität ist ein relativ unspezifischer biochemischer Marker für die Alkoholaufnahme. Seine Sensitivität liegt bei 90 %. Die γ-GT-Erhöhung ist auf eine Enzyminduktion durch Alkohol und damit auf eine Aktivitätssteigerung in Leber und Dünndarm zurückzuführen. Die GOT und GPT deuten auf eine Schädigung der Leber hin und weisen bei leichter Erhöhung in Kombination mit der γ-GT eine hohe Spezifität auf. Im Blutbild findet sich bei der Alkoholkrankheit eine Makrozytose, die sich in einem erhöhten MCV ausdrückt. Ist gleichzeitig noch die Harnsäure erhöht, so ergibt sich der hochgradige Verdacht auf die chronische Zufuhr von Alkohol. Ein weiterer Marker mit hoher Sensitivität aber geringer Spezifität ist das CDT (Carbohydrate-Deficient-Transferrin). Findet sich ein erhöhter Wert, so ist der Alkoholmissbrauch gesichert, bei normalen Werten ist er jedoch nicht ausgeschlossen.

Differentialdiagnose	Ausschlussmaßnahmen
Dysthymie	Psychiatrische Exploration
Hyperthyreose	Bestimmung von Schilddrüsenhormonen
B-Symptomatik bei Malignomen	Blutbild, Lymphknoten, Tumormarker

Symptome Die Hauptsymptome bestehen in einer Rötung des Gesichts mit cushingoidem Habitus, einem Zittern bei versuchter Karenz, morgendlicher Übelkeit mit Würgereiz, nächtlichem Schwitzen, Unruhe und Konzentrationsstörungen.

Symptome durch alkoholbedingte Folgeerkrankungen Kaum ein Organ des menschlichen Körpers wird nicht durch den chronischen Gebrauch von Alkohol geschädigt. In Tabelle 24.2 sind die für den Internisten wichtigen Organsysteme und ihre alkoholbedingten Erkrankungen aufgelistet.

Man geht davon aus, dass bei Männern durch regelmäßigen Genuss von mehr als 60 g Alkohol pro Tag, das entspricht etwa 1,5 l Bier oder 0,6 l Wein, Organschäden auftreten. Bei Frauen liegt die Grenze um 40 g Alkohol pro Tag.

Folgeerkrankungen des Gastrointestinaltraktes: Aufgrund mangelnder Mundpflege und des Fehlens von essentiellen Nahrungsbestandteilen kommt es häufig zu **Stomatitis, Gingivitis** und **Parodontose.** Dieser chronische Entzündungsprozess bereitet den Boden für **Malignome** im

Sucht

Tab. 24.2 Alkoholfolgekrankheiten.

Gastrointestinaltrakt	
Mundhöhle	■ Stomatitis ■ Gingivitis ■ Parotitis ■ Gehäuft: Zungen- und Pharynxkarzinom
Ösophagus	■ Refluxösophagitis ■ Gehäuft: Ösophaguskarzinom ■ Varizen (zirrhosebedingt)
Magen	■ Mallory-Weiss-Syndrom ■ Gastritis (akute erosive) ■ Ulkus
Dünndarm	■ Permeabilitätsstörung der Mukosa ■ Bakterielle Fehlbesiedelung ■ Resorptionsstörung
Leber	■ Fettleber ■ Hepatitis ■ Zirrhose ■ Zieve-Syndrom
Pankreas	■ Akute Pankreatitis ■ Chronisch-rezidivierende Pankreatitis
Stoffwechsel	■ Hyperlipidämie ■ Hyperurikämie ■ Porphyria cutanea tarda
Endokrinium	■ Hypogonadismus ■ Sekundärer Diabetes mellitus ■ Hypercortisolismus (Pseudo-Cushing)
Herz	■ Kardiomyopathie (selten) ■ Hypertonie (sek. Nikotin)
Blut	■ Anämie (Blutung/Folsäuremangel) ■ Leukozytose ■ Leukopenie (selten) ■ Thrombozytopenie ■ Thrombozytose (selten)

Kiefer- und Pharynxbereich. Eine Störung des unteren Ösophagussphinkters führt zum **gastroösophagealen Reflux** und schließlich zur **Ösophagitis.** Das vermehrte Auftreten von **Ösophaguskarzinomen** bei Alkoholkrankheit hängt möglicherweise damit zusammen und wird vorwiegend bei Schnapstrinkern gefunden. Zu akuten **hämorrhagischen Erosionen** kommt es durch eine direkte Alkoholwirkung an der Magenschleimhaut. Umstritten ist noch, ob eine chronisch hyper- oder atrophe Gastritis durch Alkoholkonsum gefördert wird. Sowohl **Magen-** als auch **Duodenalulzera** werden bei Alkoholikern häufiger gefunden als in einem Normalkollektiv. Die Häufigkeit nimmt noch zu, wenn zusätzlich eine alkoholische Fettleber bzw. Zirrhose besteht. Permeabilitätsänderungen der Dünndarmschleimhaut führen zur **Resorptionsstörung** infolge einer bakteriellen Fehlbesiedlung. Dadurch kommt es bei Alkoholkranken häufig zu Abdominalbeschwerden wie Druck, Völlegefühl, Flatulenz und Schmerzen.

Folgeerkrankungen der Leber: Das Spektrum alkoholbedingter Leberveränderungen reicht von der unkomplizierten **Fettleber** über verschiedene Stadien der Verfettung mit **Entzündungen, Leberzellnekrosen** und zunehmender **Fibrose** bis hin zur **Zirrhose.** Praktisch alle Alkoholiker entwickeln eine Fettleber, die bis auf Völlegefühl und Druck im Oberbauch meist wenig Beschwerden macht. Sie kann über eine anikterische Alkoholhepatitis, die vom Patienten kaum bemerkt wird, oder über eine Fibrose in eine Zirrhose übergehen. Möglich ist auch, dass der Patient das Bild einer Hepatitis mit deutlich erhöhten Transaminasen und Ikterus entwickelt. Diese Hepatitis kann in eine Zirrhose übergehen. Auch eine Fettleber mit starkem cholestatischen Einschlag, wobei hier das Charakteristikum einer stark erhöhten alkalischen Phosphatase und γ-GT bei nur mäßig erhöhten Transaminasen gegeben ist, kann zur Zirrhose führen. Wenn die alkoholische Hepatopathie zum Pfortaderhochdruck führt, kommt es zur Ausbildung von Ösophagusvarizen (s. Kap. 14.5.5).

Unter dem **Zieve-Syndrom** versteht man eine alkoholbedingte Lebererkrankung, die durch Gelbsucht, hämolytische Anämie und Hyperlipidämie gekennzeichnet ist.

Folgeerkrankungen der Bauchspeicheldrüse: Der chronische Alkoholabusus ist mit 40–95 % die häufigste Ursache einer **chronisch-rezidivierenden Pankreatitis.** Sie findet sich bei 30 % aller Alkoholiker. Obwohl in vielen Fällen die Schmerzattacken einer exzessiven Trinkperiode folgen, erleiden die meisten Patienten auch Schübe, die unabhängig vom Trinkverhalten auftreten. Der Schub einer chronisch-rezidivierenden Pankreatitis dauert in der Regel drei bis acht Tage.

Mit fortschreitender Pankreatitis wird auch der Inselzellapparat befallen, es kommt zu einem **sekundären Diabetes mellitus.**

Fettstoffwechselstörung: Häufig findet sich bei Alkoholikern auch eine **Hyperlipidämie,** die vor allem in einer starken Erhöhung der Plasmatriglyzeride und einer mäßigen Erhöhung der Cholesterinkonzentration besteht. Meist ist anfangs das HDL-Cholesterin stärker als das LDL-Cholesterin erhöht, dies kann sich jedoch bei fortgeschrittener Lebererkrankung umkehren.

Endokrine Folgeerkrankungen: Die wichtigste endokrine Störung bei der Alkoholkrankheit ist der **Hypogonadismus,** der bei Männern durch eine direkte Schädigung der Leydig-Zellen zu einem Abfall des Plasma-Testosterons führt. Dadurch kommt es zu **Libido- und Potenzverlust.** Bei Alkoholikerinnen kommt es zu einem verminderten Östradiol- und Progesteronspiegel im Plasma mit **Oligo-/Amenorrhö.** Auffällig ist eine Erhöhung des Plasma-Cortisolspiegels, der dadurch zustande kommt, dass Alkohol direkt den Kortikotropin-Releasing-Faktor beeinflusst. Die normale Cortisoltagesrhythmik ist gestört, gelegentlich tritt ein Pseudo-Cushing-Syndrom auf.

Kardiale Folgeerkrankungen: Des Weiteren kann sich unter dem toxischen Einfluss des Alkohols eine **Kardiomyopathie** entwickeln. Allerdings weist nur 1 % der Patienten mit ausgeprägtem Alkoholabusus das klinische Vollbild einer kongestiven Kardiomyopathie auf. Chronischer Alkoholismus geht häufig mit einer arteriellen Hypertonie einher, die sich unter Alkoholkarenz zurückbildet.

Hämatologische Folgeerkrankungen: Der **Einfluss auf die Hämatopoese** ist unterschiedlich. Einerseits kommt es zu einer Makrozytose mit Hyperchromie, andererseits kann sich dieses Bild mit einer Eisenmangelanämie aufgrund von häufigen gastrointestinalen Blutungen vermischen. Eine Leukozytose findet man relativ häufig bei Alkoholikern, wogegen eine Leukopenie ganz selten, aber dann sehr ausgeprägt ist. Bei reichlichem Alkoholkonsum treten unabhängig vom Vorliegen von Lebererkrankungen Thrombozytopenien auf. Sie werden auf eine direkt toxische Wirkung des Alkohols und einen erhöhten Thrombozytenverbrauch zurückgeführt. Unter Alkoholkarenz steigt die Thrombozytenzahl rasch wieder an.

Folgeerkrankungen des peripheren Nervensystems (Tab. 24.3): Die klinischen Zeichen der **Polyneuropathie** sind abgeschwächte oder ausgefallene Achillessehnenreflexe, seltener auch abgeschwächte Patellarsehnenreflexe, während die Muskeleigenreflexe an den Armen in der Regel erhalten bleiben.

Das Vibrationsempfinden ist bei 45 % der Patienten herabgesetzt. Störungen der Oberflächensensibilität resultieren in verminderter Berührungs- und Schmerzempfindlichkeit, typischerweise erst sockenförmig an den Beinen, später auch handschuhförmig an den Armen. Die Schädigung der peripheren Nerven ist vorwiegend axonaler Natur. Die Myelinscheidenschädigungen werden als sekundäre Folge der axonalen Schädigung aufgefasst. Ansonsten sind alle Faserklassen einschließlich der unmyelinisierten Fasern beteiligt. Es überwiegt die Schädigung der schnell leitenden großkalibrigen Fasern. Als pathologischen EMG-Befund findet man einen neurogenen Umbau mit gelichtetem Aktivitätsmuster und vermehrten Phasen (Polyphasie).

Neben der Polyneuropathie gibt es bei Alkoholikern gelegentlich auch **Druckläsionen peripherer Nerven.** Am häufigsten ist der N. fibularis geschädigt, wobei oft kein auslösendes Ereignis hierfür erinnerlich ist.

Folgeerkrankungen des zentralen Nervensystems (Tab. 24.3): Alkoholiker erleiden gegenüber Nichtalkoholikern dreimal so häufig **epileptische Krampfanfälle.** Anfälle bei Alkoholikern sind in aller Regel Entzugskrämpfe. Der typische Entzugskrampf tritt bei 10 % der Patienten auf, die zum Alkoholentzug stationär aufgenommen werden. Dem Anfall geht meist ein jahrelanger Alkoholmissbrauch mit Mengen von mehr als 150 g Alkohol/d voraus. 90 % der Anfälle treten 37–48 h nach Beginn der Abstinenz auf (bei 95 % als Grand-Mal-Anfall).

Männliche Trinker sind zehnmal häufiger als Frauen von einer **zerebralen Degeneration** betroffen. Deren Entwicklung ist meist über Monate progredient, sie kann jedoch auch plötzlich im Rahmen akuter Infekte oder schwerer Allgemeinerkrankungen auftreten. Die **Wernicke-Enzephalopathie** ist durch **Augenmotilitätsstörungen, Ataxie** und **Bewusstseinsstörung** gekennzeichnet. Es handelt sich um akut auftretende uni- oder bilaterale Abduzensparesen. Eine ausgeprägte Stand- und Gangataxie mit breitbeinigem, unsicherem Gang ist im Wesentlichen eine Folge der durch chronischen Alkoholismus bedingten **Kleinhirnatrophie.**

Beim langjährigen Alkoholiker kann auch eine **Korsakow-Psychose** auftreten. Darunter versteht man einen chronischen alkoholtoxischen Hirnschaden mit Gedächtnisverlust (besonders Kurzzeitgedächtnis), Konfabulieren, Orientierungsschwierigkeiten und Zeitgitterstörungen. Die Korsakow-Psychose und die Wernicke-Enzephalopathie sind als unterschiedliche Stadien der Erkrankung aufzufassen, die auf einen Thiaminmangel (Vitamin B_1)

Tab. 24.3 Neurologische Folgekrankheiten des chronischen Alkoholismus.

Peripheres Nervensystem	Polyneuropathie Periphere Druckläsionen
ZNS	Epilepsie Korsakow-Psychose Wernicke-Enzephalopathie Kleinhirnatrophie Zentrale pontine Myelinolyse
Muskulatur	Primäre Myopathie Neurogene Muskelatrophie
Augen	Tabak-Alkohol-Amblyopie

zurückzuführen sind. Man behandelt mit der parenteralen Gabe von Thiamin.

Symptome des Alkoholentzugssyndroms Man kann drei Stufen des Alkoholentzugs unterscheiden, wobei von der ersten und zweiten Stufe aus die Symptomatik abklingen kann, ohne dass sich das Vollbild des Deliriums entwickelt. Kommt es allerdings zum Delirium tremens, so dauert es drei bis zehn Tage, in manchen Fällen sogar länger, bis dieses Krankheitsbild wieder abklingt. In Tabelle 24.4 sind die drei Stufen des Alkoholentzugssyndroms zusammen mit ihrer Symptomatik und Therapie dargestellt.

Vegetative Entzugssymptome: Die ersten Symptome bestehen in einer inneren Unruhe. Diese innere Unruhe ist von einer dysphorisch-depressiven Stimmung begleitet. An vegetativen Symptomen treten zunächst **Übelkeit, Appetitlosigkeit**, feinschlägiger **Tremor** der Hände und starkes **Schwitzen** auf. Die Pulsfrequenz ist beschleunigt. Je rascher und heftiger diese Symptomatik einsetzt, umso wahrscheinlicher ist ein Fortschreiten in eine höhere Stufe oder das Auftreten eines **Entzugskrampfes.** Die vegetative Symptomatik steigert sich, der Tremor wird grobschlägig, die innere Unruhe wird zur **Angst** und **Schreckhaftigkeit**, der Patient findet keinerlei Schlaf mehr. Es treten vereinzelt Halluzinationen auf, der Patient ist zeitweise desorientiert, lässt sich aber durch suggestives Zureden seine Halluzinationen und seine örtliche Verkennung des Raumes noch ausreden (Prädelir).

Delirium tremens: Das Vollbild des Delirium tremens ist von einer schweren psychomotorischen Unruhe beherrscht. Unter dem Einfluss **optischer Halluzinationen** und **örtlicher Desorientiertheit** besteht die **Gefahr der Selbstgefährdung**. Es ist dem Patienten vollkommen unmöglich, auch nur für kurze Zeit ruhig zu bleiben. Häufig glaubt er sich inmitten von Massenszenen oder sieht kleine bewegte Gegenstände. Die Halluzinationen können auch akustisch, olfaktorisch oder taktil sein. Die Patienten fühlen sich manchmal wahnhaft verfolgt und versuchen zu entfliehen. Der Ausbruch des Vollbildes eines Deliriums tremens erfolgt eher plötzlich, und zwar meist gegen Abend. Häufigster Manifestationstag ist der zweite bis dritte Tag nach Absetzen des Alkohols. Am Ende des Deliriums findet sich oft ein tiefer Terminalschlaf.

Tab. 24.4 Alkoholentzugssyndrom.

Stadium	Symptome	Therapie
I Vegetativer Entzug	■ Tremor (feinschlägig) ■ Tachykardie ■ Innere Unruhe ■ Dysphorisch-depressive Verstimmung ■ Übelkeit ■ Appetitlosigkeit ■ Schwitzen (kann abklingen)	keine Therapie oder Clomethiazol (oral)
II Prädelir (Tremolo)	Zusätzlich zu I: ■ Ängstliche Unruhe ■ Tremor (grobschlägig) ■ Entzugskrampf ■ Schreckhaftigkeit ■ Vereinzelt Halluzinationen ■ Suggestibilität (kann abklingen)	Clomethiazol (oral)
III Delirium tremens	■ Örtliche und zeitliche Desorientierung ■ Optische, akustische, taktile Halluzinationen ■ Wahnhaftes Erleben ■ Schwere psychomotorische Unruhe mit Fremd- und Selbstgefährdung ■ Dauer: 3–10 Tage	Clonidin als Infusion

Therapie Die Therapie der Alkoholkrankheit besteht in einem Absetzen der Noxe. Es erscheint wenig sinnvoll, die Sekundärschäden zu behandeln und den Patienten weiterhin Alkohol konsumieren zu lassen. Mit der körperlichen Entgiftungstherapie ist es also nicht getan, es muss sich daran eine ambulant oder stationär durchgeführte Entwöhnungstherapie anschließen.

Therapiephasen der Alkoholkrankheit In der **Kontaktphase** ist es wichtig, dass der Arzt den Patienten für weitergehende Therapien motiviert. Ist dieser dann bereit, eine Entwöhnungstherapie anzutreten, so muss zunächst eine **Entgiftungsphase**, die am besten **stationär** durchgeführt wird, vorausgehen. Es kommt auch vor, dass die Patienten aus anderen Gründen zur stationären Klinikaufnahme kommen und wegen lebensbedrohlicher Alkoholfolgekrankheiten oder anderer Erkrankungen mehr oder weniger unfreiwillig entgiftet werden. Unter dem Eindruck des akuten Ereignisses sollte man die Patienten gleich für eine **Entwöhnungstherapie** motivieren, die in der Regel **mehrere Monate** dauert. Für die stationäre Behandlung stehen Fachkrankenhäuser für Alkoholkranke zur Verfügung. Dort werden unterschiedliche Therapiekonzepte verfolgt, die meist aus einer Mischung von Verhaltenstherapie und psychoanalytisch orientierter Einzel- bzw. Gruppentherapie bestehen. Es gibt vereinzelt auch Einrichtungen für eine ambulante Entwöhnungstherapie, die mehrere Therapiesitzungen pro Woche anbieten. Im Anschluss an diese Entwöhnungsphase bedarf der Patient noch einer **Nachsorge**, die vom **Hausarzt** mit der Unterstützung von **Angehörigen** und **Selbsthilfegruppen** übernommen wird. Die bekanntesten Selbsthilfegruppen sind die Anonymen Alkoholiker, das Blaue Kreuz, die Guttempler und der Kreuzbund. 40 % der Alkoholkranken, die sich in Therapie begeben, können endgültig geheilt werden, weitere 30 % weisen nach Therapie mehrjährige „trockene Phasen" auf.

Medikamentöse Therapie bei Alkoholismus Disulfiram (Antabus®) wird seit langem zur Behandlung des Alkoholismus eingesetzt. Alkohol, der nach der Einnahme von Disulfiram aufgenommen wird, bleibt bei seiner Verstoffwechselung auf der Stufe des Acetaldehyds stehen, was zu unangenehmen Nebenwirkungen wie Flush, Herzklopfen, Schwindel- und Beklemmungsgefühl führt. Leider können nur wenige Alkoholiker mit dieser Aversionstherapie erfolgreich behandelt werden.

Als zweites Prinzip wurde Acamprosat (Campral®) in die Therapie eingeführt. Bei diesem Medikament handelt es sich um eine Substanz, die den Suchtdruck lindert. In Kombination mit psychotherapeutischen Maßnahmen kann dieses Medikament hilfreich sein.

Therapie des Alkoholentzugs Folgende Medikamente bzw. Gruppen werden für die Therapie des Alkoholentzugs bzw. des Delirium tremens eingesetzt: die Neuroleptika Butyrophenon und Chlorprothixen, das Clomethiazol, das Antiepileptikum Carbamazepin, die Benzodiazepine und der α_2-Rezeptor-Agonist Clonidin.

Die **Neuroleptika** sind lediglich dafür geeignet, das Prädelir günstig zu beeinflussen. Dabei besteht die Gefahr, dass durch eine Senkung der Krampfschwelle ein Entzugskrampf ausgelöst wird.

Carbamazepin eignet sich zur Prophylaxe von Entzugskrämpfen.

Mittel der Wahl beim ausgeprägten vegetativen Entzug und beim Prädelir ist die orale Gabe von **Clomethiazol** (Distraneurin®). Es hat den Vorteil, dass es den Patienten sediert, gleichzeitig die Krampfschwelle erhöht und die vegetative Symptomatik verbessert. Ein weiterer Vorteil scheint darin zu liegen, dass das Fortschreiten des Alkoholentzugssyndroms zum Delir vermindert wird. Der Nachteil liegt im Auftreten einer kombinierten Abhängigkeit vom Alkohol und Clomethiazol, weshalb die Behandlungsdauer auf 14 Tage beschränkt bleiben und Clomethiazol nicht ambulant eingesetzt werden sollte. Die Dosis richtet sich nach der Wirkung und kann in den ersten 2 h 6–8 Kapseln und im weiteren Verlauf alle 2 h 2 Kapseln bis zu einer Höchstdosis von 24 Kapseln/d betragen. Die Dosis für die Mixtur liegt bei 10 ml alle 2–4 h.

Die **Benzodiazepine,** bevorzugt Diazepam und Chlordiazepoxid, werden in den USA, wo Clomethiazol nicht im Handel ist, zur Entzugstherapie verwendet. Der Nachteil der Benzodiazepine besteht darin, dass sie aufgrund ihrer langen Halbwertszeit und der Kumulation von Metaboliten nicht gut steuerbar sind. Auch tritt bei Alkoholkranken oft eine Kreuztoleranz mit Benzodiazepinen auf, so dass die Dosis ständig gesteigert werden muss, um eine ausreichende Sedierung zu erzielen.

In jüngster Zeit wurde auch die alleinige Gabe von Antiepileptika, wie Valproinsäure und Carbamazepin, zur Delirprophylaxe empfohlen, wobei nach unserer Erfahrung damit zwar Krämpfe verhindert, aber keine ausreichende Sedierung erreicht wird.

Delirtherapie Das Delirium tremens darf nur auf der Intensivstation behandelt werden. Dabei werden hohe Dosen **Clonidin** (4–7 mg in 24 h) intravenös verabreicht. Clonidin hat nur eine gering sedierende Wirkung, beseitigt aber die vegetative Symptomatik vollständig. Durch die zusätzliche Gabe von **Benzodiazepinen** kann der Patient ausreichend sediert werden. Bei noch bestehender Halluzinose können **Neuroleptika** zusätzlich Verwendung finden.

Es kann u. U. notwendig sein, den Patienten für eine ausreichende Sedierung zu intubieren. Dies gibt gleichzeitig die Möglichkeit für eine verbesserte Bronchialtoilette. Manche Delirien müssen so weit sediert werden, dass eine kontrollierte Beatmung notwendig wird.

> ! Ein manifestes Delirium kann weder per os noch intravenös durch den Einsatz von Ethanol behandelt werden. Ethanol hat im Vergleich zu den meisten Medikamenten nur eine geringe therapeutische Breite. Mit Ethanol kann ein Entzugssyndrom, das über die Stufe des vegetativen Entzugs fortgeschritten ist, nicht mehr rückgängig gemacht werden, ohne den Patienten schwer zu intoxikieren.

Verlauf und Prognose Das Vollbild der Alkoholabhängigkeit ist das Endprodukt einer länger dauernden Entwicklung. Wie in Tabelle 24.5 dargestellt, kann man drei Phasen der Alkoholkrankheit mit fließenden Übergängen unterscheiden.

In der **Prodromalphase** kommt es zunächst zum regelmäßigen Erleichterungstrinken. Die Alkoholtoleranz nimmt zu, d. h., man braucht höhere Mengen an Alkohol, um dieselbe Wirkung wie zuvor zu erreichen. Man beginnt das heimliche Trinken, wobei eine Alkoholbevorratung in verschiedenen Verstecken notwendig werden kann. Der Betroffene negiert das Alkoholproblem vollständig und weicht Gesprächen darüber aus. Er verliert die Fähigkeit, mit dem Trinken aufzuhören. Im Anschluss an diese Zustände treten Lücken in der Erinnerung auf. In der zweiten, der sog. **kritischen Phase** versuchen die Patienten, durch Imponiergehabe und überangepasstes Auftreten ihre Defizite zu kompensieren. Es kommt zum hirnorganischen Abbau, der sich auf der kognitiven und affektiven Ebene äußerst. So lassen die Gedächtnisleistung (speziell Kurzzeitgedächtnis) und die intellektuellen Funktionen wie Verständnis, Abstraktions- und Assoziationsfähigkeit nach. Die affektive Pathologie umfasst einen verminderten Antrieb und eine Affektabstumpfung mit Affektlabilität. Aufgrund von körperlichen Schäden entwickelt sich eine Toleranzminderung, d. h., es wird weniger Alkohol als vorher vertragen. In der **chronischen Phase** kommt es zu Räuschen, die über Tage anhalten und schließlich zum Arbeitsplatzverlust führen – der Patient landet schließlich in der „Gosse". Dort trinkt er mit Personen weit unter seinem früheren eigenen Niveau, d. h. mit anderen verwahrlosten Alkoholkranken.

Tab. 24.5 Phasen der Alkoholkrankheit.

Phase	Symptomatik
Prodromalphase	**E**rleichterungstrinken **T**oleranz nimmt zu **H**eimliches Trinken **A**lkoholbevorratung **N**egierung des Alkoholverbrauchs **O**hne Kontrolle **L**ücken in der Erinnerung
Kritische Phase	**I**mponiergehabe **S**elbstvorwürfe **T**oleranz nimmt ab
Chronische Phase	**A**rbeitsplatzverlust **R**äusche über Tage **G**osse

Nach Langzeitentwöhnungstherapie können ca. 40 % der behandelten Alkoholkranken langfristig abstinent leben. Allerdings gibt es einen hohen Anteil von Alkoholikern, die sich einer solchen Therapie nie unterziehen. Diese nehmen dann erst in abgebautem körperlichen und geistigen Zustand Hilfe in Anspruch. Bei diesen Patienten ist dann nur noch eine Soziotherapie (beschützender Rahmen) meist ohne Abstinenz möglich.

Zusammenfassung

- Die Alkoholkrankheit hat genetische, soziale und psychische Ursachen. Sie ist eine Massenkrankheit mit 2,5 Mio. Alkoholabhängigen in der Bundesrepublik Deutschland. Wichtige Symptome sind morgendliche Übelkeit und Zittern, nächtliches Schwitzen und Albträume. Oft sind es die Alkoholfolgekrankheiten wie Fettleber, Leberzirrhose, chronische Pankreatitis, Polyneuropathie und epileptische Krampfanfälle, die den entscheidenden Hinweis auf eine Alkoholabhängigkeit geben. Als wichtige laborchemische Marker gelten die Leberenzyme γ-GT, GPT, ein erhöhtes MCV der Erythrozyten und das CDT. Die Therapie verläuft in Phasen, bestehend aus einer Motivationsphase, einer Entgiftung, einer stationären oder ambulanten Entwöhnungstherapie und einer Nachsorgetherapie. Die Psychotherapie kann medikamentös durch Disulfiram oder Acamprosat unterstützt werden.

24.2 Abhängigkeit von Opiaten (Morphin-Typ)

Definition Die Opiatabhängigkeit ist durch eine stark psychische Abhängigkeit gekennzeichnet, die sich in einem unwiderstehlichen Drang, die Droge zu beschaffen und zu nehmen, äußert. Dieser Drang wird durch ein rasch eintretendes Hochgefühl (Kick) und die nachfolgende, länger andauernde Euphorie aufrechterhalten.

Es kommt rasch zu einer Toleranzentwicklung, in deren Gefolge die Dosis erhöht werden muss, um denselben Effekt zu erzielen. Auch entwickelt sich schnell eine körperliche Abhängigkeit, so dass sich der Abhängige zur Vermeidung von Entzugserscheinungen Opiate beschaffen muss. Gelingt ihm aus finanziellen Gründen die Beschaffung von Heroin nicht mehr, so steigt er auf codeinhaltige Präparate, Benzodiazepine und Barbiturate – meist in Kombination – um. Häufig kommt es zu Drogenzwischenfällen mit versehentlicher oder absichtlicher Überdosierung des Opiats (s. Kap. 25.2).

Epidemiologie Genaue epidemiologische Daten sind für den Opiatgebrauch nicht vorhanden, da er sich im Illegalen abspielt. Indirekt können durch die Sicherstellung von Rauschgiften Rückschlüsse auf die Marktlage gezogen werden. Bei der Polizei erstauffällige Konsumenten lassen weitere Rückschlüsse zu. Aufgrund dieser Daten lässt sich in Deutschland eine Anzahl von etwa 175 000 Konsumenten harter Drogen errechnen.

Symptome

Symptome der Opiatabhängigkeit Typische Symptome sind ein körperlicher Verfall mit Unterernährung, das Vorhandensein von multiplen Einstichstellen mit Infektionen und ein schlechter Zahnstatus bei jungen Patienten. Das soziale Verhalten ist durch Unzuverlässigkeit im privaten und beruflichen Umgang gekennzeichnet.

Symptome des Opiatentzugs Die Schwere des Entzugssyndroms hängt von der Opiatdosis und der Dauer der Abhängigkeit ab. Die ersten Symptome machen sich nach 4–6 h bemerkbar und erreichen nach 32–72 h ihren Höhepunkt. Der reine Heroinentzug ist nach fünf Tagen abgeschlossen. Sind andere Opiate, wie Dihydrocodein oder Methadon, beteiligt, so treten die Symptome später auf, die Entzugsphase dauert länger.

Das größte Problem beim Opiatentzug ist das sog. **„Craving"**. Dabei handelt es sich um einen **psychischen Suchtdruck**, der – trotz der Einsicht, aufhören zu wollen – die ganze Persönlichkeit erfasst. Hinzu kommt eine **depressiv-dysphorische Stimmung**, die dem Patienten unerträglich erscheint und nur durch die Gabe eines Opiats durchbrochen werden kann. Es erscheint wichtig zu wissen, dass die körperliche Entzugssymptomatik beim reinen Opiatentzug nur sehr selten – nach unserer persönlichen Erfahrung sogar nie – lebensbedrohlich wird.

Die Symptomatologie des Opiatentzugs ist in Tabelle 24.6 in zeitlicher Reihenfolge dargestellt. Dabei wird meist das **zweite Stadium** des **„Cold Turkey"** erreicht, während das dritte Stadium selten und das vierte Stadium so gut wie nie auftreten.

Diagnostik Der Nachweis von Opiaten erfolgt im Urin. Hierfür gibt es immunologische Tests, die vor allem Morphin und Codein erfassen. Opioide und Methadon müssen gesondert untersucht werden. Heroin wird über Monoacetylmorphin in Morphin abgebaut und ist somit leicht erfassbar.

Therapie Ein **Opiatentzug** kann **nur unter geschlossenen stationären Bedingungen** durchgeführt werden, wobei dafür zu sorgen ist, dass die Patienten während der Entzugsphase keinen Besuch erhalten. Selbst unter diesen Bedingungen kann es noch zum Schmuggel von Drogen kommen, so dass die Verlegung aus der geschlossenen Abteilung erst nach einer Drogenfreiheitskontrolle erfolgen kann. Der Opiatentzug wird am besten mit **viel Zuwendung** ohne medikamentöse Unterstützung durchgeführt. Alternativ zu diesem „kalten Entzug" kann man zu Beginn **Methadon** einsetzen und es langsam wieder reduzieren, wodurch die Entzugserscheinungen gemildert werden.

Eine besondere Situation ergibt sich beim Bestehen einer **Schwangerschaft**. Da es durch das Absetzen des Opiats nach dem sechsten Monat zu Wehen kommen kann, ist eine Methadontherapie durchzuführen, die bis zum Geburtstermin ausgeschlichen sein sollte.

Nach kürzlich festgelegten Behandlungsrichtlinien ist bei Patienten, die HIV-infiziert sind oder an konsumierenden Erkrankungen leiden, die **Substitution mit Methadon** gestattet. Eine weitergehende Substitutionstherapie mit Methadon wird kontrovers diskutiert. Die Methadonsubstitution ist nur bei gleichzeitiger psychosozialer Betreuung und Suchtmittelkontrolle erfolgreich. Eine Entwöhnung von Methadon ist wegen einer sehr lange bestehenden Entzugssymptomatik äußerst schwierig.

Tab. 24.6 Symptomatologie des Opiatentzugs.

Stadium		Symptome
I	„Laufende Nase"	▪ Rhinorrhö ▪ Tränenfluss ▪ Niesen ▪ Schwitzen
II	Cold Turkey	▪ Mydriasis ▪ Gänsehaut ▪ Periorale Muskelzuckungen ▪ Unmotiviertes Umhergehen ▪ Appetitlosigkeit ▪ Kreuzschmerzen ▪ Durchfall
III	Atmung Kreislauf Temperatur	▪ Atemfrequenz > 24/min ▪ Pulsfrequenz > 100/min ▪ RR > 140 mmHg systolisch ▪ > 38 °C
IV	Vitale Bedrohung	▪ Erbrechen (anhaltend) ▪ Muskelkrämpfe ▪ Durchfall (anhaltend) ▪ Schock ▪ Blutzuckererhöhung

Zusammenfassung

- Häufigste Ursache: genetische Ursachen in Kombination mit psychischen Stressoren in der Jugend
- Wichtigstes Symptom: Körperlicher Verfall
- Wichtigste diagnostische Maßnahme: Drogenscreening im Urin
- Wichtigste therapeutische Maßnahmen: Entwöhnungstherapie, Methadonsubstitution

24.3 Abhängigkeit von Barbituraten

Definition Die Barbiturat- und die Alkoholabhängigkeit verlaufen auffallend ähnlich. Die Entzugssymptomatik ist weitgehend identisch.

Über eine starke psychische Abhängigkeit kommt es bei den Barbituraten durch Toleranzsteigerung zu einer schweren physischen Abhängigkeit. Vom Patienten werden Dosen toleriert, die um das Vier- bis Zehnfache über der Normaldosis liegen.

Bevorzugt werden von Barbituratabhängigen rasch wirkende Medikamente wie Secobarbital und Pentobarbital.

Symptome

Symptome der Barbituratabhängigkeit Patienten, die hohe Dosen von Barbituraten einnehmen, zeigen Denkstörungen, Auffassungsschwierigkeiten, langsame, dysartikulierte Sprechweise, mangelnde Urteilskraft und geringe Konzentrationsfähigkeit sowie emotionale Labilität. Man sollte dann an eine Barbiturat- oder andere Schlafmittelabhängigkeit denken, wenn Patienten durch eine **verwaschene Sprache** und multiple **Hämatome**, die durch häufige Stürze verursacht sind, auffallen. Bei den Barbituraten hängt das Ausmaß der physischen Abhängigkeit von der Höhe der Dosis und der Dauer der Einnahme ab. Bis zu einer bestimmten Dosis (für Pentobarbital 200 mg/d) kommt es weder zu einer Toleranzentwicklung noch zu einer körperlichen Abhängigkeit. Dosen zwischen 200 und 400 mg/d führen zu leichter, Dosen zwischen 400 und 800 mg/d zu schwerer körperlicher Abhängigkeit.

Symptome des Barbituratentzugs Beim Barbituratentzug kommt es in Abhängigkeit von der Halbwertszeit des Barbiturats frühestens nach 12–16 h, spätestens nach 72 h zu Ängstlichkeit, Agitation, Verwirrtheit, illusionärer Verkennung, Tremor, Ataxie, Hyperreflexie und Halluzinationen. Entzugskrämpfe treten bei 75 % der Patienten auf.

Diagnostik
Barbiturate können im Urin als Gruppe mit immunologischen Methoden nachgewiesen werden.

Therapie
Der Barbituratentzug läuft ähnlich ab wie der Alkoholentzug. Er war früher ohne Therapie mit einer 30%igen Letalität behaftet. Die Therapie kann auf verschiedene Art und Weise durchgeführt werden. Allgemein wird empfohlen, die Barbituratapplikation zunächst unverändert fortzusetzen und die Dosis jeden Tag um 10 mg zu reduzieren. Solche Entzugsverfahren beanspruchen eine sehr lange stationäre Behandlung (z. B. 40 Tage bei 400 mg Barbiturat/d). Eine Alternative besteht darin, den Barbituratentzug mit Clomethiazol durchzuführen (s. Therapie des Alkoholentzugssyndroms).

Zusammenfassung

- Häufigste Ursachen: Gewöhnung an Schlafmittel bei Patienten mit chronischen Schlafstörungen und im Rahmen einer Polytoxikomanie als Zusatzstoff zu Opiaten
- Wichtigste Symptome: Schläfrigkeit, Konzentrationsstörungen und Hämatome
- Wichtigste diagnostische Maßnahme: Giftnachweis im Urin
- Wichtigste therapeutische Maßnahmen: Entgiftung mit Krampfprophylaxe, Entwöhnungstherapie

24.4 Abhängigkeit von Benzodiazepinen

Definition Bei den Benzodiazepinen muss man drei Arten der Abhängigkeit unterscheiden:
- Abhängigkeit im Rahmen einer Polytoxikomanie, wobei die Benzodiazepine dann Verwendung finden, wenn andere Stoffe mit höherem Suchtpotential knapp werden.
- Abhängigkeit bei Patienten, die im Rahmen einer psychiatrischen Grunderkrankung, wie z.B. einer Angstneurose oder Phobie, Benzodiazepine verordnet bekommen und dann eine primäre Abhängigkeit entwickeln. Diese Patienten haben häufig eine sog. Low Dose Dependency, d.h., es kommt zu keiner wesentlichen Dosissteigerung.
- Eine dritte Gruppe entwickelt eine Abhängigkeit nur von Benzodiazepinen mit Toleranzentwicklung und Dosissteigerung.

Symptome

Symptome des Benzodiazepinmissbrauchs Ein Benzodiazepinmissbrauch entwickelt sich häufig bei Frauen im mittleren bis höheren Alter, die aufgrund von Lebenskrisen mit Benzodiazepinen behandelt werden. Es bestehen Konzentrationsstörungen, verminderte Leistungsfähigkeit, Angstzustände und innere Unruhe mit Spannungszuständen. Äußerlich ist den Patienten wenig anzumerken.

Symptome des Benzodiazepinentzugs Der körperliche Benzodiazepinentzug verläuft in der Regel leichter als das Alkohol- oder Barbituratentzugssyndrom. Der psychische Entzug ist schwierig und von starker **Angstsymptomatik** geprägt. Es kommt zu Hyperakusis, Makropsie, Mikropsie, Überempfindlichkeit gegen taktile Wahrnehmungen, Dysästhesien, Kinästhesien, Synästhesien und Echophänomenen. Da die Patienten das Gefühl haben, an der Grenze zum Wahnsinn zu stehen, versuchen sie, diese Symptome nicht zuzugeben. Im Entzug treten auch **Wahnvorstellungen** und schwere **depressive Verstimmungen** auf.

Aufgrund der langen Halbwertszeit der Benzodiazepine und ihrer Metaboliten entwickelt sich das Benzodiazepinentzugssyndrom erst langsam. Die ersten Symptome, die meist rein vegetativer Natur sind, wie Schwitzen, Nervosität, Hyperaktivität, Schlaflosigkeit und Appetitlosigkeit, entwickeln sich innerhalb von drei bis fünf Tagen, während das Vollbild des Entzugs erst nach ein bis zwei Wochen auftritt. Eine Komplikation des Benzodiazepinentzugs sind **Krampfanfälle**, die ein bis drei Wochen nach dem Absetzen des Präparats auftreten.

Diagnostik Benzodiazepinmetaboliten lassen sich im Urin und Serum nachweisen.

Therapie Es gibt drei Möglichkeiten für die Therapie:
- Man reduziert die Dosis, auf der sich der Patient befindet, um 40 % und dann um weitere 10 % täglich. Wenn eine solche Prozedur stationär durchgeführt werden soll, bedeutet dies einen sehr langen Klinikaufenthalt. Unsere Erfahrung lehrt, dass sich, wenn das Medikament schließlich ganz abgesetzt ist, die Entzugssymptome erst voll entwickeln.
- Ein sofortiges Absetzen erfolgt unter geschlossenen stationären Bedingungen mit Unterstützung des Entzugs durch Antidepressiva oder Neuroleptika. Kommt es zu mehreren Krämpfen, kann Phenytoin eingesetzt werden. Wenn damit die Krämpfe nicht zu beherrschen sind, müssen die Benzodiazepine wieder gegeben und langsam ausgeschlichen werden.
- Ein ambulanter Entzug erscheint nur in Ausnahmefällen bei hoch motivierten Patienten und unter strikter Gift-Urin-Kontrolle mit langsamer Dosisreduktion möglich.

Patienten, die hohe Dosen von Benzodiazepinen eingenommen haben, benötigen mehrere Wochen bis zur Drogenfreiheit.

Zusammenfassung

- Häufigste Ursache: Lebenskrise
- Wichtigstes Symptom: innere Spannung
- Wichtigste diagnostische Maßnahme: immunologischer Nachweis im Urin
- Wichtigste therapeutische Maßnahmen: Entgiftung unter Krampfschutz, Entwöhnungstherapie

24.5 Abhängigkeit von Cocain

Definition Cocain stammt aus den Blättern des Coca-Busches und wurde im letzten Jahrhundert als Lokalanästhetikum in die Medizin eingeführt; man hat jedoch sehr früh seine psychischen Wirkungen erfasst und es als Rauschgift erkannt. Der Wirkungsmechanismus des Cocains ist noch nicht restlos geklärt. Es besitzt – über eine direkte Wirkung auf die Katecholaminspeicher des Gehirns – einen dopaminergen zentralstimulierenden Effekt. Die Noradrenalin-Wiederaufnahme durch die sympathischen Nervenendigungen wird blockiert.

Cocain kann als Pulver geschnupft oder oral aufgenommen werden. In seltenen Fällen wird es, vor allem von Polytoxikomanen, intravenös injiziert. Cocain kann auch als sog. freie Base geraucht oder geschluckt werden. Hierzu wird Cocainhydrochlorid mit Lösungsmitteln extrahiert.

Symptome Die psychische Wirkung besteht in einem **Cocainrausch**: Zunächst kommt es zu einem euphorischen Stadium mit positiver Erlebnisumgestaltung. Darauf folgt ein Rauschstadium, das ausklingt und in ein depressives Stadium mit Angst, Erschöpfung und Niedergeschlagenheit übergeht. Der Cocainrausch führt zu Antriebssteigerung, Abbau von Hemmungen, vermehrter Kontaktfähigkeit bis zur Distanzlosigkeit. Die Denkabläufe werden beschleunigt, das Selbstwertgefühl erhöht, Halluzinationen treten auf. Die somatische Wirkung des Cocains ist von einem erhöhten Sympathikotonus dominiert. Es kommt zur Beschleunigung der Herzfrequenz, zur Vasokonstriktion, zum Blutdruckanstieg, zur beschleunigten Atmung und Pupillenerweiterung, die Krampfschwelle wird erniedrigt.

Durch Cocain können **psychotische Zustände** ausgelöst werden, sie ähneln paranoid-halluzinatorischen Syndromen (s. Lehrbuch der Psychiatrie). Das Charakteristikum ist dabei die taktile Mikrohalluzination. Die Patienten halluzinieren Kleinlebewesen, Kristalle oder Staub als auf ihrer Haut befindlich. Sie versuchen, diese Objekte durch Kratzen zu entfernen.

Bei **Dauerkonsum** von Cocain entwickelt sich eine starke psychische Abhängigkeit mit Tendenz zur Dosissteigerung ohne entsprechende Toleranzbildung.

Diagnostik Metaboliten können immunologisch im Urin nachgewiesen werden.

Therapie Einen schwerwiegenden körperlichen Entzug von Cocain gibt es nicht. Er besteht lediglich in Müdigkeit, Leistungsschwäche und Abgeschlagenheit. Dennoch ist der Cocainentzug nicht völlig harmlos, da es zu schweren Depressionen mit Suizidhandlungen kommen kann.

Zusammenfassung

- Häufigste Ursache: narzisstische Persönlichkeitsstörung bei jungen Erwachsenen aus besseren sozialen Verhältnissen
- Wichtigstes Symptom: erhöhter Sympathikotonus
- Wichtigste diagnostische Maßnahme: Nachweis im Urin
- Wichtigste therapeutische Maßnahmen: Entgiftung und Entwöhnung

24.6 Abhängigkeit von Cannabis

Definition Die Herstellung von Cannabis erfolgt aus der getrockneten Pflanze Cannabis sativa (**Marihuana**) oder aus dem gepressten Harz der Pflanze, das dann als **Haschisch** bezeichnet wird. Cannabis wird in der Zigarette geraucht. Obwohl Cannabis zu keiner schweren körperlichen Abhängigkeit führt, kann es eine Einstiegsdroge für härtere illegale Drogen sein.

Symptome Cannabis verursacht eine traumähnliche Bewusstseinsänderung mit rasch wechselnden, unzusammenhängenden, frei schwebenden Gedanken. Es kommt zu einer Verzerrung des Zeitempfindens und des räumlichen Sehens, Farben erscheinen intensiver. Ganz allgemein führt es zum Zustand des Wohlbefindens und der inneren Fröhlichkeit („high"). Viele der psychischen Wirkungen hängen vom äußeren Rahmen ab, in dem die Droge konsumiert wird. Gelegentlich treten panikartige Reaktionen auf. Bei chronischem Konsum sind die Fähigkeit und das Bedürfnis zur Kommunikation sowie die Motorik reduziert. Es entwickeln sich ein gestörtes Raumempfinden und ein verändertes Zeitgefühl. Cannabis kann zur Aktivierung schizophrener Symptome bei prämorbiden Persönlichkeiten führen.

Bei exzessivem Gebrauch sind **Spätschäden** in Form eines **amotivalen Syndroms** beschrieben. Dieses ist durch Apathie, niedrige Frustrationstoleranz, schlechte Konzentrationsfähigkeit und das Unvermögen, zielgerecht zu arbeiten, charakterisiert.

Diagnostik Die Stoffwechselprodukte des Cannabis werden nur langsam, manchmal erst nach 14 Tagen, eliminiert. Dies führt dazu, dass der Drogennachweis im Urin auf Cannabinoide mit der EMIT-Methode lange positiv bleibt.

Therapie Einen körperlichen Entzug von Cannabis gibt es nicht.

24.7 Abhängigkeit vom Amphetamin-Typ

Definition Das Amphetamin wurde 1887 synthetisiert, und man stellte bald fest, dass es zu einer starken psychischen Abhängigkeit führen kann. Später wurde noch eine ganze Anzahl von Amphetaminen für den medizinischen Gebrauch synthetisiert. Ein zunehmendes Problem ist der Gebrauch von illegal hergestellten Amphetaminderivaten („Designer Drugs"), deren Konsum seit 1990 explosionsartig zugenommen hat. Allein 1995 wurden 380 000 Konsumeinheiten sichergestellt.

Symptome Amphetamine haben einen stark zentralstimulierenden Effekt. Durch Amphetamine können die körperliche und geistige Leistungsfähigkeit angehoben, die Konzentrationsfähigkeit über einen längeren Zeitraum aufrechterhalten und die Notwendigkeit des Schlafes reduziert werden. Hierin liegt der Grund, dass Amphetamine oft von Studenten, Sportlern und Nachtarbeitern benutzt werden. Ferner waren sie früher als Mittel zum Abnehmen erlaubt. Die legale Verschreibung von Amphetaminen ist noch für zwei Indikationen gegeben, nämlich die Narkolepsie und das ADD (Attention Deficit Disorder/hyperkinetisches Syndrom).

Die langfristige Einnahme von Amphetaminen führt zu einer psychischen Abhängigkeit. Eine schwere körperliche Abhängigkeit ist nicht bekannt. Langfristiger Konsum kann zu einer exogenen Psychose führen, die sich in Wahnvorstellungen, Halluzinationen und Desorientiertheit mit aggressivem Verhalten äußert. Je länger Amphetamine eingenommen werden, umso eher kann eine voll ausgeprägte Paranoia, die auch nach Absetzen der Substanz noch über Monate bestehen bleibt, auftreten.

Diagnostik Nachweis im Urin durch immunologische Methoden.

Therapie Sowohl die somatische als auch die psychische Abhängigkeit sind gering. Nur in besonders schweren Fällen ist eine Entwöhnungstherapie notwendig.

Ecstasy

Definition Unter dem Begriff Ecstasy versteht man ein Gemisch mehrerer Amphetaminderivate in Tablettenform, deren Hauptbestandteil das Methylendioxymethamphetamin (MDMA) ist. Ecstasy wird vor allem im Rahmen von „Technopartys" am Wochenende von einer Vielzahl (wahrscheinlich mehrere Millionen) junger Leute konsumiert. Es soll die Kontaktfreudigkeit erhöhen und die Leistungsfähigkeit zum „Durchmachen" ganzer Nächte auf Tanzveranstaltungen, sog. Raves, steigern.

Im Gegensatz zum Heroin wird es eher von einer gehobenen Schicht junger berufstätiger Leute konsumiert, und der Gebrauch ist in der Regel auf das Wochenende beschränkt.

Symptome Neben der Gefahr einer Abhängigkeitsentwicklung birgt der Konsum von Ecstasy gesundheitliche Risiken. Die Wirkung ist **euphorisierend** und **leicht halluzinogen**. Dadurch werden Risiken falsch eingeschätzt, welches die Gefahr von Verkehrsunfällen und Unfällen durch übermütiges Verhalten mit sich bringt. Durch die körperliche Überbeanspruchung bei nicht ausreichend trainierten Patienten, die kein Gefühl mehr für ihre Leistung haben, kann es einerseits zur Dehydratation mit Kreislaufkollaps und andererseits zum Hitzschlag durch mangelnde Wärmeabgabe kommen. Im Gefolge davon findet sich eine Rhabdomyolyse mit Nierenversagen. Neben einem Kreislaufversagen durch Volumenmangel kann es auch zu hypertensiven Krisen, Herzrhythmusstörungen und Linksherzversagen kommen. Selbst das Auftreten von Myokardischämie mit Herzinfarkt ist möglich.

In der BRD erlagen bisher ca. 20 Patienten einem **Multiorganversagen** durch Ecstasygebrauch. Die Hyperthermie kann maligne Formen annehmen und zum Hirnödem führen, das sich dann im Krampfanfall äußert. Auch apoplektische Insulte im Gefolge der Hypertonie sind beobachtet worden.

Eine besonders heimtückische, jedoch recht seltene Komplikation des Ecstasy besteht in einem **fulminanten Leberversagen** ohne sonstige Organmanifestation.

Wahrscheinlich handelt es sich hierbei um eine idiosynkratische Reaktion auf die Amphetaminderivate oder Zusatzstoffe in der Ecstasytablette. Da Ecstasy zu einer Serotoninverarmung in mehreren Hirnregionen führt, sind **Spätschäden**, wie das Auftreten von psychiatrischen Erkrankungen, vor allem in Form einer dauerhaften Psychose oder Depression, nicht auszuschließen.

Therapie Siehe oben.

24.8 Abhängigkeit vom Khat-Typ

Definition Die WHO hat eine eigene Abhängigkeit vom Khat-Typ definiert. Bei Khat handelt es sich um einen Strauch, der entfernte Ähnlichkeit mit dem Coca-Strauch hat. Er wächst in den Hochtälern Abessiniens und des Jemens. Die Blätter und die grünen Zweigspitzen werden frisch gekaut oder in Form eines Aufgusses getrunken. Die Inhaltsstoffe des Khats sind Cathin, Cathidin, Cathinin und Cathinon. Sie sind verwandt mit dem Alkaloid Ephedrin, das als Sympathomimetikum auch in der Medizin Verwendung findet. Das Khat-Problem ist regional begrenzt.

Symptome Khat-Esser empfinden nach Aufnahme dieser Substanz zunächst eine anregende Wirkung mit schwindendem Schlafbedürfnis. Das Hungergefühl geht zurück, eine apathische Euphorie tritt auf.

24.9 Halluzinogene

Definition Zu den Halluzinogenen, die von der WHO als eigene süchtig machende Substanzgruppe definiert wurden, zählt man LSD, Mescalin, Psilocybin, Atropin, Harmin, Gifte des Fliegen- und Pantherpilzes, Phenzyklidin und synthetisch hergestellte Halluzinogene (Designerdrogen).

Bei **Mescalin** handelt es sich um den Inhaltsstoff des Peyote-Kaktus, es wird in Mittelamerika von Indios konsumiert. Auf dem europäischen Drogenmarkt spielt es kaum eine Rolle. Dasselbe gilt für **Psilocybin,** dem Inhaltsstoff verschiedener sog. „Magic Mushrooms". Es wird vorwiegend von Indios zu rituellen Zwecken verwendet. Auch in der Bundesrepublik gibt es psilocybinhaltige Pilze. Der Fliegen- und der Pantherpilz enthalten Ibotensäure und Muscimol. Das **Atropin** in der Tollkirsche, das Hyoscyamin und Scopolamin als Inhaltsstoff der Engelstrompete spielen als Halluzinogene ebenfalls eine Rolle. Diese Pflanzen werden gelegentlich von Jugendlichen ausprobiert und können zu äußerst unangenehmen Vergiftungssymptomen führen. Beim **Harmin** handelt es sich um den Inhaltsstoff einer südamerikanischen Liane (Liane Banisteria) und eines südrussischen Steppenkrauts (Peganum harmala). Harmin kann synthetisch hergestellt werden und erscheint gelegentlich auf dem Drogenmarkt. Das wichtigste Halluzinogen ist das **LSD,** das in der Drogenszene weit verbreitet ist.

LSD (Lysergsäurediäthylamid)

Definition Beim LSD handelt es sich um das synthetisch hergestellte Diäthylamid der im Mutterkornpilz vorkommenden Lysergsäure. LSD wurde 1938 von Albert Hofmann in Basel synthetisiert, seine halluzinogene Wirkung entdeckte Hofmann 1943 durch einen Zufall.

Symptome Nach der Aufnahme von 50–200 µg LSD wird zunächst ein **Initialstadium** mit Angst, Tachykardie und innerer Unruhe durchlaufen. Dieser Zustand geht in eine **Rauschphase** über, die bis zu acht Stunden dauern kann. In diesem LSD-Rausch spielen Halluzinationen, Verkennungen, Veränderungen der zeitlichen und räumlichen Orientierung sowie der Orientierung zur Person eine wichtige Rolle. Die Wahrnehmung der Körperfühlsphäre, der allgemeinen Vorstellungswelt, der motorischen Koordination und des affektiven Erlebens ist verzerrt. Der Rausch klingt langsam aus (**Erholungsphase**), der Konsument fühlt sich wie in einem Schwebezustand, der über Stunden dauern kann. In der **Nachwirkungsphase** stehen Ermüdung, Erschöpfung, depressive Verstimmung und manchmal Unruhe und Angst im Vordergrund.

Als Arzt hat man es vorwiegend mit atypisch verlaufenden LSD-Räuschen zu tun. Am bekanntesten dabei ist der sog. **Horrortrip.** Dabei erleben die Patienten Halluzinationen, deren Inhalt quälend und grauenvoll ist. Es kann Todesangst aufkommen, der Konsument entwickelt nicht selten Suizidideen. Auf der Flucht vor derartig qualvollen Erlebnissen kann es zu Suizidhandlungen und Unfällen kommen. Deshalb sind die meisten LSD-Todesfälle Unfallopfer.

Der **chronische LSD-Konsum** führt zur Abhängigkeit. Er ist durch psychische Abhängigkeit mit Toleranzbildung und mäßige Dosissteigerung charakterisiert. Der chronische Langzeitkonsum von LSD kann teratogene Schäden hervorrufen. Ein Problem stellt die Auslösung von LSD-induzierten **Psychosen** dar. Ein häufiges Phänomen nach dem Konsum ist der sog. Flash-back oder Echotrip. Psychotische Episoden treten nach einem zurückliegenden LSD-Rausch erneut auf. Solche **Echophänomene** können bis zu mehreren Monaten nach dem letzten LSD-Konsum in Erscheinung treten.

Diagnostik LSD kann mittels Radioimmunoassay oder ELISA im Urin nachgewiesen werden.

Therapie Einen typischen körperlichen Entzug von LSD gibt es nicht. Die Therapie des Horrortrips besteht in gutem Zureden (Talk-down) und der Gabe von Benzodiazepinen.

24.10 Schnüffelstoffe

Definition Unter „Schnüffeln" versteht man die vorsätzliche Inhalation von Lösungsmitteldämpfen zur Rauscherzeugung. Als Schnüffelstoffe werden **Chloroform, Ether** und sog. **Klebstoffverdünner** (bestehend aus Toluol, Benzin, Äthylacetat, Hexan, Äthylketon und Trichlorethylen) verwendet. Diese Stoffe werden in Plastiktüten eingebracht, die dann vor das Gesicht gehalten werden. Es wird bis zum Rauschzustand aus der Tüte eingeatmet.

Symptome Zunächst tritt ein **Exzitationsstadium** mit Unruhe, Tachykardie und Erregung ein. Darauf folgt das **Rauschstadium**, das durch typische Symptome mit illusionären Verkennungen und Halluzinationen gekennzeichnet ist. Optische Halluzinationen stehen im Vordergrund. Dieser Zustand geht in **Schlaf** über.

Es entwickelt sich eine psychische Abhängigkeit, ein körperliches Entzugssyndrom gibt es nicht. Jedoch können schwere chronische Schäden in Form einer Schnüffelneuropathie oder -enzephalopathie auftreten. Die Symptomatik besteht in einer Parese von Arm- und Beinmuskulatur, Muskelatrophien, Sensibilitätsstörungen mit Missempfindungen und Schmerzen mit neurovegetativen Begleitsymptomen wie Schweißneigung und Hautrötung. Die Schnüffelenzephalopathie führt zur Hirnatrophie mit Demenz.

Diagnostik Lösungsmittel sind gaschromatographisch im Blut nachweisbar.

Therapie Ein Entzugssyndrom tritt nicht auf. Nur in schweren Fällen ist eine Entwöhnungstherapie notwendig.

24.11 Nikotin

Definition Da das Rauchen von Tabak ein von der Gesellschaft akzeptiertes Verhalten ist und kaum zur sozialen Isolation oder zum psychosozialen Abstieg führt, ist es im strengen Sinne nicht als Sucht zu bezeichnen. Es zeigt jedoch gewisse Charakteristika der Abhängigkeit.

Epidemiologie 35 % der Männer und 22 % der Frauen in Deutschland sind Raucher. 82 % der Raucher haben vor dem 18. Lebensjahr mit dem Rauchen begonnen. Der Anteil der rauchenden Jugendlichen unter 14 Jahren hat sich seit 1995 vervierfacht.

Ätiologie und Pathogenese Der Tabakrauch ist eine Mischung aus etwa 1 000 verschiedenen Substanzen. Von besonderer Bedeutung für die Pathogenese der Raucherkrankheiten sind die im Tabakrauch enthaltenen Karzinogene und Kokarzinogene, wie polyzyklische Alkohole, Phenole und Fettsäuren: Reizstoffe, die die Ziliarbewegung des Bronchialepithels behindern und die Schleimproduktion stimulieren. Des Weiteren enthält Tabakrauch Nikotin, das zu Vasokonstriktion und vermehrter Plättchenaggregation führt. Toxische Gase wie Kohlenmonoxid, Schwefelwasserstoff, Blausäure und Stickoxide verschlechtern die Sauerstoffabgabe an das Gewebe und die Sauerstoffutilisation im Gewebe.

Symptome Das Nikotin als psychotrope Substanz im Rauch führt je nach Ausgangslage zu einer Anregung oder Sedierung des ZNS. Wenn starke Raucher schlagartig mit dem Rauchen aufhören, kann es zu psychischen und körperlichen Entzugssymptomen kommen, die in Depression, Angstgefühl, Schlaflosigkeit und Gewichtszunahme bestehen.

Therapie Bisher gibt es keine etablierte Einrichtung für stationäre Raucherentwöhnung. Ambulante Therapieversuche mit Nikotinpflaster, Hypnose, Akupunktur und Verhaltenstherapie werden mit geringem Erfolg praktiziert. Dies mag an der nach wie vor bestehenden gesellschaftlichen Akzeptanz des Rauchens liegen.

Verlauf und Prognose Die Lebenserwartung eines Menschen, der 15 Zigaretten pro Tag raucht, ist um fünf Jahre verkürzt. Zigarettenraucher haben ein erhöhtes Risiko, an bronchopulmonalen oder kardiovaskulären Erkrankungen zu sterben. Pfeifen- und Zigarrenraucher erkranken weniger an bronchopulmonalen, dafür jedoch eher an kardiovaskulären Leiden und Karzinomen im Mund-, Lippen- und Zungenbereich. Nur 20 % der Raucher können aufgrund der Erkenntnis, dass das Rauchen schädlich ist, mit dem Rauchen aufhören. Bleibt der Raucher abstinent, so dauert es noch 15 Jahre, bis das Mortalitätsrisiko gegenüber Menschen, die nie geraucht haben, wieder egalisiert ist. Dies macht deutlich, dass die beste Prävention nur darin bestehen kann, die Jugend zum Nichtrauchen zu erziehen (Primärprävention).

Komplikationen Plattenepithel- und kleinzellige Karzinome der Lunge sind bei Rauchern 20-mal häufiger als bei Nichtrauchern (s. Kap. 8.9.3). Dieselbe Relation gilt für das Auftreten einer chronischen Bronchitis in Verbindung mit einem Raucheremphysem als Folge der gestörten muköziliären Reinigung des Bronchialsystems mit rezidivierenden bronchopulmonalen Infekten. Auch die Entstehung von extrapulmonalen Karzinomen wird gefördert. So finden sich bei Rauchern vermehrt Karzinome des Mundes, Rachens, Kehlkopfs, Ösophagus, der Blase und des Pankreas. Rauchen fördert die Entstehung der Arteriosklerose und verdoppelt das Herzinfarktrisiko. Ferner führt es zur peripher-arteriellen Verschlusskrankheit (Raucherbein; s. Kap. 6.1.1). Peptische Magenulzera treten bei Rauchern häufiger als bei Nichtrauchern auf, wobei bei Rauchern die Abheilungstendenz gestört ist. Bei Schwangeren, die das Rauchen nicht einstellen, kommt es häufiger zu Aborten und Totgeburten als bei nicht rauchenden Frauen. Neugeborene von Raucherinnen sind im Durchschnitt leichter als Kinder von nicht rauchenden Schwangeren.

Sucht

Zur weiteren Information

Literatur
Ellenhorn, M. J., D. G. Barceloux: Medical Toxicology – Diagnosis and Treatment of Human Poisoning. Elsevier, New York–Amsterdam–London 1988.

Feuerlein, W.: Alkoholismus – Missbrauch und Abhängigkeit. Thieme, Stuttgart–New York 1984.

Julien, R. M.: Drogen und Psychopharmaka. Spektrum Akademischer Verlag, Heidelberg–Berlin–Oxford 1997.

Kisker, K. P., H. Lauter, I. E. Meyer, C. Mueller, E. Stroegren: Abhängigkeit und Sucht – Psychiatrie der Gegenwart. Springer, Berlin–Heidelberg–New York 1987.

Schied, H. W., H. Heimann, K. Mayer: Der chronische Alkoholismus. Grundlagen, Diagnostik, Therapie. Fischer, Stuttgart–New York 1989.

Soyka, M.: Die Alkoholkrankheit – Diagnose und Therapie. Chapman & Hall, Weinheim 1995.

Internetlinks
www.medknowledge.de/krankheiten/rausch_drogen.htm

Keywords
Drogenabhängigkeit ◆ Alkoholabhängigkeit ◆ Entgiftung

IMPP-Statistik
Alkohol ◆ **Opiate** ◆ **LSD** ◆ **Benzodiazepine** ◆ **Kokain** ◆ **Barbiturate** ◆ Cannabis ◆ Schnüffelstoffe ◆ Nikotin

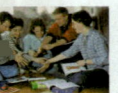

FRAGEN

1 Sie werden als Konsiliararzt in eine chirurgische Klinik gerufen. Dort finden Sie einen Patienten vor, der bei seiner Berufsausübung als Maurer vom Gerüst gestürzt ist und sich eine beidseitige Fersenbeinfraktur und eine Beckenringfraktur zugezogen hat. Die bisherige Therapie bestand in der Verordnung strikter Bettruhe. Die Schwester berichtet, dass der Patient in der letzten Nacht, obwohl er ruhig liegen sollte, aus dem Bett steigen wollte. Der Patient schwitzt und zittert; er ist zur Person gut orientiert, ist sich allerdings nicht sicher, wo er sich befindet. Auf gutes Zureden hin sieht er ein, dass er im Krankenhaus ist und im Bett bleiben muss.
- Welche Erkrankung liegt vor?
- Welches Stadium der Erkrankung ist erreicht?
- Was ist im weiteren Verlauf zu erwarten?
- Welche Therapie ist bei Verschlechterung des Zustandsbildes angezeigt?

2 Eine junge Frau erscheint montags nicht am Arbeitsplatz. Der Versuch, die Patientin telefonisch zu kontaktieren, scheitert, da das Telefon nicht abgehoben wird. Bekannten, die sie aufsuchen wollen, öffnet sie die Tür nicht. Von der herbeigeholten Polizei werden die Feuerwehr und der Notarzt informiert, die Tür wird gewaltsam geöffnet. Man findet die Patientin in hockender Stellung, halb an ihr Bett gelehnt, bewusstlos. Auf dem Nachttisch liegt ein Abschiedsbrief. Der Notarzt intubiert die Patientin, legt einen peripher-venösen Zugang und infundiert eine salinische Lösung. Es besteht eine Areflexie, die Spontanatmung ist auf 2 l/min reduziert.
- Welche Vergiftung liegt wahrscheinlich vor?
- Wie kann sie gesichert werden?
- Welche Komplikationen drohen?
- Welche Entgiftungsmaßnahmen haben zu erfolgen?

3 Ein 20-jähriger Patient sucht Ihre Arztpraxis auf. Er klagt über starke Unruhe, Schlaflosigkeit, Kopf- und Kreuzschmerzen. Die Pupillen sind auffallend weit, seine Nase läuft, er hat eine Gänsehaut. Er bittet Sie, ihm ein Beruhigungsmittel aufzuschreiben, wobei er Ihnen Rohypnol® und Medinox® vorschlägt. Wegen eines chronischen Hustens verlangt er zusätzlich Remedacen®.
- Welchen Verdacht hegen Sie?
- Verschreiben Sie dem Patienten das Gewünschte?
- Welche therapeutischen Möglichkeiten bestehen, und was raten Sie dem Patienten?
- Was überprüfen Sie, wenn der Patient die Praxis verlassen hat?

Th. Zilker, A. Hibler †

25 Vergiftungen

Definition	1877	
Epidemiologie	1878	
Ätiologie	1878	
Allgemeine Grundsätze von Diagnostik und Therapie	1878	

25.1	Vergiftungen durch Medikamente	1880
25.1.1	Antiasthmatika	1880
25.1.2	Antidepressiva	1881
25.1.3	Antidiabetika	1882
25.1.4	Antihypertensiva	1882
25.1.5	Antikoagulanzien	1883
25.1.6	Antikonvulsiva	1883
25.1.7	Antipyretika	1883
25.1.8	Kardiotoxische Medikamente	1884
25.1.9	Neuroleptika	1885
25.1.10	Schlafmittel und Sedativa	1885

25.2	Vergiftungen durch Opiate	1886
25.3	Vergiftungen durch Ethanol	1887
25.4	Vergiftungen durch Chemikalien	1887
25.4.1	Toxische Alkohole	1888
25.4.2	Herbizide	1889
25.4.3	Insektizide	1889
25.4.4	Halogenierte Kohlenwasserstoffe	1889
25.4.5	Metallverbindungen	1890
25.4.6	Laugen und Säuren	1891
25.4.7	Gase	1892
25.5	Vergiftungen durch Pilze	1893
25.6	Vergiftungen durch Nahrungsmittel	1895
25.7	Vergiftungen durch Schlangenbisse	1896
25.8	Vergiftungen durch chemische Kampfstoffe	1897

Zur Orientierung

Um Vergiftungen erfolgreich erkennen und behandeln zu können, ist eine rasche Identifizierung der Noxe mit Hilfe von Anamnese, Fremdanamnese oder Giftanalyse notwendig. Einige Vergiftungen sind aufgrund ihrer typischen Symptomatik diagnostizierbar. Die Therapie besteht in einer richtigen Elementarhilfe, dem Transport in eine geeignete Klinik, der frühzeitigen Giftentfernung sowie – wenn möglich – einer Antidottherapie und symptomatischen Therapie. Eine ausreichende Asservierung von Urin, Blut, Erbrochenem und Giftresten ist erforderlich, um über eine Analyse die Diagnose zu bestätigen und zu einer rechtlichen Absicherung zu gelangen.

Definition

Eine noch immer gültige Definition von Paracelsus über Gift lautet: „Jedes Ding ist ein Gift, aber die Dosis macht es, dass ein Ding ein Gift sei."

Gifte sind unbelebte Substanzen oder Substanzgemische, die ab einer bestimmten Konzentration nach einer bestimmten Einwirkungsdauer im menschlichen Organismus eine biochemische oder physikochemische Fehlleistung auslösen, die sich sofort oder mit Verzögerung in Krankheitssymptomen ausdrückt.

Praxis

Der Notarzt wird zu einer bewusstlosen Patientin gerufen. Nach einem Streit hatte der Ehemann seine Frau in Erbrochenem bewusstlos am Boden liegend im Keller gefunden.

Im Keller riecht es knoblauchartig. Bei der **Untersuchung** findet der Notarzt eine Bradyarrhythmie, über der Lunge sind grobblasige Rasselgeräusche, ein Giemen und Brummen zu auskultieren. Die Atmung ist rasch, aber oberflächlich. Die Pupillen sind eng, es besteht Speichelfluss, die Reflexe sind gesteigert, und die Muskulatur faszikuliert. Während der Untersuchung kommt es zu einem Krampfanfall. Der Notarzt intubiert die Patientin, nachdem er über einen peripher-venösen Zugang 20 mg Diazepam verabreicht hat. Nach der Intubation saugt der Sanitäter mittels einer Pumpe reichlich Sekret aus der Lunge ab. Der Notarzt gibt zunächst 2 mg Atropin i.v., worauf keine Änderung der Situation eintritt. Wegen des hochgradigen Verdachts auf eine E-605®-Vergiftung gibt er jetzt aus einer Spezialampulle 1 ml 1%iges Atropin (10 mg Atropin). Die Pulsfrequenz steigt, es tritt ein Sinusrhythmus ein. Nach weiteren 10 mg Atropin werden die Pupillen etwas weiter, der Speichelfluss lässt nach. Der zuvor nicht messbare Blutdruck steigt auf 100/70 mmHg an. Die Patientin wird in den Notarztwagen transportiert. Auf dem Transport erhält sie eine Elektrolytinfusion mit Kaliumzusatz, 250 mg Toxogonin und weitere 10 mg Atropin. Sie wird in stabilem Zustand, jedoch immer noch mit Krampfneigung und Muskelfaszikulieren dem Klinikarzt übergeben.

Vergiftungen

Epidemiologie

Eingehende epidemiologische Untersuchungen existieren in der BRD nicht. Die Giftinformationszentralen erhalten jährlich ca. 150 000 Anrufe zu Vergiftungsfällen. Die Inzidenz von Vergiftungen bzw. Giftexpositionen beträgt 19 Fälle pro 1 000 Einwohner.
Die Giftexposition erfolgt in
- 80 % durch perorale Aufnahme,
- 7 % durch Hautkontamination,
- 5 % durch Augenspritzer,
- 5 % durch Inhalation,
- 3 % durch Bisse und Stiche.

Nur in etwa 20 % der Anrufe bei Giftinformationszentralen sind auch wirklich Vergiftungserscheinungen aufgetreten. 20 % der Fälle werden an einen Arzt oder eine Klinik verwiesen.

Ätiologie

Es sind heute mehrere 100 000 chemische Substanzen bekannt, und jährlich kommen einige Tausend neu dazu. Tagtäglich hat jeder von uns damit zu tun, sei es am Arbeitsplatz, zu Hause oder bei der Freizeitgestaltung. Im häuslichen Bereich findet sich eine Vielzahl chemischer Substanzen und Substanzgemische in Form von Kosmetika, Wasch-, Putz- und Reinigungsmitteln, Entkalkern, Farben, Lacken, Beizmitteln etc. sowie Gartenpflegemitteln vom Blumendünger bis zu Unkraut- und Insektenvertilgungsmitteln. Vergiftungen am Arbeitsplatz sind meist Folge von Unfällen, die durch technisches oder menschliches Versagen verursacht werden. Gefürchtet sind Unfälle in der chemischen Industrie, weil sie möglicherweise nicht nur die unmittelbar Betroffenen, sondern auch die Bevölkerung in der Umgebung gefährden. Die meisten Vergiftungsfälle im Haushalt betreffen Kleinkinder, weil die Haushaltsprodukt nicht kindersicher verpackt oder aufbewahrt werden. Sind Erwachsene betroffen, so kommen als Ursache unsachgemäße Handhabung und Verwechslung (z. B. weil Reinigungsmittel in Mineralwasserflaschen abgefüllt werden) sowie häufig suizidale und parasuizidale Handlungen in Frage.

Daneben gibt es auch durch Tiere und Pflanzen verursachte Vergiftungen. Am häufigsten sind hier die Pilzvergiftungen und Schlangenbisse.

In Abbildung 25.1a, b sind die Ursachen von Giftnotrufen und behandelten Patienten im Münchener Beratungs- und Behandlungszentrum graphisch dargestellt.

Allgemeine Grundsätze von Diagnostik und Therapie

Bei der Behandlung einer akuten Vergiftung sind folgende Punkte zu beachten:
- Elementarhilfe
- Giftentfernung
- Antidottherapie

Elementarhilfe

Für die Elementarhilfe bei allen Arten von Vergiftungen gilt die auch sonst in der Intensivmedizin angewandte ABCDEF-Regel:

A = **A**temwege frei machen
B = **B**eatmen
C = **C**irculation (wiederherstellen, erhalten)
D = **D**rugs (Medikamente), richtiger Einsatz von kreislaufwirksamen und antiarrhythmischen Pharmaka
E = **E**KG zur Feststellung des Rhythmus (Bradykardie, Kammerflimmern, Asystolie)
F = **F**ibrillationsbehandlung (Defibrillation bei Kammerflimmern)

A bedeutet also, die verlegten Atemwege (Erbrochenes, Zungengrund, Zahnprothese) frei zu machen und, wenn diese Maßnahme nicht ausreichend ist, eine endotracheale Intubation durchzuführen.

B heißt, eine Beatmung mittels Beutel bzw. Maschine aufzunehmen, um eine ausreichende Sauerstoffversorgung der Gewebe und vor allem des Gehirns zu gewährleisten.

C und D stehen für die Aufrechterhaltung bzw. Wiederherstellung des Kreislaufs durch die Herz-Lungen-Wiederbelebung und die Gabe von entsprechenden Medikamenten wie Adrenalin bei Kreislaufstillstand, Atropin bei Bradykardie, bei ventrikulären Arrhythmien und Natriumbikarbonat bei Azidose sowie Katecholaminen bei Blutdruckinstabilität.

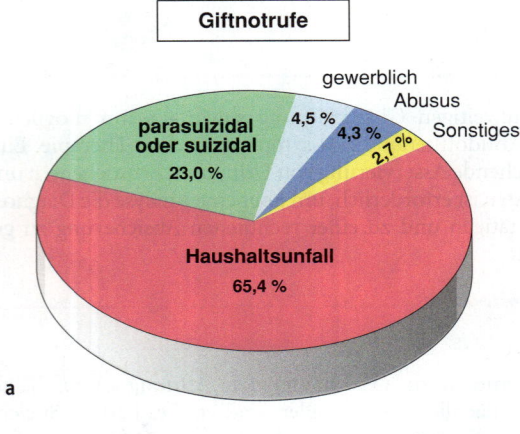

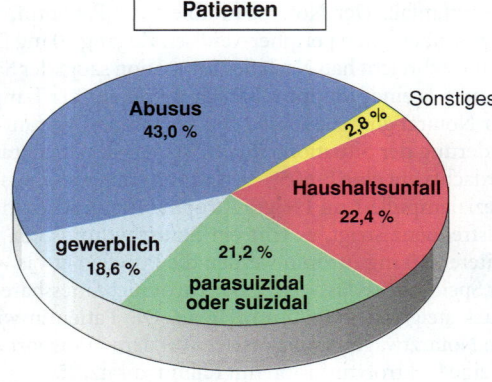

Abb. 25.1 Prozentuale Verteilung der Ursachen von Vergiftungsfällen.
a) In der Giftinformationszentrale überwiegen Haushaltsunfälle.
b) Die häufigste Behandlungsursache bei Patienten ist der Abusus.

Aufgrund der EKG-Ableitung (**E**) muss zwischen einer Asystolie bzw. Kammerflimmern bei Kreislaufstillstand unterschieden werden.

Bei Kammerflimmern (**F**) muss eine Defibrillation (bei Erwachsenen mit 200 J, bei Kindern mit 1 J/kg KG) erfolgen. Bei ausbleibendem Erfolg muss nochmals mit der doppelten Energie defibrilliert werden. Die Gabe von Amiodaron kann den Rhythmus stabilisieren.

Bei einer Vielzahl von Vergiftungen (Psychopharmaka) können zerebrale Krampfanfälle im Vordergrund stehen. Diese müssen mit der Gabe eines Benzodiazepins unterbrochen werden, um dann eine endotracheale Intubation durchführen und die Beatmungstherapie aufnehmen zu können.

Giftentfernung

Bei der Giftentfernung unterscheidet man zwischen primärer und sekundärer Giftelimination.

Primäre Giftentfernung Unter **primärer Elimination** versteht man die Entfernung des Giftes vor seiner Aufnahme in die Zirkulation und somit seiner Verteilung in die Körpergewebe. Primäre Giftentfernung kann also sein: Abwaschen der Haut, Ausschneiden eines Giftdepots, Augenspülung und vor allem das Auslösen von Erbrechen bzw. die Magenspülung nach oraler Aufnahme von Giften.

Auch für die Durchführung einer primären Giftentfernung wie das Auslösen von Erbrechen und die Durchführung einer Magenspülung gelten heute sehr eingeschränkte Kriterien. Es gilt die sog. Ein-Stunden-Regel. Dies bedeutet, dass relevante Giftmengen nur innerhalb einer Stunde nach Aufnahme entfernbar sind. Bei späterem Einsatz dieser Eliminationsverfahren werden erfahrungsgemäß weniger als 10 %, meist nur unter 1 % der Giftmenge entfernt. Daraus kann geschlossen werden, dass eine primäre Giftentfernung nur bei der Aufnahme großer Mengen und nur innerhalb des Ein-Stunden-Intervalls indiziert ist.

Sekundäre Giftentfernung Unter **sekundärer Giftelimination** versteht man die Beschleunigung der Entfernung schon aufgenommenen Giftes aus dem Körper. Sekundäre Giftentfernung besteht aus forcierter Diurese, Hämoperfusion, Hämodialyse oder Plasmapherese. Diese Entgiftungsmethoden sind nur bei ganz wenigen Giften und bald nach der Giftaufnahme wirksam, so dass vor einer solchen Maßnahme immer eine Giftnotrufzentrale konsultiert werden muss.

Erbrechen Kontraindikationen: Bewusstseinstrübung, Verätzungen, Vergiftungen durch organische Lösungsmittel, Tenside und Antiemetika.

Relative Kontraindikation: Giftaufnahme mehr als eine Stunde zurückliegt.

Methode: Bei Kindern und Erwachsenen ist das Auslösen von Erbrechen nur mit brecherregendem Sirup indiziert. Erbrechen darf wegen der zu gravierenden Nebenwirkungen nicht durch Salzwasser, durch Apomorphin oder mechanische Reizung des Rachens ausgelöst werden.

Kinder im Alter von einem Jahr erhalten 10 ml, von zwei Jahren 20 ml, von drei Jahren 30 ml Ipecacuanha-Sirup und anschließend sofort reichlich Wasser, Saft oder Tee. Erwachsene werden mit 30 ml Sirup und nachfolgender Aufnahme von einem halben Liter Wasser zum Erbrechen gebracht.

Magenspülung Kontraindikationen: Unzureichende technische Ausrüstung, Perforationsgefahr und vorher erforderliche Elementarhilfe.

Relative Kontraindikation: Giftaufnahme, die mehr als eine Stunde zurückliegt, bedarf nicht der Magenspülung.

Vorbereitung und Durchführung: Patienten die noch ansprechbar sind, werden in Bauchlage auf einer geeigneten Untersuchungsliege mit einem Ring zur Abstützung des Kopfes fixiert. Ein dicker (ca. 18 mm Durchmesser), weicher Schlauch wird eingeführt, und nach Kontrolle der richtigen Lage wird mit lauwarmem Wasser (10–20 l) in Portionen von 10 ml/kg KG des Patienten gespült.

Anschließend werden 30 g Carbo medicinalis als Pulver in Wasser aufgeschwemmt und 2–3 Esslöffel Natriumsulfat in etwas Wasser aufgelöst, instilliert und dann der abgeklemmte Schlauch schnell entfernt. Bewusstlose Patienten sind nur nach vorheriger endotrachealer Intubation zu spülen und immer auf eine Intensivstation zu verbringen.

Bei Kleinkindern: ausreichend dicke Sonde (11 mm Außendurchmesser), zum Einführen den Kopf nach ventral beugen, das Kind vorher in ein Leintuch wickeln und durch Hilfspersonal in Bauch- und Kopftieflage halten lassen.

Gabe von Kohle Als effektive Giftentfernung gilt die ausreichende orale Gabe von Aktivkohle (Carbo medicinalis). Wenn die Verabreichung der Kohle nicht im Anschluss an die Magenspülung erfolgt, so kann bei bewusstseinsklaren Patienten die Kohle in suspendierter Form als Trunk verabreicht oder beim bewusstlosen, intubierten Patienten über die nasogastrale Sonde instilliert werden. Die Kohle dient gleichermaßen der primären und sekundären Giftentfernung, indem sie im Gastrointestinaltrakt befindliches oder auch biliär und transmukös diffundiertes Gift bindet. Kohle kann zusammen mit einem Laxans (am ehesten Natriumsulfat) gegeben werden. Das Laxans dient einer raschen Darmpassage und damit einer beschleunigten Ausscheidung des an Kohle gebundenen Giftes (Effektivität nicht gesichert).

Inhalatorische Vergiftungen Sofortige Entfernung des Patienten aus der giftgashaltigen Atmosphäre und Zufuhr von O_2 bzw. frischer Luft. Immer an den Schutz des Retters denken. Rettung aus giftgashaltiger Atmosphäre ist nur durch die Feuerwehr mit umluftunabhängigen Atemschutzgeräten möglich. Eine Evakuierung der umliegenden Bevölkerung sollte niemals durch eine kontaminierte Atmosphäre erfolgen. Es ist besser, die Betroffenen bei geschlossenen Fenstern und Türen in ihren Häusern zu belassen.

Antidote

Bei den Antidoten kann man unabhängig von ihrer Wirkungsweise zwischen lebensrettenden, supportiven und unspezifischen Antidoten unterscheiden. Zu den unspezifischen Antidoten gehört z. B. Kohle, die die meisten Gifte

Vergiftungen

im Gastrointestinaltrakt bindet. Eine spezifische Antidottherapie ist nur für wenige Gifte vorhanden. Allerdings gibt es Vergiftungen, die ohne den raschen Einsatz eines spezifischen Antidots tödlich verlaufen. Supportive Antidote können den Verlauf einer Vergiftung abkürzen oder einzelne Symptome günstig beeinflussen.

In Tabelle 25.1 sind diejenigen Gifte aufgeführt, gegen die es lebensrettende Antidote gibt. In Tabelle 25.2 sind die supportiven Antidote zu den entsprechenden Giften sowie Dosierungen aufgelistet. Der Wirkungsmechanismus der Antidote wird bei der Therapie der jeweiligen Vergiftung beschrieben.

Tab. 25.1: Lebensrettende Antidote.

Gifte	Antidot	Antidotdosis
Chloroquin	Diazepam	1–2 mg/kg KG i.v.
Cholinergika	Atropin	1–2 mg i.v.
Cyanide	Dimethylparaaminophenol (DMAP)	250–500 mg i.v.
Digitalis	Schaf-Anti-Digoxin-FAB	80–160 mg i.v. (Anfangsdosis)
Eisenverbindungen	Deferoxamin	15 mg/kg KG/h i.v.
Ethylenglykol	Ethanol	0,2 g/kg KG/h i.v.
Insulin	Glukose	100 ml 50%ige Lösung i.v.
Kohlenmonoxid	Sauerstoff	100%ig 10 l/min
Methanol	Ethanol	0,2 g/kg KG/h i.v.
Methämoglobinbildner	Toluidinblau	2–4 mg/kg KG i.v.
Muskarin (Pilze)	Atropin	1–2 mg i.v.
Nitrile	N-Acetylcystein	150 mg/kg KG i.v. (Anfangsdosis)
Organophosphate	Atropin	5–100 mg i.v.
Paracetamol	N-Acetylcystein	150 mg/kg KG i.v. (Anfangsdosis)
Paraquat	Bentonit-Erde Kohle Fuller-Erde	50 g oral 25 g oral 25 g oral
Schwermetalle	Dimercaprol (DMPS)	250 mg i.v. alle 3–4 h
Sulfonylharnstoffe	Glukose	100 ml 50%ige Lösung i.v.
Trizyklische Antidepressiva	Natriumbikarbonat	2 mval/kg KG

Zusammenfassung

- Häufigste Ursachen: im Kindesalter: Ingestion von Haushaltsprodukten und Pflanzenteilen; im Erwachsenenalter: vorwiegend Vergiftungen bei suizidalen Handlungen durch die Ingestion von Medikamenten oder Chemikalien
- Wichtigste Symptome: Die Symptomatik ist giftspezifisch. Da häufig Medikamente mit ZNS-Wirkung eingenommen werden, stehen Bewusstseinsstörungen aller Schweregrade als Leitsymptom im Vordergrund.
- Wichtigste diagnostische Maßnahme: Giftanalyse, in den meisten Fällen semiquantitativ im Urin möglich. Auf eine Asservierung von Urin muss deshalb immer geachtet werden
- Wichtigste therapeutischen Maßnahmen: Erhaltung der vitalen Funktionen und gezielte Antidottherapie

25.1 Vergiftungen durch Medikamente

Engl. Begriff: Intoxications by Drugs

25.1.1 Antiasthmatika

Das **wichtigste Antiasthmatikum,** das zu Vergiftungen führen kann, ist das **Theophyllin.** Beim Theophyllin gibt es zwei Vergiftungsarten: Vergiftung durch allmähliche Akkumulation und suizidale Vergiftungen mit und ohne vorherige Theophyllinmedikation.

Die **toxische Dosis** für Kinder und Erwachsene liegt etwa bei **10 mg/kg Körpergewicht.**

Symptome Während sich die akute Überdosierung in einer schweren metabolischen Störung mit Hypokaliämie, Hypophosphatämie und Hyperglykämie sowie Hypotonie äußert, finden sich diese Symptome bei der chronischen Überdosierung nicht. Beiden Vergiftungsarten gemeinsam sind Erbrechen, Zittrigkeit, Agitiertheit und generalisierte Krampfanfälle, die in der Regel fokal beginnen. Es findet sich eine Tachykardie, die sich bei jüngeren Patienten als Sinustachykardie oder supraventrikuläre Tachykardie zeigt, während bei älteren Patienten häufig eine Tachyarrhythmie mit ventrikulärer Extrasystolie und Vorhofflimmern auftritt. Bei kumulativer Überdosierung liegt der kritische Serumspiegel bei 40 mg/l (therapeutischer Spiegel bis 20 mg/l), während er bei der akuten Intoxikation über 60 mg/l liegt.

Therapie Die Therapie ist weitgehend symptomatisch: Die Hypokaliämie wird durch die Zufuhr von Kalium, die metabolische Azidose durch Gabe von Natriumbikarbonat ausgeglichen.

Auftretende Krampfanfälle werden mit Diazepam und Phenytoin behandelt. Zur Stabilisierung des Blutdrucks eignen sich am besten adrenerge Substanzen mit starker α-Rezeptoren-Wirkung, z.B. Noradrenalin. Rhythmusstörungen können die Gabe von Antiarrhythmika erfordern. Bei schwerer klinischer Symptomatik und Theophyllinspiegeln, die 100 mg/l überschreiten, ist eine Kohlehämoperfusion indiziert.

Tab. 25.2 Supportive Antidote.

Gifte	Antidot	Antidot-Dosis
Antihistaminika	Physostigmin	1–4 mg i.v. max. 2 mg/h
Atropin/Fliegenpilz	Physostigmin	1–4 mg i.v. max. 2 mg/h
Benzodiazepine	Flumazenil	0,5 mg i.v.
β-Rezeptoren-Blocker	Glukagon	10 mg i.v.
Cumarine	Phytomenadion (Vit. K_1)	10 mg als Infusion 1 mg/min
Cyanide	Natriumthiosulfat	100 ml 10%ige Lösung langsam i.v.
Flusssäure (lokal)	Kalziumglukonat	10%ig 10–20 ml i.a. oder lokal
Heparin	Protamin	1 mg/100 E Heparin
Hydrazin	Pyridoxin (Vit. B_6)	5 g/h als Infusion
Isoniazid	Pyridoxin (Vit. B_6)	5 g/h als Infusion
Knollenblätterpilz	Penicillin Silibinin	1 Mio. E/kg KG i.v. am 1. Tag 20 mg/kg KG i.v./24 h
Neuroleptika	Biperiden	10 mg i.v.
Opiate	Naloxon	0,4–0,8 mg i.v.
Organophosphate	Obidoximchlorid	4 mg/kg KG i.v.
Reizgase (z.B. Chlorgas)	Steroide	Inhalation als Prophylaxe, i.v. als Therapie
Thallium	Eisenhexacyanoferrat (Berliner Blau)	6 Kapseln oral

25.1.2 Antidepressiva

Die **Einnahme** von Antidepressiva in **suizidaler Absicht** hat durch den zunehmenden Gebrauch dieser Medikamente in den vergangenen Jahren stark zugenommen. **15 % aller suizidalen Medikamentenintoxikationen** gehen zu ihren Lasten. Es gibt bizyklische, trizyklische und tetrazyklische Antidepressiva. Die wichtigsten Trizyklika sind **Amitriptylin, Imipramin** und **Doxepin**. Das wichtigste tetrazyklische Antidepressivum ist **Maprotilin**.

Symptome Im Vergiftungsfall weisen die Antidepressiva neben einer **starken zentralnervösen Wirkung** deutliche Effekte am **kardiovaskulären System** auf. Ein **anticholinerges Syndrom** führt zu einer Erweiterung der Pupillen, trockenen Schleimhäuten, verminderter Darmperistaltik, Sinustachykardie und Hyperthermie.

Die **ZNS-Symptomatik** kann zunächst durch Unruhe mit deliranten Zuständen sowie ein extrapyramidales motorisches Syndrom mit Muskelrigidität, Zuckungen und choreoathetotischen Bewegungen gekennzeichnet sein. Krampfanfälle können auftreten, und schließlich kommt es zu einer tiefen Bewusstlosigkeit, bei erhaltenen Reflexen.

Bei der Aufnahme von mehr als 2 g des Medikaments kann es zu einer schweren kardiotoxischen Wirkung mit Überleitungs- und Repolarisationsstörung kommen. Im EKG finden sich Verlängerungen der PQ- und QT-Zeit sowie eine Verbreiterung des QRS-Komplexes. Schwere Rhythmusstörungen in Form einer ventrikulären Tachykardie oder eines Kammerflimmerns sind lebensbedrohliche Zeichen und kommen meist bei Serumspiegeln über 1 mg/l vor. Große Probleme kann auch ein katecholaminrefraktäres Kreislaufversagen bereiten.

Therapie Die Therapie ist vorwiegend symptomatisch. Ein Antidot, das das gesamte Spektrum der Vergiftungen antagonisieren könnte, existiert nicht. Bei leichten Vergiftungen kann Physostigmin das **anticholinerge Syndrom** günstig beeinflussen, bei schweren Vergiftungen ist es jedoch wirkungslos und u.U. wegen der Herzrhythmusstörungen sogar kontraindiziert. Damit ist die Therapie vorwiegend symptomatisch auf die einzelnen Organe gerichtet. Die **Krämpfe** lassen sich mit Diazepam oder Phenobarbital kontrollieren; Phenytoin ist weniger wirksam. Die **Herzrhythmusstörungen** lassen sich durch Natriumbikarbonat und bei ventrikulären Störungen durch Amiodaron behandeln. Für die Blutdruckstabilisierung ist Noradrenalin das Mittel der Wahl. Komatöse Patienten müssen einer Respiratortherapie zugeführt werden. Für eine beschleunigte Giftelimination gibt es kein probates Mittel. Die **Hämoperfusion** ist wegen des großen Verteilungsvolumens der Antidepressiva kaum wirksam, am ehesten scheint noch eine wiederholte Gabe von Medizinalkohle die Giftelimination zu fördern. Besonders zu beachten ist, dass die Patienten zur Harnverhaltung neigen und deshalb rechtzeitig katheterisiert werden müssen.

Eine **häufige Komplikation** der schweren Vergiftung ist das **Multiorganversagen**.

Selektive Serotonin-Reuptake-Hemmer (SSRI)

Die Serotonin-Reuptake-Hemmer sind wesentlich weniger toxisch als die trizyklischen Antidepressiva. Ihre Wirkung besteht in einer präsynaptischen Serotonin-Wiederaufnahmehemmung. Sie bewirken nahezu keine Hemmung der Katecholaminwiederaufnahme.

Symptome Im Vergiftungsfall stehen die ZNS-Symptome im Vordergrund. Es treten Müdigkeit bis Somnolenz bei leichten Vergiftungsfällen auf. Mittelschwere Vergiftungsfälle sind gekennzeichnet durch Krampfanfälle und Atemdepression. Bei hohen Dosen kommen kardiotoxische Wirkungen hinzu. Im EKG zeigen sich eine QT-Verlängerung und im schlimmsten Fall eine Torsade-de-pointes-Tachykardie. Diese Herzrhythmusstörung kann mit einer Verzögerung von bis zu zwei Tagen nach Giftaufnahme eintreten.

Mundtrockenheit oder Salivation, Übelkeit, Erbrechen und Diarrhö sind Vergiftungserscheinungen, die sich am Gastrointestinaltrakt manifestieren.

Serotoninsyndrom Als dosisunabhängiger Effekt kann sich ein Serotoninsyndrom entwickeln. Dies ist dann am Schwitzen, Temperaturanstieg, Flush und Tremor erkennbar. An muskulären Symptomen finden sich dabei ein Rigor und Myoklonien. Die Patienten sind agitiert, ruhelos und verwirrt.

Therapie Bei der Serotonin-Reuptake-Hemmer-Vergiftung bedarf es nur in schweren Fällen einer Respiratortherapie, Krampfanfälle können mit Diazepam kupiert werden. Bei Torsade-de-pointes-Tachykardien ist die Gabe von Magnesium in Form von 8–16 mval Magnesiumascorbat als Bolus mit anschließender Dauerinfusion von 24–40 mval über 24 h notwendig. Die symptomatische Therapie des Serotoninsyndroms erfolgt mit Volumengabe und fiebersenkenden Mitteln. Selten wird eine Relaxierung mit Beatmung notwendig werden.

Zusammenfassung

Schwere SSRI-Intoxikationen sind selten. Es wurden bisher nur wenige tödliche Vergiftungen beschrieben. Krampfanfälle und Rhythmusstörungen können neben einer mäßigen ZNS- Depression auftreten. Ein Serotoninsyndrom kann sowohl als Nebenwirkung wie auch im Vergiftungsfall das Krankheitsbild prägen.

25.1.3 Antidiabetika

Die wichtigsten Antidiabetika, die zu schweren Vergiftungen führen, sind die **Sulfonylharnstoffe** und **Insulin.**

Vor allem Personen aus medizinischen Berufen sowie Diabetiker und deren Angehörige begehen mit Insulin Suizidversuche.

Symptome Die Symptomatik der Vergiftung mit Antidiabetika entspricht der einer schweren Hypoglykämie. Sie ist bei Nichtdiabetikern viel deutlicher ausgeprägt als bei Diabetikern. Frühe Zeichen der Hypoglykämie sind, bedingt durch die Adrenalingegenregulation, Zittrigkeit, Tachykardie, Nervosität und bleiche, schwitzige Haut. Schließlich kommt es zu zentralnervösen Symptomen, die mit Kopfschmerzen, Visusstörungen, motorischer Schwäche, Ataxie und Lähmungen einhergehen und über einen Krampfanfall in ein tiefes Koma übergehen können.

Diagnostik und Therapie Die Diagnose ist heutzutage meistens kein Problem mehr, da es zur Routine geworden ist, bei bewusstlosen Patienten mit einem sofort verfügbaren Glukosetest den Blutzuckerwert zu bestimmen.

Therapie der Wahl ist bei komatösen Patienten eine sofortige intravenöse Glukoseinjektion in Form von 100 ml einer 20%igen Glukoselösung. Zuvor sollte jedoch Blut zur Bestimmung von Insulin und C-Peptid asserviert werden, da aufgrund des Insulin/C-Peptid-Quotienten unterschieden werden kann, ob es sich um exogen zugeführtes Insulin oder um einen organischen Hyperinsulinismus handelt.

25.1.4 Antihypertensiva

Von den in der Therapie eingesetzten Antihypertensiva spielen für Vergiftungen beim Menschen lediglich die β-Rezeptoren-Blocker eine größere Rolle, Vergiftungen mit **Metoprolol** und **Propranolol** sind die häufigsten. Die Blocker mit hoher membranstabilisierender Wirkung sind dabei besonders gefährlich (z. B. Propranolol).

Symptome Das Vergiftungsbild ist durch eine schwere Hypotonie mit bradyarrhythmischen Störungen gekennzeichnet. Dabei zeigt sich zunächst ein AV-Block I°; bei höheren Dosen entsteht eine Verbreiterung des QRS-Komplexes. Es kommt zu einer höhergradigen AV-Blockierung und zum Herzstillstand. Bei schwersten Vergiftungen reagiert das Myokard weder auf elektrische noch auf pharmakologische Stimulation. Die Hypotonie beruht auf einem verminderten Herzzeitvolumen und einer herabgesetzten Reninsekretion. Es kann sich ein kardial bedingtes Lungenödem entwickeln, das nach Stabilisierung in ein akutes Lungenversagen (= ARDS) übergehen kann. Obwohl eine Störung des Bewusstseins bei der β-Rezeptoren-Blocker-Vergiftung meist durch das Kreislaufversagen bedingt ist, gibt es auch direkte zentralnervöse Wirkungen, die sich in Krämpfen, Bewusstlosigkeit und erweiterten Pupillen manifestieren.

Therapie Eine Beschleunigung der Elimination von β-Rezeptoren-Blockern ist kaum möglich. Bei β-Rezeptoren-Blocker-Vergiftungen sind Magenspülung und Auslösen von Erbrechen gefährlich, da dadurch schwere Herzrhythmusstörungen und Krämpfe hervorgerufen werden können. Als **medikamentöse Therapie** der Wahl bietet sich die Dopamingabe an. Zur Behandlung der Hypotonie wird meist eine Dosis von 800–2 000 μg/min benötigt. Eine Sinusbradykardie erfordert die Gabe von Atropin. Therapierefraktäre Bradykardien machen eine passagere Schrittmacherimplantation notwendig.

Als **adjuvante Therapie** kann Glukagon verabreicht werden (s. Tab. 25.2), das die Produktion von cyclo-AMP steigert und direkte Postrezeptoreffekte auslöst.

25.1.5 Antikoagulanzien

Von den Antikoagulanzien spielen vor allem die **Cumarinderivate** eine Rolle.

Die Wirkung der Antikoagulanzien vom Cumarin-Typ beruht auf einer Hemmung der hepatischen postribosomalen Synthese der Gerinnungsfaktoren II, VII, IX und X. Damit wird die plasmatische Gerinnungsfähigkeit des Blutes herabgesetzt. Einige als Rattengift verwendete Cumarine haben eine über Wochen anhaltende Wirkung und bedürfen deshalb einer lang fortgesetzten Therapie.

Symptome Bei der einmaligen oralen Aufnahme des Giftes kommt es erst im Verlauf von ein bis zwei Tagen zur Gerinnungsstörung und damit zur Gefahr von Blutungen. Die Blutungen treten als Nasenbluten, großflächige Blutungen in die Muskulatur, Ekchymosen an den Extremitäten, Hämaturie mit Nierenschmerzen, blutige Stühle und Bluterbrechen auf.

Therapie Therapie der Wahl ist die Gabe von Vitamin K_1 (Phytomenadion, s. Tab. 25.2), wobei eine frühzeitige Gabe die Cumarinwirkung verhindern kann. Ist jedoch bereits eine Blutgerinnungsstörung eingetreten, kann mit keiner sofortigen Wirkung gerechnet werden, da die Leber erst neue Gerinnungsfaktoren synthetisieren muss. Besteht akute Blutungsgefahr (z. B. Quick < 20 %), so sind Gerinnungsfaktorkonzentrate zu infundieren. Außerdem können bei Blutungen zusätzlich Bluttransfusionen notwendig werden.

Eine **Heparinüberdosierung** kann durch eine stark verlängerte Plasma-Thromboplastinzeit bei nur geringfügig herabgesetzter Prothrombinzeit (= Quick) und normaler Thrombozytenzahl diagnostiziert werden. Bei einer **Heparinüberdosierung** kommt es vor allem zu Blutungen aus früheren Injektionsstellen, gastrointestinalen Blutungen, Ekchymosen, Nasenbluten und im schlimmsten Fall zu einer intrapulmonalen oder intrazerebralen Massenblutung.

Finden sich bereits manifeste Blutungen, so kann zur Neutralisation des Heparins eine intravenöse Injektion von Protaminsulfat notwendig werden.

25.1.6 Antikonvulsiva

Die wichtigsten Antikonvulsiva sind **Carbamazepin** und **Phenytoin**.

Symptome

Carbamazepinvergiftung Typisch sind Unruhe und Verwirrtheit mit Ataxie und athetotischen Bewegungen. Schreitet die Vergiftung fort, kommt es zu Stupor und zum Koma mit erhöhtem Muskeltonus und Krampfneigung, wobei dieser Zustand mit einer großen Latenz zur Giftaufnahme eintreten und fluktuierend sein kann. In der Regel bestehen Mydriasis, Nystagmus und Strabismus divergens.

Phenytoinüberdosierung Die frühesten Symptome treten bei Serumspiegeln über 30 mg/l auf. Sie bestehen aus Nystagmus, Ataxie und Benommenheit. Die Muskeldehnungsreflexe sind verstärkt, es treten Myoklonien auf. Es kommt zu einer Rigidität der Extensoren und häufig zu einem Opisthotonus, in schweren Fällen zu Krämpfen und Bewusstlosigkeit. Bei Patienten, die bereits unter Phenytoin stehen, können die Krämpfe das früheste Intoxikationszeichen sein; sie dürfen dann nicht dazu führen, dass die Phenytoindosis noch erhöht wird. Die Phenytoinvergiftung verursacht gelegentlich auch eine erhebliche metabolische Störung mit Hyperglykämie und Hyperosmolarität. Bedrohlich können die Vergiftungssymptome von Seiten des Herz-Kreislauf-Systems sein. So kommt es zur Bradykardie mit Verminderung des Herzzeitvolumens; eine AV-Blockierung I° kann auftreten. Die Kardiodepression kann so stark sein, dass es zum Herzversagen kommt.

Therapie Die Therapie ist an diesen Symptomen ausgerichtet. Da selten eine Atemdepression vorliegt, ist eine Intubation mit Beatmung meist nicht nötig. Die Hypotonie muss mit Volumenersatz und Dopamin behandelt werden. Kommt es zur vollständigen AV-Blockierung, ist eine temporäre Schrittmachertherapie indiziert. Bei Auftreten von Krämpfen können diese mit Diazepam unter Kontrolle gehalten werden. Die Hyperglykämie und die Hyperosmolarität bedürfen einer Flüssigkeitszufuhr und einer intravenösen kontrollierten Insulinapplikation. Wegen der hohen Plasma-Eiweißbindung bietet sich bei der Phenytoinvergiftung zur sekundären Giftelimination eine Plasmapherese an.

25.1.7 Antipyretika

Von den fiebersenkenden Medikamenten sind die **Salicylsäurepräparate** und das **Paracetamol** toxikologisch besonders relevant.

Symptome Zur leichten Vergiftung mit **Salicylaten** gehören neben Übelkeit und Erbrechen mit epigastrischen Schmerzen eine leichte Hyperventilation, Benommenheit, Schwindel und Ohrensausen. Bei einer mittelschweren Vergiftung kommt es wegen der substanzbedingten Azidose zu einer ausgeprägten Hyperventilation. Ferner treten

Vergiftungen

Schwitzen, Fieber und delirante Zustände auf. Auch kann es bei der mittelschweren Vergiftung zu Gerinnungsstörungen kommen, weil der Faktor VII und das Prothrombin sowie die Fähigkeit der Thrombozyten zur Aggregation vermindert sind. Bei schwersten Vergiftungen kommt es zum Koma mit Krämpfen und Hirnödem.

Therapie Die wichtigste therapeutische Maßnahme ist das Ausgleichen der metabolischen Azidose durch Natriumbikarbonat. Durch die Alkalisierung des Urins werden die Salicylate vermehrt ausgeschieden. Bei schwersten Vergiftungen kann eine Hämodialyse notwendig werden. Eine schwere Vergiftung liegt vor, wenn der Salicylatspiegel im Serum nach 6 h 1 000 mg/l, nach 12 h 800 mg/l und nach 24 h 600 mg/l überschreitet.

Paracetamol hat bei therapeutischer Anwendung kaum Nebenwirkungen und keine chronische Toxizität. Bei akuten Überdosierungen entstehen jedoch hoch lebertoxische Metaboliten. Dosen von > 200 mg/kg KG für Kinder und Erwachsene gelten als akut toxisch und erfordern eine Antidottherapie (N-Acetylcystein). Die frühen Symptome der Paracetamolvergiftung bestehen in Übelkeit, Erbrechen und Appetitlosigkeit. Nach 24 h beginnen die Leberwerte anzusteigen, bei schweren Fällen entwickelt sich ab dem vierten bis fünften Tag das Vollbild eines akuten Leberzerfalls. Die Gesamtdosis des N-Acetylcysteins beträgt 300 mg/kg Körpergewicht, verteilt auf drei unterschiedliche Dosen über 20 h. Zunächst werden 150 mg/kg in 15 min verabreicht, gefolgt von 50 mg/kg über 4 h und schließlich 100 mg/kg über 16 h. Paracetamol-Serumspiegel, die 4–8 h nach Ingestion bestimmt werden, können über die Gefahr der Leberzellschädigung Aufschluss geben. Liegen nach 4 h Spiegel über 200 mg/l bzw. nach 8 h Spiegel über 100 mg/l vor, so ist mit einer Lebertoxizität zu rechnen.

25.1.8 Kardiotoxische Medikamente

Kardiotoxische Medikamente können zu schwersten – u.U. lebensbedrohlichen – Herzrhythmusstörungen führen. Es handelt sich um herzspezifische Mittel, aber auch um Medikamente, die primär keine kardiologische Indikation haben. Die potentiell tödliche Dosis von **Chinin, Chinidin, Chloroquin, Digitalis** und **Lidocain,** Symptome bei einer Vergiftung, EKG-Veränderungen und Therapie sind in Tabelle 25.3 dargestellt. Chinin wird zur akuten Malariatherapie und bei chloroquinresistenten Plasmodien eingesetzt; außerdem wird es von Frauen als Abortivum missbraucht. Die Kardiotoxizität von Chinin ist relativ gering, es kann aber zu schweren Schädigungen des Sehnervs mit irreversibler Erblindung kommen. Wesentlich stärker kardiotoxisch sind Chinidin und Chloroquin. Bei der Chinidinvergiftung ist das frühzeitige Legen einer Schrittmachersonde essentiell. Das Malariamittel Chloroquin führt – bei einer Dosis von über 5 g – zu schweren Rhythmusstörungen, die rasch in Kammerflimmern übergehen. Bereits 10–20 Tabletten der handelsüblichen Chloroquin-

Tab. 25.3 Symptome, EKG-Veränderungen und Therapie bei Vergiftungen mit kardiotoxischen Medikamenten.

Substanz Verwendung	ZNS	Herz/Kreislauf	Gastrointestinaltrakt	EKG	Spezielle Therapie	Tödliche Dosis ab …
Chinin Malaria/Abortivum	Erblinden Taubheit Koma/Krampf	Hypotonie	Schmerzen Übelkeit Erbrechen	AV-Block I° QRS normal QT verlängert		4 g
Chinidin Klasse-IA-Antiarrhythmikum	Krampf	Hypotonie HZV ↓	Durchfall	AV-Block I–III° QRS verbreitert QT verlängert	Schrittmacher	8 g
Chloroquin Malaria	Parästhesien Photophobie Agitiertheit Krampf	Hypotonie HZV ↓ Kammerflimmern Sehr kardiotoxisch!	Erbrechen	Atrialer Stillstand QRS verbreitert QT verlängert ST gesenkt	Schrittmacher Defibrillation Diazepam	3 g
Digitalis Herzinsuffizienz Herzrhythmusstörungen	Nausea Farbsehen Krämpfe	Hypotonie Kreislaufstillstand bei Kammerflimmern	Erbrechen	AV-Block Atriale Tachykardie Bigeminus multifok. ST-Senkung	Schaf-Anti-Digoxin-FAB Defibrillation Schrittmacher	3,5 mg Digoxin 1,5 mg Digitoxin
Lidocain Klasse-IB-Antiarrhythmikum	Parästhesien Krämpfe	Hypotonie Asystolie	∅	Tachykardie Asystolie	Atropin Dopamin Kein Phenytoin	1 g
Ca²⁺-Antagonisten Herzinsuffizienz Hypotonie	Krampf (sekundär)	Asystolie	∅	AV-Block I–III° QRS verbreitert QT verlängert	Adrenalin Kalziumglukonat 30 ml 10%ige Lsg.	Nicht bekannt

präparate können tödlich sein! Die Gabe von 1–2 mg Diazepam/kg Körpergewicht verhindert oder beseitigt die schweren Rhythmusstörungen und führt zur Stabilisierung, wobei der Wirkmechanismus nicht bekannt ist.

Die schwere Digitalisvergiftung war mit einer hohen Letalität verbunden, bevor die Therapie mit Digoxinantikörpern eingeführt wurde. Durch den Einsatz des Schaf-Anti-Digoxin-FAB-Serums wird eine 95%ige Überlebensrate erzielt. Das Antidot bindet das frei verfügbare Digitalis, der Komplex wird renal eliminiert.

25.1.9 Neuroleptika

In der Gruppe der Neuroleptika lassen sich als drei wichtige Klassen die **Phenothiazine** (z. B. Thioridazin), die **Thioxanthene** (z. B. Chlorprothixen) und die **Butyrophenone** (z. B. Haloperidol) unterscheiden. Die Toxizität dieser Substanzen ist relativ gering. Im schwersten Fall können Bewusstlosigkeit und Ateminsuffizienz auftreten.

Symptome Wegen der **anticholinergen Wirkung** der Neuroleptika kommt es oft zu einer Pupillenerweiterung und Tachykardie. Aufgrund einer Kreislaufdysregulation tritt eine Hypotonie auf, die durch entsprechende Lagerung zu beheben ist. Bei Patienten, die durch andere Erkrankungen anfällig für zerebrale Krämpfe sind, kann es bei einer Senkung der Krampfschwelle zu generalisierten Krampfanfällen kommen. Ein frühes Zeichen der Neuroleptikaintoxikation, das als Nebenwirkung bereits bei therapeutischer Dosierung auftreten kann, ist ein **hyperkinetisches dystones Syndrom**. Dieses Syndrom besteht in einer Dyskinesie mit nach oben gerichtetem Blick und Tortikollis, Grimassieren und Opisthotonus. Das Schlucken fällt schwer, es treten Schlundkrämpfe auf. Diese Symptomatik ist in der Regel leicht mit Biperiden zu durchbrechen.

Therapie Die Therapie der Neuroleptikavergiftung ist symptomatisch. Bei Hypotonie kommen adrenerge Substanzen zum Einsatz, bei respiratorischer Insuffizienz kann eine Beatmung notwendig werden. Sollten Krämpfe auftreten, so ist Diazepam indiziert.

25.1.10 Schlafmittel und Sedativa

90 % aller suizidalen Vergiftungen werden mit Schlafmitteln, Sedativa oder Psychopharmaka durchgeführt. Entsprechend der Verfügbarkeit ergibt sich folgende Häufigkeitsverteilung: An erster Stelle stehen die **Benzodiazepine**, die als Tranquilizer verschrieben werden. Es folgen frei verkäufliche Schlafmittel, die in der Regel **Diphenhydramin** und **Doxylamin** enthalten. An nächster Stelle stehen Vergiftungen mit Antidepressiva und Neuroleptika. Barbituratvergiftungen und Vergiftungen mit den Schlafmitteln Methaqualon, Glutethimid und Meprobamat sind sehr selten geworden.

Die Schweregradeinteilung der Schlafmittelvergiftung ist in Tabelle 25.4 dargestellt.

Therapie Entsprechend dieser Einteilung gestaltet sich die Therapie, die in Tabelle 25.5 als stufengerechte Therapie der Schlafmittelvergiftung aufgelistet ist. Mittelschwere und schwere Vergiftungen mit diesen Substanzen führen zu Bewusstlosigkeit. Solange ein Patient mit Schlafmittelvergiftung noch ausreichend vitale Funktionen zeigt, gelingt es meist, durch Beatmung und Kreislauftherapie die Situation zu stabilisieren. Probleme entstehen dadurch, dass bei entsprechend langer bewegungsloser Liegedauer bis zur Auffindung sekundäre Schädigungen auftreten, z. B. eine Rhabdomyolyse. Sie ist Folge einer Mangeldurchblutung, meist ausgelöst durch Druckschädigung (erste Zeichen sind Blasenbildung und Dekubitus) oder Überdehnung der Muskulatur. Einerseits kann sie an den Extremitäten zu einem Kompartmentsyndrom führen, das eine chirurgische Entlastung erfordert; andererseits kann das dabei entstehende Myoglobin im sauren Milieu in den Tubuli ausfallen und eine Niereninsuffizienz oder ein akutes Nierenversagen hervorrufen. Eine rechtzeitige alkalische Diurese (200 bis 300 ml Urin/h; Urin-pH > 8), angestoßen durch Bikarbonat, kann eine Dialysepflichtigkeit u.U. verhindern.

Die **Benzodiazepinvergiftung** bedarf in der Regel nur einer symptomatischen Therapie. Zur Diagnosestellung kann Flumazenil, ein Benzodiazepin-Antagonist, dienen. Liegt allein eine solche Vergiftung vor, kommt es durch den Antagonisten zu einem kurzfristigen Aufklaren des Bewusstseins.

Bei der **Diphenhydraminvergiftung** durchläuft der Patient oft vor dem Bewusstseinsverlust ein exogen psychotisches Zustandsbild. Eine delirante Symptomatik mit gleichzeitigem zentral- und peripher-anticholinergem Syndrom (ZAS) muss immer an eine Diphenhydraminvergiftung denken lassen. Physostigmin ist gegen einzelne Symptome der Diphenhydraminvergiftung wirksam, jedoch nicht in allen Fällen.

Die **Barbituratvergiftung** ist durch ein frühes Erlöschen der Reflexe gekennzeichnet. Die oft erwähnten Druckblasen sind nicht typisch für die Barbituratvergiftung. Sie werden bei allen Vergiftungen mit langer Komadauer (> 24 h) beobachtet. Auf der Stufe der areaktiven schweren **Barbituratvergiftung** ist eine Hämoperfusion indiziert; bei einer mittelschweren reaktiven Vergiftung, die kein tieferes Komastadium durchlaufen hat, ist eine forcierte alkalische Diurese zur rascheren Giftentfernung hilfreich.

Komplikationen Die gefährlichste Komplikation bei Schlafmittelvergiftungen ist die **Schocklunge** (ARDS). Dieses Syndrom kann sich auf jede Schlafmittelvergiftung aufpfropfen und tritt gelegentlich auch bei der Vergiftung durch Benzodiazepine auf, obwohl diese allgemein für harmlos gehalten werden. Das ARDS wird durch eine vorherige Aspiration und eine schwere Kreislaufdepression begünstigt. Die Kreislaufdepression kann u.U. während einer langen Liegephase aufgetreten sein und beim Auffinden des Patienten bereits nicht mehr nachweisbar sein. Diese Kreislaufdepression kann auch zum akuten Nierenversagen führen.

Vergiftungen

Tab. 25.4 Kriterien der Einstufung von Schlafmittelvergiftungen.

Stufe	Ansprechbare leichte Vergiftung	Soporöse leichte Vergiftung	Motorisch reaktive mittelschwere Vergiftung	Areaktive schwere Vergiftung	Areaktive vitalgefährdete schwere Vergiftung
Bewusstsein (Aufmerksamkeit)	Benommenheit				
	Anamnese möglich	Vereinzelte Antworten	Bewusstlosigkeit		
Bewegung	U.U. Exzitation und Psychosen, „safe state"			Dekubitus- und Pneumoniegefahr	
	Spontaner Lagewechsel Kommunikativ – reaktiv – orientierend		Auf Schmerzreize motorisch oder mimisch reaktiv		
	Ataxie	Meist ruhig	Spontaner Lagewechsel selten	Areaktiv: keine Reaktion auf Schmerzreize, kein spontaner Lagewechsel	
Reflexe	Sehnen- und Hustenreflexe erhalten			Sehnen- und Hustenreflexe meist fehlend	
	Kornealreflexe erhalten, prompte Lichtreaktion der Pupillen			Kornealreflex meist erhalten, Pupillenreaktion ∅ – (+)	Kornealreflex ∅ Anisokorie u. Mydriasis als Signa mali ominis
	Keine Krampfneigung	Reflexsteigerungen und Krampfneigung oft bei Carbromal, Glutethimid und Methaqualon			
Atmung		In Seiten- oder Bauchlage regelmäßig und mitteltief		Globalinsuffizienz (oberflächlich, verlangsamt, Zyanose)	
				Leichte	Ausgeprägte
	Atemwege frei	Verlegung der Atemwege möglich			Verlegung der Atemwege in Rückenlage
	Alveolen und Bronchien frei			Bronchiale Sekretflut	
				Alveolen frei	Pulmonale Komplikationen
Kreislauf	Normale Puls- und Blutdruckverhältnisse			Puls flach ohne Tachykardie, RR meist niedrig, besonders diastolisch annähernd normale Amplitude	Hypovolämischer Schock, Tachykardie, schlecht gefüllter Puls; RR-Abfall mit Amplitude, blasse Zyanose
Temperatur und Blutbild	Normal	Oft Untertemperatur mäßigen Grades			Hypo- oder Hyperthermie
	Normale Leukozytenwerte			Ohne stärkere Linksverschiebung	Leukozytose durch Azidose Linksverschiebung nur bei infektiösen Komplikationen
	Hämoglobin- und Erythrozytenwerte normal				Hb- und Ery-Anstieg

25.2 Vergiftungen durch Opiate

Als Opiatvergiftungen kommen Vergiftungen durch legal in der Medizin angewandte Medikamente und durch die illegale Droge Heroin vor. Die Opiatüberdosis erzeugt Miosis, Atemdepression und Bewusstlosigkeit. Durch multiple Einstichstellen im Bereich der Ellenbeugen und Thrombosierung oder Sklerosierung der Venen lässt sich der „Fixer" meist erkennen.

Therapie Die Therapie ist einfach, solange der Patient noch mit ausreichenden Vitalfunktionen vorgefunden wird. Sie besteht in einer Intubation mit Beatmung. Der spezifische Opiatantagonist Naloxon kann eingesetzt werden, was in der Regel aber dazu führt, dass der Patient schlagartig erwacht und Entzugssymptome entwickelt, so dass er sich oft einer Klinikaufnahme widersetzt. Dies kann zur Folge haben, dass er ohne eine neue Heroindosis ins Koma zurückfällt, da die Wirkdauer des Naloxons mit ca. 20–30 min kurz ist (s. Kap. 24.2).

25.4 Vergiftungen durch Chemikalien

Tab. 25.5 Stufengerechte Therapie der Schlafmittelvergiftungen.

Stufe	Ansprechbare leichte Vergiftung	Soporöse leichte Vergiftung	Motorisch reaktive mittelschwere Vergiftung	Areaktive schwere Vergiftung	Areaktive vitalgefährdete schwere Vergiftung
Therapie	Unter Überwachung (!) ausschlafen lassen		2-stündlicher Lagewechsel	Bei unzureichendem Atemvolumen (messen!): Beatmung	
			Sauerstoff-insufflation	Assistiert	Kontrolliert
	Bauch- oder Seitenlage zur Freihaltung der Atemwege			Tracheobronchialtoilette Intubation, später evtl. Tracheotomie	
			U.U. Intubation		
	Bei Hypotonie Norfenefrin in kleinen Dosen			Plasmaexpander	Ggf. + Dopamin
	Bei Harnsperre: Katheterismus			Harnblasen-Dauerkatheter	
	Später evtl. gezielte antibiotische Nachbehandlung! (Prophylaxe nutzlos!)				Antibiotika
	Flüssige Kost per os			Bilanzierung durch i.v. Dauertropfinfusion	Bei exkretorischer Niereninsuffizienz Hämo- oder notfalls Peritonealdialyse
				Forcierte Diurese	
	Psychiatrische Therapie		cave: Analeptika!	Bei sehr hohem Schlafmittel-Plasmaspiegel bzw. bei Nulllinien-EEG: Hämoperfusion	
Therapie	Laufende Kontrolle von Reflexen, Puls, Blutdruck, Venendruck, Atemfrequenz und -tiefe, Körpertemperatur und Harnvolumen. Tägl. Bestimmung von Hämoglobin oder Hämatokrit sowie Kontrolle der Serumwerte (Harnstoff, Chloride, Natrium, Kalium, SGOT, SGPT und ggf. anderer Parameter)				Wiederholte Blutgasanalyse

25.3 Vergiftungen durch Ethanol

Die medizinischen Probleme, die durch den chronischen Alkoholismus entstehen, sind in Kapitel 24 abgehandelt. Ethanolvergiftungen mit anschließender Hospitalisierung finden sich in der Regel bei Patienten mit chronischem Alkoholismus. Häufig kommt es auch beim Selbstmordversuch zu Vergiftungen mit Alkohol in Kombination mit Medikamenten, wobei die Alkoholvergiftung im Vordergrund stehen kann.

Symptome Die Ethanolvergiftung ist durch zwei Phasen gekennzeichnet: Die erste Phase besteht in einem akuten Rauschzustand mit ataktischem Gang, verwaschener Sprache, Benommenheit, Reizbarkeit, Distanzlosigkeit und Logorrhö. Das Gesicht ist gerötet, die Pupillen sind weit, der Patient schwitzt, leidet an Übelkeit und erbricht. Die tödlichen Alkoholspiegel beginnen bei 3 g/l (3 ‰) für Patienten, die nicht an Alkohol gewöhnt sind. Bei Alkoholikern beginnt die letale Konzentration bei 5 g/l. Die zweite Phase der Alkoholvergiftung ist geprägt durch Bewusstlosigkeit mit schwerer ZNS-Depression, die bis zur Atemdepression gehen kann.

Therapie und Komplikationen Der berauschte Patient wendet sich zwar Hilfe suchend an den Arzt, kann sich aber dann oft nicht den getroffenen Maßnahmen fügen. Die Patienten können dabei suggestibel sein und mit einem freundlichen Gespräch zu weiteren therapeutischen Maßnahmen veranlasst werden (Talk-down). Wenn man ihnen gegenüber allerdings aggressiv oder vorwurfsvoll auftritt, kann das zu unkontrollierten Aggressionsausbrüchen führen. Durch vorangegangenen Sturz kann ein Schädel-Hirn-Trauma entstanden sein. Mit Verzögerung kann es zu subduralen Blutungen kommen, die nicht erkannt werden, weil die Bewusstseinstrübung auf die Alkoholintoxikation zurückgeführt wird.

25.4 Vergiftungen durch Chemikalien

Folgende chemische Substanzen bzw. Substanzgruppen sind toxikologisch von besonderer Bedeutung:
- toxische Alkohole
- toxische Herbizide
- Insektizide vom Organophosphat- und Carbamat-Typ

- halogenierte Kohlenwasserstoffe
- toxische Metalle
- Laugen und Säuren
- toxische Gase

25.4.1 Toxische Alkohole

Isopropylalkohol (Isopropanol)

Isopropylalkohol ist ein gebräuchliches Lösungsmittel und Desinfiziens und hat eine doppelt so starke ZNS-depressive Wirkung wie Ethanol. Bereits 1 ml/kg Körpergewicht einer 70%igen Isopropanollösung kann zur Narkose führen. Die tödliche Dosis für Erwachsene liegt zwischen 2 und 4 ml/kg Körpergewicht, Kinder sind wesentlich empfindlicher. Ein Metabolit des Isopropylalkohols ist das Aceton, welches zusätzlich noch für eine länger anhaltende ZNS-Symptomatik sorgt.

Symptome Die Klinik der Isopropanolvergiftung zeigt sich durch ein rasches Auftreten von Benommenheit, Kopfschmerzen, Verwirrtheit und Koma; in schweren Fällen verschwinden die Muskeldehnungsreflexe. Die anfängliche Euphorie, wie sie bei der Ethanolvergiftung auftritt, wird nicht beobachtet. Es kommt zur Irritation des Gastrointestinaltraktes mit Bauchschmerzen und Erbrechen. In einzelnen Fällen treten bei schweren Vergiftungen akutes Nierenversagen, Anstieg der Leberenzyme, hämolytische Anämie und Myoglobinurie auf.

Therapie Die Therapie ist vor allem symptomatisch. Bei schweren komatösen Intoxikationen und bei Spiegeln über 4 g/l ist eine Hämodialysebehandlung indiziert.

Ethylenglykol

Ethylenglykol wird vom Körper durch metabolischen Umbau in ein Gift umgewandelt. Unter Einfluss der Alkoholdehydrogenase (ADH) entsteht aus Ethylenglykol Glykolaldehyd und weiter Glykolat. Dieses Glykolat wird z.T. zu Oxalat metabolisiert, das man im Urin als Oxalatkristall findet und ein guter diagnostischer Hinweis ist. Aufgrund der vielen sauren Valenzen kommt es zu einer schweren metabolischen Azidose, die vor allem durch die Glykolsäure unterhalten wird.

Symptome Nach einem anfänglichen Rauschzustand, wobei kein Alkoholgeruch in der Atemluft vorliegt, kommt es zu Übelkeit und Erbrechen. Schließlich treten myoklonische Zuckungen und Krämpfe auf. Die Patienten sind von einem Hirnödem bedroht, welches durch die Zytotoxizität der Azidose und durch Kalziumoxalatablagerungen im ZNS gefördert wird. Es besteht eine Tachypnoe als Ausdruck der respiratorischen Kompensation für die metabolische Azidose. Bedingt durch die erhöhte Osmolarität und die metabolische Azidose kommt es zur Tubulusnekrose mit akutem Nierenversagen.

Therapie Das Ethanol (s. Tab. 25.1) ist bei der Ethylenglykolvergiftung das lebensrettende Antidot. Durch Ethanol kann die Aktivität der ADH, die eine höhere Affinität zum Ethanol als zum Ethylenglykol hat, limitiert werden, so dass aus Ethylenglykol kein toxischer Metabolit entstehen kann. Da das Ethylenglykol aufgrund des Nierenversagens kaum mehr ausgeschieden werden kann, ist immer zusätzlich eine Hämodialyse indiziert. Als alternatives Antidot hat sich das 4-Methylpyrazol bewährt, das ebenfalls die Aktivität der ADH hemmt.

Methanol

Tödliche Vergiftungen mit Methanol sind schon bei der oralen Aufnahme von 15 ml einer 40%igen Lösung bekannt geworden. Bei Serumspiegeln von 1 g/l tritt Blindheit auf, über 1,5 g/l besteht höchste Lebensgefahr. Methanol wird durch die ADH zum Formaldehyd und zur Ameisensäure abgebaut, das für die meisten toxischen Effekte verantwortlich ist.

Symptome Zunächst stehen die Symptome des Alkoholrausches im Vordergrund. Über Stunden kommt es zu einem Anstau der Ameisensäure und konsekutiv zu einer metabolischen Azidose. Dies hat Kopfschmerzen, Schwindel und Verwirrtheit zu Folge.

Im Weiteren treten als Folge einer N.-opticus-Schädigung Sehstörungen auf. Der Patient hat das Gefühl, sich in einem Schneegestöber zu befinden. Die Pupillen sind erweitert mit abgeschwächter Lichtreaktion. Es bestehen ein Retinaödem und eine Hyperämie der Papille. Bei fortschreitender Vergiftung kommt es zu Bewusstlosigkeit mit Krämpfen und plötzlichem Atemstillstand. Daneben finden sich häufig schwere Schleimhautreizungen im oberen Gastrointestinaltrakt und Pankreatitiden. Das Nierenversagen ist selten und nicht regelhaft wie bei der Ethylenglykolvergiftung. Der typische CCT-Befund zeigt Nekrosen im Bereich der extrapyramidalen Kerne, vor allem im Putamen.

Therapie Die Therapie ist identisch mit der Behandlung der Ethylenglykolvergiftung. Durch orale oder intravenöse Ethanolgabe sollte ein Blutspiegel von 1 g/l aufrechterhalten werden. Dadurch wird die Halbwertszeit des Methanols auf über 35 h erhöht, so dass entsprechend lange mit der Ethanolinfusion fortgefahren werden muss. Gleichzeitig soll das Methanol durch Hämodialyse entfernt werden. Dabei ist zu beachten, dass während der Hämodialyse die Ethanolinfusionsrate gesteigert werden muss, da auch das Ethanol hämodialysabel ist. Weil Folsäure ein Kofaktor ist, der den Metabolismus der Ameisensäure zum CO_2 fördert, sollten 50 mg Folsäure vierstündlich über mehrere Tage i.v. verabreicht werden. Wie bei der Ethylenglykolvergiftung ist das 4-Methylpyrazol ebenfalls ein Antidot, das die ADH hemmt und damit den Verlauf der Methanolvergiftung verhindern kann.

25.4.2 Herbizide

Manche Herbizide sind chronisch toxisch und kanzerogen. So werden das **Athrazin** und vor allem die **Dioxine,** die bei der Herstellung der Herbizide aus der Klasse der Chlorphenoxykarbonsäuren als Verunreinigungen mitentstehen, verdächtigt, für den Menschen kanzerogen zu sein.

Neben diesen Substanzen gibt es ein Herbizid, das beim Menschen akut zu schwersten Vergiftungen führen kann: **Paraquat®**. Es ist als 10%iges Konzentrat im Handel. Wird das flüssige Paraquat®-Konzentrat in suizidaler Absicht aufgenommen, so liegt die Mortalität zwischen 80 und 90 %. Paraquat® verteilt sich rasch in alle Organe. Die höchste Konzentration findet sich in der Lunge. Seine toxische Wirkung beruht auf der kontinuierlichen Bildung von Sauerstoff- und Hydroxylradikalen.

Symptome Es gibt drei Verlaufsformen der Vergiftung: Die Ingestion von bis zu 2 g Paraquat® wird unbeschadet überstanden. Bei der Aufnahme von 5–15 g kommt es zu einer Leberzellschädigung mit Anstieg der Transaminasen, zu einem oligurischen Nierenversagen und schließlich, zwischen dem elften und spätestens 41. Tag nach Ingestion, zu einer irreversiblen Lungenfibrose mit Todesfolge. Werden mehr als 15 g aufgenommen, so tritt der Tod ein, noch bevor sich Organschäden manifestieren können. Der Patient stirbt an einem akuten Herz-Kreislauf-Versagen.

Therapie Alle bisher versuchten Therapieformen brachten keinen sicheren Erfolg. Folgende Medikamente fanden bisher Anwendung: Superoxiddismutase, Desferoxamin, Cyclophosphamid, auch Vitamin E und Steroide.

Die einzige gesichert wirksame Therapie ist die möglichst frühzeitige Entfernung des Giftes aus dem primären Giftweg. Durch Gabe von Bentonit, Fuller-Erde oder Carbo medicinalis kann Paraquat® gebunden werden. Auch diese Maßnahme kommt häufig zu spät, da Paraquat® bevorzugt im obersten Abschnitt des Dünndarms resorbiert wird.

25.4.3 Insektizide

Von den Insektiziden sind zwei Substanzgruppen nach oraler Aufnahme sehr toxisch: **Organophosphate** (Alkylphosphate) und **Carbamate.** Beide Substanzgruppen führen durch eine Hemmung der Acetylcholinesterase an den Nervensynapsen zu einer Blockade des Acetylcholinabbaus und damit zur Überschwemmung des peripheren und zentralen Nervensystems mit Acetylcholin.

Die wichtigsten Alkylphosphate, die auch perkutan aufgenommen werden können, sind **Parathion** (E 605®), **Demeton-S-Methyl-Sulfoxid** (Metasystox R) und **Dimethoat** (Roxion, BI 58).

Symptome Die **Alkylphosphatvergiftung** muss rasch am Vergiftungsbild erkannt werden, sonst bestehen für den Patienten kaum Überlebenschancen. Das Vergiftungsbild ist kurzfristig durch Symptome einer übermäßigen Sympathikuserregung mit Angstzustand, Tachykardie und Hypertonus gekennzeichnet; auch kurzfristig erweiterte Pupillen wurden beschrieben. Abgelöst wird dieses Zustandsbild von einem Überwiegen des parasympathischen Nervensystems. Es kommt zu einer vermehrten Speichel-, Tränen-, Schweiß-, Nasen- und Bronchialsekretion; Erbrechen, Durchfall und Darmkoliken treten auf. Es findet sich eine Bradykardie, die in eine Bradyarrhythmie mit AV-Blockierung und Kammerersatzrhythmus übergeht. Der Blutdruck sinkt ab. Gleichzeitig besteht durch eine Dauerdepolarisation der motorischen Endplatten ein Faszikulieren oder Fibrillieren der quergestreiften Muskulatur, was zu einer peripheren Atemlähmung führt. Der Acetylcholinüberschuss im ZNS verursacht Verwirrtheit, Krämpfe und Koma.

Therapie Die Therapie besteht in einer Intubation mit Beatmung und Absaugen des Sekrets. Gleichzeitig muss Atropin in hohen Dosen verabreicht werden. Durch Atropin kann nur die muskarinartige, nicht aber die nikotinartige Wirkung des Acetylcholins blockiert werden. Zunächst verabreicht man 5 mg Atropin i.v.; ergibt sich innerhalb von fünf Minuten keine Besserung, so können mehrmals in kurzen Abständen 5–10 mg gegeben werden, bis eine Wirkung eintritt. Diese zeigt sich am Nachlassen der Speichel- und Bronchialsekretion, am Anstieg der Herzfrequenz und an einer Pupillenerweiterung. Als adjuvantes Antidot kann Obidoxim verwendet werden, das zu einer Reaktivierung der Acetylcholinesteraseaktivität führt. Es ist vor allem gegenüber acetylierten Organophposhaten wie z. B. Parathion (E 605®), nicht jedoch gegenüber methylierten Organophosphaten wie Oxydemeton oder Dimethoat wirksam. Der Wirkungseintritt ist bei den Organophosphaten unterschiedlich rasch. So führt Parathion zum schlagartigen Wirkungseintritt, während die anderen erwähnten Substanzen eine deutlich verzögerte Wirkung aufweisen, so dass Vergiftungen mit Oxydemeton und Dimethoat trotz der kaum möglichen Reaktivierung der Acetylcholinesterase eher überlebt werden.

Die Alkylphosphatvergiftung kann leicht über die Serum-Cholinesterase diagnostiziert werden, die im Vergiftungsfall immer stark erniedrigt ist. Die Atropinbehandlung muss nach Klinikaufnahme noch in einer Dosis von 0,5–2 mg/h über Tage fortgesetzt werden. Gleichzeitig bedarf es einer optimalen Beatmungstherapie und einer Sedierung des Patienten.

Die **Carbamate** wirken ähnlich wie die Alkylphosphate, führen jedoch zu einer nur kurzfristigen Blockade der Acetylcholinesterase. Es kommt meist zu einer raschen Erholung. Die Therapie besteht in der Gabe von Atropin (2–10 mg).

25.4.4 Halogenierte Kohlenwasserstoffe

Nach der Aufnahme von 10 ml **Tetrachlorkohlenstoff** kann bereits eine tödliche Vergiftung vorliegen. Tetrachlorkohlenstoff ist u. a. hepatotoxisch. Klinisch manifestiert sich die Tetrachlorkohlenstoffvergiftung in einem Transaminasenanstieg, dessen Gipfel zwischen dem zweiten und vierten Tag liegt. Es kommt zu Gelbsucht, Störung der Gerinnung und Leberzerfallskoma innerhalb der ersten Woche.

Vergiftungen

Eine forcierte Abatmung beschleunigt die Giftelimination. Die Behandlung mit hyperbarer Oxygenation und der Gabe von N-Acetylcystein ist noch im experimentellen Stadium.

Vergiftungen durch **Tri- oder Perchlorethylen**, die durch Inhalation und orale Aufnahme auftreten können, führen zu einer Narkose und durch Aspiration zu einer Pneumonie. Auch die Niere wird geschädigt (Tubulusnekrose). Eine chronische Exposition führt zu einer Polyneuropathie.

Therapie Die Therapie besteht in Beatmung mit Hyperventilationsbehandlung. Die halogenierten Kohlenwasserstoffe führen zu einer Sensibilisierung des Myokards gegenüber endogenen Katecholaminen, wodurch mancher plötzliche Herztod auch bei geringer Exposition infolge von Kammerflimmern erklärlich wird.

25.4.5 Metallverbindungen

Zu schweren Metallvergiftungen kommt es vorwiegend durch orale Aufnahme von Metallsalzen in suizidaler Absicht. Eine akute Quecksilbervergiftung kann auch durch Inhalation von Quecksilberdämpfen ausgelöst werden.

Symptome Die Symptomatologien der Vergiftungen durch die toxikologisch wichtigsten Metallverbindungen sind in Tabelle 25.6 dargestellt. Ihnen allen ist gemeinsam, dass sie Symptome im Gastrointestinaltrakt hervorrufen. Eine Abdomen-Übersichtsaufnahme ermöglicht den Nachweis einer Metallaufnahme und eine Abschätzung der Menge. Die meisten Metalle sind nephro- und mit wenigen Ausnahmen auch hepatotoxisch. Manche führen zu schweren Polyneuropathien und irreversiblen ZNS-Störungen. Besonders problematisch bei akuten Vergiftungen ist die

Tab. 25.6 Vergiftungen durch Metallverbindungen.

Metallverbindung	Gastrointestinaltrakt	Haare	Haut/ Schleimhaut	Herz	Kreislauf
Arsen	Blutung Durchfall Ablagerung	Zeitpunktbestimmung	Morbilliformes Exanthem Später: Hyperkeratose	Kontraktilität ↓ QT-Verlängerung	Vasodilatation Hyperzirkulatorisches Kreislaufversagen
Blei	Koliken Obstipation	Zeitpunktbestimmung	Bleisaum (selten)	∅	∅
Cadmium	Erbrechen Durchfall Schmerzen	Zeitpunktbestimmung bei einmaliger Exposition	∅	∅	∅
(Di-)Chrom(-at)	Erbrechen	∅	Dermatitis Ulzerationen	∅	Schock
Eisen	Hämorrhagische Gastritis Blutung	∅	Blutungen	Kontraktilität ↓	Hypotonie Schock
Kupfer	Schmerzen Erbrechen	∅	∅	∅	∅
Lithium	Übelkeit Erbrechen Durchfall	∅	∅	SA-Block, Bradyarrhythmie Kontraktilität ↓	Hypotonie Hypertonie (selten)
Quecksilber	Hämatemesis Kolitis	Zeitpunktbestimmung	Gingivitis Stomatitis	QT-Verlängerung ST-Senkung	∅
Thallium	Übelkeit Erbrechen	Haarausfall Widy-Phänomen	Schwitzen	Myokardnekrose Tachykardie Autonome Neuropathie	Hypotonie (schwer)

25.4 Vergiftungen durch Chemikalien

starke kardio- und kreislaufdepressive Wirkung, die bereits in der Frühphase zum Schock führen kann.

Therapie Die Therapie der Metallvergiftungen ist in Tabelle 25.7 dargestellt. Für die verschiedenen Metallverbindungen gibt es unterschiedliche Chelatbildner, die das Metall-Kation binden und über die Niere zur Ausscheidung bringen können. Da es durch Metallvergiftungen häufig zu Nierenversagen kommt, muss eine Hämodialyse durchgeführt werden. Der Komplex zwischen Chelatbildner und Metall ist in der Regel dialysabel. Der Kreislauf ist mit Volumengabe und adrenergen Substanzen zu stützen, wobei dies vor allem bei der schweren Arsenvergiftung meist nicht gelingt. Die auftretende Neuropathie, die Schocksymptomatik und die zerebralen Krämpfe können eine Beatmung des Patienten notwendig machen.

25.4.6 Laugen und Säuren

Konzentrierte Laugen und Säuren können zu schweren Verätzungen des Gastrointestinaltraktes führen. Hierfür verantwortlich sind meist **Natron- oder Kalilauge bzw. Salzsäure.** Während eine akzidentelle Aufnahme von Säuren und Laugen meist nur zu Verätzungen im Mund oder im oberen Ösophagus führt und vor allem durch ein Glottisödem problematisch werden kann, bedeutet in suizidaler Absicht aufgenommene Lauge oder Säure immer eine akute vitale Bedrohung. Während es bei **Säureverätzung** zu einer **Koagulationsnekrose** durch Ausfällung des Eiweißes kommt, findet sich bei den **Laugen** eine **Kolliquationsnekrose,** die langsam zur völligen Auflösung des Gewebes führt. Ähnlich wie bei Verbrennungen kann man bei Verätzungen verschiedene Schweregrade abgrenzen s. Tab. 25.8 und Abb. 25.2).

Leber	Nerven	Nieren	ZNS	Blut	Besonderheiten
Bilirubin ↑ Transaminasen ↑	Postakut: periphere Polyneuropathie	ANV	Koma, Delir	∅	Karzinogen
Transaminasen ↑	Periphere Polyneuropathie	Erworbenes Fanconi-Syndrom	Ataxie, Stupor Krämpfe	Koproporphyrine Tüpfelzellen	∅
∅	∅	Irreversible Proteinurie	∅	∅	Emphysem Karzinogen Arthralgie
Schwere Hepatitis → Leberausfall	∅	ANV	Schwindel Koma	Hämolyse Verbrauchskoagulopathie	Karzinogen
Gelegentlich periportale Nekrose Leberversagen	∅	Hepatorenales Syndrom	Ödem	Gerinnungsstörung	Zweiphasigkeit
Zentrolobuläre Nekrose Transaminasen ↑	∅	Hämoglobinurie Leichte Retention d. harnpfl. Subst.	∅	∅	Hämolyse
∅	Tremor Rigor Faszikulieren	Retention der harnpfl. Subst. Diabetes insipidus	Stupor Krämpfe Koma	∅	∅
Transaminasen ↑	Tremor	ANV	Kopfschmerzen	∅	Lungenödem
∅	Neuropathie mit Hyperästhesie	∅	Koma Krämpfe Gedächtnisverlust	∅	Lungenödem

Vergiftungen

Tab. 25.7 Therapie der Metallvergiftungen.

Metall-verbindung	Primäre Giftentfernung	Sekundäre Giftentfernung	Antidot	Kreislauf	Lunge	Besonderheiten
Arsen	MS	Dialyse	Dimercaprol DMPS oral DMPS i.v.	Adrenerge Substanzen	U.U. Beatmung wegen Neuropathie nötig	Gastroskopie Magenresektion Abdomen-Röntgen
Blei	MS	Diurese anregen	Na$_2$Ca-EDTA Dimercaprol DMPS	∅	∅	Diazepam bei Krämpfen Abdomen-Röntgen
Cadmium	MS	HD	Na$_2$Ca-EDTA	Adrenerge Substanzen	Pneumonie-prophylaxe	Gastroskopie Abdomen-Röntgen
(Di-)Chrom(-at)	Verdünnen MS Milch	HD Austausch-transfusion	∅	Adrenerge Substanzen	Beatmung im Schock Aspiration verhindern	Gastroskopie
Eisen	MS, Instillation, Na$^+$-Bikarbonat	Austausch-transfusion	Deferoxamin	Volumengabe	Beatmung bei Schock	Gerinnungstherapie Abdomen-Röntgen
Kupfer	MS Milch Verdünnen	Austausch-transfusion	D-Penicillamin DMPS oder Na$_2$Ca-EDTA	Volumengabe	Beatmung bei Schock	Gastroskopie
Lithium	MS	HD U.U. forcierte Diurese	NaCl (bei leichter Vergiftung)	Adrenerge Substanzen	Beatmung bei Schock oder Krampf	Keine natriuretischen Diuretika
Quecksilber	MS Milch	HD	Dimercaprol DMPS	Adrenerge Substanzen	U.U. Beatmung bei Schock	Diazepam bei Krämpfen Abdomen-Röntgen
Thallium	MS Berliner Blau oral	HD-HP	Berliner Blau oral	U.U. β-Blocker	U.U. Beatmung wegen Neuropathie nötig	Abführen wegen Obstipation

MS: Magenspülung; **HD:** Hämodialyse; **HD-HP:** Hämodialyse-Hämoperfusion

Therapie Stehen Verätzungen im Mund und Rachenraum im Vordergrund, so ist frühzeitig zu intubieren, um die Atemwege zu sichern.

Kontraindiziert sind Verdünnungsversuche, da zusätzliche Hitzeschädigungen auftreten können. Auch das Auslösen von Erbrechen ist kontraindiziert, da es eine Ösophagusverätzung verstärken würde. Treten Schocksymptome auf, ist eine Kreislauftherapie mit Volumengabe und adrenergen Substanzen angezeigt.

Es ist darauf zu achten, ob eine Hämolyse und eine Verbrauchskoagulopathie auftreten.

Wichtig ist eine frühzeitige Gastroskopie, um sich ein Bild vom Ausmaß der Schädigung zu machen und, wenn möglich, eine drohende Perforation vorauszusehen. Bei einer drittgradigen Verätzung des Magens ist eine Laparotomie empfehlenswert, bei der man dann das volle Ausmaß der Schädigung abschätzen und notfalls mit einer Total- oder Teilresektion des Magens und Ösophagus einer Perforation zuvorkommen kann.

Tab. 25.8 Gradeinteilung der Verätzungen.

Grad I	Schwellung und Rötung mit oberflächlichem Ätzschorf
Grad II	Flache Schleimhautulzerationen mit Fibrinbelägen; die Mukosa ist zerstört
Grad III	Nekrose der gesamten Schleimhaut und der darunter liegenden Schichten

25.4.7 Gase

Die wichtigsten toxischen Gase zeigt Tabelle 25.9. Neben Gasen, die durch eine Herabsetzung des Sauerstoffpartialdrucks schädlich wirken wie z.B. Methan und Kohlendioxid, gibt es noch zwei Gruppen von toxischen Gasen:

- Chlorgas und Nitrosegase führen über eine pulmonale Schädigung, Blausäure und Kohlenmonoxid durch metabolische Vorgänge zu einer Hypoxämie.
- Schwefelwasserstoffgas bewirkt eine pulmonal und metabolisch bedingte Hypoxämie.

Chlor

Chlor ist bereits bei einer Luftkonzentration von 0,2 ppm zu riechen, bei 3 ppm treten leichte Reizerscheinungen auf, bei 30 ppm kommt es zu brennenden Schmerzen auf der Brust und Husten, bei 60 ppm zum toxischen Lungenödem; 400 ppm über 30 min und 1 000 ppm während weniger Minuten sind tödlich.

Nitrosegase

Nitrosegase sind Stickstoffverbindungen, meist bestehend aus Stickstoffmon-, -di- und -tetroxid sowie Distickstoffmonoxid, die fast ausschließlich als Gemisch vorkommen. Die Vergiftung mit Nitrosegasen verläuft dreiphasig: Anfänglich kommt es zu einer leichten Reizung des oberen Respirationstrakts; nach einer Latenzperiode von 3–30 h kann sich ein schweres Lungenödem entwickeln mit Tachypnoe, Tachykardie, Hämoptysen, Rasselgeräuschen und Bronchospastik. Als dritte Phase kann sich nach zwei bis drei Wochen eine obliterierende Bronchiolitis anschließen.

Blausäuregas

Durch **Blausäuregas** bzw. oral aufgenommene **Cyanide** kommt es zu einer Blockade der Cytochromoxidase in der Atmungskette. Der Patient erscheint trotz der Bedrohung der vitalen Funktionen gut oxygeniert. Die arteriovenöse Differenz für O_2 ist gering.

Nach Gabe von DMAP (s. Tab. 25.1) kommt es zur Methämoglobinbildung. Das Cyanidion wird von Cytochromoxidase an das dreiwertige Eisen im Methämoglobin verlagert. Dadurch wird die Cytochromoxidase schlagartig frei, die Sauerstoffoxidation kommt wieder in Gang. Anschließend muss Natriumthiosulfat infundiert werden, um das überschüssige Cyanid als Natrium- bzw. Kaliumthiocyanat (Rhodanide) zur Ausscheidung zu bringen. Als alternatives Antidot bietet sich die Gabe von 5 g Hydroxocobalamin an. Aus Hydroxocobalamin entsteht Cyanocobalamin, wodurch das Cyanidion in eine gebundene Form überführt und so entgiftet wird. Die Anwendung von Hydroxocobalamin ist vor allem bei cyanidhaltigen Brandgasen sinnvoll.

Kohlenmonoxid

Kohlenmonoxid hat eine 300fach höhere Bindungsaffinität an Hämoglobin als Sauerstoff. Im Vergiftungsfall kommt es zu einer Sauerstofftransportstörung mit Gewebshypoxie und anaerobem Stoffwechsel, der zu einer schweren metabolischen Azidose führt. Da CO-Hb eine helle Farbe hat, zeigen die Patienten anfangs keine Zyanose. Die Therapie besteht in einer sofortigen Intubation und Beatmung mit reinem Sauerstoff. Zuvor muss Blut für die CO-Hb-Bestimmung asserviert werden. Eine hyperbare Oxygenation in der Druckkammer ist bei Patienten mit Bewusstseinsverlust indiziert. Durch diese Maßnahme wird im Blut in ausreichender Menge physikalisch gelöster Sauerstoff transportiert, so dass die Blockade des physiologischen Sauerstofftransportes mittels Hämoglobin überbrückt werden kann.

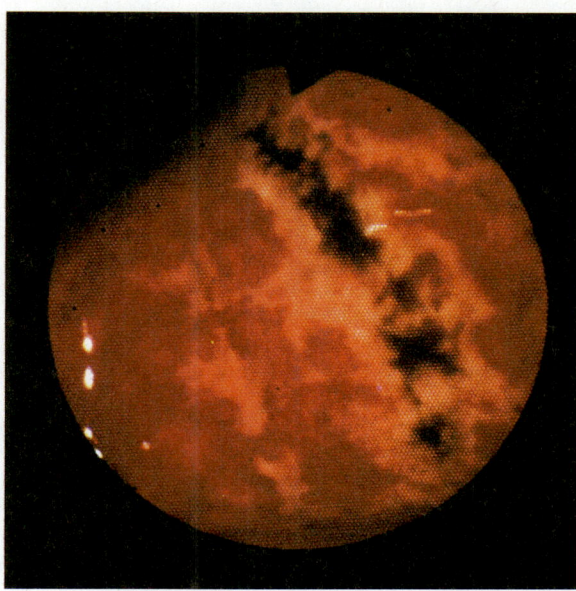

Abb. 25.2 Erst- bis drittgradige Verätzung der Magenschleimhaut. Rötung mit Hyperämie (erstgradig; roter Bereich); Schleimhautulzeration, fibrinbelegt (zweitgradig; weißlicher Bereich); Nekrose der gesamten Schleimhaut (drittgradig; schwarzer Bereich).

Schwefelwasserstoffgas

Schwefelwasserstoffgas lähmt in Konzentrationen über 100 ppm den Geruchsnerv, so dass man den typischen Geruch nach faulen Eiern nicht mehr wahrnimmt. Konzentrationen über 1 000 ppm führen sofort zum Koma sowie zum Versagen der Respiration und des Kreislaufs. Wie Cyanid scheint das Schwefelwasserstoffion die intrazelluläre Cytochromoxidase zu blockieren und damit die Zellatmung auszuschalten. Zusätzlich zur Blockade der intrazellulären Atmung kommt es zu einem rasch auftretenden toxischen Lungenödem.

25.5 Vergiftungen durch Pilze

Häufig ist bei Pilzvergiftungen die Pilzsorte nicht bekannt, ein Pilzkenner nicht in der Nähe, eine Sporenanalyse oder Analyse des Pilztoxins nicht rasch genug möglich. In dieser Situation kann man die Pilzvergiftung aufgrund der Latenzzeit und des sog. Pilzsyndroms eingrenzen (Tab. 25.10).

Das sog. **Muskarinsyndrom** wird vorwiegend durch Risspilze ausgelöst. Man erkennt diese Vergiftung an der kurzen Latenzzeit von unter einer Stunde und am starken Parasympathikotonus mit Schwitzen, Übelkeit, Erbrechen,

Vergiftungen

Tab. 25.9 Vergiftungen durch Gase.

Gas	Wirkmechanismus	ZNS	Besonderheiten	Lunge	Therapie
Blausäure	Blockade der Cytochromoxidase	Krampf Sofortige Paralyse Hirnödem	Bittermandelgeruch	∅	4-DMAP Natriumthiosulfat
Chlor	HCl-Bildung O_2-Radikal-Bildung auf Bronchialschleimhaut	Schädigung sekundär über Hypoxämie	∅	Sofortiges Ödem	Dexamethason-Spray Steroide systemisch, parenteral PEEP-Beatmung
Kohlenmonoxid	Blockade des O_2-Transports am Hämoglobin	Krampf Koma Hirnödem	Anfangs Fehlen der Zyanose, CK ↑ Leukozyten ↑	∅	O_2-Beatmung Hyperbare Oxygenation
Nitrosegase	Bildung von Salpetersäure bei geringer Wasserlöslichkeit	Schädigung sekundär über Hypoxämie	Gelegentliche Methämoglobinämie	Ödem mit Latenz	Als Prophylaxe: Dexamethason-Spray Als Therapie: Steroide systemisch PEEP-Beatmung
Schwefelwasserstoff	Blockade der Cytochromoxidase	Krampf Sofortige Paralyse Hirnödem	Blockiert in toxischer Dosis den Geruchssinn (sonst Geruch nach faulen Eiern)	Ödem	O_2-Beatmung PEEP-Beatmung Steroide systemisch

Bradykardie, Speichelfluss und Miosis. Dieses Pilzsyndrom wird mit 1–2 mg Atropin therapiert.

Die Vergiftung durch Panther- und Fliegenpilz führt zu einem **agitiertem** Pilzsyndrom. Die Latenz ist kurz. Es kommt zu einem Wechsel zwischen GABAerger Übererregung mit Koma und einer GABA-Blockade mit Agitation und Krämpfen. Daneben äußert sich das Syndrom in Ataxie, Halluzinose und einen rauschartigem

Tab. 25.10 Diagnose der Pilzvergiftungen nach der Latenzzeit.

Latenz	Gastrointestinaltrakt	ZNS	Blut	Nervensystem	→ Pilz:
– 1 h	Nausea Erbrechen	∅	∅	Speichelfluss Miosis, Bradykardie Vagusreiz	Risspilze
– 2 h	Erbrechen	Toben Krampf Ataxie	∅	Vagolyse Mydriasis Tachykardie	Pantherpilz oder Fliegenpilz
– 5 h	Nausea Erbrechen Durchfall	∅	HK ↑ K⁺ ↓	∅	Tigerritterling Speitäubling Riesenrötling u.v.a.m.
7–24 h (meist 11–13)	Nausea Erbrechen Durchfall (choleraartig)	∅	HK ↑ K⁺ ↓ Transaminasen (↑)	∅	Knollenblätterpilze Nadelholzhäubling
7–24 h	Nausea Erbrechen	Krämpfe	Hämolyse Bilirubin ↑ Transaminasen ↑	∅	Frühjahrslorchel
3–14 Tage	Obstipation Durst	Kopfschmerzen	Kreatinin ↑ Harnstoff-N ↑	∅	Schleierlinge Orangenfuchsiger Hautkopf

Zustand. Es bedarf häufig einer Sedierung mit Diazepam.

Eine große Gruppe von Pilzen, zu denen besonders der Tigerritterling, der Riesenrötling und viele Täublinge gehören, führen innerhalb der ersten fünf Stunden nach Ingestion zu einer schweren **Gastroenteritis** mit Übelkeit, Erbrechen und Durchfall. Die Therapie des **gastrointestinalen Pilzsyndroms** besteht in einem intravenösen Ausgleich des Wasser- und Elektrolytverlusts.

Vor der Ära der Lebertransplantation gingen 95 % aller tödlichen Pilzvergiftungen zu Lasten der **Knollenblätterpilze Amanita phalloides, Amanita virosa** (s. Abb. 25.3a, b) und der **Galerina marginata,** einem Pilz, der dasselbe Gift enthält, ohne zu den Knollenblätterpilzen zu gehören. Ursache für dieses Vergiftungsbild sind die Amatoxine, die die Polymerase B im Zellkern blockieren, wodurch die Transkription außer Kraft gesetzt wird (sog. **Phalloides-Syndrom**). Die Ribosomen erhalten keine Information aus dem Zellkern mehr, so dass sowohl das Struktureiweiß als auch die lebenswichtigen Proteine, die von der Leber synthetisiert werden, nicht mehr gebildet werden können.

Beim **Phalloides-Syndrom** kommt es mit einer Latenz von 7–24 h (meist nach 11 h) zu Übelkeit, Erbrechen und Durchfall mit massivem Wasser- und Elektrolytverlust. Zu diesem Zeitpunkt müssen die Transaminasen noch nicht erhöht sein. Trotz eines schnellen Anstiegs der Transaminasen kann es dem Patienten am zweiten Tag subjektiv gut gehen. Wenn gleichzeitig die Prothrombinzeit stark absinkt, so ist das ein prognostisch ungünstiges Zeichen. Ab dem vierten Tag kommt es zur hepatischen Enzephalopathie und zum hepatorenalen Syndrom. 20 % der Patienten mit schwerer Knollenblätterpilzvergiftung versterben nach sieben bis zehn Tagen an Leberversagen mit Kreislaufinsuffizienz.

Therapie Bei der Therapie der Knollenblätterpilzvergiftung ist bis heute kein endgültiger Durchbruch gelungen. Die Gerinnungsstörung ist durch die Substitution von Gerinnungsfaktoren und Antithrombin III gut zu beherrschen. Bei Aufnahme von größeren Giftmengen ist der Leberzerfall nicht zu vermeiden. Durch Silibinin und Penicillin wird die Aufnahme des Amatoxins in die Leberzellen gehemmt. Da aber bis zum Therapiebeginn das meiste Gift bereits die Polymerase B der Leber blockiert, kann mit diesen Maßnahmen nur die erneute Giftaufnahme aus dem enterohepatischen Kreislauf verhindert werden. Dem gleichen Zweck dient die vierstündliche Gabe von Kohle. Als weitere Therapie erfolgt die parenterale Verabreichung von Elektrolytlösungen, Glukose und Lösungen verzweigtkettiger Aminosäuren. Zur Verhinderung der Einschwemmung von Enterotoxinen kommen Paromomycin und Lactulose oral zum Einsatz. Bei entsprechend schwerer Leberschädigung kann eine Lebertransplantation das Leben der Patienten erhalten.

25.6 Vergiftungen durch Nahrungsmittel

Botulismus

Der **Botulismus** gilt als gefährlichste Form der Lebensmittelvergiftung. Das Toxin des Clostridium botulinum, eines anaeroben, grampositiven, Sporen bildenden Bazillus, findet man heute praktisch nur noch in selbst eingemachten Konserven und geräuchertem Fisch oder Fleisch aus Hausschlachtungen. Durch Abkochen tötet man zwar das Bazillus, nicht aber die Sporen ab; so kann Clostridium botulinum auch in abgekochten, eingedosten Lebensmitteln schnell unter anaeroben Bedingungen neu auskeimen und Toxin bilden. Die Sporen des Erregers sind äußerst hitzeresistent und können mehrere Stunden bei 100 °C überdauern. Sie werden jedoch innerhalb von 30 min in 120 °C heißem Dampf abgetötet. Das Toxin selbst ist hitzelabil (15 min bei 100 °C). Es gibt vier für den Menschen pathogene Subtoxine (Typen A, B, E und F). Typ A ist sehr

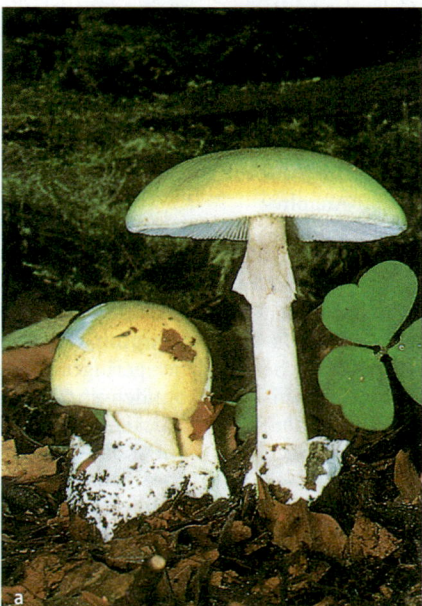 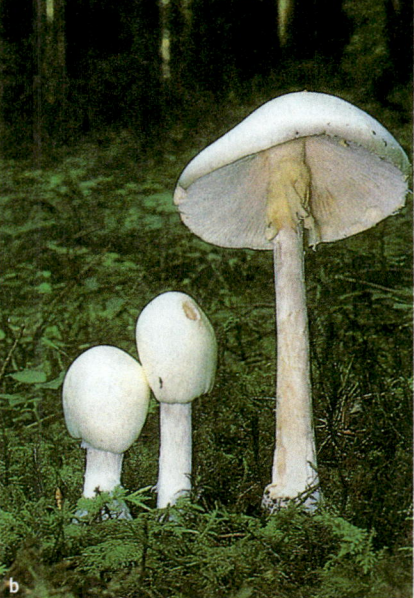

Abb. 25.3 Knollenblätterpilze.
a) Grüner Knollenblätterpilz (Amanita phalloides).
b) Kegelhütiger Knollenblätterpilz (Amanita virosa).
(Fotos freundlicherweise zur Verfügung gestellt von E. Garnweidner, Fürstenfeldbruck)

Vergiftungen

selten und führt zur schwersten Verlaufsform, Typ B kommt in der Bundesrepublik am häufigsten vor und ist durch einen lang andauernden, aber leichten Verlauf gekennzeichnet. Das Botulismus-Toxin zerstört den Freisetzungsmechanismus von Acetylcholin an bestimmten peripheren Nervenfasern und führt dort zur neuromuskulären Blockade.

Symptome Der Botulismus weist eine typische Symptomatik auf: Mit einer Latenzzeit von 18–36 h (max. acht Tage) nach der toxinkontaminierten Mahlzeit kommt es zu Akkommodationsstörungen und Mydriasis mit abgeschwächten oder aufgehobenen Pupillenreflex. An weiteren Augensymptomen – die Patienten werden oft vom Augenarzt überwiesen – treten Doppelbilder und Ptosis auf. Es entwickeln sich bulbäre Lähmungserscheinungen mit Dysarthrie, Dysphagie und nasaler Regurgitation. Die Schluckstörung wird durch eine ausgeprägte Mundtrockenheit verstärkt und kann zur Aspirationspneumonie führen. Es folgen Schwindel, Erbrechen und abdominelle Koliken mit anfänglichem Durchfall, der in eine hartnäckige Obstipation übergeht. Nur beim Typ A kommt es zu einem raschen Fortschreiten der neurologischen Symptomatik mit Lähmung der Rumpf- und Extremitätenmuskulatur, die eine Beatmungstherapie notwendig macht. Das Sensorium bleibt ungetrübt.

Diagnostik Die Diagnose erfolgt anhand der typischen neurologischen Symptomatik, die nach dem Verzehr von Eingemachtem oder Geräuchertem auftritt; oft sind auch mehrere Personen gleichzeitig davon betroffen. Ein Tierversuch mit Mäusen, denen das Serum des Patienten mit und ohne gleichzeitige Gabe von Antitoxin verabreicht wird, sichert die Diagnose. Verenden die Tiere, die kein Antitoxin erhielten, liegt Botulismus vor.

Therapie und Prophylaxe Beim ersten klinischen Verdacht auf Botulismus (Augensymptomatik) muss zur Therapie eine Klinikeinweisung erfolgen. Die Gabe des trivalenten Antitoxins vom Pferd (gegen Typ A, B, E) ist nach subkutaner oder konjunktivaler Vortestung nur bei der Möglichkeit einer sehr frühen Anwendung indiziert. Die Initialdosis beträgt 500 ml i.v., nach sechs Stunden weitere 250 ml. Das Antiserum vermag nur freies, nicht an Nervenstrukturen gebundenes, im Serum zirkulierendes Toxin zu binden. Allerdings können Serumkrankheit und Anaphylaxie durch das Antitoxin ausgelöst werden. Bei Typ A können Langzeitbeatmung und Tracheotomie notwendig werden. Um ein respiratorisches Versagen rechtzeitig zu erkennen, ist die Vitalkapazität häufig zu überprüfen. Bei den anderen Formen ist eine enterale Ernährung über eine Magensonde eine gute Maßnahme. Eine symptomatische Therapie mit subkutaner Prostigmingabe zur Überwindung der Darmatonie ist häufig nötig. Die bis zu einem halben Jahr bestehenden Akkommodationsstörungen können nach der Verbesserung der gastrointestinalen Symptomatik durch die enterale Gabe von Cholinergika günstig beeinflusst werden.

Ein wichtiges prophylaktisches Gebot besteht darin, niemals den Inhalt von aufgewölbten Konservendosen (Bombage) zu verzehren. Auch wer nicht kommerziell geräucherte Ware zu sich nimmt, ist gefährdet. Alle Lebensmittel, die nicht einwandfrei erscheinen, sollten weggeworfen werden.

Der Verdacht und die gesicherte Erkrankung sind **meldepflichtig** (zu weiteren Lebensmittelvergiftungen s. Kap. 11.9).

25.7 Vergiftungen durch Schlangenbisse

Bei den Giftschlangen unterscheidet man drei Gattungen:
- in Mitteleuropa vorkommende Ottern (Viperidae),
- in Nordamerika weit verbreitete Grubenottern (Crotalidae),
- vorwiegend in Afrika und Asien verbreitete Giftnattern (Elapidae).

Vipern

Für den europäischen Bereich sind folgende Vipern von Bedeutung: die Kreuzotter, die europäische Hornotter, die Levanteotter und die Bergotter.

Symptome Allen Vipernbissen ist gemeinsam, dass es an der Bissstelle zu einer ödematösen Schwellung mit blauroter Verfärbung kommt. Dieses Ödem kann sich ausbreiten und an der betreffenden Extremität zu einem Kompartmentsyndrom führen. Ferner kommt es leicht zu einer Lymphangiitis mit Lymphadenitis. Die Bissstelle ist schmerzhaft, es können Gerinnungsstörungen und eine Hämolyse auftreten.

Therapie Die Extremität wird mittels einer Schiene ruhig gestellt und in Form einer Nekrosektomie bzw. eines Wunddébridement lokal chirurgisch versorgt. Nicht jeder Giftschlangenbiss führt zu einer Giftinjektion. Deshalb darf nur bei eindeutig zunehmender Lokal- oder Allgemeinsymptomatik mit Antivenin behandelt werden; eine anaphylaktische Reaktion kann zum Tode führen. Es muss 1 : 10 verdünnt intradermal oder konjunktival vorgetestet werden. Der Kreuzotterbiss bedarf meist keiner Antivenintherapie.

Elapiden

Die gefährlichsten **Elapiden** Afrikas sind die schwarze und die grüne Mamba sowie die afrikanische Speikobra.

Symptome Der Elapidenbiss führt an der Bissstelle zu einer geringen Schwellung, die kaum mit Schmerzen verbunden ist. 5–20 min nach dem Biss treten Halsschmerzen, Muskelschmerzen, Nervosität, Salivation und Schwitzen auf. Kopf- und abdominelle Schmerzen können hinzukommen. Im weiteren Verlauf kommt es zu Atemnot und Schmerzen auf der Brust mit starkem Angstgefühl. An neurologischer Symptomatik tritt eine Ptosis, dann eine zunehmende Muskelschwäche bis zur vollständigen Paralyse hinzu. Das Bewusstsein geht verloren. Die Patienten versterben am Vasomotorenkollaps mit diastolischem Herzstillstand.

Therapie Beim Elapidenbiss muss mit allen zur Verfügung stehenden Möglichkeiten eine systemische Giftwirkung verhindert werden. Dies sollte durch eine Bandagierung der betroffenen Extremität mit Hilfe einer elastischen Binde erfolgen. Beim Elapidenbiss ist immer das spezifische Antiserum (z.B. Kobra) oder das polyvalente Antiserum, das alle Schlangen einer bestimmten Region umfasst, anzuwenden.

Grubenottern

Die häufigsten Schlangenbisse in Amerika sind Bisse von **Grubenottern**. Zu dieser Gattung gehören alle Arten der amerikanischen Klapperschlangen.

Symptome Ihr Gift erzeugt eine lokale Zellnekrose, Blutbildveränderungen, Gerinnungsstörungen, Gefäßwandveränderungen und Veränderungen des Gefäßwiderstandes. Zum Nierenversagen kann es wegen eines kritischen Absinkens des Glomerulusfiltrats infolge eines Blutdruckabfalls kommen oder auch wegen der einsetzenden Hämolyse, Hämoglobinurie oder Myoglobinurie.

Therapie Bei den Crotalidenbissen gelten die gleichen therapeutischen Maßnahmen wie bei den Viperidae. Allerdings kommen Kreislaufprobleme häufiger vor, so dass ein Volumenersatz in Form von Plasmaexpandern oder durch Humanalbumin notwendig wird. Die lokalen Nekrosen und die Wirkung auf das Gerinnungssystem sind bei den Crotaliden in der Regel stärker ausgeprägt als bei den Viperidae. Man wird sich dann zur Gabe von Antiserum entschließen, wenn es zu einem raschen Fortschreiten der lokalen Symptomatik, einer Gerinnungsstörung oder zur Kreislaufwirksamkeit des Gifts kommt.

Asien

Im asiatischen Raum gibt es sehr giftige Schlangen aller drei Gattungen. Zu den gefährlichsten Elapiden Asiens gehören die asiatische Kobra, die Königskobra und der indische Krait. Eine gefährliche Vipernart in Asien ist die Kettenviper. Die problematischste Crotalide Asiens ist die malaiische Grubenotter. Für die Königskobra und die asiatische Kobra gibt es monovalente Antiseren, für die anderen Schlangen stehen polyvalente Seren zur Verfügung.

Australien

Auf dem australischen Subkontinent gibt es verschiedene Tigerottern und den Taipan. Beide Spezies sind extrem giftige Elapiden.

25.8 Vergiftungen durch chemische Kampfstoffe

Chemische Kampfstoffe kamen zum ersten Mal während des Ersten Weltkriegs zum Einsatz. 1915 wurde Chlorgas eingesetzt, 1917 wurde von den Deutschen erstmals Lost als chemische Waffe bei Ypern (Belgien) verwendet. Während des Krieges zwischen dem Irak und dem Iran wurden chemische Waffen von irakischer Seite aus eingesetzt. Dabei kamen S-Lost und das Nervengas Sarin zur Anwendung. Zahlreiche Soldaten, aber auch viele Menschen der ungeschützten Zivilbevölkerung sind durch diese kriegstechnisch eingesetzten Gifte vernichtet worden. Nach dem Sarinanschlag in der U-Bahn von Tokyo und dem 11. September 2001 muss auch mit terroristischen Anschlägen mit diesen Kampfstoffen gerechnet werden.

Die wichtigsten Chemiekampfstoffe werden entsprechend ihrer Wirkung in verschiedene Kategorien eingeteilt (Tab. 25.11).

Sarin

Das Sarin hat einen hohen Dampfdruck mit einer geringen Sesshaftigkeit und eine große Flüchtigkeit. Es wird vorwiegend über die Atemwege aufgenommen und führt zu einer typischen Organophosphatvergiftung. Man unterscheidet drei Schweregrade der Vergiftung. Die schwere, akute Verlaufsform ist charakterisiert durch einen akuten Atemstillstand. Der Tod tritt dann durch zentrale und periphere Atemlähmung ein. Eine Hilfe ist für so schwer Vergiftete

Tab. 25.11 Einteilung der Kampfstoffe.

Kategorie	Kampfstoff	Wirkung
Nervenkampfstoffe	Tabun, Soman, Sarin, VX	Blockade der Acetylcholinesterase, ähnlich Parathionvergiftung (s. Kap. 25.4.3)
Cyanidkampfstoffe	Blausäure, Chlorcyan	Vergiftungsbild der Blausäurevergiftung (s. Kap. 25.4.7)
Hautkampfstoffe	S-Lost, N-Lost und Lewisit	Schwere Schädigung von Haut und Schleimhaut
Lungenkampfstoffe	Phosgen und Diphosgen	Toxisches Lungenödem

unter Kriegsbedingungen nicht möglich. Die mittelschwere Verlaufsform ist charakterisiert durch eine muskarin- und nikotinartige cholinerge Erregung wie bei der Parathionvergiftung beschrieben. Die Therapie dieses Zustandsbildes besteht in der Gabe von Atropin (5 mg) und des Cholinesterasereaktivators Obidoximchlorid. Ein weiteres therapeutisches Prinzip besteht in der prophylaktischen Gabe von Pyridostigminbromid. Bei der leichten Vergiftung kommt es zu Schwindel, innerer Spannung, Angst, Schlaflosigkeit, Nervosität und Unruhe. Diese Symptomatik lässt sich durch 2 mg Atropin behandeln.

Schwefellost

Der Hautkampfstoff Schwefellost war in den jüngsten kriegerischen Auseinandersetzungen der am meisten angewandte Chemiekampfstoff. Nach Exposition gegenüber Schwefellost kommt es innerhalb von 20 min bis 4 h zu Konjunktivitis, Fremdkörpergefühl in den Augen, Lichtscheu und Lidödem. Es tritt Juckreiz auf, die betroffenen Hautregionen entwickeln ein Erythem. Besonders befallen sind die Achselhöhlen, die Genitalregion, die Beugeseiten der Ellenbogen und die Kniekehlen. 12–24 h nach der Exposition kommt es, wenn 10–15 µg/l Luft überschritten wurden, zu Blasenbildung an den betroffenen Gebieten. Innerhalb der ersten Woche löst sich die Epidermis ab. Es entstehen Ulzera. Diese Geschwüre sind sehr anfällig für Superinfektionen. Bei der tiefen bullösen Form kommt es erst nach vier Wochen zu einer langsamen Regeneration der Haut, eine vollständige Heilung erfolgt nach zwei bis drei Monaten. Durch eine Stimulation der Melanozyten hyperpigmentiert die neu gebildete Haut. Auch bei den Augenverletzungen kann man nach dem Ausmaß der Lostexposition unterscheiden. Bei bis zu 1 µg Lost/l Luft kommt es zu einer Konjunktivitis, die innerhalb von zwei Wochen abheilt. Bei höheren Konzentrationen entsteht eine Trübung der Kornea, die sich innerhalb von zwei Wochen wieder zurückbildet. Gelangen Lostspritzer direkt in das Auge, entwickeln sich innerhalb von Stunden nekrotische Prozesse an den Konjunktiven und der Kornea. Durch eine Perforation der Kornea kann es zum irreversiblen Verlust des Visus kommen.

Symptome Die lebensbedrohliche Schädigung geht von der Wirkung des S-Losts auf den Respirationstrakt aus. Auch hier kann der Schweregrad nach der Latenzzeit unterschieden werden. Die leichteste Verlaufsform ist gekennzeichnet durch eine Latenzzeit von mehr als 12 h. Nach diesem Zeitraum tritt ein quälender Schmerz im Nasen-Rachen-Raum auf, es kommt zur Aphonie mit bellendem Reizhusten. Die Symptome klingen nach zehn bis 14 Tagen ab. Eine Latenzzeit von 6–12 h zwischen Exposition und dem Auftreten der Symptome weist auf eine mittelschwere Verlaufsform hin. Die Patienten leiden unter schweren Hustenattacken mit Schmerzen hinter dem Brustbein. Die Temperaturen steigen auf 39 °C an, der Allgemeinzustand ist schlecht. Unter gezielter antibiotischer Therapie heilt diese Art der Lostbronchitis innerhalb weniger Wochen aus. Als Folgezustand kann eine chronische Bronchitis bestehen bleiben, aus der sich innerhalb von zehn bis 30 Jahren ein Bronchialkarzinom entwickeln kann. Ist die Latenzzeit geringer als 6 h bis zum Beginn einer schweren pulmonalen Symptomatik mit gleichzeitigem Fieberanstieg auf 40 °C, so entwickelt sich innerhalb von einer Woche eine schwere, nekrotisierende Bronchitis mit Desquamation der Bronchialschleimhaut und zusätzlicher Bronchopneumonie. Die Patienten sind gefährdet, an sich ablösenden Schleimhautfetzen, die sie nicht abhusten können, zu ersticken. Bei diesem Zustandsbild ist eine intensive Therapie nötig, es bedarf einer gezielten antibiotischen Behandlung. In der Regel müssen die Patienten tracheotomiert und mehrfach täglich einer bronchoalveolären Lavage unterzogen werden. Die Pneumonie kann so ausgeprägt sein, dass eine Respiratortherapie notwendig wird.

Der eigentlich bestimmende Faktor für das Überleben der Patienten ist das Ausmaß der Knochenmarkdepression, welche durch die **alkylierenden Eigenschaften** des Schwefellosts verursacht wird. Die Erythropoese ist am wenigsten betroffen. In der Regel kommt es anfangs zu einer Leukozyto- und Thrombozytopenie. Im Verlauf von wenigen Tagen steigen die Thrombozyten- und Leukozytenzahlen wieder an. Die Anzahl der Granulozyten liegt trotz schwerer Infektionen oft innerhalb des Normbereichs. Wenn die Leukozytopenie ein Ausmaß von weniger als 200 Leukozyten/µl erreicht, so sterben die Patienten an nicht beherrschbaren sekundären Infektionen.

Zur weiteren Information

Literatur
Ellenhorn, M. J., D. G. Barcelaux: Medical Toxicology Diagnosis and Treatment of Human Poisoning. Elsevier Science, Amsterdam 1988.
Ford, M. D., K. A. Delang, L. J. Ling, T. Erickson: Clinical Toxicology. Saunders, 2001.
Marquardt, H., S. G. Schüler: Lehrbuch der Toxikologie. Wissenschaftliche Verlagsgesellschaft, Stuttgart 1997.
Reichl, F. X.: Taschenatlas der Toxikologie. Thieme, Stuttgart 1997.
Rehentisch E.: Wehrmedizin. Urban & Schwarzenberg, München 1980.

Internet-Links
www.toxinfo.org

Keywords
Vergiftungen ◆ Medikamentenvergiftungen ◆ Vergiftungen durch Pilze ◆ Vergiftungen durch Schlangen ◆ Verätzungen ◆ Vergiftungen durch Chemikalien ◆ Lebensmittelvergiftungen ◆ Chemiekampfstoffe

IMPP-Statistik
Gase ◆ **kardiotoxische Medikamente** ◆ **Laugen** ◆ **Säuren** ◆ Antidepressiva ◆ toxische Alkohole ◆ Metallverbindungen ◆ Pilze ◆ Nahrungsmittel ◆ Insektizide ◆ Giftelimination ◆ Antidote ◆ Antipyretika ◆ Antikoagulanzien ◆ halogenierte Kohlenwasserstoffe ◆ Antiasthmatika ◆ Opiate

FRAGEN

1 Ein 14-jähriges Mädchen, Kind eines Landwirts, wird mit rezidivierendem Erbrechen in die Klinik eingewiesen. Bei der Untersuchung fallen weißliche, nicht abwischbare Beläge im Oropharynx auf. Auf energisches Befragen hin gibt die Patientin an, eine ihr unbekannte Substanz aus dem Giftschrank ihres Vaters vor 12 h in suizidaler Absicht getrunken zu haben. Bei den Laboruntersuchungen finden sich ein Bilirubin von 3 mg/dl (54 µmol/l), Transaminasen um 50 U/l, Harnstoff-N von 40 mg/dl (14 mmol/l) und Kreatinin von 2,1 mg/dl (184,8 µmol/l). Eine Analyse der Blutgase ergibt einen pO_2 von 60 mmHg bei normalem pCO_2. Es besteht eine geringfügige metabolische Azidose.
- Wie lautet Ihre Verdachtsdiagnose?
- Welche Untersuchungen veranlassen Sie zunächst?
- Welche therapeutischen Maßnahmen leiten Sie ein?
- Wie ist die Prognose?

2 Ein Landwirt wird bewusstlos in seinem Stall aufgefunden. Es besteht der Verdacht, er sei von der Tenne gestürzt. Er wird mit der Diagnose „Schädel-Hirn-Trauma" ins Krankenhaus eingeliefert. Bei der neurologischen Untersuchung finden sich keine Seitenhinweise. Das CCT lässt keine Ischämie oder Blutung erkennen. In der Thorax-Übersichtsaufnahme findet sich eine beidseitige perihiläre Verschattung. Bei einem Telefonat mit der Ehefrau des Patienten erfahren Sie, dass mehrere Kühe tot im Stall liegen.
- Wie lautet Ihre Verdachtsdiagnose?
- Welche laborchemische Untersuchung ist in der beschriebenen Situation die wichtigste?
- Welche Therapie ist indiziert?

3 Ein Ehepaar aus Schwaben sucht den Augenarzt auf, da beide Eheleute plötzlich beim Zeitunglesen unscharf sehen. Sie klagen über Doppelbilder. Der Augenarzt stellt eine Parese des Abduzens und Okulomotorius fest und überweist die Patienten zum Neurologen. Dieser diagnostiziert zusätzlich eine Schluckstörung mit Aspirationsneigung und überweist die Patienten ins Krankenhaus.
- Welche anamnestischen Fragen stellen Sie?
- Welche Untersuchung veranlassen Sie zur Sicherung der Diagnose?
- Welche Soforttherapie ist einzuleiten?
- Wie sind der weitere Verlauf und die Prognose?

P. Angerer, D. Nowak

26 Klinische Arbeitsmedizin

26.1 Prinzipien der Arbeits- und Umweltmedizin 1901
26.1.1 Gesetzliche Grundlagen 1901
Berufskrankheitenrecht 1901
Institutionen für Arbeitsschutz und Arbeitsmedizin 1906
26.1.2 Spezielle diagnostische Methoden der klinischen Arbeits- und Umweltmedizin 1907
Anamnese und körperliche Untersuchung 1907
Apparative Untersuchungen 1907
MAK-, BAT-, TRK-, EKA-Werte 1908
26.1.3 Grundbegriffe der Begutachtungskunde 1909

26.2 Spezielle Erkrankungen – arbeits- und umweltmedizinische Ursachen . 1910
26.2.1 Pulmonale Erkrankungen 1910
Akute Inhalationsintoxikationen 1910
Chronische Bronchitis 1910
Asthma bronchiale 1912
Chronisch-obstruktive Bronchitis/ Lungenemphysem 1912

Anorganische Pneumokoniosen 1912
Organische Pneumokoniosen 1913
26.2.2 Infektionskrankheiten 1916
Vom Menschen auf den Menschen übertragbare Erkrankungen 1916
Vom Tier auf den Menschen übertragbare Erkrankungen 1920
26.2.3 Berufsbedingte Krebskrankheiten 1920
26.2.4 Erkrankungen des Herzens und der Gefäße 1922
Erkrankungen des Herzens 1922
Erkrankungen der Gefäße 1924
26.2.5 Erkrankungen der Verdauungsorgane . . 1924
Lebererkrankungen 1924
Erkrankungen anderer Verdauungsorgane 1925
26.2.6 Erkrankungen der Niere und der ableitenden Harnwege 1925
Nierenerkrankungen durch Metalle und Metalloide 1925
26.2.7 Knochenerkrankungen 1927
26.2.8 Erkrankungen der Blut bildenden Organe 1928

Zur Orientierung

Die Arbeits- und Umweltmedizin ist das einzige klinische Fachgebiet, das sich speziell mit der Prävention von Krankheiten befasst. Ein großer Teil arbeitsmedizinischer Tätigkeit besteht in der Analyse von Gefahren, Beratung in Fragen der Gesundheit am Arbeitsplatz und in der Umwelt und vor allem in klinischen Untersuchungen mit dem Ziel der Vorbeugung und Früherkennung von Krankheiten. Für die kurative Medizin, insbesondere die Innere Medizin, ist dagegen Arbeitsmedizin insofern primär von Bedeutung, als sie exogene, also ggf. beeinflussbare Ursachen einer Erkrankung identifizieren kann. Der folgende Text beschränkt sich im allgemeinen Teil auf das für den Internisten wesentliche arbeitsmedizinische „Handwerkszeug" und im speziellen Teil auf exogene Ursachen innerer Erkrankungen, wie sie am Arbeitsplatz und in der Umwelt vorkommen. Dabei wurden nicht nur Berufskrankheiten aufgenommen, sondern auch arbeitsbedingte Gesundheitsstörungen.

26.1 Prinzipien der Arbeits- und Umweltmedizin

26.1.1 Gesetzliche Grundlagen

Berufskrankheitenrecht

Die berufliche Ursache einer Erkrankung zu erkennen ist von großer Bedeutung. Für den Patienten und seine Angehörigen hat die Anerkennung seiner Erkrankung als Berufskrankheit eine u.U. wesentliche finanzielle Entschädigung zur Folge. Das Berufskrankheitenverfahren bietet darüber hinaus die Möglichkeit, schädigende Einflüsse am Arbeitsplatz des Patienten zu erkennen und damit auch andere Personen zu schützen.

Definition Berufskrankheiten sind definiert als Erkrankungen, die durch besondere Einwirkungen verursacht sind, denen bestimmte Personengruppen durch ihre versicherte Tätigkeit (d.h. durch ihre Arbeit) in erheblich höherem Maß ausgesetzt sind als die übrige Bevölkerung. Rechtlich sind Berufskrankheiten „Krankheiten, die die Bundesregierung durch Rechtsverordnung mit Zustimmung des Bundesrates als Berufskrankheiten bezeichnet

Klinische Arbeitsmedizin

und die Versicherten infolge einer den Versicherungsschutz nach §§ 2, 3 oder 6 begründenden Tätigkeit erleiden." (§ 9 Abs. 1 Siebtes Buch Sozialgesetzbuch).

Die derzeit gültige Liste der Berufskrankheiten mit Angabe der im Jahr 2000 angezeigten Verdachtsfälle, der in diesem Jahr neu anerkannten Fälle und der neuen Fälle mit Rentenzahlung ist aus Tabelle 26.1 ersichtlich.

Darüber hinaus sind im Einzelfall die Anerkennung und Entschädigung einer nicht in der Liste aufgeführten Krankheit möglich, wenn aufgrund neuer medizinisch-wissenschaftlicher Erkenntnisse alle Voraussetzungen für die Bezeichnung einer Erkrankung als Berufskrankheit vorliegen. Die Diskrepanz zwischen angezeigten, anerkannten und entschädigten Fällen (= Rentenfälle) spiegelt wider, dass sich bei weitem nicht alle Verdachtsfälle bestätigen lassen und dass viele Berufskrankheiten bereits erkannt und anerkannt werden, bevor ein gravierender Gesundheitsschaden eine Entschädigung rechtfertigt.

Tab. 26.1 Liste der Berufskrankheiten.

BKV Nr. 1	Krankheiten 2000	Angezeigte Verdachtsfälle 2000	Anerkannte Berufskrankheiten 2000	Neue Rentenfälle 2000
1	Durch chemische Einwirkungen verursachte Krankheiten	2637	436	212
11	**Metalle und Metalloide**			
1101	Erkrankungen durch Blei oder seine Verbindungen	102	8	2
1102	Erkrankungen durch Quecksilber oder seine Verbindungen	52	5	2
1103	Erkrankungen durch Chrom oder seine Verbindungen	99	32	22
1104	Erkrankungen durch Cadmium oder seine Verbindungen	18	2	–
1105	Erkrankungen durch Mangan oder seine Verbindungen	5	1	–
1106	Erkrankungen durch Thallium oder seine Verbindungen	1	–	–
1107	Erkrankungen durch Vanadium oder seine Verbindungen	1	–	–
1108	Erkrankungen durch Arsen oder seine Verbindungen	43	11	2
1109	Erkrankungen durch Phosphor oder seine anorganischen Verbindungen	9	18	1
1110	Erkrankungen durch Beryllium oder seine Verbindungen	14	1	1
12	**Erstickungsgase**			
1201	Erkrankungen durch Kohlenmonoxid	89	20	1
1202	Erkrankungen durch Schwefelwasserstoff	13	3	2
13	**Lösemittel, Schädlingsbekämpfungsmittel (Pestizide) und sonstige chemische Stoffe**			
1301	Schleimhautveränderungen, Krebs oder andere Neubildungen der Harnwege durch aromatische Amine	349	93	73
1302	Erkrankungen durch Halogenkohlenwasserstoffe	428	84	16
1303	Erkrankungen durch Benzol, seine Homologe oder durch Styrol	383	62	44
1304	Erkrankungen durch Nitro- oder Aminoverbindungen des Benzols oder seiner Homologe oder ihrer Abkömmlinge	51	1	–
1305	Erkrankungen durch Schwefelkohlenstoff	7	–	–
1306	Erkrankungen durch Methylalkohol (Methanol)	22	–	–
1307	Erkrankungen durch organische Phosphorverbindungen	30	–	3
1308	Erkrankungen durch Fluor oder seine Verbindungen	16	3	–
1309	Erkrankungen durch Salpetersäureester	4	–	–
1310	Erkrankungen durch halogenierte Alkyl-, Aryl- oder Alkylaryloxide	61	13	7
1311	Erkrankungen durch halogenierte Alkyl-, Aryl- oder Alkylarylsulfide	4	2	–
1312	Erkrankungen der Zähne durch Säuren	353	10	1
1313	Hornhautschädigungen des Auges duch Benzochinon	3	–	–
1314	Erkrankungen durch para-tertiär-Butylphenol	1	–	–

26.1 Prinzipien der Arbeits- und Umweltmedizin

Tab. 26.1 (Fortsetzung)

BKV Nr. 1	Krankheiten 2000	Angezeigte Verdachtsfälle 2000	Anerkannte Berufskrankheiten 2000	Neue Rentenfälle 2000
1315	Erkrankungen durch Isocyanate, die zur Unterlassung aller Tätigkeiten gezwungen haben, die für die Entstehung, die Verschlimmerung oder das Wiederaufleben der Krankheit ursächlich waren oder sein können	92	45	23
1316	Erkrankungen der Leber durch Dimethylformamid	23	–	–
1317	Polyneuropathie oder Enzephalopathie durch organische Lösungsmittel oder deren Gemische	364	18	12
2	**Durch physikalische Einwirkung verursachte Krankheiten**	34 293	8 264	1 478
21	**Mechanische Einwirkungen**			
2101	Erkrankungen der Sehnenscheiden oder des Sehnengleitgewebes sowie der Sehnen- und Muskelansätze, die zur Unterlassung aller Tätigkeiten gezwungen haben, die für die Entstehung, die Verschlimmerung oder das Wiederaufleben der Krankheit ursächlich waren oder sein können	1 323	43	6
2102	Meniskusschäden nach mehrjährigen andauernden oder häufig widerkehrenden, die Kniegelenke überdurchschnittlich belastenden Tätigkeiten	2 425	334	142
2103	Erkrankungen durch Erschütterung bei Arbeit mit Druckluftwerkzeugen oder gleichartig wirkenden Werkzeugen oder Maschinen	632	146	93
2104	Vibrationsbedingte Durchblutungsstörungen an den Händen, die zur Unterlassung aller Tätigkeiten gezwungen haben, die für die Entstehung, die Verschlimmerung oder das Wiederaufleben der Krankheit ursächlich waren oder sein können	104	40	29
2105	Chronische Erkrankungen der Schleimbeutel durch ständigen Druck	749	199	6
2106	Drucklähmungen der Nerven	132	14	4
2107	Abrissbrüche der Wirbelfortsätze	6	1	–
2108	Bandscheibenbedingte Erkrankungen der Lendenwirbelsäule durch langjähriges Tragen oder Heben schwerer Lasten oder durch langjährige Tätigkeiten in extremer Rumpfbeugehaltung, die zur Unterlassung aller Tätigkeiten gezwungen haben, die für die Entstehung, die Verschlimmerung oder das Wiederaufleben der Krankheit ursächlich waren oder sein können	13 022	367	147
2109	Bandscheibenbedingte Erkrankungen der Halswirbelsäule durch langjähriges Tragen schwerer Lasten auf der Schulter, die zur Unterlassung aller Tätigkeiten gezwungen haben, die für die Entstehung, die Verschlimmerung oder das Wiederaufleben der Krankheit ursächlich waren oder sein können	1 611	15	6
2110	Bandscheibenbedingte Erkrankungen der Lendenwirbelsäule durch langjährige vorwiegend vertikale Einwirkung von Ganzkörperschwingungen im Sitzen, die zur Unterlassung aller Tätigkeiten gezwungen haben, die für die Entstehung, die Verschlimmerung oder das Wiederaufleben der Krankheit ursächlich waren oder sein können	780	16	9
2111	Erhöhte Zahnabrasionen durch mehrjährige quarzstaubbelastende Tätigkeit	13	5	–
22	**Druckluft**			
2201	Erkrankungen durch Arbeit in Druckluft	26	7	2
23	**Lärm**			
2301	Lärmschwerhörigkeit	12 728	6 872	838

Klinische Arbeitsmedizin

Tab. 26.1 (Fortsetzung)

BKV Nr. 1	Krankheiten 2000	Angezeigte Verdachtsfälle 2000	Anerkannte Berufskrankheiten 2000	Neue Rentenfälle 2000
24	**Strahlen**			
2401	Grauer Star durch Wärmestrahlung	16	1	–
2402	Erkrankungen durch ionisierende Strahlen	726	204	196
3	**Durch Infektionserreger oder Parasiten verursachte Krankheiten sowie Tropenkrankheiten**	3 449	1 265	235
3101	Infektionskrankheiten, wenn der Versicherte im Gesundheitsdienst, in der Wohlfahrtspflege oder in einem Laboratorium tätig oder durch eine andere Tätigkeit der Infektionsgefahr in ähnlichem Maße besonders ausgesetzt war	2 111	623	192
3102	Von Tieren auf Menschen übertragbare Krankheiten	879	331	43
3103	Wurmkrankheit der Bergleute, verursacht durch Ancylostoma duodenale oder Strongyloides stercoralis	3	–	–
3104	Tropenkrankheiten, Fleckfieber	456	311	–
4	**Erkrankungen der Atemwege und der Lungen, des Rippenfells und des Bauchfells**	17 832	6 632	3 032
41	**Erkrankungen durch anorganische Stäube**			
4101	Quarzstaublungenerkrankung (Silikose)	2 050	1 627	370
4102	Quarzstaublungenerkrankung in Verbindung mit aktiver Lungentuberkulose (Siliko-Tuberkulose)	63	27	24
4103	Asbeststaublungenerkrankung (Asbestose) oder durch Asbeststaub verursachte Erkrankungen der Pleura	3 770	1 818	389
4104	Lungenkrebs oder Kehlkopfkrebs ■ in Verbindung mit Asbeststaublungenerkrankung (Asbestose) ■ in Verbindung mit Asbeststaub verursachter Erkrankung der Pleura oder ■ bei Nachweis der Einwirkung einer kumulativen Asbestfaserstaub-Dosis am Arbeitsplatz von mindestens 25 Faserjahren	2 841	740	697
4105	Durch Asbest verursachtes Mesotheliom des Rippenfells und des Bauchfells oder des Perikards	997	701	670
4106	Erkrankungen der tiefen Atemwege und der Lungen durch Aluminium oder seine Verbindungen	27	6	2
4107	Erkrankungen an Lungenfibrose durch Metallstäube bei der Herstellung oder Verarbeitung von Hartmetallen	52	3	2
4108	Erkrankungen der tieferen Atemwege und der Lungen durch Thomasmehl (Thomasphosphat)	3		
4109	Bösartige Neubildungen der Atemwege und der Lungen durch Nickel oder seine Verbindungen	27	4	4
4110	Bösartige Neubildungen der Atemwege und der Lungen durch Kokereirohgase	52	17	16
4111	Chronische obstruktive Bronchitis oder Emphysem von Bergleuten unter Tage im Steinkohlebergbau	1 345	325	272
42	**Erkrankungen durch organische Stäube**			
4201	Exogen-allergische Alveolitis	194	69	49
4202	Erkrankungen der tieferen Atemwege und der Lungen durch Rohbaumwoll-, Rohflachs- oder Rohhanfstaub (Byssinose)	25	–	–
4203	Adenokarzinome der Nasenhaupt- und Nasennebenhöhlen durch Stäube von Eichen- oder Buchenholz	50	40	40

26.1 Prinzipien der Arbeits- und Umweltmedizin

Tab. 26.1 (Fortsetzung)

BKV Nr. 1	Krankheiten 2000	Angezeigte Verdachtsfälle 2000	Anerkannte Berufskrankheiten 2000	Neue Rentenfälle 2000
43	**Obstruktive Atemwegserkrankungen**			
4301	Durch allergisierende Stoffe verursachte obstruktive Atemwegserkrankungen (einschließlich Rhinopathie), die zur Unterlassung aller Tätigkeiten gezwungen haben, für die Entstehung, die Verschlimmerung oder das Wiederaufleben der Krankheit ursächlich waren oder sein können	4 269	1 004	314
4302	Durch chemisch-irritativ oder toxisch wirkende Stoffe verursachte obstruktive Atemwegserkrankungen, die zur Unterlassung aller Tätigkeiten gezwungen haben, die für die Entstehung, die Verschlimmerung oder das Wiederaufleben der Krankheit ursächlich waren oder sein können	2 062	251	183
5	**Hautkrankheiten**	20 984	1 699	491
5101	Schwere oder wiederholt rückfällige Hauterkrankungen, die zur Unterlassung aller Tätigkeiten gezwungen haben, die für die Entstehung, die Verschlimmerung oder das Wiederaufleben der Krankheit ursächlich waren oder sein können	20 931	1 680	476
5102	Hautkrebs oder zur Krebsbildung neigende Hautveränderungen durch Ruß, Rohparaffin, Teer, Anthrazen, Pech oder ähnliche Stoffe	53	19	15
6	**Krankheiten sonstiger Ursache**	2	–	–
6101	Augenzittern der Bergleute	2		
Insgesamt (gemäß Anlage 1 BKV)		79 179	18 296	5 448
Fälle nach § 9 Abs.2 SGB VII		–	243	23
Sonstige Anzeigen		2 336	–	–
Berufskrankheiten zusammen		81 533	18 539	5 471
Berufskrankheiten gemäß DDR-BKVO		9	150	99
Insgesamt		81 542	18 689	5 570

Jeder Arzt ist gesetzlich verpflichtet (**§ 5 der Berufskrankheitenverordnung**), eine Krankheit anzuzeigen, wenn der begründete Verdacht auf das Vorliegen einer Berufskrankheit besteht. Er sollte diese Begründung mit möglichst genauen Angaben untermauern. Die Anzeige kann auch vom Patienten selbst, von den Krankenkassen oder vom Arbeitgeber gestellt werden. Der Patient kann sich nicht gegen die Anzeige verwehren, die gesetzliche Meldepflicht hat hier Vorrang vor der ärztlichen Schweigepflicht. Dem Patienten sind Inhalt und Adressat der Anzeige bekannt zu geben. Psychologisch wichtig ist, dem Patienten verständlich zu machen, dass sich bei weitem nicht alle angezeigten Verdachtsfälle als Berufskrankheit bestätigen lassen und es durchaus zu einer berechtigten Ablehnung kommen kann.

Voraussetzungen für eine sinnvolle Berufskrankheitenanzeige ist in der Regel, dass sich die festgestellte Erkrankung in der Liste der Berufskrankheiten wiederfindet und dass sowohl ein zeitlicher als auch ein pathophysiologischer Zusammenhang mit der vermuteten beruflichen Noxe besteht. Adressiert wird die Anzeige an den zuständigen Unfallversicherungsträger (s. u.). Alternativ dazu kann die Berufskrankheitenanzeige an den staatlichen Gewerbearzt geschickt werden, der in der Regel über die lokal zuständigen Gewerbeaufsichtsämter zu erreichen ist. Unfallversicherungsträger und staatlicher Gewerbearzt setzen sich wechselseitig über eine Berufskrankheitenanzeige in Kenntnis.

Der Unfallversicherungsträger ermittelt alle Informationen, die zur Beurteilung der vermuteten Berufskrankheit bedeutsam sind, u.a. Unterlagen der Krankenkassen und Beschreibungen des Arbeitsplatzes. In der Regel werden dann dem Patienten mehrere Fachärzte zur Auswahl gestellt, die die Begutachtung durchführen können. Meist erfordert die Begutachtung weitere Untersuchungen, die Vorbefunde ergänzen. Der staatliche Gewerbearzt nimmt zu dem Gutachten Stellung; die Entscheidung die Anerkennung der Berufskrankheit und die Konsequenzen (s. u.) trifft ein Ausschuss des Unfallversicherungsträger (**UVT**). Der Patient kann gegen die Entscheidung Einspruch erheben und ggf. vor dem Sozialgericht Klage erheben.

Wird eine Berufskrankheit anerkannt, hat dies potentiell für die betroffene Person verschiedene Maßnahmen zur Folge:

Kompensation: Beträgt die Minderung der Erwerbsfähigkeit (vgl. Begutachtungskunde) bedingt durch diese oder mehrere Berufskrankheiten zusammengenommen ≥ 20 %, zahlt der UVT eine **Entschädigung**, unabhängig vom zeitlichen Umfang der weiteren Berufstätigkeit und vom Verdienst.

Rehabilitation: Der UVT kommt für Leistungen der medizinischen Rehabilitation auf und unterstützt die berufliche Rehabilitation z. B. durch Zahlung eines **Verdienstausgleichs** bei Umsetzung auf einen schlechter bezahlten Arbeitsplatz oder durch **Umschulung** in einen anderen Beruf. Der UVT übernimmt auch Pflegeleistungen.

Prävention: Typische arbeitsmedizinische Präventionsmaßnahmen (Arbeitsschutzmaßnahmen) können vom UVT veranlasst werden. Der Arbeitgeber muss höhere Beiträge an den UVT zahlen, wenn bei einem Arbeitnehmer eine Berufskrankheit anerkannt wird.

Wenn für den Arzt zwar ersichtlich ist, dass keine Berufskrankheit vorliegt, es aber Hinweise gibt, dass eine Berufskrankheit zu entstehen, wiederaufzuleben oder sich zu verschlimmern droht, muss ebenfalls der UVT tätig werden (sog. „§3-Maßnahmen", entsprechend dem **Präventionsparagraphen** § 3 der BeKV). Der Arzt teilt dazu dem UVT mit, welche Berufskrankheit entstehen könnte, worauf sich die Annahme gründet und was ggf. dagegen getan werden soll. Für diese Mitteilung ist die Zustimmung des Patienten erforderlich. Es empfiehlt sich ein großzügiges Meldeverhalten.

Um speziell beruflich verursachte Haut- und Atemwegserkrankungen frühzeitig richtig zu erkennen, zu behandeln und ggf. Präventivmaßnahmen einzuleiten, wurden ein **Hautarzt-** und in jüngster Zeit ein **Lungenarztverfahren** eingeführt. Im Unterschied zum begründeten Verdacht beim Berufskrankheitenverfahren reicht hier schon die Vermutung einer Berufskrankheit. Der behandelnde Arzt überweist den Patienten dann an einen Hautarzt bzw. einen Lungenfacharzt, ggf. auch an einen entsprechend erfahrenden Arbeitsmediziner. Der Facharzt beschreibt in einem Bericht Diagnose, stützende Befunde, die Therapie und weitere Maßnahmen zur Behandlung. Ferner enthält der Bericht Angaben über den Arbeitsplatz und Indizien für eine berufliche Verursachung der Erkrankung. Die Kosten für das Verfahren und zuvor genehmigte weitere Untersuchungen übernimmt der UVT.

Schließlich kann sich der Arzt, wenn er **Missstände** am Arbeitsplatz des Patienten vermutet, z. B. in Form mangelnder Arbeitshygiene, andererseits aber die o. g. Verfahren nicht zu begründen sind, direkt an den **Betriebsarzt**, den zuständigen Unfallversicherungsträger oder den staatlichen Gewerbearzt bzw. das **Gewerbeaufsichtsamt** wenden. Dazu muss der Patient ihn aber von der ärztlichen Schweigepflicht entbunden haben.

Arbeits- und **Wegeunfälle** sind im Gegensatz zu Berufskrankheiten Körperschädigungen durch plötzlich auftretenden Einwirkung von außen. Auch hierbei muss die Schädigung kausal auf die Einwirkung zurückzuführen sein. Tritt der Unfall bei der versicherten Tätigkeit auf, handelt es sich um einen Arbeitsunfall, tritt er auf dem Weg zwischen Wohnung und Arbeitsstätte auf, um einen Wegeunfall. **Durchgangs-(D-)Ärzte**, die sich um die fachgerechte Versorgung der Unfälle kümmern und einen Bericht über den Unfall erstellen, stammen i. d. R. aus chirurgischen Fächern. Die Unfälle unterscheiden sich nicht prinzipiell von Unfällen außerhalb beruflicher Tätigkeit, bestimmte Unfallarten kommen jedoch gehäuft vor. Wenngleich Arbeits- und Wegeunfälle wesentlich häufiger sind als Berufskrankheiten und für den Arbeitsschutz eine große Rolle spielen, wird aus o. g. Gründen hier nicht näher darauf eingegangen.

Institutionen für Arbeitsschutz und Arbeitsmedizin

Bei einer möglichen Wechselwirkung zwischen beruflicher Tätigkeit und Erkrankung seines Patienten kann sich der behandelnde Arzt von folgenden Stellen unterstützen lassen:

Staatliche Einrichtungen

Für die Überwachung der gesetzlichen Arbeitsschutzmaßnahmen zuständig ist das staatliche **Gewerbeaufsichtsamt**, das mit sonderpolizeilichen Funktionen ausgestattet ist. Die ärztliche Meldung des Verdachts auf eine eingetretene oder drohende Berufskrankheit löst u. U. einen, möglicherweise unangemeldeten, Besuch von Behördenvertretern im Betrieb aus. Der staatliche Gewerbearzt ist – nach Bundesland verschieden – dem Gewerbeaufsichtsamt oder dem Landesamt für Arbeitsschutz, dem Landesgesundheitsamt oder dem Landesamt für Arbeitsmedizin zugeordnet. Er hat primär beratende Funktion.

Unfallversicherungsträger (UVT)

Wie im Sozialgesetzbuch festgelegt, sind Unfallversicherungsträger Körperschaften des öffentlichen Rechts. Sie sind ermächtigt, rechtlich bindende Vorschriften zu erlassen. Es gibt für Beschäftigte der öffentlichen Hand **Unfallversicherungen** auf Bundes-, Länder- und Gemeindeebene, für Beschäftigte der Landwirtschaft die landwirtschaftlichen **Berufsgenossenschaften** und für Beschäftigte der gewerblichen Wirtschaft die gewerblichen Berufsgenossenschaften. Im Zweifel weiß der Arbeitgeber, welchem Unfallversicherungsträger sein Betrieb zugeordnet ist, da er diesem Beiträge zahlt. Die Haftung des Arbeitgebers für die Erkrankung eines Arbeitnehmers geht auf den UVT über (sofern nicht grob fahrlässiges Handeln vorliegt). Die Rolle der UVT im Berufskrankheitenverfahren ist oben beschrieben.

Betrieblicher Gesundheitsschutz

Die gesetzliche Verantwortung für die Arbeitssicherheit trägt der **Arbeitgeber**. In Betrieben über 20 Beschäftigten bestellt er mindestens einen **Sicherheitsbeauftragten**, d. h. einen Arbeitnehmer, der vor allem Vorhandensein und Benutzung von **Arbeitsschutzmaßnahmen** überprüft. Der Arbeitgeber muss ferner Betriebsärzte und Sicherheitsfachkräfte (technischer Grundberuf, mindestens Meister, spezielle Ausbildung) bestellen, die ihn – zeitlich entsprechend Betriebsgröße und Gefahrenpotential – in Fragen des Arbeitsschutzes unterstützen. Der **Betriebsarzt** sollte der erste Ansprechpartner bei einem konkreten gesundheitlichen Problem eines Patienten mit seinem Arbeitsplatz sein.

26.1.2 Spezielle diagnostische Methoden der klinischen Arbeits- und Umweltmedizin

Anamnese und körperliche Untersuchung

In Ergänzung der allgemeinen und spezifischen Anamnese ist der behandelnde Arzt entscheidend auf die **arbeits-** und **umweltmedizinische Anamnese** angewiesen, um selbst den Zusammenhang zwischen einer exogenen Noxe vom Arbeitsplatz oder außerberuflicher Umwelt und Erkrankung herstellen, und sich sinnvoll von einem Arbeitsmediziner beraten lassen zu können. Das Erscheinungsbild u. g. internistischer Erkrankungen ist identisch, unabhängig davon, ob Arbeits- und Umweltnoxen oder außerberufliche Risikofaktoren zugrunde liegen oder keine Ursachen erkennbar werden. In den seltensten Fällen gibt es ein diagnostisches Verfahren, das die exogene Noxe als ursächlich beweist. Daher muss sich die Bewertung in der Regel darauf stützen, ob Art und Ausmaß der Noxe und Erkrankung zusammenpassen.

Generell sollte die Anamnese **alle bisherigen beruflichen Tätigkeiten** erfassen. Eine detaillierte Beschreibung, die für die Bewertung eines schädlichen Einflusses notwendig ist, wird aufgrund der beschränkten Zeit im klinischen Alltag nur für die Tätigkeit möglich sein, die im zeitlichen Zusammenhang mit der Erkrankung steht. Bei Erkrankungen mit langer Latenzzeit (z. B. 30 Jahre für Entstehung eines Mesothelioms durch Asbest) betrifft dies aber einen entsprechend langen Zeitraum. Ein Fragebogen für den Patienten zum Selbstausfüllen (s. Fragebogen „Arbeitsmedizinische Anamnese") kann als Grundlage hilfreich sein, um gezielt weitere Fragen stellen zu können.

Praxis

Fragebogen: „Arbeitsmedizinische Anamnese"

- Welche(n) Beruf(e) haben Sie erlernt, welche ausgeübt?
- Von wann bis wann (Monat, Jahr)?
- Welche Tätigkeiten haben Sie im Einzelnen ausgeführt? Bitte beschreiben Sie Ihre Arbeit so, dass ein anderer sie sich vorstellen kann.
- Mit welchen möglicherweise gefährlichen Stoffen haben Sie gearbeitet? Dabei sind vor allem Art des Stoffes, pro Zeiteinheit verwendete Menge (z. B. 5 kg/d), der Zustand des Stoffes (z. B. pulverförmig, dann in Flüssigkeit gelöst) und die möglichen Wege der Berührung mit Aufnahme in den Körper (z. B. Hautkontakt mit der Flüssigkeit, Einatmung des Staubes) von Bedeutung.
- Mit welchen technischen Hilfsmitteln (Werkzeuge, Geräte, Maschinen etc.) haben Sie gearbeitet?
- Welche Arbeitsverfahren haben Sie verwendet?
- Welchen technischen Arbeitsschutz gab es?
- Welche persönlichen Arbeitsschutzmittel haben Sie verwendet?
- Hatten Sie im Zusammenhang mit einer bestimmten Tätigkeit Beschwerden, die bei anderen Tätigkeiten oder in der Freizeit nicht auftraten, ggf. welche Tätigkeiten und Beschwerden?
- Gab es besondere Ereignisse während der Tätigkeit: Unfälle am Arbeitsplatz, Eingreifen von betrieblichem Arbeitsschutz, Berufsgenossenschaft oder Gewerbeaufsicht?
- Gibt es eine berufliche Tätigkeit, auf die Sie selbst Ihre Erkrankung zurückführen?
- Welche außerberuflichen Arbeiten haben Sie ausgeführt (z. B. Heimwerkerarbeiten, Mithilfe bei Nachbarn etc.)?
- Welchen anderen Freizeitbeschäftigungen gehen Sie nach (möglichst detaillierte Angaben)?

Die körperliche Untersuchung hinsichtlich u. g. Erkrankungen unterscheidet sich nicht prinzipiell von der normalen internistischen Untersuchung. Spezielle Krankheitszeichen werden ggf. im Zusammenhang mit den Noxen erwähnt.

Apparative Untersuchungen

Die diagnostischen Verfahren für arbeits- und umweltmedizinische Untersuchungen unterscheiden sich nicht grundsätzlich von denen der Inneren Medizin. Im Folgenden werden nur spezielle Anwendungen dargestellt, ansonsten sei auf die anderen Kapitel verwiesen.

Ergometrie

Wie auch in der Kardiologie dient das Belastungs-EKG dazu, eine **koronare Herzkrankheit** aufzudecken und ihre funktionellen Auswirkungen zu bestimmen. Dies ist bei besonderen Tätigkeiten notwendig, um das Risiko für die Person und ggf. für Dritte bestimmen zu können. Zusätzlich gibt es die Indikation der **Leistungsbeurteilung** mit Hinblick auf Tätigkeiten, die mit einer überdurchschnittlichen kardiozirkulatorischen Beanspruchung einhergehen. Zu diesem Zweck wird mit Hilfe des Fahrradergometers gemessen, welche Leistung (in Watt) bei einer vorgegebenen Herzfrequenz (normalerweise 130, 150 oder 170 Schläge/min) erreicht wird. Diese Werte werden als W 130, W 150 oder W 170 bezeichnet. Durchschnittliche Werte, wie sie für arbeitsmedizinische Vorsorgeuntersuchungen verwendet werden, sind für die W 150: 2,1 W/kg KG für Männer und 1,8 W/kg KG für Frauen. Eine Unterschreitung um ≥ 20 % wird als weiter klärungsbedürftig gewertet. Zur Objektivierung und Quantifizierung einer Gasaustauschstörung unter Belastung wird die Ergometrie mit Blutgasanalysen unter Belastung kombiniert.

Spiroergometrie

Die Kombination von **Ergometrie mit Spirometrie** und Atemgasanalyse wird als Spiroergometrie bezeichnet. Sie gibt simultan Auskunft über Ventilation, Zirkulation, Diffusion, Stoffwechsel und Regelsystem. Sie ist damit ein wichtiges Verfahren für die Differenzierung **kardialer und pulmonaler** Leistungslimitierung und für die Beschreibung der **Leistungsreserve**.

Klinische Arbeitsmedizin

Spirometrie

Als Screeningverfahren dient die einfache Lungenfunktionsuntersuchung dazu, klinisch oft lange latente obstruktive (und restriktive) Atemwegs- (und Lungen-)Erkrankungen aufzudecken. In der klinischen Präventivmedizin bei berufstätigen Kollektiven ist die Zahl relevanter pathologischer Befunde, die bei einem Spirometriescreening erhoben werden, höher als bei gleichermaßen ungezieltem Einsatz der Ruhe-Elektrokardiographie. Portable Kleingeräte erleichtern den Einsatz am Arbeitsplatz.

Ganzkörperplethysmographie

Mit der Ganzkörperplethysmographie lassen sich der **Atemwegswiderstand** und das **intrathorakale Gasvolumen** bestimmen. Bei pathologischen spirometrischen Werten ist stets eine Ganzkörperplethysmographie indiziert, darüber hinaus bei spirometrisch nicht erklärbarer (arbeitsplatzbezogener) Atemwegssymptomatik.

Unspezifische bronchiale Provokationstestung

Die Bestimmung der unspezifischen Atemwegsempfindlichkeit ist ein Verfahren, welches insbesondere bei Verdachtsfällen und Frühstadien (berufsbedingter) obstruktiver Atemwegserkrankungen und nach Expositionspausen zum Einsatz kommt, wenn die Basis-Lungenfunktionsprüfung Normalbefunde ergibt.

Lungenfunktionsanalytische Verlaufsuntersuchungen

Die vom Patienten selbst mehrmals täglich durchgeführte Bestimmung des exspiratorischen Spitzenflusses mit einem **Peak-Flowmeter** oder die aufwändigere Selbstkontrolle der Lungenfunktion mit einem elektronischen Spirometer gibt bei kooperierenden Patienten über einen Zeitraum von meist mehreren Wochen bis Monaten Anhaltspunkte für exogene Auslöser variabler obstruktiver Ventilationsstörungen. Auch kann die im Lungenfunktionslabor objektivierbare Zunahme der unspezifischen Atemwegsempfindlichkeit nach Exposition gegenüber einem sonst nur schwer eingrenzbaren Arbeitsstoff wertvolle Hinweise auf die Noxe geben. Diese Verfahren sollten daher großzügig eingesetzt werden.

Spezifische bronchiale Provokationstestung

Zur Beurteilung der individuellen Relevanz einer allergisierend oder chemisch-irritativ wirkenden Noxe für die Atemwege können spezifische Provokationstestungen indiziert sein, die spezialisierten Abteilungen vorbehalten sind. Dies gilt insbesondere vor wichtigen Entscheidungen über Berufswahl, Arbeitsplatzwechsel etc., um medizinische Fehlschlüsse mit oft deletären sozialen und finanziellen Konsequenzen für die Betroffenen zu minimieren. Bei diesen spezifischen Provokationstestungen sind nach Möglichkeit standardisierte, gut dosierbare Extrakte zu verwenden. Sofern schlecht definierte Arbeitsstoffgemische zu Provokationszwecken eingesetzt werden müssen, ist eine messtechnische Quantifizierung der Exposition zu fordern.

MAK-, BAT-, TRK-, EKA-Werte

Entfernt vergleichbar den Normwerten der Labormedizin können die in der Arbeitsmedizin verwendeten **Grenzwerte** dem Kliniker dazu dienen, die gesundheitliche Bedeutung einer Schadstoffbelastung abzuschätzen.

Die Senatskommission zur Prüfung gesundheitsschädlicher Arbeitsstoffe der Deutschen Forschungsgemeinschaft veröffentlicht jährlich eine komplexe Liste von Grenzwerten, die **MAK- und BAT-Werte-Liste,** die die aktuelle wissenschaftliche Erkenntnis über die aufgeführten Arbeitsstoffe zum Ausdruck bringt. Die Liste ist Grundlage für die Liste, die in der Technischen Regel für Gefahrstoffe (TRGS 900) als Teil der Gefahrstoffverordnung gesetzliche Grundlage für die Gefährdungsbeurteilung von Arbeitsplätzen ist. Beide Quellen enthalten auch die Angaben über TRK- und EKA-Werte.

Der MAK-Wert

Definition Der **MAK-Wert,** die maximale Arbeitsplatzkonzentration eines Stoffes, ist „die höchstzulässige Konzentration eines Arbeitsstoffes als Gas, Dampf oder Schwebstoff in der Luft am Arbeitsplatz, die nach dem gegenwärtigen Stand der Kenntnis auch bei wiederholter und langfristiger, in der Regel täglich achtstündiger Exposition, jedoch bei Einhaltung einer durchschnittlichen Wochenarbeitszeit von 40 Stunden" … „im Allgemeinen die Gesundheit der Beschäftigten nicht beeinträchtigt und diese nicht unangemessen belästigt".

Da MAK-Werte Schichtmittelwerte sind, die aktuellen Konzentrationen der Arbeitsstoffe in der Luft am Arbeitsplatz jedoch häufig erhebliche Schwankungen aufweisen, ist i. d. R. für jeden Stoff festgelegt, um wie viel, wie häufig, wie lange und in welchen Abständen der MAK-(Mittel-)Wert überschritten werden darf.

MAK-Werte tragen der unterschiedlichen Empfindlichkeit arbeitsfähiger Menschen und der (ggf. gesundheitsneutralen) Lästigkeit von Stoffwirkungen Rechnung. Wenn durch Hautresorption die innere Exposition auf Werte ansteigen kann, die durch Einhaltung der MAK-Werte in der Luft eigentlich vermieden werden sollen, so ist dies vermerkt. Der BAT-Wert (s. u.) hilft in diesen Fällen weiter. Droht in Einzelfällen die Gefahr von allergischen Krankheitserscheinungen (obwohl der MAK-Wert eingehalten wird), wird der Arbeitsstoff als haut- oder atemwegssensibilisierend gekennzeichnet. Schließlich finden sich Informationen über die Schädlichkeit eines Stoffes in der **Schwangerschaft,** mutagene und kanzerogene Eigenschaften.

Der BAT-Wert

Definition Der **BAT-Wert** (biologischer Arbeitsstofftoleranzwert) ist „die beim Menschen höchstzulässige Quantität eines Arbeitsstoffes bzw. Arbeitsstoffmetaboliten oder die dadurch ausgelöste Abweichung eines biologischen Indikators von seiner Norm, die nach dem gegenwärtigen Stand der wissenschaftlichen Kenntnis im allgemeinen die Gesundheit der Beschäftigten auch dann nicht beeinträchtigt, wenn sie durch Einflüsse des Arbeitsplatzes regelhaft erzielt wird". BAT-Werte sind somit ein Maß für die **innere Belastung** bzw. – bei biologischen Indi-

26.1 Prinzipien der Arbeits- und Umweltmedizin

katoren – der Reaktion des Organismus, also der **Beanspruchung**.

BAT-Werte werden meist im **Blut** oder **Urin** bestimmt, die BAT-Werte-Liste enthält darüber hinaus auch die Information, wann die Probe zu entnehmen ist. Analog den MAK-Werten gibt es keine Angaben zu Arbeitsstoffgemischen, eine „Leitsubstanz" ist hier hilfreich. BAT-Werte werden z. B. in Rahmen von speziellen arbeitsmedizinischen Vorsorgeuntersuchungen bestimmt.

TRK-Werte

Für **krebserzeugende** und **keimzellmutagene** Arbeitsstoffe können keine MAK-Werte aufgestellt werden, da die Unbedenklichkeit eines Toleranzwertes praktisch nicht wissenschaftlich zu belegen ist. Bestimmte Arbeitsstoffe sind aber technisch unvermeidlich. Der Ausschuss für Gefahrenstoffe stellt daher **TRK-Werte** (technische Richtkonzentrationen) auf, die die Konzentration eines gefährlichen Stoffes am Arbeitsplatz angeben, die nach dem Stand der Technik erreicht werden kann. Die Einhaltung des TRK-Wertes soll das Risiko für die Gesundheit vermindern, kann dieses aber nicht vollständig ausschließen.

EKA-Werte

In Analogie zu den BAT-Werten werden für **Krebs erzeugende** Stoffe im biologischen Material, d. h. **Blut** oder **Urin**, **EKA-Werte** (Expositionsäquivalente für Krebs erzeugende Arbeitsstoffe) angegeben, da kein als unbedenklich anzusehender BAT-Wert benannt werden kann. Die Liste der den jeweiligen EKA-Werten entsprechenden Luftkonzentrationen für einen Stoff gibt an, welche innere Belastung sich bei ausschließlich inhalativer Stoffaufnahme ergeben würde.

MAK-, BAT-, TRK- und EKA-Werte beziehen sich auf die Verhältnisse am Arbeitsplatz.

Für die allgemeine Bevölkerung, die Expositionen bis zu 24 h/d ausgesetzt sind, und für besonders empfindliche Personen (z. B. Kinder, Schwangere, Kranke) sind diese Werte nicht anwendbar. Richtwerte für die **Umweltluft** sind beispielsweise die **MRK** (maximale Raumluftkonzentration) oder die **MIK** (maximale Immissionskonzentration).

Der **ADI-Wert** (Acceptable Daily Intake) ist eine Stoffmenge, die lebenslang täglich aufgenommen werden kann, ohne dass mit einer gesundheitlichen Beeinträchtigung zu rechnen ist. Die Überschreitung dieser Umweltwerte sollte vermieden werden, ist aber nicht mit einer Gesundheitsgefährdung gleichzusetzen, da die Werte zur Sicherheit zwischen etwa dem zehn- bis 1000fachen geringer angesetzt sind als die Konzentrationen, bei denen gerade keine Wirkung des Stoffes mehr zu beobachten ist, dem sog. **NOAEL** (No Observed Adverse Effect Level = Menge, die keinen ungünstigen Effekt mehr hervorruft). Zur Bewertung der gesundheitlichen Bedeutung von Stoffkonzentrationen im menschlichen Körper wurden, in Analogie zu den BAT-Werten, für mehrere Stoffe Human-Biomonitoring- **(HBM)** -Grenzwerte aufgestellt. Bei Überschreitung des **HBM-I-Wertes** kann eine gesundheitliche Beeinträchtigung nicht ausreichend sicher ausgeschlossen werden; bei einer Überschreitung des **HBM-II-Wertes** ist eine gesundheitliche Beeinträchtigung möglich. Die wissenschaftlich begründeten HBM-Werte liegen i. d. R. deutlich über den **Normalwerten,** also des 95%-Bereiches der Normalverteilung einer nicht erkrankten Bevölkerung, die keinerlei gesundheitliche Bewertung zulassen, da auch eine überdurchschnittliche Belastung noch nichts über die Gefährlichkeit eines Stoffes aussagt.

26.1.3 Grundbegriffe der Begutachtungskunde

Während der Präventionsauftrag der gesetzlichen Unfallversicherung sich auf Berufskrankheiten, Arbeits- und Wegeunfälle sowie auf arbeitsbedingte Gesundheitsstörungen bezieht, ist deren Kompensations- (d. h. Entschädigungs-)Auftrag auf Berufskrankheiten, Arbeits- und Wegeunfälle beschränkt.

Im Sozialrecht der gesetzlichen Unfallversicherung (im Gegensatz zur gesetzlichen Kranken-, Renten-, Alters-, Pflege- und Arbeitslosenversicherung) gilt das **Kausalitätsprinzip:**

Wenn im Individualfall eine Berufskrankheit anerkannt werden soll, wird der **Vollbeweis** für drei Tatbestände gefordert:
- versicherte Tätigkeit
- schädigende Einwirkung
- Gesundheitsschaden

Hingegen reicht der **Wahrscheinlichkeitsbeweis** („mehr spricht dafür als dagegen") für die gutachterliche Bejahung des Kausalzusammenhangs zwischen schädigender beruflicher Einwirkung und Gesundheitsschaden aus.

Bei einigen Berufskrankheiten (z. B. die obstruktiven Atemwegserkrankungen) ist die **Aufgabe der schädigenden Tätigkeit** (nicht des Berufs! → also keine überstürzten Berufswechsel!) Voraussetzung für die Anerkennung.

Je nach organbezogener Funktionsbeeinträchtigung, ggf. Komplikationen und Auswirkungen auf die Erwerbsfähigkeit auf dem allgemeinen Feld des Erwerbslebens kann eine Berufskrankheit mit einer **Minderung der Erwerbsfähigkeit (MdE)** einhergehen. Durch den speziellen Bezug der Krankheit auf das Erwerbsleben, nicht auf das allgemeine Leben, unterscheidet sich die MdE deutlich vom Grad der Behinderung **(GdB)** des Schwerbehinderten-Gesetzes. Eine Rentenleistung wird ab einer MdE von 20 % gewährt.

Zusammenfassung

Auf diesem komplizierten Gebiet drohender und bereits manifester Berufskrankheiten ist ein internistisch qualifiziertes und sozialmedizinisch besonnenes Vorgehen besonders wichtig, um deletäre Konsequenzen für Patienten und Angehörige zu vermeiden.

Die häufigsten Fehler sind:
- mangelnde Objektivierung von Krankheitsbefunden vor empfohlener Tätigkeitsaufgabe,
- überstürzter Tätigkeitswechsel, auch wenn einfache Präventionsmaßnahmen noch nicht ausgeschöpft waren,
- übersehene Berufskrankheiten mit nachteiligen finanziellen Folgen für Erkrankte und Angehörige,
- Wecken völlig unbegründeter Erwartungshaltungen bei erkennbar unbegründetem Anzeigeverhalten.

Arbeitsmedizinisch-klinische Konsiliaruntersuchungen sind hier im Vorfeld ratsam.

Klinische Arbeitsmedizin

26.2 Spezielle Erkrankungen – arbeits- und umweltmedizinische Ursachen

26.2.1 Pulmonale Erkrankungen

Lungen- und Atemwegserkrankungen bestimmen etwa 50 % der erstmals entschädigten Berufskrankheiten. Im folgenden Abschnitt wird lediglich auf arbeitsbedingte Besonderheiten von Lungen- und Atemwegserkrankungen eingegangen, die in Kapitel 8 ausführlich abgehandelt sind.

Akute Inhalationsintoxikationen

Wichtige Auslöser von Inhalationsintoxikationen sind in Kapitel 25.4 und 8.6 ausgeführt. Sie werden hier in Abbildung 26.1 synoptisch dargestellt.
Der Wirkungsort einer inhalativen Noxe und der Schweregrad der Schädigung werden vorrangig durch vier Faktoren beeinflusst:

- **Aggregatzustand** (Partikel < 5 µm gelangen bis in die Alveolen)
- **Wasserlöslichkeit** (je besser wasserlöslich eine Substanz, umso ausgeprägter ist die Wirkung am oberen Atemtrakt; wasserunlösliche Gase entfalten ihre Wirkung besonders im Alveolarbereich)
- **Dosis** (hohe Dosen gut wasserlöslicher Gase können bis in den Alveolarbereich schädigende Wirkungen entfalten)
- **pH-Wert** (Säureverätzungen führen zu einer Koagulation des Atemwegsepithels, während Laugenverätzungen, vor allem durch Ammoniak, tiefe Kolliquationsnekrosen verursachen)

Pathogenese und Symptome Trotz der Vielfalt inhalativer Noxen lassen sich die Schädigungsmechanismen im Wesentlichen in sechs Gruppen einteilen (s. Tab. 26.2).

Therapie Die Therapie der Inhalationstraumen richtet sich primär nach dem **Wirkort** der Noxe (s. Abb. 26.2). Tabellen 26.3 und 26.4 beinhalten weitere Therapieschemata.

Chronische Bronchitis

An einer Reihe von Arbeitsplätzen kam und kommt es unter ungünstigen lüftungstechnischen Verhältnissen bei Überschreitung gültiger Grenzwerte gehäuft zu Bronchitiden. Eine allgemein akzeptierte Kategorisierung der berufsbedingten Bronchitiden gibt es nicht. Wir unterscheiden:

- **kurzfristige Reizerscheinungen** durch ungewohnte, aber dauerhaft unbedenkliche Konzentrationen von Atemtraktirritanzien (z. B. Ammoniak, Schwefeldioxid, künstliche Mineralfasern unterhalb wissenschaftlich festgelegter Grenzwerte),
- **chronische Reizerscheinungen** mit erhöhtem Risiko der Entwicklung eines Asthma bronchiale (z. B. durch Isocyanate, Lötrauche),
- **chronische Reizerscheinungen** mit erhöhtem Risiko der Entwicklung einer chronisch-obstruktiven Bronchitis (z. B. durch organische Stäube in der Landwirtschaft, Schweißrauche, Pyrolyseprodukte bei Feuerlöscharbeiten, in der Papierherstellung und -verarbeitung).

Die berufsbedingte nichtobstruktive Bronchitis ist formal keine Berufskrankheit, sie sollte jedoch stets gedeutet werden als Hinweis auf:

- mangelhafte arbeitshygienische Verhältnisse (Grenzwertüberschreitung? Hinweis an Betriebsarzt, ggf. an Gewerbeaufsicht oder Unfallversicherungsträger – cave: Schweigepflicht),
- Gefahr der Entwicklung einer obstruktiven Atemwegserkrankung (Bestimmung der unspezifischen Atemwegsempfindlichkeit, longitudinale Lungenfunktionsanalysen, §3-Anzeige erwägen).

Tab. 26.2 Verschiedene Schädigungsmechanismen und ihre Noxen.

Diagnose	Noxe	Symptome	Folgen
Akute toxische Bronchitis, akute toxische Tracheitis	Ammoniak, Chlorgas, Salzsäure, Formaldehyd	Retrosternaler Schmerz, Hustenreiz, Heiserkeit, Aphonie	Entzündliche Schleimhautveränderungen, Hyperreagibilität
Bronchokonstriktion	Schwefeldioxid, Schwefelsäure, Isocyanate, Formaldehyd	Gesteigerte Atemwegsempfindlichkeit	Chemisch-irritativ oder toxisch ausgelöstes Asthma bronchiale
Bronchiolitis obliterans	Stickstoffdioxid, Schwefeldioxid, Ammoniak, Chlorgas	Husten, Luftnot, Fieber	Pneumonie
Schäden im Alveolarbereich	Phosgen, Ozon	Intraalveoläres Ödem, Schädigung der Alveolarmakrophagen	Bakterielle Pneumonien
Lungenödem	Stickoxide, Phosgen	Husten, Luftnot	Evtl. Bronchiolitis obliterans
Asphyxie	Kohlendioxid, Stickstoff, Methan, Kohlenmonoxid, Blausäure, Schwefelwasserstoff	< 14 % O_2 Hypoxämie; < 10 % O_2 Übelkeit, Krämpfe, Bewusstlosigkeit	

26.2 Spezielle Erkrankungen – arbeits- und umweltmedizinische Ursachen

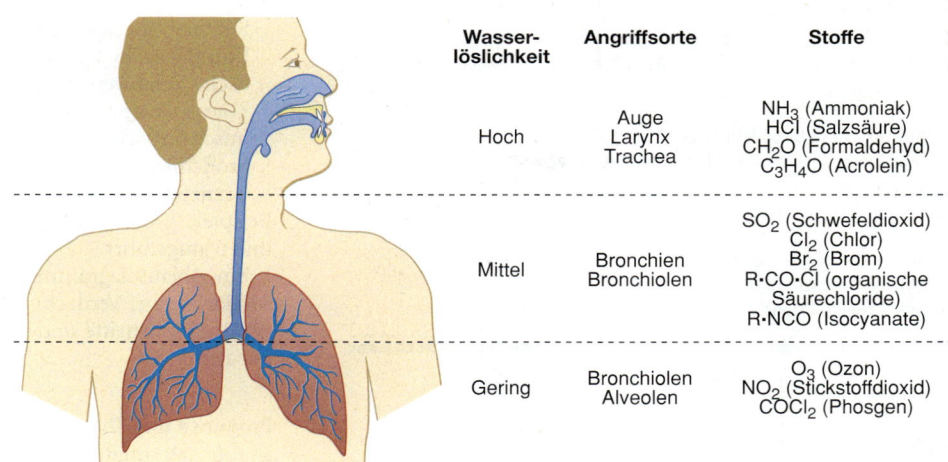

Abb. 26.1 Angriffsorte von Inhalationsnoxen.

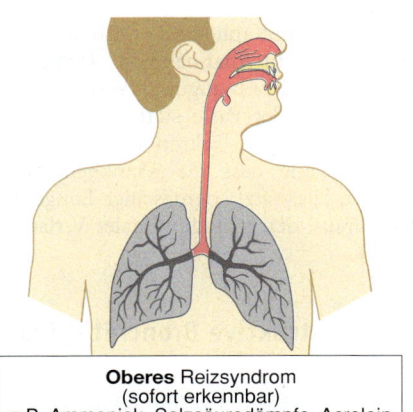
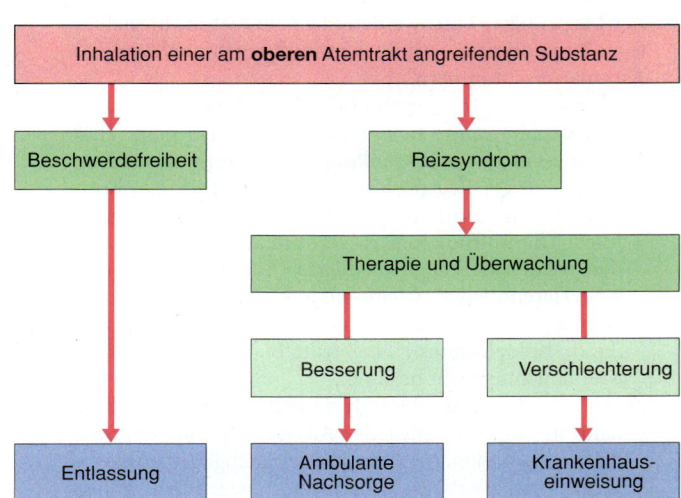

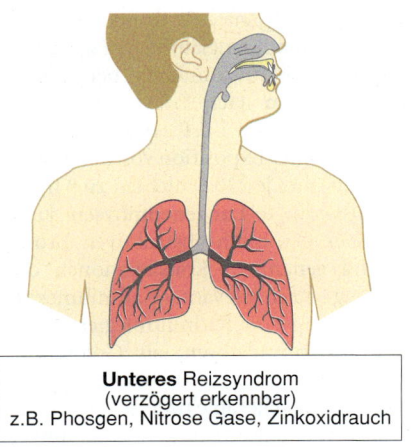
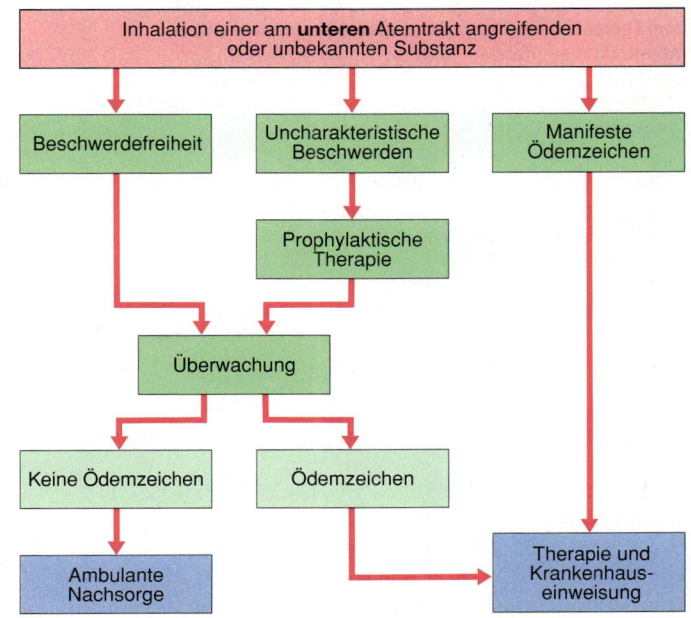

Abb. 26.2 Inhalationsintoxikation.

Tab. 26.3 Symptomatische Therapie bei akuter Reizgasinhalation mit einer am oberen Atemtrakt angreifenden Noxe.

- Antitussiva (z.B. Codein phos. 0,05 g)
- Bronchodilatatoren (Sympathikomimetika) inhalativ bis zur symptomatischen Besserung
- Kortikoid-Dosieraerosol ohne Inhalationshilfe: z.B. initial 3 Hübe zu 200 µg, alle 15–30 min erneut 3 Hübe
- Ggf. milde Sedierung (Beruhigung, Aufklärung, ggf. Benzodiazepine)
- Ggf. Sauerstoffgabe

Asthma bronchiale

Etwa 10 % der asthmatischen Erkrankungen sind beruflichen Einflüssen zuzuschreiben. Berufliche Auslöser können bei primärer Beschwerdefreiheit ein Asthma bronchiale auslösen oder ein vorbestehendes (berufsunabhängiges) Asthma verschlimmern.

- Klinisch sind **immunologische Ursachen** dann wahrscheinlich, wenn zwischen Expositionsbeginn und Manifestation der Erkrankung eine Latenzperiode liegt und wenn die Reexposition gegenüber niedrigen Konzentrationen zum Wiederauftreten der Symptomatik führt. Die immunologisch vermittelten Ursachen werden wiederum in IgE-mediierte (hochmolekulare wie z.B. Tierepithelien, Mehle oder niedermolekulare wie Säureanhydride, Metalle) und nicht IgE-abhängige (z.B. durch Kolophonium) eingeteilt. Bei Letzteren ist der Mechanismus nicht bekannt.
- Das **nicht immunologisch vermittelte Berufsasthma** kann in Form des „Reactive Airways Dysfunction Syndrome" auftreten, bei dem nach einmaliger intensiver – oftmals unfallartiger – Exposition gegenüber hohen Konzentrationen irritativ wirkender Rauche, Gase oder Dämpfe (z.B. Ammoniak, Chlorgas) erstmals asthmatische Beschwerden auftreten, die oft lange persistieren. Voraussetzung für die Entstehung eines durch chemisch-toxisch oder irritative Stoffe ausgelösten Asthma bronchiale sind i.d.R. relevante Überschreitungen von Grenzwerten.

Beispiele gefährdender Tätigkeiten sind in Tabellen 26.5 und 6 aufgeführt.

Ein Ablaufdiagramm für eine sinnvolle **diagnostische Abklärung** bei Verdacht auf Berufsasthma gibt Abbildung 26.3. Diese Schritte sind spezialisierten Einrichtungen vorbehalten.

Prognose und Therapie Die Prognose des Berufsasthma ist oftmals ungünstig, bei der Mehrzahl der Patienten persistiert die Symptomatik trotz Expositionskarenz, vielfach bleibt eine unspezifische **Atemwegsüberempfindlichkeit** bestehen. Die Therapie erfolgt entsprechend dem Stufenschema in Kapitel 8.3. Oftmals gelingt es durch geeignete Präventivmaßnahmen (Expositionsminimierung, z.B. durch Absaugung, Verwendung staubarmer Mehle, Pellets oder Paste statt Pulver, ggf. persönlicher Atemschutz), bereits Erkrankte an ihrem Arbeitsplatz zu halten, ohne dass die Krankheit sich weiter verschlechtert. Dies setzt engmaschige Lungenfunktionskontrollen voraus, deren longitudinaler Verlauf sehr aussagekräftig ist.

Chronisch-obstruktive Bronchitis/Lungenemphysem

Die chronisch-obstruktive Bronchitis kann unter folgenden Konstellationen als Berufskrankheit vorkommen:
- als Komplikation der **Silikose** (und Silikotuberkulose),
- als mitunter vom berufsbedingten **Asthma bronchiale** schwer abgrenzbares Zustandsbild mit geringer Reversibilität der Obstruktion, insbesondere nach langjähriger Exposition gegenüber chemisch-irritativen Arbeitsstoffen und langjährigem Krankheitsverlauf, vielfach in Kombination mit langjährigem **Zigarettenrauchen,**
- als typische Berufskrankheit bei untertägigen **Steinkohlebergleuten** nach Einwirkung einer kumulativen Feinstaubdosis von i.d.R. 100 mg/m³ Jahren (entsprechend z.B. einer Exposition von 5 mg/m³ Feinstaub über 20 Arbeitsjahre je 220 Schichten zu 8 h).

Das berufsbedingte **Lungenemphysem** kann als Komplikation einer chronisch-obstruktiven Bronchitis bei den vorstehend genannten Konstellationen oder – hiervon unabhängig – nach relevanter Kadmiumexposition (z.B. in der Herstellung von Kadmiumlegierungen oder Nickel-Kadmium-Akkumulatoren, als Goldschmied etc.) auftreten.

Prognose und Therapie unterscheiden sich nicht prinzipiell von den entsprechenden Erkrankungen ohne berufliche Auslösung.

Anorganische Pneumokoniosen

Bezüglich der wichtigsten anorganischen Pneumokoniosen, der **Silikose** und der **Asbestose,** sei auf Kapitel 8.6

Tab. 26.4 Präklinische und initiale klinische Diagnostik und Therapie nach Reizgasinhalation mit einer am unteren Atemtrakt angreifenden Noxe.

Diagnostik

- Anamnese (Eigen- und Fremdanamnese), körperlicher Befund (sorgfältige, engmaschige Auskultation)
- Röntgenaufnahme der Thoraxorgane (0, 8, 24 h)
- Blutgasanalyse (0, 8, 24 h)
- Kontinuierliche Pulsoxymetrie
- Lungenfunktion (mindestens Vitalkapazität, besser vollständige Spirometrie, Ganzkörperplethysmographie und Diffusionskapazität; 0, 8, 24 h)

Therapie

- Kortikoid-Dosieraerosol mit Inhalationshilfe: z.B. initial 5 Hübe zu 200 µg, alle 5–10 min 2 Hübe
- Kortikoid i.v., z.B. 0,25–1 g Prednisolon
- N-Acetylcystein (≥ 600 mg)?

26.2 Spezielle Erkrankungen – arbeits- und umweltmedizinische Ursachen

Tab. 26.5 Allergisierende hochmolekulare Substanzen als Auslöser eines berufsbedingten Asthma bronchiale.

Stoff	Expositionsbeispiele
Tierische und menschliche Materialien	
Haarstaub und Schuppen von Mensch und Tier	Friseurbetrieb, Landwirtschaft, Laboratorium, Veterinärwesen, Tierfarm, Zoologie
Vogelfedern	Zoohandlung, Geflügelfarm, Verarbeitung von Federn
Rattenharn	Tierpflege
Insekten	Biologielabor
Hausstaub- und Vorratsmilben	Landwirtschaft, Futtermittel
Bienenmilben	Imkerei
Fliegen, Küchenschaben, Heuschrecken, Mehlwurm, Mehlmotte, Reismehlkäfer, Trogoderma	Forschungslabor, Zuchtbetrieb, Mehlverarbeitung, Futter- und Nahrungsmittelindustrie
Zuckmücken	Zierfischfutter
Bienen	Imkerei
Rote Spinnmilben	Obstanbau
Pflanzliche Materialien	
Mehle, Kleien	Bäckerei, Konditorei, Mühle
Getreidestaub	Landwirtschaft, Mühle
Sträucher- und Blumenpollen	Gärtnerei
Tabakblätter, Tee	Anbau, Verarbeitung
Grüne Kaffeebohne, Kakao-, Rhizinusbohne	Plantagen, Dock- und Lagerarbeit
Henna	Friseurbetrieb
Biologische Enzyme	
Amylase	„Mehlberufe"
Proteasen und andere Enzyme	Küchenbetriebe (Fleischmürber)
Papain, Subtilisin, Pankreatin, Trypsin	Labore, pharmazeutische Betriebe
Pektinase	Obstverwertung

Tab. 26.6 Teilweise allergisierende, teilweise irritativ-toxisch wirksame niedermolekulare Substanzen als Auslöser eines berufsbedingten Asthma bronchiale.

Stoff	Expositionsbeispiele
Isocyanate	
TDI (Toluendiisocyanat)	Polyurethanweichschaum für Polster, Elastomere für technische Teile, Herstellung von Polyisocyanaten für Lacke, Klebstoffe, Beschichtungen
MDI (Diphenylmethandiisocyanat)	Polyurethanhartschaum für Blöcke, Wärmedämmung, Automobilteile, Bindemittel
HDI (Hexamethylendiisocyanat)	Herstellung von Polyisocyanaten
Derivate	Elastomere, Klebstoffe, Herstellung von Polyisocyanaten, Insektiziden
Holzstäube	Sägerei, Möbelindustrie
Anhydride	Kunststoffherstellung und -verarbeitung
PVC-Pyrolyseprodukte	Herstellung und Schweißen von PVC-Folien, -Platten und -Röhren
Kolophoniumdämpfe und -rauche	Lötarbeiten, Elektronikindustrie
Formaldehyd	Chemische Industrie, Gerberei, Desinfektionsmittel
Metallsalze	
Platinsalze	Katalysatorenherstellung, Schmuck- und Elektroindustrie
Nickelsulfat	Galvanisierbetriebe, Metallveredelung
Chromate	Gerberei, Zementherstellung und -verarbeitung, Schweißen, Edelmetallverarbeitung
Kobalt	Schweißen, Schwermetallindustrie
Vanadium	Verarbeiten von Metalllegierungen
Farbstoffe	Färberei, Textil- und chemische Industrie
Organische Phosphatverbindungen	Herstellung und Anwendung als Insektizide
Persulfate	Friseurbetriebe, chemische Industrie
Pharmazeutika	Pharmazeutische Industrie

verwiesen. Tabelle 26.7 gibt einen Überblick über die Charakteristika dieser und weiterer anorganischer Pneumokoniosen. Die diagnostisch auch hier entscheidende Maßnahme ist eine sorgfältige Erhebung der Arbeitsanamnese. Es handelt sich – von Hobbyexpositionen abgesehen – nahezu regelhaft um typische Berufskrankheiten (Anzeigepflicht). Lediglich die Siderofibrose ist gegenwärtig keine Listen-Berufskrankheit.

Organische Pneumokoniosen

Bezüglich der **exogen-allergischen Alveolitis** sei auf Kapitel 8.6 verwiesen. **Risikoberufe** sind vor allem: Landwirte, Vogelzüchter, Vogelhändler, Müller, Tierpfleger, Gärtner, Kompostwerker, Winzer, Pilzzüchter, Maschinenarbeiter (wegen mikrobiell kontaminierter Kühlschmiermittel), Laboranten, Chemiearbeiter und Spritzlackierer.

Für das **Organic Dust Toxic Syndrome** (ODTS) gibt es als deutsches Synonym nur den Begriff des „Drescherfiebers" als organische Form der **toxischen Alveolitis**, welche jedoch nicht erkennen lässt, ob das ODTS auch nach anderweitigen inhalativen Expositionen gegenüber endotoxinhaltigen Aerosolen auftritt. Das ODTS wird oft als exogen-allergische Alveolitis fehlgedeutet.

Symptome und Befunde Nach einer Latenzzeit von 4–12 h treten Husten, Frösteln, Fieber, Myalgien und Kopfschmerzen auf. Typischerweise sind mehrere gleichartig Exponierte betroffen (selten bei der exogen-allergischen Alveolitis). Im Blutbild findet man eine Leukozytose, die Auskultation ist im Gegensatz zur exogen-allergischen Alveolitis meist regelrecht, dies gilt auch für Thorax-Übersichtsaufnahme, Blutgasanalyse und Lungenfunktionsuntersuchung.

Das ODTS hat im Gegensatz zur exogen-allergischen Alveolitis eine gute Prognose, möglicherweise prädisponieren häufige ODTS-Episoden langfristig zu obstruktiven Bronchitiden.

Klinische Arbeitsmedizin

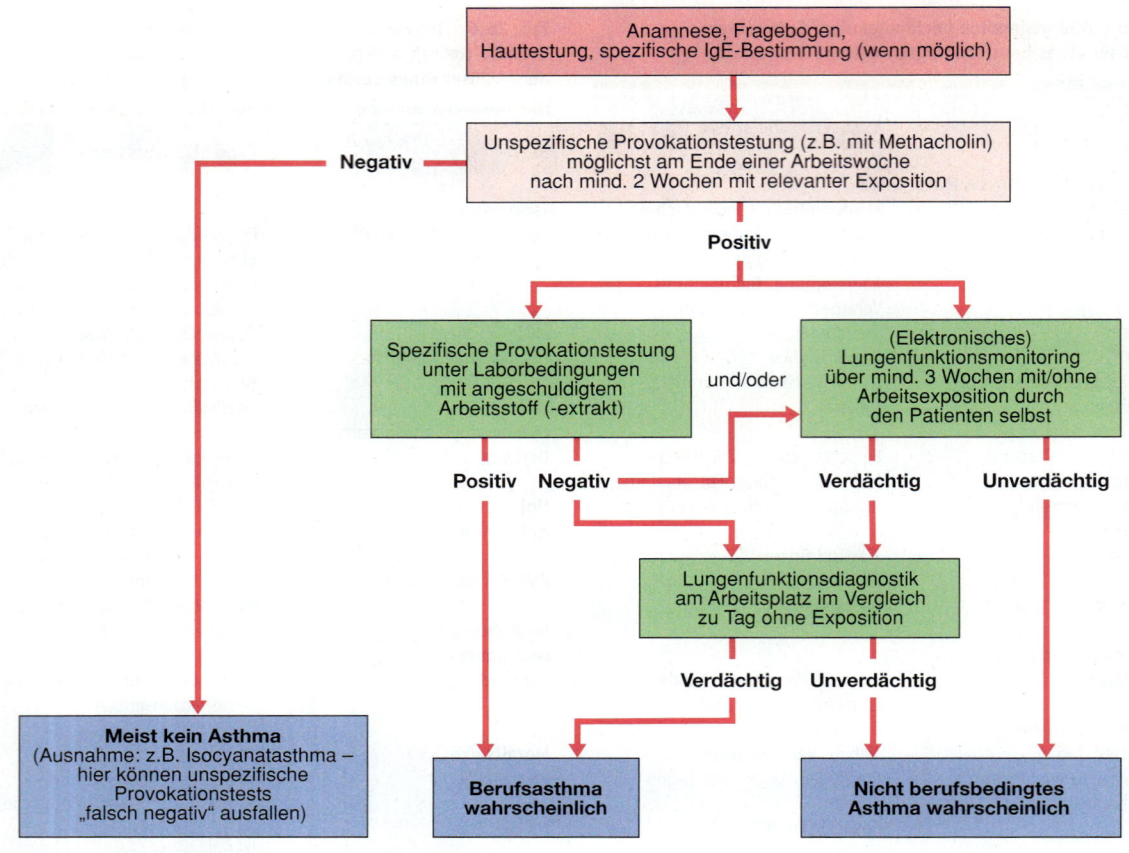

Abb. 26.3 Diagnostischer Ablauf bei Verdacht auf Berufsasthma.

Die **Byssinose** ist mit weniger als fünf Neuerkrankungen pro Jahr eine seltene Krankheit, für welche eine „Montagssymptomatik" (pathophysiologisch: Endotoxintoleranz nach mehrmaliger Exposition) in Form von Kurzluftigkeit und Allgemeinbeschwerden beim Reinigen und Verarbeiten der Rohfasern von Baumwolle, Rohflachs oder Rohhanf charakteristisch ist. Langfristig entwickeln sich gehäuft eine Atemwegsüberempfindlichkeit und eine obstruktive Bronchitis.

Tab. 26.7 Anorganische Pneumokoniosen.

Erkrankung	Häufigkeit in der BRD	Exposition	Klinik, allgemeine Diagnostik	Lungenfunktionsmuster	Röntgenmorphologie	Therapie	Prognose, Komplikationen
Silikose, Bergarbeiterpneumokoniose	Ca. 2000 neue Fälle p.a.	Frei kristalline Kieselsäure (Quarz = SiO_2) in Kohlenbergbau, Steinbruch-, Keramik-, Glasindustrie, Stahl- und Eisenindustrie, Gießereien, Stollenarbeiter, Mineure	Oftmals gering trotz ausgedehnter Röntgenbefunde, Bronchitis, Belastungsluftnot. Zeichen der Bronchitis und des Emphysems. Selten: akute Silikose	Initial normal, später Restriktion und Obstuktion	Reiner Quarzstaub: rundliche Knötchen bis 2 mm (Schrotkornlunge), Mischstäube mit geringem Quarzanteil: größere, unschärfere Knoten (Schneegestöberlunge), Ober- und Mittelfelder betont. Schwielenbildung durch Konfluenz, Eierschalenhili	Antiobstruktiv, Therapie der Komplikationen	Komplikationen durch Tuberkulose, Rechtsherzbelastung, Caplan-Syndrom, Karzinome. Einschmelzung von Schwielen → Phthisisatra

26.2 Spezielle Erkrankungen – arbeits- und umweltmedizinische Ursachen

Tab. 26.7 *(Fortsetzung)*

Erkrankung	Häufigkeit in der BRD	Exposition	Klinik, allgemeine Diagnostik	Lungenfunktionsmuster	Röntgenmorphologie	Therapie	Prognose, Komplikationen
Asbestose	Ca. 2000 neue Fälle p.a.	Serpentinasbest (Chrysotil) und Amphibolasbest (Krokydolith, Amosit und Anthophyllit): Fasern = Länge : Dicke ≥ 3 : 1. Mahlen, Vertrieb, Isolierung, Herstellung/Verwendung von Asbesttextilien, -zement, -papier, Werftindustrie etc.	Belastungsluftnot, Husten, Knisterrasseln, Uhrglasnägel	Restriktion, Minderung der Lungendehnbarkeit	Unregelmäßige kleine Schatten, vorrangig in den Unterlappen, Kaudalverlagerung des horizontalen Interlobiums. Oftmals Koinzidenz mit Pleuraplaques (verkalkt oder unverkalkt)	Therapie der Komplikationen	Oft nur langsame Progredienz. Typische Komplikationen: benigne Asbestpleuritis, oftmals mit Einrollatelektase. Bronchiaklkarzinom und Pleuramesotheliom nach Latenzzeiten von im Mittel 25 und 35 Jahren
Siderose	Bei E-Schweißern gelegentlich	Eisen beim Elektroschweißen	Allenfalls Bronchitis	Normalbefund	Ähnlich unkomplizierter Silikose: rundliche kleine Fleckschatten	Keine	Prognose sehr gut (reversibel nach Expositionskarenz), selten: Siderofibrose
Siderofibrose	Selten	Eisen beim Elektroschweißen	Belastungsluftnot, Husten	Restriktion	Retikulonoduläres Muster	Therapie der Komplikationen	Heterogen
Talkose	Sehr selten	Talkstaub	Belastungsluftnot	Restriktion, Obstruktion	Noduläre Zeichnung, Mittelfelder, teilweise retikulär	Ggf. antiobstruktiv	Eher günstig, Komplikationen ggf. durch Kontaminationen des Talks mit Asbest
Berylliose	0–1 Fall p.a.	Herstellung von Glühkörpern, Reaktortechnik, Raumfahrt, Mahlen von Be	Wie Sarkoidose, vorangegangen mitunter toxische Pneumonie, B-Lymphozyten. Transformationstest oft positiv	Restriktion, teilweise Obstruktion	Wie Sarkoidose	Steroide?? (nicht belegt)	Progression langsam
Aluminose	Selten kleine Cluster	Al-Pulverexposition (Pyro-Feinschliff, evtl. Schmelzen	Husten, Belastungsluftnot	Restriktion	Retikulonoduläres Muster	Therapie der Komplikationen	Komplikationen: Pneumothorax
Hartmetallfibrose	1–5 Fälle p.a.	Nur gesinterte Karbide von Wolfram, Tantal, Titan, Niob, Molybdän, Chrom und Vanadium; Kobalt und Nickel als Bindemittel	Husten Belastungsluftnot. Bei Exposition oft Schleimhautreizung, ggf. Bronchiolitis obliterans	Restriktion	Retikulonoduläres Muster	Therapie der Komplikationen	Heterogen
Thomasphosphatlunge	0–2 Fälle p.a.	Thomasschlacke (Stahlerzeugung), gemahlen als Thomasmehl: Düngemittel	Akute Bronchitis	Ggf. Obstruktion	Ggf. Pneumonie	Therapie der Komplikationen	Ausheilung der Bronchitis

26.2.2 Infektionskrankheiten

Infektionskrankheiten durch berufliche Tätigkeit unterscheiden sich im Allgemeinen nicht von den außerberuflich erworbenen. Im Folgenden werden nur die arbeitsmedizinischen Belange erörtert und für eine eingehende Darstellung auf andere Kapitel verwiesen.

Tätigkeiten im Gesundheitswesen sind mit einem erhöhten Risiko für vom Menschen auf den Menschen übertragbare Infektionskrankheiten verbunden. Beruflicher Umgang mit Tieren oder Tierprodukten in vielen Berufen, z. B. in der Landwirtschaft, der Tierverarbeitung oder der Tierhaltung in Labors kann zu einer Reihe von vom Tier auf den Menschen übertragbaren Infektionskrankheiten (**Zoonosen**) führen.

Vom Menschen auf den Menschen übertragbare Erkrankungen

Direkter beruflicher Umgang mit Erkrankten oder symptomlosen Trägern von Infektionen vor allem in **Krankenhäusern** und **Arztpraxen**, in der **Altenpflege**, in Einrichtungen für Zerebralgeschädigte oder Verhaltensgestörte oder im Rettungswesen erhöht im Prinzip das Ansteckungsrisiko für viele Infektionskrankheiten. In Deutschland spielen im Wesentlichen die folgenden Infektionen arbeitsmedizinisch eine Rolle, im Sinne einer erhöhten Inzidenz in bestimmten Berufsgruppen.

Durch Blutkontakt übertragbare Erkrankungen: Hepatitis B und C (HBV/HCV)

Diese **Virushepatitiden** sind gekennzeichnet durch parenterale Übertragung, lange Inkubationszeiten (Wochen bis Monate), einen häufig asymptomatischen Verlauf, der dennoch mit Infektiosität verbunden sein kann, und einer schlechten Prognose in einem Teil der Fälle, durch fulminanten akuten Verlauf oder – häufiger – durch Chronifizierung mit der Gefahr der Leberzirrhose und des hepatozellulären Karzinoms.

Epidemiologie Die Infektionsgefahr bestimmter Berufsgruppen, meist gemessen an der Seroprävalenz, wurde für Hepatitis B in mehreren Studien untersucht: Beschäftigte im Gesundheitswesen haben doppelt bis mehrfach häufiger als entsprechende Gruppen der Normalbevölkerung Antikörper gegen HBV. Besonders gefährdet sind Ärzte und Pflegepersonal in operativen Fächern, Beschäftigte in der Dialyse, Reinigungspersonal im Krankenhaus, alle Personen, die häufig Venenpunktionen vornehmen, Zahnärzte, aber auch Beschäftigte in Einrichtungen für geistig Behinderte. Die Seroprävalenz im Gesundheitswesen wird im Durchschnitt mit 10 % für die **Hepatitis B** angegeben (mit einer erheblichen Variationsbreite zwischen verschiedenen Tätigkeiten). Für die **Hepatitis C** liegt sie im Durchschnitt verschiedener Studien unter 2 %. Auch zur Seroprävalenz der Hepatitis C bei Beschäftigten im Gesundheitswesen werden unterschiedliche Angaben gemacht: Bei Berufsgruppen, die mit infektiösen Patienten zu tun haben und einem besonders hohen Risiko einer Verletzung mit Blutaustausch ausgesetzt sind, wurden Prävalenzen gefunden, die doppelt bis mehrfach so hoch wie in Vergleichsgruppen sind. Im Durchschnitt liegen die Seroprävalenzen der Hepatitis C bei Beschäftigten im Gesundheitswesen aber nicht höher als in der Allgemeinbevölkerung. Daher setzt die Anerkennung als Berufskrankheit entweder eine besonders risikoreiche Tätigkeit oder den individuellen Nachweis (Indexperson, Zeitpunkt und Übertragungsmodus) voraus.

Übertragung Hepatitis B und Hepatitis C werden wahrscheinlich beruflich auf gleichen Wegen übertragen: Die wichtigsten sind **Schnittverletzungen**, deren Häufigkeit in vielen Studien pro Operateur und Operation im Prozentbereich gefunden wurde, und **Nadelstichverletzungen**, die besonders durch das Zurückstecken der blutigen Nadeln in ihre Schutzhülle zustande kommen. Für den Eintritt von infektiösem Blut über kleine Hautverletzungen, Mundschleimhaut oder Auge wird eine geringere Übertragungsrate angenommen. Die Serokonversionsrate für Hepatitis B bei Einbringen von infektiösem Blut durch Schnitt oder Stich wird mit 30 % angegeben, wenn der Patient HbsAg- und HbeAg-positiv ist und mit 1–6 %, wenn er nur HbsAg-positiv und HbeAg-negativ ist. Das entsprechende Risiko der Hepatitis-C-Serokonversion bei einem HCV-RNA-positiven Patienten liegt bei 3 %.

Prävention Zur Verminderung des Risikos wird das Tragen von **doppelten Handschuhen** bei Operationen infektiöser Patienten empfohlen, Tragen von **Mundschutz** und **Augenschutz**, wenn Blutspritzer zu erwarten sind, und die direkte Entsorgung von Venenpunktionsnadeln in **Sicherheitsabfallbehälter**. Arbeiten mit Blut sollen grundsätzlich nur mit Handschuhen durchgeführt werden.

Impfungen Alle Personen in Berufen mit erhöhtem Risiko sollten **Hepatitis-B**-geimpft sein: Geimpft werden alle Personen, die Anti-HBc-IgG-negativ sind. Dieses kostengünstige Auswahlverfahren führt allerdings dazu, dass einige Personen unnötig geimpft werden, die immun sind, aber die entsprechenden Antikörper nicht mehr aufweisen. Nach der ersten Impfdosis (gentechnisch hergestellter Impfstoff) werden nach einem Monat die zweite und nach sechs Monaten die dritte Dosis verabreicht (Schema 0-1-6). Dies führt zu Konversionsraten von über 98 %. Das Impfschema 0-1-2 mit Konversionsraten von ca. 96 % sollte Situationen mit Zeitdruck vorbehalten bleiben. Einen Monat nach der dritten Dosis sollte der Anti-HBs-Titer > 100 IE/l sein, ansonsten wird eine weitere Dosis gegeben. Bei Werten > 100 IE/l ist zuverlässiger Schutz über mindestens zehn Jahre anzunehmen; danach wird von der Ständigen Impfkommission (STIKO) eine Auffrischimpfung empfohlen.

Für die **Hepatitis C** gibt es noch keinen Impfstoff. Eine Behandlung der akuten Hepatitis C mit **Interferon α** verhindert in einem hohen Prozentsatz die Chronifizierung, die ohne Behandlung in bis zu 85 % der Fälle zu erwarten ist. Voraussetzung ist ein rechtzeitiges Erkennen der Erkrankung durch regelmäßige Bestimmung der Leberenzyme. Wichtig sind insbesondere die GPT-Bestimmung und/oder Virus-RNA-Nachweis bei Personen, die Kontakt mit infektiösem Blut hatten, da die Erkrankung oft klinisch inapparent verläuft und in weniger als 25 % mit Ikterus einhergeht.

Hat eine beschäftigte Person, deren Immunität gegen HBV nicht bekannt ist, Kontakt mit Blut eines infektiösen Patienten oder mit Blut unbekannter Herkunft (z. B. blutige Nadel im Abfall), muss sofort mit Hilfe eines Schnelltests der Immunstatus von Patient und beschäftigter Person überprüft werden. Ist der Beschäftigte nicht nachweislich immun und der Patient infektiös oder unbekannt, muss sofort o. g. aktive Immunisierung begonnen und zusätzlich passiv mit Hyperimmunglobulin geimpft werden. Bei Geimpften mit unklarem Impferfolg wird eine Titerkontrolle empfohlen. Bei einem Anti-HBs-Titer von ≥ 100 IE/l ist keine weitere Maßnahme, bei ≥ 10 < 100 IE/l eine einmalige aktive und bei < 10 IE/l eine kombinierte aktive und passive Impfung empfohlen. Prä- und postexpositionelle serologische Bestimmungen und Impfungen zahlt der Arbeitgeber.

Im Fall des Kontakts mit Blut eines Hepatitis-C-positiven Patienten ist das Ziel, das Auftreten einer Erkrankung bei einer beschäftigten Person rechtzeitig zu erkennen, um ggf. eine Berufskrankheit zu dokumentieren. Dazu werden sofort nach dem Blutkontakt Anti-HCV und Serumtransaminasen bestimmt und die Bestimmung nach drei und sechs Monaten wiederholt, evtl. auch in kürzeren Abständen.

Durch Blutkontakt übertragbare Erkrankungen: Hepatitis D und G

Beide Viren werden ebenfalls **parenteral** übertragen. Informationen entsprechend der Hepatitis B und C über Häufigkeit im Gesundheitswesen oder Gefahr bei Schnitt- oder Stichverletzung liegen nicht vor. Eine Hepatitis-D-Infektion ist nur bei einer Person möglich, die HbsAg-positiv ist. Die Verhinderung der Hepatitis-B-Infektion ist die wichtigste Prophylaxe der Hepatitis D. Ob das Hepatitis-G-Virus eine klinisch relevante Infektion hervorruft, ist bislang nicht belegt.

Durch Blutkontakt übertragbare Erkrankungen: HIV

Die Infektion mit dem Human Immunodeficiency Virus ruft eine chronische Infektionskrankheit hervor, deren Prognose sich durch antivirale Kombinationstherapie und Chemoprophylaxe opportunistischer Infektionen in den letzten Jahren wesentlich verbessern ließ. Die Patienten sind lebenslang infektiös, die Viruslast ist in der initialen Phase der Serokonversion, ggf. mit Lymphadenopathie, und im Stadium AIDS besonders hoch und wird durch antivirale Therapie deutlich gesenkt.

Epidemiologie Bislang wurde keine Berufsgruppe gefunden, die ein gruppentypisch erhöhtes Risiko für eine HIV-Infektion aufweist. Bis 1997 wurden jedoch weltweit 95 Fälle von Serokonversion nach unfallartigem Blutkontakt und zusätzlich 191 wahrscheinlich beruflich verursachte Fälle dokumentiert. Berufliche Übertragungswege und damit auch Prophylaxe der Infektion entsprechen denen der Hepatitis B und C. Das Risiko der Serokonversion nach einer Verletzung mit einer Nadel, die mit Blut eines Infizierten kontaminiert ist, wird durchschnittlich mit 0,3 % angegeben. Ein mehrfach höheres **Risiko** besteht bei tiefen **Stich-** oder **Schnittverletzungen,** bei sichtbaren, **frischen Blutspuren** auf dem verletzenden Instrument, Verletzung mit einem Instrument, das unmittelbar zuvor Kontakt mit Patientenblut hatte, und bei hoher Viruslast des Patienten (s. o.).

In den letztgenannten Fällen eines erhöhten Infektionsrisikos wird eine **prophylaktische Behandung** mit einer antiviralen dreifachen Kombination über vier Wochen empfohlen, die bei möglichst schnellem Beginn, d. h. spätestens innerhalb der ersten 2 h nach Kontakt, ihre maximale Wirksamkeit haben soll und bei Beginn nach 24 h wahrscheinlich wirkungslos ist. Über die Effizienz der postexpositionellen Chemoprophylaxe gibt es aber keine kontrollierte Studie. Empfohlen werden derzeit täglich 2 × 250 mg **Zidovudin**, 2 × 150 mg **Lamivudin** und 3 × 800 mg **Indinavir**. Die Nebenwirkungen dieser Kombination sind erheblich und führten in einer Untersuchung zu vorübergehender Arbeitsunfähigkeit in ca. 75 % der Fälle. Die Möglichkeit einer Impfung besteht noch nicht.

Durch Aerosole oder fäkal-oral übertragbare Erkrankungen: Tuberkulose

Epidemiologie Die meist durch das Mycobacterium tuberculosis hervorgerufene Infektionskrankheit, die sich in 85 % der Erkrankungsfälle primär als Pneumonie äußert, tritt seit Jahren mit unverminderter Häufigkeit bei Beschäftigten im Gesundheitswesen auf. Die Anfälligkeit von HIV-Infizierten oder therapeutisch immunsupprimierten Patienten für eine aktive Tuberkulose und das Auftreten multiresistenter Erreger tragen zum Fortbestand des Problems bei. In der allgemeinen Bevölkerung wird das Risiko, nach einer Infektion an einer aktiven Tuberkulose zu erkranken, mit 2–5 % in den ersten zwei Jahren nach der Infektion angegeben, lebenslang etwa mit 10 %. Bei den o. g. und anderen Risikopatienten liegt diese Rate um ein Vielfaches höher.

Das Risiko für eine berufliche Infektion, gemessen vor allem an den **Hautkonversionsraten,** ist nur für bestimmte Bereiche im Gesundheitswesen erhöht, vor allem in der **Pathologie,** der **Pneumologie** und der **Lungenchirurgie.** Angesichts der auch generell hohen Hautkonversionsrate von bis zu 2 % pro Lebensjahr (und entsprechend einer Prävalenz einer positiven Tuberkulinreaktion von z. B. 60 % bei 60-Jährigen) ist zur Erkennung einer beruflichen Verursachung der individuelle Nachweis des Infektionsweges bedeutsam.

Infektionswege Die Bakterien werden über **Aerosole** einschließlich infektiöser **Staubpartikel** übertragen, selten über Schnitt-/Stichverletzungen mit infektiösem Material. Das Tragen von **Partikelfiltermasken** (Klasse P2) bei potentieller Infektionsgefahr (z. B. Umgang mit Patienten mit offener Tuberkulose) wird empfohlen. Chirurgischer Mundschutz verhindert die Aufnahme nicht ausreichend. Die BCG-Impfung wird nicht mehr empfohlen.

Zur **Früherkennung** einer beruflichen Infektion ist eine mindestens jährliche Überwachung notwendig. Der **Tuberkulintest,** eine allergische Hautreaktion auf Tuberkulin, die spätestens zwei Monate nach der Auseinandersetzung des Körpers mit Tuberkelbakterien hervorgerufen werden kann, dient dem Nachweis einer zu irgendeinem Zeitpunkt in der Vergangenheit durchgemachten Infektion. Er wird

Klinische Arbeitsmedizin

aber auch nach BCG-Impfung positiv. Goldstandard ist der Test nach **Mendel-Mentoux:** Es werden intrakutan in 0,1 ml 5 IE gereinigtes Tuberkulin (PPD) eingebracht. Nach 48–72 h wird eine tastbare Papel von mindestens 5 mm Durchmesser als positiv interpretiert. Die weitere Interpretation und die Konsequenzen sind von dem Vortestrisiko und der Größe der Induration abhängig. Dem Nachweis einer Infektionskrankheit, d. h. einer spezifischen Pneumonie und ihrer Komplikationen, dient das **Röntgenbild** der Lunge. Bei tuberkulinnegativen Beschäftigten mit erhöhtem beruflichem Risiko ist jährlich die Tuberkulinprobe (immer mit dem gleichen Testsystem) angezeigt. Tuberkulinpositive Beschäftige können nur durch serielle Röntgenaufnahmen überwacht werden, deren Häufigkeit sich nach dem beruflichen Risiko richtet. Nach Hautkonversion (tuberkulinnegativ zu -positiv) wird empfohlen, eine manifeste Erkrankung durch eine Röntgenaufnahme der Lunge zwei und sechs Monate nach Exposition auszuschließen. Bei Kontakt des Personals mit tuberkulösen Patienten muss laut Infektionsschutzgesetz das **Gesundheitsamt** informiert werden, das weitere Diagnostik, auch zwangsweise, anordnen kann. Nach engem Kontakt mit infektiösen, an Tuberkulose erkrankten Patienten und Nachweis einer Tuberkulinreaktion von mindestens 5 mm wird von der American Thoracic Society und den Centers of Disease Control der USA eine **präventive Chemotherapie** mit Isoniazid, 300 mg peroral pro Tag über neun Monate bei unauffälligem Röntgen-Thorax, empfohlen.

Weitere von Mensch zu Mensch übertragbare Infektionskrankheiten

Die arbeitsmedizinische Bedeutung der Infektionskrankheiten (s. Tab. 26.8), die in anderen Kapiteln ausführlich

Tab. 26.8 Immunprophylaxe bei von Mensch zu Mensch übertragbaren Infektionskrankheiten*.

Krankheit (Erreger)	Infektionsweg	Spezifische beruflich gefährdete Bereiche/ Impfempfehlungen für: (primär zum Schutz anderer, z.B. Lebensmittelverarbeitung)	Bemerkungen Immunstatus in der Bevölkerung	Impfstoff	Impfschema- Anzahl der Impfungen (Monate)	Impferfolg
Hepatitis A (RNA-Virus)	Fäkal-oral	HA-gefährdetes Personal im Gesundheitsdienst, z.B. Pädiatrie und Infektionsmedizin HA-gefährdetes Personal in Laboratorien (z.B. Stuhluntersuchungen) Personal in Kindertagesstätten, Kinderheimen u.Ä. Personal in psychiatrischen Einrichtungen oder vergleichbaren Fürsorgeeinrichtungen für Zerebralgeschädigte oder Verhaltensgestörte Kanalisations- und Klärwerkarbeiter mit direktem Kontakt zu Abwasser Medizinisches und anderes Fach- und Pflegepersonal sowie Küchen- und Reinigungskräfte	Ca. 95 % junger Erwachsener nicht immun	Tot	Zweimal (z.B. 0-6)	Hoch (genaue Zahlen unbekannt), 5–10 Jahre anhaltend
Mumps (RNA-Virus)	Tröpfcheninfektion oder Speichel	Ungeimpfte bzw. empfängliche Personen in Einrichtungen der Pädiatrie, in Gemeinschaftseinrichtungen für das Vorschulalter und Kinderheimen	Ca. ⅓ junger Erwachsener nicht immun	Lebend	Einmal	In > 75 %
Röteln (RNA-Virus)	Tröpfcheninfektion oder Speichel	Ungeimpfte bzw. empfängliche Personen in Einrichtungen der Pädiatrie, der Geburtshilfe und der Schwangerenbetreuung sowie in Gemeinschaftseinrichtungen für das Vorschulalter und in Kinderheimen	Ca. 10 % junger Erwachsener nicht immun	Lebend	Einmal	> 99 %

26.2 Spezielle Erkrankungen – arbeits- und umweltmedizinische Ursachen

Tab. 26.8 (Fortsetzung)

Krankheit (Erreger)	Infektionsweg	Spezifische beruflich gefährdete Bereiche/ Impfempfehlungen für: (primär zum Schutz anderer, z.B. Lebensmittelverarbeitung)	Bemerkungen Immunstatus in der Bevölkerung	Impfstoff	Impfschema- Anzahl der Impfungen (Monate)	Impferfolg
Masern (RNA-Virus)	Tröpfcheninfektion oder Speichel	Ungeimpfte bzw. empfängliche Personen in Einrichtungen der Pädiatrie, in Gemeinschaftseinrichtungen für das Vorschulalter und Kinderheimen	Ca. 5 % junger Erwachsener nicht immun	Lebend	Einmal	> 99 %
Varizellen/ Herpes zoster (DNA-Virus)	Tröpfcheninfektion oder Speichel; Schmierinfektionen mit Bläscheninhalt	Seronegatives Personal im Gesundheitsdienst, insbesondere der Bereich Pädiatrie, Onkologie, Gynäkologie/Geburtshilfe, Intensivmedizin und im Bereich der Betreuung von Immundefizienten sowie bei Neueinstellungen in Gemeinschaftseinrichtungen für das Vorschulalter	< 5 % junger Erwachsener nicht immun	Lebend	Einmal	
Polio (RNA-Viren)	Fäkal-oral; Tröpfcheninfektion oder Speichel; Schmierinfektionen	Personal in Gemeinschaftsunterkünften für Aussiedler, Flüchtlinge und Asylbewerber aus Gebieten mit Poliorisiko Medizinisches Personal, das engen Kontakt zu Erkrankten haben kann Personal in Laboratorien mit Poliomyelitisrisiko	Ca. 90 %	Tot (im Epidemiefall auch orale Lebendvakzine)	Viermal (0-1-12, Auffrischimpfung mit 9–17 Jahren), dann alle zehn Jahre	Hoch
Pertussis	Tröpfcheninfektion	Personal in Pädiatrie und Infektionsmedizin sowie in Gemeinschaftseinrichtungen für das Vorschulalter und Kinderheimen	Bei Kindern < 90 %, bei Erwachsenen nicht sichtbar bestimmbar	Azelluläre Pertussiskomponenten, meist in Kombinationsimpfstoffen	Bei Kindern viermal (z.B. 0-1-6-24); im Erwachsenenalter einmalige Impfung	Auffrischimpfungen notwendig (Abstand nicht festgelegt)
Meningokokkeninfektionen (Gruppen a, C, W135, Y)	Aerosol	Gefährdetes Laborpersonal (Arbeiten mit Risiko eines N.-meningitidis-Aerosols)		Konjugierter MenC-Impfstoff, gefolgt von 4-valentem PS-Impfstoff im Abstand von sechs Monaten		
Influenza	Tröpfcheninfektion	Personen mit erhöhter Gefährdung, z.B. medizinisches Personal, Personen in Einrichtungen mit umfangreichem Publikumsverkehr sowie Personen, die als mögliche Infektionsquelle für von ihnen betreute ungeimpfte Risikopersonen fungieren können	Variabel	Tot (wechselnde Zusammensetzung von Virusantigenen nach aktueller WHO-Empfehlung)	Einmal pro Jahr	

* Prophylaktische Maßnahmen mit besonderer Bedeutung in speziellen beruflichen Bereichen. Die Empfehlungen stammen von der Ständigen Impfkommission am Robert-Koch-Institut, Stand 7/2002, zur Impfung aufgrund eines erhöhten beruflichen Risikos. Standardimpfungen, Auffrischimpfungen, nicht berufliche Indikationsimpfungen, Impfungen aufgrund von Reisen und postexpositionelle Prophylaxe sind nicht aufgeführt.

Klinische Arbeitsmedizin

dargestellt werden, beschränkt sich auf bestimmte berufliche Bereiche. Aufgrund des fäkal-oral oder inhalativen Übertragungsweges lassen sich Infektionen durch **Hygienemaßnahmen** und **Partikelfiltermasken** verhindern. **Präexpositionell** ist die wichtigste prophylaktische Maßnahme die **Impfung**. **Postexpositionelle** Prophylaxe mit **Gammaglobulinen** oder **Antibiose** kommt nur für Personen mit Vorerkrankungen in Frage, die einen komplizierten Verlauf erwarten lassen.

Vom Tier auf den Menschen übertragbare Erkrankungen

Eine Auswahl arbeitsmedizinisch relevanter Erkrankungen ist in Tabelle 26.9 synoptisch dargestellt. Für den diagnostischen Prozess können – bei wenig charakteristischem Erscheinungsbild – die Berufstätigkeit des Patienten und die Rekonstruktion eines möglichen Übertragungsweges wegweisend sein. Ergänzend wird auf die ausführlicheren Beiträge an anderen Stellen des Buches verwiesen.

26.2.3 Berufsbedingte Krebskrankheiten

Exogenen Einflüssen wird ein attributabler Anteil an allen Krebserkrankungen von bis zu 90 % zugeschrieben. Diese hohe Zahl basiert vor allem auf Prävalenzunterschieden zwischen Populationen mit sehr unterschiedlichen Lebensgewohnheiten. Hieraus wird ein theoretisches Präventionspotential aller Krebserkrankungen von 40–65 % abgeleitet. Durch eine Optimierung der Primärprävention gilt jedoch eine Reduktion aller Krebskrankheiten um immerhin 20–30 % als mittelfristig realistisch.

Der Anteil der beruflich verursachten Karzinome an der Gesamtzahl aller Krebserkrankungen wird zwischen 0,1 und 20 % eingeschätzt. Konservative seriöse Schätzungen liegen bei 2–4 %. Bei jährlich ca. 350 000 Krebserkrankungen in Deutschland wären somit 7 000–14 000 beruflich verursachte Malignome zu erwarten. Pro Jahr entfallen jedoch nur etwa 5 000 Berufskrankheiten-Verdachtsanzeigen auf alle Nummern der Berufskrankheitenliste, unter denen eine maligne Erkrankung anerkannt werden kann. Das System der Berufskrankheiten-Verdachtsmeldung ist als Screening zu betrachten. Soll die Dunkelziffer, also die Zahl der nicht erkannten Berufskrankheiten niedrig sein, dann muss ein Screening entsprechend sensitiv sein, auch unter Inkaufnahme falsch positiver Verdachtsmeldungen. Das Nichterkennen möglicher beruflicher Ursachen von Krebserkrankungen ist das Übel, welches abgestellt werden muss.

Eine arbeitsmedizinische Anamnese bezüglich beruflicher **Kanzerogene** erfordert eine lückenlose Erhebung aller Berufstätigkeiten beginnend mit der Schulzeit – einschließlich etwaiger Wehrdienstzeiten, Kriegsgefangenschaft, Gelegenheitsarbeiten und Haftzeiten. Dabei ist die Angabe der Berufsgruppe (Schlosser, Chemiearbeiter) oft wenig informativ, entscheidend ist die tatsächlich ausgeübte Tätigkeit. Auch Nachbarschaftsexpositionen als **„Bystander"** können z.B. für Krebserkrankungen durch

Tab. 26.9 Vom Tier auf den Mensch übertragbare Erkrankungen (Zoonosen).

Krankheit	Kurzbeschreibung (Erreger, Verbreitung, infektiöses Material, Eintrittsort, Inkubation)	Kurzbeschreibung (Symptomatik, Komplikationen)	Berufsgruppen mit erhöhtem Risiko	Prophylaxe
Tollwut (Rabies)	Erreger: Rhabdovirus (Lyssa-Virus, RNA); Verbreitung weltweit, bestimmte Länder sind tollwutfrei; infizierte Tiere scheiden das Virus mit dem Speichel aus, die Aufnahme erfolgt meist durch verletzte Haut bei Biss- oder Kratzwunden; sehr variable Inkubationszeit von fünf Tagen bis zu Jahren	Zunächst noch unspezifische Symptome am Inokulationsort; später motorische Unruhe, Muskelkrämpfe, fast immer Tod durch Lähmung der Atemmuskulatur	Tierärzte, Jäger, Forstpersonal und andere Personen bei Umgang mit Tieren in Gebieten mit Wildtollwut, Personal in Laboratorien mit Tollwutrisiko	Präexpositionsprophylaxe bei beruflich exponierten Personen mit gut verträglichem und sehr immunogenem HDC-Totimpfstoff (Human Diploid Cell Culture), gründliche Reinigung der Bisswunde mit Wasser und Seife und Desinfektion mit Alkohol, ggf. Wundexzision, Postexpositionsprophylaxe unverzüglich, ggf. aktiv und passiv
Borreliose	Erreger: Borrelien, die durch infizierte Zecken in die Bissstelle (Haut) übertragen werden, Verbreitung global mit belasteten Gebieten in Deutschland (genaue Epidemiologie unbekannt)	Komplexe Symptomatik, s. Kap. 11.9.22	Forstarbeiter und Exponierte in der Landwirtschaft (Zecken halten sich vor allem im Wald, Gebüsch und in hohem Gras auf)	Tragen langer Kleidung; Insektenschutzmittel (Repellent) bieten bis zu 2 h einen partiellen Schutz; Absuchen der Haut (auch Haaransatz) nach Aufenthalt im Freien und sofortige Entfernung der Zecke mit möglichst geringer Manipulation (nicht Quetschen); Impfung nicht verfügbar

26.2 Spezielle Erkrankungen – arbeits- und umweltmedizinische Ursachen

Tab. 26.9 (Fortsetzung)

Krankheit	Kurzbeschreibung (Erreger, Verbreitung, infektiöses Material, Eintrittsort, Inkubation)	Kurzbeschreibung (Symptomatik, Komplikationen)	Berufsgruppen mit erhöhtem Risiko	Prophylaxe
Frühsommer-meningo-enzephalitis (FSME)	Erreger: Flavivirus; Übertragung entspricht Borreliose; Verbreitung vor allem in Süddeutschland	Komplexe Symptomatik, s. Kap. 11.4.14	S. Borreliose	S. Borreliose; aktive Immunisierung empfohlen, postexpositionelle Gabe von spezifischem Immunglobulin bei Nichtimmunen nicht generell empfohlen (höchstens bis 96 h)
Milzbrand/Anthrax	Erreger: Bacillus anthracis; kommt vor allem in Viehzuchtgegenden vor; infektiös sind Organe, Felle, Wolle, Knochenmehl; Infektionsweg zu 95 % über die Haut (Hautmilzbrand); Inkubation 2–7 Tage	Hautmilzbrand: Papel, rasch schmerzhaft ulzerierend; durch Exotoxinfreisetzung schwere Allgemeinsymptomatik; Lungenmilzbrand: schwere Pneumonie	Tierärzte, Landwirte, Schlachthausarbeiter, Metzger, Wolle und Leder verarbeitende Industrie	Persönliche Schutzausrüstung (u.a. Handschuhe, Atemschutz); in Hochrisikoberufen aktive Impfung mit abgetöteten Erregern
Brucellose (Morbus Bang, Maltafieber, Schweine- und Hundebrucellose)	Erreger: Brucella abortus, melitensis, suis, canis; in Gebieten, wo Kühe, Ziegen, Schafe oder Schweine gehalten werden; infektiös sind Milch, Stuhl, Urin, Vaginalsekrete, Plazenta; Eintritt über Hautverletzungen, Schleimhäute, Atemtrakt, Gastrointestinaltrakt; Inkubation 5–60 Tage	Erste Phase unspezifische Krankheitszeichen und Fieber; nach kurzer Fieberfreiheit lang anhaltendes undulierendes Fieber; später Manifestation an verschiedenen Organen	Tierärzte, Landwirte, Schlachthausarbeiter, Metzger	Persönliche Schutzausrüstung (u.a. Handschuhe, Atemschutz, Schutzbrille); Impfung nicht verfügbar
Ornithose/Psittakose auch durch infizierte Schafe	Erreger: Chlamydia psittaci; kommt typischerweise in Papageienarten, Enten, Truthähnen, Tauben, Wasservögeln vor, aber prinzipiell in allen Vogelarten und in Geflügel, auch: trächtige Schafe; infektiös sind Tierexkremente (auch als Staub), Eingeweide, Plazenta und fetale Gewebe von Schafen; Eintritt über den Atemtrakt; Inkubation 4–39 Tage	Ornithose: primär atypische Pneumonie, oft begleitet von Kopfschmerzen und Hepatosplenomegalie; Schafose: wie Ornithose aber vor allem bei Schwangeren mit schwerem septischem Verlauf	Geflügelzüchter, Personen, die Geflügel weiterverarbeiten; Tierärzte, Beschäftigte in Zoohandlungen; Tierpräparatoren/Ausstopfer; Schäferinnen und Landwirtinnen in der Schafzucht	Persönliche Schutzausrüstung (vor allem Atemschutz); Schwangere sollen den Kontakt mit trächtigen Schafen vermeiden; Impfung nicht verfügbar
Campylobacter-Enterokolitis	Erreger: Campylobacter jejuni; kommt in Nutz- und Haustieren vor; infektiös sind Tierexkremente, aber auch Nahrungsmittel tierischen Ursprungs (Rohmilch); Aufnahme gastrointestinal; Inkubation 2–5 Tage	Nach kurzer Prodromalphase heftiger wässrig-schleimiger Durchfall, oft Blutbeimengungen, kolikartige Bauchschmerzen; meist selbstlimitiert	Geflügelzüchter; andere Landwirte mit Tierzucht; Schlachthauspersonal; Küchenpersonal, das Geflügel verarbeitet	Allgemeine Hygiene zur Vermeidung der fäkal-oralen Übetragung

1921

Klinische Arbeitsmedizin

Asbeststaubeinwirkung von ausschlaggebender Bedeutung sein.

Bei den heute diagnostizierten Berufskrebserkrankungen handelt es sich im Wesentlichen um ein Altlastenproblem, dem die Arbeitsplatzverhältnisse von vor 20 bis zu mehr als 40 Jahren zugrunde liegen. Zwei Drittel des gesamten beruflichen Lungenkrebsgeschehens werden gegenwärtig durch **asbestbedingte Pleuramesotheliome** und **Bronchialkarzinome** bestimmt. Die Berufskrebsstatistik in Deutschland wird sicherlich noch bis zum Jahr 2020 durch die Folgelasten des ehemalig sorglosen Umgangs mit Asbest wie auch mit Radonfolgeprodukten dominiert werden. Einen Überblick über die beruflich verursachten Krebserkrankungen gibt Tabelle 26.10. In Tabelle 26.11 sind diejenigen Tätigkeiten/Berufsgruppen aufgeführt, bei denen die derzeit 24 erwiesenermaßen epidemiologisch gesicherten humankarzinogenen Arbeitsstoffe (Kanzerogenitätskategorie K1) typischerweise vorkommen. Die fehlende Nennung einer Exposition in dieser Liste bedeutet jedoch nicht, dass eine BK-Verdachtsanzeige nicht sinnvoll sein könnte. Weitere derzeit 113 Stoffe sind als Krebs erzeugend für den Menschen anzusehen, weil durch hinreichende Ergebnisse aus Langzeit-Tierversuchen oder Hinweisen aus Tierversuchen und epidemiologischen Untersuchungen davon auszugehen ist, dass sie einen nennenswerten Beitrag zum Krebsrisiko leisten (Kanzerogenitätskategorie 2).

Die Merkblätter, welche einen Anhaltspunkt dafür geben, ob eine Berufskrankheitenanzeige sinnvoll ist, sind im Internet abrufbar. Es empfiehlt sich, im Zweifelsfall lieber eine Berufskrankheitenanzeige zu viel zu erstatten, als eine berechtigte zu unterlassen.

26.2.4 Erkrankungen des Herzens und der Gefäße

Erkrankungen des Herzens

Kardiale Erkrankungen durch berufliche Einflüsse

Erkrankungen des Herzens werden nicht eigens als Berufskrankheit in der Liste aufgeführt. Dennoch gibt es berufliche Einflüsse, die zur Entstehung beitragen können. Wenn eine in der Liste aufgeführte Noxe als Ursache identifiziert werden kann, ist eine Anerkennung möglich.

Koronare Herzkrankheit (KHK) Eine Reihe unabhängiger Untersuchungen zeigt, dass **Schichtarbeit** mit einem relativen Risiko von 1,4 für eine KHK einhergeht. Schichtarbeit ist häufig: Etwa 15 % aller Erwerbstätigen in Deutschland arbeiten in Schicht, davon etwa zwei Drittel auch nachts. Befunde weisen darauf hin, dass der Zusammenhang teilweise, aber bei weitem nicht vollständig durch Erhöhung von **Cholesterin**, **Triglyzeriden** und steigenden **Zigarettenkonsum** erklärt werden kann. Viele andere denkbare Mechanismen wurden nur unvollständig oder gar nicht untersucht. Auch ein Einfluss von Störgrößen, wie z. B. der **sozioökonomische Status,** ist nicht

Tab. 26.10 Beruflich verursachte Krebserkrankungen 1978–1997 nach den betroffenen Organen.

Organ	Zahl der Fälle	Anteil in %	Hauptsächlich verursachende Stoffe in der Rangfolge ihrer Häufigkeit		
			Rang 1	Rang 2	Rang 3
Bronchien	7 529	52,2	Asbest (4 706)	Ionisierende Strahlen (2 062)	Silikotische Schwiele (255)
Pleura	4 775	33,3	Asbest (4 772)	Ionisierende Strahlen (1)	PAK (1)
Harnorgane	767	5,4	Aromatische Amine (728)	Halogenkohlenwasserstoffe (16)	Halogenierte Alkyl-Aryl-Oxide (15)
Nase	323	2,3	Eichen-/Buchenholzstaub (311)	Chrom und seine Verbindungen (5)	PAK (2)
Blut	302	2,1	Benzol (286)	Ionisierende Strahlen (13)	
Bauchfell	198	1,4	Asbest (198)		
Kehlkopf	196	1,4	Asbest (144)	PAK (23)	Nickel und seine Verbindungen (6)
Haut	146	1,0	Peche, Teere, Teeröle in Bitumen (124)	Ionisierende Strahlen (10)	TCDD (4)
Leber	45	0,3	Vinylchlorid (35)	Übrige Halogenkohlenwasserstoffe (9)	
Übrige	56	0,4			
Insgesamt	**14 337**	**100**			

26.2 Spezielle Erkrankungen – arbeits- und umweltmedizinische Ursachen

gänzlich ausgeschlossen. In dieser Situation wird als praktischer Ansatz eine intensivierte Kontrolle beeinflussbarer koronarer Risikofaktoren bei Schichtarbeitern vorgeschlagen.

Vor allem in der Viskoseproduktion wird **Kohlenstoffdisulfid** (Formel CS_2; Synonym Schwefelkohlenstoff) verwendet, ferner zur Herstellung von Synthetikfasern und zur Extraktion von Fett aus organischem Material. Höhere chronische Expositionen, über die bis in die 1970er Jahre berichtet wurde, waren mit einem deutlich erhöhten Risiko verbunden, an einer koronaren Herzkrankheit zu versterben. Der Pathomechanismus ist ungeklärt, es gibt aber Hinweise, dass es sich um kurzfristige Einflüsse, nicht eine beschleunigte Atherogenese handelt. Unter modernen hygienischen und regulatorischen Bedingungen konnte ein erhöhtes Risiko nicht mehr nachgewiesen werden.

Tab. 26.11 Krebserzeugende Arbeitstoffe und Gefährdungspotentiale.

Kategorie-1-Stoffe	Gefährdung (Tätigkeit, Berufsgruppen)
Aromatische Amine (4-Aminodiphenyl, Benzidin und seine Salze, 2-Naphthylamin, 4-Chlor-o-toluidin	Chemiearbeiter, Schlosser, technische Sonderfachkräfte, Maler, Lackierer, Zwischenprodukt in der chemischen Industrie, Farbstoffsynthese
Arsentrioxid und Arsenpentoxid, arsenige Säure, Arsensäure und ihre Salze, z.B. Bleiarsenat, Kalziumarsenat	Chemiearbeiter, Metallerzeuger und Walzer, Schlosser, Verhüttung, Rösten, Farben, Beizmittel, Schädlingsbekämpfungsmittel
Asbest (Chrysotil, Krokydolith, Amosit, Anthophyllit, Aktinolith, Tremolit), Faserstaub	Schlosser, Chemiearbeiter, Feinblechner, Elektriker, Bauarbeiter, Achtung: Bystanderexposition
Benzol	Chemiearbeiter, Maler und Lackierer, technische Sonderkräfte, Schlosser, Destillation von Steinkohleteer, Extraktions-, Entfettungs-, Reinigungs- und Lösemittel
Bis(chlormethyl)äther (Dichlormethyläther)	Chemiearbeiter
Buchen- und Eichenholzstaub	Tischler und Modellbauer, Holzaufbereiter, Raumausstatter, Polsterer
1,3Butadien	Chemiearbeiter (Hersteller von Butadien/Butadien-Kunstgummi)
α-Chlortuole: Gemisch aus α-Chlortuol, α,α-Dichlortoluol, α,α,α-Trichlortoluol und Benzoylchlorid	Lösemittel, Schädlingsbekämpfungsmittel
Dichlordiethylsulfid	Schwefellost
Erionit (Faserstaub)	
N-Methyl-bis (2-chlorethyl)amin	Stickstofflost (Gelbkreuzkampfstoff)
Monochlordimethylether	Chemiearbeiter
Nickel (in Form atembarer Stäube/Aerosole von Nickelmetall, Nickelsulfid und sulfidischen Erzen, Nickeloxid und Nickelkarbonat, wie sie bei der Herstellung und Weiterverarbeitung auftreten können)	Nickelraffinerie, sog. Carbonyl-Verfahren (MOND-Verfahren), Chemiearbeiter, Metallverarbeitung
Passivrauchen	Gastgewerbe, Büros
Pyrolyseprodukte aus organischem Material, Kokereirohgase	Kokereien, Teerraffinerien, Elektrographitindustrie, Aluminiumherstellung, Eisen- und Stahlerzeugung, Gießereien, Straßenbau, Dachdecker, Schornsteinfeger
Siliziumdioxid, Kristallin (alveolengängiger Anteil): Quarz, Cristobalit, Tridymit	Tunnelbau, Mineure, Steinmetze, nicht: Kohlegrubenarbeiter
Trichlorethen	Chemiearbeiter, Metallverarbeitung, Schlosser, Lösemittel, VC-Polymerisation
Vinylchlorid	VC-Polymerisation
Zinkchromat	Chemiearbeiter, Maler und Lackierer, Metalloberflächenbearbeiter, Schlosser, Galvanotechnik, Korrosionsschutz, Holzimprägnierung, Gerben von Leder

Klinische Arbeitsmedizin

Myokarditis Myokarditiden können infolge einer Reihe von **Infektionskrankheiten** auftreten, die auch oder vorwiegend durch berufliche Tätigkeit acquiriert werden. Andere Arbeitsstoffe, die in arbeitsplatztypischen Konzentrationen Myokarditiden hervorrufen können, sind nicht bekannt.

Akutes Herzversagen Chloroform und andere **halogenierte Kohlenwasserstoffe** können in hohen Konzentrationen, wie sie durch technische Unfälle entstehen können, akutes Herzversagen hervorrufen. Der Pathomechanismus ist nicht geklärt.

Implantierte **Schrittmacher** oder Cardioverter-Defibrillatoren können durch magnetische Felder gestört werden. Dies ist beispielsweise in der Nähe eines Magnetresonanztomographen der Fall. Entsprechende Bereiche müssen gekennzeichnet sein.

Erkrankungen der Gefäße

Erkrankungen der Gefäße durch berufliche Einflüsse

Hypertonie Ob Lärmbelastung zu einer Hypertonie führt, ist trotz zahlreicher Untersuchungen nicht geklärt. Nachweisbar ist ein Anstieg des Blutdrucks während der **Lärmbelastung,** der aber nach Expositionsende wieder zum Ausgangswert zurückkehrt.

Ergebnisse jüngster Untersuchungen weisen darauf hin, dass mit einer höheren Gesamtkörperlast an **Blei,** in Mengen wie sie durch Umweltbelastung üblicherweise vorkommen, das Risiko für die Entwicklung einer arteriellen Hypertonie steigt. Eine Bestätigung dieser Befunde bleibt abzuwarten.

Raynaud-Phänomen Handgehaltene Werkzeuge, die **Vibrationen** im Bereich von 4 000–5 000 Hz mit genügender Intensität abgeben, können bereits nach wenigen Wochen des Gebrauchs zu einem sog. vibrationsbedingten vasospastischen Syndrom führen. Dies ist durch zwei Komponenten gekennzeichnet:

1. Störungen der Fingerdurchblutung führen zu Abblassen (weiß), oft begleitet von Taubheitsgefühl, Zyanose (blau) und reaktiver Hyperämie (rot), häufig einhergehend mit Schmerz bei Provokation durch Kälte und/oder Feuchtigkeit, unabhängig vom Gebrauch des Werkzeugs. Während anfangs nur eine Fingerspitze betroffen sein kann, führt das Fortschreiten der Erkrankung zu Beteiligung mehrerer Finger sowie proximaler Phalangen und immer häufigerem Auftreten der Erscheinung. Der Daumen bleibt meist ausgespart. **Fingerspitzennekrosen** können auftreten. **Rauchen** verschlimmert den Krankheitsverlauf. Die Erkrankung ist pathophysiologisch gekennzeichnet durch eine Mediahypertrophie der Fingerarteriolen und eine Funktion des vaskulären Endothels. Das Raynaud-Phänomen selbst wird dann reflektorisch über das sympathische Nervensystem vermittelt. Dies erklärt, warum auch die nicht arbeitende Hand oder die Zehen mit reagieren können.
2. Störungen der peripheren Sensibilität von intermittierendem Taubheitsgefühl (auch ohne Raynaud) bis zu permanenten **Sensibilitätsstörungen** treten auf. Pathophysiologisch handelt es sich um Schädigungen der Mechanorezeptoren und eine demyelinisierende Neuropathie der peripheren Nerven.

Beide Komponenten können unabhängig voneinander auftreten. Die Diagnose lässt sich durch Kälteprovokation (Eintauchen der Finger für wenige Minuten in 5–15 °C kaltes Wasser) mit anschließender klinischer Beobachtung und ggf. **Fingerplethysmographie** stellen. Wichtig sind die Abgrenzung gegen das Karpaltunnelsyndrom und der differentialdiagnostische Ausschluss anderer Erkrankungen (Kollagenosen, stenosierende Arterienerkrankungen u. v. a.) die ebenfalls ein Raynaud-Phänomen hervorrufen können. Therapeutisch stehen die Beendigung oder zumindest Minimierung der schädigenden Einflüsse und ggf. die Aufgabe des Rauchens im Vordergrund.

26.2.5 Erkrankungen der Verdauungsorgane

Lebererkrankungen

Die Hepatotoxizität der vielen Substanzen, die Leberschäden hervorrufen können, differiert von Stoff zu Stoff, auch innerhalb einer Stoffklasse, stark. Leberschäden präsentieren sich klinisch mit einem engen Spektrum von Beschwerden und Befunden, durch die sich die beruflichen oder umwelttoxischen Einflüsse untereinander weder unterscheiden noch von anderen Noxen abgrenzen lassen. Allenfalls kann der Typ des Leberschadens (durch klinische Tests oder durch Leberhistologie bestimmt) einen Hinweis auf die Ursache geben. Die Grundmuster sind im Folgenden dargestellt. Eine berufliche oder durch Umwelteinflüsse hervorgerufene Lebererkrankung kann angenommen werden, wenn andere toxische Einflüsse wie Alkohol oder bestimmte Medikamente den Leberschaden nicht erklären, andere Ursachen wie Viruserkrankungen u. v. a. ausgeschlossen sind und eine Exposition mit einem der u. g. Stoffe stattgefunden hat.

Pathologisch erhöhte Transaminasen, intra- und posthepatische Cholestase, Fettleber, Fibrose, Zirrhose, akutes Leberversagen

Diese Formen der Leberschädigung können in Abhängigkeit von der Expositionshöhe und dem Zeitverlauf durch alle u. g. Noxen hervorgerufen werden. Akute akzidentelle oder suizidale Vergiftungen verursachen Leberzellnekrosen, die zum akuten Leberversagen führen oder folgenlos ausheilen können. Spätschäden nach akuten Vergiftungen sind selten. Die häufigeren, durch chronische Expositionen hervorgerufenen Leberzellschäden, können alle Stadien von der reversiblen Enzymerhöhung bis zur Zirrhose durchlaufen.

Tetrachlormethan Tetrachlorkohlenstoff wirkt stark hepatotoxisch. Die akzidentelle inhalative Aufnahme von wenigen Millilitern in schlecht ventilierten Räumen kann bereits eine Leberzellnekrose verursachen. Akute Vergiftungen gehen mit einer erheblichen Mortalität einher, die zu großen Teilen durch akutes Leberversagen bestimmt ist. Die rasche Verabreichung von **Prostazyklin** (Prostaglandin I$_2$) gilt als wirksam. Ähnlich hepatotoxisch ist **Tetrachlorethan.** Durch **Trichlormethan (Chloroform),** welches früher als Anästhetikum beim Menschen verwendet wurde, trat vereinzelt ein Leberversagen auf. Es wird heute bei der Betäubung von Versuchstieren angewandt. Trichlorethan hat eine ähnliche hepatotoxische Wirkung wie Chloroform. **Trichlorethen („Tri")** wurde in jüngster Zeit als Kanzerogen eingestuft (vor allem Nierenzellkarzinome – s. Kap. 26.2.3) und wird daher nur noch in geringem Umfang verwendet. Die Lebertoxizität beruflicher Exposition ist gering, bei Gebrauch als Droge kamen schwere Leberschäden vor. **Tetrachlorethen („Per")** ist einer der am wenigsten hepatotoxischen Chlorkohlenwasserstoffe, der vor allem in chemischen Reinigungen Anwendung findet. **Nitroparaffine (Nitromethan, Nitroethan, 1-Nitropropan, 2-Nitropropan)** werden häufig in industriellen Prozessen verwendet, meist in Lösungsmittelgemischen, was die Beurteilung der Einzelsubstanzen erschwert. Nach unfallartigen Expositionen mit 2-Nitropropan wurden Fälle von schwerem akutem Leberschaden berichtet. Wie auch für „Tri" und „Per" gilt für **Toluol**, dass – im Gegensatz zur missbräuchlichen Verwendung als Droge – unter beruflichen Bedingungen keine wesentlichen Leberschäden zu erwarten sind. Zwei unterschiedliche Substanzgruppen, **chlorinierte Naphthaline** und **Nitroaromate (z. B. Trinitrotoluol = TNT)** haben zwar hepatotoxische Wirkungen, Berichte über Vergiftungen sind aber nach dem 2. Weltkrieg selten geworden.

Kupfer Kupfer spielte bei den Weinbauern in der Vergangenheit als Fungizid eine Rolle. Personen, die kupferhaltige Lösungen versprühten, wiesen von erhöhter **alkalischer Phosphatase** im Serum über **Lebergranulome** bis zur **Leberzirrhose** verschiedene Stadien von Leberschäden auf. Während **Arsen** in Deutschland als Pestizid vor allem im Weinbau bereits vor über 50 Jahren verboten wurde, bekam es jüngst neue Aktualität in Westbengalen, Indien und Bangladesch, wo Trinkwasser neuerdings aus tieferen Erdschichten gefördert wird. Es enthält dadurch hohe Arsenkonzentrationen, was die Erkrankung von Hunderttausenden von Menschen zur Folge hat. Arsen bewirkt eine Leberverfettung, -fibrose, -zirrhose, portale Hypertonie ohne Zirrhose, Angiosarkome und hepatozelluläre Karzinome. Fleckige Hyperpigmentierung der Haut und Hyperkeratosen von Handflächen und Fußsohlen sind typisch. Eine gesicherte Therapie existiert nicht. Leberschäden durch **Beryllium, Phosphor, Kadmium, Chrom** oder durch **Selen**, ein essentielles Spurenelement, sind zwar in der Vergangenheit beschrieben worden, spielen aber gegenwärtig in Deutschland kaum eine praktische Rolle.

Insektizide, Fungizide und Herbizide Stoffe wie DDT, Methoxychlor (DMDT), Chlordan, Heptachlor, Aldrin, Dieldrin oder Lindan stehen im Verdacht, hepatotoxisch zu sein, doch dies ist umstritten, so dass nur in Einzelfällen mit außergewöhnlich hohen Expositionen (also akuten Vergiftungen) ein Zusammenhang mit einem Leberschaden diskutiert werden kann. Perorale Aufnahme von **Paraquatdichlorid** ruft neben anderen vital bedrohlichen Folgen auch Leberzellnekrosen hervor. **Vinylchlorid** führt bei akuter Vergiftung, aber auch durch chronische Exposition zu Leberschäden bis Leberzirrhose. Da Vinylchlorid karzinogen ist und Leberzellkarzinome, vor allem aber Angiosarkome der Leber hervorruft, ist der Gebrauch auf ein Minimum eingeschränkt worden.

Pfortaderhochdruck ohne Leberzirrhose

Wie oben detaillierter erwähnt, können Vinylchlorid und Arsen unter ungünstigen Expositionsbedingungen portale Hypertonie hervorrufen.

Porphyrien Hexachlorbenzol wurde in der Türkei als Saatgutpestizid verwendet, was schwere, häufig tödliche Vergiftungen zur Folge hatte. Dieser Stoff und andere polychlorierte Aromaten hemmen die hepatische Uroprophyrinogen-Decarboxylase und Koproporphyrinogen-Oxidase und rufen dadurch eine Koproporphyrinurie, Uroprophyrinurie und klinisch eine Porphyria cutanea tarda hervor. Unter normalen industriellen Bedingungen kommen keine Prophyrien vor. Auch **polychlorierte Biphenyle (PCB)** können vor allem durch hohe berufsbedingte Expositionen Prophyrien hervorrufen. Allerdings besteht Besorgnis hinsichtlich beider Substanzgruppen aufgrund der Stabilität in der Umwelt und damit der Gefahr der Kumulation auch bei geringer akuter Belastung.

Erkrankungen anderer Verdauungsorgane

Funktionelle Verdauungsbeschwerden unter Schichtarbeit sind ein häufiger beobachtetes Phänomen. Eine Überhäufigkeit von Ulkuserkrankungen durch Schichtarbeit ist nicht gesichert.

Andere Erkrankungen werden nur als Folge sehr hoher, durch Unfall oder in suizidaler Absicht entstandene Expositionen erreicht. So ist die **Pankreatitis** eine Folge lebensbedrohlicher **Unterkühlung**, die beruflich bedingt sein kann. Eine akute **Gastroenteritis** kann infolge einer Thalliumvergiftung oder im Rahmen einer akuten Strahlenkrankheit nach Bestrahlungen mit mehr als 1 Gy Ganzkörperdosis auftreten.

26.2.6. Erkrankungen der Niere und der ableitenden Harnwege

Verbesserte Arbeits- und Umwelthygiene haben dazu geführt, dass diese Erkrankungen insgesamt selten geworden sind. Unfallartige hohe Expositionen sind aber nach wie vor möglich; Stoffe, die nur dann Nierenschäden hervorrufen, werden nur am Rande erwähnt.

Nierenerkrankungen durch Metalle und Metalloide

Schwermetalle werden typischerweise vom proximalen Nierentubulus reabsorbiert und verursachen in hohen Konzentrationen akute tubuläre Nekrosen. Einige Stoffe, z. B. Blei und Kadmium, akkumulieren im Körper: Eine aktuelle Nierenerkrankung kann daher auf eine lange zurückliegende Exposition zurückzuführen sein.

Interstitielle Nephritis

Länger dauernde Belastung mit hohen Mengen von **Blei** am Arbeitsplatz oder in der Umwelt kann eine chronische interstitielle Nephritis hervorrufen. Dazu sind Bleikonzentrationen im Blut von mindestens 600 µg/l erforderlich. Anorganisches Blei und organische Bleiverbindungen werden vor allem inhalativ aufgenommen. Gefährdende Tätigkeiten gibt es beispielsweise in der Herstellung und Verwendung von Farben, von Glas und Tonlasuren, von Batterien und Akkumulatoren, beim Verschrotten und Wiedergewinnen von Metallen und beim Entfernen von Rostschutzanstrichen (Bleimennige). Durch **alte Wasserrohre** kann der Bleigehalt im Trinkwasser erhöht sein. Zeichen beginnender Schädigung der tubulären Funktion durch Blei können eine erhöhte Ausscheidung von $β_2$-Mikroglobulin und N-Acetyl-β-D-Glucosaminidase im Urin sein. Die Bedeutung dieser Frühzeichen für die spätere Entwicklung einer Erkrankung (vorausgesetzt, die Exposition wird beendet) ist jedoch unklar. Das Fehlen typischer Zeichen einer Bleivergiftung (Darmkoliken, Anämie, Radialislähmung durch periphere Neuropathie, Störungen des Zentralnervensystems durch organische Bleiverbindungen) schließt die Möglichkeit einer Nierenschädigung nicht aus. Histologisch werden eine progressive intersitielle Fibrose, Erweiterung der Tubuli und Atrophie der Tubuluszellen beobachtet. Eine akute Belastung kann durch Bestimmung der Bleikonzentration in Blut oder Urin (in Abhängigkeit von der Bleiverbindung) verifiziert werden. Da die Bluthalbwertszeit etwa 14 Tage beträgt, 95 % der Gesamtkörperbelastung sich aber im Knochen finden, lässt sich eine zurückliegende Bleibelastung über einen EDTA-Mobilisationstest oder durch radiologische Verfahren (K-Shell X-Ray Fluorescence) bestimmen. Dies sollte **Gutachten** vorbehalten bleiben, da die Evidenz fehlt, dass eine Chelatbildnertherapie die chronische interstitielle Nephropathie bessert, während diese Behandlung bei der akuten Bleiintoxikation mit Fanconi-Syndrom (hier nicht beschrieben) als effektiv beschrieben wurde.

Über akute **tubuläre Nekrosen** durch hohe (unfallartige oder suizidale) Expositionen mit anderen Metallen wie **Uran, Bismut (früher Wismut), Kupfer und Chrom** wurde kasuistisch berichtet. Die chronische Exposition mit wasserlöslichem Chrom VI in einer Dosis, die mit einer renalen Ausscheidung von mehr als 15 µg Chrom/g Kreatinin verbunden ist, wurde als Schwellendosis für Nierentoxizität vorgeschlagen. Da sechswertige wasserlösliche Chromverbindungen als kanzerogen angesehen werden, besteht ohnehin das Gebot, ihre Anwendung zu minimieren. Inhalation von hohen Konzentrationen des Gases **Arsenwasserstoff** bewirken eine Hämolyse, die zu einem akuten tubulären Nierenschaden führen kann; nephrotoxische Wirkungen von chronischen niedrigen Expositionen sind nicht bekannt.

Tubuläre Partialfunktionsstörungen, interstitielle Nephritis, glomeruläre Funktionsstörungen (Mischbilder)

Lang dauernde Belastung auch durch geringe Mengen **Kadmium** ist mit verschiedenen Nierenfunktionsstörungen assoziiert, deren pathophysiologischer Zusammenhang untereinander weitgehend ungeklärt ist. Kadmium wird zur Herstellung metallischer Legierungen, Batterien, Farbpigmenten oder zur Galvanisierung verwendet. Am Arbeitsplatz erfolgt die Aufnahme vorwiegend **inhalativ**, aus der Umwelt auch durch belastete **Nahrungsmittel**. **Raucher** nehmen zusätzlich Mengen auf, die denen durch Umweltbelastung gleichkommen. Die in der Niere akkumulierte Kadmiumbelastung lässt sich am besten durch die im Urin ausgeschiedene Menge abschätzen. Bereits ab 2 µg/g Kreatinin (= 2 µmol/mol Kreatinin) lässt sich bei einem Teil der Betroffenen eine erhöhte Ausscheidung von $β_2$-Mikroglobulin als Zeichen einer Funktionsstörung tubulärer Zellen nachweisen. Dieser irreversible tubuläre Schaden ist umso häufiger und umso ausgeprägter, je höher die Exposition ist. Anlass zu erhöhter Vorsicht geben neuere Befunde einer inversen Korrelation zwischen Blut-Kadmium und glomerulärer Filtrationsrate (GFR) sowie tubulärer Störung und GFR. Erhöhte Ausscheidungen von Albumin und Transferrin werden als frühe Zeichen einer gestörten glomerulären Filtration durch niedrige Dosen von Kadmium interpretiert. Ein erhöhtes Risiko für **Osteoporose und Osteomalazie** mit steigender Kadmiumbelastung wird als Folge der Nierenfunktionsstörungen gewertet, der genaue Pathomechanismus (verminderte Aktivierung von Calcidiol zu Calcitriol?) ist jedoch unklar. Über die nephrologische Diagnostik hinaus hilft die Bestimmung von Kadmium im **Sammelurin**. Es gibt keine spezifische Therapie, Chelatbildner sind wirkungslos, wenn nicht sogar schädlich. Da Kadmium als **Lungenkanzerogen** eingestuft wird, gilt ohnehin das Gebot, die Verwendung zu minimieren.

Sowohl tubuläre als auch glomeruläre Schäden werden auch nach **Quecksilber**exposition beobachtet. Anorganisches Quecksilber spielt beim Abbau von Quecksilber, in der Chloralkali-Industrie, bei der Herstellung von Thermometern und in Dentallabors eine Rolle. Durch hohen Dampfdruck kommt es leicht zu inhalativer Aufnahme. Die Toxizität der arbeitsmedizinisch weniger bedeutsamen organischen Quecksilberverbindungen hängt von der organischen Komponente ab, besonders nephrotoxisch sind die Chlor-, Phenyl- und Methoxymethylsalze. Unter den derzeitigen arbeitshygienischen Bedingungen sind Schädigungen selten. Eine nach Beendigung der Exposition reversible Proteinurie gilt als typische Nierenschädigung. Dosisunabhängig und sporadisch wurden Fälle von Glomerulonephritis verschiedener Typen (meist membranöse oder Minimal-Change) berichtet. Daneben wurden Zeichen von tubulärer Funktionsstörung beschrieben (z.B. Ausscheidung von $β_2$-Mikroglobulin und N-Acetyl-β-D-Glucosaminidase im Urin). Unter Amalgambelastung durch Zahnfüllungen wurden keine relevanten Nierenfunktionsstörungen beobachtet. Zur speziellen Diagnostik kann Quecksilber in Blut und Urin bestimmt werden, unterhalb der Grenzwerte ist eine Schädigung nicht anzunehmen: für anorganisches Quecksilber 25 µg/l Blut, 100 µg/l Urin, für organische Quecksilberverbindungen 100 µg/l Urin. Während für die akute Vergiftung Chelatbildner wirksam sind, ist eine spezifische Behandlung bei chronischer Belastung nicht sinnvoll. Berufskrankheiten durch Quecksilber sind selten.

Kristalline Silikate (**Quarzstaub**) stehen im Verdacht, tubuläre und glomeruläre Nierenschädigungen zu bewirken. Insbesondere im Zusammenhang mit einer pulmonalen Silikose wurde über eine Häufung von ANCA-assoziierten Vaskulitiden (Wegener'sche Granulomatose, Churg-Strauss-Syndrom, mikroskopische Panarteriitis) und fokalen Glomerulonephritiden berichtet. Eine sichere Bewertung ist derzeit nicht möglich.

Glomerulonephritiden

Organische Lösungsmittel, d. h. aliphatische, alizyklische, aromatische oder halogenierte Kohlenwasserstoffe, werden in zahlreichen industriellen Prozessen zur Lösung von Fett eingesetzt. Sie werden über die Lunge, die Haut und den Gastrointestinaltrakt aufgenommen und durch Cytochrom-P450-abhängige Enzyme in verschiedenen Organen, u. a. in der Niere, verstoffwechselt. Lösungsmittel stehen im Verdacht, neben ihren bekannten toxischen Effekten auf zentrales und peripheres Nervensystem und Leber auch nephrotoxisch zu sein. Insbesondere wurde in Fall-Kontroll-Studien bei Patienten mit verschiedenen primären Glomerulonephritiden deutlich häufiger eine chronische berufliche Lösungsmittelexposition gefunden als bei Patienten mit anderen Nierenerkrankungen und Gesunden. In einem Teil der Untersuchungen wurde eine Dosis-Effekt-Beziehung beobachtet. Weitere Befunde weisen darauf hin, dass der Verlauf einer primären Glomerulonephritis unter fortgesetzter Lösungsmittelexposition schwerer ist. Auch der Verlauf **diabetischer Nephropathien** scheint unter Lösungsmittelexposition ungünstiger zu sein. Der Mechanismus ist weitgehend ungeklärt; eine Hypothese besagt, dass eine (experimentell nachweisbare) tubuläre Schädigung durch Lösungsmittel einen lokalen Autoimmunprozess initiiert. In Querschnittsstudien unter gegenwärtigen Arbeitsplatzbedingungen ließen sich vermehrt Frühzeichen von glomerulären und tubulären Schäden bei Exponierten zeigen, nicht jedoch manifeste Erkrankungen. In Übereinstimmung damit war in Kohortenstudien keine Übersterblichkeit an renalen Ursachen nachweisbar. Dies kann evtl. mit der relativen Seltenheit von Glomerulonephritiden erklärt werden. Trotz Unsicherheit im wissenschaftlichen Kenntnisstand bleibt als Fazit, dass eine primäre Glomerulonephritis nach starker (über MAK-Wert) chronischer Lösungsmittelexposition eine Berufskrankheit sein kann und dass Patienten mit glomerulären Nierenschäden sowie mit diabetischer Nephropathie nicht mit Lösungsmitteln arbeiten sollten.

26.2.7 Knochenerkrankungen

Kiefernekrosen

Die Verwendung von weißem **Phosphor** war ursächlich für viele Fälle von Knochennekrosen im Unterkiefer, die sich – unterstützt durch schlechte Zahnhygiene – bakteriell infizierten, zu entstellenden Kieferdeformationen und durch Septikämie häufig zum Tod führten. Weißer Phosphor wird heute noch in der Sprengstoffherstellung verwendet. Niedrige Expositionen können zu radiologisch erkennbaren Verdickungen und Verdichtungen des Periosts führen. Die Pathogenese der Knochenveränderungen ist weitgehend unklar. Erkrankungen sind heute sehr selten.

Osteofluorose

Fluor und Fluorwasserstoff sind bei Zimmertemperatur gasförmige hochreaktive Reizgase (s. Kap. 26.2.1). Sie werden vor allem in der chemischen Industrie und in der Glasherstellung verwendet. Auch Fluorverbindungen wie **Kryolith** und **Fluorapatit** sind medizinisch bedeutsam. Letztere Verbindung enthält auch Phosphor und wird in großem Umfang bei Abbau aus natürlichen Vorkommen und in der Herstellung von phosphorhaltigen Düngemitteln verwendet. Expositionen sind auch bei der Herstellung von Ziegeln und Zement möglich. Um 1985 wurden aus den USA zwei Industrieunfälle, in der Uranherstellung und in einer Erdölraffinerie, mit Austritt von Fluorwasserstoffwolken berichtet. Fluorverbindungen werden über den Atemtrakt aufgenommen und in den Knochen abgelagert, sofern sie nicht über die Nieren ausgeschieden werden.

Befunde Radiologisch imponieren zunächst **Verdichtungen von Wirbel- und Beckenknochen,** deren Kontur sich zu verwaschen scheint, während die trabekuläre Zeichnung abnimmt. Bei Fortschreiten stellt sich die Kortikalis peripherer Knochen verdickt dar, unregelmäßige Verdichtungen betreffen auch Periost, Sehnen- und Muskelansätze. Radiologisch sind Verwechslungen mit einem Morbus Paget oder osteoblastischen Metastasen möglich. Weitgehend unabhängig vom radiologichen Bild klagen die Betroffenen oft über vage Gelenkschmerzen und eine Versteifung der Wirbelsäule, die klinisch der Symptomatik einer Spondylitis ankylosans gleichen kann. Neben Vorgeschichte und radiologischen Befunden unterstützt eine erhöhte Ausscheidung von **Fluorid im Urin,** auch noch Jahre nach Expositionsende, die Diagnose. Expositionen bis zu einer Aufnahme von 5 mg Fluorid pro Tag bzw. einer Ausscheidung von 18 mol/mmol Kreatinin im Urin gelten als ungefährlich. Fluoridhaltiges Trinkwasser führt zu den gleichen Veränderungen wie berufliche Expositionen. Charakteristisch bei Belastung durch Trinkwasser im Zeitraum bis zum Abschluss der Zahnentwicklung (ca. 14. Lebensjahr) sind Fleckungen der Zähne.

Knochenzysten und Vakuolen

Unter ähnlichen Expositionsbedingungen wie für das vibrationsbedingte vasospastische Syndrom beschrieben (s. o.), aber nicht unbedingt mit diesem einhergehend, d. h. unter die Körperkraft fordernder Benutzung handgehaltener **vibrierender Werkzeuge,** kommen vermehrt Knochenzysten und Vakuolen der beanspruchten Knochen vor.

Gelenkschmerzen und Osteonekrosen nach Überdruck

Arbeiten unter erhöhtem **Umgebungsdruck** und **Tauchen** können, je nach Dauer der Exposition und Höhe des Überdruck, zur vermehrten Lösung von Atemgasen, insbesondere Stickstoff, in Blut und Geweben führen. Bei zu rascher Rückkehr in normalem Umgebungsdruck (Dekompression) sind neben einer Reihe anderer z. T. lebensbedrohlicher Komplikationen (z. B. Barotrauma der Lunge mit Einriss von Lungengewebe, arterielle Luftembolien mit neurologischen Ausfällen u. a.) Schmerzen in verschiedenen Gelenken häufig. Diese sog. „Bends" können alle Gelenke mit einer Synovia, ausgenommen das Kiefergelenk, betreffen. Von Schmerzcharakter, lokalem Gelenkbefund und Anzahl betroffener Gelenke sind viele Variationen möglich. Die Beschwerden treten i. d. R. innerhalb 36 h nach Überdruckexposition auf. Unabhängig von diesen akuten Beschwerden werden häufig (bei professionellen Tauchern und Überdruckarbeitern mehrere Prozent

Klinische Arbeitsmedizin

der untersuchten Personen) Osteonekrosen langer Röhrenknochen, typischerweise in Humerus- und Femurkopf, radiologisch sichtbar. Zwischen Überdruckexposition und Manifestation des Knochenschadens vergehen ca. zwei bis 24 Monate. Eine subchondrale Lokalisation der Nekrose ist mit der Gefahr des Einbruchs der Gelenkfläche und der klinischen Symptomatik einer Osteoarthrose (Schmerzen, Bewegungseinschränkung) verbunden. Prophylaktische Maßnahmen, die die ossären Komplikationen jedoch nicht vollständig verhindern können, bestehen in der Einhaltung der vorgeschriebenen **Dekompressionsregeln**.

26.2.8 Erkrankungen der Blut bildenden Organe

Normochrome oder hypochrome Anämie

Die Expositionsquellen von Blei wurden in Kapitel 26.2.6 beschrieben. Die durchschnittliche Halbwertszeit von Blei liegt im Blut bei ca. 20 Tagen. Blei bewirkt eine ineffektive Erythropoese, meist mit kompensatorischer Hyperplasie der roten Vorläuferzellen im Knochenmark, Sideroblasten durch zytoplasmatische Eisenakkumulation und basophiler Tüpfelung durch gestörten DNA- und mRNA-Katabolismus. Die Tüpfelung ist aber weder sensitiv noch spezifisch. Ferner ist der Erythozytenabbau im Sinne einer gering ausgeprägten Hämolyse beschleunigt. Es findet sich eine hypochrome oder eine normochrome Anämie. Ein frühes Zeichen der Bleiwirkung auf die Hämatopoese besteht in der Hemmung der d-Aminolävulinsäure-Dehydratase mit konsekutivem Anstieg der d-Aminolävulinsäure im Urin ab einer Blut-Bleikonzentration von etwa 100–200 mg/l. Der Erfahrung nach kommt es unterhalb von 600 mg/l Blei im Blut jedoch nicht zu einer manifesten Anämie; insgesamt ist aber der Zusammenhang zwischen der Höhe des Bleigehalts im Blut und der Schwere der Anämie schwach. Neben o.g. Werten ist die Bleikonzentration im Vollblut entscheidend für den Nachweis. Ob außer der Ausschaltung der Expositionsquelle auch eine Chelattherapie mit DMSA (2,3-Dimercaptosuccinat, 10 mg/kg 3×/d für fünf Tage, anschließend 10 mg/kg 2×/d für zwei Wochen) hilfreich ist, wird diskutiert. Ab 800 mg/l Blei im Blut wird dies von vielen Autoren auch bei symptomlosen Patienten empfohlen.

Hämolytische Anämie

Durch oxidative Zerstörung verschiedener Strukturen roter Blutzellen (Zellmembran, Globin, Häm) können die bei der Metallbearbeitung im Rahmen von Unfällen vorkommenden Stoffe **Antimonwasserstoff** und **Arsenwasserstoff** akute Hämolysen bewirken, ferner beispielsweis Trinitrotuluol (**TNT**) und **Naphthalen**.

Methämoglobinämie

Eine Methämoglobinämie kann hervorgerufen werden durch Stoffe, die die Hämgruppe oxidieren, wie **Anilinfarben, aromatische Amine, nitrosubstituierte Benzolverbindungen, diverse Nitrite und Nitrate.**

Aplastische Anämie und Panzytopenien

Diese Anämien werden dosisabhängig durch **Benzol** und durch ionisierende **Strahlung** hervorgerufen, beides Noxen, die auch, unabhängig von der myelodepressiven Wirkung, myeloproliferative Erkrankungen hervorrufen können (s. Kap. 26.2.3). Benzol wird als Lösungsmittel nicht mehr verwendet, kommt aber beispielweise in Petroleumfraktionen und -destillaten vor, z. B. in Kraftfahrzeugtreibstoffen. Über längere Zeiträume ständig wiederholte Exposition gegenüber 20 ppm oder mehr kann bereits zu Panzytopenien führen. **Ionisierende Strahlung** ist aufgrund entsprechender Schutzmaßnahmen nur noch sehr selten und meist im Rahmen von Unfällen eine Ursache von Knochenmarkdepressionen. Während für beruflich Exponierte eine Effektivdosis von 20 mSv pro Jahr als obere Grenze festgelegt ist, ist eine Panzytopenie erst nach einer einmaligen Dosis von 1 Gy (entsprechend 1 000 mSv) zu erwarten.

COHb

COHb ist die Verbindung von Kohlenmonoxid mit Hämoglobin. Bei hohen Anteilen von COHb am gesamten Hämoglobin kommt es zur inneren **Erstickung**. Aufgrund der viel höheren Bindung von Kohlenmonoxid an Hämoglobin im Vergleich zu Sauerstoff wird dieser nicht mehr zum Gewebe transportiert. Kohlenmonoxid ist geruchlos und entsteht überall, wo Substanzen, die Kohlenstoff enthalten, meist fossile Brennstoffe, unvollständig verbrennen. Werte über 5 % COHb bei Nichtrauchern und über 10 % bei Rauchern weisen auf eine zusätzliche Quelle in der Umgebungsluft hin. Anteile von 10–30 % COHb gehen mit Kopfschmerzen und Atemnot einher, über 30 % kommt es zu der klassischen kirschroten Hautfarbe und zu zusätzlichen zentralnervösen Symptomen bis zum Bewusstseinsverlust. Durch Gabe von 100%igem Sauerstoff, wenn möglich unter hyperbaren Bedingungen (Druckkammer), lässt sich die Halbwertszeit von 4 h auf 80 min (normobar) oder 20 min (1,5 bar Überdruck) reduzieren und so die schädliche Wirkung begrenzen.

26.2 Spezielle Erkrankungen – arbeits- und umweltmedizinische Ursachen

Zur weiteren Information

Literatur

Baxter P. J., P. H. Adams, A. Cockcroft, J. M. Harrington (eds.): Hunter's Diseases of Occupations. 9th edn. Arnold, London 2000.

Deutsche Forschungsgemeinschaft: MAK- und BAT-Werte-Liste 2002. Maximale Arbeitsplatzkonzentrationen und Biologische Arbeitsstofftoleranzwerte. Senatskommission zur Prüfung gesundheitsschädlicher Arbeitsstoffe. Mitteilung 38. Wiley-VCH, Weinheim 2002.

Nowak, D.: Inhalative Noxen: toxisch-irritative Gase und Aerosole. In: Voglmeier, C., R. Buhl (Hrsg.): Pneumologische Notfälle. Wissenschaftliche Verlagsgesellschaft, Stuttgart 2002.

Triebig, Kentner, Schaller (Hrsg.): Arbeitsmedizin – Theorie und Praxis. Gentner, Stuttgart 2002.

Internet-Links

www.dgaum.de
www.hvbg.de/d/bia/fac/zesp/zesp.htm
www.lfas.bayern.de/

Keywords

Berufskrankheit ◆ maximale Arbeitsplatzkonzentration ◆ biologischer Arbeitsstofftoleranzwert ◆ Begutachtungskunde ◆ Inhalationsintoxikationen ◆ chronische Bronchitis ◆ Asthma bronchiale ◆ Pneumokoniosen ◆ Infektionskrankheiten ◆ Krebskrankheiten (berufsbedingte)

Antworten

Kapitel 5:

1a Direkte myokardiale Erkrankungen.
b Mechanische Überlastung des Herzens.
c Diastolische Funktionseinschränkung.

2a Akuter Myokardinfarkt.
b EKG.
c Intravenöser Zugang, Atropin i.v. (0,5 mg), Analgesie, Sedierung. Abhängig von der Herzfrequenz evtl. wiederholte Gaben von Atropin. Vorsichtige Volumensubstitution, falls kein Lungenödem vorliegt.
d Rasche Einweisung unter Arztbegleitung in eine Klinik, die über eine Intensivstation verfügt.

3 Belastungsdyspnoe, Asthma cardiale, Palpitationen, Angina pectoris, transitorische ischämische Attacken, Sehstörungen, Claudicatio intermittens und Parästhesien.

4a Aortenklappenstenose.
b Ruhe-EKG (Linkshypertrophiezeichen?), Röntgenaufnahme des Thorax in zwei Ebenen mit Durchleuchtung (Klappenkalk? Aortenelongation?), Echokardiographie, Doppler-Echokardiographie, Herzkatheteruntersuchung mit selektiver Koronarangiographie.
c Bei signifikantem transvalvulärem Gradienten über 50 mmHg elektiver Aortenklappenersatz. Bis zur Operation körperliche Schonung.

5a Vorhofseptumdefekt.
b Echokardiographie, Kontrastechokardiographie, Farb-Doppler-Echokardiographie; evtl. Rechtsherzkatheteruntersuchung.
c Operativer Verschluss des Vorhofseptumdefektes bei einem Links-Rechts-Shunt von über 50 %.

6a Belastungsinduzierte Angina pectoris bei koronarer Herzerkrankung (chronisch stabile Angina pectoris).
b Rauchgewohnheiten, familiäre Belastung, Fettstoffwechselstörung.
c Ruhe-EKG, Belastungs-EKG, evtl. Myokardszintigramm mit Thallium-201. Gesamtcholesterin, HDL und LDL, Glukose, Harnsäure.
d Bei negativem Belastungs-EKG zunächst Therapieversuch mit Langzeitnitraten und β-Rezeptoren-Blockern. Kontrolluntersuchung.
Bei positivem Belastungs-EKG selektive Koronararteriographie. In Abhängigkeit vom morphologischen Befund Ballondilatation oder aortokoronare Bypass-Operation.

7a Verdacht auf Herzinfarkt. Differentialdiagnose: Ulkus, Pankreatitis, Cholezystitis.
b Legen eines Zugangs. Sedierung mit z. B. Diazepam. Parenterale Gabe eines Opiats. Transport des Patienten unter Monitorkontrolle in die nächste Klinik. Dort Anfertigen eines EKG, das eine monophasische ST-Elevation in Ableitung II, III und aVF zeigt. In den präkordialen Ableitungen horizontale ST-Strecken-Senkung.
c Das typische Ruhe-EKG zeigt einen Hinterwandinfarkt. Beim Fehlen von Risikofaktoren thrombolytische Therapie, da das Infarktereignis nicht länger als 6 Stunden zurückliegt.

8a Aortenklappenausriss, zerebrale Embolie, Sepsis. Der Aortenklappenausriss ist bei den beschriebenen Befunden am wahrscheinlichsten, da neurologisch kein Herdbefund zu finden war und das Ereignis für eine Sepsis sehr plötzlich aufgetreten ist.
b Echokardiographie, evtl. transösophageale Echokardiographie und präoperative Angiographie (Bulbographie).
c Intubation und maschinelle Beatmung, intraarterielle Blutdruckmessung und Anhebung des Blutdrucks, z. B. mit Suprarenin®; nach Diagnosestellung möglichst rasche Operation mit Aortenklappenersatz.
d Siehe c.

9a 1. Orthostatischer Kollaps.
2. Lungenembolie.
3. Hyperventilationssyndrom.
4. Neurologisch bedingte Synkope.
Am wahrscheinlichsten ist der orthostatische Kollaps, da bei einer Lungenembolie eher eine Tachykardie und Zeichen der Hypoxie zu erwarten wären.
b Sie fragen die Patientin, ob sie ein ähnliches Ereignis schon einmal hatte. Der orthostatische Kollaps oder zerebrale Krampfanfall ist häufig rezidivierend. Sie fragen die Patientin darüber hinaus, ob sie Symptome einer tiefen Beinvenenthrombose hatte oder eine solche bei ihr schon einmal vorgelegen hat. Schließlich fragen Sie nach Anzeichen vor der Bewusstlosigkeit sowie Verletzungen, insbesondere Zungenbiss.
c Ist die Synkope erstmals aufgetreten, so sollte eine unmittelbare Einweisung der Patientin in eine Klinik erfolgen. Dort wird zunächst die Lungenembolie

ausgeschlossen (Untersuchung der Beinvenen, Blutgasanalysen etc.). Es sollte nach Herzrhythmusstörungen gefahndet werden (EKG, Langzeit-EKG, Belastungs-EKG) und die Kreislaufregulation durch einen Schellong-Test überprüft werden. Schließlich sollte eine neurologische Untersuchung ein zerebrales Krampfleiden ausschließen und eine Doppler-Untersuchung der Halsgefäße eine vaskulär bedingte zerebrale Minderperfusion. Sind die Ohnmachtsanfälle öfter aufgetreten und sind schwerwiegende Leiden früher schon ausgeschlossen worden, so ist eine weitere Diagnostik nicht nötig.
- d Bei orthostatischem Kollaps reicht im Allgemeinen die Flachlagerung, evtl. umgekehrte Trendelenburg-Lagerung, Applikation von kaltem Wasser.

10 Gewichtsreduktion, Kochsalzrestriktion, Alkoholrestriktion, kaliumreiche Kost, Nikotinkarenz, Behandlung von Fettstoffwechselstörungen, körperliche Bewegung.

11 Regelmäßige Ruhepausen während des Tages, Kochsalzrestriktion, Einschränkung der Trinkmenge, Beseitigung kardiovaskulärer Risikofaktoren, regelmäßige Gewichtskontrollen.

12a Diuretische Therapie.
- b Positiv inotrope Medikamente (Digitalis).
- c Vasodilatatoren (ACE-Inhibitoren).

13a 1. Autonome Insuffizienz.
2. Differentialdiagnose stummer Myokardinfarkt.
3. Hypoglykämie.
- b EKG, Kreatinkinase, evtl. Kreatinkinase-MB, Blutzuckertagesprofil. Nach Ausschluss eines Myokardinfarktes Belastungs-EKG. Wiederholte Blutdruckmessungen in Ruhe, unter Belastung und unter Orthostase (Schellong-Test). Diagnostik zum Ausschluss einer Polyneuropathie einschließlich Nervenleitgeschwindigkeit, Augenhintergrund.

14a Arterielle Embolie. Verdacht auf kombiniertes Mitralvitium bei Vorhofflimmern.
- b Zunächst chirurgische Embolektomie. EKG, Röntgenaufnahme des Thorax in 2 Ebenen mit Breischluck. Echokardiographie, Doppler-Echokardiographie. Rechts- und Linksherzkatheteruntersuchung.
- c Digitalisierung. Gabe eines Diuretikums. Systemische Antikoagulation mit Kumarinderivaten. Mitralklappenersatz in Abhängigkeit vom klinischen Schweregrad und von der errechneten Mitralklappenöffnungsfläche.

15a Instabile Angina pectoris.
- b Sofortige Klinikeinweisung (Intensivstation).
- c Erneutes Ruhe-EKG, Röntgenaufnahme des Thorax, CK, ggf. CK-MB, GOT, LDH.
- d Intravenöse Heparintherapie und parenterale Nitratgabe, evtl. Sedierung.
Bei Ausschluss eines nichttransmuralen Infarktes (normale Enzymwerte) frühzeitige Koronarangiographie zur Frage der Ballondilatation bzw. Bypass-Operation.

16 Bei Patienten mit arterieller Hypertonie vor dem 30. Lebensjahr, Blutdruckwerten über 180/100 mmHg, Therapieresistenz und anamnestischen, klinischen und laborchemischen Hinweisen auf eine sekundäre Hypertonieform sowie bei schwerer Organschädigung wie bei maligner Hypertonie.

17a Kardiogener Schock bei akutem Vorderwandinfarkt.
- b Intraarterielle Blutdruckmessung, Rechtsherzkatheteruntersuchung, Blutbild, Kreatinphosphokinase und Kreatinphosphokinase-MB, Laktatdehydrogenase, Laktat, Echokardiographie.
- c Thrombolysetherapie (s. Kap. 5.4), Katecholamine (zunächst Dobutamin) zur Etablierung eines arteriellen Mitteldruckes von > 60 mmHg. Bei niedrigem oder normalem pulmonal-kapillärem Verschlussdruck und guter arterieller Oxygenierung Volumensubstitution, bis ein Plateau des Herzminutenvolumens erreicht wird. Wenn darüber hinaus zur Aufrechterhaltung eines mittleren arteriellen Blutdrucks über 60 mmHg Vasokonstriktoren notwendig werden, aortale Gegenpulsationspumpe.
- d Letalität 85 %.

18a Chronische Hypotonie.
- b Mehrfachmessung des Blutdrucks im Stehen, Liegen und Sitzen; Blutbild, Blutsenkungsgeschwindigkeit, Blutdruck unter Belastung.
- c Die Patientin ist über die Harmlosigkeit der Hypotonie aufzuklären, vermehrte körperliche Aktivität ist anzuregen. Evtl. Sympathomimetika.
- d Die Prognose ist gut, evtl. überdurchschnittlich gut.

19a Mitralklappenprolaps-Syndrom.
- b Ruhe-EKG, Belastungs-EKG, Echokardiogramm.
- c Beratendes Gespräch, β-Rezeptoren-Blocker.

20a Aortenklappenendokarditis.
- b Einweisung in die Klinik, Entzündungsparameter, Blutkulturen (aerob/anaerob/Pilze). Durchführung von Echokardiographie, evtl. transösophageale Echokardiographie zum Abszess- und Vegetationsnachweis, Sonographie zur Feststellung einer möglichen Splenomegalie, Urineiweißbestimmung (Proteinurie) und Erythrozyturie, evtl. Bestimmung der Immunkomplexe.
- c Antibiotikatherapie mit Oxacillin/Flucloxacillin 2 g i.v. alle 4–6 Stunden oder Vancomycin 2 g/d über mindestens 4 Wochen.
- d Ungünstige Prognose, da auch eine kombinierte chirurgische (Klappenersatz) und medikamentöse Therapie noch mit einer hohen Letalität von bis zu 50 % belastet ist.
- e Beim hämodynamisch und klinisch stabilen Patienten erst nach Abschluss der Antibiotikatherapie, falls sich ein operationswürdiges Vitium ausprägt; beim hämodynamisch instabilen Patienten, bei nicht beherrschbarer Sepsis oder bei großen Vegetationen mit bereits mehrfacher Embolisierung.

f Ein sofortiger Klappenersatz (nach vorausgegangener invasiver Diagnostik) empfiehlt sich bei nicht beherrschbarer Sepsis, nicht beherrschbarer Herzinsuffizienz, beim Nachweis von Abszessen oder bei großen Vegetationen mit abgelaufenen peripheren Embolien.

21a Absetzen der Marcumar®-Behandlung und Umsetzen auf eine intravenöse, therapeutisch wirksame Heparinbehandlung (Thrombinzeit über 40–50 sec).
b Es ist eine Antibiotikaprophylaxe indiziert. Bei der Patientin handelt es sich um eine Patientin mit hohem Risiko. Deshalb Amoxicillin oder Ampicillin 3 g p.o. 1 Stunde vor dem Eingriff, dann 750–1000 mg alle 6 Stunden über 2 Tage.
c Bei Penicillinallergie am besten Clindamycin 600 mg p.o. 1 Stunde vor dem Eingriff, dann 300 mg p.o. alle 6 Stunden über 2 Tage oder Erythromycin (bei Kindern) oder Vancomycin 1 g i.v. 1 Stunde vor dem Eingriff.

22a Langzeit-EKG (bereits vorliegend), falls bradykardisierende Medikamente gegeben worden waren (z.B. β-Blocker, Digitalis, Antiarrhythmika), diese absetzen und erneutes Langzeit-EKG; neurologische und HNO-diagnostische Maßnahmen nur, falls die Häufigkeit der Blockierung extrem selten in 24 Stunden wäre.
b Komplette Rheumaserologie (Rheumafaktor sehr selten positiv) und LE-Diagnostik (ca. 15–20% positiv), HLA-B27-Bestimmung, Virusserologie und Bakteriologie zum Ausschluss infektassoziierter Arthritiden.
c Reiter-Syndrom mit AV-Block als kardialer Beteiligung.

23a ▶ Echokardiographie zum Nachweis einer hypertrophischen Kardiomyopathie (HCM), die bei dem Patienten tatsächlich vorliegt. Es findet sich eine Septumdicke von 21 mm, eine Hinterwanddicke von nur 13 mm. Das anteriore Mitralsegel zeigt eine angedeutete Vorwärtsbewegung (SAM) ohne Septumkontakt.
▶ Langzeit-EKG, da die Patienten mit HCM, noch mehr diejenigen mit HOCM (obstruktive Form) nicht selten am plötzlichen Herztod versterben.
b Hypertrophische Kardiomyopathie oder Herzmuskelerkrankung.
c Eine invasive Diagnostik mit Myokardbiopsie dient zum Ausschluss sekundärer Formen einer hypertrophischen Herzmuskelerkrankung, z.B. bei Myopathien, dem Kearns-Sayre-Syndrom, Speichererkrankungen, der Amyloidose, dem Morbus Fabry und vielen anderen.
d Die Prognose der HCM hängt von der Ursache bei den sekundären Formen ab. Bei den primären Formen ist die Herzrhythmusstörung (Lown IVa–b) eine entscheidende prognostische Determinante (plötzlicher Herztod).

Kapitel 6:

1 Hypertonie, Nikotinkonsum, Hyperlipoproteinämie, Diabetes mellitus, Hyperurikämie.

2a Bei der Inspektion der Beine achten Sie auf trophische Störungen der Haut, insbesondere interdigital. Bei der Palpation prüfen Sie die Hauttemperatur der Extremitäten seitenvergleichend mit den Handrücken. Die Pulse werden an typischer Stelle getastet. Sie auskultieren über den Leistenarterien und über dem distalen Adduktorenkanal. Schließlich führen Sie die Lagerungsprobe nach Ratschow durch.
b Arterielle Verschlusskrankheit vom Oberschenkeltyp links im Stadium II nach Fontaine.
c Bestimmung des systolischen Fußarteriendrucks mit der Dopplersonde, Gehtest zur Abschätzung der beschwerdefreien Gehstrecke.
d Einstellen des Nikotinkonsums und Behandlung der Hypertonie; regelmäßiges Gehtraining vom Intervalltyp.
e Bei Berücksichtigung der therapeutischen Ratschläge wird sich die beschwerdefreie Gehstrecke verlängern. Sie müssen an eine koronare Herzkrankheit und das Vorliegen von Karotisstenosen denken: Die Claudicatio ist ein Marker für eine fortgeschrittene Arteriosklerose. Die Prognose des Patienten wird von kardialen und zerebralen Ereignissen geprägt sein.

3a An eine linkshirnige, transitorische ischämische Attacke.
b Bei der klinischen Untersuchung achten Sie besonders auf Strömungsgeräusche über den Halsschlagadern, Herzrhythmusstörungen und Herzklappenfehler. Die Dopplersonographie zeigt eine 90%ige Einengung der linken A. carotis interna an ihrem Abgang.
c Diese Patientin muss operiert werden, bevor ein Schlaganfall eintritt: Thrombendarteriektomie.

4a Der Anamnese nach liegt ein Raynaud-Syndrom vor. Da es sich um eine mittelalte Patientin handelt und sich die Beschwerden auf lediglich zwei Finger konzentrieren und damit einen symmetrischen Befall vermissen lassen, ist in erster Linie an ein sekundäres Raynaud-Syndrom zu denken.
b Sie werden nach einer zugrunde liegenden Erkrankung fahnden und so bei der klinischen Untersuchung insbesondere an Kollagenosen denken. Als orientierende Laboruntersuchungen werden Sie die Blutsenkungsgeschwindigkeit, das Blutbild mit Hämatokrit und Thrombozytenzahl sowie die Bestimmung von antinukleären Antikörpern und Kryoglobulinen als Parameter für zirkulierende Immunkomplexe durchführen. Sollten Sie eine Grundkrankheit nicht ausmachen können, wird der Krankheitsverlauf engmaschig beobachtet, weil das Raynaud-Syndrom der Manifestation der Grundkrankheit Jahre vorausgehen kann.

5a Akuter arterieller Verschluss, vermutlich in der linken Beckenarterie.

Antworten Praxisfragen

   b Ausreichende Analgesie, z. B. mit ½ Ampulle Morphium jeweils i.v. und s.c., intravenöse Gabe von 5000 E Heparin sowie umgehender Transport in die Klinik mit Tieflagerung und in Watte gepolstertem Bein. Kontraindiziert sind intramuskuläre Injektionen, um eine spätere Fibrinolyse nicht unmöglich zu machen, externe Wärmeapplikation oder Fixierung der Extremität auf einer festen Unterlage, da sich schnell Drucknekrosen einstellen.

6a Bei dieser Symptomatik liegt ein Herzinfarkt auf der Hand.
   b CK und GOT sind aber im Normbereich, und das EKG zeigt keine frischen Ischämiezeichen. Die Röntgenaufnahme des Thorax zeigt ein verbreitertes Mediastinum. Sie nehmen eine Kontrolle des EKG und der Enzyme in 2 Stunden vor und veranlassen inzwischen die Durchführung einer Computertomographie. Mit deren Hilfe stellen Sie die Diagnose einer Aortendissektion.

7a Eine chronische venöse Insuffizienz. Da eine Phlebothrombose in der Vorgeschichte nicht erinnerlich ist, ist in erster Linie an eine primäre Varikose zu denken. Im Stehen sehen Sie eine unterschenkelbetonte Stammvarikose der V. saphena magna.
   b Physikalische Therapie mit Entstauungsübungen, Schwimmen, kalten Güssen sowie Verordnung eines Kompressionsstrumpfs der Kompressionsklasse I. Der Beruf der Verkäuferin ist für diese Patientin nicht günstig, da ständiges Stehen die Beschwerden verschlimmert. Soweit möglich, sollte auf den Wechsel von Sitzen, Stehen und Gehen achtgegeben werden. Diese Patientin sollte möglichst keine oralen Kontrazeptiva einnehmen.

8a Bei dieser Krankenvorgeschichte und dem typischen Befund denken Sie in erster Linie an eine akute Oberschenkelvenenthrombose. Die Anamnese ist insofern typisch, als dieser Patient seine Beschwerden nach einer längeren Flugreise (Sitzen mit abgewinkelten Knien), möglicherweise auch exsikkiert bei heißem Wetter durchgemacht hat.
   b Der Patient muss umgehend in die Klinik eingewiesen werden, wo die Diagnose durch Phlebographie zu sichern ist. Da der Beschwerdebeginn erst 6 Tage zurückliegt und sich Kontraindikationen für eine Fibrinolyse nicht ergeben, wird eine thrombenauflösende Therapie (z. B. Streptokinase 9 Mio. E über 6 Stunden gegeben) durchgeführt.

Kapitel 8:

1a Produktiv und nichtproduktiv.
   b Bronchitis (akut und chronisch), Pneumonie, Bronchialkarzinom, Pneumothorax und Lungenembolie.

2 Dyspnoe beschreibt subjektiv erlebte Atemnot (Luftnot oder Lufthunger) und korreliert mit einer gesteigerten zur Sauerstoffaufnahme unproportional hohen Atemarbeit, einem erhöhten Atemminutenvolumen sowie einem Abfall des arteriellen Sauerstoff-Partialdrucks und einem Anstieg des Kohlendioxid-Partialdrucks.

3 Deformierungen des Thorax – Beispiel Kyphoskoliose,
Erhöhung des intraabdomiellen Gegendrucks – Beispiel ausgeprägter Aszites,
muskuläre Störungen – Beispiel Muskelerkrankungen mit Affektion der Atemmuskulatur.

4a Allergische Rhinitis mit beginnender Bronchialbeteiligung („Etagenwechsel"): beginnendes allergisches Asthma bronchiale.
   b Lungenfunktionsdiagnostik, Labor: Eosinophilie und erhöhtes IgE, allergospezifischer IgE-Antikörper-Nachweis (RAST), Allergietestung (Hauttestung).
   c Allergenmeidung (soweit möglich), Anwendung von „Antiallergika": Cromoglycinsäure (prophylaktischer Effekt) und inhalative Steroidtherapie.

5a Chronische Bronchitis und Bronchialkarzinom.
   b Röntgen-Thorax, Lungenfunktion, CT-Thorax, Bestimmung der Tumormarker, Bronchoskopie.

6a HIV-Infektion (AIDS).
   b Es handelt sich in diesem Fall um eine Pneumocystis-carinii-Pneumonie. Die Diagnose sollte bronchoskopisch gesichert werden.

7a Die Ursache für die Anämie ist eine Autoimmunhämolyse.
   b Erregergetriggert entstehen die Antikörper die zur Hämolyse führen (z.B. Kälteagglutinine).
   c Chlamydien, Mykoplasmen.

8a Die Verdachtsdiagnose lautet Lungentuberkulose.
   b Erreger-Mikroskopie und -Züchtung aus dem Sputum oder dem Magensaft, evtl. Bronchoskopie und Biopsie.
   c Tuberkulostatika als Vierer-Kombination (cave: Besonders in Afrika können resistente Tuberkulosestämme vorliegen; eine Austestung der Resistenz ist anzustreben).

9a Sarkoidose.
   b Mit einer Bronchoskopie (transbronchiale Biopsie und Lavage) und/oder einer Lymphknotenbiopsie kann man die Diagnose am ehesten sichern.
   c Der Patient erhält Kortikosteroide, initial hochdosiert und anschließend stufenweise reduziert.

10a Exogen allergische Alveolitis (EAA).
   b Suche nach präzipitierenden Antikörpern gegen das krankheitsauslösende Antigen (Verdacht: Pilzsporen im Heu) und Bronchoskopie mit BAL (bronchoalveoläre Lavage): typische CD8-Lymphozytose.

11a Die vorliegende Grunderkrankung könnte eine Wegener-Granulomatose mit pulmonaler und renaler (in Form einer Glomerulonephritis) Hauptmanifestation sein. Diagnosesicherung: Antizytoplasmatische Antikörper, Biopsie.

    b   Hochdosierte immunsuppressive Theapie mit Steroiden und Cyclophosphamid bei Nachweis einer Wegener-Granulomatose; vorübergehende Hämodialyse bei einem akuten Nierenversagen.

12a   Asbestose.
    b   HR-CT (high resolution CT) zur Beurteilung pulmonaler und pleuraler Veränderungen; Nachweis von Asbestkörperchen im Sputum und in der Bronchiallavage; Nachweis von Asbest im Lungengewebe.
    c   Die Erkrankung muss als Berufskrankheit an die Berufsgenossenschaft gemeldet werden.

13   Silikose.

14a   Akute Lungenembolie.
    b   Pulmonalisangiographie, alternativ HR-CT, alternativ Ventilations-Perfusionsszintigraphie als bildgebende Maßnahmen. Ggf. Duplexsonographie und/oder Phlebographie zur Darstellung von tiefen Beinvenenthrombosen.
    c   Bei Kreislaufstabilität (submassive Lungenembolie): Heparinisierung (PTT 3fache der Norm); bei Vorliegen von weiteren Emboliequellen in der Vena cava: Einlage eines Cava-Filters.

15a   Pulmonale Hypertonie.
    b   Echokardiographie, Spiroergometrie, Rechtsherzkatheter.
    c   HR-CT (Lungenfibrose?); Pulmonalisangiographie (rezidivierende Lungenembolien?), Kollagenose-Diagnostik. Bei Ausschluss dieser Ursachen besteht der Verdacht auf eine primäre pulmonale Hypertonie.

16a   Toxisches Lungenödem.
    b   EKG zum Infarktausschluss, Gabe von inhalativen Steroiden in hohen Dosen (z.B. 2 Hub alle 5 Minuten) und von Sauerstoff über eine Nasensonde während des Transports zur Klinik.

17a   Akutes respiratorisches Distress-Syndrom des Erwachsenen. Es ist charakterisiert durch eine akute Störung der Gasaustauschstrecke.
    b   Direkte Auslöser: beidseitige progrediente Pneumonie, Aspiration von Mageninhalt. Indirekte Auslöser: Sepsis, Polytrauma, Pankreatitis.

18   Die operative Entfernung des Tumors.

19a   Spannungspneumothorax.
    b   Einlage einer Thoraxdrainage zur Entlastung.

20a   Pleuraerguss rechts bei pneumonischer Begleitpleuritis.
    b   Ultraschall oder/und Röntgenaufnahme des Thorax.

21   Durch Zufall bei Röntgenaufnahmen des Thorax, da sie häufig zunächst keine Beschwerden machen.

22a   Schlaf-Apnoe-Syndrom.
    b   Schlaf-Diagnostik.
        a) Screening; b) Schlaflabor.

Kapitel 9:

1a   Als erstes empfiehlt sich eine Röntgenaufnahme des linken Oberschenkels. Wenn sich hier eine Auftreibung des distalen Oberschenkeldrittels bestätigt, besteht ein hoher Verdacht auf ein Osteosarkom. Gegebenenfalls kann vor der dann zwingend notwendigen bioptischen Sicherung noch ein CT des betreffenden Oberschenkels durchgeführt werden, um die Ausdehnung des Tumors in der Längsrichtung sowie die Infiltration von Gefäßen, Nerven und Weichteilgewebe beurteilen zu können. Außerdem muss eine Röntgenaufnahme des Thorax in zwei Ebenen eine Metastasierung in die Lungen ausschließen. Im Labor genügt ein Standard (großes Blutbild, Leberwerte einschließlich alkalischer Phosphatase).
    b   Der Patient sollte zur Diagnosesicherung in die orthopädische oder chirurgische Abteilung eines onkologischen Zentrums überwiesen werden. Die Operateure sind angehalten, zunächst nur eine ausreichend große Biopsie zu entnehmen. Wird die Diagnose „Osteosarkom" histologisch bestätigt, so erfolgt dann eine Polychemotherapie, die ebenfalls von einem internistisch-onkologischen Zentrum innerhalb eines festen Studienprotokolls durchgeführt werden sollte. Moderne Protokolle sehen zunächst eine mehrmonatige Chemotherapie vor, gefolgt von der Resektionsoperation, der sich dann nochmals eine mehrere Monate dauernde Chemotherapie anschließt.

Kapitel 10:

1a   „Anämie chronischer Erkrankungen" oder Eisenmangelanämie bei hämorrhagischer Gastritis als Folge der Antirheumatikatherapie.
    b   Serumferritin und Transferrin. Ist Ferritin erniedrigt und Transferrin erhöht, handelt es sich um einen Eisenmangel: Gastroskopie zur Abklärung einer Gastritis, H_2-Blocker, orale Eisentherapie. Ist Ferritin erhöht und Transferrin erniedrigt, handelt es sich um eine Eisenmobilisationsstörung als Folge der nicht kontrollierten Entzündungsreaktion im Rahmen der chronischen Polyarthritis: Therapieintensivierung, **keine** Eisentherapie! Vorsicht: Kombination beider Mechanismen und damit überlappende Befunde nicht selten.

2a   Aplastische Krise bei Parvovirus-B19-Infektion. Der Ikterus und die Splenomegalie sprechen für eine chronische Hämolyse, z. B. als Folge einer kongenitalen Sphärozytose. Epidemien von Parvovirus-B19-Infektionen decken nicht selten chronische Hämolysen auf, da sie nur bei diesen Patienten zu hämatologischen Komplikationen führen.
    b   Sie bestimmen Retikulozytenzahl, Haptoglobin, Bilirubin und LDH und veranlassen eine Parvovirus-B19-Serologie. Bestätigen ein erniedrigtes Haptoglobin, erhöhtes indirektes Bilirubin und erhöhte LDH die Hämolyse (die Retikulozyten sind im Frühstadium erniedrigt, später als Zeichen der Regeneration stark gesteigert) und besteht keine behand-

lungsbedürftige Anämie, kann auf das Ergebnis der Serologie und die spontane Regeneration gewartet werden. Nach Normalisierung des Blutbilds sollte die Ursache der Hämolyse geklärt werden.

3a Hämolytische Anämie. Abnahme der Schwelle für eine Myokardischämie durch die Anämie.
b Haptoglobin und Retikulozyten zur Bestätigung der Hämolyse.
c Bei Bestätigung der Hämolyse muss die Ursache geklärt werden: Medikamentenanamnese; Differentialblutbild und morphologische Beurteilung der Erythrozyten im Blutausstrich; Coombs-Test; antinukleäre Faktoren/DNS-Antikörper; Elektrophorese, Immunelektrophorese, Röntgen-Thorax und abdominelle Sonographie als Lymphomdiagnostik (unerklärte Lymphknotenschwellungen!), Knochenmarkaspiration und -biopsie als eingreifende Untersuchung zuletzt, es sei denn, der Lymphomverdacht steht im Vordergrund. Spezialdiagnostik (Säureserumtest u. a.) nur bei entsprechendem Verdacht oder weiter unklarer Diagnose. Wahrscheinlichste Diagnose ist in diesem Fall eine Autoimmunhämolyse als Begleiterscheinung eines niedrigmalignen Non-Hodgkin-Lymphoms.

4a Bei parenteraler Ernährung (in diesem Fall ohne Vitamin-K-Supplementierung) und Gabe eines Cephalosporins mit Vitamin-K-antagonistischer Wirkung (Cefamandol) ist in erster Linie eine Verminderung des Prothrombinkomplexes (FII, FVII, FIX und FX) als Folge eines nutritiven Vitamin-K-Mangels bzw. -Antagonismus anzunehmen.
b Die fakultative Bestimmung der Aktivität eines Vitamin-K-abhängigen Gerinnungsfaktors wie F VII (erniedrigt) und eines Vitamin-K-unabhängigen Gerinnungsfaktors wie FV (normal) mittels Einzelfaktoranalyse könnte die Diagnose erhärten. Die Therapie der Wahl ist die Substitution von Vitamin K (Konakion®).

5a Bronchopneumonie.
b Röntgenaufnahme des Thorax in 2 Ebenen.
c Malignes Non-Hodgkin-Lymphom, im Hinblick auf das Patientenalter, die Milzvergrößerung, die Lymphome und die extreme Lymphozytose am ehesten vom Typ der chronischen lymphatischen Leukämie (CLL) im Stadium IV nach Rai.
d Beckenkammbiopsie, evtl. Lymphknotenbiopsie.
e Ein Antikörpermangelsyndrom liegt nahezu immer in den höheren Stadien der CLL vor.
f 1. Antibiotische Zweierkombination, z.B. ein Cephalosporin oder ein breit wirkendes Penicillin zusammen mit einem Aminoglykosid. Bei ungenügendem Ansprechen baldige Immunglobulinsubstitution.
2. Chlorambucil am besten mit Prednisolon. Cave: Evtl. starke Tumorzelllyse, deshalb ausreichende Flüssigkeitszufuhr und Allopurinolgabe.

6a Sepsis mit Verbrauchskoagulopathie und akut erhöhtem Zellumsatz, der (noch) nicht durch eine gesteigerte Produktion im Knochenmark kompensiert ist. Differentialdiagnostisch muss auch an eine abdominelle Komplikation einer Leukämie oder eines Lymphoms (z.B. Burkitt-Lymphom) gedacht werden, d.h., die Panzytopenie könnte auch Folge einer hämatologischen Erkrankung sein.
b Differentialblutbild (Linksverschiebung und Riesenthrombozyten als Hinweis auf einen erhöhten Umsatz? Pathologische Zellen?) und Gerinnungsstatus einschließlich Fibrinogen und Spaltprodukten (DIC?).

7a Blutung.
b Gegebenenfalls Thrombozytenersatz.

8a Thymoleptika-bedingte Agranulozytose bzw. Neutropenie.
b Absetzen des verdächtigen Medikaments.

9a Trizytopenie bei Leberzirrhose, möglicherweise als Folge alkoholtoxischer Schädigung der Hämopoese, und Hypersplenismus.
b Anamnese! Suche nach körperlichen Befunden und Laborparametern der Leberzirrhose. Ausschluss eines Folsäuremangels; Vitamin B_{12} wird oft gleichzeitig bestimmt, ist aber bei einer typischen Konstellation wie hier eigentlich überflüssig.

10a Am wahrscheinlichsten ist eine akute Leukämie oder eine aplastische Anämie. Falls tatsächlich eine Splenomegalie besteht, ist eine Leukämie wahrscheinlicher.
b Differentialblutbild, Knochenmarkaspiration und -biopsie. Der Blutausstrich zeigt eine leichte Granulozytopenie (1400/µl) und Poikilozytose der Erythrozyten, sonst keine pathologischen Veränderungen. Die Knochenmarkaspiration ergibt kein verwertbares Zellmaterial („Punctio sicca"). Bioptisch findet sich ein „volles" Knochenmark durch Infiltration mit Blasten: Es handelt sich um eine aleukämische akute Leukämie.

11a Chronische myeloische Leukämie.
b Differentialblutbild, Index der alkalischen Leukozytenphosphatase.
c Leukozytapherese (Depletionsbehandlung) als Akutmaßnahme, Busulfan oder Hydroxycarbamid als Dauertherapie.
d Schlecht – ohne allogene Knochenmarktransplantation mittlere Überlebenszeit ca. 46 Monate.

12 Die fulminante Postsplenektomiesepsis (OPSI-Syndrom).

13 Die häufigste Ursache sind gramnegative Kokken (Pneumokokken und Meningokokken). Empfohlen werden: 1. großzügige Indikation zur Antibiotikatherapie bei Infektionen; 2. Impfung mit Pneumokokkenvakzine, bei Kindern zusätzlich gegen Haemophilus influenzae.

14a Hypertonus, blühendes Aussehen, Hepatosplenomegalie, Gichtanfall, Juckreiz, Ulkusanamnese, Thrombose in Verbindung mit einer Erhöhung des

Blutvolumens (Hkt 66 %!) sprechen für eine hämatologische Systemerkrankung.
b Polycythaemia rubra vera.
c Neben einem akuten Gichtanfall ergibt sich die Verdachtsdiagnose eines (gerade bei der P. vera nicht so selten auftretenden) Budd-Chiari-Syndroms, d.h. Verschluss der abführenden Lebervenen durch eine Thrombose.
d Zur Diagnosesicherung der P. vera dient neben der Erhöhung des Index der alkalischen Leukozytenphosphatase die Beckenkammbiopsie.
e Zur Behandlung des akuten Gichtanfalls ist Colchicin oral oder i.v. indiziert, später Urikostatika. Behandlung der P. vera bei dieser älteren Patientin mit Phosphor 32 (2,7 mC/m² i.v./zwölf Wochen), zusätzlich Aderlässe; alternativ: Hydroxyurea. Therapieziel ist die Senkung des Hämatokrits unter 50 %. Gegen den Pruritus H_1-Blocker: Cyproheptadin 4 mg 3×/d.

15a von-Willebrand-Syndrom.
b Blutungszeit, APTT, Ristocetin-Kofaktor-Aktivität, F VIII-Aktivität, vWF-Antigen, vWF-Multimeren-Analyse.
c Autosomal-dominant.
d In Abhängigkeit von der Restaktivität bzw. dem zu erwartenden Blutungsrisiko DDAVP (Minirin®) oder F VIII-Konzentrate mittlerer Reinheit (z.B. Haemate HS®), welche ausreichende Mengen hochmolekularer vWF-Multimere enthalten.

16a Sekundäre Hämochromatose (manifest, mit Verdacht auf Leberzirrhose).
b EKG, Belastungs-EKG, UKG, Messung der Auswurffraktion.
c Subkutane oder intravenöse Dauerinfusion mit Deferoxamin.
d Schlecht; die Grundkrankheit ist therapierefraktär, mit einer DFO-Therapie kann in diesem Fall wahrscheinlich nur das Fortschreiten der Hämochromatose gebremst werden. Der Patient ist sowohl durch seine Grundkrankheit wie auch durch die sekundäre Hämochromatose gefährdet.

17a Akute Blutung aus einem Rezidivulkus.
b Kreislaufreaktionen stehen zu Beginn einer akuten Blutung im Vordergrund; die Anämie entwickelt sich erst nach vielen Stunden.
c Kreislaufüberwachung, Legen eines zentralvenösen Zugangs, Bestimmung der Blutgruppe und Anforderung von Blutkonserven, Vorbereitung der Gastroduodenoskopie.

18a Hereditäre Teleangiektasie (Morbus Osler).
b Nasenspiegelung/Gastroduodenoskopie.
c Dauersubstitution mit Eisen (oral, ggf. auch parenteral), Versuch einer Laserkoagulation blutender Schleimhautläsionen.
d Eine Heilung ist nicht möglich.

19a Splenomegalie, Panzytopenie, normales oder hyperregeneratorisches Knochenmark, Besserung der Symptome nach Splenektomie.
b Wenn beim primären Hyperspleniesyndrom klinisch relevante Symptome bestehen (transfusionsbedürftige Anämie, bedrohliche Thrombozytopenie mit Schleimhautblutungen, Granulozytopenie < 1000/µl bzw. 1 G/l).
c Beim sekundären Hypersplenismus nur in Ausnahmefällen, wenn die Therapie der Grundkrankheit nicht zur Symptomfreiheit führt (z.B. beim Felty-Syndrom; bei Haarzellleukämie nach Versagen einer Interferon- und Pentostatintherapie; s. dort).

20a Eisenmangelanämie.
b Keine, die Diagnose ist gesichert.
c Nein, das Kind ist nicht gefährdet, es kann mit rascher Besserung durch orale Eisentherapie gerechnet werden.

21a TEBK, Serumferritin, Leberbiopsie (evtl. Kernspintomographie), Belastungs-EKG, UKG, TRH-, LH-RH-Test, HLA-Typisierung. Ausführliche Familienanamnese. Serumeisen-, Ferritinbestimmung und HLA-Typisierung bei allen Verwandten ersten Grades.
b Hereditäre Hämochromatose.
c Aderlass.

22a Heparin-induzierte Thrombozytopenie Typ II (HIT Typ II).
b HIPA-Test oder ELISA zum Nachweis des Antikörpers gegen den Heparin/Plättchenfaktor-4-Komplex.
c Absetzen des Heparins; effektive alternative Antikoagulation mit dem Heparinoid Orgaran® oder Hirudin (Refludan®). Im HIPA-Test sollte eine Kreuzreaktivität des Antikörpers gegenüber Orgaran® (5 % der Fälle) ausgeschlossen werden.

23 ALP-Index bei Sepsis hoch, bei CML niedrig.

24a Malignes Lymphom.
b Eine Lymphknotenbiopsie.
c Knochenmarkpunktion.

25a CML oder CMMoL.
b ALP-Index, Knochenmarkaspiration/-biopsie; Zytochemie: Esterasereaktion im Knochenmark zur Darstellung der Monozyten.

Kapitel 11:

1a Erste Frage: „Sind Sie im tropischen Ausland gewesen?" Der Patient gibt darauf an, dass er vor drei Wochen aus Burkina Faso zurückgekehrt sei, wo er sich mehrere Monate aufgehalten habe.
Zweite Frage: „Haben Sie eine Malariaprophylaxe durchgeführt?"
Die Antwort des Patienten: Zu Beginn der Reise durch regelmäßige Tabletteneinnahme (Präparat nicht mehr genau bekannt), später habe er diese jedoch vergessen.
b Erste Untersuchung: Anfertigung eines Blutausstrichs bzw. eines Dicken Tropfens. Befund:

Trophozoiten (Ringe) von **Plasmodium falciparum**. Ungefähr 0,8 % der roten Blutkörperchen sind parasitiert.
Zweite Untersuchung: Messung der Körpertemperatur: 39,5 °C.

c Der Patient wird stationär behandelt. In diesem Fall wurde Chloroquin gegeben, obwohl die Möglichkeit einer Chloroquin-resistenten Malaria bestand, da das Chloroquin-Präparat das einzige im Krankenhaus vorhandene Malariamittel war. Nach 24 Stunden ist der Patient fast völlig fieber- und beschwerdefrei. Der weitere Verlauf ist zunächst unkompliziert.

2a Es wird ein Blutausstrich bzw. ein Dicker Tropfen angefertigt. Befund: Malariaparasiten unterschiedlichen Aussehens, jedoch nicht vom Tropica-Typ. Eine nähere Bestimmung ist dem Krankenhauslabor nicht möglich. Nach Einsendung an ein Spezialinstitut wird die Diagnose einer **Plasmodium-ovale**-Infektion (Malaria tertiana) gestellt. Demnach wurde der Patient während seines Aufenthalts mit zwei Malariaparasitenarten infiziert. Die Malaria tropica hat sich, wie in diesen Fällen üblich, zuerst manifestiert, die P.-ovale-Infektion erst nach längerer Latenz, ausgehend von in der Leber zurückgebliebenen Hypnozoiten.

b Behandlung mit Chloroquin in üblicher Dosierung. Bei **P. ovale** sind keine Resistenzen bekannt.

3a „Haben Sie eine Malariaprophylaxe durchgeführt?" Antwort des Patienten: „Nein"

b Eine mikroskopische Stuhluntersuchung. Dabei soll der frisch abgesetzte Stuhl auf das Vorhandensein von Blut inspiziert werden. Zunächst ist das Material für die Untersuchung von einer blutig-schleimigen Stelle zu entnehmen. Es fallen sofort zahlreiche hämatophage Amöben auf.
Wegen der fehlenden Malariaprophylaxe sollte auch ein Malariapräparat (Dicker Tropfen) angefertigt und untersucht werden.

c Die Behandlung wird mit einem Nitroimidazolpräparat durchgeführt.

d Die Stuhluntersuchung sollte drei bis vier Wochen nach Abschluss der Behandlung wiederholt werden. Außerdem muss der Patient darauf hingewiesen werden, dass bei Auftreten von Fieber im Verlauf des folgenden Jahres stets an die Möglichkeit einer Malaria gedacht werden muss.

4a Zunächst ist an eine Echinokokkenzyste zu denken, aber auch eine angeborene Zyste der Lunge wäre möglich.

b Eine Klärung der Diagnose muss mit Hilfe der Serologie versucht werden. Es werden zwei im Aufbau unterschiedliche Echinokokken-Antikörper-Untersuchungen durchgeführt. Beide sind eindeutig positiv. Demnach ist die Diagnose eines Lungenechinokokkus (**Echinococcus granulosus**) sehr wahrscheinlich.

c Das häufigste Zielorgan der Echinokokkuslarve ist die Leber. Es muss geklärt werden, ob sich in der Leber weitere Zysten befinden. Diese Klärung ist mit Hilfe des Ultraschalls und/oder der Computertomographie meist möglich. Es besteht in unserem Fall kein Hinweis auf das Vorliegen einer Leberzyste.

d Da die Echinokokkenzyste zufällig entdeckt wurde und keine Beschwerden macht, sollte zunächst abgewartet werden, denn es könnte eine bereits abgestorbene Zyste vorliegen mit nur geringer pathogener Wertigkeit. Kontrolluntersuchungen mit Hilfe der bildgebenden Verfahren und Titerkontrollen sollten in Abständen von jeweils drei bis sechs Monaten durchgeführt werden. Mit dem Thoraxchirurgen sollte die Möglichkeit einer Operation erörtert werden.

5a Die Trias Fieber, Husten und Belastungsdyspnoe mit langsam progredientem Verlauf spricht beim HIV-Infizierten für das Vorliegen einer Pneumocystis-carinii-Pneumonie.

b Röntgenaufnahme der Lunge, arterielle Blutgasanalyse in Ruhe und unter Belastung, Bronchoskopie mit bronchoalveolärer Lavage und transbronchialer Biopsie zum Erregernachweis. Bestimmung des Immunstatus (Helferzellzahl).

c Trimethoprim-Sulfamethoxazol in sehr hoher Dosierung über drei Wochen.

d Sekundärprophylaxe mit Pentamidin-Aerosol einmal monatlich, Behandlung der HIV-Infektion mit Azidothymidin.

6a Ösophagealer Soor (Candida albicans) bei Verdacht auf HIV-Infektion.
Ein anderer Grund für einen Immundefekt ist bei einem 25-jährigen Mann eher unwahrscheinlich, gegen ein hochmalignes Non-Hodgkin-Lymphom am Hals spricht die Angabe des Patienten, dass die Lymphome bereits seit einem Jahr ohne Größenzunahme bestünden.
Sie suchen also gezielt nach weiteren anamnestischen Hinweisen auf eine HIV-Infektion: Zugehörigkeit zu einer Risikogruppe (Sexualverhalten? Drogen?), frühere HIV-Tests, weitere klinische Zeichen wie Fieber, Gewichtsverlust, Diarrhöen, Hautveränderungen usw.

b HIV-Antikörpernachweis, Erhebung des Immunstatus: Differentialblutbild, Lymphozytensubtypisierung, Mérieux-Test, β_2-Mikroglobulin, γ-Globuline. Untersuchung eines Rachenabstrichs auf Pilze. Eine Ösophagoskopie erübrigt sich zunächst, da bei oralem Soor und entsprechenden Beschwerden eine Soorösophagitis angenommen werden kann.
Besonders zu beachten ist, dass der HIV-Test nur nach ausführlicher sachkundiger Beratung des Betroffenen durchgeführt werden darf. Es muss die – möglichst schriftliche – Einwilligung des Patienten vorliegen!

c Es besteht eine HIV-Infektion mit ösophagealem Soor, definitionsgemäß also das Vollbild des AIDS. Somit ist der Patient akut gefährdet, eine weitere opportunistische Infektion, insbesondere eine Pneumocystis-carinii-Pneumonie, zu entwickeln. Daher neben der antimykotischen Therapie Empfehlung einer Primärprophylaxe mit Pentamidin-Aerosol und einer Behandlung mit Azidothymidin.

Kapitel 12:

1a Fischeiweißallergie.
 b Provokationstest.
 c Allergenkarenz (Vermeidung von Fischprodukten).

2a Sekundäres Antikörpermangelsyndrom bei Plasmozytom.
 b Serumelektrophorese, Immunfixation, Immunglobuline quantitativ, Knochenmarkpunktion, Röntgen-Skelettstatus.
 c IgG-Substitution, Therapie des Plamozytoms.

Kapitel 13:

1a Chronische Polyarthritis.
 b Gelenkstatus, Röntgen.

2a Sekundäres Sjögren-Syndrom bei chronischer Polyarthritis.
 b Schirmer-Test zum Nachweis der verminderten Tränenproduktion und ggf. Biopsat einer Lippenspeicheldrüse.

3a Morbus Bechterew.
 b Klinisch Mennell-Zeichen? Enthesopathien? Uveitiden?
 Labor: HLA-B27? Röntgen: Sakroiliitis?

4a Der SLE wird nach den ARA-Kriterien von 1982 diagnostiziert, und das Fehlen von Anti-Doppelstrang-DNA-Antikörpern spricht durchaus nicht gegen diese Diagnose.
 b Die verschiedenen Organmanifestationen, wie z.B. auch die nachgewiesene Nephritis, erfordern eine immunsuppressive Therapie.
 Die Glomerulonephritis und eine ausgeprägte Zytopenie sind gravierende Organmanifestationen („major organ involvement") und erfordern eine immunsuppressive Therapie.

5a Die Polymyalgia rheumatica (PMR) geht praktisch niemals mit einer Serumenzymerhöhung einher; dies ist ein Charakteristikum von Myositiden. Folglich schließt das Fehlen der Muskelenzymerhöhung im Serum eine PMR nicht aus.
 b Die Autoantikörper anti-PM1 und anti-Jo1 finden sich bei der Polymyositis bzw. Dermatomyositis und nicht bei der PMR. Sie sind daher bei der letztgenannten Erkrankung diagnostisch wertlos.

Kapitel 14:

1a 1. Leberzirrhose unklarer Ätiologie.
  2. Hepatorenales Syndrom.
  3. Spontan bakterielle Peritonitis.
  4. Außerhalb des Abdomens liegende, unter Glukokortikoiden erworbene oder exazerbierte Infektion.
 b Oberbauchsonographie, Aszitespunktion mit Bestimmung von Leukozyten, Eiweiß, Laktat, mikrobiologische und zytologische Aszitesuntersuchung.

Blutabnahme für rotes und weißes Blutbild, sog. Leberwerte, Gerinnungsstatus, Gesamteiweiß und Elektrophorese.
Im Aszites beträgt Laktat 2,8 mmol/l, es finden sich 1000 Leukos/μl, Protein ist 2,0 g/dl, bakteriologisch lassen sich gramnegative Stäbchen anzüchten.
 c Antibiotische Therapie mit Cephalosporinen und Metronidazol, Darmsterilisation, Laktulose, Diuretika und Dopamin.

2a 1. Hepatorenales Syndrom mit spontan bakterieller Peritonitis (Blutbeimenung wohl artifiziell).
  2. Tuberkulose.
  3. Peritoneale Metastasen bei bisher unbekanntem Primärtumor.
 b 1. Urinstatus und Sediment, 24-Stunden-Urin für Natrium und Eiweiß, mikroskopische und kulturelle Untersuchung von Aszites, Sputum, Urin auf pathogene Keime, Pilze und säurefeste Stäbchen.
  2. Oberbauchsonographie, gegebenenfalls Computertomographie.
 c 1. Symptomatische Therapie mit Diuretika, Paromomycin und Laktulose, Eskalation mit Ornipressin.
  2. Nach Sicherung der Diagnose spezifischere Therapiemaßnahmen.

3a Hepatitisimpfung, Malariaprophylaxe, frühere Lebererkrankungen, bisheriger Schwangerschaftsverlauf.
 b Hepatitis A, Hepatitis B, Hepatits C, falls negativ auch Hepatitis E, sog. Leberwerte, Vorstellung beim Geburtshelfer.
 c Abhängig vom Ergebnis der Labordiagnostik.

4a HELLP-Syndrom.
 b Rasche Klinikeinweisung.
 c Labordiagnostik: Leberwerte, Hämolyseparameter, Blutbild, harnpflichtige Substanzen, Elektrolyte, Gerinnungsparameter.
 d Rasche Entbindung, intensive Überwachung von Mutter und Kind.

5a Akute Pankreatitis, perforiertes Ulcus duodeni, Hinterwandinfarkt.
 b **Ultraschall Abdomen:** Gallensteine in der Gallenblase; Pankreas luftüberlagert, nicht beurteilbar; **EKG:** keine Infarktzeichen; **Röntgen:** Leeraufnahme im Stehen oder in Seitenlage; keine Luftsichel, d.h. kein perforiertes Ulkus. **Labor:** CK 27 U/l, normal; Amylase 1200 U/l, Bilirubin 2,3 mg/dl (41,4 μmol/l), alkalische Phosphatase erhöht. **Diagnose:** biliäre Pankreatitis.

6a Chronische Pankreatitis bei Alkoholabusus (Kellnerin! Auf Befragen: regelmäßiger Konsum von Bier und Schnäpsen seit 28. Lebensjahr, einmal Ikterus als Ausdruck einer alkoholischen Hepatitis).
 b **Leeraufnahme Abdomen:** Verkalkungen in der Pankreasregion sichtbar; **ERP:** stark erweiterter und mit Stenosen verlaufender Pankreasgang; **Chymotrypsin im Stuhl:** erniedrigt auf 2,6 U/g Stuhl (nor-

mal > 5 U/g); **Stuhlgewicht:** erhöht auf 400 g/Tag (normal < 250 g); Fettausscheidung 45 g/24 h (normal < 7 g). OGTT: Nach 50 g Glukose oral Anstieg des Blutzuckers nach 1 Stunde auf 220 mg/dl (13,2 mmol/l); normal < 180 mg/dl (10,8 mmol/l).

c Schmerztherapie mit Paracetamol 2×500 mg/d; Pankreasenzyme zu jeder Mahlzeit (Kreon®, Panzytrat®) 2–3 Kapseln. Kontrolle des Körpergewichts, das ansteigen muss; Überwachung des Kohlenhydratstoffwechsels.

7a Reisediarrhö durch Infektion mit enteropathogenen Kolibakterien (ETEC).

b Zunächst wird man – beispielsweise durch orale Gabe von Elektrolyt-Zucker-Lösungen (z.B. Elotrans®) – versuchen, die intestinalen Verluste auszugleichen, und 1–2 Tage beobachten, ob die Beschwerden spontan abklingen. Von besonderem diagnostischem Interesse sind die Serumelektrolytspiegel sowie Parameter der Nierenfunktion (K^+, Na^+, Cl^-, Harnstoff, Kreatinin). Zudem werden nach Möglichkeit Stuhlkulturen angelegt. – Antibiotika würde man allenfalls bei schweren septischen Krankheitsbildern einsetzen.

c In erster Linie andere Infektionen, z.B. Staphylokokken. In dem hier geschilderten Fall mit relativ geringer Symptomatik kämen auch eine ungünstige Medikamentenreaktion, z.B. bei Laxanziengebrauch, oder ein Reizdarm mit vorwiegender „schmerzloser Diarrhö" in Betracht.

8a Entzündung eines Organs im kleinen Becken: Uterus, Adnexe, atypisch gelegener Wurmfortsatz, Zystitis.

b Palpation des Unterbauchs, Vergleich der rektalen und axillären Temperaturen, Sonographie, Erhebung des Urinstatus, gynäkologische Untersuchung.

c Druckschmerz im Unterbauch (McBurney-Punkt, Rovsing-Zeichen, Blumberg-Zeichen), Temperaturdifferenz axillär – rektal über 1 °C, „Target-Zeichen".

d Akute Appendizitis.

e Appendektomie.

9 Ösophagogastroduodenoskopie mit Biopsie.

10a Nein. Zunächst Versuch, das Ulkus mit Medikamenten zu heilen.

b Gut.

c Unbedingt einstellen. Hilfe einer psychosomatischen Therapie in Anspruch nehmen.

d Prinzipiell ja, bei der erwiesenermaßen geringen Therapietreue dieses Patienten jedoch: nein.

e Proximale selektive Vagotomie als Alternative zur medikamentösen Prophylaxe.

11.1a Das Erythema nodosum ist ein unspezifisches Zeichen bei Infektionen (Streptokokken, Tuberkulose, Ornithose), bei medikamentöser Therapie (Antibiotika, Barbiturate), bei einem Morbus Boeck sowie bei Colitis ulcerosa (3% der Fälle) und beim Morbus Crohn (15% der Fälle mit Kolitis, 8% der Fälle mit Ileokolitis). Oftmals gibt es auch keine Erklärung.

b Der diagnostische Weg orientiert sich am Beschwerdebild. Ergeben sich aufgrund der Anamnese oder der Blutuntersuchungen keine Anhaltspunkte für eine Infektion oder eine Medikamentenreaktion und klingt die Erkrankung ohne sonstige Symptome ab, wird man den Patienten zunächst lediglich beobachten. Bestehen Bauchbeschwerden (Schmerzen, Durchfall), so würde man eine endoskopische oder radiologische Darmdiagnostik im Hinblick auf eine chronisch-entzündliche Darmerkrankung einleiten.

c Eine Behandlung des Erythema nodosum ist in der Regel nicht erforderlich. Therapeutische Maßnahmen würden sich jedoch gegebenenfalls auf die Grunderkrankung richten.

11.2a In erster Linie denkt man jetzt an einen Morbus Crohn (Ileitis terminalis). Differentialdiagnostisch müssen jedoch vor allem eine akute Appendizitis und ein entzündetes Meckel-Divertikel erwogen werden.

b Als orientierende Untersuchungen würde man zuerst eine Sonographie, eine Bestimmung der Leukozytenzahl im Blut sowie eine Fiebermessung durchführen und gegebenenfalls einen Chirurgen als Konsiliararzt zuziehen. Die Diagnose einer Ileitis terminalis lässt sich dann entweder durch Koloileoskopie oder durch eine radiologische Dünndarmuntersuchung sichern.

11.3a Man denkt in erster Linie an einen Darmverschluss. Grundsätzlich kommen mechanische Ursachen (Darmtumoren, Briden, entzündliche Tumoren, Invaginationen, Hernieneinklemmungen, Bolusobstruktion etc.) oder eine Darmparalyse (Elektrolytentgleisung, toxische Dilatationen, reflektorische Lähmung etc.) in Betracht.

b Röntgenaufnahmen des Abdomens im Stehen und im Liegen, Fiebermessung, Leukozytenzahl im Blut. Chirurgisches Konsilium. Falls keine OP erforderlich, zunächst weitere Beobachtung auf der Wachstation, intensivmedizinische Maßnahmen.

12a In erster Linie eine akute Pankreatitis bei Gallensteinleiden. Weiterhin kommt eine akute Cholezystitis, aber auch ein Hinterwandinfarkt in Betracht.

b Bei akuter Pankreatitis: Amylase oder Lipase im Serum stark erhöht. Im Ultraschall Pankreas geschwollen. Kleine Gallensteine in der Gallenblase. Kalzium im Serum erniedrigt, Kreatinin normal, pO_2 normal.

c Schock. Die erhöhte Temperatur muss an eine beginnende bakterielle Infektion des Pankreas denken lassen. Außerdem besteht ein paralytischer Ileus. Nieren- und Lungenfunktion noch normal.

d Magenschlauch legen. I.v. Infusion von Elektrolytlösung beginnen (4–6 l in 24 h), evtl. Humanalbumin zusätzlich. Antibiotikum: Ampicillin 3×5 g in 24 h. Analgetika. Chirurg soll die Patientin sehen. Evtl.

endoskopische Gangdarstellung und bei Stein im Gallengang Papillotomie.

13a Es besteht der dringende Verdacht auf eine biliäre Pankreatitis.
  b Es sollten notfallmäßig eine ERCP und eventuell eine Papillotomie durchgeführt werden.

14a An einen seit langem bestehenden, bisher nicht diagnostizierten Typ-II-Diabetes mit inzwischen aufgetretener diabetischer Gastroparese. Deshalb:
  b 1. Diagnose des Diabetes durch Bestimmung des Nüchternblutzuckers und durch den oralen Glukosetoleranztest sichern.
     2. Feststellen, ob primärer oder sekundärer Diabetes vorliegt, durch Analyse von Insulin und C-Peptid im Plasma.
     3. Falls primärer Diabetes aufgrund niedriger Insulin- und C-Peptid-Werte vorliegt, Spätkomplikationen diagnostisch abklären und therapieren.
     4. Falls sekundärer Diabetes vorliegt (erhöhte Insulin- und C-Peptid-Spiegel), entsprechende Differentialdiagnose abklären (s. Kap. 17.1); die klinische Symptomatik ist zu uncharakteristisch für einen endokrinen Pankreastumor, daher ist eine breite differentialdiagnostische Abklärung des sekundären Diabetes notwendig.

15a Ausgeprägtes, überwiegend proximales Kurzdarmsyndrom.
  b Überwachung des Elektrolyt- und Wasserhaushaltes sowie des Körpergewichtes.
  c Nach Abschluss der Adaptationsphase, in der eine parenterale Substitutionstherapie durchgeführt wird, parallel zum Nahrungsaufbau, ist nicht mit schwerwiegenden Störungen zu rechnen. In Abhängigkeit von der Fettausscheidung ist die Neutralfettmenge ggf. zu beschränken und zur Deckung des Kalorienbedarfs durch mittelkettige Fettsäuren zu ersetzen.
  d Überwachung des Körpergewichts und des Mineralstoffwechsels, insbesondere der Kalksalzdichte des Knochens, zur rechtzeitigen Erkennung einer beginnenden Osteopathie (computertomographische Densitometrie eines Lendenwirbelkörpers und/oder des Kalkaneus).

16a Neuerkrankung zusätzlich zum bestehenden Reizdarmsyndrom; Verdacht auf Kolonkarzinom.
  b Hohe Koloskopie.

17 Oberer Gastrointestinaltrakt: peptische Läsionen, Ösophagusvarizen und Mallory-Weiss-Lazerationen;
Dünn- und Dickdarm: Meckel-Divertikel, Dickdarmdivertikel und Angiodysplasien.

18 Akute Bauchschmerzen, abdominale Abwehrspannung und Kreislaufdekompensation.

19a Magenkarzinom. Endoskopisch gezielt entnommene Biopsien.
  b H^+/K^+-ATPase-Inhibitoren (Protonenpumpeninhibitoren).
  c Dringlich, wenn das Geschwür binnen 6–8 Wochen Therapie mit H^+/K^+-ATPase-Inhibitoren nicht vollständig geheilt ist. Dann ist eine Magenresektion erforderlich. Eine Vagotomie ist nicht sinnvoll.

20a Keine weitere Diagnostik.
  b Keine Behandlung erforderlich.
  c Die Wahrscheinlichkeit, Symptome zu entwickeln, beträgt 2 % pro Jahr und nimmt nach zehn Jahren nicht weiter zu.

21a Morgendliches Erbrechen, Ikterus, Aszites, Teleangiektasien, Hämatome sowie die Alkoholanamnese legen zusammen mit den Laborbefunden eine alkoholinduzierte Lebererkrankung vom Typ der alkoholischen Hepatitis oder Leberzirrhose nahe.
  b Ja. Unter der Annahme, dass Wein ein etwa 10%iges alkoholisches Getränk ist und unter Gleichsetzung von Gewichts- und Volumenprozent lässt sich abschätzen, dass in $^3/_4$ l Wein, das sind 750 ml, etwa 75 g Alkohol enthalten sind. Die Schwellenwertdosis, die für die Frau bei 30 g Alkohol pro Tag liegt, ist eindeutig überschritten, und dies für einen Zeitraum von etwa 20 Jahren.
  c Die Anamnese des regelmäßigen Alkoholkonsums, die hyperchrome Anämie (HbE 34 pg), die Thrombozytopenie (als Ausdruck einer möglichen alkoholischen Knochenmarksschädigung) und die mehr als 20fach erhöhte γ-GT (wahrscheinlich durch alkoholische Enzyminduktion, da die alkalische Phosphatase als Cholestase-anzeigendes Enzym nur etwa 2–3fach erhöht ist). Die etwa 4–5fach höhere GOT im Vergleich zu GPT (De-Ritis-Quotient) weist typischerweise auf eine chronische Leberschädigung hin.
  d Durch Leberbiopsie. Wegen der deutlich eingeschränkten Gerinnungsfunktion (NT 47 %, Thrombozyten 60000/μl bzw. 60 G/l) ist eine Leberbiopsie allerdings kontraindiziert und sollte erst nach Besserung der Gerinnungsfunktion nachgeholt werden.
  e Strikte Alkoholkarenz lebenslang.

22a In erster Linie kommt eine spontane bakterielle Peritonitis oder ein primäres Leberzellkarzinom in Frage.
  b Ultraschalluntersuchung des Abdomens, $α_1$-Fetoprotein-Bestimmung sowie Computertomographie der Leber gaben keinen Hinweis auf ein primäres Leberzellkarzinom, die Punktion des Aszites zeigt 530 Granulozyten/mm^3. Eine Kultur wird angelegt.
  c Es erfolgt die stationäre Krankenhauseinweisung. Dort wird die spontane Peritonitis mit Ampicillin und Aminoglykosiden über 10 Tage behandelt. Der Aszites wird mit NaCl-Restriktion, Einschränkung der Flüssigkeitsmenge auf 1000 ml/d und Gabe von Spironolacton sowie Furosemid behandelt.

23a Anamnese und Symptomatik deuten auf eine akute Virushepatitis hin.

b Neben der Bestimmung des Bilirubins und der Transaminasen ist eine virologische Diagnostik mit Bestimmung von IgM-anti-HBc, IgM-anti-HAV und HBsAG erforderlich, bei positiven Tests für HBsAG oder anti-ABc die zusätzliche Bestimmung von anti-HCV.
  c Eine stationäre Behandlung ist nur bei stark erhöhten Transaminasen erforderlich, ansonsten kann die akute Virushepatitis auch ambulant überwacht werden. Eine spezifische Therapie ist nicht erforderlich. Alkohol und hepatotoxische Medikamente sollten gemieden werden.

24a Akute Analfissur.
  b Kaum eine andere Läsion verursacht derartig starke Schmerzen. Die schmerzhafte perianale Thrombose ist ein bläulicher Knoten ohne Ulkus, die chronische Analfissur ist kaum noch schmerzhaft.
  c Unterspritzung, Analdehnung, evtl. Exzision.
  d Die frische Analfissur spricht gut auf die unter c) beschriebenen Maßnahmen an. Beim Übergang in die chronische Form kann eine operative Entfernung notwendig werden.

25a Durch das Anabolikum Nandrolondecanoat.
  b Eine Hepatitis A hat eine längere Inkubationszeit als drei Tage. Ein Acetylsalicylsäure-haltiges Kopfschmerzmittel ruft in der Regel kein Hepatitis-ähnliches Krankheitsbild hervor. Anabolika verursachen eine Lebererkrankung, die einem Verschlussikterus (intrahepatische Cholestase) ähnelt.
  c Durch Bestimmung von anti-HAV-IgM im Blut.
  d Anabolikaverbot.
  e Nein.
  f Nein.

26 Primäres Leberzellkarzinom, das besonders häufig bei einer lang dauernden Leberzirrhose auftritt, besonders wenn einer der Hepatitis-B-Marker positiv ist. Diagnostisches Merkmal: Ansteigen des α_1-Fetoproteins. Veränderungen in der Leber mit Hilfe von bildgebenden Verfahren wie Ultraschall oder CT. Darüber hinaus ist bei jeder Verschlechterung einer Leberzirrhose mit Auftreten von Aszites, Ikterus, Ansteigen der Lebertransaminasen, der alkalischen Phosphatase und der LDH an die Entwicklung eines primären Leberzellkarzinoms zu denken.

27a Condylomata acuminata.
  b Der Erreger ist das menschliche Papillomvirus. Daher besteht auch Kontagiosität („Geschlechtskrankheit").
  c Lues: Condylomata lata, die sehr ähnlich aussehen können.
  d Betupfen mit Podophyllin-Lösung, elektrokauterisieren, operative Abtragung.

28a Hepatorenales Syndrom.
  b Harnpflichtige Substanzen und Elektrolyte in Serum und Urin.
  c Intensivmedizinische Überwachung mit Kontrolle des zentralen Venendrucks, vorsichtiger Versuch mit Diuretika, ggf. Aszitespunktion und Flüssigkeitssubstitution.

29 90 bzw. 20–30 %.

30 Durch die histologische Untersuchung von multiplen Biopsien aus dem Ulkus und dessen unmittelbarer Nachbarschaft.

31.1a Blutbeimengungen im Stuhl sind eines der wichtigsten Alarmzeichen bei gastrointestinalen Erkrankungen. Grundsätzlich wird man zunächst an Quellen im oberen Gastrointestinaltrakt (Ösophagusvarizen, Magen- und Zwölffingerdarmgeschwüre) sowie an Dickdarmentzündungen, Dickdarmtumoren oder Gefäßveränderungen denken.
  b Hämorrhoiden sind eine häufige Fehldiagnose. Beim Vorhandensein von Hämorrhoiden sind grundsätzlich andere Ursachen nicht ausgeschlossen. Hämorrhoiden dürfen als Blutungsquelle deshalb erst nach Ausschluss aller anderen möglichen Quellen angenommen werden.
  c Bei Blutungen muss grundsätzlich der gesamte Magen-Darm-Trakt einschließlich Mundhöhle, Speiseröhre, Magen, Dünndarm und Dickdarm untersucht werden. Hierzu dienen neben Blut- und Stuhluntersuchungen – im Hinblick auf Entzündungen – am besten die bildgebenden Verfahren (Endoskopie, Röntgen).

31.2a Eine abgelaufene akute Entzündung (ohne Erregernachweis) oder ein Schub einer Colitis ulcerosa.
  b Eine Therapie ist nicht erforderlich.

31.3a Die Diagnose einer Colitis ulcerosa darf erst gestellt werden, wenn andere Ursachen ausgeschlossen wurden, insbesondere Infektionen.
  b In erster Linie wird man eine Lokalbehandlung mit entzündungshemmenden Substanzen vornehmen. In leichteren Fällen, d.h. bei Fehlen von Allgemeinreaktionen und maximal sechs bis acht Stühlen am Tag, kommen Salizylate, bei Therapieresistenz auch Glukokortikoide, am besten in Form von Klysmen, in Betracht.

32 Nein.

33a Weibliches Geschlecht, erhöhte Transaminasen und Hypergammaglobulinämie sind verdächtig auf eine autoimmune Form einer chronischen Hepatitis.
  b Zur Erhärtung der Diagnose sind die Bestimmung von Autoantikörpern und eine HLA-Typisierung erforderlich. Weiterhin ist eine Leberbiopsie anzustreben.
  c Bei der Patientin fanden sich Antikörper gegen Zellkerne mit einem Titer von 1:320, positive Lebermembranautoantikörper und Nachweis von HLA-B8. Unter der Annahme einer klassischen autoimmunen (lupoiden) Hepatitis wurde eine Therapie mit Decortin® 50 mg und Imurek® 100 mg/d eingeleitet, die Dosis langsam reduziert auf eine Erhaltungsdosis von 10 mg Decortin® sowie 100 mg Imurek®. Hierunter norma-

lisierten sich die Transaminasen. Eine Langzeittherapie mit dreimonatlicher Kontrolle ist erforderlich.

34a Distales Kurzdarmsyndrom.
b Objektivierung der wässrigen Durchfälle, Quantifizierung der Fettausscheidung.
c Einschränkung der Neutralfettmenge und Reduktion der Entleerungen durch Austauscherharze, z.B. Quantalan®.
d Überwachung des Körpergewichts und des Elektrolythaushaltes. Meidung oxalsäurehaltiger Nahrungsmittel zur Reduktion des Nierensteinrisikos.

35a Eine orale Cholezystographie, um eine funktionsfähige Gallenblase nachzuweisen, und eine T-Untersuchung, um Kalk auszuschließen.
b Bei Nachweis von Kalk in den Gallensteinen sollte man von der ESWL absehen.

36a Ulcus ventriculi oder duodeni.
b Ösophagogastroduodenoskopie.
c H_2-Rezeptor-Antagonisten.
d Arthrose, postmenopausale Gelenkbeschwerden.
e Unbedingt unterlassen.

37a Reizdarmsyndrom.
b Eingehende und gezielte Anamnese einschließlich der Frage nach Nahrungsmittelunverträglichkeiten (evtl. Abklärung einer Laktoseintoleranz); körperliche Untersuchung mit rektaler Austastung sowie gynäkologische Untersuchung.
Labor: unspezifischer Entzündungstest wie z.B. BSG oder CRP, vollständiges Blutbild.
Weiterführende Diagnostik: Koloskopie.
c Bestätigung der Patientin und ihrer Beschwerden, genaue Aufklärung, diätetische Beratung, evtl. Ballaststoffzusätze, kurzfristig evtl. Spasmolytika.

38a Kolontumor mit Lebermetastasen.
b 1. Sonographie des Abdomens und der Leber.
 2. Koloskopie.
 3. Tumorstaging.
c 1. Lokale Tumorresektion und Leberteilresektion zur Entfernung der Metastasen.
 2. Alternativ: Versuch der Chemotherapie mit 5-Fluorouracil.
d Bei eingetretener Fernmetastasierung ist die Prognose ungünstig, die Überlebenszeit liegt auch bei möglicher Resektion der Lebermetastasen deutlich unter 5 Jahren.

39a Chronische, durch Alkoholabusus bedingte Pankreatitis und alkoholische Fettleber (Transaminasen ↑). Erhöhte γ-GT spricht für Alkoholabusus.
b **Ultraschall:** mehrere Zysten im Pankreas, ca. 2 cm im Durchmesser, erweiterter Gang.
Röntgen-Leeraufnahme: mehrere Verkalkungen im Pankreas.
Chymotrypsin im Stuhl: 2 U/g Stuhl = vermindert (normal > 5 U/g).
Oraler Glukosetoleranztest: BZ nüchtern 95, nach 2 h 140 mg/dl = normal. Patient hat exokrine, aber noch keine endokrine Insuffizienz. Die Stuhlfettausscheidung liegt bei 20 g/Tag = erhöht (normal < 7 g/24 h).
c Absolute Alkoholkarenz. Kalorienreiche Kost mit ca. 40 g Fett, 80 g Protein, 400 g Kohlenhydrate pro Tag (= 2280 kcal). Von einem Enzympräparat bei jeder Mahlzeit 3 Kapseln. Überwachung des Körpergewichtes, des Kohlenhydratstoffwechsels und des Organs (Zystengröße im Ultraschall).

40a Der Impfschutz ist abhängig vom Anti-HBs-Titer, der 1 Monat nach der letzten (3.) Impfung gemessen wird, und damit individuell. Nachimpfungen und Anti-HBs-Kontrollen müssen sich nach der Höhe des Titers richten.
b Erfolgreiche Impfung gegen Hepatitis B verhindert nicht die Übertragung anderer Viren, z.B. NANB-Hepatitis; deswegen müssen hygienische Maßnahmen (z.B. das Tragen von Handschuhen) unverändert aufrechterhalten werden.

41a Kolonpolyp.
b Die totale Koloskopie.
c Die endoskopische Polypabtragung mit anschließender histologischer Aufarbeitung des Polypen zur Klärung der Dignität.
d 1. Jährliche Überprüfung des Hämokkulttests.
 2. Koloskopiekontrollen in Abständen von 2 bis 3 Jahren.

42a Am wahrscheinlichsten ist die Verdachtsdiagnose einer primär sklerosierenden Cholangitis, die gehäuft bei Patienten mit chronisch-entzündlichen Darmerkrankungen auftritt.
b Die Diagnose wird durch die typische röntgenologische Morphologie des Gallengangssystems gestellt.

43a Rezidiv einer einheimischen Sprue mit Lymphomentwicklung (Schmerzen!) des Dünndarms.
b Erhärtung des Verdachts durch röntgenmorphologische Untersuchung des Dünndarms (bei der eine segmentale Enge im Jejunum nachgewiesen wird) sowie bioptischen Nachweis einer spruetypisch umgebauten Dünndarmschleimhaut im proximalen Jejunum. Sicherung der Diagnose durch Laparotomie mit Entfernung des betroffenen Segments.
c Bei Fehlen von extraintestinalen Lymphomen und Entfernung des Prozesses im Gesunden Verzicht auf weitere therapeutische Maßnahmen unter dichter Überwachung. Einleitung einer konsequenten glutenfreien Diät.
d Dichte Überwachung in der Tumor-Ambulanz.

44a Stenosierung des Kolons – möglicherweise Divertikulitis mit Übergreifen auf die Blase.
b Röntgenuntersuchung durch Einlauf mit wasserlöslichem Kontrastmittel. Befund: Divertikulitis. CT Abdomen: kein Abszess.
c Klinikaufnahme. Analgetikum, Antibiotikum, dünndarmresorbierbare Kost.

Kapitel 15:

1a Normalgewicht nach Broca und Körpermassenindex (hier Körpergewicht von 57 % über dem Normalgewicht, der Körpermassenindex beträgt 36,7 kg/m²).

b Zur Beurteilung des Risikos müssen bekannt sein:
- Fettverteilung
- das evtl. Vorliegen von:
  - Diabetes mellitus
  - Fettstoffwechselstörungen
  - Hypertonie
  - Herz- und Kreislauferkrankungen
  - Hyperurikämie

Wichtig sind der Ausschluss einer Essstörung (Bulimie) und die Erhebung der Ernährungsanamnese. Ausschluss einer Hypothyreose und eines Cushing-Syndroms.

c Mit einem beginnenden Pickwickier-Syndrom. Weitere Abklärung durch Lungenfunktionsprüfung.

d Langfristige Ernährungsumstellung unter intensiver Mitbetreuung. Hinweisen auf die Gefahren einseitiger Reduktionsdiäten.

2a Ausschluss organischer Ursachen für den erheblichen Gewichtsverlust. Vorhandensein der typischen Diagnosekriterien für eine Anorexia nervosa:
- Störung des Körperbildes.
- Gewichtsabnahme von mehr als 25 % des ursprünglichen Körpergewichts.
- Trotz Untergewicht sieht die Patientin die Gefahr, übergewichtig zu werden.
- Hinweise auf selbstprovoziertes Erbrechen, den Gebrauch von Abführmitteln, Diuretika und Schilddrüsenhormonen.

b Amenorrhö, Hypotonie, Müdigkeit, Hypokaliämie, deutliche Hypercholesterinämie, Hypalbuminämie.

c Bei dem vorliegenden erheblichen Untergewicht stationäre Einweisung so bald als möglich veranlassen.

3a Chronische Hypervitaminose A.

b Desquamation der Haut, Hepatomegalie, erhöhte Leberwerte.

c Bestimmung der Retinylester-Konzentration im Blut. Die Messung des Retinolspiegels reicht in frühen Stadien nicht aus, um die Diagnose zu sichern.

d Überwachung, Vitamin-A-Zufuhr vermeiden; symptomatische Therapie.

Kapitel 16:

1a Bestimmung des basalen TSH-Werts.

b Feinnadelpunktion des tastbaren Knotens zum Ausschluss eines Karzinoms und zusätzlich eine Schilddrüsenszintigraphie zum Nachweis oder Ausschluss eines (kompensierten) autonomen Adenoms.

2a Bei der Anamneseerhebung sollte weiterhin nach Kälteintoleranz, Verstopfung, Hautbeschaffenheit, Libido, Schwäche, Übelkeit, Erbrechen, Schwindel und Sehstörungen gefragt werden.

b Bei der körperlichen Untersuchung soll insbesondere auf folgende Symptome geachtet werden: Hautbeschaffenheit, Körperbehaarungstyp (Atrophie) der sekundären Geschlechtsbehaarung, Bradykardie, Muskelkraft und Reflexzeiten.

3a Die initiale endokrinologische Funktionsdiagnostik sollte die Bestimmung der peripheren Schilddrüsenwerte, von Testosteron, von Östrogen und einen ACTH-Kurztest umfassen.

b Es liegt eine Infiltration des Hypothalamus und/oder Hypophysenbereichs durch die Grunderkrankung vor. Diese kann manchmal zu einer Gesichtsfeldeinschränkung und damit zur symptomatischen Imitation eines Hypophysentumors führen.

4a Infektdekompensierte primäre Nebennierenrindeninsuffizienz.

b Intravenöse Flüssigkeits- und Hydrocortisonsubstitution.

c Ausschluss einer Tuberkulose. Autoantikörperbestimmungen (Schilddrüse, Nebenniere, Inselzellen etc.).

5a Besteht ein Exophthalmus? Ist Schwirren über der Schilddrüse tastbar? Besteht eine Struma?

b Bestimmung der peripheren Schilddrüsenhormonparameter sowie von TSH. Wiederholung des organspezifischen Autoantikörperscreenings (einschl. TSH-Rezeptor-Autoantikörper).

c Bei dem Patienten besteht eine pluriglanduläre Autoimmunerkrankung (Morbus Addison und Morbus Basedow). Im weiteren Verlauf muss auf das mögliche Auftreten eines Diabetes mellitus und eines Hypogonadismus bzw. eines Hypoparathyreoidismus geachtet werden. Außerdem ist ein Familienscreening zu empfehlen.

6a Erhöhter basaler TSH-Wert und im Normbereich liegende periphere Schilddrüsenwerte (FT_3 und FT_4 oder TT_3/TBG-Quotient und TT_4/TBG-Quotient).

b Erhöhter basaler TSH-Wert und erniedrigte periphere Schilddrüsenwerte.

7a Hier ist in der Regel die Bestimmung des Testosteronspiegels ausreichend. Bei Nachweis eines noch normalen oder grenzwertig hohen Testosteronspiegels erübrigt sich eine weitergehende Hormonanalytik.

b Bildgebende Verfahren müssen bei dieser Konstellation nicht eingesetzt werden, da der nicht wesentlich erhöhte Testosteronspiegel einen Androgen-produzierenden Tumor von Nebenniere oder Ovar ausschließt.

c Eine gynäkologische Untersuchung ist in jedem Fall anzuraten, um weitere Virilisierungszeichen bzw. den Nachweis einer Veränderung am Ovar sicher auszuschließen, insbesondere müsste hier an polyzystische Ovarien gedacht werden.

d Eine Therapie kann sich auf kosmetische Maßnahmen beschränken. Wenn diese zu umfangreich werden bzw. die Patientin sehr durch die Mehrbehaarung gestört ist, können Antiandrogene unter zusätzlicher Östrogengabe verabreicht werden.

8a Psychogene Polydipsie.
b Eine morgendliche Bestimmung der Urin- und Serumosmolalität nach Flüssigkeitskarenz ab 20 Uhr des Vortages.

9a Verdacht auf ein Cushing-Syndrom.
b Zunächst einen Dexamethason-Hemmtest in der Kurzform.
c Diese Untersuchungen sind erst nach Sicherung der Ursache des Cushing-Syndroms indiziert (zentral, Nebennierentumor, ektope ACTH-Produktion).
d Die Prognose hängt von der Ätiologie des Cushing-Syndroms und vom Therapieerfolg ab.

10a Es besteht der dringende Verdacht auf einen hormonell aktiven Hodentumor (z. B. Leydig-Zell-Tumor), der zu einer symptomatischen Gynäkomastie geführt hat.
b Die Hodensonographie zeigt im Bereich des rechten oberen Hodenpols ein 11×12 mm großes hypodenses Areal mit unregelmäßiger Begrenzung, homogenes Binnenmuster des linken Hodens. Die endokrinologische Diagnostik ist aufgrund der Testosterontherapie nicht unbedingt aussagekräftig, da die Gonadotropine durch diese Behandlung supprimiert werden: LH war nicht nachweisbar, FSH 0,9 IU/l, PRL 272 mIU/l, HCG 4 IU/ml (normal < 5 IU/l). Somit ist ausgeschlossen, dass der Tumor HCG sezerniert oder ein Prolaktinom vorliegt. Für Testosteron im Serum wurden 20,0 nmol/l gemessen, Östradiol 209 pmol/l, Inhibin 312 U/l (normal 282–657). Spermienkonzentration 55,5 × 10^6/ml, progressive Spermienmotilität (WHO-Klassen a+b) 48 %, 40 % normal geformte Spermien, AFP im Serum nicht erhöht, keine Metastasen im Röntgenthorax und CT-Abdomen.
c Als Therapie wurde eine Probebiopsie, gefolgt von der unilateralen Orchiektomie durchgeführt. Die Biopsie bestätigte die Verdachtsdiagnose eines benignen Leydig-Zell-Tumors. Nach der Behandlung kam es innerhalb von 3 Monaten zu einer Rückbildung der Gynäkomastie, und auch die Libido normalisierte sich.
d Die Gynäkomastie hatte sich jetzt offensichtlich in der Folge der Erhöhung von Östradiol entwickelt. Untypisch für einen Leydig-Zell-Tumor ist ein prolongierter Verlauf über fünf Jahre; aus den jetzt vorliegenden Informationen lässt sich allerdings nicht mehr retrospektiv klären, ob ursprünglich nicht doch eine idiopathische Gynäkomastie vorgelegen und sich unabhängig davon der Hodentumor im letzten halben Jahr entwickelt hat. Eine Heilung ist bei adäquater Therapie bei der überwiegenden Zahl aller Patienten mit Leydig-Zell-Tumoren möglich, da eine maligne Entartung nur äußerst selten beschrieben wird. Auch für alle anderen Formen der Hodentumoren ist bei optimaler Therapie heute bei 95 % eine Heilung möglich. Selbst Patienten mit fortgeschrittenen retroperitonealen Metastasen können mit Chemotherapie, Laparotomie und evtl. Thorakotomie in 70 % der Fälle bis zur Vollremission behandelt werden.

11a MEN IIb (III).
b Überstreckbarkeit der Gelenke, Neurome im Bereich der Konjunktiven. Herzauskultationsbefund. Körperhaltung.
c Schilddrüsen- und Abdomensonographie. Bestimmung von Calcitonin sowie der Urinkatecholamine.
d Nach Diagnosestellung zunächst OP des Phäochromozytoms, dann des medullären Schilddrüsenkarzinoms.

12a Normaler Hormonstatus und körperliche Untersuchung weisen auf eine idiopathische Oligoasthenoteratozoospermie hin. Ein Verschluss der ableitenden Samenwege liegt nicht vor (normaler Palpationsbefund und nicht erniedrigter Wert für Glukosidase). Bakterielle Infektionen (keine Leukozyten) und eine Varikozele wurden als Ursachen der OAT ebenfalls ausgeschlossen.
b Anamnestisch sind mögliche Noxen (Strahlen, Chemikalien) zu erfragen. Hodensonographie zur Darstellung der Hodenstruktur und des Plexus pampiniformis. Begleitende Untersuchungen der Partnerin (Spermienantikörper, Zyklusdiagnostik, Tubenpassage) und die Interaktionsdiagnostik (Postkoitaltest und Kremer-Test) sollten durchgeführt werden.
c Eine rationale Therapie der idiopathischen OAT ist derzeit nicht bekannt. Da bei nur leicht erniedrigten Ejakulatparametern eine realistische Chance besteht, ein Kind zu zeugen, sind Interaktionsdiagnostik und Optimierung der weiblichen reproduktiven Funktionen sinnvolle Maßnahmen.

13 Durchführung eines Schilddrüsenszintigramms und evtl. eines Suppressionsszintigramms.

14a Ultraschalluntersuchung der Schilddrüse. Schilddrüsenszintigraphie. Punktionszytologie. Immunhistologische Aufarbeitung des Präparats. Bei einem über Jahre langsam wachsenden, derben Solitärknoten ist immer auch an ein medulläres Schilddrüsenkarzinom zu denken. Außerdem muss in Anbetracht des Alters und der Anamnese (gastrointestinale Symptomatik) auch an eine endokrine multiple Neoplasie, insbesondere Typ IIa, gedacht werden. Deshalb Durchführung einer Calcitoninbestimmung, ggf. nach Stimulation durch Pentagastrin. Außerdem Bestimmung von Parathormon sowie der Serum- und Urinkatecholamine zum Ausschluss eines primären Hyperparathyreoidismus bzw. eines Phäochromozytoms. Ggf. weitere morphologische Diagnostik.
b Beidseits totale Strumaresektion unter Mitnahme der dorsalen Kapselanteile mit modifizierter „neck dissection". Sofern ebenfalls ein Phäochromozytom diagnostiziert wird, so ist zunächst dieses zu operieren.

c Regelmäßige, z. B. jährliche Kontrolluntersuchungen im Hinblick auf ein Phäochromozytom und einen primären Hyperparathyreoidismus. Außerdem Familienscreening (insbesondere Anamnese, Urinkatecholaminbestimmung und Calcitoninstimulation durch Pentagastrin).

15a Es besteht der Verdacht auf einen malignen Hodentumor. Dieser Verdacht kann durch eine Sonographie des Hodens untermauert werden. Von den Laborwerten sind neben einem Blutbild insbesondere die Tumormarker AFP und β-HCG, in geringerem Maße auch die LDH von Bedeutung. Ergeben ein CT des Abdomens sowie eine Röntgenaufnahme des Thorax keinen Hinweis auf eine Metastasierung in die retroperitonealen und mediastinalen Lymphknoten sowie die Lunge, so soll zunächst die inguinale Orchiektomie in einer urologischen Abteilung erfolgen.

b Wird ein Seminom diagnostiziert, so erfolgt eine Bestrahlung der ipsilateralen iliakalen und der paraaortalen Lymphknoten. Falls der AFP-Wert erhöht ist, erfolgt Vorgehen wie bei Nicht-Seminomen. Bei Nicht-Seminomen erfolgt eine retroperitoneale Lymphadenektomie. Ergibt diese keinen oder nur einen geringen Befall der Lymphknoten, so muss keine weitere Therapie erfolgen. Andernfalls sollte eine Chemotherapie angeschlossen werden.

16a Bei der Abklärung der Amenorrhö nach hormonaler Antikonzeption ist eine Prolaktinbestimmung erforderlich, da die sekundäre Amenorrhö bei Prolaktinom häufig nach hormonaler Antikonzeption auftritt.

b Die weitere Anamnese sollte Symptome wie Galaktorrhö, Libidoabnahme, Zyklusunregelmäßigkeiten vor Beginn der hormonellen Antikonzeption, Kopfschmerzen, Sehstörungen und Hautveränderungen erfragen.

17a Diabetes insipidus.

b Im Rahmen der basalen Meningitis ist es zu einer entzündlichen Infiltration im Hypothalamusbereich, im Bereich der hypothalamohypophysären Nervenbahnen oder des Hypophysenhinterlappens gekommen.

c Zunächst wird eine morgendliche Bestimmung der Serum- und Urinosmolarität nach Flüssigkeitskarenz ab 20 Uhr des Vortages durchgeführt. Danach erfolgen ein Durstversuch und ein Vasopressin-Test.

18a Bei der Anamneseerhebung sollte außerdem nach Gewichtszunahme, Kopfschmerzen, Parästhesien an Händen und Füßen, Potenzstörungen sowie nach Zunahme von Ring-, Handschuh- und Hutgröße gefragt werden.

b Die endokrinologische Eingangsuntersuchung sollte in diesem Fall die zweimalige Bestimmung des Nüchtern-Wachstumshormonwertes sowie einen oralen Glukosetoleranztest mit Wachstumshormonbestimmung und C-Peptid-Bestimmung umfassen.

19 Es sollte eine primär operative Therapie erfolgen. Aufgrund der Adenomgröße und der damit erhöhten Rezidivwahrscheinlichkeit sollte eine totale Hypophysektomie durchgeführt werden.

20a Bestimmung der Thyreoidea-stimulierenden Immunglobuline (TSI), auch bezeichnet als TSH-Rezeptor-Antikörper (TRAK), die in 90 % erhöht sind.
b Die Sonographie.
c Diffuse oder inhomogene Echoarmut des Organs, verbunden mit Größenzunahme und Abrundung der Schilddrüsenlappen.

21a MEN I.
b Die übrigen Ursachen einer Hyperkalzämie müssen ausgeschlossen werden.
c Hypophysenvorderlappenhormone, Cortisol, Androgene, Schilddrüsenhormone, Parathormon, gastrointestinale Hormone.
d Die Prognose wird einerseits durch Spätschäden des primären Hyperparathyreoidismus und andererseits durch das mögliche Auftreten eines Inselzellneoplasmas bestimmt. Regelmäßige Kontrolluntersuchungen sind durchzuführen, um eine weitere Organmanifestation einer MEN frühzeitig erkennen zu können.

22a Conn-Syndrom.
b Nachweis einer relativ hohen Kaliumausscheidung im 24-h-Urin in Beziehung zum Serumkaliumspiegel. Nachweis einer metabolischen Alkalose (kapilläre Blutgasbestimmung).
c Zunächst Nachweis der supprimierten Reninsekretion, dann Nachweis des Aldosteronexzesses (Plasmaspiegel oder 24-h-Exkretion).
d Es ist die Differenzierung zwischen einem einseitigen Nebennierenadenom und einer beidseitigen Nebennierenrindenhyperplasie erforderlich, da nur die erstere operativ behandelt wird, während im zweiten Fall die konservative Therapie mit Aldosteronantagonisten ausreicht.

Kapitel 17:

1a Hämochromatose. An diese Diagnose muss bei jedem Patienten gedacht werden, der sich wegen Asthenie, Arthralgien und erhöhten Aminotransferasen vorstellt (**3A-Regel**).
b Durch den Nachweis der **Mutation im Hämochromatosegen** (HFE). Bei dem Patienten wird eine homozygote C282Y-Mutation nachgewiesen.
c Zur Abklärung der Leberbeteiligung werden eine **Abdomen-Sonographie** und eine sonographisch oder laparoskopisch gesteuerte **Leberbiopsie** durchgeführt. Die Eisenkonzentration im Biopsat beträgt 8 mg/g Lebertrockengewicht (Referenzbereich < 1 mg/g). Histologisch zeigt sich ein beginnender zirrhotischer Umbau der Leber. Zur Abklärung der Organschäden sind ein EKG, ein UKG, ein oraler Glukosebelastungstest, die Bestimmung des TSH, ein GnRH-Test und eine Röntgenuntersuchung der Metakarpophalangealgelenke angezeigt.

d Es sind **lebenslange Aderlässe** erforderlich. Da die Eisenentspeicherung nicht das Risiko der Entwicklung eines Leberzellkarzinoms vermindert, sollten halbjährliche Kontrollen des Leberbefundes durch Sonographie in Verbindung mit Bestimmungen des Tumormarkers α_1-Fetoprotein erfolgen.

e Familienangehörige 1. Grades sollten auf Hämochromatose untersucht werden (Transferrinsättigung, Ferritin, Leberenzyme, Mutationsanalyse). Ihnen ist eine genetische Beratung anzubieten. Die Geschwister haben ein höheres Risiko als die Kinder des Patienten, ebenfalls an einer Hämochromatose zu leiden.

2 Es handelt sich um eine Hämochromatose, wenn im Leberpunktat (gewonnen mittels Laparoskopie) die Eisenkonzentration über 5 mg/g Leberfeuchtgewicht beträgt.

3 Hämolytische Krise bei Morbus Wilson.

4a Familiäre Hypercholesterinämie.
 b Prüfung der Iris hinsichtlich eines Arcus corneae und besonders der Achillessehnen auf die sehr typische Verbreiterung durch Cholesterineinlagerung.
 c Da jedes zweite Kind betroffen sein kann und die Hypercholesterinämie sich früh manifestiert, sollte das Cholesterin gemessen und eine Ernährungsberatung durchgeführt werden.

5a Typ-I-Hyperlipidämie durch homozygoten Mangel an Lipoproteinlipase oder des Aktivators Apolipoprotein C II.
 b Rahmige Abscheidung der Chylomikronen an der Oberfläche des Serums, so dass meist das Serum klar wird.
 c Die Aktivität der Lipoproteinlipase kann im Plasma gemessen werden. Da Lipoproteinlipase endothelständig ist, muss sie durch Injektion von Heparin ins Plasma freigesetzt werden.

6 Der Patient darf keine Fruktose-, Sorbitol- oder Saccharose-haltigen Infusionen erhalten.

7a Keine Porphyriediagnose ohne typische Metabolitenbefunde. Grundsätzlich sind für die Diagnose einer akuten intermittierenden Porphyrie eine „second opinion" und Verlaufsuntersuchungen zu fordern, da sich erfahrungsgemäß Porphyriediagnosen oft als Fehldiagnosen entpuppen. Der häufigste Grund dafür liegt darin, daß Porphyrinurie nicht zwangsläufig Porphyrie bedeutet.
 b Bestimmung von δ-Aminolävulinsäure, Porphobilinogen, Uro- und Koproporphyrin im Urin, die auch in der Latenzphase einer AIP in der Regel erhöht bleiben.
 c Auswahl antiporphyrinogener Anästhesiemaßnahmen: Siehe Arzneistoffliste zu akuten hepatischen Porphyrien in der „Roten Liste".

8a Da das Gesamtcholesterin in einer Grauzone der Behandlungsindikation bei Primärprävention liegt, können HDL-Cholesterin und Lipoprotein (a) neben weiteren Risikofaktoren die Entscheidung beeinflussen, das Gesamtcholesterin auf 200 mg/dl (5,2 mmol/l) zu senken.
 b In erster Linie sollten Nahrungsmittel mit einem hohen Anteil gesättigter Fette wie Wurstwaren, fettes Fleisch, Vollmilchprodukte und fette Süßigkeiten gemieden werden.
 c Fibrate stimulieren den VLDL-Abbau; Nikotinsäure hemmt die VLDL-Synthese. Die Triglyzeridsenkung führt meist zur Erhöhung von HDL.

9a Normale Porphobilinogenausscheidung, Anämie und Transaminasenanstieg sprechen gegen eine akute intermittierende Porphyrie. Die normale Ausscheidung der Porphyrine im Stuhl schließt außerdem eine hereditäre akute hepatische Porphyrie vom Typ der Koproporphyrie und der Porphyria variegata aus.
 b Akute Bleivergiftung: 1. hohe δ-Aminolävulinsäure- und Koproporphyrinausscheidung; 2. Anämie; 3. basophile Tüpfelung der Erythrozyten; 4. der Anstieg von Bilirubin und Transaminasen basiert auf einer toxischen Hepatitis bei Bleivergiftung, die als eine akute toxische erythrohepatische Porphyrie auftritt.
 c Bestimmung von Blei im Blut, von zinkgebundenem Protoporphyrin und der Aktivität der δ-Aminolävulinsäure-Dehydratase in den Erythrozyten. Im vorliegenden Fall war der Blutbleispiegel um das 2,5fache gegenüber der aktuellen Normgrenze erhöht, Zinkprotoporphyrin war auf 120 µg/dl (Grenze bei 35) angestiegen und die Aktivität der δ-Aminolävulinsäure-Dehydratase auf 8 % der Kontrollen herabgesetzt bzw. durch Blei inaktiviert. (Als Bleiquelle kamen Bleirohre in einem Altbau in Betracht.)

10a Porphyria cutanea tarda in der Latenzphase (chronische hepatische Porphyrie), da noch keine Blasen- und Narbenbildung an belichteten Hautpartien aufgetreten ist. Nach der Anamnese und den Leberbefunden ist wahrscheinlich Alkohol der wesentlichste pathogenetische Faktor, bei einer möglicherweise auf die Leber begrenzten genetischen Prädisposition, da die erythrozytäre Uroporphyrinogen-Decarboxylase-Aktivität normal war.
Die Porphyria cutanea tarda ist regelmäßig mit einer histologisch nachweisbaren Leberveränderung assoziiert.
 b Porphyrine in Urin und Stuhl, insbesondere Uro-, Hepta- und Koproporphyrin im Urin sowie Kopro-, Isokopro- und Protoporphyrin im Stuhl. Die Porphyrine waren auf 1,35 mg (Grenze bei 0,1) erhöht mit 86 % Anteil von Uro- und Heptacarboxyporphyrin. Im Stuhl dominierte Isokoproporphyrin, während Kopro- und Protoporphyrin im Normbereich lagen. Die gefundene Konstellation ist typisch für eine klinisch noch nicht voll ausgeprägte Porphyria cutanea tarda.
 c Alkohol und Östrogene einschließlich hormonaler Kontrazeptiva.

d Die Porphyrinakkumulation der Leber sollte behandelt werden. Eine Elimination der hepatozellulären hochcarboxylierten Porphyrine wird mit Chloroquin in niedriger Dosierung (jeden 3. Tag 125 mg) über 6–12 Monate erreicht. Unter dieser Therapie und strikter Alkoholabstinenz ging die Porphyrinurie bei dieser Patientin nach einem Jahr auf 0,2 mg zurück. Aminotransferasen und γ-GT normalisierten sich. Die fokalen hepatischen Läsionen waren im CT und auch sonographisch nicht mehr nachweisbar.

Kapitel 18:

1a Akute abakterielle interstitielle Nephritis.
 b Die Verdachtsdiagnose begründet sich vor allem auf die typische Anamnese (Erkältungskrankheit mit entsprechenden Begleitsymptomen, Flankenschmerzen, Einnahme von Aspirin®). Gestützt wird sie durch laborchemische Befunde wie Azotämie, Mikrohämaturie und eine geringe Proteinurie.
 c Die Therapie besteht zunächst im Absetzen möglicher nephrotoxischer Medikamente, Bettruhe und Bilanzierung bzw. Ausgleich des Elektrolyt- und Flüssigkeitshaushaltes. Schreitet das Nierenversagen fort, dann gelten die Therapierichtlinien für die Behandlung des akuten Nierenversagens.
 d Die akute abakterielle interstitielle Nephritis verläuft wie ein akutes Nierenversagen. In den meisten Fällen kommt es zu einer raschen und vollständigen Wiederherstellung der Nierenfunktion. Sehr selten kommt es zum Übergang in eine chronische Verlaufsform.

2a Schmerzbekämpfung (Spasmolytikum, Analgetikum).
 b Sonographie und/oder röntgenologische Darstellung der Nieren (Leeraufnahme, Tomographie) einschließlich Ausscheidungsurographie.
 c Kalziumsalze (70–80%), Struvit (10–20%), Harnsäure (5–15%), Zystin (1–2%).
 d Alle Ursachen eines akuten Abdomens, Gallenkolik, Pankreatitis, Appendizitis, Extrauteringravidität, akute Pyelonephritis, Papillennekrose, Niereninfarkt, Nierenvenenthrombose und Aortenaneurysma. Bei Frauen muss auch an die stielgedrehte Ovarialzyste gedacht werden.

3a Klinisch führend ist die Hyperkalzämie, die wegen der begleitenden Laborbefunde auf ein Malignom hindeutet. Weitere Hinweise liefern die intermittierende Makrohämaturie und der abdominale Flankenschmerz, die das Vorliegen eines Nierenkarzinoms sehr wahrscheinlich machen.
 b Zunächst Ultraschall, dann intravenöses Pyelogramm, ferner ein Computertomogramm zur Abklärung der Tumorausbreitung in die Nachbarschaft der Niere sowie bei soliden Tumoren eine Angiographie. Die Hyperkalzämie kann durch eine Knochenmetastasierung oder durch eine ektope Parathormonsekretion bedingt sein, deshalb Röntgenuntersuchung des Skeletts und Bestimmung des intakten Parathormons im Blut erforderlich.
 c Zunächst Behandlung der Hyperkalzämie mit Zufuhr von Kochsalz-Infusionen mit reichlich Flüssigkeit und Gabe von Diuretika, Substitution der renalen Kaliumverluste. Eine radikale Nephrektomie ist unumgänglich. Der Umfang des operativen Eingriffs wird vom Urologen festgelegt.

4 Häufig ist eine Einordnung der Hypertonie bei Schwangeren schwierig. Es ist nicht auszuschließen, dass ein festgestellter Bluthochdruck Vorläufer einer Präeklampsie ist. Da bei der Präeklampsie (Hypertonie + Proteinurie) das Plasmavolumen in der Regel reduziert ist (Harnsäure- und Hämatokritanstieg), würde eine diuretische Therapie durch eine weitere Verminderung des intravasalen Volumens die uteroplazentare Durchblutung gefährden. Deshalb bevorzugt man Antihypertensiva (z. B. Dihydralazin), die eher eine Flüssigkeitsretention bewirken.

5 Durch eine Sonographie sollte ein pathologischer Befund der Nieren ausgeschlossen werden. Gelingt dies, so wird der Patient bei einem Urologen zur Zystoskopie vorgestellt. Bei der transurethralen Zystoskopie findet sich im Bereich des Blasenbodens eine 2 cm große tumoröse Läsion. Die Biopsie ergibt ein gut differenziertes Blasenkarzinom, das die Muskularis nicht infiltriert.

6a Grundsätzlich erlauben die Symptome noch keine Entscheidung, ob ein chronisches oder akutes Nierenversagen vorliegt. Die anamnestische Angabe des langjährigen arteriellen Hypertonus sowie die einmalig dokumentierte Proteinurie sprechen jedoch für ein chronisches Geschehen.
 b Zur Diagnosesicherung einer chronischen Niereninsuffizienz gegenüber dem akuten Nierenversagen dienen blutchemisch vordringlich das Blutbild (eine ausgeprägte renale Anämie spricht für das Vorliegen einer chronischen Niereninsuffizienz) sowie die alkalische Phosphatase (eine Erhöhung gilt als Hinweis für einen sekundären Hyperparathyreoidismus bei chronischer Niereninsuffizienz). Das sonographische Bild von Schrumpfnieren bds. stützt die Diagnose der terminalen Niereninsuffizienz dieses Patienten. Urinsedimentuntersuchungen zur Abklärung der Grundkrankheit sind in diesem Stadium der Urämie oft wenig hilfreich. In diesem Fall deuten eine unselektive Proteinurie sowie glomeruläre Erythrozyten (Akanthozyten) auf eine chronische Glomerulonephritis als Grundkrankheit hin. Eine Nierenbiopsie ist wegen fehlender therapeutischer Konsequenzen nicht indiziert.
 c 1. Konsequente Hochdruckeinstellung.
    2. Wegen terminaler chronischer Niereninsuffizienz, mutmaßlich auf dem Boden einer chronischen Glomerulonephritis, erfolgen die Anlage einer Cimino-Fistel und Aufnahme in das chronische Hämodialyseprogramm.

7   Bei Verdacht auf ein Prostatakarzinom sollte neben der rektalen Untersuchung das Prostataspezifische Antigen (PSA) bestimmt und bei auffälligem Befund durch eine transrektale Sonographie der Prostata ergänzt werden. Verstärken die Ergebnisse dieser Untersuchungen den Verdacht, so sollte vor einem operativen Eingriff eine lokale Ausbreitung durch ein CT des Beckens sowie eine Fernmetastasierung durch eine Röntgenaufnahme des Thorax und ein Skelettszintigramm ausgeschlossen werden. Ergibt sich kein Hinweis auf ein fortgeschrittenes Wachstum des Prostatakarzinoms, so wird der Patient einem Urologen zur Prostatektomie vorgestellt. Bestätigt die Operation ein Stadium IA, so ist keine weitere Therapie indiziert.

8a Die Dyspnoe beruht auf einem interstitiellen Lungenödem, welches nicht zu hören ist. Diese Form von Lungenödem findet sich bei überwässerten Dialysepatienten häufig und wird auch als **fluid lung** bezeichnet.
 b In der Thoraxaufnahme ist die Flüssigkeitseinlagerung gut zu sehen.
 c Therapie der Wahl ist die Entwässerung mittels Ultrafiltration.

9a Bei der Befundkonstellation (rezidivierende Hämaturie, beidseits vergrößert tastbare Nieren, erhöhter Blutdruck) ist in erster Linie an Zystenblutungen bei kongenitalen Zystennieren vom Erwachsenentyp zu denken.
 b Differentialdiagnostisch sind insbesondere Tumoren der Nieren bzw. der ableitenden Harnwege sowie eine beidseitige Hydronephrose (z. B. bei Nephrolithiasis) in Betracht zu ziehen.
 c Ein wichtiger Hinweis ist eine positive Familienanamnese. Die Diagnosesicherung erfolgt in der Regel durch die Sonographie.
 d Der Erwachsenentyp der Zystennieren ist eine autosomal-dominante Erkrankung. Nach dem 40. Lebensjahr kommt es bei den meisten Patienten zu einer Verschlechterung der Nierenfunktion, ca. 50 % der Patienten werden dialysepflichtig.
 e Eine kausale Therapie gibt es nicht. Wichtig ist die Prävention bzw. Behandlung von Komplikationen (antihypertensive Therapie, antibiotische Behandlung von Harnwegsinfekten bzw. Zysteninfektionen). Die Nierenfunktion ist in regelmäßigen Abständen zu kontrollieren. Bei eingetretener Niereninsuffizienz sind diätetische Maßnahmen (Eiweißrestriktion) zu ergreifen. Bei präterminaler Niereninsuffizienz sollte ein Dialyseshunt angelegt werden, damit zum gegebenen Zeitpunkt die chronische Hämodialysebehandlung eingeleitet werden kann.

10 Generell gilt, dass jede Form von Glomerulonephritis, die mit reduzierter glomerulärer Filtration oder Hypertonie einhergeht, fast immer zu einer Pfropfgestose Anlass gibt und somit ein Risiko für Mutter und Kind darstellt. Mit einer weiteren Verschlechterung der Nierenfunktion ist zu rechnen. Als relativ unbedenklich in diesem Zusammenhang gelten die IgA-Nephritis ohne Hypertonie und die Minimalchange-Nephropathie ohne nephrotisches Syndrom.

11a Nierenkarzinom.
 b Es gilt, die Tumorgröße, Tumorausdehnung und Fernmetastasierung zu beurteilen. Die Beurteilung der Tumorausdehnung und der Einbeziehung von Nachbarorganen (insbesondere Leber und ipsilateraler Nierennebenniere) gelingt mit hoher Treffsicherheit mit einem Computertomogramm. Bei Verdacht auf Nierenvenenbefall ist die Durchführung einer Kavographie mit selektiver Venographie der Nierenvene angezeigt. Fernmetastasen finden sich häufig in der Lunge, Knochen und auch im zentralen Nervensystem. Deshalb sind eine Röntgenuntersuchung des Thorax, ein Knochenszintigramm und bei zentralnervösen Ausfällen auch eine neurologische Untersuchung erforderlich.
 c Radikale Nephrektomie mit regionaler Lymphadenektomie.
 d Weitgehend abhängig vom Ergebnis des Tumorstagings. Bei Nierenvenenbefall oder Einwachsen in die Vena cava beträgt die 5-Jahres-Überlebenszeit 25–50 %, bei weiterer Tumorausdehnung ist sie noch geringer.

12a Kalziumglukonat i.v.:
    Kalzium antagonisiert am Herzen sofort die Wirkung von Kalium. Kalzium bewirkt keine Kaliumsenkung.
 b Infusion von Bikarbonat (wenn metabolische Azidose vorhanden). Bei metabolischer Azidose werden Protonen intrazellulär aufgenommen, dafür wird Kalium aus der Zelle freigesetzt. Die Gabe eines Puffers kehrt diesen Prozess um. Somit wird Kalium nach intrazellulär verschoben, die Hyperkaliämie geht zurück.
 c Infusion von Glukose/Insulin.
    Hierbei kommt es zur raschen intrazellulären Aufnahme von Glukose, die immer von einer Kaliumaufnahme begleitet wird.

13 Der systolische Druck entspricht immer demjenigen Druck, der beim ersten hörbaren Korotkow-Geräusch am Manometer abgelesen wird.
 a Bei Erwachsenen wird der diastolische Blutdruck dann abgelesen, wenn die Korotkow-Geräusche völlig verschwinden.
 b Bei Schwangeren und Kindern gilt derjenige und Druck als diastolischer Blutdruck, der vorliegt,
 c wenn die Korotkow-Geräusche leiser werden.

14a Orale Kalziumkarbonatzufuhr.
    Kalziumkarbonat wird heute als Phosphatbinder der ersten Wahl bei Dialysepatienten eingesetzt. Werden Dosen von mehr als 5 g/d appliziert, kann es zur Hyperkalzämie kommen.
 b Vitamin-D-Therapie.
    1,25-Dihydroxyvitamin D wird zur Behandlung des sekundären Hyperparathyreoidismus und der renalen Osteopathie verwandt. Da Vitamin D nicht nur den Kalziumeinbau in den Knochen fördert, son-

dern auch die enterale Kalziumaufnahme stimuliert, kann es zu Hyperkalzämie kommen.

c Sind beide oben genannten Ursachen ausgeschlossen, besteht der hochgradige Verdacht auf eine autonome Parathormonsekretion. Hier muss therapeutisch die Resektion des Nebenschilddrüsenadenoms angestrebt werden.

Kapitel 19:

1a Der primäre Verdacht bei dem Patienten lautet Bronchialkarzinom. Die Ursache des Krampfanfalls könnte eine zerebrale Metastase, aber auch eine Hyponatriämie sein.

b Die Serumnatrium-Bestimmung ergab einen Wert von 110 mmol/l. Zum Ausschluss einer Pseudo-Hyponatriämie wurde die Plasmaosmolalität gemessen, welche ebenfalls einen niedrigen Wert zeigte. Gesamtprotein, Lipide und Glukosespiegel lagen im Normbereich.

c Als Ursache der Hyponatriämie ist eine paraneoplastische Sekretion von ADH durch den Tumor anzunehmen. Da der Patient bewusstseinsgetrübt war und Fundusuntersuchungen den Verdacht auf eine Papillenschwellung (als Hinweis auf Hirndruckzeichen) ergaben, wurde hypertone NaCl-Lösung zugeführt, um die Serumnatrium-Konzentration von 110 auf 120 mmol/l anzuheben. Anschließend wurde lediglich die Flüssigkeitszufuhr beschränkt.

2a Hypernatriämie.

b Der Patient war wegen Aspiration über eine Magensonde ernährt worden. Fälschlicherweise unterblieb die Zufuhr von osmotisch freiem Wasser (entweder per Sonde oder in Form von 5%iger Glukoselösung intravenös). Da der Patient die über die Sondennahrung zugeführten Soluta, in erster Linie Harnstoff und Kochsalz, durch osmotische Diurese im Harn ausscheiden musste, kam es zum Volumendefizit. Wegen ungenügender Wasserzufuhr bestand ferner ein erhebliches Wasserdefizit, bedingt durch renale und extrarenale Wasserverluste (Perspiratio insensibilis und sensibilis). Das vermutete Wasserdefizit bei dem 70 kg schweren Patienten errechnet sich wie folgt:

$$\text{Wasserdefizit [l]} = 42 \times \frac{158 - 140}{140} = 5{,}4 \text{ [l]}$$

Körperwasser 60% des Körpergewichts bei Erwachsenen; Normalwert des Serum-Natriums 140 mmol/l.

c Innerhalb von 24 Stunden sollten maximal 50% des errechneten Defizits substituiert werden.
Wegen Exsikkose und Blutdruckabfall musste dem Patienten zunächst isotone Kochsalzlösung bis zum Erreichen eines ausreichenden zentralvenösen Drucks zugeführt werden, danach über 24 Stunden 3 l 5%ige Glukose, entsprechend dem errechneten Wasserdefizit.

3a Bei diabetischer Ketoazidose kommt es zum Anfall organischer Säuren (β-Hydroxybuttersäure/Azetessigsäure) und oft zu mäßiggradiger Hyperkaliämie, die auf den Übertritt von Kalium aus dem Intrazellular- in den Extrazellularraum zurückzuführen ist. Wird Insulin zugeführt, werden die organischen Säureanionen unter Verbrauch von H^+ zu CO_2 und Wasser verstoffwechselt, und es kommt zur Selbstkorrektur der metabolischen Azidose.
Wird in der Phase der Azidose Bikarbonat zugeführt, kommt es nach Insulinzufuhr und Korrektur der metabolischen Azidose häufig zu einer schweren Alkalose. Bei der Patientin betrug das Standardbikarbonat 32 mmol/l.
Durch Insulin und Glukose tritt das zuvor aus dem Intrazellular- in den Extrazellularraum translozierte Kalium wieder in die Zellen über. Wird dieser Kaliumrücktransport noch durch die metabolische Alkalose akzentuiert, kann es zu schwerer Hypokaliämie mit Gefahr von Herzrhythmusstörungen kommen.

b Als Konsequenz sollte beim diabetischen Koma Bikarbonat nur bei direkter Bedrohung durch die Azidose zugeführt werden.

4a Bei verhaltensgestörten Personen, häufig aus dem medizinischen Bereich, wird nicht selten ein Schleifendiuretika-Abusus beobachtet. Auslöser sind meist kosmetische Probleme (tatsächliche oder vermeintliche Ödembildung) oder psychische Konfliktsituationen. Besonders charakteristisch ist die Tendenz zur Verleugnung des Diuretikagebrauchs.

b Hinweise auf den Diuretika-Abusus liefert im vorliegenden Fall die Kombination von Hypovolämiezeichen (niederer Blutdruck, hoher Puls) und metabolischer Alkalose.
Zur Diagnosesicherung empfiehlt es sich, das Urinchlorid zu messen. Werden zum Zeitpunkt der Untersuchung Schleifendiuretika (z.B. Furosemid) eingenommen, ist im Urin die Chloridkonzentration erhöht. In diesen Urinportionen ist in der Regel der Diuretikanachweis mittels Gaschromatographie positiv.
Die Patienten bedürfen der psychosomatischen Betreuung.

5a Der Patientin waren wegen Herzinsuffizienz ein ACE-Hemmer und ein Kalium-sparendes Diuretikum (Triamteren) gegeben worden. Mit fortschreitender Herzinsuffizienz kam es bei der ursprünglich nierengesunden Patientin zum Anstieg des Serum-Kreatinins, damit zur Kumulation des kaliumsparenden Diuretikums und zur Hyperkaliämie. Diese ist durch verminderte renale K^+-Ausscheidung (K^+-sparendes Diuretikum) und durch Hemmung der Angiotensin-II-vermittelten Aldosteron-Synthese unter ACE-Hemmern zu erklären. Die Diagnose wird durch die anamnestische Angabe der Einnahme von Kaliumsparern bzw. ACE-Hemmern gestellt.

b Patienten mit eingeschränkter Nierenfunktion dürfen Kalium-sparende Diuretika nicht verordnet werden. Die Einnahme von Kalium-sparenden Diuretika verpflichtet zur regelmäßigen Kontrolle der Nierenfunktion und des Serum-Kaliums.

6a Bei oligurischen oder anurischen Dialysepatienten ist meist die häufigste Ursache der Hyperkaliämie die unangemessen hohe Zufuhr von kaliumhaltigen Nahrungsmitteln, speziell Obst, Obstsaft, Dörrobst. Die Patientin hatte 1,3 kg Trauben gegessen. Begünstigend war im vorliegenden Fall eine ungenügende Dialyse wegen schlechten Blutflusses in der Fistel, die zu einer metabolischen Azidose (Standardbikarbonat 14 mmol/l) geführt und ihrerseits das Auftreten der Hyperkaliämie begünstigt hatte.

b Die Patientin bedarf der Beratung über eine Verminderung der diätetischen Zufuhr von Kalium. Außerdem muss die Dialyse-Effizienz gesteigert werden.

7a Bei der Patientin liegt aufgrund der klinischen Begleitumstände mit großer Wahrscheinlichkeit eine gramnegative Sepsis mit Schock und Verbrauchskoagulopathie vor.
In dieser Situation tritt häufig eine Laktat-Azidose auf. Die Diagnose lässt sich durch Bestimmung von Laktat sichern (dies betrug bei der Patientin 13 mmol/l; Norm bis 1,5 mmol/l).

b Die Therapie besteht in der Behandlung des Schocks und der Grundkrankheit, d.h. der gramnegativen Sepsis mit Verbrauchskoagulopathie (Thrombopenie!). Maßnahmen zur Beeinflussung der metabolischen Azidose (z.B. Bikarbonat-Zufuhr) sind nicht dauerhaft wirksam und, da die Laktat-Produktion durch Bikarbonat gesteigert wird, in der Regel kontraproduktiv.

8a Bei der Patientin liegt angesichts des starken Untergewichts wahrscheinlich eine Anorexie-Tendenz vor. Die anamnestische Befragung ergibt Episoden von Bulimie und Anorexie. Bei der physikalischen Untersuchung fallen stumpfe Zähne (nach Erbrechen von säurehaltigem Magensaft) auf. Die Fremdbeobachtung der Patientin ergibt Episoden von verheimlichtem Erbrechen. Derartige Patientinnen nehmen häufig auch gleichzeitig Schleifendiuretika. Gezielte Untersuchungen ergaben im vorliegenden Fall allerdings keinen Hinweis auf Diuretika-Abusus. Die metabolische Alkalose wird vielmehr durch die Hypovolämie unterhalten. Im Zustand der Hypovolämie kann die Niere kein Bikarbonat ausscheiden.

b Die Therapie der Wahl besteht in der intravenösen Zufuhr physiologischer Kochsalzlösung. Bei der Patientin führte diese Behandlung zur raschen Bikarbonaturie und Korrektur der metabolischen Alkalose. Die Gabe kaliumreicher Nahrungsmittel bewirkte den Anstieg des Serum-Kaliumwerts.

Kapitel 21:

1a Ich denke in erster Linie an eine akute Polyradikuloneuritis.

b Ich veranlasse eine sofortige stationäre Einweisung. Da nicht abzuschätzen ist, ob sich innerhalb der nächsten Stunden bis Tage eine respiratorische Insuffizienz entwickelt, erscheint die Aufnahme auf einer Intensiv- oder Überwachungsstation wünschenswert.

2 Ich erwarte im Liquor cerebrospinalis eine Proteinvermehrung bei normaler Zellzahl. Zusätzlich kann ich mit der motorischen Nervenleitgeschwindigkeit den Leitungsblock der peripheren Nerven bereits frühzeitig belegen.

3a Ich denke an eine Meningitis.
b Ich erwarte weitere Zeichen eines Meningismus.
c Ich veranlasse umgehende Krankenhauseinweisung zur Liquorentnahme.

Kapitel 24:

1a Alkoholismus.
b Beginnendes Entzugsdelir (Prädelir).
c Krampfanfälle und Übergang in ein Delirium tremens.
d Sedierende Therapie mit Chlorprothixen oder Clomethiazol (oral), im schwersten Falle intravenöse Infusion von Clomethiazol.

2a Barbituratvergiftung.
b Durch EMIT-Untersuchung im Urin.
c Kompartment-Syndrom als Folge der hockenden Stellung, Schocklunge (ARDS) und Nierenversagen.
d Hämoperfusion und Hämodialyse in Kombination.

3a Drogenabhängigkeit vom Opiattyp.
b Nein.
c Körperlicher Entzug unter geschlossenen Bedingungen mit anschließender Langzeitentwöhnungstherapie in einer Fachklinik oder Fachambulanz.
d Ob noch alle Rezepte vorhanden sind und ob Betäubungsmittel fehlen.

Kapitel 25:

1a Paraquatintoxikation.
b Paraquatnachweis im Urin mit Farbreaktion.
c Magenspülung, gastrointestinale Lavage, Stickstoffzumischung zum Inspirationsgemisch, Hämodialyse und Hämoperfusion, regelmäßige Gabe von Bentonit über eine Magensonde, die Gabe von Steroiden und Cyclophosphamid.
d Sehr schlecht bis infaust, da bereits eine Organmanifestation von Niere, Leber und ein beginnendes Lungenödem bestehen. In dieser Situation muss man sich überlegen, ob weitere invasive therapeutische Maßnahmen noch sinnvoll sind. Eine Vorbereitung des Arztes und des Pflegepersonals auf Sterbebegleitung ist notwendig.

2a Schwefelwasserstoffvergiftung.
b Die Untersuchung der Blutgase und des Säure-Basen-Haushalts.
c Kontrollierte Beatmung mit Sauerstoff.

3a „Haben Sie in den letzten Tagen Selbstgeräuchertes oder von selbsteingekochten Konserven gegessen?"
b Tierversuch auf Botulinustoxin.
c Infusion eines Botulinus-Antiserums nach Vortestung.

d Die Prognose hängt vom Typ des Botulinustoxins ab, beim Typ B ist sie günstig, allerdings bleiben Akkommodationsstörungen über einen langen Zeitraum bestehen. Beim Typ A ist die Prognose fraglich; es kann aufgrund eines raschen Fortschreitens der Parese zur Atemmuskellähmung mit der Notwendigkeit zur maschinellen Beatmung kommen.

Sachverzeichnis
Halbfett gesetzte Seitenzahlen beziehen sich auf die Hauptfundstellen des Stichwortes.

A

AA-Amyloidose 1673
– Komplikationen 1674
– tumorassoziierte 594
AAT, Schrittmachertherapie 284
AAV2-Provirus **893**
AB0-Inkompatibilität, DIC 795
AB0-Kompatibilität, Spender-Empfänger-Auswahl 192
Abacavir (ABC) 127
– HIV-Infektion 842
– Nukleosidanaloga 131
Abciximab/ReoPro® 248
ABC-Transporter, Arzneimitteltransport 102
Abdomen, akutes **1405–1408**, 1409, **1409**
– Abdomenleeraufnahme 1406
– Ätiologie 1405
– Aortenaneurysma 1408
– Basisdiagnostik 1406–1407
– Befunde 1406
– bildgebende Verfahren 68
– CT 1408
– Diagnostik 1406–1408
– Differentialdiagnose 1408, 1585
– Dopplersonographie 1408
– Dünndarmdivertikel 1229
– Dyspnoe 1406
– Erbrechen 1406
– Fieber, hohes 1406
– Komplikationen 1409
– Kreislaufdekompensation 1405–1406
– Magen-Darm-Passage, Kontraindikationen 49
– Meteorismus 1406
– Ovarialkarzinom 629
– Pankreatitis, akute 1372
– Pathogenese 1405
– Peritonitis, diffuse 1409
– Schmerzen 1405–1406
– Sonographie 1407
– Symptome 1405
– Therapie 1408
– – spezifische 1408
– Thoraxübersichtsaufnahme 1406
– Ursachen 1405
Abdomen, aufgetriebenes/geblähtes
– Malassimilation 1184
– Reizdarmsyndrom 1226
– Sprue, tropische 1193
Abdomenleeraufnahme 68
– Abdomen, akutes 1406

Abdomenleeraufnahme
– Dickdarmdivertikel 1231
– Megakolon, toxisches 1406
– Pankreatitis, chronische 1380
Abdomenübersichtsaufnahme 68
Abdominalglatze
– Leberzirrhose 1298
– – alkoholische 1320
Abdominalschmerzen 143
– s.a. Schmerzen
– Abdomen, akutes 1405–1406
– Addison-Krise 1497
– Appendizitis 1224
– Colitis ulcerosa 1214
– Crohn-Krankheit 1219
– Dumping-Syndrom 1174
– Gallenblasenkarzinom 1364
– Giardiasis 923
– Herzinsuffizienz 213
– HVL-Insuffizienz 1448
– hypereosinophiles Syndrom 744
– Hyperkalzämie, tumorassoziierte 601
– Hypertonie, maligne 1702
– intermittierende, Bauchaortenaneurysma 413
– kolikartige, Bandwürmer 937
– – Dünndarmdivertikel 1229
– – Karzinoidsyndrom 545
– – Polyarteriitis nodosa 1096
– – Purpura Schoenlein-Henoch 804
– – Shigellose 1206
– Leberzelladenom 1343
– Mesenterialarterienverschluss, akuter 409
– Osteomyelofibrose 678
– Porphyrie, akute, hepatische 1584
– Reizdarmsyndrom 1226
– Salmonellen 1205
– Salmonellenenteritis 967
– Schoenlein-Henoch-Purpura 1102
– Synkopen 1801
– Vitamin-B$_{12}$-Mangel 712
– Weichteilsarkome 611
– Whipple-Syndrom 1193
– Yersiniose 969
Abdominalsonographie 68
– Leukämie, chronisch-myeloische 672
– Prostatakarzinom 648
Abdominaltrauma, Kurzdarmsyndrom 1250

Abdominalverletzungen
– Atempumpe, Störungen 449
– Gasbrand 963
Abduktions-/Außenrotationsstörungen, Koxarthrose 1105
Aberrationen s. Chromosomenaberrationen
Abetalipoproteinämie **1187**
– Akanthozytose 718
– Dünndarmbiopsie 1186
– Fettleber 1313
Abgeschlagenheit
– Churg-Strauss-Syndrom 1100
– Hämochromatose 731, 1595
– hepatozelluläres Karzinom 1346
– körperliche, Bronchitis/Tracheitis, akute 470
– Lupus erythematodes, systemischer 1076
– Mitralinsuffizienz 291
– Osteomyelofibrose 678
– Plasmozytom 776
– Wegener-Granulomatose 1100
Abhängigkeit
– Amphetamine **1873**, 1874
– Barbiturate 1871
– Benzodiazepine 1871–1872
– Cannabis **1872**, 1873
– Cocain **1872**
– Halluzinogene **1874**
– vom Khat-Typ 1874
– Nikotin **1875**
– Opiate vom Morphin-Typ **1869–1871**
Abklatschpräparat, Nematoden 941
ABM-AK, Glomerulonephritis, rasch progrediente 1643
Abneigung gegen Speisen, körperliche Untersuchung 5
Abort
– Antiphospholipid-Antikörper-Syndrom 1089
– Cholerasyndrom 1207
– Lupus erythematodes, systemischer 1077–1078
– septischer, Campylobacter fetus 974
– – DIC 795
– verhaltener, DIC 795
Abrasio, fraktionierte, Endometriumkarzinom 634
Absaugen
– nasotracheales, Bakteriämierisiko 326

Absaugen
– tracheobronchiales, Nosokomialinfektionen 1833
– Zwerchfellparese 564
Absidia 920
Absolute Risk Increase (ARI), evidenzbasierte Therapie 95
Abstoßungsreaktion
– Glukokortikoide 158
– Herztransplantation 182
– Nierentransplantation 190
Abstriche, Infektionskrankheiten 819
Abszess
– s.a. Amöbenabszess
– s.a. Hirnabszess
– s.a. Leberabszess
– s.a. Lungenabszess
– s.a. Nierenabszess
– s.a. Pankreasabszess
– Amöbiasis 927
– Campylobacter fetus 974
– Crohn-Krankheit 1223
– CT 68
– dentogener, Differentialdiagnose 467
– Divertikulose 1233
– Eisenmenger-Reaktion 323
– Endokarditis, infektiöse 333
– epiduraler, Differentialdiagnose 1811
– – Sinusitis, akute 468
– intraabdomineller, Yersiniose 1207
– intrakardialer, Endokarditis, infektiöse 333
– kalter, Hyper-IgE-Syndrom 745
– – Lymphknotentuberkulose 502
– orbitaler, Sinusitis, akute 468
– periproktitischer, Differentialdiagnose 1246
– Psoasabszess, Differentialdiagnose 827
– pyogener, HVL-Insuffizienz 1447
– Salmonellen 1205
– septischer, Endokarditis, bakterielle 328
– subduraler, Sinusitis, akute 468
– subphrenischer, Cholezystitis, chronische 1360
– – Pleuraerguss 555
– – radiologische Diagnostik 70
– – Zwerchfellhochstand 564
– Szintigraphie 56

Sachverzeichnis

Abszess
- tumorassoziierte Infekte 586

Abszessdrainage **61**

Abszessruptur, Leberabszess, pyogener 1337

Abt-Letterer-Siwe-Krankheit 516, 751

ABVD, Hodgkin-Lymphome 759–760

Abwehrmechanismen
- Dickdarm 1179–1180
- Dünndarm 1179–1180

Abwehrspannung, abdominelle
- Abdomen, akutes 1405
- Addison-Krise 1497

Abwehrspannung, abdoninelle, Dickdarmdivertikel 1231

Abzess s.a. Leberabszess

ACA (Anti-Cardiolipin-Antikörper)
- Antiphospholipid-Antikörper-Syndrom 808
- Purpura, idiopathische thrombozytopenische 799

ACA (Anti-Zentromer-Autoantikörper), Sklerodermie 1085

Acanthosis nigricans maligna 595

Acarbose
- Diarrhö 1188–1189
- Malabsorption 1197
- Typ-2-Diabetes 1546

ACC/AHA-Guidelines (for perioperative cardiovascular evaluation for noncardiac surgery), Herzerkrankungen 372

ACE (Angiotensin Converting Enzyme)
- Hyperkalzämie 1746
- Regulation 1487
- Sarkoidose 514

Acebutolol, Hypertonie, Schwangerschaft 1708

ACE-Hemmer
- Aldosteron 218
- antiproliferative Wirkungen 218
- arterielle Verschlusskrankheit 394
- Bewusstlosigkeit, kurze 1802
- Diabetes mellitus 1555, 1560
- Dosierung 218
- erektile Dysfunktion 1509
- Gynäkomastie 1509
- hämolytisch-urämisches Syndrom 1673
- Herzinsuffizienz 218, 438
- Herztransplantation 183
- hypertensiver Notfall 1702
- Hypertonie, arterielle 438
- – maligne 1703
- – renoparenchymatöse 1694–1695
- – renovaskuläre 1699
- – Schwangerschaft 1708
- Kardiomyopathie, inflammatorische 344
- Kontrastmittelwirkungen 58
- koronare Herzkrankheit 238
- Koronarsyndrom, akutes 248

ACE-Hemmer
- Kreatinin 1695
- Mitralinsuffizienz 293
- Myokardinfarkt, akuter 248
- Nachlast 218
- Nebenwirkungen 218
- Nephropathie, diabetische 1681
- nephrotisches Syndrom 1640
- Nierenarterienstenose 1695
- Noradrenalin 218
- Plasma-Kalium 1695
- Plasma-Renin-Aktivität 1695
- Reinfarktprophylaxe 249
- Schwangerschaft 368
- Sklerodermie 1085
- Vorlast 218

ACE-Hemmer-Szintigraphie 55

Acetazolamid, Schlafapnoe, zentrale 570

N-Acetyl-Benzochinon-Imin (NABQI), Leberschädigung 1323

Acetylcholin
- Bronchokonstriktion 475
- Magensäuresekretion 1153
- Provokationstest 459

Acetylcholinesterasehemmer, Demenz 1856

N-Acetylcystein
- Kontrastmittel 58
- Paracetamolvergiftung 1328, 1884
- Reizgasinhalation 1912

β-N-Acetylglukosaminidase (NAG), Harndiagnostik 1627

Acetylsalicylsäure (ASS)
- Angina pectoris, instabile 249
- arterielle Verschlusskrankheit 395, 412
- Arterienverschluss, akuter 407
- Asthma 474
- Blutungsneigung 1145
- Cyclooxygenasen (COX), Hemmung 1145
- Hirnarterienstenose, extrakranielle 400
- koronare Herzkrankheit 238
- Koronarsyndrom, akutes 247
- Lupus erythematodes, systemischer 1078
- Migräne 1787
- Myokardinfarkt, akuter 247
- PTCA 376
- Reye-Syndrom 867
- Schock, kardiogener 252
- Thrombozythämie, essentielle 686
- Thrombozytopathie 803
- Tumortherapie 140
- Ulkus, peptisches 1152, 1158

N-Acetyltransferase-2 (NAT-2) **106**, 107
- Defekt **106**, 107

Achalasie **1117–1120**
- Ballondilatation 169, 1120
- bildgebende Verfahren 68
- Botulinumtoxininjektion 1120
- Differentialdiagnose 1119, 1123, 1126, 1129, 1134

Achalasie
- Dilatation, pneumatische 1120
- Endoskopie 1119
- Halitosis 1112
- Kalziumkanalblocker 1120
- Lewy-Körperchen 1118
- Manometrie 1119
- Megaösophagus 1118
- Myotomie nach Gottstein-Heller 1120
- Nitrate 1120
- Ösophagus, hyperkontraktiler 1119
- Ösophaguskarzinom 1142
- Röntgenkontrastdarstellung 1118
- vigoröse 1118

Achillessehne, Xanthome 1566

Achlorhydrie
- Autoimmungastritis 1148
- Gastritis, Typ A 1149
- Salmonellen 1204
- Somatostatinom 1395
- VIPom 1395

Achselhöhlen, körperliche Untersuchung 6

Achylie, Hyperparathyroidismus, sekundärer 1484

Aciclovir (ACV) 126–127
- HSV-Infektion 126
- Nephritis, tubulointerstitielle, akute 1683
- Strukturformel 128
- Varicella-Zoster-Virus 126

Acinetobacter, Fieber bei neutropenischen Patienten 585

ACP Journal Club 94

ACR-Klassifikation
- Arthritis, rheumatoide 1053
- Lupus erythematodes, systemischer 1076

Acrodermatitis
- chronica atrophicans 984, **985**
- enteropathica, Zinkmangel 1425

Acrolein 159
- Zystitis, hämorrhagische 606

ACS s. Koronarsyndrom, akutes

ACTH (adrenokortikotropes Hormon) 1435
- Addison-Syndrom 1495–1496
- Bronchialkarzinom 548–549
- Cushing-Syndrom 1441, 1443, 1490
- ektope Produktion, Bildgebung 1490
- HVL-Insuffizienz 1448
- Hyperandrogenämie 1497
- Hypophyseninsuffizienz 1513
- Karzinoidsyndrom 545
- Karzinoidtumoren 544
- Nelson-Syndrom 1493
- paraneoplastische Sekretion, Cushing-Syndrom 1443, 1490
- paraneoplastisches Syndrom 593

ACTH-Kurztest, Addison-Syndrom 1496

ACTH-Mangel
- Diabetes insipidus 1445
- HVL-Insuffizienz 1448–1449

ACTHom **1396**

ACTH-produzierende Hypophysenadenome 1441–1444
- Cushing-Syndrom 1442, 1490
- Häufigkeitsverteilung 1435
- MEN 1526

ACTH-Stimulationstest, HVL-Insuffizienz 1448

Actinomyces s. Aktinomyzeten

Acute Lung Injury (ALI) **536**
- Lungenödem 527

acute respiratory distress syndrome s. ARDS

ACV s. Aciclovir

ACVB (aortokoronarer Venenbypass) 240

Adalimumab, Arthritis, rheumatoide 1058

ADA-Mangel 1580

Adamantinderivate 126

Adams-Stokes-Anfall
- bradykarder/tachykarder, Hämodynamik 260
- EKG 78
- Synkope 442

Adaptorproteine 1009

ADCC (Antibody Dependent Cellular Cytotoxicity) 1014
- Immunsuppression 193

Addison-Krise 1496, **1497**

Addison-Syndrom 1039, 1486, 1494–1497
- ACTH-Kurztest 1496
- ACTH-Sekretion 1495–1496
- Adrenalektomie 1494
- adrenaler Infarkt 1494
- AIDS 1494
- Androgenmangel, adrenaler 1496
- Autoantikörper 1041
- Autoimmunadrenalitis 1494
- Autoimmunerkrankungen 1040
- Autoimmunhepatitis 1290
- Cortisol 1496
- Diarrhö 1188
- Differentialdiagnose 1480, 1496
- Fludrocortison 1496
- Gesichtspigmentation 1495
- Glukokortikoidmangel 1496
- Hyperkaliämie 1738
- Hyperkalzämie 1743
- Hypermagnesiämie 1754
- Hyperpigmentierung 1495
- Infiltrationen 1494
- Komplikationen 1497
- Mineralokortikoidmangel 1496
- Nebennierenmetastasen 1495
- Perikarditis 355–356
- pluri-/polyglanduläre Insuffizienz 1522–1523
- Serum-Cortisol-Spiegel 1495–1496
- Tuberkulose 1494
- Typ-1-Diabetes 1534

α-Adducin, Hypertonie, essentielle 434

Sachverzeichnis

Adenoakanthome, endometriale 633
Adenokarzinom 547
– Colitis ulcerosa 1218
– endometriales 633
– Ösophagus 1140
– Pankreas 1385
– Prostata s. Prostatakarzinom
– Zervix 636
Adenom
– Dickdarm 1235–1236
– Dünndarm 1234
– Gallengänge **1344**
– Leber **1342–1343**
– Magen 1167
adenomatöse Hyperplasie, Leber **1344**
– Lebertransplantation 185
Adenomektomie, transsphenoidale, Prolaktinom 1440
Adenom-Karzinom-Sequenz
– Kolonkarzinom 1237
– kolorektale Adenome 1235
Adenosin
– Tachykardie 265
– Vorhofflimmern 265
– WPW-Syndrom 274
Adenosindesaminase (ADA)
– Mangel 1580
– Pleurapunktat 556
Adenotomie, Endokarditisprophylaxe 331
Adenoviren **881–883**
– Antikörpernachweis 882
– Augenerkrankungen 882
– Beschreibung und Einteilung 881
– Cidofovir 133
– Darminfektionen 1209
– Differentialdiagnose 877
– Einschlusskörper, intranukleäre 470
– Epidemiologie 881–882
– Fieber, pharyngokonjunktivales 882
– Gastrointestinalerkrankungen 882
– Genome, virale 882
– Harnwegserkrankungen 882
– HNO-Erkrankungen 882
– Keratokonjunktivitis, epidemische 881–882
– Myokarditis 343, 347
– Nierenerkrankungen 882
– Pathogenese 882
– Pneumonie 492, 882
– respiratorische Infektionen 882
– Ribavirin 133
– Studien, systematische 883
– Symptome 882
– Therapie 133
– Verlauf und Prognose 882
– Virusnachweis 882
– Zystitis, hämorrhagische 882
Adenyl-Phosphoribosyltransferase-Mangel 1580
Aderlass
– Bronchitis, chronische 480
– Cor pulmonale 534
– Eisenmenger-Reaktion 323
– Hämochromatose 1596

Aderlass
– Hypertonie, pulmonale 534
– Polycythaemia vera 683–684
– Porphyria cutanea tarda 1589
ADH (antidiuretisches Hormon, Adiuretin bzw. Vasopressin) 209, 1435, 1618
– Alkoholkonsum 1621
– Aszites 1269
– Bronchialkarzinom 548
– Diabetes insipidus 1446
– – neurogener 1444
– Exzess, Hyponatriämie 1732
– – Natriumdepletion 1730
– Hypernatriämie 1734
– Hypogonadismus 1514
– Hyponatriämie 1731
– Inhibition, Herzinsuffizienz 220
– Nieren 1621
– Osmolalität 1729
– Sekretion, nichtosmotische 1731
– – paraneoplastische 603, 1731
Adhäsion
– Bakterien 822
– Granulozyten 741
– Hämostase, primäre 785
Adhäsionsmoleküle
– Arteriosklerose 386
– Immunsuppressiva 1047
– Zell-Zell-Interaktion 1025
ADH-Antagonisten, Aszites 1269
ADH-Mangel
– Diabetes insipidus 1446
– Hypernatriämie 1733
ADH-Resistenz, Hypernatriämie 1733
Adipositas **1417–1420**
– abdominelle, Taillen-Hüft-Umfang 1536
– Arthrose 1105
– Atherosklerose 221, 226
– Bioimpedanzanalyse (BIA) 1419
– Body-Mass-Index 1419
– Cushing-Syndrom 1493
– Definition 1418
– Diäten, niedrigkalorische 1420
– Endometriumkarzinom 633
– Energieverbrauch/-zufuhr 1420
– ernährungsbedingte Erkrankungen 1419
– Ernährungsweise 1418
– Fettleber 1261, 1314
– Fettverteilung 1419
– Formuladiäten 1420
– Gewichtsabnahme 1420
– gewichtssenkende Medikamente 1420
– Gleithernie, axiale 1122
– Glomerulonephritis, fokalsegmental sklerosierende 1647
– HDL 1419
– Herzinsuffizienz 218
– Hypertonie, essentielle 434
– Insulinresistenz 1419
– kardiovaskuläres Risiko 1419

Adipositas
– körperliche Aktivität 1419
– LDL 1419
– Leptin 1418
– Lungenembolie 520
– Magenband 1420
– Magenverkleinerung 1420
– Medikamente, auslösende 1419
– metabolisches Syndrom 1536
– Orlistat 226, 1420
– $P_{0,1}/P_{0,1\,max}$-Werte 461
– permagna 1512
– Prader-Labhart-Willi-Syndrom 1512
– restriktive Ventilationsstörung 457
– Sibutramin 226, 1420
– stammbetonte, Cushing-Syndrom 1442, 1491
– Taillenumfang 1419
– Triglyzeride 1419
– Typ-2-Diabetes 1419, 1536
Adipositas
– arterielle Verschlusskrankheit 394
– Fettleber 1313
– Herztransplantation, Kontraindikationen 180
– Hyperlipidämie, kombinierte 1569
– Hypertriglyzeridämie, familiäre 1573
– Typ-1-Diabetes 1542
– Typ-2-Diabetes 225
– Venenerkrankungen 417
Adiuretin s. ADH (antidiuretisches Hormon)
Adjuvans-Arthritis 1054
Adnexerkrankung, Differentialdiagnose 1224
Adnexitis
– abszedierende 957
– Bacteroides fragilis 975
– Chlamydia trachomatis 990
– Differentialdiagnose 1585, 1655, 1712
– Urethritis 1654
– virale 859
ADP, Hämostase, primäre 785
ADPKD (Autosomal Dominant Polycystic Kidney Disease) **1716–1718**
Adrenalektomie
– Addison-Syndrom 1494
– Nelson-Syndrom 1444
adrenaler Infarkt, Addison-Syndrom 1494
Adrenalin
– Kontrastmittel 59
– Nieren 1620
– Phäochromozytom 1502
Adrenergika
– Diarrhö, diabetische 1177
– zentral wirkende, erektile Dysfunktion 1509
adrenogenitales Syndrom
– Gynäkomastie 1509
– Hyperandrogenämie 1500
– Hypertonie, sekundäre 435
– kongenitales, Hirsutismus 1499

adrenokortikotrope Achse, HVL-Insuffizienz 1449
Adrenolytika, Cushing-Syndrom 1493
β_2-Adrenorezeptoren, Renin-Angiotensin-System 1620
Adressine, Lymphozyten-Homing 1022
Adson-Test, Arterienverschluss, akuter 409
Adsorbatimpfstoffe 994–995
Adultes respiratorisches Distress-Syndrom s. ARDS
Advanced Glycosylation Endproducts s. AGE
Adynamie
– Bartter-Syndrom 1720
– HVL-Insuffizienz 1448
– Hyperthyreose 1466
– Hypokaliämie 1736
– Hypothyreose 1460–1461, 1846
– Kurzdarmsyndrom 1252
– Polyarteriitis nodosa 1096
– Sjögren-Syndrom 1079
Aeromonas **973**, 1206
– caviae, hydrolytica bzw. sobria 973
– Enteritis, infektiöse 1203
Aerophagie, Refluxkrankheit 1130
Aerosole
– Asthma bronchiale 476
– infektiöse, Tuberkulose, offene 495
– Pneumonie 487
– Übertragung 819
ärztliche Eingriffe
– Bakteriämierisiko 326
– Endokarditisprophylaxe **331–333**
ärztliche Reaktion, Patienten 14
ärztliches Gespräch **2**
– Wahrheit 4
ärztliches Handeln, Begründung, rationale 91
Äthylacetat, Schnüffelsucht 1875
Äthylketon, Schnüffelsucht 1875
Affenpockenvirus (MPXV) 903
AFFIRM-Studie 270
Afibrinogenämie **793**
– Gerinnungsfaktorenmangel 792
Aflatoxin
– Leberschädigung 1324
– Schimmelpilze 921
AFP (α-Fetoprotein) 581
– HELLP-Syndrom 1330
– Hepatitis, chronische 1276
– Hepatoblastom 1349
– hepatozelluläres Karzinom 1347
– Hodentumoren 645
– Hypogonadismus 1505
– Infertilität 1505
– Keimzelltumoren, maligne 645
– Leberzirrhose, alkoholische 1320
Afrikanische Histoplasmose **921**

1955

Sachverzeichnis

Afterload (Nachlast) 207–208
Afterloading, Bronchoskopie 464
Agammaglobulinämie 822, **1196**
- Bruton-Tyrosinkinase **1033–1034**
- Differentialdiagnose 750
- EBV-Infektion 870
- Vererbung 578
- X-chromosomale **1033–1034**, 1196
A-Gastritis 1148
AGE (Advanced Glycosylation Endproducts)
- Arteriosklerose 387
- Diabetes mellitus 1539
- diabetische Komplikationen 1554
- Niereninsuffizienz, chronische 1686
Agglutination 28
- Techniken, direkte 29
Agglutinationskrankheiten, Leptospirose 987
Aggregation, Hämostase, primäre 785
Aggressivität, Hypoglykämie 1551
Agonisten, partielle, Arzneitherapie 101
Agranulozytose **748–750**
- Antibiotika 750
- Antikörper, antineutrophile 749
- Auslöser 749
- Differentialdiagnose 750, 869
- Endokarditis, bakterielle 325
- Granulozytopenie 584
- medikamentös-allergische Reaktion 748–750
- Staphylococcus aureus 749
- Strahlen, ionisierende 748
- Zytostatika 748
AGS s. adrenogenitales Syndrom
AHNMD (Associated Clonal Hematologic Non-Mast Cell Lineage Disease) 754
AICD (automatischer, implantierbarer Kardioverter-Defibrillator) 241
- Kardiomyopathie, ischämische 241
- - rechtsventrikuläre, arrhythmogene 352
- koronare Herzkrankheit 241
AIDS 836–851
- Addison-Syndrom 1494
- Aspergillose 919
- bronchiale Infektion 470
- CMV-Enteritis 1209
- Darmtuberkulose, atypische 1209
- Definition 836
- Demenz **849**
- Enteritis, infektiöse 1203
- Epidemiologie 836–838
- Erythropoetin 669
- Gastritis 1149
- Haarleukoplakie, orale 1114
- Immundefekte 1033
- Infektionsrisiko 838

AIDS
- Kaposi-Sarkom 1116
- Kryptosporidien 1211
- Malabsorption 1196
- Molluscum contagiosum 903
- Patientensicht 850
- Penicillium marneffei 920
- PML 905
- Pneumocystis-carinii-Pneumonie 919
- Übertragungswege 836–837
- Wasting-Syndrom **846**
AILD-Typ, T-Zell-Lymphom 764
AIP (Acute Interstitial Pneumonitis) 517
AJC-Klassifikation 583
- Knochensarkome 610
- ZNS-Tumoren 662
Ajmalin 264
- Hyperbilirubinämie 1270
- Tachykardie 265
- WPW-Syndrom 273–274
Akanthozytose
- Abetalipoproteinämie 718, 1187
- Glomerulonephritis, mesangioproliferative 1650
Akinese
- Kardiomyopathie, dilatative 342
- Myokardinfarkt, transmuraler 251
Akkommodationsstörungen, Botulismus 1896
Akne
- Androgenmangel 1508
- Cushing-Syndrom 1491
- Differentialdiagnose 1246
- paraneoplastisch induzierte 593
- durch Prednison 1292
- Pubertas praecox 1510
- rosaceae, Leberzirrhose, alkoholische 1320
Akrodermatitis s. Acrodermatitis
Akrokeratose Bazex, tumorassoziierte 595
Akromegalie 544, **1436–1438**
- Diabetes mellitus 1536
- Differentialdiagnose 1106, 1437–1438
- Dopaminagonisten 1438
- GHRH-Sekretion, paraneoplastische 1437
- Glukosetoleranztest, oraler 1437
- GRFom 1396
- Hirsutismus 1499
- Hyperkalzämie 1743, 1745
- Hyperphosphatämie 1750–1751
- Hypophysektomie, transsphenoidale 1438
- IGF-1 1437
- Kardiomyopathie 340, 348
- Karzinoidtumoren 544
- Kopfschmerzen 1436
- MEN 1525
- Parästhesien 1436
- paraneoplastisch induzierte 593

Akromegalie
- Potenzstörungen 1436
- Schlafapnoe, obstruktive 567
- STH-Sekretion 1436–1438
- - paraneoplastische 1437
- Strahlentherapie 1438
- Struma 1470
- Suppressionstests 1437
- Symptome 1436
- Wermer-Syndrom 1397
Akromegaloid 1437
- Differentialdiagnose 1438
Akroosteolysen
- Hyperparathyroidismus, primärer 1479
- Osteopathie, renale 1689
Akrozyanose **403**
- Differentialdiagnose 403
- Kälteagglutininkrankheit 723
Aktinomykose **960–961**
- abdominale 961
- Differentialdiagnose 961
- Haut 961
- β-Lactamase-Inhibitoren 961
- Sialadenose 1115
- thorakale 961
- zervikofaziale 960
Aktinomyzeten 959, **960–961**
- Infektionsweg 960
- Pneumonie 490
- thermophile, Alveolitis, exogen allergische 508
Aktinomyzetom 961
Aktionspotential, Repolarisation 259
Aktivimpfstoffe 994
- Hepatitis A 1278
Aktivin 1503
Aktivität, getriggerte, Erregungsbildungsstörungen 259
Aktivkohle, Vergiftungen 1879
Akupunktur, Nikotinabhängigkeit 1875
Akustikusneurinom
- Differentialdiagnose 1789
- MRT 65
Akustikusstörungen, Brucellose 979
Akute-Phase-Proteine 706
- Amyloidose 1673
- Arthritis, rheumatoide 1056
- entzündungsspezifische s. C-reaktives Protein (CPR)
- Infektionskrankheiten 818, 820
- Komplementaktivierung 1016
- Pankreatitis, akute 1370
- Rheumatismus 1051
- Riesenzellarteriitis 1094
- Temporarteriitis 1094
- Vaskulitis 1092
Akzeptanz, Screening-Methode 203
akzessorische Drüsen, andrologische Diagnostik 1504
AL-Amyloidose **1673**
- Komplikationen 1674
- Plasmozytom 779
- tumorassoziierte 594
Alaninaminopeptidase (AAP), Harndiagnostik 1627

Albendazol
- Echinokokkose 939, 1335
- Nematoden 941
Albinismus, Chediak-Higashi-Syndrom 746
Albrights hereditäre Osteodystrophie 1486
Albumin
- Ausscheidung, renale 1626
- geriatrischer Patient 1859
- Hepatitis, chronische 1275–1276
- Konzentration, Kalzium 1741
- Lebertransplantation 185
- Malnutrition 1426
- Sprue, einheimische 1192
Albuminurie, Nephropathie, diabetische 1680
Aldolase, Vaskulitis 1092
Aldosteron **1620**
- ACE-Hemmer 218
- Biosynthese, Enzymdefekte 1489
- Hyperaldosteronismus, primärer 1486, 1488
- Hyperkaliämie 1737
- Hypertonie 436
- Mangel 1489
- Natriumexkretion 1620
- Sekretion 1620
Aldosteronantagonisten
- Herzinsuffizienz 219
- Hyperaldosteronismus, primärer 1489
- Hyperkaliämie 1738
Alemtuzumab **138**
Alendronat, Osteoporose 1773
Alexanian-Schema, Plasmozytom 778
Alexie, nvCJD 912
Alexithymie, primäre 11
ALG s. Antilymphozytenglobulin
algide Form, Malaria 931, 933
Algurie, Urogenitaltuberkulose 1659
ALI (Acute Lung Injury) **536**
- Lungenödem 527
Aβ-Lipoproteinämie s. Abetalipoproteinämie
Alkalose
- Bartter-Syndrom 1720
- Hypokaliämie 1736
- metabolische 1757, **1761**
- - Bikarbonatretention 1761
- - Herzrhythmusstörungen 1761
- - Hypokaliämie 1735–1736, 1761
- - Mineralokortikoide 1761
- - Natriumchlorid 1761
- - posthyperkapnische 1761
- respiratorische 1756–1757, **1758–1759**
- - CO_2-Partialdruck 1758
- - Hyperventilation 571
- - Hypokalzämie 1742
- - Hypophosphatämie 1748–1749
Alkoholabhängigkeit/-krankheit **1863–1869**
- Achalasie 1118

Sachverzeichnis

Alkoholabhängigkeit/-krankheit
– ADH-Freisetzung 1621
– Anamnese 1865
– Arzt-Patient-Beziehung 1865
– Ataxie 1867
– Atherosklerose 224
– Augenmotilitätsstörungen 1867
– Azidose, metabolische 1760
– Bewusstseinsstörungen 1867
– Blutbild 1865
– chronische 1263, 1316, 1869
– – Polyneuropathie, chronische **1795–1796**
– CTD 1865
– Degeneration, zerebrale 1867
– Diabetes mellitus 1545, 1866
– Diagnostik 1864
– Disulfiram 1868
– Druckläsionen, periphere 1867
– Eisenmangelanämie 1867
– Endokarditis, bakterielle 326
– Entgiftungsphase 1868
– Entwöhnungsphase 1868
– erektile Dysfunktion 1509
– Ernährung, gesunde 1430
– Extrasystolen, atriale 278
– Fettleber 1261–1262, 1313–1314, **1316–1317**
– Fettstoffwechselstörung 1866
– Folgeerkrankungen 1865–1867
– Folsäure 714
– Folsäuremangel 714
– Gastritis, akute 1146–1147
– Gicht 1579
– GOT, GPT bzw. γ-GT 1865
– Halitosis 1112
– Hepatitis C 1287
– Herzinsuffizienz 218
– Herzschädigung 348
– Herztransplantation, Kontraindikationen 180
– Hyper-/Hypolipoproteinämie 1567
– Hypercholesterinämie 224
– Hyperlipidämie 1866
– Hypertonie 437
– Hypertriglyzeridämie, familiäre 1573
– Hypoglykämie 1552
– Hypokalzämie 1741
– Hypomagnesiämie 1753
– Hypoventilation, alveoläre 571
– Insulinresistenz 1262
– Karzinogene 577
– Kleinhirnatrophie 1867
– Koproporphyrinurie, sekundäre 1592
– Korsakow-Psychose 1867
– Krampfanfälle, epileptische 1867
– kritische Phase 1869
– Leberschäden **1316–1321**
– Leber-Serumwerte 1865
– Leberversagen, akutes 1293
– Leberzirrhose 1262, **1263**, 1296, **1319–1321**
– MCV 1865
– Mundhöhlenkarzinom 652

Alkoholabhängigkeit/-krankheit
– Myopathie, Mittelmeerfieber, familiäres 1089
– Ösophaguskarzinom 1140
– Osteoporose 1768
– Pankreatitis, akute 1370
– – chronische 1377
– – chronisch-rezidivierende 1866
– Persönlichkeitsstruktur 1864
– Pneumokokkeninfektion 954
– Polyneuropathie **1795**, 1796, 1867
– Porphyria/Porphyrie, akute, hepatische 1584, 1586
– – cutanea tarda 1588
– Prädisposition, genetische 1864
– Primärprävention 202
– Prodromalphase 1869
– Pro-Kopf-Verbrauch 1864
– Protoporphyrinämie, sekundäre 1592
– Rachenkarzinom 652
– Rhinitis, vasomotorische 466
– Sinustachykardie 268
– soziale Einflüsse 1864
– Stoffwechsel, geschlechtsspezifische Unterschiede 1316
– Symptome 1865–1868
– Therapie 1868
– Trinkverhalten, Typologie 1863–1864
– Tuberkulose 497
– Verlauf und Prognose 1869
– Verleugnungsstadium 1865
– Vorhofflimmern 270
– Wernicke-Enzephalopathie 1867
Alkoholablation, Synkope, mechanisch-obstruktive 443
Alkoholdehydrogenase (ADH) 1316
Alkoholdelir, intensivmedizinische Betreuung 1818
Alkohole, toxische, Vergiftungen 1888–1889
Alkoholentzugssyndrom
– Benzodiazepine 1868
– Carbamazepin 1868
– Clomethiazol/Clonidin 1868
– Differentialdiagnose 1586
– Neuroleptika 1868
– Prädelir/Delirium tremens 1868
Alkoholhepatitis 1262, **1317–1319**
– Gastrointestinalblutungen 1319
– hepatorenales Syndrom 1319
– Histologie 1262
– Kalorienzufuhr 1319
– Kohlenhydrate 1319
– Kollagensynthese 1318
– Leberfibrose 1318
– Leberkoma 1319
– Leberzellnekrosen 1318
– Leberzirrhose 1318
– Mallory-Körper 1318
– Myofibroblasten 1318
– Psychopharmakotherapie 1318

Alkoholhepatitis
– Thrombozytopenie 1318
Alkoholinjektionen, perkutane (PEI), hepatozelluläres Karzinom 1347
Alkoholismus s. Alkoholabhängigkeit/-krankheit
Alkoholkarenz
– Alkoholhepatitis 1318
– Fettleber 1317
– Herzinsuffizienz, terminale 220
– Leberzirrhose 1320
– Pankreatitis, chronische 1381–1382
– Schlafapnoe, obstruktive 568
– Schwangerschaftscholestase 1331
Alkoholkrankheit s. Alkoholabhängigkeit/-krankheit
Alkohollebersyndrom, Koproporphyrinurie, sekundäre 1592
Alkoholmetabolismus 1316
Alkoholmissbrauch s. Alkohol (-abhängigkeit/-krankheit)
Alkoholschmerz, Hodgkin-Lymphome 757
Alkylanzien
– Karzinogene 577
– Leukämie, akute, myeloische 735
– Tumortherapie 135
Alkylphosphatvergiftung 1889
Allantiasis **965**
Allergene 466, **1043**
– Asthma bronchiale 474
– – exogenes 474
– Karenz 465
– Milben 947
– Rhinopathie, allergische 466
– Schimmelpilze 921
– Tierhaare 1043
– Wanzen 947
– Zecken 947
Allergien/allergische Erkrankungen **1043–1046**
– Alveolitis **961**
– Antiallergika 1045–1046
– Antigenelimination/-karenz 1046
– Antihistaminika 1045–1046
– Arzneimittel 108
– Atopie 1043–1045
– Chemotherapie, Nebenwirkungen 117
– Desensibilisierung 1046
– Dextran 108
– Diagnostik 464–465
– Differentialdiagnose 587, 892
– Epikutantest 465
– Ex-vivo-Untersuchungen 1045
– Hausstaub 1043
– Hauttests 465, 1044
– HIV-Infektion 844
– Hyposensibilisierung 1046
– Immunreaktion, Hemmung 1046
– Influenza-Schutzimpfung 1000
– Intrakutantest 465

Allergien/allergische Erkrankungen
– In-vitro-Untersuchungen 1045
– In-vivo-Untersuchungen 1044
– Kontaktcheilitis 1113
– Labortests 1045
– Lymphozytentransformationstest 1045
– Mastozytose 753
– Negativkontrollen 465
– Pollen 1043
– Positivkontrollen 465
– Pricktest 465
– prognostische Tests 1045
– Provokationstests 1044
– Reexposition 465
– Reibetest 465
– Rhinopathie 466
– Röntgenkontrastmittel 108
– Scratchtest 465
– Serologie 1045
– Sofortreaktion 1044
– Spätphase 1044
– Th2-Helfer-Zell-Antwort 1043
– Tumortherapie 141
– Typ-I-Reaktionen 1045
Allergietestung
– Asthma bronchiale 474
– Sinusitis, chronische 468
allgemeine Maßnahmen **89–91**
Allgemeininternist und Spezialist, Zusammenarbeit 2
Allgemeinzustand 5
– Beurteilung, Karnofsky-Index 583
– – WHO-Klassifikation 583
Alloantigenerkennung, T-Lymphozyten 191
Alloantikörper
– Anämie, hämolytische 718
– – immunhämolytische 722
– Thrombozytopenie 798
Alloimmunthrombozytopenie, neonatale 798
Allopurinol
– Gicht 1578–1579
– Hyperurikämie 1579
– Nephritis, tubulointerstitielle, akute 1683
– Osteomyelofibrose 679
– Tumorlysesyndrom 605
ALL-Trans-Retinolsäure (ATRA) 605
– Promyelozytenleukämie, akute 739
– Tumortherapie 138
Allylamine, Pilzinfektionen 915
Alopecia areata, Syphilis 982
Alopezie
– arterielle Verschlusskrankheit 388
– Autoimmunerkrankungen 1040
– Autoimmunhepatitis 1291
– Chemotherapie-induzierte 137
– Hypokalzämie 1743
– Lupus erythematodes, systemischer 1076

1957

Sachverzeichnis

Alopezie
- Rheumatismus 1050
- Tumortherapie 141
- Vitamin-A-Überdosierung 1424
- Zinkmangel 1425

Alphablocker, Herzinsuffizienz 218

Alphakettenkrankheit, Eiweißverlust, enteraler 1195

Alpharezeptorenblocker
- Hypertonie, Schwangerschaft 1708
- MEN-2 1527
- Nephropathie, diabetische 1681
- Prostatahyperplasie 1725

Alpha-Trinker 1864

Alphaviren 890–892
- Antikörpernachweis 892
- Arthritis 1071
- Haupt-/Nebenwirte 890
- Pathogenese 891
- Vektoren 890

ALP-Index
- Leukämie, chronisch-myeloische 671
- Osteomyelofibrose 678
- Polycythaemia vera 682

Alport-Syndrom 798, 1715, **1719–1720**
- COL4A5-Gen 1719
- elektronenmikroskopisches Bild 1720
- Hypakusis 1719
- Mikrohämaturie 1719
- nephrotisches Syndrom 1639
- Proteinurie 1719
- Retinitis pigmentosa 1719
- Thrombozytopenie 798

Alpträume durch Opioide 146

ALS-Dehydratase 1584

ALS-Synthase-Defekt, Porphyrie, akute, hepatische 1583

Alteplase (rT-PA), Thrombolyse 248

Alter s. geriatrischer Patient

Alternativhypothese (H1), statistische Analyse 93

Alters-RA **1060**

Altersveränderungen
- Dünndarm 1841
- Kolon 1841
- physiologische, Mangelernährung 1856

Altinsulin 1543

AL-Typ, Amyloidose 1673

Aluminiumintoxikation, Differentialdiagnose 703

Aluminose 510, **1915**

alveoläre Ventilation (V_A) 449, 452

Alveolarschädigung, arbeits- und umweltmedizinische 1910

Alveolarsepten, Destruktion, Lungenemphysem 481

Alveolitis
- akute 511
- allergische **961**

Alveolitis
- exogen allergische 504, **507–509**, 1913
- – Antikörper, präzipitierende 508
- – BAL 464
- – BAL-Befund 509
- – Biopsie 507
- – Blutbild 509
- – Bronchoskopie 507
- – CD8-Lymphozytose 509
- – CD8-Zellen 507
- – Diagnostik 465, 508–509
- – Glukokortikoide 509
- – IgG-Antikörper 465
- – Low-Level-Allergenexposition 508
- – Lungenerkrankungen, interstitielle 506
- – Lungenfunktion 509
- – Röntgen-Thorax 507, 509
- – Typ-III-Allergie 508
- – Typ-IV-Immunreaktion 465
- fibrosierende, Arthritis, rheumatoide 1056
- lymphozytäre, Sarkoidose 514
- neutrophile, Sklerodermie 1084
- nichtinfektiöse (s. Lungenerkrankungen, interstitielle) **504–518**
- Strahlenpneumonitis 511

alveolokapilläre Schranke 453

alveolokapillärer Block **453**

Alzheimer-Demenz 1855
- Reisberg-Klassifikation 1855

AMA (antimitochondriale Antikörper)
- Autoimmunhepatitis 1289–1290
- Cholangitis, primär-sklerosierende 1307
- Leberzirrhose, primär-biliäre 1304–1305

Amanita phalloides/virosa 1895

Amantadin 123
- Hepatitis C 1286
- Influenzaviren 132, 885
- Schmerzen, chronische 151
- Strukturformel 128

Amatoxin, Leberschädigung 1323

Amaurose/Amaurosis
- fugax, A.-carotis-interna-Verschluss 1798
- – TIA 398
- Riesenzellarteriitis 1094
- Temporalarteriitis 1094
- Whipple-Syndrom 1194

ambulante Dienste, Palliativmedizin 155

ambulante Psychotherapie **196–197**

Amenorrhö
- Anorexia nervosa 1421
- Chemotherapie-induzierte 137
- Cushing-Syndrom 1491
- Differentialdiagnose 1449
- Eisenüberladung 728
- HVL-Insuffizienz 1448

Amenorrhö
- Hyperandrogenämie 1499
- körperliche Untersuchung 5
- paraneoplastisch induzierte 593
- polyglanduläre Insuffizienz, Typ 1 1522
- Prolaktinom 1439
- testikuläre Feminisierung 1520
- Vitamin-A-Mangel 1423
- Wermer-Syndrom 1397

Amezinium, Bradbury-Egglestone-Syndrom 445

Amifostin, myelodysplastische Syndrome 694

Amikacin **120**

Amilorid-sensitiver Natriumkanal
- Hypertonie, essentielle 434
- Liddle-Syndrom 434

Amine
- aromatische, Krebserkrankungen, beruflich bedingte 1923
- – Methämoglobinämie 1928
- biogene, Bronchialkarzinom 548

Amine Precursor Uptake and Decarboxylation s. APUD-System

Aminoacyl-tRNA-Synthetasen, Myositis 1088

Aminoazidurie
- Fruktoseintoleranz 1603
- Wilson-Syndrom 1598

Aminoglutethimid, Mammakarzinom 627

Aminoglykoside **120**
- Enterobacteriaceae 971
- Hypokalzämie 1741
- Hypomagnesiämie 1753
- Kontrastmittelwirkungen 58
- Listeriose 960
- Nephropathie, toxische 1682
- Resistenz, Bacteroides 975
- Yersiniose 969

δ-Aminolävulinsäure 1584

δ-Aminolävulinsäure-Dehydratase 1582
- Hämbiosynthese 1583

δ-Aminolävulinsäure-Dehydratase-Defekt-Porphyrie 1581–1582
- Differentialdiagnose, pathobiochemische 1585

δ-Aminolävulinsäure-Synthase, Hämbiosynthese 1583

Aminopenicilline **119**
- Enterokokken 954
- Haemophilus influenzae 977
- Hyper-IgE-Syndrom 745
- Listeriose 960

Aminosäuren 1416
- Ernährung, parenterale 1427, 1827
- essentielle 1416
- kationische, Azidose, metabolische 1760
- nichtessentielle 1416
- Resorptionsstörung 1720

Aminosäuresequenz, Prionen 910

5-Aminosalicylsäure
- Colitis ulcerosa 1216–1217
- Crohn-Krankheit 1222

p-Aminosalicylsäure (PAS), Diarrhö 1188–1189

Aminotransferasen, Hepatitis 1260

Amiodaron 264
- Alveolitis, akute, allergische 512
- Bradykardie 279
- Fettleber 1313
- Intensivmedizin 1827
- Lungenerkrankungen, chronisch-interstitielle 512
- – interstitielle 504
- β-Oxidation, mitochondriale, Inhibition 1323
- Steatose 1323
- Tachykardie 265
- WPW-Syndrom 274

Amitriptylin
- Alveolitis, akute, allergische 512
- Lungenerkrankungen, chronisch-interstitielle 512
- Neuropathie, diabetische 1557
- Schmerzen, chronische 151
- Tumortherapie 140

AML (akute myeloische Leukämie) **734–740**

Ammoniak
- Ausscheidung 1619
- Helicobacter-pylori-Infektion 1143

Ammoniumchlorid, Azidose, metabolische 1760

Amnesie
- retrograde, Beriberi 1423
- transitorische, vertebrobasilärer Verschluss 1798
- Whipple-Syndrom 1194

Amöben/Amöbiasis 923, **926–928, 1210–1211**
- apathogene 923
- Diarrhö, bakterielle 926
- Differentialdiagnose 927, 936
- Diloxanidfuroat 927
- extraintestinale 1211
- invasive 1211
- Kardiomyopathie 339
- Koloskopie 927
- Leberabszess 1211
- Leukozyten im Stuhl 1202
- Magna-/Minutaform 926
- Metronidazol 1204, 1211
- Nitroimidazole 927
- Rektoskopie 927
- Serologie 927
- Stuhluntersuchung 927
- Trophozoiten 926
- Zysten 926–927

Amöbenabszess **1337–1339**
- s.a. Abszess
- Differentialdiagnose 1333, 1338–1339
- Metronidazol/Nitroimidazole 1339
- Ruptur 1339

Sachverzeichnis

Amöbenabszess
– Superinfektion, bakterielle 1339
– Symptome 1338
Amöbenmeningoenzephalitis 923
Amöbenruhr 923, **926–928**, 1206, 1211
– akute 1210
Amöbom 1211
amotivationales Syndrom, Cannabisabhängigkeit 1873
Amoxicillin 119
– Helicobacter-pylori-Eradikation 1161
– Nephritis, tubulointerstitielle, akute 1683
Amphetamine
– Abhängigkeit **1873**, 1874
– Gynäkomastie 1509
– Hypertonie, sekundäre 435
– Knochenschmerzen 148
– Nephropathie, toxische 1683
Amphotericin B
– Alveolitis, akute, allergische 512
– Hypomagnesiämie 1753
– Kontrastmittelwirkungen 58
– Kryptokokkose 918
– Leishmaniose, viszerale 925
– Lungenerkrankungen, chronisch-interstitielle 512
– Pilzinfektionen 915
Ampicillin 119
– Hyperbilirubinämie 1270
– Nephritis, tubulointerstitielle, akute 1683
– Typhus abdominalis 966
Amplatzer-Okkluder
– Ductus arteriosus Botalli, persistierender 164
– Implantationssequenz 165
Amplifikation 37, 45
Amprenavir, HIV-Infektion 132, 842
Ampulla Vateri, Karzinom 1385
Ampullenkarzinom, Pankreas 1385
Amputation
– arterielle Verschlusskrankheit 395
– Risikofaktoren, postoperative 397
Amylase
– Pankreas 1371
– Pankreatitis, akute 1372
– – chronische 1378
– Pleurapunktat 556
Amylo-1,6-Glukosidase-Mangel 1606
Amyloidneuropathie, familiäre 1791
Amyloidniere 1666
– Differentialdiagnose 1688
Amyloidose 504, **1673–1674**
– AA-Typ 1673
– Akute-Phase-Reaktionsprodukte 1673
– AL-Typ 1673
– – Plasmozytom 776
– Amyloiddeposits 1673
– Arthritis, rheumatoide 1056

Amyloidose
– bakterielle Überwucherung 1190
– Bronchiektasen 483
– Diarrhö 1188
– Differentialdiagnose 351, 753, 1058, 1674–1675
– Eiweißverlust, enteraler 1195
– Endomyokardbiopsie 84
– familiäre, Lebertransplantation 185
– Glomerulonephritis 1641
– hämorrhagische Diathesen, vaskuläre 805
– Herzinsuffizienz 212, 217
– Hypothyreose 1460
– Hypotonie, orthostatische 444
– Komplikationen 1674
– Malabsorption **1197**
– Myelom, multiples 1673
– Nephritis, tubulointerstitielle 1652
– nephrotisches Syndrom 1639, 1674
– Nierenbeteiligung 1666
– Niereninsuffizienz, chronische 1674
– Plasmazelldyskrasie 1673
– Polyneuropathien 1791
– primäre 1673
– Proteinurie 1674
– renale **1673–1674**
– sekundäre 1673
– – Arthritis, rheumatoide 1059
– Spondylitis, ankylosierende 1066
– tumorassoziierte 594
Amyloidtumoren, Lunge 543
Amylopektinose, hepatomyogene 1607
Amylo-1,4-1,6-transglukosylase-Mangel 1607
ANA (antinukleäre Antikörper) 1028
– Agranulozytose 749
– Autoimmunhepatitis 1289–1290
– Cholangitis, primär-sklerosierende 1307
– Felty-Syndrom 1060
– idiopathische thrombozytopenische 799
– Kollagenosen 1074, 1630
– Lupus erythematodes, systemischer 1074, 1076, **1077**
– Pleurapunktat 556
– Purpura 799
– rheumatische Erkrankung 1028
– Rheumatismus 1051
– Still-Syndrom 1060
– Vaskulitis 1092
Anabolika
– Gynäkomastie 1509
– Osteoporose 1774
Anämie **699–733**
– s.a. Blutungsanämie
– s.a. Eisen- bzw. Folsäuremangelanämie
– Alkoholkrankheit 1866
– Amöbenabszess 1338

Anämie
– Androgenmangel 1508
– aplastische **695–697**, **703–704**
– – Benzol 1928
– – Diagnostik 696
– – Differentialdiagnose 696, 698, 705, 713, 715, 738, 773, 782
– – Granulozytopenie 584
– – Hepatotoxizität, fremdstoffinduzierte 1325
– – immunsuppressive Therapie 696
– – Knochenmarkpunktion 696
– – Knochenmarktransplantation, allogene 696
– – Komplikationen 697
– – Leukopenie 728
– – refraktäre 728
– – Ringelröteln 894
– – Sjögren-Syndrom 1080
– – Stammzelldefekt 696
– – Stammzelltransplantation 173
– – Strahlung, ionisierende 1928
– – Symptome 696
– – Therapie 696
– – Thrombopenie 728
– Arthritis, rheumatoide 1056, 1059
– autoimmunhämolytische **721–722**
– – Alloantikörper 722
– – Anisozytose 723
– – Antikörper, medikamenteninduzierte 722
– – Autoantikörper 722, 1042
– – Autoimmunerkrankungen 1040
– – DIC 795
– – Differentialdiagnose 698
– – Leukämie, chronisch-lymphatische 770, 772
– – Polychromasie 723
– – Sphärozyten 723
– – Therapie 724
– – Wärmeantikörper 724
– nach Blutungen **724–725**
– Bronchialkarzinom 548
– BSG 26
– chronisch-refraktäre 728
– Eisenstoffwechselstörungen **727–729**
– Cobalaminmangel 1423
– Crohn-Krankheit 1223
– Diagnostik 700–701
– Differentialdiagnose 701
– Dyspepsie, funktionelle 1165
– Eisenmangel **706–711**
– Endokarditis, bakterielle 327
– Erkrankungen, chronische **725–726**
– – endokrine 727
– Erythropoetin 702
– Erythrozytenkonzentrate 702
– Erythrozytenzahl 699
– Fatigue-Syndrom 702
– Folsäuremangel **714–715**
– Graft-versus-Host-Krankheit 177

Anämie
– Hämatokrit 699
– Hämoglobin 699–700
– hämolytische **710**, **718–724**
– – Antiglobulintest (AGT) 723
– – Antimonwasserstoff 1928
– – Arsenwasserstoff 1928
– – Autoantikörper 1041
– – Coombs-Test 723
– – Differentialdiagnose 719
– – Einteilung 718
– – extrakorpuskuläre 718, **721–724**
– – hämolytisch-urämisches Syndrom 1672
– – HbA_{1c}-Werte, erniedrigte 1539
– – HbS-Mutation 719
– – Hepatotoxizität, fremdstoffindzierte 1325
– – Knochenmarkaspiration 723
– – Knochenmarkbiopsie 723
– – korpuskuläre 718, **719–721**
– – – Enzymdefekte 719
– – – Glukose6-Phosphat-Dehydrogenase-Mangel 719
– – – Hämoglobinvarianten 719
– – – Membrandefekte 719
– – – Splenektomie 719
– – – Stammzelltransplantation 721
– – Lupus erythematodes, systemischer 1076
– – mikroangiopathische (MAHA), hypertensiver Notfall 1700
– – – Hypertonie 436
– – – maligne 1703
– – – tumorassoziierte 594
– – Mykoplasmenpneumonie 988
– – Naphthalen 1928
– – normochrome, Pyrimidinstoffwechselstörungen 1579
– – Porphyrie, erythropoetische 1591
– – Protoporphyrinämie, sekundäre 1592
– – Purpura, thrombotisch-thrombozytopenische 1672
– – Schistozyten 723
– – Sphärozyten 723
– – Targetzellen 723
– Hakenwurminfektionen 942
– HVL-Insuffizienz 1448
– hypochrome, Blei 1928
– – Eisenmangel 1425
– – mikrozytäre, Riboflavinmangel 1423
– – Zinküberdosierung 1425
– Hypophosphatämie 1750
– Hypothyreose 1846
– Klassifikation 699
– Knochenmarkaplasie **703–704**
– mit Knochenmarkinfiltration **704–705**
– – Differentialdiagnose 705
– – Erythropoetin 705

Sachverzeichnis

Anämie, mit Knochenmarkinfiltration
– – Erythrozytenkonzentrate 705
– – Hämatopoese, Suppression 704
– – Retikulozyten 705
– – Schistozyten 705
– Kolonkarzinom 1240
– kongenital dyserythropoetische 728
– Koproporphyrinurie, sekundäre 1592
– koronare Herzkrankheit 232
– Kupfermangel 1425
– Kupferüberdosierung 1425
– Kurzdarmsyndrom 1252
– Leishmaniose 924
– Leukämie, akute 736
– – chronisch-myeloische 671
– leukoerythroblastische 704
– Lupus erythematodes, systemischer 1077
– Lupusnephritis 1669
– nach Magenresektion 1173, 1175
– makrozytäre, Alkoholhepatitis 1318
– – Differentialdiagnose 706
– – Folsäuremangel 1423
– makrozytär-hyperchrome 700, 706
– – megaloblastäre 711
– – Vitamin-B_{12}-Mangel-Anämie 711
– Malaria 932
– – quartana 931
– – tertiana 931
– Malassimilation 1184
– MCH 699–701
– MCHC 699
– MCV 700–701
– megaloblastäre, Differentialdiagnose 693, 696, 706
– – Pankreatitis, chronische 1383
– – Pyrimidinstoffwechselstörungen 1579
– mikrozytär-hypochrome 700, 705, 725
– – Pyridoxinmangel 1423
– – Thalassämie 716
– myelodysplastische Syndrome 691
– nicht-megaloblastäre, Differentialdiagnose 706
– Niereninsuffizienz, chronische 702–703, 1686
– Nierenzellkarzinom 641
– normochrome 1686
– – Blei 1928
– – Niereninsuffizienz, chronische 1686
– normozytäre 704
– – normochrome 700
– – – Niereninsuffizienz, chronische 702, 1686
– Organhypoxie 700
– perniziöse 711, 1039
– – Autoantikörper 1041
– – Autoimmunerkrankungen 1040

Anämie, perniziöse
– – Differentialdiagnose 738, 1149
– – Gastroskopie 713
– – HLA-Typisierung 1041
– – Intrinsic-Faktor-Antikörper 713
– – megaloblastäre nach Ileumresektion 1176
– – Vitamin-B_{12}-Mangel 712
– – Vitamin-B_{12}-Spiegel 713
– Plasmozytom 776, 779
– Prävalenz 699
– Pyelonephritis, chronische 1658–1659
– refraktäre (RA) 688–689, 727–729
– – mit Blastenvermehrung (RAEB) 688–689
– – – in Transformation (RAEB/T) 688
– – Ca-DTPA 729
– – Chelatbildner 729
– – Deferoxamin 729
– – Differentialdiagnose 1596
– – Eisenüberladung 727
– – – retikuloendotheliale 728
– – Erythropoese, ineffektive 728
– – Hämochromatose 730
– – hypoplastische Formen 728
– – Polytransfusion 730
– – Pumpen 729
– – mit Ringsideroblasten (RARS) 688–689
– – Thalassämien 727
– – Vitamin C 729
– renale 702–703, 728
– – Befunde 1623
– – Blutverluste 702
– – Café-au-lait-Kolorit 702
– – Differentialdiagnose 701–702
– – Erythropoetin 702–703, 726
– – Kreatinin-Wert 1620
– – Linksherzhypertrophie 702
– – Niereninsuffizienz 728
– – Nierentransplantation 703
– – Nierenversagen, akutes 1635
– – Urämietoxine 702
– Retikulozytenzahl 700
– Schmerzen, epigastrische 1165
– Schwangerschaft 726
– Schwindel 1853
– Serumferritin 701
– sideroachrestische, Differentialdiagnose 726
– – Protoporphyrinämie, sekundäre 1592
– – sideroblastische 728, 729
– – – Differentialdiagnose 710
– – Ferritinkonzentration 729
– – refraktäre 728
– – Ringsideroblasten, pathologische 729
– Sinustachykardie 268
– Symptome 700–701
– Therapie 701–702
– tumorassoziierte 594
– virale 858

Anämie
– Vitamin-B_{12}-Mangel **711–714**
– Vitamin-E-Mangel 1424
anaerobe Schwelle, Spiroergometrie 460
Anaerobier
– Aspirationspneumonie 493
– Clindamycin 976
– gramnegative, sporenlose **975–976**
– grampositive, sporenlose 957
– β-Lactam-/β-Lactamase-Inhibitor-Kombinationen 976
– Lungenabszess 493
– Metronidazol 976
– Pleuraempyem 557
– Pneumonie 490–491
Anästhesie, Azidose, respiratorische 1758
Anagrelide, Thrombozythämie, essentielle 686
Anakinra, Arthritis, rheumatoide 1058
Analekzem **1243**
– atopisches 1243
– Blutungen, hellrote 1243
– Brennen/Nässen 1243
– kumulativ-toxisches 1243
Analfissur 1244
– akute 1244
– chronische 1244
– Differentialdiagnose 1246, 1248
Analfisteln **1246**
Analgetika
– Abusus, Differentialdiagnose 1658
– – Nephrokalzinose 1714
– Agranulozytose, medikamenteninduzierte 749
– Arthrose 1106
– Bronchitis, akute 471
– Gallenkolik 1353
– Intensivmedizin 1827
– Kopfschmerzen 1785
– Nephrolithiasis 1713
– nichtsteroidale, Osteoporose 1774
– Obstipation 1180
– peripher wirkende 140
– Pleuraerguss, maligner 597
– Schmerzen, chronische 150
– Tracheitis, akute 471
– Tumorschmerztherapie 140, 144–147
– Weichteilrheumatismus 1109
– zentral wirkende 140
Analgetikanephropathie 1651, **1664–1665**, 1684
– Azidose, renal-tubuläre 1664
– Differentialdiagnose 1715
– Hämaturie 1664
– Harnblasenkarzinom 1665
– Harnstau 1665
– Kapillarsklerose 1664
– Leukurie, sterile 1664
– Nephritis, tubulointerstitielle 1652
– Nierenerkrankungen, tubulointerstitielle 1657

Analgetikanephropathie
– Niereninsuffizienz, chronische 1685
– – terminale 1665
– Papillenspitzennekrosen 1664
– Papillitis 1664
– Phenacetinmetaboliten 1664
– Proteinurie 1664
– Salzverlust, renaler 1664
– toxische 1683
Analkanalerkrankungen **1245–1247**
Analkanalkarzinom **1248–1249**
– Differentialdiagnose 1247
Analkarzinom **1248–1249**
– Differentialdiagnose 1245
Analläppchen 1244–1245
– Differentialdiagnose 1248
Analogpräparate, Arzneimittel 104
Analogskalen, visuelle, Schmerzen 143
Analprolaps 1245
– Differentialdiagnose 1242, 1247
– Hämorrhoiden 1245, 1247
Analrandkarzinom **1248–1249**
– Differentialdiagnose 1247
Analregion
– Erkrankungen 1242–1245
– Kontaktekzem, atopisches 1243
Analthrombose **1242–1243**
Analyse, statistische **93–94**
analytische Studien 16
Anamnese **2–3**
– Arbeits- und Umweltmedizin 1907
– geriatrische 1842
– präoperative, Herzerkrankungen 375
anaphylaktische Reaktion
– Eisentherapie 711
– Streptokinase 411
anaphylaktoide Reaktion, Streptokinase 411
Anaphylatoxine, Mastozytose 755
Anasarka 1623
– Herzinsuffizienz 213–214
Anastomoseninsuffizienz nach Darmresektion, Kolitis, ischämische 1258
Anastomosenulkus, peptisches 1152
Anastomosestenose, Magenentleerung, verzögerte 1174
anatomischer Totraum 449
Anazidität
– Osteomalazie 1779
– Vitamin-B_{12}-Mangel-Anämie 712
ANCA (antineutrophile zytoplasmatische Antikörper)
– Churg-Strauss-Syndrom 1100
– Felty-Syndrom 1060
– Polyangiitis, mikroskopische 1100
– Polyarteriitis nodosa 1096
– Rheumatismus 1051
– Still-Syndrom 1060

Sachverzeichnis

ANCA (antineutrophile zytoplasmatische Antikörper)
- Subtypen 1093
- Vaskulitis 1091–1092
- – primäre 1051
- – renale 1666
- Wegener-Granulomatose 1100
- Zielantigene 1093

ANCA-assoziierte Kleingefäßvaskulitis 1097–1101

ANCA-Cytokin-Sequenzmodell
- Vaskulitis 1099
- Wegener-Granulomatose 1099

Ancylostoma duodenale 934, 940
- Diarrhö 1188
- Therapie 941

Andersen-Krankheit 1607

Androblastome, Differentialdiagnose 646

Androgene
- Exzess, unbehandelter 1500
- Gynäkomastie 1509
- Karzinogene 577
- Mehrsekretion **1497–1499**, 1500
- myelodysplastische Syndrome 694
- paraneoplastische Sekretion 593
- Pubertas praecox 1510

Androgenisierungsgrad, andrologische Diagnostik 1504

Androgenmangel 1507
- adrenaler, Addison-Syndrom 1496
- Gynäkomastie 1509
- Hoden, Lageanomalien 1516
- HVL-Insuffizienz 1448
- Hypogonadismus, primärer 1516
- Kallmann-Syndrom 1511
- Klinefelter-Syndrom 1518
- Nebennierenrindeninsuffizienz, primäre 161
- Pubertas tarda 1507
- Symptome 1508

Androgen-produzierender Tumor, Ovar, Differentialdiagnose 1499

Androgenresistenz, Minimalformen 1520

Androgenrezeptordefekte, Gynäkomastie 1509

Androgenrezeptoren, testikuläre Feminisierung 1520

Androgen-sezernierendes Adenom/Karzinom, Hirsutismus 1499

Androgenzielorgane, Störungen 1520–1521

andrologische Diagnostik 1503–1507
- akzessorische Drüsen 1504
- Anamnese 1504
- Androgenisierungsgrad 1504
- Ejakulatanalyse 1505
- Fertilitätsstörungen 1504
- Geschlechtsmerkmale, sekundäre 1504

andrologische Diagnostik
- Gynäkomastie 1504
- Interaktionsdiagnostik 1505
- Laboruntersuchungen 1505
- molekulargenetische Untersuchungen 1506–1507
- Nebenhoden 1504
- Postkoitaltest 1505
- Prostata 1504
- radiologische 1505
- Skrotum 1504
- Sonographie 1505
- Untersuchung, apparative 1505
- – körperliche 1504
- – zytogenetische 1506–1507

Anergie
- kutane, Mononukleose, infektiöse 868
- Tuberkulintest 497

Aneurysma 412–414
- s.a. Aortenaneurysma
- s.a. Bauchaortenaneursyma
- s.a. Herzwandaneurysma
- Aorta s. Aortenaneurysma
- Aortenisthmusstenose 312
- Appetitlosigkeit 413
- Dauerschmerzen 413
- Definition 412
- Diagnostik 413–414
- Differentialdiagnose 318, 1790
- dissecans, Arterienverschluss, akuter 408
- – Bauchaorta, Differentialdiagnose 1373
- – Differentialdiagnose 598, 1802
- Ductus arteriosus, persistierender 319
- Echokardiographie 67
- Endokarditis, infektiöse 333
- Erbrechen 413
- Fallot'sche Tetralogie 321
- falsches 413
- K-Angiographie 67
- Kernspintomographie 414
- Kontrastmittel-Computertomographie 414
- Koronarangiographie 236
- Linksherzkatheteruntersuchung 83
- Mediastinaltumoren 560
- mykotisches, Endokarditis, bakterielle 327
- Obstipation 413
- Operation, Hypertonieeinstellung, präoperative 414
- Operationsindikation 414
- poststenotisches 408
- radiologische Diagnostik 67
- rupturiertes 413
- – Letalität 414
- Vernichtungsschmerz 414
- sackförmiges mit Subarachnoidalblutung, Differentialdiagnose 1799
- Sonographie 67
- spurium 236, 413
- – Operationsindikation 414
- Stentgraft 414
- Symptome 413

Aneurysma
- thorakales, Aortenschatten, verbreiterter 414
- – Arteriographie 414
- – Echokardiographie 414
- – rupturiertes, Herzbeuteltamponade 413
- Thorax-Röntgen 65
- Übelkeit 413

ANF (atrialer natriuretischer Faktor) 209, 1028

Anfälle
- epileptische, Hypomagnesiämie 1754
- – Shigellose 1206
- fokale, Durchblutungsstörungen, zerebrale 398
- Whipple-Syndrom 1194
- zerebrale, Hypophosphatämie 1749

Anfallsprophylaxe, koronare Herzkrankheit 237

Anfeuchten der Raumluft, Virusrhinitis 466

Angehörigenberatung
- geriatrischer Patient 1861–1862
- Palliativmedizin 156

Angiitis, kutane, leukoklastische 1090, 1091, 1101–1103
- Immunkomplexvaskulitis 1102
- Purpura 1101–1102

Angina abdominalis
- Differentialdiagnose 1585
- Kolitis, ischämische 1257

Angina decubitus 231

Angina pectoris
- Akuttherapie 237
- Alkalose, metabolische 1761
- Aortenklappen, bikuspide 308
- Aortenstenose 297
- – valvuläre 308
- Auslöser 231
- Belastungs-EKG, Abbruchkriterien 76, 233
- Bradykardie 260
- chronisch-stabile, Bypassoperation 240–241
- – PTCA 240–241
- – Symptome 231
- Definition 228
- Differentialdiagnose 1134
- Eisenmenger-Reaktion 323
- funktionelle 12
- geriatrischer Patient 1843
- hämodynamische Relevanz 229–230
- Herzinsuffizienz 213
- Hypertonie, maligne 1703
- instabile **242–252**
- – Acetylsalicylsäure 249
- – Braunwald-Klassifikation 231
- – Definition 242–243
- – EKG 245
- – hypertensiver Notfall 1702
- – intensivmedizinische Betreuung 1818

Angina pectoris, instabile
- – 12-Kanal-Ruhe-EKG 242
- – Komplikationen 250
- – Koronarsyndrom, akutes 232
- – Lipidsenker 249
- – Myokardinfarkt 232
- – Myokardnekrose 232
- – Schmerzlokalisation 244
- – Symptome 231
- – Thrombozytenaggregation 249
- – Troponine 244
- – Verlauf und Prognose 251–252
- Kalziumantagonisten 237
- Kardiomyopathie, hypertensive 343
- Koronarangiographie 236
- koronare Herzkrankheit 229
- Mikrozirkulationsstörung 232
- Mitralklappenprolaps 295
- Nitro-Vasodilatatoren 237
- β-Rezeptoren-Blocker 237
- Schlafstörungen 1804
- Schmerzen, retrosternale 243
- Schock, kardiogener 253
- Symptome 231–232
- Syndrome 230
- typische 231
- vasospastische **232**
- – Sklerodermie 1082
- Walk-through-Phänomen 231

Angina Plaut-Vincent 975, 976
- Differentialdiagnose 1116
- Foetor ex ore 1112

Angina tonsillaris 1115
- luetische 982
- – Differentialdiagnose 869

Angioblastom 662

Angio-CT 52
- Lungenembolie 523
- Pankreatitis, akute 1372

Angiodysplasie
- Differentialdiagnose 1229, 1231
- Eisenmangel 709
- Flüssigkeit/Gewebekleber, Injektion 168
- Gastrointestinalblutungen 1401, 1404
- radiologische Diagnostik 69

angiogene Tumoren, Lunge 543

Angiogenese, Tumoren 581

Angiogenesehemmstoffe, Tumortherapie 138

Angiographie
- aggressive, Gastrointestinalblutungen 1401
- Aneurysmadarstellung 67
- Arterien, periphere **84–85**
- Beinvenenthrombose, akute 419
- Dünndarmdivertikel 1229
- Fallot'sche Tetralogie 320
- fibromuskuläre Dysplasie 400
- Hämatemesis 1401
- Hämatochezie 1401
- Hypertonie, renovaskuläre 1697

A Sachverzeichnis

Angiographie
– Kardiomyopathie, hypertrophische 351
– – rechtsventrikuläre, arrhythmogene 352
– Leberhämangiom 1341
– Nierenarterienstenose 1698
– Nierenerkrankungen 1631
– nonocclusive disease 68
– Polyarteriitis nodosa 1097
– Stentimplantation, koronare 164
– Thrombangitis obliterans 405
Angiokardiographie 67
Angiokeratoma corporis diffusum **1722**
Angiomatose, bazilläre
– HIV-Infektion 844
– Sepsis 993
Angiome
– arteriovenöse, Differentialdiagnose 1800
– Differentialdiagnose 1790
– Herz 363
Angiomyolipom, radiologische Diagnostik 72
Angioödem
– durch ACE-Hemmer 218
– Arzneimittelreaktion, allergische 108
– hereditäres **1037–1038**
– – Differentialdiagnose 1585
– pulmonales, hypereosinophiles Syndrom 743
Angiopathie
– diabetischer Fuß 393
– Sklerodermie 1082
Angioplastie **61–62**, 410
– perkutane transluminale s. PTA
– perkutane, transluminale, koronare s. PTCA
Angiosarkom
– Herz 363
– Leber 1344
– Lebererkrankung, fremdstoffbedingte 1326
Angiotensin II
– Hypertonie, renovaskuläre 1697
– Natriumretention 1697
– Sekretion 1620
– Wasserretention 1697
Angiotensin-II-Rezeptor-Antagonisten
– Nephropathie, diabetische 1555
– Nierenarterienstenose 1699
Angiotensin-konvertierendes Enzym s. ACE
Angiotensinogen, Hypertonie, essentielle 434
Angiotensin-II-Rezeptor-Antagonisten, Hypertonie, renoparenchymatöse 1694–1695
Angst(störungen) 12
– Alkoholentzugssyndrom 1867
– Anorexia nervosa 1421
– Benzodiazepinentzug 1871
– Herzinsuffizienz 213–214
– Neurose 12
– Nikotinentzug 1875

Angst(störungen)
– nvCJD 912
– Palliativmedizin 155
– psychosomatischer Patient 194
– Psychotherapie, stationäre 197
– Tachykardie 260
Anhidrose
– Asthma bronchiale, berufsbedingtes 1913
– Guillain-Barré-Syndrom 1794
– Neuropathie, diabetische 1557
– Polyneuropathie 1792
– – alkoholische 1795
Anilinfarben, Methämoglobinämie 1928
Anionenlücke
– Azidose, metabolische 1759–1760
– Berechnung 1550
– Nierenversagen, akutes 1638
Anismus, Obstipation 1180
Anisopoikilozytose, myelodysplastische Syndrome 692
Anisozytose
– Anämie, autoimmunhämolytische 723
– Thalassaemia intermedia, heterozygote 717
Ankylose
– Arthritis, rheumatoide 1056
– Spondylitis, ankylosierende 1065
Anlaufschmerz, Arthrose 1105
Ann-Arbor-Klassifikation 583
– Hodgkin-Lymphome 758
– Non-Hodgkin-Lymphom, extranodales 768
Anorchie 1504, **1516**
– Gynäkomastie 1509
Anorektum
– Anatomie 1241–1242
– Dysfunktion, Neuropathie, diabetische 1557
– Erkrankungen **1241–1248**, 1249
– muskulärer Apparat 1241
– Schwellkörpersystem 1241
– Verschlussapparat 1241
Anorexia nervosa/Anorexie **1421**
– Amenorrhö 1421
– Bandwürmer 937
– Binge-Eating/Purging-Typ 1421
– Bradykardie 279
– Bronchialkarzinom 548
– Darmtuberkulose 1208
– Differentialdiagnose 1421, 1449, 1496
– Epidemiologie 1421
– Hirsutismus 1499
– HVL-Insuffizienz 1449
– Hyper-/Hypolipoproteinämie 1567
– Hyperkalzämie 1745
– Hyperparathyroidismus 1197
– Hypertonie, maligne 1702
– Hypophosphatämie 1749–1750

Anorexia nervosa/Anorexie
– Pathogenese 1421
– restriktiver Typ 1421
– Sprue, tropische 1193
– Symptome 1421
– Verhaltenstherapie 1421
– Vitamin-A-Überdosierung 1424
Anosmie, Kallmann-Syndrom 1511
Anovulation, Prolaktinom 1439
ANP (atriales natriuretisches Peptid) **1621**, 1730
– Herzinsuffizienz 212, **215**
– Volumenexzess 1730
Anpassungsstörungen, Psychotherapie, stationäre 197
Anspannung, innere, psychosomatischer Patient 194
Anspannungs-Entspannungs-Übung 196
Antagonismus, funktioneller, Kombinationstherapie 109
Antazida
– erektile Dysfunktion 1509
– magnesiumhaltige, Hypermagnesiämie 1754
– Obstipation 1180
Anthrakose 510
Anthrax **963**
– Übertragung, Berufsgruppen mit erhöhtem Risiko 1921
Anthrazykline
– Leukämie, akute, myeloische 738
– Tumortherapie 135
anthropologische Grundlagen 8
antiaggregatorische Kombinationsbehandlung
– Doppelschirmprothesen 164
– Koronarstent 162
Antiallergika
– allergische Erkrankungen 1045–1046
– Asthma bronchiale **475**
– – exogenes 474
Antiandrogene
– erektile Dysfunktion 1509
– Gynäkomastie 1509
– Hirsutismus 1500
– Prostatakarzinom 650
antiangiogenetische Substanzen, myelodysplastische Syndrome 694
Antiarrhythmika
– Bewusstlosigkeit, kurze 1802
– Bradykardie 279
– Herzinsuffizienz 219
– Herzrhythmusstörungen **266**
– – ventrikuläre 258
– Indikation 266
– Intensivmedizin 1827
– Kammerflimmern 277
– Kardiomyopathie, hypertrophische 349
– – rechtsventrikuläre, arrhythmogene 352
– Lupus erythematodes, medikamentös induzierter 1075
– Mitralklappenprolaps 295
– Nebenwirkungen 266
– proarrhythmischer Effekt 261

Antiarrhythmika
– QT-Syndrom 276
– Schmerzen, chronische 151–152
– Synkope 441
– Tachykardie, ventrikuläre 275
– Vaughan-Williams-Klassifikation 264
antibakterielle Chemotherapie 116–121
Antibiogramm
– Endokarditis, bakterielle 329
– tumorassoziierte Infekte 587
Antibiotika(therapie)
– Agranulozytose 750
– – medikamenteninduzierte 749
– Alveolitis, akute, allergische 512
– Applikation, intravenöse/orale 91
– arterielle Verschlusskrankheit 397
– bakteriologische Kriterien 116
– Bronchitis, akute 471
– Cholangitis 1361
– Colitis ulcerosa 1217
– Darminfektionen, bakterielle 1203
– Empfindlichkeit 42
– – Erregernachweis 42
– Endokarditis, bakterielle 325, 330
– Endokarditisprophylaxe 332
– Erregerdiagnose 116
– HACEK-Endokarditis 330
– Hypophosphatämie 1749
– Klassifizierung **119–121**
– Kolitis, pseudomembranöse 1208
– Leberversagen, akutes 1294
– Lungenerkrankungen, chronisch-interstitielle 512
– Lymphome, extranodale 768
– Malabsorption 1197
– Nierenversagen, akutes 1682–1683
– Non-Hodgkin-Lymphom, extranodales 768
– perioperative 118
– Pneumonie 491
– Prüfung 44
– Purpura, thrombozytopenische, arzneimittelbedingte 801
– Pyelonephritis, chronische 1658
– Resistenzen 817–818
– Salmonellen 1205
– Schock, septischer 825–826
– Sepsis 825–826
– Shigellose 1206
– Staphylokokken, methicillinresistente/-sensible 330
– Synkope 441
– Thrombozytopathie 803
– Tracheitis, akute 471
– Tuberkulose 499
– tumorassoziierte Infekte 588, 591
– Vaskulitis 1090

Sachverzeichnis

Antibiotika(therapie)
- Viridans-Streptokokken, penicillinresistente/-sensible 330
- Zystitis 1655
- zytostatisch wirksame 135

Antibody Dependent Cellular Cytotoxicity (ADCC), Immunsuppression 193

Anti-CD4-Antikörper-Therapie, Arthritis, rheumatoide 1054

anticholinerges Syndrom, Antidepressivavergiftung 1881

Anticholinergika
- Asthma bronchiale 475
- inhalative, Asthma bronchiale 476
- Obstipation 1180

Antidementiva 1856

Antidepressiva, trizyklische 199
- Agranulozytose, medikamenteninduzierte 749
- Alveolitis, akute, allergische 512
- Arrhythmien 348
- Bulimia nervosa 1422
- erektile Dysfunktion 1509
- Gynäkomastie 1509
- Herzrhythmusstörungen, ventrikuläre 258
- Hypotonie, medikamentös induzierte 444
- Lungenerkrankungen, chronisch-interstitielle 512
- Neuropathie, diabetische 1557
- Obstipation 1180
- Ösophagusspasmus, diffuser 1121
- Repolarisationsstörungen 348
- Schmerzen, chronische 151
- Sialopenie 1115
- Synkope 441
- Tumorschmerztherapie 140, 147
- Vergiftungen 1881–1882
- – anticholinerges Syndrom 1881
- – Antidote 1880

Antidiabetika, orale
- Adipositas 1419
- Malabsorption 1197
- Pankreatitis, chronische 1382
- Typ-2-Diabetes 1545–1547
- Vergiftungen 1882
- Wirkungsweise 1546

Antidiarrhoika, Darminfektionen 1203

Anti-DNA-Antikörper
- Autoimmunhämolyse 723
- Glomerulonephritis, rasch progrediente 1643

Anti-DNase-B-Test 43

Antidote
- lebensrettende 1880
- Leberschädigung, fremdstoffinduzierte 1328
- Leberversagen, akutes 1294
- supportive 1881
- Vergiftungen 1879–1880

Anti-ds-DNA-Antikörper
- Lupus erythematodes, systemischer 1075–1076, **1077**

Anti-ds-DNA-Antikörper
- Pleurapunktat 556
- Purpura, idiopathische thrombozytopenische 799

Antiemetika
- Palliativmedizin 155
- Tumorschmerztherapie 147
- Tumortherapie 138

Antiepileptika
- Alveolitis, akute, allergische 512
- erektile Dysfunktion 1509
- Lungenerkrankungen, chronisch-interstitielle 512
- Lupus erythematodes, medikamentös induzierter 1075
- Osteomalazie 1779

Anti-GBM-Antikörper, Glomerulonephritis, rasch progressive 1629, 1645

Antige, Nachweis, direkte 42

Antigen-Antikörper-Komplement-Komplexe 1091
- Polyarteriitis nodosa 1096

Antigen-Antikörper-Reaktion 27
- Doppeldiffusionsmethode von Ouchterlony 28
- Glomerulonephritis, postinfektiöse (endokapilläre) 1642
- immunchemische Nachweistechniken 27–28

Antigendrift, Influenza-A-/-B-Viren 883

Antigene
- Elimination, allergische Erkrankungen 1046
- Nachweis, direkter **28–30**
- – indirekter 30
- – Pilzinfektionen 914
- – Viren 41, 44–46
- Präsentation 821
- Prozessierung 821
- virale 44–45
- – CMV-Infektion 872

Antigen-ELISA, Virusantigene, Nachweis 45

Antigenkarenz, allergische Erkrankungen 1046

antigenpräsentierende Zellen (APZ) 138, 1014
- Transplantation 191
- T-Zelle, Aktivierung 138, 1021

Antigenprozessierung 1024–1025
- HLA-Klasse-I-Moleküle 1024
- HLA-Klasse-II-Moleküle 1025

Antigenshift, Influenza-A-Viren 883

Antigenstimulation, Non-Hodgkin-Lymphom, extranodales 766

Antiglobulintest (AGT), Anämie, hämolytische 723

Anti-HAV 1277
Anti-HBc 1280
Anti-HBe 1280
Anti-HBs 1280
Anti-HBV-IgM, Hepatitis B 1280

Anti-HCV
- Enzymimmunoassays (EIA) 1284
- Vaskulitis 1092

Anti-HDV 1281

Antihistaminika
- allergische Erkrankungen 1045–1046
- Hepatitis 1274
- Karzinoidtumoren, Lunge 545
- Mastozytose 755
- Sialopenie 1115
- Synkope 441
- Vergiftungen 1880
- – Antidote 1881

Antihypertensiva
- Differentialtherapie, Diabetes mellitus 1560
- erektile Dysfunktion 1509
- Hypertonie 438
- – renoparenchymatöse 1694–1695
- Hypotonie, medikamentös induzierte 444
- Lupus erythematodes, medikamentös induzierter 1075
- Nephropathie, diabetische 1681
- Obstipation 1180
- Schwangerschaft 1708
- Vaskulitis 1090
- Vergiftungen 1882–1883

Antihypnotika, Hypertonie, sekundäre 435

Anti-IgG-IgM-Rheumafaktor, Arthritis, rheumatoide 1054

antiinflammatorische Therapie
- COPD 480
- Cor pulmonale 533
- Herzinsuffizienz 220
- Hypertonie, pulmonale 533

Antikardiolipin-Antikörper
- Antiphospholipid-Antikörper-Syndrom 808
- Purpura, idiopathische thrombozytopenische 799

Antikoagulanzien/Antikoagulation 90
- Apoplexie 1844
- arterielle Verschlusskrankheit 394
- Blutdruckmessung, invasive 1821
- Cor pulmonale 533
- Hirninfarkt 1800
- Hypertonie, pulmonale 533
- INR (International Normalized Ratio) 788
- Intensivmedizin 1827
- Kardiomyopathie, dilatative 342
- – peripartale 370
- – restriktive 352
- Kontraindikationen 423
- Lungenembolie, akute 525
- orale, Mitralstenose 289
- perioperative Risikobeurteilung 374–375
- Phlebothrombose 418, 422
- Schlaganfall 1800
- Thrombosen 810

Antikoagulanzien/Antikoagulation
- Vergiftungen 1883
- Verlauf und Prognose 810

Antikörper
- s.a. Autoantikörper
- s.a. Cardiolipin-Antikörper (-Syndrom)
- s.a. Wärmeantikörper
- Anti-DNA-Antikörper 723, 1643
- Anti-ds-DNA-Antikörper 556, 1075–1077, 1294
- Anti-GBM-Antikörper 1629, 1645
- Antikardiolipin-Antikörper 808
- antimitochondriale s. AMA
- antineutrophile, zytoplasmatische s. ANCA
- Anti-Neutrophilen-Cytoplasma-Antikörper s. cANCA
- antinukleäre s. ANA
- Anti-Synthetase-Antikörper 1086–1087
- Anti-TAC-Antikörper 1047
- Anti-Zentromer-AK 1082
- Autoimmungastritis 1148
- bispezifische, Immuntherapie 138
- Brucellose 978
- Candida 918
- Doppelstrang-DNA-Antikörper 1074, 1630
- ELISA 41
- Fc-Teil 1013
- Immunthyreopathie 1454
- Jo-1 (Anti-Histidyl-tRNA-Synthetase) **1086**
- Kardiomyopathie, inflammatorische 346
- kreuzreagierende, rheumatisches Fieber 1073
- medikamenteninduzierte, Anämie, hämolytische 718
- – – immunhämolytische 722
- mikrosomale 1454
- monoklonale 995, 1047
- – Graft-versus-Host-Krankheit, akute 176
- – Immunsuppression 193
- – Immuntherapie 138
- – Onkogenprodukte 581
- Nachweis, Adenoviren 882
- – Alphaviren 892
- – Bakteriologie 43
- – CMV-Infektion 872
- – Coronaviren 877
- – direkter **28–30**
- – Ebola-Virus 900
- – EBV-Infektion 869
- – Filariosen 944
- – Hepatitis C 898
- – HHV-6 874
- – HSV-Infektion 864
- – indirekter 30
- – Infektionskrankheiten, virale 41
- – Lassa-Virus 902
- – Marburg-Virus 900
- – Masernvirus 888
- – Mumpsvirus 889
- – Mykologie 43

Sachverzeichnis

Antikörper, Nachweis
– – Parainfluenzaviren 887
– – Parasitologie 47
– – Picornaviren 880
– – Rötelnvirus 892
– – RSV 887
– – Sprue, einheimische 1191
– – Tollwut 907
– – Virologie 45–46
– – VZV-Infektion 867
– – VZV-Infektion/-Pneimonie 867
– Pilzinfektionen 915
– PL-7 (Anti-Threonyl-tRNA-Synthetase) **1086**
– Pneumonie 490
– polyklonale vom IgG-Typ, Immunkoagulopathien 797
– Prävalenz, Virusinfektionen 854
– präzipitierende, Alveolitis, exogen allergische 508
– Titeranstieg 1047
– Variabilität, Immunglobuline 1019
– virusspezifische 44–46
Antikörperbestimmung, KBR 41
Antikörpermangel(syndrom) **1029**, 1030, 1033
– Hypogammaglobulinämie 1030
– Plasmozytom 776
– sekundärer 1038
– – Ursachen 1038
– tumorassoziierte Infekte 591
Antikörpertherapie, Immunsuppressiva 1047
antikörpervermittelte zelluläre Zytotoxizität s. ADCC
Antikonvulsiva
– Eklampsie 1706
– Hypokalzämie 1741
– Migräneprophylaxe 1788
– Neuropathie, diabetische 1557
– Schmerzen, chronische 151
– Tumorschmerzen 140, 147
– Vergiftungen 1883
Antikonzeptiva s. Kontrazeptiva, orale
Antilymphozyten- bzw. -thymozytenglobulin (ALG, ATG)
– Anämie, aplastische 696
– Graft-versus-Host-Krankheit, akute 176
– Hämoglobinurie, paroxysmale nächtliche 698
– Herztransplantation 182
– Immunsuppression 193
– myelodysplastische Syndrome 694
Antimalariamittel
– Arthritis, rheumatoide 1056, 1058
– Immunsuppressiva 1046
Antimetaboliten, Tumortherapie 134
Anti-Mi-2-Syndrom **1086**
antimikrobielle Therapie 116–121
– Indikationsstellung 116

antimitochondriale Antikörper s. AMA
Antimonverbindungen/-wasserstoff
– Anämie, hämolytische 1928
– Leishmaniose, viszerale 925
Antimykotika
– Leberschädigung 1323
– Neutropenie 833
– Synkope 441
Anti-Neutrophilen-Cytoplasma-Antikörper (cANCA), Wegener-Granulomatose 512
antinukleäre Faktoren, Autoimmunhämolyse 723
antiobstipative Therapie, Tumortherapie 140
antiobstruktive Pharmaka
– Asthma bronchiale 475
– COPD 480
– Wirkprofil 475
Antiöstrogene, Mammakarzinom 627
Antioxidanzien, myelodysplastische Syndrome 694
Antiphlogistika/-rheumatika, nicht-steroidale (NSAID/NSAR) **157–158**, 158, **159**, 160
– Agranulozytose, medikamenteninduzierte 749
– Alveolitis, allergische, akute 512
– Arthritis, reaktive 1069
– Arthrose 1106
– Asthma bronchiale 474
– COX-2-selektive 157
– Cyclooxygenase/Prostaglandin-Synthese, Inhibition 1145, 1157
– Eisenmangel 709
– Enteropathie, Eiweißverlust, enteraler 1195
– Erosionen 1150
– Gastritis, akute 1146
– – chronische 1145
– Gastroduodenalblutung 1146
– Gastrointestinalblutungen 1399
– Gastropathie **1145**
– – Gastroduodenalblutung 1145
– – H$_2$-Blocker 1146
– – Misoprostol 1146
– – Protonenpumpenhemmer 1146
– – Risikofaktoren 1148
– – Ulkusanamnese 1145
– Gicht 1578
– Hämorrhagien 1145
– Helicobacter-pylori-Infektion **1157**
– Herzinsuffizienz 220
– Hypertonie, sekundäre 439
– kurz wirksame 157
– lang wirksame 157
– Leberversagen, akutes 1293
– Lungenerkrankungen, chronisch-interstitielle 512
– Lupus erythematodes, systemischer 1078
– Magenerosionen 1145

Antiphlogistika/-rheumatika, nicht-steroidale
– Malnutrition 1424
– Mastozytose 755
– Medikamenteninteraktionen 158
– Nebenwirkungen, gastrointestinale 157
– Nephritis, tubulointerstitielle 1683
– Nephrolithiasis 1713
– Nephropathie 1683
– nephrotisches Syndrom 1683
– Nierenversagen, akutes 1682
– Ösophagitis, medikamenteninduzierte 1138
– Perikarditis 357
– Psoriasis-Arthritis 1070
– rheumatisches Fieber 157, 335
– Spondylitis, ankylosierende 1065
– Thrombozytopathie 803
– Tumorschmerztherapie 145
– Ulkus, peptisches 1152, **1157**, 1157
– unselektive **157–158**
– Weichteilrheumatismus 1109
Antiphospholipid-(Antikörper-)Syndrom **806**, **808**, 1089
– Ätiologie und Pathogenese 807
– Differentialdiagnose 1672
– koronare Herzkrankheit 233
– Livedo racemosa 1670
– Lupus erythematodes, systemischer 1077
– Lupusnephritis 1669–1670
– Thrombozytopenie 798
– Verlauf und Prognose 810
α$_2$-Antiplasmin 26
– Fibrinolyse 786
α$_2$-Antiplasmin-Mangel **793**
– Differentialdiagnose 796
– Gerinnungsfaktoren 792
Anti-PM-Scl, Sklerodermie 1082
Antipsychotika
– erektile Dysfunktion 1509
– Obstipation 1180
Antipyretika
– Bronchitis, akute 471
– Tracheitis, akute 471
– Tumorschmerztherapie 145
– Vergiftungen 1883–1884
Antirefluxtherapie, chirurgische 1134
antiretrovirale Substanzen/Therapie
– HIV-Infektion 841–842, 851
– phänotypischer Test 843
anti-Rhesus-D-Immunglobulin, Purpura, idiopathische thrombozytopenische 800
Antirheumatika, nicht-steroidale s. Antiphlogistika/-rheumatika, nicht-steroidale (NSAID/NSAR)
Anti-RNA-Polymerase, Sklerodermie 1082
Anti-RNP-Antikörper, Sharp-Syndrom 1089

anti-SCL70, Sklerodermie 1085
Antisense-Oligonukleotide 124
– Tumortherapie 138
Anti-SRP-Syndrom **1086**
Antistreptolysin-O-Titer, rheumatisches Fieber 1073
Antistreptolysin-Test 43
Anti-Synthetase-Antikörper (-Syndrom) **1086**
– Dermatomyositis/Polymyositis 1087
Anti-TAC-Antikörper 1047
antitachykardes Pacing
– Herzrhythmusstörungen 266
– Kammertachykardie 267
– Tachykardie 266
Antithrombin, Phlebothrombose 420
Antithrombin III **26–27**
– Gerinnungsinhibitoren 786
– Phlebothrombose 420
Antithrombin-III-Mangel **806**
Antithrombin-III-Mangel
– Ätiologie und Pathogenese 806
– Epidemiologie 806
– hereditärer, Thrombosen 807
– Lungenembolie 520
– Symptome 807
Antithrombogenität, endothelvermittelte, Phlebothrombose 420
Antithrombosestrümpfe, Schlaganfall 1800
Anti-Topoisomerase-Autoantikörper, Sklerodermie 1082, 1085
Antitoxin, Diphtherie 958
α$_1$-Antitrypsin 1600
– Differentialdiagnose 1276
– Phänotyp(en) 1601
– – homozygoter 1600–1601
– Prävalenzen 1601
α$_1$-Antitrypsin-Clearance
– Dünndarmerkrankungen 1185
– Eiweißverlust, intestinaler 1196
– Malabsorption 1185
α$_1$-Antitrypsin-Mangel 481–483, **1600–1603**
– Differentialdiagnose 1291, 1319, 1602
– Genetik und Pathogenese 1600
– Hepatitis, chronisch-aktive 1601
– Leberfibrose 1601
– Lebertransplantation 185
– Leberzellkarzinom 1601–1602
– Leberzellschädigung 1601
– Leberzirrhose 1263, 1296, 1601–1602
– Lungenemphysem 1602
– Lungenerkrankung, chronisch-obstruktive 1602
– Lungenfunktionsprüfung 1602
– Manifestationen, extrahepatische 1602
– Organtransplantation 1602
– Proteinelektrophorese 1602

Sachverzeichnis

A

α_1-Antitrypsin-Mangel
– Substitutionstherapie 1602
– Vaskulitis, cANCA-positive 1602
Anti-U3-RNP, Sklerodermie 1082
Anti-Uq-RNP, Sklerodermie 1082
antivirale Interferone **124–126**
antivirale Substanzen/Therapie 122–133
– Adsorption 122–123
– Ausschleusung 123
– Fusion 122–123
– Genomintegration 123–124
– Genomreplikation 124
– Hepatitis C 1285–1286
– Immunmodulation 123
– Immunsupprimierte 122
– Penetration 122–123
– Replikation 123
– Resistenzentwicklung/ -testung 45, 122, 126
– Struktur-Wirkungs-Beziehung 123
– Transkription 123–124
– – reverse 123–124
– Translation 123–124
– Uncoating 122–123
– Virusreifung 123
Anti-Zentromer-AK, Sklerodermie 1082
Antriebsarmut, -losigkeit bzw. -minderung s. Adynamie
Antrumgastritis 1148
Anurie
– Cholera 972
– Harnwegsobstruktion 1661
– hepatorenales Syndrom 1301
– Herzinsuffizienz 213
– Hyperphosphatämie 1751
– Hypertonie 436
– Nierenversagen, akutes 1635
– Schock, kardiogener 253, 257
– Tumorlysesyndrom 605
Anxiolyse/Anxiolytika 199
– erektile Dysfunktion 1509
Aorta, reitende 319
Aortenaneurysma 383, 413
– s.a. Aneurysma
– Abdomen, akutes 1408
– abdominelles, Arteriographie/CT 414
– – Sonographie 414
– Aortenisthmusstenose 312
– Differentialdiagnose 311, 600, 1379
– dissezierendes s. Aortendissektion
– Epidemiologie 413
– Fibrinolyse, Kontraindikationen 411
– Hypertonie, renovaskuläre 1696
– Marfan-Syndrom 804
– Mediastinaltumoren 560
– Perikarditis 356
– radiologische Diagnostik 67
– Riesenzellarteriitis 1095
– rupturiertes, Differentialdiagnose 1359, 1713
– Temporalarteriitis 1095

Aortenbifurkationsverschluss 409
Aortenbogensyndrom 413, **1104**
– Claudicatio-Beschwerden 1104
– Riesenzellarteriitis 1094–1095
– Temporalarteriitis 1094–1095
– Vaskulitis, nekrotisierende 1090
Aortendilatation, Aortenstenose 298
Aortendissektion **409, 412**
– akute, Aorteninsuffizienz 303
– – hypertensiver Notfall 1700
– Belastungs-EKG, Kontraindikationen 76
– Differentialdiagnose 236, 245–246, 523, 553
– Herztod, plötzlicher 260
– hypertensiver Notfall 1700, 1702
– Hypertonie 436
– Perikarditis 353
– radiologische Diagnostik 67
– Schock, kardiogener 252
– Synkope 442
– Thrombolyse, Kontraindikationen 248
– Typ A/B 412
Aortenektasie, Linksherzkatheteruntersuchung 83
Aortenisthmusstenose **310–312**
– Auskultation 310
– Ballondilatation 311
– Differentialdiagnose 343
– Doppler-Echokardiographie 311
– EKG 310
– Erwachsenenform 310
– Femoralispuls 310
– Herzkatheteruntersuchung 311
– Hypertonie 312, 435
– infantile 310
– Magnetresonanztomographie 311
– prä-/postduktale 310
– Röntgenbild 311
– TEE 311
– umgekehrte 1104
– Verlauf und Prognose 369
Aortenklappe, bikuspide 296, **308**, 309
– Ballondilatation 308
– Ross-Prozedur 308
Aorten(klappen)insuffizienz
– akute **303–304**
– – Dobutamin 304
– – Endokarditis, infektiöse 303
– – Farbdoppler-Echokardiographie 304
– – β_1-Sympathomimetika 304
– Auskultation 301
– Austin-Flint-Geräusch 301
– Bechterew-Syndrom 337
– Blutdruckamplitude 300
– chronische **300–303**
– – EKG 302
– – Links-Sokolow-Index 302
– – Regurgitation 300
– – Thorax-Röntgen 303

Aorten(klappen)insuffizienz
– Corrigan-Puls 300
– Decrescendo-Diastolikum 301
– Diagnostik 300
– Differentialdiagnose 236
– Doppler-Echokardiographie 301
– Echokardiographie 301
– Ejektionsklick 301
– EKG 301
– Ergometrie 303
– Farbdoppler-Echokardiogramm 302
– Flatterbewegungen 301
– hämodynamische 301
– Herzgeräusche 301
– Herzinsuffizienz 212, 217
– Herzkatheterdiagnostik 303
– Herzkonfiguration 302
– Herztöne 301
– Klappenersatz 303
– Linksherzkatheteruntersuchung 83
– Lungenödem 527
– Nachlastsenkung 303
– perioperative Risikobeurteilung 373
– Pulsation der Halsgefäße 300
– Pulsus celer et altus 300
– Regurgitationsjets 302
– Reiter-Syndrom 337
– Schock, kardiogener 252–253
– Sokolow-Lyon-Index 301–302
– Therapie 303
– Thorax-Röntgen 302
Aorten(klappen)stenose **296–299**
– Auskultation 297
– Austreibungsgeräusch, mesosystolisches 297
– Ballondilatation 308
– Ballonvalvulotomie 165
– Belastungs-EKG, Kontraindikationen 76
– degenerative 296
– Dekompensation, linksventrikuläre 297
– Differentialdiagnose 236, 307, 317, 343, 351
– Digitalisglykoside 299
– Dilatation, linksventrikuläre 296
– Druck, arterieller, systolischer 297
– Dyspnoe 297
– Echokardiographie 298
– Ejektionsfraktion 299
– EKG 297–299
– Herzinsuffizienz 212, 217
– Herzkatheterdiagnostik 298
– Herzspitzenstoß 297
– Inspektion 297
– kalzifizierende 297
– Klappenersatz 299
– Linksherzhypertrophie 297
– Links-Sokolow-Index 296
– Lungenödem 527
– Mitralinsuffizienz 290, 293
– MRT 392
– Myokardhypertrophie, konzentrische 296

Aorten(klappen)stenose
– myokardiale Ischämie 296
– Nachlasterhöhung, linksventrikuläre 296
– nicht korrigierte 308
– Pulsus parvus et tardus 297
– Reflexsynkope 441
– rheumatische 296
– Risikobeurteilung, perioperative 373
– Ross-Prozedur 308
– Schwirren, systolisches 297
– Sinusrhythmus 297
– Spondylitis, ankylosierende 1066
– ST-Strecken-Senkungen 298
– symptomatische, Belastungs-EKG, Kontraindikationen 233
– Symptome 297
– Synkopen 442, 1803
– Thorax-Röntgen 298–299
– T-Wellen, negative 298
– valvuläre **308–309**
– – Differentialdiagnose 309
– – Formen 296
– Verlauf und Prognose 299
– Vorhofdruck, mittlerer 297
– Vorhofton 297
Aortenkoarktation **310–312**
Aortenruptur, Herztod, plötzlicher 260
Aortenschatten, verbreiterter, Aneurysma, thorakales 414
Aortenvitien
– Dyspnoe 454
– erworbene, Differentialdiagnose 308
– radiologische Diagnostik 67
Aortitis 412
– Bechterew-Syndrom 337
– Dissektion 412
– luica 1104
– Reiter-Syndrom 337
– rheumatoide, Endarteriitis, obliterative 1104
– Spondylitis, ankylosierende 1064
Aortographie, Linksherzkatheteruntersuchung 83
aortokoronarer Venenbypass (ACVB), Koronarsyndrom, akutes 240
aortopulmonales Fenster
– Differentialdiagnose 318
– Eisenmenger-Reaktion 323
AP s. Phosphatase, alkalische
Apatit-Rheumatismus **1072**
APC-Gen 1236
– Polyposis coli, adenomatöse 580
APC-Resistenz 806–807
– Faktor-V-Leiden-Mutation **806**
– FaktorV-Leiden-Mutation 808
– Lungenembolie 519
– Phlebothrombose 420
APECED-Syndrom (Autoimmune Polyendocrinopathy-Candidiasis-ectodermal Dystrophy) 1290, 1523

Sachverzeichnis

Apfelsinenhaut, Fibromyalgie 1108
Aphasie
- Durchblutungsstörungen, zerebrale 398
- Hypokalzämie 1742
- Migräne 1786
- nvCJD 912
Aphthen **1114**
- Behçet-Syndrom 1104
- Lupus erythematodes, systemischer 1076
Aplasiephase, Tumortherapie 139
aplastische Krise
- Hämolyse 718
- Ringelröteln 894
- Thalassämie 717
Apnoe
- s.a. Dyspnoe
- s.a. Tachypnoe
- Azidose, metabolische 1760
- Eklampsie 1705
- exspiratorische, Hypokalzämie 1742
- obstruktive 569
- zentrale 569
Apnoe-Index, Schlafapnoe, obstruktive 567
Apolipoprotein-A-I-Mangel, Hypoalphalipoproteinämie 1572
Apolipoprotein B 24
- Hyperlipidämie, kombinierte 1569
- Mutation 1569
- Überproduktion 1563
Apolipoprotein-B-Defekt, familiärer **1568–1570**, 1571
- Arcus lipoides corneae 1569
- Nabelschnurblut, Cholesterinmessungen 1570
- Therapie 1570
- Xanthome, plantare/tendinöse 1569
Apolipoprotein-C-II-Mangel **1563**, **1572–1573**, 1574
- Arterioskleroserisiko 1565
- Hypoalphalipoproteinämie 1572
- Kindesalter 1574
- Lipoproteine 1565
- Pankreatitis 1573
- Serumlipide 1565
- Therapie 1574
- Xanthome 1573
Apolipoprotein E
- Dysbetalipoproteinämie 1569
- Hyperlipidämie, familiäre 1569
Apolipoprotein-E-Rezeptor 1311
Apolipoproteine 24, 1562
APOLT (auxiliäre partielle orthotope Lebertransplantation) 187
Apomorphin, Erbrechen, induziertes, Vergiftungen 1879
apoplektischer Insult/Apoplex 1796
- s.a. Schlaganfall
- nach Amputation 397

apoplektischer Insult/Apoplex
- Antikoagulation 1844
- Differentialdiagnose 1800
- Disability/Handicap 1844
- Fallot'sche Tetralogie 321
- Fibrinolyse, Kontraindikationen 411
- geriatrischer Patient 1844–1845
- Hypertonie, maligne 1703
- Lagerungstherapie nach Bobath 1844
- Raynaud-Syndrom, sekundäres 402
- Schlafapnoe, obstruktive 568
- Thrombose, arterielle 407
Apoptose 136, 1021, **1028**
- Autoimmunerkrankungen 1042
- – humane 1042–1043
- Fas/ApoI/CD95-Rezeptor 1028, 1042
- Funktion 1028
- Herzinsuffizienz 213
- Immunsystem, Regulation 1028
- Mechanismus 1028
- retikulohistiozytäres System 1028
- Tiermodelle 1042
- verminderte, Tumorzellen 581
Apoptotic Bodies 1028
Appendizitis
- Abdomen, akutes 1405
- akute **1223–1225**
- – Differentialdiagnose 1373
- Appendektomie 86, 1225
- Bauchuntersuchung, palpatorische 1224
- Blumberg-Zeichen 1224
- CT 1224
- Differentialdiagnose 1224–1225, 1229, 1232, 1353, 1359, 1361, 1585
- Fehldiagnose, Cholerasyndrom 1207
- Fieber 1224
- Lanz-Punkt 1224
- Leberabszess, pyogener 1336
- Leukozytenzahlen 1224
- McBurney-Punkt 1224
- Peritonitis 1225
- Rovsing-Zeichen 1224
- Sonographie 1224
- Target-Zeichen 1224
- Yersiniose 969
Appetit
- Anreger, Neuropeptide 1418
- Hemmer, physiologische 1418
- körperliche Untersuchung 4–5
- Regulation, zentrale 1418
- Steigerung, Hyperthyreose 1466
Appetitlosigkeit
- Alkoholentzugssyndrom 1867
- Aneurysma 413
- Aszites, maligner 599
- Creutzfeldt-Jakob-Krankheit, sporadische 911

Appetitlosigkeit
- Dyspepsie, funktionelle 1165
- fokale noduläre Hyperplasie 1342
- HELLP-Syndrom 1330
- hepatozelluläres Karzinom 1346
- Herzinsuffizienz 213
- Herztumoren 363
- Hyperkalzämie, tumorassoziierte 601
- Lambliasis 1210
- Opiatentzug 1870
- Pyridoxinmangel 1423
- Schmerzen, epigastrische 1165
- Schwangerschaftsfettleber 1330
- Tollwut 907
- Vitamin-B_{12}-Mangel 712
- Whipple-Syndrom 1193
Appositionsthrombose, Phlebothrombose 420
Apraxie, okulomotorische, Gaucher-Krankheit 1610
APS-1 1290
APTT-Verlängerung 808
APUDom **1396**
- radiologische Diagnostik 70
APUD-System 544
- neuroendokrine Tumoren, PET 57
APZ s. antigenpräsentierende Zellen
Ara-A (Adeninarabinosid)
- HSV-Infektion 126
- Varicella-Zoster-Virus 126
Arachidonsäure 209
- Derivate, Endothel 435
Arachnodaktylie, Marfan-Syndrom 804
Arbeitgeber, Gesundheitsschutz, betrieblicher 1906
Arbeitsbündnis, therapeutisches, Arzt-Patient-Beziehung 89
Arbeitshypertrophie, Anämie, hämolytische, korpuskuläre 720
Arbeitsmedizin 1901–1929
- Anamnese 1907
- BAT-Wert 1908–1909
- Begutachtungskunde 1909
- diagnostische Methoden 1907
- EKA-Wert 1908–1909
- Ergometrie 1907
- Ganzkörperplethysmographie 1908
- Institutionen 1906
- lungenfunktionsanalytische Verlaufsuntersuchungen 1908
- MAK-Wert 1908
- Peak-Flowmeter 1908
- Provokationstestung, bronchiale 1908
- Spirometrie 1907–1908
- TRK-Wert 1909
- Untersuchungen, apparative 1907–1908
- – körperliche 1907

Arbeitsschutz
- Gesundheitsschutz, betrieblicher 1906
- Institutionen 1906
Arbeitsstoffe
- krebserregende und Gefährdungspotentiale 1923
- Lungenemphysem, zentroazinäres 481
Arbeitsunfälle 1906
Arboviren B, Orchitis 1519
Arcanobacterium haemolyticum 959
Arcus lipoides corneae
- Apolipoprotein-B-Defekt, familiärer 1569
- Hypercholesterinämie, familiäre 1566, 1569
- – polygene 1564
ARDS (Adult Respiratory Distress Syndrome) 536–539, **1830–1831**
- Antihypertensiva, Vergiftungen 1882
- Atemwegsdruck 1831
- Auslöser 536
- Azidose, respiratorische 1758
- Bauchlagerung 539
- Beatmung 539, 1830
- – in Bauchlage 1831
- – drucklimitierte 1831
- – lungenprotektive 1831
- – nichtinvasive 1829
- Blutgasanalyse 537
- CO_2-Elimination, extrakorporale 539
- Computertomographie 538
- Differentialdiagnose 528
- Diffusionsstörungen 537
- Dyspnoe 454
- Echokardiographie 538
- Euler-Liljestrand-Mechanismus 539
- extrakorporale Oxygenierung 539
- Flüssigkeitsbilanzierung, negative 539
- Flüssigkeitseinlagerung, pulmonale 453
- Flüssigkeitsventilation, partielle 1832
- Gasaustauschstörungen 537
- Hyperkapnie 537, 1831
- Hyperventilation 455
- Hypokapnie 537
- Hypoventilation, alveoläre 571
- Hypoxämie 537
- Initialphase 536–537
- Komplikationen 539
- Lungenödem 527
- Malaria tropica 933
- Meningitis, eitrige 1812
- Multiorganversagen 1819
- Neugeborene 1831
- NO-Inhalation 539, 1831
- Pankreatitis, akute 1376
- parapneumonisches 492
- PEEP 539, 1831
- Pneumothorax 552
- Rechtsherzinsuffizienz 1831
- Rechtsherzkatheter 538

Sachverzeichnis

A

ARDS (Adult Respiratory Distress Syndrome)
– respiratorische Insuffizienz 1827
– Röntgen-Thorax 538
– Sepsis 536, 825–826
– Spätphase 537
– Spontanatmung 1831
– Stickstoffmonoxid-(NO-)Inhalation 539, 1831
– Surfactanttherapie 539, 1832
– Symptome 537
– Therapie 538–539
– Ventilations-Perfusions-Verteilungsstörungen 537
– Zugvolumen 1831
Area Under the Curve (AUC) 101
Areflexie
– Guillain-Barré-Syndrom 1794
– Koma, hypothyreotes 1463
– Vitamin-E-Mangel 1424
Arenaviren 901
– humanpathogene 902
Argininhydrochlorid, Hyperkaliämie 1738
Arginintest, HVL-Insuffizienz 1448
Argonplasmabeamer, Barrett-Ösophagus 1135
Argonplasmakoagulation 171
ARI (Absolute Risk Increase) 95
Aromatasehemmer, Mammakarzinom 627
ARR (Absolute-Risiko-Reduktion) 95
Arrhythmien 258
– s.a. Herzrhythmusstörungen
– Antidepressiva, trizyklische 348
– Aortenstenose 297
– EKG 79
– Hyperkalzämie 1745
– – tumorassoziierte 601
– Hypokaliämie 1736
– kardiale, Tumortherapie 141
– Lithiumkarbonat 348
– Myokardinfarkt 250
– Phenothiazin 348
– Pulmonalarterienkatheter 1823
– Schwangerschaft 370
– Störungen, kombinierte 259
– supraventrikuläre, Alkalose, metabolische 1761
– elektrophysiologische Untersuchung 84
– – Hypomagnesiämie 1754
– ventrikuläre, Alkalose, metabolische 1761
– – Herzinfarkt, transmuraler 249
– – Hypomagnesiämie 1754
– – klinische Studien 91
– – Mitralinsuffizienz 291
– – Myokardinfarkt, transmuraler 251
Arsen
– Karzinogene 577
– Lebersarkom 1349
– Vergiftungen 1890–1891
– – Differentialdiagnose 1585

Arsen, Vergiftungen
– – Therapie 1892
Arsentrioxid, Krebserkrankungen, beruflich bedingte 1923
Arsenwasserstoff
– Anämie, hämolytische 1928
– Nierenschäden, tubuläre 1926
Arteria
– carotis interna, Aneurysma, Differentialdiagnose 1789
– – Osmorezeptoren 1729
– colica media, Verschluss 1257
– dorsalis pedis, systolische Drücke 390
– femoralis communis, Flusskurve, pathologisch veränderte 391
– femoralis superficialis, Duplexsonographie 392
– – Stenose 392
– iliaca communis, Stent 395–396
– lusoria, Thorax-Röntgen 65
– mesenterica superior, Thrombose/Verschluss 1257
– – – Kurzdarmsyndrom 1250
– tibialis postrior 65
Arteria-mammaria-Bypass, Koronarsyndrom, akutes 240
arterielle Verschlusskrankheit 383–397, **406–412**
– s.a. Durchblutungsstörungen
– s.a. Durchblutungsstörungen, arterielle
– ACE-Hemmer 394
– Acetylsalicylsäure 395, 407, 412
– Adson-Test 409
– Ätiologie und Pathogenese 385, 408
– akrale, Fingerkuppennekrose 401
– vom akralen Typ 393
– Amputation 395
– Angioplastie, perkutane transluminale 412
– Antibiotika 397
– Antikoagulanzien 394
– vom Arm-Typ 385
– Arterienpulse 388
– Arteriographie 384, 391, 410
– Arteriosklerose 385–386
– asymptomatische 385
– Auskultation 388
– Becken-Bein-Arteriographie 407
– vom Beckentyp 385, 393
– Beinglatze 388
– Bettruhe 397
– Blauverfärbung, fleckenförmige 409
– Blutdruckmessung, invasive 1821
– Blutdrucksenkung 394
– Blutströmung, Messungen 391
– Bohr-Effekt 387
– Bypassoperationen, extraanatomische 395
– chronische 384–397
– Claudicatio intermittens 387

arterielle Verschlusskrankheit
– Clopidogrel 394
– Dekompensation 387
– Diabetes mellitus 394
– Diagnostik 388–393, 409
– Differentialdiagnose 392–393
– Doppler-Flusskurven 390
– Doppler-Sonographie 389–390, 410
– Druckabfall 409
– Duplexsonographie 390
– – farbkodierte 391
– Durchblutungsstörungen, dekompensierte 387
– – kardiale/zerebrale 385
– Dyspraxia intermittens 387
– Eden-Test 409
– Embolektomie 410
– Embolisierung 408
– Endothelläsion 386
– entzündliche 385
– Epidemiologie 408
– Ergotherapie 393, **394**
– Erweiterungsplastik 395
– Faustschlussprobe 389
– Fehldiagnose 388
– Fibrinolyse 395, 407, 410
– – Kontraindikationen 410
– Fontaine-Klassifikation 62, 385
– Fußarteriendrücke 390
– Fußmykosen 394
– Gangrän 397
– Gasödem 963
– Gefäßgeräusche 389
– Gehtest 391
– Gehtraining 393
– Haarausfall 388
– Hämodilution 397
– hämorheologische Maßnahmen 397
– Hauttemperatur 388
– Heparin 397, 407, 412
– Homozystein 392
– Hyperabduktionsmanöver nach Wright 409
– Hyperhomozysteinämie 394
– Hyperkeratose 388
– Hyperkoagulabilität 392
– Hyperlipidämie, familiäre, Typ III 1571
– Hyperlipoproteinämie 394
– Hypertonie 394
– Infiltrationslyse, lokale 395
– Inspektion 388
– Intervalltraining 394
– ischämische Läsionen 397
– Kalziumantagonisten 394
– Katheterangioplastie, perkutane 394
– Katheterarteriographie 51
– Kollateralen 387, 409
– vom Kombinationstyp 385
– koronare Herzkrankheit 397
– Kostoklavikularmanöver 409
– Kuppelphänomen 410
– Laboruntersuchungen 391–392
– Lähmungen 409
– Laserangioplastie 394
– Laufbandergometrie 391
– Leukozytose 392

arterielle Verschlusskrankheit
– lumeneröffnende Maßnahmen 393, **394**
– Mediasklerose 390
– Mehretagenverschlüsse 387
– MRA 67
– MRT 391
– Nageldystrophie 388
– vom Oberschenkeltyp 384–385, 393
– Ödeme 397
– – Unterschenkel 390
– Palpation 388
– Parästhesien 409
– Pathogenese 385
– Pathophysiologie 387
– Patientenbericht 385
– peripher-akraler Typ 385
– periphere 393
– – Atherosklerose 222
– – Bein-Becken-Angiographie 84
– – Diabetes mellitus 1558
– – Differentialdiagnose 311
– – Hypertonie 439
– – Nierenarterienstenose 1697
– Phenprocoumon 394, 412
– physikalische Therapie 394
– Polyglobulie 406
– Prostaglandin E_1 384, 396
– PTA 393–394, 396
– Pulsauskultation/-tastung 384, 388–389
– Pulse 409
– radiologische Diagnostik 67
– Ratschow-Lagerungsprobe 389
– Raynaud-Syndrom, sekundäres 402
– Real-Time-(B-Bild-)Sonographie 390
– Response to Injury-Hypothese 386
– Risikofaktoren 385–386
– Rotationsangioplastie 394
– Ruheschmerzen 387
– Rutherford-Klassifikation 62
– Schmerzen 388
– – belastungsabhängige 387
– – peitschenschlagartige 409
– – Therapie 397
– vom Schultergürteltyp 385, 393
– Sekundärprävention 393–394
– Serumkreatinkinase 410
– stenosierende 385
– Strömungsgeräusche 384, 389
– Strömungswiderstand, poststenotischer 387
– Superinfektion, bakterielle 388
– Symptome 409
– Therapie 393–397, 410–412
– – medikamentöse 393, 396
– Thrombolyse 410
– Thrombose 409
– – arterielle 407
– Thrombozytenfunktionshemmer 394
– Thrombozytose 392
– Toxine, ischämiebedingte 388

Sachverzeichnis

arterielle Verschlusskrankheit
- trophische Störungen 387–388
- Typ-2-Diabetes 1545
- Übergewicht 394
- Umgehungsanastomosen 409
- Ursachen 408
- vasoaktive Medikamente 396
- Verhaltensmaßregeln 394
- Verschlusslokalisation 388
- Vorfußamputation 384
- Wachstumsfaktoren 397
- Wärmeanwendung, lokale 394

Arterien
- dilatierte, Farbduplexsonographie 392
- elastische, Verkalkung, Hyperphosphatämie 1751
- Erkrankungen 383, **384–413**, 414
- – entzündliche 383
- hirnzuführende, extrakranielle, Erkrankungen **397–401**
- periphere, Angiographie **84–85**
- thrombotisch obliterierte, Thrombangitis obliterans 405

Arteriendissektion
- Arteriosklerose 412
- Definition 412
- Hypertonie 412

Arterienverschluss, akuter s. Durchblutungsstörungen, arterielle

Arteriitis
- Differentialdiagnose 400
- Duplexsonographie 400
- Meningitis, eitrige 1812
- nicht nekrotisierende, Endarterien, kleine 1055
- Salmonellen 1205
- temporalis (Horton) 400
- – Autoimmunerkrankungen 1040
- – Differentialdiagnose 467, 1585, 1787
- – Glukokortikoide 158

Arteriographie 391
- Aneurysma, thorakales 414
- Aortenaneurysma, abdominelles 414
- arterielle Verschlusskrankheit 384, 391, 410
- Dickdarmdivertikel 1231
- Hirnarterienstenose, extrakranielle 399
- intraarterielle, renale, Hypertonie, renovaskuläre 1697
- Nierenerkrankungen 1631
- Thrombangitis obliterans 404–405
- zerebrale, Schlaganfall 1799

Arteriosklerose 1257
- s.a. Atherosklerose
- Adhäsionsmoleküle 386
- AGE (Advanced Glycosylation Endproducts) 387
- arterielle Verschlusskrankheit 386
- Arteriendissektion 412
- Chlamydia pneumoniae 386

Arteriosklerose
- Durchblutungsstörungen, arterielle 384
- EDRF 386
- Fettstoffwechsel, Diagnose 25
- Hirnarterienstenose, extrakranielle 398
- Hypercholesterinämie 1562
- Hypertonie 435
- Hypoalphalipoproteinämie 1572
- Katheterarteriographie 51
- LDL 386–387
- Muskelzellproliferation 387
- Nekrose 386
- Nephropathie, diabetische 1681
- obliterierende, Differentialdiagnose 406
- – Risikofaktoren 386
- – Thrombose, arterielle 407
- Pathogenese 386
- Plaquebildung, Hyperphosphatämie 1751
- – Hypertonie, renovaskuläre 1696
- Plaqueruptur 387
- Proteine, glykosylierte 387
- Raynaud-Syndrom, sekundäres 402
- Schaumzellbildung 387
- Zyanose 456

arteriovenöse Fisteln s. AV-Fistel
arteriovenöse Malformation
- Differentialdiagnose 1787
- Gastrointestinalblutungen 1163
- Hämoptysis 456

Arthralgien
- durch Azathioprin 1292
- Churg-Strauss-Syndrom 1100
- Colitis ulcerosa 1218
- Crohn-Krankheit 1219, 1223
- Hämochromatose 731, 1595
- Hepatitis 1274, 1279
- Herztumoren 363
- Hypothyreose 1846
- Influenza 885
- Mykoplasmenpneumonie 988
- Parvovirus B19 894
- Pathogenese 897
- Polyarteriitis nodosa 1096
- Röteln 891
- Sjögren-Syndrom 1079
- Vaskulitis 1099
- – essentielle, kryoglobulinämische 1102
- virale 859
- Wegener-Granulomatose 512, 1100
- Yersiniose 969

Arthritis 984, 1071
- bakterielle **1071**
- – Arthrose 1105
- Campylobacter fetus 974
- Chlamydieninfektion 991
- Cholerasyndrom 1207
- Churg-Strauss-Syndrom 1100
- enteropathische 1061, **1070**

Arthritis, enteropathische
- – Colitis ulcerosa/Crohn-Krankheit 1070
- Erkrankungen, chronisch-granulomatöse 1072
- Gelenksymptome 1051
- Hepatitis, chronische 1275
- Hepatitis B 1071, 1279
- Hepatitis C 1071, 1279, 1287
- HLA-DR-Gene 1040
- HLA-Typisierung 1041
- Hyper-IgE-Syndrom 745
- Leberzirrhose, primär-biliäre 1304
- Lues 1071
- Lupus erythematodes, systemischer 1076–1077
- Lyme-Borreliose 985
- Mittelmeerfieber, familiäres 1089
- Mykoplasmenpneumonie 988
- parainfektiöse 1071
- Psoriasis 1061, **1069–1070**
- Purpura Schoenlein-Henoch 1668
- purulente 1071
- reaktive 1061, **1066–1069**
- – Autoimmunerkrankungen 1040
- – Balanitis circinata 1067
- – Enthesiopathien 1066–1067
- – Erregerpersistenz 1067
- – Erythema nodosum 1067
- – genetische Disposition 1067
- – HLA-B27 1067
- – Immunfluoreszenz 1068
- – Infektionen 1066
- – Kalkaneodynie 1067
- – Keratodermie 1070
- – Knochenszintigramm 1068
- – Koloskopie 1068
- – Kortikosteroide 1069
- – Krankengymnastik 1069
- – Krankheitsauslöser 1067
- – Labordiagnostik 1068
- – molekulare Mimikry 1040
- – Monarthritis 1067
- – Nativ-Röntgenaufnahmen 1068
- – NSAR 1069
- – physikalische Therapie 1069
- – Polyarthritis 1067
- – Proteine, plasmidkodierte, sezernierte 1068
- – Sulfasalazin 1069
- – Synovialitis, sterile 1066
- – Tetrazykline 1069
- – Uveitis, anteriore 1067
- – YOP 1 1068
- Reiter-Syndrom 1069–1070
- rheumatisches Fieber 1073
- rheumatoide 504, 1052–1060
- – ACR-Kriterien 1053
- – Ätiologie und Pathogenese 1053–1055
- – Akute-Phase-Protein 1056
- – Alter 1060
- – Amyloidose 1056, 1673
- – Anämie 1056
- – Ankylosen 1056
- – Anti-IgG-IgM-Rheumafaktor 1054

Arthritis, rheumatoide
- – Arbeitsausfallzeiten 1059
- – Arthrodese 1058
- – Arthrose 1105
- – Arthrosonographie 1056
- – Autoantikörper 1041
- – Autoimmunerkrankungen 1040
- – Autoimmunhepatitis 1291
- – Autoimmunreaktion 157
- – Basistherapeutika 1056, 1058
- – Bewegungstherapie 1058
- – Celecoxib 158
- – Chemotaxine 1054
- – COX-2-Inhibitoren 158
- – Daumenballenatrophie 1055
- – Definition 1053
- – Diagnostik 1056
- – Differentialdiagnose 598, 750, 1057, 1216, 1578, 1670
- – Eiweißverlust, enteraler 1195
- – Endoprothetik 1058
- – Epidemiologie 1053
- – Ergotherapie 1053, 1059
- – Ferritin 1056
- – Frühberentung 1059
- – Frühstadium 1055
- – Gelenkschwellungen 1055
- – Genetik 1053–1054
- – Granulozyten, Einwanderung 1054
- – Histopathogenese 1054
- – HLA-DRB1-Locus 1054
- – HLA-Typisierung 1041
- – Hypergammaglobulinämie 1030
- – immunpathologische Befunde 1054
- – infektiöse Genese 1054
- – Interleukin-1 (IL-1) 1054
- – intraartikuläre Injektion 1058
- – juvenile 336, **1060**
- – – HLA-Typisierung 1041
- – Karpaltunnelsyndrom 1055
- – Knochensubstanzverlust 1054
- – Knopflochdeformität 1055, 1059
- – Kollateralphänomen 1053
- – Komplementkaskade 1054
- – Komplikationen 1059
- – Kortikosteroide 1053
- – Kryotherapie 1058
- – Laborparameter 1056
- – Lebenserwartung 1059
- – Leflunomid 159
- – lokale Maßnahmen 1058
- – lymphfollikelähnliche Infiltration 1054
- – maligne 1060
- – Manifestationen, extraartikuläre 1053, **1055–1056**
- – Mediatoren 1054
- – molekulare Mimikry 1040
- – Monokine 1054
- – Morgensteifigkeit 1053, 1055
- – Mortalität 1059

Sachverzeichnis

Arthritis, rheumatoide
– – Neutropenie 1060
– – Osteoporose 1056
– – Perikarditis 354, 1055
– – physikalische Therapie 1058
– – Physiotherapie 1053
– – Pleuraerguss 555
– – Pleuritis 1055
– – Prädisposition, genetische 1052
– – Psychosomatik 11
– – Resektionsarthroplastiken 1058
– – Rheumafaktor 1051, 1053, 1056
– – Rheumafaktoren 1054
– – Rheumaknoten 1053, 1055
– – Röntgenveränderungen 1053
– – Rofecoxib 158
– – Schwanenhalsdeformität 1059
– – Schwanenhalsfinger 1055
– – Sensibilitätsstörungen 1055
– – Serologie 1054
– – Seromarker 1054
– – seronegative 1060
– – Serumeisen 1056
– – Shared Epitope 1056
– – Sjögren-Syndrom, sekundäres 1060
– – Sonderformen 1060
– – Splenomegalie 1060
– – Strecksehnenruptur 1055
– – Subluxationsstellung 1057
– – Symptome 1055
– – Synovialanalyse 1056
– – Synovialitis 1054
– – Tendosynovektomie 1058
– – Therapie 1058
– – Thrombozytose 1056
– – TNF α 1054
– – Ulnardeviation 1055, 1057, 1059
– – Usuren 1056
– – Verlauf und Prognose 1059
– – Weichteilzeichen 1053
– Röntgenbild, Differentialdiagnose 1052
– Röteln 891
– Sarkoidose 1072
– Schmerzen, chronische 148
– Schoenlein-Henoch-Purpura 1101
– septische 1071
– – Differentialdiagnose 1068
– – Haemophilus influenzae 977
– – tumorassoziierte Infekte 586
– Shigellose 1206
– Sjögren-Syndrom 1079–1080
– symmetrische, Löfgren-Syndrom 1072
– Symptome, Verlauf und Prognose 891
– tuberkulöse 1071
– tumorassoziierte 596
– Typhus abdominalis 967
– urica acuta 1072
– Varizellen 867
– Vaskulitis 1072, 1090
– – kryoglobulinämische 1102

Arthritis
– villonodularis pigmentosa **1072**
– virale 859, 1071–1072
– – Differentialdiagnose 1068
– Wegener-Granulomatose 1072, 1100
– Yersiniose 969, 1207
Arthrodese
– Arthritis, rheumatoide 1058
– Arthrose 1106
Arthroostitis, pustulöse 1070
Arthropathia/Arthropathie
– Colitis ulcerosa 1215
– degenerative, Hämochromatose 731
– destruierende, Hämophilie 789
– Hämochromatose 732, 1597
– intestinale, Differentialdiagnose 1065
– metabolische, Differentialdiagnose 1057
– neuropathische 1105
– syphilitica/tabica 1071
Arthrose **1104–1107**
– aktivierte 1105
– – Differentialdiagnose 1068
– Analgesie 1106
– Antiphlogistika 1106
– Arthrodese/Arthroplastik 1106
– Celecoxib 158
– COX-2-Inhibitoren 158
– Differentialdiagnose 1106
– Gelenk, Fehlbelastung 1105
– Gelenkersatz 1106
– Gelenkspaltverschmälerung 1106
– Gelenksymptome 1051
– Geröllzysten 1105–1106
– Glukokortikosteroide 1106
– Knochen, osteophytäre 1105
– Knochenglatze 1105
– Knorpel, Strukturänderungen 1105
– Knorpelschutzpräparate 1106
– Kollagenfibrillen 1105
– Osteophyten 1106
– Paget-Syndrom 1781
– Röntgenbild, Differentialdiagnose 1052
– Röntgenmorphologie 1106
– Rofecoxib 158
– Schmerzen, chronische 148
– sekundäre, Ursachen 1105
– Sklerose, subchondrale 1106
– Symptomatologie 1105
– Therapie 1106
– Umstellungsosteotomien 1106
– Wirbelgelenke 1105
– Zeichen 1051
Arthrosis deformans **1104–1107**
Arthrosonographie
– Arthritis, rheumatoide 1056
– Rheumatismus 1052
ARTS-Studie, Dreigefäßerkrankung 241
ARVD (arrhythmogene rechtsventrikuläre Dysplasie) **352–353**

Arzneimittel(therapie) 99–112
– Agonisten, partielle 101
– allergische Reaktionen 108
– Analogpräparate 104
– Anwendungsgebiet 99
– Applikation 103
– Arzneimittelprüfung 104
– Asthma bronchiale, berufsbedingtes 1913
– Auswahl 99–112
– Bioäquivalenz 103
– Bioverfügbarkeit 101
– – problematische 102
– Clearance 103
– – hepatische 103
– Compliance 97–98, 114–115
– – Messung 114
– Cytochrom-P450-Enzyme (CYP) **106–107**
– Definition 98
– Dosierung **104–106**
– – Cockroft-Gould-Formel 105
– – Leber-/Nierenkrankheiten 105
– – Schock 106
– Drug-Monitoring 105, 113, 115
– EC_{50} 104
– Efficacy 101
– Elimination(sgeschwindigkeit) 102
– – Hemmung 110
– EM-Phänotyp 106
– Enzyme, metabolisierende 106
– Erfolgsbeurteilung 113–115
– ex juvantibus 97
– Extensive Metabolizer 106
– First-Pass-Effekt 102, 106
– Gebrauchsinformation 112
– Gefahren 112
– geriatrischer Patient 1858
– Halbwertszeit 102, 105
– Ikterus, Differentialdiagnose 1356
– Indikation 99–100
– Intensivmedizin 1826–1827
– Interaktionen, NSAR 158
– internistische **97–115**
– Intoleranz, genetisch bedingte 108
– karzinogene Wirkungen 108
– Körper-Clearance, totale 103
– Kombinationstherapie 108–110
– Kontrollzeitpunkte 113
– Kosten 91
– Langsammetabolisierer 106
– Langzeittherapie 113
– Leberzirrhose 1264
– Lösungsgeschwindigkeit 103
– Metabolismus, Hemmung 110
– Metabolite 103
– Me-Too-Präparate 104
– Missbrauch, Herzmuskelerkrankungen 348
– Multimedikation 108–110
– Nebenwirkungen **107–108**
– – Agranulozytose 748
– – Cholestase, intrahepatische 1323

Arzneimittel(therapie), Nebenwirkungen
– – Hodenfunktionsstörungen 1519
– – Hyperprolaktinämie 1515
– – Koproporphyrinurie, sekundäre 1592
– – Lebererkrankung 1322
– – Leberschäden **1321–1329**
– – Nephritis, tubulointerstitielle 1652
– – Schwindel 1853
– neu eingeführte 104
– Nutzen-Risiko-Abwägung 97–98, 112
– Nutzen-Risiko-Analyse 110
– Ösophagusschädigung **1138**, 1139
– Off-Label Use 100
– Patentschutz, Ablauf 103
– Patienteninformation 112–113
– Penetration 102
– pharmakodynamische Unterschiede 101
– pharmakodynamische/-kinetische Interaktionen 101–103, 110
– pharmazeutische/physiologische Faktoren 102
– Plasmakonzentration 110
– Plasmaproteinbindung 102
– Plazebo-Problem 111
– PM-Phänotyp 106
– Poor Metabolizer 106
– Potency 101
– Pro-Drug 103
– Prophylaxe, Primärprävention 202
– pseudoallergische Reaktionen 108
– Qualität 103
– Reaktion, idiosynkratische 1325
– Resorption 101
– Rezeptoren **106**, 107
– Schnellmetabolisierer 106
– Sensibilisierung 108
– Serumkonzentration, mittlere 104
– Steuerbarkeit 103
– Stoffwechsel, Polymorphismen, klinisch bedeutsame 107
– Substitution 97
– therapeutische Äquivalenz 103
– therapeutische Breite 105
– Therapieerfolg 113
– Therapiefreiheit 100
– Therapieprinzip 100
– Toleranz 105
– toxische Reaktionen **107–108**
– Transportproteine, Hemmung 110
– TSH-Werte, basale, falsch erniedrigte 1453
– Überdosierung, relative 108
– Übergang von stationärer zu ambulanter Behandlung 109–110
– Unbedenklichkeit, Beurteilung 100

Sachverzeichnis

Arzneimittel(therapie)
– Vergiftungen 1880–1886
– Verlaufskontrolle 113–115
– Verteilung 102
– Verteilungsvolumen 102
– Wechselwirkungen **110**, 111
– Wirksamkeit, Beurteilung 100
– Wirkstofffreisetzung 103
– Wirkstoffklassen 101
– – pharmakologische 100–101
– – Wirkungen 101
– – genetische Faktoren 106–107
– – Rezeptorsubtypen 101
– – unerwünschte 97, 107, 108, 114
– Zerfallszeit 103
Arzt-Patient-Beziehung **89**
– Alkoholkrankheit 1865
– Behandlungsvertrag 90
– Compliance 13–14
– psychosomatische Therapie 195
– Schmerzen, chronische 151
– Verdrängung 14
– Verleugnung 14
Arztrolle, Diagnoseprozess 13
ASA (antisarkolemmale Antikörper), Sklerodermie 338
Asbest/Asbestose 504, **510**, 511, 1912, **1915**
– Bronchialkarzinom 510
– Fibrose 510
– Karzinogene 577
– Kehlkopfkrebs 1904
– Krebserkrankungen, beruflich bedingte 1923
– Lungenkrebs 1904
– Narbenkarzinome 548
– Pleuraerguss 555
– Pleuramesotheliom 510, 558
– Pleuraplaques 510
– radiologische Veränderungen 510
– Tabakrauch 547
Ascaris lumbricoides/Askariasis 934, **940**, 1212
– Ätiologie und Pathogenese 940
– Cholangitis 1360
– Diarrhö 1188
– Entwicklung 942
– Gallenwegsverschluss 1363
– Kardiomyopathie 339
– Komplikationen 942
– Lungeninfiltrat, eosinophiles 516
– Symptome 941
– Therapie 941
Ascorbinsäure 1417
– Mangel 1423
Ask-Upmark-Niere, Hypertonie, renoparenchymatöse 1693
ASL-Titer, A-Streptokokken 953
ASO-Titer, A-Streptokokken 953
Aspergillom 919–920
Aspergillus spp./Aspergillose 517, **919**
– AIDS 919
– allergische bronchopulmonale (ABPA) **516**, 919
– – Mukoviszidose 485

Aspergillus spp./Aspergillose
– Alveolitis, exogen allergische **508**
– Anzüchtung, kulturelle 919
– CT 66
– diagnostische Methoden 44
– Endophthalmitis 919
– Fieber bei neutropenischen Patienten 585
– flavus 921
– fumigatus, Herztransplantation 183
– – Pneumonie 492
– Haarzellenleukämie 774
– Ohrmykosen 919
– Pankreatitis, akute 1370
– Pneumonie 490–491, 919
– – HIV-Infektion 848
– Vaskulitis 1090
– Voriconazol 919
Aspermie 1506
Asphyxie, berufs-/umweltbedingte 1910
Aspiration
– ARDS 1830
– Azidose, respiratorische 1758
– chronisch-rezidivierende 504
– respiratorische Insuffizienz 1827
– Thorax-Röntgen 65
– tumorassoziierte Infekte 586
– Zenker-Divertikel 1126
Aspirationspneumonie **493**
– Achalasie 1118
– Dermato-/Polymyositis 1809
– geriatrischer Patient 1847
– Staphylococcus aureus 948
Aspirationszytologie 463
Aspirin, Hepatitis, medikamenteninduzierte 1327
Aspirin-like-Defekte, Thrombasthenie Glanzmann 802
Aspirin® s. Acetylsalicylsäure
Asplenie
– Anämie, hämolytische, korpuskuläre 720
– Stammzelltransplantation 177, 585
ASS s. Acetylsalicylsäure
Assessmenttests, Geriatrie 1839
Assist-Device, Kardiomyopathie, ischämische 241
Assmann'sches Frühinfiltrat, Lungentuberkulose 501
Asterixis, Enzephalopathie, hepatische 1301
Asthenie, neurozirkulatorische 12
Asthenozoospermie 1506
Asthma bronchiale **471–476**, 477
– Aerosol 476
– Allergene 474
– Allergenkarenz 474
– Allergietestung 474
– allergisches 472, 1043
– – chemotaktische Faktoren 472
– – Chronifizierung 472
– – Churg-Strauss-Syndrom 1100
– – IgE 472

Asthma bronchiale, allergisches
– – Mediatoren/Neurotransmitter 472
– – obstruktives Syndrom 472
– – Sensibilisierungsreaktion 472
– – Spät-/Sofortreaktion 472
– – T_{H2}-Subtyp 472
– – Zytokine 472
– allergologische Diagnostik 465
– Anfall, akuter 536
– – Differentialdiagnose 482
– Antiallergika 474–475
– Anticholinergika 475
– – inhalative 476
– antiobstruktive Therapie 475
– ASS 474
– Atempumpe, Störungen 449
– Atemwegsobstruktion 471
– Auskultation 471
– Auslöser 474
– Axon-Reflexmechanismus 472
– Azidose, respiratorische 1758
– berufsbedingtes 1912–1914
– Betablocker, Kontraindikationen 238, 265
– bronchiale Hyperreagibilität **471**, 472
– Churg-Strauss-Syndrom 1098
– COPD 472
– Coronaviren 877
– Differentialdiagnose 480, 545, 1100, 1602
– Dyspnoe 454
– eitriges, Husten 455
– EKG 473
– emotionale Faktoren 474
– endogenes 472
– Eosinophile 471
– Erstickungsangst 471
– extrinsisches 472
– Glukokortikoide 475
– Hauttests 465
– Hypertonie, pulmonale 530
– Hyposensibilisierung 474
– Hypoventilation, alveoläre 571
– IgE-Antikörper 465
– Infektionen 474
– intensivmedizinische Betreuung 1818
– intrinsisches 472
– Karzinoidsyndrom 545
– Kortikoide, orale 475
– Labor 473
– Leukotrienantagonisten 475
– Lungenemphysem 472
– Lungenfunktionsprüfung 473
– Mastzellen 472
– Methylxanthine 476
– Mischform 472
– Mucoid-Impaction 517
– Mukolytika 476
– Nervensystem, non-adrenerges-non-cholinerges (NANC) 473
– Noxen, inhalative 474
– NSAID 474
– Obstruktion 457, 472

Asthma bronchiale
– obstruktive Störungen 450, 457, 471
– pCO_2 471, 473
– Phosphodiesterase-(PDE-)Inhibitoren 475–476
– pO_2 471, 473
– Psychosomatik 11
– RAST 473
– Rechtsherzbelastung 473
– respiratorische Insuffizienz 1827
– Röntgen 473
– Schimmelpilze 921
– Schweißneigung 473
– Schweregradeinteilung 473
– Silent Chest 473
– Steroide, inhalative 474–475
– Stufentherapie 476
– Substanz P 473
– β-Sympathomimetika 475
– Symptome 473
– Tachykardie 473
– T_{H2}-Lymphozyten 471
– Theophyllin 475–476
– Typ-I-Allergie 471
– Zytoprotektiva 474–475
Asthma cardiale 214, **527**
– Aortenstenose 297
– Differentialdiagnose 474, 480
– Herzinsuffizienz 213
– Mitralinsuffizienz 291
asthmaähnliche Anfälle, Refluxkrankheit 1131
Asthma-COPD-Mischkollektiv 477
A-Streptokokken **951–953**
– ADB-, ASL- bzw. ASO-Titer 953
– DNAse B 953
– Erysipel 952
– Makrolidantibiotika 953
– M-Typen 952
– Penicillin G 953
– Penicillinallergie 953
– pyogene, Differentialdiagnose 953
– rheumatisches Fieber 1073
– Scharlach 952
– Schoenlein-Henoch-Purpura 1102
– Sepsis 952
– Streptodornase-Titer 953
– Vancomycin 953
– Wundinfektionen 952
Astroviren **874–875**
Astrozytom 662
– familiäres, ZNS-Tumoren 661
– pilozytisches 662
– pleomorphes 662
Asystolie, Synkopen 1803
Aszites 1259, **1268–1269**, 1623
– ADH-Antagonisten 1269
– Alkoholhepatitis 1319
– Atempumpe, Störungen 449
– Budd-Chiari-Syndrom 1268
– Calcitonin Gene-Related Peptide 1268
– Cholangitis, primär-sklerosierende 1310
– Cor pulmonale 531

Sachverzeichnis

Aszites
– Darmbilharziose 935
– Echinokokkose, alveoläre 938
– Endosonographie 68
– entzündlicher 1269
– Erkrankungen 1268
– galliger nach PTC 50
– Hepatitis, chronische 1275
– hepatorenales Syndrom 1301
– Hypoalbuminämie 1268
– Lebertransplantation 184–185
– Leberzirrhose 1297–1300
– – alkoholische 1320–1321
– – primär-biliäre 1306
– Malassimilation 1184
– maligner 598–599, 1269
– – Chemotherapie, intraperitoneale 599
– – Parazentese 599
– – Sonographie 599
– Mitralstenose 287
– Natriumretention, renale 1268
– Osteomyelofibrose 680
– Ovarialkarzinom 630, 632
– Pfortaderhochdruck 1267
– PTC, Kontraindikationen 50
– Sarkoidose 514
– Starling-Kräfte 1268
– Trikuspidalinsuffizienz 305
– Tuberkulose, Nachweis 498
– Überlaufhypothese 1268
– Volumenmangelhypothese 1269
– Wasserdiuresestörungen 1269
– Wasserretention 1268
– Weichteilsarkome 611
– Whipple-Syndrom 1194
AT III s. Antithrombin III
AT$_1$-Antagonisten, Schwangerschaft 368
Ataxia/Ataxie
– Abetalipoproteinämie 1187
– Alkoholkrankheit 1867
– Barbituratentzug 1871
– Basilarismigräne 1786
– Cobalaminmangel 1423
– Enzephalopathie, hepatische 1301
– Schlaganfall 1798
– sensible, Polyneuropathie, alkoholische 1795
– teleangiectatica 1037
– – Leukämie, akute, myeloische 735
– Vitamin-E-Mangel 1424
– Wilson-Syndrom 1598
– zerebelläre, Achalasie 1118
– – Mumps 889
Atelektasen 451, **486**
– Amöbenabszess 1338
– Bronchoskopie 463
– Echinokokkose, alveoläre 938
– Karzinoidtumoren 546
– Lungenembolie 520–521
– Lungentumoren 544
– Ventilationsstörung, restriktive 457
– Wegener-Granulomatose 1100

Atemantrieb, Afferenzen, sensobzw. viszeromotorische 456
Atemantriebsstörungen, respiratorische Insuffizienz 1827
Atemarbeit, vermehrte, obstruktive Störungen 450
Atemaussetzer, Schlafapnoe, obstruktive 567
Atemdepression, opioidbedingte, Palliativmedizin 155
Atemfrequenz
– Beatmungsgeräte, Grundeinstellung 1830
– Opiatentzug 1870
Atemgeräusche
– aufgehobene, Atelektasen 486
– Pneumothorax 553
– stridoröse, Schilddrüsenkarzinom 1475
Atemhilfsmuskulatur, Einsatz, Lungenemphysem 482
Atemlähmung
– Hypokaliämie 1736
– Hypophosphatämie 1750
– ZNS-Tumoren 662
Atemmechanik **450**
Atemminutenvolumen, Beatmungsgeräte, Grundeinstellung 1830
Atemmittellage 457
Atemmuskeltest, respiratorische Insuffizienz, chronische 540
Atemmuskulatur
– Energieträger 541
– Funktionstestung 461
– Hypokaliämie 1736
– Versagen, respiratorische Insuffizienz, chronische 540
Atemnot s. Dyspnoe, Orthopnoe bzw. Tachypnoe
Atempumpe **449**
– Inspiration 449
– respiratorische Insuffizienz, chronische 540
– Störungen 449
Atemregulation 448, **456–458**
Atem(regulations)störungen **453–455, 567–572**
– Hypertonie, pulmonale 529
– intensivmedizinische Betreuung 1818
– neuromuskuläre, Hypertonie, pulmonale 529
– nicht schlafbezogene **570–571**
– schlafbezogene **567–570**
– – mit/ohne Obstruktion 567
– zentrale, Schlaganfall 1801
Atemschleifen, Bodyplethysmographie 459
Atemtests, Malabsorption **1185**
Atemwegsdrücke
– ARDS 1831
– Beatmung 1828
Atemwegserkrankungen 447–574
– Berufskrankheiten 1904
– geriatrischer Patient 1846–1848
– obere **466–469**
– obstruktive s. Atemwegsobstruktion
– untere **469–486**

Atemwegskollaps
– Dyspnoe 454
– Ventilationsstörung, obstruktive 457
Atemwegsobstruktion 477
– Asthma bronchiale 471
– Azidose, respiratorische 1758
– Berufskrankheiten 1905
– chronische, Hypoventilation, alveoläre 571
– – intensivmedizinische Betreuung 1818
– – respiratorische Insuffizienz 1827
– – Spontanpneumothorax 552
– – geriatrischer Patient 1847
– – Tumorwachstum, lokales 603
Atemwegs-Resistenz-Syndrom **569**
– oberes **568**
Atemwegswiderstand
– Bodyplethysmographie 458
– Bronchitis, chronische 479
– Linksherzinsuffizienz 213
– Pink Puffer/Blue Bloater 479
Atemzeitverhältnis, Beatmung 1829
Atemzugvolumen
– Beatmungsgeräte, Grundeinstellung 1830
– Tachypnoe 455
Atenolol
– Hypertonie, Schwangerschaft 1708
– koronare Herzkrankheit 237
Atheroembolie
– Nephritis, tubulointerstitielle 1652
– Nierenversagen, akutes 1634
Atherogenese 222
– endotheliale Dysfunktion 222–223
– Fatty-Streak-Läsionen 222–223
– Plaquebildung 222–223
– Plaqueruptur 222–223
Atherosklerose **221–227**
– s.a. Arteriosklerose
– Adipositas 226
– Alkoholkonsum 224
– arterielle Verschlusskrankheit, periphere 222
– Bewegungsmangel 226
– Blutfette, Normalwerte 224
– Cholesterinspeicherkrankheit 1610
– Cushing-Syndrom 1442
– Diabetes mellitus 225
– diabetesspezifische und -assoziierte Sekundärfolgen 1536
– endotheliale Dysfunktion 221
– Genetik 221–222
– Herzinsuffizienz 226
– Hypercholesterinämie **224–225**
– Hyperfibrinogenämie 226
– Hyperhomocysteinämie 226
– Hyperkoagulabilität 226
– Hypertonie, arterielle 225
– Infarzierung 222
– Infektionen 222

Atherosklerose
– koronare Herzkrankheit 222, 232
– – Herzinsuffizienz 220
– Lipoprotein 226
– Neointima 222
– Niereninsuffizienz 222
– Nikotinabusus 225
– Östrogenmangel 225
– PDGF 222
– Prävention 223–224
– Risikofaktoren 221
– Schaumzellen 222
– Sportarten, empfohlene 226
– Therapie 223–226
– Thrombose 221–222
– Thrombozyten, Aktivierung 222
– zerebrovaskuläre Insuffizienz 222
atlantoaxiale Dislokation, Zervikalarthritis 1055
Atmosphäre, Krankenuntersuchung, mehrdimensionale 11
Atmung, Opiatentzug 1870
Atmungsorgane
– bildgebende Verfahren 65
– radiologische Diagnostik 66
Atmungssyndrom, Alkalose, respiratorische 1759
Atopie
– allergische Erkrankungen 1043, 1045
– Rhinitis, chronische 467
– Th2-Helfer-Zell-Antwort 1043
– Umweltfaktoren 1043
Atovaquon, Malaria **932–933**
ATP, Phosphathaushalt 1747
ATRA (all-trans-Retinolsäure), Tumortherapie 138
Atracin, Vergiftungen 1889
Atransferrinämie, Anämie, refraktäre 728
Atresie, intestinale, Kurzdarmsyndrom 1250
AT$_1$-Rezeptor, Hypertonie, essentielle 434
atrial kick, Schrittmachertherapie 284
atrialer Septumdefekt **312–316**
atriales natriuretisches Peptid s. ANP
Atropin 1874
– Sialopenie 1115
– Sinustachykardie 268
– Vergiftungen, Antidote 1881
AUC (Area Under the Curve) 101
Auer-Stäbchen, Leukämie, akute, myeloische 736
Auffrischimpfungen 996
Aufklärung(sgespräch/-protokoll) **3–4**
– s.a. Risikoaufklärung
– Einwilligung, rechtswirksame 90
– Kontrastmittelreaktionen 59–60
– Prävention 201
– unzureichende 90

Sachverzeichnis

Auflichtmikroskopie, Melanom, malignes 614
Aufstoßen
– Cholezystolithiasis 1352
– Fettmalabsorption 1199
– saures, Refluxkrankheit 1130
– übermäßiges, körperliche Untersuchung 5
Auge(n)
– körperliche Untersuchung 5
– rotes, körperliche Untersuchung 4
– – Wegener-Granulomatose 1100
Augenerkrankungen/-infektionen
– Adenoviren 882
– Bandwürmer 937
– Diphtherie 958
– HIV-Infektion 849
– HSV-Infektion 863
– Rhinoviren 879
– VZV-Infektion 866
Augenflimmern
– Hypertonie, Schwangerschaft 367
– Präeklampsie 1705
Augenhintergrundspiegelung
– Candida-Sepsis 917
– Candidiasis 917
– hypertensive Krise 1700
Augenmotilitätsstörungen, Alkoholkrankheit 1867
Augenmuskelparese
– Riesenzellarteriitis 1094
– Schwindel 1853
– Temporalarteriitis 1094
Augenpigmentierung, abnorme, Chediak-Higashi-Syndrom 746
Augenschutz, Hepatitisprävention 1916
Aura, Migräne 1786
Auranofin, Arthritis, rheumatoide 1058
Aurothioglukose, Arthritis, rheumatoide 1058
Ausfluss, körperliche Untersuchung 5
Ausgangsblutdruck, Belastungs-EKG, Kontraindikationen 233
Auskultation 5
– Aorteninsuffizienz 301
– Aortenisthmusstenose 310
– Aortenstenose 297
– Asthma bronchiale 471
– Ductus arteriosus, persistierender 318
– Kardiomyopathie, hypertrophische 348
– Mitralinsuffizienz 291
– – akute 293
– Mitralstenose 287
– Myokarditis 346
– Perikarditis 355
– – chronisch-konstriktive 359
– Perimyokarditis 346
– Pulmonalstenose 307
– Trikuspidalinsuffizienz 305
– Trikuspidalstenose 304
– Vorhofseptumdefekt (ASD) 314

Auslandsreisende
– Grundimmunisierungen 1004
– Impfpläne 1003
– Lebendimpfungen 1004
Aussatz s. Lepra
Ausscheidungsurographie, Urogenitaltuberkulose 1659
Ausschlusskriterien, klinische Studien 93
Austin-Flint-Geräusch, Aorteninsuffizienz 301
Australia-Antigen, Hepatitis-B-Virus 895
Austreibungsgeräusch
– mesosystolisches, Aortenstenose 297
– systolisches, Fallot'sche Tetralogie 320
Austreibungsphase, Herzaktion 207
Auswurf 455–456
– Atemwegserkrankungen, untere 469
– körperliche Untersuchung 5
– purulenter, Bronchiektasen 483
– – Bronchitis, akute 470
– – Tracheitis, akute 470
– schaumiger, Lungenödem 527
Auswurffraktion
– Herz 208
– Kardiomyopathie, dilatative 341–342
– Linksherzkatheteruntersuchung 83
Autoaggressionssyndrome 360–362
Autoantikörper 1041–1043
– s.a. Antikörper
– Anämie, hämolytische 718
– – immunhämolytische 722
– antierythrozytäre 722
– Autoimmunhepatitis 1289–1290
– Cholangitis, primär-sklerosierende 1307
– funktionelle 1029, 1041
– gegen Glutamatdecarboxylase (GAD 65), Typ-1-Diabetes 1533
– Hepatitis, chronische 1275
– Kollagenosen 1073
– Lupus erythematodes, systemischer 1074–1075, 1077
– gegen Myeloperoxidase (MPO), Polyarteriitis nodosa 1096
– Myokarditis, autoreaktive 345
– Myositis 1088
– Nachweis 1028–1029
– pluriglanduläre Insuffizienz 1523
– Purpura, thrombozytopenische, arzneimittelbedingte 800
– Rheumatismus 1051
– Sjögren-Syndrom 1080
– Sklerodermie 1082, 1084
– Thrombozytopenie 798

Autoantikörper
– gegen Tyrosinphosphatasen (IA-2β), Typ-1-Diabetes 1533
– Zelloberflächenmoleküle 1042
Auto-CPAP, Schlafapnoe, obstruktive 568
autogenes Training nach Schultz 196
Autoimmunadrenalitis, Addison-Syndrom 1494
Autoimmune Polyendocrinopathy-Candidiasis-Ectodermal Dystrophy (APECED-Syndrom) 1290, 1523
Autoimmunendokrinopathien, Addison-Syndrom 1497
Autoimmunenteropathie
– Diarrhö 1188
– Differentialdiagnose 1192
– Dünndarmbiopsie 1186
Autoimmunerkrankungen/-syndrome 157, **1039–1043**
– Antikörper, antierythrozytäre 722
– Apoptose 1042
– Autoimmunhepatitis 1293
– CPR-Konzentration 23
– Cyclophosphamid 159
– Differentialdiagnose 597
– Einteilung 1039
– generalisierte **1073–1089**
– genetische Disposition 1039
– Glomerulonephritis, membranöse 1648
– Glukokortikoide 158
– Haarzellleukämie 773
– HLA-System **1039–1040**
– humane, Apoptose 1042–1043
– Hyperthyreose 1464
– Leberzirrhose 1263
– Lymphopenie 1031
– Lymphozytose 1031
– multifaktorielle Genese 1039–1043
– organspezifische 1039–1040
– Perikarditis 354–355
– pluriglanduläre **1522–1524**
– Purpura Schoenlein-Henoch 1668
– rheumatisches Fieber 1073
– systemische 1039–1040
– testikuläre Störungen 1520
autoimmunes polyendokrines Syndrom Typ 1 1290
Autoimmunexopathie **1078–1081**
Autoimmungastritis 1148
– Perniziosa 712
Autoimmunhämolyse **722**
– Anti-DNA-Antikörper 723
– antinukleäre Faktoren 723
Autoimmunhepatitis **1288–1293**
– Ätiologie und Pathogenese 1290
– AMA/ANA 1289
– Autoantikörper 1289–1290
– Autoimmunerkrankungen 1040, 1293
– Azathioprin 1292

Autoimmunhepatitis
– Cholangitis, primär-sklerosierende 1291
– Differentialdiagnose 1273, 1275, 1285, 1291, 1309, 1599, 1602
– Epidemiologie 1289
– fulminante 1293
– HLA-DR3/-DR4 1290
– Hypergammaglobulinämie 1289
– Immunsuppressiva 1292
– Immunsyndrome, extrahepatische 1291
– Lebertransplantation 185, 1292
– Leberversagen, akutes 1293
– Leberzirrhose 1263, 1288, 1292, 1296
– – primär-biliäre 1291
– LKM 1289
– lupoide 1289
– pluriglanduläre Insuffizienz 1523
– Prednison 1292
– Score 1289
– SLA/LP 1289
– SMA 1289
– Standardtherapie, Nebenwirkungen 1292
– Subklassifikation, genetische 1290
– – immunserologische 1289
– Therapie, medikamentöse 1292
– Typ 1 1289
– Typ 2 1289–1290
– – LKM-1-Autoantikörper 1289
– Typ 3 1290
– Überlappungssyndrom 1291
– Verlauf und Prognose 1292
Autoimmunhypothyreose 1462
Autoimmuninsuffizienz, polyglanduläre, Typ 1 und 2 **1522–1524**
Autoimmuninsulitis, polyglanduläre Insuffizienz, Typ 1 1522
Autoimmun-Regulator-Gen 1 (AIRE-1) 1290
Autoimmunthrombo(zyto)penie
– Autoantikörper 1042
– Leukämie, chronisch-lymphatische 770
Autoimmunthyreoiditis **1473**
– s.a. Thyreoiditis
– Differentialdiagnose 1471
– HLA-Typisierung 1041
– Leberzirrhose, primär-biliäre 1304
– polyglanduläre Insuffizienz Typ 1 1522
Autoimmunthyreopathie
– Autoimmunhepatitis 1291
– polyglanduläre Insuffizienz Typ 2 1522
– Schilddrüsenszintigraphie 1457
– Sonographie 1455
Autoinokulation, HSV-Infektion 862

Sachverzeichnis

automatischer, implantierbarer Kardioverter-Defibrillator s. AICD
Autonomie, abnorme, Myokardinfarkt 258
autosomal-rezessiv vererbter SCID **1036–1037**
AV-Aneurysmen, Hämoptysis 456
AV-Block 259, **280–282**
– I. Grades 280
– – EKG 78, 281
– – His-Bündel-Ableitung 281
– – Therapie 281
– – Trikuspidalstenose 305
– – Vorhofseptumdefekt (ASD) 313
– II. Grades, Digitalisglykoside, Kontraindikationen 219
– – EKG 78
– – Schrittmacherimplantation 281
– – Typ Mobitz (Mobitz II) 281
– – – EKG 78, 281–282
– – Typ Wenckebach (Mobitz I) 280
– – – EKG 78, 281
– III. Grades 281
– – Digitalisglykoside, Kontraindikationen 219
– – EKG 78
– – Herzinsuffizienz 212, 217
– – Hyperkaliämie 1739
– – intensivmedizinische Betreuung 1818
– – Pulmonalarterienkatheter 1823
– durch Antiarrhythmika 266
– Bechterew-Syndrom 337
– Betablocker, Kontraindikationen 238
– durch Hochfrequenzkatheterablation 166
– höhergradiger, Belastungs-EKG, Abbruch 76
– – Hinterwandinfarkt 248
– – QT-Syndrom 276
– Hypokaliämie 1736
– Kardiomyopathie, dilatative 342
– Katecholamine 281
– Koma, hypothyreotes 1463
– kompletter, EKG 281
– Lungenödem 527
– Myokarditis 347
– perioperative Risikobeurteilung 374
– Reiter-Syndrom 337
– Sklerodermie 338
– Synkope 442
– Vorhofflattern 269
AVDO$_2$ (arteriovenöse Sauerstoffdifferenz), Rechtsherzkatheteruntersuchung 82
AV-Fistel 456
– nach Katheterarteriographie 51
– Koronarangiographie 236
– pulmonale 456
– Zyanose 456
Avipoxviren 902

Avitaminosen, Foetor ex ore 1112
AV-Kanal, Ventrikelseptumdefekt (VSD) 316
AV-Knoten-Reentry-Tachykardie 259, **272**
– Akut- und Differentialtherapie 265
– Betablocker 272
– Diagnostik 261
– Herzrhythmusstörungen, supraventrikuläre 258
– Hochfrequenzkatheterablation 166
– Katheterablation 266
– QRS-Komplexe, schmale 272
– Therapie 272
– WPW-Syndrom 274
AV-Shunts, Leberversagen, akutes 1295
AV-Überleitungsstörungen, EKG 78
Axilladissektion, Mammakarzinom 626
Axillarlymphknotentuberkulose 502
Axon-Reflexmechanismen
– Asthma bronchiale 472
– bronchiale Hyperreagibilität 473
Azathioprin
– Arthritis, rheumatoide 1056, 1058
– Autoimmunhepatitis 1292
– Colitis ulcerosa 1217
– Crohn-Krankheit 1222
– Dermatomyositis 1088
– Herztransplantation 182
– Immundefekte 1039
– Immunsuppression **192**, 1046
– Karzinogene 577
– Lungenerkrankungen, interstitielle 506
– Lungenfibrose 518
– Lupus erythematodes, systemischer 1078
– Nebenwirkungen 1047, 1292
– Nephritis, tubulointerstitielle, akute 1683
– Polymyalgia rheumatica 1095
– Polymyositis 1088
– Riesenzellarteriitis 1095
– Sklerodermie 1085
– Temporalarteriitis 1095
– Wegener-Granulomatose 1101
Azidose
– Fruktoseintoleranz 1604
– Gastritis, akute 1146
– Hämodialyse 1690
– Insulinzufuhr, massive 1550
– Lungenembolie 521
– Malaria tropica 933
– metabolische 1756, **1757–1761**
– – Anionenlücke 1759
– – Chloridkonzentration 1759
– – Hyperventilation 455, 571
– – Hypokaliämie 1736
– – Hypomagnesiämie 1753
– – Kompensationsmechanismen 1759

Azidose, metabolische
– – Komplikationen 1760
– – Niereninsuffizienz, chronische 1687, 1689, 1691
– – Nierenversagen, akutes 1638
– – Symptome 1760
– Nierenversagen, akutes 1635
– – renal-tubuläre **1721**, 1760
– – Analgetikanephropathie 1664
– – Fruktoseintoleranz 1603
– – Harnwegsobstruktion 1662
– – Hypokalzämie 1741
– – Hypophosphatämie 1749
– – Leberzirrhose, primärbiliäre 1304
– – Myelom, multiples 1675
– – Nephrokalzinose 1714
– – Nephrolithiasis 1710
– – Nierenerkrankungen, tubulointerstitielle 1657
– – Osteomalazie 1778–1779
– – Typ I 1629, **1721**
– – Typ II 1629, **1721**
– – Typ IV 1721
– respiratorische 1756, **1757–1758**
– – Beatmung 1758
– – CO_2-Partialdruck 1757
– – Hyperkapnie 1757
– – Hyperphosphatämie 1751
– – Ventilation, Steigerung 1758
Azidothymidin s. Zidovudin
Azoospermie 1506, 1520
– Chemotherapie induzierte 137
– Klinefelter-Syndrom 1518
– Labordiagnostik 1507
– Mukoviszidose 485
Azotämie
– hypertensiver Notfall 1700
– Schwangerschaftsfettleber 1315
AZT s. Zidovudin
Aztreonam **120**

B

Baastrup-Phänomen, Diagnostik 1107
Babcock-Operation, Varizenexhairese 417
Babinski-Reflex, Enzephalopathie, hepatische 1301
Bacillus
– anthracis 963
– – Mediastinitis 561
– cereus, Enterotoxikosen, lebensmittelbedingte 963
– – Nahrungsmittelvergiftungen 1208
– subtilis, Alveolitis, exogen allergische **508**
Bacillus-Calmette-Guérin (BCG)
– Harnblasenkarzinom 643
– Harnwegskarzinom 643
Bacillus-Infektionen, opportunistische 963

Back-Pressure-Typ, Refluxnephropathie 1663
Baclofen, Trigeminusneuralgie 1790
BACs, DNA, Klonierung 36
Bacteriodes, Leberabszess, pyogener 1336
Bacteroides **975–976**
– Adnexitis 975
– Aminoglykosidresistenz 975
– Eiter, putrider 976
– Fieber bei neutropenischen Patienten 585
– fragilis 975
– Genitalinfektionen 975
– β-Lactamase-Bildner 975
– Pneumonie 490
Bagatelltraumata, Thrombozytopenie 799
Baker-Zyste 1055
– Arthritis, rheumatoide 1055
– Differentialdiagnose 422
Bakteriämie
– ärztliche Eingriffe 326
– Differentialdiagnose 827
– Endokarditis, bakterielle 325
– gramnegative, Sepsis 824
– HIV-Infektion 849
– katheterassoziierte, Pulmonalarterienkatheter 1823
– nosokomiale 831, 1833
– Salmonellen 1205
– transitorische, Leptospirose, ikterische 986
bakteriell verursachte Erkrankungen, Meldepflicht 956
bakterielle Fehlbesiedelung/Überwucherung
– Alkoholkrankheit 1866
– Diarrhö 1188
– Differentialdiagnose 1222, 1226, 1253
– Dünndarm **1190**
– D-Xylose-Test 1190
– Eiweißverlust, enteraler 1195
– Fettleber 1313
– Glukose-H_2-Atemtest 1190
– Kurzdarmsyndrom 1255
– Maldigestionssyndrom 1189
– Nüchtern-H_2-Bestimmung der Atemluft 1190
– Schilling-Test 1185, 1190
Bakterien
– Adhäsion 822
– Alveolitis, exogen allergische **508**
– Fieber bei neutropenischen Patienten 585
– gramnegative, DIC 795
– – hämophile **976–977**
– – Harndiagnostik 1628
– grampositive, DIC 795
– – Harndiagnostik 1628
– Hypersensitivitätsreaktion 1044
– Immunevasion 822–823
– Infektionen 948–994
– Kardiomyopathie 339
– Myokarditis 343
– Nierenversagen, akutes 1634
– Pathogenitätsfaktoren 822

1973

Sachverzeichnis

Bakterien
- Perikarditis 356
- Resistenzgene 43
- Toxinbildung 822
- Virulenzfaktoren 43

Bakterienagglutination 29

Bakterienkulturen, Tuberkulose 498

Bakteriologie
- Antikörpernachweis 43
- diagnostische Methoden 41–42, 44
- Erregernachweis, kultureller 41–42
- – mikroskopischer 42
- Harndiagnostik 1628
- Utersuchungsmaterial-/Probenentnahme 41–42

Bakteriophagen, DNA, Klonierung 36

Bakteriurie
- asymptomatische, Zystitis 1655
- nosokomiale 1833
- Pyelonephritis, akute 1656

BAL s. bronchoalveoläre Lavage

Balancetest, Gangstörungen 1852

Balanitis
- Arthritis, reaktive 1067
- circinata 1067, 1069
- Hypoglykämie 1553
- Reiter-Syndrom 1069–1070

Balantidienruhr/Balantidium coli 923
- Therapie 1212

Balint-Arbeit, Psychotherapie, stationäre 197

B-ALL 781

Ballaststoffe 1416
- Ernährung, gesunde 1430
- Hypercholesterinämie, polygene 1567

Ballonatrioseptostomie, Transposition der großen Arterien 322

Ballondilatation
- Achalasie 169, 1120
- Aortenisthmusstenose 311
- Aortenklappen, bikuspide 308
- Aortenklappenstenose, kongenitale 308
- Gefäßstenosen/-verschlüsse, periphere 164
- Gerinnungshemmung 239
- Komplikationen 239
- Koronarsyndrom, akutes 239
- Nierenarterienstenose 164
- Pulmonalstenose 307
- Restenose 239
- Wirkungsmechanismus 163

Ballontechnik, Bronchoskopie 464

Ballonvalvulotomie
- Aortenklappe, stenosierte 165
- Druckgradient 165
- Mitralstenose 288, 290
- perkutane, Herzklappen, stenosierte 163
- Trikuspidalstenose 305

Bambuswirbelsäule, Spondylitis, ankylosierende 1065

Bandscheibenprolaps, radiologische Diagnostik 73

Bandwürmer 934, 936–940, 1212–1213
- Augeninfektionen 937
- Diagnostik 937
- Entwicklungszyklus 1213
- Proglottiden 936, 1213
- Skolex 936
- Symptome 937, 1213
- Wirtswechsel 937, 1213

Bang-Krankheit 978–979
- Übertragung, Berufsgruppen mit erhöhtem Risiko 1921

Bannwarth-Meningoradikulitis
- Lyme-Arthritis/-Borreliose 984, 1071
- Polyneuropathie 1792

Bantu-Siderose 730

BAO (Basal Acid Output), Magensäuresekretion 1153

Barbiturate
- Abhängigkeit 1871
- Entzug 1871
- Osteomalazie 1779
- Vergiftung, Hämoperfusion 1885

Bardet-Biedl-Syndrom 1513
- Adipositas 1419

Bariumbreischluck, paraösophageale Hernien 1124

Bariumperitonitis, Kolonkontrasteinlauf 50

Baroreflex, Synkope, vasovagale 440

Barorezeptoren
- juxtaglomerulärer Apparat 1729
- Sensitivität, Postinfarktpatienten 262

Barotrauma
- ARDS 539
- Asthma bronchiale 476
- Beatmung 1830
- Pneumothorax 552

Barrett-Epithel 1130

Barrett-Ösophagus 1132
- Argonplasmabeamer 1135
- Endoskopie 1133
- Merendino-Operation 1135
- Mukosektomie 1135
- Ösophaguskarzinom 1140
- photodynamische Therapie 1135
- Reflux(krankheit) 1130, 1131
- – galliger 1130
- Refluxösophagitis 1130
- Therapie 1135

Barrierefunktion
- Dickdarm 1179–1180
- Dünndarm 1179–1180

Barrieremaßnahmen, Infektionen 835

Barthel-Index (BI), Geriatrie 1839

Bartholinitis, Mykoplasmen 989

Bartonella/Bartonellen 993
- bacilliformis 993
- henselae 993
- Myokarditis 343, 346

Bartonella/Bartonellen
- quintana 993
- – HIV-Infektion 844

Bartter-Syndrom 1720–1721
- Alkalose, metabolische 1761
- Hypokaliämie 1735–1736
- Hypomagnesiämie 1752–1753

Bartwuchs, mangelnder
- Androgenmangel 1508
- Hyperprolaktinämie 1515

Basalganglienverkalkung, Hypokalzämie 1742–1743

Basaliom 617–618
- Differentialdiagnose 618
- Karzinogene 617
- knotiges (solides) 617
- Lichtschutz 618
- Operation mit Schnittrandkontrolle 618
- Ulcus 617
- – rodens/terebrans 618
- UV-Licht 617

Basalmetabolismus 1825

Basalzellkarzinom 617–618
- Differentialdiagnose 615, 618, 620
- 5-Fluorouracil 618
- Imiquimod 618
- Karzinogene 617
- Kryotherapie 618
- Lichtschutz 618
- Operation mit Schnittrandkontrolle 618
- photodynamische Therapie 618
- Radiotherapie 618
- Ulcus rodens/terebrans 618
- UV-Licht 617

Basedow-Hyperthyreose/-Syndrom 1464
- s.a. Hyperthyreose
- Autoantikörper 1041
- Autoimmunerkrankungen 1040
- Differentialdiagnose 1467, 1471
- Exophthalmus 1465
- geriatrischer Patient 1846
- Lidödem 1465
- Myxödem 1465
- Orbitopathie, endokrine 1466
- Osteoarthropathie 1465
- Radiojodtherapie 1467
- Schilddrüsenantikörper 1454
- Schilddrüsenszintigraphie 1457
- Schwirren der Schilddrüse 1466
- Struma 1470
- Technetiumszintigramm 1457
- Therapie 1467
- Thiamazol 1467
- Thyreoglobulin 1455
- Trommelschlegelfinger 1465
- TSH-R-AK-Werte 1466
- Typ-1-Diabetes 1534

Basilarismigräne 1786
- Bewusstlosigkeit, kurze 1802

Basilaristhrombose, Katheterlyse 62

Basiliximab, Immunsuppression 193

Basis-Cephalosporine 119

Basisenzyme 23

Basisinsulinbedarf, Typ-1-Diabetes 1543

Basistherapeutika, Arthritis, rheumatoide 1056, 1058

Basophile 1009, 1016

Bassen-Kornzweig-Syndrom, Diarrhö 1188

BAT-Wert, Arbeits- und Umweltmedizin 1908–1909

Bauchaortenaneurysma
- s.a. Aneurysma
- Bauchschmerzen, intermittierende 413
- CT 68
- Differentialdiagnose 1373
- Hypertonie 412
- infrarenales, Computertomographie 412
- Nikotinkonsum 412
- Oberbauchbeschwerden, rechtsseitige 412
- pulsierende Sensationen 413

Baucheingeweideschmerzen s. Abdominalschmerzen

Bauchglatze s. Abdominalglatze

Bauchlagerung, ARDS 539

Bauchspeicheldrüsenentzündung
- akute (s.a. Pankreatitis, akute) 1369–1375, 1376
- chronische (s.a. Pankreatitis, chronische) 1357, 1376–1383
- gallensteininduzierte 1358

Bauchspeicheldrüsenerkrankungen 1369–1399

Bauchumfangszunahme
- Aszites, maligner 599
- Leberzirrhose, alkoholische 1320
- Ovarialkarzinom 629

Bauchwassersucht s. Aszites

Baumpollen, Asthma bronchiale 465

Bausteinmangel, Hypothyreose 1460

Bayes'sche Theorie, Belastungs-EKG 233

Bayliss-Effekt, Nieren, Durchblutung 1617

BCA-1, Wirkungen 1023

BCDF 1014

BCG-Impfung, Tuberkulose 1918

bcl-1, Non-Hodgkin-Lymphome 762

bcl-2 138, 579
- Non-Hodgkin-Lymphome 762

bcr-abl 138, 579
- Leukämie, chronisch-myeloische 671–672
- Nachweis 581

bcr-abl-Tyrosinkinase, Hemmung 675

BCSF-1 1014

bDNA (Branch-Chain DNA), HIV-Infektion 840

B7-DR2, Lupus erythematodes, systemischer 1075

Sachverzeichnis

B8-DR3, Lupus erythematodes, systemischer 1075
Beatmung
– apparative Voraussetzungen 1828
– ARDS 539, 1830–1831
– assistierte 1828
– – kontrollierte 1829
– Atemwegsdrücke 1828
– Azidose, respiratorische 1758
– Barotrauma 1830
– Bronchitis, chronische 480
– Druckmuster 1828
– Durchführung 1829
– Geräteeinstellung **1830**
– Indikationen 1827
– Infektionen, pulmonale 1830
– Intensivmedizin 1827–1832
– invasive 1828, **1830**
– Kammerflimmern 278
– Komplikationen 1830
– kontrollierte 1828
– Methoden 1828
– Monitoring 1829
– Muster 1828
– Nebenwirkungen, hämodynamische 1830
– nichtinvasive 1828, **1829**
– Nosokomialinfektionen 1833
– Parameter 1829
– Überdruck, intermittierender 1828
– – kontinuierlicher 1828
– Zwerchfellparese 564
Beatmungspneumonie 493
– ARDS 539
Bechterew-Gymnastik, Spondylitis, ankylosierende 1066
Bechterew-Syndrom **336–337**, 504, **1061–1066**
– s.a. Spondylitis ankylosans
– Aorteninsuffizienz 337
– Aortitis 337
– AV-Block 337
– HLA-Typisierung 1041
– Klassifikationskriterien 1063
– Myokarditis 337
– Organmanifestationen, extraartikuläre 1063–1064
– Perikarditis 337, 354
– radiologische Diagnostik 73
– Reizleitungsstörungen 337
– restriktive Störungen 450
– Salazosulfapyridin 1061
– Thoraxdeformitäten 565
Becken, kleines
– Infektionen **830–831**
– – Ovarialkarzinom 629
Becken-Bein-Angiographie
– arterielle Verschlusskrankheit, periphere 84
– Arterienverschluss, akuter 407
Becken-Beinvenenthrombose, Ulcus cruris 425
Beckenboden, Schmerzen **1249**
Beckenbodendysfunktion
– Differentialdiagnose 1226, 1248
– Obstipation 1181
Beckenbodenplastik, Rektumprolaps 1248

Beckenbodentraining, Inkontinenz 1850
Beckenfraktur, Differentialdiagnose 365
Beckenkammpunktion, Leukämie, akute 736
Beckenringfrakturen, Osteoporose 1766
Becker-Kiener-Muskeldystrophie **1806**
– genetische Untersuchung 1806
– Kreatinkinaseaktivität 1806
– Laboruntersuchungen 1806
– Muskelbiopsie 1806
– Myosonographie 1806
Befeuchterlunge, Alveolitis, exogen allergische **508**
Befundinterpretation
– mikrobiologische Befunde 43–44
– Parasitologie 47
– Virologie 46
Begleitarthritis s. Arthritis
Begleitperikarditis s. Perikarditis
Begleittherapie
– medikamentöse 90
– Tumortherapie 140
Begutachtungskunde, Arbeits- und Umweltmedizin 1909
behandlungsassoziierte Notfälle, Onkologie 605
Behandlungsdokumentation, ärztliche 90
Behandlungsgleichheit, klinische Studien 93
Behandlungspflege 1861
Behandlungsvertrag
– Arzt-Patient-Bezug 90
– Haftungsansprüche 90
Behçet-Syndrom
– Aphthen 1114
– Autoimmunerkrankungen 1040
– Differentialdiagnose 1058, 1104
– HLA-Typisierung 1041
– Meningitis, chronische 1814
– Vaskulitis 1090
Beinglatze, arterielle Verschlusskrankheit 388
Beingüsse, kalte, Venenerkrankungen 417
Beinödeme
– s.a. Ödeme
– Beriberi 1423
– Leberzirrhose, alkoholische 1320
– Zervixkarzinom 636
Beinphlebographie, aszendierende 418
Beinschmerzen, belastungsabhängige, körperliche Untersuchung 5
Beinvenenthrombose 423
– akute, Angiographie 419
– aszendierende, floride 418
– Embolie, paradoxe 400
– Hirnarterienstenose, extrakranielle 401
– Kompressionsstrümpfe 423
– Polycythaemia vera 684

Belastungsanpassung, Herz-Kreislauf-Funktion 209–210
Belastungsdyspnoe **454**
– s.a. Dyspnoe
– Anämie 701
– Atemwegserkrankungen, untere 469
– Bradykardie 279
– Dermato-/Polymyositis 1087
– Eisenmenger-Reaktion 321
– Karzinoidtumoren 545
– Leukämie, akute 736
– myelodysplastische Syndrome 691
– Silikose 509
– Sinusknotensyndrom 280
– Tumortherapie 141
– Vorhofflattern 270
– Vorhofseptumdefekt (ASD) 313
– Zwerchfellparese 564
Belastungsechokardiographie, Herztransplantation 183
Belastungs-EKG 75, **76**
– Abbruchkriterien 76, 233
– Bayes'sche Theorie 233
– Bewertungskriterien 233
– Defibrillation 234
– Herzinsuffizienz 216
– Innenschichtischämie 233
– Kardiomyopathie, hypertrophische 350
– Kontraindikationen 233
– koronare Herzkrankheit 233–234
– Letalität 234
– präoperatives, Herzerkrankungen 375
– Reanimation 234
– Sensitivität 233
– Spezifität 234
– Vortestwahrscheinlichkeit 233
Belastungshämodynamik, Herztransplantation 182
Belastungsschmerz, Arthrose 1105
Belastungsstörungen, posttraumatische, Psychotherapie, stationäre 197
Belegzellen
– Funktion, molekulare Mechanismen 1153
– Magensäuresekretion 1153
– Protonenpumpe 1153
Belüftung, alveoläre, Säure-Basen-Haushalt 1756
Bence-Jones-Proteinurie 1626
– Myelom, multiples 775, 1675
– Myelomniere 1675
– Plasmozytom 58
Benzbromaron
– Gicht 1578–1579
– Hyperurikämie 1579
B-Enzephalitis, japanische, Flaviviren/Vektoren 896
Benzimidazol
– Chagas-Krankheit 926
– Echinokokkose 939
– Nematoden 942
– Trichinellose 943

Benzin, Schnüffelsucht 1874–1875
Benzodiazepine
– Abhängigkeit 1871–1872
– – Krampfanfälle 1872
– Alkoholentzugssyndrom 1868
– Delirium tremens 1869
– Entzugssymptome 1871
– Koronarsyndrom, akutes 247
– Myokardinfarkt, akuter 247
– Sialorrhö 1115
– Vergiftungen 1885
– – Antidote 1881
Benzol
– Anämie, aplastische 1928
– Karzinogene 577
– Krebserkrankungen, beruflich bedingte 1923
– nitrosubstituierte Verbindungen, Methämoglobinämie 1928
– Panzytopenien 1928
Benzylpenicilline **119**
Beobachtung
– mittelbare, Compliance, Arzneitherapie 114
– schlussfolgernde, Arzneitherapie, Compliance 115
Beobachtungsstudien
– Epidemiologie 17
– klinische, Gleichheit 93
Berentungsverfahren, Schmerzen, chronische 153
Bergarbeiterpneumokoniose **1914**
Berger-Syndrom **1649–1650**
Beriberi 1423
– feuchte 1423
– Kardiomyopathie 340
– trockene 1423
Beriberi-Herz 348
Bernard-Soulier-Syndrom **802**
– DDAVP 803
– Differentialdiagnose 803
– Thrombozytenkonzentration 803
Berufsallergene
– allergologische Diagnostik 465
– Asthma bronchiale 465
– Rhinopathie, allergische 466
Berufsanamnese
– Asbestose 510
– Pleuramesotheliom 558
– Silikose 509
Berufsgenossenschaften 1906
Berufskrankheiten 1901–1906
– Anzeige 1905
– Atemwegserkrankungen 1904
– – obstruktive 1905
– Betriebsarzt 1906
– Definition 1901
– Druckluft 1903
– Erstickungsgase 1902
– Gewerbearzt, staatlicher 1905
– Gewerbeaufsichtsamt 1906
– Harnblasenkarzinom 642
– Hautarztverfahren 1906
– Hautkrankheiten 1905
– Infektionserreger 1904
– Kompensation 1906

Sachverzeichnis

Berufskrankheiten
- Krebskrankheiten 1920
- Lärm 1903
- Liste 1902
- Lösemittel 1902
- Lungenarztverfahren 1906
- Lungenerkrankungen 1904
- mechanische Einwirkungen 1903
- Metalle/Metalloide 1902
- Parasiten 1904
- Pestizide 1902
- physikalische Einwirkung 1903
- Prävention 1906
- Präventionsparagraphen 1906
- Rehabilitation 1906
- Rippenfellerkrankungen 1904
- Schädlingsbekämpfungsmittel 1902
- Stäube, (an)organische 1904
- Strahlen 1904
- Umschulung 1906
- Unfallversicherungsträger 1905
- Verdienstausgleich 1906

Berufskrankheitenverordnung 1905
Berufskrankheitsrecht 1901
Beryllium/Berylliose **1915**
- Hyperkalzämie 1744
- Leberschädigung 1925

Beschäftigungstherapie 89
Beschwerden
- jetzige, Anamnese 2
- körperliche Untersuchung 4–5

Besenreiservarizen 415–416
Besnier-Boeck-Schaumann-Krankheit (s. Sarkoidose) **513–515**
Bestrahlungen, externe, Schilddrüsenkarzinom 1474
Bestrahlungsenteropathie, Kurzdarmsyndrom 1250
Bestrahlungspneumonie **511–512**
Bestrahlungspneumonitis, Flüssigkeitseinlagerung, pulmonale 453
Betakarotin, Protoporphyrin 1591
Betalaktamasehemmer, Hyper-IgE-Syndrom 745
Betarezeptorenblocker 266
- Adipositas 1419
- Alveolitis, akute, allergische 512
- Angina pectoris 237
- AV-Knoten-Reentry-Tachykardie 272
- Bewusstlosigkeit, kurze 1802
- Bradykardie 279
- Dosierung 218
- erektile Dysfunktion 1509
- Herzinsuffizienz 218
- Hyper-/Hypolipoproteinämie 1567
- Hyperkaliämie 1738
- hypertensiver Notfall 1702

Betarezeptorenblocker
- Hypertonie 439
- – arterielle 438
- – – maligne 1703
- – – renoparenchymatöse 1695
- – Schwangerschaft 1708
- Hypoglykämie 1552
- Kardiomyopathie, hypertrophische 351
- kardioselektive, Diabetes mellitus 1560
- – – Nephropathie, diabetische 1681
- Karzinoidtumoren, Lunge 545
- Koma, nichtketoazidotisches, hyperosmolares 1551
- Kontraindikationen 238
- koronare Herzkrankheit 237
- Koronarsyndrom, akutes 247
- Lungenerkrankungen, chronisch-interstitielle 512
- Migräneprophylaxe 1788
- Mitralklappenprolaps 295
- Myokardinfarkt 237
- – akuter 247
- Nebenwirkungen 218
- Raynaud-Syndrom, sekundäres 402
- Reinfarktprophylaxe 249
- Schwangerschaft, Blutdrucksenkung 368
- β_1-selektive 101
- – Hypertonie, Schwangerschaft 1708
- Synkope, neurokardiogene 442
- Tachykardie 265
- thyreotoxische Krise 1468
- Vergiftungen 1882
- – Antidote 1881
- Vorhofflattern 269
- WPW-Syndrom 274

Beta-Trinker 1864
Bethesda-Einheit (BE), Faktor-VIII-Aktivität 797
Betreuung
- geriatrischer Patient 1861
- psychosoziale **89–90**

betrieblicher Gesundheitsschutz 1906
Betriebsarzt, Berufskrankheiten 1906
Bettruhe
- arterielle Verschlusskrankheit 397
- Hepatitis, akute 1273

Beugekontrakturen, Hirnarterienstenose, extrakranielle 401
Bewältigungsmuster, individuelle, Krankheit 194
Bewegungsapparat
- Erkrankungen, Coxsackie-B-Viren 880
- geriatrischer Patient 1842

Bewegungseinschränkung
- Arthrose 1105
- körperliche Untersuchung 5

Bewegungsmangel
- Atherosklerose 221, 226
- Osteoporose 1767, 1772

Bewegungstherapie 89, 197, 199
- Arthritis, rheumatoide 1058
- Weichteilrheumatismus 1109

Bewegungsunruhe, Hyperthyreose 1466
Beweislastumkehr 90
Bewusstlosigkeit
- Eklampsie 1705
- kurze 1802
- Meesmann-Einteilung 1802

Bewusstseinsstörung, -trübung bzw. -verlust
- Alkalose, metabolische 1761
- Alkoholkrankheit 1867
- Asthma bronchiale 476
- Azidose, respiratorische 1758
- Basilarismigräne 1786
- Cholangitis 1360
- eitrige 1810
- Hyperglykämie 1536
- Hypernatriämie 1733–1734
- Hypokalzämie 1742
- Hyponatriämie 1732–1733
- Ketoazidose, diabetische 1549
- körperliche Untersuchung 4
- Leberversagen, akutes 1294
- Meningitis 1810
- Meningokokkenmeningitis 955
- Purpura, thrombotisch-thrombozytopenische 805
- s. Synkopen 1801
- Schlaganfall 1801
- Sepsis 825
- Synkopen 1801
- Tumortherapie 141

B-Gastritis 1148, **1149**
bifaszikulärer Block 283
- Kardiomyopathie, dilatative 342

Bigeminus
- Extrasystolen, atriale 278
- ventrikulärer, Extrasystolen, ventrikuläre 278

Biguanide
- Diarrhö 1188–1189
- Malabsorption 1197
- Typ-2-Diabetes 1546

Bikarbonat
- Ausscheidung 1755–1756
- Azidose, metabolische 1760
- Resorption 1619
- – Störungen 1720
- Retention, Alkalose, metabolische 1761
- Verlust, Fruktoseintoleranz 1604

bildgebende Verfahren **47–74**
- Abdomen 68
- Anwendung 64–74
- Atmungsorgane 65
- Darm 68
- Dienzephalon 71–72
- Endokrinum 71–72
- Gallenwege 69–70
- Gefäße 67–68
- Genitalorgane 74
- Gonaden 74
- Harnblase 72
- Harnleiter 72
- Herz 67

bildgebende Verfahren
- Hormonstörungen 1434
- Hypophyse 71–72
- Immun-(zelluläres)System 70
- Intestinum 68
- kardiovaskuläres System 67
- Leber 69
- Lungenerkrankungen **461–463**
- Magen 68
- Mamma 74
- Milz 70
- muskuloskelettales System 72–73
- Nebennieren 72
- Nebenschilddrüsen 72
- Nieren 72
- Ösophagus 68
- Pankreas 70
- Peritonealhöhle 68
- reproduktives System 74
- Rückenmark 64–65
- Schilddrüse 71–72
- Skelett 72–73
- Strahlenschutzvorschriften 48
- Weichteile 72–73
- zentrales Nervensystem 64–65
- Zerebrum 64–65

bildgesteuerte Eingriffe, minimal invasive 60–64
Bilharziose **933–936**
- Definition 934
- Differentialdiagnose 936, 943
- Eisenmangel 709
- Hämaturie 935
- Katayama-Syndrom 935
- Mikroskopie 935
- Mirazidium 934
- Praziquantel 934, 936
- Serologie 936
- Zerkarien 934
- Zerkariendermatitis 935

biliäre Obstruktion, akute, Differentialdiagnose 1328
biliäre Sklerose, Lebererkrankung, fremdstoffbedingte 1326
biliäre Zystadenome **1344**
biliodigestive Fistel
- Cholangitis 1361
- Cholezystitis, akute 1359
- Cholezystolithiasis 1354
- nach PTC 50

Bilirubin
- Alkoholhepatitis 1318
- Fruktosamin 1540
- Hämolyse 719
- Hepatitis, akute 1273
- – chronische 1275
- Lebertransplantation 185
- Malaria 932
- Stoffwechsel 1269–1270
- Thalassämie 716
- Transport 1269
- Tumortherapie 141

Bilirubin-Gallensteine
- Hämolyse 718
- Thalassämie 717

1976

Sachverzeichnis

Bilirubin-Uridindiphosphoglukuronat-Glukuronyltransferase, Hyperbilirubinämie 1270
Bilirubinzylinder 1625
Billroth-II-Resektion, Dumping-Syndrom 1174
Bindegewebserkrankungen
– hereditäre 804
– Lungenerkrankungen, interstitielle 512
Bindungen, Psychotherapie, stationäre 197
Binet-Klassifikation, Leukämie, chronisch-lymphatische 771
Binge-Eating Disease **1422**
Binge-Eating/Purging-Typ, Anorexia nervosa 1421
Binswanger-Syndrom, Demenz 1854–1855
Bioäquivalenz, Arzneimittel 103
Bioassay, Hormonstatus 1434
biochemische Abklärung, Hormonstörungen 1434
Biofeedback 196
Biographie 10
Bioimpedanzanalyse (BIA), Adipositas 1419
biological response modifiers, Nierenzellkarzinom 642
Biologie 10
biologisches Alter, Herztransplantation, Kontraindikationen 180
Biopsie
– Alveolitis, exogen allergische 507
– Bronchoskopie 464
– Endomyokard **84**
– Knochensarkome 609
– Lungenerkrankungen, interstitielle 507
– Pankreaskarzinom 1388
– Polyarteriitis nodosa 1097
– Polyneuropathien 1792
– Thorakoskopie 464
– transbronchiale, Histiocytosis X 516
bio-psycho-soziale Einheit, Mensch 8
bio-psycho-soziale Komponente, Krankenuntersuchung, mehrdimensionale 11
bioptische Untersuchungen, Sjögren-Syndrom 1079
Biot'sche Flecken, Vitamin-A-Mangel 1423
Biotin 1417
– Ernährung, parenterale 1428
– Mangel 1423
Bioverfügbarkeit
– Arzneimittel 101–102
– Nahrungseisen 706
BIPAP (Biphasic Positive Airway Pressure) 1828–1829
– respiratorische Insuffizienz, chronische 542
– Schlafapnoe, obstruktive 568
Biphosphonate s. Bisphosphonate
Birbeck-Granula, Langerhans-Zell-Histiozytose 751

Bird-Diagnosekriterien, Polymyalgia rheumatica 1094
Bis(chlormethyl)äther, Krebserkrankungen, beruflich bedingte 1923
Bismut, Nekrosen, tubuläre 1926
Bismuth-Klassifikation, Gallengangskarzinom 1366
Bismutsubsalicylat/-subzitrat, Helicobacter-pylori-Infektion 1161
Bisoprolol
– Dosierung 218
– Herzinsuffizienz 218
Bisphosphonate
– Herztransplantation 183
– Hyperkalzämie, chronische 1746
– – tumorassoziierte 601
– Hyperparathyroidismus, primärer 1481
– Hyperphosphatämie 1751
– Knochenmetastasen 1783
– Metastasen, osteolytische 147
– Ösophagitis, medikamenteninduzierte 1138
– Osteolyse 147
– Osteoporose 1773–1774
– Paget-Syndrom 1781
– Plasmozytom 778, 1746
– Schmerzen, chronische 151
– Tumor(schmerz)therapie 140, 147
B-Ki-1-Lymphom 764
BKV-Infektionen 905
Blähungen s. Meteorismus
Bläschenbildung, Tumortherapie 141
Blässe
– Anämie 701
– Dünndarmdivertikel 1229
– Durchblutungsstörungen, arterielle 384
– Eisenmangelanämie 708
– Eisenüberladung 728
– Hypotonie, orthostatische 443
– Phäochromozytom 1501
– Raynaud-Syndrom 402
Blalock-Taussig-Shunt, Fallot'sche Tetralogie 321
Bland-White-Garland-Syndrom 312
Blase s. Harnblase
Blasen(bildung)
– Porphyria cutanea tarda 1588
– Porphyrie, erythropoetische 1591
Blasenbilharziose **934–935**
– Cor pulmonale 936
– Harnblasenkarzinom 936
– Koloskopie 936
– Urinsediment 935
– Zystoskopie 936
Blasten(krise/-schub)
– Leukämie, akute 735
– – – myeloische 737
– – chronisch-myeloische 671, **673**, 676
– Morphologie 736
– Myeloperoxidase, Leukämie, akute, myeloische 737

Blastocystis hominis **1211**
Blastome, Differentialdiagnose 630
Blastomyces 916
– dermatitidis **922**
Blastomykose, nord-/südamerikanische **922**
Blausäuregas, Vergiftungen 1893–1894
Blauverfärbung, fleckenförmige, Arterienverschluss, akuter 409
Blei(vergiftung) 1890–1891
– akute, Differentialdiagnose 1586
– Anämie, hypochrome/normochrome 1928
– chronische, Differentialdiagnose 1587, 1676
– Differentialdiagnose 1225, 1585
– Enzymopathien 1584
– Hämbiosynthese 1584
– Nephritis, interstitielle 1925
– – tubulointerstitielle 1652
– Nephropathie, toxische 1683
– Porphyrie 1582
– Therapie 1892
– Wasserrohre, alte 1926
Bleomycin
– Alveolitis, akute, allergische 512
– Lungenerkrankungen, chronisch-interstitielle 512
– – interstitielle 504
– Raynaud-Syndrom, sekundäres 402
– Tumortherapie 136
Blicklähmung, Whipple-Syndrom 1194
Blindversuch 92
– doppelter 92
Block, alveolokapillärer **453**
Blockierungen, Spondyl-/Osteochondrose 1107
Bloodpool-Scan/-Szintigraphie 56
– Leber 55
Bloom-Syndrom, Vererbung 578
Blue Bloater 477
– Bronchitis, chronische 478
– Lungenfunktionsprüfung 480
– Symptome 478–479
Blue-Diaper-Syndrom, Diarrhö 1188
Blumberg-Zeichen, Appendizitis 1224
Blutauflagerung, Stuhl, körperliche Untersuchung 5
Blutausstrich, Eisenmangelanämie 710
Blutbild
– Alkoholkrankheit 1865
– Alveolitis, exogen allergische 509
– Folsäuremangel 714
– großes 26
– Hepatitis, akute 1273
– Hypothyreose 1461
– kleines 26

Blutbild
– leukoerythroblastisches, Anämie mit Knochenmarkinfiltration 704
– Lymphozyten 172
– Monitoring, intensivmedizinisches 1824
– NSAR-Therapie 158
– Plasmozytom 776
– Polycythaemia vera 682
– rotes, Normwerte 700
– Vitamin-B$_{12}$-Mangel-Anämie 711
blutbildende Organe, Erkrankungen, beruflich bedingte 1928
Blutbildung, extramedulläre, Osteomyelofibrose 677
Blutdruck
– arterieller 209
– – mittlerer 1821
– – – Schwangerschaft 366
– Guillain-Barré-Syndrom 1794
– Hypertonie, arterielle 433
– Kallikrein-Kinin-System 1620
– Körpergewicht 1419
– Monitoring, intensivmedizinisches 1820
– pulmonalarterieller, mittlerer 1821
– Schock, kardiogener 253
– systolischer, Belastungs-EKG, Abbruchkriterien 233
– – Myokardinfarkt, akuter 249
Blutdruckabfall
– s.a. Hypotonie
– anhaltender, Schock, kardiogener 253
– Blutungsanämie 724
– Hypokaliämie 1737
– katecholaminrefraktärer, Azidose, metabolische 1760
– Spannungspneumothorax 553
– systolischer, Belastungs-EKG, Abbruch 76
– Volumenmangel 1731
– ZNS-Tumoren 662
Blutdruckamplitude
– Aorteninsuffizienz 300
– Hyperthyreose 1466
Blutdruckanstieg
– s.a. Hypertonie
– Azidose, respiratorische 1758
– systolischer, Belastungs-EKG, Abbruch 76
Blutdruckmessung
– -24h-Blutdruckmessung, Hypertonie 437
– – Weißkittelhypertonie 437
– Hypertonie 436
– invasive, Kathetersepsis 1821
– – Kontraindikationen 1821
– – Monitoring, intensivmedizinisches 1820–1821
– – thrombotischer Verschluss 1821
Blutdrucksenkung
– arterielle Verschlusskrankheit 394

Sachverzeichnis

Blutdrucksenkung
– Eklampsie 1706
– hypertensive Krise 1701
Bluteosinophilie s. Eosinophilie
Bluterbrechen s. Hämatemesis
Bluterkrankheit s. Hämophilie
Blutfette
– koronare Herzkrankheit 232
– Normalwerte 224
Blutfluss, renaler, Isotopenuntersuchung 1632
Blutgasanalyse/Blutgase **460**
– ARDS 537
– arterielle, Hypokalzämie 1742
– Lungenembolie 521
– Lungenerkrankungen, interstitielle 506
– Polycythaemia vera 682
– respiratorische Insuffizienz 536
– Schock, kardiogener 252, 254
Blutglukose(konzentration)
– Bestimmung, Indikationen/Methoden 24
– Diabetes mellitus 1538
– Ernährung, parenterale 1427
– Hepatitis, akute 1273
– postprandiale, Diabetes mellitus 1542
– Typ-1-Diabetes 1542–1543
Blutgruppe 0, Ulkus, peptisches 1156
Blutgruppe A, Magenkarzinom 1167
Blutgruppenbestimmung **29**
Blutgruppenkompatibilität, Transplantation 191–192
Blutharnstoff, Tumortherapie 141
Bluthusten s. Hämoptoe/Hämoptyse
Blutkoagel, Cholangitis 1360
Blutkontakt
– Hepatitis B 1916–1917
– Hepatitis C 1283, 1916–1917
– Hepatitis D 1917
– Hepatitis G 1917
– HIV-Infektion 837, 1917
– übertragbare Erkrankungen 1916–1917
Blutkultur 42
– Candidiasis 917
– Endokarditis, bakterielle 328–329
– Enterokokken 954
– Infektionskrankheiten 819
– Neutropenie 832
– Pneumokokken 954
– Pneumonie 490
– Sepsis 825
Blutprodukte, Vaskulitis 1090
Blutschizogonie, Malaria 930
Blutspenden, Eisenmangel 709
Blutstammzelltransplantation, periphere (PBSCT) 194, 667
Blutstillung 26
– Fibrinkleber 168
– Neodym-YAG-Laser 170–171
Blutströmungsmessungen, arterielle Verschlusskrankheit 391

Bluttest, okkulter, Kolonkarzinom 1238
Blutungen
– s.a. Gelenkblutungen
– abdominelle, CT 68
– arterielle, Embolisierung, intravasale 164
– bronchiale nach Bronchoskopie 464
– Bronchiektasen 484
– Choriomeningitis, lymphozytäre (LCM) 902
– Devaskularisation 63
– Endometriumkarzinom 635
– Feigwarzen 1245
– Fibrinolyse 395
– Gastritis, akute 1146
– gastrointestinale/intestinale s. Gastrointestinalblutungen
– hellrote, Analekzem 1243
– hypertensiver Notfall 1700
– intrakranielle, hypertensiver Notfall 1700
– – QT-Syndrom 276
– intraperitoneale, Endometriumkarzinom 635
– intrazerebrale, CT 65
– – Differentialdiagnose 1294
– – Fabry-Syndrom 1722
– – Hypernatriämie 1733–1734
– – hypertensiver Notfall 1702
– – Leukämie, akute, lymphatische 783
– – Leukämietherapie, akute 740
– – Phäochromozytom 1503
– – Schlaganfall 1800
– nach Katheterarteriographie 51
– körperliche Untersuchung 4–5
– konjunktivale, Endokarditis, bakterielle 327
– Leptospirose, ikterische 986
– Leukämie, akute, lymphatische 783, 783
– – chronisch-myeloische 671
– Leukämietherapie, akute 740
– mediastinale nach Mediastinoskopie 464
– myelodysplastische Syndrome 691
– Nephrolithiasis 1712
– Osteomyelofibrose 680
– peranale 1400
– petechiale s. Petechien
– Polycythaemia vera 682, 684
– postmenopausale, körperliche Untersuchung 5
– – Ovarialkarzinom 629
– postpartale, HVL-Insuffizienz 1447
– posttraumatische, Faktor-XIII-Mangel 793
– Prophylaxe, Endoskopie 167
– pulmonale s. Lungenblutungen
– Sinustachykardie 268
– starke 787
– Szintigraphie 56
– Thrombolyse 410

Blutungen
– thrombozytopenische, Leukämie, chronisch-lymphatische 772
– Tumorerkrankungen 605
– vaginale, Endometriumkarzinom 633
– virale 858–859
– Vitamin-C-Mangel 1423
– Zenker-Divertikel 1126
– zerebrale 787
– – FaktorXIII-Mangel 793
– – geriatrischer Patient 1844
– – HELLP-Syndrom 367, 369
– – Nierenerkrankungen, polyzystische 1718
– – Schlafapnoe, zentrale 570
– Zervixkarzinom 636, 638
Blutungsanämie
– s.a. Anämie
– akute **724–725**
– Differentialdiagnose 701
Blutungsneigung s. hämorrhagische Diathese
Blutungszeit (BZ) **26**, 27
– hämorrhagische Diathese 788
– Thrombasthenie Glanzmann 802
Blutuntersuchungen
– Parasitologie 46
– Tuberkulose 498
Blutverluste
– Anämie, renale 702
– Eisenmangel 708–709
– Immunkoagulopathien 797
– selbstinduzierte 709
Blutviskosität, diabetische Komplikationen 1554
Blutvolumen, Herzfunktion 207
Blutzellen 666
Blutzellersatz, Leukämie, akute, myeloische 739
Blutzellparameter, myelodysplastische Syndrome 691–692
B-Lymphozyten s. B-Zellen
BMI s. Body-Mass-Index
BNP (Brain Natriuretic Peptide), Herzinsuffizienz 212, **215**
Boas-Zeichen, Cholezystitis, akute 1359
Bocksbeutelform, Perikarditis 356
Body-Cavity-Lymphome, HHV-8 874
Body-Mass-Index (BMI) 1415, 1825
– Adipositas 1419
– Malnutrition 1426
– Typ-2-Diabetes 1536
Bodyplethysmographie **458**, 459
Boeck-Syndrom (s.a. Sarkoidose) **504**, 513–514, 515, **1670**, 1671
Boerhaave-Syndrom
– Pleuraerguss 555
– Refluxkrankheit 1135
Bohr-Effekt, arterielle Verschlusskrankheit 387
Bombesin, paraneoplastisches Syndrom 593

Bone Morphogenic Protein Receptor 2 (BMPR2), Hypertonie, pulmonale 530
Bone (Re-)Modelling, Osteoporose 1766
Bone-specific Alkaline Phosphatase, Paget-Syndrom 1781
BOOP (Bronchiolitis Obliterans Organizing Pneumonia) 517, **518**
Borderline-Störungen, Differentialdiagnose 1585
Bordetella
– bronchiseptica 978
– Erkrankungen 977–978
– parapertussis 978
– pertussis, Totimpfstoffe 998
Bornholmer Erkrankung
– Coxsackie A 880
– Coxsackie B 878
Borrelia/Borrelien bzw. Borreliose **983–985**, 986
– afzelii 984
– Antikörpernachweis 43
– Arthritis 1071
– burgdorferi 346, 984, 1071
– diagnostische Methoden 44
– Differentialdiagnose 880
– Enzephalomyelitis 985
– Hirnnervenausfälle 1813
– Lyme-Arthritis 1071
– Meningitis, Differentialdiagnose 1814
– Meningoradikulitis Bannwarth 1792
– Myokarditis 343, 346–347
– Nachweis 985
– PCR 985
– Übertragung, Berufsgruppen mit erhöhtem Risiko 1920
Boten-RNA 32
Botulinumtoxininjektion
– Achalasie 1120
– Schmerzpunkte, muskuläre 152
Botulismus **965**, **1895–1896**
– Azidose, respiratorische 1758
– Differentialdiagnose 1794
– Immunglobuline, heterologe 997
– Meldepflicht 956, 1896
– Tierversuche 41
Bouchard-Arthrose **1105**
– Differentialdiagnose 1057
Bougierung
– Ösophaguskarzinom 1142
– PTCD 170
Bowen-Syndrom, Differentialdiagnose 618, 620, 1243, 1245
Bowman-Kapsel 1617
Boydveneninsuffizienz 416
Boyle-Mariotte-Gesetz **458–459**
BPH (benigne Prostatahyperplasie) **1724–1726**
Brachydaktylie, Pseudohypoparathyreoidismus 1741
Brachytherapie
– Endometriumkarzinom 634
– Prostatakarzinom 650
– Restenose 239

Sachverzeichnis

Bradbury-Egglestone-Syndrom 444
– Amezinium 445
– Clonidin 445
Bradyarrhythmien 258, **283**
– Betablocker, Kontraindikationen 238
– QT-Syndrom 276
Bradykardie 257–258, 260, **279–284**
– Anorexia nervosa 1421
– Belastungs-EKG, Abbruchkriterien 233
– Bewusstlosigkeit, kurze 1802
– Definition 279
– Digitalisglykoside, Kontraindikationen 219
– EKG 279
– Guillain-Barré-Syndrom 1794
– Hämodynamik 260
– Herzinsuffizienz 215
– HVL-Insuffizienz 1448
– Hyperkalzämie 1745
– intensivmedizinische Betreuung 1818
– Koma, hypothyreotes 1463
– Leptospirose, ikterische 986
– perioperative Risikobeurteilung 374
– Puls 260
– Reflexsynkopen 1803
– relative, Salmonellen 1205
– Synkope 440
– – medikamentös induzierte 441
– – vasovagale 440
– Typhus abdominalis 966, 1202
Bradykinin
– Herzinsuffizienz 212
– Karzinoid 1235
– Karzinoidsyndrom 545
Brain Natriuretic Peptide s. BNP
Branded Generics 104
Branhamella catarrhalis, Pneumonie 490
brauner Tumor, Hyperparathyroidismus, Differentialdiagnose 1783
Braunpigmentierung, Oberbauch, Pankreatitis, chronische 1378
Braunwald-Klassifikation, Angina pectoris, instabile 231
BRCA1/2, Ovarialkarzinom, familiäres 629
BRCA1/-2, Mammakarzinom 624
Brechreiz
– s.a. Erbrechen
– Dumping-Syndrom 1174
– fokale noduläre Hyperplasie 1342
– Herzinsuffizienz 213
– Ketoazidose, diabetische 1549
Breitspektrumpenicilline 119
Brennen
– Analekzem 1243
– Angina pectoris 231
– beim Wasserlassen, Gonokokken 956

Brequinar
– Herztransplantation 182
– Immunsuppressiva 182
Breslow-Klassifikation, Melanom, malignes 614
Briden, Enteroklysma 49
Brief Pain Inventory 143
Brillenanpassung, inadäquate, Schwindel 1853
Brill-Zinsser-Krankheit, Fleckfieber 992
Brivudin (BVDU) 127
– HSV-Infektion **127**
– VZV-Infektion 127
Broad Beta Disease, Hyperlipidämie, familiäre, Typ III 1570
Bromocriptin
– Akromegalie 1438
– Prolaktinom 1440, 1515
– TSH-Sekretion 1453
Bronchialarteriographie 463
Bronchialatmen, Lungentuberkulose 501
Bronchialblutungen nach Bronchoskopie 464
bronchiale Hyperreagibilität
– Asthma bronchiale 471, **472**
– Axon-Reflexmechanismen 473
– berufs-/umweltbedingte 1912
– Kortikoide 474
– Provokationstest 459
– Virusbronchitis 471
bronchiale Infektion
– Ätiologie und Pathogenese 470
– Bronchitis, chronische 479
– Diagnose 470
– Epidemiologie 470
– Pink Puffer/Blue Bloater 479
bronchiale Obstruktion
– respiratorische Insuffizienz 1827
– Ursachen 1827
Bronchialepithelhyper-/-metaplasie, Bronchitis, chronische 478
bronchialer Provokationstest 465
– Arbeits- und Umweltmedizin 1908
Bronchialkarzinom 543, **546–551**
– ACTH 549
– adenosquamöses, kombiniertes 547
– Ätiologie 547
– Arbeitsstoffe 548
– Asbestose 510
– Atemwegsobstruktion 603
– beruflich bedingtes 1922
– bildgebende Diagnostik 549
– Bronchoskopie 546, 549
– Calcitonin 549
– CEA 549
– Computertomographie 549
– CT, hochauflösendes 66
– CUP-Syndrom 623
– CYFRA 549
– Diagnostik 548
– – weiterführende 549

Bronchialkarzinom
– Differentialdiagnose 470, 474, 480, 493, 498, 515, 545, 1141
– Epidemiologie 546–547
– Erstdiagnostik 548
– Gallenwegsobstruktion 602
– genetische Disposition 547
– Glomerulonephritis, membranöse 1648
– großzelliges 547
– Hämoptysis 456
– Hirndrucksteigerung 602
– Hyperkalzämie 1744
– Karnofsky-Index 549
– Ki-ras 579
– kleinzelliges 547
– – Chemotherapie 550
– – CUP-Syndrom 622
– – Extensive Disease 549–550
– – 5-Jahres-Überlebenszeiten 551
– – Klassifikation 550
– – Limited Disease 549–550
– – PET 57
– – therapeutische Vorgehen in Abhängigkeit vom Stadium 550
– – Therapie 550
– – Vena-cava-superior-Syndrom 600
– Knochenmetastasen 1782
– Laboruntersuchungen 549
– nichtkleinzelliges, Chemotherapie 550
– – 5-Jahres-Überlebenszeiten 551
– – PET 57
– – Strahlentherapie 550
– – therapeutisches Vorgehen in Abhängigkeit vom Stadium 551
– – Therapie 550
– Nikotinabhängigkeit 1875
– Noxen, berufliche 548
– NSCLC (Non-Small Cell Lung Cancer) 549
– NSE (neuronspezifische Enolase) 549
– Obstruktion, intestinale 602
– Paraneoplasien 548
– Perikarderguss 602
– Perikarditis 355
– Pleuraerguss 555
– – maligner 592
– Pleuramesotheliom 557
– Postaggressionssyndrom 362
– radiologische Diagnostik 66
– Rauchen 547
– mit Retentionspneumonie, Differentialdiagnose 490
– Rundschatten 547
– SCLC (Small Cell Lung Cancer) 549
– Sonographie 549
– Spinalkanalobstruktion 602
– squamöszelliges 547
– Stadienbeurteilung, Mediastinoskopie 464
– Stammzelltransplantation 173
– Strahlenpneumonitis 511

Bronchialkarzinom
– Symptome 548
– Szintigraphie 66
– Therapie, symptomatische (palliative) 551
– Thoraxröntgen 546
– TNM-Klassifikation 549
– TPA (Tissue Polypeptide Antigen) 549
– Tumormarker 549
– Verlauf und Prognose 551
– WHO-Klassifikation 547
Bronchialobstruktion s. Bronchialstenose
Bronchialschleimhaut, Permeabilitätserhöhung, mikrovaskuläre 469
Bronchialstenose **485–486**
– Mediastinaltumoren 560
– Mediastinitis, chronische 562
– Wegener-Granulomatose 1100
Bronchialtoilette, Bronchitis, chronische 478
Bronchialtumoren **542–551**
Bronchiektasen **483–484**
– Auswurf, purulenter 483
– Bronchitis, akute 471
– – chronische 481
– Bronchographie 51
– Differentialdiagnose 480
– Echinokokkose, alveoläre 938
– Expektoration, maulvolle 483
– Foetor ex ore 483
– Formen 484
– Hämoptysis 456
– Halitosis 1112
– Husten 455
– Mukoviszidose 484
– Mykobakteriosen 502
– physikalische Therapie 484
– Pseudomonas-Infektion 975
– sakkiforme 484
– β_2-Sympathomimetika 484
– Theophyllin 484
– Tracheitis, akute 471
– variköse 484
– zylindrische 484
Bronchiolitis
– Ätiologie und Pathogenese 470
– akute, Gase/Dämpfe, chemisch-toxische 511
– arbeits- und umweltmedizinische 1910
– Diagnose 470
– Epidemiologie 470
– Mukoviszidose 484
– Obliterans Organizing Pneumonia (BOOP) **518**, 857
– Parainfluenzaviren 886
– RSV 886
– virale 857
Bronchitis
– Ätiologie und Pathogenese 470
– akute **469–471**
– – Auswurf, purulenter 470
– – Bronchiektasen 471
– – Bronchopneumonie 471
– – Gase/Dämpfe, chemisch-toxische 511

Sachverzeichnis

Bronchitis, akute
– – Sputumuntersuchung 470
– – Therapie 471
– bakterielle, Husten 455
– Bakterien, gramnegative, hämophile 976
– berufs-/umweltbedingte 1910, 1912
– chronische **477–481**, 1910–1912
– – Aderlass 480
– – Ätiologie und Pathogenese 477–478
– – Auskultation/Perkussion 479
– – Beatmung 480
– – Blue Bloater 478
– – COPD 477
– – Definition 477
– – Diagnostik 478–480
– – Differentialdiagnose 470
– – Epidemiologie 477–478
– – Exazerbation 480
– – Infektexazerbation 478
– – Inhalationsnoxen 478
– – Lungenfunktionsprüfung 479
– – Mukolytika 480
– – Nikotinabhängigkeit 1875
– – Nitrosegase 478
– – Obstruktion, chronische 477
– – obstruktive Störungen 450
– – Ozon 478
– – Pink Puffer 478
– – Pseudomonas-Infektion 975
– – Rauchen 477
– – Schwefeloxide 478
– – Sputumbakteriologie 480
– – Symptome 478
– – Therapie 480
– – Thoraxröntgenaufnahme 479
– chronisch-obstruktive 1912
– – Atempumpe, Störungen 449
– – Differentialdiagnose 474, 1602
– – Dyspnoe 454
– – Exspiration, forcierte 457
– – Silikose 1912
– – Silikotuberkulose 1912
– Coronaviren 877
– Diagnose 470
– Epidemiologie 470
– geriatrischer Patient 1846
– Halitosis 1112
– HIV-Infektion 840
– körperliche Untersuchung 5
– Mukoviszidose 484
– Sjögren-Syndrom 1080
– virale 857
– Vitamin-A-Mangel 1423
– Whipple-Syndrom 1194
bronchoalveoläre Lavage (BAL) **464**
– Alveolitis, exogen allergische 509
– Bronchographie 51
– Histiocytosis X 516
– Lungenerkrankungen, interstitielle 506–507

bronchoalveoläre Lavage (BAL)
– Pneumonie 490
– – eosinophile 516
– Sklerodermie 1084
– T-Lymphozyten 1031–1032
– tumorassoziierte Infekte 587
Bronchographie 51–52, 461
Bronchokonstriktion 469
– Acetylcholin 475
– berufs-/umweltbedingte 1910
– Betablocker, Kontraindikationen 238
– DNCG (Dinatriumcromoglycat) 475
– Herzinsuffizienz 213
– PAF (plättchenaktivierender Faktor) 475
– PDE (Phosphodiesterase) 475
– Tuberkulosetherapie, chirurgische 499
bronchopleurale Fistel 552
Bronchopneumogramm, positives, Pneumonie, alveoläre 489
Bronchopneumonie
– s.a. Pneumonie
– Bakterien, gramnegative, hämophile 976
– Bronchiektasen 484
– Bronchitis, akute 471
– – chronische 481
– chronisch-obstruktive, Cor pulmonale 529
– körperliche Untersuchung 489
– Pneumokokken 954
– Röntgenbild 489
– Tracheitis, akute 471
bronchopulmonale Infektionen, Achalasie 1120
Bronchorrhö 469
Bronchoskop
– flexibles 463
– starres 463–464
Bronchoskopie **85–86**, 463–464
– Afterloading 464
– Alveolitis, exogen allergische 507
– Bakteriämierisiko 326
– Ballontechnik 464
– Biopsie 464
– Bronchialkarzinom 546, 549
– Endokarditisprophylaxe 331
– Karzinoidtumoren, Lunge 545
– Komplikationen 464
– Kontraindikationen 463
– Lungenabszess 493
– Lungenerkrankungen, interstitielle 506
– Lungentumoren 543–544
– Ösophaguskarzinom 1141
– Pleuraerguss 555
– Pleuramesotheliom 558
– Pleurapunktat 556
– Punktion 463
– Sputumzytologie 463
– Stents 464
– Tracheal-/Bronchialstenose 485
– Tracheobronchitis 470

Bronchospasmolyse-Test 459
– geriatrischer Patient 1847
Bronchospasmus
– Asthma bronchiale 476
– nach Bronchoskopie 464
– NSAR 158
Bronchusadenom, Hämoptysis 456
Bronze-Baby-Syndrom, Koproporphyrinurie, sekundäre 1592
Bronzediabetes **1593–1597**
Broviac-Katheter, Ernährung, parenterale 1427
Brucella/Brucellose **978**, 979
– abortus Bang 978
– Antikörper 978
– Antikörpernachweis 43
– Arthritis, Differentialdiagnose 1058
– canis 978
– diagnostische Methoden 44
– Differentialdiagnose 925–926, 992
– Lymphozytose 1031
– melitensis 978
– mikrobiologische Diagnostik 978
– Sakroiliitis 1071
– suis 978
– Tetrazykline 978
– Übertragung, Berufsgruppen mit erhöhtem Risiko 1921
Brudzinski-Zeichen, Meningitis, eitrige 1810
Brückennekrosen, Hepatitis, akute 1273
Brückensymptome, Herzverletzungen 365
Brugada-Syndrom, Herzrhythmusstörungen, ventrikuläre 258
Brugia malayi **944–945**
Brummen, Asthma bronchiale 472
Brustentwicklung beim Mann 1508–1509
brusterhaltende Operation, Mammakarzinom 626
Brust-Fremduntersuchung, Vorsorgeuntersuchungen 578
Brustkorbstarre, exspiratorische, Spondylitis, ankylosierende 1063–1064
Brustkrebs s. Mammakarzinom
Brustschmerzen s. Thoraxschmerzen
Brust-Selbstuntersuchung 578
Brustwandableitungen
– EKG 75
– Lokalisation 75
Brustwirbelsäule, Schmerzhaftigkeit und Steifheit, Spondylitis, ankylosierende 1063
Bruton-Agammaglobulinämie **1033–1034**
Bruton-Tyrosinkinase **1033–1034**
BSE (bovine spongiforme Enzephalopathie) 909
BSEP (Bile Salt Export Pump), Cholestase 1271

BSF-2 1014
BSG (Blutkörperchensenkungsgeschwindigkeit) **26**
– Bestimmung nach Westergren 26
B-Symptomatik
– Hodgkin-Lymphome 757, 759
– Magenlymphome 1171
Buchen- und Eichenholzstaub, Krebserkrankungen, beruflich bedingte 1923
Buckley-Syndrom **744–746**
Budd-Chiari-Syndrom **1326**
– Aszites 1268
– Differentialdiagnose 599, 1299
– Echinokokkose 940
– Eiweißverlust, enteraler 1195
– Lebererkrankung, fremdstoffbedingte 1326
– Lebertransplantation 185
– Leberversagen, akutes 1293–1294
– Leberzirrhose 1263, 1296
– Lymphangiektasie, intestinale 1195
– Osteomyelofibrose 680
– Pfortaderhochdruck 1266
– Polycythaemia vera 684
– Sonographie 69
– Thrombembolie 604
Budesonid, Leberzirrhose, primär-biliäre 1305
Büffelnacken
– Cushing-Syndrom 1491
– durch Prednison 1292
Bülau-Katheter 556
Bürstensaummembran-Erkrankung 1186
Bulbusdrucksynkope 1803
Bulimia nervosa **1422**
– Antidepressiva 1422
– Non-Purging-Typ 1422
– Purging-Typ 1422
– Verhaltenstherapie 1422
Bullae, Resektion, Bronchoskopie 464
Bullektomie, Lungenemphysem 482
buntes Bild, Spondylitis, ankylosierende 1065
Bunyaviren **898–900**
– humanpathogene 898
Buprenorphin
– Therapie, sublinguale/transdermale 146
– Tumor(schmerz)therapie 140, 146
Burkitt-Lymphom 764, 868
– EBV-Infektion 868
– Fusionsprotein 580
– Mundhöhle 1116
– myc-Protein 578
– Serologie 869
– virale 858
Burning Feet, Polyneuropathien 1791
Bursa Fabricii 1010

Sachverzeichnis

Bursa-Äquivalent, Knochenmark 1010
Bursitis subacromialis, Weichteilrheumatismus 1108
Burst, oxidativer s. oxidativer Burst
Buschfieber 993
Buserelin, Mammakarzinom 627
Busulfan
– Alveolitis, akute, allergische 512
– Lungenerkrankungen, chronisch-interstitielle 512
Butadien, Krebserkrankungen, beruflich bedingte 1923
Butylscopolamin, Tumortherapie 140
Butyrat 1416
Butyrophenone, Vergiftungen 1885
BVDU s. Brivudin
B-Vorläufer-ALL 781
BWS-Kyphose, Osteoporose 1768
Bypassgefäß
– offenes, Hauptstammstenose 241
– venöses, degeneriertes, Stenose 241
Bypass(operation)
– Angina pectoris, chronisch-stabile 240
– arterielle Verschlusskrankheit 395
– Arthritis, intestinale 1070
– vor einem nichtkardialen Eingriff 375
– Fettleber 1314
– Herz-Lungen-Maschine 240
– Hirnarterienstenose, extrakranielle 400
– hypertensiver Notfall 1700
– ilealer, Kurzdarmsyndrom 1250
– Indikationen 375
– intestinaler, Leberzirrhose 1263
– jejunoilealer, Fettleber 1313
– – Kurzdarmsyndrom 1250
– – Leberverfettung 1261
– kardiopulmonaler, Schock, kardiogener 252–253
– Leberzirrhose 1296
– minimal-invasive 240
– pectoris, chronisch-stabile 241
– Probleme 240
– roboterassistierte 240
– Schmerzen, postoperative 240
– Sternotomie 240
– zerebrale Komplikationen 240
Byssinose 1914
B-Zell-Aktivierung, polyklonale, Kollagenosen 1073
B-Zell-Alloantigene, rheumatisches Fieber 1073
B-Zell-Defekt, Leukämie, chronisch-lymphatische 771

B-Zellen **667**, **1011–1012**
– Immundefekte 1033
– Immunglobuline 1012
– Oberflächenmarker 1011
– Proliferation, EBV-Infektion 870
– – virale 858
– Reifung 1034
– – Knochenmark 1010
– Schilddrüsenerkrankungen 1454
– und T-Zellen, Kooperation 1012
B-Zell-Hyperaktivität, Sjögren-Syndrom 1079
B-Zell-Lymphom 764
– diffuses, großzelliges 764
– EBV-assoziiertes 870
– immunoblastisches 764
– lymphoblastisches 764
– monozytoides 764
– vom Typ Burkitt-like 764
B-Zell-Prolymphozytenleukämie 764
B-Zell-Rearrangement 1019–1020

C

C1-Esterase-Inhibitor-Mangel 1016, **1030**, **1037–1038**
– Abdomen, akutes 1405
– Lupus erythematodes, systemischer 1075
C2-Mangel 1038
C3-Komplement, Lymphknoten 1010
C3-Konvertase 1016
C3-Mangel 1038
C3-Rezeptor (CR1) 1016
C4AQ0-Allele, Leberzirrhose, primär-biliäre 1303
C4-Mangel 1038
– Lupus erythematodes, systemischer 1075
C5a
– Infektionen 820
– Mastozytose 753
C5-Konvertase 1016
C5-Mangel 1038
C6-Mangel 1038
C7-Mangel 1038
C8-Mangel 1038
C282Y
– Hämochromatose 1594
– Porphyria cutanea tarda 1587
CA 15-3, Mammakarzinom 625
CA 19-9
– cholangiozelluläres Karzinom 1349
– Magenkarzinom 1169
– Pankreaskarzinom 1387
– Pankreatitis, chronische 1378
CA 72-4, Magenkarzinom 1169
CA 125
– Endometriumkarzinom 634
– Ovarialkarzinom 630–631
– Pankreaskarzinom 1387
– Zervixkarzinom 637

Cabergolin
– Akromegalie 1438
– Prolaktinom 1440, 1515
CABG (Coronary Artery Bypass Grafting) 240
Cabrera-Kreis, EKG 75
Cadherin-Catenin-Komplex, Kolonkarzinom 1237
Cadmium s. Kadmium
Ca-DTPA, Anämie, refraktäre 729
Cäsarenhals, Diphtherie, maligne 958
Café-au-lait-Kolorit, Anämie, renale 702
CagA (zytotoxinassoziiertes Antigen), Helicobacter-pylori-Infektion 1143, 1156
CAG-Repeats 1520
Calabar-Schwellung 934, 944–945
Calcineurin-Blockade/-Inhibitoren, Immunsuppression **192**
Calcitonin
– Bronchialkarzinom 549
– C-Zell-Karzinom 1525
– erhöhtes, Hypokalzämie 1742
– Hyperkalzämie 1482
– – chronische 1746
– – tumorassoziierte 601
– Hyperparathyroidismus, primärer 1481
– Kalziumhaushalt 1740
– Nieren 1621
– Osteoporose 1774
– paraneoplastische Sekretion 593
– Pentagastrin 1455
– Phosphathaushalt 1747
– Schilddrüsenkarzinom, medulläres 1455
– Spiegel, erhöhter, Szintigraphie 57
Calcitonin Gene related Peptide (CGRP)
– Aszites 1268
– Raynaud-Syndrom 402
Calcitriol, myelodysplastische Syndrome 694
Calcium s. Kalzium
Caliciviren **874–875**
– Epidemiologie 875
– Hepatitis-E-Virus 875
– Norwalk-Gruppe 875
– Pathogenese 875
– Sapporo-Gruppe 875
– Symptome 875
– Verlauf und Prognose 875
California-Enzephalitis 898
Calymmatobacterium granulomatis, Ulzerationen, genitale 829
Campylobacter
– coli 973, 1207
– fetus 973, **974**
– Gensonden 43
– Guillain-Barré-Syndrom 974
– jejuni 973, 1206–1207
– – Arthritis, reaktive 1067
– laridis 973
– Zytotoxine 973

Campylobacter-Enteritis **973**, 974, 1207
– Differentialdiagnose 927
– Enterotoxine 973
– infektiöse 1203
– Leukozyten im Stuhl 1202
– Prophylaxe 974
– Übertragung, Berufsgruppen mit erhöhtem Risiko 1921
Campylobakteriosen **973–974**
c-ANCA 1630
– Glomerulonephritis, rasch progrediente 1643, 1645
– Goodpasture-Syndrom 513
– Kardiomyopathie, inflammatorische 346
– Nierenerkrankungen 1630
– Vaskulitis 1092
– – renale 1666–1667
– Wegener-Granulomatose 512, 1630
Cancer of Unknown Primary Site s. CUP-Syndrom
Candida/Candidiasis bzw. Candidose **916–918**
– Abstriche 917
– albicans 916
– anale, Differentialdiagnose 1243
– Antigennachweis, quantitativer 918
– Antikörper 918
– Artresistenzen 917
– Augenhintergrundspiegelung 917
– Autoimmunhepatitis 1290
– Blutkulturen 917
– Cheilitis 1113
– chronische, Hyper-IgE-Syndrom 745
– diagnostische Methoden 44
– Endokarditis 917
– – infektiöse 331
– Ernährung, parenterale 1427
– Fieber bei neutropenischen Patienten 585
– Fluconazol 918
– Fluconazolresistenz 916–917
– Flucytosin 918
– HIV-Infektion 840, 846, 848
– IgA-Antikörper 918
– IgG-Antikörper 918
– IgM-Antikörper 918
– Indikatorkrankheiten 917
– Infektion, hämatogene 917
– Kathetersepsis 918
– Mikroabszesse 917
– mukokutane 917
– – Immundefekte 1032
– – polyglanduläre Insuffizienz Typ 1 1522
– Ösophagitis 845, 1137
– – HIV-Infektion 845
– Organbiopsien 917
– Osteomyelitis 917
– Pneumonie 490–492, 917
– – Röntgenthorax 917
– Schleimhautbefall 917
– Sepsis 1137
– – Augenhintergrunduntersuchung 917
– Urethritis 1653

Sachverzeichnis

Candida/Candidiasis bzw. Candidose
- Vaginitis 830
- Venenkatheter 918

Cannabisabhängigkeit **1872–1873**
- amotivationales Syndrom 1873
- Spätschäden 1873
- Symptome 1873

Canyon-Blocker 122–123

CAPD-Katheter, Staphylococcus epidermidis 951

Capillary-Leak-Syndrom, Nierenzellkarzinom 642

Caplan-Syndrom **1060**
- Silikose 510

Capsaicin, Neuropathie, diabetische 1557

Captopril
- Dosierung 218
- Herzinsuffizienz 218

Captopril-Szintigraphie 1632
- ^{99m}Tc-MAG$_3$ 1632

Captopril-Test, Hypertonie, renovaskuläre 437, 1698

Capture-Enzyme-Immunoassay (EIA), Virusantigene, Nachweis 45

Caput medusae
- Darmbilharziose 935
- Leberzirrhose, alkoholische 1320
- Pfortaderhochdruck 1266

Carate **983**

Carbamate, Vergiftungen 1889

Carbamazepin
- Alkoholentzugssyndrom 1868
- Alveolitis, akute, allergische 512
- erektile Dysfunktion 1509
- Leberschädigung 1322
- Lungenerkrankungen, chronisch-interstitielle 512
- Lupus erythematodes, medikamentös induzierter 1075
- Neuropathie, diabetische 1557
- Schmerzen, chronische 151
- Trigeminusneuralgie 1790
- Tumortherapie 140
- Vergiftungen 1883

Carbapeneme **120**
- Pneumokokken 954

Carbenoxolon, Hypokaliämie 1736

Carbimazol
- Hyperthyreose 1467
- TSH-Sekretion 1453

Carboanhydrasehemmer, Azidose, metabolische 1760

Carboplatin, Tumortherapie 135

Carboxypeptidase A, Mastozytose 753

Carcinoma in situ (CIS) **581**, 636
- Tumorinvasion 582

Cardiolipin-Antikörper(-Syndrom) **1089**
- Lues 1071

Cardiolipin-Antikörper(-Syndrom)
- Lupus erythematodes, systemischer 1077
- Phlebothrombose 420

Cardiolipin-Komplementbindungsreaktion, Syphilis 983

Cardioverter-Defibrillatoren, magnetische Felder 1924

Caroli-Syndrom **1367**
- Gallengangskarzinom 1366–1367
- Ikterus 1367
- Koliken 1367
- Lebertransplantation 1367
- Leberzysten 1333
- Oberbauchschmerzen 1367

Carotid Artery Disease **397–401**

Carotis-interna-Dissektionen s. Karotisdissektion

Carvedilol
- Dosierung 218
- Herzinsuffizienz 218

Case-Control Study 16

Caspasen, Leberzirrhose 1263

Caspofungin, Pilzinfektionen 915

CAST-Studie 91, 266, 342

Cathepsin G, Mastozytose 753

Cauda-equina-Syndrom
- Blase, autonome 1850
- Spondylitis, ankylosierende 1064, 1066

C-Avitaminose, hämorrhagische Diathesen, vaskuläre 805

CBAVD (congenitale bilaterale Aplasie des Vas deferens) 1520

CC14, Leberschädigung 1324

CCD-Chips (Charge Coupling Device) 85

CCR3, Th2-Zellen 1011

CCR5
- HIV-Infektion 838
- Th1-Zellen 1011

CCS-Klassifikation, koronare Herzkrankheit 231

CD1a, Langerhans-Zell-Histiozytose 751

CD2 1021
- T-Lymphozyten 1010

CD3
- Herztransplantation 182
- T-Lymphozyten 1010

CD4
- Lungenerkrankungen, interstitielle 504
- Rezeptor, HIV-Infektion 838
- T-Lymphozyten 1010

CD4/CD8-Quotient
- Sarkoidose 514
- – akute 513

CD4-Lymphopenie, idiopathische 1031

CD4-positive T-Helfer-Zellen **668**, 1011, 1025
- Sklerodermie 1082

CD8, Lungenerkrankungen, interstitielle 504

CD8-Lymphozytose, Alveolitis, exogen allergische 509

CD8-positive T-Zellen 1010–1011
- Induktion 1025

CD8-Zellen, Alveolitis, exogen allergische 507

CD11a 1021

CD11a/CD18, Granulozyten 741

CD11b/CD18, Granulozyten 741

CD14-Rezeptor, Staphylococcus aureus 949

CD14-Rezeptoren, Sepsis 824

CD16, Hämoglobinurie, paroxysmale nächtliche 697

CD19, B-Zellen 1011

CD20, B-Zellen 1011

CD21, EBV-Infektion 868

CD22 1021
- B-Zellen 1011

CD23, B-Zellen 1011

CD29, Arthritis, rheumatoide 1054

CD34-positive Zellen
- Mastozytose 753
- Stammzelltransplantation 175

CD40L, Hyper-IgM-Syndrom 1035

CD43 1021

CD45 1021

CD45r0$^+$, Arthritis, rheumatoide 1054

CD52-Antigen 138

CD54 1021

CD55 1016
- Hämoglobinurie, paroxysmale nächtliche 697

CD58 1021, 1025
- Hämoglobinurie, paroxysmale nächtliche 697

CD59, Hämoglobinurie, paroxysmale nächtliche 697

CD99, Knochensarkome 609

CD154, Immunsuppression 194

CDC-Klassifikation, HIV-Infektion 839

cDNA 36

cDNA-Bibliothek **37**

CDT (Carbohydrate-Deficient-Transferrin), Alkoholkrankheit 1865

CDT (kohlenhydratdefizietes Transferrin), Fettleber, alkoholische 1317

CDV s. Cidofovir

CEA (karzinoembryonales Antigen) 581
- Bronchialkarzinom 549
- Endometriumkarzinom 634
- Magenkarzinom 1169
- Pankreaskarzinom 1387
- Schilddrüsenkarzinom, medulläres 1476
- Zervixkarzinom 637

CEA-Antikörper, Radioimmunszintigraphie 57

Ceelen-Syndrom **513**
- Hämoptysis 456

Cefaclor **119**

Cefalotin, Nephritis, tubulointerstitielle, akute 1683

Cefamandol **119**

Cefazolin **119**
- Endokarditis, bakterielle 330

Cefmenoxim **119**

Cefotaxim **119**
- Nephritis, tubulointerstitielle, akute 1683

Cefotiam **119**

Ceftazidim **119**

Ceftizoxim **119**

Ceftriaxon **119**
- Endokarditis, bakterielle 330

Cefuroxim(-Axetil) **119**

Celecoxib 1157
- Arthritis, rheumatoide **158**
- Arthrose **158**
- Knochenschmerzen 145
- Schmerzen, chronische 150
- Weichteilschmerzen 145

Cell-Lysis-Syndrom, Hyperphosphatämie 1751

Cellulitis, Fibromyalgie 1108

Central-Core-Disease 1805

Cephalosporine **119**
- orale **119**
- Pneumokokken 954
- Purpura, thrombozytopenische, arzneimittelbedingte 801

CER (Control Event Rate) 95

CFTR-Gen 484
- Defektmutation 484
- Mutationen, Pankreatitis, chronische 1377

CFU (Colony Forming Unit) 666

CGH (komparative genomische Hybridisierung) 35

CGRP s. Calcitonin Gene related PeptidE

Chagas-Krankheit 923, **925–926**
- Achalasie 1118
- BenzImidazol 926
- Herzinsuffizienz 212, 217
- Kardiomyopathie 339
- Myokarditis 346
- Nifurtimox 926
- Obstipation 1180
- Therapie 347

Chaperone, Therapie und Prognose 913

Charakteristika, Tumorzellen, phänotypische 581

Charcot-Trias, Cholangitis 1360

Chediak-(Steinbrinck-)Higashi-Syndrom **746–747**
- Dense Bodies/Riesengranula 746
- Differentialdiagnose 750
- Krampfprophylaxe 747
- Lymphozyten 747
- Stammzelltransplantation 173, 747
- Thrombozytentransfusionen 747

Cheilitis/Cheilosis **1113**
- angularis, granulomatosa bzw. simplex 1113
- Eisenmangelanämie 708
- Malassimilation 1184
- Riboflavinmangel 1423
- Sprue, einheimische 1191

Sachverzeichnis

Cheiroarthropathie, Diabetes mellitus 1536–1537
Chelatbildner
– Anämie, refraktäre 729
– Hämochromatose 732
Chemikalien
– Leukämie, akute, myeloische 735
– – chronisch-myeloische 671
– Vergiftungen **1887–1893**
Chemoembolisation
– Glukagonom 1393
– MEN 1397
– Pankreastumoren, endokrine 1391
Chemokine 1015, **1027–1028**
– Myokarditis, autoreaktive 346
– Wirkungen 1022–1023
Chemokinrezeptoren 1022, **1027–1028**
– HIV-Infektion 838
– Immunsuppressiva 1047
Chemoperfusion 62–63
Chemo-Strahlentherapie s. Radiochemotherapie
Chemotaxine/-taxis
– Arthritis, rheumatoide 1054
– Granulozyten 741
– Lungenerkrankungen, interstitielle 505
Chemotherapie/-therapeutika 133–142, 1046–1047
– adjuvante 136
– Agranulozytose 748
– Alveolitis, akute, allergische 512
– antibakterielle 116–121
– – allergische Nebenwirkungen 117
– Applikationsart 117
– – bakterizide Konzentration, minimale 118
– – biologische Nebenwirkungen 117
– – Dauer 117
– – Dosierung 117
– – Drug-Monitoring 117
– – Durchführung 117
– – Endokarditisprophylaxe 118
– – Erregerresistenz 118
– – Expositionsprophylaxe 118
– – Hemmkonzentration, minimale 118
– – Indikationsstellung 116
– – Kombinationstherapie 117
– – Monotherapie 117
– – Nebenwirkungen 117–118
– – orale 117
– – parenterale 117
– – pharmakokinetische Eigenschaften 117
– – Prophylaxe 118
– – Resistenz, primäre 118
– – – sekundäre 118
– – Selektionsdruck 117
– – Sequentialtherapie 117
– – toxische Nebenwirkungen 117
– – Versagen 118
– antivirale 122–133
– – Probleme 122

Chemotherapie/-therapeutika
– Auswahl 116
– Bronchialkarzinom, kleinzelliges 550
– – nichtkleinzelliges 550
– CUP-Syndrom 623
– Diarrhö 1189
– Durchführung 136–137
– Echinokokkose 939
– Einteilung **134–136**
– Eiweißverlust, enteraler 1195
– Endometriumkarzinom 634
– Erhaltungstherapie 136
– gezielte 116
– Glukagonom 1393
– Goldie-Coldman-Hypothese 136
– Granulozytopenie 584
– Gynäkomastie 1509
– hämolytisch-urämisches Syndrom (HUS) 606
– Harnblasenkarzinom 644
– Harnwegskarzinom 644
– Haut 620
– Hepatoblastom 1349
– hepatozelluläres Karzinom 1348
– Hoden, Funktionsstörungen 1519
– Hypogammaglobulinämie 1030
– Hypopharynxkarzinom 653–654
– Hypophosphatämie 1749
– Hypothese der Dosisintensität 136
– Induktionstherapie 136
– internistische **116–142**
– intraperitoneale, Aszites, maligner 599
– kalkulierte 116
– Kardiotoxizität 137
– Knochensarkome 610–611
– Kolonkarzinom 1240
– Konsolidierungstherapie 136
– Kontrastmittelwirkungen 58
– kurativ orientierte 136
– Langerhans-Zell-Histiozytose 751
– Larynxkarzinom 653–654
– Leukämie, akute, myeloische 735, 738–739
– – chronisch-lymphatische 771
– Lungenerkrankungen, chronisch-interstitielle 512
– Lymphome, extranodale 768
– Magenlymphome 1172
– Malnutrition 1424
– Mastozytose 755
– Melanom, malignes 616
– MEN 1397
– Multi-Drug-Resistance 134
– multimodale 136
– Mundhöhlenkarzinom 653–654
– myelodysplastische Syndrome 694
– Nasopharynxkarzinom 653–654
– Nebenwirkungen 137
– neoadjuvante 136

Chemotherapie/-therapeutika
– Nephrotoxizität 137
– Nichtseminom 646
– Nierenversagen, akutes 1683
– Non-Hodgkin-Lymphom 763
– – extranodales 768
– – nodales 765
– Ototoxizität 137
– Ovarialkarzinom 631
– palliative 136
– Pankreaskarzinom 1388–1389
– Plasmozytom 778
– Plattenepithelkarzinom 620
– Polyneuropathien 142
– präoperative, Knochensarkome 611
– primäre 136
– Prostatakarzinom 650
– Pseudomonas-Infektion 975
– Raynaud-Syndrom, sekundäres 402
– Salvage-Therapie 136
– Schilddrüsenkarzinom 659
– – anaplastisches 658
– Seminom 646
– Speicheldrüsentumoren 656
– Vaginalkarzinom 639
– Wärmeantikörper 724
– Weichteilsarkome 612
– Wirkungsmechanismen 135
– Zervixkarzinom 637
– ZNS-Tumoren 662
– Zweitneoplasie 137
– Zystitis, hämorrhagische 606
Chester-Porphyrie 1591
Cheyne-Stokes-Atmung 570
– Atemfluss 569
– Crescendo-Decrescendo-Muster 570
– Herzinsuffizienz 214
Chiasmasyndrom, Akromegalie 1438
Child-Pugh-Klassifikation
– Lebertransplantation 185
– Leberzirrhose 1297–1299
Chimären/Chimärismus
– Immuntherapie, adoptive 178
– Stammzelltransplantation 172
– Transplantation 172
Chinidin 264
– Hyperbilirubinämie 1270
– Lupus erythematodes, medikamentös induzierter 1075
– Purpura, thrombozytopenische, arzneimittelbedingte 801
– Vergiftungen 1884
– – EKG, Symptome und Therapie 1884
Chinidin-Typ, Immunhämolyse 722
Chinin
– Malaria **932–933**
– Vergiftungen 1884
– – EKG, Symptome und Therapie 1884

Chinolone **121**
– Enteritissalmonellose 965
– Escherichia coli 971
– Gonorrhö 957
– Mykoplasmenpneumonie 988
– Ornithose 990
– Q-Fieber 992
– Shigellen 968
– Typhus abdominalis 966
– Yersiniose 969
chirurgische Eingriffe
– Endokarditisprophylaxe 331
– tumorassoziierte Infekte 591
Chlamydia/Chlamydieninfektion **989–991**, 1520
– Arthritis, reaktive 1067
– Elementarkörperchen 989
– Endokarditis 990
– Myokarditis 343, 347
– pneumoniae 989–990
– – Arteriosklerose 386
– – Myokarditis 346
– – Pneumonie 492
– – Pneumonie 490–492
– – atypische 990
– – Prostatitis 1573
– psittaci **989–990**
– – Pneumonie 492
– – Schwimmbadkonjunktivitis 991
– trachomatis 989, **990–991**
– – Adnexitis 990
– – Arthritis, reaktive 1067
– – diagnostische Methoden 44
– – Elementarkörperchen 991
– – Erythromycin 991
– – Fitz-Hugh-Curtis-Syndrom 990
– – Lymphogranuloma venereum **991**
– – Perinatalinfektionen 990
– – Trachom 991
– – Ulzerationen, genitale 829
– – Urethritis 829
– – Urogenitalinfektionen 990
– – Urethritis 1653
– – Zervixkarzinom 635
– – Zystitis 1654
Chlor, Vergiftungen 1893–1894
Chlorambucil
– Kälteagglutininkrankheit 724
– Tumortherapie 135
Chloramphenicol **120**
– Listeriose 960
– Q-Fieber 992
– Shigellen 968
– Typhus abdominalis 966
Chlorid, Konzentration, Azidose, metabolische 1759
Chloridrückresorption
– Bartter-Syndrom 1735
– Störung 1720
Chlormetacin, Hepatitis, medikamenteninduzierte 1327
Chloroform
– Hepatotoxizität 1924
– Herzversagen, akutes 1924
– Leberschädigung 1323
– Schnüffelsucht 1874

1983

Sachverzeichnis

Chlorome 735
– Leukämie, akute, myeloische 735
– – chronisch-myeloische 671
Chloroquin
– Amöbiasis 1211
– Arthritis, rheumatoide 1058
– Immunsuppressiva 1046
– Lupus erythematodes, systemischer 1074
– Malaria **932–933**
– Nebenwirkungen 1047
– Porphyria cutanea tarda 1589
– Sjögren-Syndrom 1080
– Vergiftungen 1884
– – Antidote 1880
– – EKG, Symptome und Therapie 1884
Chlorpromazin
– Leberschädigung 1322
– Tumortherapie 140
Chlorpropamid, Hypernatriämie 1734
Chlortoluole, Krebserkrankungen, beruflich bedingte 1923
Cholangiodrainage, perkutane, transhepatische s. PTCD
Cholangiokarzinom s. cholangiozelluläres Karzinom
Cholangio-Pankreatikographie, endoskopisch-retrograde s. ERCP
Cholangiosepsis, Cholangitis 1361
Cholangioskopie **85**, 168
– endoskopisch-retrograde s. ERC
cholangiozelluläres Karzinom 1344, **1348–1349**
– Ätiologie und Pathogenese 1348
– CA 19-9 1349
– Cholangitis, primär-sklerosierende 1310
– Cholestase 1349
– Epidemiologie 1348
– ERC 1349
– Ikterus, schmerzloser 1349
– Lebererkrankung, fremdstoffbedingte 1326
– Lebertransplantation 185
– PTCD 1349
– Therapie 1349
Cholangitis **1360–1361**
– Antibiotika 1361
– AP 1360
– Askariasis 942
– bakterielle, Pankreatitis, akute 1370
– – rezidivierende 1310
– Bewusstseinstrübung 1360
– Charcot-Trias 1360
– Choledocholithiasis 1356, 1360
– Cholezystolithiasis 1354
– chronische, cholangiozelluläres Karzinom 1348
– – nichteitrige, destruierende 1302
– Differentialdiagnose 1305
– ERCP 1361
– Fieber 1360

Cholangitis
– Gallengangsobstruktion 1360
– γ-GT 1360
– Hypotonie 1360
– Ikterus 1360
– Leberzelltod 1263
– Leberzirrhose 1263
– Nahrungskarenz 1361
– Oberbauchschmerzen 1360
– Pankreaskarzinom 1389
– Papillotomie 1361
– primär-biliäre, Diagnostik 1307
– primär-sklerosierende **1306–1311**
– – Ätiologie und Pathogenese 1307
– – AMA/ANA 1307
– – Antibiotika 1309
– – Autoantikörper 1307
– – Autoimmunhepatitis 1291
– – cholangiozelluläres Karzinom 1310, 1348
– – Cholestase 1308
– – Colitis ulcerosa 1217–1218
– – Crohn-Krankheit 1223
– – Definition 1307
– – Differentialdiagnose 1275, 1291, 1309, 1328, 1356, 1366, 1599
– – Epidemiologie 1307
– – Gallengangskarzinom 1309–1310, 1366
– – Gallenwege, kleine 1308
– – Gallenwegsstriktur 1362
– – HLA-B8 1307
– – HLA-DR3 1307
– – HLA-DRw52a 1307
– – Komplikationen 1310
– – Laborparameter 1308
– – Leberhistologie 1308
– – Lebertransplantation 185, **186**, 1309–1310
– – Leberzirrhose 1296
– – Maldigestionssyndrom 1189
– – p-ANCA 1307
– – SMA 1307
– – Stadieneinteilung, histologische 1308
– – Stents 1309
– – Symptome 1307
– – Therapie, endoskopische 1309
– – Ursodesoxycholsäure 1309
– – Verlauf und Prognose 1309–1310
– PTC 50
– PTCD 170
– septische 1361
– sklerosierende, Autoimmunerkrankungen 1040
– – idiopathische **1306–1311**
– Ursachen 1360
– Yersiniose 1207
Cholecalciferol, Kalziumhaushalt 1740
Choledocholithiasis **1354–1357**
– cholangiozelluläres Karzinom 1348
– Cholangitis 1360

Choledocholithiasis
– Cholezystektomie, laparoskopische 1356
– Cholezystolithiasis 1353
– Differentialdiagnose 1353, 1362, 1366
– Endosonographie 1355
– ERCP 1355
– Gallenkolik 1354
– Gallenwegsstriktur 1362
– γ-GT 1354
– Ikterus 1354
– Leberzirrhose 1296
– Magnetresonanzangiographie 1355
– Pankreatitis, akute 1370
– – chronische 1382
– Phosphatase, alkalische 1354
– Sonographie 1354
Choledochozele **1367–1368**
Choledochuskarzinom **1365–1367**
Choledochusperforation, Choledocholithiasis 1356
Choledochusstenose, Pankreatitis, chronische 1383
Cholelithiasis **1350–1358**
– Cholangitis 1360
– Differentialdiagnose 1379, 1585
– Ernährung, parenterale 1427
– Fettmalabsorption 1199
– Gallenblasenkarzinom 1363
– Kurzdarmsyndrom 1252, 1255
– Leberzirrhose, primär-biliäre 1306
– Pankreatitis, chronische, alkoholbedingte 1377
– Protoporphyrin 1590
– radiologische Diagnostik 70
– Risikofaktoren 1352
– Somatostatinom 1395
choleraähnliche Erkrankungen 973
Cholera(syndrom/-vibrionen) **972–973, 1207**
– Darminfektionen 1201
– Elektrolytsubstitution 972
– Enterotoxin 972
– Immunisierung 973, 1003
– Lebensmittelhygiene 973
– Meldepflicht 956, 973, 1204
– pankreatische **1395**
– Reiswasserstuhl 972
Cholestase 1256, **1269–1272**
– arzneimittelinduzierte, Differentialdiagnose 1309
– Bile Salt Export Pump (BSEP) 1271
– cholangiozelluläres Karzinom 1349
– Cholangitis, primär-sklerosierende 1308
– Diarrhö 1188
– Differentialdiagnose 1305
– Echinokokkose, alveoläre 938
– Ernährung, parenterale 1427
– Graft-versus-Host-Krankheit 177
– Hepatitis 1260
– Hepatitis A 1278

Cholestase
– Hyper-/Hypolipoproteinämie 1567
– Hypertonie 1256
– intrahepatische 1259, **1323**
– – beruflich bedingte 1924
– – Gifte, industrielle 1323
– – Hyperbilirubinämie 1270
– – Maldigestionssyndrom 1189
– – Medikamente 1323
– – progressive, MDR3-Mutationen 1271
– – rekurrente, benigne 1271
– Kindesalter, Differentialdiagnose 1599
– Kurzdarmsyndrom 1255
– Leberschädigung 1325
– Lebertransplantation 184–185
– Leberzelltod 1263
– Leberzirrhose 1256, 1263
– – primär-biliäre 1305
– Lipoproteine 1575
– Natrium-Taurocholat-Cotransporter 1271
– nichtobstruktive 1271
– OATPs 1271
– obstruktive 1271–1272
– Osteomalazie 1778
– Pankreatitis, chronische 1378
– Pathogenese und Pathophysiologie 1270
– posthepatische, beruflich bedingte 1924
– Protoporphyrie 1590
– Resorption, unvollständige 1175
– Schwangerschaft 1330–1331
Cholesterin 1562
– Bestimmungsmethoden 24
– Hypercholesterinämie, polygene 1567
– koronare Herzkrankheit 1922
– Minimal-Change-Glomerulonephritis 1646
– Normalwerte 224
– Pleurapunktat 556
– Pseudochylothorax 555
– Rücktransport 1563–1564
– Schilddrüsenhormone 1452
Cholesterinkristalle 1351
Cholesterinperikarditis 356
Cholesterinpolypen 1363
Cholesterinspeicherkrankheit **1609**, 1610
– HMG-CoA-Reduktasehemmer 1611
– Lipase A, saure, lysosomale 1611
– Verlauf und Prognose 1611
Cholesterinsteine 1350–1352
– Litholyse 170
Cholestyramin s. Colestyramin
Cholezystektomie 86, 168
– Cholezystitis, akute 1359
– – chronische 1359–1360
– Cholezystolithiasis 1353
– Gallenblasenpolypen 1363
– Gallensäureverlust, gesteigerter 1189

Cholezystektomie
– laparoskopische, Choledocholithiasis 1356
– Pankreatitis, biliäre 1357
– Somatostatinom 1396
Cholezystitis
– Abdomen, akutes 1405
– akalkulöse 1358
– akute **1358–1359**
– – AP 1359
– – Boas-Zeichen 1359
– – Cholezystektomie 1359
– – Cholezystolithiasis 1358
– – Definition 1358
– – Differentialdiagnose 1361, 1712
– – Erregereinwanderung 1358
– – γ-GT 1359
– – Ikterus 1359
– – Oberbauchschmerzen, kolikartige 1358
– – Sonographie 1359
– – Symptome 1358
– chronische **1359–1360**
– – Cholezystektomie 1359–1360
– – Differentialdiagnose 1364
– – Gallenblasenkarzinom 1360
– – Gallenkoliken 1359
– – Mirizzi-Syndrom 1360
– – Rokitansky-Aschoff-Sinus 1359
– Differentialdiagnose 1224, 1328, 1353, 1373, 1585
– Fehldiagnose 244
– Typhus abdominalis 967
– Zwerchfellhochstand 564
Cholezystolithiasis **1350–1354**
– akute 1353
– Cholezystektomie 1353
– Cholezystitis, akute 1358
– Diabetes mellitus 1353
– Diagnostik 1353
– Differentialdiagnose 1712
– ESWL 1353
– Gallenblase, Kontraktionsfähigkeit 1353
– Gallenblasenkarzinom 1364
– Gallenblasenmotilität 1351
– Gallenkolik 1352
– Kontaktlyse, perkutane, transhepatische 1353
– Litholyse, orale 1353
– Nukleation 1351
– Somatostatinanaloga 1397
– symptomatische, Differentialdiagnose 1360
– Symptome 1352
– Ultraschalluntersuchung 1353
cholinerge Agonisten, Synkope 441
Cholinergika, Vergiftungen, Antidote 1880
Cholinesterase (CHE) 23
– Fettleber, alkoholische 1317
– Hepatitis, chronische 1275–1276
– Malnutrition 1426

Chondrokalzinose
– Differentialdiagnose 1578
– Hämochromatose 731–732, 1595
– Hyperkalzämie 1745
– Hypomagnesiämie 1754
– Kalkablagerungen 1052
Chondromalacia patellae, Wilson-Syndrom 1599
Chondrom
– Differentialdiagnose 610
– Lunge 543
Chondrosarkom 608–611
Chondrose, Diagnostik 1107
Chordae-Abriss, Herzverletzungen 365
Chordom 662
Chordopoxviridae 903
Chorea minor
– rheumatisches Fieber 1073
– Streptokokken 952
Choriomeningitis, lymphozytäre (LCM) 901, 1813
– Blutungen 902
– Differentialdiagnose 880
Choriongonadotropin, humanes s. (β-)HCG
Chorioretinitis
– Brucellose 979
– CMV-Infektion 872
– Onchozerkose 945
– Sarkoidose 514
– toxoplasmotica 929
Chrom
– Ernährung, parenterale 1428
– Leberschädigung 1925
– Mangel 1425
– Nekrosen, tubuläre 1926
– täglicher Bedarf 1425
– Überversorgung 1425
– Vergiftung 1890–1892
Chromalbumintest, Dünndarmerkrankungen 1185
Chromate, Asthma bronchiale, berufsbedingtes 1913
[51]Chrom-EDTA-Clearance, Niereninsuffizienz, chronische 1688
Chromoendoskopie, Magenkarzinom 1169
chromosomale Deletionen, Mundhöhlen-/Rachenkarzinom 652
chromosomale Veränderungen, myelodysplastische Syndrome 692
Chromosomen 852
– künstliche, DNA, Klonierung 36
Chromosomenaberrationen
– klinische Bedeutung 581
– Leukämie, akute, lymphatische 780
– – myeloische 735
– numerische 33, 1518
– strukturelle 33
Chromosomenanomalien, Krebserkrankungen 580
Chromosomentranslokationen, Protoonkogene 577

[51]Chrom-Tests
– Eiweißverlust, intestinaler 1196
– Malabsorption 1185
Chronifizierung, Pyelonephritis, akute 1656–1657
Churg-Strauss-Syndrom 504, **517**, 1090–1091
– ANCA-Diagnostik 1100
– Asthma bronchiale 1098
– – allergisches 1100
– Cyclophosphamid 1101
– Differentialdiagnose 474, 1667
– Eosinophilie 1032, 1098
– harnpflichtige Substanzen 1100
– Kleingefäßvaskulitis, ANCA-assoziierte 1097
– Kortikosteroide 1101
– Labor 1100
– Myokarditis 347
– pANCA/MPO-ANCA 1098
– Quarzstaub 1926
– Rhinitis, allergische 1100
– Sinusitis, allergische 1100
– Vaskulitis 1040, 1100
– – renale 1666
Chvostek-Zeichen
– Hyperventilationstetanie 571
– Hypomagnesiämie 1753
– Sprue, einheimische 1191
Chylomikronen 24, 1311
– Abetalipoproteinämie 1187
– Bestimmungsmethoden 24
– Charakterisierung 1562
– Remnants 1312, 1563
– Transportweg, exogener und endogener 1563
Chylothorax 554
– Differentialdiagnose 556
– Therapie 556
– Triglyzeridkonzentration 555
Chylurie, Filariosen 945
Chymase, Mastozytose 753
Chymotrypsin(bestimmung)
– Pankreatitis, chronische 1378, 1380
– im Stuhl, Pankreasinsuffizienz, exokrine 1187
CI (Citation Index), evidenzbasierte Medizin 96
Ciclophilin, Calcineurin-Blockade 192
Ciclosporin A
– Anämie, aplastische 696
– Arthritis, rheumatoide 1056, 1058
– Colitis ulcerosa 1217
– Crohn-Krankheit 1222
– GvH-Krankheit, chronische 176
– Hämoglobinurie, paroxysmale nächtliche 698
– Herztransplantation 182–183
– Hypomagnesiämie 1753
– Immundefekte 1039
– Immunsuppression **192**
– Immunsuppressiva 1047
– Karzinogene 577
– Kolitis, fulminante 1216
– myelodysplastische Syndrome 694

Ciclosporin A
– Nebenwirkungen 1047
– Nephropathie, toxische 1683
– Nierenversagen, akutes 1683
– Stammzelltransplantation 175
Cidofovir (CDV, HPMPC) 124, 127
– Adenoviren 133
– CMV-Infektion 129
– Genitalkondylome 906
– JC-Virus 133
– Larynxpapillome, juvenile 906
– Leukoenzephalopathie, multifokale, progressive 133
– Papova-Viren 133
Cimetidin
– erektile Dysfunktion 1509
– Gynäkomastie 1509
– Nephritis, tubulointerstitielle, akute 1683
– Purpura, thrombozytopenische, arzneimittelbedingte 801
Cimino-Fistel
– Niereninsuffizienz, chronische 1685
– – terminale 164, 1691
CIN (zervikale intraepitheliale Neoplasien) 635
Ciprofloxacin 121
– Nephritis, tubulointerstitielle, akute 1683
Circulus arteriosus Willisii 398
cirrhose cardiaque
– Herzinsuffizienz 215
– Perikarditis, chronisch-konstriktive 359–360
Cisaprid, QT-Syndrom 276
Cisplatin
– Hypokalzämie 1741
– Hypomagnesiämie 1753
– Nephropathie, toxische 1683
– Tumortherapie 135
Citalopram, Neuropathie, diabetische 1557
Citation Index (CI), evidenzbasierte Medizin 96
Citrobacter 970
– Fieber bei neutropenischen Patienten 585
CK (Creatinkinase) 22–23
– Myokardinfarkt 244
c-kit
– GIST-Tumoren 1172
– Mastozytose 753
CK-MB 22–23
– Myokardinfarkt 244
Clamp-Technik, Insulinresistenz 1535
Clarithromycin 120
– Helicobacter-pylori-Eradikation 1161
Claudicatio intermittens
– Aortenisthmusstenose 310
– arterielle Verschlusskrankheit 387
– diabetisches Fußsyndrom 1559
– Durchblutungsstörungen, koronare 385
– Thrombose, arterielle 407

Sachverzeichnis

Claudicatio-Beschwerden
- Aortenbogensyndrom 1104
- Thrombangitis obliterans 404–405

Claudicatio-Distanz, AVK 384
Clavulansäure 119
Clearance
- Arzneitherapie 103
- hepatische, Arzneitherapie 103
- Nieren 1618
- pulmonale, Thoraxdeformitäten 565
- ziliare, Bronchiektasen 483

Clemizolpenicillin 119
Clindamycin 120
- Anaerobier 976

Clips, Ulkusblutung 1163
CLL s. , Leukämie, chronisch-lymphatische
Clock-Completion-Test (CC) nach Watson, Geriatrie 1839
clockwise typical atrial flutter 268
Clodronat, Hyperkalzämie 1482
Clomethiazol, Alkoholentzugssyndrom 1868
Clomipramin, Neuropathie, diabetische 1557
Clonazepam, Tumortherapie 140
Clonidin
- Alkoholentzugssyndrom 1868
- Bradbury-Egglestone-Syndrom 445
- Delirium tremens 1869
- Diarrhö, diabetische 1177
- hypertensive Krise/hypertensiver Notfall 439, 1701–1702
- Hypertonie 439
- – maligne 1703
- Raynaud-Syndrom, sekundäres 402

Clonorchis sinensis 934
- Cholangitis 1360
- Gallengangskarzinom 1366
- Gallenwegsverschluss 1363

Clopidogrel
- arterielle Verschlusskrankheit 394
- koronare Herzkrankheit 238
- PTCA 376
- Thrombozytopathie 803

Clostridien/*Clostridium*
- botulinum **965**
- – Impfungen, passive 997
- – Nahrungsmittelvergiftungen 1208
- – Toxin 1895
- difficile **964–965**
- – Arthritis, reaktive 1067
- – Diarrhö 589
- – – infektiöse 1202
- – Kolitis, pseudomembranöse 1208
- – Leukozyten im Stuhl 1202
- – Pathogenität 1208
- – Fasziitis, nekrotisierende 826
- – Fieber bei neutropenischen Patienten 585
- histolyticum 963

Clostridien/Clostridium
- novyi 963
- perfringens 963
- – Impfungen, passive 997
- – Nahrungsmittelvergiftungen 1208
- septicum 963–964
- tetani 964
- – Impfungen, passive 997
- – Totimpfstoffe 998
- Toxine, Darminfektionen 1201

Clusterkopfschmerz 1785
- Differentialdiagnose 1787, 1790

CML (chronisch myeloische Leukämie) **670–676**
CML-Blastenkrise, Differentialdiagnose 737, 782
CMPE (chronische myeloproliferative Erkrankungen) **670–677**, 678
CMV-—Vakzine 873
CMV-IgG-Antikörper 872
CMV-Infektion 861, **870–873**
- Aktivierung bei Tumorerkrankungen 584
- Antigene, virale 872
- Antikörpernachweis 872
- asymptomatische 871
- Cidofovir 129
- Darminfektionen 1209
- Diagnostik 872
- Differentialdiagnose 873, 889, 892, 1480
- Enteritis **1209**
- – infektiöse 1203
- Enzephalitis 871
- – HIV-Infektion 849
- Epidemiologie 870
- Eulenaugenzellen 872
- Ganciclovir 129
- Gastritis 1149
- – HIV-Infektion 846
- gastrointestinale 871
- Genome, virale 872
- Graft-versus-Host-Krankheit 177
- Hepatitis 871
- – Differentialdiagnose 1277, 1280, 1282, 1285, 1291
- Herztransplantation 183
- HIV-Infektion 840, **845–846**
- HNO-Erkrankungen 871
- IgG-Antikörper 872
- Immundefekte 1032
- Immunisierung, passive 997
- Immunsuppression 871
- Impfungen, passive 997
- intrauterine 872
- Knochenmarktransplantation 834, 872
- Kolitis, Immunsuppression 160
- konnatale **872**
- Kurzdarmsyndrom 1254
- Langerhans-Zell-Histiozytose 751
- Lebertransplantation 188
- Leberversagen, akutes 1293
- Myokarditis 343, 347
- Nierentransplantation 871

CMV-Infektion
- Ösophagitis 846, 1136
- – Therapie 1137
- Pankreatitis, akute 1370
- Pathogenese 870
- Perikarditis 354
- perinatale 872
- Phosphonoameisensäure 129
- Pneumonie 490, 492, 840, 872
- – HIV-Infektion 848
- – interstitielle 871
- – Stammzelltransplantation 177
- primäre, Differentialdiagnose 869
- Prophylaxe 852, 873
- Reaktivierung 873
- Retinitis 871
- – HIV-Infektion 849
- Riesenzellen, epitheliale 470
- Serokonversion 872
- Stammzelltransplantation 177
- Therapie 129–130, 873
- tumorassoziierte Infekte 586
- Übertragbarkeit 856
- Ulkus, peptisches 1158
- Virostatika 873
- Virusnachweis 872

CMV-pp65-Antigen-Nachweis 873
CMV-Toxine, Vakzination 873
c-myc, Non-Hodgkin-Lymphome 762
CO_2-Abgabe, Spiroergometrie 460
CO_2-Atemtest 1185
CO_2-Diffusionskapazität 453
CO_2-Elimination, extrakorporale, ARDS 539
CO_2/HCO_3-System, Säure-Basen-Haushalt 1756
CO_2-Partialdruck
- Alkalose, respiratorische 1758
- Azidose, respiratorische 1757

Coarctatio aortae 412
Cobalamin 712, 1417
- Mangel 1423

Cocain
- Abhängigkeit **1872**
- Dauerkonsum 1872
- Hypertonie, sekundäre 435
- psychotische Zustände 1872
- Vaskulitis 1090

Coccidioides immitis 921
- Gensonden 43

Cochrane Collaboration 96
Cochrane Library 94, 96
Cockcroft-Gault-Formel
- Arzneimittel, Dosierung 105
- Kreatinin-Clearance 1841

Cocketteneninsuffizienz 416
Codein
- Husten 455
- Tumortherapie 140

CO-Diffusionskapazität 460
Codman-Dreieck
- Ewing-Sarkom 609
- Knochensarkome 608–609

Coeruloplasmin
- Leberzirrhose, alkoholische 1320
- Wilson-Syndrom 1598–1599

COHb s. Kohlenmonoxidhämoglobin
Cohort Study 16–18
COL4A5-Gen, Alport-Syndrom 1719
Colchicin
- Diarrhö 1189
- Gicht 1578
- Malabsorption 1197
- Perikarditis 357
- Steatorrhö 1197
- Vitamin-B_{12}-Malabsorption 1197

Cold Turkey, Opiatentzug 1870
Cold-Pressure-Test, Hypotonie, orthostatische, asympathikotone 444
Colestipol, Diarrhö 1189
Colestyramin
- Diarrhö 1189
- – chologene 1197
- Fettmalabsorption 1197
- Hepatitis, akute 1274
- Malabsorption 1197
- Protoporphyrie 1591
- Schwangerschaftscholestase 1331

Colica mucosa 12
Colitis ulcerosa **1214–1218**
- Adenokarzinom 1216, 1218
- Aminosalicylsäure 1217
- Antibiotika 1217
- Arthritis/Arthralgien 1218
- – enteropathische 1070
- Arthritis/Arthropathien 1215
- atypische, Differentialdiagnose 1248
- Autoimmunerkrankungen 1040
- Autoimmunhepatitis 1289, 1291
- Azathioprin 1217
- BSG 1215
- chirurgische Therapie 1217
- Cholangiographie, retrograde 1218
- Cholangitis, primär sklerosierende 1217–1218
- Ciclosporin 1217
- C-reaktives Protein 1215
- Darmwandsonographie 1216
- Differentialdiagnose 927, 968, 1216, 1222, 1240, 1585
- Eisenmangel 709
- Eiweißverlust, enteraler 1195
- Embolien 1218
- Endoskopie 1215–1216
- Episkleritis 1215
- Erythema nodosum 1215
- Gallengangskarzinom 1218
- Glukokortikosteroide 1216–1217
- Harnwegsobstruktion 1661
- Hypergammaglobulinämie 1030
- Hypomagnesiämie 1752
- IgA-Mangel 1196
- ileoanale Pouchanlage 1217

Sachverzeichnis

Colitis ulcerosa
- Inzidenz 1214
- Iridozyklitis 1215
- Klysmen, steroidhaltige 1217
- kolitisassoziiertes Karzinom 1217
- Kolonkarzinome 1218
- Komplikationen 1217–1218
- Labor 1215
- Leberzirrhose, primär-biliäre 1304
- Leukozyten im Stuhl 1202
- Manifestationen, extraintestinale 1215
- Megakolon, toxisches 1217–1218, 1407
- 6-Mercaptopurin 1217
- Methotrexat 1217
- Osteoporose 1218
- Pathologie 1214
- Permeabilitätssteigerung 1180
- Proktokolektomie 1217
- psychische Faktoren 1214
- Psychosomatik 11
- Pyoderma gangraenosum 1215, 1218
- Thrombosen 1218
- Ulzerationen 1216
- Vaskulitis 1090

Collaborative Review Groups (CRGs) 96
Collapsing FSGS 1647
Colon irritabile **1226–1227**
Coltiviren **876**
Columnae anales 1242
Common ALL (c-ALL) 781
Common Cold 466
Common Final Pathways, Diagnosen 10
Complete Stroke 1797
Compliance 13
- Arzneimitteltherapie 97–98, 114–115
- Arzt-Patient-Beziehung 13–14
- geriatrischer Patient 1858
- Hypertonie, sekundäre 439
- Lebensqualität 14
- Lungenemphysem 482
- Lungenerkrankungen, interstitielle 505–506
- – restriktive 450
- Lungenödem 527
- Messung 459–460
- Patienteninformation/-zufriedenheit 115
- Prävention 201
- pulmonale, Abnahme, geriatrischer Patient 1840
- statische 459–460
- Thorax, restriktive Störungen 450
- unzureichende 115
- Verbesserung 115

Compound-Heterozygotie, Porphyrie 1581
computergestützte Literatursuche 94
Computertomographie (CT) **52–53**, 65
- Abdomen, akutes 1408

Computertomographie (CT)
- Abszesssuche 68
- Aortenaneurysma, abdominelles 414
- Appendizitis 1224
- ARDS 538
- Bauchaortenaneurysma, infrarenales 412
- Bronchialkarzinom 549
- Cor pulmonale 531
- Einschränkungen 53
- Hounsfield-Einheiten 52
- Hyperparathyroidismus, primärer 1480
- Hypertonie, pulmonale 531
- Indikationen 53
- Kontrastmittelgabe 52
- Lungenparenchym 461
- Lungentumoren 543–544
- Nierenerkrankungen 1631–1632
- Ösophaguskarzinom 1141
- Pankreaskarzinom 1387
- Perikarditis, chronisch-konstriktive 359
- Pneumothorax 553
- Punktion, gesteuerte 60
- Schilddrüsenkarzinom 1458
- Schlaganfall 1799
- Thrombosen, intraabdominelle 421
- Toxoplasmose, zerebrale 848
- Voraussetzungen 53
- Wertung 53

Condylomata
- acuminata **1245**
- – HIV-Infektion 844
- lata 1245
- – Syphilis 982

Conn-Syndrom **1487**
- Hypertonie, sekundäre 435
- Hypokaliämie 1736

CONSORT-Statement 95
Constrictiva **358–360**
Continuous Positive Airway Pressure s. CPAP
Continuous Positive Pressure Ventilation s. CPPV
Control Event Rate (CER), evidenzbasierte Therapie 95
Cooley's Anemia **715–718**
Coombs-Gell-Klassifikation 1043
Coombs-Test **29**
- Anämie, hämolytische 723
- direkter **29**
- Hämolyse, korpuskuläre 720
- indirekter **29**

COPD s. Lungenerkrankungen, chronisch-obstruktive
copy-DNA **36**
Cor bovinum, Mitralinsuffizienz 292
Cor hypertensivum **343**
Cor pulmonale 519, **528–535**
- Aderlass 534
- antiinflammatorische Therapie 533
- Antikoagulation 533
- Atemwegserkrankungen, untere 469
- Azidose, respiratorische 1758

Cor pulmonale
- Belastungs-EKG, Kontraindikationen 233
- Blasenbilharziose 935–936
- Bronchiektasen 484
- Bronchitis, chronische 479–480
- chronisches 529
- – EKG 80
- Computertomographie 531
- dekompensiertes, Sarkoidose 515
- Digitalisierung 534
- Diuretika 534
- Dyspnoe 454
- EKG-Veränderungen 531–532
- Herzrhythmusstörungen, ventrikuläre 262
- Herztumoren 364
- Hypertonie, pulmonale 529
- Hypoventilation, alveoläre 571
- Kalziumantagonisten 534
- Kavafilter 533
- Lungenbiopsie, offene 533
- Lungenembolie 519–520
- Lungenfunktion 531
- Lungentransplantation 534
- Magnetresonanztomographie 531
- Perfusionsszintigraphie 531
- Pink Puffer/Blue Bloater 479
- Polyglobulie, sekundäre 534
- Pulmonalisangiographie 531
- Rechtsherzkatheteruntersuchung 532
- respiratorische Insuffizienz, chronische 542
- Röntgen-Thorax 531
- Sauerstoff-Langzeittherapie 533
- Sklerodermie 1083–1084
- Therapie 533–535
- Thoraxdeformitäten 565
- Thrombendarteriektomie 534
- Vasodilatanzien 533
- Ventilationsszintigraphie 531
- Verlauf und Prognose 534, 566

Core, Herpesviren 860
Cori-Forbes-Krankheit 1606
Corona phlebectatica paraplantaris 415, 425
- CVI 424
- Phlebothrombose 418
Coronary Artery Bypass Grafting (CABG) 240
Coronaviren **877–878**
Corpus
- cavernosum recti 1241–1242
- spongiosum penis 1242
Corpus-luteum-Zysten, Differentialdiagnose 630
Corrigan-Puls, Aorteninsuffizienz 300
Cortisol
- Addison-Syndrom 1496
- Cushing-Syndrom 1441, 1493
- diabetische Komplikationen 1554

Cortisol
- HVL-Insuffizienz 1448
- Hypophyseninsuffizienz 1513
- Nelson-Syndrom 1493
- Phäochromozytom 1502
- Wirksamkeit 158
Cortisolmangel, Nebennierenrindeninsuffizienz, primäre 161
Cortison
- Gastritis, akute 1147
- Nebennierenrindeninsuffizienz 161
Cortisonausweis 161
Corynebacterium
- bovis/equi 959
- diphtheriae **957–959**
- – Impfungen, passive 997
- – Totimpfstoffe 998
- haemolyticum 959
- pseudotuberculosis 959
- pyogenes 959
- ulcerans 959
Cosmidvektoren, DNA, Klonierung 36
CO-Transfer-Faktor **460**, 460
Co-trimoxazol
- Leberschädigung 1322
- Pneumocystis-carinii-Pneumonie 202, 847
Cotton-Wool-Herde, CMV-Retinitis 871
counterclockwise typical atrial flutter 268
Couplets
- Extrasystolen, ventrikuläre 278
- Langzeit-EKG 262
- Myokardinfarkt 250
Courvoisier-Zeichen, Gallengangskarzinom 1366
CO-Vergiftung, Kardiomyopathie 340
Cowden-Syndrom **1235–1236**
- PTEN 1236
- Vererbung 578
COX (Cyclooxygenase) 157
COX-1 157, 1145, 1157
COX-2 157, 1157
- Gicht 1576
COX-2-Inhibitoren 157, 1157
- ASS/NSAR 1145
- Magentoxizität 1157
- Schmerzen, chronische 150
- selektive 158
- Ulkusbildung 1161
Coxiella burnetii **992**
- Endokarditis 327
- Pneumonie 492
Coxsackie-A-Virusinfektion
- Enanthem, vesikuläres 879
- Herpangina 879
- Konjunktivitis 879
- Perikarditis 354
- Pharyngitis 879
- Rachenabstriche 880
- Virusnachweis 880
Coxsackie-B-Virusinfektion
- Bewegungsapparaterkrankungen 880
- Müdigkeitssyndrom, chronisches, postinfektiöses 879

Sachverzeichnis

Coxsackie-A-Virusinfektion
- Myalgie 879
- Myokarditis 343
- Perikarditis 354

Coxsackie-Virusinfektion
- bronchiale Infektion 470
- Dermatomyositis 1087
- Differentialdiagnose 889
- kardiale Erkrankungen 879–880
- Meningitis, nichteitrige 1813
- Myokarditis 879–880
- Polymyositis 1087

CPAP (Continuous Positive Airway Pressure) 1828
- Schlafapnoe, obstruktive 568
- – zentrale 570

C-Peptid
- Diagnostik 1392
- im Serum 24

CPK-Werte, Legionellose 980

CPPV (Continuous Positive Pressure Ventilation) 1828
- Mitralinsuffizienz, akute 294

CR1 (CD35), Granulozyten 742

CR3 (CD1b/CD18-Integrin), Granulozyten 742

C-reaktives Protein (CRP) 23–24
- Bronchitis/Tracheitis, akute 470
- Colitis ulcerosa 1215
- Kardiomyopathie, inflammatorische 23, 346
- Kolitis, ischämische 1257
- koronare Herzkrankheit 232–233, 238
- Malaria 932
- Meningokokkenmeningitis 955
- Myokardinfarkt 245
- – akuter 249
- Riesenzellarteriitis 1094
- Temporalarteriitis 1094

Creatinkinase s. CK

Crepitatio indux/redux, Pneumokokkenpneumonie 487

Crescendo-Angina 231

Crescendo-Charakter, TIA 1797

Crescendo-Decrescendo-Geräusche
- Cheyne-Stokes-Atmung 570
- Mitralinsuffizienz 291

Crescendo-Geräusch, präsystolisches, Mitralstenose 287

CREST-Syndrom **337**, 504, 1080, 1082
- Autoimmunhepatitis 1291
- Leberzirrhose, primär-biliäre 1304
- Lungenerkrankungen, interstitielle 512
- Ösophagusmotilitätsstörungen 1121

Creutzfeldt-Jakob-Krankheit (CJD) 823, 909, **911–912**
- genetisch bedingte (gCJD) 911
- iatrogen übertragene (iCJD) 911–912
- neue Variante (nvCJD) 909, **912**

Creutzfeldt-Jakob-Krankheit neue Variante (nvCJD)
- – Methionin, Homozygotie 912
- – Plaques, floride 912
- – Prionen, Inaktivierung 913
- – sporadische (spCJD) **911**
- – Therapie und Prognose 913
- – Übertragung 913

CRF-Sekretion, paraneoplastische, Cushing-Syndrom 1490

CRG-2, Wirkungen 1022

CRGs (Collaborative Review Groups) 96

CRH-Sekretion
- Cushing-Syndrom 1493
- ektope, Cushing-Syndrom 1443

CRH-Stimulationstest
- Cushing-Syndrom 1443, 1492
- HVL-Insuffizienz 1448

Crigler-Najjar-Syndrom
- Befunde 1271
- Hyperbilirubinämie 1270
- Serumbilirubin 1271
- Typ I, Lebertransplantation 185

Crimean-Congo HF 898

Cristobalit, Krebserkrankungen, beruflich bedingte 1923

Crohn-Krankheit **1218–1223**
- Aminosalicylsäure 1222
- Aphthen 1114
- Arthralgien 1223
- Arthritis, enteropathische 1070
- Autoimmunerkrankungen 1040
- Azathioprin 1222
- chirurgische Therapie 1222
- Cholangitis, primär sklerosierende 1223
- Cyclosporin 1222
- Darmwandsonographie 1219, 1221
- Diarrhö 1188
- Differentialdiagnose 927, 1149, 1216, 1222, 1225, 1229, 1240, 1245–1246, 1248, 1258, 1585
- Eisenmangel 709
- Eiweißverlust, enteraler 1195
- Endoskopie/Endosonographie 1219
- Fisteln, enteroenterale 1220
- Gastritis 1149
- Glukokortikosteroide 1222
- Harnwegsobstruktion 1661
- Hypergammaglobulinämie 1030
- Hypoalbuminämie 1223
- Hypomagnesiämie 1752–1753
- IgA-Mangel 1196
- Infliximab 1222
- Kurzdarmsyndrom 1250
- Labor 1220
- Lebergranulome 1260
- Manifestationen, extraintestinale 1219
- 6-Mercaptopurin 1222

Crohn-Krankheit
- Methotrexat 1222
- MRT 1221
- Nierensteine 1189, 1223
- Osteomalazie 1777
- Osteoporose 1223, 1768
- Oxalatsteine 1711
- Pankreatitis, akute 1370
- Permeabilitätssteigerung 1180
- Pyoderma gangraenosum 1219
- radiologische Diagnostik 69
- Röntgenuntersuchung nach Sellink 1220–1221
- Schneckenspurulzerationen 1220
- Ulkus, peptisches 1158
- Ulzerationen 1219
- Untersuchung, körperliche 1219
- Vaskulitis 1090
- Zinkmangel 1223

Cromoglicinsäure, Mastozytose 755

Crossektomie
- Varikose 417
- venöse Insuffizienz, chronische 425

CRP s. C-reaktives Protein

Crush-Niere, Sturzfolgen 1852

Cryptococcus neoformans 848, **918**
- diagnostische Methoden 44
- Haarzellenleukämie 774

Cryptosporidium parvum 923
- Therapie 1212

CSF (Colony Stimulating Factor) 666

C-Streptokokken 953

CT s. Computertomographie

CT-Angiographie 52

CT-Herz, koronare Herzkrankheit 235

CTLA4/4Ig, Immunsuppression 194

CTLA8 1015

CT-Myelographie 52

13-C-Triolein-Test, Pankreatitis, chronische 1380

Cullen-Zeichen, Pankreatitis, akute 1372

Cumarinderivate/Cumarine
- Fettleber 1313
- Hautnekrosen 423
- koronare Herzkrankheit 238
- Vergiftungen 1883
- – Antidote 1881

CUP-Syndrom **621–623**
- Lymphknotenmetastasen, zervikale 622
- Metastasen 621–623

Curare, Atempumpe, Störungen 449

Curling-Ulkus, Gastritis, akute 1146

Curschmann-Steinert-Myopathie 1805

Cushing-Syndrom 1441–1444, 1486, **1489–1494**
- ACTH-produzierendes Hypophysenadenom 1442

Cushing-Syndrom
- ACTH-Sekretion/-Produktion 1441, 1490, 1492
- – ektope 1490
- – paraneoplastische 1443
- Adipositas 1419
- – alimentäre 1493
- – stammbetonte 1442
- adrenales, Differentialdiagnose 1443, 1493
- Adrenolytika 1493
- Akne 1491
- Alkalose, metabolische 1761
- alkoholinduziertes, Differentialdiagnose 1443, 1493
- Atherosklerose 1442
- Autoimmunhämolyse 724
- Basisdiagnostik, klinisch-chemische 1491
- Bildgebung 1492–1493
- Cortisol 1441, 1492
- CRF-Sekretion 1490
- CRH-Sekretion 1493
- CRH-Stimulationstest 1443, 1492
- Definition 1441, 1490
- Dexamethasonhemmtest 1492
- Diabetes mellitus 1536
- Diagnostik 1491–1493
- Differentialdiagnose 1443, 1493
- ektopes 1490
- – Bronchialkarzinom 548
- – Differentialdiagnose 1443, 1493
- Epidemiologie 1441, 1490
- Facies lunata 1442
- Funktionsdiagnostik, endokrinologische 1491
- Glukokortikoide 1441, 1444
- hämorrhagische Diathesen, vaskuläre 805
- Häufigkeitsverteilung 1435
- Haut, papierdünne 1491
- Hirsutismus 1442, 1491, 1499
- Hormonanalytik, Differentialdiagnose 1492
- Hyper-/Hypolipoproteinämie 1567
- Hypercortisolismus 1441
- Hypertonie, sekundäre 435
- Hypokaliämie 1736
- Hypophosphatämie 1749
- Hypophysenadenom, Resektion, transsphenoidale 1444
- hypothalamisch-hypophysäres, zentrales 1490
- iatrogenes, Addison-Syndrom 1497
- Riesenzell-/Temporalarteriitis 1095
- Karzinoidtumoren 544
- Komplikationen 1444, 1493–1494
- Kortikosteroide 1046
- Leberverfettung 1261
- Makroadenom 1442
- Mikroadenom 1442
- Mineralokortikoide 1493
- Mittelmeerfieber, familiäres 1089

Sachverzeichnis

Cushing-Syndrom
- Myokardinfarkt 1493
- Nelson-Syndrom 1494
- Osteoporose 1442, 1493, 1768
- paraneoplastisches 593, 1443
- Plasma-ACTH-Messung 1443, 1492
- Schlaganfall 1493
- Sepsis 1494
- Serum-Cortisol 1491
- Sinus petrosus inferior, Katheterisierung 1443
- Stammfettsucht 1442, 1491
- Sterblichkeitsrate 1444
- Striae rubrae 1442, 1491
- Symptome 1442–1443, 1491
- 24h-Urin-Cortisol 1443
- Ursachen 1443
- Vollmondgesicht 1491
- Wermer-Syndrom 1397
- zentrales 1441–1444, 1491

Cushing-Ulkus, Gastritis, akute 1146
CVID (Common Variable Immunodeficiency) **1035–1036**
Cyanide, Vergiftungen, Antidote 1880–1881
Cyanidkampfstoffe 1897
Cyclooxygenase s. COX
Cyclooxygenase-/Prostaglandin-Synthese, Inhibition, NSAR 1157
Cyclophosphamid **159–160**, 176
- Alveolitis, akute, allergische 512
- Arthritis, rheumatoide 1056, 1058
- Autoimmunerkrankungen 159
- Churg-Strauss-Syndrom 1101
- Dermatomyositis 1088
- Goodpasture-Syndrom 513
- Immundefekte 1039
- Immunsuppressiva 1046
- Karzinogene 577
- Lungenerkrankungen, chronisch-interstitielle 506, 512
- Lungenfibrose 518
- Lupus erythematodes, systemischer 1074, 1078
- Nebenwirkungen 1047
- Polyarteriitis nodosa 1097
- Polymyositis 1088
- Pulstherapie 159
- Sklerodermie 1084–1085
- teratogene Potenz 159
- Tumortherapie 135
- Vaskulitis 159
- - renale 1667
- Wegener-Granulomatose 512
- Zystitis, hämorrhagische 140, 606

Cyclospora, Therapie 1212
CYFRA (monoklonale Antikörper gegenüber Cytokeratin 19), Bronchialkarzinom 549
CYP2C9 11, **106**, 107
CYP2C19 **106**, 107, 110
CYP2D6 **106**, 107

CYP3A4-Inhibitor, Grapefruitsaft 110
Cyproheptadin, TSH-Sekretion 1453
Cyproteronacetat, Hirsutismus 1500
Cystic-Fibrosis-Transmembrane Conductance Regulator Gen s. CFTR-Gen
Cytarabin s. Cytosin-Arabinosid
CytochromP450-Enzyme (CYP) 132
- Arzneimitteltherapie **106**, 107, **110**
- Hepatitis 1259
- Leberschädigung 1323

Cytosin-Arabinosid
- Leukämie, akute, myeloische 738
- - chronisch-myeloische 675
- myelodysplastische Syndrome 694
- Tumortherapie 134

Cyturtest, Harndiagnostik 1628
C-Zell-Karzinom 656, 1473–1475, **1476**
- Calcitonin 1525
- MEN 1525

D

D4T s. Stavudin
Dacarbazin, Karzinoid 1235
Daclizumab, Immunsuppression **193**
Da Costa-Syndrom, Differentialdiagnose 232, 237
Dacryosialadenopathia atrophicans **1078–1081**
Dactinomycin, Tumortherapie 135
DAEC (diffus adhärierende Escherichia coli) 972
Dämpfe, bronchiale Infektion 470
DAF (Decay Accelerating Factor) 1016
Dakryozyten, Osteomyelofibrose 677, **678**
Daktylitis, Psoriasis-Arthritis 1069
Dalfopristin **121**
Danazol, myelodysplastische Syndrome 694
Dane-Partikel, Hepatitis-B-Virus 895, 1278
Danon-Krankheit 1606
Dantrolen, Hepatitis, medikamenteninduzierte 1327
Darm
- bildgebende Verfahren 68
- irritabler **1226–1227**
- - Obstipation 1180
- Parathormon 1740
- Vitamin D 1740
- Zestoden 936–937

Darmamöbiasis 927
Darmatonie
- Ernährung, enterale, Kontraindikationen 1826
- Hypokaliämie 1736

Darmbilharziose 934–935
- Hypertonie, portale 936
- Koloskopie/Zystoskopie 936
- Leberfibrose 936

Darmblutungen, Shigellen 968
Darmdekontamination, selektive
- Dünndarm 1179
- Leukämie, akute, myeloische 739
- Pankreatitis, akute 1374
- Tumorerkrankungen 588

Darmerkrankungen/-infektionen 1201
- Adenoviren 1209
- Antidiarrhoika 1203
- bakterielle, Antibiotika 1203
- - Differentialdiagnose 1258
- - Stuhlkultur 1202
- bakteriell-toxische **1208**
- chronisch-entzündliche **1214–1223**
- - Differentialdiagnose 753, 1239, 1247, 1421
- - Enteroklysma 49
- - Fettleber 1313–1314
- - Hypergammaglobulinämie 1030
- - Hypomagnesiämie 1752
- - Leberabszess, pyogener 1336
- - Osteoporose 1768
- Clostridientoxine 1201
- CMV-Infektion 1209
- Diarrhö, sekretorische 1201
- Differentialdiagnose 1203, 1240
- Enterotoxin 1201
- Enterotoxizität 1201
- Erregerspektrum 1201
- funktionelle, Differentialdiagnose 1360
- Gonokokken 956
- Hypomagnesiämie 1753
- IgA-Mangel 1196
- ischämische 1257–1258
- Keime 1201
- Laboruntersuchungen 1203
- Loperamid 1203
- Mykosen 1209
- Neurotoxine 1201
- Nierensteine 1189
- Norwalk-Viren 1209
- parasitäre 1204
- - Differentialdiagnose 1258
- - Stuhlkultur 1202
- Protozoen **1209–1211**
- Rehydratationslösungen, orale 1203
- Rotaviren 1209
- Staphylokokkentoxin 1201
- Stuhluntersuchungen 1203
- virale **1209**
- Würmer **1211–1214**
- Zytokine 1201

Darmfistel, Hypokaliämie 1736
Darmgasbrand 963
Darmgeräusche, Malassimilation 1184
Darminhalt, Aspiration, koloskopische 1408

Darminvagination, Gastrointestinalblutungen 1404
Darmischämie 1257–1258
- akute, Diagnostik 1257
- Phäochromozytom 1503

Darmlymphome 1233
Darmmilzbrand 963
Darmmotilität(sstörungen)
- Diarrhö/Obstipation 1175
- Nervensystem, enterales 1177

Darmnekrosen, Kolitis, ischämische 1258
Darmnematoden 940
Darmoperationen, endoskopische 168
Darmperforation
- Amöbiasis 1211
- Differentialdiagnose 1225
- Shigellose 968, 1206

Darmresektion, Diarrhö 1188
Darmresorption
- Enterotoxine 1178
- Nervensystem, enterales 1177

Darmschlingen, Malabsorptionssyndrom 1186
Darmsekretion
- Enterotoxine, bakterielle 1178
- pathophysiologische 1176–1177

Darmtrichinen 943
Darmtuberkulose **1208–1209**
- atypische, AIDS 1209
- Differentialdiagnose 1225
- Mycobacterium bovis/tuberculosis 1208

Darmulzera, floride, Fibrinolyse, Kontraindikationen 411
Darmverletzungen, Ernährung, enterale, Kontraindikationen 1826
Darmwandsonographie
- Colitis ulcerosa 1216
- Crohn-Krankheit 1219, 1221

Dauerausscheider
- Salmonellen 965
- Shigellen 968

Dauerschmerzen
- Aneurysma 413
- tumorbedingte, Therapie 144

Daumenballenatrophie, Arthritis, rheumatoide 1055
Daunorubicin
- Leukämie, akute, myeloische 738
- Tumortherapie 135

Dawn-Phänomen, Insulinempfindlichkeit/-therapie 162, 1543
DC-CK-1, Wirkungen 1023
DC-Schock, Kammerflimmern 278
DDAVP (Desmopressin)
- Bernard-Soulier-Syndrom 803
- Diabetes insipidus 1446
- Hämophilie A 790
- Thrombasthenie Glanzmann 803
- von-Willebrand-Syndrom 792

DDC s. Zalcitabin

D

Sachverzeichnis

DDD-System, Schrittmacher-
 therapie 284
DDI s. Didanosin
D-Dimer-Spiegel, Phlebothrom-
 bose 421
Deafferenzierungsschmerz, Dif-
 ferentialdiagnose 1790
Debré-de-Toni-Fanconi-Syn-
 drom, idiopathisches 1720,
 1721–1722
Decitabine, myelodysplastische
 Syndrome 694
Decrescendo-Diastolikum,
 Aorteninsuffizienz 301
Deep Vein Thrombosis s. Phle-
 bothrombose
Defäkationsbeschwerden, Zer-
 vixkarzinom 636
Defäkationssynkope **441**
Deferoxamin
– Anämie, refraktäre 729
– Hämochromatose 732
– myelodysplastische Syndrome
 694
– Thalassaemia major 729
Defibrillation
– Belastungs-EKG 234
– Tachykardie, anhaltende
 264
Defibrillator, automatischer,
 Myokardinfarkt, transmuraler
 251
Degranulation, Granulozyten
 742
Dehydratation
– Bartter-Syndrom 1720
– Cholera 972
– Diabetes insipidus 1721
– Enteritis, infektiöse 1203
– Harnosmolalität 1628
– Harnsäuresteine 1712
– Kontrastmittelwirkungen 58
– Metformin, Kontraindikatio-
 nen 1547
– Phlebographie, Kontraindika-
 tionen 51
– Plasmozytom 58
Dekompensation
– arterielle Verschlusskrankheit
 387
– Herzinsuffizienz 212
– Herzrhythmusstörungen
 260
– respiratorische Insuffizienz
 535
– Thrombangitis obliterans
 405
Dekompression, mikrovas-
 kuläre, Trigeminusneuralgie
 1790
Dekortikation, Pleuraempyem
 557
Dekubitalulzera 1857–1858
– Hautnekrose, ischämische
 1857
– Hirnarterienstenose, extra-
 kranielle 401
– juristische Aspekte 1858
– Norton-Skala 1857
Delavirdin, HIV-Infektion 842
Deletionen, myelodysplastische
 Syndrome 692

Delirium
– Alkalose, metabolische 1761
– fieberhaftes, Differential-
 diagnose 1811
– tremens, Alkoholentzugssyn-
 drom 1867–1868
– – Alkoholhepatitis 1319
– – Benzodiazepine 1869
– – Clonidin 1869
– – Differentialdiagnose 1811
– – Neuroleptika 1869
Dellwarzen **903–904**
– HIV-Infektion 844
Deltaretroviren 908
Delta-Trinker 1864
Deltawellen, WPW-Syndrom
 273
Dematium-Arten 920
DeMeester-Score, Refluxkrank-
 heit 1133
Demenz **1854–1856**
– s.a. Verwirrtheit
– Acetylcholinesterasehemmer
 1856
– vom Alzheimer-Typ 1855
– Antidementiva 1856
– Binswanger-Syndrom
 1854–1855
– Donepezil 1856
– Enzephalopathie 1855
– Galantamin 1856
– geriatrischer Patient
 1854–1856
– Hypertonie 440
– Melperon 1856
– Niemann-Pick-Krankheit
 1610
– Pellagra 1423
– primär-degenerative 1854
– psychiatrischer Status 1855
– Risperidon/Rivastigmin 1856
– sekundäre 1854
– SSRI 1856
– Testbatterien 1855
– vaskuläre 1854, **1855**
– Verhaltensauffälligkeiten
 1856
Demeton-S-Methyl-Sulfoxid,
 Vergiftungen 1889
Demons-Meigs-Syndrom, Ova-
 rialkarzinom 630
Demonstrationsbedürfnis,
 Krankenuntersuchung, mehr-
 dimensionale 11
De-Musset-Zeichen, Aorten-
 insuffizienz 301
Demyelinisierung, Polyneuro-
 pathien 1791
dendritische Zellen, unreife
 1022
Dengue-Fieber **897**
– Flaviviren/Vektoren 896
– Inkubationszeit 898
Denkstörungen, körperliche
 Untersuchung 5
De-novo-Angina 231
Dense Bodies, Chediak-Higashi-
 Syndrom 746
Dentalfluorose, Fluorüberdosie-
 rung 1425
dentogene Abszesse, Differen-
 tialdiagnose 467

15-Deoxyspergualin (DSG),
 Immunsuppressiva 1047
Dependoviren **893**
Depigmentierungen, CVI 425
Depolarisation
– diastolische, Erregungsbil-
 dungsstörungen 259
– Hyperkaliämie 1738
Depot-Arzneiformen 103
Depressionen
– Anorexia nervosa 1421
– Benzodiazepinentzug 1871
– Biotinmangel 1423
– Creutzfeldt-Jakob-Krankheit,
 sporadische 911
– Differentialdiagnose 1585
– endogene, TSH-Werte, basale,
 falsch erniedrigte 1453
– Herzinsuffizienz 213
– Hyperkalzämie 1745
– Hypokalzämie 1742–1743
– Hypomagnesiämie 1754
– Hypothyreose 1461, 1846
– koronares Syndrom, akutes
 251
– larvierte 12
– Malassimilation 1184
– Myokardinfarkt 251
– Nikotinentzug 1875
– nvCJD 912
– Palliativmedizin 156
– Psychotherapie, stationäre
 197
– Pyridoxinmangel 1423
– Schlafapnoe, obstruktive 568
– Schwindel 1853
Dermatitis
– akropapulöse, Hepatitis,
 chronische 1275
– Biotinmangel 1423
– exfoliative/feuchte, GvH-
 Krankheit 177
– Hepatitis B 1279
– herpetiformis Duhring,
 Autoimmunerkrankungen
 1040
– – Diarrhö 1188
– – Differentialdiagnose 1192
– – Dünndarmbiopsie 1186
– – HLA-Typisierung 1041
– nekrotisierende, Glukagonom
 1393
– papulöse, HIV-Infektion 844
– Pellagra 1423
– Riboflavinmangel 1423
– seborrhoische, Pyridoxin-
 mangel 1423
– Zinkmangel 1425
Dermatomykosen, Hypo-
 glykämie 1553
Dermatomyositis 405, 504,
 1086–1089, **1807–1809**
– s.a. Myositis
– Anti-Synthetase-Antikörper
 1087
– Aspirationspneumonie 1809
– Autoimmunerkrankungen
 1040, 1808
– Azathioprin/Cyclophospha-
 mid 1088
– Coxsackie-Viren 1087
– EMG 1088, 1808

Dermatomyositis
– Erythem, heliotropfarbenes
 1808
– Glukokortikoide 1808–1809
– Gottron-Zeichen 1087
– HLA-B8/-DR3 1087
– Immunsuppressiva 1809
– Jo-1-Syndrom 1088
– Kalkablagerungen 1052
– Kardiomyopathie 339
– Krankengymnastik 1809
– Kreatinkinase 1808
– Leberzirrhose, primär-biliäre
 1304
– Lilakrankheit 1808
– Lungenerkrankungen, inter-
 stitielle 512
– Membranangriffskomplex
 1087
– Methotrexat 1088
– Muskelbiopsie 1808
– Muskel-MRT 1088
– Myopathien 1804
– Myositis-spezifische Auto-
 antikörper (MSA) 1087
– Perikarditis 354
– Raynaud-Syndrom, sekundä-
 res 402
– Ribonukleoproteine 1087
– Serumelektrophorese 1088
– Serumenzyme 1088, 1808
– Sonderformen 1086–1087
– tumorassoziierte 596
Dermatophyten 914
Dermatose, anale 1243
Dermatosklerose, CVI 424
Dermoid, Leberzysten 1333
dermolytisches Stadium, Sta-
 phylococcal Scalded Skin Syn-
 drome (SSSS) 949
Desensibilisierung, allergische
 Erkrankungen 1046
Designerdrogen, Leberversagen,
 akutes 1293
Desinfektion, Nosokomialinfek-
 tionen 832
deskriptive Studien 16, 1800
Desmopressin s. DDAVP
Desorientiertheit, Alkohol-
 zugssyndrom 1867
Desoxyadenosin, Strukturformel
 128
2-Desoxy-D-glukose, Struktur-
 formel 128
Desoxyguanosin, Strukturfor-
 mel 128
2'-Desoxy-5-Iodurdin
 s. Idoxuridin
2'-Desoxy-5-trifluormethyluri-
 din, Strukturformel 128
Desquamation
– Graft-versus-Host-Krankheit
 177
– TSS 949
Detritussynovitis 1105
Detrusorhyperaktivität, Inkontinenz 1849–1851
Deutsche Zöliakie-Gesellschaft
 (DZG) 1192
Devaskularisation 62–63
Dexamethason
– antiemetische Therapie 139

Dexamethason
– Kontrastmittel 59
– Myokarditis, fetale 159
– Tumortherapie 140
– Wirksamkeit 158
Dexamethason-Suppressionstest
– Cushing-Syndrom 1492
– Hypertonie 437
Dextrane 1416
– Thrombozytopathie 803
DHEA-S
– HVL-Insuffizienz 1448
– Hyperandrogenämie 1498
DHS-System, Pilze 914
Diabetes insipidus 1446
– ACTH-Mangel 1445
– ADH-Substitution 1446
– DDAVP 1446
– Differentialdiagnose 1446
– Durst(versuch) 1445
– Enzephalopathie, hypertone 1446
– Hand-Schüller-Christian-Syndrom 516
– Hypernatriämie 1446
– hypersalaemicus 1446
– Kernspintomographie 1445
– Komplikationen 1446
– Krampfanfälle 1446
– Langerhans-Zell-Histiozytose 752
– Nebennierenrindeninsuffizienz 1445
– neurogener **1444–1446**
– Polydipsie 1445
– Polyurie 1445
– psychogener 1445
– renalis (nephrogener) 1445, **1446**, 1720
– – angeborener **1721**
– – Differentialdiagnose 1446
– – Hypernatriämie 1733
– – Hyperparathyroidismus, primärer 1478
– – Sjögren-Syndrom 1080
– Sarkoidose 514
– Serum-Osmolarität 1445
– Therapie 1446
– Urin-Osmolarität 1445
– vasopressinresistenter 1721
– Vasopressintest 1445
– zentraler **1444–1446**
– – Hypernatriämie 1733
Diabetes mellitus 10, **1531–1561**
– AGE (Advanced Glycosylation End-Products) 1539
– Akromegalie 1437
– aktuelle Beschwerden 1536
– Alkoholkrankheit 1866
– Anamnese 1537–1538
– antihypertensive Differentialtherapie 1560
– arterielle Verschlusskrankheit 386, 388, 394, 1558
– Arteriosklerose, obliterierende 386
– Atherosklerose 221, 225
– Autoimmunhepatitis 1291
– Azidose, metabolische 1760
– bakterielle Überwucherung 1190

Diabetes mellitus
– Blutglukose 1538
– – postprandiale 1542
– Cheilitis 1113
– Cheiroarthropathie 1537
– Cholezystolithiasis 1353
– Cushing-Syndrom 1491
– Definition 1531
– Diagnose 1541–1542
– Diarrhö 1188
– Differentialdiagnose 1421, 1446, 1796
– Dyslipidämien 1553
– Eigenanamnese 1536
– Eisenüberdosierung 1425
– Endokarditis, bakterielle 326
– Endothelin 209
– Ernährung, parenterale 1428
– Ernährungsempfehlungen 1545
– Familienanamnese 1537
– Fettleber 1313–1314
– Fruktosamine 1540
– Fußsyndrom s. diabetisches Fußsyndrom
– geriatrischer Patient 1845–1846
– – Komplikationen 1845
– Gesamtcholesterin 1542
– Glomerulonephritis 1641
– Glukosemessung, Teststreifenmethoden 1538
– Glukosetoleranz, gestörte 1532, 1541
– Glukosetoleranztest, oraler (OGTT) 1540–1541, 1561
– – Schwangerschaft 1541
– Glukosurie 1539
– 24h-Plasmaglukose 1541
– Hämochromatose 731–732, 1595–1597
– Hämoglobine, glykierte 1539
– HbA_{1c} 1539, 1542
– HDL-Cholesterin 1561
– Hyper-/Hypolipoproteinämie 1567
– Hyperglykämie 1531–1532, 1548, 1553
– – geriatrischer Patient 1845
– – Schwangerschaft 1560
– Hypertonie 1537
– Hypertriglyzeridämie 1573, 1575
– Hypertriglyzerldämie, familiäre 1573
– Hypoglykämie **1551–1553**
– – geriatrischer Patient 1845
– – nächtliche 1553
– Hypotonie, orthostatische 444
– IFG (Impaired Fasting Glucose) 1532
– IGT (Impaired Glucose Tolerance) 1532
– infantiler, Dünndarmbiopsie 1186
– Infektanfälligkeit 1553
– Insulin 161
– Insulinaktion, genetische Defekte 1532
– Insulininjektionshilfen 1543

Diabetes mellitus
– insulinpflichtiger (IDDM) 1532
– – Autoantikörper 1041
– – Herztransplantation, Kontraindikationen 180
– – Mukoviszidose 485
– – Insulinpumpen 1543
– – Insulintherapie, intensive 161
– – Schwangerschaft 1560
– Kardiomyopathie 340
– Ketoazidose 1548, **1549–1551**
– Ketonkörper im Urin 1539
– Ketonurie 1539
– Klassifikation 1531–1533
– Koma **1549–1551**
– – ketoazidotisches **1549–1551**
– – nicht ketoazidotisches, hyperosmolares 1548, 1551
– Komplikationen 1548–1560
– – akute 1548–1553
– – chronische 1553–1560
– – Faktoren 1554
– Kontrastmittelwirkungen 58
– Koproporphyrinurie, sekundäre 1592
– koronare Herzkrankheit 228
– Laktatazidose 1551
– LDL-Cholesterin 1561
– Leberverfettung 1261
– Lipidtherapie 1561
– Lipoproteinlipase 1575
– Makroangiopathie 1537, 1558–1560
– Mediasklerose 390
– Mykobakteriosen 502
– Myokardinfarkt 249, 1558
– Nephropathie 1537, 1554–1555, 1678
– – hypertensive 1704
– – Mikro-/Makroalbuminurie 1555
– Neuropathie 1537, 1556–1558
– Nierenerkrankungen, tubulo-interstitielle 1657
– Nierenfunktionsstörung, kontrastmittelinduzierte 59
– Nüchternblutglukose 1532, 1542
– Nüchtern-Plasmaglukose 1541
– Obstipation 1180
– Ösophagusmotilitätsstörungen 1121
– Pankreasadenokarzinom 1386
– Pankreatitis, chronische 1378
– Plasmaglukose 1538, 1541
– Plasmaproteine, glykierte 1540
– Polyneuropathie **1555–1556**, 1558
– Prader-Labhart-Willi-Syndrom 1512
– durch Prednison 1292
– Psychosomatosen 11
– Retinopathie 1554, 1680
– Schlaganfall 1558, 1797
– Schmerzen, chronische 148
– Sekundärkomplikationen 1537

Diabetes mellitus
– Serumproteine 1539
– Somatostatinom 1395
– Stoffwechseleinstellung 1542
– Symptome 1536–1541
– testikuläre Störungen 1519
– Therapie 1542–1548
– Thiaziddiuretika 1533
– Triglyzeride 1542, 1561
– Tuberkulose 497
– Tubulopathien 1539
– Typ 1/2 s. Typ-1- bzw. Typ-2-Diabetes
– Untersuchung 1537–1538
– Uringlukose, Bestimmung 1538–1539
– viral induzierter 859
– vorbestehender, Schwangerschaft 1560
– β-Zellfunktion, genetische Defekte 1532
Diabetes-Gesundheitspass 161, 1538, **1542**
Diabetesrate, Glukosetoleranz 202
diabetischer Fuß/diabetisches Fußsyndrom **388**, 828, 1537, **1556–1558**
– im Alter 1845
– Angiopathie 393
– Behandlungsstrategien 1559
– Claudicatio intermittens 1559
– Deformierungen 393
– Hyperkeratose 393, 1559
– Lyse, lokale 1559
– Myokardischämie 1559
– Neuropathie 393, 1557
– PTCA 1559
– Risikofaktoren 1559
– trophische Läsionen 393
– Typ-2-Diabetes 1545
– Vibrationsempfinden 393
– Wagner-Einteilung 1559
Diacylglyzerol, De-novo-Synthese, diabetische Komplikationen 1554
Diät 14
– chemisch definierte 1429
– Dyspepsie, funktionelle 1166
– glutenfreie 1191
– – Sprue, einheimische 1192
– Glykogenose 1609
– Herzinsuffizienz 217
– kalziumarme, Hyperkalzämie, tumorassoziierte 601
– kupferarme, Wilson-Syndrom 1600
– mediterrane, Hypercholesterinämie 224
– nährstoffdefinierte 1429
– nephrotisches Syndrom 1640
– niedrigkalorische, Adipositas 1420
– oxalatarme 1190
– proteinarme, Niereninsuffizienz, chronische 1690
– Reizdarmsyndrom 1227
Diäthylcarbamazin, Filariosen 945

D

Sachverzeichnis

Diagnosen/Diagnostik
- Bewertungen 7
- Common Final Pathways 10
- Ebenen-(System-)Gebundenheit 10
- evidenzbasierte 94–96
- HIV-Infektion 840
- Hormone 1434
- Infektionskrankheiten **40–47**
- internistische **21–86**
- invasive **81–86**
- Konventionen 10
- Rolle des Arztes 13
- Tumoren 582–583

Diagnosis Related Groups, Pauschalvergütungen 91
Diagnostics of Enzymatic Activities 22
diagnostische Endoskopie 85–86
Dialysator
- biokompatibler 1693
- Membran, semipermeable 1692

Dialyse s. Hämodialyse
Dialyseshuntthrombose, Katheterlyse 62
Diamond-Blackfan-Anämie **703–704**
- Stammzelltransplantation 173

Diapedese, Granulozyten 741
Diaphanoskopie, Sinusitis, akute 467
Diarrhö 1197
- Astroviren 875
- Azidose, metabolische 1760
- bakterielle, Amöbiasis 926
- – Differentialdiagnose 927
- banale 1202
- Bandwürmer 937
- blutige, Differentialdiagnose 936
- Caliciviren 875
- chologene 1189
- – Colestyramin 1197
- – dekompensierte 1189
- – Differentialdiagnose 1186
- – nach Dünndarmresektion 1176
- – kompensierte 1189
- Clostridium difficile 589
- Colestipol 1189
- Colestyramin 1189, 1197
- Colitis ulcerosa 1214
- Crohn-Krankheit 1219
- Darmmotilitätsstörungen 1175
- diabetische 1177
- Dickdarmdivertikel 1231
- Dünndarmerkrankungen 1188
- Dumping-Syndrom 1174
- Enteritis, infektiöse 1203
- Enteritissalmonellose 965
- Enzyme, pankreatische 1188
- erbsenbreiartige, Salmonellen 1205
- Ernährung, enterale 1429
- ETEC 971
- Fettmalabsorption 1199
- Folsäuremangel 714

Diarrhö
- funktionelle 12
- Gallensäuremangel 1188
- Gastrinom 1394–1395
- Graft-versus-Host-Krankheit 177
- habituelle 12
- hämolytisch-urämisches Syndrom 1671–1672
- Hepatitis, akute 1272
- Herzinsuffizienz 213
- hypereosinophiles Syndrom 744
- Hyperparathyroidismus 1197
- Hypokaliämie 1736
- Hypomagnesiämie 1753
- Hypophosphatämie 1749
- infektiöse 1200–1213
- – Differentialdiagnose 1216, 1222
- Karzinoidsyndrom 545
- Kohlenhydratmalabsorption 1177
- komplizierte, Erregernachweis 1202
- – Leukozyten im Stuhl 1202
- Kupfermangel 1425
- Kurzdarmsyndrom 1251–1252, 1254
- Lambliasis 1210
- Leukämie, akute, lymphatische 784
- Leukämietherapie, akute 740
- nach Magenresektion, distale 1173
- Malabsorptionssyndrom 1183
- Malassimilation 1181, 1184
- Maldigestion 1188
- Mastozytose 753
- medikamentös induzierte 1189
- Monitoring, mikrobiologisches 1825
- motorisch bedingte 1176
- nächtliche, Neuropathie, diabetische 1557–1558
- Opiatentzug 1870
- osmotische 1176
- – Fruktoseintoleranz 1187
- – Malabsorption 1176
- Pellagra 1423
- Rehydratation, orale 1177
- Reizdarmsyndrom 1226
- rezidivierende, Graft-versus-Host-Krankheit, chronische 176
- Rezidivulkus 1174
- Salmonellen 1205
- Salmonellenenteritis 967
- sekretorische 1176
- – Darminfektionen 1201
- – osmotische Lücke 1176
- – Schilddrüsenkarzinom, medulläres 1197
- Shigellose 968, 1206
- Somatostatinanaloga 1397
- Sprue, einheimische 1190
- – tropische 1193
- Symptome 1188
- Tollwut 907

Diarrhö
- tumorassoziierte Infekte 586, 588
- Tumortherapie 141
- unklare, Enteroklysma 49
- Untersuchung, körperliche 5
- nach Vagotomie, proximal-gastrischer 1173
- virale 857
- Vitamin-B_{12}-Mangel 712
- wässrige 1395
- – Yersiniose 969
- Whipple-Syndrom 1194

Diastole, Herzaktion 207
diastolische Funktion, Herz 208
Diazepam
- Antihistaminikavergiftung 1880
- Gynäkomastie 1509

Diazoxid
- Diagnostik 1392
- hypertensiver Notfall 1701–1702
- Hypertonie 439
- Koma, nicht ketoazidotisches, hyperosmolares 1551

DIC (disseminierte intravasale Koagulation) **794–796**
- s.a. Verbrauchskoagulopathie
- Differentialdiagnose 795–796, 806, 809, 1672
- Erkrankungen, assoziierte 795
- Fibrinopeptid A 795
- hämorrhagische Diathese 795
- HELLP-Syndrom 367, 369
- Hypertonie, Schwangerschaft 367
- Laborkonstellationen 789
- Malaria 932
- Osteomyelofibrose 680
- Plasmin-α_2-Antiplasmin-Komplexe (PAP) 795
- Promyelozytenleukämie 735
- Prothrombinfragment 795
- Therapie 795–796
- Thrombin-Antithrombin-Komplexe (TAT) 795
- Thrombozytopathien 803
- Thrombozytose 798
- Thrombusbildung, disseminierte 795
- tumorassoziierte Infekte 591
- Tumorlysesyndrom 605

Dichlordiethylsulfid, Krebserkrankungen, beruflich bedingte 1923
Dickdarm
- s.a. Kolon
- Abwehrmechanismen 1179–1180
- bakterielle Einflüsse 1177–1178
- Barrierefunktion 1179–1180
- epitheliale Barriere 1179
- Flüssigkeitsbewegungen 1176
- Lymphome 1233
- neuroendokrine Tumoren 1397

Dickdarmerkrankungen **1175–1258**
Dickdarmileus, mechanischer, Kolonkarzinom 1408

Dickdarmkrebs (s. Kolonkarzinom) **1236–1240**, 1241
Dickdarmpolypen s. Kolonpolypen
Dickdarmtumoren **1233–1241**
Dicker Tropfen
- Malaria 931
- Mikrofilarien 945
- Parasitologie 46

Diclofenac
- Gicht 1578
- Hepatitis, medikamenten-induzierte 1327
- Knochenschmerzen 145
- Nierenversagen, akutes 1682
- Tumortherapie 140
- Ulkus, peptisches 1158
- Weichteilschmerzen 145

Dicumarol
- Blutungsneigung 1145
- Kontraindikationen 423

Didanosin (DDI) 127
- HIV-Infektion 842
- Leberschädigung 1325
- Nukleosidanaloga 131

Dienzephalon, bildgebende Verfahren 71–72
Diethyldithiocarbamat, Virusinfektionen 133
Dieulafoy-Ulkus, Gastrointestinalblutungen 1163, 1401
Differentialblutbild 26
Differentialtherapie, Definition 98
Differenzierungsinduktion, Tumorzellen 137–138
Differenzierungsinduktoren
- myelodysplastische Syndrome 694
- Tumortherapie 138

Diffusionsbarriere, CVI 424
Diffusionskapazität **460**
- Bronchitis, chronische 479
- Pink Puffer/Blue Bloater 479

Diffusionsstörungen **453**
- ARDS 537
- Gasaustausch 451
- Linksherzinsuffizienz 213
- Lungenerkrankungen, interstitielle 506
- Lungenödem 527
- Zyanose 456

DIG (disseminierte intravasale Koagulation s. DIC
DiGeorge-Syndrom **1036**
- Hypokalzämie 1741

Digestionsstörungen, Malassimilation 1181
Digitalarterien, Durchblutungsstörungen 383
Digitalarteriendrücke, Raynaud-Syndrom 403
Digitalgangrän, Arthritis, rheumatoide 1056
Digitalisglykoside
- Aortenstenose 299
- Bradykardie 279
- Cor pulmonale 534
- Gynäkomastie 1509
- Herzinsuffizienz 219
- Hyperkaliämie 1738
- Hypertonie, pulmonale 534

Digitalisglykoside
– Kardiomyopathie, dilatative 342
– Kontraindikationen 219
– Mitralstenose 289
– Purpura, thrombozytopenische, arzneimittelbedingte 801
– Serumspiegelbestimmung 104
– Tachykardie 265
– Vergiftungen 272, 1884
– – Antidote 1880
– – EKG 1884
– – Hypokaliämie 1736
– – Kammerflimmern 277
– Vorhofflattern 269
– WPW-Syndrom 274
Digoxin-like Factor (DLF) 1621
Dihydralazin
– Hepatitis, medikamenteninduzierte 1327
– hypertensiver Notfall 1701–1702
– Hypertonie 439
– – Schwangerschaft 368, 1708
Dihydrocodein, Tumorschmerztherapie 145
Dihydroergotamin
– Hypotonie, orthostatische 445
– Migräne 1787
Dihydropyrimidindehydrogenase 107
Dihydroxyacetonphosphat 1311
1,25-Dihydroxycholecalciferol, pluriglanduläre Insuffizienz 1523
Diisocyanate, Alveolitis, exogen allergische 508
Dilatation
– Endoskopie **169**
– pneumatische, Achalasie 1117, 1120
Diltiazem 264
– Herztransplantation 183
Dimethoat, Vergiftungen 1889
Dimeticon, Dyspepsie, funktionelle 1166
DIOS (distales intestinales Obstruktionssyndrom), Mukoviszidose 485
Dioxin
– Porphyria cutanea tarda 1588
– Vergiftungen 1889
DIP (Desquamative Interstitial Pneumonitis) 517
DIP-Gelenke, Psoriasis-Arthritis 1070
Diphenhydramin
– Vergiftung 1885
– – Physostigmin 1885
Diphtherie 957–959
– A-/B-Fragment 957
– Antitoxin 958
– Differentialdiagnose 469, 471, 869
– Foetor ex ore 1112
– Immunglobuline, heterologe 997
– Intubation 958
– Krupp, deszendierender 958

Diphtherie
– maligne **958**
– – Cäsarenhals 958
– Meldepflicht 956, 959
– Myokarditis 347, 957, **958**
– Nephropathie 958
– Polyneuropathie 958
– primär-toxische 957
– Pseudomembranen 957
Diphtherie-Pertussis-Tetanus-Schutzimpfung, Kinder und Jugendliche 996
Diphtherie-Schutzimpfung 958–959, **998–999**
– Hirnnervenparesen 999
Diphtherietoxin 957
Diphyllobothrium latum 934, 936
Diplegia faciei, Guillain-Barré-Syndrom 1794
Diplokokken 954
Diplopie, Vitamin-A-Überdosierung 1424
Dip-und-Plateau-Phänomen, Perikarditis, chronisch-konstriktive 359–360
Dipyridamol, Thrombozytopathie 803
Dipyridamol-Thallium-Myokardszintigraphie, Herzerkrankungen 375
Disability
– Apoplexie 1844
– Geriatrie 1839
Disaccharidasemangel
– Agammaglobulinämie 1196
– IgA-Mangel 1196
Disaccharide 1416
Disäquilibriumsyndrom, Insulinzufuhr, massive 1550
DISH (diffuse idiopathische Skeletthyperostose) **1071**
Disopyramid 264
Dissektion 412–414
– Definition 412
– IVUS 84
– nach Katheterarteriographie 51
– radiologische Diagnostik 67
disseminierte intravasale Gerinnung (DIG) s. DIC
Disulfiram
– Alkoholkrankheit 1868
– Leberschädigung 1322
Diurese
– forcierte, Hyperkalzämie, akute 1746
– – hyperkalzämische Krise 1746
– – Plasmozytom 778
– osmotische, Hypomagnesiämie 1753
– postobstruktive, Harnwegsobstruktion 1662
– – Hypomagnesiämie 1752
Diuretika 218–219
– Bewusstlosigkeit, kurze 1802
– Cor pulmonale 534
– Herzrhythmusstörungen, ventrikuläre 258
– Hyperkaliämie 1739
– Hypertonie 1489

Diuretika, Hypertonie
– – arterielle 438
– – pulmonale 534
– – Schwangerschaft 1708
– Hypokaliämie 1736
– Hypophosphatämie 1749
– Hypotonie, medikamentös induzierte 444
– Kalium-sparende, Hyperkaliämie 1737–1738
– – Niereninsuffizienz, chronische 1690
– Kardiomyopathie, dilatative 342
– Kontrastmittelwirkungen 58
– Mitralstenose 289
– nephrotisches Syndrom 1640
– Schwangerschaft 368
Divertikel/Divertikulose 1227–1233
– s.a. Dünndarmdivertikel/-divertikulose
– s.a. Duodenaldivertikel
– s.a. Kolondivertikel/-divertikulose
– bakterielle Überwucherung 1190
– bildgebende Verfahren 68
– Blutungen 1233
– Differentialdiagnose 1119, 1231, 1240
– Divertikulitis 1232
– Ductus arteriosus, persistierender 319
– echte 1227
– Enteroklysma 49
– epibronchiale **1127**
– epiphrenale **1127**
– falsche 1227
– Gastrointestinalblutungen, untere 1232
– inkomplette 1228
– Kolon-Doppelkontrasteinlauf 1231
– ösophageale, Differentialdiagnose 1141
– pharyngoösophageale, Definition 1125
– – Epidemiologie 1125
Divertikulitis
– akute 1232
– Differentialdiagnose 1258, 1361, 1585
– Divertikulose 1232–1233
– Endosonographie 68
– Kolon, radiologische Diagnostik 69
– komplizierte 1232
– Leberabszess, pyogener 1336
DLF (Digoxin-like Factor) 1621
DNA
– Hepatitis-B-Virus 1278
– provirale, HI-Virus 838
DNA-Bibliothek, genomische **37**
DNA-Chip-Analysen, Tumoren, maligne 39
DNA-Klonierung 36–37
DNA-Polymerasen, genetische Diagnostik 71
DNA-Reparaturenzyme, Mutationen 580

DNase-B
– A-Streptokokken 953
– rheumatisches Fieber 334
DNA-Sequenzanalyse 38
DNA-Sonden, FISH 35
DNA-Techniken, rekombinante 36
DNCG (Dinatriumcromoglycat), Bronchokonstriktion 475
Dobrava-Belgrad-Virus 899
Dobutamin
– Aorteninsuffizienz, akute 304
– Schock, kardiogener 256
– – septischer 1834
– Sepsis 1834
Dobutamin-Stress-Echokardiographie, Herzerkrankungen 375
Docetaxel, Tumortherapie 135
Doctor Shopping and Hopping 197
– Schmerzen, chronische 153
Doddveneninsuffizienz 416
Domino-Transplantation, Lebertransplantation 187
Domperidon
– Hyperprolaktinämie 1515
– Migräne 1787
Domstellung, Mitralstenose 287–288
Door-Stop-Phänomen, Lungenerkrankungen, interstitielle 506
Door-to-Needle-Zeit, Thrombolysetherapie 248
Dopamin 1515
– Herzinsuffizienz 212
– Nierenversagen, akutes 1637
– Schock, kardiogener 256
– – septischer 826
– Sepsis 826
– TSH-Sekretion 1453
Dopaminagonisten
– Akromegalie 1438
– Mikroprolaktinom 1515
– Prolaktinom 161, 1440
Dopaminantagonisten
– Antiemese 139
– Hyperprolaktinämie 1515
– Migräneprophylaxe 1788
Doppelbilder
– Basilarismigräne 1786
– Botulismus 1896
– Chlorome 735
– körperliche Untersuchung 4
– vertebrobasilärer Verschluss 1798
Doppelblindversuch, klinische Studien 93
Doppeldiffusionsmethode von Ouchterlony, Antigen-Antikörper-Reaktion 28
Doppelimmundiffusion 28
Doppelschirmprothesen
– antiaggregatorische Kombinationsbehandlung 164
– Kurzschlussverbindungen, intrakardiale 163
Doppelstrang-DNA-Antikörper 1630
– Lupus erythematodes, systemischer 1074

Sachverzeichnis

Doppler-Echokardiographie 308
– Aorteninsuffizienz 301
– Aortenisthmusstenose 311
– Ebstein'sche Anomalie 322
– Fallot'sche Tetralogie 320
– Kardiomyopathie, hypertrophische 348
– Mitralinsuffizienz 292
– Perikarditis, chronisch-konstriktive 359
– Pulmonalstenose 307
– Transposition der großen Arterien 322
– Ventrikelseptumdefekt 316
– Vorhofseptumdefekt 314
Dopplerscanner 52
Doppler-Signalanalyse, bidirektionale, arterielle Verschlusskrankheit 390
Doppler-Sonographie 67
– Abdomen, akutes 1408
– Aortenisthmusstenose 311
– arterielle Verschlusskrankheit 389–390
– Arterienverschluss, akuter 410
– Digitalarterien, Raynaud-Syndrom 401
– farbkodierte, Hypertonie, renovaskuläre 1698
– Hirnarterienstenose, extrakranielle 399
– Hypertonie, Schwangerschaft 367
– Leberzirrhose 1298
– Phlebothrombose 421
– Schlaganfall 1798
– supraorbitale, Hirnarterienstenose, extrakranielle 399
– TIA 398
– transkranielle, Hirnarterienstenose, extrakranielle 399
– Varikose 415–416
– venöse Insuffizienz, chronische 425
Dormia-Körbchen, Choledocholithiasis 1356
Dosierung
– Arzneimittel **104–106**
– Chemotherapie, antibakterielle 117
– Einzeldosen 105
Dosisreduktion, Palliativmedizin 155
Doss-Porphyrie 1581–1582, 1586
Double Minutes (DM) 580
Douglas-Abszess, Gonorrhö 956
Douglas-Metastasen, Differentialdiagnose 630
Down-Syndrom
– Hodentumoren 645
– Karyogramm 33
– Leukämie, akute, myeloische 735
Doxazosin, Hypertonie 439
Doxorubicin
– MEN 1397
– Tumortherapie 135
Doxycyclin **120**
– Malaria **932–933**

Doxylamin, Vergiftungen 1885
D-Penicillamin, Arthritis, rheumatoide 1056, 1058
DR3/DR4, Heterozygotie, Typ-1-Diabetes 1534
DR4-Allel, HLA-DR-Gene 1040
Dracunculus mediensis 934
Drainage **61**
– Abszess 61
– Endoskopie 170
– Gallengänge 61
– Monitoring, mikrobiologisches 1825
– Pankreaspseudozysten 170
– Pleuraerguss 556
Dranginkontinenz 1849–1850
Dreifußzeichen, Meningitis, eitrige 1810
Dreigefäßerkrankung 236
– ARTS-Studie 241
– Bypassoperation 375
– PTCA 241
– Stent 241
Dreitagefieber **873**
Dreitagethrombosen 419
Dressler-Syndrom **361**
– Kardiomyopathie 340
– Pleuraerguss 555
Drogenabhängige/-abhängigkeit
– Entzug, Differentialdiagnose 1225
– Hepatitis C 1283
– Herztransplantation, Kontraindikationen 180
– Hoden, Funktionsstörungen 1519
– Hypertonie, pulmonale 530
– intravenöse, HIV-Infektion 837
– Lungenabszess 493
– Staphylococcus epidermidis 951
– Syphilis 981
Drop-Attacks
– Bewusstlosigkeit, kurze 1802
– Hirnarterienstenose, extrakranielle 399
– Schwindel 1853
– vertebrobasilärer Verschluss 1798
Drop-outs, klinische Studien 93
Druck
– arterieller, systolischer, Aortenstenose 297
– Herzfunktion 207
– – Anstiegsgeschwindigkeit, maximale 208
– kolloidosmotischer, Pleuraerguss 555
– pulmonalarterieller, Monitoring, intensivmedizinisches 1820
Druckabfall, Arterienverschluss, akuter 409
Druckbeatmung, kontinuierliche positive s. CPPV
Druckbelastung
– Herz 210
– Hypertonie, pulmonale 518
Druckdolenz, Polymyalgia rheumatica 1051

Druckentlastung, diabetisches Fußsyndrom 1559
Druckerhöhung, intrakranielle s. Hirndrucksteigerung
Druck-Fluss-Beziehungen, Mitralstenose 285
Druckgefühl
– Angina pectoris 231
– Mediastinaltumoren 560
Druckgradient, transvalvulärer, Mitralstenose 286
Druckkurve, Hypertonie, pulmonale 534
Druckläsionen, periphere, Alkoholkrankheit 1867
Druckluft, Berufskrankheiten 1903
Druckschmerzpunkte
– Fibromyalgie 1051
– Gefäßnervenstrang, Wade, Polyneuropathie, alkoholische 1795
Druckwerte, Rechtsherzkatheter 81
Drug Eluting Stents
– Koronarsyndrom, akutes 240
– Paclitaxel/Sirolimus 240
Drug Fever, Differentialdiagnose 587
Drug-Monitoring
– Arzneimitteltherapie 105, 113, 115
– Chemotherapie, antibakterielle 117
DRw8, Leberzirrhose, primärbiliäre 1303
DSA (digitale Subtraktionsangiographie) **85**
– Hypertonie 437
– intraarterielle 391
– intravenöse 391
– Karotisstenose 400
ds-DNA 1630
ds-DNA-Antikörper 1630
– Kardiomyopathie, inflammatorische 346
– Lupus erythematodes, systemischer 1028
D-Sotalol 264
D-Thyroxin, TSH-Sekretion 1453
DTPA (Diethylene Triamine Pentaacetic Acid) 1632
Dual-Energy-Röntgenabsorptionsmessung (DXA), Osteoporose 1769
Dubin-Johnson-Syndrom **1271**
Duchenne-Muskeldystrophie **1805–1806**
– Dystrophin 1805
Ductus arteriosus (Botalli), persistierender 317–318, 319
– Amplatzer-Okkluder 164
– Eisenmenger-Reaktion 323
– Farbdoppler-Echokardiographie 318
– Herzkatheteruntersuchung 318
– Hypertonie, pulmonale 318
– Linksherzinsuffizienz 318–319
– Links-rechts-Shunt 317

Ductus arteriosus (Botalli), persistierender
– Maschinengeräusch 318
– MRT 318
– Prostaglandin-Inhibitoren 318
– Qp/Qs-Verhältnis 318
– Shuntumkehr 318
– Verlauf und Prognose 369
Ductus-Bellini-Karzinome, Nierenzellkarzinom 640
Ductus choledochus, Obstruktion, Pankreatitis, akute 1376
Dünndarm
– Abwehrmechanismen 1179–1180
– Altersveränderungen 1841
– bakterielle Einflüsse 1177–1178
– bakterielle Überwucherung **1190**
– – Vitamin-B_{12}-Mangel 1178
– Barrierefunktion 1179–1180
– Dekontamination 1179
– Eigenmotilität 1179
– epitheliale Barriere 1179
– Flüssigkeitsbewegungen 1176
– Metabolismus, bakterieller, gesteigerter 1179
– Reinigungswirkung 1179
– Resorption(sstörungen) 1175, 1183
– Sekretionsstörungen 1175
Dünndarmbiopsie
– Abetalipoproteinämie 1187
– diagnostische Wertigkeit 1186
– Giardia lamblia 924
– Lambliasis 1210
– Sprue, einheimische 1191
– – tropische 1193
– Whipple-Syndrom 1194
Dünndarmblutung, Szintigraphie 68
Dünndarmdivertikel/-divertikulose 1227, **1228–1230**
– s.a. Divertikel/Divertikulose
– Ätiologie und Pathogenese 1229
– Angiographie 1229
– bakterielle Überwucherung 1190
– Definition 1228
– Differentialdiagnose 1229
– Dünndarm-Doppelkontrastverfahren 1229
– Epidemiologie 1229
– ERCP 1229
– H_2-Atemtests 1229
– Pseudodivertikel 1228
– Symptome 1229
– Szintigraphie 1229
Dünndarmerkrankungen **1175–1258**
– Diarrhö 1188
– Enteroklysma 49
– Pathophysiologie 1175
– Systemerkrankungen 1196
Dünndarmfunktionstests 1185
Dünndarmileus
– Abdomen, akutes 1405
– Differentialdiagnose 1373

Dünndarmkarzinom
- Eisenmangel 709
- Kurzdarmsyndrom 1250
Dünndarmlymphome 1233
- Whipple-Syndrom **1194**
Dünndarmresektion
- Folgen 1176
- Hypomagnesiämie 1753
- Kurzdarmsyndrom 1250
Dünndarmschleimhaut, Sprue, einheimische 1192
Dünndarmsekret, Lambliasis 1210
Dünndarmtransplantation, Kurzdarmsyndrom 1254
Dünndarmtumoren **1233–1241**
- neuroendokrine 1397
- nichtendokrine **1233–1234**, 1235
Dünndarmuntersuchungen, Magenlymphome 1172
Dünnschicht-Computertomographie, Pankreaskarzinom 1387
Dukes-Klassifikation, Kolonkarzinom 1238
Dukes-Kriterien, Endokarditis, bakterielle 327
Dumdum-Fieber **923–925**
Dumping-Syndrom 1174
- Billroth-II-Resektion 1174
- Gastrektomie 1173–1174
- Vagotomie, proximal-gastrische 1173
Duncan-Syndrom 1037
Duodenaldivertikel 1228
- s.a. Divertikel/Divertikulose
- juxtapapilläres, Differentialdiagnose 1362
Duodenalobstruktion
- Pankreaskarzinom 1390
- Pankreatitis, chronische 1382–1383
Duodenalsonden, Ernährung, enterale 1429
Duodenalulkus s. Ulcus duodeni
Duodenitis 1156
- Helicobacter-pylori-Infektion 1155
Duodenographie, hypotone, Pankreaskarzinom 1386
DU-PAN2, Pankreaskarzinom 1387
Duplexscanner 52
Duplexsonographie
- Arteria femoralis superficialis 392
- arterielle Verschlusskrankheit 390
- Arteriitis 400
- Embolie, paradoxe 400
- farbkodierte, arterielle Verschlusskrankheit 391
-- Nierenerkrankungen 1631
-- Varikose 416
- fibromuskuläre Dysplasie 400
- Gefäßdarstellung, direkte 67
- Hirnarterienstenose, extrakranielle 399
- Karotisdissektion 400
- Lungenembolie 522
- Schlaganfall 1799

Duplexsonographie
- TIA 398
Dupuytren-Kontraktur
- Differentialdiagnose 1084
- Leberzirrhose 1298
-- alkoholische 1320
Durchblutungsstörungen 383
- Alkalose, respiratorische 1759
- arterielle s. arterielle Verschlusskrankheit
- dekompensierte, arterielle Verschlusskrankheit 387
- Digitalarterien 383
- Extremitäten 384
- kardiale, arterielle Verschlusskrankheit 385
- koronare s. koronare Herzkrankheit
- mesenteriale s. Mesenterialarterienverschluss
- thorakale, Neurolyse, Punktion, bildgesteuerte 60
- Thrombozythämie, essentielle 685
- venöse s. venöse Insuffizienz, chronische
- zerebrale/zerebrovaskuläre **397–401**
-- arterielle Verschlusskrankheit 385
-- Karotisdruckversuch 261
-- neurologisches Defizit 398
-- Wegener-Granulomatose 1100
Durchfall s. Diarrhö
Durchleuchtung 49, 461
Durie-Salmon-Klassifikation, Plasmozytom 778
Duroziez-Zeichen, Aorteninsuffizienz 301
Durst(empfinden) 1730
- im Alter 1551, 1842, 1856
- Diabetes insipidus 1445
- Hypernatriämie 1733
- Hyperthyreose 1466
- Ketoazidose, diabetische 1549
- körperliche Untersuchung 4
Durstfieber, Hypernatriämie 1733
Durstversuch, Diabetes insipidus 1445
D-Xylose-Test
- bakterielle Überwucherung 1190
- Dünndarmerkrankungen 1185
- Sprue, einheimische 1191
Dying-Back-Phänomen, Polyneuropathien 1791
Dynorphin, Appetitanregung 1418
Dysästhesien
- Benzodiazepinentzug 1871
- Polyneuropathien 1791
Dysarthrie
- Basilarismigräne 1786
- Botulismus 1896
- Schlaganfall 1798
- Vertebralisverschluss 398
- Wilson-Syndrom 1598

Dysbetalipoproteinämie
- Apolipoprotein E 1569
- familiäre 1563, 1565, **1568–1571**
-- Arterioskleroserisiko 1565
-- Serumlipide 1565
- sekundäre, Differentialdiagnose 1570
Dysenterie 1201, **1206**
Dyserythropoese, Hyperbilirubinämie 1270
Dysfibrinogenämie **793**
- Gerinnungsfaktorenmangel 792
- thrombembolische Komplikationen 809
Dyskrinie 469, 478
- obstruktive Ventilationsstörung 457
Dyslipidämie
- Diabetes mellitus 1536, 1553
- Leberverfettung 1261
- metabolisches Syndrom 1536
- nephrotisches Syndrom 1639
- primäre 1565
Dyslipoproteinämie
- Leberverfettung 1261
- Lipoproteine, Metabolismus 1563
- Lymphom, angioimmunoblastisches 764
- Minimal-Change-Glomerulonephritis 1646
- Typ-2-Diabetes 1536
Dysmetrie, Schlaganfall 1798
Dyspepsie, funktionelle **1164–1166**
- Anämie 1165
- Cholezystolithiasis 1352
- Diät 1166
- Differentialdiagnose 1134, 1166
- Dimeticon 1166
- Erbrechen, rezidivierendes 1165
- Gastritis, Typ B 1149
- Gastrointestinalblutung 1165
- Helicobacter-pylori-Eradikation 1165
- Iberogast® 1166
- Mirizzi-Syndrom 1362
- Sulpirid 1166
Dysphagie
- Achalasie 1118
- Botulismus 1896
- Dermato-/Polymyositis 1087
- Differentialdiagnose 1119
- Dyspepsie, funktionelle 1165
- Epiglottitis, akute 469
- Folsäuremangel 714
- Gastrinom 1394
- Guillain-Barré-Syndrom 1794–1795
- körperliche Untersuchung 4
- Larynxkarzinom 652
- Magenkarzinom 1168
- Mangelernährung im Alter 1856
- Mediastinaltumoren 560
- Mundhöhlenkarzinom 652
- Ösophaguskarzinom 1140

Dysphagie
- Ösophagusmotilitätsstörungen 1121
- paraösophageale Hernien 1124
- Pharyngitis 1115
- Polyradikuloneuritis 1794
- postkrikoidale Webs 1128
- psychogene, Differentialdiagnose 1119
- Refluxkrankheit 1131, 1134
- Schilddrüsenkarzinom 657, 1475
- Schlaganfall 1801
- Schmerzen, epigastrische 1165
- Sjögren-Syndrom 1080
- nach Vagotomie, proximalgastrische 1173
- Vena-cava-superior-Syndrom 600
- vertebrobasilärer Verschluss 398, 1798
- Wilson-Syndrom 1598
- Zenker-Divertikel 1125
Dysplasminogenämie, thrombembolische Komplikationen 809
Dyspnoe **453–456**
- s.a. Apnoe
- s.a. Belastungsdyspnoe
- s.a. Orthodyspnoe
- s.a. Ruhedyspnoe
- s.a. Tachypnoe
- Abdomen, akutes 1406
- Angina pectoris 231
- Aorteninsuffizienz 300
-- akute 303
- Aortenstenose 297
- Asthma bronchiale 471–472
- Aszites, maligner 599
- Atelektasen 486
- Atemregulation 457
- Atemwegserkrankungen, untere 469
- Azidose, metabolische 1760
- Blue Bloater 478–479
- Bradykardie 260
- Bronchialkarzinom 548
- Bronchitis, akute 470
-- chronische 478–479
- Epiglottitis, akute 469
- Hernien, paraösophageale 1124
- Herzinsuffizienz 213
- Herzvitien, Schwangerschaft 369
- Hodentumoren 645
- hypereosinophiles Syndrom 743
- Hyperthyreose 1466
- Hypertonie 436
- Kardiomyopathie, dilatative 342
-- Schwangerschaft 370
- Keimzelltumoren, maligne 645
- körperliche Untersuchung 5
- Linksherzinsuffizienz 213
- Lungenembolie 520–521
- Lungenemphysem, zentroazinäres 482

1995

D Sachverzeichnis

Dyspnoe
- Lungenödem 527
- Lungentuberkulose 501
- Malassimilation 1184
- Mediastinalemphysem 561
- Mediastinaltumoren 560
- Mitralinsuffizienz 291
- – akute 293
- Mitralstenose 286
- Palliativmedizin 155
- paroxysmale 214
- Perikarderguss, maligner 597
- Phlebothrombose 418
- Pink Puffer 478–479
- Pleuraerguss, maligner 592
- Pleuramesotheliom 558
- Pneumocystis-carinii-Pneumonie 847
- Pneumonie, eosinophile 516
- Pneumothorax 553
- Polycythaemia vera 682
- psychogene 454
- Refluxkrankheit 1131
- Sarkoidose 1671
- Schilddrüsenkarzinom 657
- Schock, kardiogener 253
- Tachykardie, ventrikuläre 275
- Trikuspidalinsuffizienz 305
- Trikuspidalstenose 304
- unklare, Lungenembolie 521
- Ursachen 454
- Vena-cava-superior-Syndrom 600
- Wegener-Granulomatose 512
- Zwerchfellhernien 563

Dyspraxia intermittens, arterielle Verschlusskrankheit 387

Dysthymie
- Differentialdiagnose 1865
- Psychotherapie, stationäre 197

Dystonie
- hyperkinetische, Neuroleptikavergiftung 1885
- Hypokalzämie 1742–1743
- vegetative 12

Dystrophia myotonica Curschmann-Steinert 1805

Dystrophin, Duchenne-Muskeldystrophie 1805

Dysurie
- Chlamydia trachomatis 990
- Differentialdiagnose 1654
- körperliche Untersuchung 5
- Prostatahyperplasie 1725
- Prostatitis 1723
- Pyelonephritis, chronische 1658
- – Schwangerschaft 1708
- Urethritis 1653–1654
- Urogenitaltuberkulose 1659

E

EAA (exogen allergische Alveolitis) 508–509
EA-D, EBV-Infektion 869
EAEC (enteroaggregative Escherichia-coli-Stämme) 971
EA-IgG 869
EA-R, EBV-Infektion 869
EAST (Enzym-Allergo-Sorbent-Test), Lungenerkrankungen, allergische 465
Eastern Equine Encephalitis(EEE)-Virus 891
Ebenen-(System-)Gebundenheit, Diagnosen 10
EBM (Evidence-Based Medicine) 91–96
EBNA 868–869
Ebola-Reston-Virus (REBOV) 900
Ebola-Virus 900–901
- CIEBOV, REBOV bzw. ZEBOV 900

Ebstein-Anomalie 322
- Rechtsherzangiographie 83
- Trikuspidalklappenrekonstruktion 322

EBV-Infektion 861, 868–870
- Agammaglobulinämie 870
- Aktivierung bei Tumorerkrankungen 584
- Antikörpernachweis 869
- Burkitt-Lymphom 868
- B-Zell-Proliferation 870
- CD21 868
- chronisch aktive 868
- Differentialdiagnose 889
- Exanthem, makulopapulöses 870
- Haarleukoplakie, orale 868, 1114
- Hämolyse 870
- Hepatitis, benigne 869
- – Differentialdiagnose 1277, 1280, 1282, 1285, 1291
- hypoproliferatives Syndrom 869
- Immundefekte 869
- Kissing Disease 868
- Langerhans-Zell-Histiozytose 751
- latente 868
- Lebertransplantation 188
- Leberversagen, akutes 1293
- Leukämie, akute, lymphatische 780
- Meningoenzephalitis 870
- Milzruptur 870
- Mononukleose, infektiöse 1037
- Myokarditis 869
- Nasopharynxkarzinom 868
- Nephritis 870
- Panzytopenie 870
- Perikarditis 354
- Perimyokarditis 870
- Pneumonie 870
- Serologie 869
- Thrombopenie 870
- Tumoren 577, 869
- Virusausscheidung 868
- Virusnachweis 869

EC_{50}, Arzneimittel 104
Echinocandine, Pilzinfektionen 915
Echinococcus/Echinokokkose 938–940, 1334–1336
- Albendazol 939, 1335

Echinococcus/Echinokokkose
- alveolaris (multilocularis) bzw. alveoläre 934, 936, **938–940, 1334–1336**
- – Symptome 938
- Benzimidazole 939
- Chemotherapie 939
- cysticus (granulosus) bzw. zystische 934, 936, **938–940, 1334–1336**
- – Larve 938
- – radiologische Diagnostik 70
- Diagnostik 938, 1334–1335
- Differentialdiagnose 938, 1333, 1335, 1338
- Exstirpation 1335
- Gallenwegsverschluss 1363
- Ikterus 1334
- 10-Jahres-Überlebensrate 1335
- Kardiomyopathie 339
- Komplikationen 1335
- Lebervergrößerung 1334
- Leberzysten 1333
- Mebendazol 939, 1335
- PAIR-Verfahren 938

Echokardiogramm/-graphie
- Aneurysma 67
- – thorakales 414
- Aorteninsuffizienz 301
- – akute 304
- Aortenstenose 298
- ARDS 538
- Cor pulmonale 532
- Endokarditis, bakterielle 328
- Funktion, linksventrikuläre, Norm- und Grenzwerte 215
- Herzanatomie 67
- Herzinsuffizienz 215
- Herztransplantation, Abstoßungsreaktion 182
- Herztumoren 363
- Herzverletzungen 365
- Hirnarterienstenose, extrakranielle 399
- Hypertonie, pulmonale 532
- Kardiomyopathie, hypertensive 343
- – hypertrophische 348, 350
- – inflammatorische 346
- – rechtsventrikuläre, arrhythmogene 352
- – restriktive 352
- Klappenfunktion 67
- koronare Herzkrankheit 235
- Lungenembolie 522
- Lungenödem 526
- Mitralinsuffizienz 292
- – akute 294
- Mitralstenose 288
- Myokarditis 346
- Myokardvitalität 235
- Perikarderguss 67
- – maligner 597
- Perikarditis 357
- – chronisch-konstriktive 359
- präoperative, Herzerkrankungen 375
- Pulmonalisdruckwerte 463
- Schlaganfall 1798
- Schock, kardiogener 252

Echokardiogramm/-graphie
- Subaortenstenose, membranöse 309
- Thromben 67
- transösophageale (TEE), Aortenisthmusstenose 311
- – Embolie, kardiale 400
- – Herztumoren 364
- – Mitralinsuffizienz 292
- – Mitralstenose 288
- – Monitoring, intensivmedizinisches 1823
- – Vorhofseptumdefekt (ASD) 315
- transthorakale, Monitoring, intensivmedizinisches 1823
- Trikuspidalinsuffizienz 305
- Trikuspidalstenose 305

Echophänomene
- Benzodiazepinentzug 1871
- LSD-Konsum, chronischer 1874

ECHO-Viren
- bronchiale Infektion 470
- Differentialdiagnose 888
- Meningitis, nichteitrige 1813
- Orchitis 1519
- Perikarditis 354

ECL-Zell-Karzinoide
- Autoimmungastritis 1148
- Gastritis Typ A 1150

Economy Class Syndrome, Phlebothrombose 420
Ecstasy **1873**
- Hepatitis, medikamenteninduzierte 1327
- Leberversagen, akutes/fulminantes 1293, 1873
- Multiorganversagen 1873

Ecthyma gangraenosum, tumorassoziierte Infekte 586
Eczema herpeticatum 865
Eden-Test, Arterienverschluss, akuter 409
EDN (Eosinophil Derived Neurotoxin), Granulozyten, eosinophile 743
EDRF (Endothelium Derived Relaxing Factor) 209
- Arteriosklerose 386

edukative Elemente, Schmerzstörungen, somatoforme 199
EEE(Eastern Equine Encephalitis-)-Virus 891
EER (Experimental Event Rate) 95
Efavirenz, HIV-Infektion 842
Effektivität/Efficacy
- Arzneitherapie 101
- Screening-Methode 203

Effloreszenzen, Purpura Schoenlein-Henoch 1668
Effort-Syndrom 12
Effusionen, subdurale, Meningitis, eitrige 1812
EF-Slope
- Mitralstenose 288
- Trikuspidalstenose 305

EGF (Epidermal Growth Factor)
- Glioblastom 662
- Leberfibrose 1264
- Leberzellzyklus 1264

Sachverzeichnis

EGF-Rezeptor, Leberzellzyklus 1264
EHEC (enterohämorrhagische Escherichia coli) 971, **1207**, 1208
– Differentialdiagnose 927
– hämolytisch-urämisches Syndrom (HUS) 1207
– Shiga-Toxin-ähnliche Toxine 971
– Verotoxin 971
Ehlers-Danlos-Syndrom **804**
– Osteoporose 1768
Ehrlichiosen 993
EIEC (enteroinvasive Escherichia coli) 971, 1206–1207
– Diarrhö, infektiöse 1202
Eierstockkrebs s. Ovarialkarzinom
Eigenerythrozyten, ^{99m}Tc-markierte 56
– Venendarstellung 67
Eigenleukozyten, ^{111}In-Oxin-markierte 56
Eigenthrombozyten, ^{111}In-Oxin-markierte 56
Eikosanoide 209
– Arthritis, rheumatoide 1055
Einbeinstand, Gangstörungen 1852
Einblutungen, Leberzelladenom 1343
Einflussstauung, obere
– Bronchialkarzinom 551
– Leukämie, akute, lymphatische 781
– Mediastinitis 561
– – chronische 562
– Perikarditis 355
– – chronisch-konstriktive 359
– Schilddrüsenkarzinom 1475
– Struma 1472
– Trikuspidalstenose 304
Eingefäß-Erkrankung 236
– Lima-Bypass 241
– PTCA 241
Einklemmung(sneuropathien)
– Hypothyreose 1846
– ZNS-Tumoren 662
Einschlafen der Hände oder Füße, körperliche Untersuchung 5
Einschlusskörper, intranukleäre, Adenoviren, Herpes simplex bzw. Varizellen 470
Einschlusskörpermyositis **1086**
Einschlusskriterien, klinische Studien 92–93
Einschmelzung, Lungentuberkulose 501
Einsekundenkapazität s. FEV$_1$
Eintauchnährböden, Harndiagnostik 1628
Einthoven-Ableitungen, EKG 75
Einwilligung, rechtswirksame, Aufklärung 90
Einzeldosen, Arzneimittel 105
Einzelpsychotherapie 197
Eisen 1416
– Bedarf, täglicher 706, 1425
– Ernährung, parenterale 1428
– Hämochromatose 1595

Eisen
– Präparate 711
– – Obstipation 1180
– – Ösophagitis, medikamenteninduzierte 1138
– Speicherung 707
– Überversorgung 1425
– Vergiftungen 1890–1891
– – Therapie 1892
Eisenabsorption
– Eisenmangel 708
– Hämochromatose 730, 1594, 1596
Eisenbindungskapazität, totale, Eisenmangel 708
Eisenchelatoren
– Hämochromatose 1596
– myelodysplastische Syndrome 694
Eisen(II)-fumarat, -gluconat bzw. -sulfat 711
Eisenkinetik, ^{59}Fe-Zitrat 57
Eisenmangel 705, **706**, 707–709, 1425
– Blutbildungsstörungen 584
– Blutverluste 708
– Crohn-Krankheit 1223
– Differentialdiagnose 702, 726
– echter 706
– Epidemiologie 708
– funktioneller 710
– Hämolyse 718
– Laborparameter 708
– Malabsorption 708, 1183
– Malnutrition 1426
– Nahrungseisenangebot, unzureichendes 708
– physiologischer Bedarf, erhöhter 708
– Zunge, glatte rote 1113
Eisenmangelanämie 701, **706–711**
– Alkoholkrankheit 1867
– Blutausstrich 710
– Cheilitis 1113
– Definition 707–708
– Differentialdiagnose 710
– Eisenspeicher, leerer 726
– Entzündungen 725
– Ferritinkonzentration 709
– HbA$_{1c}$-Werte 1539
– Hb-Konzentration 709
– postkrikoidale Webs 1128
– Protoporphyrinämie, sekundäre 1592
– Sprue, einheimische 1191
– Symptome 708–709
– Therapie 710–711
– unklare, Sprue, einheimische 1191
– Wurminfektionen 1212
Eisenmenger-Reaktion **321–324**, 530
– Aderlass 323
– Ductus arteriosus, persistierender 319
– Endokarditisprophylaxe 323
– Herz-Lungen-Transplantation 323
– Hypertonie, pulmonale, fixierte 321

Eisenmenger-Reaktion
– Hyperviskositätssyndrom 321
– Langzeit-EKG 322
– Links-rechts-Shunt 530
– Rechts-links-Shunt 321, 323
– Shuntumkehr 321
– Transposition der großen Arterien 322
– Ursachen 323
– Ventrikelseptumdefekt (VSD) 317
– Verlauf und Prognose 370
– Volumensubstitution 323
– Vorhofseptumdefekt (ASD) 315
Eisenmobilisationsstörungen, Entzündungsanämie 725
Eisensensor 1594
Eisenspeicherkrankheit **1593–1597**
Eisenstoffwechsel 706–707
– Hepatitis, akute 1273
Eisenstoffwechselstörungen **699–733**
– Anämie, chronisch-refraktäre **727–729**
Eisentherapie 710–711
– anaphylaktische/gastrointestinale Reaktionen 711
– Hämochromatose 730
– HbA$_{1c}$-Werte, erhöhte 1539
Eisenüberladung **729–733**
– Anämie, refraktäre 727–728
– Differentialdiagnose 1596
– Hämochromatose 1594, 1596
– Hämolyse 718
– HVL-Insuffizienz 1447
– Thalassämie 716
Eisenverbindungen, Vergiftungen, Antidote 1880
Eisenverluste 706
Eiter(prozesse)
– abszedierende 957
– Pharyngitis 1115
– putrider, Bacteroides 976
Eiweiße s. Proteine
Eiweißverlust s. Proteinverlust
Ejaculatio praecox 1508
Ejakulat
– andrologische Diagnostik 1505
– Fruktose/Glukosidase 1506
– Leukozyten 1506
– pH 1506
– Spermienantikörper, -konzentration bzw. -motilität 1506
– Tuberkulose, Nachweis 498
– Zink 1506
Ejektionsklick, Aorteninsuffizienz 301
EKA-Wert, Arbeits- und Umweltmedizin 1908–1909
Ekchymosen 787
– Alter 804
– Herzinsuffizienz 213
– Malassimilation 1184
– Osteomyelofibrose 678
EKG (Elektrokardiogramm/-graphie) **75–81**
– Ableitungen 75

EKG (Elektrokardiogramm/-graphie)
– Adams-Stokes-Anfall 78
– Angina pectoris, instabile 245
– Aorteninsuffizienz 301
– – chronische 302
– Aortenisthmusstenose 310
– Aortenstenose 297–299
– Arrhythmien 79
– AV-Block 78
– – I. Grades 78, 281
– – II. Grades 78
– – – Typ Mobitz (Mobitz II) 78, 281–282
– – – Typ Wenckebach (Mobitz I) 78, 281
– – III. Grades 78
– – kompletter 281
– – Bradykardie 279
– Brustwandableitungen, bipolare 75
– Cabrera-Kreis 75
– Cor pulmonale 531–532
– – chronisches 80
– Ebstein-Anomalie 322
– Einthoven-Ableitungen 75
– Elektrolytveränderungen 80
– Endokarditis, bakterielle 328
– Erregungsleitungsstörungen 78
– Erregungsrückbildungsstörungen 77
– Extrasystolen, supraventrikuläre 79, 271
– – ventrikuläre 79, 263, 278
– Extremitätenableitungen, bi-/unipolare 75
– Fallot'sche Tetralogie 320
– Fehlbefundung, Koronarsyndrom, akutes 245
– Goldberger-Ableitungen 75
– Hemiblock, linksanteriorer/-posteriorer 283
– Herzinsuffizienz 215
– Herzrhythmusstörungen 260, **262**
– Herzverletzungen 365
– Hinterwandischämie 242, 245
– Hyperaldosteronismus, primärer 1488
– Hyperkaliämie 81, 1738
– Hyperkalzämie 81
– Hypertonie, pulmonale 531–532
– Hypokaliämie 80, 1736
– Hypokalzämie 81, 1742
– Hypomagnesiämie 1753–1754
– Indifferenztyp 77–78
– Interpretation 78
– intrakardiales **76**
– Kammerflattern 276
– Kammerflimmern 277
– Kammertachykardie, polymorphe 277
– Kardiomyopathie, dilatative 341
– – hypertrophische 348, 350
– – inflammatorische 346
– – rechtsventrikuläre, arrhythmogene 352–353

Sachverzeichnis

EKG (Elektrokardiogramm/-graphie)
– Lagetypen 77–78
– Linksschenkelblock 78, 283
– Linkstyp 77
– Lungenembolie 80, 521
– Lungenödem 526–527
– Mitralinsuffizienz 291
– Mitralstenose 287
– Myokardinfarkt 79–80, 244–245
– Myokarditis 346
– Nehb-Ableitungen 75–76
– Non-Q-Myokardinfarkt 245
– normales **76–78**
– pathologisches 78–81
– Perikarderguss, maligner 597
– Perikarditis 80, 355
– – chronisch-konstriktive 359
– Perimyokarditis 80
– Pulmonalstenose 307
– Rechtsherzbelastung, akute 80
– Rechtsschenkelblock 78, 283
– Rechtstyp 77
– rechtsventrikuläre Hypertrophie 532
– rheumatisches Fieber 335
– Sarkoidose 513
– Schock, kardiogener 254
– Seitenwandinfarkt 245
– Sklerodermie 338
– ST-Streckenhebung, Infarktlokalisation 80
– ST-Streckensenkung 77
– Subaortenstenose, membranöse 309
– subendokardiale Ischämie 80
– Tachykardie, ektope, atriale 271
– Torsade de pointes 275
– Transposition der großen Arterien 322
– Trikuspidalinsuffizienz 305
– Trikuspidalstenose 304–305
– Ventrikelseptumdefekt (VSD) 316
– Vorderwandinfarkt 245–246
– Vorhofflattern 262
– Vorhofflimmern 270
– Vorhofseptumdefekt (ASD) 314
– Wilson-Ableitungen 75
– WPW-Syndrom 273–274
Eklampsie 367, **1705–1706**
– Differentialdiagnose 1328
– Häufigkeit 369
– Leberbeteiligung 1330
– (Notfall-)Therapie 368, 1706
– Thrombozytopenie 798
Ektasie, Fallot'sche Tetralogie 321
ektodermale Defekte, Hypokalzämie 1743
Ektoparasiten **946–947**
– Pathogenität 823
Ekzem
– atopisches 1043
– – Analregion 1243
– Differentialdiagnose 945
– körperliche Untersuchung 4
– kumulativ-toxisches, Analregion 1243

Elapiden, Vergiftungen 1896–1897
Elastasebestimmung im Stuhl
– Pankreasinsuffizienz, exokrine 1187
– Pankreatitis, chronische 1380
elastic recoiling, Angioplastie 62
Elderly-Onset-RA 1060
Elektroden
– implantierte, Schmerzen, chronische 151
– ionenselektive, Potentiometrie 25
Elektroimmunodiffusion 27
Elektrokardiogramm/-graphie s. EKG
Elektrokoagulation
– Gastrointestinalblutungen 1402
– kontaktlose 171
– Thorakoskopie 464
Elektrolytstörungen
– Anorexia nervosa 1421
– Bestimmungsmethoden 25
– Diagnose 25
– EKG 80
– Enteritis, infektiöse 1203
– Kammerflimmern 277
– Niereninsuffizienz, chronische 1687
– Pyelonephritis, chronische 1658
– QT-Syndrom 276
– Synkope 442
Elektrolyttransport 1618–1619
Elektromyogramm/-graphie s. EMG
Elektronenmikroskopie
– Erregernachweis 41
– Virusnachweis 44
Elektronenstrahltomographie, koronare Herzkrankheit 235
Elektroneurographie (ENG)
– Guillain-Barré-Syndrom 1794
– Polyneuropathien 1792
Elektrophorese, Lipoproteine 25
elektrophysiologische Untersuchung **84**
– Erregungsausbreitung 84
– Herzinsuffizienz 213
– Herzrhythmusstörungen 263
Elektroretinogramm (ERG), Chediak-Higashi-Syndrom 747
Elektrounfall, Kammerflimmern 277
Elementarkörperchen, Chlamydia trachomatis 989, 991
Elephantiasis
– Filariosen 944–945
– lymphostatische 427
Elimination von Arzneimitteln 102
– geriatrischer Patient 1859
– Hemmung 110
Eliminationsverfahren, extrakorporale
– Intensivmedizin 1832
– Nosokomialinfektionen 1833
– Schock, septischer 1834
– Sepsis 1834

ELISA (enzyme-linked immunosorbent assay) **31**, 964
– Antikörperbestimmung 41
– Bakterienagglutination 43
– HIV-Infektion 840
– Legionellose 980
– Lyme-Borreliose 985
– Melanom, malignes 616
– Picornaviren 880
– Rotaviren 876
– Virusantikörper, Nachweis 45
Elliptozytose **720**
EMBASE (Excerpta Medica Database) 94
Embolektomie
– Arterienverschluss, akuter 410
– Lungenembolie 525
– Mesenterial-/Nierenarterienverschluss 410
Embolie 1258
– s.a. Lungenembolie
– nach Angioplastie 62
– arterielle, Myokardinfarkt 250
– – – transmurale 251
– – Phenprocoumon 251
– arterioarterielle **406**
– Colitis ulcerosa 1218
– Durchblutungsstörungen, arterielle 384
– Endokarditis, bakterielle 327
– – infektiöse 332–333
– Herzklappenfehler 409
– Herzrhythmusstörungen 409
– Herztumoren 363–364
– Herzwandaneurysma 409
– kardiale 400
– Kardiomyopathie, dilatative 343
– nach Katheterarteriographie 51
– Kurzdarmsyndrom 1250
– paradoxe **408**
– – Arterienverschluss, akuter 408
– – Beinvenenthrombose 400
– – Vorhofseptumdefekt (ASD) 313, 315
– periphere 411
– Raynaud-Syndrom, sekundäres 402
– Schlaganfall 1797
– septische, Leberabszess, pyogener 1337
Emboliprophylaxe, Tachykardie, ventrikuläre 264
Embolisation 62–63
– A. hepatica, MEN 1397
– Arterienverschluss, akuter 408
– intravasale **164–165**
– Lungenembolie 521
– Tumoren, maligne 165
embryonaler Mischtumor, Leber 1349
Emesis s. Erbrechen
EMG (Elektromyogramm/-graphie)
– Dermatomyositis/Polymyositis 1087–1088, 1808
– Guillain-Barré-Syndrom 1794
– Hypophosphatämie 1748

EMG (Elektromyogramm/-graphie)
– Myopathien 1806
– Polyneuropathien 1792
EMIAT-Studie 266
Emotionssynkope 441
Empathie, Arzt-Patient-Beziehung 89
EM-Phänotyp, Arzneimittel 106
Emphysem
– Lunge s. Lungenemphysem
– Mediastinum **560–561**
Emphysemblasen, Resektion, Bronchoskopie 464
Emphysembronchitis, Cor pulmonale 528
Emphysemknick 457
Emphysemthorax, Cor pulmonale 528
Empyem
– s.a. Gallenblasenempyem
– Differentialdiagnose 597
– Mediastinitis 561
– subdurales, Differentialdiagnose 1811
– – Meningitis, eitrige 1812
– Tuberkulosetherapie, chirurgische 499
ENA (extrahierbare nukleäre Antigene),
– Purpura, idiopathische thrombozytopenische 799
– Wirkungen 1022
Enalapril
– Dosierung 218
– Herzinsuffizienz 218
– hypertensiver Notfall 1701–1702
Enanthem
– Kalkspritzer-ähnliches, Masern 887
– Mononukleose, infektiöse 868
– Röteln 891
– vesikuläres, Coxsackie A 879
– virales 858
Encainid 264
Encephalitis disseminata, MRT 65
Encephalitozoon, Mikrosporidiose 846
Endangiitis obliterans s. Thrombangitis obliterans
Endarteriitis
– nicht nekrotisierende 1055
– obliterative s. Thrombangitis obliterans
enddiastolischer Druck, linksventrikulärer (LVEDP)
– Mitralinsuffizienz 290
– Mitralstenose 289
Endobrachyösophagus
– Achalasie 1118
– Ösophaguskarzinom 1142
endobronchiale Tumoren, Tracheal-/Bronchialstenose 485
Endokardfibroelastose, Mumps 352
Endokarditis/Endocarditis 335
– akute 325, 327
– Aortenklappen, bikuspide 308

Sachverzeichnis

Endokarditis/Endocarditis
– Aortenstenose, valvuläre 308
– Bacillus-Spezies 963
– bakterielle/infektiöse **324–333**
– – Agranulozytose 325
– – Anämie 327
– – Antibiogramm 329
– – Antibiotikaprophylaxe 325
– – Aorteninsuffizienz, akute 303
– – Aortenklappen, bikuspide 309
– – Aortenstenose, valvuläre 309
– – Bakteriämie 325
– – Blutkultur 328–329
– – Blutungen, konjunktivale 327
– – Candida species 331
– – Definition 325
– – Diagnose 328
– – Differentialdiagnose 335, 364
– – Ductus arteriosus, persistierender 319
– – Dukes-Kriterien 327
– – Embolie 332
– – Erregernachweis 331
– – Erregerspektrum 326
– – Erythrozyturie 332
– – Faktoren, prädisponierende 326
– – Fallot'sche Tetralogie 321
– – Farbdoppler-Echokardiographie 327
– – Glomerulonephritis 328
– – HACEK 328
– – Hämaturie 332
– – Herzgeräusche 327
– – Herzinsuffizienz 333
– – Herzkatheteruntersuchung 329
– – Kardiomyopathie, hypertrophisch obstruktive 326
– – Komplikationen 333
– – Laborbefunde 328
– – Major- und Minorkriterien 328
– – Milzvergrößerung 327
– – Mitralinsuffizienz, akute 293
– – Mitralklappenprolapssyndrom 326
– – Myokardbeteiligung 325
– – Osler-Knötchen 327–328
– – Penicillinallergie 331
– – Perikardbeteiligung 325
– – Perikarditis 356
– – Petechien 327
– – Prädilektionsstellen 325
– – prädisponierende Faktoren 326
– – Prognose 332
– – Pulmonalstenose 308
– – Ringabszess 332
– – Risikogruppen 331
– – Roth-Spots 328
– – Splinterblutungen 327
– – Staphylococcus aureus 325
– – Streptokokken, orale 953
– – Therapie 329–331
– – thrombotische Vegetationen, nichtbakterielle 325

Endokarditis/Endocarditis
– Brucellose 979
– Campylobacter fetus 974
– Candidiasis 917
– Cholerasyndrom 1207
– Differentialdiagnose 1585
– Enterokokken 954–955
– Fibrinolyse, Kontraindikationen 411
– fibroplastica Löffler 351–352, **743**
– floride, Lyse, Kontraindikationen 62
– Gonorrhö 956
– Herzinsuffizienz, terminale 219
– Hypergammaglobulinämie 1030
– Intensivstationen 1832
– Klappenprothesen 327
– kulturnegative 327, 977
– lenta 325, 954
– – Differentialdiagnose 744
– Listeriose 960
– nichtinfektiöse, Mitralinsuffizienz, akute 293
– Ornithose 990
– Pseudomonas-Infektion 975
– Q-Fieber 992
– rheumatica simplex, Differentialdiagnose 329
– rheumatisches Fieber 334
– Rotlauf 959
– Schweinerotlauf 959
– Sepsis 825, 1833
– Staphylococcus aureus 948
– Ventrikelseptumdefekt (VSD) 317
– verruköse, Lupusnephritis 1669
– – Streptokokken 952
– Yersiniose 1207
Endokarditisprophylaxe 308
– ärztliche Eingriffe 331–333
– Antibiotika 332
– Chemotherapie, antibakterielle 118
– Eisenmenger-Reaktion 323
– Fallot'sche Tetralogie 320
– Herzvitien, Schwangerschaft 369
– perioperative Risikobeurteilung 374
– Pulmonalstenose 307
– Streptokokken, orale 953
– Ventrikelseptumdefekt (VSD) 317
– Vorhofseptumdefekt (ASD) 315
endokrin inaktive Tumoren 1391
endokrine Erkrankungen/Endokrinopathien 1431–1530
– Anämie 727
– Autoimmunhepatitis 1290
– bildgebende Verfahren 71–72
– Diarrhö 1188
– geriatrischer Patient 1841
– Hämochromatose 1595
– intensivmedizinische Betreuung 1818
– Kardiomyopathie 348

endokrine Erkrankungen/Endokrinopathien
– Mittelmeerfieber, familiäres 1089
– Sonderformen **1433–1434**
endokrine Therapie **160–162**
endokrine Tumoren, radiologische Diagnostik 70
Endometriose
– Differentialdiagnose 630
– Lunge 543
Endometritis, Listeriose 960
Endometriumhyperplasie 633
Endometriumkarzinom **632–635**
– Abrasio, fraktionierte 634
– Adipositas 633
– Aszites, maligner 598
– Blutungen, vaginale 633
– Brachytherapie 634
– CA 125/CEA 634
– Chemotherapie 634
– FIGO-Klassifikation 633
– Hysteroskopie 634
– invasives 633–634
– 5-Jahres-Überlebensrate 635
– Klassifizierung, morphologische 633
– Östrogene 632–633
– Postmenopause 633
– Sonographie, transvaginale 633
– Strahlentherapie 634
– TNM-Klassifikation 633
– Tumornachsorge 634
Endomyokardbiopsie 84
– Kardiomyopathie, dilatative 341
– – hypertrophische 349
– – inflammatorische 344, 346
– Myokarditis 346
– transvenöse, Herztransplantation, Abstoßungsreaktion 182
Endomyokardfibrose, Differentialdiagnose 360
Endopeptidasen, Arthritis, rheumatoide 1055
Endophthalmitis, Aspergillose 919
Endoprothesen
– Arthritis, rheumatoide 1058
– Choledocholithiasis 1356
– Einlage **170**
β-Endorphin, Appetitanregung 1418
Endoskopie
– Achalasie 1119
– Barrett-Ösophagus 1133
– Colitis ulcerosa 1215–1216
– Crohn-Krankheit 1219
– diagnostische **85–86**
– Dilatationsbehandlung **169**
– Drainagen 170
– Dyspepsie, funktionelle 1165
– Fremdkörperentfernung 168
– Gallenwegseingriffe 168
– Gleithernie, axiale 1123
– Gummibandligatur 168–169
– Harnblasenkarzinom 643
– Harnwegskarzinom 643
– Hiatushernie 1132

Endoskopie
– Injektionstherapie 168
– laparoskopische Operationen 168
– Lasertherapie 170–171
– Lunge 463–464
– Magenlymphome 1171
– Mukosektomie 168
– Ösophaguskarzinom 1140
– Pankreaseingriffe 168
– Pankreatitis, biliäre 1357
– Papillotomie 169
– Pertubation 170
– Polypektomie 168
– pulmologische 171
– Refluxkrankheit, gastroösophageale 171
– Refluxösophagitis 1131–1132
– Schatzki-Ring 1132
– Steinextraktion 169
– Synkope 441
– therapeutische **167–171**
endoskopisch-retrograde Cholangio-Pankreatikographie s. ERCP
Endosonographie 68
– Choledocholithiasis 1355
– Crohn-Krankheit 1219
– Magenkarzinom 1168–1169
– Magenlymphome 1171
– Ösophaguskarzinom 1141
– Pankreatitis, akute 1372
– – chronische 1380
– Ulkus, peptisches 1160
Endostfibrose, Hyperparathyroidismus, primärer 1479
Endothel
– Arachidonsäurederivate 435
– Kreislaufregulation 435
– NO 435
endotheliale Dysfunktion
– Atherogenese 222–223
– Atherosklerose 221
– Herzinsuffizienz 213
– Hypertonie 435
Endothelin
– Diabetes mellitus 209
– Herzinsuffizienz 220
– Hypercholesterinämie 209
– Leberfibrose 1264
– Lungenembolie 520
– Nieren 1621
– Nikotinabusus 209
Endothelinantagonisten, Hypertonie, pulmonale 534
Endothelium Derived Hyperpolarization Factor 209
Endothelium Derived Relaxing Factor s. EDRF
Endothelläsion/-schädigung
– arterielle Verschlusskrankheit 386
– hypereosinophiles Syndrom 743
– Hypertonie 435–436
– Thrombangitis obliterans 405
– Vaskulitis, essentielle, kryoglobulinämische 1102
Endothelzell-Antikörper, Vaskulitis 1092
Endothelzellnekrose, Arteriosklerose 387

Sachverzeichnis

Endotoxine, Mikroangiopathie, thrombotische 1672
endotracheale Tumoren, Tracheal-/Bronchialstenose 485
Endozytose, Granulozyten 742
Endpoints
- Arzneimittel, neu eingeführte 104
- primary/secondary, klinische Studien 92
Energiebedarf 1415
- erhöhter, Mangelernährung im Alter 1856
- Ernährung, parenterale 1427
- Stoffwechselveränderungen, krankheitsbedingte 89
- täglicher 1826
Energiedichte, Kohlenhydrate/ Proteine 1416
Energieträger
- Atemmuskulatur 541
- Zufuhr, ausgewogene 89
ENG (Elektroneurographie)
- Guillain-Barré-Syndrom 1794
- Polyneuropathien 1792
Engegefühl, Angina pectoris 231
Enkephaline, Appetitanregung 1418
Entamoeba histolytica 923, **1210–1211**, 1337–1339
- Arthritis, reaktive 1067
- Enteritis, infektiöse 1203
- Entwicklung im Darm 927
- Magna-/Minutaform 1210
- Stuhlpräparat 927
- Therapie 1212
Entbindung, HELLP-Syndrom 368
Enteritis
- Campylobacter 973
- chronische 12
- Dünndarmbiopsie 1186
- infektiöse 1200–1213
- – AIDS 1203
- – Diarrhö 1203
- – Meldepflicht 1204
- Picornaviren 881
- regionalis s. Crohn-Krankheit
- Staphylokokken 1208
- tumorassoziierte Infekte 586
- virale 857
- Yersiniose 969
Enteritissalmonellose **967**, 1205
- Chinolone 965
- Diarrhö 965
enteroadhärente Keime, Darminfektionen 1201
Enterobacter/-bacteriaceae 327, 970
- Aminoglykoside 971
- Differentialdiagnose 950
- Extended-Spectrum-Betalactamasen 971
- fakultativ pathogene, Erkrankungen **970–973**
- Fieber bei neutropenischen Patienten 585
- β-Laktam-Antibiotikum 971
- Nosokomialinfektionen 970
- Pneumonie 490

Enterobacter/-bacteriaceae
- Schock, septischer, gramnegativer 971
Enterobius vermicularis 934, **940–941**, 1212
Enterococcus faecalis bzw. faecium **954**, 955
Enterocytozoon bieneusi, Mikrosporidiose 846
Enteroglukagon, paraneoplastisches Syndrom 593
Enterokinasemangel, Diarrhö 1188
Enteroklysma 68
- nach Antes bzw. Sellink **49–50**
Enterokokken 951, **954–955**
- Endokarditis 954–955
- Leberabszess, pyogener 1336
- Prostatitis 1723
- Rechtsherzendokarditis 327
- Therapie 954–955
- Wundinfektionen 954
Enterokolitis
- Arthritis, reaktive 1066
- Campylobacter 973
- nekrotisierende, Kurzdarmsyndrom 1250
- – tumorassoziierte Infekte 586
- Yersiniose 969
enterolymphatische Fistel, Eiweißverlust, enteraler 1195
Enteropathie
- diabetische 1177
- Differentialdiagnose 753
- exsudative, Resorptionstest 55
- glutensensitive **1190–1192**, 1193
- – Aphthen 1114
- – Autoimmunerkrankungen 1040
Enteroskopie **85**
Enterostomie, Hypokaliämie 1736
Enterotoxikose
- lebensmittelbedingte, Bacillus cereus 963
- Staphylococcus aureus 950
Enterotoxine
- Campylobacter 973
- Darminfektionen 1178, 1201
- Staphylococcus-aureus-Enterotoxikose 950
enterovesikale Fistel, Zystitis 1654
Enteroviren 878–881
- Differentialdiagnose 892
- Haut-/Schleimhauterkrankungen 879
- Insulinmangeldiabetes 879
- Konjunktivitis 879
- Myokarditis 347
- Pankreatitis 879
- Picornaviren 878
Enthesiopathien 1061
- Arthritis, reaktive 1066–1067
- ossifizierende, Forrestier-Syndrom 1071
- Spondylitis, ankylosierende 1063

Entlastungspunktionen, Pleuraerguss, maligner 597
Entrapment-Syndrom, popliteales **408**
Entscheidungsfindung, geriatrischer Patient, Operabilität 1860
Entscheidungsfreiheit, Wahrung, Patienteninformation 3
Entspannungsverfahren **195–196**
Entstauungstherapie
- physikalische, Lymphödem 430
- Venenerkrankungen 417
Entwicklungsphasen, geprüfte Verfahren/klinische Studien 92
Entwicklungsstörungen/-verzögerung
- Diabetes insipidus 1721
- konstitutionelle, Differentialdiagnose 1449
- Pubertas tarda 1510
Entzügelungshochdruck, Hypertonie, sekundäre 435
Entzügelungshyperprolaktinämie 1515
- HVL-Insuffizienz 1448
entzündliche Infiltrate 413
- Hepatitis 1259
Entzündung
- allergische 1044
- Infektionskrankheiten 818
- Interleukin-1 1026
- sterile, Vaskulitis, primäre 1091
- Szintigraphie 56
- Tumor-Nekrose-Faktor (TNF) 1026
Entzündungsanämie **725–726**
- Differentialdiagnose 710
- Erythropoetin/Ferritin 725
Entzugskrämpfe
- Alkoholentzugssyndrom 1867
- Barbituratentzug 1871
Enuresis
- nocturna, Hyperglykämie 1536
- Refluxnephropathie 1663
Enzephalitis
- Alkalose, respiratorische 1759
- CMV-Infektion 871
- Differentialdiagnose 603, 926, 932, 943, 1800, 1811
- Flaviviren 897
- Hyperventilation 571
- Influenza 885
- Intensivstationen 1832
- japanische, Impfungen 898
- limbische, tumorassoziierte 595
- Listeriose 960
- Masern 887
- Mykoplasmenpneumonie 988
- Pathogenese 897
- postinfektiöse, Masern 888
- – Röteln 891
- Symptome, Verlauf und Prognose 891

Enzephalitis
- Trichinellose 943–944
- tumorassoziierte 595
- virale 856
- – HVL-Insuffizienz 1447
enzephalitisähnliche Syndrome, Manganüberdosierung 1425
Enzephalomalazie
- Differentialdiagnose 1585
- Endokarditis, bakterielle 327
Enzephalomyelitis
- Lyme-Borreliose 985
- tumorassoziierte 595
Enzephalopathie
- Cholangitis, primär-sklerosierende 1310
- Choriomeningitis, lymphozytäre 902
- Demenz **1855**
- Glomerulonephritis, postinfektiöse (endokapilläre) 1644
- hepatische, Leberversagen, akutes 1295
- – Schweregrade 1301
- hepatorenales Syndrom 1301
- HIV-Infektion 849
- hypereosinophiles Syndrom 743
- hypertensive 436
- hypertensiver Notfall 1700
- hypertone, Diabetes insipidus 1446
- – maligne 1703
- Lebertransplantation 185
- Leberversagen, akutes 1295
- Leberzirrhose, alkoholische 1321
- – primär-biliäre 1304, 1306
- metabolische 1179
- Pankreatitis, akute 1371
- portale/portosystemische, Lactitol/Laktulose 1199
- – Leberzirrhose 1297, 1299, 1301
- – Pfortaderhochdruck 1268
- – Varizenblutung 1256
- – SIRS 1635
- spongiforme, bovine (BSE) 823, 909
- – übertragbare (TSE) 910
- subkortikale, arteriosklerotische 1798
- urämische, Hämodialyse 1690
- – Niereninsuffizienz, chronische 1687
- vaskuläre, CT 65
- virale 856
Enzymdefekte
- Anämie, hämolytische, korpuskuläre 719
- Glykogenabbau/-synthese 1605
- Testosteronsynthese 1521
Enzymdiagnostik **22–23**
- genetische 32
- internationale Einheit (IU) 23
- optische Tests, kinetische 23
Enzyme
- Helicobacter-pylori-Infektion 1144

Sachverzeichnis

Enzyme
- metabolisierende, Arzneimittel 106
- pankreatische, Diarrhö 1188
- plasmatische 22
- proteolytische 1144
- zelluläre 22

enzyme-linked immunosorbent assay s. ELISA

Enzymimmunoassays (EIA), anti-HCV-Antikörper 1284

Enzymopathien
- Bleiintoxikation 1584
- Porphyrie 1584

Eosinophile 1009, **1014–1016**, 1044
- Gewebsschädigung 1044

Eosinophilenleukämie, Differentialdiagnose 744

Eosinophilie 743–744, **1032**
- Asthma bronchiale 471
- Bronchialkarzinom 548
- Churg-Strauss-Syndrom 1098
- Differentialdiagnose 942, 1100
- Echinokokkose 1334
- GvH-Krankheit 177
- Hepatotoxizität, fremdstoffinduzierte 1325
- Herz 743
- HVL-Insuffizienz 1448
- hypereosinophiles Syndrom 744
- Kardiomyopathie, inflammatorische 346
- medikamenteninduzierte 512
- Meningitis, chronische 1814
- Mittelmeerfieber, familiäres 1089
- Nematoden 941
- Nephritis, interstitielle 1652
- Nierenversagen, akutes 1635
- Spulwürmer 1212
- Systemerkrankungen 1032
- tumorassoziierte 594
- Ursachen 1032
- Vaskulitis 1092
- – allergieassoziierte 1091
- Wurminfektionen 1212

Eosinophilie-Myalgie-Syndrom **1032**
- Differentialdiagnose 1084

Eotaxin, Wirkungen 1023

EPEC (enteropathogene Escherichia coli) 971

Ependymom 662
- spinales, MRT 65

EPH-Gestose **1705–1706**
- Entbindung, rasche 1331
- Leberbeteiligung 1330

epibronchiale Divertikel 1127

Epidemiologie
- Beobachtungsstudien 17
- Definition 15
- Entwicklung 15
- Fragestellungen 15–16
- Good Clinical Practice 16
- klinische 15–19
- Studienformen 16–19

Epidermodysplasia verruciformis 905

Epidermoid 662

Epididymitis **829–830**
- Chlamydia trachomatis 990
- Differentialdiagnose 646, 830
- Urethritis 1654
- Varikozele 1517

Epiduralabszess
- Differentialdiagnose 1811
- Sinusitis, akute 468

Epiduralhämatom, CT 65

Epiglottitis, akute **469**
- s.a. Krupp
- Differentialdiagnose 958
- Haemophilus influenzae 977
- Intubation/Tracheotomie 469

Epikardbiopsie, Perikarditis 357

Epikondylopathie, Weichteilrheumatismus 1108

Epikutantest, Allergien 465

Epilepsie/epileptische Anfälle
- Differentialdiagnose 1585
- Mammakarzinom 628
- Meningitis, chronische 1815
- myoklonische, Gaucher-Krankheit 1610
- Niemann-Pick-Krankheit 1610
- Pyridoxinmangel 1423
- Sarkoidose 514
- Schwindel 1853
- Sialorrhö 1115
- symptomatische, Meningitis 1812
- Toxoplasmose, zerebrale 848

Epinephrin, Mastozytose 755

epiphrenale Divertikel 1127

Epiphysenfugenverschluss, vorzeitiger, Vitamin-A-Überdosierung 1424

Episkleritis
- Arthritis, rheumatoide 1056, 1059
- Colitis ulcerosa 1215
- Leptospirose, ikterische 986
- Vaskulitis, nekrotisierende 1090
- Wegener-Granulomatose 1100

Epistaxis 787
- Churg-Strauss-Syndrom 1099
- Hämophilie 791
- körperliche Untersuchung 4
- Leukämie, akute 736, 740
- – – lymphatische 781, 783
- Osler-Weber-Rendu-Syndrom 804
- Polycythaemia vera 684
- Purpura, thrombotisch-thrombozytopenische 1672
- Thrombozytopenie 799
- Wegener-Granulomatose 1099–1100

Epithelbarrieren
- Dickdarm/Dünndarm 1179
- extrinsische/intrinsische 1180
- Immunität 820
- Schädigung 1180

Epithelläsionen, Immunität 820

Epithelzellen, Harndiagnostik 1624

Epithelzylinder 1625

EPO (eosinophile Peroxidase), Granulozyten, eosinophile 743

Epsilon-Trinker 1864

Epsilon-Wellen, Kardiomyopathie, rechtsventrikuläre, arrhythmogene 352

Epstein-Barr-Virus (s. unter EBV-Infektion) 868, 869–870

EPT (endoskopische Papillotomie) **85**, 169
- Pankreatitis, biliäre 1357, 1374, 1408

erb-B 579
- Mammakarzinom 628

Erbkrankheiten, DNA-Sequenzanalyse 38

Erblindung
- Glukokortikoide 158
- Horton-Syndrom 400
- Onchozerkose 945
- virale 858
- Wegener-Granulomatose 1100

Erbrechen
- s.a. Brechreiz
- Abdomen, akutes 1406
- Addison-Krise 1497
- Alkalose, metabolische 1761
- Aneurysma 413
- Anorexia nervosa 1421
- Astroviren 875
- durch Azathioprin 1292
- Bartter-Syndrom 1720
- Biotinmangel 1423
- blutiges s. Hämatemesis
- Bradykardie 279
- Bulimia nervosa 1422
- Caliciviren 875
- Chemotherapie-induzierte 137
- Ernährung, enterale 1429
- galliges, Syndrom der blinden Schlinge 1174
- Gastrinom 1394
- Gelbfieber 897
- Giardiasis 923
- hämolytisch-urämisches Syndrom 1671
- HELLP-Syndrom 1330
- Hepatitis, akute 1272
- Hyperglykämie 1536
- Hyperkalzämie 1745
- – tumorassoziierte 601
- Hyperparathyroidismus 1197
- – primärer 1479
- Hypoglykämie 1551
- Hypokaliämie 1736
- Hypophosphatämie 1749–1750
- induziertes, Vergiftungen 1879
- Ketoazidose, diabetische 1549
- körperliche Untersuchung 5
- Legionärskrankheit 980
- Magenausgangsstenose, funktionelle 1159
- Magenlymphome 1171
- Meningitis 1810
- – – eitrige 1810
- Meningokokkenmeningitis 955

Erbrechen
- Migräne 1786
- Niereninsuffizienz, chronische 1687
- Opiatentzug 1870
- durch Opioide 146
- Pankreatitis, akute 1372
- Phäochromozytom 1501
- Porphyrie, akute, hepatische 1584
- Purpura Schoenlein-Henoch 1668
- Refluxkrankheit 1131
- rezidivierendes, Dyspepsie, funktionelle 1165
- – – Schmerzen, epigastrische 1165
- Salmonellenenteritis 967, 1205
- schwallartiges, Magenkarzinom 1168
- Schwangerschaftsfettleber 1330
- schwarzbraunes, kaffeesatzartiges 1400
- Sprue, tropische 1193
- SSRI-Vergiftung 1882
- starkes, Pankreatitis, akute 1372
- Syndrom der zuführenden Schlinge 1174
- Tollwut 907
- Tumortherapie 138–139, 141
- nach Vagotomie, proximalgastrischer 1173
- Vitamin-A-Überdosierung 1424
- Vitamin-B-Überdosierung 1424
- Yersiniose 969
- Zinküberdosierung 1425
- ZNS-Tumoren 662

ERC (endokopisch-retrograde Cholangioskopie) **169**
- cholangiozelluläres Karzinom 1349
- Cholangitis, primär-sklerosierende 1307
- Gallenwege 69

ERCP (endoskopisch-retrograde Cholangio-Pankreatikographie) **50**, **70**, 85
- Cholangitis 1361
- Choledocholithiasis 1355
- Colitis ulcerosa 1218
- Dünndarmdivertikel 1229
- Endokarditisprophylaxe 331
- Gallengangkarzinom 1366
- Hepatitis, akute 1273
- – chronische 1275
- Klatskin-Tumor 1365
- Pankreaskarzinom 1387
- Pankreatitis, akute 1372
- – biliäre 1357, 1374
- – chronische 1379–1380

erektile Dysfunktion/Erektionsstörungen **1508**
- medikamentös induzierte 1508–1509
- neurogene 1508
- Neuropathie, diabetische 1536, 1557–1558

Sachverzeichnis

erektile Dysfunktion/Erektionsstörungen
– psychogene 1508
– vaskuläre 1508
Erfolgsbewertung, Arzneimitteltherapie 114
Ergebnisse, falsch negative/positive 7
Ergometrie
– Aorteninsuffizienz 303
– Arbeits- und Umweltmedizin 1907
– präoperative, Herzerkrankungen 375
Ergotamin
– Migräne 1787
– Raynaud-Syndrom, sekundäres 402
Ergotherapie 89
– arterielle Verschlusskrankheit 393, **394**
– Arthritis, rheumatoide 1053, 1059
Ergüsse, maligne 592–599
Ergusstamponade, Postperikardiotomie-Syndrom 361
Erhaltungstherapie, Chemotherapie 136
Erionit, Krebserkrankungen, beruflich bedingte 1923
Erkältungen, körperliche Untersuchung 4
Erkrankungen
– chronische 13–14
– – Anämie **725–726**
– – ernährungsbedingte **1417–1425**, 1426
– – – Adipositas 1419
– – – Kardiomyopathie 340
– – existentielle Gefährdung 14–15
– – geriatrischer Patient 1842–1848
– – monogene/polygene 33
– – rheumatische 1049–1109
Ermüdbarkeit
– Aortenstenose 297
– Hyperthyreose 1466
– Vorhofseptumdefekt (ASD) 313
Ernährung 89, 1415–1417
– Adipositas 1418
– Empfehlungen, Diabetes mellitus 1545
– enterale **1428–1429**
– – Duodenalsonden 1429
– – Intensivmedizin 1826
– – Kontraindikationen 1826
– – Kurzdarmsyndrom 1253–1254
– – Mangelernährung, geriatrischer Patient 1857
– – Nutzen und Risiken 1826
– – Sonden 1429
– – – transkutane 1429
– – Zugang 1429
– – – gastraler 1429
– – – jejunaler 1429
– – fettmodifizierte/-reduzierte, Hypercholesterinämie, polygene 1567
– – Mammakarzinom 625

Ernährung
– gesunde **1429–1430**
– Gewohnheiten 10
– heimparenterale, Kurzdarmsyndrom 1254
– Herzinsuffizienz 218
– koronare Herzkrankheit 202
– künstliche 1426–1429
– – Bedarfsermittlung 1825
– – Intensivmedizin 1825–1826
– – Monitoring 1826
– – Tagesbedarf 1825
– Osteoporose 1767, 1772
– Pankreatitis, chronische 1382
– parenterale **1426–1428**
– – Aminosäuren 1427, 1827
– – Broviac-Katheter 1427
– – Diabetes mellitus 1428
– – Fette 1427, 1827
– – Folsäuremangel 714
– – Infektionen 585
– – Intensivmedizin 1826
– – Kohlenhydrate 1427, 1827
– – Komplikationen 1427
– – Kontraindikationen 1426
– – Leberinsuffizienz 1428
– – Leberverfettung 1261
– – Niereninsuffizienz 1428
– – Pankreatitis, akute 1374
– – Port 1427
– – Sepsis 1428
– – Spurenelemente 1427–1428
– – Substratbedarf 1427
– – totale, Fettleber 1313
– – – Kurzdarmsyndrom 1253
– – Vitamine 1427–1428
– – Zugangswege 1426
– Primärprävention 201
– Proteinanteil, Nephropathie, diabetische 1678
– Tumorkachexie 140
– Typ-1-Diabetes 1544
– Typ-2-Diabetes 1545
– Ulkus, peptisches 1152
– Umstellung, Hypercholesterinämie, polygene 1565
– Zustandserfassung 1825
ernährungsbedingte Erkrankungen **1417–1425**, 1426
– Adipositas 1419
– Kardiomyopathie 340
Erosionen
– akute, Gastritis 1146
– hämorrhagische, Alkoholkrankheit 1866
– Helicobacter pylori 1150
– Magenschleimhaut **1150**
– durch NSAID/NSAR 157, 1150
– Porphyrie, erythropoetische 1591
Erreger(nachweis)
– Antibiotikaempfindlichkeit 42, 116
– Antigennachweis, direkter 42
– Darminfektionen 1201
– Diagnose **40**
– Diarrhö, komplizierte 1202
– Elektronenmikroskopie 41
– Endokarditis, bakterielle 326
– – infektiöse 331
– Gensonden 43

Erreger(nachweis)
– Gram-Färbung 42
– kultureller 41–42
– Latexagglutination 42
– lichtmikroskopischer 41
– Meningokokkenmeningitis 955
– Methylenblau-Färbung 42
– mikroskopischer 42
– moderne Verfahren 41
– molekularbiologische Methoden **42–43**
– Mykoplasmen 988
– Pathogenität **822–823**
– PCR 42
– Pilzinfektionen 914
– Pneumonie 490
– Resistenztestung 42
– sexuell übertragbare 828
– Shigellen 968
– Staphylococcus aureus 950
– im Stuhl 1202
– Ziehl-Neelsen-Färbung 42
Erregerresistenz, Chemotherapie, antibakterielle 118
Erregung, nvCJD 912
Erregungsausbreitung
– CARTOTM-System 84
– elektrophysiologische Untersuchung 84
Erregungsbildungsstörungen **258–259**
– Aktivität, getriggerte 259
– Antiarrhythmika 266
– EKG 77
Erregungsleitungsstörungen **259–260**
– Differentialdiagnose 258
– EKG 78
– Herztumoren 363
– medikamenteninduzierte 258
– perioperative Risikobeurteilung 374
Erregungsübertragung, Blockade, Hypermagnesiämie 1754
Ersatzkriterien s. Surrogatparameter
Erschöpfungsgefühle, funktionelle 12
Erstanmelderpräparate 104
Erstickung, COHb 1928
Erstickungsangst s. Dyspnoe
Erstickungs-T, EKG, Myokardinfarkt 79
Erstickungstod, Tetanus 964
Erweiterungsplastik, arterielle Verschlusskrankheit 395
Erwinia 970
Erysipel
– A-Streptokokken **952**
– Lymphödem 427–428
– Phlebographie, Kontraindikationen 51
Erysipeloid/Erysipelothrix rhusiopathiae
– Arthritis 1054
– Schweinerotlauf 959
Erythem(a)
– ab igne, Pankreatitis, chronische 1378

Erythem(a)
– anulare rheumaticum, Streptokokken 952
– – rheumatisches Fieber 1073
– chronicum migrans, Lyme-Borreliose 984
– – tumorassoziiertes 595
– exsudativum multiforme, Mykoplasmenpneumonie 988
– Graft-versus-Host-Krankheit 177
– gyratum repens, tumorassoziiertes 595
– heliotropfarbenes, Dermato-/Polymyositis 1087, 1808
– infectiosum 894
– Lyme-Borreliose 984
– Nephropathia epidemica 899
– nodosum, Arthritis, reaktive 1067
– – Autoimmunerkrankungen 1040
– – Campylobacter 974
– – Colitis ulcerosa 1215
– – Crohn-Krankheit 1219
– – Hepatitis C 1287
– – Löfgren-Syndrom 1072
– – Mykoplasmenpneumonie 988
– – Rheumatismus, Diagnose 1050
– – Sarkoidose 514
– – Streptokokken 952
– – Yersiniose 969, 1207
– – Sarkoidose 1671
– – Staphylococcal Scalded Skin Syndrome (SSSS) 949
– – Yersiniose 969
Erythroblasten **667**
– Hämolyse 718
Erythroblastophthisis **703–704**
– Anämie, refraktäre 728
Erythrodermie
– Leukämie, chronisch-lymphatische 770
– TSS 949
Erythroleukämie 738
Erythromelalgie **403**
Erythromycin **120**
– Chlamydia trachomatis 991
– Legionellen 980
– Nephritis, tubulointerstitielle, akute 1817
– Ornithose 990
– QT-Syndrom 276
Erythropoese
– eisendefizitäre 708, **709**
– hyperplastische, Differentialdiagnose 729
– – ineffektive 728
– hypoplastische 728
– – Differentialdiagnose 729
– – Eisenmangel 708
– – ineffektive 705
– – Anämie, refraktäre 728
– – Thalassämie 716
– – Vitamin-B$_{12}$-Mangel 712
– Porphyrie, erythropoetische 1591

Erythropoetin (EPO) 139, **666**, 669, **1027**
– Anämie 702
– – mit Knochenmarkinfiltration 705
– – renale 702–703, 726
– chromosomale Lokalisation 668
– Entzündungsanämie 725
– Hypothyreose 1846
– Molekulargewicht 668
– myelodysplastische Syndrome 694
– Nieren 1620
– Niereninsuffizienz, chronische 1686
– Osteomyelofibrose 679
erythropoetische Zellen **667**
– Hyperplasie, Hämolyse 719
– Szintigraphie 56–57
Erythrozyten **667**
– ^{51}Cr-markierte 57
– Abnahme, geriatrischer Patient 1841
– Anämie 699
– Erythrozytose 681
– glomeruläre, Erythrozyturie 1624
– Hämaturie 1623
– hypochrome, Eisenmangel 708, 710
– Kinetik 57
– korpuskuläre Defekte 720–721
– nichtglomeruläre, Erythrozyturie 1624
– Normwerte 700
– PBG-Desaminase-Aktivität, Subtyp 1581
– Tüpfelung, basophile, Pyrimidinstoffwechselstörungen 1579
Erythrozytenkonzentrate/-transfusion 719
– Anämie 702
– – mit Knochenmarkinfiltration 705
– Leukämie, akute, myeloische 739
– Thalassämie 717
Erythrozytenzylinder 1625
– Glomerulonephritis, postinfektiöse (endokapilläre) 1643
Erythrozytose
– Hämatokrit/Hämoglobinwert 681
– Polyglobulie 681
– primäre **680–684**
– Protoporphyrinämie, sekundäre 1592
– relative 681
– – Differentialdiagnose 683
– sekundäre, Differentialdiagnose 683
– tumorassoziierte 594
Erythrozyturie **1623–1624**
– Endokarditis, infektiöse 332
– Glomerulonephritis 1642
– Hypertonie, renoparenchymatöse 1694
Escape-Phänomen 1730

Escherichia coli 970, **971–972**
– Chinolone 971
– Cholangitis 1360
– Darminfektionen 1201
– diffus adhärierende (DAEC) 972
– eitrige 1810
– enteroaggregative (EAEC) 971
– enterohämorrhagische (EHEC) **971**, **1207**, 1208
– – Differentialdiagnose 927
– – hämolytisch-urämisches Syndrom 1207
– – Shiga-Toxin-ähnliche Toxine 971
– – Verotoxin 971
– enteroinvasive (EIEC) 593, 971, 1206
– – Diarrhö, infektiöse 1202
– enteropathogene (EPEC) 971
– – Leukozyten im Stuhl 1202
– enterotoxische (ETEC) 971, **1207**
– – Darminfektionen 1201
– – Enteritis, infektiöse 1203
– Epidemiologie 970
– Ernährung, parenterale 1427
– Fieber bei neutropenischen Patienten 585
– Leberabszess, pyogener 1336
– Leukozyten im Stuhl 1202
– Meningitis 1810
– Pneumonie 490
– Prostatitis 1723
– Serotypen, hämolytisch-urämisches Syndrom 1672
– Toxinbildungsfähigkeit 971
– verotoxinproduzierende (VTEC) 1206
– Zystitis 1654
Esmolol, hypertensiver Notfall 1701–1702
Esomeprazol 1189
– Helicobacter-pylori-Infektion 1161
– Ulkus, peptisches 1160
Ess-Brech-Sucht **1422**
ESSG-Klassifikation, Spondylitis, ankylosierende 1062
Essstörungen 1420–1422
– chronifizierte, Psychotherapie, stationäre 197
ESWL (extrakorporale Stoßwellenlithotripsie) 169
– Choledocholithiasis 1356
– Cholezystolithiasis 1353
Etacrynsäure, Hyperkaliämie 1739
Etanercept, Arthritis, rheumatoide 1058
ETEC (enterotoxigene Escherichia coli) 971, **1207**
– Darminfektionen 1201
– Enteritis, infektiöse 1203
Ethambutol (EMB)
– Nebenwirkungen und Interaktionen 500
– Nephritis, tubulointerstitielle, akute 1683

Ethambutol (EMB)
– Tuberkulose **499–500**
Ethanol, Vergiftungen 1887
Ether, Schnüffelsucht 1874
ethische Probleme, Palliativmedizin 156
Ethylenglykolvergiftungen 1888
– Antidote 1880
Etidronat, Osteoporose 1773
Etilefrin, Hypotonie, orthostatische 445
Etoposid
– myelodysplastische Syndrome 694
– Tumortherapie 136
Eubacterium **957**
– Penicillin G 957
Eulenaugenzellen, CMV-Infektion 872
Euler-Liljestrand-Mechanismus 452, 463
– ARDS 539
– Hypertonie, pulmonale 518, 529
– Pneumokokkenpneumonie 487
Eunuch, fertiler 1514
European NIDDM Policy Group 1545
Eurotransplant 181
Evaluation, evidenzbasierte Therapie 99
Evans-Syndrom
– Differentialdiagnose 806
– tumorassoziiertes 594
Event-Rekorder
– Herzrhythmusstörungen **262–263**
– Palpitationen 262
Evidence-Based Medicine (EBM) **91–96**
– CI (Citation Index) 96
– Diagnostik 94–96
– Fünf-Stufen-Prozess 91
– IF (Impact Factor) 96
– Publikations-/Sprachbias 96
– Therapie 94–95, **96**, **98**, 99
Ewing-Sarkom 608–611
– Codman-Dreieck 609
– extraossäres, Translokation 612
– Laktatdehydrogenase 609
– radiologische Diagnostik 73
– Skip-Metastasen 609
– Stammzelltransplantation 173
ex juvantibus, Arzneitherapie 97
Exanthem(a) 894
– Differentialdiagnose 892, 950
– ECHO 878
– exsudativum 865
– Hepatitis, chronische 1275
– Hepatotoxizität, fremdstoffinduzierte 1325
– HSV-Infektion 865
– infectiosum, Differentialdiagnose 892
– Infektionskrankheiten 818
– körperliche Untersuchung 4
– Leptospirose, ikterische 986
– makulopapulöses, EBV-Infektion 870

Exanthem(a), makulopapulöses
– – – Fleckfieber 992
– – konfluierendes, Masern 887
– Masern 887
– Mononukleose, infektiöse 868
– Pathogenese 897
– Röteln 891
– schuppendes, Malassimilation 1184
– skarlatiniformes, TSS 949
– Still-Syndrom 336
– subitum **873**
– – ECHO 878
– Syphilis 982
– TSS 949
– virales 857–858
Exazerbation
– akut eitrige, Pseudomonas-Infektion 975
– Bronchitis, chronische 480
– Prostatakarzinom 650
Exercise, Proteinurie 1627
Exfoliatio areata linguae 1114
Exfoliativtoxin A/B, SSSS 949
existentielle Gefährdung, Erkrankungen 14–15
Exitblock, Schrittmachertherapie 284
exkretorische Insuffizienz, Niereninsuffizienz, chronische 1686
Exodus-1/2, Wirkungen 1023
Exoenzyme, Streptococcus pyogenes 952
Exophthalmus
– Basedow-Hyperthyreose 1465
– Hand-Schüller-Christian-Syndrom 516
– Orbitopathie, endokrine 1464
– Weichteilsarkome 611
Exostosen, multiple, Vererbung 578
Expektoration, maulvolle, Bronchiektasen 483
Experimental Event Rate (EER), evidenzbasierte Therapie 95
experimentelle Studien 16, **19**
Expositionsprophylaxe
– Chemotherapie, antibakterielle 118
– Lungenerkrankungen, interstitielle 506
– Meningokokken 956
– Tumortherapie 139
Expressionsbibliotheken 37
Expressionsklonierung 37
Expressionsvektoren 37
Exsikkose
– Hyperkalzämie, tumorassoziierte 601
– Hyperparathyroidismus, primärer 1479
– Ketoazidose, diabetische 1549–1550
– Koma, diabetisches 1550
Exspiration, forcierte
– Asthma bronchiale 476
– Bronchitis, chronisch-obstruktive 457

Sachverzeichnis

Exspiration, forcierte
– Lungenemphysem, obstruktives 457
Exspirationshemmer, Atemregulation 457
exspiratorischer Fluss/exspiriertes Volumen, Spirometrie 458
Exsudat
– hypertensiver Notfall 1700
– Pleuraerguss 554
– – maligner 597
Extended-Spectrum-Betalactamasen, Enterobacteriaceae 971
Extensionsbehandlungen 89
Extensionsstörungen, Koxarthrose 1105
Extensive Disease, Bronchialkarzinom, kleinzelliges 549–550
Extensive Metabolizer, Arzneimittel 106
Externa-Ophthalmica-Anastomose 398
extragenitale Infektionen, Gonokokken 956
extrakorporale Behandlung, technische Aspekte 1692
extrakorporale Oxygenierung, ARDS 539
extrakorporale Verfahren, kontinuierliche, Niereninsuffizienz, terminale 1692
Extrakt-Impfstoff 994–995
Extrapyramidalstörungen, Hypokalzämie 1743
Extrasystolen **260, 278–279**
– Arthritis, rheumatoide 1055
– atriale **278**
– – Herzrhythmusstörungen, supraventrikuläre 258
– – Auslösung, Simulation, programmierte 263
– 2:1-Extrasystole 278
– Hypokaliämie 1736
– Kammertachykardie, anhaltende 259
– Kardiomyopathie, rechtsventrikuläre, arrhythmogene 352
– Langzeit-EKG 262
– Myokardinfarkt 250
– polymorphe, Myokardinfarkt 250
– supraventrikuläre **278**
– – EKG 79, 271
– Therapie 265
– ventrikuläre **278–279**
– – Differentialdiagnose 258
– – EKG 79, 263, 278
– – Heart-Rate-Turbulence 262
– – klinische Studien 91
– – Langzeit-EKG 262
– – Lown-Klassifikation 279
– – Mitralinsuffizienz 291
– – Myokardinfarkt 250
– – Sklerodermie 338
– – vorgetäuschte 278
– – mit vorzeitigem Kopplungsintervall, Myokardinfarkt 250
Extrauteringravidität
– Abdomen, akutes 1405
– Differentialdiagnose 630, 1585

Extrazellularvolumen (EZV) 1729
Extremitäten
– Durchblutungsstörungen 384
– Fixierung/Hochlagerung, Kontraindikationen bei akutem Arterienverschluss 410
– Kältegefühl, Aortenisthmusstenose 310
Extremitätenableitungen, bi-/unipolare, EKG 75
Extremitätenarterienverschluss, Therapie 411
Extremitätengangrän, TSS 949
Extremitätenischämie, Kreislaufversagen 411
Extremitätenschmerzen, Porphyrie, akute, hepatische 1584
extrinsisches System, Faktorenmangel 793
Ex-vivo-Untersuchungen, allergische Erkrankungen 1045
Exzitationsstadium, Schnüffelsucht 1875

F

FAB-Klassifikation
– Leukämie, akute 736
– – myeloische 734, 738
– myelodysplastisches Syndrom (MDS) 688–689
Fabry-Syndrom **1722**
– Herzinsuffizienz 212, 217
– Kardiomyopathie 340
Fachpsychotherapeuten 196
Fachzeitschriften, medizinische 94
Facies lunata, Cushing-Syndrom 1442
Facies mitralis
– Mitralinsuffizienz 291
– Mitralstenose 287
Fäkalurie, Dickdarmdivertikel 1231
Faget-Zeichen, Gelbfieber 897
Fahrradergometrie, Herzinsuffizienz 216
Fahrtüchtigkeit, Opioide 151
Faktor-II-Mangel 793–794
– Phlebothrombose 420
Faktor V, Hämostase 785
Faktor-V-Leiden **806**
– APC-Resistenz **806**, 807–808
– Phlebothrombose 420
Faktor-V-Mangel 793
Faktor VII, Hämostase, sekundäre 785
Faktor-VII-Mangel **793–794**
Faktor VIIa, rekombinanter, Hämophilie 791
Faktor VIII
– Aktivität, Bethesda-Einheit (BE) 797
– Hämostase 785
– Tachyphylaxie 790
Faktor-VIII-assoziiertes Antigen, Vaskulitis 1092

Faktor-VIII-Inhibitoren, Immunkoagulopathien 797
Faktor-VIII-Komplex, Phlebothrombose 420
Faktor-VIII-Konzentrate
– Hämophilie 791
– von-Willebrand-Syndrom 792
Faktor-VIII-Mangel
– Differentialdiagnose 790
– Hämophilie A 789
Faktor-VIII-Restaktivität, Hämophilie 789
Faktor-IX-Mangel **794**
– Hämophilie B 789
Faktor-IX-Restaktivität, Hämophilie 789
Faktor-X-Mangel **793–794**
Faktor-XI-Mangel **793**
Faktor-XII-Mangel **793, 808**
– homozygoter, Ätiologie und Pathogenese 807
Faktor XIII **26**
– Hämostase 785
Faktor-XIII-Mangel **793**
Faktorenmangel s. Gerinnungsfaktorenmangel
Fall-Kontroll-Studie 16–18
Fallneigung
– Gangstörungen 1852
– Osteoporose 1767
Fallot'sche Pentalogie 319
Fallot'sche Tetralogie **319–321**
– Austreibungsgeräusch, systolisches 320
– Blalock-Taussig-Shunt 321
– Differentialdiagnose 307
– DiGeorge-Syndrom 1036
– Doppler-Echokardiographie 320
– EKG 320
– Endokarditisprophylaxe 320
– Herzkonfiguration, Holzschuh-förmige 320
– Polyglobulie 319
– Pulmonalstenose 319
– Rechts-links-Shunt 319
– Röntgen-Thorax 320
– Trommelschlegelfinger 320
– Überlaufventil 319
– Uhrglasnägel 320
– Ventrikelseptumdefekt (VSD) 316
– Verlauf und Prognose 370
– Vorhofseptumdefekt 319
– Zyanose, zentrale 319
Fallot'sche Trilogie 319
Fallzahl, statistische Analyse 94
Famciclovir (FCV) 127
– HSV/VZV 128
Familienanamnese 2
Familienscreening, MEN 1526
Fanconi-Anämie/-Syndrom **703–704**
– Differentialdiagnose 705, 750
– Hypophosphatämie 1748–1749
– Leukämie, akute, myeloische 735
– Myelom, multiples 1675
– Nierenerkrankungen, tubulointerstitielle 1657

Fanconi-Anämie/-Syndrom
– Osteomalazie 1778
– Sarkoidose 1671
– Stammzelltransplantation 173–174
– Thrombozytopenie 798
– Vererbung 578
FAP s. Polyposis, amiliäre, adenomatöse
Farbdoppler-Echokardiographie
– Aorteninsuffizienz 302
– – akute 304
– Ductus arteriosus, persistierender 318
– Endokarditis, bakterielle 327
– Kardiomyopathie, hypertrophische 348
– Mitralinsuffizienz, akute 294
– rheumatisches Fieber 335
Farbdoppler-Sonographie
– Arterien, dilatative 392
– Hepatitis, chronische 1275
– Hypertonie, renovaskuläre 437
– Karotisstenose 400
– Phlebothrombose 421
– Raynaud-Syndrom 403
Farbstoffe, Asthma bronchiale, berufsbedingtes 1913
Farmerlunge **508**, 961
– Alveolitis, exogen allergische **508**
Farnesylierungshemmer, Pankreaskarzinom 1389
Fas/ApoI/CD95-Rezeptor, Apoptose 1028, 1042
Fasciitis s. Fasziitis
Fasciola hepatica 934
– Gallenwegsverschluss 1363
Fas/Fas-Ligand-vermittelte Apoptose, Leberzirrhose 1263
Fassthorax, Lungenemphysem 482
Fast Loser, Osteoporose 1767
Faszienlücke, tastbare, Varikose 415
Fasziitis
– eosinophile, Differentialdiagnose 1084
– nekrotisierende **826–827**, 868
– – Streptokokken 952
Faszikulationen, Hypomagnesiämie 1754
Fatigue-Syndrom, Anämie 702
Fatty-Streak-Läsionen, Atherogenese 222–223
Fauci-Schema, Wegener-Granulomatose 1101
Faustschluss, fehlender, Arthritis, rheumatoide 1055
Faustschlussprobe, arterielle Verschlusskrankheit 389
Fazialisparese
– Differentialdiagnose 1585
– Guillain-Barré-Syndrom 1794
– Heerfordt-Syndrom 514
– HSV-Infektion **864**
– Lyme-Borreliose 985
– Meningokokkenmeningitis 955

Sachverzeichnis

Fazialisparese
– Sarkoidose 514
– Sialorrhö 1115
– Zoster oticus 866
Fc-Rezeptoren
– FcγR2 (CD32), Granulozyten 742
– FcγR3 (CD16), Granulozyten 742
– Neutrophile 1014
– Thrombozyten 1016
Fcγ-Rezeptor-III-Mangel, Lupus erythematodes, systemischer 1075
Fc-Teil, Antikörper 1013
FCV s. Famciclovir
FDG-PET 56
Fechtner-Syndrom 798
– Thrombozytopenie 798
α/β-Fehler, statistische Analyse 94
Fehlernährung
– Hypercholesterinämie 224
– Osteoporose 1771
Fehlselektion, klinische Studien 93
Fehlstellung, Arthrose 1105
FEIBA®, Hämophilie 791
Feigwarzen **1245**
– HIV-Infektion 844
Feinnadelbiopsie/-punktion
– Pankreatitis, chronische 1379
– Schilddrüse 1458
– Schilddrüsenkarzinom 658, 1455, 1474
– Schilddrüsenzysten 71
Feldnephritis 1660
Felinose 993
Felix-Reaktion, Rickettsienpocken 993
Felsenbeintumoren, Differentialdiagnose 1789–1790
Felty-Syndrom 1052, 1060
– Autoantikörper 1042
Femoralisaneurysma, Herzkatheteruntersuchung 414
Femoralisgabelverschluss 408
Femoralispuls, Aortenisthmusstenose 310
Femoralisverschluss, embolischer, Angioplastie 407
Fenofibrat, Hepatitis, medikamenteninduzierte 1327
Fenoprofen, Ulkus, peptisches 1158
Fentanyl, Tumorschmerztherapie 140, 145–146
Fermoserum 995
Ferritin 707
– Anämie, sideroblastische 729
– Arthritis, rheumatoide 1056
– Eisenmangelanämie, manifeste 709
– Entzündungsanämie 725
– Kardiomyopathie, inflammatorische 346
– Leberzirrhose, alkoholische 1320
– Sprue, einheimische 1191
– Thalassaemia major 729
Ferrochelatase, Hämbiosynthese 1583

Ferrochelatasemangel, Protoporphyrinämie 1590
Fersenschmerz, Spondylitis, ankylosierende 1061
Fertilitätsstörungen 1507–1508
– andrologische Diagnostik 1504
– männliche, Labordiagnostik 1507
Festkörperdetektor(FD)-Technik 49
α-Fetoprotein s. AFP
Fettanteil, empfohlener, Hypercholesterinämie 224
Fettdigestion, Störungen **1182**
Fette 1416
– Diabetes mellitus 1545
– Ernährung, gesunde 1429
– – parenterale 1427, 1827
– Hypercholesterinämie, polygene 1567
– Resorptionsstörungen **1182**
Fettembolie, Fettleber, alkoholische 1317
Fettgewebsnekrosen, entzündlich entstandene, Weber-Christian-Syndrom 1089
Fettleber 1259, **1311–1315**
– Alkoholabusus 1313
– alkoholische **1316–1317**, 1866
– – Alkoholabstinenz 1317
– – CDT/CHE 1317
– – Histologie 1262
– – Leberfibrose 1317
– – Mallory-Körper 1314
– bakterielle Fehlbesiedlung 1313
– beruflich bedingte 1924
– Diagnostik 1314
– Differentialdiagnose 1314, 1328
– Epidemiologie 1311
– Hyperlipoproteinämien 1313
– Komplikationen 1314
– laborchemische Befunde 1314
– Leberbiopsie 1314
– Leberzirrhose 1314
– nichtalkoholische 1263
– Pankreatitis, chronische 1378
– prädisponierende Erkrankungen 1313
– Sonographie 1314
– Therapie 1314
– Transaminasen 1314
– Typ-2-Diabetes 1311, 1313, 1536
Fettleberhepatitis 1315
– alkoholische 1261
– Differentialdiagnose 1273, 1275, 1359, 1361
– nichtalkoholische 1259
– Porphyria cutanea tarda 1588
Fettmalabsorption **1182**
– Colestyramin 1197
– Leberzirrhose, primär-biliäre 1306
– Pankreatitis, chronische 1377
– Resorption, unvollständige 1175

fettmodifizierte Ernährung, Hypercholesterinämie, polygene 1567
Fettsäurediarrhö 1189
Fettsäuren
– einfach bzw. mehrfach ungesättigte/gesättigte 1416
– Helicobacter-pylori-Infektion 1144
– Hypercholesterinämie, polygene 1567
– kurzkettige 1416
– Pankreatitis, akute 1371
Fettsäureoxidationsdefekte
– Alkoholabusus 1316
– mitochondriale, Fettleber 1313
Fettstoffwechsel
– Diagnose 24–25
– Leber 1311–1312
– Physiologie **1562–1564**
Fettstoffwechselerkrankungen **1562–1576**
– Alkoholkrankheit 1866
– Differentialdiagnose 1058
– Frederickson-Einteilung 1565
– Hypertonie, essentielle 434
Fettstühle s. Steatorrhö
Fettsucht s. Adipositas
Fettunverträglichkeitssyndrom 1198–1199
Fettverteilung(sstörungen)
– Adipositas 1419
– Fibromyalgie 1108
Fettzylinder 1625
Fetus, Toxoplasmose 929
FEV₁
– obstruktive Störungen 450
– Spirometrie 458
– Ventilationsstörungen, obstruktive 457
– – restriktive 450
FFI (fatale familiäre Insomnie) 912
Fiberoptik-Bronchoskop, flexibles 463–464
Fibrate, erektile Dysfunktion 1509
Fibrin, Phlebothrombose 420
Fibrinkleber
– Blutstillung 168
– Gastritis, akute 1147
– Ulkusblutung 1163
Fibrinmanschetten, perikapilläre, CVI 424
Fibrinmonomere
– hämorrhagische Diathese 788
– Lungenembolie 520
Fibrinogen 27
– Bestimmung nach Clauss, hämorrhagische Diathese 788
– Monitoring, intensivmedizinisches 1824
– Phlebothrombose 420
Fibrinogenrezeptor, Hämostase, primäre 785
Fibrinogenrezeptor-Antagonisten, Thrombozytopathie 803
Fibrin(ogen)spaltprodukte (FSP) 27
– hämorrhagische Diathese 788

fibrinoide Nekrosen, Hypertonie, maligne 1702
Fibrinolyse 26, **786**
– arterielle Verschlusskrankheit 395
– Arterienverschluss, akuter 407, 410
– Blutungsrisiken, potentielle 395
– Hirninfarkt 401
– Intensivmedizin 1827
– Kontraindikationen bei akutem Arterienverschluss 410
– lokale, Kontraindikationen 411
– Lungenembolie 519
– Nebenwirkungen 411
– Phlebothrombose 423
– Pleuraerguss 556
– reduzierte, diabetische Komplikationen 1554
– systemische, Kontraindikationen 411
– Thrombose, arterielle 407
Fibrinopeptid A, DIC 795
Fibrinthrombus, Phlebothrombose 420
Fibroblastenwachstumsfaktor, Leberfibrose 1264
fibröse Dysplasie, Wirbelkörperdeformierungen/-frakturen 1772
Fibrogenese, Leberfibrose/-zirrhose 1264
fibrolamelläres Karzinom, Lebertransplantation 185
Fibrom(e)
– Dünndarm 1234
– Herz 363
– Leber 1341
– Lunge 543
fibromuskuläre Dysplasie 433, 1699
– Angiographie 400
– Differentialdiagnose 400
– Duplexsonographie 400
– Gefäßdissektionen 400
– Hypertonie, renovaskuläre 1696
– Schlaganfall 1797
Fibromyalgie **1108–1109**
– s.a. Weichteilrheumatismus
– Druckschmerzpunkte 1051
– Schlafstörungen 1108
– Tender Points 1108
– Tendomyopathie 1108
– Trigger Points 1108
Fibromyalgiesyndrom, primäres 1108
Fibrosarkom 611
– Herz 363
– Leber 1344
Fibrose
– Gastritis, Typ C 1149
– interstitielle, Niereninsuffizienz, chronische 1686
– Kardiomyopathie, hypertensive 343
– Leber 1262–1265
– mediastinale 562
– Silikose 509

Sachverzeichnis

Fibrose
– zelluläre Quelle 1264
Fibrositissyndrom, generalisiertes 1108
fibrozystische Dysplasie, Lunge, Vererbung 578
Fick-Methode, Rechtsherzkatheteruntersuchung 82
Fieber
– Abdomen, akutes 1406
– Addison-Krise 1497
– Anstieg, stufenförmiger, Typhus abdominalis 966
– Appendizitis 1224
– Astroviren 875
– Bronchialkarzinom 548
– Bronchitis/Tracheitis, akute 470
– Caliciviren 875
– Campylobacter fetus 974
– Chagas-Krankheit 925
– Cholangitis 1360
– Cholerasyndrom 1207
– Churg-Strauss-Syndrom 1100
– Darmtuberkulose 1208
– Diarrhö, infektiöse 1202
– Differentialdiagnose 936, 950
– Dyspepsie, funktionelle 1165
– eitrige 1810
– Endokarditis, bakterielle 327
– Epiglottitis, akute 469
– Gasbrand 963
– Gelbfieber 897
– GvH-Krankheit 177
– hämorrhagisches, virales 859
– Harnwegsinfektion 831
– Heerfordt-Syndrom 514
– Hepatotoxizität, fremdstoffinduzierte 1325
– Herztumoren 363
– Infektionskrankheiten 818
– körperliche Untersuchung 4
– Lambliasis 1210
– LCM 901
– Legionärskrankheit 980
– Leukämie, akute 736
– – myeloische 735
– Löfgren-Syndrom 1072
– Lungentuberkulose 501
– Lupus erythematodes, systemischer 1075
– Lyme-Borreliose 984
– Malaria 931
– malignombedingtes, Differentialdiagnose 587
– Maltafieber 978
– Masern 887
– Meningitis 1810
– Meningokokkenmeningitis 955
– Monitoring, mikrobiologisches 1825
– Mononukleose, infektiöse 868
– Nephropathia epidemica 899
– Neutropenie 585
– – Erregerspektrum 585
– neutropenisches **832–833**
– ODTS 1913
– onkologisch relevantes 585
– Osteomyelofibrose 678

Fieber
– Ovarialkarzinom 629
– Pathogenese 897
– pharyngokonjunktivales, Adenoviren 882
– Pneumocystis-carinii-Pneumonie 847
– Pneumonie 489
– – eosinophile 516
– Polyarteriitis nodosa 1096
– Pontiac-Fieber 980
– Prostatitis 1723
– Proteinurie 1627
– Purpura Schoenlein-Henoch 804
– – thrombotisch-thrombozytopenische 805
– Pyelonephritis, Schwangerschaft 1708
– Q-Fieber 992
– Reiter-Syndrom 1070
– rezidivierendes, Graft-versus-Host-Krankheit 177
– rheumatisches s. rheumatisches Fieber
– Ringelröteln 894
– Röteln 891
– Salmonellen 965, 1205
– Schmerzen, epigastrische 1165
– Sepsis 825
– Shigellose 1206
– Sinustachykardie 268
– Sprue, tropische 1193
– therapieassoziierte, Haarzellenleukämie 774
– Tollwut-Schutzimpfung 1001
– Tonsillitis 1115
– Toxoplasmose, zerebrale 848
– Trichinellose 943
– TSS 949
– tumorassoziierte Infekte 588
– tumorassoziiertes 596
– Tumortherapie 141
– Typhus 1202
– unklares 589
– Wegener-Granulomatose 1100
– Whipple-Syndrom 1193
– Yersiniose 969
fieberhafte Erkrankungen
– banale, Differentialdiagnose 932
– Symptome, Verlauf und Prognose 891
– testikuläre Störungen 1520
FIGO-Klassifikation
– Endometriumkarzinom 633
– Vaginalkarzinom 639
– Zervixkarzinom 636–637
Filariosen **944–945**
– Antikörperbestimmungen 944
– Diäthylcarbamazin 945
– Differentialdiagnose 599, 945
– Elephantiasis 944
– Ivermectin 945
– lymphatische 934, **944–945**
– Lymphödem 428
Film-Folien-Kombinationen 49
Filoviren 900–901

Filtrationsdruck, kapillarer, Schwangerschaft 366
Filtrationsfraktion (FF), Nieren 1618
Filzlaus 946
Finalphase, Palliativmedizin 156
Fingerabdruck, genetischer **39**
Fingeramputation, Raynaud-Syndrom 404
Fingerapoplexie 804
Finger-Boden-Abstand, Spondylitis, ankylosierende 1061, 1064
Fingerhämatom **403**
– Differentialdiagnose 403
– paroxysmales 804
Fingernägel, Brüchigkeit, Eisenmangel 1425
Fingerplethysmographie, Raynaud-Phänomen 1924
Fingerpolyarthrose 1105
– Differentialdiagnose 1057
Fingerspitzennekrosen
– Raynaud-Phänomen 1924
– Verschlusskrankheit, akrale 401
Fingertremor, Hyperthyreose 1466
First-Pass-Effekt
– Arzneimittel 102
– – Dosierung 106
Fischaugen-Krankheit, Hypoalphalipoproteinämie 1572
Fischbandwurm 934, 936, **1212–1213**
– Vitamin-B_{12}-Mangel 1213
Fischwirbel, Osteoporose 1769
FISH (Fluoreszenz-in-situ-Hybridisierung) **34–35**
– Leukämie, akute 737
– – chronisch-lymphatische 770
Fissura ani 1244
Fistel(n)
– anale **1246**
– durch Angioplastie 62
– arteriovenöse s. AV-Fistel
– bakterielle Überwucherung 1190
– biliodigestive, Cholangitis 1361
– – Cholezystitis, akute 1359
– – Cholezystolithiasis 1354
– – nach PTC 50
– bronchopleurale 552
– Crohn-Krankheit 1223
– Darm, Hypokaliämie 1736
– Divertikulose 1233
– Echinokokkose 1335
– Endometriumkarzinom 635
– Endosonographie 68
– enteroenterale, Crohn-Krankheit 1220
– Enteroklysma 49
– enterolymphatische, Eiweißverlust, enteraler 1195
– enterovesikale, Zystitis 1654
– gastroenterologische, Rezidivulkus 1174
– intrakardiale, Endokarditis, infektiöse 333
– radiologische Diagnostik 69

Fitz-Hugh-Curtis-Syndrom, Chlamydia trachomatis 990
FK-Bindungsprotein, Calcineurin-Blockade 192
Flachlagerung, Linksherzinsuffizienz 213
Flagellaten **922–925**
flail, Mitralklappenprolaps 294
Flammenphotometrie 25
Flankenschmerzen 1623
– Glomerulonephritis, mesangioproliferative 1650
– Hantavirusinfektion 1660
– Nierenerkrankungen, polyzystische 1716
– Nierenvenenthrombose 1640
– Nierenzellkarzinom 641
– Prostatakarzinom 648
– Pyelonephritis, Schwangerschaft 1708
Flatterbewegungen, Aorteninsuffizienz 301
Flatulenz s. Meteorismus
Flaviviren **896–898**, 1003
– Differentialdiagnose 902
– Enzephalitis 897
– gastrointestinale Erkrankungen 897
– Hepatitis C 1283
– humanpathogene 896
Flecainid 264
– Wolff-Parkinson-White-(WPW-)Syndrom 274
Flèche, Spondylitis, ankylosierende 1065
Fleckfieber **992–993**
– Brill-Zinsser-Krankheit 992
– Kleiderlaus **992–993**
– murines, endemisches 993
Fleroxacin **121**
Fliegenbekämpfung, Shigellen 968
Fliegenpilz, Vergiftungen 1893
– Antidote 1881
Flimmerskotom, Migräne 1786
Flt3-(fms-like tyrosine kinase 3-)Ligand **669**, 670
Flucloxacillin **119**
– Endokarditis, bakterielle 330
Fluconazol
– Candidiasis 918
– Pilzinfektionen 915
– Resistenz, Candidiasis 916–917
Flucytosin
– Candidiasis 918
– Kryptokokkose 918
– Pilzinfektionen 915
Fludarabin, Non-Hodgkin-Lymphom 765
Fludrocortison
– Addison-Syndrom 1496
– Hypotonie, orthostatische 445
Flüssigkeitsausscheidung, Nieren 1618
Flüssigkeitsbedarf, Ernährung, parenterale 1427
Flüssigkeitsbewegungen, Dünn-/Dickdarm 1176

Sachverzeichnis

Flüssigkeitsbilanz(störungen)
– Diagnose 25
– negative, ARDS 539
– Nierenversagen, akutes 1638
Flüssigkeitseinlagerung s. Ödeme
Flüssigkeitsretention durch Beta-Rezeptorenblocker 218
Flüssigkeitstherapie/-zufuhr
– Harnosmolalität 1628
– Herzinsuffizienz, terminale 220
– Hypotonie, orthostatische 444
– Kontrastmittel 58
– Sepsis 825
– Tumorlysesyndrom 605
Flüssigkeitsüberlastung, Nierenversagen, akutes 1638
Flüssigkeitsventilation, partielle, ARDS 1832
Fluid Lung s. Lungenödem
Flunitrazepam, Intensivmedizin 1827
Fluor
– Mangel 1425
– Osteofluorose 1927
– täglicher Bedarf 1425
– Überversorgung 1425
– Zervixkarzinom 636
Fluor-18-Desoxy-Glukose-Metabolismus, PET 463
Fluorescein-Dilaurat-Test, Pankreatitis, chronische 1379–1380
Fluoreszenz-in-situ-Hybridisierung s. FISH
Fluoreszenz-Treponema-Antikörper-Absorptionstest, Syphilis 983
Fluorid
– Ernährung, parenterale 1428
– Osteofluorose 1927
– Osteoporose 1774
^{18}F-Fluorodesoxyglukose (FDG), PET 56–57
Fluoropyrimidine, Pilzinfektionen 915
Fluorose **1927**
Fluorwasserstoff, Osteofluorose 1927
Fluoxetin, Schmerzen, chronische 151
Flush
– Bronchialkarzinom 548
– Karzinoidsyndrom 545
Flussblindheit 934, **944–945**
Flussphänomen, IVUS 84
Flusssäure, Vergiftungen, Antidote 1881
Flutamid, erektile Dysfunktion 1509
f-MRI (functional magnetic resonance imaging) **53**
FNH s. fokal-noduläre Hyperplasie
FOBT-Einsatz, Kolonkarzinom 1238
Foetor ex ore **1112**
– Bronchiektasen 483
– fäkulenter, Rezidivulkus 1174

Foetor ex ore
– fauliger, Plaut-Vincent-Angina 976
– fötid-süßlicher, Pseudomembranen 957
– hepaticus, Leberversagen, akutes 1294
– – Leberzirrhose 1298
– Mundhöhlenkarzinom 652
fokal-noduläre Hyperplasie (FNH) 1341, **1342**
– Kupffer-Sternzellen 1342
– radiologische Diagnostik 70
Folinsäure, Toxoplasmose 929
Follikelzysten, Differentialdiagnose 630
Follikulitis, Hypoglykämie 1553
Follistatin 1503
Folsäure 1417
– Ernährung, parenterale 1428
– Hyperhomozysteinämie 394
– Sprue, einheimische 1191
– – tropische 1193
– Thalassämie 717
Folsäureantagonisten 706
Folsäuremangel 705–706, **714–715**, 1423
– Anämie **714**, 715
– Blutbildungsstörungen 584, 714
– Differentialdiagnose 702, 713
– Dünndarmdivertikel 1229
– Hämolyse 718
– Homozystein 714
– Knochenmarkbefund 714
– Leberzirrhose, alkoholische 1320
– Thrombozytopenie 798
– Zunge, glatte rote 1113
Fontaine-Klassifikation, arterielle Verschlusskrankheit 62, 385
Fontan-Operation, Eiweißverlust, enteraler 1195
Foramen ovale, persistierendes
– Differentialdiagnose 314
– Vorhofseptumdefekt (ASD) 313
Forestier-Syndrom **1071**
– Wirbelkörperdeformierungen/-frakturen 1772
Formaldehyd
– Asthma bronchiale, berufsbedingtes 1913
– Tabakrauch 547
Formestan, Mammakarzinom 627
Formuladiäten, Adipositas 1420
Forrest-Klassifikation
– Gastrointestinalblutungen 1401
– Ulkusblutung 1159, **1163**
Forward-Flow-Theorie, Pfortaderhochdruck 1265
Foscarnet 124
– Hypophosphatämie 1749
foveoläre Hyperplasie 1166
– Gastritis Typ C 1149
Fragen, offene, Krankenuntersuchung, mehrdimensionale 11
Fragestellungen, Epidemiologie 15–16

Fragmentozyten
– hämolytisch-urämisches Syndrom 1672
– Purpura, thrombotisch-thrombozytopenische 1672
Frakturen
– Gaucher-Krankheit 1610
– hüftgelenksnahe, Mortalität 1848
– Hyper-IgE-Syndrom 745
– Hyperventilationstetanie 571
– Hypophosphatämie 1749
– Langerhans-Zell-Histiozytose 752
– Osteomalazie 1776, 1778
– Osteoporose 1765, 1767–1768
– – geriatrischer Patient 1848
– Paget-Syndrom 1780–1781
– pathologische, Cholangitis, primär-sklerosierende 1310
– – CUP-Syndrom 623
– – Hyperparathyroidismus, primärer 1479
– – Knochenmetastasen 1783
– – Knochensarkome 611
– – Mammakarzinom 628
– – Sprue, einheimische 1191
– – Spondylitis, ankylosierende 1064
– Thalassämie 717
Framboesia tropica/Frambösie **983**
Frank-(Straub-)Starling-Mechanismus 207
– Herzinsuffizienz **212**
– Herztransplantation 182
FRC (funktionelle Residualkapazität) 449
Frederickson-Einteilung, Fettstoffwechselerkrankungen 1565
Freiwasser-Clearance, Niereninsuffizienz 1731
Fremdanamnese 2
– Alter 1842
Fremdbeobachtung, direkte, Compliance, Arzneitherapie 114
Fremdchemikalien, Koproporphyrinurie, sekundäre 1592
Fremdkörper, Gastritis 1149
Fremdkörperaspiration, Differentialdiagnose 474
Fremdkörperextraktion
– Endoskopie 168
– perkutane **64**
Fremdkörpergefühl
– Larynxkarzinom 652
– Ovarialkarzinom 629
Fremdkörperverletzung, Aktinomykose 960
Fremdmaterial, intravasales und intrakavitäres, Entfernung, perkutane **164**
Fremdstoffe, Leberschäden **1321–1329**
fremdstoffinduzierte Reaktionen, Leberschädigung 1324
Fresh Frozen Plasma (FFP)
– hämolytisch-urämisches Syndrom 1673
– Leberversagen, akutes 1294

Friedewald-Formel
– Hypercholesterinämie, polygene 1564
– LDL-Cholesterin, Bestimmung 1564
Friedreich-Ataxie, Kardiomyopathie 340
Frösteln
– Malaria 931
– ODTS 1913
Fruchttod, intrauteriner, Hypertonie, Schwangerschaft 369
Fruchtwasserembolie, DIC 795
Fruchtzuckerunverträglichkeit s. Fruktoseintoleranz
Früharthrosen, Akromegalie 1438
Frühdumping-Syndrom 1174
Frühgeburt
– Hypertonie, Schwangerschaft 369
– Lupusnephritis, Schwangerschaft 1709
– Pyelonephritis, Schwangerschaft 1708
Frühmorgenlähmung 879
Frühsommer-Meningoenzephalitis s. FSME
Fruktosämie, Fruktoseintoleranz 1604
Fruktosamine 24
– Diabetes mellitus 1540
Fruktose 1416
– Ejakulat 1506
– Nahrungsmittelunverträglichkeiten 1199
Fruktosebelastungstest 1604
Fruktose-1,6-bisphosphatase-Mangel, Differentialdiagnose 1604
Fruktoseintoleranz 1187, **1603–1605**
– Aminoazidurie 1603
– Azidose, renal-tubuläre 1603
– Fettleber 1313–1314
– Fruktosebelastungstest 1604
– Hepatomegalie 1603
– Hypoglykämie 1603–1604
– Hypophosphatämie 1749
– Leberbiopsie 1604
– Leberfibrose 1603
– Leberversagen 1604
– – akutes 1293
– Leberzirrhose 1296, 1603
– Mutationsanalyse 1604
– Neugeborene 1604
– Proteinurie 1603
Fruktose-1-phosphat-aldolase, Defekt 1603
Fruktosurie, Fruktoseintoleranz 1604
Frustration, Psychotherapie, stationäre 197
Frustrationstoleranz 10
FSGN s. Glomerulonephritis, fokal-segmental sklerosierende
FSH (follikelstimulierendes Hormon) 1435
– HVL-Insuffizienz 1448
– Hypogonadismus 1505
– Hypophyseninsuffizienz 1513

Sachverzeichnis

FSH (follikelstimulierendes Hormon)
– Infertilität 1505
– Pubertas praecox 1510
FSH-Rezeptor-Mutationen, inaktivierende 1521
FSME (Frühsommer-Meningoenzephalitis) **896–898**, 1001–1002
– aktive 898
– Differentialdiagnose 880
– Flaviviren 896
– Impfung 898, 1921
– – passive 997
– meningitische/meningomyeloenzephalitische Form 897
– Schutzimpfung 1001–1002
– Totimpfstoffe 998
– Übertragung, Berufsgruppen mit erhöhtem Risiko 1921
– Vektoren 896
fT_3 1454
– Struma 1471
fT_4 1454
– Hypothyreose 1461
– Struma 1471
FTA-Abs-Test, Syphilis 983
Fuchsbandwurm 936, **938–939**, 940
Fünftagefieber 993
Fundoplicatio nach Nissen
– Gleithernie, axiale 1123
– Refluxkrankheit 1133–1134
Fundoskopie, hypertensiver Notfall 1700
Fundusdrüsenpolypen 1166
Fundusvarizen 1400
– Flüssigkeit/Gewebekleber, Injektion 168
– Leberzirrhose 1300
Fungämie, nosokomiale 831
Fungizide, Leberschädigung 1925
Funikulitis, Filariosen 945
funktionelle Störungen 12–13
– diagnostische Bezeichnungen 12
funktioneller Totraum 449
Funktionsszintigraphie, Schilddrüse 54
FUO (fever of unknown origin) 589
– tumorassoziierte Infekte 588
Furosemid
– Hyperkaliämie 1739
– Hyperkalzämie 1482
– Intensivmedizin 1827
– Koma, nicht ketoazidotisches, hyperosmolares 1551
– Nephritis, tubulointerstitielle, akute 1683
– Nierenversagen, akutes 1637
Furunkel/Furunkulose
– Hyper-IgE-Syndrom 745
– Hypoglykämie 1553
– tumorassoziierte Infekte 586
Fusarien 920
– Fieber bei neutropenischen Patienten 585
Fusionsproteine
– Burkitt-Lymphom 580
– Immunsuppression 194

Fusobacterium 975–976
– Fieber bei neutropenischen Patienten 585
Fuß, diabetischer s. diabetischer Fuß
Fußarteriendrücke, arterielle Verschlusskrankheit 390
Fußknöchel, Schwellung, körperliche Untersuchung 5
Fußmykosen, arterielle Verschlusskrankheit 394
Fußpflege, Neuropathie, diabetische 1557
FVC (forcierte Vitalkapazität), Spirometrie 458

G

G_0-Phase, Zellzyklus, Tumorzellen 134, 581
G_1-Phase, Zellzyklus, Tumorzellen 134
G_2-Phase, Zellzyklus, Tumorzellen 134
GABA-Antagonisten, Schmerzen, chronische 151
Gabapentin
– Neuropathie, diabetische 1557
– Schmerzen, chronische 151
Gabelrippen, Thoraxdeformitäten 565
Gadolinium-DTPA 57
Gähnen
– Hypoglykämie 1551
– Synkopen 1801
Gänsehaut, Opiatentzug 1870
Gaffky-Index, Tuberkelbakteriennachweis 498
Galaktographie 74
Galaktorrhö
– HVL-Insuffizienz 1448
– Hyperprolaktinämie 1515
– Prolaktinom 1439–1440
– Werner-Syndrom 1397
Galaktosämie
– Fettleber 1313–1314
– Leberversagen, akutes 1293
– Leberzirrhose 1296
Galaktose 1416
α-Galaktosidase A, lysosomale, Defekt, Fabry-Syndrom 1722
Galerina marginata 1895
Galle
– Abflussbehinderung, Ovarialkarzinom 632
– – Pankreatitis, akute 1372
– Bildung, Physiologie 1270–1271
– Reflux 1149
Gallenblase, Kontraktionsfähigkeit, Cholezystolithiasis 1353
Gallenblasenabszess, Cholezystolithiasis 1353
Gallenblasenempyem
– s.a. Empyem
– Cholezystitis, akute 1359
– Cholezystolithiasis 1353
– Leberabszess, pyogener 1336
Gallenblasenentfernung s. Cholezystektomie

Gallenblasenentzündung
– akute **1358–1359**
– chronische **1359–1360**
Gallenblasenhydrops
– Cholezystitis, chronische 1360
– Cholezystolithiasis 1354
Gallenblasenkarzinom **1363–1365**
– Chemotherapie 1364
– Cholelithiasis 1363–1364
– Cholezystitis, chronische 1360
– Cholezystolithiasis 1354, 1364
– Porzellangallenblase 1363
Gallenblasenperforation
– Cholezystolithiasis 1353
– Gallenblasenkarzinom 1364
Gallenblasenpolypen **1363**
– Cholezystektomie 1363
Gallenblasen-Sludge, Pankreatitis, idiopathische 1370
Gallenblasensteine (s. Cholezytolithiasis) **1350–1353**, 1354
Gallenblasentumoren
– benigne **1363**
– gutartige **1363**
Gallengangsadenom 1341, **1344**
Gallengangsatresie, Lebertransplantation 185
Gallengangsdilatation
– CT 48
– MRT 48
Gallengangsdrainage
– Cholangitis 1360
– perkutane **61**
Gallengangsdyskinesie, Differentialdiagnose 1362
Gallengangsentzündung **1360–1361**
Gallengangshamartome **1344**
Gallengangskarzinom **1365–1367**
– Bismuth-Klassifikation 1366
– Caroli-Syndrom 1366–1367
– Cholangitis 1366
– – primär-sklerosierende 1309–1310, 1366
– Clonorchis sinensis 1366
– Colitis ulcerosa 1218
– Courvoisier-Zeichen 1366
– Differentialdiagnose 1356
– Ikterus, schmerzloser 1366
– Koproporphyrinurie, sekundäre 1592
– Pankreaskopfkarzinom 1366
– Stentanlage 1366
Gallengangskonkremente, Litholyse 170
Gallengangsobstruktion s. Gallenwegsobstruktion/-striktur
Gallengangssteine (s. Choledocholithiasis) **1354–1356**, 1357
Gallengangstumor, radiologische Diagnostik 70
Gallengangszyste **1367–1368**
– solitäre, Leberzysten 1333
Gallenkolik
– Analgetika 1353

Gallenkolik
– Choledocholithiasis 1354
– Cholezystitis, chronische 1359
– Cholezystolithiasis 1352
– Fettmalabsorption 1199
– Spasmolytika 1353
gallensäurebindende Ionenaustauscher, Wirkprinzip 1567
Gallensäuremangel
– Diarrhö 1188
– Dünndarmbiopsie 1186
Gallensäuren
– Konzentration, Kurzdarmsyndrom 1251
– Malabsorption 55
– Metabolismus, gesteigerter 1179
– Rückresorption nach Dünndarmresektion 1176
– Ileum 1251
Gallensäurenmalabsorption, Darmtuberkulose 1208
Gallensäurenverlust(syndrom)
– Differentialdiagnose 1222, 1253
– enteraler **1189**
– – nach Dünndarmresektion 1176
– gesteigerter, Cholezystektomie 1189
Gallensteinileus, Cholezystolithiasis 1354
Gallensteinkolik
– Anämie, hämolytische, korpuskuläre 720
– Differentialdiagnose 1224
Gallensteinleiden **1350–1358**
– s. Choledocho-, Cholelithiasis bzw. Cholezystolithiasis
Gallenwege
– bildgebende Verfahren 69–70
– Entzündungen **1358–1363**
– extrahepatische, Anomalien **1367–1368**
– – Motilitätsstörungen **1367–1368**
– intrahepatische, Dilatation, zystische 1367
– kleine, Cholangitis, primärsklerosierende 1308
– Motilitätsstörungen **1368**
Gallenwegsanomalien, cholangiozelluläres Karzinom 1348
Gallenwegsdyskinesie **1368**
Gallenwegseingriffe, Endoskopie 168
Gallenwegserkrankungen
– extrahepatische **1350–1365**, 1366, **1367–1368**
– Koproporphyrinurie, sekundäre 1592
– parasitäre 1363
– Singultus 565
Gallenwegsobstruktion/-striktur **1362**
– Cholangitis 1360
– Choledocholithiasis 1356
– Differentialdiagnose 1299
– entzündliche **1362**
– Leberzysten 1333
– Mukoviszidose 485

G — Sachverzeichnis

Gallenwegsobstruktion/-striktur
– Pankreaskarzinom 1389
– Pankreatitis, chronische 1382
– Tumorwachstum, lokales 602
Gallenwegstumoren **1363–1367**
Gallereflux, Pankreatitis, akute 1370
Galliumszintigraphie 56
Gallopamil 264
Galopprhythmus
– Myokarditis 346
– Perimyokarditis 346
– Whipple-Syndrom 1194
GALT (Gut-Associated Lymphoid Tissue) 1010
Gamma-Delta-T-Zellen-Lymphom, hepatosplenomegales 764
Gammakamerauntersuchung, Dünndarmerkrankungen 1185
Gamma-Trinker 1864
Gammopathie 764
– Hyper-/Hypolipoproteinämie 1567
– Kryoglobuline 1102
– monoklonale **1038**
– – benigne, Differentialdiagnose 777
– – Proteindiagnostik 1029
– – ungewisser Signifikanz (MGUS), Differentialdiagnose 777
– polyklonale, Proteindiagnostik 1029
Ganciclovir (GCV) 127
– CMV-Infektion 129
– Strukturformel 128
Gangataxie, vertebrobasilärer Verschluss 1798
Ganglienblocker, Obstipation 1180
Ganglioneurone 1501
Gangliozytom 662
Gangrän 388
– arterielle Verschlusskrankheit 397
– Großzehe 384
– venöse, Phlegmasia caerulea dolens 423
Gangstörungen/-unsicherheit 1852–1853
– Balancetest 1852
– Chediak-Higashi-Syndrom 747
– Diagnostik 1852
– Dünndarmdivertikel 1229
– geriatrischer Patient 1851
– Hüftprotektion 1853
– Motilitätstest nach Tinetti 1852
– Timed-up-&-go-Test 1852
– Ursachen 1851
Ganzkörperplethysmographie, Arbeits- und Umweltmedizin 1908
Ganzkörperszintigraphie
– Schilddrüsenkarzinom 656, 1457
– – papilläres 659
Gardner-Janetta-Operation, Trigeminusneuralgie 1790

Gardner-Syndrom **1235–1236**
– Vererbung 578
Gasaustausch 448
– Matching 452
Gasaustauschfläche/-funktion
– Messung 460
– Reduktion, Dyspnoe 454
Gasaustauschstörungen 448, **450–453**
– s. unter Diffusions-, Perfusions- bzw. Ventilationsstörungen
– ARDS 537
– Hypertonie, pulmonale 519
– Hyperventilation 571
– Hypoventilation, alveoläre 571
– Lungenembolie 520
– Mukoviszidose 484
– respiratorische Insuffizienz, chronische 540
– Szintigraphie 66
– Zyanose 456
Gasaustauschstrecke 448
Gasbrand **963–964**
– Penicillin G 964
Gase/Dämpfe
– bronchiale Infektion 470
– chemisch-toxische **511**
– – Lungenerkrankungen, interstitielle 511
– – Lungenödem 511
– Vergiftungen 1892–1893
Gasödem **963–964**
gastrale Funktionsstörungen, Refluxkrankheit 1130
gastrale Metaplasie, Helicobacter-pylori-Infektion 1155
Gastrektomie
– Dumping-Syndrom 1174
– Osteomalazie 1779
– totale, Komplikationen 1175
Gastric-Outlet-Syndrom, Pankreaskarzinom 1390
Gastrin 593
– Helicobacter-pylori-Infektion 1155
– Magensäuresekretion 1153
Gastrin Releasing Hormone 593
Gastrinom 1158–1159, 1391, **1393–1395**
– s.a. Zollinger-Ellison-Syndrom
– Differentialdiagnose 1166
– Gastritis, chronisch-atrophische, Typ A 1394
– MEN 1526
– Omeprazol 1394
– Pankreasinsuffizienz, exokrine 1187
– PET 57
– Protonenpumpenhemmer 1394
– Riesenfalten 1151
– Säurehypersekretion 1394
– Somatostatinanaloga 1394
– sporadisches 1394
– Symptome 1394
– Ulkus, peptisches 1152, **1158**
Gastrinom-Dreieck 1394
gastrische Schleimhautläsion, akute 1146–1148

Gastritis 1146–1151
– akute 1146–1148
– – Alkohol 1147
– – Cortison 1147
– – Fibrinkleber 1147
– – H_2-Rezeptor-Antagonisten 1148
– – hämorrhagische 1146–1148
– – Helicobacter-pylori-Infektion 1146
– – Laserapplikation 1147
– – Ösophagogastroduodenoskopie 1147
– – Protonenpumpenhemmer 1147
– – Ranitidin 1148
– – Schleimhautbarriere, Zusammenbruch 1146
– – Sucralfat 1148
– Alkoholkrankheit 1866
– chronisch-atrophische, Magenkarzinom 1167
– – Typ A, Gastrinom 1394
– chronische 12, **1148–1150**
– – NSAID/NSAR 157, 1145
– Differentialdiagnose 1123
– Eisenmangel 709
– Eiweißverlust, enteraler 1195
– eosinophile 1149
– Erosionen, akute 1146
– granulomatöse 1149
– Helicobacter-pylori-induzierte 1144
– lymphozytäre 1149
– – Eiweißverlust, enteraler 1195
– Nierenversagen, akutes 1638
– Typ A 1148
– – Achlorhydrie 1149
– – ECL-Zell-Karzinoide 1150
– – Magenkarzinom 1150
– – Vitamin B_{12}, Mangel 1149
– Typ B 1148, **1149**
– Typ C 1148, **1149**
Gastroduodenalblutung, NSAID 1145–1146
Gastroduodenoskopie, Karzinoid 1234
Gastroenteritis
– Arthritis, reaktive 1066
– Differentialdiagnose 876, 1225
– eosinophile, Diarrhö 1188
– Eiweißverlust, enteraler 1195
– infektiöse, Differentialdiagnose 1253
– Influenza 885
– Plesiomonas 973
– Rotaviren 876
– Salmonellen 1205
– Singultus 565
– Trichinellose 943
– mit Übelkeit 1895
Gastroenterokolitis, bakterielle 1204
Gastro(entero)pathie
– s.a. gastrointestinale Erkrankungen/Infektionen
– allergische, Eiweißverlust, enteraler 1195
– exsudative, Riesenfalten 1150

Gastro(entero)pathie
– hypertensive, Alkoholhepatitis 1319
– – Leberzirrhose, alkoholische 1321
– NSAID-induzierte **1145**
– sekretorische, hypertrophe, Eiweißverlust, enteraler 1195
Gastrografin®-Passage 68
Gastrointestinalblutungen 787, 1259, **1399–1404**
– s.a. Magenblutungen
– akute, Prognose 1404
– – Ursachenhäufigkeit 1163
– Alkoholhepatitis 1319
– Angiodysplasie 1404
– Antiphlogistika, nichtsteroidale 1399
– Befunde 1400
– Beschwerden 1399
– Blutungsaktivität, Klassifizierung 1401
– Blutungssymptomatik 1401
– Darminvagination 1404
– Definition 1399
– Diagnostik 1400–1402
– Dickdarmdivertikel 1404
– Differentialdiagnose 1402, 1802
– Dyspepsie, funktionelle 1165
– Elektrokoagulation 1402
– Epidemiologie 1399
– Forrest-Klassifikation 1401
– Hämophilie 791
– intensivmedizinische Betreuung 1818
– Intensivtherapie, Langzeitprognose 1835
– Klassifizierung 1401
– Komplikationen 1404
– Kreislaufstabilisierung 1402
– Laserphotokoagulation 1402
– Leberfunktion, Dekompensation 1404
– Leberzirrhose 1297, 1300
– Leukämie, akute 736
– Magenlymphome 1171
– Meckel-Divertikel 1399, 1404
– Nierenversagen, akutes 1638
– obere 1400
– – Blutungsquellen 1401
– – Therapie 1402
– Pankreaskarzinom 1389–1390
– Pankreatitis, akute 1375
– Pfortaderhochdruck 1266
– Purpura, thrombotisch-thrombozytopenische 1672
– radiologische Diagnostik 69
– Schmerzen, epigastrische 1165
– Schock 1404
– Schocktherapie 1402
– Schoenlein-Henoch-Purpura 1102
– SIRS 1635
– Sklerotherapie 1402
– Soorösophagitis 1136
– Symptome 1399
– Therapie 1402
– Typhus abdominalis 966

Sachverzeichnis

Gastrointestinalblutungen
– untere, Dickdarmdivertikel 1232
– – Divertikulose 1232
– – Therapie 1404
gastrointestinale Beschwerden
– Differentialdiagnose 942
– Eisentherapie 711
– Hyperglykämie 1536
gastrointestinale Erkrankungen/Infektionen
– s.a. Gastro(entero)pathie
– Adenoviren 882
– CMV-Infektion 871
– Flaviviren 897
– Hepatitis-A-Virus 880
– Herzinsuffizienz 214
– HIV-Infektion 845
– HSV-Infektion 864
– Malnutrition 1424
– Nierenversagen, akutes 1638
– Osteoporose 1768
– Ovarialkarzinom 629
– testikuläre Störungen 1520
– VZV-Infektion 867
gastrointestinale Motilitätsstörungen, Guillain-Barré-Syndrom 1795
gastrointestinale Resorption, Hemmung, Arzneimittel 110
gastrointestinale Tumoren, Gallenwegsobstruktion 602
Gastrointestinaltrakt 1145
– Gefäßversorgung, arterielle 1257
– geriatrischer Patient 1840–1841
– neuroendokrine Tumoren 1391
– Notfälle **1399–1409**
Gastrolux®, Magen-Darm-Passage (MDP) 49
Gastroparese 1197
– Neuropathie, diabetische 1557–1558
Gastropathie s. Gastro(entero)pathie
Gastropexie, Gleithernie, axiale 1123
Gastroskopie
– Anämie, perniziöse 713
– Bakteriämierisiko 326
– Endokarditisprophylaxe 331
– Magenkarzinom 1168
Gastrostomie, perkutane endoskopische (PEG) **171**
Gasvolumen
– intrathorakales, Bodyplethysmographie 458–459
– – restriktive Störungen 450
– – Spirometrie 458
Gaucher-Krankheit 504, 1610
– Differentialdiagnose 679, 750, 1285
– Epidemiologie 1609
– Genetik und Pathogenese 1609
– Glukozerebrodiase 1609
– Imiglucerase 1611
– Stammzelltransplantation 173
– Therapie 1611
– Verlauf und Prognose 1611

Gaucher-Zellen 1609
G-Banden, Karyogramm 33
gCJD (genetisch bedingte Creutzfeldt-Jakob-Krankheit) **911**
GCP, Wirkungen 1022
G-CSF 139, **668–669**, 1027
– chromosomale Lokalisation 668
– Felty-Syndrom 1060
– Glykogenose 1609
– Leukämie, akute, myeloische 739
– Molekulargewicht 668
– myelodysplastische Syndrome 694
– Nebenwirkungen 669
– Sekretion, tumorassoziierte 594
– Stammzelltransplantation 175
– tumorassoziierte Infekte 591
GCV s. Ganciclovir
Gd-DTPA 57
– Risiko 58
Gebärmutterhalskrebs s. Zervixkarzinom
Gebärmutterschleimhautkarzinom s. Endometriumkarzinom
Gebhardt-Zeichen, Aorteninsuffizienz 301
Gebrauchsinformation, Arzneitherapie 112
geburtshilfliche Komplikationen, DIC 795
Gedächtnis-B-Zellen 667
Gedächtnisstörungen
– im Alter 1854
– Hyperkalzämie 1745
– Hypothyreose 1846
– Schlafapnoe, obstruktive 568
– Vitamin-B$_{12}$-Mangel 712
Gefäßaneurysma, Herztumoren 364
Gefäßauskultation, Hirnarterienstenose, extrakranielle 399
Gefäßdiagnostik
– direkte, Duplexsonographie 67
– invasive 67
Gefäßdissektionen
– fibromuskuläre Dysplasie 400
– Hirnarterienstenose, extrakranielle 400
Gefäßdurchmesser, Gefäßwiderstand 209
Gefäße, bildgebende Verfahren 67–68
Gefäßerkrankungen 383–431
– beruflich bedingte 1924
– entzündliche, Schlaganfall 1797
– – Takayasu-Arteriitis, Aortenbogen 400
Gefäßfehlbildungen
– Katheterarteriographie 51
– Phlebographie 67
Gefäßfibrose, Mitralstenose 285
Gefäßfragilität, Kortikosteroide 1046

Gefäßgeräusche
– arterielle Verschlusskrankheit 389
– koronare Herzkrankheit 232
Gefäßgeschwulst, gutartige **1340–1342**
Gefäßkomplikationen durch Hochfrequenzkatheterablation 166
Gefäßlumen, intravaskulärer Ultraschall (IVUS) 83
Gefäßpalpation, Hirnarterienstenose, extrakranielle 399
Gefäßpermeabilitätserhöhung, Lungenembolie 520
Gefäßprothesen, Hämolyse, mechanische 722
Gefäßregulation, Hypotonie, orthostatische 444
Gefäßrekanalisation **61–62**
Gefäßscreening, MRA 67
Gefäßspinnen, Leberzirrhose 1298
Gefäßstatus, Untersuchung 6
Gefäßstenose/-verschluss
– Ballondilatation **164**
– Doppler-Sonographie 67
– Katheterarteriographie 51
– Kollateralgefäße 389
– Koronarsyndrom, akutes 243
– peripherer, Ballondilatation **164**
– viszerale, CT 68
– Zyanose 456
Gefäßstütze, koronare 162
Gefäßsystem, arterielles, Elastizität 209
Gefäßveränderungen, atherosklerotische, Hypertonie 439
Gefäßwand, intravaskulärer Ultraschall (IVUS) 83
Gefäßwandveränderungen, Hypertonie 435
Gefäßwiderstand
– Gefäßdurchmesser 209
– pulmonaler (PVR), Berechnung 1821
– – Herztransplantation, Kontraindikationen 180
– – Monitoring, intensivmedizinisches 1820–1821
– – Normalwerte 1821
– systemischer (SVR), Berechnung 1821
– – Monitoring, intensivmedizinisches 1820–1821
– – Normalwerte 1821
Gefäßwiderstandsindex
– pulmonaler (PVRI) 1821
– systemischer (SVRI) 1821
Gefäßzugang, Koronarsyndrom, akutes 239
Gefrierpunktserniedrigung 25
Gefühlsstörungen
– Durchblutungsstörungen, arterielle 384
– Hypoglykämie 1551
– Polyneuropathie, alkoholische 1795
Gegenpulsation
– aortale, Schock, kardiogener 256

Gegenpulsation
– intraaortale (IABP), Mitralinsuffizienz 294
Gegenstromprinzip, Harn, Konzentrierung 1618
Gehgeschwindigkeit, Gangstörungen 1852
Gehirn
– arterielle Zuflüsse 1799
– Hypoperfusion, Herzinsuffizienz 214
– Schrumpfung, geriatrischer Patient 1841
Gehirnblutung s. Blutungen, intrazerebrale
Gehtest, arterielle Verschlusskrankheit 391
geistige Beweglichkeit, geriatrischer Patient 1841
geistige Retardierung, Pseudohypoparathyroidismus 1741
Gelbfieber **896–898**
– Faget-Zeichen 897
– Leberversagen, akutes 1293
– Schutzimpfung 898, 1003
– Übertragbarkeit 856
– Vektoren 896
Gelbfiebergürtel 897
Gelbfiebervirus, Lebendimpfstoffe 998
Gelbsucht (s. Ikterus)
– akute **1272–1274**
– infektiöse 1274–1277
– körperliche Untersuchung 5
Gelenkblutungen 787
– s.a. Blutungen
– Arthrose 1105
– Hämophilie 789, 791
– Immunkoagulopathien 797
Gelenke
– Fehlbelastung, Arthrose 1105
– Untersuchung, Rheumatismus 1050
Gelenkerkrankungen
– bakteriell-entzündliche, Differentialdiagnose 1578
– Differentialdiagnose 392
– Hämochromatose 1595
Gelenkersatz/-prothesen
– Arthrose 1106
– Staphylococcus epidermidis 951
Gelenkflüssigkeit, Tuberkulose, Nachweis 498
Gelenkgicht 1579
Gelenkschmerzen
– Akromegalie 1437
– Hepatitis, chronische 1275
– HVL-Insuffizienz 1448
– LCM 901
– Lupusnephritis 1669
– Maltafieber 978
– Ornithose 989
– Osteopathie, renale 1782
– Polycythaemia vera 682
– Überdruck 1927–1928
– Vitamin-A-Überdosierung 1424
– Vitamin-B-Überdosierung 1424
Gelenkschwellungen, Arthritis, rheumatoide 1055

Gelenksonographie, Spondylitis, ankylosierende 1061
Gelenkspaltverschmälerung, Arthrose 1106
Gemcitabin, Tumortherapie 134
Genabschnitte, regulatorische/strukturelle, Veränderungen, Protoonkogene 578
Genamplifikation
– Krebserkrankungen 580
– Protoonkogene 578
Genanalyse, Schilddrüsenkarzinom, medulläres 1476
Gencluster **39–40**
Gene
– Identifizierung 38–40
– immunmodulatorische, Tumortherapie 138
– Klonierung **36–37**
– unbekannte, Expressionsklonierung 37
Generic Name/Generika 103–104
genetische Diagnostik
– allergische Erkrankungen, atopische 1043–1044
– DNA-Polymerasen/Restriktions-Endonukleasen 32
– DNA-Sequenzanalyse 38
– Schilddrüsenkarzinom, medulläres 1455
genetische Faktoren, Arzneimittelwirkung 106–107
genetische Information, virale, Transkription 124
genetische Regulation, Pathogenitätsfaktoren 822
genetischer Fingerabdruck **39**
– RFLP 39
Genfragmente, Identifizierung 38–40
Genitalinfektionen, Bacteroides fragilis 975
Genitalkondylome
– Cidofovir 906
– Interferon 906
Genitalorgane, HSV-Infektion 864
Genitalorgane
– äußere, körperliche Untersuchung 6
– bildgebende Verfahren 74
Genitalulzerationen **829**
Genom 852
– Kopplungskarte 32
– physikalische Karte 32
– provirales 853
– virales 46
– – Adenoviren 882
– – CMV-Infektion 872
– – Hepatitis C 898
– – HHV-6 874
– – HSV-Infektion 864
– – Nachweis 45
– – Parainfluenzaviren 887
– – Picornaviren 880
– – Rötelnvirus 892
– – RSV 887
– – Tollwut 907
– – Varizellen 867
– zytogenetische Karte 32

Genomintegration, antivirale Substanzen 123–124
genomische DNA-Bibliothek 37
genomische Hybridisierung, komparative (CGH) **34–35**, 35
Genomkarten 32
Genomprojekt, humanes 32–33
Genomreplikation
– antivirale Substanzen 124
– virusassoziierte 124
– viruskodierte 124
Genotyp, MEN 1526
genotypische Analyse, antiretrovirale Substanzen 842
Gensonden, Erregernachweis 41, 43
Gentamicin **120**
– Endokarditis, bakterielle 330
– Enterokokken 955
gentechnische Eingriffe, Keimbahn 40
Gentherapie
– endokrine 162
– Ovarialkarzinom 631
– somatische 40
– Tumortherapie 138
Gentuzumab, Leukämie, akute, myeloische 739
Genussmittelmissbrauch
– Extrasystolen, atriale 278
– Herzmuskelerkrankungen 348
geprüfte Verfahren, Entwicklungsphasen 92
Geräusche
– bandförmige, Mitralinsuffizienz 291
– diastolische 301
– systolische, Vorhofseptumdefekt (ASD) 313
Geräuschempfindlichkeit, Meningitis, eitrige 1810
GERD (Gastro-esophageal Reflux Disease) 1130
Geriatrie 1837–1862
– Assessment/tests 1839
– Aufgaben 1840
– Definitionen 1837
– Disability 1839
– Funktion 1838–1839
– Handicap 1839
– Impairment 1839
– klinische **1840–1862**
– Krankheitsketten 1838
– Multimorbidität 1838
– Prävention 1839
– Rehabilitation 1839, 1860–1861
– Syndrome **1848–1858**
– Ziele 1840
geriatrische Depressionsskala (GDS) nach Yesavage 1839
geriatrischer Patient 1838
– Akuttherapie 1844
– Albuminkonzentration 1859
– Angehörigenberatung 1861–1862
– Apoplexie 1844–1845
– Aspirationspneumonie 1847
– Atemwegserkrankungen 1846–1848
– – obstruktive 1847

geriatrischer Patient
– Basedow-Syndrom 1846
– Betreuung 1861
– Bewegungsapparat 1842
– Blutungen, zerebrale 1844
– Bronchitis 1846
– Compliance 1858
– COPD 1847
– Demenz **1854–1856**
– Diabetes mellitus 1845–1846
– Durstempfinden, gestörtes 1551
– Elimination, renale 1859
– endokrines System 1841
– Erkrankungen **1842–1848**
– Fremdanamnese 1842
– Gangstörungen/-unsicherheiten 1851–1852
– Gastrointestinaltrakt 1840–1841
– glomeruläre Filtrationsrate 1841
– Glukosetoleranztest, oraler 1845
– hämatologisches System 1841
– Hautveränderungen 1842
– Herzinsuffizienz 1843–1844
– – diastolische 1843
– Hyperglykämie-Grenzwerte 1845
– Hyperthyreose 1846
– Hypertonie, arterielle 1843
– Hypothyreose 1461, 1846
– Kachexie, pulmonale 1847
– kardiovaskuläres System 1840
– koronare Herzerkrankung 1843
– Kreatinin-Clearance 1841
– Lungenerkrankungen 1846–1848
– Magenmotilität 1841
– Mangelernährung 1856–1857
– medikamentöse Therapie 1858
– Metabolisierung, hepatische 1859
– Myokardinfarkt 1843
– – akuter 249
– Nervensystem 1841
– Nierenfunktion 1841
– Non-Compliance 1858
– Nüchternblutzuckerwerte 1845
– Operabilität 1859–1860
– Osteoporose 1848
– Pflege 1861
– Pflegeversicherung 1861
– Pharmakodynamik/-kinetik 1859
– Phlebothrombose 420
– Plasmafluss, renaler 1841
– Pneumonie 1846–1847
– Resorption 1859
– Respirationstrakt 1840
– Schilddrüsenfunktionsstörungen 1846
– Schwindel 1853–1854
– Sensorik 1841–1842
– Stürze 1851
– Symptomatik, mehrdeutige 1842
– Tuberkulose 1847

geriatrischer Patient
– Underreporting of Illness 1842
– Verteilungsvolumina 1859
– Viruspneumonie 1847
– Vorhofflimmern 270
– zerebrale Ischämie 1844
– ZNS 1841
Gerichtsmedizin, Southern-Blotting 39
Gerinnungsanalysen, klassische 27
Gerinnungsfaktoren
– Bestimmungsmethoden 26
– Leberzirrhose, alkoholische 1320
– Synthese 793
Gerinnungsfaktorenmangel 792–793
– Differentialdiagnose 790
– Leberversagen, akutes 1295
Gerinnungsinhibitoren **786**
– Antithrombin III 786
– koronare Herzkrankheit 238
– Koronarsyndrom, akutes 239
– Protein C/S 786
Gerinnungskaskade 785
Gerinnungsstörungen **784–810**
– Alkoholhepatitis 1319
– Erythrozyturie 1624
– Hepatitis, akute 1273
– Laborkonstellationen 789
– Leberversagen, akutes 1294
– Leukämie, akute 736
– Lungenembolie 520
– Monitoring, intensivmedizinisches 1824
– Osteomyelofibrose 680
– Pankreatitis, akute 1376
– Phlebothrombose 419
– PTC, Kontraindikationen 50
– Tumorerkrankungen 604
Gerinnungssystem
– extrinsisches 786
– – Phlebothrombose 420
– intrinsisches 786
– plasmatisches 27
Germinalzellaplasie **1517–1518**
– Y-Chromosom, Mikrodeletionen 1518
Germinalzelltumoren, Mediastinaltumoren 560
Geröllzysten, Arthrose 1105–1106
Gerontologie **1837–1838**
Gerstmann-Sträussler-Scheinker-Syndrom (GSS) 909, **912**
Geruchsstörungen
– im Alter 1842
– Hypothyreose 1460
Gesamtblutvolumen, Schwangerschaft 366
Gesamtcholesterin 24
– AVK 391
– Diabetes mellitus 1542
– Typ-2-Diabetes 1536
Gesamteiweiß, Monitoring, intensivmedizinisches 1824
Gesamtenergieverbrauch 1415
Geschlechtsdrüsen, akzessorische, Erkrankungen 1520

Sachverzeichnis

Geschlechtsmerkmale, sekundäre, andrologische Diagnostik 1504
Geschlechtsorgane s. Genitalorgane
Geschmacksstörungen
– im Alter 1842
– Hypothyreose 1460
Gesichtsfeldausfälle
– Basilarismigräne 1786
– körperliche Untersuchung 4
– vertebrobasilärer Verschluss 1798
– Wermer-Syndrom 1397
Gesichtsneuralgien **1788–1791**
Gesichtsödem, LCM 901
Gesichtspigmentation, Addison-Syndrom 1495
Gesichtsschmerzen **1788–1791**
– Formen 1788
– Kieferhöhlentumoren 652
– Sinusitis, akute 468
Gespräch(sführung)
– ärztliches **2**, 4
– Krankenuntersuchung, mehrdimensionale 11
Gestagene
– Mammakarzinom 627
– Osteoporose 1772
Gestaltungstherapie 197, 199
Gestationsdiabetes 1533, **1560–1561**
Gestationshypertonie 367
Gestationsthrombozytopenie 798, 802
Gestose 367
– idiopathische 1704, **1705–1706**
Gesundheit und Krankheit 9
Gesundheitspass, Diabetes 1538, **1542**
Gesundheitsschutz, betrieblicher 1906
Gewebefaktor, Hämostase, sekundäre 785
Gewebeplasminogenaktivator (tPA), Lungenembolie 525
Gewebsthromboplastin, Hämostase, sekundäre 785
Gewebstropismus, Helicobacter-pylori-Infektion 1143
Gewebszysten, Toxoplasmose 928
Gewerbearzt, staatlicher, Berufskrankheiten 1905
Gewerbeaufsichtsamt, Berufskrankheiten 1906
Gewichtsabnahme/-verlust
– Achalasie 1118
– Adipositas 1420
– Chrommangel 1425
– Churg-Strauss-Syndrom 1100
– Colitis ulcerosa 1214–1215
– Darmtuberkulose 1208
– Dyspepsie, funktionelle 1165
– Endokarditis, bakterielle 327
– Graft-versus-Host-Krankheit 177
– hepatozelluläres Karzinom 1346
– Herztumoren 363

Gewichtsabnahme/-verlust
– HVL-Insuffizienz 1448
– Hyperglykämie 1536
– Hypertonie 437, 1419
– – maligne 1703
– ischämische 1257
– Karzinoidsyndrom 545
– Ketoazidose, diabetische 1549
– körperliche Untersuchung 4
– Kolitis 1257
– Kurzdarmsyndrom 1252
– Leishmaniose 924
– Leukämie, akute, myeloische 735
– – chronisch-myeloische 671
– Magenkarzinom 1168
– Magenlymphome 1171
– nach Magenresektion, distaler 1173
– Malabsorptionssyndrom 1183
– Malassimilation 1181, 1184
– Nierenzellkarzinom 641
– Osteomyelofibrose 678
– Pankreatitis, chronische 1378
– Pellagra 1423
– Phäochromozytom 1501
– Plasmozytom 776
– Pneumonie, eosinophile 516
– Polyarteriitis nodosa 1096
– Polycythaemia vera 682
– polyglanduläre Insuffizienz, Typ 1 1522
– Schlafapnoe, obstruktive 568
– Schmerzen, epigastrische 1165
– Vitamin-B$_{12}$-Mangel 712
– Wegener-Granulomatose 1100
– Whipple-Syndrom 1071, 1193
Gewichtszunahme
– Akromegalie 1437
– Hypothyreose 1461
– Nikotinentzug 1875
– durch Prednison 1292
GH s. Wachstumshormon
GH-Rezeptor-Blocker, Hypogonadismus 1514
GHRH (growth hormone releasing hormone), Akromegalie 1436–1437
GHRHom **1396**
GHRH-Test, HVL-Insuffizienz 1448
Gianotti-Syndrom
– Hepatitis, chronische 1275
– Hepatitis B 1279
Giardia lamblia/Giardiasis (= Lambliasis) **922–923, 1209–1210**
– Arthritis, reaktive 1067
– Diarrhö 1188
– Differentialdiagnose 927, 1192, 1226
– Dünndarmbiopsie 924, 1186
– Enteritis, infektiöse **922**, 923, 1203
– Leukozyten im Stuhl 1202
– Metronidazol 1204
– Nitroimidazole 923

Giardia lamblia/Giardiasis
– Osteomalazie 1777
– Phlebotomus-Mücken 924
– Therapie 923, **1212**
– Trophozoiten 922
– Zysten 922
Gibbus, Thoraxdeformitäten 565
Gicht **1576–1579**
– Alkohol 1579
– Allopurinol 1579
– Anfall, akuter 1577
– Arthrose 1105
– Benzbromaron 1579
– chronische 1577
– Colchicin 1578
– COX-2-Expression 1576
– Differentialdiagnose 1578
– Eisenmenger-Reaktion 321
– Harnsäuresteine 1712
– Hyperkalzämie 1745
– Hyperlipoproteinämie 1579
– Hypertonie 1579
– Kardiomyopathie 340
– kindliche, primäre 1578
– Knochenatrophie/-usuren 1577
– Niereninsuffizienz 1578–1579, 1666
– Podagra 1577
– Prednisolon 1578
– primäre 1577
– Probenecid 1579
– sekundäre 1578
– – Hyperurikämie 1578
– Therapie 1578
– – medikamentöse 1578
– Tophi 1577–1578
– Typ-2-Diabetes 1576, 1579
– Uratkristalle 1579
– Urikostatika 1579
– Urikosurika 1579
Gichtknoten 1577
Gichtnephropathie/Gichtniere **1579**, **1676**, 1677
– Niereninsuffizienz, terminale 1677
Giemen
– Asthma bronchiale 472
– Bronchitis/Tracheitis, akute 470
– exspiratorisches, Cor pulmonale 528
von-Gierke-Krankheit 1606
Gifte, industrielle, Cholestasen, intrahepatische 1323
Giftentfernung, primäre/sekundäre 1879
Gigantismus, hypophysärer **1436–1438**
Gilbert-Meulengracht-Syndrom 1271
– Hyperbilirubinämie 1270
Gilchrist-Erkrankung 922
Gingivahyperplasie
– Chlorome 735
– Tacrolimus 192
Gingivitis
– akute, nekrotisierende, ulzerierende (ANUG), HIV-Infektion 845
– Alkoholkrankheit 1865–1866

Gingivitis
– Bacteroides-Infektionen 975
– HIV-Infektion 845
– tumorassoziierte Infekte 586
Gingivostomatitis
– herpetica, Therapie 128
– virale 858
GIP (Glukose-dependent Insulin-tropic Polypeptide), Typ-2-Diabetes 1535
GISA (Glykopeptid-intermediärempfindliche Staphylococcus-aureus-Stämme) 950
GIST (gastrointestinale Stromatumoren) 1172
– c-KIT 1172
– KIT-Rezeptor-Tyrosinkinase 1172
Gitelmann-Syndrom, Hypomagnesiämie 1753
glänzende Ecken, Spondylitis, ankylosierende 1065
Glandula(-ae)
– analis 1242
– supraadrenales, Erkrankungen 1486
glanduläre Hyperplasie, Riesenfalten 1151
Glanzhaut, Phlebothrombose 421
Glanzmann-Naegeli-Syndrom **802–803**
Glargin, Typ-1-Diabetes 1543
Glasgow-Coma-Skala 1824
Glasknochenkrankheit **1781**
Glaukom
– Buscopan®, Kontraindikationen 49
– körperliche Untersuchung 4
– Sarkoidose 514
– Schwindel 1853
GLDH 23
– Hepatitis 1260
Gleichgewichtsstörungen, Vertebralisverschluss 398
Gleithernie, axiale **563, 1122**, 1123
– Differentialdiagnose 1123
– Fundoplicatio nach Nissen 1123
– Gastropexie 1123
Gleithoden 1504, **1516**
Gliadine
– Darmbarriere, epitheliale Schädigung 1179
– Sprue, einheimische 1191
Glibenclamid
– Dosierung 1547
– Halbwertszeit, biologische 1547
Gliederschmerzen
– Cholerasyndrom 1207
– Maltafieber 978
– Pneumonie 489
Glimepirid
– Dosierung 1547
– Halbwertszeit, biologische 1547
Glinide
– Merkmale 1547
– Typ-2-Diabetes 1546
– Wirkungsweise 1546

Sachverzeichnis

Glioblastom 662
- EGF (Epidermal Growth Factor) 662
- erb-B 579
- MRT 65
- p53 661–662
- PDGF (Platelet-derived Growth Factor) 662
- Stammzelltransplantation 173

Gliome
- Differentialdiagnose 1800
- HVL-Insuffizienz 1447

Glipizid, Gliquidon bzw. Glisoxepid
- Dosierung 1547
- Halbwertszeit, biologische 1547

Glitazone, Typ-2-Diabetes 1547

Globalinsuffizienz, respiratorische 453, **535**
- Lungenerkrankungen, interstitielle 506
- Sarkoidose 515
- Zwerchfellparese 564

Globingene, Defekte, angeborene 715

Globinkettensynthese, verminderte, Thalassämie 716

Globozoospermie **1519**

α₂-Globuline, Tuberkulose 497

β₁/β₂-Globulin-Erhöhung, Amöbenabszess 1338

Globulinsynthesedefekte, Anämie, hämolytische 718

Globusgefühl
- Refluxkrankheit 1131
- Schlafapnoe, obstruktive 568

glomeruläre Erkrankungen/Funktionsstörungen **1641–1651**
- degenerative **1651**
- hereditäre 1716, **1719–1720**
- Kadmium 1926
- Nierenversagen, akutes 1634
- Ödeme 1623
- Quarzstaub 1926
- Raucher 1926
- Silikate, kristalline 1926
- Stoffwechselerkrankungen 1650–1651

glomeruläre Filtrationsrate (GFR) 1617, 1629
- geriatrischer Patient 1841
- Glomerulonephritis 1641
- – postinfektiöse (endokapilläre) 1643
- Hyperkalzämie 1745
- Hypothyreose 1846
- Isotopenuntersuchung 1632
- Primärharn 1618
- Schwangerschaft 1704

glomeruläre Hyperfiltration
- Nephropathie, diabetische 1678
- Niereninsuffizienz, chronische 1686

glomeruläre Proteinurie 1626
Glomerulofibrose **1651**

Glomerulonephritis 1641
- akute 1641–1642
- – Glukokortikoide 158
- – Hämaturie 1641
- – Hyperlipidämie 1641
- – hypertensiver Notfall 1700
- – Hypoproteinämie 1641
- – Kreatininanstieg 1641
- – Ödeme 1641
- – Proteinurie 1641
- Amyloidose 1641
- chronische, Immunstatus 1630
- – Niereninsuffizienz, chronische 1685
- – Schrumpfniere 1688
- Diabetes mellitus 1641
- Endokarditis, infektiöse 328
- Erythrozyturie 1624, 1642
- fokal-segmental nekrotisierende 1638
- – nephrotisches Syndrom 1639
- – Vaskulitis, renale 1666
- fokal-segmental sklerosierende **1646–1647**
- – kollabierende 1647
- – nephrotisches Syndrom 1639
- fokal-segmentale **1646–1647**
- Harnsediment 1624
- Hepatitis, akute 1274
- Hepatitis B/C 1279
- Hypertonie 1642
- sekundäre 435
- hypokomplementämische 1649
- idiopathische, membranöse, HLA-Typisierung 1041
- kryoglobulinämische 1630
- lobuläre 1649
- Lösungsmittel, organische 1927
- Lupus erythematodes, systemischer **1669–1670**
- Lupusnephritis 1669
- membranöse 1638, **1647–1649**
- – Hepatitis, chronische 1275
- – Hypertonie 1648
- – nephrotisches Syndrom 1639, 1648
- – Nierenvenenthrombose 1648
- – Proteinurie 1648
- – Spikes 1648
- membranoproliferative **1649**
- – α₁-Antitrypsin-Mangel 1602
- – Hepatitis C 1287
- – Komplementsystem 1629, 1649
- – Kryoglobulinämie 1630
- – nephrotisches Syndrom 1639, 1649
- – Niereninsuffizienz, terminale 1649
- – Nierentransplantation 190
- mesangiale vom IgA-Typ **1649–1650**
- mesangiokapilläre **1649**

Glomerulonephritis
- mesangioproliferative **1649–1650**
- – Akanthozyten 1650
- – Glomerulonephritis, rasch progrediente 1650
- – Kortikosteroide 1650
- – Lupus erythematodes, systemischer 1074
- – nephrotisches Syndrom 1639
- – Nierenbiopsie 1650
- – Niereninsuffizienz, terminale 1650
- – Mikrohämaturie 1642
- – Natriumüberschuss 1730
- – nekrotisierende, Polyangiitis, mikroskopische 1098
- – Vaskulitis, renale 1666
- – nephrotisches Syndrom 1639
- – Polyangiitis, mikroskopische 1100
- postinfektiöse (endokapilläre) **1642–1644**
- – Antigen-Antikörper-Komplexe 1642
- – Differentialdiagnose 1643–1644
- – Immunglobuline 1643
- primäre, Differentialdiagnose 1670
- – nephrotisches Syndrom 1645–1650
- – Purpura Schoenlein-Henoch 804, 1668
- rasch progrediente/progressive (RPGN) **1644**, 1645
- – Anti-GBM-Antikörper 1629, 1645
- – c-ANCA 1645
- – Differentialdiagnose 1644
- – Glomerulonephritis, fokal-segmental sklerosierende 1647
- – – mesangioproliferative 1650
- – Goodpasture-Syndrom 1645
- – immunpathologische Klassifikation 1643
- – Lupus erythematodes, systemischer 1645
- – p-ANCA 1645
- – pauciimmune 1645
- – Purpura Schoenlein-Henoch 1668
- – Wegener-Granulomatose 1101, 1645
- – Sarkoidose 1671
- – Sjögren-Syndrom 1080
- – Streptokokken 952–953
- – Tamm-Horsfall-Protein 1641
- – tumorassoziierte 594
- – Vaskulitis, essentielle, kryoglobulinämische 1102
- – Wegener-Granulomatose 1098, 1100

Glomerulosklerose **1651**
- diabetische, Differentialdiagnose 1688
- Hypertonie 439
- progrediente, Refluxnephropathie 1663

Glomerulosklerose
- Sarkoidose 1671

Glomus-jugulare-Tumor, PET 57

Glomustumoren, familiäre, Phäochromozytom 1501

Glossitis
- atrophische, Vitamin-B₁₂-Mangel 712
- Folsäuremangel 1423
- Malassimilation 1184

Glottisödem, Dyspnoe 454

GLP-1 (Glucagon-Like Peptide 1), Typ-2-Diabetes 1535

Glucan, PAMP 1008

Glukagon
- diabetische Komplikationen 1554
- paraneoplastisches Syndrom 593

Glukagonom 1391, **1393**
- Chemoembolisation 1393
- Chemotherapie 1393
- Dermatitis, nekrotisierende 1393
- Diarrhö 1188
- PET 57
- Therapie 1393
- Wermer-Syndrom 1397

Glukokortikoid, Mangel, Addison-Syndrom 1496

Glukokortikoide **158–159**
- Abstoßungsreaktion, akute 158
- Adipositas 1419
- Alveolitis, exogen allergische 509
- Arthrose 1106
- Asthma bronchiale 475
- Colitis ulcerosa 1216–1217
- Crohn-Krankheit 1222
- Cushing-Syndrom 1444
- Dermatomyositis 1808–1809
- Herztransplantation 182
- Histiocytosis X 516
- HVL-Insuffizienz 1449
- Hyper-/Hypolipoproteinämie 1567
- Hyperkalzämie, chronische 1746
- – tumorassoziierte 601
- Hyperparathyroidismus, primärer 1481
- Hypertonie, sekundäre 435
- Immunsuppression 158, 1046
- Indikationen 158–159
- Karzinoidtumoren, Lunge 545
- Koma, nichtketoazidotisches, hyperosmolares 1551
- Leberverfettung 1261
- Lipocortin, Synthese 158
- Lungenreife, fetale, Induktion 159
- mineralokortikoide Aktivität 158
- Nebenwirkungen 159
- Ophthalmopathie, endokrine 1468

Sachverzeichnis

Glukokortikoide
- Orbitopathie, endokrine 1468
- Osteoporose 1768
- Polyarteriitis nodosa 1097
- Polymyositis 1808–1809
- Potenz 158
- Prednison-Äquivalenzdosis 158
- Purpura, idiopathische thrombozytopenische 800
- Riesenzellarteriitis 1095
- Sarkoidose 515
- Schock, allergischer 158
- Schoenlein-Henoch-Purpura 1103
- Schwangerschaft 159
- Sklerodermie 1084
- Spondylitis, ankylosierende 1066
- Stillzeit 159
- Strahlenpneumonitis 512
- Temporalarteriitis 1095
- thyreotoxische Krise 1468
- Ulkus, peptisches 1152, **1157–1158**
- Wachstumsretardierungen, intrauterine 159
- Wegener-Granulomatose 512

Glukoneogenese 1416
- Typ-2-Diabetes 1535

Glukose 1416
- Bestimmung im Blut und Urin 24
- Diabetes mellitus 1538, 1541
- Hämochromatose 1595
- Hyperkaliämie 1739
- koronare Herzkrankheit 232
- Messung, Teststreifenmethode, Diabetes mellitus 1538
- Monitoring, intensivmedizinisches 1824
- Pleurapunktat 556
- Porphyriesyndrom, akutes 1587
- Rückresorptionsstörung 1720

Glukosebelastung, orale
- Diabetes mellitus 1561
- Glykogenosen 1605

Glukose-Galaktose-Intoleranz **1187**, 1200
- Diarrhö 1188

Glukose-H$_2$-Atemtest, bakterielle Überwucherung 1190

Glukose-Insulin-Infusion
- Hyperphosphatämie 1751
- Tumorlysesyndrom 605

Glukoseintoleranz und Hyperlipidämie, kombinierte 1569

Glukose-6-Phosphatase-Mangel 1606

Glukose-6-Phosphat-Dehydrogenase-Mangel, Anämie, hämolytische 719

Glukose-Phosphat-Diabetes 1720, **1721–1722**

Glukose-6-Phosphat-Transportprotein-1-Mangel 1606

Glukosetoleranz, gestörte
- Akromegalie 1437
- Chrommangel 1425
- Diabetes mellitus 202, 1532, 1541
- Hypertonie, essentielle 434
- Hypokaliämie 1735
- Hypophosphatämie 1750
- Schwangerschaft 1541

Glukosetoleranztest, oraler (OGTT) 24, 1540–1541
- Akromegalie 1437
- AVK 391
- Diabetes mellitus 1540–1541
- geriatrischer Patient 1845

Glukosetoxizität, Typ-2-Diabetes 1535

Glukosidase, Ejakulat 1506

α-Glukosidase-Inhibitoren
- Typ-2-Diabetes 1546
- Wirkungsweise 1546

α-1,4-Glukosidasemangel, lysosomaler 1606

Glukosurie 1627
- Diabetes mellitus 1539
- Fruktoseintoleranz 1604
- Hyperglykämie 1627
- nichtdiabetische 1539
- Nierenerkrankungen, tubulointerstitielle 1657
- Pankreatitis, akute 1371
- renale 1539, 1627, 1720
- Schwangerschaft 1539, 1704
- Wilson-Syndrom 1598

Glukosylzeramidlipidose 1610

Glukozerebrosidase
- Gaucher-Krankheit 1609
- Mangel 1610

Glukuronidierung, Bilirubin 1269

Glutamin 1416
- Differentialdiagnose 1254
- Kurzdarmsyndrom 1252

Glutathiondepletion, Leberschädigung 1323

Gluten
- Interaktion der Dünndarmschleimhaut 1191
- Sprue, einheimische 1190

Glycin 1416

Glycosyl-Phosphatidyl-Inositol (GPI)
- Hämoglobinurie, paroxysmale nächtliche 697
- Prionen 910

glykämischer Index, Kohlenhydratresorption 1419

Glykierung, Hämoglobine 1539

Glykogenabbau, Enzyme/Enzymdefekte 1605, 1608

Glykogen-Debranching Enzyme, Glykogenose Typ III 1605

Glykogenosen/Glykogenspeicherkrankheiten **1605–1609**
- Definition 1605
- Diagnostik 1605
- Dünndarmbiopsie 1186
- Einteilung 1606–1607
- Enzymdefekte 1608
- Enzymdiagnostik 1605
- Epidemiologie 1605

Glykogenosen/Glykogenspeicherkrankheiten
- Fettleber 1313
- Genetik und Pathogenese 1605
- Glukosebelastung 1605
- Glykogen-Debranching Enzyme 1605
- Glykogenphosphorylase, Defekt 1605
- Hepatopathien 1605
- hepatorenale 1606
- Hyperurikämie 1605
- Kardiomyopathie 340
- Lebertransplantation 185
- Leberzirrhose 1263, 1296
- molekulargenetische Diagnostik 1609
- Muskelbiopsie 1609
- myokardiale 1605
- Myopathien 1605
- neuromuskuläre 1606
- Symptome 1605
- Therapie 1609
- Unterarmischämietest 1605

Glykogensynthese, Enzyme/Enzymdefekte 1605, 1608

Glykolyse, Azidose, metabolische 1760

Glykopeptide **121**
- Enterokokken 955

Glykopeptid-intermediärempfindliche Staphylococcus-aureus-Stämme (GISA) 950

Glykoprotein-Ib/IX-Komplex, Hämostase, primäre 785

Glykoprotein-IIb/IIIa-Antagonisten/-Inhibitoren
- Intensivmedizin 1827
- Koronarsyndrom, akutes 248
- Myokardinfarkt, akuter 248
- Schock, kardiogener 252, 256

Glykoproteine, Leberfibrose 1264

Glykosaminoglykane, Orbitopathie, endokrine 1464

Glykosylphosphatidyl-Inositol, Prionen 910

Glyzerol 1311

Glyzerol-3-Phosphat 1311

Glyzeroltrinitrat, koronare Herzkrankheit 238

GM-CSF 139, **668**, 1027
- chromosomale Lokalisation 668
- Granulozyten, eosinophile 743
- Infekte, tumorassoziierte 591
- Leukämie, akute, myeloische 739
- Molekulargewicht 668
- myelodysplastische Syndrome 694
- Nebenwirkungen 668
- Sekretion, tumorassoziierte 594

GnRH-Agonisten, Mammakarzinom 627

GnRH-Applikation
- Hypophyseninsuffizienz 1513
- intranasale, Hoden, Lageanomalien 1510

GnRH-Applikation
- Kallmann-Syndrom 1511

GnRH-Mangel, Prader-Labhart-Willi-Syndrom 1512

GnRH-Pulsgeneration, Pubertas tarda 1510

GnRH-Test
- Hypogonadismus 1506
- Infertilität 1506
- Pubertas praecox 1510

GÖR s. Reflux, gastroösophagealer

Goldberger-Ableitungen, EKG 75

Goldie-Coldman-Hypothese, Chemotherapie 136

Gold-Nephritis, HLA-Typisierung 1041

Goldpräparate/-verbindungen
- Alveolitis, akute, allergische 512
- Arthritis, rheumatoide 1056, 1058
- Lungenerkrankungen, chronisch-interstitielle 512
- – interstitielle 504
- Purpura, thrombozytopenische, arzneimittelbedingte 801

Gonaden, bildgebende Verfahren 74

Gonadendysgenesie
- Hirsutismus 1499
- Prolaktinom 1440
- Vererbung 578

Gonadenerkrankungen des Mannes **1503–1522**

Gonadenfunktion, gestörte, Schilddrüsenfunktionsstörungen 1452

gonadotrope Achse, HVL-Insuffizienz 1449

Gonadotropine
- Mangel, HVL-Insuffizienz 1447–1448
- Pubertas tarda 1510

Gonadotropin-produzierende Adenome, Häufigkeitsverteilung 1435

Gonadotropinrezeptormutationen, aktivierende 1521

Gonarthrose 1105
- Schmerzen 1105

Gonitis, Arthritis, rheumatoide 1055

Gonokokken/Gonorrhö **956–957**, 1520
- Arthritis, eitrige 1071
- – reaktive 1071
- Chinolone 957
- chronische 956
- Enteritis, infektiöse 1203
- Penicillin 957
- Sepsis 956
- Urethritis 1653

Good Clinical Practice, Epidemiologie 16

Goodpasture-Syndrom 504, **513**
- Autoantikörper 1041
- cANCA 513
- Cyclophosphamid 513
- Differentialdiagnose 1104

Goodpasture-Syndrom
– Glomerulonephritis, rasch progressive 1645
– Hämoptysis 456
– HLA-Typisierung 1041
Gordon-Test, Riesenfalten 1150
Gorlin-Formel, Mitralstenose 285
Gorlin-Syndrom 1396
– RET-Protoonkogen 1396
Goserelin, Mammakarzinom 627
GOT (Glutamat-oxalacetat-transaminase) 23
– Alkoholkrankheit 1865
– Monitoring, intensivmedizinisches 1824
Gottron-Zeichen, Dermato-/Polymyositis 1087
Gottstein-Heller-Myotomie, Achalasie 1120
Gowers-Zeichen, Myopathien 1805
GPI (Glycosyl-Phosphatidyl-Inositol), Hämoglobinurie, paroxysmale nächtliche 910
GPI-Anker, Prionen 910
GPT (Glutamat-pyruvat-transaminase) 23
– Alkoholkrankheit 1865
– Hepatitis B 1280
– Monitoring, intensivmedizinisches 1824
Gräserpollen, Asthma bronchiale 465
Graft-versus-Host-Disease/-Krankheit (GvHD) 172, **178**
– akute, Antikörper, monoklonale 176
– – Antithymozytenglobulin 176
– chronische, Ciclosporin A 176
– – Durchfälle, rezidivierende 176
– – Hepatitis, lupoide 176
– Knochenmarktransplantation 833
– Lungengerüsterkrankungen 176
– Prophylaxe 176
– Sicca-Syndrom 176
– Sklerodermie 176
– Stammzellentransplantation **172, 175**, 176, 585
– Symptome 177
– Transplantationsimmunität 191
Graham-Steell-Geräusch
– Cor pulmonale 531
– Vorhofseptumdefekt (ASD) 313–314
Gram-Färbung, Erregernachweis 42
Grand-Mal-Anfall, Differentialdiagnose 1802
Granulocyte Colony Stimulating Factor s. G-CSF
Granulocyte-Monocyte Colony Stimulating Factor s. GM-CSF
granulomatöse Erkrankungen s. Granulomatose

Granulomatose
– allergische 504
– Anämie mit Knochenmarkinfiltration 704
– chronische, Immundefekte 1032
– Differentialdiagnose 1514–1515
– HVL-Insuffizienz 1447
– Hyperkalzämie 1743–1744
– nekrotisierende, Differentialdiagnose 494
– rhinogene, ANCA-assoziierte Kleingefäßvaskulitis 1097
– septische **1036**
– Vaskulitis, renale 1666
Granulom(e)
– Diabetes insipidus 1445
– Ehrlichiose 993
– eosinophiles **751**
– Hepatitis 1259
– Leber 1260–1261
– Lebererkrankung, fremdstoffbedingte 1326
– Leberzirrhose, primär-biliäre 1304
– Meningitis, nichteitrige 1814
– Nieren 1666
– Yersiniose 1207
– mit zentraler Nekrose, Tuberkulose 496
granulopoetische Zellen **667**
Granulosazelltumoren, Differentialdiagnose 646
granulozytäres System, Erkrankungen 733–756
Granulozyten 741–742
– Abtötung, intrazelluläre 742
– Adhäsion 741
– Arthritis, rheumatoide 1054
– basophile 741
– CD11a/CD18 (LFA-1) 741
– Diapedese 741
– Funktionsstörungen 741–747
– Immundefekte 1033
– neutrophile 741
– – Chediak-Higashi-Syndrom 746
– oxidativer Burst 742–743
– segment-/stabkernige **667**
– Signaltransduktion 742
– Transfusion, tumorassoziierte Infekte 591
– Tumortherapie 141
– übersegmentierte, Vitamin-B₁₂-Mangel-Anämie 713
granulozyteninhibierende Proteine (GIP), Niereninsuffizienz, chronische 1686
Granulozytopenie
– Chemotherapie 584
– Hyperthyreose 1467
– Knochenmarkinfiltration 584
– Knochenmarkinsuffizienz 584
– Leukämie, akute 736
– – lymphatische 781
– Metastasierung 584
– Pilze 590
– Strahlentherapie 584
– tumorassoziierte 594

Granulozytopenie
– Tumorerkrankungen 584–585, 588
– Tumortherapie 139
Grapefruitsaft, CYP3A4-Inhibitor 110
Grateful Med 94
Gregg-Trias, Röteln 893
Grenzdextrinose, hepatomyogene 1606
Grenzzonenamputation, arterielle Verschlusskrankheit 397
Grenzzoneninfarkt, Schlaganfall 1798
Grey-Turner-Zeichen, Pankreatitis, akute 1372
GRFom **1396**
– Akromegalie 1396
grippeähnliche Infektionskrankheiten
– Leptospirose 987
– Lungenerkrankungen, interstitielle 506
– Malaria 931
Grippeimpfung, COPD 491
Gro (α, β, γ), Wirkungen 1022
Größenabnahme, Osteoporose 1768
Grosser-Klassifikation, Lungenembolie, akute 521
Großhirnhemisphären, Gefäßterritorien 1799
Großzehengangrän 384
Grubenottern, Vergiftungen 1897
Gruber-Widal-Test/-Reaktion
– Bakterienagglutination 43
– Salmonellen 1206
Grundgedanken 8
Grundimmunisierung 881, 1004
– Auslandsreisende 1004
– Poliomyelitis-Schutzimpfung 1000
– Tetanusprophylaxe 964
Grundorientierung, ärztliche 8
Grundpflege 1861
Grundumsatz 1415
Grundversorgung, psychosomatische 195
Gruppentherapie 197
– dynamisch-interaktionelle 199
Gsell-Erdheim-Syndrom, Aneurysma 413
Gs$_a$-Mutation, somatische, Akromegalie 1436
GSS(Gerstmann-Sträussler-Scheinker)-Syndrom) 909, **912**
G-Streptokokken 953
γ-GT (γ-Glutamyltranspeptidase) 23
– Alkoholkrankheit 1865
– Cholangitis 1360
– Choledocholithiasis 1354
– Cholezystitis, akute 1359
– Graft-versus-Host-Krankheit 177
– Hepatitis, chronische 1275–1276
– Mirizzi-Syndrom 1362

Günther-Syndrom 1582, **1591**
Gürtelrose, HIV-Infektion 844
Guillain-Barré-Syndrom 1792, **1793–1795**
– Autoimmunerkrankungen 1040
– Azidose, respiratorische 1758
– Bradykardie 279
– Campylobacter 974
– Cholerasyndrom 1207
– Differentialdiagnose 603, 880, 1585, 1794
– Dysphagie 1794
– Dyspnoe 454
– EMG/ENG 1794
– Hepatitis, akute 1274
– Immunglobuline 1794
– Influenza 885
– – Schutzimpfung 1001
– intensivmedizinische Betreuung 1818
– Komplikationen 1795
– Liquoruntersuchung 1794
– Mykoplasmenpneumonie 988
– Paralyse vom Landry-Typ 1793
– Phrenikusparese 564
– postinfektiöses, VZV-Meningoenzephalitis 866
– Schrittmacher 1794
– Sinustachykardie 268
– tumorassoziiertes 596
– Yersiniose 969
– Zwerchfellparese 564
Gummen, Syphilis 982
Gummibandligatur, Hämorrhoiden **168–169**, 1247
Gummibauch, Pankreatitis, akute 1372
Gumprecht'sche-Kernschatten, Leukämie, chronisch-lymphatische 770
gynäkologische Erkrankungen, Abdomen, akutes 1405
gynäkologische Tumoren 623–640
– Harnwegsobstruktion 603
gynäkologische Untersuchung, Vorsorgeuntersuchungen 578
Gynäkomastie
– Diagnostik 1509
– – andrologische 1504
– Hermaphroditismus verus 1521
– Hyperprolaktinämie 1515
– Kallmann-Syndrom 1512
– Leberzirrhose 1298
– beim Mann 1508–1509
– paraneoplastisch induzierte 593
– Pubertätsgynäkomastie 1509
Gyrasehemmer, Shigellose 968
G-Zell-Hyperplasie **1151**

H

H63D, Porphyria cutanea tarda 1587
H1069G, Mutation, Wilson-Syndrom 1597, 1599

Sachverzeichnis

H$^+$-Ionen-Sekretion 1619
– Störung 1720
Haarausfall s. Alopezie
Haare, brüchige/spröde, Hypothyreose 1461, 1846
Haarfärbemittel, Non-Hodgkin-Lymphome 762
Haarleukoplakie, orale 859, 1114
– EBV-Infektion 868
– HIV-Infektion 845
HAART (hochaktive antiretrovirale Therapie), HIV-Infektion 841
Haarverlust s. Alopezie
Haarzellenleukämie 734, 764, **772–774**
– Differentialdiagnose 679, 696, 773
– Haarzellen 773
– Interferon-alpha 774
– Knochenmarkbiopsie 773
– Leukopenie 773
– Panzytopenie 773–774
– Purinanaloga 774
– Splenektomie 774
Haarzunge, schwarze 1114
HACEK-Endokarditis 328
– Antibiotika 330
Hämagglutination, indirekte, Bakterienagglutination 43
Hämagglutinationshemmer, Rötelnvirus 892
Hämagglutinationshemmtest
– Influenzaviren 885
– Virusantikörper, Nachweis 45
Hämagglutinin, Influenzaviren 884
Hämangioendotheliom 1341
– infantiles, Leber 1344
Hämangiom
– CT 69
– Devaskularisation 63
– Differentialdiagnose 615
– Dünndarm 1234
– kavernöses **1340–1342**
– Leber 1340–1341, 1342
– – radiologische Diagnostik 70
– Magen 1167
– MRT 69
Hämangioperizytom 662
– Hypokaliämie 1736
– Osteomalazie 1777
Hämangiosarkom, Niere, Hypertonie, renoparenchymatöse 1693
Hämarginat
– myelodysplastische Syndrome 694
– Porphyrie, akute, hepatische 1586
Hämarthros, Hämophilie A 790
Hämatemesis 1400, **1401**
– Angiographie 1401
– Magenkarzinom 1168
– Soorösophagitis 1136
– Szintigraphie 1401
– Ulkus, peptisches 1159
– Ulkusblutung 1162
Hämatochezie 1400, **1401**
– Angiographie 1401
– Magensonde 1401

Hämatochezie
– Notfallendoskopie/-koloskopie 1401
– Szintigraphie 1401
hämatogene Metastasierung 581–582
Hämatokrit
– Anämie 699
– Erythrozytose 681
– Normwerte 700
hämatologische Erkrankungen
– Arzneimittelreaktion, allergische 108
– Koproporphyrinurie, sekundäre 1592
– maligne, Tuberkulose 497
– testikuläre Störungen 1520
hämatologisches System, geriatrischer Patient 1841
Hämatom(e)
– Barbituratabhängigkeit 1871
– Differentialdiagnose 603
– epidurale, CT 65
– Hämophilie 789
– Hoden, Differentialdiagnose 646
– Koronarangiographie 236
– Leukämie, akute 736
– – – lymphatische 781
– Malassimilation 1184
– Varikozele 1517
Hämatopneumothorax, Therapie 553
Hämatopoese 666–670
– Insuffizienz, Osteomyelofibrose 677
– Stammzell-Modell 666
– Suppression, Anämie mit Knochenmarkinfiltration 704
Hämatopoetine **1027**
hämatopoetische Wachstumsfaktoren **668–670**
– myelodysplastische Syndrome 694
hämatopoetische Zellen, maligne Transformation 668
Hämatothorax 554
– Therapie 556
Hämaturie 787
– Analgetikanephropathie 1664
– Bilharziose 935
– Endokarditis, infektiöse 332
– Erythrozytenkonzentration 1623
– Glomerulonephritis 1641
– – rasch progressive 1642
– Hämophilie 791
– Harnblasen-/Harnwegskarzinom 642
– Harnwegsobstruktion 1661
– Hermaphroditismus verus 1521
– körperliche Untersuchung 5
– Malassimilation 1184
– Nierenerkrankungen, polyzystische 1717
– Nierenzellkarzinom 641
– Pfropfgestose 1707
– Purpura, thrombotisch-thrombozytopenische 1672
– Tumortherapie 141
– Vaskulitis 1092

Hämaturie
– Zystitis, hämorrhagische 606
Hämbiosynthese 1580
– Bleiintoxikation 1584
– Enzyme 1583
– Leberschädigung 1323
– Porphyrie 1584
Haemoccult®-Test
– paraösophageale Hernien 1124
– Vorsorgeuntersuchungen 578
Hämochromatose 728, **729–733**, 1593–1597
– Aderlass 1596
– alimentäre 730
– Anämie, refraktäre 730
– Arthropathie 1597
– C282Y 1594
– Chelatbildner 732
– Chondrokalzinose 1595
– Definition 730, 1593
– Diabetes mellitus 1536, 1596–1597
– Differentialdiagnose 732, 1057, 1106, 1291, 1319, 1512, 1514–1515, 1596
– Eisenabsorption, intestinale 730, 1594
– – Messung 1596
– Eisenchelatoren 1596
– Eisenindex, hepatischer 1595
– Eisenüberladung 1594, 1596
– Eisenzufuhr, parenterale 730
– endokrine Veränderungen 1595
– Endomyokardbiopsie 84
– Familienuntersuchung 732
– Gelenkveränderungen 1595
– Genotypisierung 1595
– Glukosestoffwechsel 1595
– Hämosiderin 1595
– Hautpigmentierung 1595
– hereditäre 730
– – Differentialdiagnose 1276
– – HLA-Merkmale 731
– Herzinsuffizienz 212, 217
– HFE-Gen 731, 1593–1595
– HLA-assoziierte 730–731, 1041
– HVL-Insuffizienz 1447
– Hypogonadismus 1514, 1595
– Kardiomyopathie 340, 1595, 1597
– Koproporphyrinurie, sekundäre 1592
– Laborbefunde 1595
– Leberbiopsie 731, 1595
– Leberfibrose 1594
– Leberschädigung 1594–1595
– Lebertransplantation 185, 1596
– Leberzellkarzinom 1597
– Leberzirrhose 1263, 1296, 1595–1597
– β_2-Mikroglobulin 1594
– MRT 1596
– Organmanifestation 732
– Sauerstoffradikale, freie 731
– sekundäre 730
– – Differentialdiagnose 732

Hämochromatose
– Serumeisen-/-ferritinkonzentration 731
– TEBK 731
– Transferrin 1594–1595
– Transferrinrezeptor (TFR) 1594
– Vererbung 578
– Vitamin-C-Mangel 1595
Hämodiafiltration
– Niereninsuffizienz, terminale 1691
– Nierenversagen, akutes 1637
Hämodialyse **1691–1692**
– Eisenmangel 709
– Endokarditis, bakterielle 326
– Harnsäurenephropathie 1677
– Hepatitis C 1283
– Herztransplantation 183
– Hyperkaliämie 1739
– Hyperkalzämie 1482
– – akute 1746
– hyperkalzämische Krise 1746
– Hypermagnesiämie 1755
– Hyperphosphatämie 1751
– Indikationen 1690
– Intensivmedizin 1832
– Luftembolie 1692
– Nephropathie, diabetische 1677, 1681
– Niereninsuffizienz, terminale 1691
– Nierenversagen, akutes 1637
– Perikarditis 355
– Porphyria cutanea tarda 1588
– Refluxnephropathie 1663
– Rollerpumpe 1692
Hämodilution
– arterielle Verschlusskrankheit 397
– Hirninfarkt 401, 1800
– Schlaganfall 1800
Hämodynamik
– Angina pectoris/Koronarstenose 229–230
– Herztransplantation 181
Hämofiltration **1692**
– Intensivmedizin 1832
– kontinuierliche, arteriovenöse (CAVH), Intensivmedizin 1832
– Nierenversagen, akutes 1637
– venovenöse (CVVH), Niereninsuffizienz, terminale 1692
Hämoglobin(e)
– s.a. Hb...
– Anämie 699–700
– Erythrozytose 681
– glykosylierte 24, 1539
– – Diabetes mellitus 1539
– Harndiagnostik 700, 1628
– Konzentration, Eisenmangelanämie, manifeste 709
– nicht O_2 transportierende, Zyanose 456
– Soorösophagitis 1136
– Tumortherapie 141
– Ulkus, peptisches 1159
– Varianten, Anämie, hämolytische, korpuskuläre 719
– – Differentialdiagnose 701

Hämoglobinelektrophorese, Thalassämie 717
Hämoglobinopathien 720
Hämoglobinurie
– Differentialdiagnose 698
– Eisenmangel 709
– Hämolyse 719
– paroxysmale, nächtliche **697–698**, 719
– – Antilymphozytenglobulin 698
– – Ciclosporin 698
– – Differentialdiagnose 693, 696, 698
– – Glycosyl-Phosphatidyl-Inositol (GPI) 697
– – Hämosiderinurie 697
– – Knochenmarktransplantation 698
– – Komplikationen 698
– – Morgenurin, schwarzer 697
– – PIG-A-Gen 697
– – Säure-Serum-Test 697
– – Steroide 698
– – Thrombozytopenie 798
– – Zuckerwassertest 697
Hämoglobinzylinder 1625
hämolymphatisches Stadium, Schlafkrankheit 925
Hämolyse 710, **718–724**
– Anämie **710, 718–724**
– Differentialdiagnose 701, 713, 715, 725
– EBV-Infektion 870
– extramedulläre, Thalassämie 716
– Folsäuremangel 714
– Fruktosamin 1540
– Hämoglobinurie, paroxysmale nächtliche 698
– Hyperbilirubinämie 1270
– Hyperkaliämie 1737–1738
– Hyperphosphatämie 1751
– hypertensiver Notfall 1700
– Hypophosphatämie 1748, 1750
– idiopathische 721
– intramedulläre, Thalassämie 716
– – Vitamin-B$_{12}$-Mangel 712
– kompensierte 718
– korpuskuläre, Coombs-Test 720
– Labordiagnostik 719
– Lipidstoffwechselstörungen 722
– Makrozytose 722
– Malaria 931
– mechanische 718, **722**
– – Therapie 724
– mediierte, DIC 795
– mikroangiopathische, Differentialdiagnose 1701
– – Sklerodermie 1083
– Mykoplasmenpneumonie 492
– Natriumbikarbonat 1637
– Splenomegalie 722
– toxische 718, **722–723**
– virale 858
– Wilson-Syndrom 1598
Hämolysin, Helicobacter-pylori-Infektion 1144

hämolytisches Syndrom, enteropathisches, Meldepflicht 956
hämolytisch-urämisches Syndrom (HUS) **805–806**, 1671–1673
– ACE-Hemmer 1673
– Anämie, hämolytische 1672
– atypisches (sporadisches) 1672
– Coli-Serotypen 1672
– Diarrhö 1671–1672
– Differentialdiagnose 1672, 1701
– EHEC 971, 1207
– Erbrechen 1671
– Fragmentozyten 1672
– Frischplasma (FFP) 1673
– Hämolyse, mechanische 722
– Herzinsuffizienz 1672
– Hypertonie 1672
– Kolitis, hämorrhagische 1672
– Magenkarzinom 1169
– Niereninsuffizienz, chronische 1673
– Nierenversagen, akutes 1634, 1672
– Plasmaaustausch 1673
– Rhabdomyolyse 1672
– Shigellose 968, 1206
– Streptokinase 1673
– Thrombozytopenie 798, 1672
– Tumorerkrankungen 606
– Verotoxin 805
– vWF-Multimere 1673
Hämoperfusion
– Barbituratvergiftung 1885
– Intensivmedizin 1832
Hämoperikard 353
hämophagozytotisches Syndrom, tumorassoziiertes 594
Hämophilie **788–791**
– Arthropathie, destruierende 789
– Dauerprophylaxe 790
– Differentialdiagnose 790, 792
– Epidemiologie 789
– erworbene, Immunkoagulopathien 797
– Faktor VIIa, rekombinanter 791
– FEIBA® 791
– Genetik 789–790
– Hemmkörper-Hämophilie 797
– Immunadsorptionspherese 791
– Laborkonstellationen 789
– Lebertransplantation 185
– Neumutationen 789
– Plasmapherese 791
– Prophylaxe 790
Hämophilie A
– DDAVP (Desmopressin) 790
– Faktor VIII, Konzentrate 791
– – Mangel 789
– – Restaktivität 789
– Hämarthros 790
– Hemmkörper-Hämophilie 790
Hämophilie B
– Faktor IX, Mangel 789
– Restaktivität 789

Hämophilie B
– Hemmkörper-Hämophilie 790
Hämophilie C 793
Haemophilus aegypticus/aprophilus 977
Haemophilus-ducreyi-Infektion 976
– Ulzerationen, genitale 829
Haemophilus haemolyticus 977
Haemophilus-influenzae-Infektion **976**, 977
– Aminopenicilline 977
– Arthritis, eitrige/reaktive 1071
– bronchiale Infektion 470
– eitrige 1810
– Endokarditis, bakterielle 326
– Fieber bei neutropenischen Patienten 585
– IgG-Subklassen-Defekte 1035
– Impfung 977
– Influenza 885
– Kapselpolysaccharid 977
– Meningitis 1810
– Meningitisdiagnostik 977
– Pneumonie 490–491
– Sinusitis, akute 467
– Totimpfstoffe 998
– Typ B, Epiglottitis, akute 469
– – Schutzimpfung, Kinder und Jugendliche 996
– – – Meningitis 1812
– – Splenektomie 721
Haemophilus-parainfluenzae-Infektion 977
Hämoptoe/Hämoptyse **455**, 456, 787
– Bronchialkarzinom 548, 551
– Bronchiektasen 483
– CUP-Syndrom 623
– Devaskularisation 63
– Echinokokkose, alveoläre 938
– Eisenmenger-Reaktion 321, 323
– Herzinsuffizienz 213
– Kardiomyopathie, Schwangerschaft 370
– Karzinoidtumoren 545
– – Lunge 546
– Larynxkarzinom 652
– Leukämie, akute 736
– Lungenembolie 521
– Lungentuberkulose 501
– Mitralstenose 287
– Purpura, thrombotisch-thrombozytopenische 1672
– Ursachen 456
– Vaskulitis, nekrotisierende 1090
– Wegener-Granulomatose 512, 1101
hämorheologische Maßnahmen, arterielle Verschlusskrankheit 397
Hämorrhagie/hämorrhagische Diathese **786–806**
– Abt-Letterer-Siwe-Krankheit 516
– Antikoagulanzien, Kontraindikationen 423
– ASS 1145

Hämorrhagie/hämorrhagische Diathese
– Blutdruckmessung, invasive 1821
– Blutungszeit (BZ) 788
– Chediak-Higashi-Syndrom 747
– DIC 795
– Dicoumarol 1145
– Fibrinmonomere 788
– Fibrinogenbestimmung nach Clauss 788
– Fibrin(ogen)spaltprodukte (FSP) 788
– Fibrinolyse, Kontraindikationen 411
– Hämoptysis 456
– Hantaviren 899
– HbA$_{1c}$-Werte, erniedrigte 1540
– Kurzdarmsyndrom 1252
– Leberversagen, akutes 1295
– Leberzirrhose 1297
– – alkoholische 1320
– Leishmaniose, viszerale 925
– Medikamentenanamnese 787
– NSAID 1145
– Pankreatitis, chronische 1383
– Plasmozytom 779
– Polyangiitis, mikroskopische 1100
– pulmonale 504
– Ristocetin-Kofaktor-Aktivität 788
– Thrombinzeit (TZ) 788
– Thromboplastinzeit, aktivierte partielle (APTT) 788
– – nach Quick 787
– Thrombozyten 788
– Tumortherapie 141
– urämische, Hämodialyse 1690
– – Niereninsuffizienz, chronische 1687
– vaskuläre, Amyloidose 805
– – C-Avitaminose 805
– – Cushing-Syndrom 805
– – erworbene **804–805**
– – hereditäre **804**
– – Skorbut 805
– Vitamin-K-Mangel 1424
– Wegener-Granulomatose 1100
hämorrhagische Zystitis, virale 859
hämorrhagischer Infarkt, HVL-Insuffizienz 1447
hämorrhagisches Fieber
– Differentialdiagnose 902
– Ebola-Virus 900
– Koreanisches **899**
– Marburg-Virus 900
– mit nephrotischem Syndrom **1660**
– Pathogenese 897
– mit pulmonalem Syndrom (HFPS) 899
– mit renalem Syndrom (HFRS) 899
– virales 859
Hämorrhoiden **1246–1247**
– Analprolaps 1245

Sachverzeichnis

Hämorrhoiden
- blutende, Fibrinolyse, Kontraindikationen 411
- Differentialdiagnose 1216, 1245, 1248
- Eisenmangel 709
- Gummibandligatur 168, 1247
- inkarzerierte, Differentialdiagnose 1242
- Marcumarisierung 1247
- Milligan-Morgan-Operation 1247
- Park-Operation 1247
- Sklerosierung 1247
- Stapler-Hämorrhoidektomie nach Longo 1247
- tumorassoziierte Infekte 586

Hämosiderin 707
- im Urin, Hämolyse 719

Hämosiderinurie, Hämoglobinurie, paroxysmale nächtliche 697

Hämosiderose **730**
- CVI 424
- Differentialdiagnose 1596
- Hämochromatose 1595
- Koproporphyrinurie, sekundäre 1592
- Thalassämie 716–717

Hämospermie, Prostatitis 1723

Hämostase
- extrinsischer und intrinsischer Reaktionsweg 786
- Physiologie **784–786**
- primäre **785**
- sekundäre 785–786
- Störungen **784–810**

Hämverbindungen, Porphyriesyndrom, akutes 1587

Händedesinfektion, Infektionen 835

Händewaschen
- Infektionen 835
- Nosokomialinfektionen 832

Hafnia 970

Haftungsansprüche, Behandlungsvertrag 90

Hagen-Poiseuille-Gesetz 209

Hairless Women, testikuläre Feminisierung 1520

Hakenwurminfektionen 934, **940**, 941
- Eisenmangel 709
- Komplikationen 942
- Symptome 941

Halbseitensymptomatik, Durchblutungsstörungen, zerebrale 398

Halbwertszeit
- Arzneimittel 102
- längere, Arzneimittel 105

Halitosis 1112

Halluzinationen
- Alkoholentzugssyndrom 1867
- Barbituratentzug 1871
- Hyperkalzämie 1745
- nvCJD 912
- durch Opioide 146
- optische, Alkoholentzugssyndrom 1867

Halluzinationen
- Porphyrie, akute, hepatische 1584

Halluzinogene
- Abhängigkeit **1874**
- erektile Dysfunktion 1509

Halo-Nachweis
- Riesenzellarteriitis 1094
- Temporalarteriitis 1094

Haloperidol
- Synkope 441
- TSH-Sekretion 1453

Halothan
- Leberschädigung 1322
- Leberversagen, akutes 1293

Halothanhepatitis **1324**, 1327
- NAT2*-Gen 1324

Hals, körperliche Untersuchung 6

Halslymphknoten
- Schwellung, Sarkoidose 514
- Tuberkulose 502

Halsrippen, Thoraxdeformitäten 565

Halsschmerzen
- s.a. Pharyngitis
- Influenza 885
- körperliche Untersuchung 4–5
- LCM 901
- Rhinoviren 879
- Tollwut 907

Halstumoren **651–660**
- körperliche Untersuchung 5

Halsvenenstauung
- Cor pulmonale 531
- Kardiomyopathie, Schwangerschaft 370
- koronare Herzkrankheit 232
- Koronarsyndrom, akutes 244
- Perikarderguss, maligner 597
- Perikarditis, chronisch-konstriktive 359
- Spannungspneumothorax 553
- Trikuspidalinsuffizienz 305
- Vena-cava-superior-Syndrom 600

Halswirbelsäulenerkrankungen, Meningismus 1812

Halswirbelsäulenmanipulation, Karotisdissektion 400

Haltungsveränderung, Spondyl-/Osteochondrose 1107

Hamartom
- Gallengänge **1344**
- Leber 1341
- Lunge 543

Hamman-Rich-Syndrom **517–518**

Hammerzehen 1055

Handarteriographie
- Raynaud-Syndrom 403
- transbrachiale, Raynaud-Syndrom 401

Handdeformität, rheumatische 1055

Hand-Fuß-Mund-Krankheit 879
- Coxsackie A 878
- Differentialdiagnose 865, 867, 888

Handgrip-Test
- Hypotonie, orthostatische, asympathikotone 444
- Synkope, neurokardiogene 442

Handicap
- Apoplexie 1844
- Geriatrie 1839

Handschrift, gestörte, Enzephalopathie, hepatische 1301

Hand-Schüller-Christian-Krankheit 516, **751**
- HVL-Insuffizienz 1447

Handschuhe, doppelte, Hepatitisprävention 1916

Hantavirusinfektion **898–899**, 900, 1660
- Flankenschmerzen 1660
- hämorrhagische Diathese 899
- Harnwegserkrankungen 899
- Hypophyseneinblutungen 1660
- IgM 1660
- Myokarditis 1660
- Nephritis, interstitielle 1652–1653
- Nephropathia epidemica 899
- Nierenerkrankungen 899
- Nierenversagen, akutes 899
- Pneumonie 492
- Proteinurie 1660

H-Antigene, Listeriose 960

Haptentyp, Purpura, thrombozytopenische, arzneimittelbedingte 800

Haptoglobin
- Abfall, Differentialdiagnose 719
- Verminderung, Hämolyse 718

Haptoglobin-Hämoglobin-Komplex, Hämolyse 718

Ha-ras 579

Harmin 1874

Harn
- Gewicht, spezifisches 1627–1628
- Konzentrierung, Gegenstromprinzip 1618
- schäumender, nephrotisches Syndrom 1639

Harnabflussstörungen, Pyelonephritis, chronische 1658

Harnalkalisierung
- Harnsäuresteine 1713
- Myelomniere 1676
- Phosphatsteine 1713

Harnblase
- autonome/neurogene 1850
- – Cauda-equina-Syndrom 1850
- – Harnwegsobstruktion 1661
- bildgebende Verfahren 72

Harnblasenatonie
- Neuropathie, autonome 1850
- – diabetische 1557–1558

Harnblasenausgangsobstruktion 1850
- Nierenversagen, akutes 1634

Harnblasenentzündung (s. Zystitis) **1654–1655**

Harnblasenfunktionsstörungen, Guillain-Barré-Syndrom 1794

Harnblasenhalssklerose, Differentialdiagnose 1725

Harnblasenkarzinom 642–644
- Analgetikanephropathie 1665
- Bacillus Calmette-Guérin (BCG) 643
- Berufserkrankungen 642
- Blasenbilharziose 936
- Chemotherapie 644
- Differentialdiagnose 936
- Endoskopie 643
- Grading 643
- Ha-ras 579
- HER2/neu 642
- Karzinogene 642
- p53/ras 642
- Retinoblastomgen (RB) 642
- Strahlentherapie 643–644
- TNM-/UICC-Klassifikation 643
- Zigarettenrauchen 642
- Zystektomie 643

Harnblasenkatheter
- Endokarditisprophylaxe 331
- Harnwegsinfektion 831
- Inkontinenz 1850

Harnblasenpunktion, suprapubische
- Harngewinnung 1628
- Zystitis 1655

Harnblasensteine s. Urolithiasis

Harnblasenstörungen, Polyneuropathien 1792

Harnblasentenesmen, Prostatitis 1723

Harnblasentraining, Inkontinenz 1850

Harnblasentumoren 642–644
- Harnwegsobstruktion 1661
- Stadieneinteilung 643

Harndiagnostik/-untersuchung 1623–1628
- Alaninaminopeptidase (AAP) 1627
- Bakteriologie 1628
- Cushing-Syndrom 1443
- Cyturtest 1628
- Eintauchnährböden 1628
- Epithelzellen 1624
- Hämoglobin 1628
- 24h-Cortisol 1700
- hypertensive Krise 1700
- Keimzahlen 1628
- Mittelstrahlurin 1628
- Myoglobin 1628
- β-N-Acetylglukosaminidase (NAG) 1627
- Nitrit 1628
- Niturtest 1628
- Parasitologie 47
- Proteine 25
- Screeninguntersuchung 1623
- Streifentest 1628
- Suchmethode 25
- Uricult 1628
- Zellen 25
- Zylinder 25, **1624–1626**

Harndrang, körperliche Untersuchung 5

Harnenzyme 1627
Harnfarbe, körperliche Untersuchung 5
Harngewicht, spezifisches 1627–1628
– Nephrolithiasis 1711
Harngewinnung, Harnblasenpunktion, suprapubische 1628
Harnglukose
– Bestimmung, Diabetes mellitus 1538–1539
– – Indikationen 24
– Typ-1-Diabetes 1542
Harninkontinenz 1849–1851
– s.a. Inkontinenz
– Diabetes mellitus 1845
– Diagnostik 1850
Harnkultur, Infektionskrankheiten 819
Harnleiter, bildgebende Verfahren 72
Harnleitersteine s. Urolithiasis
Harnleitertumoren, Differentialdiagnose 1712
Harnmikroskopie, Infektionskrankheiten 819
Harnosmolalität 1627–1628, 1730
– Dehydratation 1628
– Diabetes insipidus 1445
– Flüssigkeitszufuhr, reichliche 1628
Harnosmolarität
– Diabetes insipidus, nephrogener 1445
– – neurogener 1445
– – psychogener 1445
harnpflichtige Substanzen
– Ausscheidung 1619
– Pyelonephritis, chronische 1658
Harn-pH 1627
– Harnsäurenephropathie 1676
– Nephrolithiasis 1710, 1712
– Säure-Basen-Haushalt 1755
Harnröhrenstriktur 1724
– Differentialdiagnose 1725
– TUR-P 1726
– Urethritis 1654
Harnsäure 1577
– Ausscheidung 1619
– Hyperurikämie 1576
– Leukämie, akute 736
– Niereninsuffizienz 1578
Harnsäurekristalle
– Harnsäurenephropathie 1676
– Hyperurikämie 1576
Harnsäurenephropathie 1666, **1676–1677**
– Hämodialyse 1677
– Harn-pH 1676
– Harnsäurekristalle 1676
– Hyperurikämie 1676
– Nierenerkrankungen, tubulointerstitielle 1657
– Niereninsuffizienz, terminale 1676
Harnsäuresteine 1710–1712
– Gicht 1712
– Harnalkalisierung 1713

Harnsäureverstopfungsniere 1579
Harnsediment
– Glomerulonephritis 1624
– Untersuchung, mikroskopische 25
– Zylinder, gemischte/hyaline 1625
Harnstatus, Monitoring, mikrobiologisches 1825
Harnstau
– Analgetikanephropathie 1665
– Nierenversagen, akutes 1635
– Pyelonephritis, akute 1656
– Weichteilsarkome 611
– Zervixkarzinom 638
Harnstauungsniere
– Hypertonie, renoparenchymatöse 1693
– Komplikationen 1713
– Prostatakarzinom 648
Harnsteinleiden (s. Urolithiasis) **1709–1714**
Harnstoff
– Ausscheidung 1619
– Monitoring, intensivmedizinisches 1824
– Nierenerkrankungen 1623
– Zyklusdefekte, Fettleber 1313
– – Lebertransplantation 185
Harnteststreifen, Zystitis 1655
Harnwegserkrankungen/-infektionen **1651–1660**
– Adenoviren 882
– Befunde 1623
– beruflich bedingte 1925
– Blasenkatheter 831
– Diagnose 25
– Differentialdiagnose 830, 1225, 1712
– ohne Gewebsinvasion, Differentialdiagnose 1656
– Guillain-Barré-Syndrom 1795
– Hantavirusinfektionen 899
– Harnwegsobstruktion 1661
– Hypoglykämie 1553
– körperliche Untersuchung 5
– Nephrolithiasis 1711
– Nierenerkrankungen, polyzystische 1716, 1718
– nosokomiale 831, 1833
– obere 1653
– primäre 1653
– Proteinurie 1627
– Refluxnephropathie 1663
– rezidivierende, Nephrokalzinose 1715
– – Refluxnephropathie 1663
– sekundäre 1653
– SIRS/Sepsis 1833
– Streptococcus agalactiae 953
– untere 1653
Harnwegskarzinom 642–644
– Bacillus Calmette-Guérin (BCG) 643
– Chemotherapie 644
– HER2/neu 642
– p53/ras 642
– Retinoblastomgen (RB) 642
– Strahlentherapie 643–644
– TNM-/UICC-Klassifikation 643

Harnwegskarzinom
– Zystektomie 643
Harnwegsobstruktion 1651, **1660–1662**
– angeborene 1661
– Anurie 1661
– Differentialdiagnose 1661, 1689, 1712
– Hämaturie 1661
– Harnblase, neurogene 1661
– Harnblasen-/Harnwegskarzinom 642, 1661
– Harnwegsinfektionen 1661
– Hypertonie, arterielle 1661
– Katheterisierung 1662
– Nephritis, tubulointerstitielle 1652, 1657
– Nephrostomie 1662
– Nierenerkrankungen, tubulointerstitielle 1657
– Nykturie/Oligurie 1661
– Prostatavergrößerung 1661
– Reflux, vesikoureteraler 1661
– Schrumpfnieren 1661
– Tumorwachstum, lokales 603
– Ureteropyelographie 1661
Harnwegstumoren 642–644
Harris-Benedict-Formel 1415
Hartmetallfibrose 510, **1915**
Hartnup-Erkrankung, Diarrhö 1188
Harze, Lungenerkrankungen, interstitielle 511
Hasford-Scores, Leukämie, chronisch-myeloische 676
Hashimoto-Thyreoiditis 1039, **1473**
– s.a. Thyreoiditis
– Autoimmunerkrankungen 1040
– Hyperthyreose 1464
– Typ-1-Diabetes 1534
H_2-Atemtest 1185
– Dünndarmdivertikel 1229
– Dünndarmerkrankungen 1185
– Laktoseintoleranz 1187
– Malabsorption 1179
Hauptstammstenose
– Bypassgefäß, offenes 241
– Bypassoperation 375
– PTCA 241
Hausstauballergie 1043
– Asthma bronchiale 465
– Rhinopathie, allergische 466
Hausstaubmilben, Asthma bronchiale 465
Haustiere, allergologische Diagnostik 465
Haut
– papierdünne, Cushing-Syndrom 1491
– –, Polyneuropathien 1792
– Pigmentierungstypen 614
– Plattenepithelkarzinom **618–620**
– schuppende, Hypothyreose 1461
– trockene, Hypothyreose 1846
– – Vitamin-A-Überdosierung 1424

Hautabszess, Endokarditisprophylaxe 331
Hautamöbiasis 927
Hautarztverfahren, Berufskrankheiten 1906
Hautatrophie
– Kortikosteroide 1046
– Polyneuropathie, alkoholische 1795
Hautausschlag, körperliche Untersuchung 4
Hautbeulen, furunkelähnliche, Myiasis 947
Hautemphysem, Mediastinalemphysem 561
Hauterkrankungen/-infektionen 844
– Aktinomykose 961
– bakterielle, HIV-Infektion 844
– Berufskrankheiten 1905
– Cumarinnekrose 423
– Enteroviren 879
– HIV-Infektion 844
– HLA-Typisierung 1041
– Hyper-IgE-Syndrom 745
– Leukämie, akute 736
– Röteln 879
– Streptokokken 952
– tiefe **826–827**
– VZV-Infektion 866
Hautfalten/-fältelung
– im Alter 1842
– Messung 1415
Hautfarbe, körperliche Untersuchung 4
Hautgranulomatose, Abt-Letterer-Siwe-Krankheit 516
Hauthämatom
– disseminiertes 787
– paroxysmales 804
Hautinfiltrationen
– Chlorome 735
– leukämische 736
– tumorassoziierte Infekte, Therapie 588
Hautjucken, körperliche Untersuchung 4
Hautkampfstoffe 1897
Hautkolorit, Niereninsuffizienz, chronische 1688
Hautläsionen, Lupus erythematodes, systemischer 1075
Hautleishmaniase 923
Hautmazerationen
– interdigitale, Lymphödem 427
– Thrombangitis obliterans 404
Hautmetastasen, Differentialdiagnose 618
Hautmilzbrand 963
Hautnekrose
– Cumarine 423
– ischämische, Dekubitalulzera 1857
Hautnokardiose 961
Hautpigmentierung
– Hämochromatose 731, 1595
– Rheumatismus 1050
– Whipple-Syndrom 1193

Sachverzeichnis

Hautreaktionen/-veränderungen
– exanthematische, Hepatitis B 1279
– geriatrischer Patient 1842
– Infektionskrankheiten 818
– Leberzirrhose 1297
– Leukämie, chronisch-lymphatische 770
– Niereninsuffizienz, chronische 1687
– NSAR 158
– Pellagra 1423
– Polyneuropathien 1791
– postkrikoidale Webs 1128
– Rheumatismus 1050
– seborrhoische, Riboflavinmangel 1423
– Sepsis 825
– Streptokinase 411
– Tumortherapie 141
– vesikuläre, tumorassoziierte Infekte 586
Hautschäden, Thalassämie 717
Hauttemperatur, arterielle Verschlusskrankheit 388
Hauttests
– Allergien 465
– allergische Erkrankungen 1044
– Asthma bronchiale 465
– Rhinopathie, allergische 466
Hauttumoren **613–621**
– Differentialdiagnose 620
– pigmentierte, Differentialdiagnose 615
Hautturgor, Volumenmangel 1731
Hautulzera, Arthritis, rheumatoide 1056, 1059
Hautvaskulitis, Arthritis, rheumatoide 1056
Hb... s.a. Hämoglobin(e)
HbA$_0$, Diabetes mellitus 1539
HbA$_1$, AVK 391
HbA$_{1c}$ 24, 1539
– Bestimmung, Indikationen 24
– Diabetes mellitus 1539, 1542
– Hochdruckflüssigkeitschromatographie (HPLC) 1539
– Hypoglykämie 1553
HbA$_2$ 717
HBcAg 1278
HBDH 23
– Hämolyse 719
HbE 26
HBeAg 1278–1279
– Hepatitis B 1280
HBe-Serokonversion 1280
HbF 717
HbH-Erkrankung 717
HbS
– Anämie, hämolytische 719
– Sichelzellanämie 720
HBsAg 1278–1280
– Träger, chronische 1278
HBV-DNA 130, 1279–1280
– Nachweis, quantitativer 45
– Positive 1280
HBV/HDV-Superinfektion, serologisches Profil 1281–1282

HBV-Infektion s. Hepatitis B
β-HCG 581
– Gynäkomastie 1509
– Hoden, Lageanomalien 1516
– Hodentumoren 645
– Hypogonadismus 1505
– Infertilität 1505
– Kallmann-Syndrom 1512
– Keimzelltumoren, maligne 645
– paraneoplastische Sekretion 593
β-HCG-produzierende Tumoren, Gynäkomastie 1509
HCG-Test
– Hypogonadismus 1506
– Hypophyseninsuffizienz 1513
– Infertilität 1506
HCoV-229E 877
HCoV-OC43 877
HCV-cDNA 1285
HCV-Genotypen 1283
HCV-PCR-Test 1285
HCV-Positive 1287
HCV-Protease/-Helikase 1286
HCV-RNA 1285, 1287
– Nachweis, quantitativer 45
HCV-spezifische Antikörper 898
HCV-Subtypen 1283
HCV-Typisierungsverfahren 1285
HDI (Hexamethylendiisocyanat), Asthma bronchiale, berufsbedingtes 1913
HDL (high density lipoproteins) **24**, 1312, **1563**, 1564
– Adipositas 1419
– Atherosklerose 221
– AVK 391
– Charakterisierung 1562
– Diabetes mellitus 1561
– erniedrigtes 1574
– Hypertriglyzeridämie 1573
– Hypoalphalipoproteinämie, primäre 1571
– Hypocholesterinämie 1575
– metabolisches Syndrom 1536
– nephrotisches Syndrom 1639
– Normalwerte 224
– Typ-2-Diabetes 1536
HDV-RNA 1281
Head-Reflex, Atemregulation 457
Heart-Rate-Turbulence, Extrasystolen, ventrikuläre 262
Heat-Shock-Proteine
– Helicobacter-pylori-Infektion 1144
– koronare Herzkrankheit 233
Heberden-Arthrose **1105**, 1106
– Differentialdiagnose 1057
Heerfordt-Syndrom 514
– Differentialdiagnose 889, 1080
– Sialadenose 1115
Hefen 914
Heimbeatmung, nasale, Lungenemphysem 482
Heinrich-Klassifikation, Lungenembolie, akute 521
Heinz-Körper 720

Heiserkeit
– Bronchialkarzinom 548
– körperliche Untersuchung 4
– Larynxkarzinom 652
– Ösophaguskarzinom 1140
– Pseudokrupp 469
– Schilddrüsenkarzinom 657
– Sjögren-Syndrom 1079
Helferzellen, CD4-positive **668**
Helicobacter-pylori-Alkoholdehydrogenase 1155
Helicobacter-pylori-Eradikation
– Amoxicillin 1161
– Clarithromycin 1161
– Dyspepsie, funktionelle 1165
– Metronidazol 1161
– Metronidazol-Resistenz 1161
– PPI-Therapie 1162
– Quadrupeltherapie 1161
– Second/Third-Line-Therapie 1162
– Ulkus, peptisches **1160–1161**
Helicobacter-pylori-Infektion 35, **1143–1144**
– Ätiologie 1143
– alkalische Mikromilieu 1143
– Ammoniak 1143
– Autoimmungastritis 1148
– CagA (zytotoxinassoziiertes Antigen) 1156
– Diagnostik 1150
– Duodenitis 1155
– Enzyme, proteolytische 1144
– Erosionen 1150
– Fettsäuren 1144
– gastrale Hyperplasie 1155
– Gastrin 1155
– Gastritis 1146, 1154
– – akute 1146
– – chronisch-aktive 1150
– – Typ B 1149
– Gewebstropismus 1143
– GIF 1144
– Hämolysin 1144
– Heat Shock Proteins 1144
– Hypergastrinämie 1155
– IgA/IgG 1144
– Leukotriene 1144
– Lipopolysaccharide 1144
– MALT-Lymphom 1144
– Marginalzonenlymphome 767
– Neuraminidase 1144
– NSAR 1157
– Oberflächenproteine 1144
– PAF 1144
– P-Typ-ATPase 1143
– Refluxkrankheit 1130
– Sauerstoffmetabolite 1144
– Somatostatin 1156
– Ulkus, peptisches 1152, **1154**, 1154, **1155–1156**
– Urease 1143–1144
– vakuolisierendes Zytokin 1143
– Virulenz 1156
– Zytokine 1143–1144
– zytotoxinassoziiertes Antigen 1143
Hell-Dunkel-Adaptation, Neuropathie, diabetische 1557

HELLP-Syndrom 367, **1330–1332**
– Differentialdiagnose 1672
– Entbindung 368
– – rasche 1331
– α-Fetoprotein 1330
– Hämolyse, mechanische 722
– Häufigkeit 369
– Hypertonie 1706
– Leberkapselspannung 367
– Lungenreifungsinduktion 368
– Therapie 368, 1706
– Thrombozytopenie 798
Helminthen **933–946**
– Krankheiten 934
Hemianopsie
– bitemporale, Akromegalie 1438
– – Hyperprolaktinämie 1515
– – Migräne 1786
Hemiblock 283
– linksanteriorer 283
– – EKG 283
– – Vorhofseptumdefekt (ASD) 313
– linksposteriorer 283
– – EKG 283
– – Rechtsschenkelblock 283
Hemihepatektomie, Devaskularisation 63
Hemikranie, chronische, paroxysmale 1785
Hemiparese
– sensomotorische, A.-carotis-interna-Verschluss 1798
– vertebrobasilärer Verschluss 1798
Hemiplegia/Hemiplegie
– cruciata, Schlaganfall 1797
– Osteoporose 1768
Hemmkörper-Hämophilie 790, 797
Hemmkonzentration, minimale, Chemotherapie, antibakterielle 118
Henderson-Hasselbalch-Gleichung, Säure-Basen-Haushalt 1756
Henle-Schleife 1617
– Natriumresorption 1618
Hepadnaviridae **894–895**
– Hepatitis B 1278
Heparin
– arterielle Verschlusskrankheit 397
– Arterienverschluss, akuter 407, 412
– Intensivmedizin 1827
– Kardiomyopathie, peripartale 370
– Koronarsyndrom, akutes 247
– Mastozytose 753–754
– Myokardinfarkt, akuter 247
– Nebenwirkungen 422–423
– Osteoporose 1768
– Phlebothrombose 422
– Purpura, thrombozytopenische, arzneimittelbedingte 801
– Schock, kardiogener 252

Sachverzeichnis

Heparin
– Thrombose, arterielle 407
– – Schwangerschaft 422
– – Überdosierung 1883
– Vergiftungen, Antidote 1881
Heparinisierung
– Lungenembolie 519
– – akute 524
– Reperfusionsarrhythmien 248
Hepatektomie, Leberverfettung 1261
Hepatisation, graugelbe/rote, Pneumokokkenpneumonie 487
Hepatitis **1259–1260**
– s.a. Virushepatitis
– Aktivierung bei Tumorerkrankungen 584
– akute, Antihistaminika 1274
– – Aufnahme, stationäre 1274
– – Bettruhe 1273
– – Bilirubinwerte 1273
– – Blutbild 1273
– – Blutzucker 1273
– – Brückennekrosen 1273
– – Colestyramin 1274
– – Differentialdiagnose 1273, 1280, 1282
– – Eisenstoffwechsel 1273
– – ERCP 1273
– – Gerinnungsparameter 1273
– – Histologie 1273
– – Hygienerichtlinien 1274
– – ikterische Phase 1272
– – Komplikationen 1274
– – Kortikosteroide 1274
– – Kupffer-Sternzellen 1273
– – Lebertransplantation 1274
– – Prodromalperiode 1272
– – Prophylaxe 1274
– – Serumelektrophorese 1273
– – SGOT/SGPT 1273
– – Sonographie 1273
– – Symptome 1272
– – Transaminasen 1273
– alkoholische **1317–1319**, 1866
– – Differentialdiagnose 1309, 1328
– Aminotransferasen 1260
– Askariasis 942
– autoimmune **1288–1293**
– – Differentialdiagnose 1273, 1328
– benigne, EBV-Infektion 869
– Cholestase 1260
– chronisch-aktive, α$_1$-Antitrypsin-Mangel 1601
– – HLA-Typisierung 1041
– – chronische 1259
– – Ätiologie 1260
– – Differentialdiagnose 1276, 1280, 1282
– – ERCP 1275
– – Farb-Doppler-Sonographie 1275
– – α-Fetoprotein 1276
– – fremdstoffbedingte 1325–1329
– – Grading 1275
– – α-Interferon 1276

Hepatitis, chronisch-aktive
– – Kryoglobulinämie 1630
– – Lamivudin 1276
– – Leberhistologie 1275
– – Leberzellkarzinom (HCC) 1276–1277
– – Leberzirrhose 1276–1277
– – medikamenteninduzierte 1322, 1327
– – Mottenfraßnekrosen 1275
– – MRCP 1275
– – Nukleosidanaloga 1276
– – Porphyria cutanea tarda 1588
– – Sonographie 1275–1276
– – Staging 1275
– – Verlaufsuntersuchungen 1276
– chronisch-persistierende 1259
– CMV-bedingte 871
– Cytochrom P450 1259
– Definition 1259
– Differentialdiagnose 1299
– entzündliches Infiltrat 1259
– epidemische, HAV 878
– Fettleber, alkoholische 1317
– fibrosierend cholestatische, Lebertransplantation **186**
– GLDH 1260
– Graft-versus-Host-Krankheit 177
– granulomatöse 1259–1260
– – Differentialdiagnose 1276
– – Leberbiopsie 1263
– Halothan 1324
– Hepatomegalie 1260
– Ikterus 1260
– ischämische, Differentialdiagnose 1328
– Kupferüberdosierung 1425
– Lebererkrankung, fremdstoffbedingte 1326
– Leberverfettung 1261
– Leberversagen, akutes 1293
– Leberzirrhose 1296
– lupoide **1288–1293**
– – Graft-versus-Host-Krankheit, chronische 176
– – medikamenten induzierte, Differentialdiagnose 1291
– – Mononukleose, infektiöse 868
– Pathogenese 897
– Picornaviren 881
– SGOT/ASAT bzw. SGPT/ALAT 1260
– TNF-α 1259
– toxische 1259
– – Differentialdiagnose 1273, 1275, 1285, 1291
– tumorassoziierte Infekte 586
– virale 859
– – Differentialdiagnose 1328
– Yersiniose 1207
Hepatitis A 1274, **1277–1278**
– Aktivimpfung 1278
– Anti-HAV-Antikörper 1277
– Cholestase 1278
– Differentialdiagnose 1277
– Gastrointestinalerkrankungen 880

Hepatitis A
– IgM-anti-HAV-Antikörper 1277
– Immunisierung 998, 1274
– – passive 997
– Immunprophylaxe 1918
– Lebererkrankungen, chronische 1278
– Leberversagen 1278
– Nahrungsmittelhygiene 1274
– Picornaviren 878, 1277
– Posthepatitissyndrom 1278
– Prophylaxe 1278
– Reisekrankheiten 1277
– Schwangerschaft 1332
– Therapie und Prophylaxe 880–881
– Totimpfstoffe 998
– Übertragbarkeit 856
Hepatitis-A-Antikörper, Seroprävalenz 878
Hepatitis-A-Virus 878
Hepatitis B 130, 1263, **1278–1281**
– Arthritis 1071
– Blutkontakt 1916–1917
– chronische 1274, 1279–1280
– Diagnose 1279–1280
– Differentialdiagnose 1291
– DNA-Virus 1278
– Epidemiologie 895
– Glomerulonephritis, membranöse 1648
– HBV-DNA-Konzentrationen 130
– Hepadnaviren 1278
– und Hepatitis D, Superinfektion 1281
– hepatozelluläres Karzinom 1281, 1346
– HLA-Klasse-I-Moleküle 1279
– Immunisierung 998, 1280–1281
– – aktive/passive 1281
– – Kinder und Jugendliche 996
– – passive 997
– Impfungen 1916
– – Empfehlungen 1281
– α-Interferon 1278, 1280
– Interferone 130
– Lamivudin (3TC) 130, 1280
– Lebertransplantation 185, 188
– Leberversagen 1281
– Leberzirrhose 1263, 1281
– Manifestationen, extrahepatische 1279
– Markerkonstellationen 1280
– Nadelstichverletzungen 1916
– nephrotisches Syndrom 1639
– Nukleosidanaloga 1280
– Polyarteriitis nodosa 1096
– Präcore-Stopp-Codon-Mutanten 1280
– Prognose 1281
– Reinfektion 1281
– – Lebertransplantation **186**
– reverse Transkriptase (RT) 895
– Schnittverletzungen 1916
– Schwangerschaft 1332

Hepatitis B
– Serokonversion 1279
– serologisches Profil 1279
– Therapie 1280
– T-Lymphozyten, zytotoxische 1278
– Totimpfstoffe 998
– Transaminasen 1279
– Übertragbarkeit 856
– Übertragung 1916
– Vaskulitis 1092
Hepatitis-B-Core-Antigen-spezifische Peptide 1279
Hepatitis-B-Serologie, positive, Herztransplantation, Kontraindikation 180
Hepatitis-B-Träger 1276
Hepatitis-B-Virus **894**, 895, 1278
– Aufbau 1278
– Australia-Antigen 895
– Dane-Partikel 895, 1278
– Phosphonoameisensäure 129
Hepatitis C 130, **1282–1288**
– akute, Therapie 1286
– Alkoholabusus 1287
– Amantadin 1286
– Antikörperbestimmungen 898
– antivirale Substanzen 1285–1286
– Arthritis 1071
– Blutkontakt 1916–1917
– Blutprodukte 1283
– chronische 1286–1287
– – Differentialdiagnose 1596
– – Nonresponder 1287
– Definition 1282
– Diagnostik 1284–1285
– Differentialdiagnose 1285, 1291
– Drogenabusus 1283
– Fettleber 1314
– Flaviviren 896, 1283
– fulminante 1287
– Genome, virale 898
– Genomorganisation und Struktur 1283
– Glomerulonephritis, membranöse 1648
– – membranoproliferative 1649
– Hämodialyse 1283
– HCV-Protease und -Helikase 1286
– hepatozelluläres Karzinom 1346
– Immunantwort 1284
– Immunescape-Mechanismen 1284
– Immunoblotassay, rekombinante (RIBA) 1284
– α-Interferon 130
– Interferone 1285, 1916
– – PEG-gekoppelte 130
– Kombinationstherapie 1287
– Komplikationen 1287
– Konsensusinterferon 1285
– Labordiagnostik 1284
– Leberbiopsie 1285
– Lebertransplantation 185, **186**, 188

Sachverzeichnis

Hepatitis C
- Leberzellkarzinom (HCC) 1276
- Leberzirrhose 1263, 1287
- Manifestation, extrahepatische 1279
- Nadelstichverletzungen 1916
- nephrotisches Syndrom 1639
- Pathogenese 1284
- PEG-IFN 2a 130, 1285
- Polymerase-Kettenreaktion 1285
- Porphyria cutanea tarda 1588
- posttransfusionelle 1274
- Ribavirin 1286
- RT-PCR 1285
- Schnittverletzungen 1916
- Schwangerschaft 1332
- Serotypisierung 1285
- sexuelle Kontakte 1283
- Thalassämie 717
- T-Helferzell-Antwort 1284
- Typisierungsverfahren 1285
- Übertragung 1283, 1916
- – perinatale 1283
- Vaskulitis 1092
- – – essentielle, kryoglobulinämische 1102
- Vektoren 896
- Virusisolierung 898
- Zelltod 1263

Hepatitis-C-Serokonversion 1916

Hepatitis-C-Serologie, positive, Herztransplantation, Kontraindikation 180

Hepatitis-C-Virus **897**
- Epidemiologie 1282
- hypervariable Regionen (HVR) 1284
- Non-A/non-B-Posttransfusionshepatitis 1282
- Quasi-Spezies 1284

Hepatitis D **895–896**, 1274, **1281–1282**
- Blutkontakt 1917
- Differentialdiagnose 1291
- Epidemiologie 895, 1281
- fulminante 1282
- – Fettleber 1313
- und Hepatitis B, Superinfektion 1281
- hepatozelluläres Karzinom 1282
- Leberzirrhose 1263, 1282
- Prognose 1282
- Prophylaxe 1282
- Schwangerschaft 1332
- Superinfektion 1276, 1281
- Therapie 1282
- Verlauf 1282

Hepatitis-D-Virus **895**, 896, **1281–1282**

Hepatitis E **895–896**
- Caliciviren 875
- Nahrungsmittelhygiene 1274

Hepatitis G **897**, 898
- Blutkontakt 1917

hepatobiliäre Störungen, Protoporphyrinämie 1590

Hepatoblastom 1344, **1349**
- AFP 1349

Hepatoblastom
- Chemotherapie 1349
- Lebertransplantation 185

Hepatocyte Growth Factor (HGF), Leberzellzyklus 1264

hepatolentikuläre Degeneration **1597–1600**

Hepatom
- malignes **1345–1348**
- virales 859

Hepatomegalie
- Echinokokkose 1334
- Fruktoseintoleranz 1603
- Hämochromatose 731, 1595
- Hepatitis 1260
- Herzinsuffizienz 214–215
- Osteomyelofibrose 678
- Polycythaemia vera 682
- Trikuspidalinsuffizienz 305

Hepatopathien
- Glykogenosen 1605
- Hyper-/Hypolipoproteinämie 1567
- Schwangerschaft **1329–1332**
- schwangerschaftsbedingte, Differentialdiagnose 1319
- schwangerschaftsunabhängige 1332
- tumorassoziierte Infekte 586

hepatopulmonales Syndrom, Pfortaderhochdruck 1267–1268

hepatorenales Syndrom **1301**
- Alkoholhepatitis 1319
- Lebertransplantation 184, 1302
- Leberversagen, akutes 1295
- Leberzirrhose 1299, 1301
- – alkoholische 1321
- Nierenfunktionsstörungen, kontrastmittelinduzierte 58
- Nierenversagen, akutes 1634

Hepatosplenomegalie
- Abt-Letterer-Siwe-Krankheit 516
- Chediak-Higashi-Syndrom 747
- CMV-Infektion 872
- Hyperlipidämie Typ V 1573
- Infektionskrankheiten 818
- Leishmaniose 924
- Leukämie, akute, lymphatische 781
- Lipidablagerungen 1611
- Lipidosen 1611
- Maltafieber 978
- Mitralstenose 287
- Ornithose 989
- Penicillium marneffei 920
- Sarkoidose 513–514
- Thalassämie 717
- Trikuspidalstenose 304

Hepatotoxine, Schädigungstypen 1325

Hepatotoxizität s. Leberschädigung

hepatozelluläres Karzinom 1344, **1345–1348**
- Alkoholinjektionen, perkutane (PEI) 1347
- Chemoembolisation, transarterielle 1348

hepatozelluläres Karzinom
- Chemotherapie 1348
- Cholangitis, primär-sklerosierende 1310
- α-Fetoprotein 1347
- fibrolamelläres 1348
- Hepatitis B 1281, 1346
- Hepatitis C 1287, 1346
- Hepatitis D 1282
- Lebererkrankung, fremdstoffbedingte 1326
- Leberteilresektion 1347
- Lebertransplantation 185, 1347
- Leberzirrhose 1299
- – alkoholische 1321
- – primär-biliäre 1306
- MRT 1347
- p53 1346
- Pathogenese, molekulare 1346
- Phosphatase, alkalische 1346
- Sonographie 1347
- Therapie 1347
- Thermoablationsverfahren, lokale 1348
- Tumormarker 1347

Hepatozyten
- Bilirubin 1269
- Kupferüberladung, Wilson-Syndrom 1597
- Regeneration 1264

Hepatozytentransplantation, Leberversagen, akutes 1294

Hepatozytenwachstumsfaktor, Leberzellzyklus 1264

HER2/neu, Harnblasen-/Harnwegskarzinom 642

Herbizide
- Hodentumoren 645
- Leberschädigung 1925
- Non-Hodgkin-Lymphome 762
- Vergiftungen 1889

Herdimmunität, Impfungen 995

hereditäres Angioödem **1037–1038**

Hereditary Non-Polyposis Colon Cancer s. HNPCC

Hermaphroditismus verus **1521**
- Gynäkomastie 1509

hermeneutisch-phänomenologische Methoden 10

Hernien
- s.a. Hiatushernien
- bildgebende Verfahren 68
- Differentialdiagnose 945, 1232
- eingeklemmte, Differentialdiagnose 1353
- paraösophageale 563, **1123–1124**

Heroinabusus
- Glomerulonephritis, fokalsegmental sklerosierende 1647
- Nephropathie, toxische 1683

Herpangina
- Coxsackie A 878–879
- Differentialdiagnose 865, 888, 1116

Herpes simplex s. HSV-Infektion

Herpes(viren) **860–874**
- Achalasie 1118
- Aktivierung bei Tumorerkrankungen 584
- Core 860
- Einzelkopie-Genombereiche 860
- Epidemiologie **860–861**
- generalisatus neonatorum 864
- genitalis bzw. labialis **863**
- humane 129–131, 860
- – Kaposi-Sarkom 1116
- – – Phosphonoameisensäure 129
- – – Typen **845**, **861**, **873–874**, 874
- Kaposi-Sarkom-assoziierte 861
- Kapsid 860
- progenitalis 859, 863
- Tegument 860
- tumorassoziierte Infekte, Therapie 860
- Wiederholungen, invertierte 860
- zoster s. Zoster

Herpesvirusinfektionen s. HSV-Infektion

Hers-Krankheit 1607

Herz
- Alkoholschaden 348
- Auswurffraktion 208
- bildgebende Verfahren 67
- diastolische Funktion 208
- dilatiertes, Differentialdiagnose 357
- Druckanstiegsgeschwindigkeit, maximale 208
- Druckbelastung 210
- Hypertrophie s. Myokardhypertrophie
- irritables 12
- körperliche Untersuchung 6
- und Kreislauf, Integration 208–209
- neuronale und humorale Einflüsse **209**
- Relaxationsphase 208
- Szintigraphie 54–55
- Thorax-Röntgen 65, 67
- univentrikuläres, Eisenmenger-Reaktion 323
- Veränderung, physiologische 1840
- Volumenbelastung 210

Herzaktion
- Phasen 207
- Tachykardie 260

Herzamyloidose, Differentialdiagnose 360

Herzanatomie, Echokardiographie 67

Herz-Atem-Stillstand, Kontrastmittel, jodhaltige 59

Herzbeschwerden, funktionelle 12

Herzbeutelentzündung
- akute **354–358**
- chronische 358

Sachverzeichnis

Herzbeutelerguss **353–360**
Herzbeuteltamponade
– Aneurysmen, ruptierte, thorakale 413
– Schock, kardiogener 253
– Sinustachykardie 268
Herzbinnenraumszintigraphie, koronare Herzkrankheit 235
Herzchirurgie
– Perikarderguss 361
– Perikarditis 361
– Pulmonalarterienkatheter 1823
Herzdilatation, Arthritis, rheumatoide 1055
Herzdruckmassage, Kammerflimmern 278
Herzerkrankungen
– angeborene, Eiweißverlust, enteraler 1195
– berufliche Einflüsse 1922–1924
– Coxsackie-Virus 879–880
– Dipyridamol-Thallium-Myokardszintigraphie 375
– Dobutamin-Stress-Echokardiographie 375
– embolisierende, Schlaganfall 1797
– entzündliche **324–362**
– hypertensive, Herzinsuffizienz 212, 217
– irreversible, Herztransplantation 179
– ischämische, Mitralinsuffizienz, akute 293
– Kollagenosen **335–337**
– koronare s. koronare Herzkrankheit
– operationsspezifische Risikofaktoren 372
– organische, Vorhofflattern **268–269**
– perioperative Entscheidungsfindung 378
– präoperative Diagnostik/Therapieoptionen 375
– rheumatische, Kardiomyopathie 339
– Schlaganfall 1797
– Sklerodermie 1083
– Stresstestung, pharmakologische 375
– traumatische 364–365
Herzfehler s. Herzklappenfehler
Herzfrequenz **208**
– unter Belastung 210
– Hypotonie, orthostatische, asympathikotone 444
– Langzeit-EKG 262
– Myokardinfarkt, akuter 249
– Neuropathie, diabetische 1557
– Polyneuropathien 1792
– Potenzierung, postextrasystolische 208
– Reduktion, Beta-Rezeptorenblocker 218
– Schock, kardiogener 253
– Schrittmacherstimulation 208
– Treppeneffekt 208

Herzfrequenz
– Volumenmangel 1731
Herzfunktion
– Blutvolumen/Druck 207
– Hypomagnesiämie 1753
– Perikard 208
– Störungen 208
– Tumortherapie 141
Herzgeräusche
– Aorteninsuffizienz 301
– diastolische, Herzvitien, Schwangerschaft 369
– – tieffrequentes, Mitralstenose 287
– Endokarditis, bakterielle 327
– Herzvitien, Schwangerschaft 369
– hypereosinophiles Syndrom 743
– Mitralstenose 287
Herzglykoside s. Digitalisglykoside
Herzherniation, Herzverletzungen 365
Herzhöhlen, rechte, Kontrastmitteldarstellung, Rechtsherzkatheteruntersuchung 82
Herzhypochondrie 12
Herzinfarkt s. Myokardinfarkt
Herzinsuffizienz 210–220
– ACE-Hemmer 218, 438
– Adaptationsmechanismen 211–213
– ADH-Sekretion 1731
– Adipositas 218
– β-adrenerge Rezeptoren, Desensitivierung 213
– Aldosteron-Antagonisten 219
– Alkoholkonsum 218
– ANP **215**
– antiarrhythmische Therapie 219
– antiinflammatorische Therapie 220
– Antiphlogistika, nicht-steroidale 220
– Aortenisthmusstenose 310
– Aortenklappen, bikuspide 308
– Aortenstenose, valvuläre 308
– Apoptose 213
– Arterienverschluss, akuter 406
– Atherosklerose 226
– – koronare 220
– Belastungsuntersuchungen 216
– Beriberi 1423
– Beta-Rezeptorenblocker 218, 265
– BNP 215
– Bradykardie 215
– Bronchokonstriktion 213
– Cheyne-Stokes-Atmung 214
– chronische, Exazerbation, intensivmedizinische Betreuung 1818
– – perioperative Risikobeurteilung 373
– Cirrhose cardiaque 215
– Definition 211
– Dekompensation 212

Herzinsuffizienz
– Diabetes mellitus 1845
– Diät 217
– Diagnostik 214–217
– diastolische 211
– – geriatrischer Patient 1843
– – Perikarditis, chronisch-konstriktive 358
– Differentialdiagnose 217, 533, 597
– Digitalisglykoside 219
– Echokardiographie 215
– Eisenüberladung 728
– Eiweißverlust, enteraler 1195
– EKG 215
– elektrophysiologische Stabilität 213
– Endokarditis, infektiöse 333
– Endotheldysfunktion 213
– Endothelin-Antagonismus 220
– Epidemiologie 211
– Ernährung 218
– Frank-Straub-Starling-Mechanismus 212
– gastrointestinale Symptome 214
– gegenregulatorische Systeme, Aktivierung 212
– geriatrischer Patient 1843–1844
– globale 211
– – Pleuraerguss 555
– hämolytisch-urämisches Syndrom 1672
– Halsvenenstauung 244
– Hepatomegalie 214–215
– Herzrhythmusstörungen, supraventrikuläre 258
– – ventrikuläre 262
– Herztod, plötzlicher 219
– Herztöne 215
– Herztransplantation 179, 220
– Herztumoren 363
– Hilusgefäßzeichnung, Vermehrung 216
– Hypercholesterinämie 220
– hypereosinophiles Syndrom 743
– Hyperthyreose 1452
– Hypertonie 439
– – maligne 1703
– Hypertrophie, linksventrikuläre 220
– Hypokalzämie 1742–1743
– Hyponatriämie 1733
– Hypophosphatämie 1748
– Hypothyreose 1846
– Hypotonie 220
– Intensivtherapie, Langzeitprognose 1835
– Jugularpuls 215
– Kalziumantagonisten 219
– Kardiomegalie 216
– Kardiomyopathie, dilatative 342–343
– – hypertensive 343
– – hypertrophische 351
– – peripartale 370
– Kerley-B-Linien 216
– Klinik 214–215
– körperliche Aktivität 217

Herzinsuffizienz
– kongestive, Endokarditis, infektiöse 333
– – hypertensiver Notfall 1700
– Koronarangiographie 217
– koronare Herzkrankheit 232, 241
– Koronarsyndrom, akutes 244
– Leberpuls 215
– Linksherzkatheteruntersuchungen 217
– Metformin, Kontraindikationen 1547
– morphologische Adaptation 213
– Multiorganversagen 1819
– Myokardhypertrophie 213
– Myokardinfarkt 250
– Myokarditis 347
– Myokardszintigraphie 217
– Natriumüberschuss 1730
– Nephroblockade 219
– Nervensystem, sympathisches 212
– Nierenfunktionsstörung, kontrastmittelinduzierte 59
– Nikotin 218
– NYHA-Klassifikation 214
– Perikarderguss, maligner 597
– Prävention 220
– Pulsus alternans 215
– Radionuklidventrikulographie 217
– Rechtsherzkatheteruntersuchungen 217
– relative, Herzklappenfehler 285
– Remodeling 213
– renale Zeichen 214
– Renin-Angiotensin-Aldosteron-System 212
– rhythmogene, Vorhofflimmern 260
– Rückwärtsversagen 211
– Schlafstörungen 1804
– Schleifendiuretika 219
– Schwindel 1853
– Sinustachykardie 268
– Summationsgalopp 215
– systolische 211
– – Differentialdiagnose 1844
– – geriatrischer Patient 1844
– Tachykardie **212**, 214
– Tachypnoe 214
– terminale 219–220
– – Alkoholkarenz 220
– – Flüssigkeits-/Salzzufuhr 220
– – positiv inotrope Substanzen 220
– therapierefraktäre 219
– Thiaziddiuretika 218
– Thoraxröntgen 217
– Thromboseprophylaxe 219
– Treppenphänomen 212
– Trichinellose 944
– Vasodilatatoren 219
– Vasopeptidase-Inhibition 220
– Vasopressin-Inhibition 220
– Verschattungen 216
– Vitalparameter 214
– Vorderwandinfarkt 251

2023

Sachverzeichnis

Herzinsuffizienz
– Vorhofflimmern 270
– Vorwärtsversagen 211
– Wandbewegungsstörungen, regionale 215
– Whipple-Syndrom 1194
– Zeichnungsvermehrung, interstitielle 216
– Zyanose 456
Herzkatheteruntersuchung 81–83
– s.a. Linksherzkatheteruntersuchung
– s.a. Rechtsherzkatheteruntersuchung
– Aorteninsuffizienz 303
– Aortenisthmusstenose 311
– Aortenstenose 298
– Bakteriämierisiko 326
– Ductus arteriosus, persistierender 318
– Endokarditis, bakterielle 329
– – infektiöse 329
– Femoralisaneurysma 414
– Herztransplantation 183
– Herzverletzungen 365
– Kardiomyopathie, inflammatorische 346
– Mitralinsuffizienz 292–293
– Mitralstenose 289
– Myokarditis 346
– Perikarditis, chronisch-konstriktive 360
– Pulmonalstenose 307
– Subaortenstenose, membranöse 309
– Ventrikelseptumdefekt (VSD) 316
– Vorhofseptumdefekt (ASD) 314
Herzklappen... s.a. Klappen...
Herzklappenerkrankungen
– Nierenerkrankungen, polyzystische 1718
– perioperative Risikobeurteilung 373
– stenosierte s. Klappenobstruktion
Herzklappenersatz, operativer
– Aorteninsuffizienz 303
– Aortenstenose 299
– vor einem nichtkardialen Eingriff 376
– Synkope, mechanisch-obstruktive 443
– Thrombozytopenie 798
Herzklappenfehler
– Adaptation, erschöpfte 285
– angeborene, Endokarditisrisiko 331
– – Erwachsenenalter 306–324
– – Links-rechts-Shunt 312–319
– – ohne Shunt 306–312
– – Rechts-links-Shunt 319–324
– Arterienverschluss, akuter 408
– dekompensierter **343**
– Differentialdiagnose 364–365
– Echokardiographie 1823
– Embolie 409

Herzklappenfehler
– erworbene **285–306**
– – Endokarditisrisiko 331
– – Verlauf und Prognose 370
– Herzinsuffizienz, relative 285
– mit Hyperzirkulation, Hypertonie, pulmonale 530
– kongenitale, Rechts-links-Shunt 323–324
– – ohne Shunt 306
– Neugeborene 369
– operierte, Endokarditisrisiko 331
– rheumatische, Verlauf und Prognose 370
– Röteln 893
– Schwangerschaft 369–370
– Schwindel 1853
– Stenose, relative 285
– Szintigraphie 66
– Thorax-Röntgen 65
– verkalkende, Hyperphosphatämie 1751
– – Verlauf und Prognose 370
– zyanotische 319–324
– – Alkalose, respiratorische 1759
– – Verlauf und Prognose 370
Herzklappenprothesen
– Dysfunktion, Lungenödem 527
– Endokarditis 327
– Hämolyse, mechanische 722
Herzklappenvitien s. Herzklappenfehler
Herzklopfen/-rasen
– Anämie 701
– AV-Knoten-Reentry-Tachykardie 272
– Hyperthyreose 1466
– Kardiomyopathie, dilatative 342
– nervöses 12
– Phäochromozytom 1501
– Tachykardie 260
Herzkonfiguration
– Aorteninsuffizienz 302
– Holzschuh-förmige, Fallot'sche Tetralogie 320
Herzkontraktilität, Parameter 208
Herzkontraktion 207
Herzkranzgefäße 83
– Durchblutung 229
– Verengungen, Erweiterung, nichtoperative 162
Herz-Kreislauf-Erkrankungen 205–381
– Arthritis, rheumatoide 1059
– Ketoazidose, diabetische 1549
– Nierenversagen, akutes 1638
– Schwangerschaft 365–371
Herz-Kreislauf-Funktion, Belastungsanpassung 209
Herz-Kreislauf-Medikamente
– Alveolitis, akute, allergische 512
– Lungenerkrankungen, chronisch-interstitielle 512
Herz-Kreislauf-System
– Belastungsanpassung 210

Herz-Kreislauf-System
– Nervensystem 209
– Regulation 207–210
– Rezeptoren 209
Herz-Lungen-Maschine, Bypassoperation 240
Herzluxation 365
Herzmechanik 208–209
Herzminutenvolumen (HMV) 208, 209
– Anstieg unter Belastung 210
– Lungenembolie 520
– Mitralstenose 286
– Nachlast 209
– Nierenversagen, akutes 1634
– Rechtsherzkatheteruntersuchung 82
– Schock, kardiogener 253
– Schwangerschaft 366
– Umverteilung unter Belastung 210
– Vorlast 209
Herzmuskelerkrankungen 337–353
– Arznei-/Genussmittelmissbrauch 348
Herzmuskelgewebe s. Myokard
Herzneurose 12
Herzphobie 12
Herzrasen s. Herzklopfen/-rasen
Herzrhythmusstörungen 257–284
– s.a. Arrhythmien
– Alkalose, metabolische 1761
– Antiarrhythmika 266
– Antidepressivavergiftung 1881
– antitachykardes Pacing 266
– Azidose, metabolische 1760
– – respiratorische 1758
– bedrohliche, Belastungs-EKG, Kontraindikationen 76
– bradykarde s. Bradykardie
– Dekompensation, hämodynamische 260
– Diagnostik, chronisches Stadium 261–262
– Ecstasy 1873
– EKG 260, **262**
– elektrophysiologische Untersuchung 263
– Embolie 409
– Event-Rekorder **262–263**
– Guillain-Barré-Syndrom 1794–1795
– hämodynamische Auswirkung 260
– Herzinsuffizienz 213
– Hirnarterienstenose, extrakranielle 399
– Hyperkalzämie 1745
– Hypermagnesiämie 1754
– Hyperparathyroidismus, primärer 1478
– Hypoglykämie 1551
– Hypokaliämie 261, 1736
– Hypomagnesiämie 261
– ICD-Therapie 267
– Kardiomyopathie, dilatative 341–342
– peripartale 370
– – rechtsventrikuläre, arrhythmogene 352

Herzrhythmusstörungen
– Karotisdruckversuch 260
– Katheterablation 266
– Koronarangiographie 236
– koronare Herzkrankheit 233
– Koronarsyndrom, akutes 243
– Lungenödem 527
– maligne, Hypertonie, pulmonale 535
– Muskeldystrophie 1807
– Myokardinfarkt 243, **250**
– Niereninsuffizienz, chronische 1687
– Nierenversagen, akutes 1638
– Osteomalazie 1779–1780
– perioperative Risikobeurteilung 374
– Pulmonalstenose 308
– Sarkoidose 514–515
– Schlafapnoe, obstruktive 567–568
– Schlaganfall 1797
– Schock, kardiogener 252, **253**
– schrittmacherassoziierte, Synkope 442
– Schwangerschaft 370
– Schwindel 1853
– Sklerodermie 338
– supraventrikuläre 258
– – Herztumoren 363
– – Kardiomyopathie, alkoholische 348
– – Schock, kardiogener 253
– Symptome 260
– tachykarde s. Tachykardie
– Synkope 442
– Therapie 264–268
– Trichinellose 944
– Tumorlysesyndrom 605
– vagale Manöver/Valsalva-Pressversuch 260
– ventrikuläre, Belastungs-EKG, Abbruchkriterien 233
– – Eisenmenger-Reaktion 323
– – Herztumoren 363
– – Kardiomyopathie, dilatative 342–343
– – Myokarditis 347
– – perioperative Risikobeurteilung 374
– – QRS-Komplex, verbreiterter 258
– Verlauf und Prognose 267
– vitalbedrohliche, intensivmedizinische Betreuung 1818
– Vorhofseptumdefekt (ASD) 315
Herzschmerzen, Reizdarmsyndrom 1226
Herzschrittmacherträger, Magnetresonanztomographie (MRT) 54
Herzspender
– Eignungskriterien 181
– Kontraindikationen 180
Herzspitze, abgerundete, Aortenstenose 298
Herzspitzenstoß 300–301
– Aortenstenose 297
– Kardiomyopathie, hypertrophische 348
– Mitralinsuffizienz 291

Herzsportgruppe, koronare
  Herzkrankheit 238
Herzstillstand
– Azidose, respiratorische 1758
– funktioneller, Kammerflimmern 276
– Guillain-Barré-Syndrom 1795
– Hyperkaliämie 1739
– Hypokaliämie 1737
Herzsyndrom, hyperkinetisches 348
Herztamponade, Myokardinfarkt 250
Herz-Thorax-Relation, Kardiomyopathie, dilatative 342
Herztod, plötzlicher **260**
– Aortenklappen, bikuspide 309
– Aortenstenose, valvuläre 309
– Bradykardie 260
– Fallot'sche Tetralogie 321
– geriatrischer Patient 1843
– Herzinsuffizienz 219
– Hyperkaliämie 1738
– Kardiomyopathie, dilatative 343
– – hypertrophische 351
– – rechtsventrikuläre, arrhythmogene 353
– koronare Herzkrankheit 241
– Myokardinfarkt 250
– – transmuraler 251
– Myokarditis 347
Herztöne
– Aorteninsuffizienz 301
– Herzinsuffizienz 215
– Kardiomyopathie, hypertrophische 350
– koronare Herzkrankheit 232
– Lungenemphysem 482
– Mitralinsuffizienz 291
– Mitralstenose 287
– Perikarditis, chronisch-konstriktive 359
– Trikuspidalstenose 304
– Ventrikelseptumdefekt (VSD) 316
– Vorhofseptumdefekt (ASD) 313
Herztransplantation **178–184**
– Abstoßungsreaktion 182
– Antithymozytenglobulin (ALG, ATG) 182
– Azathioprin 182
– Belastungshämodynamik 182
– Belastungskardiographie 183
– Brequinar 182
– CD3-Antikörper, monoklonale 182
– CMV-Infektionen 183
– Diltiazem 183
– Empfängerauswahl 179–180
– Endomyokardbiopsie 84
– Frank-Starling-Mechanismus 182
– Glukokortikoide 182
– Hämodynamik 180–181
– Herzerkrankung, irreversible 179
– Herzinsuffizienz 179, 220
– Herzkatheteruntersuchungen 183

Herztransplantation
– Hirntod, dissoziierter 180
– HLA-Antikörper 183
– HMG-CoA-Reduktase-Inhibitoren 183
– Immunsuppression 182–183
– implantierbare Systeme 179
– Infektionen 181, 183
– Kardiomyopathie, ischämische 241
– Katecholamine 181
– körperliche Belastbarkeit 182
– Laborwerte, prognostisch ungünstige 180
– Lebensqualität 182
– Limitationen 178
– Lower-Shumway-Technik 181
– Mizoribin 182
– Mycophenolatmofetil 182
– Operationstechnik 181
– Organverteilung 180
– orthotope 178
– Osteoporose 1768
– perioperatives Management 181
– Rapamycin 182
– Rehabilitation 181–182
– Ruhetachykardie 182
– Spenderauswahl 180
– Spendermangel 178
– Tacrolimus 182
– Transplantatfunktion 181–182
– Transplantationsvorbereitung 181
– Trasplantatvaskulopathie 183
– Überlebensrate 178–179
– Vasodilatanzien 181
Herztraumen s. Herzverletzungen
Herztumoren 363–364
– benigne 363
– maligne 363
– Perikarditis 356
Herzvergrößerung s. Myokardhypertrophie
Herzverletzungen 364–365
– Brückensymptome 365
– Echokardiographie 365
– EKG 365
– Herzkatheteruntersuchung 365
– Kardiomyopathie 340
– Myokardkontusion 364
– penetrierende, Therapie 365
– Röntgen-Thorax 365
– Thoraxschmerzen, nitrorefraktäre 364
Herzversagen, akutes
– Beriberi 1423
– Chloroform 1924
– Kohlenwasserstoffe, halogenierte 1924
– rechts-/linksseitiges 211
– Schock, kardiogener 257
Herzvitien s. Herzklappenfehler
Herzwandaneurysma
– s.a. Aneurysma
– Embolie 409
– Myokardinfarkt, transmuraler 251

Herzwandruptur
– Myokardinfarkt 250
– Schock, kardiogener 252
Herzzeitindex
– Berechnung 1821
– Monitoring, intensivmedizinisches 1821
– Normalwerte 1821
Herzzeitvolumen
– Monitoring, intensivmedizinisches 1820, 1823
– Sepsis 825
– Zyanose 456
Heubner-Anastomose 398
Heuschnupfen, körperliche Untersuchung 4
Hexachlorbenzen/-benzol
– Leberschädigung 1323
– Porphyria cutanea tarda 1588
Hexamethylen-bi-Acetamid (HMBA), myelodysplastische Syndrome 694
Hexan, Schnüffelsucht 1875
HFE-Gen(test)
– Hämochromatose 731, 1593–1595
– Porphyria cutanea tarda 1587
HFPPV (High Frequency Positive Pressure Ventilation) 1828
HGF (Hepatocyte Growth Factor), Leberzellzyklus 1264
HHV s. Herpes(viren), humane
Hiatus leucaemicus 736
Hiatushernien **1122–1124**
– s.a. Hernien
– Differentialdiagnose 237
– Eisenmangel 709
– Endoskopie 1132
HIB Vaccinol®, Meningitis 1812
Hibernating Myocardium
– FDG 67
– Myokardszintigraphie 55
– PET 67
HIES (Hyper-IgE-Syndrom) **744–746**, 1032
High-Frequency Positive Pressure Ventilation (HFPPV) 1828
High-Output-Heart-Failure 211
High-Resolution-CT, Lungenerkrankungen, interstitielle 506
High-Risk-Adenome, Dickdarmpolypen 1236
Hilflosigkeit, erlernte 10
Hilfsmittelversorgung, Inkontinenz 1850
Hili/Hilusgefäßzeichnung
– betonte, Bronchitis, chronische 479
– tanzende, Vorhofseptumdefekt (ASD) 314
– Vermehrung, Herzinsuffizienz 216
– Verschattungen, Bronchoskopie 463
Hiluslymphknotentuberkulose 502
Hilustumoren, Wegener-Granulomatose 1018
Hinterwandinfarkt
– s.a. Myokardinfarkt

Hinterwandinfarkt
– AV-Blockierung, höhergradige 248
– Bradykardie 279
– Nitrate, Kontraindikationen 237
– Reperfusionsarrhythmien 248
– Schmerzlokalisation 243–244
Hinterwandischämie, EKG 242, 245
Hiob-Syndrom **744–746, 1032**
HIPA-Test (heparininduzierte Plättchenaktivierung) 801
von-Hippel-Lindau-Syndrom
– Nierenzellkarzinom 640
– Phäochromozytom 1501
– Vererbung 578
– ZNS-Tumoren 661
Hirnabszess
– s.a. Abszess
– Amöbiasis 1211
– Bacteroides-Infektionen 975
– Differentialdiagnose 1811
– Fallot'sche Tetralogie 321
– Meningitis, eitrige 1812
– MRT 65
– Nokardiose 961
Hirnarterien, Ruptur, Hypertonie 436
Hirnarterienstenose, extrakranielle 398–400
– Acetylsalicylsäure 400
– Angioplastie 401
– Beinvenenthrombose 401
– Beugekontrakturen 401
– Bypassoperation 400
– Dekubitus 401
– Drop-Attacks 399
– Gefäßauskultation 399
– Gefäßdissektionen 400
– Kauschmerzen 400
– Kopfschmerzen 400
– Pneumonie 401
– Polymyalgia rheumatica 400
– Spitzfußstellung 401
– thrombembolische Infarzierungen 398
– Thrombendarteriektomie 400
– Thrombozytenfunktionshemmer 400
Hirnatrophie, CT 65
Hirnblutungen s. Blutungen, intrazerebrale
Hirndrucksteigerung
– Azidose, respiratorische 1758
– Bradykardie 279
– Kopfschmerzen 1785
– Leberversagen, akutes 1295
– Tumorwachstum, lokales 602
– ZNS-Tumoren 662
Hirndruckzeichen
– Hyponatriämie 1733
– Vena-cava-superior-Syndrom 600
– Vitamin-A-Überdosierung 1424
Hirnembolie durch Hochfrequenzkatheterablation 166
Hirnfunktion, Überwachung, Intensivmedizin 1824

Sachverzeichnis

Hirngefäße, Kollateralsystem 398
Hirnhautentzündung (s. Meningitis) **1809**
– eitrige **1813**
– nichteitrige, virale **1813**
– – – tuberkulöse **1814**
Hirninfarkt 1796–1798
– s.a. Schlaganfall
– A.-carotis-interna-Bereich 1798
– Akuttherapie 1800
– Antikoagulation 1800
– Aspirationspneumonie 493
– Definition 1796
– Desobliteration, chirurgische 1800
– Fabry-Syndrom 1722
– Fibrinolyse 401
– Hämodilution 401, 1800
– Hirnarterienstenose, extrakranielle 398
– hypertensiver Notfall 1702
– Hypertonie, Schwangerschaft 369
– kompletter 399
– Osteomyelofibrose 680
– Riesenzell-/Temporalarteriitis 1094
– Sprachstörungen 401
– Therapie 401
– thrombotischer, hypertensiver Notfall 1702
– TIA 401
– vertebrobasiläres Stromgebiet 1798
– Vollheparinisierung 1800
Hirnmetastasen 660
– Bronchialkarzinom 551
– CT 65
– Hirndrucksteigerung 602
– Mammakarzinom 628
Hirnnervenausfälle/-lähmung
– Basilarismigräne 1786
– Borreliose 1813
– Chlorome 735
– Diphtherie-Schutzimpfung 999
– Lyme-Borreliose 984
– Meningitis, chronische 1815
– Myopathien 1805
– Neuropathie, diabetische 1556
– Tuberkulose 1813
– virale 856
– Weichteilsarkome 611
Hirnödem
– s.a. Ödeme
– Flüssigkeitseinlagerung, pulmonale 453
– Hirndrucksteigerung 602
– Hypertonie 436
– ischämisches, Schlaganfall 1801
– Leberversagen, akutes 1295
– Meningitis, eitrige 1812
– Wasserzufuhr, rasche Korrektur 1734
Hirnschädigung, hypoxische
– Schlaganfall 1798
– Schock, kardiogener 257

Hirnstammeinklemmung nach Myelographie 51
Hirnstammenzephalitis, tumorassoziierte 595
Hirnstammläsion, Hypotonie, orthostatische 444
Hirnstammsyndrome, Schlaganfall 1797
Hirntod
– Diabetes insipidus 1445
– dissoziierter, Herztransplantation 180
– Kriterien 180
Hirntumoren, ventrikelnahe, Differentialdiagnose 1787
Hirnvenenthrombose, Differentialdiagnose 1800
Hirnversagen, Multiorganversagen 1819
Hirschsprung-Krankheit 1526
– Kurzdarmsyndrom 1250
– Obstipation 1180
Hirsutismus
– Antiandrogene 1500
– Cushing-Syndrom 1442, 1491
– Cyproteronacetat 1500
– Hyperandrogenämie 1497–1499
– idiopathischer 1499–1500
– medikamentöser 1499
– Prolaktinom 1440
His-Bündel-Ableitung 84
– AV-Block I. Grades 281
Histamin
– allergische Sofortreaktion 1044
– Karzinoidsyndrom 545
– Mastozytose 753–754
– Provokationstest 459
Histiocytosis X 504, **515–516**, 750–752
– Diabetes insipidus 1445
– Glukokortikoide 516
– HVL-Insuffizienz 1447
– Spontanpneumothorax 516, 552
Histiozyten **667**
– Wegener-Granulomatose 1098
Histiozytom 611
– Differentialdiagnose 615, 618
Histokompatibilitätsantigene
– Stammzelltransplantation 172, 175
– Transplantation 191
Histoplasma capsulatum/Histoplasmose 921
– afrikanische **921**
– Differentialdiagnose 515, 1194
– Dünndarmbiopsie 1186
– Gensonden 43
– Haarzellenleukämie **774**, 921
– HIV-Infektion 840
– Hyperkalzämie 1744
– var. duboisii **921**
HIT (heparininduzierte Thrombozytopenie), Typ I/II 801
Hitzeeinwirkung, Hoden, Funktionsstörungen 1519

Hitzegefühl
– Malaria 931
– durch Nitrate 237
Hitzeschockproteine s. Heat-Shock-Proteine
Hitzschlag
– DIC 795
– Kardiomyopathie 340
HIV-Infektion 836–851, 908
– Amprenavir 132
– antiretrovirale Substanzen/Therapie 840–842
– – Bedeutung 851
– – Resistenz 842
– Arthritis 1071
– Aspergillus-Pneumonie 848
– asymptomatisches Stadium 839
– Augenerkrankungen 849
– Ausbreitung 838
– Bakteriämie 849
– bDNA (Branch-Chain DNA) 840
– Blutbestandteile 837
– Blutkontakt 1917
– Candida-Ösophagitis 845–846
– Candida-Pneumonie 848
– CCR5 838
– CD4+-Rezeptor 838
– CDC-Klassifikation 839
– Chemokinrezeptoren 838
– Cholangiopathie, Differentialdiagnose 1309
– CMV-Enzephalitis 849
– CMV-Gastritis 846
– CMV-Infektion 845–846
– CMV-Ösophagitis 846
– CMV-Pneumonie 848
– CMV-Retinitis 849
– CXXCR4 838
– Demenz 1854
– Diagnostik 840, 908–909
– Differentialdiagnose 693, 759, 840
– Drogenabhängigkeit, intravenöse 837
– Entzündungsanämie 725
– Enzephalopathie 849
– Gastritis 1149
– Gastrointestinalinfektionen 845
– Gingivitis, akute, nekrotisierende, ulzerierende (ANUG) 845
– Glomerulonephritis, fokalsegmental sklerosierende 1647
– – membranöse 1648
– Haarleukoplakie, orale 845
– HAART (hochaktive antiretrovirale Therapie) 840
– Hauterkrankungen, bakterielle 844
– – virale 844
– HIV-RNA 843
– Hypergammaglobulinämie 1030
– Immunglobuline 839
– Immunsystem, Erschöpfung 839

HIV-Infektion
– Indinavir 132
– Infektionen, disseminierte 849
– – opportunistische 839, **843–851**, 852
– Infektiosität 838–839
– Kaposi-Sarkom 844–845
– Kryptokokkenmeningitis 848
– Kryptokokkose **848**
– Kryptosporidiose 846
– Laborparameter 843
– Latenzphase 839
– Lebertransplantation, Kontraindikationen 186
– Leishmaniose, viszerale 924
– Leukoenzephalopathie, progressive, multifokale 849
– Lopinavir 132
– Lungenerkrankungen 846–849
– Lungentuberkulose 846–847
– Lymphadenopathie-Syndrom 839
– Lymphom, malignes 850–851
– – zerebrales 849
– Lymphopenie 1031
– Mikrosporidiose 846
– Mittelmeerfieber, familiäres 1089
– Mundhöhlenerkrankungen 845
– Mycobacterium-avium-Komplex (MAC) 849–850
– Mykobakteriosen 502
– – atypische 962
– Myokarditis 343
– Nadelstichverletzung 843
– NASBA (Nucleic Acid Sequence-Based Amplification) 840
– Nelfinavir 132
– Nervensystemerkrankungen 848
– NNRTI (nicht nukleosidanaloge Reverse-Transkriptase-Hemmer) 131
– Non-Hodgkin-Lymphome 762, **850–851**
– Nukleosidanaloga 131
– – Resistenz 131
– Organ-/Knochenmarktransplantation 833
– Patientensicht 850
– Pneumocystis-carinii-Pneumonie 492, 847
– – Prophylaxe 491
– Pneumonien, bakterielle 847–848
– Polyneuropathie 849
– Prävention 843
– Proteasehemmung 840
– retrovirales Syndrom, akutes 839
– Retroviren, humane 838
– reverse Transkriptase, Hemmung 840
– Ritonavir 132
– Salmonellensepikämien 967
– Saquinavir 132
– Schwangerschaft 841
– Sepsis 849

HIV-Infektion
- Serologie, positive, Herztransplantation, Kontraindikation 180
- sexuelle Übertragung 837
- Soor, oraler 845
- Soor-Ösophagitis **845–846**
- Stichverletzungen 843
- symptomatisches Stadium 839, 841
- T-Helferzell-Zahl 843
- Therapie 840–843
- Therapieziele 842
- Toxoplasmose **848**, 928
- Tuberkulose 497
- Typ 1 838, 908
- – Phosphonoameisensäure 129
- Typ 2 838, 908
- Übertragbarkeit 856
- Übertragung 836–837, 908
- – konnatale (vertikale) 837
- Varizellen 868
- Verbreitung 837
- Verlauf und Prognose 843, 908
- virologische Diagnostik 840
- Vorsichtsmaßnahmen, allgemeine 843
- Wasting-Syndrom **846**
- Zervixkarzinom 635

HI-Virus
- DNA, provirale 838
- Replikation 838
- reverse Transkriptase 838

HIV-Protease 132
HIV-RNA 843
- Nachweis, quantitativer 45

HLA (Human Leukocyte Antigen) 1018
- Arthritis, rheumatoide 1054
- Autoimmunerkrankungen **1039–1040**
- Cholangitis, primär-sklerosierende 1307
- Dermatomyositis 1087
- Hämochromatose 731
- – hereditäre 731
- Herztransplantation 183
- Klasse I 1018
- – Antigenprozessierung 1024
- – Hepatitis B 1279
- – Thrombozyten 1016
- Klasse II 1019
- – Antigenprozessierung 1025
- – Typ-1-Diabetes 1534
- Leukämie, akute 737
- – – lymphatische 782
- Polymyositis 1087, 1808
- RFLP 1018
- Sjögren-Syndrom 1079
- Stammzelltransplantation 172–173
- Thrombangitis obliterans 405
- Transplantationsimmunität 191
- Ulkus, peptisches 1157

HLA-abhängige Rekrutierung, T-Zell-Subpopulationen 1024

HLA-Allele 1040
HLA-assoziierte Erkrankungen 1041
HLA-B27
- Arthritis, reaktive 1067
- Chlamydieninfektion 991
- Oligoarthritis, spätkindliche 1070
- Psoriasis-Arthritis 1070
- rheumatische Erkrankungen 1040
- rheumatisches Fieber 1073
- Spondarthritis 1051
- Spondylitis, ankylosierende 1061, **1062–1063**
- Yersiniose 969

HLA-Crossmatch, Spender-Empfänger-Auswahl 192
HLA-DR 1019, 1025, **1040**
HLA-DR1 1040
HLA-DR3
- Autoimmunhepatitis 1290
- Cholangitis, primär-sklerosierende 1307
- Dermatomyositis 1087
- Polymyositis 1087
- Purpura, thrombozytopenische, arzneimittelbedingte 801
- Sklerodermie 1081

HLA-DR4 1040
- Autoimmunhepatitis 1290

HLA-DR5, Sklerodermie 1081
HLA-DR/DQ 1019
HLA-DR/DQ-Allele, Typ-1-Diabetes 1534
HLA-DRB1
- Arthritis, rheumatoide 1054
- Leberzirrhose, primär-biliäre 1303

HLA-D-Region 1019
HLA-DRw52a, Cholangitis, primär-sklerosierende 1307
HLA-Gene 1040
HLA-identische Geschwister, Stammzelltransplantation 172
HLA-Restriktion
- Immunreaktion, zelluläre 1263
- T-Zell-Rezeptor (TZR) 1019

HMG-CoA-Reduktase-Hemmer
- Cholesterinspeicherkrankheit 1611
- Herztransplantation 183
- Hypercholesterinämie 224–225
- – polygene 1566–1568
- Hyperlipidämie 1690
- koronare Herzkrankheit 225
- Nephropathie, diabetische 1681
- nephrotisches Syndrom 1640
- Niemann-Pick-Krankheit 1611
- Primärprävention 202
- Wirkprinzip 1567

HMV s. Herzminutenvolumen
HMW-BCGF 1015
HNO-Erkrankungen
- Adenoviren 882
- CMV-Infektion 871

HNO-Erkrankungen
- Papillomviren 905
- VZV-Infektion 866
- Zytomegalievirus 871

HNO-Untersuchung
- Magenlymphome 1172
- Sjögren-Syndrom 1079

HNPCC (hereditäres nicht polypöses kolorektales Karzinomsyndrom) 1237
- Kolonkarzinom 1237
- Ovarialkarzinom 629

Hochdosis-Chemotherapie, Mammakarzinom 627
Hochdruckflüssigkeitschromatographie (HPLC), HbA_{1c} 1539
Hochdruckherz, dekompensiertes 343
Hochdruckreflux 1662
Hochfrequenzbeatmung, Überdruck, kontinuierlicher 1828
Hochfrequenzkatheterablation **165–166**, 167
- AV-Knoten-Reentry-Tachykardie 166
- Komplikationen 166
- Mapping 166
- Myokardinfarkt, alter 165
- Tachykardie, supraventrikuläre 165–166
- WPW-Syndrom 166, 273

Hochlagerung
- Durchblutungsstörungen, venöse 384
- Venenerkrankungen 417

Hochwuchs
- eunuchoider, Androgenmangel 1508
- hypophysärer, Akromegalie 1437
- konstitutioneller, Differentialdiagnose 1438

Hoden
- Androgenmangel 1508
- angeborenes Fehlen 1516
- Anschwellen, körperliche Untersuchung 5
- Biopsie 1506
- Hyperandrogenämie 1499, 1508
- Lageanomalien 1504, 1516
- – Androgenmangel 1516
- – GnRH-/hCG-Behandlung 1516
- – Orchidopexie 1517
- maldeszendierte, Entartung, maligne 1517
- Noxen 1519
- Röntgenstrahlungen 1519
- Teratome 645
- Traumata 1519
- Volumenabnahme 645

Hodenatrophie
- Hämochromatose 731, 1595
- Leberzirrhose, alkoholische 1320
- virale 859

Hodendysgenesie, Hodentumoren 645
Hodenektopie 1516

Hodenentzündung (s. Orchitis) 1519
Hodenerkrankungen, Leitsymptome 1507–1511
Hodenschmerzen 1508
- Hermaphroditismus verus 1521
- körperliche Untersuchung 5
- Varikozele 1508

Hodentorsion 1519
- Anorchie 1516
- Differentialdiagnose 646, 830

Hodentumoren
- AFP 645
- Differentialdiagnose 830
- Dyspnoe 645
- Gynäkomastie 1509
- β-HCG 645
- Isochromosom 12p (i12p) 645
- Keimzellen, primordiale 645
- LDH 645
- Lungenmetastasen 645
- maligne 644–647
- Midline Tumor Syndrome 644
- Orchiektomie 646
- PLAP 645
- Pubertas praecox 1510
- Typisierung, histologische 645

Hodgkin-Lymphome 756–761
- ABVD 759–760
- Alkoholschmerz 757
- Ann-Arbor-Klassifikation 758
- Apoptoseresistenz 757
- B-Symptome 757, 759
- Chemo-Strahlentherapie 759–760
- Diagnostik 757–759
- Diarrhö 1188
- Differentialdiagnose 515, 759
- Eosinophilie 1032
- Epstein-Barr-Virus 756
- extranodale Herde 759
- Histologie 757
- Hodgkin-Zellen 756
- Hypogammaglobulinämie 1038
- Interleukin-6-Rezeptoren 669
- Involved Field 759–760
- Knochenmarkuntersuchung 758
- Komplikationen 761
- Lymphknotenstationen 758
- Lymphopenie 757
- Meningitis, chronische 1814
- Perikarditis 355
- PET 57
- PML 905
- Postaggressionssyndrom 362
- Remission 761
- Sklerose, noduläre 757
- Stadieneinteilung 757–759
- Staging-Untersuchungen 758
- Stammzelltransplantation 173–174
- Sternberg-Reed-Zellen 756
- Therapie 759–761
- T-Zell-vermittelte Immunabwehr 757

Sachverzeichnis

Hodgkin-Lymphome
– Verlauf und Prognose 761
– WHO-Klassifikation 757
Hodgkin-Zellen 756
Höhenaufenthalt, Hypertonie, pulmonale 529
Hören, einseitiges, körperliche Untersuchung 4
Hörstörungen/-verlust
– im Alter 1842
– Basilarismigräne 1786
– Hypothyreose 1460
– Langerhans-Zell-Histiozytose 752
– Meningitis, chronische 1815
– plötzlicher, körperliche Untersuchung 4
– Trichinellose 944
– vertebrobasilärer Verschluss 1798
Hörsturz, Vaskulitis, nekrotisierende 1090
Hohlnägel
– postkrikoidale Webs 1128
– Sprue, einheimische 1191
Holiday-Heart-Syndrome
– Kardiomyopathie, alkoholische 348
– Vorhofflimmern 270
Holzknecht-Untersuchung, Endokarditisprophylaxe 331
Holzstäube, Asthma bronchiale, berufsbedingtes 1913
Homans-Zeichen, Phlebothrombose 421
Homing
– Memory-T-Zellen, antigenspezifische 1024
– nicht lymphatisches Gewebe 1024
Homosexuelle, Syphilis 981
Homozystein
– arterielle Verschlusskrankheit 392
– Atherosklerose 226
– Folsäuremangel 714
– koronare Herzkrankheit 233
Homozysteinsäure, Vitamin-B$_{12}$-Mangel-Anämie 713
Homozystinurie
– Fettleber 1313
– Osteoporose 1768
Honigwabenlunge
– Histiocytosis X 516
– Lungenerkrankungen, interstitielle 505
Hormone
– diagnostisches Paar 1434
– koronare Herzkrankheit 239
– myelodysplastische Syndrome 694
– Pathophysiologie 1432–1434
– Regulation, physiologische 161
– Rückkopplung 1432
– Sekretion 1432, 1434
– – ektope 1433
– – zirkadiane 161
– Stimulations-/Suppressionstests 1434
– Transportproteine, Zunahme 1434

Hormone
– Überdosierung, exogene/endogene 160
– Wirkungen, erhöhte/erniedrigte 160
hormonelle Regelkreise, Kalziumhaushalt 1740–1741
Hormonersatzbehandlung, Phlebothrombose 420
Hormonminderproduktion 1432–1433
– Therapie 161
Hormonresistenz 162
– Hypothyreose 1460
– Sensitizer/Stimulatoren 162
– Struma 1470
Hormonstatus, Bioassay 1434
Hormonstörungen 1434–1435
Hormontests
– Hypogonadismus 1505–1506
– Infertilität 1505–1506
Hormontherapie
– ablative/additive 137
– gentherapeutische Verfahren 162
– Mammakarzinom 627
– Patientenschulung 162
– Perspektiven 162
– pharmakodynamische 1435
– Prostatakarzinom 649–650
– Tumoren 137
Hormonüberproduktion 1432–1433
Horner-Syndrom
– Bronchialkarzinom 548
– Karotisdissektion 400
– Schilddrüsenkarzinom 1475
Hornhauterosionen/-schäden
– virale 858
– Vitamin-A-Mangel 1423
Horrortrip, LSD (Lysergsäurediäthylamid) 1874
Horton-Syndrom 400, 1093–1094, **1095**
– Arteriitis 1787
– Differentialdiagnose 1787
– Erblindung 400
Hospize
– Palliativmedizin 154
– stationäre 155
Host-versus-Graft-Reaktion
– Stammzelltransplantation 172
– Transplantationsimmunität 191
Hounsfield-Einheiten, Computertomographie (CT) 52
Howship-Lakune, Osteoporose 1767
HPA-1a/1b bzw. -3/4, Post-Transfusions-Purpura (PTP) 802
24-h-ph-Metrie, Gleithernie, axiale 1123
hPMS1/hPMS2, Kolonkarzinom 580
HPV-Infektion 904, 904, **905**, 905, **906**
– Feigwarzen 1245
– Karzinoidtumoren, Lunge 544
– Koilozyten 906

HPV-Infektion
– Lebertransplantation 188
– Tumoren 577
– Vaginalkarzinom 638
– Zervixkarzinom 635
– ZNS-Erkrankungen 905
HR-CT
– Histiocytosis X 516
– Lungenerkrankungen, interstitielle 507
– Lungenfibrose 518
H$_2$-Rezeptorenblocker 101, 1189
– erektile Dysfunktion 1509
– Gastritis, akute 1148
– NSAID-Gastropathie 1146
– Purpura, thrombozytopenische, arzneimittelbedingte 801
hst 579
HSV-Enzephalitis **863–864**
– Differentialdiagnose 880, 1814
– MRT 65
– Therapie 129
HSV-Hepatitis, Differentialdiagnose 1291
HSV-Infektion **126–129**, 130, 861–862
– Aciclovir (ACV) 126
– Antikörpernachweis 864
– Ara-A (Adeninarabinosid) 126
– Augenerkrankungen 863
– Auswandern, axonales 862
– Autoinokulation 862
– Brivudin (BVDU) 127
– diaplazentare/intrauterine 864
– Differentialdiagnose 865, 880
– Einschlusskörper, intranukleäre 470
– Enteritis, infektiöse 1203
– Famciclovir (FCV) 128
– gastrointestinale Erkrankungen 864
– Geburtskanal der Mutter 129
– generalisierte, Differentialdiagnose 867
– Genome, virale 864
– Geschlechtsorganerkrankungen 864
– Herztransplantation 183
– HIV-Infektion 840, 844
– HSV-1/2-Antikörper 863–864
– HSV-Mutanten, ACV-resistente **127**
– Idoxuridin (IDU) 126
– IgM-Nachweis 864
– Immundefekte 1032
– Keratitis/Keratokonjunktivitis 863
– Komplikationen 865
– Langerhans-Zell-Histiozytose 751
– Letalität/Mortalität 855
– Leukämie, chronisch-lymphatische 770
– mukokutane, rekurrierende, Therapie 128
– Nukleosidanaloga 126

HSV-Infektion
– Penciclovir (PCV) 128
– perinatale 864
– persistierende 861
– Pneumonie 492
– Primärinfektion, exogene 861
– – genitale 128
– Prophylaxe 865
– Reaktivierung 861–862
– respiratorische Erkrankungen 864
– Seroprävalenz 855
– Therapie 126–130, 865
– Transport, axonaler 862
– Trifluridin (TFT) 126
– Tumoren 577, 868
– Typ 1/2 861, **862–864**, 865
– – Prädilektionsstellen 862
– – Primärinfektion, genitale/orale 863
– Ulzerationen, genitale 829
– Urethritis 1653
– Valaciclovir (ValACV) 127
– Virusnachweis 864
– Virusvermehrung im Ganglion 862
– Vulvovaginitis 864
– Zervixkarzinom 635
– ZNS-Erkrankungen 863
– Zweitinfektion, exogene 861–862
HSV-Keratitis 865
HSV-Mutanten, ACV-resistente **127**
HSV-Ösophagitis **864**, 1136–1137
HSV-Rekrudeszenz, Immunkompromittierte 865
HSV-Sepsis, neonatale 129
HTLV-1 908
– Epidemiologie 908
– Karzinogene 577
– Leukämie, akute, lymphatische 780
– Non-Hodgkin-Lymphome 762
– Paraparese, tropische, spastische 908
– Symptome, Verlauf und Prognose 908
– T-Zell-Lymphom 764
– Übertragung 908
HTLV-2 908
– Leukämie, akute, lymphatische 780
– Symptome, Verlauf und Prognose 908
– Übertragung 908
5-HT$_3$-Rezeptor-Antagonisten 101
– Obstipation 1180
Hüftgelenke, Periarthropathie, Weichteilrheumatismus 1108
Hüftkopfnekrose
– MRT 73
– radiologische Diagnostik 73
Hüftprotektion, Gangstörungen 1853
Hüftprotektoren, Osteoporose 1774
Hühnerbrust (Pectus carinatum), Thoraxdeformitäten 565

Hühnerleukose 908
Hülsenfrüchte, Nahrungsmittel-unverträglichkeiten 1199
Humanes Choriongonadotropin s. β-HCG
humanes Serum-Thyreoglobulin (hTG) 658
humangenetische Analysen, Mukoviszidose 485
Humerusfraktur, proximale, Osteoporose 1766
Hundebandwurmbefall 936, **938–940**
Hundebrucellose 978
– Übertragung, Berufsgruppen mit erhöhtem Risiko 1921
Hunger
– Azidose, metabolische 1760
– Fettleber 1313
– Hyperglykämie 1536
Hungerempfinden
– im Alter 1842
– – Mangelernährung 1856
Hungerversuch, Diagnostik 1392
Hungry-Bone-Syndrom
– Hyperparathyroidismus, primärer 1482
– Hypokalzämie 1741
– Hypophosphatämie 1748
Husten **455–456**
– Achalasie 1120
– allergologische Diagnostik 465
– Asthma bronchiale 472
– Atemwegserkrankungen, untere 469
– belastungsinduzierter, Mitralstenose 286
– Bronchialkarzinom 548
– Bronchitis, akute 470
– – chronische 478–479
– – Codein 455
– Herzinsuffizienz 213
– Influenza 885
– Karzinoidtumoren, Lunge 544
– körperliche Untersuchung 5
– Larynxkarzinom 652
– Legionärskrankheit 980
– Lungenödem 527
– Masern 887
– Mediastinaltumoren 560
– Mediastinitis 561
– Mukoviszidose 484
– nichtproduktiver 455
– ODTS 1913
– Ösophaguskarzinom 1140
– Ornithose 989
– Osteoporose 455
– Phlebothrombose 418
– Pink Puffer/Blue Bloater 479
– Pleuraerguss, maligner 592
– Pleuramesotheliom 558
– Pneumocystis-carinii-Pneumonie 847
– Pneumonie 489
– Pneumothorax 455, 553
– produktiver 455
– Refluxkrankheit 1131
– respiratorische Insuffizienz 536

Husten
– Rhinoviren 879
– Rippenfraktur 455
– Shigellose 1206
– Sjögren-Syndrom 1079
– Sputumanalyse 455
– Tollwut 907
– Tracheitis, akute 470
– trockener 214
– – durch ACE-Hemmer 218
– – bellender, Pseudokrupp 469
– – Bronchitis/Tracheitis, akute 470
– Vena-cava-superior-Syndrom 600
– Wegener-Granulomatose 512
Hustenreflex **455–456**
– Thoraxdeformitäten 565
Hustensynkope **441**, 1803
HVL-Insuffizienz **1446–1450**, 1513
– ACTH-Mangel 1448–1449
– ACTH-Stimulationstest 1448
– Akromegalie 1438
– Anorexia nervosa 1449
– Arginintest 1448
– Blutung, postpartale 1447
– CRH-Stimulationstest 1448
– Differentialdiagnose 1448–1449
– Entzügelungshyperprolaktinämie 1448
– GHRH-Test 1448
– Glukokortikoide 1449
– Gonadotropinmangel 1447–1449
– Hand-Schüller-Christian-Krankheit 1447
– Hypogonadismus 1513–1514
– Hypophysenoperationen 1447
– Insulinhypoglykämietest 1448
– Koma, hypophysäres 1450
– Kraniopharyngeom 1447
– LHRH-Test 1448
– Nebennierenrindeninsuffizienz 1449
– Östrogen-/Progesteron- bzw. Testosteronsubstitution 1449
– Ovulationshemmer 1449
– posttraumatische 1447
– Prolaktinmangel 1448
– Schilddrüsenhormone 1449
– STH-Mangel 1447–1448
– Stimulationstests 1448
– Strahlentherapie 1447
– TRH-Test 1448
– TSH-Mangel 1448
– Tumoren 1447
– Ursachen 1447
HWS-Syndrom, Differentialdiagnose 237
Hyaluronidase, rheumatisches Fieber 334
Hybridisierung
– genomische, komparative (CGH) 35
– HCV-typspezifische 1285
– Klone 37
– sequenzspezifische 32
– Verfahren **32–34**, 35

Hybridoma-GF 1014
Hydantoine, Nephritis, tubulointerstitielle, akute 1683
Hydatiden/Hydatidose **938–939**, 940
– Leber **1334–1336**
Hydralazin
– Alveolitis, akute, allergische 512
– Lungenerkrankungen, chronisch-interstitielle 512
– Lupus erythematodes, medikamentös induzierter 1075
Hydratationszustand, Mangelernährung, geriatrischer Patient 1856
Hydrazin
– Tabakrauch 547
– Vergiftungen, Antidote 1881
Hydrochlorothiazid, Lungeninfiltrat, eosinophiles 516
Hydrocortison
– Koma, hypothyreotes 1463
– Nebennierenrindeninsuffizienz 161
– pluriglanduläre Insuffizienz 1523
– Wirksamkeit 158
Hydro-CT **52**
– Magen 69
Hydromorphon, Tumorschmerztherapie 145–146
Hydro-MR **53**
Hydronephrose
– Endometriumkarzinom 635
– Harnwegsobstruktion 603
– Hypertonie, renoparenchymatöse 1693
– radiologische Diagnostik 72
– Zervixkarzinom 638
Hydrops fetalis
– Differentialdiagnose 894
– Parvovirus B19 894
Hydrosalpinx, Differentialdiagnose 630
Hydroxycarbamid, myelodysplastische Syndrome 694
Hydroxychloroquin
– Arthritis, rheumatoide 1058
– Immunsuppressiva 1046
– Sjögren-Syndrom 1080
5-Hydroxyindolessigsäure, Karzinoidtumoren, Lunge 545
Hydroxyläthylstärke, Thrombozytopathie 803
Hydroxylapatitkrankheit
– Differentialdiagnose 1057, 1578
– Kalkablagerungen 1052
1α-Hydroxylase
– Kalziumhaushalt 1740
– Mangel, Rachitis 1779
21-Hydroxylase-Mangel, Hyperandrogenämie 1498
Hydroxymethylbilan-Synthese 1584
17α-Hydroxyprogesteron, Hyperandrogenämie 1499
Hydroxypyridinol-Crosslinks, Osteoporose, geriatrischer Patient 1848

11β-Hydroxysteroid-Dehydrogenase
– Hypertonie 434
– – essentielle 434
– – sekundäre 435
5-Hydroxytryptophan, Karzinoidsyndrom 545
Hydroxyurea (HU)
– hypereosinophiles Syndrom 744
– Leukämie, chronisch-myeloische 675
– Osteomyelofibrose 679
– Polycythaemia vera 684
– Thrombozythämie, essentielle 686
Hydrozele
– Differentialdiagnose 646
– Filariosen 945
Hydrozephalus
– Meningitis 1812, 1814
– Neurozystizerkose 937
– radiologische Diagnostik 65
Hygienerichtlinien, Hepatitis, akute 1274
Hymenolepis nana 937
Hypästhesien
– Neuropathie, autonome 1555
– socken- bzw. handschuhförmige, Polyneuropathie, alkoholische 1795
– Trigeminusneuralgie 1790
Hypakusis
– Alport-Syndrom 1719
– Basilarismigräne 1786
– Hypothyreose 1846
Hypalbuminämie
– Amöbenabszess 1338
– Eiweißverlust, intestinaler 1196
– Hypokalzämie 1741
– Ig-Mangel 1038
– Kupfermangel 1425
– Leberzirrhose, alkoholische 1321
– Leishmaniose, viszerale 925
– nephrotisches Syndrom 1639
– Sprue, einheimische 1191
– Whipple-Syndrom 1194
Hypalgesie, Trigeminusneuralgie 1790
Hyperabduktionsmanöver nach Wright, Arterienverschluss, akuter 409
Hyperämie, Raynaud-Syndrom 401
Hyperästhesien
– Neuropathie, autonome 1555
– Polyneuropathien 1791
Hyperakusis, Benzodiazepinentzug 1871
Hyperalbuminämie, Pleuraerguss 555
Hyperaldosteronismus
– Bartter-Syndrom 1735
– glukokortikoidsensitiver 1487
– Hypokaliämie 1736
– primärer 1486–1488
– – Aldosteron 1486, 1488
– – Aldosteronantagonisten 1489

Sachverzeichnis

Hyperaldosteronismus, primärer
– – Alkalose, metabolische 1761
– – Differentialdiagnose 1488–1489
– – Hypertonie, maligne 1489
– – Hypokaliämie 1489
– – Katheterisierung, venöse 1488
– – Mitotane 1489
– – Nebennierenadenom 1487
– – Orthostasetest 1488
– – Paresen, hypokaliämische 1489
– – Plasmareninaktivität 1487
– sekundärer, Alkalose, metabolische 1761
– – Differentialdiagnose 1488
– – durch Diuretika 219
Hyperalgesien durch Opioide 146
Hyperalimentation
– Ernährung, parenterale 1427
– Hypokalzämie 1741
– Hypophosphatämie 1748
– Leberverfettung 1261
Hyperaminoazidurie
– Fruktoseintoleranz 1604
– Nierenerkrankungen, tubulointerstitielle 1657
Hyperammoniämie, Pfortaderhochdruck 1268
Hyperandrogenämie **1497–1500**
– ACTH-Mehrsekretion 1497
– adrenogenitales Syndrom 1500
– DHEA-S 1498
– Hirsutismus 1497–1499
– 21-Hydroxylase-Mangel 1498
– 17α-Hydroxyprogesteron 1499
– Salzverlustsyndrom 1500
– Symptome 1498
– Testosteronspiegel 1498
– Virilisierung 1497, 1499–1500
Hyperbilirubinämie 1270
– Crigler-Najjar-Syndrom 1270
– Differentialdiagnose 725
– Fruktoseintoleranz 1604
– Gilbert-Meulengracht-Syndrom 1270
– Koproporphyrinurie, sekundäre 1592
– MRP2/cMOAT-Gen 1270
– Neugeborenenikterus 1270
Hyperchlorhydrie, Differentialdiagnose 1166
Hypercholesterinämie 224
– Alkoholkonsum 224
– Amyloidose 1674
– Anorexia nervosa 1421
– arterielle Verschlusskrankheit 386
– Arteriosklerose 1562
– Atherosklerose 221, **224–225**
– Biotinmangel 1423
– Endothelin 209
– familiäre 1563, **1568–1571**
– – Arcus lipoides corneae 1566, 1569

Hypercholesterinämie, familiäre
– – Arterioskleroserisiko 1565
– – Differentialdiagnose 1565
– – LDL-Rezeptor, Defekt 1569
– – Lebertransplantation 185
– – Lipoproteinfaktoren 1565
– – Nabelschnurblut, Cholesterinmessungen 1570
– – Serumlipide 1565
– – Xanthome, plantare/tendinöse 1566, 1569
– Fehlernährung 224
– hereditäre **1568–1571**
– Herzinsuffizienz 220
– HMG-CoA-Reduktase-Hemmer 224–225
– Hypertriglyzeridämie 1575
– Hypothyreose 1462
– koronare Herzkrankheit 228
– Kost, mediterrane 224
– LDL-Apherese 224
– LDL-Rezeptor 1566
– – Mutationen 1568
– monogene 1562, **1568–1571**
– Nahrung, Fettanteil, empfohlener 224
– Nephropathie, diabetische 1678, 1680
– Omega-3-Fettsäuren 224
– polygene 1562, **1564–1568**
– – Arcus lipoides corneae 1564
– – Arterioskleroserisiko 1565
– – Ernährung, fettmodifizierte 1567
– – Ernährungsumstellung 1565
– – Friedewald-Formel 1564
– – HMG-CoA-Reduktase-Hemmer 1566–1568
– – Ionenaustauscher, gallensäurebindende 1567–1568
– – Lipoproteinfaktoren 1565
– – Serumlipide 1565
– – VLDL-Remnants 1566
– – Xanthelasmen 1564
– primäre 1562
– – Differentialdiagnose 1575
– – Primärprävention 202
– sekundäre, Differentialdiagnose 1570
– TIA 398
Hypercortisolismus 1489–1494
– Alkoholkrankheit 1866
– Anorexia nervosa 1421
– Cushing-Syndrom 1441
– Osteoporose 1767
– primärer 1494–1497
– Pubertas tarda 1510
Hyperemesis gravidarum 1330–1331
– Fettleber 1314
hypereosinophiles Syndrom 517, **743–744**, 1032
– Angioödem, pulmonales 743
– Dyspnoe 743
– Enzephalopathie 743
– Eosinophilie 744
– Herzgeräusche 743
– Herzinsuffizienz 743
– Leukozytose 744
– Neuropathien 743
– Prednison 744

hypereosinophiles Syndrom
– Pulmonalfibrose 743
– Vincristin 744
Hyperfibrinogenämie
– Arteriosklerose, obliterierende 386
– Atherosklerose 221, 226
Hyperfibrinolyse **796–798**
– lokale/systemische 796
Hypergammaglobulinämie **1029–1030**, 1091
– Autoimmunhepatitis 1289
– Echinokokkose 1334
– Graft-versus-Host-Krankheit 177
– Kollagenosen 1051
– Leishmaniose, viszerale 924
– monoklonale 1029
– polyklonale 1030
– Sjögren-Syndrom 1080
Hypergastrinämie
– Autoimmungastritis 1148
– Differentialdiagnose 1166
– Helicobacter-pylori-Infektion 1143, 1155
Hyperglycinurie 1720
Hyperglykämie
– Antihistaminikavergiftung 1880
– Diabetes mellitus 1531–1532, 1548
– – geriatrischer Patient 1845
– – Schwangerschaft 1560
– diabetische, polyglanduläre Insuffizienz, Typ 1 1522
– diabetische Folgeschäden 1553
– Ernährung, parenterale 1427
– Glukosurie 1627
– Grenzwerte, geriatrischer Patient 1845
– Kortikosteroide 1046
– metabolisches Syndrom 1536
– Nephropathie, diabetische 1679, 1681
– Opiatentzug 1870
– Pankreatitis, akute 1371
– pluriglanduläre Insuffizienz 1523
– postprandiale, Typ-2-Diabetes 1535
– rezidivierende, Insulinresistenz 1553
– durch Somatostatinanaloga 1397
– Somatostatinom 1396
Hypergonadismus, hypogonadotroper 1433
Hyperhidrose s. Schwitzen
Hyperhomozyst(e)inämie
– arterielle Verschlusskrankheit 394
– Arteriosklerose, obliterierende 386
– Atherosklerose 221, 226
– Folsäure 394
– Phlebothrombose 420
– thrombembolische Komplikationen 809
– Vitamin B_6 394
– Vitamin B_{12} 394

Hyperhydratation 1730
– Flüssigkeitseinlagerung, pulmonale 453
– hypertone 1730
– hypotone 1730
– – Diabetes insipidus 1446
Hyper-IgE-Syndrom **744–746**, 1032
– Frakturanfälligkeit 745
– Haut-/Luftwegsinfektionen 745
– Pneumatozelen 745
– Pneumonie, rezidivierende 745
– Zahnanomalien 745
– Zytokine 745
Hyper-IgM-Syndrom **1035–1036**
Hyperimmunglobuline 994–995
Hyperimmunisierung, Tetanusschutzimpfung 1000
Hyperinfektionssyndrom, Strongyloidiasis 941–942
Hyperinflation 457
Hyperinsulinämie
– Hypophosphatämie 1749
– metabolisches Syndrom 1536
– Nierenversagen, akutes 1638
– Werner-Syndrom 1744
Hyperkaliämie **1737–1739**
– Aldosteron 1737
– Azidose, metabolische 1760
– chronische 1739
– Depolarisation 1738
– Diagnostik 1738
– Differentialdiagnose 258, 1738
– Diuretika, Kalium-sparende 219, 1737
– EKG 81, 1738
– Glomerulonephritis, rasch progressive 1645
– Hämodialyse 1690
– Harnwegsobstruktion 1662
– Herztod 1738
– Hypoaldosteronismus, hyporeninämischer 1737
– Kalium-Clearance 1737
– Katecholamine 1737
– Mineralokortikoide 1737
– Natriummangel 1737
– Nephritis, tubulointerstitielle 1652
– Nierenerkrankungen, tubulointerstitielle 1657
– Niereninsuffizienz 1737
– – chronische 1687, 1690–1691
– Nierenversagen, akutes 1635, 1638
– Plasmozytom 776
– Schambelan-Syndrom 1737
– Serumkalium 1737
– Tumorlysesyndrom 605
Hyperkaliurie, Fruktoseintoleranz 1604
Hyperkalzämie **1743–1747**
– ACE-Spiegel 1746
– asymptomatische 1743
– Bi(s)phosphonate 601, 1746
– Bronchialkarzinom 548

2030

Hyperkalzämie
- Calcitonin 601, 1482, 1746
- Clodronat 1482
- Diät, kalziumarme 601
- Differentialdiagnose 1446, 1480–1481, 1689, 1746
- Digitalisglykoside, Kontraindikationen 219
- Diurese, forcierte 1746
- EKG 81
- familiäre, hypokalziurische 1480
- Furosemid 1482
- Glukokortikoide 601, 1746
- granulomatöse Erkrankungen 1744
- Hämodialyse 1482, 1746
- Hyperparathyroidismus 1197, 1477, **1744**
- – primärer 1478
- Hyperthyreose 1744
- hypokalziurische 1480–1482, 1743, 1745, 1754
- Hypomagnesiämie 1753
- Ibandronat/Pamidronat 601, 1482
- Immobilisation 1744
- Immunelektrophorese 1746
- Kalziumausscheidung im Urin 1746
- Knochenmetastasen, osteolytische 1783
- maligne 1744
- – Plasmozytom 1481
- Mammakarzinom 628
- MEN 1525
- Milch-Alkali-Syndrom 1745
- Myelom, multiples 1675
- Myelomniere 1676
- Nephritis, tubulointerstitielle 1652
- Nierenzellkarzinom 641
- Obstipation 1180
- Osteolysen 1745
- Osteomalazie 1779
- Pankreatitis, akute 1370
- paraneoplastische Sekretion 593
- Plasmozytom 58, 776, 779
- Prednison 1482
- PTHrP (Parathormon-related Peptide) 1746
- Red-Eye-Syndrom 1745
- Rehydratation 1746
- Sarkoidose 515, 1671, 1744
- Serumkalzium 1743
- Therapie 1482, 1746
- tumorassoziierte 601–602
- Tumorsuche 1746
- Ursachen 1743
- – angeborene 1745
- – erworbene 1745
- Verkalkungen, extraossäre 1745
- Vitamin-A-Intoxikation/-Überdosierung 1744, 1746
- Vitamin-D-vermittelte, Differentialdiagnose 1481
- Wermer-Syndrom 1397
hyperkalzämische Krise 1746
- Diurese, forcierte 1746
- Hämodialyse 1746

hyperkalzämische Krise
- Hyperparathyroidismus, primärer 1482
Hyperkalziurie
- Hyperkalzämie 1745
- idiopathische, Nephrolithiasis 1710
- Kalziumsteine 1710
- Myelom, multiples 1675
- Nephrokalzinose 1715
- Osteoporose 1768
- Pathogenese 1711
- Wilson-Syndrom 1599
Hyperkapnie
- Alkalose, metabolische 1761
- ARDS 537, 1831
- Azidose, respiratorische 1757–1758
- Blue Bloater 478
- Bronchitis, chronische 478, 480
- nach Bronchoskopie 464
- geriatrischer Patient 1840
- Koma, hypothyreotes 1463
- Lungenembolie 521
- Lungenemphysem 482
- Lungenerkrankungen, interstitielle 506
- respiratorische Insuffizienz, chronische 540
- Zwerchfellhernien 563
- Zwerchfellparese 564
Hyperkeratose
- arterielle Verschlusskrankheit 388
- diabetisches Fußsyndrom 393, 1559
- Durchblutungsstörungen, arterielle 384
- Malassimilation 1184
- Vererbung 578
- Vitamin-A-Mangel 1423
- Vitamin-C-Mangel 1423
Hyperkinesis cordis 12
hyperkinetisches dystones Syndrom, Neuroleptikavergiftung 1885
Hyperkoagulabilität
- Ätiologie und Pathogenese 806
- arterielle Verschlusskrankheit 392
- Atherosklerose 226
- Phlebothrombose 419
- tumorassoziierte 594
Hyperkrinie 469
- obstruktive Ventilationsstörung 457
Hyperlipidämie
- Alkoholkrankheit 1866
- Differentialdiagnose 1732
- Ernährung, parenterale 1427
- familiäre **1568–1571**
- – Apolipoprotein E 1569
- – Arteriosklerosrisiko 1565
- – Broad Beta Disease 1570
- – Lipoproteinfaktoren/Serumlipide 1565
- – Xanthochromia striata palmaris 1570
- – Xanthome 1570

Hyperlipidämie
- Fettleber 1313–1314
- – alkoholische 1317
- Glomerulonephritis, akute 1641
- HMG-CoA-Reduktase-Hemmer 1690
- HVL-Insuffizienz 1448
- Hyponatriämie 1732
- Hypothyreose 1575
- kombinierte 1563, **1568–1571**
- – Apolipoprotein B, Überproduktion 1569
- – Arteriosklerosrisiko 1565
- – Differentialdiagnose 1565, 1574
- – Glukoseintoleranz 1569
- – Lipoproteinfaktoren 1565
- – Myokardinfarkt 1569
- – Serumlipide 1565
- – Übergewicht 1569
- – VLDL-Abbaustörung 1569
- Lipoproteine, Metabolismus 1563
- Lupusnephritis 1669
- Minimal-Change-Glomerulonephritis 1646
- Nephropathie, diabetische 1681
- nephrotisches Syndrom 1639
- Niereninsuffizienz, chronische 1689–1690
- Pankreatitis, akute 1370
- primäre 1565
- Schlaganfall 1797
- sekundäre 1562, **1574–1575**
- Typ-2-Diabetes 225
- Typ I 1573
- Typ IIa/b 1563
- Typ III 1563, **1569–1570**, 1571
- – Differentialdiagnose 1574
- – Xanthochromia striata palmaris 1566
- Typ IV 1563, 1573
- Typ V 1573
Hyperlipoproteinämie
- arterielle Verschlusskrankheit 394
- Arteriosklerose, obliterierende 386
- BSG 26
- diabetische Komplikationen 1554
- Fettleber 1313
- Fettstoffwechsel, Diagnose 25
- Gicht 1579
- Leberverfettung 1261
- nephrotisches Syndrom 1639
- sekundäre 1567
Hypermagnesiämie **1754–1755**
- Addison-Syndrom 1754
- Erregungsübertragung, Blockade 1754
- Fruktoseintoleranz 1604
- Hyperkalzämie, hypokalziurische 1754
- Hyperparathyroidismus 1754
- Hypothyreose 1754
- Kreatinin-Clearance 1754
- Lithiumintoxikation 1754

Hypermagnesiämie
- Muskeleigenreflexe 1755
- Schrittmacherindikation 1755
- Sehnenreflexe 1755
- Serummagnesium 1754
Hypermenorrhö, Eisenmangel 709
Hypernatriämie **1733–1734**
- ADH-Mangel/-Resistenz 1733
- Carbamazepin 1734
- Chlorpropamid 1734
- Diabetes insipidus 1446, 1721, 1733
- Durstmechanismus 1733
- essentielle 1733
- Hyperaldosteronismus, primärer 1488
- Hypodipsie 1733
- Osmolalität 1733
- Serumnatrium 1733
- Vasopressin 1734
- Wassermangel 1733
Hypernephrom s. Wilms-Tumor
Hyperöstrogenämie 1500
Hyperosmolarität, Diabetes insipidus 1721
Hyperostose
- sternoklavikuläre 1070
- Vitamin-A-Überdosierung 1424
Hyperoxalurie
- nach Dünndarmresektion 1176
- enterale 1189
- Kurzdarmsyndrom 1253, 1255
- Lebertransplantation 185
- Nephrolithiasis 1710
- Oxalatsteine 1711
- primäre, Typ 1/2 1722
Hyperparathyroidismus
- Autoantikörper 1041
- brauner Tumor, Differentialdiagnose 1783
- Differentialdiagnose 1166, 1746
- Hyperkalzämie **1744**, 1745
- Hypermagnesiämie 1754
- Hypertonie, sekundäre 435
- Hypophosphatämie 1748
- Kardiomyopathie 348
- MEN 1525
- MEN-1 1524
- Nephrokalzinose 1714
- Niereninsuffizienz, chronische 1686
- Nierentransplantation 1744
- Osteomalazie 1778
- Osteopathie, renale 1782
- Osteoporose 1768
- Phäochromozytom 1744
- primärer (autonomer) **1477–1482**, 1744
- – Ätiologie und Pathogenese 1477
- – Anamnese 1480
- – Biphosphonate 1481
- – Calcitonin 1481
- – Computertomographie 1480

Sachverzeichnis

Hyperparathyroidismus, primärer (autonomer)
– – Definition 1477
– – Diabetes insipidus, renaler 1478
– – Diagnostik 1479–1480
– – Differentialdiagnose 1478, 1480–1482, 1526
– – Endostfibrose 1479
– – Epidemiologie 1477
– – Frakturen, pathologische 1479
– – Glukokortikoide 1481
– – Herzrhythmusstörungen 1478
– – Hungry-Bone-Syndrom 1482
– – Hyperkalzämie 1477–1478, 1482, 1743, 1745
– – Hypokaliämie 1478
– – Hypophosphatämie 1749
– – Kalziumoxalatsteine 1479
– – Kalziumphosphatkonkremente 1479
– – Kernspintomographie 1480
– – körperlicher Befund 1480
– – Labordiagnostik 1480
– – MEN 1478, 1524
– – NaCl-Lösung, physiologische 1481
– – Nephrolithiasis 1710
– – neuropsychiatrische Symptome 1479
– – Nierensteine 1479
– – Osteoklastome 1479
– – Parathormon 1477–1478
– – Pathophysiologie 1478
– – Polydipsie 1478
– – Röntgenuntersuchungen 1480
– – Serumkalzium 1477, 1480
– – Sonographie 1480
– – Symptome 1478
– – Therapie, chirurgische 1481
– – – konservative 1481
– – Tumoren, braune 1479
– – Verlauf und Prognose 1482
– sekundärer 1482–1484
– – Achylie 1484
– – Hypophosphatämie 1749
– – Labordiagnostik 1483
– – Niereninsuffizienz, chronische 1687, 1689
– – Pankreasinsuffizienz 1484
– – Parathormon 1478
– – renaler 1483–1484
– – – Differentialdiagnose 1742
– – Vitamin D 1484
– tertiärer 1483, **1744**
– – Niereninsuffizienz 1483
– Verdauungssymptome 1197
– Werner-Syndrom 1744
– Wirbelkörperdeformierungen/-frakturen 1772
Hyperperfusion
– Mikroangiopathie, diabetische 387
– Nephropathie, diabetische 1678
Hyperperistaltik, Ösophagusmotilitätsstörungen 1121

Hyperphagie, Prader-Labhart-Willi-Syndrom 1512
Hyperphosphatämie **1750–1752**
– Cell-Lysis-Syndrom 1751
– Dialyse 1751
– Glukose-Insulin-Infusion 1751
– Hypokalzämie 1742
– Niereninsuffizienz 1750–1751
– Nierenversagen, akutes 1635, 1638, 1750
– Phosphatbinder, aluminium-/kalziumhaltige 1751
– Tumorlysesyndrom 605
– Vitamin-D-Intoxikation 1750
Hyperphosphaturie
– Fruktoseintoleranz 1604
– Wilson-Syndrom 1599
Hyperpigmentation
– Addison-Syndrom 1495
– Durchblutungsstörungen, venöse 384
– Eisenüberdosierung 1425
– Pellagra 1423
– polyglanduläre Insuffizienz, Typ 1 1522
– Ulcus cruris 425
Hyperpnoe, Azidose, metabolische 1760
Hyperpolarisation, Hypokaliämie 1735
Hyperprolaktinämie **1514–1516**
– Differentialdiagnose 1440
– paraneoplastisch induzierte 593
– Prolaktinom 1440
Hyperprolaktinämie-Hypogonadismus-Syndrom, Hirsutismus 1499
Hyperproteinämie
– Differentialdiagnose 1732
– Hyponatriämie 1732
Hyperreflexie
– Barbituratentzug 1871
– Enzephalopathie, hepatische 1301
– Präeklampsie 1705
Hyperreninämie
– Bartter-Syndrom 1735
– Hypokaliämie 1736
– Sklerodermie 1083
Hypersalivation 1115
– Wilson-Syndrom 1598
hypersensitive Immunopathien, Diagnostik 1045
Hypersensitivitätsnephropathie, Nephritis, tubulointerstitielle 1652
Hypersensitivitätspneumonitis, Flüssigkeitseinlagerung, pulmonale 453
Hypersensitivitätsreaktion
– Bakterien 1044
– Leberschädigung 1325–1326
– Nephritis, akute, tubulointerstitielle 1683
– Permeabilitätssteigerung 1180
– vom verzögerten Typ, T-Zellen, zytotoxische 1044

Hypersensitivitätsvaskulitis 1101–1103
– Autoimmunerkrankungen 1040
– Immunkomplexablagerungen 1042
– Nierenbeteiligung 1668
Hypersomnien **1803–1804**
Hyperspleniesyndrom
– Differentialdiagnose 693
– Pfortaderhochdruck **1266–1267**
Hypersplenismus **727**
– Alkoholhepatitis 1319
– Leberzirrhose 1297, 1299
– – alkoholische 1321
– Osteomyelofibrose 727
– Splenektomie 727
– Thrombozytopenie 798
– Zytopenie 727
hypertensive Krise/hypertensiver Notfall 439, **1700–1702**
– Augenhintergrundspiegelung 1700
– Blutdrucksenkung 1701
– Clonidin 439
– Diagnostik 1700
– Differentialdiagnose 1787
– Ecstasy 1873
– intensivmedizinische Betreuung 1818
– Lungenödem 527
– Nitroglyzerin 439
– Organschädigung 1700
– Phäochromozytom 1503
– Schwangerschaft 368
– Therapie 1701–1702
– – medikamentöse 1701–1702
– Troponinfreisetzung 24
– Urinanalyse 1700
Hyperthermie
– Hypophosphatämie 1749
– Pneumonie 1847
– thyreotoxische Krise 1468
Hyperthyreose 161, 1197, **1463–1469**
– s.a. Basedow-Hyperthyreose
– s.a. Immunhyperthyreose
– Ausschluss 1466
– Autoimmunphänomene 1464
– Definition 1463
– Diabetes mellitus 1536
– Diagnostik 1466
– Diarrhö 1188
– Differentialdiagnose 236, 1166, 1226, 1466–1467, 1480, 1502, 1585, 1865
– Einteilung 1464
– Formen 1465
– geriatrischer Patient 1846
– Granulozytopenie 1467
– Gynäkomastie 1509
– Hashimoto-Thyreoiditis 1464
– Herzinsuffizienz 212, 217, 1452
– – terminale 219
– Herzrhythmusstörungen, supraventrikuläre 258
– Hyper-/Hypolipoproteinämie 1567

Hyperthyreose
– Hyperkalzämie 1744
– Hyperphosphatämie 1750–1751
– Hypertonie, sekundäre 435
– Hypocholesterinämie 1575
– Kardiomyopathie 340
– Komplikationen 1469
– kontrastmittelinduzierte 49, 58–59
– Myxödem 1464
– Orbitopathie, endokrine 1464
– Osteoporose 1767–1768
– paraneoplastisch induzierte 593
– Persistenz 1468
– Phlebographie, Kontraindikationen 51
– polyglanduläre Insuffizienz Typ 1 1522
– primäre, TSH-Werte 1459
– Psychosomatosen 11
– Radiojodtherapie 1467–1468
– Schilddrüsenautonomie 1465–1467
– Schilddrüsenkarzinom 657
– Sinustachykardie 268
– Strumaresektion, subtotale 1468
– Symptome 1465
– T_3/T_4 1466
– testikuläre Störungen 1520
– Tg-AK 1464
– Thiamazol 1467
– Thrombopenie 1467
– Thyreostatika 1467
– TPO-AK 1464
– TSH 1452, 1466
– TSH-R-AK 1464
– TSH-Rezeptor, Mutationen 1465
– Vorhofflimmern 261, 270
Hyperthyreosis factitia 1463, **1465**
Hypertonie **433–440**
– s.a. Blutdruckanstieg
– Akromegalie 1437–1438
– Aldosteronkonzentration 436
– Alkalose, metabolische 1761
– Alkoholkonsum, Senkung 437
– Alkoholkrankheit 1866
– Amyloidose 1674
– Antihypertensiva 438
– Antikoagulanzien, Kontraindikationen 423
– apparative Untersuchungen 436
– arterielle 433
– – ACE-Hemmer 438
– – Anämie, renale 703
– – Aortenisthmusstenose 312
– – Arzneimittelauswahl/-dosierung 100
– – Atherosklerose 225
– – β-Blocker 438
– – Blutdruckwerte 433
– – dekompensierte, Belastungs-EKG, Kontraindikationen 76
– – Differentialdiagnose 311, 1699

Hypertonie, arterielle
– – Diuretika 438
– – Ductus arteriosus, persistierender 319
– – geriatrischer Patient 1843
– – Harnwegsobstruktion 1661
– – HELLP-Syndrom 1330
– – Herzinsuffizienz 212, 217
– – Herzrhythmusstörungen, supraventrikuläre 258
– – – ventrikuläre 262
– – Kallikrein-Kinin-System 1620
– – Kalziumantagonisten 438
– – koronare Herzkrankheit 228, 232
– – Lungenembolie 520
– – Mitralinsuffizienz 290, 293
– – nichtmedikamentöse Therapie 437
– – Niereninsuffizienz, chronische 1689, 1691
– – NO-Inhalation 1831
– – Perikarderguss, maligner 597
– – perioperative Risikobeurteilung 373
– – persistierende, Aortenisthmusstenose 312
– – Pyelonephritis, akute 1656–1657
– – Schlafstörungen 1804
– – Schlaganfall 1797
– – Schwangerschaft 1704–1705
– – Schwangerschaftsfettleber 1330
– – TIA 398
– – Typ-2-Diabetes 225
– – Undine-Fluch-Syndrom 570
– – Vorhofflimmern 261
– arterielle Verschlusskrankheit 386, 394
– – periphere 439
– Arteriendissektion 412
– Arterienverschluss, akuter 406
– Arteriosklerose 435
– – obliterierende 386
– Atherosklerose 221
– Azidose, respiratorische 1758
– Basisdiagnostik 436
– Bauchaortenaneurysma 412
– α$_1$-Blocker 439
– Blutdruckmessung 436
– Blutdruckmessung, Technik 436
– 24-h-Blutdruckmessung 437
– Cholestase 1256
– chronische, Schwangerschaft **1706–1707**
– – schwangerschaftsunabhängige **1705**
– Clonidin 439
– Cushing-Syndrom 1491
– Demenz 440
– Dexamethason-Suppressionstest 437
– Diabetes mellitus 1536–1537
– Diagnostik 436–437
– Diaxozid 439

Hypertonie
– Differentialdiagnose 236, 368, 1585
– Dihydralazin 439
– Doxazosin 439
– Dyspnoe 454
– Einstellung, Aneurysmaoperationen 414
– – präoperative 439
– endotheliale Dysfunktion 435
– Endothelveränderungen 435
– essentielle 10, 311, 433–434
– – Diagnostik 436–437
– – Differentialdiagnose 437, 1502
– – Hypertonie, maligne 1702
– – kardiovaskuläre Risikofaktoren 436
– – metabolisches Syndrom 434
– – Phäochromozytom 436
– – Psychosomatosen 11
– – renale und hormonale 434
– – Sympathikus, Veränderungen 435
– – Zielblutdruck 437
– Fibrinolyse, Kontraindikationen 411
– Gefäßveränderungen, atherosklerotische 439
– Gefäßwandveränderungen 435
– genetische Komponente 434
– Gewichtsabnahme 437, 1419
– Gicht 1579
– Glomerulonephritis 1641–1642
– – membranöse 1648
– – mesangioproliferative 1650
– – postinfektiöse (endokapilläre) 1644
– – rasch progressive 1645
– Glomerulosklerose 439
– Hämodialyse 1690
– hämolytisch-urämisches Syndrom 1672
– Harnwegsobstruktion 1662
– HELLP-Syndrom 1706
– Herzinsuffizienz 439
– Hirnarterienstenose, extrakranielle 398
– 11β-Hydroxysteroid-Dehydrogenase, Mutation 434
– Hyperaldosteronismus, primärer 1487–1488
– Hyperkalzämie 1745
– Hypertriglyzeridämie 1573
– ISH-Definition 433
– Kaliumkanalöffner 439
– Kaliumverluste, renale 1736
– Kalziumaufnahme, verminderte 435
– Kardiomyopathie 439
– Katecholamine 436
– Kochsalzzufuhr, erhöhte 434
– Senkung 437
– körperliches Training 437
– Kombinationstherapie 438
– Komplikationen 439
– koronare Herzkrankung 439
– Kortikosteroide 1046

Hypertonie
– Lärmbelastung 1924
– Liddle-Syndrom 434
– L-Typ-Kalziumkanäle 435
– Lupus erythematodes 336
– Lupusnephritis 1669
– maligne 440, **1702–1703**
– – ACE-Hemmer 1703
– – β-Blocker 1703
– – Clonidin 1703
– – Differentialdiagnose 1672, 1689, 1700–1701
– – fibrinoide Nekrosen 1702
– – Hyper-/Hypovolämie 1703
– – Hyperaldosteronismus, primärer 1489
– – Kalziumantagonisten 1703
– – Niereninsuffizienz 1703
– – Nierenversagen 1702
– – Renin-Angiotensin-System 1702
– – vasodilatatorische Substanzen 1703
– metabolisches Syndrom 1536
– Metanephrine 436
– α-Methyldopa 439
– Mineralokortikoide 434, 1488–1489
– Minoxidil 439
– Mitralstenose 289
– nephrologische Diagnostik 437
– Nephronophthise 1718
– Nephropathie, diabetische 1678, 1680
– Nierenarterienstenose 1623
– Nierenerkrankungen 1693–1709
– – polyzystische 1718
– Niereninsuffizienz 439
– Nierenversagen, akutes 1638
– paraneoplastisch induzierte 593
– Pfropfgestose 1707
– Phäochromozytom 1501
– Plasma-Renin-Aktivität 436
– Polycythaemia vera 681–682
– portale s. portale Hypertension
– Präeklampsie 1705
– prästenotische, Aortenisthmusstenose 310
– durch Prednison 1292
– primäre **433–435**
– – Differentialdiagnose 437
– ohne Proteinurie, schwangerschaftsbedingte **1705**
– pulmonale **518–519**
– – Aderlass 534
– – Ätiologie und Pathophysiologie 529
– – antiinflammatorische Therapie 534
– – Antikoagulation 533
– – Aortenisthmusstenose 310
– – Azidose, respiratorische 1758
– – Bone Morphogenic Protein Receptor 2 (BMPR2) 530
– – Bosentan 534
– – Bronchitis, chronische 479–480

Hypertonie, pulmonale
– – chronische **528–535**
– – Computertomographie 531
– – Cor pulmonale 529
– – Differentialdiagnose 314
– – Digitalisierung 534
– – Diuretika 534
– – Druckkurve 534
– – Ductus arteriosus, persistierender 318–319
– – Echokardiographie 532
– – Eisenmenger-Reaktion 321
– – EKG 531–532
– – Endothelinantagonisten 534
– – Euler-Liljestrand-Mechanismus 529
– – Gasaustauschstörungen 519
– – Gaucher-Krankheit 1610
– – geriatrischer Patient 1843
– – Herztransplantation, Kontraindikationen 180
– – Hyperventilation 455
– – Hypoventilation, alveoläre 571
– – Hypoxie, alveoläre 452
– – Ilomedin® 534
– – inflammatorische Prozesse 518, 529
– – Kalziumantagonisten 534
– – Kavafilter 533
– – latente 519, 529
– – Lungenbiopsie, offene 533
– – Lungenembolie 520, 522
– – Lungenfunktion 531
– – Lungenparenchymerkrankungen 529
– – manifeste 519, 529
– – Mitralstenose 285–286
– – MRT 531
– – Mukoviszidose 484
– – Niemann-Pick-Krankheit 1610
– – NO-Inhalation 1831
– – passive 518–519
– – Perfusionsszintigraphie 531
– – Pink Puffer/Blue Bloater 479
– – Polyglobulie, sekundäre 534
– – PPH-1-Gen-Locus 530
– – primäre 530
– – Pulmonalarterienkatheter 1823
– – Pulmonalisangiographie 531
– – Rechtsherzhypertrophie 529
– – Rechtsherzkatheteruntersuchung 82, 463, 532
– – respiratorische Insuffizienz 1827
– – Röntgen-Thorax 531
– – Sauerstoff-Langzeittherapie 533
– – Schweregrade 529, 531
– – Sklerodermie 1084
– – Symptome 530
– – Synkopen 442, 1803
– – TGFβ-Rezeptor 530
– – Therapie 533–535
– – Thoraxdeformitäten 565

Sachverzeichnis

Hypertonie, pulmonale
– – Toxic-Oil-Syndrom 530
– – Transposition der großen Arterien 322
– – Trikuspidalinsuffizienz 305
– – Undine-Fluch-Syndrom 570
– – Vasodilatanzien 533
– – Ventilationsszintigraphie 531
– – Ventrikelseptumdefekt (VSD) 317
– – Verlauf und Prognose 534
– – Vorhofseptumdefekt (ASD) 315
– Purpura Schoenlein-Henoch 1668
– Pyelonephritis, chronische 1658–1659
– Refluxnephropathie 1663
– renoparenchymatöse 1489, **1693–1695**
– – ACE-Hemmer 1694–1695
– – Angiotensin-II-Rezeptor-Antagonisten 1694–1695
– – antihypertensive Therapie 1694–1695
– – Differentialdiagnose 1699
– – Erythrozyturie 1694
– – Flüssigkeitsretention 1694
– – Hypertonie 1694
– – Kalziumantagonisten 1695
– – Kochsalzkonsum 1695
– – Leukozyturie 1694
– – Natriumretention 1694
– – Nierenbiopsie 1694
– – Niereninsuffizienz, chronische 1686
– – Pathogenese 1694
– – Proteinurie 1694
– – β-Rezeptoren-Blocker 1695
– – Saluretika 1695
– – Schleifendiuretika 1695
– – Symptome 1694
– – Thiaziddiuretika 1695
– – Zylindrurie 1694
– renovaskuläre 437, **1696–1700**
– – ACE-Hemmer 1699
– – Angiographie 1697
– – Angiotensin II 1697
– – Aortenaneurysma 1696
– – Arteriographie, intraarterielle, renale 1697
– – arteriosklerotische Plaquebildung 1696
– – Captopril-Test 437, 1698
– – Definition 1696
– – Doppler-Sonographie, farbkodierte 1698
– – Farb-Doppler-Ultraschall 437
– – fibromuskuläre Dysplasie 1696
– – Funktionsdiagnostik 1698
– – kardiovaskulärer Risikofaktor 1694
– – Kernspinangiographie 437
– – Magnetresonanz-Angiographie 1697
– – Nierenarterienstenose 1696, 1699

Hypertonie, renovaskuläre
– – Perfusionsszintigraphie, seitengetrennte 437
– – Plasma-Renin-Aktivität 1698
– – PTA 1699
– – Pyelogramm, intravenöses 1697
– – Renin-Angiotensin-Aldosteron-System 1697
– – Sonographie 1698
– – Spiral-Computertomographie-Angiographie 1697
– – Spiral-CT 437
– – Szintigraphie 1698
– – Vaskulitis 1696
– Schlafapnoe, obstruktive 434, 567–568
– Schwangerschaft 366–369
– schwangerschaftsinduzierte 367–368, 439, 1704–1708
– – Doppler-Sonographie 367
– – Leberbeteiligung 1330
– – schwangerschaftsunabhängige 367
– Schwindel 1853
– sekundäre **435–436**, 439
– Sklerodermie 1083
– Subtraktionsangiographie, digitale 437
– Tacrolimus 192
– Therapie, medikamentöse 437–440
– therapieresistente 439
– Typ-2-Diabetes 1534, 1536
– Vasodilatatoren 439
– venöse, CVI 424
– Vorhofflimmern 270
– weiterführende Diagnostik 436
– WHO-Definition 433
– zerebrovaskuläre Insuffizienz 439
Hypertrichose/-trichosis
– lanuginosa et terminalis acquisita, tumorassoziierte 595
– Porphyria cutanea tarda 1588
Hypertriglyzeridämie 1569
– Arterioskleroserisiko 1565
– Diabetes mellitus 1573, 1575
– familiäre 1563, **1572–1574**
– – Ätiologie und Pathogenese 1573
– – Alkohol 1573
– – Definition 1573
– – Diabetes mellitus 1573
– – Differentialdiagnose 1570
– – Lipoproteinfaktoren 1565
– – Serumlipide 1565
– – HDL, niedriges 1573
– – Hypertonie 1573
– – Hypoalphalipoproteinämie, primäre 1571
– metabolisches Syndrom 1536, 1573
– Nephropathie, diabetische 1678, 1680
– Pankreatitis 1562
– primäre **1572–1574**

Hypertriglyzeridämie
– sporadische **1572–1574**
– – Arterioskleroserisiko 1565
– – Lipoproteinfaktoren 1565
– – Serumlipide 1565
– Typ V 1573
– – Xanthome, eruptive 1566
Hyperurikämie **1576–1579**
– Alkoholkrankheit 1866
– Allopurinol 1579
– asymptomatische, Langzeitbehandlung 1578
– Benzbromaron 1579
– Diabetes mellitus 1536
– Eisenmenger-Reaktion 321
– Fruktoseintoleranz 1604
– Gicht, sekundäre 1578
– Glykogenose Typ I 1605
– Harnsäurekristalle 1576
– Harnsäurenephropathie 1676
– Harnsäureproduktion, vermehrte 1576
– Harnsäuresteine 1712
– Hyperkalzämie 1745
– Hypoxanthin-Guanin-Phosphoribosyltransferase (HGPRT), Mangel 1576
– Kelley-Seegmiller-Syndrom 1576
– Lesch-Nyhan-Syndrom 1576
– Molybdänüberdosierung 1425
– Nephritis, tubulointerstitielle 1652
– Nephropathie, hypertensive 1704
– Osteomyelofibrose 678
– Pathogenese 1576–1577
– primäre, Ursachen 1576
– Probenecid 1579
– Schwangerschaft 1704
– Therapie 1578
– Tumorlysesyndrom 605
– Typ-2-Diabetes 1536
– Urikostatika 1579
– Urikosurika 1579
Hyperurikosurie
– Harnsäuresteine 1712
– Nephrolithiasis 1710
– Therapie 1578
Hyperventilation 454–455, **571**
– alveoläre 571
– Dyspnoe 454
– Hypokalzämie 1742
– kompensatorische, respiratorische Insuffizienz, chronische 540
– – Verteilungsstörungen 453
– Leberversagen, akutes 1295
– Lungenembolie 520
– Lungenerkrankungen, interstitielle 506
– respiratorische Insuffizienz 536
– Sepsis 825
– Ursachen 455
Hyperventilationstetanie 571
– Dyspnoe 454
Hyperviskositätssyndrom
– Eisenmenger-Reaktion 321
– Myelomniere 1676
– Plasmozytom 775, 779

Hyperviskositätssyndrom
– Schwindel 1853
Hypervitaminosen 1422–1424
Hypervolämie
– CVI 424
– Hypertonie, maligne 1703
– Polycythaemia vera 681
Hyperzystinurie 1720
Hypnose, Nikotinabhängigkeit 1875
Hypnotika, Intensivmedizin 1827
Hypnozoiten, Malaria 930
Hypoalbuminämie
– Aszites 1268
– Crohn-Krankheit 1223
– Hypokalzämie 1741
Hypoaldosteronismus 1489
– Aldosteronmangel 1489
– hyporeninämischer, Aldosteronmangel 1489
– – Harnwegsobstruktion 1662
– – Hyperkaliämie 1737–1738
– – Niereninsuffizienz, chronische 1687
– – Schleifendiuretika 1739
– idiopathischer, Hyperkaliämie 1738
Hypoalphalipoproteinämie 1562, **1571–1572**
– Apolipoprotein-Mangel 1572
– Arteriosklerose 1565, 1572
– familiäre 1565
– – Differentialdiagnose 1572
– Fischaugen-Krankheit 1572
– Hypertriglyzeridämie-induzierte, Differentialdiagnose 1572
– koronare Herzkrankheit 1572
– Lecithin-Cholesterin-Acyltransferase-(LCAT-)Mangel 1572
– primäre 1571
– Schlaganfall 1572
– sekundäre, Differentialdiagnose 1572
Hypochlorhydrie, VIPom 1395
Hypocholesterinämie
– Abetalipoproteinämie 1187
– HDL 1575
– Hyperthyreose 1575
– LDL-Rezeptoren 1575
Hypodermitis, CVI 424–425
Hypodipsie-Hypernatriämie-Syndrom 1733
Hypofibrinogenämie **793**
– Gerinnungsfaktorenmangel 792
– Phlebothrombose 420
Hypogammaglobulinämie **1030, 1196**
– CLL 1038
– Diarrhö 1188
– DiGeorge-Syndrom 1036
– Graft-versus-Host-Krankheit 177
– Hodgkin-Lymphom 1038
– Kurzdarmsyndrom 1253
– Leukämie, chronisch-lymphatische 771
– Proteindiagnostik 1029
– transitorische 1039

2034

Hypogammaglobulinämie
– variable **1035–1036**
Hypoglycemia Unawareness 1553
– Neuropathie, diabetische 1557
Hypoglykämie
– adrenerge Symptome 1551
– Azidose, metabolische 1760
– Bewusstlosigkeit, kurze 1802
– Diabetes mellitus 1551–1552, 1553
– – geriatrischer Patient 1845
– Differentialdiagnose 1799
– Fettleber, alkoholische 1317
– Fruktoseintoleranz 1603–1604
– Insulinom 1392
– Insulintherapie 1543, **1551–1553**
– körperliche Aktivität 1544
– Koma, hypothyreotes 1463
– Leberversagen, akutes 1294–1295
– Malaria 932
– – tropica 933
– nächtliche, Diabetes mellitus 1553
– Neuroglukopenie 1551
– paraneoplastisch induzierte 593
– parasympathikotone Reaktionen 1551
– pluriglanduläre Insuffizienz 1523
– Reye-Syndrom 1315
– rezidivierende, Differentialdiagnose 1787
– Schlaganfall 1800
– Schweregrade 1552
– Schwindel 1853
– sulfonylharnstoffinduzierte 1552–1553
– Symptomatologie 1551
– Tumorerkrankungen 604
– Tumorlysesyndrom 605
– Vermeidung und Behandlung, Empfehlungen 1552
– Werner-Syndrom 1397
Hypogonadismus 1507
– Akromegalie 1438
– Alkoholkrankheit 1866
– Cushing-Syndrom 1491
– GH-Rezeptor-Blocker 1514
– GnRH-Test 1506
– Hämochromatose 1514, 1595
– hCG-Test 1506
– Hormontests 1505–1506
– hypergonadotroper 1433, 1503
– Hyperphosphatämie 1750–1751
– hypogonadotroper 1433, 1503, **1513–1514**
– – Gynäkomastie 1509
– – HVL-Insuffizienz 1447
– – idiopathischer 1511
– – Kleinhirnataxie, hereditäre 1513
– – Prolaktinom 1439
– – Hypophyseninsuffizienz **1513–1514**

Hypogonadismus
– Klinefelter-Syndrom 1518
– Octreotid 1514
– Osteoporose 1767–1768
– Pevisomant 1514
– pluri-/polyglanduläre Insuffizienz 1522–1523
– primärer 1522
– – Androgenmangel 1516
– – Infertilität 1516
– sekundärer, Eisenüberladung 728
– – Prolaktinom 1439
– Testosteronmangel 1514
– Therapie 1514
– Vasopressin 1514
– Zinkmangel 1425
Hypokaliämie 1735
– Alkalose, metabolische 1761
– Antihistaminikavergiftung 1880
– Arrhythmien 1736
– Bartter-Syndrom 1720, 1735
– Bulimia nervosa 1422
– Differentialdiagnose 1446, 1736
– Digitalisglykoside, Kontraindikationen 219
– Diuretikaabusus 219, 1736
– EKG 80, 1736
– Fruktoseintoleranz 1604
– Herzrhythmusstörungen 261
– – ventrikuläre 258
– Hyperaldosteronismus, primärer 1488–1489
– Hyperparathyreoidismus, primärer 1478
– Hyperpolarisation 1735
– Hypomagnesiämie 1753
– Insulinzufuhr, massive 1550
– Kaliumchlorid 1736
– Kammerflimmern 277
– Koma, diabetisches 1550
– Myokardinfarkt 1736
– Myokardischämie 1736
– Natriumrestriktion 1736
– Nephrokalzinose 1714
– QT-Syndrom 276
– Serumkalium 1735
– VIPom 1395
Hypokalzämie **1741–1743**
– akute transiente 1741
– Alkalose, metabolische 1761
– chronische 1741, 1743
– Diagnostik 1742
– Differentialdiagnose 1742
– DiGeorge-Syndrom 1741
– Eiweißverlust, intestinaler 1196
– EKG 81, 1742
– Herzinsuffizienz 1742
– Hyperventilation 1742
– Hypomagnesiämie 1753–1754
– Hypoparathyreoidismus 1741, 1743
– Kalziumglukonatlösung 1743
– kardiovaskuläre Symptome 1742
– Kurzdarmsyndrom 1252–1253

Hypokalzämie
– Niereninsuffizienz, chronische 1741
– Nierenversagen, akutes 1638
– Obstipation 1180
– Osteomalazie 1778–1780
– Osteoporose 1767
– paraneoplastische Sekretion 593
– Phosphatase, alkalische 1742
– Pseudohypoparathyroidismus 1741
– Q-T-Intervall 1742
– Röntgenaufnahmen 1742
– Serumkalzium 1741
– Tetanie 1742
– Therapie 1742–1743
– Tumorlysesyndrom 605
– Ursachen 1741–1742
– Vitamin-D-Mangel 1741
Hypokapnie
– ARDS 537
– Bewusstlosigkeit, kurze 1802
– Hyperventilation 571
– Lungenerkrankungen, interstitielle 506
Hypokinesie
– Linksherzkatheteruntersuchung 83
– Myokardinfarkt, transmuraler 251
Hypokomplementämie, Kurzdarmsyndrom 1253
Hypolipidämie, sekundäre 1562, **1574–1575**
Hypolipoproteinämie
– primäre 1565
– sekundäre 1567
Hypomagnesiämie **1752–1753**, 1753, **1754**
– Alkalose, metabolische 1761
– Alkoholkonsum 1753
– Chvostek-Zeichen 1753
– EKG 1753
– Herzfunktion 1753
– Herzrhythmusstörungen 261
– – ventrikuläre 258
– Hypokaliämie 1753
– Hypokalzämie 1742, 1753
– Kammerflimmern 277
– Komplikationen 1754
– Kurzdarmsyndrom 1253
– Magnesiumsulfat 1753
– Nephrolithiasis 1711
– paraneoplastische Sekretion 593
– QT-Syndrom 276
– Schleifendiuretika 1753
– Serummagnesium 1752
– Shift, intrazellulärer 1753
– Trousseau-Zeichen 1753
Hyponatriämie **1731–1733**
– ADH-Sekretion 1731
– Behandlung 1732
– Differentialdiagnose 603, 1689, 1732
– Diuretika 219
– Herzinsuffizienz 214, 1733
– HVL-Insuffizienz 1448
– Hypothyreose 1846
– Koma, hypothyreotes 1463
– Kurzdarmsyndrom 1252

Hyponatriämie
– Leberzirrhose 1730
– Myelinolyse, pontine 1732
– Niereninsuffizienz, chronische 1691
– Nierenversagen 1731
– – akutes 1638
– Ödeme 1732
– Osmolalität 1731
– Serumnatrium 1731
– Wasserrestriktion 1732
– Wasserüberschuss 1731
Hypoosmolalität 1731
Hypoparathyroidismus **1484–1486**
– Diarrhö 1188
– Differentialdiagnose 1742
– Hyperphosphatämie 1751
– Hypokalzämie 1741, 1743
– polyglanduläre Insuffizienz Typ 1 1522
– – Typ 1 1522
– primärer 1197
– Pubertas tarda 1510
– Schilddrüsenkarzinom 1475
– Vitamin-D-Analoga 161
Hypoperfusion, renale 1634
Hypopharynxdivertikel **1124–1127**
– Differentialdiagnose 1126
– Entwicklungsstadien 1125
– Myotomie 1126
– Videoendoskopie, Ösophaguslumen 1126
Hypopharynxkarzinom **651–654**
– Chemotherapie 653–654
– Radiochemotherapie 653
– UICC-/WHO-Klassifikation 654
Hypophosphatämie **1748–1750**
– Ätiologie und Pathogenese 1748
– Alkalose, metabolische 1761
– Antihistaminikavergiftung 1880
– Ausscheidung, renale 1748
– Fruktoseintoleranz 1604
– gastrointestinale Absorption 1748
– gemischte 1749
– Hungry-Bone-Syndrom 1748
– Insulinzufuhr, massive 1550
– Knochen, Remineralisierung 1748
– Nephrokalzinose 1714
– Nierentransplantation 1748
– Nierenversagen, akutes 1748
– paraneoplastische Sekretion 593
– Phosphatausscheidung 1749
– Serumphosphat 1748
– TIO-Syndrom 1748
– Tumorerkrankungen 1748
– Verteilungsstörung 1748
hypophysäres Koma, HVL-Insuffizienz 1450
Hypophyse, bildgebende Verfahren 71–72
Hypophysenadenom **1435–1444**
– ACTH-produzierendes, Cushing-Syndrom 1490

Hypophysenadenom
– hormoninaktives, MEN 1526
– HVL-Insuffizienz 1447
– MEN-1 1524
– MRT 65
– PET 57
– transsphenoidale Resektion, Akromegalie 1438
– – Cushing-Syndrom 1444
– Wermer-Syndrom 1744
Hypophyseneinblutungen, Hantavirusinfektion 1660
Hypophysenerkrankungen **1435–1450**, 1513–1516
Hypophysenfunktionen, Ausfall, Hyperprolaktinämie 1515
Hypophysenfunktionstest, Hypophyseninsuffizienz 1513
Hypophysenhinterlappenüberfunktion, ADH-Sekretion 1731
Hypophyseninsuffizienz s. HVL-Insuffizienz
Hypophysenmetastasen
– Diabetes insipidus 1445
– HVL-Insuffizienz 1447
Hypophysennekrose, postpartale, Epidemiologie 1446
Hypophysenoperationen, HVL-Insuffizienz 1447
Hypophysentumoren 579, **1435–1444**, 1513
– Differentialdiagnose 1514–1515
– Gynäkomastie 1509
Hypophysenvorderlappeninsuffizienz s. HVL-Insuffizienz
Hypophysitis, lymphozytäre 1447
Hypopituitarismus **1446–1450**, 1513–1514
– Wermer-Syndrom 1397
Hypoplasminogenämie, thrombembolische Komplikationen 809
Hypopnoe, obstruktive, Atemfluss 569
hypoproliferatives Syndrom, EBV-Infektion 869
Hypoproteinämie
– Aszites 1268
– Differentialdiagnose 599
– Eiweißverlust, intestinaler 1196
– Fruktoseintoleranz 1604
– Glomerulonephritis, akute 1641
– nephrotisches Syndrom 1639
– Pleuraerguss 555
Hypoprothrombinämie, Malabsorption 1184
Hypopyon-Iritis, Behçet-Syndrom 1104
Hyporeflexie
– Enzephalopathie, hepatische 1301
– Guillain-Barré-Syndrom 1794
– Koma, hypothyreotes 1463
Hyporeninämie, Hypotonie, orthostatische 443

Hyposensibilisierung
– allergische Erkrankungen 1046
– Asthma bronchiale, exogenes 474
Hyposmie, Kallmann-Syndrom 1511
Hyposomnien **1803–1804**
Hypospadie, Hermaphroditismus verus 1521
Hyposplenismus, Stammzellentransplantation 585
Hyposthenurie, Hyperaldosteronismus, primärer 1488
Hypotension s. Hypotonie
Hypothalamus
– Funktionsstörungen **1511–1512**, 1513
– Osmorezeptoren 1729
Hypothermie
– HVL-Insuffizienz 1448
– Hypokaliämie 1735
– Hypophosphatämie 1749
– Koma, hypothyreotes 1463
– Pneumonie 1847
Hypothese der Dosisintensität nach Hryniuk, Chemotherapie 136
Hypothyreose 1452, **1459–1463**
– Adipositas 1419
– Akromegalie 1438
– Alter 1461
– Autoimmunhepatitis 1290
– Blutbild 1461
– Bradykardie 279
– Diabetes mellitus 1536
– Diarrhö 1188
– Differentialdiagnose 603, 713, 715, 1166, 1226, 1440, 1462
– fT_4 1461
– geriatrischer Patient 1846
– Herzinsuffizienz 212, 217
– Herzvergrößerung 1452
– Hodgkin-Lymphom 761
– Hormonresistenz 1460
– Hyper-/Hypolipoproteinämie 1567
– Hypercholesterinämie 1462
– Hyperlipidämie 1575
– Hypermagnesiämie 1754
– hypothalamisch-hypophysäre 1460–1461
– Immunthyreoiditis, chronische 1460
– Jodmangel 1425
– Kardiomyopathie 340, 348
– Komplikationen 1462
– LDL-Rezeptoren 1575
– Levothyroxin 161, 1462
– Myxödem 1461–1462
– Neugeborene 1460
– Obstipation 1180, **1197**
– polyglanduläre Insuffizienz Typ 1 1522
– postnatal erworbene 1460
– primäre 1460
– QT-Syndrom 276
– Radiojodbehandlung 1460
– Schilddrüsenautoantikörper 1461
– Schilddrüsenhormonresistenz 1460

Hypothyreose
– Schilddrüsenkarzinom 657
– Schilddrüsenoperation 1460
– Schilddrüsensonographie/-szintigraphie 1461–1462
– Schlafapnoe, obstruktive 567
– Schwindel 1853
– sekundäre 1460
– testikuläre Störungen 1520
– Thyroxin 1461
– TSH-Werte 1452, 1459, 1461
– unkomplizierte 1462
hypothyreotes Koma 1462
Hypotonie **443–445**, 446
– s.a. Blutdruckabfall
– Addison-Krise 1497
– Anorexia nervosa 1421
– Antihistaminikavergiftung 1880
– Betablocker, Kontraindikationen 238
– Bewusstlosigkeit, kurze 1802
– Cholangitis 1360
– Differentialdiagnose 1656
– Guillain-Barré-Syndrom 1795
– Herzinsuffizienz 213, 220
– – terminale 219
– Karzinoidsyndrom 545
– Ketoazidose, diabetische 1549
– Koma, hypothyreotes 1463
– Kurzdarmsyndrom 1252
– Leberversagen, akutes 1295
– Leptospirose, ikterische 986
– Malabsorptionssyndrom 1186
– Myopathien 1805
– Nitrate, Kontraindikationen 237
– orthostatische **443–445**, 446
– – Amyloidose 1674
– – asympathikotone 443, **444**
– – – Cold-Pressure-/Handgrip-Test 444
– – – Mental-Arithmetic-Test 444
– – – Valsalva-Manöver 444
– – Dihydroergotamin 445
– – Etilefrin 445
– – Fludrocortison 445
– – Flüssigkeitszufuhr 444
– – Gefäßregulation 444
– – idiopathische **444**
– – medikamentös induzierte 444
– – Noradrenalin-Transporter-Gen 443
– – Oberkörperlage 444
– – Reflexsynkopen 1803
– – Schellong-Test 444
– – Stützstrumpfhosen 444
– – sympathikotone 443, 445
– – Sympathomimetika 445
– – Synkope 440
– Pneumonie 1847
– polyglanduläre Insuffizienz Typ 1 1522
– postprandiale 444
– – Prostaglandinsynthesehemmer 445
– – Somatostatinanaloga 445

Hypotonie
– Prader-Labhart-Willi-Syndrom 1512
– Reflexsynkopen 1803
– Schwindel 1853
– sympathikotone, konstitutionelle **443**
– Tachykardie, ventrikuläre 275
– TSS 949
Hypotriglyzeridämie, Abetalipoproteinämie 1187
Hypoventilation 455, **570–571**
– Alkalose, metabolische 1761
– alveoläre **570–571**
– – Azidose, respiratorische 1758
– – Hypoxie 453
– – primäre 567, **570**
– – respiratorische Insuffizienz, chronische 540
– – Zyanose 456
– globale 451
– Koma, hypothyreotes 1463
Hypoventilationsatelektasen 486
Hypovitaminosen **1422**
– Cheilitis 1113
Hypovolämie
– Differentialdiagnose 1689
– Hypertonie, maligne 1703
– Kurzdarmsyndrom 1252
– Nierenversagen, akutes 1634
Hypoxämie **456**
– ARDS 537
– arterielle, Lungenembolie 520
– – Pneumothorax 553
– – respiratorische Insuffizienz, chronische 540
– Azidose, respiratorische 1758
– Bronchitis, chronische 480
– nach Bronchoskopie 464
– Differentialdiagnose 236
– hyperkapnische 535
– Lungenerkrankungen, interstitielle 506
– normokapnische 535
– Zwerchfellhernien 563
– Zwerchfellparese 564
Hypoxanthin-Guanin-Phosphoribosyltransferase (HGPRT), Mangel, Hyperurikämie 1576
Hypoxie **456**
– Alkalose, metabolische 1761
– – respiratorische 1759
– alveoläre, Hypertonie, pulmonale 452, 529
– – Vasokonstriktion 452
– arterielle 488
– – Atelektasen 486
– – Blue Bloater 478
– – Bronchitis, chronische 478
– – Lungenemphysem 482
– – Pink Puffer 478
– Azidose, metabolische 1760
– – respiratorische 1758
– Bewusstlosigkeit, kurze 1802
– chronische, Thalassämie 716
– geriatrischer Patient 1840
– Herzrhythmusstörungen, ventrikuläre 258
– Hypoventilation, alveoläre 453

Sachverzeichnis

I

Hypoxie
- lokale, CVI 424
- Schock, kardiogener 257
- Sinustachykardie 268

Hypozitraturie, Nephrolithiasis 1710

Hysterektomie, Endometriumkarzinom 634

Hysteroskopie, Endometriumkarzinom 634

HZT (hämatopoetische Zelltransplantation) 172

IβkB-Kinase 1/2 1009

IAP (Integrin-Associated Protein), Granulozyten 742

Ibandronat
- Hyperkalzämie, tumorassoziierte 601
- Schmerzen, chronische 151

Iberogast®, Dyspepsie, funktionelle 1166

Ibuprofen
- Gicht 1578
- Knochenschmerzen 145
- Leberschädigung 1322
- Migräne 1787
- Schmerzen, Kindesalter 145
- Weichteilschmerzen 145

ICAM, koronare Herzkrankheit 233

ICD-10 91

ICD-Therapie
- Antiarrhythmika 266
- Herzrhythmusstörungen 267
- Indikation 267
- Kardiomyopathie, dilatative 341–342
- Kontraindikation 267
- Tachykardie 267
- – ventrikuläre 275

iCJD (iatrogen übertragene Creutzfeldt-Jakob-Krankheit) 911–912

Icterus
- s.a. Ikterus
- juvenilis intermittens, Differentialdiagnose 719

Idarubicin
- Leukämie, akute, myeloische 738
- myelodysplastische Syndrome 694
- Tumortherapie 135

IDDM (insulinabhängiger Diabetes mellitus) 1041, 1532
- Herztransplantation, Kontraindikationen 180
- Mukoviszidose 485

Identifizierungen, Psychotherapie, stationäre 197

Idiographik 10

idiopathische CD4-Lymphopenie 1031

IDL 1312

Idoxuridin (IDU) 126–127
- HSV-Infektion 126
- Strukturformel 128
- Varicella-Zoster-Virus 126

IDSA (Infectious Diseases Society of America) 584

IF (Impact Factor), evidenzbasierte Medizin 96

IFG (Impaired Fasting Glucose), Diabetes mellitus 1532

IFN s. Interferone

Ifosfamid
- Tumortherapie 135
- Zystitis, hämorrhagische 140

Ig... s.a. Immunglobuline

IgA1/2 1012

IgA(-Antikörper) 1013
- Arthritis, reaktive 1067
- Candidiasis 918
- Helicobacter-pylori-Infektion 1144
- Konzentrationen 1029
- Purpura Schoenlein-Henoch 804, 1668
- Pyelonephritis 1631
- Spondylitis, ankylosierende 1062

IgA-Dermatose, Autoimmunerkrankungen 1040

IgA-Dimer 1012

IgA-Immunkomplexe
- Differentialdiagnose 1668
- Glomerulonephritis, mesangioproliferative 1650

IgA-Mangel 1196
- Bronchitis, chronische 478
- HLA-Typisierung 1041
- selektiver 1035

IgA-Nephropathie 1649–1650
- Differentialdiagnose 1644, 1668
- Immunstatus 1630
- Proteinurie 1626

IgA-Plasmozytom 775

IgD 1012–1013
- Konzentrationen 1029

IgD-Plasmozytom 775

IgE(-Antikörper) 1013
- Asthma bronchiale 465
- – allergisches 472
- Konzentrationen 1029
- Lungenerkrankungen, allergische 465
- Mastozytose 753
- Rezeptoren 1044
- Rhinitis 465
- Vaskulitis, allergieassoziierte 1091

IGF-1
- Akromegalie 1437
- diabetische Komplikationen 1554
- Hypertonie, essentielle 434
- Hypophyseninsuffizienz 1513
- Kurzdarmsyndrom 1252
- Leberfibrose 1264

IGF-BP-3, Hypophyseninsuffizienz 1513

IgG(-Antikörper) 1012–1013
- Alveolitis, exogen allergische 465
- Candidiasis 918
- CMV-Infektion 872
- Eiweißverlustsyndrom 1038
- Fc-Teil, Lymphknoten 1010

IgG(-Antikörper)
- Helicobacter-pylori-Infektion 1144
- humanes, Immunsuppression 194
- Infektionen, bakterielle 43
- Konzentrationen 1029
- nephrotisches Syndrom 1626
- Pilzinfektionen 43
- Proteinurie 1626
- Subklassen-Defekte, selektive **1035**
- Toxoplasmose 929

IgG-Mangel 1038

IgG-Plasmozytom 775

IgM(-Antikörper) 1012–1013
- Candidiasis 918
- Hantavirusinfektion 1660
- HSV-Infektion 864
- Immunhämolyse 722
- Infektionen, bakterielle 43
- Konzentrationen 1029
- Leberzirrhose, primär-biliäre 1304
- Lyme-Borreliose 985
- Pilzinfektionen 43
- Ringelröteln 894
- rötelnspezifische 892
- Syphilis 983
- Toxoplasmose 929

IgM-anti-HAV-Antikörper, Hepatitis A 1277

IgM-anti-HBc 1279, 1281

IGT (Impaired Glucose Tolerance), Diabetes mellitus 1532

IKK1/IKK2 1009

Ikterus 1269–1272
- s.a. Icterus
- s.a. Subikterus
- s.a. Verschlussikterus
- Amöbenabszess 1338
- Caroli-Syndrom 1367
- Chediak-Higashi-Syndrom 747
- Cholangitis 1360
- – primär-sklerosierende 1307
- Choledocholithiasis 1354
- Cholezystitis, akute 1359
- CMV-Infektion 872
- Definition 1269
- Differentialdiagnose 1270
- Echinokokkose 1334
- Fettleber, alkoholische 1317
- Gallenblasenkarzinom 1364
- Gastritis, akute 1146
- Gastrointestinalblutungen 1400
- Hepatitis 1260
- Herzinsuffizienz 214
- infektiöser 1274–1277
- intrahepatischer 1270
- körperliche Untersuchung 5
- Lebererkrankungen/-schädigung, Differentialdiagnose 719
- – fremdstoffinduzierte 1325
- Leberzirrhose 1297–1299
- – alkoholische 1320
- – primär-biliäre 1304, 1306
- Leptospirose, ikterische 986
- Malaria tropica 933

Ikterus
- Mirizzi-Syndrom 1362
- obstruktiver, Differentialdiagnose 1356
- post-/prähepatischer 1270
- Sarkoidose 514
- schmerzloser, cholangiozelluläres Karzinom 1349
- – Gallengangskarzinom 1366
- – Pankreasadenokarzinom 1386

ILD (interstitielle Lungenerkrankungen) **504–518**

Ileitis
- regionalis, Diarrhö 1188
- terminalis, Differentialdiagnose 1225
- – Yersiniose 969

ileoanale Pouchanlage, Colitis ulcerosa 1217

Ileozäkalklappe, Kurzdarmsyndrom 1251

Ileozäkaltumoren, Differentialdiagnose 630

Ileum, Gallensäurenrückresorption 1251

Ileumresektion
- Diarrhö 1188
- Folgen 1176
- Oxalatsteine 1711

Ileus
- adynamischer, Sklerodermie 1084
- Askariasis 942
- Differentialdiagnose 1585
- Divertikulose 1233
- Endometriumkarzinom 635
- Magen-Darm-Passage (MDP), Kontraindikationen 49
- Ovarialkarzinom 632
- paralytischer, Cholangitis 1361
- – Mesenterialarterienverschluss, akuter 409
- – Pankreatitis, akute 1372
- – Totenstille 1406
- Phäochromozytom 1503
- Porphyrie, akute, hepatische 1584
- Zervixkarzinom 638

Iliosakralarthritis, Reiter-Syndrom 1070

Ilomedin®, Hypertonie, pulmonale 534

Iloprost, Raynaud-Syndrom 404

ILO-Schema, Silikose 509

Imatinib (STI571)
- GIST-Tumoren 1172
- Leukämie, akute, lymphatische 783
- – chronisch-myeloische 675

Imidazole, Pilzinfektionen 915

Imiglucerase, Gaucher-Krankheit 1611

Imipenem **120**

Imipramin
- Neuropathie, diabetische 1557
- Tumortherapie 140

Imiquimod, Basalzellkarzinom 618

Sachverzeichnis

Immobilisation
- Hyperkalzämie 1743–1744
- Osteoporose 1767–1768
- Phlebothrombose 420
- Thrombophlebitis 422

Immobilisationstest, Cholera 972

Immunadsorptionspherese, Hämophilie 791

Immunantwort
- Diversifizierung 1019–1020
- Gene 1019
- Hepatitis C 1284
- humorale 994
- immunkompetente Zellen 1010
- Lymphozytenmigration 1022–1024
- zellvermittelte 994

immunchemische Nachweistechniken, Antigen-Antikörper-Reaktion 27–28

Immundefekte 821–822, 929, 1032
- AIDS 1033
- angeborene 1032, **1033–1038**
- – Differentialdiagnose 840
- anhaltende, Stammzellentransplantation 585
- B-Zellen 1033–1034
- Diagnostik 1032–1033
- EBV-Infektion 869
- erworbene 836–851, 1032, **1038–1039**
- Familienanamnese 1032
- Granulomatose, chronische 1032
- Granulozyten 1033
- HLA-Typisierung 1041
- humorale 1032
- – mit Hyper-IgM **1035–1036**
- – Tumorerkrankungen 584
- Immunsuppression 1039
- kombinierte 822, 1032, **1036–1037**
- Komplement 1033
- Leukämie 1032
- Lymphom, malignes 1032
- Lymphoproliferation 1037
- Nephritis, tubulointerstitielle 1652
- Nierenerkrankungen, tubulointerstitielle 1657
- sekundäre, Differentialdiagnose 840
- Steroidtherapie 1039
- T-Lymphozyten-Reifung 1034
- T-Zellen 1033
- Untersuchung, klinische 1032
- Verdacht, diagnostisches Vorgehen 1033
- zelluläre 1032, 1036
- – Tumorerkrankungen 584

Immundefektsyndrom, variables **1035–1036**

Immundefizienzviren, humane s. HIV-Infektion

Immundiffusion 28

immune surveillance, Tumoren 580

Immunelektrophorese 28

Immunescape-Mechanismen, Hepatitis C 1284

Immunevasion, Bakterien 822–823

Immunfixations-Elektrophorese, Antigen-Antikörper-Reaktion 28

Immunfluoreszenz(test)
- Arthritis, reaktive 1068
- direkte (DIFT) 30
- HIV-Infektion 840
- indirekte (IIFT) 30
- – Bakterienagglutination 43
- – Virusantigene, Nachweis 45
- – Virusantikörper, Nachweis 45

Immungenetik **1018–1020**

Immunglobuline **1012–1013**
- s.a. Ig...
- Aufbau 1012
- B-Lymphozyten 1012
- Diversity Segment 1020
- Glomerulonephritis, postinfektiöse (endokapilläre) 1643
- Guillain-Barré-Syndrom 1794
- Hepatitis, chronische 1275
- heterologe 994–995
- – Botulismus 997
- – Diphtherie 997
- HIV-Infektion 839
- homologe 994–995
- Inaktivierungsschritte 994
- J_κ-Segmente 1020
- J_H-Segmente 1020
- Joining Segment 1020
- Kappa(κ)-Leichtkette 1020
- Keimbahngene 1019–1020
- Ketten, leichte/schwere 1013
- Klassen 1013
- Klonalitätsanalyse 1019
- Konzentrationen 1029
- Mangel 822
- – passagerer, Säuglinge 1039
- markierte 56
- monoklonale 1029
- Myokarditis, autoreaktive 347
- nephrotisches Syndrom 1640
- Plasmazellen 1012
- polyklonale, Reduktion 1038
- Polyradikuloneuritis 1794
- Post-Transfusions-Purpura (PTP) 802
- Purpura, idiopathische thrombozytopenische 800
- Schock, septischer 1834
- Schwerkette 1020
- Sepsis 1834
- somatische Rekombination 1019
- Struktur und Aktivität 1013
- Variabilität 1019
- V_HD-Segment 1020

Immunglobulingen-Superfamilie 1018

Immunglobulingen-Umlagerung 1019–1020

Immunglobulin-Leichtketten-Präzipitation, Myelom, multiples 1675

Immunglobulinrezeptoren, Granulozyten 742

Immunhämolyse **722**
- Chinidin-, Methyldopa- bzw. Penicillin-Typ 722
- IgM-Antikörper 722

Immunhyperthyreose
- s.a. Hyperthyreose
- Differentialdiagnose 1467
- Thyreostatika 1467
- Verlauf und Prognose 1468–1469

imuninkompetente Patienten 413

Immunisierung s. Impfungen/Immunisierung

Immunität 978
- Epithelbarrieren 820
- Epithelläsionen 820
- erworbene 821
- geriatrischer Patient 1840
- relative, Tuberkulose 496
- Rötelnvirus 892
- spezifische, humorale/zelluläre 821
- unspezifische 820–821
- – humorale 820–821
- – zelluläre 820
- zelluläre, Masern 887

Immunkoagulopathien **796–798**
- Faktor-VIII-Inhibitoren 797
- Hämophilie, erworbene 797
- Hemmkörper-Hämophilie, spontane 797
- IgG-Antikörper, polyklonale 797

Immunkompetente, Toxoplasmose 928

immunkompetente Zellen **1009–1016**
- Aktivierung/Deaktivierung 1025–1026
- Immunantwort 1010
- Interaktionen 1021

Immunkomplexe
- Arzneimittelreaktion, allergische 108
- Erkrankungen 1042
- Glomerulonephritis, Leberzirrhose, primär-biliäre 1304
- – postinfektiöse (endokapilläre) 1642
- – rasch progressive 1645
- Hepatitis, chronische 1275
- Hypersensitivitätsvaskulitis 1042
- Lupus erythematodes, systemischer 1075
- nephrotisches Syndrom 1639
- Polyarteriitis nodosa 1096
- Purpura, thrombozytopenische, arzneimittelbedingte 800
- Thrombozytopenie 798
- zirkulierende, Nachweis **1030–1031**, 1042
- – Nierenerkrankungen 1630

Immunkomplexnephritis
- Endokarditis, infektiöse 333
- Leishmaniose, viszerale 925
- sekundäre 1630

Immunkomplexuveitis, Leishmaniose, viszerale 925

Immunkomplexvaskulitis 1042, 1090–1091, 1101
- Angiitis, kutane 1102
- essentielle, kryoglobulinämische 1102
- kryoglobulinämische 1042

Immunmangelsyndrome
- Dünndarmbiopsie 1186
- Malabsorption **1196**

Immunmodulatoren 1014–1015
- antivirale Therapie 123
- myelodysplastische Syndrome 694

Immunoassay 30

Immunoblastom 764

Immunoblotassay, rekombinanter (RIBA)
- Hepatitis C 1284
- Virusantikörper, Nachweis 45

Immunodiffusion
- Antigen-Antikörper-Reaktion 28
- Bakterienagglutination 43
- radiale 27

Immunologie 1007–1048
- Therapieprinzipien 1046

immunologische Methoden, Nierenerkrankungen 1629

immunologische Parameter, pathologische, Wertung und Differentialdiagnose **1028–1032**

immunologische Verfahren 27
- Nierenerkrankungen 1630–1631
- Tumordiagnostik 583

immunologisches Gedächtnis 821–822

Immunopathien 1689
- Differentialdiagnose 750
- hypersensitive, Diagnostik 1045

Immunozytom 764
- lymphoplasmozytoides 764

Immunphänotypisierung, Leukämie, akute 737

Immunpräzipitation in Gel und Folie 28

Immunprophylaxe s. Impfungen/Immunisierung

Immunreaktionen
- Hemmung, allergische Erkrankungen 1046
- Lymphozyten 172
- T-Zell-vermittelte (granulomatöse), Vaskulitis 1091
- vom verzögerten Typ, Mastzellen 1016

Immunschwäche s. Immundefekte

Immunstatus
- Nierenerkrankungen 1630–1631
- Niereninsuffizienz 1630

Immunstimulation, Virusinfektionen 133

Immunsuppression/-suppressiva 157, **159–160, 192–193,** 1046–1047
- ADCC (Antibody Dependent Cellular Cytotoxicity) 193
- Adhäsionsmoleküle 1047

Sachverzeichnis

Immunsuppression/-suppressiva
- Anämie, aplastische 696
- Antikörper, monoklonale 193, 1047
- Antilymphozyten- bzw. Antithymozytenglobulin (ALG, ATG)) 193
- Antimalariamittel 1046
- Autoimmunhepatitis 1292
- Azathioprin 192, 1046
- Basiliximab 193
- Brequinar 182
- Calcineurin-Inhibitoren 192
- Chemokinrezeptoren 1047
- Chloroquin 1046
- Ciclosporin A 192, 1047
- CMV-Infektion 871
- CMV-Kolitis 160
- Cyclophosphamid 1046
- Daclizumab 193
- 15-Deoxyspergualin (DSG) 1047
- Dermatomyositis 1809
- Endokarditis, bakterielle 326
- Glukokortikoide 158, 1046
- Herztransplantation 182
- Hydroxychloroquin 1046
- Hypogammaglobulinämie 1030
- Immundefekte 1039
- Infektanfälligkeit 160
- Infektionen 832–835
- – opportunistische 160
- Karzinogene 577
- Kleingefäßvaskulitis 1103
- Knochenmarktransplantation 834
- Komplikationen, Herztransplantation 183
- Kortikosteroide **192**, 1046
- Leberschädigung, fremdstoffinduzierte 1328
- Lebertransplantation 188
- Leflunomid 1047
- Lungenerkrankungen, interstitielle 506
- Lupusnephritis 1670
- Lymphopenie 1031
- Methotrexat 193, 1046
- Mizoribin 182
- Mycophenolatmofetil 182, 192–193, 1047
- Myokarditis, autoreaktive 347
- Nebenwirkungen 1047
- nephrotisches Syndrom 1640
- neue 194
- Neutropenie 832–833
- OKT3 193
- Organtransplantation **193–194**, 834
- Pneumocystis-carinii-Pneumonie 160
- Polymyositis 1809
- Purpura Schoenlein-Henoch 1668
- PUVA 193
- Rapamycin 182, 193
- Salmonellen 1204
- Sirolimus 193
- Strahlen, ionisierende 193
- Tacrolimus (FK 506) 182, 192

Immunsuppression/-suppressiva
- TBI (Total Body Irradiation) 193
- TNFα-Blockade 1047
- Toxizität, Lebertransplantation 187
- Transplantation 191–194
- Transplantattoleranz 192
- UV-Licht 193
- virale 859
- Wegener-Granulomatose 1101
- Zytomegalievirus 871
Immunsupprimierte
- Immunisierung 996
- Leishmaniose, viszerale 925
- Toxoplasmose 929
- Varizellen 868
- Varizellen-Hyperimmunglobulin 129
Immunsystem 580
- adaptives 1020
- angeborenes 1008–1009
- Erholung, Stammzelltransplantation 176–177
- Erschöpfung, HIV-Infektion 839
- erworbenes 1008
- Regulationsmechanismen 1020–1028
- – Apoptose 1028
- Zellen, akzessorische 1013
- zelluläre und molekulare Grundlagen 1008–1009
- zelluläres, bildgebende Verfahren 70
Immuntherapie
- adoptive, Chimären 178
- – Spenderzellen 178
- – Tandem-Transplantation 178
- aktive/passive 138
- humorale 138
- Tumortherapie 138
- (un)spezifische 138
- zelluläre 138
- – Stammzelltransplantation 175
Immunthrombozytopenie **798–800**
Immunthyreoiditis/-thyreopathie 1454
- Antikörper 1454
- Autoimmunhepatitis 1293
- chronische, Hypothyreose 1460
- Hepatitis, chronische 1275
- Hepatitis C 1279, 1287
- Schilddrüsenantikörper 1454
- Schilddrüsenkarzinom 657
Immuntoleranz 157
- Transplantation 172
Immunvaskulitis
- Gefäßschädigung 1092
- primäre **1089–1093**
Immunzytologie, CUP-Syndrom 622
Impact Factor (IF), evidenzbasierte Medizin 193
Impairment, Geriatrie 1839
Impedanzanalyse, bioelektrische (BIA) 1415, 1825

Impetigo contagiosa
- bullöse, SSSS 949
- Staphylococcus aureus 948
- Streptococcus pyogenes 952
Impfabstände 996
Impfempfehlungen, Hepatitis B 1281
Impfkalender/-pläne
- Auslandsreisende 1003
- Kinder und Jugendliche 996
Impfpolitik 995–996
Impfschaden 995
Impfstoffe 994–995
- gentechnische 995
- Umgang 997
Impfungen/Immunisierung **994–1004**
- s.a. Schutzimpfungen
- aktive 122, 994
- – postexpositionelle 996
- Cholera 997
- Diphtherie 958
- Enzephalitis, japanische 898
- FSME 898
- Gelbfieber 898
- Haemophilus influenzae 977
- Hepatitis A 1274, 1918
- Hepatitis B 1916
- Herdimmunität 995
- Herpes zoster 1919
- Immunsupprimierte 996
- Indikationen 996
- – besondere 997–998
- Influenza 1919
- Kontraindikationen 997
- Leptospirose 987
- Masern 1919
- Meningokokkeninfektionen 1919
- Mumps 1918
- passive 122, 994, 996
- – Clostridium botulinum 997
- – – perfringens/tetani 997
- – CMV-Infektion 997
- – Corynebacterium diphteriae 997
- – Diphtherie-Schutzimpfung 999
- – FSME 997
- – Hepatitis A 997
- – Hepatitis B 997
- – Impfstoffe 995
- – Masern 888, 997
- – Poliomyelitis 1000
- – Röteln 997
- – Tetanus 1000
- – Tollwut 997
- – Varizellen 997, 1001
- – Zytomegalievirus 997
- Pertussis 978, 1919
- Pneumokokken 954
- Poliomyelitis 1000, 1919
- Primärprävention 202
- Röteln 1918
- Shigellen 968
- Strategien 995
- Varizellen 1919
Impfvirus 903
Implantationssequenz, Amplatzer-Okkluder 165
Impotentia/Impotenz **1508**
- coeundi 1508

Impotentia/Impotenz
- Eisenüberladung 728
- generandi, TUR-P 1726
- Prostatitis 1723
Imuthiol, Virusinfektionen 133
IMV (Intermittent Mandatory Ventilation) 1829
Inappetenz
- Leukämie, akute, myeloische 735
- Mangelernährung im Alter 1856
Indikationsimpfungen **996**
Indinavir, HIV-Infektion 132, 842
Indometacin
- Gicht 1578
- Hyperbilirubinämie 1270
- Ulkus, peptisches 1158
Induktionstherapie, Chemotherapie 136
Induration, CVI 424
Infant Respiratory Distress Syndrome (IRDS) **536**
Infarkt s. Myokardinfarkt
Infarktnarbe, Reentry 259
Infarktpneumonie 493
- Lungenembolie 520, 526
Infarzierung, Atherosklerose 222
Infectious Diseases Society of America (IDSA) 584
Infektanämie
- Differentialdiagnose 693
- Tuberkulose 497
Infektanfälligkeit s. Infektionen
Infektarthritis, Differentialdiagnose 1578
Infektexazerbation, Bronchitis, chronische 478
Infektiologie 817–823
Infektionen/Infektionskrankheiten
- Abstriche 819
- Abwehrmechanismen 820
- Akute-Phase-Reaktion 820
- Anämie, hämolytische, korpuskuläre 720
- Anamnese 818
- arbeits- und umweltmedizinische 1916
- Asthma bronchiale 474
- Atherosklerose 222
- Autoimmunhämolyse 724
- bakterielle 948–994, 1204
- – Hypoglykämie 1553
- – IgG-Antikörper 43
- – IgM-Antikörper 43
- – Laryngitis, akute 468
- – Neutropenie 832
- Barrieremaßnahmen 835
- Becken, kleines 830–831
- Befunde 818
- Berufskrankheiten 1904
- Blutkulturen 819
- Chediak-Higashi-Syndrom 747
- Chemotherapie-induzierte 137
- chronische, CRP-Konzentration 23
- Diabetes insipidus 1445

Sachverzeichnis

Infektionen/Infektionskrankheiten
- Diabetes mellitus 1553
- Diagnostik 818–819
- diagnostische Methoden **40–47**
- diaplazentare, HSV-Infektion 864
- disseminierte, HIV-Infektion 849
- Entzündungsreaktion 818
- Ernährung, parenterale 585
- Exposition 818
- Geschlechtsdrüsen, akzessorische 1520
- globale Bedeutung 817
- Händedesinfektion 835
- Händewaschen 835
- Hautveränderungen 818
- Herztransplantation 183
- Hormonminderproduktion 1432
- Hyperglykämie 1536
- Immunsuppression 160, **832–835**
- Industriestaaten 817
- Inkubationszeiten 818
- Intensivmedizin, Diagnostik 1825
- Intensivstationen 1832–1834
- intraabdominelle, SIRS/Sepsis 1833
- Isolation 836
- katheterassoziierte 831–832
- – Ernährung, parenterale 1427
- – Pulmonalarterienkatheter 1823
- Knochenmarktransplantationen 833
- Komplementsystem 820
- Koproporphyrinurie, sekundäre 1592
- Kortikosteroide 1046
- Laboruntersuchungen 819
- Lebertransplantation 188
- Leukämie, akute 740
- – – lymphatische 781
- Lymphozytose 1031
- mikroskopische Verfahren 41
- Mittelmeerfieber, familiäres 1089
- myelodysplastische Syndrome 691
- Nadelstichverletzungen 835
- Nephrolithiasis 1710, 1712
- nephrotisches Syndrom 1639
- neue 817
- Nierentransplantation 190
- Nierenversagen, akutes 1638
- nosokomiale **831–832**
- – Desinfektion 832
- – Diagnostik 1833
- – Enterobacteriaceae 970
- – Händewaschen 832
- – Intensivstationen 1832
- – intravasale 831
- – Parainfluenzaviren 886
- – Pneumonie 487
- – Prophylaxe 832, 1833
- – Rotaviren 876
- – RSV 886

Infektionen/Infektionskrankheiten, nosokomiale
- – Staphylococcus aureus 950
- – Therapie 1833
- – Tumorerkrankungen 585
- – Verhütung 832
- opportunistische, Bacillus-Spezies 963
- – Differentialdiagnose 840
- – HIV-Infektion 839, **843–851**, 852
- – nach Hodgkin-Lymphom 761
- – Immundefekte 1032
- – Immunsuppression 160
- Organtransplantationen 833
- Pankreatitis, akute 1370
- Pilze **914–922**
- Plasmozytom 776
- Porphyrie, akute, hepatische 1584
- postoperative, Differentialdiagnose 361
- Prävention 835–836
- – Tumortherapie 139
- Prophylaxe, Herztransplantation 181
- – Plasmozytom 778
- Real-time-PCR 38
- respiratorische, Beatmung 1830
- – Problemkeime 836
- rezidivierende, Chediak-Higashi-Syndrom 746
- – Thalassämie 717
- sexuell übertragbare **828–831**
- Sputumuntersuchung 819
- Stammzelltransplantation 176–177
- Symptome 818
- transkutane 819
- transplazentare 819
- Tumorerkrankungen/-patienten 584–591
- Tumortherapie 141
- Umkehrisolation 836
- unklare, Monitoring, mikrobiologisches 1825
- Urämie 1630
- Urinkultur 819
- Urinmikroskopie 819
- virale **851–909**
- – Antikörpernachweis 41
- Wirt, Prädisposition 818
- Wirts- und Pathogenitätsfaktoren 819
- Zervixkarzinom 638
- Infektionsdosis, Virusinfektionen 855
- Infektiosität
- – HIV-Infektion 838–839
- – Masern 887
- – Virusinfektionen 854
- Infektresistenz, Eisenmangelanämie 708
- Infertilität 1507–1508
- – GnRH-/hCG-Test 1506
- – Hormontests 1505–1506
- – Hyperprolaktinämie 1515
- – Hypogonadismus, primärer 1516
- – Kallmann-Syndrom 1511

Infertilität
- – Klinefelter-Syndrom 1518
- – Mukoviszidose 485
- – pluriglanduläre Insuffizienz 1523
- Infiltrate
- – Addison-Syndrom 1494
- – Wegener-Granulomatose 1100
- Infiltrationslyse, lokale
- – arterielle Verschlusskrankheit 395
- – Arterienverschluss, akuter 410–411
- inflammatorische Zytokine **1026–1027**
- Infliximab, Crohn-Krankheit 1222
- Influenza(viren) 132, **883–885**
- – Amantadin 132, 885
- – Antigendrift/-shift 883
- – Differentialdiagnose 889, 992
- – Hämagglutinationshemmtest 884–885
- – Immunprophylaxe 1919
- – Komplikationen 885
- – Myokarditis 343
- – Neuraminidase 884
- – Neuraminidasehemmer 132, 885
- – Oseltamivir 132
- – Perikarditis 354
- – Pneumonie 492
- – Pyomyositis 827
- – Reassortment, genetisches 883
- – Resistenzentwicklung 132
- – Rimantadin 132
- – RT-PCR 885
- – Schutzimpfung **1000**, 1001
- – – Guillain-Barré-Syndrom 1001
- – Schwangerschaft 885
- – Sentinel-Arztpraxen 884
- – Subtypen 884
- – Totimpfstoffe 998
- – Tracheitis, hämorrhagische 885
- – – nekrotisierende 885
- – unkomplizierte, Symptomatik 885
- – Zanamivir 132
- Information, umfassende und verständliche 3
- Informationsgespräch **3–4**
- Infusionstherapie
- – Durchführung 1825
- – Indikationen 1825
- – Intensivmedizin 1824–1825
- – Methoden 1825
- – Nosokomialinfektionen 1833
- Infusionsurogramm (IUG) 50–51
- Inhalationsintoxikation/-trauma 1910–1912
- – ARDS 1830
- – respiratorische Insuffizienz 1827
- Inhalationsnoxen
- – Angriffsorte 1911
- – Bronchitis, chronische 478
- – Gase, toxische, Flüssigkeitseinlagerung, pulmonale 453

Inhalationsnoxen
- – Lungenerkrankungen, interstitielle 506
- Inhalationstherapie
- – Atemwegsobstruktion im Alter 1847
- – Pleuramesotheliom 558
- Inhibin 1503
- Inhibitoren, kapsidbindende 122–123
- INHIBIT-Studie 240
- Injektionen
- – intramuskuläre, Kontraindikationen 410–411
- – Schmerzen, chronische 151
- Injektionstherapie, Endoskopie 168
- Inkontinenz 1849–1851
- – Beckenbodentraining 1850
- – Blasenkatheterismus 1850
- – Blasentraining 1850
- – Detrusorhyperaktivität, motorische/sensorische 1850
- – Dumping-Syndrom 1174
- – funktionelle 1850
- – Hilfsmittelversorgung 1850
- – körperliche Untersuchung 5
- – Rektumprolaps 1248
- – Therapie 1850
- – Toilettentraining 1850
- – TUR-P 1726
- – urethrale Hyperaktivität 1850
- Inkubationsimpfungen 996
- Innenohrschwerhörigkeit, Röteln 893
- Innenrotationsstörungen, Koxarthrose 1105
- Innenschichtischämie, Belastungs-EKG 233
- Innervationsstörungen, Atempumpe, Störungen 449
- Inotropie 208
- – negative durch Antiarrhythmika 266
- INR (International Normalized Ratio) 27
- – Antikoagulation 788
- – Monitoring, intensivmedizinisches 1824
- – Vitamin-K-Antagonisten 788
- Insektengifte/Insektizide
- – Leberschädigung 1925
- – Mastozytose 755
- – Vergiftungen 1889
- Inselzellautoantikörper (ICAs), Typ-1-Diabetes 1533
- Inselzellneoplasie, MEN-1 1524
- Inselzelltransplantation, Typ-1-Diabetes 1544
- Inselzelltumoren, MEN 1525
- Insomnie, fatale familiäre (FFI) 909, **912**
- Inspektion **2**, 5
- Inspiration, Atempumpe 449
- Insuffizienzvitien
- – Herzinsuffizienz 212, 217
- – Verlauf und Prognose 370
- insulinabhängiger Diabetes mellitus (IDDM) 1532
- Insulinautoantikörper (IAAs), Typ-1-Diabetes 1533

Sachverzeichnis

Insulinhypoglykämietest, HVL-Insuffizienz 1448
Insulin-like Growth Factor (IGF), paraneoplastische Sekretion 593
Insulinmangel
– Diabetes mellitus, Enteroviren 879
– Pankreatitis, akute 1371
– Typ-2-Diabetes 1534
Insulinom 1391, **1392–1393**
– Chemoembolisation 1392
– C-Peptid-Spiegel 1392
– Diazoxid 1392
– Hungerversuch 1392
– Hypoglykämie 1392
– Insulin/Glukose-Quotient 1392
– MEN 1526
– Octreotid 1392
– PET 57
– Somatostatinanaloga 1392
– Tumordebulking 1392
Insulinresistenz 1536
– Adipositas 1419
– Alkohol 1262
– Azidose, metabolische 1760
– Clamp-Technik 1535
– diabetische Komplikationen 1554
– Hyperglykämie, rezidivierende 1553
– Hypertonie, essentielle 434
– Hypophosphatämie 1749
– Lipolyse, gesteigerte 1535
– metabolisches Syndrom 1536
– Somogyi-Phänomen 1553
– Typ-2-Diabetes 1534–1535
Insulinrezeptoren, Typ-2-Diabetes 1535
Insulin-Sensitizer
– PPAR (Peroxisomen-Proliferator-Aktivator-Rezeptor) 1547
– Typ-2-Diabetes 1547
– Wirkungsweise 1546
Insulin(therapie) 1543
– Dawn-Phänomen 162, 1543
– Diabetes mellitus 161
– – Schwangerschaft 1560
– Differentialdiagnose 1604
– genetische Defekte 1532
– Hyperkaliämie 1739
– Hypoglykämie 1543, **1551–1553**
– Injektionshilfen 1543
– Insulinanaloga 1543
– intensivierte 161
– – konventionelle 1544
– – Typ-1-Diabetes 1543
– Koma, ketoazidotisches 1550
– konventionelle, Typ-2-Diabetes 1548
– Morgendämmerungsphänomen 1543
– Pankreatitis, chronische 1382
– pluriglanduläre Insuffizienz 1523
– Pumpen 161, 1543–1544
– Regime, falsches 1552
– – Hypoglykämie 1552
– Schulungstherapie 1544

Insulin(therapie)
– Spritz-Ess-Abstand 1543
– Typ-1-Diabetes 1543–1544
– Typ-2-Diabetes 1547–1548
– Vergiftungen 1882
– – Antidote 1880
Insulin-Zink-Suspensionen 1543
Insulinzufuhr, Hypokaliämie 1735
Integraseinhibitoren 126
– Retroviren 908
Integration, evidenzbasierte Therapie 99
Integrine 1022
– Hämostase, primäre 785
Intelligenz
– eingeschränkte, Prader-Labhart-Willi-Syndrom 1512
– fluide/kristalline, geriatrischer Patient 1841
Intensivmedizin **1817–1836**
– Basis-Monitoring 1819
– Beatmung 1827–1832
– Einsatz 1817–1818
– Eliminationsverfahren, extrakorporale 1832
– Ernährung, enterale 1826
– – künstliche 1825–1826
– – parenterale 1826
– Grenzen 1834–1835
– Hirnfunktion, Überwachung 1824
– Indikation 1818
– Infektionsverdacht, Diagnostik 1825
– Infusionstherapie 1824–1825
– Monitoring 1819–1824
– – elektronisches 1820
– – hämodynamisches 1820–1824
– – klinisch-chemisches 1824
– – mikrobiologisches 1824
– – respiratorisches 1824
– Pharmakotherapie 1826–1827
intensivpflichtige Erkrankungen/Patienten 1818–1819
– Prognose 1835
– Überlebenszahl 1835
Intensivstationen
– Infektionen 1832–1834
– internistische, Grundleiden bei Patienten 1818
– Nosokomialinfektionen 1832
– Organisation 1817–1818
– Sepsis 1833–1834
– SIRS 1833–1834
Intensivüberwachung
– Eklampsie 1706
– Koma, diabetisches 1550
Intention-to-Treat
– evidenzbasierte Therapie 95
– klinische Studien 93
Interaktionsdiagnostik, andrologische 1505
Interferon α 124, 1015, **1026**
– erektile Dysfunktion 1509
– und Glukokortikoide 158
– Haarzellenleukämie 774
– Haut 620
– Hepatitis, chronische 1276

Interferon α
– Hepatitis B 130, 1278, 1280
– Hepatitis C 130, 1916
– Hyperkalzämie 601
– JC-Virus 133
– Kontraindikationen 1276
– Leberzirrhose 1299
– Leukämie, chronisch-myeloische 675
– Leukoenzephalopathie, multifokale, progressive 133
– Melanom, malignes 616
– MEN 1397
– Myokarditis, autoreaktive 347
– Nebenwirkungen 1276
– Nierenzellkarzinom 640
– Osteomyelofibrose 679
– Papova-Viren 133
– pegyliertes, Leukämie, chronisch-myeloische 675
– Plattenepithelkarzinom 620
– Polycythaemia vera 684
– Thrombozythämie, essentielle 686
Interferon α2a
– hypereosinophiles Syndrom 744
– Kleingefäßvaskulitis 1103
Interferon α2b, hypereosinophiles Syndrom 744
Interferon β 124, 1015, **1026**
– Sepsis 824
Interferon γ **1026**
– Lungenfibrose 518
– Sklerodermie 1085
Interferone **1026**
– antivirale **124–126**
– Entzündungsanämie 725
– Genitalkondylome 906
– Hepatitis B 130
– Hepatitis C 1285
– Induktion 125
– Kälteagglutininkrankheit 724
– Larynxpapillome, juvenile 906
– MHC-Moleküle, Expression 125
– mRNA, Degradation 125
– Mx-Proteine 125
– Nebenwirkungen 125
– Nierenzellkarzinom 642
– PEG-gekoppelte, Hepatitis C 130
– pharmakologische Eigenschaften 1286
– Proteinkinase R, Translationshemmung 125
– Raynaud-Syndrom, sekundäres 402
– Rezeptorbindung 125
– Virusreifung, Hemmung 125
Interkostalneuralgie, Differentialdiagnose 1225
Interleukin-1 (IL-1) 669, 1014, **1026–1027**
– Arthritis, rheumatoide 1054
– chromosomale Lokalisation 668
– diabetische Komplikationen 1554
– Entzündung 1026

Interleukin-1 (IL-1)
– Entzündungsanämie 725
– Hyperkalzämie 601
– Molekulargewicht 668
– Sepsis 824
– tumorassoziierte Infekte 587
– Wachstumsfaktoren 1027
Interleukin-1β (IL-1β)
– und Glukokortikoide 158
– tumorassoziierte Infekte 587
Interleukin-1-Rezeptor-Antagonisten 1026
Interleukin-2 (IL-2) 1014
– und Glukokortikoide 158
– Nierenzellkarzinom 640, 642
Interleukin-2-Rezeptor, Sarkoidose 514
Interleukin-3 (IL-3) **669**, 1014
– chromosomale Lokalisation 668
– Granulozyten, eosinophile 743
– Molekulargewicht 668
– myelodysplastische Syndrome 694
– Sekretion, tumorassoziierte 594
– Wachstumsfaktoren 1027
Interleukin-4 (IL-4) 1014
– IgE-Synthese 745
Interleukin-5 (IL-5) 1014
– Eosinophile 1044
– Granulozyten, eosinophile 743
Interleukin-6 (IL-6) 1014, **1026–1027**
– chromosomale Lokalisation 668
– Hyperkalzämie 601
– Molekulargewicht 668
– myelodysplastische Syndrome 694
– Osteomyelofibrose 678
– paraneoplastische Sekretion 593, 669
– Progression 1264
– Sekretion, tumorassoziierte 594
– Sepsis 824
– tumorassoziierte Infekte 587
– Wachstumsfaktoren 1027
Interleukin-7 (IL-7) 1015
Interleukin-8 (IL-8) 1015, **1027**
– Sepsis 824
– tumorassoziierte Infekte 587
– Wirkungen 1022
Interleukin-9 (IL-9) 1015
Interleukin-10 (IL-10) 1015, **1027**
Interleukin-11 (IL-11) 1015
Interleukin-12 (IL-12) 1015
Interleukin-13 (IL-13) 1015
– IgE-Synthese 745
Interleukin-14-18 (IL-14-18) 1015
Intermediärinsuline 1543
Intermittent Mandatory Ventilation (IMV) 1829
Intermittent Positive Pressure Ventilation (IPPV) 1828
International Normalized Ratio s. INR

Sachverzeichnis

International Prostate Symptom Score (IPSS) 1725
internationale Einheit (IU), Enzymdiagnostik 23
internistische Therapie **87–199**
Interphase-FISH 35
Intersexformen, Hirsutismus 1499
Intervallgeräusch, spindelförmiges, Kardiomyopathie, hypertrophische 350
Intervalltraining, arterielle Verschlusskrankheit 394
interventionelle Therapie 162
Interventionsstudien 16, **19**
– Plan und zeitliche Dimension 17
interventrikuläres Septum, Ventrikel, rechter 208
Intervertebralgelenke, entzündete, Spondylitis, ankylosierende 1065
Intervision, Psychotherapie, stationäre 197
Intestinal Hurry 1176
intestinale Ischämie, Diarrhö 1188
intestinale Obstruktion, Pankreaskarzinom 1389
Intestinum, bildgebende Verfahren 68
Intimadissektion, Angioplastie 62
Intimaproliferation, Sklerodermie 1082
Intoleranz, genetisch bedingte, Arzneimitteltherapie 108
Intoxikationen s. Vergiftungen
intrakranielle Raumforderungen, Differentialdiagnose 1512
Intrakutantest, Allergien 465
Intraperitonealblutungen, Endometriumkarzinom 635
intrapulmonale Raumforderung, unklare, Punktion 463
intravaskulärer Ultraschall (IVUS) **83–84**
– Gefäßlumen 83
– Gefäßwand 83
Intrazellularvolumen (IZV) 1729
Intrinsic-Faktor, Autoimmungastritis 1148
Intrinsic-Faktor-Antikörper, Anämie, perniziöse 713
Intubation
– Beatmungspneumonie 493
– Diphtherie 958
– Endokarditisprophylaxe 331
– endotracheale, Nosokomialinfektionen 1833
– Epiglottitis, akute 469
Inulin-Clearance, Niereninsuffizienz, chronische 1688
Invaginationsileus, viraler 857
Invasion, Tumorzellen 582
invasive Diagnostik 81–86
In-vitro-/In-vivo-Untersuchungen, allergische Erkrankungen 1044

Involved Field, Hodgkin-Lymphome 759–760
Inzidentalome **1500**
Ionenaustauscher
– gallensäurebindende, Hypercholesterinämie, polygene 1567–1568
– Hyperkaliämie 1739
IP-10, Wirkungen 1022
Ipecacuanha, Sialorrhö 1115
IPPV (Intermittent Positive Pressure Ventilation) 1828
IPSID (Immunoproliferative Small Intestinal Disease) 766
IPSS (International Prostate Symptom Score), Prostatahyperplasie 1725
IRAK (Interleukin-1-Rezeptor-assoziierte Kinase) 1009
IRDS (Infant Respiratory Distress Syndrome) **536**
Iridozyklitis
– chronisch-rezidivierende, Leptospirose 987
– Colitis ulcerosa 1215
– Oligoarthritis, frühkindliche, Typ 1 1060
– Sarkoidose 514
Irinotecan, Tumortherapie 136
Iritis
– Behçet-Syndrom 1104
– Onchozerkose 945
– Reiter-Syndrom 1069
– Sarkoidose 1671
– Spondylitis, ankylosierende 1061, 1063
Ischämie
– arterielle Verschlusskrankheit 397
– Koronarsyndrom, akutes 243
– progrediente, Schlaganfall 1797
– zerebrale, hypertensiver Notfall 1700
Ischämie-(Reperfusions-)Syndrom, Lungenembolie 520
Ischämieschmerz, Thrombangitis obliterans 405
ischämischer Insult s. Hirninfarkt
Ischialgie, akute, Differentialdiagnose 410
ISH-Definition, Hypertonie 433
Isochromosom 12p (i12p), Hodentumoren 645
Isocyanate
– Alveolitis, exogen allergische 508
– Asthma bronchiale, berufsbedingtes 1913
Isoenzyme 22–23
Isolation, Infektionen 836
Isoleucin 1416
Isoniazid (INH)
– Gynäkomastie 1509
– Hepatitis, medikamenteninduzierte 1327
– Leberversagen, akutes 1293
– Lupus erythematodes, medikamentös induzierter 1075
– Nebenwirkungen und Interaktionen 500

Isoniazid (INH)
– Nephritis, tubulointerstitielle, akute 1683
– Protoporphyrinämie, sekundäre 1592
– Tuberkulose **499–500**
– Vergiftungen, Antidote 1881
Isopropanol, Vergiftungen 1888
Isopropylalkohol, Vergiftungen 1888
Isosorbiddi- bzw. -mononitrat, koronare Herzkrankheit 238
Isospora belli/Isosporidiasis **923**, 1211
– Enteritis, infektiöse 1203
– HIV-Infektion 840
– Therapie 1212
Isosthenurie, Nierenerkrankungen, tubulointerstitielle 1657
Isotonie 1621, 1730
Isotopenuntersuchung, Nierenerkrankungen 1632
Isovolämie 1621
isovolumetrische Erschlaffung, Herzaktion 207
Isoxazolylpenicillin **119**
Isoxazolylpenicillin(= Methicillin)-resistente Staphylococcus-aureus-Stämme (MRSA) 950
Ito-Zellen, aktivierte, Leberzirrhose 1296
ITP (idiopathische thrombozytopenische Purpura) **798–800**
Itraconazol
– Kryptokokkose 918
– Pilzinfektionen 915
IU-Einlagen, Endokarditisprophylaxe 331
IUG (Infusionsurogramm) **50–51**
Ivermectin, Filariosen 945
IVUS (intravaskulärer Ultraschall), Gefäßlumen 83

J

J_κ-Segmente, Immunglobuline 1020
^{131}J-Hippuran-Szintigraphie 1632
Jaccoud-Arthritis 1077
Jaffé-Lichtenstein-Syndrom, Differentialdiagnose 1783
Jamshidi-Technik, Thrombozythämie, essentielle 685
JC-Virus
– Cidofovir 133
– α-Interferone 133
Jejunalsonde, Pankreatitis, akute 1374
Jejuno-ileale Shuntoperation, Adipositas 226
Jellinek-Einteilung, Trinkverhalten 1863–1864
Jervell-Lange-Nielsen-Syndrom **275**
Jetläsionen, Endokarditis, bakterielle 327
J_H-Segmente, Immunglobuline 1020

Jo-1 (Anti-Histidyl-tRNA-Synthetase), Antikörper **1086**
Jo-1-Syndrom **1086**
– Dermatomyositis 1088
– Polymyositis 1088
Jod 1416
– Basedow-Syndrom 1470
– Ernährung, parenterale 1428
– Fehlverwertung, Struma 1470
– täglicher Bedarf 1425
– Überversorgung 1425
Jodidtherapie, Struma 1471
Jodination/Jodisation 1451
Jodkontamination, Schilddrüsenszintigraphie 1457
Jodmangel 1425
– Struma 1469–1471
Joining Segment, Immunglobuline 1020
Jones-Kriterien, rheumatisches Fieber 334, 1073
J-Reflex, Atemregulation 457
Juckreiz s. Pruritus
Jüngling-Ostitis, multiple, zystoide, Sarkoidose 514
Jugularpuls, Herzinsuffizienz 215
Junin-Virus 901–902
juristische Aspekte, Therapie 90
juxtaglomerulärer Apparat 1617
– Barorezeptoren 1729

K

Kachektin 1015
Kachexie
– Bronchialkarzinom 548
– Herzinsuffizienz 214
– HIV-Infektion 840
– Ösophaguskarzinom 1142
– Pink Puffer 478
– pulmonale, geriatrischer Patient 1847
– tumorassoziierte 596
Kadmium
– Leberschädigung 1925
– Lungenemphysem 1912
– Lungenkanzerogenität 1926
– Nephritis, interstitielle 1926
– Nephropathie, toxische 1683
– Osteomalazie/Osteoporose 1926
– Quecksilber 1926
– Vergiftung 1890–1892
Kälteagglutinine/-agglutininkrankheit 723
– Akrozyanose 723
– Autoimmunhämolyse 724
– Chlorambucil 724
– Differentialdiagnose 713, 715
– Interferon 724
– Mykoplasmeninfektion/-pneumonie 492, 723, 988
– Raynaud-Syndrom, sekundäres 402
Kälteantikörper **722**
Kältegefühl, Synkopen 1801
Kältekopfschmerz 1785
Kälteprovokationstest, Raynaud-Syndrom 403

Sachverzeichnis

Kälte(über)empfindlichkeit
- Arthrose 1105
- Eisenmangelanämie 708
- Hypothyreose 1460–1461, 1846
- Raynaud-Syndrom 402

Kahler-Syndrom **775–779**, 1675–1676

KAL-1-Gen, Kallmann-Syndrom 1511

Kala-Azar 923–925
- Knochenmarkausstrich 924

Kalabar-Schwellung 944–945

Kalium 1416
- ACE-Hemmer 1695
- Bilanz 1735
- Ernährung 1736
- – parenterale 1427
- Monitoring, intensivmedizinisches 1824
- Natriumrückresorption 1735
- Tumorlysesyndrom 605
- Zufuhr 1735
- – vermehrte, Hyperkaliämie 1738

Kaliumausscheidung
- renale 1737
- Störung, Hyperkaliämie 1738

Kaliumchlorid
- Hypokaliämie 1736
- Ösophagitis, medikamenteninduzierte 1138

Kalium-Clearance, Hyperkaliämie 1737

Kaliumhaushalt
- Regulation 1735
- Störungen 1734–1739

Kaliumkanalöffner, Hypertonie 439

Kaliumverluste
- extrarenale 1735–1736
- renale 1735
- – Hypertonie 1736
- – Hypomagnesiämie 1754

Kalkablagerungen, Kristallarthropathien 1052

Kalkaneodynie
- Arthritis, reaktive 1067
- Spondylitis, ankylosierende 1063

Kallikrein-Kinin-System 1620
- Blutdruckregulation/Hypertonie 1620

Kallmann-Syndrom 1511
- Choriongonadotropin 1512
- GnRH-Applikation 1511
- Gynäkomastie 1509, 1512
- HVL-Insuffizienz 1447
- KAL-1-Gen 1511
- Lippen-Gaumen-Spalte 1511
- Nierenagenesie, unilaterale 1511

Kalorienzufuhr, Alkoholhepatitis 1319

Kalzitonin s. Calcitonin

Kalzium 1416, 1740
- Absorption, intestinale, Hyperkalzämie 1744
- Albuminkonzentration 1741
- Aufnahme, verminderte, Hypertonie 435

Kalzium
- Ausscheidung im Urin, Hyperkalzämie 1746
- Bestand im Organismus 1739–1740
- Ernährung, parenterale 1427
- Herztransplantation 183
- ionisiertes, Hypokalzämie 1742
- Kinetik, Resorptionstest 55
- Nephrolithiasis 1711
- Serum-Protein-Gehalt 1740–1741
- Stoffwechselregulation 1777
- Zufuhr, Osteoporose 1772–1773

Kalziumantagonisten 208
- Angina pectoris 237
- arterielle Verschlusskrankheit 394
- Bradykardie 279
- Cor pulmonale 534
- erektile Dysfunktion 1509
- Gynäkomastie 1509
- Herzinsuffizienz 219
- Herztransplantation 183
- Hypertonie, arterielle 438
- – maligne 1703
- – pulmonale 534
- – renoparenchymatöse 1695
- – Schwangerschaft 1708
- Kardiomyopathie, hypertrophische 351
- koronare Herzkrankheit 238–239
- Mitralstenose 289
- Nephropathie, diabetische 1681
- Obstipation 1180
- Ösophagusspasmus, diffuser 1121
- Raynaud-Syndrom 403
- Schwangerschaft, Blutdrucksenkung 368
- Sklerodermie 1085
- Tachykardie, supraventrikuläre 264
- WPW-Syndrom 274

Kalziumblockade 264

Kalziumglukonat
- Hyperkaliämie 1739
- Hypokalzämie 1743

Kalziumhaushalt
- Calcitonin/Cholecalciferol 1740
- hormonelle Regelkreise 1740–1741
- 1α-Hydroxylase 1740
- Parathormon 1740
- Störungen **1739–1747**
- Vitamin D 1740

Kalziumhomöostase, nephrotisches Syndrom 1640

Kalziumkanalblocker, Achalasie 1120

Kalziumkarbonat, Hypokalzämie, chronische 1743

Kalziummangel s. Hypokalzämie

Kalziumoxalatsteine 1710–1711
- Hyperparathyroidismus, primärer 1479

Kalziumphosphatsteine 1710
- Hyperparathyroidismus, primärer 1479

Kalziumpyrophosphatkrankheit, Differentialdiagnose 1057

Kalziumsteine 1710

Kamillendampfinhalation, Virusrhinitis 466

Kammerflattern **276**
- EKG 276
- Schock, kardiogener 253

Kammerflimmern **276–278**
- Azidose, metabolische 1760
- Beatmung 278
- DC-Schock 278
- Diagnostik 277
- EKG 277
- Hämodynamik 260
- Herzdruckmassage 278
- Herzstillstand, funktioneller 276
- intensivmedizinische Betreuung 1818
- Myokardinfarkt 250
- Postinfarktphase 250
- s(hort)-l(long)-Sequenz 277
- Sklerodermie 338
- Synkopen 1803
- Verapamil 264

Kammerfrequenz, Senkung, Vorhofflimmern 270

Kammerscheidewanddefekt **316–317**

Kammersystole, Herzaktion 207

Kammertachykardie
- anhaltende 274
- – Extrasystole 259
- antitachykarde Operation 267
- Differentialdiagnose 258
- Kardiomyopathie, dilatative 341
- – rechtsventrikuläre, arrhythmogene 353
- Myokardinfarkt 250
- polymorphe **276**
- – EKG 277
- Schock, kardiogener 253
- Verlauf und Prognose 267

Kammerthromben, Arterienverschluss, akuter 408

Kampfstoffe, chemische, Vergiftungen 1897

12-Kanal-EKG
- Angina pectoris, instabile 242
- Koronarsyndrom, akutes 242

Kanamycin 1197

Kapazitätsgefäße, venöse, Dilatation durch Nitrate 237

Kapillarektasie/-erweiterung
- CVI 424
- Typ-C-Gastritis 1149

Kapillarsklerose, Analgetikanephropathie 1664

Kaposi-Sarkom **844–845**
- AIDS 1116
- Eiweißverlust, enteraler 1195
- Entzündungsanämie 725
- Herpesvirus, humanes (HHV) 1116
- HHV-8 845, 874
- HIV-Infektion 840, **844–845**
- Mundhöhle 1116

Kaposi-Sarkom-assoziiertes Herpesvirus (KSHV) 861

Kappa(κ)-Leichtkette, Immunglobuline 1020

Kapselantigen, Kryptokokkose 918

Kapselendoskopie, Karzinoid 1234

Kapselpolysaccharid, Haemophilus influenzae 977

Kapselschmerz, Glomerulonephritis, mesangioproliferative 1650

Kapsid, Herpesviren 860

kapsidbindende Inhibitoren 122–123

Karbunkel
- Hypoglykämie 1553
- Staphylococcus aureus 948

Kardiakarzinom
- Differentialdiagnose 1119, 1141
- Hydro-CT 69

kardial wirksame Medikamente, Agranulozytose, medikamenteninduzierte 749

kardiale Erkrankungen s. Herzerkrankungen

kardiale Ischämie s. Myokardischämie

kardiale Risikobeurteilung, perioperative 371–378

kardiale Stauung, Lymphangiektasie, intestinale 1195

kardiales Vorwärtsversagen **252–257**

Kardiomegalie
- Herzinsuffizienz 216
- Hyperaldosteronismus, primärer 1488
- Sklerodermie 338
- Whipple-Syndrom 1194

Kardiomyopathie **337–353**, 729
- Adriamycin 348
- Akromegalie 348
- alkoholische 348
- – Fettleber 1317
- Alkoholkrankheit 1866
- Amyloidose 1674
- arrhythmogene 339
- dilatative **338–343**
- – Antikoagulation 342
- – Diät 342
- – Digitalistherapie 342
- – Diuretika 342
- – EKG 341
- – Endomyokard-Biopsiebefund 341
- – familiäre 341
- – Herzinsuffizienz 212, 217, 342
- – Herzrhythmusstörungen, ventrikuläre 258, 262, 342
- – ICD-Therapie 341–342
- – Kammerflimmern 277
- – Komplikationen 343
- – Kontraktionsapparat 341
- – Linksinsuffizienz, dekompensierte 341
- – linksventrikuläre Dilatation 341
- – Lusitropie 341

Sachverzeichnis

Kardiomyopathie, dilatative
- – – Mutationen 341
- – – Ödeme 341
- – – Pathophysiologie 341–342
- – – prognostische Faktoren 342
- – – Pumpfehler, systolischer 341
- – – small vessels 341
- – – Sofortgeräusch, prosystolisches 341
- – – Spasmustheorie 341
- – – Tachykardie, ventrikuläre 275
- – – Vasodilatatoren 342
- – – Verlauf und Prognose 342
- – – Eisenüberladung 728
- – endokrine 348
- – Herzinsuffizienz 212, 217
- – granulomatöse 340
- – Hämochromatose 731–732, 1595, 1597
- – hyperergische 340
- – Hyperparathyroidismus 348
- – hypertensive 339, **343**, 439
- – hyperthyreote 348
- – hypertrophische 339, **348–350**, 350, **351**
- – – und Amiodaron 265
- – – Angiographie 351
- – – autosomal-dominanter Erbgang 349
- – – Betablocker 351
- – – Dehnbarkeitsstörung, diastolische 351
- – – Differentialdiagnose 343
- – – EKG 350
- – – Herzrhythmusstörungen, ventrikuläre 258, 262
- – – Herztöne/-geräusche 350
- – – Kalziumantagonisten 351
- – – Kammerflimmern 277
- – – Linksherzhypertrophie 350
- – – Mitralinsuffizienz 350–351
- – – Myokardbiopsie 351
- – – Nitrate, Kontraindikationen 237
- – – Perikarditis 356
- – – Pseudoinfarkt-EKG 350
- – – PTSMA 351
- – – Septumhypertrophie 351
- – – Tachykardie, ventrikuläre 274
- – hypertroph-nichtobstruktive (HNCM) 349
- – – Regurgitationen 350
- – – Typen 350
- – hypertroph-obstruktive (HOCM) **348–351**
- – – Differentialdiagnose 309
- – – Digitalisglykoside, Kontraindikationen 219
- – – Endokarditis, infektiöse 326
- – – Endokarditisrisiko 331
- – – Herzinsuffizienz 212, 217
- – – Synkope 442
- – – Typen 350
- – – Hypophosphatämie 1748, 1750
- – Hypothyreose 348
- – immunologische, Herzinsuffizienz 212, 217

Kardiomyopathie
- – inflammatorische 339, **343–347**
- – – ACE-Hemmer 344
- – – Differentialdiagnose 347
- – – EKG 346
- – – Endomyokardbiopsie 344
- – – Polymerase-Kettenreaktion 344
- – – WHO/ISFC-Kriterien 344
- – – intensivmedizinische Betreuung 1818
- – ischämische 339, **343**
- – – AICD 241
- – – Assist-Device 241
- – – Herztransplantation 241
- – – koronare Herzkrankheit 241
- – – Myokardinfarkt 250–251
- – – Schrittmacher, biventrikulärer 241
- – Klassifikation 338–339
- – kongestive **338–343**
- – Lungenödem 527
- – Lyme-Borreliose 985
- – Makroskopie, hämodynamische 338
- – metabolisch-toxische, Herzinsuffizienz 212, 217
- – mitochondriale 341
- – muskuläre Erkrankungen 348
- – neoplastische 340
- – obliterierende **351–352**
- – peripartale 340, 370
- – – Heparin 370
- – – Herzinsuffizienz 212, 217
- – – Phlebothrombose 420
- – – Rechtsherzkatheteruntersuchung 82
- – rechtsventrikuläre, arrhythmogene **352–353**
- – – – EKG 353
- – – – Epsilon-Wellen 352
- – – – Extrasystolen 352
- – – – Salven 352
- – – – T-Wellen 352–353
- – restriktive 339, **351–352**
- – – Antikoagulation 352
- – – Differentialdiagnose 360
- – – Echokardiographie 352
- – – Herzinsuffizienz 212, 217
- – – Hypothyreose 1846
- – – sekundäre 352
- – Sarkoidose 514
- – Schwangerschaft 370
- – Selenmangel 1425
- – Spondylitis, ankylosierende 1063
- – Strahlen, ionisierende 348
- – Synkopen 1803
- – toxische 339–340
- – urämische 1688
- – Ursachen, physikalische 340
- – valvuläre 339, **343**
- – virale 858

kardiorespiratorische Insuffizienz s. Herz-Kreislauf-Erkrankungen
kardiotoxische Medikamente/Substanzen bzw. Kardiotoxizität
- – Chemotherapie 137

kardiotoxische Medikamente/Substanzen bzw. Kardiotoxizität
- – Lungenödem 527
- – Vergiftungen 1884–1885

kardiovaskuläre Erkrankung, funktionelle 12
kardiovaskuläre Komplikationen, hypertensiver Notfall 1702
kardiovaskuläre Risikobeurteilung/-faktoren
- – Adipositas 1419
- – Algorithmus 376–377
- – Hypertonie, essentielle 436
- – – renale 1694
kardiovaskuläre Untersuchungen **81–85**
kardiovaskuläres System
- – bildgebende Verfahren 67
- – geriatrischer Patient 1840

Kardioversion
- – Kammerflimmern 277
- – Sinusknotensyndrom 280
- – Tachykardie, anhaltende 264
- – Vorhofflimmern 271

Kardioverter-Defibrillator, implantierbarer
- – s. ICD-Therapie
- – automatischer s. AICD

Karditis s. Myokarditis

Karies
- – Fluormangel 1425
- – Leukoplakie 1114
- – Sjögren-Syndrom 1080

Karnifizierung, Pneumonie 492
Karnofsky-Index 583
- – Bronchialkarzinom 549

Karotidodynie, Differentialdiagnose 1787

β-Karotin, Sprue, einheimische 1191

Karotisdissektion 400
- – Differentialdiagnose 400, 1787
- – Duplexsonographie 400
- – Halswirbelsäulenmanipulation 400
- – Horner-Syndrom 400

Karotisdruckversuch
- – Durchblutungsstörungen, zerebrale 261
- – Herzrhythmusstörungen 260
- – Tachykardie 272

Karotiskreisläufe, Ringanastomosen 398

Karotissinus, hypersensitiver **280**
- – Bewusstlosigkeit, kurze 1802
- – Reflexsynkopen 1803

Karotissinussyndrom 280
- – Digitalisglykoside, Kontraindikationen 219

Karotissinussynkope **440–441**

Karotisstenose
- – DSA 400
- – Embolie, intrakardiale 400
- – Farb-Doppler-Sonographie 400
- – Katheterlyse 62
- – radiologische Diagnostik 65

Karotisstromgebiet, Blutversorgung 398

Karpaltunnelsyndrom
- – Akromegalie 1437
- – Arthritis, rheumatoide 1055–1056
- – Hypothyreose 1846
- – Neuropathie, diabetische 1556
- – TSS 949

Karpitis, Arthritis, rheumatoide 1055

Karpopedalspasmen
- – Hypokalzämie 1742
- – Sprue, einheimische 1191

Kartagener-Syndrom **1519**

Karyogramm 33

Karyotypanalyse/-typisierung
- – Leukämie, akute, myeloische 740
- – spektrale 34

Karzinogene/-genese 577
- – Aktivierung 580
- – Arzneimittel 108
- – Basaliom 617
- – Basalzellkarzinom 617
- – Elimination 580
- – Harnblasenkarzinom 642
- – molekulare Mechanismen 577–581
- – Tumoren 577

Karzinoid(syndrom) **544**, **1233–1235**, 1341, 1391, 1396
- – Dacarbazin 1235
- – Diarrhö 1188
- – Differentialdiagnose 753, 1166
- – Gastroduodenoskopie 1234
- – Kapselendoskopie 1234
- – Kontrastmitteldarstellung nach Sellink 1234
- – Kurzdarmsyndrom 1250
- – Lunge 543, **545**
- – Mediastinaltumoren 560
- – MIBG-Szintigraphie 1235
- – PET 57
- – Push-Enteroskopie 1234
- – Streptozotocin 1235

Karzinom, kolorektales s. kolorektales Karzinom

Karzinosarkome
- – Lunge 543, **546–551**
- – – Differentialdiagnose 549

Kasabach-Merritt-Syndrom, DIC 795

Kastenwirbel, Spondylitis, ankylosierende 1065

Kastration, radiogene, Vaginalkarzinom 640

Katabolismus
- – Hyperkaliämie 1737–1738
- – Nierenversagen, akutes 1638

Katarakt
- – Hypokalzämie 1742–1743
- – körperliche Untersuchung 4
- – durch Prednison 1292
- – Röteln 893
- – Sarkoidose 514–515

katarrhalische Beschwerden, Salmonellen 965

Katayama-Syndrom
- – Bilharziose 935
- – Differentialdiagnose 943

Sachverzeichnis K

Katecholamine
- AV-Block 281
- diabetische Komplikationen 1554
- erhöhte, Szintigraphie 57
- Exzess, Hypertonie 435
-- Hypomagnesiämie 1753
- Herztransplantation 181
-- Kontraindikationen 180
- Hyperkaliämie 1737
- Hypertonie 436
- Hypokaliämie 1735
- Karzinoidsyndrom 545
- Nieren 1620
- Phäochromozytom 1502
- Schock, kardiogener 256
- Sinustachykardie 268
Katheter
- intravasale, Monitoring, mikrobiologisches 1825
- spinale, implantierte, Schmerzen, chronische 151
Katheterablation
- Herzrhythmusstörungen 266
- Hochfrequenzstrom **165–167**
- Kardiomyopathie, rechtsventrikuläre, arrhythmogene 352
- Tachykardie, supraventrikuläre 263
Katheterangiographie, Arterienverschluss, akuter 408
Katheteranlagen, Schmerzen, chronische 151
Katheterarteriographie (K-Angio) 51, 67–68
katheterassoziierte Infektionen 831–832
- Ernährung, parenterale 1427
- Pulmonalarterienkatheter 1823
Katheterisierung
- Harnwegsobstruktion 1662
- venöse, Hyperaldosteronismus, primärer 1488
Katheterlyse **62**
Katheterperforation durch Angioplastie 62
Kathetersepsis
- Blutdruckmessung, invasive 1821
- Candidiasis 918
- Ernährung, parenterale 1427
- Komplikation 1256
Kathetertechniken, Lungenembolie 526
kationenhaltige Medikamente, Obstipation 1180
Katzenkratzkrankheit 993
Kauprobleme/-schmerzen
- Hirnarterienstenose, extrakranielle 400
- Mangelernährung im Alter 1856
kausale Therapie 97
Kavafilter(implantation) **63**, 64
- Cor pulmonale 533
- Hypertonie, pulmonale 533
- Lungenembolie 525
-- rezidivierende **164**
- Phlebothrombose 423
Kavernen, tuberkulöse
- Differentialdiagnose 493

Kavernen, tuberkulöse
- Lunge 501
- Urogenitaltrakt 1660
Kawasaki-Syndrom 1090–1091
- Autoimmunerkrankungen 1040
- Differentialdiagnose 950, 1104
Kayser-Fleischer-Kornealring
- Kupferüberdosierung 1425
- Wilson-Syndrom 1597–1598
KBR s. Komplementbindungsreaktion
KE s. Kolonkontrasteinlauf
Kehlkopfdiphtherie 958
Kehlkopfkrebs, Asbestose 1904
Keilwirbel, Osteoporose 1769
Keimaszension, Pyelonephritis, chronische 1657
Keimbahn, gentechnische Eingriffe 40
Keimbahngene, Immunglobuline 1019–1020
Keimzelltumoren
- Germ Cell Cancer Cooperative Group 646
- β-HCG 645
- Klassifikation 646
- LDH 645
- Lungenmetastasen 645
- maligne 644–645
-- AFP 645
-- Differentialdiagnose 646
-- Hoden 645
-- 5-Jahres-Überlebensrate 646
- des Mannes **644–646**, 647
- mediastinale, Vena-cava-superior-Syndrom 600
- (nicht)seminomatöse 645
- Orchiektomie 646
- Ovarialkarzinom 629
- PLAP 645
Keimzentrumslymphom 764
Kelley-Seegmiller-Syndrom, Hyperurikämie 1576
Kent-Bündel, WPW-Syndrom 273
kephale Phase, Magensäuresekretion 1153
Keratitis
- Onchozerkose 945
- Sarkoidose 1671
- Trachom 991
Keratoconjunctivitis
- s.a. Keratokonjunktivitis
- sicca, Arthritis, rheumatoide 1055–1056
Keratodermie
- Arthritis, reaktive 1070
- Reiter-Syndrom 1069–1070
Keratokonjunktivitis
- s.a. Keratoconjunctivitis
- epidemische 882
-- Adenoviren 881–882
- HSV-Infektion 863
- Sarkoidose 514
Keratose
- aktinische, Differentialdiagnose 618
- seborrhoische, Differentialdiagnose 615, 618, 620

Kerley-(B-)Linien
- Herzinsuffizienz 216
- Lungenödem 527
- Mitralstenose 288
Kernig-Zeichen, Meningitis, eitrige 1810
Kernspinangiographie, Hypertonie, renovaskuläre 437
Kernspintomographie s. MRT (Magnetresonanztomographie)
Ketamin, Intensivmedizin 1827
Ketanserin, Thrombozytopathie 803
Ketoazidose
- diabetische 1548, **1549–1551**
-- Exsikkose 1550
-- Hyperphosphatämie 1751
-- Hyperventilation 571
-- Perikarditis 356
-- Plasma-Osmolalität 1550
-- Symptome 1549
- Hyperphosphatämie 1751
- Hypomagnesiämie 1753
- metabolische 1760
- Perikarditis 355
Ketoconazol
- Gynäkomastie 1509
- Leberversagen, akutes 1293
- Pilzinfektionen 915
Ketonkörper im Urin/Ketonurie
- Diabetes mellitus 1539
- Diagnostik 1627
- Typ-1-Diabetes 1542
Ketoprofen, Ulkus, peptisches 1158
Kettenkokken 951
Keuchhusten **977–978**
Khat-Abhängigkeit 1874
Kieferbrüche, Aktinomykose 960
kieferchirurgische Eingriffe, Schlafapnoe, obstruktive 569
Kieferhöhlentumoren, Symptome 652
Kiefernekrosen, Phosphor 1927
Kiel-Klassifikation, Non-Hodgkin-Lymphome 763–764
Killerzellen
- natürliche, Chediak-Higashi-Syndrom 746
- zytotoxische, CD8-positive **668**
Killing Disease 1442–1443
Kinästhesien, Benzodiazepinentzug 1871
Kindersterblichkeit, Rotaviren 876
Kindesalter
- Apolipoprotein-B-Defekt, familiärer 1569
- Apolipoprotein-C-II-Mangel 1574
- Endokardfibroelastose 352
- Hypercholesterinämie, familiäre 1569
- Lipoproteinlipasemangel 1574
King's-College-Kriterien
- Lebertransplantation 185, 1294–1295
- Leberversagen, akutes 1294–1295

Kinine, Raynaud-Syndrom 402
Kinn-Sternum-Abstand, Spondylitis, ankylosierende 1065
Kipptisch-Untersuchung
- Synkopen 262–264, 442
-- neurokardiogene 444
Ki-ras 579
Kissing Disease, EBV-Infektion 868
KIT-Rezeptor-Tyrosinkinase, GIST-Tumoren 1172
Kittniere, tuberkulöse, Hypertonie, renoparenchymatöse 1693
Klappen... s.a. Herzklappen...
Klappenausriss, Herzverletzungen 365
Klappenersatz s. Herzklappenersatz, operativer
Klappenfunktion
- Echokardiographie 67
- MRT 236
Klappeninsuffizienz
- CVI 424
- geriatrischer Patient 1843
Klappenobstruktion
- Ballonvalvulotomie, perkutane **163**
- Herztumoren 363
Klappenöffnungsfläche, Mitralstenose 288
Klappenperforation
- Endokarditis, infektiöse 333
- Herzverletzungen 365
Klappensklerose, Differentialdiagnose 329
Klappenstenose, perioperative Risikobeurteilung 373
Klappenvitien s. Herzklappenfehler
Klasse-I-Antigene 1018
Klasse-II-Antigene 1019
Klatskin-Tumor **1365–1367**
- ERCP, MRC bzw. MRCP 1365
- Lebertransplantation 185
Klebsiella pneumoniae/Klebsiellen 970
- Cholangitis 1360
- Darminfektionen 1201
- Epidemiologie 970
- Fieber bei neutropenischen Patienten 585
- Leberabszess, pyogener 1336
- Lungenabszess 493
- molekulare Mimikry 1040
- Pneumonie 490–491
- Spondylitis, ankylosierende 1062
- Zystitis 1654
Klebstoffverdünner, Schnüffelsucht 1874
Kleiderlaus, Fleckfieber **992–993**
Kleingefäßvaskulitis
- ANCA-assoziierte **1097–1101**
- Differentialdiagnose 1103–1104
- Immunsuppression 1103
- Interferon-α2a 1103
- nicht-ANCA-assoziierte 1101–1103

2045

Sachverzeichnis

Kleingefäßvaskulitis
– Plasmaseparation 1103
– Polychondritis, rezidivierende 1104
Kleinhirnataxie, hereditäre, Hypogonadismus, hypogonadotroper 1513
Kleinhirnatrophie, Alkoholkrankheit 1867
Kleinhirndefizit, vaskuläres, Schlaganfall 1798
Kleinhirnenzephalitis, tumorassoziierte 595
Kleinmädchenform, Oligoarthritis, frühkindliche, Typ 1 1060
Kleinraumbestrahlung 464
Kleinwuchs
– Hand-Schüller-Christian-Syndrom 516
– HVL-Insuffizienz 1448
Klick, mesosystolischer, Mitralklappenprolaps 295
Klimakterium, vorzeitiges, Chemotherapie-induziertes 137
Klinefelter-Syndrom **1518**
– Gynäkomastie 1509
– Hodentumoren 645
– Leukämie, akute, myeloische 735
– Testosteron 1518
– zytogenetische Untersuchungen 1506
klinisch-chemische Verfahren 22–27
klinische Studien 91–95
– Arten 92
– Ausschlusskriterien 93
– Behandlungsgleichheit 93
– Beobachtungsgleichheit 93
– diagnostische 94
– Doppelblindversuch 93
– Drop-outs 93
– Effekt- und Risikogrößen 95
– Einschlusskriterien 92–93
– Entwicklungsphasen 92
– Ergebnisgrößen 95
– Fehlselektion 93
– Intention-to-Treat 93
– Methodik 92
– Morbidität/Mortalität 92
– Primary Endpoint 92
– Prüf- und Kontollgruppe 92
– – Strukturgleichheit 93
– Randomisierung 92–93
– Secondary Endpoint 92
– Störgrößen 93
– unterdimensionierte 94
– Ursache-Wirkungs-Prinzip 92
– Verzerrungsquellen 93
klinisches Fachwissen, evidenzbasierte Therapie 98–99
Klippel-Trenaunay-Syndrom, DIC 795
Klitorishypertrophie
– Hermaphroditismus verus 1521
– Hyperandrogenämie 1499
klonale Erkrankungen 666
Klonalitätsanalyse, Immunglobuline 1019

Klon(e) 37
– Hybridisierung 37
– rekombinante, Identifikation 37
Klonierung
– DNA, Vektorsysteme 36–37
– Expressionsklonierung 37
– Gene **36–37**
Klopfmassage, Zwerchfellparese 564
Klopfschall
– gedämpfter, Atelektasen 486
– hypersonorer, Lungenemphysem 482
– – Pneumothorax 553
Klopfschmerz
– Sinusitis, akute 467
– Spondylitis, ankylosierende 1064
Kloßgefühl im Hals s. Globusgefühl
Klysmen, steroidhaltige, Colitis ulcerosa 1217
Kniekehlenkompressionssyndrom 409
Kniekussphänomen, Meningitis, eitrige 1810
Knirschen, Arthrose 1105
Knisterrasseln, Lungenerkrankungen, interstitielle 506
Knoblauch, Halitosis 1112
Knochen
– Deformationen, Langerhans-Zell-Histiozytose 752
– – Thalassämie 717
– osteophytäre, Arthrose 1105
– Parathormon 1740
– Remineralisierung, Hypophosphatämie 1748
– Stoffwechsel, Regulation 1777
– – Schilddrüsenhormone 1452
– Struktur im Alter 1842
– Vitamin D 1740
– Volumenzunahme, Paget-Syndrom 1780
Knochenatrophie, Gicht, chronische 1577
Knochenaufbau, Osteoporose 1766
Knochenbrüchigkeit s. Osteoporose
Knochendefekte, Hypokalzämie 1743
Knochendichte-/Knochenmassebestimmung
– geriatrischer Patient 1848
– Osteoporose 1766–1767, 1769, 1848
Knochenerkrankungen **1765–1784**
– beruflich bedingte 1927–1928
– tumorinduzierte **1782–1784**
Knochenfehlbildungen, Manganmangel 1425
Knochenglatze, Arthrose 1105
Knochengranulomatose, Abt-Letterer-Siwe-Krankheit 516
Knocheninfarkte, Gaucher-Krankheit 1610
Knochenlymphome, Differentialdiagnose 610

Knochenmark 1010
– Bursa-Äquivalent 1010
– B-Zell-Reifung 1010
– Fett- und Bindegewebe, geriatrischer Patient 1841
– hyperzelluläres mit Reifungsdefekten, myelodysplastische Syndrome 692
– Lymphozyten 172
– Szintigraphie 54
– T-Lymphozyten 1010
– Zellen 666–668
Knochenmarkaplasie, Anämie **703–704**
Knochenmarkaspiration/-biopsie
– Anämie, hämolytische 723
– bildgebende Verfahren 70
– Folsäuremangel 714
– Haarzellleukämie 773
– Hodgkin-Lymphome 758
– Kryokonservierung 175
– Leukämie, akute, lymphatische 781
– – chronisch-lymphatische 771
– – chronisch-myeloische 672
– myelodysplastisches Syndrom 688, 691
– Osteomyelofibrose 678
– Panmyelopathie 703
– Polycythaemia vera 682
– Thrombozythämie, essentielle 685
– Vitamin-B_{12}-Mangel 712–713
Knochenmarkausstrich
– Kala-Azar 924
– Leishmaniose, viszerale 924
Knochenmarkbeteiligung, Prostatakarzinom 648
Knochenmarkbiopsie s. Knochenmarkaspiration/-biopsie
Knochenmarkdepression, Azathioprin 192
Knochenmarkfibrose, Anämie mit Knochenmarkinfiltration 704
Knochenmarkhyperplasie, Porphyrie, erythropoetische 1591
Knochenmarkhypoplasie, Hämoglobinurie, paroxysmale nächtliche 698
Knochenmarkinfiltration
– Anämie 704–705
– Granulozytopenie 584
– Hypogammaglobulinämie 1030
Knochenmarkinsuffizienz
– Differentialdiagnose 701
– Granulozytopenie 584
Knochenmarkkarzinose
– Differentialdiagnose 679, 737, 782
– Osteoporose 1768
Knochenmarkpunktion
– Anämie, aplastische 696
– Leukämie, akute 736
Knochenmarkräume, Erweiterung, Thalassämie 716
Knochenmarkschädigung, Hepatotoxizität, fremdstoffinduzierte 1325

Knochenmarksuppression, Pneumonie 491
Knochenmarktransplantation 667
– allogene 175, 194
– – Anämie, aplastische 696
– autologe 175, **177**
– CMV-Infektion 834, 872
– Erythropoetin 669
– Graft-versus-Host-Disease (GvHD) 833
– Hämoglobinurie, paroxysmale nächtliche 698
– Immunsuppressiva 834
– Infektionen 833
– Leukämie, akute, myeloische 740
– Mykosen 835
– parasitäre Erkrankungen 835
– Plasmozytom 779
– Prophylaxe 835
– Stammzelltransplantation 175
– Virusinfektionen 835
Knochenmarktuberkulose, Differentialdiagnose 679
Knochenmarkuntersuchung s. Knochenmarkaspiration/-biopsie
Knochenmetastasen
– Ätiologie und Pathogenese 1782
– Bisphosphonate 1783
– Bronchialkarzinom 548, 1782
– Differentialdiagnose 610, 1783
– Frakturen, pathologische 1783
– Hypophosphatämie 1749
– Knochenschmerzen 1782
– Knochenumsatzmarker 1783
– Mammakarzinom 1782
– Opiate 1783
– osteolytische 1782
– – Frakturen, pathologische 1783
– – Hyperkalzämie 1783
– Prostatakarzinom 1782
– radiologische Diagnostik 73
– Spinalkanaleinengung 1783
– Wirbelkörpersinterungen 1783
Knochennekrose, aseptische durch Prednison 1292
Knochenresorption, Hyperkalzämie 1744
Knochensarkome **607–611**
– AJC-Klassifikation 610
– Biopsie 609
– Chemotherapie 610–611
– Codman-Dreieck 608–609
– Resektionsgrenzen 612
– Skip-Metastasen 609
– TNM-Klassifikation 609–610
Knochenschmerzen
– Amphetaminderivate 148
– Hypophosphatämie 1749
– Knochenmetastasen 1782
– körperliche Untersuchung 5
– Leukämie, akute, myeloische 735
– Myelom, multiples 1675

Sachverzeichnis

Knochenschmerzen
- Osteopathie, renale 1782
- Paget-Syndrom 1780–1781
- Prostatakarzinom 648
- Sprue, einheimische 1191
- tumorbedingte 143
- Tumoren 148
- Vitamin-A-Überdosierung 1424
- Vitamin-C-Mangel 1423

Knochensporn, Spondylitis, ankylosierende 1061
Knochensubstanzverlust, Arthritis, rheumatoide 1054
Knochenszintigraphie
- Arthritis, reaktive 1068
- Paget-Syndrom 1780
- Plasmozytom 1783
- Prostatakarzinom 648

Knochentumoren, Differentialdiagnose 610
Knochenumbau, beschleunigter, Osteoporose 1766
Knochenumsatz
- beschleunigter, Osteoporose 1772
- Marker, Skelettmetastasierung 1783

Knochenusuren, Gicht, chronische 1577
Knochenzysten
- Differentialdiagnose 610, 1783
- Werkzeuge, vibrierende 1927

Knöchelödeme
- s.a. Ödeme
- Cushing-Syndrom 1491
- Schwangerschaft 366

Knollenblätterpilz(vergiftung) 1895
- Antidote 1881
- Leberschädigung 1323
- Leberversagen, akutes 1293

Knopflochdeformität, Arthritis, rheumatoide 1055, 1059
Knorpel, Strukturänderungen, Arthrose 1105
Knorpelschutzpräparate, Arthrose 1106
Knospe-Schema, Leukämie, chronisch-lymphatische 771
Knoten
- heißer, Schilddrüsenszintigraphie 1457
- indolenter, Mammakarzinom 624
- kalter, Schilddrüsenkarzinom 1474
- – Schilddrüsenszintigraphie 1457
- – Technetiumszintigramm 1457
- körperliche Untersuchung 4
- makroregenerative, Leber 1344

Knotenbildung, Pulmonalarterienkatheter 1823
Knotenstruma
- hyperthyreote **1470**
- jodmangelinduzierte, Schilddrüsenkarzinom 657

koagulasenegative Staphylokokken 950
Koagulationsnekrose, Säureverätzung 1891
Koagulopathien
- Eisenmangel 709
- erworbene **793–796**
- hereditäre **788–793**
- Lupusnephritis 1669
- Ulkusblutung 1163

Koanalgetika
- Schmerzen, chronische 151–152
- Tumorschmerztherapie 147

Koarktation, Aorta **310–312**
Kobalt
- Asthma bronchiale, berufsbedingtes 1913
- Hartmetallfibrose 510
- Kardiomyopathie 340

Kobra, asiatische, Vergiftungen 1897
Koch-Krankheit **1208–1209**
Kochsalz
- Diabetes mellitus 1545
- Hypertonie 434, 437
- – renoparenchymatöse 1695
- Mitralstenose 289
- nephrotisches Syndrom 1640

Königskobra, Vergiftungen 1897
Köpfchenschimmel 920
Körper-Clearance, totale, Arzneimitteltherapie 103
Körperflüssigkeiten, physiologische Grundlagen 1755
Körpergewicht
- Blutdruck 1419
- Bronchitis, chronische 479
- Pink Puffer/Blue Bloater 479

Körpergröße, Reduktion, Sprue, einheimische 1191
Körperlaus 946
körperliche Aktivität
- Adipositas 1419
- Bradykardie 279
- Hypertonie 437
- Hypoglykämie 1544, 1552
- Primärprävention 202
- Proteinurie 1627
- respiratorische Insuffizienz, chronische 542
- Stoffwechselentgleisung 1544
- Typ-1-Diabetes 1544
- Typ-2-Diabetes 1545
- Venenerkrankungen 417

körperliche Belastbarkeit
- geriatrischer Patient 1847
- Herztransplantation 182

körperliche Untersuchung **4–7**
- Achselhöhlen 6
- Arzneimitteltherapie, Therapieerfolg 113
- Augen 5
- Genitale, äußeres 6
- Hals 6
- Herz 6
- Kopf 5
- Mammae 6
- Mund 5–6
- Nase 5
- Nieren 6
- Ohren 5

körperliche Untersuchung
- präoperative, Herzerkrankungen 375
- Thorax 6

körperliches Training s. körperliche Aktivität
Körpertemperatur
- Appendizitis 1224
- Monitoring 1820

Körpertherapie 199
Körperverletzung 90
Körperzusammensetzung
- im Alter 1842
- Analyse 1415

Koffein, Sinustachykardie 268
kognitiv-behaviorale Verfahren, Schmerzstörungen, somatoforme 199
kognitive Defizite, Meningitis, chronische 1815
kognitive Therapie **198**
kohlenhydratdefizientes Transferrin (CDT), Fettleber, alkoholische 1317
Kohlenhydrate 1416
- Alkoholhepatitis 1319
- Diabetes mellitus 1545
- Ernährung, gesunde 1430
- parenterale 1427, 1827
- Fermentation im Dickdarm 1182–1183
- Hypercholesterinämie, polygene 1567
- Malabsorption 1177, **1182**
- Metabolismus, gesteigerter 1179
- Nahrungsmittelunverträglichkeiten 1199–1200
- Resorption, glykämischer Index 1419
- Stoffwechsel, Diagnose 24
- – Schilddrüsenhormone 1452

Kohlenmonoxidhämoglobin, Erstickung 1928
Kohlenmonoxidvergiftung 1893–1894
- Antidote 1880

Kohlenstoffdisulfid, koronare Herzkrankheit 1923
Kohlenwasserstoffe
- chlorierte, Fettleber 1313
- halogenierte, Herzversagen, akutes 1924
- – Vergiftungen 1889
- langkettige, Nephropathie, toxische 1683
- Nephritis, tubulointerstitielle, akute 1683
- Nierenversagen, akutes 1683
- polyzyklische, Karzinogene 577

Kohortenstudie 16–18
Koilonychie
- Eisenmangelanämie 708
- Sprue, einheimische 1191

Koilozyten, HPV-Infektionen 906
Kokken, gramnegative **955–957**
Kokzidioidomykose **921**
- Differentialdiagnose 515
- HIV-Infektion 840
- Hyperkalzämie 1744

Kokzidiose 923
- Dünndarmbiopsie 1186

Kokzygodynie 1249
Kolibakterien s. Escherichia coli
Koliken
- Caroli-Syndrom 1367
- Gallenblasenkarzinom 1364
- körperliche Untersuchung 5
- Mirizzi-Syndrom 1362
- Schoenlein-Henoch-Purpura 1101

Kolitis
- antibiotikaassoziierte 1208
- – Differentialdiagnose 968, 1258
- – Leukozyten im Stuhl 1202
- Darmmykose 1209
- Eiweißverlust, enteraler 1195
- fulminante, Ciclosporin 1216
- hämorrhagische, EHEC **1207–1208**
- – hämolytisch-urämisches Syndrom 1672
- indeterminierte 1214
- infektiöse 1200–1213
- – Diagnostik 1202
- – Differentialdiagnose 1232
- – körperlicher Befund 1202
- – Symptome 1202
- – ischämische 1257–1258
- – Differentialdiagnose 1216, 1258
- kollagene, Differentialdiagnose 1216
- – Eiweißverlust, enteraler 1195
- – Leukozyten im Stuhl 1202
- nekrotisierende, Shigellose 1206
- nervöse 12
- neutropenische 833
- pseudomembranöse 1208
- – antibiotikaassoziierte **964–965**
- – Clostridium difficile 964
- – Dickdarmperforation 964
- – Differentialdiagnose 968, 1216
- – Megakolon, toxisches 964
- – Peritonitis 964
- – Pseudomembranen 1208
- – Sepsis 964
- Purpura Schoenlein-Henoch 1668
- ruhrähnliche, EIEC 971
- – Plesiomonas 973
- ulzerative 1214–1218
- virale 857

kolitisassoziiertes Karzinom, Colitis ulcerosa 1217
Kollagene
- Leberfibrose 1264
- Synthese, Alkoholhepatitis 1318

Kollagenfibrillen, Arthrose 1105
Kollagenkolitis
- Differentialdiagnose 1216
- Eiweißverlust, enteraler 1195

Kollagenosen 405, 504, **1073–1089**
- ANA 1074, 1630
- Autoantikörper 1073

Sachverzeichnis

Kollagenosen
- B-Zell-Aktivierung, polyklonale 1073
- Differentialdiagnose 943, 1058, 1089, 1585, 1790
- Herzbeteiligung 335–337
- Hypergammaglobulinämie 1051
- Hypertonie, pulmonale 530
- Kardiomyopathie 339
- Lungenerkrankungen, interstitielle **512**
- Nekrose, fibrinoide 1074
- nephrotisches Syndrom 1639
- Pankreatitis, akute 1370
- Perikarditis 354, 358
- Peritonitis, Abdomen, akutes 1405
- Polyarthritis 1074
- Raynaud-Syndrom 402, 1082
- Vaskulopathie 1074

Kollagensprue 1193

Kollapsneigung
- Bradykardie 260
- Dumping-Syndrom 1174
- körperliche Untersuchung 5

Kollateralen
- aortobronchiale, Eisenmenger-Reaktion 323
- arterielle Verschlusskrankheit 387
- Arterienverschluss, akuter 409
- Gefäßverschluss 389
- Hirngefäße 398
- Phlebothrombose 421

Kollateralkreisläufe, Pfortaderhochdruck 1266

Kollateralphänomen, Arthritis, rheumatoide 1053

Kollateralvenen, Leberzirrhose 1298

Kolliquationsnekrose, Laugenverätzung 1891

Koloileoskopie 85

Kolon... s.a. Dickdarm...

Kolon
- Altersveränderungen 1841
- Erkrankungen **1175–1258**
- instabiles/spastisches 12
- Motilitätsstörung, Obstipation 1180
- Polypen, hamartöse 1236
- Pseudodivertikel 1230
- Pseudopolypen **1235–1236**
- Streptococcus bovis 953

Kolonadenom 1235–1236

Kolondivertikel/-divertikulose **1227**, 1228, **1230–1232**, 1233
- s.a. Divertikel/Divertikulose
- Differentialdiagnose 1231–1232
- Eisenmangel 709
- Gastrointestinalblutungen 1401, 1404
- – untere 1232
- Koloskopie 1230
- Linksappendizitis 1231
- Nierenerkrankungen, polyzystische 1718
- radiologische Diagnostik 69
- Unterbauchschmerzen 1231

Kolonkarzinom **1236–1241**
- s.a. kolorektales Karzinom
- Adenom-Karzinom-Sequenz 1237
- Altersverteilung 1239
- Anämie 1240
- APC-Mutation 1237
- Bluttest, okkulter 1238
- Cadherin-Catenin-Komplex 1237
- Chemotherapie 1240
- Colitis ulcerosa 1218
- CUP-Syndrom 623
- DCC 1237
- DIC 795
- Dickdarmileus, mechanischer 1408
- Differentialdiagnose 630, 927, 1232, 1239–1240
- Dukes-Klassifikation 1238
- Eisenmangel 709
- exulzeriertes 1239
- FAP 1237
- FOBT-Einsatz 1238
- genetische Veränderungen 580
- Glomerulonephritis, membranöse 1648
- hMLH1/2 580
- HNPCC 1237
- hPMS1/2 580
- Ileus, mechanischer 1240
- Immuntherapie, adoptive 178
- 5-Jahres-Überlebensrate 1240
- Ki-ras 579
- Koloskopie 1238–1239
- Mismatch Repair-Gene 1237
- Obstipation 1180
- Peutz-Jeghers-Syndrom 1237
- Polyposis coli, juvenile 1237
- radiologische Diagnostik 69
- Screening 1238–1239
- Sigmoidoskopie 1238–1239
- SMAD2/4 1237
- stenosierendes 1240
- – Röntgenkontrastdarstellung 1239
- TNM-Klassifikation 1238
- Tumorausbreitung 1237–1238

Kolonkontrasteinlauf 50, 68
- Bariumperitonitis 50
- Dickdarmdivertikel 1231
- Divertikulose 1231
- Megakolon, toxisches 50

Kolonpapillom, Hypokaliämie 1736

Kolonperforation, Kolitis, pseudomembranöse 964

Kolonpolyen 1235–1236
- High-Risk-Adenome 1236
- Lymphknotenmetastasierungen 1236

Kolonresektion 86

Kolontransit, Obstipation 1180

Kolontumoren
- Erkrankungen **1233–1241**
- gutartige 1235–1236

Kolophoniumdämpfe/-rauch, Asthma bronchiale, berufsbedingtes 1913

kolorektale Adenome
- Adenom-Karzinom-Sequenz 1235
- histologische Einteilung 1235

kolorektales Karzinom
- s.a. Kolonkarzinom
- s.a. Rektumkarzinom
- Aszites, maligner 598
- Befunde 1238
- Diagnostik 1238
- Epidemiologie 1237
- FAP 1237
- FDG 68
- hereditäres, nichtpolypöses (HNPCC) 1237
- Obstruktion, intestinale 602
- PET 57, 68
- Screening 1238–1239
- Symptome 1238

Koloskopie **85**, 968
- Amöbiasis 927
- Arthritis, reaktive 1068
- Bakteriämierisiko 326
- Blasenbilharziose 936
- Darmbilharziose 936
- Dickdarmdivertikel 1230
- Kolonkarzinom 1238–1239
- virtuelle 53
- Vorsorgeuntersuchungen 578

Koma
- Azidose, metabolische 1760
- – respiratorische 1758
- diabetisches **1549–1551**
- Ernährung, enterale, Kontraindikationen 1826
- – Schulung 1551
- hepatisches s. Leberkoma
- Hyperkalzämie 1745
- – tumorassoziierte 601
- Hypernatriämie 1733
- hyperosmolares, Differentialdiagnose 725
- Hypoglykämie 1551
- Hypophosphatämie 1749–1750
- hypophysäres, HVL-Insuffizienz 1450
- hypothyreotes 1462–1463
- – Hydrocortison 1463
- ketoazidotisches **1549–1551**
- nicht ketoazidotisches, hyperosmolares 1551
- nichtketoazidotisches, hyperosmolares 1548
- präfinales, Tollwut 907
- Purpura, thrombotisch-thrombozytopenische 805, 1672

Kombinationstherapie
- Arzneimittel 108–110
- Chemotherapie, antibakterielle 117

Kommunikation mit den Patienten und den Angehörigen, Palliativmedizin 155

Komorbidität, psychische, Schmerzen, chronische 151

Kompakta-Verbrauch, Hyperparathyroidismus, primärer 1479

komparative genomische Hybridisierung (CGH) **34**, 35

Kompartmentsyndrom **408**
- Muskelnekrose 408
- Ödem, intrafasziales 408
- Reperfusionseffekt 408

Komplementbindungsreaktion (KBR) **30**
- Antikörperbestimmung 41
- Bakterienagglutination 43
- Leptospirose 987
- Virusantikörper, Nachweis 45

Komplementfaktor C4AQ0, Autoimmunhepatitis 1290

Komplementfaktoren
- Fehlen 1038
- Glomerulonephritis, rasch progrediente 1643

Komplementrezeptoren, Neutrophile 1014

Komplementrezeptor-3-Mangel, Lupus erythematodes, systemischer 1075

Komplementsystem **1016–1018**
- Aktivierung 408, 1016
- Aktivierungswege 1017
- alternativer Weg 1017
- Arthritis, rheumatoide 1054
- Auslöser 1016
- biologische Funktion 1016, 1018–1019
- Glomerulonephritis, membranoproliferative 1629, 1649
- Immundefekte 1033
- Akute-Phase-Protein 1016
- Infektionskrankheiten 820
- klassischer Weg 1017
- Lektinweg 1017
- Lupus erythematodes disseminatus 1629
- – systemischer 1030, 1077
- Nierenerkrankungen 1629
- Nierentransplantation 1629
- Nomenklatur 1016
- Polyarteriitis nodosa 1096
- Rheumatismus 1051
- Spiegel, erhöhter 1030
- Störungen **1037–1038**
- Vaskulitis, essentielle, kryoglobulinämische 1103
- Veränderungen 1030

Kompressionsatelektasen 486
- Therapie 486

Kompression(sbehandlung)
- intermittierende, Phlebothrombose 422
- Lymphödem 430
- Thrombosierung 408
- Varikose, sekundäre 417
- venöse Insuffizienz, chronische 425

Kompressionsfraktur, Spinalkanalobstruktion 602

Kompressionsstrümpfe
- Beinvenenthrombose 423
- Phlebothrombose 422–423
- Varikose 417

Kompressionssyndrom
- Embolektomie 410
- Kniekehle 409
- Spondyl-/Osteochondrose 1107
- Thoraxapertur, obere 409

Kompressionstests, Varikose 416
Kondylome 905
- spitze **1245**
- virale 858
Konfabulationen, Beriberi 1423
Konfidenzintervall, statistische Analyse 94
Konflikte, Psychotherapie, stationäre 197
Konfusion, Hypokalzämie 1742
Konglomerattumoren, entzündliche, Differentialdiagnose 549
Konjunktivitis
- s.a. Keratokonjunktivitis
- Bakterien, gramnegative, hämophile 976
- Chagas-Krankheit 925
- Chlamydia 990
- Coxsackie A 879
- Diphtherie 958
- Enteroviren 879
- epidemische, Differentialdiagnose 880
- hämorrhagische, Enteroviren 878
- - virale 858
- LCM 901
- Leptospirose, ikterische 986
- Listeriose 959–960
- Malassimilation 1184
- Masern 887
- Reiter-Syndrom 1069–1070
- Röteln 891
- Shigellose 1206
- trachomatis 990
- virale 858
- Wegener-Granulomatose 1100
Konkremente, Erythrozyturie 1624
Konsensusinterferon
- Hepatitis C 1285
- pharmakologische Eigenschaften 1286
Konsensusklassifikation, Mastozytose, systemische 754
Konsolidierungstherapie, Chemotherapie 136
Kontaktaktivierungsphase, Faktorenmangel 792
Kontaktcheilitis, allergische 1113
Kontaktdermatitis, Autoimmunerkrankungen 1040
Kontaktekzem, atopisches, Analregion 1243
Kontinenzorgan 1241
Kontinua, Typhus abdominalis 966
kontrainsulinäre Hormone, diabetische Komplikationen 1554
Kontraktilitätsparameter, Herz 208
Kontraktilitätsreserve, Mitralinsuffizienz 293
Kontraktionsstörungen, regionale, Herztransplantation, Kontraindikationen 180
Kontrakturen, Myopathien, generalisierte 1807

Kontrastmittel **57–60**
- Acetylcystein 58
- Applikation 49
- - intraarterielle, Hirnarterienstenose, extrakranielle 399
- bariumsulfathaltige 58
- Computertomographie 52
- gadoliniumhaltige 59–60
- intravenös applizierte, Punktion, CT-gesteuerte 60
- jodhaltige 59
- Labortests, Beeinflussung 58
- Magen-Darm-Passage 49
- nierengängige 58–59
- ölige 58
- paramagnetische 58
- Schilddrüsenerkrankungen 58–59
- SPIO (Small Particle Iron Oxides) 58
- wasserlösliche 58
- Hyperthyreose 49
Kontrastmittelallergie/-reaktion
- Adrenalin 59
- Aufklärungsgespräch/-protokoll 59–60
- Kortikoide 59
- Myelographie 51
- Phlebographie, Kontraindikationen 51
Kontrastmittel-Computertomographie, Aneurysma 414
Kontrastmitteldarstellung nach Sellink, Karzinoid 1234
Kontrastmitteleinlauf, antegrader **49–50**
Kontrazeptiva, orale
- BSG 26
- Leberzelladenom 1343
- Phlebothrombose 420
- Raynaud-Syndrom, sekundäres 402
- Venenerkrankungen 417
Kontrollgastroskopie, Ulkus, peptisches 1159
Kontrollgruppe, klinische Studien 92
Konzentrations- und Färbeverfahren, Stuhluntersuchungen, parasitologische 46
Konzentrationsleistung, eingeschränkte, Nierenerkrankungen, tubulointerstitielle 1657
Konzentrationsmangel/-schwäche
- Hypoglykämie 1551
- Hypothyreose 1460, 1846
- durch Opioide 146
- Schlafapnoe, obstruktive 568
- ZNS-Tumoren 662
Koordinationsstörung, Schlaganfall 1798
Kopf, körperliche Untersuchung 5
Kopf-Hals-Tumoren, PET 57
Kopfläuse 946
Kopfschmerzen **1785–1788**
- s.a. Spannungskopfschmerz
- Akromegalie 1436–1437
- allergologische Diagnostik 465
- Anämie 701

Kopfschmerzen
- Analgetika 1785
- Astroviren 875
- Caliciviren 875
- Chlorome 735
- Cholerasyndrom 1207
- Churg-Strauss-Syndrom 1099
- Creutzfeldt-Jakob-Krankheit, sporadische 911
- Cushing-Syndrom 1491
- Druckerhöhung, intrakranielle 1785
- Einteilung 1785
- Epidemiologie 148
- funktionelle 12
- Gelbfieber 897
- Hirnarterienstenose, extrakranielle 400
- Hyperaldosteronismus, primärer 1488
- Hyperglykämie 1536
- Hyperkalzämie 1745
- Hyperprolaktinämie 1515
- Hypertonie, maligne 1703
- - Schwangerschaft 367
- Hyponatriämie 1732–1733
- Hypotonie, orthostatische 443
- Influenza 885
- körperliche Untersuchung 4
- Kryptokokkenmeningitis 848
- LCM 901
- Legionärskrankheit 980
- Leptospirose, ikterische 986
- Lyme-Borreliose 984
- Malaria 931
- Maltafieber 978
- Meningitis 1810
- - eitrige 1810
- Meningokokkenmeningitis 955
- morgendliche, Hypoventilation, alveoläre 571
- - Schlafapnoe, obstruktive 568
- nach Myelographie 51
- Nephropathia epidemica 899
- durch Nitrate 237
- NSAR 158
- ODTS 1913
- Ornithose 989
- Pantothensäuremangel 1423
- paroxysmale 1788
- Phäochromozytom 1501
- Pneumonie 489
- Polyarteriitis nodosa 1096
- Polycythaemia vera 681–682
- Pontiac-Fieber 980
- Präeklampsie 1705
- primäre 1785
- provozierte 1785
- Psychosomatosen 11
- Purpura Schoenlein-Henoch 804
- - thrombotisch-thrombozytopenische 805, 1672
- Rhinoviren 879
- Schlafapnoe, obstruktive 567
- sekundäre 1785
- Sinusitis, akute 468
- Tollwut 907

Kopfschmerzen
- Tollwut-Schutzimpfung 1001
- Tonsillitis 1115
- Toxoplasmose, zerebrale 848
- vasomotorische, Differentialdiagnose 1787
- Vena-cava-superior-Syndrom 600
- Vitamin-A-Überdosierung 1424
- Vitamin-B-Überdosierung 1424
- Wegener-Granulomatose 1099
Kopftumoren **651–660**
Koplik-Flecken, Masern 887
Kopplungskarte, Genom 32
Koproporphyrie, hereditäre 1581–1582
- Differentialdiagnose 1585
Koproporphyrinogen-Oxidase 1584
- Hämbiosynthese 1583
Koproporphyrinurie, sekundäre 1324, **1582**, 1592
- Alkohollebersyndrom 1592
Koreanisches hämorrhagisches Fieber **899**
Kornea
- Defekte, Sjögren-Syndrom 1080
- Erosion, Trachom 991
- Hyperkalzämie 1745
- Neovaskularisierung, Riboflavinmangel 1423
Kornealreflex, Trigeminusneuralgie 1789–1790
Korneomalazie, Arthritis, rheumatoide 1055
Kornkäferlunge, Alveolitis, exogen allergische 508
Koronaranatomie 229
- Klärung, Koronarangiographie 236
Koronarangiographie 67
- Herzinsuffizienz 217
- koronare Herzkrankheit 236
- Koronarstenose 236
- Koronarsyndrom, akutes 242
- Mitralklappenprolaps 295
- präoperative, Herzerkrankungen 375
- Schock, kardiogener 252
- selektive, Linksherzkatheteruntersuchung 83
Koronararterien
- Anomalien 312
- atypisch abgehende 312
- Morphologie, geometrische Magnifizierung 230
- Muskelbrücken 312
Koronararterienfistel, Differentialdiagnose 318
Koronararteriitis, Lupus erythematodes, systemischer 337
Koronardurchblutung **229**
koronare Herzkrankheit (KHK) **227–242**
- ACE-Hemmer 238
- AICD 241
- Anämie 232
- Anfallsprophylaxe 237

Sachverzeichnis

koronare Herzkrankheit (KHK)
– Angina pectoris 229
– Antiphospholipid-Antikörper 233
– Aortenisthmusstenose 312
– arterielle Verschlusskrankheit 397
– Atherosklerose 222, 232
– Belastungs-EKG 233–234
– berufliche Einflüsse 1922
– Blutfette 232
– Bypassoperation 375
– CCS-Klassifikation 231
– Cholesterin 1922
– Claudicatio intermittens 385
– CRP 232–233
– – Senkung 238
– CT-Herz 235
– Diabetes mellitus 228
– Diagnostik 232, 234
– Differentialdiagnose 365, 1123, 1134, 1585
– Echokardiographie 235
– Elektronenstrahltomographie 235
– Epidemiologie 228
– Ernährung 202
– geometrische Magnifizierung 230
– geriatrischer Patient 1843
– Gerinnungshemmung 238
– Geschlecht 228
– Glukosespiegel 232
– Herzbinnenraumszintigraphie 235
– Herzinsuffizienz 212, 217, 241
– Herzrhythmusstörungen, ventrikuläre 262
– Herzsportgruppe 238
– Herztod, plötzlicher 241
– Herztransplantation, Kontraindikationen 180
– Hitzeschockproteine 233
– HMG-CoA-Reduktase-Inhibitoren 225
– Homocystein 233
– Hormone 239
– Hypercholesterinämie 228
– Hyperlipidämie, familiäre, Typ III 1571
– – sekundäre 1575
– Hypertonie 439
– – arterielle 228
– Hypoalphalipoproteinämie 1572
– ICAM 233
– Intervalltherapie 237–238
– Kalziumantagonisten 238–239
– Kammerflimmern 277
– Kardiomyopathie, ischämische 241
– kardiovaskuläres Risiko 228
– Kategorisierung 236
– Kernspintomographie 235
– Kernspintomografie 236
– körperliche Belastung 238
– Kohlenstoffdisulfid 1923
– Koronarangiographie 236
– Koronarsyndrom, akutes 229
– Labor 232–233
– Langzeit-EKG 233

koronare Herzkrankheit (KHK)
– LDL-Cholesterin 238
– Lebensalter 228
– Letalität 241
– Lipoprotein (a) 226, 233
– Mehrzeilen-Spiral-CT (MSCT) 235
– Mikrozirkulation 230
– Myokarddurchblutung 229
– Myokardinfarkt 229, 241
– Myokardszintigraphie 55, 235
– Niereninsuffizienz 229
– – chronische 1687
– Nitrate 238
– NYHA-Klassifikation 231
– perioperative Risikobeurteilung 372
– PET 235
– Phospholipase A$_2$ 233
– PROCAM-Studie 228
– Pumpversagen 241
– radiologische Diagnostik 67
– Radionuklidventrikulographie 235
– Remodeling, positives 229
– β-Rezeptoren-Blocker 237
– Risikofaktoren 228
– – Modifizierung 238
– – perioperative 373
– Ruhe-EKG 233
– Schichtarbeit 1922
– Schlafapnoe, obstruktive 567–568
– Schwangerschaft 370–371
– sozioökonomischer Status 1922
– Sport 238
– Statine 238
– Stress, psychischer 228
– Stress-Echokardiographie 235
– Thrombenbildung 230
– Thrombose, arterielle 407
– Triglyzeride 1922
– Typ-2-Diabetes 1545
– Untersuchungsbefund, körperlicher 232
– VCAM 233
– Ventrikulographie 236
– Verlauf und Prognose 241
– Vitamine 239
– Vorhofflimmern 270
– Zigarettenkonsum 228
Koronariitis
– Arthritis, rheumatoide 1056
– Differentialdiagnose 1104
– Sklerodermie 338
– Wegener-Granulomatose 1100
Koronarinsuffizienz
– akute, hypertensiver Notfall 1700
– Differentialdiagnose 236
– Hypertonie, maligne 1703
– Riesenzellarteriitis 1095
– Temporalarteriitis 1095
Koronarsinus, elektrophysiologische Untersuchung 84
Koronarstenose
– dynamische 230
– fixierte 230

Koronarstenose
– hämodynamische Relevanz 229–230
– Koronarangiographie 236
– Szintigraphie 67
Koronarstent
– antiaggregatorische Kombinationsbehandlung 162
– Implantation 162
– Rotablation 163
Koronarsyndrom, akutes **242–251**, 252
– ACE-Hemmer 248
– Acetylsalicylsäure 247
– Anamnese 244
– Angina pectoris, instabile 232
– aortokoronarer Venenbypass (ACVB) 240
– Arteria-mammaria-Bypass 240
– Ballondilatation 239
– Benzodiazepinderivate 247
– Betarezeptorenblocker 247
– Definition 228, 242–243
– depressive Symptome 251
– Drug Eluting Stents 240
– EKG, Fehlbefundung 245
– Gefäßverschluss 243
– Gefäßzugang 239
– Gerinnungshemmung 239
– Glykoprotein-IIb/IIIa-Inhibitoren 248
– Halsvenenstauung 244
– Heparin 247
– Herzinsuffizienz 244
– Herzrhythmusstörungen 243
– intensivmedizinische Betreuung 1818
– Ischämie 243
– 12-Kanal-EKG 242
– Klinik 244
– Komplikationen 250
– – im Langzeitverlauf 251
– Koronarangiographie 236, 242
– koronare Herzkrankheit 229
– Labor 244
– Linksherzversagen 243
– Nekrose 243
– Nitrate 247
– Notfalltherapie 247
– Opiate 247
– Paclitaxel 240
– PTCA 239
– Pumpleistung, Verlust 243
– re-coil 239
– Reperfusion 248
– Restenose 239
– Revaskularisation 240
– Sauerstoff 247
– Schmerztherapie 247
– Sirolimus 240
– Sofortmaßnahmen, präklinische 247
– Stenose 241, 243
– Stents 239–240
– ST-Strecken 242
– Therapie 239, 247–250
– – in der Akutphase 247–248
– – chirurgische 240
– – interventionelle 239–240
– Thrombolysetherapie 248

Koronarsyndrom, akutes
– T-Negativierung, präterminale 242
– Troponine I/T 244
– Venenzugang 247
Koronarvenenfistel, Differentialdiagnose 318
Korpusdrüsenzysten, Differentialdiagnose 1167
Korpuskarzinom 633
Korsakow-Psychose/-Syndrom
– Alkoholkrankheit 1867
– Beriberi 1423
– Fettleber, alkoholische 1317
Kortikosteroide
– Anämie, aplastische 696
– Arthritis, reaktive 1069
– – rheumatoide 1053
– bronchiale Infektion 470
– Churg-Strauss-Syndrom 1101
– Eisenmangel 709
– Endokarditis, bakterielle 326
– Fettleber 1313–1314
– Glomerulonephritis, mesangioproliferative 1650
– Hämoglobinurie, paroxysmale nächtliche 698
– Hepatitis, akute 1274
– Immundefekte 1039
– Immunsuppression **192**, 1046
– inhalative, Asthma bronchiale 474–475
– Lupus erythematodes, systemischer 1074, 1078
– Lupusnephritis 1670
– Lyme-Borreliose 985
– Mastozytose 755
– Muskeldystrophie 1807
– Ödeme, peritumoröse 147
– orale, Asthma bronchiale 475
– Perikarditis 357
– Plasmozytom 778
– Polymyalgia rheumatica 1095
– Purpura Schoenlein-Henoch 804
– Reizgasinhalation 1912
– rheumatisches Fieber 1073
– Riesenzellarteriitis 1093
– TSH-Sekretion 1453
– Tumorschmerztherapie 147
– Tumortherapie 140
– Wärmeantikörper 724
Korynebakterien 958–959
– Impfungen, passive 997
– Totimpfstoffe 998
Kost s. Diät bzw. Ernährung
Kostendruck, Therapie 90
Kostochondrose, Differentialdiagnose 237
Kostoklavikularmanöver, Arterienverschluss, akuter 409
Kotherapeutika, Tumortherapie 140
Koxarthrose 1105
– Abduktions-/Außenrotationsstörungen 1105
– Extensionsstörungen 1105
– Innenrotationsstörungen 1105
Krämpfe s. Krampfanfälle

Sachverzeichnis K

Krätze **946–947**
– Differentialdiagnose 945
Kräuterpollen, Asthma bronchiale 465
Kraftlosigkeit, funktionelle 12
Krait, indischer, Vergiftungen 1897
Krallenzehen 1055
Krampfadern s. Varikose
Krampfanfälle
– abdominelle, LCM 901
– Alkalose, metabolische 1761
– Antidepressivavergiftung 1881
– Antihistaminikavergiftung 1880
– Benzodiazepinabhängigkeit 1872
– Beriberi 1423
– Chediak-Higashi-Syndrom 747
– Diabetes insipidus 1446
– Differentialdiagnose 1811
– epileptische, Alkoholkrankheit 1867
– generalisierte, Differentialdiagnose 1800
– Hypernatriämie 1733
– hypertensiver Notfall 1700
– Hyperventilationssyndrom 571
– Hypoglykämie 1551
– Hyponatriämie 1732
– Insulinom 1392
– Lupus erythematodes, systemischer 1076
– Osteomalazie 1780
– paraneoplastisch induzierte 593
– Porphyrie, akute, hepatische 1584
– Purpura, thrombotisch-thrombozytopenische 805, 1672
– tetanische 964
– – Hyperventilationstetanie 571
– tonisch-klonische, Eklampsie 1705
– – Tetanus 964
– zerebrale, Hypernatriämie 1734
– – Hypophosphatämie 1750
– – Meningitis, eitrige 1810
– – Reye-Syndrom 1315
kraniofaziale Abnormitäten, Schlafapnoe, obstruktive 567
Kraniopharyngeom, HVL-Insuffizienz 1447
Krankengymnastik
– Arthritis, reaktive 1069
– Dermatomyositis 1809
– Polymyositis 1809
– respiratorische Insuffizienz, chronische 542
– Sklerodermie 1085
– Spondylitis, ankylosierende 1066
Krankenuntersuchung, mehrdimensionale 11

Krankheit
– Bewältigungsmuster, individuelle 194
– und Gesundheit 9
– Verlauf 2
krankheitsbedingte Einflüsse, Arzneimittel, Dosierung 105
Krankheitsketten, Geriatrie 1838
Krankheitsmodelle, psychosomatische 11–12
Krankheitstheorie, subjektive 194
Kratzeffloreszenzen, Skabies 946
Kreatinin 25
– ACE-Hemmer 1695
– Anämie, renale 1620
– Ausscheidung 1619
– Glomerulonephritis, akute 1641
– Kontrastmittel 58
– Monitoring, intensivmedizinisches 1824
– Nephritis, interstitielle 1652
– Nierenerkrankungen 1623
– Niereninsuffizienz, terminale 1691
– Nierenvenenthrombose 1640
– Tumortherapie 141
– Vaskulitis 1092
Kreatinin-Clearance 25, 1629
– Cockcroft-Gault-Formel 1841
– geriatrischer Patient 1841
– Hypermagnesiämie 1754
– Niereninsuffizienz, chronische 1686, 1688
– Plasma-Kreatinin 1618
Kreatinkinase
– Becker-Kiener-Muskeldystrophie 1806
– Dermatomyositis/Polymyositis 1808
– Myopathien 1806
Kreatinmonohydrat, Muskeldystrophie 1807
Krebserkrankungen 575–577
– s.a. Onkologie
– s.a. Tumoren
– Alkoholkrankheit 1865
– Anämie mit Knochenmarkinfiltration 704
– Azidose, metabolische 1760
– berufsbedingte 1920
– – Arbeitsstoffe und Gefährdungspotentiale 1923
– B-Symptomatik, Differentialdiagnose 1865
– chromosomal vererbte 578
– Chromosomenanomalien 580
– Endokarditis, bakterielle 326
– Entzündungsanämie 725
– Eosinophilie, Differentialdiagnose 744
– Früherkennung 203, 577
– – gesetzliche Richtlinien 203
– Genamplifikationen 580
– hämatopoetische Zellen 668
– Herztransplantation, Kontraindikationen 180
– Hyperkalzämie 1743–1744

Krebserkrankungen
– Inzidenz, Felty-Syndrom 1060
– kardiale 363–364
– Karzinogenese 577–581
– Koproporphyrinurie, sekundäre 1592
– Lungenembolie 520
– Meningitis, chronische 1814
– Nephritis, tubulointerstitielle 1652
– Nephrokalzinose 1714
– Osteoporose 1768
– Phlebothrombose 420
– Prävention 575–577
– Punktmutationen 580
– testikuläre Störungen 1519
– Therapie, systemische 576
– Umweltfaktoren 576–577
– Vorsorgeuntersuchungen 578
– Wirtsfaktoren 575, 577
Kreislauf
– und Herz, Integration 208–209
– neuronale und humorale Einflüsse 209
Kreislaufdekompensation, Abdomen, akutes 1405–1406
Kreislaufmonitoring
– Opiatentzug 1870
– Sepsis 825
Kreislaufregulation, Endothel 435
Kreislaufschock s. Schock, hypovolämischer
Kreislaufstillstand, Bradykardie 260
Kreislaufstörungen, Gasbrand 963
Kreislaufversagen
– Arzneimittel, Dosierung 106
– Ecstasy 1873
– Extremitätenischämie 411
– Fleckfieber 992
– Mesenterialarterienverschluss 411
– Papillarmuskelabriss 253
Kreislaufzentralisation, Schock, kardiogener 253–254
Krepitation, Arthrose 1105
Kretinismus, Jodmangel 1425
Kreuzresistenz, antiretrovirale Substanzen 842
Kreuzschmerzen s. Rückenschmerzen
Kribbelparästhesien
– Niereninsuffizienz, chronische 1687
– Polycythaemia vera 682
Kristallarthropathien **1072**
– Differentialdiagnose 1068
– Kalkablagerungen 1052
Kristalle, Harnsediment 1626
Kristallin, Krebserkrankungen, beruflich bedingte 1923
Kristallisationsinhibitoren, Nephrolithiasis 1710
Kristallzylinder, Harnsediment 1626
Kropf
– s.a. Struma
– endemischer **1469–1472**

Krupp
– s.a. Epiglottitis
– deszendierender, Diphtherie 958
– Differentialdiagnose 471
– echter 469
– Masern 888
Kryoglobulinämie/Kryoglobuline
– Gammopathien 1102
– gemischte 1102
– – Hepatitis C 1279, 1287
– – Glomerulonephritis, membranoproliferative 1649
– – rasch progrediente 1643
– – Hepatitis, chronische 1275
– monoklonale 1630
– Nachweis 1630
– Nierenerkrankungen 1630
– Plasmozytom 1102
– Raynaud-Syndrom, sekundäres 402
– Typ I–III 1630
– Vaskulitis 1092
– – essentielle 1102–1103
Kryokonservierung, Knochenmark 175
Kryolith, Osteofluorose 1927
Kryotherapie
– Arthritis, rheumatoide 1058
– Basalzellkarzinom 618
– Haut 620
– Plattenepithelkarzinom 620
Kryptitis **1245**
– Kurzdarmsyndrom 1254
Kryptokokkose **918**
– HIV-Infektion 840, **848**
– Mening(oenzephal)itis 918
– – HIV-Infektion 848
Kryptorchismus 1504, **1516**
– Hodentumoren 645
Kryptosporidien/Kryptosporidiose 923, **1211**
– AIDS 1211
– Enteritis, infektiöse 1203
– HIV-Infektion 840, 846
KSHV (Kaposi-Sarkom-assoziiertes Herpesvirus) 861
Ku, Myositis 1088
Kürettage, Endokarditisprophylaxe 331
Kugelkopfspermien 1519
Kugelthrombus, Schock, kardiogener 252
Kugelzellen, Sphärozytose, hereditäre 720
Kuhpocken(virus) **903**, 904
Kumarinpräparate s. Cumarinderivate/Cumarine
Kunstfehler 90
Kunsttherapie 197
Kupfer 1416
– anorganisches, Lebersarkom 1349
– Ernährung, parenterale 1428
– Lebergranulome 1925
– Leberzirrhose 1925
– Mangel 1425
– Metabolismus, Resorptionstest 55
– Nekrosen, tubuläre 1926
– täglicher Bedarf 1425

Sachverzeichnis

Kupfer
– Überversorgung 1425
– Vergiftungen 1890–1891
– – Therapie 1892
Kupfer-ATPase, Wilson-Syndrom 1597
Kupferspeicherkrankheit 1597–1600
Kupffer-Sternzellen **667**
– Aktivierung, Leberzirrhose 1263
– fokale noduläre Hyperplasie 1342
– Hepatitis, akute 1273
– Leberfibrose 1264
Kuppelphänomen, Arterienverschluss, akuter 410
Kuru 823, **912–913**
Kurzdarmsyndrom **1249–1256**
– Cholestase 1255
– CMV-Infektion 1254
– Diarrhö 1251, 1254
– Differentialdiagnose 1253
– Dünndarmresektion 1250
– Dünndarmtransplantation 1254
– Ernährung, enterale 1253–1254
– – heimparenterale 1254
– – parenterale, totale 1253
– Gallensäurekonzentration 1251
– Gallensteine 1252
– Gewichtsverlust 1252
– Glutamin 1252, 1254
– Hyperoxalurie 1255
– IGF-1 1252
– ileales 1250–1251
– Ileozäkalklappe 1251
– jejunales 1250–1251
– Kolitis, ischämische 1258
– Kostaufbau, enteraler 1253–1254
– Kryptitis 1254
– Loperamid 1254
– Malabsorption 1251
– MCT 1253
– Nierenversagen, prärenales 1252
– Octreotid 1254
– Oxalsäuresteine 1252
– Prostaglandine 1252
– Resektion, Ausmaß 1250
– Resorption, unvollständige 1175
– Sepsis 1254
– Steatorrhö 1251–1252
– Ursodesoxycholsäure 1255
– Vitamin-B_{12}-Mangel(anämie) 1251
– Wachstumsfaktoren/-hormon 1252, 1254
Kurzschlussverbindungen, intrakardiale
– Doppelschirmprothesen 163
– Verschluss **163–164**
Kurzzeitgedächtnisstörung im Alter 1854
Kussmaul-Atmung
– Azidose, metabolische 1760
– Hyperventilation 571

Kussmaul-Atmung
– Ketoazidose, diabetische 1549
– Perikarditis, chronisch-konstriktive 359
Kussmaul-Maier-Syndrom **1096**
Kwashiorkor
– Diarrhö 1188
– Dünndarmbiopsie 1186
– Fettleber 1314
– Kardiomyopathie 340
– Leberfibrose 1263
– Leberverfettung 1261
Kyphose
– Cushing-Syndrom 1491
– Thoraxdeformitäten 565
Kyphoskoliose
– Atempumpe, Störungen 449
– Dyspnoe 454
– Hypoventilation, alveoläre 571
– respiratorische Insuffizienz, chronische 542
– restriktive Störungen 450, 457

L

Labetalol, Hypertonie, Schwangerschaft 1708
Labialdrüsen, Biopsie, Sjögren-Syndrom 1080
Lacklippen, Leberzirrhose, alkoholische 1320
Lackzunge, Leberzirrhose 1298
β-Lactamase-Inhibitoren/β-Lactame **119**
– Aktinomykose 961
– Anaerobier 976
– Bacteroides 975
– Enterobacteriaceae 971
Lactatdehydrogenase s. LDH
Lactitol
– Enzephalopathie, portale 1199
– Nahrungsmittelunverträglichkeiten 1199–1200
Lactoferrinmangel, Bronchitis, chronische 478
Lactulose s. Laktulose
LADA-Diabetes 1534
Lähmungen
– durch Abszessdrainage 61
– Arterienverschluss, akuter 409
– Bartter-Syndrom 1720
– beinbetonte, Polyneuropathie, alkoholische 1795
– bulbäre, Botulismus 1896
– Durchblutungsstörungen, arterielle 384
– flüchtige, Migräne 1786
– Hyperaldosteronismus, primärer 1487
– hypokaliämische 1551, 1736
– – Hyperaldosteronismus, primärer 1489
– nach Katheterarteriographie 51
– körperliche Untersuchung 5
– nach Myelographie 51

Lähmungen
– Myopathien 1804–1805
– periphere, virale 856
– postparoxysmale, Differentialdiagnose 1800
– proximal betonte, Polymyositis 1808
– schlaffe, Guillain-Barré-Syndrom 1794
– – Polyneuropathien 1791
Längsschnittstudie 92
Lärm(belastung)
– Berufskrankheiten 1903
– Hypertonie 1924
Läuse 946
– Juckreiz 946
Lävokardiographie
– Kardiomyopathie, hypertrophische 349
– – inflammatorische 346
– Myokarditis 346
Lageempfinden, Verlust, Cobalaminmangel 1423
Lagerungsbehandlung, Zwerchfellparese 564
Lagerungsprobe nach Ratschow, arterielle Verschlusskrankheit **389**
Lagerungsschwindel 1853
Lagerungstherapie nach Bobath, Apoplexie 1844
LAI, Wirkungen 1022
Lakritzabusus
– Hypertonie, sekundäre 435
– Hypokaliämie 1736
Laktasemangel **1186–1187**
– Differentialdiagnose 1222
– Resorption, unvollständige 1175
Laktat
– Insulinzufuhr, massive 1550
– Monitoring, intensivmedizinisches 1824
– Schock, kardiogener 254
Laktatazidose
– Azidose, metabolische 1760
– Diabetes mellitus 1551
– Fruktoseintoleranz 1604
– Hyperphosphatämie 1751
– Kurzdarmsyndrom 1255
– Leberversagen, akutes 1295
– Sepsis 825
– tumorassoziierte 596
– Tumorerkrankungen 604
– Tumorlysesyndrom 605
Laktatbildung, Lungenembolie 521
Laktatdehydrogenase s. LDH
Laktatdehydrogenase-A-Mangel 1607
Laktose 1416
Laktoseintoleranz **1186–1187**, 1200
– Agammaglobulinämie 1196
– Diarrhö 1188
– Differentialdiagnose 1226
– Dünndarmbiopsie 1186
– H_2-Atemtest 1187
– Hyperparathyroidismus, sekundärer 1483
– Laktosetoleranztests 1187

Laktosetoleranztest
– Dünndarmerkrankungen 1185
– Laktoseintoleranz 1187
– Malabsorption **1185**
Laktulose
– Enzephalopathie, portale 1199
– Leberzirrhose 1301
– Nahrungsmittelunverträglichkeiten 1199
Laktulose/Rhamnose-Quotient, Sprue, einheimische 1191
Lambel'sche Exkreszenzen, Differentialdiagnose 329
Lambert-Eaton-Syndrom
– Bronchialkarzinom 548
– tumorassoziiertes 596
Lamblien/Lambliasis (= Giardiasis) **922–923**, 1209–1210
– Arthritis, reaktive 1067
– Diarrhö 1188
– Differentialdiagnose 927, 1192, 1226
– Dünndarmbiopsie 924, 1186
– Enteritis, infektiöse 1203
– Leukozyten im Stuhl 1202
– Metronidazol 1204
– Nitroimidazole 923
– Osteomalazie 1777
– Phlebotomus-Mücken 924
– Therapie 1212
– Trophozoiten 922
– Zysten 922
Lamivudin (3TC) 127
– Hepatitis, chronische 1276
– Hepatitis B 130, 1280
– HIV-Infektion 842
– Nukleosidanaloga 131
Landkartenschädel, Hand-Schüller-Christian-Syndrom 516
Landolfi-Zeichen, Aorteninsuffizienz 301
Landouzy-Sepsis 497
– Tuberkulose 502
Landry-Paralyse
– Differentialdiagnose 1585
– intensivmedizinische Betreuung 1818
Langerhans-Zellen **667**, 751
Langerhans-Zell-Granulomatose (s.a. Histiocytosis X) 515–516, **750–752**
– Birbeck-Granula 751
– CD1a 751
Langerhans-Zell-Histiozytose
– Monozyten-Makrophagen-System 751
– Multi/Single System Disease 751
Langsammetabolisierer (SM), Arzneimittel 106
Langzeit-EKG **75–76**
– Eisenmenger-Reaktion 322
– Extrasystolen, ventrikuläre 262
– Herzfrequenzvariabilität 262
– Hirnarterienstenose, extrakranielle 399

Langzeit-EKG
- Kardiomyopathie, hypertrophische 349–350
-- inflammatorische 346
-- rechtsventrikuläre, arrhythmogene 352
- koronare Herzkrankheit 233
- Myokarditis 346
- Tachykardien, ventrikuläre 262

Langzeitgedächtnisstörung im Alter 1854
Langzeitintubation, Tracheal-/ Bronchialstenose 485
Langzeit-pH-Metrie, Refluxkrankheit 1133
Langzeittherapie, Arzneimittel 113
Langzeitwirkungen, Arzneimittel, neu eingeführte 104
Lansoprazol 1189
- Helicobacter-pylori-Infektion 1161
- Ulkus, peptisches 1160

Lanz-Punkt, Appendizitis 1224
Laparoskopie **86**
- endoskopische 168
- Magenkarzinom 1168
- Ösophaguskarzinom 1141

LARC, Wirkungen 1023
Large Granular Lymphocytes (LGL-Form), NK-Zellen 1023
Large Vessel Disease, Schlaganfall 1013

Larva
- currens, Differentialdiagnose 942
-- Strongyloidiasis 941
- migrans, Differentialdiagnose 942

Larve, metazyklische 944
Laryngitis 468–469
- akute 468–469
-- Laryngoskopie 468
-- chronische 469
-- Laryngoskopie 469
- Epiglottitis, akute 469
- subglottica 469
- virale 857

Laryngoskopie
- Laryngitis, akute 468
-- chronische 469

Laryngospasmus
- Azidose, respiratorische 1758
- Hypokalzämie 1742

Larynxkarzinom 651–654
- Chemotherapie 653–654
- Radiochemotherapie 653
- Symptome 652
- UICC-/WHO-Klassifikation 654

Larynxödem, Vena-cava-superior-Syndrom 600
Larynxpapillome/-papillomatose, juvenile 905–906
Lasègue-Zeichen, Meningitis, eitrige 1810
Laserangioplastie, arterielle Verschlusskrankheit 394
Laserlithotripsie 169
- Choledocholithiasis 1356

Lasernephelometrie 27
Laserphotokoagulation, Gastrointestinalblutungen 1402
Lasertherapie
- endobronchiale 464
- Endoskopie 170–171
- Gastritis, akute 1147
Lassa-Fieber/-Virus 901–902
- Ribavirin 133
Latent Autoimmune Diabetes in the Adult s. LADA-Diabetes
Late-Onset-RA 1060
Lateralsklerose, amyotrophische
- Azidose, respiratorische 1758
- Differentialdiagnose 1585
- Hypoventilation, alveoläre 571
- $P_{0,1}/P_{0,1max}$-Werte 461
- Phrenikusparese 564

Latexagglutination, Erregernachweis 42
Laufbandergometrie
- arterielle Verschlusskrankheit 391
- Herzinsuffizienz 216

laufende Nase, Opiatentzug 1870
Laugen
- Kolliquationsnekrose 1891
- Vergiftungen 1891–1892

Laurell-Eriksson-Syndrom **1600–1603**
Laurence-Moon-Biedel-Bardet-Syndrom **1513**
- Adipositas 1419

Laurén-Klassifikation, Magenkarzinom 1167
Lavageflüssigkeit, Lungenfibrose 518

Laxanzien
- Abusus, Hypokaliämie 1736
- Diarrhö 1189
- Palliativmedizin 155
- phosphathaltige, Hyperphosphatämie 1751

LCA (linke Kranzarterie) 83
L-Carnitin-Mangel, Herzinsuffizienz 212, 217
LCAT(Lecithin-Cholesterin-Acyltransferase-)Mangel 1722
- Hypoalphalipoproteinämie 1572

LCF 1015
LCM (lymphozytäre Choriomeningitis) 901
LCM-Viren, Orchitis 1519
LDH (Lactatdehydrogenase) 22–23
- Erhöhung, Differentialdiagnose 719, 1565
-- Tumorlysesyndrom 605
- Ewing-Sarkom 609
- Hämolyse 719
- Hodentumoren 645
- Keimzelltumoren, maligne 645
- Leukämie, akute 736
-- chronisch-myeloische 671
- Malaria 932
- myelodysplastische Syndrome 692

LDH (Lactatdehydrogenase)
- Myokardinfarkt 244–245
- Osteomyelofibrose 678
- Osteosarkome 609
- Pleurapunktat 556
- Thalassämie 716

LDL (low density lipoproteins) 24, **1562–1563**
- Abetalipoproteinämie 1187
- Adipositas 1419
- Arteriosklerose 386–387
- Atherosklerose 221
- AVK 391
- Bestimmung, Friedewald-Formel 1564
- Diabetes mellitus 1561
- koronare Herzkrankheit 238
- Leberfibrose 1264
- Leberverfettung 1261
- metabolisches Syndrom 1536
- nephrotisches Syndrom 1639
- Normalwerte 224
- Typ-2-Diabetes 1536

LDL-Apherese, Hypercholesterinämie 224
LDL-Rezeptor-Defekt 1563
- Hypercholesterinämie, familiäre 1569
-- monogene 1568
-- polygene 1566
- Lebertransplantation 185

LDL-Rezeptoren
- Hypocholesterinämie 1575
- Hypothyreose 1575

L-Dopa, TSH-Sekretion 1453
Lebendimpfstoffe/-impfungen 994–995
- Auslandsreisende 1004
- rekombinierte 995
- Schwangerschaft 997

Lebensführung 14
Lebensgeschichte 2
Lebensmittel... s. Nahrungsmittel...
Lebensqualität 14
- Compliance 14
- Herztransplantation 182

Lebensumstände, konkrete, Patienten 14
Lebenszusammenhang, Patienten 14
Leber
- adenomatöse/adenomatoide Hyperplasie **1344**
- bildgebende Verfahren 69
- Bloodpool-Szintigraphie 55
- druckdolente, Cor pulmonale 531
- Entzündung s. Hepatitis
- Fettstoffwechsel 1311–1312
- Hydatiden **1334–1336**
- Knoten, makroregenerative 1344
- Lipoproteinstoffwechsel 1312–1313
- noduläre, nichtzirrhotische **1344**
- Szintigraphie 55
- vergrößerte, Cor pulmonale 531

Leberabszess
- s.a. Abszess

Leberabszess
- Amöben **1337–1339**
- Amöbiasis 927, 1211
- Cholangitis 1361
- Choledocholithiasis 1356
- Cholezystitis, akute 1359
-- chronische 1360
- Differentialdiagnose 938, 1333, 1359, 1361
- pyogener **1336–1337**
-- Differentialdiagnose 1337–1338
- radiologische Diagnostik 70
- Zwerchfellhochstand 564

Leberadenomatose s. Leberzelladenom
Leberangiosarkome 1344
Leberausfall
- Alkalose, respiratorische 1759
- Azidose, metabolische 1760

Leberbiopsie
- Bakteriämierisiko 326
- Fettleber 1314
- Fruktoseintoleranz 1604
- Hämochromatose 731, 1595
- Hepatitis C 1285
- Wilson-Syndrom 1599

Leberblutungen, Schwangerschaft, Klinik und Diagnostik 1331
Leberdystrophie, akute **1293–1295**
Leberegel 934
- chinesischer, cholangiozelluläres Karzinom 1348

Lebererkrankungen 1259–1350
- alkoholinduzierte 1316
-- Differentialdiagnose 1586
- Arzneimittel, Dosierung 106
- Arzneimittelnebenwirkungen 1322
- beruflich bedingte 1924
- biliäre, Lebertransplantation 184
- cholestatische, Kurzdarmsyndrom 1255
-- Osteomalazie 1778
- chronische, Differentialdiagnose 1294
-- Hepatitis A 1278
-- Hypergammaglobulinämie 1030
-- Lebertransplantation 184
-- testikuläre Störungen 1519
- Diabetes mellitus 1536
- Differentialdiagnose 713, 715
- fokale, nichtneoplastische 1333
- fortgeschrittene, Metformin, Kontraindikationen 1547
- fremdstoffbedingte 1324–1326
-- chronische, Leberzirrhose 1327
-- Steatose, akute 1324
- Glomerulonephritis, membranoproliferative 1649
- Gynäkomastie 1509
- Koproporphyrinurie, sekundäre 1592
- Makrozytose 706

Sachverzeichnis

Lebererkrankungen
- metabolische, Lebertransplantation 184–185
- parasitäre, cholangiozelluläres Karzinom 1348
- schwangerschaftsbedingte 1329–1332
- Singultus 565
- zystische 1333

Leberfibrom 1341
Leberfibrose 1262–1265
- Alkoholhepatitis 1318
- Alkoholkrankheit 1866
- α₁-Antitrypsin-Mangel 1601
- beruflich bedingte 1924
- Darmbilharziose 936
- Fettleber 1315
- – alkoholische 1317
- Fibrogenese 1264
- Folgen 1265
- Fruktoseintoleranz 1603
- Hämochromatose 1594
- kongenitale, Pfortaderhochdruck 1266
- Leberzirrhose 1263
- – alkoholische 1320
- Parenchymzelluntergang 1263
- Pfortaderhochdruck 1265
- Reversibilität 1265
- zelluläre Quelle 1264
- Zentralvenensklerosierung 1265

Leberfunktion
- Dekompensation, Gastrointestinalblutungen 1404
- metabolische, Pfortaderhochdruck 1266

Leberfunktionsstörungen
- Diagnostik, Lebertransplantation 188
- Ovarialkarzinom 632

Lebergranulome 1260–1261
- Kupfer 1925

Leberhämangioendotheliom, infantiles 1344

Leberhämangiom **1340–1342**
- Angiographie 1341
- CT 1340
- MRT 1341
- radiologische Diagnostik 70
- Ruptur 1340–1341
- Sonographie 1340
- Thrombosierung 1340

Leberhamartom 1341

Leberhautzeichen
- Gastrointestinalblutungen 1400
- Hepatitis, chronische 1275
- Leberzirrhose 1298
- Pankreatitis, chronische 1378

Leberhistologie
- Alkoholhepatitis 1318
- Cholangitis, primär-sklerosierende 1308
- Hepatitis, chronische 1275
- Leberzirrhose, primär-biliäre 1304

Leberinfektionen, bakterielle, abszedierende **1336–1337**

Leberinsuffizienz
- Differentialdiagnose 1440, 1604
- Ernährung, parenterale 1428
- hepatorenales Syndrom 1301
- Hypoglykämie 1552
- intensivmedizinische Betreuung 1818
- Intensivtherapie, Langzeitprognose 1835
- Reye-Syndrom 1315
- Schwangerschaftsfettleber 1315

Leberkapselschmerz/-spannung
- HELLP-Syndrom 367
- Trikuspidalstenose 304

Leberkarzinom s. Leberzellkarzinom

Leberkoma
- Alkoholhepatitis 1319
- Ernährung, enterale, Kontraindikationen 1826
- Schwangerschaftsfettleber 1315

Leberlebendspende 187
Leberleiomyom 1341
Leberlipom 1341
Lebermalignome, sekundäre **1349–1350**
Lebermetastasen **1349–1350**
- Differentialdiagnose 1299, 1364
- Gallenblasenkarzinom 1364
- Punktion, bildgesteuerte 60
- radiologische Diagnostik 70

Leberphosphorylase, Mangel 1607

Leberpuls
- Herzinsuffizienz 215

Leberruptur
- HELLP-Syndrom 367, 369
- Schwangerschaft, Klinik und Diagnostik 1331

Lebersarkome **1349**

Leberschädigung
- s.a. Hepatotoxizität
- N-Acetyl-Benzochinon-Imin (NABQI) 1323
- Aflatoxin B₁ 1324
- Alkohol 1316–1320, 1321
- Antikoagulanzien, Kontraindikationen 423
- Antimykotika 1323
- α₁-Antitrypsin-Mangel 1601
- Azidothymidin 1325
- Beryllium 1925
- Chloroform 1323, 1924
- cholestatische 1325
- Chrom 1925
- Cytochrom-P450-Isoenzym-System 1323
- Didanosin 1325
- Differentialdiagnose 732
- Fremdstoffe **1321–1329**
- fremdstoffinduzierte 1324–1325, 1327–1329
- – akute, Formen 1324
- – Antidote 1328
- – Lebertransplantation 1329
- – Pruritus 1329
- – Symptome 1325
- – Therapie 1328, 1329

Leberschädigung
- Fungizide 1925
- Glutathiondepletion 1323
- Hämochromatose 1594–1595
- Hämsynthese, Beeinträchtigung 1323
- Herbizide 1925
- Hexachlorbenzen 1323
- Hypersensitivitätsreaktion 1325–1326
- Insektizide 1925
- Kadmium 1925
- Laborkonstellationen 789
- Lipidperoxidation 1323
- Makrolide 1323
- Makromoleküle, zelluläre, Bindung 1323
- Medikamente **1321–1329**
- medikamenteninduzierte, genetische Prädisposition 1324
- Naphthaline, chlorinierte 1925
- Nitroaromate 1925
- Nitroethan/-methan 1925
- Nitroparaffine 1925
- Nitropropan 1925
- Noxen, gewerblich-chemische 1322
- β-Oxidation, mitochondriale, Inhibition 1323
- Paracetamol 1323
- Paraquatdichlorid 1925
- Phase-I-Metabolismus 1323
- Phase-II-Metabolismus 1323
- Phosphor 1925
- Proteaseinhibitoren 1323
- Selen 1925
- Stress, oxidativer 1323
- Tetrachlorethan/-ethen 1924–1925
- Tetrachlorkohlenstoff 1323, 1924
- Tetrachlormethan 1924
- Toluol 1925
- Trichlormethan 1323
- Trinitrotoluol 1925
- Vinylchlorid 1324, 1925
- Vitamin-K-Verwertung **794**

Lebersinusoide, Kapillarisierung, Leberzirrhose, alkoholische 1320

Leberstammzellen, Rekrutierung 1264

Leberstauung, Leberverfettung 1261

Leberteilresektion
- Fettleber 1313
- Leberversagen, akutes 1293

Lebertransplantation **184–189**
- Abstoßungsreaktion 187
- Albumin 185
- Aszites 185
- Autoimmunhepatitis 1292
- auxiliäre, partielle, orthotope (APOLT) 187
- Bilirubin 185
- Caroli-Syndrom 1367
- Child-Pugh-Klassifikation 185
- cholangiozelluläres Karzinom 185

Lebertransplantation
- Cholangitis, primär-sklerosierende 186, 1309–1310
- CMV-Infektion 188
- Dauerimmunsuppression 188
- Domino-Transplantation 187
- Durchführung 186
- EBV-Infektion 188
- Enzephalopathie 185
- Glykogenose 1609
- Hämochromatose 1596
- Hepatitis, akute 1274
- – fibrosierend cholestatische 186
- Hepatitis B 185, 188
- – Reinfektion **186**
- Hepatitis C 185, **186**, 188
- hepatorenales Syndrom 1302
- hepatozelluläres Karzinom 185
- Immunsuppression 188
- Immunsuppressiva, Toxizität 187
- Indikationen 184–185
- Infektionen 188
- King's-College-Kriterien 185
- Komplikationen im Langzeitverlauf 187
- Kontraindikationen 186
- Lebererkrankungen, chronische 184
- – metabolische 184–185
- Leberfunktionsstörungen, Diagnostik 188
- Leberschädigung, fremdstoffinduzierte 1329
- Leberversagen, akutes 184, 1294
- Leberzirrhose 185, 1300
- – alkoholische **186**, 1320
- – primär-biliäre 1306
- Osteoporose 1768
- Papillomvireninfektion 188
- Prognose 189
- Protoporphyrie 1591
- Quick 185
- Reduced Size 187
- Split Liver 187
- Suchtpatienten **186**
- Technik 186–187
- Tumoren, maligne 185
- Untersuchungen, präoperative 186
- Virushepatitis 185
- Voruntersuchungen 187
- Wilson-Syndrom 1600
- Zytomegalie-Virus 188

Lebertumoren **1340–1350**
- benigne 1340
- – seltene 1344
- Differentialdiagnose 1299, 1341
- Einteilung 1341
- embryonale **1349**
- Gallenwegsobstruktion 602
- maligne **1344–1350**
- Mesenchymom 1341
- Mikrohamartom 1341
- Riesenhämangiome 1340
- Teratom 1341

Lebervenen, MR-Angiographie 48
Leberveneneinmündung, MRT 48
Lebervenenstauung/-verschluss
– Differentialdiagnose 1328
– Eiweißverlust, enteraler 1195
– Leberzirrhose 1296
Leberverfettung **1260–1262**, 1311
– Adipositas 1261
– Alkohol 1261
– Diabetes mellitus 1261
– Dyslipidämie 1261
– Ernährung, parenterale 1427
– feintropfige 1313
– Hepatitis 1261
– Kwashiorkor 1261
– LDL 1261
– Leberstauung, chronische 1261
– metabolisches Syndrom 1261
– nichtalkoholische 1261
– Proteinmangelernährung 1261
– Tetrazykline 1261
– Toxine 1261
– Überernährung 1261
– Ursachen 1261, 1313
– VLDL 1261
Lebervergrößerung s. Hepatomegalie
Leberversagen, akutes **1293–1294**, 1295, 1924
– Antibiotika 1294
– Antidotgaben 1294
– beruflich bedingtes 1924
– Budd-Chiari-Syndrom 1294
– Cholangitis, primär-sklerosierende 1310
– DIC 795
– Differentialdiagnose 1294
– Enzephalopathie 1295
– Foetor hepaticus 1294
– Fresh Frozen Plasma (FFP) 1294
– Fruktoseintoleranz 1604
– fulminantes, Ecstasy 1873
– Hepatitis, akute 1274
– Hepatitis A 1278
– Hepatitis B 1281
– Hepatozytentransplantation 1294
– Hirnödem 1295
– idiosynkratisches, Lebertransplantation 185
– irreversibles, Wilson-Syndrom 1599
– Kupferüberdosierung 1425
– Lebertransplantation 184
– – King's-College-Kriterien 1294–1295
– Leberzirrhose, primär-biliäre 1306
– Multiorganversagen 1819
– Nierentransplantation 190
– Pankreaskarzinom 1389
– Paracetamol 1294
– toxisches, Lebertransplantation 185
– Transaminasen 1294

Leberversagen, akutes
– traumatisches, Lebertransplantation 185
– Virushepatitis 1293
– Wilson-Syndrom 1294
Leberzelladenom 1341, **1342–1344**
– CT 1343
– Kontrazeptiva 1343
– Lebertransplantation 185
– radiologische Diagnostik 70
– Sequenzszintigraphie 1343
– Sonographie 1343
Leberzellinsuffizienz s. Leberinsuffizienz
Leberzellkarzinom **1345–1348**
– $α_1$-Antitrypsin-Mangel 1601–1602
– CT 69
– Differentialdiagnose 938, 1364
– Fibrosarkome 1344
– Hämochromatose 1597
– Hepatitis, chronische 1276–1277
– Hepatitis C 1276
– Koproporphyrinurie, sekundäre 1592
– Leiomyosarkome 1344
– MRT 69
– primäres, Hämochromatose 732
– radiologische Diagnostik 70
Leberzellnekrosen
– Alkoholhepatitis 1318
– Alkoholkrankheit 1866
Leberzelltod
– Blutabfluss, venöser, Störung 1263
– Cholangitis 1263
– Cholestase 1263
– Stoffwechseldefekt 1263
Leberzellverfettung, großtropfige 1311
Leberzerfallskoma, Kohlenwasserstoffe, halogenierte 1889
Leberzirrhose 1262–1265, **1296–1302**, 1316, 1346
– Abdomen, akutes 1405
– ADH-Sekretion 1731
– Ätiologie 1263, 1296
– Alkoholhepatitis 1318
– alkoholische **1263**, 1296, **1319–1321**, 1866
– – Alkoholabstinenz 1320
– – Coeruloplasmin 1320
– – Differentialdiagnose 1596
– – Ferritin/$α_1$-Fetoprotein 1320
– – Folsäuremangel 1320
– – Lebertransplantation **186**, 1320
– $α_1$-Antitrypsin-Mangel 1296, 1601–1602
– Arzneimittel 1264
– Aszites 1297, 1299–1300
– Autoantikörper 1041
– Autoimmunerkrankungen 1040
– Autoimmunhepatitis 1288, 1291–1292
– beruflich bedingte 1924

Leberzirrhose
– biliäre, Cholangitis, primärsklerosierende 1307
– – Echinokokkose 940
– – Graft-versus-Host-Krankheit 177
– – Osteoporose 1768
– Blutung, intestinale 1297
– Brückenbildung 1296
– Caspasen 1263
– Child-Pugh-Klassifikation 1297–1299
– Cholestase 1256
– Cholesterinspeicherkrankheit 1610
– Computertomographie 1299
– dekompensierte 1835
– Diabetes mellitus 1536
– Diagnostik 1297–1300
– Diarrhö 1188
– Differentialdiagnose 597, 599, 1299
– Doppler-Sonographie 1298
– Dupuytren-Kontraktur 1298
– Eisenüberdosierung 1425
– Eiweißverlust, enteraler 1195
– Endokarditis, bakterielle 326
– Enzephalopathie, portosystemische 1297, 1301
– Fas/Fas-Ligand-vermittelte Apoptose 1263
– Feinnadelpunktion 1299
– Fettleber 1314–1315
– – alkoholische 1317
– Fibrogenese 1264
– Folgen 1265
– Folsäure 714
– Fruktoseintoleranz 1603
– Fundusvarizen 1300
– Gastrointestinalblutungen 1300
– Gaucher-Krankheit 1610
– Hämochromatose 731–732, 1296, 1595–1597
– Hautveränderungen 1297–1298
– HbA$_{1c}$-Werte, erniedrigte 1540
– Hepatitis 1296
– – chronische 1276–1277
– – Hepatitis B 1263, 1281
– – Hepatitis C 1263, 1287
– – Hepatitis D 1263, 1282
– hepatorenales Syndrom 1299, 1301
– hepatozelluläres Karzinom 1299
– Hypergammaglobulinämie 1030
– Hypersplenismus 1299
– Hypokaliämie 1736
– Hyponatriämie 1730
– Ikterus 1297, 1299
– α-Interferon 1299
– Ito-Zellen, aktivierte 1296
– Kernspintomographie 1299
– Klassifikation 1263
– Kupfer 1925
– Kupffer-Zell-Aktivierung 1263
– Laboruntersuchungen 1298
– Lactulose 1301

Leberzirrhose
– Langerhans-Zell-Histiozytose 752
– Lebererkrankung, fremdstoffbedingte, chronische 1327
– Leberfibrose 1263
– Lebertransplantation 185, 1300
– makronoduläre 1297
– mikronoduläre 1297
– Model for Endstage Liver Disease (MELD) 1299
– Mukoviszidose 485
– Natriumüberschuss 1730
– Niemann-Pick-Krankheit 1610
– Noxen 1296
– nutritiv-toxische 1319–1321
– Ödeme 1299
– Ösophagogastroduodenoskopie 1300
– Ösophagusvarizen 1300
– Palmarerythem 1298
– Pankreatitis, chronische 1378
– Peritonitis 1299
– Pleuraerguss 555
– pluriglanduläre Insuffizienz 1523
– Porphyria cutanea tarda 1588
– portale Hypertonie 1265–1266, 1298–1300
– primär-biliäre **1302–1306**
– – AMA 1303–1305
– – Autoimmunhepatitis 1291
– – Budesonid 1305
– – C4AQ0-Allele 1303
– – Cholestase 1305
– – Diarrhö 1188
– – Differentialdiagnose 1275, 1291, 1305, 1356, 1599
– – DRw8 1303
– – Enzephalopathie 1304
– – hepatozelluläres Karzinom 1306
– – HLA-DRB1 1303
– – HLA-Typisierung 1303
– – IgM 1304
– – Ikterus 1304, 1306
– – Lebertransplantation 185, 1306
– – Leberversagen 1306
– – Lp-X 1575
– – Maldigestionssyndrom 1189
– – Ösophagusvarizenblutung 1304
– – Osteomalazie 1778
– – portale Hypertonie 1304
– – Pruritus 1303
– – Serum-Bilirubin 1306
– – Serum-Cholesterin 1304
– – Splenomegalie 1304
– – Ursodesoxycholsäure 1305
– – Xanthelasmen 1304
– Protoporphyrie 1590
– PTC, Kontraindikationen 50
– radiologische Diagnostik 70
– Regeneratknoten 1296
– Ribavirin 1299
– Sjögren-Syndrom 1080
– Sonographie 1298
– Splanchnikusdurchblutung 1300

Sachverzeichnis

Leberzirrhose
- Symptome 1297, 1300
- Therapie 1299
- TNF-Rezeptor 1263
- toxische, Lebertransplantation 185
- TSH-Werte, basale, falsch erniedrigte 1453
- Tuberkulose 497
- Umgehungskreisläufe, portosystemische 1267
- Ursachen 1263
- Varizenblutung 1300
- Virushepatitis 1263
- Wilson-Syndrom 1296
- Zentralvenensklerosierung 1265

Leberzysten **1333–1334**
- Differentialdiagnose 938, 1333
- kongenitale **1333–1334**
- radiologische Diagnostik 70
- Ruptur 1334

Lecithin-Cholesterin-Acyltransferase-(LCAT-)Mangel 1722
- Hypoalphalipoproteinämie 1572

Lederspray, Lungenerkrankungen, interstitielle 511
leere Lunge, Perikarditis 356
Leflunomid **159**
- Arthritis, rheumatoide 159, 1058
- Immunsuppressiva 1047
- teratogene Potenz 159

Legionärskrankheit/Legionellose **979–981**
- diagnostische Methoden 44
- Endokarditis 327
- Erythromycin 980
- Herztransplantation 183
- Pneumonie 490–491, **492**, 979, **981**
- – Antikörpernachweis/Serokonversion 43
- Pyomyositis 827
- Reservoir/Umweltkeim 979
- Rhabdomyolyse 980
- Rifampicin 980
- Röntgen-Thorax 980

Legionella pneumophila 979
Leib s. Abdomen
Leibschmerzen s. Abdominalschmerzen
Leichtkettenplasmozytome 775
Leiomyofibrome, Lunge 543
Leiomyome
- Dünndarm 1234
- Eisenmangel 709
- Leber 1341
- Magen 1167

Leiomyosarkome 611
- Leber 1344
- Magen 1172

Leishmania donovani/Leishmaniose
- Kardiomyopathie 339
- viszerale **923–925**
- – Differentialdiagnose 925–926, 932

Leiste, Pulsausfall 409
Leistenhoden 1504, **1516**
- Hodentumoren 645

Leistungsfähigkeit/-schwäche
- Anämie 701
- Eisenmangelanämie 708
- Haarzellenleukämie 773
- Hepatitis, chronische 1275
- Hyperglykämie 1536
- Kardiomyopathie, Schwangerschaft 370
- körperliche Untersuchung 4
- Leukämie, akute 736
- – – myeloische 735
- Magenkarzinom 1168
- Osteomyelofibrose 678
- ZNS-Tumoren 662

Leistungslimitierung, kardiale/pulmonale, Spiroergometrie 461
Leitlinien, evidenzbasierte Therapie 99
Leitsubstanz, innovative 101
Leitungsblock, Myokardinfarkt 250
Leitungsgefäße, epikardiale
- Dilatation durch Nitrate 237
- Koronardurchblutung 229

Lendenschmerzen, körperliche Untersuchung 5
Lendenwirbelsäule, Beweglichkeit, verminderte, Spondylitis, ankylosierende 1061, 1063
Lentigo-maligna-Melanom 614
Lentiviren 908
Lepra **962**
- Differentialdiagnose 945

Leptin(rezeptoren), Adipositas 1418–1419
Leptinrezeptormutation, Adipositas 1419
Leptospira biflexa bzw. interrogans 986
Leptospirose **986–987**
- anikterische 987
- Antikörpernachweis 43
- Differentialdiagnose 880, 950, 992
- ikterische 986
- Immunisierung 987
- Komplementbindungsreaktion 987
- Penicillin G 987
- Pyomyositis 827
- Serokonversion 43
- Spätkomplikationen 987

Leptotrichia buccalis 975–976
Leriche-Syndrom **409**
- MRT 392

Lernfähigkeit, Eisenmangelanämie 708
Lesch-Nyhan-Syndrom 1578
- Harnsäuresteine 1712
- Hyperurikämie 1576
- Stammzelltransplantation 173

Letalität, Virusinfektionen 854
Lethargie
- Alkalose, metabolische 1761
- Hyperkalzämie 1745
- Hypomagnesiämie 1754
- Hypoventilation, alveoläre 571
- Zinküberdosierung 1425

Letrozol, Mammakarzinom 627

Leucin 1416
Leukämie
- akute 734
- – Anämie 736
- – Beckenkammpunktion 736
- – Blasten 735
- – Blutbild/Differentialblutbild 736
- – FAB-Klassifikation 737
- – FISH 737
- – Gerinnungsstatus 736
- – Granulozytopenie 736
- – Harnsäure 736
- – HLA-Typisierung 737
- – hypoplastische, Differentialdiagnose 696
- – Immunphänotypisierung 737
- – Knochenmarkpunktion 736
- – Knochenmarktransplantation, autologe 177
- – LDH 736
- – Leukozytenzahl 736
- – Linksverschiebung 736
- – lymphatische (ALL) 668, 734, **780–784**
- – – bildgebende Verfahren 782
- – – Chromosomenaberrationen 780
- – – Differentialblutbild 781
- – – Differentialdiagnose 737, 750, 782
- – – Epstein-Barr-Virus 780
- – – HLA-Typisierung 782
- – – HTLV I/II 780
- – – Imatinib 783
- – – Immunphänotyp 780–781
- – – Knochenmarkaspiration 781
- – – Komplikationen 783–784
- – – Liquorpunktion 781
- – – 6-Mercaptopurin/Methotrexat 782
- – – molekulargenetische Methoden 781
- – – PAS-Reagens 781
- – – Philadelphia-Chromosom 580, 780–781
- – – Resterkrankung, minimale 783
- – – Rezidiv 783
- – – Rituximab 783
- – – Stammzelltransplantation 173, 782
- – – T-ALL 780–781
- – – Tyrosinkinase-Inhibitor 783
- – – ZNS-Bestrahlung 782
- – – Zytochemie/Zytogenetik 781
- – minimal residual disease (MRD) 737
- – Molekulargenetik 737
- – myeloische (AML) 668, 688, **734–740**
- – – alkylierende Substanzen 735
- – – Anthrazyklin 738
- – – Auer-Stäbchen 736
- – – Blasten 737
- – – Blutzellersatz 739

Leukämie, akute, myeloische (AML)
- – – Chemikalien 735
- – – Chemotherapie 738–739
- – – Chlorome 735
- – – Chromosomenaberrationen 735
- – – Cytosin-Arabinosid 738
- – – Darmdekontamination 739
- – – Daunorubicin 738
- – – Definition 734
- – – DIC 795
- – – Differentialdiagnose 750, 782
- – – Erythrozytenkonzentrate 739
- – – FAB-Klassifikation 738
- – – FAB-Typ M4 734
- – – G-CSF/GM-CSF 739
- – – Gentuzumab 739
- – – Idarubicin 738
- – – Immuntherapie, adoptive 178
- – – ionisierende Strahlen 735
- – – Karyotyp 740
- – – Knochenmarktransplantation 740
- – – Ozogamicin 739
- – – Pilzinfektionen 739
- – – Rauchen 735
- – – Stammzelltransplantation 173, 739
- – – Sternalpunktion 734
- – – Thrombozytenkonzentrate 739
- – – Topoisomerase-II-Inhibitoren 735
- – – Wachstumsfaktoren 739
- – – WHO-Klassifikation 738
- – – Zytostatika 735
- – nichtlymphatische **734–740**
- – nichtmyeloische **780–784**
- – PCR 737
- – Periodsäure-Schiff(PAS)-Reagens 737
- – präleukämisches Vorstadium 688
- – primäre 733
- – sekundäre 733–734
- – Stammzelltransplantation 174
- – Thrombozytopenie 736
- – undifferenzierte, Stammzelltransplantation 173
- – Zytochemie 736
- – Zytogenetik 737
- – Zytomorphologie 736
- Anämie mit Knochenmarkinfiltration 704
- Antikörper, antierythrozytäre 722
- chronische 734
- – Granulozytopenie 584
- – chronisch-lymphatische (CLL) 668, 734, 764, **769–772**
- – – Binet-Klassifikation 771
- – – B-Zell-Defekt 764, 771
- – – Chemotherapie 772
- – – Differentialblutbild 770
- – – Differentialdiagnose 773
- – – FISH-Methode 770

Leukämie, chronisch-lymphatische (CLL)
– – Gumprecht'sche-Kernschatten 770
– – Hypogammaglobulinämie 771, 1038
– – Immunphänotypisierung 771
– – Immuntherapie, adoptive 178
– – Knochenmarkbiopsie 771
– – Knospe-Schema 771
– – Lymphknotenhistologie 771
– – β₂-Mikroglobulin 771
– – Paraproteine, monoklonale 771
– – Rai-Klassifikation 771
– – REAL-Klassifikation 770
– – Serumthymidinkinase 771
– – Stammzelltransplantation 174, 772
– – Strahlentherapie 772
– – supportive Therapie 772
– – T-Zell-Typ 764
– – Verlauf und Prognose 772
– chronisch-myeloische (CML) 668, **670–676**, 689, 734
– – Abdomensonographie 672
– – Akzelerationsphase 671, 673
– – Allopurinol 675
– – alpha-Interferone, pegylierte 675
– – ALP-Index 671
– – Anämie 671
– – bcr-abl 579, 671–672
– – Blastenkrise/-schub 671, **673**, 673, 676
– – Blutausstrich, peripherer 673
– – Chemikalien 671
– – Cytosin-Arabinosid 675
– – Differentialdiagnose 674, 686
– – Gewichtsverlust 671
– – Hasford-Scores 676
– – Hydroxyurea (HU) 675
– – Imatinib (STI571) 675
– – Interferon-alpha 675
– – Knochemarkbiopsie/-histologie 672
– – Knochenmarkbiopsie/-histologie 673–674
– – Laktatdehydrogenase 671
– – Leukostasesyndrom 675
– – Leukozytenphosphatase, alkalische 671
– – Linksverschiebung 672
– – Megakaryozyten 672
– – myeloische Differenzierung 673
– – Philadelphia-Chromosom 33, 671–672
– – Prognosescores 676
– – Remissionskriterien 675
– – Stadieneinteilung 673
– – Stammzelltransplantation 173–174, **675**
– – Strahlen, ionisierende 671
– – Überlebenszeiten 677
– chronisch-myelomonozytäre (CMML) **689**
– – Differentialdiagnose 674

Leukämie
– Definition **733–741**
– DIC 795
– Differentialdiagnose 679, 925
– Einteilung 733
– Hirndrucksteigerung 602
– Immundefekte 1032
– Kardiomyopathie 340
– lymphoblastische vom B-Zell-Typ 764
– megakaryozytäre 738
– monozytäre 738
– myeloblastäre 738
– myelomonozytäre 738
– N-ras 579
– promyelozytäre 738
– – ALL-Trans-Retinolsäure (ATRA) 739
– Real-time-PCR 38
– Translokation 671
– virale 859
leukämische Infiltration
– Differentialdiagnose 646
– Monoblastenleukämie, akute 736
leukämoide Reaktion, Differentialdiagnose 674
Leukodystrophie
– metachromatische, Polyneuropathien 1791
– – Stammzelltransplantation 173
Leukoenzephalopathie, progressive, multifokale (PML) **905**
– Cidofovir 133
– HIV-Infektion 840, 849
– α-Interferon 133
– Komplikationen 906
leukoerythroblastisches Blutbild, Osteomyelofibrose 678
Leukoplakie
– Differentialdiagnose 652
– Präkanzerose 1114
– Zunge **1114**
Leukosen
– Perikarditis 355
– Wirbelkörperdeformierungen/-frakturen 1772
Leukostasesyndrom
– Leukämie, chronisch-myeloische 675
– Leukämietherapie, akute 740
Leukotrienantagonisten, Asthma bronchiale 475
Leukotriene 209
– allergische Sofortreaktion 1044
– Helicobacter-pylori-Infektion 1144
– Infektionen 820
– Pfortaderhochdruck 1266
Leukozyten 741
– Ejakulat 1506
– Harnwegsobstruktion 1661
– Myokardinfarkt, akuter 249
– Nierenversagen, akutes 1634
– im Stuhl 1202
– ⁹⁹ᵐTc-HMPAO-markierte, autologe 56
– Tumortherapie 141

Leukozytenphosphatase, Leukämie, chronisch-myeloische 671
Leukozytenszintigraphie 73
Leukozytenzahlen, Appendizitis 1224
Leukozytenzylinder 1625
– Harnwegsobstruktion 1661
– Nephritis, interstitielle 1652
Leuko(zyto)penie
– Alkoholkrankheit 1866
– Anämie, aplastische 728
– Arthritis, rheumatoide 1059
– durch Azathioprin 1292
– Graft-versus-Host-Krankheit 177
– Haarzellenleukämie 773
– Hypophosphatämie 1750
– Infektionskrankheiten 818
– Lupus erythematodes, systemischer 1077
– Ornithose 989
– Salmonellen 1205
– tumorassoziierte 594
– Typhus 1202
Leukozytose
– Alkoholhepatitis 1318
– Alkoholkrankheit 1866
– Amöbenabszess 1338
– arterielle Verschlusskrankheit 392
– Bronchitis/Tracheitis, akute 470
– hypereosinophiles Syndrom 744
– Infektionskrankheiten 818
– Kolitis, ischämische 1257
– Leukämie, chronisch-myeloische 671
– Meningokokkenmeningitis 955
– Myokardinfarkt 245
– Ornithose 989
– Ovarialkarzinom 629
– Pneumonie 489
– Polyarteriitis nodosa 1097
– Schwangerschaftsfettleber 1315
– Vaskulitis 1092
Leukozyturie **1624**
– Hypertonie, renoparenchymatöse 1694
– Nephritis, interstitielle 1652
– nosokomiale 1833
– Pyelonephritis, akute 1656
– Sarkoidose 1671
– sterile, Analgetikanephropathie 1664
– – Urogenitaltuberkulose 1659
Levofloxacin **121**
Levomethadon, Tumorschmerztherapie 145–146
Levothyroxin
– Hypothyreose 161
– pluriglanduläre Insuffizienz 1523
Lewis-Blutgruppenantigene, Ulkus, peptisches 1157
Lewis-Index, Kardiomyopathie, hypertensive 343

Lewy-Körperchen 1855
– Achalasie 1118
– Demenz **1854**, 1855
Leydig-Zell-Hyperplasie, Pubertas praecox 1510
Leydig-Zell-Hypoplasie, Typ I/II 1521
Leydig-Zell-Tumoren, Differentialdiagnose 646
LE-Zellen, Pleurapunktat 556
LFA-1/3 1025
LGL(Large Granular Lymphocyte)-Form, NK-Zellen 1013
LGL(Lown-Ganong-Levine)-Syndrom 273
LH (Luteinisierungshormon) 1435
– HVL-Insuffizienz 1448, 1513
– Hypogonadismus 1505
– Infertilität 1505
– Mangel, isolierter **1514**
LH-Rezeptor-Mutationen
– inaktivierende 1521
– Pubertas praecox 1510
LHRH (Luteinisierendes-Hormon-Releasing-Hormon)
– Prolaktinom 1439
– Prostatakarzinom 650
LHRH-Agonisten/-Analoga
– Osteoporose 1768
– Prostatakarzinom 650
LHRH-Test, HVL-Insuffizienz 1448
Libidostörungen
– Akromegalie 1437
– Cushing-Syndrom 1491
– Hämochromatose 731, 1595
– HVL-Insuffizienz 1448
– Hyperprolaktinämie 1515
– Hypothyreose 1461
– Prostatitis 1723
– Schlafapnoe, obstruktive 568
Libman-Sacks-Endokarditis
– Differentialdiagnose 329
– Lupus erythematodes, systemischer 337
Libman-Sacks-Läsionen, Lupus erythematodes 336
Lichen ruber planus
– Autoimmunhepatitis 1291
– Differentialdiagnose 652
– Graft-versus-Host-Krankheit 177
– Hepatitis, chronische 1275
– Hepatitis C 1279, 1287
Lichtdermatosen, Protoporphyrie 1590
Lichtemissionen, Röntgenstrahl 49
Lichtscheu s. Photophobie
Liddle-Syndrom 434
– Amilorid-sensitiver Natriumkanal 434
– Differentialdiagnose 1489
– Hypertonie 434
Lidocain 264
– Intensivmedizin 1827
– Schmerzen, chronische 151
– Vergiftungen 1884
– – EKG, Symptome und Therapie 1884

Sachverzeichnis

Lidödem
– s.a. Ödeme
– Basedow-Hyperthyreose 1465
– Chagas-Krankheit 925
– Hypothyreose 1461
– Orbitopathie, endokrine 1464
– Vena-cava-superior-Syndrom 600
Li-Fraumeni-Syndrom
– p53 580
– Weichteilsarkome 611
– ZNS-Tumoren 661
Likelihood Ratios (LR) 95
Lilakrankheit, Dermatomyositis 1808
Lima-Bypass **240**
– Eingefäßerkrankung 241
– MIDCAB-Operation 240
– Zweigefäßerkrankung 241
Limited Disease, Bronchialkarzinom, kleinzelliges 549–550
Lincosamine **120**
Lindan, Skabies 947
Linea anocutanea 1242
Linezolid **121**
Lingua
– geographica 1114
– villosa nigra 1114
Linksappendizitis, Dickdarmdivertikel 1231
Linksherzdekompensation
– Aortenstenose 297
– Mitralinsuffizienz 291–292
– Präeklampsie 1705
Linksherzhypertrophie
– s.a. Myokardhypertrophie
– Anämie, renale 702
– Aortenstenose 297
– Differentialdiagnose 236
– Herztransplantation, Kontraindikationen 180
– Hypertonie, chronische, Schwangerschaft 1706
– Kardiomyopathie, hypertrophische 350
– – inflammatorische 346
– Mitralinsuffizienz 291
– Myokarditis 346
– Niereninsuffizienz, chronische 1687
– Sklerodermie 1083–1084
Linksherzinsuffizienz
– akute, Hypertonie 436
– Aortenstenose 297
– dekompensierte, Kardiomyopathie, dilatative 341
– Ductus arteriosus, persistierender 318–319
– Dyspnoe 213
– Flachlagerung 213
– Hämoptysis 456
– Herzinfarkt, transmuraler 249
– Leitsymptom 213
– Lungenödem 527
– manifeste, Belastungs-EKG, Kontraindikationen 233
– Myokardinfarkt **250–251**
– Perikarderguss, maligner 597
– Phäochromozytom 1503

Linksherzinsuffizienz
– respiratorische Insuffizienz 1827
– STH-bedingte, Akromegalie 1438
– Ventrikelseptumdefekt (VSD) 316
Linksherzkatheteruntersuchung **83**
– s.a. Herzkatheteruntersuchung
– Aneurysmabildungen 83
– Aortenektasie 83
– Aorteninsuffizienz 83
– Aortographie 83
– Auswurffraktion 83
– Herzinsuffizienz 217
– Hypokinesien 83
– Koronarangiographie, selektive 83
– Mitralinsuffizienz 83
– Myokardinfarkt 83
– Pumpfunktionsmaß 83
– Ventrikulographie 83
Linksherzversagen
– akutes, hypertensiver Notfall 1700, 1702
– Dyspnoe 454
– Ecstasy 1873
– hypertensiver Notfall 1702
– Hypertonie, Schwangerschaft 369
– Koronarsyndrom, akutes 243
– Myokardinfarkt 243
– Pleuraerguss 555
– Pulmonalarterienkatheter 1823
Links-rechts-Shunt
– Eisenmenger-Reaktion 530
– Herzfehler, angeborene 312–319
– Pulmonalarterienkatheter 1823
– Schock, kardiogener 253
– Vitien, kongenitale 312–319
– Vorhofseptumdefekt vom Sekundumtyp 167
Linksschenkelblock **283**
– Differentialdiagnose 258
– EKG 78, 283
– Kardiomyopathie, dilatative 342
– Myokardinfarkt, akuter 249
– QRS-Komplex 78–79, 283
Linksseitenlage, Auskultation, Mitralinsuffizienz 291
Links-Sokolow-Index
– Aorteninsuffizienz, chronische 302
– Aortenstenose 296
linksventrikuläre Dilatation
– Aortenstenose 296
– Kardiomyopathie, dilatative 341
– Mitralinsuffizienz 290
linksventrikuläre Dysfunktion
– asymptomatische 211
– Myokardinfarkt, akuter 249
– Pulmonalarterienkatheter 1823
linksventrikuläre Funktion
– Koronarangiographie 236

linksventrikuläre Funktion
– Lungenödem 528
– Rechtsherzkatheteruntersuchung 81
linksventrikuläre Hypertrophie s. Linksherzhypertrophie
Linksverschiebung
– Leukämie, akute 736
– – chronisch-myeloische 671–672
– Meningokokkenmeningitis 955
– Pneumonie 489
Linsenluxation, Marfan-Syndrom 804
Linsentrübung s. Katarakt
Linton-Nachlas-Sonde 1403
– Ösophagusvarizenblutung 1403
Lipase
– Pankreas 1371
– Pankreasinsuffizienz, exokrine 1187
– Pankreatitis, akute 1372
– – chronische 1378, 1382
Lipase A, saure, lysosomale
– Cholesterinspeicherkrankheit 1611
– Mangel 1610
Lipidablagerungen, Hepatosplenomegalie 1611
Lipide, Transportweg, exogener und endogener 1563
Lipidosen **1609–1612**
– Biopsie 1611
– Genotypisierung 1611
– Hepatosplenomegalie 1611
– Kardiomyopathie 340
– Laborbefunde/Radiologie 1611
– Leberbeteiligung 1610
– Typ A-D 1610
Lipidperoxidation, Leberschädigung 1323
Lipidpneumonie, Nasentropfen, ölige 466
Lipidsenker
– s.a. Statine
– Angina pectoris, instabile 249
– erektile Dysfunktion 1509
Lipidsenkung, Nephropathie, diabetische 1681
Lipidspeicherkrankheiten **1609–1612**
Lipidstoffwechselstörungen
– Anämie, hämolytische 718
– Hämolyse 722
– Niereninsuffizienz, chronische 1687
Lipidtherapie, Diabetes mellitus 1561
Lipoblastom, Pankreas 1385
Lipocortin, Synthese, Glukokortikoide 158
Lipödem
– s.a. Ödeme
– Differentialdiagnose 429
– Hautveränderungen 426
– Lokalisation 426
– Schmerzen 426
Lipogranulome 1315
Lipoidnephrose **1645–1646**

Lipolyse
– gesteigerte, Insulinresistenz 1535
– Schilddrüsenhormone 1452
Lipomastie 1509
– Diagnostik 1509
Lipome 662
– Herz 363
– Leber 1341
– Lunge 543
– Magen 1167
– Mediastinaltumoren 560
– Mediastinum 559
α-Liponsäure, Neuropathie, diabetische 1557
Lipopolysaccharide (LPS)
– Helicobacter-pylori-Infektion 1144
– PAMP 1008
– Sepsis 824
Lipoprotein (a) 1563
– koronare Herzkrankheit 233
– Sepsis 824
Lipoproteine 1562
– α-/β-Lipoproteine 25
– Apoprotein-B-haltige, nephrotisches Syndrom 1639
– Atherosklerose 221, 226
– Charakterisierung 1562
– Cholestase 1575
– diabetische Komplikationen 1554
– Elektrophorese 25
– Hauptklassen 1562
– koronarer Risikofaktor 226
– Metabolismus 1563
– partikuläre, Dichteklassen 24
Lipoproteinlipase 1312
– Diabetes mellitus 1575
Lipoproteinlipasemangel, familiärer 1563, **1572–1573**, 1574
– Arterioskleroserisiko 1565
– Kindesalter 1574
– Pankreatitis 1573
– Xanthome 1573
Lipoproteinstoffwechsel, Leber 1312–1313
Liposarkome 611
– Pankreas 1385
Lipoteichoylsäure, PAMP 1008
Lippenbremse, Lungenemphysem 482
Lippen-Gaumen-Spalte, Kallmann-Syndrom 1511
Lippenpigmentierungen, Gastrointestinalblutungen 1400
Lippenzyanose, Cor pulmonale 528
Liquid-Protein-Diät, QT-Syndrom 276
Liquorabflussstörung, Differentialdiagnose 1787
Liquorabflustörung, ZNS-Tumoren 662
Liquorbefunde, -punktion bzw. -untersuchung
– Guillain-Barré-Syndrom 1794
– Leukämie, akute, lymphatische 781

L

Liquorbefunde, -punktion bzw. -untersuchung
– Meningitis 1810–1811
– – chronische 1814
– – nichteitrige 1813
– Polyneuropathien 1792
– Tuberkulose 498
Liquordruck, erhöhter nach Myelographie 51
Liquor-Glukose-Konzentration, Meningitis 1810
Lisinopril, Hepatitis, medikamenteninduzierte 1327
Listeria monocytogenes/Listeriose 959, 960
– Differentialdiagnose 869
– Gensonden 43
– granulomatöse 960
– H-Antigene 960
– Konjunktivitis 959
– Meningitis 959
– Zellen, mononukleäre 959
Lisurid
– Akromegalie 1438
– Prolaktinom 1515
Literatursuche, computergestützte 94
Lithium
– Arrhythmien 348
– Hyperkalzämie 1743
– Nephropathie, toxische 1683
– Repolarisationsstörungen 348
– TSH-Sekretion 1453
Lithiumintoxikation 1890–1891
– Hyperkalzämie 1745
– Hypermagnesiämie 1754
– Therapie 1892
lithogene Faktoren, Nephrolithiasis 1711
Litholyse
– chemische, Choledocholithiasis 1356
– Cholesterinsteine 170
– Gallengangskonkremente 170
– lokale 170
– orale, Cholezystolithiasis 1353
Lithotripsie **169**
– Choledocholithiasis 1356
– elektrohydraulische 169, 1356
– Endokarditisprophylaxe 331
– mechanische 169, 1356
Livedo
– racemosa, Antiphospholipidsyndrom 1670
– – Lupusnephritis 1669
– reticularis, Polyarteriitis nodosa 1096
LIX, Wirkungen 1022
LKM-1/2, Autoimmunhepatitis 1289–1290
L-myc 579
Loa-Loa 934, **944–945**
– Nachweis 944
Lobäratelektasen 486
Lobärpneumonie
– s.a. Pneumonie
– körperliche Untersuchung 489
– Pneumokokken 954

Lobärpneumonie
– Röntgenbild 489
– tumorassoziierte Infekte 586
Löffler-Endokarditis **351–352**
– Endomyokardbiopsie 84
– Eosinophilie 1032
– Trikuspidalstenose 304
Löffler-Infiltrat 516
– eosinophiles, Nematoden 940
Loeffler-Methylenblau-Lösung 1202
Löfgren-Syndrom 513, **514**
– Arthritis 1072
– – symmetrische 1072
– Differentialdiagnose 1068
– Rheumatismus, Diagnose 1050
Löhlein-Nephritis, Endokarditis, infektiöse 333
Lösungsgeschwindigkeit, Arzneimittel 103
Lösungsmittel
– chemische, Non-Hodgkin-Lymphome 762
– Hodentumoren 645
– organische, Glomerulonephritis 1927
– – myelodysplastische Syndrome 690
– – Nephropathien, diabetische 1927
Loiasis s. Loa Loa
Lokalanästhetikablockade, Schmerzen, chronische 151
Lokomotiv-Geräusch, Perikarditis 355
Long-QT-Syndrom, Herzrhythmusstörungen, ventrikuläre 258
Looser-Umbauzonen, Osteomalazie 1778
Loperamid
– Darminfektionen 1203
– Kurzdarmsyndrom 1254
Lopinavir, HIV-Infektion 132, 842
Los-Angeles-Klassifikation, Refluxösophagitis 1131
Low Flow, Zyanose 456
Low-Density-Lipoprotein s. LDL
Low-Dose-Heparinisierung, Schlaganfall 1800
Lowenberg-Zeichen, Phlebothrombose 421
Lower Urinary Tract Symptoms (LUTS), Prostatahyperplasie 1725
Lower-Shumway-Technik, Herztransplantation 181
Lowe-Syndrom, Diarrhö 1188
Low-Level-Allergenexposition, Alveolitis, exogen allergische 508
Lown-Ganong-Levine-(LGL-)Syndrom **273**
Lown-Klassifikation, Extrasystolen, ventrikuläre 279
Low-output-Syndrom, Pulmonalarterienkatheter 1823
Low-T$_3$-Syndrom
– Anorexia nervosa 1421

Low-T$_3$-Syndrom
– Differentialdiagnose 1462
Low-T$_4$-Syndrom, Differentialdiagnose 1462
LPS-Rezeptor, Polymorphismus 1043
Lp-X
– Cholestase 1575
– Leberzirrhose, primär-biliäre 1575
LSD (Lysergsäurediäthylamid) 1874
– Echophänomene 1874
– Erholungsphase 1874
– Horrortrip 1874
– Initialstadium 1874
– Nachwirkungsphase 1874
– Psychosen 1874
– Rauschphase 1874
L-Thyroxin
– Hypothyreose 1462
– Schilddrüsenkarzinom 659
Ltn, Wirkungen 1023
L-Typ-Kalziumkanäle, Hypertonie 435
Lues (= Syphilis) 413, **981–982**, 983
– angeborene 982
– Antikörpernachweis 43
– Arthritis 1071
– Cardiolipin-Komplementbindungsreaktion 983
– connata 982
– Differentialdiagnose 888
– FTA-Abs-Test 983
– Gastritis 1149
– Gummen 982
– HIV-Infektion 844
– HVL-Insuffizienz 1447
– IgM-Antikörper 983
– Lymphozytose 1031
– Mikroflockungsreaktion 983
– Paralyse, progressive 982
– Penicillin 983
– Perikarditis 356
– Primäraffekt/-stadium 981
– Quartärstadium 981, **982**
– Sattelnase 982
– Sekundärstadium 981, **982**
– Suchtest, falsch positiver, Lupus erythematodes, systemischer 1077
– Tabes dorsalis 982
– Tertiärstadium 981, **982**
– Treponema-pallidum-Hämagglutinationstest (TPHA) 983
– Treponema-pallidum-Partikelagglutinationstest (TPPA) 983
– Ulcus durum 981
– VDRL-Test 983
Luftembolie, Hämodialyse 1692
Lufthunger/-not s. Dyspnoe
Lumbal-/Lumbosakralschmerzen
– Gelbfieber 897
– Weichteilrheumatismus 1108
Lumbalgien, Zystitis 1654
Lumefantrin, Malaria 932–933

lumeneröffnende Maßnahmen, arterielle Verschlusskrankheit 393, **394**
Lumineszenzradiographie, digitale (DLR) 49
Lundh-Test 1189
Lung Shaving 482
Lunge
– allergologische Diagnostik 464–465
– bildgebende Verfahren 65
– Compliance, restriktive Störungen 450
– Dehnbarkeit, Linksherzinsuffizienz 213
– endoskopische Techniken 463–464
– fibrozystische Dysplasie, Vererbung 578
– Karzinoidtumoren 544–545
– Perfusionsszintigraphie 54
– Säure-Basen-Haushalt 1755
– Szintigraphie 54
– Thorax-Röntgen 65
– Thromboembolie 519
– weiße (s. Lungenödem) **526–527**, 528
– – Wegener-Granulomatose 1100–1101
Lungenabszess **493–494**
– s.a. Abszess
– Bronchoskopie 493
– Differentialdiagnose 493
– Hämoptysis 456
– Husten 455
– Pneumonie 492
– radiologische Diagnostik 66
Lungenarterienembolie, intensivmedizinische Betreuung 1818
Lungenarteriolenwiderstand, Mitralstenose 289
Lungenarztverfahren, Berufskrankheiten 1906
Lungenbiopsie
– offene, Cor pulmonale 533
– – Hypertonie, pulmonale 533
– Pneumonie 490
– Thorakoskopie 464
Lungenblutungen
– Glomerulonephritis, rasch progrediente/progressive 1643, 1645
– Mukormykose 920
– Mukoviszidose 485
– Tuberkulosetherapie, chirurgische 499
Lungenegelbefall 934
Lungenembolie 519–520
– s.a. Embolie
– s.a. Thromboembolie, Lunge
– akute, Antikoagulation 525
– – Differentialdiagnose 247
– – Flussschema 525
– – Grosser-Klassifikation 521
– – Heinrich-Klassifikation 521
– – Heparinisierung 524
– – Kavafilter 525
– – Schweregradeinteilung 521
– nach Amputation 397
– Angio-CT 523
– APC-Resistenz 519

2059

Sachverzeichnis

Lungenembolie
- Blutgasanalyse 521
- chronisch-rezidivierende, Szintigraphie 66
- CT, hochauflösendes 66
- Diagnostik 521–524
- Differentialdiagnose 236, 246, 254, 314, 364, 471, 474, 553, 597, 1353, 1359, 1373, 1802
- Duplexsonographie 522
- Dyspnoe 454
- – unklare 521
- Echokardiographie 522, 1823
- EKG 80, 521
- Embolektomie 525
- Fibrinolyse 519
- fulminante, Signalembolien 521
- Gerinnungsveränderungen 520
- Gewebeplasminogenaktivator (tPA) 525
- Guillain-Barré-Syndrom 1794–1795
- Heparinisierung 519
- Herzinsuffizienz, terminale 219
- Herztod, plötzlicher 260
- Herztransplantation, Kontraindikationen 180
- Hypertonie, pulmonale 522
- Hyperventilation 455
- Kathetertechniken 526
- Kavafilter 525
- kleine/submassive 520
- – Therapie 524
- Magnetresonanztomographie 523
- massive/fulminante 521
- – Therapie 525
- McGinn-White-Zeichen 521
- Miller-Score 521, 523
- Multidetektor-Spiral-ST 66
- Perfusionsszintigraphie 522–524
- Phlebographie 522
- Phlebothrombose 422–423, 520
- Pleuraerguss 555
- Polycythaemia vera 684
- Pulmonalarterienkatheter 1823
- Pulmonalisangiographie 463, 519, 523–524
- radiologische Diagnostik 66
- Rechtsherzkatheter 522
- respiratorische Insuffizienz 1827
- rezidivierende, Phlebothrombose 418
- – Prävalenz, Kavafilterimplantate, perkutane **164**
- Röntgen-Thorax 521
- Schock, kardiogener 252–253
- Sekundärveränderungen 521
- Sinustachykardie 268
- Streptokinase 525
- Symptome 520–521
- Synkope 442
- Tachypnoe 455
- Therapie 524

Lungenembolie
- Thrombose 520
- Trendelenburg-Operation 525
- Troponinfreisetzung 24
- Urokinase 525
- Vasokonstriktoren 520
- Ventilationsszintigraphie 522–523
- Vorhofflimmern 270
- V-Q-Verteilung 460
Lungenemphysem 481–483, 483
- Alveolarsepten, Destruktion 481
- α$_1$-Antitrypsin-Mangel 1602
- Asthma bronchiale 472
- Atempumpe, Störungen 449
- Azidose, respiratorische 1758
- berufs-/umweltbedingtes 1912
- Bronchitis, chronische 478, 480–481
- Bullektomie 482
- Compliance 482
- CT 66
- Definition 477, 481
- Diagnostik 482
- Differentialdiagnose 480
- Dyspnoe 454
- Heimbeatmung, nasale 482
- HR-CT 66
- Kadmiumexposition 1912
- Lungenfunktionsprüfung 482
- Lungentransplantation 483
- O$_2$-Langzeittherapie 482
- obstruktive Störungen 450
- obstruktives 450, **482**
- – Exspiration, forcierte 457
- – panazinäres 481–482
- Pink Puffer 478
- Protease-Antiproteasen-Imbalance-Konzept 481
- α$_1$-Proteaseinhibitor(PI)-Mangel 481, 483
- radiologische Diagnostik 66
- Röntgen-Thoraxaufnahme 483
- Sauerstofftherapie 482
- Volumenreduktion, operative 482
- zentroazinäres 481–482
- – Arbeitsstoffe, Rauchen bzw. Umweltgifte 481
- – Dyspnoe 482
- – Pink Puffer 482
- zentrolobuläres 481
Lungenentzündung (s. Pneumonie) 487–495
Lungenerkrankungen 447–574, 1910–1915
- Alkalose, respiratorische 1759
- allergische, Anamnese 465
- – EAST/RAST 465
- – IgE-Antikörper 465
- – Laboruntersuchungen 465
- berufsbedingte 1904
- bildgebende Verfahren **461–463**

Lungenerkrankungen
- chronisch-obstruktive (COPD) 469, 477
- – antiinflammatorische Therapie 480
- – antiobstruktive Therapie 480
- – α$_1$-Antitrypsin-Mangel 1602
- – Asthma bronchiale 472
- – Bronchitis, chronische 477
- – Differentialdiagnose 545, 603
- – geriatrischer Patient 1847
- – Grippeimpfung 491
- – Hypertonie, pulmonale 518, 530
- – Intensivtherapie, Kurz-/Langzeitprognose 1835
- – Malnutrition 1424
- – respiratorische Insuffizienz, chronische 540, 542
- eosinophile 504
- fibrosierende, Definition 504
- geriatrischer Patient 1846–1848
- HIV-Infektion 846–848
- infektiöse mit Rundherdbildung, Differentialdiagnose 549
- interstitielle 504–518
- – Arthritis, rheumatoide 1055
- – Azathioprin 506
- – Bindegewebskrankheiten 512
- – Biopsie 507
- – bronchoalveoläre Lavage 506–507
- – Bronchoskopie 506
- – Compliance 505
- – Complianceverlust 506
- – Cyclophosphamid 506
- – Definition 504
- – Dermato-/Polymyositis 1087
- – Differentialdiagnose 491, 507, 509, 515, 528
- – Door-Stop-Phänomen 506
- – Dyspnoe 454
- – Epidemiologie 504
- – Gase/Dämpfe, chemisch-toxische 511
- – grippale Veränderungen 506
- – Honigwabenlunge 505
- – HR-CT 506–507
- – Hypertonie, pulmonale 518
- – immunsuppressive Therapie 506
- – Kollagenosen 512
- – Lungenfibrose 505
- – Lungenfunktion 506–507
- – Lungenödem 511
- – Lungentransplantation 507
- – Lupus erythematodes, systemischer 512
- – Maskenbeatmung, intermittierende 507
- – medikamenteninduzierte 512

Lungenerkrankungen, interstitielle
- – Mixed Connective Tissue Disease 512
- – Noxen, inhalative 504, **507–511**
- – – nichtinhalative 504, **511–512**
- – Ödeme, periphere 506
- – Rechtsherzdekompensation 506
- – restriktive Ventilationsstörung 457
- – Röntgen-Thorax 506–507
- – Sklerodermie 512
- – Spiroergometrie 506
- – Symptome 506
- – Systemerkrankungen **512–517**
- – Therapie 506
- – Untersuchung 506
- – Vaskulitis 512
- respiratorische Insuffizienz, chronische 542
- restriktive, dekompensierte, Beatmung, nichtinvasive 1829
- Symptomatologie **453–456**
Lungenfibrose **517–518**
- s.a. Pneumonie, interstitielle idiopathische
- Alkalose, respiratorische 1759
- Asbestose 510
- Atempumpe, Störungen 449
- Azathioprin 518
- Azidose, respiratorische 1758
- BAL 464
- Chemotherapie-induzierte 137
- Cyclophosphamid 518
- Differentialdiagnose 544, 1084
- Dyspnoe 454
- Histiocytosis X 516
- HR-CT 518
- hypereosinophiles Syndrom 743
- Hypertonie, pulmonale 518
- Hypoventilation, alveoläre 571
- idiopathische 504, 517
- Interferon-γ 518
- Langerhans-Zell-Histiozytose 752
- Lavageflüssigkeit 518
- Leberzirrhose, primär-biliäre 1304
- Lungenerkrankungen, interstitielle 505
- radiologische Diagnostik 66
- respiratorische Insuffizienz, chronische 542
- Röntgen-Thoraxbild 518
- Sarkoidose 514–515
- Sklerodermie 1083–1084
- Spondylitis, ankylosierende 1066
- Tachypnoe 455
- Vaskulitis, renale 1667
- Zinküberdosierung 1425

Sachverzeichnis

Lungenfunktion(sprüfung) **458–460**
- Alveolitis, exogen allergische 509
- α_1-Antitrypsin-Mangel 1602
- Arbeits- und Umweltmedizin 1908
- Asthma bronchiale 473
- Blue Bloater 480
- Bronchitis, chronische 479
- Cor pulmonale 531
- geriatrischer Patient 1847
- Hypertonie, pulmonale 531
- Lungenemphysem 482
- Lungenerkrankungen, interstitielle 506–507
- Pink Puffer 480
- Rauchen 478
- Raynaud-Syndrom 401
- Sklerodermie 1084
- Thoraxdeformitäten 565
- Tumortherapie 141
- Zwerchfellhernien 563
- Zwerchfellparese 564

Lungengefäßwiderstand, Ventrikelseptumdefekt (VSD) 316

Lungengerüsterkrankungen, Graft-versus-Host-Krankheit, chronische 176

Lungengranulome, Sarkoidose 514

Lungenhämosiderose, idiopathische 504, **513**

Lungenhili, begrenzte, Sarkoidose, akute 513

Lungeninfarkt
- Hämoptysis 456
- nach Lungenembolie, Differentialdiagnose 490
- Narbenkarzinome 548
- Perikarditis 356

Lungeninfiltrate
- Bronchoskopie 463
- Differentialdiagnose 486
- eosinophile 516–517
- – nach Löffler, Nematoden 940
- lobäre/segmentale, Pneumonie 489
- Mykobakteriosen 502
- Wegener-Granulomatose 1100–1101

Lungenkampfstoffe 1897

Lungenkanzerogenität, Kadmium 1926

Lungenkapazität, totale (TLC), Spirometrie 458

Lungenkrankheiten s. Lungenerkrankungen

Lungenkrebs/-karzinom (s. Bronchialkarzinom) **546–551**
- Asbestose 1904

Lungenkreislauf
- Druckwerte/Hämodynamik 286
- Erkrankungen **518–534**, 535
- Untersuchung 463

Lungenmetastasen 543
- Differentialdiagnose 471, 549
- Hodentumoren 645
- Keimzelltumoren, maligne 645

Lungenmetastasen
- Knochensarkome 611
- radiologische Diagnostik 66

Lungenmilzbrand 963

Lungenoberlappenfibrose, Spondylitis, ankylosierende 1064

Lungenödem 214, **526–528**
- s.a. Ödeme
- alveoläres **526–527**
- Atempumpe, Störungen 449
- Auswurf, schaumiger 527
- berufsbedingtes 1910
- Bradykardie 260
- Diagnostik 527
- Dyspnoe 454, 527
- Echokardiographie 526–527
- EKG 526–527
- Flüssigkeitsansammlung 526
- Gase/Dämpfe, chemisch-toxische 511
- Glomerulonephritis, postinfektiöse (endokapilläre) 1644
- – rasch progressive 1645
- HELLP-Syndrom 369
- Husten 527
- hypertensiver Notfall 1700
- Hyperventilation 455
- interstitielles **526–527**
- – Leberversagen, akutes 1295
- – Niereninsuffizienz, chronische 1691
- – Röntgen-Thorax 1636
- kardiogenes 527, 536
- Auslöser 527
- – Beatmung, nichtinvasive 1829
- – Differentialdiagnose 538
- – obstruktive Störungen 450
- Kerley-Linien 527
- Lungenerkrankungen, interstitielle 511
- Lungenwasser, extravaskuläres, Messung 528
- Mitralinsuffizienz, akute 293
- Mitralstenose 286
- neurogenes, Flüssigkeitseinlagerung, pulmonal 453
- nichtkardiogenes 527
- Nierenversagen, akutes 1638
- Papillarmuskelabriss 253
- Phäochromozytom 1503
- Präeklampsie 1705
- Pulmonalarterienkatheter 1823
- Rechtsherzkatheter 528
- Röntgen-Thorax 526–527
- Schock, kardiogener 257
- Starling-Gleichung 526
- Swan-Ganz-Katheter 528
- Therapie 528
- toxisches, Differentialdiagnose 528
- Ursachen 453

Lungenparenchymerkrankungen
- Azidose, respiratorische 1758
- CT/MRT 461
- Differentialdiagnose 565
- eosinophile 517
- Hypertonie, pulmonale 529
- infektiöse **487–495**

Lungenparenchymerkrankungen
- nichtinfektiöse (s. Lungenerkrankungen, interstitielle) **504–518**
- Rundherde 461
- Ventilationsstörungen, restriktive 457

Lungenperfusion 452

Lungenreifungsinduktion
- Glukokortikoide 159
- HELLP-Syndrom 368

Lungenresistance, geriatrischer Patient 1840

Lungenrundherde 461
- solitäre, PET 57

Lungensegmente 462
- Resektion, Bronchoskopie 464

Lungenstauung
- Mitralstenose 285
- Myokardinfarkt, akuter 249
- Thorax-Röntgen 65

Lungenteilresektion, Szintigraphie 66

Lungentransplantation
- Cor pulmonale 534
- Lungenemphysem 483
- Lungenerkrankungen, interstitielle 507
- Mukoviszidose 485
- Pulmonalarterienkatheter 1823

Lungentuberkulose (s. Tuberkulose) **495–503**

Lungentumoren **542–551**
- angiogene 543
- benigne **543–544**
- Bronchoskopie 543–544
- Computertogramm 543–544
- maligne **546–551**
- Malignität, fragliche/fakultative **544–545**
- Mediastinitis 561
- neurogene 543
- Thoraxröntgen 543
- WHO-Klassifikation 543

Lungenüberblähung s. Lungenemphysem

Lungenvaskulitis 504

Lungenversagen
- akutes s. ARDS
- chronisches **540–542**

Lungenwasser, extravaskuläres, Messung, Lungenödem 528

Lungenzeichnungsvermehrung, interstitielle, Bronchoskopie 463

Lupus erythematodes 405, 504
- Autoimmunreaktion 157
- chronisch-rezidivierender 1075–1076
- Differentialdiagnose 750
- disseminatus **1074–1078**
- – Kardiomyopathie 339
- – Komplementsystem 1629
- – Perikarditis 354
- HLA-DR-Gene 1040
- Hypertonie 336
- Kollagenosen, Differentialdiagnose 1585

Lupus erythematodes
- Leberzirrhose, primär-biliäre 1304
- Libman-Sacks-Läsionen 336
- medikamenteninduzierter 1075
- – – HLA-Typisierung 1041
- Meningitis, chronische 1814
- Pankreatitis, akute 1370
- Pleuraerguss 555
- PML 905
- Raynaud-Syndrom, sekundäres 402
- systemischer 336, 512, **1074–1078**
- – – Abgeschlagenheit 1076
- – – Abortrate 1077–1078
- – – Acetylsalicylsäure 1078
- – – ACR-Klassifikation 1076
- – – Alopezie 1076
- – – ANA 1074, **1077**, 1630
- – – Anti-ds-DNA-Antikörper 1075–1076, **1077**
- – – Antiphospholipidsyndrom 1077
- – – Aphthen 1076
- – – Arthritis 1077
- – – Auslöser 1074–1075
- – – Autoantikörper 1074–1075, 1077
- – – Autoimmunerkrankungen 1040
- – – Azathioprin 1078
- – – Cardiolipin-Antikörper-Syndrom 1077
- – – Chloroquin 1074
- – – chronische Müdigkeit 1076
- – – CRP-Konzentration 23
- – – Cyclophosphamid 1078
- – – Cyclophosphamid-Stoßtherapie 1074
- – – Definition 1074
- – – Differentialdiagnose 598–599, 1644, 1672
- – – Doppelstrang-DNA-Antikörper 1028, 1074
- – – Eiweißverlust, enteraler 1195
- – – Entzündungszeichen 1077
- – – Fieber 1075
- – – Glomerulonephritis **1669–1670**
- – – – fokal-segmental sklerosierende 1647
- – – – mesangioproliferative 1074
- – – – rasch progrediente/progressive 1643, 1645
- – – Hautläsionen 1075
- – – HLA-Typisierung 1041
- – – Hyper-/Hypolipoproteinämie 1567
- – – Hypergammaglobulinämie 1030
- – – Hypertonie, pulmonale 530
- – – Immunkomplexe 1075
- – – Kernfluoreszenzmuster 1077
- – – Komplementkonzentration 1030, 1077
- – – Koronararteriitis 337
- – – Kortikosteroide 1074, 1078

Sachverzeichnis

Lupus erythematodes, systemischer
– – Labordiagnostik 1077
– – Libman-Sacks-Endokarditis 337
– – Lues-Suchtest, falsch positiver 1077
– – Lungenerkrankungen, interstitielle 512
– – Lupusnephritis 1075
– – Major Organ Involvement 1076
– – Manifestationen, kardiopulmonale 1076–1077
– – Mycophenolatmofetil (MMF) 1078
– – Myokarditis 337
– – Myositis 1077
– – nephrotisches Syndrom 1639
– – Nierenbeteiligung 1666
– – Nierenbiopsie 1074
– – NSAR 1078
– – Ösophagusmotilitätsstörungen 1121
– – Parästhesien 1077
– – Perikarditis 337, 1075
– – Peroneusparese 1077
– – Plasmaseparation 1078
– – Pleuritis 1075
– – Polyarthritis 1075
– – Raynaud-Syndrom 1077
– – Reizleitungsstörungen 337
– – Schmetterlingserythem 1076
– – Schwangerschaft 1078, 1709
– – Stammzelltransplantation 1078
– – Symptome 1075
– – Th2-Zellen 1075
– – Thrombosen 1077
– – Thrombozytopenie 1077
– – Ulzerationen 1076
– – UV-Licht-Exposition 1075
– – Vaskulitis 1077
– – Zytopenie 1075
– visceralis, Diarrhö 1188
Lupus pernio, Sarkoidose 514
Lupus-Antikoagulans, Antiphospholipid-Antikörper-Syndrom 808
Lupusnephritis 1075–1076, 1666, **1669–1670**
– Antiphospholipid-Antikörper/-Syndrom) 1669–1670
– diffuse membranöse 1669
– fokal-segmentale 1669
– immunsuppressive Therapie 1670
– mesangial-proliferative 1669
– Niereninsuffizienz, chronische 1670
– Nierentransplantation 190
– p-ANCA 1670
– Schwangerschaft 1709
– Steroide 1670
– Thrombosen 1670
Lupussyndrom, neonatales 1078
Lupusvaskulitis 1077, 1090
Lusitropie, Kardiomyopathie, dilatative 341

LUTS (Lower Urinary Tract Symptoms), Prostatahyperplasie 1725
Luxationen, habituelle, Arthrose 1105
Lyell-Syndrom
– Differentialdiagnose 865, 867, 888, 950
– Graft-versus-Host-Krankheit 177
Lyme-Borreliose **983–986**
– Arthritis 985, 1071
– – Differentialdiagnose 1058
– Differentialdiagnose 1068
– ELISA-Test 985
– Erythema chronicum migrans 984
– Fazialisparesen 985
– Hirnnervenparesen 984
– IgM-Antikörper 985
– Karditis 985
– Kortikosteroide 985
– Lymphozytom 985
– Meningoradikulitis, lymphozytäre Bannwarth 984
– TPHA/TPPA 985
Lymphabflussbehinderungen, Aszites 1268
Lymphadenitis
– Differentialdiagnose 655, 1019
– Listeriose 960
– mesenteriale, Yersiniose 969
Lymphadenopathie
– durch Azathioprin 1292
– biliäre, Löfgren-Syndrom 1072
– Chagas-Krankheit 925
– Chediak-Higashi-Syndrom 747
– Differentialdiagnose 840, 929, 1362, 1366
– Hepatotoxizität, fremdstoffinduzierte 1325
– HIV-Infektion 839
– Infektionskrankheiten 818
– – Differentialdiagnose 751
– Leukämie, akute, lymphatische 781
– Mononukleose, infektiöse 868
– Mykobakteriosen 502
– Penicillium marneffei 920
– Sarkoidose 514, 1671
– virale 859
– Whipple-Syndrom 1193
Lymphadenose, chronische **769–772**
Lymphangiektasie
– Diarrhö 1188
– intestinale **1195–1196**
– – Dünndarmbiopsie 1186
– – Eiweißverlust, enteraler 1195
– – erworbene 1195
Lymphangioleiomyomatose, Spontanpneumothorax 552
Lymphangiopathie, latente, Lymphödem 427
Lymphangiosis carcinomatosa
– Bronchialkarzinom 550

Lymphangiosis carcinomatosa
– Differentialdiagnose 498, 506, 509
– Dyspnoe 454
– Flüssigkeitseinlagerung, pulmonale 453
– Lungenödem 527
Lymphangitis
– akute, bakterielle 426
– – – Differentialdiagnose 429
– rezidivierende, Lymphödem 428
lymphatische Organe **1009–1016**
– primäre/sekundäre 1010
Lymphdrainage
– Lymphödem 430
– manuelle 430
– verminderte, Flüssigkeitseinlagerung, pulmonale 453
Lymphfistel, Lymphographie 51
lymphfollikelähnliche Infiltration, Arthritis, rheumatoide 1054
Lymphgefäße
– Krankheiten **426–430**
– – obliterierende 427
Lymphknoten 1010
– bildgebende Verfahren 70
– C3-Komplement 1010
– IgG, Fc-Teil 1010
– Szintigraphie 57
Lymphknotenmetastasen
– Cholangitis 1360
– Dickdarmpolypen 1236
– Differentialdiagnose 759, 1356
– Gallenblasenkarzinom 1364
– Magenfrühkarzinom 1169
– Magenkarzinom 1169
– Mammakarzinom 627
– Mediastinoskopie 464
– periduktale, Gallenwegsobstruktion 602
– zervikale, CUP-Syndrom 622
Lymphknotenpunktat, Tuberkulose, Nachweis 498
Lymphknotenschwellungen s. Lymphadenopathie
Lymphknotensyndrom, mukokutanes, Differentialdiagnose 1104
Lymphknotentuberkulose 496, **502**
– Abszess, kalter 502
– Differentialdiagnose 759
Lymphknotenvergrößerung s. Lymphadenopathie
Lymphoblasten **667**
Lymphödem 427–428
– s.a. Ödeme
– chronisches, Phlebographie, Kontraindikationen 51
– Differentialdiagnose 422, 426, 429, 945
– Endometriumkarzinom 635
– Entstauungstherapie, physikalische 430
– Erysipel 428
– Erysipelschübe 427
– familiär-kongenitales (Typ Nonne-Milroy) 427

Lymphödem
– familiär-nichtkongenitales (Typ Meige) 427
– Filariose 428
– Hautmazerationen, interdigitale 427
– irreversibles Stadium 426
– Kompressionstherapie 430
– Lymphadenektomie 428
– Lymphangiopathie, latente 427
– Lymphangitis, rezidivierende 428
– Lymphdrainage 430
– – manuelle 430
– Lymphographie, direkte 428
– – indirekte 429
– Lymphszintigraphie, interstitielle 429
– Pathogenese 429
– Phlebographie 426
– primäres **426**, 427
– reversibles Stadium 426
– sekundäres **426**, 428
– Stemmer-Zeichen 427–428
– Streptokokken 427
– Umfangsvermehrung 426
– Vaginalkarzinom 639
– Zervixkarzinom 636, 638
Lymphoedema praecox/tardum 427
lymphogene Metastasierung 581–582
Lymphogranuloma venereum 829, **991**
– Chlamydia trachomatis 991
Lymphogranulomatose 756–761, 764
– Diarrhö 1188
Lymphographie **51**
– direkte, Lymphödem 428
– indirekte, Lymphödem 429
Lymphohistiozytose, Ehrlichiose 993
Lymphom, malignes **756–784**
– Anämie mit Knochenmarkinfiltration 704
– angioimmunoblastisches, Dysproteinämie 764
– Antikörper, antierythrozytäre 722
– B-lymphozytisches 764
– CD20-positives 138
– CT, hochauflösendes 66
– CUP-Syndrom 623
– Definition 762
– Dickdarm 1233
– Differentialdiagnose 498, 515, 646, 751, 840, 925–926, 929, 1019, 1149
– Dünndarm 1233
– – Whipple-Syndrom **1194**
– Eiweißverlust, enteraler 1195
– extranodales **766–769**
– – Ann-Arbor-Klassifikation 768
– – Chemotherapie 768
– – Differentialdiagnose 768
– – hochmalignes, aggressives 769
– – Klassifikation 767
– – lokalisiertes, indolentes 768

Lymphom, malignes, extranodales
– – vom MALT-Typ 769
– – Musshoff-Klassifikation 768
– – niedrigmalignes 768–769
– – Operation 768
– – Radaszkiewicz-Klassifikation 768
– – Staging 767–768
– – Strahlentherapie 768
– follikuläres, bcl-2 579
– Glomerulonephritis, fokalsegmental sklerosierende 1647
– großzellig-anaplastisches 764
– Herz 363
– HIV-Infektion **850–851**
– Hyper-/Hypolipoproteinämie 1567
– Hypogammaglobulinämie 1030
– Immundefekte 1032
– Immuntherapie, adoptive 178
– intestinales 1233
– – Diarrhö 1188
– – Differentialdiagnose 1192, 1240
– – Dünndarmbiopsie 1186
– – Eiweißverlust, enteraler 1195
– – radiologische Diagnostik 69
– kleinzellig-zerebriformes 764
– Knochenmarktransplantation, autologe 177
– kutanes 908
– Lunge 543, **546–551**
– – Differentialdiagnose 549
– lymphoepitheloidzelliges 764
– lymphoplasmozytisches 764
– Magen **1171–1172**
– Magen-Darm-Trakt, radiologische Diagnostik 69
– vom MALT-Typ 767
– Mediastinaltumoren 559–560
– Mundhöhle 1116
– Nephritis, tubulointerstitielle 1652
– nephrotisches Syndrom 1639
– Pankreas 1385
– Perikarderguss 602
– plasmozytisches 764
– Pleuraerguss, maligner 592
– radiologische Diagnostik 66, 71
– Sjögren-Syndrom 1079
– Sprue, einheimische 1193
– Stammzelltransplantation 173–174
– Struma 1470
– Tracheal-/Bronchialstenose 485
– Tuberkulose 497
– zentroblastisches 764
– zentroblastisch-zentrozytisches, diffuses/follikuläres 764
– zentrozytisches 764
– zerebrales, HIV-Infektion 849
Lymphomzellen, Hirndrucksteigerung 602

Lymphopoetin 1015
lymphoproliferatives Syndrom
– Arthritis, rheumatoide 1059
– Immundefekte 1037
– Osteoporose 1768
– X-chromosomal vererbtes 1037
Lymphosarkom, Mundhöhle 1116
Lymphotaktin, Wirkungen 1023
Lymphotoxin 1015
Lymphozele, Lymphographie 51
Lymphozyten **667–668**, 1009
– Blut 172
– Chediak-Higashi-Syndrom 746
– Immunreaktion 172
– Knochenmark 172
– Malnutrition 1426
– Migration 1011, 1022–1024
– – zielgerichtete 1021–1022
– Reduktion, geriatrischer Patient 1841
– Rezeptortyp 667
– Subpopulationen, Verschiebungen 1031
– Toleranzdefekt, Thyreozyten 1454
– tumorinfiltrierende (TIL), Immuntherapie 138
– Umverteilungsphänomene 1031
Lymphozyten-Homing 1022
– Adressine 1022
Lymphozytentransformationstest, allergische Erkrankungen 1045
Lymphozytom, Lyme-Borreliose 985
Lympho(zyto)penie **1031**
– Autoimmunerkrankungen 1031
– Eiweißverlust, intestinaler 1196
– Graft-versus-Host-Krankheit 177
– Hodgkin-Lymphome 757
– immunsuppressive Therapie 1031
– Infektionskrankheiten 818
– Lupus erythematodes, systemischer 1077
– Zinkmangel 1425
Lymphozytose **1031**
– Hepatotoxizität, fremdstoffinduzierte 1325
– HVL-Insuffizienz 1448
– Infektionskrankheiten 818
– Leishmaniose, viszerale 924
– Oberflächenantigene 1031
Lymphszintigraphie 71
– interstitielle, Lymphödem 429
Lynch-II-Syndrom, Ovarialkarzinom, familiäres 629
Lyse s. Thrombolyse
Lysin 1416
Lysolecithin, Pankreatitis, akute 1371
Lysozym
– Mangel, Bronchitis, chronische 478

Lysozym
– Pleurapunktat 556
– Sarkoidose 514
Lyssavirus **906–907**
– Epidemiologie 906

M

Machupo-Virus 901–902
Macula densa 1617
Madenwürmer 934, **940–941**, 1212
MAG$_3$ (Mercaptotriacetylglyzerin) 1632
– Clearance, Refluxnephropathie 1663
Magen
– bildgebende Verfahren 68
– Hämangiome 1167
– Hydro-CT 69
– Leiomyome 1167
– Leiomyosarkome 1172
– Lipome 1167
– Mukosabarriere 1147
– Szintigraphie 55
Magenadenom 1167
– Karzinomrisiko 1167
Magenausgangsstenose
– Differentialdiagnose 1134
– funktionelle, Erbrechen 1159
– Gallenblasenkarzinom 1364
– Halitosis 1112
– Refluxkrankheit 1134
Magenband, Adipositas 1420
Magenblutungen
– s.a. Gastrointestinalblutungen
– Bulimia nervosa 1422
Magen-Darm-Erkrankungen, Nahrungsmittelunverträglichkeiten 1198, 1200
Magen-Darm-Passage (MDP) **49**, 68
Magen-Darm-Ulzera s. Ulcus duodeni bzw. ventriculi
Magenentleerungsstörungen 1197
– Anastomosenstenose 1174
– geriatrischer Patient 1841
– nach Vagotomie, proximalgastrischer 1173
Magenerkrankungen 1143–1175
Magenerosionen **1150**
– NSAID 1145
Magenfrühkarzinom
– Lymphknotenmetastasen 1169
– Symptome 1168
Magengluckern, Dumping-Syndrom 1174
Mageninkarzeration, Zwerchfellhernien 563
Magenkarzinom 1158, **1167–1171**
– Aszites, maligner 598
– Blutgruppe A 1167
– CA 19-9/CA 72-4 1169
– CEA 1169
– Chemotherapie 1170
– Chromoendoskopie 1169
– Diagnostik, radiologische 69

Magenkarzinom
– DIC 795
– Differentialdiagnose 1123, 1149
– ECF-Protokoll 1170
– Eisenmangel 709
– Eiweißverlust, enteraler 1195
– Endosonographie 1168–1169
– Gastritis, chronisch-atrophische 1167
– – Typ A 1150
– Gastroskopie 1168
– hämolytisch-urämisches Syndrom 1169
– hst 579
– kleinzelliges 1168
– Laparoskopie 1168
– Laurén-Klassifikation 1167
– Lymphknotenmetastasen 1169
– Magenadenom 1167
– Ménétrier-Syndrom 1167
– neu/erb-B2 579
– Oberbauchsonographie 1168
– palliative Therapie 1170
– paraneoplastische Syndrome 1169
– Plattenepithelkarzinom 1168
– Radiochemotherapie, adjuvante 1170
– raf 579
– Röntgen-Thorax 1169
– Siegelringzellkarzinom 1168
– Thrombembolie 604
– TNM-/UICC-Klassifikation 1167
– Trousseau-Syndrom 1169
– Tumormarker 1169
– undifferenziertes 1168
– WHO-Klassifikation 1167–1168
Magenlymphome, maligne 769, 1158, **1171**, 1172
– Chemotherapie 1172
– Dünndarmuntersuchungen 1172
– Endoskopie/Endosonographie 1171
– MALT- bzw. Marginalzonenlymphom 1171
Magenmotilität, geriatrischer Patient 1841
Magenoperationen
– endoskopische 168
– Folgezustände 1173–1175
Magenpolypen, hamartomatöse/hyperplastische 1166
Magenreduktionsplastiken, Adipositas 226
Magenresektion
– distale, Syndrome 1173–1175
– Eisenmangel 709
– ERCP, Kontraindikationen 50
– Malabsorption 1187
– vorausgegangene, Tuberkulose 497
Magenruptur, Bulimia nervosa 1422
Magensäuresekretion 1152–1153
– Acetylcholin, Gastrin bzw. Somatostatin 1153

Sachverzeichnis

Magensäuresekretion
– BAO, MAO bzw. PAO 1153
– Belegzellen 1153
– geriatrischer Patient 1841
– Ulcus duodeni 1154
– – ventriculi 1154
– Ulkus, peptisches 1152, 1154
Magensaft, Alkalose, metabolische 1761
Magensaftaspiration
– Flüssigkeitseinlagerung, pulmonale 453
– Pneumonie 493
Magenschleimhaut
– Atrophie nach distaler Magenresektion 1173
– Entzündung s. Gastritis
– Erkrankungen 1143
– Schädigung durch Salicylate 1147
Magensonde
– Hämatochezie 1401
– Pankreatitis, akute 1374
Magenspülung
– Kontraindikationen 1879
– Vergiftungen 1879
Magenstumpfkarzinom 1174
– nach Magenresektion, distaler 1173
Magentetanie, Alkalose, metabolische 1761
Magentumoren **1166–1172**
– benigne 1166–1167
– epitheliale 1166
– maligne s. Magenfrüh- bzw. Magenkarzinom
– mesenchymale 1167
– neuroendokrine 1167, 1397
Magenulkus s. Ulcus ventriculi
Magenvarizen, Eisenmangel 709
Magenverkleinerung, Adipositas 1420
Magersucht **1421**
Magic Mushrooms 1874
Magnaform, Entamoeba histolytica/Amöbiasis 926, 1210
Magnesium 1416
– Aufnahme, verminderte 1753
– Bestand im Organismus 1752
– Ernährung, parenterale 1427
– Malabsorption 1753
– Nephrolithiasis 1713
– Verluste, gastrointestinale/renale 1752–1753
Magnesiumhaushalt, Störungen **1752–1755**
Magnesiummangel s. Hypomagnesiämie
Magnesiumsulfat, Hypomagnesiämie 1753
Magnetite 57
Magnetresonanzangiographie s. MR-Angiographie
Magnetresonanztomographie s. MRT
Mahaim-Bündel **273**
– Differentialdiagnose 258
Major Organ Involvement, Lupus erythematodes, systemischer 1076

Makroadenom
– Cushing-Syndrom 1442
– Prolaktinom 1439
Makroalbuminurie
– Nephropathie, Diabetes mellitus 1555
– – diabetische 1678, 1681
Makroamylasämie, Differentialdiagnose 1373
Makroangiopathie
– arterielle Verschlusskrankheit 386
– Diabetes mellitus 1537, 1558–1560
– – geriatrischer Patient 1846
– – Therapie 1560
Makrocheilie 1113
α_2-Makroglobulin **26**
Makroglobulinämie, Differentialdiagnose 1194
Makroglossie, Schlafapnoe, obstruktive 567
Makrohämaturie 1624
– Glomerulonephritis, mesangioproliferative 1650
– – postinfektiöse (endokapilläre) 1643
– Nierenerkrankungen, polyzystische 1716
– Nierenvenenthrombose 1640
– Purpura Schoenlein-Henoch 804
– Zystitis 1654
Makrolide **120**
– A-Streptokokken 953
– Leberschädigung 1323
– Mykoplasmenpneumonie 988
Makrophagen **667**, 1009, 1014
– Aktivierung, diabetische Komplikationen 1554
– Nierenversagen, akutes 1634
– Wegener-Granulomatose 1098
– Whipple-Syndrom 1193
Makroprolaktinom 1515
– Verlauf und Prognose 1515
Makropsie, Benzodiazepinentzug 1871
Makro-Reentry, Vorhofflattern, typisches **269**
Makrozytose
– BSG 26
– Cobalaminmangel 1423
– Hämolyse 722
– Leberkranke 706
– Schwangerschaftsanämie 727
MAK-Wert, Arbeits- und Umweltmedizin 1908
Malabsorption(ssyndrom) 1181
– Acarbose 1197
– AIDS 1196
– Amyloidose 1197
– Antibiotika 1197
– Antidiabetika 1197
– α-Antitrypsin-Clearance 1185
– Atemtests 1185
– Biguanide 1197
– bildgebende Verfahren 1186
– ^{51}Chromalbumin-Tests 1185
– Colchicin 1197

Malabsorption(ssyndrom)
– Colestyramin 1197
– Darmschlingen 1186
– Diagnostik 1183
– Diarrhö 1183
– – osmotische 1176
– Differentialdiagnose 753, 1186, 1229, 1253, 1421, 1496
– Dünndarmdivertikel 1229
– Dünndarmfunktionstests 1185
– Eisenmangel 708, 1183
– Erkrankung, zugrundeliegende 1185
– Ernährung, enterale, Kontraindikationen 1826
– Fette 1182
– Gallensäuren 55
– Gewichtsverlust 1183
– Giardiasis 923
– globales 1183
– H_2-Atemtest 1179
– Hyperparathyroidismus 1197
– – sekundärer 1483
– Hypokalzämie 1741
– Hypomagnesiämie 1752
– Hypophosphatämie 1749
– Hypoprothrombinämie 1184
– Hypotonie 1186
– Ig-Mangel 1038
– Immunmangelsyndrome 1196
– Kohlenhydrate 1177, **1182**
– Kurzdarmsyndrom 1251
– Laktosetoleranztest 1185
– Mangelsymptomatik 1183
– Mastozytose 753
– Moulage-Phänomen 1186
– oligosymptomatisches 1183
– postoperative 1187–1189
– primäre 1181, **1186–1187**
– Proteine 1183
– Pubertas tarda 1510
– Resorptionstest 55
– Routinelabordiagnostik 1184
– sekundäre 1182, **1190–1197**
– Sklerodermie 1197
– Somatostatinom 1395
– Sonographie 1186
– Strahlenschädigung 1197
– Stuhlfettausscheidung 1184
– Stuhlvisite 1184
– Syndrom der geschichteten Teller 1186
– Triglyzeride 1177
– Tuberkulostatika 1197
– tumorassoziiertes 595
– Ursachensuche 1185
– Vitamin-K-Mangel 1184
– Whipple-Erkrankung 1071
Maladie de Berger, Immunstatus 1630
Malaria **930–933**
– algide Form 931
– Arthemeter 932–933
– Atovaquon 932–933
– Blutschizogonie 930
– Chinin/Chloroquin 932–933
– DIC 795
– Dicker Tropfen 931
– Differentialdiagnose 925–926, 932, 936, 978

Malaria
– Doxycyclin 932–933
– Hypnozoiten 930
– Kardiomyopathie 339
– Lumefantrin 932–933
– Mefloquin 932–933
– Merozoiten 930
– Primaquin 932–933
– Proguanil 932–933
– quartana 923, **930–931**
– Schnelltests 932
– Serologie 932
– Sporozoiten 930
– tertiana 923, **930–931**
– tropica 923, **931**
– zerebrale 931–932
Malariapigment 931
Malassimilation(ssyndrom) 1181–1198
– Osteomalazie 1778
– sekundäre **1187–1190**
Maldigestion(ssyndrom)
– Definition 1181–1182
– Diarrhö 1188
– Differentialdiagnose 1253, 1421
– Hyperparathyroidismus, sekundärer 1483
Malformation, Devaskularisation 63
maligne Ergüsse 592–599
maligne Erkrankungen/Malignome s. Krebserkrankungen
Mallory-Körper
– Alkoholhepatitis 1318
– Fettleber, alkoholische 1314
Mallory-Weiss-Läsionen/-Syndrom **1150**
– Alkoholkrankheit 1866
– Gastrointestinalblutungen 1163, 1401
– Refluxkrankheit 1135
Malnutrition
– Komplikationen 1426
– Krankenhaus 1424–1426
– Quantifizierung 1426
Malnutritionsdiabetes 1532
Malresorptionssyndrom, Osteomalazie 1778
MALT (mukosaassoziiertes lymphatisches Gewebe) 1010
Maltafieber 978–979
– Tetrazykline 978
– Übertragung, Berufsgruppen mit erhöhtem Risiko 1921
MALT-Lymphom 767, **1151**
– Helicobacter-pylori-Infektion 1144
– Magen 1171
Malzarbeiterlunge, Alveolitis, exogen allergische **508**
Mamba, Vergiftungen 1896
Mamille
– körperliche Untersuchung 5
– Sekretabsonderung, körperliche Untersuchung 5
Mammakarzinom **623–628**
– Antiöstrogene 627
– Aromatasehemmer 627
– Axilladissektion 626
– bildgebende Verfahren 74

Mammakarzinom
– Bisphosphonate 601
– BRCA1/2 624
– brusterhaltende Operation 626
– Buserelin 627
– CA 15-3 625
– Differentialdiagnose 625
– erb-B 579, 628
– Ernährung, fettreduzierte 625
– familiäres 624
– Gallenwegsobstruktion 602
– Gestagene 627
– GnRH(LHRH)-Agonisten 627
– Goserelin 627
– Hirndrucksteigerung 602
– Hochdosis-Chemotherapie 627
– Hormontherapie 627
– Hyperkalzämie 1744
– Immuntherapie, adoptive 178
– inflammatorisches 624
– Knochenmetastasen 1782
– Knoten, indolenter 624
– Lymphknotenmetastasen 627
– Lymphödem 428
– Mamilleneinziehung 624
– Mammasonographie 74, 625
– Mammographie 74, 578, 625
– Mastektomie, modifizierte 626
– MCA 625
– metastasierendes 628
– muzinöses 624
– neu/erb-B2 579
– Östrogene 624, 626–627
– Operation 626
– Orangenhaut 624
– Ovarialfunktion, Ausschalten 627
– p53 624
– papilläres 624
– Perikarderguss 602
– Perikarditis 355
– Pleuraerguss 555
– – maligner 592
– Pleuramesotheliom 557
– Polychemotherapie 627–628
– Postaggressionssyndrom 362
– radiologische Diagnostik 74
– Risikofaktoren 624
– Skelettszintigraphie 625
– Spinalkanalobstruktion 602
– Stadieneinteilung 625
– Stammzelltransplantation 173
– Strahlenpneumonitis 511
– Strahlentherapie 626
– Tamoxifen 627
– Therapie 625–626
– – adjuvante/palliative 627
– Thorax-Röntgen 625
– TNM-Klassifikation 626
– Untersuchung, klinische 625
– – körperliche 6
Mammasonographie 74
– Mammakarzinom 625
Mammographie 74
– Mammakarzinom 625
– Vorsorgeuntersuchungen 578

Mandelentzündung (s. Tonsillitis) 1115–1116
Mangan 1416
– Ernährung, parenterale 1428
– Mangel 1425
– täglicher Bedarf 1425
– Überversorgung 1425
Mangelanämien **705–715**
Mangelernährung
– geriatrischer Patient 1856–1857
– – Diät-/Kostanpassung 1857
– – Mini Nutritional Assessment (MNA) 1856
– Hyperparathyroidismus, sekundärer 1484
– Osteomalazie 1778
– Porphyrie, akute, hepatische 1584
– Somatostatinom 1396
– Therapie 1425
Mannit 1416
– Nierenversagen, akutes 1637
Manometrie, Achalasie 1119
Mantelfeldbestrahlung, Perikarditis, chronisch-konstriktive 359
Mantelpneumothorax 553
– radiologische Veränderungen 553
– Therapie 553
Mantelzellenlymphom 764
manubriosternales Syndrom, Spondylitis, ankylosierende 1065
manuelle Lymphdrainage, Lymphödem 430
MAO (Maximal Acid Output), Magensäuresekretion 1153
MAO-Inhibitoren, Amine, biogene 111
Mapping, Hochfrequenzkatheterablation 166
Marburg-Virus **900–901**
– Antikörpernachweis 900
– hämorrhagisches Fieber 900
– Orchitis 1519
– Virusnachweis 900
Marchiafava-Micheli-Syndrom **697–698**
Marcumarisierung, Hämorrhoiden 1247
Marfan-Syndrom **412**, 804
– Dissektion 412
– Mitralinsuffizienz, akute 293
– Osteoporose 1768
– Verlauf und Prognose 369
Marginalzonenlymphom 764
– Differentialdiagnose 773
– Helicobacter pylori 767
– Magen 1171
– vom MALT-Typ 764
– Milz 764
Marihuana **1872–1873**
– Gynäkomastie 1509
Marisken 1244–1245
Markengenerikum 103
Markfibrose
– Osteomyelofibrose 677
– Thrombozythämie, essentielle 686

Markschwammniere **1719**
– Differentialdiagnose 1715, 1717, 1719
– Hyperparathyroidismus, primärer 1479
– Nephritis, tubulointerstitielle 1652
– Nephrokalzinose 1714
Marschhämoglobinurie 722
Marschproteinurie 1626
Maschinengeräusch, Ductus arteriosus, persistierender 318
Masern **886–889**
– Achalasie 1118
– Antikörpernachweis 888
– Differentialdiagnose 888
– Enanthem, Kalkspritzer-ähnliches 887
– Enzephalitis 887–888
– – akute, postinfektiöse 888
– Exanthem, makulopapulöses, konfluierendes 887
– Immunisierung, passive 888
– Immunität, zelluläre 887
– Immunprophylaxe 1919
– Infektiosität 887
– Koplik-Flecken 887
– Krupp 888
– Lebendimpfung/-impfstoffe 888, 998
– Letalität 855
– Lymphopenie 1031
– MMR-Tripelvakzine 888
– Mortalität 855
– Panenzephalitis, akute, sklerosierende 888
– Perikarditis 354
– Pneumonie 888
– Ribavirin 888
– Riesenzellen, epitheliale 470
– Seroprävalenz 855
– Virusnachweis 888
– ZNS-Erkrankungen 887
Masern-Mumps-Röteln-Schutzimpfung/-Tripelvakzine 888–889, 892
– Kinder und Jugendliche 996
Masernvirus, Immunisierung, passive 997
Maskenbeatmung
– Lungenerkrankungen, interstitielle 507
– Lungenödem 528
Massagen 89
Massenblutung, zerebrale
– Differentialdiagnose 1799
– Leukämie, akute 736
Massentransfusion, ARDS 536
Masseterparese, Trigeminusneuralgie 1790
Mastektomie, modifizierte, Mammakarzinom 626
Mastitis puerperalis, Staphylococcus aureus 948
Mastoiditis
– Bacteroides-Infektionen 975
– Wegener-Granulomatose 1100
Mastozytom 754

Mastozytose, systemische **753–756**
– allergische Typ-I-Reaktion 753
– Antihistaminika 755
– CD34$^+$ 753
– Chemotherapie 755
– c-kit-Mutationen 753
– Cromoglicinsäure 755
– Diarrhö 1188
– Differentialdiagnose 753
– Epinephrin 755
– Konsensus-Klassifikation 754
– Kortikosteroide 755
– kutane 753–754
– Mediatoren 753–754
– NSAID 755
– Osteoporose 1768
– physikalische und chemische Reize 755
– Piecemeal Degranulation 753
– PUVA 755
– SCF (Stem Cell Factor) 753
Mastzellen 1009, **1016**
– Asthma bronchiale 472
– Vermehrung, autonome 753
Mastzell-GF 1015
Matching, Gasaustausch 452
Matratzenhaut, Fibromyalgie 1108
Matrix-Metalloproteinase-Inhibitoren (MMPIs)
– Eosinophile 1044
– Pankreaskarzinom 1389
– Tumortherapie 138
Matthys-Katheter 556
Maturity-Onset Diabetes of the Young (MODY), Nephropathie, diabetische 1680
Mauriac-Syndrom, Dünndarmbiopsie 1186
May-Hegglin-Anomalie 798
– Thrombozytopenie 798
May-Venensporn, Phlebothrombose 420
Mazies, Sprue, einheimische 1191
MBP (Major Basic Protein), Granulozyten, eosinophile 743
MCA (Mucin-like-Carcinoma-associated Antigen), Mammakarzinom 625
MCAF, Wirkungen 1023
McBurney-Punkt, Appendizitis 1224
McCune-Albright-Sternberg-Syndrom, Differentialdiagnose 1783
McGinn-White-Zeichen, Lungenembolie 521
MCH (mean corpuscular hemoglobin) 26
– Anämie 699–701
– Eisenmangel 708
– Normwerte 700
MCH (Melanin Concentrating Hormone), Appetitanregung 1418

MCHC (mean corpuscular hemoglobin concentration)
– Anämie 699
– Eisenmangel 708
– Normwerte 700
MCP (Membrane Cofactor Protein) 1016
– Wirkungen 1023
MC4-Rezeptor, Mutation, Adipositas 1418–1419
MCT (Medium-Chain Triglycerides)
– Kurzdarmsyndrom 1253
– Sprue, einheimische 1192
MCTD (Mixed Connective Tissue Disease) 1089
– Eiweißverlust, enteraler 1195
– Lungenerkrankungen, interstitielle 512
MCV (mean corpuscular volume) 26
– Alkoholkrankheit 1865
– Anämie 700–701
– Eisenmangel 708
– Normwerte 700
MD-CT (Multidektor-Computertomographie) 52
MDI (Diphenylmethandiisocyanat), Asthma bronchiale, berufsbedingtes 1913
MDMA (Methylendioxymethamphetamin) 1873
MDP s. Magen-Darm-Passage
MDR3-Mutationen, Cholestase, intrahepatische, progressive 1271
MEA (multiple endokrine Adenomatose) s. MEN
Mebendazol
– Echinokokkose 939, 1335
– Nematoden 941–942
– Trichinellose 943
– Wurminfektionen 1204
Mechanikerhände 1086
– Dermato-/Polymyositis 1087
mechanische Manöver, Hypotonie, orthostatische 444
Meckel-Divertikel 1227, 1228–1229
– Differentialdiagnose 1225, 1229
– Eisenmangel 709
– Gastrointestinalblutungen 1399, 1401, 1404
– radiologische Diagnostik 69
Mediahypertrophie, Mitralstenose 285
Medianecrosis/Medianekrose
– Aneurysma 413
– cystica 285
– idiopathische, Aneurysma 413
Mediasklerose
– arterielle Verschlusskrankheit 390
– Diabetes mellitus 390
Mediastinalabszess, Mediastinitis 561
Mediastinalbestrahlung, Differentialdiagnose 598
Mediastinalbewegungen, Durchleuchtung 65

Mediastinalblutungen nach Mediastinoskopie 464
mediastinale Raumforderungen **559–560**
– HR-CT 66
Mediastinalemphysem **560–561**
– Röntgen-Thorax 561
Mediastinalerkrankungen **559–562**
– entzündliche **561–562**
Mediastinallymphknoten
– Tuberkulose 502
– Tumoren, Mediastinitis 561
Mediastinaltumoren **559–560**
– Leukämie, akute, lymphatische 781
– Strahlenpneumonitis 511
Mediastinitis **561–562**
– chronische **562**
– Differentialdiagnose 562, 600
– Mediastinalabszess 561
– Sepsis 562
Mediastinoskopie **464**
Mediastinum, bildgebende Verfahren 65
Mediatoren, Arthritis, rheumatoide 1054
Medikamente s. Arzneimittel(therapie)
Medinawurmbefall 934
Medizin, integrierte 8
medizinische Interventionen, psychosoziale Komplikationen 14
Medline-Recherche, Suchmasken 94
Medulloblastom 662
– MRT 65
Meesmann-Einteilung, Bewustlosigkeit, kurze 1802
MEF$_{25\%}$ 457
– Spirometrie 458
MEF$_{50\%}$ 457
– obstruktive Störungen 450
– obstruktive Ventilationsstörung 457
– Spirometrie 458
Mefloquin, Malaria **932–933**
Megakapillaren, Sklerodermie 1084
Megakaryocyte Growth and Development Factor (MGDF) 669
Megakaryozyten **668**
– atypische, Osteomyelofibrose 677
Megakaryozytenleukämie 738
Megakaryozytopoese(störungen)
– Leukämie, chronisch-myeloische 672
– myelodysplastische Syndrome 692
– Thrombozytopenie 798
Megakolon
– kongenitales, MEN-2b (3) 1526
– toxisches, Abdomenleeraufnahme 1406
– – Colitis ulcerosa 1217–1218, 1407
– – Diarrhö, infektiöse 1204

Megakolon, toxisches
– – Kolitis, pseudomembranöse 964, 1208
– – Kolonkontrasteinlauf (KE) 50
– – Shigellose 1206
Megalozyten, Vitamin-B$_{12}$-Mangel-Anämie 713
Megaösophagus, Achalasie 1118
Megarektum, Obstipation 1180
Megathrombozyten, myelodysplastische Syndrome 692
Mehretagenthrombose/-verschluss 424
– arterielle Verschlusskrankheit 387
Mehrphasenszintigraphie, Skelett 54
Mehrzeilen-Spiral-CT (MSCT), koronare Herzkrankheit 235
Meige-Typ, Lymphödem 427
Meigs-Syndrom
– Aszites 1268
– Pleuraerguss 555
Meläna (Teerstuhl) **1400–1401**
– körperliche Untersuchung 5
– Purpura Schoenlein-Henoch 804
– Soorösophagitis 1136
– Ulkus, peptisches 1159
– Vaskulitis, nekrotisierende 1090
Melanin Concentrating Hormone (MCH), Appetitanregung 1418
Melanocortin-4-Rezeptor-Mutation, Adipositas 1418–1419
Melanom, malignes **613–617**
– amelanotisches, Differentialdiagnose 620
– anales, Differentialdiagnose 1242
– Auflichtmikroskopie 614
– Breslow-Klassifikation 614
– Chemotherapie 616
– CUP-Syndrom 623
– Definition 613
– Diagnostik 614
– Differentialdiagnose 615, 618
– ELISA 616
– Epidemiologie 613
– Exzision, Sicherheitsabstand 616
– Früherkennung 615–616
– Hirndrucksteigerung 602
– immunologische Erkennung 614
– α-Interferon 616
– 5-Jahres-Überlebensrate 616
– Lunge 543, **546–551**
– Melanoma-Inhibitory-Activity(MIA)-Protein 616
– Metastasierung 616
– – unbekannter Primärtumor 615
– noduläres 615
– PET 57
– Prävention 615
– Radiotherapie 616
– Sentinel Node Biopsy 614
– Sonnenbrand/-exposition 614–615

Melanom, malignes
– Stadieneinteilung/Staging 614
– Stammzelltransplantation 173
– superfiziell spreitendes 615
– Therapie 615
– TNM-Klassifikation 615
– Tumornachsorge 616
Melanoma-Inhibitory-Activity(MIA)-Protein, Melanom, malignes 616
Melanose, Niereninsuffizienz, chronische 1687
Melanozyten, Chediak-Higashi-Syndrom 746
melanozytenstimulierendes Hormon (MSH), Karzinoidtumoren 544
Meldepflicht
– bakteriell verursachte Erkrankungen 956
– Botulismus 956, 1896
– Cholera 956, 973, 1204
– Diphtherie 956, 959
– Enteritis infectiosa 1204
– hämolytisches Syndrom, enteropathisches 956
– Lebensmittelvergiftung, mikrobiell bedingte 956
– Meningokokkenmeningitis 956
– Meningokokkensepsis 956
– Milzbrand 956
– Paratyphus 956
– Pest 956
– Salmonellosen 1204
– Shigellenruhr/Shigellose 1204, 1206
– Tuberkulose 495, 956, 1204
– Typhus abdominalis 956, 966
Melkerknotenvirus 903, **904**
Melkersson-Rosenthal-Syndrom, Makrocheilie 1113
Melperon, Demenz 1856
Melphalan
– Karzinogene 577
– myelodysplastische Syndrome 694
– Tumortherapie 135
Meltzer's sche Trias, Vaskulitis, essentielle, kryoglobulinämische 1101
Membran, semipermeable, Dialysator 1692
Membranangriffskomplex, Dermatomyositis/Polymyositis 1087
Membrandefekte, Anämie, hämolytische, korpuskuläre 719
Membranfluidität, Chediak-Higashi-Syndrom 746
Membranproteindefekte, Anämie, hämolytische 718
Membranproteine
– lysosomal-assoziierte, Mangel 1606
– plasmidkodierte, äußere, Yersinia enterocolitica 969
Membranrezeptoren, Granulozyten 741

Sachverzeichnis M

Memory-Loop-Recorder, Synkope 442
Memory-T-Zellen, antigenspezifische, Homing 1024
MEN-1-Gen 1526
MEN (multiple endokrine Neoplasien) 1396, **1524–1527**
– Ätiologie und Pathogenese 1525
– Akromegalie 1525
– Chemoembolisation, hepatische 1397
– Chemotherapie 1397
– C-Zell-Karzinom 1525
– Doxorubicin 1397
– Embolisation, A. hepatica 1397
– Epidemiologie 1525
– Familienscreening 1526
– Genotyp 1526
– Hyperkalzämie 1525
– Hyperparathyroidismus 1525
– – primärer 1480
– Inselzelltumoren 1525
– α-Interferon 1397
– MIBG-Szintigramm 1526
– Octreotid 1397
– Organbeteiligungen 1525–1526
– Prolaktinom 1525
– Radionuklidtherapie, somatostatinrezeptorgerichtete 1397
– Schilddrüsenkarzinom 657
– – medulläres 1525
– Somatostatin(analoga) 1397
– Streptozotocin 1397
– Tumordebulking 1397
– Typ 1 1394, 1396, 1524–1525, 1744
– – Akromegalie 1436
– – Differentialdiagnose 1526
– – Hyperparathyroidismus, primärer 1478
– – Menin-Gen 1525
– – Schilddrüsenkarzinom 1474, 1527
– – Ulkus, peptisches **1158**
– Typ 2 1396, 1744
– – α-Rezeptoren-Blocker 1527
– – Differentialdiagnose 1526
– – Phäochromozytom 1527
– – Schilddrüsenkarzinom, medulläres 1455
– – Thorax-MRT 1527
– – Thyreoidektomie 1527
– Typ 2a 1396, 1524–1525
– – Phäochromozytom 1501
– – RET-Protoonkogen 1525
– – Schilddrüsenkarzinom, medulläres 1476
– Typ 2b 1396, 1524–1525
– – Megakolon, kongenitales 1526
– – Neurome, mukokutane 1527
– – Phäochromozytom 1501
– – Schilddrüsenkarzinom, medulläres 1476
– Typ 3a/b 1396
– Vererbung 578

Mendel-Mantoux-Test, Tuberkulose 497, 1918
Ménétrier-Syndrom **1150–1151**
– s.a. Riesenfalten
– Eisenmangel 709
– Eiweißverlust, enteraler 1195
– Magenkarzinom 1167
Mengenelemente 1416
meningeale Anastomosen (Heubner) 398
meningeales Reizsymptom s. Meningismus
Menin-Gen, MEN-1 1525
Meningeom 662
– CT 65
– HVL-Insuffizienz 1447
– PET 57
Meningeosis leucaemica
– Chlorome 735
– Leukämie, akute, lymphatische 781
Meningismus
– Halswirbelsäulenerkrankungen 1812
– Meningitis 1812–1813
– – eitrige 1810
– – nichteitrige 1813
– Meningokokkenmeningitis 955
– nach Myelographie 51
– Opisthotonus 1812
– Pontiac-Fieber 980
– Raumforderungen, intrakranielle 1812
– Subarachnoidalblutung 1812
– Ursachen 1812
– ZNS-Tumoren 662
Meningitis **1809–1815**
– akute, aseptische 879
– Alkalose, respiratorische 1759
– Anamnese, ergänzende 1811
– aseptische 878
– – Differentialdiagnose 880
– – Mumps 889
– – NSAR 158
– – Poliomyelitis 879
– Bacillus-Spezies 963
– basale, Differentialdiagnose 1789
– Borreliose, Differentialdiagnose 1814
– Campylobacter fetus 974
– chemisch induzierte, Differentialdiagnose 1814
– Cholerasyndrom 1207
– chronische **1814–1815**
– – Eosinophilie 1814
– – Epilepsie 1815
– – Heerfordt-Syndrom 514
– – Hirnnervenausfälle 1815
– – Hörverlust 1815
– – kognitive Defizite 1815
– – Liquorbefund 1814
– Coxsackie B 878
– diagnostisches Vorgehen 1811
– Differentialdiagnose 603, 932, 943, 1811
– eitrige **1810–1812**
– – akute **1810–1813**
– – ARDS 1812

Meningitis, eitrige
– – Brudzinski-Zeichen 1810
– – Definition 1809
– – Differentialdiagnose 1814
– – Dreifußzeichen 1810
– – Kernig-Zeichen 1810
– – Kniekussphänomen 1810
– – Lasègue-Zeichen 1810
– – Meningismus 1810
– – petechienartige Effloreszenzen 1810
– – Verbrauchskoagulopathie 1812
– – Waterhouse-Friderichsen-Syndrom 1812
– – mit/ohne Erregernachweis 1812
– FSME 897
– Haemophilus influenzae 977
– HIB Vaccinol® 1812
– HVL-Insuffizienz 1447
– Intensivstationen 1832
– Komplikationen 1811
– Kryptokokken 848
– Leptospirose, ikterische 986
– Leukämie, akute 736
– Liquorbefunde 1811
– Liquor-Glukose-Konzentration 1810
– Liquorpunktion 1810–1811
– Listeriose 959–960
– Meningismus 1812–1813
– Meningokokken 955
– Mumps 890
– Mykoplasmenpneumonie 988
– nichteitrige 1813–1814
– – Granulome 1814
– – Hydrozephalus 1814
– – Liquoruntersuchung 1813
– – lymphozytäre 1813–1814
– – Tuberkulintest 1813
– – Tuberkulose 1814
– physikalisch induzierte, Differentialdiagnose 1814
– Picornaviren 133, 881
– Pleozytose 1810, 1813
– Pneumokokken 954
– rezidivierende **1814–1815**
– Salmonellen 1205
– Streptococcus agalactiae 953
– Trichinellose 943–944
– tuberkulöse 497
– – Differentialdiagnose 1811, 1814
– tumorassoziierte Infekte 586
– Typhus abdominalis 967
– virale 856
– – Differentialdiagnose 1811
– – Hydrozephalus 1814
– – Whipple-Syndrom 1194
– – Yersiniose 1207
– – Zusatzuntersuchungen 1811
Meningoenzephalitis
– Brucellose 979
– Differentialdiagnose 1585
– EBV-Infektion 870
– intensivmedizinische Betreuung 1818
– Kryptokokkose 918
– Schlafkrankheit 925
– tumorassoziierte Infekte 586

Meningoenzephalitis
– Varizellen 866
Meningokokken(infektionen)
– DIC 795
– eitrige 1810
– Expositionsprophylaxe 956
– IgG-Subklassen-Defekte 1035
– Pharyngitis 955
– Schutzimpfung/Immunprophylaxe 956, 1002–1003, 1919
Meningokokkenmeningitis **955–956**, 1810
– Meldepflicht 956
– Penicillin G 955
Meningokokkensepsis **955–956**
– Differentialdiagnose 950
– Meldepflicht 956
– Waterhouse-Friderichsen-Syndrom 955
Meningomyelitis, paralytische, epidemische 879
meningomyeloenzephalitische Form, FSME 897
Meningopolyneuritis/-radikulitis Bannwarth, Lyme-Borreliose 984, 1792
Meniskusläsionen, Arthrose 1105
Mennell-Zeichen, Spondylitis, ankylosierende 1061
Menopause
– Hyperphosphatämie 1750
– Osteoporose 1767, 1772
Menorrhagien 787
– Purpura, thrombotisch-thrombozytopenische 1672
– Thrombozytopenie 799
Mensch, bio-psycho-soziale Einheit 8
Menstrualblut, Tuberkulose, Nachweis 498
Menstruationsbeschwerden/-störungen
– Akromegalie 1437
– diabetesspezifische und -assoziierte Sekundärfolgen 1536
– körperliche Untersuchung 5
– Reizdarmsyndrom 1226
Menstruationszyklus, BSG 26
Mental-Arithmetic-Test, Hypotonie, orthostatische, asympathikotone 444
Mercaptopurin
– Colitis ulcerosa 1217
– Crohn-Krankheit 1222
– Tumortherapie 134
Merendino-Operation, Barrett-Ösophagus 1135
Merkel-Zell-Tumor, PET 57
Meropenem 120
Merozoiten, Malaria 930
MESA (epididymale Spermienextraktion) 1506
Mesaortitis syphilitica 982
Mescalin 1874
Mesenchymom, Leber 1341
Mesenterialarterienembolie/-verschluss 1257–1258
– akuter **409**
– – Bauchschmerzen 409
– – Ileus, paralytischer 409

2067

Sachverzeichnis

*Mesenterialarterienembolie/
-verschluss*
– Differentialdiagnose 1373, 1713
– Embolektomie 410
– Kreislaufversagen 411
– radiologische Diagnostik 69
mesenteriale Ischämie
– akute 1257–1258
– – Differentialdiagnose 1257–1258
Mesenterialinfarkt, Osteomyelofibrose 680
Mesna, Zystitis, hämorrhagische 140, 606
Mesotheliom
– Herz 363
– Perikarditis 355
metabolische Äquivalenzen (MET), Herzerkrankungen 372
metabolische Entgleisung s. metabolisches Syndrom
metabolisches Syndrom 10, 1536
– Adipositas 1536
– Dyslipidämie 1536
– Ernährung, enterale 1429
– HDL 1536
– Hyperglykämie 1536
– Hyperinsulinämie 1536
– Hypertonie 1536
– – essentielle 434
– Hypertriglyzeridämie 1536, 1573
– Insulinresistenz 1536
– intensivmedizinische Betreuung 1818
– LDL 1536
– Leberverfettung 1261
– Nephritis, tubulointerstitielle 1652
– Niereninsuffizienz, chronische 1689
– Tumorerkrankungen 604
– Typ-2-Diabetes 225, 1536
Metabolisierung, hepatische, geriatrischer Patient 1859
Metabolite, Arzneitherapie 103
Metabolitenuntersuchungen, Porphyrie, akute, hepatische 1584
Metalldämpfe, Lungenerkrankungen, interstitielle 511
Metalle/Metalloide
– Nephropathie, toxische 1683
– nephrotisches Syndrom 1683
– Nierenerkrankungen 1925–1927
– Nierenversagen, akutes 1683
– Vergiftungen 1890–1891
– – Therapie 1892
Metallendoprothese 170
Metalloproteinasen
– Leberfibrose 1265
– Purpura, thrombotischthrombozytopenische 805
Metallsalze, Asthma bronchiale, berufsbedingtes 1913
Metallsplitter, intrakranielle, Magnetresonanztomographie (MRT) 54

Metamizol
– Schmerzen, viszerale 145
– Tumorschmerztherapie 140, 145
Metamyelozyten **667**
Metanephrine
– Hypertonie 436
– Phäochromozytom 1502
Metaplasie, postpolyzythämische myeloische (PPMM) 684
Metastasen/Metastasierung
– s.a. unter den einzelen Organen
– Absiedlung 582
– CUP-Syndrom 621–623
– Granulozytopenie 584
– hämatogene 581–582
– Hämoptysis 456
– lymphogene 581–582
– – s.a. Lymphknotenmetastasen
– Melanom, malignes 616
– meningeale, ZNS-Tumoren 662
– ossäre s. Knochenmetastasen
– osteoblastische, Hypokalzämie 1742
– osteolytische, Bisphosphonate 147
– Prostatakarzinom 648
– radiologische Diagnostik 71
– Tumoren 581–582
– Tumorschmerzen 142
– unbekannter Primärtumor 615
– zerebrale s. Hirnmetastasen
metastatic genes, Tumoren 580
metastatische Absiedlungen, Echinokokkose 1335
Meteorismus
– Abdomen, akutes 1406
– Atempumpe, Störungen 449
– Cholezystolithiasis 1352
– Dickdarmdivertikel 1231
– Folsäuremangel 714
– Gastritis, Typ B 1149
– Hepatitis, chronische 1275
– körperliche Untersuchung 5
– Lambliasis 1210
– Leberzirrhose, alkoholische 1320
– Malassimilation 1184
– Reizdarmsyndrom 1226
– durch Somatostatinanaloga 1397
– Sprue, tropische 1193
Metergolin, Prolaktinom 1515
Metformin 1546–1547
Methadon, Opiatabhängigkeit 1870
Methämoglobinämie
– Amine, aromatische 1928
– Anilinfarben 1928
– Benzolverbindungen, nitrosubstituierte 1928
– Nitrate 1928
– Nitrite 1928
Methämoglobinbildner, Vergiftungen, Antidote 1880
Methanolvergiftungen 1888
– Antidote 1880

Methicillin
– Nephritis, tubulointerstitielle, akute 1683
Methiolat-Jod-Formaldehyd-Konzentration
– Stuhluntersuchungen, parasitologische 46
Methionin 1416
– Homozygotie, Creutzfeldt-Jakob-Krankheit, neue Variante (nvCJD) 912
– Malabsorption, Diarrhö 1188
Methotrexat
– Alveolitis, akute, allergische 512
– Arthritis, rheumatoide 1056, 1058
– Colitis ulcerosa 1217
– Crohn-Krankheit 1222
– Dermatomyositis 1088
– Diarrhö 1189
– Fettleber 1314
– Immundefekte 1039
– Immunsuppression 193
– Immunsuppressiva 1046
– Lungenerkrankungen, chronisch-interstitielle 512
– Nebenwirkungen 1047
– Polymyositis 1088
– Riesenzellarteriitis 1095
– Sklerodermie 1085
– Spondylitis, ankylosierende 1066
– Stammzelltransplantation 175
– Temporalarteriitis 1095
– teratogene Potenz 159
– Tumortherapie 134
– Wegener-Granulomatose 1101
Methoxyfluran, Nierenversagen, akutes 1683
N-Methyl-bis(2-chlorethyl)amin
– Krebserkrankungen, beruflich bedingte 1923
Methyldopa
– erektile Dysfunktion 1509
– Gynäkomastie 1509
– Hepatitis, medikamenteninduzierte 1327
– Hyperprolaktinämie 1515
– Hypertonie 439
– – Schwangerschaft 1708
– Immunhämolyse 722
– Lupus erythematodes, medikamentös induzierter 1075
– Schwangerschaft, Blutdrucksenkung 368
Methylenblau-Färbung, Erregernachweis 42
Methylendioxymethamphetamin (MDMA) **1873**
Methylmalonsäure, Vitamin-B_{12}-Mangel-Anämie 713
Methylprednisolon, Wirksamkeit 158
5-Methyltetrahydrofolsäure 714
Methylthiouracil
– Lupus erythematodes, medikamentös induzierter 1075

Methylxanthine, Asthma bronchiale 476
Metoclopramid
– antiemetische Therapie 139
– Hyperprolaktinämie 1515
– Migräne 1787
– TSH-Sekretion 1453
Me-Too-Präparate, Arzneimittel 104
Metoprolol 264
– Dosierung 218
– Herzinsuffizienz 218
– Hypertonie, Schwangerschaft 1708
– koronare Herzkrankheit 237
– Migräneprophylaxe 1788
– Vergiftungen 1882
Metronidazol 121
– Amöbenabszess 1339
– Amöbiasis 1204, 1211
– Anaerobier 976
– Giardiasis 923
– Gynäkomastie 1509
– Helicobacter-pylori-Eradikation 1161
– Lamblieninfektionen 1204
Metrorrhagien 787
MET-Wert, Herzerkrankungen 372
Meulengracht-Syndrom, Differentialdiagnose 719
Mexiletin 264
– Neuropathie, diabetische 1557
– Schmerzen, chronische 151
Meyenburg-Komplex 1341
Meyer-Zeichen, Phlebothrombose 421
Mezlocillin **119**
– Enterokokken 955
MGDF (Megakaryocyte Growth and Development Factor) 669
MHC-Antigene **821**, 1018
– Expression, Interferone 125
– Infektionen 820
– Transplantationsimmunität 191
– Tumoren 580
MHC-I/II-Defekte **1037**
Mi-2, Myositis 1088
MIBG-Szintigramm, MEN 1526
Miconazol, Pilzinfektionen 915
Microarray-Analysen, mRNA-Spezies 39
Micropolyspora faeni, Alveolitis, exogen allergische **508**
MIDCAB (Minimal Invasive Direct Coronary Artery Bypass) 240
Midline Tumor Syndrome, Hodentumoren 644
MIDOS (Minimales Dokumentationssystem), Tumorschmerztherapie 148–149
Miglitol, Typ-2-Diabetes 1546
Migräne **1785–1788**
– Acetylsalicylsäure 1787
– Aura 1785–1786
– CCT 1787

Sachverzeichnis

Migräne
- Differentialdiagnose 1787, 1799
- Dihydroergotamin 1787
- Domperidon 1787
- EEG 1787
- Epidemiologie 148, 1786
- Ergotamintartrat 1787
- Ibuprofen 1787
- Metoclopramid 1787
- MRT 1787
- Paracetamol 1787
- Proctalgia fugax 1249
- Prostaglandine 1786
- Psychosomatosen 11
- Schlaganfall 1797
- Schmerzen 1786
- Serotonin(antagonisten) 1786–1787
- Substanz P 1786
- Sumatriptan 1787

migränöser Infarkt 1788
Migration, Granulozyten 741
Mikroabszesse
- Candidiasis 917
- Yersiniose 1207

Mikroadenome
- Cushing-Syndrom 1442
- Prolaktinom 1439

Mikroalbuminurie 1626
- Nephropathie, diabetische 1555, 1678, 1680–1681
- Proteinbestimmung 1627

Mikroaneurysma, Vaskulitis, nekrotisierende 1090
Mikroangiopathie
- arterielle Verschlusskrankheit 386
- diabetische, geriatrischer Patient 1846
- – Hyperperfusion 387
- – Mikrozirkulationsstörungen 387
- Schlaganfall 1797
- thrombotische **805–806**
- – Differentialdiagnose 703
- – Endotoxine 1672
- – Nieren 1671–1673
- – Verotoxine 1672

Mikroatelektasen 486
mikrobiologische Befunde
- Interpretation 43–44
- tumorassoziierte Infekte 587
- Untersuchungsmaterial 42

Mikroembolien, hypereosinophiles Syndrom 744
Mikrofilarien
- Dicker Tropfen 945
- Nachweis 944
- Onchozerkose 944

Mikroflockungsreaktion, Syphilis 983
β$_2$-Mikroglobulin
- Amyloidose **1674**
- Hämochromatose 1594
- HIV-Infektion 843
- Leukämie, chronisch-lymphatische 771
- Plasmozytom 777

Mikrohämaturie 1624
- Alport-Syndrom 1719

Mikrohämaturie
- Glomerulonephritis 1642
- – fokal-segmental sklerosierende 1647
- – mesangioproliferative 1650
- – postinfektiöse (endokapilläre) 1643
- Purpura Schoenlein-Henoch 804, 1668
- Vaskulitis, nekrotisierende 1090

Mikrohamartom, Leber 1341
Mikroinfarkte, Sklerodermie 1084
Mikroinvasion, Tumoren 582
Mikrokarzinoide, Autoimmungastritis 1148
Mikrokokken 948, **951**
Mikrolithiasis, Pankreatitis, idiopathische 1370
Mikromegakaryozyten, myelodysplastische Syndrome 692
Mikronekrosen, Sklerodermie 1084
Mikropaque®, Magen-Darm-Passage 49
Mikropolyangiitis, Differentialdiagnose 1667
Mikropolyarteriitis, Vaskulitis, renale 1666
Mikropräzipitation, Bakterienagglutination 43
Mikroprolaktinom 1515
Mikropsie, Benzodiazepinentzug 1871
Mikrosatellitenanalyse **39**
Mikroskopie
- Bilharziose 935
- Infektionskrankheiten 41
- Malaria 931
- Parasitologie 46

mikrosomales alkoholoxidierendes System (MEOS), Alkoholabusus 1316
Mikrosporidiose
- HIV-Infektion 846
- Therapie 1212

Mikrostomie, Sklerodermie 1084
Mikrothromben
- hypereosinophiles Syndrom 744
- hypertensiver Notfall 1700

Mikrotraumen, Arthrose 1105
Mikrozephalie, CMV-Infektion 872
Mikrozirkulationsstörungen
- Angina pectoris 232
- koronare Herzkrankheit 230
- Mikroangiopathie, diabetische 387

Mikrozysten, Nephronophthise 1718
Mikrozytose
- Eisenmangel 708
- myelodysplastische Syndrome 692
- Schwangerschaftsanämie 727

Miktionsbeschwerden/-störungen
- körperliche Untersuchung 4–5

Miktionsbeschwerden/-störungen
- Prostatahyperplasie 1725
- Prostatakarzinom 648
- Prostatitis 1723
- Reizdarmsyndrom 1226
- Zervixkarzinom 636

Miktionssynkope **441**, 1803
Mikulicz-Syndrom
- Differentialdiagnose 1080
- Parotistumor 1115

Milben 947
- Allergene/Vektoren 947

Milbenfleckfieber 993
Milch-Alkali-Syndrom **1745**
- Alkalose, metabolische 1761
- Hyperkalzämie 1743, 1745
- Nephrokalzinose 1714

Milcheiweißintoleranz, Dünndarmbiopsie 1186
Milchhormon-produzierendes Adenom **1438–1441**
Milchsekretion, Hyperprolaktinämie 1515
Milchzuckerunverträglichkeit s. Laktoseintoleranz
Miliartuberkulose 497, 501
- Differentialdiagnose 506, 925, 978
- pulmonale 501
- typhöse 501

Miller-Score, Lungenembolie 521, 523
Milligan-Morgan-Operation, Hämorrhoiden 1247
Milz
- bildgebende Verfahren 70
- Szintigraphie 55

Milzbrand **963**
- Karbunkel 963
- Mediastinitis 561
- Meldepflicht 956
- Sepsis 963
- Übertragung, Berufsgruppen mit erhöhtem Risiko 1921

Milzembolie, Differentialdiagnose 1713
Milzinfarkt
- Anämie, hämolytische, korpuskuläre 720
- Gaucher-Krankheit 1610
- Leishmaniose 924
- – viszerale 925
- Osteomyelofibrose 680

Milzruptur
- Differentialdiagnose 365
- EBV-Infektion 870
- Gaucher-Krankheit 1610
- Malaria tropica 933

Milztumoren
- Marginalzonenlymphom 764
- Salmonellen 1205

Milzvenenthrombose, Pankreatitis, chronische 1383
Milzvergrößerung s. Splenomegalie
Mimikry, molekulare 1040
- Spondylitis, ankylosierende 1062

Minderperfusion, Sepsis 825
Minderwuchs
- polyglanduläre Insuffizienz Typ 1 1522

Minderwuchs
- Prader-Labhart-Willi-Syndrom 1512
- Pseudohypoparathyroidismus 1741

Mineralien, Sprue, einheimische 1192
Mineralokortikoide
- Alkalose, metabolische 1761
- Cushing-Syndrom 1493
- Hyperkaliämie 1737
- Hypertonie 434
- – sekundäre 435
- Kaliumausscheidung 1735
- Mangel, Addison-Syndrom 1496
- – Nebennierenrindeninsuffizienz, primäre 161
- reninunabhängige Freisetzung, Hypertonie 1488–1489

mineralokortikoide Aktivität, Glukokortikoide 158
Mineralstoffe 1416
Mini Nutritional Assessment (MNA), Mangelernährung, geriatrischer Patient 1856
Minimal Invasive Direct Coronary Artery Bypass (MIDCAB) 240
Minimal Mental State Examination (MMSE) nach Folstein, Geriatrie 1839
Minimal Residual Disease (MRD), Leukämie, akute 737
Minimal-Change-Glomerulonephritis 1638, **1645–1646**
- Chlorambucil/Cyclophosphamid 1646
- Differentialdiagnose 1646–1647
- HLA-Typisierung 1041
- Kortikosteroide 1646
- nephrotisches Syndrom 1639
- Proteinurie 1646

Minimales Dokumentationssystem (MIDOS), Tumorschmerztherapie 148–149
Mini-Transplantation, Stammzelltransplantation 174
Minocyclin **120**
- Hepatitis, medikamenteninduzierte 1327

Minor Illness 879
Minoxidil, Hypertonie 439
Minutaform, Entamoeba histolytica/Amöbiasis 926, 1210
MIP-1α/1β, Wirkungen 1023
MIP-3α/3β, Wirkungen 1023
Mirazidium, Bilharziose 934
Mirizzi-Syndrom **1362**
- AP 1362
- Cholangitis 1360
- Cholezystitis, chronische 1360
- Cholezystolithiasis 1354
- Differentialdiagnose 1364, 1366
- Gallenwegsstriktur 1362
- γ-GT 1362
- Kernspintomographie 1362
- Symptome 1362

Mischkollagenose, Autoimmunerkrankungen 1040
Mischproteinurie, glomerulärtubuläre 1626
Mismatch, Lungenerkrankungen, interstitielle 506
Mismatch Repair-Gene, Kolonkarzinom 1237
Misoprostol, NSAID-Gastropathie 1146
Missempfindungen s. Parästhesien
Mitomycin
– Alveolitis, akute, allergische 512
– hämolytisch-urämisches Syndrom 606
– Lungenerkrankungen, chronisch-interstitielle 512
Mitosehemmer, Tumortherapie 135
Mitotane
– Cushing-Syndrom 1493
– Hyperaldosteronismus, primärer 1489
Mitoxantron, Tumortherapie 135
Mitralinsuffizienz
– Abgeschlagenheit 291
– ACE-Inhibitoren 293
– akute **293–294**
– – Auskultation 293
– – CPPV-Modus 294
– – Druckbeatmung, kontinuierliche positive 294
– – Dyspnoe 293
– – Echokardiographie 294
– – Farbdoppler-Echokardiographie 294
– – Lungenödem 293, 527
– – Orthopnoe 293
– – Pulmonalkapillardruckkurve 294
– – röntgenologische Befunde 293
– Aortenklappenstenose 290
– Arrhythmien, ventrikuläre 291
– Asthma cardiale 291
– Auskultation 291
– chronische **290–293**
– Cor bovinum 292
– Crescendo-Decrescendo-Geräusche 291
– Differentialdiagnose 254, 307, 351
– Doppler-Echokardiographie 292
– Dyspnoe 291
– Echokardiographie 292, 1823
– – transösophageale (TEE) 292
– EKG 291
– enddiastolischer Druck, linksventrikulärer 290
– Extrasystolen, ventrikuläre 291
– Facies mitralis 291
– Gegenpulsation, intraaortale (IABP) 294
– Geräusche, bandförmige 291
– Herzinsuffizienz 212, 217

Mitralinsuffizienz
– Herzkatheterdiagnostik 292–293
– Herzspitzenstoß 291
– Herztöne 291
– Herztumoren 363
– hochgradige 291
– holosystolische 295
– Hypertonie, arterielle 290
– Inspektion 291
– Kardiomyopathie, dilatative 341
– – hypertrophische 350–351
– konsekutive 290
– Kontraktilitätsreserve 293
– leichtgradige 290
– Linksherzdekompensation 291–292
– Linksherzhypertrophie 291
– Linksherzkatheteruntersuchung 83
– Linksseitenlage, Auskultation 291
– linksventrikuläre Dilatation 290
– Lungenödem 527
– Mitralklappenprolaps 295
– mittelgradige 291
– Müdigkeit 291
– Myokardinfarkt 250
– organische 290
– P sinistrocardiale 291
– Palpitationen 291
– Papillarmuskelabriss/-ruptur 250, 253, 294
– perioperative Risikobeurteilung 373
– Prothesendysfunktionen 294
– Pulsationen, präkordiale 291
– Radionuklidventrikulographie 293
– Rechtsherzhypertrophie 291
– Regurgitation 290
– relative 290
– Schock, kardiogener 252–253
– Sokolow-Lyon-Index 291
– Stressechokardiographie 293
– Therapie 293
– Thorax-Röntgenbild 292
– Vasodilatatoren 293
– Vena contracta 292
– Vorhofflimmern 291
– Zyanose 291
Mitralklappe
– linksventrikulärer Einstrom, Dopplerflüsse 359
– schlotternde **294–296**
Mitralklappenerkrankungen
– Aortenisthmusstenose 312
– Arthritis, rheumatoide 1056
Mitralklappenersatz, Mitralstenose 290
Mitralklappenöffnungsfläche, Mitralstenose 285, 290
Mitralklappenprolaps(syndrom) **294–296**
– Angina pectoris 295
– Antiarrhythmika 295
– Differentialdiagnose 236, 295
– Endokarditis, infektiöse 326, 331
– flail valve 294

Mitralklappenprolaps(syndrom)
– Klick, mesosystolischer 295
– Koronarangiographie 295
– Mitralinsuffizienz 293, 295
– β-Rezeptorenblocker 295
– Schlaganfall 1797
– Schmerzen, retrosternale 295
– Schrittmachersysteme, antitachykarde 295
– Therapie 295
– Thromboembolieprophylaxe 295
– TIA 295
Mitralkommissurotomie, Mitralstenose 290
Mitralstenose **285–290**
– Antikoagulanzien, orale 289
– Arterienverschluss, akuter 408
– Aszites 287
– Auskultation 287
– Ballonvalvulotomie 290
– – perkutane 288
– Differentialdiagnose 364
– Digitalisierung 289
– Diuretika 289
– Domstellung 287–288
– Druck-Fluss-Beziehungen 285
– Druckgradient, transvalvulärer 286
– Dyspnoe 286
– Echokardiographie 287–288
– – transösophageale (TEE) 288
– EKG 287
– enddiastolischer Druck, linksventrikulärer (LVEDP) 289
– Facies mitralis 287
– Gorlin-Formel 285
– Hämoptyse 287
– Hepatosplenomegalie 287
– Herzinsuffizienz 212, 217
– Herzkatheter 289
– Herzminutenvolumen 286
– Herztöne/-geräusche 287
– Herztumoren 363
– Husten, belastungsinduzierter 286
– Hypertonie 289
– – pulmonale 286
– Kalziumantagonisten 289
– Kerley-B-Linien 288
– Klappenöffnungsfläche 288
– Kochsalzrestriktion 289
– Lungenarteriolenwiderstand 289
– Lungenödem 286, 527
– Mitralklappenersatz 290
– Mitralklappenöffnungsfläche 285, 290
– Mitralkommissurotomie 290
– Ödeme 287
– Ostium, schlitzförmiges 287
– P sinistroatriale 287
– Palpitationen 286
– perioperative Risikobeurteilung 373
– Rechtsherzinsuffizienz 287
– rheumatisches Fieber 285
– Streptokokkeninfekte 285
– Sympatholytika 289

Mitralstenose
– Synkope 442
– Thorax-Röntgenbild 288–289
– Trikuspidalinsuffizienz 305
– Verapamil 289
– Vorhofflimmern 287
Mitralvitien
– Differentialdiagnose 533
– Dyspnoe 454
– Flüssigkeitseinlagerung, pulmonale 453
– Hämoptysis 456
– radiologische Diagnostik 67
– Vorhofflimmern 270
Mitteldruck
– arterieller, Sepsis 825
– rechtsatrialer, Rechtsherzkatheteruntersuchung 81
Mittelmeerfieber, familiäres **1089**
– Differentialdiagnose 1585
Mittelstrahlurin 1628
– Harndiagnostik 1628
– Zystitis 1655
Mixed Connective Tissue Disease s. MCTD
Mizoribin
– Herztransplantation 182
– Immunsuppressiva 182
MMR-Tripelvakzine s. Masern-Mumps-Röteln-Schutzimpfung/-Tripelvakzine
M₂-Muskarinrezeptoren, Eosinophile 1044
Mobilitätseinschränkung 89
Mobitz-Block **280–282**
Model for Endstage Liver Disease (MELD), Leberzirrhose 1299
MODS s. Multiorgandysfunktionssyndrom/-versagen
MODY (Maturity-Onset Diabetes of the Young), Nephropathie, diabetische 1680
Möller-Hunter-Glossitis, Ursachen 1114
Mönckebergsche Aortenklappenstenose 296
molekularbiologische Methoden
– Erregernachweis **42–43**
– Parasitologie 47
– Tumordiagnostik 583
molekulare Mimikry 1040
– Spondylitis, ankylosierende 1062
molekulargenetische Untersuchungen 36
– andrologische Diagnostik 1506–1507
– Leukämie, akute 737
Molluscipoxvirus 903
Molluscum contagiosum **903–904**
– HIV-Infektion 844
Molybdän
– Ernährung, parenterale 1428
– Mangel 1425
– täglicher Bedarf 1425
– Überversorgung 1425
Monarthritis
– reaktive 1067
– Whipple-Erkrankung 1071

M — Sachverzeichnis

Mondgesicht durch Prednison 1292
Monitoring
– Aufgaben 1819
– Beatmung 1829
– Blutdruckmessung, invasive 1820–1821
– Echokardiographie, transösophageale 1823
– – transthorakale 1823
– Ernährung, künstliche 1826
– Herzzeitvolumen 1823
– Intensivmedizin 1819–1824
– klinisch-chemisches 1824
– mikrobiologisches 1824
– Pulmonalarterienkatheter 1821–1823
– respiratorisches 1824
– Venendruck, zentraler 1820–1821
Monobactame **120**
Monoblastenleukämie, akute, leukämisches Hautinfiltrat 736
Monochlordimethylether, Krebserkrankungen, beruflich bedingte 1923
monogene Erkrankungen 33
Monokine, Arthritis, rheumatoide 1054
monoklonale Gammopathien 1029, **1038**
monoklonale Immunglobuline 1029
Mononeuritis
– multiplex, Arthritis, rheumatoide 1056
– simplex, HSV-Infektion **864**
– Sjögren-Syndrom 1080
Mononeuropathie, Diabetes mellitus 1556
Mononukleose, infektiöse **868**
– Differentialdiagnose 738, 759, 782, 840, 929, 958, 978, 1116
– EBV-Infektion 1037
– Paul-Bunnell-Test 868
– Pfeiffer-Zellen 869
– Serologie 869
– Transformation, polyklonale 868
Monosaccharide 1416
Monosomie, Karyogramm 33
Monotherapie, Chemotherapie, antibakterielle 117
monozytäres System, Erkrankungen **733–756**
Monozyten **667**, 1009, 1014
– myelodysplastische Syndrome 692
Monozytenleukämie 738
Monozyten-Makrophagen-System
– Infektionen 820
– Langerhans-Zell-Histiozytose 751
Monozytose, Leishmaniose, viszerale 924
Mooren-Kornea-Ulkus, Hepatitis C 1287

Morbidität
– klinische Studien 92
– Virusinfektionen 854
Morbus
– s.a. unter den Eigennamen bzw. Eponymen
– haemolyticus neonatorum 722
– Ritter von Rittershain 949
– Winiwarter-Buerger s. Thrombangitis obliterans
Morgagni-Adams-Stokes-Anfall **1803**
Morganella 970
Morgendämmerungsphänomen, Insulinempfindlichkeit 1543
Morgensteifigkeit, Arthritis, rheumatoide 1053, 1055
Morgenurin, schwarzer, Hämoglobinurie, paroxysmale nächtliche 697
Morphaea, Differentialdiagnose 1084
Morphin
– Bradykardie 279
– Intensivmedizin 1827
– Palliativmedizin 155
– TSH-Sekretion 1453
– Tumorschmerztherapie 140, 145–146
– Vaskulitis 1090
Mortalität
– Appendizitis 1225
– klinische Studien 92
– Virusinfektionen 854
Moschcowitz-Syndrom **805–806**
– Differentialdiagnose 606
– EHEC 971
Motilitätsstörungen
– Diarrhö 1188
– Differentialdiagnose 1119
– Dünndarm 1178–1181
– Gallenwege, extrahepatische **1367–1368**
– intestinale, Differentialdiagnose 1253
– Pseudodivertikel, ösophageale 1127
Motilitätstest nach Tinetti
– Gangstörungen 1852
– Geriatrie 1839
motorische Ausfälle/Defizite
– hypereosinophiles Syndrom 743
– Polyarteriitis nodosa 1096
motorische Reize, Polyneuropathien 1791
motorische Unruhe, hypertensiver Notfall 1700
Mottenfraßnekrosen, Hepatitis, chronische 1275
Moulage-Phänomen, Malabsorptionssyndrom 1186
Moxifloxacin **121**
M-Phase, Zellzyklus, Tumorzellen 134
MPIF-1, Wirkungen 1023
M-Protein, Streptococcus pyogenes 952
MR-Angiographie **53**
– Choledocholithiasis 1355

MR-Angiographie
– Hypertonie, renovaskuläre 1697
– Lebervenen 48
MRC (Magnetresonanz-Cholangiographie), Gallenwege 69
MRCP (Magnetresonanz-Cholangio-Pankreatikographie) **53**
– Gallengangskarzinom 1366
– Hepatitis, chronische 1275
– Pankreatitis, akute 1372
– – chronische 1379–1380
mRNA 32
– Degradation, Interferone 125
mRNA-Spezies, Microarray-Analysen 39
MRP2/cMOAT-Gen, Hyperbilirubinämie 1270
MRSA (Isoxazolylpenicillin (= Methicillin)-resistente Staphylococcus-aureus-Stämme) 950
MRT (Magnetresonanztomographie) 52, **53**, 54, 65
– Akromegalie 1437
– Aneurysma 414
– Aortenisthmusstenose 311
– Aortenverschluss 392
– arterielle Verschlusskrankheit 391
– Beschränkungen 54
– Cor pulmonale 531
– Crohn-Krankheit 1221
– Diabetes insipidus 1445
– Ductus arteriosus, persistierender 318
– Endokarditis, bakterielle 328
– Endomyokardbiopsie 84
– Fallot'sche Tetralogie 320
– Gallengangskarzinom 1366
– Herzschrittmacherträger 54
– Hyperparathyroidismus, primärer 1480
– Hypertonie, pulmonale 531
– Indikationen 53
– Klappenfunktion 236
– Kontraindikationen 53
– Kontrastmittel 59
– koronare Herzkrankheit 235–236
– Leberveneneinmündung 48
– Leriche-Syndrom 392
– Lungenembolie 523
– Lungenparenchym 461
– Mammographie 74
– Metallsplitter, intrakranielle 54
– Mirizzi-Syndrom 1362
– Myokardkontraktilität 236
– Myokardnarbe 235
– Nierenerkrankungen **1631–1632**
– Perikarditis, chronisch-konstriktive 359
– Schilddrüsenkarzinom 1458
– Schlaganfall 1799
– Transposition der großen Arterien 322
– Urographie 53
– Voraussetzungen 53

MRT (Magnetresonanztomographie)
– Vorhofseptumdefekt (ASD) 314
– Wertung 54
MSH (melanozytenstimulierendes Hormon), Karzinoidtumoren 544
M-Typen, A-Streptokokken 952
Mucoid-Impaction, Asthma bronchiale 517
Mucor s. Mukormykose
Mucorales **920**
Müdigkeit(ssyndrom)
– Akromegalie 1437
– Amyloidose 1674
– chronisches, postinfektiöses, Coxsackie B 879
– Creutzfeldt-Jakob-Krankheit, sporadische 911
– CVI 424
– Dünndarmdivertikel 1229
– Eisenmangelanämie 708
– Eisenüberladung 728
– Hepatitis, chronische 1275
– Herzinsuffizienz 213
– HVL-Insuffizienz 1448
– Hyperaldosteronismus, primärer 1488
– Hyperglykämie 1536
– Hyperkalzämie, tumorassoziierte 601
– Hypothyreose 1461, 1846
– Leberzirrhose, primär-biliäre 1304
– Leukämie, akute 736
– – – lymphatische 781
– – – myeloische 735
– Malassimilation 1184
– Mitralinsuffizienz 291
– myelodysplastische Syndrome 691
– Niereninsuffizienz, chronische 1686
– durch Opioide 146
– Palliativmedizin 155
– Phäochromozytom 1501
– ZNS-Tumoren 662
Müller-Zeichen, Aorteninsuffizienz 301
Mukoepidermoidtumor/-karzinom
– Lunge 543
– Speicheldrüsen 655
Mukolytika
– Asthma bronchiale 476
– Bronchitis, chronische 480
– Mukoviszidose 485
– Pneumonie 491
Mukopolysaccharidosen
– Kardiomyopathie 340
– Stammzelltransplantation 173
Mukormykose 920, **920**
– Deferoxamin 920
– Fieber bei neutropenischen Patienten 585
Mukosa, Permeabilitätsstörung, Alkoholkrankheit 1866
Mukosabarriere, Magen 1147
Mukosaprolaps 1245

Sachverzeichnis

Mukosaresistenz, Refluxkrankheit 1130
Mukosektomie
- Barrett-Ösophagus 1135
- Endoskopie **168**
Mukositis
- Chemotherapie-induzierte 137
- Leukämie, akute 740
-- lymphatische 784
- Strahlentherapie 142
- tumorassoziierte Infekte 586
-- Therapie 588
Mukoviszidose **484–485**
- Bronchiektasen 483
- Diarrhö 1188
- Differentialdiagnose 480, 1319, 1602
- extrapulmonale 485
- humangenetische Analysen 485
- Kardiomyopathie 340
- Leberzirrhose 1263, 1296
- Lungentransplantation 485
- Mukolytika 485
- obstruktive Störungen 450
- Pankreasinsuffizienz, exokrine 1187
- Pseudomonas-Infektion 975
- Sauerstoff-Langzeittherapie 485
- Schweißtest 485
- Spontanpneumothorax 552
mukoziliare Clearance 478
- Thoraxdeformitäten 565
Mullerian Inhibiting Hormone (MIH), Sekretion, fehlende 1521
Multi System Disease, Langerhans-Zell-Histiozytose 751
Multi-CSF 1014
Multidetektor-Computertomographie (MD-CT) **52**
Multi-Drug-Resistance, Zytostatikaresistenz 134
Multi-Drug-Resistance-Related Protein, Bilirubinstoffwechsel 1270
Multiinfarktdemenz 1854
Multimedikation von Arzneimitteln 108–110
Multimorbidität, Geriatrie 1838
Multiorgandysfunktionssyndrom/-versagen 1819
- Ecstasy 1873
- Ernährung, enterale, Kontraindikationen 1826
- HELLP-Syndrom 367
- Herzinsuffizienz 1819
- Hirnversagen 1819
- Intensivbehandlungsstationen 1835
- Lebertransplantation, Kontraindikationen 186
- Leberversagen 1819
- Lungenversagen 1819
- Nierenversagen 1819
-- akutes 1634–1635, 1819
- tumorassoziierte Infekte 591
multiple endokrine Adenomatose s. MEN

Multiple Sklerose
- Aspirationspneumonie 493
- Autoimmunerkrankungen 1040
- Azidose, respiratorische 1758
- Differentialdiagnose 1585, 1599, 1800
- Entmarkungsherde, Differentialdiagnose 1789
- HLA-Typisierung 1041
- Hypotonie, orthostatische 444
- Obstipation 1180
Multiple-Chemikalien-Sensibilität (MCS), Differentialdiagnose 1585
Multislice-CT **52**
Mumps **889–890**
- Antikörpernachweis 889
- Arthritis 1071
- Ataxie, zerebelläre 889
- Differentialdiagnose 880
- Endokardfibroelastose 352
- Immunprophylaxe 1918
- Komplikationen 890
- Lebendimpfstoffe 998
- Meningitis, aseptische 889
-- nichteitrige 1813
- MMR-Tripelvakzine 888–889
- Orchitis 890, 998, 1519
- Pankreatitis, akute 1370
- Parotitis 889
- Pathogenese 886
- Perikarditis 354
Mumps-IgG-ELISA 889
Mumps-IgM-Antikörper 889
Mumpsimpfung, aktive 998
Mumps-Lebendimpfstoff **889–890**
Mund, körperliche Untersuchung 5–6
Mundfäule **863**
Mundgeruch s. Foetor ex ore
Mundhöhle
- Burkitt-Lymphom 1116
- Kaposi-Sarkom 1116
- Lymphome, maligne 1116
- Lymphosarkom 1116
Mundhöhlenblutungen, Hämophilie 791
Mundhöhlenerkrankungen, HIV-Infektion 845
Mundhöhlenkarzinom **651–654**, 1116
- Alkoholkonsum 652
- Chemotherapie 653–654
- chromosomale Deletionen 652
- Neck-Dissection 652
- Nikotinabhängigkeit 652, 1875
- p53 652
- Radiochemotherapie 653
- Radiotherapie 652
- Schleimhautveränderungen, prämaligne 652
- UICC-/WHO-Klassifikation 654
Mundschleimhautveränderungen, Tumortherapie 141
Mundschutz, Hepatitisprävention 1916

Mundtrockenheit s. Xerostomie
Mundwinkelrhagaden 1113
- Biotinmangel 1423
- Eisenmangelanämie 708
- Riboflavinmangel 1423
- Sprue, einheimische 1191
MUSE-Klassifikation, Refluxösophagitis 1131
Musiktherapie 197
Muskarin, Vergiftungen, Antidote 1880
Muskarinsyndrom **1893–1894**
Muskelatrophie
- bulbospinale, X-chromosomal-rezessive, Typ Kennedy 1520
- hepatorenales Syndrom 1301
- Myopathien 1804
- Polyneuropathien 1791
- spinale, Differentialdiagnose 1793
Muskelbiopsie
- Becker-Kiener-Muskeldystrophie 1806
- Dermato-/Polymyositis 1087, 1808
- Myopathien 1806
- Polymyositis 1808
Muskelblutungen, Hämophilie 789, 791
Muskelbrücken, Koronararterien 312
Muskeldehnungsreflexe
- Myopathien 1805
- Polyneuropathien 1791
Muskeldystrophie
- Beckengürtel-Oberschenkel-Typ 1807
- Dyspnoe 454
- fazioskapulohumeraler Typ 1807
- faziozervikodistaler Typ 1807
- Hypoventilation, alveoläre 571
- Kortikosteroide 1807
- myotonische, Kardiomyopathie 340
- Ösophagusmotilitätsstörungen 1121
- $P_{0,1}/P_{0,1\ max}$-Werte 461
- Phrenikusparese 564
- progressive, Differentialdiagnose 1808
-- Kardiomyopathie 340
-- vom Typ Becker-Kiener **1806**
-- vom Typ Duchenne **1805–1806**
- restriktive Störungen 450
- Ventilationsstörungen 1807
Muskeleigenreflexe
- Hypermagnesiämie 1755
- Neuropathie, autonome 1555
Muskelenzyme, Dermato-/Polymyositis 1087
Muskelerkrankungen
- Atempumpe, Störungen 449
- Kardiomyopathie 348
- Klassifikation 1805
- primäre, Ösophagusmotilitätsstörungen 1121
Muskelhämatome 787

Muskelkrämpfe
- Alkalose, respiratorische 1759
- Hyperglykämie 1536
- Hypokalzämie 1742–1743
- Hypomagnesiämie 1754
- Hyponatriämie 1733
- Ketoazidose, diabetische 1549
- körperliche Untersuchung 5
- Opiatentzug 1870
- paraneoplastisch induzierte 593
Muskellähmungen, Hypophosphatämie 1750
Muskelmasse im Alter 1842
Muskel-MRT
- Dermatomyositis 1088
- Polymyositis 1088
Muskelnekrose, Kompartmentsyndrom 408
Muskelrelaxanzien
- erektile Dysfunktion 1509
- Osteochondrose 1108
- Spondylarthrose 1108
Muskelrelaxation, progressive nach Jacobson **196**
Muskelschmerzen 1804
- s.a. Schmerzen
- Hepatitis, chronische 1275
- HVL-Insuffizienz 1448
- Hyperaldosteronismus, primärer 1488
- körperliche Untersuchung 5
- Leptospirose, ikterische 986
- Lyme-Borreliose 984
- Ornithose 989
- Pontiac-Fieber 980
- Q-Fieber 992
- Tollwut 907
- Trichinellose 943
- Vitamin-C-Mangel 1423
Muskelschwäche
- Beriberi 1423
- Cushing-Syndrom 1491
- Dermato-/Polymyositis 1087
- Duchenne-Muskeldystrophie 1805
- Hyperaldosteronismus, primärer 1487–1488
- Hyperkaliämie 1739
- Hyperkalzämie 1745
-- tumorassoziierte 601
- Hypomagnesiämie 1754
- Hypophosphatämie 1748
- körperliche Untersuchung 5
- Myopathien 1804
- Osteopathie, renale 1782
- Polymyositis 1808
- Polyneuropathie, alkoholische 1795
- Vitamin-B-Überdosierung 1424
- Vitamin-E-Mangel 1424
Muskelschwund, körperliche Untersuchung 5
Muskelsystem, Untersuchung 6
Muskeltrauma, Hyperkaliämie 1738
Muskelzellproliferation, Arteriosklerose 387

Muskelzuckungen, Opiatentzug 1870
muskuläre Erschöpfung, Belastungs-EKG, Abbruchkriterien 233
muskuloskelettales System
- Beschwerden, Endokarditis, bakterielle 327
- bildgebende Verfahren 72–73
Musshoff-Klassifikation
- Lymphome, extranodale 768
- Non-Hodgkin-Lymphom, extranodales 768
Mustard-Operation, Transposition der großen Arterien 322
Mustargen, Karzinogene 577
Muster-Erkennungsrezeptoren, Immunsystem, angeborenes 1009
Mutationen, somatische, Tumorzytogenetik 33
Mutual Participation, Arzt-Patient-Beziehung 89
Mx-Proteine, Interferone 125
Myalgien
- Astroviren 875
- Azathioprin 1292
- Caliciviren 875
- Churg-Strauss-Syndrom 1100
- Coxsackie A 880
- Coxsackie B 879
- Eosinophilie 1032
- Gelbfieber 897
- Herztumoren 363
- Hypokaliämie 1736
- Influenza 885
- LCM 901
- Nephropathia epidemica 899
- ODTS 1913
- Polyarteriitis nodosa 1096
- Rhinoviren 879
- Vaskulitis 1090
- virale 859
- Wegener-Granulomatose 1100
- Weichteilrheumatismus 1108
myasthene Krise, Differentialdiagnose 1794
Myasthenia gravis
- Autoantikörper 1041
- Autoimmunerkrankungen 1040
- Dyspnoe 454
- HLA-Typisierung 1041
- Hypoventilation, alveoläre 571
- intensivmedizinische Betreuung 1818
- Kardiomyopathie 340
- $P_{0,1}/P_{0,1max}$-Werte 461
- Phrenikusparese 564
- polyglanduläre Insuffizienz Typ 2 1522
- Thymome 560
- tumorassoziierte 596
- Zwerchfellparese 564
Mycobacterium
- africanum **495**, 503, 962
- avium intracellulare 502
- - Differentialdiagnose 1194

Mycobacterium
- bovis **495**, 503, 961–962
- - Darmtuberkulose 1208
- chelonii 502–503
- flavescens 503
- fortuitum 503
- - Achalasie 1118
- gordonae 503
- haemophilum 503
- kansasii 502–503
- leprae 961–962
- malmoense 503
- marinum 502–503
- scrofulaceum 503
- simiae/szulgai 503
- tuberculosis **495**, 503, 961–962
- - Darmtuberkulose 1208
- - diagnostische Methoden 44
- - HIV-Infektion 840
- - Lebendimpfstoffe 997
- - Pneumonie 490
- - Urogenitaltuberkulose 1659
- - Ziehl-Neelsen-Färbung 962
- xenopi 502–503
Mycobacterium-avium-Komplex (MAC) 503
- Gensonden 43
- HIV-Infektion **849–850**
- Prophylaxe 852
Mycobacterium-nonchromogenicum-Komplex 503
Mycobacterium-tuberculosis-Komplex 503
- Gensonden 43
myc-Onkogene, Nachweis 581
Mycophenolatmofetil
- Herztransplantation 182
- Immunsuppression **192–193**
- Immunsuppressiva 182, 1047
- Lupus erythematodes, systemischer 1078
- Stammzelltransplantation 175
Mycoplasma
- genitalium 987, **988–989**
- hominis 987, **988–989**
- pneumoniae 987
- - bronchiale Infektion 470
Mycosis fungoides 764
myc-Protein 578–579
- Burkitt-Lymphom 578
MyD 88 1009
Mydriasis
- Botulismus 1896
- Hypoglykämie 1551
- Opiatentzug 1870
Myektomie, Synkope, mechanisch-obstruktive 443
Myelinolyse, pontine, Hyponatriämie 1732
Myelitis
- transverse, Differentialdiagnose 1794
- - VZV-Meningoenzephalitis 866
- virale 856
Myeloblasten 667

myelodysplastische Syndrome **687–695**
- antiangiogenetische Substanzen 694
- Antioxidanzien 694
- Apoptose, vermehrte 691
- Ausreifungsstörung 691
- Blutzellparameter/-werte 691–692
- Chemotherapie 694
- chromosomale Veränderungen 692
- Deletionen 692
- Differentialblutbild 692
- Differentialdiagnose 686, 693, 696, 706, 713, 715, 738, 750
- Differenzierungsinduktoren 694
- Eisenchelatoren 694
- FAB-Klassifikation 688–689
- Granulozytopenie 584
- Hormone 694
- Immunmodulatoren 694
- Immuntherapie, adoptive 178
- IPSS 695
- Knochenmark(untersuchung) 688, 691
- - hyperzelluläres mit Reifungsdefekten 692
- Laktatdehydrogenase 692
- Leukämie, akute, myeloische 735
- Lösungsmittel, organische 690
- Megakaryozytopoese 692
- Mikromegakaryozyten 692
- mutagene Schädigung 690–691
- Onkogenaktivierung 691
- Panzytopenie 691
- Polychemotherapie 693
- Scoring-Systeme 694
- Stammzelltransplantation 174, 693–694
- therapieinduzierte 690
- Thrombozytopenie 798
- trilineare 690
- Vitamine 694
- Wachstumsfaktoren, hämatopoetische 694
- WHO-Klassifikation 689
Myelofibrose
- Anämie mit Knochenmarkinfiltration 704
- idiopathische **676–680**
- mit myeloischer Metaplasie **676–680**
Myelographie 51
Myelom, multiples (= Plasmozytom) 764, **775–779**, 1675–1676
- Alexanian-Schema 778
- Amyloidose 776, 1673
- Antikörpermangelsyndrom 776
- Azidose, renal-tubuläre 1675
- Bence-Jones-Proteinurie 58, 1675
- Biphosphonate 601, 778, 1746

Myelom, multiples
- Blutbild 776
- Chemotherapie 778
- Dehydratation 58
- Differentialdiagnose 751, 777–778, 1689
- Diurese, forcierte 778
- Durie-Salmon-Klassifikation 778
- Fanconi-Syndrom 1675
- Gammopathie, monoklonale 1038
- genetische Prädisposition 775
- Granulozytopenie 584
- Hyperkaliämie 776
- Hyperkalzämie 58, **775–778**, 779, 1675, **1743**, 1744
- - maligne 1481
- Hyperkalziurie 1675
- Hyperparathyroidismus, primärer 1480
- Hyperviskositätssyndrom 775
- Immunglobulin-Leichtketten-Präzipitation 1675
- Immuntherapie, adoptive 178
- Infektionsprophylaxe 778
- Interleukin-6-Rezeptoren 669
- Knochenmarktransplantation 779
- Knochenschmerzen 1675
- Knochenszintigramm 1783
- Kontrastmittelwirkungen 58
- Kortikosteroide 778
- Kryoglobuline 1102
- Labordiagnostik 776
- β_2-Mikroglobulin 777
- Nephritis, tubulointerstitielle 1652
- nephrotisches Syndrom 1639
- Nierenbeteiligung 1666, **1675–1676**
- Niereninsuffizienz 776, 1675
- Nierenversagen 1675
- Osteolyse 776, 1782
- Osteoporose 776–777, 1768
- Paraproteine 775
- Phosphat 776
- Plasmapherese 778
- Plasmazellen 776
- Plasmazellleukämie 775
- radiologische Diagnostik 71, 73
- Raynaud-Syndrom, sekundäres 402
- Rezidiv 779
- Röntgendiagnostik 777
- Schrotschussschädel 777
- Stammzelltransplantation 174, 779
- Strahlentherapie 778
- Tamm-Horsfall-Proteine 1675
- Thalidomid 779
- Thrombozytentransfusionen 778
- Thrombozytopenie 775
- VAD-Schema 778
- Wirbelkörperdeformierungen/-frakturen 1772

M

Sachverzeichnis

Myelomniere 1666, **1675**, 1676, **1676**
– Differentialdiagnose 1688
– Verlauf und Prognose 1676
Myelomonozytenleukämie 738
Myelopathie, nekrotisierende, tumorassoziierte 595
Myelophthise **704–705**
myeloproliferative Erkrankungen
– chronische **670–678**
– – Diagnostik 670
– – Differentialdiagnose 674
– Differentialdiagnose 753
– Folsäuremangel 714
– Harnsäuresteine 1712
– Leukämie, akute, myeloische 735
– radiologische Diagnostik 71
– Thrombozytopathie 803
– Vaskulitis 1090
Myelose, Cobalaminmangel 1423
Myelosuppression, Chemotherapie-induzierte 137
Myelozyten **667**
Myiasis 947
Mykoallergosen 914
Mykobakterien/-bakteriosen **961–962**, 1520
– atypische **502–503**, 961, **962**
– – Haarzellleukämie 774
– – HIV-Infektion 840, 962
– – Silikose 510
– Einteilung 503
– Gensonden 43
– Lymphknotenvergrößerungen 502
– nichttuberkulöse **502–503**
– Pneumonie 490
– pulmonale Infiltrate 502
– Säurefestigkeit 961
– Tuberkulostatika 503
– Ziehl-Neelsen-Färbung 498, 961
Mykologie
– Antikörpernachweis 43
– diagnostische Methoden **41–42**, 44
– Erregernachweis 41–42
– Probenentnahme 41–42
Mykoplasmen **987–989**, 1520
– Arthritis, reaktive 1067
– Erregernachweis 988
– Kälteagglutinin 723, 988
– Myringitis 988
– Partnerbehandlung 989
– Prostatitis 1723
– Respirationstrakt, Erkrankungen 987
– Röntgenthoraxbefund 988
– Urethritis 1653
– Urogenitalinfektionen 989
Mykoplasmenpneumonie 490–491, 988
– Chinolone 988
– Hämolyse 492
– Kälteagglutinine 492
– Makrolide 988
– respiratorische Insuffizienz 988
– Tetrazykline 988

Mykosen s. Pilzinfektionen
Mykotoxikosen 914
Mykotoxine, Schimmelpilze 921
Myoadenylatdesaminasemangel 1580
Myofibroblasten
– Alkoholhepatitis 1318
– Leberfibrose 1264
Myogelosen, Weichteilrheumatismus 1108
Myoglobin
– Harndiagnostik 1628
– Myokardinfarkt 244–245
Myoglobinurie, Influenza 885
Myoglobinzylinder 1625
Myokard
– PET 55
– Sauerstoffverbrauch 229
– winterschlafendes s. Hibernating Myocardium
Myokardaneurysma, Herzverletzungen 365
Myokardbiopsie, Kardiomyopathie, hypertrophische 351
Myokarddurchblutung
– koronare Herzkrankheit 229
– koronare Widerstände 230
Myokardfibrose
– Akromegalie 1438
– Sklerodermie 338, 1084
Myokardhypertrophie
– s.a. Links- bzw. Rechtsherzhypertrophie
– ex- bzw. konzentrische 210
– Herzinsuffizienz 213
– Hypothyreose 1452
– konzentrische, Aortenstenose 296
– Synkope 442
myokardiale Funktionsstörung, Herztransplantation, Kontraindikationen 180
myokardiales Troponin I/T 24
Myokardinfarkt
– s.a. Hinterwandinfarkt
– s.a. Non-Q-Myokardinfarkt
– s.a. Seitenwandinfarkt
– s.a. Vorderwandinfarkt
– Abdomen, akutes 1405
– Ätiologie und Pathogenese 243
– akuter **242–252**
– – ACE-Hemmer 248
– – Acetylsalicylsäure 247
– – Belastungs-EKG, Kontraindikationen 76
– – Benzodiazepinderivate 247
– – Betablocker 247
– – Glykoprotein-IIb/IIIa-Inhibitoren 248
– – Heparin 247
– – Intensivbehandlungsstationen, Kurzzeitprognose 1835
– – intensivmedizinische Betreuung 1818
– – Kammerflimmern 277
– – Komplikationen 250
– – Lungenödem 527
– – Mortalität 257
– – Nitrate 247
– – Opiate 247

Myokardinfarkt, akuter
– – Pulmonalarterienkatheter 1823
– – Rekanalisation 249
– – Reperfusion 248
– – Risiko, erhöhtes, Prädiktoren 249
– – Sauerstoff 247
– – Schmerzlokalisation 244
– – Schmerztherapie 247
– – Sofortmaßnahmen, präklinische 247
– – Therapie 247–250
– – – in der Akutphase 247–248
– – Thrombolysetherapie 248
– – Venenzugang 247
– alter, Hochfrequenzkatheterablation 165
– nach Amputation 397
– Angina pectoris, instabile 232
– Aortenklappe, bikuspide 308
– Aortenstenose, valvuläre 308
– Autonomie, abnorme 258
– CKMB 244
– C-reaktives Protein (CRP) 245
– Creatinkinase (CK) 244
– Cushing-Syndrom 1444, 1493
– Definition 228
– depressive Symptome 251
– Diabetes mellitus 1558
– Differentialdiagnose 254, 351, 523, 553, 561, 1353, 1359, 1373, 1585, 1802
– Echokardiographie 1823
– Eisenmenger-Reaktion 323
– EKG 79–80
– Epidemiologie 243
– frischer, Belastungs-EKG, Kontraindikationen 233
– – Metformin, Kontraindikationen 1547
– geriatrischer Patient 1843
– Herzrhythmusstörungen 243, **250**
– – ventrikuläre 258, 262
– Herztamponade 250
– Herztransplantation, Kontraindikationen 180
– Herzwandruptur 250
– Hyperlipidämie, kombinierte 1569
– hypertensiver Notfall 1700, 1702
– Hypertonie, maligne 1703
– Hypokaliämie 1736
– Hypomagnesiämie 1754
– Hypophosphatämie 1748
– Infarktlokalisation 243
– Infarktsterblichkeit 243
– Intensivtherapie, Langzeitprognose 1835
– kleiner, EKG 244
– Komplikationen im Langzeitverlauf 251
– Koproporphyrinurie, sekundäre 1592
– koronare Herzkrankheit 229, 241
– LDH 244–245
– Leukozytose 245

Myokardinfarkt
– Linksherzinsuffizienz **250–251**
– Linksherzkatheteruntersuchung 83
– Linksherzversagen 243
– Myoglobin 244–245
– Myokardszintigraphie 55
– nicht-transmuraler **242–252**
– – Definition 243
– – EKG 245
– Niereninsuffizienz, chronische 1687
– Osteomyelofibrose 680
– Pericarditis epistenocardica 251
– Perikarditis 353, 355–356
– PTCA 249
– – direkte 249
– Pumpleistung, Verlust 243
– Reinfarktprophylaxe 249–250
– β-Rezeptoren-Blocker 237
– Schlafapnoe, obstruktive 568
– Schmerzlokalisation 244
– Schock, kardiogener 253
– Sinusbrady- bzw. -tachykardie 250
– Stenose 241
– Tachykardie, ventrikuläre 274–275
– transmuraler, Akinesie 251
– – akuter, Definition 243
– – Arrhythmien, ventrikuläre 249
– – EKG 245
– – Embolien, arterielle 251
– – Herzwandaneurysma 251
– – Hypertrophie 251
– – Hypokinesie 251
– – Kardiomyopathie, ischämische 251
– – Linksherzinsuffizienz 249
– – Verlauf und Prognose 251–252
– Troponin T 244
– Ventrikelruptur 250
– Ventrikelseptumdefekt 251
Myokardinfiltration, Herztumoren 363
Myokardiopathie s. Kardiomyopathie
Myokardischämie 383
– Aortenstenose 296
– Arthritis, rheumatoide 1056
– Belastungs-EKG, Kontraindikationen 76
– Definition 228
– diabetisches Fußsyndrom 1559
– Ecstasy 1873
– Herzrhythmusstörungen, ventrikuläre 258
– Hypokaliämie 1736
– Hypomagnesiämie 1754
– Kammertachykardie, polymorphe 276
– Labordiagnostik 244
– Neuropathie, diabetische 1557
– Ruhe-EKG 246
– stumme **232**
– – geriatrischer Patient 1843

Myokardischämie
- Synkope 442
- Troponinfreisetzung 24

Myokarditis **343–347**
- akute, Lungenödem 527
- arbeitsplatztypische 1924
- Arthritis, rheumatoide 1055, 1059
- autoreaktive 345–347
- bakterielle 346–347
- Bechterew-Syndrom 337
- Belastungs-EKG, Kontraindikationen 76
- Borrelieninfektion 347
- Chlamydieninfektion 347
- chronisch rekurrierende 343
- Churg-Strauss-Syndrom 346–347
- Coxsackie-Virus 878–880
- Dermato-/Polymyositis 1087
- Differentialdiagnose 523, 1585
- Diphtherie 347, 957, **958**
- EBV-Infektion 869
- EKG 346
- Endokarditis, infektiöse 333
- Endomyokardbiopsie 84
- fetale, Dexamethason 159
- Hantavirusinfektion 1660
- Hepatitis, akute 1274
- Hepatitis C 1287
- Herzinsuffizienz 212, 217
- Herzrhythmusstörungen, ventrikuläre 258, 262
- Hodgkin-Lymphom 761
- intensivmedizinische Betreuung 1818
- Kardiomyopathie, dilatative 341
- – rechtsventrikuläre, arrhythmogene 353
- Lupus erythematodes, systemischer 337
- Lyme-Borreliose 985
- Mumps 890
- Mykoplasmenpneumonie 988
- Panarteriitis nodosa 347
- parasitäre 346–347
- Parvovirus B19 894
- Perikarditis 353, 356
- Picornaviren 881
- Reiter-Syndrom 337, 1070
- rheumatisches Fieber 334, 1073
- Sarkoidose 346–347
- septisch embolische 347
- Trichinellose 943
- Troponinfreisetzung 24
- Vaskulitis 346–347
- virale 343, 345, 347, 858
- WHO/ISFC-Kriterien 344

Myokardkontraktilität, NRT 236
Myokardkontusion 364–365
Myokardnarbe
- Herzverletzungen 365
- MRT 235

Myokardnekrose
- Angina pectoris, instabile 232
- Definition 228
- Pankreatitis, akute 1371

Myokardsiderose 728

Myokardszintigraphie **54–55**
- Herzinsuffizienz 217
- koronare Herzkrankheit 235

Myokardvitalität, Echokardiographie/PET 235

Myoklonien
- durch Opioide 146
- Whipple-Syndrom 1194

Myolyse, Pyomyositis 827

Myome, Differentialdiagnose 630

Myopathien **1804–1805**
- Beckengürtel-Oberschenkel-Bereich 1805
- Befunde 1805
- diagnostische Methoden 1805
- Differentialdiagnose 1793
- EMG 1806
- endokrine, Differentialdiagnose 1808
- erworbene 1805
- generalisierte, Kontrakturen 1807
- genetische Untersuchung 1806
- Glykogenosen 1605, 1609
- Gowers-Zeichen 1805
- hereditäre 1805
- Hypophosphatämie 1748, 1750
- Hypothyreose 1846
- infektiöse, Differentialdiagnose 1808
- Kortikosteroide 1046
- Kreatinkinaseaktivität 1806
- Laboruntersuchungen 1806
- medikamentös induzierte, Mittelmeerfieber, familiäres 1089
- metabolische 1805
- – Differentialdiagnose 1808
- Muskelbiopsie 1806
- Myosonographie 1806
- nekrotisierende, tumorassoziierte 596
- Ösophagusmotilitätsstörungen 1121
- Selenmangel 1425
- Symptome 1805
- Trendelenburg-Zeichen 1805

Myophosphofruktokinase-Mangel 1607
Myophosphorylase-Mangel 1607

Myositis
- s.a. Dermatomyositis
- s.a. Polymyositis
- Aminoacyl-tRNA-Synthetasen 1088
- Autoantikörper 1087–1088
- Churg-Strauss-Syndrom 1100
- Differentialdiagnose 827, 1585
- infektiöse 827–828
- Influenza 885
- Ku 1088
- Lupus erythematodes, systemischer 1077
- Mi-2 1088
- PM-Scl 1088
- Pyomyositis 827

Myositis
- Signal Recognition Particle (SRP) 1088
- Sjögren-Syndrom 1080
- Sklerodermie 1083
- Vaskulitis 1090
- virale 859
- Wegener-Granulomatose 1100

Myosonographie
- Becker-Kiener-Muskeldystrophie 1806
- Myopathien 1806

Myotomie
- nach Gottstein-Heller, Achalasie 1120
- Hypopharynxdivertikel 1126
- Ösophagusspasmus, diffuser 1121
- Zenker-Divertikel 1126

myotone Dystrophie, Obstipation 1180

Myozytenhypertrophie, Kardiomyopathie, hypertensive 343
Myozytolyse, Myokarditis, autoreaktive 345
Myringitis, Mykoplasmen 988

Myxödem
- Basedow-Hyperthyreose 1465
- Hyperthyreose 1464
- Hypothyreose 1461–1462
- Perikarditis 355–356
- – chronisch-konstriktive 358

Myxödemherz, Hypothyreose 1461

Myxom
- Herz 363
- Herzinsuffizienz 212, 217
- Schock, kardiogener 252

N

Nabeldiphtherie 958
Nabelschnurblut
- Cholesterinmessungen 1570
- Stammzellen, hämatopoetische 175

Nabelschnurblutungen
- Faktor-XIII-Mangel 793
- Hämophilie 789

Nachblutungen
- Hämophilie 789
- postoperative 787

Nachdepolarisation, frühe/verzögerte 259

Nachlast (Afterload) **207–208**
- ACE-Hemmer 218
- Erhöhung, linksventrikuläre, Aortenstenose 296
- Herzminutenvolumen 209
- Reduktion, Aorteninsuffizienz 303
- – Lungenödem 528

Nachtblindheit
- Pankreatitis, chronische 1383
- Vitamin-A-Mangel 1423

Nachtest-Odds, klinische Studien 95
Nachtest-Wahrscheinlichkeit 95
- klinische Studien 95

Nachtschweiß
- Amöbenabszess 1338
- Churg-Strauss-Syndrom 1100
- Darmtuberkulose 1208
- Endokarditis, bakterielle 327
- Herztumoren 363
- körperliche Untersuchung 4
- Leukämie, akute, myeloische 735
- Osteomyelofibrose 678
- Plasmozytom 776
- Pneumonie, eosinophile 516
- Tuberkulose 497
- Wegener-Granulomatose 1100

Nackenödem, LCM 901
Nackenschmerzen, Weichteilrheumatismus 1108
Nackensteifigkeit s. Meningismus

Nadelstichverletzungen
- Hepatitis B/C 1916
- HIV-Infektion 843
- Infektionen 835

NADPH-Oxidase, oxidativer Burst 742

Nägel, brüchige, Hypothyreose 1461

Naegleria fowleri 923

Nährstoffe 1416
- Defizite, Mangelernährung im Alter 1856
- essentielle, Zufuhr, ausgewogene 89
- Mangel, Kurzdarmsyndrom 1255

Nässen
- Analekzem 1243
- Hämorrhoiden 1247
- Rektumprolaps 1248

Nävi, melanozytäre, präexistierende 614
NAF, Wirkungen 1022
NAFLD (Nonalcoholic Fatty Liver Disease) 1261

Nageldystrophie
- arterielle Verschlusskrankheit 388
- Autoimmunhepatitis 1291
- Durchblutungsstörungen, arterielle 384

Nagelfalzinfarkte, Arthritis, rheumatoide 1056
Nagelfalzmikroskopie, Raynaud-Syndrom 401, **403**
Nagelmykosen, Hypoglykämie 1553
Nagelpsoriasis 1069
- Rheumatismus 1050
Nagelwachstumsstörungen
- Hypokalzämie 1743
- Polyneuropathien 1792
NAG-Vibrionen 972
Nahrungsbestandteile, Resorption, unvollständige 1175

Nahrungseisen
- Absorption 706
- Angebot, unzureichendes, Eisenmangel 708
- Bilanz 706
- Bioverfügbarkeit 706

Sachverzeichnis

Nahrungskarenz, Cholangitis 1361
Nahrungsmittel
– Arzneimittelwechselwirkungen 110–111
– Asthma bronchiale 465
Nahrungsmittelallergie/-unverträglichkeit 1198–1199
– Dyspepsie, funktionelle 1165
– Fette 1198–1199
– Fruktose 1199
– Kohlenhydrate 1199–1200
– Lactitol 1199–1200
– Laktulose 1199
– Magen-Darm-Erkrankungen 1200
– – funktionelle 1198
– Sorbit 1199
Nahrungsmittelhygiene
– Cholera 973
– Hepatitis A/E 1274
– Shigellen 968
– Typhus abdominalis 966
Nahrungsmittelintoleranzen/ -unverträglichkeiten, Häufigkeit 1199
Nahrungsmittelvergiftungen **1208**, 1895–1896
– Bacillus cereus 1208
– Clostridium botulinum/perfringens 1208
– Differentialdiagnose 875–876
– Leukozyten im Stuhl 1202
– mikrobiell bedingte, Meldepflicht 956
– Proteus spp. 1208
– Staphylococcus-aureus-Enterotoxikose 950
Nairovirus **898–900**
Naloxon
– TSH-Sekretion 1453
– Tumorschmerztherapie 145
NAP-1/2, Wirkungen 1022
Naphthalen, Anämie, hämolytische 1928
Naphthaline, chlorierte, Hepatotoxizität 1925
Naproxen
– Knochenschmerzen 145
– Ulkus, peptisches 1158
– Weichteilschmerzen 145
Narben(bildung)
– Porphyria cutanea tarda 1588–1589
– Refluxnephropathie 1663
Narbenbulbus 1164
Narbenkarzinome
– Asbestose/Silikose 548
– Lungeninfarkt 548
– Pneumokoniosen 548
Narbenschmerzen, Tumortherapie 142
Narkolepsie, HLA-Typisierung 1041
Narkotika, erektile Dysfunktion 1509
NASBA (Nucleic Acid Sequence-Based Amplification), HIV-Infektion 840

Nase
– körperliche Untersuchung 5
– verstopfte, Churg-Strauss-Syndrom 1099
– – Rhinitis, chronische 467
– – Wegener-Granulomatose 1099–1100
Nasenatmung, behinderte, Rhinitis, chronische 467
Nasenbluten s. Epistaxis
Nasendiphtherie 958
Nasennebenhöhlenerkrankungen **467–468**
– Röntgenaufnahme 467
Nasenschleimhautentzündungen s. Sinusitis
Nasensekret, purulentes, Sinusitis, akute 468
Nasentropfen, ölige, Lipidpneumonien 466
NASH (Nonalcoholic Steatohepatitis) 1261
Nasopharynxkarzinom
– Chemotherapie 653–654
– EBV-Infektion 868
– Serologie 869
– virales 859
NAT2*-Gen, Halothanhepatitis 1324
Nateglinid
– Dosierung 1547
– Halbwertszeit, biologische 1547
– Typ-2-Diabetes 1547
Nativklappen-Endokarditis 327
– vom Lentatyp 327
– Therapie 329
Natrium 1416
– Ausscheidung, α_2-Rezeptoren, Stimulation 1620
– Depletion, ADH-Sekretion, exzessive 1730
– Ernährung, parenterale 1427
– Exkretion, Aldosteron 1620
– Konzentration 1729
– Monitoring, intensivmedizinisches 1824
– Restriktion, Hypokaliämie 1736
– Überschuss **1730**, 1731
– Zufuhr, exzessive, Hypernatriämie 1734
Natriumaurothiomalat, Arthritis, rheumatoide 1058
Natriumbikarbonat
– Hämolyse 1637
– Hyperkaliämie 1739
– Nierenversagen, akutes 1637
– Rhabdomyolyse 1637
Natriumchlorid, Alkalose, metabolische 1761
Natrium-Eisen(III)-gluconat-Komplex 711
Natriumhaushalt, Störungen 1729–1734
Natriumkanal, Blockierung 264
Natriummangel **1731**
– Hyperkaliämie 1737
Natriumperchlorat, TSH-Sekretion 1453
Natriumphosphonat 124

Natriumretention 1729
– Angiotensin II 1697
– renale, Aszites 1268
– Sympathikus 1729
Natrium(rück)resorption
– α_1-Rezeptoren, Stimulation 1620
– Henle-Schleife 1618
– Kaliumsekretion 1735
– Störung 1720
– Tubulus, proximaler 1618
Natrium-Taurocholat-Cotransporter, Cholestase 1271
Natriumverluste, Nierenerkrankungen, tubulointerstitielle 1657
natriuretisches Hormon, Nieren 1621
natriuretisches Peptid, Herzinsuffizienz 212
Natural-Killer-Zellen 1013
– Fehlen 821
– Infektionen 820
Nausea s. Übelkeit
Nebenhoden
– andrologische Diagnostik 1504
– Obstruktionen 1520
Nebennieren
– bildgebende Verfahren 72
– Szintigraphie 72
Nebennierenadenom
– Cushing-Syndrom 1443
– Hyperaldosteronismus, primärer 1487
Nebennierenerkrankungen 1486, **1500–1503**
Nebennierenkarzinom, Cushing-Syndrom 1443
Nebennierenkrise, pluriglanduläre Insuffizienz 1523
Nebennierenmark
– Szintigraphie 57
– Überfunktion 1500–1503
– Unterfunktion 1503
Nebennierenmetastasen 1500
Nebennierenrindenhyperplasie
– ACTH-unabhängige, Cushing-Syndrom 1443
– Cushing-Syndrom 1443
– noduläre 1487
Nebennierenrindeninsuffizienz
– Akromegalie 1438
– Amyloidose 1674
– Cortisonacetat 161
– Diabetes insipidus 1445
– Differentialdiagnose 603, 1449, 1496, 1604
– HVL-Insuffizienz 1449
– Hydrocortison 161
– Hyperkalzämie 1745
– polyglanduläre, Typ 1 1522
– primäre 1486, 1494–1497
– – Androgen-/Cortisolmangel 161
– – Mineralokortikoidmangel 161
– sekundäre/tertiäre 1496
– Symptome 1496
– Szintigraphie 57
– Tumorerkrankungen 604

Nebennierentumor
– Aldosteron-produzierender, Aldosteronmangel 1489
– Androgen-produzierender 1499
– hormoninaktiver 1500
– radiologische Diagnostik 72
Nebennierenzysten 1500
Nebenschilddrüsen
– bildgebende Verfahren 72
– Szintigraphie 54
– Vitamin D 1740
Nebenschilddrüsenadenom, radiologische Diagnostik 72
Nebenschilddrüsenerkrankungen 1197, 1477
Nebenschilddrüsenfunktion, Nephrokalzinose 1714
Nebenschilddtüsentumoren, Mediastinaltumoren 560
Nebenwirkungen, Arzneimittel **107–108**
Necator americanus 934, **940**
– Therapie 941
Neck-Dissection
– Mundhöhlenkarzinom 652
– Rachenkarzinom 652
– Schilddrüsenkarzinom, medulläres 1476
– Speicheldrüsentumoren 655
Negativkontrollen, allergische Reaktionen 465
Negri-Körperchen, Tollwutvirus 907
Nehb-Ableitungen, EKG 75–76
Neisseria gonorrhoeae **956–957**
– Arthritis, reaktive 1067
– Differentialdiagnose 880
– Gensonden 43
– Urethritis 829, 1653
Neisseria meningitidis **955–956**
– Differentialdiagnose 880
– Totimpfstoffe 998
Nekrosen
– Arteriosklerose 386
– Arthrose 1105
– fibrinoide, Kollagenosen 1074
– – Thrombangitis obliterans 405
– Koronarsyndrom, akutes 243
– Raynaud-Syndrom 401
– Thrombangitis obliterans 405
– tubuläre, Bismut, Chrom, Kupfer bzw. Uran 1926
Nelfinavir, HIV-Infektion 132, 842
Nelson-Syndrom **1493**
– ACTH-Produktion 1493
– Adrenalektomie 1444
– Cortisol 1493
– Cushing-Syndrom 1494
Nematoden 934, **940–943**
– Abklatschpräparat 941
– Albendazol 941
– Benzimidazole 942
– Differentialdiagnose 942
– Eosinophilenzahl 941
– Mebendazol 941–942
– Präpatenzzeiten 941
– Stuhluntersuchungen 941
– Tiabendazol 941

Neoangiogenese, Leukämie, akute, myeloische 740
Neodym-YAG-Laser, Blutstillung 170–171
Neomycin 1197
– Diarrhö 1189
– Laktasemangel 1197
Neoplasien s. Krebserkrankungen
Neopterin, HIV-Infektion 843
Nephelometrie 28
Nephritis/nephritisches Syndrom **1642**
– Differentialdiagnose 1668
– EBV-Infektion 870
– hereditäre mit Schwerhörigkeit **1719–1720**
– interstitielle, akute **1651–1653**
– – Blei 1925
– – chronische **1657–1659**
– – – Sonderformen 1664
– – Differentialdiagnose 1652, 1671
– – Eosinophilie 1652
– – Hantavirusinfektion 1652–1653
– – Hypertonie, sekundäre 435
– – infektassoziierte 1651
– – Kadmium 1926
– – Kreatininanstieg 1652
– – Leukozytenzylinder 1652
– – Leukozyturie 1652
– – Medikamente 1651
– – Myelomniere 1675
– – Niereninsuffizienz, chronische 1685
– – Nierenversagen, akutes 1634, 1652
– – NSAR 158
– – Raucher 1926
– – Sarkoidose 1671
– – Sjögren-Syndrom 1080
– – Nierenversagen, akutes 1635
– Proteinurie, tubuläre 1626
– tubulointerstitielle, Hypersensitivitätsreaktion 1683
– – Ursachen 1652
– Varizellen 867
– virale 859
Nephroblastom s. Wilms-Tumor
Nephrokalzinose **1714–1715**
– Definition 1709
– Hyperkalzämie 1745
– Hyperkalziurie 1715
– Hyperparathyroidismus 1714
– – primärer 1479–1480
– Hypokaliämie 1714
– Hypomagnesiämie 1754
– Hypophosphatämie 1714
– Kalziumstoffwechsel 1714
– Nebenschilddrüsenfunktion 1714
– Nierenfunktion 1715
– Niereninsuffizienz, chronische 1715
– pluriglanduläre Insuffizienz 1523
– Röntgenleeraufnahme 1714
– Säure-Basen-Haushalt 1715
– Sarkoidose 1671
– Sjögren-Syndrom 1080

Nephrokalzinose
– Skeletterkrankungen, maligne 1714
– Sonographie 1714
– Vitamin-B-Überdosierung 1424
– Vitamin-D_3-Überdosierung 1715
Nephrolithiasis **1709–1714**
– Adenyl-Phosphoribosyltransferase-Mangel 1580
– Analgetika 1713
– Antiphlogistika 1713
– bildgebende Verfahren 1712
– Blutungen 1712
– Crohn-Krankheit 1189, 1223
– Cushing-Syndrom 1491
– Darmkrankheiten 1189
– Differentialdiagnose 1225, 1585
– nach Dünndarmresektion 1176
– Eisenmangel 709
– Harnuntersuchung 1712
– Hyperkalzämie 1747
– Hyperparathyroidismus 1744
– – primärer 1479–1480
– Infektionen 1712
– körperliche Untersuchung 5
– Komplikationen 1713
– Kristallisationsinhibitoren 1710
– Kurzdarmsyndrom 1255
– lithogene Faktoren 1711
– Löslichkeitsdiagramm 1710
– Magnesium 1713
– Malassimilation 1184
– Nephrokalzinose 1715
– Nierenerkrankungen, polyzystische 1718
– Nukleation 1710
– Orthophosphat 1713
– Pyelogramm, intravenöses 1712
– Refluxnephropathie 1663
– Sarkoidose 1671
– Schmerzen 1712
– Sonographie 1712
– Steinkolik 1713
– Thiazide 1713
– Ureterspasmus 1713
– Urin-pH-Analyse 1712
– Urosepsis 1713
– Wilson-Syndrom 1599
Nephron 1617
Nephronophthise-Komplex 1716, **1718–1719**, 1719
– Differentialdiagnose 1717, 1719
– Hypertonie 1718
– Mikrozysten 1718
– Niereninsuffizienz, terminale 1718
– Ödeme 1718
– Polydipsie/Polyurie 1718
– Retinitis pigmentosa 1718
Nephropathia epidemica 899, **1660**
– Hantaviren 899
Nephropathie
– analgetikaassoziierte **1664–1665**

Nephropathie
– antibiotikainduzierte 1682
– chronische, Glomerulonephritis, fokal-segmental sklerosierende 1647
– diabetische 1536–1537, 1542, 1545, 1554–1555, **1677–1682**
– – α_1-Blocker 1681
– – β_1-Blocker, kardioselektive 1681
– – ACE-Hemmer 1681
– – Albuminurie 1680
– – im Alter 1845
– – antihypertensive Therapie 1681
– – Arteriosklerose 1681
– – Dialysepflicht 1677
– – Differentialdiagnose 1664, 1680
– – Einteilung 1555
– – Ernährung, Proteinanteil 1678
– – genetische Präsidposition 1679
– – glomeruläre Hyperfiltration 1678
– – Hämodialyse 1681
– – Häufung, familiäre 1679
– – HMG-CoA-Reduktase-Hemmer 1681
– – Hypercholesterinämie 1678, 1680
– – Hyperglykämie 1679, 1681
– – Hyperlipidämie 1681
– – Hyperperfusion 1678
– – Hypertonie 1678, 1680
– – – sekundäre 435
– – Hypertriglyzeridämie 1678, 1680
– – Kalziumantagonisten 1681
– – Lipidsenkung 1681
– – Lösungsmittel, organische 1927
– – Makroalbuminämie 1678
– – Makroalbuminurie 1555, 1681
– – Maturity-Onset Diabetes of the Young (MODY) 1680
– – Mikroalbuminurie 1555, 1678, 1680–1681
– – mikroskopische Merkmale 1680
– – Niereninsuffizienz, chronische 1685
– – – terminale 1677
– – Nieren-Pankreas-Transplantation 1681
– – Nierentransplantation 1681
– – Pathogenese 1679
– – Peritonealdialyse 1681
– – Proteinurie 1678, 1680
– – Rauchen 1679
– – Retinopathie 1680
– – Schwangerschaft **1708–1709**
– – Stoffwechsellage, Optimierung 1680
– – Symptome 1679–1680
– – Teststreifen 1680
– – Therapie 1680–1681
– – Urämie 1678

Nephropathie, diabetische
– – VLDL-Hypertriglyzeridämie 1680
– Diphtherie 958
– Gicht 1579
– hyperkalzämische 1683–1684
– hypertensive **1703–1704**
– – Hyperurikämie 1704
– – Niereninsuffizienz, terminale 1703–1704
– – Proteinurie 1704
– hypokaliämische 1683–1684
– IgG-Proteinurie 1626
– interstitielle, Differentialdiagnose 1658
– – Sjögren-Syndrom 1080
– ischämische, Nierenarterienstenose 1699
– nephrotisches Syndrom 1639
– Nierenerkrankungen, tubulointerstitielle 1657
– NSAR 1683
– obstruktive 1634, **1660–1662**
– – Differentialdiagnose 1664
– – Röntgenkontrastmittel, jodhaltige 1683
– Sarkoidose **1670–1671**
– toxische 1682–1684
– Umwelttoxine 1684
– Urate 1579
– vaskuläre, Niereninsuffizienz, chronische 1685
– Vitamin-D-Intoxikation, hyperkalzämische 1684
Nephrosklerose
– benigne **1703–1704**
– Differentialdiagnose 1672
– maligne **1702–1703**
– Nephritis, tubulointerstitielle 1652
Nephrostomie
– Harnwegsobstruktion 1662
– perkutane 61
nephrotisches Syndrom 1623, **1638–1641**
– ACE-Hemmer 1640
– Amyloidose 1674
– Aszites 1268
– Diät 1640
– Diagnostik 1640
– Differentialdiagnose 597, 599, 1640, 1647, 1674
– Diuretika 1640
– Dyslipidämie 1639
– Erstbiopsie 1647
– Glomerulonephritis, membranöse 1647
– – membranoproliferative 1649
– – primäre 1645–1650
– hämorrhagisches Fieber 1660
– Harn, schäumender 1639
– HDL 1639
– HMG-CoA-Reduktase-Hemmer 1640
– Hypalbuminämie 1639
– Hyperlipoproteinämie 1567, 1639
– Hypokaliämie 1736
– Hypolipoproteinämie 1567
– IgG 1626

Sachverzeichnis

nephrotisches Syndrom
- Immunglobuline 1640
- Immunkompetenz bzw. -suppression 1640
- Immunkomplexablagerungen 1639
- Infektanfälligkeit 1640
- Kochsalzrestriktion 1640
- Kontrastmittelwirkungen 58
- LDL 1639
- Lipoproteine, Apoprotein-B-haltige 1639
- Lupusnephritis 1669
- Natriumüberschuss 1730
- Nierenpunktion 1640
- Nierenvenenthrombose 1640
- Nierenversagen, akutes 1635
- Ödeme 1639
- Pleuraerguss 555
- Pneumokokkeninfektion 954
- Proteinablagerungen 1639
- Proteinurie 1639
- Thromboembolie 1640
- Thromboseneigung 1640
- toxisches 1683
- Transportproteine 1640
- tumorassoziiertes 594

nephrotoxische Medikamente
- Chemotherapie 137
- Indikation 1684
- Nierenversagen, akutes 1634

Nervenkampfstoffe 1897
Nervenkompressionssyndrome, Paget-Syndrom 1781
Nervenleitungsgeschwindigkeit, Polyneuropathien 1792

Nervensystem
- autonomes, Herz-Kreislauf-Funktion 209
- enterales, Darmmotilität 1177
- – Darmresorption 1177
- – geriatrischer Patient 1841
- non-adrenerges-non-cholinerges (NANC), Asthma bronchiale 473
- parasympathisches, Herz-Kreislauf-Funktion 209
- peripheres, geriatrischer Patient 1841
- radiologische Diagnostik 65
- sympathisches, Herzinsuffizienz 212
- – Herz-Kreislauf-Funktion 209

Nervensystemerkrankungen, HIV-Infektion **848**

Nervosität
- Hyperthyreose 1466
- Phäochromozytom 1501
- Tachykardie 260

Nervus-trigeminus-Ausfallsmuster 1789
Nervus-ulnaris-Syndrom, Neuropathie, diabetische 1556
Netzhaut... s. Retina...
neu/erb-B2 579
- Nachweis 581

Neugeborene
- ARDS 1831
- BSG 26

Neugeborene
- Granulomatose, Listeriose 960
- Herzvitien 369
- HSV-Sepsis 129
- Hypothyreose 1460
- Ikterus, Hyperbilirubinämie 1270
- Listeriose 960
- Rotaviren 876
- Sepsis 129

Neuralgie, postzosterische 866
- Differentialdiagnose 1790
- Schmerzen, chronische 148

Neuralrohrdefekte, Folsäuremangel 1423
Neuraminidase(hemmer) 126
- Helicobacter-pylori-Infektion 1144
- Influenzaviren 132, 884–885

Neurasthenie, Beriberi 1423
Neurinom 662
- Differentialdiagnose 1790

Neuritis
- demyelinisierende, tumorassoziierte 596
- Phrenikusparese 564
- Raynaud-Syndrom, sekundäres 402
- Vaskulitis, nekrotisierende 1090

Neuro-Behçet 1104
Neuroblastom 1501
- N-myc 579
- Stammzelltransplantation 173

Neuroborreliose 985
neurodegenerative Erkrankungen, Schlafapnoe, zentrale 570
Neurodermitis, Psychosomatosen 11
neuroendokrine Hyperplasien, mikronoduläre, Autoimmungastritis 1148
neuroendokrine Tumoren
- APUD-System, PET 57
- Dickdarm 1397
- Differentialdiagnose 1388
- Dünndarm 1397
- Gastrointestinaltrakt 1391
- Lebertransplantation 185
- Magen 1397
- metastasierte, 1397
- periphere 660

neuroendokrines Karzinom, CUP-Syndrom 622
neuroendokrinologische Störungen, Langerhans-Zell-Histiozytose 752
Neurofibromatose von Recklinghausen
- NF1-Gen 580
- Phäochromozytom 1501
- Schilddrüsenkarzinom, medulläres 1476
- Vererbung 578
- Weichteilsarkome 611

Neurogastroenteropathie, diabetische **1197**
- Diarrhö 1188

neurogene Tumoren
- Lunge 543
- Magen 1167

Neuroglukopenie, Hypoglykämie 1551
neurohumorale Systeme 209
Neuroleptika
- Adipositas 1419
- Agranulozytose, medikamenteninduzierte 749
- Alkoholentzugssyndrom 1868
- Delirium tremens 1869
- Hyperprolaktinämie 1515
- Synkope 441
- Tumortherapie 140
- Vergiftungen 1885
- – Antidote 1881

neurologische Erkrankungen, intensivmedizinische Betreuung 1818
neurologische Störungen
- Aspirationspneumonie 493
- Atempumpe, Störungen 449
- Basilarismigräne 1786
- diabetesspezifische 1536
- diabetischer Fuß 393
- Durchblutungsstörungen, zerebrovaskuläre 398
- Endokarditis, bakterielle 327
- Hirsutismus 1499
- Langerhans-Zell-Histiozytose 752
- Purpura, thrombotisch-thrombozytopenische 1672
- Raynaud-Syndrom, sekundäres 402
- Schlafstörungen 1804
- Schmerzen, chronische 148
- Thrombozythämie, essentielle 685
- Toxoplasmose, zerebrale 848
- Trigeminusneuralgie 1789
- Untersuchung 6
- Vitamin-B_{12}-Mangel 712
- Whipple-Syndrom 1193

Neurolyse
- Durchblutungsstörungen, thorakale, Punktion, bildgesteuerte 60
- Tumorschmerztherapie 147–148

Neurome, mukokutane 1525
- MEN-2b 1527

neuromuskuläre Störungen
- Hyperkaliämie 1739
- Hypokalzämie 1742
- Kardiomyopathie 340
- Kurzdarmsyndrom 1252
- Osteoporose 1771
- respiratorische Insuffizienz 1827
- – chronische 542

neuronal wirksame Medikamente, Obstipation 1180
Neuronitis vestibularis 1853
Neuropathie
- durch Antiarrhythmika 266
- autonome, Amyloidose 1674
- Blase, atone 1850
- – Hypoglykämie 1552
- – Obstipation 1180

Neuropathie
- Chediak-Higashi-Syndrom 747
- diabetische 1537
- – Diagnostik 1557
- – Differentialdiagnose 1585
- – Klassifizierung 1556
- – Reflexsynkopen 1803
- – Schmerzen 1558
- – Symptomatologie 1557
- – Therapie, medikamentöse 1557
- – Verteilungsmuster 1556
- diabetischer Fuß 393
- Differentialdiagnose 1796
- exogen-toxische, Thallium 1793
- Hepatitis, akute 1274
- hereditäre, motorisch-sensorische 1791
- hypereosinophiles Syndrom 743
- Hypertonie, sekundäre 435
- Hypotonie, orthostatische 444
- Leberzirrhose, alkoholische 1320
- paraneoplastische, Obstruktion, intestinale 602
- Porphyrie, akute, hepatische 1584
- sensomotorische, Bronchialkarzinom 548
- Sprue, einheimische 1191
- Strahlenfibrose 142
- subakute, motorische, tumorassoziierte 595
- Tollwut-Schutzimpfung 1001
- Typ-2-Diabetes 1545
- Vitamin-B_{12}-Mangel 712

Neuropeptid Y, Appetitanregung 1418
Neuropeptide, appetitanregende 1418
Neurophysin-Vasopressin-Gen, Mutationen, Diabetes insipidus 1445
neuropsychologische Störungen
- Hyperparathyroidismus, primärer 1479
- Langerhans-Zell-Histiozytose 752
- nvCJD 912

Neurose
- Differentialdiagnose 1585
- vegetative 12

Neurosyphilis, Demenz 1854
Neurotensin, paraneoplastisches Syndrom 593
Neurotizismus, psychosomatischer Patient 194
Neurotoxine/Neurotoxizität
- Darminfektionen 1201
- Tumortherapie 141

Neurozystizerkose 937
- Diagnostik 937
- Differentialdiagnose 937
- Hydrozephalus 937

Neurozytom 662
Neutralfettstoffwechsel 1312
Neutralisationstest, Virusantikörper, Nachweis 45

Sachverzeichnis

Neutropenie 821, **832–833**
– Antimykotika 833
– Arthritis, rheumatoide 1060
– Autoantikörper 1041
– autoimmune 1040
– Chediak-Higashi-Syndrom 746
– Darmdekontamination, selektive 833
– Differentialdiagnose 750
– Expositionsprophylaxe 833
– Fieber 585
– Fokussierung 833
– Immunsuppression 832–833
– Infektionen, bakterielle 832
– Infektionskrankheiten, Differentialdiagnose 749
– Initialtherapie 833
– maligne **748–750**
– Pilzinfektionen 584, 832–833
– Sepsis 833
– Stammzellentransplantation 176, 585
– Stammzelltransplantation 176
– Therapie, antimykotische 833
– Tumorerkrankungen 584
– Umkehrisolation 833
– Virusinfektionen 832
– zyklische, Differentialdiagnose 749
Neutrophile 1009
– Fc-Rezeptoren 1014
– Komplementrezeptoren 1014
– Phagozytose 1014
– Tumorerkrankungen 584
Neutrophilen-Leukämie, chronische, Differentialdiagnose 674
Neutrophilenzahl, Tumorerkrankungen 584
Neutrozytopenie s. Neutropenie
Nevirapin, HIV-Infektion 842
NF-κB 1009, 1044
NF-1-Gen, Neurofibromatose 580
Niacin 1417
– Ernährung, parenterale 1428
– Mangel 1423
nichtendokrine Tumoren, Dünndarm **1233–1235**
nichthämatologische Tumoren, Stammzelltransplantation 173
nicht-insulinabhängiger Diabetes mellitus (NIDDM) 1532
nicht-lymphatisches Gewebe, Homing 1024
Nichtopioidanalgetika, Tumorschmerztherapie 145
Nichtseminom
– Chemotherapie 646
– Lymphadenektomie, peritoneale 646
– Therapieverlauf und -kontrolle 647
Nickel
– Asthma bronchiale, berufsbedingtes 1913
– Krebserkrankungen, beruflich bedingte 1923

NIDDM (nicht insulinabhängiger Diabetes mellitus) 1532
Niederdruckgefäße, komprimierte 420
Niemann-Pick-C1-Protein 1611
Niemann-Pick-Krankheit **1609**, 1610
– adulte/infantile Form 1611
– HMG-CoA-Reduktasehemmer 1611
– infantile Form 1611
– Verlauf und Prognose 1611
Niemann-Pick-Zellen 1611
Nieren
– ADH 1621
– Adrenalin 1620
– Amyloiddeposits 1666
– Anatomie 1617
– bildgebende Verfahren 72
– Calcitonin 1621
– Clearance 1618
– diagnostische Verfahren 1622–1632
– Durchblutung 1617
– – Bayliss-Effekt 1617
– Endothelin 1621
– Erythropoetin 1620
– Filtrationsfraktion (FF) 1618
– Flüssigkeitsausscheidung 1618
– Granulome 1666
– Histologie 1618
– Katecholamine 1620
– Komplementrezeptoren 1014
– körperliche Untersuchung 6
– Kontrastmittelwirkungen 58
– Leertomographie 1631
– Mikroangiopathie, thrombotische 1671–1673
– natriuretisches Hormon 1621
– NO (Stickstoffmonoxid) 1621
– Noradrenalin 1620
– Parathormon 1621, 1740
– Peptidhormone, niedermolekulare, Abbau 1619–1620
– Physiologie, Schwangerschaft 1704
– Plasmaproteine, niedermolekulare, Abbau 1619–1620
– Prostaglandine 1620
– Säure-Basen-Haushalt 1755
– Sarkoidose **1670–1671**
– Szintigraphie 55–56
– Thromboxan A$_2$ 1620
– Vitamin D 1740
– Vitamin D$_2$/D$_3$ 1620
– Vitamin-D-Stoffwechsel 1620
Nierenabszess
– s.a. Abszess
– Differentialdiagnose 1359
– Pyelonephritis, akute 1656
Nierenagenesie, unilaterale, Kallmann-Syndrom 1511
Nierenamyloidose **1673–1674**
– IgG-Proteinurie 1626
– Spondylitis, ankylosierende 1066
Nierenarterienstenose
– ACE-Hemmer 1695
– Angiographie 1698
– Angioplastie, perkutane transluminale (PTA) 1699

Nierenarterienstenose
– Angiotensin-II-Rezeptor-Antagonisten 1699
– arterielle Verschlusskrankheit, periphere 1697
– Ballondilatation **164**
– Differentialdiagnose 1489
– Embolektomie 410
– Hypertonie 1489, 1623
– – maligne 1702
– – renovaskuläre 1696, 1699
– – sekundäre 435
– Nephropathie, ischämische 1699
– Niereninsuffizienz, ACE-Hemmer-induzierte 1695
– Nierenversagen, akutes 1634
– PTA 1699
– radiologische Diagnostik 72
– Stentimplantation 167
Nierenarterienthrombose/-verschluss s. Nierenarterienstenose
Nierenbecken, Dilatation, Schwangerschaft 1704
Nierenbeckenabgangsstenose, Urogenitaltuberkulose 1660
Nierenbeckenentzündung (s. Pyelonephritis) **1655–1657**
Nierenbeckenkarzinom, Hypertonie, renoparenchymatöse 1693
Nierenbeteiligung
– Hypersensitivitätsvaskulitis 1668
– Myelom, multiples **1675**, 1676
– Panarteriitis nodosa 1666
– Systemerkrankungen **1665–1677**
– Vasculitis allergica 1668
– Wegener-Granulomatose 1666
Nierenbiopsie
– Glomerulonephritis, mesangioproliferative 1650
– Hypertonie, renoparenchymatöse 1694
– Lupus erythematodes, systemischer 1074
– perkutane 1632
Nierendegeneration, polyzystische **1716–1717**, 1718
– Niereninsuffizienz, chronische 1685
Nierenembolie, Differentialdiagnose 1713
Nierenerkrankungen
– Adenoviren 882
– Anamnese 1622
– Angiographie 1631
– Arteriographie 1631
– Arzneimitteldosierung 105
– Basisuntersuchungen 1622–1623
– Befunde 1622–1623
– beruflich bedingte 1925
– bildgebende Verfahren 1631–1632
– Blutparameter 1623

Nierenerkrankungen
– c-ANCA 1630
– CT **1631–1632**
– Diagnose 25
– Duplexsonographie, farbkodierte 1631
– glomeruläre **1641–1651**
– Hantavirusinfektionen 899
– Harnstoff 1623
– hereditäre **1715–1722**
– Hypertonie **1693–1709**
– Hypomagnesiämie 1752
– Immunkomplexe, zirkulierende 1630
– immunologische Methoden 1629–1631
– Immunstatus 1630–1631
– interstitielle, akute **1651–1653**
– Isotopenuntersuchung 1632
– Komplementsystem 1629
– kongenitale **1715–1722**
– Kontrastmittel 59
– Kreatinin 1623
– Kryoglobuline 1630
– Metalle/Metalloide 1925–1927
– MRT **1631**, 1632
– p-ANCA 1630
– polyzystische **1716–1718**
– – s.a. Nierenzysten
– – autosomal-rezessive, Differentialdiagnose 1717
– – Differentialdiagnose 1717–1718
– – Flankenschmerzen 1716
– – Hämaturie 1717
– – Harnwegsinfektionen 1716
– – HLA-Typisierung 1041
– – Komplikationen 1718
– – Makrohämaturie 1716
– – MDRD-Studie 1718
– – medulläre, Differentialdiagnose 1717
– – Nephritis, tubulointerstitielle 1652
– – Nierenzellkarzinom 640
– – PKD-1/2 1716
– PTA 1631
– Röntgenuntersuchungen, (nicht)invasive 1631
– Schwangerschaft 1708–1709
– tubulointerstitielle **1651–1655**
– – Funktionsstörungen 1657
– Ultraschalluntersuchung 1631
– Urinparameter 1623
– Venographie 1631
Nierenersatztherapie
– Niereninsuffizienz, chronische 1690
– Nierenversagen, akutes 1637
Nierenfunktion 1617–1618
– geriatrischer Patient 1841
– Säureausscheidung, renale 1629
– Schwangerschaft 1704–1708
Nierenfunktionsstörungen
– durch ACE-Hemmer 218
– Hypokaliämie 1737

Sachverzeichnis

Nierenfunktionsstörungen
- kontrastmittelinduzierte, hepatorenales Syndrom 58
- Kupferüberdosierung 1425
- Malaria 932
- Nephrokalzinose 1715
- Pfortaderhochdruck 1267
- Purpura, thrombotisch-thrombozytopenische 805
- Stoffwechselerkrankungen, angeborene 1722
- Tumorlysesyndrom 605

Nierenfunktionstests 1629
Niereninfarkt, radiologische Diagnostik 72
Niereninfektionen **1653–1660**
Niereninsuffizienz
- ACE-Hemmer-induzierte, Nierenarterienstenose 1695
- akute (s. Nierenversagen, akutes) **1633–1638**
- Anämie, renale 728
- Atherosklerose 222
- Azidose, metabolische 1760
- chronische 1620, 1635, **1685–1693**
- – ^{51}Chrom-EDTA-Clearance 1688
- – Ätiologie 1685
- – AGE (Advanced Glycosylation Endproducts) 1686
- – Amyloidose 1674
- – Anämie **702–703**
- – – normochrome, normozytäre 702, 1686
- – Anamnese 1688
- – Azidose, metabolische 1687, 1689, 1691
- – bildgebende Verfahren 1688
- – Blutungsneigung, urämische 1687
- – Cimino-Fistel 1685
- – Diät, protein-/salzarme 1690
- – Diagnostik 1688
- – Differentialdiagnose 1688–1689
- – Diuretika, Kaliumsparende 1690
- – Elektrolythaushaltsstörungen 1687
- – Enzephalopathie, urämische 1687
- – Epidemiologie 1685
- – Erythropoetinbildung 1686
- – exkretorische Insuffizienz 1686
- – Fibrose, interstitielle 1686
- – glomeruläre Hyperfiltration 1686
- – granulozyteninhibierende Proteine (GIP) 1686
- – hämatologische Veränderungen 1686
- – hämolytisch-urämisches Syndrom 1673
- – Harnanalyse 1688
- – Harnwegsobstruktion 1662
- – Hautkolorit 1688
- – Hautveränderungen 1687

Niereninsuffizienz, chronische
- – HbA$_{1c}$-Werte, erniedrigte 1539
- – Herzrhythmusstörungen 1687
- – Hyperkaliämie 1687, 1690–1691, 1738
- – Hyperlipidämie 1689–1690
- – Hyperparathyroidismus, sekundärer 1687, 1689
- – Hyperphosphatämie 1751
- – Hypertonie, arterielle 1689, 1691
- – Hypoaldosteronismus, hyporeninämischer 1687
- – Hypokalzämie 1741
- – Hyponatriämie 1691
- – inkretorische Insuffizienz 1686
- – Inulin-Clearance 1688
- – Kardiomyopathie 1688
- – Kochsalzaufnahme 1690
- – körperliche Untersuchung 1688
- – Komplikationen 1690
- – Kreatinin-Clearance 1686, 1688
- – Kribbelparästhesien 1687
- – Labordiagnostik 1688
- – Lungenödem, interstitielles 1691
- – Lupusnephritis 1670
- – Melanose 1687
- – Myelomniere 1675–1676
- – Nephrokalzinose 1715
- – Nierenersatztherapie 1690
- – Osteomalazie 1687
- – Osteopathie, renale 1687, 1690
- – Ostitis fibrosa 1687
- – Paralyse 1687
- – Perikarditis 1688
- – Pharmakotherapie 1690
- – Phosphatbinder 1690
- – Proteinurie 1689, 1691
- – Pruritus 1687
- – Purpura Schoenlein-Henoch 1668
- – Refluxnephropathie 1663
- – Retikulozytenzahl 702
- – Säure-Basen-Haushaltsstörungen 1687
- – Schlafapnoe, obstruktive 567
- – Serum-Kreatinin 1686
- – Stoffwechselprodukte, toxische, Retention 1686
- – Symptome 1686–1688
- – testikuläre Störungen 1519
- – Therapie 1689–1690
- – toxische 1683
- – tubulointerstitielle Veränderungen 1684
- – Tubulusatrophie 1686
- – Überwässerung 1687
- – Urämie 1686–1687
- – Urogenitaltuberkulose 1660
- – Verlauf und Prognose 1690
- – Vitamin-D-Stoffwechselstörungen 1687
- – Wasserhaushaltsstörungen 1687

Niereninsuffizienz
- Differentialdiagnose 603, 1373, 1440, 1578, 1604, 1796
- Endokarditis, bakterielle 326
- Ernährung, parenterale 1428
- Freiwasser-Clearance 1731
- Gicht 1578–1579
- Glomerulonephritis, rasch progressive 1642
- Gynäkomastie 1509
- Harnsäureretention 1578
- HELLP-Syndrom 369
- Herzinsuffizienz 213
- Hyper-/Hypolipoproteinämie 1567
- Hyperkaliämie 1737–1738
- Hyperkalzämie 1743, 1745, 1747
- Hyperparathyroidismus, tertiärer 1483
- Hyperphosphatämie 1750–1751
- Hypertonie 439
- – maligne 1703
- – Schwangerschaft 369
- Hypoglykämie 1552
- Hypokalzämie 1741–1742
- Immunstatus 1630
- kontrastmittelinduzierte 58–59
- koronare Herzkrankheit 229
- Lupusnephritis 1669
- Malaria tropica 933
- Metformin, Kontraindikationen 1547
- Myelom, multiples 1675
- Natriumüberschuss 1730
- Nephropathia/-pathie, diabetische 1555
- – epidemica 899
- Osteomalazie 1779
- Pankreatitis, akute 1370, 1376
- Perikarditis 355–356
- Phlebographie, Kontraindikationen 51
- Plasmozytom 776, 779
- Pleuraerguss 555
- progrediente, Hypertonie, maligne 1703
- Proteinkonzentration 1620
- Reye-Syndrom 1315
- Sklerodermie 1084
- terminale 1686, **1691–1693**
- – Analgetikanephropathie 1665
- – Behandlung 1691
- – Cimino-Fistel/-Shunt 164, 1691
- – extrakorporale Verfahren, kontinuierliche 1692
- – Gichtniere 1677
- – Glomerulonephritis, membranoproliferative 1649
- – – mesangioproliferative 1650
- – – rasch progressive 1645
- – Hämodiafiltration 1691
- – Hämodialyse 1691
- – Hämofiltration 1692
- – – venovenöse (CVVH) 1692

Niereninsuffizienz, terminale
- – Harnsäurenephropathie 1676
- – intensivmedizinische Betreuung 1818
- – Kreatininwerte 1691
- – Nephronophthise 1718
- – Nephropathie, diabetische 1677
- – – hypertensive 1703–1704
- – Peritonealdialyse 1691
- – Pyelonephritis, chronische 1658–1659
- – Shaldon-Katheter 1691
- – Ultrafiltration 1692
- – Vaskulitis, renale 1667
- – Thrombozytopathie 803
- – TSH-Werte, basale, falsch erniedrigte 1453
- – TSS 949
- – Tuberkulose 497
Nierenkolik, Differentialdiagnose 1353
Nierenkrise, sklerodermale 1083
Nierenläsion, traumatische, Hypertonie, renoparenchymatöse 1693
Nierenlager, klopfdolentes 1623
Nieren-Pankreas-Transplantation, Nephropathie, diabetische 1681
Nierenparenchymerkrankungen, Hypertonie, sekundäre 435
Nierenpunktion, nephrotisches Syndrom 1640
Nierenrindennekrose, Nephrokalzinose 1714
Nierenschädigung
- Antikoagulanzien, Kontraindikationen 423
- Hepatotoxizität, fremdstoffinduzierte 1325
- tubuläre, Arsenwasserstoff 1926
Nierenschwellung, Glomerulonephritis, mesangioproliferative 1650
Nierenstauung, Ovarialkarzinom 632
Nierensteine s. Nephrolithiasis
Nierenszintigraphie, statische, ^{99m}Tc-DMSA 55
Nierentransplantation 189–190
- Anämie, renale 703
- CMV-Infektion 871
- Empfänger-Spender-Auswahl 190
- Entnahmetechnik 190
- Ergebnisse 189
- Glomerulonephritis, membranoproliferative 190
- Herztransplantation 183
- Hyperkalzämie 1743
- Hyperparathyroidismus 1744
- Hypomagnesiämie 1752–1753
- Hypophosphatämie 1748–1749
- Infektionen 190
- Komplementsystem 1629
- Komplikationen 190
- Kontraindikationen 190

Nierentransplantation
– Leberversagen 190
– Lupusnephritis 190
– Nephropathie, diabetische 1681
– Neubildungen, bösartige 190
– Proteinurie, tubuläre 1626
– Schwangerschaft 1709
– Spätkomplikationen 190
– Spenderauswahl 190
– Spender-Empfänger-Zuordnung 190
– Xenotransplantation 189
Nierentuberkulose, Differentialdiagnose 1664, 1715
Nierentumoren
– CUP-Syndrom 623
– Erythrozyturie 1624
– Hypertonie, renoparenchymatöse 1693
Nierenveneninfiltration, Nierenzellkarzinom 641
Nierenvenenthrombose 1640
– Flankenschmerzen 1640
– Glomerulonephritis, membranöse 1648
– Kreatinin 1640
– Makrohämaturie 1640
– nephrotisches Syndrom 1640
– Nierenversagen, akutes 1634
– tumorassoziierte 595
Nierenverkalkung (s. Nephrokalzinose) 1714, 1715
Nierenversagen
– akutes 1633–1638
– – Azidose, metabolische 1638
– – dialysepflichtiges, Intensivbehandlungsstationen, Kurzzeitprognose 1835
– – Differentialdiagnose 1636, 1689
– – Dopamin 1637
– – Flüssigkeitsüberlastung 1638
– – Fluid Lung 1638
– – Furosemid 1637
– – glomeruläres 1635
– – Hantaviren 899
– – Harnwegsobstruktion 1662
– – Hyperinsulinämie 1638
– – Hyperkaliämie 1638
– – Hyperkalzämie 1743
– – Hyperphosphatämie 1638, 1751
– – Hypophosphatämie 1748
– – intensivmedizinische Betreuung 1818
– – interstitielles 1635
– – Katabolie 1638
– – Leukämie, akute, lymphatische 784
– – Mannit 1637
– – medikamentös-toxisches 1682
– – MODS 1635
– – Myelomniere 1675
– – Natriumbikarbonat 1637
– – Nephritis, interstitielle 1652
– – nephrotoxisches 1635
– – Nierenersatztherapie 1637
– – Osmodiuretika 1637
– – Pankreatitis, akute 1376

Nierenversagen, akutes
– – Pathogenese 1634–1635
– – postrenales **1634**
– – – Obstruktion 1635
– – – Symptome 1636
– – prärenales **1633–1634**
– – – Symptome 1635
– – Prophylaxe 1636–1637
– – Proteinurie, tubuläre 1626
– – Purpura Schoenlein-Henoch 1668
– – renales **1634**
– – – Symptome 1636
– – Rhabdomyolyse 1635
– – Schock, hämorrhagischer 1633
– – Sepsis 1634
– – SIRS 1635
– – Sorbit 1637
– – Sturzfolgen 1852
– – Therapie 1637
– – toxisches 1683
– – Uratnephropathie 1579
– – Verlauf und Prognose 1637–1638
– – zirkulatorisch-ischämisches 1635
– chronisches, Lebertransplantation, Kontraindikationen 186
– Differentialdiagnose 1672
– Ecstasy 1873
– Fleckfieber 992
– Hämoglobinurie, paroxysmale nächtliche 698
– Hämolyse 718
– hämolytisch-urämisches Syndrom 1672
– Harnwegsobstruktion 1662
– Hyperkalzämie 1745
– Hyperphosphatämie 1750
– Hypertonie, maligne 1702
– Hypokalzämie 1741
– Hyponatriämie 1731
– Ketoazidose, diabetische 1549
– Kolitis, pseudomembranöse 1208
– kontrastmittelinduziertes 58
– Leukämietherapie, akute 740
– Multiorganversagen 1819
– Myelom, multiples 1675
– Nierenversagen, Purpura Schoenlein-Henoch 1668
– Ödeme 1731
– oligurisches, hepatorenales Syndrom 1301
– Osteomyelofibrose 680
– prärenales, Cholera 972
– – Diarrhö, infektiöse 1204
– – Kurzdarmsyndrom 1252
– – Pankreatitis, akute 1371
– – Purpura, thrombotisch-thrombozytopenische 1672
– – Sepsis 826
– – Sklerodermie 1083
– – tubuläres, Pankreatitis, akute 1371
– – tumorassoziiertes, Differentialdiagnose 1676
– – Tumorlysesyndrom 605
– virales 859

Nierenversagen
– Wegener-Granulomatose 1100–1101
Nierenzellkarzinom **640–642**
– Amyloidose 1673
– biological response modifiers 642
– Capillary-Leak-Syndrom 642
– chromophiles/chromophobes 640
– CT 73
– Ductus-Bellini-Karzinome 640
– Hirndrucksteigerung 602
– Immuntherapie, adoptive 178
– Interferone 640, 642
– Interleukin-2 640, 642
– klarzelliges 640
– Metastasendiagnostik 641
– onkozytäres 640
– radiologische Diagnostik 72
– Robson-Stadieneinteilung 641
– Spontanremissionen 642
– Strahlentherapie 641
– Tabakkonsum 640
– Thorotrast®-haltige Kontrastmittel 640
– TNM-Klassifikation 641
– Tumor-Nekrose-Faktoren 642
– Tumornephrektomie, radikale 641
– zystisches, Differentialdiagnose 1717
Nierenzysten
– s.a. Nierenerkrankungen, polyzystische
– erworbene, Differentialdiagnose 1717
– fokale, benigne, Differentialdiagnose 1717
– Hypertonie, renoparenchymatöse 1693
– radiologische Diagnostik 72
Niesen
– allergologische Diagnostik 465
– Opiatentzug 1870
Nifedipin
– hypertensiver Notfall 1701
– Hypertonie, Schwangerschaft 1708
Nifurtimox, Chagas-Krankheit 926
Nikolski-Zeichen, Staphylococcal Scalded Skin Syndrome (SSSS) 949
Nikotin(abhängigkeit/-abusus) 577, **1875**
– Akupunktur 1875
– Alkalose, respiratorische 1759
– arterielle Verschlusskrankheit 384, 386
– Arteriosklerose, obliterierende 386
– Atherosklerose 221, 225
– Bauchaortenaneurysma 412
– Bronchialkarzinom 547
– Bronchitis, chronische 477

Nikotin(abhängigkeit/-abusus)
– Endothelin 209
– glomeruläre Funktionsstörungen 1926
– Harnblasenkarzinom 642
– Herzinsuffizienz 218
– Herztransplantation, Kontraindikationen 180
– Hyper-/Hypolipoproteinämie 1567
– Hypnose 1875
– Karzinogene 547, 577
– Karzinoidtumoren, Lunge 544
– körperliche Untersuchung 5
– koronare Herzkrankheit 228
– Leukämie, akute, myeloische 735
– Lungenembolie 520
– Lungenemphysem 1875
– – zentroazinäres 481
– Lungenfunktion 478
– Mundhöhlenkarzinom 652
– Nephritis, interstitielle 1926
– Nephropathie, diabetische 1679
– Nierenzellkarzinom 640
– Nikotinpflaster 1875
– Ösophaguskarzinom 1140
– Primärprävention 202
– Proteinurie 1627
– Quecksilber 1926
– Rachenkarzinom 652, 1875
– Raynaud-Phänomen 1924
– Schlaganfall 1797
– Sinustachykardie 268
– Spontanpneumothorax 552
– Thrombangitis obliterans 404
– TIA 398
– tubuläre Partialfunktionsstörungen 1926
– Ulkus, peptisches 1152
Nikotinsäure-Mangel
– Ursachen 1114
– Zunge, glatte rote 1113
Nissen-Fundoplicatio, Gleithernie, axiale 1123
Nitrate
– Achalasie 1120
– Angina pectoris 237
– Bewusstlosigkeit, kurze 1802
– Intensivmedizin 1827
– Kontraindikationen 237
– koronare Herzkrankheit 238
– Koronarsyndrom, akutes 247
– Methämoglobinämie 1928
– Myokardinfarkt, akuter 247
– Ösophagusspasmus, diffuser 1121
– Raynaud-Syndrom 403
Nitrendipin, hypertensiver Notfall 1701
Nitrile, Vergiftungen, Antidote 1880
Nitrite
– Harndiagnostik 1628
– Methämoglobinämie 1928
Nitroaromate, Hepatotoxizität 1925
Nitroethan, Hepatotoxizität 1925

Sachverzeichnis

Nitrofurantoin
– Alveolitis, akute, allergische 512
– Hepatitis, medikamenteninduzierte 1327
– Lungenerkrankungen, chronisch-interstitielle 512
– Lungeninfiltrat, eosinophiles 516
Nitrogase, Vergiftungen 1894
Nitroglyzerin
– hypertensive Krise 439, 1701
– Lungenödem 528
Nitroimidazole **121**
– Amöbenabszess 1339
– Amöbiasis 927, 1211
– Giardiasis 923
Nitromethan, Hepatotoxizität 1925
Nitroparaffine, Hepatotoxizität 1925
Nitropropan, Hepatotoxizität 1925
Nitroprussid-Natrium
– hypertensiver Notfall 1701–1702
– Intensivmedizin 1827
Nitrosamine, Tabakrauch 547
Nitrosegase
– Bronchitis, chronische 478
– Lungenerkrankungen, interstitielle 511
– Vergiftungen 1893
Nitrosoharnstoffe, Karzinogene 577
Niturtest, Harndiagnostik 1628
NKSF 1015
NK-Zellen 1013
– LGL-Form 1013
NK-Zell-Leukämie, aggressive 764
NMDA-Antagonisten, Schmerzen, chronische 151
N-myc 579
NNH (Number Needed to Treat to Produce One Episode of Harm) 95
NNRTI (nicht nukleosidanaloge Reverse-Transkriptase-Hemmer) 126, 840, 842
– HIV-Infektion 131
NNT/ (Number Needed to Treat) 95
NO s. Stickstoffmonoxid
No Change (NC), Tumortherapie 140
Nocardia, Aktinomyzetom 961
noduläre Hyperplasie
– diffuse/multiple **1344**
– lymphatische (NLH), IgA-Mangel 1196
– regenerative 1341, 1344
Nokardiose **961**
Nomothetik 10
Non-Agglutinable Germs 972
Nonalcoholic Fatty Liver Disease (NAFLD) 1261
Nonalcoholic Steatohepatitis (NASH) 1259, 1261
Non-A-non-B-Hepatitis **897**
– posttransfusionelle, Hepatitis-C-Virus 1282

Non-Compliance
– Formen und Folgen 1858
– geriatrischer Patient 1858
Non-Hodgkin-Lymphom **762–779**
– bcl-1/2 762
– Chemotherapie 763
– c-myc 762
– Differentialdiagnose 515, 679, 737, 759, 763, 778, 782
– Epidemiologie 762
– extranodales **766–769**
– – aggressives 769
– – Ann-Arbor-Klassifikation 768
– – Antibiotika 768
– – Antigenstimulation 766
– – Chemotherapie 768
– – Differentialdiagnose 768
– – indolentes 768
– – Klassifikation 767
– – vom MALT-Typ 769
– – Musshoff-Klassifikation 768
– – niedrigmalignes 768–769
– – Operation 768
– – Radaszkiewicz-Klassifikation 768
– – Staging 767–768
– – Strahlentherapie 768
– Fludarabin 765
– Glomerulonephritis, membranoproliferative 1649
– Hepatitis C 1287
– HIV-Infektion 840, **850–851**
– hochmalignes, PET 57
– Kiel-Klassifikation 763–764
– Klassifikation 763
– lymphoblastisches 765
– niedrigmalignes 763
– nodales 762–766
– – aggressives 765–766
– – CHOP-Protokoll 765
– – Stammzelltransplantation 765
– Osteoporose 1768
– PET 57
– PML 905
– Polychemotherapie 765
– REAL-Klassifikation 763
– Rezidiv 765
– Rituximab 765
– Stadieneinteilung 763
– Strahlentherapie 763
– Symptome 762
– Vaskulitis 1090
– Vena-cava-superior-Syndrom 600
– WHO-Klassifikation 763–764
Nonne-Milroy-Typ, Lymphödem 427
non-occlusive disease, K-Angio 68
Non-Purging-Typ, Bulimia nervosa 1422
Non-Q-Myokardinfarkt
– s.a. Myokardinfarkt
– EKG 245
Nonresponder, Hepatitis C, chronische 1287
nonsustained VT 274

Noradrenalin
– ACE-Hemmer 218
– Nieren 1620
– Phäochromozytom 1502
– Schock, kardiogener 252, 256
– – septischer 826
– Sepsis 826
Noradrenalin-Transporter-Gen, Hypotonie, orthostatische 443
Nordamerikanische Blastomykose **922**
Norepinephrin, Pfortaderhochdruck 1266
Normalinsulin 1543
Normogammaglobulinämie, Proteindiagnostik 1029
Normokapnie, Pink Puffer 478
Normozoospermie 1506
Northern-Blotting 39
Norton-Skala, Dekubitalulzera 1857
Norwalk-Viren
– Caliciviren 875
– Darminfektionen 1209
– Enteritis, infektiöse 1203
– Leukozyten im Stuhl 1202
Nosokomialinfektionen s. Infektionen, nosokomiale
Notfälle
– Gastrointestinaltrakt **1399–1408**, 1409, **1409**
– onkologische 599–607
Notfallendoskopie-/-koloskopie, Hämatochezie 1401
Noxen
– gewerblich-chemische, Leberschädigung 1322
– Hoden 1519
– inhalative, Asthma bronchiale 474
– – Lungenerkrankungen, interstitielle 504, **507–511**
– Leberzirrhose 1296
– nichtinhalative, Lungenerkrankungen, interstitielle 504, **511–512**
Nozizeptoren 139
Nozizeptorschmerzen 142
NPC1-Mangel 1610
NPH-Insuline 1543
N-ras 579
nRNP, Sharp-Syndrom 1630
NSAID s. Antiphlogistika/-rheumatika, nicht-steroidale (NSAID/NSAR)
NSAID-Gastropathie **1145**
– Gastroduodenalblutung 1145
– H_2-Blocker 1146
– Misoprostol 1146
– Protonenpumpenhemmer 1146
– Risikofaktoren 1148
– Ulkusanamnese 1145
NSAR s. Antiphlogistika/-rheumatika, nicht-steroidale (NSAID/NSAR)
NSCLC (Non-Small Cell Lung Cancer), Bronchialkarzinom 549
NSE (neuronspezifische Enolase), Bronchialkarzinom 549

NSIP (Nonspecific Interstitial Pneumonitis) 517
NSP4-Glykoprotein, Rotaviren 876
NSTEMI (Non ST Elevation Myocardial Infarction) 244
Nucleus dentatus, Degeneration, tumorassoziierte 595
Nüchternblutglukose
– AVK 391
– Diabetes mellitus 1532, 1542
– geriatrischer Patient 1845
Nüchtern-H_2-Bestimmung der Atemluft, bakterielle Überwucherung 1190
Nüchternschmerzen, Ulcus duodeni 1159
nuklearmedizinische Bildgebung **54–57**
nuklearmedizinische Funktionsanalyse **54–57**
– Achalasie 1119
Nukleation
– Cholezystolithiasis 1351
– Nephrolithiasis 1710
Nukleosidanaloga 124, 126
– Abacavir 131
– Didanosin 131
– Hepatitis, chronische 1276
– Hepatitis B 1280
– Herpes-simplex-Virus 126
– HIV-Infektion 131
– HIV-Resistenz 131
– Lamivudin 131
– Phosphorylierung, Mechanismus 126
– Reverse-Transkriptase-Hemmer, nukleosidanaloge 131
– Stavudin 131
– Tenofovir 131
– Varicella-Zoster-Virus 126
– Virusinfektionen 127
– Zalcitabin 131
– Zidovudin 131
Nullhypothese (H0), statistische Analyse 93
Null-Zellen 1013
Number Needed to Treat (NNT), evidenzbasierte Therapie 95
Number Needed to Treat to Produce One Episode of Harm (NNH) 95
numerische Aberrationen 33
Nussknacker-Ösophagus **1121**
Nutzen-Risiko-Analyse, Arzneimitteltherapie 97–98, 110, 112
nvCJD (neue Variante der Creutzfeldt-Jakob-Krankheit) 912
NYHA-Klassifikation
– Herzinsuffizienz 214
– koronare Herzkrankheit 231
Nykturie
– Harnwegsobstruktion 1661
– Herzinsuffizienz 213–214
– Hyperglykämie 1536
– Hyperkalzämie, tumorassoziierte 601
– Hypokaliämie 1735, 1737

Sachverzeichnis

Nykturie
- Ketoazidose, diabetische 1549
- körperliche Untersuchung 5
- Niereninsuffizienz, chronische 1686
- Prostatahyperplasie 1725
- Pyelonephritis, chronische 1658
- Schlafapnoe, obstruktive 568

Nystagmus
- Chediak-Higashi-Syndrom 746–747
- Wilson-Syndrom 1598

O

O_2 s. Sauerstoff
Oasthouse-Syndrom, Diarrhö 1188
OATP
- Cholestase 1271
- Hyperbilirubinämie 1270
Oberarmumfangsmessung 1415, 1825
- Malnutrition 1426
Oberbauch, Braunpigmentierung, Pankreatitis, chronische 1378
Oberbauchbeschwerden/-schmerzen
- s.a. Schmerzen
- Caroli-Syndrom 1367
- Cholangitis 1360
- Dyspepsie, funktionelle 1164
- Echinokokkose, alveoläre 938
- Fettmalabsorption 1199
- fokale noduläre Hyperplasie 1342
- Hämochromatose 731, 1595
- Hepatitis, akute 1272
- – chronische 1275
- hepatozelluläres Karzinom 1346
- Hyperparathyroidismus 1197
- Hypertonie, Schwangerschaft 367
- kolikartige, Cholezystitis, akute 1358
- Leberzelladenom 1343
- Leberzirrhose, primär-biliäre 1304
- Magenlymphome 1171
- Osteomyelofibrose 678
- Pankreatitis, chronische 1378
- Polycythaemia vera 682
- rechtsseitige, Bauchaortenaneurysma 412
- Ulkus, peptisches 1159
Oberbauchsonographie
- Magenkarzinom 1168
- Pankreatitis, akute 1372
Oberflächenantigene, Lymphozytose 1031
Oberflächenproteine, Helicobacter-pylori-Infektion 1144
Oberkörperlage, Hypotonie, orthostatische 444
Oberschenkelamputation, Schock, septisch-toxischer 397

Oberschenkelvenenthrombosen 419
Obesitas-Hypoventilationssyndrom **568**
- Atempumpe, Störungen 449
- $P_{0,1}/P_{0,1\,max}$-Werte 461
Obst, Ernährung, gesunde 1430
Obstipation **1180–1181**
- Aneurysma 413
- Anismus 1180
- Aszites, maligner 599
- chronische, Ursachen 1180
- Darmmotilitätsstörungen 1175
- Dickdarmdivertikel 1231
- Dickdarmmotilitätsstörung 1180
- Gleithernie, axiale 1122
- habituelle 1181
- Hepatitis, akute 1272
- Hirschsprung-Krankheit 1180
- Hyperkalzämie 1745
- – tumorassoziierte 601
- Hyperparathyroidismus 1197
- Hypokaliämie 1736
- Hypothyreose **1197**, 1460–1461, 1846
- körperliche Untersuchung 5
- Koma, hypothyreotes 1463
- Komplikationen 1180
- Megarektum 1180
- Neuropathie, diabetische 1557–1558
- durch Opioide 146
- Polyneuropathien 1792
- Reizdarmsyndrom 1226
- spastische 12
- Tumortherapie 141
- Vitamin-B_{12}-Mangel 712
- Weichteilsarkome 611
Obstruktionsatelektasen, Therapie 486
obstruktive Störungen 450
- Asthma bronchiale 471–472
- Beseitigung, Endoskopie 167
- Bronchitis, chronische 477
- Ernährung, enterale, Kontraindikationen 1826
- intestinale, Tumorwachstum, lokales 602
- Mukoviszidose 484
- Nebenhoden 1520
- Residualvolumen (RV) 450
- Resistance (R) 450
- Schock, kardiogener 252
- Silikose 509
Obturationsatelektasen 486
Ochratoxine, Schimmelpilze 921
Ochronose
- Arthrose 1105
- Differentialdiagnose 1057, 1106
Ochsenhunger **1422**
Octreotid
- Diagnostik 1392
- Differentialdiagnose 1254
- Hypogonadismus 1514
- Karzinoidtumoren, Lunge 545
- MEN 1397
- VIPom 1395

Octreotidrezeptorszintigraphie, Ulkus, peptisches 1160
Odds Ratio **18**
ODTS (Organic Dust Toxic Syndrome) 1913
Odynophagie
- Ösophagitis, medikamenteninduzierte 1138
- Soorösophagitis 1136
Ödeme
- s.a. Beinödeme
- s.a. Hirnödem
- s.a. Knöchelödeme
- s.a. Lidödem
- s.a. Lipödem
- s.a. Lungenödem
- s.a. Lymphödem
- s.a. Phlebödem
- s.a. Quincke-Ödem
- s.a. Reexpansionsödem
- alveoläre, Strahlenpneumonitis 511
- Amyloidose 1674
- angioneurotische **1037–1038**
- – Differentialdiagnose 600
- arterielle Verschlusskrankheit 397
- Cushing-Syndrom 1491
- CVI 424
- Dermato-/Polymyositis 1087
- dystrophische, Differentialdiagnose 429
- Eiweißverlust, intestinaler 1196
- entzündliche, Sklerodermie 1082
- entzündlich-hypoxische, AVK 384
- glomeruläre Erkrankungen 1623
- Glomerulonephritis, akute 1641
- HELLP-Syndrom 1330
- Herzinsuffizienz 213–214
- Herzvitien, Schwangerschaft 369
- HVL-Insuffizienz 1448
- Hyperaldosteronismus, primärer 1488
- Hyponatriämie 1732
- Hypothyreose 1846
- interstitielle, Strahlenpneumonitis 511
- intrafasziale, Kompartmentsyndrom 408
- Kardiomyopathie, dilatative 341
- – Schwangerschaft 370
- Karzinoidsyndrom 545
- Leberzirrhose 1299
- – alkoholische 1320
- lymphostatische, proteinreiches 427
- Malassimilation 1184
- Mitralstenose 287
- Nephronophthise 1718
- nephrotisches Syndrom 1639
- Neuropathie, diabetische 1558
- Nierenversagen 1731
- obstruktive Störungen 450

Ödeme
- periphere, Alkoholhepatitis 1319
- – Cor pulmonale 531
- – Lungenerkrankungen, interstitielle 506
- – Nierenversagen, akutes 1638
- peritumoröse, Steroide 147
- Phlebothrombose 421
- Präeklampsie 1705
- Purpura Schoenlein-Henoch 1668
- Schlafapnoe, obstruktive 567
- Schwangerschaftsfettleber 1330
- Sklerodermie 1083
- Sprue, einheimische 1191
- Thrombangitis obliterans 405
- Trichinellose 943
- Trikuspidalinsuffizienz 305
- Unterschenkel, arterielle Verschlusskrankheit 390
- Whipple-Syndrom 1193
Ösophagektomie, Ösophaguskarzinom 1141
Ösophagitis **1129–1136**
- Achalasie 1120
- Alkoholkrankheit 1866
- bakterielle 1136
- Differentialdiagnose 1141
- erosive, Refluxkrankheit 1130
- HIV-Infektion 840
- infektiöse 1136–1137
- medikamenteninduzierte 1138–1139
- pluriglanduläre Insuffizienz 1523
- Soor 917
- tumorassoziierte Infekte 586
- – Therapie 588
- virale 857, 1136
ösophagogastrische Hernie 563
Ösophagogastroduodenoskopie (ÖGD) **85**
- Dyspepsie, funktionelle 1165
- Gastritis, akute 1147
- Leberzirrhose 1300
- Pankreatitis, chronische 1380
- Refluxkrankheit 1131
Ösophagotrachealfistel, Ösophaguskarzinom 1142
Ösophagus
- Arzneimittelschäden **1138–1139**
- benigne Strikturen, Differentialdiagnose 1119
- bildgebende Verfahren 68
- Erkrankungen 1117–1142
- – Perikarditis 356
- Erosionen, Achalasie 1120
- hyperkontraktiler **1121**
- – – Achalasie 1119
- – – Differentialdiagnose 1134
- Ringe **1128–1129**
- Röntgenaufnahme, Raynaud-Syndrom 401
- Störungen, funktionelle 1117–1122
- Veränderungen, geriatrischer Patient 1840

Sachverzeichnis

Ösophagus
– Verätzungen 1138
– Webs **1128–1129**
Ösophagusblutungen, Soorösophagitis 1137
Ösophagusbreischluck 68
– Ringe und Webs 1128
– Sklerodermie 1084
Ösophagusdilatation, Endokarditisprophylaxe 331
Ösophagusdivertikel **1124–1128**
Ösophaguskarzinom **1139–1142**
– Achalasie 1118
– Adenokarzinom 1140
– Alkoholkrankheit 1866
– Barrett-Schleimhaut 1140
– Bougierung 1142
– Bronchoskopie 1141
– CT 1141
– Differentialdiagnose 1119, 1123, 1126, 1129
– Endoskopie 1140
– Endosonographie 1141
– Ernährungsfaktoren 1140
– Laparoskopie 1141
– Nikotinabhängigkeit 1875
– Ösophagektomie 1141
– Perikarditis 355
– Peritonealkarzinose 1141
– Plattenepithelkarzinom 1140
– Polidocanol 1142
– Radiochemotherapie 1141
– radiologische Diagnostik 69
– Refluxkrankheit 1130
– – gastroösophageale 1140
– Röntgenkontrastuntersuchung 1140
– Sonographie, endoskopische 1141
– Stentimplantation 1142
– Strahlenpneumonitis 511
– TNM-Klassifikation 1140
– Tubusimplantation 1142
Ösophagusmanometrie, Refluxkrankheit 1134
Ösophagusmotilitätsstörungen
– Differentialdiagnose 1129
– Neuropathie, diabetische 1557
– sekundäre 1121–1122
– Sklerodermie 1084
Ösophagusobstruktion, Ösophaguskarzinom 1142
Ösophagusperforation/-ruptur
– Ösophagusverätzungen 1138
– Pleuraerguss 555
Ösophaguspseudodivertikel **1124, 1127**, 1128
Ösophagusschäden
– chemische 1137–1139
– medikamentöse, Differentialdiagnose 1137
Ösophagusspasmus, diffuser **1121**
– Antidepressiva/Kalziumantagonisten 1121
– Differentialdiagnose 237
– Myotomie 1121
– Nitrate 1121
Ösophagussphinkter, oberer/unterer 1117

Ösophagusstriktur
– Differentialdiagnose 1141
– Motilitätsstörungen 1121
– peptische, Differentialdiagnose 1129
– pluriglanduläre Insuffizienz 1523
– Pseudodivertikel, ösophageale 1127
– Soorösophagitis 1137
Ösophagusszintigraphie 55
– Refluxkrankheit 1134
Ösophagustumoren 1139
– Mediastinitis 561
– mesenchymale 1139
Ösophagusulzerationen, Achalasie 1120
Ösophagusvarizen(blutung) 1399–1400
– Alkoholhepatitis 1319
– Blutungsanämie 724
– Cholangitis, primär-sklerosierende 1310
– Darmbilharziose 935
– Eisenmangel 709
– Flüssigkeit/Gewebekleber, Injektion 168
– Gummibandligatur 168
– Leberzirrhose 1299–1300
– – primär-biliäre 1304, 1306
– – Linton-Nachlas-Sonde 1403
– Osteomyelofibrose 680
– Pharmakotherapie 1403
– portale Hypertonie 1399
– Sklerosierung, Alkoholinjektion 168
– – Endokarditisprophylaxe 331
– – endoskopische 1402
– – Polidocanolinjektion 168
– – Sondentamponade 1403
– – Sperroperation 1403
Ösophagusveränderungen, Aspirationspneumonie 493
Östradiol
– Gynäkomastie des Mannes 1509
– HVL-Insuffizienz 1448
– Hypogonadismus 1505
– Hypophyseninsuffizienz 1513
– Infertilität 1505
Östrogene
– Atherosklerose 225
– Endometriumkarzinom 632–633
– Fettleber 1313
– Gynäkomastie 1509
– HVL-Insuffizienz 1449
– Hyper-/Hypolipoproteinämie 1567
– Hyperprolaktinämie 1515
– Karzinogene 577
– Mammakarzinom 626–627
– Mehrsekretion 1500
– Osteoporose 1767, 1772
– Phlebothrombose 420
– Pubertas praecox 1510
– testikuläre Feminisierung 1520
Östrogen-Gestagen-Derivate, pluriglanduläre Insuffizienz 1523

Östrogenrezeptorantagonisten, Gynäkomastie des Mannes 1509
Off-Label Use, Arzneitherapie 100
Off-pump-Bypassoperation (OPCABG) 240
Ofloxacin **121**
Ogilvie-Syndrom 1408
OGTT s. Glukosetoleranztest, oraler
Ohnmacht, gewöhnliche (s. Synkopen) **1801–1802**, 1803
Ohren, körperliche Untersuchung 5
Ohrensausen
– Anämie 701
– Hypotonie, orthostatische 443
– paraösophageale Hernien 1124
Ohrenschmerzen, körperliche Untersuchung 4
Ohrgeräusche, Polycythaemia vera 681–682
Ohrmykosen, Aspergillose 919
Okkluder-Schirme, Vorhofseptumdefekt (ASD) 314
OKT3, Immunsuppression **193**
okulogenitale Infekte **990–991**
Okulomotoriusparese, Migräne 1786
okulourethrosynoviales Syndrom (s. Reiter-Syndrom) **1069**
okulozerebrorenales Syndrom, Diarrhö 1188
Olfaktoriusstörungen, Brucellose 979
Oligoarthritis
– Arthritis, reaktive 1067
– Behçet-Syndrom 1104
– frühkindliche, Typ 1 1060
– – – Iridozyklitis 1060
– – – Kleinmädchenform 1060
– spätkindliche, Typ 1 1060
– – Typ 2 1070
– Whipple-Erkrankung 1071
Oligoasthenozoospermie 1506, 1520
Oligoastrozytom 662
Oligodendrogliom 662
Oligomenorrhö, Prolaktinom 1439
Oligozoospermie 1506
– Labordiagnostik 1507
Oligurie
– Cholera 972
– Glomerulonephritis, postinfektiöse (endokapilläre) 1644
– Harnwegsobstruktion 1661
– hepatorenales Syndrom 1301
– Herzinsuffizienz 213
– Hyperphosphatämie 1751
– Hypertonie 436
– Nephropathia epidemica 899
– Nierenversagen, akutes 1635
– Präeklampsie 1705
– Schock, kardiogener 253, 257
– Tumorlysesyndrom 605
Omega-3-Fettsäuren, Hypercholesterinämie 224

Omeprazol 1189
– Gastrinom 1394
– Gynäkomastie 1509
– Helicobacter-pylori-Infektion 1161
– Ulkus, peptisches 1160
OMF s. Osteomyelofibrose
Onchocerca volvulus 934, **944–945**
Onchozerkose 934, **944**
– Differentialdiagnose 945
– Komplikationen 945
– Mikrofilarien 944
– Verlauf und Prognose 945
Ondansetron, antiemetische Therapie 139
Onkogene **577–578**, 579
– aktivierte, myelodysplastische Syndrome 691
– – Tumorwachstum 579
– Antikörper, monoklonale 581
– klinische Bedeutung 581
Onkologie 575–663
– s.a. Krebserkrankungen
– s.a. Tumoren
– behandlungsassoziierte Notfälle 605
– internistische 575–591
– – spezielle 607–663
– Positronen-Emissions-Tomographie (PET) 57
onkologische Notfälle 599–607
– Tumorwachstum, lokales 602–603
onkologische Patienten, Komplikationen 601–605
Onycholyse, Nagelpsoriasis 1069
Oozysten, Toxoplasmose 928
OPCABG (Off-pump-Bypassoperation) 240
Operabilität, geriatrischer Patient 1859–1860
Operationsfolgen, Schmerzen, chronische 148
operationsspezifische Risikofaktoren, Herzerkrankungen 372
Ophthalmoblennorrhö, Gonokokken 956
Ophthalmopathie, endokrine
– Glukokortikoide 1468
– Röntgenbestrahlung 1468
Ophthalmoplegia externa, Migräne 1786
Opiate/Opioide
– Abhängigkeit **1869–1870**, 1871
– – Methadon 1870
– – Schwangerschaft 1870
– Applikation, epidurale 147
– – intrathekale/spinale 147
– Dauermedikation 151
– Entzug 1870
– – Cold Turkey/laufende Nase 1870
– Fahrtüchtigkeit 151
– Gynäkomastie 1509
– Hyperprolaktinämie 1515
– Knochenmetastasen 1783
– Koronarsyndrom, akutes 247
– Myokardinfarkt, akuter 247

Sachverzeichnis

Opiate/Opioide
– Nebenwirkungen 146, 151
– Obstipation 1180
– Osteoporose 1774
– Palliativmedizin 155
– Reduktionsversuch 151
– Schmerzen, chronische 150–151
– Therapieabbruch 151
– Tumorschmerztherapie 144–147
– Vergiftungen 1886–1887
– – Antidote 1881
– Zusatzmedikation 151
Opisthorchis felineus 934
Opisthotonus
– Meningismus 1812
– Tetanus 964
opportunistische Erkrankungen s. Infektionen, opportunistische
OPSI-Syndrom nach Hodgkin-Lymphom 761
Opsonine, Immunsystem, angeborenes 1009
Optikusneuritis/-neuropathie
– Riesenzell-/Temporalarteriitis 1094–1095
– Wegener-Granulomatose 1100
optische Tests, kinetische, Enzymaktivitäten 23
Oralpenicilline **119**
Orangenhaut, Mammakarzinom 624
Orbitalabszess, Sinusitis, akute 468
Orbitopathie, endokrine **1464**
– Basedow-Syndrom 1466
– Glukokortikoide 1468
– Hyperthyreose 1464
– Röntgenbestrahlung 1468
Orbiviren 876
Orchi(d)ektomie
– Anorchie 1516
– Gynäkomastie 1509
– Hodentumoren 646
– Keimzelltumoren, maligne 646
– Prostatakarzinom 650
Orchidopexie
– Anorchie 1516
– Hoden, Lageanomalien 1517
Orchitis **1519**
– Gynäkomastie 1509
– Mumps 890
– Schneegestöber 1519
– virale 859
Orexine, Appetitanregung 1418
Orf-Virus 903, **904**
Organdurchblutung, Sepsis 825
Organhypoxie
– Anämie 700
– Differentialdiagnose 719
Organic Dust Toxic Syndrome (ODTS) 1913
Organischämie, CT 68
Organmykosen, Haarzellenleukämie 774
Organneurosen 12–13
Organomegalie, Akromegalie 1437

Organophosphatvergiftung 1889
– Antidote 1880–1881
– Sarin 1897
Organschäden, irreversible, Herztransplantation, Kontraindikationen 180
Organtoxizität, Tumortherapie 140
Organtransplantation
– α₁-Antitrypsin-Mangel 1602
– CMV-Enteritis 1209
– Immunsuppression **193**, 194
– Immunsuppressiva 834
– Infektionen 833
– Mykosen 835
– Osteoporose 1768
– parasitäre Erkrankungen 835
– Prophylaxe 835
– Virusinfektionen 835
Organtropismus, klinischer 851
Organtuberkulose, manifeste/postprimäre 497
Orlistat
– Adipositas 226, 1420
– Osteomalazie 1779
Ormond-Syndrom
– Differentialdiagnose 1084
– Mediastinitis, chronische 562
Ornithodorus, Rückfallfieber 983
Ornithose **989–990**
– Differentialdiagnose 988
– Perikarditis 354
– Übertragung, Berufsgruppen mit erhöhtem Risiko 1921
orodentale Prothesen, Schlafapnoe, obstruktive 569
Oropharynx, Kollaps, Schlafapnoe, obstruktive 567
Orotat-Phosphoribosyltransferase, Mangel 1579
Orotazidurie 1579
Orotidyldecarboxylase, Mangel 1579
Oroyafieber 993
Orthomyxoviren **883–885**
orthopädische Erkrankungen, Schmerzen, chronische 148
Orthophosphat, Nephrolithiasis 1713
Orthopnoe **454**
– Aorteninsuffizienz, akute 303
– Herzinsuffizienz 213
– Kardiomyopathie, Schwangerschaft 370
– Lungenödem 527
– Mitralinsuffizienz, akute 293
Orthoreoviren **876**, 903
Orthostase/orthostatische Dysregulation **209–210**
– Differentialdiagnose 1585
– Guillain-Barré-Syndrom 1794
– Herzinsuffizienz 213
– Neuropathie, diabetische 1557–1558
– Polyneuropathien 1792
– Schwindel 1853–1854
– Synkope, vasovagale 440
– Volumenmangel 1731

orthostatische Hypotonie **443–446**
Ortner-Syndrom, Differentialdiagnose 1229, 1232
Oseltamivir, Influenza-Viren A/B 132
Osler-Knötchen
– Endokarditis, bakterielle 327
– – infektiöse 328
Osler-(Rendu-Weber-)Syndrom **804**, 1400
– Eisenmangel 709
– Gastrointestinalblutungen 1401
– Hämoptysis 456
– Lebertransplantation 185
Osmodiuretika, Nierenversagen, akutes 1637
Osmolalität 1729
– ADH 1729
– Harn 1627–1628
– Hypernatriämie 1733
– Hyponatriämie 1731
– Plasma 1729
– Urin 1730
Osmoregulation 1729–1730
Osmorezeptoren
– A. carotis 1729
– Hypothalamus 1729
osmotische Lücke **1176**
– Diarrhö, osmotische/sekretorische 1176
Osteitis fibrosa, Hypokalzämie 1743
Osteoarthritis/-arthropathie
– Basedow-Hyperthyreose 1465
– Marie-Bamberger, Differentialdiagnose 1058
– Neuropathie, diabetische 1557
– Wirbelkörperdeformierungen/-frakturen 1772
Osteoarthrosis **1104–1107**
Osteoblasten, Osteoporose 1766
osteoblastische Diathese, Forrestier-Syndrom 1071
Osteochondritis dissecans
– Arthrose 1105
– Wilson-Syndrom 1599
Osteochondrome, Differentialdiagnose 610
Osteochondrose **1107–1108**
– Rheumatismus 1052
– Schmerzen, chronische 148
– Symptome 1107
Osteodystrophie, hereditäre (Albright) 1486
Osteofluorose **1927**
– Fluorid im Urin 1927
Osteogenesis imperfecta **1781**
– Osteoporose 1768
Osteoidosteome, Differentialdiagnose 610
Osteoklasten, Osteoporose 1766–1767
Osteoklastome, Hyperparathyroidismus, primärer 1479
Osteolyse
– Bisphosphonate 147
– Hyperkalzämie 1745
– Knochenmetastasen 1782

Osteolyse
– Plasmozytom 776, 779, 1782
Osteomalazie **1775–1780**
– Azidose, renal-tubuläre 1778
– Crohn-Krankheit 1777
– Fanconi-Syndrom 1778
– Frakturen 1776, 1778
– Herzrhythmusstörungen 1779–1780
– Hyperkalzämie 1779
– Hyperparathyroidismus 1778
– Hypokalzämie 1743, 1779–1780
– Hypomagnesiämie 1754
– Hypophosphatämie 1749–1750
– iatrogene 1777
– Kadmium 1926
– Krampfanfälle 1780
– Lambliasis 1777
– Leberzirrhose, primär-biliäre 1304
– Looser-Umbauzonen 1778
– Magenresektion 1175
– Malassimilation 1184
– Niereninsuffizienz, chronische 1687
– onkogene 1777, 1779
– Osteopathie, renale 1782
– Osteoporose 1768
– Pankreatitis, chronische 1383, 1776
– Phosphatdiabetes 1777
– Phosphathaushalt 1776
– radiologische Diagnostik 73
– Remodelling 1778
– renale 1778
– Resorptionsstörungen 1776–1777
– Sprue, einheimische 1191
– Tetanie 1780
– UV-Lichtmangel 1776
– Vitamin D₃ 1776, 1779
– Vitamin-D-Hormon 1776, 1779
– Vitamin-D-Mangel 1424
– Wachstumsstörungen 1778
– Wirbelkörperdeformierungen/-frakturen 1772
Osteomyelitis
– Amyloidose 1673
– Brucellose 979
– Candidiasis 917
– Differentialdiagnose 610, 979
– Haemophilus influenzae 977
– Pseudomonas-Infektion 975
– Salmonellen 1205
– Sinusitis, akute 468
– Staphylococcus aureus 948–949
– tumorassoziierte Infekte 586
– Typhus abdominalis 967
– Yersiniose 1207
Osteomyelofibrose **676–680**
– Allopurinol 679
– ALP-Index 678
– Blutbild, leukoerythroblastisches 678
– Blutbildung, extramedulläre 677
– Dakryozyten 677, **678**

Sachverzeichnis

Osteomyelofibrose
- Differentialdiagnose 674, 679, 686
- Erythropoetin 679
- Hämatopoese, Insuffizienz 677
- Hydroxyurea 679
- Hypersplenismus 727
- Hyperurikämie 678
- Interferon-alpha 679
- Interleukin-6 678
- klinische Befunde 674
- Knochenmarkbefunde/-biopsie 674, 678
- LDH 678
- Markfibrose 677
- Megakaryozyten, atypische 677
- Oberbauchbeschwerden 678
- PDGF 678
- Punctio sicca 678
- Splenektomie 679
- Splenomegalie 678
- Stammzelltransplantation 680
- TGF-β 678
- Thrombozytenaggregationshemmer 679
- Tränentropfen-Poikilozytose 677
- Tränentropfenzellen 678
- Zytogenetik 679
- Zytokine 677

Osteomyelosklerose **676–680**
Osteonekrosen, Überdruck 1927–1928
Osteopathie 1780–1782
- Kurzdarmsyndrom 1252
- renale **1782**
-- Akroosteolysen 1689
-- Gelenkschmerzen 1782
-- Hyperparathyroidismus 1782
-- Knochenschmerzen 1782
-- Muskelschwäche 1782
-- Niereninsuffizienz, chronische 1687, 1690
-- Osteomalazie 1782

Osteopenie **1766**, 1848
- Anorexia nervosa 1421
- Kurzdarmsyndrom 1255
- Leberzirrhose, primär-biliäre 1304

Osteopetrosis, Stammzelltransplantation 173–174
Osteophyten, Arthrose 1106
Osteoplastie **64**
Osteoporose **1765–1775**
- Addison-Syndrom 1497
- Ätiologie und Pathogenese 1767
- Aktivitäten, Einschränkungen 1848
- Alendronat 1773
- Alkoholabusus 1768
- Altenheimeinweisungen 1848
- Anabolika 1774
- Analgetika, nichtsteroidale 1774
- Arthritis, rheumatoide 1056
- Beckenringfrakturen 1766

Osteoporose
- Bildgebung, radiologische 1769
- Bisphosphonate 1773–1774
- Bone Modelling/Remodelling 1766
- Calcitonin 1774
- Chemotherapie-induzierte 137
- Cholangitis, primär-sklerosierende 1310
- Colitis ulcerosa 1218
- Crohn-Krankheit 1223
- Cushing-Syndrom 1442, 1444, 1491, 1493
- Definition 1765
- Diagnostik 1769
- Differentialdiagnose 1065, 1772
- Dual-Energy-Röntgenabsorptionsmessung (DXA) 1769
- Einteilung 1765–1766
- Ernährung 1767, 1772
- Etidronat 1773
- Fallneigung 1767, 1771
- Fast Loser 1767
- Fischwirbel 1769
- Fluoride 1774
- Frakturanamnese 1771
- Frakturen 1768
- Frakturrisiko 1765, 1767
- generalisierte, Plasmozytom 776
- genetische Diagnostik 1770
- geriatrischer Patient 1848
- Gestagene 1772
- glukokortikoidinduzierte 1768
-- Therapie 1775
- Heparin 423
- Herztransplantation 183, 1768
- Histologie 1770
- Howship-Lakune 1767
- Hüftprotektoren 1774
- Humerusfraktur, proximale 1766
- Husten, starker 455
- HVL-Insuffizienz 1448
- Hypercortisolismus 1767
- Hyperkalziurie 1768
- Hyperthyreose 1767
- Hypogonadismus 1767
- Hypomagnesiämie 1754
- Immobilisation 1767–1768
- Kadmium 1926
- Kalziummangel 1767
- Kalziumzufuhr 1772
- Keilwirbel 1769
- Klinefelter-Syndrom 1518
- Knochenaufbau 1766
- Knochenbrüchigkeit 1765
- Knochendichtebestimmung 1766, 1769
- Knochenmasse(bestimmung) 1767, 1769
- Knochenumbau 1766
- Knochenumsatz, beschleunigter 1772
- Körpergewicht 1771
- körperliche Bewegung 1767, 1772

Osteoporose
- Koordinationsfähigkeit 1772
- Kortikosteroide 1046
- Laborveränderungen 1771
- Lebensalter 1767
- Lebertransplantation 1768
- Leberzirrhose, primär-biliäre 1304, 1306
- Magenresektion 1173, 1175
- manifeste 1765–1766, 1848
-- Kalziumzufuhr 1773
-- Sexualhormone 1773
-- Vitamin D 1773
- des Mannes 1775
- Menopause 1767, 1772
- Mobilität 1772
- Morbidität 1848
- Mortalität 1848
- Neoplasien 1768
- Östrogene 1767, 1772
- Opiate 1774
- Organtransplantationen 1768
- Osteoblasten 1766
- Osteoklasten 1766–1767
- Pankreatitis, chronische 1383
- Parathormon-Fragmente 1774
- Peak Bone Mass 1767
- Pharmaka 1772–1773
- Plasmozytom 777
- postmenopausale, Pharmakotherapie 1774
- präklinische 1766
- Prävention 1772
- Prednison-induzierte 1292
- primäre 1766, 1848
- Pubertas tarda 1767
- radiologische Diagnostik 73
- Radiusfraktur, distale 1766
- Rehabilitation 1775
- Risedronat 1773
- Risikofaktoren 1770
-- anamnestische 1771
-- anthropometrische 1771
-- knochenunabhängige 1772
- Röntgenaufnahmen 1769
- Routinelabor 1770
- Rückenschmerzen 1769
- Schenkelhalsfraktur 1766
- Schmerzbehandlung 1774
- Schmerzen 1768
-- chronische 148
-- Therapie 1775
- Ursachen 1768
- Selbsthilfegruppen 1775
- SERMs 1774
- Sexualhormone 1767, 1771
- Spine Deformity Index 1769
- Sturz, hilfloser 1767
- Sturzmechanik 1771
- Symptome 1765–1769
- Therapie, palliative 1774
-- physikalisch-balneologische 1775
- Ultraschalluntersuchung 1770
- Verlauf und Prognose 1775
- Vitamin-D-Mangel 1767
- Vitamin-D-Metaboliten 1774
- Vitamin-D-Versorgung 1772

Osteoporose
- Wirbelkörperdeformierungen/-frakturen 1766, 1769, 1772

Osteosarkome **607–611**
- Differentialdiagnose 1783
- Laktatdehydrogenase 609
- Metastasierung 610
- Paget-Herd 1780

Ostitis
- deformans Paget **1780**, 1781
- fibrosa cystica, Hyperkalzämie 1745
-- Hyperparathyroidismus 1744
-- Hypokalzämie 1741
-- Niereninsuffizienz, chronische 1687
- multiplex cystoides Jüngling, Sarkoidose 514
- radiologische Diagnostik 73

Ostium, schlitzförmiges, Mitralstenose 287
Ostium-primum-/-secundum-Defekt 313
Otitis externa, virale 858
Otitis media 952
- Bacteroides-Infektionen 975
- Bakterien, gramnegative, hämophile 976
- Influenza 885
- Masern 888
- Pseudomonas-Infektion 975
- Tonsillitis 1116
- tumorassoziierte Infekte 586
- Wegener-Granulomatose 512, 1100

Ototoxizität, Chemotherapie 137
Ott-Maß/-Zeichen **1064**
- Rheumatismus 1050
- Spondylitis, ankylosierende 1064

Ouchterlony-Test 28
Ovarialfibrom 630
Ovarialkarzinom **628–632**
- Aszites, maligner 598, 630
- Becken, kleines, Infektionen 629
- CA 125 630–631
- Chemotherapie 631
- CUP-Syndrom 623
- Demons-Meigs-Syndrom 630
- familiäres, BRCA-1/2-Mutationen 629
-- Lynch-II-Syndrom 629
- Gentherapie 631
- Keimzelltumoren 629
- neu/erb-B2 579
- Obstruktion, intestinale 602
- Operation 631
- Ovarialfibrom 630
- Pleuraerguss, maligner 630
- Pleuramesotheliom 557
- Rezidiv- und Folgetherapien 631
- Risikofaktoren 629
- Stadieneinteilung 630
- Strahlentherapie 631
- Stromatumoren 629
- TNM-Klassifikation 630
- Tumornachsorge 631

Ovarialkarzinom
- Überlebensraten 632
- Untersuchungskriterien 630
- Uterushochstand 630

Ovarialtumoren
- Androgen-produzierende, Differentialdiagnose 1499
- Aszites 1268
- Differentialdiagnose 1655

Ovarialzysten, gedrehte, Abdomen, akutes 1405

Ovarien, polyzystische
- Differentialdiagnose 630
- Hirsutismus 1499

Overlap-Syndrom **568**
- Autoimmunerkrankungen 1040
- Sjögren-Syndrom 1079

Oversensing, Schrittmachertherapie 284

Oviduktpersistenz 1521

Ovotests, Hermaphroditismus verus 1521

Ovulationshemmer
- HVL-Insuffizienz 1449
- Lungenembolie 520

Oxacarbamazepin, Schmerzen, chronische 151

Oxacillin **119**
- Nephritis, tubulointerstitielle, akute 1683

Oxalat, Nephrolithiasis 1711

Oxalatnephropathie **1684**
- Nierenversagen, akutes 1683

Oxalatsteine
- Ätiologie und Pathogenese 1711
- nach Dünndarmresektion 1176
- Hyperoxalurie 1711
- Kurzdarmsyndrom 1252
- Therapie und Prophylaxe 1189

Oxalose
- Kardiomyopathie 340
- Nephrokalzinose 1714

Oxalsäure, Hyperresorption nach Dünndarmresektion 1176

Oxalsäuresteine, Kurzdarmsyndrom 1252

Oxazolidinone **121**

β-Oxidation, mitochondriale, Inhibition, Amiodaron 1323

oxidativer Burst
- Granulozyten 742–743
- NADPH-Oxidase 742

Oxycodon, Tumorschmerztherapie 145–146

Oxyphenisatin, Hepatitis, medikamenteninduzierte 1327

Oxytocin 1435

Oxyuren/Oxyuriasis 940, **1212**
- Symptome/Therapie 941

Ozogamicin, Leukämie, akute, myeloische 739

Ozon
- Bronchitis, chronische 478
- Lungenerkrankungen, interstitielle 511

P

$P_{0,1}/P_{0,1max}$-Werte 461
p53 136
- Glioblastom 661–662
- Harnblasen-/Harnwegskarzinom 642
- hepatozelluläres Karzinom 1346
- Li-Fraumeni-Syndrom 580
- Mammakarzinom 624
- Mundhöhlenkarzinom 652
- Rachenkarzinom 652
P600 1015
P dextroatriale, Trikuspidalstenose 305
P sinistroatriale, Mitralstenose 287
P sinistrocardiale, Mitralinsuffizienz 291
Pacing, antitachykardes 266
Paclitaxel
- Drug Eluting Stents 240
- Koronarsyndrom, akutes 240
- Tumortherapie 135
p_aCO_2
- Bronchitis, chronische 479
- Pink Puffer/Blue Bloater 479
PACs, DNA, Klonierung 36
PAF (plättchenaktivierender Faktor)
- Bronchokonstriktion 475
- Helicobacter-pylori-Infektion 1144
- Lungenembolie 520
Paget-Herd, Osteosarkom 1780
Paget-Syndrom **1780–1781**
- Arthrose 1105, 1781
- Bisphosphonate 1781
- Differentialdiagnose 679, 1243, 1245, 1781, 1783
- Frakturen 1780–1781
- Hyperkalzämie 1745
- Knochenschmerzen 1780–1781
- Knochenszintigraphie 1780
- Nervenkompressionssyndrome 1781
- Phosphatase, alkalische 1780–1781
- radiologische Diagnostik 73
- Röntgenaufnahme 1780
- Säbelscheidentibia 1780
- Wirbelkörperdeformierungen/-frakturen 1772
Paget-von-Schroetter-Syndrom
- Katheterlyse 62
- Phlebographie 51
PAH-Clearance 1629
Painting Probes 35
PAIR-Verfahren, Echinokokkose 938
Palliativmedizin 154–157
- ambulante Dienste 155
- Angehörige 155–156
- Bedarf 155
- depressive Zustände 156
- Entwicklung 154–155
- ethische Probleme 156
- Finalphase 156
- Hospizidee 154
- psychische Belastungen 156

Palliativmedizin
- psychosoziale Probleme 156
- Symptomkontrolle 155–156
- Trauer 156
- Tumorsymptome 155
Palliativstationen 155
Palmarerythem
- Gastrointestinalblutungen 1400
- Leberzirrhose 1298
- – alkoholische 1320
Palmarflexion, Alkalose, respiratorische 1759
Palpation 5
Palpitationen **260**
- Aortenstenose 297
- Event-Rekorder 262
- Herzinsuffizienz 213
- Hypoglykämie 1551
- körperliche Untersuchung 5
- Mitralinsuffizienz 291
- Mitralstenose 286
- Tachykardie 260
- Vorhofflattern 270
- Vorhofflimmern 271
- Vorhofseptumdefekt (ASD) 313
Pamidronat
- Hyperkalzämie 1482
- – tumorassoziierte 601
- Schmerzen, chronische 151
PAMP (Pathogen-Associated Molecular Pattern) 1008
Panarteriitis nodosa **405**, 504, **512**
- Autoimmunerkrankungen 1040
- Differentialdiagnose 1585
- Eosinophilie 1032
- Hepatitis, chronische 1275
- Hepatitis B 1279
- Hepatitis C 1287
- Hypertonie, pulmonale 530
- klassische **1096**
- mikroskopische 1091
- Myokarditis 347
- Nierenbeteiligung 1666
- Pankreatitis, akute 1370
- Perikarditis 354
- Polyneuropathien 1792
- Raynaud-Syndrom, sekundäres 402
- Renovasographie 1667
p-ANCA 1630
- Cholangitis, primär-sklerosierende 1307
- Churg-Strauss-Syndrom 1098
- Felty-Syndrom 1060
- Glomerulonephritis, rasch progrediente/progressive 1643, 1645
- Kardiomyopathie, inflammatorische 346
- Lupusnephritis 1670
- Nierenerkrankungen 1630
- Polyarteriitis 1630
- Vaskulitis 1092
- – renale 1666–1667
Pancoast-Tumoren, Kernspintomographie 461

Pancreas divisum 1370
- Pankreatitis, akute 1370
Pancreatic Polypeptide (PP) 1396
Panenzephalitis
- akute, sklerosierende, Masern 888
- subakute, Röteln 893
- virale 856
Panhypopituitarismus, Obstipation 1180
PanIN (pankreatische intraepitheliale Neoplasie) 1386
Pankarditis, Wegener-Granulomatose 1100
Pankreas
- aberrierendes, Eisenmangel 709
- Amylase 1371
- bildgebende Verfahren 70
- Lipase 1371
- Lipoblastom 1385
- Liposarkome 1385
- Lymphome, maligne 1385
- Pankreasgangadenom 1385
- Punktion, diagnostische 60
- Sarkome 1385
- Teratome 1385
- β-Zell-Tumor **1392–1393**
- Zymogene 1371
- Zystadenom, muzinöses 1385
- Zysten, lymphoepitheliale 1385
Pankreasabszess
- s.a. Abszess
- Pankreatitis, akute 1371, 1375
Pankreasadenokarzinom 1386–1387
- c-K-ras-Protoonkogen 1386
- Diabetes mellitus 1386
- Ikterus, schmerzloser 1386
- Phlebothrombose 1386
- Thrombophlebitis migrans 1386
- Tumormarker 1387
Pankreasanomalien, Pankreatitis, akute 1370
Pankreaseingriffe, Endoskopie 168
Pankreaselastase, Pankreatitis, chronische 1378
Pankreasenzyme 22
Pankreaserkrankungen
- Diabetes mellitus 1536
- Fettleber 1313
- Koproporphyrinurie, sekundäre 1592
Pankreasfibrose, $α_1$-Antitrypsin-Mangel 1602
Pankreasfisteln, Aszites 1268
Pankreasgangadenom 1385
Pankreasgangdilatation, CT/MRT 48
Pankreasgangsteine s. Choledocholithiasis
Pankreasinsuffizienz
- Differentialdiagnose 1253
- endokrine, Pankreatitis, chronische 1382

Pankreasinsuffizienz
– exokrine **1187**
– – Differentialdiagnose 1186, 1222
– – Pankreatitis, chronische 1382
– Hyperparathyroidismus, sekundärer 1484
– Mukoviszidose 485
– Osteoporose 1768
– Oxalatsteine 1711
– Pankreatitis, chronische, alkoholbedingte 1378
– Sjögren-Syndrom 1080
– Somatostatinom 1395
Pankreaskarzinom 1384–1385
– Aszites, maligner 598
– azinäres 1385
– Biopsien 1388
– CA 19-9, CA 125 bzw. CEA 1387
– Chemotherapie 1388–1389
– Cholangitis 1389
– CT 1387
– CUP-Syndrom 623
– Diarrhö 1188
– DIC 795
– Differentialdiagnose 1356, 1366
– Dünnschicht-Computertomographie 1387
– duodenale Obstruktion 1390
– Duodenographie, hypotone 1386
– DU-PAN2 1387
– ERCP 1387
– Farnesylierungshemmer 1389
– Gallenwegsobstruktion 1389
– Gastric-Outlet-Syndrom 1390
– Gastrointestinalblutung 1389–1390
– großzelliges 1385
– intestinale Obstruktion 1389
– intraduktales 1385
– kleinzelliges 1385
– Komplikationen 1389
– Koproporphyrinurie, sekundäre 1592
– Leberversagen 1389
– Matrix-Metalloproteinase-Inhibitoren (MMPIs) 1389
– Nikotinabhängigkeit 1875
– Pankreasinsuffizienz, exokrine 1187
– Pankreatitis, chronische 1379, 1383, 1386
– papillär-zystisches 1385
– paraneoplastische Sekretion 593
– PET 57
– primär ampulläres 1385
– PTC 1388
– radiologische Diagnostik 70
– Schmerztherapie 1389
– solid-zystisches 1385
– Strahlentherapie 1389
– Therapie 1388
– Thrombembolie 604
– TNM-Klassifikation 1387
– Tumormarker 1387

Pankreaskarzinom
– Untersuchungen, apparative 1387
– Verlauf und Prognose 1389
– villöses 1385
– Whipple-Operation 1388
Pankreaskopfkarzinom 1385
– Cholangitis 1360
– Gallengangskarzinom 1366
Pankreasmetastasen, Pankreatitis, akute 1370
Pankreasnekrose, Pankreatitis, akute 1375
Pankreaspseudozysten
– Drainagen 170
– Schmerzen 1381
– virale 859
Pankreasresektion
– Diarrhö 1188
– Pankreasinsuffizienz, exokrine 1187
Pankreastransplantation, Typ-1-Diabetes 1544
Pankreastumoren **1384–1398**
– endokrine **1390–1398**
– – Chemoembolisation 1391
– – Katheterisierung, transhepatische 1391
– exokrine **1384–1390**
– Gallenwegsobstruktion 602
– gutartige 1385
– neuroendokrine **1390–1398**
– primäre, Pankreatitis, akute 1370
Pankreasverkalkungen, Pankreatitis, chronische 1379
Pankreatin, Pankreatitis, chronische 1382
pankreatische intraepitheliale Neoplasie (PanIN) **1386**
pankreatisches Polypeptid, paraneoplastisches Syndrom 593
Pankreatitis
– Abdomen, akutes 1405
– akute **1369–1376**
– – Abszessbildung 1375
– – Akute-Phase-Proteine 1370
– – Alkoholkrankheit 1866
– – Amylase 1372
– – Angio-CT 1372
– – Antibiotika 1374
– – Blutungen, intestinale 1375
– – Cullen-Zeichen 1372
– – Darmdekontamination, selektive 1374
– – Differentialdiagnose 599, 1258, 1356, 1361, 1372–1373
– – Endosonographie 1372
– – Erbrechen, starkes 1372
– – ERCP 1372
– – Ernährung, parenterale 1374
– – Fettsäuren 1371
– – Galleabflussbehinderung 1372
– – Gallereflux 1370
– – Glukosurie 1371
– – Grey-Turner-Zeichen 1372
– – Gummibauch 1372
– – hämorrhagische 1378
– – Hyperglykämie 1371

Pankreatitis, akute
– – Ileus, paralytischer 1372
– – Insulinmangel 1371
– – Jejunalsonde 1374
– – Komplikationen 1375
– – Lipase 1372
– – Lysolecithin 1371
– – Magensonde 1374
– – MRCP 1372
– – Nekrosen 1374–1375
– – Oberbauchsonographie 1372
– – Organversagen 1374
– – Pankreasabszess 1371
– – Peritonitis 1371
– – Phospholipase 1371
– – Ranson-Prognosekriterien 1375
– – Schmerztherapie 1374
– – Sepsis 1372, 1375
– – Serum-Amylase/-Lipase 1373–1374
– – SIRS 1371
– – Sphincter Oddi, Druckerhöhung 1370
– – Stressulkusprophylaxe 1374
– – Volumenmangelschock 1375
– alkoholinduzierte 1370
– – Defektheilung 1376
– α_1-Antitrypsin-Mangel 1602
– Apolipoprotein-C-II-Mangel 1573
– Askariasis 942
– Aszites 1268
– biliäre **1357–1358**
– – Choledocholithiasis 1356
– – Cholezystektomie 1357
– – Cholezystolithiasis 1354
– – Endoskopie 1357
– – EPT 1374–1375, 1408
– – ERCP 1357, 1374
– – Papillotomie 1357
– – Sonographie 1357
– – Therapie 1374
– Cholangitis 1360
– Cholerasyndrom 1207
– chronische **1376–1383**
– – Abdomen-Leeraufnahme 1380
– – Alkoholabusus 1377–1378
– – Alkoholkarenz 1381–1382
– – Amylase 1378
– – Anämie, megaloblastäre 1383
– – Antidiabetika, orale 1382
– – CA 19-9 1378
– – CFTR-Gen, Mutationen 1377
– – Choledochusstenose 1383
– – Cholestase 1378
– – Chymotrypsin 1378, 1380
– – Diabetes mellitus 1378
– – Diarrhö 1188
– – Differentialdiagnose 1356, 1362, 1379, 1388
– – Duodenalkompression 1382
– – Duodenalobstruktion 1383
– – Eiweißverlust, enteraler 1195
– – Elastasebestimmung 1380

Pankreatitis, chronische
– – endo-/exokrine Insuffizienz 1377
– – Endosonographie 1380
– – ERCP 1379–1380
– – Ernährung 1382
– – Erythema ab igne 1378
– – Feinnadelpunktion 1379
– – Fettleber 1378
– – Fettmaldigestion 1377
– – Fluorescein-Dilaurat-Test 1379–1380
– – Gallengangskompression 1382
– – Gallensteine 1377
– – Gangdilatation, Schmerzen 1382
– – Gewichtsverlust 1378
– – Hämorrhagien 1383
– – Insulin 1382
– – juvenile, hereditäre 1377
– – Leberhautzeichen 1378
– – Leberzirrhose 1378
– – Lipase 1378, 1382
– – Milzvenenthrombose 1383
– – MRCP 1379–1380
– – Nachtblindheit 1383
– – Oberbauchpigmentierung/-schmerzen 1378
– – obstruktive **1377**
– – Ösophagogastroduodenoskopie 1380
– – Osteomalazie 1383, 1776
– – Osteoporose 1383, 1768
– – Pankreaselastase 1378
– – Pankreasgangendoskopie 1380
– – Pankreasgangsteine 1382
– – Pankreasinsuffizienz 1378
– – – endokrine 1382
– – – exokrine 1382
– – Pankreaskarzinom 1379, 1383, 1386
– – Pankreaskarzinomrisiko 1383
– – Pankreasverkalkungen 1379
– – Pankreatin 1382
– – PET 1379
– – Polyneuropathie 1383
– – Pseudozysten 1376
– – Resorption, unvollständige 1175
– – Schmerztherapie 1381–1382
– – Sehstörungen 1383
– – Sekretin-Cholezystokinin-Ceruletid-Test 1378, 1380
– – senile 1377
– – Serin-Proteaseinhibitoren vom Kasal-Typ (SPINKs), Mutationen 1378
– – Sonographie 1380
– – Steatorrhö 1377
– – Stuhlfettbestimmung 1380
– – ^{13}C-Triolein-Test 1380
– – Trypsin 1378
– – Vitaminmangel 1383
– chronisch-rezidivierende, Alkoholkrankheit 1866
– Differentialdiagnose 524, 597, 1225, 1229, 1353, 1359, 1585, 1712

Sachverzeichnis

Pankreatitis
– Enteroviren 879
– ERCP, Kontraindikationen 50
– Fettleber, alkoholische 1317
– hämorrhagisch-nekrotisierende 1371, 1375
– Hepatitis, akute 1274
– hereditäre 1377
– – Vererbung 578
– Hyperkalzämie 1745
– Hyperlipidämie, sekundäre 1575
– – Typ V 1573
– Hyperparathyroidismus, primärer 1479–1480
– Hypertriglyzeridämie 1562
– Hypokalzämie 1741
– Hypomagnesiämie 1753
– idiopathische 1370
– intensivmedizinische Betreuung 1818
– Lipoproteinlipasemangel 1573
– Mumps 890
– nekrotisierende, ARDS 536
– Picornaviren 881
– Pleuraerguss 555
– radiologische Diagnostik 70
– SIRS 1635
– Sjögren-Syndrom 1079–1080
– trophische 1377
– virale 859
– Wermer-Syndrom 1397
pankreatobiliäre Asynchronie, postzibale 1189
– Pankreasinsuffizienz, exokrine 1187
Pankreoblastome 1385
Pankreolauryl-Test®, Pankreatitis, chronische 1379–1380
Pankreoskopie 168
Panmyelopathie 695–697
– Knochenmarkbiopsie 703
– Parvovirus-B19-Infektion 703
Pannikulitis **1089**
– Differentialdiagnose 1084
– nekrotisierende, α_1-Antitrypsin-Mangel 1602
Pannikulosen
– Fibromyalgie 1108
– Weichteilrheumatismus 1108
Pannusbildung, Trachom 991
Panophthalmitis, Zoster ophthalmicus 866
Pantherpilz, Vergiftungen 1893
Pantoprazol 1189
– Helicobacter-pylori-Infektion 1161
– Ulkus, peptisches 1160
Pantothensäure 1417
– Ernährung, parenterale 1428
– Mangel 1423
Panzerherz 358–360
Panzytopenie **703–704**
– Alkoholhepatitis 1319
– Benzol 1928
– EBV-Infektion 870
– Haarzellleukämie 773–774
– Hämoglobinurie, paroxysmale nächtliche 698
– Leishmaniose, viszerale 924

Panzytopenie
– myelodysplastische Syndrome 691
– Strahlung, ionisierende 1928
– Thrombozythämie, essentielle 686
– virale 858
– Vitamin-B_{12}-Mangel-Anämie 713
p_aO_2
– Bronchitis, chronische 479
– Pink Puffer/Blue Bloater 479
PAO (Peak Acid Output), Magensäuresekretion 1153
Papageienkrankheit **989–990**
Papanicolaou-Färbung 636
Papillarmuskelabriss/-ruptur
– Echokardiographie 1823
– EKG 254
– Herzverletzungen 365
– Lungenödem 527
– Mitralinsuffizienz 250, 294
– Myokardinfarkt 250
– Schock, kardiogener 253
– V-Welle 254
Papillarmuskeldysfunktion, Mitralinsuffizienz, akute 293
Papillarmuskelnekrose, Herzverletzungen 365
Papillenadenom, Differentialdiagnose 1362
Papillenhypertrophie, Trachom 991
Papillenkarzinom
– Cholangitis 1360
– Differentialdiagnose 1362, 1366
Papillennekrose
– Erythrozyturie 1624
– NSAR 158
Papillenödem
– hypertensiver Notfall 1700
– Hypertonie, maligne 1703
– Hypokalzämie 1742
– Hyponatriämie 1732–1733
Papillenspitzennekrosen, Analgetikanephropathie 1664
Papillenstenose, Mirizzi-Syndrom 1362
Papillitis
– Analgetikanephropathie 1664
– stenosans, Cholangitis 1360
Papillom(a)viren, humane/Papillomaviridae s. HPV-Infektion
Papillome, Lunge 543
Papillotomie
– Cholangitis 1361
– Choledocholithiasis 1356
– endoskopische s. EPT
Papova-Viren/Papovaviridae 904
– Cidofovir 133
– α-Interferone 133
Pappataci-Fieber 899
Paraaminohippursäure-(PAH-)Clearance 1629
Paracetamol
– Hepatitis, medikamenteninduzierte 1327
– Leberschädigung 1323–1324

Paracetamol
– Leberversagen, akutes 1293–1294
– Migräne 1787
– Tumorschmerztherapie 140, 145
– Vergiftung 1883
– – N-Acetylcystein 1328, 1884
– – Antidote 1880
Paracoccidioides brasiliensis **922**
Parästhesien
– Akromegalie 1436
– Alkalose, respiratorische 1759
– Arterienverschluss, akuter 409
– Bartter-Syndrom 1720
– Cobalaminmangel 1423
– Hyperaldosteronismus, primärer 1488
– Hyperkaliämie 1739
– Hyperventilationssyndrom 571
– Hypokalzämie 1742–1743
– Hypophosphatämie 1749
– körperliche Untersuchung 5
– Leberzirrhose, alkoholische 1320
– Lupus erythematodes, systemischer 1077
– Malassimilation 1184
– Migräne 1786
– Neuropathie, autonome 1555
– Pantothensäuremangel 1423
– Polyarteriitis nodosa 1096
– Polyneuropathie 1791
– – alkoholische 1795
– Porphyrie, akute, hepatische 1584
– Tollwut 907
– Trigeminusneuralgie 1790
– Tumortherapie 141
Paragonimus-Arten 934
Parahämophilie 793
Parainfluenza(viren) **886–887**
– Antikörpernachweis 887
– bronchiale Infektion 470
– Bronchiolitis 886
– Differentialdiagnose 889
– Genome, virale 887
– Meningitis, nichteitrige 1813
– Nachweis 887
– Nosokomialerreger 886
– Pathogenese 886
– Pneumonie 492
– – atypische 886
– Pseudokrupp 469
Parakokzidioidomykose 922
Paralyse
– Hyperaldosteronismus, primärer 1488
– hypokaliämische, periodische 1735
– intermittierende, Hyperaldosteronismus, primärer 1488
– vom Landry-Typ, Guillain-Barré-Syndrom 1793
– Niereninsuffizienz, chronische 1687
– progressive, Syphilis 982

Paralyse
– Tollwut 907
Paramyxoviren **886–890**
– Differentialdiagnose 877
– Ribavirin 133
paraneoplastisches Syndrom 592
– Ätiologie und Pathogenese 593
– Bronchialkarzinom 548
– Magenkarzinom 1169
– Nierenzellkarzinom 641
– Osteomalazie 1777
– Thrombembolie 604
Paraösophagealhernien 563, **1123**, 1124
– Bariumbreischluck 1124
– Dysphagie 1124
– Röntgenkontrastmitteluntersuchung 1124
– Thoraxübersichtsaufnahme 1124
– Upside-Down-Stomach 1124
Paraparese
– Basilarismigräne 1786
– trophische, spastische, HTLV-1 908
Paraplegie, Osteoporose 1768
Parapoxvirus 903
Paraproteinämie
– Antikörper, antierythrozytäre 722
– monoklonale 775
– Raynaud-Syndrom, sekundäres 402
– tumorassoziierte 596
Paraproteinämien, Thrombozytopathie 803
Paraproteine
– monoklonale, Leukämie, chronisch-lymphatische 771
– Myelomniere 1675
– Plasmozytom 775
Paraquat(chlorid)
– Leberschädigung 1925
– Vergiftungen 1889
– – Antidote 1880
parasitäre Erkrankungen/Parasitosen 46–47
– Anreicherung im Stuhl 1203
– Antikörpernachweis 47
– Befundinterpretation 47
– Berufskrankheiten 1904
– Blutuntersuchungen 46
– Cholangitis 1360
– Darminfektionen 1204
– Diarrhö 1188
– Dicker Tropfen 46
– Differentialdiagnose 744, 759
– Dünndarmbiopsie 1186
– Eiweißverlust, enteraler 1195
– Giemsa-gefärbter Blutausstrich 46
– Kardiomyopathie 339
– Knochenmarktransplantation 835
– Lungeninfiltrat, eosinophiles 516
– mikroskopische Untersuchungen 46
– Mittelmeerfieber, familiäres 1089

Sachverzeichnis

parasitäre Erkrankungen/Parasitosen
– molekularbiologische Methoden 47
– Myokarditis 343
– Organtransplantation 835
– Pankreatitis, akute 1370
– Pathogenität 823
– Perikarditis 356
– Sputumuntersuchung 47
– Struma 1470
– Stuhluntersuchungen 46
– Urinuntersuchung 47
– Vaskulitis 1090
Parasitismus, obligat intrazellulärer 852
– Viren 122
Parasomnien **1803–1804**
Parasympathikolytika, Atemwegsobstruktion im Alter 1847
Parasympathikotonus
– Hypoglykämie 1551
– Rhinitis, vasomotorische 466
Parasympathomimetika, Sialorrhö 1115
Parasyndesmophyten 1051
Parathion (E 605®), Vergiftungen 1889
Parathormon (PTH)
– Bronchialkarzinom 548
– Darm 1740
– Hyperkalzämie 601
– Hyperparathyroidismus, primärer 1477–1478
– – sekundärer 1478
– Hypertonie, sekundäre 435
– Hypomagnesiämie 1754
– Kalziumhaushalt, Regulation 1740
– Knochen 1740
– Nieren 1621, 1740
– Osteoporose 1774
– Phosphatausscheidung 1621
– Phosphathaushalt 1747
– pluriglanduläre Insuffizienz 1523
Parathyroidektomie, Hypophosphatämie 1749
Paratrachealtumoren, Wegener-Granulomatose 1100
Paratyphus **967**, 1205
– Inkubationszeit 1205
– Meldepflicht 956
Parazentese, Aszites, maligner 599
Parenchymzelluntergang, Leberfibrose 1263
Paresen s. Lähmungen
Parkinson-Mittel, erektile Dysfunktion 1509
Parkinson-Syndrom
– Achalasie 1118
– Hypokalzämie 1742–1743
– Obstipation 1180
– Reflexsynkopen 1803
– Schwindel 1853
– Wilson-Syndrom 1598
Park-Operation, Hämorrhoiden 1247
Parodontalchirurgie, Endokarditisprophylaxe 331

Parodontitis
– Bulimia nervosa 1422
– HIV-Infektion 845
Parodontose, Alkoholkrankheit 1865
Parotisschwellung
– Heerfordt-Syndrom 514
– Sarkoidose 514
Parotitis
– Alkoholkrankheit 1866
– Differentialdiagnose 1373
– epidemica 889
– – Mumps 889
– – Sialadenose 1115
– Sjögren-Syndrom 1080
– Staphylococcus aureus 948
– virale 859
Paroxetin, Neuropathie, diabetische 1557
Partialinsuffizienz **535**
– respiratorische 453
Parvoviren **893–894**
Parvovirus-B19-Infektion **893**
– Arthalgien 894
– Differentialdiagnose 892
– Epidemiologie 893
– Hämolyse 718
– Hydrops fetalis 894
– Infektionen, intrauterine und perinatale 894
– Komplikationen 894
– Myokarditis 343, 347, 894
– Panmyelopathie 703
– Pathogenese 893
– Perikarditis 354
Pasqualini-Syndrom 1513, **1514**
Passagehindernis, bildgebende Verfahren 68
Passivrauchen 547
– Krebserkrankungen, beruflich bedingte 1923
Patentschutz, Ablauf, Arzneimittel 103
Pathogen-Associated Molecular Patterns (PAMP) 1008
Pathogenität
– Bakterien 822
– Ektoparasiten 823
– genetische Regulation 822
– Infektionskrankheiten 819
– Parasiten 823
– Pilze 823
– Prionen 823
– Viren 822
Patienten
– ärztliche Reaktion 14
– Lebensumstände, konkrete 14
– Lebenszusammenhang 14
– Mobilisierung, rasche 91
– schwierige 194
Patientenaufklärung/-information
– Arzneitherapie 112–113
– Compliance 115
– Dringlichkeit, Umfang 3
– Entscheidungsfreiheit, Wahrung 3
– Komplikationshäufigkeit 3
– Kontrastmittelreaktionen 60
– schriftliche Form 3
– Strahlendosis 60

Patientenaufklärung/-information
– umfassende und verständliche 3
– Verhältnismäßigkeit 3
– verständliche Form 3
– Zeitraum, angemessener 3
Patientencompliance, Herztransplantation, Kontraindikationen 180
Patienten-Evaluation-Grid (PEG) 13
Patientenmerkmale, Plazeboeffekte 111
Patientenrolle 14
Patientenschulung/-training
– Hormontherapie 162
– Typ-1-Diabetes 1542
Patientenuntersuchung, Begrenzung, zeitliche 11
Patientenzentrierung, Arzt-Patient-Beziehung 89
Patientenzufriedenheit, Compliance 115
Pattern-Recognition Receptors 1009
Paul-Bunnell-Test, Mononukleose 868
Pauschalvergütungen, Diagnosis Related Groups 91
Payr-Zeichen, Phlebothrombose 421
PBG-Desaminase 1584
– Subtypen, Erythrozyten 1581
PBG-Desaminase-Gen
– Heterogenität 1581
– klinisch-diagnostische Relevanz 1581
PBSF, Wirkungen 1022
PC-Mitteldruck
– Rechtsherzkatheteruntersuchung 81
– Schock, kardiogener 255
pCO_2 453
– Asthma bronchiale 471
– – extrinsisches 473
pCO_2-Elektrode 25
PCO-Syndrom 1499
– Differentialdiagnose 1499
PCR (Polymerase-Kettenreaktion) **36–38**, 45, 581
– Anwendungen 38
– Befundinterpretation 44
– Borrelien 985
– Erregernachweis 41–42
– Hepatitis C 1285
– HIV-Infektion 840
– Infektionskrankheiten 819
– Kardiomyopathie, inflammatorische 344
– Leukämie, akute 737
– Primer/Template 38
– Real-time-PCR 38
– Tuberkulose 498
PCV s. Penciclovir
PD (Progressive Disease), Tumortherapie 140
PDE-Hemmer
– Asthma bronchiale 475–476
– Bronchokonstriktion 475
– Schock, kardiogener 256

PDGF (Platelet-derived Growth Factor)
– Atherosklerose 222
– diabetische Komplikationen 1554
– Glioblastom 662
– Leberfibrose 1264
– Osteomyelofibrose 678
Peak, Spirometrie 458
Peak-Bone-Mass, Osteoporose 1767
Peak-Flow-Messung 458
– Arbeits- und Umweltmedizin 1908
Pectus
– carinatum (Hühnerbrust) 565
– excavatum (Trichterbrust) 565
Pediculus/Pediculosis 946
– humanus var. capitis 946
– humanus var. corporis 946
PEEP (Positive Endexpiratory Pressure) 1828
– ARDS 539, 1831
– Beatmungsgeräte, Grundeinstellung 1830
PEF_1, obstruktive Ventilationsstörung 457
PEG-IFN 2a
– Hepatitis C 130, 1285
– pharmakologische Eigenschaften 1286
PEG (Patienten-Evaluation-Grid) 13
PEG (perkutane endoskopische Gastrostomie) **171**
Peitschenwurminfektionen 934, **940**, 941
pektanginöse Beschwerden
– Aorteninsuffizienz 300
– hypertensiver Notfall 1700
– Hypertonie 436
– Polyarteriitis nodosa 1096
– Syndrom X 232
Pel-Ebstein-Fieber 757
Peliosis
– bazilläre 993
– fremdstoffbedingte 1326
– hepatis 993
Pellagra 1423
– Kardiomyopathie 340
– Ursachen 1114
– Zunge, glatte rote 1113
pellagraähnliche Hautveränderungen
– Malassimilation 1184
– Sprue, einheimische 1191
Pemphigoid, bullöses
– Autoantikörper 1041
– Autoimmunerkrankungen 1040
Pemphigus vulgaris
– Autoantikörper 1041
– Autoimmunerkrankungen 1040
– HLA-DR-Gene 1040
– HLA-Typisierung 1041
– neonatorum, SSSS 949
Penciclovir (PCV) 127
– HSV/VZV 128

Pendelharn, Entleerung, Reflux-
 nephropathie 1663
Pendelhoden 1504, **1516**
Pendelkonvergenzbestrahlung,
 Perikarditis, chronisch-
 konstriktive 359
Penetration
– antivirale Substanzen
 122–123
– Arzneimittel 102
– Penicillin 102
– Thiopental 102
Penicillamin
– Glomerulonephritis, memb-
 ranöse 1648
– Gynäkomastie 1509
– nephrotisches Syndrom 1683
– Wilson-Syndrom 1599
Penicillin G
– A-Streptokokken 953
– Diphtherie 958
– Eubacterium 957
– Gasbrand 964
– Leptospirose 987
– Meningokokkenmeningitis
 955
– nephrotisches Syndrom 1683
– Peptococcaceae 957
– Pneumokokken 954
– Propionibakterien 957
– Tetanus 964
Penicillin V **119**
Penicillinallergie
– A-Streptokokken 953
– Endokarditis, infektiöse 331
Penicillin(e) **119**
– Endokarditis, bakterielle 330
– Gonorrhö 957
– Hypokaliämie 1736
– Lungeninfiltrat, eosinophiles
 516
– Nephritis, tubulointerstitielle,
 akute 1683
– Penetration 102
– Purpura, thrombozytopeni-
 sche, arzneimittelbedingte
 801
– rheumatisches Fieber 335,
 1073
– Syphilis 983
Penicillin-Typ, Immunhämolyse
 722
Penicillium marneffei 920
Penis, kleiner, Kallmann-Syn-
 drom 1511
Peniswachstum, Pubertas
 praecox 1510
Pentagastrin, Calcitonin 1455
Pentamidin
– Leishmaniose, viszerale 925
– Schlafkrankheit 926
Penumbra, geriatrischer Patient
 1843
Peptide
– biologische, Mastozytose
 755
– immunsuppressive 194
Peptide Histidine Methionine
 (PHM-27), VIPom 1395
Peptidhormone, niedermoleku-
 lare, Abbau 1619–1620
Peptidoglykan, PAMP 1008

Peptococcaceae 957
– Penicillin G 957
Peptostreptococcus 957
Perchlorethylen, Vergiftungen
 1890
Perforansligatur, Varikose 417
Perforansveneninsuffizienz 415
– Unterbindung 425
Perfusionsminderung, Doppler-
 Sonographie 67
Perfusionsstörungen
– Abdomen, akutes 1405
– Gasaustausch 451
– mesenteriale 1405
– Szintigraphie 66
Perfusionsszintigraphie
 461–463
– Cor pulmonale 531
– Hypertonie, pulmonale 531
– – renovaskuläre 437
– Lunge 54
– Lungenembolie 522–524
Perianalinfektionen 1242–1245
– tumorassoziierte 586, 588
Periarteriitis nodosa **1096**
Periarthritis/-arthropathia
– calcarea **1072**
– humeroscapularis 1108
– Weichteilrheumatismus 1108
Pericarditis
– constrictiva 358
– – Differentialdiagnose 360,
 599
– – Eiweißverlust, enteraler
 1195
– – Herzinsuffizienz 212, 217
– – Lymphangiektasie, intesti-
 nale 1195
– epistenocardica, Differential-
 diagnose 361
– – Myokardinfarkt 250–251
– – nichtimmunologische 355
– exsudativa 353
– sicca 353
Perikard
– Erkrankungen 354–359, 360
– Herzfunktion 208
– Tumorinfiltration, Differen-
 tialdiagnose 362
Perikardbiopsie
– Perikarderguss, maligner 597
– Perikarditis 357
Perikarddrainage
– Perikarderguss 361
– Perikarditis 361
Perikardektomie, Perikard-
 erguss, maligner 598
Perikarderguss **353–360**, 1623
– akuter 353
– Bronchialkarzinom 551
– chronischer 353
– Drainage 361
– Dressler-Syndrom 361
– Echokardiographie 67, 1823
– herzchirurgische Eingriffe
 361
– Herztumoren 363
– Koma, hypothyreotes 1463
– maligner 597–598
– Echokardiographie 597
– EKG 597
– – Linksherzinsuffizienz 597

Perikarderguss, maligner
– – Perikardbiopsie 597
– – Perikardektomie 598
– – Perikardese 598
– – Perikardpunktion 597
– – pleuroperikardiale Fenste-
 rung 598
– – Röntgen-Thorax 597
– Postaggressionssyndrom 362
– rezidivierender, Sarkoidose
 514
– Tamponade 208
– Trichinellose 944
– Tumortherapie 141
– Tumorwachstum, lokales 602
– Whipple-Syndrom 1194
Perikarderkrankungen 353
Perikardese, Perikarderguss,
 maligner 598
Perikardfensterung, Perikarditis
 357–358
Perikardfibrose, Differential-
 diagnose 1084
Perikardiotomie
– katheterbasierte, Perikarditis
 357
– Perikarditis 357
Perikarditis **353–360**
– Abdomen, akutes 1405
– akute **354–358**
– Antiphlogistika 357
– Arthritis, rheumatoide
 1055–1056
– Auskultation 355
– Autoimmunprozess 354–355
– Bakteriologie 357
– Bechterew-Syndrom 337
– Belastungs-EKG, Kontraindi-
 kationen 76
– Bocksbeutelform 356
– Choriomeningitis, lymphozy-
 täre (LCM) 902
– chronische **358**
– chronisch-konstriktive
 358–360
– – Cirrhose cardiaque 360
– – Dip, frühdiastolischer 359
– – Dip-und-Plateau-Phäno-
 men 360
– – Doppler-Echokardiographie
 359
– – Echokardiographie 359
– – Einflussstauung 359
– – EKG 359
– – Halsvenenstauung 359
– – Herzinsuffizienz, diastoli-
 sche 358
– – Herzkatheter 360
– – Kussmaul-Zeichen 359
– – Mantelfeldbestrahlung 359
– – Pendelkonvergenzbestrah-
 lung 359
– – Quadratwurzel-Ventrikel-
 druckkurve 359
– – Quadratwurzelzeichen 360
– chronisch-rezidivierende **358**
– Colchicin 357
– Differentialdiagnose 237,
 361–362
– Dressler-Syndrom 361
– Echokardiographie 357
– Einflussstauung 355

Perikarditis
– EKG 80, 355
– elektrischer Alternans 356
– Endokarditis, bakterielle
 327–328
– – infektiöse 333
– Epikardbiopsie 357
– exsudative 356
– Hämodialyse 1690
– Häufigkeit 356
– herzchirurgische Eingriffe
 361
– Herzrhythmusstörungen,
 supraventrikuläre 258
– Herztumoren 363
– Herzverletzungen 365
– idiopathische 354, 356
– Immunologie 357
– infektiöse 354, 356
– Inspektion 355
– Kollagenkrankheiten 354
– Komplikationen 358
– konstriktive 358
– – Pfortaderhochdruck 1266
– Kortikoide, orale 357
– Laboruntersuchungen 355
– Leberzirrhose 1296
– leere Lunge 356
– Lupus erythematodes, syste-
 mischer 337, 1075–1076
– Lyme-Arthritis 1071
– Miterkrankung benachbarter
 Organe 355
– Mykoplasmenpneumonie
 988
– Nierenversagen, akutes
 1638
– Palpation 355
– Perikardbiopsie 357
– Perikarddrainage 361
– Perikardfensterung 358
– Perikardiotomie 357
– Perikardpunktion 357
– Perikardreiben 355
– Perikardtamponade 358
– Pulsus paradoxus 355
– putride 357
– Reiter-Syndrom 337
– rheumatisches Fieber 334
– Röntgenbefund 356
– Schock, kardiogener 252
– Sklerodermie 338, 1084
– Spätkomplikationen 358
– Still-Syndrom 336
– Stoffwechselerkrankungen
 355
– Traumen 355
– Tumoren 355
– Tumortherapie 141
– Überempfindlichkeitsreaktion
 354–355
– urämische 1688
– Ursachen 356
– virale 357, 858
– Wegener-Granulomatose
 1100
– Whipple-Syndrom 1194
– Zeltform 356
Perikardkarzinose, Schock,
 kardiogener 252
Perikardkonstriktion, Herz-
 verletzungen 365

Sachverzeichnis

Perikardlazeration, Herzverletzungen 365
Perikardpunktion
– Perikarderguss, maligner 597
– Perikarditis 357
Perikardreiben, Perikarditis 355
Perikardtamponade 208
– Differentialdiagnose 254
– Herztumoren 363
– Herzverletzungen 365
– durch Hochfrequenzkatheterablation 166
– Perikarderguss, maligner 597
– Perikarditis 358
– Pulmonalarterienkatheter 1823
– Schock, kardiogener 252–253
– Synkope 442
Perikardzyste, Mediastinum 559
Perimyokarditis **343–347**
– Ätiologie und Pathogenese 345
– Differentialdiagnose 246–247, 335
– EBV-Infektion 870
– EKG 80, 346
– Epidemiologie 345
– Influenza 885
– Pathogenese und Immunpathogenese 345
– Vaskulitis, nekrotisierende 1090
Perinatalinfektionen, Chlamydia trachomatis 990
perioperative Risikobeurteilung
– Antikoagulation 374–375
– Aorteninsuffizienz 373
– Aortenstenose 373
– AV-Block 374
– Bradykardie 374
– Endokarditisprophylaxe 374
– Erregungsleitungsstörungen 374
– Herzerkrankungen 378
– Herzinsuffizienz, chronische 373
– Herzklappenerkrankungen 373
– Herzrhythmusstörungen 374
– – ventrikuläre 374
– Hypertonie, arterielle 373
– Klappenstenosen 373
– koronare Herzkrankheit 372–373
– Mitralinsuffizienz 373
– Mitralstenose 373
– Prädiktoren 377
– Pulmonalarterienkatheter 373
– Tachykardie 374
– Vorhofflattern 374
– Vorhofflimmern 374
Periostschmerzen, tumorbedingte 143
Peripheral Arterial Disease (PAD) **384–397**
periproktitischer Abszess, Differentialdiagnose 1246
Peristaltik, Endosonographie 68
Peritonealdialyse (PD)
– Hyperkaliämie 1739
– Intensivmedizin 1832

Peritonealdialyse (PD)
– Nephropathie, diabetische 1681
– Niereninsuffizienz, terminale 1691
Peritonealhöhle, bildgebende Verfahren 68
Peritonealkarzinose
– Aszites 1268
– Endosonographie 68
– Ösophaguskarzinom 1141
Peritonitis
– durch Abszessdrainage 61
– Alkoholhepatitis 1319
– Amöbiasis 927
– Appendizitis 1225
– Aszites 1268
– Dickdarmdivertikel 1231
– Differentialdiagnose 1585
– diffuse, Abdomen, akutes 1409
– Gonorrhö 956
– intensivmedizinische Betreuung 1818
– Kolitis, ischämische 1258
– – pseudomembranöse 964
– Lebertransplantation 184
– Leberzirrhose 1299
– Magen-Darm-Passage (MDP), Kontraindikationen 49
– Mittelmeerfieber, familiäres 1089
– Pankreatitis, akute 1371
– Shigellen/Shigellose 968, 1206
– tuberkulöse, Differentialdiagnose 599
– Typhus abdominalis 966
– Ulkus, peptisches 1159
Peritonsillarabszess, Tonsillitis 1116
Perjodsäure-Schiff-(PAS-)Reagens
– Leukämie, akute 737
– – – lymphatische 781
Perkussion 5
Perlèche 1113
Permeabilitätsmarker, epitheliale Barriere, Schädigung 1180
Permeabilitätsstörungen, Sklerodermie 1084
Perniziosa **711**
– Autoimmungastritis 712
– Diarrhö 1188
– Typ-1-Diabetes 1534
Peroneusparese, Lupus erythematodes, systemischer 1077
Persönlichkeitsstörungen
– Psychotherapie, stationäre 197
– Schlafapnoe, obstruktive 568
Personenidentifikationen, Restriktionsfragmentlängenpolymorphismen (RFLP) 39
Perspiratio insensibilis/sensibilis, Hypernatriämie 1734
Persulfate, Asthma bronchiale, berufsbedingtes 1913
Pertubation, endoskopische 170

Pertussis 882, **977–978**
– Immunprophylaxe 1919
– Impfung 978
Pest 970
– Meldepflicht 956
Pestizide, Hodentumoren 645
PET (Positronenemissionstomographie) 463
– ^{18}F-Fluorodesoxyglukose 56, 463
– Hibernating Myocardium 67
– Karzinom, kolorektales 68
– koronare Herzkrankheit 235
– Lymphknoten 71
– Myokardvitalität 55, 235
– Onkologie 57
– Pankreatitis, chronische 1379
Petechien 787
– Alter 804
– CMV-Infektion 872
– Endokarditis, bakterielle 327
– Leukämie, akute 736, 740
– – lymphatische 781, 783
– Malassimilation 1184
– Osteomyelofibrose 678
– Thrombozytopenie 799
– tumorassoziierte 594
– Vitamin-C-Mangel 1423
petechienartige Effloreszenzen, Meningitis, eitrige 1810
Pethidin, Tumortherapie 140
Peutz-Jeghers-Syndrom 1234, **1235–1236**, 1400
– extraabdominale Befunde 1234
– Kolonkarzinom 1237
– Serin-Threonin-Kinase (STK11) 1236
Pevisomant, Hypogonadismus 1514
Peyer-Plaques 1010
PF-4, Wirkungen 1022
Pfeiffer'sches Drüsenfieber s. Mononukleose, infektiöse
Pfeiffer-Zelle 869
Pflege
– aktivierend-therapeutische 1861
– geriatrischer Patient 1861
– Pflegekräfte, psychologische Betreuung 89–90
Pflegeversicherung 1861
Pfötchenstellung
– Alkalose, respiratorische 1759
– Hypokalzämie 1742
– Sprue, einheimische 1191
Pfortaderanomalien, Pfortaderhochdruck 1266
Pfortaderdruck, Berechnung 1265
Pfortaderthrombose
– Devaskularisation 63
– Differentialdiagnose 599
– Leberabszess, pyogener 1337
– Leberversagen, akutes 1293
– Pfortaderhochdruck 1266
– Thrombembolie 604
Pfriemenschwanz 941
Pfropfgestose **1705**, **1707**
– Differentialdiagnose 368
– Plazentalösung, vorzeitige 368

P-Glykoprotein, Arzneimitteltransport 102
pH, Ejakulat 1506
phänotypischer Test, antiretrovirale Substanzen/-Infektion 843
Phäochromozytom 1500–1503
– Adrenalin 1502
– Darmischämie 1503
– Diabetes mellitus 1536
– Differentialdiagnose 1480, 1502, 1585, 1787
– Glomustumorerkrankung, familiäre 1501
– Herzinsuffizienz 212, 217
– von-Hippel-Lindau-Erkrankung 1501
– Hirnblutung 1503
– Hyperkalzämie 1743, 1745
– Hyperparathyroidismus 1744
– hypertensive Krise 1503
– Hypertonie 1501
– – essentielle 435–436
– Ileus 1503
– ^{131}Jod-Meta-Benzylguanidin 1503
– Kardiomyopathie 340
– Katecholamine 1502
– Kreislaufschock 1503
– Linksherzinsuffizienz 1503
– Lokalisationsdiagnostik 1502
– Lungenödem 1503
– MEN 1501, 1524, 1526–1527
– Metanephrine 1502
– Neurofibromatose von Recklinghausen 1501
– Noradrenalin 1502
– sporadisches, Differentialdiagnose 1526
– Zuckerkandl-Organ 1501
Phagosom, Granulozyten 742
Phagozyten, Immunsystem, angeborenes 1009
phagozytierende Zellen 1014
Phagozytose
– Granulozyten 742
– Neutrophile 1014
Phalloides-Syndrom 1895
Phallotoxin, Leberschädigung 1323
Pharmaka, Dünndarmfunktionsstörungen 1197
Pharmakodynamik
– Arzneimitteltherapie 101, 110
– geriatrischer Patient 1859
– Kombinationstherapie 108
Pharmakokinetik
– Arzneimitteltherapie 101–103, 110
– Chemotherapie, antibakterielle 117
– geriatrischer Patient 1859
pharmakologische Wirkstoffklassen 100–101
Pharmakotherapie s. Arzneimittel(therapie)
Pharyngitis **468**, 952, **1115**
– s.a. Halsschmerzen
– Coxsackie A 879
– LCM 901

Pharyngitis
– Meningokokkeninfektionen, systemische 955
– Mononukleose, infektiöse 868
– Nephropathia epidemica 899
– Ringelröteln 894
– Streptokokken 952
– – hämolysierende 953
– virale 857
pharyngokonjunktivales Fieber 882
Pharynxkarzinom, Alkoholkrankheit 1866
Pharynxtumoren, Differentialdiagnose 1126
Pharynxverletzungen, Atempumpe, Störungen 449
Phase-I-Metabolismus, Leberschädigung 1323
Phase-II-Metabolismus, Leberschädigung 1323
pH-Elektrodenkette 25
Phenacetin
– Analgetikanephropathie 1664
– Karzinogene 577
Phenacetinniere **1664–1665**
Phenothiazine
– Arrhythmien 348
– Hypotonie, medikamentös induzierte 444
– Repolarisationsstörungen 348
– Synkope 441
– Vergiftungen 1885
Phenoxybenzamin
– hypertensiver Notfall 1702
– Phäochromozytom 1502
Phenprocoumon
– arterielle Verschlusskrankheit 394
– Arterienverschluss, akuter 412
– Embolien, arterielle 251
– Interferenzen 423
– Phlebothrombose 422
Phentolamin, hypertensiver Notfall 1701–1702
Phenylalanin 1416
Phenylbutazon, Nierenversagen, akutes 1683
Phenylhydrazin, Lebersarkom 1349
Phenytoin
– Antihistaminikavergiftung 1880
– Lupus erythematodes, medikamentös induzierter 1075
– Trigeminusneuralgie 1790
– Überdosierung 1883
– Vergiftungen 1883
PHEX-Gen, Mutationen, Osteomalazie 1777
Philadelphia-Chromosom
– Leukämie, akute, lymphatische 580, 780–781
– – chronisch-myeloische 33, 671–672
– Translokation 671
– – balancierte 670
Phimose, Nierenversagen, akutes 1634

Phlebitis
– Campylobacter fetus 974
– migrans **422**
– – Thrombangitis obliterans 405
– nosokomiale 1833
– saltans und migrans, Thrombangitis obliterans 404
– Thrombangitis obliterans 404–405
Phlebödem 426
– s.a. Ödeme
– Differentialdiagnose 429
– Hautveränderungen 426
Phlebographie **51**
– Gefäßfehlbildung 67
– Indikationen 67
– Lungenembolie 522
– Lymphödem 426
– sonographische 421
– Thrombose 67
– Varikose 416
– venöse Insuffizienz, chronische 425
Phlebothrombose 383, **418–423**
– Antikoagulanzien 418
– Antikoagulation 422
– Antithrombin III 420
– Antithrombogenität, endothelvermittelte 420
– Appositionsthrombose 420
– Arterienverschluss, akuter 408
– CVI 424
– D-Dimer-Spiegel 421
– Differentialdiagnose 410, 416, 421
– Doppler-Ultraschalluntersuchung 421
– Economy Class Syndrome 420
– Farb-Doppler-Sonographie 421
– Fibrin 420
– Fibrinolyse 423
– Gerinnungsneigung 419
– hämostaseologische Risikofaktoren 420
– Heparin 422
– Homans-, Lowenberg-, Meyer- bzw. Payr-Zeichen 421
– Hormonersatzbehandlung 420
– Hyperkoagulabilität 419
– Kavaschirm 423
– Kollateralen 421
– Kompressionstherapie 422–423
– Kontrazeptiva, orale 420
– Lungenembolie 422–423, 520
– – rezidivierende 418
– Mobilisierung 422
– Ödeme 421
– Pankreasadenokarzinom 1386
– Phenprocoumon 422
– Phlegmasia caerulea dolens 423
– Plasmaviskosität 419
– Polyglobulie 419
– Polyzythämie 419

Phlebothrombose
– postthrombotisches Syndrom 419, 423
– Protein C 420
– Pulmonalisangiographie 418
– Risikofaktoren 420
– Screening-Test 421
– Streptokinasetherapie 423
– Symptome 421
– Thrombozytose 419
– tiefe, CVI 424
– tPA 423
– Überkreuzungsphänomen 420
– Urokinase 423
– Varikose 417
– Venensporn nach May 420
– Venenwände, Überdehnung 420
– Virchow-Trias 419
– Wadenvenen 420
Phlebotomus-Mücken 898
– Giardia lamblia 924
Phlebovirus **898–900**
Phlegmasia caerulea dolens
– Differentialdiagnose 410
– Gangrän, venöse 423
– Operationsindikation 423
– Phlebographie, Kontraindikationen 51
– Phlebothrombose 423
Phlegmone
– Endokarditisprophylaxe 331
– Streptokokken 952
Phosgen, Lungenerkrankungen, interstitielle 511
Phosphat s. Phosphat(haushalt)
Phosphatase
– alkalische (AP) 23
– – Alkoholhepatitis 1318
– – Cholangitis 1360
– – Choledocholithiasis 1354
– – Cholezystitis, akute 1359
– – GvH-Krankheit 177
– – Hepatitis, chronische 1276
– – hepatozelluläres Karzinom 1346
– – Hypokalzämie 1742
– – Leberzirrhose 1298
– – Mirizzi-Syndrom 1362
– – Paget-Syndrom 1780
– – plazentare, Hoden-/Keimzelltumoren 645
– – Tumortherapie 141
– tartratresistente saure (TRAP), Haarzellenleukämie 773
Phosphatbinder
– aluminiumhaltige, Hyperphosphatämie 1751
– kalziumhaltige, Hyperphosphatämie 1751
– Niereninsuffizienz, chronische 1690
Phosphatdiabetes 1720
– Nierenerkrankungen, tubulointerstitielle 1657
– Osteomalazie 1777, 1779
Phosphat(haushalt) 1416
– ATP 1747
– Ausscheidung, Hypophosphatämie 1749
– – Parathormon 1621

Phosphat(haushalt)
– Ausscheidungsstörungen, renale 1748, 1750
– Bestand im Organismus 1747
– Calcitonin 1747
– Ernährung, parenterale 1427
– Hyperkalzämie 1743
– Hypophosphatämie 1749
– Nephrolithiasis 1711
– organische Verbindungen, Asthma bronchiale, berufsbedingtes 1913
– Osteomalazie 1776
– Parathormon 1747
– physiologische Grundlagen 1747
– Plasmozytom 776
– Reabsorption, tubuläre, erhöhte 1750
– Regulation 1747
– renaler Verlust, hereditärer, Osteomalazie 1777
– – tumorassoziierter, Osteomalazie 1777
– Störungen 1720, **1747–1752**
– – Osteomalazie 1779
– – Tumorlysesyndrom 605
– Vitamin D 1747
– Zufuhr, erhöhte 1750
Phosphatsteine, Harnalkalisierung 1713
Phosphodiesterase-(PDE-)Inhibitoren
– Asthma bronchiale 475–476
– Bronchokonstriktion 475
– Schock, kardiogener 256
Phosphoglyzeratkinase-1/2-Mangel 1607
Phospholipase, Pankreatitis, akute 1371
Phospholipase A$_2$, koronare Herzkrankheit 233
Phospholipid-Antikörper, Lues 1071
Phosphonoameisensäure (PFA)
– CMV-Infektion 129
– Hepatitis B 129
– Herpesviren, humane 129
– HIV-1 129
– Retroviren 129
– Strukturformel 128
Phosphor
– Fettleber 1313
– Kiefernekrosen 1927
– Leberschädigung 1925
– Leberversagen, akutes 1293
Phosphorylasekinase-A$_2$-Mangel 1607
photodynamische Therapie 170–171
– Barrett-Ösophagus 1135
– Basalzellkarzinom 618
Photopherese, Sklerodermie 1085
Photophobie
– Chediak-Higashi-Syndrom 746–747
– Meningitis, eitrige 1810
– Migräne 1786
– Tollwut 907

Sachverzeichnis

Photosensibilität
- Lupus erythematodes, systemischer 1076
- Protoporphyrinämie 1590

Phrenikusparese 564
- Atempumpe, Störungen 449
- Mediastinitis 561

Phthirus pubis 946
physikalische Karte, Genom 32
physikalische Therapie/Physiotherapie **89**
- arterielle Verschlusskrankheit 394
- Arthritis, reaktive 1069
- – rheumatoide 1053, 1058
- Bronchiektasen 484
- Muskeldystrophie 1807
- Neuropathie, diabetische 1557
- Osteochondrose 1108
- spezifische 89
- Spondylarthrose 1108
- Zwerchfellparese 564

physiologische Parameter, akustische/visuelle Kontrolle, Biofeedback 196

Physostigmin, Diphenhydraminvergiftung 1885

Phytotherapeutika 111–112
- Prostatahyperplasie 1725

Pica-Syndrom, Eisenmangel 709

Pickwick-Syndrom **568**
- Azidose, respiratorische 1758

Picornaviren **878–881**
- Hepatitis-A-Virus 1277
- Meningitis 133
- Nachweis 880
- Pleconaril 133
- Rachenabstrich 880
- respiratorische Infektionen 133
- Therapie 132–133
- Win-Substanzen 133
- ZNS-Erkrankungen 879

Piecemeal Degranulation, Mastozytose 753

Pierre-Marie-Bamberger-Syndrom, tumorassoziiertes 595

Pierre-Marie-Strümpell-Bechterew-Krankheit **1061–1066**

PIG-A-Gen, Hämoglobinurie, paroxysmale nächtliche 697

Pigmentierungen, Whipple-Syndrom 1193

Pigmentierungstypen, Haut 614

Pigmentsteine 1350, 1352
- braune/schwarze 1352

Pigmentzylinder 1625

Pilocarpin, Sialorrhö 1115

Pilze
- DHS-System 914
- dimorphe, Erkrankungen **921–922**
- Vergiftungen 1893–1895
- – Diagnose 1893

Pilzgranulom, Differentialdiagnose 498

Pilzinfektionen **914–922**, 1209
- Adhärenz 914
- Allylamine 915
- Amphotericin B 915

Pilzinfektionen
- Antigennachweis 914
- Antikörper 915
- Anzüchtung 914
- Bronchitis, chronische 481
- Caspofungin 915
- Definition 914
- Diagnostik 914
- Echinocandine 915
- Endokarditis 329
- Erregernachweis 914
- Fluconazol 915
- Flucytosin 915
- 5-Fluorcytosin 915
- Fluoropyrimidine 915
- Graft-versus-Host-Krankheit 177
- Granulozytopenie 590
- Hypoglykämie 1553
- IgG-Antikörper 43
- IgM-Antikörper 43
- Imidazole 915
- Immundefekte 1032
- intestinale 1209
- Invasivität 914
- Itraconazol 915
- Ketoconazol 915
- Knochenmarktransplantation 835
- Leukämie, akute, myeloische 739
- – chronisch-lymphatische 770
- Meningitis, Differentialdiagnose 1811
- Miconazol 915
- Myokarditis 343
- Neutropenie 584, 832–833
- Organtransplantation 835
- Pankreatitis, akute 1370
- Pathogenitätsfaktoren 823, 914
- Perikarditis 356
- Pneumonie 492
- Polygene 915
- Prionen 911
- Prophylaxe, Herztransplantation 183
- Proteine, sekretorische 914
- pulmonale, Differentialdiagnose 598
- Raynaud-Syndrom, sekundäres 402
- Sepsis, Immundefekte 1032
- Stammzelltransplantation 177
- Switching 914
- Terbinafin 915
- Triazole 915
- tumorassoziierte Infekte 590
- Vaskulitis 1090
- Wirtsabwehr 914

Pilzsyndrom, gastrointestinales 1895

PiMM **1600–1601**
PiMNull 1601
PiMS/PiMZ 1601
Pinealome, HVL-Insuffizienz 1447
Pineozytom 662

Pink Puffer 477
- Bronchitis, chronische 478
- Lungenemphysem, zentroazinäres 482
- Lungenfunktionsprüfung 480
- Symptome 478–479

Pinta **983**
PiNull/Null 1601
Pioglitazon, Typ-2-Diabetes 1547
Piperacillin **119**
Piringer-Kuchinka-Lymphadenitis, Toxoplasmose 929
Piroxicam, Ulkus, peptisches 1158
PiSNull 1601
PiSS 1601
Pistolenschussphänomen, Aorteninsuffizienz 301
PiSZ 1601
Pit-1-Gen, Mutationen, HVL-Insuffizienz 1447
PiZNull 1601
PiZZ **1600–1601**
PL-7 (Anti-Threonyl-tRNA-Synthetase), Antikörper **1086**
plättchenaktivierender Faktor (PAF)
- allergische Sofortreaktion 1044
- Eosinophile 1044

Plague(bildung) **970**
PLAP (plazentare alkalische Phosphatase)
- Hodentumoren 645
- Keimzelltumoren, maligne 645

Plaque(bildung)
- Atherogenese 222–223
- floride, Creutzfeldt-Jakob-Krankheit, neue Variante (nvCJD) 912
- ulzerierende, Arterienverschluss, akuter 408

Plaqueruptur, Arteriosklerose 222–223, 387

Plasma-ACTH-Messung, Cushing-Syndrom 1443, 1492

Plasmaaustausch(transfusion) s. Plasmapherese

Plasmacholinesterase 107

Plasmaersatzmittel/-expander
- vom Dextran-Typ, allergische Reaktionen 108
- Thrombozytopathie 803

Plasmafluss, renaler 1618, 1629
- geriatrischer Patient 1841
- Schwangerschaft 1704

Plasmakonzentration von Arzneimitteln 110
- geriatrischer Patient 1859

Plasma-Osmolalität
- Ketoazidose, diabetische 1550
- Koma, diabetisches 1550
- Regulation 1729

Plasma-Osmolarität, Diabetes insipidus 1445

Plasmaperfusion (PP), Intensivmedizin 1832

Plasmapherese
- hämolytisch-urämisches Syndrom 1673
- Hämophilie 791
- Plasmozytom 778
- Purpura, thrombotisch-thrombozytopenische 806

Plasmaproteinbindung, Arzneimittel 102, 110

Plasmaproteine 23
- glykierte, Diabetes mellitus 1540
- niedermolekulare, Abbau, Nieren 1619–1620
- renale Extraktion 1619

Plasma-Renin-Aktivität
- ACE-Hemmer 1695
- Hyperaldosteronismus, primärer 1487
- Hypertonie 436
- – renovaskuläre 1698

Plasmaseparation (PS)
- Intensivmedizin 1832
- Kleingefäßvaskulitis 1103
- Lupus erythematodes, systemischer 1078
- Vaskulitis, zytoklastische, kutane 1103

Plasmathrombinzeit (TZ) **26–27**
plasmatische Enzyme 22
Plasmaviskosität, Phlebothrombose 419
Plasmazelldyskrasie, Amyloidose 1673
Plasmazellen 667
- Entstehung 1012
- Immunglobuline 1012
- Plasmozytom 776

Plasmazellenleukämie, Plasmozytom 775

Plasmazellgranulome, Lunge 543

Plasmazellmyelom 764
plasmidkodierte Proteine, Arthritis, reaktive 1068
Plasmidvektoren, DNA, Klonierung 36
Plasmin-α_2-Antiplasmin-Komplexe (PAP), DIC 795
Plasminogenaktivatoren vom Gewebe- bzw. Urokinase-Typ, Fibrinolyse 786
Plasminogenaktivator-Inhibitor-1 (PAI-1), Fibrinolyse 786
Plasmodium falciparum, malariae, ovale bzw. vivax 923
Plasmozytom s. Myelom, multiples
plastische Deckung, venöse Insuffizienz, chronische 425
Platinderivate, Tumortherapie 135
Platinelektrode 25
Platinsalze, Asthma bronchiale, berufsbedingtes 1913
Plattenatelektasen, Diagnostik 486
Plattenepithelkarzinom
- CUP-Syndrom 622
- Differentialdiagnose 618

Plattenepithelkarzinom
– Haut **618–620**
– – Chemotherapie 620
– – Differentialdiagnose 620
– – TNM-Klassifikation 620
– – Ulzeration 619
– Magen 1168
– Ösophagus 1140
– Zervix 636
Plaut-Vincent-Angina 975, **976**
– Differentialdiagnose 869, 958, 1116
Plazebo **111**
– Anwendung 111
– Schmerzen, chronische 153
Plazeboeffekte, Patientenmerkmale 111
Plazentalösung, vorzeitige
– DIC 795
– HELLP-Syndrom 369
– Hypertonie, Schwangerschaft 369
– Pfropfgestose 368
– Präeklampsie 1705
Plazentaperfusion
– Hypertonie, schwangerschaftsinduzierte 367
– Präeklampsie 367
Plazentargefäße, Okklusionen, Antiphospholipid-Antikörper-Syndrom 1089
Plegien, Phlebothrombose 420
Pleozytose
– LCM 901
– Meningitis 1810, 1813
Plesiomonas shigelloides **973**, 1206
Plethora
– Cushing-Syndrom 1491
– Polycythaemia vera 681–682
Pleura
– bildgebende Verfahren 65
– Exsudat, Flüssigkeitseinlagerung, pulmonale 453
Pleurabiopsie 557
– Pleuraerguss 555–556
– Pleuritis exsudativa tuberculosa 502
Pleuraempyem
– Dekortikation 557
– Keime 557
– Leberabszess, pyogener 1336
– Lungenabszess 494
– Pneumonie 492
– radiologische Diagnostik 66
– Therapie 557
Pleuraerguss 215, **554–557**, 1623
– Arthritis, rheumatoide 1056
– bildgebende Verfahren 555
– Boerhaave-Syndrom 555
– Cor pulmonale 531
– Differentialdiagnose 357, 564
– Drainage 556
– Dressler-Syndrom 555
– Dyspnoe 454
– Exsudat 554
– Fibrinolyse 556
– hämorrhagischer 554
– Lungenembolie 520–521, 526

Pleuraerguss
– maligner **592–597**, 680
– – Analgesie 597
– – Bronchialkarzinom 550–551, 592
– – chirurgische Verfahren 597
– – Entlastungspunktionen 597
– – Exsudat 597
– – Lymphome, maligne 592
– – Mammakarzinom 592
– – Ovarialkarzinom 630
– – Pleurapunktion 597
– – Pleurodese 597
– – Sonographie 592
– Nierenversagen, akutes 1638
– Ösophagusruptur 555
– Osteomyelofibrose 680
– Ovarialkarzinom 558, 629
– Pleuramesotheliom 558
– Pleuritis exsudativa tuberculosa 502
– Pleurodese 556
– Pneumonie 489
– Punktion 555
– – sonographische 463
– restriktive Störungen 450
– rezidivierender 556
– Sonographie 65, 461
– Thorakoskopie 464
– Transsudat 554
– Wegener-Granulomatose 1100
– Whipple-Syndrom 1194
Pleuraerkrankungen **552–558**
– Differentialdiagnose 549
Pleurainfektionen, Pneumothorax 554
Pleuramesotheliom **557–558**
– Asbest/Asbestose 510, 558
– beruflich verursachtes 558, 1922
– Bronchoskopie 558
– CT 557
– Pleuraerguss 555
– Pleuraplaques 558
– Pleurastanzbiopsie, perkutane 558
– Pleuropneumektomie 558
– radiologische Diagnostik 66
– Strahlentherapie 558
pleuranahe Verschattung, Lungenembolie 521
Pleuraplaques
– Asbestose 510
– Pleuramesotheliom 558
Pleurapunktion/-punktat
– Bronchoskopie 558
– Laboruntersuchungen 556
– Palliativmedizin 155
– Pleurabiopsie 556
– Pleuraerguss, maligner 597
– Pleuritis exsudativa tuberculosa 502
– Reexpansionsödem 556
– Tuberkulose, Nachweis 498
– Untersuchung, mikrobiologische 556
– – zytologische 556
Pleurareiben, Pleuritis exsudativa tuberculosa 502
Pleuraschmerz, Amöbenabszess 1338

Pleuraschwarte/-schwiele 557
– Dyspnoe 454
– Pleuraerguss 557
– restriktive Ventilationsstörung 457
Pleurastanzbiopsie
– perkutane, Pleuramesotheliom 558
– ungezielte 463
Pleuratumoren **557–558**
– metastatische 558
Pleuritis **554–557**
– Arthritis, rheumatoide 1055
– carcinomatosa, Bronchialkarzinom 550
– Differentialdiagnose 246
– exsudativa 554
– – tuberculosa **502**
– Lungenembolie 520–521, 526
– Lupus erythematodes, systemischer 1075–1076
– Mittelmeerfieber, familiäres 1089
– Pneumonie 492
– Reiter-Syndrom 1070
– sicca 554
– Sklerodermie 1084
– Whipple-Syndrom 1194
Pleurodese
– Palliativmedizin 155
– Pleuraerguss 556
– – maligner 597
– Thorakoskopie 464
Pleurodynie
– Coxsackie A **880**
– virale 859
pleuroperikardiale Fensterung, Perikarderguss, maligner 598
Pleuropneumektomie, Pleuramesotheliom 558
Plexopathie, Differentialdiagnose 1793
Plexusblockade, Schmerzen, chronische 151
Plexustumor, papillärer 662
Plummer-Vinson-Syndrom, postkrikoidale Webs 1128
pluriglanduläre Insuffizienz 1523
– Typ 1/2 1523
PML s. Leukoenzephalopathie, progressive, multifokale
PM-Phänotyp, Arzneimittel 106
PM-Scl, Myositis 1088
PNET 660
Pneumatozelen, Hyper-IgE-Syndrom 745
Pneumaturie, Dickdarmdivertikel 1231
Pneumocystis-carinii-Infektion/-Pneumonie 490–491, **492**, 919
– s.a. Pneumonie
– AIDS 919
– Cotrimoxazol 202
– Graft-versus-Host-Krankheit 177
– Haarzellenleukämie 774
– Herztransplantation 183
– HIV-Infektion 492, 840, **847**

Pneumocystis-carinii-Infektion/-Pneumonie
– Immunsuppression 160
– Organ-/Knochenmarktransplantation 833
– Prophylaxe 852
– Spontanpneumothorax 552
– Stammzelltransplantation 177
Pneumocystis-carinii-Prophylaxe
– Graft-versus-Host-Krankheit 177
– HIV-Infektion 491
– Stammzelltransplantation 177
Pneumokokken 951, **953–954**
– Bakteriämie, HIV-Infektion 849
– Blutkulturen 954
– bronchiale Infektion 470
– Carbapeneme 954
– Cephalosporine 954
– DIC 795
– IgG-Subklassen-Defekte 1035
– Immunisierung 954
– Laryngitis, akute 468
– Meningitis 954, 1812
– – eitrige 1810
– Penicillin G 954
– Perikarditis 354
– Pharyngitis 468
– Pleuraempyem 557
– Pneumonie **487**, 490–491
– Polysaccharidkapsel 954
– Purpura, idiopathische thrombozytopenische 800
– Schutzimpfung 1002
– – Splenektomie 721
– Sinusitis, akute 467
– Tonsillitis 1115
– Totimpfstoffe 998
Pneumokoniosen 504, **509–511**, 1912–1915
– anorganische **1912–1913**
– – Klinik 1914–1915
– Caplan-Syndrom 1060
– CT, hochauflösendes 66
– Lungenerkrankungen, interstitielle 506
– Narbenkarzinome 548
– organische **1913–1915**
Pneumomediastinum **560–561**
Pneumonie **487–495**, 536, 952
– s.a. Bronchopneumonie
– s.a. Lobärpneumonie
– s.a. Pneumocystis-carinii-Infektion/-Pneumonie
– s.a. Segmentpneumonie
– Abdomen, akutes 1405
– abszedierende **493–494**
– – Nokardiose 961
– Adenoviren 882
– Aerosolinhalation 487
– allergische, bronchopulmonale 517
– alveoläre 489
– – Bronchopneumogramm, positives 489
– – Dyspnoe 454

Sachverzeichnis

Pneumonie
- ambulant erworbene 487, **488**
-- Therapie 491
- nach Amputation 397
- Antibiotika 491
- Antikörper 490
- ARDS 1830
- Aspergillose 919
- atypische 487, **488**
-- Chlamydien 990
-- Differentialdiagnose 1811
-- Hepatitis, akute 1274
-- Legionärskrankheit 980
-- Parainfluenzaviren 886
-- Q-Fieber 992
-- RSV 886
-- Symptome 489
- auslösende Ereignisse 488
- Azidose, respiratorische 1758
- bakterielle, geriatrischer Patient 1847
-- HIV-Infektion **847–848**
-- Verlauf und Prognose 492
- Beatmung 493
-- nichtinvasive 1829
- Blutkulturen 490
- bronchoalveoläre Lavage 490
- Bronchoskopie 491
- Candidiasis 917
- Cholerasyndrom 1207
- Definition 487
- Differentialdiagnose 498, 524, 597, 603, 1353, 1359
- Dyspnoe 454
- EBV-Infektion 870
- einschmelzende, Hämoptysis 456
- Einteilung 488
- eitrige, Husten 455
- Endoskopie 171
- Entzündungsprozesse 487
- eosinophile **516–517**
-- chronische 516
-- Differentialdiagnose 474, 491
- Epidemiologie 487
- Erreger-DNA 490
- Erregerisolierung/-spektrum 490
- Flüssigkeitseinlagerung, pulmonale 453
- geriatrischer Patient 1846
- Guillain-Barré-Syndrom 1794–1795
- hämatogene Aussaat 487
- Haemophilus influenzae 977
- Halitosis 1112
- Herzinsuffizienz, terminale 219
- Hirnarterienstenose, extrakranielle 401
- HIV-Infektion 840
- Hyperventilation 455
- Hypoventilation, alveoläre 571
- Insulinresistenz 1551
- intensivmedizinische Betreuung 1818
- Intensivstationen 1832

Pneumonie
- interstitielle, CMV-Infektion 871
-- Differentialdiagnose 516, 528
-- Graft-versus-Host-Krankheit 177
-- idiopathische **517**, 518
-- Influenza 885
-- körperliche Untersuchung 489
-- Mykoplasmen 988
-- radiologische Diagnostik 66
-- Röntgenbild 489
-- Röntgenthorax 488
-- Sjögren-Syndrom 1080
-- Stammzelltransplantation 177
-- tumorassoziierte Infekte 586
- käsige, Lungentuberkulose 501
- Knochenmarksuppression 491
- körperliche Untersuchung 489
- Koma, nichtketoazidotisches, hyperosmolares 1551
- Laboruntersuchungen 490
- Legionärskrankheit 979
- Legionellose **981**
- Leukämie, akute 736
--- lymphatische 781
-- chronisch-lymphatische 770
- Lungenbiopsie 490
- Lungenembolie 520–521
- Masern 888
- Monitoring, mikrobiologisches 1825
- multilobuläre, tumorassoziierte Infekte 586
- Niemann-Pick-Krankheit 1610
- nosokomiale 487, **488**, 831, 1833
-- ARDS 539
-- geriatrischer Patient 1847
-- Therapie 491
-- Verlauf und Prognose 492
- Ornithose 989
- Perikarditis 356
- Pleuraerguss 555
- Pneumokokken **487**
- poststenotische, tumorassoziierte Infekte 586
- prädisponierende Faktoren 488
- Prävention 491
- primäre 487, **488**
- Pseudomonas 974
- rechtsbasale, Differentialdiagnose 1225
- respiratorische Insuffizienz 1827
- rezidivierende, Bronchiektasen 483
-- Hyper-IgE-Syndrom 745
- Salmonellen 1205
- sekundäre 487, **488**
-- ARDS 539
-- bakterielle, Influenza 885

Pneumonie
- Spontanpneumothorax 552
- Staphylococcus aureus 948
- Tröpfcheninhalation 487
- Typhus abdominalis 967
- typische 487, **488**, 489
- Varizellen 866
- Verlauf und Prognose 566
- virale 492, 857
- Virostatika 492
- Zeichen 1847
pneumonisches Infiltrat
- Differentialdiagnose 486
- tumorassoziierte Infekte, Therapie 588
Pneumonitis
- allergische **507–509**
- durch Antiarrhythmika 266
- Arthritis, rheumatoide 1059
- nach Hodgkin-Lymphom 761
- Sjögren-Syndrom 1080
Pneumothorax 536, **552–554**
- s.a. Spannungspneumothorax
- s.a. Spontanpneumothorax
- durch Abszessdrainage 61
- ARDS 539
- Asthma bronchiale 476
- Atempumpe, Störungen 449
- Azidose, respiratorische 1758
- BAL 464
- Bronchitis, chronische 481
- nach Bronchoskopie 464
- Computertomographie 553
- Definition 552
- Differentialdiagnose 237, 482, 523, 555
- Dyspnoe 454
- geschlossener, radiologische Veränderungen 553
- Husten, starker 455
- Hypoxämie, arterielle 553
- mit Mediastinalemphysem, Differentialdiagnose 561
- nach Mediastinoskopie 464
- Mukoviszidose 485
- offener, äußerer/innerer 552
-- radiologische Veränderungen 553
- persistierender/rezidivierender, Therapie 553
- Pleuraerguss 557
- nach PTC 50
- radiologische Veränderungen 553
- restriktive Störungen 450
- Röntgen-Thorax 65, 552–553
- Silikose 510
- Symptome 553
- Thorakoskopie 464
- traumatischer, Therapie 554
Pneumozyten, Typ II, Proliferation, Lungenerkrankungen, interstitielle 505
PNH (paroxysmale nächtliche Hämoglobinurie) **697–698**
pO_2 453
- Asthma bronchiale 471
-- extrinsisches 473
- erhöhter, Flüssigkeitseinlagerung, pulmonale 453

Pocken 903
- Schutzimpfung 904
Podagra, Gicht, akute 1577
Polidocanol, Ösophaguskarzinom 1142
Poliomyelitis 879
- abortive 879
- anterior acuta 878
- bulbäre 879
-- Differentialdiagnose 880
- Differentialdiagnose 1585
- Immunprophylaxe 1919
- Letalität 855
- Meningitis 879
-- aseptische 879
- Mortalität 855
- paralytische **878–879**
- Phrenikusparese 564
- Raynaud-Syndrom, sekundäres 402
- respiratorische Insuffizienz 1827
- Seroprävalenz 855
- Therapie und Prophylaxe 880–881
- Übertragbarkeit 856
Poliomyelitis-Schutzimpfung 879, 881, **1000**
- aktive 881
- Kinder und Jugendliche 996
- Lebendimpfstoffe 998
- Totimpfstoffe 998, 1000
Polio-Wildvirusepidemien 1000
Pollakisurie
- körperliche Untersuchung 5
- Prostatahyperplasie 1725
- Prostatitis 1723
- Urogenitaltuberkulose 1659
- Zystitis 1654
Pollen(allergie) 1043
- Asthma bronchiale 465
- Rhinopathie 466
Polyangiitis
- Glomerulonephritis, rasch progrediente 1643
- mikroskopische 1090–1091, 1100
-- ANCA-Diagnostik 1100
-- Glomerulonephritis, nekrotisierende 1098
-- harnpflichtige Substanzen 1100
-- Kleingefäßvaskulitis, ANCA-assoziierte 1097
Polyarteriitis nodosa 1090–1091, **1096**
- ANCA 1096
- Angiographie 1097
- Antigen-Antikörper-Komplement-Komplexe 1096
- Autoantikörper gegen Myeloperoxidase (MPO) 1096
- Biopsie 1097
- Cyclophosphamid 1097
- Differentialdiagnose 1104, 1667
- Glukokortikosteroide 1097
- HBV-assoziierte 1090–1091
- Hepatitis B 1096
- Immunkomplexreaktionstyp 1096

Polyarteriitis nodosa
- juvenile, Differentialdiagnose 1104
- Komplementverbrauch 1096
- Leukozytose 1097
- Livedo reticularis 1096
- p-ANCA 1630
- Thrombozytose 1097
- Vaskulitis 1096
-- renale 1666

Polyarthritis
- akute, Differentialdiagnose 1578
-- Sarkoidose 514
- Behçet-Syndrom 1104
- chronische 1052–1060
-- Osteoporose 1768
-- Proteinurie, tubuläre 1626
-- Raynaud-Syndrom, sekundäres 402
- Differentialdiagnose 335, 1585
- juvenile, chronische 1060
- Kollagenosen 1074
- Lupus erythematodes, systemischer 1075
- Mumps 890
- progredient-chronische 1052–1060
- reaktive 1067
- rheumafaktorpositive 1060
- Silikose 510
- Sklerodermie 1083–1084
- Spondylitis, ankylosierende 1063
- systematische 1060

Polyarthrose, Fingergelenke 1105

Polychondritis, rezidivierende, Kleingefäßvaskulitis 1104

Polychromasie
- Anämie, autoimmunhämolytische 723
- Hämolyse 719

Polycythaemia vera **680–684**
- s.a. Polyzythämie
- Aderlasstherapie 683–684
- ALP-Index 682
- Blutbild 682
- Blutgasanalyse 682
- Differentialdiagnose 674, 686
- Hydroxyurea 684
- Hypervolämie 681
- Interferon-alpha 684
- Knochenmarkbefunde 674
- Knochenmarkbiopsie 682
- Polyglobulie 682
- Protoporphyrinämie, sekundäre 1592
- rubra **680–684**
- Sonographie 683
- Splenomegalie 683
- Symptome 681–682
- Thrombozytenaggregationshemmer 684
- Trisomien 682
- Viskositätssteigerung 681
- zytoreduktive Therapie 684

Polydipsie
- Cushing-Syndrom 1491
- Diabetes insipidus 1445
- Differentialdiagnose 1446

Polydipsie
- Hyperaldosteronismus, primärer 1488
- Hyperglykämie 1536
- Hyperkalzämie 1745
-- tumorassoziierte 601
- Hyperparathyroidismus, primärer 1478
- Hypokaliämie 1735, 1737
- Nephronophthise 1718
- psychogene 1445, **1446**
-- Differentialdiagnose 1446

polyendokrines Syndrom, autoimmunes Typ 1 1290

polygene Erkrankungen 33
polygene Pilzinfektionen 915
polyglanduläre Insuffizienz, Typ 1–3 33

Polyglobulie **456**
- Arterienverschluss, akuter 406
- BSG 26
- Differentialdiagnose 320, 683
- Erythrozytose 681
- Fallot'sche Tetralogie 319
- Phlebothrombose 419
- Polycythaemia vera 682
- Schlafapnoe, obstruktive 568
- Schwindel 1853
- sekundäre **456**
-- Atemwegserkrankungen, untere 469
-- Blue Bloater 478
-- Bronchitis, chronische 478
-- Cor pulmonale 534
-- Hypertonie, pulmonale 534
-- tumorassoziierte 594

polyklonale Hypergammaglobulinämie **1030**

Polymerase-Kettenreaktion s. PCR

Polymorphismen
- Dysbetalipoproteinämie 1569
- Hyperlipidämie, familiäre, Typ III 1569

Polymyalgia arteriitica/rheumatica 1093–1094, 1095, **1095**
- Azathioprin/Kortikosteroide 1095
- Bird-Diagnosekriterien 1094
- Druckdolenz 1051
- Genetik/Immunologie 1094
- Hirnarterienstenose, extrakranielle 400
- Riesenzell-/Temporalarteriitis 1095

Polymyositis **1086–1089**, 1807–1809
- s.a. Myositis
- Anti-Synthetase-Antikörper 1087
- Aspirationspneumonie 1809
- Autoantikörper 1041
- Autoimmunerkrankungen 1040
- Azathioprin 1088
- Coxsackie-Viren 1087
- Cyclophosphamid 1088
- Differentialdiagnose 943
- Elektromyographie 1808
- EMG 1088

Polymyositis
- Glukokortikoide 1808–1809
- Gottron-Zeichen 1087
- granulomatosa, Sarkoidose 1087
- HLA-Antigene 1808
- HLA-B8 1087
- HLA-DR3 1087
- Immunsuppressiva 1809
- Jo-1-Syndrom 1088
- Krankengymnastik 1809
- Kreatinkinase 1808
- Membranangriffskomplex 1087
- Methotrexat 1088
- Muskelbiopsie 1808
- Muskel-MRT 1088
- Mykoplasmenpneumonie 988
- Myopathien 1804
- Myositis-spezifische Autoantikörper (MSA) 1087
- Ösophagusmotilitätsstörungen 1121
- Paresen, proximal betonte 1808
- Phrenikusparese 564
- Ribonukleoproteine 1087
- Serumelektrophorese 1088
- Serumenzyme 1088, 1808
- tumorassoziierte 596

Polyneuritis
- akute, idiopathische **1793–1795**
- diphtherica 958
- Malassimilation 1184
- Mykoplasmenpneumonie 988
- Sjögren-Syndrom 1080

Polyneuropathie(n) **1791–1796**
- akute, inflammatorische, demyelinisierende (AIDP) **1793–1795**
- alkoholische **1795–1796**, 1867
-- Vitamin-B_1-Mangel 1795
- Amyloidablagerung 1791
- Anhidrose 1792
- Arthritis, rheumatoide 1059
- autonome 1792
-- Diabetes mellitus, Therapie 1558
- Bannwarth-Syndrom 1792
- Beriberi 1423
- Biopsien 1792
- Chemotherapie 137, 142
- chronische, Alkoholabusus, chronischer **1795**, 1796
- Definition 1791
- Demyelinisierungen 1791
- Diabetes mellitus **1555–1556**
-- im Alter 1845
- Differentialdiagnose 1585, 1790, 1792–1794, 1796
- Dying-Back-Phänomen 1791
- EMG/ENG 1792
- Haut, Dünnerwerden 1792
- HIV-Infektion 849
- Leukodystrophie, metachromatische 1791
- Meningopolyneuritis Bannwarth 1792

Polyneuropathie(n)
- Nagelwachstum, vermindertes 1792
- Nervenleitungsgeschwindigkeit 1792
- Panarteriitis nodosa 1792
- Pankreatitis, chronische 1383
- Pellagra 1423
- Plasmozytom 779
- Porphyrie 1791
-- akute, intermittierende 1793
- Pyridoxinmangel 1423
- Refsum-Syndrom 1791
- Schweißsekretion 1792
- Sjögren-Syndrom 1080
- trophisches Reizphänomen 1792
- tumorassoziierte 596
- urämische, Hämodialyse 1690
- Vaskulitis, essentielle, kryoglobulinämische 1102
- Vorderhornzelle, Intermediärstoffwechsel 1791
- Wegener-Granulomatose 1100
- Zirkulationsstörungen 1791

Polyomaviren/-viridae **904–906**
- BKV/JCV 905

Polypektomie
- Endoskopie **168**
- Flüssigkeit/Gewebekleber, Injektion 168

Polypen
- bildgebende Verfahren 68
- Dickdarm 1236
- Differentialdiagnose 1240
- Dünndarm 1234
- Magen 1166

Polyphagie, Hyperglykämie 1536

Polyposis coli, familiäre 1236
- adenomatöse **1235**, 1236
-- APC-Gen 580
- Eisenmangel 709
- extraabdominale Befunde 1234
- juvenile 1234, **1235–1236**
-- Kolonkarzinom 1237
-- SMAD4 (DPC4) 1236
- Kolonkarzinom 1237
- Malignitätsrisiko 1234
- Vererbung 578

Polyposis nasi
- Differentialdiagnose 1100
- Rhinitis, chronische 467

Polyradikulitis, $P_{0,1}/P_{0,1max}$-Werte 461

Polyradikulitis, akute, postinfektiöse
- Differentialdiagnose 1794
- Typ Guillan-Barré 1791, **1793–1795**
-- Ätiologie und Pathogenese 1794
-- Dysphagie 1794
-- Dyspnoe 454

Polysaccharide 1416
- Pneumokokken 954

Polyserositis, Still-Syndrom 336

Sachverzeichnis

Polysomnographie, Schlafapnoe, obstruktive 568
Polytransfusion, Anämie, refraktäre 730
Polytrauma
– ARDS 536, 1830
– Blutungsanämie 724
– DIC 795
Polyurethane, Lungenerkrankungen, interstitielle 511
Polyurie
– Bartter-Syndrom 1720
– Cushing-Syndrom 1491
– Diabetes insipidus 1445
– Diabetes mellitus 1845
– Differentialdiagnose 1445
– Hyperaldosteronismus, primärer 1487–1488
– Hyperglykämie 1536
– Hyperkalzämie 1745
– – tumorassoziierte 601
– Hyperparathyroidismus, primärer 1479
– Hypokaliämie 1735, 1737
– Hypomagnesiämie 1753
– Ketoazidose, diabetische 1549
– Nephronophthise 1718
Polyvinylchlorid, Karzinogene 577
Polyzythämie
– s.a. Polycythaemia vera
– Cushing-Syndrom 1491
– Phlebothrombose 419
– Raynaud-Syndrom, sekundäres 402
POMC, Appetitanregung 1418
Pompe-Krankheit 1606
Pontiac-Fieber **492, 979–981**
– klinischer Verlauf 980–981
Poor Metabolizer, Arzneimittel 106
Poplitea-Nerv-Syndrom, laterales, Neuropathie, diabetische 1556
Popliteaverschluss 408
Poro-Malazie, Osteoporose 1768
Porphobilinogen (PBG) 1584
Porphobilinogen-(PBG-)Desaminase
– Hämbiosynthese 1583
– Heterogenität 1581
Porphobilinogen-Synthase-Defekt-Porphyrie 1581–1582
– Differentialdiagnose, pathobiochemische 1585
Porphyria/Porphyrie **1580–1593**
– akute, Glukose 1587
– – Häm-Verbindungen 1587
– – intermittierende 1580
– Bleiintoxikation 1582
– Compound-Heterozygotie 1581
– cutanea tarda 1324, 1581–1582, **1587–1590**
– – Aderlass 1589
– – Alkoholkrankheit 1866
– – Blasenbildung 1588
– – C282Y/H63D 1587
– – Chloroquin-Therapie 1589

Porphyria/Porphyrie, cutanea tarda
– – Differentialdiagnose 1589, 1596
– – Hepatitis C 1279, 1287
– – HFE-Genmutationen 1587
– – homozygote 1588
– – Hypertrichose 1588
– – Leberbiopsiegewebe 1589
– – Narbenbildung 1588–1589
– – Urocarboxyporphyrin 1588
– – Uroporphyrinogen-Decarboxylase-Defekt 1587
– – Differentialdiagnose 1225
– – duale **1591**
– – Enzymopathien 1584
– – erythropoetische 1580
– – kongenitale 1581–1582, **1591**
– – Hämbiosynthese 1584
– – hepatische 1580, 1582
– – akute **1582–1587**
– – – Abdominalschmerzen 1584
– – – Alkohol 1586
– – – ALS-Synthase-Defekt 1583
– – – Arzneistoffe 1586
– – – Hämarginat 1586
– – – Neuropathie 1584
– – – porphyrinogene Arzneimittel 1586
– – chronische 1582, **1587–1590**
– – hepatoerythropoetische 1582, 1588
– Hirsutismus 1499
– Hyper-/Hypolipoproteinämie 1567
– intermittierende, akute 1582
– – – Differentialdiagnose 1585
– – – Polyneuropathien 1793
– Kardiomyopathie 340
– klinisch-diagnostische Relevanz 1581
– Leberzirrhose 1296
– Manifestation, klinische 1584
– Molekulargenetik **1581–1582**
– Obstipation 1180
– Polyneuropathien 1791
– Porphyrieausweis 1586
– primäre 1582
– sekundäre, Klassifikation 1582
– variegata 1580, 1582
– – Differentialdiagnose, pathobiochemische 1585
Porphyrinämie, sekundäre 1581, **1592**
Porphyrinbiosynthese, Regulation 1581
porphyrinogene Arzneimittel 1586
Porphyrinogen-Oxidase 1584
Porphyrinstoffwechselstörungen **1580–1593**
– asymptomatische 1581
– sekundäre 1582
Porphyrinurie 1592
– sekundäre 1581, **1592**

Porphyromonas **975–976**
– asaccharolytica 975
– gingivalis 975
Port
– Access 240
– Ernährung, parenterale 1427
portale Hypertension, Darmbilharziose 936
portale Hypertonie/Hypertension bzw. Pfortaderhochdruck 1259, **1265–1268**
– Ätiologie und Pathogenese 1265
– Alkoholhepatitis 1319
– Aszites 1267–1268
– Autoimmunhepatitis 1291
– Caput medusae 1266
– Differentialdiagnose 599
– Echinokokkose 1335
– Enzephalopathie, portosystemische (hepatische) 1268
– Fettleber 1315
– Folgen 1266
– Forward-Flow-Theorie 1265
– Gastrointestinalblutung 1266
– Hepatitis, chronische 1275
– hepatopulmonales Syndrom 1267–1268
– Hyperammoniämie 1268
– Hypersplenismus **1266–1267**
– Klassifikation 1266
– Kollateralkreisläufe 1266
– Lebererkrankung, fremdstoffbedingte 1326
– Leberfibrose 1265
– Leberfunktionen, metabolische 1266
– Leberzirrhose 1265, 1298–1300
– – primär-biliäre 1304
– Nierenfunktionsstörung 1267
– Ösophagusvarizenblutung 1399
– Osteomyelofibrose 680
– portaler Blutfluss 1265
– portosystemische Umgehungskreisläufe 1267
– Shunts, splenorenale 1266
– Ursachen, endotheliale 1265
– – hepatozelluläre 1265
– – interstitielle 1265
– Varizenblutung 1266
– Widerstandserhöhung 1265
– – intrahepatische 1265
Portalvenenthrombose, Differentialdiagnose 1299
Portimplantation, perkutane **64**
portosystemische Umgehungskreisläufe 1267
Porzellangallenblase
– Cholezystitis, chronische 1360
– Cholezystolithiasis 1354
– Gallenblasenkarzinom 1363
positiv inotrope Substanzen
– Herzinsuffizienz, terminale 220
– Schock, kardiogener 256
Positive Endexpiratory Pressure s. PEEP

Positronenemissionstomographie s. PET
Postaggressionssyndrom, Strahlentherapie 362
Postcholezystektomie-Syndrom **1368**
Posterolateralast, linker (RPLS), Durchblutung 229
Postgastrektomiesyndrom
– Diarrhö 1188
– Malabsorption 1175
Post-Giardiasis-Laktoseintoleranz 923
Posthepatitissyndrom **1273**
– Hepatitis A 1278
Postinfarktangina **231**
Postkardiotomiesyndrom, Kardiomyopathie 340
Postkoitaltest, andrologische Diagnostik 1505
Postkommissurotomie-Syndrom **360–362**
Postmenopause
– Atherosklerose 221
– Endometriumkarzinom 633
Post(myokard)infarkt-Syndrom **361**
– Barorezeptor-Sensitivität 262
– Differentialdiagnose 598
– Kammerflimmern, sekundäres 250
postnatale Diagnostik 33
Postperikardiotomie-Syndrom **360–362**
– Differentialdiagnose 598
postpolyzythämische myeloische Metaplasie (PPMM) 684
Postprimärinfektion, Milliartuberkulose 501
Poststreptokokken-Erkrankungen, serologische Diagnose 43
Poststreptokokken-Glomerulonephritis
– Differentialdiagnose 1650, 1668
– Epidemiologie 1642
Post-Test Probability 95
postthrombotisches Syndrom 383
– Phlebothrombose 419, 423
Posttransfusionspurpura (PTP) **802**
– Immunglobuline 802
– Thrombozytopenie 798
Posttransfusionssyndrom, Differentialdiagnose 361
posttraumatische Läsionen/Schwellungen, Differentialdiagnose 422, 1800
Potency, Arzneimitteltherapie 101
Potentiometrie, Elektroden, ionenselektive 25
Potenzierung, postextrasystolische, Herzfrequenz 208
Potenzstörungen
– Akromegalie 1436
– Cushing-Syndrom 1491
– Hämochromatose 731, 1595
– HVL-Insuffizienz 1448
– Hyperprolaktinämie 1515

Potenzstörungen
– Klinefelter-Syndrom 1518
– körperliche Untersuchung 5
– Schlafapnoe, obstruktive 568
Power, statistische Analyse 94
Poxviren **902–904**
PP (Pancreatic Polypeptide) 1396
PPAR (Peroxisomen-Proliferator-Aktivator-Rezeptor), Insulin-Sensitizer 1547
PPH1-Gen-Locus, Hypertonie, pulmonale 530
PPI-Therapie, Helicobacter-pylori-Eradikation 1162
PPMM (postpolyzythämische myeloische Metaplasie) 684
PPom **1396**
PQ-Intervall, EKG 76
– Sinustachykardie 78
PR (projektionsradiographische Verfahren) 49–52
Prader-Labhart-Willi-Syndrom **1512–1513**
– Adipositas 1419
– – permagna 1512
– zytogenetische Untersuchungen 1506
Präalbumin, Malnutrition 1426
prä-B-ALL 781
Prädelir, Alkoholentzugssyndrom 1868
Präeklampsie 367, 1704, **1705–1706**
– Ätiologie und Pathogenese 367, 1705
– Differentialdiagnose 1328, 1672, 1706
– Epidemiologie 367, 1705
– Hypermagnesiämie 1754
– Hypertonie 1705
– Ödeme 1705
– Plazentaperfusion 367
– Proteinurie 1705
– schwere, Therapie 1706
– Sonderform 1706
– Symptome 367
– Therapie 368, 1706
– Thrombozytopenie 798
Präexzitation
– Differentialdiagnose 258, 275
– WPW-Syndrom, EKG 79
Präexzitationssyndrome **273**
Präkanzerosen 581
– HPV-assoziierte 905
– Leukoplakie 1114
präleukämisches Vorstadium 688
Prä-Lipoproteine 25
Pränataldiagnostik 33
präoperative Risikoevaluierung 371–378
– Herzerkrankungen 375
prä-T-ALL 781
Prä-TSS 949
Prävalenz
– klinische Studien 95
– Virusinfektionen 854
Prävention 201–203
– Aufklärung/Compliance 201
– Komplexität 201

Prävention
– Krebserkrankungen/Tumoren 577
Präventionsparagraphen, Berufskrankheiten 1906
Präzipitationsreaktion, Antigen-Antikörper-Reaktion 28
Prajmalin 264
Praziquantel, Bilharziose 934, 936
Prednisolon/Prednison
– Äquivalenzdosis 158
– Arthritis, rheumatoide 1058
– Autoimmunhepatitis 1292
– Gicht 1578
– hypereosinophiles Syndrom 744
– Hyperkalzämie 1482
– Nebenwirkungen 1292
– rheumatisches Fieber 335
– Wirksamkeit 158
Preload s. Vorlast
Pre-Test Probability 95
Prevotella **975–976**
– intermedia 975
– melaninogenica 975
Priapismus, Leukämie, chronisch-myeloische 671
Pricktest, Allergien 465
Primärharn 1617–1618
– glomeruläre Filtrationsrate (GFR) 1618
Primärinfektion
– genitale/orale, HSV-1/2-Infektion 863
– Milliartuberkulose 501
Primärkomplex, Tuberkulose 496
Primärprävention 1, **202**
Primärtuberkulose, progrediente 496, 500
Primärtumoren, Lokalisation, CUP-Syndrom 622–623
Primaquin, Malaria **932–933**
Primary Endpoint, klinische Studien 92
Primer 45
– Polymerase-Kettenreaktion (PCR) 38
Primidon, Lupus erythematodes, medikamentös induzierter 1075
PRIND (prolongiertes reversibles ischämisches neurologisches Defizit) 399, 1797
Prinzmetal-Angina **232**
– Kammerflimmern 277
– Sklerodermie 1083
Prionen **909–914**
– Aminosäuresequenz 910
– Creutzfeldt-Jakob-Krankheit 913
– GPI-Anker 910
– Pathogenese 823, 911
Prion-Protein-Scrapie 823
Privinismus **466**
proarrhythmische Wirkungen, Antiarrhythmika 261, 266
pro-B-ALL 781
Probenecid
– Gicht 1579
– Hyperurikämie 1579

Probenentnahme
– Bakteriologie 41–42
– Mykologie 41–42
– Virologie 44
Problemdefinition, evidenzbasierte Therapie 99
Procainamid 264
– Lupus erythematodes, medikamentös induzierter 1075
– Purpura, thrombozytopenische, arzneimittelbedingte 801
Procalcitonin
– Meningokokkenmeningitis 955
– tumorassoziierte Infekte 587
PROCAM-Studie, koronare Herzkrankheit 228
Proctalgia fugax **1249**
– Migräne 1249
Proctitis
– s.a. Proktitis
– cystica profunda, Beckenbodenplastik 1248
– Differentialdiagnose 1248
Pro-Drug, Arzneitherapie 103
Proerythroblasten **667**
Progerie, Vererbung 578
Progesteron
– Alkalose, respiratorische 1759
– HVL-Insuffizienz 1449
Proglottiden, Bandwürmer 936, 1213
Prognathie, Akromegalie 1437
prognostische Tests, allergische Erkrankungen 1045
Progression
– Pseudolobuli 1264
– Tumortherapie 140
Progressive Stroke 1797
Proguanil, Malaria **932–933**
projektionsradiographische Verfahren (PR) 49–52
Pro-Kopf-Alkoholkonsum 1316
Proktitis s. Proctitis
Proktodealdrüsen 1242
– Entzündungen **1245–1246**
Proktokolektomie
– Cholangitis, primär-sklerosierende 1310
– Colitis ulcerosa 1217
Prolactin Inhibiting Factor (PIF) 1515
– Prolaktinom 1439
Prolaktin 1435
– Hypogonadismus 1505
– Hypophyseninsuffizienz 1513
– Infertilität 1505
– Mangel, HVL-Insuffizienz 1448
Prolaktinom **1438–1441**, 1514–1516
– Adenomektomie, transsphenoidale 1440
– Amenorrhö/Anovulation 1439
– Differentialdiagnose 1440
– Dopaminagonisten 161, 1440
– Galaktorrhö 1439–1440
– Gonadendysfunktion 1440
– Hirsutismus 1440

Prolaktinom
– Hyperprolaktinämie 1440
– Hypogonadismus, hypogonadotroper 1439
– LHRH-Freisetzung 1439
– bei Männern 1440
– Makro-/Mikroadenome 1439
– MEN 1525–1526
– Oligomenorrhö 1439
– Prolaktin inhibierender Faktor (PIF) 1439
– Prolaktinspiegel 1440
– Strahlentherapie 1440
– Testosteronbestimmung 1440
Prolamine, Sprue, einheimische 1191
Prolymphozyten **667**
Prolymphozytenleukämie
– B-/T-Zell-Typ 764
– Differentialdiagnose 773
Promyelozyten **667**
Promyelozytenleukämie 738
– akute, ALL-Trans-Retinolsäure 739
– DIC 735
Proopiomelanocortin (POMC)
– Appetitanregung 1418
– Mutation, Adipositas 1419
Prop-1-Gen, Mutationen, HVL-Insuffizienz 1447
Propafenon 264
Propicillin 119
Propionibacterium/Propionibakterien **957**
– acnes, avium bzw. granulosum 957
– Fieber bei neutropenischen Patienten 585
– Penicillin G 957
Propranolol 264
– Migräneprophylaxe 1788
– Vergiftungen 1882
Propylthiouracil
– Hepatitis, medikamenteninduzierte 1327
– Lupus erythematodes, medikamentös induzierter 1075
– TSH-Sekretion 1453
Prospect-Hill-Virus 899
Prostaglandin D_2, Mastozytose 753
Prostaglandin E_1
– arterielle Verschlusskrankheit 384
– Raynaud-Syndrom 404
– Thrombangitis obliterans 404
Prostaglandin E_2, Bartter-Syndrom 1735
Prostaglandine 209
– allergische Sofortreaktion 1044
– arterielle Verschlusskrankheit 396
– Herzinsuffizienz 212
– Karzinoidsyndrom 545
– Kurzdarmsyndrom 1252
– Migräne 1786
– Nieren 1620
– Pfortaderhochdruck 1266

Sachverzeichnis

Prostaglandinsynthesehemmer 157
– Ductus arteriosus, persistierender 318
– Hypotonie, postprandiale 445
– Tumortherapie 140
Prostanoide, Thrombangitis obliterans 406
Prostata 1242
– andrologische Diagnostik 1504
– Erkrankungen 1723
– – Erythrozyturie 1624
– – Nierenversagen, akutes 1634
Prostataadenom **1724–1726**
Prostataadenomektomie, retropubische 1725
Prostataadenomenukleation
– retropubische 1725
– suprapubisch-transvesikale 1725
Prostatahyperplasie/-hypertrophie **1724–1726**
– benigne (BPH) **1724–1726**
– – Differentialdiagnose 649
– – noduläre, radiologische Diagnostik 74
– Buscopan®, Kontraindikationen 49
– Harnwegsobstruktion 1661
– IPSS (International Prostate Symptom Score) 1725
– LUTS (Lower Urinary Tract Symptoms) 1725
– Phytotherapeutika 1725
– PSA 1725
– 5α-Reduktase-Hemmer 1725
– Restharnbestimmung 1725
– α-Rezeptoren-Blocker 1725
– TUR-P 1725
– Untersuchung, rektale 1725
– Urethrozystoskopie/Uroflowmetrie 1725
– Zystitis 1654
Prostatakarzinom **647–651**
– Antiandrogene 650
– Brachytherapie 650
– Chemotherapie 650
– CUP-Syndrom 623
– DIC 795
– Differentialdiagnose 649
– Exazerbation 650
– Harnwegsobstruktion 603, 1661
– Hormontherapie 650
– Hyperkalzämie 1744
– Knochenmetastasen 1782
– Knochenszintigramm 648
– LHRH 650
– Orchiektomie 650
– Osteomalazie 1777
– Prostatektomie, radikale, Komplikationen 650
– PSA-Referenzwerte 647
– radiologische Diagnostik 74, 648
– Sonographie 648
– Spinalkanalobstruktion 602
– Strahlentherapie 649
– TNM-Klassifikation 648–649

Prostatakarzinom
– Urogramm 648
Prostatamassage, Prostatitis 1723
Prostatasekret, Tuberkulose, Nachweis 498
prostataspezifisches Antigen (PSA)
– Hypogonadismus 1505
– Infertilität 1505
– Prostatahyperplasie 1725
– Prostatakarzinom 647
– Vorsorgeuntersuchungen 578
Prostatektomie 649
Prostatitis **829–830, 1723–1724**
– abakterielle, Differentialdiagnose 1723
– – Therapie 1724
– akute 1723
– bakterielle, Differentialdiagnose 1723
– – Sitzbäder 1724
– Chlamydia trachomatis 990
– chronische 1723
– Diagnostik 1723
– Differentialdiagnose 830, 1654, 1656, 1723, 1725
– Gonokokken 956
– Mykoplasmen 989
– Prostatamassage 1723
– Urethritis 1654
– Vier-Gläser-Probe 1723
Prostatodynie **1724**
– Differentialdiagnose 1723–1724
Prostazyklinanaloga, Thrombozytopathie 803
Prostazyklin-Synthase, Hypertonie, essentielle 434
Protease-Antiproteasen-Imbalance-Konzept, Lungenemphysem 481
α₁-Proteaseinhibitor-Mangel
– Bronchitis, chronische 478
– hereditärer 482
– homozytogener 482
– Lungenemphysem 481
– ZZ-Phänomen 482
Proteaseinhibitoren (PI) 126, 131–132, 842, 1600
– HIV-Infektion 840
– Leberschädigung 1323
Proteaseinhibitor-Mangel **1600–1602**, 1603
Proteasen
– Darmbarriere, epitheliale Schädigung 1179
– Retroviren 908
Protein A, Mastozytose 755
Protein C **26**
– Gerinnungsinhibitoren 786
Protein-C-Mangel **806**
– Differentialdiagnose 809
– Lungenembolie 520
– Phlebothrombose 420
– Purpura fulminans 807
– Sepsis 826
– Thrombosen 807
Protein L, Mastozytose 755
Protein S, Gerinnungsinhibitoren 786

Protein-S-Mangel **806**
– Differentialdiagnose 809
– homozygoter 807
– Lungenembolie 520
– Phlebothrombose 420
– Purpura fulminans 807
– Thrombosen 807
– Typ I-III 808
Proteinablagerungen, nephrotisches Syndrom 1639
Proteinaceous Infectious Particles (s. Prionen) 910
Proteinaseinhibitor s. Proteaseinhibitoren
Proteine 1416
– Diabetes mellitus 1545
– Ernährung, gesunde 1430
– – parenterale 1427
– glykosylierte, Arteriosklerose 387
– Harnuntersuchung 25
– Hypercholesterinämie, polygene 1567
– inhibitorische, Eosinophile 1044
– Malabsorption 1183
– Metabolismus, gesteigerter 1179
– Niereninsuffizienz 1620
– nukleinsäurefreie 910
– pathogene 823
– plasmidkodierte, Arthritis, reaktive 1068
– rekombinante, Herstellung 37
– sekretorische, Pilzinfektionen 914
– Synthesehemmung, Leberschädigung 1323
Proteinelektrophorese, α₁-Antitrypsin-Mangel 1602
Proteinkatabolismus, Zinkmangel 1425
Proteinkinase R, Translationshemmung, Interferone 125
Proteinmangel(ernährung)
– Fettleber 1313
– Leberfibrose 1263
– Leberverfettung 1261
– Lungenödem 527
Proteinurie **1626–1627**, 1641
– Alport-Syndrom 1719
– Amyloidose 1674
– Analgetikanephropathie 1664
– Differenzierung 1626
– Eiweißausscheidung 1626
– Eiweißverlust, intestinaler 1196
– Fieber 1626
– Fruktoseintoleranz 1603–1604
– glomeruläre 1626
– selektive 1641
– Glomerulonephritis 1641
– – akute 1641
– – fokal-segmental sklerosierende 1647
– – mesangioproliferative 1650
– – rasch progressive 1642
– Hantavirusinfektion 1660
– Hyperaldosteronismus, primärer 1488

Proteinurie
– Hypertonie, chronische, Schwangerschaft 1706
– – maligne 1703
– – renoparenchymatöse 1694
– – schwangerschaftsinduzierte 367
– IgA-Nephropathie 1626
– IgG 1626
– leichtgradige 1626
– Lupus erythematodes, systemischer 1076
– Lupusnephritis 1669
– Mikroalbuminbestimmung 1627
– Minimal-Change-Glomerulonephritis 1646
– Nephropathia/-pathie, diabetische 1678, 1680
– – epidemica 899
– – hypertensive 1704
– nephrotisches Syndrom 1639
– nichtnephrotische, Glomerulonephritis, membranöse 1648
– nichtselektive 1641
– – Glomerulonephritis, postinfektiöse (endokapilläre) 1643
– Niereninsuffizienz, chronische 1689, 1691
– nosokomiale 1833
– orthostatische 1626
– Pfropfgestose 1707
– Präeklampsie 1705
– Purpura Schoenlein-Henoch 1668
– Pyelonephritis, chronische 1658–1659
– Quantifizierung 1626
– Refluxnephropathie 1663
– Sarkoidose 1671
– Schwangerschaft 1704
– Schweregrade 1626
– Teststreifen 1627
– tubuläre 1626, 1641
– Tumortherapie 141
– Vaskulitis 1092
Proteinverlust
– enteraler/intestinaler 1196
– – Differentialdiagnose 599, 1195
– – Ursachen 1195
– – IgG 1038
– Lymphangiektasie, intestinale 1195
– Ovarialkarzinom 632
– Riesenfalten 1150
Proteoglykane, Leberfibrose 1264
Proteus spp. 970
– Fieber bei neutropenischen Patienten 585
– mirabilis, Prostatitis 1723
– Nahrungsmittelvergiftungen 1208
– Pneumonie 490
– Struvitsteine 1712
– vulgaris, Leberabszess, pyogener 1336
– Zystitis 1654

Prothesendruckstelle, Differentialdiagnose 652
Prothesendysfunktionen, Mitralinsuffizienz 293–294
Prothesenendokarditis, Therapie 331
Prothrombinfragment, DIC 795
Prothrombinkomplex, Faktoren, Verminderung 794
Prothrombin-Mutation G20210A 806–808
Prothrombinzeit (PTZ) **26**
– hämorrhagische Diathese 787
– Hepatitis, chronische 1276
Protonenausscheidung 1755
Protonenpumpe, Belegzellen 1153
Protonenpumpenhemmer 1189
– Gastrinom 1394
– Gastritis, akute 1147
– NSAID-Gastropathie 1146
– Refluxkrankheit 1131, 1134
– Rezidivulkus 1174
– Ulkus, peptisches 1160
Protoonkogene **577–578**
Protoporphyrie **1590–1591**
– Betakarotin 1591
– Cholestase 1590
– Colestyramin 1591
– Differentialdiagnose 1590–1591
– erythropoetische (erythrohepatische) 1582, **1590–1591**
– – Lebertransplantation 185
– Lebertransplantation 1591
– Leberzirrhose 1590
– Lichtdermatosen 1590
– Protoporphyrin im Heparinblut 1590
– Ursodesoxycholsäuren 1591
– Vitamin E 1591
Protoporphyrin
– Cholelithiasis 1590
– Gallensteine 1590
– lipophiles, Hepatotoxizität 1590
Protoporphyrinämie
– Ferrochelatasemangel 1590
– hepatobiliäre Störungen 1590
– Photosensibilität 1590
– sekundäre 1582, **1592**
Protoporphyrinogen-Oxidase 1584
– Hämbiosynthese 1583
Protozoen(infektion) **922–933**
– Darminfektionen **1209–1211**
– DIC 795
– Differentialdiagnose 942
– Kardiomyopathie 339
– Therapie 1212
Protrusio bulbi, Wegener-Granulomatose 1100
Providencia-Spezies 970
– Struvitsteine 1712
Provokationstest
– Acetylcholin 459
– allergische Erkrankungen 1044
– bronchiale Hyperreagibilität 459

Provokationstest
– bronchialer 465
– – Arbeits- und Umweltmedizin 1908
– Histamin 459
– inhalativer, unspezifischer 459
– Methacholin 459
– Rhinopathie, allergische 466
– Ventilationsstörung 459
proximal-tubuläres Syndrom, Hypophosphatämie 1749
Prozessierung, Antigene 821
PrP^c 913
Prüf- und Kontrollgruppe, Strukturgleichheit, klinische Studien 93
Pruritus
– allergologische Diagnostik 465
– ani, Hämorrhoiden 1247
– cholestatischer, Leberschädigung, fremdstoffinduzierte 1325
– Feigwarzen 1245
– Läuse 946
– Leberschädigung, fremdstoffinduzierte 1329
– Leberzirrhose, primär-biliäre 1303
– Leukämie, chronisch-lymphatische 770
– Niereninsuffizienz, chronische 1687
– Polycythaemia vera 681–682
– Röteln 891
– sine materiae, Hyperglykämie 1536
– tumorassoziierter 595
– Tumortherapie 141
– Vitamin-A-Überdosierung 1424
PSA s. prostataspezifisches Antigen
Psammomkörper, CUP-Syndrom 622
Pseudoachalasie **1119**
– Differentialdiagnose 1119
Pseudoaldosteronismus, Hypertonie, sekundäre 435
pseudoallergische Reaktionen, Arzneimittel 108
Pseudoallescheria **919–920**
Pseudoaneurysma, Herzverletzungen 365
Pseudoappendizitis, Yersiniose 969, 1207
Pseudo-Bartter-Syndrom
– Alkalose, metabolische 1761
– Differentialdiagnose 1720
– Hypokaliämie 1736
Pseudochylothorax 555
– Cholesterin 555
– Differentialdiagnose 556
Pseudo-Cushing-Syndrom 1493
– Alkoholkrankheit 1866
– Differentialdiagnose 1443, 1493
Pseudodivertikel
– Dickdarm 1230
– Dünndarm 1228
– Ösophagus **1127–1128**

Pseudogicht 1072
– Arthrose 1105
– Differentialdiagnose 1578
Pseudohermaphroditismus masculinus **1521**
– Hirsutismus 1499
Pseudohyperaldosteronismus, Differentialdiagnose 1489
Pseudohyperkaliämie 1738
– Differentialdiagnose 1738
Pseudohypertrophie, Muskulatur, Mittelmeerfieber, familiäres 1089
Pseudohypoaldosteronismus 1489, 1720
– Aldosteronmangel 1489
Pseudohyponatriämie **1732**
Pseudohypoparathyroidismus 1433, 1486
– Hormonresistenz 162
– Hyperphosphatämie 1750–1751
– Hypokalzämie 1741
Pseudoinfarkt-EKG, Kardiomyopathie, hypertrophische 350
Pseudoischias, Spondylitis, ankylosierende 1063
Pseudokavernen, Wegener-Granulomatose 1100
Pseudokrupp **469**
– Differentialdiagnose 471
– Influenza 885
Pseudolobuli, Progression 1264
Pseudomangelrachitis Typ 1/2 1779
Pseudomembranen
– Diphtherie 957
– Kolitis, pseudomembranöse 1208
– Mundgeruch, fötid-süßlicher 957
– Rachendiphtherie 957
Pseudomonas
– aeruginosa 490, 585, 849, **974–975**, 1336
– cepacia 490
Pseudomonas-Infektion 327, **974–975**
– Chemotherapie 975
– Cholangitis 1360
– Endokarditis 975
– Fieber bei neutropenischen Patienten 585
– HIV-Infektion 849
– Hyperimmunglobulin 975
– Leberabszess, pyogener 1336
– Mukoviszidose 975
– Osteomyelitis 975
– Pneumonie 490–491, 974
– Prostatitis 1723
– Sepsis 975
– Verdachtsdiagnose 975
– Zystitis 1654
Pseudomononukleose, Hepatotoxizität, fremdstoffinduzierte 1325
Pseudomyxom, Aszites 1268
Pseudoobstruktion, intestinale 1405
– Obstipation 1180

Pseudoperitonitis
– Abdomen, akutes 1405
– Ketoazidose, diabetische 1549
Pseudopolyglobulie, Differentialdiagnose 683
Pseudopolypen, Dickdarm **1235–1236**
Pseudopubertas praecox, Hyperandrogenämie 1499
pseudoradikuläre Symptome
– Forrestier-Syndrom 1071
– Spondyl-/Osteochondrose 1107
Pseudosklerose **1597–1600**
Pseudothrombozytopenie 799
Pseudotumor, zirrhotischer 1344
Pseudoxanthoma elasticum 804
Pseudozyanose **456**
Pseudozysten
– Pankreas 1378
– – Schmerzen 1381
– Pankreatitis, chronische 1376
Psilocybin 1874
Psittakose **989–990**
– Übertragung, Berufsgruppen mit erhöhtem Risiko 1921
Psoasabszess, Differentialdiagnose 827
Psoriasis vulgaris
– Differentialdiagnose 1065
– Hepatitis C 1287
– HIV-Infektion 844
– HLA-Typisierung 1041
– inverse, Differentialdiagnose 1243
– Rheumatismus, Diagnose 1050
Psoriasis-Arthritis 1057, 1061, **1069–1070**
– Autoimmunerkrankungen 1040
– Daktylitis 1069
– Differentialdiagnose 1057
– DIP-Gelenke 1070
– HLA-B27 1070
– HLA-Typisierung 1041
– NSAR 1070
– Sulfasalazin 1070
Psoriasis-Spondylitis, Differentialdiagnose 1070
psychiatrische Störungen
– Anorexia nervosa 1421
– Schlafstörungen 1804
psychiatrischer Status, Demenz 1855
psychische Belastungen
– Hyperventilation 571
– Palliativmedizin 156
– Risikoaufklärung 4
psychische Faktoren
– psychosomatische Therapie 194
– Reizdarmsyndrom 1226
– Schmerzen, chronische 151
psychische Komorbidität, Psychotherapie, stationäre 197
psychische Überlagerung 12
psychischer Befund, Untersuchung 6
Psychoanalyse **198**

Sachverzeichnis

psychodynamisch orientierte Psychotherapie 198
- Schmerzstörungen, somatoforme 199
psychogene Syndrome s. Psychosen
Psychogenie 12
psychologische Betreuung, Pflegekräfte 89–90
psychomotorische Verlangsamung, Hypothyreose 1461
Psychoonkologie 140
Psychopharmaka 90, 199
- erektile Dysfunktion 1509
- QT-Syndrom 276
Psychosen 12
- Brucellose 979
- Cocain 1872
- Differentialdiagnose 1585
- Hyperkalzämie 1745
- Hypokalzämie 1742–1743
- LSD-Konsum, chronischer 1874
- Lupus erythematodes, systemischer 1076
- Mykoplasmenpneumonie 988
Psychosomatik
- Begriff 8–10
- als Fachdisziplin 8
- integrative, Aufgabengebiete 10–15
- methodologische Ausrichtung 10
- Therapieansätze 12
psychosomatische Grundlagen 8–15
psychosomatische Grundversorgung 195
psychosomatische Krankheitsmodelle 11–12
psychosomatische Therapie 194–199
- Arzt-Patient-Beziehung 195
- Elemente 195–197
psychosomatischer Patient, Zugang 194
psychosomatisches Syndrom, allgemeines 12
Psychosomatosen 11
psychosoziale Betreuung 89–90
psychosoziale Faktoren
- medizinische Interventionen 14
- psychosomatische Therapie 194
psychosoziale Labilität/Probleme
- Fettleber, alkoholische 1317
- Herztransplantation, Kontraindikationen 180
- nach Hodgkin-Lymphom 761
- Palliativmedizin 156
Psychotherapie
- ambulante 196–197
- psychodynamisch orientierte 198
- Schmerzen 150
- – chronische 153

Psychotherapie
- stationäre 197
- – Behandlungsmöglichkeiten 197
- – Indikationen 197
psychovegetatives Syndrom, Dyspepsie, funktionelle 1165
PTA (perkutane transluminale Angioplastie)
- arterielle Verschlusskrankheit 384, 393–394, 396
- Arterienverschluss, akuter 408, 412
- Femoralisverschluss, embolischer 407
- Hirnarterienstenose, extrakranielle 401
- Hypertonie, renovaskuläre 1699
- Komplikationen 395
- Nierenarterienstenose 1699
- Nierenerkrankungen 1631
- Stents, intravaskuläre 1699
- Thrombose, arterielle 407
PTC (perkutane transhepatische Cholangiographie) 50, 85
- Gallengangskarzinom 1366
- Gallenwege 69
- Pankreaskarzinom 1388
PTCA (perkutane transluminale koronare Angioplastie) 162
- Acetylsalicylsäure 376
- Angina pectoris, chronisch-stabile 240–241
- Clopidogrel 376
- diabetisches Fußsyndrom 1559
- Ein-/Zwei-/Dreigefäßerkrankung 241
- Gerinnungshemmung 239
- Hauptstammstenose 241
- Komplikationen 239
- – akutes 239
- Myokardinfarkt 249
- präoperative 375–376
- Restenose 239
- Schock, kardiogener 256
- Thrombozytenaggregationshemmer 376
- Zweigefäßerkrankung 241
PTCD (perkutane transhepatische Gallenwegsdrainage) 85, 168, 170
- cholangiozelluläres Karzinom 1349
PTEN, Cowden-Syndrom 1236
PTH s. Parathormon
PTHrP (Parathormon-related Peptide)
- Hyperkalzämie 1746
- Hypomagnesiämie 1754
Ptosis, Botulismus 1896
PTSMA (perkutane transmyokardiale Septalastablation), Kardiomyopathie, hypertrophische 349, 351
PTT (partielle Thromboplastinzeit) 26–27, 787, 1824
P-Typ-ATPase, Helicobacter-pylori-Infektion 1143

Pubertät
- verzögerte s. Pubertas tarda
- vorzeitige s. Pubertas praecox
Pubertätsgynäkomastie 1509
Pubertas
- praecox 1510
- – Androgene 1510
- – FSH-Aktivität 1510
- – GnRH-Test 1510
- – Hodentumoren 1510
- – isosexuelle 1510
- – Östrogene 1510
- – TSH-Spiegel 1510
- – ZNS-Läsionen 1510
- tarda 1509, 1510–1511
- – Androgenmangel 1507
- – Differentialdiagnose 1512
- – Kallmann-Syndrom 1511
- – Osteoporose 1767
- – Wilson-Syndrom 1599
Pubeshaarglatze, horizontale, Androgenmangel 1508
Publikationsbias, evidenzbasierte Medizin 96
PubMed 94
Puborektalschlinge 1241
Puerperalsepsis
- Differentialdiagnose 950
- Streptokokken 952
Puffersubstanzen, Säure-Basen-Haushalt 1755
Pulmonalarterie, Druckwerte, erhöhte 81
Pulmonalarterienkatheter
- Indikationen 1823
- Monitoring, intensivmedizinisches 1821–1823
- perioperative Risikobeurteilung 373
- Pulmonalarterienruptur 1823
- Schock, kardiogener 254
Pulmonalarterienmitteldruck 82
pulmonale Erkrankungen s. Lungenerkrankungen
pulmonale Infiltrate s. Lungeninfiltrate
Pulmonalfibrose s. Lungenfibrose
Pulmonalinsuffizienz
- Fallot'sche Tetralogie 321
- posttraumatische 536
- primäre 1827
- schwere, Pulmonalstenose 308
Pulmonalisangiographie 463
- Cor pulmonale 531
- Hypertonie, pulmonale 531
- Lungenembolie 519, 523–524
- Phlebothrombose 418
- Thrombembolie 419
Pulmonalisdruckwerte, Echokardiographie 463
pulmonalkapillärer Verschlussdruck
- Rechtsherzkatheteruntersuchung 81
- Volumenmangel 1731
Pulmonalkapillardruckkurve, Mitralinsuffizienz, akute 294

Pulmonalstenose 306–308, 320
- Auskultation 307
- Ballondilatation 307
- Differentialdiagnose 314, 317
- Doppler-Echokardiographie 307
- EKG 307
- Endokarditisprophylaxe 307
- Fallot'sche Tetralogie 319
- Herzkatheteruntersuchung 307
- infundibuläre 306
- periphere 306
- Röntgenthorax 307
- sub-/supravalvuläre 306
- valvuläre 306
- Valvuloplastie 307
pulmonalvaskulärer Widerstand
- Lungenembolie 520
- Rechtsherzkatheteruntersuchung 82
Pulmonalvenenthrombose/-stenose
- Differentialdiagnose 506
- Lungenödem 527
- Mediastinitis, chronische 562
- Rechtsherzkatheteruntersuchung 81
Pulmonary Capillary Wedge Pressure s. pulmonalkapillärer Verschlussdruck
pulmorenales Syndrom
- Differentialdiagnose 1104
- Polyangiitis, mikroskopische 1101
- Vaskulitis, renale 1667
- Wegener-Granulomatose 1101
pulmotrope Gifte, Lungenerkrankungen, interstitielle 504
Pulsationen
- Aorteninsuffizienz 300
- Bauchaortenaneurysma 413
- Cor pulmonale 531
- Mitralinsuffizienz 291
- Tachykardie 260
- Trikuspidalinsuffizienz 305
- Trikuspidalstenose 304
Pulsauskultation/-tastung
- arterielle Verschlusskrankheit 389
- Punkte 7
Pulsoxymetrie 460
- geriatrischer Patient 1847
Puls(us)
- alternans, Herzinsuffizienz 215
- Aorteninsuffizienz 300
- arterielle Verschlusskrankheit 384
- Ausfall in der Leiste 409
- Durchblutungsstörungen, arterielle/venöse 384
- Frequenz, Opiatentzug 1870
- paradoxus, Perikarditis 355
- peripherer, Arterienverschluss, akuter 409
- Reizdarmsyndrom 1226
- tachykarder, paradoxer, Perikarderguss, maligner 597
Pumpfunktionsmaß, Linksherzkatheteruntersuchung 83

Sachverzeichnis

Pumpversagen
– Kardiomyopathie, dilatative 341
– koronare Herzkrankheit 241
– Koronarsyndrom, akutes 243
– Myokardinfarkt 243
Punctio sicca, Osteomyelofibrose 678
Punktion
– arterielle, Fibrinolyse, Kontraindikationen 411
– bildgesteuerte 60–61
– Pleuraerguss 555
– transkutane, Thorax/Lunge 463
– transthorakale 463
Punktmutationen, Krebserkrankungen 580
Pupillenmotorik
– Neuropathie, diabetische 1557
– Polyneuropathien 1792
Pupillenreflexe, Polyneuropathien 1792
pure red cell anaemia/aplasia 703–704
– Anämie, refraktäre 728
Purging-Typ, Bulimia nervosa 1422
Purin-Nukleosidanaloga 126
– Haarzellenleukämie 774
Purinstoffwechselstörungen 1576–1579
Purinzufuhr, Harnsäuresteine 1712
Purpura 787
– Angiitis 1101–1102
– autoimmun-thrombozytopenische 1040
– – Autoimmunhepatitis 1291
– – Differentialdiagnose 1668
– fulminans, Protein-C-Mangel 807
– – Protein-S-Mangel 807
– hyperglobulinaemica 805
– idiopathische, thrombozytopenische (ITP) 798–800
– – anti-Rhesus-D-Immunglobulin 800
– – Differentialdiagnose 801
– – Erwachsenenalter 800
– – Glukokortikoide/Immunglobuline 800
– – Kindesalter 800
– – Pneumokokkenvakzine 800
– – Splenektomie 800
– – Thrombozytopenie 798
– Polyangiitis, mikroskopische 1100
– posttransfusionelle 802
– Röteln 891
– Schoenlein-Henoch s. Schoenlein-Henoch-Purpura
– senilis 804
– simplex 804
– Sjögren-Syndrom 1080
– thrombotisch-thrombozytopenische (TTP) 805–806, 806, 1668, 1671–1673
– – Anämie, hämolytische 1672
– – DIC 1672

Purpura, thrombotisch-thrombozytopenische (TTP)
– – Differentialdiagnose 606, 806, 1672
– – Fragmentozyten 1672
– – Hämolyse, mechanische 722
– – Hypertonie, maligne 1672
– – Metalloprotease vom Typ ADAMTS 13 805
– – Nephrosklerose 1672
– – Nierenversagen 1672
– – Plasmaaustauschtransfusion 806
– – Sklerodermie 1672
– – Thrombozytopenie 798, 1672
– – vWF-spaltende Protease 805
– – von-Willebrand-Faktor 805
– thrombozytopenische, arzneimittelbedingte 800–801
– – Mykoplasmenpneumonie 988
– vaskulär-allergische 804
– Vaskulitis, essentielle, kryoglobulinämische 1102
– nekrotisierende 1090
– Wegener-Granulomatose 1100
Push-Enteroskopie, Karzinoid 1234
Pustula maligna 963
Puumala(virus) 899
PUVA
– Immunsuppression 193
– Mastozytose 755
PVC-Pyrolyseprodukte, Asthma bronchiale, berufsbedingtes 1913
P-Wellen, Tachykardie, atriale 261
p-Wert, statistische Analyse 93
Pyelogramm 1631
– intravenöses 1631
– – Hypertonie, renovaskuläre 1697
– – Nephrolithiasis 1712
– Pyelonephritis, chronische 1658
– Refluxnephropathie 1662
Pyelonephritis
– akute 1652, 1655–1657
– – Abdomen, akutes 1405
– – Bakteriurie 1656
– – Chronifizierung 1656–1657
– – Harnstau 1656
– – Hypertonie, arterielle 1656–1657
– – Leukozyturie 1656
– – Nierenabszess 1656
– – Schrumpfnieren 1656–1657
– – Urosepsis 1656
– chronische 1653, 1657–1659
– – Anämie 1658–1659
– – Antibiotika 1658
– – Diagnostik 1658
– – Differentialdiagnose 1658
– – Dysurie 1658
– – Elektrolyte 1658
– – Elektrolytstörungen 1658
– – Harnabflussstörungen 1658

Pyelonephritis, chronische
– – harnpflichtige Substanzen 1658
– – Hypertonie 1658–1659
– – – maligne 1702
– – – renoparenchymatöse 1693
– – Keimaszension 1657
– – Komplikationen 1659, 1713
– – Nephrokalzinose 1714
– – Niereninsuffizienz, chronische 1658
– – – terminale 1658–1659
– – Nykturie 1658
– – Obstruktion 1657
– – Proteinurie 1658–1659
– – Pyelogramm 1658
– – Reflux 1657
– – Sonographie 1658
– – Symptome 1658
– – Urosepsis 1658–1659
– Differentialdiagnose 1359, 1656, 1675, 1689
– Endokarditis, bakterielle 327
– Hypertonie, maligne 1702
– IgA-Spiegel 1631
– Leukämie, akute 736
– Nephritis, tubulointerstitielle 1652
– Pseudomonas-Infektion 975
– Salmonellen 1205
– Schwangerschaft 1708
– Urethritis 1654
– Zystitis 1655
Pyoderma gangraenosum
– Arthritis, rheumatoide 1056
– Colitis ulcerosa 1215, 1218
– Crohn-Krankheit 1219
Pyodermie
– Staphylococcus aureus 948
– Streptococcus pyogenes 952
pyogene Infektionen 957
– Bacteroides fragilis 975
Pyomyositis 827–828
Pyramidenbahnzeichen, Whipple-Syndrom 1194
Pyrazinamid (PZA)
– Nebenwirkungen und Interaktionen 500
– Tuberkulose 499–500
Pyrexie, maligne, Hyperphosphatämie 1751
Pyridoxin 1417
– Mangel 1423
– – Protoporphyrinämie, sekundäre 1592
Pyrimethamin, Toxoplasmose 929
Pyrimidin-Nukleosidanaloga 126
Pyrimidinstoffwechselstörungen 1579
– Anämie, hämolytische, normochrome 1579
– – megaloblastäre 1579
– Erythrozyten, Tüpfelung, basophile 1579
Pyrimidinsynthese 1579

Pyrolyseprodukte, Krebserkrankungen, beruflich bedingte 1923
Pyrophosphatanaloga 124, 126
Pyrophosphatmangel, Nephrolithiasis 1711
Pyruvatkinase-(PK-)Mangel, Anämie, hämolytische 719

Q

Q, infarkttypisches, EKG 79
7q-Syndrom, myelodysplastisches 79
Q-Banden, Karyogramm 33
Q-Fieber 992
– Chinolone/Chloramphenicol 992
– Differentialdiagnose 988
– Endokarditis 327, 992
– Pneumonie 492
– Tetrazykline 992
QKRAA/QRRAA 1040
5q-minus-Syndrom 692, 693
QRS-Komplex
– Amplitude 78
– AV-Knoten-Reentry-Tachykardie 272
– breiter 81
– – Differentialdiagnose 258
– EKG 76
– Extrasystolen, ventrikuläre 278
– Fallot'sche Tetralogie 321
– Herzrhythmusstörungen, ventrikuläre 258
– Indifferenztyp 78
– Kammertachykardie, polymorphe 276
– Linksschenkelblock 78–79, 283
– Linkstyp 78
– Rechtsschenkelblock 78–79, 283
– Rechtstyp 78
– Schenkelblock 283
– Sinustachykardie 268
– Steiltyp 78
– Tachykardie 264
– – supraventrikuläre 264
– – ventrikuläre 264, 274
– Vorhofflattern 269
– Wolff-Parkinson-White-(WPW-)Syndrom 258, 273
11q-Syndrom 692
12q-Syndrom 692
13q-Syndrom 692
20q-Syndrom 692
QT-Intervall
– EKG 76
– Hyperkalzämie 1745
QT-Intervall
– Hypokalzämie 1742
– Synkope 441
– Torsade de pointes 275
QT-Syndrom 259, 275–276
– erworbenes 276
– – Synkope 441
– Extrasystolen, ventrikuläre 278

Sachverzeichnis

Quadratwurzel-Ventrikeldruckkurve, Perikarditis, chronischkonstriktive 359–360
Quadrupeltherapie, Helicobacter-pylori-Eradikation 1161
Qualität, Arzneimittel 103
Qualitätskriterien, evidenzbasierte Therapie 95
Quarzstaub, glomeruläre Funktionsstörungen 1926
Quasi-Spezies, Hepatitis-C-Virus 1284
Quecksilber
– Kadmium 1926
– Raucher 1926
– Vergiftungen 1890–1891
– – Cheilitis 1113
– – Therapie 1892
Querschnittslähmung/-syndrom
– hohes, restriktive Ventilationsstörung 457
– Hypoventilation, alveoläre 571
– Phrenikusparese 564
Querschnittsstudie 17, 92
de Quervain-Thyreoiditis **1465**, **1473**, 1473
Quetschtrauma, Hyperkaliämie 1737
Quetschverletzungen, Hyperkaliämie 1738
Quick-Wert **26–27**
– Hepatitis, chronische 1275
– Lebertransplantation 185
– Monitoring, intensivmedizinisches 1824
Quinagolid
– Akromegalie 1438
– Prolaktinom 1440, 1515
Quincke-Ödem 1113
– s.a. Ödeme
– Differentialdiagnose 600
– Lippen 1113
Quincke-Zeichen, Aorteninsuffizienz 301
Quinupristin **121**
Q-Zacken, koronare Herzkrankheit 233

R

R778L, Mutationen, Wilson-Syndrom 1599
Rabeprazol, Helicobacter-pylori-Infektion 1161
Rabies **906–907**
Rachenabstrich
– Coxsackie-A-Viren 880
– Picornaviren 880
– rheumatisches Fieber 1073
– Streptokokkeninfektionen 952
Rachendiphtherie 957
– Differentialdiagnose 1115
– Pseudomembranen 957
Rachenkarzinom
– Alkoholkonsum 652
– Nikotinabhängigkeit 652, 1875
– p53 652
Rachitis
– Formen 1779
– hypophosphatämische 1748–1749
– Sprue, einheimische 1191
– Vitamin-D-Mangel 1424
– Vitamin-D-resistente, Hypophosphatämie 1720, 1748–1749
Radaszkiewicz-Klassifikation
– Lymphome, extranodale 768
– Non-Hodgkin-Lymphom, extranodales 768
Radikale, Lungenerkrankungen, interstitielle 505
Radikulopathie, Differentialdiagnose 1793, 1796
radioaktiver Fallout, Schilddrüsenkarzinom 1474
Radioallergosorbent-Test s. RAST
Radiochemotherapie
– Hypopharynxkarzinom 653
– Larynxkarzinom 653
– Mundhöhlenkarzinom 653
– Ösophaguskarzinom 1141
Radioimmunoassay (RIA) **31**
Radioimmunosorbent-Test (RIST) 31
Radioimmunszintigraphie, CEA-Antikörper 57
Radiojodtherapie
– Basedow-Syndrom 1467
– Hyperthyreose 1467–1468
– Hypothyreose 1460
– Nebenwirkungen 659
– Schilddrüsenautonomie, funktionelle 1467
– Schilddrüsenkarzinom 658, 1475
– Spätrisiken 659
– Struma 1471
Radiokupfertest, Wilson-Syndrom 1599
Radiologie, interventionelle 60–64
Radionuklidsequenzszintigraphie, Dickdarmdivertikel 1231
Radionuklidventrikulographie 67
– Herzinsuffizienz 217
– koronare Herzkrankheit 235
– Mitralinsuffizienz 293
Radiopeptidtherapie, somatostatinrezeptorgerichtete, MEN 1397
Radiotherapie s. Strahlentherapie
Radium, Lebersarkom 1349
Radiusfraktur, distale, Osteoporose 1766
RAEB (refraktäre Anämie mit Blastenvermehrung) 688–689
RAEB/T (refraktäre Anämie mit Blastenvermehrung in Transformation) 688
Räusperzwang, Larynxkarzinom 652
raf 579
Rai-Klassifikation, Leukämie, chronisch-lymphatische 771
Ramipril
– Dosierung 218
– Herzinsuffizienz 218
Randomisierung
– evidenzbasierte Therapie 95
– klinische Studien 92–93
Randomized Controlled Trials (RCT) 16, **19**
Ranitidin 1189
– Gastritis, akute 1148
– Purpura, thrombozytopenische, arzneimittelbedingte 801
Ranson-Prognosekriterien, Pankreatitis, akute 1375
RANTES
– Granulozyten, eosinophile 743
– Wirkungen 1023
Rapamycin
– Herztransplantation 182
– Immunsuppression 193
– Immunsuppressiva 182
RARS (refraktäre Anämie mit Ringsideroblasten) 688–689
ras
– Harnblasen-/Harnwegskarzinom 642
– Mutationen, Nachweis 581
Rashkind-Operation, Transposition der großen Arterien 322
Rasselgeräusche
– feuchte, koronare Herzkrankheit 232
– klingende (ohrnahe), Lungentuberkulose 501
– – Pneumonie 489
RAST (Radio-Allergo-Sorbent-Test) **31**
– Asthma bronchiale 473
– Lungenerkrankungen, allergische 465
Rationalisierung, Therapie 90
Ratschow-Lagerungsprobe, arterielle Verschlusskrankheit 389
Rauchen s. Nikotin(abhängigkeit/-abusus)
Raucherhusten (s. Bronchitis, chronische) **477–481**
Rauchgase, Lungenerkrankungen, interstitielle 511
R-auf-T-Phänomen
– Extrasystolen, ventrikuläre 278
– Myokardinfarkt 250
Rauschgifte, Vaskulitis 1090
Rauschstadium, Schnüffelsucht 1875
Raynaud-Phänomen/-Syndrom 383, **401–404**
– Calcitonin Gene related Peptide (CGRP) 402
– Dermato-/Polymyositis 1087
– Doppler-Sonographie, Digitalarterien 401
– Fingeramputation 404
– Fingerplethysmographie 1924
– Fingerspitzennekrosen 1924
– Handarteriographie, transbrachiale 401

Raynaud-Phänomen/-Syndrom
– Herztumoren 363
– Hyperämie 401
– hypereosinophiles Syndrom 744
– Iloprost 404
– Kälteüberempfindlichkeit 402
– Kalziumantagonisten 403
– Kinine 402
– körperliche Untersuchung 5
– Kollagenosen 1082
– Leberzirrhose, primär-biliäre 1304
– Lungenfunktionsanalyse 401
– Lupus erythematodes, systemischer 1077
– Nagelfalzmikroskopie 401
– Nekrose 402
– Nitropräparate 403
– Ösophagus, Röntgenaufnahme 401
– primäres/sekundäres 402
– Prostaglandin E_1 404
– Rauchen 1924
– Rheumatismus, Diagnose 1050
– Sensibilitätsstörungen 1924
– Sjögren-Syndrom 1079
– Sklerodermie 1082, 1084
– Stickoxid (NO) 402
– Sympathektomie 404
– vasokonstriktorischer Tonus 402
– Vibrationen 1924
RB, Harnblasen-/Harnwegskarzinom 642
R-Banden, Karyogramm 33
RCA (rechte Kranzarterie) 83
RCT s. Randomized Controlled Trials
RCX (Ramus circumflexus) 83
RD (Ramus diagonalis) 83
REA (reaktive Arthritis) **1066–1069**
REAL-Klassifikation
– Leukämie, chronisch-lymphatische 770
– Non-Hodgkin-Lymphome 763
Real-Time-PCR 38
Real-Time-Scanner 52
Real-Time-Sonographie, arterielle Verschlusskrankheit 390
Reanimation, Belastungs-EKG 234
Reanimation, kardiopulmonale
– Intensivbehandlungsstationen, Kurzzeitprognose 1835
– prolongierte, Herztransplantation, Kontraindikation 180
– – Thrombolyse, Kontraindikation 248
Reassortment, genetisches, Influenza-A-Viren 883
Rebound-Blutdruckerhöhung, hypertensiver Notfall 1700
REBOV-spezifische Antikörper 900
Recent-onset-Angina **231**
Rechtsherzangiographie, Ebstein-Anomalie 83

Rechtsherzbelastung
– akute, EKG 80
– Asthma bronchiale 473
– Blue Bloater 478
– Bronchitis, chronische 478
– Hypertonie, pulmonale 530
– Lungenembolie 519
– Trikuspidalinsuffizienz 305
Rechtsherzdekompensation
– Hypertonie, pulmonale 535
– Lungenerkrankungen, interstitielle 506
Rechtsherzendokarditis 327
– Staphylococcus epidermidis 951
Rechtsherzhypertrophie
– EKG 532
– Hypertonie, pulmonale 529
– Mitralinsuffizienz 291
– Trikuspidalstenose 305
Rechtsherzinsuffizienz
– ARDS 1831
– Differentialdiagnose 599
– Eiweißverlust, enteraler 1195
– latente 519
– Leberzirrhose 1296
– Lungenembolie 520
– manifeste 519
– Mitralstenose 287
– Pfortaderhochdruck 1266
– Pleuraerguss 555
Rechtsherzkatheter(untersuchung) 81–83
– s.a. Herzkatheteruntersuchung
– aortaler Mitteldruck - rechtsatrialer Mitteldruck/HMV 82
– ARDS 538
– AVDO$_2$ (arteriovenöse Sauerstoffdifferenz) 82
– Cor pulmonale 532
– Druckwerte 81
– Fick-Methode 82
– Herzhöhlen, rechte, Kontrastmitteldarstellung 82
– Herzinsuffizienz 217
– Herzminutenvolumen (HMV) 82
– Hypertonie, pulmonale 82, 463, 532
– Kardiomyopathie 82
– linksventrikuläre Funktion 81
– Lungenembolie 522
– Lungenödem 528
– Mitteldruck, rechtsatrialer 81
– PC-Mitteldruck 81
– Pulmonalarterienmitteldruck/HMV 82
– pulmonalkapillärer Verschlussdruck 81
– pulmonalvaskulärer Widerstand 82
– Pulmonalvenenstenose 81
– Rechts-links-Shunt 82
– Sauerstoffdifferenz, arteriovenöse (AVDO$_2$) 82
– Sauerstoffsättigung, Messung 82
– Schock, kardiogener 252
– Stufenoxymetrie 82

Rechtsherzkatheter(untersuchung)
– systemarterieller Widerstand 82
– Wedge-Druck 81
Rechtsherzversagen
– Bronchitis, chronische 481
– Leberversagen, akutes 1293
– Lungenembolie 519
Rechts-links-Shunt
– Eisenmenger-Reaktion 321, 323
– Fallot'sche Tetralogie 319
– Herzfehler, angeborene **319–324**
– Rechtsherzkatheteruntersuchung 82
– Szintigraphie 66
– Verlauf und Prognose 370
Rechtsschenkelblock **283**
– Differentialdiagnose 258
– EKG 78, 283
– Hemiblock, linksposteriorer 283
– Lungenembolie 521
– Pulmonalarterienkatheter 1823
– QRS-Komplex 78–79, 283
rechtsventrikuläre Dekompensation, Pulmonalstenose 308
rechtsventrikuläre Dysfunktion, Pulmonalarterienkatheter 1823
rechtsventrikuläre Dysplasie
– arrhythmogene (ARVD) **352–353**
– Herzrhythmusstörungen, ventrikuläre 258, 262
rechtsventrikuläre Hypertrophie
s. Rechtsherzhypertrophie
Re-coil, Koronarsyndrom, akutes 239
Red-Eye-Syndrom
– Hyperkalzämie 1745
– Hyperphosphatämie 1751
Reduced Size, Lebertransplantation 187
5α-Reduktase-Defekt **1520**
5α-Reduktase-Hemmer, Prostatahyperplasie 1725
Reentry 259
– Infarktnarbe 259
– Vorhofflattern, atypisches **269**
Reentry-Tachykardie
– atrioventrikuläre 259
– Diagnostik 261
Reexpansionsödem
– s.a. Ödeme
– Flüssigkeitseinlagerung, pulmonale 453
– Pleurapunktion 556
Reexposition, Allergien 465
Reflex, juxtakapillärer, Atemregulation 457
Reflexdystrophie 426
Reflexinkontinenz 1850
Reflexsynkopen **440–441**, 1803
– Aortenklappenstenose 441

Reflux
– Alkoholkrankheit 1866
– Ernährung, enterale, Kontraindikationen 1826
– galliger 1130
– hepatojugulärer, Cor pulmonale 531
– – koronare Herzkrankheit 232
– paraösophageale Hernien 1124
– Pyelonephritis, chronische 1657
– vesikoureteraler, Harnwegsobstruktion 1661
– – Klassifikation 1663
– – Nephritis, tubulointerstitielle 1652
– – Pyelonephritis, chronische 1657
– – Smellie-Klassifikation 1663
– – Zwerchfellhernien 563
Refluxkrankheit **1129–1136**
– Antirefluxtherapie, chirurgische 1134
– Barrett-Ösophagus **1131**
– Barrierefunktion, gestörte 1130
– Boerhaave-Syndrom 1135
– DeMeester-Score 1133
– Fundoplicatio 1133–1134
– gastrale Funktionsstörungen 1130
– gastroösophageale 1129–1136
– – Differentialdiagnose 1166
– – endoskopische Therapie 171
– – Gleithernie, axiale 1123
– – Ösophaguskarzinom 1140
– – Helicobacter-pylori-Infektion 1130
– Langzeit-pH-Metrie 1133
– Mallory-Weiss-Einriss 1135
– Mukosaresistenz 1130
– Neutralisationsfunktion, verminderte 1130
– ohne Ösophagitis (NERD) **1132–1133**, 1134
– Ösophagogastroduodenoskopie 1131
– Ösophagusmanometrie 1134
– Ösophagusszintigraphie 1134
– Protonenpumpenhemmer 1131, 1134
– Reinigungsfunktion, reduzierte 1130
– Röntgenkontrastuntersuchung 1134
– Schleimhautläsionen 1131
– Stenose, narbige 1135
– Verlauf und Prognose 1134
Refluxnephropathie 1651–1652, **1662–1664**
– Back-Pressure-Typ 1663
– Dialyse 1663
– Enuresis 1663
– Harnwegsinfekte, rekurrierende 1663
– Hypertonie 1663
– – renoparenchymatöse 1693
– MAG$_3$-Clearance 1663

Refluxnephropathie
– Narbenbildung 1663
– Nephrolithiasis 1663
– Pendelharn, Entleerung 1663
– Proteinurie 1663
– Pyelogramm 1662
– Schrumpfnieren 1663
– Smellie-Klassifikation 1663
– ureterovesikale Insuffizienz 1662
– Zystitis 1662
Refluxniere **1662**, **1664**
Refluxösophagitis 1130
– Alkoholkrankheit 1866
– Barrett-Ösophagus 1130
– Differentialdiagnose 237, 1123, 1137
– Endoskopie 1131–1132
– erosive (ERD) 1132
– – Therapie 1134
– nach Myotomie 1120
– peptische, therapierefraktäre 1134
– Reflux, galliger 1130
– Savary-Miller-Klassifikation 1131
– Schweregrade 1131–1132
– Siewert-Ottenjahn-Klassifikation 1131
– Singultus 565
Refraktionsanomalien, transitorische, Hyperglykämie 1536
Refsum-Syndrom
– Differentialdiagnose 1796
– Fettleber 1313
– Kardiomyopathie 340
– Polyneuropathien 1791
Regelimpfungen 995, **996**
regeneratives Stadium, Staphylococcal Scalded Skin Syndrome (SSSS) 949
Regulations-Störungen 10
Regurgitation
– Achalasie 1118
– Aorteninsuffizienz, chronische 300
– Kardiomyopathie, nichtobstruktive, hypertrophe 350
– Mitralinsuffizienz 290
– nasale, Botulismus 1896
– Refluxkrankheit 1130
Regurgitationsgeräusche
– Myokarditis 346
– Perimyokarditis 346
Rehabilitation
– geriatrische 1839, **1860–1861**
– Herztransplantation 181–182
– psychosomatische Kliniken **197**
Rehydratation
– Hyperkalzämie, akute 1746
– hyperkalzämische Krise 1746
– Lösungen, orale, Darminfektionen 1203
– orale, Diarrhö 1177
– Shigellose 1206
Reibetest, Allergien 465
Reifenstein-Syndrom **1520**
Reinfarktprophylaxe
– ACE-Hemmer 249
– Betarezeptorenblocker 249
– Myokardinfarkt 249–250

Sachverzeichnis

Reinigungswirkung, Dünndarm 1179
Reinsubstanzen, Phytotherapeutika 111
Reisberg-Klassifikation, Alzheimer-Demenz 1855
Reisedurchfall 1203
– Prophylaxe 1204
Reisekrankheiten, Hepatitis A 1277
Reisethrombose 420
Reiswasserstuhl, Cholera 972
Reiter-Dermatose **1069**, 1070
Reiter-Syndrom 1061, 1067, **1069**
– s.a. Arthritis, reaktive
– Aorteninsuffizienz 337
– Aortitis 337
– Arthritis 1069–1070
– AV-Block 337
– Balanitis 1070
– – circinata 1069
– chronisches, Differentialdiagnose 1065
– Differentialdiagnose 1654
– HLA-Typisierung 1041
– Iritis 1069
– Keratodermie 1069–1070
– Klassifikationskriterien 1070
– Konjunktivitis 1069–1070
– Krankheitsauslöser 1067
– Myokarditis 337
– Perikarditis 337
– Reizleitungsstörungen 337
– Shigellose 968, 1206
– Urethritis 1069–1070, 1653
– Yersiniose 969
Reizdarmsyndrom **1226–1227**
– Bauchschmerzen/Blähungen 1226
– Diät 1227
– Differentialdiagnose 1225–1226, 1232, 1258
– Stuhlunregelmäßigkeiten 1226
Reizgasinhalation
– Antidote 1881
– Diagnostik, klinische 1912
– Therapie, symptomatische 1912
Reizherz 12
Reizhusten
– trockener **455**
– – Legionärskrankheit 980
– – Pontiac-Fieber 980
– – Whipple-Syndrom 1194
Reizleitungsstörungen
– Arthritis, rheumatoide 1056
– Bechterew-Syndrom 337
– Lupus erythematodes, systemischer 337
– Polyneuropathien 1792
– Reiter-Syndrom 337
– Spondylitis, ankylosierende 1064
Reizmagen **1164–1166**
Rekanalisation, Myokardinfarkt, akuter 249
rekombinante DNA-Techniken 36–37
rekombinante Proteine, Herstellung 37

Rekombination 36
Rekrudeszenz, Virusinfektionen 853
Rekrutierung, Leberstammzellen 1264
Rektoskopie, Amöbiasis 927
Rektumerkrankungen **1247–1249**
Rektumkarzinom
– s.a. kolorektales Karzinom
– CUP-Syndrom 623
– Differentialdiagnose 630
– Obstipation 1180
Rektumprolaps **1248**
– Beckenbodenplastik 1248
– Differentialdiagnose 1247
Rekurrensparese
– Bronchialkarzinom 548, 551
– Differentialdiagnose 468
– nach Mediastinoskopie 464
– Ösophaguskarzinom 1142
– Schilddrüsenkarzinom 1475
– Tracheal-/Bronchialstenose 485
Rekurrensschädigung
– Struma 1472
– Thyroidektomie 1468
Rekurrenz, Virusinfektionen 853
Relative Risk Increase/Reduction (RRI/RRR), evidenzbasierte Therapie 95
Relaxatio, Zwerchfell 564
Relaxationsphase, Herz 208
REM (Rapid Eye Movements), Schlafapnoe, obstruktive 567
Remineralisierungshypokalzämie 1741
Remission, komplette/partielle (CR/PR), Tumortherapie 140
Remnants, Chylomikronen 1563
Remodelling **343**
– Osteomalazie 1778
renal-tubuläre Schädigung, akute, Differentialdiagnose 1446
Renin 1617
– Beta-Rezeptorenblocker 218
– Hypertonie, essentielle 434
– paraneoplastische Sekretion 593
– Sekretion 1620
Renin-Angiotensin-Aldosteron-System 209, 1620, 1729
– β_2-Adrenorezeptoren 1620
– ACE-Hemmer-Szintigraphie 55
– Aktivierung durch Diuretika 219
– Herzinsuffizienz 212
– Hypertonie, maligne 1702
– – renovaskuläre 1697
– Regulation 1487
renovaskulärer Verschluss, Nierenversagen, akutes 1634
Renovasographie, Panarteriitis nodosa 1667
Reoviren **875–876**
Repaglinid
– Dosierung 1547
– Typ-2-Diabetes 1546

Reperfusion
– Kompartmentsyndrom 408
– Koronarsyndrom, akutes 248
– Myokardinfarkt, akuter 248
– Schock, kardiogener 256
Reperfusion-Injury, Flüssigkeitseinlagerung, pulmonale 453
Reperfusionsarrhythmien 248
– Hinterwandinfarkt 248
Replikation, antivirale Therapie 123
Replikationspotential, grenzenloses, Tumorzellen 581
Repolarisationsstörungen
– Antidepressiva, trizyklische 348
– Lithiumkarbonat 348
– Phenothiazin 348
reproduktives System, bildgebende Verfahren 74
Rescue-PTCA, Reperfusionsarrhythmien 248
Resektionsarthroplastiken, Arthritis, rheumatoide 1058
Reserpin
– Gynäkomastie 1509
– Hyperprolaktinämie 1515
– Lupus erythematodes, medikamentös induzierter 1075
Reserve-Cephalosporine **119**
Reservetuberkulostatika **499–500**
Residualkapazität, funktionelle (FRC) 449
– geriatrischer Patient 1840
Residualvolumen (RV)
– Bodyplethysmographie 459
– obstruktive Störungen 450
– Spirometrie 458
Resistance (R)
– Bodyplethysmographie 458–459
– obstruktive Störungen 450
Resistenz
– antibakterielle 118
– antivirale Substanzen 122, 126
– Influenza-Viren A/B 132
– Tuberkulostatika 498
Resistenzgene, Bakterien 43
Resistenzmutationen, antiretrovirale Substanzen 842
Resistenztestung
– antivirale Substanzen 45
– Erregernachweis 42
– Tuberkulose 498
– Virologie **45–46**
Resorption
– Arzneimitteltherapie 101
– Dünndarm 1175
– geriatrischer Patient 1859
– unvollständige, Nahrungsbestandteile 1175
Resorptionsstörungen
– Alkoholkrankheit 1866
– Dünndarm, Lokalisation 1183
– Folsäuremangel 714
– Malassimilation 1181
– Osteomalazie 1776–1777
Resorptionstests 55
Respiration, Monitoring 1820

respiratorische Erkrankungen/Infektionen 952
– Adenoviren 882
– geriatrischer Patient 1840
– HSV-Infektion 864
– Mykoplasmen 987
– Picornaviren 133
– Rhinoviren 879
– Vorhofseptumdefekt (ASD) 313
– VZV-Infektion 866
respiratorische Globalinsuffizienz **453**
respiratorische Insuffizienz **535–542**
– s.a. ARDS
– s.a. Schocklunge
– akute 535, **536–539**
– – Therapie 538–539
– Bronchitis, chronische 480
– chronische 535, **540–542**
– – Atemmuskeltest 540
– – Atemzentrum, Stimulation versus Dämpfung 542
– – körperliches Training 542
– – Krankengymnastik 542
– – Lungenparenchym, Funktionsverlust 540
– – Sauerstoff-Langzeittherapie 540–541
– – Selbstbeatmung, intermittierende 541
– Dekompensation 535
– Guillain-Barré-Syndrom 1795
– Heerfordt-Syndrom 514
– Intensivtherapie, Kurzzeit-/Langzeitprognose 1835
– Mukoviszidose 484
– Mykoplasmenpneumonie 988
– Ursachen 1827
– – (extra)pulmonale 535
– Wegener-Granulomatose 1100
respiratorische Partialinsuffizienz 453
respiratorischer Quotient, Spiroergometrie 460
Respiratory Syncytial Virus s. RSV
Response to Injury-Hypothese, arterielle Verschlusskrankheit 386
Restenose
– Aortenisthmusstenose 312
– Ballondilatation 239
– Brachytherapie 239
– Koronarsyndrom, akutes 239
– PTCA 239
Restharn
– Polyneuropathien 1792
– Prostatahyperplasie 1725
– Prostatitis 1723
Restless-Legs-Syndrom
– Hypokaliämie 1736
– Schlafstörungen 1804
Restriktions-Endonukleasen, genetische Diagnostik 32
Restriktionsfragmentlängenpolymorphismus s. RFLP

Sachverzeichnis

restriktive Ventilationsstörungen 450, 457–458
restriktives Syndrom, Sarkoidose 515
Reststenose
– exzentrische, Angioplastie 62
– nicht dilatierbare, Angioplastie 62
Rest-VSD, Fallot'sche Tetralogie 321
Retard-Arzneiformen 103
Retentionsdivertikel, Halitosis 1112
Retentionspneumonie
– Bronchialkarzinom 551
– Karzinoidtumoren 545
– – Lunge 546
– Lungentumoren 544
Reteplase, Thrombolyse 248
Retikuloendotheliose, leukämische s. Haarzellenleukämie
retikulohistozytäres System, Apoptose 1028
Retikulozyten **667**
– Anämie 700
– – mit Knochenmarkinfiltration 705
– Hämolyse 718–719
– Niereninsuffizienz, chronische 702
– Normwerte 700
Retikulozytenkrise, Vitamin-B_{12}-Mangel-Anämie 711
Retikulozytose
– passagere, Differentialdiagnose 719
– Perikarditis 355
retinale Degeneration
– ischämische, Hypertonie, maligne 1703
– tumorassoziierte 595
Retinaschäden, virale 858
Retinitis
– CMV-Infektion 871
– pigmentosa, Abetalipoproteinämie 1187
– – Alport-Syndrom 1719
– – Nephronophthise 1718
Retinoblastom, Tumorsuppressorgene 580
Retinoblastomgen (RB), Harnblasen-/Harnwegskarzinom 642
Retinoide
– Haut 620
– myelodysplastische Syndrome 694
– Plattenepithelkarzinom 620
– Tumortherapie 138
Retinol-bindendes Protein, Malnutrition 1426
Retinopathie
– Antikoagulanzien, Kontraindikationen 423
– diabetische 1554, 1680
– – Thrombolyse, Kontraindikationen 248
– Hyperaldosteronismus, primärer 1488
– hypertensiver Notfall 1700

Retinopathie
– Hypertonie 436
– – chronische, Schwangerschaft 1706
– – maligne 1703
– – Schwangerschaft 369
– Nephropathie, diabetische 1680
RET-Protoonkogen **1476**
– Gorlin-Syndrom 1396
– MEN-2a 1525
– Schilddrüsenkarzinom 1474
– – medulläres 1476
Retrokardialraum, Einengung, Aortenstenose 298
retroperitoneale Fibrose
– Harnwegsobstruktion 1661
– Lymphangiektasie, intestinale 1195
– Mediastinitis, chronische 562
– Nierenversagen, akutes 1634
Retroperitonealtumoren
– Aszites 1268
– Differentialdiagnose 630
– Lymphangiektasie, intestinale 1195
retrovirales Syndrom
– akutes, Differentialdiagnose 869
– – HIV-Infektion 839
Retroviren **907–909**
– Arthritis 1071
– Einteilung 907
– Genomintegration, antivirale Therapie 123–124
– humane, HIV-Infektion 838
– Integrase (IN) 908
– Phosphonoameisensäure (PFA) 129
– Protease (PR) 908
– reverse Transkriptase (RT) 908
– Therapie 131–132
Revaskularisation, Koronarsyndrom, akutes 240
reverse Transkriptase (RT) 124
– Hemmung, HIV-Infektion 840
– Hepatitis-B-Virus 895
– HI-Virus 838
– Polymerasefunktion 124
– Retroviren 908
– RNAse-H-Aktivität 124
– Virusinfektionen 853
reverses T_3 1454
Reverse-Transkriptase-Hemmer
– nichtnukleosidale (NNRTI) 131, 840, 842
– nukleosidale (NRTI) 840, 842
Reye-Syndrom **1315**
– Acetylsalicylsäure 867
– Fettleber 1313–1314
– Hypoglykämie 1315
– Influenza 885
– Lebertransplantation 185
– Leberversagen, akutes 1293
– Leberzellinsuffizienz 1315
– Salicylsäure 1315
α_2/β_2-Rezeptor-Antagonisten 101
Rezeptorbindung, Interferone 125

Rezeptoren
– α-Rezeptoren 209
– α_1-Rezeptoren, Stimulation, Natriumresorption 1620
– α_2-Rezeptoren, Stimulation, Natriumausscheidung 1620
– β-Rezeptoren 106
– – Hypertonie, essentielle 434
– adrenerge, Herz-Kreislauf-System 209
– Arzneimittel **106–107**
– Arzneimittelwirkungen 101
– Subtypen 1620
– β_1-Rezeptoren 209, 218
– β_2-Rezeptoren 209
α-Rezeptoren-Blocker s. Alpharezeptorenblocker
β-Rezeptoren-Blocker s. Betarezeptorenblocker
Rezidive, Tumortherapie 140
Rezidivulkus 1173
– Protonenpumpenhemmer 1174
– nach Vagotomie 1158
– – proximal-gastrischer 1173
RF s. Rheumafaktoren
RFLP (Restriktionsfragmentlängenpolymorphismus) **39–40**, 1018, 1285
– HLA 1018
Rhabdomyolyse
– Ecstasy 1873
– hämolytisch-urämisches Syndrom 1672
– Hyperkalzämie 1745
– Hyperphosphatämie 1751
– Hypokalzämie 1741
– Hypophosphatämie 1750
– Legionellose 980
– Natriumbikarbonat 1637
– Nierenversagen, akutes 1634–1635, 1638
Rhabdomyosarkom
– alveoläres 612
– Herz 363
Rhabdoviren **906–907**
Rhagaden
– Mundwinkel 1113
– Vitamin-A-Überdosierung 1424
Rheumafaktoren (RF) 1028, 1052
– Arthritis, rheumatoide 1051, 1053–1054, 1056
– Leberzirrhose, primär-biliäre 1304
– Pleurapunktat 556
– Purpura, idiopathische, thrombozytopenische 799
– Spondylitis 1061
– Vaskulitis, essentielle, kryoglobulinämische 1103
Rheumaknoten 1073
– Arthritis, rheumatoide 1053, 1055–1056
– subkutane 1052
Rheumaliga 1053, 1059
rheumatische Beschwerden
– Reizdarmsyndrom 1226
– Sindbisvirusinfektion 891

rheumatische Erkrankungen 1049–1109
– ANA 1028
– Arthrosonographie 1052
– Assoziation 1038
– Bindegewebsstatus 1050
– degenerative 1050, 1052
– Eiweißverlust, enteraler 1195
– entzündliche 1050
– Gelenke, Untersuchung 1050
– HLA-B27 1040
– Immunphänomene 1051
– Kardiomyopathie 339
– Knorpel-Knochen-Grenze 1051
– Labordiagnostik 1051
– Osteochondrose 1052
– Osteoporose 1051
– Ott-Maß 1050
– primäre/sekundäre 1050
– Röntgendiagnostik 1051
– Schober-Zeichen 1050
– Spondylophyten 1052
– Szintigraphie 1052
– Untersuchung, körperliche 1050
– Weichteilschwellung, periartikuläre 1051
– Weichteiluntersuchung 1050
rheumatisches Fieber **333–335**, 1072–1073
– akutes, Streptokokken 952
– antiphlogistische Behandlung 335
– Antistreptolysin-O-Titer 1073
– Arthritis 1073
– Autoantikörper 1041
– Chorea minor 1073
– Diagnostik 334
– Differentialdiagnose 329, 335, 1058, 1068, 1578
– DNase B 334
– EKG 335
– Endokarditis 334
– Epidemiologie 334, 1072–1073
– Erythema anulare 1073
– Farbdoppler-Echokardiographie 335
– Gelenkbeteiligung 334
– HLA-B27 1073
– Hyaluronidase 334
– Jones-Kriterien 334, 1073
– Karditis 1073
– Kortikosteroide 1073
– Mitralstenose 285
– molekulare Mimikry 1040
– Myokarditis 334
– Penicillin 1073
– Penicillinprophylaxe/-therapie 335
– Perikarditis 334
– Prednisolon 335
– Rachenabstrich 1073
– Salicylate 1073
– Serologie 334
– Streptokokken 952
– Streptolysin-O 334
– Symptome 334
– Therapie 335

R Sachverzeichnis

Rheumatismus s. rheumatische Erkrankungen
Rhinitis **466–467**
- akute, Sinusitis 467
- allergische 1043
- – Churg-Strauss-Syndrom 1100
- – Diagnostik 465
- allergologische Diagnostik 465
- chronische 467
- IgE-Antikörper 465
- Influenza 885
- Masern 887
- Rhinoviren 878
- Shigellose 1206
- vasomotorische **466**
- – Parasympathikotonus 466
- – Therapie 466
- virale 466, 857
Rhinokonjunktivitis, allergische Sofortreaktion 1044
Rhinopathie, allergische **466**
Rhinorrhö
- Opiatentzug 1870
- Wegener-Granulomatose 512
Rhinoskopie, Sinusitis, akute 467
Rhinoviren 878
- bronchiale Infektion 470
- Differentialdiagnose 877
- Epidemiologie 878
- Picornaviren 878, 880
- respiratorische Erkrankungen 879
- Symptome 879
- Therapie und Prophylaxe 880–881
- Übertragbarkeit 856
- Verlauf und Prognose 879
Rhizarthrose **1105**
Rhizopoden **926–928**
Rhizopus 920
RIA (Radioimmunoassay) 27, **31**
RIA (Ramus interventricularis anterior) 83
Ribavirin 126–127
- Adenoviren 133
- Hepatitis C 1286
- Lassa-Virus-Infektion 133
- Leberzirrhose 1299
- Masern 888
- Paramyxoviren 133
- Strukturformel 128
Riboflavin 1417
- Mangel 1423
Ribonukleoproteine
- Dermatomyositis 1087
- Polymyositis 1087
Ribosom, Gensequenz 43
Rickettsia
- prowazekii **992–993**
- typhi 993
Rickettsien/Rickettsiosen **992–993**
- Antikörpernachweis 43
- DIC 795
- Differentialdiagnose 950
- Myokarditis 343, 346
- Pneumonie 490–491

Rickettsienpocken 993
- Felix-Reaktion 993
Riechstörungen, Hypoglykämie 1551
Riedel-Struma **1473**
- Differentialdiagnose 1475
Riedel-Thyreoiditis **1473**
Riesenfalten **1150–1151**
- s.a. Ménétrier-Syndrom
- Gordon-Test 1150
- hyper-/neoplastische 1150
Riesenfaltengastritis, Eiweißverlust, enteraler 1195
Riesengranula, Chediak-Higashi-Syndrom 746
Riesenhämangiome, Leber 1340
Riesenzellarteriitis 400, 1090–1091, **1093–1095**
- Akute-Phase-Proteine 1094
- Amaurosis 1094
- Aortenbogensyndrom 1094
- Augenmuskelparesen 1094
- Azathioprin 1095
- CRP 1094
- Genetik 1094
- Glukokortikoide 1095
- Halo-Nachweis 1094
- Hirninfarkte 1094
- Immunologie 1094
- Kortikosteroide 1093
- Methotrexat 1095
- Skalpnekrosen 1094
- Thrombozytose 1094
- Visusminderung 1094
Riesenzellen
- epitheliale, Masern 470
- – Zytomegalie 470
- Wegener-Granulomatose 1098
Riesenzellgranulome, Myelomniere 1675
Riesenzellinfiltrate, mononukleäre 1091
Riesenzellmyokarditis 346–347
Riesenzellpneumonie 888
Riesenzelltumoren, Differentialdiagnose 610
Rifampicin (RMP)
- Endokarditis, bakterielle 330
- Legionellen 980
- Nebenwirkungen und Interaktionen 500
- Nephritis, tubulointerstitielle, akute 1683
- Osteomalazie 1779
- Tuberkulose **499–500**
Rift Valley Fever 898
Rigor, Enzephalopathie, hepatische 1301
Riley-Day-Syndrom **1503**
Rimantadin 123
- Influenza-Viren A/B 132
- Strukturformel 128
RIND (reversibles ischämisches neurologisches Defizit) **399**, 1797
- prolongiertes s. PRIND
Rinderbandwurm 936, **1212–1213**
- Finnen 934
- Infektionswege 1213
- Inkubationszeit 1213

Ringabszess, Endokarditis, infektiöse 332
Ringanastomosen, Karotiskreisläufe 398
Ringe
- Differentialdiagnose 1119, 1141
- Ösophagus **1128–1129**
Ringelröteln **894**
- Anämie, aplastische 894
- aplastische Krise 894
- Differentialdiagnose 892
Ringsideroblasten 729
RIP (Ramus interventricularis posterior) 83
Rippenfellerkrankungen, Berufskrankheiten 1904
Rippen(serien)fraktur
- Atempumpe, Störungen 449
- Husten, starker 455
Risedronat, Osteoporose 1773
Risiko
- attibutables/relatives 18
- – Kohortenstudie 18
Risikoaufklärung **3–4**
- s.a. Aufklärung
- Dokumentation 4
Risikomaße
- Fall-Kontroll-Studie 18
- Kohortenstudie 18
Risikopatienten, Kontrastmittel, jodhaltige 59
Risperidon, Demenz 1856
RIST (Radioimmunosorbent-Test) **31**
Ristocetin-Kofaktor-Aktivität, hämorrhagische Diathese 788
Risus sardonicus, Tetanus 964
Ritonavir, HIV-Infektion 132, 842
Ritter-von-Rittershain-Erkrankung 949
Rituximab **138**
- Leukämie, akute, lymphatische 783
- Non-Hodgkin-Lymphom 765
RIVA-Bypass 240
Rivastigmin, Demenz 1856
RMD (Ramus marginalis dexter) 83
RMS (Ramus marginalis sinister) 83
RNA
- Transkription 32
- Translation 32
RNAse-H-Aktivität, reverse Transkriptase (RT) 124
RNAV (AV-Knoten-Arterie) 83
RNS (Sinusknotenarterie) 83
Robson-Stadieneinteilung, Nierenzellkarzinom 641
Rocky Mountain Spotted Fever 993
Roemheld-Syndrom, Differentialdiagnose 237
Röntgenbestrahlung s. Strahlentherapie
Röntgenkontrastmittel(untersuchung)
- Achalasie 1118
- allergische Reaktionen 108

Röntgenkontrastmittel(untersuchung)
- Dickdarmpolypen 1236
- jodhaltige, Nephropathie 1683
- – Schilddrüsenerkrankungen 58
- Nierenversagen, akutes 1682–1683
- Ösophaguskarzinom 1140
- paraösophageale Hernien 1124
- Refluxkrankheit 1134
- Ringe und Webs 1128
Röntgenleeraufnahme, Nephrokalzinose 1714
Röntgenstrahlung, Lichtemissionen 49
Röntgen-Thorax **461**
- Alveolitis, exogen allergische 507, 509
- ARDS 538
- Asbestose 510
- Candida-Pneumonie 917
- Cor pulmonale 531
- Ductus arteriosus persistierender 318
- Ebstein'sche Anomalie 322
- Fallot'sche Tetralogie 320
- Herzverletzungen 365
- Histiocytosis X 516
- Hypertonie, pulmonale 531
- Legionellose 980
- Lungenembolie 521
- Lungenemphysem 483
- Lungenerkrankungen, interstitielle 506–507
- Lungenfibrose 518
- Lungenödem 526–527
- – interstitielles 1636
- Magenkarzinom 1169
- Mediastinalemphysem 561
- Mediastinaltumoren 560
- Mykoplasmen 988
- Neutropenie 832
- Perikarderguss, maligner 597
- Pneumothorax 552–553
- präoperativer, Herzerkrankungen 375
- Prostatakarzinom 648
- Pulmonalstenose 307
- Sarkoidose 514
- – akute 513
- Schilddrüsenkarzinom 1458
- Silikose 509
- Subaortenstenose, membranöse 309
- Transposition der großen Arterien 322
- Ventrikelseptumdefekt (VSD) 316
- Wegener-Granulomatose 512
Röntgenuntersuchung nach Sellink, Crohn-Krankheit 1220–1221
Röteln(virus) **890–893**
- Antikörpernachweis 892
- Arthritis 1071
- Differentialdiagnose 888, 892, 894

Röteln(virus)
– Embryopathie 893
– Enanthem/Exanthem 891
– Genome, virale 892
– Hämagglutinationshemmer 892
– IgM-Antikörper 892
– Immunität 892
– Immunprophylaxe 1918
– Impfungen, aktive 998
– – passive 997
– Infektionen, asymptomatische 891
– – intrauterine 892
– Lebendimpfstoffe 998
– Letalität 855
– MMR-Tripelvakzine 892
– Mortalität 855
– Pathogenese 891
– Perikarditis 354
– postnatale 892
– Serokonversion 892
– Seroprävalenz 855
– Teratogenität 893
– Virusnachweis 892
Rofecoxib 1157
– Arthritis, rheumatoide 158
– Arthrose 158
– Knochenschmerzen 145
– Schmerzen, chronische 150
– Weichteilschmerzen 145
Rokitansky-Aschoff-Sinus, Cholezystitis, chronische 1359
Rolling, Granulozyten 741
Romaña-Syndrom **925**
Romano-Ward-Syndrom **275**
Romanus-Läsion, Spondylitis, ankylosierende 1061
Romberg-Stehversuch, Schwindel 1854
ROM-Klassifikation, Spondylitis, ankylosierende 1064
Rosenbach-Zeichen, Aorteninsuffizienz 301
Roseolen
– Salmonellen 1205
– Typhus abdominalis 966
Rosiglitazon, Typ-2-Diabetes 1547
Ross-Prozedur
– Aortenklappen, bikuspide 308
– Aortenklappenstenosen, kongenitale 308
Rotablation, Koronarstent 163
Rotationsangioplastie, arterielle Verschlusskrankheit 394
Rotatorenmanschettenruptur, Weichteilrheumatismus 1108
Rotaviren **875–876**
– Darminfektionen 1209
– Differentialdiagnose 875
– ELISA-Antigennachweis 876
– Enteritis, infektiöse 1203
– Nachweis 876
– Neugeborene 876
– RT-PCR 876
Roth-Spots, Endokarditis, infektiöse 328
Rotlaufsepsis 959
Rotor-Syndrom 1271

Rous-Sarkomvirus, Epidemiologie 908
Rovsing-Zeichen, Appendizitis 1224
Roxithromycin **120**
RPGN s. Glomerulonephritis, rasch progressive
RPLD (Ramus posterolateralis dexter) 83
RPLS (Ramus posterolateralis sinister) 83
RRI (Relative Risk Increase) 95
RRR (Relative Risikoreduktion) 95
RSV (Respiratory-syncytial-Virus) **886**, 887
– Antikörpernachweis 887
– Bronchiolitis 886
– Genome, virale 887
– Nosokomialerreger 886
– Pneumonie, atypische 886
– Pseudokrupp 469
– tumorassoziierte Infekte 586
– Virusnachweis 887
rT_3 1454
RTA (renale tubuläre Azidose), distale/proximale **1720**, 1721
rtPA, Schlaganfall 1800
RT-PCR
– Hepatitis C 1285
– Influenzaviren 885
– Rotaviren 876
Rubella Expanded Syndrome 893
Rubellavirus **890–891**
Rückenmark, bildgebende Verfahren 64–65
Rückenmarkläsionen
– MRT 65
– Obstipation 1180
Rückenschmerzen
– s.a. Schmerzen
– Cholerasyndrom 1207
– chronische, Epidemiologie 148
– Cushing-Syndrom 1491
– Klinefelter-Syndrom 1518
– Malaria 931
– Opiatentzug 1870
– Osteoporose 1769
– Pankreasadenokarzinom 1386
– Porphyrie, akute, hepatische 1584
– Spondylitis, ankylosierende 1063
Rückfallfieber **983**
– endemisches/epidemisches 983
– Ornithodorus 983
Rückkopplungsmechanismen
– Hormone 1432
– Nierendurchblutung 1617
Rückresorption, tubuläre, Defekt, Harnsäuresteine 1712
Rückschlagbewegung, frühdiastolische, Trikuspidalstenose 305
Rückwärtsversagen, Herzinsuffizienz 211
Rüssellippe 1113

Ruhe-Angina 231
– persistierende, Belastungs-EKG, Kontraindikationen 233
Ruheblutdruck, Typ-1-Diabetes 1542
Ruhedyspnoe **454**
– s.a. Dyspnoe
– Anämie 701
– Atemwegserkrankungen, untere 469
– Tumortherapie 141
– Zwerchfellparese 564
Ruhe-EKG 75
– koronare Herzkrankheit 233
– Myokardischämie 246
– präoperatives, Herzerkrankungen 375
Ruheschmerzen
– arterielle Verschlusskrankheit 387
– Arthrose 1105
– AVK 384
– Durchblutungsstörungen, arterielle 384
– Thrombangitis obliterans 405
Ruhetachykardie
– Herztransplantation 182
– Neuropathie, diabetische 1557–1558
Ruhr
– bakterielle **967–969**, 1201, 1206
– – Shigellose 1206
Rumpel-Leede-Test 27
Rumpfataxie, Schlaganfall 1798
Rundherde
– Arthritis, rheumatoide 1056
– Bronchialkarzinom 547
– Bronchoskopie 463–464
– Caplan-Syndrom 1060
– Lungenparenchym 461
– Wegener-Granulomatose 1100
Rundrücken, Osteoporose 1768
Rundwürmer **940–943**
Rundzellinfiltrate, Thrombangitis obliterans 405
Rundzelltumor, desmoplastischer 612
Ruptur
– Aneurysma 413
– Echinokokkose 1335
– Leberhämangiom 1340–1341
– Leberzysten 1334
Rutherford-Klassifikation, arterielle Verschlusskrankheit 62
RVD (Ramus ventricularis dexter) 83
R-Zacke, EKG 76

S

SA-Block 259, **279–280**
– I. Grad 280
– II. Grad, Typ Mobitz 280
– – Typ Wenckebach 280
– III. Grad 280

Saccharose 1416
– Intoleranz **1187**
– Mangel **1187**
Saccharose-Isomaltase-Mangel 1200
Saccharose-Isomaltose-Intoleranz, Diarrhö 1188
Säbelscheidentibia, Paget-Syndrom 1780
Säureausscheidung, renale, Nierenfunktion 1629
Säure-Basen-Haushalt 1619
– Belüftung, alveoläre 1756
– Bikarbonatausscheidung, renale 1756
– CO_2/HCO_3-System 1756
– Henderon-Hasselbalch-Gleichung 1756
– Kompensationsmechanismen 1756
– Lungen 1755
– Nephrokalzinose 1715
– Nieren 1755
– Puffersubstanzen 1755
– Störungen **1755–1761**
– – metabolische **1759–1761**
– – Niereninsuffizienz, chronische 1687
– Untersuchung 1756
– Urin-pH 1755
Säurehypersekretion, Gastrinom 1394
Säuren
– titrierbare, Ausscheidung 1619
– Verätzungen, Koagulationsnekrose 1891
– Vergiftungen 1891–1892
Säuresekretion, Magen, Regulation 1152–1153
Säure-Serum-Test, Hämoglobinurie, paroxysmale nächtliche 697
Sakroiliakaltomographie, Spondylitis, ankylosierende 1065
Sakroiliitis 1051, 1061
– Brucellose 1071
– Differentialdiagnose 1065
– Spondylitis, ankylosierende 1064–1065
Salazosulfapyridin, Bechterew-Syndrom 1061
Salicylate
– Alkalose, respiratorische 1759
– Eisenmangel 709
– Fettleber 1313–1314
– Hyperbilirubinämie 1270
– Intoxikation, Hypophosphatämie 1748
– Magenschleimhautschädigung 1177
– rheumatisches Fieber 1073
Salicylsäure(präparate)
– Reye-Syndrom 1315
– Vergiftungen 1883
Salivation s. Speichelfluss
Salk-Vakzine, Poliomyelitis-Schutzimpfung 1015
Salmonella/Salmonellen bzw. Salmonellose **965–967**, **1204–1206**

Sachverzeichnis

Salmonella/Salmonellen bzw. Salmonellose
- Arthritis, reaktive 1067
- asymptomatischer Trägerstatus 1205
- Bakteriämie 1205
- coeln 965
- Dauerausscheider 965
- Diarrhö 1202
- – erbsenbreiartige 1205
- Differentialdiagnose 927
- enterica/enteritidis 965
- Enteritis 967, 1203, 1205
- Fieber bei neutropenischen Patienten 585
- Gastroenteritis 1205
- Gram-Färbung 1204
- Gruber-Widal-Test 1206
- hirschfeldii 967
- Leukozyten im Stuhl 1202
- Meldepflicht 1204
- Oberflächenantigene 965
- paratyphi 965, 967, 1205
- schottmuelleri 967
- Sepsis/Septikämie, HIV-Infektion 840, 849, 967
- typhi 965, 1205
- – Lebendimpfstoffe 997
- – Totimpfstoffe 998
- typhimurium 965
- typhoides Fieber 1205
- Typhus abdominalis 966

Salpingitis, Mykoplasmen 989

Salt Export Pump (SEP), Cholestase 1271

Salvage-Therapie, Chemotherapie 136

Salven, Kardiomyopathie, rechtsventrikuläre, arrhythmogene 352

Salz
- Ernährung, gesunde 1430
- Zufuhr, Herzinsuffizienz, terminale 220

Salzverlust(syndrom)
- Harnwegsobstruktion 1662
- Hyperandrogenämie 1500
- renaler, Analgetikanephropathie 1664

Samenerguss, frühzeitiger 1508

Samenwege, ableitende, Erkrankungen 1520

Sammelrohre 1621
- Endstrecke 1617

Sandmückenfieber(virus) 898–899

Saphena-magna-Thrombose, Sonographie 418

SAPHO-Syndrom **1070**

Sapporo-Gruppe, Caliciviren 875

Saquinavir, HIV-Infektion 132, 842

Sarcocystis bovihominis/suihominis 923

Sarcoptes scabiei **946–947**

Sarin **1897–1898**
- Organophosphatvergiftung 1897

Sarkoidose (= Boeck-Syndrom) 504, **513–515**, 1670–1671
- ACE 514
- akute 514
- Alveolitis, lymphozytäre 514
- Anämie mit Knochenmarkinfiltration 704
- Arthritis 1072
- BAL 464
- CD4/CD8-Quotient 514
- chronische 514
- Diabetes insipidus 1445
- Differentialdiagnose 509, 759, 889, 1058, 1080, 1305, 1309, 1480, 1715, 1746, 1790
- Eiweißverlust, enteraler 1195
- Endomyokardbiopsie 84
- extrathorakale Manifestationen 514
- Gastritis 504, **513–514**, 515, 1149
- Glomerulonephritis 1671
- Glomerulosklerose 1671
- Glukokortikoide 515
- Herzinsuffizienz 212, 217
- HVL-Insuffizienz 1447
- Hyperkalzämie 1671, 1743–1744
- Hypothyreose 1460
- IL-2-Rezeptor 514
- Kardiomyopathie 340
- Lebergranulome 1260
- Leberzirrhose, primär-biliäre 1304
- Lungengranulome 514
- Lungenveränderungen, radiologische 515
- Lymphangiektasie, intestinale 1195
- Lysozym 514
- Mediastinum 559
- Meningitis, chronische 1814
- Myokarditis 346–347
- Nephritis, interstitielle 1671
- Nephrokalzinose 1671, 1714
- Nephrolithiasis 1671
- Nephropathie **1670–1671**
- Nieren 1666, **1670–1671**
- Pankreatitis, akute 1370
- Pfortaderhochdruck 1266
- Polymyositis granulomatosa 1087
- Prävalenz 513
- radiologische Diagnostik 66
- Sialadenose 1115
- Struma 1470
- Symptome 514
- Vaskulitis 1090
- Verlauf und Prognose 347

Sarkome 662
- CUP-Syndrom 623
- Kernspintomographie 461
- Knochen **607–611**
- Leber **1349**
- Lunge 543, **546–551**
- – Differentialdiagnose 549
- Pankreas 1385

Sarkosporidiose 923

S.A.R.S. **877–878**

Satellitenläsionen, Endokarditis, bakterielle 327

Sattelnase 1098
- Syphilis 982
- Wegener-Granulomatose 1100

Sauerstoffaufnahme, Spiroergometrie 460

Sauerstoffaufnahmekapazität, Herzinsuffizienz 216

Sauerstoffdifferenz, arteriovenöse ($AVDO_2$), Rechtsherzkatheteruntersuchung 82

Sauerstoffdiffusion, Mitralstenose 285

Sauerstofffraktion, inspiratorische, Beatmungsgeräte, Grundeinstellung 1830

Sauerstoffkonzentrationen, Lungenerkrankungen, interstitielle 511

Sauerstofflangzeittherapie, Lungenemphysem 482

Sauerstoffmetabolite, Helicobacter-pylori-Infektion 1144

Sauerstoffpartialdruck s. pO_2

Sauerstoffradikale
- Arthritis, rheumatoide 1055
- Hämochromatose 731
- Lungenembolie 520

Sauerstoffsättigung
- Messung, Rechtsherzkatheteruntersuchung 82
- zentralvenöse 453

Sauerstoff(therapie)
- Cor pulmonale 533
- Hypertonie, pulmonale 533
- Koronarsyndrom, akutes 247
- Lungenemphysem 482
- Mukoviszidose 485
- Myokardinfarkt, akuter 247
- respiratorische Insuffizienz, chronische 540–541

Sauerstofftransportindex (DO_2I), Berechnung, Monitoring bzw. Normalwerte 1821

Sauerstofftransportkapazität, Alkalose, respiratorische 1759

Sauerstoffverbrauch, myokardialer 229
- Schock, kardiogener 253

Sauerstoffverbrauchsindex (VO_2I), Berechnung, Monitoring bzw. Normalwerte 1821

Saug-Spül-Drainage 61

Saugwürmer **933–936**

Savary-Miller-Klassifikation, Refluxösophagitis 1131

Scabies norvegica 946

Scatter Factor, Leberzellzyklus 1264

SCC (Squamous-cell-carcinoma-Antigen), Zervixkarzinom 637

Scedosporium **919–920**

SCF (Stem Cell Factor), Mastozytose 753

Schädelbasistrauma, Differentialdiagnose 1790

Schädelbestrahlungen, ZNS-Tumoren 661

Schädelfraktur, Differentialdiagnose 603

Schädelgrubentumoren, Differentialdiagnose 1811

Schädel-Hirn-Trauma
- Diabetes insipidus 1445
- DIC 795
- Fibrinolyse, Kontraindikationen 411
- HVL-Insuffizienz 1447
- Thrombolyse, Kontraindikationen 248

Schafskot, Reizdarmsyndrom 1226

Schambelan-Syndrom, Hyperkaliämie 1737

Schanker, weicher **829**

Scharlach
- A-Streptokokken 952
- Differentialdiagnose 888, 950, 1115
- Staphylokokken 950

Schatzki-Ring **1128**
- Endoskopie 1132

Schaufensterkrankheit 383

Schaumzellbildung, Arteriosklerose 387

Schaumzellen 1611
- Atherosklerose 222

Scheidenkarzinom s. Vaginalkarzinom

Schellong-Test
- Hypotonie, orthostatische 444
- Schwindel 1854
- Volumenmangel 1731

Schenkelblock **283**
- durch Antiarrhythmika 266
- Differentialdiagnose 275
- QRS-Komplex 283

Schenkelhalsfraktur
- Folgen 1766
- Osteoporose 1766

Scheuermann-Krankheit, Wirbelkörperdeformierungen/-frakturen 1772

Schichtarbeit, koronare Herzkrankheit 1922

Schienenstrangphänomene, Röntgenthorax bei chronischer Bronchitis 479

Schilddrüse
- bildgebende Verfahren 71–72
- Feinnadelbiopsie 1458
- Funktionsszintigraphie 54
- Kontrastmittelwirkungen 58
- Sonographie 71
- – Echomuster, normales 1455
- Suppressionsszintigraphie 54, 71, 1457
- Szintigraphie 54, 71
- Technetiumszintigramm 1457

Schilddrüsenadenom **1473–1476**
- autonomes/hypofunktionelles 658
- Differentialdiagnose 658

Schilddrüsen(auto)antikörper 1454
- Basedow-Syndrom 1454
- Hypothyreose 1461
- Immunthyreoiditis 1454
- Immunthyreopathie 1454

Sachverzeichnis

Schilddrüsenautonomie
– dekompensierte, unifokale 1458
– Differentialdiagnose 1467
– disseminierte 1457
– Hyperthyreose 1465–1467
– kompensierte 1458
– Radiojodtherapie 1467
– Struma 1470
– Szintigraphie 1457–1458
Schilddrüsenentzündungen **1472–1473**
Schilddrüsenerkrankungen/-funktionsstörungen 1197, **1450–1476**
– Anamnese 1458–1459
– durch Antiarrhythmika 266
– B-Lymphozyten 1454
– Diagnostik 1458–1459
– Differentialdiagnose 1421
– geriatrischer Patient 1846
– Gonadenfunktion, gestörte 1452
– Kontrastmittel 58–59
– nephrotisches Syndrom 1640
– Röntgenkontrastmittel, jodhaltige 58
– Symptomatik 1452
– TRH-Test 1452
– TSH-Erhöhung 1453
– Untersuchung, körperliche 1458–1459
Schilddrüsenhormone 1451–1453
– Cholesterinspiegel 1452
– HVL-Insuffizienz 1449, 1513
– Knochenstoffwechsel, gesteigerter 1452
– Kohlenhydratstoffwechsel 1452
– Lipolyse 1452
– Sinustachykardie 268
– Stoffwechsellage, katabole 1452
– Struma 1470
– Synthese/Regulation 1451–1452
– TSH-Sekretion 1453
Schilddrüsenhormonresistenz 162
– Differentialdiagnose 1462
– Hypothyreose 1460
– periphere 1433
Schilddrüsenhypertrophie, Differentialdiagnose 600
Schilddrüsenkarzinom **656–660**, 1473–1476
– anaplastisches 656–657
– – Chemo-/Strahlentherapie 658
– – Überlebensrate 660
– Chemotherapie 659
– CT 658
– Differentialdiagnose 1471, 1475
– differenziertes 656, 1474
– – Ganzkörperszintigraphie 1457
– – PET 57
– – Prognose 1475
– – Therapie 658
– – Thyreoglobulin 1454

Schilddrüsenkarzinom, differenziertes
– – Überlebensrate 660
– Epidemiologie 1474
– Feinnadelbiopsie 1455
– Feinnadelpunktion 658, 1474
– Fernmetastasierung 1475
– follikuläres 657, 1474
– – Prognose 1475
– Ganzkörperszintigraphie 656
– Horner-Syndrom 1475
– Hypoparathyroidismus 1475
– Kernspintomographie 1458
– kleinzelliges 1474
– Knoten, kalter 1474
– Komplikationen 1475
– L-Thyroxin 659
– Lymphknotenmetastasierung 1475
– Malignitätsbeurteilung 1475
– medulläres 656–657, 1474, **1476**
– – Calcitonin 1455
– – CEA 1476
– – Definition 656
– – Diarrhö, sekretorische 1197
– – Differentialdiagnose 1502, 1526
– – familiäres (FMTC) 657
– – Genanalyse 1455, 1476
– – Hypokalzämie 1742
– – MEN 1455, 1476, 1524–1526
– – Neck Dissection 1476
– – Neurofibromatose 1476
– – RET-Protoonkogen 57, 1476
– – Thyreoidektomie 658, 1476
– – Tumormarker 1476
– – Überlebensrate 660
– MEN 657, 1474, 1527
– Nachsorge 659
– papilläres 657, 1474–1475
– – Ganzkörperszintigraphie 659
– polymorphzelliges 1474
– Prognose 1475
– radioaktiver Fallout 1474
– Radiojodtherapie 658, 1475
– Rekurrensparese 1475
– RET-Protonkogen 1474
– Röntgenbestrahlung, externe 1474
– perkutane 1475
– Röntgen-Thoraxaufnahme 1458
– Sonographie 1474
– Spätsymptome 1474–1475
– spindelzelliges 1474
– Struma 1470
– Szintigraphie 656, 658
– Thyreoglobulin 1454, 1475
– Thyreoidektomie 658
– – totale 1475
– Thyroxin 1475
– TNM-Klassifikation 658
– Tschernobyl 1474
– undifferenziertes 1474
– Überlebensraten 1475
– Zytologie 1474

Schilddrüsenknoten
– heiße/kalte 1457
– radiologische Diagnostik 72
– Sonographie 1455
Schilddrüsenoperation, Hypothyreose 1460
Schilddrüsenperoxidase 1454
Schilddrüsensonographie 1455
– Hypothyreose 1461–1462
– Schilddrüsenkarzinom 1474
Schilddrüsenszintigraphie **1456–1458**
– Autoimmunthyreopathien 1457
– Basedow-Syndrom 1457
– Hypothyreose 1461–1462
– Jodkontamination 1457
– Knoten, heißer/kalter 1457
– Schilddrüsenautonomie 1457–1458
– Schilddrüsenkarzinom 656, 658
– Struma 1471
Schilddrüsentumoren 1473–1476
– Struma 1470
Schilddrüsenüberfunktion (s. Hyperthyreose) **1463–1468**, 1469
Schilddrüsenunterfunktion (s. Hypothreose) **1459–1462**, 1463
Schilddrüsenzysten
– Differentialdiagnose 658
– Feinnadelpunktion 71
Schilling-Test 55, **1185**
– bakterielle Überbesiedlung 1185, 1190
– Dünndarmerkrankungen 1185
– Vitamin-B_{12}-Mangel-Anämie 713
Schimmelpilze 914, **919–921**
– Aflatoxin 921
– Allergieauslöser 921
– Alveolitis, exogen allergische **508**
– Asthma bronchiale 465, 921
– Myko-/Ochratoxine 921
Schirmer-Test, Sjögren-Syndrom 1079
Schistosoma
– haematobium 934
– – Zystitis 1654
– japonicum 934
– mansoni 934
Schistosomiasis **933–936**
– Dünndarmbiopsie 1186
– Leberfibrose 1263
– Pfortaderhochdruck 1266
– urogenitale 934
Schistozyten
– Anämie, hämolytische 723
– – mit Knochenmarkinfiltration 705
Schizophrenie
– Differentialdiagnose 1585
– HLA-Typisierung 1041
– Manganüberdosierung 1425
Schläfrigkeit/Schlafbedürfnis s. Somnolenz
Schlaf, Bradykardie 279

Schlafapnoe
– Hypertonie, sekundäre 439
– obstruktive 439, **567–570**
– – Apnoe-Index 567
– – Atemaussetzer 567
– – Atempumpe, Störungen 449
– – Auto-CPAP 568
– – BiPAP-Beatmung 568
– – genetische Faktoren 567
– – Hypertonie 434
– – kieferchirurgische Eingriffe 569
– – Kopfschmerzen 567
– – orodentale Prothesen 569
– – Oropharynx, Kollaps 567
– – Polysomnographie 568
– – Prader-Labhart-Willi-Syndrom 1512
– – REM 567
– – Schnarchen 567
– – Tagesmüdigkeit 567
– – Uvulopalatopharyngoplastik 569
– zentrale **570**
– – Acetazolamid/Theophyllin 570
– – CPAP 570
Schlafhämoglobinurie **697–698**
Schlafhygiene 1804
– Schlafapnoe, obstruktive 568
Schlafkrankheit 923, **925–926**
– Eflornithin 926
– Melarsoprol 926
– Pentamidin 926
Schlafmittel 90
Schlafmittelvergiftung 1885–1887
– Schocklunge 1885
Schlafstörungen **1803–1804**
– Angina pectoris 1804
– Creutzfeldt-Jakob-Krankheit, sporadische 911
– Fibromyalgie 1108
– funktionelle 12
– Herzinsuffizienz 1804
– Hyperthyreose 1466
– Hypertonie, arterielle 1804
– neurologische Erkrankungen 1804
– Nikotinentzug 1875
– mit/ohne organische Ursachen 1804
– psychiatrische Erkrankungen 1804
– Reizdarmsyndrom 1226
– Restless-Legs-Syndrom 1804
Schlaf-Wach-Rhythmusstörungen 1804
– Alkoholhepatitis 1319
– Whipple-Syndrom 1194
Schlaganfall 385, **1796**, 1796, **1797–1801**
– s.a. apoplektischer Insult/Apoplex
– s.a. Hirninfarkt
– s.a. zerebrale Insulte/Ischämie
– Akuttherapie 1800
– Antikoagulation 1800
– Antithrombosestrümpfe 1800

Sachverzeichnis

Schlaganfall
- Arteriographie, zerebrale 1799
- Atemstörungen, zentrale 1801
- Bewusstseinsstörungen 1801
- CT 1799
- Cushing-Syndrom 1444, 1493
- Desobliteration, chirurgische 1800
- Diabetes mellitus 1558, 1797
- Doppler-Sonographie 1798
- Duplexsonographie 1799
- Echokardiographie 1798
- Frührehabilitation 1800
- Grenzzoneninfarkte 1798
- Hämodilution 1800
- Hemiplegia cruciata 1797
- Herzerkrankung, embolisierende 1797
- Hirnblutung 1800
- Hirninfarkt 1797
- Hirnödem, ischämisches 1801
- Hirnschädigung, hypoxische 1798
- Hirnstammsyndrome 1797
- Hyperlipidämie 1571, 1575, 1797
- Hypertonie, arterielle 1797
- Hypoalphalipoproteinämie 1572
- Hypoglykämie 1800
- Infarktmuster 1798
- Ischämie, progrediente 1797
- Kernspintomographie 1799
- Kleinhirndefizit, vaskuläres 1798
- Langzeittherapie 1800
- Large Vessel Disease 1797
- Low-Dose-Heparinisierung 1800
- Lyse, Kontraindikationen 62
- Mikroangiopathie 1797
- Nikotinabusus 1797
- rtPA 1800
- Schlafapnoe, obstruktive 567
- Schluckstörungen 1801
- Sekundärprophylaxe 1800
- Small Vessel Disease 1797
- Status lacunaris 1798
- Stroke-Units 1800
- territoriale Infarkte 1798
- Thromboembolien 1797
- Thrombolyse 1800
- Verlaufsvarianten 1797
- Vollheparinisierung 1800

Schlagarbeitsindex
- links-/rechtsventrikulärer (LVSWI/RVSWI), Berechnung, Monitoring bzw. Normalwerte 1821
- Schock, kardiogener 255

Schlagvolumen(index)
- Berechnung, Monitoring bzw. Normalwerte 1821
- Schock, kardiogener 255

Schlangenbisse/-gifte
- DIC 795
- Nierenversagen, akutes 1683
- Vergiftungen 1896

Schleifendiuretika
- Herzinsuffizienz 219
- Hypertonie, renoparenchymatöse 1695
- Hypoaldosteronismus, hyporeninämischer 1739
- Hypokalzämie 1741
- Hypomagnesiämie 1753
- Intensivmedizin 1827

Schleimhäute, trockene, Vitamin-A-Mangel 1423

Schleimhautblutungen
- Gelbfieber 897
- Hämophilie 791
- Osler-Weber-Rendu-Syndrom 804
- Polycythaemia vera 684

Schleimhauterkrankungen
- Enteroviren 879
- Röteln 891
- VZV-Infektion 866

Schleimhautläsionen, Refluxkrankheit 1131

Schleimhautleishmaniose 923

Schleimhautnokardiose 961

Schleimhautödem, Ösophagusverätzungen 1138

Schleimhautulzera, Lupus erythematodes, systemischer 1076

Schleimhautveränderungen
- Infektionskrankheiten 818
- prämaligne, Mundhöhlen-/Rachenkarzinom 652

Schluckauf s. Singultus

Schluckbeschwerden/-störungen s. Dysphagie

Schlucksynkope **441**

Schluckverschieblichkeit, Durchleuchtung 65

Schlundmuskulatur, Lähmung, Tetanus 964

Schmerzempfinden, diabetischer Fuß 393

Schmerzen
- s.a. Abdominalschmerzen
- s.a. Muskelschmerzen
- s.a. Oberbauchbeschwerden/-schmerzen
- s.a. Rückenschmerzen
- s.a. Tumorschmerzen
- s.a. Unterbauchschmerzen
- s.a. Urethralschmerzen
- s.a. Wirbelsäulenschmerzen
- abdominelle s. Abdominalschmerzen
- Analogskalen, visuelle 143
- Arthrose 1105
- atemabhängige, Phlebothrombose 418
- belastungsabhängige, arterielle Verschlusskrankheit 387
- – Phlebothrombose 421
- chronische 148–154
- – Arzt-Patient-Beziehung 151
- – Berentungsverfahren 153
- – Doktor Shopping and Hopping 153
- – Komorbidität, psychische 151
- – physische Toleranz 150
- – Plazebo 153

Schmerzen, chronische
- – Therapie 150–154
- – CVI 424
- – Echinokokkose, alveoläre 938
- – Endokarditis, bakterielle 327
- – Enteritis, infektiöse 1203
- – Epidemiologie 148
- – epigastrische 1168
- – Dyspepsie, funktionelle 1165
- – Refluxkrankheit 1130–1131
- – Ulkus, peptisches 1159
- – extrapankreatische 1381
- – Feigwarzen 1245
- – Fettmalabsorption 1199
- – funktionelle 12
- – Gonarthrose 1105
- – Harnwegsinfektion 831
- – Intensität 143
- – Kindesalter, Ibuprofen 145
- – körperliche Untersuchung 4–5
- – Lambliasis 1210
- – Lokalisation 143
- – Mastozytose 753
- – Mediastinaltumoren 560
- – Nephrolithiasis 1712
- – neuropathische 139, 142, **143**
- – – Strahlenfibrose 142
- – Tumoren 148
- – nicht tumorbedingte 148–154
- – Ohrenschmerzen, körperliche Untersuchung 4
- – Osteoporose 1768
- – Pankreaspseudozysten 1381
- – pankreatogene 1381
- – peitschenschlagartige, Arterienverschluss, akuter 409
- – pleurale, Pleuritis exsudativa tuberculosa 502
- – postoperative, Bypassoperation 240
- – postprandiale, Kolitis, ischämische 1257
- – problematische 152–154
- – Pseudozysten, Pankreas 1381
- – psychische 150
- – Psychotherapie 150
- – retrosternale, Achalasie 1118
- – – Angina pectoris 243
- – – Bronchitis/Tracheitis, akute 470
- – – Mediastinalemphysem 561
- – – Mitralklappenprolaps 295
- – – Ösophagusverätzungen 1138
- – Schweinerotlauf 959
- – Skalen, kategorische 143
- – somatische/somatoforme 142, 150, 199
- – thorakale s. Thoraxschmerzen
- – Tollwut 907
- – viszerale 139, 143
- – – Metamizol 145
- – Weichteilsarkome 611
- – Zervixkarzinom 636

Schmerzfragebögen, mehrdimensionale 143

schmerzhafter Bogen, Weichteilrheumatismus 1108

Schmerzkrankheit, eigenständige 149

Schmerzpunkte
- Appendizitis 1224
- muskuläre, Infiltration, Botulinumtoxin 152

Schmerztherapie 90, 142–154
- arterielle Verschlusskrankheit 397
- Koronarsyndrom, akutes 247
- Myokardinfarkt, akuter 247
- Osteoporose 1774
- Pankreaskarzinom 1389
- Pankreatitis, akute 1374
- – chronische 1381–1382
- Tumoren 139–140

Schmerzursache, Tumoren 139

Schmetterlingserythem
- Lupus erythematodes, systemischer 1076
- Lupusnephritis 1669

Schmidt-Syndrom 1522

Schnappatmung, Bradykardie 260

Schnarchen, Schlafapnoe, obstruktive 567–568

Schneckenspurulzerationen, Crohn-Krankheit 1220

Schneegestöber, Orchitis 1519

Schnellmetabolisierer, Arzneimittel 106

Schnittbildverfahren **52–54**

Schnittentbindung, Herzvitien, Schwangerschaft 369

Schnittverletzungen, Hepatitis B/C 1916

Schnüffelstoffe **1874–1875**

Schnüffelsucht
- Exzitationsstadium 1875
- Rauschstadium 1875

Schnupfen s. Rhinitis

Schnupfmanöver, Zwerchfellparese 564

Schober-Maß/-Zeichen **1064**
- Rheumatismus 1050
- Spondylitis, ankylosierende 1061, 1064

Schock
- allergischer, Glukokortikoide 158
- anaphylaktischer, Arzneimittelreaktion 108
- – Differentialdiagnose 255
- – Kontrastmittel, jodhaltige 59
- ARDS 536
- Arzneimittel, Dosierung 106
- Azidose, metabolische 1760
- Differentialdiagnose 365
- Durchblutungsstörungen, arterielle 384
- Gasbrand 963
- Gastritis, akute 1146
- Gastrointestinalblutungen 1404
- hämodynamischer, Pneumothorax 554
- Hämolyse 718
- hämorrhagischer, Leberzelladenom 1343
- – Nierenversagen, akutes 1633

Sachverzeichnis

Schock
- hypovolämischer 1731
- – Differentialdiagnose 255
- – Ketoazidose, diabetische 1549
- – Lungenembolie 520
- – Ösophagusverätzungen 1138
- – Pankreatitis, akute 1375
- – Phäochromozytom 1503
- – Pulmonalarterienkatheter 1823
- kardiogener **252–257**
- – Blutdruck 253
- – Blutgase 254
- – Dobutamin 256
- – Echokardiogramm 254
- – EKG 252, 254
- – Gegenpulsation, aortale 256
- – Glykoprotein-IIb/IIIa-Rezeptorantagonisten 256
- – Herzfrequenz 253
- – Herzminutenvolumen 253
- – Herzrhythmusstörungen **253**
- – Hyperventilation 455
- – intensivmedizinische Betreuung 1818
- – Kammerflimmern 277
- – Katecholamine 256
- – Kreislaufzentralisation 253–254
- – Laktatspiegel 254
- – Mortalität 257
- – Noradrenalin 256
- – PC-Druck 255
- – Phosphodiesterasehemmer 256
- – PTCA 256
- – Pulmonalarterienkatheter 254, 1823
- – Reperfusion 256
- – Sauerstoffverbrauch, myokardialer 253
- – Schlagarbeitsindex/-volumenindex 255
- – Schmerzbekämpfung 255
- – Swan-Ganz-Katheter 254
- – Vasokonstriktion 253
- – Volumenzufuhr 255
- – Wasserretention 253
- – Wedge-Druck 254
- Kolitis, pseudomembranöse 1208
- Leberversagen, akutes 1293
- Lungenembolie 519
- Malaria tropica 933
- Metformin, Kontraindikationen 1547
- neurogener, Differentialdiagnose 255
- Opiatentzug 1870
- Pankreatitis, akute 1372
- nach PTC 50
- septischer 824–826
- – Antibiotikatherapie 825–826
- – Differentialdiagnose 255, 1656
- – Dopamin 826
- – Fokussanierung 825

Schock, septischer
- – – gramnegativer, Enterobacteriaceae 971
- – – Leberversagen, akutes 1295
- – – Meningitis, eitrige 1812
- – – Noradrenalin 826
- – – refraktärer 824
- – – Therapie 825, 1834
- – – tumorassoziierte Infekte 591
- septisch-toxischer, Ober-/Unterschenkelamputation 397
- Sinustachykardie 268
- Spannungspneumothorax 553
- Ulkus, peptisches 1159
- vasomotorischer, Ketoazidose, diabetische 1549
- Zyanose 456

Schocklunge **536–539**
- s.a. ARDS
- s.a. respiratorische Insuffizienz
- Pankreatitis, akute 1376
- Schlafmittelvergiftung 1885
- Schock, kardiogener 257
- Therapie 538–539

Schockniere, Schock, kardiogener 257

Schocktherapie, Gastrointestinalblutungen 1402

Schoenlein-Henoch-Purpura 804, 1090, **1091**, 1101–1103, **1668–1669**
- Arthritis 1101
- A-Streptokokken 1102
- Bauchschmerzen 1102
- Differentialdiagnose 1667
- Gastrointestinalblutung 1102
- Glomerulonephritis, rapid progrediente 1643, 1668
- Glukokortikoide 1103
- immunsuppressive Therapie 1668
- Koliken 1101
- Manifestationen, viszerale 1103
- Niereninsuffizienz, chronische 1668
- Nierenversagen 1668
- Serum-IgA-Spiegel 1668
- Vaskulitis 1101

Schrankenstörung 527

Schrittmacher(implantation/-therapie) **283–284**
- antitachykarde, Mitralklappenprolaps 295
- atrial kick 284
- AV-Block II. Grades 281
- biventrikuläre, Kardiomyopathie, ischämische 241
- DDD-System 284
- Exitblock 284
- frequenzadaptive 284
- Guillain-Barré-Syndrom 1794
- Herzfrequenz 208
- Hypermagnesiämie 1755
- Komplikationen 284
- magnetische Felder 1924
- Oversensing 284

Schrittmacher(implantation/-therapie)
- permanente 284
- Polyradikuloneuritis 1794
- präoperative 376–377
- Sensing Defect 284
- Sinusknotensyndrom 280
- Stimulation, biventrikuläre 284
- ventrikuläre, nichtinhibierte, Kammerflimmern 277
- VVI-Modus 284
- Wahrnehmungsdefekt 284

Schrittmachersyndrom **284**

Schrotschussschädel, Plasmozytom 777

Schrumpfblase, Urogenitaltuberkulose 1660

Schrumpfgallenblase
- Cholezystitis, chronische 1360
- Gallenwegsstriktur 1362

Schrumpfnieren
- Glomerulonephritis, chronische 1688
- Harnwegsobstruktion 1661
- Pyelonephritis, akute 1656–1657
- – chronische 1657
- Refluxnephropathie 1663

Schüttelfrost
- Cholerasyndrom 1207
- Endokarditis, bakterielle 327
- Infektionskrankheiten 818
- Influenza 885
- Legionärskrankheit 980
- Maltafieber 978
- Mediastinitis 561
- Pneumonie 489
- Pontiac-Fieber 980
- Prostatitis 1723
- Pyelonephritis, Schwangerschaft 1708
- Q-Fieber 992
- Rhinoviren 879
- Sepsis 825
- Tollwut 907
- Tonsillitis 1115

Schuljungenform, Oligoarthritis, spätkindliche, Typ 2 1070

Schulter, schmerzhafte 1108

Schulter-Arm-Syndrom
- Differentialdiagnose 237
- Fehldiagnose 548

Schultergürtelkompressionssyndrom, Raynaud-Syndrom, sekundäres 402

Schultz-Agranulozytose **748–750**

Schussverletzungen, Herz 364

Schutzimpfungen
- s.a. Impfungen/Immunisierung
- Cholera 1003
- Diphtherie 959, 998–999
- FSME 1001–1002
- Gelbfieber 1003
- Influenza 1000–1001
- Meningokokken 956, 1002–1003
- Pneumokokken 1002
- Poliomyelitis 1000

Schutzimpfungen
- Tetanus 999–1000
- Tollwut 1001
- Typhus 1003
- Typhus abdominalis 966
- Varizellen 1001

Schwäche(gefühl)
- Amyloidose 1674
- Chediak-Higashi-Syndrom 747
- Hämochromatose 731
- Herzinsuffizienz 213
- Leukämie, akute, lymphatische 781
- Palliativmedizin 155
- Pellagra 1423
- Phäochromozytom 1501
- Polycythaemia vera 682
- Synkopen 1801
- Tuberkulose 497

Schwanenhalsdeformität/-finger, Arthritis, rheumatoide 1055, 1059

Schwangerschaft
- ACE-Hemmer 368
- Anämie **726**, 726
- – Makro-/Mikrozytose 727
- antihypertensive Therapie/Blutdrucksenkung 368, 1708
- Antikoagulanzien, Kontraindikationen 423
- Arrhythmien 370
- AT1-Antagonisten 368
- Blutdruck, arterieller, mittlerer 366
- BSG 26
- Cholestase 1330–1331
- – Alkoholkarenz 1331
- – Colestyramin 1331
- – idiopathische 1271
- Diabetes mellitus 1536, **1560–1561**
- – Hyperglykämie 1560
- Diuretika 368
- Eisenmangel 709
- Fettleber 1313–1314, 1330–1332
- – akute **1315**
- – Leberversagen, akutes 1293
- – Leberzellinsuffizienz 1315
- Filtrationsdruck, kapillarer 366
- Folsäuremangel 714
- Gesamtblutvolumen 366
- Gleithernie, axiale 1122
- glomeruläre Filtrationsrate 1704
- Glukokortikoide 159
- Glukosetoleranz, gestörte 1541
- Glukosurie 1539, 1704
- Hepatitis 1332
- Hepatopathien 1329–1332
- Herz- und Kreislauferkrankungen 365–371
- Herzminutenvolumen 366
- Herzrhythmusstörungen 370
- Herzvitien 369–370
- HIV-Infektion 841
- hypertensiver Notfall 368, 1700

2113

S

Sachverzeichnis

Schwangerschaft
- Hypertonie/hypertensive Erkrankungen 366–369, 439, 1700, 1704–1708
- – transiente/transitorische 1705, **1707**
- Hyperurikämie 1704
- Influenza 885
- Insulintherapie 1560
- Kardiomyopathie 370
- Knöchelödeme 366
- Koproporphyrinurie, sekundäre 1592
- koronare Herzkrankheit 370–371
- Lebendimpfungen 997
- Leberverfettung 1261
- Listeriose 960
- Lungenembolie 520
- Lupus erythematodes, systemischer 1078, 1709
- Metformin, Kontraindikationen 1547
- Nephropathie, diabetische **1708–1709**
- Niere, Physiologie 1704
- Nierenbecken, Dilatation 1704
- Nierenerkrankungen 1708–1709
- Nierenfunktion 1704–1708
- Nierentransplantation 1709
- Obstipation 1180
- Opiatabhängigkeit 1870
- passagere **1707**
- Perikarditis 356
- Phlebothrombose 420
- Plasmafluss, renaler 1704
- Proteinurie 1704
- – tubuläre 1626
- Pyelonephritis 1708
- Thrombolyse, Kontraindikationen 248
- Thrombose, Heparin 422
- Thrombozytopenien 802
- Toxoplasmose 929
- Varikose 417
- Vena-cava-Kompressionssyndrom 366
- Verdünnungsanämie 726
- Virushepatitis 1332
- Virusinfektionen 860
- Wasserretention 1704

Schwannom 662
Schwartz-Bartter-Syndrom 1731
- Bronchialkarzinom 548

Schwarzwasserfieber, Malaria tropica 933
Schwarzwerden vor den Augen, Hypotonie, orthostatische 443
Schwefeldioxid, Lungenerkrankungen, interstitielle 511
Schwefellost **1898**
Schwefeloxide, Bronchitis, chronische 478
Schwefelwasserstoffgas, Vergiftungen 1893–1894
Schweinebandwurm 936
- Zystizerkose 937

Schweinebrucellose 978
- Finnen 934
- Übertragung, Berufsgruppen mit erhöhtem Risiko 1921

Schweinerotlauf **959**
Schweißdrüsenkarzinom, Differentialdiagnose 1243
Schweißneigung s. Schwitzen
Schweißtest, Mukoviszidose 485
Schwellkörpersystem, Anorektum 1241
Schweregefühl
- CVI 424
- Vena-cava-superior-Syndrom 600

Schwerhörigkeit
- Churg-Strauss-Syndrom 1099
- Mumps 890
- Wegener-Granulomatose 1099–1100

Schwerketten, Immunglobuline 1020
Schwermetalle
- Hodentumoren 645
- Koproporphyrinurie, sekundäre 1592
- Nierenerkrankungen, tubulointerstitielle 1657
- Raynaud-Syndrom, sekundäres 402
- Vergiftungen, Antidote 1880
- – Obstipation 1180
- – Proteinurie, tubuläre 1626

Schwimmbadkonjunktivitis, Chlamydieninfektion 991
Schwindel
- Anämie 701
- durch Antiarrhythmika 266
- Aortenstenose 297
- asystematischer, Ursachen 1853
- Attacken, akute 1854
- Basilarismigräne 1786
- Begleittherapie, physikalische 1854
- Bradykardie 260, 279
- Differentialdiagnose 1853–1854
- geriatrischer Patient 1853–1854
- Hernien, paraösophageale 1124
- Hyperglykämie 1536
- Hyperventilationssyndrom 571
- Hypotonie, orthostatische 443
- körperliche Untersuchung 4–5
- durch Nitrate 237
- NSAR 158
- orthostatische Dysregulation 1854
- Polycythaemia vera 681–682
- Romberg-Stehversuch 1854
- Schellong-Test 1854
- Sinusknotensyndrom 280
- systematischer 1853
- Thrombozythämie, essentielle 685

Schwindel
- Unterberger-Tretversuch 1854
- Vaskulitis, nekrotisierende 1090
- Vertebralisstromgebietverschluss 398
- vertebrobasilärer Verschluss 1798
- vestibulärer, peripherer 1853
- Vitamin-B-Überdosierung 1424
- Weber-Rinne-Test 1854
- ZNS-Tumoren 662

Schwindsucht (s. Tuberkulose) **495–503**, 962
Schwirren
- diastolisches, Mitralstenose 287
- präkordiales, Ventrikelseptumdefekt (VSD) 316
- der Schilddrüse, Basedow-Syndrom 1466

Schwitzen
- Akromegalie 1437
- Alkoholentzugssyndrom 1867
- Asthma bronchiale, extrinsisches 473
- Blutungsanämie 724
- Dumping-Syndrom 1174
- gustatorisches, Neuropathie, diabetische 1558
- Hyperthyreose 1466
- Hypotonie, orthostatische 443
- Lungenödem 527
- Neuropathie, diabetische 1557
- Opiatentzug 1870
- Phäochromozytom 1501
- Polycythaemia vera 682
- Polyneuropathie 1792
- – alkoholische 1795

SCID (Severe Combined Immunodeficiency) **1036**
- autosomal-rezessiv vererbte **1036–1037**
- Stammzelltransplantation 173–174
- X-chromosomal vererbte **1036**

Scl-70, Sklerodermie 1630
SCLC (Small Cell Lung Cancer), Bronchialkarzinom 549
Scoring-Systeme, myelodysplastische Syndrome 694
SCO-Syndrom 1516, **1517–1518**
Scrapie 823
Scratchtest, Allergien 465
Screening-Methode
- Akzeptanz 203
- Effektivität 203
- Phlebothrombose 421
- Sekundärprävention 203
- sensitive 203
- Spezifität 203

SCS (Spinal Cord Stimulation), Schmerzen, chronische 151
SDF-1, Wirkungen 1022

Seborrhö, Pubertas praecox 1510
seborrhoisches Ekzem, HIV-Infektion 844
SEBOV, Ebola-Virus 900
Sebumproduktion, fehlende, Androgenmangel 1508
Secale-Alkaloide, Raynaud-Syndrom, sekundäres 402
Secondary Endpoint, klinische Studien 92
Second-Line-Therapie, Helicobacter-pylori-Eradikation 1161
Sedativa
- erektile Dysfunktion 1509
- Lungenödem 528
- Malnutrition 1424
- Vergiftungen 1885

Sediment-Gesichtsfeld-Methode 25
Segelausriss, Lungenödem 527
Segmentatelektasen 486
Segmentpneumonie
- s.a. Pneumonie
- Röntgenbild 489

SeHCAT-Test **1185**
- Dünndarmerkrankungen 1185

Sehkraftveränderung, körperliche Untersuchung 4
Sehnenfadenabriss/-ruptur
- Lungenödem 527
- Mitralinsuffizienz, akute 293

Sehnenreflexe
- Hyperkaliämie 1739
- Hyperkalzämie 1745
- Hypermagnesiämie 1755

Sehnenruptur, Arthritis, rheumatoide 1059
Sehstörungen
- Akromegalie 1437
- durch Antiarrhythmika 266
- Basilarismigräne 1786
- Chlorome 735
- Durchblutungsstörungen, zerebrale 398
- Hyperaldosteronismus, primärer 1488
- Hypertonie 436
- – maligne 1703
- Hypoglykämie 1551
- Ketoazidose, diabetische 1549
- körperliche Untersuchung 4
- Leukämie, chronisch-myeloische 671
- Meningitis 1812
- okzipitale, Vertebralisverschluss 398
- Pankreatitis, chronische 1383
- Polycythaemia vera 681–682
- Riboflavinmangel 1423
- Synkopen 1801
- Trichinellose 944
- vertebrobasilärer Verschluss 1798

Sehvermögen im Alter 1842
Seitenastvarikose 415–416
Seitenstränge, Schwellung, Pharyngitis 1115

Seitenwandinfarkt
- s.a. Myokardinfarkt
- EKG 245
Sekretabsaugung, bronchoskopische, Sputumuntersuchung 498
Sekretenzyme 22
Sekretin-Cholezystokinin-Ceruletid-Test, Pankreatitis, chronische 1378, 1380
Sekretin-Pankreozymin-Test 1189
Sekretintest, Ulkus, peptisches 1160
Sekretionshemmstoffe, Karzinoidtumoren, Lunge 545
Sekretionsstörungen, Dünndarm 1175
Sekundärliteratur 94
Sekundärprävention **203**
- arterielle Verschlusskrankheit 393–394
- Definition 201
- Screening-Methode 203
Selbstbeatmung, intermittierende
- respiratorische Insuffizienz, chronische 541
- Zwerchfellparese 564
Selbstbeobachtung, Compliance, Arzneitherapie 114
Selbstbild 10
Selbsteinschätzung, Schmerzintensität 143
Selbstgefährdung, Alkoholentzugssyndrom 1867
Selbsthilfegruppen 90
- Osteoporose 1775
Selbstkontrolle/-steuerung **196**
Selbstvertrauen 10
Selektine 1022
Selen 1416
- Ernährung, parenterale 1428
- Leberschädigung 1925
- Mangel 1425
- täglicher Bedarf 1425
- Überversorgung 1425
Sella, Vergrößerung, Akromegalie 1437
Seminom 645
- Chemotherapie 646
- Strahlentherapie 646
- Therapieverlauf und -kontrolle 647
Senfgas, Karzinogene 577
Senning-Operation, Transposition der großen Arterien 322
Sensibilisierung
- Arzneimittel 108
- Asthma bronchiale, allergisches 472
- somatoviszerale im Alter 1842
Sensibilitätsstörungen
- Arthritis, rheumatoide 1055
- Raynaud-Phänomen 1924
Sensing Defect, Schrittmachertherapie 284
Sensitivität
- Belastungs-EKG 233
- klinische Studien 95

Sensitizer, Hormonresistenzsyndrome 162
Sensorik
- Chediak-Higashi-Syndrom 747
- geriatrischer Patient 1841–1842
- Polyneuropathien 1791
Sentinel-Arztpraxen, Influenzaviren 884
Sentinel Lymph Node
- Lymphszintigraphie 57
- Melanom, malignes 614
Seoul-Virus 898–899
Sepsis(syndrom) 824–826, 951
- durch Abszessdrainage 61
- Ätiologie 824–825, 1833–1834
- Alkalose, respiratorische 1759
- Amöbiasis 1211
- Angiomatose, bazilläre 993
- Antibiotikatherapie 825–826
- ARDS 536, 826, 1830
- Bacillus-Spezies 963
- biliäre, Cholezystitis, akute 1359
- Blutkultur 825
- Choleraserum 1207
- Cushing-Syndrom 1494
- Definition 824
- Diagnostik 825, 1834
- Diarrhö, infektiöse 1204
- DIC 795
- Differentialdiagnose 932, 1294, 1361, 1656
- Dopamin 826
- Endokarditis 825
- Epidemiologie 824
- Ernährung, parenterale 1428
- Flüssigkeitstherapie 825
- Fokussanierung 825
- Gastritis, akute 1146
- gramnegative 825
- Granulomatose **1036**
- hämatogene, Leberabszess, pyogener 1337
- HIV-Infektion 849
- nach Hodgkin-Lymphom 761
- intensivmedizinische Betreuung 1818, 1832–1835
- Kolitis, pseudomembranöse 964
- Kreislaufmonitoring 825
- kryptogene, Haemophilus influenzae 977
- Kurzdarmsyndrom 1254
- Lebertransplantation, Kontraindikationen 186
- Leukämietherapie, akute 740
- Listeriose 960
- Lyse, Kontraindikationen 62
- Mediastinitis 561–562
- Meningokokkeninfektion/-meningitis, systemische 955
- Milzbrand 963
- Mitteldruck, arterieller 825
- Neutropenie 833
- Nierenversagen 826
- - akutes 1634, 1638
- Noradrenalin 826

Sepsis(syndrom)
- nosokomiale 1833
- Organdurchblutung 825
- Pankreatitis, akute 1372, 1375
- Pathogenese 824–825
- pneumogene, Lungenabszess 494
- - Pneumonie 492
- - Protein C, aktiviertes 826
- Pseudomonas-Infektion 975
- nach PTC 50
- Rotlauf 959
- schwere 824
- Shigellose 1206
- Skabies 947
- Staphylococcus aureus 948
- Streptococcus/Streptokokken 952
- - agalactiae 953
- Therapie 825, 1834
- therapieresistente, Herztransplantation, Kontraindikationen 180
- Varizellen 868
- Yersiniose 969
Septikämie s. Sepsis(syndrom)
Septumdefekt
- atrialer **312–316**
- Endokarditis, infektiöse 333
- Herzverletzungen 365
Septumhypertrophie, Kardiomyopathie, hypertrophische 351
Sequentialtherapie, Chemotherapie, antibakterielle 117
Sequenzszintigraphie, Speicheldrüsen 54
Serin 1416
Serin-Proteaseinhibitoren vom Kasal-Typ, Mutationen, Pankreatitis, chronische 1378
Serinproteasen, Mastozytose 753
Serin-Threonin-Kinase (STK11), Peutz-Jeghers-Syndrom 1236
SERMs, Osteoporose 1774
Serokonversion
- CMV-Infektion 872
- Hepatitis B 1279
- Infektionen, bakterielle 43
- Rötelnvirus 892
Serologie
- allergische Erkrankungen 1045
- Befundinterpretation 44
- Malaria 932
serologische Tests, Tuberkulose 498
Seromarker, Arthritis, rheumatoide 1054
Seropneumothorax, Therapie 553
Seroprävalenz, Virusinfektionen 854
Serositis, Lupus erythematodes, systemischer 1076
Serotonin
- Bronchialkarzinom 548
- Karzinoid(syndrom) 544–545, 1235

Serotonin
- Lungenembolie 520
- Mastozytose 753
- Migräne 1786
- paraneoplastisches Syndrom 593
- Pfortaderhochdruck 1266
Serotoninantagonisten
- Antiemese 139
- Karzinoidtumoren, Lunge 545
- Migräne 1787
Serotonin-Reuptake-Hemmer, selektive (SSRI)
- Neuropathie, diabetische 1557
- Vergiftungen 1882
Serratia 970
- Pneumonie 490
- Zystitis 1654
Sertoli-Cell-Only-Syndrom **1517–1518**
Sertoli-Zell-Tumoren, Differentialdiagnose 646
Sertralin, Schmerzen, chronische 151
Serum-ACE, Sarkoidose, akute 513
Serumamylase
- Erhöhung, Differentialdiagnose 1373
- Pankreatitis, akute 1373–1374
Serumbilirubin, Leberzirrhose, primär-biliäre 1306
Serumcholesterin
- Leberzirrhose, primär-biliäre 1304
- Sprue, einheimische 1191
Serumcortisol
- Addison-Syndrom 1495–1496
- Cushing-Syndrom 1491
Serumeisen
- Arthritis, rheumatoide 1056
- Eisenmangel 708
- Hämochromatose 731
- Sprue, einheimische 1191
Serum-Eiweiß-Konzentration, Hypokalzämie 1742
Serumelektrophorese
- Dermatomyositis 1088
- Hepatitis, akute 1273
- Polymyositis 1088
Serumenzyme, Dermatomyositis/Polymyositis 1088, 1808
Serumferritin
- Anämie 701
- Eisenmangel 708
- Hämochromatose 731
- Speichereisenmangel 709
Serumgastrin, Ulkus, peptisches 1160
Serum-IgA, Purpura Schoenlein-Henoch 1668
Serumkalium
- Hyperkaliämie 1737
- Hypokaliämie 1735
Serumkalzium
- Hyperkalzämie 1743
- Hyperparathyroidismus, primärer 1477, 1480

Sachverzeichnis

Serumkalzium
– Hypokalzämie 1741
– Kalziumsteine 1710
Serumkonzentration/-spiegel
– Arzneimittel 104
– Herzglykoside 104
– maximale 101
Serumkonzentrations-Zeit-Kurve 101–102
Serumkrankheit **1042**
– Arzneimittelreaktion, allergische 108
– Kardiomyopathie 340
Serumkreatinin 1697
– Niereninsuffizienz, chronische 1686
Serumkreatinkinase, Arterienverschluss, akuter 410
Serumlipase, Pankreatitis, akute 1373–1374
Serummagnesium
– Hypermagnesiämie 1754
– Hypomagnesiämie 1752
Serumnatrium
– Bartter-Syndrom 1720
– Hypernatriämie 1733
– Hyponatriämie 1731
Serumosmolarität, Diabetes insipidus 1445
Serumphosphat
– Hyperphosphatämie 1750
– Hypophosphatämie 1748
– Koma, diabetisches 1550
Serumproteine
– Alveolitis, exogen allergische 508
– Diabetes mellitus 1539
– Kalzium 1740–1741
Serum-STH, Akromegalie 1438
Serumthymidinkinase, Leukämie, chronisch-lymphatische 771
Serumtransferrinrezeptor, Eisenmangel 708
Severe Combined Immunodeficiency s. SCID
Sexualfunktionsstörungen, Sjögren-Syndrom 1079
Sexualhormon-bindendes Globulin (SHBG)
– Hypogonadismus 1505
– Infertilität 1505
Sexualhormone
– Osteoporose 1767, 1771
– – manifeste 1773
sexuell übertragbare Infektionen **828–831**
– Differentialdiagnose 1203
– Hepatitis C 1283
– HIV-Infektion 837
Sézary-Syndrom 764
SGOT (Serum-Glutamat-Oxalacetat-Transaminase)
– Hepatitis 1260
– – akute 1273
– – chronische 1275
– Tumortherapie 141
SGPT (Serum-Glutamat-Pyruvat-Transaminase)
– Hepatitis 1260
– – akute 1273
– – chronische 1275

SGPT (Serum-Glutamat-Pyruvat-Transaminase)
– Tumortherapie 141
Shaldon-Katheter, Niereninsuffizienz, terminale 1691
Shared Epitope, Arthritis, rheumatoide 1056
Sharp-Syndrom 1080, **1089**
– Anti-RNP-Antikörper 1089
– Lungenerkrankungen, interstitielle 512
– nRNP 1630
– Ösophagusmotilitätsstörungen 1121
– Raynaud-Syndrom, sekundäres 402
Sheehan-Syndrom 1446, **1447**
Shift, intrazellulärer, Hypomagnesiämie 1753
Shiga-Toxine 968, 1206
– EHEC 971
Shigella spp./Shigellen bzw. Shigellose **967–969**, 1206–1207
– Antibiotika 1206
– Arthritis, reaktive 1067
– boydii 968
– Chinolone 968
– Chloramphenicol 968
– Darminfektionen 1201
– Dauerausscheider **968**
– Diarrhö 968
– – infektiöse 1202
– Differentialdiagnose 927, 968
– dysenteriae **968**, 1206
– Enteritis, infektiöse 1203
– Erregernachweis 968
– Erregerreservoir 968
– flexneri 968
– – molekulare Mimikry 1040
– Fliegenbekämpfung 968
– Gyrasehemmer 968
– Impfprophylaxe 968
– Infektionspforte 1206
– Lebensmittelhygiene 968
– Leukozyten im Stuhl 1202
– Meldepflicht 1204, 1206
– Rehydratation 1206
– sonnei 968
– Stuhl, dampfender 1206
– Stuhluntersuchung 1206
– Tenesmen 968
– Wasserhygiene 968
short(s)-long(l)-Sequenz, Kammerflimmern 277
Shulman-Syndrom, Differentialdiagnose 1084
Shunt 451, **452–453**
– Pfortaderhochdruck 1266
– splenorenaler, Pfortaderhochdruck 1266
– Zyanose 456
Shuntfluss
– Lungenerkrankungen, interstitielle 506
– Ventrikelseptumdefekt (VSD) 316
– Vorhofseptumdefekt (ASD) 313
Shuntoperation, Adipositas 226
Shuntthrombose, Anämie, renale 703

Shuntumkehr
– Ductus arteriosus, persistierender 318
– Eisenmenger-Reaktion 321
Shuntvitien
– Differentialdiagnose 533
– Echokardiographie 1823
– Herzinsuffizienz 212, 217
Shy-Drager-Syndrom 444, **1503**
– Vasopressinanaloga 445
SIADH (Syndrom der inadäquaten ADH-Sekretion) 1731–1733
Sialadenitis
– Anorexia nervosa 1421
– Differentialdiagnose 655
Sialadenose 1115
– Differentialdiagnose 655
Sialolithiasis 1115
Sialopenie 1115
Sialorrhö 1115
Sialyl-Lewis X 1022
Sibutramin, Adipositas 226, 1420
Sicca-Syndrom
– Differentialdiagnose 1080
– Graft-versus-Host-Krankheit 176–177
– Hepatitis, chronische 1275
– Hepatitis C 1279
– Leberzirrhose, primär-biliäre 1304
– Sialopenie 1115
– Sjögren-Syndrom 1079–1080
Sichelzellanämie 716, **719**, **721**
– BSG 526
– HbS 720
– Pneumokokkeninfektion 954
– Thoraxsyndrom, akutes 721
Sichelzellen **720**
Sichelzellkrise 720–721
– Anämie, hämolytische, korpuskuläre 721
Sicherheitsabfallbehälter, Hepatitisprävention 1916
Sicherheitsbeauftragter, Gesundheitsschutz, betrieblicher 1906
Sickerblutungen
– paraösophageale Hernien 1124
– Ulkus, peptisches 1403
Sick-Sinus-Syndrom **280**
– und Betablocker 265
– Bradykardie 279
– Digitalisglykoside, Kontraindikationen 219
– QT-Syndrom 276
– und Verapamil 265
Sideroblasten, Eisenmangel 708
Siderofibrose **1915**
Siderose 510, **730**, **1915**
– CT/ MRT 69
Siegelringzellen, CUP-Syndrom 622
Siegelringzellkarzinom, Magenkarzinom 1168
Siewert-Ottenjahn-Klassifikation, Refluxösophagitis 1131
Sigmastenose, divertikulitische 1232

Sigmoidoskopie
– Kolonkarzinom 1238–1239
– Vorsorgeuntersuchungen 578
Signal Recognition Particle (SRP), Myositis 1088
Signalembolien, Lungenembolie, fulminante 521
Signaltransduktion
– Granulozyten 742
– Immunsystem, angeborenes 1009
– Leukämie, akute, myeloische 740
Signalübermittlung, Toll-ähnliche-Rezeptoren 1009
Signifikanzniveau, statistische Analyse 93
Sildenafil, Nitrate, Kontraindikationen 237
Silent Chest, Asthma bronchiale, extrinsisches 473
Silikate, kristalline, glomeruläre Funktionsstörungen 1926
Silikose 504, **509–510**, 1904, 1912, **1914**
– Bronchitis, chronisch-obstruktive 1912
– Fibrosierung 509
– Mykobakteriosen 502
– Narbenkarzinome 548
– Obstruktion 509
– Quarzstaub 1926
– radiologische Diagnostik 66
– radiologische Veränderungen 510
– Widerstandserhöhung 509
Silikotuberkulose 497, **501**, 1904
– Bronchitis, chronisch-obstruktive 1912
– Silikose 510
Siliziumdioxid, Krebserkrankungen, beruflich bedingte 1923
Simultandiagnostik 11
– psychosomatische 13
SIMV (Synchronisation von Beatmung oder Spontanbeatmung) 1829
Sindbisvirusinfektion 890, **891**
Single-Breath-Technik **460**
Single-System-Disease, Langerhans-Zell-Histiozytose 751
Singultus **565**
– Ösophaguskarzinom 1140
Sin-Nombre-Hantavirus-Infektionen 898–899
sinuatriale Blockierung s. SA-Block
Sinus
– anales 1242
– urogenitalis, Hermaphroditismus verus 1521
– Valsalva, Differentialdiagnose 318
Sinusarrhythmie 258
Sinusbradykardie **279**
– durch Antiarrhythmika 266
– Extrasystolen, atriale 278
– Myokardinfarkt 250
– persistierende 280

Sinus-cavernosus-Thrombose
– Differentialdiagnose 467
– septische, HVL-Insuffizienz 1447
– Sinusitis, akute 468
Sinus-coronarius-Defekt 313
Sinusitis 467–468, 952
– akute 467–468
– Allergietestung 468
– allergische, Churg-Strauss-Syndrom 1100
– Bacteroides-Infektionen 975
– Bakterien, gramnegative, hämophile 976
– chronische 468
– – eitrige/polypöse 468
– – Wegener-Granulomatose 467
– Diaphanoskopie 467
– eitrige, Mukoviszidose 485
– frontalis 467
– Influenza 885
– Klopfschmerzen 467
– Leukämie, chronisch-lymphatische 770
– maxillaris, Differentialdiagnose 1790
– Nasennebenhöhlenröntgenaufnahme 467
– Rhinitis, akute 467
– Rhinoskopie 467
– Röntgenaufnahme 467
– sphenoidalis 467
– Tonsillitis 1116
– tumorassoziierte Infekte 586
– Wegener-Granulomatose 512
Sinusknotensyndrom 259, **280**
– Schrittmacherimplantation 280
– Synkope 442
– Vorhofflimmern 270
sinusoidale Dilatation, Lebererkrankung, fremdstoffbedingte 1326
sinusoidale Fibrose, Lebererkrankung, fremdstoffbedingte 1326
Sinuspausen, Sinusknotensyndrom 280
Sinusrhythmus 258
– Aortenstenose 297
– Wiederherstellung, Vorhofflimmern 270–271
Sinustachykardie **268**
– Akut- und Differentialtherapie 265
– Guillain-Barré-Syndrom 1794
– Myokardinfarkt 250
– PQ-Intervall 78
Sinusvenenthrombose
– Differentialdiagnose 1800
– QT-Syndrom 276
– radiologische Diagnostik 65
– septische, Meningitis, eitrige 1812
Sinus-venosus-Defekt 313
Sipple-Syndrom 1396, **1524–1527**, 1744

Sirolimus
– Drug Eluting Stents 240
– Immunsuppression 193
– Koronarsyndrom, akutes 240
SIRS (systemic inflammatory response syndrome) 1833
– Intensivstationen 1833–1834
– Nierenversagen, akutes 1635
– Pankreatitis, akute 1371
– Therapie 1834
Sitophilus granarius, Alveolitis, exogen allergische **508**
Sitzbäder, Prostatitis, bakterielle 1724
Sjögren-Syndrom 504, **1078–1081**
– Adynamie 1079
– Arthralgien 1079
– Arthritis 1079
– Autoantikörper 1041, 1080
– Autoimmunerkrankungen 1040
– bioptische Untersuchungen 1079
– B-Zell-Hyperaktivität 1079
– Chloroquin 1080
– CRP-Konzentration 23
– Differentialdiagnose 889
– Glomerulonephritis, membranöse 1648
– Heiserkeit 1079
– Hepatitis C 1287
– HLA-B8 1079
– HLA-DR3 1079
– HLA-Typisierung 1041
– HNO-Untersuchung 1079
– Hustenreiz 1079
– Hydroxychloroquin 1080
– Hypergammaglobulinämie 1030, 1080
– Hypertonie, pulmonale 530
– Labialdrüsen, Biopsie 1080
– Lungenerkrankungen, interstitielle 512
– Lymphome 1079
– Nephritis, tubulointerstitielle 1652
– Overlap-Syndrom 1079
– Pankreatitis 1079
– primäres 1079–1080
– Raynaud-Syndrom 1079
– – sekundäres 402
– Schirmer-Test 1079
– sekundäres 1079–1080
– – Arthritis, rheumatoide 1059, **1060**
– Sexualfunktionsstörungen 1079
– Sialopenie 1115
– Sicca-Komplex 1080
– Sicca-Syndrom 1079
– Spaltlampenbetrachtung 1079
– SS-A/-B 1080, 1630
– Vaskulitis 1090
– Vitamin-C-Mangel 1423
– Xerophthalmie 1079
– Xerostomie 1079
Skabies **946–947**
– Kratzeffloreszenzen 946
– Lindan 947

Skalen, kategorische, Schmerzen 143
Skalpnekrose, Riesenzell-/Temporalarteriitis 1094–1095
Skelett
– bildgebende Verfahren 72–73
– Untersuchung 6
– Veränderungen, Eisenüberdosierung 1425
Skelettanomalien, Hyper-IgE-Syndrom 745
Skelettbeschwerden, Hyperkalzämie 1745
Skeletterkrankungen
– Hyperkalzämie 1745
– maligne, Nephrokalzinose 1714
Skelettfluorose, Fluorüberdosierung 1425
Skeletthyperostose, diffuse idiopathische (DISH) **1071**
Skelettmetastasen s. Knochenmetastasen
Skelettszintigraphie 54
– Mammakarzinom 625
Skip-Metastasen
– Ewing-Sarkom 609
– Knochensarkome 609
Skleren, subikterische, Leberzirrhose, alkoholische 1320
Skleritis, Arthritis, rheumatoide 1055
Sklerodaktylie, Sklerodermie 1082–1084
Sklerodermie **337**, 504, **1081–1085**
– ACA 1085
– ACE-Hemmer 1085
– Angina, vasospastische 1082
– Angiopathie 1082
– anti-Scl-70 1085
– Anti-Topoisomerase-Autoantikörper 1085
– Autoantikörper 1041, 1082, 1084
– Azathioprin 1085
– bakterielle Überwucherung 1190
– CD4-Zellen 1082
– Cheilitis 1113
– Cor pulmonale 1083
– Cyclophosphamid 1085
– Diarrhö 1188
– Differentialdiagnose 1084, 1670, 1672
– diffus-kutane 1082
– Echokardiographie 1084
– Graft-versus-Host-Krankheit 176–177
– Hautbeteiligung 1083
– Herzbeteiligung 338, 1083
– HLA-DR3 1081
– HLA-DR5 1081
– Hypertonie 1083
– – pulmonale 530
– IFN-γ 1085
– Intimaproliferation 1082
– Kalkablagerungen 1052
– Kalziumantagonisten 1085
– Kardiomyopathie 339
– klinisches Bild 1084
– Krankengymnastik 1085

Sklerodermie
– Laboruntersuchungen 1084
– limitiert-kutane 1082
– Linksherzhypertrophie 1083
– lokalisierte, Differentialdiagnose 1084
– Lungenerkrankungen, interstitielle 512
– Lungenfibrose 1083
– Lungenfunktionsdiagnostik 1084
– Lymphangiektasie, intestinale 1195
– Malabsorption **1197**
– Megakapillaren 1084
– Methotrexat 1085
– morphologische Veränderungen 1082
– Myositis 1083
– Ödeme 1082–1083
– Ösophagusbreischluck 1084
– Ösophagusmotilitätsstörungen 1121
– Perikarditis 354
– Permeabilitätsstörungen 1084
– Photopherese 1085
– Polyarthritis 1083
– progressive 337
– – Raynaud-Syndrom, sekundäres 402
– – systemische (PSS) 337
– Scl-70 1630
– Sklerodaktylie 1083
– systemische 1080, **1081–1085**
– – Autoimmunerkrankungen 1040
– – Differentialdiagnose 1084
– Teleangiektasien 1083
– TGF-β 1082
– Thorax-Röntgenaufnahme 1084
– Topoisomerase-Antikörper 1084
– Verdachtsdiagnose 401
– viszerale Manifestationen 1085
– zirkumskripte, Differentialdiagnose 1084
– Zungenfrenulum, verkürztes 1083
– Zytokine 1082
Sklerophonie, Lungenerkrankungen, interstitielle 506
Sklerose
– Differentialdiagnose 1672
– noduläre, Hodgkin-Lymphome 757
– Obstipation 1180
– progressive, generalisierte s. Sklerodermie
– subchondrale, Arthrose 1106
Sklerosierung/Sklerotherapie
– Gastrointestinalblutungen 1402
– Hämorrhoiden 1247
– Ösophagitis, medikamenteninduzierte 1138
– Ösophagusvarizen(blutung) 1139, 1402
– Varikose, sekundäre 417
Skolex, Bandwürmer 936

Sachverzeichnis

Skoliose
- $P_{0,1}/P_{0,1max}$-Werte 461
- Prader-Labhart-Willi-Syndrom 1512
- restriktive Störungen 457
- Wirbelkörperdeformierungen/-frakturen 1772

Skorbut
- hämorrhagische Diathesen, vaskuläre 805
- Kardiomyopathie 340
- Vitamin-C-Mangel 1423

Skrotum
- andrologische Diagnostik 1504
- Fusionsdefekte, Hermaphroditismus verus 1521

SLA, Autoimmunhepatitis 1289–1290

SLAM (Signalling Lymphocyte Activation Molecule) 1037

SLC, Wirkungen 1023

Slow-Transit-Obstipation 1181
- Differentialdiagnose 1226

sm-(Non-Histon-Protein-)Antigen 1630

SMA (smooth muscle antibodies)
- Autoimmunhepatitis 1289–1290
- Cholangitis, primär-sklerosierende 1307

SMAD2, Kolonkarzinom 1237

SMAD4 (DPC4)
- Kolonkarzinom 1237
- Polyposis, juvenile 1236

Small Duct PSC 1308

Small Fiber-Neuropathie, diabetische 1556

Small Vessel Disease
- Kardiomyopathie, dilatative 341
- Schlaganfall 1797

Smellie-Klassifikation
- Reflux, vesikoureteraler 1663
- Refluxnephropathie 1663

smoldering leukemia 735

Sodbrennen
- Cholezystolithiasis 1352
- Fettmalabsorption 1199
- körperliche Untersuchung 5
- Ösophagusmotilitätsstörungen 1121
- Refluxkrankheit 1130
- Zwerchfellhernien 563

Sofortreaktion, allergische 1044

Sojaproteinintoleranz, Dünndarmbiopsie 1186

Sokal-Prognosescores, Leukämie, chronisch-myeloische 676

Sokolow-Lyon-Index
- Aorteninsuffizienz 301
- Kardiomyopathie, hypertensive 343
- Mitralinsuffizienz 291

soldier's heart 12
- Differentialdiagnose 237

somatische Rekombination, Immunglobuline 1019

somatische/somatoforme Störungen
- Behandlungsaspekte 197–199
- Behandlungsfehler 198
- Chronifizierungsfaktoren 195
- Psychotherapie, stationäre 197

Somatostatin
- Helicobacter-pylori-Infektion 1156
- Magensäuresekretion 1153
- MEN 1397
- paraneoplastisches Syndrom 593
- TSH-Sekretion 1453

Somatostatinanaloga
- Diagnostik 1392
- Gastrinom 1394
- Hypotonie, postprandiale 445
- MEN 1397
- Nebenwirkungen 1397
- VIPom 1395

Somatostatinom **1395**, 1396, **1396**
- Cholezystektomie 1396
- Symptome 1395

Somatostatinrezeptor-Liganden, ^{111}In-markierte 57

somatostatinrezeptorpositive Tumoren, PET 57

somatotrope Achse, HVL-Insuffizienz 1449

Sommergrippe 878

Somnolenz
- Addison-Krise 1497
- Azidose, respiratorische 1758
- Fleckfieber 992
- hypertensiver Notfall 1700
- Hypothyreose 1460–1461
- Ketoazidose, diabetische 1549
- Purpura, thrombotisch-thrombozytopenische 1672
- respiratorische Insuffizienz 536
- Schlafapnoe, obstruktive 567
- Vitamin-A-Überdosierung 1424

Somogyi-Phänomen, Insulinresistenz 1553

Sonden, Ernährung, enterale 1429

Sondenkostformen 1429

Sondentamponade
- Ernährung, enterale 1429
- Ösophagusvarizenblutung 1403

Sonnenbrand, Melanom, malignes 615

Sonnenexposition
- Melanom, malignes 614
- verminderte, Hyperparathyroidismus, sekundärer 1484

Sonographie **52**
- Abdomen s. Abdominalsonographie
- Abdomen, akutes 1407
- andrologische Diagnostik 1505
- Aneurysmadarstellung 67

Sonographie
- Aortenaneurysma, abdominelles 414
- Appendizitis 1224
- Aszites, maligner 599
- Autoimmunthyreopathie 1455
- Bronchialkarzinom 549
- Budd-Chiari-Syndrom 69
- Choledocholithiasis 1354
- Cholezystitis, akute 1359
- Cholezystolithiasis 1353
- Dyspepsie, funktionelle 1165
- endobronchiale 461
- endoskopische, Ösophaguskarzinom 1141
- Fallot'sche Tetralogie 320
- Gallengangskarzinom 1366
- Hepatitis, akute 1273
- – chronische 1275–1276
- hepatozelluläres Karzinom 1347
- Hyperparathyroidismus, primärer 1480
- Hypertonie, renovaskuläre 1698
- intravaskuläre **83**, 84
- Malabsorptionssyndrom 1186
- Mammakarzinom 625
- Nephrokalzinose 1714
- Nephrolithiasis 1712
- Nierenerkrankungen 1631
- Osteoporose 1770
- Pankreatitis, biliäre 1357
- – chronische 1380
- Pleuraerguss 65, 461
- – maligner 592
- Pleuritis exsudativa tuberculosa 502
- Polycythaemia vera 683
- Prostatakarzinom 648
- Pyelonephritis, chronische 1658
- Refluxnephropathie 1663
- Saphena-magna-Thrombose 418
- Schilddrüse 71, 1455
- Schilddrüsenkarzinom 657
- Schilddrüsenknoten 1455
- transvaginale, Endometriumkarzinom 633

Soor
- bronchiale Infektion 470
- Darmmykose 1209
- Leukämie, akute 736
- oraler, HIV-Infektion 845

Soorösophagitis 917, 1136–1137
- Candida-Sepsis 1137
- HIV-Infektion **845–846**

Soorstomatitis, Hypoglykämie 1553

Soorvaginitis, Hypoglykämie 1553

Sorbit 1416
- Intoleranz **1187**
- Nahrungsmittelunverträglichkeit 1199
- Nierenversagen, akutes 1637

Sotalol 264

Southern-Blotting **38–39**
- Gerichtsmedizin 39

Sozialdienst 90

soziale Bedürfnisse, Palliativmedizin 156

soziale Faktoren, Schmerzen, chronische 151

soziale Situation (SoS) nach Nikolaus, Geriatrie 1839

sozioökonomische Faktoren, Mangelernährung im Alter 1856

Spätdumping-Syndrom 1174

Spätphase, allergische Erkrankungen 1044

Spalt-Impfstoff 994–995

Spaltlampenuntersuchung, Sjögren-Syndrom 1079

Spannungsgefühl, Durchblutungsstörungen, venöse 384

Spannungskopfschmerz 1785
- s.a. Kopfschmerzen
- Epidemiologie 148

Spannungspneumothorax **552–554**
- s.a. Pneumothorax
- radiologische Veränderungen 553
- Schock 553
- Therapie 554
- traumatischer 552

Sparfloxacin **121**

Spasmolytika
- Gallenkolik 1353
- Obstipation 1180
- Sialopenie 1115
- Tumortherapie 140

Spasmustheorie, Kardiomyopathie, dilatative 341

spCJD (sporadische Creutzfeldt-Jakob-Krankheit) **911**

SPC-Zellen, Whipple-Syndrom 1193

Speichel, Tollwut 906

Speicheldrüsen
- Mukoepidermoidtumor 655
- Sequenzszintigraphie 54

Speicheldrüsenadenom, pleomorphes 655

Speicheldrüsenentzündung s. Sialadenitis

Speicheldrüsenkarzinom
- adenoid-zystisches 655
- Differentialdiagnose 655

Speicheldrüsenszintigraphie 54, 74

Speicheldrüsentumoren **654–656**
- Chemotherapie 656
- Differentialdiagnose 652
- Inzidenz 655
- Neck-Dissection 655
- Radiotherapie 656

Speichelfluss
- gesteigerter/verminderter **1115**
- SSRI-Vergiftung 1882

Speichelsteine 1115

Speichereisen
- Mangel 708
- – Serumferritinkonzentration 709

Sachverzeichnis

Speicherkrankheiten 504
– Differentialdiagnose 351
– Herzinsuffizienz 212, 217
– lysosomale 1609
– Stammzelltransplantation 173–174
Speikobra, afrikanische, Vergiftungen 1896
Speiseröhre s. Ösophagus
Speiseröhrenkrebs s. Ösophaguskarzinom
Spenderauswahl
– Stammzelltransplantation 172–174
– – hämatopoetische 173
Spender-Empfänger-Auswahl
– AB0-Kompatibilität 192
– HLA-Crossmatch 192
– Nierentransplantation 190
Spenderkriterien, erweiterte, Herztransplantation 181
Spender-T-Lymphozyten, Stammzelltransplantation 172
Spenderzellen, Immuntherapie, adoptive **178**
Spermatogenesearrest **1518**
Spermatozele 1504
– Differentialdiagnose 646
Spermien, Konzentration/Motilität, Ejakulat 1506
Spermienantikörper, Ejakulat 1506
Spermienextraktion
– epididymale (MESA) 1506
– testikuläre (TESE) 1506
Spermiogenese, Zinkmangel 1425
Spezialprojektionen 49
Spezifität, klinische Studien 95
Sphärozyten/Sphärozytose
– Anämie, autoimmunhämolytische 723
– – hämolytische 719, 723
– – hereditäre, Kugelzellen 720
S-Phase, Zellzyklus, Tumorzellen 134
Sphincter Oddi, Druckerhöhung, Pankreatitis, akute 1370
Sphingolipidose **1609**
Sphingomyelin 1611
Sphingomyelinase
– lysosomale 1611
– Mangel 1610
Sphingomyelin(lipid)ose 1610
Spider-Nävi
– Gastrointestinalblutungen 1400
– Leberzirrhose 1298
– – alkoholische 1320
Spikes, Glomerulonephritis, membranöse 1648
Spinae iliacae, Appendizitis 1224
Spinal Cord Stimulation (SCS), Schmerzen, chronische 151
Spinalerkrankungen, funikuläre, Vitamin-B$_{12}$-Mangel 712
Spinaliom **618–620**
– metastasiertes 620

Spinalkanaleinengung, -kompression bzw. -stenose
– akute, Differentialdiagnose 1794
– Forrestier-Syndrom 1071
– Knochenmetastasen 1783
– Tumorwachstum, lokales 602
Spindelzellsarkome, Zenker-Divertikel 1126
Spine Deformity Index, Osteoporose 1769
SPINKs, Mutationen, Pankreatitis, chronische 1378
Spinnennävi s. Spider-Nävi
SPIO (Small Particle Iron Oxides), Kontrastmittel 58
Spiral-CT **52**
– Dickdarmdivertikel 1231
– Hypertonie, renovaskuläre 437
Spiral-CT-Angiographie, Hypertonie, renovaskuläre 1697
spirituelle Bedürfnisse, Palliativmedizin 156
Spirochäten **981–983**
– Kardiomyopathie 339
– Lyme-Arthritis 1071
– Lyme-Borreliose 984
Spiro(ergo)metrie 458, 459, **460–461**
– anaerobe Schwelle 460
– Arbeits- und Umweltmedizin 1907–1908
– CO_2-Abgabe 460
– Leistungslimitierung, kardiale/pulmonale 461
– Lungenerkrankungen, interstitielle 506
– O_2-Aufnahme 460
– respiratorischer Quotient 460
Spironolacton
– Gynäkomastie 1509
– Herzinsuffizienz 219
Spitzenoberlappentuberkulose 500–501
Spitzenumkehr-Tachykardie **275–276**
Spitzfußstellung, Hirnarterienstenose, extrakranielle 401
Splanchnikusdurchblutung, Leberzirrhose 1300
Splenektomie 721
– Anämie, hämolytische, korpuskuläre 719
– Haarzellenleukämie 774
– Haemophilus-influenzae-Impfung 721
– Hypersplenismus 727
– Osteomyelofibrose 679
– Pneumokokkenimpfung 721
– Pneumokokkeninfektion 954
– Purpura, idiopathische, thrombozytopenische 800
– Stammzelltransplantation 585
– Thalassämie 717
– Wärmeantikörper 724
Splenomegalie
– Anämie, hämolytische, korpuskuläre 720
– Arthritis, rheumatoide 1060
– Darmbilharziose 935

Splenomegalie
– Endokarditis, bakterielle 327
– Haarzellenleukämie 773
– Hämolyse 722
– Hepatitis, chronische 1275
– Leberzirrhose, alkoholische 1320–1321
– – primär-biliäre 1304
– Leukämie, chronisch-myeloische 671
– Malaria tropica 933
– Mononukleose, infektiöse 868
– Osteomyelofibrose 678
– Polycythaemia vera 681–683
– Porphyrie, erythropoetische 1591
– Whipple-Syndrom 1193
Splinterblutungen, Endokarditis, bakterielle 327
Split Chimerism, T-Lymphozyten 172
Split Liver, Lebertransplantation 187
Spond(yl)arthritis **1061–1072**
– ankylopoetica, Kardiomyopathie 339
– Perikarditis 354
– Differentialdiagnose 1065
– HLA-B27-assoziierte 1051
– – Differentialdiagnose 1058
– – seronegative **1061–1072**
– molekulare Mimikry 1040
– mit peripherer Arthritis 1069
Spondylarthrosis 1107–1108
– Ätiologie und Pathogenese 1107
– ankylosans bzw. ankylosierende **1061–1066**
– – Ätiologie und Pathogenese 1062
– – Amyloidose 1066
– – Aortenklappenerkrankung 1066
– – Aortitis 1064
– – Bambuswirbelsäule 1065
– – Bechterew-Gymnastik 1066
– – Brustkorbstarre, exspiratorische 1064
– – buntes Bild 1065
– – Cauda-equina-Syndrom 1064, 1066
– – Definition 1062
– – Differentialdiagnose 1065
– – Epidemiologie 1062
– – ESSG-Klassifikation 1062
– – extraartikuläre 1063–1064
– – Finger-Boden-Abstand 1061, 1064
– – Flèche 1065
– – Frakturen 1064
– – genetische Prädisposition 1062
– – Glukokortikoiddosen 1066
– – HLA-B27-Antigen 1061, **1062–1063**
– – IgA-Antikörper-Titer 1062
– – Iritis 1061
– – Kardiopathie 1063
– – Kinn-Sternum-Abstand 1065

Spondylarthrose, ankylosans bzw. ankylosierende
– – Klassifikationskriterien 1063
– – Klebsiella pneumoniae 1062
– – Klopfschmerz 1064
– – Komplikationen 1066
– – Krankengymnastik 1066
– – Lendenwirbelsäule, Einschränkungen der Ventralflexion 1061
– – Lungenfibrose 1066
– – Lungenoberlappenfibrose 1064
– – manubriosternales Syndrom 1065
– – Mennell-Zeichen 1061
– – Methotrexat 1066
– – mikrobielle und immunologische Faktoren 1062
– – molekulare Mimikry 1062
– – Nierenamyloidose 1066
– – NSAR 1065
– – Organmanifestationen 1064
– – Ott-Zeichen 1064
– – Reizleitungsstörungen 1064
– – Romanus-Läsion 1061
– – ROM-Klassifikation 1064
– – Sakroiliitis 1064–1065
– – Schober-Maß/-Zeichen 1061, 1064
– – Spätstadium 1064
– – Sulfasalazin 1065
– – Tetraplegie 1064
– – Therapie(resistenz) 1065–1066
– – Thorium X 1066
– – TNFα-Blocker 1066
– – Urethritis 1063
– – Uveitis 1063, 1066
– – – anterior 1061
– – Verlauf und Prognose 1066
– – Wirbelkanalstenose 1066
– – Wirbelkörperdeformierungen/-frakturen 1772
– Definition 1107
– Diagnostik 1107
– Epidemiolgie 1107
– Muskelrelaxanzien 1108
– physikalische Therapie 1108
– Symptome 1107
Spondylitis
– ankylosans bzw. ankylosierende **336**, 337
– s.a. Bechterew-Syndrom
– – Hypophosphatämie 1749
– – Thoraxdeformitäten 565
– anterior 1051
– HLA-B27 1061
– hyperostotica **1071**
– – Differentialdiagnose 1065
– – infektiöse, Differentialdiagnose 1065
– – Rheumafaktoren 1061
– – Typhus abdominalis 967
Spondylodiszitis 1051
– Spondylitis, ankylosierende 1065
spondylogenes Syndrom, Spondyl-/Osteochondrose 1107

Sachverzeichnis

Spondylophyten
- hyperostotische, Forrestier-Syndrom 1071
- Rheumatismus 1052

Spondylosis deformans
- Diagnostik 1107
- Wirbelkörperdeformierungen/-frakturen 1772

Spontanabort, Lupusnephritis, Schwangerschaft 1709
Spontanatmung, ARDS 1831
Spontanblutungen, Malaria tropica 933
Spontanpneumothorax **552**
- s.a. Pneumothorax
- Histiocytosis X 516
- Knochensarkome 611
- sekundärer 552

Sporenbildner 962–965
- aerobe 963
- anaerobe 963–965

Sporozoen 923, **928–933**
Sporozoiten, Malaria 930
Sprachbias, evidenzbasierte Medizin 96
Sprache
- kloßige, Epiglottitis, akute 469
- raue, Hypothyreose 1461
- verwaschene, Barbituratabhängigkeit 1871
- – vertebrobasilärer Verschluss 1798

Sprachstörungen
- A.-carotis-interna-Verschluss 1798
- Hirninfarkt 401
- Hypoglykämie 1551

Spritz-Ess-Abstand, Insulintherapie 1543
Sprosspilze 914, **916–918**
- Infektion, hämatogene 917

S100-Protein, Langerhans-Zell-Histiozytose 751
Sprue 1200
- einheimische (glutensensitive) **1190–1193**
- – Antikörperdiagnostik 1191
- – Darmbarriere, epitheliale Schädigung 1179
- – Diät, glutenfreie 1192
- – Diarrhö 1188, 1190
- – Differentialdiagnose 1192, 1222, 1229
- – Dünndarmbiopsie 1186, 1191
- – Dünndarmschleimhaut 1192
- – D-Xylose-Test 1191
- – Eisenmangelanämie, unklare 1191
- – Eiweißverlust 1192
- – – enteraler 1195
- – Gliadine 1191
- – Gluten 1190
- – HLA-Typisierung 1041
- – IgA-Mangel 1196
- – Ig-Mangel 1038
- – Komplikationen 1193
- – Laktulose/Rhamnose-Quotient 1191

Sprue, einheimische (glutensensitive)
- – Leberzirrhose, primärbiliäre 1304
- – Osteoporose 1768
- – Oxalatsteine 1711
- – Prolamine 1191
- – refraktäre 1193
- – Riesenfalten 1151
- – Zottenverkürzungen 1192
- kollagene, Dünndarmbiopsie 1186
- tropische **1193**
- – Differentialdiagnose 1192
- – Dünndarmbiopsie 1193
- – Eiweißverlust, enteraler 1195
- – Folsäure 1193
- unklassifizierbare, Dünndarmbiopsie 1186

Spulwürmer **934**, 940, 1212
- Entwicklung 942
- eosinophiles Infiltrat 1212
- Symptome/Therapie 941

Spurenelemente 1416, **1424–1425**
- Ernährung, parenterale 1427–1428

Sputum(untersuchung)
- blutiges 455
- Bronchitis, akute 470
- – chronische 479–480
- Bronchoskopie 463
- Direktpräparat, Tuberkulose 495
- fötides 455
- Husten 455
- Infektionskrankheiten 819
- Parasitologie 47
- Pink Puffer/Blue Bloater 479
- Pneumonie 489
- Sekretabsaugung, bronchoskopische 498
- Tracheitis, akute 470
- Tuberkulose 498

16S-rRNA 43
SS-A/B, Sjögren-Syndrom 1080, 1630
ssDNA 1630
ssDNA-AK 1028
SSRI (selektive Serotonin-Reuptake-Inhibitoren), Demenz 1856
SSSS (Staphylococcal Scalded Skin Syndrome) 949
- Differentialdiagnose 950

Stachelzellkarzinom **618–620**
Stadieneinteilung, Tumoren 582–583
Stäbchen
- gramnegative 976
- – nicht fermentierende 974
- grampositive **957–959**

Stärke 1416
Stäube, bronchiale Infektion 470
Stagingsysteme, Tumoren 583
Stammfettsucht, Cushing-Syndrom 1491
Stammganglienverkalkung
- Hypokalzämie 1742
- pluriglanduläre Insuffizienz 1523

Stammvarikose 415
- Kombination 416
- V. saphena magna 415–416
- Venen, Prallfüllung 415

Stammzellerkrankungen **670–698**
- Anämie, aplastische 696

Stammzelltransplantation **175**, 667
- allogene 174
- – Anämie, hämolytische, korpuskuläre 721
- – myelodysplastische Syndrome 693–694
- – Thalassämie 717
- Aspleniesyndrom 177
- Chediak-Higashi-Syndrom 747
- Chimärismus 172
- Ciclosporin A 175
- DC34-positive Zellen 175
- Durchführung 174–177
- G-CSF 175
- Graft-versus-Host-Disease (GvHD) 172, **175–176**, 585
- hämatopoetische (pluripotente) 172–178, 666–667
- – allogene 173
- – autologe 173
- – Nabelschnurblut 175
- – Spenderauswahl 173
- Histokompatibilitätsantigene 172, 175
- HLA-Antigene 172–173
- Host-versus-Graft-Reaktion 172
- Hyposplenismus 585
- Immundefekt, anhaltender 585
- Immunsystem, Erholung 176–177
- Immuntherapie mit Spenderlymphozyten 175
- Indikationen 173–174
- Infektionen 176–177
- Knochenmarktransplantation 175
- Leukämie, akute, lymphatische 782
- – – myeloische 739
- – chronisch-lymphatische 772
- – chronisch-myeloische 675
- Lupus erythematodes, systemischer 1078
- Methotrexat 175
- Mini-Transplantation 174
- Mycophenolatmofetil 175
- Neogenese 172
- Neutropenie 176, 585
- Non-Hodgkin-Lymphom, nodales 765
- Osteomyelofibrose 680
- Patient, Vorbehandlung 174
- Plasmozytom 779
- Plastizität 667
- Spenderauswahl 172–174
- Spender-T-Lymphozyten 172
- Tacrolimus 175
- Transplantat-gegen-Wirt-Reaktion 585
- T-Zell-Klone 172

Standardimmunglobuline 994–995
Standardimpfungen 995
Standardprojektionen 49
Stannose 510
Staphylococcal Scalded Skin Syndrome (SSSS) 949
- Differentialdiagnose 950

Staphylococcus aureus **948–950**
- Agranulozytose 749
- Arthritis, eitrige 1071
- – – reaktive 1071
- bronchiale Infektion 470
- CD14-Rezeptor 949
- Endokarditis 948
- – bakterielle 325–326
- Erkrankungen, invasive 948
- Ernährung, parenterale 1427
- Fieber bei neutropenischen Patienten 585
- Gensonden 43
- Glykopeptid-intermediärempfindliche Stämme (GISA) 950
- Influenza 885
- invasiver, Therapie und Prophylaxe 950
- Isoxazolylpenicillin (= Methicillin)-resistente Stämme (MRSA) 950
- Keimträgerrate 948
- Leberabszess, pyogener 1336
- Nosokomialinfektionen 950
- Pathogenese 948
- Pneumonie 490–491
- Pyomyositis 827
- Superantigene 949
- Toll-like-Rezeptoren 949
- toxinvermittelte Erkrankungen 949
- TSST-1 949

Staphylococcus epidermidis **951**
- Ernährung, parenterale 1427
- Vancomycin 951

Staphylococcus haemolyticus/saprophyticus **951**
Staphylokokken **948–951**
- Abszesse, Hyper-IgE-Syndrom 745
- Darminfektionen 1201
- Definition 948
- Differentialdiagnose 889
- Endokarditis, Antibiotika 330
- Enteritis 1208
- HIV-Infektion 849
- IgG-Subklassen-Defekte 1035
- koagulasenegative 950
- – Arthritis, eitrige/reaktive 1071
- – Fieber bei neutropenischen Patienten 585
- – Koagulase-negative, Rechtsherzendokarditis 327
- Koagulase-positive, Pharyngitis 468
- Lungenabszess 493
- methicillinresistente, Antibiotika 330
- methicillinsensible, Antibiotika 330

Sachverzeichnis

Staphylokokken
- Osteomyelitis, Hyper-IgE-Syndrom 745
- Perikarditis 354
- Pleuraempyem 557
- Scharlach 950
- Sinusitis, akute 467
- Thyreoiditis 1472
- Toxic Shock Syndrome 949
- TSST-1 949
- Urethritis 1653
- Zystitis 1654

Staphylokokken-Penicilline, Hyper-IgE-Syndrom 745
Stapler-Hämorrhoidektomie nach Longo, Hämorrhoiden 1247
Starkstromtrauma, Hyperkaliämie 1737
Starling-Gleichung/-Kräfte
- Aszites 1268
- Lungenödem 526

STAT-3, Progression 1264
STAT-6 1044
Statine
- s.a. Lipidsenker
- koronare Herzkrankheit 238
- symptomatische Wirkung 238

stationäre Psychotherapie **197**
statistische Analyse **93–94**
- Alternativhypothese (H1) 93
- Fallzahl 94
- α-/β-Fehler 94
- Konfidenzintervall 94
- Nullhypothese (H0) 93
- Power 94
- p-Wert 93
- Signifikanzniveau 93

Status
- asthmaticus **473**, 476
- epilepticus, intensivmedizinische Betreuung 1818
- lacunaris, Schlaganfall 1798
- migraenosus **1788**

Staublunge (s. Pneumokoniosen) **509–511**
Stauffer-Syndrom
- Nierenzellkarzinom 641
- tumorassoziiertes 595

Stauungsbronchitis 214
Stauungsflecken, CVI 424
Stauungsgefühl
- CVI 424
- Varikose 415, 417
- Vena-cava-superior-Syndrom 600

Stauungspapille
- Azidose, respiratorische 1758
- Hyponatriämie 1733

Stavudin (D4T) 127, 131
- HIV-Infektion 842

Steatohepatitis
- alkoholische **1317–1319**
- Differentialdiagnose 1285
- nichtalkoholische **1311–1315**
- – Differentialdiagnose 1596, 1602

Steatorrhö **1182**
- Colchicin 1197
- Dünndarmerkrankungen 1185

Steatorrhö
- Hypophosphatämie 1749
- Kurzdarmsyndrom 1251–1252
- Leberzirrhose, primär-biliäre 1306
- Magenresektion 1175
- Malabsorption 1183–1184
- Malassimilation 1184
- Pankreatitis, chronische 1377, 1380
- durch Somatostatinanaloga 1397
- Somatostatinom 1395
- Sprue, einheimische 1191
- Whipple-Syndrom 1194

Steatosis hepatitis 1260–1262, **1311–1315**
- alkoholische **1316–1317**
- Amiodaron 1323
- fremdstoffbedingte 1324, 1326
- Tetrazykline 1324
- Valproat 1324

Stehtraining, Synkope, neurokardiogene 442
Stehversuch nach Schellong, Hypotonie, orthostatische 444
Steinextraktion, Endoskopie **169**
Steinkolik, Nephrolithiasis 1713
Stem Cell Factor, Wachstumsfaktoren 1027
Stemmer-Zeichen, Lymphödem 427, **428**
Stenokardien, Hypothyreose 1461
Stenose
- Bypassgefäß, venöses, degeneriertes 241
- endobronchiale, Bronchoskopie 463
- extrabronchiale, Bronchoskopie 463
- extrathorakale, Flüssigkeitseinlagerung, pulmonale 453
- intestinale, Crohn-Krankheit 1223
- kalzifizierende, Angioplastie 62
- Kolonkarzinom 1240
- Koronarreserve 230
- Koronarsyndrom, akutes 241, 243
- Myokardinfarkt 241
- narbige, Refluxkrankheit 1135
- peptische, Refluxkrankheit 1134
- relative, Herzklappenfehler 285
- subglottische, Wegener-Granulomatose 1100

Stenosegeräusche, Temporalarteriitis 1094
Stenosevitien, Herzinsuffizienz 212, 217
Stenotrophomonas maltophilia, Fieber bei neutropenischen Patienten 585

Stent(implantation)
- A. iliaca communis 395–396
- Aneurysma 414
- Bronchoskopie 463–464
- Cholangitis, primär-sklerosierende 1309
- Dreigefäßerkrankung 241
- Gallengangskarzinom 1366
- intravaskuläre, PTA 1699
- koronare **162–163**
- – Angiographie 164
- Koronarsyndrom, akutes 239
- medikamentenbeschichteter, Koronarsyndrom, akutes 240
- Ösophaguskarzinom 1142

Sterben 15
Sterilität
- nach Hodgkin-Lymphom 761
- Manganmangel 1425

Sternalpunktion, Leukämie, akute, myeloische 734
Sternberg-Reed-Zellen, Hodgkin-Lymphome 756
Sternenhimmel, Windpocken 866
Sternoklavikulargelenk, Ankylose 1070
Sternotomie, Bypassoperation 240
Steroide s. Kortikosteroide
Stevens-Johnson-Syndrom, Differentialdiagnose 865, 867, 888
STH (somatotropes Hormon) s. Wachstumshormon
ST-Hebung, Rückbildung, EKG, Myokardinfarkt 79
STH-produzierende Adenome 1435
- Akromegalie 1436
- MEN 1526

Stichverletzungen
- Herz 364
- HIV-Infektion 843

Stickstoffmonoxid (NO)
- Endothel 435
- Herzinsuffizienz 212
- Inhalation, ARDS 539, 1831
- – Hypertonie, pulmonalarterielle 1831
- Nieren **1621**
- Raynaud-Syndrom 402

Stickstoffmonoxidsynthase, Inhibition, Schock, septischer/Sepsis 1834
Stiff-Man-Syndrom, tumorassoziiertes 596
Stigmatisierung, vegetative 12
Still-Syndrom **336**, 1060
- adultes 1052
- Exanthem 336
- Perikarditis 336
- Polyserositis 336

Stillzeit
- Glukokortikoide 159
- Metformin, Kontraindikationen 1547

Stimmbandkarzinom, Differentialdiagnose 468
Stimmbruch, ausbleibender, Androgenmangel 1508

Stimme
- heisere, Refluxkrankheit 1131
- tiefe, Hyperandrogenämie 1499

Stimmfremitus
- Lungentuberkulose 501
- Pneumothorax 553

Stimulation
- biventrikuläre, Schrittmachertherapie 284
- programmierte, Extrasystolen, Auslösung 263

Stimulationstests
- Hormone 1434
- HVL-Insuffizienz 1448

Stimulatoren, Hormonresistenzsyndrome 162
Stirnglatze
- Androgenmangel 1508
- Hyperandrogenämie 1499

Stockschnupfen, Rhinitis, chronische 467
Störgrößen, Vermeidung, klinische Studien 93
Stoffwechseldefekte, -erkrankungen bzw. -störungen
- Anämie, hämolytische 718
- angeborene **1593–1612**
- – Nierenfunktionsstörungen 1722
- Diabetes mellitus 1542
- Energiebedarf 89
- Ernährung, enterale, Kontraindikationen 1826
- glomeruläre Beteiligung 1650–1651
- körperliche Aktivität 1544
- Leberzelltod 1263
- Pankreatitis, akute 1370
- Perikarditis 355–356
- QT-Syndrom 276
- Untersuchungen 24–25

Stoffwechsellage, katabole, Schilddrüsenhormone 1452
Stoffwechselprodukte, toxische, Retention, Niereninsuffizienz, chronische 1686
Stomatitis
- Alkoholkrankheit 1865–1866
- aphthöse, Folsäuremangel 1423
- – habituelle, Differentialdiagnose 865
- Herpes-simplex-bedingte, Differentialdiagnose 880
- herpetica **863**
- Pellagra 1423
- Riboflavinmangel 1423

Stomatokokken **951**
Stomazellen **668**
Storage Pool Disease, Thrombasthenie Glanzmann 802
Stoßwellenlithotripsie, extrakorporale s. ESWL
Strabismus, Prader-Labhart-Willi-Syndrom 1512
Strahlen, ionisierende
- Agranulozytose 748
- Anämie, aplastische 1928
- Berufskrankheiten 1904
- Immunsuppression 193
- Kardiomyopathie 340, 348

Sachverzeichnis

Strahlen, ionisierende
- Karzinogene 577
- Leukämie, chronisch-myeloische 671
- Panzytopenie 1928

Strahlendosis, Patientenaufklärung 60

Strahlenenteritis, Diarrhö 1188

Strahlenexposition durch Hochfrequenzkatheterablation 166

Strahlenfibrose, Schmerzsyndrome, neuropathische 142

Strahlenkolitis, Differentialdiagnose 1216

Strahlennephritis, Hypertonie, renoparenchymatöse 1693

Strahlenpilzkrankheit 960–961

Strahlenpneumonitis 511–512
- Alveolitis 511
- Glukokortikoide 512
- Ödeme, alveoläre/interstitielle 511

Strahlenschädigung, Malabsorption 1197

Strahlenschutzvorschriften, bildgebende Verfahren 48

Strahlentherapie
- Akromegalie 1438
- Basalzellkarzinom 618
- Bronchialkarzinom, nichtkleinzelliges 550
- Dünndarmfunktionsstörungen 1197
- Endometriumkarzinom 634
- Granulozytopenie 584
- Harnblasenkarzinom 643–644
- Harnwegskarzinom 643–644
- Harnwegsobstruktion 603
- HVL-Insuffizienz 1447
- Leukämie, chronisch-lymphatische 772
- Lungenerkrankungen, interstitielle 504
- Lymphome, extranodale 768
- Mammakarzinom 626
- Melanom, malignes 616
- Mukositis 142
- Mundhöhlenkarzinom 652
- Nierenzellkarzinom 641
- Non-Hodgkin-Lymphom 763
- – extranodales 768
- Obstruktion, intestinale 602
- Ophthalmopathie, endokrine 1468
- Orbitopathie, endokrine 1468
- Ovarialkarzinom 631
- Pankreaskarzinom 1389
- Perikarditis 356
- perkutane, Schilddrüsenkarzinom 1475
- Plasmozytom 778
- Plattenepithelkarzinom 620
- Pleuramesotheliom 558
- Postaggressionssyndrom 362
- Prolaktinom 1440
- Prostatakarzinom 649
- Rachenkarzinom 652

Strahlentherapie
- Schilddrüsenkarzinom 659
- – anaplastisches 658
- Seminom 646
- Speicheldrüsentumoren 656
- Vaginalkarzinom 639
- Zervixkarzinom 637
- ZNS-Tumoren 662

Strahlentransparenz
- Lungenemphysem 482
- seitendifferente, Bronchoskopie 463

Strangulation, Kurzdarmsyndrom 1250

Strecksehnenruptur, Arthritis, rheumatoide 1055

Streifentest, Harndiagnostik 1628

Streptococcus
- agalactiae 951, **953**
- bovis 953
- – Kolonerkrankung 953
- equisimilis 953
- faecalis, Cholangitis 1360
- – Fieber bei neutropenischen Patienten 585
- – Leberabszess, pyogener 1336
- faecium, Fieber bei neutropenischen Patienten 585
- – Leberabszess, pyogener 1336
- milleri 953
- – Leberabszess, pyogener 1336
- mitis 953
- – Fieber bei neutropenischen Patienten 585
- mutans 953
- pneumoniae 951, **953–954**
- – Endokarditis, bakterielle 326
- – Fieber bei neutropenischen Patienten 585
- – Gensonden 43
- – Influenza 885
- pyogenes **951–953**
- – Endokarditis, bakterielle 326
- – Exoenzyme 952
- – Fieber bei neutropenischen Patienten 585
- – Gensonden 43
- – M-Protein 952
- salivarius 953
- sanguis 953
- viridans, Fieber bei neutropenischen Patienten 585

Streptodornase 952

Streptodornase-Test/-Titer 43
- A-Streptokokken 953

Streptogramine **121**

Streptokinase 395
- anaphylaktische/anaphylaktoide Reaktionen 411
- hämolytisch-urämisches Syndrom 1673
- Hautreaktionen 411
- Intensivmedizin 1827
- Lungenembolie 525
- Nebenwirkungen 411
- Phlebothrombose 423

Streptokinase
- Thrombolyse 248

Streptokokken(infektion) **951–954**
- anaerobe, Pneumonie 490
- Angina, Differentialdiagnose 869, 958
- Dermatitis, perianale, Differentialdiagnose 1243
- Differentialdiagnose 889
- Endokarditis, Antibiotika 330
- – bakterielle 953
- – Prophylaxe 953
- Fasziitis, nekrotisierende 826, 952
- Folgeerkrankungen 952
- – Rezidivprophylaxe 953
- Glomerulonephritis 953
- – postinfektiöse (endokapilläre) 1642
- β-hämolysierende **953**
- – Pharyngitis 468
- – Tonsillitis 1115
- Hautinfektionen 952
- Laryngitis, akute 468
- Lymphödem 427
- mikroaerophile, Leberabszess, pyogener 1336
- Mitralstenose 285
- nephrotisches Syndrom 1639
- orale **953**
- Perikarditis 354
- Pharyngitis 952
- Phlegmone 952
- pyogene 952
- Rachen 952
- Sepsis 952
- Sinusitis, akute 467
- Thyreoiditis 1472
- Tonsillitis, Differentialdiagnose 883
- Toxic Shock Syndrome (TSS) 952
- toxinvermittelte Erkrankungen 952
- Urethritis 1653
- vergrünende 951, **953**

Streptolysin O, rheumatisches Fieber 334

Streptomyces, Aktinomyzetom 961

Streptomycin (SM)
- Nebenwirkungen und Interaktionen 500
- Tuberkulose **499–500**

Streptotrichose **961**

Streptozotocin
- Karzinoid 1235
- MEN 1397

ST-Resolution, Reperfusionsarrhythmien 248

Stress
- Bewältigungsstrategien 10
- Hyper-/Hypolipoproteinämie 1567
- oxidativer, Leberschädigung 1323
- Porphyrie, akute, hepatische 1584
- psychischer, koronare Herzkrankheit 228
- Rhinitis, vasomotorische 466

Stressechokardiographie
- koronare Herzkrankheit 235
- Mitralinsuffizienz 293

Stressinkontinenz 1850
- Behandlung 1851

Stressläsionen 1146–1148

Stresstestung, pharmakologische, Herzerkrankungen 375

Stressulkus 1146–1148, **1159**

Stressulkusprophylaxe 1148
- Beatmung, Pneumonie 493
- Pankreatitis, akute 1374

Streuungstuberkulose, hämatogene 501

Striae rubrae
- Cushing-Syndrom 1442, 1491
- Leberzirrhose 1298
- durch Prednison 1292

Stridor, inspiratorischer
- Epiglottitis, akute 469
- Mediastinaltumoren 560
- Tracheal-/Bronchialstenose 485

Strikturen
- Amöbiasis 1211
- bakterielle Überwucherung 1190
- Differentialdiagnose 1119
- intestinale, Differentialdiagnose 1240
- Sprue, einheimische 1193
- Tracheal-/Bronchialstenose 485

Strömungsgeräusche
- abdominelle 1697
- arterielle Verschlusskrankheit 389
- Auskultation, arterielle Verschlusskrankheit 384
- systolische, Hyperthyreose 1466

Strömungswiderstand, poststenotischer, arterielle Verschlusskrankheit 387

Stroke (s. unter Hirninfarkt bzw. Schlaganfall) 1796

Stroke-Units 1800, 1844

Stromainvasion, Tumoren 582

Stromatumoren
- Differentialdiagnose 646, 1240
- gastrointestinale (GIST) 1172
- Ovarialkarzinom 629

Strongyloides stercoralis/Strongyloidiasis **934**, 940
- Diarrhö 1188
- Dünndarmbiopsie 1186
- Enteritis, infektiöse 1203
- Hyperinfektionssyndrom 941
- Komplikationen 942
- Lungeninfiltrat, eosinophiles 516
- Symptome/Therapie 941

strukturelle Chromosomenaberrationen 33

Struktur-Wirkungs-Beziehung, antivirale Therapie 123

Struma **1469–1472**
- s.a. Kropf
- Akromegalie 1470
- Basedow-Syndrom 1470

Sachverzeichnis

Struma
- diffusa, Schilddrüsensonographie 1455
- Einflussstauung, obere 1472
- endemische, Symptome 1470
- – Thyreoglobulin 1455
- Entwicklung 1470
- fT$_3$/fT$_4$ 1471
- iatrogene 1470
- intrathorakale, Mediastinaltumoren 560
- – Mediastinum 559
- Jod 1471
- – Fehlverwertung 1470
- Jodidtherapie 1471
- Jodmangel 1425, 1469–1470
- Komplikationen 1472
- maligna 1475
- multinoduläre, geriatrischer Patient 1846
- Radiojodtherapie 1471
- Rekurrensschädigung 1472
- Rezidivprophylaxe 1471
- Schilddrüsenautonomie 1470
- Schilddrüsenkarzinom 1470
- Schilddrüsenszintigraphie 1471
- Strumaresektion 1471
- Tg-AK 1471
- TPO-AK 1471
- Tracheal-/Bronchialstenose 485
- Tracheomalazie 1472
- TSH 1471
- TSH-R-AK 1471
- WHO-Stadieneinteilung 1471

Strumektomie
- Struma 1471
- subtotale, Hyperthyreose 1468

Struvitsteine 1710
- Ätiologie 1712

ST-Strecke 76
- Koronarsyndrom, akutes 242
- Repolarisationsstörungen 76
- Veränderungen, Lungenembolie 521

ST-Strecken-Hebung
- Belastungs-EKG, Abbruch 76
- – Abbruchkriterien 233
- Infarktlokalisation 80
- Myokardinfarkt 79
- – akuter 249
- Perikarditis 355

ST-Strecken-Senkung 77
- Aortenstenose 298
- Belastungs-EKG, Abbruch 76
- – Abbruchkriterien 233
- Hypokaliämie 80
- koronare Herzkrankheit 233

Studien
- analytische 16
- deskriptive 16
- doppelblinde 93
- experimentelle 16, **19**
- klinische s. klinische Studien
- kontrollierte 92

Studien
- nicht kontrollierte 92
- nicht randomisierte 92
- prospektive 92
- randomisierte 92
- – kontrollierte **19**
- retrospektive 92
- systematische, Adenoviren 883

Studienformen, Epidemiologie 16–19

Studienfrage
- Auswahl, geeignete 92
- Erfolgskriterium 92

Stürze
- Diagnostik 1852
- Gangstörungen 1852
- geriatrischer Patient 1851
- Osteoporose 1767
- Ursachen, extrinsische 1851
- – intrinsische 1851

Stützstrumpfhosen, Hypotonie, orthostatische 444

Stufenoxymetrie, Rechtsherzkatheteruntersuchung 82

Stuhl
- auf dem Wasser schwimmender, Malabsorption 1183
- dampfender, Shigellose 1206
- himbeergeleeartiger Schleim, Amöbiasis 1211
- körperliche Untersuchung 5
- Unregelmäßigkeiten, Reizdarmsyndrom 1226

Stuhldrang
- Colitis ulcerosa 1214
- Dumping-Syndrom 1174

Stuhlentleerung
- nächtliche, Colitis ulcerosa 1214
- schmerzhafte, Colitis ulcerosa 1214

Stuhlfettausscheidung s. Steatorrhö

Stuhlgang
- häufiger, Hyperthyreose 1466
- körperliche Untersuchung 4

Stuhluntersuchung
- Amöbiasis 927
- Darminfektionen 1203
- – bakterielle/parasitäre 1202
- Malabsorption 1184
- parasitologische 46
- Shigellose 1206
- Tuberkulose, Nachweis 498

Stupor
- Alkalose, metabolische 1761
- Azidose, metabolische 1760
- Fleckfieber 992
- Hypoglykämie 1551

Sturz s. Stürze

Subaortenstenose
- hypertrophische, idiopathische **348–351**
- membranöse **309–310**
- – Echokardiographie 309
- – EKG 309
- – Herzkatheteruntersuchung 309
- – Röntgen-Thorax 309

Subarachnoidalblutung
- Bewusstlosigkeit, kurze 1802
- CT 65
- Differentialdiagnose 603, 1787, 1802, 1811
- hypertensiver Notfall 1702
- intensivmedizinische Betreuung 1818
- Meningismus 1812
- Nierenerkrankungen, polyzystische 1718

subchondrale Sklerose, Spondylitis, ankylosierende 1065

Subclavian Steal Syndrome **397–401**
- Bewusstlosigkeit, kurze 1802
- Vaskulitis, nekrotisierende 1090

Subduralabszess, Sinusitis, akute 468

Subduralempyem
- Differentialdiagnose 1811
- Meningitis, eitrige 1812

Subduralhämatom
- CT 65
- Differentialdiagnose 603

subendokardiale Ischämie, EKG 80

Subependymom 662

subfebrile Temperaturen, Plasmozytom 776

Subikterus
- s.a. Ikterus
- Folsäuremangel 714

Subileus
- Differentialdiagnose 1134
- Ovarialkarzinom 629

subjektive Symptome, Arzneimitteltherapie, Therapieerfolg 113

Subklaviavenenthrombose **421**

Subluxationsstellung, Arthritis, rheumatoide 1057

Substanz P
- Asthma bronchiale 473
- Migräne 1786

Substanzen, therapeutisch einsetzbare, antivirale Therapie 123

Substitution, Arzneimitteltherapie 97

Subtraktionsangiographie, digitale s. DSA

Subunitvakzine 994–995

Succinylcholin, Hyperkaliämie 1738

Sucht **1863–1876**
- Lebertransplantation 186

Sucralfat
- Gastritis, akute 1148
- Obstipation 1180

Sudeck-Syndrom
- Differentialdiagnose 429
- Hautveränderungen 426
- Lokalisation 426
- Schmerzen 426

Südamerikanische Blastomykose **922**

Suffusionen, prämenstruell schmerzhafte 804

Sufliximab, Arthritis, rheumatoide 1058

Sugillationen 787
- Hämophilie 789

Suizidgene, Insertion, Tumortherapie 138

Sulbactam **119**

Sulfasalazin
- Arthritis, reaktive 1069
- – rheumatoide 1056, 1058
- Leberschädigung 1322
- Psoriasis-Arthritis 1070
- Spondylitis, ankylosierende 1065

Sulfinpyrazon, Thrombozytopathie 803

Sulfonamide
- Alveolitis, akute, allergische 512
- Hepatitis, medikamenteninduzierte 1327
- Hyperbilirubinämie 1270
- Lungenerkrankungen, chronisch-interstitielle 512
- Lungeninfiltrat, eosinophiles 516
- Purpura, thrombozytopenische, arzneimittelbedingte 801
- Toxoplasmose 929

Sulfonylharnstoffe
- Adipositas 1419
- Hypoglykämie, medikamentös induzierte 1552–1553
- Interaktion, Hypoglykämie 1552
- Merkmale 1547
- Vergiftungen 1882
- – Antidote 1880
- Wirkungsweise 1546

Sulindac
- Leberschädigung 1322
- Ulkus, peptisches 1158

Sulprid, Dyspepsie, funktionelle 1166

Sumatriptan, Migräne 1787

Summationsgalopp, Herzinsuffizienz 215

Sumpffieber s. Malaria

Superantigene, Staphylococcus aureus 949

Superinfektionen, bakterielle
- Analgetikanephropathie 1665
- arterielle Verschlusskrankheit 388
- Echinokokkose 1335
- Hepatitis-D-Virus 1281
- Mukoviszidose 484

Supervision, Psychotherapie, stationäre 197

supportive Therapie, Tumoren 138–142

Suppressionsszintigraphie, Schilddrüse 54, 71, 1457

Suppressionstests
- Akromegalie 1437
- Hormone 1434

suppressive Zytokine **1027**

supraorbitale Wülste, Ausbildung, Akromegalie 1437

Suprarenin, Ulkusblutung 1163

Sachverzeichnis

Surfactantfaktor, Zerstörung, Pankreatitis, akute 1371
Surfactanttherapie, ARDS 539, 1832
Surrogatparameter 92
– Arzneimittel, neu eingeführte 104
sustained VT 274
Suszeptibilitätsgene 578–580
Swan-Ganz-Katheter 1821–1822
– Lungenödem 528
– Schock, kardiogener 254
Sweet-Syndrom
– Differentialdiagnose 1058
– tumorassoziiertes 594
– Yersiniose 969
Switching, Pilzinfektionen 914
SWORD-Studie 266
Sympathektomie
– Raynaud-Syndrom 404
– Thrombangitis obliterans 404, **406**
Sympathikotonie 12
Sympathikus
– Hypotonie, orthostatische 443
– Natriumretention 1729
– Veränderungen, Hypertonie, essentielle 435
Sympathikusblockade, Schmerzen, chronische 151
Sympatholytika, Mitralstenose 289
Sympathomimetika
– Aorteninsuffizienz, akute 304
– Asthma bronchiale 475
– Atemwegsobstruktion im Alter 1847
– Bronchiektasen 484
– Hypertonie, sekundäre 435, 439
– Hypotonie, orthostatische 445
– Raynaud-Syndrom, sekundäres 402
– Virusrhinitis, akute 466
symptomatische Therapie 97
Symptome 12
– geriatrischer Patient 1842
– körperliche Untersuchung 4–5
– Kontrolle, Palliativmedizin 155–156
– Präsentation 12
Synästhesien, Benzodiazepinentzug 1871
Synapsenzahl, geriatrischer Patient 1841
Synchronisation von Beatmung oder Spontanbeatmung (SIMV) 1829
Syndesmophyten 1051
– Spondylitis, ankylosierende 1065
Syndrom(e) 12, 824
– der Akne-Pustulose-Hyperostose-Ostitis 1070
– der blinden Schlinge, Erbrechen, galliges 1174
– – nach Magenresektion, distaler 1173

Syndrom(e)
– der dünnen glomeruläresn Basalmembran, Differentialdiagnose 1719
– der endokrinen Adenomatose **1396–1398**
– Geriatrie **1848–1858**
– der geschichteten Teller, Malabsorptionssyndrom 1186
– der immotilen Zilien **1518–1519**
– der inadäquaten ADH-Sekretion (SIADH) 1731
– – tumorassoziiertes 593, **603–604**
– infektiöse 824
– 5q-Syndrom 689
– myelodysplastisches 692
– Syndrom X 232, 1536
– – pektanginöse Beschwerden 232
– der unruhigen Beine s. Restless-Legs-Syndrom
– der zuführenden Schlinge, Erbrechen 1174
– – nach Magenresektion, distaler 1173
Synergismus, funktioneller/sequentieller, Kombinationstherapie 109
Synkope 440–443, 1801–1803
– ACE-Hemmer 218
– Ätiologie und Pathogenese 440
– Aortenklappen, bikuspide 308
– Aortenstenose 297, 1803
– – valvuläre 308
– Asystolie 1803
– autonom-nerval vermittelte **440–441**
– belastungsabhängige 442
– Bradykardie 260, 440
– Definition 440
– Einteilung 440
– endoskopische Eingriffe 441
– Herztumoren 363
– Herzvitien, Schwangerschaft 369
– Hypertonie, pulmonale 535, 1803
– Hypotonie, orthostatische 440, 443
– Insulinom 1392
– Kammerflimmern 1803
– kardiale **1803**
– – belastungsinduzierte 1803
– – Differentialdiagnose 1803
– – lageabhängige 1803
– kardiogene, mechanische 440
– – obstruktive **441–442**
– Kardiomyopathie 1803
– Kipptisch-Untersuchung 262–264, 442
– medikamentös induzierte 440, **441**
– – Bradykardie 441
– – Vasodilatation 441
– Memory-Loop-Recorder 442

Synkope
– neurokardiogene, Betablocker/Midodrin 442
– – Differentialdiagnose 444
– – Handgrip-Manöver 442
– – Kipptischuntersuchung 444
– – Stehtraining 442
– orthostatische **1801–1803**
– paroxysmale, hypoxische, Fallot'sche Tetralogie 321
– Positions-/Situationsabhängigkeit 442
– postprandiale **441**
– rezidivierende, Eisenmenger-Reaktion 321
– rhythmogene 440, 442
– situative **441**
– tachykardieinduzierte 441
– Therapieprinzipien 443
– ungeklärte 440
– Vasokonstriktion 440
– vasovagale **440–441**, **1801–1803**
– – Baroreflex 440
– – Bradykardie 440
– – Differentialdiagnose 1802
– – Orthostase 440
– – Vasodilatation 440
– – Verlauf und Prognose 443
– – Vorhofmyxome 1803
– – WPW-Syndrom 1803
– zerebrovaskuläre 440, **441**
Synkopen, vasovagale, Bradykardie 279
Synovektomie, Synovitis villonodularis 1072
Synovialanalyse
– Arthritis, rheumatoide 1056
– Rheumatismus 1051
Synovialflüssigkeit, Uratkristallphagozytose 1578
Synovialitis s. Synovitis
Synovialom, benignes **1072**
Synovialsarkom 611
– Translokation 612
Synovitis
– Arthritis, rheumatoide 1054
– Autoimmunhepatitis 1291
– – Typ 1 1289
– chronisch-destruierende 1052
– sterile, Arthritis, reaktive 1066
– villonodularis **1072**
– – Differentialdiagnose 1068
– – Synovektomie 1072
Syphilid, tertiäres 982
Syphilis (= Lues) 413, **981–982**, 983
– angeborene 982
– Antikörpernachweis 43
– Arthritis 1071
– Cardiolipin-Komplementbindungsreaktion 983
– Differentialdiagnose 888
– FTA-Abs-Test 983
– Gastritis 1149
– Gummen 982
– HIV-Infektion 844
– HVL-Insuffizienz 1447
– IgM-Antikörper 983

Syphilis (= Lues)
– Lymphozytose 1031
– Mikroflockungsreaktion 983
– Paralyse, progressive 982
– Penicillin 983
– Perikarditis 356
– Primäraffekt/-stadium 981
– Quartärstadium 981, **982**
– Sattelnase 982
– Sekundärstadium 981, **982**
– Suchtest, falsch positiver, Lupus erythematodes, systemischer 1077
– Tabes dorsalis 982
– Tertiärstadium 981, **982**
– Treponema-pallidum-Hämagglutinationstest (TPHA) 983
– Treponema-pallidum-Partikelagglutinationstest (TPPA) 983
– Ulcus durum 981
– VDRL-Test 983
Systemerkrankungen
– bakterielle Überwucherung 1190
– chronisch-entzündliche, Vaskulitis 1090
– Dünndarmbefall 1196
– Eosinophilie 1032
– Erythrozyturie 1624
– Lungenerkrankungen, interstitielle **512–517**
– Nierenbeteiligung **1665–1677**
– Pfortaderhochdruck 1266
– testikuläre Störungen 1519–1520
systemische Sklerose, progressive s. Sklerodermie
Szintigraphie
– Abszess 56
– Blutungsquelle 56
– Calcitoninspiegel, erhöhter 57
– Dünndarmblutung 68
– Dünndarmdivertikel 1229
– Endokarditis, bakterielle 328
– Entzündung 56
– erythropoetisches System 56–57
– Hämatemesis 1401
– Hämatochezie 1401
– Herz 54–55
– Hypertonie, renovaskuläre 1698
– Katecholamine, erhöhte 57
– Knochenmark 54
– Koronarstenose 67
– Leber 55
– Lunge 54
– Lymphknoten 57
– Magen 55
– Milz 55
– Nebennieren 72
– Nebennierenmark 57
– Nebennierenrinde 57
– Nebenschilddrüsen 54
– Nieren 55–56
– Ösophagus 55
– Rheumatismus 1052

Szintigraphie
– Schilddrüse 54, 71, **1456–1458**
– Skelett 54
– Speicheldrüsen 54
– Thrombose 56
– thrombozytäres System 56
– Thyreoglobulinspiegel, erhöhter 57
– Tumormarkernachweis 57

T

T_3 1451
– freies (fT_3) 1454
– Hyperthyreose 1466
– Kontrastmittel 59
– reverses (rT_3) 1454
– Synthese 1451
T_4
– freies (fT_4) 1454
– HVL-Insuffizienz 1448
– Hyperthyreose 1466
– Kontrastmittel 59
– Schilddrüsenkarzinom 1475
– Synthese 1451
T4-Helferzellen, Haarzellenleukämie 774
Tabakkonsum s. Nikotin(abhängigkeit/-abusus)
Tabes dorsalis, Syphilis 982
Tablettenösophagitis 1138–1139
Tachyarrhythmie 258
– durch Digitalis 219
Tachykardie 257–258, **268–278**
– Adenosin 265
– Ajmalin 265
– Akuttherapie 265
– Amiodaron 265
– Anämie 701
– anhaltende 260
– – Defibrillation 264
– – Kardioversion 264
– – Notfallbehandlung 264
– antidrome, WPW-Syndrom 273
– antitachykardes Pacing 266
– Aorteninsuffizienz, akute 303
– Asthma bronchiale, extrinsisches 473
– atriale, Akut- und Differentialtherapie 265
– – Diagnostik 261
– – ektope **271**, 272
– – fokale 268
– – Klassifikation 268
– – Makro-Reentry 268
– – P-Wellen 261
– – Sinusknotensyndrom 280
– – nach Vorhofinzision 268
– Azidose, respiratorische 1758
– Betablocker 265
– Bewusstlosigkeit, kurze 1802
– Blutungsanämie 724
– Buscopan®, Kontraindikationen 49
– Chagas-Krankheit 925

Tachykardie
– chronische Behandlung 265
– Cor pulmonale 531
– Differentialdiagnose 1656
– Digitalis 265
– Dumping-Syndrom 1174
– elektrophysiologische Untersuchung 84
– Hämodynamik **260**
– Herzinsuffizienz 212, 214
– Hyperthyreose 1466
– Hypertonie, pulmonale 530
– Hypotonie, orthostatische 443
– ICD-Therapie 267
– intensivmedizinische Betreuung 1818
– Kammerkomplex, breiter, Differentialdiagnose 275
– Karotissinus-Druckversuch 272
– Karzinoidsyndrom 545
– Ketoazidose, diabetische 1549
– koronare Herzkrankheit 232
– Leberversagen, akutes 1295
– Leukämie, akute 736
– Mediastinitis 561
– durch Nitrate 237
– orthodrome, WPW-Syndrom 273
– Pankreatitis, akute 1372
– paroxysmale, Definition 272
– – WPW-Syndrom 273
– Perikarderguss, maligner 597
– Phäochromozytom 1501
– Pneumonie 489, 1847
– Puls 260
– QRS-Komplex 264
– Risikobeurteilung, perioperative 374
– Schock, kardiogener 253
– Spannungspneumothorax 553
– supraventrikuläre 260
– – Differentialdiagnose 275
– – Hochfrequenzkatheterablation 165
– – Hypokaliämie 1736
– – intensivmedizinische Betreuung 1818
– – Kalziumantagonisten 264
– – Katheterablation 263, 266
– – paroxysmale 257
– – – Antiarrhythmika 266
– – – Hochfrequenzkatheterablation 166
– – – Therapie 266
– – QRS-Breite 264
– Synkope 441–442
– therapierefraktäre, rezidivierende, ventrikuläre Überstimulation 275
– Valsalva-Manöver 272
– ventrikuläre 257, **274–275**
– – Akut- und Differentialtherapie 265
– – anhaltende 274
– – Antiarrhythmika 266
– – Diagnostik 261, 263, 274
– – Differentialdiagnose 275

Tachykardie, ventrikuläre
– – elektrophysiologische Untersuchung 84
– – Embolieprophylaxe 264
– – Hyperkaliämie 1739
– – Hypokaliämie 1736–1737
– – ICD-Therapie 275
– – intensivmedizinische Betreuung 1818
– – Kammerflimmern 277
– – Katheterablation 266
– – Langzeit-EKG 262
– – Lungenödem 527
– – nicht-anhaltende 274
– – QRS-Komplex 264, 274
– – – breiter 274
– – Reentry-Mechanismus 259
– – Schock, kardiogener 253
– – Therapie 274
– – Verapamil 265
– – Zwerchfellhernien 563
Tachykinine, Karzinoid 1235
Tachyphylaxie, Faktor VIII 790
Tachypnoe **454–455**
– s.a. Apnoe
– s.a. Dyspnoe
– Hyperventilation 571
– Legionärskrankheit 980
– Lungenödem 527
– Mediastinitis 561
– Perikarderguss, maligner 597
– Pneumonie 489
Tachyzoiten, Toxoplasmose 928
Tacrolimus (FK 506)
– diabetogene Wirkung 192
– Herztransplantation 182
– Immunsuppression **192**
– Nephropathie, toxische 1683
– Stammzelltransplantation 175
Taenia
– saginata 934, 936, **1212–1213**
– – Proglottidenkette 937
– solium 934, 936
Tagesbedarf, Ernährung, künstliche 1825
Tagesmüdigkeit
– Hypoventilation, alveoläre 571
– Schlafapnoe, obstruktive 567–568
Tahyna 898
Taillen-Hüft-Umfang
– Adipositas 1419
– Fettsucht, abdominelle 1536
– Messung 1415
Taipan, Vergiftungen 1897
Takayasu-Arteriitis **406**, 1090–1091, 1104
– Aortenbogen 400
– Autoimmunerkrankungen 1040
Talkose **1915**
T-ALL 781
– Leukämie, akute, lymphatische 780–781
Tamm-Horsfall-Protein (THP) 1625
– Glomerulonephritis 1641
– Myelom, multiples 1675
– Nephrolithiasis 1711

Tamoxifen
– Gynäkomastie des Mannes 1509
– Mammakarzinom 627
Tandem-Transplantation, Immuntherapie, adoptive 178
Tangier-Disease **1571–1572**
TARc, Wirkungen 1023
Target-Zeichen, Appendizitis 1224
Targetzellen
– Anämie, hämolytische 723
– Thalassämie 716
Tarui-Krankheit 1607
Taubenzüchterlunge, Alveolitis, exogen allergische **508**
Taubheit, virale 858
Taubheitsgefühl
– körperliche Untersuchung 5
– Neuropathie, autonome 1555
Tazobactam **119**
TBA (Thyroxin bindendes Albumin) 1451
TBG (Thyroxin bindendes Globulin) 1451
– Konzentration, erhöhte/erniedrige, Ursachen 1451
TBI (Total Body Irradiation), Immunsuppression 193
TBPA (Thyroxin bindendes Präalbumin) 1451
^{99m}Tc-DTPA-Szintigraphie 1632
TCGF 1014–1015
^{99m}Tc-MAG$_3$, Captopril-Szintigraphie 1632
TDI (Toluendiisocyanat), Asthma bronchiale, berufsbedingtes 1913
TEBK (totale Eisenbindungskapazität)
– Eisenmangel 708, 710
– Hämochromatose 731
Technetiumszintigramm
– Basedow-Syndrom 1457
– Knoten, kalter 1457
– Schilddrüse 1457
Teck, Wirkungen 1023
Teerstuhl (Meläna) **1400**
– körperliche Untersuchung 5
– Purpura Schoenlein-Henoch 804
– Soorösophagitis 1136
– Ulkus, peptisches 1159
– Vaskulitis, nekrotisierende 1090
Tegument, Herpesviren 860
Teicoplanin **121**
Teleangiektasien
– Gastrointestinalblutungen 1400
– geschlängelte 415
– hereditäre, Eisenmangel 709
– – hämorrhagische **804**
– Leberzirrhose 1298
– Sklerodermie 1083–1084
Telomerase, Tumorzellen 581
Telomere, Tumorzellen 581

Sachverzeichnis

Template, Polymerase-Kettenreaktion (PCR) 38
Temporalarteriitis 1091, **1093–1095**
- Akute-Phase-Proteine 1094
- Amaurosis 1094
- Aortenbogensyndrom 1094
- Augenmuskelparesen 1094
- Azathioprin 1095
- CRP 1094
- Definition 1093
- Differentialdiagnose 1104
- Genetik/Immunologie 1094
- Glukokortikoide 1095
- Halo-Nachweis 1094
- Hirninfarkte 1094
- Methotrexat 1095
- Optikusneuritis 1094
- Skalpnekrosen 1094
- Stenosegeräusche 1094
- Thrombozytose 1094
- Visusminderung 1094

Tender Points, Fibromyalgie 1108
Tendinosen/Tendomyopathie, Fibromyalgie/Weichteilrheumatismus 1108
Tendosynovektomie, Arthritis, rheumatoide 1058
Tendosynovitis, Arthritis, rheumatoide 1055, 1059
Tenesmen
- Colitis ulcerosa 1214
- Diarrhö, infektiöse 1202
- Shigellen 968

Teniposid, Tumortherapie 136
Tenofovir 127
- HIV-Infektion 842
- Nukleosidanaloga 131

Teratom
- Herz 363
- Hoden 645
- Leber 1341
- malignes, Stammzelltransplantation 173
- Pankreas 1385

Teratozoospermie 1506
Terbinafin, Pilzinfektionen 915
Terfenadin, QT-Syndrom 276
Territorialinfarkt
- radiologische Diagnostik 65
- Schlaganfall 1798
- zerebraler, Arthritis, rheumatoide 1056

Tertiärprävention, Definition 201
TESE (testikuläre Spermienextraktion) 1506
Testalgie 1508
Testes s. Hoden
testikuläre Feminisierung **1520**
testikuläre intraepitheliale Neoplasie (TIN) 645
testikuläre Störungen, systemische Erkrankungen 1519–1520
Testkonversion, Tuberkulintest 497
Testosteron 1503, 1512
- freies, Hypogonadismus 1505

Testosteron
- Gynäkomastie des Mannes 1509
- HVL-Insuffizienz 1449
- Hyperandrogenämie 1498
- Hypogonadismus 1505
- Hypophyseninsuffizienz 1513
- Infertilität 1505
- Klinefelter-Syndrom 1518
- Mangel **1507**
- – Hypogonadismus 1514
- pluriglanduläre Insuffizienz 1523
- Präparate, in Europa verfügbare 1512
- Prolaktinom 1440
- Pubertas tarda 1510
- Synthese, Enzymdefekte **1521**

Teststreifen
- Nephropathie, diabetische 1680
- Proteinurie 1627

Tetanie/tetanischer Anfall
- Alkalose, respiratorische 1759
- Hypokalzämie 1742–1743
- Hypomagnesiämie 1754
- intermittierende, Hyperaldosteronismus, primärer 1488
- Kurzdarmsyndrom 1252
- Malassimilation 1184
- Osteomalazie 1780
- polyglanduläre Insuffizienz, Typ 1 1522
- Sprue, einheimische 1191

Tetanus 964
- Grundimmunisierung 964, 999
- Penicillin G 964
- Prophylaxe nach Verletzungen 999
- Schutzimpfung **999**, 1000
- Tierversuche 41

Tetanus-Diphtherie-Schutzimpfung, Kinder und Jugendliche 996
Tetanusspasmin 964
Tetanustoxin 964
Tetrachlorethan/-ethen, Hepatotoxizität 1924
Tetrachlorkohlenstoff
- Fettleber 1314
- Hepatotoxizität 1924
- Leberschädigung 1323
- Vergiftungen 1889

Tetrahydrocannabinol, Schmerzen, chronische 151
Tetrahydrofolsäure 714
Tetraparese
- Basilarismigräne 1786
- vertebrobasilärer Verschluss 1798

Tetraplegie, Spondylitis, ankylosierende 1064
Tetrazyklin(e) **120–121**
- Amöbiasis 1211
- Arthritis, reaktive 1069
- Brucellose 978
- Fettleber 1313

Tetrazyklin(e)
- Helicobacter-pylori-Infektion 1161
- Langzeittherapie, Eisenmangel 709
- Leberverfettung 1261
- Leberversagen, akutes 1293
- Maltafieber 978
- Mykoplasmenpneumonie 988
- Ösophagitis, medikamenteninduzierte 1138
- Ornithose 990
- Q-Fieber 992
- Steatose, akute 1324
- Yersiniose 969

Teufelsflecke 804
TFT s. Trifluridin
Tg-AK (Thyreoglobulin-Antikörper) 1454
- Hyperthyreose 1464
- Struma 1471

TGF, Hyperkalzämie 601
TGFα, Leberzellzyklus 1264
TGFβ **1027**
- Granulozyten, eosinophile 743
- Leberfibrose 1264
- Leberzellzyklus 1264
- Osteomyelofibrose 678
- Sklerodermie 1082

TGFβ-Rezeptor, Hypertonie, pulmonale 530
Thalassaemia/Thalassämie 715–718
- α-Thalassämie 715, **716**, 717
- β-Thalassämie 715, **716**
- – hetero-/homozygote 716
- β-Thalassämie-Gen 716
- Anämie, mikrozytär-hypochrome 716
- – refraktäre 727–728
- Bilirubin 716
- Differentialdiagnose 701, 710
- Eisenüberladung 716, 728
- Epidemiologie 716
- Erythropoese, ineffektive 716
- Erythrozytentransfusionen 717
- Folsäure 717
- Globinkettensynthese, verminderte 716
- Hämoglobin-Elektrophorese 717
- Hämolyse, extramedulläre 716
- – intramedulläre 716
- Hämosiderose 716
- Hypoxie, chronische 716
- intermedia 716
- – Anämie, refraktäre 728
- – heterozygote, Anisozytose 717
- Knochenmarkräume, Erweiterung 716
- Komplikationen 717
- Koproporphyrinurie, sekundäre 1592
- LDH 716

Thalassaemia/Thalassämie
- major 727
- – Anämie, refraktäre 728
- – – Deferoxamin 729
- – – Differentialdiagnose 1596
- – – Ferritinkonzentration 729
- – – Stammzelltransplantation 173–174
- minor 716
- Protoporphyrinämie, sekundäre 1592
- Splenektomie 717
- Stammzelltransplantation, allogene 717
- Targetzellen 716

Thalidomid
- myelodysplastische Syndrome 694
- Plasmozytom 779

Thallium
- Neuropathie, exogen-toxische 1793
- Vergiftung 1890–1891
- – Antidote 1881
- – Differentialdiagnose 1585
- – Therapie 1892

T-Helferzell-Antwort, Hepatitis C 1284
T-Helferzellen **821**, 1025
- s.a. T_0-/T_1- bzw. T_2-Zellen/-Lymphozyten
- CD4-positive 1025
- HIV-Infektion 843
- IgE-Synthese 745
- Myokarditis, autoreaktive 345
- Zytokine, sezernierte 1011
- Zytokinexpression 1025

Theophyllin
- Asthma bronchiale 475–476
- Atemwegsobstruktion im Alter 1847
- Bronchiektasen 484
- Schlafapnoe, zentrale 570

therapeutische Äquivalenz, Arzneimittel 103
therapeutische Breite, Arzneimittel 105
therapeutische Endoskopie **167–171**
therapeutische Evidenz, Arzneimittel, neu eingeführte 104
therapeutische Visite 197
Therapie
- antimykotische, Neutropenie 833
- Chemotherapie, antivirale 122
- Diagnose als Grundlage 97
- evidenzbasierte 94–96, **98–99**
- frustrane, psychosomatischer Patient 194
- juristische Aspekte 90
- kausale 97
- Kostendruck 90
- Nebenwirkungen, Palliativmedizin 155
- Rationalisierung 90–91
- symptomatische 97
- systemische, Krebserkrankungen/Tumoren 576

Sachverzeichnis

Therapie
- wirtschaftliche Aspekte 90–91
- Zieldefinition 98

Therapiefreiheit, Arzneitherapie 100

therapieunterstützende Maßnahmen **89–90**

Thermoactinomyces vulgaris, Alveolitis, exogen allergische **508**

Thermogenese, arbeits-/nahrungsinduzierte 1415

Thermokoagulation, perkutane, Trigeminusneuralgie 1790

Th_2-Helfer-Zell-Antwort
- allergische Erkrankungen 1043
- Atopie 1043

Thiamazol
- Basedow-Syndrom 1467
- Hyperthyreose 1467
- thyreotoxische Krise 1468
- TSH-Sekretion 1453

Thiamin 1417
- Mangel 1423
- – Herzinsuffizienz 212, 217

Thiaziddiuretika/Thiazide 1578
- Diabetes mellitus 1533
- Herzinsuffizienz 218
- Hyper-/Hypolipoproteinämie 1567
- Hyperkalzämie 1743, 1745
- Hypertonie, renoparenchymatöse 1695
- Koma, nicht ketoazidotisches, hyperosmolares 1551
- Nephritis, tubulointerstitielle, akute 1683
- Nephrolithiasis 1713

Thiazolidindione
- Adipositas 1419
- Typ-2-Diabetes 1547

Thioguanin, Tumortherapie 134

Thiopental, Penetration 102

Thiopurinmethyltransferase (TPMT) **106**, 107

Thioxanthene, Vergiftungen 1885

Third Space 1731

Third-Line-Therapie, Helicobacter-pylori-Eradikation 1162

Thomasphosphatlunge **1915**

Thoracic-Outlet-Syndrom **408**
- Raynaud-Syndrom, sekundäres 402

Thorakodynie, Spondylitis, ankylosierende 1063

Thorakoplastik, Thoraxdeformitäten 565

Thorakoskopie **464**
- Biopsien 464
- Elektrokoagulation 464
- Lungenbiopsien 464
- Pleuraerguss 555
- Pleuritis exsudativa tuberculosa 502
- Pleurodese 464

Thorakotomie, Pleuraerguss 555

Thorax
- Abklopfen 89
- Compliance, restriktive Störungen 450
- in Exspiration, Pneumothorax 65
- körperliche Untersuchung 6
- Punktion **463**
- – transkutane 463
- Röntgenuntersuchung **461**

Thoraxapertur, obere, Kompressionssyndrom 409

Thorax-CT
- Mediastinalemphysem 561
- Pleuraerguss 555

Thoraxdeformitäten **565–566**
- Hypoventilation, alveoläre 571
- Lungenfunktionsprüfung 565
- Verlauf und Prognose 566

Thorax-MRT, MEN-2 1527

Thorax-Röntgen 67
- Abdomen, akutes 1406
- Aorteninsuffizienz 302
- – chronische 303
- Aortenstenose 298–299
- Bronchialkarzinom 546
- Bronchitis, chronische 479
- Herzbefund 67
- Herzinsuffizienz 215
- Indikation 65
- Kardiomyopathie, inflammatorische 346
- Lungentumoren 543
- Mammakarzinom 625
- Mitralinsuffizienz 292
- Mitralstenose 288–289
- Myokarditis 346
- paraösophageale Hernien 1124
- respiratorische Insuffizienz 536
- Sklerodermie 1084
- Thoraxbefund 67
- Trikuspidalinsuffizienz 305
- Trikuspidalstenose 305
- Tuberkulose 495
- Vorhofseptumdefekt (ASD) 314

Thoraxschmerzen 143
- atypische, Angina pectoris 231
- Bronchialkarzinom 548
- LCM 901
- Legionärskrankheit 980
- muskuloskelettale, Differentialdiagnose 246–247
- nitrorefraktäre, Herzverletzungen 364
- Ösophagitis, medikamenteninduzierte 1138
- Perikarderguss, maligner 597
- Pleuraerguss 555
- – maligner 592
- Pleuramesotheliom 558
- Pneumothorax 553
- Shigellose 1206

Thoraxsyndrom, akutes 720
- Anämie, hämolytische, korpuskuläre 720
- Sichelzellanämie 721

Thoraxtrauma
- Atempumpe, Störungen 449
- Herztransplantation, Kontraindikationen 180
- Herzverletzungen 364
- stumpfes, Herzverletzungen 364

Thoraxübersichtsaufnahme s. Thorax-Röntgen

Thoraxverletzungen s. Thoraxtrauma

Thoraxwanderkrankungen **562–566**

Thoraxwandinfiltration, Bronchialkarzinom 550

Thorium X, Spondylitis, ankylosierende 1066

Thoriumdioxid, Lebersarkom 1349

Thorotrast®
- Lebersarkom 1349
- Nierenzellkarzinom 640

THP (Tamm-Horsfall-Mukoprotein) 1625

THPA (Treponema-pallidum-Partikelagglutinationstest) 43
- Syphilis 983

Thrombangitis obliterans **404–406**
- Angiographie 405
- Aortitis, rheumatoide 1104
- Arteriographie 404–405
- Autoimmunerkrankungen 1040
- Claudicatio-Beschwerden 405
- Dekompensation 405
- Nekrosen 405
- Nikotinkonsum 404
- Ödeme 405
- Phlebitis 405
- – saltans und migrans 404–405
- Prostaglandin E_1 404
- Prostanoide 406
- Raynaud-Syndrom, sekundäres 402
- Ruheschmerzen 405
- Sympathektomie 404, **406**
- Thrombophlebitis 405

Thrombasthenie Glanzmann **802–803**
- Aspirin-like-Defekte 802
- Blutungszeit 802
- DDAVP 803
- Differentialdiagnose 803
- Storage Pool Disease 802
- Thrombozytenzahl 802–803

Thromben s. Thrombose

Thrombendarteriektomie
- Cor pulmonale 534
- Hirnarterienstenose, extrakranielle 400
- TIA 398

Thrombin, Lungenembolie 520

Thrombin-Antithrombin-Komplexe (TAT), DIC 795

Thrombinzeit (TZ)
- hämorrhagische Diathese 788

Thrombinzeit (TZ)
- Monitoring, intensivmedizinisches 1824

Thromb(o)embolie
- Belastungs-EKG, Kontraindikationen 233
- Eisenmenger-Reaktion 323
- frische, Belastungs-EKG, Kontraindikationen 76
- Hirnarterienstenose, extrakranielle 398
- Lunge 519
- – s.a. Lungenembolie
- nephrotisches Syndrom 1640
- Osteomyelofibrose 678, 680
- Phlebothrombose 420
- Polycythaemia vera 681–682
- Prophylaxe, Mitralklappenprolaps 295
- – Vorhofflimmern 270
- Pulmonalarterienkatheter 1823
- Pulmonalisangiographie 419
- rezidivierende, Hypertonie, pulmonale 530
- Schlaganfall 1797
- Schock, kardiogener 253
- Tumorerkrankungen **604–605**
- Vorhofseptumdefekt (ASD) 315

Thrombolyse 62
- Alteplase (rT-PA) 248
- Arterienverschluss, akuter 410
- Blutdruckmessung, invasive 1821
- Blutungskomplikationen 410
- Door-to-Needle-Zeit 248
- Indikationen/Kontraindikationen 248
- Koronarsyndrom, akutes 248
- lokale, diabetisches Fußsyndrom 1559
- Myokardinfarkt, akuter 248
- Reteplase 248
- Schlaganfall 1800
- Streptokinase 248

Thrombomodulin
- Phlebothrombose 420
- Vaskulitis 1092

Thrombopathie s. Thrombozytopathie

thrombophile Diathese 797, **806–810**
- diabetische Komplikationen 1554
- nephrotisches Syndrom 1640
- Prophylaxe 809
- Therapie 809
- Verlauf und Prognose 810

Thrombophlebitis 383
- Behçet-Syndrom 1104
- Differentialdiagnose 421
- Immobilisierung 422
- infizierte, Lungenabszess 493
- lokale nach Phlebographie 51
- migrans, Pankreasadenokarzinom 1386
- – Thrombembolie 604

Sachverzeichnis

Thrombophlebitis
– periphervenöse, Ernährung, parenterale 1427
– Thrombangitis obliterans 405
Thromboplastinzeit **26**
– aktivierte partielle (APTT), hämorrhagische Diathese 788
– partielle (PTT) **26–27**, 1824
– – hämorrhagische Diathese 787, 1824
– – Monitoring, intensivmedizinisches 1824
Thrombopoetin 666, **669**, 1027
– chromosomale Lokalisation 668
– Molekulargewicht 668
– myelodysplastische Syndrome 694
Thrombose **806–810**, 1257
– durch Angioplastie 62
– Antikoagulation 810
– Antithrombin-III-Mangel, hereditärer 807
– arterielle 408
– – akute 408
– – Angioplastie, kutane transluminale 407
– – Arteriosklerose, obliterierende 407
– – Fibrinolyse 407
– – Heparin 407
– Arterienverschluss, akuter 409
– Atherosklerose 221–222
– Blutdruckmessung, invasive 1821
– Colitis ulcerosa 1218
– disseminierte, DIC 795
– Durchblutungsstörungen, arterielle 384
– Echokardiographie 67
– Eisenmenger-Reaktion 323
– Familienanamnese 807
– Hämoglobinurie, paroxysmale nächtliche 698
– durch Hochfrequenzkatheterablation 166
– idiopathische 807
– intraabdominelle, Computertomographie 421
– intrakardiale, Fibrinolyse, Kontraindikationen 411
– – Hirnarterienstenose, extrakranielle 399
– IVUS 84
– nach Katheterarteriographie 51
– Katheterlyse 62
– Kompression 408
– koronare Herzkrankheit 230
– Kurzdarmsyndrom 1250
– Leberhämangiom 1340
– Leukämie, chronisch-myeloische 671
– Lokalisation 807
– Lungenembolie 520
– Lupus erythematodes, systemischer 1077
– Lupusnephritis 1670
– Phlebographie 51, 67

Thrombose
– Polycythaemia vera 684
– Protein-C-Mangel 807
– Protein-S-Mangel 807
– rezidivierende, Antiphospholipid-Antikörper-Syndrom 1089
– Risikograduierung, operative Medizin 422
– Schwangerschaft, Heparin 422
– Szintigraphie 56
– Therapie 809
– Thrombangitis obliterans 405
– Thrombozythämie, essentielle 685
– Vaginalkarzinom 639
– Vaskulitis, nekrotisierende 1090
– venöse, Differentialdiagnose 364
– venöse Insuffizienz, chronische 415
– Verlauf und Prognose 810
– Zervixkarzinom 636, 638
– Zyanose 456
Thromboseprophylaxe 809
– Herzinsuffizienz 219
– Pneumonie 491
– Thrombozythämie, essentielle 686
– Vorhofflimmern 272
thrombotische Vegetationen, nichtbakterielle, Endokarditis, bakterielle 325
Thromboxan A$_2$ 209
– Hämostase, primäre 785
– Lungenembolie 520
– Nieren 1620
thrombozytäres System, Szintigraphie 56
Thrombozyten 1009, **1016**
– Abbau, gesteigerter 798
– Aktivierung, Atherosklerose 222
– Bernard-Soulier-Syndrom 803
– Chediak-Higashi-Syndrom 746
– Fc-Rezeptoren 1016
– HLA-Klasse-I-Antigene 1016
– Leberfibrose 1264
– Neubildung, ineffektive 798
– Phlebothrombose 420
– Thrombasthenie Glanzmann 802–803
– Tumortherapie 141
– Verbrauch 798
Thrombozytenaggregation
– Angina pectoris, instabile 249
– Hypophosphatämie 1748
Thrombozytenaggregationshemmer
– Agranulozytose, medikamenteninduzierte 749
– arterielle Verschlusskrankheit 394
– Hirnarterienstenose, extrakranielle 400
– Intensivmedizin 1827

Thrombozytenaggregationshemmer
– koronare Herzkrankheit 238
– Osteomyelofibrose 679
– Polycythaemia vera 684
– PTCA 376
– TIA 398
Thrombozyten-Alloantigene, Post-Transfusions-Purpura 802
Thrombozytenfunktionsstörung, Chediak-Higashi-Syndrom 746
Thrombozytenfunktionstests, hämorrhagische Diathese 788
Thrombozytenkonzentrate, Leukämie, akute, myeloische 739
Thrombozytenpooling
– Thrombozytopenie 798
– Verteilungsstörung 798
Thrombozytentransfusionen
– Chediak-Higashi-Syndrom 747
– Plasmozytom 778
Thrombozytenzählung **26**, 27
– hämorrhagische Diathese 788
Thrombozythämie
– essentielle **684–687**
– – Acetylsalicylsäure 686
– – Anagrelide 686
– – Differentialdiagnose 674, 686
– – Hydroxyurea 686
– – Interferon-alpha 686
– – Jamshidi-Technik 685
– – klinische Befunde 674
– – Knochenmarkbefunde/Laborbefunde 674
– – Knochenmarkbiopsie 685
– – Komplikationen 686
– – Markfibrose 686
– – Panzytopenie 686
– – Plättchenaggregationshemmer 686
– – Thromboseprophylaxe 686
– – Thrombozytose 685
– – Zytogenetik 685
– – zytoreduktive Therapie 686
– idiopathische **684–687**
– primäre **684–687**
Thrombozytopathien 798
– Acetylsalicylsäure 803
– Differentialdiagnose 792
– erworbene **803–804**
– – Differentialdiagnose 803
– hereditäre **802–803**
– makrothrombozytäre **802**
Thrombozytopenie 798
– nicht-immunologischer Genese 799
– Alkoholhepatitis 1318
– Alkoholkrankheit 1866
– Anämie, aplastische 728
– Chediak-Higashi-Syndrom 747
– EBV-Infektion 870
– erworbene **798–802**

Thrombozytopenie
– Graft-versus-Host-Krankheit 177
– hämolytisch-urämisches Syndrom 1672
– Heparin-induzierte (HIT) 422–423, 801
– Hepatitis, chronische 1275
– Hepatotoxizität, fremdstoffinduzierte 1325
– hereditäre 798
– Hyperthyreose 1467
– Hypertonie, maligne 1703
– – Schwangerschaft 367
– Hypophosphatämie 1750
– Infektionskrankheiten 818
– Leberversagen, akutes 1295
– Leberzirrhose, alkoholische 1320
– Leukämie, akute 736
– – – lymphatische 781
– Lupus erythematodes, systemischer 1077–1078
– Malaria 932
– medikamentös bedingte **800–801**
– Nephropathia epidemica 899
– Plasmozytom 775
– Purpura, thrombotisch-thrombozytopenische 805, 1672
– Schwangerschaft 802
– Schwangerschaftsfettleber 1315
– tumorassoziierte 594
– Tumorerkrankungen 605
– Ursachen 798
– virale 858
Thrombozytopoese
– ineffektive, Thrombozytopenie 798
– Zellen 668
Thrombozytose
– Alkoholkrankheit 1866
– arterielle Verschlusskrankheit 392
– Arthritis, rheumatoide 1056
– Bronchialkarzinom 548
– Leukämie, chronisch-myeloische 671
– Phlebothrombose 419
– Polyarteriitis nodosa 1097
– reaktive, Differentialdiagnose 686
– Rheumatismus 1051
– Riesenzellarteriitis 1094
– Sprue, einheimische 1191
– Temporalarteriitis 1094
– Thrombozythämie, essentielle 685
– tumorassoziierte 594
– Vaskulitis 1092
Thrombusbildung s. Thrombose
Thumb Prints, Kolitis, ischämische 1257
Thymidin, Strukturformel 128
Thymome
– Myasthenia gravis 560
– Vena-cava-superior-Syndrom 600

Thymopoetin 666
Thymus 1010
Thymushypoplasie
– DiGeorge-Syndrom 1036
– kongenitale **1036**
Thymustumoren **559–560**
– Mediastinaltumoren 560
Thyreoglobulin **1451**
– Basedow-Syndrom 1455
– erhöhtes, Szintigraphie 57
– Schilddrüsenkarzinom 1454, 1475
– – differenziertes 1454
– Struma, endemische 1455
Thyreoglobulin-Antikörper s. Tg-AK
thyreoideastimulierendes Hormon s. TSH
Thyreoidektomie
– MEN-2 1527
– Rekurrensschädigungen 1468
– Schilddrüsenkarzinom 658
– – medulläres 658, 1476
– totale, Schilddrüsenkarzinom 1475
Thyreoiditis 1458, **1472–1473**
– s.a. Autoimmunthyreoiditis
– s.a. Hashimoto-Thyreoiditis
– akute **1472–1473**
– akut-subakute (de Quervain) **1465, 1473**
– chronisch-lymphozytäre **1473**
– Einteilung 1472
– eitrige **1472–1473**
– fibrosierende (Riedel), Hypothyreose 1460
– invasiv-fibrosierende (Riedel) **1473**
Thyreostatika
– Agranulozytose, medikamenteninduzierte 749
– Hyperthyreose 1467
– Immunhyperthyreose 1467
– Lupus erythematodes, medikamentös induzierter 1075
– TSH-Sekretion 1453
– Vaskulitis 1090
Thyreotoxikose/thyreotoxische Krise **1463–1469**
– Betablocker 1468
– Glukokortikoide 1468
– Hyperkalzämie 1743
– Hyperthermiebehandlung 1468
– Jodüberdosierung 1425
– Komplikationen 1469
– kontrastmittelinduzierte 58
– Thiamazol 1468
thyreotrope Achse, HVL-Insuffizienz 1449
Thyreotropin-Releasing-Hormon s. TRH
Thyreozyten, Lymphozyten, Toleranzdefekt 1454
Thyroid Peroxidase (TPO) 1454
Thyroxin s. T_4
Thyroxin bindendes Albumin (TBA) 1451

Thyroxin bindendes Globulin (TBG) 1451
Thyroxin bindendes Präalbumin (TBPA) 1451
Thyroxin (T_4) **1451**
Th_0-Zellen/-Lymphozyten **1025**
Th_1-Zellen/-Lymphozyten **1011**, 1025
Th_2-Zellen/-Lymphozyten **1025**
– Asthma bronchiale 471
– CCR3 1011
Th_2-Zellen/-Lymphozyten, Lupus erythematodes, systemischer 1075
Th_1-Zytokine, Mangel, Arthritis, reaktive 1067
TIA (transitorische ischämische Attacke) **1797**
– A.-carotis-interna-Bereich, Hirninfarkt 1798
– Amaurosis fugax 398
– Bewusstlosigkeit, kurze 1802
– Crescendo-Charakter 1797
– Doppler-/Duplexsonographie 398
– Hirninfarkt 401
– Hypercholesterinämie 398
– hypertensiver Notfall 1702
– Hypertonie, arterielle 398
– Mitralklappenprolaps 295
– Nikotinkonsum 398
– Thrombendarteriektomie 398
– Thrombozytenfunktionshemmer 398
– vertebrobasiläres System 1798
– Vorhofseptumdefekt (ASD) 315
Tiabendazol, Nematoden 941
Tibialis-anterior-Syndrom **408**
Tic douloureux **1788–1791**
Ticlopidin, Thrombozytopathie 803
Tieflagerung, Durchblutungsstörungen, arterielle 384
Tienilat, Hepatitis, medikamenteninduzierte 1327
Tierhaare, -federn, -schuppen
– allergische Erkrankungen 1043
– Asthma bronchiale 465
Tiermodelle/-versuche 41
– Apoptose 1042
Tierpocken, Differentialdiagnose 867
Tietze-Syndrom, Differentialdiagnose 232, 237
Tiffeneau-Test, Spirometrie 458
Tigerottern, Vergiftungen 1897
Tilidin/Naloxon, Tumorschmerztherapie 140, 145
Timed-up-&-go-Test
– Gangstörungen 1852
– Geriatrie 1839
TIMPs, Leberfibrose 1265
TIN (intraepitheliale testikuläre Neoplasie) 645
Tine-Test, Tuberkulose **497**

Tinetti-Test, Gangstörungen 1852
Tinidazol **121**
– Giardiasis 923
Tinnitus, Basilarismigräne 1786
T-Inversion, EKG, Myokardinfarkt 79
TIO-Syndrom, Hypophosphatämie 1748
TIPSS (Transjugular Intrahepatic Portosystemic Stent Shunt) **64**
Titan, Hartmetallfibrose 510
T-Linien-ALL 781
TLR 2/4 (Toll-Like-Receptor 2/4) 1009
T-Lymphozyten s. T-Zellen
T-Negativierung
– koronare Herzkrankheit 233
– präterminale, Koronarsyndrom, akutes 242
TNF (Tumor-Nekrose-Faktor) **1026**, 1027
– Entzündung 1026
– Entzündungsanämie 725
– Nierenzellkarzinom 642
– paraneoplastische Sekretion 593
– tumorassoziierte Infekte 587
TNFα 176, 1015
– Arthritis, rheumatoide 1054
– Autoimmunhepatitis 1290
– diabetische Komplikationen 1554
– und Glukokortikoide 158
– Granulozyten, eosinophile 743
– Hepatitis 1259
– Schock, septischer 825
– Sepsis 824–825
– tumorassoziierte Infekte 587
TNFα-Blocker
– Arthritis, rheumatoide 1058
– Immunsuppressiva 1047
– Spondylitis, ankylosierende 1066
TNFβ 1015
TNF-Rezeptor
– Leberzirrhose 1263
– tumorassoziierte Infekte 587
TNM-Klassifikation 583, 645
– Bronchialkarzinom 549
– Endometriumkarzinom 633
– Harnblasenkarzinom 643
– Harnwegskarzinom 643
– Haut 620
– Knochensarkome 609–610
– Kolonkarzinom 1238
– Magenkarzinom 1167
– Mammakarzinom 626
– Melanom, malignes 615
– Nierenzellkarzinom 641
– Ösophaguskarzinom 1140
– Ovarialkarzinom 630
– Pankreaskarzinom 1387
– Plattenepithelkarzinom 620
– Prostatakarzinom 648–649
– Schilddrüsenkarzinom 658
– Vaginalkarzinom 639
– Zervixkarzinom 636–637
Tobramycin **120**
– Sialorrhö 1115

Tocainid 264
Tod, Haltung dazu 15
Todd-Parese, Differentialdiagnose 1800
Togaviren **890–893**
Toilettentraining, Inkontinenz 1850
Tokolyse, Hypermagnesiämie 1754
Tolbutamid
– Dosierung 1547
– Halbwertszeit, biologische 1547
Toleranz, Arzneimittel 105
Toll-like-Rezeptoren (TLR) 1009
– Immunsystem, angeborenes 1009
– Sepsis 824
– Staphylococcus aureus 949
Toll-Rezeptoren **1009**
Tollwut(virus) **906–907**
– Antikörpernachweis 907
– Epidemiologie 906
– Genom, virales 907
– Impfungen, passive 997
– Koma, präfinales 907
– Lebendvakzine 906
– Letalität/Mortalität 855
– Negri-Körperchen 907
– neurologisch-psychiatrische Symptome 907
– Pathogenese 907
– Prodromalphase 907
– Prophylaxe, postexpositionelle 1002
– Schutzimpfung 1001
– Seroprävalenz 855
– Sialorrhö 1115
– Speichel 906
– Totimpfstoffe 998
– Übertragung 856
– – Berufsgruppen mit erhöhtem Risiko 1920
– Virusnachweis 907
Toluol, Hepatotoxizität 1925
Tonsillektomie
– Endokarditisprophylaxe 331
– Tonsillitis 1116
Tonsillenhypertrophie, Schlafapnoe, obstruktive 567
Tonsillitis **1115–1116**
– Differentialdiagnose 869
– Foetor ex ore 1112
– Mononukleose, infektiöse 868
– Pharyngitis 468
– Tonsillektomie 1116
– ulzerös-nekrotisierende, Plaut-Vincent-Angina 976
– virale 857
Tophi, Gicht, chronische **1577–1578**
Topoisomerase-Antikörper, Sklerodermie 1084
Topoisomerasegifte, Tumortherapie 136
Topoisomerase-II-Inhibitoren, Leukämie, akute myeloische 735

Sachverzeichnis

Topotecan
- myelodysplastische Syndrome 694
- Tumortherapie 136

Torsade de pointes **275–276**
- Bradykardie 279
- Differentialdiagnose 275
- EKG 275
- QT-Zeit, Verlängerung 275
- SSRI-Vergiftung 1882
- Synkope 441

Toskana-Virus 899

Total Body Irradiation (TBI), Immunsuppression 193

Totalatelektasen 486

Totenstille, Ileus, paralytischer 1406

Totgeburt, Lupusnephritis, Schwangerschaft 1709

Totimpfstoffe 994–995

Totraum, anatomischer/funktioneller 449

Totraumbelüftung, Tachypnoe 455

Totraumventilation **449**, 451, **452**
- Linksherzinsuffizienz 213
- Lungenembolie 520

Toxic-Oil-Syndrome, Hypertonie, pulmonale 530

Toxic-Shock-Syndrome (TSS) 949
- Staphylococcus aureus 949
- Staphylokokken 949
- Streptokokken 952

Toxic-Shock-Syndrome-Toxin 1 (TSST-1), Staphylokokken 949

Toxine 950
- Bakterien 822
- Clostridium botulinum 1895
- Escherichia coli 971
- Hypotonie, orthostatische 444
- Immuntherapie 138
- ischämiebedingte, arterielle Verschlusskrankheit 388
- Leberverfettung 1261
- Leukozyten im Stuhl 1202

toxische Reaktionen
- Arzneimittel **107–108**
- Chemotherapie, antibakterielle 117

Toxoid-Impfstoff 994–995
- Diphtherie 959

Toxoplasma gondii/Toxoplasmose 848, 923, **928–930**
- Aktivierung bei Tumorerkrankungen 584
- Chorioretinitis 929
- Differentialdiagnose 759, 840, 869, 929
- disseminierte 929
- Folinsäure 929
- Gehirn, Nativ-Quetschpräparat 928
- Gewebszysten 928
- Herztransplantation 183
- HIV-Infektion 840, **848**, 928
- IgG 929
- IgM 929
- Immunsupprimierte 929

Toxoplasma gondii/Toxoplasmose
- Kardiomyopathie 339
- konnatale 929
- Myokarditis 346
- Oozysten 928
- Organ-/Knochenmarktransplantation 833
- Piringer-Kuchinka-Lymphadenitis 929
- pränatale 929
- Prophylaxe 852
- Pyrimethamin 929
- Schwangerschaft 929
- Sulfonamid 929
- Tachyzoiten 928
- Titerverlauf 929
- Zellkultur 928
- zerebrale 929
- – CT 848
- – Differentialdiagnose 937

t-PA
- Fibrinolyse 786
- Intensivmedizin 1827
- Phlebothrombose 423

TPA (Tissue Polypeptide Antigen), Bronchialkarzinom 549

TPEG (Transluminally Placed Endograft) **64**

TPHA (Treponema-pallidum-Hämagglutinationstest) 43
- Lyme-Borreliose 985

TPMT-Defekt **106**, 107

TPO s. Thrombopoetin

TPO-AK (Thyroid-Peroxidase-Antikörper) 1454
- Hyperthyreose 1464
- Struma 1471

TPPA (Treponema-pallidum-Partikelagglutinationstest)
- Lyme-Borreliose 985
- Syphilis 983

Trachea, bildgebende Verfahren 65

Trachealstenose **485–486**
- extrathorakale, Dyspnoe 454
- Mediastinaltumoren 560
- Mediastinitis, chronische 562
- Tracheazielaufnahme 71

Tracheaverletzung, Tracheal-/Bronchialstenose 485

Tracheazielaufnahme 71

Tracheitis
- akute **469–471**
- – Auswurf, purulenter 470
- – Bronchiektasen 471
- – Bronchopneumonie 471
- – Sputumuntersuchung 470
- – berufs-/umweltbedingte 1910
- Diagnose 470
- Epidemiologie 470
- hämorrhagische, Influenza 885
- nekrotisierende, Influenza 885
- virale 857
- Vitamin-A-Mangel 1423

Tracheobronchitis 470
- Ätiologie und Pathogenese 470
- Bronchoskopie 470
- Diagnose 470

Tracheobronchitis
- Epidemiologie 470
- Hämoptysis 456

Tracheomalazie
- Atempumpe, Störungen 449
- Struma 1472
- Tracheal-/Bronchialstenose 485
- Tracheazielaufnahme 71

Tracheotomie
- Epiglottitis, akute 469
- Tracheal-/Bronchialstenose 485

Trachom **991**
- Chlamydia trachomatis 991

Tränenfluss/-träufeln
- Churg-Strauss-Syndrom 1099
- körperliche Untersuchung 4
- Opiatentzug 1870
- Wegener-Granulomatose 1099

Tränengangstenose, Wegener-Granulomatose 1100

Tränentropfenzellen, Osteomyelofibrose 677, **678**

Traktionsdivertikel **1127**, 1228

Tramadol
- Neuropathie, diabetische 1557
- Tumorschmerztherapie 140, 145

Transaminasen(anstieg)
- Alkoholhepatitis 1318
- Amöbenabszess 1338
- beruflich bedingter 1924
- Ernährung, parenterale 1427
- Fettleber 1314
- – alkoholische 1317
- Hepatitis, akute 1273
- Hepatitis B 1279
- Leberversagen, akutes 1294
- Leberzirrhose 1298
- Malaria 932
- NSAR 158
- Pankreatitis, akute 1371
- Sarkoidose, akute 513
- Schwangerschaftsfettleber 1315

Transcobalamine 712

Transcobalaminmangel s. Vitamin-B$_{12}$-Mangel

Transcription-Mediated Amplification 1285

Transfektion 40
- somatische Gewebe 40

Transferfaktor **460**

Transferrin 707
- Ausscheidung, renale 1626
- Hämochromatose 1594
- Kardiomyopathie, inflammatorische 346
- Malnutrition 1426

Transferrinrezeptor (TFR) 707
- Hämochromatose 1594

Transforming Growth Factor s. TGF

Transfusionslunge 536

transitorische ischämische Attacke s. TIA

Transjugular Intrahepatic Portosystemic Stent Shunt s. TIPSS

Transkriptase, reverse (RT) 124
- antivirale Substanzen/Therapie 123–124

Transkription 124
- antivirale Substanzen/Therapie 123–124
- genetische Information, virale 124
- RNA 32

Transkriptionsfaktoren, Protoonkogene 577

Translation
- antivirale Substanzen/Therapie 123–124
- RNA 32

Transluminally Placed Endograft s. TPEG

Transplantatabstoßung, Nephritis, tubulointerstitielle 1652

Transplantatfunktion, Herztransplantation 181–182

Transplantat-gegen-Wirt-Reaktion s. Graft-versus-Host-Disease/-Krankheit (GvHD)

Transplantation **172–194**
- APC (antigenpräsentierende Zellen) 191
- Blutgruppenkompatibilität 191–192
- Chimärismus 172
- Graft-versus-Host-Reaktion 191
- Histokompatibilitätsantigene 191
- Host-versus-Graft-Reaktion 191
- Immunität 191
- immunsuppressive Therapie 191–194
- Immuntoleranz 172
- PML 905
- Stammzellen, hämatopoetische 172–178
- T-Lymphozyten, CD4-/CD8-positive 191

Transplantatvaskulopathie, Herztransplantation 183

Transportmedien, Untersuchungsmaterial 42

Transportproteine
- Hemmung, Arzneimittel 110
- nephrotisches Syndrom 1640
- Zunahme, Hormone 1434

Transposition der großen Arterien/Gefäße
- Ballonatrioseptostomie 322
- Mustard-Operation 322
- Rashkind-Operation 322
- Senning-Operation 322
- Umkehroperation, arterielle 322
- Verlauf und Prognose 370
- Vorhofflattern 322
- Vorhofflimmern 322
- Vorhofumkehroperation 322

Transsudat, Pleuraerguss 554

Sachverzeichnis

TRAP (TNF-Related Activation Protein), Hyper-IgM-Syndrom 1035
Trastuzumab **138**
Traube-Zeichen, Aorteninsuffizienz 301
Trauer, Palliativmedizin 156
Trauma 413
– abdominelles s. Abdominaltrauma
– Ernährung, enterale, Kontraindikationen 1826
– Erythrozyturie 1624
– Gastritis, akute 1146
– Gynäkomastie 1509
– Hoden 1519
– kardiales 364–365
– Nierenversagen, akutes 1634
– Perikarditis 355
– psychosomatischer Patient 194
Trazidon, Hepatitis, medikamenteninduzierte 1327
TREC (T-Cell Receptor Excision Cycle)
– Graft-versus-Host-Krankheit 177
– Stammzelltransplantation 177
Trehalasemangel/-intoleranz **1187**, 1200
– Diarrhö 1188
Trematoden **933–936**
Tremor
– Alkoholentzugssyndrom 1867
– Barbituratentzug 1871
– Enzephalopathie, hepatische 1301
– Hypomagnesiämie 1754
– Manganüberdosierung 1425
– paraneoplastisch induzierter 593
– Phäochromozytom 1501
Trendelenburg-Operation, Lungenembolie 525
Trendelenburg-Test
– Myopathien 1805
– Varikose 416
Treponema
– carateum **983**
– pallidum, diagnostische Methoden 44
– – Ulzerationen, genitale 829
– pertenue **983**
Treponema-pallidum-Hämagglutinationstest s. TPHA
Treponema-pallidum-Partikelagglutinationstest s. TPPA
Treppeneffekt/-phänomen
– Herzfrequenz 208
– Herzinsuffizienz **212**
TRH (Thyreotropin-Releasing-Hormon) 1451
– paraneoplastisches Syndrom 593
TRH-Test 1452
– HVL-Insuffizienz 1448
– Schilddrüsenfunktionsstörungen 1452
Triamcinolon, Wirksamkeit 158
Triazole, Pilzinfektionen 915

Triceps-surae-Reflex, Polyneuropathien 1791
Trichinella spiralis/Trichinellose bzw. Trichinose 934, **943**, 944
– Benzimidazol/Mebendazol 943
– Differentialdiagnose 943
– Kardiomyopathie 339
– Singultus 565
Trichlorethen, Krebserkrankungen, beruflich bedingte 1923
Trichlorethylen
– Schnüffelsucht 1875
– Vergiftungen 1890
Trichlormethan, Leberschädigung 1323
Trichomonadeninfektionen 830
– Urethritis 1653
Trichosporon 916
– Fieber bei neutropenischen Patienten 75
Trichterbrust (Pectus excavatum), Thoraxdeformitäten 565
Trichuris trichiura 934, **940**
– Symptome/Therapie 941
Tridymit, Krebserkrankungen, beruflich bedingte 1923
Triebregulation 10
Triethylentetramin, Wilson-Syndrom 1600
Triflupromazin, Tumortherapie 140
Trifluridin (TFT) 127
– HSV-Infektion 126
– Strukturformel 128
– Varicella-Zoster-Virus 126
Trigeminus, Extrasystolen, ventrikuläre 278
Trigeminusneuralgie **1788–1791**
– Baclofen 1790
– Carbamazepin 1790
– Dekompression, mikrovaskuläre 1790
– Differentialdiagnose 1585, 1790
– Gardner-Janetta-Operation 1790
– Kornealreflex 1789
– neurologische Befunde 1789
– Phenytoin 1790
– Therapie, chirurgische 1790
– Thermokoagulation, perkutane 1790
– Triggerzonen 1789
Trigeminustumoren, Differentialdiagnose 1790
Trigger Points
– Fibromyalgie 1108
– Trigeminusneuralgie 1789
Triglyzeride 24, 1311, 1562
– Adipositas 1419
– AVK 391
– Bestimmungsmethoden 24
– Chylothorax 555
– Diabetes mellitus 1542, 1561
– Hypertriglyzeridämie, primäre 1574
– koronare Herzkrankheit 1922

Triglyzeride
– Malabsorption 1177
– Metabolismus, gesteigerter 1179
– Minimal-Change-Glomerulonephritis 1646
– Normalwerte 224
– Pleurapunktat 556
– Sprue, einheimische 1192
– Typ-2-Diabetes 1536
Trijodthyronin s. T₃
Trikuspidalendokarditis, Lungenabszess 493
Trikuspidalinsuffizienz 305–306
– Auskultation 305
– Cor pulmonale 531
– Ebstein'sche Anomalie 322
– Echokardiographie 305
– EKG 305
– Halsvenen, gestaute, pulsierende 305
– Herztumoren 363
– Mitralstenose 287
– Pulsationen, rechtspräkordiale 305
– relative 305
– Thorax-Röntgen 305
– Zyanose 305
Trikuspidalklappenöffnungsfläche, Trikuspidalstenose 304
Trikuspidalklappenöffnungston 304
Trikuspidalklappenrekonstruktion, Ebstein'sche Anomalie 322
Trikuspidalstenose **304–305**
– Ätiologie und Pathophysiologie 304
– Auskultation 304
– AV-Block I. Grades 305
– Ballonvalvulotomie 305
– Definition 304
– Dyspnoe 304
– Echokardiographie 305
– EF-Slope 305
– Einflussstauung 304
– EKG 304–305
– Hepatosplenomegalie 304
– Herztumoren 363
– Inspektion 304
– Leberkapselschmerz 304
– Löffler'sche Endokarditis 304
– Pulsationen 304
– rechtsventrikuläre Hypertrophie 305
– Thorax-Röntgen 305
– Trikuspidalklappenöffnungsfläche 304
– Zyanose, periphere 304
Trinitrotoluol, Hepatotoxizität 1925
Trinkschwäche, Meningitis, eitrige 1810
Trinkverhalten, Jellinek-Einteilung 1863–1864
13-C-Triolein-Test, Pankreatitis, chronische 1380
Tripper **956–957**

Trisomien
– Polycythaemia vera 682
– Trisomie 21, Karyogramm 33
– Trisomie X, Karyogramm 33
Trizepshautfaltendicke 1825
– Malnutrition 1426
TRK-Wert, Arbeits- und Umweltmedizin 1909
Trockenheitsgefühl im Rachen, Pharyngitis 1115
Tröpfcheninfektion 819
– Pneumonie 487
Trommelschlegelfinger **456**
– Basedow-Hyperthyreose 1465
– Bronchialkarzinom 548
– Bronchiektasen 483
– Eisenmenger-Reaktion 321, 323
– Fallot'sche Tetralogie 320
– Lungenerkrankungen, interstitielle 506
– Mukoviszidose 484
Tropheryma whippelii 1071
– Vaskulitis 1090
– Whipple-Syndrom 1193
trophische Läsionen, diabetischer Fuß 393
trophische Störungen
– arterielle Verschlusskrankheit 387–388
– CVI 424
– Durchblutungsstörungen, arterielle 384
– Polyneuropathien 1792
Trophozoiten
– Amöbiasis 926
– Giardien 922
Troponin I/T 23, **24**
– Angina pectoris, instabile 244
– Koronarsyndrom, akutes 244
– Monitoring, intensivmedizinisches 1824
– Myokardinfarkt 244
Trousseau-Zeichen
– Hypokalzämie 1742
– Hypomagnesiämie 1753
– Magenkarzinom 1169
– Sprue, einheimische 1191
– Thrombembolie 604
true atypical flutter 268
Truncus arteriosus, Eisenmenger-Reaktion 323
Trypanosoma/Trypanosomeninfektionen **925–926**
– Achalasie 1118
– brucei gambiense/rhodesiense 923
– cruzi, Kardiomyopathie 339
– – Myokarditis 346
Trypanosomenschanker 925
Trypsin, Pankreatitis, chronische 1378
Tryptase
– allergische Sofortreaktion 1044
– Mastozytose 753–754
Tryptophanmalabsorption, Diarrhö 1188
TSE-Prionen 910–911

TSH (thyreoideastimulierendes Hormon) 1435, 1451
– basales 1452, **1453–1454**, 1455
– – falsch erniedrigtes 1453
– Erhöhung, Differentialdiagnose 1462
– erniedrigtes, Kontrastmittel 59
– Erniedrigung ohne Schilddrüsenerkrankung 1453
– HVL-Insuffizienz 1448
– Hyperthyreose 1452, 1459, 1466
– Hypophyseninsuffizienz 1513
– Hypothyreose 1452, 1459, 1461
– paraneoplastisches Syndrom 593
– Pubertas praecox 1510
– Schilddrüsenerkrankung 1453
– Sekretion, pharmakologische Substanzen, beeinflussende 1453
– Struma 1471
TSH-produzierende Adenome, Häufigkeitsverteilung 1435
TSH-Rezeptor, Mutationen, Hyperthyreose 1465
TSH-Rezeptor-Antikörper (TSH-R-AK) 1454
– Basedow-Syndrom 1466
– Hyperthyreose 1464
– Struma 1471
TSS s. Toxic Shock Syndrome
TSST-1, Staphylococcus aureus 949
T-Strecken-Veränderungen, Lungenembolie 521
T_{H2}-Subtyp, Asthma bronchiale, allergisches 472
T-Suppressorzellen, Myokarditis, autoreaktive 345
Tubarabort, Differentialdiagnose 1224
Tuberkelbakteriennachweis, Gaffky-Index 498
Tuberkulintest 495, **497**, 1917
– Anergie 497
– Meningitis, nichteitrige 1813
– negativer/positiver 497
– Testkonversion 497
Tuberkulom **501**
Tuberkulose **495–503**, 962
– Abwehrlage 495–496
– Addison-Syndrom 1494
– Amyloidose 1673
– Anämie mit Knochenmarkinfiltration 704
– Antibiotika 499
– Arthritis 1071
– Assmann'sches Frühinfiltrat 501
– Bakterienkulturen 498
– BCG-Impfung 1918
– bronchopneumonisch-konfluierende 501
– Chemoprophylaxe 499
– Chirurgie 499
– Darm **1208–1209**

Tuberkulose
– Diabetes insipidus 1445
– Diarrhö 1188
– Differentialdiagnose 471, 490, 509, 515, 597–598, 603, 827, 840, 880, 926, 961
– disseminierte, Mononukleose, infektiöse 868
– Einschmelzung 501
– Erregernachweis **497–498**
– Ersterkrankung 500
– Ethambutol (EMB) **499–500**
– fortgeschrittene 500
– Früherkennung 1917
– Gastritis 1149
– genetische Disposition 495
– geriatrischer Patient 1847
– α_2-Globuline 497
– Granulom mit zentraler Nekrose 496
– Hämoptyse 456, 501
– Hirnnervenausfälle 1813
– HIV-Infektion 840, **846–847**
– HVL-Insuffizienz 1447
– Hypergammaglobulinämie 1030
– Hyperkalzämie 1744
– Hypertonie, pulmonale 530
– Immunität, relative 496
– Infektanämie 497
– Infektionswege 1917
– Infektiosität, Beurteilung 498
– Isoniazid (INH) **499–500**
– Kavernen 501
– – Differentialdiagnose 493
– – Spontanpneumothorax 552
– Kurzzeittherapie 499
– Landouzy-Sepsis 502
– Leishmaniose 924
– – viszerale 925
– Letalität 499
– lobuläre **501**
– Lungenabszess 493
– Lymphknotenreaktion 496
– Lymphozytose 1031
– Mediastinitis 561
– Mediastinum 559
– Meldepflicht 495, 956, 1204
– Mendel-Mantoux-Test **497**, 1918
– Meningitis, Differentialdiagnose 1814
– – nichteitrige 1814
– mesenteriale, Eiweißverlust, enteraler 1195
– miliare s. Miliartuberkulose
– 6-Monats- bzw. 9-(12-)Monats-Regime 499
– Narbenkarzinome 548
– offene, Aerosole, infektiöse 495
– Partikelfiltermasken 1917
– PCR 498
– Perikarditis 356, 358
– Pleuraerguss 555
– Pneumonie, frühere 497
– – käsige 501
– postprimäre 500–501
– Prophylaxe 852
– Pyrazinamid (PZA) **499–500**

Tuberkulose
– radiologische Diagnostik 66
– Reaktivierung, Silikose 510
– Reservetuberkulostatika **499–500**
– Resistenztestung 498
– Rezidiv 500
– Rifampicin (RMP) **499–500**
– Röntgendiagnostik 497
– Schutzimpfung 995
– serologische Tests 498
– Silikose **501**
– Spitzenoberlappen 500–501
– Sputumdirektpräparat/-untersuchung 495, 498
– Staubpartikel 1917
– Streptomycin (SM) **499–500**
– Streuung, broncho-, hämato- bzw. lymphogene 496
– Symptome 497
– Therapie **498–500**
– thorakale, Einzelformen 500
– Thoraxröntgen 495
– Tine-Test 497
– Tuberkulintest 495, **497**, 1917
– Tuberkulostatika **499–500**, 962
– Übertragung 1917–1918
– Urogenitaltrakt **1659–1660**
Tuberkulostatika **499–500**, 962
– Lupus erythematodes, medikamentös induzierter 1075
– Malabsorption 1197
– Mykobakteriosen 503
– Resistenz 498
tuberöse Sklerose, Nierenzellkarzinom 640
Tuboovarialabszess, Mykoplasmen 989
Tuboovarialzysten, postentzündliche, Differentialdiagnose 630
tubuläre Funktionsstörungen s. Tubulopathien
Tubulopathien
– angeborene 1720
– Azidose, metabolische 1760
– Diabetes mellitus 1539
– hereditäre **1720–1722**
– Isotopenuntersuchung 1632
– Kadmium 1926
– kombinierte 1720
– Nephropathie, toxische 1684
– Niereninsuffizienz, chronische 1684
– primäre **1720–1722**
– Raucher 1926
Tubulusatrophie
– Myelomniere 1675
– Niereninsuffizienz, chronische 1686
Tubulusnekrose
– Hypomagnesiämie 1752
– Leberversagen, akutes 1295
– Nephritis, tubulointerstitielle 1652
Tubusimplantation, Ösophaguskarzinom 1142

Tüpfelnägel, Nagelpsoriasis 1069
Tulmetin, Ulkus, peptisches 1158
Tumorablation 64
Tumoranämie, Differentialdiagnose 693
Tumorangiogenese **581**
tumorassoziierte Infekte 584–591
– Antibiogramm 587
– Antibiotika 588, 591
– Antikörpermangel 591
– BAL 587
– bildgebende Diagnostik 587
– chirurgische Eingriffe 591
– Diagnostik 585–587
– DIC 591
– Epidemiologie 584
– FUO 588
– grampositive 588
– Granulozytentransfusionen 591
– Granulozytopenie 588
– Initialtherapie, erweiterte 588
– invasive Maßnahmen 587
– Labor 587
– Multiorganversagen 591
– nosokomiale 585
– Pilze 590
– Prophylaxe 587–588
– Schock, septischer 591
– Therapie 588–591
– Therapieversagen 589–590
– Verlauf und Prognose 591
– Wachstumsfaktoren 591
– Wundheilungsstörung, Sekundärinfektion 591
Tumorblutung, Ösophaguskarzinom 1142
Tumordebulking
– Diagnostik 1392
– MEN 1397
Tumoren/Tumorerkrankungen
– s.a. Krebserkrankungen
– s.a. Onkologie
– Ätiologie und Prävention 575–577
– Allgemeinzustand, Beurteilung 583
– Anämie mit Knochenmarkinfiltration 704
– Blutungskomplikationen 605
– braune, Hyperparathyroidismus, primärer 1479
– Darmdekontamination, selektive 588
– Definition 584
– Diagnosesicherung 582–583
– Differentialdiagnose 945, 1421, 1496
– DNA-Chip-Analysen 39
– EBV-Infektion 869
– Echinokokkose, alveoläre 938
– Embolisation 63, 165
– Epidemiologie 575
– Erythropoetin 669
– Finalstadium, Lymphödem 428

Tumoren/Tumorerkrankungen
– G₀-Phase 581
– Gerinnungsstörungen 604
– Granulozytopenie 584–585
– hämolytisch-urämisches Syndrom 606
– Hämoptysis 456
– HVL-Insuffizienz 1447
– Hyperkalzämie 601–602
– – Differentialdiagnose 1481, 1746
– Hypoglykämie 604
– Hypophosphatämie 1748
– Immundefekte, humorale 584
– immune surveillance 580
– immunologische Diagnostik 583
– Immunschwächen, zelluläre 584
– intrasellärer, Diabetes insipidus 1445
– kardiale 363–364
– Karzinogene 577
– Karzinogenese 577–581
– Keime, endogene, Verminderung 588
– Knochenschmerzen 148
– Laktatazidose 604
– maligne, Lebertransplantation 185
– metabolische Entgleisungen 604
– Metastasierung 581–582
– metastatic genes 580
– MHC-Antigene 580
– molekularbiologische Diagnostik 583
– Mundhöhle 1116
– Nachsorge, CT, hochauflösendes 66
– Nebennierenisuffizienz 604
– Neutropenie 584
– Neutrophilenzahl 584
– nicht kurativ behandelte, Herztransplantation, Kontraindikationen 180
– Ösophagus 1139
– Onkogene, aktivierte 579
– onkologische Notfälle 603
– Perikarderguss 602
– Perikarditis 355
– Prävention, primäre 577
– Schmerzattacken 148
– Schmerzen, neuropathische 148
– Schmerztherapie, systemische 140
– Schmerzursache 139
– Spinalkanalobstruktion 602
– Stadieneinteilung 582–583
– Stagingsysteme 583
– suprasellärer, Diabetes insipidus 1445
– Therapie 576
– Thrombembolie **604–605**
– Thrombozytopenie 605
– Umweltfaktoren 576–577
– Vaskulitis 1090
– Vena-cava-superior-Syndrom 599–601

Tumoren/Tumorerkrankungen
– Vorsorgeuntersuchungen 578
– Wirtsfaktoren 575, 577
tumorinduzierte Knochenerkrankungen **1782–1784**
Tumorinfiltration
– Atempumpe, Störungen 449
– Pleuraerguss 555
Tumorkachexie
– Ernährung 140
– paraneoplastisch induzierte 593
Tumorkalzinose, Hyperphosphatämie 1751
Tumorlysesyndrom **605–606**
– Allopurinol 605
– Flüssigkeitszufuhr 605
– Glukose-Insulin-Infusionen 605
– Hyperkaliämie 1738
– Leukämie, akute, lymphatische 784
– Leukämietherapie, akute 740
Tumormarker 581
– Bronchialkarzinom 549
– hepatozelluläres Karzinom 1347
– Hypogonadismus 1505
– Infertilität 1505
– Magenkarzinom 1169
– Pankreasadenokarzinom 1387
– Schilddrüsenkarzinom, medulläres 1476
– Szintigraphie 57
Tumor-Nekrose-Faktor s. TNF
Tumornephrektomie, radikale, Nierenzellkarzinom 641
Tumorpatienten, Infektionen s. tumorassoziierte Infekte
Tumorschmerzen 139–140, 142–148, 586
– s.a. Schmerzen
– Intensität 143
– Metastasen 142
Tumor(schmerz)therapie 141, **143–148**
– Adjuvanzien 147
– Alkylanzien 135
– all-trans-Retinolsäure (ATRA) 135
– Analgetika 144–147
– Angiogenesehemmstoffe 138
– Anthrazykline 135
– Antibiotika, zytostatisch wirksame 135
– Antidepressiva 147
– Antiemetika 138, 147
– Antikonvulsiva 147
– Antimetaboliten 134
– Antiphlogistika 145
– Antipyretika 145
– Antisense-Oligonukleotide 138
– Aplasiephase 139
– Begleitmedikation 140
– Bisphosphonate 140, 147
– Dauermedikation 144
– Dauerschmerzen 144

Tumor(schmerz)therapie
– Differenzierungsinduktoren 138
– Erfolgsbeurteilung 140
– Expositionsprophylaxe 139
– Gentherapie 138
– Gewebedestruktion, Flüssigkeit/Gewebekleber, Injektion 168
– Granulozytopenie 139
– hormonelle 137
– Immuntherapie 138
– Infektionen, Prophylaxe und Therapie 139
– internistische 133–142
– intramuskuläre 144
– Koanalgetika 147
– Lebensqualität, Erfassung 142
– Matrix-Metalloproteinasen, Hemmstoffe 138
– MIDOS 148–149
– Mitosehemmer 135
– Naloxon 145
– Narbenschmerzen 142
– Nebenwirkungen 137
– – Dokumentation 140
– Neurolysen 147–148
– Nichtopioidanalgetika 145
– No Change (NC) 140
– Opioide 144–147
– – Nebenwirkungen 146
– – Rotation 147
– orale 144
– Organtoxizitäten 140
– palliative 155
– parenterale 144
– PD (Progressive Disease) 140
– Planung 148
– Platinderivate 135
– Progression 140
– Remission, komplette/partielle (CR/PR) 140
– Retinoide 138
– Rezidiv 140
– rückenmarksnahe 144
– Steroide 147
– subkutane 144
– supportive 138–142
– Topoisomerasegifte 136
– Tyrosinproteinkinase-Inhibitoren 138
– Umkehrisolierung 139
– Vakzinierungsstrategien 138
– Wachstumsfaktoren, hämatopoetische 139
– WHO-Empfehlungen 144
– Ziele 148
– Zusatzmedikation 144
– Zytoprotektiva 140
Tumorsuche, Enteroklysma 49
Tumorsuppressorgene 136, **580**
– Insertion, Tumortherapie 138
– klinische Bedeutung 581
– Retinoblastom 580
Tumorwachstum **581**
– lokales 602–603
– Verdoppelungszeit 134
Tumorzellen
– Apoptose, verminderte 581

Tumorzellen
– Differenzierungsinduktion 137–138
– Invasion 582
– phänotypische Charakteristika 581–582
– Replikationspotential, grenzenloses 581
– Telomerase 581
– Wachstumskinetik 134
– Zerfall, Hyperkaliämie 1737
– Zytostatikaresistenz 134
Tumorzelltod 581
Tumorzytogenetik 33
– Mutationen, somatische 33
Tunnelinfektionen, tumorassoziierte Infekte, Therapie 588
Tunnelsehen, Hypotonie, orthostatische 443
Turcot-Syndrom **1235–1236**
– extraabdominale Befunde 1234
– Malignitätsrisiko 1234
– Manifestationsort 1234
TUR-P
– Differentialdiagnose 649
– Komplikationen 1725–1726
– Prostatahyperplasie 1725
Tuschepräparat, Kryptokokkose 918
T-Welle
– EKG 76
– Kardiomyopathie, rechtsventrikuläre, arrhythmogene 352–353
– Myokardinfarkt 79
– negative, Aortenstenose 298
– Perikarditis 355
– Sinustachykardie 268
– Vorhofflattern 269
Typ-I-Allergie 465
– Asthma bronchiale 471
Typ-III-Allergie 465
– Alveolitis, exogen allergische 508
Typ-IV-Allergie 465
Typ-1-Diabetes 1532–1534, 1536, 1544–1545
– Addison-Syndrom 1534
– Autoantikörper gegen Glutamatdecarboxylase (GAD 65) 1533
– – gegen Tyrosinphosphatasen 1533
– Autoimmunerkrankungen 1040
– Basedow-Syndrom 1534
– Basisinsulinbedarf 1543
– Blutglukosemessung/-werte 1542–1543
– DR3/DR4, Heterozygotie 1534
– Ernährung 1544
– Glargin 1543
– Hashimoto-Thyreoiditis 1534
– HLA-DR/DQ-Allele 1040, 1534
– HLA-KlasseII-Antigene 1534
– idiopathischer 1534

Sachverzeichnis

Typ-1-Diabetes
– Inselzellautoantikörper (ICAs) 1533
– Inselzelltransplantation 1544
– Insulinautoantikörper (IAAs) 1533
– Insulinbedarf, zirkadianer 1543
– Insulintherapie 1543–1544
– Ketonkörper im Urin 1542
– körperliche Aktivität 1544
– Komplikationen 1553
– Nephropathie 1542, 1554, 1678–1679
– Pankreastransplantation 1544
– Patiententraining 1542
– Perniziosa 1534
– polyglanduläre Insuffizienz, Typ 2 1522
– Retinopathie 1554
– Ruheblutdruck 1542
– Therapie 1542–1544
– Übergewicht 1542
– Uringlukosekontrolle 1542
– Vitiligo 1534
Typ-2-Diabetes 1532, 1534–1536, 1553
– Acarbose 1546
– Adipositas 1419, 1536
– Antidiabetika, orale 1545–1547
– arterielle Verschlusskrankheit 1545
– Biguanide 1546
– BMI 1536
– Dislipoproteinämie 1536
– Ernährung 1545
– Fettleber 1311, 1313, 1536
– Fettsucht, abdominelle 1536
– Fußsyndrom 1545
– Gesamtcholesterin 1536
– Gicht 1576, 1579
– GIP 1535
– Glinide 1546
– Glitazone 1547
– GLP-1 1535
– Glukoneogenese 1535
– Glukosetoxizität 1535
– Glukoseumsatz, hepatischer 1535
– α-Glukosidase-Inhibitoren 1546
– HDL 1536
– Hyperglykämie, postprandiale 1535
– Hyperlipidämie 225
– Hypertonie 1534, 1536
– – arterielle 225
– Hyperurikämie 1536
– Insulinmangel 1534
– Insulinresistenz 1534–1535
– Insulinrezeptor 1535
– Insulinsekretion, Störungen 1535
– Insulin-Sensitizer 1547
– Insulintherapie 1547–1548
– körperliche Aktivität 1545
– Kombinationstherapie 1548

Typ-2-Diabetes
– koronare Herzkrankheit 1545
– LDL 1536
– metabolisches Syndrom 225, 1536
– Metformin 1546
– Miglitol 1546
– Nateglinid 1547
– Nephropathie 1545, 1554, 1678–1679
– Neuropathie 1545
– Pioglitazon 1547
– Repaglinid 1546
– Retinopathie 1554
– Rosiglitazon 1547
– Schulung 1545
– Selbstkontrolle 1545
– Therapie **1544–1548**
– Thiazolidinedione 1547
– Triglyzeride 1536
– Übergewicht 225
– β-zytotrope Substanzen 1546–1547
Typ-IV-Glykogenose, Leberzirrhose 1263
Typ-I/II-IFN 125
Typ-IV-Immunreaktion, Alveolitis, exogen allergische 465
Typ-I-Kollagen, Biosynthese, Defekt 1781
Typ-II-Kollagenose, Differentialdiagnose 1106
Typ-I/II/III-Kryoglobinämie 1102
Typ-I-Reaktionen, allergische Erkrankungen 1045
Typ-A-Dissektion
– Aorta descendens 412
– Operationsindikation 414
Typ-B-Dissektion, Operationsindikation 414
Typ-A/B/C-Gastritis **1148–1150**
Typhobazillose Landouzy 502
typhöses Krankheitsbild, Maltafieber 978
typhoides Fieber, Salmonellen 1205
Typhus abdominalis **965–967**, 1205
– Ampicillin 966
– Chinolone 966
– Chloramphenicol 966
– Co-trimoxazol 966
– Differentialdiagnose 925, 932, 936, 978, 992
– Fieberanstieg, stufenförmiger 966
– Inkubationszeit 1205
– Kontinua 966
– Lebensmittelhygiene 966
– Meldepflicht 956, 966
– Salmonellen 966, 1205
– Schutzimpfung 966, 1003
– Wasserhygiene 966
– Widal-Reaktion 966
Tyrosinämie
– Fettleber 1313
– Lebertransplantation 185

Tyrosinkinaseinhibitor
– GIST-Tumoren 1172
– Leukämie, akute lymphatische 783
– Tumortherapie 138
Tyrosinose, Leberzirrhose 1296
T-Zell-Aktivierung, Defekte 1037
T-Zell-Antigen 4, zytotoxisches (CTLA-4), Autoimmunhepatitis 1290
T-Zell-Defekt 1037
– mit Autoimmunität 1037
– DiGeorge-Syndrom 1036
T-Zellen **667–668, 1010–1011**
– Aktivierung, antigenpräsentierende Zelle (APZ) 1021
– Alloantigenerkennung 191
– BAL 1031–1032
– und B-Zellen, Kooperation 1012
– CD2/CD3 1010
– CD4-positive 1010
– – Transplantationsimmunität 191
– CD8 1010
– CD8-positive, Induktion 1025
– – Transplantationsimmunität 191
– Erholung, GvH-Krankheit 177
– – Stammzelltransplantation 177
– HLA-abhängige Rekrutierung 1024
– Immundefekte 1033
– Knochenmark 1010
– Reifung 1034
– Split Chimerism 172
– Subpopulationen 1011
– – Funktionen 1011
– zytotoxische **821**
– – Hepatitis B 1278
– – Hypersensitivität vom verzögerten Typ 1044
T-Zell-Homing 1022
T-Zell-Klone, Stammzelltransplantation 172
T-Zell-Leukämie, adulte 764
T-Zell-Leukämie-Viren, humane 577, 908
T-Zell-Lymphom 764
– adultes 764
– AILD-Typ 764
– angioimmunoblastisches 764
– Enteropathie-typisches 764
– HTLV1+ 764
– immunoblastisches 764
– lymphoblastisches 764
– pannikulitisches 764
– peripheres 764
– pleomorphes, klein-, mittelgroß- und großzelliges 764
T-Zell-Prolymphozytenleukämie 764

T-Zell-Rezeptor (TZR) **1019–1020**
– Defekte **1037**
– HLA-Restriktion 1019
– Signaltransduktion 1037
T-Zell-vermittelte Immunabwehr, Hodgkin-Lymphome 757
T-Zonen-Lymphom 764

U

UDP-Glukuronyltransferase 107
– Bilirubinstoffwechsel 1270
Übelkeit
– Addison-Krise 1497
– Alkoholentzugssyndrom 1867
– Aneurysma 413
– Astroviren 875
– durch Azathioprin 1292
– Biotinmangel 1423
– Caliciviren 875
– Chemotherapie-induzierte 137
– Cholezystolithiasis 1352
– Dumping-Syndrom 1174
– Ernährung, enterale 1429
– fokale noduläre Hyperplasie 1342
– Gastrinom 1394
– Gelbfieber 897
– HELLP-Syndrom 1330
– Hepatitis, akute 1272
– Herzinsuffizienz 213
– HVL-Insuffizienz 1448
– hypereosinophiles Syndrom 744
– Hyperglykämie 1536
– Hyperkalzämie 1745
– – tumorassoziierte 601
– Hyperparathyroidismus 1197
– – primärer 1479
– Hypertonie, maligne 1702
– Hypoglykämie 1551
– Hypophosphatämie 1749–1750
– Lambliasis 1210
– Leberzirrhose, primär-biliäre 1304
– Legionärskrankheit 980
– Magenlymphome 1171
– Meningitis, eitrige 1810
– Migräne 1786
– Nephropathia epidemica 899
– Niereninsuffizienz, chronische 1687
– durch Opioide 146
– Palliativmedizin 155
– Pankreatitis, akute 1372
– Phäochromozytom 1501
– Porphyrie, akute, hepatische 1584
– Pyridoxinmangel 1423
– Refluxkrankheit 1130–1131
– Salmonellen 1205
– Schwangerschaftsfettleber 1330
– Synkopen 1801

Übelkeit
– Tollwut 907
– Tumorlysesyndrom 605
– Tumortherapie 138–139, 141
– Vitamin-A-Überdosierung 1424
– Whipple-Syndrom 1193
– Zinküberdosierung 1425
Überdosierung
– exogene, Hormone 160
– relative, Arzneimittel 108
Überdruck
– Gelenkschmerzen 1927–1928
– Osteonekrosen 1927–1928
Überdruckbeatmung
– intermittierende 1828
– kontinuierliche 1828
– – Schlafapnoe, obstruktive 568
– Lungenödem 528
– Schock, kardiogener 252
Überempfindlichkeitsreaktion
– immunologische, Vaskulitis 1090
– Perikarditis 354–355
– vom Soforttyp, Mastzellen 1016
Überernährung, Leberverfettung 1261
Übererregbarkeit, paraneoplastisch induzierte 593
Übergewicht s. Adipositas
Überlappungssyndrome
– Autoimmunhepatitis 1291
– Differentialdiagnose 1305
– Phlebothrombose 420
Überlaufhypothese, Aszites 1268
Überlaufinkontinenz 1850
– Behandlung 1851
Überlaufproteinurie 1626–1627
Überlaufventil, Fallot'sche Tetralogie 319
Überlebensrate, Herztransplantation 178
Überleitungsstörungen
– atrioventrikuläre, Sinusknotensyndrom 280
– sinuatriale, Sinusknotensyndrom 280
– WPW-Syndrom 273
übertragbare Erkrankungen/Übertragung
– Aerosole 819, 1917
– Blutkontakt 1916–1917
– direkte/indirekte 819
– fäkal-orale 1917
– konnatale (vertikale), HIV-Infektion 837
– vom Menschen auf den Menschen **1916–1920**
– vom Tier auf den Menschen 1920
– vehikelassoziierte 819
– vektorassoziierte 819
– Virusinfektionen 856
Übertragungsphänomene, Psychotherapie, stationäre 197
Übertransfusion, ARDS 1830

Überwässerung
– Hämodialyse 1690
– Niereninsuffizienz, chronische 1687
UGT1A1 1270
Uhrglasnägel **456**
– Bronchialkarzinom 548
– Eisenmenger-Reaktion 321, 323
– Fallot'sche Tetralogie 320
– Leberzirrhose 1298
– Lungenerkrankungen, interstitielle 506
– Mukoviszidose 484
– Sprue, einheimische 1191
UICC-Klassifikation 583
– Harnblasenkarzinom 643
– Harnwegskarzinom 643
– Hypopharynxkarzinom 654
– Larynxkarzinom 654
– Magenkarzinom 1167
– Mundhöhlenkarzinom 654
– Weichteilsarkome 612
UIP (Usual Interstitial Pneumonitis) 517
Ulcus
– cruris 383
– – Becken-Bein-Venen-Thrombose 425
– – Cushing-Syndrom 1491
– – CVI 424
– – Durchblutungsstörungen, arterielle 384
– – – venöse 384
– – Gasödem 963
– – Hyperpigmentation 425
– – Mehretagenthrombosen 424
– – Pseudomonas 974
– – Varikose 417
– – venöse Insuffizienz, chronische 424
– duodeni **1154**, 1156
– – Antikoagulanzien, Kontraindikationen 423
– – Diagnostik 1159
– – Differentialdiagnose 237, 247, 1585, 1712
– – Eisenmangel 709
– – florides, Herztransplantation, Kontraindikationen 180
– – Hyperkalzämie 1745
– – Magensäuresekretion 1154
– – Nüchternschmerzen 1159
– – Psychosomatosen 11
– – Symptomatik 1159
– – durum, Syphilis 981
– pepticum jejuni s. Ulkus, peptisches
– recti simplex 1247
– – Beckenbodenplastik **1248**
– rodens, Basaliom 618
– – Basalzellkarzinom 618
– simplex Dieulafoy, Gastrointestinalblutungen 1401
– terebrans, Basaliom 618
– – Basalzellkarzinom 618

Ulcus
– ventriculi **1155**
– – Alkoholkrankheit 1866
– – Antikoagulanzien, Kontraindikationen 423
– – Diagnostik 1159
– – Differentialdiagnose 237, 247, 1134, 1585, 1712
– – Eisenmangel 709
– – Fehldiagnose 244
– – florides, Fibrinolyse, Kontraindikationen 411
– – – Herztransplantation, Kontraindikationen 180
– – Hyperparathyroidismus, primärer 1479
– – Magensäuresekretion 1154
– – Ösophagogastroduodenoskopie 85
– – Pankreatitis, akute 1370
– – perforiertes, Differentialdiagnose 1353, 1359, 1373
– – Psychosomatosen 11
– – Thrombolyse, Kontraindikationen 248
– – Zinküberdosierung 1425
Ulkus, peptisches 1151–1164, 1173
– Alarmsymptome 1159
– Anastomosenulkus 1152
– Aspirin 1152
– Blutgruppe 0 1156
– CMV-Infektion 1158
– Crohn-Krankheit 1158
– Diagnostik 1159
– Differentialdiagnose 1147, 1166, 1379
– Ernährungsverhalten 1152
– Gastrinom 1152, **1158**
– Gastrointestinalblutungen 1163
– genetische Faktoren 1156
– Glukokortikoide 1152
– Glukosteroide **1157–1158**
– Hämoglobine 1159
– Helicobacter-pylori-Eradikation **1160–1161**
– Helicobacter-pylori-Gastritis/-Infektion **1152**, 1153, **1154–1156**
– HLA-Typen 1157
– Kontrollgastroskopie 1159
– Kurzdarmsyndrom 1252
– Lewis-Blutgruppenantigene 1157
– nach Magenresektion, distaler 1173
– Magensäuresekretion 1152, 1154
– MEN-1 **1158**
– NSAR 1152, **1157**
– Oberbauchschmerzen 1159
– Protonenpumpenhemmer 1160
– Rauchen 1152, 1160
– Risikofaktoren **1156–1158**
– Sickerblutungen 1403
– Therapie 1160
– nach Vagotomie 1158
– Wermer-Syndrom 1397
– Zollinger-Ellison-Syndrom 1152, **1158**

Ulkusblutung 1162–1163
– Clips 1163
– endoskopische Beurteilung 1162
– Fibrinkleber 1163
– Flüssigkeit/Gewebekleber, Injektion 168
– Forrest-Klassifikation 1159, **1163**
– Hämatemesis 1162
– Koagulationsstörungen 1163
– Rezidivulkus 1174
– Suprarenin 1163
– Therapie 1163, 1403
Ulkusgrund, Gefäße, sichtbare 1403
Ulkuskrankheit
– Alkoholismus 1866
– Behçet-Syndrom 1104
– chronische, Differentialdiagnose 620
– COX-2-Inhibitoren 1161
– Differentialdiagnose 1123, 1353
– Helicobacter-pylori- und NSAR-negative idiopathische 1158
– Komplikationen 1162
– NSAID-Gastropathie 1145
– NSAR-assoziierte 157, 1158
– Penetration/Perforation 1163, 1164
– – Abdomen, akutes 1405
– therapierefraktäre 1162
– Ursachen 1152
Ulkusprophylaxe 90
Ulkusschmerz, Gastrinom 1394
Ullrich-Turner-Syndrom, Karyogramm 33
Ulnardeviation, Arthritis, rheumatoide 1055, 1057, 1059
Ultrafiltrat(ion) **1618**, 1692
Ultraschall, intravaskulärer (IVUS) **83**, 84
Ultraschalluntersuchung s. Sonographie
Ulzera(tionen)
– Colitis ulcerosa 1216
– Crohn-Krankheit 1219
– genitale **829**
– Graft-versus-Host-Krankheit 177
– Haut 619
– Lupus erythematodes, systemischer 1076
– nasale, tumorassoziierte Infekte 586
– Nematoden 940
– Perforation, Amöbiasis 927
– Plattenepithelkarzinom 619
– Polyneuropathie, alkoholische 1795
– Porphyrie, erythropoetische 1591
– Refluxkrankheit 1134
– Sprue, einheimische 1193
– Wegener-Granulomatose 1100
– Zenker-Divertikel 1126

Sachverzeichnis

Umfangsvermehrung
- Lymphödem 427
- Phlebothrombose 421
- Varikose 415

Umgehungsanastomosen, Arterienverschluss, akuter 409

Umkehrisolation
- Infektionsrisiko, erhöhtes 836
- Neutropenie 833
- Tumortherapie 139

Umkehroperation, arterielle, Transposition der großen Arterien 322

Umkehrshunt, Ventrikelseptumdefekt (VSD) 317

Umstellungsosteotomie, Arthrose 1106

Umverteilungsphänomene, Lymphozyten 1031

Umwelteinflüsse/-faktoren
- Atopie 1043
- Krebserkrankungen 576–577
- Primärprävention 202

Umweltgifte, Lungenemphysem, zentroazinäres 481

Umweltmedizin **1901–1909**
- Anamnese 1907
- BAT-Wert 1908–1909
- Begutachtungskunde 1909
- diagnostische Methoden 1907
- EKA-Wert 1908–1909
- Ergometrie 1907
- Ganzkörperplethysmographie 1908
- lungenfunktionsanalytische Verlaufsuntersuchungen 1908
- MAK-Wert 1908
- Peak-Flowmeter 1908
- Provokationstestung, bronchiale 1908
- Spiro(ergo)metrie 1907–1908
- TRK-Wert 1909
- Untersuchungen, apparative 1907–1908
- – körperliche 1907

Umweltresistenz, Virusinfektionen 855

Umwelttoxine, Nephropathie 1684

Uncoating-Hemmer 122–123
- antivirale Therapie 122–123

Underreporting of Illness, Alter 1842

Undines Fluch(-Syndrom) 567, **570**

Unfallversicherungen 1906

Unfallversicherungsträger (UVT) 1906
- Berufskrankheiten 1905

Unkovertebralarthrosen, Diagnostik 1107

Unterarmmischämietest, Glykogenosen 1605

Unterbauchneoplasie, Differentialdiagnose 1655

Unterbauchschmerzen
- s.a. Schmerzen
- Colitis ulcerosa 1214
- Dickdarmdivertikel 1231
- Prostatitis 1723
- Yersiniose 1207

Unterberger-Tretversuch, Schwindel 1854

Unterernährung
- Gynäkomastie 1509
- Osteoporose 1771
- Tuberkulose 497

Unterschenkelamputation, Schock, septisch-toxischer 397

Unterschenkelödem
- arterielle Verschlusskrankheit 390
- körperliche Untersuchung 5

Unterschenkelvenenthrombosen 419

Untersuchung
- apparative, Arbeits- und Umweltmedizin 1907–1908
- Befunde 5–7
- diagnostische, Bewertungen 7
- Gefäßstatus 6
- hämatologische 26
- klinisch-chemische 22–27
- körperliche **4–7**
- – Arbeits- und Umweltmedizin 1907
- Muskel-/Skelettsystem 6
- neurologische 6
- psychischer Befund 6
- rektale 6, 1725

Untersuchungsmaterial
- Entnahme, Bakteriologie 41–42
- – Mykologie 41–42
- mikrobiologische Aufarbeitung 42
- Transport 42
- Transportmedien 42

u-PA, Fibrinolyse 786

Upper Airway Resistance Syndrome 568

Upside-Down-Stomach, paraösophageale Hernien 1124

Urämie
- Differentialdiagnose 598
- Ernährung, enterale, Kontraindikationen 1826
- Gastritis, akute 1146
- Hyper-/Hypolipoproteinämie 1567
- Hypotonie, orthostatische 444
- Infektionen 1630
- Insulinresistenz 1551
- Kardiomyopathie 340, 1688
- Koma, nicht ketoazidotisches, hyperosmolares 1551
- Nephropathie, diabetische 1678
- Niereninsuffizienz, chronische 1686–1687
- Pankreatitis, akute 1370
- Perikarditis 358, 1688
- – chronisch-konstriktive 358
- Thrombozytopathie 803

Urämie
- Toxine, Anämie, renale 702
- – Niereninsuffizienz, chronische 1687

Uran, Nekrosen, tubuläre 1926

Urapidil, hypertensiver Notfall 1701–1702

Uratarthropathie, Differentialdiagnose 1057

Uratkristalle, Nachweis, Gicht 1578

Uratkristallphagozytose, Synovialflüssigkeit 1578

Uratnephropathie **1676–1677**, **1684**
- akute 1579
- Leukämie, akute, lymphatische 784
- Leukämietherapie, akute 740
- Nierenversagen, akutes 1683
- Tumorlysesyndrom 605

Ureaplasma urealyticum/ Ureaplasmen **987–988**, 989, 1520
- Arthritis, reaktive 1067
- Prostatitis 1723
- Urethritis 1653

Urease, Helicobacter-pylori-Infektion 1144

Ureterkolik, linksseitige, Differentialdiagnose 1373

Ureterobstruktion 603

Ureteropyelographie, Harnwegsobstruktion 1661

ureterovesikale Insuffizienz, Refluxnephropathie 1662

Ureterspasmus, Nephrolithiasis 1713

Uretersteinkolik, Differentialdiagnose 1225

Ureterstenose, Urogenitaltuberkulose 1660

Urethralausfluss, Chlamydia trachomatis 990

urethrale Hyperaktivität
- Behandlung 1851
- Inkontinenz 1850

Urethralschmerzen
- s.a. Schmerzen
- Chlamydia trachomatis 990

Urethralurin 1628

Urethraobstruktion, Nierenversagen, akutes 1634

Urethritis **829–830**, 1653–1654
- Antibiotika 1654
- Arthritis, reaktive 1066
- Chlamydia trachomatis 990
- Co-trimoxazol 1654
- Differentialdiagnose 830, 1654–1655, 1723–1724
- Dysurie 1653–1654
- Fluorochinolon 1654
- gonorrhoische **829–830**, 956, 1653
- nichtgonorrhoische **829–830**
- Reiter-Syndrom 1069–1070, 1653
- Shigellose 1206
- Spondylitis, ankylosierende 1063
- Symptome 1653
- Therapie 1654

Urethritis
- virale 859
- Yersiniose 1207

Urethrozystoskopie, Prostatahyperplasie 1725

Uricult®, Harndiagnostik 1628

Urikostatika
- Gicht 1578–1579
- Hyperurikämie 1579

Urikosurie, Wilson-Syndrom 1599

Urikosurika
- Gicht 1578–1579
- Harnsäuresteine 1712
- Hyperurikämie 1579

Urin s. Harn

Urininkontinenz s. Harninkontinenz

Uroflowmetrie, Prostatahyperplasie 1725

Urogenitalblutungen, Hämophilie 791

Urogenitalinfektionen
- Chlamydia trachomatis 991
- Differentialdiagnose 989, 1379
- Mykoplasmen 989

Urogenitaltuberkulose 1653, **1659–1660**
- Algurie 1659
- Antituberkulotika 1659
- Ausscheidungsurographie 1659
- Diagnostik 1659
- Dysurie 1659
- Komplikationen 1660
- Leukozyturie, sterile 1659
- Pollakisurie 1659
- Ziehl-Neelsen-Färbung 1659

Urogramm **50–51**
- intravenöses 1631
- Prostatakarzinom 648

Urokinase
- Intensivmedizin 1827
- Lungenembolie 525
- Phlebothrombose 423

Urolithiasis **1709–1714**
- Adenyl-Phosphoribosyltransferase-Mangel 1580
- Eisenmangel 709
- Hyperkalzämie 1745
- radiologische Diagnostik 72
- Wermer-Syndrom 1397

urologische Tumoren **640–651**

Uropathie, obstruktive **1660–1661**, 1662
- hepatorenales Syndrom 1301
- Nephrokalzinose 1715

Uroporphyrinogen-Decarboxylase
- Defekt/Störungen 1582
- – Porphyria cutanea tarda 1587
- Hämbiosynthese 1583
- hepatische 1587

Uroporphyrinogen-I-Synthase 1584
- Hämbiosynthese 1583

Uroporphyrinogen-III-
  Synthase, Hämbiosynthese
  1583
Uroporphyrinurie, sekundäre
  1324
Urosepsis
– Harnwegsobstruktion 1662
– Komplikationen 1713
– Nephrolithiasis 1713
– Nierenerkrankungen, poly-
  zystische 1718
– Pyelonephritis, akute 1656
– – chronische 1658–1659
– – Schwangerschaft 1708
Urothelkarzinome 642
Ursache-Wirkungs-Prinzip,
  klinische Studien 92
Ursodesoxycholsäure
– Cholangitis, primär-sklero-
  sierende 1309
– Kurzdarmsyndrom 1255
– Leberzirrhose, primär-biliäre
  1305
– Protoporphyrie 1591
Urticaria/Urtikaria
– allergische Sofortreaktion
  1044
– Arzneimittelreaktion,
  allergische 108
– Hepatitis C 1287
– NSAR 158
– pigmentosa 753–754
– – Differentialdiagnose 744,
  753
– Yersiniose 969
Usuren, Arthritis, rheumatoide
  1056
uteroplazentare Einheit,
  Präeklampsie 1705
Uterusfehlbildungen, Differen-
  tialdiagnose 630
Uterushochstand, Ovarial-
  karzinom 630
Uteruskarzinom 632–640
– radiologische Diagnostik
  74
Uveitis
– anterior, Arthritis, reaktive
  1067
– – Spondylitis, ankylosierende
  1061
– Behçet-Syndrom 1104
– Heerfordt-Syndrom 514
– Hepatitis, chronische 1275
– Hepatitis C 1279
– Spondylitis, ankylosierende
  1063, 1066
– Yersiniose 969
UV-Licht
– Basaliom 617
– Basalzellkarzinom 617
– Immunsuppression 193
– Karzinogene 577
– Lupus erythematodes,
  systemischer 1075
– Mangel, Osteomalazie
  1776
Uvulahypertrophie, Schlaf-
  apnoe, obstruktive 567
Uvulopalatopharyngoplastik,
  Schlafapnoe, obstruktive
  569

V

V_A/Q-Inhomogenitäten
  452–453
VacA (vakuolisierendes Zytokin), Helicobacter-pylori-
  Infektion 1143
Vacciniavirus, Pocken 903
vagale Manöver, Herzrhythmusstörungen 260
Vaginalblutungen, Endo-
  metriumkarzinom 633
Vaginalkarzinom 638–640
– Chemo-/Strahlentherapie
  639
– FIGO-/TNM-Klassifikation
  639
– 5-Jahres-Überlebensrate
  639
– Papilloma-Viren, humane
  638
Vaginitis/Vaginose
– bakterielle 830
– Vaginalkarzinom 640
– virale 859
vagolytische Wirkungen durch
  Antiarrhythmika 266
Vagotomie
– Malabsorption 1187
– proximal-gastrische, Syn-
  drome 1173
Vagotonus 12
– Reflexsynkopen 1803
vakuolisierendes Zytokin
  (VacA), Helicobacter-pylori-
  Infektion 1143
Vakuumsinusitis 467
Valaciclovir (ValACV) 127
– HSV-Infektion 127
Valdecoxib 1157
Valin 1416
Valproat/-Valproinsäure
– Leberschädigung 1322
– Leberversagen, akutes 1293
– Migräneprophylaxe 1788
– Purpura, thrombozytopeni-
  sche, arzneimittelbedingte
  801
– Sialorrhö 1115
– Steatose, akute 1324
Valsalva-Manöver
– Herzrhythmusstörungen
  260
– Hypotonie, orthostatische,
  asympathikotone 444
– Tachykardie 272
– Varikose 415–416
– Varikozele 1517
Valsalva-Quotient, Hypotonie,
  orthostatische, asympathiko-
  tone 444
Valvulitis, Wegener-Granulo-
  matose 1100
Valvuloplastie
– Pulmonalstenose 307
– transkutane, Herzvitien,
  Schwangerschaft 369
Vanadium, Asthma bronchiale,
  berufsbedingtes 1913
Vancomycin 121
– A-Streptokokken 953
– Endokarditis, bakterielle 330

Vancomycin
– Korynebakterien 959
– Staphylococcus, epidermidis
  951
Van-den-Bergh-Reaktion 1270
Varicella-Zoster-Virus
  (VZV)/Varizellen s.a. Zoster
Varicella-Zoster-Virus
  (VZV)/Varizellen-Infektion
  860–861, 865–868
– Achalasie 1118
– Aciclovir (ACV) 126
– Ätiologie und Pathogenese
  866
– Aktivierung bei Tumor-
  erkrankungen 584
– Antikörpernachweis 867
– Ara-A 126
– Arthritis 867
– asymptomatische 866
– Augenerkrankungen 866
– Brivudin (BVDU) 127
– Diagnostik 867
– Differentialdiagnose 867,
  888
– Einschlusskörper, intra-
  nukleäre 470
– Enzephalitis, Therapie 129
– Epidemiologie 866
– Famciclovir (FCV) 128
– gangränöse 868
– gastrointestinale Erkrankun-
  gen 867
– Genome, virale 867
– hämorrhagische 867
– Hauterkrankungen 866
– Hepatitis, Differentialdia-
  gnose 1291
– HIV-Infektion 868
– HNO-Erkrankungen 866
– Hyperimmunglobulin,
  immunsupprimierte Patien-
  ten 129
– Idoxuridin 126
– Immunprophylaxe 1919
– immunsupprimierte Patien-
  ten 868
– Impfungen, passive 997,
  1001
– intrauterine 867
– Komplikationen 867–868
– konnatale 867
– Latenz 866
– Lebendimpfstoffe 998
– Meningoenzephalitis 866
– Nephritis 867
– Nukleosidanaloga 126
– Penciclovir (PCV) 128
– perinatale 867
– Pneumonie 492, 866–867
– – Antikörpernachweis 867
– – Diagnostik 867
– Primärinfektion 866
– Reaktivierungen, HIV-Infek-
  tion 844
– respiratorische Erkrankungen
  866
– Schleimhauterkrankungen
  866
– Schutzimpfung, Exanthem
  1001
– Sepsis 868

Varicella-Zoster-Virus
  (VZV)/Varizellen-Infektion
– Trifluridin (TFT) 126
– tumorassoziierte Infekte
  586
– Übertragbarkeit 856
– Virusnachweis 867
– ZNS-Erkrankungen 866
Varikophlebitis 383, 417
– Varikose 417
Varikose
  s.a. Varizen
– Crossektomie 417
– CVI 417
– Doppler-/Duplexsonographie
  415–416
– Faszienlücke, tastbare 415
– genetische Disposition 415
– Kompressionsstrümpfe 417
– Kompressionstests 416
– Lungenembolie 520
– Perforansligatur 417
– Phlebographie 416
– Phlebothrombose 417
– primäre 383, 415–418
– – Durchblutungsstörungen,
  venöse 384
– Schwangerschaft 417
– sekundäre 383
– – Differentialdiagnose 416
– – Kompression 417
– – Verödungsbehandlung
  417
– Stauungsbeschwerden 415,
  417
– Tätigkeit, stehende 416
– Trendelenburg-Test 416
– Ulcus cruris 417
– Umfangsdifferenz 415
– Valsalva-Manöver 415–416
– Varikophlebitis 417
– Venendruckmessung 416
Varikozele 1517
– Epididymitis 1517
– Hodenschmerzen 1508
– Valsalva-Versuch 1517
Variola major/Variolavirus
  903
Varixknoten, Ruptur 417
Varizellen s. Varicella-Zoster-
  Virus (VZV)
Varizen
  s.a. Varikose
– Alkoholkrankheit 1866
– gastroösophageale, Gastro-
  intestinalblutungen 1163
– retikuläre 415
– – Symptome 416
Varizenblutung
– Enzephalopathie, portale
  Hypertonie 1256
– Leberzirrhose 1297, 1300
– – alkoholische 1321
– Pfortaderhochdruck 1266
– Sklerosierung 417
Varizenexhairese
– nach Babcock 417
– CVI 425
Vasculitis s. Vaskulitis
Vas-deferens-Aplasie,
  bilaterale, congenitale
  (CBAVD) 1520

Sachverzeichnis

Vaskulitis **405**, 1257
– Akute-Phase-Reaktionen 1092
– allergica 1090, 1101–1103
– – Eosinophilie/IgE-Spiegel 1091
– – Nierenbeteiligung 1668
– ANCA-assoziierte 1091–1092, **1097–1101**
– – Differentialdiagnose 1104
– – Quarzstaub 1926
– Arthritis 1072
– – rheumatoide 1053, 1056, 1059
– Behçet-Syndrom 1104
– cANCA-positive, α_1-Antitrypsin-Mangel 1602
– Cyclophosphamid 159
– Diagnostik 1092–1093
– Differentialdiagnose 1058, 1104
– essentielle, kryoglobulinämische 1090–1091, 1101–1103
– – – Meltzer'sche Trias 1101
– – – Rheumafaktoren 1103
– Faktor-VIII-assoziiertes Antigen 1092
– granulomatöse, T-Zellvermittelte 1090–1091
– Hämoptysis 456
– Hepatitis, akute 1274
– – chronische 1275
– Hepatitis B/C 1092, 1279
– Hypertonie, pulmonale 530
– – renovaskuläre 1696
– Immunkomplexablagerungen 1042
– Immunparameter 1092
– intestinale, Differentialdiagnose 1585
– kranielle 1104
– kryoglobulinämische, Immunkomplexablagerungen 1042
– Laborparameter 1092
– leukozytoklastische **1668–1669**
– Lungenerkrankungen, interstitielle 512
– Lupus erythematodes, systemischer 1077
– Meningitis, chronische 1814
– Myokarditis 346–347
– nekrotisierende 1090
– – α_1-Antitrypsin-Mangel 1602
– Nierenversagen, akutes 1634
– Organdiagnostik 1092–1093
– pauciimmune 1090–1091
– – ANCA-assoziierte Kleingefäßvaskulitis 1097
– Polyarteriitis nodosa 1096
– primäre **1089–1093**, 1665–1668
– – ANCA 1051
– – Hämolyse, mechanische 722
– – systemische **1089–1092**, 1093

Vaskulitis
– renale **1665–1668**
– – ANCA 1666–1667
– – Lungenfibrose 1667
– – Niereninsuffizienz, terminale 1667
– – pulmorenales Syndrom 1667
– – rheumatoide 1090
– – Schoenlein-Henoch 1101, **1668–1669**
– sekundäre 1090
– systemische **1665–1668**
– – Differentialdiagnose 1644
– – Hypertonie, pulmonale 518, 530
– – nekrotisierende, Autoimmunerkrankungen 1040
– – Nierenbeteiligung 1666
– – Thrombomodulin 1092
– – Überempfindlichkeitsreaktion, immunologische 1090
– virale 858
– Virusinfektionen 1092
– Wegener-Granulomatose 512, 1098–1099
– Zytokinrezeptoren 1092
– zytoklastische, kutane, Plasmaseparation 1103
Vaskulopathie
– Hämolyse, mechanische 722
– Kollagenosen 1074
– Sklerodermie 1084
vasoaktives intestinales Polypeptid (VIP), paraneoplastisches Syndrom 593
Vasodilatanzien s. Vasodilatation/-dilatatoren
Vasodilatation/-dilatatoren
– Cor pulmonale 533
– Herzinsuffizienz 219
– Herztransplantation 181
– Hypertonie 439
– – maligne 1703
– – pulmonale 533
– Hypotonie, medikamentös induzierte 444
– Intensivmedizin 1827
– Kardiomyopathie, dilatative 342
– Leberversagen, akutes 1295
– Mitralinsuffizienz 293
– Sinustachykardie 268
– Synkope, medikamentös induzierte 441
– – vasovagale 440
Vasokonstriktion/-konstriktoren
– Blutungsanämie 724
– Hämostase, primäre 785
– Hypoxie, alveoläre 452
– hypoxische, Hypertonie, pulmonale 518, 529
– – Lungenerkrankungen, interstitielle 506
– Lungenembolie 520
– periphere, Lungenembolie 520
– Raynaud-Syndrom 402
– renale 1729
– Schock, kardiogener 253, 256

Vasokonstriktion/-konstriktoren
– Synkope 440
vasomotorische Störungen, Spondyl-/Osteochondrose 1107
Vasopeptidase-Inhibition, Herzinsuffizienz 220
Vasopressin s. ADH (antidiuretisches Hormon, Adiuretin bzw. Vasopressin)
Vasopressinanaloga, Shy-Drager-Syndrom 445
Vasopressintest, Diabetes insipidus 1445
Vasospasmus, Meningitis, eitrige 1812
vasovagale Synkopen (s.a. Synkopen) **1801–1802**, 1803
Vaterschaftsgutachten, Restriktionslängenpolymorphismen (RFLP) 39
Vaughan-Williams-Klassifikation, Antiarrhythmika 264
VCA-IgA, -IgG bzw. -IgM 869
VCAM, koronare Herzkrankheit 233
VCSS s. Vena-cava-superior-Syndrom
VDRL-Test 43
– Syphilis 983
VEE-(Venezuelan Equine Encephalitis-)Virus 891
vegetativ-endokrines Syndrom 12
Vektoren
– Alphaviren 890
– B-Enzephalitis, Japanische 896
– Dengue-Fieber 896
– FSME 896
– Gelbfieber 896
– Hepatitis C 896
– Milben 947
– Virusinfektionen **855**
– Wanzen 947
– Wirtssysteme **36–37**
– Zecken 947
Vektorsysteme, DNA-Klonierung 36–37
Vena
– contracta, Mitralinsuffizienz 292
– perforans Boyd, Dodd bzw. Cockett 416
Vena-cava-Filter s. Kavafilter
Vena-cava-Kompressionssyndrom 366
– Mediastinitis, chronische 562
– Schwangerschaft 366
Vena-cava-superior-Syndrom
– Bronchialkarzinom 550
– CUP-Syndrom 623
– Komplikationen 600–601
– Tumorwachstum 599–601
– Venenkatheter 600
Vena-mesenterica-superior-Thrombose, Kurzdarmsyndrom 1250
Vena-saphena-magna-Stammvarikose 415–416

Venen
– Bypass, aortokoronarer (ACVB) 240
– Darstellung, Eigenerythrozyten, ^{99m}Tc-markierte 67
– Krankheiten 383, **415–426**
– Prallfüllung, Stammvarikose 415
Venendruck
– Monitoring, intensivmedizinisches 1820
– zentraler s. ZVD
Venendruckmessung
– CVI 425
– Varikose 416
Venenentzündungen s. Phlebitis
Venenkatheter
– Candidiasis 918
– Staphylococcus, epidermidis 951
– Vena-cava-superior-Syndrom 600
Venenkatheterinfektion
– nosokomiale 1833
– SIRS/Sepsis 1833
Venenklappenapparat, Zerstörung 383
Venenkompression, Differentialdiagnose 422
Venensporn nach May, Phlebothrombose 420
Venenstauung s. venöse Insuffizienz, chronische
Venenstern (Crosse) 415
Venenthrombose s. Phlebothrombose
Venenzeichnung, Durchblutungsstörungen, venöse 384
Venenzugang
– Koronarsyndrom, akutes 247
– Myokardinfarkt, akuter 247
venerische Erkrankung, anale, Differentialdiagnose 1248
venöse Insuffizienz, chronische (CVI) 383, 415, **424–426**
– Ätiologie und Pathogenese 424
– Crossektomie 425
– Diagnostik 425
– Differentialdiagnose 425, 429
– Doppler-Sonographie 425
– Epidemiologie 424
– Herzinsuffizienz 213–214
– Hypertonie, venöse 424
– Kompressionsbehandlung 425
– Perforansvenen, Unterbindung 425
– Phlebographie 425
– plastische Deckung 425
– Symptome 424
– Thrombose 415
– Ulcus cruris 424
– Varikose 417
– Varizenexhairese 425
– Venendruckmessung 425
– Venenthrombose, tiefe 424
– Zinksalbe 425

Sachverzeichnis

Venographie, Nierenerkrankungen 1631
veno-occlusive disease
– Leberzirrhose 1263, 1296
– Pfortaderhochdruck 1266
– Thrombembolie 604
Ventilation, alveoläre **449**
Ventilations-Perfusions-Verteilungsstörungen 452
– ARDS 537
– Dyspnoe 454
– Lungenödem 527
Ventilationsstörungen
– Azidose, respiratorische 1758
– Gasaustausch 451
– Lungenerkrankungen, interstitielle 506
– Muskeldystrophie 1807
– obstruktive 457
– Provokationstest 459
– restriktive 457–458
Ventilationsszintigraphie **461–463**
– Cor pulmonale 531
– Hypertonie, pulmonale 531
– Lungenembolie 522–523
Ventrikel
– linker, steifer, Flüssigkeitseinlagerung, pulmonale 453
– rechter, Besonderheiten 208
– – Dehnbarkeit 208
– – Druckwerte, erhöhte 81
– – interventrikuläres Septum 208
Ventrikelaneurysma, Myokardinfarkt 250
Ventrikelruptur
– Myokardinfarkt 250
– – Differentialdiagnose 361
Ventrikelseptumdefekt (VSD) **316–317**
– Doppler-Echokardiographie 316
– drucktrennener 316
– Eisenmenger-Reaktion 317, 323
– EKG 316
– Endokarditis 317
– Endokarditisprophylaxe 317
– Herzkatheteruntersuchung 316
– Herztöne 316
– Hypertonie, pulmonale 317
– Linksherzinsuffizienz 316
– Lungengefäßwiderstand 316
– Myokardinfarkt 251
– Pulmonalarterienkatheter 1823
– Röntgen-Thorax 316
– Schock, kardiogener 253
– Schwirren, präkordiales 316
– Shuntfluss 316
– Shuntumkehr 317
– Verlauf und Prognose 369
– Volumen- und Druckbelastung 316
Ventrikelseptumruptur
– Myokardinfarkt 250
– Schock, kardiogener 252
ventrikuläre Überstimulation, Tachykardie, therapierefraktäre, rezidivierende 275

Ventrikulographie
– koronare Herzkrankheit 236
– Linksherzkatheteruntersuchung 83
Verätzungen
– Gradeinteilung 1892
– Ösophagus 1138
– Ösophaguskarzinom 1142
Verantwortung, Krankenuntersuchung, mehrdimensionale 11
Verantwortungsdelegation 10
Verapamil 264
– Hypertonie, Schwangerschaft 1708
– Kammerflimmern 264
– Mitralstenose 289
– Sick-Sinus-Syndrom 265
– Tachykardie 265
– Vorhofflattern 269
Verbrauchskoagulopathie **794–796**
– s.a. DIC (disseminierte intravasale Koagulation)
– Leukämietherapie, akute 740
– Meningitis, eitrige 1812
Verbrennungen
– DIC 795
– Endokarditis, bakterielle 326
– Gastritis, akute 1146
– HSV-Infektion 865
– Hyperkaliämie 1737–1738
– Hypokalzämie 1741
– Nierenversagen, akutes 1634
– Pseudomonas 974
Verdauungsorganerkrankungen, beruflich bedingte 1924–1925
Verdauungsphase, biliäre, Störungen 1189
Verdauungsstörungen, pankreatische 1187
Verdrängung
– Arzt-Patienten-Kommunikation 14
– Hormonminderproduktion 1432
Verdrängungsanämie **704–705**
Verdünnungsanämie, Schwangerschaft 726
Verdünnungshyponatriämie 1731
– durch Diuretika 219
Verfettung, Leber s. Fettleber
Vergiftungen **1877–1899**
– ABCDEF-Regel 1878
– Ätiologie 1878
– Aktivkohle 1879
– Alkohole, toxische 1888–1889
– Alkylphosphatvergiftung 1889
– Antidepressiva 1881–1882
– Antidiabetika 1882
– Antidote 1879–1880
– Antihistaminika 1880
– Antihypertensiva 1882–1883
– Antikoagulanzien 1883
– Antikonvulsiva 1883
– Antipyretika 1883–1884
– Arsen 1890–1891
– Athrazin 1889

Vergiftungen
– Azidose, metabolische 1760
– Benzodiazepine 1885
– Blausäuregas 1893–1894
– Blei 1890–1891
– Butyrophenone 1885
– Cadmium 1890–1891
– Carbamate 1889
– Carbamazepin 1883
– Chemikalien **1887–1893**
– Chinidin 1884
– Chinin 1884
– Chlor 1893–1894
– Chloroquin 1884
– Chrom 1890–1891
– Cumarinderivate 1883
– Definition 1877
– Demeton-S-Methyl-Sulfoxid 1889
– Diagnostik 1878–1880
– Differentialdiagnose 1294, 1585, 1800
– Digitalis 1884
– Dimethoat 1889
– Dioxine 1889
– Diphenhydramin 1885
– Doxylamin 1885
– Eisen 1890–1891
– Elapiden 1896–1897
– Elementarhilfe 1878–1879
– Epidemiologie 1878
– Erbrechen, induziertes, Apomorphin 1879
– Ethanol 1887
– Ethylenglykol 1888
– Gase 1892–1893
– Giftentfernung 1879
– Grubenottern 1897
– Herbizide 1889
– inhalatorische 1879
– Insektizide 1889
– Insulin 1882
– intensivmedizinische Betreuung 1818
– Intensivtherapie, Kurz-/Langzeitprognose 1835
– Isopropanol 1888
– Isopropylalkohol 1888
– Kampfstoffe, chemische 1897
– kardiotoxische Medikamente 1884–1885
– Knollenblätterpilze 1895
– Kohlenmonoxid 1893–1894
– Kohlenwasserstoffe, halogenierte 1889
– Koproporphyrinurie, sekundäre 1592
– Kupfer 1890–1891
– Laugen 1891–1892
– Lidocain 1884
– Lithium 1890–1891
– Lungenödem 527
– Magenspülung 1879
– Medikamente 1880–1886
– Metallverbindungen 1890–1891
– Methanol 1888
– Metoprolol 1882
– Nahrungsmittel 1895–1896
– Neuroleptika 1885
– Nitrogase 1893
– Nitrosegase 1894

Vergiftungen
– Opiate 1886–1887
– Organophosphate 1889
– Paracetamol 1883
– Paraquat® 1889
– Parathion (E 605®) 1889
– Perchlorethylen 1890
– Phenothiazine 1885
– Phenytoin 1883
– Pilze 1893–1895
– Propranolol 1882
– Quecksilber 1890–1891
– respiratorische Insuffizienz 1827
– β-Rezeptoren-Blocker 1882
– Säuren 1891–1892
– Salicylsäurepräparate 1883
– Schlafmittel 1885
– Schlangenbisse 1896
– Schwefelwasserstoffgas 1893–1894
– Sedativa 1885
– Serotonin-Reuptake-Hemmer, selektive (SSRI) 1882
– Sulfonylharnstoffe 1882
– Tetrachlorkohlenstoff 1889
– Thallium 1890–1891
– Thioxantene 1885
– Trichlorethylen 1890
– Vipern 1896
Verhaltensstörungen
– Demenz 1856
– Diabetes insipidus 1721
– Hyperkalzämie 1745
– TSS 949
Verhaltenstherapie
– Anorexia nervosa 1421
– Bulimia nervosa 1422
– kognitive 198
Verhaltensweisen, alternative 198
Verkäsung, Tuberkulosetherapie, chirurgische 499
Verkalkungen
– extraossäre, Hyperkalzämie 1745
– metastatische, Hyperphosphatämie 1751
– Urogenitaltuberkulose 1660
Verkürzungsfraktion, Kardiomyopathie, dilatative 342
Verleugnung
– Alkoholkrankheit 1865
– Arzt-Patienten-Kommunikation 14
Vermehrungszyklus, (nicht)zytozidaler 853
Verner-Morrison-Syndrom 1391, **1395**
– Diarrhö 1188
– Differentialdiagnose 753
– Hypokaliämie 1736
Vernichtungsgefühl, Mediastinitis 561
Vernichtungsschmerz, Aneurysmaruptur 414
Verödungsbehandlung s. Sklerosierung/Sklerotherapie

Sachverzeichnis

Verotoxine
- EHEC 971
- hämolytisch-urämisches Syndrom 805
- Mikroangiopathie, thrombotische 1672

Verruca vulgaris s. Warzen

Verschattungen
- Herzinsuffizienz 216
- interstitielle, diffuse, Pneumonie 489
- mit Tracheaverziehung, Atelektasen 486

Verschlussdruck, pulmonalkapillärer
- Monitoring, intensivmedizinisches 1820
- Rechtsherzkatheteruntersuchung 81

Verschlussikterus 1270
- s.a. Ikterus
- Bradykardie 279
- Diarrhö 1188
- Echinokokkose 1335
- Gallenblasenkarzinom 1364
- Maldigestionssyndrom 1189

Verständlichkeit, Arzt-Patient-Beziehung 89

Versuchstiere, Virusnachweis 44

vertebragene Beschwerden, Differentialdiagnose 1134

Vertebral Artery Disease **397–401**

vertebrales Syndrom, Spondyl-/Osteochondrose 1107

Vertebralisstenose, Symptome 398

vertebrobasilärer Infarkt 1798

Vertebroplastie 64

Verteilung, Arzneimittel 102

Verteilungsstörungen 451
- Hyperventilation, kompensatorische 453

Verteilungsvolumen/-volumina
- Arzneimittel 102
- geriatrischer Patient 1859

Vertigo s. Schwindel

Vertrauensfähigkeit 10

Verwirrtheit
- s.a. Demenz
- Addison-Krise 1497
- Azidose, metabolische 1760
- Herzinsuffizienz 213–214
- Hyperkalzämie, tumorassoziierte 601
- Hypoglykämie 1551
- Hyponatriämie 1733
- Maltafieber 978
- durch Opioide 146
- paraneoplastisch induzierte 593
- Pontiac-Fieber 980
- Purpura, thrombotisch-thrombozytopenische 1672

Verzerrungsquellen, klinische Studien 93

Vesica urinaria 1242

Vesiculovirus **906–907**
- Epidemiologie 906

Vesikuläratmen, Lungenemphysem 482

$V_H D$-Segment, Immunglobuline 1020

Vibrationsempfinden
- diabetischer Fuß 393
- Neuropathie, autonome 1555
- Verlust, Cobalaminmangel 1423

Vibrationsschaden
- Raynaud-Phänomen 1924
- Raynaud-Syndrom, sekundäres 402

Vibrio/Vibrionaceae 972
- cholerae 972–973
- – Enteritis, infektiöse 1203
- – Leukozyten im Stuhl 1202
- eltor 972
- parahaemolyticus, Leukozyten im Stuhl 1202

Vidarabin (Ara-A) 127
- Strukturformel 128

Videoendoskopie des Ösophaguslumens
- Hypopharynxdivertikel 1126
- Zenker-Divertikel 1126

Vier-Gläser-Probe, Prostatitis 1723

Vierkammerblick, Vorhofseptumdefekt 166

Vinblastin, Tumortherapie 135

Vinca-Alkaloide
- Obstipation 1180
- Raynaud-Syndrom, sekundäres 402
- Tumortherapie 135

Vincristin
- hypereosinophiles Syndrom 744
- Tumortherapie 135

Vindesin, Tumortherapie 135

Vinylchlorid
- Krebserkrankungen, beruflich bedingte 1923
- Lebersarkom 1349
- Leberschädigung 1324, 1925
- Tabakrauch 547

Vi-Oberflächenantigene, Salmonellen 965

Vipern, Vergiftungen 1896

VIPom 1391, **1395**
- Achlorhydrie 1395
- Diarrhö 1395
- Differentialdiagnose 753
- Hypochlorhydrie 1395
- Hypokaliämie 1395
- MEN 1526
- Octreotid 1395
- Peptide Histidine Methionine (PHM-27) 1395
- PET 57
- Somatostatinanaloga 1395
- VIP 1395

Virchow-Drüse, Differentialdiagnose 759

Virchow-Trias, Phlebothrombose 419

Viren 1203
- Antigennachweis 44–46
- Antikörpernachweismethoden 45–46

Viren
- Biologie 852
- Definition/Einteilung 852
- Diagnostik 46
- kardiotrope, Myokarditis 347
- Pankreatitis, akute 1370
- Parasitismus, obligat intrazellulärer 122
- Pathogenitätsfaktoren 822
- Pneumonie 490
- rhinotrope 466
- Tonsillitis 1115
- Züchtung 44
- zytopathischer Effekt 44

Viridans-Streptokokken
- pencillinresistente, Antibiotika 330
- pencillinsensible, Antibiotika 330

Virilisierung
- Hyperandrogenämie 1497, 1499–1500
- Ovarialkarzinom 630
- paraneoplastisch induzierte 593
- Pubertas praecox 1510

Virologie 44–47
- Befundinterpretation 46
- Resistenztestung **45–46**
- Virusanzucht, kulturelle 41

Virostatika
- CMV-Infektion 873
- Myokarditis, autoreaktive 347
- Pneumonie 492

Virulenz 819, **822–823**
- Faktoren, bakterielle 43

Virusbronchitis, bronchiale Hyperreaktivität 471

Virusgenome, Nachweis 45

Virushepatitis **1272–1288**
- s.a. Hepatitis
- akute **1272–1274**
- – Differentialdiagnose 1273, 1277
- chronische 1274–1277
- – Differentialdiagnose 1599, 1602
- – Manifestation, extrahepatische 1279
- Differentialdiagnose 1328, 1331, 1356, 1359
- Endokarditis, bakterielle 326
- Fettleber 1314
- Lebertransplantation 185
- Leberversagen, akutes 1293
- Leberzirrhose 1263
- Schwangerschaft 1332

Virusinfektionen **851–909**
- abortive 853
- Antikörperprävalenz 854
- Darm **1209**
- DIC 795
- Diethyldithiocarbamat 133
- Differentialdiagnose 738, 782, 856, 926
- Eiweißverlust, enteraler 1195
- endemische 855
- Epidemiologie 854
- epidemische 855
- gastrointestinale Manifestationen 857

Virusinfektionen
- geographische und zeitliche Verbreitung 855
- Haut- und Schleimhautmanifestationen 857
- Hypergammaglobulinämie 1030
- Immundefekte 1032
- Immunstimulation 133
- Immunsupprimierte, antivirale Substanzen 122
- Imuthiol 133
- Infektionsdosis 855
- Infektiosität 854
- Inkubationszeit 854
- Insulinresistenz 1551
- Kardiomyopathie 339
- Knochenmarktransplantation 835
- Koma, nicht ketoazidotisches, hyperosmolares 1551
- Laryngitis, akute 468
- latente 853
- Letalität 854
- Manifestationsrate 854
- Morbidität 854
- Mortalität 854
- neurologische Manifestationen 856
- Neutropenie 832
- nicht persistierende 853
- nichtzytozidale 854
- Nukleosidanaloga 127
- Organmanifestationen 858
- Organtransplantation 835
- pandemische 855
- Pathogenese 853
- persistierende 853
- Prävalenz 854
- Primärinfektion 853
- produktive 853
- Reaktivierung, endogene 853
- Rekrudeszenz 853
- Rekurrenz 853
- respiratorische Manifestationen 857
- reverse Transkription 853
- Schwangerschaft 860
- semipermissive 853
- serokonvertierte 855
- Seroprävalenz 854
- Therapie 126–133
- Übertragbarkeit 855–856
- Umweltresistenz 855
- Vaskulitis 1092
- Vektoren **855**
- vertikale 855
- Virusausscheidung 855
- Wirtsorganismus 852
- Wirtszelle 852
- Zelltropismus 853
- Zweiterkrankung 853
- Zweitinfektion 853
- zytozidale 853

Virusisolierung 44, 46
- Hepatitis C 898
- HHV-6 874

Virusklassifikation 852–853

Virusnachweis 44
- Adenoviren 882
- Alphaviren 892
- Antigennachweise 44

Sachverzeichnis

Virusnachweis
– Antikörper 44–45
– CMV-Infektion 872
– Coronaviren 877
– Coxsackie-A-Viren 880
– Ebola-Virus 900
– EBV-Infektion 869
– Elektronenmikroskopie 44
– HSV-Infektion 864
– Influenzaviren 884
– Lassa-Virus 902
– Marburg-Virus 900
– Masernvirus 888
– Methoden 45
– Parainfluenzaviren 887
– Picornaviren 880
– Rötelnvirus 892
– Rotaviren 876
– RSV 887
– Tollwut 907
– Varizellen 867
– Versuchstiere 44
Viruspapillom, Differentialdiagnose 615
Viruspartikel, neu gebildete, Ausschleusung, antivirale Substanzen 124
Viruspersistenz 853
Viruspneumonie 492
– Differentialdiagnose 988
– geriatrischer Patient 1847
Virusrhinitis, akute 466
Viruswarze, Differentialdiagnose 620
Viskositätssteigerung, Polycythaemia vera 681
Visusminderung/-störungen
– diabetesspezifische und -assoziierte Sekundärfolgen 1536
– hypertensiver Notfall 1700
– Osteoporose 1771
– Riesenzellarteriitis 1094
– Temporalarteriitis 1094
Vitalität, Ejakulat 1506
Vitalkapazität (VC)
– forcierte (FVC), Spirometrie 458
– restriktive Störungen 450
– Spirometrie 458
– Zwerchfellhernien 563
Vitalparameter, Herzinsuffizienz 214
Vitalzeichen 5
Vitamin A 1417
– Ernährung, parenterale 1428
– Mangel 1423
– – Cheilitis 1113
– Sialopenie 1115
– Sprue, einheimische 1191
– Überdosierung 1424
Vitamin-A-Intoxikation
– Differentialdiagnose 1480
– Hyperkalzämie 1743–1744
Vitamin B_1 1417
– Ernährung, parenterale 1428
Vitamin-B_1-Mangel 1423
– Polyneuropathie, alkoholische 1795

Vitamin B_2 1417
– Ernährung, parenterale 1428
Vitamin-B_2-Mangel 1423
– Ursachen 1114
– Zunge, glatte rote 1113
Vitamin B_6 1417
– Ernährung, parenterale 1428
– Hyperhomozysteinämie 394
– Mangel 1423
– Wilson-Syndrom 1599
Vitamin-B_6-Mangel
– Cheilitis 1113
– Zunge, glatte rote 1113
Vitamin B_{12} 712, 1417
– Anämie, perniziöse 713
– Ernährung, parenterale 1428
– Hyperhomozysteinämie 394
– Metabolismus, gesteigerter 1179
Vitamin-B_{12}-Malabsorption
– Colchicin 1197
– Diarrhö 1188
Vitamin-B_{12}-Mangel 705–706, 1179, 1423
– Blutbildungsstörungen 584
– Crohn-Krankheit 1223
– Demenz 1854
– Diagnostik 712–713
– Diarrhö 1188
– Differentialdiagnose 713, 715, 982
– Dünndarm, bakterielle Überbesiedlung 1178
– Dünndarmdivertikel 1229
– Erythropoese, ineffektive 712
– Fischbandwurm 1213
– Gastritis Typ A 1149
– Hämolyse, intramedulläre 712
– nach Ileumresektion 1176
– Knochenmarkaspiration 712–713
– Kurzdarmsyndrom 1251
– nach Magenresektion, distaler 1173
– Manifestationen 712
– Spinalerkrankung, funikuläre 712
– Thrombozytopenie 798
– Ursachen 1114
– Zunge, glatte rote 1113
Vitamin-B_{12}-Mangel-Anämie **711–714**, 1251
– Anazidität 712
– Bandwürmer 937
– Blutbild 711
– Differentialdiagnose 713
– Epidemiologie 711–712
– Granulozyten, übersegmentierte 713
– Homozysteinsäure 713
– Kurzdarmsyndrom 1251
– makrozytär-hyperchrome 711
– Megalozyten 713
– Methylmalonsäure 713
– Panzytopenie 713
– perniziöse 712
– Retikulozytenkrise 711
– Schilling-Test 713
– Verlauf und Prognose 713–714

Vitamin-B_{12}-Resorptionsstörung
– Diarrhö 1188–1189
– nach Dünndarmresektion 1176
Vitamin-B-Überdosierung 1424
Vitamin C 1417
– Anämie, refraktäre 729
– Ernährung, parenterale 1428
– Mangel, Cheilitis 1113
Vitamin-C-Mangel 1423
– Hämochromatose 1595
– hämorrhagische Diathesen, vaskuläre 805
Vitamin D 1417
– aktives 1740
– Angebot, ungenügendes, Hyperparathyroidismus, sekundärer 1483
– Darm 1740
– Ernährung, parenterale 1428
– Herztransplantation 183
– Hyperkalzämie 1745
– Hyperparathyroidismus, sekundärer 1484
– Hypokalzämie, chronische 1743
– Kalziumhaushalt 1740
– Knochen 1740
– Nebenschilddrüse 1740
– Nieren 1740
– Osteoporose 1772
– – manifeste 1773
– Phosphathaushalt 1747
– Stoffwechsel, nephrotisches Syndrom 1640
– – Nieren 1620
– Überdosierung, Hyperkalzämie 1746
Vitamin D_2
– Kalziumhaushalt 1740
– Nieren 1620
Vitamin D_3
– aktiviertes, Hypokalzämie, chronische 1743
– Nieren 1620
– Osteomalazie 1776, 1779
– Überdosierung, Nephrokalzinose 1715
Vitamin-D_3-Mangel, Osteomalazie 1778
Vitamin-D-Analoga, Hypoparathyroidismus 161
Vitamin-D-Dependent Rickets Type I/II 1779
Vitamin-D-Hormon, Osteomalazie 1776, 1779
Vitamin-D-Intoxikation
– Differentialdiagnose 1480–1481, 1715, 1746
– hyperkalzämische, Nephropathie 1684
– Hyperphosphatämie 1750–1751
Vitamin-D-Mangel 1424
– Differentialdiagnose 1742
– Hyperparathyroidismus, sekundärer 1484
– Hypokalzämie 1741
– Hypophosphatämie 1749
– Osteoporose 1767

Vitamin-D-Metaboliten
– Hypokalzämie 1742
– Osteoporose 1774
Vitamin-D-resistente Rachitis, hypophosphatämische 1720
Vitamin-D-Rezeptor-Mutationen 1779
Vitamin-D-Stoffwechselstörungen, Niereninsuffizienz, chronische 1687
Vitamin E 1417
– Ernährung, parenterale 1428
– Mangel 1424
– Protoporphyrie 1591
Vitamin-E-Mangel, Abetalipoproteinämie 1187
Vitamin H, Mangel 1423
Vitamin K 1417
– Ernährung, parenterale 1428
Vitamin K_1, Vitamin-K-Mangel 794
Vitamin-K-Antagonismus **794**
Vitamin-K-Antagonisten, INR (International Normalized Ratio) 788
Vitamin-K-Mangel 1424
– Differentialdiagnose 809
– exogener, nutritiver **794**
– Laborkonstellationen 789
– Malabsorption 1184
– Neugeborene **794**
– Vitamin K_1 794
Vitamin-K-Resorption, ungenügende **794**
Vitamin-K-Verwertung, Leberzellschädigung **794**
Vitamine 1416
– Diabetes mellitus 1545
– Ernährung, parenterale 1427–1428
– koronare Herzkrankheit 239
– Mangel **1422**
– – Pankreatitis, chronische 1383
– myelodysplastische Syndrome 694
– Sprue, einheimische 1192
– Überdosierung 1422–1424
Vitien s. Herzklappenfehler
Vitiligo
– Autoantikörper 1041
– Autoimmunhepatitis 1291
– polyglanduläre Insuffizienz, Typ 2 1522
– Sjögren-Syndrom 1080
– Typ-1-Diabetes 1534
VK s. Vitalkapazität
VLDL (very low density lipoproteins) 24, 1312, **1563**
– Abbaustörung, fakultative 1563
– – Hyperlipidämie, kombinierte 1569
– Charakterisierung 1562
– Leberverfettung 1261
VLDL-Hypertriglyzeridämie, Nephropathie, diabetische 1680
VLDL-Remnants, Hypercholesterinämie, polygene 1566

Sachverzeichnis

Völlegefühl
– Aszites, maligner 599
– Dünndarmdivertikel 1229
– Dumping-Syndrom 1174
– Dyspepsie, funktionelle 1165
– Fettmalabsorption 1199
– Herzinsuffizienz 213
– nach Vagotomie, proximalgastrisches 1173
Vogelexkremente, Alveolitis, exogen allergische **508**
Vogelhalterlunge, Alveolitis, exogen allergische **508**
Vollheparinisierung
– Hirninfarkt 1800
– Schlaganfall 1800
Vollkeim-Impfstoff 994–995
Vollkorngetreide, Ernährung, gesunde 1430
Vollmondgesicht, Cushing-Syndrom 1491
Volumen, Ventrikelseptumdefekt (VSD) 316
Volumenbelastung
– Ductus arteriosus, persistierender 318
– Herz 210
– Hypertonie, pulmonale 518
Volumenbestimmung, Schilddrüsensonographie 1455
Volumendefizit **1731**
Volumenentzug, Lungenödem 528
Volumenexzess 1730, **1730–1731**
– Alkalose, metabolische 1761
– ANP 1730
Volumenmangel
– ADH-Sekretion 1731
– Blutungsanämie 724
– Ecstasy 1873
– Koma, diabetisches 1550
– Symptome 1731
Volumenmangelhypothese, Aszites 1269
Volumenmangelschock s. Schock, hypovolämischer
Volumenplethysmogramm, akrales, Raynaud-Syndrom 403
Volumenreduktion, operative, Lungenemphysem 482
Volumenregulation 1729–1730
Volumenrezeptoren, Vorhof 1729
Volvulus, Kurzdarmsyndrom 1250
Vorderhornerkrankung
– Differentialdiagnose 1793
– Polyneuropathien 1791
Vorderwandaneurysma, verkalktes, Vorderwandinfarkt 251
Vorderwandinfarkt
– s.a. Myokardinfarkt
– akuter, EKG 246
– EKG 245
– Herzinsuffizienz 251
– nicht-transmuraler, EKG 245
– Vorderwandaneurysma, verkalktes 251

Vorfußamputation, arterielle Verschlusskrankheit 384, 397
Vorgeschichte 2
Vorhersagewert, negativer/positiver 7
Vorhof
– linker, Druckwerte 286
– – Hämodynamik 286
– singulärer (gemeinsamer), Eisenmenger-Reaktion 323
– Volumenrezeptoren 1729
Vorhofarrhythmien
– bradykarde, Sinusknotensyndrom 280
– Phlebothrombose 420
– tachykarde, Sinusknotensyndrom 280
Vorhofdruck, mittlerer, Aortenstenose 297
Vorhofflattern **268–270**
– Akzeleration 269
– atypisches 268–269
– AV-Block 269
– Belastungsdyspnoe 270
– Belastungs-EKG, Abbruch 76
– β-Blocker 269
– Digitalis 269
– EKG 262
– Palpitationen 270
– perioperative Risikobeurteilung 374
– QRS-Komplex 269
– Reentry-Mechanismus 259, 269
– rezidivierendes 269
– Therapie 269
– Transposition der großen Arterien 322
– T-Welle 269
– typisches, Makro-Reentry **269**
– Verapamil 269
– Vorhofaktivität, direkte Ableitung 269
Vorhofflimmern 257, 268, **270–271**
– Adenosin 265
– antithrombotische Therapie 272
– Belastungs-EKG, Abbruch 76
– EKG 270
– fokales 268
– Herzinsuffizienz, rhythmogene 260
– Herzrhythmusstörungen, supraventrikuläre 258
– Hyperthyreose 261
– Hypertonie, arterielle 261
– Hypomagnesiämie 1754
– Kammerfrequenz, Senkung 270
– Kardiomyopathie, dilatative 342
– Kardioversion 271
– Katheterablation 266
– Konversion, Antiarrhythmika 266
– linksatriales 268
– Lungenödem 526–527
– Mitralinsuffizienz 291
– Mitralstenose 287

Vorhofflimmern
– Myokardinfarkt 250
– – akuter 249
– – transmuraler 251
– Palpitationen 271
– paroxysmales, Kardiomyopathie, alkoholische 348
– Perikarditis, chronisch-konstriktive 360
– perioperative Risikobeurteilung 374
– rechtsatriales 268
– Sinusknotensyndrom 280
– Sinusrhythmus, Wiederherstellung 270–271
– Sklerodermie 338
– Symptome 270
– tachykardes, Herzinsuffizienz 212, 217
– Therapie 266
– Thromboembolieprophylaxe 270
– Transposition der großen Arterien 322
– Ursachen 270
– Vorhofseptumdefekt (ASD) 315
– Wolff-Parkinson-White-(WPW-)Syndrom 273
Vorhofmyxom, Synkope 442, 1803
Vorhofseptumaneurysma, Vorhofseptumdefekt (ASD) 313
Vorhofseptumdefekt (ASD) **312–316**
– Auskultation 314
– Belastungsdyspnoe 313
– Doppler-Echokardiographie 314
– Echokardiographie, transösophageale 315
– Eisenmenger-Reaktion 315, 323
– EKG 314
– Embolie, paradoxe 313
– Endokarditisprophylaxe 315
– Ermüdbarkeit 313
– Fallot'sche Tetralogie 319
– Foramen ovale, persistierendes 313
– Geräusch, systolisches 313
– Graham-Steell-Geräusch 313–314
– Herzinsuffizienz 212, 217
– Herzkatheteruntersuchung 314
– Herztöne 313
– Hili, tanzende 314
– Hypertonie, pulmonale 530
– MRT 314
– Okkluder-Schirme 314
– Palpitationen 313
– Primärtyp 313
– Qp/Qs-Verhältnis 314
– respiratorische Infektneigung 313
– Sekundärtyp 313
– vom Sekundentyp, Röntgenaufnahme 167
– vom Sekundumtyp, Links-rechts-Shunt 167

Vorhofseptumdefekt (ASD)
– Shuntfluss 313
– Therapie 314
– Thoraxröntgen 314
– unkomplizierter 369
– Vierkammerblick 166
– Vorhofseptumaneurysma 313
Vorhofthrombus
– Arterienverschluss, akuter 408
– Lyse, Kontraindikationen 62
Vorhofton, Aortenstenose 297
Vorhofumkehroperation, Transposition der großen Arterien 322
Voriconazol, Aspergillose 919
Vorläufer-B-lymphoblastische Leukämie 764
Vorläufer-B-Zell-Lymphom 764
Vorläufer-T-lymphoblastische Leukämie (T-ALL) 764
Vorläufer-T-lymphoblastisches Lymphom (T-LBL) 764
Vorläuferzellen, lymphatische/myeloische 667
Vorlast (Preload) 207
– ACE-Hemmer 218
– Herzminutenvolumen 209
– Lungenödem 528
Vorsorgeuntersuchungen
– geriatrischer Patient, Operabilität 1860
– Krebserkrankungen/Tumoren 578
Vortest-Odds, klinische Studien 95
Vortestwahrscheinlichkeit, Belastungs-EKG 233
Vorwärtsversagen
– Herzinsuffizienz 211
– kardiales **252–257**
V/Q-Mismatch, Zyanose 456
V-Q-Verteilung, Inhomogenitäten 460
VTEC 1207
Vulvovaginitis **830–831**
– Differentialdiagnose 1655
– HSV-Infektion 864
VVI-Modus, Schrittmachertherapie 284
V-Welle, Papillarmuskelabriss 254
vWF s. von-Willebrand-Faktor
VZV-Infektion s. Varicella-Zoster-Virus (VZV)/Varizellen-Infektion

W

Waage-Balken-Phänomen, Zwerchfellparese 564
Wachstumsfaktoren 387
– arterielle Verschlusskrankheit 397
– hämatopoetische **668–670**, 1027
– – Tumortherapie 139
– insulinähnliche, Akromegalie 1437

Sachverzeichnis

Wachstumsfaktoren
– Kurzdarmsyndrom 1252
– Leukämie, akute myeloische 739
– Lungenerkrankungen, interstitielle 505
– tumorassoziierte Infekte 591
Wachstumsfaktorrezeptoren, Protoonkogene 577
Wachstumshormon 1435
– Akromegalie 1437
– diabetische Komplikationen 1554
– Differentialdiagnose 1254
– HVL-Insuffizienz 1447–1448
– Hypersekretion, Akromegalie 1436
– Hypophyseninsuffizienz 1513
– Mangel, HVL-Insuffizienz 1447
– – Prader-Labhart-Willi-Syndrom 1512
– paraneoplastisches Syndrom 593
– Pubertas tarda 1510
Wachstumskinetik, Tumorzellen 134
Wachstumsretardierung s. Wachstumsstörungen
wachstumsstimulierende Signale, Protoonkogene 577
Wachstumsstörungen
– Eisenmangel 1425
– intrauterine, Glukokortikoide 159
– – Hypertonie, Schwangerschaft 369
– Kallmann-Syndrom 1511
– Knochensarkome 611
– Langerhans-Zell-Histiozytose 752
– Osteomalazie 1778
– Thalassämie 717
– Zinkmangel 1425
Wachszylinder 1625
Wadenkrämpfe/-schmerzen
– beim Gehen 384
– Hyponatriämie 1733
Wadenvenenthrombose 419–420
– isolierte 422
Wächterlymphknoten, Lymphszintigraphie 57
Wärmeantikörper **722**
– s.a. Antikörper
– Anämie, autoimmunhämolytische 724
– Kortikoidtherapie 724
– Splenektomie 724
– Zytostatika 724
Wagner-Einteilung, diabetisches Fußsyndrom 1559
Wahnvorstellungen, Benzodiazepinentzug 1871
Wahrnehmungsdefekt, Schrittmachertherapie 284
Waist-to-Hip-Ratio 1415
Waldenström-Syndrom
– Differentialdiagnose 778
– Gammopathie, monoklonale 1038

Walk-through-Phänom, Angina pectoris 231
Wallstent 170
Wanzen 947
– Allergene/Vektoren 947
Warnarrhythmien, Extrasystolen, ventrikuläre 278
Warnvenen, Phlebothrombose 421
Warzen **905**
– Differentialdiagnose 1245
– juvenile 905
– plantare 905
– virale 858
– vulgäre 905
Waschmittellunge, Alveolitis, exogen allergische **508**
Wasseraufnahme, inadäquate, Hypernatriämie 1734
Wasserbilanz 1729
Wasserdefizit, Berechnung 1734
Wasserdiuresestörungen, Aszites 1269
Wasserhaushalt, Bestimmungsmethoden 25
Wasserhaushaltsstörungen 1729–1734
– Niereninsuffizienz, chronische 1687
Wasserhygiene
– Cholera 973
– Shigellen 968
– Typhus abdominalis 966
Wasserintoxikation 1731
– Berechnung 1732
– Differentialdiagnose 1446
Wassermangel, Hypernatriämie 1733
Wasserrestriktion, Hyponatriämie 1732
Wasserretention
– Angiotensin II 1697
– Aszites 1268
– Schock, kardiogener 253
– Schwangerschaft 1704
Wasserrohre, alte, Blei 1926
Wasserrückresorption, Störung 1720
Wasserüberschuss
– Berechnung 1732
– Hyponatriämie 1731
Wasserverlust
– extrarenaler, Hypernatriämie 1734
– renaler, Hypernatriämie 1734
Wasserzufuhr, zu rasche Korrektur, Hirnödem 1734
Wasting-Syndrom
– AIDS 846
– HIV-Infektion 840, **846**
Watchful Waiting, Prostatakarzinom 649
Waterhouse-Friderichsen-Syndrom
– Meningitis, eitrige 1812
– Meningokokkensepsis 955
WDHA-Syndrom, Wermer-Syndrom 1397

Weber-Christian-Syndrom **1089**
– Fettgewebsnekrosen, entzündlich entstandene 1089
Weber-Rinne-Test, Schwindel 1854
Webs
– Differentialdiagnose 1119, 1141
– Ösophagus **1128–1129**
Wechselfieber s. Malaria
Wechselwirkungen, Arzneimittel **110–111**
Wedge-Druck
– Rechtsherzkatheteruntersuchung 81
– Schock, kardiogener 254
WEE-(Western Equine Encephalitis-)Virus 891
Wegener-Granulomatose **405**, 504, **512**, 1090–1091, 1098
– Ätiologie und Pathogenese 1098
– ANCA-assoziierte Kleingefäßvaskulitis 1097
– ANCA-Cytokin-Sequenzmodell 1099
– ANCA-Diagnostik 1100
– Anti-Neutrophilen-Cytoplasma-Antikörper (cANCA) 512
– Arthritis 1072
– Autoantikörper 1041–1042
– Autoimmunerkrankungen 1040
– Azathioprin 1101
– cANCA 512, 1098, 1630
– Cyclophosphamid 512
– Definition 1098
– Differentialdiagnose 494, 544, 1104, 1667
– Eosinophilie 1032
– Epidemiologie 1098
– Fauci-Schema 1101
– Gastritis 1149
– Generalisationsphase 1100
– Glomerulonephritis 1098
– – fokal-segmental sklerosierende 1643
– – rasch progrediente/progressive 1643, 1645
– Glukokortikoide 512
– ohne granulomatöse Entzündung 1100
– Hämoptysis 456
– harnpflichtige Substanzen 1100
– Histiozyten 1098
– Hypertonie, pulmonale 530
– Immunsuppressiva 1101
– Infiltrate 1100
– Labor 1100
– Lunge, weiße 1100–1101
– Lungeninfiltrate 1100–1101
– Makrophagen 1098
– Methotrexat 1101
– MHCI-Defekte 1037
– Nasenschleimhautentzündungen, chronische 467
– Nierenbeteiligung 1666
– Organmanifestation 1100
– PR3-ANCA-assoziierte 1098

Wegener-Granulomatose
– Pseudokavernenbildung 1100
– Raynaud-Syndrom, sekundäres 402
– Riesenzellen 1098
– Rundherde 1100
– Spontanpneumothorax 552
– Symptome 1099–1100
– Vaskulitis 1098–1100
– – renale 1666
Wegener-Like-Syndrome, MHC-I-Defekte 1037
Wegeunfälle 1906
Wehentätigkeit, vorzeitige, Präeklampsie 1705
Weichteilblutungen, Hämophilie 791
Weichteilerkrankungen
– bildgebende Verfahren 72–73
– Hyperkalzämie 1747
– nekrotisierende **826–827**
– paravertebrale, Spondyl-/Osteochondrose 1107
Weichteilgasbrand 963
Weichteilinfektionen, Leukämietherapie, akute 740
weichteilrheumatische Syndrome, Spondyl-/Osteochondrose 1107
Weichteilrheumatismus **1108–1109**
– s.a. Fibromyalgie
– Analgetika/Antiphlogistika 1109
– Bewegungstherapie 1109
– Pannikulosen 1108
– Tendinosen 1108
– Wärmeanwendung 1109
Weichteilsarkome **611–613**
– Chemotherapie 612
– Metastasensuche 612
– Resektionsgrenzen 612
– UICC-Klassifikation 612
Weichteilschmerzen, tumorbedingte 143
Weichteiluntersuchung, Rheumatismus 1050
Weichteilverkalkungen, Hyperparathyroidismus 1744
Weichteilzeichen, Arthritis, rheumatoide 1053
Weil-Krankheit 986–987
Weiße Lunge (s. Lungenödem) 526, **527**, 528
Weißfingerkrankheit s. Raynaud-Phänomen/-Syndrom
Weißkittelhypertonie 437
Weißnägel
– Leberzirrhose 1298
– – alkoholische 1320
Wenckebach-Block **280–282**
Werkzeuge
– vibrierende, Knochenzysten 1927
– – Vakuolen 1927
Werlhoff-Syndrom **798–800**
– Autoantikörper 1041–1042
– Differentialdiagnose 1668

Sachverzeichnis

Wermer-Syndrom 1396, **1524–1527**
– Hormonstörungen 1397
– Symptome 1397
Werner-Syndrom 1744
– Vererbung 578
Wernicke-Enzephalopathie
– Alkoholkrankheit 1867
– Beriberi 1423
Wertheim-Meigs-Operation, Zervixkarzinom 637
Wertschätzung, Arzt-Patient-Beziehung 89
Westergren-Test, BSG 26
Westernblot, HIV-Infektion 840
Whipple-Operation
– Malabsorption 1187
– Pankreaskarzinom 1388
Whipple-Syndrom 1071, **1193–1194**
– Diarrhö 1188
– Differentialdiagnose 753, 1068, 1222, 1229
– Dünndarmbiopsie 1186, 1194
– Lymphangiektasie, intestinale 1195
– Makrophagen 1193
– SPC-Zellen 1193
– Therapie 1194
– Tropheryma whippelii 1193
WHO/ISFC-Kriterien, Kardiomyopathie, inflammatorische 344
WHO-Definition, Hypertonie 433
WHO-Empfehlungen, Tumorschmerztherapie 144
WHO/ISFC-Kriterien, Myokarditis 344
WHO-Klassifikation
– Allgemeinzustand, Beurteilung 583
– Bronchialkarzinom 547
– Hodgkin-Lymphome 757
– Hypopharynxkarzinom 654
– Larynxkarzinom 654
– Leukämie, akute, myeloische 738
– Lungentumoren 543
– Magenkarzinom 1167–1168
– Mundhöhlenkarzinom 654
– myelodysplastische Syndrome 689
– Non-Hodgkin-Lymphome 763–764
– Struma 1471
Widal-Reaktion **29**
– Typhus abdominalis 966
Wide Dynamic Range Neurons 150
Widerstand, peripherer, totaler (TPR)
– Berechnung 1821
– Monitoring, intensivmedizinisches 1821
– Normalwerte 1821
Widerstandserhöhung
– intrahepatische, Pfortaderhochdruck 1265
– Silikose 509

Widerstandsgefäße
– intramyokardiale, Koronardurchblutung 229
– periphere, Dilatation durch Nitrate 237
von-Willebrand-Faktor (vWF)
– Mangel 791–792
– Purpura, thrombotisch-thrombozytopenische 805
von-Willebrand-Faktor-Multimere
– hämolytisch-urämisches Syndrom 1673
– von-Willebrand-Syndrom 792
von-Willebrand-Faktor-spaltende Protease, Purpura, thrombotisch-thrombozytopenische 805
von-Willebrand-(Jürgens-)Syndrom **787, 791**, 792
– Ätiologie und Pathogenese 791
– DDAVP (Desmopressin) 792
– Faktor-VIII-Konzentrate 792
– Klassifikation 792
– Laborkonstellationen 789
– Typ 2B, Thrombozytopenie 798
– vWF-Multimere 792
Wilms-Tumor
– Differentialdiagnose 1717
– Hypertonie, renoparenchymatöse 1693
– Hypokaliämie 1736
– WT1-Gen 580
Wilson-Ableitungen, EKG 75
Wilson-Syndrom **1597–1600**
– Coeruloplasmin 1598–1599
– Differentialdiagnose 1058, 1273, 1276, 1285, 1291, 1319, 1599
– Fettleber 1314
– H1069G, Mutation 1597, 1599
– Hämolyse, schwere 1598
– Hepatozyten, Kupferüberladung 1597
– Herz- und seltene Organmitbeteiligungen 1599
– Kayser-Fleischer-Kornealring 1597–1598
– Kupfer-ATPase 1597
– Kupferüberdosierung 1425
– Laborbefunde 1599
– Leberbiopsie 1599
– Lebererkrankung 1598
– Lebertransplantation 185
– Leberversagen, akutes 1293–1294
– – irreversibles 1599
– Leberzirrhose 1263, 1296
– MRT 1599
– Mutationsanalyse 1599
– neurologische Erkrankungen 1598
– Nierenbeteiligung 1598–1599
– Penicillamin(test) 1599
– psychiatrische Manifestation 1598
– R778L, Mutationen 1599

Wilson-Syndrom
– Radiokupfertest 1599
– Skelettmanifestationen 1599
– Stadien 1600
– Symptome 1598
– Verlauf 1600–1601
– Vitamin B_6 1599
Windkesselfunktion 209
Windpocken **866**
– Differentialdiagnose 865, 867, 880, 888
– immunsupprimierte Patienten 868
– Komplikationen 867–868
– Sternenhimmel 866
Winiwarter-Buerger-Syndrom s. Thrombangitis obliterans
Win-Substanzen, Picornaviren 133
Wirbelgelenke, Arthrose 1105
Wirbelkanalstenose, Spondylitis, ankylosierende 1066
Wirbelkörperdeformierungen/-frakturen
– Differentialdiagnose 1772
– Osteoporose 1766, 1768–1769
– Spondylitis, ankylosierende 1063
– Thoraxdeformitäten 565
Wirbelkörpersinterungen
– Knochenmetastasen 1783
– osteoporotische, Differentialdiagnose 1783
Wirbelsäulenerkrankungen
– Differentialdiagnose 392
– Raynaud-Syndrom, sekundäres 402
Wirbelsäulenschmerzen
– Spondyl-/Osteochondrose 1107
– Weichteilrheumatismus 1108
Wirbelsäulentumor, Differentialdiagnose 1065
Wirkspektrum, Chemotherapie, antivirale 122
Wirkstoffe, Arzneitherapie 101
Wirkstofffreisetzung, Arzneimittel 103
Wirkstoffklassen, pharmakologische 100–101
Wirkungsstärke, dosisbezogene/maximale, Arzneitherapie 101
wirtschaftliche Aspekte, Therapie 90–91
Wirtsfaktoren
– genetische, Virusinfektionen 854
– Krebserkrankungen 577
– Tumoren 577
Wirtsorganismus, Virusinfektionen 852
Wirtssysteme, Vektoren **36–37**
Wirtswechsel, Bandwürmer 937
Wirtszelle, Virusinfektionen 852
Wiskott-Aldrich-Syndrom 798, **1037**
– Stammzelltransplantation 173–174

Wiskott-Aldrich-Syndrom
– Thrombozytopenie 798
– Vererbung 578
Wochenbett, Phlebothrombose 420
Wolff-Parkinson-White-(WPW-)Syndrom **273–274**
– Ajmalin-Test 273
– Akut- und Differentialtherapie 265, 274
– Deltawellen 273
– Differentialdiagnose 258
– Digitalisglykoside, Kontraindikationen 219
– EKG **273–274**
– Herzrhythmusstörungen, supraventrikuläre 258
– Hochfrequenzkatheterablation 166, 273
– Kammerflimmern 277
– Katheterablation 266
– Kent-Bündel 273
– Präexzitation, EKG 79
– QRS-Komplex 273
– – verbreiterter 258
– Reentry-Mechanismus 259
– Synkopen 1803
– Tachykardie, antidrome 273
– – orthodrome 273
– – paroxysmale 273
– Überleitung, schnelle 273
– Vorhofflimmern 273
Wolfram, Hartmetallfibrose 510
Wolhynisches Fieber 993
Wolman-Krankheit 1611
WPW-Syndrom s. Wolff-Parkinson-White-Syndrom
Wright-Hyperabduktionsmanöver, Arterienverschluss, akuter 409
WT-1-Gen, Wilms-Tumoren 580
Wuchereria bancrofti 934, **944**, 945
Würmer s. Wurminfektionen
Wundheilungsstörungen
– Cushing-Syndrom 1491
– Faktor-XIII-Mangel 793
– Monitoring, mikrobiologisches 1825
– Raynaud-Syndrom 403
– Vitamin-C-Mangel 1423
– Zinkmangel 1425
Wundinfektionen
– A-Streptokokken **952**
– Enterokokken 954
– nosokomiale 1833
– Staphylococcus aureus 948
– Streptokokken, hämolysierende 953
Wundstarrkrampf **964**
Wurminfektionen **1211–1214**
– Eisenmangel 709
– Eisenmangelanämie 1212
– Eosinophilie 1212
– Mebendazol 1204
– Wurmeier/-larven, Anreicherung im Stuhl 1203
Wut, stille/wilde 907

X

Xanthelasmen
- Gastrointestinalblutungen 1400
- Hypercholesterinämie, polygene 1564
- Hypertriglyzeridämie 1575
- Leberzirrhose, primär-biliäre 1304

Xanthinoxidase, Stimulation, Molybdänüberdosierung 1425

Xanthinurie 1580

Xanthochromia striata palmaris
- Hyperlipidämie Typ III 1566, 1570
- Hypertriglyzeridämie 1575

Xanthome
- Achillessehnen 1566
- Apolipoprotein-C-II-Mangel 1573
- eruptive, Hypertriglyzeridämie 1566, 1575
- Hyperlipidämie 1573
- Lipoproteinlipasemangel 1573
- planare, Apolipoprotein-B-Defekt, familiärer 1569
- plantare, Hypercholesterinämie, familiäre 1566, 1569
- – Hypertriglyzeridämie 1575
- tendinöse, Apolipoprotein-B-Defekt, familiärer 1569
- – Hypercholesterinämie, familiäre 1566, 1569
- tuberoeruptive, Hyperlipidämie, familiäre 1570
- tuberöse, Hyperlipidämie, familiäre 1570

Xanthomonas maltophilia, Pneumonie 490

XBSMA (X-chromosomal-rezessive bulbospinale Muskelatrophie vom Typ Kennedy) 1520

X-chromosomal vererbte Lymphoproliferation 1037

X-chromosomal vererbter SCID **1036**

X-chromosomale vererbte Agammaglobulinämie **1033**, 1034

Xenotransplantation, Nierentransplantation 189

Xerodermie, HIV-Infektion 844

Xerophthalmie
- Sjögren-Syndrom 1079
- Vitamin-A-Mangel 1423

Xerostomie
- Sjögren-Syndrom 1079
- SSRI-Vergiftung 1882

XX-Mann-Syndrom **1518**
- zytogenetische Untersuchungen 1506

XXY-Syndrom **1518**

XYY-Syndrom, zytogenetische Untersuchungen 1506

Y

Yaba Monkey Tumor Virus 903
YACs, DNA, Klonierung 36
Yatapoxvirus 903
Y-Chromosom, Mikrodeletionen, Germinalzellaplasie 1518
Yersinia/Yersinien bzw. Yersiniose 969, 1206, **1207**
- Aminoglykoside 969
- Arthritis, reaktive 1067
- Chinolone 969
- Co-trimoxazol 969
- Differentialdiagnose 927, 978, 1222, 1225
- enterocolitica **969**, **1207**
- – Enteritis, infektiöse 1203
- – Membranprotein, plasmidkodiertes, äußeres 969
- – molekulare Mimikry 1040
- – – YOP 969
- HLA-B27 969
- Leukozyten im Stuhl 1202
- pestis 969, **970**
- pseudotuberculosis **969–970**, **1207**
- Tetrazykline 969
Y-graft 240
YOP
- Arthritis, reaktive 1068
- Yersinia enterocolitica 969

Z

Zahnanomalien, Hyper-IgE-Syndrom 745
Zahnersatz, Leukoplakie 1114
Zahnextraktion, Aktinomykose 960
Zahnfleischbluten
- körperliche Untersuchung 4
- Leukämie, akute 736
- Thrombozytopenie 799
Zahnlücken, Leukoplakie 1114
Zahnschmelzschäden
- Anorexia nervosa 1421
- Bulimia nervosa 1422
Zalcitabin (DDC) 127
- HIV-Infektion 842
- Nukleosidanaloga 131
Zanamivir, Influenza-Viren A/B 132
ZEBOV, Ebola-Virus 900
Zecken 947
- Allergene 947
- Vektoren 947
Zeckenbissfieber 993
Zehenamputation, arterielle Verschlusskrankheit 397
Zeichnungsvermehrung, interstitielle/perivaskuläre, Herzinsuffizienz 216
Zeitverhältnis, Beatmungsgeräte, Grundeinstellung 1830
β-Zell-Destruktion 1534
Zellen
- akzessorische, Immunsystem 1013

Zellen
- dendritische 1022
- erythropoetische 667
- granulopoetische 667
- Harnuntersuchung 25
- immunkompetente 1009–1016
- Knochenmark 666–668
- mononukleäre, Listeriose 959
- phagozytierende 1014
- Thrombozytopoese 668
β-Zellfunktion, genetische Defekte, Diabetes mellitus 1532
Zell-Lyse-Syndrom
- Hyperkaliämie 1737
- Hyperphosphatämie 1751
Zellnekrose, Pankreatitis, akute 1371
Zelloberflächenmoleküle, Autoantikörper 1042
Zellproliferation, Hypokaliämie 1735
Zelltransplantation, hämatopoetische (HZT) 172
Zelltropismus, Virusinfektionen 853
β-Zell-Tumor, Pankreas **1392–1393**
zelluläre Enzyme 22
Zellulitis
- Haemophilus influenzae 977
- tumorassoziierte Infekte 586
Zell-Zell-Interaktion, Adhäsionsmoleküle 1025
Zenker-Divertikel 1124–1127
- Diagnostik 1125
- Dysphagie 1125
- Myotomie 1126
- Videoendoskopie 1126
zentrales Nervensystem s. ZNS
Zentralvenensklerosierung
- Leberfibrose 1265
- Leberzirrhose 1265
Zentroblastom 764
Zentrozytom 764
Zephalgien s. Kopfschmerzen
Zeramidphosphorylcholin 1611
zerebelläres Syndrom, Leukämietherapie, akute 740
zerebrale Insulte/Ischämie 383
- s.a. Schlaganfall
- Akuttherapie, geriatrischer Patient 1844
- Bypassoperation 240
- Eisenmenger-Reaktion 323
- Fleckfieber 992
- geriatrischer Patient 1843
- Hirnarterienstenose, extrakranielle 398
- Hypotonie, orthostatische 443
- Leberversagen, akutes 1295
- Sjögren-Syndrom 1080
Zerebralparesen, Meningitis 1812

Zerebralsklerose, Antikoagulanzien, Kontraindikationen 423
Zerebrosid-glukosidase-Mangel 1610
Zerebrosidlipidose 1610
Zerebrosidose 1610
zerebrovaskuläre Insuffizienz
- Atherosklerose 222
- Hypertonie 439
- Hypotonie, orthostatische 444
zerebrovaskulärer Insult s. Hirninfarkt bzw. Schlaganfall
Zerebrum, bildgebende Verfahren 64–65
Zerfallszeit, Arzneimittel 103
Zerkarien, Bilharziose 934
Zerkariendermatitis 935
Zervikalarthritis, atlantoaxiale Dislokation 1055
zervikale intraepitheliale Neoplasien (CIN) 635
zervikozephales Syndrom, Spondyl-/Osteochondrose 1107
Zervixabstrich, Papanicolaou-Färbung 636
Zervixkarzinom **635–638**
- Adenokarzinom 636
- adenosquamöses 636
- CA 125/CEA 637
- Chemotherapie 637
- Chlamydien 635
- Definition 635
- Diagnostik 636
- FIGO-Klassifikation 636–637
- Herpes simplex 635
- HIV-Infektion 635
- HPV-Infektion 635
- invasives, HIV-Infektion 840
- Klassifizierung, morphologische 635
- Plattenepithelkarzinom 636
- radiologische Diagnostik 74
- SCC 637
- Strahlentherapie 637
- TNM-Klassifikation 636–637
- Wertheim-Meigs-Operation 637
Zervixzytologie, Vorsorgeuntersuchungen 578
Zervizitis **830–831**
- Arthritis, reaktive 1066
- Gonokokken 956
- virale 859
Zestoden 934, **936–940**
- Darm **936–937**
Zidovudin (AZT) 126–127
- Leberschädigung 1325
- Nukleosidanaloga 131
- Strukturformel 128
Ziehl-Neelsen-Färbung
- Erregernachweis 42
- Mycobacterium tuberculosis 962
- Mykobakterien 498, 961
- Urogenitaltuberkulose 1659
Zielblutdruck, Hypertonie, essentielle 437

Sachverzeichnis

Zieve-Syndrom
- Alkoholkrankheit 1866
- Fettleber, alkoholische 1317

Zigarettenkonsum s. Nikotin(abhängigkeit/-abusus)

Zink 1416
- Ejakulat 1506
- Ernährung, parenterale 1428
- Malnutrition 1426
- Mangel 1425
- - Crohn-Krankheit 1223
- täglicher Bedarf 1425
- Überversorgung 1425
- Wilson-Syndrom 1600

Zinkchromat, Krebserkrankungen, beruflich bedingte 1923

Zinksalbe, venöse Insuffizienz, chronische 425

Zinnoxid, Stannose 510

zirkadianer Rhythmus, Glukokortikoide 158

Zirkulationsstörungen
- Monitoring 1820
- Polyneuropathien 1791

Zirrhose s. Leberzirrhose

Zitratblut, Hypokalzämie 1741

Zitratmangel, Nephrolithiasis 1711

Zittern s. Tremor

ZNS-Bestrahlung, Leukämie, akute, lymphatische 782

ZNS-Erkrankungen/-Läsionen
- bildgebende Verfahren 64–65
- Diabetes insipidus 1445
- geriatrischer Patient 1841
- HSV-Infektion 863
- Hyperventilation 571
- Intensivbehandlungsstationen, Kurzzeitprognose 1835
- Masern 887
- Ösophagusmotilitätsstörungen 1121
- Papillomviren 905
- Picornaviren 879
- Pubertas praecox 1510
- QT-Syndrom 276
- VZV-Infektion 866

ZNS-Lupus 1076

ZNS-Lymphome 660
- Differentialdiagnose 662

ZNS-Prophylaxe, Leukämie, akute lymphatische 782

ZNS-Tumoren
- AJC-Klassifikation 662
- Chemotherapie 662–663
- Differentialdiagnose 1585
- Metastasen, meningeale 662
- primäre 660–663
- Strahlentherapie 662

ZNS-Vaskulitis, Autoimmunerkrankungen 1040

Zöliakie (s. Sprue, einheimische) 1190–1193, 1200

Zollinger-Ellison-Syndrom 1158, 1391, 1393–1395
- s.a. Gastrinom
- Diarrhö 1188

Zollinger-Ellison-Syndrom
- Differentialdiagnose 753, 1152
- Pankreasinsuffizienz, exokrine 1187
- Refluxkrankheit 1134
- Riesenfalten 1151
- Ulkus, peptisches 1152, **1158**
- Wermer-Syndrom 1397

Zona alba 1242

Zoster 866
- s.a. Varicella-Zoster-Virus (VZV)/Varizellen-Infektion
- Herztransplantation 183
- Immundefekte 1032
- Immunprophylaxe 1919
- ophthalmicus 866
- oticus 866
- segmentaler 866
- Tumorleiden 868

Zuckeralkohole 1416

Zuckergusswirbelsäule, Forrestier-Syndrom 1071

Zuckerkandl-Organ, Phäochromozytom 1501

Zuckerwassertest, Hämoglobinurie, paroxysmale nächtliche 697

Zugang
- Ernährung, parenterale 1426, 1429
- gastraler, jejunaler, Ernährung, enterale 1429
- perinealer, Prostatektomie 649
- retropubischer, Prostatektomie 649

Zugvolumen, ARDS 1831

Zunge
- glatte rote 1113
- - Leberzirrhose 1298
- Kaposi-Sarkom 1116
- Leukoplakie 1114

Zungenbändchen/-frenulum
- Sklerose 1084
- verkürztes 1083

Zungenbeläge 1113
- körperliche Untersuchung 4

Zungenbrennen
- Lingua geographica 1114
- Vitamin-B$_{12}$-Mangel 712

Zungenkarzinom, Alkoholkrankheit 1866

Zungennekrose
- Riesenzellarteriitis 1095
- Temporalarteriitis 1095

Zungenveränderungen 1113

Zusatzmedikation
- Opioidtherapie 151
- Tumorschmerztherapie 144

ZVD (zentraler Venendruck)
- Monitoring, intensivmedizinisches 1820–1821
- Volumenmangel 1731

Zwangsstörungen
- Anorexia nervosa 1421
- Psychotherapie, stationäre 197

Zweigefäßerkrankung 236
- Bypassoperation 375
- Lima-Bypass 241
- PTCA 241

Zweitanmelderpräparate 104

Zweiterkrankung/-infektion, Virusinfektionen 853

Zweitmalignome/-neoplasien
- Chemotherapie 137
- nach Hodgkin-Lymphom 761
- Leukämie, chronisch-lymphatische 772
- Plasmozytom 779

Zwerchfell, Relaxatio 564

Zwerchfellbewegungen
- Durchleuchtung 65
- paradoxe, Zwerchfellparese 564

Zwerchfellerkrankungen 562–566

Zwerchfellhernien 563
- Dyspnoe 563
- gemischte 563
- hintere/vordere 563
- Mediastinaltumoren 559–560
- Reflux/Sodbrennen 563
- Tachykardie 563

Zwerchfellhochstand 564–565
- Amöbenabszess 1338
- Atelektasen 486
- Lungenembolie 521

Zwerchfelllähmung/-parese 564–565
- Lungenfunktionsprüfung 564
- Phrenikusparese 564
- restriktive Ventilationsstörung 457
- Schnupfmanöver 564
- Waage-Balken-Phänomen 564
- Zwerchfellbewegung, paradoxe 564

Zwerchfellschwielen 563–564

Zwerchfellspasmen 565

Zwerchfellverwachsungen 563–564

Zwergbandwurm 1212–1213

Zwergfadenwurm 934, **940**
- Symptome/Therapie 941

Zwischenblutungen, körperliche Untersuchung 5

Zwölffingerdarmblutungen, Ösophagogastroduodenoskopie 85

Zyanose 456
- Atelektasen 486
- Atemwegserkrankungen, untere 469
- Azidose, metabolische 1760
- Blue Bloater 478
- Bronchitis, chronische 478
- chronische, Differentialdiagnose 323
- Cor pulmonale 531
- CVI 424
- Ductus arteriosus, persistierender 318
- Durchblutungsstörungen, venöse 384
- Eklampsie 1705
- gemischte 456
- Herzinsuffizienz 214

Zyanose
- Herzvitien, Schwangerschaft 369
- Lungenerkrankungen, interstitielle 506
- Lungenödem 527
- Mitralinsuffizienz 291
- Mukoviszidose 484
- Perikarderguss, maligner 597
- periphere 456
- - Trikuspidalstenose 304
- Phlebothrombose 421
- Pneumonie 1847
- Polycythaemia vera 681–682
- pulmonale, Differentialdiagnose 320
- Raynaud-Syndrom 402
- respiratorische Insuffizienz 536
- Transposition der großen Arterien 322
- Trikuspidalinsuffizienz 305
- Ursachen 456
- zentrale 456
- - Eisenmenger-Reaktion 321
- - Fallot'sche Tetralogie 319

Zyklusstörungen
- Hypothyreose 1461
- körperliche Untersuchung 5
- Ovarialkarzinom 629

Zylinder
- gemischte, Harnsediment 1625
- Harndiagnostik 1624–1626
- Harnuntersuchung 25
- hyaline, Harnsediment 1625
- - Minimal-Change-Glomerulonephritis 1646

Zylindrome, Lunge 543

Zylindrurie, Hypertonie, renoparenchymatöse 1694

Zylindurie, Lupus erythematodes, systemischer 1076

Zymogene, Pankreas 1371

Zystadenom 1341
- biliäres **1344**
- muzinöses, Leberzysten 1333

Zysteinylleukotriene, Lungenembolie 520

Zystektomie
- Harnblasenkarzinom 643
- Harnwegskarzinom 643

Zysten
- Amöbiasis 926–927
- Anreicherung im Stuhl 1203
- bronchogene, Mediastinaltumoren 560
- Giardien 922
- Leber **1333–1334**
- lymphoepitheliale, Pankreas 1385
- stielgedrehte, Differentialdiagnose 1224

Zystenblutung
- Erythrozyturie 1624
- Nierenerkrankungen, polyzystische 1718

Zysteninfektion, Nierenerkrankungen, polyzystische 1718

Zystenleber 1333
- Lebertransplantation 185

Sachverzeichnis

Zystennierenerkrankung **1716–1718**
– Hypertonie, sekundäre 435
Zystenruptur
– Echinokokkose 940
– Nierenerkrankungen, polyzystische 1718
Zystinose, Nierenerkrankungen, tubulointerstitielle 1657
Zystinsteine 1710, 1712, **1721**
Zystinurie **1721**
– Diarrhö 1188
– Nephrolithiasis 1710
– Zystinsteine 1712
zystische Fibrose s. Mukoviszidose
Zystitis **1654–1655**
– Antibiotika 1655
– Bakteriurie, asymptomatische 1655
– Blasenpunktion 1655
– Differentialdiagnose 1654, 1723–1724
– hämorrhagische, Adenoviren 882
– – Chemotherapie-induzierte 137
– – tumorassoziierte Infekte 586
– – virale 859
– – Zytostatikatherapie 606
– infektiöse 1654
– Lumbalgien 1654
– Makrohämaturie 1654
– Mittelstrahlurin 1655
– PML 905
– Pollakisurie 1654
– prädisponierende Faktoren 1655
– Prostatahypertrophie 1654
– Pyelonephritis 1655
– Refluxnephropathie 1662
– Symptome 1654
– tumorassoziierte Infekte 586
– Urethritis 1654
– Urin-Teststreifen 1655
Zystizerkose 934, **937–938**
– Diagnostik 937
– Differentialdiagnose 937

Zystizerkose
– Mittelmeerfieber, familiäres 1089
– Schweinebandwurm 937
Zystoskopie
– Blasenbilharziose 936
– Darmbilharziose 936
Zytochemie, Leukämie, akute 736
Zytogenetik
– andrologische Diagnostik 1506–1507
– Leukämie, akute 737
– Methoden **32–35**
– Osteomyelofibrose 679
– Thrombozythämie, essentielle 685
zytogenetische Karte, Genom 32
zytoimmunologisches Monitoring (ZIM), Herztransplantation, Abstoßungsreaktion 182
Zytokinantagonisten **1027**
zytokinbildende Tumoren, CRP-Konzentration 23
Zytokine 125, 387, 1014–1015, **1025–1028**
– Asthma bronchiale, allergisches 472
– Darminfektionen 1201
– Entzündungsanämie 725
– erektile Dysfunktion 1509
– Expression, T-Helfer-Zellen 1025
– Funktion 1025–1026
– Granulozyten, eosinophile 743
– hämatopoetische, Sekretion, tumorassoziierte 594
– Helicobacter-pylori-Infektion 1143–1144
– Hyper-IgE-Syndrom 745
– Hyperkalzämie 601
– inflammatorische **1026–1027**
– inhibitorische **1027**
– Leberfibrose 1264
– Leberzirrhose, alkoholische 1320

Zytokine
– Lungenerkrankungen, interstitielle 505
– Myokarditis, autoreaktive 346
– Nierenversagen, akutes 1634
– Osteomyelofibrose 677
– proinflammatorische 176, **1026–1027**
– – und Glukokortikoide 158
– Sepsis 825
– sezernierte, T-Helfer-Zellen 1011
– Sklerodermie 1082
– Spiegel, erhöhter 1030
– suppressive **1027**
Zytokininhibitoren
– Arthritis, rheumatoide 1056
– Schock, septischer 1834
– Sepsis 1834
Zytokinrezeptoren, Vaskulitis 1092
Zytologie, Schilddrüsenkarzinom 1474
Zytolyse, Hypokalzämie 1742
Zytomegalie s. CMV-Infektion
Zytomegalievirus s. CMV-Infektion
Zytomorphologie, Leukämie, akute 736
zytopathischer Effekt, Virologie 44
Zytopenie
– antikörpervermittelte, Differentialdiagnose 693
– Differentialdiagnose 705
– Hypersplenismus 727
– Lupus erythematodes, systemischer 1075
– refraktäre mit multilinearer Dysplasie und Ringsideroblasten (RCMD) 689
Zytoplasma-Antikörper, antineutrophile s. cANCA bzw. pANCA
Zytoprotektiva
– Asthma bronchiale **475**
– – exogenes 474
– Tumortherapie 140

zytoreduktive Therapie, Thrombozythämie, essentielle 686
Zytostatika(therapie) 133–142, 1046–1047
– s.a. Chemotherapie/-therapeutika
– Agranulozytose 748
– Alveolitis, akute, allergische 512
– Diarrhö 1189
– Einteilung **134–136**
– Hoden, Funktionsstörungen 1519
– Kontrastmittelwirkungen 58
– Langerhans-Zell-Histiozytose 751
– Leukämie, akute myeloische 735
– Lungenerkrankungen, chronisch-interstitielle 512
– Multi-Drug-Resistance 134
– Raynaud-Syndrom, sekundäres 402
– Wärmeantikörper 724
– Wirkungsmechanismen 135
– Zystitis, hämorrhagische 606
zytotoxinassoziiertes Antigen, Helicobacter-pylori-Infektion 1143
Zytotoxine, Campylobacter 973
zytotoxische Killerzellen, CD8-positive **668**
zytotoxische T-Zellen 821
zytotoxischer Schädigungstyp, Lebererkrankung, fremdstoffbedingte 1324
Zytotoxizität
– Azathioprin 192
– zelluläre, antikörpervermittelte 1014
β-zytotrope Substanzen 1547
– Typ-2-Diabetes 1546–1547
ZZ-Phänomen, α_1-Proteaseinhibitor-(PI-)Mangel 482

INNERE MEDIZIN
UNSCHLAGBAR, TRAGBAR

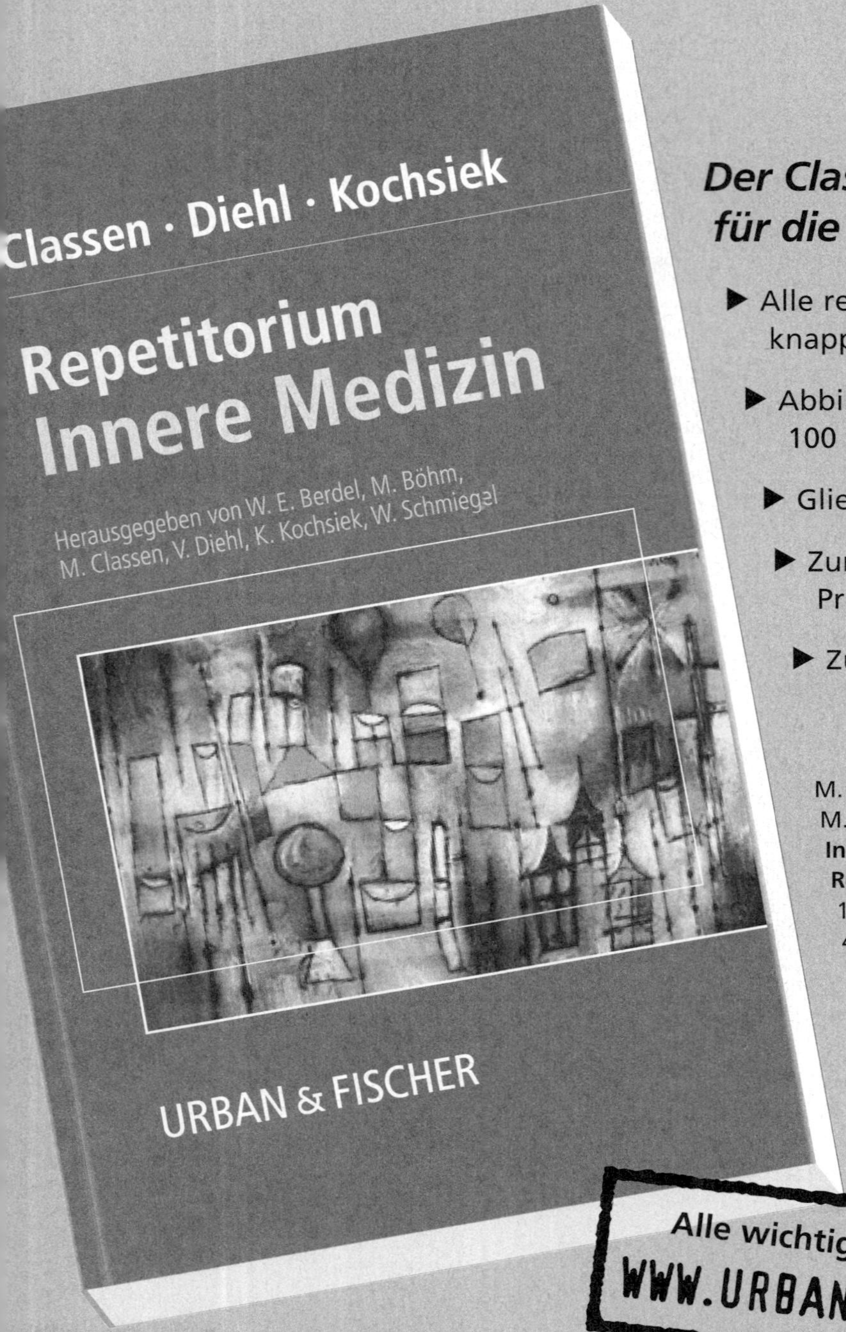

Der Classen/Diehl/Kochsiek für die Kitteltasche

▶ Alle relevanten Informationen kurz und knapp dargestellt

▶ Abbildungen immer dann, wenn ein Bild 100 Worte ersetzt

▶ Gliederung wie das große Standardwerk

▶ Zum schnellen Wiederholen vor der Prüfung

▶ Zum Nachschlagen in der Klinik

M. Classen/V. Diehl/K. Kochsiek/W. Berdel/
M. Böhm/W. Schmiegel (Hrsg.)
**Innere Medizin
Repetitorium**
1. Aufl. 2003.
480 S., 50 farb. Abb.,
300 farb. Tab., kt.
ISBN 3-437-43640-6
€ 24,95

**Alle wichtigen Infos unter
WWW.URBANFISCHER.DE**

**Standardwerk und Repetitorium:
Im Doppelpack unschlagbar!**

URBAN & FISCHER

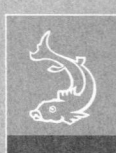